FIG. 306-3A	Abordagem da parada cardíaca por fibrilação ventricular/taquicardia ventricular sem pulso refratárias ao choque	2262
FIG. 306-3B	Abordagem da parada cardíaca por bradiarritmias/assistolia e atividade elétrica sem pulso	2262
FIG. S5-1	Diretrizes gerais para o tratamento de vítimas de radiação	online
FIG. S5-2	Evacuação de múltiplas vítimas em um acidente radioativo	online

ENDOCRINOLOGIA E METABOLISMO

FIG. 379-1	Manejo da deficiência de hormônio do crescimento em adultos	2901
FIG. 380-5	Manejo do prolactinoma	2910
FIG. 380-8	Manejo da acromegalia	2914
FIG. 380-9	Manejo da doença de Cushing	2916
FIG. 380-10	Manejo de massa hipofisária não funcionante	2917
FIG. 383-2	Avaliação do hipotireoidismo	2936
FIG. 384-2	Avaliação da tireotoxicose	2940
FIG. 385-5	Abordagem ao paciente com nódulo da tireoide	2953
FIG. 386-10	Manejo do paciente com suspeita de síndrome de Cushing	2962
FIG. 386-12	Manejo do paciente com suspeita de excesso de mineralocorticoides	2966
FIG. 386-13	Manejo do paciente com massa suprarrenal incidentalmente descoberta	2968
FIG. 386-16	Manejo do paciente com suspeita de insuficiência suprarrenal	2974
FIG. 391-6	Avaliação da ginecomastia	3018
FIG. 391-7	Avaliação do hipogonadismo	3020
FIG. 394-2	Avaliação e tratamento do hirsutismo	3041
FIG. 397-3	Avaliação e tratamento da disfunção erétil	3059
FIG. 402-2	Manejo de doença crônica em paciente com sobrepeso e obesidade	3090
FIG. 404-2	Assistência abrangente ao diabetes tipo 2	3109
FIG. 404-3	Controle glicêmico do diabetes tipo 2	3113
FIG. 406-2	Falência autonômica associada à hipoglicemia no diabetes com insuficiência de insulina	3131
FIG. 410-6	Avaliação do paciente com hipercalcemia	3183
FIG. 414-3	Rastreamento da hemocromatose associada ao *HFE*	3234

ENVELHECIMENTO

| FIG. 477-6 | Avaliação e manejo de quedas em idosos | 3748 |
| FIG. 477-8 | Avaliação e manejo do *delirium* em idosos hospitalizados | 3752 |

GASTRENTEROLOGIA E HEPATOLOGIA

FIG. 44-2	Abordagem ao paciente com disfagia	290
FIG. 46-3	Manejo da diarreia aguda	301
FIG. 46-4	Manejo da diarreia crônica	305
FIG. 46-5	Manejo da constipação	307
FIG. 48-1	Manejo da hemorragia digestiva alta aguda	312
FIG. 48-2	Manejo da hemorragia digestiva baixa aguda	314
FIG. 49-1	Avaliação do paciente com icterícia	317
FIG. 50-3	Diagnóstico da causa da ascite	323
FIG. 324-13	Escolha do antibiótico na infecção por *H. pylori*	2448
FIG. 324-14	Abordagem à dispepsia de início recente	2450
FIG. 336-1	Avaliação das provas hepáticas anormais	2551
FIG. 337-1	Avaliação das provas de função hepática persistentemente anormais	2554
FIG. 342-1	Tratamento da doença hepática associada ao álcool	2619
FIG. 344-3	Tratamento da hemorragia varicosa recorrente	2630
FIG. 344-5	Manejo da ascite refratária	2632
FIG. 347-2	Abordagem diagnóstica na suspeita de pancreatite crônica	2655

GENÉTICA CLÍNICA

FIG. 71-6	Testagem genética em uma família com predisposição ao desenvolvimento de câncer	505
FIG. 466-17	Abordagem à doença genética	3660
FIG. 467-2	Abordagem aos testes genéticos	3664
FIG. 468-9	Investigação clínica e laboratorial de casos suspeitos de doença do DNA mitocondrial	3676

HEMATOLOGIA E ONCOLOGIA

FIG. 63-17	Classificação fisiológica da anemia	437
FIG. 63-18	Diagnóstico diferencial do paciente com hemoglobina elevada (possível policitemia)	439
FIG. 74-2	Diagnóstico e tratamento da febre e da neutropenia	563
FIG. 75-2	Manejo do paciente oncológico com dor lombar	569
FIG. 75-4	Manejo de pacientes com alto risco de síndrome de lise tumoral	574
FIG. 77-1	Avaliação do paciente com adenopatia cervical	591
FIG. 78-5	Tratamento do câncer de pulmão de não pequenas células	603
FIG. 78-6	Abordagem ao nódulo pulmonar solitário	604
FIG. 78-7	Abordagem à terapia-alvo em um câncer de pulmão de não pequenas células	607

FIG. 78-8	Abordagem à terapia de primeira linha em paciente com câncer de pulmão não de pequenas células em estágio IV negativo para mutações condutoras	608
FIG. 78-9	Tratamento do câncer de pulmão de pequenas células	609
FIG. 92-2	Tratamento de adenocarcinoma e adenocarcinoma pouco diferenciado de sítio primário desconhecido	719
FIG. 92-3	Tratamento para carcinoma de sítio primário desconhecido de células escamosas	720
FIG. 104-2	Terapia da leucemia mieloide aguda	815
FIG. 111-6	Tratamento do mieloma múltiplo	874
FIG. 112-1	Diagnóstico da amiloidose e determinação do tipo	879
FIG. 115-2	Investigação do paciente com trombocitopenia	905

NEFROLOGIA E UROLOGIA

FIG. 51-1	Tratamento da cistite intersticial/síndrome da bexiga dolorosa	329
FIG. 52-1	Abordagem ao paciente com azotemia	333
FIG. 52-2	Abordagem ao paciente com hematúria	335
FIG. 52-3	Abordagem ao paciente com proteinúria	336
FIG. 52-4	Abordagem ao paciente com poliúria	337
FIG. 53-5	Abordagem diagnóstica à hiponatremia	342
FIG. 53-6	Abordagem diagnóstica à hipernatremia	346
FIG. 53-7	Abordagem diagnóstica à hipopotassemia	351
FIG. 53-8	Abordagem diagnóstica à hiperpotassemia	354
FIG. 313-2	Cuidados iniciais pós-transplante de um receptor de rim	2329
FIG. 316-1	Tratamento da nefrite intersticial aguda alérgica ou outra nefrite intersticial aguda imunomediada	2358
FIG. 319-1	Abordagem diagnóstica à obstrução do trato urinário na disfunção renal inexplicada	2375

NEUROLOGIA E PSIQUIATRIA

FIG. 138-1	Fisiopatologia das complicações neurológicas da meningite bacteriana	1102
FIG. 425-2	Avaliação do paciente adulto com convulsão	3313
FIG. 425-5	Tratamento farmacológico do estado de mal epiléptico tônico-clônico generalizado em adultos	3322
FIG. 426-1	Manejo clínico de acidente vascular cerebral e ataque isquêmico transitório	3325
FIG. 427-2	Manejo do acidente vascular cerebral agudo	3336
FIG. 435-7	Opções de tratamento para o manejo da doença de Parkinson	3400
FIG. 446-1	Avaliação diagnóstica das neuropatias periféricas	3480
FIG. 448-2	Manejo da miastenia grave	3514
FIG. 449-1	Avaliação diagnóstica da fraqueza intermitente	3518
FIG. 449-2	Avaliação diagnóstica da fraqueza persistente	3518
FIG. 452-1	Diretrizes para o tratamento clínico do transtorno depressivo maior	3549

PNEUMOLOGIA

FIG. 37-2	Avaliação do paciente com dispneia	266
FIG. 39-1	Manejo da hemoptise	271
FIG. 279-7	Necessidade de exames de imagem para o diagnóstico de trombose venosa profunda e embolia pulmonar	2095
FIG. 279-11	Exames de imagem para o diagnóstico de trombose venosa profunda e embolia pulmonar	2098
FIG. 279-12	Tratamento agudo de embolia pulmonar	2098
FIG. 294-1	Diagnóstico de derrames pleurais	2197

MEDICINA INTERNA de HARRISON

ORGANIZADORES

Joseph Loscalzo, MD, PhD
Hersey Professor of the Theory and Practice of Medicine, Harvard Medical School; Chairman, Department of Medicine; Soma Weiss MD Distinguished Chair in Medicine; Physician-in-Chief, Brigham and Women's Hospital, Boston, Massachusetts

Anthony S. Fauci, MD
Chief, Laboratory of Immunoregulation; Director, National Institute of Allergy and Infectious Diseases, National Institutes of Health, Bethesda, Maryland

Dennis L. Kasper, MD
William Ellery Channing Professor of Medicine and Professor of Immunology, Department of Immunology, Harvard Medical School; Division of Infectious Diseases, Brigham and Women's Hospital, Boston, Massachusetts

Stephen L. Hauser, MD
Robert A. Fishman Distinguished Professor, Department of Neurology; Director, UCSF Weill Institute for Neurosciences, University of California, San Francisco, San Francisco, California

Dan L. Longo, MD
Professor of Medicine, Harvard Medical School; Senior Physician, Brigham and Women's Hospital; Deputy Editor, *New England Journal of Medicine*, Boston, Massachusetts

J. Larry Jameson, MD, PhD
Robert G. Dunlop Professor of Medicine; Dean, Raymond and Ruth Perelman School of Medicine; Executive Vice President, University of Pennsylvania for the Health System, Philadelphia, Pennsylvania

ORGANIZADORES DAS EDIÇÕES ANTERIORES

T. R. Harrison
Organizador-chefe, edições 1, 2, 3, 4, 5

W. R. Resnick
Organizador, edições 1, 2, 3, 4, 5

M. M. Wintrobe
Organizador, edições 1, 2, 3, 4, 5
Organizador-chefe, edições 6, 7

G. W. Thorn
Organizador, edições 1, 2, 3, 4, 5, 6, 7
Organizador-chefe, edição 8

R. D. Adams
Organizador, edições 2, 3, 4, 5, 6, 7, 8, 9, 10

P. B. Beeson
Organizador, edições 1, 2

I. L. Bennett, Jr.
Organizador, edições 3, 4, 5, 6

E. Braunwald
Organizador, edições 6, 7, 8, 9, 10, 12, 13, 14, 16, 17
Organizador-chefe, edições 11, 15

K. J. Isselbacher
Organizador, edições 6, 7, 8, 10, 11, 12, 14
Organizador-chefe, edições 9, 13

R. G. Petersdorf
Organizador, edições 6, 7, 8, 9, 11, 12
Organizador-chefe, edição 10

J. D. Wilson
Organizador, edições 9, 10, 11, 13, 14
Organizador-chefe, edição 12

J. B. Martin
Organizador, edições 10, 11, 12, 13, 14

A. S. Fauci
Organizador, edições 11, 12, 13, 15, 16, 18, 19, 20, 21
Organizador-chefe, edições 14, 17

R. Root
Organizador, edição 12

D. L. Kasper
Organizador, edições 13, 14, 15, 17, 18, 20, 21
Organizador-chefe, edições 16, 19

S. L. Hauser
Organizador, edições 14, 15, 16, 17, 18, 19, 20, 21

D. L. Longo
Organizador, edições 14, 15, 16, 17, 19, 20, 21
Organizador-chefe, edição 18

J. L. Jameson
Organizador, edições 15, 16, 17, 18, 19, 21
Organizador-chefe, edição 20

J. Loscalzo
Organizador, edições 17, 18, 19, 20
Organizador-chefe, edição 21

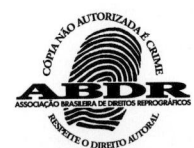 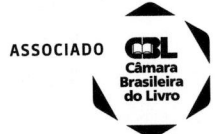

M489 Medicina interna de Harrison / Joseph Loscalzo... [et al.] ; tradução: André Garcia Islabão...[et al.] ; [revisão técnica: Antônio de Barros Lopes... et al.]. – 21. ed. – Porto Alegre : AMGH, 2024.
2 v. (xxxviii, 1796 p.; índice I-212; xxxviii, 3855 p.) : il. color. ; 28 cm.

ISBN 978-65-5804-020-0 (obra compl.). – ISBN 978-65-5804-021-7 (v. 1). – ISBN 978-65-5804-022-4 (v. 2)

1. Medicina. 2. Clínica médica. I. Loscalzo, Joseph.

CDU 616-07

Catalogação na publicação: Karin Lorien Menoncin – CRB 10/2147

21ª edição

MEDICINA INTERNA de HARRISON

VOLUME 2

Equipe de tradução:

André Garcia Islabão

Ilóite Maria Scheibel

Jussara N. T. Burnier

Patricia Lydie Voeux

Raphael Machado de Castilhos

Simone Kobe de Oliveira

Tiele Patricia Machado

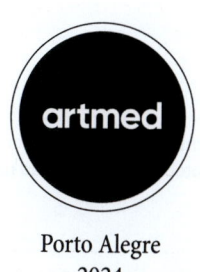

artmed

Porto Alegre
2024

Obra originalmente publicada sob o título *Harrison's principles of internal medicine*, 21st Edition.

Original edition copyright © 2022 by McGraw-Hill LLC, New York, New York, U.S.A. All rights reserved.

Portuguese language translation edition copyright © 2024, by AMGH Editora Ltda., a Grupo A Educação S.A. company. All rights reserved.

Gerente editorial: *Letícia Bispo de Lima*

Colaboraram nesta edição:

Coordenador editorial: *Alberto Schwanke*

Assistente editorial: *Alexandra Martins Vieira*

Preparação de originais: *Ana Laura Tisott Vedana, Caroline Castilhos Melo, Leonardo Foschiera de Mesquita, Luísa Féres de Aguiar Rabaldo, Sandra da Câmara Godoy, Tiele Patricia Machado*

Leitura final: *Ana Laura Tisott Vedana, Caroline Castilhos Melo, Liz Ribeiro Diaz, Luísa Féres de Aguiar Rabaldo, Sandra da Câmara Godoy, Talita Testoni Mottola, Tiele Patricia Machado*

Arte sobre capa original: *Kaéle Finalizando Ideias*

Editoração: *Clic Editoração Eletrônica Ltda*

Ilustração da capa: *Desde a 6ª edição, a capa de* Medicina interna de Harrison *apresenta a imagem de uma luz intensa – a perspectiva de um paciente ao ser examinado com um oftalmoscópio. Este símbolo ilustrativo é um lembrete de como a luz do conhecimento possibilita que médicos façam melhores diagnósticos e tratamentos de doenças que atingem toda a humanidade.*

Política de transparência: *a McGraw-Hill e o conselho editorial do Harrison exigem que todos os autores revelem aos organizadores e à editora original qualquer eventual conflito de interesse profissional ou financeiro que possa levantar a possibilidade de distorção na elaboração de qualquer capítulo do livro.*

NOTA

A medicina é uma ciência em constante evolução. À medida que novas pesquisas e a experiência clínica ampliam o nosso conhecimento, são necessárias modificações no tratamento e na farmacoterapia. Os autores desta obra consultaram as fontes consideradas confiáveis, em um esforço para oferecer informações completas e, geralmente, de acordo com os padrões aceitos à época da publicação. Entretanto, tendo em vista a possibilidade de falha humana ou de alterações nas ciências médicas, os leitores devem confirmar estas informações com outras fontes. Por exemplo, e em particular, os leitores são aconselhados a conferir a bula de todo medicamento que pretendam administrar, para se certificar de que a informação contida neste livro está correta e de que não houve alteração na dose recomendada nem nas contraindicações para o seu uso. Essa recomendação é particularmente importante em relação a medicamentos novos ou raramente usados.

Reservados todos os direitos de publicação, em língua portuguesa, à
AMGH EDITORA LTDA., uma empresa GRUPO A EDUCAÇÃO S.A.
Rua Ernesto Alves, 150 – Bairro Floresta
90220-190 – Porto Alegre – RS
Fone: (51) 3027-7000

SAC 0800 703 3444 – www.grupoa.com.br

É proibida a duplicação ou reprodução deste volume, no todo ou em parte, sob quaisquer
formas ou por quaisquer meios (eletrônico, mecânico, gravação, fotocópia, distribuição na Web
e outros), sem permissão expressa da Editora.

IMPRESSO NO BRASIL
PRINTED IN BRAZIL

REVISÃO TÉCNICA

Antônio de Barros Lopes
Médico internista e gastroenterologista. Professor do Departamento de Medicina Interna da Faculdade de Medicina da Universidade Federal do Rio Grande do Sul (UFRGS). Mestre e Doutor: Ciências em Gastroenterologia e Hepatologia pela UFRGS.

Arthur Gus Manfro
Médico especialista em Medicina Interna pelo Hospital de Clínicas de Porto Alegre (HCPA). Doutor em Psiquiatria e Ciências do Comportamento pela UFRGS.

Beatriz Graeff Santos Seligman
Médica internista e nefrologista. Professora associada (aposentada) da Faculdade de Medicina da UFRGS. Professora preceptora (aposentada) da Residência em Medicina Interna do HCPA. Mestra em Medicina: Ciências Médicas pela UFRGS. Doutora em Ciências da Saúde: Cardiologia e Ciências Cardiovasculares pela UFRGS.

Bruna Rosa Fabro
Médica especialista em Medicina Interna pelo Hospital Pompeia de Caxias do Sul. Especialista em Infectologia pelo HCPA.

Carla Pagliari
Bióloga. Livre-docente em Micologia pela Faculdade de Medicina da Universidade de São Paulo (FMUSP)/Instituto de Medicina Tropical. Especialista em Imunopatologia de Doenças Infecciosas pela FMUSP. Doutora em Ciências pela FMUSP.

Caroline Miotto Menegat
Médica especialista em Medicina Interna e Psiquiatria pelo HCPA.

Cyntia Aguiar Ribeiro
Residência em Clínica Médica e Medicina Intensiva. Título de intensivista pela Associação de Medicina Intensiva Brasileira (AMIB). Mestrado em Clínica Médica pela UFRGS. Doutorado em Cardiologia pela UFRGS.

Elaine Raniero Fernandes
Bióloga. Pesquisadora científica nível VI do Instituto Pasteur de São Paulo. Docente no Curso de Especialização *Lato Sensu*, no Programa de Vigilância Laboratorial da Raiva da Secretaria de Estado da Saúde do Instituto Pasteur de São Paulo. Doutora em Ciências: Patologia pela FMUSP.

Eliz Vaccari
Médica especialista em Medicina Interna pelo HCPA.

Fernanda Guedes Luiz
Biomédica. Pesquisadora científica nível VI do Instituto Pasteur de São Paulo. Doutora em Ciências pelo Programa de Patologia da Faculdade de Medicina da USP.

Francyne Kubaski
Mestra em Ciências Médicas pela UFRGS. PhD em Genética e Biologia Molecular pela University of Delaware. Pós-doutora em Genética e Biologia Molecular pela UFRGS. *Staff Scientist* no Greenwood Genetic Center.

Giovanna Aparecida Balarini Lima
Médica endocrinologista. Professora associada de Endocrinologia da Universidade Federal Fluminense (UFF). Mestra e Doutora em Medicina: Endocrinologia pela Universidade Federal do Rio de Janeiro (UFRJ).

Giselle Fernandes Taboada
Médica endocrinologista. Professora associada do Departamento de Medicina Clínica (Endocrinologia) da UFF. Professora auxiliar de Medicina da Universidade Estácio de Sá (UNESA). Mestra e Doutora em Endocrinologia pela UFRJ.

Hélio Penna Guimarães
Médico especialista em Medicina de Emergência, Medicina Intensiva e Cardiologia. Médico diarista da UTI do Hospital Israelita Albert Einstein (HIAE) e da UTI de Cirurgia Cardiovascular da Universidade Federal de São Paulo (UNIFESP). Professor afiliado do Departamento de Medicina da UNIFESP. Professor titular de Medicina de Emergência do Centro Universitário São Camilo (CUSC/SP). Mestre pelo Instituto Carlos III, Madri, Espanha. MBA pela Fundação Getúlio Vargas. Doutor em Ciências pela USP. Diretor científico do Instituto Paulista de Treinamento e Ensino. Presidente da Associação Brasileira de Medicina de Emergência (ABRAMEDE) 2022-2023. Presidente da Federação Latino-americana de Medicina de Emergências (FLAME) 2023-2024. *International Fellow* pela American Heart Association (FAHA). *Fellow* pelo American College of Physicians (FACP). *Fellow* da Associação Brasileira de Medicina de Emergência (FABRAMEDE).

Ilóite Maria Scheibel
Médica geral comunitária, pediatra e reumatologista pediátrica. Mestra e Doutora em Pediatria pela UFRGS. Ex-professora de pediatria na Universidade Federal de Ciências da Saúde de Porto Alegre (UFCSPA). Ex-preceptora de Pediatria e Reumatologia Pediátrica no Hospital Criança Conceição/Grupo Hospitalar Conceição (HCC/GHC).

José Antonio de Oliveira Batistuzzo
Farmacêutico bioquímico. Membro titular da Academia Nacional de Farmácia.

Jussara N. T. Burnier
Médica cardiologista do Ministério da Saúde (aposentada).

Maria Regina Lucena Borges Osório
Bióloga geneticista. Professora adjunta do Departamento de Genética do Instituto de Biociências da UFRGS (aposentada). Bacharel em Tradução pela UFRGS. Mestra em Genética pelo Curso de Pós-graduação em Genética da UFRGS. Doutora em Ciências pelo Curso de Pós-graduação em Genética da UFRGS. Coautora dos livros *Genética humana* e *Genética para odontologia*.

Paulo Ricardo Mottin Rosa
Preceptor dos Programas de Residência em Medicina Interna do Hospital Nossa Senhora da Conceição (HNSC) e do Hospital Moinhos de Vento (HMV). Professor de Medicina da Universidade do Vale do Rio dos Sinos (UNISINOS). Especialista em Medicina Interna pelo HNSC. Mestre em Epidemiologia pela UFRGS.

Rafael Nicolaidis
Médico emergencista. Residência em Medicina de Emergência pelo Hospital de Pronto Socorro de Porto Alegre. Especialista em Medicina de Emergência pela ABRAMEDE. Especialista em Gestão de Operações em Saúde pelo Programa de Pós-graduação em Engenharia de Produção da UFRGS.

Raphael Machado de Castilhos
Médico neurologista do HCPA. Professor do Programa de Pós-Graduação em Medicina: Ciências Médicas da UFRGS.

Roberta Rigo Dalla Corte
Médica internista e geriatra pela USP. Professora adjunta do Departamento de Medicina Interna da UFRGS. Chefe da Unidade de Geriatria do HCPA. Especialista em Acupuntura pela Associação Médica Brasileira (AMB). Área de atuação em Dor pela AMB. Área de atuação em Cuidados Paliativos pela AMB. Mestra em Medicina: Clínica Médica pela USP. Doutora em Medicina e Ciências da Saúde pela Pontifícia Universidade Católica do Rio Grande do Sul (PUCRS).

Samara da Silva Fedatto
Médica nefrologista do Centre Hospitalier de Dunkerque, França. Especialista em Clínica Médica pela UFCSPA. Especialista em Nefrologia pelo HCPA/UFRGS. Mestra em Nefrologia pela UNIFESP.

Sérgio Henrique Prezzi
Preceptor dos Programas de Residência em Medicina Interna do HNSC e do HCPA. Especialista em Medicina Interna pelo HNSC. Especialista em Nefrologia pela Sociedade Brasileira de Nefrologia. Especialista em Cardiologia pela SBC. Especialista em Medicina Intensiva pela AMIB.

Sérgio Renato da Rosa Decker
Médico especialista em Medicina Interna pelo HNSC. Professor da Faculdade de Medicina da UNISINOS. Mestre e Doutorando em Cardiologia e Ciências Cardiovasculares pela UFRGS. *Fellow* em Medicina Hospitalar e pesquisador do Escritório de Responsabilidade Social PROADI-SUS no HMV.

Edições em outros idiomas

Albanês (20ª): Life Shpk, Tirane; (17ª): Tabernakul Publishing, Skopje, Macedônia

Alemão (17ª, 18ª, 19ª, 20ª): ABW Wissenschaftsverlagsgesellschaft GmbH, Berlim, Alemanha

Árabe (13ª): McGraw-Hill Libri Italia srl (1996)

Chinês (15ª): McGraw-Hill International, Enterprises, Inc., Taiwan

Chinês simplificado (15ª, 19ª): McGraw-Hill Education (Ásia), Singapura

Coreano (17ª, 18ª): McGraw-Hill Korea, Inc., Seul, Coreia

Croata (16ª): Placebo, Split, Croácia

Espanhol (17ª, 18ª): McGraw-Hill Interamericana Editores, SA de C.V., Cidade do México, México; (19ª, 20ª): McGraw-Hill Mexico, Cidade do México, México

Francês (16ª, 18ª): Medecine-Sciences Flammarion, Paris, França

Georgiano (19ª): Tbilisi State Medical University, Tbilisi, Geórgia

Grego (17ª): Parissianos, S.A., Atenas, Grécia; (19ª): Parisianou SA, Atenas, Grécia

Italiano (17ª, 18ª): The McGraw-Hill Companies, Srl, Milão, Itália; (19ª, 20ª): Casa Editrice Ambrosiana, Milão, Itália

Japonês (17ª, 18ª, 19ª): MEDSI-Medical Sciences International Ltd, Tóquio, Japão

Macedônio (17ª): Tabernakul Publishing, Skopje, Macedônia

Polonês (17ª): Czelej Publishing Company, Lubin, Polônia

Romeno (17ª): Editura All, Bucareste, Romênia; (19ª): ALL Publishing House, Bucareste, Romênia

Sérvio (15ª): Publishing House Romanov, Bósnia e Herzegovina, República Sérvia; (19ª): Data Status, Nova Belgrado, Sérvia

Turco (17ª, 19ª, 20ª): Nobel Tip Kitabevleri, Ltd., Istambul, Turquia

Vietnamita (15ª): McGraw-Hill Education (Ásia), Singapura

AUTORES

A. Clinton White, Jr., MD, FACP, FIDSA, FASTMH Professor, Infectious Disease Division, Department of Internal Medicine, University of Texas Medical Branch, Galveston, Texas [235]

A. Victor Hoffbrand, DM Emeritus Professor of Haematology, University College, London, United Kingdom [99]

Aaron C. Ermel, MD Assistant Professor of Clinical Medicine, Department of Internal Medicine, Division of Infectious Diseases, Indiana University School of Medicine, Indianapolis, Indiana [198]

Aaron S. Bernstein, MD, MPH Assistant Professor of Pediatrics, Harvard Medical School; Hospitalist, Division of General Pediatrics, Boston Children's Hospital; Interim Director, Center for Climate, Health and the Global Environment, Harvard T.H. Chan School of Public Health, Boston, Massachusetts [125]

Aaron W. Michels, MD Associate Professor of Pediatrics, Medicine, and Immunology, Barbara Davis Center for Childhood Diabetes, University of Colorado School of Medicine, Aurora, Colorado [389]

Adolf W. Karchmer, MD Professor of Medicine, Harvard Medical School; Emeritus Chief, Division of Infectious Diseases, Beth Israel Deaconess Medical Center, Boston, Massachusetts [128]

Agnes B. Fogo, MD John L. Shapiro Endowed Chair in Pathology; Professor of Pathology, Medicine and Pediatrics; Director, Renal Pathology/Electron Microscopy Laboratory, Vanderbilt University Medical Center, Nashville, Tennessee [A4]

Aidan Hampson, PhD Program and Scientific Officer, Special Content Expert on Cannabis, Clinical Research Grants Branch, Division of Therapeutics & Medical Consequences, National Institute on Drug Abuse, National Institutes of Health, Rockville, Maryland [455]

Akshay S. Desai, MD, MPH Associated Professor of Medicine, Harvard Medical School; Director, Cardiomyopathy and Heart Failure, Advanced Heart Disease Section, Cardiovascular Division, Brigham and Women's Hospital, Boston, Massachusetts [258]

Alain Fischer, MD, PhD Imagine Institute; Professor at College de France, Paris, France [351, S8]

Alan C. Jackson, MD Professor of Medicine (Neurology), University of Manitoba, Winnipeg, Manitoba, Canada [208]

Alan G. Barbour, MD Distinguished Professor of Medicine and Microbiology and Molecular Genetics, University of California, Irvine, Irvine, California [185]

Alex Chen, MD Associate Physician, Department of Emergency Medicine, Kaiser Permanente, South Sacramento Campus, Sacramento, California [460]

Alex S. Befeler, MD Medical Director Liver Transplant, Professor of Internal Medicine, Division of Gastroenterology and Hepatology, Saint Louis University, St. Louis, Missouri [344]

Alexander G. Marneros, MD, PhD Associate Professor, Department of Dermatology, Harvard Medical School; Cutaneous Biology Research Center, Massachusetts General Hospital, Boston, Massachusetts [61]

Alexander J. McAdam, MD, PhD Associate Professor of Pathology, Harvard Medical School; Medical Director, Infectious Diseases Diagnostic Laboratory, Boston Children's Hospital, Boston, Massachusetts [S11]

Alfred L. George, Jr., MD Magerstadt Professor and Chair, Department of Pharmacology, Northwestern University Feinberg School of Medicine, Chicago, Illinois [309]

Alison Morris, MD, MS Chief, Pulmonary, Allergy and Critical Care Medicine; Professor of Medicine; UPMC Chair of Translational Pulmonary and Critical Care Medicine; Director, University of Pittsburgh Center for Medicine and the Microbiome, University of Pittsburgh School of Medicine, Pittsburgh, Pennsylvania [220]

Allan H. Ropper, MD, FRCP, FACP Professor of Neurology, Harvard Medical School; Deputy Editor, *New England Journal of Medicine*, Boston, Massachusetts [28]

Allan W. Wolkoff, MD The Herman Lopata Chair in Liver Disease Research; Professor of Medicine and Anatomy and Structural Biology; Associate Chair of Medicine for Research; Chief, Division of Hepatology; Director, Marion Bessin Liver Research Center, Albert Einstein College of Medicine and Montefiore Medical Center, Bronx, New York [338]

Allen C. Steere, MD Professor of Medicine, Harvard Medical School and Massachusetts General Hospital, Boston, Massachusetts [186]

Alvin C. Powers, MD Joe C. Davis Chair in Biomedical Science; Professor of Medicine, Molecular Physiology and Biophysics; Director, Vanderbilt Diabetes Center; Chief, Division of Diabetes, Endocrinology, and Metabolism, Vanderbilt University Medical Center, Nashville, Tennessee [403–405]

Amanda Cohn, MD Chief Medical Officer, National Center for Immunization and Respiratory Diseases (NCIRD), Atlanta, Georgia [123]

Amy E. Bryant, PhD Research Professor, Department of Biomedical and Pharmaceutical Sciences College of Pharmacy, Idaho State University, Meridian, Idaho [129, 154]

Andre D. Furtado, MD Assistant Professor, Department of Radiology, School of Medicine, University of Pittsburgh, Pittsburgh, Pennsylvania [A16]

Andrea Dunaif, MD Lillian and Henry M. Stratton Professor of Molecular Medicine, System Chief, Hilda and J. Lester Gabrilove Division of Endocrinology, Diabetes and Bone Disease, Icahn School of Medicine and Mount Sinai Health System, New York, New York [398]

Andrea Gori, MD Full Professor of Infectious Diseases, School of Medicine and Surgery, Department of Pathophysiology and Transplantation; Co-Director, Centre for Multidisciplinary Research in Health Science (MACH), University of Milan; Director, Infectious Diseases Unit, Department of Internal Medicine, Fondazione IRCCS Ca' Granda, Ospedale Maggiore Policlinico, Milan, Italy [178]

Andrew W. Artenstein, MD Chief Physician Executive and Chief Academic Officer, Baystate Health; Regional Executive Dean and Professor of Medicine, University of Massachusetts Chan Medical School-Baystate, Springfield, Massachusetts [S6]

Andrew Wellman, MD, PhD Associate Professor of Medicine, Harvard Medical School; Director, Sleep Disordered Breathing Lab, Brigham and Women's Hospital, Boston, Massachusetts [297]

Anil K. Chandraker, MB, ChB Associate Professor of Medicine, Harvard Medical School; Medical Director, Kidney and Pancreas Transplantation, Brigham and Women's Hospital; Boston, Massachusetts [313]

Anil K. Lalwani, MD Associate Dean for Student Research, Columbia University Vagelos College of Physicians and Surgeons; Professor and Vice Chair for Research; Co-Director, Columbia Cochlear Implant Center, Columbia University Vagelos College of Physicians and Surgeons; Medical Director of Perioperative Services, New York Presbyterian–Columbia University Irving Medical Center, New York, New York [34]

Ankoor Shah, MD Associate Professor, Department of Medicine, Division of Rheumatology and Immunology, Duke University Medical Center, Durham, North Carolina [358]

Anna Mae Diehl, MD Florence McAlister Professor of Medicine; Director, Duke Liver Center, Duke University, Durham, North Carolina [343]

Anne Marie Valente, MD Associate Professor of Medicine and Pediatrics, Harvard Medical School; Director, Boston Adult Congenital Heart Disease and Pulmonary Hypertension Program, Boston Children's Hospital, Brigham and Women's Hospital, Boston, Massachusetts [269]

Anthony A. Amato, MD Professor of Neurology, Harvard Medical School; Distinguished Chair of Neurology and Chief, Neuromuscular Division, Brigham and Women's Hospital, Boston, Massachusetts [365, 446–449]

Anthony A. Killeen, MD, PhD Professor, Department of Laboratory Medicine and Pathology, University of Minnesota, Minneapolis, Minnesota [S10]

Anthony F. Massaro, MD Instructor, Harvard Medical School; Director, Medical Intensive Care Unit, Division of Pulmonary and Critical Care, Brigham and Women's Hospital, Boston, Massachusetts [300, 303]

Anthony H. V. Schapira, MD, DSc, FRCP, FMedSci Head and Professor, Department of Clinical and Movement Neurosciences, UCL Queen Square Institute of Neurology; Director of UCL Royal Free Campus; Vice-Dean UCL, London, United Kingdom [435]

Anthony P. Weetman, MD, DSc University of Sheffield, School of Medicine, Sheffield, United Kingdom [382–385]

Anthony S. Fauci, MD Chief, Laboratory of Immunoregulation; Director, National Institute of Allergy and Infectious Diseases, National Institutes of Health, Bethesda, Maryland [1, 5, 201, 202, 349, 350, 363, A14, S3]

Anuja Dokras, MD, PhD Professor of Obstetrics and Gynecology, Perelman School of Medicine, University of Pennsylvania, Philadelphia, Pennsylvania [392, 393, 396]

Arjun K. Manrai, PhD Assistant Professor, Harvard Medical School; Computational Health Informatics Program, Boston Children's Hospital, Boston, Massachusetts [488]

Arnold R. Kriegstein, MD, PhD Professor of Neurology, University of California, San Francisco, San Francisco, California [424]

Arturo Casadevall, MD, PhD Professor and Chair, Bloomberg School of Public Health, Johns Hopkins University, Baltimore, Maryland [215]

Ary L. Goldberger, MD Professor of Medicine, Harvard Medical School & Wyss Institute for Biotechnology Inspired Engineering at Harvard University; Director, Margret and H.A. Rey Institute for Nonlinear Dynamics in Medicine; Associate Chief, Division of Interdisciplinary Medicine and Biotechnology, Beth Israel Deaconess Medical Center, Boston, Massachusetts [240, A7, A8]

Ash A. Alizadeh, MD, PhD Professor of Medicine (Oncology), Stanford University School of Medicine, Stanford, California [490]

Ashraf S. Ibrahim, PhD Professor of Medicine, Division of Infectious Diseases, David Geffen School of Medicine at the University of California, Los Angeles; Senior Investigator and Vice Chair, Board of Directors, Director of the Graduate Studies Program, The Lindquist Institute at Harbor–UCLA Medical Center, Torrance, California [216, 218]

Atul K. Bhan, MBBS, MD Professor of Pathology, Harvard Medical School; Associate Director, Center for the Study of Inflammatory Bowel Disease, Massachusetts General Hospital, Boston, Massachusetts [A13]

Avindra Nath, MD Chief, Section of Infections of the Nervous System; Clinical Director, National Institute of Neurological Disorders and Stroke (NINDS), National Institutes of Health, Bethesda, Maryland [139]

Ayalew Tefferi, MD Barbara Woodward Lips Professor of Medicine and Hematology, Mayo Clinic, Rochester, Minnesota [110]

Babak Mokhlesi, MD, MSc The J. Bailey Carter, MD Professor of Medicine; Chief, Division of Pulmonary, Critical Care, and Sleep Medicine; Co-Director, Rush Lung Center, Rush University Medical Center, Chicago, Illinois [296]

Baligh R. Yehia, MD, MPP, MSc Ascension Health, St. Louis, Missouri [400]

Barbara A. Konkle, MD Professor of Medicine/Hematology, University of Washington; Scientific Director, Washington Center for Bleeding Disorders, Seattle, Washington [65, 115]

Barbara E. Murray, MD J. Ralph Meadows Professor of Medicine, Division of Infectious Diseases; Professor, Microbiology and Molecular Genetics, University of Texas Medical School, Houston, Texas [149]

Barbara W. Trautner, MD, PhD Professor, Section of Infectious Diseases, Department of Medicine, Baylor College of Medicine; Investigator, Houston VA Center for Innovations in Quality, Effectiveness and Safety (IQuESt), Houston, Texas [135]

Barnett S. Kramer, MD, MPH, FACP Director, Division of Cancer Prevention, National Cancer Institute, Bethesda, Maryland [70]

Barry J. Make, MD Co-Director, COPD Program; Professor, Department of Medicine, Division of Pulmonary, Critical Care and Sleep Medicine, National Jewish Health, University of Colorado Denver School of Medicine, Denver, Colorado [292]

Barton F. Haynes, MD Director, Duke Human Vaccine Institute; Frederic M. Hanes Professor of Medicine; Professor of Immunology, Departments of Medicine and Immunology, Duke University Medical Center, Durham, North Carolina [349, 350]

Benjamin F. Chong, MD, MSCS Associate Professor, Department of Dermatology, University of Texas Southwestern Medical Center, Dallas, Texas [59]

Benjamin K. Stoff, MD, MAB Associate Professor of Dermatology, Emory University School of Medicine; Senior Faculty Fellow, Emory Center for Ethics, Atlanta, Georgia [A5]

Benjamin L. Brett, PhD Medical College of Wisconsin, Assistant Professor, Departments of Neurosurgery and Neurology (Division Neuropsychology), Milwaukee, Wisconsin [443]

Bernard Lo, MD Professor of Medicine Emeritus and Director Emeritus of the Program in Medical Ethics, University of California, San Francisco, San Francisco, California; President Emeritus, The Greenwall Foundation, New York, New York [11]

Bernardo Reyes, MD Charles E. Schmidt College of Medicine, Florida Atlantic University, Boca Raton, Florida [477]

Bernd Schnabl, MD Professor of Medicine, Department of Medicine, Division of Gastroenterology, University of California San Diego, La Jolla, California [342]

Bert Vogelstein, MD Professor, Ludwig Center for Cancer Genetics and Therapeutics, Johns Hopkins University School of Medicine; Investigator, Howard Hughes Medical Institute, Baltimore, Maryland [71]

Betty Diamond, MD The Feinstein Institutes for Medical Research, Northwell Health System; Center for Autoimmunity and Musculoskeletal Diseases, Manhasset, New York [355]

Beverly W. Baron, MD Professor of Pathology, Retired, University of Chicago, Chicago, Illinois [127, 290]

Bevra Hannahs Hahn, MD Distinguished Professor of Medicine (Emeritus), University of California, Los Angeles, Los Angeles, California [356]

Birgitte Jyding Vennervald, MD, MSA Professor, Section for Parasitology and Aquatic Pathobiology, Faculty of Health and Medical Sciences, University of Copenhagen, Frederiksberg, Denmark [234]

Blossom Samuels, MD Attending, Westchester Medical Center; Clinical Assistant Professor, New York Medical College, Valhalla, New York [411]

Brad Spellberg, MD Professor of Clinical Medicine, Division of Infectious Diseases, Keck School of Medicine at the University of Southern California; Chief Medical Officer, Los Angeles County + University of Southern California (LAC + USC) Medical Center, Los Angeles, California [218]

Bradley A. Maron, MD Associate Professor of Medicine, Harvard Medical School; Associate Physician, Brigham and Women's Hospital, Boston, Massachusetts [283]

Brendan D. Curti, MD Director, Cytokine and Adoptive Immunotherapy; Director, Genitourinary Oncology Research and Director, Melanoma Program; Robert W. Franz Endowed Chair for Clinical Research, Earle A. Chiles Research Institute, a Division of the Providence Cancer Institute, Portland, Oregon [76]

Brian C. Capell, MD, PhD Assistant Professor of Dermatology and Genetics, Departments of Dermatology and Genetics, Penn Epigenetics Institute, Abramson Cancer Center, University of Pennsylvania Perelman School of Medicine, Philadelphia, Pennsylvania [483]

Brian F. Mandell, MD, PhD Professor and Chairman of Medicine, Cleveland Clinic Lerner College of Medicine, Department of Rheumatic and Immunologic Disease, Cleveland Clinic, Cleveland, Ohio [374]

Bruce A. C. Cree, MD, PhD, MAS George A. Zimmermann Endowed Professor in Multiple Sclerosis; Professor of Clinical Neurology; Clinical Research Director, UCSF Weill Institute for Neurosciences, Department of Neurology, University of California San Francisco, San Francisco, California [444, 445]

Bruce A. Koplan, MD, MPH Assistant Professor of Medicine, Harvard Medical School; Director, Electrophysiology Laboratory, Brigham and Women's Hospital, Boston, Massachusetts [243–245]

Bruce D. Levy, MD Professor of Medicine, Harvard Medical School; Pulmonary and Critical Care Medicine, Brigham and Women's Hospital, Boston, Massachusetts [284, 301]

Bruce H. Cohen, MD, FAAN Professor of Pediatrics, Northeast Ohio Medical University; Professor of Integrative Medical Sciences, Northeast Ohio Medical University; Considine Family Endowed Chair in Research – Akron Children's Hospital; Director; NeuroDevelopmental Science Center, Akron Children's Hospital; Divisions of Neurology, Neurosurgery, NeuroBehavioral Health, Physiatry and Developmental Pediatrics; Interim Vice President and Medical Director, Rebecca D. Considine Research Institute, Akron Children's Hospital, Akron, Ohio [468]

Bruce L. Miller, MD A. W. and Mary Margaret Clausen Distinguished Professor of Neurology, Memory and Aging Center, Global Brain Health Institute, University of California, San Francisco School of Medicine, San Francisco, California [27, 29, 431, 432, 434, V2]

Bruce R. Bacon, MD Emeritus Professor of Internal Medicine, Saint Louis University School of Medicine, St. Louis, Missouri [344]

Bruce R. Bistrian, MD, PhD, MPH Professor of Medicine, Harvard Medical School; Chief, Clinical Nutrition, Beth Israel Deaconess Medical Center, Boston, Massachusetts [335]

Bruce S. Klein, MD Gerard B. Odell Professor and Shirley S. Matchette Professor; Chief, Division of Pediatric Infectious Disease, Departments of Pediatrics, Medicine and Medical Microbiology and Immunology, University of Wisconsin, Madison, Madison, Wisconsin [214]

Bruce U. Wintroub, MD Professor and Chair, Department of Dermatology, University of California, San Francisco, San Francisco, California [60]

Buddha Basnyat, MSc, MD, FACP, FRCP(Edinburgh) Director, Oxford University Clinical Research Unit—Nepal, Patan Hospital, Kathmandu, Nepal [462]

C. Louise Thwaites, MBBS, BSc, MD Clinical Research Fellow, Oxford University Clinical Research Unit, Ho Chi Minh City, Vietnam; Clinical Lecturer, Centre for Tropical Medicine and Global Health, University of Oxford, Oxford, United Kingdom [152]

C. Warren Olanow, MD, FRCPC, FRCP(hon) Professor and Chairman Emeritus, Department of Neurology; Professor Emeritus, Department of Neuroscience, Mount Sinai School of Medicine, New York, New York; CEO, Clintrex, LLC [435, 436]

Calum A. MacRae, MD, PhD Professor of Medicine, Harvard Medical School; Vice Chair for Scientific Innovation, Department of Medicine, Brigham and Women's Hospital, Boston, Massachusetts [237]

Calvin O. McCall, MD Dermatology Section, Hunter Holmes McGuire Veterans Affairs Medical Center, Richmond, Virginia [A5]

Camille Nelson Kotton, MD, FIDSA, FAST Clinical Director, Transplant and Immunocompromised Host Infectious Diseases, Infectious Diseases Division, Massachusetts General Hospital, Boston, Massachusetts [195]

Camilo Toro, MD Director, Adult NIH Undiagnosed Diseases Program, National Institutes of Health, Bethesda, Maryland [492]

Carmella Evans-Molina, MD, PhD Eli Lilly Professor of Pediatric Diabetes; Professor, Departments of Pediatrics and Medicine; Director of the Center for Diabetes and Metabolic Diseases; Director of Diabetes Research, Herman B. Wells Center for Pediatric Research; Indiana University School of Medicine; Staff Physician, Richard L. Roudebush VA Medical Center, Indianapolis, Indiana [403]

Carol A. Kauffman, MD Chief, Infectious Diseases Section, VA Ann Arbor Healthcare System; Professor of Internal Medicine, University of Michigan Medical School, Ann Arbor, Michigan [219]

Carol A. Langford, MD, MHS Harold C. Schott Endowed Chair; Director, Center for Vasculitis Care and Research, Department of Rheumatic and Immunologic Diseases, Cleveland Clinic, Cleveland, Ohio [363, 366, 374, 375, A14]

Carolina Lúquez, PhD Team Lead, National Botulism and Enteric Toxins Team, Enteric Diseases Laboratory Branch, Division of Foodborne, Waterborne, and Environmental Diseases, National Center for Emerging and Zoonotic Infectious Diseases, Centers for Disease Control and Prevention, Atlanta, Georgia [153]

Carolyn M. D'Ambrosio, MS, MD Associate Professor of Medicine, Harvard Medical School; Brigham and Women's Hospital, Boston, Massachusetts [39]

Caron A. Jacobson, MD Assistant Professor of Medicine, Harvard Medical School; Dana-Farber Cancer Institute, Boston, Massachusetts [108, 109]

Catharina M. Mulders-Manders, MD, PhD Department of Internal Medicine, Radboud University Medical Center, Nijmegen, The Netherlands [20]

Cesar A. Arias, MD, PhD, MSc, FIDSA Chief, Division of Infectious Diseases, Houston Methodist Hospital; Professor and John F. III and Ann H. Bookout Distinguished Chair; Co-Director Center for Infectious Diseases Research, Houston Methodist Research Institute and Weill Cornell Medical College, Houston, Texas [149]

Chadi A. Hage, MD Associate Professor of Clinical Medicine, Indiana University School of Medicine, Pulmonary Critical Care Medicine, Indianapolis, Indiana [212]

Chantal P. Bleeker-Rovers, MD, PhD Department of Internal Medicine, Radboud University Medical Center, Nijmegen, The Netherlands [20, 187]

Charles A. Czeisler, MD, PhD Frank Baldino, Jr., PhD Professor of Sleep Medicine, Professor of Medicine and Director, Division of Sleep Medicine, Harvard Medical School; Chief, Division of Sleep and Circadian Disorders, Departments of Medicine and Neurology, Brigham and Women's Hospital, Boston, Massachusetts [31]

Charles A. Dinarello, MD Distinguished Professor of Medicine, University of Colorado School of Medicine, Aurora, Colorado [18]

Charles Lei, MD Assistant Professor, Department of Emergency Medicine, Vanderbilt University Medical Center, Nashville, Tennessee [460]

Charles W. Hoge, MD Senior Scientist, Center for Psychiatry and Neuroscience, Walter Reed Army Institute of Research, Silver Spring, Maryland [S7]

Charlotte A. Gaydos, MS, MPH, DrPH Professor of Medicine, Division of Infectious Diseases, Johns Hopkins University, Baltimore, Maryland [189]

Christine Albert, MD, MPH Chair, Department of Cardiology; Lee and Harold Kapelovitz Endowed Chair in Research Cardiology, Smidt Heart Institute, Cedars-Sinai Medical Center, Los Angeles, California [306]

Christine E. Hill-Kayser, MD Assistant Professor of Radiation Oncology, Perelman School of Medicine, University of Pennsylvania, Philadelphia, Pennsylvania [S5]

Christine Grady, RN, PhD Chief, Department of Bioethics, National Institutes of Health Clinical Center, Bethesda, Maryland [11]

Christine Klein, MD Professor of Neurology and Neurogenetics, Institute of Neurogenetics and Department of Neurology, University of Lübeck and University Hospital Schleswig-Holstein, Lübeck, Germany [436]

Christopher H. Fanta, MD Professor of Medicine, Harvard Medical School; Member, Pulmonary and Critical Care Medicine Division, Brigham and Women's Hospital; Director, Partners Asthma Center, Boston, Massachusetts [38]

Christopher M. Burns, MD Associate Professor of Medicine, Geisel School of Medicine at Dartmouth, Dartmouth-Hitchcock Medical Center, Lebanon, New Hampshire [417]

Christopher P. Cannon, MD Professor of Medicine, Harvard Medical School; Education Director, Cardiovascular Innovation, Preventive Cardiology Section, Brigham and Women's Hospital, Boston, Massachusetts [274]

Christopher W. Seymour, MD, MSc Associate Professor of Critical Care and Emergency Medicine, Department of Critical Care and Emergency Medicine, The CRISMA Center, University of Pittsburgh School of Medicine, Pittsburgh, Pennsylvania [304]

Chung Owyang, MD H. Marvin Pollard Professor of Internal Medicine; Professor of Molecular and Integrative Physiology; Chief, Division of Gastroenterology and Hepatology; Director, Pollard Institute for Medical Research; University of Michigan Health System, Ann Arbor, Michigan [321, 327]

Clifford B. Saper, MD, PhD James Jackson Putnam Professor of Neurology and Neuroscience, Harvard Medical School; Department of Neurology, Beth Israel Deaconess Medical Center, Boston, Massachusetts [31]

Clio P. Mavragani, MD Rheumatologist, Associate Professor, Department of Physiology, National and Kapodistrian University of Athens, Athens, Greece [357, 361]

Colin N. Haile, MD, PhD Assistant Professor, Menninger Department of Psychiatry and Behavioral Sciences, Baylor College of Medicine; Michael E. DeBakey VA Medical Center, Houston, Texas [456]

Courtney Finlayson, MD Associate Professor, Division of Endocrinology, Department of Pediatrics, Ann & Robert H. Lurie Children's Hospital of Chicago, Northwestern University Feinberg School of Medicine, Chicago, Illinois [390]

Dale N. Gerding, MD Research Physician, Edward Hines Jr. VA Hospital, Hines, Illinois; Professor of Medicine (Retired), Loyola University Chicago Stritch School of Medicine, Maywood, Illinois [134]

Dan L. Longo, MD Professor of Medicine, Harvard Medical School; Senior Physician, Brigham and Women's Hospital; Deputy Editor, *New England Journal of Medicine*, Boston, Massachusetts [1, 5, 62, 63, 66, 69, 72, 73, 93, 95, 96, 101, 108–111, 201, A6]

Dan M. Roden, MD Professor of Medicine, Pharmacology, and Biomedical Informatics, Vanderbilt University School of Medicine, Nashville, Tennessee [67, 68]

Daniel B. Mark, MD, MPH Professor of Medicine, Duke University Medical Center; Director, Outcomes Research, Duke Clinical Research Institute, Durham, North Carolina [4]

Daniel D. Von Hoff, MD, FACP, FASCO, FAACR Distinguished Professor, Translational Genomics Research Institute (TGEN), Phoenix, Arizona; Virginia G. Piper Distinguished Chair for Innovative Cancer Research and Chief Scientific Officer, Honor Health Research Institute; Senior Consultant-Clinical Investigations, City of Hope; Professor of Medicine, Mayo Clinic, Scottsdale, Arizona [83]

Daniel F. Danzl, MD Professor and Emeritus Chair, Department of Emergency Medicine, University of Louisville, Louisville, Kentucky [464, 465]

Daniel F. Hayes, MD, FASCO, FACP Stuart B. Padnos Professor of Breast Cancer Research, University of Michigan Rogel Cancer Center, Ann Arbor, Michigan [79]

Daniel G. Bichet, MD Professor of Medicine, Pharmacology and Physiology, University of Montreal; Staff Nephrologist, Hôpital du Sacré-Cœur de Montréal, Montréal, Quebec, Canada [381]

Daniel H. Lowenstein, MD Dr. Robert B. and Mrs. Ellinor Aird Professor of Neurology; Executive Vice Chancellor and Provost, University of California, San Francisco, San Francisco, California [422, 425, V6]

Daniel J. Gottlieb, MD, MPH Associate Professor of Medicine, Harvard Medical School; Director, Sleep Disorders Center, VA Boston Healthcare System, Sleep Medicine Division, Brigham and Women's Hospital, Boston, Massachusetts [297]

Daniel J. Rader, MD Seymour Gray Professor of Molecular Medicine; Chair, Department of Genetics; Chief, Division of Translational Medicine and Human Genetics, Department of Medicine, Perelman School of Medicine at the University of Pennsylvania, Philadelphia, Pennsylvania [407]

Daniel L. Kastner, MD, PhD Scientific Director, National Human Genome Research Institute, National Institutes of Health, Bethesda, Maryland [369]

Daniel S. Pratt, MD Assistant Professor of Medicine, Harvard Medical School; Clinical Director, Liver Transplantation; Director, Autoimmune and Cholestatic Liver Center, Massachusetts General Hospital, Boston, Massachusetts [49, 337, 346]

Danny O. Jacobs, MD, MPH, FACS President, Oregon Health and Science University, Portland, Oregon [15, 330, 331]

Darron R. Brown, MD Professor of Medicine, Microbiology, and Immunology, Division of Infectious Diseases, Indiana University School of Medicine, Indianapolis, Indiana [198]

Darwin L. Conwell, MD, MS Professor of Medicine, The Ohio State University College of Medicine; Director, Division of Gastroenterology, Hepatology and Nutrition; The Ohio State University Wexner Medical Center, Columbus, Ohio [347, 348]

Daryl R. Gress, MD Professor of Neurological Sciences; Director of Neurocritical Care, University of Nebraska Medical Center, Omaha, Nebraska [307, 429]

David A. Asch, MD, MBA Executive Director, Penn Medicine Center for Health Care Innovation; John Morgan Professor, Perelman School of Medicine and the Wharton School, University of Pennsylvania, Philadelphia, Pennsylvania [481]

David A. Ehrmann, MD Professor of Medicine, Section of Endocrinology; Director, University of Chicago Center for PCOS, University of Chicago, Chicago, Illinois [394]

David A. Morrow, MD, MPH Professor of Medicine, Harvard Medical School; Director, Samuel A. Levine Cardiac Intensive Care Unit, Cardiovascular Division, Brigham and Women's Hospital, Boston, Massachusetts [14]

David A. Pegues, MD Professor of Medicine, Division of Infectious Diseases, Perelman School of Medicine, University of Pennsylvania, Philadelphia, Pennsylvania [165]

David Adams, MD, PhD Deputy Director of Clinical Genomics, Office of the Clinical Director/NHGRI and Undiagnosed Diseases Program, National Institutes of Health, Bethesda, Maryland [492]

David B. Mount, MD, FRCPC Assistant Professor of Medicine, Harvard Medical School; Clinical Chief and Director, Dialysis Services Renal Divisions, Brigham and Women's Hospital and VA Boston Healthcare System; Boston, Massachusetts [52, 53, S1]

David C. Hooper, MD Professor of Medicine, Harvard Medical School; Chief, Infection Control Unit, and Associate Chief, Division of Infectious Diseases, Massachusetts General Hospital, Boston, Massachusetts [144, 145]

David F. Driscoll, PhD Associate Professor of Medicine, University of Massachusetts Medical School, Worcester, Massachusetts [335]

David Feller-Kopman, MD Professor of Medicine, Dartmouth Geisel School of Medicine; Section Chief, Pulmonary and Critical Care Medicine, Dartmouth Hitchcock Medical Center, Lebanon, New Hampshire [299]

David G. Le Couteur, MD, PhD Professor of Geriatric Medicine, University of Sydney; Senior Staff Geriatrician, Concord Hospital, Sydney, Australia [476]

David Goldblatt, MB, ChB, PhD Professor of Vaccinology and Immunology, University College London Institute of Child Health, London, United Kingdom [146]

David H. Ingbar, MD Professor, Medicine, Pediatrics and Integrative Biology and Physiology; Director, Pulmonary, Allergy, Critical Care and Sleep Division; CTSI Associate Director, Education, Career Development and Training; Executive Director, Center for Lung Science and Health, University of Minnesota, Minneapolis, Minnesota [305]

David H. Walker, MD The Carmage and Martha Walls Distinguished University Chair in Tropical Diseases; Professor, Department of Pathology; Executive Director, Center for Biodefense and Emerging Infectious Diseases, University of Texas Medical Branch, Galveston, Texas [187]

David Hong, MD Assistant Professor of Medicine, Harvard Medical School; Division of Allergy & Immunology, Brigham and Women's Hospital, Boston, Massachusetts [353]

David J. Salant, MD Professor of Medicine, Boston University School of Medicine; Chief, Renal Section, Boston University Medical Center, Boston, Massachusetts [316]

David J. Vaughn, MD Genitourinary Medical Oncology Professor, Perelman School of Medicine at the University of Pennsylvania, Perelman Center for Advanced Medicine, Philadelphia, Pennsylvania [88]

David Kelsen, MD Professor of Medicine, Weill Cornell Medical College; Edward S. Gordon Chair in Medical Oncology, Memorial Sloan Kettering Cancer Center, New York, New York [80]

David M. Burns, MD Professor Emeritus, University of California, San Diego School of Medicine, Del Mar, California [454]

David M. Frazer, PhD Associate Professor, Molecular Nutrition Laboratory, QIMR Berghofer Medical Research Institute, Brisbane, Queensland, Australia [414]

David M. Knipe, PhD Higgins Professor of Microbiology and Molecular Genetics; Head, Program in Virology, Department of Microbiology, Blavatnik Institute, Harvard Medical School, Boston, Massachusetts [190]

David P. Faxon, MD Senior Lecturer, Harvard Medical School; Associate Chief, Cardiovascular Medicine, Department of Medicine; Brigham and Women's Hospital, Boston, Massachusetts [242, 276, A11]

David R. Bickers, MD Carl Truman Nelson Professor and Chair, Department of Dermatology, Columbia University Irving Medical Center, New York, New York [61]

David Spriggs, MD, FACP, FASCO Faculty Member, Harvard Medical School; Program Director of Gynecologic Oncology, Massachusetts General Hospital Cancer Center, Boston, Massachusetts [89]

David T. Felson, MD, MPH Professor of Medicine and Epidemiology, Boston University School of Medicine, Boston, Massachusetts [371]

David T. Scadden, MD Gerald and Darlene Jordan Professor of Medicine; Chair Emeritus and Professor, Department of Stem Cell and Regenerative Biology, Harvard University; Director, Center for Regenerative Medicine; Massachusetts General Hospital, Co-director, Harvard Stem Cell Institute, Cambridge, Massachusetts [96]

David W. Bates, MD, MSc Professor of Medicine, Harvard Medical School; Chief, Division of General Internal Medicine and Primary Care, Brigham and Women's Hospital, Phyllis Jen Center for Primary Care, Boston, Massachusetts [8]

David W. Denning, MBBS, FRCP, FRCPath, FMedSci Professor of Infectious Diseases in Global Health, The University of Manchester, Manchester, United Kingdom [217]

Deborah C. Rubin, MD Professor of Medicine and of Developmental Biology; Associate Chair for Faculty Affairs and Director, Womens' GI Committee, Washington University School of Medicine, St. Louis, Missouri [325]

Deborah T. Hung, MD, PhD Professor of Genetics, Harvard Medical School, Brigham and Women's Hospital and Massachusetts General Hospital, Boston, Massachusetts; Co-Director, Infectious Disease and Microbiome Program, Broad Institute of MIT and Harvard, Cambridge, Massachusetts [121]

Deepak L. Bhatt, MD, MPH, FACC, FAHA, FSCAI, FESC Professor of Medicine, Harvard Medical School; Executive Director of Interventional Cardiovascular Programs, Brigham and Women's Hospital Heart & Vascular Center, Boston, Massachusetts [276, A11]

Dennis L. Kasper, MD William Ellery Channing Professor of Medicine and Professor of Immunology, Department of Immunology, Harvard Medical School; Division of Infectious Diseases, Brigham and Women's Hospital, Boston, Massachusetts [1, 5, 119, 132, 177, 471]

Dennis L. Stevens, MD, PhD Professor of Medicine, University of Washington School of Medicine, Seattle, Washington; Director, Center of Biomedical Research Excellence in Emerging/Reemerging Infectious Diseases, Boise Veterans Affairs Medical Center, Boise, Idaho [129, 154]

Derek C. Angus, MD, MPH Distinguished Professor and Mitchell P. Fink Endowed Chair, Department of Critical Care Medicine; University of Pittsburgh School of Medicine, Pittsburgh, Pennsylvania [304]

Didier Raoult, MD, PhD Emeritus Professor, IHU Méditerranée Infection, Marseille, France. Aix-Marseille Université, Marseille, France [170]

Dieter Hoelzer, PhD, MD Emeritus Director of Internal Medicine, University of Frankfurt, Frankfurt, Germany [106]

Dirk M. Hentschel, MD Assistant Professor of Medicine, Harvard Medical School; Director of Interventional Nephrology, Brigham Health; Associate Physician, Brigham and Women's Hospital, Boston, Massachusetts [320]

Divya Reddy, MBBS, MPH Associate Professor of Medicine; Program Director, Pulmonary and Critical Care Fellowship; Medical Director, Bronchiectasis and Nontuberculous Mycobacterial (NTM) Disease Program, Montefiore Medical Center, Albert Einstein College of Medicine, Bronx, New York [181]

Donald M. Lloyd-Jones, MD, ScM, FACC, FAHA Eileen M. Foell Professor of Heart Research; Professor of Preventive Medicine, Medicine, and Pediatrics; Chair, Department of Preventive Medicine, Northwestern University Feinberg School of Medicine; President, American Heart Association 2021–22, Chicago, Illinois [2]

E. William St. Clair, MD W. Lester Brooks, Jr. Professor of Medicine; Professor of Immunology, Department of Medicine, Duke University Medical Center, Durham, North Carolina [358]

Edouard Vannier, PharmD, PhD Assistant Professor of Medicine, Division of Geographic Medicine and Infectious Diseases, Department of Medicine, Tufts Medical Center and Tufts University School of Medicine, Boston, Massachusetts [225]

Edward A. Sausville, MD, PhD National Cancer Institute, Bethesda, Maryland (Retired); Marlene & Stewart Greenebaum Comprehensive Cancer Center, University of Maryland, Baltimore, Maryland [73]

Edward T. Naureckas, MD Professor of Medicine, Section of Pulmonary and Critical Care Medicine, University of Chicago, Chicago, Illinois [285]

Edward T. Ryan, MD Professor of Medicine, Harvard Medical School; Professor of Immunology and Infectious Diseases, Harvard T.H. Chan School of Public Health; Director, Global Infectious Diseases, Massachusetts General Hospital, Boston, Massachusetts [168]

Edwin K. Silverman, MD, PhD Professor of Medicine, Harvard Medical School; Chief, Channing Division of Network Medicine, Department of Medicine, Brigham and Women's Hospital, Boston, Massachusetts [292]

Elaine T. Kaye, MD Assistant Professor of Dermatology, Harvard Medical School, Boston Children's Hospital, Boston, Massachusetts [19, A1]

Eleanor Wilson, MD, MHS Associate Professor of Medicine, Associate Director of Clinical Research, Division of Clinical Care and Research, Institute of Human Virology, University of Maryland School of Medicine, Baltimore, Maryland [191]

Eli Glatstein, MD‡ Professor Emeritus, Department of Radiation Oncology, Hospital of the University of Pennsylvania, Philadelphia, Pennsylvania [S5]

Elias Jabbour, MD Professor, Section Chief, Acute Lymphocytic Leukemia, Department of Leukemia, Division of Cancer Medicine, MD Anderson Cancer Center, Houston, Texas [105]

Elizabeth A. Ashley, MB, BS, MRCP, FRCPath Professor of Tropical Medicine, Oxford University; Director, Lao-Oxford-Mahosot Hospital-Wellcome Trust Research Unit, Vientiane, Lao PDR [224, A2]

Elizabeth R. Unger, PhD, MD Division of High-Consequence Pathogens and Pathology, National Center for Zoonotic and Emerging Infectious Diseases, Centers for Disease Control and Prevention, Atlanta, Georgia [450]

Elizabeth Robbins, MD Clinical Professor, Pediatrics, Emeritus, University of California, San Francisco, San Francisco, California [S9]

Elliot Israel, MD Professor of Medicine, Harvard Medical School; Gloria M. and Anthony C. Simboli Distinguished Chair in Asthma Research; Director of Clinical Research, Pulmonary and Critical Care Division, Allergy and Immunology Division, Brigham and Women's Hospital, Boston, Massachusetts [287]

Elliott M. Antman, MD Professor of Medicine; Harvard Medical School; Senior Physician; Senior Investigator, TIMI Study Trial, Brigham and Women's Hospital, Boston, Massachusetts [273, 275]

Elyse E. Lower, MD Department of Internal Medicine, Division of Hematology-Oncology, University of Cincinnati, Cincinnati, Ohio [367]

Emily B. Brant, MD, MS Assistant Professor, Department of Critical Care Medicine, University of Pittsburgh School of Medicine, Pittsburgh, Pennsylvania [304]

Emily D. Bethea, MD Instructor in Medicine, Harvard Medical School; Associate Clinical Director of Liver Transplantation, Gastroenterology and Hepatology Division, Massachusetts General Hospital, Boston, Massachusetts [337]

Emily Nosova, MD Assistant Professor of Medicine, Division of Endocrinology, Diabetes and Bone Disease, Icahn School of Medicine and Mount Sinai Health System, New York, New York [398]

Eric G. Neilson, MD Vice President for Medical Affairs; Lewis Landsberg Dean Professor of Medicine and Cell and Molecular Biology, Feinberg School of Medicine, Northwestern University, Chicago, Illinois [309, 314, A4]

Eric H. Awtry, MD Associate Professor of Medicine, Boston University School of Medicine; Associate Chair for Clinical Affairs, Section of Cardiology, Boston Medical Center, Boston, Massachusetts [271, 272]

Eric J. Nestler, MD, PhD Nash Family Professor, Department of Neuroscience; Director, Friedman Brain Institute; Dean for Academic and Scientific Affairs, Ichan School of Medicine at Mount Sinai, New York, New York [451]

Eric J. Sorscher, MD Hertz Endowed Professorship, Emory University School of Medicine, Children's Healthcare of Atlanta, Atlanta, Georgia [291]

Erica S. Shenoy, MD, PhD Associate Professor of Medicine, Harvard Medical School; Associate Chief, Infection Control Unit, Massachusetts General Hospital, Boston, Massachusetts [144]

Erik Fisher, MD Clinical Assistant Professor of Emergency Medicine, University of South Carolina School of Medicine Greenville; Director, Medical Toxicology, Department of Emergency Medicine, Prisma Health-Update, Greenville, South Carolina [460]

Eugene Braunwald, MD Distinguished Hersey Professor of the Theory and Practice of Medicine, Harvard Medical School; Brigham and Women's Hospital, BWH/Founding Chair, TIMI Group, Boston, Massachusetts [274]

Eugene T. Richardson, MD, PhD Assistant Professor of Global Health and Social Medicine, Harvard Medical School, Boston, Massachusetts [475]

Eva S. Liu, MD Assistant Professor of Medicine, Brigham and Women's Hospital, Harvard Medical School, Boston, Massachusetts [409]

Everett E. Vokes, MD John E. Ultmann Professor; Chairman, Department of Medicine; Physician-in-Chief, University of Chicago Medicine and Biological Sciences, Chicago, Illinois [77]

Ezekiel J. Emanuel, MD, PhD Chair, Department of Medical Ethics and Health Policy, Levy University Professor, Perelman School of Medicine and Wharton School, University of Pennsylvania, Philadelphia, Pennsylvania [12]

F. Richard Bringhurst, MD Associate Professor of Medicine, Massachusetts General Hospital and Harvard Medical School, Boston, Massachusetts [409]

Florencia Pereyra Segal, MD Assistant Professor of Medicine, Brigham and Women's Hospital, Boston, Massachusetts [141]

Francesc Graus, MD, PhD Neuroimmunology Program, Institut d'Investigacions Biomèdiques August Pi i Sunyer (IDIBAPS), Hospital Clínic, Barcelona, Spain [94]

François Chappuis, MD, MCTM, PhD Head of Division, Division of Tropical and Humanitarian Medicine, Geneva University Hospitals, Geneva, Switzerland [227]

Franklin D. Lowy, MD Clyde '56 and Helen Wu Professor Emeritus of Medicine and Professor Emeritus of Pathology and Cell Biology (in Epidemiology), Columbia University College of Physicians and Surgeons, New York, New York [147]

Fransiska Malfait, MD, PhD Associate Professor, Center for Medical Genetics, Ghent University Hospital and Department for Biomolecular Medicine, Ghent University, Ghent, Belgium [413]

Fred Bunz, MD, PhD Associate Professor, Johns Hopkins University School of Medicine, Baltimore, Maryland [71]

Frederick R. Appelbaum, MD Deputy Director, Fred Hutchinson Cancer Research Center, Seattle, Washington [114]

G. Scott Budinger, MD Ernest S. Bazley Professor of Airway Diseases; Chief, Pulmonary and Critical Care Medicine, Department of Medicine, Northwestern University Feinberg School of Medicine, Chicago, Illinois [491]

Gail Kang, MD Private Practice, Berkeley, California [V1]

Gary C. Curhan, MD Professor of Medicine, Harvard Medical School; Professor of Epidemiology, Harvard School of Public Health; Channing Division of Network Medicine/Renal Division, Brigham and Women's Hospital, Boston, Massachusetts [318]

Gary J. Martin, MD Raymond J. Langenbach, MD Professor of Medicine; Senior Vice Chairman, Department of Medicine, Northwestern University Medical School, Chicago, Illinois [6]

Gary L. Robertson, MD Emeritus Professor of Medicine, Northwestern University School of Medicine, Chicago, Illinois [381]

Gary M. Hunninghake, MD, MPH Associate Professor of Medicine, Harvard Medical School; Division of Pulmonary & Critical Care Medicine, Brigham and Women's Hospital, Boston, Massachusetts [293]

Gauri R. Varadhachary, MD Professor, GI Medical Oncology, The University of Texas MD Anderson Cancer Center, Houston, Texas [92]

Geoffrey T. Manley, MD, PhD Professor and Vice Chairman of Neurological Surgery, University of California, San Francisco; Chief of Neurosurgery, Zuckerberg San Francisco General Hospital and Trauma Center; Co-Director, Brain and Spinal Injury Center, University of California, San Francisco, San Francisco, California [443]

Geoffrey Tabin, MD Director, Department of Ophthalmology, Stanford University, Stanford, California [462]

George Loewenstein, PhD Herbert A. Simon Professor of Economics and Psychology, Carnegie Mellon University, Pittsburgh, Pennsylvania [481]

George R. Washko, MD, MMSc Associate Professor of Medicine, Harvard Medical School; Associate Physician, Division of Pulmonary and Critical Care Medicine, Department of Medicine, Brigham and Women's Hospital, Boston, Massachusetts [286, A12]

George W. Rutherford, MD Professor of Epidemiology, Preventive Medicine, Pediatrics and History, and Head, Division of Infectious Disease and Global Epidemiology, Department of Epidemiology and Biostatistics, University of California, San Francisco, San Francisco, California [473]

Gil D. Rabinovici, MD Ed Fein and Pearl Landrith Distinguished Professor, Memory and Aging Center, Department of Neurology, Department of Radiology and Biomedical Imaging, Weill Institute for Neurosciences, University of California, San Francisco, San Francisco, California [29, 431, V2]

Glenn M. Chertow, MD, MPH Professor of Medicine, Division of Nephrology, Stanford University School of Medicine, Palo Alto, California [312]

Gordon L. Jensen, MD, PhD Senior Associate Dean for Research; Professor of Medicine and Nutrition, University of Vermont Larner College of Medicine, Burlington, Vermont [334]

Gordon Schiff, MD Associate Professor of Medicine, Harvard Medical School; Associate Director, Brigham and Women's Hospital Center Patient Safety Research; Quality and Safety Director, HMS Center for Primary Care, Boston, Massachusetts [9]

Gregory A. Filice, MD Staff Physician, Veterans Affairs Medical Center, Professor of Medicine and Adjunct Professor of Public Health, University of Minnesota, Minneapolis, Minnesota [174]

Gregory A. Grabowski, MD Professor Emeritus, University of Cincinnati College of Medicine; Departments of Pediatrics, and Molecular Genetics, Biochemistry and Microbiology, Division of Human Genetics, Cincinnati Children's Hospital Medical Center, Cincinnati, Ohio [418]

Gregory K. Folkers, MS, MPH Chief of Staff, Office of the Director, National Institute of Allergy and Infectious Diseases, National Institutes of Health, Bethesda, Maryland [202]

Gregory M. Gauthier, MD Associate Professor, Department of Medicine, Division of Infectious Disease, School of Medicine and Public Health, University of Wisconsin, Madison, Madison, Wisconsin [214]

Gustav Paumgartner, MD Professor Emeritus of Medicine, University of Munich, Munich, Germany [346]

H. Clifford Lane, MD Clinical Director, National Institute of Allergy and Infectious Diseases, National Institutes of Health, Bethesda, Maryland [202, S3]

Hagop Kantarjian, MD Chairman, Leukemia Department; Professor of Leukemia, The University of Texas MD Anderson Cancer Center, Houston, Texas [105]

Hana Mitchell, MD, MSC Clinical Assistant Professor, Division of Pediatric Infectious Diseases, Department of Pediatrics, The University of British Columbia, BC Children's Hospital, Vancouver, British Columbia, Canada [3]

Haralampos M. Moutsopoulos, MD, FACP, FRCP(hc), Master ACR Professor, Chair Medical Sciences-Immunology, Academy of Athens, Athens, Greece [357, 361]

Harald Jüppner, MD Professor of Pediatrics, Endocrine Unit and Pediatric Nephrology Unit, Harvard Medical School; Massachusetts General Hospital, Boston, Massachusetts [410]

Hari R. Mallidi, MD Associate Professor of Surgery, Harvard Medical School; Brigham and Women's Hospital, Boston, Massachusetts [298]

Hartmut P. H. Neumann, MD Unit for Preventive Medicine, Department of Nephrology and General Medicine, Albert-Ludwigs University of Freiburg, Freiburg, Germany [387]

Helene M. Langevin, MD Director, National Center for Complementary and Integrative Health, National Institutes of Health, Bethesda, Maryland [482]

Hemanta K. Kar, MBBS, MD, MAMS Professor and Head, Department of Dermatology, STD and Leprosy, Kalinga Institute of Medical Sciences, Bhubaneswar, Odisha, India [179]

Henry M. Kronenberg, MD Professor of Medicine, Massachusetts General Hospital and Harvard Medical School, Boston, Massachusetts [409]

Henry M. Wu, MD, DTM&H, FIDSA Associate Professor of Medicine, Division of Infectious Diseases, Emory University; Director, Emory TravelWell Center, Atlanta, Georgia [124]

Henry Masur, MD Chief, Critical Care Medicine Department, National Institutes of Health Clinical Center, Bethesda, Maryland [220]

Hilary J. Goldberg, MD, MPH Assistant Professor of Medicine, Harvard Medical School; Medical Director, Lung Transplant Program; Clinical Director, Division of Pulmonary and Critical Care Medicine, Brigham and Women's Hospital, Boston, Massachusetts [286, 298]

Holger Thiele, MD Full Professor of Internal Medicine/Cardiology; Director, Heart Center, Department of Internal Medicine/Cardiology, University of Leipzig, Leipzig, Germany [305]

Howard Hu, MD, MPH, ScD Professor & Flora L. Thornton Chair, Department of Population and Public Health Sciences, Keck School of Medicine, University of Southern California, Los Angeles, California [458]

Howard I. Scher, MD, FASCO Professor of Medicine, Weill Cornell Medicine College; D. Wayne Calloway Chair in Urologic Oncology; Head, Biomarker Development Program, Office of the Physician in Chief; Member and Attending Physician, Genitourinary Oncology Service, Department of Medicine, Memorial Sloan Kettering Cancer Center, New York, New York [87]

Howard L. Fields, MD, PhD Professor, Department of Neurology, University of California, San Francisco, San Francisco, California [13]

Hyon K. Choi, MD, DrPH Professor of Medicine, Harvard Medical School; Director, Gout and Crystal Arthropathy Center; Director, Clinical Epidemiology and Health Outcomes, Division of Rheumatology, Allergy, and Immunology, Department of Medicine, Massachusetts General Hospital, Boston, Massachusetts [372]

I. Sadaf Farooqi, PhD, FRCP, FMedSci, FRS Professor of Metabolism and Medicine, Wellcome-MRC Institute of Metabolic Science, University of Cambridge, Cambridge, United Kingdom [401]

Ian Crozier, MD NIH/NIAID/DCR Integrated Research Facility at Fort Detrick, Clinical Monitoring Research Program Directorate, Frederick National Laboratory for Cancer Research, Frederick, Maryland [209, 210]

Ikuo Hirano, MD Professor of Medicine, Division of Gastroenterology, Northwestern University Feinberg School of Medicine, Chicago, Illinois [44, 323]

Inger K. Damon, MD, PhD Director, Division of High-Consequence Pathogens and Pathology (DHCPP), Centers for Disease Control and Prevention, Atlanta, Georgia [196]

Irene Litvan, MD, MSc, FAAN, FANA Tasch Endowed Professor in Parkinson Disease Research; Director of the Parkinson and Other Movement Disorders Center, University of California, San Diego, La Jolla, California [434]

Irwin M. Braverman, MD Professor Emeritus; Senior Research Scientist, Department of Dermatology, Yale University School of Medicine, New Haven, Connecticut [58]

Isaac S. Kohane, MD, PhD Marion V. Nelson Professor and Chair, Biomedical Informatics; Harvard Medical School; Faculty Member, Informatics Program, Boston Children's Hospital, Boston, Massachusetts [488]

Ivan O. Rosas, MD Professor and Section Chief, Pulmonary, Critical Care, and Sleep Medicine, Baylor College of Medicine, Houston, Texas [293]

J. Claude Hemphill, III, MD, MAS Professor of Neurology and Neurological Surgery, University of California, San Francisco; Chief, Neurology Service, Zuckerberg San Francisco General Hospital, San Francisco, California [307, 426–429]

J. Curtis Nickel, MD, FRCS(C) Professor, Department of Urology, Queen's University at Kingston; Staff Urologist, Kingston Health Sciences Centre, Kingston, Ontario, Canada [51]

J. Larry Jameson, MD, PhD Robert G. Dunlop Professor of Medicine; Dean, Raymond and Ruth Perelman School of Medicine; Executive Vice President, University of Pennsylvania for the Health System, Philadelphia, Pennsylvania [1, 5, 47, 93, 376–380, 382–385, 390, 391, 466, 467, A15]

J. Michael Gaziano, MD, MPH Professor of Medicine, Harvard Medical School; Physician, Brigham and Women's Hospital and the VA Boston Healthcare System, Boston, Massachusetts [238]

J. Stephen Dumler, MD Professor and Chairman, Department of Pathology, Uniformed Services University of the Health Sciences, Walter Reed National Military Medical Center, Joint Pathology Center, Bethesda, Maryland [187]

Jack Ende, MD The Schaeffer Professor of Medicine; Assistant Vice President, University of Pennsylvania Health System; Assistant Dean for Advanced Medical Practice, Perelman School of Medicine of the University of Pennsylvania, Philadelphia, Pennsylvania [478]

Jacques Chiaroni, MD, PhD Professor, Aix Marseille Univ, CNRS, EFS, ADES, UMR 7268; Etablissement Francais du Sang Provence Alpes Côte d'Azur et Corse, Marseille, France [113]

Jaideep Das Gupta, MD Vascular Surgery Fellow, Vascular Surgery Division, University of California, San Diego, La Jolla, California [329]

Jaime Sepúlveda, MD, MPH, MSc, DrSc Haile T. Debas Distinguished Professor of Global Health; Executive Director, Institute for Global Health Sciences, University of California, San Francisco, San Francisco, California [473]

James A. Eastham, MD Chief, Urology Service; Peter T. Scardino Chair in Oncology, Department of Surgery, Sidney Kimmel Center for Prostate and Urologic Cancers, Memorial Sloan Kettering Cancer Center, New York, New York [87]

James A. Romano, Jr., PhD, DABT, ATS Principal Senior Life Scientist Advisor, Tunnell Government Services, Inc., Rockville, Maryland [S4]

James D. Crapo, MD Professor of Medicine, Department of Medicine; Division of Pulmonary and Critical Care & Sleep Medicine, National Jewish Health, Denver, Colorado [292]

James E. Crowe, Jr., MD Director, Vanderbilt Vaccine Center; Ann Scott Carell Chair and Professor, Departments of Pediatrics, Pathology, Microbiology and Immunology, Vanderbilt University Medical Center, Nashville, Tennessee [199]

James L. Abbruzzese, MD, FACP, FASCO, DSc (hon) Professor, Division of Medical Oncology, Duke Cancer Institute, Durham, North Carolina [92]

James P. Rathmell, MD Leroy D. Vandam Professor of Anaesthesia, Harvard Medical School; Chair, Department of Anesthesiology, Perioperative and Pain Medicine, Brigham and Women's Hospital, Boston, Massachusetts [13]

James R. Johnson, MD Professor of Medicine, Division of Infectious Diseases and International Medicine, University of Minnesota, Minneapolis, Minnesota [161]

Jamil Azzi, MD Associate Physician, Renal Division, Brigham and Women's Hospital; Director, Renal Transplant Fellowship; Assistant Professor of Medicine, Harvard Medical School, Boston, Massachusetts [313]

Jan H. Richardus, MD, PhD Professor of Infectious Diseases and Public Health, Department of Public Health, Erasmus MC, University Medical Center Rotterdam, Rotterdam, The Netherlands [179]

Jane A. Leopold, MD Associate Professor of Medicine, Harvard Medical School; Director, Women's Interventional Cardiology Health Initiative, Brigham and Women's Hospital, Boston, Massachusetts [242, A11]

Jane E. Freedman, MD Director, Division of Cardiology, Physician-in-Chief, Vanderbilt Medical Center, Nashville, Tennessee [117]

Janet A. Yellowitz, DMD, MPH Associate Professor; Director, Special Care and Geriatric Dentistry, University of Maryland School of Dentistry, Baltimore, Maryland [A3]

Janet E. Hall, MD Clinical Director and Senior Investigator, Division of Intramural Research, NIH/NIEHS, Research Triangle Park, North Carolina [392, 393, 396]

Janice P. Dutcher, MD Associate Director, Cancer Research Foundation of New York, Chappaqua, New York; Former Professor of Medicine, New York Medical College, Valhalla, New York [75]

Jared R. Mayers, MD, PhD Research Fellow in Medicine, Harvard Medical School; Brigham and Women's Hospital, Boston, Massachusetts [489]

Jay H. Hoofnagle, MD Director, Liver Diseases Research Branch, Division of Digestive Diseases and Nutrition, National Institute of Diabetes and Digestive and Kidney Diseases, National Institutes of Health, Bethesda, Maryland [336]

Jean Bergounioux, MD, PhD Professor of Medicine, Versailles Saint Quentin University - Paris Saclay, UFR Simone Veil - Motigney le Bretonneux, France; Director, Department of Pediatric Neurology and Intensive Care Medicine, Assistance Publique des Hôpitaux de Paris, Garches, France [166]

Jean L. Bolognia, MD Professor, Department of Dermatology, Yale University School of Medicine, New Haven, Connecticut [58]

Jean M. Connors, MD Hematology Division, Brigham and Women's Hospital; Harvard Medical School, Boston, Massachusetts [116]

Jeanne Bertolli, PhD Division of High-Consequence Pathogens and Pathology, National Center for Zoonotic and Emerging Infectious Diseases, Centers for Disease Control and Prevention, Atlanta, Georgia [450]

Jeanne M. Marrazzo, MD, MPH Professor of Medicine; Director, Division of Infectious Diseases, University of Alabama at Birmingham, Birmingham, Alabama [136]

Jeffrey A. Gelfand, MD Professor of Medicine (Part-Time), Harvard Medical School; Attending Physician, Infectious Diseases Division, Massachusetts General Hospital, Boston, Massachusetts [225]

Jeffrey A. Linder, MD, MPH, FACP Michael A. Gertz Professor of Medicine and Chief, Division of General Internal Medicine and Geriatrics, Department of Medicine, Northwestern University Feinberg School of Medicine, Chicago, Illinois [35]

Jeffrey Berns, MD Professor of Medicine and Pediatrics; Associate Chief, Renal Electrolyte and Hypertension Division; Vice-President and Associate Dean for Graduate Medical Education, Perelman School of Medicine of the University of Pennsylvania, Philadelphia, Pennsylvania [478]

Jeffrey I. Cohen, MD Chief, Laboratory of Infectious Diseases, National Institute of Allergy and Infectious Diseases, National Institutes of Health, Bethesda, Maryland [191, 194, 204]

Jeffrey I. Weitz, MD, FRCP(C), FRSC, FACP Professor of Medicine and Biochemistry and Biomedical Sciences, McMaster University; Executive Director, Thrombosis and Atherosclerosis Research Institute, Hamilton, Ontario, Canada [118]

Jeffrey M. Gelfand, MD, MAS, FAAN Associate Professor of Neurology, Department of Neurology, University of California, San Francisco, San Francisco, California [23]

Jeffrey W. Clark, MD Associate Professor of Medicine, Harvard Medical School; Medical Director, Clinical Trials Core, Dana-Farber Harvard Cancer Center; Massachusetts General Hospital, Boston, Massachusetts [72]

Jennifer A. Woyach, MD Professor of Medicine, Division of Hematology, The Ohio State University, Columbus, Ohio [107]

Jennifer M. Croswell, MD, MPH Senior Program Officer, Office of the Chief Science Officer, Patient-Centered Outcomes Research Institute (PCORI), Washington, DC [70]

Jennifer Ogar, MS, CCC-SLP Speech-Language Pathologist, Memory and Aging Center, University of California, San Francisco, San Francisco, California [V2]

Jennifer P. Collins, MD, MSc Enteric Diseases Epidemiology Branch, Division of Foodborne, Waterborne, and Environmental Diseases, National Center for Emerging and Zoonotic Infectious Diseases, Centers for Disease Control and Prevention, Atlanta, Georgia [151]

Jens H. Kuhn, MD, PhD, MS Principal Scientist and Director of Virology, NIH/NIAID/DCR/Integrated Research Facility at Fort Detrick, Frederick, Maryland [209, 210]

Jeremy Sobel, MD, MPH Associate Director for Epidemiologic Science, Division of Foodborne, Waterborne, and Environmental Diseases, National Center for Emerging and Zoonotic Infectious Diseases, Centers for Disease Control and Prevention, Atlanta, Georgia [153]

Jerry L. Spivak, MD Professor of Medicine and Oncology, Hematology Division, Johns Hopkins University School of Medicine, Baltimore, Maryland [103]

Jesse Waggoner, MD Assistant Professor, Department of Medicine, Division of Infectious Diseases, Emory University, Atlanta, Georgia [124]

Jessica Leung, MPH Epidemiologist, Viral Vaccine Preventable Diseases Branch, Division of Viral Diseases, National Center for Immunization and Respiratory Diseases, Centers for Disease Control and Prevention, Atlanta, Georgia [207]

Jessica M. Baker, MD Assistant Professor, Department of Neurology, University of Wisconsin School of Medicine and Public Health, Madison, Wisconsin [26]

Jing Zhou, MD, PhD, FASN Professor of Medicine, Harvard Medical School; Director, Laboratory of Molecular Genetics and Developmental Biology of Disease, Renal Division; Director, Center for Polycystic Kidney Disease Research, Brigham and Women's Hospital; Boston, Massachusetts [315]

Jin-Mann S. Lin, PhD Division of High-Consequence Pathogens and Pathology, National Center for Zoonotic and Emerging Infectious Diseases, Centers for Disease Control and Prevention, Atlanta, Georgia [450]

Jiří F. P. Wagenaar, MD, PhD Internist and Infectious Disease Specialist, Northwest Clinics, Alkmaar, The Netherlands [184]

Joan C. Marini, MD, PhD Senior Investigator; Head, Section on Heritable Disorders of Bone and Extracellular Matrix, National Institute of Child Health and Human Development (NICHD), National Institutes of Health, Bethesda, Maryland [413]

JoAnn E. Manson, MD, DrPH Professor of Medicine and the Michael and Lee Bell Professor of Women's Health, Harvard Medical School; Chief, Division of Preventive Medicine, Brigham and Women's Hospital, Boston, Massachusetts [395]

Joanne M. Bargman, MD, FRCPC Professor of Medicine, University of Toronto; Staff Nephrologist, University Health Network; Clinician Investigator, Toronto General Hospital Research Institute; Director, Peritoneal Dialysis Program, Co-Director, Renal-Rheumatology Lupus Clinic, University Health Network [311]

Joel D. Taurog, MD Professor of Internal Medicine (Retired), Rheumatic Diseases Division, University of Texas Southwestern Medical Center, Dallas, Texas [362]

Joel Kramer, PsyD John Douglas French Alzheimer's Foundation Endowed Professor of Neuropsychology in Neurology; Director of Neuropsychology, Memory and Aging Center, University of California, San Francisco, San Francisco, California [V2]

Johanna T. Dwyer, DSc, RD Professor of Medicine and Community Health, Tufts Medical School; Senior Nutrition Scientist (Contractor), Office of Dietary Supplements, National Institutes of Health, Boston, Massachusetts [332]

John A. Kessler, MD Davee Professor of Stem Cell Biology, Davee Department of Neurology; Director, Northwestern University Stem Cell Institute, Feinberg School of Medicine, Northwestern University, Chicago, Illinois [484]

John B. Wong, MD Professor of Medicine, Tufts University School of Medicine; Interim Chief Scientific Officer, Tufts Medical Center, Boston, Massachusetts [4]

John C. Achermann, MD, PhD Wellcome Trust Senior Research Fellow in Clinical Science, Genetics & Genomic Medicine, UCL GOS Institute of Child Health, University College London, London, United Kingdom [390]

John C. Atherton, MD, FRCP Professor of Gastroenterology and Dean of the Faculty of Medicine and Health Sciences, University of Nottingham, Nottingham, United Kingdom [163]

John C. Byrd, MD D. Warren Brown Chair of Leukemia Research; Distinguished University Professor of Medicine, Medicinal Chemistry, and Veterinary Biosciences; Director, Division of Hematology, Department of Medicine, The Ohio State University, Columbus, Ohio [107]

John Del Valle, MD Professor and Vice Chair of Medicine, Department of Internal Medicine, University of Michigan School of Medicine, Ann Arbor, Michigan [324]

John E. Edwards, Jr., MD Distinguished Professor of Medicine Emeritus, David Geffen School of Medicine, University of California, Los Angeles; Senior Investigator, The Lundquist Institute and Emeritus Chief, Division of Infectious Disease at Harbor-UCLA Medical Center, Torrance, California [211, 216]

John F. Keaney, Jr., MD Professor of Medicine, Harvard Medical School; Chief, Division of Cardiovascular Medicine; Co-Executive Director, Heart and Vascular Center, Brigham and Women's Hospital, Boston, Massachusetts [237]

John F. McConville, MD Associate Professor of Medicine; Director, Internal Medicine Residency Program, Vice Chair for Education, University of Chicago, Chicago, Illinois [296]

John H. Stone, MD, MPH Professor of Medicine, Harvard Medical School; The Edward Fox Chair in Medicine, Massachusetts General Hospital, Boston, Massachusetts [368]

John I. Gallin, MD Associate Director for Clinical Research; Chief Scientific Officer, Clinical Center, National Institutes of Health, Bethesda, Maryland [64]

John J. Cush, MD Executive Editor, RheumNow.com; Professor of Internal Medicine, University of Texas Southwestern Medical School, Dallas, Texas [370]

John L. Berk, MD Professor of Medicine, Boston University School of Medicine, Assistant Director, Amyloidosis Center, Boston Medical Center, Boston, Massachusetts [112]

John M. Stafford, MD, PhD Associate Professor of Medicine, Diabetes and Endocrinology, Vanderbilt University School of Medicine; Tennessee Valley Health System, Veterans Affairs, Nashville, Tennessee [405]

John N. Mecchella, DO, MPH Assistant Professor of Medicine, Geisel School of Medicine at Dartmouth, Dartmouth-Hitchcock Medical Center, Lebanon, New Hampshire [417]

John R. Balmes, MD Professor of Medicine, University of California San Francisco School of Medicine, San Francisco, California [289]

John R. Murphy, PhD Professor of Medicine, Division of Infectious Diseases, Johns Hopkins School of Medicine, Baltimore, Maryland [150]

John T. Potts, Jr., MD Jackson Distinguished Professor of Clinical Medicine, Harvard Medical School; Director of Research and Physician-in-Chief Emeritus, Massachusetts General Hospital, Boston, Massachusetts [410]

John T. Vetto, MD, FACS Professor of Surgery, Division of Surgical Oncology; Director, Cutaneous Oncology Program, Department of Surgery, Oregon Health & Science University; Program Leader, Melanoma Disease Site Team, OHSU Knight Cancer Institute, Portland, Oregon [76]

John Varga, MD Frederick Huetwell Professor; Chief, Division of Rheumatology, University of Michigan, Ann Arbor, Michigan [360]

John W. Adamson, MD Clinical Professor, Division of Hematology/Oncology, Department of Medicine, University of California at San Diego, San Diego, California [63, 97]

John W. Engstrom, MD Betty Anker Fife Distinguished Professor and Vice-Chairman; Neurology Residency Program Director, University of California, San Francisco, San Francisco, California [17, 440]

Jonathan C. Horton, MD, PhD William F. Hoyt Professor of Neuro-ophthalmology, Professor of Ophthalmology, Neurology and Physiology, University of California, San Francisco School of Medicine, San Francisco, California [32, V3]

Jonathan Carapetis, MBBS, FRACP, FAFPHM, PhD Executive Director, Telethon Kids Institute, Perth Children's Hospital, Nedlands, Western Australia [359]

Jonathan Cedernaes, MD, PhD Visiting Postdoctoral Fellow, Division of Endocrinology, Metabolism and Molecular Medicine, Department of Medicine, Feinberg School of Medicine, Northwestern University, Chicago, Illinois [485]

Jonathan Newmark, MD, MM Colonel (Retired), Medical Corps, US Army; Adjunct Professor, Neurology, F. Edward Hebert School of Medicine, Uniformed Services University of the Health Sciences, Bethesda, Maryland; Clinical Assistant Professor, Neurology, School of Medicine and Health Sciences, George Washington University, Washington, DC; Department of Neurology, Washington DC Veterans' Affairs Medical Center, Washington, DC; Senior Medical Advisor, Office of Biodefense Research and Surety, National Institute of Allergy and Infectious Diseases, National Institutes of Health, Rockville, Maryland [S4]

Jonathan S. Leventhal, MD Assistant Professor of Dermatology, Yale University School of Medicine, New Haven, Connecticut [58]

Jorge Cortes, MD Jane and John Justin Distinguished Chair in Leukemia Research; Deputy Chairman; Section Chief of AML and CML, The University of Texas MD Anderson Cancer Center, Houston, Texas [105]

Jos W. M. van der Meer, MD, PhD Emeritus Professor of Medicine, Department of Internal Medicine, Radboud University Medical Center, Nijmegen, The Netherlands [20]

Josep Dalmau, MD, PhD ICREA Professor, Institut d'Investigacions Biomèdiques August Pi i Sunyer, Hospital Clínic, University of Barcelona, Barcelona, Spain; Adjunct Professor, University of Pennsylvania, Philadelphia, Pennsylvania [94]

Josep M. Llovet, MD, PhD Liver Cancer Program, Division of Liver Diseases, Tisch Cancer Institute, Department of Medicine, Icahn School of Medicine at Mount Sinai, New York; Liver Cancer Translational Research Laboratory, Barcelona Clínic Liver Cancer Group (BCLC), Liver Unit, IDIBAPS-Hospital Clínic, CIBERehd, University of Barcelona, Catalonia, Spain; Institució Catalana de Recerca i Estudis Avançats (ICREA), Barcelona, Catalonia, Spain [82]

Joseph A. Murray, MD Professor of Medicine, Departments of Internal Medicine and Immunology, Mayo Clinic School of Medicine, Rochester, Minnesota [46]

Joseph Bass, MD, PhD Division of Endocrinology, Metabolism and Molecular Medicine, Department of Medicine, Feinberg School of Medicine, Department of Neurobiology, Northwestern University, Chicago, Illinois [485]

Joseph G. Ouslander, MD Charles E. Schmidt College of Medicine, Florida Atlantic University, Boca Raton, Florida [477]

Joseph J. Rhatigan, MD Associate Chief, Division of Global Health Equity, Brigham and Women's Hospital; Associate Professor, Harvard Medical School and Harvard T.H. Chan School of Public Health, Boston, Massachusetts [472]

Joseph Kado, MBBS, DCH, MMed University of Western Australia, Crawley, Western Australia; Clinical Research Officer, Telethon Kids Institute, Nedlands, Western Australia [359]

Joseph Loscalzo, MD, PhD Hersey Professor of the Theory and Practice of Medicine, Harvard Medical School; Chairman, Department of Medicine, Soma Weiss MD Distinguished Chair in Medicine, Physician-in-Chief, Brigham and Women's Hospital, Boston, Massachusetts [1, 5, 40-43, 117, 236, 237, 239, 259, 261-268, 270, 273, 275, 280-283, 486, 492]

Joseph R. Betancourt, MD, MPH Associate Professor of Medicine, Massachusetts General Hospital; Harvard Medical School, Boston, Massachusetts [10]

Joseph V. Bonventre, MD, PhD Chief, Renal Division and Engineering in Department of Medicine, Brigham and Women's Hospital, Boston, Massachusetts [310]

Joshua A. Boyce, MD Professor of Medicine and Pediatrics; Albert L. Sheffer Professor of Medicine, Harvard Medical School; Director, Inflammation and Allergic Disease Research Section, Brigham and Women's Hospital, Boston, Massachusetts [352-354]

Jules L. Dienstag, MD Carl W. Walter Professor of Medicine, Harvard Medical School; Physician, Gastrointestinal Unit, Department of Medicine, Massachusetts General Hospital, Boston, Massachusetts [339-341, 345, A13]

Julia B. Lewis, MD Professor of Medicine, Division of Nephrology and Hypertension, Vanderbilt University Medical Center, Nashville, Tennessee [314]

Julian L. Seifter, MD Associate Professor of Medicine, Harvard Medical School; Distinguished Nephrologist, Brigham and Women's Hospital, Boston, Massachusetts [308, 319]

Julian Solway, MD Walter L. Palmer Distinguished Service Professor of Medicine and Pediatrics; Dean for Translational Medicine, Biological Sciences Division; Vice Chair for Research, Department of Medicine; Chair, Committee on Molecular Medicine, University of Chicago, Chicago, Illinois [285, 296]

Julie A. Bettinger, MPH, PhD Professor, Department of Pediatrics, Vaccine Evaluation Center, BC Children's Hospital, University of British Columbia, Vancouver, British Columbia, Canada [3]

Justin T. Cheeley, MD, FAAD Assistant Professor, Divisions of Dermatology and Internal Medicine and Geriatrics, Emory University School of Medicine, Atlanta, Georgia [57]

Jyoti Mishra, PhD Department of Psychiatry, University of California, San Diego, La Jolla, California [487]

Kaitlin Rainwater-Lovett, PhD, MPH Senior Staff Scientist, Asymmetric Operations Sector, Johns Hopkins Applied Physics Laboratory, Laurel, Maryland [205]

Kalpana Gupta, MD, MPH Associate Chief of Staff and Chief, Infectious Diseases, Veterans Affairs Boston Healthcare System, West Roxbury, Massachusetts; Professor of Medicine, Boston University School of Medicine, Boston, Massachusetts [135]

Kami Kim, MD Andor Szentivanyi Professor of Medicine; Director, Division of Infectious Diseases and International Medicine, Morsani College of Medicine, University of South Florida, Tampa, Florida [228]

Kanade Shinkai, MD, PhD Professor, Department of Dermatology, University of California, San Francisco, San Francisco, California [60]

Kanwal Raghav, MBBS, MD Associate Professor, GI Medical Oncology, The University of Texas MD Anderson Cancer Center, Houston, Texas [92]

Karen L. Roos, MD John and Nancy Nelson Professor of Neurology; Professor of Neurological Surgery, Indiana University School of Medicine, Indianapolis, Indiana [137, 138, 140]

Karina A. Top, MD, MSc Associate Professor of Pediatrics and Community Health & Epidemiology, Dalhousie University, Halifax, Nova Scotia, Canada [160]

Karl Skorecki, MD, FCRPC, FASN Dean, Azrieli Faculty of Medicine, Bar-Ilan University, Safed, Israel [311, 468]

Karran A. Phillips, MD, MSc Clinical Director, National Institute on Drug Abuse, National Institutes of Health, Baltimore, Maryland [457]

Karunesh Ganguly, MD, PhD Department of Neurology, University of California, San Francisco; Neurology & Rehabilitation Service, San Francisco VA Medical Center, San Francisco, California [487]

Katherine A. High, MD Professor Emerita, Perelman School of Medicine of the University of Pennsylvania; President, Therapeutics, Asklepios BioPharmaceuticals, Philadelphia, Pennsylvania [470]

Katherine L. O'Brien, MD, MPH Director, IVB, World Health Organization, Geneva, Switzerland [146]

Katherine L. Tuttle, MD Assistant Professor, Department of Pediatrics, Pediatric Allergy/Immunology; Assistant Professor, Department of Medicine, Allergy/Immunology and Rheumatology (SMD), University of Rochester Medical Center, Rochester, New York [352]

Kathleen D. Liu, MD, PhD, MAS Professor, Division of Nephrology, Department of Medicine, Division of Critical Care Medicine, Department of Anesthesiology, University of California, San Francisco, San Francisco, California [312]

Kathleen M. McKibbin, MD Staff Physician, Northwestern University Health Services, Evanston, Illinois [2]

Kathleen M. Neuzil, MD, MPH Director, Center for Vaccine Development & Global Health, University of Maryland School of Medicine, Baltimore, Maryland [200]

Kathryn Moynihan Ramsey, PhD Research Assistant Professor, Division of Endocrinology, Metabolism and Molecular Medicine, Department of Medicine, Feinberg School of Medicine, Northwestern University, Chicago, Illinois [485]

Katrina A. Armstrong, MD Physician in Chief, Massachusetts General Hospital, Boston, Massachusetts [6]

Kelly A. Soderberg, PhD Chief of Staff, Duke Human Vaccine Institute, Department of Medicine, Duke University School of Medicine; Duke University Medical Center, Durham, North Carolina [349, 350]

Kenneth C. Anderson, MD Kraft Family Professor of Medicine, Harvard Medical School; Chief, Jerome Lipper Multiple Myeloma Center, Dana-Farber Cancer Institute, Boston, Massachusetts [111]

Kenneth L. Tyler, MD Louise Baum Endowed Chair and Chairman of Neurology; Professor of Medicine and Immunology-Microbiology, University of Colorado School of Medicine, Aurora, Colorado; Neurologist, Rocky Mountain VA Medical Center, Aurora, Colorado [137, 138, 140]

Kenneth M. Kaye, MD Professor of Medicine, Harvard Medical School; Senior Physician, Division of Infectious Diseases, Brigham and Women's Hospital, Boston, Massachusetts [19, A1]

Kevin D. Niswender, MD, PhD Associate Professor of Medicine, Vanderbilt University Medical Center, Nashville, Tennessee [403]

Kevin E. Brown, MD, MRCP, FRCPath Consultant Medical Virologist, Immunisation and Vaccine Preventable Diseases Division, UK Health Security Agency, London, United Kingdom [197]

Kevin G. Volpp, MD, PhD Director, Penn Center for Health Incentives and Behavioral Economics; Founders Presidential Distinguished Professor, Perelman School of Medicine and the Wharton School, University of Pennsylvania, Philadelphia, Pennsylvania [481]

Kevin T. McVary, MD, FACS Director of the Center for Male Health; Professor of Urology, Department of Urology, Stritch School of Medicine, Loyola University Medical Center, Maywood, Illinois [397]

Kim A. Eagle, MD Albion Walter Hewett Professor of Internal Medicine; Professor of Health Management Policy, School of Public Health; Director, Samuel and Jean Frankel Cardiovascular Center, University of Michigan, Ann Arbor, Michigan [480]

Kim B. Yancey, MD Professor and Chair, Department of Dermatology, University of Texas Southwestern Medical Center in Dallas, Dallas, Texas [56, 59]

King K. Holmes, MD, PhD Professor Emeritus, Global Health; Professor Emeritus, Medicine – Allergy and Infectious Diseases; Director, Research and Faculty Development, Department of Global Health; Co-Director, Center for AIDS Research, University of Washington – Fred Hutchinson Cancer Research Center; PI, International Training and Education Center for Health (I-TECH), University of Washington – University of California San Francisco; Director, Center for AIDS and STD, University of Washington; Infectious Disease Section Head, Harborview Medical Center; Member, National Institutes of Health (NIH) Fogarty International Center Council; Member, National Institutes of Health (NIH) Council or Councils, Seattle, Washington [136]

Kiran K. Khush, MD, MAS Professor of Medicine (Cardiovascular Medicine), Stanford University School of Medicine, Stanford, California [490]

Kumanan Rasanathan, MBChB, MPH, FAFPHM Unit Head, Equity and Health (EQH), Department of Social Determinants of Health (SDH), World Health Organization, Phnom Penh, Cambodia [474]

L. John Hoffer, MD, PhD Professor, Faculty of Medicine, McGill University; Senior Physician, Divisions of Internal Medicine and Endocrinology, Lady Davis Institute for Medical Research, Jewish General Hospital, Montreal, Quebec, Canada [335]

L. Joseph Wheat, MD Medical Director, MiraVista Diagnostics, Indianapolis, Indiana [212]

L. Silvia Munoz-Price, MD, PhD Chief Quality and Safety Officer, Virginia Commonwealth University Health System, Richmond, Virginia [162]

Lam Minh Yen, MD Senior Clinical Researcher, Oxford University Clinical Research Unit, Ho Chi Minh City, Vietnam [152]

Laura A. Zimmerman, MPH Epidemiologist, Centers for Disease Control and Prevention, Atlanta, Georgia [206]

Laurence H. Beck, Jr., MD, PhD Associate Professor of Medicine, Boston University School of Medicine, Boston, Massachusetts [316]

Lawrence C. Madoff, MD Professor of Medicine, University of Massachusetts Chan Medical School, Worcester, Massachusetts; Medical Director, Bureau of Infectious Disease and Laboratory Sciences, Massachusetts Department of Public Health, Hinton State Laboratory Institute, Jamaica Plain, Massachusetts [130, 141]

Lawrence Corey, MD Professor of Medicine and Laboratory Medicine and Pathology, University of Washington; Past President & Director, Fred Hutchinson Cancer Research Center; Professor, Vaccine and Infectious Disease Division, Fred Hutchinson Cancer Research Center, Seattle, Washington [192]

Lawrence S. Friedman, MD Professor of Medicine, Harvard Medical School; Professor of Medicine, Tufts University School of Medicine; The Anton R. Fried, MD Chair, Department of Medicine, Newton-Wellesley Hospital, Newton, Massachusetts; Assistant Chief of Medicine, Massachusetts General Hospital, Boston, Massachusetts [50]

Lawrie W. Powell, AC, MD, PhD Professor Emeritus, The University of Queensland and the Royal Brisbane and Women's Hospital, Queensland, Australia [414]

Lenny López, MD, MPH, MDiv Professor of Medicine, University of California San Francisco; San Francisco VA Medical Center, San Francisco, California [10]

Leora Horn, MD, MSc Associate Professor, Division of Hematology and Medical Oncology, Vanderbilt University School of Medicine, Nashville, Tennessee [78]

Leslie J. Crofford, MD Professor, Departments of Medicine and Pathology, Microbiology and Immunology, Vanderbilt University; Chief, Division of Rheumatology and Immunology, Vanderbilt University Medical Center, Nashville, Tennessee [373]

Leslie P. Lawley, MD Associate Professor, Department of Dermatology, School of Medicine, Emory University, Atlanta, Georgia [57]

Lianne S. Gensler, MD Professor of Medicine; Rheumatology Fellowship Program Director; Director, Spondyloarthritis Research Program and Clinic, University of California, San Francisco, San Francisco, California [362]

Lionel A. Mandell, MD, FRCPC Professor Emeritus of Medicine, McMaster University, Hamilton, Ontario, Canada [126]

Lisa M. DeAngelis, MD Professor of Neurology, Weill Cornell Medical College; Physician-in-Chief and Chief Medical Officer, Memorial Sloan Kettering Cancer Center, New York, New York [90]

Lonny Yarmus, DO, MBA Professor of Medicine, Division of Pulmonary and Critical Care Medicine, Johns Hopkins University School of Medicine, Baltimore, Maryland [299]

Loren Laine, MD Professor of Medicine; Chief, Section of Digestive Diseases, Yale School of Medicine, New Haven, Connecticut; VA Connecticut Healthcare System, West Haven, Connecticut [48]

Lorenzo Giacani, PhD Associate Professor of Medicine, Department of Medicine, Division of Allergy & Infectious Diseases, University of Washington, Seattle, Washington [183]

Louis Michel Wong Kee Song, MD Professor of Medicine, Division of Gastroenterology and Hepatology, Mayo Clinic College of Medicine, Rochester, Minnesota [322, V5]

Lucas S. Blanton, MD Assistant Professor, Division of Infectious Diseases, Department of Internal Medicine University of Texas Medical Branch, Galveston, Texas [187]

Lucia De Franceschi, MD Department of Medicine, University of Verona and AOUI Verona, Verona, Italy [100]

Luciano Villarinho, MD Neuroradiologist, South County Hospital, Wakefield, Rhode Island [A16]

Lucile Burgo-Black, MD, FACP National Co-Director, VA Post-Deployment Integrated Care Initiative, Assistant Clinical Professor of Medicine, Department of General Internal Medicine, Yale University School of Medicine, New Haven, Connecticut [S7]

Lucio Luzzatto, MD, FRCP, FRCPath Professor of Haematology, Muhimbili University of Health and Allied Sciences, Dar-es-Salaam, Tanzania; Honorary Professor of Hematology, University of Florence, Firenze, Italy [100]

Lynne Warner Stevenson, MD Professor of Medicine; Program Director, Advanced Heart Failure Fellowship Program, Vanderbilt University Medical Center, Nashville, Tennessee [259]

M.-Marsel Mesulam, MD Ruth Dunbar Davee Professor of Neuroscience and Neurology, Mesulam Center for Cognitive Neurology and Alzheimer's Disease, Northwestern University Feinberg School of Medicine, Chicago, Illinois [30]

Mahmoud Malas, MD, MHS, RPVI, FACS Professor in Residence; Vice Chair of Surgery for Clinical Research; Chief Division Vascular and Endovascular Surgery, University of California, San Diego, Health System, La Jolla, California [329]

Majid Shafiq, MD, MPH Medical Director, Interventional Pulmonology, Division of Pulmonary and Critical Care Medicine, Brigham and Women's Hospital, Boston, Massachusetts [286]

Manal F. Abdelmalek, MD, MPH Professor of Medicine, Division of Gastroenterology and Hepatology, Duke University, Durham, North Carolina [343]

Mandeep R. Mehra, MD, MSc, FRCP (London) Professor of Medicine, Harvard Medical School; The William Harvey Distinguished Chair in Advanced Cardiovascular Medicine; Executive Director, Center for Advanced Heart Disease, Brigham and Women's Hospital, Boston, Massachusetts [257, 258, 260]

Manfred Brigl, MD Assistant Professor of Pathology, Harvard Medical School, Boston, Massachusetts [S11]

Manish Sadarangani, MA, BM, BCh, DPhil Associate Professor, Department of Pediatrics, University of British Columbia; Director, Vaccine Evaluation Center, BC Children's Hospital Research Institute, Vancouver, British Columbia, Canada [155]

Manisha Balwani, MD, MS Professor, Department of Genetics and Genomic Sciences and Medicine, Icahn School of Medicine at Mount Sinai, New York, New York [416]

Marc A. Schuckit, MD Distinguished Professor of Psychiatry, University of California, San Diego Medical School, La Jolla, California [453]

Marc E. Lippman, MD, MACP, FRCP Professor of Oncology and Internal Medicine, Georgetown University, Washington, DC [79]

Marc G. Ghany, MD, MHSc Tenure-Track Investigator, Liver Diseases Branch, National Institute of Diabetes and Digestive and Kidney Diseases, National Institutes of Health, Bethesda, Maryland [336]

Marcela V. Maus, MD, PhD Director, Cell Therapy Program; Paula O'Keefe Endowed Chair, Massachusetts General Hospital Cancer Center; Associate Professor of Medicine, Harvard Medical School; Attending Physician, Hematopoietic Cell Transplant & Cell Therapy Program, Massachusetts General Hospital; Associate Member, Broad Institute of MIT and Harvard; Associate Member, Ragon Institute of MGH, MIT, and Harvard, Charlestown, Massachusetts [470]

Marcelo F. Di Carli, MD Professor, Department of Radiology and Medicine, Harvard Medical School; Chief, Division of Nuclear Medicine and Molecular Imaging; Executive Director, Noninvasive Cardiovascular Imaging Program, Brigham and Women's Hospital, Boston, Massachusetts [241, A9]

Marcia B. Goldberg, MD Professor of Medicine and Microbiology, Harvard Medical School, Massachusetts General Hospital, Boston, Massachusetts [120]

Marga G.A. Goris, PhD, MSC Head OIE and National Collaborating Centre for Reference and Research on Leptospirosis, Department of Medical Microbiology, Amsterdam University Medical Centers, Amsterdam, The Netherlands [184]

Maria Carmela Tartaglia, MD Associate Professor, Tanz Centre for Research in Neurodegenerative Diseases, University of Toronto, Toronto, Ontario, Canada [V2]

Maria Luisa Gorno-Tempini, MD, PhD Professor, Department of Neurology; Language Neurobiology Lab, Memory and Aging Center; Dyslexia Center, University of California, San Francisco, San Francisco, California [V2]

Mariel Marlow, PhD, MPH Mumps Program Lead, Viral Vaccine Preventable Diseases Branch, Division of Viral Diseases, National Center for Immunization and Respiratory Diseases, Centers for Disease Control and Prevention, Atlanta, Georgia [207]

Mario C. Raviglione, MD, FRCP (UK), FERS, Hon RSP (RF) Full Professor of Global Health; Co-Director, Centre for Multidisciplinary Research in Health Science (MACH), University of Milan, Milan, Italy [178]

Mark A. Creager, MD Professor of Medicine, Professor of Surgery, Geisel School of Medicine at Dartmouth; Director, Heart and Vascular Center, Dartmouth-Hitchcock Medical Center, Lebanon, New Hampshire [280–282]

Mark B. Mycyk, MD Associate Professor, Department of Emergency Medicine, Northwestern University Feinberg School of Medicine; Chair of Research, Department of Emergency Medicine, Cook County Health, Chicago, Illinois [459]

Mark F. Walker, MD Associate Professor, Neurology, Case Western Reserve University; Director, Daroff-Dell'Osso Ocular Motility Laboratory, VA Northeast Ohio Healthcare System, Cleveland, Ohio [22]

Mark Roschewski, MD Clinical Director, Lymphoid Malignancies Branch, Center for Cancer Research, National Cancer Institute, National Institutes of Health, Bethesda, Maryland [95]

Mark Topazian, MD Professor of Medicine, Mayo Clinic, Rochester, Minnesota [322, V5]

Martin A. Samuels, MD, DSc (hon), FACP, FAAN, FRCP, FANA Miriam Sydney Joseph Distinguished Professor of Neurology, Harvard Medical School; Founding Chair Emeritus, Department of Neurology, Brigham and Women's Hospital, Boston, Massachusetts [V7]

Martin H. Steinberg, MD Professor of Medicine, Pediatrics, Pathology and Laboratory Medicine, Boston University School of Medicine, Boston, Massachusetts [98]

Martin H. Voss, MD Clinical Director, Genitourinary Oncology Service, Memorial Sloan Kettering Cancer Center, New York, New York [85]

Martin J. Blaser, MD Henry Rutgers Chair of the Human Microbiome; Director, Center for Advanced Biotechnology and Medicine, Rutgers University, Piscataway, New Jersey [163, 167]

Martin R. Pollak, MD George C. Reisman Professor of Medicine, Harvard Medical School; Beth Israel Deaconess Medical Center, Boston, Massachusetts [315]

Martin S. Hirsch, MD Professor of Medicine, Harvard Medical School; Senior Physician, Massachusetts General Hospital, Boston, Massachusetts [195]

Maryam Ali Khan, MD Research Scholar, Division of Vascular and Endovascular Surgery, University of California, San Diego, San Diego, California [329]

Mathew G. Vander Heiden, MD, PhD Professor and Director, Koch Institute for Integrative Cancer Research, Massachusetts Institute of Technology, Cambridge, Massachusetts [489]

Matthew H. Kulke, MD Zoltan Kohn Professor of Medicine, Boston University School of Medicine; Chief, Section of Hematology and Medical Oncology, Boston Medical Center; Co-Director, Boston University–Boston Medical Cancer Center, Boston, Massachusetts [84]

Matthew K. Waldor, MD, PhD Edward H. Kass Professor of Medicine, Harvard Medical School, Division of Infectious Diseases, Brigham and Women's Hospital, Boston, Massachusetts [168]

Matthew P. Giannetti, MD Division of Allergy and Clinical Immunology, Brigham and Women's Hospital; Harvard Medical School, Boston, Massachusetts [354]

Matthew W. State, MD, PhD Oberndorf Family Distinguished Professor; Chair, Department of Psychiatry and Behavioral Sciences; President, Langley Porter Psychiatric Hospital and Clinics, Weill Institute for Neurosciences, University of California, San Francisco, San Francisco, California [451]

Maureen McMahon, MD, MCR Associate Chief; Associate Professor, Division of Rheumatology, David Geffen School of Medicine, University of California, Los Angeles, Los Angeles, California [356]

Max Maurin, MD, PhD Professor of Bacteriology, Université Grenoble Alpes; Centre Hospitalier Universitaire, Institut de Biologie et Pathologie, Grenoble, France [170]

Max R. O'Donnell, MD, MPH Associate Professor of Medicine & Epidemiology, Division of Pulmonary, Allergy, and Critical Care Medicine & Department of Epidemiology, Columbia University Irving Medical Center, New York, New York [181]

Maxine A. Burkett, JD Professor of Law, William S. Richardson School of Law, University of Hawaii at Mānoa, Honolulu, Hawaii [475]

Michael B. Prentice, MBChB, PhD, FRCP(UK), FRCPath, FFPRCPI Professor of Medical Microbiology, School of Microbiology, University College Cork, Cork, Ireland [171]

Michael Camilleri, MD Atherton and Winifred W. Bean Professor; Professor of Medicine, Pharmacology, and Physiology, Mayo Clinic School of Medicine, Rochester, Minnesota [46]

Michael D. Geschwind, MD, PhD Professor of Neurology; Michael J. Homer Chair in Neurology, Memory and Aging Center, University of California, San Francisco, San Francisco, California [438, V1]

Michael E. Wechsler, MD, MMSc Professor of Medicine; Director, Asthma Program, Department of Medicine, National Jewish Health, Denver, Colorado [288]

Michael Giladi, MD, MSc Associate Professor of Medicine, Sackler Faculty of Medicine, Tel Aviv University; Senior Physician, The Infectious Disease Unit; Director, The Bernard Pridan Laboratory for Molecular Biology of Infectious Diseases, Tel Aviv Sourasky Medical Center, Tel Aviv, Israel [172]

Michael H. Bennett, MD, MBBS, MM (Clin Epi) Conjoint Professor in Anesthesia and Hyperbaric Medicine; Faculty of Medicine, University of New South Wales; Academic Head of Department, Wales Anaesthesia, Prince of Wales Hospital, Sydney, Australia [463]

Michael J. Fowler, MD Associate Professor of Medicine, Division of Diabetes, Endocrinology and Metabolism, Department of Medicine; Course Director, Physical Diagnosis; Medical Director, Glucose Management Service; Director of Clinical Skills Development in Undergraduate Medical Education, Vanderbilt University School of Medicine, Nashville, Tennessee [404]

Michael J. Landzberg, MD Associate Professor of Medicine, Harvard Medical School; Boston Adult Congenital Heart Disease and Pulmonary Hypertension Program, Boston Children's Hospital, Brigham and Women's Hospital, Boston, Massachusetts [269]

Michael M. Givertz, MD Professor of Medicine, Harvard Medical School; Medical Director, Heart Transplant and Mechanical Circulatory Support, Brigham and Women's Hospital, Boston, Massachusetts [257]

Michael McCrea, PhD, ABPP Professor and Eminent Scholar; Vice Chair of Research; Co-Director, Center for Neurotrauma Research (CNTR), Department of Neurosurgery, Medical College of Wisconsin, Milwaukee, Wisconsin [443]

Michael R. Rickels, MD, MS Willard and Rhoda Ware Professor in Diabetes and Metabolic Diseases, Department of Medicine, Division of Endocrinology, Diabetes and Metabolism, University of Pennsylvania Perelman School of Medicine, Philadelphia, Pennsylvania [404, 405]

Michael R. Wessels, MD John F. Enders Professor of Pediatrics and Professor of Medicine, Harvard Medical School; Senior Physician, Division of Infectious Diseases, Boston Children's Hospital, Boston, Massachusetts [148]

Michael R. Wilson, MD, MAS Rachleff Family Distinguished Associate Professor in Neurology, University of California San Francisco Weill Institute for Neurosciences; Staff Physician, University of California San Francisco Medical Center and Zuckerberg San Francisco General Hospital, San Francisco, California [137, 139, S2]

Michael Regner, MD Neuroradiology Clinical Instructor, Department of Radiology & Biomedical Imaging, University of California, San Francisco, San Francisco, California [A16]

Michael S. Niederman, MD Professor of Clinical Medicine, Weill Cornell Medical College; Division of Pulmonary and Critical Care Medicine, New York Presbyterian/Weill Cornell Medical Center, New York, New York [126]

Michail S. Lionakis, MD, ScD Chief, Fungal Pathogenesis Section, Laboratory of Clinical Immunology & Microbiology, National Institute of Allergy and Infectious Diseases, National Institutes of Health, Bethesda, Maryland [211, 216]

Miriam Baron Barshak, MD Assistant Professor of Medicine, Harvard Medical School; Physician, Massachusetts General Hospital, Boston, Massachusetts [127, 132, 290]

Misha Rosenbach, MD Associate Professor, Perelman School of Medicine at the University of Pennsylvania, Departments of Dermatology and Internal Medicine, Hospital of the University of Pennsylvania, Philadelphia, Pennsylvania [60]

Moshe Ephros, MD Clinical Associate Professor of Pediatrics, Faculty of Medicine, Technion–Israel Institute of Technology, Haifa, Israel [172]

Myrna R. Rosenfeld, MD, PhD Institut d'Investigacions Biomèdiques August Pi i Sunyer, Fundació Clínic per a la Recerca Biomèdica, Spain; Adjunct Professor, University of Pennsylvania, Philadelphia, Pennsylvania [94]

Nancy Messonnier, MD Executive Director for Pandemic Prevention and Health Systems, Skoll Foundation, Palo Alto, California [123]

Naoka Murakami, MD, PhD Instructor in Medicine, Harvard Medical School; Associate Physician, Brigham and Women's Hospital, Boston, Massachusetts [313]

Neal K. Lakdawala, MD, MSc Assistant Professor of Medicine, Harvard Medical School; Associate Physician, Brigham and Women's Hospital, Boston, Massachusetts [259]

Neal S. Young, MD Chief, Hematology Branch, National Heart, Lung, and Blood Institute, National Institutes of Health, Bethesda, Maryland [102, 469]

Neeraj K. Surana, MD, PhD Assistant Professor of Pediatrics, Molecular Genetics and Microbiology, and Immunology, Duke University, Durham, North Carolina [18, 119, 177, 471]

Neil M. Ampel, MD Professor Emeritus of Medicine and Immunobiology, University of Arizona, Tucson, Arizona [213]

Nelson Leung, MD Professor of Medicine, Division of Nephrology and Hypertension, Division of Hematology, Mayo Clinic Rochester, Rochester, Minnesota [317]

Nicholas B. Galifianakis, MD, MPH Associate Professor of Neurology, Movement Disorder and Neuromodulation Center Weill Institute for Neurosciences, Department of Neurology, University of California, San Francisco, San Francisco, California [V1]

Nicholas J. Beeching, FRCP, FRACP, FFTM RCPS(Glasg), FESCMID, FISTM, DTM&H, DCH Consultant in Tropical and Infectious Diseases, Tropical and Infectious Disease Unit, Royal Liverpool University Hospitals Foundation NHS Trust; Emeritus Professor of Tropical and Infectious Diseases, Clinical Sciences, Liverpool School of Tropical Medicine, Liverpool, United Kingdom [169]

Nicholas J. White, DSc, MD, FRCP, F Med Sci, FRS Professor of Tropical Medicine, Mahidol and Oxford Universities, Bangkok, Thailand [224, A2]

Nicola Longo, MD, PhD Professor and Chief, Division of Medical Genetics, Departments of Pediatrics, Pathology, Nutrition, and Integrated Physiology; Medical Co-Director, Biochemical Genetics Laboratory, ARUP Laboratories, University of Utah, Salt Lake City, Utah [420, 421]

Nigel O'Farrell, MD, FRCP Pasteur Suite Ealing Hospital, London, United Kingdom [173]

Nigil Haroon, MD, PhD, DM, FRCPC Associate Professor of Medicine and Rheumatology, University of Toronto; Clinician Scientist and Attending Physician, University Health Network and Mount Sinai Hospital; Scientist, Krembil Research Institute, Toronto, Ontario, Canada [362]

Nikhil C. Munshi, MD Professor of Medicine, Harvard Medical School; Boston VA Healthcare System; Director of Basic and Correlative Sciences; Associate Director, Jerome Lipper Myeloma Center, Dana-Farber Cancer Institute, Boston, Massachusetts [111]

Noah M. Hahn, MD Associate Professor of Oncology and Urology, Johns Hopkins University School of Medicine; Johns Hopkins University Greenberg Bladder Cancer Institute, Baltimore, Maryland [86]

Nongnooch Poowanawittayakom, MD, MPH Assistant Professor, Division of Infectious Diseases, Allergy, and Immunology, St. Louis University, St. Louis, Missouri [130]

Nora D. Volkow, MD Director, National Institute on Drug Abuse (NIDA), National Institutes of Health, Rockville, Maryland [455]

Norton J. Greenberger, MD‡ Clinical Professor of Medicine, Harvard Medical School; Senior Physician, Division of Gastroenterology, Brigham and Women's Hospital, Boston, Massachusetts [346]

Olivier Garraud, MD, PhD Professor, INSERM 1059, University of Lyon, Faculty of Medicine of Saint-Etienne, Saint-Etienne, France [113]

Otis W. Brawley, MD, MACP, FRCP(L), FASCO, FACE Bloomberg Distinguished Professor, Johns Hopkins School of Medicine and Johns Hopkins Bloomberg School of Public Health, Baltimore, Maryland [70]

Paolo M. Suter, MD, MS Department of Endocrinology, Diabetology, and Clinical Nutrition, University Hospital, Zurich, Switzerland [333]

Patricia M. Griffin, MD Chief, Enteric Diseases Epidemiology Branch, Division of Foodborne, Waterborne, and Environmental Diseases, National Center for Emerging and Zoonotic Infectious Diseases, Centers for Disease Control and Prevention, Atlanta, Georgia [151]

Patrick T. O'Gara, MD Professor of Medicine, Harvard Medical School; Watkins Family Distinguished Chair in Cardiology, Brigham and Women's Hospital, Boston, Massachusetts [42, 239, 261–268]

Patrick Y. Wen, MD Professor of Neurology, Harvard Medical School; Director, Center for Neuro-Oncology, Dana-Farber Cancer Institute; Director, Division of Neuro-Oncology, Department of Neurology, Brigham and Women's Hospital, Boston, Massachusetts [90]

Paul C. Zei, MD, PhD Associate Professor of Medicine, Harvard Medical School; Director, Clinical Atrial Fibrillation Program, Brigham and Women's Hospital, Boston, Massachusetts [243, 246–251]

Paul E. Farmer, MD, PhD Kolokotrones University Professor, Harvard University; Chair, Department of Global Health and Social Medicine, Harvard Medical School; Chief, Division of Global Health Equity, Brigham and Women's Hospital; Chief Strategist, Co-Founder, Partners In Health, Boston, Massachusetts [472, 475]

Peter A. Gottlieb, MD Professor of Pediatrics and Medicine, Barbara Davis Center for Childhood Diabetes, University of Colorado School of Medicine, Aurora, Colorado [389]

Peter A. Rice, MD Professor of Medicine, Division of Infectious Diseases & Immunology, University of Massachusetts Chan Medical School, Worcester, Massachusetts [156]

Peter E. Lipsky, MD Charlottesville, Virginia [355]

Peter F. Weller, MD William Bosworth Castle Professor of Medicine, Harvard Medical School; Professor of Immunology and Infectious Diseases, Harvard T.H. Chan School of Public Health; Chief Emeritus, Infectious Diseases Division and Vice Chair of Research, Department of Medicine, Beth Israel Deaconess Medical Center, Boston, Massachusetts [229–233, 235]

Peter F. Wright, MD Professor of Pediatrics, Geisel School of Medicine, Dartmouth College, Hanover, New Hampshire [200]

Peter J. Goadsby, MD, PhD, DSc, FRACP, FRCP, FMedSci Professor, NIHR-Wellcome Trust King's Clinical Research Facility, King's College London, United Kingdom; Professor, Department of Neurology, University of California, Los Angeles, Los Angeles, California [16, 430]

Peter J. Kahrilas, MD Gilbert H. Marquardt Professor of Medicine, Feinberg School of Medicine, Northwestern University, Chicago, Illinois [44, 323]

Peter Kopp, MD Professor of Medicine/Médecin Chef, Division of Endocrinology, Diabetology and Metabolism, University of Lausanne, Lausanne, Switzerland; Adjunct Professor, Division of Endocrinology, Metabolism and Molecular Medicine, Feinberg School of Medicine, Northwestern University, Chicago, Illinois [466]

Peter Libby, MD Mallinckrodt Professor of Medicine, Harvard Medical School; Brigham and Women's Hospital, Boston, Massachusetts [A10]

Phil A. Hart, MD Associate Professor of Medicine; Director, Section of Pancreatic Disorders, Division of Gastroenterology, Hepatology, and Nutrition, The Ohio State University Wexner Medical Center, Columbus, Ohio [347, 348]

Philip E. Cryer, MD Professor Emeritus of Medicine, Division of Endocrinology, Metabolism & Lipid Research, Washington University School of Medicine in St. Louis, St. Louis, Missouri [406]

Philippe J. Sansonetti, MD Professor, Collège de France; Emeritus Professor, Institut Pasteur, Paris, France [166]

Pierre Tiberghien, MD, PhD Professor of Medicine, Bourgogne Franche-Comté University, Besançon; Senior Advisor, Etablissement Français du Sang, Paris, France [113]

Prashant Vaishnava, MD Assistant Professor of Medicine; Director of Quality Assurance and Inpatient Services, Mount Sinai Heart, Mount Sinai Hospital, Icahn School of Medicine at Mount Sinai, New York, New York [480]

Prashanth S. Ramachandran, MBBS Weill Institute for Neurosciences, Department of Neurology, University of California, San Francisco, San Francisco, California [S2]

Praveen Akuthota, MD Associate Clinical Professor, Division of Pulmonary, Critical Care & Sleep Medicine, University of California, San Diego, San Diego, California [288]

Priya S. Kishnani, MD C.L. and Su Chen Professor of Pediatrics; Medical Director, YT and Alice Chen Pediatrics Genetics and Genomics Center; Division Chief, Medical Genetics; Professor of Molecular Genetics and

Microbiology, Duke University Medical Center, Durham, North Carolina [419]

R. Christopher Doiron, MD, FRCS(C) Assistant Professor, Queens University at Kingston Canada; Staff Urologist, Department of Urology, Kingston Health Sciences Centre, Kingston, Ontario, Canada [51]

R. Doug Hardy, MD ID Specialists, Dallas, Texas [188]

R. V. Thakker, MD, ScD, FRCP, FRCPath, FRS, FMedSci May Professor of Medicine, Academic Endocrine Unit, University of Oxford; O.C.D.E.M., Churchill Hospital, Headington, Oxford, United Kingdom [388]

Rachel L. Amdur, MD Assistant Professor of Medicine, Division of General Internal Medicine and Geriatrics, Northwestern University Feinberg School of Medicine, Chicago, Illinois [35]

Rafael de Cabo, PhD Chief, Translational Gerontology Branch, National Institute on Aging, National Institutes of Health, Baltimore, Maryland [476]

Rajesh K. Jain, MD Assistant Professor, Department of Medicine, Section of Endocrinology, University of Chicago, Chicago, Illinois [412]

Ramy H. Elshaboury, PharmD Clinical Pharmacy Manager; Director, PGY2 Infectious Diseases Pharmacy Residency, Massachusetts General Hospital, Boston, Massachusetts [144]

Rasim Gucalp, MD, FACP Professor of Medicine, Albert Einstein College of Medicine; Associate Chairman for Educational Programs, Department of Oncology; Director, Hematology/Oncology Fellowship, Montefiore Medical Center, Bronx, New York [75]

Raymond T. Chung, MD Professor of Medicine, Harvard Medical School; Director of Hepatology and Liver Center; Vice Chief, Gastroenterology Division; Kevin and Polly Maroni MGH Research Scholar, Massachusetts General Hospital, Boston, Massachusetts [345]

Raymond Y. Kwong, MD, MPH, FACC Professor of Medicine, Harvard Medical School; Director of Cardiac Magnetic Resonance Imaging, Cardiovascular Division, Department of Medicine, Brigham and Women's Hospital, Boston, Massachusetts [241, A9]

Rebecca M. Baron, MD Associate Professor of Medicine, Harvard Medical School; Associate Physician, Brigham and Women's Hospital, Pulmonary Division and Critical Care, Boston, Massachusetts [37, 127, 290, 300, 301]

Regina C. LaRocque, MD, MPH Associate Professor of Medicine, Harvard Medical School, Massachusetts General Hospital, Boston, Massachusetts [133]

Reuben Ramphal, MD Courtesy Professor, Department of Medicine, University of Florida College of Medicine, Gainesville, Florida [164]

Reuven Porat, MD Professor of Medicine, Department of Internal Medicine, Tel Aviv Souarsky Medical Center; Sackler Faculty of Medicine, Tel Aviv University, Tel Aviv, Israel [18]

Richard B. Saltman, PhD Professor of Health Policy and Management, Rollins School of Public Health, Emory University, Atlanta, Georgia [7]

Richard I. Morimoto, PhD Bill and Gayle Cook Professor of Biology, Department of Molecular Biosciences, Rice Institute for Biomedical Research, Northwestern University, Evanston, Illinois [491]

Richard J. Barohn, MD Executive Vice Chancellor for Health Affairs; Executive Director, NextGen Precision Health, University of Missouri, Columbia, Missouri [440, 446]

Richard J. Pollack, PhD Senior Environmental Public Health Officer, Department of Environmental Health and Safety, Harvard University, Cambridge, Massachusetts [461]

Richard J. Whitley, MD Loeb Eminent Scholar in Pediatrics; Professor of Pediatrics, Microbiology and Neurosurgery, The University of Alabama at Birmingham, Birmingham, Alabama [193]

Richard L. Doty, PhD Professor, Department of Otorhinolaryngology: Head and Neck Surgery; Director, Smell and Taste Center, Perelman School of Medicine, University of Pennsylvania, Philadelphia, Pennsylvania [33]

Richard S. Blumberg, MD Vice-Chair for Research in Department of Medicine, Brigham and Women's Hospital, Professor of Medicine, Harvard Medical School, Boston, Massachusetts [326]

Richard W. Light, MD, FCCP‡ Professor of Medicine, Division of Allergy, Pulmonary, and Critical Care Medicine, Vanderbilt University Medical Center, Nashville, Tennessee [294, 295]

Richelle C. Charles, MD, FIDSA Associate Professor of Medicine, Harvard Medical School, Massachusetts General Hospital; Associate Professor of Immunology and Infectious Diseases, Harvard T.H. Chan School of Public Health, Boston, Massachusetts [133]

Robert A. Swerlick, MD Department of Dermatology, Emory University School of Medicine, Atlanta, Georgia [57]

Robert A. Weinstein, MD The C. Anderson Hedberg MD Professor of Internal Medicine, Rush University Medical Center; Chairman of Medicine, Emeritus, Cook County Health, Chicago, Illinois [142]

Robert B. Daroff, MD Professor and Chair Emeritus, Department of Neurology, Case Western Reserve University School of Medicine; University Hospitals–Cleveland Medical Center, Cleveland, Ohio [22]

Robert F. Kushner, MD Professor of Medicine and Medical Education, Northwestern University Feinberg School of Medicine, Chicago, Illinois [402]

Robert G. Micheletti, MD Associate Professor of Dermatology and Medicine, Perelman School of Medicine, University of Pennsylvania, Philadelphia, Pennsylvania [60]

Robert H. Brown, Jr., MD, PhD Chairman, Department of Neurology, University of Massachusetts Medical School, Worcester, Massachusetts [437, 449]

Robert H. Eckel, MD Professor of Medicine, Emeritus; University of Colorado School of Medicine, Aurora, Colorado [408]

Robert J. Desnick, PhD, MD Dean for Genetic and Genomic Medicine Emeritus; Professor and Chairman Emeritus, Department of Genetics and Genomic Sciences, Icahn School of Medicine at Mount Sinai, Mount Sinai Health System, New York, New York [416]

Robert J. Hopkin, MD Associate Professor of Clinical Pediatrics, Cincinnati Children's Hospital Medical Center Division of Human Genetics, Cincinnati, Ohio [418]

Robert J. Mayer, MD Faculty Vice President for Academic Affairs, Dana-Farber Cancer Institute; Stephen B. Kay Family Professor of Medicine, Harvard Medical School, Boston, Massachusetts [81]

Robert J. Motzer, MD Jack and Dorothy Byrne Chair in Clinical Oncology, Kidney Cancer Section Head; Attending Physician, Department of Medicine, Memorial Sloan Kettering Cancer Center, New York, New York [85]

Robert L. Barbieri, MD Kate Macy Ladd Distinguished Professor of Obstetrics, Gynecology and Reproductive Biology, Harvard Medical School; Chief of Obstetrics, Department of Obstetrics and Gynecology, Brigham and Women's Hospital, Boston, Massachusetts [479]

Robert Lindsay, MD, PhD Professor of Medicine, College of Physicians and Surgeons, Columbia University, New York, New York; Chief, Internal Medicine; Attending Physician, Helen Hayes Hospital, West Haverstraw, New York [411]

Robert O. Messing, MD Professor and Chair of Neuroscience; Professor of Neurology; Director, Waggoner Center for Alcohol and Addiction Research, University of Texas at Austin, Austin, Texas [451]

Robert P. Baughman, MD Department of Internal Medicine, University of Cincinnati Medical Center, Cincinnati, Ohio [367]

Robert P. Giugliano, MD, SM, FACC, FAHA Professor of Medicine, Harvard Medical School; Senior Investigator, TIMI Study Group, Cardiovascular Medicine, Brigham and Women's Hospital, Boston, Massachusetts [274]

Robert W. Finberg, MD‡ Richard M. Haidack Distinguished Professor of Medicine; Professor, Microbiology and Physiological Systems; Chair, Department of Medicine, University of Massachusetts Chan Medical School, Worcester, Massachusetts [74, 143]

Roby P. Bhattacharyya, MD, PhD Assistant Professor of Medicine, Harvard Medical School and Massachusetts General Hospital; Associate Member, Broad Institute of MIT and Harvard, Boston, Massachusetts [121]

Rodrigo T. Calado, MD, PhD Associate Professor of Medicine, Ribeirão Preto Medical School, University of São Paulo, Ribeirão Preto, Brazil [469]

Roger I. Glass, MD, PhD Director, Fogarty International Center; Associate Director for International Research National Institutes of Health, Bethesda, Maryland [203]

Roger N. Rosenberg, MD Zale Distinguished Chair and Professor of Neurology, Department of Neurology, University of Texas Southwestern Medical Center, Dallas, Texas [439]

Ronald S. Go, MD Chair, Core/Consultative Hematology, Division of Hematology, Mayo Clinic Rochester, Rochester, Minnesota [317]

Rosa M. Andrade, MD Assistant Professor of Medicine, University of California, Irvine School of Medicine, Irvine, California [223]

Rossana Rosa, MD Infectious Diseases Consultant, UnityPoint Clinic, Des Moines, Iowa [162]

Roy Freeman, MD Professor of Neurology, Harvard Medical School; Director, Center for Autonomic and Peripheral Nerve Disorders, Beth Israel Deaconess Medical Center, Boston, Massachusetts [21]

Ruben Baler, PhD Health Scientist, Office of Science Policy and Communications, National Institute on Drug Abuse, National Institutes of Health, Bethesda, Maryland [455]

S. Andrew Josephson, MD Professor and Chairman, Department of Neurology, University of California, San Francisco, San Francisco, California [27, 28, 307, 422, V4]

S. Claiborne Johnston, MD, PhD Professor of Neurology, Dell Medical School, University of Texas at Austin, Austin, Texas [426–428]

Samuel C. Durso, MD, MBA Mason F. Lord Professor of Medicine; Executive Vice Chair, Johns Hopkins University Department of Medicine; Director, Department of Medicine, Johns Hopkins Bayview Medical Center, Baltimore, Maryland [36, A3]

Samuel I. Miller, MD Professor of Medicine, Microbiology and Genome Sciences, University of Washington, Seattle, Washington [165]

Samuel Y. Ash, MD, MPH Assistant Professor of Medicine, Harvard Medical School; Division of Pulmonary and Critical Care Medicine, Department of Medicine, Brigham and Women's Hospital, Boston, Massachusetts [A12]

Samuel Z. Goldhaber, MD Professor of Medicine, Harvard Medical School; Associate Chief and Clinical Director, Division of Cardiovascular Medicine; Director, Thrombosis Research Group, Brigham and Women's Hospital, Boston, Massachusetts [279]

Sancy A. Leachman, MD, PhD John D. Gray Endowed Chair in Melanoma Research; Professor & Chair, Department of Dermatology, Oregon Health & Science University, Center for Health & Healing, Portland, Oregon [76]

Sandeep S. Jubbal, MD Assistant Professor of Medicine, Division of Infectious Diseases and Immunology, University of Massachusetts Chan Medical School, Worcester, Massachusetts [141]

Sanjay R. Mehta, MD, DTM&H, D(ABMM) Associate Professor of Medicine and Pathology, University of California, San Diego School of Medicine, San Diego, California [S12]

Sanjay Ram, MBBS Professor of Medicine, Division of Infectious Diseases & Immunology, University of Massachusetts Chan Medical School, Worcester, Massachusetts [156]

Sara E. Cosgrove, MD, MS Professor of Medicine, Division of Infectious Diseases, Johns Hopkins University School of Medicine, Baltimore, Maryland [128]

Sarah Mbaeyi, MD, MPH Medical Officer, National Center for Immunization and Respiratory Diseases, Centers for Disease Control and Prevention, Atlanta, Georgia [123]

Sarah Rae Easter, MD Assistant Professor of Obstetrics, Gynecology and Reproductive Biology, Harvard Medical School; Director of Obstetric Critical Care, Brigham and Women's Hospital, Boston, Massachusetts [479]

Savio John, MD Chief of Gastroenterology, State University of New York Upstate Medical University, Syracuse, New York [49]

Scott A. Halperin, MD Professor of Pediatrics and Microbiology & Immunology, Dalhousie University, Halifax, Nova Scotia, Canada [160]

Scott A. Norton, MD, MPH, MSc Professor of Dermatology and Pediatrics, George Washington University School of Medicine and Health Sciences; Chief of Dermatology, Division of Dermatology, Children's National Health System, Washington, DC [461]

Scott D. Solomon, MD The Edward D. Frohlich Distinguished Chair; Professor of Medicine, Harvard Medical School; Senior Physician, Brigham and Women's Hospital, Boston, Massachusetts [241, A9]

Scott Schissel, MD, PhD Chief of Medicine, Department of Medicine, Brigham and Women's Faulkner Hospital, Jamaica Plain, Massachusetts [302]

Sebastian G. Kurz, MD Associate Professor of Medicine, Division of Pulmonary, Critical Care and Sleep Medicine, The Mount Sinai Hospital, New York, New York [181]

Seth R. Glassman, MD Assistant Clinical Professor of Medicine, Division of Infectious Diseases, University at Buffalo Jacobs School of Medicine and the Biomedical Sciences, Buffalo, New York [176]

Shakti Singh, MSc, PhD Research Scientist, The Lundquist Institute at Harbor-UCLA Medical Center, Torrance, California [216]

Shalender Bhasin, MB, BS Professor of Medicine, Harvard Medical School; Director, Research Program in Men's Health: Aging and Metabolism; Director, Boston Claude D. Pepper Older Americans Independence Center; Brigham and Women's Hospital, Boston, Massachusetts [391, 399]

Shari S. Bassuk, ScD Epidemiologist, Division of Preventive Medicine, Brigham and Women's Hospital, Boston, Massachusetts [395]

Sharon L. Reed, MD, MScCTM Professor of Pathology and Medicine, University of California, San Diego School of Medicine, La Jolla, California [221, 223, S12]

Sheila A. Lukehart, PhD Professor of Medicine, Division of Allergy & Infectious Diseases and Global Health, University of Washington, Seattle, Washington [182, 183]

Shelley L. Berger, PhD Daniel S. Och University Professor, Departments of Cell and Developmental Biology; Biology; Genetics; Director, Penn Epigenetics Institute, University of Pennsylvania Perelman School of Medicine, Philadelphia, Pennsylvania [483]

Shlomo Melmed, MBChB, MACP, FRCP Executive Vice President and Dean of the Medical Faculty; Professor of Medicine, Cedars-Sinai Medical Center, Los Angeles, California [378–380]

Shreyaskumar R. Patel, MD Robert R. Herring Distinguished Professor of Medicine; Center Medical Director, Sarcoma Center, The University of Texas MD Anderson Cancer Center, Houston, Texas [91]

Shyam Sundar, MD Distinguished Professor, Department of Medicine, Institute of Medical Sciences, Banaras Hindu University, Varanasi, India [226]

Simon J. Mitchell, MBChB, PhD, FUHM, FANZCA Professor, Department of Anaesthesiology, University of Auckland and Auckland City Hospital, Auckland, New Zealand [463]

Sir Andrew J. Pollard, BSc, MA, MBBS, MRCP(UK), FRCPCH, PhD, DIC, FHEA, FIDSA, FMedSci Professor of Paediatric Infection and Immunity, Department of Paediatrics, University of Oxford; Children's Hospital, Oxford, United Kingdom [155]

Somashekar G. Krishna, MD, MPH Professor of Medicine, Division of Gastroenterology, Hepatology, & Nutrition, The Ohio State University Wexner Medical Center, Columbus, Ohio [347, 348]

Sonia Friedman, MD Associate Professor of Medicine, Harvard Medical School; Associate Physician, Brigham and Women's Hospital, Boston, Massachusetts [326]

Stanley B. Prusiner, MD Director, Institute for Neurodegenerative Diseases; Professor, Department of Neurology, UCSF Weill Institute for Neurosciences, University of California, San Francisco; Professor, Department of Biochemistry and Biophysics, University of California, San Francisco, San Francisco, California [424, 438]

Stephen C. Hunt, MD, MPH National Director, VA Post-Deployment Integrated Care Initiative; Clinical Professor of Medicine, Department of Medicine, Division of General Internal Medicine, Occupational and Environmental Medicine Program, University of Washington, Seattle, Washington [S7]

Stephen C. Textor, MD Professor of Medicine, Division of Nephrology and Hypertension, Mayo Clinic School of Medicine, Rochester, Minnesota [278]

Stephen G. Kaler, MD CAPT, US Public Health Service (Ret); Professor of Pediatrics and Genetics, The Ohio State University College of Medicine; Principal Investigator, Center for Gene Therapy, Abigail Wexner Research Institute, Nationwide Children's Hospital, Columbus, Ohio [415]

Stephen L. Hauser, MD Robert A. Fishman Distinguished Professor, Department of Neurology, University of California, San Francisco; Director, UCSF Weill Institute for Neurosciences, San Francisco, California [1, 5, 24, 25, 28, 422, 424, 441, 442, 444, 445, 447, S9]

Stephen N. Davis, MBBS, FRCP, FACE, MACP Theodore E. Woodward Professor of Medicine; Professor of Physiology; Chairman, Department of Medicine, University of Maryland School of Medicine; Director, Institute for Clinical and Translational Research; Vice President of Clinical Translational Science University of Maryland, Baltimore; Physician-in-Chief, University of Maryland Medical Center, Baltimore, Maryland [406]

Stephen O'Rahilly, MD, FRS, FMedSci Professor of Clinical Biochemistry and Medicine and Director of the MRC Metabolic Disease Unit, University of Cambridge, Addenbrookes Hospital, Cambridge, United Kingdom [401]

Steven A. Greenberg, MD Professor of Neurology, Harvard Medical School; Associate Neurologist, Brigham and Women's Hospital, Boston, Massachusetts [365]

Steven A. Pergam, MD, MPH Associate Professor, Vaccine and Infectious Disease Division, Fred Hutchinson Cancer Research Center; Associate Professor, Department of Medicine, Division of Allery & Infectious Diseases, University of Washington; Medical Director, Infection Prevention, Seattle Cancer Care Alliance, Seattle, Washington [159]

Steven M. Bromley, MD Director, South Jersey MS Center, Bromley Neurology PC, Audubon, New Jersey [33]

Steven M. Greenberg, MD, PhD Professor of Neurology, Harvard Medical School; Vice Chair of Neurology, Massachusetts General Hospital, MGH Stroke Research Center, Boston, Massachusetts [433]

Steven M. Holland, MD Scientific Director, National Institute of Allergy and Infectious Diseases; Distinguished NIH Investigator, National Institutes of Health, Bethesda, Maryland [64, 180]

Stuart Johnson, MD Professor of Medicine, Loyola University Chicago Stritch School of Medicine, Maywood, Illinois; Staff Physician, Edward Hines Jr. VA Hospital, Hines, Illinois [134]

Sundeep Khosla, MD Dr. Francis Chucker and Nathan Landow Research Professor; Mayo Foundation Distinguished Investigator, Mayo Clinic College of Medicine, Rochester, Minnesota [54]

Susan E. Reef, MD Medical Epidemiologist, Centers for Disease Control and Prevention, Atlanta, Georgia [206]

Susan J. Mandel, MD, MPH Professor of Medicine; Chief, Division of Endocrinology, Diabetes and Metabolism, Perelman School of Medicine, University of Pennsylvania, Philadelphia, Pennsylvania [382–385]

Susan L. Gearhart, MD Associate Professor, Surgery, Johns Hopkins Medical Institutions, Baltimore, Maryland [328]

Susan M. Domchek, MD Basser Professor of Oncology, Abramson Cancer Center, Perelman School of Medicine, University of Pennsylvania, Philadelphia, Pennsylvania [467]

Susan Miesfeldt, MD Associate Professor of Medicine, Tufts University School of Medicine; Medical Oncology, Medical Director, Cancer Risk and Prevention Program, Maine Medical Center Cancer Institute, Scarborough, Maine [467]

Susan Redline, MD, MPH Peter C. Farrell Professor of Sleep Medicine, Harvard Medical School; Brigham and Women's Hospital; Boston, Massachusetts [297]

Sushrut S. Waikar, MD, MPH Chief, Section of Nephrology; Norman G. Lewinsky Professor of Medicine, Boston University School of Medicine, Boston, Massachusetts [310]

Tamar F. Barlam, MD, MSc Professor of Medicine, Boston University School of Medicine; Chief, Section of Infectious Diseases, Boston Medical Center, Boston, Massachusetts [122, 158]

Tamara J. Vokes, MD Professor, Department of Medicine, Section of Endocrinology, University of Chicago, Chicago, Illinois [412]

Theodore A. Kotchen, MD‡ Professor Emeritus, Associate Dean for Clinical Research, Medical College of Wisconsin, Milwaukee, Wisconsin [277]

Thomas A. Gaziano, MD, MSc Associate Professor of Medicine, Harvard Medical School; Associate Professor, Health Policy and Management, Center for Health Decision Sciences, Harvard School of Public Health; Director, Global Cardiovascular Health Policy and Prevention Unit, Cardiovascular Medicine, Department of Medicine, Brigham and Women's Hospital, Boston, Massachusetts [238]

Thomas A. Moore, MD, FACP, FIDSA Clinical Professor of Medicine, University of Kansas School of Medicine-Wichita Campus, Wichita, Kansas [222]

Thomas A. Russo, MD, CM SUNY Distinguished Professor of Medicine and Microbiology & Immunology, Chief, Division of Infectious Diseases, Jacobs School of Medicine and the Biomedical Sciences, University at Buffalo, State University of New York, Buffalo, New York [161, 175, 176]

Thomas B. Nutman, MD Head, Helminth Immunology Section; Head, Clinical Parasitology Section; Chief, Laboratory of Parasitic Diseases, National Institute of Allergy and Infectious Diseases, National Institutes of Health, Bethesda, Maryland [232, 233]

Thomas C. Quinn, MD, MSc Professor of Medicine and Pathology, Johns Hopkins University School of Medicine; Director, Johns Hopkins Center for Global Health, Baltimore, Maryland [189]

Thomas D. DuBose, Jr., MD, MACP Emeritus Professor of Medicine, Wake Forest School of Medicine, Winston Salem, North Carolina [55, S1]

Thomas E. Scammell, MD Professor, Harvard Medical School; Beth Israel Deaconess Medical Center; Boston Children's Hospital, Boston, Massachusetts [31]

Thomas E. Wood, PhD Research Fellow, Department of Medicine, Division of Infectious Diseases, Massachusetts General Hospital; Department of Microbiology, Harvard Medical School, Boston, Massachusetts [120]

Thomas J. Lawley, MD William Patterson Timmie Professor of Dermatology, Former Dean, Emory University School of Medicine, Atlanta, Georgia [56, 59, A5]

Thomas R. Hawn, MD, PhD Professor, Department of Medicine, Division of Allergy & Infectious Diseases, University of Washington, Seattle, Washington [159]

Thomas R. Kosten, MD J. H. Waggoner Professor of Psychiatry, Pharmacology, Immunology, Neuroscience, Baylor College of Medicine, Houston, Texas [456]

Tim Evans, DPhil, MD Associate Dean and Director, School of Population and Global Health, McGill University, Montreal, Quebec, Canada [474]

Timothy F. Murphy, MD SUNY Distinguished Professor; Director, UB Clinical and Translational Science Institute; Senior Associate Dean for Clinical and Translational Research, Jacobs School of Medicine and Biomedical Sciences, University at Buffalo, The State University of New York, Buffalo, New York [157]

Tuhina Neogi, MD, PhD Professor of Medicine and Chief of Rheumatology, Section of Rheumatology, Department of Medicine; Professor of Epidemiology, Department of Epidemiology, Boston University School of Public Health, Boston, Massachusetts [371]

Umesh D. Parashar, MBBS, MPH Chief, Viral Gastroenteritis Branch, Division of Viral Diseases, National Center for Immunization and Respiratory Diseases, Centers for Disease Control and Prevention, Atlanta, Georgia [203]

Usha B. Tedrow, MD, MSc Associate Professor of Medicine, Harvard Medical School; Director, Clinical Cardiac Electrophysiology Fellowship; Clinical Director, Ventricular Arrhythmia Program, Brigham and Women's Hospital, Boston, Massachusetts [252–256]

Vaishali Sanchorawala, MD Professor of Medicine; Director, Amyloidosis Center; Director, Autologous Stem Cell Transplantation Program, Boston University School of Medicine and Boston Medical Center, Boston, Massachusetts [112]

Vanja C. Douglas, MD Professor of Neurology and Sara and Evan Williams Foundation Endowed Neurohospitalist Chair, University of California, San Francisco, San Francisco, California [23, 441]

Victor I. Reus, MD Distinguished Professor Emeritus, Department of Psychiatry and Behavioral Sciences, University of California, San Francisco School of Medicine; UCSF Weill Institute for Neurosciences, San Francisco, California [452]

Vikram R. Rao, MD, PhD Distinguished Professor in Neurology; Associate Professor of Clinical Neurology; Chief, Epilepsy Division, Department of Neurology, University of California, San Francisco, San Francisco, California [425]

Wade S. Smith, MD, PhD Professor of Neurology, Department of Neurology, University of California, San Francisco, San Francisco, California [307, 426–429]

Wade T. Iams, MD, MSCI Department of Medicine, Division of Hematology/Oncology, Vanderbilt University Medical Center, Nashville, Tennessee [78]

Walter J. Koroshetz, MD National Institute of Neurological Disorders and Stroke, National Institutes of Health, Bethesda, Maryland [139]

Werner Zimmerli, MD Professor of Medicine, Basel University, Interdisciplinary Unit of Orthopaedic Infections, Kantonsspital Baselland, Liestal, Switzerland [131]

Wiebke Arlt, MD, DSc, FRCP, FMedSci William Withering Chair of Medicine, Institute of Metabolism and Systems Research, University of Birmingham; Consultant Endocrinologist, Queen Elizabeth Hospital Birmingham, Birmingham, United Kingdom [386]

William Blum, MD Director, Acute Leukemia Program; Professor, Department of Hematology and Oncology, Winship Cancer Institute and Emory University, Atlanta, Georgia [104]

William H. Sauer, MD Associate Professor of Medicine, Harvard Medical School; Section Chief, Cardiac Arrhythmia Service, Brigham and Women's Hospital, Boston, Massachusetts [243–256, 306]

William J. Moss, MD, MPH Professor, Departments of Epidemiology, International Health, and Molecular Microbiology and Immunology, Bloomberg School of Public Health, Johns Hopkins University, Baltimore, Maryland [205]

William L. Hasler, MD Professor, Division of Gastroenterology and Hepatology, University of Michigan Health System, Ann Arbor, Michigan [45, 321]

William M. Lee, MD Professor of Internal Medicine; Meredith Mosle Chair in Liver Diseases, University of Texas Southwestern Medical Center at Dallas, Dallas, Texas [340]

William P. Dillon, MD Professor and Executive Vice-Chair, Department of Radiology and Biomedical Imaging, University of California, San Francisco, San Francisco, California [423, A16]

William R. Bishai, MD, PhD Professor of Medicine, Division of Infectious Diseases, Johns Hopkins School of Medicine, Baltimore, Maryland [150]

William R. Miller, MD Assistant Professor of Medicine, Division of Infectious Diseases, Houston Methodist Hospital, Center for Infectious Diseases Research, Houston Methodist Research Institute, Houston, Texas [149]

William W. Seeley, MD Professor of Neurology and Pathology, UCSF Weill Institute for Neurosciences, University of California, San Francisco, San Francisco, California [29, 431–434]

Wilson M. Compton, MD, MPE Deputy Director, National Institute on Drug Abuse, National Institutes of Health, U.S. Department of Health and Human Services, Bethesda, Maryland [457]

Wim H. van Brakel, MD, MSc, PhD Medical Director, NLR, Amsterdam, The Netherlands [179]

Yair J. Blumenfeld, MD Associate Professor of Obstetrics and Gynecology (Maternal Fetal Medicine), Stanford University School of Medicine, Stanford, California [490]

Yonatan H. Grad, MD, PhD Associate Professor of Immunology and Infectious Diseases, Harvard T.H. Chan School of Public Health, Boston, Massachusetts [121]

Yusuf Yazici, MD Clinical Associate Professor of Medicine, New York University Grossman School of Medicine, New York, New York [364]

Yves Jackson, MD, PhD Assistant Professor, Division of Primary Care Medicine, Geneva University Hospitals, Geneva, Switzerland [227]

Zachary B. R. McClain, MD Attending Physician, Gender and Sexuality Development Clinic; Medical Director, Young Men's Clinic, Children's Hospital of Philadelphia, Philadelphia, Pennsylvania [400]

Zelig A. Tochner, MD Professor Emeritus of Radiation Oncology, University of Pennsylvania School of Medicine, Philadelphia, Pennsylvania [S5]

Zoica Bakirtzief, PhD Guest Professor of Psychology, Vocational Teacher Certification Program, Federal University of Santa Maria, Santa Maria, Rio Grande do Sul, Brazil [179]

PREFÁCIO

Temos a satisfação de apresentar a 21ª edição do *Medicina interna de Harrison*. Esta edição representa um verdadeiro marco na medicina, celebrando mais de 70 anos desta obra que tem beneficiado diversas gerações de estudantes, residentes e profissionais da prática clínica. Ao mesmo tempo em que acompanha a evolução da medicina e da educação médica, este clássico da literatura médica mantém as características originais que sempre o diferenciaram dos outros livros da área: foco rigoroso nas manifestações clínicas das doenças, resumos minuciosos da fisiopatologia e do tratamento, além de destaques sobre o futuro emergente da ciência e da medicina. De fato, o *Harrison* mantém sua convicção de que, na profissão da medicina, somos todos eternos estudantes, e o aprendizado contínuo por toda a vida é nosso objetivo em comum.

O *Harrison* possibilita o aprendizado ao longo de toda a carreira médica. Voltado aos *estudantes*, o Capítulo 1 da Parte 1 inicia com uma visão geral da "Prática da medicina". Neste capítulo introdutório, os organizadores preservam a tradição de definir a *ciência* e a *arte* da medicina, enfatizando os valores da nossa profissão e incorporando novos avanços em tecnologia, ciência e cuidados clínicos. A Parte 2, "Principais manifestações e apresentações das doenças", é representativa do estilo único do *Harrison*. Esses capítulos descrevem detalhadamente a apresentação dos pacientes com condições clínicas comuns, como cefaleia, febre, tosse, palpitações ou anemia, além de oferecer um panorama dos sintomas típicos, achados físicos e diagnóstico diferencial. O domínio desses assuntos prepara os estudantes para os capítulos seguintes, que abordam as doenças específicas encontradas nas disciplinas de fisiopatologia e nos estágios clínicos. Para os *residentes* que cuidam de pacientes e se preparam para provas de título, o *Harrison* continua sendo uma fonte de conteúdo confiável escrito por especialistas reconhecidos internacionalmente. Os residentes encontrarão conteúdo aprofundado, tabelas completas e abrangentes, figuras esclarecedoras e algoritmos clínicos. Muitas questões de provas de títulos são baseadas em tópicos de avaliação importantes derivados de capítulos do *Harrison*. Um livro complementar muito útil, *Medicina interna de Harrison: preparação para provas e concursos*, apresenta mais de 1.000 perguntas acompanhadas de explicações completas das respostas corretas, além de indicar os capítulos onde o assunto é abordado em profundidade no livro principal. *Profissionais da prática clínica* precisam acompanhar a constante evolução das bases de conhecimento e das diretrizes clínicas como parte de seu aprendizado contínuo. Os profissionais encontrarão capítulos amplamente atualizados a cada nova edição do *Harrison*, pois ele é uma excelente referência no ponto de atendimento para questões clínicas, diagnóstico diferencial e manejo do paciente. Além da expansão e do detalhamento das seções de Tratamento, o *Harrison* mantém a tradição de incluir as seções de "Abordagem ao paciente", que oferecem uma visão especializada do manejo prático de condições clínicas frequentes e muitas vezes complexas.

Esta edição foi extensamente modificada, tanto em relação à estrutura quanto ao conteúdo, e oferece um formato mais padronizado em cada capítulo sobre doenças. Os autores e organizadores selecionaram e sintetizaram rigorosamente o imenso volume de informações que compõem a medicina interna como um todo – e cada uma das especialidades principais – nesta obra em dois volumes altamente informativa e de fácil leitura. Os leitores encontrarão aqui o estilo de texto conciso e a qualidade substancial que sempre caracterizaram o *Harrison*, bem como um enfoque rigoroso nas informações essenciais, com o objetivo de oferecer soluções claras e conclusivas para os problemas clínicos.

São exemplos de capítulos novos nesta edição: "Medicina de precisão e prática clínica", que enfatiza o crescente volume de dados (*big data*) utilizados na obtenção de correlações individualizadas entre genótipo e fenótipo; "Mecanismos de regulação e desregulação do sistema imune", que destaca os avanços extraordinários ocorridos nos últimos 5 anos sobre a compreensão dos mecanismos sutis e complexos pelos quais o sistema imune é regulado, e como as perturbações nessa regulação levam a estados de doença, bem como alvos para intervenção terapêutica; novos capítulos sobre doença de Alzheimer e condições relacionadas, com destaque especial para a demência vascular, uma causa comum e tratável de perda cognitiva; um novo capítulo sobre maconha e transtornos pelo uso da maconha, assim como diretrizes de tratamento atualizadas para esclerose múltipla e a gama crescente de outras doenças autoimunes do sistema nervoso que hoje podem ser identificadas e tratadas.

Outros capítulos novos incluem "Hesitação e oposição às vacinas", "Diagnóstico: redução de erros e melhora da qualidade", "Abordagem ao paciente com doença do rim ou do trato urinário", "Nefrologia intervencionista", "Efeitos da mudança climática na saúde", e "Ácidos nucleicos circulantes como biópsias líquidas e biomarcadores de doenças não invasivas". Além disso, muitos capítulos foram reescritos por novos autores.

O capítulo "Hesitação e oposição às vacinas" oferece um panorama da atual crise antivacinação, os aspectos envolvidos e estratégias específicas a serem utilizadas no ambiente clínico para enfrentar a falta de confiança que muitos pacientes sentem em relação ao sistema de saúde. O capítulo "Metabolômica" apresenta uma importante e emergente abordagem à mensuração das perturbações em um sistema ou paciente, que provavelmente se tornará um elemento rotineiro do arsenal clínico para o diagnóstico, monitoramento e tratamento das doenças.

Além destes e de outros novos assuntos, esta 21ª edição apresenta atualizações importantes em capítulos já estabelecidos, como a microbiologia e o manejo clínico da infecção pelo SARS-CoV-2, o uso de edição gênica para anemia falciforme e talassemia, terapia gênica para hemofilia, novas imunoterapias para doenças autoimunes e câncer, e novas abordagens ao desenvolvimento de vacinas, entre muitos outros assuntos. Nossa ênfase em assuntos de vanguarda e em questões de importância clínica crescente permanece, com um grupo de capítulos na Parte 20, "Avanços da medicina", antecipando aspectos inovadores da ciência que mudarão a prática médica no futuro próximo. São exemplos de capítulos novos da Parte 20: "Aprendizado de máquina e inteligência aumentada na medicina clínica", "Metabolômica", "Distúrbios do enovelamento de proteínas" e "Novas abordagens às doenças de etiologia desconhecida".

O conteúdo do *Harrison* está disponível em diversos formatos impressos e digitais, incluindo ebooks, bibliotecas digitais e a plataforma *online* AccessArtmed.

Temos muitas pessoas a agradecer por seu empenho em produzir este livro. Em primeiro lugar, os autores fizeram um excelente trabalho na produção de capítulos precisos e confiáveis que sintetizam quantidades enormes de dados clínicos e científicos, criando abordagens práticas e informativas para o manejo dos pacientes. Com as mudanças rápidas e a grande quantidade de informações do ambiente atual, eles garantiram a atualidade dessas informações. Somos muito gratos aos colegas que trabalharam próximo a cada organizador para facilitar a comunicação com os autores, ajudando, assim, a manter o conteúdo do *Harrison* atualizado. Em especial, agradecemos o apoio especializado de Lauren Bauer, Patricia Conrad, Patricia L. Duffey, Gregory K. Folkers, Julie B. McCoy, Elizabeth Robbins, Marie Scurti e Stephanie C. Tribuna. Scott Grillo e James Shanahan, nossos parceiros de longa data no grupo editorial McGraw-Hill Professional, inspiraram a evolução dinâmica e criativa do *Harrison*, orientando o desenvolvimento do livro e seus produtos relacionados em novos formatos. Kim Davis, gerente editorial, garantiu que a produção complexa deste livro com vários autores ocorresse de maneira eficiente. Priscilla Beer supervisionou a produção dos vídeos e animações. Jeffrey Herzich, Elleanore Waka e Rachel Norton, junto com outros membros da McGraw-Hill, e Revathi Viswanathan, da KnowledgeWorks Global Ltd., conduziram a produção nesta nova edição.

Temos o privilégio de ter compilado esta 21ª edição e estamos entusiasmados com tudo o que ela oferece aos nossos leitores. Aprendemos muito ao longo da produção editorial do *Harrison* e esperamos que você considere esta edição um recurso clínico e educacional excepcionalmente valioso.

Os organizadores

SUMÁRIO

PARTE 1 A profissão médica

1. A prática da medicina 1
   Os organizadores

2. Promoção da saúde 8
   Donald M. Lloyd-Jones, Kathleen M. McKibbin

3. Hesitação e oposição às vacinas 13
   Julie A. Bettinger, Hana Mitchell

4. Tomada de decisão em medicina clínica 20
   Daniel B. Mark, John B. Wong

5. Medicina de precisão e prática clínica 30
   Os organizadores

6. Rastreamento e prevenção de doenças 37
   Katrina A. Armstrong, Gary J. Martin

7. Diversidade global no financiamento e na oferta dos sistemas de saúde 42
   Richard B. Saltman

8. Segurança e qualidade no cuidado de saúde 50
   David W. Bates

9. Diagnóstico: redução de erros e melhora da qualidade 54
   Gordon Schiff

10. Disparidades raciais e étnicas no cuidado de saúde 59
    Lenny López, Joseph R. Betancourt

11. Aspectos éticos em medicina clínica 67
    Christine Grady, Bernard Lo

12. Cuidado paliativo e de final de vida 72
    Ezekiel J. Emanuel

PARTE 2 Principais manifestações e apresentações das doenças

Seção 1 Dor

13. Dor: fisiopatologia e manejo 91
    James P. Rathmell, Howard L. Fields

14. Dor torácica 100
    David A. Morrow

15. Dor abdominal 108
    Danny O. Jacobs

16. Cefaleia 112
    Peter J. Goadsby

17. Dor nas costas e no pescoço 117
    John W. Engstrom

Seção 2 Alterações na temperatura corporal

18. Febre 130
    Neeraj K. Surana, Charles A. Dinarello, Reuven Porat

19. Febre e exantema 133
    Elaine T. Kaye, Kenneth M. Kaye

20. Febre de origem obscura 145
    Chantal P. Bleeker-Rovers, Catharina M. Mulders-Manders, Jos W. M. van der Meer

Seção 3 Disfunções do sistema nervoso

21. Síncope 152
    Roy Freeman

22. Tontura e vertigem 158
    Mark F. Walker, Robert B. Daroff

23. Fadiga 162
    Jeffrey M. Gelfand, Vanja C. Douglas

24. Causas neurológicas de fraqueza e paralisia 164
    Stephen L. Hauser

25. Dormência, formigamento e perda sensitiva 168
    Stephen L. Hauser

26. Distúrbios da marcha, desequilíbrio e quedas 173
    Jessica M. Baker

27. Confusão e *delirium* 178
    S. Andrew Josephson, Bruce L. Miller

28. Coma 183
    S. Andrew Josephson, Allan H. Ropper, Stephen L. Hauser

29. Demência 189
    William W. Seeley, Gil D. Rabinovici, Bruce L. Miller

30. Afasia, perda de memória e outros distúrbios cognitivos 195
    M.-Marsel Mesulam

31. Distúrbios do sono 204
    Thomas E. Scammell, Clifford B. Saper, Charles A. Czeisler

Seção 4 Distúrbios de olhos, orelhas, nariz e garganta

32. Doenças oculares 215
    Jonathan C. Horton

33. Distúrbios do olfato e do paladar 232
    Richard L. Doty, Steven M. Bromley

34. Distúrbios da audição 238
    Anil K. Lalwani

35. Sintomas respiratórios superiores, incluindo dor de ouvido, sintomas sinusais e dor de garganta 248
    Rachel L. Amdur, Jeffrey A. Linder

36. Manifestações orais das doenças 256
    Samuel C. Durso

Seção 5 Alterações nas funções circulatória e respiratória

37. Dispneia 263
    Rebecca M. Baron

38. Tosse 267
    Christopher H. Fanta

39. Hemoptise 270
    Carolyn M. D'Ambrosio

40 Hipoxia e cianose 272
Joseph Loscalzo

41 Edema 275
Joseph Loscalzo

42 Abordagem ao paciente com sopro cardíaco 278
Patrick T. O'Gara, Joseph Loscalzo

43 Palpitações 286
Joseph Loscalzo

Seção 6 — Alterações na função gastrintestinal

44 Disfagia 287
Ikuo Hirano, Peter J. Kahrilas

45 Náuseas, vômitos e indigestão 291
William L. Hasler

46 Diarreia e constipação 297
Michael Camilleri, Joseph A. Murray

47 Perda de peso involuntária 309
J. Larry Jameson

48 Hemorragia digestiva 311
Loren Laine

49 Icterícia 315
Savio John, Daniel S. Pratt

50 Aumento do volume abdominal e ascite 321
Lawrence S. Friedman

Seção 7 — Alterações na função renal e do trato urinário

51 Cistite intersticial/síndrome da bexiga dolorosa 325
R. Christopher Doiron, J. Curtis Nickel

52 Azotemia e anormalidades urinárias 331
David B. Mount

53 Distúrbios hidreletrolíticos 338
David B. Mount

54 Hipercalcemia e hipocalcemia 356
Sundeep Khosla

55 Acidose e alcalose 358
Thomas D. DuBose Jr.

Seção 8 — Alterações cutâneas

56 Abordagem ao paciente com doença de pele 368
Kim B. Yancey, Thomas J. Lawley

57 Eczema, psoríase, infecções cutâneas, acne
   e outras doenças de pele comuns 374
Leslie P. Lawley, Justin T. Cheeley, Robert A. Swerlick

58 Manifestações cutâneas de doenças internas 383
Jean L. Bolognia, Jonathan S. Leventhal, Irwin M. Braverman

59 Doenças de pele imunologicamente mediadas 400
Kim B. Yancey, Benjamin F. Chong, Thomas J. Lawley

60 Farmacodermias 407
Robert G. Micheletti, Misha Rosenbach, Bruce U. Wintroub, Kanade Shinkai

61 Fotossensibilidade e outras reações à luz solar 417
Alexander G. Marneros, David R. Bickers

Seção 9 — Alterações hematológicas

62 Interpretando esfregaços de sangue periférico 424
Dan L. Longo

63 Anemia e policitemia 431
John W. Adamson, Dan L. Longo

64 Distúrbios de granulócitos e monócitos 439
Steven M. Holland, John I. Gallin

65 Sangramento e trombose 450
Barbara A. Konkle

66 Linfadenopatia e esplenomegalia 457
Dan L. Longo

PARTE 3 — Farmacologia

67 Princípios de farmacologia clínica 465
Dan M. Roden

68 Farmacogenômica 474
Dan M. Roden

PARTE 4 — Oncologia e hematologia

Seção 1 — Distúrbios neoplásicos

69 Abordagem ao paciente com câncer 481
Dan L. Longo

70 Prevenção e detecção precoce do câncer 490
Jennifer M. Croswell, Otis W. Brawley, Barnett S. Kramer

71 Genética do câncer 498
Fred Bunz, Bert Vogelstein

72 Biologia celular do câncer 507
Jeffrey W. Clark, Dan L. Longo

73 Princípios do tratamento do câncer 529
Edward A. Sausville, Dan L. Longo

74 Infecções em pacientes com câncer 556
Robert W. Finberg

75 Emergências oncológicas 565
Rasim Gucalp, Janice P. Dutcher

76 Câncer de pele 578
Brendan D. Curti, John T. Vetto, Sancy A. Leachman

77 Câncer de cabeça e pescoço 590
Everett E. Vokes

78 Câncer de pulmão 594
Leora Horn; Wade T. Iams

79 Câncer de mama 611
Daniel F. Hayes, Marc E. Lippman

80 Neoplasias do trato gastrintestinal superior 626
David Kelsen

81 Neoplasias do trato gastrintestinal inferior 636
Robert J. Mayer

82 Tumores do fígado e da árvore biliar 643
Josep M. Llovet

83 Câncer de pâncreas 657
   Daniel D. Von Hoff

84 Síndromes de tumores neuroendócrinos gastrintestinais 663
   Matthew H. Kulke

85 Carcinoma de células renais 673
   Robert J. Motzer, Martin H. Voss

86 Câncer de bexiga e do trato urinário 676
   Noah M. Hahn

87 Doenças benignas e malignas da próstata 681
   Howard I. Scher, James A. Eastham

88 Câncer de testículo 689
   David J. Vaughn

89 Cânceres ginecológicos 695
   David Spriggs

90 Tumores primários e metastáticos do sistema nervoso 701
   Lisa M. DeAngelis, Patrick Y. Wen

91 Sarcomas ósseos e de tecidos moles e metástases ósseas 712
   Shreyaskumar R. Patel

92 Carcinoma de sítio primário desconhecido 716
   Kanwal Raghav, James L. Abbruzzese, Gauri R. Varadhachary

93 Síndromes paraneoplásicas endócrinas/hematológicas 721
   J. Larry Jameson, Dan L. Longo

94 Síndromes neurológicas paraneoplásicas e encefalites autoimunes 728
   Josep Dalmau, Myrna R. Rosenfeld, Francesc Graus

95 Câncer: sobrevivência e impacto de longo prazo da doença e de seu tratamento 736
   Mark Roschewski, Dan L. Longo

Seção 2 — Distúrbios hematopoiéticos

96 Células-tronco hematopoiéticas 743
   David T. Scadden, Dan L. Longo

97 Anemia ferropriva e outras anemias hipoproliferativas 747
   John W. Adamson

98 Hemoglobinopatias 754
   Martin H. Steinberg

99 Anemias megaloblásticas 766
   A. Victor Hoffbrand

100 Anemias hemolíticas 776
    Lucio Luzzatto, Lucia De Franceschi

101 Anemia devido à perda sanguínea aguda 791
    Dan L. Longo

102 Síndromes de insuficiência da medula óssea, incluindo anemia aplásica e mielodisplasia 792
    Neal S. Young

103 Policitemia vera e outras neoplasias mieloproliferativas 802
    Jerry L. Spivak

104 Leucemia mieloide aguda 809
    William Blum

105 Leucemia mieloide crônica 818
    Hagop Kantarjian, Elias Jabbour, Jorge Cortes

106 Leucemia linfoide aguda 828
    Dieter Hoelzer

107 Leucemia linfocítica crônica 834
    Jennifer A. Woyach, John C. Byrd

108 Linfoma não Hodgkin 841
    Caron A. Jacobson, Dan L. Longo

109 Linfoma de Hodgkin 852
    Caron A. Jacobson, Dan L. Longo

110 Neoplasias malignas linfoides e mieloides menos frequentes 855
    Ayalew Tefferi, Dan L. Longo

111 Distúrbios de plasmócitos 866
    Nikhil C. Munshi, Dan L. Longo, Kenneth C. Anderson

112 Amiloidose 878
    John L. Berk, Vaishali Sanchorawala

113 Biologia e terapia transfusionais 884
    Pierre Tiberghien, Olivier Garraud, Jacques Chiaroni

114 Transplante de células hematopoiéticas 897
    Frederick R. Appelbaum

Seção 3 — Distúrbios da hemostasia

115 Distúrbios das plaquetas e da parede vascular 903
    Barbara A. Konkle

116 Distúrbios da coagulação 910
    Jean M. Connors

117 Tromboses arterial e venosa 919
    Jane E. Freedman, Joseph Loscalzo

118 Agentes antiplaquetários, anticoagulantes e fibrinolíticos 924
    Jeffrey I. Weitz

PARTE 5 — Doenças infecciosas

Seção 1 — Considerações básicas sobre as doenças infecciosas

119 Abordagem ao paciente com doença infecciosa 941
    Neeraj K. Surana, Dennis L. Kasper

120 Mecanismos moleculares da patogênese microbiana 948
    Thomas E. Wood, Marcia B. Goldberg

121 Genômica microbiana e doenças infecciosas 960
    Roby P. Bhattacharyya, Yonatan H. Grad, Deborah T. Hung

122 Abordagem ao paciente febril infectado agudamente enfermo ... 973
    Tamar F. Barlam

123 Princípios de imunização e uso de vacinas 981
    Sarah Mbaeyi, Amanda Cohn, Nancy Messonnier

124 Recomendações de saúde para viagens internacionais 989
    Jesse Waggoner, Henry M. Wu

125 Mudança climática e doenças infecciosas 1001
    Aaron S. Bernstein

Seção 2 — Síndromes clínicas: infecções adquiridas na comunidade

126 Pneumonia 1009
    Lionel A. Mandell, Michael S. Niederman

127 Abscesso pulmonar 1020
Rebecca M. Baron, Beverly W. Baron, Miriam Baron Barshak

128 Endocardite infecciosa................................ 1022
Sara E. Cosgrove, Adolf W. Karchmer

129 Infecções da pele, dos músculos e dos tecidos moles 1034
Dennis L. Stevens, Amy E. Bryant

130 Artrite infecciosa...................................... 1040
Lawrence C. Madoff, Nongnooch Poowanawittayakom

131 Osteomielite 1046
Werner Zimmerli

132 Infecções e abscessos intra-abdominais 1054
Miriam Baron Barshak, Dennis L. Kasper

133 Diarreias infecciosas agudas e intoxicação
alimentar bacteriana................................... 1061
Richelle C. Charles, Regina C. LaRocque

134 Infecção por *Clostridioides difficile*, incluindo colite
pseudomembranosa 1066
Dale N. Gerding, Stuart Johnson

135 Infecções do trato urinário, pielonefrite e prostatite.......... 1070
Kalpana Gupta, Barbara W. Trautner

136 Infecções sexualmente transmissíveis: visão geral e
abordagem clínica 1078
Jeanne M. Marrazzo, King K. Holmes

137 Encefalite... 1094
Karen L. Roos, Michael R. Wilson, Kenneth L. Tyler

138 Meningite aguda 1100
Karen L. Roos, Kenneth L. Tyler

139 Meningite crônica e recorrente 1110
Avindra Nath, Walter J. Koroshetz, Michael R. Wilson

140 Abscesso cerebral e empiema.......................... 1117
Karen L. Roos, Kenneth L. Tyler

141 Complicações infecciosas de mordeduras................ 1124
Sandeep S. Jubbal, Florencia Pereyra Segal, Lawrence C. Madoff

Seção 3 — Síndromes clínicas: infecções nosocomiais

142 Infecções adquiridas em instalações para cuidados de saúde ... 1128
Robert A. Weinstein

143 Infecções em pacientes transplantados 1136
Robert W. Finberg

Seção 4 — Tratamento das doenças bacterianas

144 Tratamento e profilaxia das infecções bacterianas 1148
David C. Hooper, Erica S. Shenoy, Ramy H. Elshaboury

145 Resistência bacteriana aos agentes antimicrobianos 1163
David C. Hooper

Seção 5 — Doenças causadas por bactérias Gram-positivas

146 Infecções pneumocócicas 1169
David Goldblatt, Katherine L. O'Brien

147 Infecções estafilocócicas 1178
Franklin D. Lowy

148 Infecções estreptocócicas 1188
Michael R. Wessels

149 Infecções enterocócicas............................... 1197
William R. Miller, Cesar A. Arias, Barbara E. Murray

150 Difteria e outras infecções causadas por corinebactérias 1203
William R. Bishai, John R. Murphy

151 Infecções por *Listeria monocytogenes* 1208
Jennifer P. Collins, Patricia M. Griffin

152 Tétano 1211
C. Louise Thwaites, Lam Minh Yen

153 Botulismo 1214
Carolina Lúquez, Jeremy Sobel

154 Gangrena gasosa e outras infecções por clostrídeos 1220
Amy E. Bryant, Dennis L. Stevens

Seção 6 — Doenças causadas por bactérias Gram-negativas

155 Infecções meningocócicas.............................. 1225
Manish Sadarangani, Andrew J. Pollard

156 Infecções gonocócicas 1234
Sanjay Ram, Peter A. Rice

157 Infecções por *Haemophilus* e *Moraxella*...................... 1241
Timothy F. Murphy

158 Infecções causadas pelo grupo HACEK e por outras
bactérias Gram-negativas............................... 1246
Tamar F. Barlam

159 Infecções por *Legionella*................................ 1250
Steven A. Pergam, Thomas R. Hawn

160 Pertússis e outras infecções por *Bordetella* 1257
Karina A. Top, Scott A. Halperin

161 Doenças causadas por bacilos Gram-negativos entéricos........ 1261
Thomas A. Russo, James R. Johnson

162 Infecções por *Acinetobacter*............................. 1275
Rossana Rosa, L. Silvia Munoz-Price

163 Infecções por *Helicobacter pylori*........................... 1279
John C. Atherton, Martin J. Blaser

164 Infecções causadas por espécies de *Pseudomonas*,
Burkholderia e *Stenotrophomonas* 1284
Reuben Ramphal

165 Salmonelose 1291
David A. Pegues, Samuel I. Miller

166 Shigelose.. 1298
Philippe J. Sansonetti, Jean Bergounioux

167 Infecções por *Campylobacter* e microrganismos relacionados 1302
Martin J. Blaser

168 Cólera e outras vibrioses 1305
Matthew K. Waldor, Edward T. Ryan

169 Brucelose.. 1310
Nicholas J. Beeching

170 Tularemia 1314
Max Maurin, Didier Raoult

171 Peste e outras infecções por *Yersinia* 1320
Michael B. Prentice

172	Infecções por *Bartonella*, incluindo a doença da arranhadura do gato........ 1328 *Michael Giladi, Moshe Ephros*		Seção 12	**Infecções por vírus de DNA**
173	Donovanose .... 1334 *Nigel O'Farrell*		192	Infecções por herpes-vírus simples .... 1470 *Lawrence Corey*
Seção 7	**Outras infecções bacterianas**		193	Infecção pelo vírus varicela-zóster........ 1479 *Richard J. Whitley*
174	Nocardiose .... 1335 *Gregory A. Filice*		194	Infecções pelo vírus Epstein-Barr, incluindo mononucleose infecciosa .... 1483 *Jeffrey I. Cohen*
175	Actinomicose .... 1340 *Thomas A. Russo*		195	Citomegalovírus e herpes-vírus humanos tipos 6, 7 e 8 .... 1487 *Camille Nelson Kotton, Martin S. Hirsch*
176	Doença de Whipple .... 1344 *Thomas A. Russo, Seth R. Glassman*		196	Molusco contagioso, varíola dos macacos e outras infecções por poxvírus........ 1492 *Inger K. Damon*
177	Infecções causadas por microrganismos anaeróbios mistos .... 1347 *Neeraj K. Surana, Dennis L. Kasper*		197	Infecções por parvovírus .... 1495 *Kevin E. Brown*
Seção 8	**Doenças micobacterianas**		198	Infecções pelo papilomavírus humano .... 1498 *Darron R. Brown, Aaron C. Ermel*
178	Tuberculose........ 1357 *Mario C. Raviglione, Andrea Gori*		Seção 13	**Infecções por vírus respiratórios de DNA e RNA**
179	Hanseníase .... 1382 *Jan H. Richardus, Hemanta K. Kar, Zoica Bakirtzief, Wim H. van Brakel*		199	Infecções respiratórias virais comuns, incluindo Covid-19 ...... 1504 *James E. Crowe Jr.*
180	Infecções micobacterianas não tuberculosas .... 1392 *Steven M. Holland*		200	Influenza .... 1514 *Kathleen M. Neuzil, Peter F. Wright*
181	Agentes antimicobacterianos........ 1397 *Divya Reddy, Sebastian G. Kurz, Max R. O'Donnell*		Seção 14	**Infecções por vírus da imunodeficiência humana e outros retrovírus humanos**
Seção 9	**Doenças causadas por espiroquetas**		201	Retrovírus humanos........ 1521 *Dan L. Longo, Anthony S. Fauci*
182	Sífilis .... 1406 *Sheila A. Lukehart*		202	Doenças causadas pelo vírus da imunodeficiência humana: Aids e distúrbios relacionados .... 1527 *Anthony S. Fauci, Gregory K. Folkers, H. Clifford Lane*
183	Treponematoses endêmicas........ 1413 *Sheila A. Lukehart, Lorenzo Giacani*			
184	Leptospirose .... 1417 *Jiři F. P. Wagenaar, Marga G. A. Goris*		Seção 15	**Infecções por vírus de RNA**
185	Febre recorrente e doença por *Borrelia miyamotoi* .... 1421 *Alan G. Barbour*		203	Gastrenterite viral .... 1597 *Umesh D. Parashar, Roger I. Glass*
186	Borreliose de Lyme........ 1425 *Allen C. Steere*		204	Infecções por enterovírus, parechovírus e reovírus .... 1602 *Jeffrey I. Cohen*
Seção 10	**Doenças causadas por riquétsias, micoplasmas e clamídias**		205	Sarampo .... 1608 *Kaitlin Rainwater-Lovett, William J. Moss*
187	Riquetsioses .... 1431 *David H. Walker, J. Stephen Dumler, Lucas S. Blanton, Chantal P. Bleeker-Rovers*		206	Rubéola (sarampo alemão)........ 1612 *Laura A. Zimmerman, Susan E. Reef*
188	Infecções por micoplasmas........ 1441 *R. Doug Hardy*		207	Caxumba........ 1615 *Jessica Leung, Mariel Marlow*
189	Infecções por clamídias .... 1444 *Charlotte A. Gaydos, Thomas C. Quinn*		208	Raiva e outras infecções causadas por rabdovírus........ 1618 *Alan C. Jackson*
Seção 11	**Doenças virais: considerações gerais**		209	Infecções virais transmitidas por artrópodes e roedores .... 1624 *Jens H. Kuhn, Ian Crozier*
190	Princípios de virologia médica .... 1453 *David M. Knipe*		210	Infecções por vírus ebola e vírus Marburg........ 1645 *Jens H. Kuhn, Ian Crozier*
191	Quimioterapia antiviral, excluindo os agentes antirretrovirais .... 1460 *Jeffrey I. Cohen, Eleanor Wilson*			

Seção 16 — Infecções fúngicas

211 Patogênese, diagnóstico e tratamento das infecções fúngicas 1652
Michail S. Lionakis, John E. Edwards Jr.

212 Histoplasmose 1658
Chadi A. Hage, L. Joseph Wheat

213 Coccidioidomicose 1661
Neil M. Ampel

214 Blastomicose 1664
Gregory M. Gauthier, Bruce S. Klein

215 Criptococose 1668
Arturo Casadevall

216 Candidíase 1671
Michail S. Lionakis, Shakti Singh, Ashraf S. Ibrahim, John E. Edwards Jr.

217 Aspergilose 1677
David W. Denning

218 Mucormicose 1681
Brad Spellberg, Ashraf S. Ibrahim

219 Micoses sistêmicas e superficiais menos comuns 1686
Carol A. Kauffman

220 Infecções por *Pneumocystis* 1691
Alison Morris, Henry Masur

Seção 17 — Infecções por protozoários e helmintos: considerações gerais

221 Introdução às infecções parasitárias 1696
Sharon L. Reed

222 Fármacos usados no tratamento das infecções parasitárias ... 1701
Thomas A. Moore

Seção 18 — Infecções por protozoários

223 Amebíase e infecção por amebas de vida livre 1714
Rosa M. Andrade, Sharon L. Reed

224 Malária 1720
Nicholas J. White, Elizabeth A. Ashley

225 Babesiose 1736
Edouard Vannier, Jeffrey A. Gelfand

226 Leishmaniose 1741
Shyam Sundar

227 Doença de Chagas e tripanossomíase africana 1748
François Chappuis, Yves Jackson

228 Infecções por *Toxoplasma* 1757
Kami Kim

229 Infecções intestinais por protozoários e tricomoníase 1764
Peter F. Weller

Seção 19 — Infecções por helmintos

230 Introdução às infecções helmínticas 1768
Peter F. Weller

231 Triquinelose e outras infecções teciduais por nematódeos 1770
Peter F. Weller

232 Infecções por nematódeos intestinais 1773
Thomas B. Nutman, Peter F. Weller

233 Filariose e infecções correlatas 1778
Thomas B. Nutman, Peter F. Weller

234 Esquistossomose e outras infecções por trematódeos 1784
Birgitte Jyding Vennervald

235 Infecções por cestódeos 1790
A. Clinton White Jr., Peter F. Weller

PARTE 6 — Doenças do sistema cardiovascular

Seção 1 — Introdução às doenças cardiovasculares

236 Abordagem ao paciente com possível doença cardiovascular 1797
Joseph Loscalzo

237 Biologia básica do sistema cardiovascular 1799
Joseph Loscalzo, John F. Keaney Jr., Calum A. MacRae

238 Epidemiologia das doenças cardiovasculares 1810
Thomas A. Gaziano, J. Michael Gaziano

Seção 2 — Diagnóstico das doenças cardiovasculares

239 Exame físico do sistema cardiovascular 1815
Patrick T. O'Gara, Joseph Loscalzo

240 Eletrocardiograma 1824
Ary L. Goldberger

241 Exames de imagem cardíaca não invasivos: ecocardiografia, cardiologia nuclear, ressonância magnética e tomografia computadorizada 1832
Marcelo F. Di Carli, Raymond Y. Kwong, Scott D. Solomon

242 Diagnóstico por cateterismo cardíaco e angiografia coronariana 1859
Jane A. Leopold, David P. Faxon

Seção 3 — Distúrbios do ritmo

243 Princípios da eletrofisiologia cardíaca clínica 1866
William H. Sauer, Bruce A. Koplan, Paul C. Zei

244 Bradiarritmias: distúrbios do nó sinoatrial 1873
William H. Sauer, Bruce A. Koplan

245 Bradiarritmias: distúrbios do nó atrioventricular 1880
William H. Sauer, Bruce A. Koplan

246 Abordagem às taquiarritmias supraventriculares 1888
William H. Sauer, Paul C. Zei

247 Taquicardia sinusal fisiológica e não fisiológica 1891
William H. Sauer, Paul C. Zei

248 Taquicardia atrial focal 1893
William H. Sauer, Paul C. Zei

249 Taquicardia paroxística supraventricular 1894
William H. Sauer, Paul C. Zei

250 *Flutter* atrial comum, taquicardia atrial macrorreentrante e taquicardia atrial multifocal 1899
William H. Sauer, Paul C. Zei

251 Fibrilação atrial.. 1903
William H. Sauer, Paul C. Zei

252 Abordagem às arritmias ventriculares 1910
William H. Sauer, Usha B. Tedrow

253 Contrações ventriculares prematuras, taquicardia ventricular não sustentada e ritmo idioventricular acelerado 1915
William H. Sauer, Usha B. Tedrow

254 Taquicardia ventricular sustentada 1919
William H. Sauer, Usha B. Tedrow

255 Taquicardia ventricular polimórfica e fibrilação ventricular..... 1923
William H. Sauer, Usha B. Tedrow

256 Tempestade elétrica e taquicardia ventricular incessante 1927
William H. Sauer, Usha B. Tedrow

Seção 4 Doenças do coração, músculos, valvas e pericárdio

257 Insuficiência cardíaca: fisiopatologia e diagnóstico 1930
Michael M. Givertz, Mandeep R. Mehra

258 Insuficiência cardíaca: manejo 1940
Akshay S. Desai, Mandeep R. Mehra

259 Miocardiopatia e miocardite................................ 1954
Neal K. Lakdawala, Lynne Warner Stevenson, Joseph Loscalzo

260 Transplante cardíaco e circulação assistida prolongada 1973
Mandeep R. Mehra

261 Estenose aórtica... 1978
Patrick T. O'Gara, Joseph Loscalzo

262 Insuficiência aórtica....................................... 1986
Patrick T. O'Gara, Joseph Loscalzo

263 Estenose mitral.. 1991
Patrick T. O'Gara, Joseph Loscalzo

264 Insuficiência mitral 1995
Patrick T. O'Gara, Joseph Loscalzo

265 Prolapso de valva mitral 1999
Patrick T. O'Gara, Joseph Loscalzo

266 Doença da valva tricúspide................................. 2001
Patrick T. O'Gara, Joseph Loscalzo

267 Doença da valva pulmonar 2004
Patrick T. O'Gara, Joseph Loscalzo

268 Doença cardíaca valvar múltipla e mista.................... 2005
Patrick T. O'Gara, Joseph Loscalzo

269 Cardiopatia congênita em adultos........................... 2008
Anne Marie Valente, Michael J. Landzberg

270 Doenças do pericárdio..................................... 2019
Joseph Loscalzo

271 Mixoma atrial e outros tumores cardíacos 2025
Eric H. Awtry

272 Trauma cardíaco... 2028
Eric H. Awtry

Seção 5 Doenças vasculares periféricas e coronarianas

273 Cardiopatia isquêmica..................................... 2030
Elliott M. Antman, Joseph Loscalzo

274 Síndrome coronariana aguda sem elevação do segmento ST (infarto agudo do miocárdio sem elevação do segmento ST e angina instável) 2046
Robert P. Giugliano, Christopher P. Cannon, Eugene Braunwald

275 Infarto agudo do miocárdio com elevação do segmento ST..... 2053
Elliott M. Antman, Joseph Loscalzo

276 Intervenções coronarianas percutâneas e outros procedimentos intervencionistas............................ 2066
David P. Faxon, Deepak L. Bhatt

277 Hipertensão 2072
Theodore A. Kotchen

278 Doença renovascular 2087
Stephen C. Textor

279 Trombose venosa profunda e tromboembolismo pulmonar 2091
Samuel Z. Goldhaber

280 Doenças da aorta 2101
Mark A. Creager, Joseph Loscalzo

281 Doenças arteriais das extremidades 2107
Mark A. Creager, Joseph Loscalzo

282 Doença venosa crônica e linfedema......................... 2115
Mark A. Creager, Joseph Loscalzo

283 Hipertensão pulmonar 2120
Bradley A. Maron, Joseph Loscalzo

PARTE 7 Distúrbios do sistema respiratório

Seção 1 Diagnóstico dos distúrbios respiratórios

284 Abordagem ao paciente com doença do sistema respiratório 2131
Bruce D. Levy

285 Distúrbios da função respiratória........................... 2133
Edward T. Naureckas, Julian Solway

286 Procedimentos diagnósticos nas doenças respiratórias 2140
George R. Washko, Hilary J. Goldberg, Majid Shafiq

Seção 2 Doenças do sistema respiratório

287 Asma 2147
Elliot Israel

288 Pneumonite de hipersensibilidade e infiltrados pulmonares com eosinofilia..................... 2160
Praveen Akuthota, Michael E. Wechsler

289 Doenças pulmonares ocupacionais e ambientais 2166
John R. Balmes

290 Bronquiectasia 2173
Rebecca M. Baron, Beverly W. Baron, Miriam Baron Barshak

291 Fibrose cística 2176
Eric J. Sorscher

292 Doença pulmonar obstrutiva crônica 2180
Edwin K. Silverman, James D. Crapo, Barry J. Make

293 Doença pulmonar intersticial 2190
Gary M. Hunninghake, Ivan O. Rosas

294 Distúrbios da pleura..2197
Richard W. Light

295 Distúrbios do mediastino 2200
Richard W. Light

296 Distúrbios da ventilação 2201
John F. McConville, Julian Solway, Babak Mokhlesi

297 Apneia do sono...2204
Andrew Wellman, Daniel J. Gottlieb, Susan Redline

298 Transplante de pulmão 2209
Hilary J. Goldberg, Hari R. Mallidi

299 Medicina pulmonar intervencionista 2214
Lonny Yarmus, David Feller-Kopman

PARTE 8 Medicina intensiva

Seção 1 Terapia intensiva respiratória

300 Abordagem ao paciente crítico...................................2217
Rebecca M. Baron, Anthony F. Massaro

301 Síndrome da angústia respiratória aguda..................2225
Rebecca M. Baron, Bruce D. Levy

302 Suporte ventilatório mecânico....................................2230
Scott Schissel

Seção 2 Choque e parada cardíaca

303 Abordagem ao paciente com choque 2235
Anthony F. Massaro

304 Sepse e choque séptico 2241
Emily B. Brant, Christopher W. Seymour, Derek C. Angus

305 Choque cardiogênico e edema pulmonar..................2250
David H. Ingbar, Holger Thiele

306 Colapso cardiovascular, parada cardíaca e morte súbita cardíaca...2257
Christine Albert; William H. Sauer

Seção 3 Terapia intensiva neurológica

307 Distúrbios do sistema nervoso em cuidados intensivos........2267
J. Claude Hemphill, III, Wade S. Smith, S. Andrew Josephson, Daryl R. Gress

PARTE 9 Distúrbios dos rins e do trato urinário

308 Abordagem ao paciente com doença do rim ou do trato urinário 2279
Julian L. Seifter

309 Biologia celular e fisiologia do rim..............................2287
Alfred L. George Jr., Eric G. Neilson

310 Injúria renal aguda..2296
Sushrut S. Waikar, Joseph V. Bonventre

311 Doença renal crônica..2309
Joanne M. Bargman, Karl Skorecki

312 Diálise no tratamento da insuficiência renal 2320
Kathleen D. Liu, Glenn M. Chertow

313 Transplante no tratamento da insuficiência renal 2325
Jamil Azzi, Naoka Murakami, Anil Chandraker

314 Doenças glomerulares..2331
Julia B. Lewis, Eric G. Neilson

315 Doença renal policística e outros distúrbios hereditários do crescimento e desenvolvimento tubular.................2350
Jing Zhou, Martin R. Pollak

316 Doenças tubulointersticiais do rim 2357
Laurence H. Beck Jr., David J. Salant

317 Lesão vascular do rim 2364
Ronald S. Go, Nelson Leung

318 Nefrolitíase 2368
Gary C. Curhan

319 Obstrução do trato urinário 2373
Julian L. Seifter

320 Nefrologia intervencionista 2377
Dirk M. Hentschel

PARTE 10 Distúrbios do sistema gastrintestinal

Seção 1 Distúrbios do trato alimentar

321 Abordagem ao paciente com doença gastrintestinal 2381
William L. Hasler, Chung Owyang

322 Endoscopia gastrintestinal 2387
Louis Michel Wong Kee Song, Mark Topazian

323 Doenças do esôfago..2423
Peter J. Kahrilas, Ikuo Hirano

324 Doença ulcerosa péptica e distúrbios relacionados..............2434
John Del Valle

325 Distúrbios da absorção 2458
Deborah C. Rubin

326 Doença inflamatória intestinal....................................2469
Sonia Friedman, Richard S. Blumberg

327 Síndrome do intestino irritável 2490
Chung Owyang

328 Doença diverticular e distúrbios anorretais comuns 2497
Susan L. Gearhart

329 Insuficiência vascular mesentérica 2506
Maryam Ali Khan, Jaideep Das Gupta, Mahmoud Malas

330 Obstrução intestinal aguda...2508
Danny O. Jacobs

331 Apendicite e peritonite agudas 2512
Danny O. Jacobs

Seção 2 Nutrição

332 Necessidades de nutrientes e avaliação nutricional..........2517
Johanna T. Dwyer

333 Deficiência e excesso de vitaminas e oligominerais..........2523
Paolo M. Suter

334 Desnutrição e avaliação nutricional...........................2534
Gordon L. Jensen

335 Nutrição enteral e parenteral 2539
L. John Hoffer, Bruce R. Bistrian, David F. Driscoll

Seção 3 — Doenças do fígado e das vias biliares

336 Abordagem ao paciente com doença hepática 2546
Marc G. Ghany, Jay H. Hoofnagle

337 Avaliação da função hepática 2553
Emily D. Bethea, Daniel S. Pratt

338 Hiperbilirrubinemias 2557
Allan W. Wolkoff

339 Hepatite viral aguda 2562
Jules L. Dienstag

340 Hepatites tóxica e induzida por fármacos 2584
William M. Lee, Jules L. Dienstag

341 Hepatite crônica 2591
Jules L. Dienstag

342 Doença hepática associada ao álcool 2617
Bernd Schnabl

343 Doença hepática gordurosa não alcoólica e esteato-hepatite não alcoólica 2619
Manal F. Abdelmalek, Anna Mae Diehl

344 Cirrose e suas complicações 2624
Alex S. Befeler, Bruce R. Bacon

345 Transplante de fígado 2633
Raymond T. Chung, Jules L. Dienstag

346 Doenças da vesícula e dos ductos biliares 2641
Norton J. Greenberger, Gustav Paumgartner, Daniel S. Pratt

Seção 4 — Distúrbios do pâncreas

347 Abordagem ao paciente com doença pancreática 2652
Somashekar G. Krishna, Darwin L. Conwell, Phil A. Hart

348 Pancreatites aguda e crônica 2657
Phil A. Hart, Darwin L. Conwell, Somashekar G. Krishna

PARTE 11 — Distúrbios imunomediados, inflamatórios e reumatológicos

Seção 1 — O sistema imune na saúde e na doença

349 Introdução ao sistema imune 2671
Barton F. Haynes, Kelly A. Soderberg, Anthony S. Fauci

350 Mecanismos de regulação e desregulação do sistema imune 2701
Barton F. Haynes, Kelly A. Soderberg, Anthony S. Fauci

351 Imunodeficiências primárias 2709
Alain Fischer

Seção 2 — Distúrbios de lesões imunomediadas

352 Urticária, angioedema e rinite alérgica 2719
Katherine L. Tuttle, Joshua A. Boyce

353 Anafilaxia 2727
David Hong, Joshua A. Boyce

354 Mastocitose 2729
Matthew P. Giannetti, Joshua A. Boyce

355 Autoimunidade e doenças autoimunes 2731
Betty Diamond, Peter E. Lipsky

356 Lúpus eritematoso sistêmico 2736
Bevra Hannahs Hahn, Maureen McMahon

357 Síndrome antifosfolipídeo 2749
Haralampos M. Moutsopoulos, Clio P. Mavragani

358 Artrite reumatoide 2751
Ankoor Shah, E. William St. Clair

359 Febre reumática aguda 2766
Joseph Kado, Jonathan Carapetis

360 Esclerose sistêmica (esclerodermia) e distúrbios relacionados 2771
John Varga

361 Síndrome de Sjögren 2787
Haralampos M. Moutsopoulos, Clio P. Mavragani

362 Espondiloartrites 2790
Joel D. Taurog, Lianne S. Gensler, Nigil Haroon

363 Síndromes de vasculite 2802
Carol A. Langford, Anthony S. Fauci

364 Síndrome de Behçet 2817
Yusuf Yazici

365 Miopatias inflamatórias 2819
Steven A. Greenberg, Anthony A. Amato

366 Policondrite recidivante 2826
Carol A. Langford

367 Sarcoidose 2829
Robert P. Baughman, Elyse E. Lower

368 Doença relacionada à IgG4 2837
John H. Stone

369 Febre familiar do Mediterrâneo e outras doenças autoinflamatórias hereditárias 2840
Daniel L. Kastner

Seção 3 — Distúrbios das articulações e dos tecidos adjacentes

370 Abordagem aos distúrbios articulares e musculoesqueléticos 2844
John J. Cush

371 Osteoartrite 2854
David T. Felson, Tuhina Neogi

372 Gota e outras artropatias associadas a cristais 2862
Hyon K. Choi

373 Fibromialgia 2868
Leslie J. Crofford

374 Artrite associada a doenças sistêmicas e outras artrites 2871
Carol A. Langford, Brian F. Mandell

375 Distúrbios periarticulares dos membros 2878
Carol A. Langford

PARTE 12 — Endocrinologia e metabolismo

Seção 1 — Endocrinologia

376 Abordagem ao paciente com distúrbios endócrinos 2881
J. Larry Jameson

| 377 | Mecanismos de ação dos hormônios 2884
J. Larry Jameson

378 | Fisiologia dos hormônios da adeno-hipófise 2891
Shlomo Melmed, J. Larry Jameson

379 | Hipopituitarismo 2896
Shlomo Melmed, J. Larry Jameson

380 | Síndromes de tumores da hipófise 2902
Shlomo Melmed, J. Larry Jameson

381 | Distúrbios da neuro-hipófise 2918
Gary L. Robertson, Daniel G. Bichet

382 | Glândula tireoide: fisiologia e avaliação 2926
J. Larry Jameson, Susan J. Mandel, Anthony P. Weetman

383 | Hipotireoidismo 2933
J. Larry Jameson, Susan J. Mandel, Anthony P. Weetman

384 | Hipertireoidismo e outras causas de tireotoxicose 2938
J. Larry Jameson, Susan J. Mandel, Anthony P. Weetman

385 | Doença nodular e câncer de tireoide 2946
J. Larry Jameson, Susan J. Mandel, Anthony P. Weetman

386 | Distúrbios do córtex suprarrenal 2955
Wiebke Arlt

387 | Feocromocitoma 2976
Hartmut P. H. Neumann

388 | Síndromes de neoplasia endócrina múltipla 2983
R. V. Thakker

389 | Síndromes poliendócrinas autoimunes 2992
Peter A. Gottlieb, Aaron W. Michels

Seção 2 | Medicina relacionada a sexo e gênero

390 | Desenvolvimento sexual 2997
Courtney Finlayson, J. Larry Jameson, John C. Achermann

391 | Distúrbios dos testículos e do sistema reprodutor masculino ... 3006
Shalender Bhasin, J. Larry Jameson

392 | Distúrbios do sistema reprodutor feminino 3027
Janet E. Hall, Anuja Dokras

393 | Distúrbios menstruais e dor pélvica 3033
Janet E. Hall, Anuja Dokras

394 | Hirsutismo 3039
David A. Ehrmann

395 | Menopausa e terapia hormonal pós-menopausa 3043
JoAnn E. Manson, Shari S. Bassuk

396 | Infertilidade e contracepção 3050
Anuja Dokras, Janet E. Hall

397 | Disfunção sexual 3055
Kevin T. McVary

398 | Saúde da mulher 3063
Emily Nosova, Andrea Dunaif

399 | Saúde do homem 3069
Shalender Bhasin

400 | Saúde de lésbicas, gays, bissexuais e transgêneros (LGBT) 3078
Baligh R. Yehia, Zachary B. R. McClain

Seção 3 | Obesidade, diabetes melito e síndrome metabólica

401 | Biopatologia da obesidade 3081
Stephen O'Rahilly, I. Sadaf Farooqi

402 | Avaliação e tratamento da obesidade 3087
Robert F. Kushner

403 | Diabetes melito: diagnóstico, classificação e fisiopatologia 3094
Alvin C. Powers, Kevin D. Niswender, Carmella Evans-Molina

404 | Diabetes melito: controle e tratamentos 3104
Alvin C. Powers, Michael J. Fowler, Michael R. Rickels

405 | Diabetes melito: complicações 3120
Alvin C. Powers, John M. Stafford, Michael R. Rickels

406 | Hipoglicemia 3128
Stephen N. Davis, Philip E. Cryer

407 | Distúrbios do metabolismo das lipoproteínas 3135
Daniel J. Rader

408 | Síndrome metabólica 3150
Robert H. Eckel

Seção 4 | Distúrbios do metabolismo ósseo e mineral

409 | Metabolismo ósseo e mineral na saúde e na doença 3157
F. Richard Bringhurst, Henry M. Kronenberg, Eva S. Liu

410 | Distúrbios das glândulas paratireoides e homeostase do cálcio . 3169
John T. Potts Jr., Harald Jüppner

411 | Osteoporose 3191
Robert Lindsay, Blossom Samuels

412 | Doença de Paget e outras displasias ósseas 3209
Rajesh K. Jain, Tamara J. Vokes

Seção 5 | Distúrbios do metabolismo intermediário

413 | Distúrbios hereditários do tecido conectivo 3217
Joan C. Marini, Fransiska Malfait

414 | Hemocromatose 3230
Lawrie W. Powell, David M. Frazer

415 | Doença de Wilson 3235
Stephen G. Kaler

416 | Porfirias 3237
Robert J. Desnick, Manisha Balwani

417 | Distúrbios do metabolismo das purinas e das pirimidinas 3248
John N. Mecchella, Christopher M. Burns

418 | Doenças de depósito lisossômico 3254
Robert J. Hopkin, Gregory A. Grabowski

419 | Doenças de depósito do glicogênio e outros distúrbios hereditários do metabolismo dos carboidratos 3261
Priya S. Kishnani

420 | Distúrbios hereditários do metabolismo dos aminoácidos em adultos 3268
Nicola Longo

421 | Defeitos hereditários do transporte de membrana ... 3274
Nicola Longo

PARTE 13 Distúrbios neurológicos

Seção 1 Diagnóstico dos distúrbios neurológicos

422 Abordagem ao paciente com doença neurológica............ 3277
Daniel H. Lowenstein, S. Andrew Josephson, Stephen L. Hauser

423 Exames de neuroimagem nos distúrbios neurológicos........ 3282
William P. Dillon

424 Biopatologia das doenças neurológicas 3293
Stephen L. Hauser, Arnold R. Kriegstein, Stanley B. Prusiner

Seção 2 Doenças do sistema nervoso central

425 Convulsões e epilepsia.................................. 3305
Vikram R. Rao, Daniel H. Lowenstein

426 Introdução às doenças cerebrovasculares.................. 3324
Wade S. Smith, S. Claiborne Johnston, J. Claude Hemphill III

427 Acidente vascular cerebral isquêmico 3335
Wade S. Smith, S. Claiborne Johnston, J. Claude Hemphill III

428 Hemorragia intracraniana................................ 3348
Wade S. Smith, J. Claude Hemphill III, S. Claiborne Johnston

429 Hemorragia subaracnóidea............................... 3353
J. Claude Hemphill III, Wade S. Smith, Daryl R. Gress

430 Migrânea (enxaqueca) e outras cefaleias primárias 3357
Peter J. Goadsby

431 Doença de Alzheimer.................................... 3370
Gil D. Rabinovici, William W. Seeley, Bruce L. Miller

432 Demência frontotemporal 3378
William W. Seeley, Bruce L. Miller

433 Demência vascular...................................... 3381
Steven M. Greenberg, William W. Seeley

434 Demência por corpos de Lewy 3385
Irene Litvan, William W. Seeley, Bruce L. Miller

435 Doença de Parkinson.................................... 3386
C. Warren Olanow, Anthony H.V. Schapira

436 Tremor, coreia e outros distúrbios do movimento........... 3400
C. Warren Olanow, Christine Klein

437 Esclerose lateral amiotrófica e outras doenças
do neurônio motor...................................... 3410
Robert H. Brown Jr.

438 Doenças priônicas 3416
Stanley B. Prusiner, Michael Geschwind

439 Distúrbios atáxicos...................................... 3422
Roger N. Rosenberg

440 Distúrbios do sistema nervoso autônomo 3427
Richard J. Barohn, John W. Engstrom

441 Neuralgia do trigêmeo, paralisia de Bell e outros
distúrbios dos nervos cranianos.......................... 3436
Vanja C. Douglas, Stephen L. Hauser

442 Doenças da medula espinal 3445
Stephen L. Hauser

443 Concussão e outras lesões cerebrais traumáticas............ 3456
Geoffrey T. Manley, Benjamin L. Brett, Michael McCrea

444 Esclerose múltipla 3462
Bruce A.C. Cree, Stephen L. Hauser

445 Neuromielite óptica..................................... 3477
Bruce A. C. Cree, Stephen L. Hauser

Seção 3 Distúrbios de nervos e músculos

446 Neuropatia periférica................................... 3480
Anthony A. Amato, Richard J. Barohn

447 Síndrome de Guillain-Barré e outras neuropatias
imunomediadas 3501
Stephen L. Hauser, Anthony A. Amato

448 Miastenia grave e outras doenças da junção neuromuscular..... 3509
Anthony A. Amato

449 Distrofias musculares e outras miopatias.................. 3516
Anthony A. Amato, Robert H. Brown Jr.

Seção 4 Encefalomielite miálgica/síndrome da fadiga crônica

450 Encefalomielite miálgica/síndrome da fadiga crônica 3532
Elizabeth R. Unger, Jin-Mann S. Lin, Jeanne Bertolli

Seção 5 Transtornos psiquiátricos e de adição

451 Biologia dos transtornos psiquiátricos 3534
Robert O. Messing, Eric J. Nestler, Matthew W. State

452 Transtornos psiquiátricos 3540
Victor I. Reus

453 Álcool e transtornos por uso de álcool..................... 3556
Marc A. Schuckit

454 Adição à nicotina 3563
David M. Burns

455 Maconha e transtorno por uso de maconha 3567
Nora D. Volkow, Aidan Hampson, Ruben Baler

456 Transtornos relacionados com opioides 3569
Thomas R. Kosten, Colin N. Haile

457 Cocaína, outros psicoestimulantes e alucinógenos........... 3573
Karran A. Phillips, Wilson M. Compton

PARTE 14 Intoxicação, *overdose* e envenenamento

458 Intoxicação por metais pesados........................... 3579
Howard Hu

459 Intoxicação e *overdose* por fármacos e drogas 3582
Mark B. Mycyk

460 Distúrbios causados por picadas de serpentes
venenosas e exposições a animais marinhos 3596
Erik Fisher, Alex Chen, Charles Lei

461 Infestações por ectoparasitas e lesões por artrópodes 3608
Richard J. Pollack, Scott A. Norton

PARTE 15 Distúrbios associados a exposições ambientais

462 Doença das altitudes 3617
Buddha Basnyat, Geoffrey Tabin

463 Medicina hiperbárica e do mergulho 3623
Michael H. Bennett, Simon J. Mitchell

464 Hipotermia e lesões periféricas causadas pelo frio 3631
Daniel F. Danzl

465 Doenças relacionadas ao calor 3635
Daniel F. Danzl

PARTE 16 Genes, meio ambiente e doenças

466 Princípios da genética humana 3639
J. Larry Jameson, Peter Kopp

467 Prática da genética na medicina clínica 3662
Susan M. Domchek, J. Larry Jameson, Susan Miesfeldt

468 DNA mitocondrial, doenças e traços hereditários 3668
Karl L. Skorecki, Bruce H. Cohen

469 Doenças dos telômeros 3680
Rodrigo T. Calado, Neal S. Young

470 Terapia gênica e celular na medicina clínica 3685
Katherine A. High, Marcela V. Maus

471 Microbioma humano 3690
Neeraj K. Surana, Dennis L. Kasper

PARTE 17 Medicina global

472 Questões globais em medicina 3703
Joseph J. Rhatigan, Paul E. Farmer

473 Doenças infecciosas emergentes e reemergentes 3713
George W. Rutherford, Jaime Sepúlveda

474 Atenção primária e saúde global 3718
Tim Evans, Kumanan Rasanathan

475 Efeitos da mudança climática na saúde 3726
Eugene T. Richardson, Maxine A. Burkett, Paul E. Farmer

PARTE 18 Envelhecimento

476 Biologia do envelhecimento 3733
Rafael de Cabo, David Le Couteur

477 Cuidado do paciente geriátrico 3739
Joseph G. Ouslander, Bernardo Reyes

PARTE 19 Consultas na medicina

478 Abordagem à consultoria médica 3761
Jeffrey Berns, Jack Ende

479 Distúrbios clínicos durante a gravidez 3762
Sarah Rae Easter, Robert L. Barbieri

480 Avaliação clínica do paciente cirúrgico 3769
Prashant Vaishnava, Kim A. Eagle

PARTE 20 Avanços da medicina

481 Economia comportamental e saúde 3775
Kevin G. Volpp, George Loewenstein, David A. Asch

482 Terapias e práticas complementares e integrativas 3784
Helene M. Langevin

483 Papel da epigenética na doença e no tratamento 3790
Brian C. Capell, Shelley L. Berger

484 Aplicações da biologia de células-tronco na prática clínica 3796
John A. Kessler

485 Papel da biologia circadiana na saúde e na doença 3800
Jonathan Cedernaes, Kathryn Moynihan Ramsey, Joseph Bass

486 Medicina de rede: biologia de sistemas na saúde e na doença ... 3812
Joseph Loscalzo

487 Tecnologias neuroterapêuticas emergentes 3819
Jyoti Mishra, Karunesh Ganguly

488 Aprendizado de máquina e inteligência aumentada na medicina clínica 3826
Arjun K. Manrai, Isaac S. Kohane

489 Metabolômica 3831
Jared R. Mayers, Mathew G. Vander Heiden

490 Ácidos nucleicos circulantes como biópsias líquidas e biomarcadores de doenças não invasivas 3836
Ash A. Alizadeh, Kiran K. Khush, Yair J. Blumenfeld

491 Distúrbios do enovelamento de proteínas 3846
Richard I. Morimoto, G. Scott Budinger

492 Novas abordagens às doenças de etiologia desconhecida 3850
David Adams, Camilo Toro, Joseph Loscalzo

Índice I-1

CONTEÚDO *ONLINE*

A partir do código QR abaixo, você pode acessar materiais suplementares à edição impressa deste livro, incluindo os atlas e capítulos *online* listados abaixo e mais de 150 vídeos legendados. A lista dos vídeos pode ser visualizada diretamente no *site*. Chamadas para os materiais suplementares estão destacadas ao longo do livro.

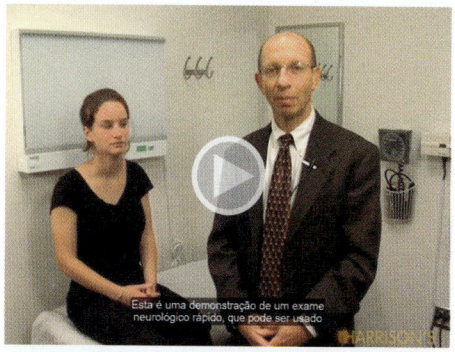

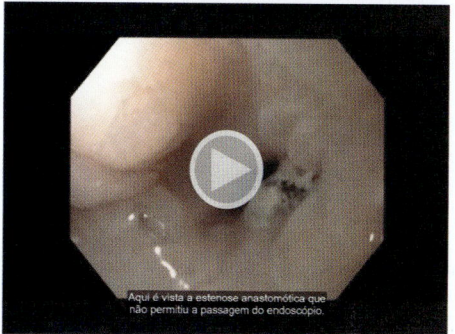

Atlas

- **A1** Atlas de exantemas associados à febre
  Kenneth M. Kaye, Elaine T. Kaye
- **A2** Atlas de esfregaços sanguíneos de malária e babesiose
  Nicholas J. White, Elizabeth A. Ashley
- **A3** Atlas de manifestações orais das doenças
  Samuel C. Durso, Janet A. Yellowitz
- **A4** Atlas de biópsias renais e sedimentos urinários
  Agnes B. Fogo, Eric G. Neilson
- **A5** Atlas de manifestações cutâneas de doenças internas
  Thomas J. Lawley, Benjamin K. Stoff, Calvin O. McCall
- **A6** Atlas de hematologia
  Dan L. Longo
- **A7** Atlas de eletrocardiograma
  Ary L. Goldberger
- **A8** Atlas de arritmias cardíacas
  Ary L. Goldberger
- **A9** Atlas de exames de imagem não invasivos
  Marcelo F. Di Carli, Raymond Y. Kwong, Scott D. Solomon
- **A10** Atlas de aterosclerose
  Peter Libby
- **A11** Atlas de revascularização percutânea e intervenções cardíacas estruturais no adulto
  Jane A. Leopold, Deepak L. Bhatt, David P. Faxon
- **A12** Atlas de imagens do tórax
  Samuel Y. Ash, George R. Washko
- **A13** Atlas de biópsias hepáticas
  Jules L. Dienstag, Atul K. Bhan
- **A14** Atlas de síndromes de vasculite
  Carol A. Langford, Anthony S. Fauci
- **A15** Atlas de manifestações clínicas das doenças endócrinas e metabólicas
  J. Larry Jameson
- **A16** Atlas de neuroimagem
  Michael Regner, Andre D. Furtado, Luciano Villarinho, William P. Dillon

Capítulos suplementares

- **S1** Desequilíbrios hidreletrolíticos e distúrbios acidobásicos: exemplos de casos
  David B. Mount, Thomas D. DuBose, Jr.
- **S2** Distúrbios do líquido cerebrospinal: exemplos de casos
  Prashanth S. Ramachandran, Michael R. Wilson
- **S3** Bioterrorismo microbiano
  H. Clifford Lane, Anthony S. Fauci
- **S4** Terrorismo químico
  James A. Romano Jr., Jonathan Newmark
- **S5** Terrorismo radioativo
  Christine E. Hill-Kayser, Eli Glatstein*, Zelig A. Tochner
- **S6** Infecções em veteranos de guerra
  Andrew W. Artenstein
- **S7** Cuidados de saúde para veteranos militares
  Stephen C. Hunt, Lucile Burgo-Black, Charles W. Hoge
- **S8** Imunodeficiências primárias associadas a (ou secundárias a) outras doenças
  Alain Fischer
- **S9** Técnica de punção lombar
  Elizabeth Robbins, Stephen L. Hauser
- **S10** O laboratório clínico em cuidados de saúde modernos
  Anthony A. Killeen
- **S11** Diagnóstico laboratorial de doenças infecciosas
  Manfred Brigl, Alexander J. McAdam
- **S12** Diagnóstico laboratorial de infecções parasitárias
  Sharon L. Reed, Sanjay R. Mehta

*Falecido.

PARTE 6 Doenças do sistema cardiovascular

Seção 1 Introdução às doenças cardiovasculares

236 Abordagem ao paciente com possível doença cardiovascular
Joseph Loscalzo

MAGNITUDE DO PROBLEMA

As doenças cardiovasculares abrangem as enfermidades graves mais prevalentes nos países industrializados e representam um problema que tem crescido rapidamente nos países em desenvolvimento **(Cap. 238)**. As taxas de mortalidade por doença cardíaca coronariana (DCC) ajustadas para idade foram reduzidas em cerca de dois terços nas últimas quatro décadas nos Estados Unidos, o que reflete a identificação e redução de fatores de risco, assim como a melhora nos tratamentos e nas intervenções para controle de doença arterial coronariana (DAC), arritmias e insuficiência cardíaca. Apesar disso, as doenças cardiovasculares continuam sendo a causa mais comum de mortalidade, responsáveis por 35% de todos os óbitos, chegando a cerca de 800 mil casos letais a cada ano. Aproximadamente 25% dessas mortes são súbitas. Além disso, as doenças cardiovasculares têm alta prevalência, tendo sido diagnosticadas em quase metade da população adulta. A prevalência crescente de obesidade **(Cap. 402)**, diabetes melito tipo 2 **(Cap. 403)** e síndrome metabólica **(Cap. 408)**, que são fatores de risco importantes para aterosclerose, atualmente ameaça reverter o progresso que havia sido obtido com redução da taxa de mortalidade por doença coronariana ajustada para a idade.

Durante muitos anos, a doença cardiovascular foi considerada mais comum nos homens do que nas mulheres. De fato, a doença cardiovascular é a principal causa de morte entre mulheres e homens **(Cap. 398)**. Além disso, embora o número absoluto de mortes secundárias à doença cardiovascular tenha diminuído entre os homens nas últimas décadas, entre as mulheres esse número tem, na verdade, aumentado. A inflamação, a obesidade, o diabetes melito tipo 2 e a síndrome metabólica parecem ter um papel mais importante no desenvolvimento da aterosclerose coronariana nas mulheres do que nos homens. A DAC costuma estar mais associada à disfunção da microcirculação coronariana nas mulheres do que nos homens. O eletrocardiograma (ECG) de esforço tem menor acurácia diagnóstica na predição de obstrução epicárdica nas mulheres do que nos homens.

HISTÓRIA NATURAL

As doenças cardiovasculares com frequência se manifestam agudamente, como no indivíduo previamente assintomático que sofre infarto agudo do miocárdio **(Cap. 275)**, ou um paciente previamente assintomático com miocardiopatia hipertrófica **(Cap. 259)** ou com intervalo QT longo **(Cap. 252)** cuja primeira manifestação clínica é síncope, ou até mesmo a morte súbita. Entretanto, o médico experiente é capaz de reconhecer o paciente com risco de sofrer essas complicações muito antes da sua ocorrência e, em geral, tomar medidas para a sua prevenção. Por exemplo, um paciente com infarto agudo do miocárdio geralmente convive com fatores de risco para a aterosclerose há muitos anos. Se esses fatores de risco tivessem sido reconhecidos antes, sua eliminação ou redução poderia ter adiado ou prevenido o infarto. Do mesmo modo, um paciente portador de miocardiopatia hipertrófica pode ter apresentado sopro cardíaco há muitos anos, além de ter história familiar compatível com a doença. Esses achados poderiam levar ao exame ecocardiográfico e ao reconhecimento da condição patológica, com instituição do tratamento adequado muito antes da ocorrência de uma manifestação aguda grave.

Já os pacientes com doença valvar ou miocardiopatia dilatada idiopática podem apresentar uma evolução longa com dispneia gradualmente progressiva e outras manifestações de insuficiência cardíaca crônica pontuadas por episódios de deterioração aguda que surgem apenas tardiamente no curso da doença. É essencial conhecer a história natural das diversas cardiopatias de forma a aplicar as medidas diagnósticas e terapêuticas adequadas a cada estágio da doença, assim como informar ao paciente e à sua família o prognóstico provável.

SINTOMAS CARDÍACOS

Os sintomas produzidos por cardiopatias, na maioria das vezes, são decorrentes de isquemia miocárdica, alteração da contração e/ou do relaxamento do miocárdio, obstrução do fluxo sanguíneo ou anormalidades na frequência ou no ritmo cardíaco. A isquemia, causada por um desequilíbrio entre oferta e demanda de oxigênio pelo coração, manifesta-se com maior frequência na forma de dor torácica **(Cap. 14)**, enquanto a redução na capacidade de bombeamento do coração geralmente causa fadiga e aumento da pressão intravascular a montante do ventrículo insuficiente. Neste último caso, o resultado é acúmulo anormal de líquido com edema periférico **(Cap. 41)** ou congestão pulmonar e dispneia **(Cap. 37)**. A obstrução do fluxo sanguíneo, como ocorre na estenose valvar, pode causar sintomas que se assemelham aos da insuficiência miocárdica **(Cap. 257)**. As arritmias cardíacas com frequência surgem de forma súbita, e os sinais e sintomas resultantes – palpitação **(Cap. 43)**, dispneia, hipotensão e síncope **(Cap. 21)** – em geral ocorrem de forma abrupta, podendo desaparecer tão rapidamente quanto surgiram.

Embora dispneia, dor torácica, edema e síncope sejam manifestações importantes das cardiopatias, elas também podem ocorrer em outras situações. Assim, a dispneia pode ser observada em distúrbios tão diversos quanto doenças pulmonares, obesidade grave e ansiedade **(Cap. 37)**. De forma semelhante, a dor torácica pode ser produzida por diversas causas cardíacas e não cardíacas além da isquemia miocárdica **(Cap. 14)**. O edema, um sinal importante nos casos com insuficiência cardíaca não tratada ou inadequadamente tratada, também pode ocorrer nos casos com doença renal primária e na cirrose hepática **(Cap. 41)**. A síncope ocorre não apenas nas arritmias cardíacas graves, mas também em diversas doenças neurológicas **(Cap. 21)**. Com frequência, é possível determinar se esses sintomas são causados por alguma cardiopatia ou não após um exame clínico minucioso **(Cap. 239)**, complementado por exames não invasivos como ECG em repouso e durante exercício **(Cap. 240)**, ecocardiografia, radiografia e outros exames de imagem miocárdica **(Cap. 241)**.

As funções miocárdica ou coronariana que são adequadas em repouso podem ser insuficientes durante o exercício. Assim, a dispneia e/ou a dor torácica que surgem durante a atividade física são características dos pacientes com cardiopatia, enquanto o padrão inverso, ou seja, o desenvolvimento desses sintomas durante o repouso e sua remissão durante o esforço, raramente é observado nesses pacientes. Portanto, é importante questionar o paciente com cuidado acerca da relação desses sintomas com o esforço.

É possível que muitos pacientes com doença cardiovascular sejam assintomáticos, tanto em repouso quanto durante esforço, mas esses pacientes podem se apresentar com algum achado anormal ao exame físico, como sopro cardíaco, elevação da pressão arterial ou alteração no ECG ou em exames de imagem. É importante avaliar o risco global de DAC em indivíduos assintomáticos usando uma combinação de sinais clínicos e exames subsidiários, incluindo a avaliação do colesterol total e suas frações, além de outros marcadores biológicos, como a proteína C-reativa, em alguns pacientes. Considerando que a primeira manifestação clínica de DAC pode ser catastrófica – morte súbita cardíaca, infarto agudo do miocárdio ou acidente vascular cerebral (AVC) em indivíduos previamente assintomáticos –, é fundamental que se identifique aqueles que estão sob risco elevado para esses eventos, de forma que se possa proceder a exames mais aprofundados e instituir medidas preventivas.

DIAGNÓSTICO

Segundo as diretrizes da New York Heart Association (NYHA), para um diagnóstico cardíaco completo, os seguintes elementos devem ser sistematicamente considerados:

1. *A etiologia subjacente.* A doença é de origem congênita, hipertensiva, isquêmica ou inflamatória?
2. *As alterações anatômicas.* Quais câmaras estão envolvidas? Elas estão hipertrofiadas e/ou dilatadas? Quais valvas estão afetadas? Elas estão insuficientes e/ou estenóticas? Há comprometimento do pericárdio? Houve infarto agudo do miocárdio?

TABELA 236-1 ■ Classificação funcional da New York Heart Association

Classe I	Classe III
Nenhuma limitação às atividades físicas	Limitação acentuada às atividades físicas
Nenhum sintoma com os esforços habituais	Atividades menores do que as habituais causam sintomas
	Assintomático em repouso
Classe II	**Classe IV**
Limitação leve às atividades físicas	Incapacidade de realizar qualquer atividade física sem apresentar dor
As atividades habituais causam sintomas	Sintomas mesmo em repouso

Fonte: Dados de The Criteria Committee of the New York Heart Association.

3. *As alterações fisiológicas.* Existe arritmia? Há evidências de insuficiência cardíaca congestiva ou de isquemia miocárdica?
4. *A incapacidade funcional.* Qual é o grau de atividade física necessário para desencadear sintomas? A classificação produzida pela NYHA é útil para a descrição da incapacidade funcional (Tab. 236-1).

Um exemplo pode ser útil para ilustrar a importância do estabelecimento de um diagnóstico completo. Em um paciente que apresenta dor torácica aos esforços, a identificação de isquemia miocárdica como etiologia tem importância clínica fundamental. Entretanto, o simples reconhecimento da isquemia não é suficiente para se definir a estratégia terapêutica ou o prognóstico, sendo necessário identificar as alterações anatômicas subjacentes responsáveis pela isquemia miocárdica, como aterosclerose coronariana ou estenose aórtica, e também analisar a possível contribuição de outras alterações fisiológicas que potencialmente provocam desequilíbrio entre oferta e demanda miocárdica de oxigênio, como anemia grave, tireotoxicose ou taquicardia supraventricular. Por fim, a gravidade da disfunção deve orientar a extensão e o caráter urgente ou não da investigação diagnóstica e influenciar decisivamente na escolha da estratégia terapêutica.

A definição de um diagnóstico cardíaco correto e completo geralmente começa com a anamnese e o exame físico (Cap. 239). De fato, o exame clínico permanece sendo a base para o diagnóstico de uma ampla variedade de enfermidades. O exame clínico pode ser complementado por cinco tipos de exames laboratoriais: (1) ECG (Cap. 240), (2) exames de imagem não invasivos (radiografia de tórax, ecocardiografia, cintilografia, tomografia computadorizada, tomografia por emissão de pósitrons e ressonância magnética) (Cap. 241), (3) exames sanguíneos para avaliar o risco (p. ex., perfil lipídico, proteína C-reativa) ou função cardíaca (p. ex., peptídeo natriurético cerebral (BNP, de *brain natriuretic peptide*) [Cap. 257]), (4) em alguns casos, exames invasivos especializados (i.e., cateterismo cardíaco e arteriografia coronariana [Cap. 242]), e (5) testes genéticos para identificação de doenças cardíacas monogênicas (p. ex., miocardiopatia hipertrófica [Cap. 259], síndrome de Marfan [Cap. 413] e anormalidades nos canais iônicos cardíacos que levam ao prolongamento do intervalo QT com aumento do risco de morte súbita [Cap. 246]). Esses exames genéticos estão se tornando mais acessíveis.

HISTÓRIA FAMILIAR
Ao se fazer a anamnese de um paciente com doença cardiovascular conhecida ou suspeita, deve-se dar atenção especial à história familiar. A ocorrência familiar é comum em muitas formas de cardiopatia. A transmissão mendeliana de defeitos monogênicos pode ocorrer, como na miocardiopatia hipertrófica (Cap. 259), na síndrome de Marfan (Cap. 413) e na morte súbita associada à síndrome do QT longo (Cap. 252). A doença coronariana prematura e a hipertensão essencial, o diabetes melito tipo 2 e a hiperlipidemia (os fatores de risco mais importantes para DAC) geralmente são distúrbios poligênicos. Embora nesses casos a transmissão familiar possa ser menos evidente do que nas enfermidades monogênicas, a história familiar também pode ser útil na avaliação do risco e do prognóstico em doenças poligênicas. A incidência mais alta de doenças cardiovasculares em determinadas famílias pode ocorrer não apenas em função de fatores genéticos, mas relacionada com padrões alimentares ou comportamentais familiares, como ingestão excessiva de sal ou de calorias e tabagismo.

AVALIAÇÃO DO COMPROMETIMENTO FUNCIONAL
Quando se pretende determinar a gravidade do comprometimento funcional em um paciente com cardiopatia, é aconselhável verificar com que frequência e intensidade esse paciente praticava atividades físicas antes do início dos sintomas. Assim, não é suficiente estabelecer que o paciente se queixa de dispneia. A falta de ar que surge após o paciente ter subido rapidamente dois longos lances de escada denota comprometimento funcional muito menos intenso que o aparecimento dos mesmos sintomas após alguns passos em um terreno plano. Além disso, o grau de atividade física usual no trabalho e em atividades de lazer deve ser considerado. A ocorrência de dispneia em um maratonista com bom condicionamento físico após subir dois lances de escada é muito mais significativa que o aparecimento desse sintoma em uma pessoa previamente sedentária após subir um lance de escada. Na história clínica, devem-se obter informações detalhadas sobre o esquema terapêutico do paciente. Por exemplo, a persistência ou o aparecimento de edema, dispneia e outras manifestações de insuficiência cardíaca em um paciente que esteja tomando doses adequadas de diuréticos e outras terapias para insuficiência cardíaca (Cap. 257) é muito mais grave que as mesmas manifestações em um paciente sem tratamento. De forma semelhante, a ocorrência de angina de peito independentemente de tratamento com doses ideais de múltiplos agentes antianginosos (Cap. 273) é mais grave do que em um paciente sem tratamento. Para tentar determinar a evolução dos sintomas e, dessa forma, a gravidade da doença subjacente, pode ser útil investigar se havia alguma tarefa específica que o paciente era capaz de executar há 6 meses ou 1 ano e que no momento não é mais capaz de executar.

ELETROCARDIOGRAMA
(Ver também Cap. 240) Embora o ECG deva ser realizado nos pacientes com suspeita ou diagnóstico de cardiopatia, com exceção da identificação de arritmias, alterações da condução, hipertrofia ventricular e infarto agudo do miocárdio, esse exame não costuma estabelecer um diagnóstico específico. O espectro de achados eletrocardiográficos normais é amplo, e o traçado pode ser significativamente afetado por diversos fatores não cardíacos, como idade, biotipo e concentração sérica de eletrólitos. Em geral, as alterações eletrocardiográficas devem ser interpretadas à luz das outras alterações cardiovasculares encontradas.

AVALIAÇÃO DO PACIENTE COM SOPRO CARDÍACO
(Fig. 236-1) A causa de um sopro cardíaco com frequência pode ser elucidada imediatamente por meio da avaliação sistemática de suas características principais, como momento do ciclo cardíaco em que ocorre, duração, intensidade, qualidade, frequência, configuração, localização e irradiação, interpretadas considerando a anamnese, o exame físico geral e outras características do exame cardíaco, como descrito no Capítulo 239.

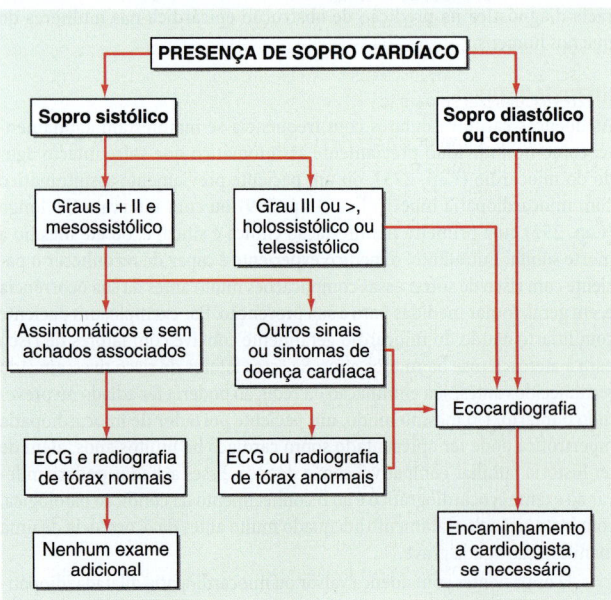

FIGURA 236-1 Abordagem ao paciente com sopro cardíaco. ECG, eletrocardiograma. *(Reproduzida, com autorização, de E Braunwald, L Goldman [eds]. Primary Cardiology, 2nd ed, Philadelphia, Saunders, 2003.)*

A maioria dos sopros cardíacos é mesossistólica e suave (graus I a II/VI). Quando um sopro desses é auscultado em uma criança ou um adulto jovem assintomático *sem* outras evidências de cardiopatia no exame físico, ele costuma ser benigno e a ecocardiografia em geral não é necessária. Por outro lado, indica-se ECG bidimensional e com Doppler **(Cap. 241)** nos pacientes com sopro sistólico intenso (graus ≥ III/VI), especialmente aqueles holo ou telessistólicos e na maioria dos pacientes com sopro diastólico ou contínuo.

ARMADILHAS NA MEDICINA CARDIOVASCULAR

A crescente subespecialização na medicina interna e o aprimoramento de técnicas diagnósticas avançadas em cardiologia podem levar a várias consequências indesejáveis. Exemplos incluem os seguintes:

1. O não reconhecimento por parte de médicos *não cardiologistas* de manifestações cardíacas importantes de doenças sistêmicas. Por exemplo, a presença de estenose mitral, forame oval patente e/ou arritmias atriais transitórias deve ser considerada em paciente com AVC, assim como a presença de hipertensão pulmonar e *cor pulmonale* deve ser considerada em paciente com esclerodermia ou síndrome de Raynaud. O exame cardiovascular deve ser realizado para identificar e estimar a gravidade do comprometimento cardiovascular que acompanha muitos distúrbios não cardíacos.

2. O não reconhecimento por *cardiologistas* de distúrbios sistêmicos subjacentes nos pacientes com doenças cardíacas. Por exemplo, a possibilidade de hipertireoidismo deve ser considerada nos pacientes idosos com fibrilação atrial e insuficiência cardíaca inexplicada e deve-se investigar a possibilidade de doença de Lyme nos pacientes com bloqueio atrioventricular intermitente. Uma anormalidade cardiovascular pode fornecer a pista-chave para o reconhecimento de algum distúrbio sistêmico. Por exemplo, um derrame pericárdico inexplicado pode ser um indício precoce de tuberculose ou de neoplasia.

3. A dependência e o uso excessivo de exames laboratoriais, em particular de exames invasivos, para avaliação do sistema cardiovascular. O cateterismo cardíaco e a arteriografia coronariana **(Cap. 242)** fornecem informações diagnósticas precisas que podem ser cruciais para o desenvolvimento de um plano terapêutico nos pacientes com diagnóstico ou suspeita de DAC. Ainda que se tenha dado muita atenção a esses exames, é importante reconhecer que eles são *complementares* e não *substituem* o exame cuidadoso com técnicas clínicas e não invasivas. Uma arteriografia coronariana não deve ser realizada sem que antes tenha sido obtida uma história meticulosa nos pacientes com dor torácica e suspeita de cardiopatia isquêmica. Embora a arteriografia coronariana possa determinar se as coronárias estão obstruídas e em que extensão, os resultados do procedimento com frequência não respondem definitivamente se a queixa de dor torácica do paciente pode ser atribuída à aterosclerose coronariana ou não e se há indicação de revascularização ou não.

Apesar do seu valor em certas circunstâncias, os exames invasivos impõem alguns pequenos riscos ao paciente, envolvem desconforto e custos substanciais e sobrecarregam as instituições clínicas. Portanto, eles devem ser realizados apenas quando se antecipa que os resultados podem modificar o tratamento do paciente.

PREVENÇÃO E TRATAMENTO DA DOENÇA

A prevenção da doença cardíaca, especialmente da DAC, é uma das tarefas mais importantes dos profissionais de saúde da atenção primária, assim como dos cardiologistas. A prevenção inicia com a avaliação do risco, seguido por atenção ao estilo de vida, com discussão sobre as metas de chegar ao peso ideal, fazer exercícios físicos, abandonar o tabagismo, além de controlar de forma agressiva todos os fatores de risco anormais, como hipertensão arterial, hiperlipidemia e diabetes melito **(Cap. 403)**.

Após ter sido estabelecido o diagnóstico completo nos pacientes com cardiopatia conhecida, em geral há várias opções terapêuticas disponíveis. Podem-se usar vários exemplos para demonstrar alguns dos princípios da terapêutica cardiovascular:

1. Se não houver evidências de cardiopatia, o paciente deve ser informado sobre essa avaliação e de que *não* é necessário que retorne periodicamente com o objetivo de repetir os exames. Se não houver evidências de doença, a atenção contínua poderá levar o paciente a desenvolver uma preocupação indevida acerca da possibilidade de doença cardíaca.

2. Se não houver evidências de doença cardiovascular, mas o paciente tiver um ou mais fatores de risco para o desenvolvimento de cardiopatia isquêmica **(Cap. 273)**, deve-se definir um plano para sua redução e o paciente deve ser reexaminado periodicamente para avaliar a adesão e a eficácia da redução do risco.

3. Os pacientes assintomáticos ou levemente sintomáticos com valvopatia anatomicamente grave devem ser avaliados periodicamente, a cada 6 a 12 meses, por meio de exames clínicos e não invasivos. Sinais precoces de deterioração da função ventricular podem significar a necessidade de tratamento cirúrgico antes do aparecimento de sintomas incapacitantes, de lesão miocárdica irreversível e que o risco cirúrgico torne-se excessivo **(Cap. 261)**.

4. Nos pacientes com DAC **(Cap. 273)**, as diretrizes clínicas disponíveis devem ser consideradas antes de se decidir sobre a forma de tratamento (clínico, intervenção coronariana percutânea ou revascularização cirúrgica). É possível que a revascularização mecânica esteja sendo empregada com frequência excessiva nos Estados Unidos e abaixo do ideal na Europa Oriental e nas nações em desenvolvimento. A simples presença de angina de peito e/ou a demonstração de obstrução crítica de artéria coronária na angiografia não deveriam incitar reflexivamente a decisão de tratar o paciente por meio de revascularização. Ao contrário, essas intervenções devem ser limitadas aos pacientes com DAC cuja angina não responda adequadamente ao tratamento clínico ou para aqueles casos nos quais já se tenha demonstrado que a revascularização é capaz de melhorar a história natural (p. ex., síndrome coronariana aguda ou DAC com comprometimento de múltiplos vasos e disfunção ventricular esquerda).

LEITURA ADICIONAL

Benjamin EJ et al: Heart disease and stroke statistics – 2019 update: A report from the American Heart Association. Circulation 139:e56, 2019.

237 Biologia básica do sistema cardiovascular
Joseph Loscalzo, John F. Keaney Jr., Calum A. MacRae

DESENVOLVIMENTO EMBRIONÁRIO DO SISTEMA CARDIOVASCULAR

O coração se forma mais cedo durante a embriogênese **(Fig. 237-1)**, circulando sangue, nutrientes, sinais moleculares e oxigênio para os outros órgãos em desenvolvimento enquanto continua a crescer e sofrer alterações morfogenéticas complexas. Os primeiros progenitores cardíacos surgem com campos em formato de crescente no mesoderma esplâncnico lateral sob a influência de múltiplos sinais e migram para a linha média para formar o tubo cardíaco linear: uma única camada de endocárdio e uma única camada de cardiomiócitos precursores.

O tubo cardíaco linear sofre especificação das câmaras e arqueamento assimétrico de forma coordenada com o crescimento linear e concêntrico de diversas regiões do tubo cardíaco para a formação dos futuros átrios e ventrículos. As células continuam a migrar para o coração em ambas as extremidades dos campos cardíacos secundários no mesoderma faríngeo à medida que o arqueamento e o crescimento ocorrem. Essas células exibem expressão genética distinta (p. ex., ilhota-1) e fisiologia distinta (p. ex., manejo do cálcio), contribuindo para áreas específicas do coração adulto, incluindo o átrio direito e o ventrículo direito. As diferentes origens embrionárias das células dos ventrículos direito e esquerdo ajudam a explicar por que algumas formas de cardiopatias congênitas e de adultos afetam regiões específicas do coração.

Após o arqueamento e a formação das câmaras, ocorre uma sequência de eventos morfogenéticos que dividem os lados direito e esquerdo do coração, separam os átrios dos ventrículos e formam a aorta e a artéria

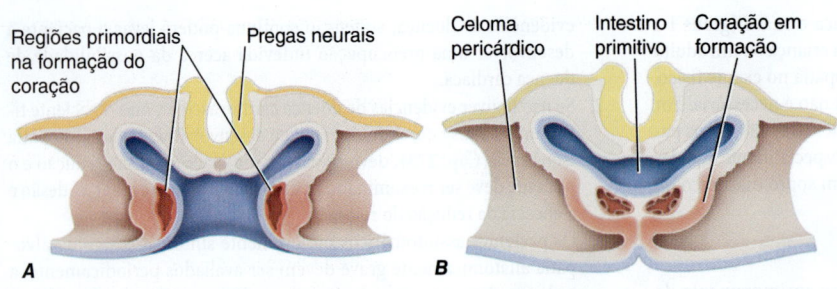
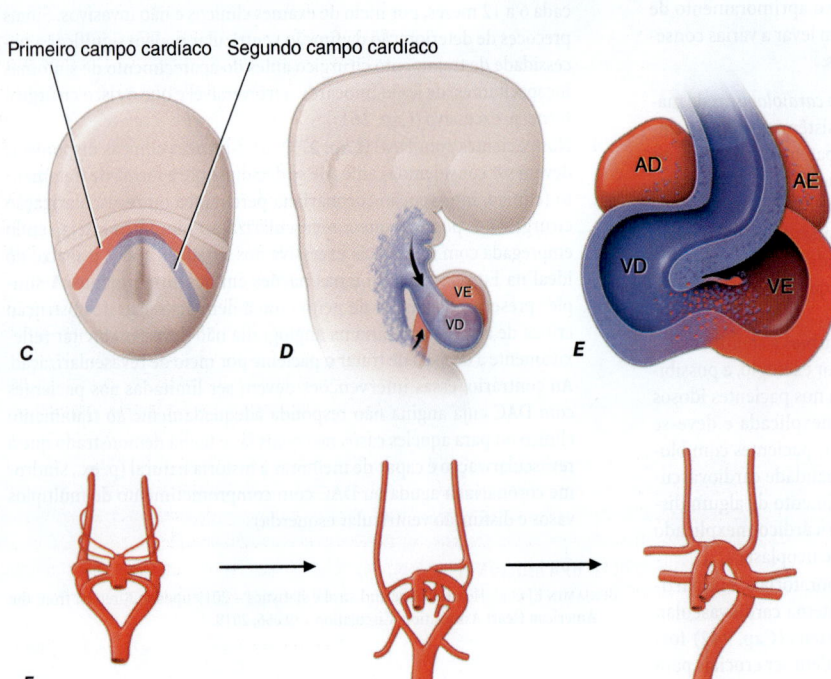

FIGURA 237-1 **A.** Apresentação esquemática de uma secção transversa de um embrião mostrando as regiões bilaterais onde se formam os primeiros tubos. **B.** Os tubos cardíacos bilaterais subsequentemente migram para a linha média e se fundem para formar o tubo cardíaco linear. **C.** No estágio de crescente cardíaco inicial do desenvolvimento embrionário, os precursores cardíacos incluem um campo cardíaco primário destinado a formar o tubo cardíaco linear e um segundo campo cardíaco destinado a adicionar miocárdio aos polos de entrada e saída do coração. **D.** As células do segundo campo cardíaco povoam a região faríngea antes de migrar subsequentemente para o coração em maturação. **E.** Grandes porções do ventrículo direito e da via de saída e algumas células dentro dos átrios derivam do segundo campo cardíaco. **F.** As artérias do arco aórtico se formam como conjuntos simétricos de vasos que se remodelam sob a influência da crista neural para formar a vasculatura madura assimétrica. AD, átrio direito; AE, átrio esquerdo; VD, ventrículo direito; VE, ventrículo esquerdo.

congênitas envolvendo o remodelamento anormal das artérias do arco aórtico foram observadas na deficiência materna dessas vitaminas. As origens embrionárias compartilhadas de diferentes tipos de células cardiovasculares levam a associações sindrômicas entre várias doenças cardíacas congênitas e uma variedade de anormalidades extracardíacas.

A formação da artéria coronária requer a adição de outra população de células ao coração embrionário. Células do epicárdio surgem no órgão pró-epicárdico, um derivado do septo transverso, que também contribui para a formação do segmento fibroso do diafragma e do fígado. As células do pró-epicárdio contribuem com células musculares lisas para as artérias coronárias e são necessárias para que haja modelagem coronária apropriada. Outros tipos de células dentro do coração (p. ex., fibroblastos) também podem se originar do pró-epicárdio.

O sistema de condução cardíaca, que gera e propaga os impulsos elétricos, diferencia-se a partir dos precursores dos cardiomiócitos. O sistema de condução é formado por componentes de condução lenta (proximais), como os nós sinoatrial (SA) e atrioventricular (AV), e de condução rápida (distais), incluindo o feixe de His, os ramos direito e esquerdo e as fibras de Purkinje. Precursores dentro do seio venoso dão origem ao nó SA, enquanto aqueles dentro do canal AV sofrem maturação, transformando-se nos tipos celulares heterogêneos que compõem o nó AV. A chamada condução decremental pelo nó AV retarda os impulsos elétricos entre átrios e ventrículos, enquanto o sistema de condução distal propaga rapidamente o impulso pelos ventrículos. Cada compartimento dentro do sistema de condução expressa proteínas distintas de junção lacunar e canais iônicos que caracterizam as diferentes propriedades elétricas e destinos celulares. Os defeitos do desenvolvimento no sistema de condução podem levar a distúrbios eletrofisiológicos clínicos, como bloqueio cardíaco congênito ou pré-excitação (síndrome de Wolff-Parkinson-White) **(Cap. 246)**.

ORIGEM DAS CÉLULAS VASCULARES

As células de músculo liso têm origem variada. Algumas células musculares lisas de artérias da parte superior do corpo derivam da crista neural, enquanto as artérias da parte inferior desenvolvem células musculares lisas a partir de estruturas mesodérmicas vizinhas. Células progenitoras endoteliais derivadas da medula óssea podem ajudar a reparar artérias danificadas ou envelhecidas. Com esta última, a clonalidade da medula óssea, cada vez mais prevalente no envelhecimento, pode conferir clonalidade significativa nas populações de células endoteliais. As células-tronco vasculares residentes na parede dos vasos podem originar células musculares lisas nas artérias danificadas ou ateromatosas **(Caps. 96 e 484)**.

OS VASOS SANGUÍNEOS

ULTRAESTRUTURA VASCULAR

Os vasos sanguíneos participam da função fisiológica bem como na biologia das doenças em praticamente todos os sistemas de órgãos. Os menores vasos sanguíneos – os capilares – são formados por uma camada única de células endoteliais em uma membrana basal, adjacentes a uma camada descontínua de células semelhantes ao músculo liso, as quais são conhecidas como *pericitos* **(Fig. 237-2A)**. As artérias normalmente têm uma estrutura trilaminar **(Fig. 237-2B-E)**. A *íntima* é formada por uma monocamada de células endoteliais em continuidade com aquelas dos capilares.

pulmonar a partir do tronco arterial. As valvas cardíacas formam-se entre os átrios e os ventrículos e entre os ventrículos e as vias de saída. No início do desenvolvimento, as células miocárdicas secretam uma matriz extracelular rica em ácido hialurônico, ou "geleia cardíaca", que se acumula dentro dos coxins endocárdicos, precursores das valvas cardíacas. Sinais de células miocárdicas sobrejacentes desencadeiam migração, invasão e alterações fenotípicas nas células endocárdicas subjacentes, que sofrem uma transformação epiteliomesenquimal para invadir e povoar a matriz do coxim endocárdico com células. As células mesenquimais, então, proliferam-se para formar folhetos valvares maduros.

Os grandes vasos formam-se como uma série de artérias a partir do arco aórtico, bilateralmente simétricas, que sofrem remodelamento assimétrico para definir uma vasculatura central madura. As células da crista neural em migração a partir do tubo neural dorsal orquestram esse processo e são necessárias para o remodelamento do arco aórtico e septação do tronco arterial. As células de músculo liso dentro da túnica média do arco aórtico, do ducto arterioso e das artérias carótidas são todas derivadas da crista neural. Em contrapartida, as células musculares lisas no interior da aorta descendente se originam na placa lateral do mesoderma, e a musculatura lisa do trato de saída proximal surge do segundo campo cardíaco. As células da crista neural são sensíveis à vitamina A e ao ácido fólico, e cardiopatias

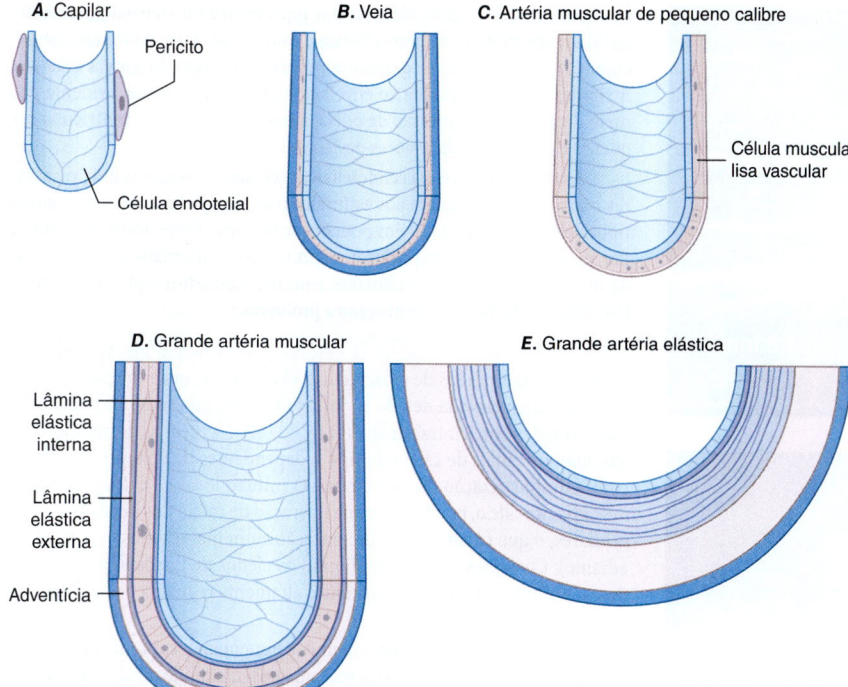

FIGURA 237-2 Esquema mostrando a estrutura dos diversos tipos de vasos sanguíneos. **A.** Os capilares consistem em um tubo endotelial em contato com uma população descontinuada de pericitos. **B.** As veias geralmente têm camadas médias finas e adventícias mais grossas. **C.** Uma pequena artéria muscular apresenta uma túnica média proeminente. **D.** As artérias musculares maiores têm uma camada média proeminente com células de músculo liso envoltas em uma complexa matriz extracelular. **E.** As grandes artérias elásticas têm camadas cilíndricas de tecido elástico alternadas com anéis concêntricos de células de músculo liso bem como os *vasa vasorum* que facilitam o suprimento sanguíneo tecidual.

A camada do meio, ou *túnica média*, é formada por células musculares lisas; nas veias, essa túnica média pode conter apenas algumas fileiras de células musculares lisas **(Fig. 237-2B)**. A camada externa, ou *adventícia*, é formada por matriz extracelular com fibroblastos, mastócitos e terminações nervosas. Artérias maiores requerem nutrição da túnica média que é realizada por meio de sua própria vasculatura, *vasa vasorum* **(Fig. 237-2E)**.

As arteríolas são pequenas artérias musculares **(Fig. 237-2C)** que regulam a pressão arterial e o fluxo através dos leitos arteriais. As artérias musculares de tamanho médio também contêm camadas proeminentes de músculo liso **(Fig. 237-2D)** que participam na aterosclerose. Artérias elásticas maiores possuem uma túnica média altamente estruturada com faixas concêntricas de células musculares lisas, intercaladas com extratos de matriz extracelular rica em elastina **(Fig. 237-2E)**. As artérias maiores formam uma lâmina elástica interna entre a íntima e a média, enquanto uma lâmina elástica externa separa a média da adventícia circunjacente.

BIOLOGIA DA CÉLULA VASCULAR

Célula endotelial O endotélio forma a interface entre os tecidos e o compartimento sanguíneo, regulando a passagem de moléculas e células. Essa função das células endoteliais de servir como uma barreira seletivamente permeável está ausente nas doenças vasculares, incluindo aterosclerose, hipertensão e doença renal, bem como no edema pulmonar, na sepse e em outras situações que exibem "vazamento capilar".

O endotélio também participa na regulação local do tônus vascular e do fluxo sanguíneo. Substâncias endógenas derivadas do endotélio, como prostaciclinas, fator hiperpolarizante derivado do endotélio, óxido nítrico (NO) e peróxido de hidrogênio (H_2O_2), produzem estimulação tônica das propriedades homeostáticas endoteliais sob condições fisiológicas *in vivo* **(Tab. 237-1)**. O comprometimento da produção ou o catabolismo excessivo dessas substâncias pode mediar propriedades disfuncionais do endotélio. Uma influência homeostática importante no endotélio é o fluxo sanguíneo laminar, e a medida da dilatação mediada pelo fluxo pode avaliar a função vasodilatadora endotelial em humanos **(Fig. 237-3)**. As células endoteliais também produzem substâncias vasoconstritoras potentes, como a endotelina. Em condições patológicas (p. ex., exposição excessiva à angiotensina II), a produção em excesso de espécies reativas do oxigênio, como o ânion superóxido (O_2^-), pelas células endoteliais ou pelas células musculares lisas, pode produzir estresse oxidativo local com inativação do NO.

As células endoteliais também regulam o trânsito de leucócitos pelos tecidos. O endotélio normal apresenta interação limitada com os leucócitos circulantes, mas produtos bacterianos como endotoxinas ou citocinas pró-inflamatórias podem induzir as células endoteliais a expressar diversas moléculas de adesão que se ligam seletivamente a várias classes de leucócitos em diferentes condições patológicas. As moléculas de adesão e as quimiocinas geradas durante infecção bacteriana aguda tendem a recrutar granulócitos, enquanto em doenças inflamatórias crônicas como a tuberculose ou a aterosclerose, as moléculas de adesão favorecem o recrutamento de monócitos. A lesão de células endoteliais participa da fisiopatologia de diversas doenças imunomediadas. Por exemplo, a lise de células endoteliais mediada pelo complemento contribui para a lesão tecidual. A presença de antígenos do complexo de histocompatibilidade externos nas células endoteliais em aloenxertos de órgãos sólidos pode promover arteriopatia do aloenxerto, enquanto a lesão endotelial imunomediada também tem um papel na púrpura trombocitopênica trombótica ou na síndrome hemolítico-urêmica.

O endotélio também regula o equilíbrio entre trombose e hemostasia por meio de um conjunto altamente afinado de vias regulatórias. Por exemplo, as citocinas inflamatórias, a endotoxina bacteriana ou a angiotensina II podem ativar as células endoteliais para produzir quantidades substanciais de inibidor do ativador do plasminogênio tipo 1 (PAI-1, de *plasminogen activator inhibitor 1*), o principal inibidor da fibrinólise. Os estímulos inflamatórios também induzem a expressão do potente fator pró-coagulante tecidual, um contribuidor para a coagulação intravascular disseminada na sepse. Assim, em condições patológicas, a disfunção endotelial tende a promover o acúmulo local de trombo em vez de combatê-lo.

As células endoteliais regulam o crescimento de células musculares lisas subjacentes por meio da elaboração do glicosaminoglicano sulfato de heparana que inibe a proliferação do músculo liso. Diante de uma lesão vascular, fatores de crescimento derivados do endotélio e quimioatraentes (p. ex., fator de crescimento derivado das plaquetas) induzem a migração e a proliferação de células de músculo liso vascular. A desregulação dessas moléculas estimuladoras do crescimento pode promover o acúmulo de músculo liso nas lesões ateroscleróticas.

Célula muscular lisa vascular A contração e o relaxamento das células musculares lisas vasculares nas artérias musculares determinam a pressão arterial, o fluxo regional e a pós-carga experimentada pelo ventrículo esquerdo (ver adiante). O tônus venoso regula a capacitância da árvore venosa

TABELA 237-1 ■ Funções endoteliais na saúde e na doença

Propriedades homeostáticas	Propriedades disfuncionais
Equilíbrio otimizado entre vasodilatação e vasoconstrição	Dilatação prejudicada, vasoconstrição
Antitrombótica, pró-fibrinolítica	Pró-trombótica, antifibrinolítica
Anti-inflamatória	Pró-inflamatória
Antiproliferativa	Pró-proliferativa
Antioxidante	Pró-oxidante
Permeabilidade seletiva	Função de barreira prejudicada

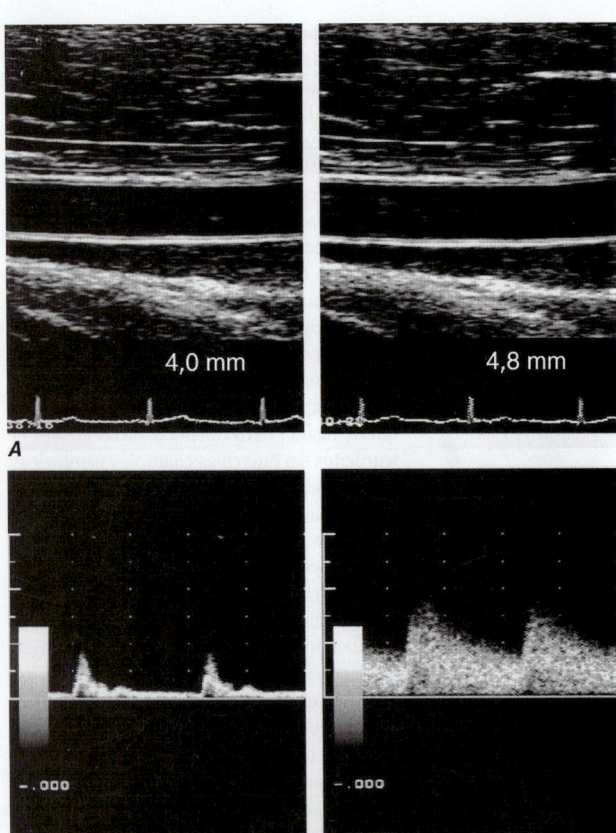
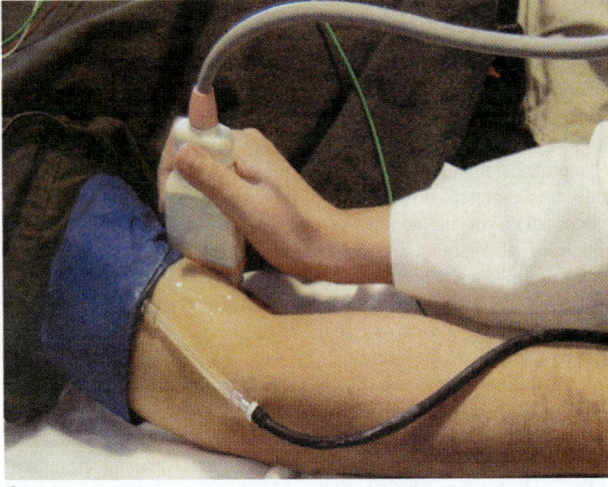

FIGURA 237-3 Avaliação *in vivo* da função endotelial usando um manguito de pressão para obstrução seguida de liberação. Durante o esvaziamento do manguito, uma sonda de ultrassonografia monitora a alteração no diâmetro (**A**) e no fluxo sanguíneo (**B**) da artéria braquial (**C**). *(Cortesia de Joseph A. Vita, MD.)*

e, assim, influencia a pré-carga ventricular. As células de músculo liso nos vasos adultos raramente se replicam na ausência de lesão arterial ou ativação inflamatória, mas a proliferação e migração de células de músculo liso arterial contribuem para estenose arterial na aterosclerose, para remodelamento arteriolar na hipertensão e para a resposta hiperplásica das artérias à lesão. Na circulação pulmonar, a migração e a proliferação da musculatura lisa fundamentam a doença vascular que ocorre em estados sustentados de alto fluxo, como nos *shunts* esquerda-direita nas cardiopatias congênitas.

As células musculares lisas secretam grande parte da matriz extracelular vascular. A produção excessiva de colágeno e de glicosaminoglicanos contribui para o remodelamento e para as alterações na fisiologia e na biomecânica das artérias afetadas por hipertensão ou aterosclerose. A capacidade das grandes artérias elásticas, como a aorta, de acumular energia cinética durante a sístole garante a perfusão tecidual durante a diástole. A rigidez arterial associada ao envelhecimento ou a doenças, evidente por meio do aumento da pressão de pulso, aumenta a pós-carga ventricular esquerda e está associada a piores desfechos.

Assim como as células endoteliais, as células musculares lisas vasculares não apenas respondem aos estímulos parácrinos elaborados por outros tipos celulares, como também podem servir como fonte desses estímulos. Por exemplo, quando expostas a estímulos pró-inflamatórios, as células de músculo liso produzem citocinas e outros mediadores que estimulam a trombose e a fibrinólise, bem como a proliferação.

Contração da célula muscular lisa vascular
O principal mecanismo para a contração das células de músculo liso vascular é a concentração de cálcio citoplasmático elevada devido ao influxo transmembrana e à liberação de cálcio dos depósitos intracelulares **(Fig. 237-4)**. Nas células de músculo liso vascular, os canais de cálcio do tipo L dependentes de voltagem se abrem com a despolarização da membrana. O influxo local de cálcio, chamado *descargas de cálcio*, pode deflagrar a liberação de cálcio dos depósitos intracelulares, o que resulta em mais contração e um maior tônus vascular (ver adiante). Correntes opostas equilibram os efeitos de fluxos iônicos individuais, promovendo homeostase, que é altamente regulada por influências neurais e metabólicas.

Agonistas vasoconstritores também aumentam a concentração de cálcio intracelular [Ca^{2+}] por vários mecanismos, incluindo ativação do receptor dependente da fosfolipase C com hidrólise do fosfatidilinositol-4,5-difosfato que resulta na geração de diacilglicerol (DAG) e inositol-1,4,5-trifosfato (IP_3). Esses derivados lipídicos da membrana, por sua vez, ativam a proteína-cinase C e aumentam a concentração de cálcio intracelular. Além disso, o IP_3 liga receptores específicos do retículo sarcoplasmático (RS) para aumentar o efluxo de cálcio a partir desse reservatório para o citoplasma.

A contração das células do músculo liso vascular depende da fosforilação da miosina de cadeia leve, que reflete o equilíbrio entre as ações das cinases e fosfatases relevantes. O cálcio ativa a cinase da miosina de cadeia leve por meio da calmodulina, aumentando a atividade da ATPase da miosina e melhorando a contração. A fosfatase da miosina de cadeia leve, por outro lado, reduz a atividade da ATPase da miosina e a força contrátil. Outras combinações de cinase/fosforilase resultam em uma rede regulatória complexa que refina o tônus vascular e o adapta às necessidades fisiológicas.

Controle do tônus da célula muscular lisa vascular
O sistema nervoso autônomo e as células endoteliais modulam as células musculares lisas vasculares por meio de vias convergentes similares. Neurônios autonômicos penetram na camada média dos vasos sanguíneos e modulam o tônus da célula muscular lisa em resposta aos barorreceptores e quimiorreceptores dentro do arco aórtico ou corpos carotídeos e em resposta aos termorreceptores localizados na pele. Arcos reflexos de ação rápida modulados por estímulos centrais respondem a múltiplos estímulos sensitivos e a estímulos emocionais por meio de três classes neuronais: *simpática*, cujos principais neurotransmissores são epinefrina e norepinefrina; *parassimpática*, cujo principal neurotransmissor é a acetilcolina; e *não adrenérgica/não colinérgica*, que inclui dois subgrupos – nitrérgico, cujo principal neurotransmissor é o NO, e peptidérgico, cujos principais neurotransmissores são a substância P, o peptídeo intestinal vasoativo e o peptídeo relacionado com o gene da calcitonina, assim como um não peptídeo, o trifosfato de adenosina (ATP, de *adenosine triphosphate*).

Cada um desses neurotransmissores atua por meio de receptores específicos localizados na célula muscular lisa vascular modulando o Ca^{2+} intracelular e, consequentemente, o tônus contrátil. A norepinefrina ativa os receptores α-adrenérgicos, e a epinefrina ativa os receptores α e β. Na maioria dos vasos sanguíneos, a norepinefrina ativa os receptores $α_1$ pós-juncionais nas grandes artérias, e os receptores $α_2$ nas pequenas artérias e nas arteríolas, levando à vasoconstrição. A maioria dos vasos sanguíneos expressa receptores $β_2$-adrenérgicos nas células musculares lisas vasculares e respondem aos β-agonistas com relaxamento dependente do monofosfato de adenosina cíclico (AMPc, de *cyclic adenosine monophosphate*). A acetilcolina liberada dos neurônios parassimpáticos pode ligar-se aos receptores muscarínicos nas células musculares lisas vasculares produzindo vasoconstrição, ou às células endoteliais causando relaxamento do vaso dependente do NO. Os neurônios nitrérgicos liberam NO,

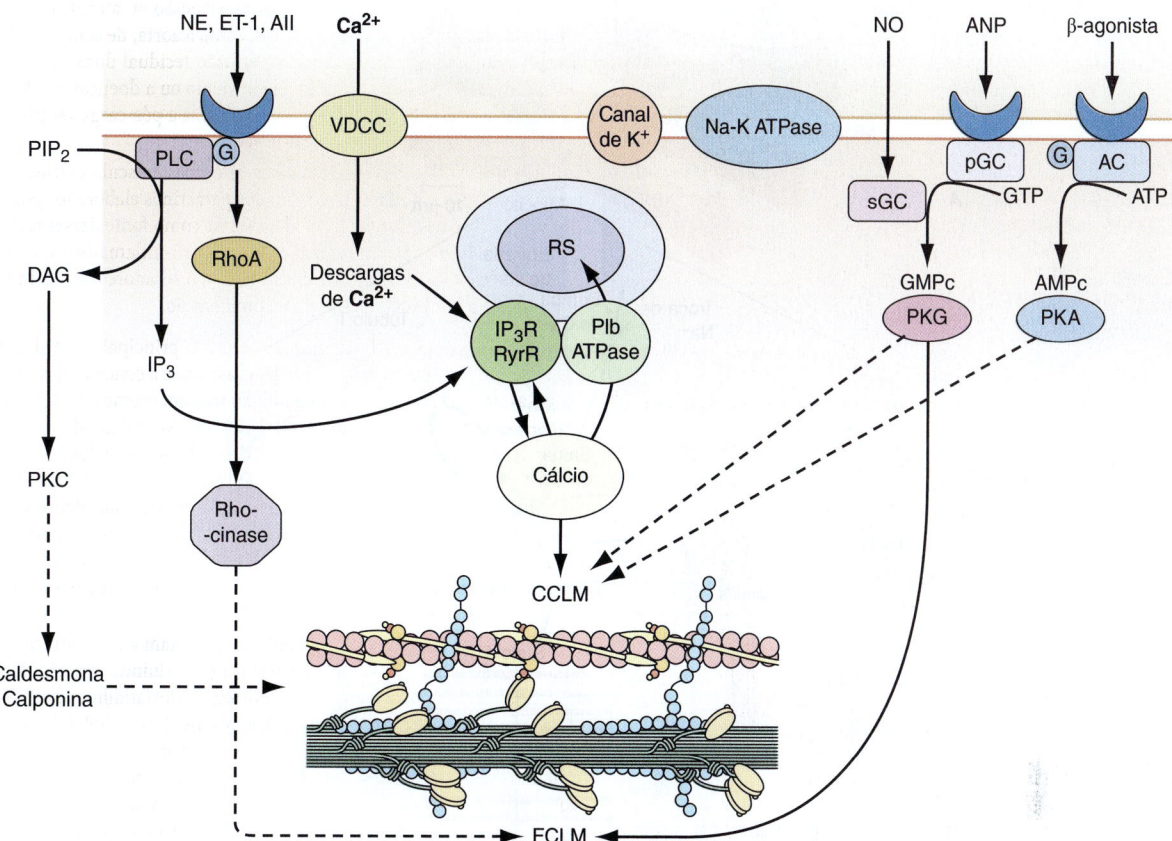

FIGURA 237-4 Regulação da concentração de cálcio na célula muscular lisa vascular e da contração da actina-miosina dependente de ATPase.
AC, adenililciclase; AII, angiotensina II; AMPc, monofosfato de adenosina cíclico; ANP, peptídeo natriurético atrial; ATP, trifosfato de adenosina; ATPase, adenosina-trifosfatase; CCLM, cinase da cadeia leve de miosina; DAG, diacilglicerol; ET-1, endotelina 1; FCLM, fosfatase da cadeia leve de miosina; G, proteína G; GMPc, monofosfato de guanosina cíclico; GTP, trifosfato de guanosina; IP$_3$, inositol 1,4,5-trifosfato; NE, norepinefrina; NO, óxido nítrico; pGC, guanililciclase particular; PIP$_2$, fosfatidilinositol-4,5-difosfato; PKA, proteína-cinase A; PKC, proteína-cinase C; PKG, proteína-cinase G; PLC, fosfolipase C; RS, retículo sarcoplasmático; sGC, guanililciclase solúvel; VDCC, canal de cálcio dependente de voltagem. *Linhas sólidas* indicam interação estimulatória e *linhas pontilhadas* representam inibição. (Reproduzida, com autorização, de B. Berk, em Vascular Medicine, 3rd ed. Philadelphia, Saunders, Elsevier, 2006.)

que relaxa as células musculares vasculares por meio dos mecanismos dependentes e independentes do monofosfato de guanosina cíclico (GMPc, de *cyclic guanosine monophosphate*) descritos, e de outros estímulos peptidérgicos que regulam o tônus vascular. **Para mais detalhes acerca da fisiologia molecular do sistema nervoso autônomo, ver Capítulo 440.**

A liberação de efetores endoteliais do tônus da musculatura lisa vascular integra a resposta do músculo liso aos estímulos mecânicos (tensão de cisalhamento, deformação cíclica, etc.) e bioquímicos (agonistas purinérgicos, agonistas muscarínicos, agonistas peptidérgicos). Além desses moduladores parácrinos locais, um sistema complexo de moduladores circulantes, que vão desde a norepinefrina até os peptídeos natriuréticos, também modula o tônus das células musculares lisas vasculares.

ARTERIOGÊNESE E ANGIOGÊNESE

O recrutamento e crescimento de novos vasos sanguíneos (arteriogênese) e de novos capilares (angiogênese) pode ocorrer em resposta a condições como hipoxemia crônica ou isquemia tecidual. Os fatores de crescimento, incluindo o fator de crescimento do endotélio vascular (VEGF, de *vascular endothelial growth factor*) e o fator de crescimento do fibroblasto (FGF, de *fibroblast growth factor*), podem ativar uma cascata de sinalização que estimula a proliferação endotelial e a formação tubular, processo definido como *angiogênese*. Moléculas-guias, incluindo membros da família da semaforina de peptídeos secretados, determinam o padrão dos vasos sanguíneos, atraindo ou repelindo tubos endoteliais nascentes. O recrutamento e expansão de redes vasculares colaterais preexistentes em resposta a uma artéria obstruída, um exemplo de arteriogênese, pode resultar da ativação seletiva de ambos os fatores de crescimento e, talvez, de células progenitoras endoteliais locais ou circulantes. A regeneração vascular verdadeira, ou o desenvolvimento de novos vasos sanguíneos com todas as três camadas de células, não costuma ocorrer em mamíferos adultos, mas avanços científicos recentes podem ajudar a remover essas limitações **(Caps. 96 e 484)**.

BASE CELULAR DA CONTRAÇÃO CARDÍACA

ULTRAESTRUTURA CARDÍACA

A maior parte da massa ventricular é composta por cardiomiócitos, em geral com comprimento de 60 a 140 μm e diâmetro de 17 a 25 μm **(Fig. 237-5A)**. Cada célula contém múltiplas miofibrilas que correm longitudinalmente à célula e são compostas por uma série de sarcômeros repetidos. O citoplasma entre as miofibrilas contém outros constituintes celulares, incluindo um núcleo único localizado centralmente, mitocôndrias, além do sistema membranoso intracelular, o RS.

O *sarcômero*, a unidade estrutural e funcional da contração, encontra-se entre duas linhas Z adjacentes, que, na microscopia eletrônica de transmissão, são vistas como bandas escuras repetidas. A distância entre as linhas Z varia com o grau de contração ou estiramento do músculo, no intervalo entre 1,6 e 2,2 μm. No centro do sarcômero, há uma banda escura de comprimento constante (1,5 μm), a banda A, que é flanqueada por duas bandas mais claras, as bandas I, cujo comprimento é variável. O sarcômero do músculo cardíaco, assim como o do músculo esquelético, é formado por miofilamentos grossos e finos entrelaçados. Os filamentos mais grossos, compostos principalmente pela proteína miosina, atravessam a banda A; eles têm cerca de 10 nm (100 Å) de diâmetro e suas extremidades são afuniladas. Os filamentos mais finos, compostos principalmente por actina, partem das linhas Z atravessando a banda I para a banda A; eles têm aproximadamente 5 nm (50 Å) de diâmetro e 1,0 μm de comprimento. Assim, os filamentos grosso e fino se sobrepõem apenas dentro da banda A (escura), enquanto a banda I (clara) contém apenas filamentos finos. À microscopia eletrônica, pontes estendem-se entre os filamentos grossos e finos dentro da

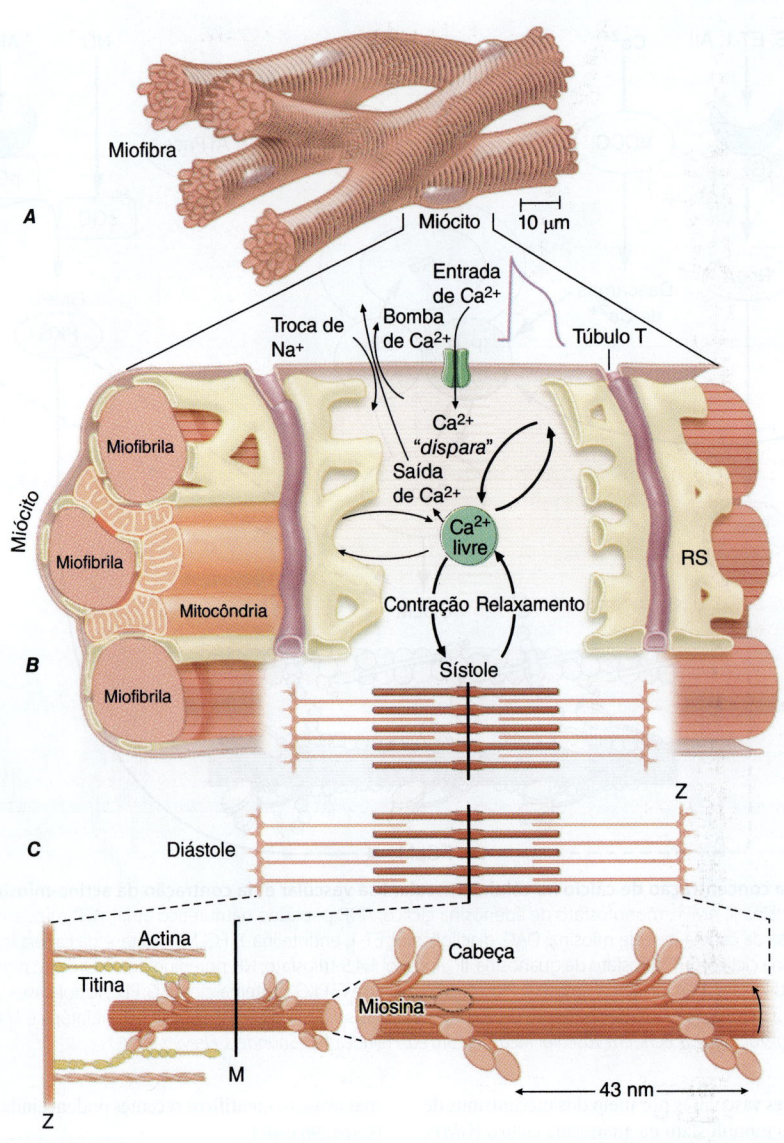

FIGURA 237-5 *A* mostra miócitos ramificados que formam as miofibras cardíacas. *B* ilustra o papel essencial exercido pelas alterações na concentração de cálcio no citosol miocárdico. Os íons Ca^{2+} são apresentados esquematicamente entrando pelo canal de cálcio que se abre em resposta à onda de despolarização que passa pelo sarcolema. Esses íons Ca^{2+} "desencadeiam" a liberação de mais cálcio a partir do retículo sarcoplasmático (RS) e, assim, iniciam um ciclo de contração-relaxamento. Finalmente, a pequena quantidade de Ca^{2+} que penetrou na célula é eliminada, principalmente por meio do trocador Na^+/Ca^{2+}, com uma participação menor da bomba de Ca^{2+} do sarcolema. A sobreposição variável da actina-miosina é apresentada na sístole (*B*), quando a concentração de cálcio é máxima, e na diástole (*C*), quando a concentração de cálcio é mínima. *D*. As cabeças de miosina, ligadas aos filamentos grossos, interagem com os filamentos finos de actina. *(Cortesia de L.H. Opie.)*

banda A; essas pontes representam cabeças de miosina (ver adiante) ligadas a filamentos de actina.

O PROCESSO CONTRÁTIL

O modelo de filamento deslizante para a contração muscular está baseado na observação central de que os filamentos grossos e finos mantêm o comprimento durante a contração e durante o relaxamento. Com a ativação, os filamentos de actina são impulsionados além para o interior da banda A. No processo, a banda A mantém o comprimento constante, enquanto a banda I sofre encurtamento e as linhas Z movem-se em direção uma à outra.

A molécula de *miosina* é uma proteína complexa e assimétrica com massa molecular de cerca de 500.000 Da; ela possui uma porção em formato de bastão com cerca de 150 nm (1.500 Å) de comprimento e uma porção globular (cabeça) em sua extremidade. As porções globulares de miosina formam pontes para a actina e são o local de atividade da ATPase. Nos miofilamentos grossos, compostos por cerca de 300 moléculas de miosina empilhadas longitudinalmente, os segmentos de miosina em formato de bastão assumem uma forma ordenada e polarizada, com cabeças globulares que se projetam para fora e interagem com a actina para produzir força e encurtamento **(Fig. 237-5B)**.

A *actina* possui uma massa molecular de cerca de 47.000 Da. Os filamentos finos são formados por uma dupla hélice de duas cadeias de moléculas de actina entrelaçadas uma na outra sobre uma molécula maior, a tropomiosina. Um grupo de proteínas reguladoras – troponinas C, I e T – está disposto a intervalos regulares sobre esse filamento **(Fig. 237-6)**. Em contrapartida à miosina, a actina não possui atividade enzimática intrínseca, mas pode se combinar de forma reversível com a miosina na presença de ATP e de Ca^{2+}. O cálcio ativa a ATPase da miosina, que quebra o ATP para suprir a energia para contração **(Fig. 237-6)**. A atividade da ATPase da miosina determina a velocidade de formação e quebra de pontes cruzadas de actina--miosina e, ao final, determina a velocidade da contração. No músculo em relaxamento, a tropomiosina inibe essa interação. A *titina* **(Fig. 237-5D)** é uma grande proteína flexível e miofibrilar que conecta a miosina à linha Z; sua elasticidade contribui para as características mecânicas passivas do coração. A distrofina, uma longa proteína do citoesqueleto que se liga ao complexo de distroglicano em junções aderentes na membrana celular, fixa o sarcômero à membrana celular em regiões rigidamente acopladas aos miócitos adjacentes.

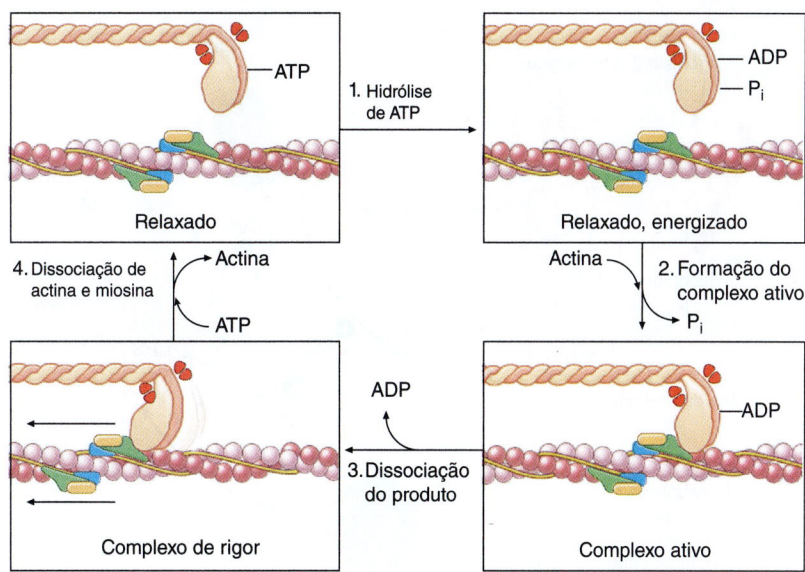

FIGURA 237-6 **As quatro etapas na contração e no relaxamento do músculo cardíaco.** No músculo relaxado (*superior à esquerda*), o ATP ligado à ponte cruzada de miosina dissocia os filamentos grossos e finos. *Etapa 1:* A hidrólise do ATP ligado à miosina pela ATPase localizada na cabeça da miosina transfere energia química dos nucleotídeos para a ponte cruzada ativada (*superior à direita*). Quando a concentração de Ca^{2+} no citosol está baixa, como ocorre no músculo em relaxamento, a reação não prossegue, uma vez que a tropomiosina e o complexo de troponina sobre o filamento fino não permitem que os sítios ativos sobre a actina interajam com as pontes cruzadas. Assim, ainda que as pontes cruzadas estejam energizadas, elas não podem interagir com a actina. *Etapa 2:* Quando o Ca^{2+} ligado à troponina C expõe os sítios ativos sobre os filamentos finos, a actina interage com as pontes cruzadas de miosina para formar um complexo ativo (*inferior à direita*) no qual a energia oriunda do ATP fica retida na ponte cruzada ligada à actina, cuja orientação ainda não foi alterada. *Etapa 3:* O músculo se contrai quando o ADP se dissocia da ponte cruzada. Essa etapa leva à formação de um complexo rígido de baixa energia (*inferior à esquerda*) no qual a energia química derivada da hidrólise do ATP é gasta para a realização de trabalho mecânico (o movimento "em remo" das pontes cruzadas). *Etapa 4:* O músculo retorna ao seu estado de repouso e o ciclo termina quando uma nova molécula de ATP se liga ao complexo rígido e dissocia a ponte cruzada do filamento fino. Esse ciclo continua até que o cálcio seja dissociado da troponina C no filamento fino, o que faz as proteínas contráteis retornarem retornar ao estado de repouso com a ponte cruzada energizada. ADP, difosfato de adenosina; ATP, trifosfato de adenosina; ATPase, adenosina-trifosfatase; P_i, fosfato inorgânico. (*Reproduzida, com autorização, de AM Katz, in WS Colucci [ed]: Heart failure: Cardiac function and dysfunction, em Atlas of Heart Diseases, 3rd ed, Philadelphia, Current Medicine, 2002.*)

Mutações em múltiplas proteínas sarcoméricas e citoesqueléticas causam diferentes distúrbios mendelianos envolvendo o músculo cardíaco e o músculo esquelético e sensibilizam os indivíduos para a ocorrência de miocardiopatias tóxicas (p. ex., causadas por álcool e quimioterapia).

Durante a ativação do miócito cardíaco, o Ca^{2+} liga-se à troponina C do heterotrímero, o que resulta em alteração na conformação regulatória na tropomiosina e exposição dos locais de interação das pontes cruzadas de actina (**Fig. 237-6**). A interação repetitiva entre as cabeças de miosina e os filamentos de actina é denominada *ciclo de pontes cruzadas* e resulta no deslizamento da actina sobre os filamentos de miosina, o que, por fim, causa encurtamento e/ou tensionamento muscular. A separação do ATP dissocia, então, as pontes cruzadas entre miosina e actina. Na presença de ATP (**Fig. 237-6**), os filamentos de actina e miosina se ligam e dissociam ciclicamente se houver suficiente Ca^{2+} presente; essas ligações cessam quando a concentração de cálcio cai abaixo de um nível crítico, e o complexo troponina-tropomiosina novamente inibe as interações entre actina e miosina (**Fig. 237-7**).

A concentração de cálcio citoplasmática é a principal determinante do estado inotrópico cardíaco. A maioria dos agentes que estimulam a contratilidade do miocárdio (estímulos inotrópicos positivos), incluindo os glicosídeos digitálicos e os agonistas β-adrenérgicos, aumenta a concentração de cálcio citoplasmática, desencadeando o ciclo de pontes cruzadas. A atividade neuronal adrenérgica aumentada estimula a contratilidade miocárdica por meio da liberação de norepinefrina, ativação de receptores β-adrenérgicos e, por meio de proteínas de ligação do nucleotídeo de guanina estimulado por G_s, ativação da adenililciclase, que leva à formação do segundo mensageiro intracelular AMPc a partir do ATP (**Fig. 237-7**). O AMPc, por sua vez, ativa a proteína-cinase A (PKA, de *protein kinase A*), que fosforila os canais de Ca^{2+} no sarcolema, favorecendo, assim, o influxo de Ca^{2+} para o miócito.

O RS (**Fig. 237-8**), uma rede complexa de canais anastomóticos intracelulares, recobre as miofibrilas. Os túbulos transversos, ou sistema T, fortemente relacionados com o RS, tanto estrutural quanto funcionalmente, originam-se de invaginações do sarcolema que se estendem para dentro dos feixes miofibrilares ao longo das linhas Z, isto é, as terminações dos sarcômeros.

ATIVAÇÃO CARDÍACA

No estado inativo, a célula cardíaca encontra-se polarizada eletricamente; isto é, seu interior tem carga negativa em relação ao exterior, com potencial transmembrana de −80 a −100 mV (**Cap. 243**). O sarcolema, que durante o estado de repouso é, em grande parte, impermeável ao Na^+, e uma bomba de Na^+ e K^+ energizada pelo ATP retiram Na^+ da célula e mantém o potencial de repouso. No estado de repouso, a concentração de potássio intracelular é relativamente alta, e a concentração de sódio é muito mais baixa; por outro lado, a concentração de sódio extracelular é alta, e a de potássio, baixa. Ao mesmo tempo, a concentração de cálcio extracelular excede muito a concentração de cálcio intracelular livre.

O potencial de ação tem quatro fases (ver **Fig. 243-1B**). Durante o platô do potencial de ação (fase 2), há uma corrente lenta de entrada atravessando os canais de Ca^{2+} tipo L do sarcolema (**Fig. 237-8**). A corrente despolarizante se espalha na membrana celular, penetrando profundamente na célula por meio do sistema tubular T. A quantidade absoluta de Ca^{2+} que atravessa o sarcolema e os túbulos T é modesta e insuficiente para ativar completamente a contração. Todavia, essa corrente inicial de Ca^{2+}, por meio da *liberação de Ca^{2+} induzida pelo Ca^{2+}*, deflagra uma liberação substancial de Ca^{2+} a partir do RS, induzindo a contração.

O Ca^{2+} é liberado do RS através de um canal de liberação de Ca^{2+}, uma isoforma cardíaca do receptor de rianodina (RyR2, de *ryanodine receptor*). Várias proteínas regulatórias, incluindo a *calstabina 2*, inibem RyR2 e, assim, a liberação de Ca^{2+} do RS. Distúrbios hereditários ou fatores exógenos que afetam a eficiência ou a estabilidade do manejo do Ca^{2+} do RS podem comprometer a contração, levando à insuficiência cardíaca ou a arritmias ventriculares.

O Ca^{2+} liberado do RS se difunde para interagir com a troponina C miofibrilar (**Fig. 237-7**), reprimindo a inibição da contração por essa proteína e ativando o encurtamento dos miofilamentos. Durante a repolarização, a atividade da Ca^{2+}-ATPase do RS ($SERCA_{2A}$) leva à recaptação do Ca^{2+} em relação ao gradiente de concentração para dentro do RS, onde ele forma um complexo com outra proteína especializada, a *calsequestrina*. A recaptação do Ca^{2+} é dependente de ATP (energia) e reduz a concentração de cálcio citoplasmática a um nível no qual a interação da actina-miosina é

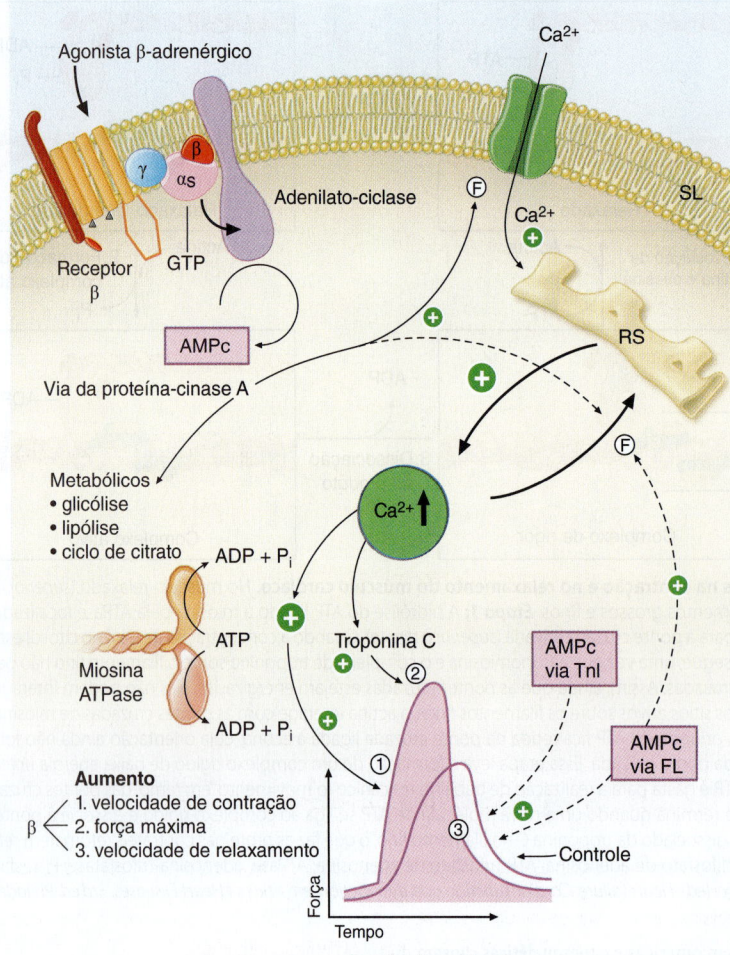

FIGURA 237-7 Sistemas de sinalização envolvidos nos efeitos inotrópico e lusitrópico (relaxamento acentuado) positivos da estimulação β-adrenérgica. Quando o agonista β-adrenérgico interage com o receptor β, uma série de alterações mediadas pela proteína G leva à ativação da adenilil-ciclase e à formação de monofosfato de adenosina cíclico (AMPc). Este último atua via proteína-cinase A para estimular o metabolismo (*à esquerda*) e para fosforilar a proteína do canal de Ca^{2+} (*à direita*). O resultado é uma maior probabilidade de abertura do canal de Ca^{2+}, aumentando, consequentemente, o movimento de entrada de íons Ca^{2+} no sarcolema (SL) do túbulo T. Esses íons Ca^{2+} liberam mais cálcio do retículo sarcoplasmático (RS) para aumentar o Ca^{2+} no citosol e ativar a troponina C. Os íons Ca^{2+} também aumentam a taxa de quebra de trifosfato de adenosina (ATP) em difosfato de adenosina (ADP) e fosfato inorgânico (P_i). A atividade aumentada da adenosina-trifosfatase (ATPase) explica o aumento na velocidade de contração, e o aumento na ativação de troponina C explica a elevação na força máxima desenvolvida. O aumento na velocidade de relaxamento resulta da capacidade do AMPc de ativar também a proteína fosfolambano, localizada sobre a membrana do RS, e que controla a taxa de recaptação de cálcio para o RS. Este último efeito explica o maior relaxamento (efeito lusitrópico). F, fosforilação; FL, fosfolambano; GTP, trifosfato de guanosina; TnI, troponina I. (*Cortesia de L.H. Opie.*)

inibida, ocorrendo o relaxamento miocárdico. Além disso, há troca de Ca^{2+} por Na^+ no sarcolema **(Fig. 237-8)**, reduzindo a concentração de cálcio no citoplasma. O controle adicional da compartimentalização do cálcio resulta da fosforilação da PKA dependente do AMPc da proteína *fosfolambano* do RS, permitindo a ativação do $SERCA_{2A}$, aumentando a captação do Ca^{2+} no RS, e assim acelerando a velocidade de relaxamento e carregando o RS com Ca^{2+} para ciclos subsequentes de liberação e contração.

Desse modo, a ação combinada da membrana celular, dos túbulos transversais e do RS, que transmitem o potencial de ação, liberam e reacumulam o Ca^{2+}, controlam a contração e o relaxamento cíclicos do músculo cardíaco. Alterações genéticas ou farmacológicas em qualquer um desses componentes podem produzir distúrbios em qualquer das funções desse sistema tão bem ajustado.

CONTROLE DO DESEMPENHO E DO DÉBITO CARDÍACOS

O grau de encurtamento do músculo cardíaco – e, portanto, o volume ventricular ejetado em um coração intacto – depende de três fatores principais: (1) o comprimento do músculo no início da contração, isto é, pré-carga; (2) a tensão que o músculo deve desenvolver durante a contração, isto é, pós-carga; e (3) a contratilidade muscular, isto é, a extensão e a velocidade de encurtamento para quaisquer pré-carga e pós-carga dadas. A **Tabela 237-2** lista os principais determinantes da pré-carga, da pós-carga e da contratilidade.

O PAPEL DO COMPRIMENTO DO MÚSCULO (PRÉ-CARGA)

A pré-carga determina o comprimento dos sarcômeros no início da contração. A força contrátil é ideal em comprimento específico do sarcômero (cerca de 2,2 μm) no qual a sensibilidade de ambos os miofilamentos ao Ca^{2+} é máxima, e no qual as interações dos miofilamentos e a ativação da contração são mais eficientes. A relação entre o comprimento inicial da fibra muscular e a força desenvolvida é a base da lei de Starling do coração, que afirma que, dentro de determinados limites, a força da contração ventricular depende do comprimento do músculo cardíaco ao final da diástole; *in vivo*, esse comprimento está intimamente relacionado com o volume diastólico final ventricular.

DESEMPENHO CARDÍACO

A pressão diastólica final ventricular, ou pressão de "enchimento", algumas vezes é utilizada como indicador substituto do volume diastólico final. Nas preparações com corações isolados ou com coração-pulmão, o volume de ejeção varia diretamente com o comprimento da fibra ao final da diástole (pré-carga) e inversamente com a resistência arterial (pós-carga); à medida que o coração fica insuficiente – isto é, à medida que sua contratilidade diminui –, ele passa a ejetar um volume sistólico progressivamente menor a partir de um volume diastólico final normal ou mesmo elevado. A relação entre a pressão diastólica final ventricular e o trabalho sistólico do ventrículo (a curva de função ventricular) fornece uma definição útil

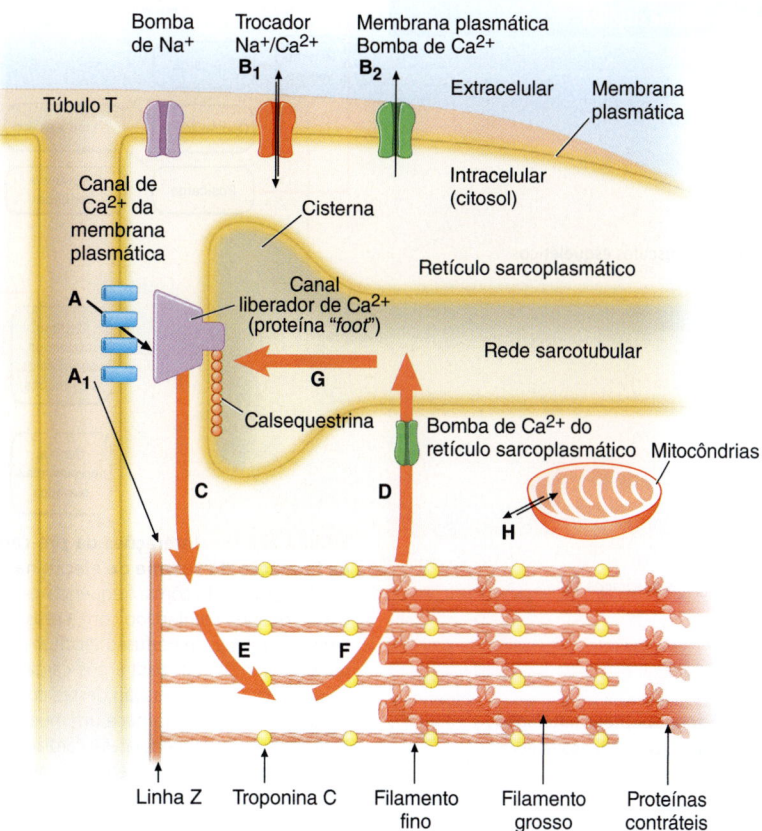

FIGURA 237-8 Os fluxos de Ca^{2+} e as estruturas-chave envolvidas no acoplamento excitação-contração cardíaco. As *setas* apontam a direção dos fluxos de Ca^{2+}. A *espessura* de cada seta indica o grau do fluxo de cálcio. Dois ciclos de Ca^{2+} regulam o acoplamento excitação-contração e o relaxamento. O ciclo maior é inteiramente intracelular e envolve fluxos de Ca^{2+} entrando e saindo do retículo sarcoplasmático, assim como Ca^{2+} ligando-se a e sendo liberado da troponina C. O ciclo menor extracelular de Ca^{2+} ocorre quando esse cátion se movimenta para dentro e para fora da célula. O potencial de ação abre os canais de Ca^{2+} da membrana celular, permitindo a entrada passiva de Ca^{2+} na célula a partir do líquido extracelular (*seta A*). Uma pequena parte do Ca^{2+} que entra na célula ativa diretamente as proteínas contráteis (*seta A_1*). O ciclo extracelular se completa quando o Ca^{2+} é transportado ativamente para fora da célula por meio de dois fluxos na membrana plasmática mediados pelo trocador de sódio-cálcio (*seta B_1*) e pela bomba de cálcio da membrana plasmática (*seta B_2*). No ciclo intracelular de Ca^{2+}, ocorre liberação passiva desse íon pelos canais nas cisternas (*seta C*) e dá-se início à contração; a recaptação ativa de Ca^{2+} pela bomba de cálcio da rede sarcotubular (*seta D*) relaxa o coração. A difusão do Ca^{2+} dentro do retículo sarcoplasmático (*seta G*) promove o retorno desse cátion ativador à cisterna, onde é estocado em um complexo formado com a calsequestrina e outras proteínas ligadoras de cálcio. O Ca^{2+} liberado do retículo sarcoplasmático inicia a sístole quando se liga à troponina C (*seta E*). A redução da concentração de cálcio no citosol pelo retículo sarcoplasmático faz esse íon se desligar da troponina (*seta F*), produzindo o relaxamento do coração. O Ca^{2+} também pode se mover entre as mitocôndrias e o citoplasma (H). *(Reproduzida, com autorização, de AM Katz: Physiology of the Heart, 4th ed. Philadelphia, Lippincott, Williams & Wilkins, 2005.)*

da contratilidade cardíaca no organismo saudável. Um aumento na contratilidade é acompanhado por um desvio para cima e para a esquerda na curva de função ventricular (maior trabalho cardíaco em qualquer nível de pressão diastólica final ventricular, ou menor volume diastólico final em qualquer nível de trabalho cardíaco), enquanto um desvio para baixo e para a direita caracteriza uma depressão da contratilidade **(Fig. 237-9)**.

PÓS-CARGA VENTRICULAR

No coração sadio, assim como *ex vivo*, a extensão e a velocidade do encurtamento das fibras musculares ventriculares com quaisquer níveis de pré-carga e de contratilidade miocárdica são inversamente proporcionais à pós-carga – isto é, a carga instantânea que se opõe ao encurtamento. No coração sadio, a pós-carga pode ser definida como a tensão produzida na parede ventricular durante a ejeção. A pós-carga é determinada pela impedância aórtica bem como pelo volume da cavidade ventricular e as características do tecido miocárdico, incluindo a espessura. A lei de Laplace determina que a tensão da fibra miocárdica é o resultado do produto da pressão intracavitária ventricular pelo raio do ventrículo dividido pela espessura da parede. Portanto, para qualquer nível específico de pressão aórtica, a pós-carga em um ventrículo esquerdo dilatado excede aquela observada em um ventrículo de tamanho normal. Inversamente, para a mesma pressão aórtica e volume diastólico ventricular, a pós-carga de um ventrículo hipertrofiado será menor do que a observada em uma câmara normal. A pressão aórtica (e a impedância), por sua vez, depende da resistência vascular periférica, da biomecânica da árvore arterial e do volume de sangue que ela contém no início da ejeção.

A pós-carga ventricular regula com precisão o desempenho cardiovascular **(Fig. 237-10)**. Conforme já observado, as elevações tanto na pré-carga quanto na contratilidade aumentam o encurtamento da fibra miocárdica, enquanto a elevação da pós-carga o reduz. A extensão do encurtamento da fibra miocárdica e o tamanho do ventrículo esquerdo determinam o volume sistólico. Por exemplo, um aumento da pressão arterial induzido por vasoconstrição eleva a pós-carga, o que aumenta a resistência ao encurtamento da fibra e reduz o volume sistólico.

Quando a contratilidade miocárdica está prejudicada e o ventrículo sofre dilatação, a pós-carga se eleva (lei de Laplace), o que diminui o débito cardíaco. O aumento da pós-carga também pode ser causado por estímulos neurais ou humorais que ocorrem em resposta à queda no débito cardíaco. Esse aumento da pós-carga reduz ainda mais o débito cardíaco e aumenta o volume ventricular, iniciando, assim, um círculo vicioso, em especial nos pacientes com doença cardíaca isquêmica e suprimento de O_2 reduzido para o miocárdio. O tratamento com vasodilatadores produz um efeito contrário; quando a pós-carga é reduzida, ocorre aumento do débito cardíaco **(Cap. 257)**.

Em circunstâncias normais, as várias influências que agem sobre o desempenho cardíaco interagem de forma complexa para manter um débito cardíaco em um nível adequado às demandas metabólicas teciduais **(Fig. 237-10)**. A interferência em um único mecanismo pode não influenciar o débito cardíaco devido aos ajustes homeostáticos. Por exemplo, uma redução moderada no volume sanguíneo ou a perda da contribuição atrial à contração ventricular podem ser toleradas sem que haja redução no débito

TABELA 237-2 ■ Determinantes do volume sistólico

I. Pré-carga ventricular
- A. Volume sanguíneo
- B. Distribuição do volume sanguíneo
  1. Posição do corpo
  2. Pressão intratorácica
  3. Pressão intrapericárdica
  4. Tônus venoso
  5. Ação de bombeamento dos músculos esqueléticos
- C. Contração atrial

II. Pós-carga ventricular
- A. Resistência vascular sistêmica
- B. Elasticidade da árvore arterial
- C. Volume de sangue arterial
- D. Tensão da parede ventricular
  1. Raio ventricular
  2. Espessura da parede ventricular

III. Contratilidade miocárdica[a]
- A. $[Ca^{2+}]$ intramiocárdica ↑↓
- B. Atividade dos nervos adrenérgicos cardíacos ↑↓[b]
- C. Catecolaminas circulantes ↑↓[b]
- D. Frequência cardíaca ↑↓[b]
- E. Agentes inotrópicos exógenos ↑
- F. Isquemia miocárdica ↓
- G. Morte celular miocárdica (necrose, apoptose, autofagia) ↓
- H. Alterações nas proteínas sarcoméricas e citoesqueléticas ↓
  1. Genética
  2. Sobrecarga hemodinâmica
- I. Fibrose do miocárdio ↓
- J. Superexpressão crônica de neuro-hormônios ↓
- K. Remodelamento ventricular ↓
- L. Hipertrofia miocárdica crônica e/ou excessiva ↓

[a]As setas indicam efeitos direcionais de determinantes da contratilidade. [b]A contratilidade se eleva inicialmente, mas depois se torna deprimida.

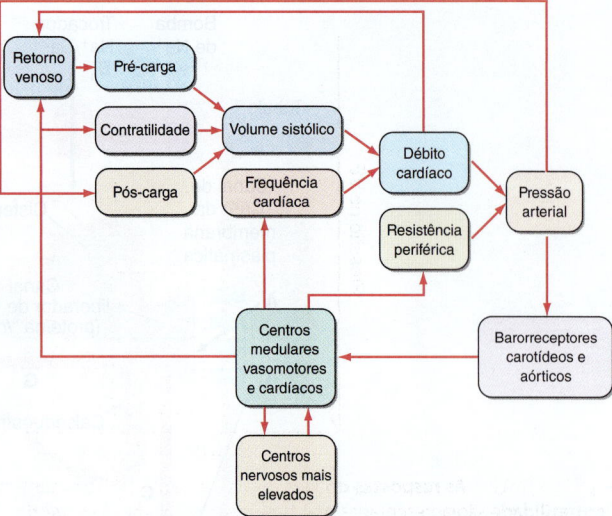

FIGURA 237-10 Interações da pré-carga, contratilidade e pós-carga na formação do volume de ejeção na circulação normal. O volume de ejeção combinado com a frequência cardíaca determina o débito cardíaco, o qual, quando combinado com a resistência vascular periférica, determina a pressão arterial de perfusão tecidual. As características do sistema arterial também contribuem para a pós-carga, cujo aumento produz redução no volume sistólico. A interação desses componentes com os barorreceptores carotídeos e aórticos fornece um mecanismo de retroalimentação para os centros de controle medulares e cardíacos vasomotores mais elevados e para níveis mais elevados no sistema nervoso central, com influências moduladoras sobre frequência cardíaca, resistência vascular periférica, retorno venoso e contratilidade. *(Reproduzida, com autorização, de MR Starling, em WS Colucci e E Braunwald [eds]: Physiology of myocardial contraction, em Atlas of Heart Failure: Cardiac Function and Dysfunction, 3rd ed. Philadelphia, Current Medicine, 2002.)*

cardíaco em repouso. Nessas circunstâncias, outros fatores, como os impulsos nervosos adrenérgicos que aumentam a contratilidade miocárdica, a frequência cardíaca e o tônus venoso, servirão como mecanismos compensatórios para manter o débito cardíaco nos indivíduos normais. Por fim, a compreensão das complexas interações entre essas diferentes variáveis requer modelos rigorosos para prever desfechos relevantes, tendo levado à aplicação precoce dos princípios da engenharia de sistemas à medicina.

EXERCÍCIOS

A resposta integrada ao exercício ilustra as interações comuns entre os três fatores determinantes para o volume sistólico: pré-carga, pós-carga e contratilidade **(Fig. 237-9)**. Durante o exercício físico, a hiperventilação, a ação de bombeamento dos músculos e a venoconstrição produzem aumento do retorno venoso e, portanto, elevam o enchimento ventricular e a pré-carga **(Tab. 237-2)**. Simultaneamente, o aumento na estimulação neuronal e humoral adrenérgica do miocárdio e a taquicardia que ocorrem durante o exercício combinam-se para aumentar a contratilidade do miocárdio **(Fig. 237-9, curvas 1 e 2)** e, juntos, elevam o volume sistólico e o trabalho sistólico, com pouca ou nenhuma alteração na pressão e no volume diastólicos finais **(Fig. 237-9, pontos A e B)**. Ocorre vasodilatação nos músculos em exercício, o que limita o aumento na pós-carga que, de outra forma, ocorreria conforme o débito cardíaco aumentasse para níveis até cinco vezes maiores do que os níveis basais durante exercício com carga máxima. Essa vasodilatação, em última análise, permite que sejam atingidos grandes valores de débito cardíaco durante o exercício com uma pressão arterial apenas moderadamente mais elevada do que no estado de repouso.

AVALIAÇÃO DA FUNÇÃO CARDÍACA

Diversas técnicas podem ser usadas na prática clínica para determinar se a função cardíaca está prejudicada. O débito cardíaco e o volume sistólico podem declinar quando há insuficiência cardíaca, mas essas variáveis geralmente estão dentro dos limites normais, especialmente em repouso. Um índice mais sensível para avaliar a função cardíaca é a fração de ejeção, isto é, a razão entre o volume sistólico e o volume diastólico final (valor normal = 67 ± 8%), que, com frequência, está diminuída na insuficiência

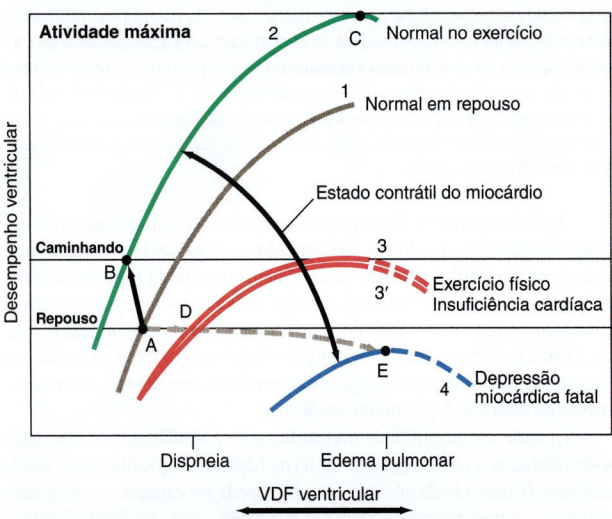

FIGURA 237-9 Inter-relações entre fatores que influenciam o volume diastólico final (VDF) ventricular por meio do estiramento do miocárdio e do estado contrátil do miocárdio. Os níveis de VDF ventricular associados a pressões de enchimento que resultam em dispneia e edema pulmonar são apresentados na abscissa. Os níveis de desempenho ventricular necessários quando o indivíduo está em repouso, enquanto caminha e durante atividade física máxima estão apontados na ordenada. As *linhas tracejadas* representam o braço descendente das curvas de desempenho ventricular, as quais raramente são observadas durante a vida, mas mostram como seria esse desempenho se o volume diastólico final chegasse a níveis muito elevados. Para mais explicações, ver texto. *(Reproduzida, com autorização, de WS Colucci e E Braunwald, em DP Zipes et al., [ed.]: Pathophysiology of Heart Failure, em Braunwald's Heart Disease, 7th ed., Philadelphia, Elsevier, 2005.)*

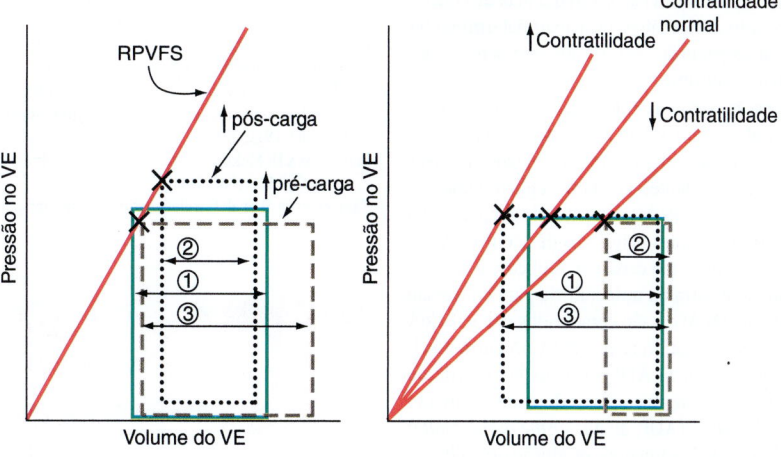

FIGURA 237-11 As respostas do ventrículo esquerdo (VE) ao aumento da pós-carga, ao aumento da pré-carga e ao aumento e à diminuição da contratilidade são apresentadas no plano pressão-volume. **À esquerda.** Efeitos do aumento na pré-carga e na pós-carga na curva pressão-volume. Uma vez que não houve alterações na contratilidade, a relação pressão-volume ao final da sístole (RPVFS) permanece inalterada. Com o aumento na pós-carga, o volume sistólico cai (1 → 2); com o aumento na pré-carga, o volume sistólico aumenta (1 → 3). **À direita.** Com o aumento na contratilidade miocárdica e manutenção do volume diastólico final do VE em nível constante, a RPVFS se move para a esquerda da linha de normalidade (menor volume sistólico final com qualquer pressão sistólica final) e o volume sistólico aumenta (1 → 3). Com a redução da contratilidade miocárdica, a RPVFS se move para a direita; o volume sistólico final aumenta e o volume sistólico cai (1 → 2).

ventricular sistólica, mesmo quando o volume sistólico está normal. Como alternativa, as elevações anormais do volume diastólico final do ventrículo (valor normal = 75 ± 20 mL/m^2) ou do volume sistólico final (valor normal = 25 ± 7 mL/m^2) implicam deficiência sistólica do ventrículo esquerdo.

As técnicas não invasivas, em particular ecocardiografia, cintilografia com radionuclídeo e ressonância magnética (RM) cardíaca (Cap. 241), têm grande valor na avaliação clínica da função miocárdica. Elas fornecem medidas dos volumes diastólico final e sistólico final, da fração de ejeção, além da velocidade de encurtamento sistólico, e permitem avaliar o enchimento ventricular (ver adiante), assim como a contração, o relaxamento e a caracterização tecidual. Estas últimas medidas têm importância particular nos pacientes com doença cardíaca isquêmica, uma vez que o infarto do miocárdio produz lesões regionais.

A forte dependência das condições de enchimento ventricular influencia a precisão das medições do débito cardíaco, da fração de ejeção e dos volumes ventriculares como índices de função cardíaca. Assim, podem-se observar baixa fração de ejeção e diminuição do débito cardíaco em pacientes com função ventricular normal, mas com redução da pré-carga, como ocorre quando há hipovolemia, ou aumento da pós-carga, nos casos com elevação aguda da pressão arterial.

A relação pressão-volume ao final da sístole ventricular esquerda é um índice particularmente útil para avaliação do desempenho ventricular, uma vez que não é influenciada por pré ou pós-carga (Fig. 237-11). Com qualquer nível de contratilidade miocárdica, o volume sistólico final do ventrículo esquerdo varia inversamente com a pressão sistólica final; à medida que a contratilidade declina, o volume sistólico final (com qualquer nível de pressão sistólica final) aumenta. A medida invasiva da curva de pressão-volume sistólico final do ventrículo esquerdo traz mais rigor aos exames de avaliação da função ventricular esquerda, e o teste de esforço integrado cardiopulmonar está mais disponível atualmente, porém essas técnicas são menos pragmáticas do que os índices obtidos mais prontamente na prática clínica de rotina, como os volumes ventriculares e a fração de ejeção. Medidas longitudinais de alguns aspectos da fisiologia cardiovascular são cada vez mais acessíveis com equipamentos implantáveis ou portáteis.

FUNÇÃO DIASTÓLICA

O enchimento ventricular é influenciado por várias características do miocárdio, incluindo (1) a extensão e a velocidade do relaxamento miocárdico e (2) a rigidez passiva da parede ventricular. A primeira é uma função da taxa de captação de Ca^{2+} pelo RS; essa taxa pode ser aumentada com a ativação adrenérgica e reduzida pela isquemia, que diminui o ATP disponível para o bombeamento do Ca^{2+} para o RS (ver anteriormente). No segundo caso, a rigidez ventricular aumenta com a hipertrofia, com a fibrose e com outras condições que produzem infiltração do ventrículo, como a amiloidose, ou pode resultar de qualquer outra forma de restrição extrínseca (p. ex., compressão pericárdica) (Fig. 237-12).

O enchimento ventricular pode ser avaliado por medições da velocidade do fluxo que passa pela valva mitral por meio da ultrassonografia com Doppler. Normalmente, a velocidade de influxo é maior no início da diástole do que durante a sístole atrial. Contudo, com um comprometimento leve a moderado do relaxamento, a velocidade de enchimento diastólico inicial declina à medida que a velocidade de enchimento pré-sistólico aumenta. Com o aumento da rigidez, o fluxo se torna "pseudonormalizado", uma vez que o enchimento ventricular inicial se torna mais rápido com a elevação da pressão no átrio esquerdo a montante do ventrículo esquerdo.

METABOLISMO CARDÍACO

O coração requer um suprimento contínuo de energia (ATP) não apenas para estimular a contração mecânica, mas também para manter a homeostase

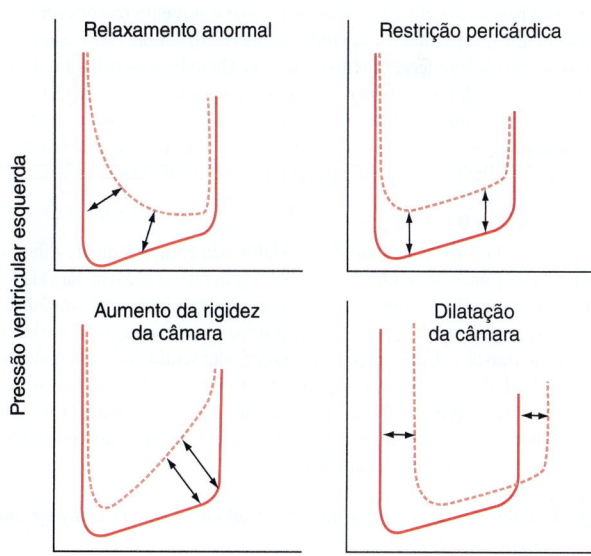

FIGURA 237-12 Mecanismos que causam disfunção diastólica refletida na relação pressão-volume. A metade inferior da curva pressão-volume está representada. As *linhas sólidas* representam indivíduos normais; as *linhas tracejadas* representam pacientes com disfunção diastólica. (*Reproduzida, com autorização, de JD Carroll et al.: The differential effects of positive inotropic and vasodilator therapy on diastolic properties in patients with congestive cardiomyopathy. Circulation 74:815, 1986.*)

iônica e bioquímica. O desenvolvimento de tensão, a frequência de contração e os níveis de contratilidade miocárdica são os principais determinantes das necessidades energéticas e de oxigênio do coração, que representam cerca de 15% da demanda de todo o organismo.

A produção de ATP do coração requer a geração de acetil-coenzima A (acetil-CoA) que pode ser derivada de (em ordem descendente) ácidos graxos livres (AGLs), glicose, lactato, aminoácidos e corpos cetônicos. Os AGLs miocárdicos se originam dos AGLs circulantes, enquanto a glicose dos cardiomiócitos se origina do plasma bem como dos depósitos de glicogênio do miocárdio (glicogenólise). Essas duas fontes principais de acetil-CoA são metabolizadas de forma distinta no músculo cardíaco. A glicose é convertida no citoplasma em piruvato, que entra na mitocôndria para conversão em acetil-CoA, que sofre oxidação. Os AGLs são convertidos em acil-CoA no citoplasma e em acetil-CoA nas mitocôndrias. A acetil-CoA entra no ciclo do ácido cítrico (de Krebs) para produzir ATP por meio da fosforilação oxidativa; o ATP, então, penetra no citoplasma a partir do compartimento mitocondrial. O difosfato de adenosina (ADP, de *adenosine diphosphate*) intracelular, resultante da quebra do ATP, aumenta a produção do ATP.

No estado de jejum e repouso, os AGLs circulantes fornecem a maior parte da acetil-CoA do coração (cerca de 70%). Após a alimentação, com a elevação da glicose sanguínea e da insulina, há aumento da oxidação de glicose e redução da oxidação dos AGLs. O aumento do trabalho cardíaco, os agentes inotrópicos, a hipoxia e a isquemia leve são todos fatores que aumentam a captação de glicose pelo miocárdio, a produção de glicose por meio de glicogenólise e o metabolismo da glicose em piruvato (glicólise). O exercício aumenta os níveis de lactato circulante e a utilização da acetil-CoA pelo miocárdio. Em contrapartida, a estimulação β-adrenérgica, possivelmente devido a situações de estresse, aumenta os níveis circulantes e o metabolismo dos AGLs em favor da glicose. A isquemia miocárdica grave inibe a desidrogenase do piruvato citoplasmática, produzindo metabolismo incompleto da glicose em ácido láctico (glicólise anaeróbica). A glicólise anaeróbica produz muito menos ATP do que o metabolismo aeróbico da glicose. Altas concentrações de AGLs circulantes, que podem ocorrer quando a estimulação adrenérgica é sobreposta à isquemia grave, reduzem a fosforilação oxidativa, e o conteúdo de ATP do miocárdio diminui, comprometendo a contração. Além disso, os produtos de degradação dos AGLs podem exercer efeitos tóxicos ou arritmogênicos nas membranas das células cardíacas.

A energia do miocárdio é estocada sob a forma de creatina-fosfato (CF), que se encontra em equilíbrio com o ATP, a fonte imediata de energia. Nos estados com baixa disponibilidade energética, as reservas de CF diminuem primeiro. Hipertrofia cardíaca, fibrose, taquicardia, aumento da tensão da parede devido à dilatação ventricular e aumento na concentração de cálcio intracitoplasmática são todos fatores contribuintes para o aumento das necessidades energéticas do miocárdio. Quando associados à redução do fluxo coronariano, como ocorre nos casos de obstrução das artérias coronárias ou nas anormalidades na microcirculação coronariana, pode haver um desequilíbrio entre a produção de ATP no miocárdio e a demanda; a isquemia resultante disso pode agravar ou causar insuficiência cardíaca.

REGENERAÇÃO DO TECIDO CARDÍACO

As células miocárdicas de mamíferos adultos são completamente diferenciadas e têm pouco ou nenhum potencial regenerativo; todavia, há evidência de que o coração imaturo de mamíferos tem algum potencial limitado de regeneração, que rapidamente se torna restrito com a crescente maturidade e carga de trabalho. Um esforço considerável está sendo dedicado à avaliação da utilidade de várias abordagens para facilitar a liberação transitória dessas restrições para melhorar o reparo cardíaco após a lesão. O sucesso dessas abordagens representaria a possibilidade de reconstruir ventrículos infartados ou insuficientes (Cap. 484).

Agradecimento Os autores gostariam de agradecer a Peter Libby por sua contribuição à versão anterior deste capítulo.

LEITURAS ADICIONAIS

Bautch VL, Caron KM: Blood and lymphatic vessel formation. Cold Spring Harb Perspect Biol 7(3):a008268, 2015.
Dejana E et al: The molecular basis of endothelial cell plasticity. Nat Commun 8:14361, 2017.
Green DJ et al: Vascular adaptation to exercise in humans: Role of hemodynamic stimuli. Physiol Rev 97:495, 2017.
MacLeod KT: Recent advances in understanding cardiac contractility in health and disease. F1000Res 5(F1000 Faculty Rev):1770, 2016.
Mann D et al (eds): *Braunwald's Heart Disease: A Textbook of Cardiovascular Medicine*, 10th ed. Philadelphia, Elsevier, 2015.
Page E et al (eds): *Handbook of Physiology: A Critical Comprehensive Presentation of Physiological Knowledge and Concepts. Section 2: The Cardiovascular System, Volume I: The Heart.* New York, Oxford University Press, 2002.
Spinale FG: Assessment of cardiac function—Basic principles and approaches. Compr Physiol 5:1911, 2015.
Srivastava D: Making or breaking the heart: From lineage determination to morphogenesis. Cell 126:1037, 2006.
Taegtmeyer H et al: Cardiac metabolism in perspective. Comp Physiol 6:1675, 2016.

238 Epidemiologia das doenças cardiovasculares
Thomas A. Gaziano, J. Michael Gaziano

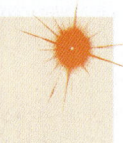

As doenças cardiovasculares (DCVs) são atualmente a principal causa de morte em todo o mundo. Antes de 1900, as doenças infecciosas e a desnutrição eram as causas mais comuns, e as DCVs eram responsáveis por < 10% de todos os óbitos. Em 2017, as DCVs foram responsáveis por aproximadamente 17,8 milhões de mortes no mundo (32%), com a mesma taxa ocorrendo nos países de renda alta e nos países com rendas baixa e média.

A TRANSIÇÃO EPIDEMIOLÓGICA

O aumento global das DCVs é resultado de uma transformação sem precedentes nas causas de morbidade e mortalidade durante o século XX. Conhecida como transição epidemiológica, essa mudança foi determinada pela industrialização, pela urbanização e pelas alterações no estilo de vida associadas a elas, e está ocorrendo em todo o mundo com todas as raças, grupos étnicos e culturas. A transição está dividida em quatro estágios básicos: pestilência e fome, declínio das pandemias, doenças degenerativas e provocadas pelo homem, e doenças degenerativas tardias. É possível que esteja surgindo um quinto estágio em alguns países, caracterizado por inatividade e obesidade epidêmicas (Tab. 238-1).

A *era da pestilência e da fome* é marcada por desnutrição, doenças infecciosas e alta taxa de mortalidade infantil e neonatal compensada por alta taxa de fertilidade. Tuberculose, disenteria, cólera e *influenza* costumam ser fatais, resultando em uma expectativa média de vida em torno de 30 anos de idade. As DCVs são responsáveis por < 10% das mortes, com predomínio de cardiopatias reumáticas e miocardiopatias causadas por infecção e desnutrição. Aproximadamente 10% da população mundial ainda se encontram na era da pestilência e da fome.

A renda *per capita* e a expectativa de vida aumentam durante a *era de declínio das pandemias*, uma vez que a emergência dos sistemas de saúde pública, o melhor fornecimento de água e a melhora na nutrição se combinam para a redução da mortalidade por doenças infecciosas e por desnutrição. A mortalidade infantil e neonatal também declina, mas aumentam as mortes causadas por DCV para um índice entre 10 e 35% de todos os óbitos. As formas predominantes de DCV são a doença valvar reumática, hipertensão arterial, doença cardíaca coronariana (DCC) e acidente vascular cerebral (AVC). Quase 40% da população mundial estão atualmente nesse estágio.

A *era das doenças degenerativas e provocadas pelo homem* caracteriza-se pela mortalidade por doenças não transmissíveis – principalmente DCV –, superando a mortalidade causada por desnutrição e doenças infecciosas. Aumenta a ingestão de calorias, em particular daquelas originadas de gordura animal. Prevalecem a DCC e o AVC, e 35 a 65% de todas as mortes podem ser relacionadas às DCVs. Em geral, a taxa de mortes por DCC excede a taxa de mortalidade por AVC em uma razão de 2:1 a 3:1. Durante essa era, a expectativa média de vida ultrapassa os 50 anos. Aproximadamente 35% da população mundial encontram-se nessa categoria.

Na *era das doenças degenerativas tardias*, as DCVs e o câncer mantêm-se como as principais causas de morbidade e mortalidade, sendo que as DCVs passam a ser responsáveis por 40% de todas as mortes. Entretanto, a mortalidade por DCV ajustada à idade diminui em razão da aplicação de estratégias preventivas (p. ex., programas de combate ao tabagismo e controle efetivo da pressão arterial), do tratamento dos casos agudos em hospitais e dos avanços tecnológicos, como a disponibilidade de cirurgias com *bypass*. DCC, AVC e insuficiência cardíaca congestiva passam a ser as

TABELA 238-1 ■ Os cinco estágios da transição epidemiológica			
Estágio	Descrição	Mortes relacionadas com DCV (%)	Tipo de DCV predominante
Pestilência e fome	Predomínio da desnutrição e das doenças infecciosas como causas de morte; taxas elevadas de mortalidade infantil e neonatal; baixa expectativa média de vida	< 10	Cardiopatia reumática, miocardiopatias causadas por infecção ou desnutrição
Declínio das pandemias	Melhoras na nutrição e na saúde pública levando à diminuição nas taxas de mortes relacionadas com desnutrição e infecção; diminuição abrupta nas taxas de mortalidade infantil e neonatal	10-35	Doença valvar reumática, hipertensão arterial, DCC e AVC (predominantemente hemorrágico)
Doenças degenerativas e provocadas pelo homem	Aumento da ingestão de gordura e de calorias e diminuição da atividade física levando ao aumento de hipertensão arterial e aterosclerose; com o aumento da expectativa de vida, a mortalidade por doenças crônicas não transmissíveis excede a mortalidade por desnutrição e doenças infecciosas	35-65	DCC e AVC (isquêmico e hemorrágico)
Doenças degenerativas tardias	DCV e câncer são as principais causas de morbidade e mortalidade; tratamentos melhores e esforços preventivos ajudam a evitar mortes entre aqueles com doença e a retardar eventos primários; diminuição da mortalidade por DCV ajustada à idade; as DCVs atingem indivíduos cada vez mais idosos	40-50	DCC, AVC e insuficiência cardíaca congestiva
Inatividade e obesidade	Sobrepeso e obesidade aumentam a taxas alarmantes; aumento do número de casos de diabetes melito e hipertensão arterial; estabilização do declínio no índice de tabagismo; recomendações quanto à atividade física são seguidas por uma minoria da população	38	DCC, AVC e insuficiência cardíaca congestiva, doença vascular periférica

Siglas: AVC, acidente vascular cerebral; DCC, doença cardíaca coronariana; DCV, doença cardiovascular.
Fonte: Dados de AR Omran: The epidemiologic transition: A theory of the epidemiology of population change. Milbank Mem Fund Q 49:509, 1971; e SJ Olshansky, AB Ault: The fourth stage of the epidemiologic transition: The age of delayed degenerative diseases. Milbank Q 64:355, 1986.

principais formas de DCV. Cerca de 15% da população mundial encontram-se nessa era ou a estão deixando para entrar no quinto estágio da transição epidemiológica.

No mundo industrializado, o nível de atividade física continua a diminuir ao mesmo tempo que aumenta a ingestão calórica total. A epidemia de sobrepeso e obesidade resultante pode estar sinalizando o início da *era da inatividade e da obesidade*. As taxas de diabetes melito tipo 2, hipertensão arterial e dislipidemias são crescentes, tendência particularmente evidente entre as crianças. Se essa tendência dos fatores de risco continuar, as taxas de mortalidade por DCV ajustadas para a idade, que vêm caindo há décadas durante a quarta fase, podem aumentar nos próximos anos, como é sugerido por dados recentes.

PADRÕES NA TRANSIÇÃO EPIDEMIOLÓGICA

Características regionais específicas modificaram aspectos da transição em diversas regiões do planeta. Os países de alta renda tiveram declínio nas taxas de morte por DCV de até 50 a 60% ao longo dos últimos 60 anos, enquanto as taxas de morte por DCV aumentaram 15% ao longo dos últimos 20 anos naqueles com rendas baixa e média. Contudo, em razão da grande quantidade de dados disponíveis, os Estados Unidos servem como referência útil para comparações. A era da pestilência e da fome ocorreu antes de 1900, em uma economia predominantemente agrária e com a população vivendo no campo. As doenças infecciosas eram a principal causa de morte. Nos anos 1930, o país passou pela fase de declínio das pandemias. O desenvolvimento da infraestrutura de saúde pública resultou em um impressionante declínio nas taxas de mortalidade por doenças infecciosas. As mudanças no estilo de vida, determinadas pela rápida urbanização, resultaram em aumento simultâneo na taxa de mortalidade por DCV, a qual chegou a aproximadamente 390 a cada 100 mil habitantes. Entre 1930 e 1965, o país ingressou na era das doenças degenerativas e produzidas pelo homem. A taxa de mortalidade por doenças infecciosas caiu abaixo de 50 a cada 100 mil habitantes/ano, enquanto a taxa de mortalidade por DCV atingiu seus níveis máximos com o aumento da urbanização e com as mudanças no estilo de vida, na dieta, na atividade física e no tabagismo. A era das doenças degenerativas tardias ocorreu entre 1965 e 2000. Novas abordagens terapêuticas, medidas preventivas e campanhas de saúde pública de promoção de modificações no estilo de vida levaram ao declínio substancial nas taxas de mortalidade ajustadas à idade e ao aumento constante da idade de ocorrência do primeiro evento de DCV.

Atualmente, os Estados Unidos estão entrando naquilo que parece ser a quinta fase. O declínio de 3% ao ano na taxa de mortalidade por DCV ajustada para idade, ocorrido ao longo dos anos 1970 e 1980, não se manteve nos anos 1990, tendo caído para 2% ao ano. Contudo, a taxa de morte por DCV caiu 3 a 5% ao ano durante a primeira década do novo milênio. Parece haver fatores competindo para que se obtenham os resultados observados. De um lado, na coluna dos aspectos negativos, observamos um aumento na prevalência de diabetes melito e de obesidade, a redução na taxa de declínio do tabagismo e a estabilização na taxa de detecção e tratamento da hipertensão arterial. Do outro lado, os níveis de colesterol continuam a declinar diante do uso crescente das estatinas.

Muitos países de alta renda – que juntos respondem por 15% da população – passaram pelos quatro estágios da transição epidemiológica praticamente no mesmo padrão observado nos Estados Unidos. A DCC é a forma dominante de DCV nesses países, com taxas que tendem a ser 2 a 5 vezes mais altas que as de AVC. Contudo, há variações. Enquanto na América do Norte, na Austrália e nos países de alta renda das regiões centro-noroeste da Europa houve aumento significativo seguido de rápido declínio nas taxas de DCV, os países do sul e centro da Europa tiveram aumento e declínio mais graduais nas suas taxas. Mais especificamente, países da Europa Central (i.e., Áustria, Bélgica e Alemanha) tiveram declínio mais lento em comparação com os países nórdicos (i.e., Finlândia, Suécia, Dinamarca e Noruega). Países como Portugal, Espanha e Japão jamais atingiram taxas de mortalidade tão altas quanto as dos Estados Unidos e de outros países, com taxas de mortalidade por DCC iguais ou inferiores a 200 a cada 100 mil habitantes. Os países da Europa Ocidental também apresentam um gradiente norte-sul nas taxas absolutas de DCV, com taxas mais altas nos países do norte (i.e., Finlândia, Irlanda e Escócia) e mais baixas nos países mediterrâneos (i.e., França, Espanha e Itália). O Japão é um caso peculiar entre os países de alta renda, provavelmente em razão do tipo específico de dieta de sua população. Embora as taxas de AVC tenham aumentado drasticamente, as taxas de DCC não aumentaram tanto no Japão. Contudo, os hábitos dietéticos japoneses vêm sofrendo mudanças substanciais, que se refletiram em aumento dos níveis de colesterol.

Os padrões nos países com rendas baixa e média (renda nacional bruta *per capita* de 11.666 dólares) dependem, em parte, de diferenças culturais, tendências seculares e respostas locais no que se refere à organização da saúde pública e à infraestrutura de tratamento. Ainda que as doenças transmissíveis continuem a ser uma importante causa de morte, as DCVs se tornaram um grande problema de saúde em países de renda baixa e média. Com 85% da população mundial, os países de rendas baixa e média estão determinando a velocidade de mudança na carga global de DCV (Fig. 238-1). Na maioria desses países, passou-se a observar um gradiente urbano/rural para DCC, AVC e hipertensão arterial, com índices mais elevados nos centros urbanos.

Contudo, embora as taxas de DCV estejam aumentando rapidamente em todo o mundo, observam-se grandes diferenças entre as regiões e os países, ou até mesmo dentro do mesmo país (Fig. 238-2). O Leste da Ásia e regiões

Mortes globais por causa, 2017

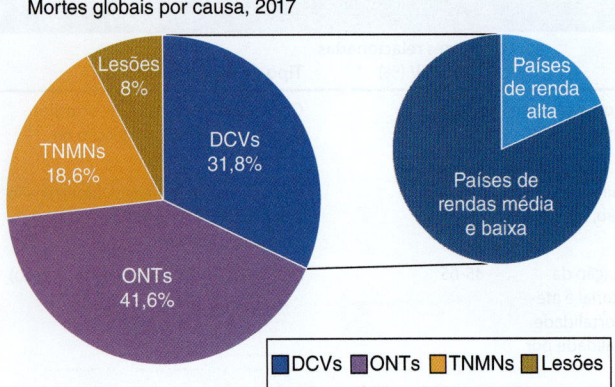

FIGURA 238-1 **Mortes globais estratificadas por causa, 2017.** TNMNs, doenças transmissíveis, distúrbios nutricionais, maternas e neonatais; DCVs, doenças cardiovasculares; ONTs, outras doenças não transmissíveis; TNMNs, doenças transmissíveis e nutricionais maternas e neonatais. *(Com base nos dados do Global Burden of Disease Study 2017 [GBD 2017] Results. Seattle, United States: Institute for Health Metrics and Evaluation [IHME], 2020.)*

do Pacífico parecem estar passando pelas segunda e terceira fases da transição epidemiológica. A DCV é uma das principais causas de morte na China, mas, assim como no Japão, o AVC causa mais mortes que as DCCs, com uma razão de aproximadamente 3:1. Por outro lado, Vietnã e Camboja acabam de passar pela fase de pestilência e fome na transição epidemiológica. O Oriente Médio e o Norte da África parecem estar entrando na terceira fase da transição epidemiológica, com aumento na expectativa de vida e com as taxas de mortalidade por DCV se aproximando daquelas observadas em países de renda alta. Em geral, a América Latina parece estar na terceira fase da transição epidemiológica, embora haja grande heterogeneidade regional, com áreas na segunda fase de transição epidemiológica e outras na quarta fase. Entretanto, a Europa Oriental e a Ásia Central estão no auge da terceira fase, com as mais altas taxas de mortalidade por DCV do mundo (cerca de 66%). É importante ressaltar que as mortes por DCC não estão limitadas à população de idosos nessa região e atingem de forma significativa a população em idade produtiva. O Sul da Ásia – e, especificamente, a Índia, que responde pela maior proporção populacional da região – vem vivenciando um aumento alarmante nas doenças cardíacas. A transição parece estar seguindo o estilo ocidental, com predomínio das DCCs entre as DCVs. Ainda assim, a cardiopatia reumática continua sendo uma causa importante de morbidade e mortalidade. Assim como no Sul da Ásia, a cardiopatia reumática também é uma causa importante de morbidade e mortalidade por DCV na África Subsaariana, que, em grande parte, mantém-se na primeira fase de transição epidemiológica.

Muitos fatores contribuem para essa heterogeneidade entre os países de rendas baixa e média. Primeiro, as regiões encontram-se em diferentes estágios da transição epidemiológica. Segundo, há enormes diferenças nos fatores de risco comportamentais e no estilo de vida. Terceiro, diferenças raciais e étnicas podem levar a suscetibilidades distintas para diversas formas de DCV. Ademais, deve-se observar que, para a maioria dos países nessas regiões, os dados disponíveis sobre causas específicas de morte em todo o país não são completos.

TENDÊNCIAS GLOBAIS DA DOENÇA CARDIOVASCULAR

Nos últimos 5 anos, aconteceram alterações nas tendências de DCV que refletem tendências na demografia e no manejo das doenças, bem como no modo como as mortes e os casos foram medidos e estimados. Em 2017, o estudo Global Burden of Disease (GBD) atualizou suas estimativas com várias alterações importantes baseadas em dados disponibilizados recentemente, com refinamento nas causas de morte e com a introdução de novas técnicas de modelagem. As principais alterações incluem a adição de uma estimativa independente da população e da taxa de fertilidade, a adição de mais de 127 países-anos de registro vital e dados verbais de autópsias, revisões de algumas mortes de "classificadas erroneamente" para demência, doença de Parkinson e fibrilação atrial, e a adição de novas doenças como a calcificação não reumática da aorta e a doença degenerativa da valva mitral. As DCVs respondem por 32% das mortes no mundo, um número que tende a crescer. Em 2017, as DCCs responderam por 16% de todas as mortes no mundo e pela maior porção (10%) de anos de vida perdidos (AVPs) e de anos de vida perdidos ajustados por incapacidade (AVAIs) (7%) globalmente. O AVC subiu da terceira para a segunda posição das maiores causas de

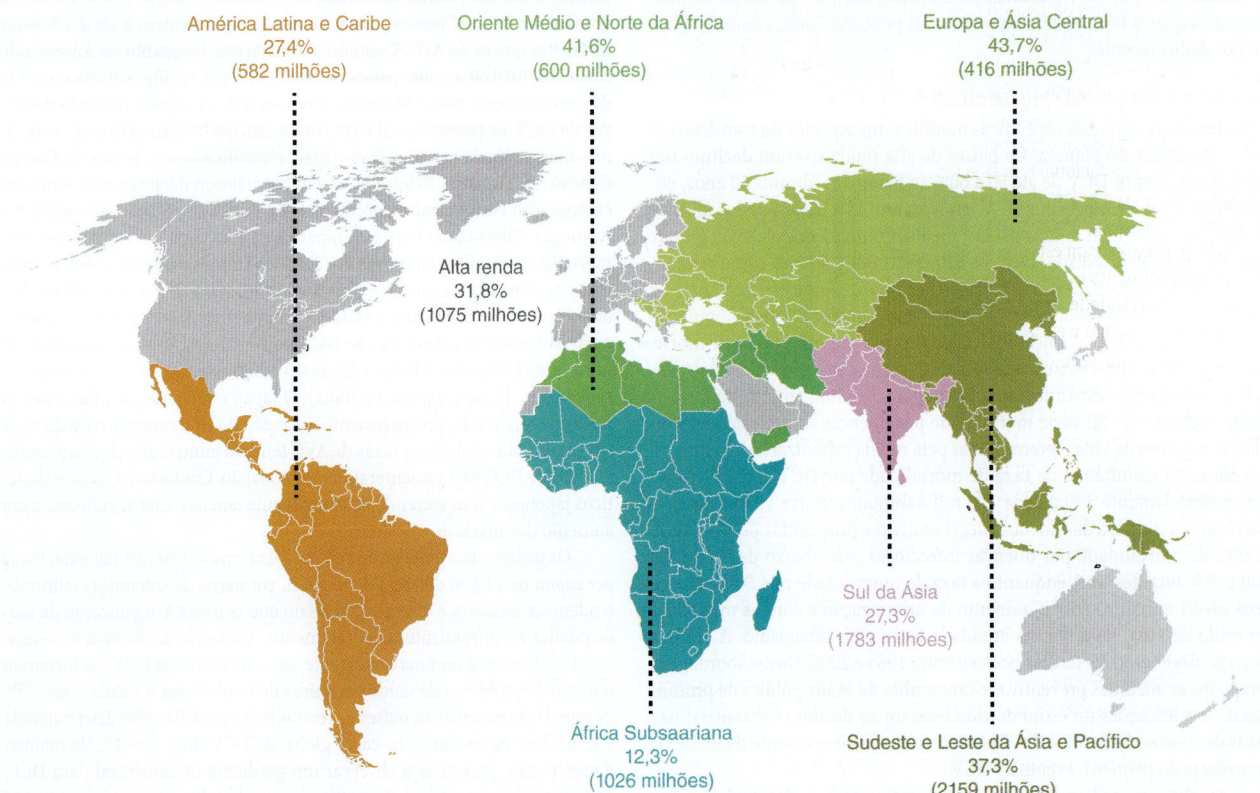

FIGURA 238-2 Mortes por doença cardiovascular em percentual do total de mortes e da população total em sete regiões econômicas do planeta definidas pelo Banco Mundial. *(Com base nos dados do Global Burden of Disease Study 2017. Global Burden of Disease Study 2017 [GBD 2017] Results. Seattle, United States: Institute for Health Metrics and Evaluation [IHME], 2020.)*

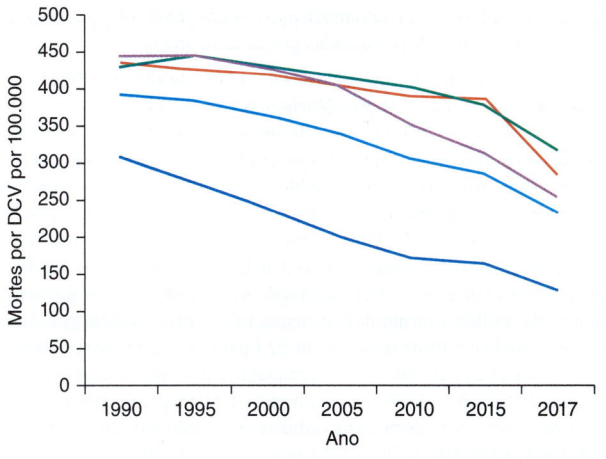
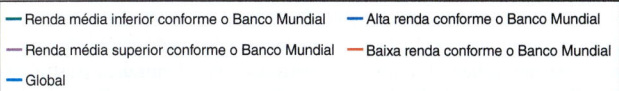

FIGURA 238-3 Taxa de mortalidade por doenças cardiovasculares (DCVs) por 100.000 habitantes padronizada por idade de 1990 a 2017, por renda, conforme o Banco Mundial. *(Com base nos dados do Global Burden of Disease Study 2017. Global Burden of Disease Study 2017 [GBD 2017] Results. Seattle, United States: Institute for Health Metrics and Evaluation [IHME], 2020.)*

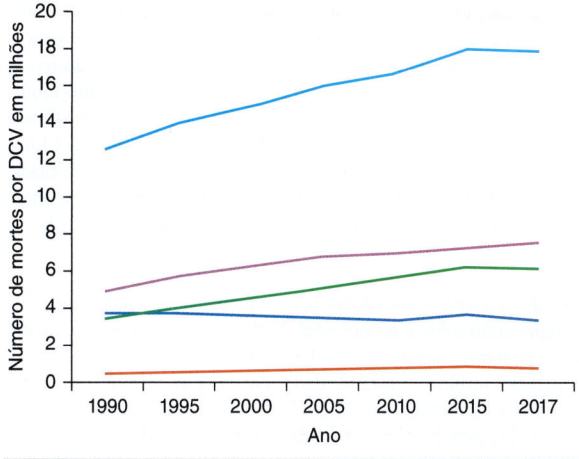
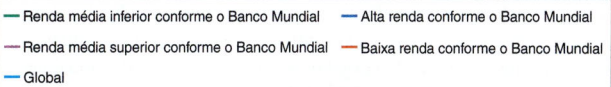

FIGURA 238-4 Número de mortes por doenças cardiovasculares (DCVs) de 1990 a 2017, por renda, conforme o Banco Mundial. *(Com base nos dados do Global Burden of Disease Study 2017. Global Burden of Disease Study 2017 [GBD 2017] Results. Seattle, United States: Institute for Health Metrics and Evaluation [IHME], 2020.)*

morte (11% de todas as mortes) e permaneceu como terceiro maior contribuidor para os AVPs (7%) e AVAIs (5%). Juntos, DCC e AVC responderam por mais de 25% de todas as mortes no mundo. A carga do AVC é uma preocupação crescente nos países de rendas baixa e média. O impacto do AVC sobre as taxas de AVAIs e de mortalidade é mais de três vezes maior nesses países em comparação com os países de alta renda.

Com quase 85% da população mundial, os países de rendas baixa e média tendem a determinar as taxas e tendências globais de DCV. Ocorreram mais de 14 milhões (14,4) de mortes por DCV nos países de rendas baixa e média em 2017 comparadas com 3,3 milhões nos países de alta renda. Globalmente, há evidência de retardo significativo na idade de ocorrência e/ou de melhora na taxa de fatalidade; entre 1990 e 2017, o número de mortes causadas por DCV aumentou em 49%, mas as taxas de morte ajustadas por idade foram reduzidas em 30,4% no mesmo período. As taxas de mortalidade padronizadas por idade, contudo, declinaram mais rapidamente em países de alta renda do que nos países de rendas baixa e média **(Fig. 238-3)**. O crescimento populacional tem sido maior nos países de baixa e média renda comparados com países de alta renda. Como resultado das taxas de crescimento mais lentas da população nos países de alta renda, as mortes globais por DCV permaneceram estáveis. Contudo, nos países de rendas baixa e média, o envelhecimento e o crescimento populacional superaram os ganhos na redução da mortalidade ajustada por idade, de modo que as mortes globais por DCV continuaram a aumentar nos últimos 25 anos **(Fig. 238-4)**.

Embora a migração dos países de rendas média e baixa possa contribuir para o aumento da população nos países de alta renda, a tendência é que as populações dos países ricos diminuam proporcionalmente em relação à população mundial. O pequeno declínio nas taxas de morte por DCV, iniciado nos países de alta renda no terço final do século XX, deverá prosseguir, mas a velocidade da queda parece estar diminuindo. Entretanto, é esperado que esses países testemunhem um aumento na prevalência de DCV, assim como no número absoluto de mortes, à medida que a população envelheça.

Porções significativas da população que vive nos países de rendas baixa e média entraram na terceira fase da transição epidemiológica, e algumas estão entrando no quarto estágio. As mudanças demográficas têm papel importante nas predições futuras para as DCVs em todo o mundo. Por exemplo, a taxa de crescimento da população na Europa Oriental e na Ásia Central foi de 1,1% entre 2010 e 2017, enquanto no Sul da Ásia foi de 11%. As taxas de DCV também terão um impacto econômico. Mesmo assumindo que não haja qualquer aumento nos fatores de risco para DCVs, a maioria dos países, em especial a Índia e a África do Sul, testemunhará a morte por DCV de um grande número de indivíduos entre 35 e 64 anos ao longo dos próximos 30 anos, assim como um aumento nos níveis de morbidade relacionada com doenças cardíacas e AVC entre as pessoas de meia-idade.

FATORES DE RISCO

A variação global nas taxas de DCVs está relacionada com variações temporais e regionais nos comportamentos e fatores de risco conhecidos. A análise ecológica dos principais fatores de risco de DCV e mortalidade demonstra uma correlação importante entre as taxas de mortalidade esperadas e observadas para os três principais fatores de risco – tabagismo, colesterol sérico e hipertensão arterial – e sugere que muitas das variações regionais sejam causadas por diferenças nos fatores de risco tradicionais.

Fatores de risco comportamentais • **TABAGISMO** Mais de 1,4 bilhão de pessoas são fumantes em todo o mundo. O consumo de tabaco atualmente causa cerca de 7,1 milhões de mortes por ano (12,7% de todas as mortes), das quais aproximadamente 2,6 milhões são relacionadas com DCV. A população do grupo de países de alta renda tem uma taxa de fumantes (21,6%) que é quase o dobro da taxa dos países de baixa renda (11,2%), enquanto a taxa de tabagismo do grupo de países de renda média (19,5%) se aproxima da média global (19,2%). Entre 2007 e 2017, as taxas de tabagismo diminuíram entre os grupos de países de baixa, média e alta renda, com reduções relativas de 19%, 12% e 20%, respectivamente. Até 2030, espera-se que a taxa média global de tabagismo tenha declinado de 19% para 16% (mulheres, 4%; homens, 28%); todavia, o número de fumantes deve aumentar devido ao crescimento populacional. O fumo passivo é outra causa bem definida de DCV, responsável por 575 mil mortes de não fumantes em 2017. Embora a restrição legal ao fumo tenha efeitos benéficos imediatos e em longo prazo, a implementação varia muito entre os países.

DIETA O consumo total de calorias *per capita* aumenta à medida que os países se desenvolvem. No que se refere às DCVs, um elemento-chave nas mudanças dietéticas é o aumento na ingestão das gorduras animais saturadas e das gorduras vegetais hidrogenadas, que contêm ácidos graxos *trans* aterogênicos, juntamente com a redução no consumo de alimentos vegetais e o aumento na ingestão de carboidratos simples. A gordura contribui com menos de 20% das calorias nas áreas rurais da China e da Índia, com menos de 30% no Japão e com bem mais de 30% nos Estados Unidos. Aparentemente, o percentual de gordura nas calorias ingeridas vem caindo nos países com renda elevada.

INATIVIDADE FÍSICA A mecanização que acompanha a transição econômica leva a mudanças no tipo de atividade laboral, passando de um perfil de trabalho agrícola, fisicamente exigente, para outro de base industrial e de serviços, em grande parte sedentário. A inatividade física é responsável por 1,3 milhão de mortes globais anualmente. A prevalência global de inatividade física se manteve estável entre 2001 e 2016 (28,5-27,5%). Nos Estados Unidos, cerca de 25% da população adulta não fazem nenhuma atividade física nas horas de lazer, e apenas 24,3% dos adultos afirmam realizar atividades físicas aeróbicas e de fortalecimento muscular que atendam as recomendações federais de saúde. O sedentarismo é igualmente alto em outras regiões do planeta e tem aumentado nos países que passam por processo acelerado de urbanização como parte da transição econômica. As taxas de mortalidade atribuíveis ao sedentarismo são mais altas no Norte da África e no Oriente Médio e na Europa Central e Oriental. Nos centros urbanos da China, por exemplo, a proporção de adultos que participam de atividades físicas de intensidade moderada a alta foi reduzida significativamente, enquanto houve aumento daqueles engajados em atividades de baixa intensidade.

FATORES DE RISCO METABÓLICOS

O estudo das tendências nos fatores de risco metabólicos propicia uma melhor compreensão sobre a carga global da DCV. Descrevemos aqui quatro fatores de risco metabólicos – níveis de lipídeos, hipertensão arterial, obesidade e diabetes melito –, utilizando dados do Global Burden of Disease, Injuries, and Risk Factors Study (GBD 2017). O projeto GBD identificou e compilou dados de mortalidade e morbidade de 195 países entre 1980 e 2017.

Níveis de lipídeos No mundo, estima-se que os níveis elevados de colesterol tenham algum papel em 42% das mortes por doença cardíaca isquêmica e em 9% das mortes por AVC, chegando a 4,3 milhões de mortes anualmente. Embora os níveis plasmáticos médios de colesterol na população tendam a aumentar à medida que os países se movem pelas etapas da transição epidemiológica, os níveis séricos médios de colesterol total foram reduzidos globalmente, entre 1980 e 2008, na ordem de 0,08 mmol/L por década nos homens e 0,07 mmol/L por década nas mulheres. Houve grandes declínios na Australásia, na América do Norte e na Europa Ocidental (0,19-0,21 mmol/L). Países na Ásia Oriental e na região do Pacífico tiveram aumentos > 0,08 mmol/L em ambos os sexos. Pesquisas mais recentes incluindo estudos mendelianos sugerem que a lipoproteína(a) pode agir como um preditor individual do risco de DCV além do colesterol total ou do colesterol LDL (de *low-density lipoprotein* [lipoproteína de baixa densidade]) tradicionais por meio do aumento do acúmulo de lipídeos celulares, disfunção endotelial e impactos na coagulação. A lipoproteína(a) parece estar elevada em cerca de 20% da população global, embora haja poucos dados disponíveis de países de baixa e média renda. Dados não randomizados sugerem taxas mais altas entre os afrodescendentes com o dobro dos níveis dos brancos, com os indivíduos do Leste e do Sul da Ásia com níveis intermediários. Existem dados limitados sobre os agentes clínicos que têm como alvo a lipoproteína(a), embora os inibidores de PCSK9 diminuam a lipoproteína(a) ou outros alvos específicos; portanto, essa continua sendo uma área de intensa pesquisa.

Hipertensão Níveis de pressão arterial elevados são um indicador precoce da transição epidemiológica. Estudos observacionais mostram um risco aumentado de DCV começando com pressões arteriais sistólicas (PASs) acima de 110 a 115 mmHg. Entre 1990 e 2015, a prevalência global de PAS ≥ 110 a 115 mmHg aumentou de 73.119 a 81.373 a cada 100 mil habitantes, enquanto a prevalência de PAS ≥ 140 mmHg aumentou de 17.307 para 20.526 a cada 100 mil habitantes. Em 2015, dos 3,47 bilhões de adultos estimados com PAS ≥ 110 a 115 mmHg, 874 milhões (25%) tinham PAS ≥ 140 mmHg. Enquanto a PAS ≥ 140 mmHg representa apenas 25% das pessoas com pressão arterial elevada, ela foi responsável por 73% (7,8 milhões) das mortes por PAS ≥ 110 a 115 mmHg em 2015. Em todo o mundo, 55% das mortes por AVC (3,36 de 6,17 milhões) e 55% das mortes por DCC (4,89 de 8,93 milhões) são atribuíveis à pressão alta, respondendo por 8,25 milhões de mortes em 2017. De 1990 a 2015, o número de mortes relacionadas com PAS ≥ 140 mmHg aumentou em todos os grupos de países de renda baixa e média, mas caiu nos países de renda alta. Entre 1980 e 2008, a prevalência padronizada por idade de hipertensão não controlada foi reduzida, embora o número de indivíduos com hipertensão arterial não controlada tenha aumentado devido ao crescimento e envelhecimento populacional. A elevação na pressão arterial média na população também ocorre à medida que os países se industrializam e as populações migram das áreas rurais para as urbanas. Por exemplo, a prevalência de hipertensão arterial nas áreas urbanas da Índia é de 33,8%, mas varia entre 14,5 e 31,7% nas comunidades rurais. Uma grande preocupação nos países de rendas baixa e média é o alto índice de hipertensão arterial não diagnosticada e, portanto, não tratada. Esse fato pode explicar, ao menos em parte, as taxas mais elevadas de AVC nesses países quando comparadas às taxas de DCC nos primeiros estágios da transição. Na Ásia, os índices elevados de hipertensão arterial, em especial da hipertensão não diagnosticada, provavelmente contribuem para a alta prevalência de AVC hemorrágico nessa região. Entretanto, no plano global, a PAS média foi reduzida em ambos os sexos (0,8 mmHg por década entre os homens; 1 mmHg por década entre as mulheres).

Obesidade Estima-se que, em 2015, 603,4 milhões de adultos e 107,7 milhões de jovens eram obesos. A prevalência global de obesidade era 12% entre adultos (5% entre jovens) e está crescendo em todo o mundo, particularmente nos países em desenvolvimento nos quais as trajetórias são mais íngremes do que as vividas pelos países desenvolvidos. O alto índice de massa corporal (IMC) contribuiu para 4 milhões de mortes em todo o mundo (7,1% das mortes por qualquer causa); a DCV foi a principal causa dessas mortes (2,7 milhões) e também de AVAIs associados (66,3 de 120 milhões), seguido por diabetes (0,6 milhão de mortes, 30,4 milhões de AVAIs). As mulheres são mais afetadas pela obesidade do que os homens; de 1975 a 2014, a média global do IMC padronizado por idade aumentou de 22,1 para 24,4 kg/m^2 nas mulheres e de 21,7 para 24,2 kg/m^2 nos homens, enquanto a prevalência de obesidade aumentou de 6,4% para 14,9% nas mulheres e de 3,2% para 10,8% no sexo masculino. A proporção de mulheres adultas no mundo que têm sobrepeso ou são obesas aumentou de 29,8% para 38% entre 1980 e 2013, enquanto em homens foi observado um aumento de 28,8% para 36,9%. São observadas diferenças regionais e entre países. A maior prevalência de obesidade em homens está nos Estados Unidos, nas Américas do Sul e Central, na Australásia e nas Europas Central e Ocidental. Em mulheres, a maior prevalência de obesidade está nas regiões Norte e Sul da África, no Oriente Médio, nas Américas do Sul e Central e nos Estados Unidos. A menor prevalência para homens e mulheres foi observada nas regiões Sul e Sudeste da Ásia, e nas regiões Leste, Central e Oeste da África. De um modo geral, a prevalência de obesidade para ambos os sexos aumentou com o aumento do índice sociodemográfico; no entanto, o aumento da obesidade em adultos nos países desenvolvidos tem diminuído desde 2006. Em muitos dos países de rendas baixa e média, a obesidade parece coexistir com subnutrição e desnutrição. Os adolescentes são um grupo com risco particularmente alto.

Diabetes melito Como consequência ou em acréscimo aos IMCs crescentes e aos níveis decrescentes de atividade física, as taxas mundiais de diabetes melito – especialmente do diabetes tipo 2 – estão aumentando. De acordo com os dados mais recentes do projeto GBD, a prevalência de diabetes aumentou 129,7% em homens e 120,9% em mulheres entre 1990 e 2017. Estima-se que 476 milhões de pessoas em todo o mundo tenham diabetes, e a International Diabetes Foundation prevê que esse número chegará a 693 milhões até 2045. Quase 50% dos indivíduos com diabetes não são diagnosticados, e 80% vivem em países de rendas baixa e média. O Oriente Médio e o Norte da África têm a maior prevalência regional padronizada por idade (8,7% da população) e taxas de incidência (400 a cada 100.000 habitantes) de diabetes, enquanto o Leste da Ásia e a região do Pacífico têm a menor (5,8%; 249 a cada 100.000 habitantes). Grande parte do crescimento futuro ocorrerá no Oriente Médio e na África, além de outros países de rendas baixa e média no Sul da Ásia e na África Subsaariana.

FATORES DE RISCO GENÉTICOS

Muitos esforços foram investidos recentemente na compreensão do efeito genético na saúde cardiovascular em populações. Esses esforços têm focado nas variantes genéticas germinativas que são relacionadas com DCVs específicas, bem como aquelas que são associadas a fatores de risco cardiovascular. Em ambos os casos, a cada ano, o número de variantes associadas aumentou significativamente a ponto de parecer que centenas ou mesmo milhares de variantes estão associadas a essas condições, cada uma explicando uma pequena quantidade da variabilidade populacional em doenças e fatores de risco. Coleções de variantes foram combinadas em escores de risco poligenômicos, mas elas também explicam apenas uma pequena quantidade da variabilidade da doença na população. Muitos dados mais irão surgir nos próximos anos sobre essas associações, os mecanismos que explicam essas associações, as relações das variantes que são específicas a certos tecidos como o coração ou o cérebro, e as interações entre fatores genéticos e do estilo de vida como causa das doenças. Atualmente, a maioria dos dados está entre aqueles com ascendência europeia; no entanto, esforços em larga escala estão em andamento para entender as relações entre genes e doenças e seus fatores de risco em todo o mundo. Os dados iniciais sugerem diferenças não triviais entre várias populações globais. Além do risco de linhagem germinativa, parece haver aumento do risco cardiovascular associado à expansão relacionada à idade de clones hematopoiéticos com mutações somáticas, incluindo alelos de perda de função de certos genes. Indivíduos com essas mutações sem outras anormalidades hematológicas são definidos como tendo hematopoiese clonal de potencial indeterminado (HCPI). Estudos recentes sugerem que aqueles com HCPI têm um risco aumentado de até duas vezes de desenvolver DCC.

RESUMO

Apesar de as taxas de DCVs estarem diminuindo nos países com renda elevada, elas estão aumentando em quase todas as demais regiões do planeta. As consequências dessa epidemia passível de prevenção serão substanciais em vários níveis, incluindo morbidade e mortalidade individuais, sofrimento nas famílias e custos econômicos alarmantes.

Preconizam-se três estratégias complementares para reduzir o impacto. Primeiro, a carga total dos fatores de risco para DCV pode ser reduzida por meio de medidas de saúde pública com impacto sobre toda a população, como campanhas nacionais contra tabagismo, dietas não saudáveis e inatividade física. Segundo, a identificação de subgrupos populacionais com risco mais elevado que seriam beneficiados por intervenções específicas com baixo custo, incluindo rastreamento e tratamento da hipertensão arterial e da hipercolesterolemia. Intervenções simples e de baixo custo, como o uso da "polipílula", um esquema composto por ácido acetilsalicílico, uma estatina e um agente anti-hipertensivo, também precisam ser mais bem exploradas. Terceiro, recursos devem ser alocados para intervenções agudas, assim como para prevenção secundária. Para os países com recursos limitados, o primeiro passo para o desenvolvimento de um plano abrangente é investigar as causas específicas de mortalidade e morbidade, bem como a prevalência dos principais fatores de risco passíveis de prevenção.

Ao mesmo tempo, os países de alta renda devem continuar a financiar pesquisas para o desenvolvimento de medidas para prevenção e tratamento, tendo em vista as limitações econômicas de muitos países. O conceito de transição epidemiológica proporciona a possibilidade de aprofundar o conhecimento sobre como é possível alterar o curso da epidemia de DCV. A transferência eficiente de estratégias preventivas e terapêuticas de baixo custo poderia alterar o curso natural dessa epidemia e reduzir a carga global das DCVs passíveis de prevenção.

LEITURAS ADICIONAIS

Gaziano T, Gaziano JM: Global burden of cardiovascular disease, in *Heart Disease: A Textbook of Cardiovascular Medicine*, 11th ed, E Braunwald (ed). Philadelphia, Elsevier/Saunders, 2018.
Jaiswal S et al: Clonal hematopoiesis and risk of atherosclerotic cardiovascular disease. N Engl J Med 377:111 2017.
Murray C et al: Population and fertility by age and sex for 195 countries and territories, 1950-2017: A systematic analysis for the Global Burden of Disease Study 2017. Lancet 392:1995, 2018.
Roth G et al: Global, regional, and national age-sex-specific mortality for 282 causes of death in 195 countries and territories, 1980-2017: A systematic analysis for the Global Burden of Disease Study 2017. Lancet 392:1736, 2018.
Virani S et al: Heart disease and stroke statistics – 2020 update: A report from the American Heart Association. Circulation 141:e139, 2020.

Seção 2 Diagnóstico das doenças cardiovasculares

239 Exame físico do sistema cardiovascular
Patrick T. O'Gara, Joseph Loscalzo

A abordagem a um paciente com doença cardiovascular (DCV) diagnosticada ou suspeita inicia com a anamnese e o exame físico dirigidos tradicionais. A abrangência dessas atividades dependerá do contexto clínico no momento da apresentação, variando de uma visita de acompanhamento ambulatorial eletiva a um atendimento mais urgente no departamento de emergência. Ao longo das duas últimas décadas, houve um declínio gradual nas habilidades e competências relacionadas com o exame físico em todos os níveis, desde os estudantes até os especialistas, algo que se tornou uma grande preocupação para os médicos e para os educadores da área médica.

Os sinais e sintomas cardíacos clássicos são reconhecidos somente por uma minoria dos residentes de medicina interna e de medicina de família e comunidade. Contrariando a percepção popular, o desempenho clínico não melhora obrigatoriamente em função da experiência acumulada; ao contrário, o desenvolvimento de novas habilidades para examinar pode se tornar mais difícil para um clínico muito ocupado. Atualmente, dedica-se menos tempo ao ensino do exame cardiovascular durante o treinamento de estudantes e residentes. Um resultado muito conhecido dessa tendência é o progressivo excesso na utilização de exames de imagem não invasivos para determinar a presença e a gravidade de DCVs, mesmo quando os achados ao exame físico implicam baixa probabilidade pré-teste de haver doença significativa. Os proponentes do uso de equipamentos portáteis de ultrassonografia para identificar e caracterizar doença cardíaca estrutural têm defendido a sua incorporação nos currículos educacionais. As técnicas utilizadas para aprimorar as habilidades de exame à beira do leito incluem repetição, ensino centrado no paciente, *feedback* visual de eventos auscultatórios usando imagem ecocardiográfica com Doppler e treinamento baseado em simulação.

A base de evidências que associa os achados obtidos na anamnese e no exame físico à presença, à gravidade e ao prognóstico de DCV foi estabelecida de forma mais rigorosa para doença arterial coronariana, insuficiência cardíaca e doença valvar cardíaca. Por exemplo, as observações acerca de frequência cardíaca, pressão arterial, sinais de congestão pulmonar e a presença de insuficiência mitral (IM) contribuem de forma importante para a avaliação de risco à beira do leito em pacientes com síndromes coronarianas agudas. Nesse cenário, as observações feitas a partir do exame físico podem embasar decisões clínicas antes de se conhecer os resultados das dosagens dos biomarcadores cardíacos. O prognóstico de pacientes com insuficiência cardíaca sistólica pode ser predito com base na pressão venosa jugular (PVJ) e na presença ou não de terceira bulha cardíaca (B_3). A caracterização precisa dos sopros cardíacos fornece informações importantes acerca da história natural de muitas lesões valvares e cardiopatias congênitas. Por fim, o importante papel do exame físico na melhora da relação médico-paciente não pode ser subestimado.

EXAME FÍSICO GERAL

Qualquer exame se inicia com uma avaliação da aparência geral do paciente, com registro sobre idade, postura, atitude geral e estado geral de saúde. O paciente sente dor ou se mantém calmo em repouso, está dispneico ou diaforético? O paciente evita certas posições corporais para reduzir ou eliminar alguma dor, como pode ocorrer nos casos de pericardite aguda? Há alguma pista indicando que a dispneia tenha causa pulmonar, com deformidade do "tórax em barril" com aumento do diâmetro anteroposterior, taquipneia e respiração frenolabial? A presença de palidez cutânea, cianose e icterícia pode ser identificada rapidamente e fornece pistas adicionais. A identificação de um paciente emagrecido com aspecto de doente crônico sugere a presença de insuficiência cardíaca de longa duração ou de alguma outra doença sistêmica, como câncer. Diversas síndromes genéticas, muitas vezes com envolvimento cardiovascular, também podem ser identificadas facilmente, como trissomia do 21, síndrome de Marfan e síndrome de Holt-Oram. Peso e estatura devem ser mensurados rotineiramente, e devem ser calculados o índice de massa corporal e a área de superfície corporal. A circunferência abdominal e a razão cintura-quadril podem ser usadas para predizer o risco cardiovascular em longo prazo. Estado mental, nível de consciência e estado de humor devem ser avaliados continuamente durante a consulta e o exame físico.

Pele Ocorre cianose central quando há *shunt* direita-esquerda significativo ao nível do coração ou dos pulmões, permitindo a passagem de sangue desoxigenado para a circulação sistêmica. Por outro lado, a cianose periférica, ou acrocianose, em geral está relacionada à redução do fluxo sanguíneo para as extremidades em razão de constrição de pequenos vasos, como em pacientes com insuficiência cardíaca grave, choque ou doença vascular periférica; o sinal pode ser agravado pelo uso de β-bloqueadores associado à ausência de antagonismo da vasoconstrição α-mediada. O termo cianose diferencial refere-se à cianose isolada afetando os membros inferiores, mas não os superiores, em pacientes com ducto arterioso persistente (DAP) grande e hipertensão pulmonar secundária com *shunt* direita-esquerda ao nível dos grandes vasos. Telangiectasias em lábios, língua e mucosas, como parte da síndrome de Osler-Weber-Rendu (telangiectasia hemorrágica hereditária), assemelham-se às aranhas vasculares e podem ser fonte de *shunt* direita-esquerda quando também estão presentes nos pulmões. Observam-se telangiectasias na região malar em pacientes com estenose mitral (EM) em estágio avançado ou esclerodermia. A identificação de pele incomumente bronzeada sugere a hemocromatose como uma possível causa de insuficiência cardíaca sistólica. A icterícia, que pode ser identificada inicialmente nas escleras, tem diagnóstico diferencial extenso, mas, se acompanhada por quadro clínico compatível, pode indicar insuficiência cardíaca direita avançada e hepatomegalia congestiva. Diversas dislipidemias hereditárias estão, às vezes, associadas a xantomas subcutâneos, em particular ao longo das bainhas tendinosas ou sobre as superfícies extensoras dos membros. A hipertrigliceridemia muito intensa pode estar associada à xantomatose eruptiva e à lipemia retiniana. Os xantomas de prega palmar são específicos da hiperlipoproteinemia tipo III. O pseudoxantoma elástico, uma doença associada à aterosclerose precoce, manifesta-se por placas cutâneas com aspecto de couro curtido na região axilar e nas pregas do pescoço, além de estrias angioides à fundoscopia. Foram descritas lentiginoses extensas em diversas síndromes cardiovasculares relacionadas com retardo no desenvolvimento, como a síndrome de Carney, que inclui múltiplos mixomas atriais. Manifestações cutâneas da sarcoidose, como lúpus pérnio e eritema nodoso, sugerem essa doença como causa de miocardiopatia dilatada, em particular se houver bloqueio cardíaco, retardo na condução intraventricular ou taquicardia ventricular.

Cabeça e pescoço

A dentição e a higiene oral devem ser avaliadas em todos os pacientes, tanto como possível fonte de infecção quanto como indicador do estado geral da saúde. A acentuação do arco palatino é uma característica da síndrome de Marfan e de outras doenças do tecido conectivo. A úvula bífida foi descrita em pacientes com síndrome de Loeys-Dietz e tonsilas cor de laranja são características da doença de Tangier. As manifestações oculares de hipertireoidismo foram bem descritas. Muitos pacientes com cardiopatia congênita apresentam hipertelorismo, implantação baixa das orelhas ou micrognatia associados. Escleras azuis são características de osteogênese imperfeita. O padrão de arco senil é inespecífico como indicador de risco para doença cardíaca coronariana. A fundoscopia é um método com frequência subutilizado para avaliação da microvasculatura, em especial nos pacientes com diagnóstico de aterosclerose, hipertensão arterial ou diabetes melito. Para visualização ideal, talvez seja necessário utilizar um agente midriático. A fundoscopia deveria ser realizada rotineiramente para avaliação dos pacientes sob suspeita de endocardite e naqueles com história de alteração visual aguda. A obstrução de um ramo da artéria da retina ou a identificação da placa de Hollenhorst podem reduzir rapidamente as opções do diagnóstico diferencial no cenário apropriado. A policondrite recidivante pode se manifestar com inflamação da orelha externa ou, nos seus estágios tardios, com nariz em sela, em razão da destruição da cartilagem nasal; a granulomatose com poliangeíte (de Wegener) também pode causar nariz em sela.

Tórax

A presença de cicatriz de esternotomia em linha média, de toracotomia posterolateral esquerda, ou infraclavicular, local característico de implante de marca-passo/desfibrilador, não deve passar despercebida e talvez seja a primeira pista relativa a uma DCV subjacente em pacientes incapacitados de prestar informações relevantes. Um padrão venoso colateral evidente sugere obstrução de subclávia ou de veia cava. Se a região de cabeça e pescoço parecer escurecida e ligeiramente cianótica e a pressão venosa estiver elevada sem pulsações evidentes, deve-se considerar a hipótese de síndrome da veia cava superior. Anormalidades na caixa torácica foram bem descritas entre pacientes portadores de doenças do tecido conectivo. Entre elas estão *pectus carinatum* ("peito de pombo") e *pectus excavatum* ("tórax em funil"). O tórax em barril sugere doença pulmonar obstrutiva, em especial quando acompanhado por taquipneia, respiração frenolabial e uso da musculatura acessória. A presença de cifose grave com flexão compensatória lombar, pélvica e do joelho, característica da espondilite anquilosante, indica a necessidade de ausculta meticulosa buscando por sopro de insuficiência aórtica (IAo). A síndrome da coluna reta refere-se à perda da cifose normal da coluna torácica e foi descrita em pacientes com prolapso de valva mitral (PVM) e suas variantes. Em alguns pacientes com cardiopatia congênita cianótica, a parede torácica parece ser assimétrica, com deslocamento anterior do hemitórax esquerdo. Deve-se avaliar a frequência e o padrão respiratório durante respirações espontâneas, com atenção especial à profundidade e à presença de sibilos ou estridor audíveis. O exame do pulmão pode revelar ruídos adventícios indicativos de edema pulmonar, pneumonia ou pleurite.

Abdome

Em alguns pacientes com doença pulmonar obstrutiva em estágio avançado, o íctus pode estar localizado no epigástrio. O fígado com frequência encontra-se aumentado e doloroso nos pacientes com insuficiência cardíaca crônica. A presença de pulsações sistólicas sobre o fígado implica insuficiência tricúspide (IT) grave. A esplenomegalia pode ser sinal de endocardite infecciosa, particularmente nos casos em que os sintomas persistem há semanas ou meses. A ascite é um achado inespecífico, mas pode estar presente nos casos de insuficiência cardíaca direita crônica avançada, pericardite constritiva, cirrose hepática ou câncer intraperitoneal. O achado de PVJ aumentada implica etiologia cardiovascular. Em pacientes não obesos, a aorta normalmente é palpada entre o epigástrio e a cicatriz umbilical. A sensibilidade da palpação para a detecção de aneurisma da aorta abdominal (massa expansiva e pulsátil) é reduzida em função do tamanho corporal. Considerando que a palpação isoladamente não é suficientemente acurada para estabelecer esse diagnóstico, aconselha-se o rastreamento com ultrassonografia do abdome, quando indicado. A presença de sopro arterial sobre o abdome sugere doença aterosclerótica avançada, embora a localização precisa seja difícil.

Membros

A temperatura e a cor dos membros, e a presença de baqueteamento, de aracnodactilia e de sinais ungueais pertinentes podem ser detectadas rapidamente durante o exame. O baqueteamento digital indica *shunt* central da direita para a esquerda, embora sua presença tenha sido descrita em pacientes com endocardite. Seu aspecto varia desde cianose e suavização da raiz do leito ungueal, passando pela clássica perda do ângulo normal entre a base da unha e a pele, até alterações esqueléticas ósseas e periosteais da osteoartropatia hipertrófica, encontradas, ainda que raramente, em pacientes com doença pulmonar ou hepática em estágio avançado. Os pacientes com síndrome de Holt-Oram apresentam perda da capacidade de oposição com alongamento do polegar, enquanto os pacientes portadores da síndrome de Marfan podem apresentar aracnodactilia e sinais do "punho" (sobreposição do polegar e quinto dedo ao redor do punho) ou do "polegar" (protrusão do polegar além do limite ulnar da mão quando o paciente cerra o punho sobre o polegar) positivos. As lesões de Janeway, típicas da endocardite, são lesões hemorrágicas ligeiramente elevadas e indolores sobre as plantas dos pés e as palmas das mãos, enquanto os nódulos de Osler são pequenas elevações dolorosas localizadas sobre as polpas dos dedos das mãos ou dos pés. As hemorragias em estilhaço são identificadas classicamente como petéquias lineares localizadas medialmente ao leito ungueal e devem ser diferenciadas das petéquias traumáticas de ocorrência mais comum, as quais surgem mais próximo da borda distal.

O edema de membros inferiores ou pré-sacral acompanhando PVJ elevada define a existência de sobrecarga de volume, que pode fazer parte de quadro de insuficiência cardíaca crônica ou de pericardite constritiva. O edema das extremidades inferiores na ausência de PVJ elevada pode ser causado por hipoalbuminemia profunda como visto na síndrome nefrótica ou na insuficiência hepática. Outras causas incluem obstrução linfática ou venosa, ou mais comumente, insuficiência venosa, o que seria sugerido pelo aparecimento de varicosidades, úlceras venosas (geralmente de localização medial) e uma coloração cutânea acastanhada por deposição de hemossiderina (eburnação). Também é possível haver edema com cacifo nos pacientes que usam bloqueadores do canal de cálcio di-hidropiridínicos. O sinal de Homan (dor na panturrilha com a dorsiflexão ativa do pé contra resistência) não é específico nem sensível para o diagnóstico de trombose venosa profunda. Atrofia muscular e ausência de pelos ao longo do membro são sinais consistentes de insuficiência arterial grave ou de distúrbio neuromuscular primário.

EXAME CARDIOVASCULAR

Pressão venosa jugular e formato de onda do pulso A PVJ é a medida mais importante a ser feita à beira do leito para estimar o estado volumétrico do paciente. Dá-se preferência à veia jugular interna, uma vez que a externa possui valvas e não se encontra diretamente alinhada com a veia cava superior e o átrio direito. Ainda assim, a veia jugular externa tem sido usada por estudantes, residentes e médicos para determinar se a pressão venosa central (PVC) está alta ou baixa. A estimativa precisa da PVC ou da pressão atrial direita a partir da avaliação à beira do leito das ondas do pulso jugular tem-se mostrado difícil. Tradicionalmente, a pressão venosa é medida pela distância vertical encontrada entre o ápice da pulsação venosa jugular e a inflexão esternal (ângulo de Louis). Uma distância > 4,5 cm com com 30° de elevação da cabeceira do leito é considerada anormal. Contudo, a distância real entre o ponto médio do átrio direito e o ângulo de Louis varia consideravelmente em função tanto do tamanho corporal quanto do ângulo do paciente no momento em que a avaliação é feita (30°, 45° ou 60°). O uso do ângulo esternal como ponto de referência tem levado, sistematicamente, à subestimativa da PVC, e esse método deveria ser menos usado para quantificação parcial e mais para distinção entre PVC normal e elevada. O uso da clavícula como referência talvez facilite a padronização. Pulsações venosas acima desse nível com o paciente sentado são evidentemente anormais, uma vez que a distância entre a clavícula e o átrio direito tem, no mínimo, 10 cm. Sempre que houver suspeita de aumento da pressão com a avaliação na posição semissupina deve-se proceder à pesquisa com o paciente sentado com as pernas pendendo para fora do leito. É preciso observar, ainda, que as estimativas da PVC à beira do leito são feitas em centímetros de água, mas devem ser convertidas para milímetros de mercúrio a fim de permitir correlação com as normas hemodinâmicas aceitas (1,36 cm H_2O = 1,0 mmHg).

O pulso venoso jugular algumas vezes é difícil de distinguir do pulso carotídeo, em particular durante uma inspeção casual. De qualquer forma, as ondas do pulso venoso jugular apresentam diversas características e seus componentes podem ser avaliados isoladamente na maioria dos pacientes **(Fig. 239-1)**. O pulso arterial não é facilmente obstruído com a palpação; a onda de pulso venoso nos pacientes com ritmo sinusal costuma ser bifásica, enquanto o pulso carotídeo é monofásico; e o pulso venoso jugular deve-se alterar com as mudanças na postura ou com a inspiração (a não ser que a pressão venosa esteja muito elevada).

A onda de pulso venoso é dividida em vários picos distintos. A onda *a* reflete a contração atrial pré-sistólica e ocorre imediatamente após a onda P no eletrocardiograma, precedendo a primeira bulha cardíaca (B_1). A onda *a* é proeminente nos pacientes com redução da complacência ventricular direita; a onda *a* em canhão ocorre nos casos com dissociação atrioventricular (AV) nos quais a contração atrial ocorre contra uma valva tricúspide fechada. Em pacientes portadores de taquicardia com QRS largo, a identificação de ondas *a* em canhão no pulso venoso jugular implica ritmo de origem ventricular. A onda *a* não está presente nos pacientes com fibrilação atrial. O descenso *x* define a queda da pressão no átrio direito após a inscrição da onda *a*. A onda *c*, que ocorre quando a valva tricúspide fechada é impulsionada para dentro do átrio direito durante o início da sístole ventricular, interrompe esse descenso *x* e é seguida por um novo descenso. A onda *v* representa a fase de enchimento atrial (diástole atrial) e ocorre durante a sístole ventricular. A altura da onda *v* é determinada pela complacência do átrio direito, assim como pelo volume do retorno venoso ao átrio direito, seja anterógrado a partir das veias cavas, seja retrógrado por meio de valva tricúspide insuficiente. Nos pacientes com IT, a onda *v* é acentuada e a queda subsequente (descenso *y*) é rápida. Com a progressão nos graus de IT, a onda *v* tende a se fundir com a onda *c*, e as ondas venosa jugular e atrial tendem a se "ventricularizar". O descenso *y*, que se segue ao pico da onda *v*, pode se prolongar ou ser atenuado com a obstrução do influxo ao ventrículo direito, como pode ocorrer nos pacientes com estenose tricúspide ou com tamponamento cardíaco. Normalmente, a pressão venosa deve cair pelo menos 3 mmHg com a inspiração. O sinal de Kussmaul é definido por aumento ou ausência de queda da PVJ com a inspiração, e está classicamente associado à pericardite constritiva, embora tenha sido relatado em pacientes com miocardiopatia restritiva, embolia pulmonar maciça, infarto do ventrículo direito e insuficiência do ventrículo esquerdo (VE) sistólica em estágio avançado. Também é um achado isolado comum em pacientes após cirurgia cardíaca sem outras anormalidades hemodinâmicas.

A hipertensão venosa às vezes pode ser produzida por elevação passiva do membro inferior ou pela realização da manobra de refluxo abdominojugular. Quando esses sinais são positivos, define-se a presença de estado de sobrecarga volumétrica com complacência limitada de um sistema venoso excessivamente distendido ou constrito. O refluxo abdominojugular é produzido aplicando-se pressão firme e consistente sobre o abdome superior, preferencialmente sobre o quadrante superior direito, por > 15 segundos. A resposta é positiva quando há uma elevação sustentada de > 3 cm na PVJ durante a aplicação da pressão abdominal firme. A resposta deve ser avaliada após 10 segundos de pressão contínua para evitar que artefatos respiratórios e a tensão dos músculos abdominais interfiram no resultado. Os pacientes devem ser orientados a não prender a respiração e a evitar manobra de Valsalva durante o procedimento. A realização da manobra do refluxo abdominojugular é útil para predição de pressão arterial capilar pulmonar > 15 mmHg em pacientes com insuficiência cardíaca.

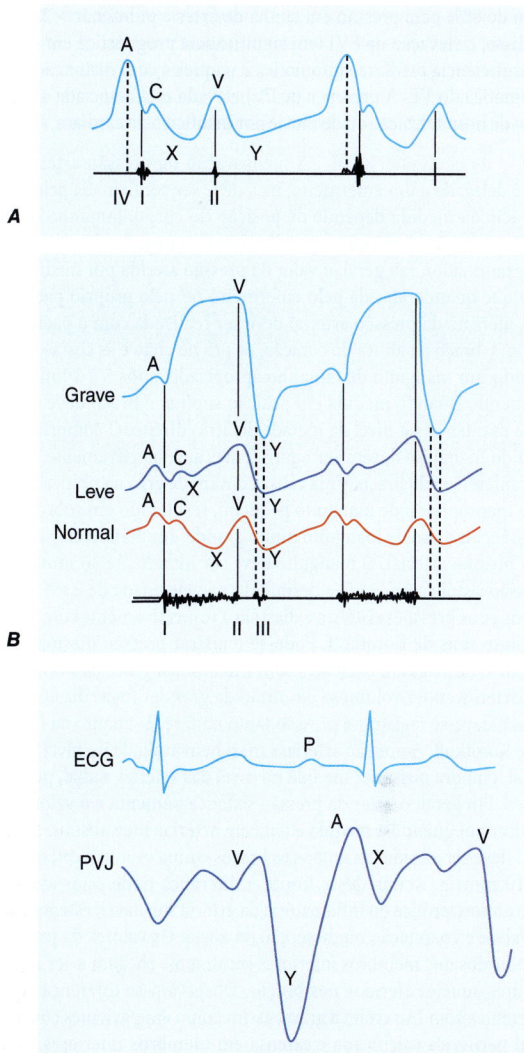

FIGURA 239-1 ***A.*** Traçado da onda de pulso venoso jugular (PVJ) (*parte superior*) com sons cardíacos (*parte inferior*) em um paciente com complacência reduzida do ventrículo direito. A onda A representa a contração atrial pré-sistólica e ocorre imediatamente após a onda P do eletrocardiograma e imediatamente antes da primeira bulha (I). Neste exemplo, a onda A está acentuada e mais ampla que o normal em razão de redução da complacência do ventrículo direito, corroborada pela quarta bulha do lado direito (IV). A onda C pode refletir o pulso da carótida no pescoço e/ou aumento na pressão atrial direita no início da sístole à medida que o ventrículo direito pressiona contra a valva tricúspide fechada para dentro do átrio direito. O descenso *x* segue-se à onda A enquanto a pressão atrial continua caindo. A onda V representa o enchimento atrial durante a sístole ventricular, chegando ao máximo durante a segunda bulha (II). O descenso *y* corresponde à queda na pressão atrial direita após a abertura da valva tricúspide. ***B.*** Formas de onda de pulso venoso jugular na insuficiência tricúspide leve (*centro*) e grave (*parte superior*), comparadas com a representação fonocardiográfica normal das bulhas cardíacas correspondentes na parte inferior. Com graus crescentes de insuficiência tricúspide, as ondas de pulso tornam-se "ventricularizadas". ***C.*** Electrocardiograma (ECG) (*parte superior*), ondas de pulso venoso jugular (PVJ) (*centro*) e bulhas cardíacas (*parte inferior*) na pericardite constritiva. Observe o descenso *y* proeminente e rápido correspondendo ao momento do ruído pericárdico protodiastólico (K). (*Reproduzida, com autorização, de J. Abrams: Synopsis of Cardiac Physical Diagnosis, 2nd ed. Boston, Butterworth Heinemann, 2001.*)

Embora a PVJ possa ser usada para estimar a pressão de enchimento do ventrículo direito, ela mantém correlação predizível com a pressão em cunha da artéria pulmonar. Em estudo de grande porte feito com pacientes com insuficiência cardíaca avançada, a presença de pressão no átrio direito > 10 mmHg (predita ao exame à beira do leito) apresentou valor preditivo positivo de 88% para pressão em cunha da artéria pulmonar > 22 mmHg. Além disso, a elevação da PVJ tem significância prognóstica em pacientes com insuficiência cardíaca sintomática e naqueles com disfunção sistólica assintomática do VE. A presença de PVJ elevada está associada a aumento do risco de hospitalização ou de morte por insuficiência cardíaca, ou ambos.

Avaliação da pressão arterial A mensuração da pressão arterial geralmente é delegada a um enfermeiro, mas deve ser confirmada pelo médico. A acurácia da medida depende de posição do corpo, tamanho do braço, momento e local da aferição, aparelho usado, tamanho do aparelho, técnica e examinador. Em geral, o valor da pressão aferida por médico é mais alto do que quando aferida pelo enfermeiro ou pelo próprio paciente em casa. A aferição da pressão arterial deve ser realizada com o paciente sentado com o braço na altura do coração, os pés no chão e as costas apoiadas, utilizando um manguito de tamanho apropriado, após 5 a 10 minutos de relaxamento. Quando medida em posição supina, o braço deve ser elevado para manter-se no nível da metade do átrio direito. O comprimento e a largura do manguito devem ser equivalentes a, respectivamente, 80 e 40% da circunferência do braço. Uma causa comum de erro na prática cotidiana é o uso inapropriado de manguito pequeno, resultando em sobrestimativa da pressão, ou o uso de manguito muito grande, resultando em subestimativa da pressão arterial. O manguito deve ser inflado até 30 mmHg acima da pressão sistólica esperada e desinflado na velocidade de 2 a 3 mmHg/s. Definem-se as pressões sistólica e diastólica respectivamente com o primeiro e quinto sons de Korotkoff. Pode-se registrar pressão diastólica muito baixa (até 0 mmHg) em pacientes com IAo crônica grave ou portadores de fístula arteriovenosa volumosa em razão da grande "fuga" diastólica. Nesses casos, deve-se registrar a pressão tanto na fase IV quanto na fase V dos sons de Korotkoff. A pressão arterial é mais bem avaliada no nível da artéria braquial, embora possa ser medida no nível das artérias radial, poplítea ou podálica. Em geral, o valor da pressão sistólica aumenta e o valor da diastólica diminui quando a medida é feita em artérias mais distais. A pressão arterial deve ser aferida em ambos os braços e uma eventual diferença deve ser < 10 mmHg. Acima desse limiar a diferença pode estar associada a doença aterosclerótica ou inflamatória da artéria subclávia, estenose aórtica supravalvar e coarctação ou dissecção da aorta. Os valores da pressão sistólica aferidos nos membros inferiores geralmente chegam a ser 20 mmHg superiores àqueles aferidos nos braços. Observam-se diferenças maiores em pacientes com IAo crônica grave, assim como em pacientes com doença arterial periférica calcificada e extensa em membros inferiores. O índice tornozelo-braquial (pressão sistólica medida na artéria dorsal do pé e/ou na artéria tibial posterior dividida pelo maior valor obtido na medição da pressão das duas artérias braquiais) é um preditor poderoso de mortalidade cardiovascular em longo prazo.

A pressão arterial medida em ambulatório ou em ambiente hospitalar talvez não reflita de forma precisa a pressão em outras situações. A "síndrome do jaleco branco" (pressão arterial elevada no ambulatório e pressão arterial normal fora dele) é definida por no mínimo três aferições independentes da pressão arterial > 130/80 mmHg em ambiente médico e no mínimo duas aferições < 130/80 mmHg realizadas em ambiente não médico, na ausência de qualquer evidência de lesão em órgão-alvo. Os indivíduos com síndrome do jaleco branco talvez não se beneficiem de tratamento farmacológico, ainda que possam ter maior chance de evoluir com hipertensão arterial ao longo do tempo. Deve-se suspeitar de hipertensão arterial mascarada (pressão arterial normal ou baixa no ambulatório porém elevada fora dele) quando a pressão encontra-se normal ou reduzida em ambiente hospitalar em pacientes com doença aterosclerótica avançada, especialmente quando houver evidências de lesão em órgão-alvo ou sopros audíveis. Pressões arteriais sistólicas mais elevadas, medidas com equipamento de pressão arterial ambulatorial de 24 horas, estão associadas com maior risco de DCV e morte por todas as causas, independentemente das pressões medidas em ambiente extra-hospitalar.

Define-se hipotensão ortostática pela queda na pressão sistólica > 20 mmHg ou na pressão diastólica > 10 mmHg nos 3 minutos que se seguem à mudança de posição supina para uma postura ereta. Em alguns pacientes não se observa a taquicardia compensatória, o que deve ser considerado uma resposta anormal que sugere insuficiência autonômica, como em pacientes portadores de diabetes melito ou doença de Parkinson. A hipotensão ortostática é uma causa comum de tonturas e síncope postural e deve ser investigada rotineiramente nos pacientes com quadro compatível. A condição pode se agravar com a idade avançada, desidratação, determinados medicamentos, alimentos, falta de condicionamento físico e temperatura e umidade do ambiente.

Pulso arterial O pulso arterial carotídeo ocorre imediatamente após o pulso da aorta ascendente. O pulso aórtico é mais bem percebido no epigástrio, imediatamente acima da cicatriz umbilical. Entre os pulsos periféricos que devem ser pesquisados rotineiramente estão subclávio, braquial, radial, ulnar, femoral, poplíteo, dorsal do pé e tibial posterior. Nos pacientes com suspeita de diagnóstico de arterite temporal ou de polimialgia reumática, as artérias temporais também devem ser examinadas. Embora um ou dois dos pulsos podálicos possam não ser palpáveis em até 10% dos indivíduos normais, o par deve ser simétrico. A integridade do sistema dos arcos palmares é avaliada com o teste de Allen, que deve ser realizado rotineiramente antes de instrumentação da artéria radial. Os pulsos devem ser examinados quanto a simetria, volume, tempo de ocorrência, contorno, amplitude e duração. Se necessário, a ausculta concomitante dos batimentos cardíacos pode ajudar a identificar a presença de retardo do pulso arterial. A palpação simultânea dos pulsos radial e femoral pode revelar atraso femoral em pacientes com hipertensão arterial nas extremidades superiores e suspeita de coarctação da aorta. Os pulsos carotídeos jamais devem ser investigados simultaneamente ou antes de ausculta buscando por ruído. A pressão sobre a carótida deve ser suave para evitar desencadear síndrome de hipersensibilidade carotídea e síncope em indivíduos idosos suscetíveis. O pulso arterial geralmente se torna mais rápido e mais agudo em função da distância em relação ao coração, fenômeno que reflete o estado muscular das artérias mais periféricas e a soma das ondas incidentes e refletidas. Em geral, o caráter e o contorno do pulso arterial dependem do volume sistólico, da velocidade de ejeção, da complacência vascular e da resistência vascular sistêmica. O exame do pulso pode ser enganoso em pacientes com débito cardíaco reduzido e naqueles com endurecimento das artérias causado por idade, hipertensão arterial crônica ou doença arterial periférica.

O caráter do pulso é mais bem avaliado no nível da carótida (**Fig. 239-2**). Um pulso fraco e tardio (*pulsus parvus et tardus*) é característico da estenose aórtica (EAo). Alguns pacientes com EAo também podem apresentar uma ascensão sistólica lenta, com vértice entalhado ou interrompido (pulso anacrótico) acompanhado por frêmito ou vibração. Já nos casos de IAo crônica grave, a curva sistólica do pulso carotídeo apresenta elevação aguda e queda rápida (pulso em martelo d'água ou de Corrigan). Alguns pacientes com IAo avançada podem apresentar pulso bífido ou *bisferiens*, no qual se observam dois picos sistólicos. Também se pode encontrar pulso bífido em pacientes com miocardiopatia hipertrófica obstrutiva (MCHO) com inscrição de ondas de percussão e refletidas. O pulso bífido é facilmente identificado em pacientes submetidos ao implante de balão intra-aórtico (BIA) de contrapulsação, nos quais o segundo pulso ocorre na diástole.

O *pulso paradoxal* refere-se à queda na pressão sistólica > 10 mmHg com a inspiração encontrada em pacientes com tamponamento pericárdico, mas também foi descrita naqueles com embolia pulmonar maciça, choque hemorrágico, doença pulmonar obstrutiva grave e pneumotórax hipertensivo. O pulso paradoxal é medido observando-se a diferença entre o valor da pressão sistólica na qual se começam a ouvir os sons de Korotkoff (durante a expiração) e o valor da pressão sistólica na qual os sons de Korotkoff são ouvidos em todos os batimentos cardíacos, independentemente da fase respiratória. Entre esses dois valores da pressão, os sons de Korotkoff são ouvidos de forma intermitente e somente durante a expiração. O manguito deve ser desinflado lentamente para que seja possível perceber o sinal. Pode ser difícil medir o pulso paradoxal em pacientes com taquicardia, fibrilação atrial ou taquipneia. Pode-se perceber o pulso paradoxal palpando-se a artéria braquial ou a artéria femoral quando a diferença nos valores da pressão for superior a 15 mmHg. A queda na pressão sistólica durante a inspiração é consequência exagerada do fenômeno conhecido como dependência interventricular.

Já o *pulso alternante* (*alternans*) é definido pela variabilidade na amplitude do pulso a cada batimento. Está presente quando na fase I de Korotkoff apenas 1 som é audível a cada 2 batimentos, à medida que o manguito é desinflado lentamente, caracteristicamente em paciente com ritmo cardíaco regular e de forma independente do ciclo respiratório. O pulso alternante é encontrado em pacientes com disfunção sistólica VE grave e acredita-se que seja causado por alterações cíclicas no cálcio intracelular e na duração do potencial de ação. É interessante ressaltar que quando o pulso alternante está associado a ondas T alternantes ao eletrocardiograma (ECG), o risco de episódios de arritmia parece ser maior.

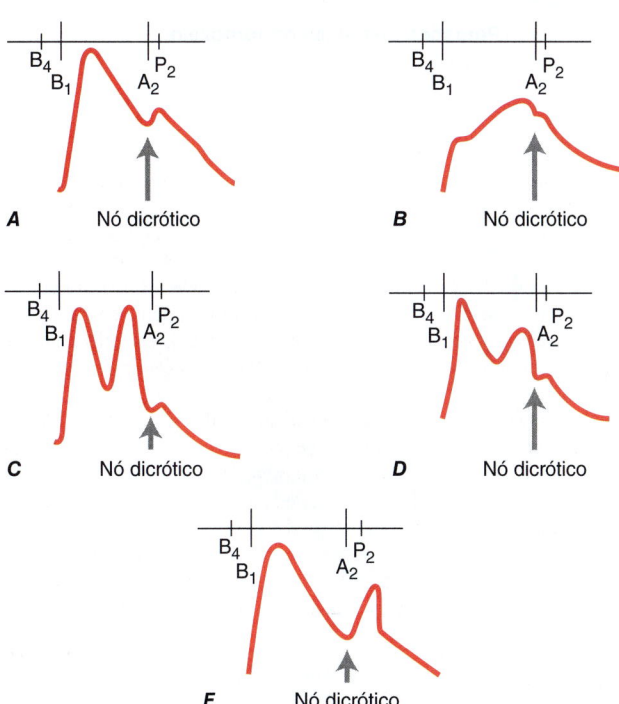

FIGURA 239-2 **Diagramas esquemáticos das alterações na configuração do pulso carotídeo e seus diagnósticos diferenciais.** Também estão ilustradas as bulhas cardíacas. **A.** Normal. B_4, quarta bulha; B_1, primeira bulha; A_2, componente aórtico da segunda bulha; P_2, componente pulmonar da segunda bulha. **B.** Estenose aórtica. Pulso anacrótico com subida lenta e um pico reduzido. **C.** Pulso *bisferiens* com dois picos sistólicos. Esse pulso é apreciado raramente em pacientes com regurgitação aórtica grave. **D.** Pulso *bisferiens* na miocardiopatia hipertrófica obstrutiva. Há uma elevação rápida do primeiro pico (onda de percussão) e uma elevação mais lenta do segundo pico (onda refletida). **E.** Pulso dicrótico com picos na sístole e na diástole. Essa onda de pulso pode ser encontrada em pacientes com sepse, ou durante contrapulsação com balão intra-aórtico e insuflação imediatamente após o nó dicrótico. (*Reproduzida, com autorização, de K Chatterjee, W. Parmley [eds]: Cardiology: An Illustrated Text/Reference. Philadelphia, Gower Medical Publishers, 1991.*)

Algumas vezes, o aneurisma de aorta ascendente pode ser identificado como uma massa pulsátil na região paraesternal direita. A identificação de pulso aórtico abdominal proeminente indica a realização de exames de imagem não invasivos com ultrassonografia ou tomografia computadorizada para melhor caracterização. Os pacientes portadores de aneurisma da aorta abdominal devem ser investigados quanto à presença de aneurisma nas artérias femorais e/ou poplíteas.

O nível da obstrução arterial causadora de claudicação intermitente com frequência pode ser determinado ao exame físico **(Fig. 239-3)**. Por exemplo, em paciente com claudicação da panturrilha, a redução na amplitude do pulso entre as artérias femoral comum e poplítea localiza a obstrução ao nível da artéria femoral superficial, embora possa coexistir obstrução ao influxo acima do nível da artéria femoral comum. A ausculta buscando por sopros nas artérias carótida, subclávia, aorta abdominal e femoral deve fazer parte da rotina. Contudo, a correlação entre presença de sopro e o grau de obstrução vascular é fraca. A presença de sopro cervical é um indicador fraco do grau de estenose da artéria carótida; a inexistência de sopro não exclui a possibilidade de obstrução significativa da luz do vaso. Se um sopro se estender à diástole ou se houver frêmito, a obstrução geralmente é grave. Outra causa de sopro arterial é fístula arteriovenosa com aumento do fluxo.

A probabilidade de doença arterial periférica significativa em membros inferiores aumenta quando se observam sintomas característicos de claudicação intermitente, pele fria, anormalidades no exame dos pulsos ou presença de sopro vascular. A oximetria de pulso anormal (diferença > 2% entre a saturação de oxigênio nos dedos da mão e do pé) pode ser usada para detectar doença arterial periférica em membros inferiores; esse exame tem características de desempenho comparáveis às do índice tornozelo-braquial.

Inspeção e palpação do precórdio Nos adultos magros, é possível visualizar o batimento do ápice do VE na linha hemiclavicular sobre o quinto espaço intercostal. Quaisquer pulsações identificadas em outras localizações além dessa devem ser consideradas anormais. A parede anterior esquerda do tórax pode elevar-se nos pacientes com ventrículo direito ou esquerdo aumentado ou hiperdinâmico. Como observado anteriormente, a presença de pulsação visível na região paraesternal direita é sugestiva de aneurisma da aorta ascendente. Em indivíduos magros e altos e naqueles com doença pulmonar obstrutiva avançada e diafragmas achatados, pode ser possível identificar um impulso cardíaco no epigástrio que deve ser diferenciado da borda hepática pulsátil.

A palpação do precórdio inicia-se com o paciente deitado em posição supina a 30° e pode ser aprimorada posicionando-o em decúbito lateral esquerdo. O íctus normal do VE é < 2 cm de diâmetro e se afasta rapidamente dos dedos à palpação; é mais bem avaliado ao final da expiração, com o coração mais próximo da parede anterior do tórax. Características como tamanho, amplitude e velocidade de desenvolvimento de força devem ser observadas.

O aumento do VE manifesta-se pelo deslocamento do íctus para a esquerda e para baixo. Um íctus sustentado é sinal de sobrecarga de pressão, como ocorre em pacientes portadores de EAo ou de hipertensão arterial crônica. A palpação de impulso pré-sistólico corresponde à quarta bulha (B_4), que indica redução da complacência do VE e necessidade de contribuição forçada da contração atrial para o enchimento ventricular. Uma terceira bulha (B_3) palpável, indicativa de enchimento inicial rápido em pacientes com insuficiência cardíaca, pode estar presente mesmo nos casos em que o ritmo de galope não é audível. Algumas vezes, um grande aneurisma do VE pode ser palpável como um impulso ectópico independente do *ictus cordis*. Raramente, a MCHO produz um ritmo de cadência tripla, identificado na ponta do coração, formado por B_4 palpável somada aos dois componentes do pulso sistólico *bisferiens*.

A sobrecarga de volume ou pressão do ventrículo direito pode produzir impulsão esternal. Os sinais de IT (ondas *cv* no pulso venoso jugular) e/ou de hipertensão arterial pulmonar (P_2 hiperfonética única ou palpável) corroboram o diagnóstico. O ventrículo direito pode aumentar a ponto de impedir a avaliação das características relacionadas com o ventrículo esquerdo. Algumas vezes, identifica-se uma zona de retração entre os impulsos dos ventrículos direito e esquerdo em pacientes com sobrecarga de pressão ou de volume no ventrículo direito posicionados em decúbito lateral esquerdo. A presença de frêmitos sistólicos ou diastólicos indica fluxo de sangue turbulento em alta velocidade. Sua localização ajuda a identificar a origem dos sopros cardíacos.

AUSCULTA CARDÍACA

Bulhas cardíacas Define-se sístole ventricular como o intervalo entre a primeira (B_1) e a segunda (B_2) bulhas cardíacas **(Fig. 239-4)**. A primeira bulha (B_1) inclui o fechamento das valvas mitral e tricúspide. É possível identificar desdobramento normal de B1 em pacientes jovens e naqueles com bloqueio do ramo direito, nos quais o fechamento da valva tricúspide é ligeiramente retardado. A intensidade da B_1 é determinada por diversos fatores, incluindo a distância percorrida pelo folheto anterior da valva mitral para retornar ao plano anular, a mobilidade do folheto, a contratilidade do VE e o intervalo PR. Classicamente, a B_1 é hiperfonética nas fases iniciais da estenose mitral (EM) reumática e em pacientes que estejam em estados circulatórios hipercinéticos ou com encurtamento dos intervalos PR. A B_1 é atenuada nos estágios mais tardios da EM quando os folhetos estão rígidos e calcificados, após exposição aos bloqueadores dos receptores β-adrenérgicos, naqueles com prolongamento do intervalo PR e nos casos com disfunção contrátil do VE. Contudo, a intensidade das bulhas cardíacas pode ser reduzida por qualquer processo que aumente a distância entre o estetoscópio e o evento cardíaco responsável pelo som, incluindo ventilação mecânica, doença pulmonar obstrutiva, obesidade, pneumotórax e derrame pericárdico.

O fechamento das valvas aórtica e pulmonar compõe a B_2. No desdobramento normal ou fisiológico, o intervalo A_2-P_2 aumenta com a inspiração e diminui durante a expiração. O intervalo fisiológico aumenta nos casos de bloqueio do ramo direito, em razão do maior atraso no fechamento da valva pulmonar, e nos pacientes com insuficiência mitral grave, em razão do fechamento prematuro da valva aórtica. Um desdobramento demasiadamente curto ou uma B_2 única indicam a possibilidade de hipertensão arterial pulmonar. O desdobramento fixo de B_2, no qual o intervalo A_2-P_2 é amplo e não se altera com o ciclo respiratório, ocorre em pacientes com defeito

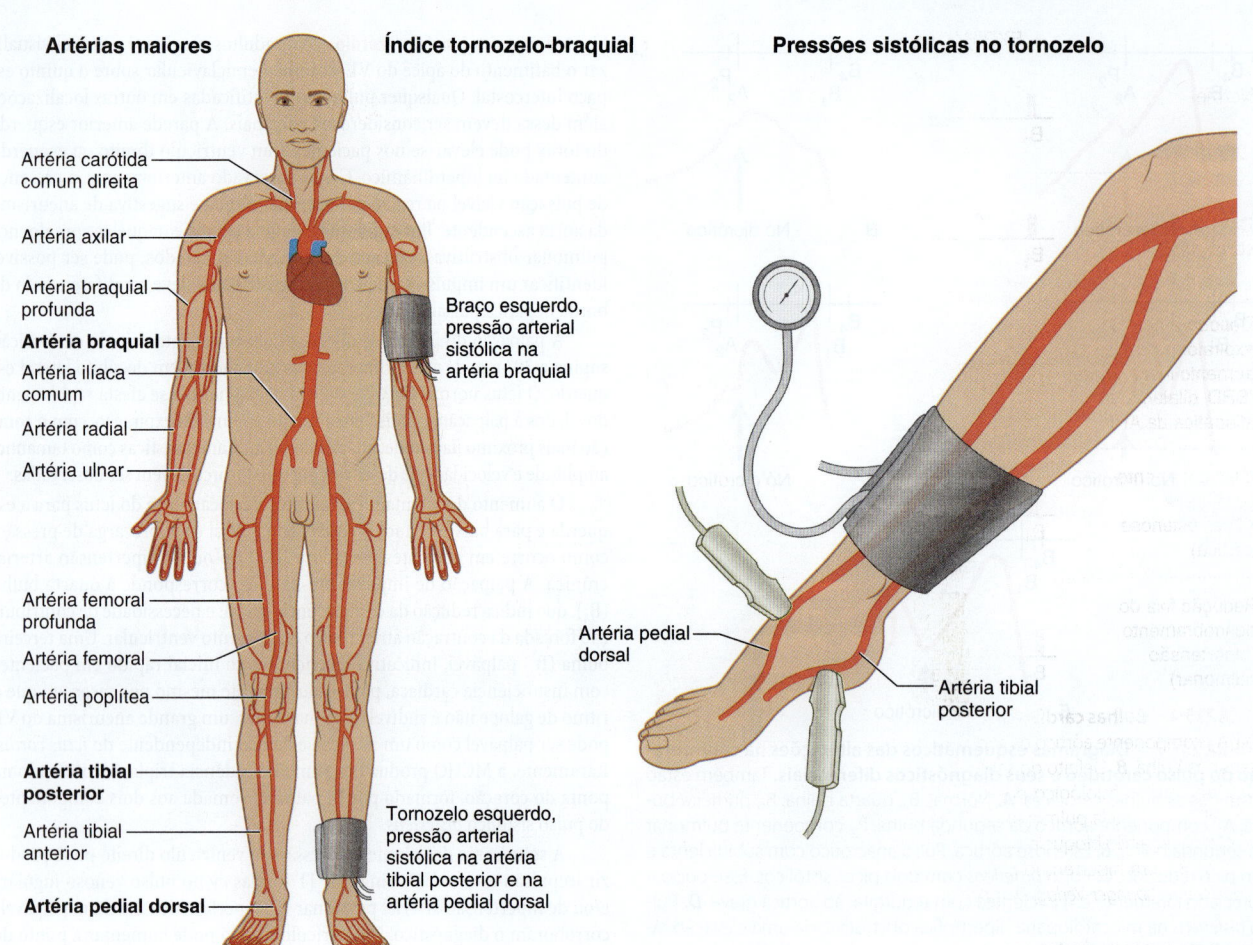

FIGURA 239-3 ***A.*** Anatomia das principais artérias da perna. ***B.*** Medição da pressão sistólica do tornozelo. O índice tornozelo-braquial (ITB) é calculado dividindo-se a menor das duas pressões do tornozelo (i.e., pedial dorsal ou tibial posterior) pela maior das duas pressões do braço (i.e., braço esquerdo ou direito). Os ITBs esquerdo e direito devem ser registrados. (*Adaptada de NA Khan et al: Does the clinical examination predict lower extremity peripheral arterial disease? JAMA 295:536, 2006.*)

do septo atrial (DSA) do tipo *ostium secundum*. Desdobramento reverso ou paradoxal refere-se ao atraso patológico no fechamento da valva aórtica, como o que ocorre em pacientes com bloqueio do ramo esquerdo, estimulação apical do ventrículo direito, EAo grave, MCHO e isquemia aguda do miocárdio. Com o desdobramento paradoxal, a separação dos componentes da B_2 é evidente ao final da expiração e o intervalo A_2-P_2 se estreita com a inspiração, exatamente o oposto do esperado em condições fisiológicas. Considera-se que a P_2 esteja hiperfonética quando sua intensidade excede a de A_2 na base, quando é possível palpá-la na região proximal da artéria pulmonar (segundo espaço intercostal esquerdo), ou quando é possível identificar ambos os componentes de B_2 na borda esquerda inferior do esterno ou no apex cardíaco. A intensidade de A_2 e P_2 é reduzida, respectivamente, nos casos com EAo e estenose pulmonar (EP). Nesses casos, é possível que haja B_2 única.

Estalidos sistólicos O som ou estalido de ejeção é um ruído de alta frequência identificado no início da sístole que corresponde ao momento de ascensão do pulso carotídeo. Em geral, está associado à valva aórtica bicúspide congênita ou à doença da valva pulmonar; contudo, o estalido de ejeção algumas vezes pode ser auscultado em pacientes com dilatação isolada da raiz da aorta ou da artéria pulmonar e valvas semilunares normais. O estalido de ejeção que acompanha a valva aórtica bicúspide vai se atenuando até ficar inaudível à medida que a valva sofre calcificação e se torna mais rígida. O estalido de ejeção que acompanha a EP aproxima-se da B_1 conforme aumenta a gravidade da estenose. Além disso, o som de ejeção pulmonar é o único fenômeno acústico do lado direito do coração que *diminui* de intensidade com a inspiração. Os estalidos de ejeção são mais facilmente audíveis sobre a borda esquerda inferior do esterno do que na base do coração. Os sons não relacionados à ejeção (cliques) que ocorrem após o início da ascensão carotídea estão relacionados ao PVM e podem ser únicos ou múltiplos. O clique pode preceder um sopro.

O complexo clique-sopro tende a se afastar da B_1 com manobras que aumentam a pré-carga ventricular, como solicitar ao paciente que se agache. Ao ficar de pé, o clique e o sopro se aproximam da B_1.

Estalidos diastólicos O estalido de abertura (EAb) da EM é um som de alta frequência audível logo após a B_2. O intervalo entre A_2 e o EAb é inversamente proporcional ao gradiente de pressão diastólica entre átrio esquerdo e ventrículo esquerdo. A intensidade tanto da B_1 quanto do EAb nos casos de EM tende a se reduzir com a calcificação e o enrijecimento progressivos dos folhetos anteriores da valva mitral. O ruído protodiastólico pericárdico também é um som de alta frequência que ocorre ligeiramente mais tarde que o EAb, correspondendo no tempo à cessação abrupta da expansão ventricular após a abertura da valva tricúspide e ao descenso *y* exagerado observado no pulso venoso jugular de pacientes com pericardite constritiva. Há outro ruído protodiastólico mais raro, de baixa frequência, audível em pacientes portadores de mixoma atrial (*plop* tumoral). Esse ruído é identificado apenas em determinadas posições e ocorre em função do prolapso diastólico do tumor pela valva mitral.

A terceira bulha (B_3) ocorre durante a fase de enchimento rápido da diástole ventricular. Esse achado pode ser normal em crianças, adolescentes e adultos jovens; entretanto, em pacientes de mais idade sua presença significa insuficiência cardíaca. A B_3 no lado esquerdo é um som de baixa frequência mais bem auscultado sobre a ponta VE. A B_3 da câmara direita costuma ser mais bem audível sobre a borda esternal esquerda inferior e se torna mais nítida com a inspiração. A presença de B_3 de coração esquerdo em pacientes com insuficiência cardíaca tem valor preditivo para morbidade e mortalidade cardiovasculares. É interessante observar que a B_3 é igualmente prevalente entre pacientes com insuficiência cardíaca com fração de ejeção de VE preservada e reduzida.

A quarta bulha (B_4) ocorre durante a fase de enchimento atrial na diástole ventricular e indica expansão pré-sistólica do VE. A presença de B_4

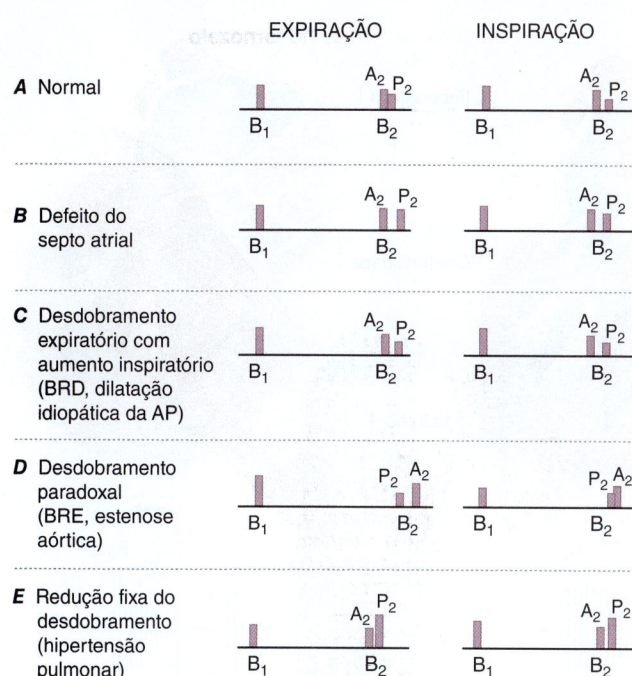

FIGURA 239-4 **Bulhas cardíacas. A.** Normal. B_1, primeira bulha; B_2, segunda bulha; A_2, componente aórtico da segunda bulha; P_2, componente pulmonar da segunda bulha. **B.** Defeito do septo atrial com desdobramento fixo da B_2. **C.** Desdobramento fisiológico porém amplo de B_2 com bloqueio de ramo direito (BRD). AP, artéria pulmonar. **D.** Desdobramento reverso ou paradoxal de B_2 acompanhando bloqueio do ramo esquerdo (BRE). **E.** Desdobramento estreito de B_2 com hipertensão pulmonar. *(Reimpressa, com autorização, de Springer Nature: Springer-Verlag, Diagnosis of Heart Disease by NO Fowler, 1991.)*

O sopro mesossistólico inicia-se após a B_1 e termina antes da B_2; sua configuração é em crescendo-decrescendo. A EAo é a causa mais comum de sopro mesossistólico em paciente adulto. Com frequência, é difícil estimar a gravidade da lesão valvar com base apenas nos achados ao exame físico, especialmente em pacientes idosos e hipertensos com enrijecimento das artérias carótidas ou naqueles com baixo débito cardíaco nos quais a intensidade do sopro sistólico é enganosamente baixa. Os sinais consistentes com EAo grave são pulso carotídeo *parvus et tardus*, sopro mesossistólico com pico tardio de grau 3 ou maior intensidade, A_2 hipofonética, impulso apical de VE sustentado e presença de B_4. Algumas vezes pode ser difícil diferenciar entre esclerose aórtica e graus avançados de estenose valvar. A primeira é definida por espessamento e calcificação focais dos folhetos valvares aórticos que não sejam suficientemente intensos para causar obstrução. Essas alterações valvares estão associadas a uma velocidade de fluxo através da valva aórtica medida ao Doppler igual ou inferior a 2,5 m/s. Os pacientes com esclerose aórtica podem se apresentar com sopros mesossistólicos graus 2 ou 3 idênticos nas suas características acústicas àqueles auscultados nos pacientes com graus mais avançados de EAo. Outras causas de sopro mesossistólico são estenose da valva pulmonar (com ou sem estalido de ejeção), MCHO, aumento do fluxo pulmonar em pacientes com grande DSA e *shunt* da esquerda para a direita, e diversos estados associados à aceleração do fluxo sanguíneo na ausência de doença cardíaca estrutural, como febre, tireotoxicose, gravidez, anemia e infância/adolescência normal.

O sopro da MCHO apresenta características de obstrução à via de saída do VE e de IM, como seria esperado considerando-se a fisiopatologia da doença. O sopro sistólico da MCHO geralmente pode ser diferenciado dos sopros de outras causas com base nas respostas a manobras feitas à beira do leito, incluindo manobra de Valsalva, elevação passiva dos membros inferiores e agachar/levantar. Em geral, as manobras que reduzem a pré-carga no VE (ou aumentam a contratilidade do VE) produzem intensificação do sopro, enquanto as manobras que aumentam a pré-carga ou a pós-carga do VE reduzem a intensidade do sopro. Como consequência, o sopro sistólico é mais comum nos pacientes que obtêm benefício significativo da contribuição atrial para o enchimento ventricular, como naqueles com hipertrofia crônica do VE ou isquemia ativa do miocárdio. Não se observa B_4 nos pacientes com fibrilação atrial.

Sopros cardíacos Os sopros cardíacos resultam de vibrações audíveis que são causadas por aumento da turbulência do fluxo sanguíneo e são definidos em função do momento em que ocorrem dentro do ciclo cardíaco. Nem todos os sopros indicam doença estrutural cardíaca, e a identificação precisa de um sopro sistólico como benigno ou funcional com frequência evita a necessidade de exames complementares em indivíduos saudáveis. A duração, frequência, configuração e intensidade de um sopro cardíaco são determinadas pela magnitude, variabilidade e duração da diferença de pressão entre duas câmaras cardíacas, os dois ventrículos, ou os ventrículos e suas respectivas grandes artérias. A intensidade dos sopros cardíacos é graduada em uma escala de 1 a 6; um frêmito está presente com os sopros de intensidade igual ou superior a 4. Outros atributos do sopro que ajudam na sua identificação precisa são localização, irradiação e resposta às manobras realizadas à beira do leito. Embora a capacidade de identificação dos sopros pelos médicos seja apenas regular, com um exame cuidadoso e completo do paciente geralmente é possível identificar os indivíduos portadores de doença valvar cardíaca para os quais há indicação de ecocardiografia transtorácica e acompanhamento clínico e excluir aqueles que não necessitam de investigação complementar.

Quanto à distribuição no tempo, os sopros sistólicos podem ser proto, meso, tele ou holossistólicos **(Fig. 239-5)**. A IM grave aguda resulta em sopro protossistólico decrescente, e suas características se relacionam com a atenuação progressiva do gradiente entre VE e átrio esquerdo durante a sístole, em razão da elevação rápida e aguda da pressão atrial esquerda nesse contexto. O sopro da IM grave associada ao prolapso ou à ruptura do folheto posterior da valva mitral irradia-se anteriormente e para a base, onde pode ser confundido com o sopro da EAo. O sopro da IM causado por envolvimento do folheto anterior irradia-se posteriormente e para a região axilar. Nos pacientes com IT aguda com pressão arterial pulmonar normal é possível identificar um sopro protossistólico cuja intensidade pode aumentar com a inspiração, audível na borda inferior esquerda do esterno, com ondas *cv* visíveis de regurgitação no pulso venoso jugular.

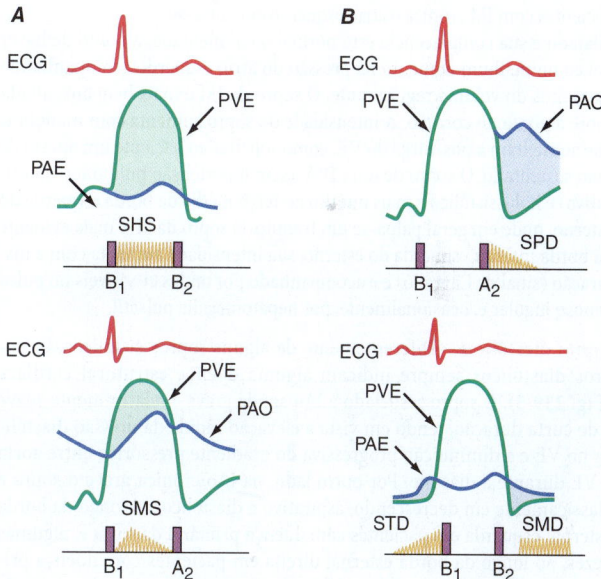

FIGURA 239-5 **A. Parte superior.** Representação gráfica da diferença na pressão sistólica (*área sombreada em verde*) entre o ventrículo esquerdo e o átrio esquerdo com registro fonocardiográfico de sopro holossistólico (SHS) indicativo de insuficiência mitral. B_1, primeira bulha; B_2, segunda bulha; ECG, eletrocardiograma; PAE, pressão atrial esquerda; PVE, pressão ventricular esquerda. **Parte inferior.** Representação gráfica do gradiente de pressão sistólica (*área sombreada em verde*) entre o ventrículo esquerdo e a aorta em paciente com estenose aórtica. Note o registro de sopro mesossistólico (SMS) com configuração em crescendo-decrescendo. PAO, pressão aórtica. **B. Parte superior.** Representação gráfica da diferença na pressão diastólica entre a aorta e o ventrículo esquerdo (*área sombreada em azul*) em paciente com insuficiência aórtica, resultando em sopro protodiastólico (SPD) em decrescendo iniciando-se junto com A_2. **Parte inferior.** Representação gráfica do gradiente de pressão diastólica entre átrio esquerdo e ventrículo esquerdo (*áreas em azul*) em paciente com estenose mitral com sopro mesodiastólico (SMD) e sopros pré-sistólicos (telediastólicos) tardios (STD).

da MCHO aumenta de intensidade durante a fase de esforço da manobra de Valsalva e quando o paciente se levanta rapidamente após ter estado em posição de cócoras. O sopro se atenua com a elevação passiva dos membros inferiores e quando o paciente assume a posição de cócoras. O sopro da EAo é caracteristicamente mais intenso no segundo espaço intercostal direito com irradiação para as carótidas, enquanto o sopro da MCHO é mais bem auscultado entre a borda esquerda inferior do esterno e a ponta do coração (ápex). O sopro da EP é mais bem auscultado no segundo espaço intercostal esquerdo. O sopro mesossistólico relacionado a aumento do fluxo sanguíneo pulmonar associado a uma grande DSA geralmente é mais intenso no terço médio da borda esternal esquerda.

O sopro telessistólico, mais bem audível na ponta do coração, indica PVM. Como já mencionado, o sopro pode ou não ser precedido por um estalido (clique). As diferenças na irradiação dos sopros, previamente descritas, podem ajudar a identificar o folheto especificamente envolvido pelo processo mixomatoso. O complexo clique-sopro comporta-se de forma direcionalmente semelhante ao sopro da MCHO durante as manobras de Valsalva e de agachar/levantar (Fig. 239-6). O sopro do PVM pode ser identificado pelo clique que o acompanha.

Os sopros holossistólicos têm configuração em platô e refletem um gradiente pressórico elevado e contínuo entre ventrículo esquerdo e átrio esquerdo nos casos com IM crônica, entre os ventrículos esquerdo e direito no defeito do septo ventricular (DSV), e entre o ventrículo direito e o átrio direito nos casos com IT. Diferentemente do que ocorre com a IM aguda, nos pacientes com IM crônica o átrio esquerdo encontra-se dilatado e sua complacência está normal ou aumentada, a ponto de haver pouco ou nenhum aumento na pressão do átrio esquerdo acompanhando aumentos do volume regurgitante. O sopro da IM é mais bem auscultado sobre a ponta do coração. A intensidade do sopro aumenta com manobras que aumentam a pós-carga do VE, como solicitar ao paciente um aperto de mão sustentado. O sopro de uma DSV (sem hipertensão pulmonar significativa) é holossistólico e mais intenso no terço médio da borda esquerda do esterno, onde em geral palpa-se um frêmito. O sopro da IT é mais evidente na borda inferior esquerda do esterno, sua intensidade aumenta com a inspiração (sinal de Carvallo) e é acompanhado por ondas cv visíveis no pulso venoso jugular e, ocasionalmente, por hepatomegalia pulsátil.

Sopros diastólicos Diferentemente de alguns sopros sistólicos, os sopros diastólicos sempre indicam alguma doença estrutural cardíaca (Fig. 239-5). O sopro associado à IAo aguda grave é relativamente suave e de curta duração, tendo em vista a elevação rápida da pressão diastólica no VE e a diminuição progressiva do gradiente pressórico entre aorta e VE durante a diástole. Por outro lado, na IAo crônica grave o sopro é classicamente em decrescendo, aspirativo e diastólico, ao longo da borda esternal esquerda em pacientes com doença primária da valva e, algumas vezes, ao longo da borda esternal direita em pacientes com doença primária da raiz da aorta. Com a IAo crônica, a pressão de pulso é ampla e os pulsos arteriais são amplos, em martelo d'água. Esses sinais de fuga diastólica significativa estão ausentes na fase aguda da doença. O sopro da insuficiência pulmonar (IP) também é audível na borda esternal esquerda. Geralmente, é causado por hipertensão pulmonar e aumento do anel da valva pulmonar. A B_2 é única e hiperfonética, podendo ser palpável. Observa-se impulsão paresternal/ventricular direita que indica sobrecarga pressórica crônica do ventrículo direito. É possível auscultar um sopro menos intenso de IP após reparo de tetralogia de Fallot ou de atresia da valva pulmonar. Nesse cenário pós-operatório, o sopro é mais suave e menos agudo, e a intensidade da regurgitação pulmonar que o acompanha pode ser significativamente subestimada.

A EM é a causa clássica do sopro meso a telediastólico, mais bem auscultado na ponta do coração com o paciente em decúbito lateral esquerdo, de baixa frequência ou em ruflar, e introduzido por um EAb nos estágios iniciais da doença reumática. A acentuação pré-sistólica refere-se ao aumento da intensidade do sopro imediatamente antes da B_1 e ocorre em pacientes com ritmo sinusal. Não ocorre nos pacientes com fibrilação atrial. Os sinais auscultatórios em pacientes com estenose tricúspide reumática caracteristicamente ficam obscurecidos pelos eventos do coração esquerdo, embora tenham natureza semelhante àqueles em pacientes com EM. O termo estenose mitral ou tricúspide "funcional" refere-se à geração de sopros mesodiastólicos por aumento e aceleração do fluxo diastólico transvalvular, mesmo na ausência de obstrução valvar, em quadros de IM grave, IT grave ou DSA ampla com *shunt* da esquerda para a direita. O sopro de Austin Flint da IAo crônica grave é um sopro meso ou telediastólico de baixa frequência que algumas vezes é confundido com o sopro da EM. O sopro de Austin Flint caracteristicamente tem sua intensidade reduzida com o uso de vasodilatadores, enquanto o sopro da EM pode ser acompanhado por EAb e aumentar de intensidade após a administração de vasodilatadores em razão do aumento associado no débito cardíaco. Entre as causas incomuns de sopro mesodiastólico estão mixoma atrial, bloqueio cardíaco completo e valvulite mitral reumática aguda.

Sopro contínuo A presença de sopro contínuo indica gradiente pressórico entre duas câmaras cardíacas ou vasos sanguíneos que persiste ao longo da sístole e diástole. O sopro caracteristicamente inicia na sístole, engloba a segunda bulha (B_2) e persiste ao longo de parte da diástole. Com frequência, é difícil distingui-lo dos sopros sistólico e diastólico independentes em pacientes com doença valvar cardíaca mista. O exemplo clássico de sopro contínuo é aquele encontrado nos pacientes com DAP, geralmente audível no segundo ou terceiro espaços intercostais próximo à borda esternal. Outras causas de sopro contínuo incluem ruptura de aneurisma do seio de Valsalva com formação de fístula entre aorta e átrio direito ou ventrículo direito, fístula arteriovenosa coronariana ou dos grandes vasos, e fístula arteriovenosa cirúrgica para acesso à diálise. Há dois tipos de sopro contínuo benigno. O murmúrio venoso cervical pode ser auscultado em crianças ou adolescentes na fossa supraclavicular. Ele pode ser interrompido com pressão firme aplicada com o diafragma do estetoscópio, em especial quando o indivíduo vira sua cabeça em direção ao examinador. O sopro mamário da gravidez está relacionado com o aumento do fluxo arterial nas mamas ingurgitadas. O componente diastólico do sopro pode ser obliterado pressionando-se o estetoscópio com firmeza.

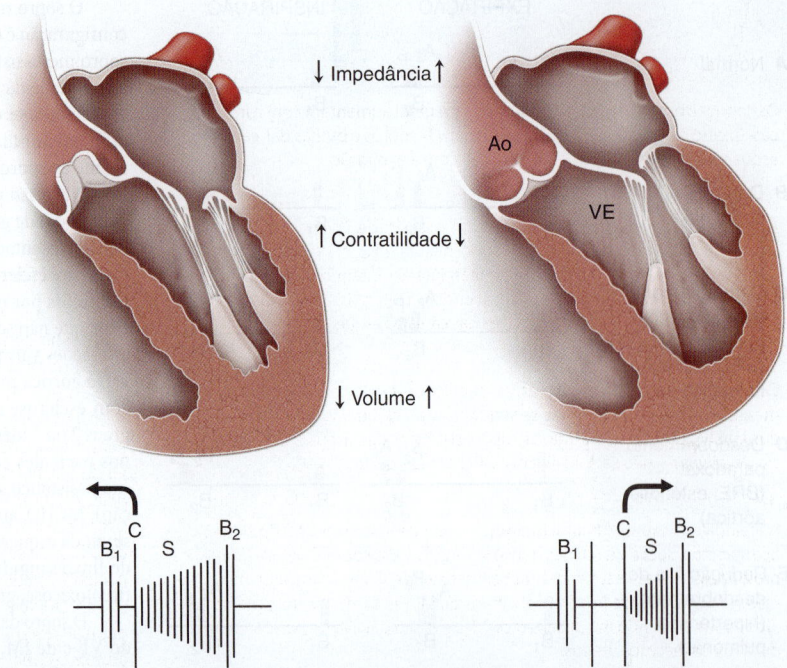

FIGURA 239-6 Comportamento do estalido (clique [C]) e do sopro (S) do prolapso da valva mitral com as alterações na carga (volume, impedância) e na contratilidade. B_1, primeira bulha cardíaca; B_2, segunda bulha cardíaca. Com o paciente de pé (*lado esquerdo da figura*), o volume e a impedância diminuem; como resultado, o clique e o sopro aproximam-se da B_1. Com o agachamento (*lado direito da figura*), o clique e o sopro se afastam da B_1 em razão do aumento no volume e na impedância do ventrículo esquerdo (pós-carga). Ao, aorta; VE, ventrículo esquerdo. (*Adaptada de RA O'Rourke, MH Crawford: Curr Prob Cardiol 1:9, 1976.*)

TABELA 239-1 ■ Efeitos de intervenções fisiológicas sobre a intensidade das bulhas e sopros cardíacos

Respiração
Os sopros e bulhas das câmaras direitas em geral aumentam com a inspiração, exceto o estalido de ejeção pulmonar. Os sopros e bulhas das câmaras esquerdas costumam ficar mais audíveis com a expiração.

Manobra de Valsalva
A maioria dos sopros diminui em duração e intensidade. Há duas exceções: o sopro sistólico da MCHO, que em geral fica mais intenso, e o sopro do PVM, que se torna mais longo e, com frequência, mais intenso. Interrompida a manobra de Valsalva, os sopros das câmaras direitas tendem a retornar à intensidade prévia de maneira mais rápida do que aqueles das câmaras esquerdas.

Após CVP ou na FA
Os sopros que se originam em valvas semilunares normais ou estenóticas aumentam no ciclo cardíaco que se segue a uma CVP ou nos ciclos prolongados durante FA. Em contrapartida, os sopros sistólicos decorrentes de insuficiência de valvas AV não se modificam ou ficam mais curtos (PVM).

Mudanças de posição
A maioria dos sopros diminui quando o paciente assume a *posição ortostática*, exceto o sopro da MCHO, que se intensifica, e o sopro do PVM, que se prolonga e muitas vezes aumenta de intensidade. Com o *agachamento*, a maioria dos sopros se intensifica, mas os da MCHO e do PVM geralmente são atenuados, podendo até desaparecer. A elevação passiva da perna costuma produzir os mesmos efeitos.

Exercício físico
Os sopros decorrentes da passagem do fluxo sanguíneo por valvas normais ou obstruídas (p. ex., EP e EM) ficam mais intensos com exercícios tanto isométricos submáximos (preensão manual) quanto isotônicos. Os sopros de IM, DSV e IAo também aumentam com o exercício de preensão. Entretanto, o sopro da MCHO costuma ser reduzido com a preensão manual isométrica em nível quase máximo. A B_4 e a B_3 das câmaras esquerdas frequentemente ficam acentuadas com o exercício, em especial quando secundárias à cardiopatia isquêmica.

Siglas: CVP, contração ventricular prematura; DSV, defeito do septo ventricular; EM, estenose mitral; EP, estenose pulmonar; FA, fibrilação atrial; IAo, insuficiência aórtica; IM, insuficiência mitral; MCHO, miocardiopatia hipertrófica obstrutiva; PVM, prolapso de valva mitral.

Ausculta dinâmica A precisão do diagnóstico pode ser aumentada com a realização de manobras simples à beira do leito para identificar os sopros e caracterizar sua importância (Tab. 239-1). Exceto pelos estalidos de ejeção pulmonar, os eventos do lado direito têm sua intensidade aumentada com a inspiração e reduzida com a expiração; os eventos do coração esquerdo se comportam de forma oposta (100% de sensibilidade, 88% de especificidade). Como assinalamos, a intensidade dos sopros associados a IM, DSV e IAo aumenta em resposta às manobras que aumentam a pós-carga do VE, como a manobra de preensão manual e vasopressores. A intensidade desses sopros se reduz com a exposição a agentes vasodilatadores. O agachamento do paciente está associado a aumento abrupto na pré-carga e na pós-carga do VE, enquanto a mudança rápida para a posição de pé resulta em redução súbita da pré-carga. Em pacientes com PVM, o clique e o sopro se afastam da B_1 com a posição de cócoras em razão do retardo no início do prolapso do folheto com volumes ventriculares mais altos. Entretanto, com o levantamento rápido, o clique e o sopro se aproximam da B_1, uma vez que o prolapso ocorre mais precocemente na sístole com uma câmara de menor dimensão. O sopro da MCHO comporta-se de maneira similar, atenuando-se e encurtando-se quando o paciente se agacha (95% de sensibilidade, 85% de especificidade) e alongando-se e intensificando-se quando se levanta rapidamente (95% de sensibilidade, 84% de especificidade). Uma mudança na intensidade do sopro sistólico no primeiro batimento após um batimento prematuro ou no batimento após um ciclo longo em pacientes com fibrilação atrial sugere EAo valvar, e não IM, particularmente em pacientes idosos nos quais o sopro da EAo pode ser transmitido à ponta do coração (efeito Gallavardin). Entretanto, o sopro sistólico da MCHO também aumenta de intensidade no primeiro batimento após um batimento prematuro. Esse aumento na intensidade de qualquer sopro de ejeção sistólica do VE no primeiro batimento após um batimento prematuro está relacionado com a combinação dos efeitos de maior enchimento do VE (em razão do aumento no período diastólico) e potencialização da função contrátil do VE após um batimento prematuro. Nas duas situações, o fluxo anterógrado se acelera, causando aumento no gradiente através da via de saída do VE (dinâmico ou fixo) e um sopro sistólico mais intenso.

Por outro lado, a intensidade do sopro de IM não se altera no batimento após o batimento prematuro, uma vez que se observam relativamente poucas alterações no gradiente pressórico quase constante entre VE e átrio esquerdo ou pouco acréscimo no fluxo pela valva mitral. Algumas vezes, podem ser realizados exercícios à beira do leito para aumentar o débito cardíaco e, secundariamente, a intensidade dos sopros sistólico e diastólico. A maioria dos sopros do coração esquerdo tem sua intensidade e duração reduzidas durante a fase de esforço da manobra de Valsalva. Os sopros associados ao PVM e à MCHO são as duas exceções notórias. A manobra de Valsalva também pode ser usada para avaliar a integridade do coração e da vasculatura nos pacientes com insuficiência cardíaca avançada.

Próteses valvares A primeira pista de que uma disfunção de prótese valvar pode estar contribuindo para a recorrência de sintomas é, frequentemente, a mudança na qualidade das bulhas cardíacas ou o surgimento de um sopro novo. As bulhas cardíacas produzidas por uma bioprótese valvar se parecem com aquelas produzidas pelas valvas nativas. A bioprótese mitral geralmente está associada a um sopro mesossistólico de grau 1 ou 2 ao longo da borda esternal esquerda (produzido pelo fluxo turbulento passando pelas estruturas da valva projetadas para dentro da via de saída do VE), assim como a um sopro mesodiastólico que ocorre com o enchimento normal do VE. Esse sopro diastólico com frequência só pode ser auscultado com o paciente em decúbito lateral esquerdo e após exercício. Um sopro apical de alta frequência ou holossistólico é indicativo de IM causada por vazamento paravalvar e/ou regurgitação intra-anular pela bioprótese por degeneração de folheto, havendo indicação para exames de imagem complementares. A deterioração do estado clínico pode ser rápida após o primeiro sinal de mau funcionamento da bioprótese mitral. Uma prótese valvar biológica na posição aórtica sempre está associada a sopro mesossistólico de grau 1 a 3 na base ou imediatamente abaixo da incisura supraesternal. O sopro diastólico da IAo é considerado anormal em qualquer circunstância. A disfunção mecânica da prótese valvar pode ser sugerida inicialmente por redução na intensidade do ruído de abertura ou de fechamento. As presenças de sopro sistólico apical de alta frequência em pacientes com prótese mitral mecânica e de sopro diastólico em decrescendo em pacientes com prótese aórtica mecânica indicam regurgitação paravalvar. Os pacientes com trombose de prótese valvar podem se apresentar com sinais de choque, abafamento das bulhas cardíacas e sopros suaves.

Doenças do pericárdio A detecção de atrito pericárdico é quase 100% específica para o diagnóstico de pericardite aguda, embora a sensibilidade desse sinal não seja tão alta, uma vez que o atrito pode surgir e desaparecer no curso da doença aguda e é muito difícil de ser provocado no exame. O atrito é auscultado como um som de fricção ou arranhão em couro formado por três ou dois componentes, ainda que possa ser monofásico. Classicamente, os três componentes correspondem à sístole ventricular, ao enchimento rápido no início da diástole e ao enchimento pré-sistólico tardio após a contração atrial em pacientes com ritmo sinusal. É necessário auscultar o coração em diversas posições. Achados adicionais da presença de pericardite aguda podem estar presentes na anamnese e no eletrocardiograma de 12 derivações. O atrito caracteristicamente desaparece com o aumento no volume do derrame pericárdico. O tamponamento pericárdico pode ser diagnosticado com sensibilidade de 98%, especificidade de 83% e coeficiente de probabilidade positivo de 5,9 (intervalo de confiança de 95%, 2,4-14) pela presença de pulso paradoxal acima de 12 mmHg em um paciente com grande derrame pericárdico.

Os achados ao exame físico devem ser integrados aos sintomas previamente obtidos com uma anamnese meticulosa para definir um diagnóstico diferencial apropriado seguido pelos exames de imagem e laboratoriais indicados. O exame físico é um componente insubstituível do algoritmo diagnóstico e, em pacientes selecionados, pode ter valor prognóstico. Os esforços educacionais realizados para aumentar a competência dos médicos podem, por fim, resultar em economia de gastos, em particular caso as solicitações de exames de imagem sejam influenciadas pelos achados ao exame físico.

LEITURAS ADICIONAIS

Drazner MH et al: Value of clinician assessment of hemodynamics in advanced heart failure: The ESCAPE trial. Circ Heart Fail 1:170, 2008.
Fanaroff AC et al: Does this patient with chest pain have acute coronary syndrome? The Rational Clinical Examination Systematic Review. JAMA 314:1955, 2015.
Fang JC, O'Gara PT: The history and physical examination. An evidence-based approach, in *Braunwald's Heart Disease. A Textbook of Cardiovascular Medicine*, 11th ed, Zipes DP et al (eds). Philadelphia, Elsevier/Saunders, 2019, pp 83–101.

240 Eletrocardiograma
Ary L. Goldberger

O *eletrocardiograma* (ECG) é o registro gráfico da atividade elétrica gerada pelo coração. Os sinais, detectados por eletrodos metálicos fixados aos membros e à parede torácica, são, em seguida, amplificados e registrados pelo *eletrocardiógrafo*. As derivações do ECG são configuradas para mostrar as *diferenças* instantâneas de potencial entre pares específicos de eletrodos. A utilidade clínica do ECG advém da sua disponibilidade imediata como um exame não invasivo, de baixo custo e muito versátil. Além do seu uso para detectar arritmias e isquemia miocárdica, o ECG pode revelar outros achados relacionados com alterações metabólicas potencialmente letais ou com aumento de risco para morte súbita de origem cardíaca (ver também Caps. 306 e 408).

CONSIDERAÇÕES ELETROFISIOLÓGICAS

A despolarização do coração é o evento inicial para a contração cardíaca. As correntes elétricas que se propagam pelo coração são produzidas por três componentes: as células do marca-passo cardíaco, o tecido de condução especializado e o próprio miocárdio. O ECG registra apenas os potenciais de despolarização (estimulação) e repolarização (recuperação) gerados pelo miocárdio atrial e ventricular (ver também Caps. 244 e 246).

O estímulo que inicia o batimento cardíaco normal se origina no *nó sinoatrial* (SA) (Fig. 240-1), que possui automaticidade espontânea. A onda de despolarização se propaga pelos átrios direito e esquerdo e induz a contração dessas câmaras. Depois, o impulso estimula os tecidos de condução especializados nas áreas do nó atrioventricular (AV) e do feixe de His. Em conjunto, essas duas regiões formam a junção AV. O feixe de His bifurca-se em dois ramos principais, direito e esquerdo, que rapidamente transmitem a onda de despolarização de forma sincrônica para o miocárdio ventricular direito e esquerdo, por meio das fibras de Purkinje. O ramo esquerdo ainda se bifurca nos fascículos anterior esquerdo e posterior esquerdo. A seguir, as ondas de despolarização propagam-se pela parede ventricular, do endocárdio para o epicárdio, gerando a contração ventricular. Como as ondas de despolarização e repolarização cardíacas têm direção e magnitude, elas podem ser representadas por vetores.

ONDAS E INTERVALOS DO ECG

As ondas do ECG são denominadas utilizando-se a ordem alfabética, a começar pela onda P, que representa a despolarização atrial (Fig. 240-2). O complexo QRS representa a despolarização ventricular, e o complexo ST-T-U (segmento ST e ondas T e U) representa a repolarização ventricular. O ponto J é a junção entre o final do complexo QRS e o início do segmento ST. A onda de repolarização atrial (ST-T_a) geralmente tem amplitude muito baixa para ser detectada, podendo se tornar aparente na pericardite aguda, no infarto atrial e no bloqueio cardíaco AV.

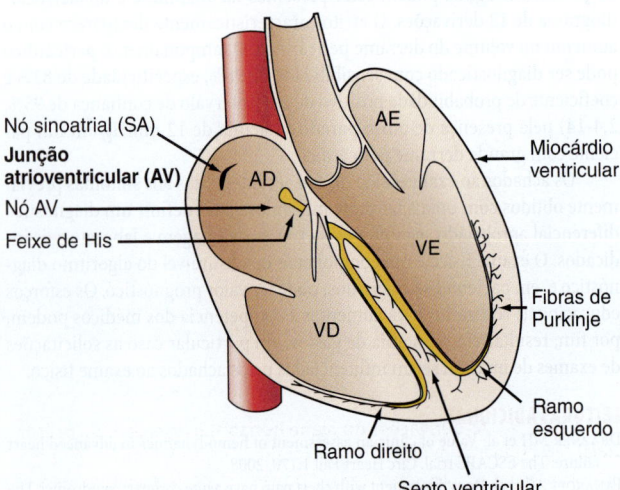

FIGURA 240-1 Representação esquemática do sistema de condução cardíaco. AD, átrio direito; AE, átrio esquerdo; VD, ventrículo direito; VE, ventrículo esquerdo.

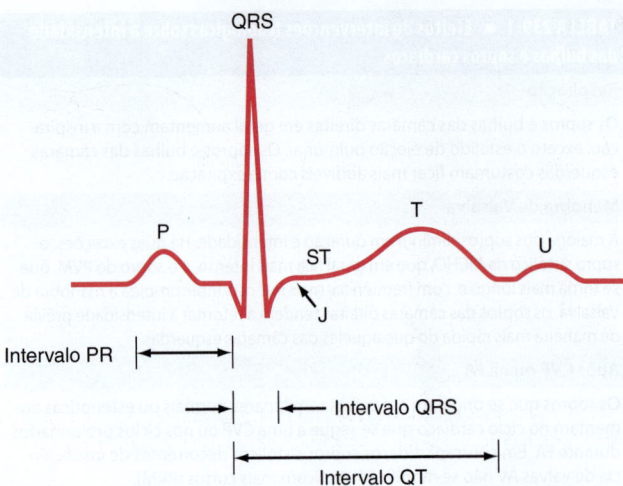

FIGURA 240-2 Ondas e intervalos básicos do eletrocardiograma. O intervalo RR – período entre dois complexos QRS consecutivos – não está sendo mostrado.

As ondas QRS-T do ECG convencional correspondem, de maneira geral, às diferentes fases dos *potenciais de ação* ventriculares obtidos simultaneamente, os registros intracelulares de fibras miocárdicas únicas (Cap. 244). A ascensão rápida (fase 0) do potencial de ação corresponde ao início do QRS. O platô (fase 2) corresponde ao segmento isoelétrico ST, e a repolarização ativa (fase 3) corresponde à inscrição da onda T. Os fatores que reduzem a inclinação da fase 0, dificultando o influxo de Na^+ (p. ex., hiperpotassemia e alguns medicamentos, como a flecainida), tendem a aumentar a duração do QRS. As condições que prolongam a fase 2 ou 3 (uso de amiodarona e hipocalcemia) aumentam o intervalo QT. Por outro lado, fatores associados com encurtamento da duração da repolarização ventricular (p. ex., hipercalcemia, digoxina) encurtam o QT. A síndrome do QT curto hereditária e sua relação com a morte súbita cardíaca são discutidas no Capítulo 255.

O ECG costuma ser registrado em papéis especiais quadriculados, nos quais cada quadrículo tem 1 mm^2. Quando a velocidade de registro é de 25 mm/s, as divisões horizontais menores (1 mm) correspondem a 0,04 s (40 ms), e as linhas mais espessas, a intervalos de 0,20 s (200 ms). Verticalmente, o gráfico do ECG quantifica a amplitude de uma determinada onda ou deflexão (1 mV = 10 mm na calibração-padrão; os critérios de voltagem para o diagnóstico de hipertrofia, mencionados adiante, são referidos em milímetros). Existem quatro intervalos principais no ECG: RR, PR, QRS e QT/QT_c (Fig. 240-2). A frequência cardíaca (batimentos por minuto) pode ser rapidamente calculada pelo intervalo entre os batimentos (RR), dividindo-se 300 pelo número de unidades de tempo maiores (0,20 s) entre as ondas R consecutivas, ou 1.500 pelo número de unidades menores (40 ms). O intervalo PR mede o tempo (normalmente 120 a 200 ms) entre a despolarização atrial e a ventricular, o que inclui o atraso fisiológico imposto pela estimulação das células na área da junção AV. O intervalo QRS (normalmente ≤ 100 a 110 ms) reflete a duração da despolarização ventricular. O intervalo QT compreende os períodos de despolarização e (primariamente) repolarização ventriculares, variando inversamente em relação à frequência cardíaca. Inúmeras fórmulas foram propostas para computar um QT corrigido para a frequência, chamado de QT_c, mas sem que se chegasse a um consenso formal. A fórmula clássica de "raiz quadrada" ($QT_c = QT/\sqrt{RR}$, calculado em segundos) foi criticada por erros sistemáticos em frequências cardíacas mais baixas e mais altas. Uma alternativa é a fórmula de Framingham (apresentada aqui em unidades de milissegundos): $QT_c = QT + 0,154$ (1.000 − RR). Foram propostos os seguintes limites normais superiores (com base no QT mais longo): QT_c de 460 ms em mulheres e 450 ms em homens. Os limites inferiores são menos bem definidos. As medidas de QT/QT_c, tanto visuais quanto eletrônicas, devem ser avaliadas à luz das limitações inerentes em sua determinação precisa a partir de formas de onda de ECGs padrão.

DERIVAÇÕES DO ECG

As 12 derivações convencionais do ECG dividem-se em dois grupos: seis derivações dos membros (extremidades) e seis derivações torácicas (precordiais).

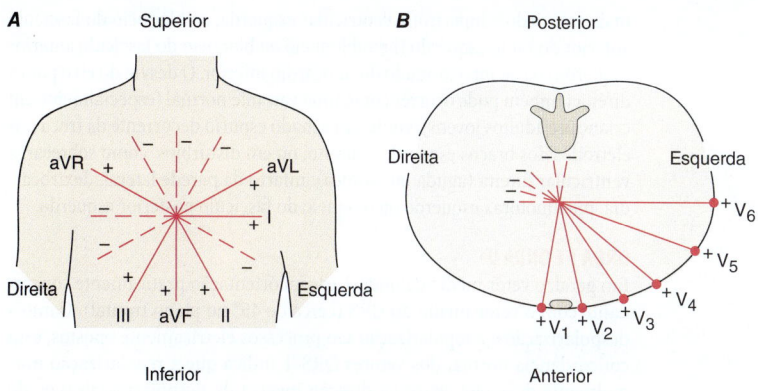

FIGURA 240-3 As seis derivações no plano frontal (*A*) e as seis no plano horizontal (*B*) fornecem uma representação tridimensional da atividade elétrica cardíaca.

As derivações dos membros registram potenciais transmitidos para o *plano frontal* (Fig. 240-3*A*), e as derivações torácicas registram os potenciais transmitidos para o *plano horizontal* (Fig. 240-3*B*).

A orientação espacial e a polaridade das derivações do plano frontal estão representadas em um diagrama hexaxial (Fig. 240-4). As seis derivações torácicas são obtidas explorando-se os eletrodos, como mostrado na Figura 240-5.

Cada derivação pode ser comparada a um ângulo diferente de uma câmera de vídeo que estivesse "olhando" para os mesmos eventos – despolarização e repolarização atriais e ventriculares – a partir de diferentes orientações espaciais. O ECG convencional de 12 derivações pode ser suplementado com derivações adicionais sob circunstâncias especiais. Por exemplo, as derivações precordiais direitas V_3R a V_6R são úteis para detectar evidências de isquemia ventricular direita aguda. Monitores de ECG ambulatoriais ou de beira de leito (p. ex., monitores Holter, gravadores de eventos, eletrodos adesivos e outros equipamentos médicos portáteis) geralmente utilizam apenas uma ou duas derivações modificadas. As derivações do ECG são configuradas de forma que seja registrada uma deflexão positiva (para cima da linha de base) em uma dada derivação se uma onda de despolarização se disseminar em direção ao polo positivo dessa mesma derivação e com uma deflexão negativa se a onda transmitir-se na direção do polo negativo. Se a orientação *média* do vetor de despolarização for perpendicular a determinado eixo de derivação, será registrada uma deflexão bifásica (igualmente positiva e negativa).

GÊNESE DO ECG NORMAL

ONDA P

O vetor de despolarização atrial normal tem orientação para baixo e para a esquerda, refletindo a transmissão da despolarização do nó sinusal para o miocárdio atrial direito e, a seguir, para o esquerdo. Como esse vetor aponta na direção do polo positivo de derivação II (D_2) e na do polo negativo da derivação aVR, a onda P normal é positiva em D_2 e negativa na derivação aVR. Por outro lado, a ativação dos átrios por um marca-passo ectópico, na parte inferior dos átrios ou na região da junção AV, pode produzir ondas P retrógradas (negativas em D_2 e positivas na derivação aVR). A onda P normal na derivação V_1 pode ser bifásica com um componente positivo que reflete a despolarização do átrio direito, seguido por um pequeno (< 1 mm²) componente negativo que reflete a despolarização do átrio esquerdo.

COMPLEXO QRS

A despolarização ventricular normal progride na forma de ondas de ativação de transmissão contínua e rápida. Esse processo complexo pode ser dividido em duas fases sequenciais principais, e cada fase pode ser representada por um vetor médio (Fig. 240-6). A primeira fase é a despolarização do septo interventricular da esquerda para a direita e no sentido anterior (vetor 1). A segunda fase resulta da despolarização simultânea dos ventrículos direito e esquerdo, sendo normalmente dominada pelo ventrículo esquerdo mais volumoso, de maneira que o vetor 2 aponta para a esquerda e para trás. Por isso, uma derivação precordial direita (V_1) registra esse processo de despolarização bifásico como uma pequena deflexão positiva (onda r septal), seguida de grande deflexão negativa (onda S). Uma derivação precordial esquerda, como V_6, registra a mesma sequência como uma pequena deflexão negativa (onda q septal), seguida de deflexão positiva relativamente ampla (onda R). As derivações intermediárias revelam aumento relativo na amplitude da onda R (progressão normal da onda R) e diminuição na amplitude da onda S, progredindo ao longo do tórax da direita para a esquerda. A derivação precordial em que as ondas R e S têm amplitudes quase iguais é denominada *zona de transição* (em geral, V_3 ou V_4) (Fig. 240-7).

O padrão do QRS nas derivações dos membros pode variar consideravelmente de um indivíduo normal para outro, dependendo do *eixo elétrico* do QRS, o qual descreve a orientação média do vetor QRS em relação às seis derivações do plano frontal. Normalmente, o eixo do QRS varia de –30° a +100° (Fig. 240-4). Quando o eixo é mais negativo que –30°, diz-se

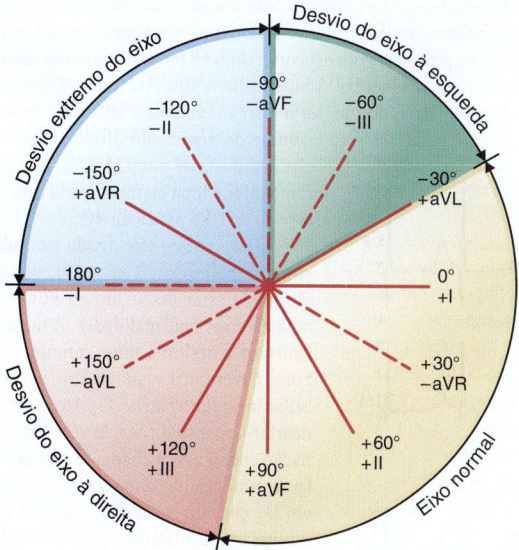

FIGURA 240-4 As derivações do plano frontal (membros ou extremidades) estão representadas em um diagrama hexaxial. Cada derivação do eletrocardiograma tem orientação espacial e polaridade específicas. O polo positivo de cada eixo de derivada (*linha contínua*) e o polo negativo (*linha tracejada*) são designados de acordo com sua posição angular relativa ao polo positivo da derivação I (0°). O eixo elétrico médio do complexo QRS é medido em relação a esta figura.

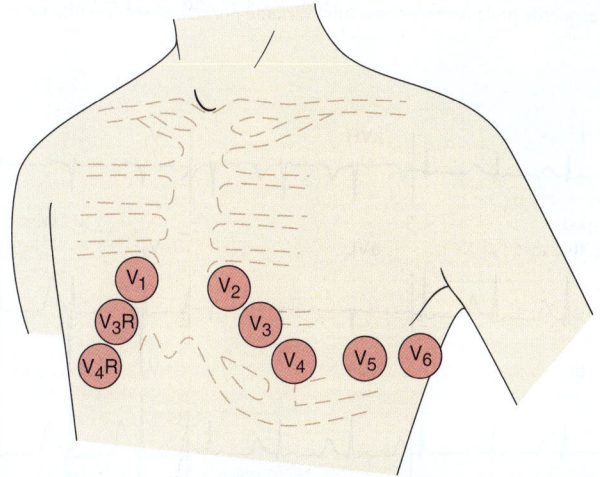

FIGURA 240-5 As derivações do plano horizontal (torácicas ou precordiais) são obtidas com eletrodos nas localizações apresentadas. Algumas vezes utilizam-se derivações adicionais posteriores posicionadas no mesmo plano horizontal de V_4 para facilitar a detecção de infarto agudo posterolateral (V_7, linha mesoaxilar; V_8, linha axilar posterior; e V_9, linha escapular posterior). Derivações torácicas direitas (V_3R-V_6R) podem aprimorar a detecção do envolvimento ventricular direito no contexto de um infarto inferior.

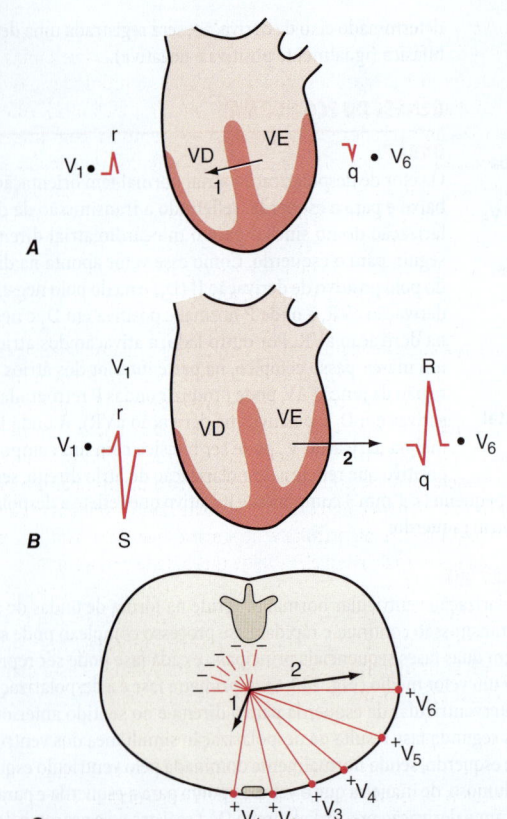

FIGURA 240-6 **A despolarização ventricular pode ser dividida em duas fases principais, cada uma representada por um vetor. A.** A primeira fase (*seta 1*) representa a despolarização do septo ventricular, começando no lado esquerdo e se propagando para a direita. Esse processo é representado por uma pequena onda r "septal" na derivação V_1 e por uma pequena onda q septal na derivação V_6. **B.** A despolarização simultânea dos ventrículos esquerdo e direito (VE e VD) constitui a segunda fase. O vetor 2 é orientado para a esquerda e para trás, refletindo a predominância elétrica do VE. **C.** Os vetores (*setas*) que representam essas duas fases são mostrados em referência às derivações do plano horizontal. (*Reproduzida, com autorização, de AL Goldberger et al: Goldberger's Clinical Electrocardiography: A Simplified Approach, 9th ed. Philadelphia, Elsevier/Saunders, 2017.*)

mais associado à hipertrofia ventricular esquerda, ao bloqueio do fascículo anterior do ramo esquerdo (hemibloqueio ou bloqueio do fascículo anterior esquerdo) ou ao infarto agudo do miocárdio inferior. O desvio do eixo para a direita também pode ocorrer como uma variante normal (especialmente em crianças e adultos jovens); como um achado espúrio decorrente da troca dos eletrodos dos braços esquerdo e direito; ou em distúrbios, como sobrecarga ventricular direita (aguda ou crônica), infarto da parede lateral, dextrocardia, pneumotórax esquerdo ou bloqueio do fascículo posterior esquerdo.

ONDA T E ONDA U

Em geral, o vetor médio da onda T possui orientação praticamente concordante com o vetor médio do QRS (cerca de 45° no plano frontal). Como a despolarização e a repolarização são processos eletricamente opostos, essa concordância normal dos vetores QRS-T indica que a repolarização normalmente deve efetuar-se na direção inversa da despolarização (i.e., do epicárdio para o endocárdio ventricular). A onda U normal é uma deflexão pequena e arredondada (≤ 1 mm) que sucede a onda T e costuma ter a mesma polaridade desta. O aumento anormal na amplitude da onda U com frequência é causado por fármacos (p. ex., dofetilida, amiodarona, sotalol, quinidina) ou por hipopotassemia. Ondas U muito proeminentes são um marcador do aumento da suscetibilidade a um tipo de taquicardia ventricular denominado *torsades de pointes* **(Cap. 246).**

PRINCIPAIS ALTERAÇÕES NO ECG

DILATAÇÃO E HIPERTROFIA DO CORAÇÃO

A sobrecarga atrial direita (aguda ou crônica) pode produzir aumento na amplitude da onda P (≥ 2,5 mm) **(Fig. 240-8)**, anteriormente referida como "P pulmonar". A sobrecarga atrial esquerda geralmente produz uma onda P bifásica em V_1 com o componente negativo alargado ou onda P alargada (≥ 120 ms) e frequentemente entalhada em uma ou mais derivações dos membros **(Fig. 240-8)**. Esse padrão, antigamente conhecido como "P mitral", também pode ocorrer na vigência de atrasos da condução atrial esquerda na ausência de dilatação real do átrio esquerdo, justificando a designação mais genérica de *anormalidade atrial esquerda*.

A hipertrofia ventricular direita decorrente de sobrecarga de pressão sustentada e intensa (como na estenose grave da valva pulmonar ou em determinadas síndromes de hipertensão arterial pulmonar) caracteriza-se por uma onda R relativamente ampla em V_1 (onda R ≥ onda S), em geral com desvio do eixo para a direita **(Fig. 240-9)**; alternativamente, é possível encontrar um padrão qR em V_1 ou em V_3R. Com frequência, também se evidenciam depressão do segmento ST e inversão da onda T nas derivações precordiais direitas e médias. Esse padrão, anteriormente denominado "esforço" ventricular direito, é atribuído a alterações da repolarização em uma musculatura aguda ou cronicamente sobrecarregada. Podem ocorrer ondas S proeminentes nas derivações precordiais laterais esquerdas. A hipertrofia ventricular direita decorrente do defeito do septo atrial do tipo *ostium secundum*, associada à sobrecarga de volume do ventrículo direito, costuma ser acompanhada de um padrão de bloqueio de ramo direito total ou incompleto com desvio do eixo do QRS para a direita.

que há *desvio do eixo para a esquerda*; quando é mais positivo que +90° a +100°, diz-se que há *desvio do eixo para a direita*. O desvio do eixo para a esquerda pode ocorrer como uma variante normal, porém costuma estar

O *cor pulmonale agudo* causado por embolia pulmonar **(Cap. 279)**, por exemplo, pode estar associado ao ECG normal ou a diversas anormalidades. A taquicardia sinusal é a arritmia mais comum, embora possa haver outras taquiarritmias, como fibrilação ou *flutter* atrial. O eixo do QRS pode desviar-se para a direita, às vezes em combinação com o assim chamado padrão $S_1Q_3T_3$ (proeminência da onda S em D_1, e onda Q em D_3, com inversão da onda T na mesma derivação). A dilatação aguda do ventrículo direito também pode ser acompanhada de progressão lenta da onda R e anormalidades em ST-T de V_1 a V_4, simulando infarto anterior agudo. É possível haver alteração da condução ventricular direita.

O *cor pulmonale crônico* causado por doença pulmonar obstrutiva **(Cap. 296)**

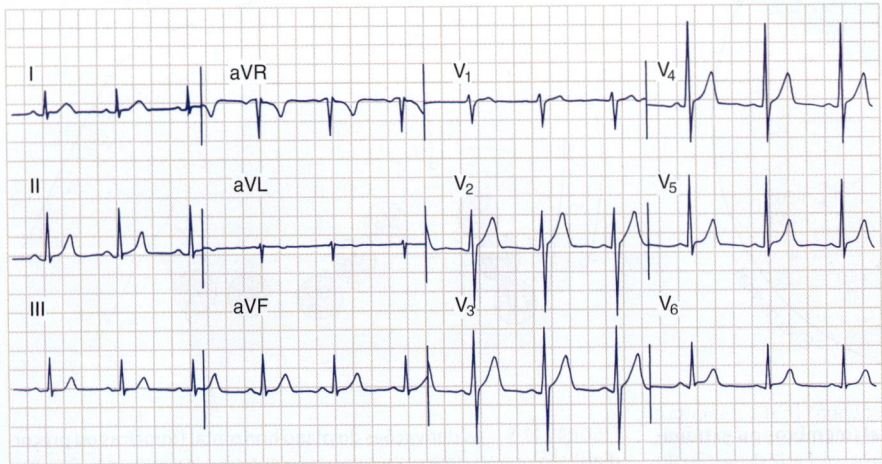

FIGURA 240-7 **Eletrocardiograma normal de indivíduo saudável do sexo masculino.** Ritmo sinusal está presente com frequência cardíaca de 75 batimentos por minuto. Intervalo PR de 0,16 s; intervalo QRS (duração) de 0,08 s; intervalo QT de 360 s; QT_c (fórmula de Framingham) de 391 ms; eixo médio do QRS em cerca de +70°. As derivações precordiais mostram progressão normal da onda R com zona de transição (onda R ≈ onda S) em V_3.

Foram propostos diferentes critérios de voltagem para a *hipertrofia ventricular esquerda* (Fig. 240-9), baseados na existência de ondas R amplas nas derivações precordiais esquerdas e ondas S profundas nas derivações precordiais direitas (p. ex., $SV_1 + [RV_5$ ou $RV_6] > 35$ mm). Alterações da repolarização (infradesnivelamento do segmento ST com inversão da onda T, antigamente denominado padrão de "esforço" ventricular esquerdo) também podem surgir em derivações com ondas R proeminentes. Entretanto, voltagens precordiais proeminentes podem ocorrer como variantes normais, especialmente em atletas ou indivíduos jovens. A hipertrofia ventricular esquerda pode aumentar a voltagem das derivações dos membros com ou sem aumento da voltagem precordial (p. ex., $RaVL + SV_3 > 20$ mm nas mulheres e > 28 mm nos homens). A existência de anormalidade atrial esquerda aumenta a probabilidade de hipertrofia ventricular esquerda subjacente nos casos com critérios de voltagem limítrofes. A hipertrofia ventricular esquerda frequentemente progride para bloqueio de ramo esquerdo parcial ou total. As sensibilidades dos critérios convencionais de voltagem para hipertrofia ventricular esquerda são baixas em pessoas de meia-idade e idosos e podem estar ainda mais diminuídas em pessoas obesas e fumantes, bem como com bloqueio de ramo direito. As evidências eletrocardiográficas de hipertrofia ventricular esquerda constituem um indicador não invasivo de risco elevado de morbidade e mortalidade cardiovasculares, incluindo morte súbita cardíaca. Entretanto, em razão dos resultados falso-positivos e falso-negativos, o ECG tem utilidade limitada para o diagnóstico dos aumentos atrial ou ventricular. Informações anatômicas e funcionais mais definitivas podem ser fornecidas a um custo maior por estudos ecocardiográficos e outros estudos de imagem (Caps. 241 e A9).

BLOQUEIO DE RAMOS E PADRÕES RELACIONADOS

O comprometimento intrínseco da condução nos ramos direito ou esquerdo (distúrbios da condução intraventricular) prolonga o intervalo QRS. Em caso de bloqueio total de ramos, o intervalo QRS tem duração ≥ 120 ms; em caso de bloqueio incompleto, o intervalo QRS fica entre 110 e 120 ms. O vetor do QRS geralmente aponta em direção à região do miocárdio onde a despolarização está atrasada (Fig. 240-10). Assim, no bloqueio de ramo direito, o vetor terminal do QRS mostra-se orientado para a direita e para a frente (em geral, rSR′ em V_1 e qRS em V_6). O bloqueio de ramo esquerdo altera as fases inicial e tardia da despolarização ventricular. O vetor principal do QRS apresenta-se dirigido para a esquerda e para trás. Além disso, o padrão inicial normal da ativação septal, da esquerda para a direita, fica comprometido, e a despolarização septal passa a ocorrer também da direita para a esquerda. Em consequência, o bloqueio de ramo esquerdo gera

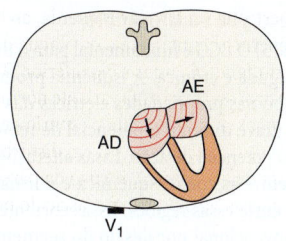

FIGURA 240-8 **A sobrecarga atrial direita (AD) pode produzir ondas P apiculadas e elevadas nas derivações dos membros ou nas precordiais.** A anormalidade no átrio esquerdo (AE) pode causar ondas P amplas e, com frequência, entalhadas nas derivações dos membros, bem como uma onda P bifásica em V_1 com um componente negativo proeminente que representa retardo na despolarização do AE. *(Reproduzida, com autorização, de MK Park, WG Guntheroth: How to Read Pediatric ECGs, 4th ed, St. Louis Mosby/Elsevier, 2006.)*

geralmente não produz o padrão clássico do ECG de hipertrofia ventricular direita descrito anteriormente. Em vez de ondas R amplas em derivações precordiais direitas, a doença pulmonar obstrutiva crônica (enfisema) associa-se a ondas R pequenas em derivações precordiais direitas e médias (progressão lenta da onda R) decorrentes, em parte, do deslocamento para baixo do diafragma e do coração. Em geral, evidenciam-se complexos de baixa voltagem em consequência da hiperinsuflação dos pulmões.

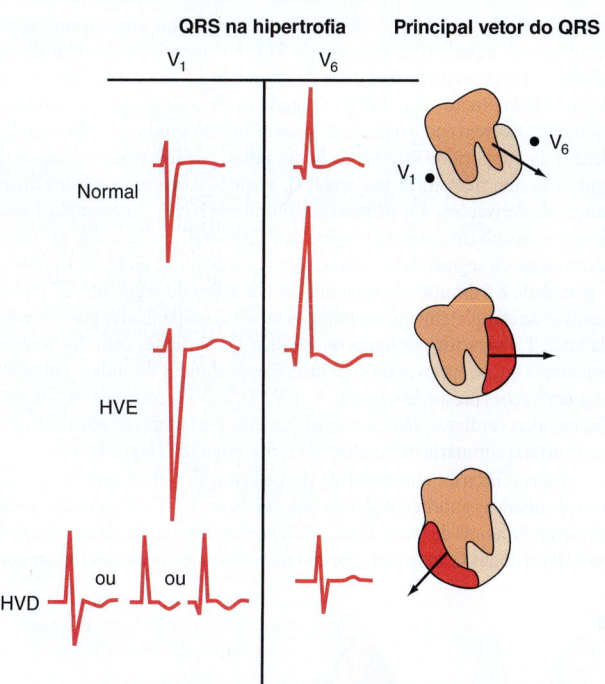

FIGURA 240-9 **A hipertrofia do ventrículo esquerdo (HVE) aumenta a amplitude das forças elétricas direcionadas para a esquerda e para trás.** Além disso, anormalidades da repolarização podem causar depressão do segmento ST e inversão da onda T nas derivações com onda R proeminente. A hipertrofia do ventrículo direito (HVD) pode desviar o vetor do QRS para a direita; esse efeito geralmente está associado a complexos R, RS ou qR na derivação V_1. É possível haver inversão da onda T nas derivações precordiais direitas.

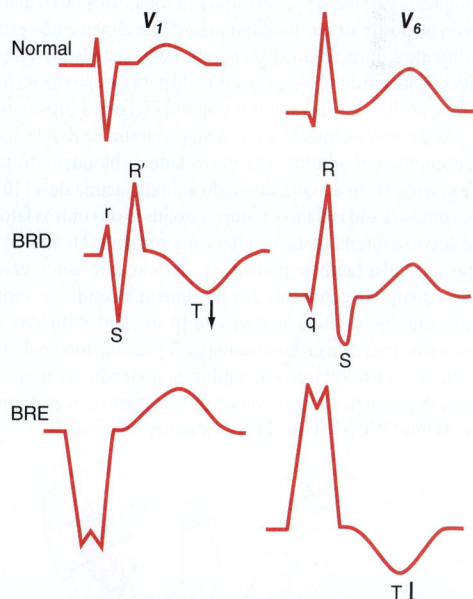

FIGURA 240-10 **Comparação entre os padrões QRS-T típicos do bloqueio de ramo direito (BRD)** e do bloqueio de ramo esquerdo (BRE) com o padrão normal nas derivações V_1 e V_6. Observe as inversões secundárias das ondas T (*setas*) nas derivações com complexo rSR′ nos casos com BRD e nas derivações com onda R ampla nos casos com BRE.

complexos (QS) alargados e predominantemente negativos na derivação V_1, e complexos (R) inteiramente positivos em V_6. Um padrão idêntico ao do bloqueio de ramo esquerdo, precedido por uma espícula aguda (mas às vezes de baixa amplitude), é observado na maioria dos casos de estimulação artificial do ventrículo direito decorrente do atraso relativo na ativação ventricular esquerda. Em contrapartida, a estimulação biventricular (terapia de ressincronização cardíaca) geralmente produz uma morfologia do ramo direito juntamente com uma onda R ampla na derivação aVR.

Os bloqueios de ramo podem ocorrer em várias situações. Nos indivíduos sem cardiopatia estrutural, o bloqueio de ramo direito é observado com maior frequência do que o bloqueio de ramo esquerdo. O bloqueio de ramo direito também ocorre nas cardiopatias congênitas (p. ex., defeito do septo atrial) e adquiridas (p. ex., valvopatia e cardiopatia isquêmica). O bloqueio de ramo esquerdo costuma indicar uma das quatro condições subjacentes associadas ao maior risco de morbidade e mortalidade cardiovasculares: doença arterial coronariana (frequentemente com o comprometimento da função ventricular esquerda), cardiopatia hipertensiva, valvopatia aórtica (inclusive após substituição transcateter da valva aórtica) e miocardiopatia. Os bloqueios de ramo podem ser crônicos ou intermitentes. O bloqueio de ramo pode estar relacionado com a frequência cardíaca; por exemplo, muitas vezes ocorre quando a frequência cardíaca excede um valor crítico.

Os bloqueios de ramo e as alterações da despolarização secundárias a marca-passos artificiais não apenas comprometem a despolarização ventricular (QRS) como também são acompanhados de alterações *secundárias da repolarização* (ST-T). Nos bloqueios de ramo, a onda T apresenta polaridade oposta à da última deflexão do QRS **(Fig. 240-10)**. Essa discordância dos vetores do QRS-onda T é provocada pela sequência alterada de repolarização que ocorre após a alteração da despolarização. Em contraposição, as alterações *primárias da repolarização* independem das alterações do QRS, relacionando-se a alterações de fato nas propriedades elétricas das próprias fibras miocárdicas (p. ex., no potencial de membrana em repouso ou na duração do potencial de ação), e não apenas a alterações na sequência de repolarização. Isquemia, desequilíbrio eletrolítico e medicamentos, como os digitálicos, são causas de alterações primárias em ST-onda T. As alterações primárias e secundárias na onda T podem coexistir. Por exemplo, as inversões de onda T nas derivações precordiais direitas com bloqueio do ramo esquerdo ou nas derivações precordiais esquerdas com bloqueio do ramo direito podem ser marcadores importantes de isquemia ou outra anormalidade subjacente. Uma anormalidade específica que simula bloqueio de ramo direito com elevação do segmento ST nas derivações torácicas direitas é observada com o padrão de Brugada **(Cap. 255)**.

Os bloqueios parciais de ramo esquerdo (bloqueios fasciculares anterior esquerdo ou posterior ou "hemibloqueios") geralmente não prolongam substancialmente a duração do QRS, porém estão associados a desvios do eixo de QRS no plano frontal (respectivamente para a esquerda ou para a direita). O bloqueio do fascículo anterior esquerdo (eixo do QRS mais negativo do que –45°) é provavelmente a causa mais comum de desvio acentuado do eixo à esquerda em adultos. Por outro lado, o bloqueio do fascículo posterior esquerdo (eixo do QRS desviado à direita acima de +110-120°) é muito raro como achado isolado e requer a exclusão dos outros fatores causadores de desvio à direita mencionados anteriormente. Os atrasos da condução intraventricular também podem ser causados por fatores extrínsecos (tóxicos) ao sistema de condução que diminuem a condução ventricular, em particular hiperpotassemia ou fármacos (p. ex., antiarrítmicos da classe 1, antidepressivos tricíclicos e fenotiazinas). O prolongamento do QRS não necessariamente indica retardo da condução, podendo ser decorrente de *pré-excitação* dos ventrículos por via acessória, como nos padrões Wolff-Parkinson-White (WPW) **(Cap. 249)** e variantes relacionadas.

ISQUEMIA E INFARTO AGUDO DO MIOCÁRDIO

(Ver também Cap. 275) O ECG é fundamental para o diagnóstico de doença cardíaca isquêmica aguda e crônica. A isquemia produz efeitos complexos dependentes do tempo nas propriedades elétricas das células miocárdicas. A isquemia aguda e grave diminui o potencial de repouso da membrana e encurta a duração do potencial de ação. Essas alterações provocam um gradiente de voltagem entre as zonas isquêmica e normal. Em consequência, há fluxo de corrente entre essas regiões. Essas correntes de lesão são representadas no ECG convencional por desvio do segmento ST **(Fig. 240-11)**. Quando a isquemia aguda é *transmural*, geralmente o vetor ST sofre desvio na direção das camadas mais externas (epicárdicas), produzindo elevações do segmento ST e, às vezes, nos estágios iniciais de isquemia, ondas T amplas e positivas, denominadas hiperagudas, sobre a zona isquêmica. Quando a isquemia é limitada principalmente ao *subendocárdio*, o vetor ST sofre desvio em direção ao subendocárdio e à cavidade ventricular, de maneira que as derivações sobrepostas (precordiais anteriores) revelam infradesnivelamento do segmento ST (com elevação do segmento ST na derivação aVR). Múltiplos fatores influenciam a amplitude dos desvios isquêmicos agudos do segmento ST. A elevação ou depressão profunda do segmento ST em múltiplas derivações costuma indicar isquemia muito grave. De um ponto de vista clínico, a divisão do infarto agudo do miocárdio nos tipos com elevação do segmento ST e sem elevação do segmento ST é útil, uma vez que a eficácia da terapia de reperfusão de emergência (minutos a horas) é limitada ao primeiro grupo; as indicações em desenvolvimento para terapia de reperfusão aguda no infarto do miocárdio sem elevação de ST são objeto de investigação intensiva **(Cap. 274)**. A síndrome de Takotsubo pode simular de perto os padrões de elevação do segmento ST aguda ou em evolução ou infarto do miocárdio sem elevação do segmento ST **(Cap. 273)**.

As derivações do ECG geralmente são mais úteis para a localização das regiões isquêmicas com elevação do segmento ST do que daquelas sem elevação do ST. Por exemplo, a isquemia transmural aguda de parede anterior (incluindo apical e lateral) é indicada pela elevação do segmento ST ou pelo aumento da positividade da onda T em uma ou mais das derivações precordiais (V_1 a V_6) e em D_1, e em aVL. A isquemia da parede inferior provoca alterações em D_2, D_3 e aVF. A isquemia da parede "posterior" (geralmente associada ao comprometimento de parede lateral ou inferior) pode ser reconhecida indiretamente pelos infradesnivelamentos *recíprocos* do segmento ST nas derivações V_1 a V_3 (formando uma síndrome coronariana aguda "equivalente" àquela com elevação de ST). A isquemia ventricular direita aguda costuma produzir elevações do segmento ST nas derivações precordiais do lado direito **(Fig. 240-5)**. Quando as elevações isquêmicas do segmento ST ocorrem como o primeiro sinal de infarto agudo, elas são seguidas, dentro de um período variável de horas a dias, por inversões evolutivas da onda T e, com frequência, por ondas Q, as quais ocorrem na mesma distribuição de derivações. A isquemia transmural reversível, por exemplo, causada por espasmo coronariano (angina de Prinzmetal), pode causar elevações transitórias do segmento ST sem o desenvolvimento de ondas Q. Conforme a gravidade e a duração da isquemia, as elevações do segmento ST podem resolver-se completamente em minutos ou ser acompanhadas por inversões da onda T e persistir por horas ou até dias. Os pacientes com dor torácica isquêmica que se apresentam com inversões profundas da onda T em múltiplas derivações precordiais (p. ex., V_1 a V_4, D_1 e aVL), com ou sem aumento das enzimas cardíacas, são caracteristicamente portadores de obstrução grave na artéria coronária descendente anterior esquerda **(Fig. 240-12)**.

Com o infarto, alterações da despolarização (QRS) com frequência acompanham as anormalidades da repolarização (ST-T). Uma necrose suficientemente ampla de tecido miocárdico produz diminuição da amplitude da onda R ou ondas Q anormais (mesmo na ausência de isquemia transmural)

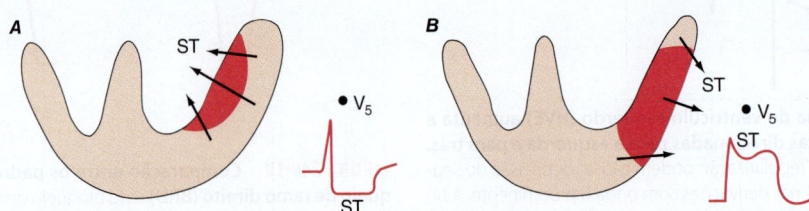

FIGURA 240-11 **A isquemia aguda causa uma corrente de lesão. A.** Quando houver predominância de isquemia subendocárdica, o vetor resultante de ST será direcionado à camada interna no ventrículo afetado e à cavidade ventricular. As derivações sobrepostas registrarão a depressão do ST. **B.** Com isquemia envolvendo as camadas ventriculares externas (lesões transmural ou epicárdica), o vetor ST será direcionado para fora. As derivações sobrepostas registrarão a elevação do ST.

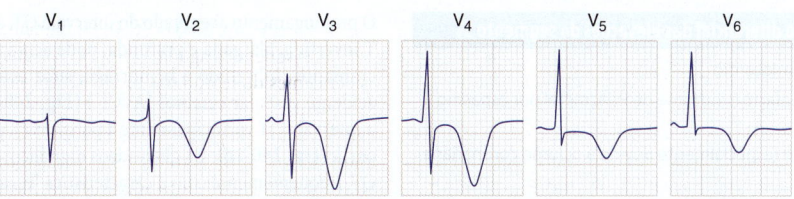

FIGURA 240-12 **A isquemia grave na parede anterior** (com ou sem infarto) pode causar inversões proeminentes da onda T nas derivações precordiais e nas derivações D_1 e aVL. Esse padrão (algumas vezes referido como ondas T de Wellens) geralmente está associado à estenose de grau elevado da artéria coronária descendente anterior esquerda.

nas derivações anteriores ou inferiores (Fig. 240-13). Antigamente, as ondas Q anormais eram consideradas indicadores de infarto agudo do miocárdio transmural e acreditava-se que os infartos subendocárdicos não produziam ondas Q. Contudo, estudos minuciosos de correlação entre patologia e ECG revelaram que infartos transmurais podem acontecer sem ondas Q e infartos subendocárdicos (não transmurais) às vezes são acompanhados de ondas Q. Assim, os infartos em evolução ou crônicos são mais apropriadamente classificados como "com onda Q" ou "sem onda Q" (Cap. A7). A perda das forças de despolarização em decorrência de infarto posterior ou lateral pode causar aumentos recíprocos na amplitude da onda R nas derivações V_1 e V_2 sem ondas Q diagnósticas em qualquer uma das derivações convencionais. (Derivações adicionais V_7 a V_9 podem mostrar alterações agudas.) Nas semanas ou meses após o infarto, essas alterações do ECG podem persistir ou começar a regredir. A normalização completa do ECG após infarto com onda Q é incomum, mas pode ocorrer principalmente em infartos menores. Em contrapartida, as elevações do segmento ST que persistem por várias semanas ou mais após um infarto com onda Q correlacionam-se, em geral, com alterações subjacentes graves da movimentação da parede, embora não necessariamente com aneurisma ventricular franco.

O ECG tem limitações importantes na sensibilidade e especificidade para o diagnóstico de cardiopatia isquêmica aguda e crônica. Embora um único ECG normal não exclua isquemia nem mesmo infarto agudo, um ECG normal *ao longo* da evolução de um infarto agudo é muito incomum. Por isso, a dor torácica prolongada sem alterações diagnósticas no ECG deve sempre instigar a procura meticulosa por outras causas não coronarianas de dor torácica (Cap. 14). Além disso, as alterações diagnósticas de isquemia aguda ou em evolução são frequentemente mascaradas pela existência de bloqueio de ramo esquerdo, por padrões de marca-passo eletrônico ventricular e por pré-excitação de WPW. Entretanto, os clínicos continuam a exagerar no diagnóstico de isquemia ou infarto com base na identificação de supra ou infradesnivelamentos do segmento ST, inversões da onda T,

ondas T amplas e positivas, ou ondas Q *não* relacionadas com cardiopatia isquêmica (padrões de pseudoinfarto). Por exemplo, elevações do segmento ST que simulam isquemia/infarto agudo podem ocorrer nas pericardites ou miocardites agudas, inclusive de infecções por COVID-19, como uma variante normal (incluindo o padrão característico de "repolarização precoce") ou em uma variedade de outros distúrbios (Tab. 240-1). De modo semelhante, ondas T amplas nem sempre representam alterações isquêmicas hiperagudas, mas também podem ser causadas por variantes normais, hiperpotassemia, lesão cerebrovascular, entre outras causas.

Elevações do segmento ST, bem como ondas T amplas e positivas, são achados comuns nas derivações V_1 e V_2 no bloqueio de ramo esquerdo ou na hipertrofia ventricular esquerda na ausência de isquemia. O diagnóstico diferencial das ondas Q inclui variantes fisiológicas ou posicionais, hipertrofia ventricular, lesões miocárdicas não coronarianas agudas ou crônicas, miocardiopatia hipertrófica e distúrbios da condução ventricular. Digoxina, hipertrofia ventricular, hipopotassemia e diversos outros fatores podem provocar infradesnivelamento de segmento ST simulando isquemia subendocárdica. A inversão profunda da onda T pode ocorrer com hipertrofia ventricular, miocardiopatias, miocardite, e "miocardiopatia de estresse" associada com a síndrome de Takotsubo e lesão cerebrovascular (principalmente as hemorragias intracranianas), entre outras causas. Confusão diagnóstica também pode ocorrer quando inversões de onda T não isquêmicas (efeito "memória cardíaca") aparecem em batimentos normalmente conduzidos em pacientes com complexos QRS largos intermitentes, mais comumente devido a estimulação ventricular ou bloqueio de ramo esquerdo.

FATORES METABÓLICOS E EFEITOS DOS FÁRMACOS

Diversos agentes farmacológicos e anormalidades metabólicas podem alterar o ECG, particularmente produzindo alterações na repolarização (ST-T-U) e, algumas vezes, prolongando o QRS. Determinadas alterações eletrolíticas ameaçadoras à vida podem ser inicialmente diagnosticadas e monitoradas

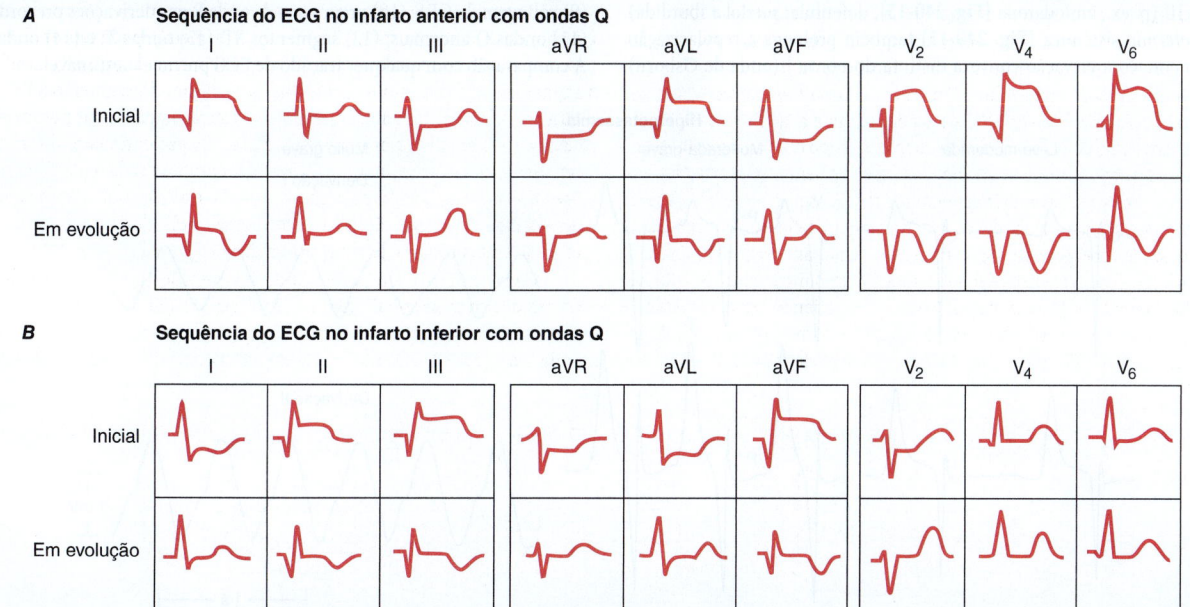

FIGURA 240-13 **Alterações na sequência de despolarização e repolarização** com (**A**) infartos agudos com onda Q das paredes anterior e (**B**) inferior. Nos infartos anteriores, a elevação do ST nas derivações I, aVL e precordiais pode ser acompanhada por depressões recíprocas do ST em II, III e aVF. Inversamente, os infartos inferiores (ou posterolaterais) podem estar associados a depressões recíprocas do ST em V_1 a V_3. *(Reproduzida, com autorização, de AL Goldberger et al: Goldberger's Clinical Electrocardiography: A Simplified Approach, 9th ed. Philadelphia, Elsevier/Saunders, 2017.)*

TABELA 240-1 ■ Diagnóstico diferencial das elevações do segmento ST

Isquemia e infarto agudo do miocárdio
    Isquemia transmural sem infarto (síndrome de Prinzmetal por espasmo coronariano localizado)
    Infarto agudo do miocárdio (especialmente devido a oclusão coronariana epicárdica)
    Síndrome de Takotsubo ("miocardiopatia de estresse")
    Pós-infarto agudo do miocárdio (padrão de aneurisma ventricular)
Pericardite aguda
Variação normal (incluindo padrões benignos de "repolarização precoce")
Hipertrofia ventricular esquerda/bloqueio de ramo esquerdo[a]
Outros (mais raros)
    Embolia pulmonar aguda[a]
    Padrão de Brugada (padrão tipo bloqueio de ramo direito com elevações do ST nas derivações precordiais direitas)
    Antiarrítmicos da classe 1C[a]
    Cardioversão DC (transitória)
    Hipercalcemia[a]
    Hiperpotassemia[a]
    Hipotermia (ondas J [Osborn])
    Lesão miocárdica não isquêmica
        Síndromes de miocardite (infecciosa e não infecciosa)
        Tumor invasivo do ventrículo esquerdo
        Traumatismo nos ventrículos

[a]Geralmente localizados em V_1-V_2 ou V_3.

Fonte: Modificada de AL Goldberger et al: *Goldberger's Clinical Electrocardiography: A Simplified Approach*, 9th ed. Philadelphia, Elsevier/Saunders, 2017.

pelo ECG. A *hiperpotassemia* produz uma sequência de alterações **(Fig. 240-14)** que geralmente começa com modificações das ondas T, que se tornam estreitas e pontiagudas (onda T em tenda). Elevações adicionais do K^+ extracelular acarretam alterações da condução AV, diminuição da amplitude da onda P e alargamento do intervalo QRS. Por fim, a hiperpotassemia grave provoca parada cardíaca por um tipo de mecanismo sinusoidal lento (padrão de "onda sinusoidal"), seguido de assistolia. A *hipopotassemia* **(Fig. 240-15)** prolonga a repolarização ventricular, muitas vezes com ondas U proeminentes. O prolongamento do intervalo QT é igualmente observado com fármacos que aumentam a duração do potencial de ação ventricular – antiarrítmicos da classe 1A e fármacos relacionados (p. ex., quinidina, disopiramida, procainamida, antidepressivos tricíclicos e fenotiazinas), além dos fármacos da classe III (p. ex., amiodarona **[Fig. 240-15]**, dofetilida, sotalol e ibutilida). A *hipotermia* sistêmica **(Fig. 240-15)** também prolonga a repolarização, geralmente com elevação convexa distinta do ponto J (onda de Osborn).

O prolongamento acentuado do intervalo QT, às vezes acompanhado de onda T invertida, alargada e profunda, pode acompanhar os sangramentos intracranianos, sobretudo a hemorragia subaracnóidea (padrão de "onda T do acidente vascular cerebral [AVC]") **(Fig. 240-15)**. A *hipocalcemia* prolonga o intervalo QT (principalmente a porção ST), enquanto a *hipercalcemia* o encurta **(Fig. 240-16)**. Os glicosídeos digitálicos também encurtam o intervalo QT, frequentemente com a característica "escavação" do complexo segmento ST-onda T (*efeito digitálico*).

ALTERAÇÕES INESPECÍFICAS DE ST-T E BAIXA VOLTAGEM DE QRS

Muitos outros fatores podem ser acompanhados por modificações no ECG, especialmente por alterações na repolarização ventricular. Retificação da onda T, pequena inversão da onda T e discreto infradesnivelamento do segmento ST ("alterações inespecíficas do segmento ST-onda T") podem ocorrer em uma variedade de desequilíbrios eletrolíticos e acidobásicos, em várias doenças infecciosas ou inflamatórias, enfermidades do sistema nervoso central, alterações endócrinas, utilização de diversos fármacos, isquemia, hipoxia e, finalmente, em qualquer tipo de doença cardiopulmonar, além de alterações fisiológicas (p. ex., com a postura ou com as refeições). A baixa voltagem do QRS é arbitrariamente definida como amplitude pico-base do QRS ≤ 5 mm nas seis derivações dos membros e/ou ≤ 10 mm nas derivações torácicas. Múltiplos fatores podem ser responsáveis. Entre os mais graves estão derrame pericárdico **(Fig. 240-17)** ou pleural, doença pulmonar obstrutiva crônica, miocardiopatias infiltrativas e anasarca.

SÍNDROME DE ALTERNÂNCIA ELÉTRICA

A alternância elétrica – a alternância batimento a batimento em um ou mais componentes do sinal do ECG – é um tipo comum de resposta cardiovascular não linear a uma variedade de alterações hemodinâmicas e eletrofisiológicas. A alternância elétrica total (P-QRS-T), acompanhada de taquicardia sinusal, é um sinal relativamente específico de derrame pericárdico, geralmente com tamponamento cardíaco **(Fig. 240-17)**. Por outro lado, a alternância isolada da repolarização (ST-T ou onda U) é sinal de instabilidade elétrica e pode preceder as taquiarritmias ventriculares.

INTERPRETAÇÃO CLÍNICA DO ECG

A análise precisa do ECG requer atenção detalhada. Devem-se sempre levar em consideração a idade, o sexo e o estado clínico do paciente. Muitos dos enganos na interpretação do ECG são cometidos por omissão. Portanto, uma abordagem sistemática é essencial. Em todos os ECGs, devem-se analisar cuidadosamente os 14 pontos seguintes: (1) padronização (calibração) e características técnicas (incluindo a posição dos eletrodos e artefatos); (2) ritmo; (3) frequência cardíaca; (4) intervalo PR/condução AV; (5) intervalo QRS; (6) intervalos QT/QT_c; (7) eixo elétrico médio do QRS; (8) ondas P; (9) voltagem do QRS; (10) progressão da onda R nas derivações precordiais; (11) ondas Q anormais; (12) segmentos ST; (13) ondas T; e (14) ondas U. A comparação com qualquer traçado de ECG prévio é inestimável.

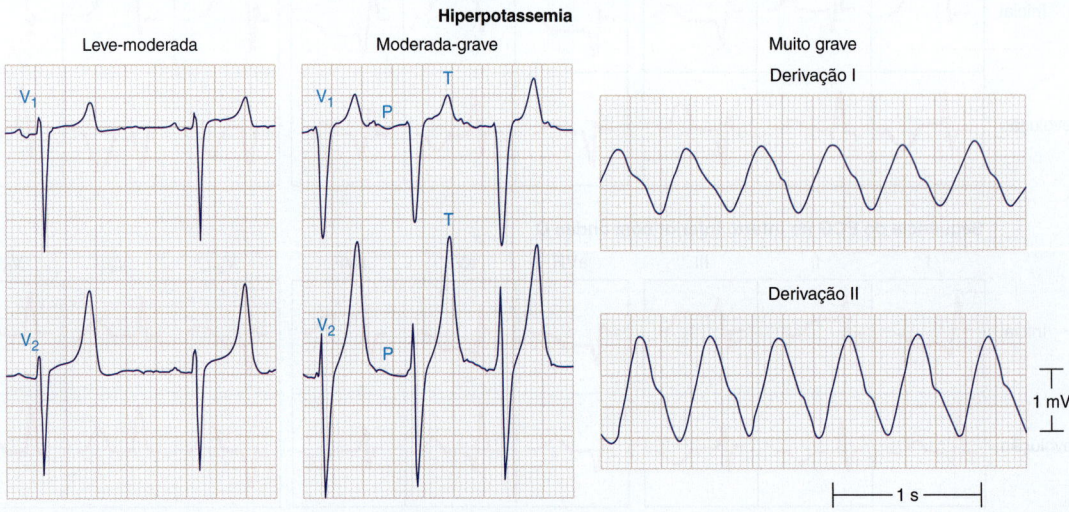

FIGURA 240-14 **A alteração mais precoce no eletrocardiograma na hiperpotassemia** geralmente consiste em ondas T apiculadas ("em tenda"). Com aumentos maiores na concentração sérica de potássio, os complexos QRS tendem a se alargar, as ondas P diminuem de amplitude e podem desaparecer e, por fim, o padrão de onda sinusoidal leva à assistolia, a não ser que seja administrada terapia emergencial. (*Reproduzida, com autorização, de AL Goldberger et al: Goldberger's cinical electrocardiography: A simplified approach, 9th ed. Philadelphia, Elsevier/Saunders, 2017.*)

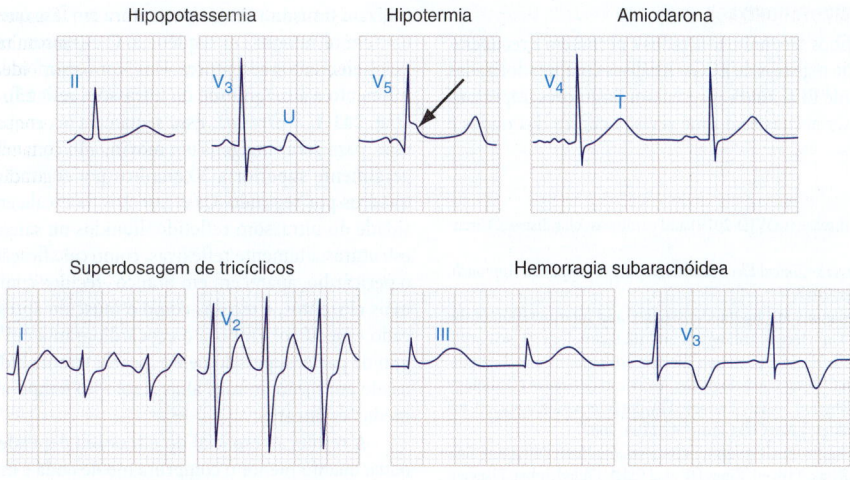

FIGURA 240-15 **Diversos distúrbios metabólicos,** efeitos farmacológicos e outros fatores podem levar ao prolongamento da repolarização ventricular com alargamento do QT ou ondas U proeminentes. O retardo da repolarização, quando proeminente e, particularmente, quando causado por hipopotassemia, patologias hereditárias dos canais iônicos ou determinados agentes farmacológicos, indica maior suscetibilidade à taquicardia ventricular tipo *torsades de pointes* **(Cap. 254)**. A hipotermia sistêmica intensa está associada a uma "saliência" convexa no ponto J (onda Osborn, *seta*) em razão de alteração nas características do potencial de ação ventricular. Observe o prolongamento de QRS e QT juntamente com taquicardia sinusal no caso de superdosagem de antidepressivo tricíclico.

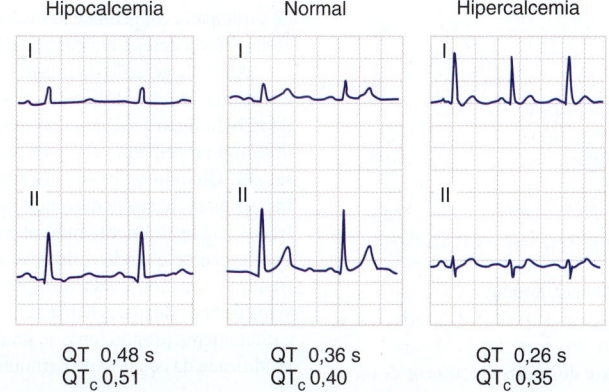

FIGURA 240-16 **O prolongamento do intervalo Q-T** (porção do segmento ST) é típico da hipocalcemia. A hipercalcemia pode causar a abreviação do segmento ST e o encurtamento relativo ou absoluto do intervalo QT.

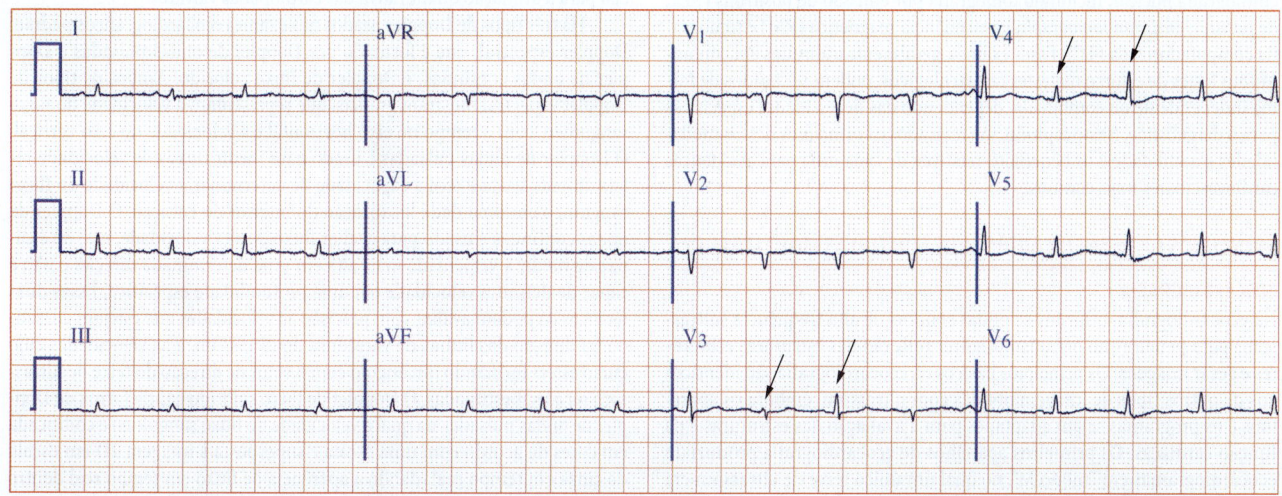

FIGURA 240-17 **Tríade clássica do derrame pericárdico com tamponamento cardíaco:** (1) taquicardia sinusal; (2) baixa voltagem de QRS; e (3) alternância elétrica (nesse caso, mais bem observada nas derivações V_3 e V_4; *setas*). Essa tríade é altamente sugestiva de derrame pericárdico, geralmente com tamponamento cardíaco, mas possui sensibilidade limitada. (*Adaptada de LA Nathanson et al: ECG Wave-Maven. http://ecg.bidmc.harvard.edu.*)

ELETROCARDIOGRAFIA COMPUTADORIZADA

Os sistemas computadorizados são muito utilizados e permitem a recuperação imediata de milhares de registros de ECGs. Análises computadorizadas totalmente automatizadas de ECG ainda apresentam limitações importantes, portanto não devem ser aceitas sem uma revisão clínica das ondas e intervalos.

LEITURAS ADICIONAIS

Clerkin KJ et al: Coronavirus disease (COVID-2019) and cardiovascular disease. Circulation 141:1648, 2020.

Goldberger AL et al: *Goldberger's Clinical Electrocardiography: A Simplified Approach*, 9th ed. Philadelphia, Elsevier, 2017.

Kligfield P et al: Recommendations for the standardization and interpretation of the electrocardiogram: Part I: The electrocardiogram and its technology: A scientific statement from the American Heart Association Electrocardiography and Arrhythmias Committee, Council on Clinical Cardiology; the American College of Cardiology Foundation; and the Heart Rhythm Society Endorsed by the International Society for Computerized Electrocardiology. J Am Coll Cardiol 49:1109, 2007.

Mirvis DM, Goldberger AL: Electrocardiography, in *Braunwald's Heart Disease: A Textbook of Cardiovascular Medicine*, 11th ed, Zipes DP et al (eds). Philadelphia, Elsevier, 2019, pp. 117-153.

Nathanson LA et al: ECG Wave-Maven. Self-assessment program for students and physicians. *https://ecg.bidmc.harvard.edu*. Accessed June 2021.

Sandauke KE et al: Update to practice standards for electrocardiographic monitoring in hospital settings. A scientific statement from the American Heart Association. Circulation 136:e273, 2017.

Sharma S et al: International recommendations for electrocardiographic interpretation in athletes. J Am Coll Cardiol 69:1057, 2017.

Surawicz B, Knilans T: *Chou's Electrocardiography in Clinical Practice: Adult and Pediatric*, 6th ed. Philadelphia, Elsevier/Saunders, 2008.

241 Exames de imagem cardíaca não invasivos: ecocardiografia, cardiologia nuclear, ressonância magnética e tomografia computadorizada

Marcelo F. Di Carli, Raymond Y. Kwong, Scott D. Solomon

A capacidade de obter imagens do coração e dos vasos sanguíneos de modo não invasivo foi um dos maiores avanços na medicina cardiovascular desde o desenvolvimento do eletrocardiograma (ECG). As imagens cardíacas complementam a anamnese e o exame físico, os exames laboratoriais e os testes com esforço no diagnóstico e na condução de pacientes com a maioria das doenças do sistema cardiovascular. Os exames de imagem cardiovascular modernos consistem em ecocardiograma (ultrassonografia cardíaca), cintilografia nuclear, incluindo tomografia por emissão de pósitrons (PET, de *positron emission tomography*), ressonância magnética (RM) e tomografia computadorizada (TC). Esses exames, geralmente utilizados em conjunto com testes de esforço ou testes farmacológicos, podem ser usados de forma independente ou combinada, dependendo das necessidades específicas para o diagnóstico. Neste capítulo, são revisados os princípios dessas modalidades e a utilidade e os benefícios relativos de cada uma para as doenças cardiovasculares mais comuns.

PRINCÍPIOS DA IMAGEM CARDÍACA DE MÚLTIPLAS MODALIDADES

ECOCARDIOGRAFIA

Na ecocardiografia, utilizam-se ondas sonoras de alta frequência (ultrassom) para penetrar no organismo, sofrer reflexão nas estruturas relevantes e gerar imagens. Os princípios básicos da ecocardiografia são idênticos aos de outros tipos de imagem obtidas com ultrassom, embora os aparelhos e os programas sejam adaptados para a avaliação das estruturas e da função cardíacas. Os primeiros aparelhos de ecocardiografia produziam ecocardiogramas em "modo M", no qual um único feixe de ultrassom era mostrado ao longo do tempo sobre uma folha de papel em movimento **(Fig. 241-1, *à esquerda*)**. Os aparelhos modernos de ecocardiografia utilizam transdutores com estrutura em fase que contêm 512 elementos e emitem ultrassom em sequência. O ultrassom refletido é, então, captado pelos elementos receptores. Um "conversor" utiliza a informação sobre o momento e a magnitude do ultrassom refletido para gerar uma imagem **(Fig. 241-1, *à direita*)**. Essa sequência ocorre repetidamente em "tempo real" para gerar imagens em movimento com velocidade de apresentação geralmente superior a 30 quadros por segundo, mas pode exceder 100 quadros por segundo. Os elementos da escala em cinza indicam a intensidade do ultrassom refletido; líquidos ou sangue aparecem em preto, e estruturas altamente reflexivas, como calcificação nas valvas cardíacas ou o pericárdio, aparecem em branco. Tecidos como o miocárdio aparecem mais cinzentos, e tecidos como o músculo apresentam um padrão salpicado específico. Embora o ecocardiograma em modo M tenha sido, em grande parte, superado pelo ecocardiograma bidimensional (2D), ainda é usado em razão de suas altas resolução temporal e acurácia para realizar medições lineares.

A resolução espacial do ultrassom depende de seu comprimento de onda: quanto menor o comprimento de onda e maior a frequência do feixe de ultrassom, maior a resolução espacial e a capacidade de discernir estruturas pequenas. Quando se aumenta a frequência do ultrassom, aumenta-se a resolução, mas à custa de menor penetração. Frequências mais altas podem ser usadas em crianças ou na ecocardiografia transesofágica, uma vez que, nesses casos, o transdutor fica muito mais próximo das estruturas avaliadas, sendo essa a justificativa para o uso do ecocardiograma transesofágico para obter imagens de maior qualidade.

Os transdutores de ultrassonografia tridimensional (3D) utilizam uma matriz com disposição quadriculada e recebem um setor de dados piramidais. O ecocardiograma 3D vem sendo cada vez mais usado para avaliação de cardiopatia congênita e das valvas, embora a qualidade de suas imagens ainda deixe a desejar em comparação com a modalidade 2D **(Fig. 241-2)**.

Além da geração de imagens 2D que provêm informações acerca de estrutura e função cardíacas, o ecocardiograma pode ser usado para investigação do fluxo sanguíneo no interior do coração e dos vasos sanguíneos utilizando o princípio Doppler para determinar a velocidade do fluxo de sangue. Quando o ultrassom emitido pelo transdutor é refletido por hemácias que estejam se movendo na direção do transdutor, ele retorna com frequência ligeiramente mais alta do que no momento de sua emissão; o oposto ocorre quando o fluxo se afasta do transdutor. Essa diferença de frequência, denominada *variação Doppler*, mantém relação direta com a velocidade de fluxo das hemácias. A velocidade de fluxo entre duas câmaras é diretamente proporcional ao gradiente de pressão entre elas. Uma forma modificada da equação de Bernoulli,

$$p = 4v^2$$

em que p = gradiente de pressão e v = velocidade do fluxo sanguíneo em metros por segundo, pode ser usada para calcular esse gradiente de pressão na maioria das situações clínicas. Esse princípio pode ser usado para determinar o gradiente de pressão entre câmaras e nas valvas e tornou-se essencial para a avaliação quantitativa das cardiopatias valvares.

Há três tipos de Doppler usados nos exames ecocardiográficos padrão: Doppler espectral, que é formado por Doppler de ondas pulsadas e Doppler de ondas contínuas, e Doppler de fluxo colorido. Ambos os tipos de Doppler espectral mostram gráficos que representam a velocidade do fluxo sanguíneo, com o tempo no eixo horizontal e a velocidade no eixo vertical. O Doppler de ondas pulsadas é usado para medir fluxos de velocidade relativamente baixa e tem a capacidade de determinar a velocidade do fluxo sanguíneo em uma dada localização do interior do coração. O Doppler de ondas contínuas é usado para avaliar fluxo de alta velocidade, mas só é capaz de medir a velocidade mais alta em uma determinada direção e não é capaz de definir a velocidade em uma profundidade específica. Essas duas técnicas só podem avaliar com precisão as velocidades que estejam cursando na direção das linhas de varredura do ultrassom, e as velocidades cujo curso esteja formando um ângulo com o vetor de direção do feixe de ultrassom serão subestimadas. O Doppler de fluxo colorido é uma forma de Doppler de ondas pulsadas na qual a velocidade do fluxo sanguíneo é codificada em cores de acordo com uma escala e superposta à imagem 2D em escala de cinza em tempo real, dando a aparência de fluxo em tempo real dentro do coração. O princípio Doppler também pode ser usado para avaliar a velocidade do movimento do miocárdio, sendo um meio sensível de avaliar a

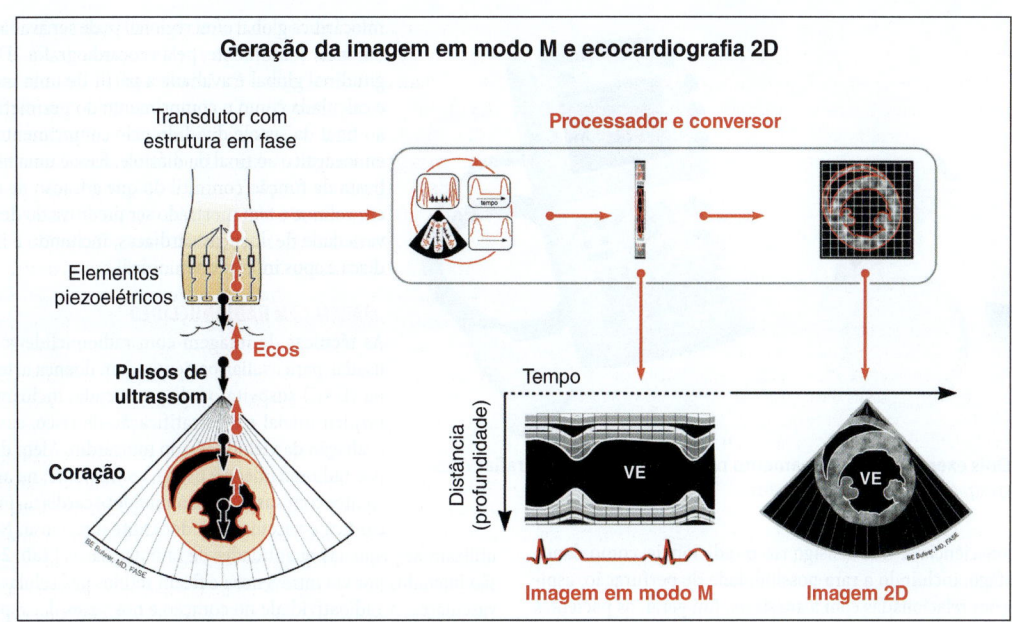

FIGURA 241-1 **Princípios para a geração de imagem no ecocardiograma bidimensional (2D).** Um transdutor eletronicamente dirigível com estrutura em fase emite feixes de ultrassom por meio de elementos piezoelétricos e os ecos que retornam são usados para gerar imagens 2D (*à direita*) utilizando um conversor. Os primeiros aparelhos de ecocardiograma utilizavam um único feixe de ultrassom para gerar o ecocardiograma em "modo M" (ver texto); não obstante, os equipamentos modernos são capazes de gerar ecocardiograma em modo M digitalmente a partir de dados 2D. VE, ventrículo esquerdo.

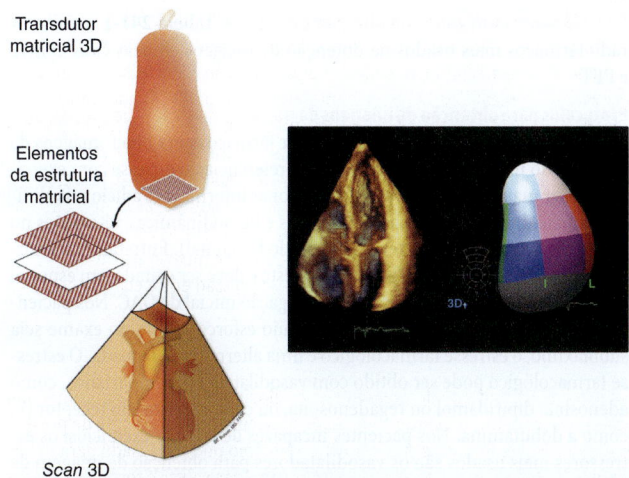

FIGURA 241-2 **Sonda tridimensional (3D)** e imagem 3D.

função do miocárdio **(Fig. 241-3)**. O exame ecocardiográfico transtorácico completo padrão consiste em uma série de cortes 2D em diferentes planos de imagem a partir de diversos locais de imageamento, além de avaliações feitas com Doppler colorido e espectral.

O ecocardiograma transesofágico é uma forma de ecocardiografia em que o transdutor é instalado na ponta de um endoscópio para ser inserido no esôfago. Esse procedimento permite uma visão mais próxima e com menos obstrução das estruturas cardíacas sem necessidade de o feixe penetrar na parede torácica, na musculatura e nas costelas. Como há necessidade de menor penetração, pode-se utilizar sonda de maior frequência, e as imagens assim obtidas em geral têm maior qualidade e maior resolução espacial em comparação com as imagens transtorácicas convencionais, em particular para as estruturas mais posteriores. O ecocardiograma transesofágico tornou-se o exame preferencial para avaliação de pequenas lesões no coração, como vegetações valvares, especialmente em quadros de doença em prótese valvar, e trombos intracardíacos, incluindo avaliação do apêndice atrial esquerdo, que são difíceis de visualizar com imagem transtorácica padrão, e para avaliação de anormalidades congênitas. O ecocardiograma transesofágico requer tanto anestesia tópica quanto sistêmica, em geral sedação com

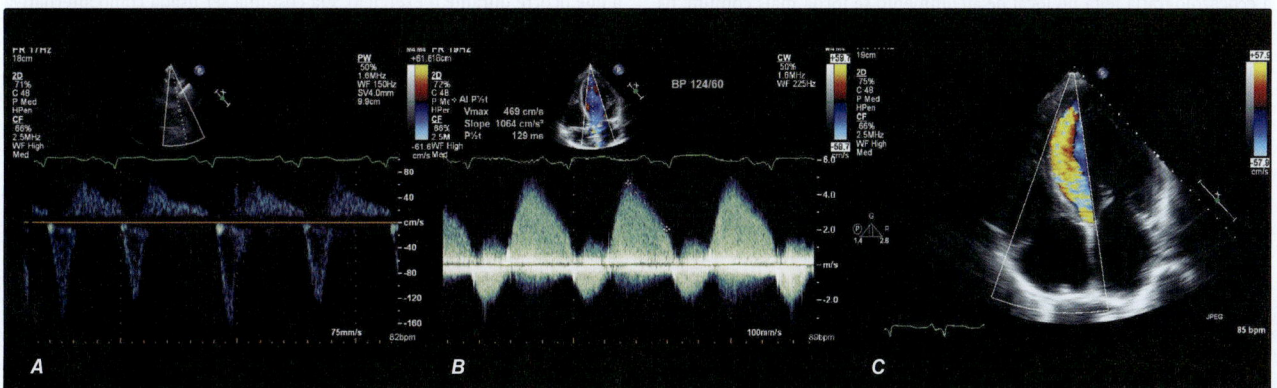

FIGURA 241-3 **Os três tipos de ultrassom com Doppler.** *A* e *B.* Gráficos de Doppler de ondas pulsadas e de ondas contínuas com o tempo no eixo horizontal e a velocidade do fluxo no eixo vertical. *C.* Doppler colorido no qual as velocidades são codificadas por cores de acordo com a escala do lado direito da tela e superpostas à imagem bidimensional em escala de cinza.

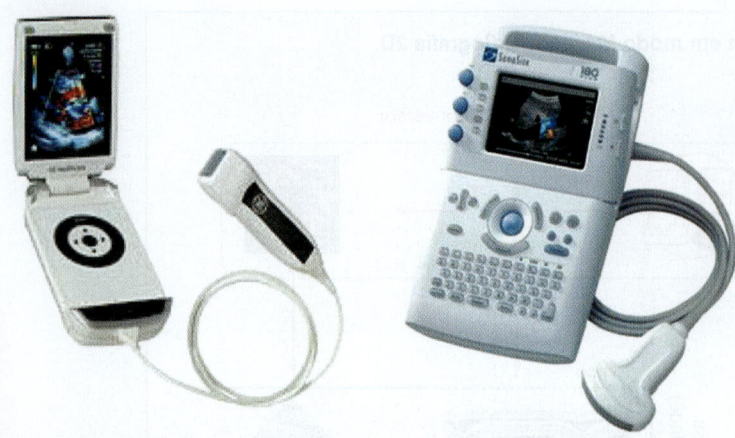

FIGURA 241-4 Dois exemplos de equipamento portátil de ultrassonografia: V-scan (General Electric, *à esquerda*) e SonoSite (*à direita*).

preservação da consciência, e traz consigo riscos adicionais, como danos potenciais ao esôfago, incluindo a rara possibilidade de perfuração, aspiração e complicações relacionadas com a anestesia. Em geral, os pacientes devem consentir com a realização do ecocardiograma transesofágico e devem ser monitorados durante e após o procedimento. O ecocardiograma transesofágico pode ser realizado em paciente intubado e é rotineiramente usado para monitoramento intraoperatório nas cirurgias cardíacas.

O ecocardiograma com estresse costuma ser usado para avaliar a função cardíaca durante exercício e pode ser usado para identificar isquemia do miocárdio ou para avaliar a função valvar em condições de esforço físico. O ecocardiograma com estresse em geral é realizado em esteira ou bicicleta ergométrica, mas também pode ser feito com estresse farmacológico, na maioria dos casos usando infusão intravenosa de dobutamina (ver seção sobre imageamento sob estresse adiante).

Embora os equipamentos ecocardiográficos sejam caracteristicamente grandes, volumosos e de alto custo, na última década foram desenvolvidos equipamentos pequenos e portáteis que já produzem imagens com boa qualidade diagnóstica em versões suficientemente pequenas para serem portadas nos plantões (Fig. 241-4). Esses dispositivos de custo relativamente baixo, que podem ser usados à beira do leito, estão lentamente adquirindo capacidade diagnóstica plena, mas, atualmente, representam uma excelente ferramenta de rastreamento se forem usados por operador experiente. À medida que essas unidades se tornam menores e têm seu custo reduzido, elas passam a ser mais usadas e não exclusivamente por cardiologistas, mas também por médicos que atuam em emergências, intensivistas, anestesiologistas e internistas.

Todavia, a ecocardiografia é uma modalidade não tomográfica. A imagem obtida depende da habilidade do operador que, ao segurar o transdutor, identifica as visualizações-padrão a partir das quais podem ser feitas mensurações. As imagens obtidas fora do eixo podem resultar em medições incorretas, como volumes da câmara ou fração de ejeção. À medida que a ecocardiografia feita no local de atendimento se torna mais comum, os profissionais precisarão de treinamento suficiente para obter e interpretar imagens.

A imagem de tensão ou deformação do miocárdio surgiu como uma forma alternativa de avaliar o desempenho contrátil cardíaco. A tensão miocárdica global e/ou regional pode ser avaliada por Doppler ou, mais comumente, pela ecocardiografia 2D. A tensão longitudinal global é avaliada a partir de uma incidência apical e calculada como o comprimento do perímetro endocárdico ao final da sístole dividido pelo comprimento do perímetro endocárdico ao final da diástole. Essa é uma medida mais robusta da função contrátil do que a fração de ejeção baseada em volume e tem mostrado ser preditiva do desfecho em uma variedade de doenças cardíacas, incluindo a insuficiência cardíaca e após infarto do miocárdio.

IMAGEM COM RADIONUCLÍDEO

As técnicas de imagem com radionuclídeos costumam ser usadas para avaliar pacientes com doença arterial coronariana (DAC) suspeita ou diagnosticada, inclusive para o diagnóstico inicial e a estratificação de risco, assim como para avaliação da viabilidade do miocárdio. Além disso, a imagem por radionuclídeos é usada, comumente, na avaliação de pacientes com suspeita de amiloidose cardíaca, inflamação miocárdica e vascular e endocardite infecciosa. Nessas técnicas, utilizam-se pequenas quantidades de radiofármacos (Tab. 241-1), os quais são injetados por via intravenosa e ficam retidos nas células cardíacas e/ou vasculares. A radioatividade no coração e nos vasos decai pela emissão de raios gama. A interação entre esses raios gama e os detectores existentes em aparelhos especializados (tomografia computadorizada por emissão de fóton único [SPECT, de *single-photon emission computed tomography*] e PET) produz um evento cintigráfico ou emissão de luz, que pode ser capturado por equipamento de registro digital para formar uma imagem do coração e dos vasos. Assim como na TC e na RM, as imagens por radionuclídeos geram visões tomográficas (3D) do coração e dos vasos.

Radiofármacos utilizados na imagem clínica A Tabela 241-1 resume os radiofármacos mais usados na obtenção de imagens clínicas com SPECT e PET.

Protocolos para obtenção de imagens de perfusão do miocárdio sob estresse
Pode-se usar estresse por exercício ou por fármacos para obter imagens da perfusão do miocárdio. Em geral, dá-se preferência ao estresse com exercício por ser mais fisiológico e por proporcionar informações adicionais clinicamente relevantes (i.e., respostas clínicas e hemodinâmicas, alterações no segmento ST, duração do exercício e estado funcional). Entretanto, o esforço submáximo reduz a sensibilidade do teste e deve ser evitado, em especial se o exame tiver sido solicitado na investigação inicial de DAC. Nos pacientes incapazes de realizar exercícios ou cujo esforço obtido no exame seja submáximo, o estresse farmacológico é uma alternativa adequada. O estresse farmacológico pode ser obtido com vasodilatadores coronarianos, como adenosina, dipiridamol ou regadenosona, ou com agonistas do receptor β_1, como a dobutamina. Nos pacientes incapazes de realizar exercícios, os estressores mais usados são os vasodilatadores para obtenção de imagem de perfusão do miocárdio. A dobutamina é um agonista do receptor β_1 potente que aumenta a demanda por oxigênio do miocárdio, aumentando a contratilidade, a frequência cardíaca e a pressão arterial de forma semelhante à que ocorre durante o exercício. Ela costuma ser usada como alternativa aos vasodilatadores em pacientes com doença pulmonar crônica para os quais esses fármacos podem estar contraindicados. A dobutamina também é comumente usada como alternativa farmacológica para ecocardiograma com estresse.

TABELA 241-1 ■ Radiofármacos utilizados na cardiologia nuclear clínica

Radiofármacos	Técnica de imagem	Meia-vida física	Aplicação
^{99m}Tc-sestamibi	SPECT	6 h	Imagem da perfusão do miocárdio
^{99m}Tc-tetrofosmina	SPECT	6 h	Imagem da perfusão do miocárdio
^{201}Tl	SPECT	72 h	Imagem da perfusão do miocárdio
^{123}I-metaiodobenzilguanidina (MIBG)	SPECT	13 h	Inervação simpática cardíaca
^{82}Ru	PET	76 s	Imagem da perfusão do miocárdio
N^{13}-amônia	PET	10 min	Imagem da perfusão do miocárdio
F^{18}-fluorodesoxiglicose	PET	110 min	Imagem de viabilidade do miocárdio e inflamação

Siglas: PET, tomografia computadorizada por emissão de pósitrons; SPECT, tomografia computadorizada por emissão de fóton único.

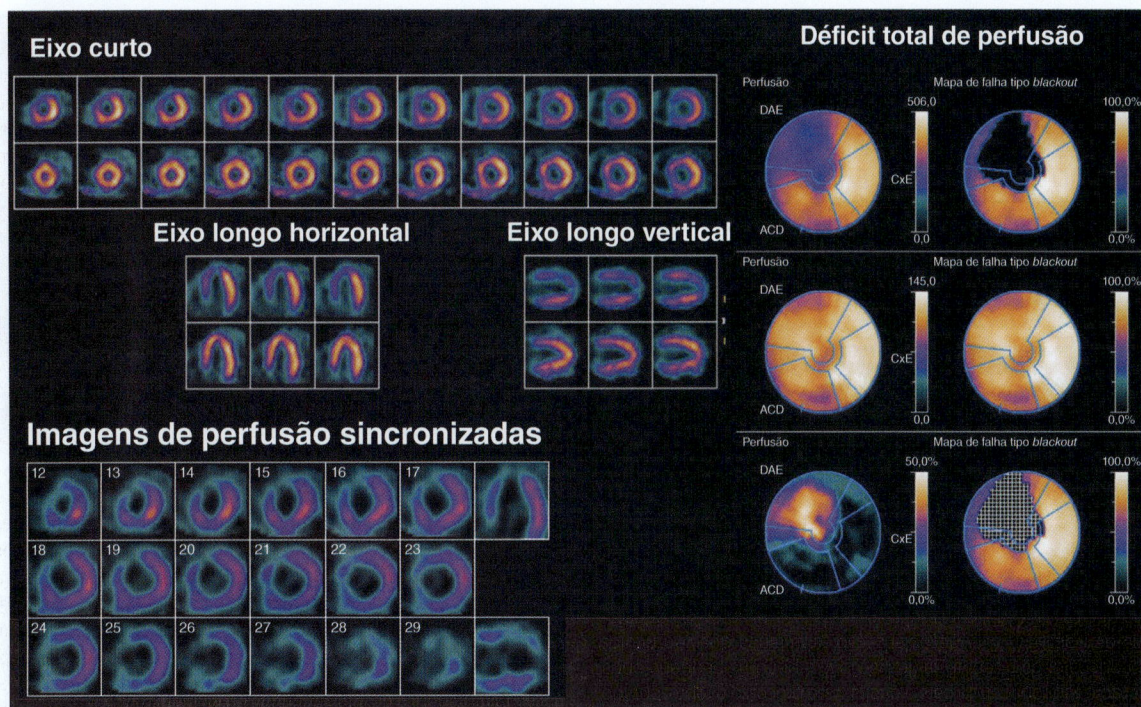

FIGURA 241-5 **Imagens tomográficas de perfusão do miocárdio por tomografia computadorizada por emissão de fóton único com tecnécio-99m sestamibi com estresse (no alto de cada par) e em repouso** revelando uma grande falha de perfusão nas paredes anterior e anterosseptal. O *painel à direita* demonstra a extensão quantitativa da anormalidade da perfusão com estresse (*alvo no alto*), em repouso (*alvo no meio*), e o grau de reversibilidade da falha (*alvo embaixo*). O *painel inferior à esquerda* mostra a perfusão do miocárdio sincrônica com o eletrocardiograma, a partir da qual é possível determinar a presença de anormalidades regionais na movimentação da parede e calcular os volumes e a fração de ejeção do ventrículo esquerdo.

Protocolos para obtenção de imagens de perfusão e viabilidade do miocárdio

Os protocolos para obtenção de imagens são adaptados para cada paciente com base em questionário clínico, risco do paciente, capacidade de realizar exercícios, índice de massa corporal, entre outros fatores.

Para exame de imagem com SPECT, os agentes mais usados são traçadores marcados com tecnécio-99m (^{99m}Tc) por estarem associados à melhor qualidade de imagem e à menor dose de radiação para o paciente **(Fig. 241-5)**. A escolha do protocolo (apenas estresse, dia único, ou 2 dias) depende do paciente e do questionário clínico. Após a injeção intravenosa, a captação miocárdica dos traçadores marcados com ^{99m}Tc é rápida (1 a 2 minutos). Após a captação, esses traçadores ficam retidos nas mitocôndrias no interior das células com alterações mínimas ao longo do tempo. Esse é o motivo pelo qual os traçadores com ^{99m}Tc podem ser usados em pacientes com dor torácica de etiologia desconhecida que ocorra em repouso, já que o fármaco pode ser injetado durante o episódio de dor torácica e as imagens obtidas algum tempo depois, quando o sintoma tiver cedido. De fato, um exame de perfusão do miocárdio realizado com injeção em repouso em paciente com dor torácica ativa efetivamente exclui a possibilidade de isquemia miocárdica como causa da dor torácica (alto valor preditivo negativo). Embora tenham sido comumente usados no passado para imagem de perfusão, os protocolos com tálio-201 hoje são pouco usados por serem associados à alta dose de radiação para o paciente.

A imagem de perfusão do miocárdio com PET é uma alternativa à SPECT com maior acurácia diagnóstica e dose menor de radiação para os pacientes **(Tab. 241-1)**. A meia-vida ultracurta de alguns radiofármacos usados com a PET na prática clínica (p. ex., rubídio-82) é a principal razão pela qual as imagens costumam ser obtidas com estresse farmacológico, e não com exercício. Contudo, é possível o uso de exercício para radiotraçadores de vida relativamente mais longa (p. ex., N^{13}-amônia). Os protocolos para obtenção de imagens com PET são caracteristicamente mais rápidos do que com SPECT, porém com custo mais elevado. Em comparação com a SPECT, a PET tem maior resolução espacial e de contraste e proporciona medições absolutas da perfusão do miocárdio (em mL/min/g de tecido) e, assim, indica a reserva de fluxo coronariano regional e global do paciente. Este último parâmetro aumenta a acurácia diagnóstica e melhora a estratificação do risco, especialmente em pacientes obesos, em mulheres e em indivíduos de alto risco (p. ex., com diabetes melito) **(Fig. 241-6)**.

Os aparelhos contemporâneos de PET e SPECT são combinados com aparelho de TC (os assim chamados *PET-TC* e *SPECT-TC híbridos*). A TC é usada primariamente para orientar o posicionamento do paciente no campo de visão e para correção de distribuição não homogênea do radiotraçador em razão de atenuação pelos tecidos moles (a assim chamada *correção de atenuação*). Contudo, ela pode ser usada para obter dados diagnósticos, incluindo escore de cálcio das coronárias e/ou angiotomografia computadorizada das coronárias (discutida adiante).

Para avaliar a viabilidade do miocárdio em pacientes com miocardiopatia isquêmica, as imagens de perfusão do miocárdio (com SPECT ou com PET) geralmente são combinadas com imagens metabólicas (i.e., PET com F^{18}-fluorodesoxiglicose [FDG]). Em hospitais sem acesso a exame com PET, as imagens com SPECT usando tálio-201 são uma alternativa excelente. A PET com FDG também é usada na avaliação de inflamação miocárdica e vascular e em pacientes com suspeita de endocardite infecciosa.

A cintilografia óssea com SPECT é usada atualmente para a avaliação de pacientes com suspeita de amiloidose cardíaca. Conforme discutido adiante, em aplicações em insuficiência cardíaca de início recente, os radiotraçadores ^{99m}Tc de busca óssea **(Tab. 241-1)** são usados atualmente para diagnosticar amiloidose cardíaca por transtiretina com alta precisão.

TOMOGRAFIA COMPUTADORIZADA CARDÍACA

Na TC, as imagens são adquiridas passando-se um feixe fino de raios X pelo corpo com muitos ângulos de incidência a fim de gerar imagens no plano transversal. As medições de transmissão dos raios X são coletadas por um detector e digitalizadas em *pixels* para formar uma imagem. A informação em *pixels* individuais na escala de cinza é determinada pela atenuação do feixe de raios X na sua passagem por tecidos de densidades distintas, tendo como referência o valor para a água em unidades conhecidas como Hounsfield. Nas imagens de TC resultantes, os ossos aparecem na cor branco-brilhante, o ar é preto, e sangue e músculos apresentam tons variáveis no espectro cinza. Contudo, em razão do pouco contraste entre as câmaras cardíacas e as estruturas vasculares, há necessidade de usar agentes iodados para contraste na maioria das indicações cardiovasculares. A TC cardíaca produz imagens tomográficas do coração e das estruturas circundantes. Com os aparelhos de TC modernos, é possível adquirir um conjunto de dados para imagem 3D do coração em 5 a 15 segundos com resolução espacial abaixo de milímetros.

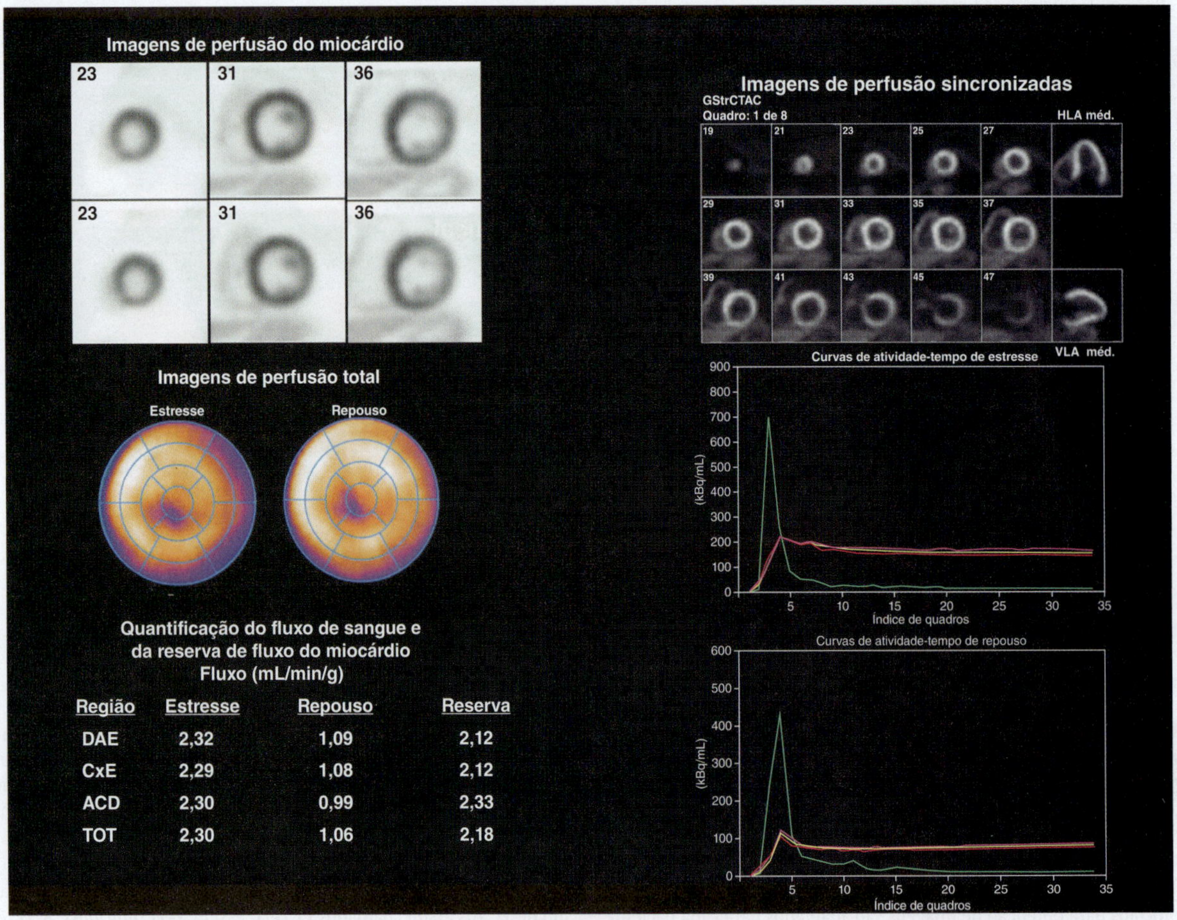

FIGURA 241-6 Protocolo para obtenção de imagens cardíacas multidimensionais com tomografia por emissão de pósitrons. O *painel superior à esquerda* mostra imagens no eixo transversal durante estresse e durante repouso dos ventrículos direito e esquerdo revelando perfusão miocárdica regional normal. O *painel do meio* mostra tela quantitativa em alvo para avaliar a extensão e a gravidade das falhas de perfusão. O *painel inferior à direita* ilustra as curvas tempo-atividade para quantificação do fluxo sanguíneo do miocárdio. O *painel superior à direita* mostra as imagens de perfusão miocárdica sincrônicas com o eletrocardiograma a partir das quais é possível determinar a presença de anormalidades na movimentação da parede e calcular os volumes e a fração de ejeção do ventrículo esquerdo. ACD, artéria coronária direita; CxE, artéria circunflexa esquerda; DAE, artéria descendente anterior esquerda; TOT, ventrículo esquerdo total.

Escore de cálcio com TC O escore de cálcio com TC é a aplicação mais simples da TC cardíaca e não requer administração de contraste iodado. A presença de calcificação em coronária foi associada à maior carga de aterosclerose e à maior mortalidade cardiovascular. O cálcio na artéria coronária (CAC) é, então, quantificado (p. ex., escore de Agatston) e classificado como mínimo (0-10), leve (10-100), moderado (100-400) ou grave (> 400) **(Fig. 241-7)**. O escore de CAC é, então, normalizado por idade e sexo e reportado em percentis. Os estudos de base populacional em coortes assintomáticas relataram alto valor prognóstico cardíaco para o escore de cálcio com TC. Com técnica apropriada, a dose de radiação associada ao exame de CAC é muito baixa (cerca de 1-2 mSv).

Angiotomografia computadorizada das coronárias A angiotomografia computadorizada das coronárias (angio-TCC) é uma alternativa clinicamente importante ao teste de esforço em pacientes selecionados com suspeita de DAC. A obtenção de imagens das artérias coronárias por TC é difícil em razão do tamanho pequeno de sua luz e em razão dos movimentos cardíacos e respiratórios. O movimento respiratório pode ser reduzido com a suspensão da respiração, e os movimentos cardíacos são mais bem reduzidos com a diminuição da frequência cardíaca, de preferência abaixo de 60 batimentos por minuto (bpm), por meio do uso de β-bloqueador por via venosa ou oral, ou outro medicamento que reduza a frequência cardíaca. Ao realizar angio-TCC, a qualidade da imagem pode ser aprimorada utilizando nitroglicerina sublingual para aumentar a luz das coronárias imediatamente antes da injeção

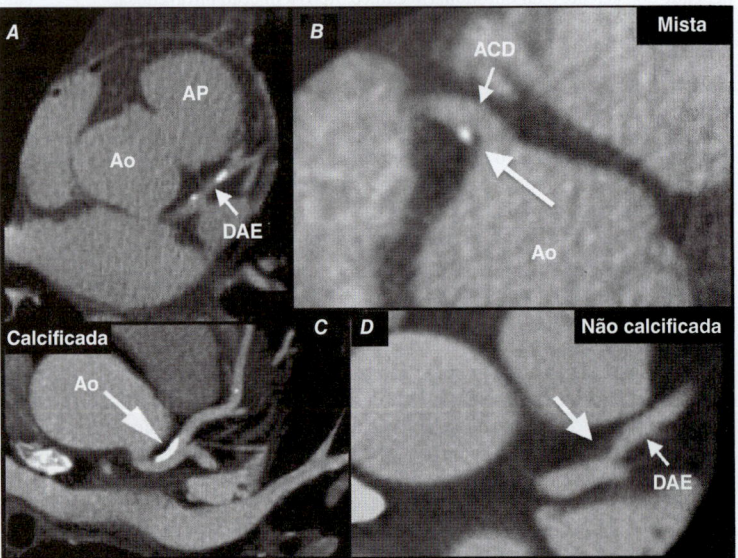

FIGURA 241-7 Exemplos de imagens de coronárias com e sem contraste obtidas com tomografia computadorizada (TC). ***A.*** Placas calcificadas no segmento distal do tronco da coronária esquerda e na porção proximal da artéria descendente anterior esquerda (DAE) em TC cardíaca sem contraste. Os depósitos de cálcio apresentam-se como estruturas densas brilhantes na TC, mesmo sem a acentuação do contraste. ***B***, ***C*** e ***D.*** Tipos diferentes de placas ateroscleróticas visualizadas nos exames de TC com contraste. É importante observar que as placas não calcificadas só se evidenciam nos exames de TC com contraste. ACD, artéria coronária direita; Ao, aorta; AP, artéria pulmonar.

do contraste. A obtenção da imagem de todo o coração é sincronizada com a administração intravenosa oportuna de contraste iodado em volume calculado em função do peso. A aquisição da imagem é sincronizada com o ciclo cardíaco por meio de disparo controlado por ECG. As imagens produzidas são pós-processadas em uma estação de trabalho para imagens 3D, o que facilita a interpretação da anatomia coronariana e a estimativa da gravidade da aterosclerose (Fig. 241-7). Uma versão modificada do protocolo aprimorado delineado para angio-TCC é usada para avaliação de pacientes com cardiopatia estrutural, especialmente para planejamento pré-procedimento daqueles submetidos à troca valvar transcateter.

RESSONÂNCIA MAGNÉTICA CARDÍACA

A ressonância magnética cardíaca (RMC) baseia-se na obtenção de imagens de prótons de hidrogênio, o que é uma vantagem, tendo em vista a abundância de água no corpo humano. Quando o corpo é colocado dentro de um aparelho de RM, prótons de diferentes tecidos, como um simples fluido ou macromoléculas complexas, como as gorduras ou as proteínas, interagem com o campo magnético em suas frequências peculiares. Um conjunto de bobinas de gradiente ortogonal no aparelho é projetado para localizar os prótons espacialmente de modo que os pulsos de energia por radiofrequência (RF) possam ser fornecidos a planos selecionados de imagens de interesse. Quando o pulso de RF cessa, a energia absorvida será liberada, coletada pela bobina de matriz de fase do receptor colocada na superfície corporal do paciente, registrada digitalmente na matriz de dados conhecida como *espaço K*, e depois reconstruída em uma imagem de ressonância magnética. A grande quantidade de métodos computadorizados para fornecer pulsos de RF são conhecidas como *sequências de pulsos*, que visam à extração de diferentes informações estruturais e fisiológicas cardíacas. Na RMC, as sequências de pulsos ponderadas em T1 são mais comuns e elas avaliam a estrutura e a função cardíaca, o fluxo sanguíneo e a perfusão miocárdica com estresse farmacológico. Por outro lado, as sequências de pulsos ponderadas em T2 e T2* avaliam edema miocárdico e infiltração miocárdica por ferro, respectivamente. Nos últimos anos, o mapeamento em T1 e T2 tem sido usado rotineiramente em centros experientes em quantificar as características do tecido miocárdico, com o mapeamento em T1 usado mais comumente para dimensionar o espectro de inflamação ou fibrose miocárdica e o mapeamento em T2 para edema miocárdico. Usando uma combinação desses métodos (anteriormente), a RMC pode avaliar de forma acurada a estrutura e a função cardíacas, infarto do miocárdio, isquemia e infiltração. Atualmente, as indicações mais comuns para RMC incluem avaliação da etiologia de miocardiopatias, diferenciação de isquemia miocárdica de outras síndromes de dor torácica e definição de substratos miocárdicos para arritmias. A sincronização com o vetor do ECG e a suspensão temporária da respiração são usadas, convencionalmente, para suprimir movimentos cardíaco e respiratório, respectivamente. Todavia, com o advento de técnicas, o algoritmo de coleta rápida de dados e a sincronização com a posição do diafragma eliminaram a necessidade de sincronização com o ECG e supressão da respiração em situações complicadas. Uma lista das sequências de pulso comumente usadas na RMC é apresentada na Tabela 241-2.

AVALIAÇÃO DA ESTRUTURA E DA FUNÇÃO CARDÍACAS

O ecocardiograma, a RMC e a TC cardíaca são capazes de avaliar a estrutura e a função cardíaca, embora o ecocardiograma costume ser considerado o método principal de imagem para essas avaliações. As imagens com radionuclídeo também podem ser usadas para avaliar a função sistólica global e segmentar do ventrículo esquerdo. O ecocardiograma é usado com maior frequência para avaliar as dimensões das quatro câmaras e a espessura da parede ventricular, as quais podem ser afetadas por doenças cardíacas e sistêmicas.

A estrutura do ventrículo esquerdo em geral é avaliada a partir da definição de seu volume e de sua massa. Os volumes ventriculares esquerdos podem ser estimados facilmente com o ecocardiograma 2D utilizando métodos que incorporam pressupostos geométricos. A acurácia desses métodos ecocardiográficos é diminuída quando o encurtamento do plano de imagem leva à subestimação dos volumes. Além disso, esses métodos necessitam de um delineamento acurado das bordas endocárdicas. A esse respeito, as técnicas tomográficas de alta resolução, como RMC ou TC cardíaca, são em geral consideradas mais acuradas para avaliação volumétrica. O ecocardiograma 3D não requer qualquer presunção geométrica acerca do ventrículo esquerdo para quantificação dos volumes e da fração de ejeção. Entretanto, a aquisição das imagens ecocardiográficas 3D requer grande experiência, e atualmente essas técnicas não são muito usadas na prática.

TABELA 241-2 ■ Sequências de pulsos da ressonância magnética cardíaca e sua aplicação

Sequência de pulso	Principais interesses
Morfologia cardíaca	
Imagem em quadros parados (sangue preto ou brilhante)	Estruturas cardíacas
Função cardíaca	
Imagem em movimento	Volume e função ventriculares esquerdos
Marcação do miocárdio em movimento	Deformação do ventrículo esquerdo (esforço)
Imagem do fluxo sanguíneo	
Contraste de fase com codificação da velocidade	Fluxo cardíaco e nos grandes vasos
Teste com estresse	
Imagem da perfusão do miocárdio	Fluxo sanguíneo regional no miocárdio
Imagem em movimento	Movimento segmentar da parede
Caracterização do tecido do miocárdio	
Realce tardio de gadolínio	Infarto e doença infiltrativa do miocárdio
Imagens ponderadas em T2	Edema do miocárdio
Imagem do conteúdo de ferro	Infiltração de ferro no miocárdio
Angiorressonância magnética	
Aorta, artérias coronárias e periféricas	Estenose luminal e remodelamento da parede do vaso

A dilatação do ventrículo esquerdo é comum em diversas cardiopatias. Por exemplo, a disfunção segmentar secundária ao infarto agudo do miocárdio pode, por fim, levar à dilatação progressiva do ventrículo ou ao seu remodelamento. Embora a dilatação frequentemente se inicie na região afetada pelo infarto, também é possível ocorrer dilatação compensatória subsequente em regiões remotas do miocárdio. A presença de anormalidades segmentares na movimentação da parede associada a adelgaçamento do ventrículo (refletindo cicatriz) na distribuição coronariana é fortemente sugestiva de etiologia isquêmica. A movimentação segmentar da parede pode ser avaliada de forma acurada por ecocardiografia, RMC e TC cardíaca. A avaliação direta do miocárdio infartado é possível tanto com RMC (evidente na forma de áreas com realce tardio de gadolínio [RTG]) quanto com imagens com radionuclídeo (avaliado como falhas na perfusão ou falhas metabólicas regionais em repouso). A RMC pode ser particularmente útil para a determinação da etiologia de cardiomegalia e disfunção ventriculares, com RTG na distribuição das coronárias sendo quase patognomônico de infarto (Vídeo 241-1).

Observa-se mais dilatação ventricular global nos casos de miocardiopatia e de dilatação causada por doença valvar cardíaca. As miocardiopatias idiopáticas não isquêmicas em geral produzem dilatação global e disfunção ventriculares com adelgaçamento das paredes. Os pacientes com dessincronia ventricular importante causada por anormalidades na condução apresentam um padrão contrátil típico (i.e., retardo na contração da parede lateral com bloqueio de ramo esquerdo). Como discutido adiante neste capítulo, as lesões regurgitantes da valva mitral ou da valva aórtica podem causar dilatação substancial do ventrículo, e a determinação das dimensões ventriculares é parte integrante da avaliação para indicação oportuna de correção cirúrgica. Como as alterações no tamanho ventricular são usadas clinicamente para determinar quais pacientes devem ser submetidos à cirurgia da valva, é essencial que a avaliação das alterações no tamanho ventricular seja acurada. Embora ecocardiogramas seriados possam fornecer esses dados, a avaliação seriada com RMC parece ser mais acurada quando for importante identificar alterações sutis ao longo do tempo.

A espessura da parede e a massa do ventrículo esquerdo também são parâmetros importantes para mensurar doença cardíaca e sistêmica. O ventrículo esquerdo sofrerá hipertrofia em qualquer condição na qual ocorra aumento da pós-carga, incluindo quadros de obstrução do fluxo de saída, como estenose aórtica, miocardiopatia hipertrófica e membranas subaórticas; na obstrução aórtica pós-cardíaca encontrada na coarctação; ou em quadros sistêmicos caracterizados por aumento da pós-carga, como a hipertensão arterial. O padrão de hipertrofia ventricular varia dependendo da etiologia. A estenose aórtica e a hipertensão arterial costumam ser caracterizadas por hipertrofia concêntrica, na qual a parede ventricular sofre espessamento "concentricamente" e geralmente ocorre redução do tamanho da cavidade. Nos quadros com sobrecarga de volume, como insuficiência aórtica ou mitral, é possível que haja aumento mínimo na espessura da parede ventricular, mas a dilatação substancial do ventrículo causa aumento acentuado na massa ventricular esquerda.

A espessura da parede ventricular pode ser medida, e a massa ventricular, calculada com ecocardiograma ou com RMC. Embora com o imageamento com radionuclídeo e com a TC cardíaca também se obtenham as medidas da massa ventricular esquerda, esses exames em geral não são realizados com esse propósito. Ainda que a medição da espessura da parede com ecocardiograma seja relativamente simples e acurada, a determinação da massa ventricular esquerda com o ecocardiograma requer o uso de uma das várias fórmulas que levam em consideração a espessura da parede e as dimensões da cavidade ventricular. A avaliação da massa do ventrículo esquerdo com RMC tem a vantagem de não implicar presunções geométricas e, assim, ser mais acurada do que o ecocardiograma.

AVALIAÇÃO DA FUNÇÃO SISTÓLICA DO VENTRÍCULO ESQUERDO

A avaliação da fração de ejeção, ou o percentual do sangue que é ejetado a cada batimento, vem sendo o principal método de avaliação da função sistólica, e geralmente é calculada subtraindo-se o volume sistólico final do volume diastólico final e dividindo-se o resultado pelo volume diastólico final. Todas as modalidades de imagem cardíacas fornecem medições diretas da fração de ejeção ventricular esquerda (FEVE). Como discutido anteriormente, as técnicas tomográficas (p. ex., RMC, TC e imagens por radionuclídeo) costumam ser mais acuradas e reprodutíveis que o ecocardiograma, uma vez que não há necessidade de presunção geométrica e essas técnicas não dependem da habilidade do operador. Uma FEVE de 55% ou mais geralmente é considerada normal, e uma FEVE de 50 a 55% é considerada na faixa de normal baixo, embora isso possa variar amplamente; a fração de ejeção normal tende a ser mais alta em mulheres do que em homens.

Novos métodos para avaliar a função sistólica, como deformação do miocárdio usando a técnica de rastreamento de pontos (*speckle-tracking*) no ecocardiograma, ou a técnica de marcação (*tagging*) do miocárdio, ou o rastreamento de características na RMC, representam uma abordagem mais sensível para a detecção de disfunção sistólica, em parte porque essas medidas são independentes da geometria. Outras avaliações adicionais com base nesses novos métodos incluem avaliação de giro e torção do miocárdio. Padrões de tensão segmentar podem diferir nas diversas doenças. Por exemplo, na amiloidose cardíaca, é comum observar uma redução na tensão miocárdica na base do coração com relativa preservação do ápice. A imagem de tensão está sendo usada mais comumente em condições como doença cardíaca valvar e na detecção precoce de cardiotoxicidade após quimioterapia e/ou radioterapia. Além da estimativa ou cálculo da fração de ejeção, o volume sistólico pode ser avaliado por qualquer método de imagem, subtraindo-se o volume sistólico final do volume diastólico final, ou quantificando os fluxos anterógrados usando a ecocardiografia com Doppler ou a imagem de RMC por contraste de fase. Elas oferecem medidas da função sistólica além da FEVE.

AVALIAÇÃO DA FUNÇÃO DIASTÓLICA DO VENTRÍCULO ESQUERDO

A ecocardiografia permanece sendo o método primário de avaliação clínica da função diastólica, em parte porque tem a maior resolução temporal entre todas as técnicas de imagem. Avanços recentes nas imagens com Doppler tecidual permitem avaliar, de forma acurada, a velocidade do movimento da parede do miocárdio por meio da investigação da excursão do anel mitral na diástole. A velocidade de relaxamento do anel mitral, ou E′, é inversamente proporcional à constante temporal de relaxamento, tau, e demonstrou-se que tem valor prognóstico em pacientes com insuficiência cardíaca. Dividindo-se a velocidade máxima de influxo mitral padrão, E, pela velocidade de relaxamento do anel mitral, obtém-se E/E′, que mantém correlação com as pressões de enchimento ventricular. A utilidade das relações das ondas E e A padrão para avaliação da função diastólica tem sido questionada. O tempo de desaceleração mitral pode ser um parâmetro útil se for muito curto (< 150 ms), sugerindo fisiologia restritiva e disfunção diastólica grave. O volume atrial esquerdo é considerado um integrador da função diastólica, e um volume mínimo pode refletir mais as pressões de enchimento ventricular esquerdo do que um volume máximo. Foram propostos diversos métodos de graduação da função diastólica que levam em consideração alguns parâmetros diastólicos, incluindo velocidade de relaxamento com base em Doppler tecidual, Doppler venoso pulmonar e dimensões do átrio esquerdo (Fig. 241-8). A função diastólica piora com o envelhecimento, e a maioria dos parâmetros diastólicos deve ser ajustada para a idade.

AVALIAÇÃO DA FUNÇÃO DO VENTRÍCULO DIREITO

O tamanho e a função do ventrículo direito mostraram ter valor prognóstico em inúmeras condições, e podem ser avaliados por ecocardiografia, RMC, TC ou imagem por radionuclídeos. A RMC é considerada o método não invasivo mais acurado para avaliação da estrutura e da fração de ejeção do ventrículo direito (Vídeo 241-2). A avaliação do ventrículo direito com ecocardiografia em geral tem sido qualitativa, o que, em parte, pode ser explicado pela geometria incomum dessa câmara. No entanto, há vários métodos quantitativos disponíveis para avaliação da função ventricular direita, incluindo variação fracional da área (VFA) (VFA = [área diastólica – área sistólica]/área diastólica), que, comprovou-se, mantém correlação com a evolução da insuficiência cardíaca e após infarto agudo do miocárdio. Outro método usado para avaliar a função ventricular direita é a excursão do anel tricúspide (excursão sistólica do ânulo da tricúspide no plano), embora, na maior parte das vezes, isso ocorra no ambiente de pesquisa.

As anormalidades em tamanho e função do ventrículo direito geralmente são secundárias a doenças intrínsecas do próprio ventrículo ou a doenças nas quais o ventrículo direito responde a alterações em outros locais do coração ou da vascularização pulmonar. Entre as doenças intrínsecas do ventrículo direito estão malformações congênitas, incluindo ventrículo direito hipoplásico e displasia arritmogênica do ventrículo direito, e entre as doenças adquiridas estão infarto ventricular direito e doenças infiltrativas que afetam o ventrículo direito. A dilatação do ventrículo direito pode ocorrer em processos crônicos e agudos. A hipertensão pulmonar de longa duração ou a obstrução do trato de saída da artéria pulmonar causam hipertrofia do ventrículo direito e, por fim, dilatação. Um desses processos agudos que podem causar dilatação e disfunção importante do ventrículo direito é a embolia pulmonar aguda. No quadro de obstrução aguda da artéria pulmonar principal ou de um dos seus ramos, há elevação aguda da resistência vascular pulmonar, que faz o ventrículo direito previamente normal dilatar e tornar-se insuficiente em razão do aumento da pós-carga. Na embolia pulmonar aguda, a dilatação e disfunção do ventrículo direito são sinais de comprometimento hemodinâmico substancial e estão associadas com risco acentuado de morte. Além de dilatação ventricular direita, a embolia pulmonar aguda com frequência está associada a um padrão específico de disfunção ventricular direita regional, comumente referida como sinal de McConnell, caracterizado por preservação do movimento da parede ventricular direita nos segmentos basal e apical e discinesia na região medial da parede livre de ventrículo direito. Essa anormalidade é altamente específica da embolia pulmonar aguda e provavelmente é secundária ao aumento agudo na carga ventricular direita.

Qualquer doença que cause aumento da resistência vascular pulmonar pode levar à dilatação e à disfunção do ventrículo direito. Por exemplo, a doença pulmonar obstrutiva crônica de longa duração aumenta a resistência vascular pulmonar e resulta em *cor pulmonale*. A pneumonia aguda pode causar achados semelhantes à embolia pulmonar aguda, e a disfunção ventricular direita tem sido uma marca registrada da forma grave de COVID-19 devido a macro ou microtrombose na vasculatura pulmonar. Nos pacientes com dilatação ventricular direita sem doença pulmonar evidente, deve-se considerar a possibilidade de *shunt* intracardíaco. O aumento do fluxo pela vasculatura pulmonar como resultado de defeito no septo atrial ou ventricular pode, ao longo do tempo, resultar em aumento da resistência vascular pulmonar com subsequente dilatação e hipertrofia do ventrículo direito. Dilatação e disfunção do ventrículo direito podem ser observadas na cardiopatia do lado esquerdo, e os pacientes que desenvolvem dilatação e disfunção do VD devido à doença predominantemente do lado esquerdo têm piores desfechos.

Além da avaliação da estrutura e da função dos ventrículos esquerdo e direito, a avaliação das demais câmaras cardíacas também fornece pistas importantes de doenças intracardíacas e sistêmicas. O aumento do átrio esquerdo é comum em pacientes com hipertensão arterial e é sugestivo de aumento na pressão de enchimento ventricular; de fato, o tamanho do átrio esquerdo é conhecido como a "hemoglobina A_{1c}" da função diastólica, já

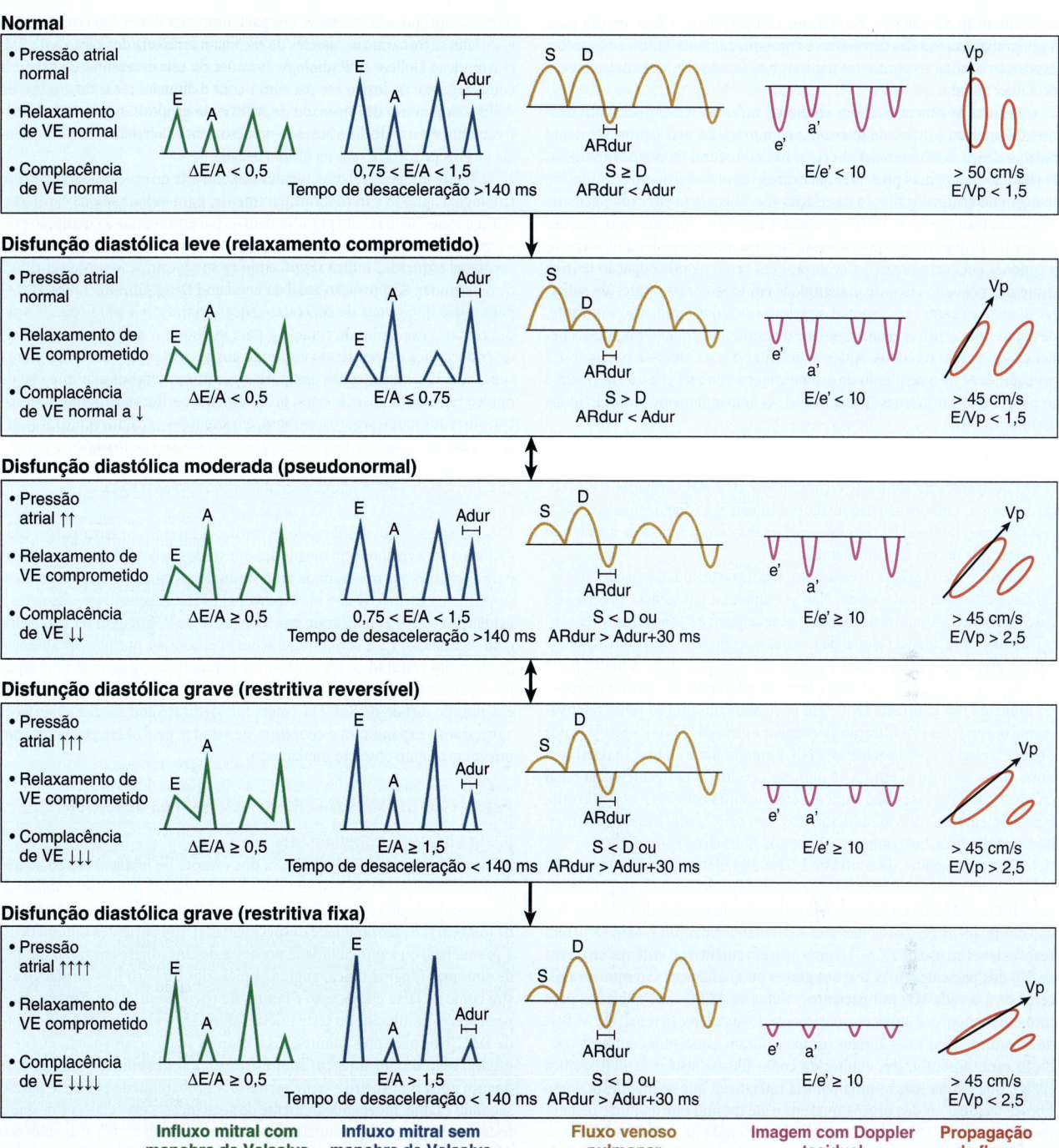

FIGURA 241-8 **Estadiamento da função diastólica com base em diversos parâmetros,** incluindo influxo mitral (com e sem manobra de Valsalva), imagem com Doppler tecidual, fluxo venoso pulmonar e propagação do fluxo. *(Adaptada de MM Redfield et al: Burden of systolic and diastolic ventricular dysfunction in the community: appreciating the scope of the heart failure epidemic. JAMA 289:194, 2003.)*

que reflete aumento em longo prazo da pressão de enchimento das câmaras esquerdas. A dilatação do átrio direito e da veia cava inferior são comuns nos quadros em que a pressão venosa central está aumentada.

CONSIDERAÇÕES SOBRE SEGURANÇA DO PACIENTE

EXPOSIÇÃO À RADIAÇÃO

A TC cardíaca e as imagens com radionuclídeos expõem o paciente à radiação ionizante. Diversos trabalhos recentes revelaram preocupação com os possíveis efeitos deletérios da radiação ionizante associada à obtenção de imagens cardíacas. A *dose efetiva* é uma medida usada para estimar os efeitos biológicos da radiação e é expressa em milisieverts (mSv). Contudo, medir a dose efetiva de radiação associada à obtenção de imagens diagnósticas é complexo e impreciso e com frequência resulta em estimativas variáveis, mesmo entre especialistas. A dose efetiva em uma SPECT de perfusão do miocárdio típica pode variar entre cerca de 4 e 11 mSv, dependendo do protocolo e do tipo de aparelho usado. A dose efetiva para a PET de perfusão do miocárdio típica é menor, cerca de 2 a 4 mSv. A exposição à radiação associada à TC cardíaca é variável e, assim como com as imagens com radionuclídeos, também depende do protocolo e do aparelho usados. Embora historicamente as doses de radiação com TC cardíaca fossem bem altas, com a introdução das novas tecnologias descritas anteriormente (p. ex., modulação com tubo de raio X, sincronização prospectiva com ECG) houve redução significativa na dose. Atualmente, a dose média de radiação para uma angio-TCC varia de 3 a 15 mSv e, em alguns casos, pode chegar a 1 mSv. As clínicas de imagem seguem o princípio ALARA (de *as low as reasonably achievable* [dose mínima razoavelmente alcançável]) ao ponderar necessidade clínica e abordagem para obtenção de imagem. Em termos comparativos, a dose média para angiografia invasiva das coronárias é aproximadamente 7 mSv, enquanto a exposição à radiação por fontes naturais nos Estados Unidos chega a cerca de 3 mSv por ano.

O risco de câncer fatal por efeitos da radiação relacionada com exames de imagem é difícil de se estimar com precisão, mas é provavelmente baixo e difícil de diferenciar do risco básico natural de doença maligna. O risco pequeno, mas presente, relacionado com radiação nos exames de imagem determina avaliação da relação risco-benefício em cada paciente. Nesse contexto, deve-se levar em conta o risco de não obter informações diagnósticas importantes por não realizar o exame (que poderia influenciar a conduta em curto prazo e a evolução) em razão de preocupação teórica sobre um pequeno risco de malignidade em longo prazo. Antes de solicitar qualquer exame, em especial aqueles associados à radiação ionizante, devemos nos certificar da necessidade do estudo e de que os potenciais benefícios superam os riscos. Antes de solicitar o teste, deve-se considerar a probabilidade de o resultado do exame afetar a conduta clínica. Também é importante evitar exames "rotineiros" de acompanhamento em indivíduos assintomáticos.

AGENTES DE CONTRASTE

O uso de agentes de contraste é comum em TC e RM cardíacas e no ecocardiograma. Embora seu uso melhore a informação diagnóstica em todos esses exames, também há riscos potenciais associados ao uso de agentes de contraste que devem ser considerados.

O risco de reação adversa com o contraste iodado usado na TC cardíaca está bem estabelecido. Não se conhece a patogênese precisa das reações ao meio de contraste iodado que se seguem à sua administração intravascular. A incidência global de reações ao contraste varia entre 0,4 e 3% com as preparações não iônicas e é mais alta com as iônicas. A maior parte das reações adversas ao contraste é leve e autolimitada. O risco de nefropatia induzida por contraste (NIC) em pacientes com função renal relativamente normal (taxa de filtração glomerular estimada [TFGe] > 60 mL/min) é baixo. Na maioria dos pacientes, a NIC é autolimitada e a função renal costuma voltar ao normal em 7 a 10 dias, sem evoluir para insuficiência renal crônica. Contudo, esse risco aumenta em pacientes com TFG < 60 mL/min, especialmente em indivíduos diabéticos com mais idade. Nesses pacientes, há necessidade de rastreamento e pré e pós-hidratação apropriados.

O uso de agentes de contraste à base de gadolínio (ACBGs) para obtenção de imagem por RMC aumenta a versatilidade dessa técnica. Embora haja diversos ACBGs comercialmente disponíveis nos Estados Unidos, seu uso em imagens cardíacas não tem indicação formal (*off-label*). Ocorrem reações leves ao uso de ACBGs, como prurido cutâneo ou eritema, em cerca de 1% dos pacientes, mas reações graves ou anafiláticas são muito raras, cerca de 1 a cada 100 mil pacientes. Todos os ACBGs são quelados para tornar os compostos atóxicos e para permitir sua excreção renal. Os ACBGs de estrutura linear mais antigos (grupo I) foram associados com uma condição rara, porém grave, conhecida como fibrose sistêmica nefrogênica (FSN), que é uma reação inflamatória intersticial que se manifesta como fibrose tecidual ou dos órgãos internos e até mesmo morte. Entre os fatores de risco para FSN estão o uso de dose elevada de ACBG em paciente com disfunção renal grave (TFGe < 30 mL/min por 1,73 m^2), necessidade de hemodiálise, TFGe < 15 mL/min por 1,73 m^2, deterioração renal aguda e doenças pró-inflamatórias/sistêmicas concomitantes. ACBGs de nova geração (grupo II) de estrutura macrocíclica têm um perfil de segurança bastante aprimorado, inclusive em pacientes com disfunção renal crônica e, de fato, se tornaram os agentes de escolha na maioria dos centros de RM. O American College of Radiology considera o uso de agentes de grupo II como seguros, inclusive em pacientes com disfunção renal ou em uso de diálise. Com o uso disseminado de ACBGs do grupo II, o pré-teste de rastreamento e o uso de dose baseada no peso, tem sido relatada uma incidência de FSN próxima a zero na última década.

Também é possível usar agentes de contraste no ecocardiograma. Soro fisiológico agitado é usado, rotineiramente, para avaliar *shunts* cardíacos, porque essas "bolhas" são grandes demais para atravessar a circulação pulmonar. Após a injeção de soro fisiológico, a presença de bolhas nas câmaras cardíacas esquerdas indica *shunt*, embora sua localização possa ser difícil de determinar. A aprovação atual da Food and Drug Administration (FDA) para o uso de agentes de contraste ecocardiográficos é para opacificação das câmaras esquerdas do coração e para melhorar o delineamento da borda endocárdica do ventrículo esquerdo em pacientes com ecocardiograma subótimo. Esses agentes são compostos por microsferas de albumina ou de lipídeo repletas de gases inertes, normalmente perfluorocarbonos. Eles são considerados muito seguros, embora, em situações extremamente raras, tenham sido associados a reações alérgicas e episódios neurológicos.

CONSIDERAÇÕES SOBRE SEGURANÇA DA RMC EM PACIENTES COM MARCA-PASSO E COM DESFIBRILADOR

Existem agora vários desfibriladores cardíacos internos e marca-passos condicionais para ressonância magnética aprovados pela FDA que são seguros para pacientes que precisam de um estudo de ressonância magnética. Para dispositivos cardíacos não aprovados pela FDA (dispositivos obsoletos), evidências coletivas indicaram que os estudos de RM podem ser realizados com segurança a 1,5 T sob configurações operacionais normais, na ausência de eletrodos fraturados, epicárdicos ou abandonados, e quando uma equipe experiente está disponível para investigar o dispositivo cardíaco antes e depois do estudo de RM. O Centers for Medicare and Medicaid Services aprovaram e expandiram a cobertura de estudos de RM em pacientes com um equipamento obsoleto implantado.

APLICAÇÕES DA IMAGEM CARDÍACA CENTRADAS NO PACIENTE

DOENÇA ARTERIAL CORONARIANA

A base para a aplicação diagnóstica dos exames de imagem em pacientes com DAC conhecida ou suspeita deve ser encarada à luz da probabilidade pré-teste da doença, assim como das características específicas do exame de imagem (i.e., sensibilidade e especificidade). Em pacientes sintomáticos, a prevalência ou a probabilidade pré-teste de DAC difere em razão do tipo de sintomas (angina típica, angina atípica, dor torácica não cardíaca), assim como de faixa etária, sexo e fatores de risco coronariano. Em um dado paciente, os resultados do teste inicial informam a probabilidade pós-teste de DAC. Nos pacientes submetidos a exames sequenciais (p. ex., ECG em esteira, seguido por imagem com estresse), a probabilidade pós-teste da doença após o primeiro exame torna-se a probabilidade pré-teste para o segundo exame. Independentemente da sequência, a expectativa é de que o teste forneça informação suficiente para confirmar ou excluir o diagnóstico de DAC e que essa informação permita estratificação precisa do risco a fim de orientar as decisões sobre a conduta.

A Tabela 241-3 resume a acurácia diagnóstica relativa das modalidades de imagens cardíacas para DAC.

TABELA 241-3 ■ Comparação da acurácia das abordagens de imagem cardíaca para diagnóstico de doença arterial coronariana			
Modalidade de imagem	Dados publicados	Sensibilidade	Especificidade
Ecocardiograma com exercício	15 estudos (n = 1.849 pacientes)	84%	82%
Ecocardiograma com dobutamina	28 estudos (n = 2.246 pacientes)	80%	84%
IPM SPECT	113 estudos (n = 11.212 pacientes)	88%	76%
PET de perfusão do miocárdio	9 estudos (n = 650 pacientes)	93%	81%
RMC de perfusão	37 estudos (n = 2.841 pacientes)	91%	81%
RMC de movimento da parede	14 estudos (n = 754 pacientes)	83%	86%
Angio-TCC	18 estudos (n = 1.286 pacientes)	99%	89%

Nota: Nesses trabalhos, o diagnóstico de doença arterial coronariana foi baseado na presença de estenose > 50% ou > 70% à angiografia coronariana invasiva.
Siglas: angio-TCC, angiotomografia computadorizada das coronárias; IPM, imagem de perfusão do miocárdio; PET, tomografia por emissão de pósitrons; RMC, ressonância magnética cardíaca; SPECT, tomografia por emissão de fótons únicos.

É importante ressaltar que, em sua maioria, os trabalhos incluídos na metanálise para avaliação da acurácia diagnóstica das modalidades de obtenção de imagens cardíacas para DAC foram retrospectivos, de pequeno porte, unicêntricos e predominantemente com pacientes do sexo masculino com alta prevalência de DAC (> 50-60%). Os estudos multicêntricos para avaliar o desempenho de cada modalidade ou para comparar diferentes modalidades demonstraram resultados consistentemente mais modestos para acurácia diagnóstica, refletindo com maior fidelidade o desempenho desses testes na prática.

Ecocardiografia com estresse

A principal marca de isquemia do miocárdio no ecocardiograma com estresse é a identificação de nova anormalidade segmentar no movimento da parede com redução da espessura da parede durante a sístole (Vídeo 241-3). O ecocardiograma com estresse pode ser realizado com exercício ou com estresse por dobutamina. O ecocardiograma com estresse é ideal para identificar anormalidades induzíveis no movimento da parede em segmentos que previamente apresentavam contratilidade normal. Em paciente com anormalidade no movimento da parede em repouso, a especificidade do ecocardiograma com estresse é reduzida, e o agravamento da função regional em segmento previamente anormal pode refletir piora da função contrátil em cenário de aumento do esforço da parede, e não representar uma nova evidência de isquemia induzível.

As vantagens do ecocardiograma com estresse sobre outras técnicas de imagem com estresse são acurácia diagnóstica relativamente boa, ampla disponibilidade, não necessidade de radiação ionizante e custo relativamente baixo. As limitações do ecocardiograma com estresse são: (1) as dificuldades técnicas associadas à aquisição das imagens no ponto de exercício máximo em razão da hiperpneia e da excursão cardíaca com o esforço; (2) o fato de haver recuperação rápida da anormalidade no movimento da parede em caso de isquemia leve (especialmente quando há doença em um único vaso, o que limita a sensibilidade); (3) a dificuldade de detectar isquemia residual em território infartado devido à anormalidade do movimento da parede na fase de repouso; (4) a dependência elevada do operador para aquisição dos dados ecocardiográficos e para análise das imagens; e (5) o fato de imagens completas e de boa qualidade de todos os segmentos do miocárdio ocorrerem em apenas 85% dos pacientes. Técnicas recentes, como a segunda imagem harmônica e o uso intravenoso de agentes de contraste, melhoram a qualidade da imagem, mas seus efeitos sobre a acurácia diagnóstica não estão bem documentados.

Assim como ocorre com a imagem de perfusão nuclear, o ecocardiograma com estresse com frequência é usado para estratificação de risco em pacientes com DAC diagnosticada ou suspeita. Um ecocardiograma com estresse negativo está associado a prognóstico excelente, permitindo a identificação de pacientes de baixo risco. Por outro lado, o risco de eventos adversos aumenta com a extensão e a gravidade das anormalidades no movimento da parede no ecocardiograma com estresse.

Imagem por radionuclídeo com estresse

A SPECT de perfusão do miocárdio é a forma mais comum de teste com estresse para obtenção de imagens na investigação de DAC. A presença de falha reversível na perfusão do miocárdio indica isquemia (Fig. 241-9, à esquerda), enquanto os defeitos de perfusão fixos geralmente refletem infarto prévio do miocárdio (Fig. 241-9, à direita). Como discutido anteriormente, a PET é vantajosa em comparação com a SPECT, mas não está amplamente disponível e tem maior custo; portanto, é considerada uma tecnologia emergente na prática clínica.

A imagem de perfusão nuclear é outra abordagem para diagnosticar DAC obstrutiva, quantificar o grau de isquemia induzível do miocárdio, avaliar a viabilidade tecidual e orientar a conduta terapêutica (i.e., seleção de pacientes para revascularização). Uma das principais aplicações clínicas do imageamento com radionuclídeos para avaliação da perfusão é a estratificação do risco. Está bem estabelecido que os pacientes com SPECT ou PET normais apresentam taxa média de eventos cardíacos importantes < 1% por ano. É importante ressaltar que os riscos de morte e de infarto agudo do miocárdio aumentam linearmente com o grau crescente de anormalidades na perfusão, refletindo a extensão e a gravidade da DAC.

A despeito do uso disseminado e da ampla aceitação clínica do imageamento com radionuclídeo para avaliação de DAC, uma limitação reconhecida dessa abordagem é que, com frequência, revela apenas territórios coronarianos supridos pelas estenoses mais graves. Como consequência, ela é relativamente insensível para definir de forma precisa a extensão angiográfica da DAC obstrutiva, especialmente em cenário de doença em múltiplos vasos. O uso de PET para avaliar quantitativamente o fluxo sanguíneo no miocárdio e a reserva de fluxo coronariano ajuda a reduzir essa limitação. Em pacientes com a assim chamada isquemia "equilibrada", ou DAC difusa, a medição da reserva de fluxo coronariano revela áreas em risco no miocárdio que em geral não seriam identificadas apenas com avaliações relativas da perfusão do miocárdio (Fig. 241-10). Por outro lado, uma reserva de fluxo coronariano normal está associada a valor preditivo negativo muito alto para exclusão de DAC de alto risco à angiografia. A medição da reserva de fluxo coronariano também contribui para estratificação de risco ao longo do espectro de alterações isquêmicas, incluindo os pacientes com perfusão do miocárdio visualmente normal.

IMAGEM DA PERFUSÃO COM MODALIDADE HÍBRIDA USANDO TC E EXAME NUCLEAR

Como muitos dos aparelhos de medicina nuclear de mais nova geração integram TC e câmara gama na mesma plataforma de aquisição, atualmente é possível adquirir imagens e quantificar fibrose e isquemia do miocárdio, além de graduar o CAC em uma única modalidade dual (SPECT-TC ou PET-TC) (Fig. 241-11). A justificativa para essa abordagem integrada é o fato de a abordagem de imageamento da perfusão ser projetada para revelar apenas aterosclerose obstrutiva. Por outro lado, a graduação do CAC proporciona uma medida quantitativa da extensão anatômica da aterosclerose. Dessa forma, cria-se a oportunidade de aprimorar os modelos convencionais de avaliação de risco apenas com imageamento nuclear, especialmente em pacientes sem DAC diagnosticada.

TC cardíaca

Placas volumosas têm maior tendência à calcificação, e lesões estenóticas com frequência contêm grandes quantidades de cálcio. De fato, há evidência de que os escores mais altos de CAC sejam preditivos de maior probabilidade de DAC obstrutiva, e os dados disponíveis corroboram o conceito de um fenômeno limiar determinando essa relação (i.e., escore Agatston > 400). Contudo, dado que os escores de CAC não são marcadores específicos de DAC obstrutiva, devemos ser cautelosos ao usar essa informação como base para encaminhar pacientes para angiografia das coronárias, em especial pacientes sintomáticos com teste de estresse indicando baixo risco. Por outro lado, escores de CAC < 400, especialmente em pacientes sintomáticos com probabilidade intermediária-alta de DAC, como aqueles com angina típica, podem ser menos efetivos para exclusão de DAC, principalmente em pacientes jovens sintomáticos de ambos os sexos que podem apresentar aterosclerose não calcificada primária (Fig. 241-12).

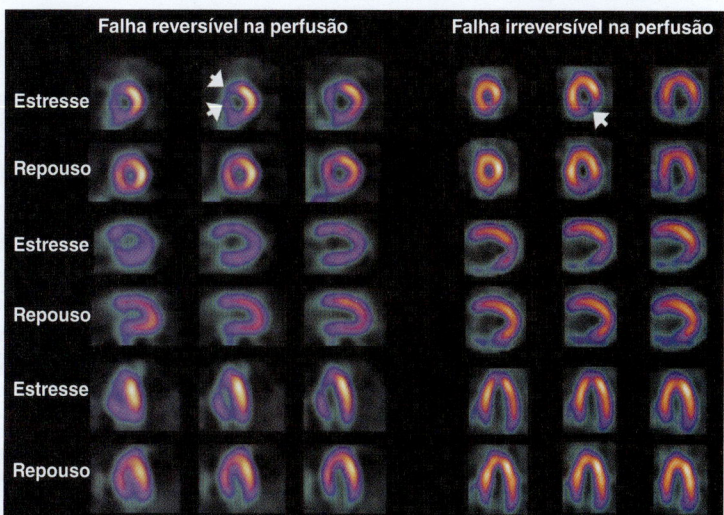

FIGURA 241-9 Imagens selecionadas de tomografias computadorizadas por emissão de fótons únicos para avaliação de perfusão do miocárdio com tecnécio-99m sestamibi em dois pacientes, revelando falha reversível da perfusão envolvendo as paredes anterior e septal do ventrículo esquerdo, refletindo isquemia no território da coronária descendente anterior esquerda (setas no painel à esquerda), e falha irreversível na perfusão envolvendo as paredes inferior e inferolateral consistente com cicatriz no miocárdio no território da coronária direita (seta no painel à direita).

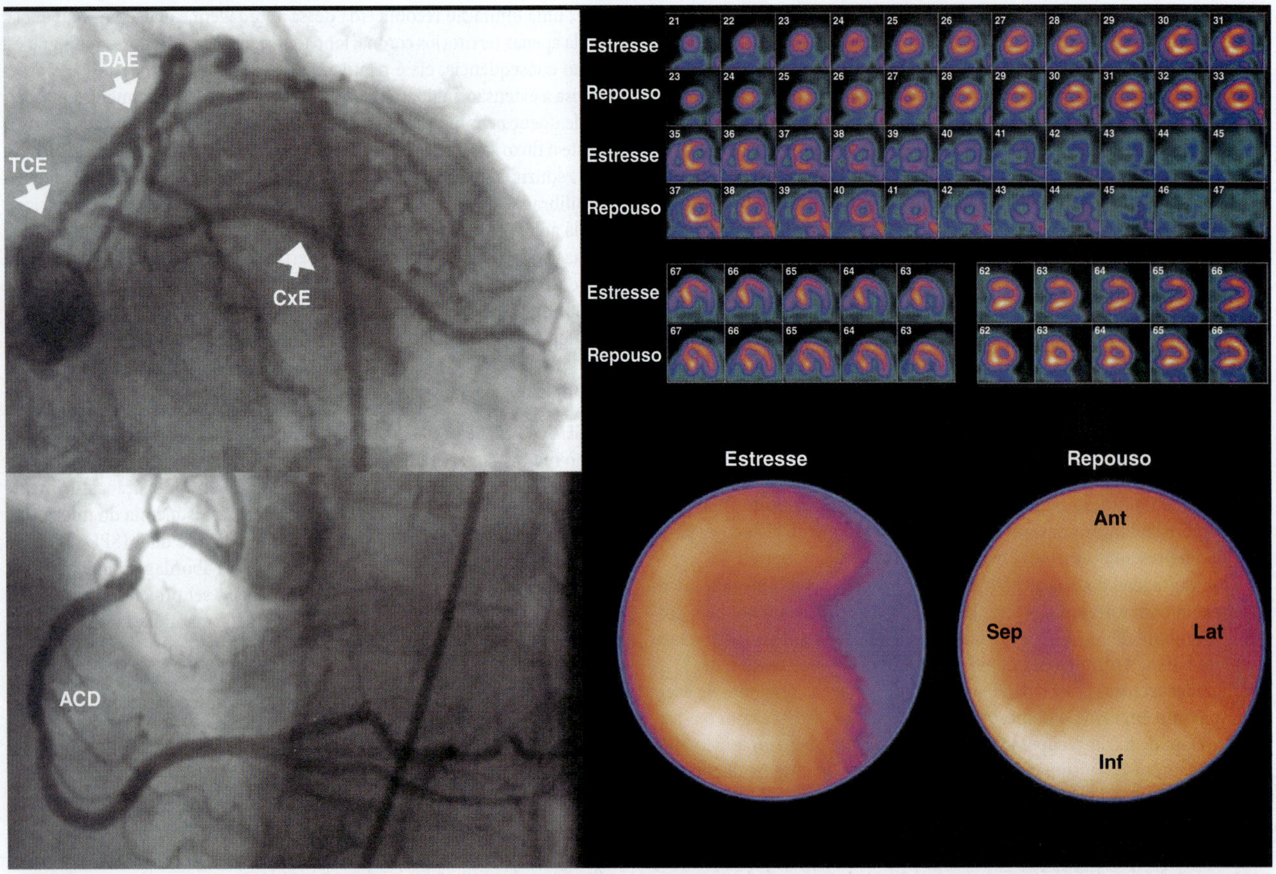

FIGURA 241-10 Imagens angiográficas coronarianas (*painel à esquerda*) e de tomografia por emissão de pósitrons com rubídio-82 (*painel à direita*) em paciente do sexo feminino com 85 anos de idade com diabetes melito que se apresentou com dor torácica. A angiografia coronaria revela estenose significativa das artérias coronárias esquerda principal e circunflexa. Contudo, as imagens de perfusão revelam apenas falha reversível da parede lateral. A quantificação do fluxo sanguíneo miocárdico durante estresse e durante repouso demonstrou redução global significativa da reserva de fluxo coronariano (estimada em 1,2, sendo normal > 2,0), o que reflete risco extenso do miocárdio, subestimado pelas estimativas semiquantitativas da perfusão do miocárdio. ACD, artéria coronária direita; CxE, artéria circunflexa esquerda; DAE, artéria descendente anterior esquerda; TCE, tronco da coronária esquerda.

Como discutido anteriormente, a maior resolução temporal e espacial dos aparelhos modernos de TC com multidetectores oferece uma abordagem não invasiva única para definir a extensão e a gravidade da aterosclerose coronariana com a angio-TCC. A sensibilidade extremamente alta dessa abordagem oferece um meio muito efetivo de excluir a presença de DAC (alto valor preditivo negativo) (Tab. 241-3). Entretanto, nos cenários com escore de cálcio elevado (p. ex., > 400), a especificidade é reduzida em razão de o artefato de florescência produzido pelo cálcio impedir a avaliação

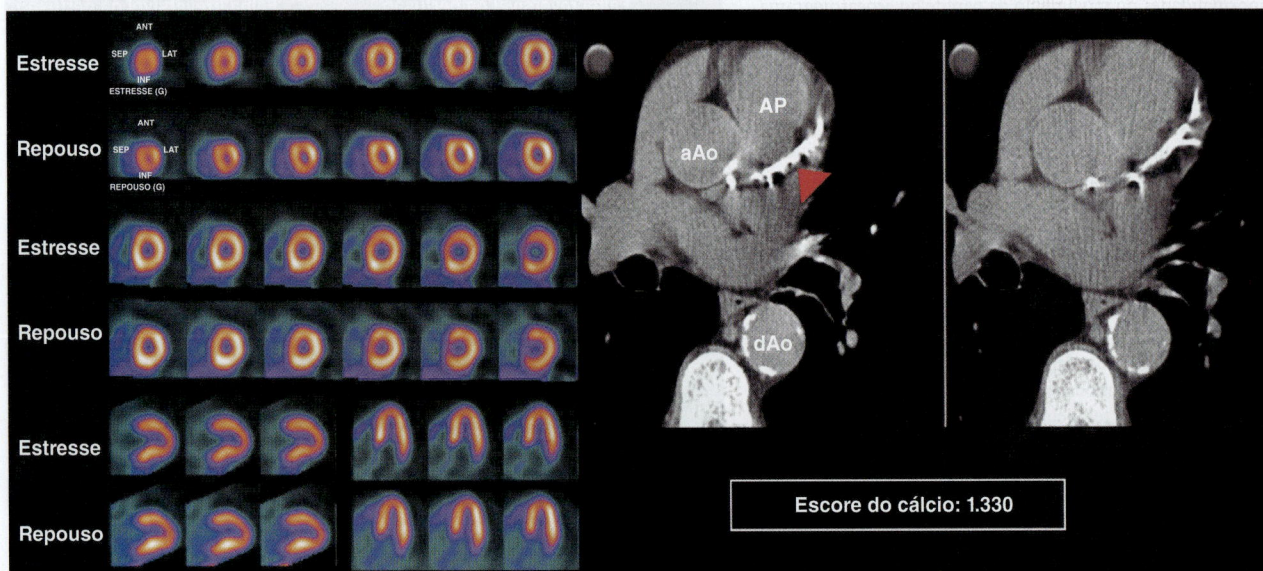

FIGURA 241-11 Imagens de perfusão do miocárdio com estresse e em repouso, com tomografia por emissão de pósitrons (PET) com rubídio-82 (*à esquerda*) e tomografia computadorizada (TC) sincronizada e sem contraste (*à direita*), definindo a extensão e a gravidade da calcificação coronariana por meio de imageamento integrado PET-TC. As imagens revelam aterosclerose extensa (escore de cálcio Agatston = 1.330) sem doença limitante do fluxo com base no estudo de perfusão normal. aAo, aorta ascendente; AP, artéria pulmonar; dAo, aorta descendente.

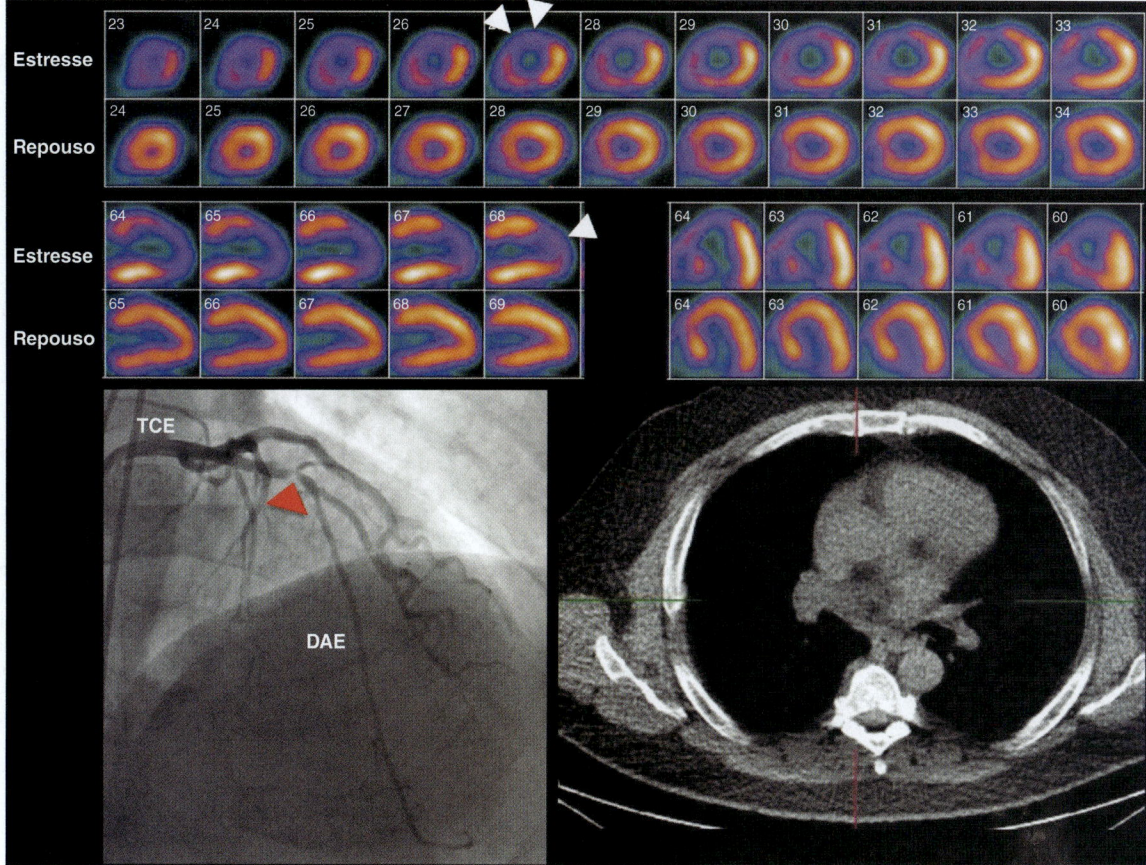

FIGURA 241-12 **Imagens de perfusão do miocárdio com estresse e em repouso, por tomografia por emissão de pósitrons com rubídio-82 (*parte superior*) e tomografia computadorizada sem contraste e sincronizada (*parte inferior, à direita*), e imagens selecionadas de angiografia da coronária em paciente do sexo masculino de 59 anos de idade e angina atípica.** Apesar da ausência de calcificação significativa das coronárias (escore de cálcio Agatston = 0), as imagens de perfusão revelam defeito de perfusão denso e reversível, envolvendo as paredes anterior e anterosseptal (*setas*), refletindo doença obstrutiva significativa na artéria coronária descendente anterior esquerda (DAE), confirmada na angiografia. TCE, tronco da coronária esquerda.

precisa da luz do vaso. Dado o alto valor preditivo negativo da angio-TC, um exame com resultado normal efetivamente exclui DAC obstrutiva e torna desnecessária qualquer investigação complementar. Como será discutido adiante, isso pode ser muito útil em pacientes com risco clínico baixo a intermediário que se apresentem para atendimento de emergência com dor torácica. Contudo, a capacidade limitada dessa técnica para determinar quais obstruções são limitantes do fluxo pode dificultar a interpretação de resultados anormais, especialmente em termos da possível necessidade de revascularização. Dados recentes sugerem que, com a adição de avaliação da perfusão do miocárdio com a TC com estresse (semelhante à RMC com estresse) (Fig. 241-13, *painel superior*) ou de estimativa da reserva de fluxo fracional (o assim chamado FFR$_{TC}$) (Fig. 241-13, *painel inferior*), é possível definir o significado hemodinâmico da estenose anatômica. O FFR$_{TC}$ está começando a entrar na prática clínica de rotina. Contudo, a imagem de perfusão miocárdica por TC permanece sendo uma tecnologia emergente.

Assim como ocorre com a angiografia das coronárias por método invasivo, a investigação da extensão da DAC com angio-TC também produz informações úteis ao prognóstico. Foi relatada uma baixa taxa de eventos cardíacos em 1 ano em pacientes sem aterosclerose coronariana na avaliação com angio-TC. Para os pacientes com DAC obstrutiva, o risco de eventos cardíacos adversos aumenta proporcionalmente com a extensão da DAC obstrutiva definida angiograficamente. Há novas evidências de que mesmo a presença de aterosclerose não obstrutiva aumenta o risco de eventos cardíacos adversos.

Embora a angio-TC possa ser útil na avaliação da patência dos enxertos de *bypass*, a avaliação dos *stents* é um pouco mais difícil em razão da baixa resolução espacial da TC e do diâmetro do *stent* (< 3 mm estando associado ao maior número de visualizações parciais da luz e de exames não diagnósticos), ambos contribuindo para os resultados clínicos limitados.

Imagem por RMC A RMC define a presença de isquemia por DAC por meio da avaliação de perfusão miocárdica regional ou da movimentação regional da parede em repouso e durante o esforço farmacológico com uma infusão intravenosa de agente vasodilatador e dobutamina. A perfusão do miocárdio é avaliada com injeção em bolus de ACBG seguida por aquisição contínua de dados à medida que o contraste passa pelas câmaras cardíacas e para dentro do miocárdio. As falhas relativas de perfusão são identificadas por regiões com baixa intensidade de sinal (pretas) no interior do miocárdio (Vídeo 241-4). Vários minutos após a injeção de ACBG, as imagens de RTG permitem a detecção de áreas brilhantes de infarto miocárdico (brancas), o que permite a comparação de regiões de hipoperfusão e de infarto para quantificar a isquemia miocárdica (Fig. 241-14).

Com o melhor delineamento das bordas endocárdicas, a RMC com dobutamina parece ter maior acurácia diagnóstica para detecção de DAC, especialmente em pacientes com janelas acústicas deficientes (Tab. 241-3). A dobutamina em altas doses implica um grave risco de arritmias ventriculares (cerca de 1%), mas a maioria dos casos pode ser evitada com a monitoração adequada dos sinais vitais e função de mobilidade regional. As vantagens da RMC de perfusão com estresse sobre a SPECT incluem sua maior resolução espacial, permitindo a detecção de isquemia ou infarto subendocárdicos que poderiam passar despercebidos com a SPECT. Assim como outras modalidades por imagem, a RMC com estresse também prové uma robusta estratificação de risco. Em um recente estudo controlado randomizado, uma estratégia orientada por RMC com estresse mostrou melhorar a indicação de investigação invasiva e revascularização miocárdica.

Escolha de uma estratégia de exames em pacientes sem DAC diagnosticada

Como discutido anteriormente, há muitas opções para investigação dos pacientes com suspeita de DAC que se apresentam com dor torácica. As perguntas essenciais a serem respondidas para estabelecer uma estratégia de investigação são as seguintes: (1) A dor torácica reflete DAC obstrutiva?; (2) Quais são os riscos em curto e longo prazos?; (3) O paciente deve ser considerado para procedimento de revascularização? Com o aprimoramento da terapia clínica direcionada por diretrizes (TCDD), ensaios clínicos em larga

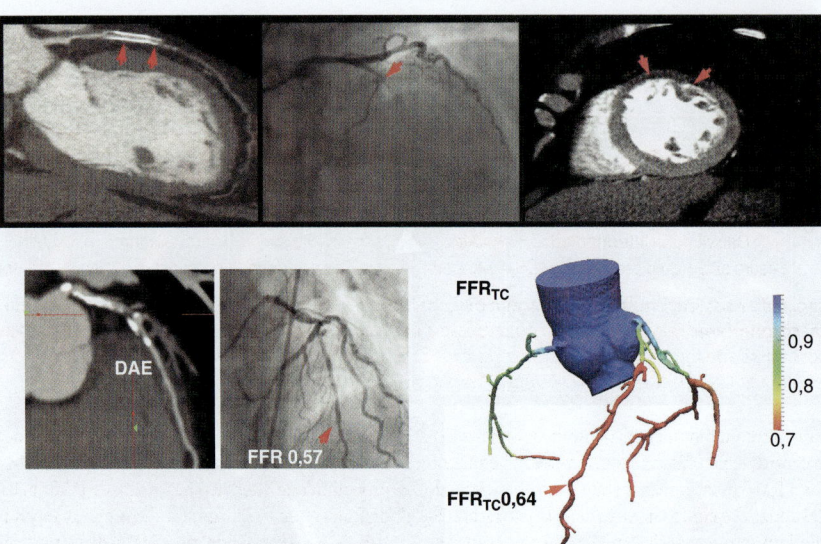

FIGURA 241-13 Exemplos de novas abordagens para avaliação de doença arterial coronariana (DAC) com limitação do fluxo usando tomografia computadorizada (TC) cardíaca. No *painel superior*, são apresentadas imagens representativas de angiotomografia computadorizada das coronárias (angio-TCC) (*à esquerda*), angiografia das coronárias (*meio*) e TC de perfusão do miocárdio com estresse (*à direita*) em paciente com DAC e implante prévio de *stent* na artéria descendente anterior esquerda (DAE). Na angio-TC, o *stent* (*setas*) encontra-se totalmente obstruído como evidenciado pela ausência de contraste distal a ele. A angiografia das coronárias revela obstrução total concordante da DAE. Nas imagens de perfusão com TC, observa-se uma borda preta (*setas*) envolvendo as paredes anterior e anterolateral, indicando ausência de opacificação pelo contraste durante o estresse, consistente com isquemia do miocárdio. (*As imagens são cortesia dos pesquisadores do CORE 320.*) O *painel inferior* é um exemplo de estimativa da reserva de fluxo fracional (FFR) com angio-TCC (*à esquerda*) comparada ao padrão referencial de FFR com método invasivo. A FFR reflete a diferença de pressão entre o segmento da coronária distal à estenose e a aorta. Nas artérias coronárias normais, não há gradiente e a FFR é igual a 1. Uma FFR < 0,80 é consistente com estenose hemodinamicamente significativa. (*As imagens são cortesia do Dr. James Min, Cornell University, New York.*)

escala indicaram os benefícios das TCDDs nas quais a maioria dos pacientes com DAC estável apresenta baixo risco de eventos cardíacos graves com base apenas na TCDD, com revascularização coronariana mais bem reservada para pacientes com sintomas graves, apesar da terapia médica adequada. As imagens, todavia, continuarão a ter um papel significativo no diagnóstico da etiologia da dor torácica e na avaliação de risco de pacientes individuais.

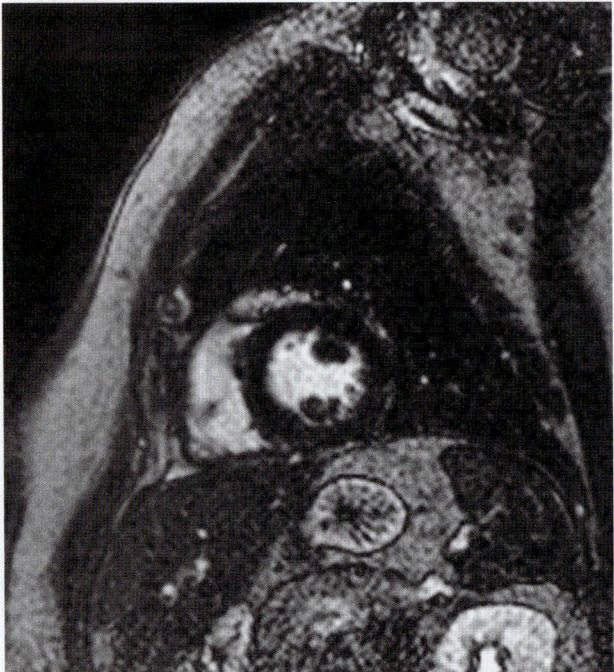

FIGURA 241-14 A figura revela imagem com realce tardio de gadolínio no corte médio no eixo transversal. Não há evidência de infarto na parede anterior, o qual seria evidenciado por áreas brancas brilhantes, indicando que a falha de perfusão durante o estresse representa primariamente isquemia do miocárdio. Este paciente era portador de estenose significativa da artéria coronária descendente anterior esquerda.

Para pacientes sintomáticos sem história prévia de DAC e ECG em repouso normal ou próximo do normal que sejam capazes de se exercitar, as diretrizes conjuntas do American College of Cardiology e da American Heart Association recomendam teste ergométrico padrão (TEP) em esteira como estratégia inicial de investigação. As diretrizes sugerem que os pacientes classificados como de baixo risco no TEP (p. ex., aqueles que tenham atingido > 10 equivalentes metabólicos [METs, de *metabolic equivalents*] sem dor torácica ou alterações no ECG) sejam tratados inicialmente com farmacoterapia, e aqueles com achados de alto risco no TEP (i.e., angina típica com infradesnivelamento de ST > 2 mm em múltiplas derivações, elevação de ST durante exercício, queda na pressão arterial ou arritmia ventricular sustentada) sejam encaminhados para angiografia das coronárias.

O uso dos testes de esforço em mulheres apresenta dificuldades que não são encontradas nos homens, refletindo as diferenças na menor prevalência de DAC obstrutiva em mulheres e as diferenças na acurácia dos testes com esforço em homens e mulheres. Em comparação com os homens, a menor probabilidade pré-teste de doença nas mulheres significa que mais resultados serão falso-positivos. Em alguns desses pacientes, um TEP positivo pode refletir isquemia verdadeira do miocárdio causada por disfunção microvascular das coronárias (a assim chamada *doença microvascular*). Ademais, a incapacidade de muitas mulheres de manter o exercício até atingir a capacidade aeróbica máxima, a maior prevalência de prolapso da valva mitral e de doença microvascular em mulheres, além de outras possíveis razões, também contribuem para as diferenças em relação aos homens. As dificuldades para diagnosticar DAC obstrutiva em mulheres usando TEP levaram a especulações sobre se os exames de imagem com estresse não seriam superiores ao TEP. Entretanto, dados recentes obtidos com o estudo WOMEN sugerem que em mulheres sintomáticas de baixo risco, capazes de praticar exercício, o TEP é uma estratégia diagnóstica inicial muito eficaz em comparação com o imageamento com radionuclídeo com estresse. De fato, os desfechos em 2 anos foram similares em ambas as estratégias diagnósticas, e a primeira abordagem com TEP resultou em uma redução de custo de 48% comparada com o imageamento com radionuclídeo com estresse.

Os pacientes que não podem ser submetidos à TEP ou aqueles com risco intermediário a alto na avaliação com TEP (p. ex., baixa capacidade de exercício, dor torácica e/ou infradesnivelamento de ST sem características de alto risco) com frequência necessitarão de testes adicionais, seja imageamento com estresse ou angio-TCC, para avaliação mais acurada do risco clínico. As estratégias de imageamento mais utilizadas nos pacientes com risco intermediário

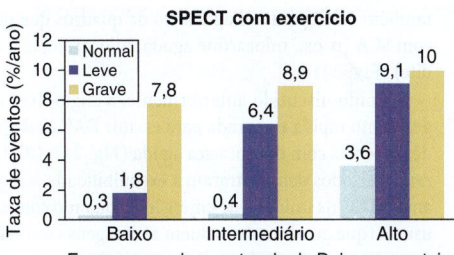
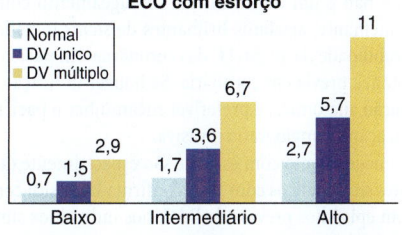

FIGURA 241-15 Estratificação de risco incremental da imagem de estresse em relação ao escore de Duke para teste em esteira em pacientes com suspeita de doença arterial coronariana. O imageamento com estresse é mais útil no grupo com risco intermediário. DV, doença de vaso; ECO, ecocardiograma; SPECT, tomografia por emissão de fótons únicos. *(Reproduzida, com autorização, de R Hachamovitch et al: Exercise myocardial perfusion SPECT in patients without known coronary artery disease. Circulation 93:905, 1996; https://www.ahajournals.org/doi/full/10.1161/01.CIR.93.5.905.)*

são ecocardiograma e imageamento com radionuclídeos, ambos com estresse. Contudo, a RMC e a PET em centros experientes mostraram ter maior acurácia do teste do que o SPECT, e a RMC mostrou ter melhor custo-benefício do que o SPECT. Nesses pacientes com risco clínico intermediário, o imageamento com estresse, seja com SPECT ou com ecocardiografia, mostrou-se capaz de reclassificar de forma acurada os pacientes inicialmente classificados como de risco intermediário com o TEP para risco baixo ou alto (Fig. 241-15). Essa estratégia em etapas de aplicar inicialmente o TEP de menor custo e reservar os exames de imagem de custo mais alto para refinar a estratificação de risco nos pacientes classificados como de risco intermediário no TEP mostrou-se mais custo-efetiva em comparação com a aplicação de imageamento com estresse ou anatômico como teste inicial de rotina.

Um exame de imagem é a estratégia inicial recomendada para pacientes incapazes de praticar exercício com carga suficiente e/ou para aqueles com ECG anormal em repouso (p. ex., sinais de hipertrofia ventricular esquerda, bloqueio do ramo esquerdo). É importante ressaltar que os trabalhos mais recentes acerca do uso apropriado de imageamento também consideraram que um exame de imagem pode ser a primeira etapa nos pacientes com uma probabilidade intermediária a alta de DAC (p. ex., diabéticos, pacientes com disfunção renal), considerando a maior sensibilidade global para diagnóstico de DAC e a maior capacidade de estratificação do risco. Ao considerar um exame por imagem, as evidências que suportam o papel da avaliação da isquemia em relação à anatomia devem ser consideradas. A partir da discussão anterior, em pacientes com dor torácica atípica e um baixo risco pré-teste de DAC, uma angio-TCC normal é útil por efetivamente excluir a presença de DAC obstrutiva e a necessidade de outros exames, por definir baixo risco clínico e por simplificar as decisões acerca de encaminhamento para angiografia das coronárias. Contudo, em pacientes com um risco pré-teste intermediário ou mais alto, a angio-TC é menos eficaz em excluir DAC em razão de sua acurácia limitada para definir a gravidade da estenose e predizer isquemia; todavia, resultados anormais da angio-TC são mais problemáticos para interpretar e para usar como base para definir a necessidade de indicar angiografia invasiva das coronárias e revascularização. Nesses pacientes, costuma haver necessidade de testes com estresse sucessivos para determinar a necessidade de revascularização (Fig. 241-16).

A justificativa para solicitar exame de imagem sob estresse depende da definição de quais pacientes seriam beneficiados com uma estratégia de revascularização definida por estimativas não invasivas do miocárdio em risco em detrimento da definição anatômica do grau de estenose obtida com angiografia. Contudo, evidência recente do estudo ISCHEMIA sugere que a terapia clínica ideal fornece benefício prognóstico comparável à revascularização coronariana em pacientes com isquemia miocárdica moderada. A revascularização coronariana é reservada para pacientes com evidência extensa de isquemia por imagem com estresse e/ou controle inadequado de sintomas com a terapia clínica ideal. Embora os dados atuais sugiram acurácia diagnóstica semelhante para SPECT e ecocardiograma, porém mais alta para PET e RMC, a escolha da estratégia depende de disponibilidade e da experiência local.

Escolha da estratégia de exames em pacientes com DAC diagnosticada

A utilização e a escolha das estratégias de exames em pacientes sintomáticos com DAC definida (i.e., angiografia prévia, infarto agudo do miocárdio prévio, revascularização prévia) diferem daquela nos pacientes sem DAC prévia. Embora o TEP possa ajudar a distinguir entre dor torácica cardíaca e não cardíaca, o ECG com esforço tem uma série de limitações após infarto agudo do miocárdio e revascularização (especialmente enxerto de *bypass* em coronária). Esses pacientes com frequência apresentam anormalidades no ECG em repouso. Além disso, há necessidade clínica de documentar tanto a magnitude quanto a localização da isquemia para que seja possível orientar o tratamento, em especial sobre a necessidade de revascularização direcionada. Consequentemente, dá-se preferência aos exames de imagem na avaliação dos pacientes com DAC conhecida.

Há também diferenças importantes na efetividade dos exames de imagem nesses pacientes. Como discutido anteriormente, a angio-TCC é limitada em pacientes com revascularização prévia. Enquanto a angio-TCC permite uma visualização excelente dos enxertos de *bypass*, a circulação nativa tende a se tornar fortemente

FIGURA 241-16 Cortes selecionados de imagens de angiotomografia computadorizada das coronárias (angio-TCC) (*painel superior*) e de imagens de perfusão do miocárdio em repouso e sob estresse com tomografia por emissão de pósitrons com rubídio-82 (*painel inferior*) obtidas em paciente do sexo masculino de 64 anos de idade com angina atípica. As imagens da angio-TC demonstram calcificações focais densas no tronco da coronária esquerda (TCE) e na descendente anterior esquerda (DAE) e placa não calcificada significativa no segmento médio da artéria coronária direita (ACD; *seta*). As imagens de perfusão do miocárdio não demonstraram evidências de estenose limitadora do fluxo. CxE, artéria circunflexa esquerda; MO, ramo marginal obtuso.

calcificada e geralmente não é um bom alvo para imageamento com a angio-TC. De forma semelhante, artefatos brilhantes de *stents* metálicos também limitam a aplicabilidade da angio-TC das coronárias em pacientes com intervenção percutânea prévia em coronária. Se houver indicação de uma estratégia de avaliação anatômica, é preferível encaminhar o paciente diretamente para a realização de angiografia invasiva.

As abordagens de imageamento com estresse são especialmente úteis e preferíveis nos pacientes sintomáticos com DAC confirmada. Assim como ocorre nos pacientes sem episódios prévios de DAC, nos indivíduos sintomáticos com DAC confirmada, exames de imageamento normais também identificam uma coorte de baixo risco. Naqueles com exames de imagem com estresse alterados, o grau de anormalidade mantém correlação direta com o risco pós-teste. Ademais, com as abordagens de imageamento com estresse é possível localizar e quantificar o grau de isquemia e, dessa forma, ajudar no planejamento dos procedimentos de revascularização direcionada. Como nos pacientes sem DAC prévia, a escolha da estratégia de imageamento com estresse depende de disponibilidade e experiência local.

Considerações sobre a estratégia na escolha dos exames em pacientes que se apresentam para atendimento de emergência com queixa de dor torácica
Embora a dor torácica aguda seja uma razão frequente para a busca de atendimento de emergência, apenas a minoria desses casos é causada por síndrome coronariana aguda (SCA). As estratégias usadas na avaliação desses pacientes incluem dosagem de novos marcadores cardíacos (p. ex., troponina sérica), teste ergométrico em esteira convencional (TEP) e imageamento cardíaco não invasivo. Em geral, aceita-se que o objetivo primário da avaliação é exclusão de SCA e de outros quadros graves, e não detecção de DAC.

Na maioria dos centros nos Estados Unidos, a investigação de rotina para dor torácica aguda inclui a admissão em uma unidade de dor torácica para afastar SCA por meio de ECGs seriados e biomarcadores cardíacos. Em pacientes selecionados, pode-se usar teste de esforço com ou sem imagens para melhor estratificação do risco. Nesses pacientes, o ecocardiograma com estresse e o imageamento com radionuclídeos com estresse estão entre as abordagens mais usadas. A RMC multiparamétrica também se mostrou útil em pacientes com dor torácica aguda **(Vídeo 241-5)**. Em razão de sua capacidade de testar múltiplos aspectos da fisiologia do miocárdio e da anatomia cardíaca, além de caracterizar o tecido com RTG, a RMC também é útil para o diagnóstico de quadros que podem ser confundidos com SCA (p. ex., miocardite aguda, miocardiopatia de Takotsubo, pericardite) **(Fig. 241-17)**.

Como discutido anteriormente, a angio-TCC é uma técnica de imageamento rápida e acurada para excluir DAC e adequada para investigação de pacientes com dor torácica aguda **(Fig. 241-18)**. Quatro estudos clínicos randomizados demonstraram a exequibilidade, a segurança e a acurácia da angio-TCC na unidade de emergência quando comparada com os cuidados usuais (que geralmente incluem as imagens com esforço). Nesses estudos, os pacientes tinham risco clínico muito baixo. Em geral, não houve óbitos e houve muito poucos infartos agudos do miocárdio sem diferenças entre os grupos. De modo semelhante, não houve diferenças quando foram avaliados atendimentos em unidades de emergência ou readmissões hospitalares após alta. Nesses estudos, demonstrou-se redução no tempo de permanência com o uso de angio-TCC e, em alguns, houve relato de redução nos custos. Uma observação feita em uma metanálise recente foi a de que, em comparação à rotina comum, mais pacientes designados para angio-TCC foram submetidos a cateterismo cardíaco (respectivamente, 6,3% *vs.* 8,4%) e revascularização (respectivamente, 2,6% *vs.* 4,6%). Esse aumento relativo na frequência de encaminhamento para cateterismo cardíaco e revascularização após angio-TCC em comparação com imageamento com estresse também foi observado em pacientes com síndrome de dor torácica estável.

Considerados em conjunto, os dados disponíveis sugerem visivelmente que nem todos os pacientes que se apresentam com dor torácica aguda necessitam de testes de imagem especializados. Os pacientes com risco clínico muito baixo e biomarcadores negativos (especialmente a dosagem de troponina com alta sensibilidade) podem ser triados com segurança. O uso de exames de imagem em pacientes com risco baixo a intermediário deve ser avaliado com cuidado, em especial dados os dilemas discutidos anteriormente.

CARDIOPATIA VALVAR

Anormalidades em qualquer das quatro estruturas valvares do coração podem causar disfunção cardíaca significativa, insuficiência cardíaca e, até mesmo, morte. Ecocardiografia, RMC e TC cardíaca podem ser usadas para avaliação de cardiopatia valvar, embora o ecocardiograma em geral seja considerado o primeiro exame de imagem para investigação de cardiopatia valvar. Além disso, o ecocardiograma é o método de rastreamento com melhor relação custo-efetividade para cardiopatia valvar. Em alguns casos, a RMC pode complementar o ecocardiograma quando a janela acústica se mostrar inadequada, para quantificar o fluxo sanguíneo de forma mais precisa ou proporcionar avaliação complementar das estruturas vasculares adjacentes relevantes para o quadro valvar.

O ecocardiograma pode ser usado para avaliar lesões regurgitantes e estenóticas de qualquer valva cardíaca. Entre as principais indicações da ecocardiografia para avaliação de cardiopatia valvar estão sopros cardíacos identificados no exame físico, dispneia que possa representar cardiopatia valvar, síncope ou pré-síncope e exame pré-operatório em pacientes a serem submetidos à cirurgia de *bypass*. O exame ecocardiográfico padrão deve incluir avaliação qualitativa e quantitativa de todas as valvas, independentemente da indicação, e deve servir como teste de triagem para cardiopatia valvar significativa.

Avaliação de estenose aórtica A estenose aórtica, uma das formas mais comuns de cardiopatia valvar, na maioria dos casos decorre de calcificação valvar gradualmente progressiva em valvas normais e congenitamente anormais. A avaliação da estenose aórtica normalmente é feita com ecocardiograma, embora tenham sido desenvolvidas técnicas para avaliação quantitativa da estenose aórtica com RMC que vêm sendo mais usadas na última década. A avaliação ecocardiográfica geralmente começa com a inspeção visual da valva. Isso permite a avaliação da morfologia valvar, se tricúspide, bicúspide ou alguma variante, o grau de calcificação dos folhetos e a excursão dos folhetos.

A valva aórtica normal é formada por três folhetos ou cúspides: a cúspide coronária direita, a cúspide coronária esquerda e a cúspide não coronária. Anormalidades das cúspides formam algumas das anomalias congênitas mais comuns no coração, sendo a mais comum a valva aórtica bicúspide, com dois folhetos de abertura em vez de três **(Fig. 241-19)**. A valva aórtica pode ser visualizada no ecocardiograma, embora algumas vezes possa ser difícil distinguir a verdadeira valva bicúspide de variantes, incluindo a presença de vestígios da comissura (rafe). A valva aórtica bicúspide, uma das anomalias congênitas mais comuns, predispõe tanto à estenose aórtica quanto à insuficiência aórtica.

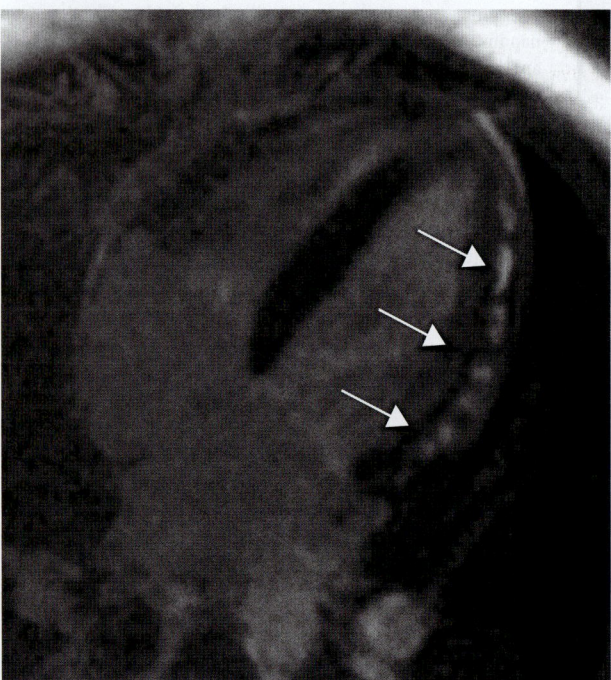

FIGURA 241-17 Uma imagem de quatro câmaras no eixo longitudinal com realce tardio de gadolínio (RTG) de um paciente com miocardite aguda. Observar que o RTG envolve primariamente a face epicárdica do miocárdio (setas), poupando o endocárdio, característica que distingue entre miocardite e infarto agudo do miocárdio, o qual afeta o endocárdio. Observar também os múltiplos focos de RTG, nesse caso afetando a parede lateral do ventrículo esquerdo. A miocardite viral frequentemente se apresenta com esse padrão.

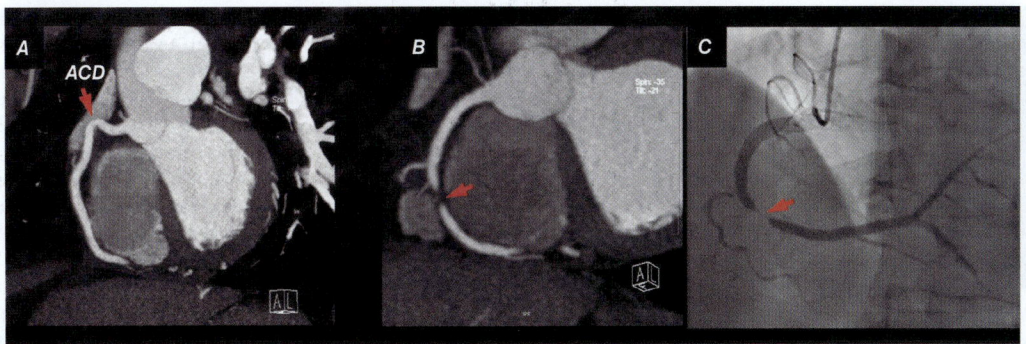

FIGURA 241-18 Imagens representativas obtidas com angiotomografia computadorizada das coronárias (angio-TCC) em dois pacientes que se apresentaram para atendimento de emergência com dor torácica e biomarcadores negativos. O paciente em **A** apresentou coronárias angiograficamente normais; o painel mostra uma visão representativa da artéria coronária direita (ACD). **B** e **C** mostram estenose significativa correspondente no segmento médio da ACD tanto na angio-TC (**B**) quanto na angiografia invasiva (**C**). *(Imagens usadas com autorização da Dra. Quynh Truong, Massachusetts General Hospital, Boston, MA.)*

O grau da estenose aórtica é avaliado por meio da estimativa do gradiente de pressão transvalvar e pela área da valva. Os pacientes com estenose aórtica moderada ou mais geralmente apresentam velocidade máxima instantânea igual ou superior a 3 m/s, e frequentemente acima de 4 m/s, correspondendo a gradientes pressóricos de 36 e 64 mmHg, respectivamente. Como os gradientes pressóricos transvalvares podem ser subestimados em pacientes com disfunção ventricular esquerda grave, a estimativa da área da valva pelo princípio da continuidade é a técnica mais precisa para avaliação da gravidade da estenose. Entretanto, a avaliação de pacientes com a chamada estenose aórtica de baixo fluxo ou baixo gradiente pode ser difícil e requerer testes provocativos, como o ecocardiograma com dobutamina. Nesses casos, é importante distinguir se a valva é de fato capaz de se abrir mais ou se está se comportando como valva estenótica em razão do baixo gradiente pressórico.

Estenoses com área valvar aórtica < 1 cm² em geral são consideradas graves; as com área inferior a 0,6 cm² são consideradas críticas. Como os pacientes com boa função ventricular esquerda frequentemente toleram estenoses aórticas graves por um período considerável, não se deve usar apenas a área valvar ou o gradiente para determinar se um paciente específico deve ser encaminhado para cirurgia valvar aórtica; essa decisão permanece de caráter clínico.

Alguns pacientes com aparente estenose aórtica na verdade apresentam obstrução subvalvar ou, até mesmo, supravalvar. A forma clássica de estenose aórtica subvalvar é a miocardiopatia hipertrófica, mas esse quadro em geral é facilmente distinguível da estenose aórtica ao ecocardiograma, uma vez que é possível visualizar a abertura dos folhetos valvares durante a sístole. As membranas subaórticas podem se comportar de forma muito semelhante às da estenose de folhetos valvares, e as membranas em si podem ser muito finas e difíceis de visualizar, embora a presença de um sopro e de gradiente transvalvar com folhetos valvares que pareçam se abrir normalmente seja altamente sugestiva da presença de uma membrana. A estenose aórtica supravalvar, embora extremamente rara, também pode ocorrer.

O surgimento da intervenção transcateter na valva aórtica como opção terapêutica para pacientes com estenose aórtica grave que não sejam candidatos ideais à substituição cirúrgica da valva resultou em um papel clínico muito importante para o imageamento multimodal. O imageamento tem papel essencial no planejamento pré-procedimento, na otimização do implante durante o procedimento e no acompanhamento desses pacientes.

A TC tem papel importante na definição da elegibilidade do sítio de acesso proposto (angio-TC de aorta e artérias ilíacas) e na definição das relações anatômicas entre a valva aórtica e a raiz da aorta, o ventrículo esquerdo e os óstios das coronárias. A TC cardíaca e o ecocardiograma transesofágico também são usados para definir o tamanho do dispositivo. O ecocardiograma transesofágico é usado durante a implantação do dispositivo para assegurar a combinação ideal prótese-paciente, para avaliar a posição da prótese e seu funcionamento após o implante e para identificar complicações imediatas (p. ex., insuficiência aórtica, vazamento paravalvar resultante de desajuste entre paciente e prótese). A ecocardiografia é a modalidade de imagem preferencial para vigilância em longo prazo.

Avaliação da insuficiência aórtica A investigação da insuficiência aórtica requer a avaliação qualitativa da estrutura da valva aórtica. A insuficiência aórtica é comum nos pacientes com anormalidades congênitas da valva aórtica, sendo a mais comum a valva aórtica bicúspide. A insuficiência aórtica também ocorre em conjunto com estenose aórtica, e não é incomum que pacientes apresentem estenose e insuficiência aórticas, ambas graves. As anormalidades congênitas dos folhetos aórticos, como valva aórtica bicúspide, são causas comuns de insuficiência aórtica. A dilatação da raiz da aorta, como ocorre em pacientes com hipertensão arterial e outros distúrbios em que é possível ocorrer essa dilatação, também pode causar insuficiência aórtica, mesmo quando os folhetos valvares são intrinsecamente normais, em razão de coaptação deficiente das cúspides valvares. A dilatação da raiz da aorta é comum em pacientes com insuficiência aórtica, tanto como causa quanto como lesão coexistente, e a raiz da aorta e a aorta ascendente devem ser medidas e acompanhadas nesses pacientes **(Fig. 241-20)**.

Ao longo do tempo, a insuficiência aórtica pode resultar em dilatação do ventrículo esquerdo, terminando com prejuízo da função ventricular; então, a atenção ao paciente com insuficiência aórtica requer avaliações seriadas das dimensões e funções ventriculares. Os pacientes cujos ventrículos dilatam além de diâmetro sistólico final de 5,5 cm ou cuja FEVE fica abaixo do normal têm risco significativamente mais alto de morte ou de insuficiência cardíaca, e esses parâmetros costumam ser usados para decidir sobre a necessidade de cirurgia valvar. A quantificação da regurgitação propriamente dita pode ser feita com alguns métodos. O mais usado continua sendo a avaliação visual semiquantitativa de largura e profundidade

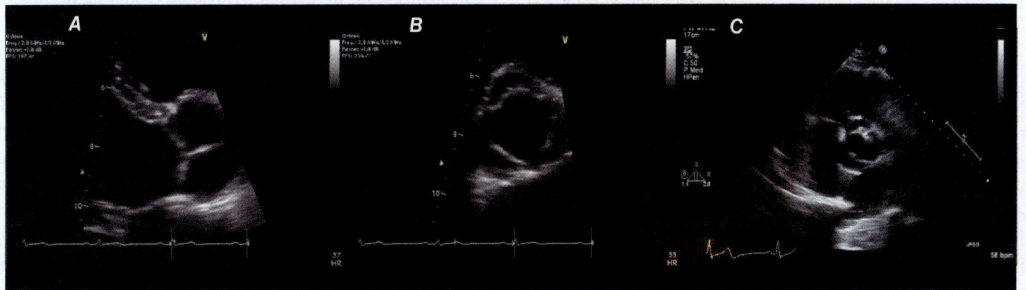

FIGURA 241-19 **Valva aórtica normal** na visão paraesternal pelo eixo longitudinal (**A**) e pelo eixo transversal (**B**), e valva aórtica bicúspide com a orientação característica das cúspides nas posições de 10 horas e 4 horas (**C**).

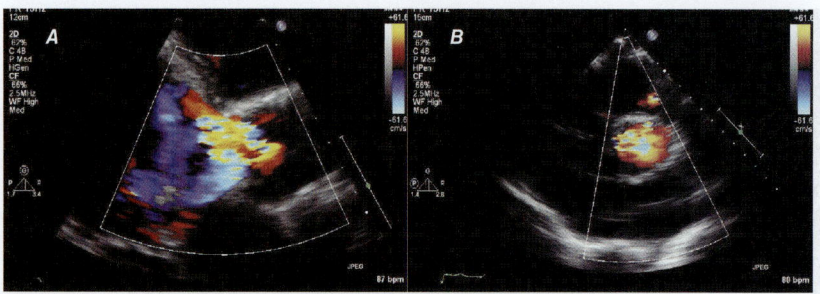

FIGURA 241-20 **Insuficiência aórtica visualizada com Doppler de fluxo colorido** na janela paraesternal nos eixos longitudinal (**A**) e transversal (**B**).

do fluxo regurgitante com Doppler colorido. O diâmetro do jato, como medida proporcional ao diâmetro do trato de saída do ventrículo esquerdo proximal à valva, representa um dos índices mais confiáveis para avaliar a gravidade, mantendo boa correlação com a avaliação angiográfica usada como referencial. De forma semelhante, a *vena contracta*, que representa o menor diâmetro do fluxo regurgitante ao nível da valva, pode ser usada para avaliar a gravidade da insuficiência aórtica. Outros métodos utilizando Doppler são a avaliação do tempo de meia pressão ou velocidade de declínio do gradiente de pressão entre aorta e ventrículo esquerdo, uma medida de acuidade da regurgitação aórtica, e avaliação da reversão do fluxo aórtico na aorta descendente. O volume regurgitante pode ser calculado comparando-se o fluxo que passa pelas valvas aórtica e pulmonar, supondo que a valva pulmonar seja competente. A regurgitação aórtica central ou perivalvar é comum em pacientes após a TAVR e, geralmente, é avaliada imediatamente após o procedimento e no ecocardiograma de acompanhamento.

A RMC oferece inúmeras vantagens sobre o ecocardiograma na avaliação da insuficiência aórtica. A RMC pode ser mais acurada que o ecocardiograma para avaliar pequenas alterações no tamanho ou na função cardíacas que podem ocorrer ao longo do tempo em pacientes com insuficiência aórtica. Além disso, a RMC pode quantificar acuradamente o volume regurgitante aórtico secundário à insuficiência aórtica melhor do que a ecocardiografia. A RMC também é capaz de obter imagens 3D das dimensões da aorta que podem ser úteis para determinar a etiologia da insuficiência aórtica ou para monitorar a evolução do paciente (Fig. 241-21 e Vídeo 241-6).

Avaliação da insuficiência mitral A valva mitral normal é formada por um folheto anterior e um posterior em uma configuração em formato de sela (Fig. 241-22). Os folhetos encontram-se fixados aos músculos papilares por meio das cordoalhas tendíneas inseridas na face ventricular dos folhetos. É possível haver insuficiência mitral em razão de anormalidades nos folhetos, na estrutura da cordoalha, no ventrículo ou por qualquer combinação destas (Fig. 241-23).

O prolapso de valva mitral no qual um dos folhetos se move para trás do plano do outro folheto pode ser causado por degeneração mixomatosa das valvas e redundância dos folhetos, ruptura da estrutura da cordoalha secundária à doença degenerativa ou ruptura ou disfunção do músculo papilar seguindo-se a infarto agudo do miocárdio. É possível visualizar os jatos

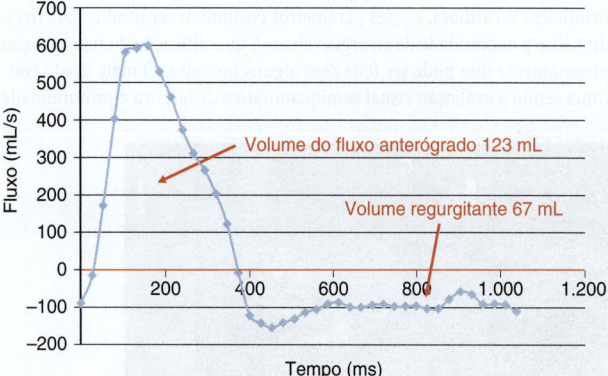

FIGURA 241-21 **A curva de fluxo resultante gerada a partir de imagem com contraste de fase** revela fluxo anterógrado de 123 mL e volume regurgitante de 67 mL, produzindo uma fração regurgitante de 54%, que indica insuficiência aórtica grave.

regurgitantes utilizando análise do fluxo com Doppler colorido. A velocidade dos jatos regurgitantes é determinada pelo gradiente de pressão entre as duas câmaras. Essa velocidade tende a ser muito alta para as lesões regurgitantes do lado esquerdo, incluindo as insuficiências mitral e aórtica, o que resulta em jatos turbulentos ao Doppler colorido (Fig. 241-23). A estimativa visual ao Doppler colorido geralmente é adequada para avaliação qualitativa da gravidade da insuficiência, mas é possível que esta seja sub ou superestimada, em particular quando os jatos regurgitantes são muito excêntricos. Por esse motivo, geralmente recomenda-se avaliação quantitativa, especialmente quando forem tomadas decisões clínicas sobre intervenção cirúrgica. O método da área de superfície de isovelocidade proximal costuma ser usado para avaliação quantitativa da gravidade da insuficiência mitral. Esse método está baseado na estimativa de velocidade da aceleração do fluxo a uma determinada distância proximal à valva, assumindo-se que o fluxo acelera em hemisférios concêntricos.

Assim como na insuficiência aórtica, a avaliação de estrutura e função ventriculares é parte integrante da investigação da insuficiência mitral. Embora alguns pacientes tenham insuficiência mitral em razão de anormalidades intrínsecas da própria valva, outros se apresentam com valva relativamente normal e insuficiência secundária à dilatação e ao remodelamento do ventrículo esquerdo. A chamada insuficiência mitral funcional costuma ser secundária ao deslocamento apical dos músculos papilares em um ventrículo dilatado, resultando em tração dos folhetos da valva mitral em direção à ponta do coração e falha na coaptação durante a sístole com regurgitação relativamente central pela valva mitral. Em geral, esse tipo de insuficiência mitral pode ser diferenciado da doença valvar intrínseca, e o tratamento cirúrgico ou por meio de procedimento pode ser diferente para as duas condições. O conhecimento da etiologia da insuficiência mitral pode ser importante para o planejamento da abordagem cirúrgica da valva mitral. Além disso, os novos procedimentos para tratamento da valva mitral podem ser diferentes dependendo da etiologia.

A dilatação ventricular é um preditor importante da evolução nos pacientes com insuficiência mitral por qualquer causa. É importante perceber que, em um paciente com insuficiência mitral significativa, uma grande parte do sangue sendo ejetado pelo ventrículo esquerdo a cada batimento é regurgitante, o que eleva artificialmente a fração de ejeção. Assim, uma fração de ejeção de 55% em paciente com insuficiência mitral grave pode, na realidade, representar uma redução substancial na função sistólica do miocárdio.

A RMC pode ser útil na avaliação da insuficiência mitral em um subgrupo de pacientes quando a avaliação ecocardiográfica se mostrar inadequada. Com a RMC, é possível quantificar diretamente o volume do jato regurgitante mitral ou quantificar indiretamente esse volume, medindo-se a diferença entre volume sistólico ventricular e fluxo anterógrado aórtico.

Avaliação de estenose mitral A doença reumática mitral continua a ser a causa mais comum de estenose mitral, embora também seja possível sua ocorrência em razão de calcificação intensa dos folhetos da mitral. A estenose mitral reumática tem um aspecto peculiar caracterizado por fixação das pontas dos folhetos e flexibilidade relativa dos folhetos propriamente ditos, resultando em deformação em taco de hóquei, em particular do folheto anterior (Fig. 241-24). O estreitamento do orifício da mitral obstrui o fluxo entre átrio esquerdo e ventrículo esquerdo, resultando em aumento da pressão atrial esquerda, que é transmitida retrogradamente à vasculatura pulmonar e às câmaras direitas do coração. Quando há suspeita de estenose mitral, o ecocardiograma pode ser útil para determinar a etiologia (especificamente se reumática ou não), estimar a área da valva e o gradiente transvalvar, avaliar o átrio esquerdo e as dimensões e função do ventrículo esquerdo. A avaliação do tamanho do átrio esquerdo e da dimensão e função do ventrículo esquerdo é particularmente útil para determinar a gravidade da estenose mitral.

INFARTO AGUDO DO MIOCÁRDIO E INSUFICIÊNCIA CARDÍACA
Papel das imagens no infarto agudo do miocárdio Os exames de imagem podem ser particularmente úteis no acompanhamento imediato e no seguimento em longo prazo de pacientes vítimas de infarto agudo do miocárdio.

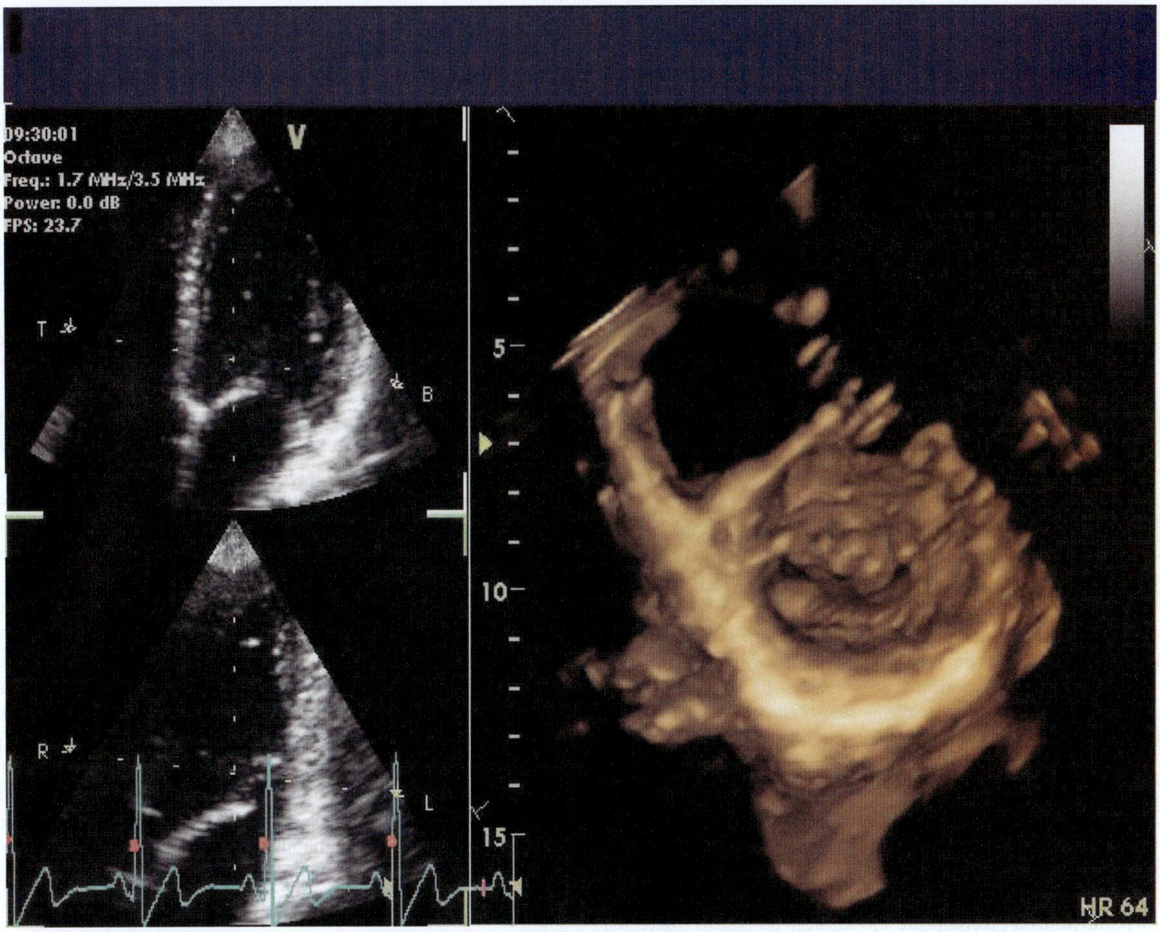

FIGURA 241-22 **Valva mitral normal** em imagens bidimensionais (*à esquerda*) e tridimensionais (*à direita*).

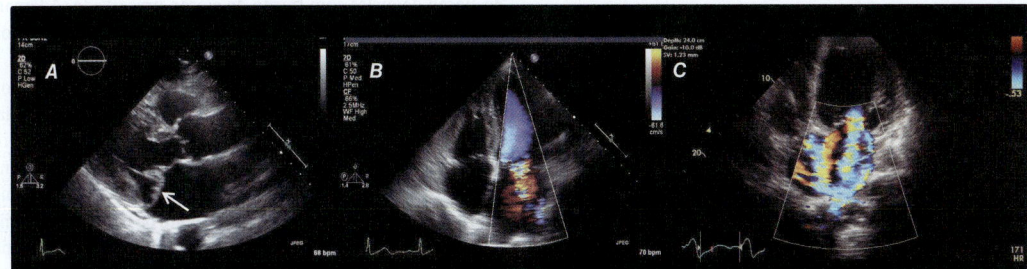

FIGURA 241-23 *A.* Prolapso de valva mitral com folheto posterior sofrendo prolapso para trás do plano do folheto anterior (*seta*). *B.* Doppler de fluxo colorido revelando insuficiência mitral em paciente com prolapso da valva mitral. *C.* Insuficiência mitral funcional grave em paciente com dilatação do ventrículo esquerdo.

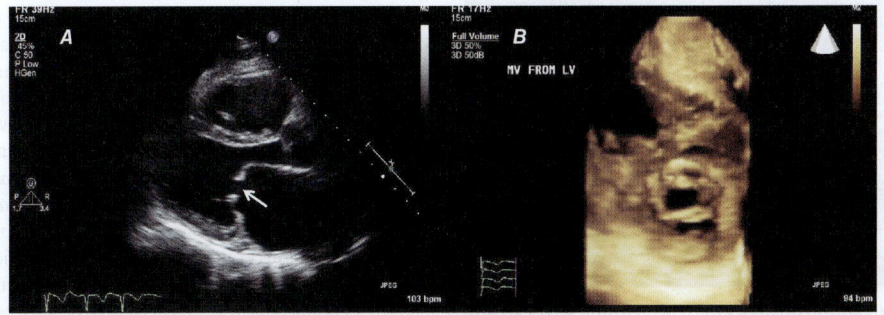

FIGURA 241-24 *A.* Estenose mitral reumática mostrando folhetos flexíveis presos nas pontas (*seta*). Observe o átrio esquerdo caracteristicamente aumentado. *B.* Estenose mitral visualizada com ecocardiograma tridimensional.

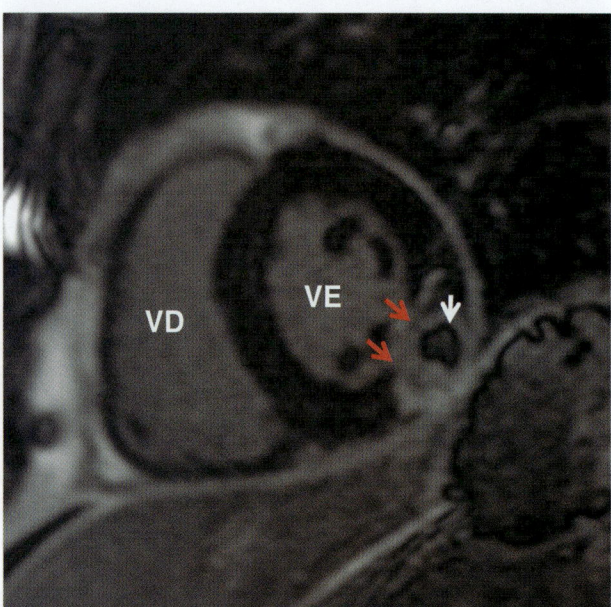

FIGURA 241-25 **Exemplo de um paciente que se apresentou com infarto agudo do miocárdio com elevação de ST em parede inferior após vários dias de dor torácica intermitente.** A ressonância magnética confirmou um infarto agudo do miocárdio inferior pela localização do realce tardio de gadolínio (RTG) (*setas vermelhas*). Além disso, há uma área central de obstrução microvascular (região escura cercada pela RTG brilhante, *seta branca*). VD, ventrículo direito; VE, ventrículo esquerdo.

Como discutido anteriormente neste capítulo, a imagem de RTG por RMC é a melhor técnica para avaliação da presença ou da extensão de infarto agudo do miocárdio. Em um estudo multicêntrico recente, o imageamento com RTG identificou precisamente a localização do infarto e detectou infartos agudos e crônicos com sensibilidades, respectivamente, de 99% e 94%. Ademais, regiões de obstrução microvascular (sem refluxo) podem ser identificadas como áreas densas hipocaptantes no centro de uma região brilhante de infarto (Fig. 241-25). A presença de RTG e a obstrução microvascular são marcadores de maior risco clínico.

Apesar de o ecocardiograma ser frequentemente usado para avaliar a função do miocárdio logo após infarto, o fenômeno do miocárdio atordoado é comum na fase inicial que se segue ao infarto, especialmente em pacientes submetidos à terapia de reperfusão. Nesses pacientes, é comum haver recuperação parcial ou total da função ventricular no prazo de alguns dias, o que faz a estimativa precoce da fração de ejeção poder ser enganosa. Nos pacientes com infarto agudo do miocárdio não complicado, os exames de imagem em geral podem ser postergados por alguns dias para que uma avaliação da função cardíaca, incluindo a movimentação segmentar da parede, seja mais acurada (Fig. 241-26).

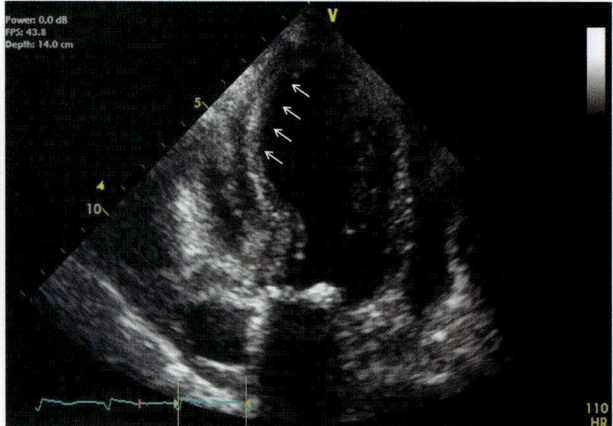

FIGURA 241-26 **Infarto agudo do miocárdio na distribuição da artéria descendente anterior esquerda** no final da sístole revelando região acinética (*setas*).

O ecocardiograma é o melhor método para avaliação de pacientes com suspeita de complicações mecânicas após infarto agudo do miocárdio. Aqui se incluem insuficiência mitral secundária à disfunção do músculo papilar ou à ruptura da cabeça do músculo papilar, defeito no septo ventricular ou, até mesmo, ruptura cardíaca. A ausculta de um novo sopro sistólico intenso deve levantar suspeita de insuficiência mitral grave ou de defeito no septo ventricular. Enquanto a ruptura cardíaca costuma ser catastrófica, podem ocorrer rupturas contidas, também conhecidas como *pseudoaneurismas*, e o diagnóstico precoce com tratamento cirúrgico é a melhor forma de maximizar a sobrevida. A presença de trombo no espaço pericárdico pós-infarto agudo do miocárdio deve levantar imediatamente suspeita de ruptura do miocárdio, o que representa uma emergência cirúrgica.

Após infarto agudo do miocárdio, alguns pacientes apresentam dilatação e disfunção progressivas do ventrículo esquerdo, condição conhecida como *remodelamento cardíaco*. A avaliação de função cardíaca e do movimento segmentar da parede é útil no período de seguimento, em geral entre 1 e 6 meses após o infarto. A persistência de disfunção sistólica ventricular esquerda após infarto agudo do miocárdio é usada como parâmetro para definir o tipo de terapia (p. ex., inibidores da enzima conversora da angiotensina ou bloqueadores do receptor de angiotensina costumam ser prescritos aos pacientes com disfunção sistólica após infarto agudo do miocárdio).

Em pacientes com infarto agudo ou subagudo do miocárdio, a investigação de isquemia residual e/ou de viabilidade às vezes é importante clinicamente, em especial entre aqueles pacientes com sintomas recorrentes após infarto agudo do miocárdio (Fig. 241-27). Todas as técnicas de imagem cardíaca fornecem informações acerca de isquemia e viabilidade do miocárdio. Os dados disponíveis sugerem que a obtenção de imagens com radionuclídeo, especialmente a PET, é altamente sensível, com valor preditivo negativo superior ao do ecocardiograma com dobutamina. Por outro lado, o ecocardiograma com dobutamina tende a estar associado a maior especificidade e valor preditivo positivo em comparação com os métodos de obtenção de imagens com radionuclídeos. A experiência com RMC sugere que esse exame oferece acurácia preditiva semelhante àquela encontrada com o ecocardiograma com dobutamina.

Papel das técnicas de imagem na insuficiência cardíaca de início recente

O ecocardiograma geralmente é um exame de primeira linha em pacientes que se apresentam com insuficiência cardíaca de início recente. Como discutido anteriormente, esse exame permite avaliação direta da função ventricular e pode auxiliar a distinguir pacientes com redução na fração de ejeção daqueles com fração de ejeção preservada. Ademais, ele fornece informações adicionais sobre a estrutura, incluindo avaliação de valvas, do miocárdio e do pericárdio.

Embora seja comum realizar angio-TCC nos pacientes com redução da fração de ejeção, a determinação da etiologia da insuficiência cardíaca em um dado paciente pode ser difícil, mesmo quando há DAC obstrutiva angiograficamente confirmada. De fato, pacientes com insuficiência cardíaca e sem DAC angiograficamente confirmada podem apresentar angina típica ou anormalidades segmentares no movimento da parede nos exames de imagem não invasivos, enquanto pacientes com DAC obstrutiva confirmada angiograficamente podem não ter sintomas de angina nem história de infarto agudo do miocárdio. Assim, a classificação apropriada para cada paciente nem sempre é evidente e muitas vezes requer informações complementares obtidas com angiografia das coronárias e com técnicas de imagem não invasivas. Como discutido anteriormente, a obtenção de imagens com radionuclídeo sob estresse e a ecocardiografia podem ser úteis para definir a extensão e a gravidade da isquemia induzível do miocárdio, assim como sua viabilidade. A RMC multiparamétrica pode ser bastante útil no diagnóstico diferencial das etiologias da insuficiência cardíaca. Além de quantificar volumes e função ventricular direita e esquerda, a RMC pode fornecer informações sobre isquemia e fibrose miocárdicas. O padrão de RTG ajuda a diferenciar entre infarto (geralmente iniciado no subendocárdio e envolvendo o território da coronária) e outras formas de miocardiopatias infiltrativas ou inflamatórias (que em geral envolvem as camadas meso e subepicárdicas sem respeitar a distribuição da coronária) (Fig. 241-28). Além disso, a RMC pode avaliar a presença de edema miocárdico usando métodos de mapeamento tecidual em T1 ou T2 para fornecer informações sobre a cronicidade das SCAs ou condições inflamatórias não coronarianas (p. ex., miocardite). Outros métodos como o mapeamento em T2* da deposição de ferro no miocárdio investigam a extensão da infiltração de ferro que pode levar à toxicidade cardíaca. A miocardiopatia infiltrativa como a amiloidose tem, tipicamente, um padrão de

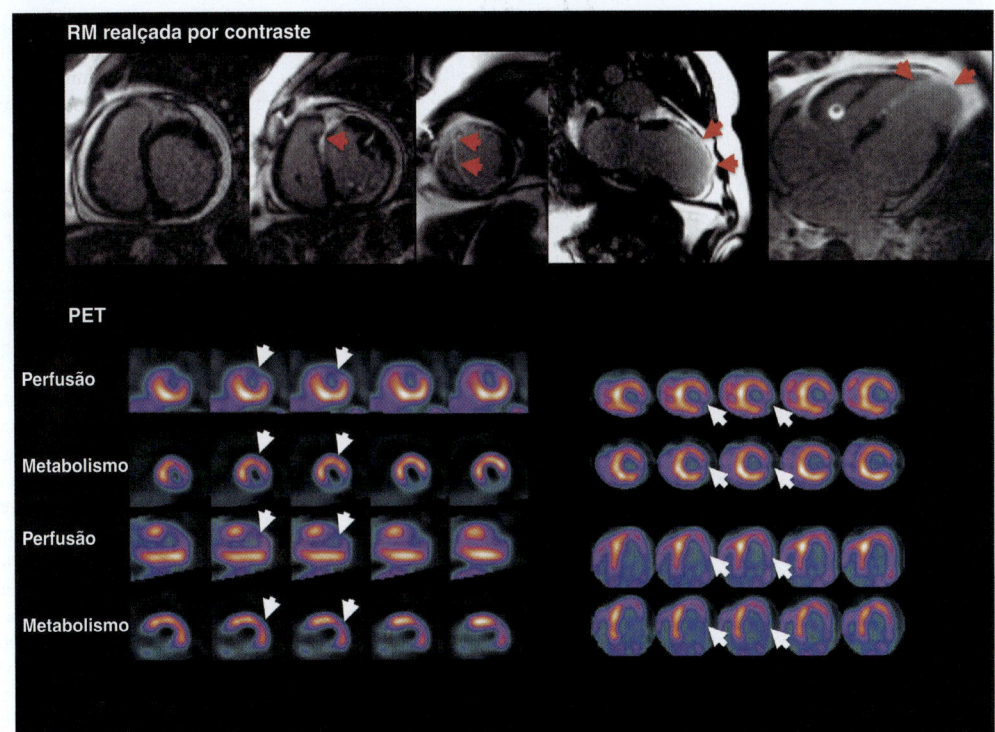

FIGURA 241-27 Exemplos de padrões de viabilidade do miocárdio obtidos por ressonância magnética (RM) e tomografia por emissão de pósitrons (PET) em três pacientes com doença arterial coronariana. O *painel superior* revela área extensa com realce tardio de gadolínio (áreas brancas brilhantes) envolvendo as paredes anterior, anterosseptal e apical do ventrículo esquerdo (*setas*), consistentes com fibrose e inviabilidade do miocárdio. O *painel inferior à esquerda* apresenta imagens de perfusão do miocárdio com rubídio-82 e F^{18}-fluorodesoxiglicose (FDG), revelando uma falha grande e grave de perfusão nas paredes anterior, anterolateral e apical, indicando metabolismo de glicose preservado (a assim chamada *discordância perfusão-metabolismo*), consistente com miocárdio viável. O *painel inferior à direita* mostra imagens semelhantes obtidas com PET demonstrando redução concordante na perfusão e metabolismo (a chamada *concordância perfusão-metabolismo*) na parede lateral, consistente com miocárdio inviável.

miocardiopatia restritiva caracterizado por aumento da espessura da parede de ambos os ventrículos e aumento atrial bilateral, como avaliado por ecocardiografia e RMC. Nos pacientes com amiloidose cardíaca, a RMC com frequência revela um padrão característico de infiltração difusa do endocárdio dos átrios e do ventrículo esquerdo (Fig. 241-28). Na ecocardiografia com esforço, os pacientes com amiloidose cardíaca mostram uma redução da função sistólica, que em geral poupa os segmentos apicais do ventrículo esquerdo. A cintilografia óssea complementa o uso do ecocardiograma e da RMC na amiloidose cardíaca por permitir a distinção não invasiva acurada da transtiretina (ATTR) da amiloidose cardíaca de cadeia leve (LC). A ATTR mostra, em geral, intensa captação do marcador ^{99m}Tc comparado com pacientes com amiloidose LC (Fig. 241-29). A miocardiopatia hipertrófica apresenta graus variáveis de aumento da espessura ventricular e em geral observa-se obstrução do fluxo de saída e intenso RTG nas regiões com hipertrofia acentuada (Fig. 241-30). Com a RMC, também é possível quantificar o conteúdo de ferro no miocárdio nos pacientes em risco de miocardiopatia por sobrecarga de ferro (Vídeo 241-7).

A obtenção de imagens com PET metabólica tem um papel complementar na avaliação de miocardiopatias inflamatórias, especialmente na sarcoidose, na qual a presença de captação focal e/ou difusa da glicose pode ajudar a identificar áreas de inflamação ativa. Além disso, para pacientes recebendo terapia imunossupressora, a PET costuma ser usada para monitorar a resposta terapêutica (Fig. 241-31). Nos pacientes com miocardiopatia isquêmica, a obtenção de imagens com radionuclídeos em geral e a PET em particular são frequentemente usadas para quantificar a presença e a extensão da isquemia e a viabilidade do miocárdio a fim de auxiliar na decisão de indicar revascularização do miocárdio (Fig. 241-26).

AVALIAÇÃO DA FUNÇÃO CARDÍACA EM PACIENTES SENDO TRATADOS PARA CÂNCER

As terapias usadas para o tratamento de câncer podem afetar adversamente o sistema cardiovascular. À medida que aumentam a eficácia dos tratamentos e a sobrevida dos pacientes com câncer, torna-se mais comum a apresentação de casos com efeitos adversos tardios da quimioterapia e/ou da radioterapia sobre a função cardiovascular. Assim, a morbidade e a mortalidade relacionadas com complicações cardiovasculares tardias ameaçam neutralizar os ganhos iniciais obtidos na sobrevida de pacientes com câncer, principalmente em crianças e adultos jovens. A identificação e o tratamento precoces da lesão de cardiomiócitos são essenciais para a aplicação bem-sucedida de terapias preventivas, mas são difíceis, considerando que os efeitos adversos sobre a função cardíaca são relativamente tardios após a exposição ao tratamento anticâncer.

O padrão aceito para diagnóstico clínico de cardiotoxicidade é definido como redução > 5% na FEVE para um valor < 55% com sintomas de insuficiência cardíaca, ou uma queda > 10% na FEVE para um valor < 55% em pacientes assintomáticos. Assim, as técnicas de imagem não invasivas têm papel importante no diagnóstico e no monitoramento de toxicidade cardíaca em pacientes submetidos a tratamento de câncer. Durante algum tempo, a angiografia por radionuclídeo foi a técnica preferencial. Contudo, o ecocardiograma atualmente é o protagonista para essa aplicação.

Recentemente, novas abordagens foram defendidas, inclusive imageamento da distorção com ecocardiograma e imageamento de fibrose usando RMC. Essas técnicas apresentaram resultados promissores em modelos experimentais em animais e em humanos. Além disso, há também estudos de prova de conceito em modelos animais utilizando abordagens de imageamento molecular dirigidas aos mecanismos da toxicidade cardíaca (p. ex., apoptose e estresse oxidativo), que presumivelmente seriam capazes de fornecer sinais mais precoces de efeitos indesejados dessas terapias. Entretanto, todas essas técnicas ainda são consideradas experimentais.

DOENÇAS DO PERICÁRDIO

O saco fibroelástico do pericárdio, que envolve o coração, é formado por uma camada visceral, ou epicárdica, e uma camada parietal, havendo geralmente um pequeno volume de líquido pericárdico entre essas duas camadas. O pericárdio em geral é bastante flexível e se move facilmente com o coração durante as fases de contração e de relaxamento. As anormalidades do pericárdio podem afetar a função cardíaca, principalmente por prejudicar o enchimento do coração. A inflamação do pericárdio pode causar acúmulo de líquido entre as duas camadas, ou *derrame pericárdico*, o que pode ser visualizado com ecocardiografia, RMC ou TC. Outras razões para acúmulo de

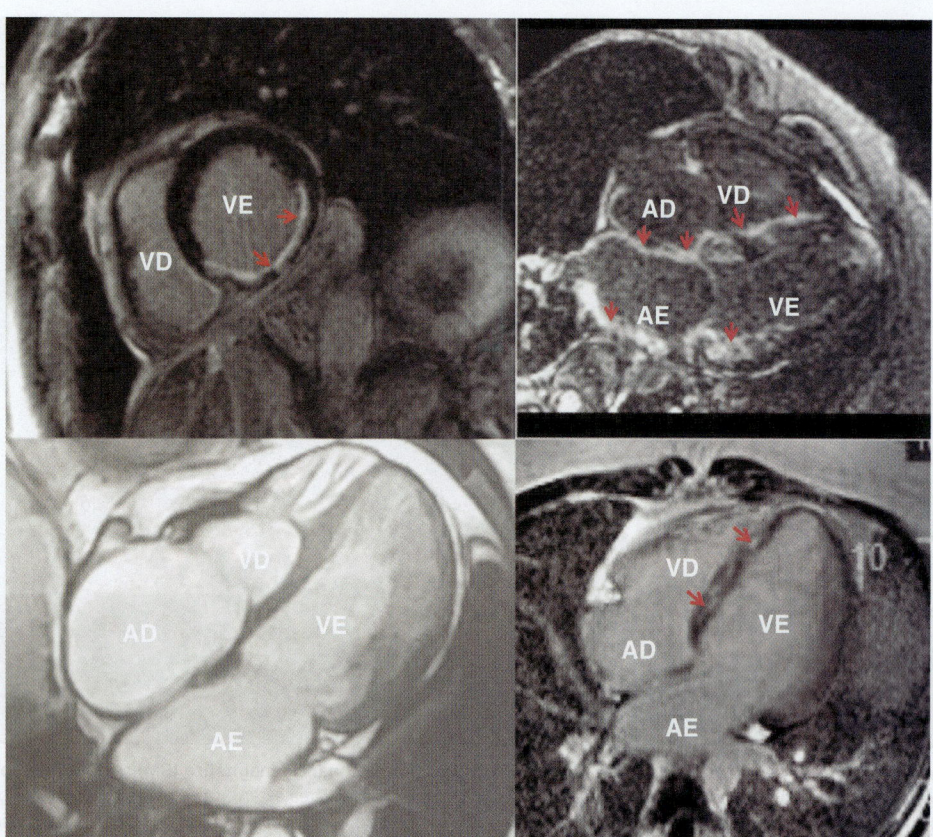

FIGURA 241-28 **Diferenciação das várias miocardiopatias por ressonância magnética cardíaca.** O *painel superior à esquerda* mostra a imagem de realce tardio de gadolínio (RTG) no eixo transversal de um paciente que sofreu um infarto agudo do miocárdio. Observe o RTG do endocárdio miocárdico na parede inferior se estendendo do septo à parede lateral associada com adelgaçamento do miocárdio (*setas*). O *painel superior à direita* mostra a imagem de RTG no eixo longitudinal de um paciente com amiloidose cardíaca. Observe o RTG difuso por todo o miocárdio ventricular esquerdo (VE), átrio esquerdo (AE) e septo interatrial (*setas*). Além disso, o sangue acumulado tem um sinal caracteristicamente escuro indicando a sequestração do gadolínio para fora do sangue após a injeção devido à elevada carga de amiloidose em outros órgãos. O *painel inferior à esquerda* mostra uma imagem diastólica dinâmica no eixo longitudinal de um paciente com miocardiopatia dilatada não isquêmica. Observe que há um extenso miocárdio esponjoso compactado do VE, bem como dilatação de todas as quatro câmaras cardíacas. O paciente tem uma miocardiopatia dilatada não isquêmica secundária à não compactação do VE. O *painel inferior à direita* mostra uma paciente do sexo feminino de 22 anos de idade com um episódio recente de dor torácica aguda e elevação das troponinas. Observar os múltiplos focos de RTG no meio da parede que sugerem miocardite aguda (*setas*). AD, átrio direito; VD, ventrículo direito.

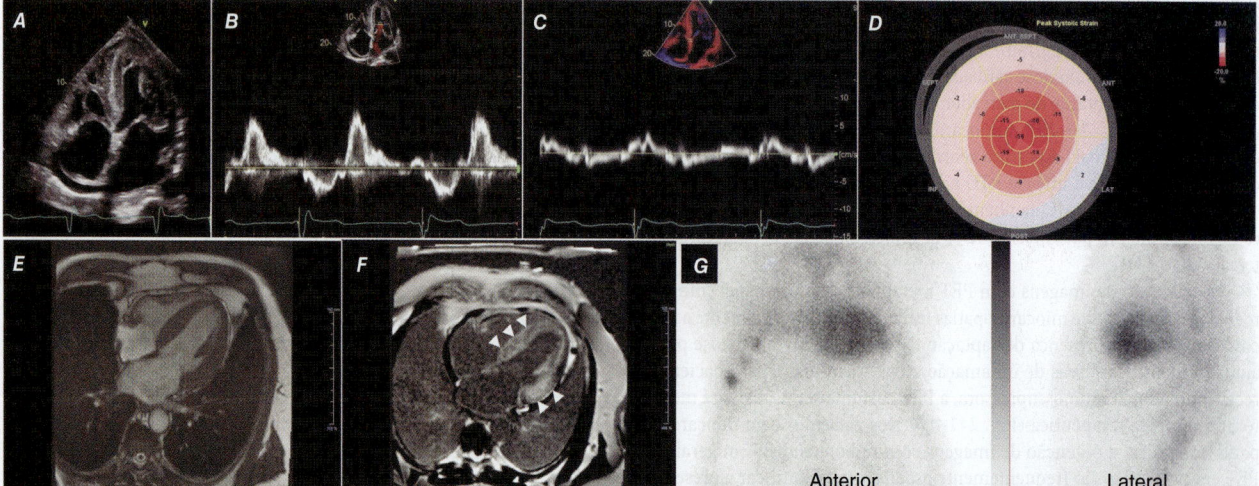

FIGURA 241-29 Imagens cardíacas multimodais em um homem de 71 anos com história de fibrilação atrial, insuficiência cardíaca com fração de ejeção preservada, dormência nos dedos, história de cirurgia bilateral do túnel do carpo e história remota de cirurgia nas costas com fusão L3 e S1. **A.** Ecocardiograma bidimensional demonstrando aumento moderado da espessura do ventrículo esquerdo (VE) com fração de ejeção ventricular esquerda estimada visualmente de 45 a 50% e pequeno derrame pericárdico. **B** e **C.** Influxo mitral e Doppler tecidual demonstrando função diastólica anormal (E/e' foi > 20, consistente com pressão de enchimento ventricular esquerda elevada). **D.** Mapa de tensão em alvo demonstrando tensão longitudinal global anormal nos segmentos basais (cores *rosa* e *azul*) com preservação apical característica (cor *vermelha*). **E.** Ressonância magnética cardíaca (RMC) mostrando tamanho normal da cavidade ventricular esquerda, massa de VE discretamente aumentada, e átrios direito e esquerdo levemente aumentados. **F.** A RMC mostra uma grande quantidade de realce tardio de gadolínio difuso de todos os segmentos miocárdicos do VE, mas mais proeminente em um padrão subendocárdico circunferencial (*pontas de seta*). **G.** As imagens com ^{99m}Tc pirofosfato demonstram aumento da captação miocárdica do radiomarcador (a captação no coração é maior do que nas costelas, grau 3). *(As imagens são cortesia da Dra. Sarah Cuddy, Brigham and Women's Hospital.)*

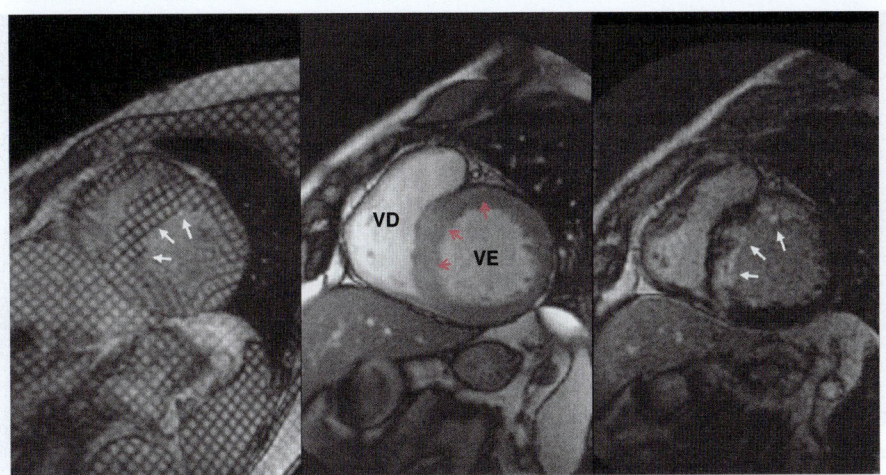

FIGURA 241-30 Nesta figura, são apresentadas três técnicas de sequência de pulsos por ressonância magnética cardíaca frequentemente usadas para avaliar pacientes com miocardiopatia hipertrófica, todas dispostas no plano médio do eixo transversal. O *painel central* revela que o ventrículo esquerdo (VE) apresenta espessamento acentuado da parede, especialmente no septo de VE (*setas vermelhas*). Esse achado foi concordante com a presença de regiões com realce tardio de gadolínio (RTG), consistente com fibrose desses segmentos (*painel à direita, setas brancas*). O *painel à esquerda* mostra marcação do miocárdio em modo cine no mesmo plano de corte. A marcação do miocárdio é usada para estimar a deformação intramiocárdica normal avaliando a distorção da trama miocárdica durante a sístole. Nesse caso, apesar de o espessamento radial da parede durante a sístole parecer normal, a deformação do miocárdio avaliada pela distorção da trama foi considerada reduzida (*painel à esquerda, setas brancas*). Esse achado é consistente com desarranjo substancial das miofibrilas nos segmentos anterior e anterosseptal nesse paciente. VD, ventrículo direito.

líquido pericárdico são infecção, câncer e sangramento para o pericárdio. Esta última hipótese pode resultar de processo catastrófico, como traumatismo, ruptura cardíaca, perfuração durante procedimento cardíaco, cirurgia cardíaca ou dissecção da aorta com extensão ao pericárdio.

O ecocardiograma continua a ser o exame inicial preferencial para avaliação de doença do pericárdio, especialmente derrame (Fig. 241-32). Ademais, o ecocardiograma pode ser útil na avaliação da fisiologia da pericardite constritiva, situação em que um pericárdio espessado e não complacente impede o enchimento cardíaco. Geralmente, a localização, o grau e as consequências fisiológicas de um derrame pericárdico acumulado podem ser facilmente determinados com o ecocardiograma. Ocorre tamponamento cardíaco quando há acúmulo de líquido pericárdico suficiente para que a pressão intrapericárdica exceda as pressões de enchimento do coração, geralmente a do ventrículo direito. O equilíbrio entre a pressão intrapericárdica e a pressão ventricular é mais importante que a extensão do acúmulo líquido. Os quadros em que o derrame pericárdico se acumula em um período longo, como seria o caso dos derrames malignos, podem levar ao acúmulo de grandes volumes sem os achados hemodinâmicos clássicos associados ao tamponamento cardíaco. Por outro lado, o acúmulo rápido de líquido pericárdico, como ocorre em razão de ruptura ou perfuração cardíaca, pode levar a tamponamento sem um derrame muito volumoso. Nos pacientes suspeitos de derrame ou tamponamento pericárdico, o ecocardiograma em

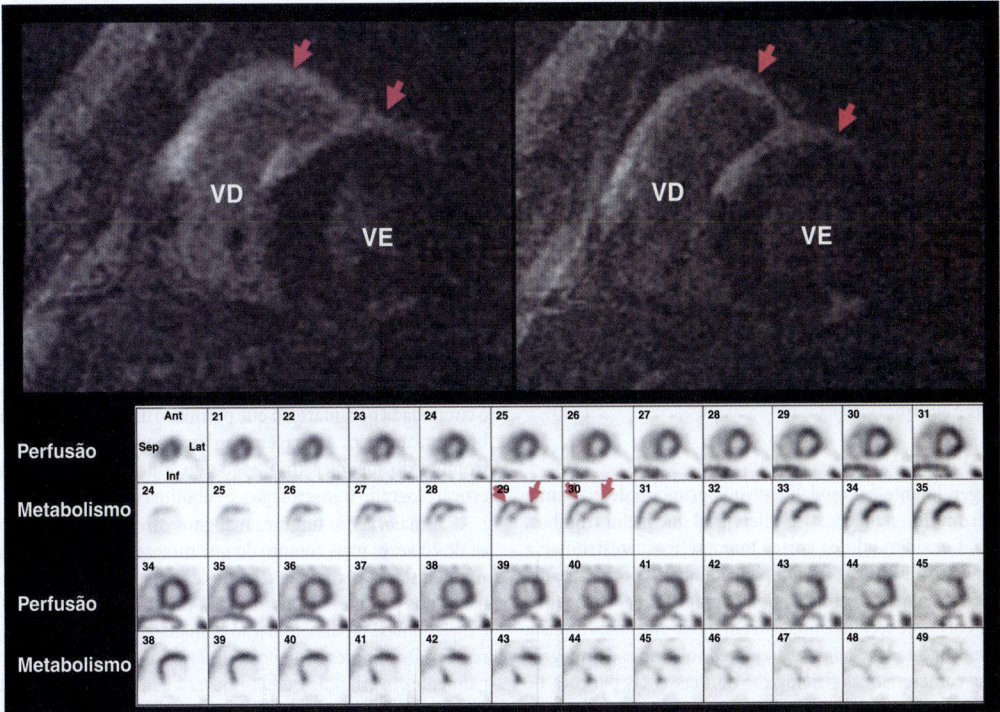

FIGURA 241-31 Imagens representativas de ressonância magnética cardíaca (RMC; *painel superior*) e de tomografia por emissão de pósitrons (PET; *painel inferior*) de paciente do sexo masculino de 45 anos de idade que se apresentou com bloqueio cardíaco completo. As imagens de RMC revelam realce tardio de gadolínio extenso nas paredes subepicárdicas anterior e anterosseptal do ventrículo esquerdo (VE) e na parede livre do ventrículo direito (VD) (*setas*). As imagens obtidas com PET revelam captação extensa de fluorodesoxiglicose nas mesmas áreas, o que é consistente com inflamação ativa causada por sarcoidose.

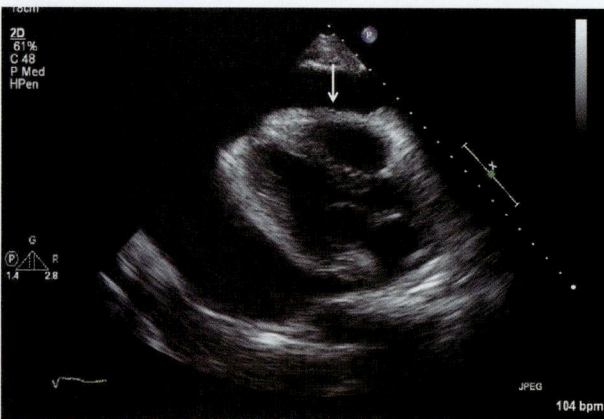

FIGURA 241-32 **Derrame pericárdico com fisiologia de tamponamento.** O ventrículo direito (seta) é pequeno e sofre colapso no final da diástole em razão do aumento da pressão pericárdica.

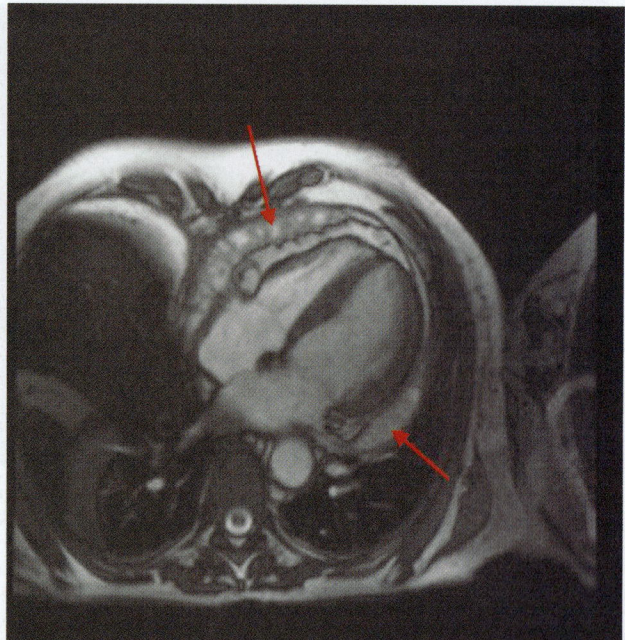

FIGURA 241-33 **Paciente do sexo feminino que evoluiu com pericardite constritiva e insuficiência cardíaca direita em consequência de radioterapia para câncer de mama.** Observar as múltiplas aderências pericárdicas (setas vermelhas).

geral pode ser realizado rapidamente, à beira do leito, e mesmo por operadores com pouco treinamento. A distância entre o pericárdio parietal e o visceral pode ser medida e, quando excede cerca de 1 cm, considera-se que o derrame é significativo. Entre os achados ecocardiográficos sugestivos de tamponamento estão colapso da parede livre do ventrículo direito durante a diástole, que sugere que a pressão pericárdica supera as pressões de enchimento ventriculares direitas, e evidência de variação do fluxo com a respiração ao exame com Doppler, que seria o equivalente Doppler do pulso paradoxal. Apesar dos benefícios do ecocardiograma nos casos suspeitos de tamponamento cardíaco, o diagnóstico segue sendo clínico, e outros sinais importantes, como pressão arterial na presença de pulso paradoxal, devem ser levados em conta ao se considerar as opções de tratamento.

A inflamação crônica do pericárdio pode levar a espessamento e calcificação do pericárdio parietal, resultando em constrição do pericárdio com prejuízo importante do enchimento diastólico. Nesses casos, o enchimento dos ventrículos é abruptamente interrompido quando o volume de enchimento ventricular é comprometido pela constrição do pericárdio. Nesses pacientes, é importante avaliar a espessura do pericárdio, mas sem esquecer que cerca de 1 a cada 5 pacientes com constrição grave não apresenta espessamento significativo do pericárdio nos exames de imagem ou na cirurgia. Portanto, a ausência de espessamento do pericárdio não afasta a possibilidade de constrição pericárdica, e os sinais e sintomas do paciente, assim como as evidências fisiológicas de constrição, devem ser avaliadas de forma independente. Na pericardite constritiva, observam-se alterações acentuadas no fluxo diastólico durante a respiração na avaliação com Doppler, diferentemente do que ocorre com a miocardiopatia restritiva, mas há sobreposição substancial. A TC e a RMC oferecem avaliação tomográfica de todo o coração quanto ao espessamento do pericárdio e às outras anormalidades anatômicas observadas na pericardite constritiva (aumento de átrios e veias cavas e derrame pleural e pericárdico) (Figs. 241-33 e 241-34, e Vídeos 241-8 e 241-9). A RMC fornece informações adicionais sobre fibrose e inflamação do pericárdio por meio de imagem com RTG, assim como evidências de fisiologia constritiva (p. ex., relaxamento segmentar concordante em razão de aderência do miocárdio, movimento paradoxal do septo durante manobra de Valsalva) (Fig. 241-34).

TROMBO E MASSA CARDÍACOS

A ecocardiografia geralmente é a modalidade que primeiro detecta uma massa cardíaca, permitindo o diagnóstico diferencial que inclui trombos, tumor e vegetação. Considerando os cortes tomográficos irrestritos e a imagem multiplanar 3D, a RMC e a TC complementam o ecocardiograma na caracterização física da massa cardíaca. Comparada à TC, a RMC tem a vantagem de maior contraste tecidual, imagem em modo cine mais robusta e uso de técnicas multifacetadas na mesma sessão de obtenção de imagem para determinar as características fisiológicas da massa. Os padrões de realce com gadolínio de aumento da perfusão capilar podem detectar vascularidade dentro de uma massa, o que permite a diferenciação entre um tumor e um trombo. Entre as estruturas que sabidamente podem ser confundidas com massa cardíaca estão (1) variações anatômicas, como valva de Eustáquio, rede de Chiari, crista sagital ou terminal, e banda moderadora ventricular direita, e (2) "pseudotumores", como aneurisma do septo interatrial, aneurisma coronariano ou aórtico, hipertrofia lipomatosa do septo interatrial, hérnia de hiato ou cateter/eletrodo de marca-passo. As anormalidades coexistentes que aumentam a probabilidade de trombo cardíaco (Fig. 241-35) incluem anormalidade regional no movimento da parede causada por infarto agudo do miocárdio ou por aneurisma ventricular, fibrilação atrial causando redução na velocidade do fluxo no apêndice atrial esquerdo ou presença de cateter venoso ou de lesão endovascular recente. A RMC tem a vantagem de avaliar o movimento segmentar da parede e a presença de infarto ou aneurisma de ventrículo nos planos de escaneamento correspondentes, adjacentes ao trombo cardíaco, usando, respectivamente, modo cine e imagem com RTG. Para o trombo ventricular, a imagem realçada com gadolínio é capaz de detectar trombos com mais sensibilidade do que a ecocardiografia por retratar com grande contraste as diferenças entre o trombo escuro e as estruturas adjacentes e por produzir imagens 3D. Ademais, o trombo mural não fica evidente na perfusão de primeira passagem e com frequência apresenta um aspecto "entalhado" característico (borda preta circundando um centro brilhante) na imagem com RTG, o que proporciona maior especificidade diagnóstica em comparação com as informações puramente anatômicas (Fig. 241-36). Comparando-se as intensidades do sinal de uma massa antes e após a injeção de contraste, é possível confirmar a ausência de vascularização tecidual (i.e., trombo) considerando a ausência de acentuação do sinal após a administração do contraste. Assim como ocorre com o trombo intracardíaco, regiões de obstrução microvascular também aparecem escuras, mas a obstrução microvascular é restrita ao miocárdio e é circundada por infarto, o que permite o diagnóstico diferencial com trombo intracardíaco. A imagem cardíaca por TC é adequada para pequenos trombos do apêndice atrial esquerdo, especialmente nos casos nos quais a ecocardiografia transesofágica é subótima ou não exequível.

A maioria dos tumores malignos cardíacos é metastática, o que é cerca de 20 vezes mais comum do que tumores malignos cardíacos primários. As metástases para o coração podem resultar de invasão direta (p. ex., a partir dos pulmões ou das mamas), disseminação linfática (p. ex., linfomas e melanomas) ou disseminação hematogênica (p. ex., carcinoma de células renais). Os tumores benignos primários do coração são encontrados principalmente em crianças e adultos jovens e incluem mixoma atrial, rabdomioma, fibroma e fibroelastoma endocárdico (Fig. 241-37). Os mixomas atriais são encontrados na forma de massa arredondada ou multilobar em átrio esquerdo (75%), átrio direito (20%) ou ventrículos ou em mais de uma câmara (5%). Eles caracteristicamente apresentam brilho central não homogêneo à imagem em modo cine com precessão livre em estado de equilíbrio em razão

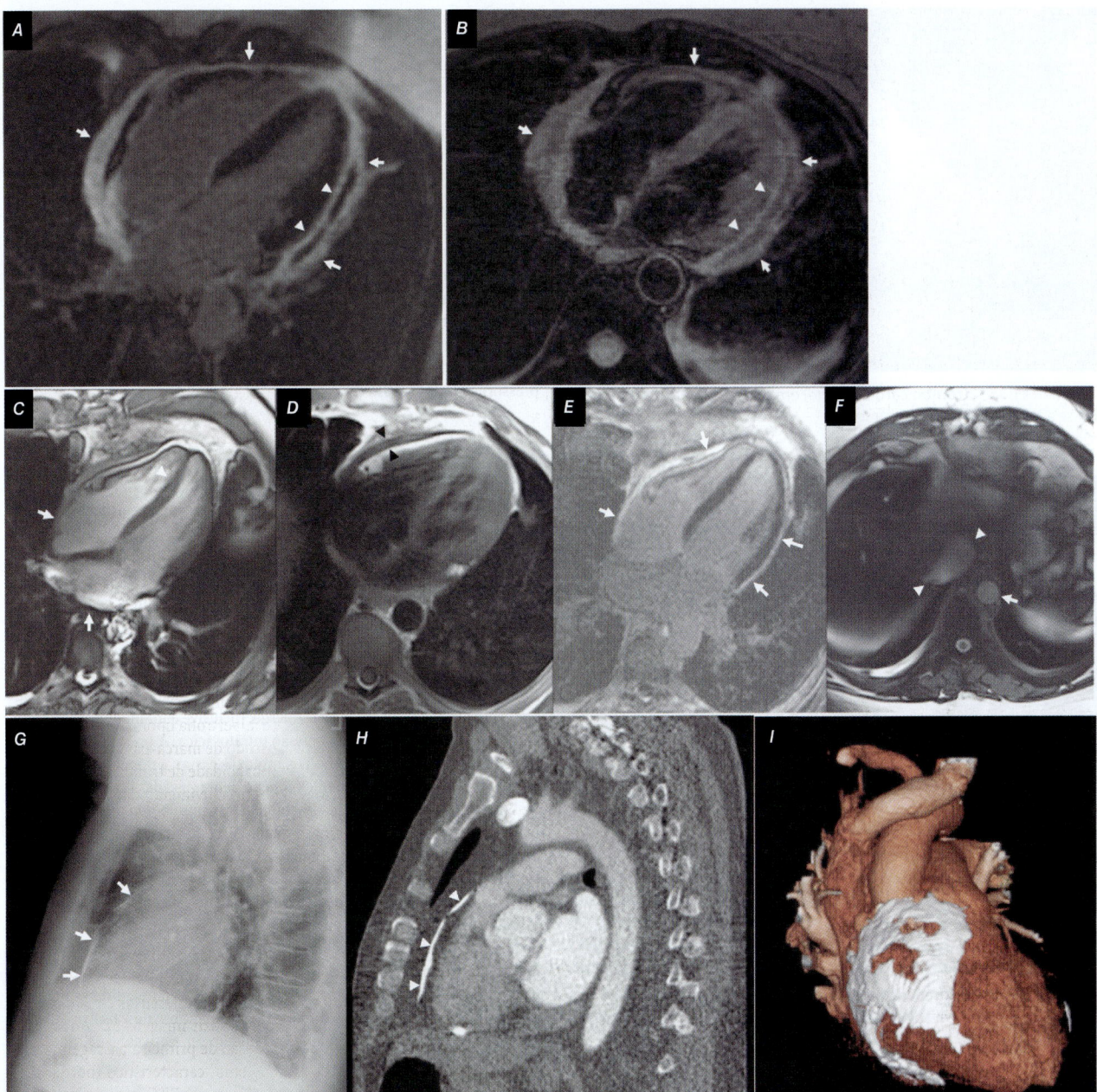

FIGURA 241-34 Características da ressonância magnética cardíaca (RMC) e da tomografia computadorizada (TC) representativas de doença pericárdica. **A.** Imagem em incidência de quatro câmaras com realce tardio de gadolínio mostrando realce difuso grave de ambas as camadas do pericárdio, visceral (*pontas de seta*) e parietal (*setas*). O sinal escuro entre as duas camadas representa derrame. **B.** Imagem axial ponderada em T2 mostrando grave espessamento e sinal aumentado de ambas as camadas do pericárdio, visceral (*pontas de seta*) e parietal (*setas*). **C.** Imagem de quatro câmaras de precessão livre em estado de equilíbrio (sangue brilhante) no início da diástole mostrando o septo interventricular apical curvado para a esquerda (*ponta de seta branca*) devido ao aumento do volume do ventrículo direito em detrimento do volume do ventrículo esquerdo. Os átrios dilatados (*setas brancas*) também são uma característica de constrição. **D.** Imagem axial de recuperação de dupla inversão ponderada em T1 (sangue negro) mostrando aumento da espessura do pericárdio > 4 mm (*ponta de seta preta*). **E.** Imagem de quatro câmaras com realce tardio de gadolínio mostrando realce difuso do pericárdio espessado (*setas brancas*). **F.** Imagem axial de precessão livre em estado de equilíbrio (sangue brilhante) mostrando veia cava inferior (VCI) dilatada (*pontas de seta brancas*), que é maior que duas vezes o tamanho da aorta normal (*seta branca*). Em condições normais, a VCI deve ser similar ao tamanho da aorta. **G.** Radiografia lateral do tórax mostrando calcificação do pericárdio anteriormente (*setas*). **H.** Incidência sagital correspondente de angiotomografia computadorizada (angio-TC) mostrando pericárdio calcificado (*pontas de seta*). **I.** Imagem segmentada tornada tridimensional da angio-TC mostrando a extensão da calcificação pericárdica. *(As imagens são cortesia do Dr. Michael Steigner, Brigham and Women's Hospital, Boston, MA.)*

de seu conteúdo gelatinoso, podendo ter fixação pedunculada à fossa oval. Tumores malignos primários do coração são extremamente raros e incluem angiossarcoma, fibrossarcoma, rabdomiossarcoma e lipossarcoma.

PAPEL DOS EXAMES DE IMAGEM NAS DOENÇAS INFECCIOSAS E INFLAMATÓRIAS

Os pacientes com suspeita de endocardite frequentemente são submetidos a ecocardiograma com o propósito de identificar vegetações ou abscessos intramiocárdicos. As vegetações em geral são estruturas altamente móveis que caracteristicamente fixam-se às valvas ou se apresentam em áreas do coração com fluxo turbulento. A ausência de vegetações ao ecocardiograma não afasta a possibilidade de endocardite, porque é possível haver pequenas vegetações abaixo da resolução das técnicas de imagem. O ecocardiograma continua sendo a melhor técnica para avaliação de vegetações em razão de sua alta resolução temporal que permite visualização dos movimentos oscilantes típicos, embora vegetações maiores possam ser visualizadas com outras técnicas (Fig. 241-38). O tamanho e a localização das vegetações não necessariamente fornecem informações específicas acerca do tipo de infecção. Os abscessos, em particular ao redor dos anéis aórtico e mitral, são mais preocupantes em pacientes com endocardite e devem ser suspeitos

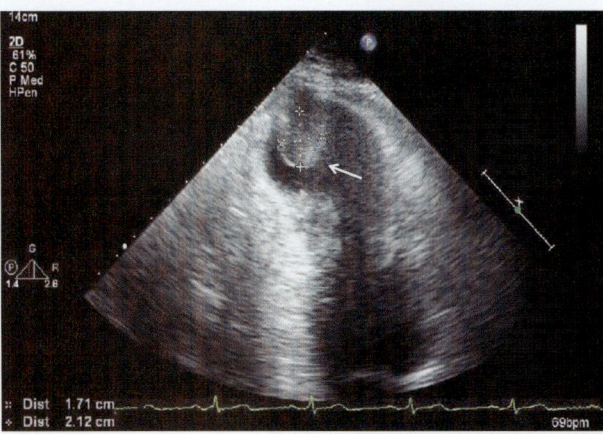

FIGURA 241-35 **Trombo cardíaco** (*seta*) em um aneurisma apical seguindo-se a infarto agudo do miocárdio.

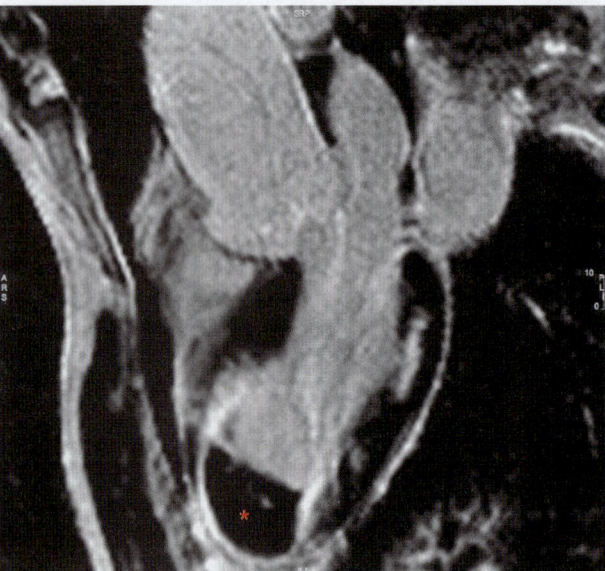

FIGURA 241-36 **Imagem de realce tardio com gadolínio de infarto anterior massivo** complicado por aneurisma ventricular esquerdo discinético e trombo intracavitário (*asterisco vermelho*).

em pacientes com prolongamento dos intervalos cardíacos em quadro de endocardite. A visualização de vegetações e de possíveis abscessos é mais bem feita com ecocardiografia transesofágica, principalmente em pacientes com prótese valvar. De fato, a ecocardiografia transesofágica é o exame preferencial em paciente com valva mecânica mitral ou aórtica e suspeita de endocardite (Fig. 241-38). As vegetações devem ser medidas porque seu tamanho tem importância prognóstica e pode ser usado para decidir se o paciente deve ser submetido à cirurgia.

A imagem com PET metabólica está surgindo como uma técnica potencialmente útil para identificar a fonte de infecção em pacientes com prótese valvar, enxerto vascular e marca-passo/desfibrilador implantável, em especial naqueles pacientes em que o ecocardiograma e/ou as hemoculturas sejam negativos. Há literatura crescente comprovando o valor no imageamento metabólico com marcação de macrófagos com ^{18}F-FDG e PET (Fig. 241-39). De forma semelhante, a FDG-PET também é útil para identificar inflamação vascular e monitorar a resposta à terapia imunossupressora (Fig. 241-40).

AVALIAÇÃO DAS ANORMALIDADES CONGÊNITAS COMUNS EM ADULTOS

Embora a discussão acerca de cardiopatias congênitas complexas esteja além do escopo deste capítulo, diversas anormalidades congênitas comuns são encontradas em adultos, e a obtenção de imagens cardíacas é essencial para o diagnóstico e o acompanhamento desses quadros. As anormalidades no septo interatrial provavelmente são as malformações congênitas cardíacas mais comumente encontradas em adultos. O forame oval patente (FOP) pode ser identificado em quase 25% dos pacientes. Nos pacientes com FOP, um *flap* unidirecional na região da fossa oval normalmente é mantido fechado pela pressão atrial esquerda, que costuma ser mais alta do que a pressão atrial direita na maior parte do ciclo cardíaco. Entretanto, o fluxo direito-esquerdo por FOP pode ocorrer a qualquer momento em que a pressão atrial direita exceda a esquerda, inclusive com manobras ou situações em que haja aumento da pressão intratorácica. A presença de FOP aumenta a probabilidade de embolia paradoxal; assim, a possibilidade de FOP deve ser investigada nos pacientes com acidente vascular cerebral (AVC) ou embolia sistêmica de etiologia desconhecida. Como o *flap* unidirecional do FOP se mantém fechado durante a maior parte do ciclo cardíaco, o Doppler com fluxo colorido geralmente não revela a presença de FOP. Por outro lado, o exame com solução salina agitada (estudo com bolhas) é a melhor maneira de investigar a presença de FOP ou de defeito do septo atrial. A solução salina agitada é injetada na circulação periférica e penetra no átrio direito. Se não houver *shunt*, apenas o coração direito será atingido, porque as bolhas de ar são muito pequenas para atravessar os pulmões. Como o FOP é um *flap* unidirecional, devem ser usadas manobras para aumentar temporariamente a pressão no átrio direito. Tanto a manobra de Valsalva quanto a manobra de aspiração (*sniff maneuver*) podem ser efetivas.

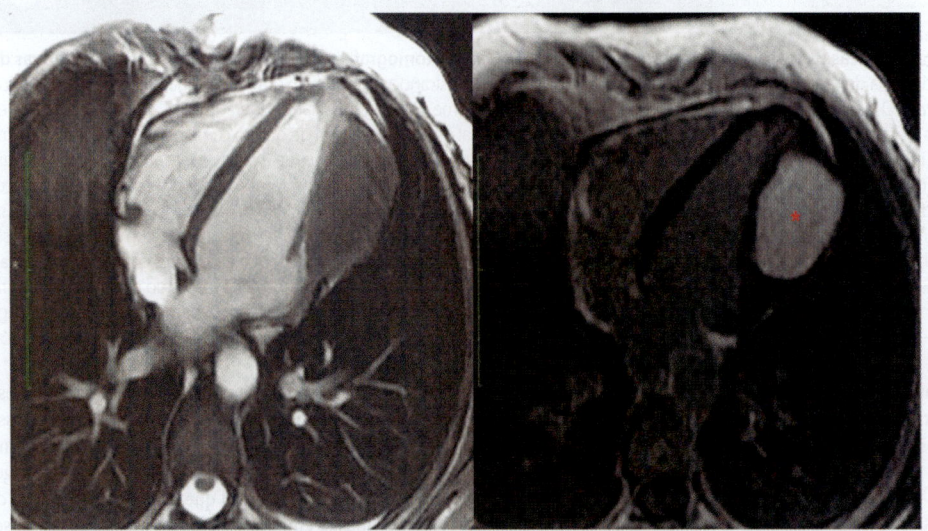

FIGURA 241-37 **Um caso de fibroma cardíaco.** Um paciente se apresentou com dispneia e o ecocardiograma revelou uma massa volumosa no miocárdio. A imagem por ressonância magnética cardíaca em modo cine confirmou a presença de massa volumosa no miocárdio envolvendo a parede anterolateral. Logo após a injeção de gadolínio, a massa no miocárdio apresentou acúmulo intenso do contraste na imagem com realce tardio de gadolínio (*painel à direita, asterisco*). Trata-se de caso de fibroma cardíaco. O paciente também apresentava hiperplasia gengival e costelas torácicas bífidas, características da rara síndrome de Gorlin.

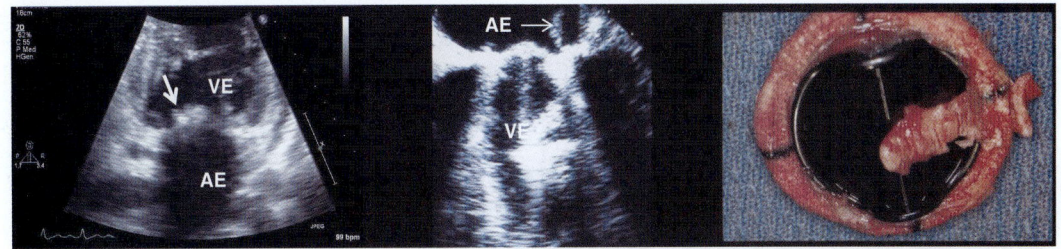

FIGURA 241-38 **Vegetação em valva mitral nativa** (*painel à esquerda, seta*). Átrio esquerdo (AE) e ventrículo esquerdo (VE) estão assinalados. O *painel do meio* mostra uma vegetação sobre prótese mecânica (St. Jude) indicada por uma *seta*; o *painel à direita* mostra vegetação sobre uma prótese após excisão.

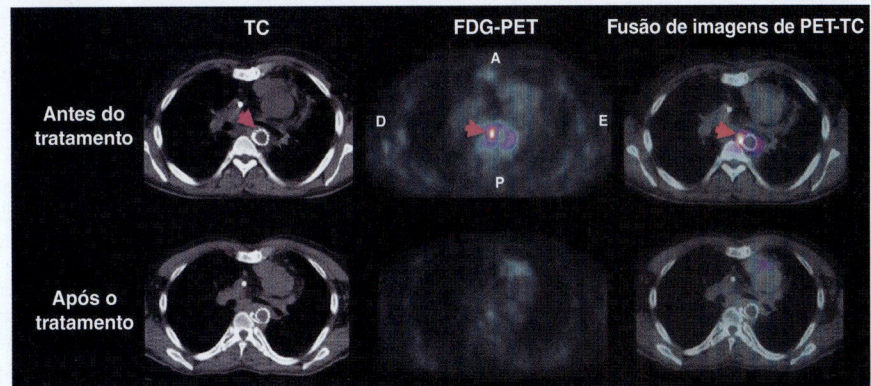

FIGURA 241-39 **Imagens representativas de tomografia computadorizada (TC) em corte transversal (*à esquerda*), tomografia por emissão de pósitrons (PET) com fluorodesoxiglicose (FDG) (*meio*) e fusão de imagens de TC e PET (*à direita*)** antes e após tratamento com antibióticos em paciente com febre e suspeita de infecção de *stent* instalado no segmento descendente do arco aórtico (*seta*) para tratamento de coarctação da aorta. As imagens com FDG antes do tratamento revelam captação intensa de glicose no interior do *stent*, consistente com inflamação/infecção. O *painel inferior* revela atenuação significativa do sinal do FDG após o tratamento. *(Imagens usadas com autorização da Dra. Sharmila Dorbala, Brigham and Women's Hospital.)*

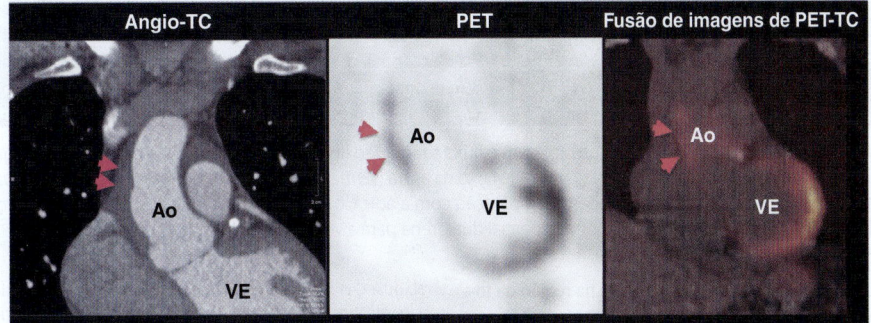

FIGURA 241-40 **Imagens representativas de angiotomografia computadorizada (angio-TC) coronal (*painel à esquerda*), tomografia por emissão de pósitrons (PET) com fluorodesoxiglicose (FDG) (*meio*) e fusão de imagens de TC e PET (*à direita*) em paciente sob suspeita de aortite.** As imagens de angio-TC revelam espessamento da aorta ascendente (Ao), correlacionado com captação focal intensa de FDG consistente com inflamação em atividade. VE, ventrículo esquerdo.

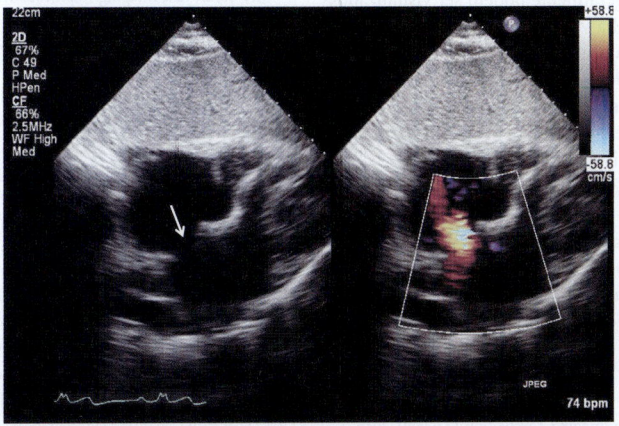

FIGURA 241-41 **Grande defeito do septo atrial tipo *ostium secundum*** (*seta*) identificado na visão subcostal com Doppler colorido revelando fluxo passando pelo defeito (*à direita*).

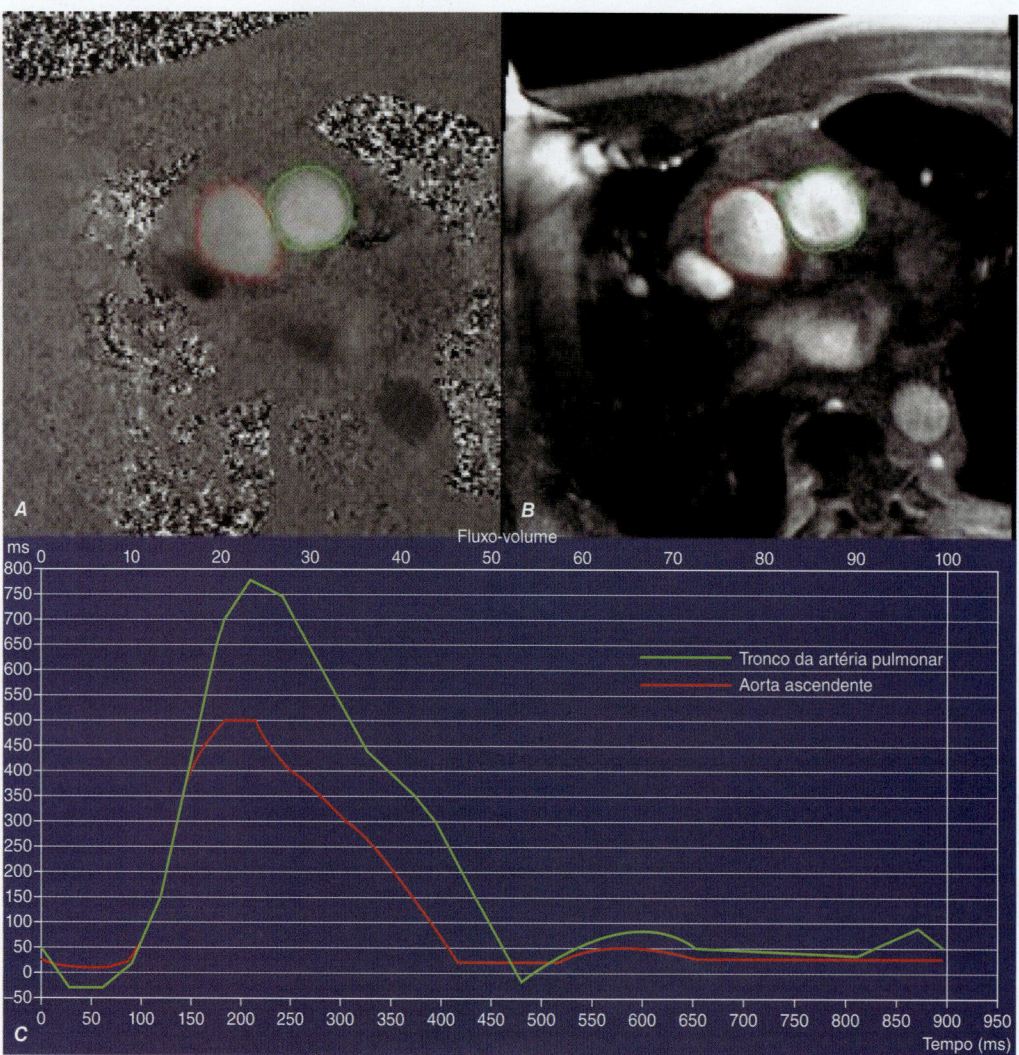

FIGURA 241-42 *A* e *B* são imagens de contraste de fase que mostram o fluxo sanguíneo (imagens de fase em *A*) e a anatomia (imagens estruturais em *B*) da aorta (*vermelho*) e da artéria pulmonar (*verde*). *C* demonstra as curvas de fluxo da aorta (*vermelho*) e da artéria pulmonar (*verde*). Observar que o fluxo total (área sob a curva) é substancialmente maior na artéria pulmonar em comparação com a aorta, o que é indicativo de aumento na proporção do *shunt* pulmonar-sistêmico como resultado do retorno venoso pulmonar anômalo parcial que drena para a veia cava superior.

Os defeitos no septo atrial ocorrem mais comumente na região da fossa oval e são referidos como tipo *ostium secundum* (Fig. 241-41). Outros tipos possíveis são defeito no septo atrial tipo seio venoso e tipo *ostium primum*. O ecocardiograma com Doppler colorido costuma ser suficiente para o diagnóstico de defeito do septo atrial tipo *ostium secundum*, mas normalmente há necessidade de usar solução salina agitada para o diagnóstico de outros tipos de defeito do septo atrial.

Os defeitos no septo ventricular geralmente podem ser visualizados com Doppler colorido como jatos de alta velocidade entre os ventrículos esquerdo e direito. Nos casos em que a origem do jato não esteja evidenciada, o Doppler de ondas contínuas pode estimar as velocidades. As velocidades devem ser muito elevadas para refletir o gradiente de pressão entre os ventrículos esquerdo e direito. Os defeitos podem ocorrer nas camadas muscular e membranosa do septo ventricular.

Em pacientes com defeito do septo atrial ou ventricular, a estimativa da gravidade do *shunt* esquerda-direita é essencial e pode ser um determinante importante para as decisões de conduta. Os *shunts* geralmente são avaliados por ecocardiografia, investigando a relação entre o fluxo pulmonar e o aórtico, a relação Qp/Qs. Os *shunts* e a anatomia cardíaca da maioria dos casos de cardiopatia congênita também podem ser avaliados com precisão por meio de RMC (Fig. 241-42).

LEITURAS ADICIONAIS

Di Carli MF et al: The future of cardiovascular imaging. Circulation 133:2640, 2016.
Johnson NP et al: Invasive FFR and noninvasive CFR in the evaluation of ischemia: What is the future? J Am Coll Cardiol 67:2772, 2016.
Naoum C et al: Cardiac computed tomography and magnetic resonance imaging in the evaluation of mitral and tricuspid valve disease: Implications for transcatheter interventions. Circ Cardiovasc Imaging 10:pii:e005331, 2017.
Solomon SD et al: *Essential Echocardiography, a Companion to Braunwald's Heart Disease*. Philadelphia, Elsevier, 2018.
Steel KE, Kwong RY: Application of cardiac magnetic resonance imaging in cardiomyopathy. Curr Heart Fail Rep 5:128, 2008.
Vandoorne K, Nahrendorf M: Multiparametric imaging of organ system interfaces. Circ Cardiovasc Imaging 10:pii:e005613, 2017.

VÍDEO 241-1 Imagem em modo vídeo de precessão livre em estado de equilíbrio (*à esquerda*) no eixo transversal em paciente que teve um grande infarto agudo do miocárdio de parede anterior. Apenas um corte da pilha de dados do eixo transversal é mostrado. Esse método permite quantificar os volumes ventriculares direito e esquerdo (VD e VE) na diástole e na sístole e calcular fração de ejeção, volume sistólico e débito cardíaco (produto do volume sistólico pela frequência cardíaca) do VE. Observe que nesse caso há acinesia anterior e anterosseptal (ausência de espessamento sistólico da parede, como revelado pela imagem em modo vídeo à esquerda, *setas vermelhas*) concordante com infarto agudo do miocárdio quase transmural, conforme se verifica comparando-se com a imagem com realce tardio de gadolínio (*imagem à direita, setas brancas*).

VÍDEO 241-2 Ressonância magnética cardíaca (RMC) em modo vídeo com imagem no eixo longitudinal no corte de quatro câmaras. Observe que o aspecto basal da parede livre do ventrículo direito (VD) está espessado, aneurismático e acinético (*setas vermelhas*). A função sistólica global VD está levemente reduzida e o VD está dilatado. Com RMC é possível obter imagens do VD com planos tomográficos e quantificar os volumes e a fração de ejeção VD por método volumétrico. Este paciente se apresentou com episódios de síncope e taquicardia ventricular induzível na rotina de investigação subsequente. O diagnóstico foi displasia arritmogênica ventricular direita.

VÍDEO 241-3 **Ecocardiograma com exercício revelando imagens em repouso à esquerda e após estresse à direita**, obtidas no eixo longitudinal paraesternal (*painel superior*) e apical de quatro câmaras (*painel inferior*) ao final da sístole. Após o exercício, a região septal/apical distal torna-se acinética. A = superior esquerda (SE); B = superior direita (SD); C = inferior esquerda (IE); D = inferior direita (ID).

VÍDEO 241-4 **Esse vídeo mostra imagem de ressonância magnética cardíaca (RMC) com perfusão do miocárdio durante estresse com vasodilatador em três cortes paralelos em incidências transversais.** Um bolus de gadolínio foi injetado por via intravenosa enquanto ocorria aquisição rápida das imagens. O contraste realça primeiro o ventrículo direito, a seguir, cursa pela circulação pulmonar, entra no ventrículo esquerdo (VE) e, então, perfunde o miocárdio do VE. Com essa técnica, as falhas na perfusão do miocárdio aparecem como aros pretos subendocárdicos que refletem a ausência de contraste em razão de isquemia e/ou de fibrose. Nesse caso, a parede anterior apresenta uma falha grave de perfusão (*seta vermelha*). A Figura 241-14 mostra imagem com realce tardio de gadolínio no corte médio no eixo transversal. Não há evidência de infarto na parede anterior, o qual seria evidenciado por áreas brancas brilhantes, indicando que a falha de perfusão durante o estresse representa primariamente isquemia do miocárdio. Este paciente era portador de estenose significativa da artéria coronária descendente anterior esquerda.

VÍDEO 241-5 **Paciente do sexo feminino com 60 anos de idade se apresentou com dor torácica intermitente com 3 dias de duração, mas já se encontrava sem dor no momento do exame no setor de emergência.** O eletrocardiograma na admissão revelou inversão de onda T na derivação precordial anterior, mas as enzimas cardíacas estavam normais. A ressonância magnética cardíaca (RMC) em repouso revelou uma grande área anterosseptal de hipocinesia (*imagem à esquerda*, região de hipocinesia assinalada pelas *setas vermelhas*) compatível com a grande falha de perfusão no exame em repouso (*imagem central*, falha de perfusão assinalada pelas *setas azuis*). Entretanto, a imagem com realce tardio de gadolínio (*imagem à direita*) não revela qualquer padrão de realce que indique infarto da parede anterosseptal, o que sugere que a parede anterosseptal hipocontrátil e hipoperfundida é viável. A angiografia da coronária realizada em regime de urgência demonstrou trombo agudo no segmento médio da artéria coronária descendente anterior esquerda, com indicação de *stent*. Esse caso é um exemplo de síndrome coronariana aguda da parede anterosseptal com miocárdio hibernante, mas viável. Na reavaliação realizada 6 meses mais tarde, verificou-se que a parede anterosseptal recuperou a função contrátil.

VÍDEO 241-6 **Paciente com regurgitação aórtica grave quantificada por ressonância magnética cardíaca (RMC).** Observar o jato de fluxo escuro passando pela valva aórtica durante a diástole. Para a quantificação da gravidade da insuficiência aórtica, foi realizado corte transversal imediatamente abaixo da valva aórtica, perpendicular ao jato regurgitante aórtico, utilizando imagem de fluxo com contraste de fase. Além da fração e volume de regurgitação aórtica, a RMC também é capaz de quantificar volumetricamente as dimensões ventriculares e aórticas que são úteis no monitoramento dos pacientes com doença valvar aórtica.

VÍDEO 241-7 **Imagens do coração (*painel à esquerda*) e do fígado (*painel à direita*) ponderadas em T2* de paciente com hemocromatose.** Observar que o coração e o fígado encontram-se acentuadamente escurecidos nestas imagens, indicando alta carga de ferro no músculo cardíaco e no fígado. A taxa de redução do sinal (decaimento) no miocárdio e no fígado pode ser calculada como valor de T2* expresso em milissegundos (ms). Nesse caso, o T2* foi aos 10 ms. T2* < 20 ms em pacientes com miocardiopatia indica toxicidade por ferro como etiologia da miocardiopatia, com valor prognóstico para esses pacientes em risco de toxicidade cardíaca por ferro.

VÍDEO 241-8 **O vídeo mostra o coração nos eixos longitudinal e transversal.** Observar o aumento dos átrios, o espessamento do pericárdio e as extensas aderências do pericárdio. Dadas essas extensas aderências, há pouco movimento de cisalhamento dos ventrículos contra o pericárdio parietal.

VÍDEO 241-9 **O vídeo mostra o coração no eixo longitudinal em uma incidência de quatro câmaras.** O cine de precessão livre em estado de equilíbrio (sangue brilhante) mostra o salto de enchimento diastólico precoce do septo interventricular apical devido à fisiologia constritiva.

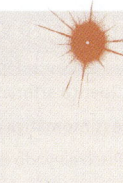

242 Diagnóstico por cateterismo cardíaco e angiografia coronariana

Jane A. Leopold, David P. Faxon

O cateterismo cardíaco diagnóstico e a angiografia coronariana são considerados o padrão-ouro para avaliação da anatomia e da fisiologia do coração e de sua vasculatura. Em 1929, Forssmann demonstrou a viabilidade da cateterização cardíaca em humanos ao introduzir um cateter urológico em uma veia de seu próprio braço, avançá-lo até o átrio direito e comprovar sua posição no coração por meio de radiografia. Nos anos 1940, Cournand e Richards aplicaram essa técnica a pacientes portadores de doenças cardiovasculares para avaliar a função cardíaca. Esses três médicos receberam o prêmio Nobel em 1956. Em 1958, Sones inadvertidamente realizou a primeira angiografia coronariana seletiva quando um cateter localizado no ventrículo esquerdo deslizou para trás atravessando a valva aórtica e penetrou na artéria coronária direita, onde foram injetados 40 mL de contraste. A angiografia resultante proporcionou excelente detalhamento anatômico da artéria sem que o paciente tivesse sofrido efeitos adversos. Sones prosseguiu desenvolvendo cateteres seletivos para as coronárias, os quais foram modificados por Judkins, responsável pela criação de cateteres pré-moldados, o que permitiu o uso amplo da angiografia das artérias coronárias como ferramenta diagnóstica. Nos Estados Unidos, o cateterismo cardíaco é o segundo procedimento operatório mais comum, com mais de 1 milhão de procedimentos realizados anualmente.

CATETERISMO CARDÍACO

INDICAÇÕES, RISCOS E CONDUTA PRÉ-PROCEDIMENTO

O cateterismo cardíaco e a angiografia coronariana estão indicados para avaliar a extensão e a gravidade da doença cardíaca em pacientes sintomáticos e para determinar se há indicação para tratamento clínico, cirúrgico ou percutâneo (Tab. 242-1). Também são usados para excluir doenças graves em pacientes sintomáticos com achados inconclusivos nos exames não invasivos e em pacientes com síndromes de dor torácica de etiologia não esclarecida para os quais haja necessidade de um diagnóstico definitivo para estabelecer o tratamento. O cateterismo cardíaco não é obrigatório antes de cirurgia cardíaca em alguns pacientes mais jovens portadores de cardiopatia congênita ou valvopatia cardíaca que tenham sido bem definidas com exames de imagem não invasivos e que não apresentem sintomas ou fatores de risco sugestivos de doença arterial coronariana concomitante.

Os riscos associados ao cateterismo cardíaco eletivo são relativamente baixos, com um risco relatado < 0,1% para infarto agudo do miocárdio, 0,01% para acidente vascular cerebral (AVC) e 0,05% para morte. Para procedimentos eletivos e emergentes, a mortalidade hospitalar é de 1,4%. Esses riscos aumentam substancialmente se o cateterismo for realizado em regime de urgência, durante infarto agudo do miocárdio ou em pacientes hemodinamicamente instáveis. Os riscos adicionais do procedimento incluem taquiarritmias ou bradiarritmias, requerendo cardioversão elétrica ou tratamento farmacológico, insuficiência renal aguda levando à necessidade de diálise transitória ou permanente, complicações vasculares com indicação de reparo cirúrgico ou intervenção percutânea e sangramento significativo no local de acesso. Dessas complicações, a mais comum é o sangramento no sítio de acesso, ocorrendo em 1,5 a 2% dos pacientes, sendo que os sangramentos maiores estão associados a resultados piores em curto e longo prazos.

Nos pacientes que compreendam e aceitem os riscos associados ao cateterismo cardíaco, não há contraindicações absolutas quando o procedimento for realizado em preparo para uma intervenção potencialmente salvadora da vida. No entanto, há contraindicações relativas – entre elas estão insuficiência cardíaca descompensada; insuficiência renal aguda; insuficiência renal crônica grave, a não ser que se esteja planejando diálise; bacteremia; AVC agudo; hemorragia digestiva ativa; anticoagulação excessiva ou administração recente de substâncias líticas; anormalidades eletrolíticas graves e não corrigidas; antecedentes pessoais de reação anafilática/anafilactoide a meios de contraste iodados sem pré-medicação; e histórico de alergia/anafilaxia/broncospasmo com o uso de ácido acetilsalicílico em pacientes com grande probabilidade de evoluir com necessidade de intervenção coronariana percutânea sem que se tenha realizado dessensibilização para o ácido acetilsalicílico.

TABELA 242-1 ■ Indicações para cateterismo cardíaco e angiografia coronariana

Doença arterial coronariana
Assintomática ou sintomática
Risco elevado de resultados adversos com base em exames não invasivos

Morte súbita cardíaca

Taquicardia ventricular monomórfica sustentada (> 30 s)

Taquicardia ventricular polimórfica não sustentada (< 30 s)

Sintomática
Angina estável classe II, III ou IV na classificação da Canadian Cardiology Society em tratamento clínico

Síndrome coronariana aguda (angina instável e infarto agudo do miocárdio sem elevação de ST)

Síndrome de dor torácica de etiologia não definida e achados não conclusivos nos exames não invasivos

Infarto agudo do miocárdio com elevação de ST
Reperfusão com intervenção coronariana percutânea primária

Isquemia persistente ou recorrente

Edema de pulmão e/ou fração de ejeção reduzida

Choque cardiogênico ou instabilidade hemodinâmica

Estratificação do risco ou teste de esforço positivo após infarto agudo do miocárdio

Complicações mecânicas – insuficiência mitral, defeito do septo ventricular

Cardiopatia valvar
Suspeita de doença valvar grave em pacientes sintomáticos – dispneia, angina, insuficiência cardíaca, síncope

Endocardite infecciosa com necessidade de cirurgia cardíaca

Pacientes assintomáticos com insuficiência aórtica e aumento cardíaco ou ↓ da fração de ejeção

Antes de cirurgia cardíaca ou substituição transcateter de valva aórtica ou outras intervenções percutâneas valvulares em pacientes com suspeita de doença arterial coronariana

Insuficiência cardíaca congestiva
Instalação recente de angina ou suspeita de doença arterial coronariana sem confirmação diagnóstica

Miocardiopatia de início recente e causa não definida ou suspeita de ser causada por doença arterial coronariana

Cardiopatia congênita
Antes da correção cirúrgica ou intervenções percutâneas, quando os sintomas ou os exames não invasivos sugerirem doença coronariana

Suspeita de anomalias congênitas nas artérias coronárias

Doenças do pericárdio
Pacientes sintomáticos sob suspeita de tamponamento cardíaco ou de pericardite constritiva

Transplante cardíaco
Avaliação pré-operatória e pós-cirúrgica

Outras doenças
Miocardiopatia hipertrófica com angina

Doenças da aorta quando o conhecimento sobre o envolvimento das artérias coronárias é necessário para definir o tratamento

---

A alergia ao contraste e a lesão renal aguda induzida pelo contraste merecem especial consideração, uma vez que esses eventos adversos podem ocorrer em indivíduos saudáveis e há medidas profiláticas a serem tomadas para redução do risco. Ocorrem reações alérgicas ao contraste em < 5% dos casos e reações anafilactoides graves (clinicamente indistinguíveis da anafilaxia, porém não mediadas por imunoglobulina [Ig] E) em 0,1 a 0,2% dos pacientes. As reações leves manifestam-se com náusea, vômitos e urticária, enquanto as reações anafilactoides graves produzem choque hipotensivo, edema pulmonar e parada cardiorrespiratória. Os pacientes com antecedentes pessoais de alergia significativa a contraste devem ser pré-medicados com corticosteroides e anti-histamínicos (bloqueadores H_1) pelo menos 24 horas antes, e o procedimento deve ser realizado com agentes de contraste não iônicos e com baixa osmolaridade, cujas taxas de reação alérgica são menores.

A lesão renal aguda induzida por contraste, assim definida por aumento na creatinina sérica > 0,5 mg/dL ou 25% acima do valor de base 48 a 72 horas após a administração do contraste, ocorre em aproximadamente 2 a 7% dos pacientes. Há relatos de taxas de 20 a 30% em pacientes considerados de alto risco, incluindo os portadores de diabetes melito, insuficiência cardíaca congestiva, doença renal crônica, anemia, idosos ou que apresentem infarto do miocárdio com elevação do segmento ST. A diálise é necessária em 0,3 a 0,7% dos pacientes e está associada a um aumento de cinco vezes na mortalidade hospitalar. Para todos os pacientes, a expansão do volume intravascular com soro fisiológico a 0,9% (1-1,5 mL/kg/h) por 3 a 12 horas antes do cateterismo e mantida por 6 a 24 horas após o procedimento reduz o risco de lesão renal aguda induzida por contraste em > 50%. O pré-tratamento com N-acetilcisteína não reduziu de forma consistente o risco de lesão renal aguda induzida por contraste; portanto, não é mais recomendado rotineiramente. Os pacientes diabéticos tratados com metformina devem ter o medicamento interrompido 24 horas antes do procedimento e só devem reiniciá-lo após 48 horas da administração do contraste para reduzir o risco associado de acidose láctica. Outras estratégias para redução de risco são administração de bicarbonato de sódio (3 mL/kg/h) 1 hora antes e 6 horas após o procedimento (similar ao desfecho com a infusão de soro fisiológico); utilização de agentes de contraste iso-osmóticos ou de baixa osmolaridade; e limitação do volume administrado de contraste para < 50 mL por procedimento.

O cateterismo cardíaco é realizado com o paciente em jejum por 6 horas e tendo recebido sedação intravenosa com preservação da consciência, para que se mantenha desperto, ainda que sedado, durante o procedimento. Todos os pacientes sob suspeita de serem portadores de doença arterial coronariana devem ser pré-tratados com 325 mg de ácido acetilsalicílico. Nos pacientes em que o procedimento provavelmente irá progredir para intervenção coronariana percutânea, um agente antiplaquetário adicional deve ser iniciado: clopidogrel (600 mg como dose de ataque e 75 mg/dia), prasugrel (60 mg como dose de ataque e 10 mg/dia) ou ticagrelor (180 mg como dose de ataque e 90 mg, 2×/dia). O prasugrel não deve ser selecionado para indivíduos com AVC ou ataque isquêmico transitório prévios e não é recomendado para pacientes com idade igual ou superior a 75 anos. A varfarina deve ser interrompida 2 a 3 dias antes do cateterismo para permitir que a razão normalizada internacional (INR, de *international normalized ratio*) caia abaixo de 1,7 de modo a reduzir as complicações hemorrágicas no local de acesso. Os anticoagulantes orais diretos (ACODs) devem ser suspensos 24 a 48 horas antes do exame. O cateterismo cardíaco é um procedimento realizado sob condições estéreis; consequentemente, não há necessidade de antibioticoterapia profilática.

TÉCNICA

O cateterismo cardíaco e a angiografia coronariana proporcionam avaliações hemodinâmicas e anatômicas detalhadas do coração e das artérias coronárias. A escolha dos procedimentos depende dos sintomas e do estado clínico do paciente, sendo que algumas orientações são dadas pelos exames não invasivos.

Acesso vascular Os procedimentos para cateterização cardíaca são realizados utilizando técnica percutânea para penetrar nas artérias femoral ou radial e nas veias femoral, braquial ou jugular interna como sítios preferenciais de acesso para cateterismo, respectivamente, das câmaras esquerdas e direitas do coração. Insere-se uma bainha flexível no vaso montada sobre fio-guia, permitindo que o cateter diagnóstico seja introduzido no vaso e avançado na direção do coração sob direcionamento fluoroscópico. O acesso pela artéria radial (ou raramente pela artéria braquial) é vantajoso em pacientes com doença arterial periférica que comprometa a aorta abdominal, os vasos ilíacos ou femorais; naqueles com tortuosidade importante da artéria ilíaca; na obesidade mórbida; ou quando há preferência pela deambulação precoce após o procedimento. A utilização da artéria radial como via de acesso tem ganhado popularidade, tendo em vista a menor taxa de sangramento no sítio de acesso e mais conforto para o paciente. Um teste de Allen modificado normal ou teste de Barbeau confirmando a presença de suprimento duplo de sangue para a mão a partir das artérias radial e ulnar é recomendado antes da utilização dessa via de acesso. As veias jugular interna ou antecubital servem como sítios de acesso preferidos para as câmaras direitas quando o paciente tiver um filtro de veia cava inferior instalado ou houver necessidade de monitoramento hemodinâmico prolongado.

Cateterismo cardíaco direito Esse procedimento mede as pressões do lado direito do coração e na artéria pulmonar. O cateterismo cardíaco direito não é mais considerado uma etapa rotineira do cateterismo cardíaco diagnóstico, mas sua realização é razoável em pacientes com dispneia inexplicável, hipertensão pulmonar, valvopatia cardíaca, doença pericárdica, disfunção ventricular direita e/ou esquerda, cardiopatia congênita e naqueles sob suspeita de *shunt* intracardíaco. No cateterismo de câmaras direitas, sob direcionamento fluoroscópico, utiliza-se um cateter-balão de ponta flutuante que é avançado sequencialmente para átrio direito, ventrículo direito, artéria pulmonar e posição de encunhamento no leito capilar pulmonar (como substituto da pressão atrial esquerda); em cada câmara cardíaca a pressão é medida e são obtidas amostras de sangue para avaliação da saturação de oxigênio para rastreamento de *shunts* intracardíacos e cálculo do débito cardíaco.

Cateterismo cardíaco esquerdo Esse procedimento mede as pressões nas câmaras esquerdas do coração como determinantes do desempenho do ventrículo esquerdo. Com auxílio fluoroscópico, um cateter é conduzido pela aorta ascendente até cruzar a valva aórtica e penetrar no ventrículo esquerdo, onde se procede a medição direta da pressão ventricular esquerda. Nos pacientes com prótese valvar de disco basculante em posição aórtica, a passagem do cateter pela valva está contraindicada, e as câmaras do coração esquerdo devem ser acessadas com técnica transeptal a partir do átrio direito utilizando um cateter-agulha para puncionar o septo atrial na fossa oval. Uma vez que o cateter tenha atravessado do átrio direito para o esquerdo, ele poderá ser avançado para cruzar a valva mitral e alcançar o ventrículo esquerdo. Essa técnica também é usada para valvoplastia mitral. Utiliza-se heparina para os procedimentos prolongados a fim de reduzir o risco de AVC causado por embolia a partir de coágulos formados em torno do cateter. Para pacientes com trombocitopenia induzida por heparina, podem ser usados os inibidores diretos da trombina, bivalirudina (0,75 mg/kg, em *bolus*, e 1,75 mg/kg/h pela duração do procedimento) ou argatroban (350 µg/kg, em *bolus*, e 15 µg/kg/min pela duração do procedimento).

HEMODINÂMICA

Uma avaliação hemodinâmica abrangente envolve medição da pressão nas câmaras cardíacas direitas e esquerdas e no sistema arterial periférico, além da determinação do débito cardíaco (Tab. 242-2). O formato e a amplitude das ondas de pressão fornecem informações importantes sob o ponto de vista diagnóstico; a Figura 242-1 mostra um exemplo de traçado pressórico normal. Não havendo doença valvar cardíaca, os átrios e os ventrículos formam "câmaras únicas" durante a diástole, quando as valvas tricúspide e mitral estão abertas, enquanto na sístole, quando as valvas pulmonar e aórtica estão abertas, os ventrículos e seus respectivos tratos de saída são considerados "câmaras únicas". Esses conceitos formam a base por meio da qual as medições hemodinâmicas são usadas para avaliar estenoses em valvas. Quando há estenose aórtica, observa-se gradiente pressórico sistólico entre o ventrículo esquerdo e a aorta; quando há estenose mitral, identifica-se gradiente pressórico diastólico entre a pressão de encunhamento capilar pulmonar (átrio esquerdo) e o ventrículo esquerdo (Fig. 242-2). As medições hemodinâmicas também diferenciam entre estenose aórtica e miocardiopatia hipertrófica obstrutiva em que a hipertrofia assimétrica do septo cria um gradiente pressórico intraventricular dinâmico durante a sístole ventricular. O grau dessa obstrução é medido por meio de um cateter posicionado no ápice do ventrículo esquerdo que é tracionado enquanto se mede a pressão; uma vez que o cateter tenha passado pela obstrução septal e esteja posicionado no ápice do ventrículo esquerdo, pode-se medir o gradiente entre o ápice ventricular esquerdo e a aorta. A miocardiopatia hipertrófica obstrutiva é confirmada pelo sinal de Brockenbrough-Braunwald: após uma contração ventricular prematura, observa-se aumento no gradiente pressórico entre ventrículo esquerdo e aorta com redução simultânea na pressão de pulso aórtica. Na estenose aórtica, a pressão de pulso não está reduzida.

As lesões com insuficiência valvar aumentam o volume (e a pressão) na câmara cardíaca "receptora". Nos casos de insuficiência mitral ou tricúspide grave, o aumento do fluxo sanguíneo para os átrios ocorre durante a sístole ventricular, levando a aumento da onda *v* (geralmente duas vezes maior que a pressão média). O tamanho da onda *v* é uma medida da complacência do átrio esquerdo, porém não é uma medida confiável da gravidade da insuficiência mitral. Uma regurgitação intensa pela valva aórtica leva à redução na pressão diastólica aórtica com aumento concomitante da pressão diastólica final no ventrículo esquerdo, resultando em equalização das pressões entre as duas câmaras no final da diástole.

As medidas hemodinâmicas também são usadas para diferenciar entre tamponamento cardíaco, pericardite constritiva e miocardiopatia restritiva (Tab. 242-3). Nos casos com tamponamento cardíaco, a pressão no átrio direito encontra-se elevada, com redução ou ausência do descenso "y", indicando dificuldade de esvaziamento diastólico do átrio direito, com equalização das pressões em todas as câmaras cardíacas durante a diástole. Na pericardite constritiva, a pressão no átrio direito encontra-se elevada, com descenso "y" proeminente, indicando enchimento rápido do ventrículo direito no início da diástole. Observa-se a presença de um entalhe diastólico e um platô ou "sinal da raiz quadrada" nas ondas ventriculares causada por uma interrupção abrupta do enchimento ventricular durante a diástole; elevação das pressões ventricular direita e arterial pulmonar; alterações pressóricas divergentes nos ventrículos direito e esquerdo com a inspiração (a pressão sistólica ventricular direita aumenta enquanto a pressão sistólica ventricular esquerda diminui). Na ausência de constrição, as duas pressões ventriculares são concordantes. Este último fenômeno hemodinâmico é o mais específico para o diagnóstico de constrição. A miocardiopatia restritiva pode ser diferenciada da pericardite constritiva em razão de aumento acentuado nas pressões sistólicas arterial pulmonar e ventricular direita (geralmente > 60 mmHg), diferença nas pressões diastólicas dos ventrículos direito e esquerdo > 5 mmHg (na linha de base ou com sobrecarga aguda de volume) e variação concordante entre as pressões de enchimento diastólico nos ventrículos direito e esquerdo com a inspiração (ambas aumentam).

Débito cardíaco O débito cardíaco é medido pelo método de Fick ou com a técnica de termodiluição. Normalmente, tanto o método de Fick quanto a técnica de termodiluição são realizados durante o cateterismo cardíaco, embora o primeiro seja considerado mais confiável quando há insuficiência tricúspide e estados de baixo débito. O método de Fick utiliza o oxigênio como indicador e está baseado no princípio de que a quantidade de uma substância absorvida ou liberada por um órgão (consumo de oxigênio) é igual ao produto do seu fluxo sanguíneo (débito cardíaco) pela diferença na concentração dessa substância na circulação arterial e venosa (diferença arteriovenosa de oxigênio). Assim, a fórmula de Fick para o cálculo do débito cardíaco é:

$$\text{Débito cardíaco (L/min)} = \frac{\text{consumo de oxigênio [mL/min]}}{\text{diferença arteriovenosa de oxigênio [mL/L]}}$$

TABELA 242-2 ■ Valores normais para os parâmetros hemodinâmicos	
Pressões (mmHg)	
Átrio direito	
Média	0-5
Onda *a*	1-7
Onda *v*	1-7
Ventrículo direito	
Sistólica máxima/diastólica final	17-32/1-7
Artéria pulmonar	
Sistólica máxima/diastólica final	17-32/1-7
Média	9-19
Pressão de oclusão da artéria pulmonar (média)	4-12
Átrio esquerdo	
Média	4-12
Onda *a*	4-15
Onda *v*	4-15
Ventrículo esquerdo	
Sistólica máxima/diastólica final	90-130/5-12
Aorta	
Sistólica máxima/diastólica final	90-130/60-85
Média	70-100
Resistências ([dina-s]/cm^5)	
Resistência vascular sistêmica	900-1.400
Resistência vascular pulmonar	40-120
Índice de consumo de oxigênio ([L-min]/m^2)	**115-140**
Diferença no oxigênio arteriovenoso (vol %)	3,5-4,8
Índice cardíaco ([L-min]/m^2)	2,8-4,2

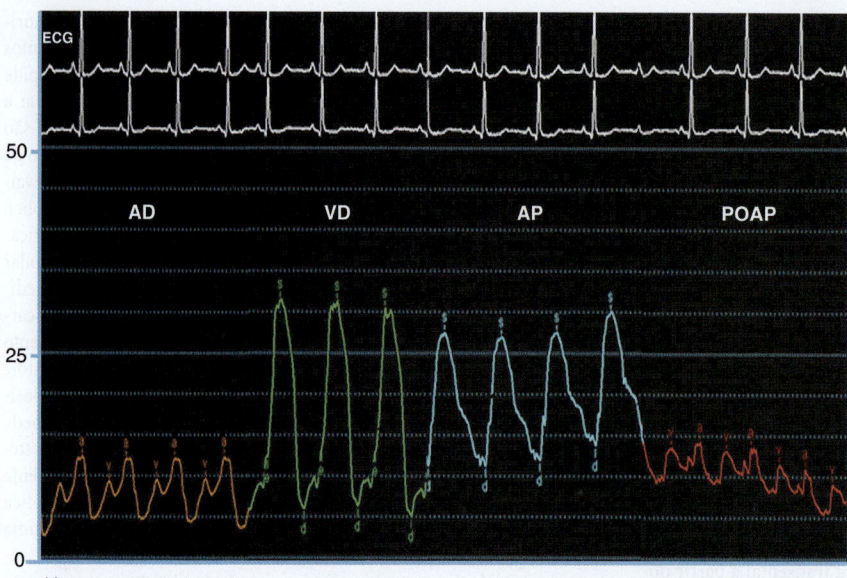

FIGURA 242-1 Registro gráfico de hemodinâmica normal obtido com cateterismo de câmaras direitas do coração. Os traçados de pressão atrial apresentam uma onda "*a*" característica que reflete a contração atrial e uma onda "*v*", a qual reflete as alterações de pressão ocorridas no átrio durante a sístole ventricular. Os traçados de pressão ventricular apresentam período de enchimento diastólico de baixa pressão e elevação aguda da pressão que ocorre durante a sístole ventricular. AD, átrio direito; AP, artéria pulmonar; d, diástole; POAP, pressão de oclusão da artéria pulmonar; s, sístole; VD, ventrículo direito.

Estima-se que o consumo de oxigênio seja de 125 mL de oxigênio/minuto × área de superfície corporal, e a diferença entre o oxigênio arterial e venoso é determinada calculando-se primeiro a capacidade de transporte de oxigênio pelo sangue (hemoglobina [g/100 mL] × 1,36 [mL de oxigênio/g de hemoglobina] × 10) e multiplicando-se esse produto pela saturação de oxigênio. O método de diluição do indicador mede a concentração de uma substância que é injetada proximalmente, mistura-se adequadamente com o sangue e, em seguida, é amostrada distalmente. Hoje, o débito cardíaco por termodiluição é medido utilizando a temperatura como indicador. A medição é feita com um cateter com um termistor na ponta capaz de detectar desvios na temperatura na artéria pulmonar após a injeção de 10 mL de soro fisiológico em temperatura ambiente no átrio direito.

Resistência vascular A resistência nas circulações sistêmica e pulmonar é calculada por extrapolação a partir da lei da resistência elétrica de Ohm, sendo igual ao quociente do gradiente pressórico médio pelo fluxo médio (débito cardíaco). Portanto, a resistência vascular sistêmica é ([pressão aórtica média – pressão atrial direita média]/débito cardíaco) multiplicada por 80 para converter a resistência da unidade Wood para dina-s-cm^{-5}. De forma semelhante, a resistência vascular pulmonar é calculada como: ([pressão arterial pulmonar média – pressão em cunha capilar pulmonar média]/débito cardíaco) × 80. A resistência vascular pulmonar pode ser reduzida com a administração de oxigênio, nitroprusseto, bloqueadores do canal de cálcio, infusão de prostaciclina e inalação de óxido nítrico; esses tratamentos podem ser administrados durante o cateterismo para determinar se o aumento na resistência vascular pulmonar é fixo ou reversível.

Área valvar Os dados hemodinâmicos também podem ser usados para calcular a área das valvas por meio da fórmula de Gorlin, segundo a qual a área da valva é equivalente ao volume de fluxo que passa por ela dividido pelo gradiente de pressão entre as câmaras cardíacas separadas pela própria valva. A fórmula para cálculo da área da válvula é: área = (débito cardíaco [cm^3/min]/[período de ejeção sistólica ou período de enchimento diastólico][frequência cardíaca])/44,3 C × raiz quadrada do gradiente pressórico, sendo C = 1 para a valva aórtica e 0,85 para a valva mitral. Uma área valvar < 1 cm^2 com gradiente médio > 40 mmHg indica estenose aórtica grave, enquanto uma área valvar < 1,5 cm^2 com gradiente pressórico médio > 5 a 10 mmHg é consistente com estenose mitral moderada a grave; em pacientes sintomáticos com uma área de valva mitral > 1,5 cm^2, um gradiente médio > 15 mmHg, pressão arterial pulmonar > 60 mmHg ou pressão capilar pulmonar > 25 mmHg após exercício também é considerado significativo e indica intervenção. Também tem sido usada a fórmula de Hakki modificada para estimar a área da valva aórtica. Essa fórmula calcula a área da valva dividindo o débito cardíaco (L/min) pela raiz quadrada do gradiente pressórico. Os cálculos da área da valva aórtica feitos com base na fórmula de Gorlin dependem do fluxo; portanto, nos pacientes com baixo débito cardíaco é essencial determinar se uma eventual redução da área calculada de fato reflete uma estenose fixa ou representa uma sobrestimativa em razão dos baixos débito cardíaco e volume sistólico, insuficientes para abrir completamente os folhetos valvares. Nesses casos, pode ser necessária a manipulação hemodinâmica cautelosa utilizando dobutamina para aumentar o débito cardíaco, bem como recalcular a área da valva aórtica.

Shunts intracardíacos Em pacientes com cardiopatia congênita ou hipoxemia inexplicada, é possível detectar, localizar e quantificar *shunts* intracardíacos. Deve-se suspeitar de um *shunt* quando houver dessaturação arterial não explicada de outra forma ou aumento da saturação de oxigênio no sangue venoso. O aumento no conteúdo de oxigênio indica presença de *shunt* esquerda-direita, enquanto a redução indica *shunt* direita-esquerda. Localiza-se um *shunt* detectando-se uma diferença nos níveis de saturação de oxigênio entre 5 e 7% entre câmaras cardíacas adjacentes. A gravidade do *shunt* é determinada pela razão entre o fluxo sanguíneo pulmonar (Q_p) e o fluxo sanguíneo sistêmico (Q_s), ou Q_p/Q_s = ([conteúdo de oxigênio arterial sistêmico – conteúdo de oxigênio venoso misto]/conteúdo de oxigênio na veia pulmonar – conteúdo de oxigênio na artéria pulmonar). Para um defeito no septo atrial, uma razão de *shunt* de 1,5 é considerada significativa e deve ser ponderada com outras variáveis

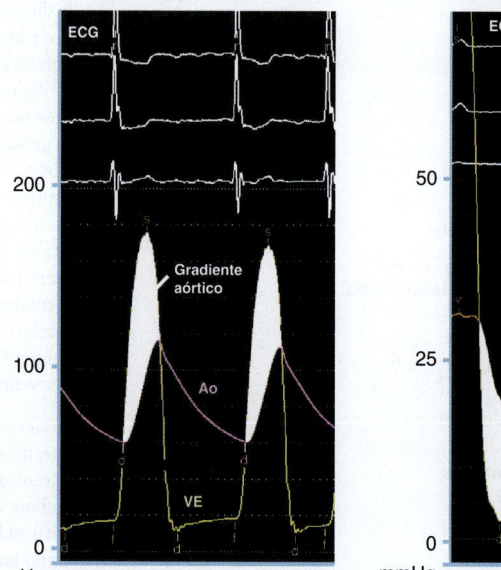
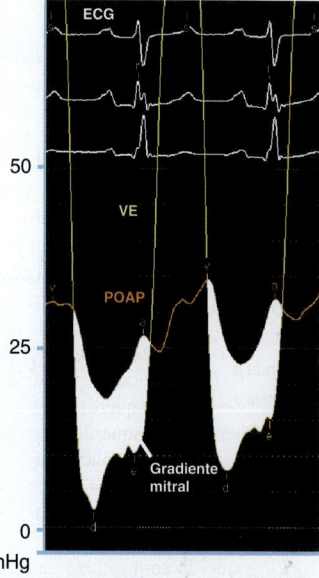

FIGURA 242-2 Estenoses aórtica e mitral graves. Registro simultâneo dos traçados de pressão ventricular esquerda (VE) e aórtica (Ao) demonstrando presença de gradiente pressórico médio de 62 mmHg (*área sombreada*), que corresponde a uma área de valva aórtica de 0,6 cm^2 (*à esquerda*). Registro simultâneo dos traçados de pressão de VE e pressão de oclusão da artéria pulmonar (POAP) revelando gradiente diastólico médio de 14 mmHg (*área sombreada*) consistente com estenose mitral crítica (área de valva mitral = 0,5 cm^2). d, diástole; f, final da diástole; s, sístole.

TABELA 242-3 ■ Achados hemodinâmicos nos quadros de tamponamento, pericardite constritiva e miocardiopatia restritiva

	Tamponamento cardíaco	Pericardite constritiva	Pericardite constritiva com derrame	Miocardiopatia restritiva
Pressão pericárdica	↑	↑	↑	Normal
Pressão no átrio direito	↑	↑	↑ (não se reduz em 50% ou para < 10 mmHg após pericardiocentese)	↑
Onda de pressão no átrio direito	Descenso "x" proeminente Descenso "y" diminuído ou ausente	Descenso "x" proeminente Descenso "y" proeminente	Descenso "x" proeminente Descenso "y" menos proeminente do que o esperado	Descenso "y" proeminente
Pressão sistólica no ventrículo direito	< 50 mmHg	< 50 mmHg	< 50 mmHg	> 60 mmHg
Pressão diastólica final no ventrículo direito	Igual à pressão diastólica final ventricular esquerda com margem de 5 mmHg	> 1/3 pressão sistólica no ventrículo direito Igual à pressão diastólica final ventricular esquerda com margem de 5 mmHg	> 1/3 pressão sistólica no ventrículo direito Igual à pressão diastólica final ventricular esquerda com margem de 5 mmHg	< 1/3 pressão sistólica no ventrículo direito Menor que a pressão diastólica final ventricular esquerda em ≥ 5 mmHg
Traçado da pressão ventricular direita		Entalhe e platô ou sinal da "raiz quadrada"	Entalhe e platô ou sinal da "raiz quadrada"	Entalhe e platô ou sinal da "raiz quadrada"
Relação entre pressão sistólica ventricular direita-ventricular esquerda com a inspiração	Discordante	Discordante	Discordante	Concordante

clínicas para que se possa determinar a necessidade de intervenção. Nos casos com defeito congênito do septo interventricular, uma razão de *shunt* ≥ 2 com evidências de sobrecarga de volume sobre o ventrículo esquerdo representa uma forte indicação para correção cirúrgica.

VENTRICULOGRAFIA E AORTOGRAFIA

Durante o cateterismo cardíaco, pode-se realizar a ventriculografia para avaliação da função do ventrículo esquerdo. Insere-se um cateter *"pigtail"* (rabo de porco) de forma retrógrada pela valva aórtica para dentro do ventrículo esquerdo e, a seguir, injetam-se 30 a 45 mL de contraste para visualização da câmara ventricular esquerda durante o ciclo cardíaco. Geralmente, a ventriculografia é realizada na projeção oblíqua anterior direita para examinar o movimento da parede e a função da valva mitral. Considera-se que o movimento da parede é normal quando há contração simétrica em todos os segmentos; os segmentos hipocinéticos são aqueles com redução da contratilidade, os acinéticos são os que não se contraem, e os discinéticos aparecem como projeções paradoxais durante a sístole (Fig. 242-3). A ventriculografia também pode revelar aneurismas, pseudoaneurismas ou divertículos em ventrículo esquerdo e pode ser usada para avaliar prolapso de valva mitral e a intensidade da regurgitação mitral. O grau de regurgitação mitral é estimado comparando-se a densidade da opacificação produzida pelo contraste no átrio esquerdo com a observada no ventrículo esquerdo. O refluxo de contraste mínimo para o átrio esquerdo é classificado como regurgitação mitral 1+, enquanto a densidade de contraste no átrio esquerdo superior àquela observada no ventrículo esquerdo com refluxo de contraste para as veias pulmonares no curso de 3 batimentos cardíacos define regurgitação mitral 4+. Quando é preciso mais de 3 batimentos porém enche completamente o átrio, considera-se regurgitação mitral 3+. Ambas as classificações 3+ e 4+ indicam regurgitação grave. A ventriculografia realizada na projeção oblíqua anterior esquerda pode ser usada para identificar defeito no septo ventricular. O cálculo dos volumes ventriculares na sístole e na diástole permite calcular o volume sistólico e o débito cardíaco.

Com a aortografia realizada durante o cateterismo cardíaco visualizam-se anormalidades na aorta ascendente, incluindo dilatação aneurismática e comprometimento dos grandes vasos, bem como dissecção e compressão da luz verdadeira por um *flap* intimal que separa a luz falsa da verdadeira. A aortografia também pode ser usada para identificar um

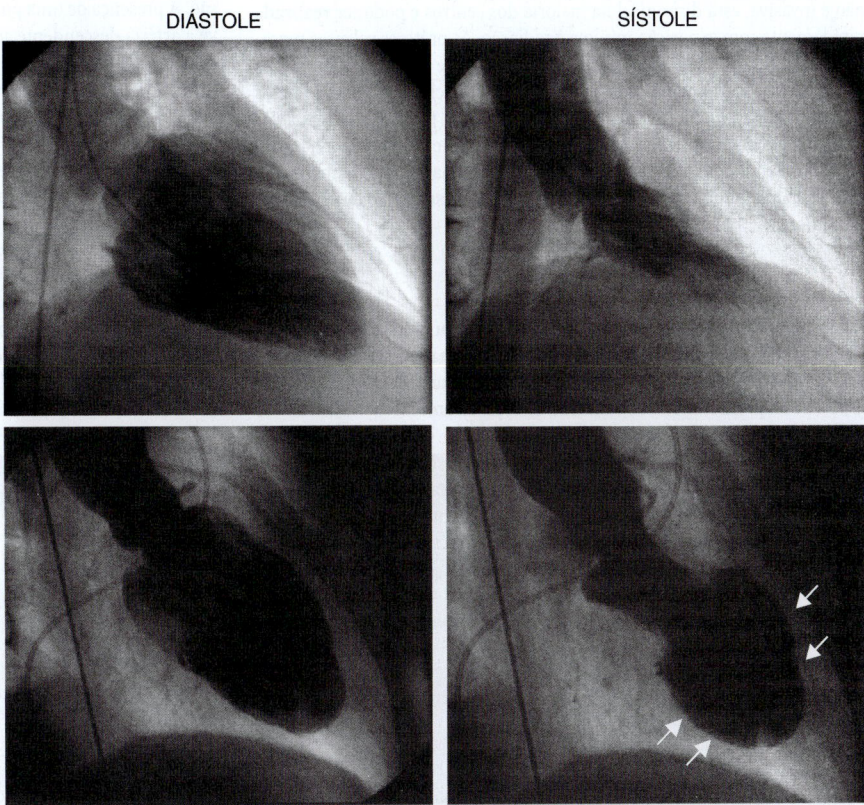

FIGURA 242-3 Ventriculografia esquerda ao final da diástole (*à esquerda*) e ao final da sístole (*à direita*). Em pacientes com função ventricular esquerda normal, a ventriculografia revela contração simétrica de todas as paredes (*parte superior*). Os pacientes com doença arterial coronariana podem apresentar alterações no movimento da parede à ventriculografia, conforme se observa nesse paciente do sexo masculino com 60 anos de idade após grande infarto agudo do miocárdio de parede anterior. Durante a sístole, observa-se acinesia das paredes anterior, apical e inferior (*setas brancas*) (*parte inferior*).

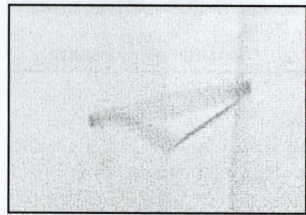
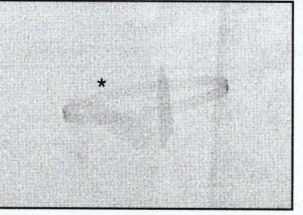

FIGURA 242-4 **Detecção cinefluoroscópica de disfunção dos folhetos de valva mecânica.** Imagens de uma valva mecânica de dois folhetos em posição aórtica tomadas durante a diástole (*à esquerda*) e a sístole (*à direita*) mostram que um folheto se abre normalmente durante a sístole enquanto o outro folheto (abaixo do asterisco) permanece imóvel e fixo, consistente com trombose do folheto valvar.

enxerto de safena patente que possa estar impedindo a canulação seletiva, identificar *shunts* envolvendo a aorta, como nos casos com ducto arterioso persistente, avaliar o formato ou anatomia proximal dos grandes vasos e prover avaliação qualitativa de insuficiência aórtica usando uma escala 1+ a 4+ semelhante à usada para a insuficiência mitral.

CINEFLUOROSCOPIA DAS VALVAS PROSTÉTICAS MECÂNICAS

A disfunção dos folhetos das valvas prostéticas pode ocorrer como resultado de trombos ou obstrução da movimentação dos folhetos por membranas teciduais (Fig. 242-4). A incidência de trombose da valva prostética do lado esquerdo é de 0,1 a 6% por paciente-ano com diferenças nas taxas atribuíveis ao tipo valvar, posição, estado de anticoagulação e função ventricular esquerda. A incidência de disfunção da valva prostética deve ser suspeitada em pacientes com anticoagulação subterapêutica com uma INR média baixa, um estado pró-trombótico, insuficiência cardíaca de início recente, choque cardiogênico, parada cardíaca, evento tromboembólico ou, em pacientes assintomáticos, um gradiente crescente transvalvar. A cinefluoroscopia visualiza a movimentação dos folhetos da valva mecânica, não é invasiva, está disponível na maioria dos centros e pode ser realizada rapidamente com exposição mínima à radiação. As próteses valvares mecânicas devem ser visualizadas *en face* e a um ângulo de 90° ao longo de vários ciclos cardíacos para documentar a abertura e o fechamento dos folhetos valvares bem como a movimentação do anel. Cada tipo de prótese valvar tem ângulos de abertura e de fechamento dos folhetos que são relatados pelo fabricante e podem ser usados para determinar se a movimentação ou o fechamento dos folhetos valvares está restrito, sugestivo de obstrução mecânica.

ANGIOGRAFIA CORONARIANA

A angiografia seletiva das coronárias é quase sempre realizada durante o cateterismo cardíaco, sendo usada para definir a anatomia das coronárias e para determinar a extensão da doença arterial coronariana epicárdica e o grau de comprometimento de enxerto de *bypass* coronariano. Utilizam-se cateteres especialmente fabricados para se encaixar nos óstios coronarianos direito e esquerdo. A injeção manual de contraste radiopaco produz um "luminograma" das coronárias passível de ser registrado radiograficamente (cineangiografia). Considerando que as artérias coronárias são estruturas tridimensionais que estão em movimento acompanhando o ciclo cardíaco, as angiografias dos vasos são feitas a partir de diversas projeções ortogonais para visualizar melhor os vasos sem sobreposições ou distorções.

A anatomia normal das coronárias é muito variável entre os indivíduos, mas, em geral, há dois óstios coronarianos e três vasos coronarianos principais – descendente anterior esquerda, circunflexa esquerda e coronária direita, sendo que a descendente anterior esquerda e a circunflexa esquerda originam-se no tronco da coronária esquerda (Fig. 242-5). Quando a artéria coronária direita dá origem à artéria do nó atrioventricular, à artéria descendente posterior direita e aos vasos laterais posteriores, define-se a circulação como de dominância direita; isso ocorre em aproximadamente 85% dos indivíduos. Quando esses ramos têm origem na artéria circunflexa esquerda, como ocorre em cerca de 5% dos indivíduos, a circulação é dita de dominância esquerda. Os cerca de 10% restantes apresentam circulação codominante com o vaso descendente posterior se originando de ambas as coronárias e os vasos laterais posteriores da circulação coronária esquerda. Em alguns pacientes, um ramo intermediário surge diretamente do tronco da coronária esquerda que se trifurca em ramo descendente anterior esquerdo e nas artérias circunflexas, o que é considerado uma variante normal. Ocorrem anomalias na artéria coronária em 1 a 2% dos pacientes, sendo a mais comum (0,41%) a ocorrência de óstios independentes para as artérias descendente anterior esquerda e circunflexa esquerda.

Com a angiografia das coronárias é possível visualizar estenoses coronarianas sob a forma de estreitamentos da luz no cineangiograma. O grau de estreitamento é descrito como percentual de estenose, sendo determinado por comparação visual entre o segmento mais intensamente estreitado com um "segmento normal" distal ou proximal; consideram-se significativas as estenoses > 50% (Fig. 242-6). A angiografia coronariana quantitativa em tempo real proporciona uma avaliação mais acurada do percentual de estenose e reduz a tendência de superestimar visualmente a gravidade da lesão. A presença de uma ponte miocárdica, que, na maioria das vezes, envolve a artéria descendente anterior esquerda, pode ser confundida com uma estenose significativa; a ponte ocorre quando um segmento do vaso mergulha abaixo da superfície epicárdica e penetra no miocárdio, ficando sujeito a forças compressivas durante a sístole ventricular. A chave para diferenciar entre ponte miocárdica e estenose fixa é que o segmento "estenosado" da primeira retorna ao normal durante a diástole. Durante a angiografia, também é possível identificar a presença de calcificação das coronárias antes da injeção de contraste. Circulação colateral pode ser visualizada cursando entre um vaso e a vasculatura distal a uma coronária gravemente estenosada ou totalmente obstruída. O grau de fluxo para trombólise no infarto agudo do miocárdio (TIMI), uma medida que considera o tempo necessário para que o contraste opacifique totalmente a artéria coronária, é um indicador adicional da gravidade da lesão, e um TIMI grau 1 (enchimento mínimo) ou grau 2 (enchimento retardado) sugere a presença de estenose significativa da artéria coronária.

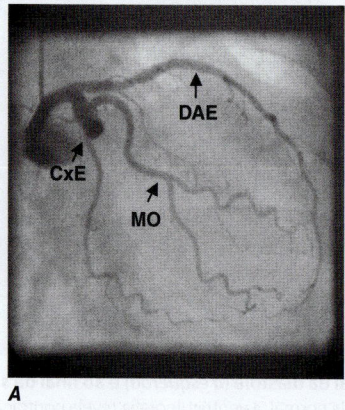
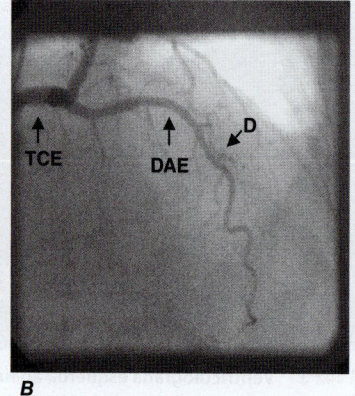
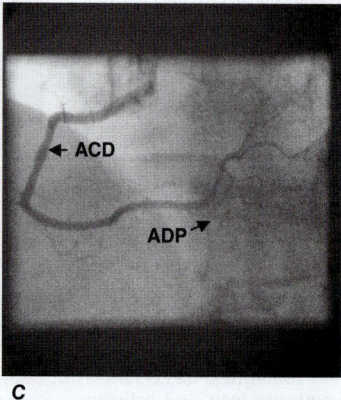

A *B* *C*

FIGURA 242-5 **Anatomia normal da artéria coronária.** *A.* Angiografia coronariana mostrando a artéria circunflexa esquerda (CxE) e seus ramos marginais obtusos (MO). A artéria descendente anterior esquerda (DAE) também está visível, mas pode estar encurtada nessa incidência. *B.* A DAE e seus ramos diagonais (D) são mais bem visualizados nas incidências craniais. Nesta angiografia, o tronco da coronária esquerda (TCE) também está visível. *C.* A artéria coronária direita (ACD) dá origem à artéria descendente posterior (ADP) e, assim, estamos diante de uma circulação de dominância direita.

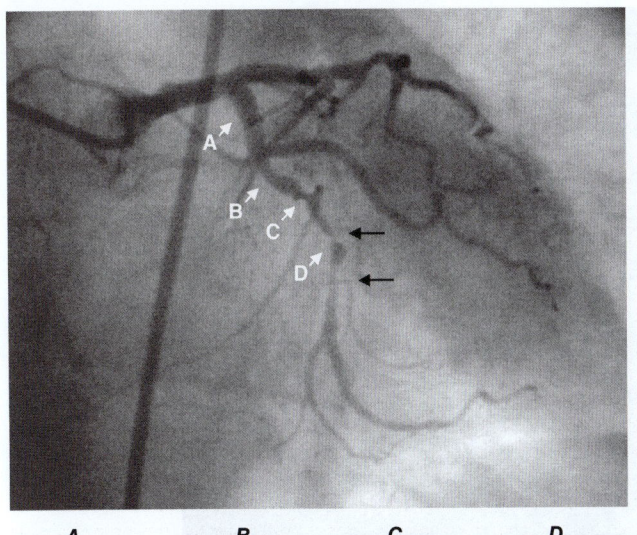
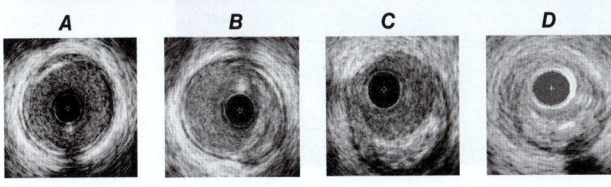

FIGURA 242-6 **Estenoses coronarianas evidenciadas com cineangiografia e ultrassonografia intravascular (USIV).** As estenoses significativas em artéria coronária são vistas como estreitamentos (*setas pretas*) do vaso. A USIV revela um segmento normal da artéria (**A**), áreas com placa excêntrica (**B**, **C**) e obliteração quase total da luz no local com estenose significativa (**D**). Observe que o cateter para USIV está presente nas imagens como um círculo preto.

ULTRASSONOGRAFIA INTRAVASCULAR, TOMOGRAFIA DE COERÊNCIA ÓPTICA, RESERVA DE FLUXO FRACIONADO E RESERVA DE FLUXO CORONARIANO

Estenoses intermediárias (40-70%), achados indeterminados ou características anatômicas incongruentes com os sintomas do paciente encontrados durante a angiografia das coronárias podem justificar a necessidade de investigação complementar. Nesses casos, a ultrassonografia intravascular (USIV) proporciona uma avaliação mais acurada da anatomia e do grau de aterosclerose das coronárias (Fig. 242-6). A USIV é realizada com um pequeno cateter flexível contendo um transdutor de 40 mHz em sua ponta inserido na artéria coronária montado sobre fio-guia. Os dados obtidos com a USIV podem ser usados para obter imagens precisas da placa aterosclerótica, determinação da área luminal transversa e mensuração do vaso; o exame também é usado durante ou após intervenção percutânea nas coronárias para avaliar a estenose e determinar se o *stent* foi posicionado adequadamente. A tomografia de coerência óptica (OCT, de *optical coherence tomography*) é uma técnica de imageamento por cateter que utiliza luz no espectro próximo ao infravermelho para gerar imagens com maior resolução espacial que a USIV (12-18 mícrons vs. 150-200 mícrons); contudo, a profundidade de campo é menor. A vantagem da OCT sobre a USIV está na sua capacidade de revelar características da placa aterosclerótica (lipídeo,

capa fibrosa) com maior definição e de avaliar posicionamento, colocação e patência do *stent* coronariano (Fig. 242-7).

A medição da reserva de fluxo fracionado (FFR, de *fractional flow reserve*) permite a avaliação funcional da estenose com maior capacidade de predição da evolução clínica em longo prazo em comparação com as técnicas de imageamento. A FFR é a razão obtida com a divisão da pressão na artéria coronária distal à estenose pela pressão na artéria proximal à estenose com vasodilatação máxima. A FFR é medida utilizando-se um sensor de pressão montado em um cateter e localizado na coronária, em repouso e durante fluxo máximo seguindo-se à injeção de adenosina (Fig. 242-8). A FFR < 0,80 indica estenose hemodinamicamente significativa com que se beneficiaria de intervenção. A razão instantânea livre de onda, que mede o gradiente através da estenose durante a última parte da diástole, não requer o uso de adenosina e pode ser preferida para alguns pacientes com asma ou alergia documentada à adenosina. Uma razão instantânea livre de onda < 0,89 é considerada positiva para isquemia. Gradientes de repouso também são capazes de predizer uma estenose significativa. Também é possível calcular um índice de resistência miocárdica utilizando a pressão e a velocidade. Os estudos demonstraram que esse também é um importante preditor do desfecho.

A disfunção microvascular pode ser avaliada por meio da reserva de fluxo coronariano, a razão entre o fluxo sanguíneo coronariano em hiperemia máxima e em repouso. A reserva de fluxo coronariano é medida usando uma técnica de termodiluição baseada em fio Doppler ou fio de pressão em pacientes com dor torácica ou isquemia inexplicável e sem doença arterial coronariana obstrutiva. Uma reserva de fluxo coronariano < 2 é considerada anormal.

CONDUTA APÓS O PROCEDIMENTO

Terminado o procedimento, as bainhas de acesso vascular são removidas. Se tiver sido utilizada abordagem femoral, a hemostasia é obtida por meio de compressão manual direta ou usando dispositivos que permitem fechar imediatamente a arteriotomia com grampo/clipe, tampão de colágeno ou sutura. Esses dispositivos reduzem o período de repouso no leito (de 6 horas para 2 a 4 horas) e aumentam a satisfação do paciente, mas não se mostraram definitivamente superiores à compressão manual no que diz respeito a complicações no local de acesso. No acesso pela artéria radial, a bainha é removida e uma pulseira plástica com almofada de ar é usada para manter a pressão no local de acesso enquanto mantém o fluxo através da artéria radial. O repouso no leito é necessário por apenas 2 horas. Quando o cateterismo cardíaco é realizado como procedimento eletivo em regime ambulatorial, o paciente completa o período de repouso no leito em ambiente com monitoramento e recebe alta para casa com instruções para consumir líquidos, uma vez que os agentes de contraste promovem diurese osmótica, evitar esforços excessivos e observar o local de acesso vascular buscando por sinais de complicações. Os pacientes considerados de alto risco com comorbidades significativa, aqueles que tenham apresentado complicações durante o procedimento ou pacientes submetidos à intervenção percutânea na coronária devem permanecer internados durante a noite do procedimento. A ocorrência de hipotensão logo após o procedimento pode ser causada por reposição inadequada de líquidos ou por sangramento retroperitoneal a partir do local de acesso. Os pacientes que tenham recebido > 2 Gy de radiação durante o procedimento devem ser examinados buscando-se por eritema. Para os pacientes que tenham recebido doses maiores (> 5 Gy), recomenda-se acompanhamento clínico no prazo de 1 mês para avaliar se há lesões cutâneas.

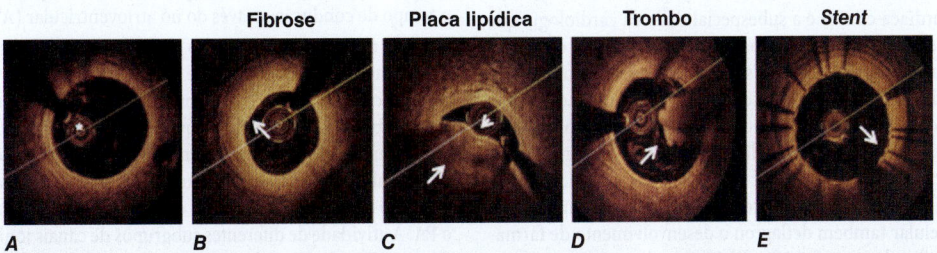

FIGURA 242-7 **Tomografia de coerência óptica. A.** O cateter (*) da tomografia de coerência óptica (OCT) na luz de uma artéria coronária com pequena formação neointimal. A íntima é vista em alta definição, mas, diferentemente da imagem da ultrassonografia intravascular, a camada média e a adventícia do vaso não são bem visualizadas. **B.** A placa fibrosa (*seta*) caracteriza-se por sinal brilhante. **C.** Uma placa volumosa, excêntrica e rica em lipídeos obscurece parte da luz do vaso. Como o lipídeo na placa absorve luz, a placa rica em lipídeo aparece como uma área escura com bordas irregulares (*seta*). A placa está coberta por uma capa fibrosa fina (*ponta de seta*) típica de uma placa vulnerável. **D.** Trombo (*seta*) aderente a uma placa rompida com protrusão para a luz do vaso. **E.** *Stent* coronariano corretamente oposto à parede do vaso. O suporte do *stent* aparece como linhas brilhantes que se apagam atrás dele (*seta*).

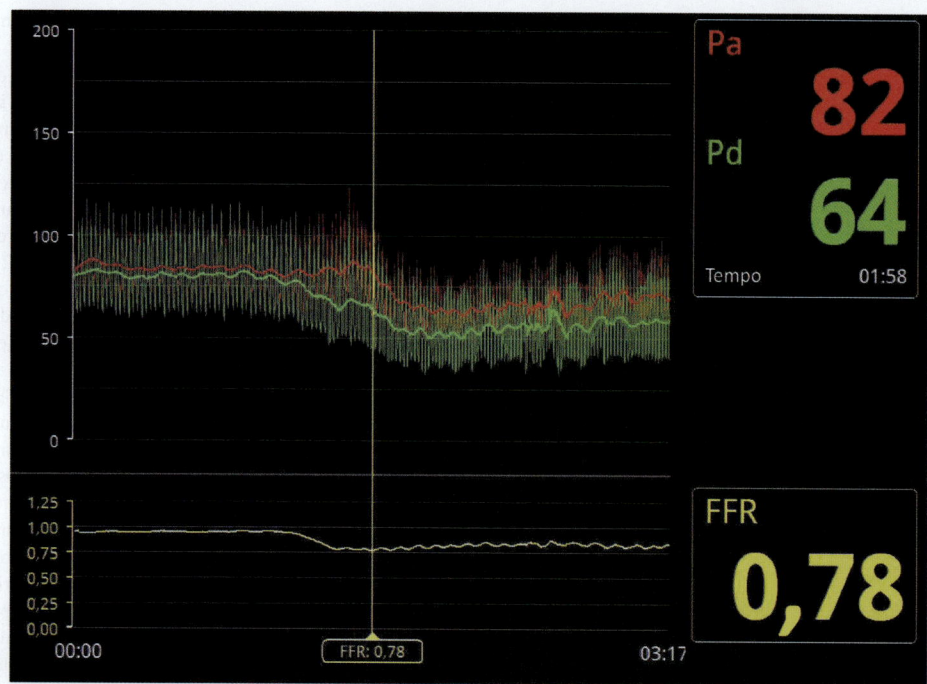

FIGURA 242-8 Reserva de fluxo fracionado (FFR). A FFR é medida usando um cateter com sensor de pressão que mede a razão da pressão na artéria coronária distal à estenose (Pd, *verde*) dividida pela pressão na artéria proximal à estenose (Pa, *vermelho*) em hiperemia máxima após a injeção de adenosina. FFR < 0,80 indica que a revascularização seria benéfica.

LEITURAS ADICIONAIS

Götberg M et al: The evolving future of instantaneous wave-free ratio and fractional flow reserve. J Am Coll Cardiol 70:1379, 2017.

Moscucci M (ed): *Grossman & Baim's Cardiac Catheterization, Angiography, and Intervention*, 8th ed. Philadelphia, Lippincott Williams & Wilkins, 2014.

Naidu SS et al: Society of Cardiovascular Angiographers and Interventionalists expert consensus statement: 2016 best practices in the cardiac catheterization laboratory. Catheter Cardiovasc Interv 88:407, 2016.

Nishimura R et al: Hemodynamics in the cardiac catheterization laboratory of the 21st century. Circulation 125:2138, 2012.

Räber L et al: Clinical use of intracoronary imaging. Part 1: guidance and optimization of coronary interventions. An expert consensus document of the European Association of Percutaneous Cardiovascular Interventions. Eur Heart J 39:3281, 2018.

Seção 3 Distúrbios do ritmo

243 Princípios da eletrofisiologia cardíaca clínica
William H. Sauer, Bruce A. Koplan, Paul C. Zei

PERSPECTIVA HISTÓRICA

A eletrofisiologia cardíaca clínica é a subespecialidade da cardiologia que se centra no estudo e manejo dos distúrbios do ritmo cardíaco. O desenvolvimento do eletrocardiograma (ECG) de superfície moderno por Willem Einthoven há mais de 100 anos permitiu a compreensão da relação entre os potenciais elétricos cardíacos, a função mecânica cardíaca e a fisiopatologia de arritmias cardíacas. Na metade do século XX, o registro das correntes na membrana celular permitiu compreender que o ECG de superfície representa a soma das atividades elétricas das células cardíacas. A compreensão da eletrofisiologia celular também deflagrou o desenvolvimento de fármacos antiarrítmicos utilizados por eletrofisiologistas cardíacos.

A era moderna da eletrofisiologia cardíaca clínica começou com os primeiros registros de eletrogramas intracardíacos humanos nos anos 1960. Inicialmente, estudos eletrofisiológicos invasivos eram limitados às ferramentas diagnósticas. Isso incluía exames eletrofisiológicos seriados para avaliar mecanismos de arritmia e a supressão de arritmia por fármacos antiarrítmicos, e a estimulação programada do coração para estratificação de risco de morte súbita cardíaca. Nos anos 1960 e 1970, a cirurgia cardíaca era o único tratamento invasivo disponível para as arritmias cardíacas. O desenvolvimento subsequente da ablação por cateter de radiofrequência nos anos 1980 inaugurou a era da eletrofisiologia cardíaca intervencionista. Além disso, com o desenvolvimento dos equipamentos de tratamento de ritmo cardíaco implantados, incluindo marca-passos e desfibriladores, a eletrofisiologia cardíaca clínica se tornou uma subespecialidade médica distinta.

ELETROFISIOLOGIA CELULAR

O potencial de ação (PA) cardíaco impulsiona o comportamento eletrofisiológico de todos os miócitos cardíacos. O PA caracteriza-se morfologicamente por cinco fases distintas, denominadas fases 0 a 4, como mostrado na Figura 243-1. Além disso, como a atividade eletrofisiológica ventricular explica os complexos QRS e T do ECG de superfície, cada fase do PA em tecidos ventriculares corresponde a fases distintas no ECG de superfície: fase 0, a elevação rápida, corresponde à deflexão QRS; as fases 1 a 2 contabilizam o segmento ST; a fase 3 explica a onda T; enquanto a fase 4 corresponde ao segmento entre o final da onda T e a subsequente deflexão QRS. Além disso, a onda P corresponde à despolarização atrial, enquanto o intervalo PR corresponde ao tempo entre o início da despolarização atrial até o início da despolarização ventricular, compreendendo (em geral), em sua maior parte, o tempo de condução através do nó atrioventricular (AV).

As morfologias do PA são o resultado de sequências precisas e cuidadosamente cronometradas de abertura, fechamento e inativação de uma série de canais iônicos de membrana em resposta a mudanças no potencial de membrana celular, ligantes que se ligam ao complexo de canais iônicos ou estiramento de membrana em modo que depende do tempo. Os canais iônicos abertos permitem o fluxo de íons específicos carregados através de um poro central, resultando em correntes elétricas (iônicas) que deflagram o PA. A atividade de diferentes subgrupos de canais iônicos determina as diferentes fases do PA. Correntes iônicas específicas que fluem através de um canal aberto são acionadas pelo gradiente eletroquímico desse íon específico através da membrana, que, por sua vez, é acionada por bombas de íons ou transportadores/permutadores, que, por sua vez, são catalisados pelo trifosfato de adenosina (ATP, do inglês *adenosine triphosphate*) (Fig. 243-2).

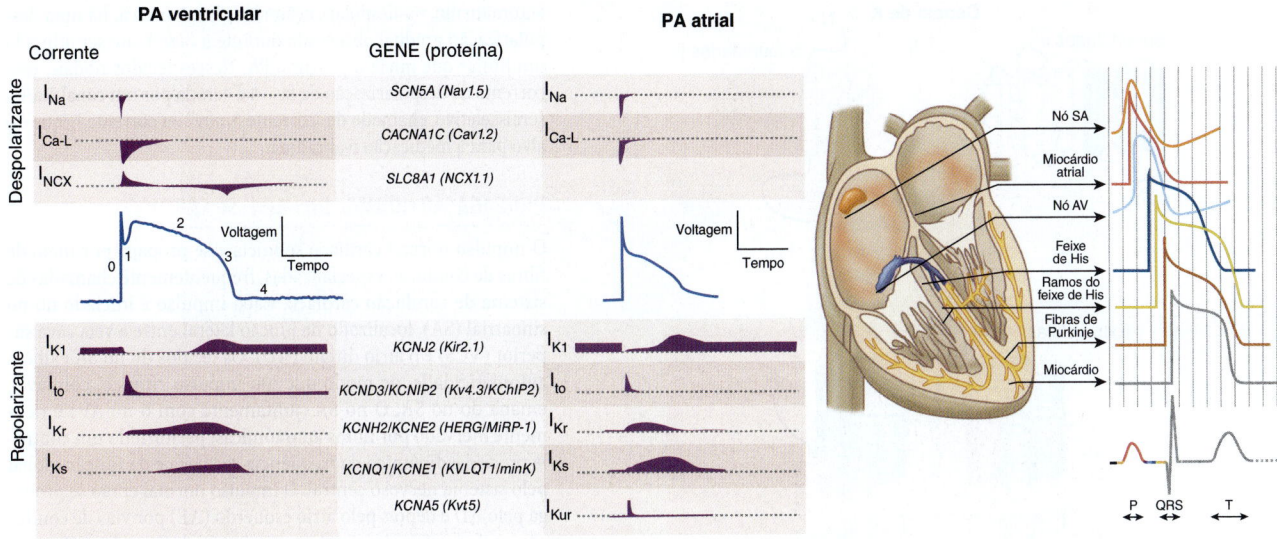

FIGURA 243-1 ***A.*** Potenciais de ação (PAs) nas células atriais e ventriculares. As fases 0 a 4 representam, respectivamente, a despolarização rápida, a repolarização precoce, o platô, a repolarização tardia e a diástole. As correntes iônicas e seus respectivos genes são apresentados acima e abaixo dos PAs. As principais correntes subjacentes aos PAs variam entre os miócitos atriais e ventriculares. A principal corrente durante a fase 4 é a do potássio (I_{K1}), que determina o potencial de repouso da membrana do miócito. A corrente de sódio gera a fase de despolarização rápida do PA (fase 0); a ativação do I_{to} com inativação da corrente de sódio inicia a repolarização precoce (fase 1). O platô (fase 2) é gerado pelo equilíbrio entre as correntes de potássio repolarizantes e as correntes de cálcio despolarizantes. A inativação da corrente de cálcio com a ativação persistente das correntes de potássio (predominantemente I_{Kr} e I_{Ks}) produzem a fase 3 de repolarização. As correntes que resultam em despolarização da membrana são agrupadas no topo da figura acima dos PAs, enquanto as correntes repolarizantes são apresentadas abaixo dos PAs. ***B.*** A representação do ritmo sinusal no eletrocardiograma (ECG) de superfície é mostrada com os respectivos PAs intracardíacos que estão ativos durante cada fase do ECG. O PA de cada região de condução cardíaca é mostrado na parte superior do painel, com cores refletidas no segmento de ECG mostrado na parte inferior do painel. Observar que, durante a onda P, a despolarização atrial está ativa. Durante o intervalo PR, o nó atrioventricular (AV), o feixe de His, os ramos do feixe e as fibras de Purkinje estão ativos (em sequência), embora esses PAs não sejam discerníveis no ECG de superfície. Durante o intervalo QRS, os PAs ventriculares estão ativos, com a morfologia do QRS refletindo mais a sequência de ativação do PA do tecido ventricular. O segmento ST é determinado predominantemente pela fase 2 do platô do PA ventricular. A onda T é determinada amplamente pela repolarização ventricular (fase 3), enquanto o segmento isoelétrico é o resultado da fase 4, eletricamente neutra, do PA ventricular. SA, sinoatrial.

Os canais iônicos são glicoproteínas transmembranas complexas e de múltiplas subunidades que contêm um poro central que é seletivo para determinadas espécies iônicas (seletividade); um aparelho de "gatilho" que regula o aparelho de abertura, fechamento e inativação; e frequentemente uma ou mais subunidades reguladoras. A maioria dos canais fecha em resposta a mudanças no potencial de membrana, um ligante específico ou deformação mecânica. Os fundamentos moleculares dessas propriedades funcionais específicas dos canais tornaram-se bem compreendidos após décadas de estudo eletrofisiológico básico usando as ferramentas das técnicas de clampeamento de voltagem e de *patch clamp* (técnica para estudar a atividade elétrica de células, em particular de neurônios) e, mais recentemente, técnicas moleculares, genéticas e estruturais/cristalográficas.

A composição estrutural da maioria dos canais iônicos contém vários motivos comuns. Todos os canais formam um poro condutor central, com seletividade iônica determinada por aminoácidos específicos que recobrem o poro central. O poro central da maioria dos canais é formado pelo domínio P, uma série de resíduos de aminoácidos hidrofílicos, com uma das inúmeras variantes estruturais: quatro subunidades alfa homólogas separadas, cada uma com domínios P homólogos (canais de K dependentes de voltagem); uma única subunidade alfa com quatro domínios P homólogos internamente (canais de Na ou Ca dependentes de voltagem); ou dois domínios P internamente homólogos de duas subunidades separadas (principalmente canais K controlados por ligante). Uma série de um ou mais segmentos transmembrana cercam o poro central. Em canais dependentes de voltagem, o quarto de seis segmentos, o segmento S4, contém uma série de resíduos de aminoácidos carregados que funcionam como um sensor de voltagem, respondendo a mudanças no potencial de membrana, facilitando mudanças conformacionais de proteínas que resultam na abertura ou fechamento do canal (sincronização). Nos canais ativados por ligantes, a ligação de um ligante (transmissores, moléculas ou outros íons) resulta na abertura ou fechamento do canal, enquanto as deformações na forma da membrana determinam a sincronização em canais ativados por estiramento. Além disso, em muitos canais iônicos, um complexo de proteínas auxiliares está associado à subunidade alfa primária; a maioria das subunidades auxiliares parecem facilitar a regulação da expressão e da atividade dos canais iônicos. Um tipo distinto de complexo proteico transmembrana é o complexo de junções comunicantes. Um grande complexo multimérico de subunidades de conexina forma um poro grande e não seletivo que se estende e, assim, conecta miócitos adjacentes. Isso permite o livre fluxo de íons entre miócitos adjacentes, facilitando a propagação do impulso através dos tecidos miocárdicos.

Devido ao gradiente fisiológico de seus respectivos íons através da membrana celular, os canais de Na e Ca são responsáveis pela maioria das correntes para dentro, ou despolarizantes, nos miócitos cardíacos, e esses canais respondem à despolarização da membrana com abertura rápida, fechamento relativamente rápido e inativação. Portanto, as correntes de Na e Ca deflagram a fase 0 de despolarização do PA. Os canais de potássio, por sua vez, respondem pela maioria das correntes de repolarização vistas nos miócitos cardíacos. A abertura relativamente lenta dos canais de K, bem como o fechamento e a inativação dos canais de Na e Ca, impulsionam o platô das fases 1 e 2, bem como a fase de repolarização 3 do PA. Mutações nos subtipos do canal de K são causadoras de muitas canalopatias hereditárias. Mutações que retardam inerentemente o fechamento ou a inativação dos canais de K resultam no prolongamento do intervalo QT, levando a muitas formas de síndrome do QT longo hereditária.

As propriedades morfológicas e funcionais dos PAs variam entre diferentes regiões do coração. Essas variações são o resultado de mudanças nas correntes iônicas ativas durante cada fase do PA, que, por sua vez, reflete a variação regional na expressão do canal iônico. Nos miócitos atriais e ventriculares, as correntes de Na dominam a subida rápida (fase 1) do PA, enquanto nos tecidos nodais, as correntes de Ca, que são ativadas mais lentamente, dominam a fase 1. Assim, por exemplo, fármacos que se ligam e bloqueiam o canal de Na cardíaco demonstram eficácia no tratamento de taquiarritmias decorrentes dos átrios e ventrículos, enquanto os agentes bloqueadores do canal de Ca demonstram eficácia nos tecidos nodais.

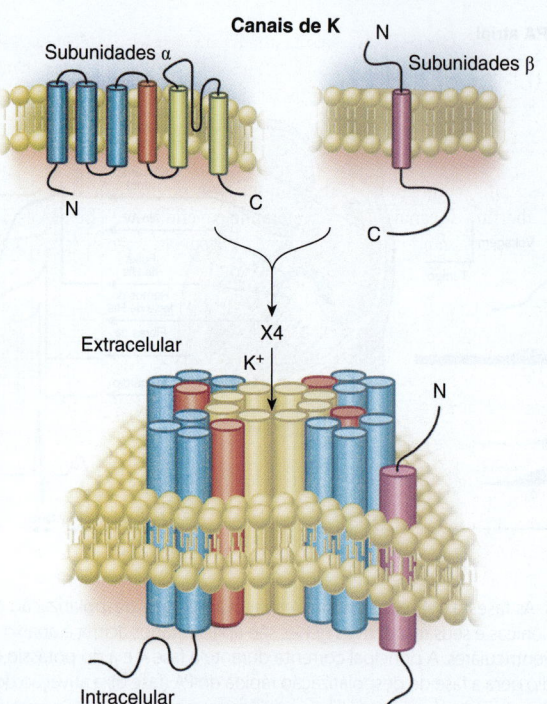
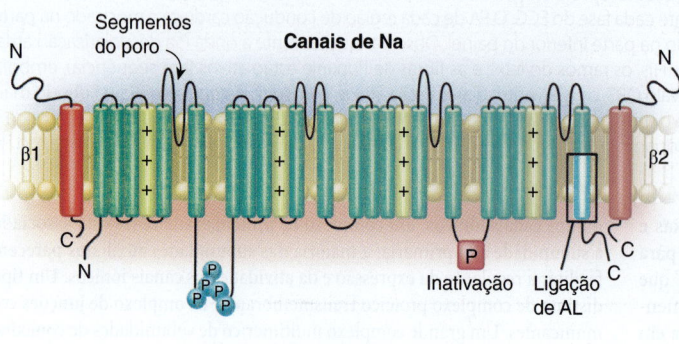
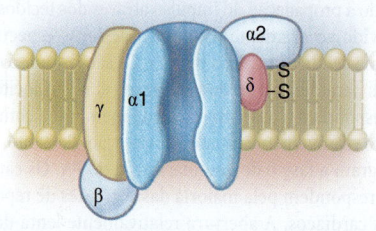

FIGURA 243-2 **Topologia e composição das subunidades dos canais iônicos dependentes de voltagem.** Os canais de potássio são formados pela tetramerização das subunidades α ou formadoras de poros e uma ou mais subunidades β; para fins de maior entendimento, no esquema estão representadas apenas subunidades β únicas. Os canais de sódio e cálcio são compostos por subunidades α com quatro domínios homólogos e uma ou mais subunidades auxiliares. Em todos os tipos de canais, a sequência proteica entre a quinta e a sexta repetição de segmento de membrana em cada subunidade ou domínio forma o poro seletivo para o íon. No caso do canal de sódio, o próprio canal é um alvo para fosforilação, o ligante entre o terceiro e o quarto domínios homólogos é crucial para a inativação, e a repetição do sexto segmento de membrana no quarto domínio é importante para a ligação dos fármacos anestésicos locais (ALs) utilizados como antiarrítmicos. O canal de cálcio é um complexo proteico de múltiplas subunidades, com a subunidade $α_1$ contendo o poro e o principal domínio de ligação de fármacos.

Durante a fase 4 de pré-despolarização do PA, as correntes iônicas permanecem relativamente quiescentes nos miócitos atriais e ventriculares enquanto aguardam a despolarização local que deflagra o próximo PA. Em contrapartida, nos tecidos do nó sinusal, que possuem a propriedade de automatismo, ou despolarização rítmica intrínseca, há uma despolarização gradual observada durante a fase 4, até ser atingido um limiar que inicia o próximo PA. Nesses tecidos nodais, essa corrente de despolarização da fase 4 é gerada por um canal Na/Ca semisseletivo, chamado de "corrente *funny*" ou corrente I_f, que é o alvo para a medicação ivabradina.

PROPAGAÇÃO NORMAL DO IMPULSO CARDÍACO

O impulso normal cardíaco se inicia e se propaga por meio de fibras de condução especializadas, frequentemente chamadas de sistema de condução cardíaco. Cada impulso é iniciado no nó sinoatrial (SA), localizado na junção lateral entre a veia cava superior (VCS) e o átrio direito (AD). Os tecidos do nó SA exibem automaticidade, de modo que um impulso rítmico, confiável, emana do nó SA. O nó SA (juntamente com o nó AV) é ricamente inervado por fibras autonômicas, permitindo um controle preciso e dinâmico da frequência cardíaca e da função global pelo sistema nervoso central. O impulso normal então se propaga pelo AD e depois pelo átrio esquerdo (AE) por vias de condução preferenciais, iniciando a sístole atrial. Quando o impulso atinge o nó AV, a condução ocorre em um tempo relativamente lento através dos tecidos do nó AV. Esse tempo de condução serve não só para permitir sincronização AV fisiológica, como também se reflete no ECG de superfície como o intervalo PR, ou o tempo entre a inscrição atrial e a ventricular subsequente, ou complexo QRS. Em corações normais, o nó AV serve como a única conexão elétrica entre átrios e ventrículos. Ambos os nós SA e AV respondem perfeitamente ao estímulo autônomo; por exemplo, com exercício e aumento do tônus adrenérgico, o intervalo PR diminui fisiologicamente. Após o nó AV, o impulso viaja por uma rede de fibras de condução especializadas: o feixe de His se divide em um ramo direito e esquerdo, que transmitem a condução para os ventrículos direito e esquerdo, respectivamente. O ramo direito, então, divide-se em fascículos anterior esquerdo e posterior esquerdo. Os fascículos, então, dividem-se ainda mais em fibras de Purkinje. A velocidade de condução dos impulsos elétricos é muito mais elevada nas fibras de Purkinje (2-3 m/s) do que nas células miocárdicas (0,3-0,4 m/s). Diferentes conexinas nas junções comunicantes das redes de Purkinje são parcialmente responsáveis por uma condução mais rápida. Essa rede de fibras condutoras de Purkinje está localizada no endocárdio e serve para transmitir rapidamente a despolarização pelos ventrículos, de modo que a despolarização miocárdica e, portanto, a contração mecânica, ocorre rapidamente e de maneira coordenada e sincronizada, otimizando a contração mecânica dos ventrículos. A repolarização do miocárdio ventricular, por outro lado, ocorre de forma relativamente lenta e progride da superfície epicárdica de volta para o endocárdio. Assim, a inscrição da onda T na maioria das derivações do ECG é concordante com o complexo QRS.

MECANISMOS DAS ARRITMIAS CARDÍACAS

As arritmias cardíacas são a manifestação de anormalidades do início e/ou da propagação do impulso elétrico cardíaco. As bradiarritmias resultam mais comumente de anormalidades nos tecidos de condução especializada. A função anormal do nó SA pode resultar em bradicardia sinusal patológica; a doença do nó AV pode resultar em bloqueio de condução; a patologia no sistema His-Purkinje pode resultar também em bloqueio de condução. As taquiarritmias podem surgir não apenas em quase todos os locais nos tecidos de condução, mas também nos tecidos atriais ou ventriculares. As taquiarritmias são classificadas, em geral, por mecanismo: automaticidade aumentada refere-se à despolarização espontânea anormal, que pode ocorrer ao longo do sistema de condução, átrios ou ventrículos; as arritmias desencadeadas resultam de pós-despolarizações anormais que ocorrem na fase 2/3 (pós-despolarizações precoces) ou na fase 4 (pós-despolarizações tardias) do PA; a reentrada resulta do movimento circular de um impulso elétrico **(ver Tab. 243-1 e Fig. 243-3).**

TABELA 243-1 ■ Visão geral dos mecanismos das taquiarritmias cardíacas		
Categoria da taquiarritmia	Mecanismos	Arritmias prototípicas
Automaticidade anormal	Aprimorado (aceleração da repolarização da fase 4)	TV idiopática; TA
	Suprimido (fase 4 de repolarização ausente ou desacelerada)	Disfunção do nó sinoatrial
Atividade deflagrada	PDP	TdP na síndrome do QT longo, CVPs
	PDT	CVPs/TV de reperfusão, TA e TV com toxicidade digital
Reentrada	1) Confinamento anatômico ou funcional de um circuito (p. ex., fibrose, via acessória); 2) bloqueio unidirecional após um impulso prematuro; 3) onda de excitação que se propaga em uma única direção, retornando ao seu ponto de origem	TRNAV, TRAV, *flutter* atrial, TV relacionada à fibrose

CVPs, contrações ventriculares prematuras; PDP, pós-despolarização precoce; PDT, pós-despolarização tardia; TA, taquicardia atrial; TdP, *torsades de pointes*; TRAV, taquicardia com reentrada atrioventricular; TRNAV, taquicardia por reentrada no nó atrioventricular; TV, taquicardia ventricular.

AUTOMATICIDADE AUMENTADA

A automaticidade, definida como despolarizações espontâneas que ocorrem durante a fase 4 do PA, é uma propriedade normal de vários tecidos miocárdicos, incluindo o nó SA, o nó AV e o sistema de His-Purkinje. A automaticidade do nó SA deflagra o impulso cardíaco normal. Quando a automaticidade de um tecido do sistema de condução mais proximal não é confiável ou é lenta, a automaticidade de um aspecto mais distal do sistema de condução pode resultar em um "ritmo de escape" que pode manter o débito cardíaco. A automaticidade nesses tecidos resulta da despolarização de fase 4 das membranas celulares estimuladas por várias correntes iônicas. No nó SA, a corrente não seletiva de Na/Ca chamada de I_f estimula essa despolarização, enquanto em outros tecidos há a contribuição de correntes de K, correntes de Ca ou até mesmo os permutadores Na/Ca e Na/K estimulados por ATP.

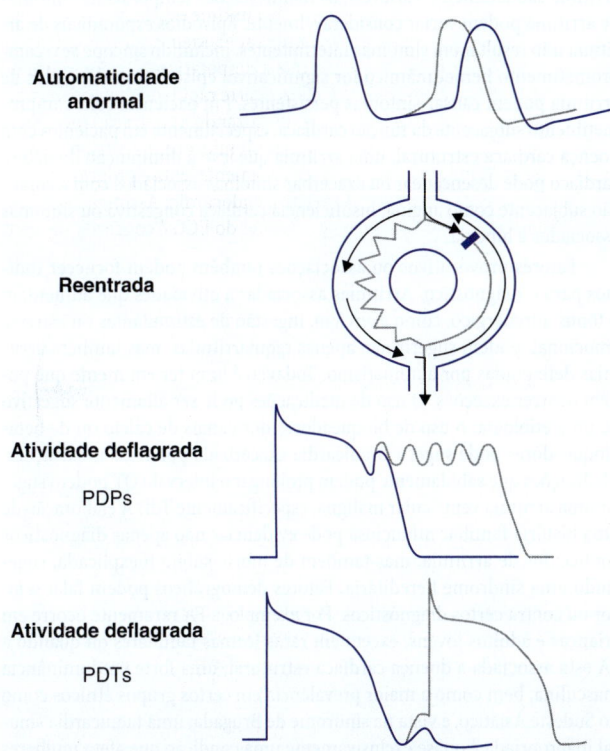

FIGURA 243-3 Gráfico de potenciais de ação com pós-despolarizações precoces (PDPs) e pós-despolarizações tardias (PDTs).

A velocidade de despolarização durante a fase 4 impulsiona a frequência dos PAs e, portanto, a taxa de automaticidade desses tecidos. Nos tecidos nodais, essa frequência de despolarização é altamente regulada pelo sistema autonômico. O estímulo parassimpático resulta em liberação local de acetilcolina (ACh), que se liga com o complexo do canal de potássio IKACh (especificamente por meio de um mecanismo mediado pela proteína G). A abertura de canais IKACh, resultando em efluxo de K, hiperpolariza essas células, resultando em desaceleração da despolarização de fase 4, reduzindo a frequência do automatismo. O estímulo simpático, por meio das catecolaminas, ativa receptores α e β-adrenérgicos. A estimulação adrenérgica $β_1$ resulta na ativação de canais de cálcio do tipo L, entrada de cálcio na célula e, como resultado, melhora a frequência de despolarização durante a fase 4 e aumenta a automaticidade. A faixa normal da frequência de automatismo do SA é de 30 a 220 batimentos por minuto (bpm), correspondendo à faixa de frequências normais durante o ritmo sinusal. A frequência sinusal em qualquer momento é, portanto, um equilíbrio dinâmico entre os estímulos simpático e parassimpático, com o último dominando no estado de repouso. A frequência cardíaca intrínseca (FCI) é definida como a taxa de automaticidade "nativa" do nó SA, com a ausência de qualquer estímulo autonômico.

Automaticidade anormalmente aumentada pode ocorrer em qualquer local que exiba automaticidade, incluindo o nó SA, nó AV ou sistema His-Purkinje, resultando em taquicardia patológica. Além disso, em estados patológicos, outras regiões estereotipadas do coração podem exibir automaticidade aumentada, incluindo as veias pulmonares, veia cava superior, seio coronário e vias de saída ventricular. A lesão do miocárdio, seja por meio de isquemia ou por outros mecanismos, pode alterar as propriedades da membrana celular, resultando em automaticidade nesses tecidos. Por exemplo, as zonas limítrofes do miocárdio ventricular infartado, ou o miocárdio isquêmico reperfundido rapidamente, frequentemente exibem arritmias automáticas incluindo CVPs ou ritmos idioventriculares automáticos (RIVAs). Acredita-se que a automaticidade anormal nas veias pulmonares seja a base dos gatilhos que impulsionam a fibrilação atrial paroxística, enquanto a automaticidade em outras partes dos átrios impulsiona as taquicardias atriais.

PÓS-DESPOLARIZAÇÕES E ARRITMIAS DEFLAGRADAS

Pós-despolarizações e arritmias deflagradas se referem a despolarizações anormais que ocorrem nas fases tardias do PA (pós-despolarizações) que podem iniciar arritmias sustentadas. As pós-despolarizações precoces (PDPs) ocorrem, em geral, durante as fases 2 a 3 do PA e podem ser facilitadas pela carga de Ca intracelular. Quando o intervalo QT se prolonga, geralmente de forma heterogênea nos ventrículos, as PDPs podem deflagrar ondas de despolarização anormal, resultando em *torsades de pointes* (TdP), uma arritmia ventricular não sustentada ou sustentada que pode resultar em parada cardíaca. Medicamentos que prolongam o intervalo QT, bem como outros fatores de prolongamento do QT, incluindo hipopotassemia, hipomagnesemia e bradicardia, predispõem os ventrículos a PDPs, levando a TdP. O remodelamento elétrico nas miocardiopatias também pode predispor ao prolongamento do QT e risco de PDPs e TdP.

As pós-despolarizações tardias (PDTs) são despolarizações anormais que ocorrem na fase 4 do PA. O mecanismo subjacente às PDTs é o aumento do Ca intracelular, que, então, aumenta as despolarizações repetitivas durante as fases tardias do PA. Como resultado, ocorrem despolarizações repetitivas, incluindo o fenômeno bem-descrito de taquicardia ventricular bidirecional. A toxicidade por glicosídeos digitálicos, isquemia e catecolaminas são as causas mais descritas de PDTs.

REENTRADA

A reentrada se refere a um movimento circular de uma frente de onda de ativação elétrica. A reentrada pode ocorrer em torno de uma barreira anatômica fixa, chamada de reentrada anatômica, ou em torno de uma barreira ou âncora funcionalmente bloqueada ou refratária, chamada de reentrada funcional. O início e a manutenção de uma arritmia reentrante requerem (1) bloqueio unidirecional, em que a frente de onda elétrica só pode se propagar em uma direção, e (2) condução lenta, uma zona dentro do circuito reentrante onde a condução é relativamente lenta, permitindo que o restante do circuito se repolarize e se recupere da refratariedade (a incapacidade de reexcitar).

A forma mais comum de reentrada é anatômica, que requer um circuito elétrico/anatômico definido com uma via em torno de uma barreira fixa.

A frente de onda de despolarização encontra uma barreira à condução que permite a propagação em apenas uma direção (bloqueio unidirecional), forçando a ativação preferencialmente ao longo de um feixe ou via. Devido à condução lenta, a frente de onda de despolarização se propaga através do circuito remanescente e encontra continuamente tecidos que se recuperaram da refratariedade e são, dessa forma, excitáveis. Isso resulta em movimento circular perpétuo. Além disso, se o comprimento total do circuito exceder uma distância determinada pelo produto da velocidade de condução (teta) do tecido e o período refratário (duração) desse tecido (tr), referido como comprimento de onda da taquicardia (lambda = teta × tr), é criado um hiato excitável, onde o tecido é recuperado da refratariedade e se torna capaz de despolarizar, permitindo a reentrada. A reentrada é o mecanismo para várias arritmias cardíacas clinicamente importantes e comuns, incluindo *flutter* atrial, reentrada nodal AV, taquicardia recíproca AV utilizando uma via acessória e taquicardia ventricular (TV) reentrante baseada em fibrose.

Quando ocorre reentrada na ausência de uma barreira anatômica fixa, ela é chamada de *reentrada funcional*. Um local com tecido parcialmente refratário segura a frente de onda de despolarização, resultando em uma frente de onda reentrante circular ou rotacional. Nesse caso, o circuito ou atividade reentrante tende a ser menos estável do que a reentrada anatômica, resultando em variações na velocidade de despolarização e na propensão a terminar e/ou reiniciar facilmente. Há evidência de que a reentrada funcional é o mecanismo subjacente para perpetuação e manutenção da fibrilação atrial (FA) e da fibrilação ventricular (FV). Em ambos os tipos dessas arritmias aparentemente caóticas e desorganizadas, múltiplas frentes de onda resultantes de múltiplos circuitos de reentrada funcional parecem estimular a arritmia em muitos, se não em todos, os momentos. A patologia subjacente do miocárdio que resulta em propriedades eletrofisiológicas heterogêneas altera a ativação, e as propriedades da repolarização predispõem os tecidos miocárdicos ao início e à propagação de arritmias relacionadas à reentrada funcional.

Além de alterações intrínsecas nas propriedades eletrofisiológicas da membrana celular que causam a maioria das arritmias, fatores extrínsecos podem precipitar outras alterações na arquitetura e na estrutura tecidual que contribuem para as arritmias. A isquemia e o infarto podem criar regiões de fibrose heterogênea que resultam em ilhas de fibrose cercadas por tecido lesado. Isso produz o substrato anatômico que pode sustentar a reentrada anatômica, que gera a TV relacionada à fibrose, bem como muitas arritmias atriais macrorreentrantes. As zonas limítrofes peri-infarto frequentemente também contêm miocárdio lesionado, e as alterações resultantes nas propriedades da membrana celular podem promover aumento da automaticidade ou arritmias deflagradas. A isquemia crônica também resulta em infrarregulação das conexinas e das junções comunicantes, resultando em desaceleração da propagação do impulso, que é um dos fatores necessários para as arritmias reentrantes. Alterações na função dos canais iônicos, seja por mutações hereditárias ou por efeito de fármacos, podem promover arritmias. O prolongamento do segmento QT pode ocorrer quando o fechamento dos canais de potássio, que deve hiperpolarizar as células, é retardado ou mais lento, ou quando o fechamento ou a inativação dos canais de sódio estão comprometidos.

BASES PARA O TRATAMENTO DAS ARRITMIAS

As terapias farmacológicas para as arritmias são dirigidas ao mecanismo subjacente específico. Para as arritmias causadas por aumento da automaticidade, podem ser usadas medicações que agem na despolarização da fase 4, incluindo bloqueadores dos canais de cálcio, bloqueadores β-adrenérgicos (por ação indireta no estímulo adrenérgico) ou a ivabradina. Nas arritmias por atividade deflagrada, é mais eficaz corrigir o fator desencadeante. Isso inclui, entre outras terapias, a remoção dos glicosídeos digitálicos do corpo, remoção de fármacos que prolongam o QT ou mesmo o aumento da frequência cardíaca, encurtando, assim, o intervalo QT. Nas arritmias por reentrada, medicações que aumentam o período refratário, particularmente os bloqueadores dos canais de potássio, irão aumentar o comprimento de onda da condução além da duração do circuito da taquicardia, resultando em incapacidade de sustentar a reentrada. Medicações que diminuem a velocidade de condução, mesmo que parcialmente eficazes, podem ter o efeito paradoxal de encurtar o comprimento de onda da taquicardia comparado com o comprimento do circuito anatômico, resultando em um maior hiato excitável. Isso explica muito do efeito pró-arrítmico de muitos fármacos antiarrítmicos. Portanto, para esses agentes, que geralmente incluem os bloqueadores dos canais de sódio, é necessária uma dosagem suficiente para reduzir a velocidade de condução ao ponto de extinguir a condução de um circuito de arritmia significativa.

Um aspecto importante na eletrofisiologia cardíaca clínica que evoluiu nas últimas décadas é a capacidade de interromper mecanicamente os substratos arritmogênicos por meio de ablação por cateter (ou raramente por cirurgia). Nas arritmias por automaticidade, a localização precisa e eliminação por ablação do foco de automatismo é um meio eficaz de eliminar a arritmia. Nos circuitos anatômicos reentrantes, a identificação de uma zona crítica de condução lenta que sustenta a reentrada e é suscetível à ablação focal com a subsequente extinção daquela zona por ablação é eficaz para a maioria das arritmias reentrantes. Por outro lado, devido à ausência de um circuito anatômico fixo, e talvez devido também à presença de múltiplos circuitos, frequentemente migratórios, parece que a interrupção mecânica, geralmente por meio de ablação por cateter, dos locais identificados de reentrada funcional, parece ser ineficaz para eliminar a arritmia.

CUIDADOS COM O PACIENTE PORTADOR DE ARRITMIA

AVALIAÇÃO E DIAGNÓSTICO

A avaliação de um paciente com suspeita de arritmia começa com história e exame físico direcionados, que deve incluir um ECG. A história e o exame físico devem se concentrar na determinação da natureza dos sintomas atribuíveis à arritmia e indícios de potenciais condições cardíacas, clínicas ou metabólicas subjacentes que podem predispor a arritmias específicas e, assim, direcionar exames e avaliações futuras e, por fim, orientar a terapêutica adequada, o prognóstico e o aconselhamento. A história familiar também pode fornecer indícios de possíveis síndromes arrítmicas hereditárias. Os sintomas atribuíveis à arritmia podem variar desde uma vaga sensação de fadiga, dor torácica, dispneia ou tontura até sensações mais específicas de frequência cardíaca acelerada, lenta ou irregular. Contrações prematuras, quer sejam atriais ou ventriculares, podem ser percebidas como batimentos extras ou, se essas extrassístoles resultam em diminuição do volume de ejeção para esse batimento, uma sensação de ausência de um batimento. Em segundo lugar, as sequelas hemodinâmicas do comprometimento do débito cardíaco podem resultar em sintomas, desde uma pré-síncope até síncope franca, dispneia, desconforto torácico ou fraqueza generalizada. É importante observar que como a cadência e a duração de episódios de arritmia são altamente variáveis, as manifestações temporais de sintomas de arritmia podem variar consideravelmente. Episódios esporádicos de arritmia irão resultar em sintomas intermitentes, incluindo síncope se o comprometimento hemodinâmico for significativo; episódios prolongados de arritmia podem causar sintomas persistentes. Em pacientes com comprometimento subjacente da função cardíaca, especialmente em pacientes com doença cardíaca estrutural, uma arritmia que leve à diminuição do débito cardíaco pode desencadear ou exacerbar sintomas associados com a condição subjacente como angina, insuficiência cardíaca congestiva ou sintomas associados à hipoxia.

Fatores provocativos ou associações também podem fornecer indícios para o diagnóstico. Arritmias associadas a atividades que aumentam o tônus adrenérgico, como exercício, ingestão de estimulantes ou estresse emocional, podem sugerir não apenas taquiarritmias, mas também arritmias deflagradas por automatismo. Todavia, é bom ter em mente que podem ocorrer exceções. O uso de medicações pode ser altamente sugestivo de uma etiologia: o uso de bloqueadores dos canais de cálcio ou de betabloqueadores pode sugerir bradicardia exacerbada por essas medicações. Medicações que sabidamente podem prolongar o intervalo QT podem sugerir uma arritmia ventricular maligna, especificamente TdP. A elaboração de uma história familiar minuciosa pode evidenciar não apenas diagnósticos conhecidos de arritmia, mas também de morte súbita inexplicada, sugerindo uma síndrome hereditária. Fatores demográficos podem falar a favor ou contra certos diagnósticos. Por exemplo, a FA raramente ocorre em crianças e adultos jovens, exceto em raras formas familiares ou quando a FA está associada a doença cardíaca estrutural; uma forte predominância masculina, bem como a maior prevalência em certos grupos étnicos como no Sudeste Asiático, é vista na síndrome de Brugada; uma taquicardia sinusal inapropriada é quase exclusivamente uma condição que afeta mulheres jovens; doença degenerativa do sistema de condução levando a bradicardia sintomática é uma condição vista mais comumente em pacientes idosos.

As arritmias podem variar de etiologias benignas a malignas, com risco de morte. Portanto, um aspecto importante da avaliação de suspeita de arritmia é discernir o prognóstico do paciente, que define, então, o tratamento. Arritmias que resultam em comprometimento hemodinâmico mais significativo e, portanto, em sintomas mais intensos, tendem a se correlacionar com doença mais maligna. Por sua vez, quanto maior a suspeita de arritmia maligna, provavelmente mais agressiva será a avaliação. A perda de consciência, que pode ser resultado de uma arritmia cardíaca, mas também de outras etiologias que podem ser mais benignas, apresenta um dilema diagnóstico particularmente desafiador, embora comum. Portanto, é fundamental pensar cuidadosamente na avaliação adequada de um paciente com síncope. De um modo geral, a presença de anormalidade estrutural subjacente do miocárdio ventricular favorece arritmias mais malignas, tanto devido ao maior risco de arritmias ventriculares letais, como a uma potencial incapacidade de tolerar hemodinamicamente qualquer arritmia particular.

O ECG é a pedra angular e o exame diagnóstico mais importante que deve ser realizado em todos os pacientes com suspeita de arritmia. Um ECG de 12 derivações em repouso pode oferecer os indícios para o diagnóstico. Colocando de forma mais simples, se uma arritmia ativa for capturada pelo ECG, é possível ser feito um diagnóstico definitivo. Além disso, evidência sugerindo doença cardíaca subjacente, como infarto do miocárdio prévio, hipertrofia do ventrículo esquerdo (HVE) e possível miocardiopatia hipertrófica, doença atrial ou doença do sistema de condução podem sugerir um diagnóstico. Um subconjunto de condições que predispõem à arritmia, quer sejam hereditárias ou adquiridas, também pode ser discernido, incluindo pré-excitação ventricular, intervalo QT prolongado ou encurtado ou achados de ECG sugestivos de condições hereditárias específicas, como síndrome de Brugada ou miocardiopatia ventricular direita.

Todavia, o ECG registra, em geral, apenas 6 segundos de atividade elétrica cardíaca e, portanto, podem não ser vistas arritmias mais intermitentes ou transitórias, particularmente aquelas que geralmente não estão associadas a anormalidades no ECG de repouso. Muitas arritmias, incluindo formas de taquicardia supraventricular (TSV) e TV, podem ser diagnosticadas de forma definitiva apenas se o ECG for realizado durante a atividade arrítmica e/ou existirem sintomas causados pela arritmia ou, também, se forem provocadas no laboratório de eletrofisiologia. Portanto, várias formas de monitoração ambulatorial podem ser realizadas na tentativa de capturar atividade no ECG durante a arritmia. Uma variedade crescente de opções de monitoração está disponível; a opção mais apropriada deve ser orientada primariamente pela cadência de episódios da arritmia suspeitada. Por exemplo, se ocorrerem sintomas diários, um monitor Holter de 24 ou 48 horas é adequado. Por outro lado, um gravador de eventos ativado pelo paciente é inadequado em um paciente com síncope, uma vez que o evento arrítmico provavelmente terá passado quando o paciente recuperar a consciência.

Tentativas de provocar a arritmia podem estar indicadas em circunstâncias apropriadas. Um teste de esforço em esteira monitorado pelo ECG pode evidenciar arritmias induzidas pelo exercício, ou, caso haja suspeita de QT longo (QTL), a presença de um intervalo QT que não se encurta adequadamente com o aumento da frequência cardíaca pode ajudar no diagnóstico. Os testes provocativos farmacológicos podem ser indicados para certas suspeitas diagósticas, como a síndrome de Brugada. O uso judicioso e adequado da massagem do seio carotídeo ou outros meios de aumentar o tônus vagal podem ser úteis para diagnosticar hipersensibilidade carotídea ou síncope vagal.

O teste de inclinação da mesa (*tilt test* – TT) envolve colocar o paciente amarrado em uma mesa inclinável. Enquanto monitora a frequência cardíaca (FC) e a pressão arterial, o paciente é colocado rapidamente em uma posição ereta a partir de uma posição supina. Em pacientes com suspeita de síncope ou pré-síncope mediada por disfunção autonômica, essa provocação pode produzir uma resposta vagal paradoxal, resultando em bradicardia e/ou pausas sinusais, bem como hipotensão e, talvez, síncope franca. Contudo, devido a uma falta significativa de sensibilidade e especificidade, o papel atual do TT não é claro, e o teste caiu em desuso.

O teste eletrofisiológico invasivo é a modalidade diagnóstica mais próxima do padrão-ouro para muitas arritmias. Registros de eletrogramas intracardíacos por cateter, com ou sem estimulação elétrica provocativa ou manobras farmacológicas, podem evidenciar a arritmia clínica. Isso, por sua vez, irá definir o mecanismo da arritmia. Contudo, deve-se ter em mente que, para certos mecanismos de arritmia, como a taquicardia por automatismo, o estudo eletrofisiológico (EEF) pode falhar em produzir a arritmia devido à frequente natureza transitória ou multifatorial de deflagração dessas arritmias. A natureza da arritmia produzida irá, por sua vez, ajudar na determinação do prognóstico do paciente. Em um EEF típico, os cateteres são colocados dentro do coração, geralmente por meio de acesso venoso femoral. As propriedades da condução basal são mensuradas. Manobras provocativas, incluindo manobras de estimulação elétrica, estimulação programada e provocação farmacológicas são realizadas. Na era moderna, a grande maioria dos EEFs invasivos são realizados em conjunto com a ablação com cateter planejada, embora a estimulação ventricular programada para estratificação de risco de morte súbita ainda possa ser utilizada ocasionalmente. O EEF durante a ablação com cateter é realizado para confirmar o diagnóstico e localizar o alvo da ablação, e para avaliar a eficácia da ablação realizada durante o procedimento.

Dependendo da arritmia suspeitada, podem estar indicados outros testes. Quando há suspeita de doença cardíaca estrutural, a ecocardiografia é, mais frequentemente, o melhor exame, uma vez que pode avaliar a doença estrutural subjacente, a função do ventrículo esquerdo (VE) e as dimensões do AE e a função da valva mitral se houver suspeita de FA, que são indicadores razoáveis do prognóstico. Em pacientes nos quais há suspeita de doença arterial coronariana (DAC) subjacente, está indicada a investigação de isquemia coronariana. Outros exames para doença cardíaca estrutural subjacente serão indicados com base no diagnóstico diferencial. A tomografia computadorizada (TC) cardíaca tem uma ampla utilidade diagnóstica, dependendo do protocolo de rastreamento utilizado, incluindo avaliação de isquemia, fibrose ventricular, evidência anatômica de DAC, anomalias congênitas e anatomia do AE. A ressonância magnética (RM) cardíaca fornece uma resolução considerável das características dos tecidos moles e pode ser usada para investigar isquemia, infarto, miopatias ou doença infiltrativa. A tomografia por emissão de pósitrons (PET, do inglês *positron emission tomography*) cardíaca também pode discernir isquemia subjacente, bem como condições metabólicas, inflamatórias e infiltrativas.

TRATAMENTO
Arritmias cardíacas

TERAPIA COM MEDICAMENTOS ANTIARRÍTMICOS

Os efeitos dos agentes farmacológicos nas propriedades eletrofisiológicas cardíacas geralmente são complexos e, em muitos casos, permanecem pouco compreendidos. A complexidade é o resultado de uma farmacodinâmica e farmacocinética complexas, em particular a possibilidade de reação cruzada significativa de certos fármacos agindo em diferentes alvos, bem como os efeitos variáveis de vários fármacos da mesma categoria agindo sobre um mesmo alvo. Há diferenças regionais no efeito da substância dentro do miocárdio, e as variações no metabolismo do fármaco entre um paciente e outro têm um papel importante. Isso tem levado, em parte, a muitos casos de dano que ocorrem por efeitos adversos de agentes usados ao longo dos anos. De fato, muitos agentes antiarrítmicos em uso atualmente têm um risco considerável de efeitos adversos, alguns dos quais podem ser importantes e até mesmo letais. Portanto, é aconselhado o uso judicioso de medicações antiarrítmicas por aqueles com conhecimento e experiência apropriada. Os resultados práticos do estreito índice terapêutico dessa classe de medicação tornaram o seu uso cada vez mais uma opção secundária (Tab. 243-2).

A nomenclatura tradicional dos fármacos antiarrítmicos (FAAs) é conhecida como esquema de classificação de Vaughan Williams. Nesse esquema há quatro classes (I-IV; Tab. 243-2). Os FAAs de classe I atuam primariamente nos canais de sódio; os agentes de classe II, sobre os receptores β-adrenérgicos; os agentes de classe III agem sobre os canais de potássio; e os de classe IV, sobre os canais de cálcio. Os agentes de classe I são ainda subdivididos em três subclasses com base na cinética do fármaco na interação com os canais de sódio. Agentes de classe IA, incluindo procainamida e quinidina, possuem cinética de ligação e potência intermediárias. Agentes de classe IB, incluindo lidocaína e mexiletina, possuem cinética de ligação rápida e potência relativamente baixa. Agentes de classe IC (flecainida, propafenona) possuem cinética lenta e potência alta. Agentes de classe II consistem inteiramente em betabloqueadores adrenérgicos. Agentes de classe III (sotalol, dofetilida, ibutilida) atuam especificamente nos canais de potássio HERG e podem causar prolongamento do intervalo QT por meio de efeitos sobre o canal de K (HERG) que determinam, em grande parte, as fases 2/3 do PA e, portanto, a repolarização ventricular.

TABELA 243-2 ■ Ações dos fármacos antiarrítmicos

Fármaco	\multicolumn{4}{c}{Ações de classe}	Outras ações/efeitos colaterais comuns
	I	II	III	IV	
Quinidina	++		++		Anticolinérgico
Flecainida	+++		+		Pode promover arritmias reentrantes (FLA, TV)
Propafenona	++	+			Efeito betabloqueador leve
Amiodarona	++	++	+++	+	Toxicidade a múltiplos órgãos com o uso prolongado
Sotalol		++	+++		Efeito betabloqueador proeminente
Dofetilida			+++		Prolongamento do QT nas frequências cardíacas mais lentas
Dronedarona	+	+	+	+	Efeito leve
Ibutilida			+++		Usado apenas para cardioversão aguda
Ranolazina	++		++		Bloqueio tardio dos canais de cálcio
Lidocaína	++				Usado nas arritmias por reperfusão

FLA, *flutter* atrial; TV, taquicardia ventricular.

Agentes de classe IV são bloqueadores cardiosseletivos dos canais de cálcio, incluindo verapamil e diltiazém. Todavia, essa classificação tem limitações substanciais. Muitos FAAs interagem com múltiplos canais iônicos e, como resultado, muitos exibem um comportamento consistente com múltiplas classes. A amiodarona, em particular, exibe propriedades de todas as classes de FAAs.

ABLAÇÃO POR CATETER

A justificativa para a ablação com cateter de uma arritmia cardíaca é que é possível identificar e localizar um substrato anatômico e a interrupção mecânica desse substrato irá eliminar a arritmia. Nas arritmias por automatismo, uma fonte focal de automaticidade é identificada, localizada e destruída. Para arritmias por reentrada anatômica, uma zona crítica de condução lenta que sustenta a arritmia e pode ser atingida razoavelmente é destruída. Além disso, o alvo da ablação deve estar em um local considerado de risco aceitável de não lesionar estruturas críticas como o sistema de condução nativo, as artérias coronárias ou estruturas epicárdicas incluindo o esôfago e o nervo frênico. Avanços no mapeamento eletroanatômico, uma tecnologia que utiliza alterações na impedância elétrica e um campo magnético medido por um cateter de mapeamento intracardíaco, têm permitido a reconstrução em tempo real das câmaras cardíacas e identificação de tecido arritmogênico a sofrer ablação ao mesmo tempo que se evitam cuidadosamente as estruturas importantes que não são alvo de tratamento. A ecocardiografia intracardíaca também tem sido usada para aumentar a segurança dos procedimentos invasivos da eletrofisiologia com a visualização em tempo real das estruturas cardíacas (**Fig. 243-4**).

Nos anos 1950 a 1960, à medida em que os substratos anatômicos subjacentes para arritmias se tornaram mais bem compreendidos, a interrupção cirúrgica aberta dos circuitos arrítmicos foi a única terapia intervencionista e curativa disponível para muitas arritmias. A ligação cirúrgica de vias acessórias ou a ressecção de substratos isquêmicos de TV era realizada em centros cirúrgicos especializados. As primeiras tentativas de ablação clínica por cateter utilizaram energia com corrente direta. Isso resultou em um pulso de energia elétrica que iria, de fato, realizar a ablação do tecido cardíaco, mas com um alcance de difícil controle, que frequentemente levava a complicações. Na década de 1980, a energia por radiofrequência (RF) foi adaptada para a ablação por cateter. A corrente elétrica alternante por radiofrequência (300-550 kHz) fornecida por meio da ponta do cateter resulta em aquecimento e lesão permanente do tecido local. Esse tipo de ablação é similar à tecnologia usada nas técnicas eletrocirúrgicas usando um eletrocautério de Bovie. Por mais de 35 anos, o fornecimento de RF por cateteres tem sido otimizado iterativamente de modo que se tornou a fonte de energia mais comum e a base para ablação com cateter. A ablação com cateter está indicada para uma ampla variedade de arritmias clínicas, incluindo TSV, vias acessórias, *flutter* atrial, fibrilação atrial, CVPs e TV. Fontes alternativas de energia ablativa têm sido exploradas ao longo dos anos, incluindo *laser*, micro-ondas, ultrassom e, mais recentemente, eletroporação de campo pulsado, que lesiona o alvo miocárdico por meio de pulsos de corrente elétrica ultracurtos de alta energia que rompem a membrana lipídica causando morte celular permanente. Recentemente, a técnica ablativa bem-estabelecida de radiação ionizante de feixe externo estereotático (concentrado e dirigido) tem sido aplicada ao coração para tratar várias arritmias, incluindo TV e FA. Essa modalidade de tratamento particular é promissora devido à sua capacidade de atingir regiões do coração que podem ser inacessíveis a cateteres, bem como por ser um procedimento de natureza completamente não invasiva e, portanto, teoricamente de baixo risco.

A fonte de energia ablativa não RF mais amplamente usada atualmente é a criotermia, na qual a ponta de um cateter de ablação é resfriada a uma faixa de temperatura (geralmente abaixo de –40 °C) resultando em

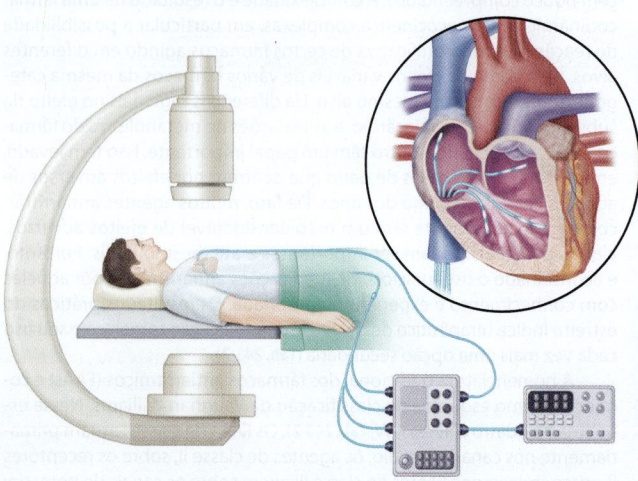
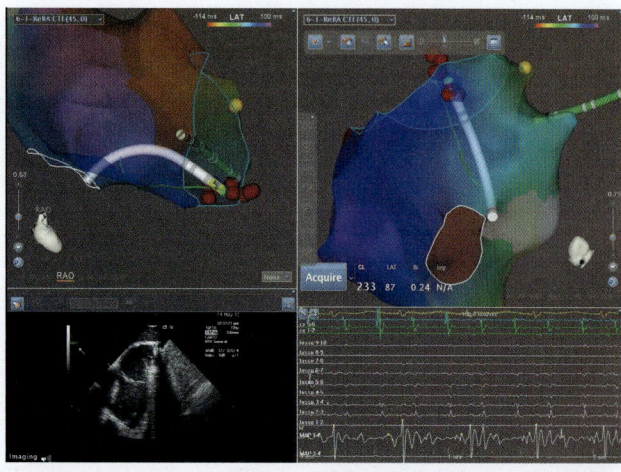

FIGURA 243-4 **Ablação por cateter nas arritmias cardíacas. A.** Esquema representando o sistema de cateter e o gerador em um paciente sendo submetido à ablação por cateter com radiofrequência (ACRF); o circuito compreende o cateter no coração e uma placa de dispersão posicionada sobre a superfície do corpo (geralmente nas costas). A inserção mostra um diagrama do coração com uma série de cateteres intracardíacos colocados através da veia cava inferior (VCI), normalmente através do acesso venoso femoral. Os cateteres estão localizados na parte alta do átrio direito, sítio do feixe de His, ápice do ventrículo direito (VD) e através de uma punção transeptal dentro do átrio esquerdo. **B.** Imagens de um sistema de mapeamento eletroanatômico são mostradas durante o mapeamento e ablação do típico *flutter* atrial cavo-tricúspide dependente do istmo. Esse sistema permite localização tridimensional em tempo real e anotação da posição do cateter e anatomia cardíaca para guiar o mapeamento e a ablação. Neste caso, são mostradas duas projeções do mapa na parte superior do átrio direito (AD), uma oblíqua anterior direita (OAD) e uma vista caudal oblíqua anterior esquerda (OAE). As anotações do fornecimento de lesão de ablação são apresentadas como pontos vermelhos. No aspecto inferior esquerdo deste painel, uma imagem simultânea da ecocardiografia intracardíaca (EIC) é mostrada do AD, com o cateter de ablação à vista em todas as três imagens. No aspecto inferior direito deste painel, são mostrados eletrocardiogramas (ECGs) de superfície e eletrogramas intracardíacos adquiridos em tempo real.

morte celular permanente. A criotermia é aplicada mais amplamente na ablação de fibrilação atrial paroxística, por meio de um balão expansível introduzido sequencialmente em cada veia pulmonar e esfriado para produzir uma lesão ablativa circunferencial no óstio/antro de cada veia pulmonar (ver Fig. 243-4*B*).

TERAPIA COM EQUIPAMENTO ELÉTRICO IMPLANTÁVEL

Equipamentos de controle do ritmo cardíaco implantáveis são utilizados comumente para manejo de arritmias. O primeiro marca-passo definitivo foi implantado em 1958 e essa tecnologia evoluiu para ser a base do manejo das bradiarritmias. A disfunção do nó sinusal ou a doença de condução AV, particularmente com sintomas, são as principais indicações de implante de marca-passo. Os marca-passos são implantados, geralmente, por via percutânea, com cabos condutivos/sensores inseridos por meio do sistema venoso das extremidades superiores no miocárdio atrial ou ventricular direito, com a ponta do cabo fixada mecanicamente ao miocárdio. Os cabos são conectados a um gerador de pulso que é colocado, em geral, no espaço pré-peitoral, e que contém um circuito eletrônico e uma bateria, permitindo a captação e/ou o fornecimento de estímulos cardíacos para manter uma frequência cardíaca adequada. Mais recentemente, foi disponibilizado um marca-passo completamente sem cabos inserido através de uma grande bainha venosa femoral diretamente no endocárdio do ventrículo direito (VD). Embora esses equipamentos possuam opções de estímulo mais limitadas, eles provavelmente reduzem os riscos associados a sistemas de cabos transvenosos, inclusive infecção ou ruptura do cabo necessitando de extração.

Os cardioversores desfibriladores implantáveis (CDIs) são colocados de forma similar aos marca-passos. Todavia, os CDIs têm a capacidade de captar arritmias ventriculares anormais e fornecer um estímulo antitaquicardia ou desfibrilação para prevenir morte súbita. Em pacientes que apresentam arritmia ventricular potencialmente letal, a terapia com CDI pode ser salvadora. A terapia com CDI está indicada para prevenção primária de morte súbita cardíaca (MSC) por arritmia em um paciente de risco, ou como prevenção secundária em um paciente que sobreviveu a um evento de MSC. Mais recentemente, foi disponibilizado um sistema de CDI completamente subcutâneo, evitando os cabos intravenosos, que aumentam o risco de infecção sistêmica e, potencialmente, evitam procedimentos para extrair um cabo supostamente fibrosado nos casos de disfunção do cabo ou de infecção endovascular.

Agradecimento David Spragg e Gordon Tomaselli contribuíram para este capítulo na 20ª edição, e parte dessa contribuição foi mantida nesta edição.

LEITURAS ADICIONAIS

Callans DJ: *Josephson's Clinical Cardiac Electrophysiology: Techniques and Interpretations*, 6th ed. Philadelphia, Wolters Kluwer, 2020.
Ellenbogen K et al (eds): *Clinical Cardiac Pacing, Defibrillation, and Resynchronization Therapy*, 5th ed. Philadelphia, Elsevier, 2016.
Jalife J, Stevenson W (eds): *Zipes and Jalife's Cardiac Electrophysiology: From Cell to Bedside*, 8th ed. Philadelphia, Elsevier, 2021.

244 Bradiarritmias: distúrbios do nó sinoatrial
William H. Sauer, Bruce A. Koplan

O nó sinoatrial (SA) atua como o marca-passo natural do coração e tem frequências variáveis em resposta aos estímulos parassimpáticos e simpáticos. Se o nó sinusal for disfuncional ou estiver suprimido, um marca-passo subsidiário no nó atrioventricular (AV) ou no sistema de condução especializado irá assumir o controle com um ritmo juncional ou ventricular mais lento. Os sintomas de disfunção do nó sinusal podem variar, mas geralmente se apresentam como fadiga, intolerância ao exercício ou dispneia. A avaliação diagnóstica inclui uma investigação de causas reversíveis de bradicardia sinusal, confirmação de disfunção do nó sinusal com monitoração telemétrica ambulatorial ou teste de esforço e, possivelmente, imagem cardíaca se houver suspeita de doença cardíaca estrutural. Quando é confirmada disfunção irreversível do nó sinusal, o implante de marca-passo permanente é a única terapia confiável para a bradicardia sintomática.

ESTRUTURA E FISIOLOGIA DO NÓ SINOATRIAL

A região do nó SA é uma estrutura bastante complexa. Um agrupamento de miócitos com atividade de marca-passo é cercado por fibroblastos, células endoteliais e células de transição. Esse conglomerado de pequenas células fusiformes no sulco terminal sobre a superfície do epicárdio, na junção entre o átrio direito e a veia cava superior, envolve a artéria do nó SA. Sua estrutura é heterogênea, mas as células nodais centrais prototípicas apresentam menos miofibrilas específicas do que o miocárdio atrial circundante, nenhum disco intercalado visível ao microscópio óptico, um retículo sarcoplasmático pouco desenvolvido e nenhum túbulo T. As células nas regiões periféricas do nó SA são de natureza transicional, tanto em estrutura quanto em função. A artéria do nó SA emerge da artéria coronária direita em 55 a 60% dos casos e da artéria circunflexa esquerda em 40 a 45% dos indivíduos. Essa característica, juntamente com uma matriz protetora extracelular de tecido conectivo, isolam o nó SA da influência hiperpolarizante do átrio que tem tamanho maior. Além disso, o alinhamento dessa matriz complexa está associado à propagação elétrica quase unidirecional para o átrio (Fig. 244-1).

As células de marca-passo se despolarizam espontaneamente em modo contínuo determinando a frequência de despolarização e contração miocárdica. A despolarização do potencial de ação no nó SA em estado de repouso é, normalmente, de 60 a 100 batimentos por minuto (bpm). O sistema nervoso autonômico exibe controle sobre o nó SA, com uma preponderância da inervação parassimpática na linha de base. A remoção do tônus parassimpático ou um aumento na inervação simpática leva a um aumento na frequência de despolarização. Em corações desnervados, a frequência de despolarização elétrica (frequência cardíaca intrínseca) é de aproximadamente 100 bpm, refletindo a frequência de automaticidade do nó sinusal sem inibição parassimpática. A combinação das correntes iônicas nas células nodais resulta em um potencial de membrana em repouso menos negativo quando comparado ao dos miócitos atriais e ventriculares. A diástole elétrica nas células nodais é caracterizada por uma despolarização diastólica lenta (fase 4), a qual gera um potencial de ação quando a voltagem da membrana atinge o limiar de excitação. A fase de despolarização rápida do potencial de ação (fase 0) é lenta quando comparada à dos miócitos atriais ou ventriculares, sendo mediada mais pela corrente de cálcio do que pela de sódio.

As células com propriedades do tecido nodal SA estão eletricamente conectadas ao restante do miocárdio por células com um fenótipo eletrofisiológico situado entre o das células nodais e o dos miócitos atriais ou ventriculares. As células no nó SA apresentam a fase 4 da despolarização mais rápida e, portanto, formam o marca-passo dominante no coração normal.

Os miócitos dentro do complexo do nó SA incluem células especializadas cercadas por tecido fibroso. Ao contrário das células atriais e ventriculares, as células de marca-passo do nó sinusal não têm potencial de repouso verdadeiro, mas despolarizam automática e repetidamente após o término de um potencial de ação, e a corrente despolarizante nos miócitos do nó SA resulta principalmente de correntes lentas de cálcio em vez de canais rápidos de sódio, que estão ausentes nas células do nó SA. A despolarização espontânea da fase 4 resulta de uma combinação de correntes de sódio despolarizantes lentas para dentro (I_f "correntes *funny*"), juntamente com canais de cálcio tipo T e tipo L. A despolarização rápida nos miócitos do nó SA é mais lenta e tem menor amplitude do que nos miócitos ventriculares.

Em pacientes com menos de 85 anos de idade, a frequência cardíaca de repouso é fortemente influenciada pelo tônus parassimpático no período basal. A ausência ou eliminação da influência autonômica no nó SA leva a uma frequência cardíaca intrínseca que normalmente é de 100 a 110 bpm. Os miócitos dentro do nó SA que iniciam o estímulo variam com diferentes frequências. Um deslocamento superior ocorre em frequências cardíacas mais altas e um deslocamento inferior ocorre em frequências cardíacas mais baixas, o que pode levar a uma onda P ligeiramente diferente inscrita em eletrocardiogramas (ECGs) registrados durante diferentes frequências de ritmo sinusal.

Além disso, um declínio progressivo na frequência cardíaca máxima ocorre com o envelhecimento, embora a frequência cardíaca de repouso geralmente permaneça inalterada. A frequência cardíaca intrínseca declina 5 a 6 bpm para cada década de vida. Todavia, a constância da frequência cardíaca de repouso está associada a uma diminuição gradual no tônus parassimpático e uma transição para um tônus simpático predominante em torno da nona década.

Células de marca-passo do nó sinusal

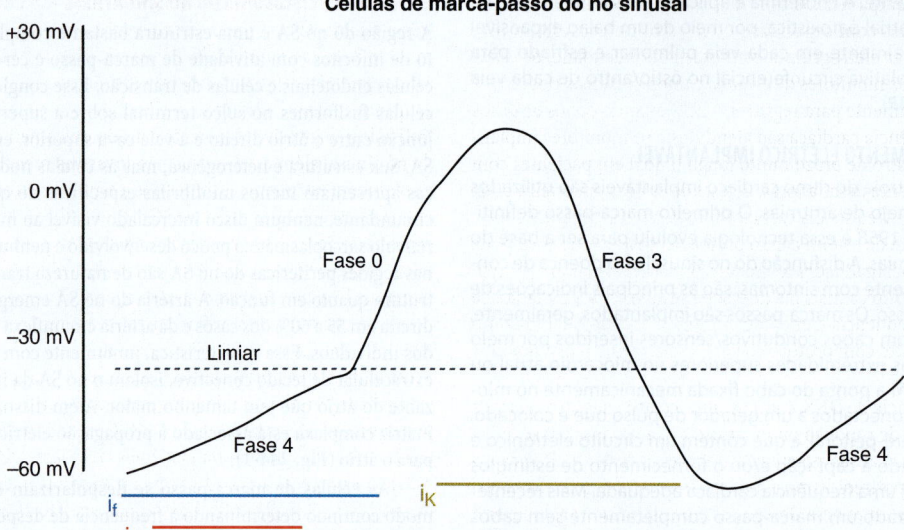

FIGURA 244-1 **Correntes iônicas celulares envolvidas na despolarização e automaticidade das células de marca-passo do nó sinoatrial.** A despolarização espontânea da fase 4 resulta de I_f juntamente com os canais de cálcio dos tipos T e L. A fase 0 é a fase de despolarização do potencial de ação. Isso é seguido pela repolarização da fase 3, que resulta das correntes hiperpolarizantes de K^+ direcionadas para fora. I_f, corrente *funny*; I_{Ca-T}, corrente de cálcio do tipo T; I_{Ca-L}, corrente de cálcio do tipo L; I_K, corrente de potássio.

DIAGNÓSTICO DA DOENÇA DO NÓ SINOATRIAL

A doença intrínseca do nó sinusal é chamada, às vezes, de síndrome do nó sinusal doente ou disfunção do nó sinusal (DNS) e pode se manifestar como fadiga, intolerância ao exercício ou síncope como resultado de uma frequência cardíaca reduzida ou de pausas. O registro eletrocardiográfico tem papel central no diagnóstico e tratamento da disfunção do nó SA. A correlação entre os sintomas e a baixa frequência cardíaca ou pausas é essencial para determinar se a bradicardia pode ser considerada patológica e que necessita de intervenção. O ECG basal pode detectar bradicardia sinusal, mas pode não indicar a correlação com os sintomas em certas situações. Para abordar as limitações do ECG de repouso, o registro de longo prazo utilizando equipamentos móveis de telemetria, como monitores Holter ou telemetria cardíaca móvel, também pode ser útil para correlacionar os sintomas com as anormalidades da frequência **(Fig. 244-2)**.

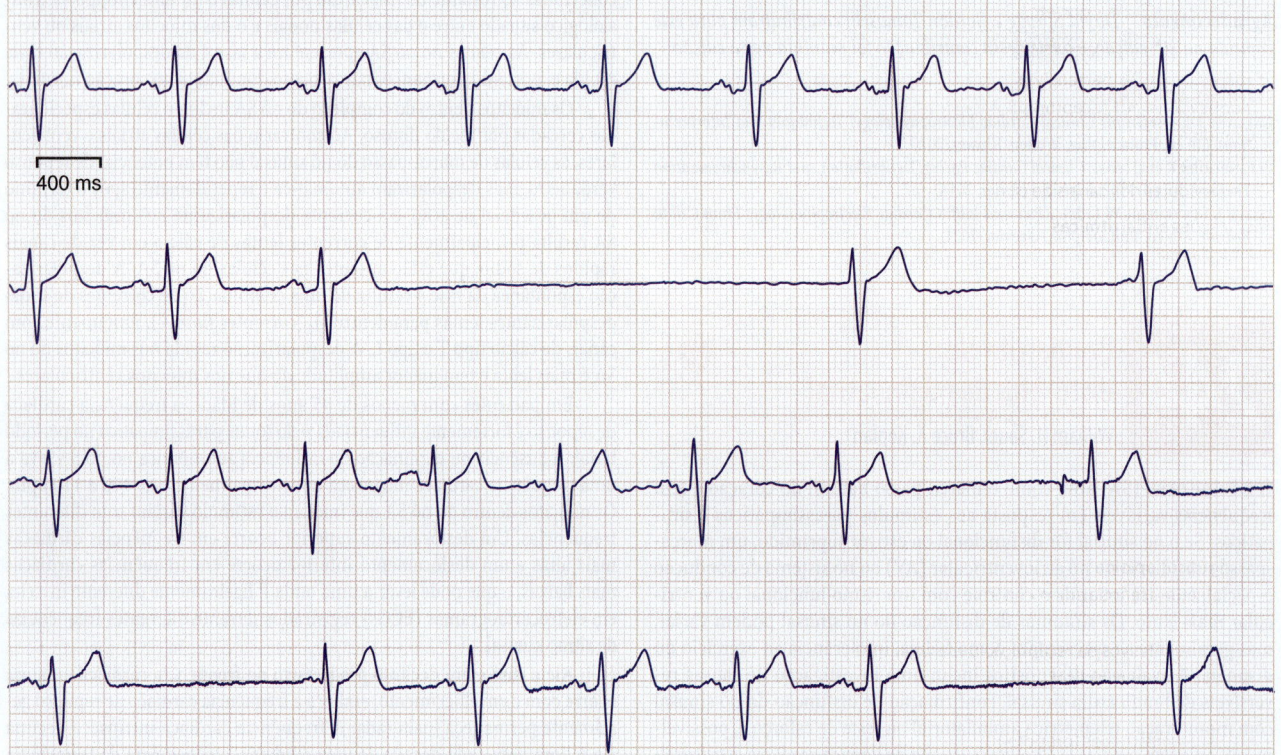

FIGURA 244-2 **Bloqueio de saída sinoatrial.** Uma pausa no ritmo cardíaco é observada e resulta de uma pausa sinusal. Na segunda linha do traçado, há uma pausa que resulta da ausência de um batimento sinusal (onda P ausente) sem um QRS subsequente. Isso é seguido de um batimento de escape juncional e, eventualmente, recuperação da presença de ondas P de ritmo sinusal.

Além disso, os equipamentos portáteis usáveis disponíveis comercialmente, como relógios com capacidade de registro eletrocardiográfico, também podem mostrar eletrogramas com excelente fidelidade, os quais podem ser utilizados. Os monitores de eventos contemporâneos podem ser deflagrados automaticamente para registrar o ECG quando certos critérios programados da frequência cardíaca são atendidos e os monitores implantáveis permitem o registro de prazo muito longo (anos) em pacientes com condições particularmente desafiadoras. O teste de esforço em esteira pode ser usado para avaliar a frequência cardíaca máxima. É importante observar, contudo, que o teste de esteira com o protocolo-padrão de Bruce pode ser útil para detectar anormalidades na frequência cardíaca máxima, porém a incompetência cronotrópica mais insidiosa que se manifesta à medida que as anormalidades da frequência aumentam durante o exercício submáximo podem ser mais evidentes com protocolos para a esteira que têm aumentos mais graduais do esforço.

Quando há evidência de DNS, é importante excluir causas reversíveis de bradicardia sinusal de repouso ou incompetência cronotrópica. A Tabela 244-1 enumera as causas potencialmente reversíveis de doença do nó sinusal e inclui o hipotireoidismo e medicações que baixam a frequência. Muitos pacientes com apneia do sono terão um tônus vagal elevado durante o sono e, especialmente, durante eventos apneicos. Bradicardia sinusal e pausas sinusais são vistas com frequência quando um paciente está sendo monitorado nesse período. A apneia do sono, uma causa reversível comum, deve ser suspeitada se forem observadas bradicardia sinusal acentuada e pausas sinusais prolongadas em uma monitoração telemétrica durante o sono.

TABELA 244-1 ■ Causas reversíveis de disfunção do nó sinusal

Condições clínicas associadas à bradicardia sinusal
- Hipotireoidismo
- Apneia do sono
- Hipoxia
- Hipotermia
- Elevação na pressão intracraniana
- Doença de Lyme
- Miocardite
- Covid-19
- Reflexo vagal (tosse, dor, etc.)

Medicações associadas à disfunção do nó sinusal

Medicações anti-hipertensivas
- Bloqueadores dos receptores β-adrenérgicos
- Clonidina
- Metildopa
- Bloqueadores dos canais de cálcio não di-hidropiridínicos

Medicações antiarrítmicas
- Amiodarona
- Dronedarona
- Flecainida
- Procainamida
- Propafenona
- Quinidina
- Sotalol
- Ivabradina

Medicações psiquiátricas
- Donepezila
- Lítio
- Analgésicos opioides
- Antieméticos fenotiazídicos e antipsicóticos
- Fenitoína
- Inibidores seletivos da recaptação da serotonina
- Antidepressivos tricíclicos

Outros
- Fármacos anestésicos (propofol)
- *Cannabis*
- Digoxina
- Relaxantes musculares

Se houver suspeita de doença cardíaca estrutural, a ecocardiografia transtorácica deve ser usada para detectar potenciais anormalidades cardíacas associadas à disfunção do nó sinusal (Fig. 244-3). A imagem cardíaca avançada está indicada para avaliação de possíveis doenças miocárdicas como a amiloidose, miocardiopatia infiltrativa ou miocardite. O exame eletrofisiológico invasivo raramente é usado unicamente para avaliar a função do nó sinusal além das técnicas não invasivas mencionadas. Em pacientes que também estão sendo submetidos a estudos eletrofisiológicos (EEFs) por outras indicações, pode ser considerada a avaliação da função do nó sinusal como parte do EEF. Em pacientes sintomáticos com suspeita de DNS, o EEF pode, raramente, ser considerado quando o diagnóstico permanece incerto e quando a avaliação inicial não invasiva é inconclusiva. A investigação do nó sinusal durante o EEF pode consistir na determinação do tempo de recuperação do nó sinusal (TRNS) e tempo de condução sinoatrial (TCSA). Além disso, a frequência cardíaca intrínseca (118,1 − [0,57 × idade]) pode ser avaliada por meio do bloqueio farmacológico do tônus autonômico com propranolol e atropina intravenosos. Contudo, o EEF não é amplamente usado, uma vez que não há evidência de que o TRNS ou TCSA anormal isoladamente possa ser usado como uma indicação de marca-passo permanente (MPP). Não há indicação de EEF em pacientes assintomáticos com bradicardia sinusal.

SUBTIPOS DE DISFUNÇÃO DO NÓ SINOATRIAL

A DNS pode ser caracterizada em problemas com a formação do impulso e problemas com a condução do impulso. O termo *doença do nó sinusal* pode ser usado de forma intercambiável com DNS e se refere a um grupo de condições relacionadas que compreendem problemas de formação de impulso e condução de impulso.

Bloqueio de saída do nó sinusal (ver Fig. 244-4) A "parada sinusal" resulta de falha na formação do impulso dentro do nó sinusal. O bloqueio de saída sinoatrial resulta de falha na atividade do nó sinusal em se propagar pelo átrio. Esse tipo de bloqueio pode ter características de tipos de bloqueio do nó AV. Ele pode se manifestar como bloqueio SA completo. O bloqueio SA tipo I envolve um retardo fixo no estímulo do nó SA. O bloqueio SA do tipo II pode ocorrer com um retardo progressivo e depois uma falha intermitente em se propagar pelo átrio (Mobitz tipo I) ou retardo fixo com falha intermitente na condução (Mobitz tipo II). A massa do nó sinusal não é grande o suficiente para aparecer no ECG. Em vez disso, as ondas P que resultam da despolarização atrial podem fornecer informação que reflete a saúde do nó sinusal. O bloqueio SA de segundo grau tipo II pode ser inferido no ECG se a frequência sinusal se alterar abruptamente para uma frequência sinusal que é metade da frequência anterior (há um bloqueio alternado da despolarização atrial – para cada estímulo que passa, um é bloqueado). O fenômeno de Wenckebach sinoatrial pode ser inferido a partir do ECG diante de um encurtamento progressivo do intervalo P-P levando a uma pausa sinusal. Isso se deve a um prolongamento progressivo da condução sinoatrial, mas em menor extensão a cada prolongamento sucessivo. Isso é similar ao encurtamento progressivo típico do intervalo R-R que é observado no Wenckebach do nó AV. Outros tipos de bloqueio SA requerem um EEF invasivo para decifrá-los. A determinação do tipo de bloqueio SA com EEF invasivo geralmente não é necessária porque não implica mudança no manejo.

Síndrome taqui-bradi A síndrome de taquicardia-bradicardia (taqui-bradi) é um subgrupo da doença do nó sinusal que consiste em frequências cardíacas elevadas (mais comumente fibrilação atrial), alternando com uma bradicardia sintomática ou pausas compensatórias (Fig. 244-5). Geralmente, as medicações necessárias para o controle da frequência na taquicardia exacerbam os episódios de bradicardia, e assim a presença de síndrome taqui-bradi é, geralmente, uma condição na qual se considera o implante de um marca-passo.

Incompetência cronotrópica A incompetência cronotrópica (IC) é definida, amplamente, como a incapacidade do coração de aumentar a sua frequência para atender às atividades ou à demanda. Comparado a um aumento do volume sistólico, o aumento da frequência cardíaca é um contribuinte mais forte para o aumento do consumo de oxigênio (VO_2) durante o exercício aeróbico. Portanto, a IC pode ser associada com a intolerância grave ao exercício e o aumento de eventos cardiovasculares e mortalidade global. A IC pode assumir várias formas, incluindo a falha em atingir uma frequência cardíaca máxima (208 − [0,7 × idade]), instabilidade da

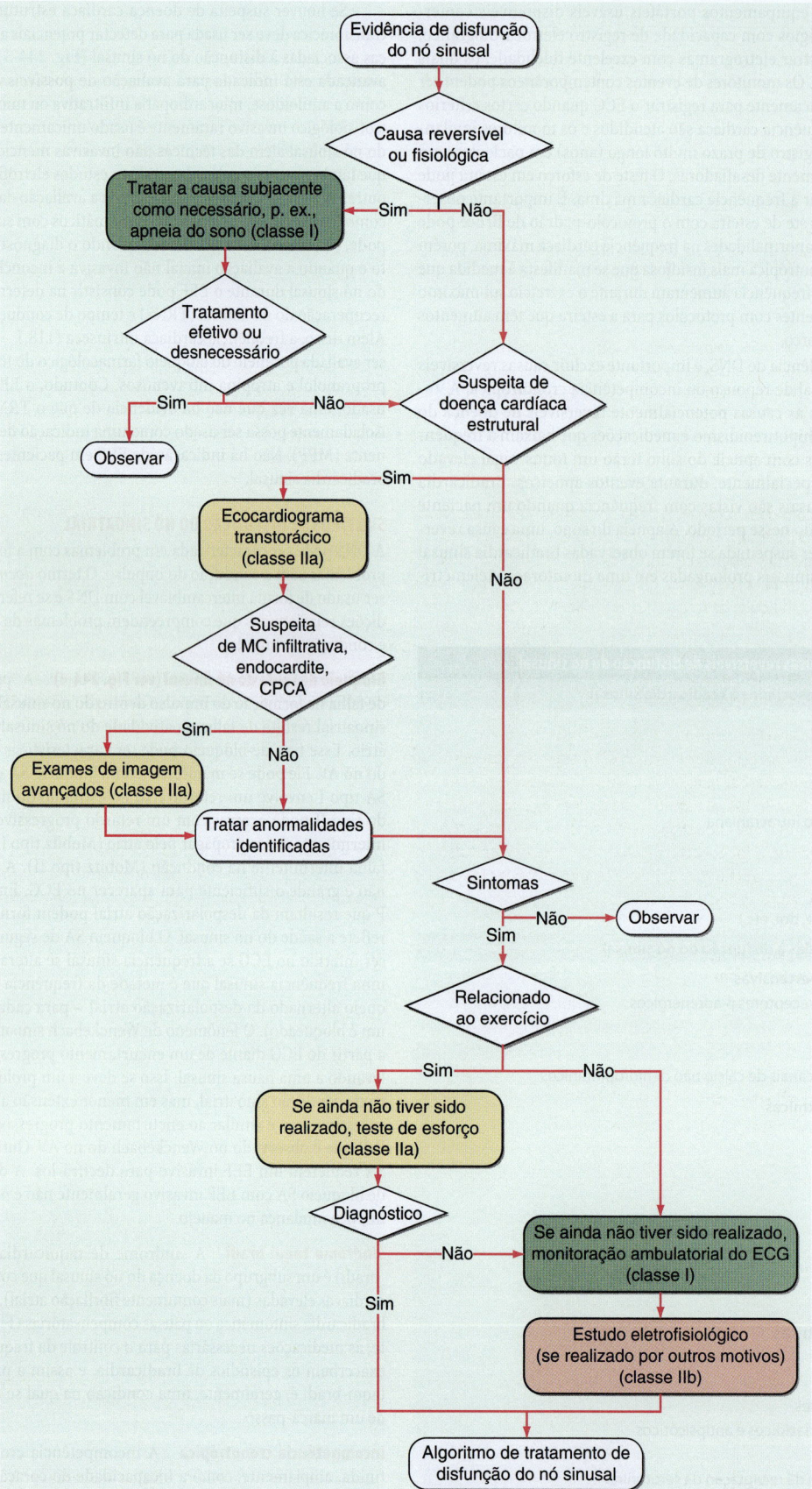

FIGURA 244-3 Avaliação de bradicardia e doença da condução. Em pacientes com disfunção do nó sinusal, causas reversíveis devem ser identificadas e, quando possível, eliminadas. Se não for possível identificar uma causa reversível, a doença cardíaca estrutural deve ser considerada e avaliada, se apropriado. Se não houver sintomas, é adequado adotar uma estratégia de observação. Em pacientes sintomáticos, deve ser considerada avaliação adicional com monitoração ambulatorial ou teste de esforço para identificar a correlação entre os sintomas e o ritmo. CPCA, cardiopatia congênita em adultos; ECG, eletrocardiograma. (*Reproduzida, com autorização, de FM Kusumoto et al: 2018 ACC/AHA/HRS guideline on the evaluation and management of patients with bradycardia and cardiac conduction delay. Heart Rhythm 16:e128, 2019.*)

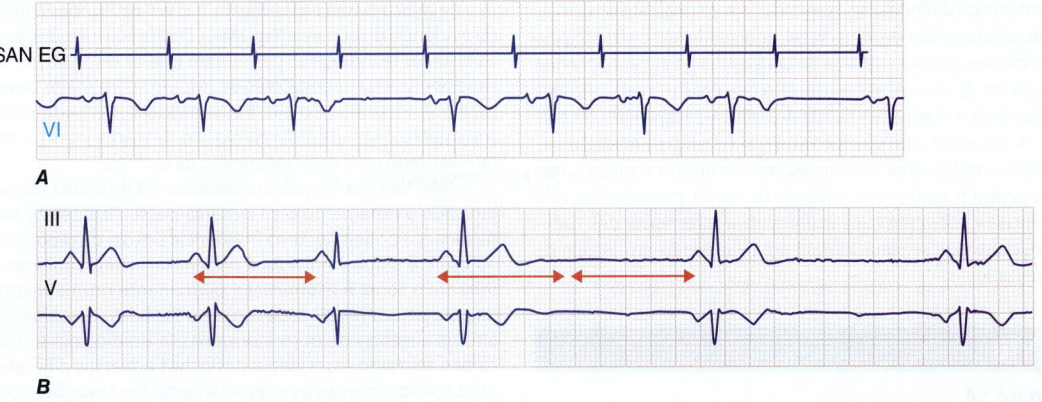

FIGURA 244-4 **A.** Bloqueio de saída do nó sinoatrial (SA) Mobitz tipo I. Apresentamos um eletrograma teórico do nó SA. Observar que há batimentos agrupados produzindo um ritmo cardíaco regularmente irregular. A frequência no eletrograma do nó SA é constante com retardo progressivo na saída do nó e ativação dos átrios, inscrevendo a onda P. Isso produz uma redução sutil nos intervalos P-P antes da pausa, e a pausa tem menos de duas vezes a duração do ciclo no último intervalo sinusal. **B.** Bloqueio de saída do nó SA Mobitz tipo II. Este painel mostra ritmo sinusal nos primeiros quatro batimentos seguido por uma pausa sinusal com ausência de uma onda P. O intervalo compreendendo a onda P ausente é exatamente o dobro do intervalo P-P anterior, evidenciando um bloqueio de saída SA do tipo II.

frequência cardíaca com o exercício ou a falha em atingir uma frequência cardíaca submáxima. Devido a esta última categoria, o teste-padrão de esforço pode, às vezes, não reconhecer um paciente com IC, pois alguns pacientes podem atingir uma frequência cardíaca máxima adequada, mas podem apresentar instabilidade da frequência cardíaca. A monitoração ambulatorial da frequência cardíaca juntamente com um diário de atividades pode ser útil em correlacionar os sintomas com frequências cardíacas anormalmente baixas. Como a IC pode ser insidiosa e haver múltiplas definições, ela pode ser facilmente negligenciada.

Fibrose do nó sinusal A DNS clínica é vista mais comumente em idosos. Isso se deve ao aumento de tecido fibrótico no nó SA normalmente associado à idade, o que pode exacerbar qualquer grau de DNS. Uma perda das células de marca-passo no nó sinusal também é vista com o envelhecimento. Deve-se observar, contudo, que enquanto o aumento da fibrose no nó SA e a diminuição do número de miócitos marca-passo são parte de um processo normal de envelhecimento, a DNS é patológica e há muitos pacientes idosos com fibrose extensa e frequência cardíaca normal.

Isquemia e infarto do nó SA A bradicardia sinusal é comum nos pacientes com infarto agudo do miocárdio (IAM) inferior ou posterior, podendo ser exacerbada pelo aumento do tônus vagal (reflexo de Bezold-Jarisch) ou pelo uso de fármacos, como a morfina ou betabloqueadores. A isquemia da artéria do nó SA ocorre provavelmente nas síndromes coronarianas agudas, em especial quando há envolvimento da artéria coronária direita, mas, mesmo quando há infarto, o efeito sobre a função do nó SA é, na maioria das vezes, transitório. Contudo, há casos raros nos quais o infarto sinoatrial pode afetar a função do nó sinusal. Uma complicação potencial da ablação de fibrilação atrial é a lesão acidental da artéria nodal SA que pode cursar sobre a região da ablação nos átrios direito e esquerdo. A DNS e a parada sinusal foram descritas após a ablação de fibrilação e *flutter* atrial.

Hipersensibilidade do seio carotídeo e bradicardia de mediação neural
A bradicardia sinusal é um sinal importante de hipersensibilidade do seio carotídeo e da bradicardia com mediação neurológica associada à variante cardioinibitória da síncope vasovagal. A hipersensibilidade carotídea com síncopes ou pré-síncopes recorrentes, associada a componente

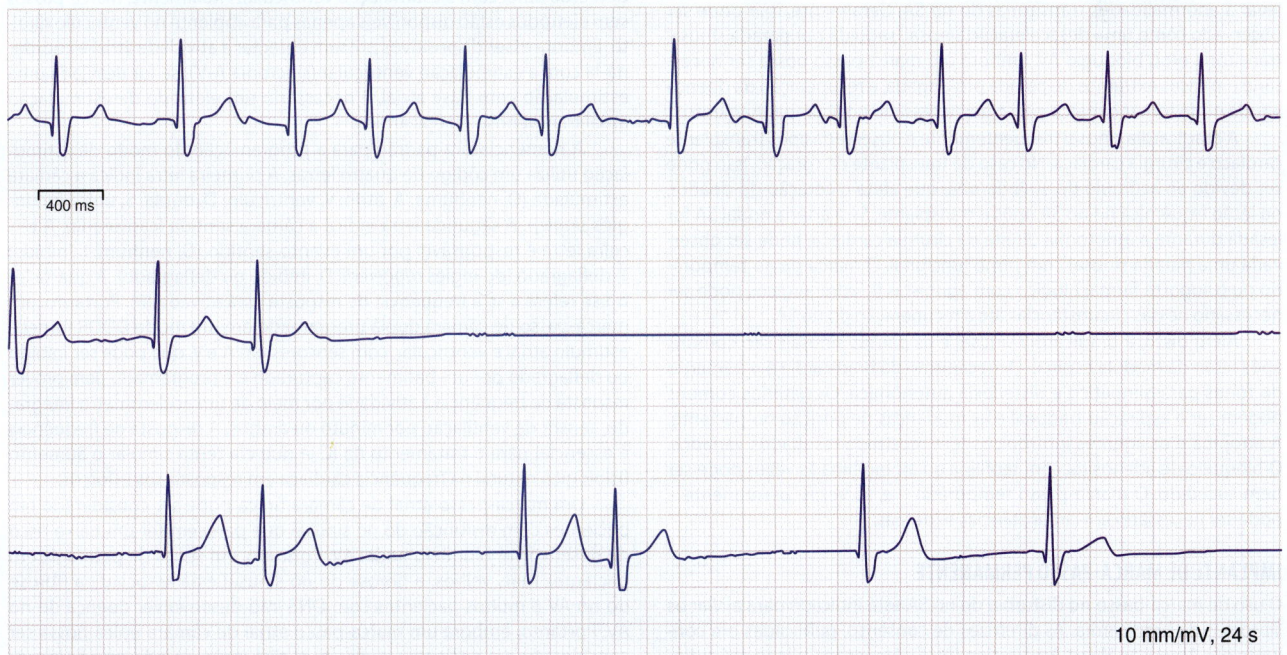

FIGURA 244-5 **Pausa compensatória e síndrome taqui-bradi.** Uma pausa compensatória é observada após o término da fibrilação atrial e é consistente com a síndrome taqui-bradi.

predominantemente cardioinibitório, responde bem ao implante de marca-passo. O efeito vasodepressor do tônus vagal aumentado não é afetado pelo suporte de marca-passo, mas a ausência de bradicardia geralmente previne a lesão nesse subtipo de síncope vasovagal. Diversos ensaios randomizados foram realizados para investigar a eficácia dos marca-passos permanentes no tratamento de pacientes com síncope vasovagal refratária a medicamentos com resultados conflitantes. Embora os ensaios iniciais tenham sugerido que os pacientes tratados com implante de marca-passo teriam tido menos recorrências e com intervalos maiores até a recorrência dos sintomas, esses resultados não se confirmaram em pelo menos um estudo de seguimento realizado.

TRATAMENTO
Doença do nó SA

MARCA-PASSO TEMPORÁRIO PARA SUPORTE TRANSITÓRIO

Em pacientes sintomáticos com doença do nó sinusal, a estratégia inicial deve ser a remoção de qualquer possível causa reversível. O infarto agudo do miocárdio, anormalidades eletrolíticas, medicações e hipotireoidismo devem ser considerados como causas potencialmente reversíveis. Medicações desnecessárias, que podem ser a causa da bradicardia, devem ser eliminadas. Os betabloqueadores, os bloqueadores dos canais de cálcio e a digoxina são algumas das medicações de uso mais comum que podem causar bradicardia. Esses fármacos têm uma ampla faixa de indicações em pacientes após IM e com disfunção sistólica crônica. Se a suspensão do fármaco ou a redução da dose for possível, isso deve ser tentado primeiro. Se a medicação for essencial ao manejo do paciente, pode ser indicado o implante de um marca-passo.

Em pacientes com síndrome taqui-bradi, o alívio da taquicardia, seja fibrilação atrial ou outra forma de taquiarritmia supraventricular, pode prevenir eventos bradicárdicos. O tratamento da taquicardia pode, às vezes, ser realizado com fármacos antiarrítmicos ou por ablação com cateter. Se isso não puder ser feito, pode ser necessário o implante de um marca-passo definitivo.

A hipoxia por diminuição do fluxo sanguíneo para o nó SA, que pode ocorrer com isquemia cardíaca ou IM, pode levar à desaceleração da despolarização da fase 4 e bradicardia resultante. A isquemia ou necrose das células de marca-passo pode causar doença irreversível do nó sinusal. Eventualmente, a reversão da isquemia com a revascularização pode aliviar a bradicardia. Pausas sinusais na síndrome taqui-bradi podem ser eliminadas se as taquiarritmias atriais forem tratadas com sucesso. Do mesmo modo, é importante reconhecer quando a bradicardia é transitória. A doença aguda associada com episódios de tônus vagal extremo pode levar a anormalidades transitórias do nó SA. Geralmente, isso pode ser observado como uma desaceleração sinusal, seguida por parada sinusal transitória e/ou bloqueio AV. Embora um marca-passo possa ser necessário em casos extremos de parada prolongada, a recuperação da doença aguda pode tornar o marca-passo desnecessário no acompanhamento.

A bradicardia sinusal frequentemente é observada após transplante cardíaco e cirurgia cardíaca. No caso de transplante de coração, isso pode ser devido ao acúmulo de amiodarona, que afeta o coração do doador, ou lesão isquêmica no nó SA após o transplante. Se a artéria nodal SA for lesada durante a atriotomia direita na cirurgia cardíaca, pode ser observada uma parada sinusal com ritmo juncional. O marca-passo temporário ou o suporte farmacológico com agonistas β_1-adrenérgicos pode ser necessário nessas circunstâncias até a recuperação do nó SA.

Além disso, a bradicardia sinusal e as pausas sinusais são comuns após lesão da medula espinal. O mecanismo da bradicardia é o aumento do tônus parassimpático e disreflexia autonômica. Os gatilhos comuns podem ser a aspiração traqueal e as mudanças de posição do paciente. A atropina e os agentes inotrópicos têm mostrado resultados variados. O bloqueio de adenosina com teofilina ou aminofilina às vezes pode ser bem-sucedido. O marca-passo temporário – e, às vezes, permanente – pode ser necessário em circunstâncias extremas.

IMPLANTE DE MARCA-PASSO PERMANENTE

O uso de marca-passo no distúrbio do nó SA está indicado para aliviar os sintomas da bradicardia. As diretrizes de consenso, publicadas em conjunto por American Heart Association (AHA)/American College of Cardiology (ACC)/Heart Rhythm Society (HRS), apresentam as indicações para o uso de marca-passo e classificam-nas em categorias com base nos níveis de evidência disponíveis (Fig. 244-6). Desde sua introdução, nos anos 1950, os avanços tecnológicos permitiram que os dispositivos fossem miniaturizados e tivessem geradores de impulso com maior tempo de vida útil, melhores eletrodos e maior funcionalidade. Para compreender melhor o tratamento da bradicardia com o uso de marca-passo, é importante estar familiarizado com os fundamentos da técnica.

Não há uma frequência cardíaca estabelecida abaixo da qual está indicado o tratamento com o marca-passo (Tab. 244-2). Atletas bem-condicionados podem ter uma frequência sinusal de repouso bem abaixo de 40 bpm, e alguns indivíduos podem ter níveis similares de bradicardia durante o sono. A estimulação permanente normalmente não é indicada para pausas relacionadas ao sono sentidas secundárias ao tônus vagal alto na ausência de outros sintomas. A bradicardia sinusal assintomática não tem sido associada a desfechos adversos e geralmente não tem indicação de marca-passo permanente. Em situações como bradicardia sinusal assintomática, pausas sinusais secundárias a tônus parassimpático fisiologicamente elevado, pausas transitórias durante o sono ou DNS assintomática, na qual os sintomas foram documentados na ausência de bradicardia, um marca-passo geralmente não é indicado.

Medicações para melhorar a frequência cardíaca de modo a evitar o implante de marca-passo permanente (MPP) raramente são utilizadas. Medicamentos como metilxantinas (p. ex., teofilina) às vezes são utilizados temporariamente quando há necessidade de retardar o implante de um marca-passo devido a circunstâncias únicas, como infecção ativa. Além disso, a teofilina oral pode ser considerada para determinar se um aumento na frequência cardíaca está associado à melhora dos sintomas em um paciente com bradicardia sinusal para sugerir que um MPP pode ser benéfico. Esta última estratégia raramente é utilizada em situações equívocas.

O MPP é o principal tratamento para a disfunção do nó sinusal e a decisão de seguir esse tratamento é determinada por uma correlação entre os sintomas e bradicardia. Quanto maior essa correlação, maior a probabilidade de melhora. O implante de MPP é feito por meio de colocação transvenosa de um ou mais cabos através das veias subclávias esquerda ou direita até as câmaras cardíacas. Os cabos são conectados a um gerador de estímulos que é colocado subcutaneamente na região peitoral torácica. Menos comumente, os cabos do marca-passo podem ser colocados no epicárdio por meio de abordagens cirúrgicas que incluem esternotomia ou toracotomia. Esta última abordagem pode ser realizada como um procedimento único, porém é mais comumente realizada durante outra cirurgia cardíaca primária. Marca-passos sem eletrodos, que são dispositivos de estimulação totalmente autônomos, também podem ser colocados no ventrículo direito para fornecer estimulação com base ventricular. Alguns marca-passos sem eletrodos também podem incorporar tecnologia para detectar a atividade atrial para tentar coordenar a detecção atrial com a estimulação ventricular. Atualmente, marca-passos sem eletrodos estão disponíveis apenas para implante no ventrículo direito. Embora esses dispositivos possam detectar a atividade atrial e coordená-la com a estimulação ventricular (sincronia A-V), se for desejada uma estimulação com base atrial, é necessário um eletrodo de estimulação atrial transvenoso ou epicárdico.

A nomenclatura-padrão para a programação do modo de estimulação utiliza um código de quatro letras. A primeira letra indica a câmara estimulada (O, nenhuma; A, átrio; V, ventrículo; D, dupla; S, única [do inglês *single*]). A segunda letra indica a câmara sentida (capturada). A terceira letra é responsável por um evento sentido (O, nenhum; I, inibido; T, deflagrado [do inglês *triggered*]; D, inibido ou deflagrado). A quarta letra se refere a se a frequência de resposta está ativada (R). Portanto, um marca-passo de câmara dupla programado em um modo DDDR fornece estímulo atrial e ventricular, com sensores em A e V, que pode ser inibido ou deflagrado por um batimento capturado e é programado para prover resposta de frequência à atividade por meio de um acelerômetro integrado, sensor de ventilação por minuto ou ambos. A resposta de frequência é essencial para o tratamento da IC já que ela tenta simular o aumento fisiológico natural na frequência cardíaca em resposta aos esforços.

Um marca-passo atrial de câmara única pode ser considerado em pacientes com disfunção do nó sinusal que parecem ter um baixo risco de desenvolver bloqueio nodal AV. Contudo, em séries de patologia em pacientes mais velhos, a fibrose do nó sinusal está associada a fibrose do nó AV e muitos pacientes com DNS irão desenvolver doença do nó AV. Portanto, embora um marca-passo atrial de câmara única possa ser considerado em pacientes jovens com disfunção isolada do nó sinusal, a maioria dos pacientes que recebe um marca-passo devido à doença

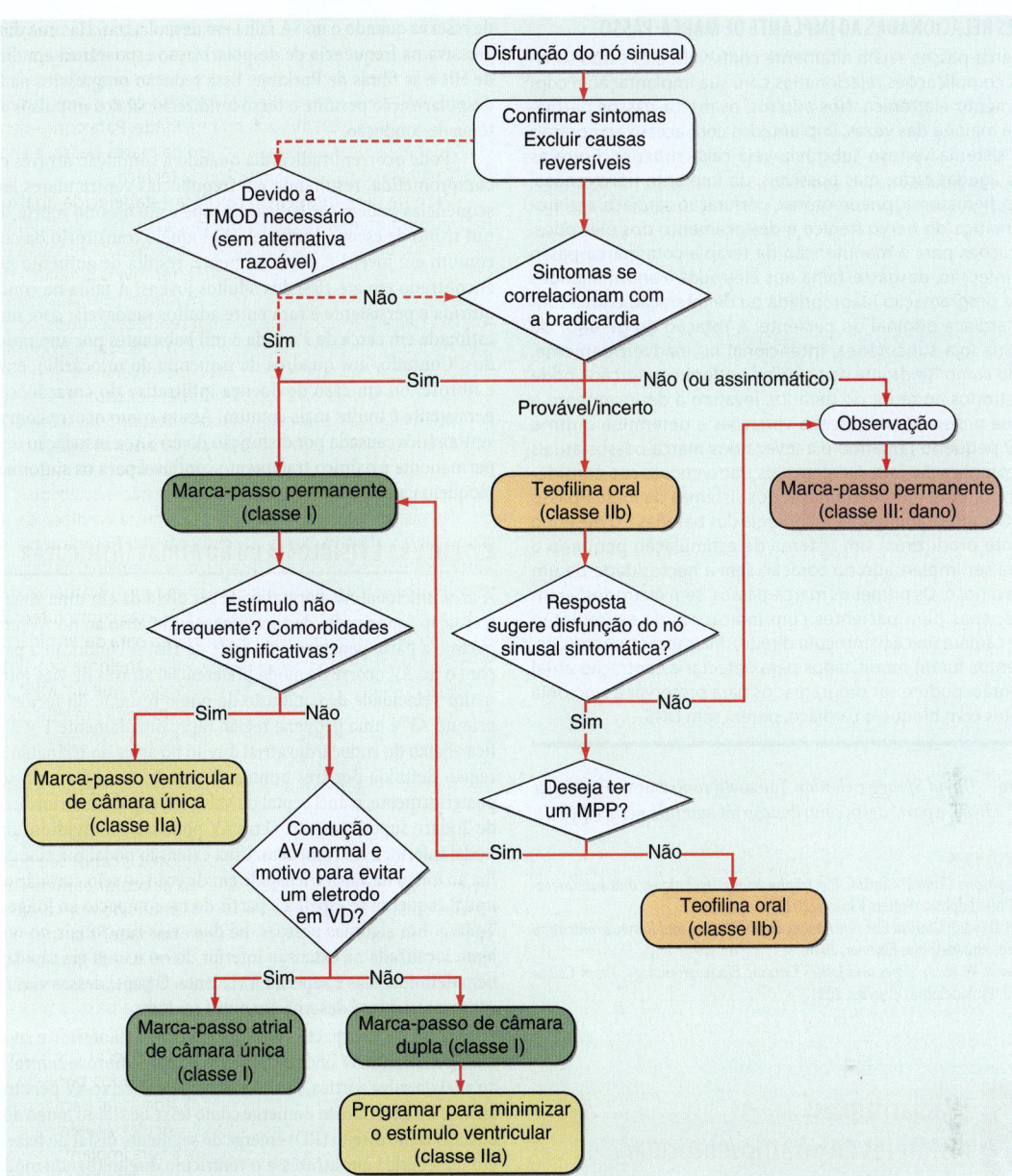

FIGURA 244-6 Manejo da disfunção do nó sinusal. O manejo da disfunção do nó sinusal começa com a eliminação de causas reversíveis e a confirmação de que os sintomas se correlacionam com bradicardia. Se os sintomas claramente se relacionam com bradicardia, deve ser oferecido ao paciente o implante de marca-passo permanente. Se isso não estiver claro, pode ser considerado um teste com teofilina oral para o diagnóstico. Se não houver uma correlação entre os sintomas e a bradicardia, então o paciente deve ser observado. As recomendações de classe I devem ser realizadas ou estão indicadas. As recomendações de classe IIa são consideradas condutas razoáveis. As recomendações de classe IIb podem ser consideradas para aplicação. As recomendações de classe III estão associadas a maior risco do que benefício. AV, atrioventricular; MPP, marca-passo permanente; TMOD, terapia e manejo orientados por diretrizes; VD, ventricular direito. *(Reproduzida, com autorização, de FM Kusumoto et al: 2018 ACC/AHA/HRS guideline on the evaluation and management of patients with bradycardia and cardiac conduction delay. Heart Rhythm 16:e128, 2019.)*

TABELA 244-2 ■ Indicações de marca-passo permanente na disfunção do nó sinusal

- Sintomas atribuídos diretamente à DNS
- Bradicardia sinusal sintomática devido ao uso de terapia medicamentosa essencial para a qual não há tratamento alternativo
- Síndrome taqui-bradi e sintomas atribuíveis à bradicardia
- Incompetência cronotrópica sintomática
- Em pacientes com sintomas que possivelmente são atribuíveis à DNS, um teste com teofilina oral pode ser considerado para aumentar a frequência cardíaca e determinar se a estimulação permanente pode ser benéfica

DNS, disfunção do nó sinusal.
Fonte: FM Kusumoto et al: Heart Rhythm 16:e128, 2019.

do nó sinusal (particularmente pacientes mais velhos) frequentemente recebem um marca-passo de câmara dupla com estímulo ventricular de reforço, se necessário.

As indicações de classe I para implante de marca-passo nos casos de disfunção do nó SA são bradicardia sintomática comprovada, DNS associada à terapia farmacológica por longo prazo e para a qual não há alternativas, e IC sintomática. As indicações de classe IIa incluem as já descritas nas quais há suspeita de disfunção do nó sinusal, mas sem comprovação, e os casos de síncope de origem inexplicada na presença das principais anormalidades da disfunção do nó SA. Os casos com poucos sintomas e frequência cardíaca mantida < 40 bpm formam a indicação de classe IIb para implante de marca-passo. O marca-passo não está indicado para os pacientes com disfunção do nó SA que não apresentam sintomas e naqueles em que a bradicardia esteja associada ao uso de fármacos que não sejam essenciais.

COMPLICAÇÕES RELACIONADAS AO IMPLANTE DE MARCA-PASSO

Embora os marca-passos sejam altamente confiáveis, eles estão sujeitos a diversas complicações relacionadas com sua implantação e com seu funcionamento eletrônico. Nos adultos, os marca-passos permanentes são, na maioria das vezes, implantados com acesso ao coração por meio do sistema venoso subclávia-veia cava superior. Entre as complicações agudas raras, mas possíveis, do implante transvenoso, estão infecção, hematoma, pneumotórax, perfuração cardíaca, estimulação diafragmática/do nervo frênico e deslocamento dos eletrodos. Entre as limitações para a manutenção da terapia com marca-passo destacam-se infecção, desgaste, falha nos eletrodos e anormalidades resultantes de programação inapropriada ou de interação com a função elétrica cardíaca original do paciente. A rotação do gerador de impulso em sua loja subcutânea, intencional ou inadvertidamente, fato conhecido como "síndrome de *twiddler*" (rodopio ou torção), pode enrolar os eletrodos ao redor do gerador, levando a deslocamento e impedindo que o dispositivo perceba variações e determine o ritmo do coração. O pequeno tamanho e a leveza dos marca-passos atuais tornam essa complicação rara. Os eletrodos transvenosos são considerados o componente menos confiável dos sistemas de marca-passo permanente. O aprimoramento na tecnologia das baterias e o desenho do componente produziram um sistema de estimulação pequeno o suficiente para ser implantado no coração sem a necessidade de um eletrodo transvenoso. Os primeiros marca-passos "sem eletrodos" eram apropriados apenas para pacientes com indicações de estimulação ventricular de câmara única (ventrículo direito). Mais recentemente, esses equipamentos foram modificados para detectar a contração atrial mecânica e, então, podem ser programados para preservar a sincronia AV em pacientes com bloqueio cardíaco, porém sem DNS.

Agradecimento David Spragg e Gordon Tomaselli contribuíram para este capítulo na 20ª edição, e parte dessa contribuição foi mantida nesta edição.

LEITURAS ADICIONAIS

Callans DJ: *Josephson's Clinical Cardiac Electrophysiology: Techniques and Interpretations*, 6th ed. Philadelphia, Wolters Kluwer, 2021.
Ellenbogen K et al (eds): *Clinical Cardiac Pacing, Defibrillation, and Resynchronization Therapy*, 5th ed. Philadelphia, Elsevier, 2016.
Jalife J, Stevenson W (eds): *Zipes and Jalife's Cardiac Electrophysiology: From Cell to Bedside*, 8th ed. Philadelphia, Elsevier, 2021.

245 Bradiarritmias: distúrbios do nó atrioventricular
William H. Sauer, Bruce A. Koplan

Os impulsos gerados no nó sinoatrial (SA) são conduzidos aos ventrículos pelo nó atrioventricular (AV), que é anatômica e eletricamente complexo. O nó AV é especializado para a condução lenta do potencial de ação de modo a gerar um retardo entre a ativação atrial e ventricular. Há um padrão de arranjo das junções de comunicação e expressão das conexinas no nó AV similar ao do nó sinusal. Isso permite um acoplamento elétrico fraco no centro do nó para desacelerar a condução e protegê-lo a partir da periferia. Esse arranjo peculiar das junções de comunicação, juntamente com a matriz extracelular e fibroblastos, e uma falta de condutância no tecido valvar adjacente permitem que o nó AV desacelere a condução e sirva como um controle elétrico para os ventrículos.

Como descrito anteriormente, as células localizadas no nó AV têm potencial de membrana de repouso relativamente mais alto em comparação com os miócitos atriais e ventriculares circundantes, apresentam despolarização espontânea na fase 4 do potencial de ação e fase 0 de despolarização mais lenta (mediada pelo influxo de cálcio no tecido nodal com falta do tipo de canais rápidos de sódio encontrados nos miócitos atriais e ventriculares) do que a encontrada no tecido ventricular (mediada por influxo de sódio). Embora o nó AV tenha o potencial de atividade de marca-passo, a frequência normal de automaticidade é de 20 a 60 batimentos por minuto (bpm), que é superada pela frequência intrínseca mais alta do nó SA (60-100 bpm). Portanto, o nó AV pode prover uma frequência cardíaca de reserva quando o nó SA falha em despolarizar. Há uma diminuição progressiva na frequência de despolarização espontânea em direção ao feixe de His e às fibras de Purkinje. Essa redução progressiva na frequência de despolarização permite o fluxo unidirecional dos impulsos através do sistema de condução.

Pode ocorrer bradicardia quando a condução através do nó AV está comprometida, resultando em frequências ventriculares lentas. As consequências podem ser fadiga, síncope e até mesmo morte se não ocorrer um ritmo de escape confiável. O bloqueio transitório da condução AV é comum em jovens e, provavelmente, resulta de aumento no tônus vagal encontrado em até 10% dos adultos jovens. A falha na condução AV adquirida e persistente é rara entre adultos saudáveis, com uma incidência estimada em cerca de 1 a cada 5 mil habitantes por ano nos Estados Unidos. Contudo, nos quadros de isquemia do miocárdio, envelhecimento e fibrose, ou em caso de doença infiltrativa do coração, o bloqueio AV persistente é muito mais comum. Assim como ocorre com a bradicardia sintomática causada por disfunção do nó SA, a instalação de marca-passo permanente é o único tratamento confiável para os sintomas surgidos de bloqueio na condução AV.

ESTRUTURA E FISIOLOGIA DO NÓ ATRIOVENTRICULAR

A área juncional AV normal pode ser dividida em uma zona de células de transição (que resulta de aproximações do átrio ao nó AV), o nó AV compacto e a parte penetrante do feixe de His. A condução a partir do nó SA para o nó AV ocorre de modo preferencial através de vias intra-atriais com maior velocidade de condução do que o restante do tecido atrial. O próprio nó AV é uma pequena região (aproximadamente $1 \times 3 \times 5$ mm) que fica abaixo do endocárdio atrial direito no ápice do triângulo de Koch, uma região definida por três pontos de referência: o óstio do seio coronário posteriormente, o anel septal da valva tricúspide anteriormente e o tendão de Todaro superiormente. O nó AV pode ser subdividido, ainda, em feixe nodal inferior e nó compacto. Uma extensão nodal inferior direita se espalha ao longo da valva tricúspide em direção ao seio coronário, e a extensão nodal esquerda se espalha a partir do nó compacto ao longo do tendão de Todaro. Em algumas pessoas, há duas vias funcionais no nó AV: uma via lenta localizada na extensão inferior do nó e uma via rápida que é menos bem definida, mas é superior à via lenta. O papel dessas vias na taquicardia supraventricular é descrito em outro capítulo.

O nó AV compacto continua em direção anterior e superior como o feixe penetrante AV onde ele atravessa o corpo fibroso central bem próximo ao anel da valva aórtica, mitral e tricúspide. O feixe AV penetrante continua através do anel fibroso e emerge como feixe de His ao longo do septo ventricular. O ramo direito (RD) emerge do segmento distal do feixe AV e termina em uma banda que atravessa o ventrículo direito (banda moderadora). Por outro lado, o ramo esquerdo (RE) é uma ampla lâmina de tecido subendocárdico no septo do ventrículo esquerdo. A rede de Purkinje emerge a partir do RD e do RE, ramificando-se extensamente sobre a superfície endocárdica dos ventrículos direito e esquerdo, respectivamente.

As células que formam o complexo nodal AV são heterogêneas com variação nos perfis dos potenciais de ação. A junção AV tem regiões distintas que incluem uma zona de células de transição (células atrionodais), o nó AV compacto, e as células da parte penetrante do feixe de His. Nas regiões de transição, as células apresentam fenótipo elétrico situado entre as células dos miócitos atriais e as células do nó compacto. As conexões na transição atrionodal podem apresentar *condução decremental*, definida como retardo na condução com frequências de estimulação cada vez mais rápidas. Os miócitos que formam o nó AV compacto são similares aos miócitos do nó sinusal, apresentando um potencial de membrana em repouso de cerca de –60 mV; apresentam potenciais de ação de baixa amplitude, curvas ascendentes lentas na fase 0 (< 10 V/s) e despolarização diastólica espontânea de fase 4; e têm resistência de alta intensidade e insensibilidade relativa ao [K^+] externo. O fenótipo do potencial de ação é explicado pelo complemento das correntes iônicas expressas. As células do nó AV não apresentam corrente de entrada de potássio retificadora (I_{K1}) forte e corrente rápida de sódio (I_{Na}); a corrente de cálcio tipo L (I_{Ca-L}) é a responsável pela fase 0; e a fase 4 de despolarização reflete a atividade composta das correntes despolarizantes – corrente *funny* (I_f), I_{Ca-L}, corrente de cálcio tipo T (I_{Ca-T}) e corrente trocadora de sódio-cálcio (I_{NCX}) – e as correntes de repolarização – retificadora tardia (I_{Kr}) e correntes de potássio ativadas por acetilcolina (I_{KACh}). O acoplamento elétrico entre as células no nó AV é tênue em razão da expressão relativamente esparsa dos canais da junção de comunicação (predominantemente a conexina 40) e do aumento de volume extracelular.

O feixe de His e seus ramos ficam isolados do miocárdio ventricular. A condução mais rápida no coração é observada nas células de Purkinje (1-3 m/s), com os potenciais de ação exibindo uma subida muito rápida (fase 0), platô prolongado (fase 2) e automaticidade modesta (despolarização de fase 4). As junções de comunicação, compostas em grande parte pela conexina 40, são abundantes, mas os ramos não apresentam conexões transversais com o miocárdio ventricular. O nó AV é inervado por nervos autonômicos simpáticos e parassimpáticos que podem desacelerar ou aumentar a condução.

O suprimento de sangue para o segmento penetrante do feixe AV é feito pela artéria do nó AV e pela primeira perfurante septal da artéria coronária descendente anterior esquerda. A artéria do nó AV se origina da artéria coronária direita (80-90% das vezes) ou da artéria circunflexa esquerda (10%) com a artéria designada associada com a dominância da circulação coronariana. Os ramos dos feixes também têm suprimento sanguíneo duplo, vindo das perfurantes septais da coronária descendente anterior esquerda (RE e RD proximal) e de ramos da coronária descendente posterior. O nó AV é altamente inervado com nervos pós-gangliônicos simpáticos e parassimpáticos; contudo, o feixe de His e o sistema de condução distal são minimamente influenciados pelo tônus autonômico.

DEFINIÇÕES ELETROCARDIOGRÁFICAS DE BLOQUEIO DA CONDUÇÃO AV (TAB. 245-1)

O bloqueio da condução no nó AV é classificado com base no aspecto eletrocardiográfico (ECG), que também pode ser um reflexo da localização do bloqueio ao longo do eixo de condução AV. O bloqueio AV de primeiro grau envolve um prolongamento fixo do intervalo PR (> 200 ms). No bloqueio AV de primeiro grau, o retardo geralmente ocorre dentro do nó AV, embora os átrios, o feixe de His e o sistema de Purkinje também possam estar envolvidos. Embora o termo *bloqueio* seja um nome impróprio, porque a condução elétrica é atrasada, e não interrompida, ele ainda permanece em uso. O bloqueio AV de segundo grau envolve a falha intermitente da condução entre o átrio e o ventrículo. Há dois subtipos de bloqueio AV de segundo grau. O bloqueio AV do tipo I (Mobitz I, Wenckebach) se manifesta como um prolongamento progressivo do intervalo PR antes que um ou mais complexos QRS falhem (não ocorram). O encurtamento progressivo do intervalo RR e complexos QRS de "batimento agrupado" são vistos classicamente no bloqueio AV Mobitz I. Além disso, a comparação do último intervalo PR antes e o primeiro intervalo PR depois do complexo QRS ausente frequentemente irá revelar a maior discrepância do intervalo PR, tornando o diagnóstico de bloqueio AV Mobitz I mais evidente. O bloqueio AV Mobitz I envolve tipicamente o nó AV, é hemodinamicamente estável e, na ausência de sintomas, geralmente não requer marca-passo. O bloqueio AV de segundo grau tipo II se manifesta no ECG como uma condução AV falha precedida por um intervalo PR fixo (sem prolongamento de PR antes do QRS bloqueado). O bloqueio do tipo II tem implicações mais graves, incluindo o risco de morte súbita. Sua localização é infranodal e está associado a um ritmo de escape menos confiável. O implante de marca-passo permanente é necessário. Diante de um bloqueio AV 2:1, a diferenciação eletrocardiográfica entre o tipo I e o tipo II não é possível. Se o intervalo PR for < 160 ms antes da condução AV e o QRS for mais largo do que o normal, o bloqueio infranodal (tipo II) é mais provável. O bloqueio AV completo (terceiro grau) envolve a completa dissociação AV com uma frequência ventricular mais lenta do que a frequência atrial (Fig. 245-1).

Não havendo bloqueio de ramo preexistente, a presença de ritmo de escape com QRS alargado implica bloqueio no feixe de His distal ou em seus ramos; por outro lado, um ritmo com QRS estreito implica bloqueio no nó AV ou no feixe de His proximal e com ritmo de escape originado na junção AV. Os ritmos de escape com QRS estreitos são caracteristicamente mais rápidos e mais estáveis do que os ritmos de escape com QRS alargados e têm origem em segmentos mais proximais do sistema de condução AV.

ETIOLOGIA DOS DISTÚRBIOS NA CONDUÇÃO ATRIOVENTRICULAR

Há inúmeras causas de disfunção intrínseca do nó AV. A fibrose e a esclerose do sistema de condução são as causas mais comuns de doença adquirida, sendo responsáveis por cerca de 50% dos bloqueios AV. Inúmeras condições que podem não ser distinguíveis uma da outra podem levar à fibrose do sistema de condução. A degeneração senil do sistema de condução é vista mais comumente em idosos e resulta de fibrose idiopática e calcificação. A doença de Lev resulta de fibrose proximal dos ramos. A doença de Lenègre resulta de um processo esclerodegenerativo que ocorre em um grupo etário mais jovem e envolve as porções mais distais dos ramos. A calcificação do anel da valva aórtica pode invadir o sistema de condução. Comparada com a calcificação da valva aórtica, a calcificação mitral é uma causa menos comum de bloqueio AV (Tab. 245-2).

CAUSAS IATROGÊNICAS

O bloqueio AV também pode ocorrer por causas iatrogênicas. Cirurgia cardíaca, mais comumente cirurgia valvar, pode resultar em lesão ao sistema de condução AV, sendo que as cirurgias de valva aórtica e de valva tricúspide apresentam o maior risco. A substituição transcateter percutânea da valva aórtica, miectomia septal e ablação septal com álcool também apresentam risco de causar bloqueio AV. A ablação com cateter percutâneo para arritmias atriais, particularmente ablação de taquicardia de reentrada nodal AV, está associada a um risco de 1% de bloqueio AV. As medicações, incluindo betabloqueadores, verapamil, diltiazém e digoxina, também são causas iatrogênicas comuns de bloqueio AV. Muitos pacientes com bloqueio AV induzido por fármacos têm doença preexistente do sistema de condução. O bloqueio AV iatrogênico pode ocorrer raramente em situações de radioterapia torácica ou quimioterapia. O bloqueio AV é uma complicação rara da cirurgia para reparo de defeito do septo ventricular (DSV) ou defeito do septo atrial (DSA), mas pode complicar cirurgias para reparo da transposição dos grandes vasos.

BLOQUEIO ATRIOVENTRICULAR NA VIGÊNCIA DE ISQUEMIA MIOCÁRDICA

A doença arterial coronariana pode produzir bloqueios AV transitórios ou persistentes. Nos quadros de espasmo coronariano, a isquemia, em particular no território da coronária direita, pode causar bloqueio AV transitório. No infarto agudo do miocárdio (IAM), ocorre bloqueio AV transitório em 10 a 25% dos pacientes; o mais comum é que ocorram bloqueios de primeiro e segundo graus, mas também é possível que haja bloqueio atrioventricular total (BAVT). Bloqueios AV de segundo grau ou maior tendem a ocorrer com maior frequência nos IAMs inferiores do que nos anteriores; entretanto, os bloqueios nos IAMs inferiores tendem a ocorrer na altura do nó AV, com ritmos de escape mais estáveis com complexo estreito. Por outro lado, o IAM anterior está associado a bloqueios no segmento distal do complexo nodal AV, no feixe de His ou em seus ramos, o que resulta em ritmos de escape instáveis com complexo alargado e com pior prognóstico e taxas de mortalidade elevadas.

As anormalidades da condução AV podem ser causadas por isquemia direta no sistema de condução ou por aumento do tônus autonômico (reflexo de Bezold-Jarisch). As anormalidades de condução podem ser

TABELA 245-1 ■ Classificação eletrocardiográfica do bloqueio atrioventricular (AV)
Bloqueio AV de primeiro grau
Todos os impulsos atriais são conduzidos para o ventrículo
O intervalo PR é anormalmente longo (> 200 ms)
O retardo AV geralmente ocorre dentro do nó AV
Bloqueio AV de segundo grau (falha intermitente da condução entre o átrio e o ventrículo)
Dois subtipos:
Bloqueio tipo I/Mobitz I/Wenckebach: prolongamento progressivo do intervalo PR até que ocorra a perda da condução
Bloqueio tipo II/Mobitz II: intervalo PR fixo precede a perda da condução
Geralmente associado a alargamento de QRS
Bloqueio AV de terceiro grau (bloqueio cardíaco completo)
Interrupção completa da condução entre átrio e ventrículo

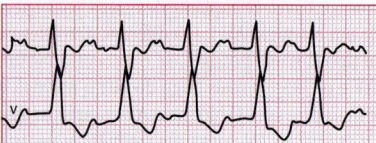
Bloqueio AV de primeiro grau
Prolongamento fixo de PR

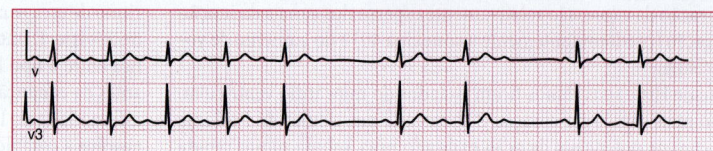
Bloqueio AV de segundo grau Mobitz I (Wenckebach)
Prolongamento progressivo do intervalo PR seguido por uma onda P não conduzida

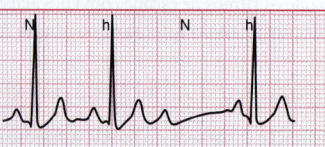
Bloqueio AV de segundo grau tipo II
Intervalo PR fixo antes de uma onda P não conduzida

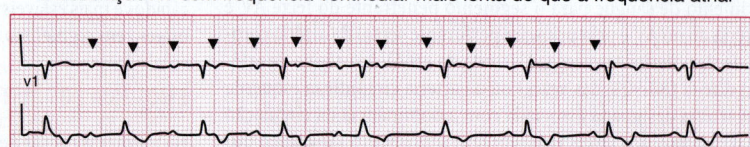
Bloqueio AV completo (terceiro grau)
Dissociação AV com frequência ventricular mais lenta do que a frequência atrial

FIGURA 245-1 Tipos de bloqueio atrioventricular (AV). A figura *superior esquerda* mostra prolongamento fixo do intervalo PR. A figura *superior direita* demonstra bloqueio Mobitz I (bloqueio AV Wenckebach) que se manifesta como prolongamento progressivo do intervalo PR seguido por uma onda P não conduzida (falha de batimento). A figura *inferior esquerda* mostra bloqueio AV com onda P sem nenhum complexo QRS e sem prolongamento associado de PR antes da falha de batimento (bloqueio AV Mobitz tipo II). A figura *inferior direita* demonstra bloqueio cardíaco total que se manifesta como dissociação entre as ondas P e os complexos QRS (dissociação AV).

TABELA 245-2 ■ Causas de bloqueio atrioventricular

Fibrose/esclerose/calcificação do sistema de condução
    Degeneração senil do sistema de condução (doença de Lev)
    Doença de Lenègre
    Calcificação do anel da valva aórtica (mitral – menos comum)
Iatrogênicas
    Após cirurgia cardíaca (inclusive cirurgia valvar)
    Ablação septal por álcool/TAVR
    Complicação por ablação com cateter
    Medicação (betabloqueadores, verapamil, diltiazém, digoxina)
    Toxina/superdosagem/envenenamento
IAM/isquemia coronariana
Causas infecciosas
    Cardite de Lyme
    Endocardite bacteriana com abscesso perivalvar
    Miocardite viral
    Doença de Chagas
    Toxoplasmose
Doença cardíaca infiltrativa/doença inflamatória
    Sarcoidose
    Amiloide
    Doença reumática: artrite reativa (síndrome de Reiter), LES, AR, esclerose sistêmica
Bloqueio AV congênito
    Lúpus materno
    Bloqueio AV congênito idiopático
    Cardiopatias congênitas
    Genética
Endócrino (p. ex., doença da tireoide, hipoaldosteronismo)
Doença autoimune
Doença neuromuscular (p. ex., distrofia miotônica, síndrome de Kearns-Sayre, distrofia de Erb)
Linfoma
Tônus vagal aumentado/neurocardiogênico

Siglas: AR, artrite reumatoide; AV, atrioventricular; IAM, infarto agudo do miocárdio; LES, lúpus eritematoso sistêmico; TAVR, substituição transcateter de valva aórtica.

consideradas com base na localização do infarto, e isso também pode prever quais anormalidades de condução podem ser reversíveis. Bloqueio AV de alto grau associado com IAM inferior frequentemente está localizado proximal ao feixe de His em 90% dos pacientes. Um escape juncional estreito ocorre geralmente com frequências > 40 bpm, e um marca-passo temporário em geral não é necessário uma vez que o bloqueio AV frequentemente é reversível e pode ser tratado com sucesso com terapia medicamentosa. Um bloqueio AV de alto grau diante de um IM anterior geralmente é indicativo de infarto extenso, ocorre mais frequentemente distal ao nó AV e está associado a uma alta taxa de mortalidade O uso de um marca-passo temporário está indicado nessa situação. O bloqueio cardíaco completo na vigência de IM anterior pode ser precedido por bloqueio do RD devido ao suprimento arterial do RD proximal.

CAUSAS INFECCIOSAS DE BLOQUEIO ATRIOVENTRICULAR

As infecções também podem causar bloqueio AV. O bloqueio AV é uma manifestação comum da cardite de Lyme causada por infecção por *Borrelia burgdorferi*. O bloqueio AV ocorre geralmente ao nível do nó AV com ritmo de escape juncional estreito com > 40 bpm. Menos comumente, as anormalidades de condução podem ocorrer abaixo do nível do nó AV ou no nó sinusal. O bloqueio AV frequentemente melhora dentro de 1 semana com o uso de antibióticos, embora em alguns pacientes possa demorar mais tempo. O bloqueio AV na vigência de endocardite infecciosa deve ser motivo de preocupação para a ocorrência de abscesso perivalvar, que pode necessitar de intervenção cirúrgica. Miocardite viral, doença de Chagas e toxoplasmose são causas infecciosas menos comuns de bloqueio AV. A doença cardíaca infiltrativa, como a sarcoidose cardíaca, amiloidose e hemocromatose, pode se apresentar como bloqueio AV. Doenças autoimunes, incluindo o lúpus eritematoso sistêmico (LES), artrite reumatoide, doença mista do tecido conectivo e esclerodermia, podem causar bloqueio AV por infiltração do sistema de condução. Raras doenças malignas também podem comprometer a condução AV.

CAUSAS AUTONÔMICAS E FUNCIONAIS DE BLOQUEIO ATRIOVENTRICULAR

As etiologias funcionais de bloqueio AV (autonômicas, metabólicas/endócrinas e relacionadas com fármacos) tendem a ser reversíveis. A maior parte das demais etiologias produz alterações estruturais, em geral fibrose, em segmentos do eixo de condução AV que geralmente são permanentes. O tônus vagal exacerbado durante o sono ou em indivíduos bem condicionados fisicamente pode estar associado a todos os graus de bloqueio AV **(Fig. 245-2)**.

Hipersensibilidade do seio carotídeo, síncope vasovagal e síncope da tosse e da micção podem estar associadas à desaceleração do nó SA e bloqueio na condução AV. Distúrbios metabólicos e endócrinos transitórios, assim como diversos agentes farmacológicos, também podem produzir bloqueios reversíveis na condução AV.

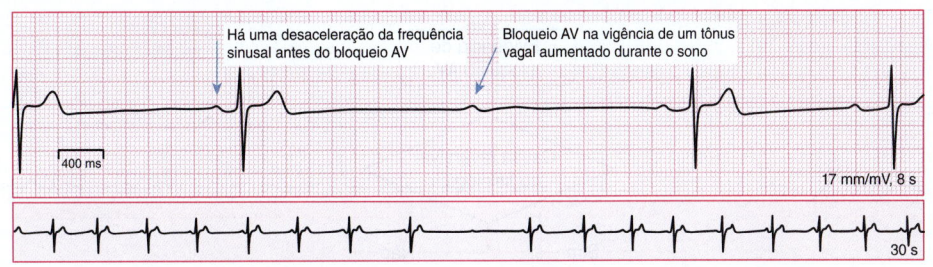

FIGURA 245-2 Evidência de bloqueio atrioventricular (AV) durante o sono. Durante o sono, o tônus vagal aumentado leva à bradicardia sinusal com bloqueio AV Mobitz I (Wenckebach) associado. Ver Figura 245-1 para uma explicação de bloqueio Mobitz I.

BLOQUEIO AV ADQUIRIDO POR FIBROSE E MIOCARDIOPATIAS INFILTRATIVAS

A fibrose idiopática progressiva do sistema de condução é uma das causas degenerativas mais comuns de bloqueio AV. O envelhecimento está associado a alterações degenerativas no ápice do septo ventricular, no corpo fibroso central e nos anéis das valvas aórtica e mitral, alterações descritas genericamente como "esclerose da estrutura cardíaca esquerda". O processo se inicia na quarta década de vida, podendo ser acelerado por aterosclerose, hipertensão arterial e diabetes melito. Formas aceleradas de bloqueio cardíaco familiar progressivo foram identificadas em famílias com mutações no gene do canal de sódio cardíaco (*SCN5A*) e outros *loci* mapeados nos cromossomos 1 e 19.

O bloqueio na condução AV foi associado a doenças neuromusculares hereditárias, como a distrofia miotônica com nucleotídeo repetido, a miopatia mitocondrial da síndrome de Kearns-Sayre e várias distrofias musculares monogênicas.

BLOQUEIO AV CONGÊNITO

O bloqueio AV congênito pode ser observado em anomalias cardíacas congênitas complexas, como a transposição das grandes artérias, DSA do tipo *ostium primum*, DSVs, defeitos do coxim endocárdico e alguns defeitos de ventrículo único. Tem-se observado bloqueio AV congênito em crianças com coração estruturalmente normal, nascidas de mães com LES e outras doenças autoimunes.

EXAMES DIAGNÓSTICOS

Pacientes com anormalidades de condução devem ser avaliados para a presença ou ausência de doença cardíaca estrutural. O exame físico pode revelar doença cardíaca valvar. O ECG pode sugerir doença concomitante que predispõe a anormalidades da condução. A ecocardiografia também está indicada para avaliar doença cardíaca estrutural, incluindo anormalidades valvares, fração de ejeção e mobilidade da parede ventricular. Como a fibrose progressiva do sistema de condução dependente da idade é a causa mais comum, o bloqueio do nó AV que se desenvolve em uma idade mais jovem (≤ 60 anos) pode justificar exames de imagem avançados, como tomografia computadorizada (TC) de tórax, ressonância magnética (RM) cardíaca ou TC/tomografia por emissão de pósitrons (PET) para avaliação adicional de doença cardíaca infiltrativa, como sarcoidose. Os exames de imagem avançados também podem ser indicados com base em outros fatores da história e em exames que sugiram a investigação de doença cardíaca infiltrativa. A avaliação de isquemia cardíaca deve ser estimulada pela suspeita clínica na apresentação (p. ex., sintomas de isquemia, anormalidades do ECG, etc.) (Fig. 245-3).

Os exames diagnósticos para a avaliação do bloqueio AV visam determinar o nível em que ele ocorre, em particular nos pacientes assintomáticos, uma vez que o prognóstico e o tratamento dependem de sua localização no nó AV ou abaixo dele. Manobras vagais, massagem no seio carotídeo, exercício e administração de fármacos, como atropina e isoproterenol, podem produzir informações importantes para o diagnóstico. Em razão das diferenças na inervação do nó AV e do sistema de condução infranodal, a estimulação vagal e a massagem no seio carotídeo produzem retardo na condução no nó AV, mas seu efeito é menor sobre o tecido infranodal, podendo, inclusive, melhorar a condução em razão da redução da frequência de ativação dos tecidos distais. Por outro lado, a atropina, o isoproterenol e os exercícios melhoram a condução no nó AV, e parecem comprometer a condução infranodal. Nos pacientes com BAVT congênito e complexo QRS estreito, o exercício caracteristicamente provoca aumento da frequência cardíaca; já aqueles com BAVT adquirido, particularmente com QRS alargado, não respondem ao exercício com aumento da frequência cardíaca.

Talvez haja necessidade de investigação diagnóstica complementar, incluindo testes eletrofisiológicos, em pacientes com síncope e suspeita de bloqueio AV de alto grau. Essa possibilidade é mais relevante se os testes não invasivos não revelarem a causa da síncope, ou se o paciente apresentar cardiopatia estrutural com taquiarritmia ventricular como causa dos sintomas. Os testes eletrofisiológicos fornecem informações mais precisas acerca da localização do bloqueio na condução AV e permitem estudar a condução AV sob condições de estresse farmacológico e com exercício. O registro do eletrograma do feixe de His por meio de cateter posicionado na margem superior do anel da valva tricúspide fornece informações sobre a condução em todos os níveis do eixo AV. Um eletrograma do feixe de His registrado adequadamente revela a atividade atrial local, o eletrograma de His e a ativação ventricular local; quando monitorado simultaneamente com os registros do traçado do ECG de superfície, é possível avaliar os tempos de condução intra-atrial, no nó AV e infranodal. O tempo desde a deflexão mais rápida do eletrograma atrial no registro do feixe de His até o eletrograma de His (*intervalo AH*) representa a condução pelo nó AV e normalmente é < 130 ms. O período desde o eletrograma de His até o início mais precoce do QRS no ECG de superfície (*intervalo HV*) representa o tempo de condução pelo sistema His-Purkinje, que normalmente é ≤ 55 ms (Fig. 245-4).

A frequência produzida por estímulo com marca-passo artificial pode revelar condução AV anormal. A ocorrência de bloqueio AV de segundo grau Mobitz I com ciclos curtos de estimulação atrial artificial é considerada uma resposta normal. Entretanto, considera-se anormal quando o mesmo bloqueio ocorre com ciclos atriais > 500 ms (< 120 bpm) na ausência de tônus vagal aumentado. Caracteristicamente, o bloqueio AV de segundo grau tipo I está associado a prolongamento do intervalo AH, o que representa retardo na condução e bloqueio no nó AV. O prolongamento AH às vezes é causado por fármacos (betabloqueadores, bloqueadores do canal de cálcio, digitálicos) ou por aumento do tônus vagal. A atropina pode ser usada para reverter o tônus vagal aumentado; contudo, se persistirem o prolongamento AH e o bloqueio AV com ciclos longos de estimulação artificial, é provável que se esteja diante de doença intrínseca do nó AV. O bloqueio de segundo grau tipo II é caracteristicamente infranodal, com frequência no sistema His-Purkinje. O bloqueio abaixo do nó com prolongamento do intervalo HV ou o eletrograma do feixe de His sem ativação ventricular devem ser considerados anormais, a não ser que tenham sido produzidos com estímulos de frequência acelerada ou com intervalos curtos de transmissão com estimulação extra. Muitas vezes é difícil determinar o tipo de bloqueio AV de segundo grau quando se está diante de uma condução 2:1; entretanto, o achado de um eletrograma de feixe de His após cada eletrograma atrial indica que está havendo bloqueio no sistema de condução distal.

No estudo eletrofisiológico, o registro intracardíaco que revela prolongamento da condução pelo sistema His-Purkinje (i.e., prolongamento do intervalo HV) está associado a maior risco de evolução para bloqueios de grau mais avançado e geralmente indica a necessidade de implante de marca-passo. Havendo bloqueio de ramo, o intervalo HV pode revelar a condição do ramo não bloqueado e o prognóstico quanto à evolução para bloqueios de condução mais graves. O prolongamento do intervalo HV nos

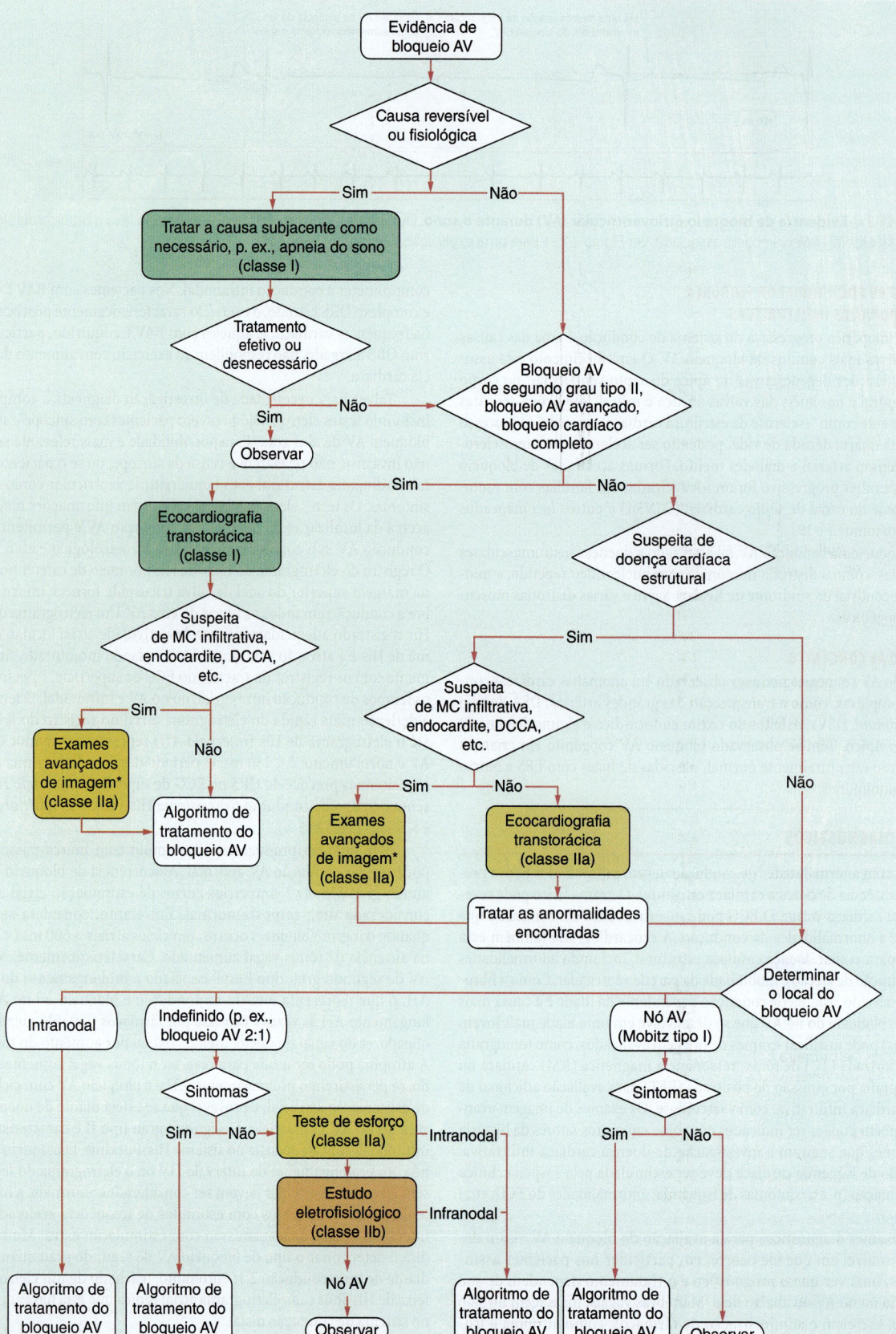

FIGURA 245-3 **Algoritmo para avaliação inicial na suspeita de bloqueio atrioventricular (AV).** *Exames de imagem avançados direcionados – ressonância magnética (RM): amiloidose, miocardite, hemocromatose, sarcoidose, doença cardíaca congênita (DCC), aneurisma do seio de Valsalva, dissecção aórtica, miocardiopatia arritmogênica ventricular direita; tomografia por emissão de pósitrons-fluorodesoxiglicose (FDG-PET): sarcoidose; tecnécio-99m pirofosfato (TcPYP) ou 99m tecnécio ácido 3,3-difosfono-1,2-propanodicarboxílico (TC-DPD): transtiretina (TTR) amiloidose; tomografia computadorizada cardíaca (TC): DCC, seio de Valsalva. DCCA, DCC de adulto; MC, miocardiopatia. *(Reproduzida, com autorização, de FM Kusumoto et al: 2018 ACC/AHA/HRS guideline on the evaluation and management of patients with bradycardia and cardiac conduction delay. Heart Rhythm 16:e128, 2019.)*

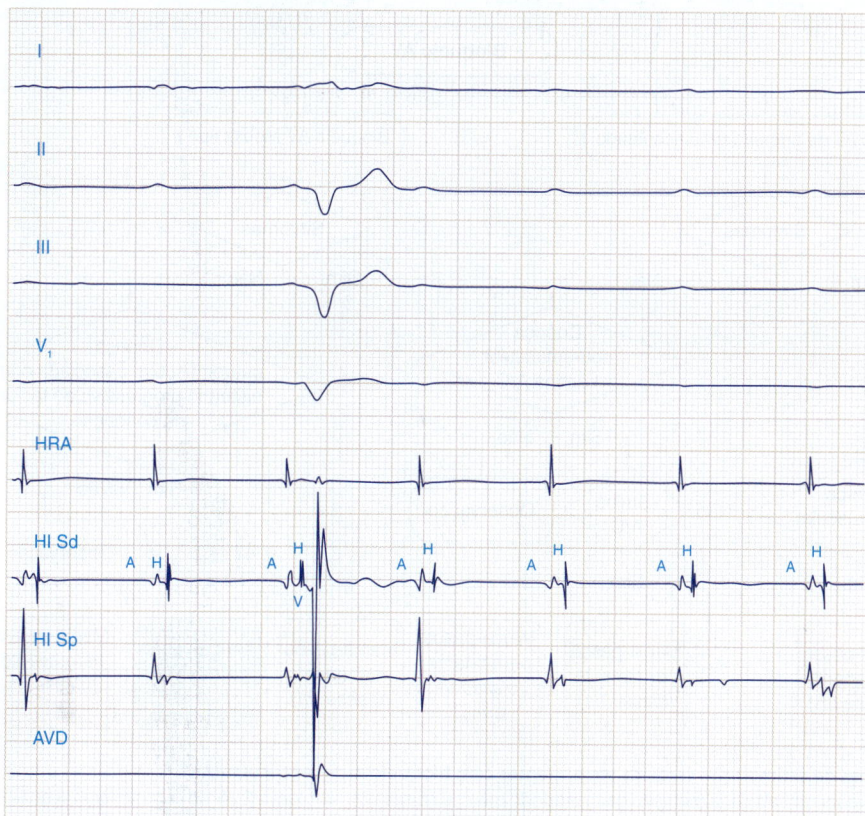

FIGURA 245-4 **Bloqueio atrioventricular (AV) de alto grau abaixo do feixe de His.** O intervalo AH é normal e não se altera antes do bloqueio. Os eletrogramas atrial e do feixe de His apresentam registros compatíveis com bloqueio abaixo da junção AV distal. I, II, III e V₁ são derivações do eletrocardiograma de superfície. HISp, HISd e AVD representam os registros elétricos, respectivamente, dos segmentos proximal e distal do feixe de His, e do ápice do ventrículo direito. A, V e H representam os eletrogramas, respectivamente, de átrio, ventrículo e de His nos registros do feixe de His. *(Cortesia do Dr. Joseph Marine.)*

pacientes com bloqueio de ramo assintomático está associado a maior risco de evolução com bloqueios AV de maior grau. O risco aumenta com intervalos HV maiores, de forma que, nos pacientes com intervalo HV > 100 ms, a incidência anual de bloqueio AV total se aproxima de 10%, indicando a necessidade de marca-passo. Nos pacientes com BAVT adquirido, mesmo se intermitente, o papel dos testes eletrofisiológicos é limitado, sendo o implante de marca-passo quase sempre indicado.

TRATAMENTO

Manejo agudo do bloqueio na condução atrioventricular

As estratégias de primeira linha para o manejo do bloqueio AV devem ser eliminar causas reversíveis e determinar a segurança e confiabilidade imediatas do ritmo cardíaco (p. ex., ritmo de escape) e se a estimulação temporária ou permanente está indicada. A necessidade de marca-passo temporário é determinada pelos sintomas do paciente pelo estado hemodinâmico e pela estimativa do nível no qual o bloqueio AV está presente. Em um sentido geral, quanto mais baixo no sistema de condução ocorre um ritmo de escape, menor é a confiabilidade desse ritmo. Um escape juncional de complexo estreito de 45 bpm sem sintomas não justifica estimulação temporária urgente, enquanto um ritmo de escape de complexo largo (implicando bloqueio mais baixo no sistema de condução) a 30 bpm o faz. A eliminação de medicações desnecessárias que sabidamente diminuem a condução AV (p. ex., betabloqueadores, diltiazém, verapamil, digoxina), correção de anormalidades eletrolíticas, isquemia e inibição de tônus vagal excessivo podem aumentar a frequência cardíaca. O tratamento farmacológico adjunto com atropina ou isoproterenol poderá ser útil se o bloqueio estiver no nó AV. Quando há indicação de estimulação cardíaca, a técnica mais rápida é a que utiliza marca-passo transcutâneo, cujas pás são posicionadas anteriormente sobre o ápice cardíaco (cátodo) e posteriormente entre a coluna vertebral e a escápula ou acima do mamilo direito (ânodo). Nas situações agudas, o marca-passo transcutâneo é muito efetivo, mas sua permanência é limitada pelo desconforto que provoca no paciente e pela dificuldade de manter em longo prazo a captura do ventrículo em razão das alterações na impedância dos eletrodos. A estimulação transvenosa temporária é mais confiável, e um eletrodo de estimulação pode ser colocado pelo sistema venoso subclávio, jugular ou femoral e avançado até o ventrículo direito, permitindo uma estimulação temporária estável.

As anormalidades da condução AV podem ser reversíveis em certas circunstâncias, incluindo a remoção de medicamentos ou toxinas desnecessárias, correção de anormalidades eletrolíticas, alívio da isquemia, tratamento de certas doenças cardíacas infiltrativas (p. ex., imunossupressão na sarcoidose cardíaca) e tratamento da apneia do sono em pacientes com bloqueio AV noturno mediado vagalmente. Quando o bloqueio AV infranodal ou sintomático não é reversível, o que ocorre com frequência, está indicada a estimulação permanente.

IMPLANTE DE MARCA-PASSO PERMANENTE

As indicações de estimulação cardíaca no bloqueio da condução AV são apresentadas na **Figura 245-5**. Em pacientes com bloqueio AV Mobitz tipo II adquirido, bloqueio AV de alto grau ou bloqueio AV de terceiro grau que não é reversível ou fisiológico, a estimulação permanente é recomendada independentemente dos sintomas. Para todos os outros tipos de bloqueio AV, na ausência de condições associadas a anormalidades progressivas da condução AV, a estimulação permanente deve geralmente ser considerada apenas na presença de sintomas que se correlacionam com o bloqueio. Em pacientes com doença neuromuscular e outras miocardiopatias progressivas que afetam o sistema de condução, o implante de marca-passo permanente é recomendado para bloqueio AV de primeiro grau acentuado e bloqueio AV Mobitz I. O implante de marca-passo deve ser feito em qualquer paciente com bradicardia sintomática e bloqueio AV irreversível de segundo ou terceiro graus, independentemente da causa ou do nível em que ocorra o bloqueio no sistema de condução. Esses sintomas são aqueles diretamente relacionados com a bradicardia e com redução no débito cardíaco ou com o agravamento da insuficiência cardíaca, além de angina ou intolerância a medicamento considerado essencial. O uso de marca-passo nos pacientes assintomáticos com

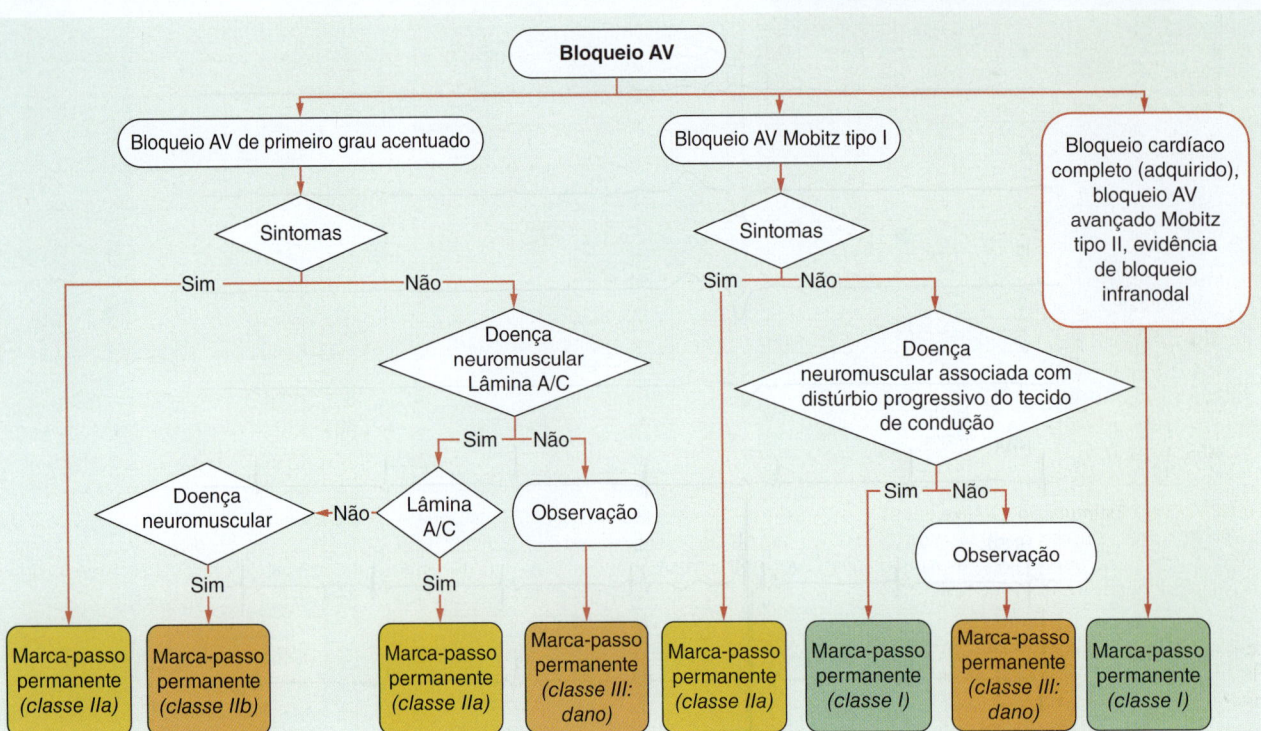

FIGURA 245-5 **Indicações de estimulação cardíaca em pacientes com bloqueio atrioventricular (AV).** Em pacientes que apresentam bloqueio AV, a categoria do bloqueio deve ser determinada (primeiro grau, segundo grau ou completo). No bloqueio AV de primeiro grau, a estimulação permanente pode estar indicada na vigência de sintomas ou doença sistêmica de maior risco como a doença neuromuscular ou miocardiopatia Lâmina A/C. No bloqueio AV Mobitz I, estimulação pode ser considerada diante de sintomas ou de doença adicional como mencionado para bloqueio AV de primeiro grau. No bloqueio AV completo ou bloqueio AV Mobitz II, a estimulação permanente geralmente está indicada. As recomendações de classe I devem ser realizadas ou estão indicadas. As recomendações de classe IIa são consideradas razoáveis. As recomendações de classe IIb podem ser consideradas. As recomendações de classe III estão associadas com mais dano do que com benefício. (*Reproduzida, com autorização, de FM Kusumoto et al: 2018 ACC/AHA/HRS guideline on the evaluation and management of patients with bradycardia and cardiac conduction delay. Heart Rhythm 16:e128, 2019.*)

bloqueio AV deve ser individualizado; os casos em que essa terapêutica deve ser considerada são os de pacientes com BAVT adquirido, em particular aqueles com aumento do tamanho do coração; disfunção ventricular esquerda; e frequência cardíaca em vigília ≤ 40 bpm. Os pacientes assintomáticos com bloqueio AV de segundo grau dos dois tipos deverão ser considerados para implante de marca-passo, se for demonstrado que o bloqueio é intra ou infra-His, ou que está associado a complexo QRS alargado. O marca-passo pode ser indicado em pacientes assintomáticos em determinadas condições: naqueles com bloqueio AV de primeiro grau profundo e disfunção ventricular esquerda em que a redução do intervalo AV produza melhora hemodinâmica e em cenários compostos por formas mais leves de retardo na condução AV (bloqueio AV de primeiro grau, retardo na condução intraventricular) que ocorrem em pacientes com doenças neuromusculares que tenham predileção pelo sistema de condução, como distrofia miotônica e outras distrofias musculares, além da síndrome de Kearns-Sayre.

O bloqueio AV no IAM costuma ser transitório, em particular nos de localização inferior. As circunstâncias que indicam o uso de marca-passo nos IAMs são bloqueio AV persistente de segundo ou terceiro graus, especialmente quando sintomático, e bloqueio AV transitório de segundo ou terceiro graus associado a bloqueio de ramo. Em geral, o marca-passo não está indicado nos quadros com bloqueio AV transitório na ausência de retardo na condução intraventricular ou na presença de bloqueio fascicular ou bloqueio AV de primeiro grau que ocorram em pacientes com bloqueio de ramo preexistente. Os bloqueios fasciculares que ocorrem nos pacientes com IAM na ausência de outras formas de bloqueio AV também não necessitam de marca-passo.

As formas distais de bloqueio na condução AV podem requerer implante de marca-passo em algumas situações clínicas. Os pacientes sintomáticos com bloqueio bifascicular ou trifascicular, principalmente aqueles com síncope que não possa ser atribuída a outras causas, devem ser submetidos a implante de marca-passo. Da mesma forma, os pacientes assintomáticos com bloqueio bifascicular ou trifascicular que também apresentem bloqueios intermitentes de terceiro grau e AV de segundo grau do tipo II, ou em alternância com bloqueio de ramo, também têm indicação para marca-passo. Nos pacientes com bloqueio fascicular que são submetidos a estudo eletrofisiológico, as presenças de prolongamento acentuado do intervalo HV ou de bloqueio abaixo do feixe de His nos ciclos mais longos são indicativas da necessidade de implante de marca-passo permanente. Os pacientes com bloqueio fascicular, portadores das doenças neuromusculares previamente descritas, também devem ser submetidos a implante de marca-passo.

SELEÇÃO DO MODO E DO SISTEMA DE ESTIMULAÇÃO DO MARCA-PASSO

Em geral, um modo de estimulação que mantenha a sincronia AV apresenta menos complicações, como síndrome do marca-passo e taquicardia mediada por marca-passo. Isso é particularmente verdadeiro em pacientes mais jovens; a importância da estimulação de dupla câmara em idosos, no entanto, é menos bem estabelecida, embora a sincronia AV em pacientes com ritmo sinusal e bloqueio AV geralmente seja desejada.

Estimulação ventricular fisiológica Em pacientes com fração de ejeção do ventrículo esquerdo < 50% e bloqueio AV que têm indicação de estimulação permanente e se espera que necessitem de estimulação ventricular durante > 40% do tempo, as técnicas para fornecer ativação ventricular mais fisiológica são preferidas à estimulação ventricular direita para prevenir insuficiência cardíaca. A terapia de ressincronização cardíaca (TRC) envolve a colocação de um eletrodo de estimulação adicional em um ramo lateral ou anterolateral do seio coronário para permitir a estimulação simultânea do ventrículo direito e do ventrículo esquerdo lateral, levando a uma contração ventricular esquerda mais fisiológica. A estimulação com TRC mostrou melhorar os desfechos e a mortalidade em pacientes adequadamente selecionados. A estimulação ventricular fisiológica também tem sido obtida com a colocação de um eletrodo de estimulação ventricular na região do feixe de His. A estimulação do feixe de His recruta o sistema de condução especializado, levando a uma

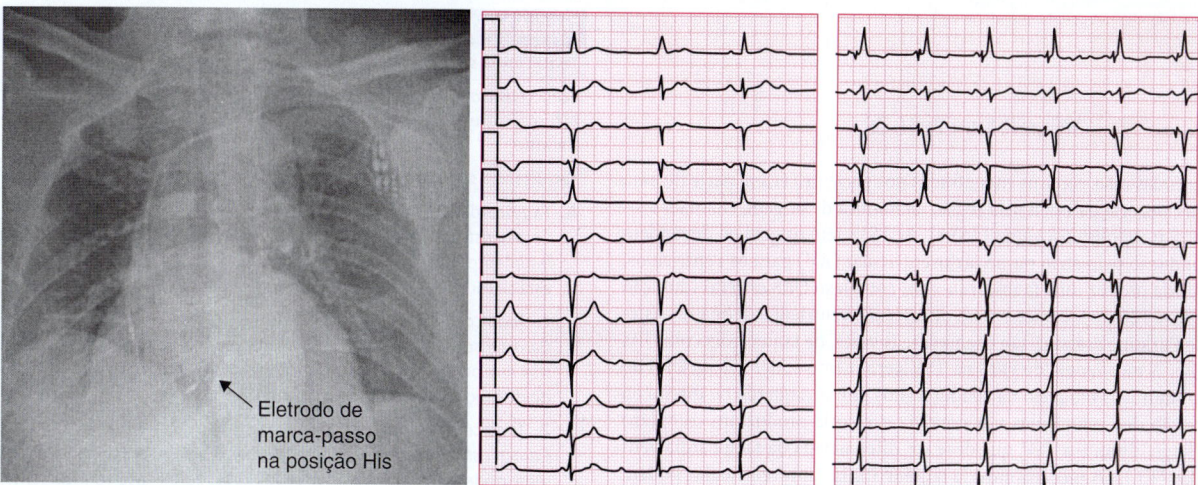

FIGURA 245-6 Estimulação do feixe de His. A radiografia de tórax à esquerda mostra um marca-passo de dupla câmara com um eletrodo de estimulação no átrio direito (*superior esquerdo*) e um eletrodo de estimulação na região da valva tricúspide na posição de His. Os eletrocardiogramas demonstraram condução intrínseca com bloqueio cardíaco completo à esquerda e detecção atrial, ritmo ventricular estimulado com complexo QRS estreito semelhante ao complexo QRS intrínseco que resulta da estimulação do feixe de His e da captura do sistema de condução especializado do coração.

contração cardíaca mais fisiológica. Além da estimulação do feixe de His, a estimulação da área do ramo esquerdo na região septal interventricular proximal também mostrou atingir uma resposta mais fisiológica. A seleção do local do eletrodo de estimulação deve ser individualizada (**Fig. 245-6**).

A disponibilidade de sistemas de estimulação miniaturizados e sem cabos pode ser adequada em pacientes específicos. Os marca-passos sem eletrodos são dispositivos completamente autônomos que são implantados na veia femoral no ventrículo direito. A tecnologia desses dispositivos continua evoluindo, e os modelos mais recentes são capazes de detectar a contração mecânica atrial para permitir a preservação da sincronia AV. O dispositivo pode fornecer estimulação ventricular de câmara única, além de conter tecnologia que pode detectar a atividade atrial (utilizando o acelerômetro no marca-passo) para coordenar um ritmo detectado atrial e estimulado ventricular (sincronia AV). Os marca-passos sem cabos podem ser particularmente úteis em pacientes com limitações ao acesso vascular. Como não há cabo de estimulação intravascular ou gerador de marca-passo subcutâneo implantado, a taxa de infecção no longo prazo é menor e não há risco de ruptura do eletrodo (**Fig. 245-7**).

Diversos estudos não obtiveram êxito na tentativa de demonstrar alguma diferença na taxa de mortalidade nos pacientes idosos com bloqueio AV tratados com marca-passo unicameral (VVI), quando comparados aos tratados com modo de estimulação bicameral (DDD). Em alguns desses estudos com randomização do modo de estimulação, os riscos de fibrilação atrial crônica e acidente vascular cerebral foram menores com o marca-passo fisiológico. Nos pacientes com ritmo sinusal e bloqueio AV, o aumento muito discreto do risco associado ao implante de marca-passo bicameral parece se justificar considerando-se a possibilidade de evitar as complicações relacionadas com o marca-passo unicameral.

Agradecimento David D. Spragg e Gordon F. Tomaselli contribuíram para este capítulo na 20ª edição, parte dessa contribuição foi utilizada neste capítulo.

LEITURAS ADICIONAIS

Ellenbogen K et al (eds): *Clinical Cardiac Pacing, Defibrillation, and Resynchronization Therapy*, 5th ed. Philadelphia, Elsevier, 2016.

Jalife J, Stevenson W (eds): *Zipes and Jalife's Cardiac Electrophysiology: From Cell to Bedside*, 8th ed. Philadelphia, Elsevier, 2021.

Kusumoto FM et al: 2018 ACC/AHA/HRS guideline on the evaluation and management of patients with bradycardia and cardiac conduction delay: A report of the American College of Cardiology/ American Heart Association Task Force on Clinical Practice Guidelines and the Heart Rhythm Society. Heart Rhythm 16:e128, 2019.

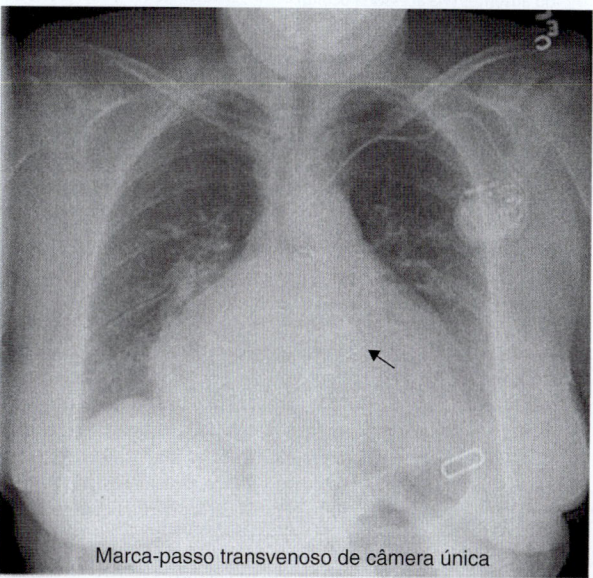
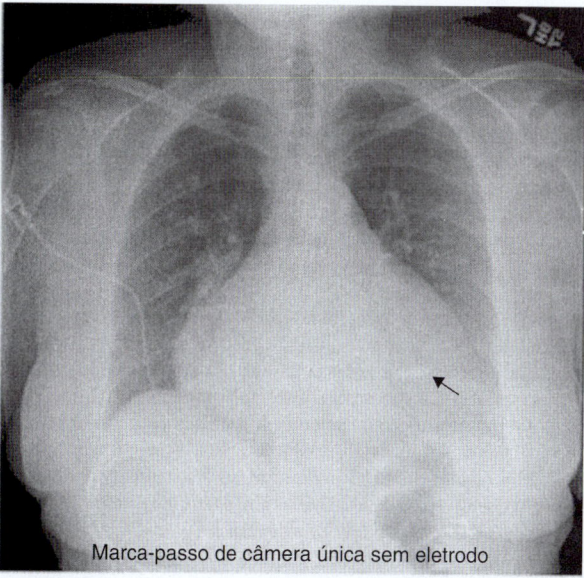

FIGURA 245-7 Tipos de marca-passo. Um marca-passo de câmara única com o eletrodo de estimulação na via de saída do ventrículo direito (*seta*) é apresentado à esquerda. Um marca-passo de câmara única sem cabo (*seta*) é apresentado à direita.

246 Abordagem às taquiarritmias supraventriculares

William H. Sauer, Paul C. Zei

As arritmias mais comuns encontradas nos pacientes fazem parte de uma ampla categoria definida pela região anatômica de origem, chamadas *taquicardias supraventriculares* (TSVs). As TSVs têm origem ou dependem da condução pelo átrio ou nó atrioventricular (AV) para os ventrículos. A maioria produz uma taquicardia com complexo QRS estreito (duração do QRS < 120 ms), característica de ativação ventricular acima do sistema de Purkinje e, assim, são chamadas, às vezes, de taquicardia com QRS estreito. A morfologia do QRS na TSV geralmente é idêntica ao QRS do ritmo sinusal. O bloqueio da condução nos ramos esquerdo ou direito ou a ativação dos ventrículos por uma via acessória produz um complexo QRS largo durante a TSV, que deve ser diferenciada da taquicardia ventricular (TV). Os mecanismos da taquiarritmia supraventricular podem ser divididos em taquicardia sinusal fisiológica e taquicardia patológica (Tab. 246-1).

A taquicardia patológica pode, ainda, ser subclassificada em termos do mecanismo como arritmias reentrantes dependentes da condução nodal AV (p. ex., taquicardia por reentrada no nó atrioventricular [TRNAV]), grandes circuitos de reentrada dentro do tecido atrial isoladamente (p. ex., *flutter* atrial) ou taquicardias atriais focais, que podem ser causadas por automaticidade ou por circuitos de reentrada pequenos. O prognóstico e o tratamento variam consideravelmente dependendo do mecanismo e da doença cardíaca subjacente. A TSV pode ser breve, denominada *não sustentada*, ou pode ser sustentada com necessidade de intervenção – como cardioversão, ablação por cateter ou administração de medicamentos – para seu término. Os episódios com início e término súbitos são denominados paroxísticos. O termo *taquicardia paroxística supraventricular* (TPSV) refere-se a um grupo de taquicardias, incluindo taquicardia por reentrada nodal AV, taquicardia por reentrada AV usando via acessória e taquicardia atrial descrita nos capítulos subsequentes (Fig. 246-1).

MANIFESTAÇÕES CLÍNICAS

Os sintomas de arritmia supraventricular variam dependendo da frequência, duração, cardiopatia associada e comorbidades e incluem palpitação, dor torácica, dispneia, redução da resistência aos esforços e, por vezes, síncope. Raramente, uma arritmia supraventricular desencadeia parada cardíaca em pacientes com síndrome de Wolff-Parkinson-White (WPW) ou cardiopatia grave, como miocardiopatia hipertrófica.

AVALIAÇÃO INICIAL

O diagnóstico de TSV é feito mais frequentemente ao avaliar um paciente para sintomas relacionados à arritmia ou quando é vista evidência de pré-excitação ventricular no eletrocardiograma (ECG) de um paciente ambulatorial. O diagnóstico de TSV requer a obtenção de um ECG no momento dos sintomas (Fig. 246-2). A ocorrência de pré-excitação ventricular no ECG de repouso sugere taquicardia de reentrada AV com o uso de uma via acessória. O ECG realizado na vigência da arritmia geralmente estabelece ou sugere o diagnóstico. No atendimento de emergência ou no paciente internado, o tratamento da TSV com frequência envolve manobras vagais ou massagem do seio carotídeo (MSC) para produzir um bloqueio AV (Tab. 246-2). No paciente apropriado, a MSC deve ser usada com cautela, quando usada, se houver preocupação com a presença de aterosclerose carotídea que pode produzir embolia durante a manipulação. Se isso não obtiver sucesso, a administração de adenosina, 6 ou 12 mg, para causar um bloqueio AV transitório geralmente é bem-sucedida para terminar uma TSV dependente do nó AV ou diagnosticar uma TSV não dependente do nó AV, como a taquicardia atrial ou *flutter* atrial. Há algumas taquicardias atriais que são sensíveis à adenosina, e, assim, o término de uma TSV com adenosina não exclui esse diagnóstico potencial.

Nas arritmias transitórias, está indicada a monitoração contínua do ECG. Pacientes com frequência irão ter acesso a equipamentos de registro de ECG, como eletrogramas registrados em relógios ou *smartphones*. Portanto, um paciente pode ter um diagnóstico eletrocardiográfico antes de ser visto por um médico (Fig. 246-3).

O teste de esforço é útil para avaliar sintomas relacionados aos exercícios e, potencialmente, reproduzir a arritmia. A avaliação adicional para cardiopatia subjacente e para excluir arritmias potencialmente perigosas deve ser realizada com base no quadro clínico. Ocasionalmente, um estudo eletrofisiológico está indicado para provocar a arritmia com estimulação, confirmando o mecanismo, e para estratificar o risco do paciente, mas, mais comumente, isso é realizado no momento da ablação por cateter para tratar a arritmia.

TABELA 246-1 ■ Mecanismos da taquiarritmia supraventricular

Taquicardia sinusal fisiológica

Característica determinante: mecanismo sinusal normal precipitado por esforço, estresse, estimulantes exógenos ou endógenos, doença concomitante

Taquicardia supraventricular (TSV) patológica

A. Taquicardias com origem no átrio
Característica determinante: a taquicardia pode persistir a despeito de batimentos não conduzidos aos ventrículos, indicando que o nó AV não está participando do circuito da taquicardia

1. **Taquicardia sinusal inapropriada**
Característica determinante: taquicardia com origem em nó sinusal normal que ocorre sem fator desencadeante identificável como resultado de disfunção na regulação autonômica

2. **Taquicardia atrial focal**
Característica determinante: taquicardia atrial regular com onda P definida; pode ser sustentada, não sustentada, paroxística ou incessante; as origens mais frequentes são ao longo do anel valvar dos átrios esquerdo ou direito, veias pulmonares, musculatura do seio coronário, veia cava superior

3. **Flutter *atrial e taquicardias atriais macrorreentrantes***
Característica determinante: macrorreentrada que produz atividade atrial organizada em um eletrocardiograma, geralmente encontrada na forma de ondas de *flutter* em dente de serra com frequências geralmente acima de 200 bpm

4. **Fibrilação atrial**
Característica determinante: atividade elétrica acelerada e caótica com frequência ventricular variável; é a arritmia sustentada mais observada em idosos

5. **Taquicardia atrial multifocal**
Característica determinante: múltiplas ondas P discretas encontradas com frequência em pacientes com doença pulmonar durante crises de agravamento agudo da insuficiência respiratória

B. Taquicardia por reentrada no nó AV (TRNAV)
Característica determinante: taquicardia regular paroxística com ondas P visíveis ao final do complexo QRS ou não visíveis; é a taquicardia paroxística sustentada mais encontrada em adultos jovens saudáveis; mais comum em mulheres

C. Taquicardias associadas a vias AV acessórias

1. **Taquicardia recíproca AV ortodrômica**
Característica determinante: taquicardia paroxística sustentada semelhante à reentrada pelo nó AV; durante ritmo sinusal, evidências de pré-excitação ventricular podem estar presentes (síndrome de Wolff-Parkinson-White) ou ausentes (via acessória oculta)

2. **Taquicardia com pré-excitação**
Característica determinante: taquicardia com QRS amplo e morfologia do QRS semelhante à TV
   a. Taquicardia recíproca AV antidrômica – taquicardia paroxística regular
   b. Fibrilação atrial com pré-excitação – taquicardia com complexo amplo irregular ou com complexo amplo de forma intermitente, algumas vezes com frequências perigosamente altas acima de 250/min
   c. Taquicardia ou *flutter* atrial com pré-excitação

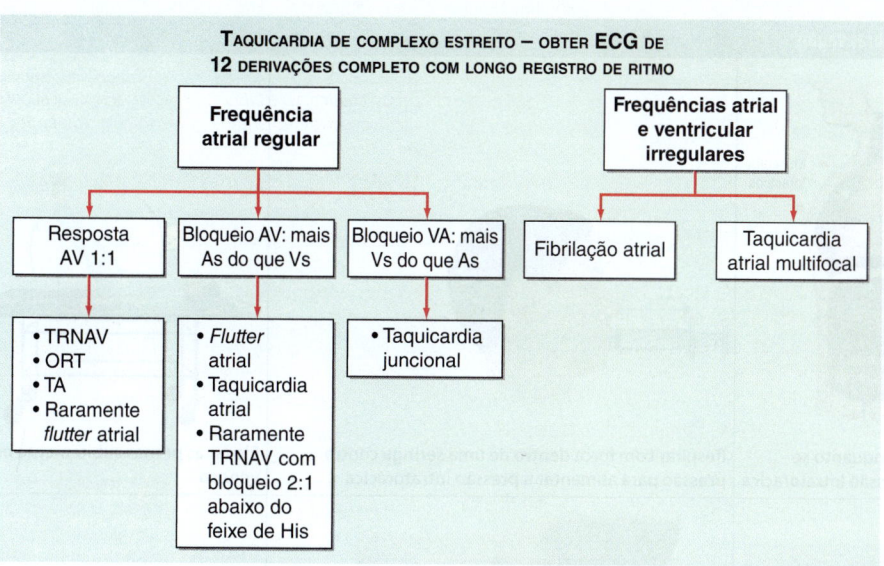

FIGURA 246-1 Possibilidades diagnósticas baseadas no aspecto do eletrocardiograma (ECG) de 12 derivações registrado durante um episódio de taquicardia supraventricular. ORT, taquicardia de reentrada AV ortodrômica; TA, taquicardia atrial focal; TRNAV, taquicardia de reentrada no nó AV.

É mais comum a TPSV ser encontrada em pacientes que não têm doença cardíaca estrutural. Outras arritmias supraventriculares, em particular a fibrilação atrial, estão associadas a uma variedade de doenças cardíacas. Na avaliação inicial, a história clínica e o exame físico devem investigar possíveis doenças cardíacas subjacentes. Qualquer achado anormal deve indicar uma maior investigação cardiológica.

A TSV mais comum é a taquicardia sinusal em resposta ao estresse fisiológico, como o exercício, mas ela também pode ser uma manifestação de doença aguda. O primeiro passo no diagnóstico da TSV é considerar a possibilidade de taquicardia sinusal. A terapia é determinada, então, pelos achados clínicos e diagnóstico provável. Se for diagnosticada uma taquicardia sinusal, o tratamento da causa subjacente é a abordagem primária. Na vigência de uma arritmia que não é uma taquicardia sinusal, a avaliação inicial determina a necessidade de terapia imediata para terminar a arritmia ou para reduzir a frequência cardíaca. Arritmias que causam hipotensão, comprometimento da consciência, angina ou insuficiência cardíaca implicam terapia imediata, orientada pelo tipo de arritmia. As opções de tratamento de tipos específicos de TSV são discutidas com mais detalhes nos capítulos subsequentes e incluem intervenções farmacológicas ou procedimentos.

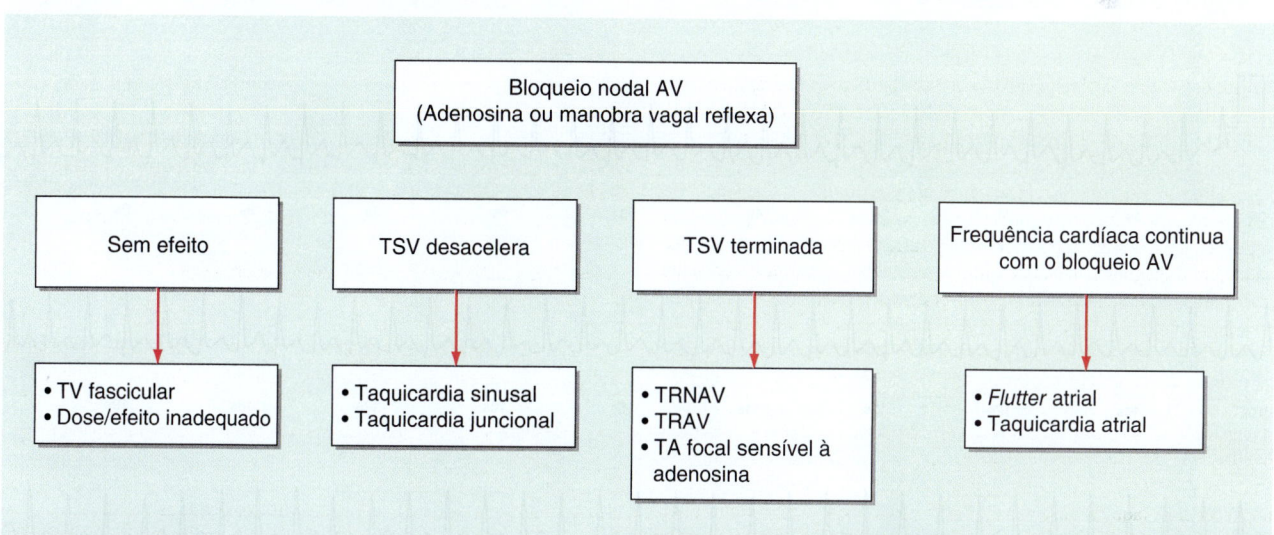

FIGURA 246-2 Efeito diagnóstico do aumento do bloqueio no nó atrioventricular (AV) com manobras vagais, massagem do seio carotídeo, adenosina, verapamil ou betabloqueadores. TA, taquicardia atrial; TRNAV, taquicardia de reentrada no nó AV; TRAV, taquicardia de reentrada AV; TSV, taquicardia supraventricular.

TABELA 246-2 ■ Manobras vagais

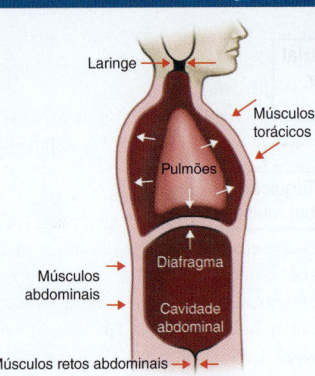	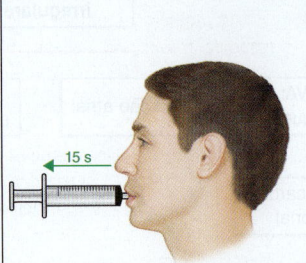	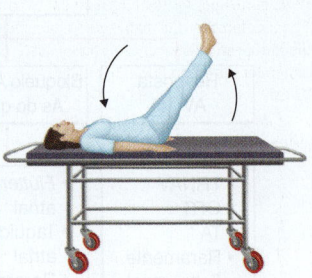
Segurar a respiração enquanto se abaixa, aumenta a pressão intratorácica	Respirar com força dentro de uma seringa contra pressão para aumentar a pressão intratorácica	Elevar as pernas subitamente para aumentar o retorno venoso
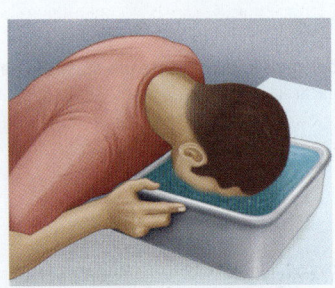	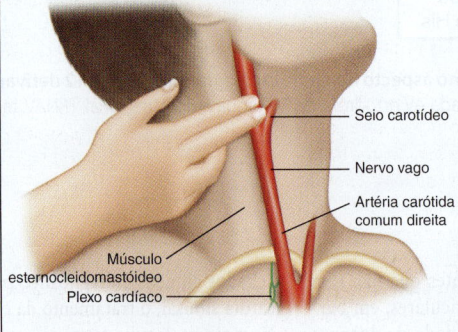	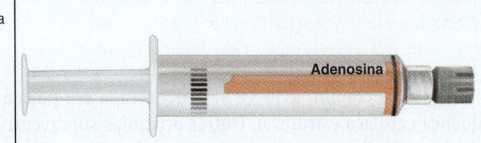
Submergir a face em água fria (reflexo do mergulhador)	Massagem do seio carotídeo	Adenosina

Frequência cardíaca acima de 120 — ♥ 200 bpm em média

Este ECG não foi verificado para FA porque a sua frequência cardíaca estava acima de 120 bpm.

Se você repetidamente obtém esse resultado ou não está se sentindo bem, você deve consultar seu médico.

Sintomas relatados
- Palpitação rápida ou batimento cardíaco flutuante
- Aperto ou dor torácica
- Desmaio

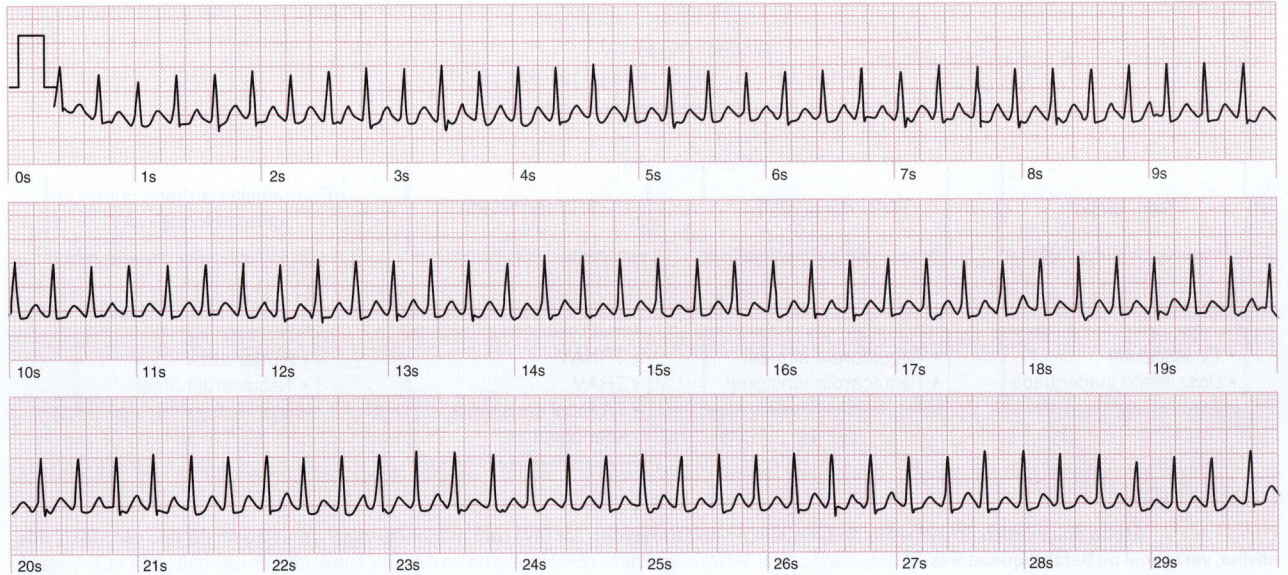

25 mm/s, 10 mm/mV, Derivação I, 511 Hz, iOS 12.1.4, watchOS 5.1.3, Watch4,2 — A forma de onda é similar a um ECG de derivação I. Para mais informações, consulte as Instruções de uso.

FIGURA 246-3 Taquicardia de complexo estreito registrado por um monitor portátil (relógio da Apple). bpm, batimentos por minuto; ECG, eletrocardiograma; FA, fibrilação atrial.

Agradecimento *Gregory F. Michaud e William G. Stevenson contribuíram para este capítulo na 20ª edição, parte dessa contribuição foi apresentada neste capítulo.*

LEITURAS ADICIONAIS

Brugada J et al: 2019 ESC guidelines for the management of patients with supraventricular tachycardia. The task force for the management of patients with supraventricular tachycardia of the European Society of Cardiology (ESC) developed in collaboration with the Association for European Paediatric and Congenital Cardiology (AEPC). Eur Heart J 41:655, 2020.

Callans DJ: *Josephson's Clinical Cardiac Electrophysiology: Techniques and Interpretations*, 6th ed. Philadelphia, Wolters Kluwer, 2021.

247 Taquicardia sinusal fisiológica e não fisiológica
William H. Sauer, Paul C. Zei

O nó sinusal é formado por um grupo de células localizadas na face lateral superior da junção entre o átrio direito e a veia cava superior, dentro do aspecto superior da crista muscular espessa conhecida como crista terminal, onde a parede atrial lisa posterior derivada do seio venoso se encontra com a parte anterior trabeculada do átrio direito. Os pacientes com taquicardia sinusal frequentemente buscam cuidados médicos devido ao desconforto causado pela percepção dos batimentos cardíacos. Frequentemente, há uma suspeita de arritmia devido a uma constelação similar de sintomas que acompanha a taquicardia supraventricular e ventricular ou ectopia atrial e ventricular. Todavia, uma revisão cuidadosa do eletrocardiograma (ECG) de 12 derivações revela uma onda P característica que se origina da face superior e lateral do átrio direito com uma deflexão positiva nas derivações I, II e III e uma morfologia bifásica em V_1. As ondas P sinusais são caracterizadas no plano frontal por desvio do eixo inferiormente e para a esquerda, com ondas P positivas nas derivações II, III e aVF; uma onda P negativa em aVR; e uma onda P bifásica, inicialmente positiva, em V_1. O ritmo sinusal normal tem frequência que varia entre 60 e 100 batimentos por minuto (bpm) **(Fig. 247-1)**.

TAQUICARDIA SINUSAL FISIOLÓGICA

A taquicardia sinusal (> 100 bpm) normalmente ocorre em resposta à estimulação simpática e à supressão vagal, a partir das quais a frequência de despolarização espontânea do nó sinusal aumenta e o foco de ativação mais precoce dentro do nó costuma ser desviado à esquerda e para mais próximo da face septal superior da crista terminal, produzindo, assim, ondas P mais altas nas derivações dos membros inferiores quando comparadas às do ritmo sinusal normal. A bradicardia sinusal é definida como frequências < 60 bpm; todavia, a ocorrência de bradicardia pode ser normal durante o sono e em indivíduos com bom condicionamento físico.

A taquicardia sinusal é considerada fisiológica quando ocorre como resposta apropriada a exercício, estresse ou enfermidade. A taquicardia sinusal pode ser difícil de distinguir da taquicardia atrial focal (ver adiante) que se origine de um foco próximo do nó sinusal. Um fator causal (p. ex., esforço) e um aumento gradual da frequência favorecem o diagnóstico de taquicardia sinusal, enquanto uma taquicardia de instalação e término abruptos favorecem taquicardia atrial **(Fig. 247-2)**.

A distinção pode ser difícil de fazer e, às vezes, requer monitoramento prolongado com ECG ou mesmo estudo eletrofisiológico invasivo. O tratamento da taquicardia sinusal fisiológica visa à condição subjacente, mas frequentemente nenhuma terapia é necessária. Em pacientes com taquicardia sinusal, deve-se considerar a presença de uma condição anormal da tireoide e anemia, uma vez que essas condições representam causas reversíveis. Além disso, anormalidades cardiovasculares estruturais e funcionais podem se apresentar como taquicardia sinusal, especialmente a embolia pulmonar, e assim devem ser excluídas antes que se considere a taquicardia sinusal como não fisiológica. Por fim, como a frequência cardíaca varia amplamente entre os indivíduos, uma frequência sinusal relativamente elevada (quer em repouso ou durante o exercício), sem doença subjacente, particularmente sem sintomas, geralmente não requer tratamento **(Tab. 247-1)**.

TAQUICARDIA SINUSAL NÃO FISIOLÓGICA

A *taquicardia sinusal inapropriada* é um quadro incomum no qual a frequência sinusal aumenta espontaneamente em repouso ou desproporcionalmente ao esforço ou estresse fisiológico e está dentro de um espectro de condições maldefinidas associadas à disfunção autonômica. O mecanismo subjacente permanece indefinido, mas pode estar relacionado com o desequilíbrio entre os estímulos simpáticos e parassimpáticos para o nó sinusal, com uma alteração da automaticidade da membrana das células do nó sinusal, ou a combinação de ambos. Os indivíduos afetados em geral são do sexo feminino e têm idades entre a terceira e a quarta décadas de vida. Fadiga, tontura e mesmo síncope podem acompanhar palpitações, as quais podem ser incapacitantes. São comuns sintomas adicionais, como dor torácica, cefaleia e distúrbios gastrintestinais. A taquicardia sinusal inapropriada deve ser diferenciada da taquicardia sinusal apropriada e da taquicardia atrial focal que se originam de uma região próxima ao nó sinusal. A distinção entre taquicardia sinusal fisiológica causada por distúrbio de ansiedade e taquicardia sinusal inapropriada pode ser difícil. A terapia geralmente não é

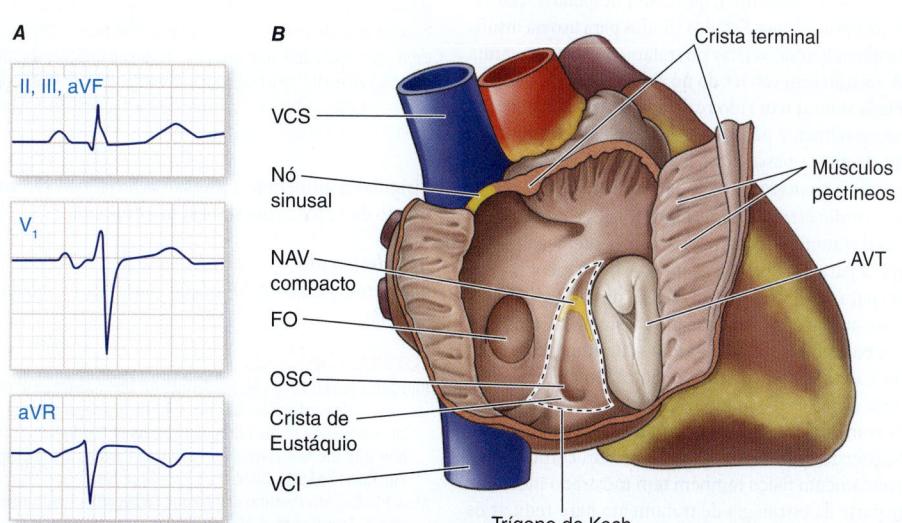

FIGURA 247-1 Anatomia atrial direita pertinente ao ritmo sinusal normal e à taquicardia supraventricular. **A.** Morfologia típica da onda P durante ritmo sinusal em eletrocardiograma-padrão de 12 derivações. Observam-se onda P positiva nas derivações II, III e aVF; onda P bifásica e inicialmente positiva em aVR. **B.** Anatomia atrial direita observada a partir da vista lateral direita com a parede lateral aberta para visualizar o septo. AVT, anel da valva tricúspide; FO, fossa oval; NAV, nó atrioventricular; OSC, óstio do seio coronariano; VCI, veia cava inferior; VCS, veia cava superior.

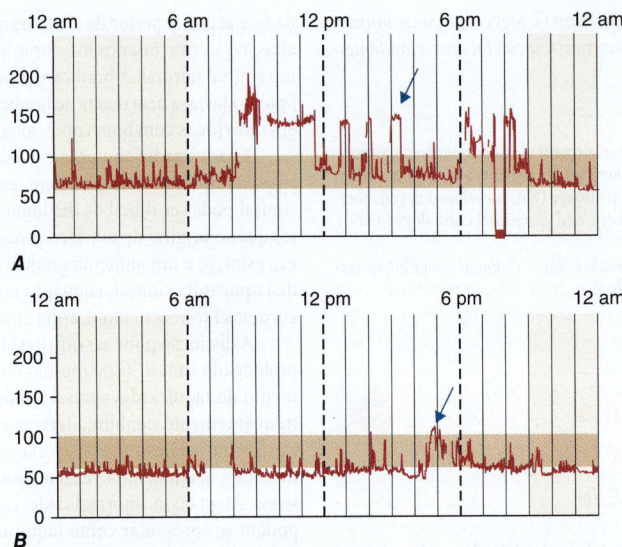

FIGURA 247-2 Monitor de telemetria de paciente ambulatorial com taquicardia atrial intermitente (*A*) e taquicardia sinusal fisiológica normal (*B*).

TABELA 247-1 ■ Causas comuns de taquicardia sinusal
Causas fisiológicas
Emoção, exercício físico, relação sexual, dor, gravidez
Causas patológicas
Ansiedade, ataque de pânico, anemia, febre, desidratação, infecção, doença maligna, hipertireoidismo, hipoglicemia, feocromocitoma, doença de Cushing, diabetes melito com evidência de disfunção autonômica, embolia pulmonar, infarto do miocárdio, pericardite, doença valvar, insuficiência cardíaca descompensada, choque, abstinência alcoólica
Medicamentos
Epinefrina, norepinefrina, dopamina, dobutamina, atropina, agonista do receptor β$_2$-adrenérgico (salbutamol), metilxantinas, doxorrubicina, daunorrubicina, retirada de betabloqueadores, cafeína, álcool
Drogas ilícitas
Anfetaminas, cocaína, dietilamida do ácido lisérgico, psilocibina, ecstasy, cocaína

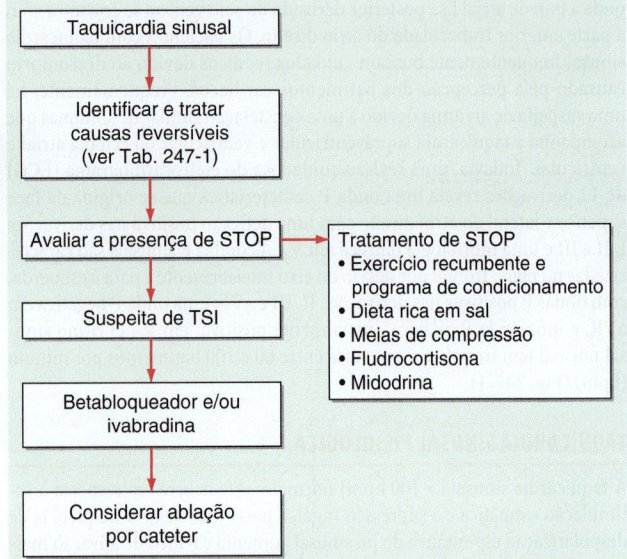

FIGURA 247-3 **Avaliação e tratamento da taquicardia sinusal.** Para o paciente que apresenta taquicardia sinusal, causas reversíveis de taquicardia apropriada devem ser excluídas e tratadas como indicado. Por outro lado, deve ser realizada a avaliação de um espectro de síndromes que resultam em taquicardia sinusal inapropriada. As terapias dirigidas potenciais são apresentadas. STOP, síndrome de taquicardia ortostática postural; TSI, taquicardia sinusal inapropriada.

eficaz ou é mal tolerada. A titulação cuidadosa de betabloqueadores e/ou de bloqueadores do canal de cálcio pode reduzir os sintomas. A clonidina e os inibidores da recaptação de serotonina também têm sido usados. A ivabradina, um fármaco que bloqueia a corrente I$_f$ que causa despolarização espontânea do nó sinusal, foi aprovada nos Estados Unidos para uso na insuficiência cardíaca, mas também tem sido eficaz no tratamento da taquicardia sinusal inapropriada. A ablação com cateter do nó sinusal para modificar e assim reduzir a frequência sinusal tem sido realizada, mas o controle dos sintomas no longo prazo geralmente não é satisfatório e pode resultar em necessidade de implante de marca-passo permanente devido à bradicardia sintomática ou incompetência cronotrópica resultantes (**Fig. 247-3**).

A *síndrome de taquicardia ortostática postural* (STOP) é caracterizada por taquicardia sinusal sintomática que ocorre com a alteração postural de uma posição supina para uma posição em pé. A frequência sinusal aumenta em 30 bpm ou para > 120 bpm dentro de 10 minutos após assumir a posição em pé e na ausência de hipotensão. Os sintomas em geral são similares àqueles de pacientes com taquicardia sinusal inapropriada. A STOP algumas vezes é causada por disfunção autonômica que se segue a quadro viral e pode se resolver espontaneamente em 3 a 12 meses. Expansão volumétrica com suplementação de sal, fludrocortisona oral, meias elásticas e o α-agonista midodrina, geralmente em combinação, são medidas úteis. O treinamento físico também tem mostrado melhorar os sintomas e deve ser parte da estratégia de tratamento para reduzir os sintomas. Embora às vezes seja difícil diferenciar a taquicardia sinusal inapropriada da STOP, o reconhecimento dessas síndromes clínicas distintas é essencial ao tratamento. A modificação do nó sinusal é ineficaz para o tratamento da STOP. Do mesmo modo, estratégias de tratamento dirigidas a aumentar a pressão arterial não são adequadas para o tratamento da taquicardia sinusal inapropriada.

Agradecimento *Gregory F. Michaud e William G. Stevenson contribuíram para este capítulo na 20ª edição, parte dessa contribuição foi utilizada neste capítulo.*

LEITURAS ADICIONAIS

Brugada J et al: 2019 ESC guidelines for the management of patients with supraventricular tachycardia. The task force for the management of patients with supraventricular tachycardia of the European Society of Cardiology (ESC) Developed in collaboration with the Association for European Paediatric and Congenital Cardiology (AEPC). Eur Heart J 41:655, 2020.

Mar PL, Raj SR: Postural orthostatic tachycardia syndrome: Mechanisms and new therapies. Ann Rev Med 71:235, 2020.

Olshansky B, Sullivan RM: Inappropriate sinus tachycardia. EP Europace 21:194, 2019.

Sheldon RS et al: 2015 Heart Rhythm Society expert consensus statement on the diagnosis and treatment of postural tachycardia syndrome, inappropriate sinus tachycardia, and vasovagal syncope. Heart Rhythm 12:e41, 2015.

248 | Taquicardia atrial focal
William H. Sauer, Paul C. Zei

Os mecanismos responsáveis pela taquicardia atrial (TA) focal incluem automaticidade anormal, automaticidade deflagrada ou um pequeno circuito de reentrada no tecido atrial comprometido. O termo *focal* é usado para diferenciar essa forma de taquicardia atrial do *flutter* atrial típico e atípico, mas não define um mecanismo para a arritmia. A TA pode se originar da maioria das regiões do átrio, incluindo tecido atrial que se estende para dentro da veia pulmonar, do seio coronário ou da veia cava. Pode ser sustentada, não sustentada, paroxística ou incessante. A TA focal responde por cerca de 10% dos casos de taquicardia paroxística supraventricular (TPSV) encaminhados para ablação por cateter. A TA focal não sustentada costuma ser observada nos registros de eletrocardiograma (ECG) de 24 horas e a prevalência aumenta com a idade. O tratamento não é recomendado para a taquicardia atrial assintomática não sustentada identificada na monitoração do ECG. De fato, a ectopia atrial frequente e a TA não sustentada frequentemente são precursoras de arritmias mais significativas, como a fibrilação e o *flutter* atrial. Embora não sustentada, a ectopia atrial frequente ou surtos curtos de TA podem ser sintomáticos e necessitar de terapêutica similar à que é necessária para a TA focal (Fig. 248-1).

A TA pode ocorrer na ausência de doença cardíaca estrutural ou pode estar associada a qualquer condição que cause fibrose atrial, incluindo ablação por cateter prévia. As áreas de fibrose podem ser um foco de automaticidade anormal a partir das células lesadas ou de microrreentrada dentro das zonas de condução lenta no interior e na borda de áreas fibróticas. A estimulação simpática é um fator de promoção, e a TA pode ser sinal de enfermidade subjacente. A TA com bloqueio atrioventricular (AV) pode ocorrer em caso de intoxicação digitálica. Os sintomas de TA são altamente variáveis, porém são similares a outras taquicardias supraventriculares (TSVs) e a TA incessante pode causar miocardiopatia induzida por taquicardia.

A TA normalmente se apresenta com condução AV 1:1 ou com bloqueio AV do tipo Wenckebach ou bloqueio fixo (p. ex., 2:1 ou 3:1). Como não depende da condução pelo nó AV, a TA não termina com bloqueio AV e a frequência atrial não é afetada, o que distingue a TA da maioria das TSVs dependentes do nó AV, como reentrada pelo nó AV e reentrada AV usando via acessória (ver adiante). A presença de fase de aquecimento acelerada depois do início ou de fase de atenuação antes do término também favorece a hipótese de TA em detrimento de TSV dependente do nó AV, uma vez que essa é uma observação comum na automaticidade deflagrada. As ondas P geralmente são discretas, com um segmento isoelétrico a seguir, em contrapartida ao *flutter* atrial e à TA macrorreentrante, uma vez que a ativação atrial a partir de uma fonte focal ocorre por uma pequena parte do ciclo da taquicardia (Fig. 248-2).

Quando há condução 1:1 para os ventrículos, a arritmia se parece com a taquicardia sinusal, geralmente com intervalo P-R mais curto do que o intervalo R-P, *particularmente quando o tônus simpático produz condução nodal AV rápida*. É possível fazer distinção com a taquicardia sinusal pela morfologia da onda P, que geralmente difere das ondas P sinusais dependendo da localização do foco. A TA focal tende a se originar em áreas de anatomia atrial complexa, como crista terminal, anel valvar, septo atrial e músculo atrial, estendendo-se ao longo das veias cardíacas torácicas (veia cava superior, seio coronariano e veias pulmonares), e a localização muitas vezes pode ser estimada pela morfologia da onda P. A TA com origem no septo atrial com frequência apresenta menor duração da onda P em comparação com o ritmo sinusal. A TA que se origina do átrio esquerdo em geral apresenta uma onda P positiva e monofásica na derivação V_1 e ondas P negativas nas derivações I e aVL, indicando uma onda de ativação que se move para longe da parede livre do átrio esquerdo. A TA que se origina em localizações atriais superiores, como veia cava superior ou veias pulmonares superiores, será positiva nas derivações de membros inferiores II, III e aVF, enquanto as localizações mais inferiores, como óstio do seio coronariano, inscreverão ondas P negativas nas mesmas derivações. Contudo, quando o foco se encontra no aspecto superior da crista terminal, próximo do nó sinusal, a onda P será semelhante à da taquicardia sinusal. O início e o término abruptos favorecem a TA em detrimento da taquicardia sinusal. Dependendo da frequência atrial, a onda P pode ocorrer sobre a onda T ou, em caso de condução 2:1, coincidir com o QRS. Manobras que aumentem o bloqueio AV, como massagem do seio carotídeo, manobra de Valsalva ou administração de agentes bloqueadores do nó AV, como a adenosina, são úteis para a criação de bloqueio AV que exponha a onda P.

O manejo agudo da TA sustentada de início abrupto é o mesmo das outras formas de TPSV, mas a resposta à terapia farmacológica é variável, provavelmente dependendo do mecanismo (Fig. 248-3).

Para a TA causada por reentrada, a administração de adenosina ou o uso de manobras vagais pode aumentar momentaneamente o bloqueio AV sem encerrar a taquicardia. Algumas TAs são revertidas com uma dose suficiente de adenosina, o que é consistente com mecanismo de gatilho. A cardioversão pode ser efetiva em alguns casos, mas fracassar em outros por uma recorrência imediata, o que sugere aumento da automaticidade como mecanismo. Os betabloqueadores e os bloqueadores do canal de cálcio podem reduzir a frequência ventricular por meio do aumento do bloqueio AV, o que pode melhorar a tolerância às arritmias, porém às vezes são necessárias grandes doses. Possíveis fatores desencadeantes e enfermidades intercorrentes devem ser investigados e corrigidos. Cardiopatias subjacentes devem ser consideradas e excluídas.

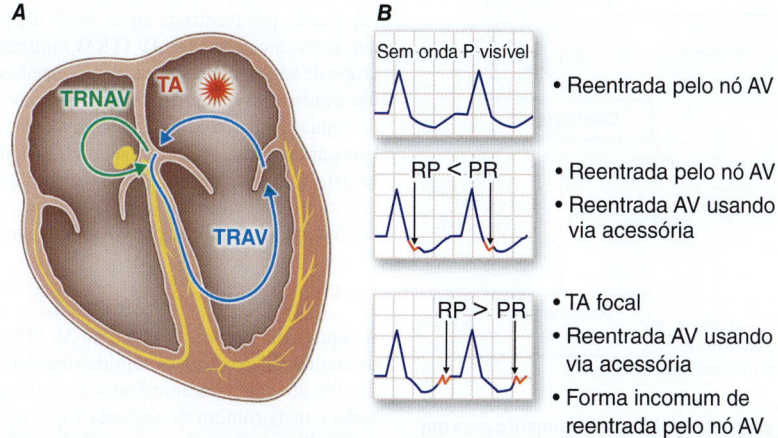

FIGURA 248-1 Mecanismos comuns subjacentes à taquicardia paroxística supraventricular e relações R-P características. **A.** Esquema mostrando uma incidência de quatro câmaras do coração com o nó atrioventricular (AV) e tecido de condução especializado (His-Purkinje) em *amarelo*. Taquicardia atrial (TA; *circuito em vermelho*) totalmente restrita ao tecido atrial. A taquicardia por reentrada no nó atrioventricular (TRNAV; *circuito em verde*) utiliza o nó AV e o tecido atrial perinodal. A taquicardia por reentrada atrioventricular (TRAV; *circuito em azul*) utiliza o tecido atrial e ventricular, a via acessória entre o ventrículo e o átrio, o nó AV e o tecido de His-Purkinje como parte do circuito de reentrada. **B.** Relação típica entre onda P e QRS, comumente descrita como relação R-P para P-R, para os diferentes mecanismos de taquicardia.

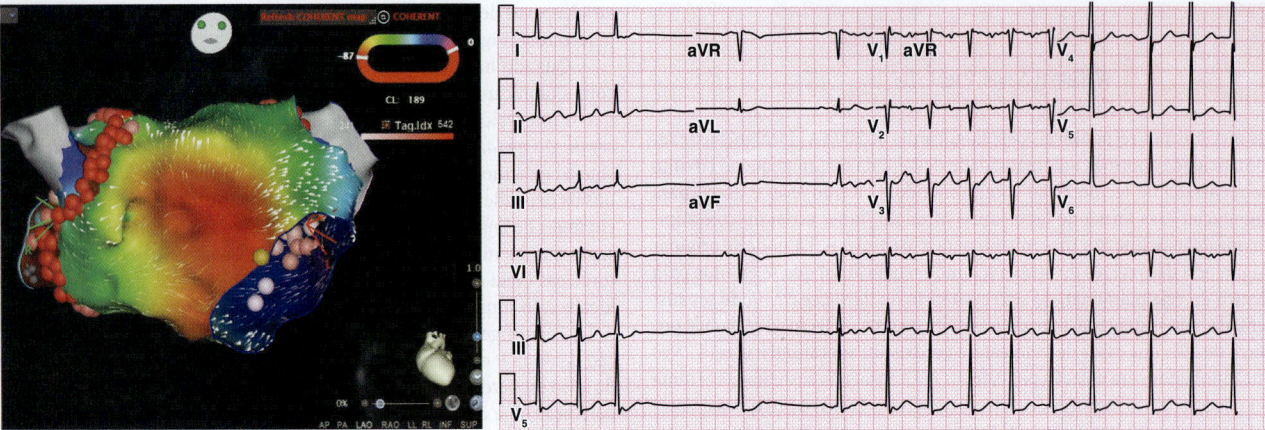

FIGURA 248-2 **Taquicardia atrial focal.** No *painel à direita*, um eletrocardiograma de 12 derivações mostra taquicardia atrial focal intermitente. Observe as ondas P discretas entremeadas com segmentos isoelétricos, bem como o ritmo sinusal. O *painel à esquerda* mostra um mapa eletroanatômico da mesma taquicardia atrial focal se originando do septo interatrial anterior, como visto na incidência anteroposterior (AP) do átrio esquerdo obtido durante um estudo eletrofisiológico e ablação. As cores representam o momento da ativação elétrica local durante cada ativação da taquicardia atrial, mostrando um local focal inicial (*vermelho*). Marcadores adicionais de "manchas" brancas representam a direção da condução, demonstrando ativação do átrio se dispersando a partir desse foco. Os *pontos cor-de-rosa e vermelhos* representam lesões por ablação, nesse caso, para isolar a veia pulmonar. *(Adaptada de J Brugada et al: 2019 ESC Guidelines for the management of patients with supraventricular tachycardia: The Task Force for the management of patients with supraventricular tachycardia of the European Society of Cardiology (ESC). Eur Heart J 41:655, 2020.)*

Em pacientes com episódios recorrentes, os betabloqueadores, os bloqueadores do canal de cálcio, como diltiazém ou verapamil, e os antiarrítmicos, como flecainida, propafenona, disopiramida, sotalol e amiodarona, podem ser efetivos, mas as possíveis toxicidades e os efeitos adversos frequentemente determinam que se evite o uso prolongado desses agentes.

A ablação por cateter com alvo no foco da TA é efetiva em > 80% dos pacientes e é recomendada em caso de TA recorrente sintomática quando os medicamentos não são bem-sucedidos ou não estão indicados, ou em caso de TA incessante causando miocardiopatia induzida por taquicardia. Embora a TA seja, frequentemente, um precursor da fibrilação atrial ou do *flutter* atrial, o risco associado de acidente vascular cerebral e, portanto, a indicação de anticoagulação em longo prazo não são claros, mas não são considerados equivalentes.

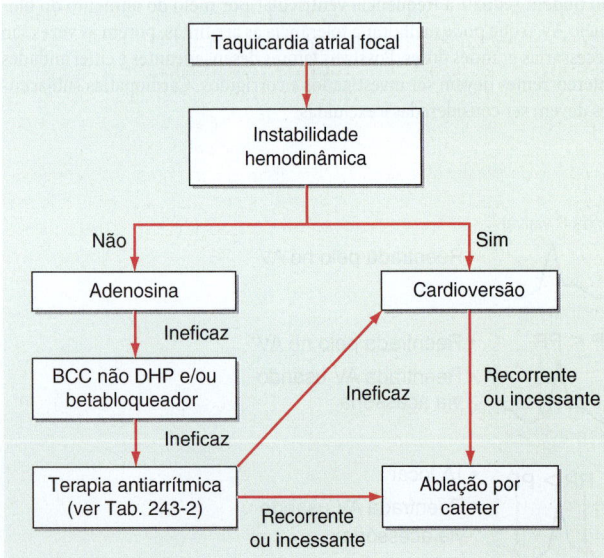

FIGURA 248-3 **Algoritmo de abordagem clínica e tratamento para manejo da taquicardia atrial focal.** BCC, bloqueadores dos canais de cálcio; DHP, di-hidropiridina. *(Adaptada de J Brugada et al: 2019 ESC Guidelines for the management of patients with supraventricular tachycardia: The Task Force for the management of patients with supraventricular tachycardia of the European Society of Cardiology (ESC) [published correction appears in Eur Heart J. 2020 Nov 21;41(44):4258]. Eur Heart J 41:655, 2020.)*

Agradecimento *Gregory F. Michaud e William G. Stevenson contribuíram para este capítulo na 20ª edição, parte dessa contribuição foi utilizada neste capítulo.*

LEITURAS ADICIONAIS

Brugada J et al: 2019 ESC Guidelines for the management of patients with supraventricular tachycardia. The Task Force for the Management of Patients with Supraventricular Tachycardia of the European Society of Cardiology (ESC) developed in collaboration with the Association for European Paediatric and Congenital Cardiology (AEPC). Eur Heart J 41:655, 2020.

Callans DJ: *Josephson's Clinical Cardiac Electrophysiology: Techniques and Interpretations*, 6th ed. Philadelphia, Wolters Kluwer, 2021.

249 Taquicardia paroxística supraventricular
William H. Sauer, Paul C. Zei

Neste capítulo, são discutidas as taquicardias supraventriculares sustentadas (TSVSs) dependentes do nó atrioventricular (AV). Estas incluem a taquicardia por reentrada no nó AV (TRNAV), taquicardia juncional, taquicardia com reentrada AV (TRAV) utilizando uma via acessória, e um grupo de várias TSVs adicionais que envolvem uma via acessória, chamadas *taquicardias com pré-excitação*. O termo *TSV* engloba um amplo grupo de taquiarritmias com base na origem anatômica e, tecnicamente, inclui taquicardia sinusal, taquicardia atrial (TA), *flutter* atrial e fibrilação atrial; todavia, com o propósito de descrever uma abordagem organizada ao diagnóstico e tratamento da TSV, uma discussão separada para estas TSVs não dependentes do nó AV é apresentada em outro local.

TAQUICARDIA POR REENTRADA NO NÓ ATRIOVENTRICULAR

A taquicardia por reentrada no nó AV (TRNAV) é a forma mais comum de taquicardia paroxística supraventricular (TPSV), representando cerca de 60% dos casos encaminhados para ablação por cateter. Sua manifestação é mais comum na segunda à quarta décadas de vida, geralmente em mulheres. Costuma ser bem tolerada, mas as taquicardias de alta frequência, particularmente em idosos, podem causar angina, edema pulmonar, hipotensão ou síncope. Em geral, não está associada à cardiopatia estrutural. Em pacientes sem doença cardíaca associada, a TRNAV não é uma arritmia com risco de morte; contudo, ela pode produzir sintomas substanciais.

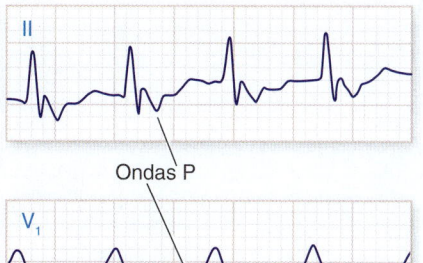
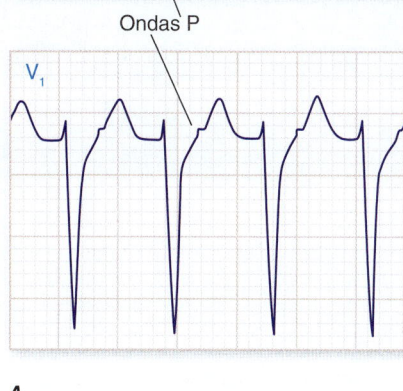
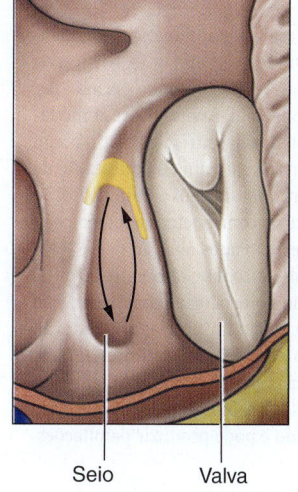

FIGURA 249-1 **Reentrada pelo nó atrioventricular (AV).** ***A.*** Estão representadas as derivações II e V_1. Ondas P são visíveis ao final do complexo QRS e são negativas em DII, podendo dar a impressão de ondas S nas derivações dos membros inferiores II, III e aVF e de R' em V_1. ***B.*** Versão estilizada do circuito de reentrada pelo nó AV no interior do trígono de Koch (ver Fig. 247-1), envolvendo o nó AV e suas extensões ao longo do tecido atrial perinodal.

O mecanismo é a reentrada envolvendo o nó AV e o átrio perinodal, possibilitada pela existência de múltiplas vias de condução do átrio para o nó AV que são capazes de conduzir nas duas direções **(Fig. 249-1)**.

A maioria das formas de TRNAV utiliza uma via nodal AV de condução lenta (extensão inferior direita) que se estende do nó AV compacto próximo ao feixe de His, para baixo ao longo do anel da valva tricúspide para o assoalho do seio coronariano. A frente de onda de reentrada se propaga para cima por essa via lenta até o nó AV compacto para, então, sair pela via rápida no alto do nó AV. O caminho de volta à via lenta provavelmente envolve o septo atrial esquerdo que tem conexões com a musculatura do seio coronariano. Formas mais incomuns de TRNAV utilizam a extensão inferior esquerda que se conecta ao nó AV compacto por meio do teto do seio coronariano ou, em casos extremamente raros, diretamente do anel da valva mitral, evitando também a musculatura do seio coronariano. Nas formas típicas, o tempo de condução entre a região do nó AV compacto e o átrio é semelhante àquele entre o feixe de His e os ventrículos, de forma que a ativação atrial ocorre mais ou menos ao mesmo tempo que a ativação ventricular. Consequentemente, a onda P é inscrita durante, um pouco antes ou um pouco depois do QRS e pode ser difícil de distinguir. Com frequência, a onda P é identificada ao final do complexo QRS na forma de um pseudo-r' na derivação V_1 e na forma de pseudo-ondas S em II, III e aVF **(Fig. 249-2)**.

Formas mais raras de TRNAV têm ondas P que ocorrem mais tarde, em qualquer momento entre os complexos QRS e, nesses casos, é vista uma onda P invertida nas derivações inferiores, onde se vê uma onda P invertida na onda T subsequente. A frequência pode variar com o tônus simpático por meio do seu efeito sobre o tempo de condução dos tecidos nodais AV. As contrações atrial e ventricular simultâneas resultam em contração atrial contra uma valva tricúspide fechada, o que produz ondas A em canhão visíveis no pulso venoso jugular e que os pacientes frequentemente percebem como uma sensação de agitação no pescoço. A elevação da pressão venosa também pode levar à liberação de peptídeos natriuréticos que causam diurese após a taquicardia. Ao contrário do que ocorre nas taquicardias atriais (TAs), manobras ou medicações que produzem bloqueio nodal AV levam ao término da arritmia. O tratamento agudo é o mesmo descrito para TPSV (discutido adiante). A indicação de tratamento permanente depende da gravidade dos sintomas e da frequência dos episódios. Para muitos pacientes, é suficiente que sejam tranquilizados e instruídos sobre a realização da manobra de Valsalva ou outras manobras de estimulação vagal para reverter os episódios. Tem-se indicado a administração por via oral de β-bloqueador, verapamil ou diltiazém no início de um episódio para facilitar a reversão. O tratamento crônico com esses medicamentos ou com flecainida é uma opção caso haja indicação de terapia profilática. Recomenda-se ablação por cateter da via lenta do nó AV para os pacientes com episódios recorrentes ou graves ou quando a terapia medicamentosa não é efetiva, não é tolerada ou não é desejada pelo paciente. A ablação por cateter é curativa em mais de 95% dos pacientes. O principal risco é bloqueio AV requerendo implante de marca-passo permanente, o que ocorre em < 1% dos pacientes.

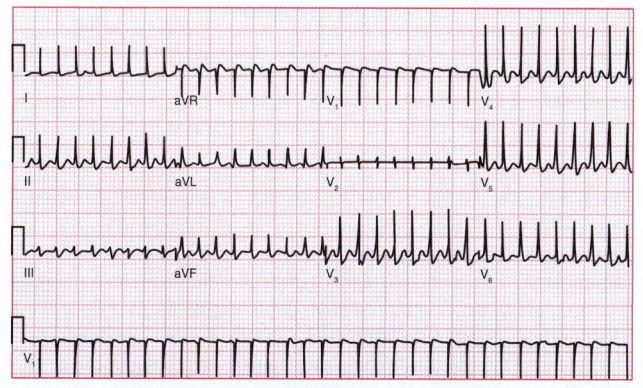
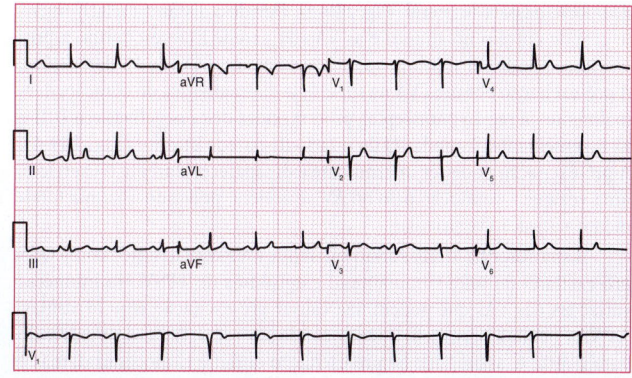

FIGURA 249-2 Taquicardia por reentrada no nó atrioventricular com ondas P retrógradas antes e depois do término da arritmia com adenosina.

TAQUICARDIA JUNCIONAL

A taquicardia juncional ectópica (TJE) é causada por automaticidade no interior do nó AV. É rara em adultos e é encontrada com maior frequência na forma de taquicardia incessante em crianças, muitas vezes no período perioperatório de cirurgia para cardiopatia congênita. Apresenta-se como taquicardia com QRS estreito, em geral com bloqueio ventriculoatrial, a ponto de ocorrer dissociação AV. A TJE pode ocorrer como uma manifestação de tônus adrenérgico aumentado e pode ser encontrada após a administração de isoproterenol, particularmente após ablação com cateter na região perinodal. Também pode ocorrer por breve período após ablação de TRNAV. O *ritmo juncional acelerado* é um ritmo automático juncional entre 50 e 100 batimentos por minuto (bpm). A instalação pode ocorrer com aceleração gradual da frequência, sugerindo um foco automático, ou após contração ventricular prematura, sugerindo um foco de automaticidade deflagrada. A condução ventriculoatrial geralmente está presente, com morfologia e localização no tempo da onda P semelhantes à TRNAV lenta. Ela pode estar relacionada com tônus simpático aumentado e pode produzir palpitações. Em geral, não requer terapia específica.

VIAS ACESSÓRIAS E SÍNDROME DE WOLFF-PARKINSON-WHITE

Vias acessórias (VAs) ocorrem em 1 a cada 1.500 a 2.000 indivíduos e estão associadas a diversas arritmias, incluindo TPSV com complexos estreitos, taquicardias com complexo largo e, raramente, morte súbita. A maioria dos pacientes tem coração estruturalmente normal, mas as VAs estão associadas à anomalia de Ebstein da valva tricúspide e a algumas formas de miocardiopatia hipertrófica, incluindo mutações no gene *PRKAG2*, doença de Danon e doença de Fabry **(Fig. 249-3)**.

As VAs são conexões anormais que permitem a condução entre átrio e ventrículo por meio do anel AV. Estão presentes desde o nascimento e são causadas por partição incompleta de átrio e ventrículo pelos anéis fibrosos AV. Ocorrem no anel valvar AV ou no septo, com maior frequência entre o átrio esquerdo e a parede livre do ventrículo esquerdo, seguida pelas localizações posterosseptal, parede livre direita e anterosseptal. Se o impulso do nó sinusal conduz pela VA do átrio para o ventrículo (anterógrada) antes que o impulso conduza pelo nó AV e o feixe de His, então os ventrículos ficam pré-excitados durante o ritmo sinusal, e o eletrocardiograma (ECG) irá revelar intervalo P-R curto (< 0,12 s), porção inicial do QRS espessada (onda delta) e prolongamento do QRS em razão de condução lenta por meio de ativação direta do miocárdio ventricular pela VA. A morfologia do QRS e da onda delta é determinada pela localização da VA e pelo grau de fusão entre as frentes de onda de excitação com origem na condução pelo nó AV e a condução pela VA **(Fig. 249-4)**.

As vias do lado direito pré-excitam o ventrículo direito, produzindo uma configuração do tipo bloqueio do ramo esquerdo na derivação V_1, e com frequência produz acentuada pré-excitação em razão da proximidade relativamente alta entre VA e nó sinusal **(Fig. 249-4)**. As vias do lado esquerdo pré-excitam o ventrículo esquerdo e podem produzir uma configuração do tipo bloqueio do ramo direito na derivação V_1 e uma onda delta negativa em aVL, indicando despolarização inicial da parte lateral do ventrículo esquerdo, o que pode ser confundido com ondas Q de infarto da parede lateral **(Fig. 249-4)**. Devido à distância relativamente grande entre o nó sinusal e as VAs da parede livre esquerda, a pré-excitação pode ser mínima ou estar ausente no ECG de 12 derivações. A pré-excitação por uma VA na superfície diafragmática do coração, normalmente na região parasseptal, produz ondas delta negativas em DIII e aVF, semelhantes às ondas Q do infarto de parede inferior **(Fig. 249-4)**. A pré-excitação pode ser intermitente e desaparecer durante o exercício, uma vez que a condução pelo nó AV se acelera, podendo assumir totalmente a ativação ventricular.

A síndrome de Wolff-Parkinson-White (WPW) é definida como QRS pré-excitado durante ritmo sinusal e episódios de TPSV. Há inúmeras variações das VAs que podem não causar pré-excitação e/ou arritmias. As VAs ocultas permitem apenas condução retrógrada, do ventrículo para o átrio e, assim, não há pré-excitação durante ritmo sinusal, mas é possível ocorrer taquicardia supraventricular (TSV). Ocorrem também outras formas incomuns de VAs. As conexões fasciculoventriculares entre feixe de His e septo ventricular produzem pré-excitação, mas não causam arritmia, provavelmente porque o circuito é muito curto para permitir reentrada. As vias atriofasciculares, também conhecidas como fibras de Mahaim, provavelmente representam duplicatas do nó AV e do sistema His-Purkinje, conectando o átrio direito a fascículos do ramo direito, produzindo uma taquicardia de complexos amplos com configuração de bloqueio de ramo esquerdo.

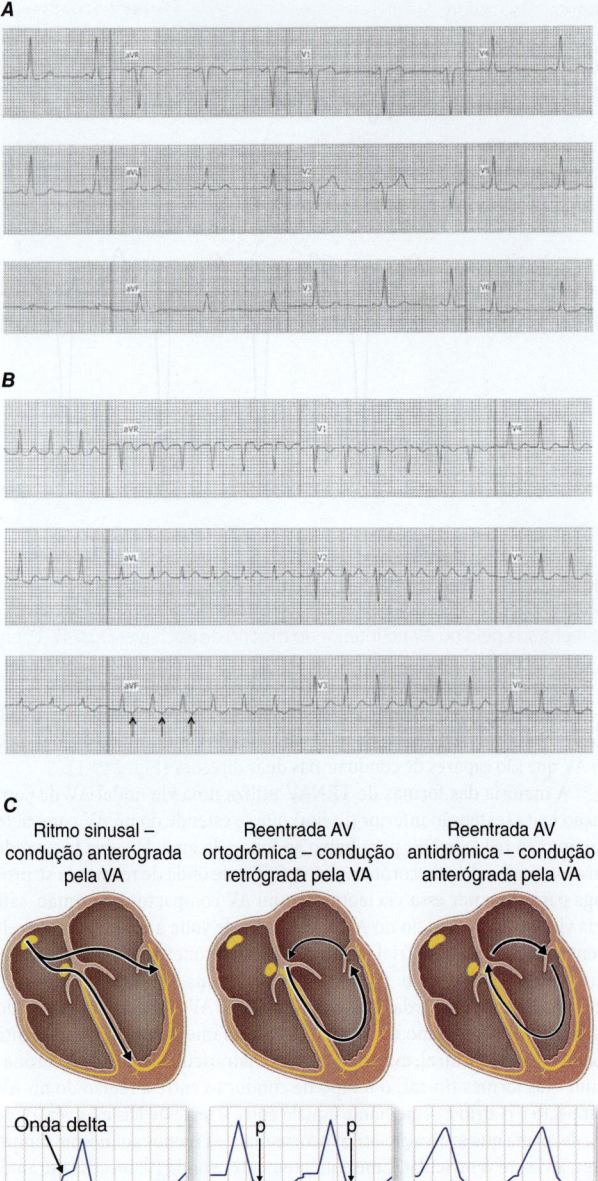

FIGURA 249-3 Síndrome de Wolff-Parkinson-White (WPW). **A.** Eletrocardiograma de 12 derivações em ritmo sinusal (RS) de paciente com WPW revelando intervalo P-R curto, ondas delta e alargamento do complexo QRS. Este paciente apresenta via acessória (VA) anterosseptal. **B.** Reentrada atrioventricular (AV) ortodrômica em paciente com síndrome de WPW utilizando VA posterosseptal. Observe as ondas P no segmento ST (*setas*) na derivação III e o aspecto normal do complexo QRS. **C.** Os três ritmos mais comumente associados à síndrome de WPW são: ritmo sinusal revelando condução anterógrada sobre a VA e o nó AV; taquicardia com reentrada AV (TRAV) ortodrômica utilizando condução retrógrada sobre a VA e condução anterógrada sobre o nó AV; e TRAV antidrômica utilizando condução retrógrada sobre o nó AV e condução anterógrada sobre a VA.

TAQUICARDIAS COM PRÉ-EXCITAÇÃO

Ocorre taquicardia com pré-excitação quando os ventrículos são ativados por condução anterógrada sobre a VA. O mecanismo mais comum é a *taquicardia reciprocante AV antidrômica*, na qual a ativação se propaga do átrio para o ventrículo pela VA para, então, ser conduzida em direção retrógrada aos átrios via sistema His-Purkinje e nó AV (ou, raramente, uma segunda VA). O complexo QRS amplo é inteiramente produzido pela excitação ventricular sobre a VA, pois não há contribuição da ativação ventricular sobre as fibras especializadas de condução mais rápidas de His-Purkinje. Essa taquicardia frequentemente é indistinguível da taquicardia ventricular monomórfica. A presença de pré-excitação com ritmo sinusal sugere o diagnóstico.

A taquicardia com pré-excitação também ocorre quando uma VA permite condução anterógrada para os ventrículos durante TA, *flutter* atrial, fibrilação atrial (FA) ou reentrada nodal AV, também conhecida como uma condução VA espectadora. FA e *flutter* atrial são potencialmente letais se a VA permitir uma condução repetitiva muito rápida **(Fig. 249-5)**.

Cerca de 25% das VAs que causam pré-excitação permitem intervalos R a R mínimos < 250 ms durante FA e, portanto, estão associadas a maior risco de indução de fibrilação ventricular e morte súbita. Os casos de FA com pré-excitação apresentam-se na forma de complexo amplo e ritmo muito irregular. Durante a FA, a frequência ventricular é determinada pelas propriedades de condução da VA e do nó AV. O complexo QRS pode parecer bastante bizarro e alterar-se a cada batimento em razão da variabilidade no grau de fusão por ativação sobre nó AV e a VA, ou todos os batimentos podem ser produzidos por condução pela VA. A ativação ventricular pelo sistema His-Purkinje pode despolarizar o aspecto ventricular da VA e evitar a condução atrial da frente de onda pela VA. A desaceleração da condução nodal AV sem redução na velocidade de condução na VA pode, portanto, facilitar a condução pela VA e acelerar perigosamente a frequência ventricular. Assim, a administração de agentes bloqueadores do nó AV, incluindo verapamil, diltiazém e β-bloqueadores por via oral ou intravenosa e adenosina e amiodarona intravenosas, é contraindicada durante a FA com pré-excitação. As taquicardias rápidas com pré-excitação devem ser tratadas com cardioversão elétrica ou procainamida ou ibutilida por via intravenosa com o objetivo de reverter a arritmia ou reduzir a frequência ventricular.

MANEJO DOS PACIENTES COM VIAS ACESSÓRIAS

O tratamento agudo para reentrada AV ortodrômica será discutido adiante para TPSV. Os pacientes com síndrome de WPW podem apresentar taquicardia com complexos amplos em razão de reentrada AV antidrômica, AV ortodrômica com bloqueio de ramo ou taquicardia com pré-excitação, e o tratamento depende do ritmo subjacente. A avaliação inicial do paciente deve incluir investigação de fatores agravantes, incluindo doenças intercorrentes e fatores que aumentem o tônus simpático. O exame deve concentrar-se na exclusão de cardiopatia subjacente. Um ecocardiograma é um exame essencial para excluir a anomalia de Ebstein e formas de miocardiopatia hipertrófica que possam estar associadas com VAs.

Os pacientes com pré-excitação que tenham sintomas de arritmia apresentam risco de evoluir com FA e morte súbita se tiverem uma VA que permita a condução anterógrada rápida. O risco de parada cardíaca está na faixa de 2 a cada 1.000 pacientes nos adultos, mas provavelmente é maior em crianças. Um estudo eletrofisiológico invasivo é recomendado para avaliar se a via pode suportar frequências cardíacas perigosamente rápidas caso ocorra FA, e geralmente o estudo é combinado com uma ablação por cateter potencialmente curativa. Indica-se ablação por cateter em caso de arritmia recorrente quando os medicamentos não forem efetivos, não forem tolerados ou não forem desejados pelo paciente. A eficácia está na ordem de 95%, dependendo da localização da VA. Complicações graves ocorrem em menos de 3% dos pacientes, mas podem incluir bloqueio AV, tamponamento cardíaco, tromboembolismo, lesão de artéria coronária e complicações no acesso vascular. A mortalidade do procedimento é < 1 a cada 1.000 pacientes. A monitoração ambulatorial ou o teste de esforço é usado com frequência para ganhar confiança de que a VA não é de alto risco, avaliando a perda abrupta de condução (pré-excitação) em frequências cardíacas

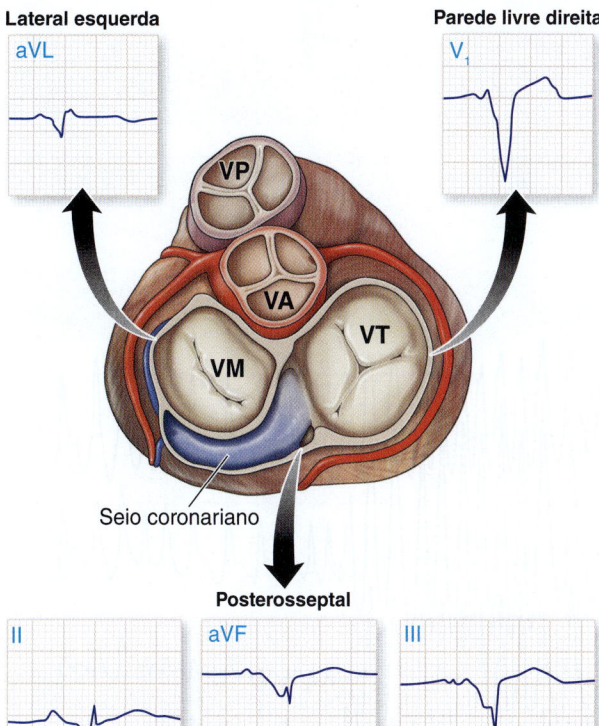

FIGURA 249-4 Possíveis localizações das vias acessórias em pacientes com síndrome de Wolff-Parkinson-White e aparecimento típico das ondas delta em QRS capaz de ser confundido com cardiopatia estrutural, como infarto agudo do miocárdio ou bloqueio de ramo. VA, valva aórtica; VM, valva mitral; VP, valva pulmonar; VT, valva tricúspide.

TAQUICARDIA ATRIOVENTRICULAR RECIPROCANTE

A taquicardia mais comum causada por uma VA é a TPSV, designada *taquicardia reciprocante ortodrômica AV*. A frente de onda de reentrada circular se propaga a partir do átrio em direção anterógrada sobre o nó AV e o sistema His-Purkinje aos ventrículos para, a seguir, reentrar nos átrios via condução retrógrada sobre a VA. O QRS é estreito ou é possível haver bloqueio típico de ramo direito ou esquerdo, mas sem pré-excitação durante a taquicardia. Como a excitação por meio da condução AV e pela VA é necessária, o bloqueio AV resulta em término da taquicardia. No ritmo sinusal, a pré-excitação é encontrada se a via anômala também permitir condução anterógrada. Na maioria dos casos, o intervalo R-P é mais curto que o P-R durante taquicardia, podendo ser confundida com TRNAV. Diferentemente do que ocorre com a TRNAV típica, a onda P sempre segue o QRS e nunca é simultânea ao complexo QRS estreito porque os ventrículos devem ser ativados antes que a frente de onda de reentrada alcance a VA e seja conduzida de volta ao átrio. A morfologia da onda P é determinada pela localização da via, mas pode ser difícil de avaliar porque geralmente é inscrita durante o segmento ST. Nas VAs posterosseptais, a onda P é negativa em DII, DIII e aVF, semelhante ao que ocorre com a reentrada pelo nó AV, mas a morfologia da onda P difere daquela da reentrada pelo nó AV para vias de outras localizações. Por vezes, uma VA conduz em velocidade extremamente baixa em direção retrógrada, o que resulta em taquicardia com intervalo R-P longo, semelhante à maioria das TAs. Essas vias geralmente estão localizadas na região septal e apresentam ondas P negativas em DII, DIII e aVF. A condução lenta pela VA facilita a reentrada, frequentemente levando à taquicardia quase incessante, conhecida como *taquicardia juncional reciprocante paroxística permanente* (TJRP). É possível haver miocardiopatia induzida por taquicardia. Sem um estudo eletrofisiológico invasivo, pode ser difícil distinguir essa forma de taquicardia reentrante AV ortodrômica da reentrada nodal AV atípica ou TA.

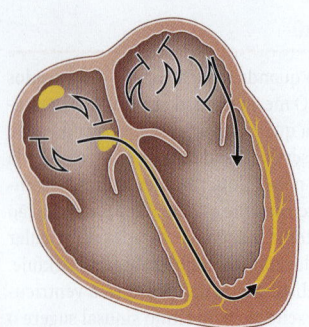

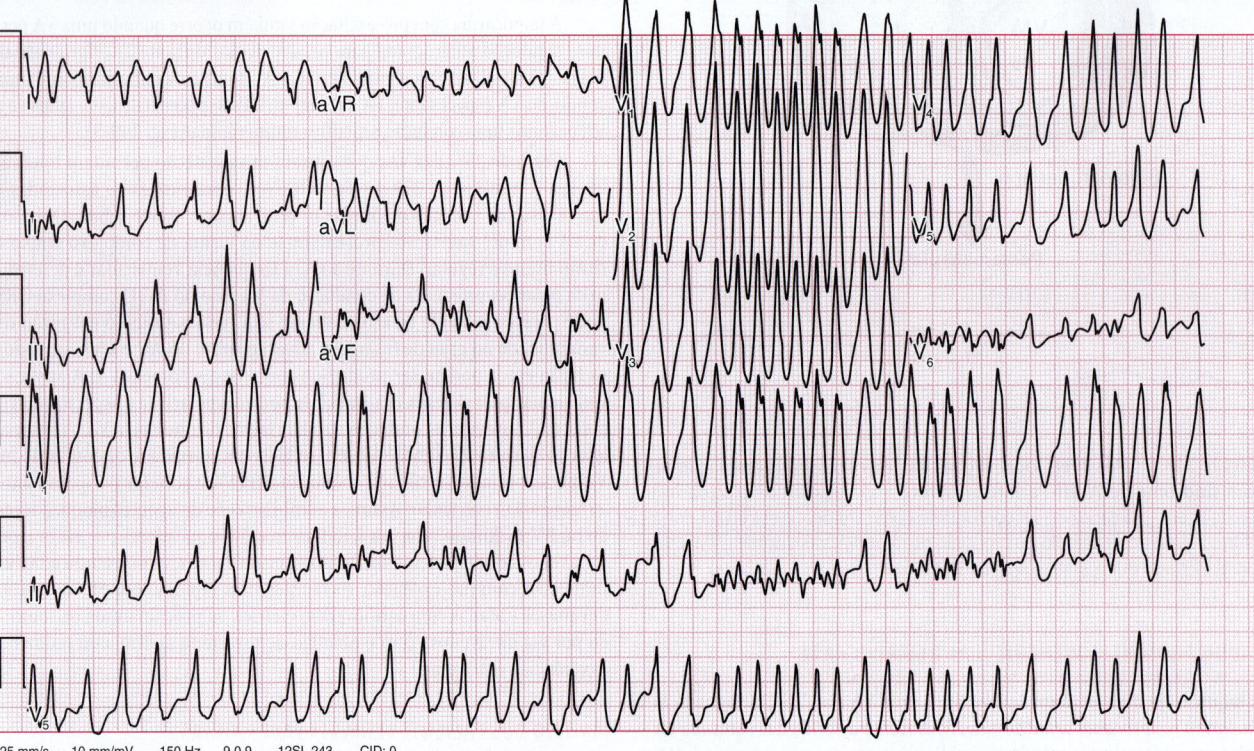

FIGURA 249-5 **Fibrilação atrial (FA) com pré-excitação causada por condução em via acessória (VA) na parede livre esquerda.** O eletrocardiograma revela complexos QRS rápidos e irregulares que representam a fusão entre a condução pelo nó atrioventricular e pela VA na parede livre esquerda. Nesse caso, os intervalos R-R menores entre os complexos QRS pré-excitados com < 250 ms indicam risco de morte súbita com essa arritmia.

fisiológicas consistentes com uma via de baixo risco, porém, isso não é completamente confiável. A perda gradual da condução na VA com o aumento do tônus simpático não indica, de modo confiável, um baixo risco, uma vez que isso pode ocorrer à medida que o tempo de condução nodal AV encurta, e, portanto, a possibilidade de uma condução anterógrada rápida na VA não é excluída definitivamente.

Para pacientes com VA oculta ou VA comprovadamente de baixo risco causando TRAV ortodrômica, o tratamento crônico deve ser orientado pela sintomatologia e pela frequência dos episódios. As manobras vagais podem interromper os episódios, assim como uma dose de β-bloqueador, verapamil ou diltiazém administrada no início do episódio. Em alguns pacientes, a terapia crônica com esses agentes ou com flecainida pode reduzir a frequência dos episódios.

Os adultos com pré-excitação, mas sem sintomas de arritmia, têm risco de morte súbita estimado em 1 a cada 1.000 pacientes-ano. Indicam-se estudos eletrofisiológicos para indivíduos com profissões em que uma eventual arritmia possa trazer risco pessoal ou coletivo, como policiais, militares e pilotos, ou para indivíduos que desejem avaliação do risco. Justifica-se acompanhamento de rotina sem tratamento para os demais. Nas crianças, o risco de morte súbita é maior, aproximadamente 2 a cada 1.000 pacientes-ano.

TRATAMENTO
Taquicardia paroxística supraventricular

A condução aguda dos casos com TPSV com QRS estreito é definida pela apresentação clínica. A monitoração contínua do ECG está indicada, e um ECG de 12 derivações deve ser obtido sempre que possível, uma vez que isso pode ser útil para determinar o mecanismo. Se houver hipotensão e perda de consciência ou angústia respiratória, indica-se cardioversão por corrente direta sincrônica com o QRS, mas isso raramente é necessário, uma vez que a adenosina intravenosa atua imediatamente na maioria das situações (ver adiante). Para os indivíduos estáveis, o tratamento inicial tira vantagem do fato de a maioria das TPSVs serem dependentes da condução nodal AV (reentrada nodal AV ou reentrada AV ortodrômica) e, portanto, provavelmente responderem a manobras e medicamentos simpaticolíticos e vagotônicos. Enquanto esses tratamentos são administrados, o ECG deve ser registrado continuamente, porque a resposta pode definir o diagnóstico. O bloqueio AV apenas com redução transitória da taquicardia pode expor ondas P, indicando TA ou *flutter* atrial como o mecanismo da arritmia **(Fig. 249-6)**.

A massagem do seio carotídeo é uma opção razoável, desde que seja baixo o risco de doença vascular na carótida, assim avaliado por ausência

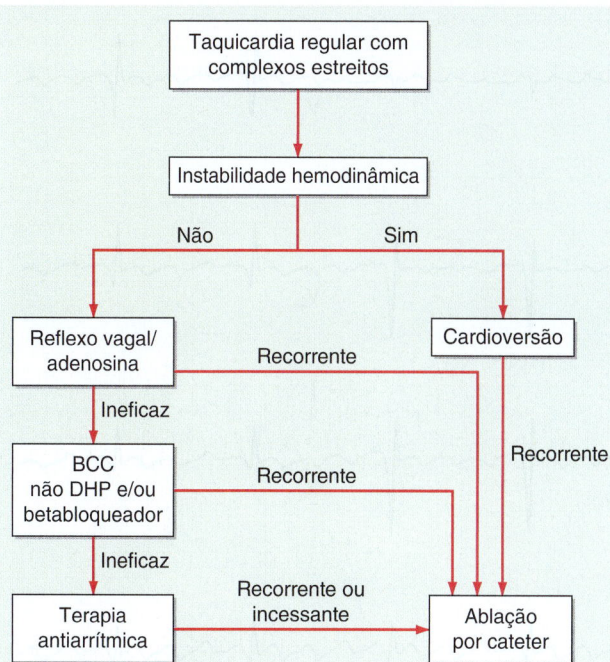

FIGURA 249-6 Algoritmo de tratamento para pacientes que se apresentem hemodinamicamente estáveis com taquicardia paroxística supraventricular. BCC, bloqueadores dos canais de cálcio; DHP, di-hidropiridina.

de sopro carotídeo e de história de acidente vascular cerebral. Nos indivíduos cooperativos, deve-se tentar manobra de Valsalva e, se for efetiva, o paciente pode ser orientado sobre como realizar a manobra quando necessária. Se as manobras vagais falharem ou não puderem ser realizadas, a adenosina intravenosa termina a grande maioria das TPSVs por meio do bloqueio transitório da condução pelo nó AV. A adenosina pode causar dor torácica transitória, dispneia e ansiedade. Ela está contraindicada em pacientes com transplante cardíaco em razão do potencial de hipersensibilidade devido à desnervação simpática cirúrgica. Teoricamente, a adenosina pode agravar broncospasmo. A adenosina desencadeia FA – que, em geral, é breve – em até 15% dos pacientes e, consequentemente, deve ser usada com cautela nos pacientes com síndrome de WPW nos quais a FA pode produzir instabilidade hemodinâmica. A administração intravenosa de β-bloqueadores e de bloqueadores do canal de cálcio (verapamil ou diltiazém) também é efetiva, mas pode causar hipotensão antes e após o término da arritmia e possui maior duração de ação. Esses agentes também podem ser administrados por via oral e tomados pelo paciente de acordo com a necessidade para reduzir a frequência ventricular e facilitar a reversão com manobra de Valsalva.

O diagnóstico diferencial da taquicardia com complexos amplos inclui taquicardia ventricular, TPSV com bloqueio de ramo aberrante e taquicardia com pré-excitação (ver anteriormente). Em geral, esses casos devem ser tratados como taquicardia ventricular até que se prove o contrário. Se a taquicardia for regular e o paciente estiver estável, justifica-se uma prova com adenosina intravenosa. Taquicardia de complexos alargados muito irregular é, mais provavelmente, FA ou *flutter* com pré-excitação (ver anteriormente) e deve ser tratada com cardioversão, procainamida intravenosa ou ibutilida. Se o diagnóstico de TPSV com aberrância for inequívoco, como pode ser o caso em pacientes com episódios anteriores, é razoável tratar a TPSV com manobras vagais e adenosina. O monitoramento por ECG contínuo deve ser implementado em todos os casos, e devem estar disponíveis cardioversor e desfibrilador para casos de emergência.

Agradecimento *Gregory F. Michaud e William G. Stevenson contribuíram com esse capítulo na 20ª edição, e parte dessa contribuição foi utilizada neste capítulo.*

LEITURAS ADICIONAIS

Brugada J et al: 2019 ESC Guidelines for the management of patients with supraventricular tachycardia. The task force for the management of patients with supraventricular tachycardia of the European Society of Cardiology (ESC) Developed in collaboration with the Association for European Paediatric and Congenital Cardiology (AEPC). Eur Heart J 41:655, 2020.

Callans DJ: *Josephson's Clinical Cardiac Electrophysiology: Techniques and Interpretations*, 6th ed. Philadelphia, Wolters Kluwer, 2021.

Jalife J, Stevenson W (eds): *Zipes and Jalife's Cardiac Electrophysiology: From Cell to Bedside*, 8th ed. Philadelphia, Elsevier, 2022.

250 *Flutter* atrial comum, taquicardia atrial macrorreentrante e taquicardia atrial multifocal

William H. Sauer, Paul C. Zei

A *taquicardia atrial (TA) macrorreentrante* é causada por um grande circuito anatômico reentrante, frequentemente associado a áreas de cicatriz nos átrios. O *flutter atrial comum ou típico* é causado por um circuito que gira ao redor do anel da valva tricúspide, delimitado anteriormente pelo próprio anel e posteriormente pelo bloqueio funcional da condução na crista terminal. A frente de onda de despolarização passa entre a veia cava inferior e o anel da valva tricúspide, conhecido como istmo subeustaquiano ou cavotricúspide, onde é suscetível de interrupção via ablação por cateter. Assim, o *flutter* atrial comum também é conhecido como flutter *atrial dependente do istmo cavotricúspide*. Esse circuito costuma girar no sentido anti-horário (visto de frente olhando para o anel tricúspide a partir do ápice ventricular), o que produz as ondas características negativas em dente de serra encontradas nas derivações II, III e aVF e as ondas P positivas em V_1. Quando o sentido é invertido, a rotação no sentido horário produz vetor de onda P oposto nessas derivações. A frequência atrial caracteristicamente fica entre 240 e 300 batimentos por minuto (bpm), mas pode ser menor quando houver doença atrial ou uso de agentes antiarrítmicos. A condução ao ventrículo frequentemente é feita com bloqueio atrioventricular (AV) 2:1, produzindo uma taquicardia regular em torno de 130 a 150 bpm, com ondas P que podem ser difíceis de distinguir da onda T. Manobras que aumentem o bloqueio nodal AV servem para expor as ondas de *flutter*, permitindo o diagnóstico. A doença nodal AV ou o uso de agentes bloqueadores do nó AV pode tornar a proporção da condução entre átrio e ventrículo mais alta, resultando em ondas de *flutter* mais óbvias **(Fig. 250-1)**.

O *flutter* atrial direito comum ocorre, geralmente, associado à fibrilação atrial e frequentemente à cicatriz atrial por senescência ou por cirurgia cardíaca prévia. Doença cardíaca do lado direito do coração ou da vasculatura pulmonar também pode predispor ao *flutter* atrial direito comum. Alguns pacientes com fibrilação atrial tratados com agentes antiarrítmicos, particularmente flecainida, propafenona ou amiodarona, irão apresentar *flutter* atrial, e não fibrilação, uma vez que esses agentes reduzem a velocidade de condução atrial e podem promover reentrada, além de suprimir os gatilhos atriais ectópicos.

As TAs macrorreentrantes que não dependem de condução pelo istmo cavotricúspide são denominadas flutter *atrial atípico*. Elas podem ocorrer em ambos os átrios e geralmente estão associadas a áreas de fibrose atrial. O *flutter* atrial direito atípico geralmente ocorre após cirurgia cardíaca se tiver sido realizada uma atriotomia no átrio direito como parte da cirurgia. *Flutter* atrial esquerdo e *flutter* atrial esquerdo perimitral costumam ser encontrados após ablação extensa em átrio esquerdo para tratamento de fibrilação atrial ou após cirurgia atrial. O quadro clínico é semelhante ao do *flutter* atrial comum, mas com diferenças na morfologia das ondas P. É difícil fazer distinção da TA focal e, na maioria dos casos, a confirmação do mecanismo só pode ser feita com estudo eletrofisiológico **(Fig. 250-2)**.

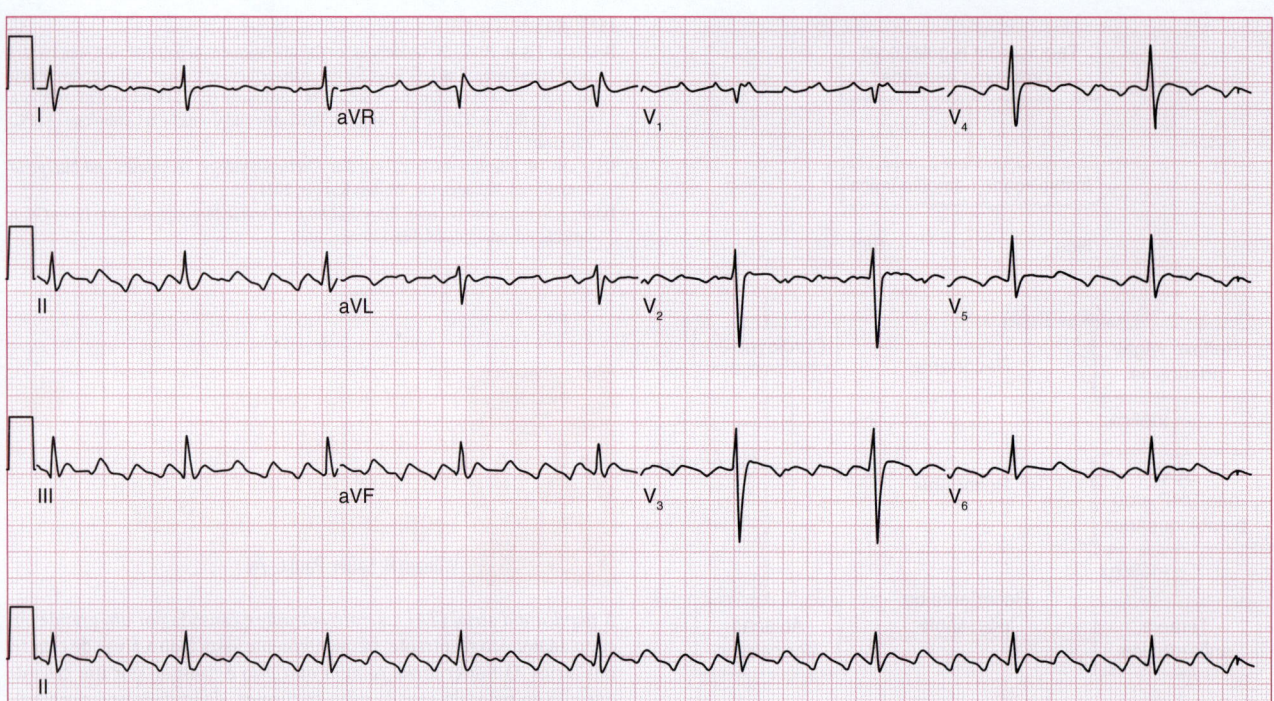

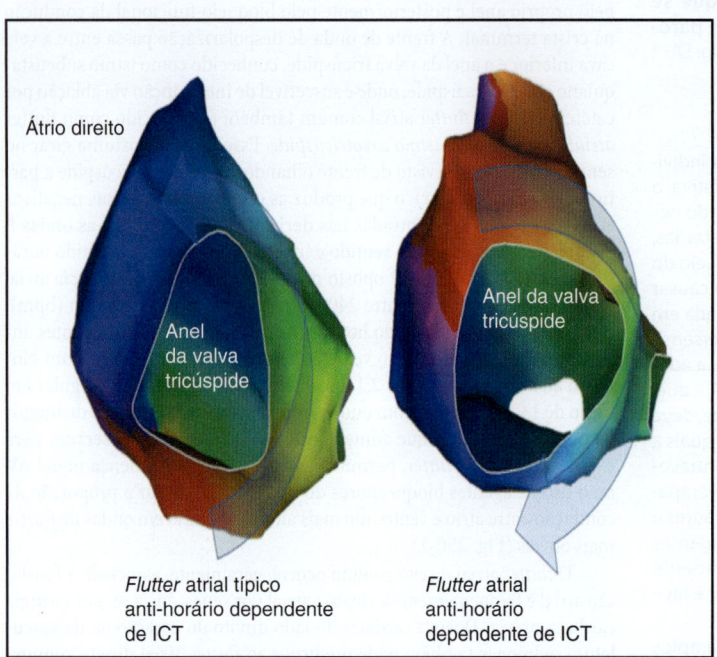

FIGURA 250-1   Eletrocardiograma (ECG) e mapa eletroanatômico do *flutter* típico. No *painel superior*, é apresentado um eletrocardiograma de 12 derivações de *flutter* atrial típico. Observe o padrão em dente de serra da ativação atrial, com ondas de *flutter* (F) negativas, bem como uma condução atrioventricular (AV) 4:1 durante o *flutter*. No *painel inferior*, *flutter* atrial dependente do istmo cavotricúspide (ICT) típico anti-horário (mais comum, porção esquerda do painel) e horário são mostrados em mapas eletroanatômicos. Esses mapas de padrão de ativação elétrica durante o *flutter* foram obtidos durante estudo eletrofisiológico e ablação por cateter, vistos a partir do ventrículo direito, através da valva tricúspide. As cores se referem ao tempo de ativação local, demonstrando uma sincronização completa do circuito elétrico em torno do átrio direito (AD) peritricúspide.

FLUTTER ATRIAL

A conduta inicial em caso de *flutter* atrial é semelhante à preconizada para fibrilação atrial, discutida com mais detalhes no **Capítulo 251**. Há indicação de cardioversão elétrica em caso de instabilidade hemodinâmica ou na presença de sintomas graves. Caso contrário, pode-se controlar a frequência com a administração de agentes bloqueadores do nó AV, mas geralmente com maior dificuldade em comparação com a fibrilação atrial. O risco de eventos tromboembólicos parece ser similar ao risco associado à fibrilação atrial, portanto, o manejo do risco de acidente vascular cerebral (AVC) é similar à abordagem dos casos de fibrilação atrial. Há indicação formal de anticoagulação antes de conversão nos episódios com mais de 48 horas de duração e cronicamente nos pacientes com risco aumentado de AVC tromboembólico com base no sistema de pontuação CHA_2DS_2-VASc (ver **Cap. 251** e **Tab. 251-2**).

Para o primeiro episódio de *flutter* atrial, justifica-se a conversão a ritmo sinusal sem tratamento crônico subsequente com medicamentos antiarrítmicos. Para episódios recorrentes, o tratamento com medicamentos antiarrítmicos, como sotalol, dofetilida, disopiramida e amiodarona, pode ser considerado, mas, em > 70% dos pacientes, observam-se recorrências. Para episódios recorrentes de *flutter* atrial comum, a ablação com cateter

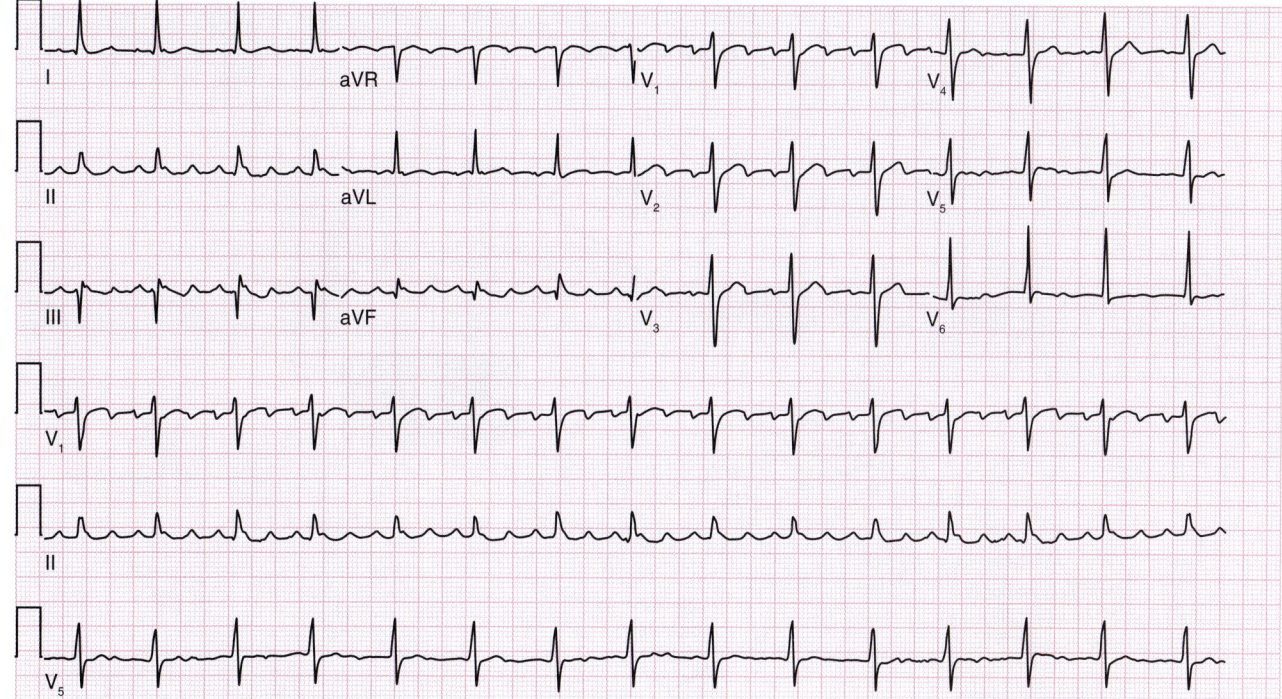

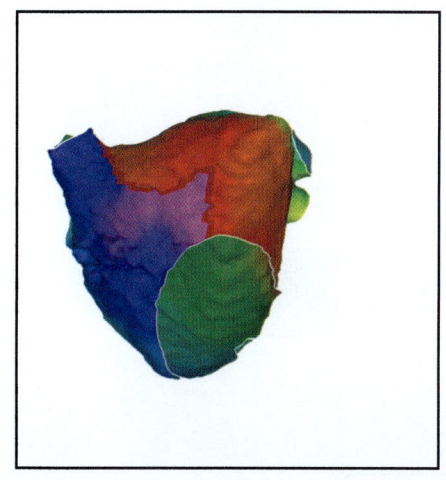

FIGURA 250-2 **Eletrocardiograma (ECG) e mapa eletroanatômico de *flutter* anular mitral após isolamento de veia pulmonar.** No *painel superior*, um eletrocardiograma de 12 derivações demonstra um *flutter* atrial atípico. Observe a morfologia da onda de *flutter* com deflexão positiva nas derivações inferiores (DII, DIII e aVF) com condução atrioventricular (AV) 3:1. No *painel inferior*, é apresentado o mapa eletroanatômico correspondente obtido durante estudo eletrofisiológico e ablação por cateter. Esse painel mostra o átrio esquerdo (AE) a partir do ventrículo esquerdo, através da valva mitral. As cores se referem ao tempo de ativação local, demonstrando uma sincronização completa com o circuito elétrico em torno do tecido perivalvar mitral no AE. *(Adaptada da Fig. 245-1 na 20ª edição de Medicina interna de Harrison.)*

do istmo cavotricúspide elimina a arritmia em > 95% dos pacientes com baixo risco de complicações, que são, em grande parte, relacionadas com o acesso vascular e, raramente, com bloqueio cardíaco. Portanto, a ablação com cateter para o *flutter* atrial pode ser considerada terapia de primeira linha. Aproximadamente 50% dos pacientes que apresentam *flutter* atrial desenvolvem fibrilação atrial dentro de 5 anos a partir do diagnóstico, o que é uma consideração importante em pacientes com um perfil de alto risco para tromboembolismo. Em geral, pacientes com *flutter* atrial são tratados da mesma forma que aqueles com fibrilação atrial em termos de recomendações de anticoagulação para prevenção de AVC **(Fig. 250-3)**.

TAQUICARDIA ATRIAL MULTIFOCAL

A taquicardia atrial multifocal (TAM) caracteriza-se por um ritmo com no mínimo três morfologias distintas de onda P, com frequências em geral entre 100 e 150 bpm. Diferentemente da fibrilação atrial, há intervalos isoelétricos evidentes entre as ondas P e a frequência atrial é mais lenta. O provável mecanismo envolvido é a automaticidade deflagrada a partir de múltiplos focos atriais. Geralmente é encontrada em pacientes com doença pulmonar crônica e enfermidade aguda **(Fig. 250-4)**.

O tratamento da TAM é dirigido à doença subjacente e à correção de qualquer anormalidade metabólica. A cardioversão elétrica é ineficaz. Os bloqueadores do canal de cálcio verapamil e diltiazém reduzem a frequência atrial e ventricular. Os pacientes com doença pulmonar grave frequentemente não toleram a terapia com betabloqueador. A TAM pode responder ao uso de amiodarona, mas em geral evita-se a terapia em longo prazo com esse agente em razão de sua toxicidade, em particular a fibrose pulmonar. O risco associado de tromboembolismo na TAM permanece obscuro, mas não é considerado igual ao da fibrilação atrial ou do *flutter* atrial.

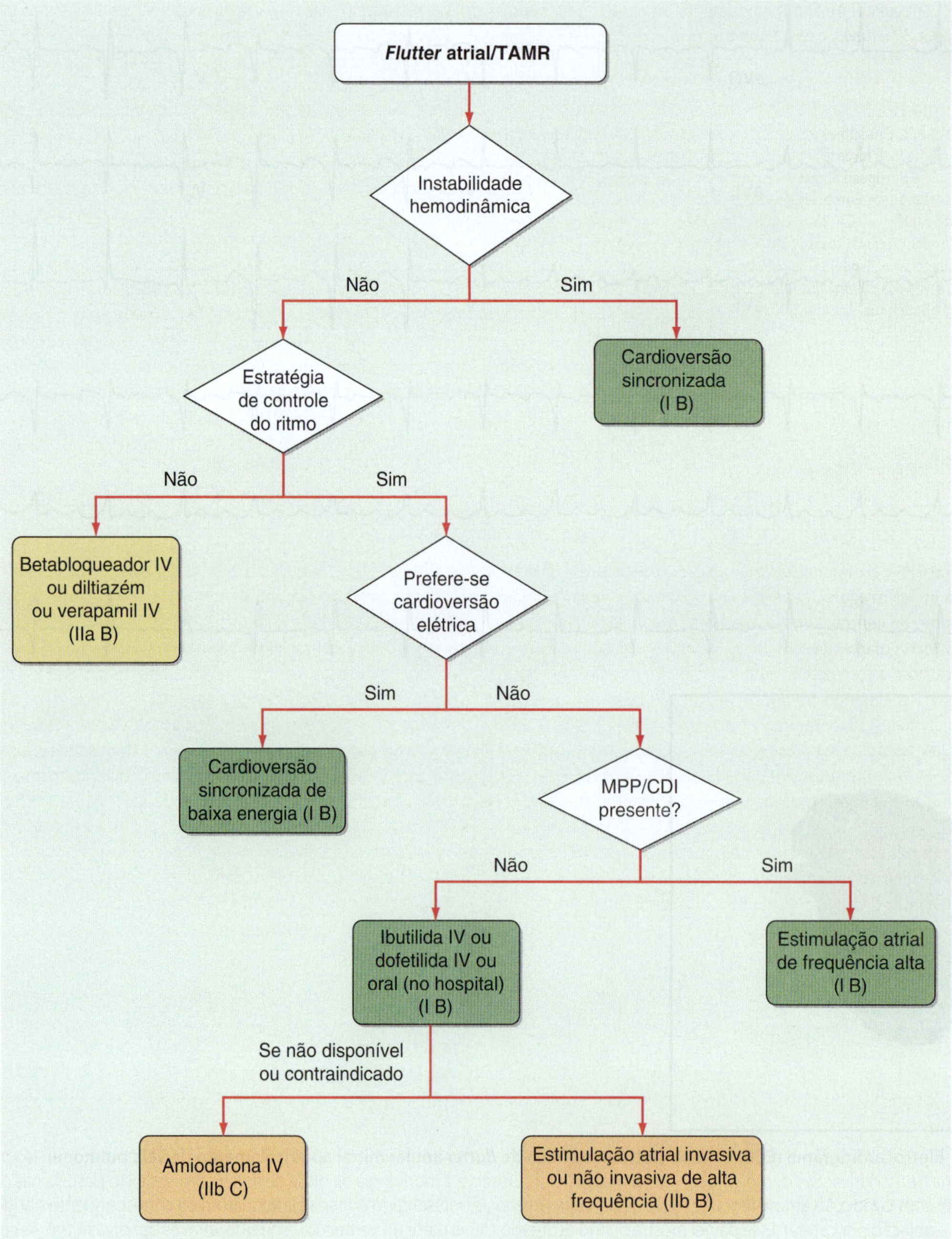

FIGURA 250-3 Abordagem ao paciente com *flutter* atrial ou taquicardia atrial macrorreentrante (TAMR). CDI, cardioversor desfibrilador implantável; MPP, marca-passo permanente. *(Adaptada de FM Kusumoto et al: Heart Rhythm 16:e128, 2019.)*

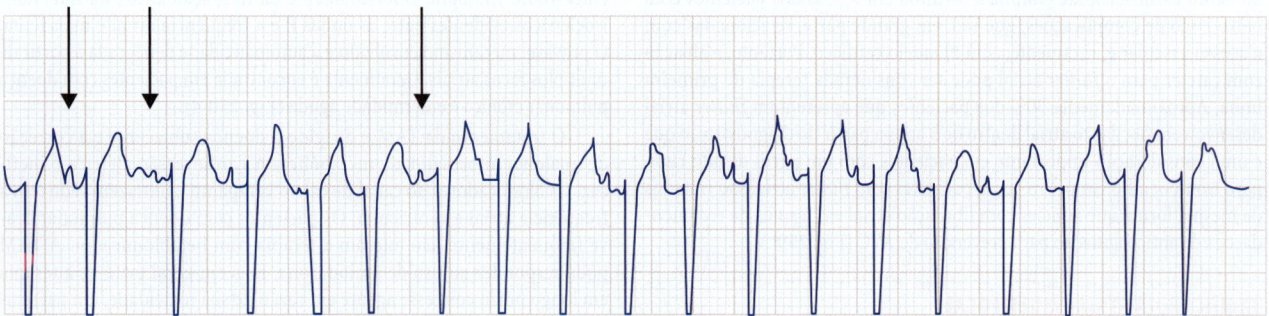

FIGURA 250-4 **Taquicardia atrial multifocal.** Registro de eletrocardiograma obtido em paciente com doença pulmonar grave durante enfermidade aguda. As *setas* apontam três morfologias distintas para a onda P.

Agradecimento Gregory F. Michaud e William G. Stevenson contribuíram para este capítulo na 20ª edição, e parte dessa contribuição foi utilizada neste capítulo.

LEITURAS ADICIONAIS

Brugada J et al: 2019 ESC Guidelines for the management of patients with supraventricular tachycardia. The task force for the management of patients with supraventricular tachycardia of the European Society of Cardiology (ESC) developed in collaboration with the Association for European Paediatric and Congenital Cardiology (AEPC). Eur Heart J 41:655,2020.
Callans DJ: *Josephson's Clinical Cardiac Electrophysiology: Techniques and Interpretations*, 6th ed. Philadelphia, Wolters Kluwer, 2021.
Jalife J, Stevenson W (eds): *Zipes and Jalife's Cardiac Electrophysiology: From Cell to Bedside*, 8th ed. Philadelphia, Elsevier, 2022.

251 Fibrilação atrial
William H. Sauer, Paul C. Zei

FISIOPATOLOGIA E EPIDEMIOLOGIA

A fibrilação atrial (FA) é uma arritmia cardíaca caracterizada por uma ativação elétrica atrial irregular, rápida e aparentemente desorganizada, que resulta na perda da contração atrial mecânica organizada. Esses sinais elétricos rápidos e irregulares penetram no nó atrioventricular (AV), o que determina a ativação e a frequência ventricular. A frequência ventricular conduzida é variável, resultando em um ritmo irregular, geralmente rápido, que varia geralmente de 110 a 160 batimentos por minuto (bpm). Em alguns pacientes, a frequência ventricular sustentada pode exceder 200 bpm, enquanto em outros que têm um tônus vagal elevado ou doença da condução nodal AV, a frequência ventricular pode ser excessivamente lenta (**Fig. 251-1**).

A FA é a arritmia sustentada mais comum e representa um grande problema de saúde pública. A prevalência aumenta com a idade, e mais de 95% dos pacientes com FA têm mais de 60 anos de idade. A prevalência em humanos acima dos 80 anos de idade é de cerca de 10%. O risco de desenvolver FA em toda a vida para homens de 40 anos de idade é de aproximadamente 25%. A FA é um pouco mais comum em homens do que em mulheres e mais comum em pacientes brancos do que em negros. Entre os fatores de risco para FA, além da idade e de doença cardíaca subjacente, estão hipertensão arterial, diabetes melito, cardiopatia, história familiar de FA, obesidade e apneia do sono. A FA não é uma condição benigna, e está associada a um aumento de 1,5 a 1,9 vez no risco de mortalidade após o controle da doença cardíaca subjacente. Talvez a consequência mais importante da FA seja um aumento substancial no risco de acidente vascular cerebral (AVC) comparado com a população em geral, causando cerca de 25% de todos os AVCs. O risco de demência está aumentado em pacientes com FA, assim como o risco de infarto embólico assintomático detectado por ressonância magnética (RM). A FA aumenta o risco de desenvolver insuficiência cardíaca congestiva e miocardiopatia, mais frequentemente quando a frequência ventricular permanece descontrolada por longos períodos. Além disso, quase como regra, pacientes com doença cardíaca subjacente, em particular a miocardiopatia e a insuficiência cardíaca congestiva, têm um maior risco de desenvolver FA. A FA é um marcador de pior morbidade e mortalidade em pacientes com doença cardíaca existente, embora a extensão correta do aumento do risco independente associado à FA na doença cardíaca não seja clara. A FA pode, ocasionalmente, estar associada a um fator precipitante identificável, como hipertireoidismo, intoxicação aguda por álcool, infarto do miocárdio, embolia pulmonar, pericardite e cirurgia cardíaca, na qual a FA ocorre em até 30% dos pacientes no período pós-operatório.

A FA é definida clinicamente pelo padrão dos episódios. A FA paroxística é definida como um padrão de episódios de FA que ocorrem espontaneamente e terminam com uma duração relativamente curta, definida mais comumente como 7 dias ou menos. A FA persistente se refere à FA que ocorre continuamente por > 7 dias e < 1 ano, enquanto a FA persistente de longa duração se refere à FA que é persistente há > 1 ano. Essas descrições da FA se correlacionam com a fisiopatologia subjacente da FA. A FA tende a ser uma condição progressiva, com nenhuma "cura" definitiva até o momento que elimine a FA de forma durável e previsível. A fisiopatologia da FA, contudo, permanece parcialmente compreendida. A maioria dos dados suporta um processo multifatorial que leva ao desenvolvimento de FA manifesta. Os estudos epidemiológicos e clínicos têm demonstrado que, além

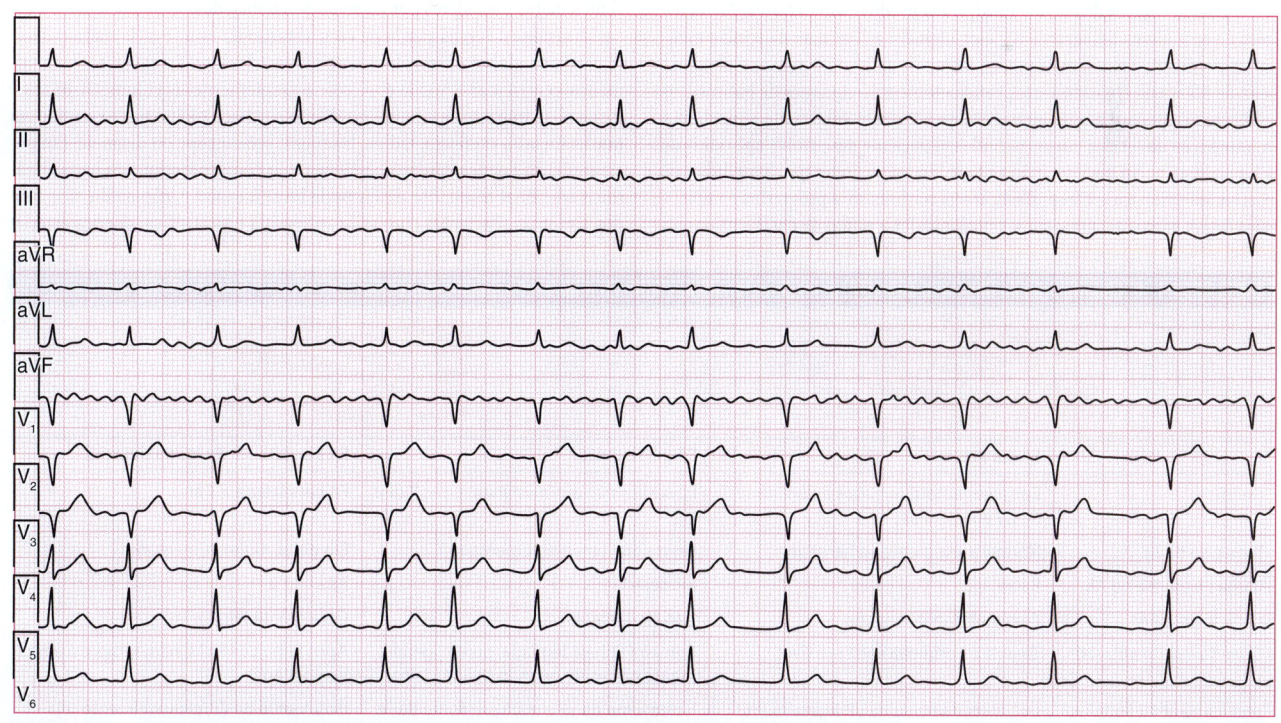

FIGURA 251-1 **Eletrocardiograma de ritmo cardíaco irregularmente irregular sem ondas P discerníveis.** A ativação atrial desorganizada é mais bem apreciada na derivação V_1 neste paciente.

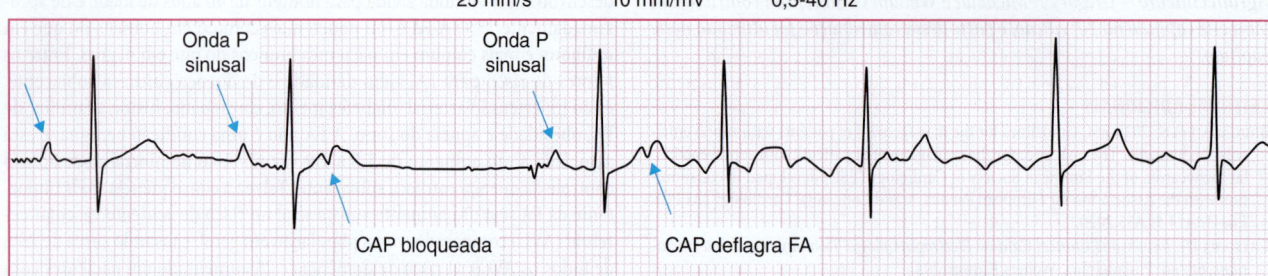

FIGURA 251-2 Eletrocardiograma (ECG) de superfície apresentando ectopia atrial que inicia fibrilação atrial (FA). Neste registro de ECG com um único eletrodo, o traçado começa com dois batimentos sinusais conduzidos. Uma contração atrial prematura (CAP) não conduzida, chamada "CAP bloqueada", é mostrada após o segundo complexo QRS. Após a próxima onda P sinusal e QRS, um batimento ectópico (CAP) inicia a fibrilação atrial, como demonstrado por atividade atrial errática (de certo modo, organizada) e uma resposta ventricular irregular.

da doença cardiovascular, obesidade, hipertensão, diabetes melito e apneia do sono estão associados a maior risco de desenvolver FA. A fisiopatologia proposta sugere uma "via final comum" desses fatores de risco que levam a alterações eletrofisiológicas nos tecidos atriais. Alterações na regulação dos canais da membrana e outras proteínas resultam em excitabilidade elétrica anormal. Os tecidos atriais, em particular a musculatura da veia pulmonar, exibem maior automaticidade, resultando em batimentos ectópicos (contrações atriais prematuras), como mostrado na Figura 251-2. Surtos de ectopia atrial rápida podem, então, iniciar uma taquicardia atrial ou uma FA franca. O remodelamento adicional celular e, eventualmente tecidual, resulta em propriedades de condução anormais nos átrios, incluindo, em particular, o encurtamento dos períodos refratários atriais. Isso permite a ocorrência de FA sustentada por meio de uma combinação de rápidos "estímulos" baseados em automaticidade e áreas de reentrada funcional. Um novo remodelamento leva ao desenvolvimento de fibrose e aumento do átrio esquerdo (Tab. 251-1).

Essas alterações funcionais e anatômicas nos tecidos atriais parecem se correlacionar com a progressão da FA clínica. A FA tende a ser uma doença progressiva na maioria das vezes, embora possa haver exceções. Em geral, por um período de tempo, os pacientes apresentam batimentos ectópicos esporádicos, provavelmente se originando das veias pulmonares, precedendo a instalação de FA franca.

Outras regiões dos átrios mostraram produzir despolarizações ectópicas que podem deflagrar a FA; elas incluem as bainhas de tecido muscular dentro da veia cava superior, seio coronário ou o remanescente da veia de Marshall. Quando surtos suficientemente frequentes de batimentos ectópicos/taquicardia e/ou alterações no substrato subjacente suportam a manutenção da FA por curtos períodos, o paciente desenvolve episódios de FA paroxística. No paciente não tratado, ao longo do tempo, à medida que a atividade elétrica e o remodelamento continuam a progredir, os episódios de FA paroxística podem ser prolongados a ponto de não terminarem espontaneamente a marca registrada da FA persistente. Após mais remodelamento, não apenas os pacientes evoluem para FA persistente de longa duração como também a eficácia das intervenções terapêuticas para restaurar o ritmo sinusal diminui.

APRESENTAÇÃO CLÍNICA E MANIFESTAÇÕES

As manifestações clínicas da FA resultam de (1) sintomas relacionados com a frequência ventricular irregular, frequentemente rápida, mas às vezes lenta (2) consequências hemodinâmicas da função cardíaca alterada; (3) consequências de fenômenos cardioembólicos; e/ou (4) impacto da FA na função cardiovascular ao longo do tempo. A FA é diagnosticada pelo eletrocardiograma (ECG), seja o ECG-padrão de 12 derivações, ou a monitoração ambulatorial limitada, com achados de falta de atividade atrial organizada (ausência de onda P), com resposta ventricular irregular. O papel do rastreamento populacional para FA está evoluindo com o uso de monitores portáteis e capacidade de ECG domiciliar.

Com as frequências ventriculares rápidas, irregulares, há deslocamento e contração cardíaca variáveis, resultando na sensação de palpitações e consciência dos batimentos cardíacos, quando, é claro, em um ritmo normal, a maioria dos humanos não sente cada batimento cardíaco. Muitos pacientes, na maior parte do tempo, não têm consciência dos batimentos ventriculares irregulares por motivos desconhecidos.

Durante a FA, há perda da contribuição da sístole atrial para o débito cardíaco global e, com frequências ventriculares irregulares, o enchimento ventricular é variável e, consequentemente, o volume sistólico é variável. O impacto resultante no débito cardíaco global pode resultar em intolerância ao exercício, fadiga, fraqueza, pré-síncope ou dispneia. Em pacientes com doença cardíaca subjacente, o comprometimento hemodinâmico adicional resultante da FA pode levar à exacerbação da doença e/ou dos sintomas. Pacientes com miocardiopatia hipertrófica, doença arterial

TABELA 251-1 ■ Classificação da fibrilação atrial (FA) pelas características clínicas temporais e aspectos associados

	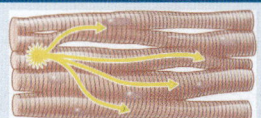		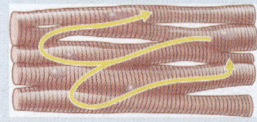
	FA paroxística	**FA persistente**	**FA persistente de longa duração**
Definição	Episódios autoterminados ou por meio de CV em < 7 dias	Episódios não autoterminam em < 7 dias	FA persistente > 1 ano
Tamanho do AE	Normal a levemente aumentado	Leve a gravemente aumentado	Em geral, muito aumentado
Carga de fibrose no AE	Baixa	Moderada	Alta
Eficácia dos FAAs	Frequentemente eficazes	Não tão eficazes	Geralmente refratários
Quando indicar ablação?	Terapia de primeira linha razoável	Primeira linha adequada, porém, geralmente oferecido quando os FAAs falham	Após falha dos FAAs, nem sempre é uma boa opção
Técnica de ablação	Isolamento apenas da VP é geralmente efetivo	Isolamento da VP e qualquer fonte de FA não VP identificada	Isolamento da VP; provavelmente seja necessária ablação adicional para modificação do substrato

Nota: Nas FAs paroxística, persistente e persistente de longa duração, as definições são baseadas na duração dos eventos e no diagnóstico global. Essas classificações se correlacionam com o tamanho do AE, a carga de fibrose no AE e a eficácia resultante de terapias clínica e ablativa.
Siglas: AE, átrio esquerdo; CV, cardioversão; FAAs, fármacos antiarrítmicos; VP, veia pulmonar.

coronariana, insuficiência cardíaca com fração de ejeção preservada ou deprimida, ou amiloidose são particularmente suscetíveis. Em pacientes com doença concomitante da condução no nó AV, a presença de bradicardia durante FA pode resultar em pré-síncope ou síncope. Pausas no momento da conversão espontânea de FA para ritmo sinusal, a manifestação de disfunção do nó sinusal que ocorre comumente em pacientes com FA, podem resultar também em pré-síncope ou síncope.

Com a perda da contração atrial mecânica, a estase sanguínea pode promover trombose local, que, quando embolizada, pode levar a inúmeras consequências clínicas, sendo a mais importante o AVC isquêmico. A formação de trombos ocorre primariamente no apêndice atrial esquerdo. Ao longo do tempo, o tromboembolismo recorrente para o cérebro, mesmo se assintomático, pode resultar em sequelas neurológicas debilitantes. O maior risco de demência em pacientes com FA pode ser a consequência desse fenômeno.

Em pacientes com períodos prolongados de frequência ventricular elevada por FA, há o risco de desenvolver uma miocardiopatia induzida por taquicardia, com depressão da função do ventrículo esquerdo associada. A miopatia induzida por taquicardia parece ser reversível com o controle da frequência ventricular. Em pacientes com FA persistente de longa duração, os átrios, especialmente o átrio esquerdo, tendem a ser mais dilatados e a conter maior carga de tecido atrial fibrótico não contrátil. Mais recentemente, as consequências hemodinâmicas de um átrio esquerdo fibrótico não complacente, inclusive com elevação da pressão de enchimento atrial esquerda, sobrecarga de volume e insuficiência cardíaca congestiva, foram descritas como a "síndrome do átrio esquerdo rígido".

TRATAMENTO
Fibrilação atrial

O tratamento e o manejo do paciente com FA se concentra em três objetivos: (1) controle dos sintomas do paciente por meio de uma estratégia de controle da frequência e/ou do ritmo; (2) atenuação adequada do risco de tromboembolismo; e (3) abordagem dos fatores de risco modificáveis de progressão da FA. Na FA de instalação aguda, se houver comprometimento hemodinâmico considerável, edema pulmonar ou evidência de isquemia coronariana, está indicada a cardioversão de emergência. A cardioversão elétrica pode ser obtida com um choque sincronizado com o QRS, preferivelmente em um paciente sedado, ou por meio de cardioversão farmacológica, mais frequentemente com a administração intravenosa do antiarrítmico de classe III ibutilida. A ibutilida deve ser evitada em pacientes com prolongamento do intervalo QT ou com disfunção grave do ventrículo esquerdo (VE), tendo em vista o risco de ocorrência de *torsades de pointes*. No paciente hemodinamicamente estável com FA de início recente, a terapia deve se concentrar no controle da frequência ventricular para prevenir sequelas hemodinâmicas, consideração sobre a anticoagulação para reduzir o risco de tromboembolismo e consideração para restaurar e manter o ritmo sinusal – uma estratégia conhecida como controle de ritmo. Se for considerada a restauração do ritmo sinusal, um risco mais imediato de tromboembolismo deve ser considerado na estratégia de tratamento. Embora haja uma falta de dados definitivos, presume-se que, se o episódio de FA tem mais de 48 horas ou a duração é desconhecida, há um risco de precipitar uma complicação tromboembólica com a cardioversão, seja elétrica ou farmacológica. Portanto, nessa circunstância, o paciente deve ser iniciado em anticoagulação, com a cardioversão retardada por pelo menos 4 semanas após o uso ininterrupto de anticoagulantes, ou avaliado para excluir a presença de trombos no apêndice atrial esquerdo. Mais comumente, é usada a eletrocardiografia transesofágica (ETE) para avaliar a presença de trombos no apêndice atrial esquerdo, embora a angiotomografia computadorizada (angio-TC) também tenha demonstrado excelente sensibilidade e especificidade.

CARDIOVERSÃO E ANTICOAGULAÇÃO

A principal fonte de tromboembolismo e AVC na FA é a formação de trombos no apêndice atrial esquerdo, onde o fluxo sanguíneo é relativamente estagnado, embora o trombo possa ocasionalmente se formar também em outros locais. Após a conversão de uma FA prolongada em ritmo sinusal, a volta da função mecânica atrial pode ser retardada por semanas, de modo que os trombos podem se formar mesmo durante a presença de ritmo sinusal. Quando a FA está presente por mais de 48 horas e em pacientes com alto risco de tromboembolismo, como aqueles com estenose mitral ou miocardiopatia hipertrófica, a conversão em ritmo sinusal está associada a um risco aumentado de tromboembolismo. O tromboembolismo pode ocorrer de imediato ou vários dias após a restauração do ritmo sinusal se não forem tomadas medidas adequadas de anticoagulação.

A cardioversão *nas primeiras 48 horas do início da FA* é uma prática comum em pacientes não anticoagulados, desde que não estejam sob risco elevado de AVC em razão de história prévia de episódios embólicos, estenose mitral reumática ou miocardiopatia hipertrófica com aumento acentuado do átrio esquerdo. Esses pacientes de baixo risco com episódios ocasionais de FA podem ser instruídos a notificar seu médico a respeito da ocorrência de FA para que a cardioversão seja feita dentro de 48 horas.

Se a duração da FA for superior a 48 horas ou não for conhecida, há maior preocupação com a possibilidade de tromboembolismo após a cardioversão, mesmo nos pacientes com baixo risco de AVC (CHA$_2$DS$_2$-VASc de 0 ou 1 [ver adiante]). Há duas abordagens para reduzir o risco relacionado com a cardioversão. Uma opção é manter uma anticoagulação contínua por 3 semanas antes e no mínimo 4 semanas depois da cardioversão. Uma segunda abordagem é iniciar a anticoagulação e realizar uma ETE ou TC cardíaca de alta resolução para detectar a presença de trombos no apêndice atrial esquerdo. Se houver ausência de trombo, a cardioversão pode ser realizada e a anticoagulação continuada por um mínimo de 4 semanas para permitir a recuperação da função mecânica atrial. Em qualquer caso, a cardioversão de FA está associada a um risco substancial de recorrência, que pode não ser sintomática. Deve-se considerar a manutenção prolongada da anticoagulação tendo como base o risco específico de AVC para cada paciente, geralmente avaliado com o escore CHA$_2$DS$_2$-VASc.

CONTROLE AGUDO DA FREQUÊNCIA

O objetivo do controle da frequência na FA é permitir um maior tempo de enchimento diastólico, melhorando o débito cardíaco e reduzindo os sintomas do paciente. Em longo prazo, o controle adequado da frequência irá minimizar o risco de insuficiência cardíaca congestiva e de miocardiopatia induzida por taquicardia. O controle agudo da frequência pode ser obtido com betabloqueadores e/ou com os bloqueadores dos canais de cálcio verapamil e diltiazém, administrados pelas vias oral ou intravenosa, conforme determinado pela urgência do quadro clínico. A digoxina foi usada por muitos anos para controle da frequência, particularmente em pacientes suscetíveis à insuficiência cardíaca congestiva, porque ela não tem os efeitos inotrópicos negativos vistos com os bloqueadores dos canais de cálcio e os betabloqueadores. Ela age de forma sinérgica com os betabloqueadores e os bloqueadores dos canais de cálcio e, portanto, pode ser útil como um adjuvante quando o controle da frequência não é adequado. Todavia, evidência recente sugere um aumento da mortalidade com o seu uso, e, então, a sua utilização tem diminuído.

CONTROLE CRÔNICO DA FREQUÊNCIA

Para os pacientes que permanecem cronicamente com FA, a meta para o controle da frequência é reduzir os sintomas e prevenir a deterioração da função ventricular em razão de frequências muito altas. Bloqueadores β-adrenérgicos e bloqueadores dos canais de cálcio são frequentemente usados em combinação. A presença de sintomas relacionados ao esforço frequentemente indica controle inadequado da frequência. A frequência deve ser avaliada com o esforço e os medicamentos, ajustados de acordo. O controle adequado é definido por uma frequência em repouso < 80 bpm, com aumento para < 100 bpm com esforços leves, como caminhar. Se for difícil reduzir a frequência ventricular a esse ponto, é aceitável manter a frequência em repouso em até 110 bpm, desde que não cause sintomas e a função ventricular se mantenha normal, mas a avaliação periódica da função ventricular é indicada, porque alguns pacientes desenvolvem miocardiopatia induzida por taquicardia.

Se houver dificuldade de obter o controle adequado da frequência em pacientes com FA, deve-se reconsiderar a possibilidade de restaurar o ritmo sinusal (ver adiante). A ablação por cateter da junção AV para produzir bloqueio cardíaco permanente e o implante de marca-passo permanente obtém controle da frequência sem necessidade de usar agentes bloqueadores do nó AV, uma estratégia denominada "ablação e estimulação". Esses pacientes não apenas permanecem em FA, mas também se tornam dependentes do marca-passo para manter a frequência cardíaca. A configuração de estimulação típica com a colocação de um eletrodo ventricular no ápice do ventrículo direito pode induzir ativação ventricular dessincronizada que pode deprimir a função ventricular em alguns pacientes. Pode-se usar marca-passo biventricular ou estimulação direta do feixe de His ou do ramo esquerdo para minimizar o grau de dessincronia ventricular.

PREVENÇÃO DE ACIDENTE VASCULAR CEREBRAL NA FIBRILAÇÃO ATRIAL

Complicações tromboembólicas, em particular o AVC, são as sequelas mais significativas e potencialmente fatais da FA. Portanto, as estratégias adequadas de prevenção de AVC são um aspecto essencial do manejo da FA. A base da prevenção do AVC é a terapia de anticoagulação continuada, usando mais comumente uma medicação oral. Populações específicas de pacientes têm um alto risco de AVC, incluindo pacientes com miocardiopatia hipertrófica, estenose mitral e história prévia de AVC, e, portanto, a anticoagulação é recomendada, exceto quando contraindicada. A FA em pacientes sem estenose mitral frequentemente é referida como FA não valvar. Na maioria dos pacientes com FA, a decisão sobre a indicação de um esquema de prevenção de AVC baseia-se amplamente na avaliação do risco de AVC juntamente com o risco da terapia preventiva. O risco de AVC parece ser previsto de forma mais acurada pela presença de fatores de risco subjacentes conhecidos que aumentam a probabilidade de AVC. O sistema de pontuação CHA_2DS_2-VASc **(Fig. 251-3)** é uma ferramenta amplamente usada para estimar o risco de AVC. A anticoagulação é recomendada atualmente nos Estados Unidos para pacientes com escore ≥ 1, a não ser que o único fator de risco seja o sexo feminino. O risco de AVC aumenta com os escores CHA_2DS_2-VASc mais elevados, de modo que o risco anual de AVC pode ser de quase 20% sem anticoagulação. Por outro lado, a anticoagulação tem um risco grave e potencialmente fatal de complicações hemorrágicas, em particular, hemorragia intracraniana e sangramento gastrintestinal. O risco de sangramento geralmente é avaliado usando o sistema de pontuação HAS-BLED **(Fig. 251-3)**. Se o risco de sangramento for superado pelo risco de AVC, então a anticoagulação está indicada. É importante observar que a carga percebida de FA não mostrou prever o risco de AVC. A abordagem aos pacientes com FA paroxística é, portanto, a mesma descrita para os pacientes com FA persistente. Sabe-se que muitos pacientes que parecem ter episódios raros de FA, com base em suas visitas ambulatoriais, frequentemente apresentam episódios assintomáticos que os colocam em risco. A ausência de FA durante monitoramento periódico não é suficiente para indicar baixo risco. O papel do monitoramento contínuo com gravadores ou marca-passos implantados não está evidente como meio de orientar a anticoagulação em pacientes com perfil de risco limítrofe.

As opções de anticoagulação são os inibidores orais do fator Xa apixabana, edoxabana ou rivaroxabana; o inibidor oral da antitrombina dabigatrana; e o antagonista da vitamina K varfarina.

Os agentes antiplaquetários usados isoladamente em geral não são suficientes. Na FA não valvar, a varfarina reduz em 64% o risco anual de AVC em comparação com o placebo e em 37% em comparação com a terapia antiplaquetária. Pacientes com FA com risco aumentado de AVC também têm aumento do risco de tromboembolismo venoso, que parece ser mais baixo com a anticoagulação oral. Os anticoagulantes de ação direta, dabigatrana, rivaroxabana, apixabana e edoxabana, mostraram-se igualmente efetivos em comparação com a varfarina em ensaios individuais de pacientes com FA não valvular, e a análise da intenção de tratar de dados combinados sugere superioridade em relação à varfarina por pequenas margens absolutas, variando entre 0,4 e 0,7%, para redução de mortalidade, AVC, sangramento maior e hemorragia intracraniana. A varfarina é o agente indicado para pacientes com estenose mitral reumática ou valvas cardíacas mecânicas. Os anticoagulantes de ação direta mais novos não foram testados nas cardiopatias reumáticas e um inibidor direto da trombina não preveniu o tromboembolismo em pacientes com valvas cardíacas mecânicas. A varfarina pode ser um agente inconveniente que necessita de vários dias para atingir o efeito terapêutico (tempo de protrombina [TP]/razão normalizada internacional [INR, do inglês *international normalized ratio*] > 2), requer monitoramento de TP/INR para ajuste da dose, e apresenta diversas interações medicamentosas e alimentares, fatores que limitam a adesão ao tratamento e tornam desafiadora a manutenção de um efeito terapêutico. Os agentes de ação direta são mais fáceis de usar e atingem anticoagulação confiável imediatamente e sem necessidade de ajuste de dose com base em exames de sangue. Dabigatrana, rivaroxabana e apixabana são excretadas pelos rins, não podem ser usadas na insuficiência renal grave (depuração de creatinina < 15 mL/min) e requerem ajuste da dose nos pacientes com disfunção renal moderada, o que é particularmente preocupante nos idosos, que já têm risco aumentado de sangramento. A experiência limitada com a apixabana demonstra segurança e eficácia em pacientes submetidos à hemodiálise crônica para doença renal terminal. A excreção também pode ser influenciada por indutores e inibidores das glicoproteínas P. A anticoagulação com varfarina pode ser revertida pela administração de plasma fresco congelado, concentrado de complexo de protrombina e vitamina K. Agentes de reversão estão disponíveis para dabigatrana (idarucizumabe) e para os inibidores de Xa (alfa-andexanete), e ambos são administrados por via intravenosa. Esses agentes podem ser pró-trombóticos e a administração deve ser judiciosa. Os agentes antiplaquetários ácido acetilsalicílico e clopidogrel são inferiores à varfarina para prevenção de AVC e não têm menor risco de sangramento. A combinação de clopidogrel e ácido acetilsalicílico é melhor do que o ácido acetilsalicílico isolado para prevenção de AVC, mas inferior à varfarina e com maior risco de sangramento do que com o ácido acetilsalicílico isolado.

Sangramento é o principal risco da anticoagulação. Sangramentos maiores que necessitam de transfusão e sangramento intracraniano ocorrem em cerca de 1% dos pacientes por ano de uso de varfarina. Os anticoagulantes de ação direta parecem ter um menor risco de sangramento intracraniano quando comparados com a varfarina, sem sacrificar os efeitos de proteção contra o tromboembolismo. Entre os fatores de risco para sangramento estão idade > 65 a 75 anos, insuficiência cardíaca, insuficiência renal, sangramento prévio e uso excessivo de álcool ou de anti-inflamatórios não esteroides. Em pacientes que necessitam de terapia antiplaquetária dupla (p. ex., ácido acetilsalicílico e clopidogrel) após *stent* de coronária ou de artéria periférica, há um risco de sangramento consideravelmente aumentado quando é adicionada a anticoagulação oral padrão com varfarina ou com anticoagulantes de ação direta. A combinação ideal de agentes para pacientes com FA que também necessitem de terapia antiplaquetária ainda não está definida.

A anticoagulação crônica está contraindicada em alguns pacientes em razão do risco de sangramento. Como a maioria dos trombos parece

CHA_2DS_2-VASc		HAS-BLED	
Critérios de risco			
Insuficiência cardíaca congestiva	1	Hipertensão	1
Idade > 75 anos	2	Função renal ou hepática anormal	1 cada
Hipertensão	1	Tendência ou predisposição a sangramento	1
Diabetes melito	1	INR lábil (em uso de varfarina)	1
AVC ou AIT prévio	2	Idade > 65 anos	1
Doença vascular	1	Drogas ou álcool	1 cada
Idade > 65 anos	1		
Sexo feminino	1		

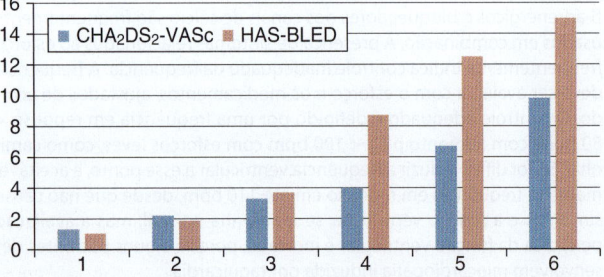

FIGURA 251-3 Sistemas CHA_2DS_2-VASc e HAS-BLED. O sistema de pontuação CHA_2DS_2-VASc atribui 1 ponto para cada fator de risco de acidente vascular cerebral (AVC) enumerado, enquanto o sistema de pontuação HAS-BLED atribui um ponto para cada fator de risco de sangramento, conforme indicado na tabela. No gráfico abaixo da tabela, o risco correspondente de AVC (CHA_2DS_2-VASc) ou de evento hemorrágico importante (HAS-BLED) é plotado como um risco percentual por ano em função da pontuação. AIT, ataque isquêmico transitório; INR, razão normalizada internacional.

TABELA 251-2 ■ Dosagem dos novos anticoagulantes orais				
	Dabigatrana	**Rivaroxabana**	**Apixabana**	**Edoxabana**
Dose-padrão	150 mg, 2 ×/dia	20 mg/dia	5 mg, 2 ×/dia	60 mg/dia
Dose reduzida	110 mg, 2 ×/dia	15 mg/dia	2,5 mg, 2 ×/dia	30 mg/dia
Critérios para redução de dose	Dabigatrana, 110 mg, 2 ×/dia, em pacientes com: idade ≥ 80 anos, uso concomitante de verapamil ou risco aumentado de sangramento	Depuração de creatinina 15-49 mL/min	Pelo menos 2 de 3 critérios: idade ≥ 80 anos, peso corporal ≤ 60 kg, ou creatinina sérica ≥ 1,5 mg/dL (133 mol/L)	Se algum dos seguintes: depuração de creatinina 30-50 mL/min, peso corporal ≤ 60 kg ou uso concomitante de dronedarona, ciclosporina, eritromicina ou cetoconazol

Nota: A partir da publicação, quatro anticoagulantes orais novos ou diretos estão disponíveis e são indicados para prevenção de acidente vascular cerebral por fibrilação atrial. A dose-padrão, a dose reduzida e os critérios para redução de dose são mostrados para cada agente.

se originar no apêndice atrial esquerdo, a remoção cirúrgica do apêndice, combinada com a cirurgia do "labirinto" atrial, pode ser considerada nos pacientes submetidos à cirurgia, embora não se tenha comprovado, de forma inequívoca, que a remoção do apêndice reduza o risco de tromboembolismo. Equipamentos inseridos por via percutânea que ocluam ou realizem a ligadura do apêndice atrial esquerdo também estão disponíveis, parecem não ser inferiores à varfarina na redução do risco de AVC e são considerados para uso em pacientes com alto risco de tromboembolismo e alto risco de sangramento por anticoagulação oral crônica (Tab. 251-2).

CONTROLE DO RITMO

A decisão de administrar antiarrítmicos ou realizar ablação por cateter para tentar manter o paciente em ritmo sinusal (comumente referida como *estratégia de controle do ritmo*) é orientada principalmente pelos sintomas e pelas preferências de cada paciente em relação aos riscos e benefícios das terapias. Em geral, os pacientes que se mantiveram em ritmo sinusal tiveram maior sobrevida do que aqueles que continuaram com FA. Provavelmente isso ocorre porque a FA mantida é um marcador da gravidade da doença. Em ensaios randomizados mais antigos, a administração de medicamentos antiarrítmicos para manter o ritmo sinusal não aumentou a sobrevida nem melhorou os sintomas em comparação com a estratégia de controle da frequência, e no grupo tratado com medicamentos houve mais hospitalizações. A eficácia decepcionante e a toxicidade dos antiarrítmicos disponíveis, além de viés na seleção dos pacientes, podem ser fatores que influenciaram os resultados desses ensaios. Recentemente, um estudo randomizado que avaliou uma estratégia precoce de controle de ritmo (dentro de 1 ano da apresentação inicial) comparado com o controle-padrão da frequência demonstrou uma redução em eventos cardiovasculares, incluindo morte por causas cardiovasculares e AVC. As diferenças entre esse estudo e ensaios randomizados anteriores, que não conseguiram mostrar uma diferença significativa nos resultados no controle do ritmo *versus* controle da frequência, incluíram o uso de ablação por cateter e uma alta taxa de adesão à anticoagulação apesar do aparente controle do ritmo. Em pacientes com insuficiência cardíaca devido à função ventricular esquerda deprimida, uma estratégia baseada em ablação por cateter para manter o ritmo sinusal parece oferecer benefício de mortalidade em comparação com uma estratégia de controle clínico do ritmo. Em uma maior população de pacientes com FA, um grande estudo prospectivo randomizado comparando a ablação por cateter e medicações de controle do ritmo demonstrou uma tendência não significativa em direção à redução de hospitalizações e melhora da mortalidade, impulsionada principalmente por pacientes com insuficiência cardíaca.

Uma estratégia de controle do ritmo geralmente é selecionada para pacientes com FA paroxística sintomática, episódios recorrentes de FA persistente sintomática, FA com dificuldade de controle de frequência e FA que tenha resultado em perda de função ventricular ou que agrave a insuficiência cardíaca. Uma estratégia de controle do ritmo costuma ser a opção em pacientes mais jovens em comparação com aqueles mais sedentários ou idosos, nos quais o controle de frequência é mais facilmente obtido. Mesmo quando o ritmo sinusal é aparentemente mantido, recomenda-se anticoagulação em função da avaliação do perfil de risco com o sistema de pontuação CHA_2DS_2-VASc, considerando que é comum haver episódios assintomáticos de FA. Após um primeiro episódio de FA persistente, justifica-se uma estratégia utilizando agentes bloqueadores do nó AV, cardioversão e anticoagulação, além da abordagem de possíveis fatores agravantes. Se as recorrências não forem frequentes, é razoável optar por cardioversão periódica. Contudo, se um paciente tem FA frequente sintomática a despeito do controle da frequência, então uma estratégia de controle de ritmo incorporando ablação com cateter e/ou medicações antiarrítmicas está indicada. Com base em dados de estudos randomizados recentes que demonstram a superioridade da ablação sobre os medicamentos para manutenção do ritmo sinusal e os benefícios de uma estratégia precoce de controle do ritmo, há uma tendência de oferecer ablação mais cedo no curso do tratamento, especialmente para indivíduos com FA paroxística.

Farmacoterapia para manutenção do ritmo sinusal A meta da terapia farmacológica é manter o ritmo sinusal ou reduzir os episódios de FA. Os riscos e os efeitos colaterais dos antiarrítmicos representam uma grande preocupação na seleção do tratamento. A farmacoterapia pode ser instituída logo que o ritmo sinusal for restabelecido ou em antecipação à cardioversão. Contudo, as medicações antiarrítmicas podem, em alguns momentos, cardioverter farmacologicamente o paciente para o ritmo sinusal. Portanto, é recomendada uma abordagem de estratégia de anticoagulação adequada similar à cardioversão elétrica, particularmente no momento de início da terapia. Os bloqueadores β-adrenérgicos e os bloqueadores dos canais de cálcio ajudam a controlar a frequência ventricular, melhoram os sintomas e apresentam um baixo perfil de risco, mas têm baixa eficácia na prevenção ou término de episódios de FA. Os agentes bloqueadores dos canais de sódio classe I (p. ex., flecainida, propafenona, disopiramida) são opções para pacientes sem cardiopatia estrutural significativa, mas possuem efeito inotrópico negativo e efeitos pró-arrítmicos que determinam que sejam evitados nos pacientes com doença arterial coronariana ou insuficiência cardíaca. Os agentes de classe III, sotalol e dofetilida, podem ser administrados a pacientes com doença arterial coronariana ou cardiopatia estrutural, mas com risco de aproximadamente 3% de induzir prolongamento excessivo de QT e *torsades de pointes*. A dofetilida deve ser iniciada apenas em ambiente hospitalar com monitoramento por ECG, e muitos médicos usam essa abordagem também com o sotalol. A dronedarona aumenta a mortalidade nos pacientes com insuficiência cardíaca ou FA persistente de longa duração. Todos esses agentes têm eficácia modesta em pacientes com FA paroxística, dos quais cerca de 30 a 50% serão beneficiados. A amiodarona é mais efetiva, mantendo o ritmo sinusal em torno de dois terços dos pacientes. Ela pode ser administrada aos pacientes com insuficiência cardíaca e doença arterial coronariana. No entanto, > 40% dos pacientes apresentam toxicidades relacionadas à amiodarona durante a terapia de longo prazo e, portanto, o monitoramento cuidadoso de possíveis toxicidades, incluindo anormalidades hepáticas, pulmonares e tireoidianas, deve acompanhar essa terapia.

Ablação com cateter e cirúrgica para manutenção do ritmo sinusal A ablação por cateter bem-sucedida evita as toxicidades por antiarrítmicos, mas os riscos e a eficácia do procedimento dependem da experiência do operador. Em pacientes com FA paroxística recorrente não tratada previamente, a ablação por cateter tem eficácia superior em comparação com a terapia farmacológica com antiarrítmicos e é ainda mais claramente superior aos antiarrítmicos nos pacientes com FA recorrente apesar do tratamento farmacológico. O controle da FA em longo prazo é mais difícil de ser obtido em pacientes com FA persistente, provavelmente devido à anormalidade atrial mais extensa e a mais comorbidades associadas nesses pacientes (Fig. 251-4).

A ablação por cateter envolve acesso venoso percutâneo (geralmente por meio das veias femorais), punção transeptal (atrial) e ablação por radiofrequência ou crioablação para isolar eletricamente as regiões do átrio esquerdo em torno do antro da veia pulmonar, abolindo a capacidade dessas regiões de ser foco de deflagração da FA e provavelmente também impactando o substrato para reentrada no átrio esquerdo. Há necessidade de ablação de áreas extensas e, em 10 a 30% dos pacientes, haverá necessidade de repetir o procedimento em razão de lacunas em

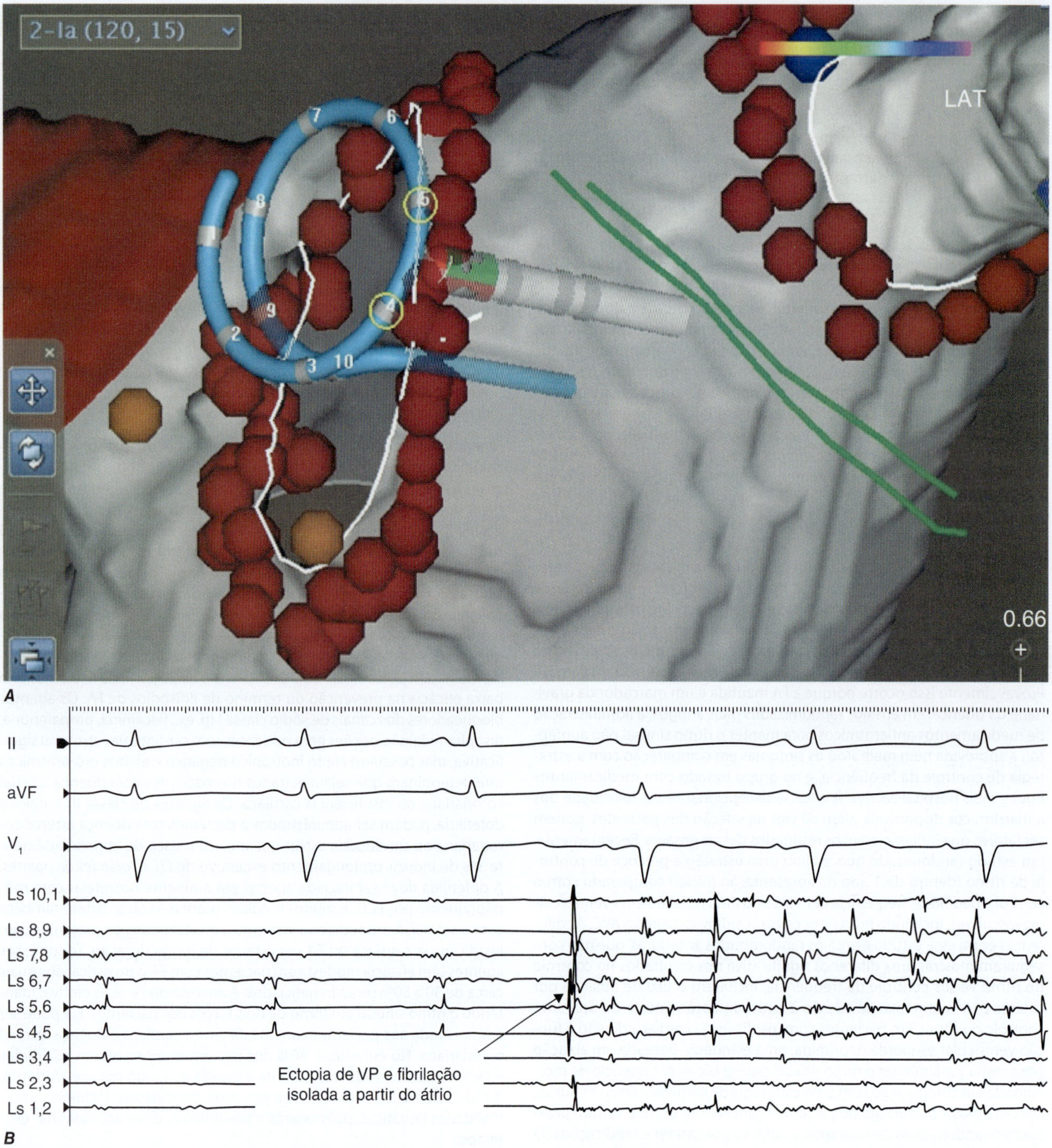

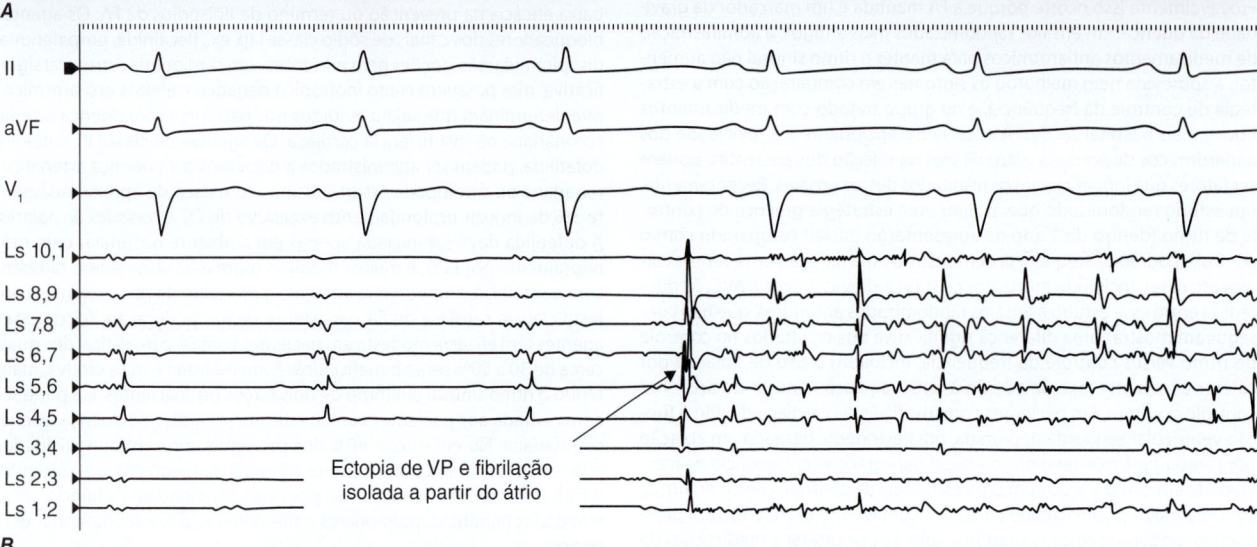

FIGURA 251-4 ***A.*** Mapa eletroanatômico sobreposto em uma reconstrução de ressonância magnética de um átrio esquerdo com cateter de mapeamento na veia pulmonar comum esquerda e cateter de ablação na junção da veia pulmonar-átrio esquerdo. ***B.*** Ectopia espontânea da veia pulmonar (VP) iniciando a condução fibrilatória contida dentro da veia isolada.

áreas cicatrizadas após a ablação ou surgimento de novos locais de gatilho fora das veias pulmonares. Várias fontes alternativas de energia para criar lesões ablativas estão sendo avaliadas para ablação de FA e outras arritmias, incluindo *laser*, radiação de feixe externo e eletroporação de campo pulsado.

Em pacientes com FA paroxística, o ritmo sinusal é mantido por > 1 ano após um procedimento de ablação em cerca de 70% dos pacientes; e é obtido em > 90% dos pacientes após múltiplos procedimentos. Muitos pacientes tornam-se mais responsivos aos fármacos antiarrítmicos ou tornam-se menos sintomáticos com uma carga de FA reduzida após um procedimento de isolamento das veias pulmonares e, então, a ablação repetida pode não ser necessária para o controle dos sintomas em alguns casos. A ablação é menos eficaz em pacientes com FA persistente, em particular com FA persistente de longa duração, em especial quando associada com doença cardíaca mais extensa, comorbidades e evidência de aumento do átrio esquerdo. Costuma haver necessidade de ablação mais extensa, incluindo áreas que provavelmente permitem reentrada e/ou manutenção da FA fora do antro venoso pulmonar, mas adjacente a ele. Não há uma estratégia comprovada para seleção de alvos para ablação fora da região antral da veia pulmonar, e várias estratégias têm sido testadas. A ablação de áreas de atividade rápida durante a FA e a criação de linhas de ablação para bloquear a condução através de regiões dos átrios não mostraram melhorar o desfecho em pacientes não selecionados. Outros alvos de ablação incluem focos fora das veias pulmonares que disparam em resposta a altas doses de isoproterenol, áreas de fibrose atrial e regiões com ativação repetitiva rotacional ou focal durante a FA. Frequentemente, mais de um procedimento de ablação é necessário para manter o ritmo sinusal em pacientes com FA persistente e FA persistente

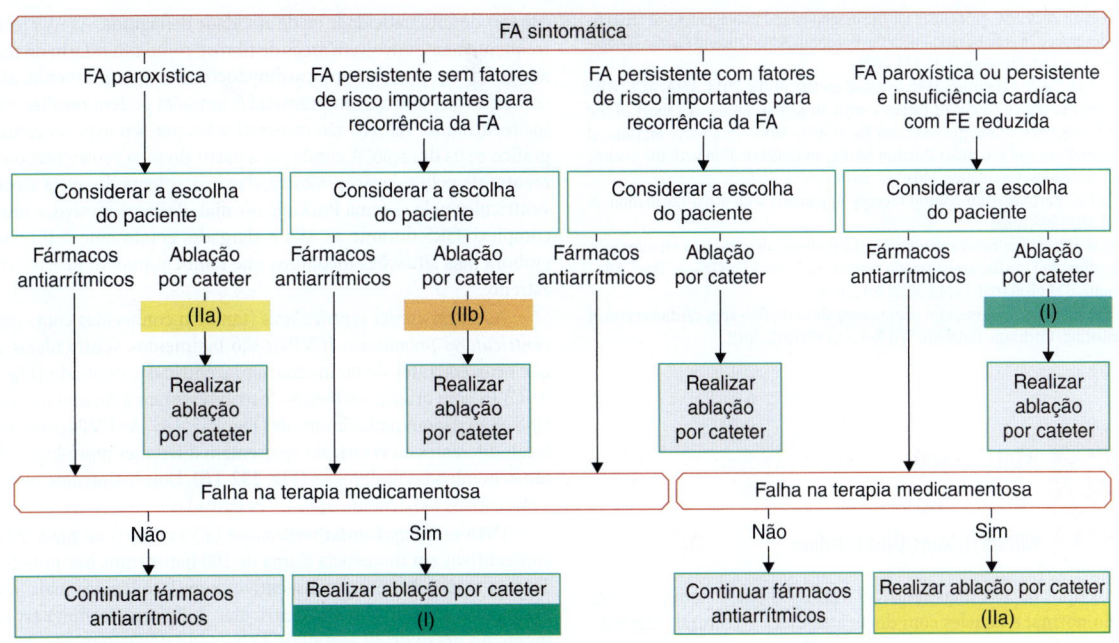

FIGURA 251-5 **Estratégia de controle de ritmo para fibrilação atrial (FA) sintomática.** Este gráfico delineia o manejo baseado em diretrizes dos pacientes com FA sintomática. Como apresentado na Tabela 251-1, o primeiro passo é a determinação da natureza temporal da FA do paciente (paroxística vs. persistente) e de quaisquer fatores de risco associados para recorrência da FA, como as dimensões anatômicas do átrio esquerdo. Então, é tomada uma decisão em relação ao controle do ritmo baseado em ablação clínica *versus* ablação por cateter, com recomendações sobre quando considerar a ablação por cateter com base nas recomendações das diretrizes (classe IIa para paroxística, IIb para persistente sem grandes riscos de recorrência ou FA de qualquer tipo em pacientes com insuficiência cardíaca com fração de ejeção [FE] reduzida, classe I). Observe a importância da escolha do paciente, bem como das decisões subsequentes de considerar a ablação com cateter quando os fármacos falham. *(G Hindricks et al: 2020 ESC Guidelines for the diagnosis and management of atrial fibrillation developed in collaboration with the European Association of Cardio-Thoracic Surgery [EACTS]. Eur Heart J 42:17, 2020. Traduzida e reimpressa com autorização da Oxford University Press em nome da European Society of Cardiology.)*

de longa duração devido à falta de durabilidade da lesão e substrato atrial complexo com fontes fora das veias pulmonares que podem ser tratadas de forma incompleta na sessão inicial de ablação (Fig. 251-5).

A ablação com cateter tem 2 a 7% de risco de complicações maiores relacionadas ao procedimento, com a tendência de longo prazo sugerindo uma melhora estável nos índices de complicações. As taxas de complicação são claramente mais baixas com operadores e centros com alto volume de procedimentos. As complicações, incluindo AVC (0,5-1%), tamponamento cardíaco (1%), paralisia no nervo frênico, sangramento no sítio de acesso femoral e sobrecarga de volume com insuficiência cardíaca, podem surgir 1 a 3 dias após o procedimento. É importante ressaltar o potencial de apresentação tardia de algumas complicações. A ablação no interior da VP pode causar estenose dessas veias, que se manifesta com dispneia ou hemoptise semanas a meses após o procedimento. O esôfago está em contato com a parede posterior do átrio esquerdo, estando sujeito à lesão, e úlceras esofágicas podem se formar logo após o procedimento, raramente levando à formação de fístulas entre o átrio esquerdo e o esôfago (incidência estimada em < 0,1%), que se apresentam na forma de endocardite e AVC em 10 dias a 3 semanas após o procedimento. O diagnóstico precoce de fístula atrioesofágica é importante, uma vez que o diagnóstico tardio leva à morte. O diagnóstico é feito por tomografia computadorizada (TC) torácica com o uso de contraste hidrossolúvel oral e intravenoso. A endoscopia deve ser evitada em pacientes com suspeita de fístula devido ao risco de embolia aérea ou por líquidos esofágicos. O reparo definitivo da fístula atrioesofágica por cirurgia cardiotorácica de emergência é necessário.

A ablação cirúrgica da FA é realizada mais frequentemente de forma concomitante com a cirurgia valvar ou de artéria coronária e menos comumente como um procedimento isolado. Todavia, em pacientes com FA persistente, procedimentos cirúrgicos ou híbridos (uma combinação de uma abordagem cirúrgica e por cateter, mais frequentemente em procedimentos separados) parecem ter eficácia comparável à ablação com cateter. Os riscos incluem lesão do nó sinusal necessitando de implante de marca-passo e maior morbidade com a ablação cirúrgica. A remoção cirúrgica do apêndice atrial esquerdo pode reduzir o risco de AVC, embora trombos possam se formar no remanescente do apêndice ou se o apêndice não for completamente ligado.

FATORES DE RISCO E IMPACTO DO ESTILO DE VIDA NA FIBRILAÇÃO ATRIAL

Há forte evidência de que a FA está associada a obesidade, hipertensão, uso excessivo de álcool e apneia do sono. O tratamento agressivo desses fatores de risco pode reduzir substancialmente os episódios de FA em alguns pacientes e está indicado para todos os pacientes, já que os benefícios adicionais para o paciente provavelmente vão além da melhora da FA. A quantidade de exercício parece ter uma relação complexa com o risco de desenvolvimento de FA. Em homens, há uma curva em forma de "U" na qual o risco de FA é alto entre aqueles com estilos de vida sedentários e aqueles que participam extensamente de exercícios de resistência, como corrida ou ciclismo de longa distância. O exercício moderado parece conferir um menor risco de FA. Por outro lado, em mulheres, há uma relação linear entre o exercício e o risco de FA, com esse risco diminuindo continuamente com o aumento da atividade física. Embora a ingestão de cafeína seja frequentemente invocada como um risco para o desenvolvimento de FA ou como um gatilho para episódios de FA em pacientes com diagnóstico de FA conhecido, grandes estudos de coorte demonstraram, em contrapartida, uma diminuição modesta no risco de FA com ingestão modesta de cafeína. Outros fatores de risco propostos estão sendo avaliados, inclusive o estresse psicológico. A predisposição genética para FA é observada naqueles com parentes de primeiro grau com FA, e um pequeno subgrupo de pacientes com FA pode ser determinado como tendo uma forma familiar de FA.

Há uma ênfase crescente em uma abordagem integrada para o manejo de pacientes com FA, com manejo coordenado de modificação de fatores de risco, prevenção de AVC, controle de frequência, controle de ritmo e manejo de comorbidades associadas de importância crítica.

Agradecimento Gregory F. Michaud e William G. Stevenson contribuíram para este capítulo na 20ª edição, e parte dessa contribuição foi utilizada neste capítulo.

LEITURAS ADICIONAIS

BLUM S et al: Incidence and predictors of atrial fibrillation progression: A systematic review and meta-analysis. Heart Rhythm 16:502, 2019.

HINDRICKS G et al: 2020 ESC guidelines for the diagnosis and management of atrial fibrillation developed in collaboration with the European Association of Cardio-Thoracic Surgery (EACTS). Eur Heart J 42:373, 2021.

JANUARY CT et al: 2019 AHA/ACC/HRS focused update of the 2014 AHA/ACC/HRS guideline for the management of patients with atrial fibrillation: A report of the American College of Cardiology/American Heart Association Task Force on Clinical Practice Guidelines and the Heart Rhythm Society in Collaboration with the Society of Thoracic Surgeons. Circulation 140:e125, 2019.

KIRCHHOF P et al: Early rhythm-control therapy in patients with atrial fibrillation. N Engl J Med 383:1305, 2020.

PACKER DL et al: Effect of catheter ablation vs antiarrhythmic drug therapy on mortality, stroke, bleeding, and cardiac arrest among patients with atrial fibrillation: The CABANA randomized clinical trial. JAMA 321:1261, 2019.

VALEMBOIS L et al: Antiarrhythmics for maintaining sinus rhythm after cardioversion of atrial fibrillation. Cochrane Database Syst Rev 9:CD005049, 2019.

252 Abordagem às arritmias ventriculares

William H. Sauer, Usha B. Tedrow

Há inúmeros tipos de arritmias ventriculares (AVs) que afetam pacientes com coração normal e aqueles com doença cardíaca estrutural, variando de formas benignas até potencialmente fatais. Uma compreensão da abordagem a essas arritmias é fundamental para ser adequadamente parcimonioso com as formas benignas, enquanto se entende uma abordagem para as formas malignas.

TIPOS DE ARRITMIAS VENTRICULARES

As AVs se originam de focos locais ou de circuitos reentrantes. As AVs focais podem se originar de células miocárdicas ou das células de Purkinje capazes de automaticidade ou de atividade deflagrada. As AVs reentrantes frequentemente envolvem áreas de fibrose como um infarto do miocárdio antigo ou um processo miocardiopático. Menos comumente, as vias de condução de Purkinje comprometidas também podem resultar em circuitos reentrantes. As AVs são caracterizadas por seu aspecto eletrocardiográfico e sua duração. A condução a partir do foco ventricular ou circuito reentrante pelo miocárdio ventricular é mais lenta do que a ativação dos ventrículos pelo sistema Purkinje normal. Por esse motivo, a duração do complexo QRS durante as AVs é alargado, geralmente > 0,12 segundo, embora haja situações incomuns que também podem ocorrer com QRS estreito.

As *extrassístoles ventriculares* (também conhecidas como *contrações ventriculares prematuras* [CVPs]) são batimentos ventriculares isolados que ocorrem antes do batimento supraventricular esperado (**Fig. 252-1**). As CVPs com origem no mesmo foco apresentam a mesma morfologia de QRS e são denominadas unifocais (**Fig. 252-1A**). As CVPs com origem em locais diferentes do ventrículo apresentam diferentes morfologias de QRS e são denominadas multifocais (**Fig. 252-1B**). Dois batimentos ventriculares consecutivos são denominados CVPs pareadas.

Define-se *taquicardia ventricular* (*TV*) como 3 ou mais batimentos consecutivos em frequência acima de 100 batimentos por minuto (bpm). Três ou mais batimentos consecutivos com frequências mais baixas são designados como ritmo idioventricular. A TV que termina espontaneamente no prazo de 30 segundos é chamada *não sustentada*, enquanto a TV sustentada é aquela que persiste por mais de 30 segundos ou que termina após intervenção ativa, como administração de medicação intravenosa, cardioversão externa ou estimulação, estimulação antitaquicardia ou choque produzido por cardioversor desfibrilador implantável (CDI) (**Fig. 252-2**).

A *TV monomórfica* apresenta o mesmo complexo QRS a cada batimento, indicando que a sequência de ativação é a mesma em todos os batimentos e que todos os batimentos têm a mesma origem (**Fig. 252-3A**). O sítio

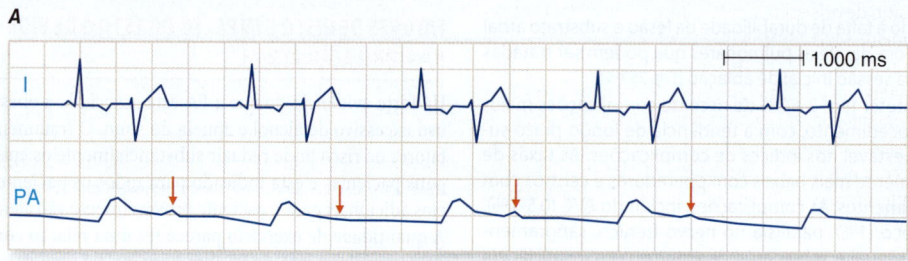

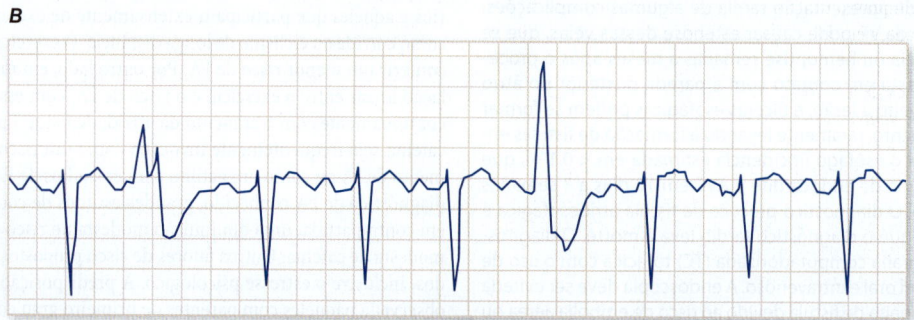

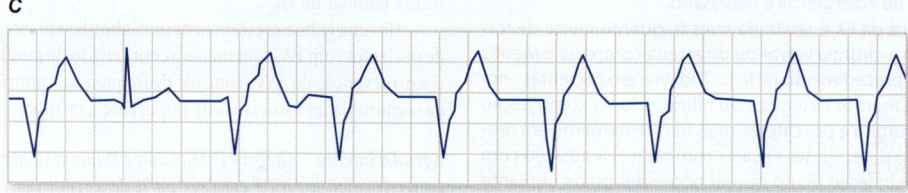

FIGURA 252-1 **A.** Contrações ventriculares prematuras (CVPs) unifocais em frequência bigeminada. A figura revela o traçado do eletrocardiograma na derivação I e a pressão arterial (PA). Os batimentos sinusais são seguidos por onda arterial normal. A onda de PA que se segue aos batimentos prematuros é reduzida (*setas*) e imperceptível à palpação. O pulso nesse paciente é registrado como metade da frequência cardíaca. **B.** CVPs multifocais. As duas CVPs apresentam morfologias diferentes. **C.** Exemplo de ritmo idioventricular acelerado. (Ver texto para detalhes.)

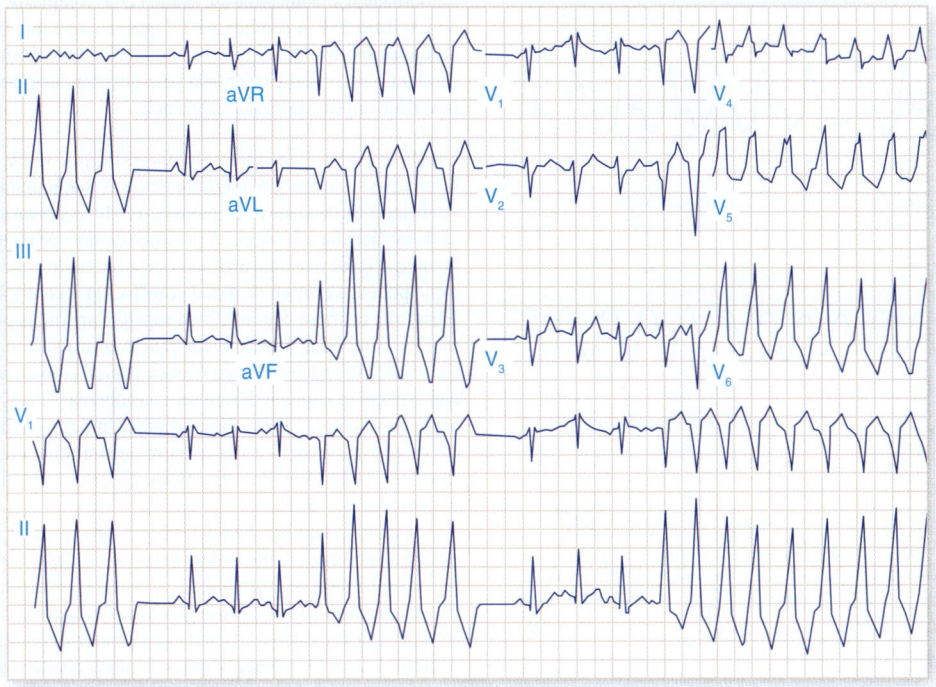

FIGURA 252-2   Taquicardia ventricular (TV) monomórfica repetitiva não sustentada originada na via de saída do ventrículo direito. A TV tem um padrão de bloqueio de ramo esquerdo com eixo inferior com complexos QRS altos nas derivações inferiores.

inicial da ativação ventricular determina, em grande parte, a sequência de ativação dos ventrículos. Portanto, a morfologia do QRS nas CVPs e na TV monomórfica indica o sítio de origem nos ventrículos **(Fig. 252-4)**. A provável origem frequentemente sugere se a arritmia é idiopática ou se está associada a alguma doença estrutural. As arritmias com origem no ventrículo direito ou no septo resultam em ativação tardia de boa parte do ventrículo esquerdo e, consequentemente, produzem uma onda S proeminente em V_1 referida como tendo uma configuração semelhante à do bloqueio de ramo esquerdo. As arritmias com origem na parede livre do ventrículo esquerdo apresentam uma deflexão positiva acentuada em V_1, produzindo uma morfologia semelhante à do bloqueio de ramo direito em V_1. O eixo do QRS no plano frontal também é útil. Um eixo dirigido para baixo (indicado por ondas R dominantes em DII, DIII e aVF) sugere ativação inicial na parte cranial do ventrículo, enquanto um eixo no plano frontal direcionado para cima (ondas S dominantes em DII, DIII e aVF) sugere ativação inicial na parede inferior.

A TV monomórfica de alta frequência tem aspecto sinusoidal e também é chamada flutter *ventricular*, uma vez que não é possível distinguir entre o complexo QRS e a onda T **(Fig. 252-3B)**. As TVs sinusoidais de frequência relativamente baixa apresentam QRS amplo indicativo de condução ventricular mais lenta **(Fig. 252-3C)**. Entre as causas estão a hiperpotassemia, a toxicidade por efeito excessivo de medicamentos que bloqueiam os canais de sódio (p. ex., flecainida, propafenona ou antidepressivos tricíclicos) e a isquemia miocárdica global grave.

A *TV polimórfica* apresenta morfologia de QRS que muda continuamente, indicando alteração na sequência de ativação ventricular. A TV polimórfica que ocorre no contexto de prolongamento do intervalo QT congênito ou adquirido costuma apresentar amplitudes de QRS que aumentam e diminuem, criando um desvio de eixo característico conhecido pela expressão francesa *torsades de pointes* **(Fig. 252-3D)**.

A *fibrilação ventricular* (*FV*) apresenta ativação irregular contínua sem complexos QRS distintos. Em pacientes suscetíveis, a TV monomórfica ou polimórfica pode evoluir para FV. A isquemia cardíaca é a causa mais comum de FV **(Fig. 252-3E)**.

O termo *arritmia ventricular idiopática* geralmente se refere a CVPs ou TVs que ocorrem em pacientes com eletrocardiograma (ECG) normal, sem cardiopatia estrutural e que não estão associadas a uma síndrome genética subjacente ou a risco de morte súbita.

MANIFESTAÇÕES CLÍNICAS

Entre os sintomas comuns das AVs estão palpitações, vertigem, intolerância aos exercícios, episódios de tontura, síncope ou parada cardíaca súbita que pode levar à morte súbita se não for ressuscitado. Essas arritmias também podem ser assintomáticas e encontradas inesperadamente na forma de pulso ou batimentos cardíacos irregulares ao exame ou encontradas em ECG de rotina, teste ergométrico ou monitoramento cardíaco com ECG. Ocasionalmente, quando ocorre uma CVP a cada batimento normal (*bigeminismo*), a medida da frequência cardíaca no pulso pode ser erroneamente baixa (*pseudobradicardia*) porque as CVPs podem não gerar uma onda de pulso separada.

A síncope é um sintoma preocupante, particularmente quando ocorre sem pródromos, durante o exercício ou diante de um ECG anormal ou uma doença cardíaca estrutural. Esses episódios podem ser causados por TV que produz hipotensão grave, gerando preocupação pelo risco de parada cardíaca e morte súbita com arritmia recorrente. Embora processos benignos, como episódios mediados por reflexo neurocardiogênico (vasovagal) e hipotensão ortostática, sejam as causas mais comuns de síncope, é importante considerar a possibilidade de cardiopatia subjacente ou uma síndrome genética como causa da TV. Quando houver suspeita dessas condições, há indicação de hospitalização para monitoramento e investigação complementar.

A TV sustentada pode apresentar-se como taquicardia com complexos QRS amplos que deve ser distinguida de taquicardia supraventricular com aberrância **(Cap. 246)**. Os sintomas podem ser menores, mas mais comumente incluem hipotensão com síncope e mesmo parada cardíaca iminente. A TV sustentada pode degenerar-se em FV, particularmente se for polimórfica e tiver frequência muito rápida. Muitos pacientes em risco de TV têm cardiopatia diagnosticada e muitos podem ter um CDI. Nos pacientes com CDI, episódios de TV podem desencadear sensação de desmaio, palpitações ou síncope que podem ser seguidos por choque produzido pelo CDI (ver adiante).

AVALIAÇÃO DE PACIENTES COM ARRITMIAS VENTRICULARES DOCUMENTADAS OU SUSPEITADAS

Há várias considerações importantes que orientam a avaliação de pacientes com AVs documentadas ou suspeitadas. Primeiro, deve-se estabelecer se a AV é a causa dos sintomas ou da apresentação clínica. Segundo, deve-se

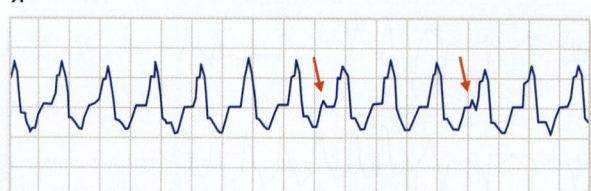
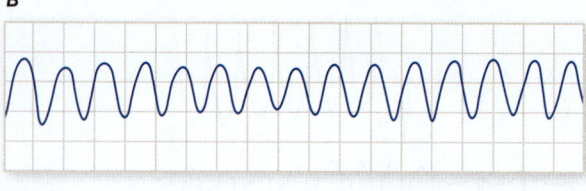
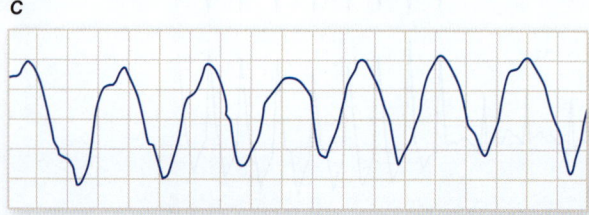
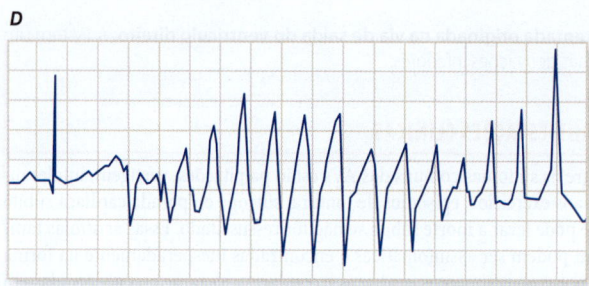
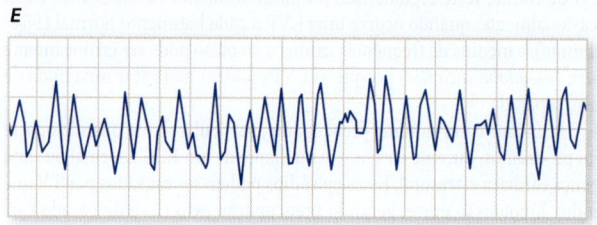

FIGURA 252-3 **A.** Taquicardia ventricular (TV) monomórfica com ondas P dissociadas (*setas menores*). **B.** *Flutter* ventricular. **C.** TV sinusoidal causada por distúrbio eletrolítico ou por efeito de fármacos. **D.** TV polimórfica resultante de prolongamento do intervalo QT (TV tipo *torsades de pointes*). **E.** Fibrilação ventricular. (Ver texto para detalhes.)

A abordagem à taquicardia sustentada com complexos amplos é discutida no Capítulo 254. A conduta na TV que causa parada cardíaca é discutida no Capítulo 306. Quando a estabilidade hemodinâmica for restaurada, a conduta a partir daí é orientada pela possibilidade de uma recorrência e pelo risco imposto por essa recorrência.

AVALIAÇÃO DO PACIENTE COM SINTOMAS DE ARRITMIA

Quando os sintomas são intermitentes, a avaliação inicial tem por objetivo estabelecer a gravidade dos sintomas, os fatores desencadeantes e a presença de cardiopatia subjacente. A presença de síncope ou quase síncope traz a preocupação de que uma arritmia esteja causando episódios de hipotensão e que pode haver risco de parada cardíaca se a condição persistir. Os sintomas que ocorrem com o esforço sugerem arritmias provocadas por estimulação simpática, mas também podem estar relacionados com isquemia por esforço em pacientes com doença arterial coronariana, embora causas não arrítmicas também devam ser consideradas. Uma história anterior de qualquer doença cardíaca é importante. Uma revisão de todas as medicações é relevante. Medicações que prolongam o intervalo QT predispõem à ocorrência de TV polimórfica (Cap. 255). Os estimulantes adrenérgicos podem provocar CVPs.

A história familiar deve determinar a presença de doença arterial coronariana prematura, miocardiopatia ou arritmias cardíacas, em particular se houver história de morte súbita. A história familiar também pode sugerir uma possibilidade de causa genética para uma arritmia, o que indica considerações cuidadosas. Detalhes sobre mortes prematuras são bastante relevantes. Com frequência, vítimas de morte súbita são consideradas com um diagnóstico de "ataque cardíaco fulminante", a despeito da ausência de uma confirmação definitiva de infarto agudo do miocárdio trombótico e da possibilidade de ter ocorrido por outras causas, como uma arritmia.

O exame físico se concentra em evidência de cardiopatia estrutural com a avaliação do pulso arterial, do pulso venoso jugular, dos campos pulmonares e da ausculta cardíaca. Estigmas de doença neuromuscular ou características dismórficas podem sugerir uma síndrome arrítmica genética.

Um ECG de 12 derivações deve ser obtido mesmo quando o paciente não está tendo sintomas no momento da avaliação. Ocasionalmente são detectadas CVPs. Os pacientes com arritmias idiopáticas benignas geralmente têm ECG totalmente normal durante ritmo sinusal. Qualquer anormalidade ao ECG requer mais investigação. Achados particularmente relevantes incluem ondas Q indicando infarto agudo do miocárdio prévio, que pode ter sido silencioso, e hipertrofia ventricular, que pode indicar miocardiopatia hipertrófica ou outra doença dos ventrículos. Um achado eletrocardiográfico é a principal manifestação diagnóstica de várias síndromes genéticas com arritmia em pacientes sem cardiopatia estrutural, incluindo a síndrome do QT longo, a síndrome de Brugada e a síndrome do QT curto.

Se houver suspeita de cardiopatia estrutural, os exames de imagem cardíaca estão indicados para avaliar a função e a estrutura ventricular. A ecocardiografia transtorácica é usada mais frequentemente para a avaliação inicial. A redução na função ventricular aumenta a preocupação com o risco de morte súbita e justifica a avaliação adicional para estabelecer a causa, que pode ser miocardiopatia, doença arterial coronariana ou doença cardíaca valvar. O espessamento ventricular pode indicar miocardiopatia hipertrófica ou doenças infiltrativas, como a amiloidose. A ressonância magnética cardíaca contrastada com gadolínio fornece uma avaliação similar, mas também pode detectar áreas de fibrose ventricular, evidentes como regiões de hiper-realce tardio, que geralmente estão presentes em pacientes que apresentam TV monomórfica sustentada (Fig. 252-5). A natureza e a localização das anormalidades são úteis para avaliar o tipo de cardiopatia. Deve-se proceder à investigação para excluir doença arterial coronariana aterosclerótica nos pacientes em risco, definida por faixa etária e outros fatores de risco.

OPÇÕES DE TRATAMENTO PARA ARRITMIAS VENTRICULARES

O tratamento das AVs é orientado pela gravidade e pela frequência dos sintomas. Para alguns, a tranquilização e a remoção de fatores de agravamento (p. ex., cafeína) são suficientes. Nas arritmias associadas a risco de morte súbita, o implante de CDI geralmente está indicado e irá fornecer uma "rede de proteção" para terminar TV ou FV com risco de morte, evitando a morte súbita, mas sem prevenir a arritmia. Quando a supressão da arritmia é necessária, a terapia com antiarrítmicos ou a ablação por cateter são considerações importantes.

determinar se a arritmia está associada a uma doença cardíaca e estabelecer o significado prognóstico dessa doença, em particular se estiver associada a risco de morte súbita cardíaca. Finalmente, deve-se definir a probabilidade de recorrência da arritmia e os sintomas e riscos impostos pela recorrência. O risco de parada cardíaca e de morte súbita cardíaca é amplamente determinado pela causa da arritmia e pela doença cardíaca subjacente associada.

O diagnóstico de AV pode ser estabelecido por meio do registro da arritmia em ECG, com um monitor cardíaco ambulatorial ou implantado, por meio de um equipamento de controle de ritmo implantado, como um marca-passo ou um CDI; ou, em alguns casos, iniciando a arritmia durante estudo eletrofisiológico. Um ECG de 12 derivações deve ser realizado assim que possível e com frequência irá indicar pistas sobre o sítio de origem e sobre a possível presença de cardiopatia subjacente (ver anteriormente) (Fig. 252-4).

Em pacientes com taquicardia sustentada com complexos amplos, o tratamento inicial é orientado pela estabilidade hemodinâmica do paciente.

os canais iônicos, a maioria tem múltiplos efeitos, afetando mais de um canal.

BLOQUEADORES β-ADRENÉRGICOS

Muitas AVs são sensíveis à estimulação simpática, e a estimulação β-adrenérgica também reduz os efeitos eletrofisiológicos de muitos medicamentos antiarrítmicos com atividade na membrana. A segurança dos betabloqueadores torna esses medicamentos a primeira opção de tratamento para a maioria das AVs. Eles são particularmente úteis para as arritmias induzidas por exercício e para as arritmias idiopáticas, mas sua eficácia é limitada para a maioria das arritmias associadas a cardiopatias. As bradiarritmias e os efeitos inotrópicos negativos são os principais efeitos adversos cardíacos.

BLOQUEADORES DOS CANAIS DE CÁLCIO

Os bloqueadores dos canais de cálcio não di-hidropiridínicos, diltiazém e verapamil, podem ser eficazes em alguns casos de TV idiopática. O risco de pró-arritmia é baixo, mas eles possuem efeitos inotrópico negativo e vasodilatador que podem agravar a hipotensão.

BLOQUEADORES DO CANAL DE SÓDIO

Entre os medicamentos cujo principal efeito é mediado por bloqueio do canal de sódio estão mexiletina, quinidina, disopiramida, flecainida e propafenona, disponíveis para terapia crônica por via oral. O bloqueio da corrente de entrada rápida de sódio tem sido referido como efeito antiarrítmico de classe I. As ações antiarrítmicas são resultado de depressão da condução cardíaca e de excitabilidade da membrana. A diminuição da velocidade de condução pode manifestar-se como um prolongamento da duração do QRS. Lidocaína, quinidina e procainamida estão disponíveis em apresentações para uso intravenoso. Quinidina, disopiramida e procainamida também têm efeito bloqueador dos canais de potássio que prolonga o intervalo QT (ação antiarrítmica de classe III), o que contribui para o seu efeito antiarrítmico. Esses agentes têm potencial de efeitos pró-arrítmicos e, com a possível exceção da quinidina, também apresentam efeito inotrópico negativo que pode contribuir para o aumento da mortalidade observado quando administrados cronicamente a pacientes com infarto agudo do miocárdio prévio. O tratamento em longo prazo geralmente é evitado em pacientes com cardiopatia estrutural, mas há indicação de uso para reduzir arritmias sintomáticas nos pacientes com CDI.

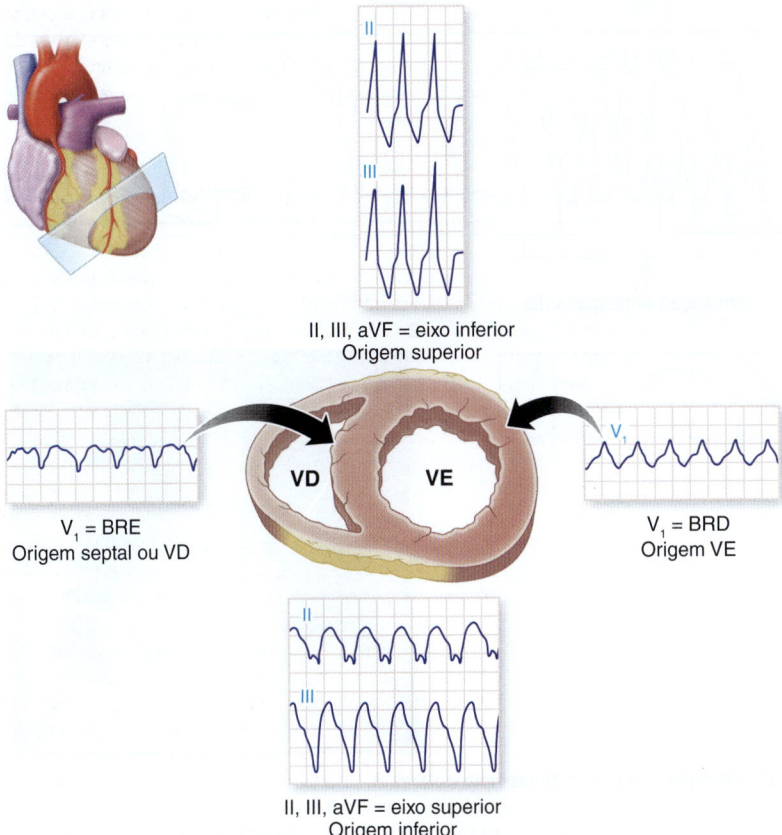

FIGURA 252-4 **Local de origem da taquicardia ventricular com base na morfologia do QRS.** (Ver texto para detalhes.) BRD, bloqueio de ramo direito; BRE, bloqueio de ramo esquerdo; VD, ventrículo direito; VE, ventrículo esquerdo.

FÁRMACOS ANTIARRÍTMICOS

O uso de antiarrítmicos é indicado com base na ponderação de riscos e benefícios potenciais para cada paciente. A eficácia e os efeitos colaterais para cada paciente não são previsíveis e são avaliados por teste terapêutico individual. Os efeitos adversos são principalmente não cardíacos e menores, mas às vezes podem ser graves o suficiente para limitar seu uso. Os efeitos colaterais cardíacos, contudo, incluem o potencial para "pró-arritmia", por meio do qual um fármaco pode aumentar a frequência da arritmia ou causar uma nova arritmia. O agravamento de bradiarritmias também é uma preocupação comum. Embora fármacos antiarrítmicos sejam classificados com base nas suas ações sobre os receptores ou sobre

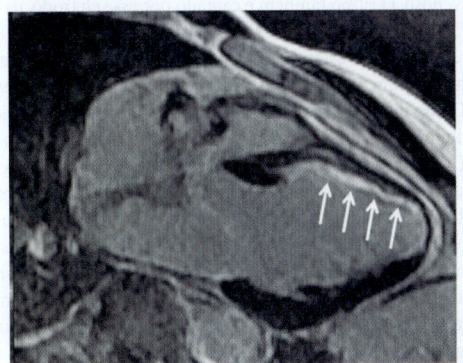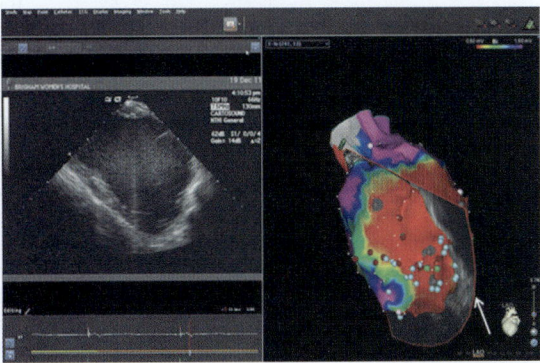

FIGURA 252-5 **Exames de imagem no ventrículo esquerdo (VE) usados para auxiliar na ablação para tratamento de taquicardia ventricular (TV).** No *painel à esquerda*, imagem de ressonância magnética com corte longitudinal revelando adelgaçamento da parede anterior e realce tardio de gadolínio em cicatriz subendocárdica (*setas brancas*). O *painel do meio* mostra imagem bidimensional do VE no eixo longitudinal correspondendo ao setor que atravessa o meio do VE (*seta na figura do painel à direita*) obtida por sonda de ecocardiografia intracardíaca posicionada no ventrículo direito. O *painel à direita* mostra um mapa eletroanatômico tridimensional do VE em projeção oblíqua anterior esquerda. A cor púrpura indica as áreas com voltagem normal (> 1,5 mV). As cores azul, verde e amarela representam voltagens progressivamente menores, com as áreas em vermelho indicando fibrose (< 0,5 mV). Canais de miocárdio viável com condução lenta no interior da fibrose são identificados com pontos em azul-claro. As áreas de ablação das regiões envolvidas com a TV por reentrada estão indicadas por pontos na cor marrom.

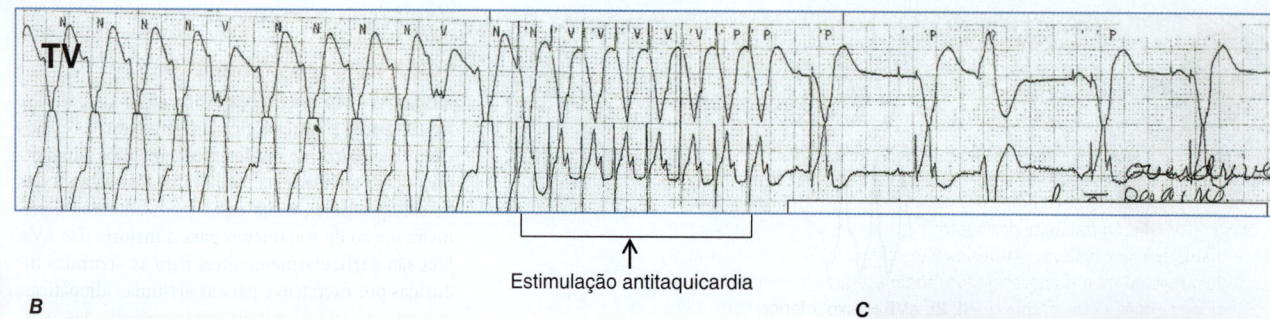
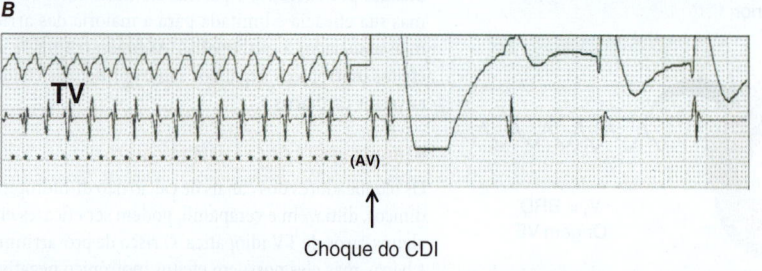
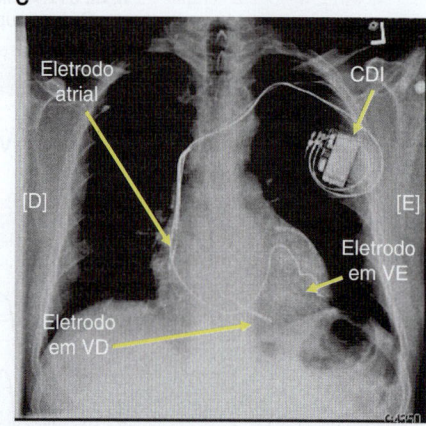

FIGURA 252-6 Cardioversor desfibrilador implantável (CDI) e terapias para as arritmias ventriculares. **A.** Uma taquicardia ventricular (TV) monomórfica é encerrada por uma sequência de impulsos com frequência acima daquela da TV (estimulação antitaquicardia). **B.** Uma TV rápida é revertida com choque de alta voltagem (seta). A radiografia do tórax no painel **C** mostra os componentes do CDI com capacidade de estimulação biventricular. São mostrados: gerador do CDI no tecido subcutâneo na região superior esquerda do tórax; eletrodos de estimulação no átrio direito e no ramo ventricular esquerdo (VE) do seio coronariano (eletrodo de VE); e eletrodo de estimulação/desfibrilação no ventrículo direito (VD) (eletrodo de VD).

BLOQUEADORES DO CANAL DE POTÁSSIO

O sotalol e a dofetilida bloqueiam o canal retificador tardio de potássio I_{Kr}, prolongando a duração do potencial de ação (intervalo QT) e o período refratário cardíaco, conhecido como efeito antiarrítmico de classe III. O sotalol também possui atividade bloqueadora β-adrenérgica não seletiva. Foi demonstrado que o sotalol possui efeito discreto na redução dos choques de CDI desencadeados por arritmias atriais e ventriculares. A pró-arritmia devido à TV polimórfica, *torsades de pointes*, que é associada a prolongamento de QT, ocorre em 3 a 5% dos pacientes. Sotalol e dofetilida são excretados pelos rins e há necessidade de ajuste da dose ou de evitar o uso em caso de insuficiência renal. Esses medicamentos devem ser evitados em pacientes com outros fatores de risco para *torsades de pointes*, incluindo prolongamento de QT, hipopotassemia e bradicardia significativa.

AMIODARONA

A amiodarona bloqueia múltiplas correntes iônicas cardíacas e tem atividade simpaticolítica. É o fármaco antiarrítmico mais eficaz para supressão de AVs. Deve ser administrada por via intravenosa em caso de arritmia com risco de morte. Na terapia crônica por via oral, os efeitos eletrofisiológicos se desenvolvem ao longo de vários dias. Ela é mais eficaz do que o sotalol na redução dos choques por CDI e, frequentemente, é usada para AVs em pacientes com cardiopatia. As bradiarritmias são o principal efeito adverso. É possível haver efeito pró-arrítmico ventricular, mas a TV tipo *torsades de pointes* é rara. As toxicidades não cardíacas representam um grande problema e contribuem para a suspensão do medicamento em cerca de 33% dos pacientes em terapia de longo prazo. Hiper ou hipotireoidismo estão relacionados com o conteúdo de iodo do fármaco. Pneumonite ou fibrose pulmonar ocorrem em aproximadamente 1% dos pacientes. A fotossensibilidade é comum, e podem ocorrer neuropatia e toxicidade ocular. A monitoração sistemática é recomendada durante a terapia crônica, incluindo avaliação da tireoide, do fígado e de toxicidade pulmonar. A administração intravenosa de amiodarona por meio de veia periférica por mais de 24 horas pode causar tromboflebite periférica grave. A dronedarona apresenta similaridades estruturais com a amiodarona, mas sem o componente de iodo. A eficácia para AVs é baixa, e a dronedarona aumenta a mortalidade nos pacientes com insuficiência cardíaca, de modo que geralmente não é usada para tratamento das AVs.

CARDIOVERSOR DESFIBRILADOR IMPLANTÁVEL

Os CDIs detectam TV sustentada, com base amplamente na frequência cardíaca e, então, terminam a arritmia. Nos equipamentos transvenosos, a FV é terminada por um choque aplicado entre um eletrodo no ventrículo direito e o gerador de pulso no CDI. O eletrodo pode fornecer estímulo para tratar bradicardia, se necessário. Essa forma transvenosa de CDI tem as desvantagens de causar oclusão vascular risco de fratura do eletrodo, endocardite no evento de infecção e dificuldade de remoção. A TV monomórfica geralmente pode ser terminada com uma sequência de estimulação rápida, com frequência acima da TV, conhecida como estimulação antitaquicardia (EAT) **(Fig. 252-6A)**. Se a EAT não for bem-sucedida ou não estiver programada, como costuma ser o caso para TV rápida ou FV, um choque é aplicado **(Fig. 252-6B)**. Os CDIs também podem ser subcutâneos, sem um eletrodo transvenoso. O ritmo também é captado por esse eletrodo, de modo similar ao ECG de superfície. O eletrodo é colocado sobre o tórax esquerdo com uma bobina paralela ao esterno. Apenas choques podem ser fornecidos a partir de um CDI subcutâneo, e a estimulação não é possível. A despeito do tipo de CDI, os choques são dolorosos se o paciente estiver consciente. Os CDIs são altamente eficazes para o término da TV. A complicação mais comum do CDI é a aplicação de terapia desnecessária (EAT ou choque) em resposta à taquicardia supraventricular rápida detectada inadequadamente ou a ruído elétrico como resultado de fratura no eletrodo do CDI ou interferência eletromagnética a partir de uma fonte externa. Os CDIs registram e armazenam eletrogramas de episódios de arritmias que podem ser recuperados pela análise do CDI, que pode ser feita por via remota e comunicada pela internet. Essa avaliação é essencial após um choque pelo CDI para determinar o diagnóstico da arritmia e excluir uma terapia desnecessária. A infecção do equipamento é um problema importante no longo prazo e ocorre em cerca de 1% dos pacientes. O risco pode ser menor nos implantes subcutâneos.

Os CDIs reduzem a mortalidade em pacientes em risco de morte súbita em razão de cardiopatia estrutural. Em todos os casos, os CDIs somente são recomendados se houver expectativa de sobrevida de pelo menos 1 ano com capacidade funcional aceitável. A exceção são os casos de pacientes com cardiopatia terminal que estejam aguardando transplante cardíaco fora do hospital ou que tenham prolongamento de QRS com bloqueio de ramo esquerdo, situação em que é provável haver melhora da função ventricular com a ressincronização cardíaca por meio de CDI biventricular **(Fig. 252-6C)**. Nesses casos, um CDI pode estar indicado a despeito do prognóstico reservado. Um sistema de CDI portátil, com eletrodos incorporados em uma veste e uma bateria externa, também está disponível para uso em curto prazo em pacientes que dependem de decisão a respeito de implante de um sistema permanente.

Apesar da interrupção imediata da TV ou da FV pelo CDI, a ocorrência dessas arritmias é preditora de maior mortalidade e maior risco de insuficiência cardíaca. Portanto, a ocorrência de TV ou de FV deve determinar a investigação imediata das possíveis causas, incluindo agravamento de insuficiência cardíaca, distúrbios eletrolíticos e isquemia. Choques repetidos, mesmo quando apropriados, podem induzir transtorno de estresse pós-traumático. A terapia com medicamentos antiarrítmicos, principalmente a amiodarona, ou a ablação por cateter com frequência são necessárias para supressão de arritmias recorrentes. O tratamento com medicamentos antiarrítmicos pode alterar a frequência da TV e a energia necessária para a desfibrilação, o que implica modificar a programação nos algoritmos do CDI para detecção e aplicação de tratamento.

ABLAÇÃO POR CATETER PARA TAQUICARDIA VENTRICULAR

A ablação por cateter geralmente é realizada por meio da aplicação de uma corrente de radiofrequência para produzir lesão térmica por calor resistivo ao tecido cardíaco responsável pela arritmia. Um cateter-eletrodo é usado para mapear a atividade elétrica local e identificar o miocárdio ventricular que está causando a arritmia, chamado de substrato da arritmia. O tamanho e a localização do substrato da arritmia definem a facilidade e a probabilidade de efetividade do procedimento, assim como as possíveis complicações. Quando a arritmia se origina do endocárdio, como é mais comum, o local pode ser alcançado por abordagem endovascular por meio da veia ou da artéria femoral. Menos comumente, a arritmia se origina do subepicárdio, e a punção pericárdica percutânea, similar a uma pericardiocentese, é necessária para inserir um cateter no espaço pericárdico para mapeamento e ablação. Em pacientes com TV relacionada com cicatriz de infarto prévio ou miocardiopatia, os alvos da ablação são as regiões anormais de fibrose. Como essas cicatrizes frequentemente contêm múltiplos circuitos de reentrada em regiões relativamente grandes, há necessidade de ablação de áreas extensas, que costumam ser identificadas como regiões de baixa voltagem nas imagens de reconstrução anatômica do ventrículo **(Fig. 252-5)**.

Em geral, a ablação com cateter é realizada em pacientes com AVs recorrentes associadas à função cardíaca comprometida, e a mortalidade relacionada ao procedimento nesses casos é de 0,5 a 3%. Os resultados são melhores em pacientes com infarto prévio e TV do que em pacientes com miocardiopatia não isquêmica, nos quais as localizações da fibrose são mais variáveis e frequentemente intramurais ou subepicárdicas. A ablação pode salvar vidas em pacientes com TVs muito frequentes ou incessantes. Métodos para fornecer energia ablativa a áreas intramurais ou a áreas que necessitam de ablação extensa estão sendo desenvolvidos. Esses métodos incluem cateteres-agulha capazes de fornecer a energia ablativa em fontes intramurais. A radioterapia estereotáxica corporal (SBRT, do inglês *stereotactic body radiation therapy*), classicamente utilizada para o tratamento de tumores torácicos, tem sido utilizada para direcionar a radioterapia a uma porção específica do substrato cicatricial para ablação não invasiva da TV com estudos iniciais encorajadores.

As TVs e as CVPs idiopáticas que ocorrem na ausência de cardiopatia estrutural geralmente se originam de um pequeno foco, para o qual a ablação com cateter tem a maior taxa de sucesso na prevenção de arritmia recorrente. Nesses pacientes, a sobrevida sem arritmia em longo prazo é excelente.

CIRURGIA PARA ARRITMIA

Quando os tratamentos com medicamentos antiarrítmicos ou ablação por cateter fracassam ou não são opções, a crioablação cirúrgica, frequentemente combinada com aneurismectomia, pode ser efetiva para casos de TV recorrente causada por infarto agudo do miocárdio prévio e também foi usada com sucesso em alguns poucos pacientes com cardiopatia não isquêmica. Poucos centros atualmente detêm a experiência para essa terapia, embora alguns usem essa terapia como adjunta ao implante de equipamento de assistência ventricular.

Agradecimento *Roy M. John e William G. Stevenson contribuíram para este capítulo na 20ª edição, e parte dessa contribuição foi utilizada neste capítulo.*

LEITURAS ADICIONAIS

AL-KHATIB SM et al: 2017 AHA/ACC/HRS guideline for management of patients with ventricular arrhythmias and the prevention of sudden cardiac death: A report of the American College of Cardiology/American Heart Association Task Force on Clinical Practice Guidelines and the Heart Rhythm Society. Heart Rhythm 15:e73,2018.
CALLANS DJ: *Josephson's Clinical Cardiac Electrophysiology: Techniques and Interpretations*, 6th ed. Philadelphia, Wolters Kluwer, 2021.
CRONIN EM et al: 2019 HRS/EHRA/APHRS/LAHRS expert consensus statement on catheter ablation of ventricular arrhythmias. EP Europace 21:1143, 2019.
JALIFE J, STEVENSON W (eds): *Zipes and Jalife's Cardiac Electrophysiology: From Cell to Bedside*, 8th ed. Philadelphia, Elsevier, 2021.

253 Contrações ventriculares prematuras, taquicardia ventricular não sustentada e ritmo idioventricular acelerado

William H. Sauer, Usha B. Tedrow

Os batimentos ectópicos ventriculares são muito comuns e podem ser identificados durante monitoração telemétrica de pacientes ambulatoriais ou internados, seja por sintomas de palpitação ou como achado ocasional. Na maioria dos casos, a ectopia ventricular, vista como contração ventricular prematura (CVP), taquicardia ventricular não sustentada (TVNS) e ritmo idioventricular acelerado (RIVA), é assintomática e não requer tratamento específico. Embora sejam mais comumente benignas quando ocorrem em pacientes com coração estruturalmente normal e com eletrocardiograma (ECG) normal, essas arritmias ventriculares podem, raramente, estar associadas a cardiopatia estrutural e risco de morte súbita.

CONTRAÇÕES VENTRICULARES PREMATURAS E TAQUICARDIA VENTRICULAR NÃO SUSTENTADA

As CVPs são muito comuns e podem ser causadas por automatismo aumentado, automaticidade deflagrada ou reentrada. As CVPs frequentemente são sensíveis à estimulação simpática e podem ser um sinal de aumento do tônus simpático, isquemia do miocárdio, hipoxia, anormalidade eletrolítica ou cardiopatia subjacente. Durante isquemia do miocárdio ou associadas a outras cardiopatias estruturais, as CVPs podem ser precursoras de taquicardia ventricular (TV) sustentada ou de fibrilação ventricular (FV).

As características do ECG da arritmia costumam ser sugestivas da presença ou não de cardiopatia estrutural. CVPs com contornos suaves e ininterruptos e deflexões agudas de QRS sugerem foco ectópico no miocárdio relativamente normal, enquanto entalhes amplos e deflexões maldefinidas de QRS sugerem doença do miocárdio. A morfologia do QRS também sugere o local de origem dentro do ventrículo. CVPs que têm uma onda S dominante em V_1, chamadas de configuração de bloqueio do ramo esquerdo (BRE), originam-se do ventrículo direito ou do septo interventricular. Aquelas com uma onda R dominante em V_1 se originam do ventrículo esquerdo. Um eixo superior no plano frontal (negativo em DII, DIII e aVF) indica despolarização inicial da parede inferior (aspecto diafragmático do coração), enquanto um eixo inferior no plano frontal (positivo em DII, DIII e aVF) indica uma origem no aspecto cranial do coração. A localização da origem da arritmia geralmente sugere a natureza da cardiopatia subjacente. A maioria das arritmias ventriculares que não estão associadas à cardiopatia estrutural tem uma configuração de BRE. CVPs com configuração de bloqueio de ramo direito (BRD) têm maior probabilidade de estarem associadas com cardiopatia estrutural. CVPs de morfologias variadas (CVPs multifocais) também têm maior probabilidade de indicar cardiopatia estrutural ou uma patologia do miocárdio. Em pacientes portadores de cardiopatia, as arritmias mais frequentes e mais complexas (CVPs pareadas e TVNS) estão associadas a doença mais grave.

CVPs E TVNS DURANTE DOENÇA AGUDA

Essas arritmias frequentemente são encontradas em pacientes que estão sendo avaliados na unidade de emergência ou que foram hospitalizados e estão em uso de monitor cardíaco. Quando encontradas durante um quadro agudo ou como um novo achado, a avaliação deve concentrar-se na detecção e na correção de possíveis fatores e causas agravantes, em especial isquemia do miocárdio, disfunção ventricular e anormalidades eletrolíticas – na maioria dos casos, hipopotassemia. Se houver suspeita de cardiopatia subjacente, então ela deve ser investigada. Por outro lado, CVPs e TVNS assintomáticas em pacientes hospitalizados não indicam nenhum tratamento específico além do tratamento da doença do paciente.

CVPs E TVNS EM PACIENTES SEM DOENÇA CARDÍACA

As arritmias ventriculares idiopáticas frequentemente se originam das vias de saída do ventrículo esquerdo ou direito próximo aos anéis valvares, dando origem a CVPs ou TV que têm uma configuração semelhante ao BRE, com um eixo do plano frontal direcionado inferiormente, conforme discutido adiante. Outras regiões que dão origem a CVPs em corações normais incluem os músculos papilares e o tecido fascicular. A TVNS de uma fonte idiopática benigna geralmente é monomórfica, com frequências < 200 batimentos por minuto (bpm). A TVNS com frequência muito alta, polimórfica ou com um primeiro batimento que ocorre antes do pico da onda T ("acoplamento curto") é rara e deve determinar investigação meticulosa de doença subjacente ou de síndromes genéticas associadas à morte súbita.

Uma história familiar de morte súbita deve determinar investigação de síndrome genética associada à morte súbita, incluindo miocardiopatia, síndrome do QT longo e miocardiopatia arritmogênica ventricular direita (MAVD) (ver adiante). Qualquer anormalidade no ECG de 12 derivações deve determinar investigação complementar. Alterações na repolarização são encontradas em diversas síndromes determinadas geneticamente associadas à morte súbita, incluindo síndrome do QT longo, síndrome de Brugada, MAVD e miocardiopatia hipertrófica **(Fig. 253-1)**. Anormalidades estruturais como prolapso da valva mitral e disjunção do anel mitral podem estar associadas a CVPs do músculo papilar e morte súbita. Com frequência, é necessária uma ecocardiografia para investigar a função ventricular, as anormalidades no movimento da parede e a presença de cardiopatia valvar. O exame de imagem por ressonância magnética (RM) realçado por contraste também é útil com esse objetivo e para detecção de fibrose ventricular como possível substrato para TV sustentada. Os exames com estresse devem ser realizados nos pacientes com sintomas relacionados com esforço e naqueles considerados em risco de doença arterial coronariana.

TRATAMENTO DAS ARRITMIAS IDIOPÁTICAS

Para CVPs e TVNS sem cardiopatia estrutural nem síndrome genética associada à morte súbita, não há indicação de terapia específica, a não ser que o paciente apresente sintomas significativos ou evidências de que as CVPs frequentes estejam deprimindo a função ventricular (ver adiante).

A tranquilização do paciente reiterando que a arritmia é benigna frequentemente será suficiente para permitir-lhe lidar com os sintomas que muitas vezes irão evoluir com aumento e diminuição da ocorrência ao longo dos anos. Em alguns pacientes, é útil evitar estimulantes como a cafeína e o álcool. Se os sintomas demandarem tratamento, o uso de bloqueadores β-adrenérgicos e de bloqueadores dos canais de cálcio não di-hidropiridínicos (verapamil e diltiazém) pode ser útil. Se esses medicamentos não forem bem-sucedidos, pode-se considerar o uso de antiarrítmicos com maior ação de membrana ou ablação por cateter. Os agentes antiarrítmicos flecainida, propafenona, mexiletina e amiodarona podem ser eficazes, mas o potencial de efeitos colaterais justifica uma consideração cuidadosa antes de prescrever esses agentes para uso de longo prazo. A ablação por cateter é eficaz para supressão dessa arritmia em cerca de 90% dos pacientes. A falha da ablação geralmente se deve à incapacidade de provocar a arritmia para mapeamento no laboratório de eletrofisiologia ou se o local de origem estiver próximo a uma estrutura vital, como as artérias coronárias ou o sistema His-Purkinje, ou não for acessível por ser um local de origem profundo no miocárdio.

CVPs E TVNS ASSOCIADAS ÀS SÍNDROMES CORONARIANAS AGUDAS

Durante e logo após um infarto agudo do miocárdio (IAM), é comum a ocorrência de CVPs e TVNS que podem ser manifestações precoces de isquemia e prenúncio de FV subsequente. O tratamento com bloqueadores β-adrenérgicos e a correção de hipopotassemia e hipomagnesemia reduzem o risco de FV. A administração de rotina de fármacos antiarrítmicos como a lidocaína não reduz a mortalidade e não é indicada para supressão de CVPs ou de TVNS assintomática, mas pode ser feita de forma transitória se ocorrer um episódio de TV sustentada ou FV, com o objetivo de reduzir a probabilidade de um episódio subsequente.

Após a recuperação de IAM, CVPs frequentes (em geral, > 10 CVPs por hora), CVPs repetidas e pareadas e TVNS são marcadores de função ventricular deprimida e de maior mortalidade, mas a terapia medicamentosa antiarrítmica de rotina para suprimir essas arritmias não reduz a mortalidade. Portanto, amiodarona é uma opção para o tratamento de arritmias sintomáticas nessa população quando o benefício potencial supera suas toxicidades potenciais. Os bloqueadores β-adrenérgicos reduzem a morte súbita, mas têm efeito limitado nas arritmias espontâneas.

Para os sobreviventes de IAM, o uso de um cardioversor desfibrilador implantável (CDI) reduz a mortalidade em determinados grupos de alto risco: pacientes que tenham sobrevivido > 40 dias após IAM e apresentem fração de ejeção ventricular esquerda (FEVE) < 30% ou que tenham fração de ejeção < 35% com sintomas de insuficiência cardíaca (categoria funcional II ou III); e pacientes > 5 dias após IAM que apresentem redução da FEVE, TVNS e TV sustentada ou FV induzíveis no teste eletrofisiológico. Os CDIs não reduzem a mortalidade total quando implantados de rotina logo após

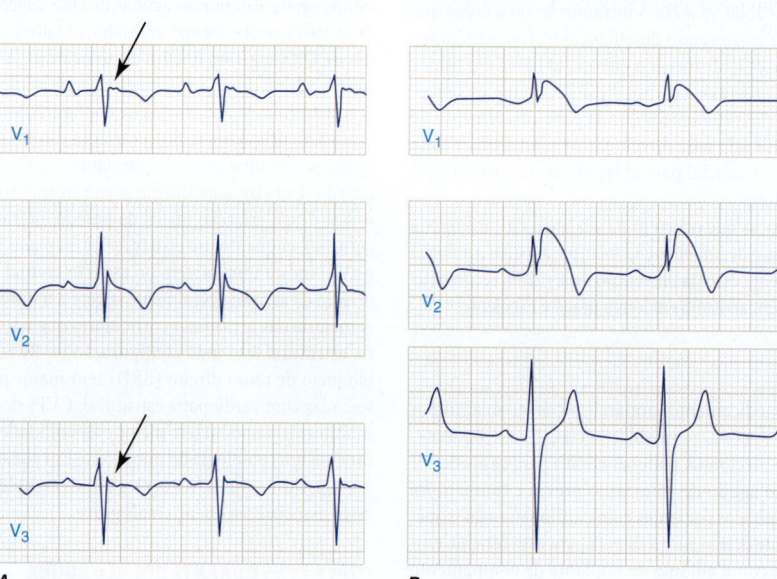

FIGURA 253-1 **Eletrocardiograma mostrando a síndrome de Brugada.** Derivações precordiais V_1-V_3 revelando alterações típicas de miocardiopatia arritmogênica ventricular direita (MAVD) (***A***) e síndrome de Brugada (***B***). Na MAVD, ocorre inversão da onda T e ativação ventricular retardada que se manifesta por ondas épsilon (*setas*). O painel ***B*** mostra elevação de ST em V_1 e V_2 típica da síndrome de Brugada.

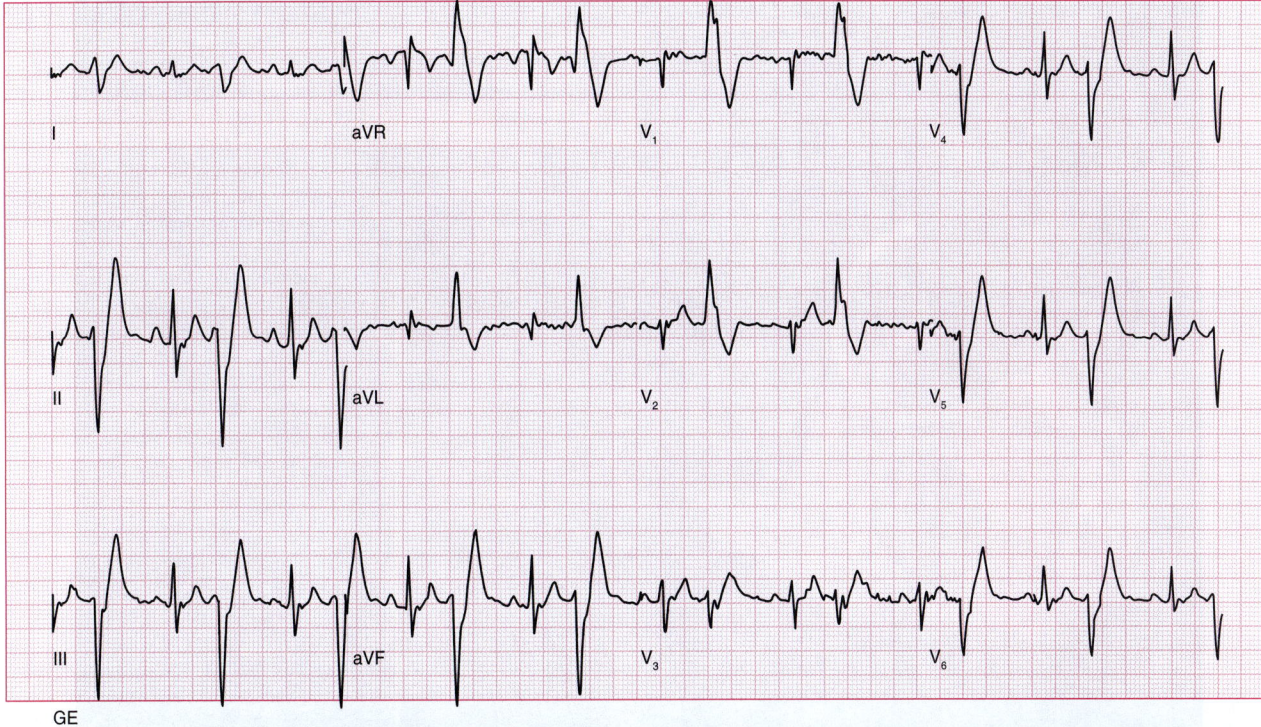

FIGURA 253-2 Bigeminismo ventricular com contrações ventriculares prematuras (CVPs) que se originam do músculo papilar posteromedial. Eletrocardiograma de 12 derivações mostrando ritmo sinusal normal com bigeminismo ventricular. As CVPs têm uma configuração de bloqueio de ramo direito em V_1, com eixo dirigido para cima. As derivações V_4-V_6 são negativas. A configuração é consistente com uma origem da CVP no músculo papilar posteromedial do ventrículo esquerdo.

um IAM e não mostraram melhorar a mortalidade quando implantados logo após cirurgia de revascularização da artéria coronária.

CVPs E TVNS ASSOCIADAS À DEPRESSÃO DE FUNÇÃO VENTRICULAR E À INSUFICIÊNCIA CARDÍACA

CVPs e TVNS são comuns em pacientes com depressão da função ventricular e insuficiência cardíaca e são consideradas marcadores de gravidade da doença e indicadores de maior mortalidade, mas não está comprovado que o uso de terapia com antiarrítmicos para suprimir essas arritmias aumente a sobrevida. Devem ser evitados os medicamentos antiarrítmicos cuja principal ação seja o bloqueio dos canais de sódio (flecainida, propafenona, mexiletina, quinidina e disopiramida) em pacientes com cardiopatia estrutural, em razão dos riscos de pró-arritmia e de efeito inotrópico negativo. A amiodarona suprime a ectopia ventricular e reduz a frequência de morte súbita, mas não aumenta a sobrevida global. Os CDIs representam a principal terapia para proteção contra morte súbita em pacientes de alto risco, e o seu uso é recomendado para pacientes com FEVE < 35% e com insuficiência cardíaca das classes II e III segundo a New York Heart Association, nos quais a mortalidade é reduzida de 36% para 29% ao longo de 5 anos.

CVPs E TVNS ASSOCIADAS A OUTRAS DOENÇAS CARDÍACAS

A ectopia ventricular está associada a maior mortalidade em pacientes com miocardiopatia hipertrófica ou com cardiopatias congênitas associadas a disfunção ventricular direita ou esquerda. Nesses pacientes, a conduta é semelhante àquela descrita para pacientes com disfunção ventricular. A supressão farmacológica da arritmia não se mostrou capaz de reduzir a mortalidade. Os CDIs estão indicados em pacientes considerados de alto risco para morte súbita cardíaca.

DISFUNÇÃO VENTRICULAR INDUZIDA POR CVP

Ectopia ventricular muito frequente e TVNS repetitiva podem deprimir a função ventricular, possivelmente por efeito semelhante ao da taquicardia crônica ou por indução de dessincronia ventricular. A depressão da função ventricular é uma ocorrência rara, a menos que as CVPs representem pelo menos 10 a 20% do total de batimentos em um período de 24 horas, e apenas uma minoria de pacientes com CVPs terá cardiomiopatia reversível.

Com frequência, as CVPs são idiopáticas e unifocais e, na maioria dos casos, originam-se nos músculos papilares do VE ou na região do trato de saída do ventrículo esquerdo (Fig. 253-2), onde podem ser alvo de ablação.

Outros locais de origem podem ser os anéis das valvas mitral e tricúspide, banda moderadora do ventrículo direito e mesmo a superfície epicárdica do coração (Fig. 253-3). Os fatores que podem, potencialmente, prever o desenvolvimento de insuficiência cardíaca e maior risco de desfechos adversos incluem a frequência de CVP, as características da morfologia da CVP e o período de intervalo de CVPs pareadas. Além disso, a presença de realce tardio de gadolínio na RM cardíaca pode sugerir a presença de um processo miocardiopático adicional subjacente. O grau de recuperação esperado da função ventricular com a supressão de CVP é difícil de prever. Mesmo diante de miocardiopatia subjacente conhecida, o controle de ectopia ventricular frequente pode ser útil para melhorar a fração de ejeção e melhorar outros fatores, como o fornecimento de estimulação de ressincronização.

RITMO IDIOVENTRICULAR ACELERADO

Três ou mais batimentos ventriculares com frequência < 100 bpm recebem o nome de ritmo idioventricular acelerado (RIVA) (Fig. 253-4). O mecanismo provável é a automaticidade, embora, em alguns casos, um circuito reentrante utilizando um miocárdio doente possa causar RIVA. Ritmos idioventriculares são comuns durante IAM e podem surgir durante bradicardia sinusal. Com frequência, eles não são sintomáticos, mas pode ocorrer comprometimento hemodinâmico com a perda da sincronia ventricular em pacientes suscetíveis. A atropina pode ser administrada para aumentar a frequência sinusal quando esta for uma preocupação. Esse ritmo também é comum em pacientes com miocardiopatia ou apneia do sono. Também pode ser idiopático e surgir quando a frequência sinusal é reduzida durante o sono. O tratamento deve ter como alvo qualquer causa subjacente e a correção da bradicardia. Não há necessidade de tratamento antiarrítmico específico para ritmo idioventricular assintomático.

ORIENTAÇÕES FUTURAS

Recentemente, percebeu-se que a inflamação desempenha um papel na gênese de CVPs em pacientes específicos com miocardiopatias inflamatórias e até mesmo em miocardiopatias hereditárias. Os papéis da identificação precoce desse processo e do tratamento direcionado são áreas de pesquisa ativa.

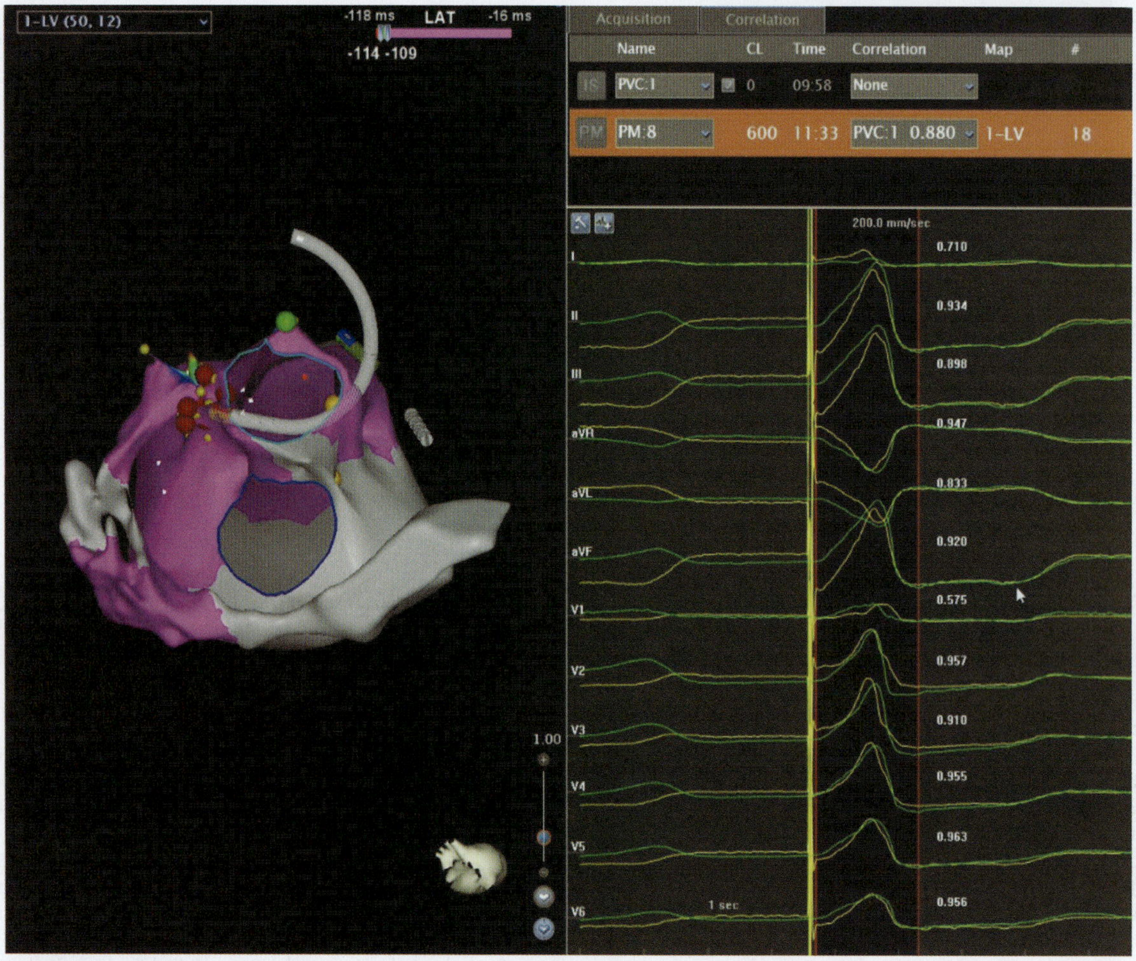

FIGURA 253-3 Ablação com cateter de contrações ventriculares prematuras (CVPs) da via de saída do ventrículo esquerdo. À esquerda é visto um mapa eletroanatômico, e à direita, morfologia de CVP com morfologia de estimulação sobreposta. O ventrículo esquerdo é visto a partir do lado atrial (posteriormente), sendo observado um cateter de ablação passando pela valva aórtica no topo do mapa eletroanatômico e fazendo contato com a porção anterolateral da via de saída do ventrículo esquerdo. Os pontos marrons são lesões por ablação que foram fornecidas ao local de interesse. A estimulação a partir do local de interesse gera um complexo QRS muito similar à CVP clínica, como observado à direita.

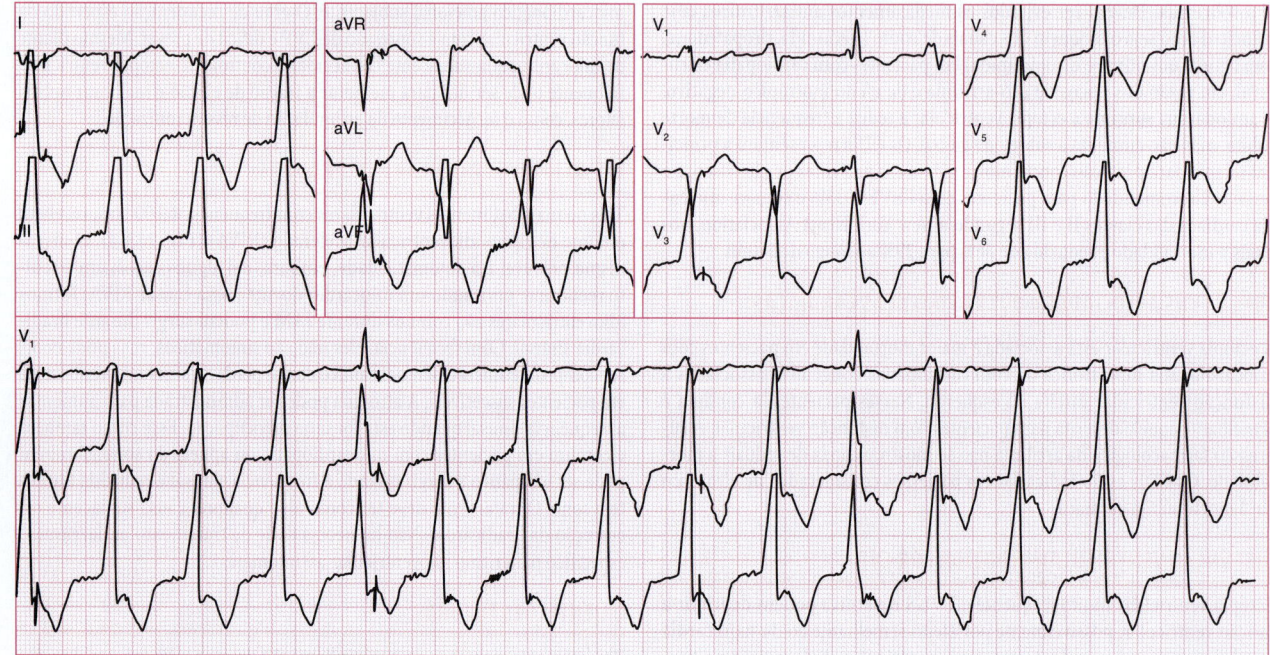

FIGURA 253-4 Ritmo idioventricular acelerado. Exemplo de ritmo regular, lento, com complexo alargado. Batimentos de fusão são vistos nos complexos 4 e 10, que são mais positivos na derivação V_1 e mais estreitos do que os demais batimentos. Essas características são consistentes com um ritmo idioventricular acelerado.

Agradecimento Roy M. John e William G. Stevenson contribuíram para este capítulo na 20ª edição, e parte dessa contribuição foi utilizada neste capítulo.

LEITURAS ADICIONAIS

AL-KHATIB SM et al: 2017 AHA/ACC/HRS guideline for management of patients with ventricular arrhythmias and the prevention of sudden cardiac death: A report of the American College of Cardiology/American Heart Association Task Force on Clinical Practice Guidelines and the Heart Rhythm Society. Heart Rhythm 15:e73, 2018.

CALLANS DJ: *Josephson's Clinical Cardiac Electrophysiology: Techniques and Interpretations*, 6th ed. Philadelphia, Wolters Kluwer, 2021.

CRONIN EM et al: 2019 HRS/EHRA/APHRS/LAHRS expert consensus statement on catheter ablation of ventricular arrhythmias. EP Europace 21:1143, 2019.

JALIFE J, STEVENSON W (eds): *Zipes and Jalife's Cardiac Electrophysiology: From Cell to Bedside*, 8th ed. Philadelphia, Elsevier, 2022.

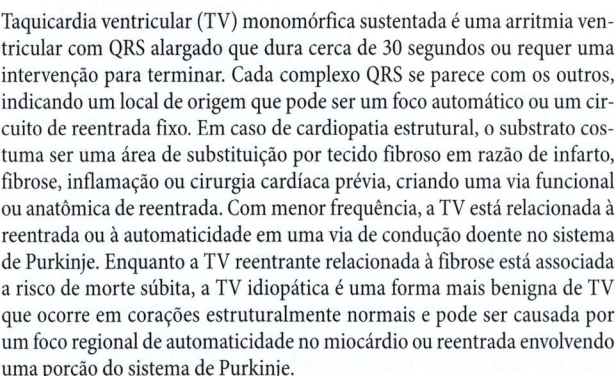

254 Taquicardia ventricular sustentada

William H. Sauer, Usha B. Tedrow

Taquicardia ventricular (TV) monomórfica sustentada é uma arritmia ventricular com QRS alargado que dura cerca de 30 segundos ou requer uma intervenção para terminar. Cada complexo QRS se parece com os outros, indicando um local de origem que pode ser um foco automático ou um circuito de reentrada fixo. Em caso de cardiopatia estrutural, o substrato costuma ser uma área de substituição por tecido fibroso em razão de infarto, fibrose, inflamação ou cirurgia cardíaca prévia, criando uma via funcional ou anatômica de reentrada. Com menor frequência, a TV está relacionada à reentrada ou à automaticidade em uma via de condução doente no sistema de Purkinje. Enquanto a TV reentrante relacionada à fibrose está associada a risco de morte súbita, a TV idiopática é uma forma mais benigna de TV que ocorre em corações estruturalmente normais e pode ser causada por um foco regional de automaticidade no miocárdio ou reentrada envolvendo uma porção do sistema de Purkinje.

A apresentação clínica varia dependendo da frequência da arritmia, da função cardíaca subjacente e da adaptação autonômica em resposta à arritmia. A TV acelerada pode produzir hipotensão que pode se apresentar como síncope, particularmente em pacientes com disfunção ventricular significativa. Por outro lado, pacientes com função cardíaca normal podem tolerar a TV sustentada, que se apresenta com simples palpitações, a despeito de frequência cardíaca rápida. A TV monomórfica que é rápida ou que é associada à cardiopatia estrutural pode, eventualmente, deteriorar-se em fibrilação ventricular (FV), que pode ser o ritmo cardíaco inicial registrado no momento da reanimação de uma parada cardíaca fora do hospital.

DIAGNÓSTICO

A TV monomórfica sustentada **(Tab. 254-1)** deve ser diferenciada de outras causas de taquicardia uniforme com QRS amplo. Elas incluem taquicardia supraventricular (TSV) com condução aberrante de bloqueio de ramo esquerdo ou direito, taquicardias supraventriculares conduzidas para os ventrículos por uma via acessória e estimulação cardíaca rápida apropriada ou inapropriada, em paciente com marca-passo ventricular ou desfibrilador. Em pacientes com cardiopatia conhecida, TV é o diagnóstico mais provável para uma taquicardia com QRS amplo, independentemente da morfologia do QRS. Quando a função do ventrículo esquerdo (VE) está deprimida ou há evidências de doença estrutural do miocárdio, a causa mais provável de TV monomórfica sustentada é reentrada relacionada com fibrose. A presença de cicatriz é sugerida por ondas Q patológicas no eletrocardiograma (ECG), anormalidades segmentares no movimento da parede ventricular direita ou esquerda à ecocardiografia ou imagens nucleares e áreas de realce tardio pelo gadolínio na ressonância magnética (RM).

A presença de estabilidade hemodinâmica durante a arritmia não ajuda a distinguir entre TV e outros mecanismos de taquicardia de complexo largo. Inúmeros critérios eletrocardiográficos foram avaliados para distinguir a

TABELA 254-1 ■ Arritmias ventriculares sustentadas

1. **Taquicardia ventricular (TV) idiopática sem doença cardíaca estrutural**
   A. Origem no trato de saída
   - Trato de saída do ventrículo direito (VD): padrão de bloqueio de ramo esquerdo em V_1 com eixo inferior (QRS alto nas derivações inferiores) e transição tardia nas derivações precordiais
   - Trato de saída do ventrículo esquerdo (VE): eixo dirigido para baixo, mas com transição precordial precoce, com ondas R proeminentes em V_2-V_3
   B. TV fascicular de VE: padrão típico de bloqueio de ramo direito em V_1 com deflexão intrinsecoide aguda e desvio do eixo para a esquerda (originando-se do fascículo posterior esquerdo em sua forma mais comum)
   C. TV do músculo papilar
   - Posteromedial: padrão atípico de bloqueio de ramo direito em V_1 com onda R monofásica e desvio do eixo para a esquerda
   - Anterolateral: padrão atípico de bloqueio de ramo direito em V_1 com deflexão positiva em DIII e negativa em DI
2. **Miocardiopatia isquêmica**
   - TV monomórfica é comum nos casos com grande infarto agudo do miocárdio prévio
   - TV polimórfica e fibrilação ventricular (FV) devem determinar investigação para isquemia
3. **Miocardiopatia não isquêmica**
   - Cicatrizes fibróticas podem causar TV monomórfica, especialmente com sarcoidose ou outras miocardiopatias inflamatórias, doença de Chagas e miocardiopatias arritmogênicas familiares como a miocardiopatia genética Lâmina A/C
   - TV polimórfica e FV podem ocorrer independentemente ou por degeneração de TV monomórfica
4. **Miocardiopatia arritmogênica de ventrículo direito**
   - TV monomórfica geralmente com origem no VD (morfologia de ramo esquerdo em V_1)
   - TV polimórfica e FV podem ocorrer independentemente ou por degeneração de TV monomórfica
5. **Tetralogia de Fallot reparada**
   - TV monomórfica com origem no VD (geralmente com morfologia de ramo esquerdo em V_1)
6. **Miocardiopatia hipertrófica**
   - TV polimórfica ou FV
   - Menos comumente, TV monomórfica associada à cicatriz do miocárdio, particularmente aneurismas apicais
7. **Síndromes genéticas com arritmia**
   A. Síndrome do QT longo
   - TV do tipo *torsades de pointes*
   B. Síndrome de Brugada
   - Episódios de FV, frequentemente noturnos
   C. TV polimórfica catecolaminérgica
   - TV polimórfica ou TV bidirecional
   D. Síndromes do QT curto e de repolarização precoce
   - FV
8. **TV polimórfica idiopática ou FV**
   - Geralmente deflagrada por contrações ventriculares prematuras recorrentes; o sítio de origem mais comum é o fascículo posterior esquerdo (padrão de bloqueio de ramo direito/bloqueio de fascículo anterior esquerdo)

TSV com aberrância da TV. A presença de dissociação ventriculoatrial (VA) é um marcador confiável de TV, desde que a frequência atrial seja mais lenta do que a frequência ventricular. Algumas vezes, ondas P podem ser difíceis de definir e a relação VA não pode ser avaliada em um paciente com arritmia atrial em andamento como a fibrilação atrial. Uma onda P sucedendo cada QRS não exclui TV, uma vez que é possível ocorrer condução 1:1 do ventrículo para o átrio. Uma onda R monofásica ou complexos Rs em aVR, ou concordância de ondas R ou S monofásicas entre V_1 e V_6, também são relativamente específicos de TV **(Fig. 254-1)**. Outros critérios considerando a morfologia do QRS também foram descritos, mas todos têm limitações e não são muito confiáveis em pacientes com cardiopatia grave. Nos pacientes com bloqueio de ramo conhecido, morfologias de QRS idênticas durante taquicardia bem como durante ritmo sinusal sugerem TSV, e não TV, mas mesmo

TV versus TSV com aberrância

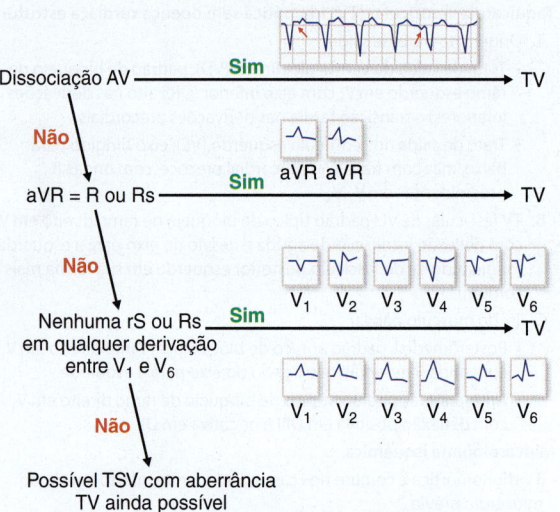

FIGURA 254-1 Algoritmo para diferenciação entre taquicardia ventricular (TV) e taquicardia supraventricular (TSV) com condução aberrante. AV, atrioventricular.

esse padrão não é totalmente confiável. Pacientes com reentrada envolvendo os ramos do sistema de Purkinje podem ter morfologia de TV que lembra o QRS original em ritmo sinusal. Para o diagnóstico definitivo talvez seja necessário realizar estudo eletrofisiológico. Ocasionalmente, artefatos de ruído e movimentos nos registros de telemetria podem simular uma TV. O reconhecimento imediato pode evitar exames e intervenções desnecessárias.

TRATAMENTO E PROGNÓSTICO

A conduta inicial deve seguir os protocolos do Suporte de Vida Avançado em Cardiologia (ACLS, do inglês *Advanced Cardiac Life Support*). Se houver hipotensão, alteração do nível de consciência ou edema de pulmão, deve-se proceder à cardioversão elétrica sincrônica com o QRS, de preferência após sedação se o paciente estiver consciente. Em caso de taquicardia estável, justifica-se uma prova terapêutica com adenosina, uma vez que, com essa medida, é possível identificar TSV com condução aberrante. A adenosina não deve ser usada se o paciente tiver um transplante cardíaco ou se o ritmo de complexo largo for irregular ou instável. Se houver cardiopatia, o tratamento preferencial é a amiodarona intravenosa. Após a restauração do ritmo sinusal, há indicação de hospitalização para investigação a fim de definir a cardiopatia subjacente. A avaliação de biomarcadores cardíacos para evidência de infarto do miocárdio é apropriada, mas o infarto agudo do miocárdio raramente é causa de TV monomórfica sustentada. Elevações na troponina ou creatina-cinase (CK, do inglês *creatine kinase*)-MB são mais prováveis de indicar lesão miocárdica secundária à hipotensão e isquemia por lesões coronarianas fixas durante a TV. A conduta a seguir será determinada pela cardiopatia subjacente e pela frequência da TV. Se a TV recorrer com frequência ou for incessante, a administração de medicamentos antiarrítmicos ou a indicação de ablação por cateter podem ser necessárias para restaurar a estabilidade. O mais comum é que a TV monomórfica sustentada ocorra como um episódio isolado, mas com alto risco de recorrência. Os cardioversores desfibriladores implantáveis (CDIs) estão indicados para prevenção secundária de morte súbita em pacientes que apresentam TV sustentada associada com doença cardíaca estrutural (**Fig. 254-2**).

TV MONOMÓRFICA SUSTENTADA EM DOENÇAS ESPECÍFICAS

DOENÇA ARTERIAL CORONARIANA

Pacientes que apresentam TV monomórfica sustentada associada com doença arterial coronariana geralmente têm uma história de grande infarto do miocárdio prévio. Anos após o infarto agudo, os pacientes geralmente apresentam um ventrículo remodelado e função de VE acentuadamente deprimida. Mesmo quando a dosagem dos biomarcadores indica infarto agudo do miocárdio, deve-se suspeitar de cicatriz preexistente de um antigo infarto do miocárdio como causa da TV. As cicatrizes de infarto representam um substrato durável para TV sustentada e até 70% dos pacientes apresentam recorrência da arritmia no prazo de 2 anos. A reentrada relacionada com cicatriz geralmente não depende de isquemia miocárdica aguda recorrente e, assim, não se espera que a revascularização coronariana previna a recorrência de TV, embora ela seja adequada para o tratamento de angina ou de outras indicações. Em geral, há depressão da função ventricular, a qual é um fator de risco para morte súbita. O implante de um CDI é uma indicação clara para prevenção secundária desde que haja uma expectativa razoável de sobrevida por 1 ano com estado funcional aceitável. Comparados ao tratamento farmacológico, os CDIs reduzem a mortalidade anual

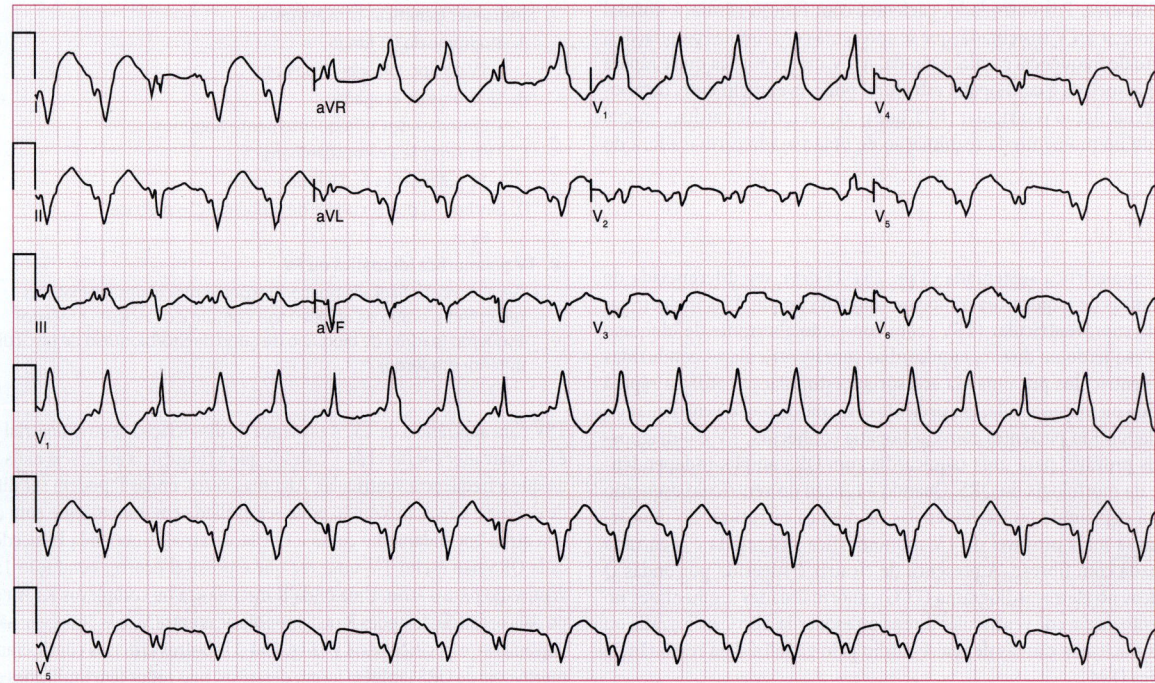

FIGURA 254-2 Taquicardia ventricular monomórfica em um paciente com infarto do miocárdio prévio. Aqui é vista uma taquicardia de complexo alargado. Os complexos 3, 6, 9 e 18 são mais estreitos e são exemplos de batimentos de fusão, provando a dissociação ventriculoatrial (VA) e provando que esse ritmo é, de fato, taquicardia ventricular.

de 12,3 para 8,8% e reduzem em 50% as mortes causadas por arritmia nos pacientes com TV sustentada hemodinamicamente significativa ou com história de parada cardíaca. O tratamento antiarrítmico pode ter alguma utilidade para paliação dos sintomas da TV e prevenção de terapias com CDI, como o choque e a estimulação antitaquicardia; contudo, sem um CDI esses fármacos não melhoram a sobrevida.

Após implante do CDI, os pacientes com fração de ejeção deprimida se mantêm com risco de insuficiência cardíaca, episódios isquêmicos recorrentes e TV recorrente, com mortalidade em 5 anos acima de 30%. É importante a atenção à terapia clínica orientada pelas diretrizes em pacientes com insuficiência cardíaca e doença arterial coronariana, incluindo os bloqueadores β-adrenérgicos e os inibidores da enzima conversora de angiotensina.

Terapias com CDI, seja choque ou estimulação antitaquicardia, constituem um evento adverso para o paciente e estão associadas com maior incidência de insuficiência cardíaca, morte e estresse psicológico. Por esse motivo, episódios recorrentes de TV em pacientes com um CDI requerem tratamento com medicação ou ablação com cateter. Em um estudo randomizado de ablação com cateter *versus* tratamento farmacológico escalonado (VANISH, do inglês *Ventricular Tachycardia Ablation versus Escalation of Antiarrhythmic Drugs*), os pacientes submetidos à ablação com cateter tiveram melhores resultados do que aqueles que receberam doses crescentes de fármacos antiarrítmicos, em particular a amiodarona. Outro estudo randomizado (BERLIN VT) examinou uma estratégia de ablação preventiva comparada com a indicada em pacientes que ainda não haviam falhado com o fármaco antiarrítmico. Esse estudo foi suspenso precocemente por futilidade, com mais complicações do procedimento, porém menos episódios de TV no grupo tratado com ablação com cateter. Por esse motivo, a declaração de consenso mais recente recomenda fortemente a ablação com cateter para pacientes com miocardiopatia isquêmica que não respondem ou são intolerantes a medicamentos antiarrítmicos, mas também permite a consideração de ablação com cateter quando a terapia de longo prazo com um medicamento antiarrítmico (como a amiodarona, que tem toxicidades de longo prazo) não é desejada.

MIOCARDIOPATIA DILATADA NÃO ISQUÊMICA

A TV monomórfica sustentada associada à miocardiopatia não isquêmica em geral está relacionada com reentrada por cicatriz. A etiologia da cicatriz frequentemente não é explicada, mas a substituição progressiva por tecido fibrótico é a causa mais provável. Historicamente, presume-se que pacientes com miocardiopatia não isquêmica (MCNI) tenham uma etiologia pós-viral, embora cada vez mais causas genéticas sejam encontradas em muitos pacientes. Etiologias inflamatórias (miocardite, sarcoidose) também são cada vez mais observadas. Na RM cardíaca, as cicatrizes são identificadas como áreas com realce tardio pelo gadolínio e, na comparação com os pacientes com infarto do miocárdio prévio, são localizadas com mais frequência em posição intramural **(Fig. 254-3)** ou subepicárdica. As cicatrizes que causam TV costumam estar localizadas em posição adjacente ao anel valvar e podem ocorrer em ambos os ventrículos. Qualquer processo de miocardiopatia pode causar cicatriz e TV, mas a sarcoidose cardíaca, a doença de Chagas e a miocardiopatia por mutações na lâmina nuclear (lâmina A/C) são particularmente associadas a TVs monomórficas. Um CDI está indicado em pacientes com história de TV sustentada, síncope ou sintomas de insuficiência cardíaca classe II ou III da New York Heart Association, com fármacos adicionais ou ablação com cateter para controle de TV recorrente. Além disso, em pacientes com miocardiopatias arritmogênicas malignas familiares, deve ser considerado o implante do CDI no início do curso clínico.

De um modo geral, há poucos estudos sobre ablação com cateter para TV na MCNI. As taxas de sucesso relatadas são mais baixas do que a ablação da TV na miocardiopatia isquêmica na maioria dos estudos observacionais. Adicionalmente, a incapacidade de reproduzir a TV clínica nas tentativas de ablação e os circuitos de reentrada epicárdicos e intramurais são causas importantes de falha da ablação da TV endocárdica na MCNI. As imagens com ressonância magnética ou tomografia computadorizada (TC) com administração tardia de contraste para definir áreas de fibrose podem ser úteis para guiar a ablação.

MIOCARDIOPATIA ARRITMOGÊNICA VENTRICULAR DIREITA

A miocardiopatia arritmogênica ventricular direita (MAVD) é um distúrbio genético raro causado mais comumente por mutações nos genes que codificam as proteínas desmossomais cardíacas; contudo, cada vez mais se

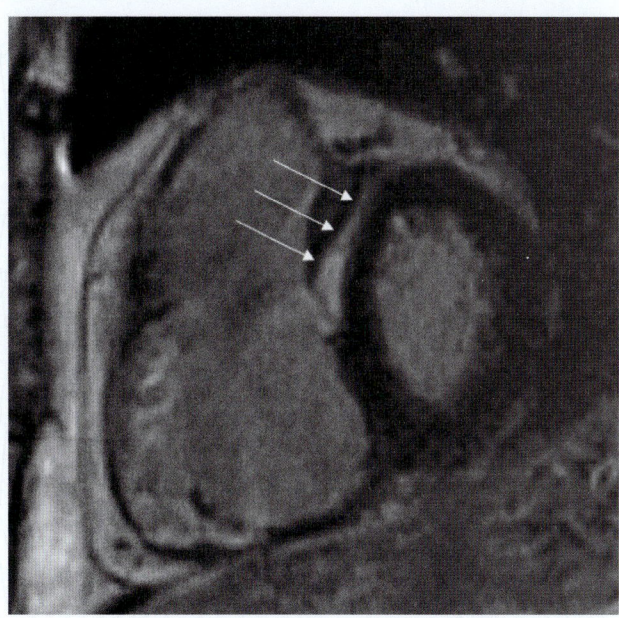

FIGURA 254-3 Imagem de ressonância magnética (RM) cardíaca. A figura apresenta uma RM cardíaca com o ventrículo direito à esquerda e o ventrículo esquerdo à direita. Entre os ventrículos (*setas*), há uma faixa de realce tardio com gadolínio, indicando fibrose mesomiocárdica no septo interventricular. Esse padrão de fibrose frequentemente é visto em pacientes com miocardiopatia não isquêmica e taquicardia ventricular.

observa que outros processos miocardiopáticos podem produzir um fenótipo similar. Em torno de 50% dos pacientes têm transmissão familiar com herança autossômica dominante. Uma forma autossômica recessiva menos comum está associada a síndromes cardiocutâneas, as quais incluem a doença de Naxos e a síndrome de Carvajal. A primeira está relacionada, mais comumente, com mutações na placofilina-2 e placoglobina, enquanto a última é causada mais comumente por uma mutação na desmoplaquina. Os pacientes caracteristicamente se apresentam entre a segunda e a quinta década de vida com palpitações, síncope ou parada cardíaca, em razão de TV monomórfica sustentada, embora também possa ocorrer TV polimórfica. A substituição por tecido fibroso ou fibrogorduroso costuma envolver o miocárdio ventricular direito e fornece o substrato para TV por reentrada, que, em geral, apresenta configuração com bloqueio de ramo esquerdo em V_1, consistente com origem ventricular direita e pode parecer a TV idiopática. O ECG durante ritmo sinusal sugere a doença em > 85% dos pacientes, na maioria das vezes revelando inversão de onda T em V_1-V_3. A ativação retardada do ventrículo direito pode causar alargamento do QRS (> 110 ms) nas derivações precordiais direitas (V_1-V_3) e prolongamento da ascensão da onda S nessas mesmas derivações e, por vezes, uma deflexão entalhada ao final do QRS, conhecida como onda épsilon. A imagem cardíaca pode revelar aumento do ventrículo direito (VD), ou áreas com movimento anormal, ou revelar áreas de cicatriz na imagem de RM com gadolínio.

É possível haver envolvimento do VE, o qual às vezes precede a doença manifesta no VD. A insuficiência cardíaca é rara exceto nos estágios finais e há expectativa de sobrevida até idades avançadas, desde que a TV seja controlada. Recomenda-se o uso de CDI. Quando a TV é induzida por exercício, é possível que responda ao uso de bloqueador β-adrenérgico e à limitação de exercícios. Sotalol, flecainida e amiodarona têm sido usados para reduzir as arritmias ventriculares. A ablação com cateter previne ou reduz os episódios de TV em 70% dos pacientes, mas o mapeamento epicárdico e a ablação geralmente são necessários.

CARDIOPATIAS CONGÊNITAS EM ADULTOS

Entre todos os pacientes com cardiopatia congênita em adultos (CPCA), a TV monomórfica sustentada é bastante rara. Contudo, o substrato mais comum para TV sustentada é visto naqueles com reparo de defeito do septo ventricular, em particular a tetralogia de Fallot (TdF). Estima-se que a prevalência de TV após reparo da TdF seja de 3 a 14%, e o risco de morte súbita cardíaca pode atingir até 1% ao ano na idade adulta, em torno da quarta ou quinta década de vida. O maior risco de arritmias ventriculares ocorre

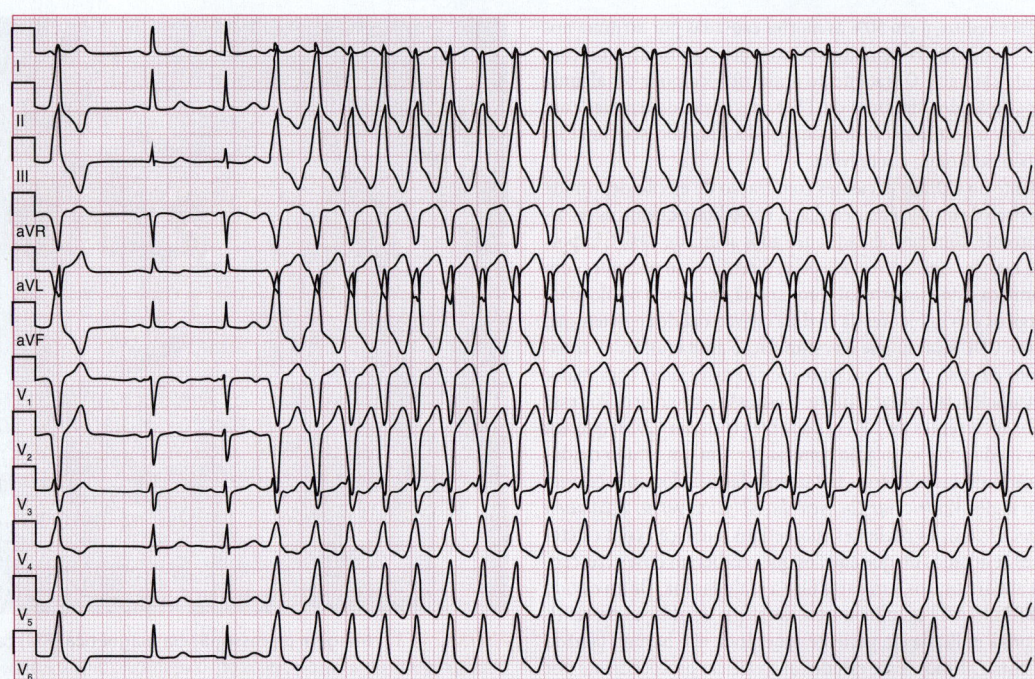

FIGURA 254-4 **Taquicardia ventricular (TV) monomórfica idiopática.** Este é um eletrocardiograma de 12 derivações mostrando a instalação de uma TV idiopática em um paciente jovem sem cardiopatia estrutural. A TV tem uma configuração de bloqueio de ramo esquerdo em V_1 e um eixo direcionado para baixo consistente com uma origem no trato de saída. Observe que os batimentos estreitos (ritmo sinusal normal) têm uma configuração normal do QRS consistente com a ausência de cardiopatia estrutural no paciente.

por meio de dois mecanismos potenciais: (1) aqueles submetidos à correção por ventriculotomia e (2) aqueles com sobrecarga hemodinâmica de longa data causando disfunção e/ou hipertrofia ventricular independentemente das incisões cirúrgicas.

A TV monomórfica na TdF ocorre mais comumente em circuitos estereotipados devido à reentrada em torno de áreas de cicatriz criadas cirurgicamente no ventrículo direito. Entre os fatores de risco para TV estão idade > 5 anos no momento do reparo, ectopia ventricular de alto grau, TV induzível no estudo eletrofisiológico, hemodinâmica ventricular direita anormal e QRS com duração > 180 ms em ritmo sinusal. Em geral, há indicação de CDI em paciente que tenha episódio espontâneo de TV, mas os CDIs também são considerados em pacientes com múltiplos fatores de risco. A ablação com cateter ou a terapia antiarrítmica é usada para controlar episódios recorrentes.

TV REENTRANTE POR RAMO

A reentrada pelo sistema de Purkinje ocorre em cerca de 5% dos pacientes com TV monomórfica em caso de cardiopatia estrutural. O circuito de reentrada caracteristicamente envolve uma via retrógrada pelo ramo esquerdo e uma via anterógrada pelo direito, produzindo TV com configuração de bloqueio de ramo esquerdo. A morfologia do QRS na TV pode se aproximar da morfologia do QRS em ritmo sinusal. A ablação por cateter do ramo direito interrompe essa TV. A reentrada por ramo em geral está associada à cardiopatia grave subjacente. Outras TVs relacionadas com cicatriz estão frequentemente presentes e costumam necessitar de terapia adicional.

TV MONOMÓRFICA IDIOPÁTICA

A TV idiopática em pacientes sem cardiopatia estrutural geralmente se apresenta com palpitações, tontura e, raramente, síncope. Episódios e sintomas podem ser provocados por estimulação simpática ou retirada aguda do tônus simpático, como no período pós-exercício imediato. A morfologia do QRS durante a arritmia sugere o diagnóstico (ver adiante). O ECG durante ritmo sinusal é normal. A história familiar não sugere miocardiopatia familiar ou morte súbita. Imagens cardíacas, incluindo ecocardiografia e RM cardíaca, mostram função ventricular normal e nenhuma evidência de cicatriz ventricular. Ocasionalmente, um paciente com cardiopatia estrutural apresenta TV idiopática concomitante não relacionada à doença estrutural, caso em que a doença de base deve ser tratada de acordo com as diretrizes, separada da TV. Episódios repetidos de TVs não sustentadas, os quais podem ocorrer incessantemente, são conhecidos como TVs monomórficas repetitivas e podem causar miocardiopatia induzida por taquicardia com depressão da função ventricular que se recupera após a supressão da arritmia. A morte súbita na TV idiopática isolada é rara, e um CDI não é indicado.

As TVs do trato de saída têm origem em um foco próximo ao anel da valva pulmonar ou da aórtica, em geral com características consistentes com automaticidade deflagrada. A arritmia pode se apresentar com TV sustentada, TV não sustentada ou contrações ventriculares prematuras. A maioria tem origem no trato de saída ventricular direito, dando origem à TV com configuração de bloqueio de ramo esquerdo em V_1 e eixo direcionado inferiormente, com ondas R altas em DII, DIII e aVF. A TV idiopática também pode surgir no trato de saída do VE ou em bainhas de miocárdio que se estendem ao longo da raiz da aorta. A origem em VE é suspeitada quando as derivações V_1 ou V_2 têm ondas R proeminentes. Embora essa morfologia de QRS típica de trato de saída favoreça TV idiopática, algumas miocardiopatias, notavelmente MAVD, podem causar CVPs ou TV a partir dessa região. A investigação inicial deve ser concentrada na exclusão dessas doenças (Fig. 254-4).

A TV fascicular do VE, às vezes chamada de TV de Belhassen ou TV sensível ao verapamil, é a segunda forma mais comum de TV idiopática, após a TV da via de saída. Frequentemente apresenta-se com TV sustentada que tem uma configuração semelhante ao bloqueio de ramo direito e é negativa nas derivações inferiores. Em geral, é induzida por exercício e ocorre com mais frequência em homens do que em mulheres. O mecanismo foi pensado originalmente como focal, mas foi demonstrado que era causado por um pequeno circuito de reentrada nas ramificações septais do sistema de Purkinje do VE ou próximo a elas. É possível que haja um falso tendão de VE associado a esse ritmo.

Há outros sítios de origem de TV idiopática, incluindo músculos papilares, anel da valva mitral e tricúspide e a banda moderadora do ventrículo direito. Foram descritos inclusive sítios focais na superfície epicárdica. A presença de TV a partir desses locais mais incomuns deve indicar uma avaliação ainda mais cuidadosa para cardiopatia estrutural.

TRATAMENTO DA TV IDIOPÁTICA

Há indicação de tratamento quando o paciente é sintomático ou quando arritmias incessantes ou frequentes deprimem a função ventricular. Os sintomas podem ser controlados com medicações incluindo betabloqueadores,

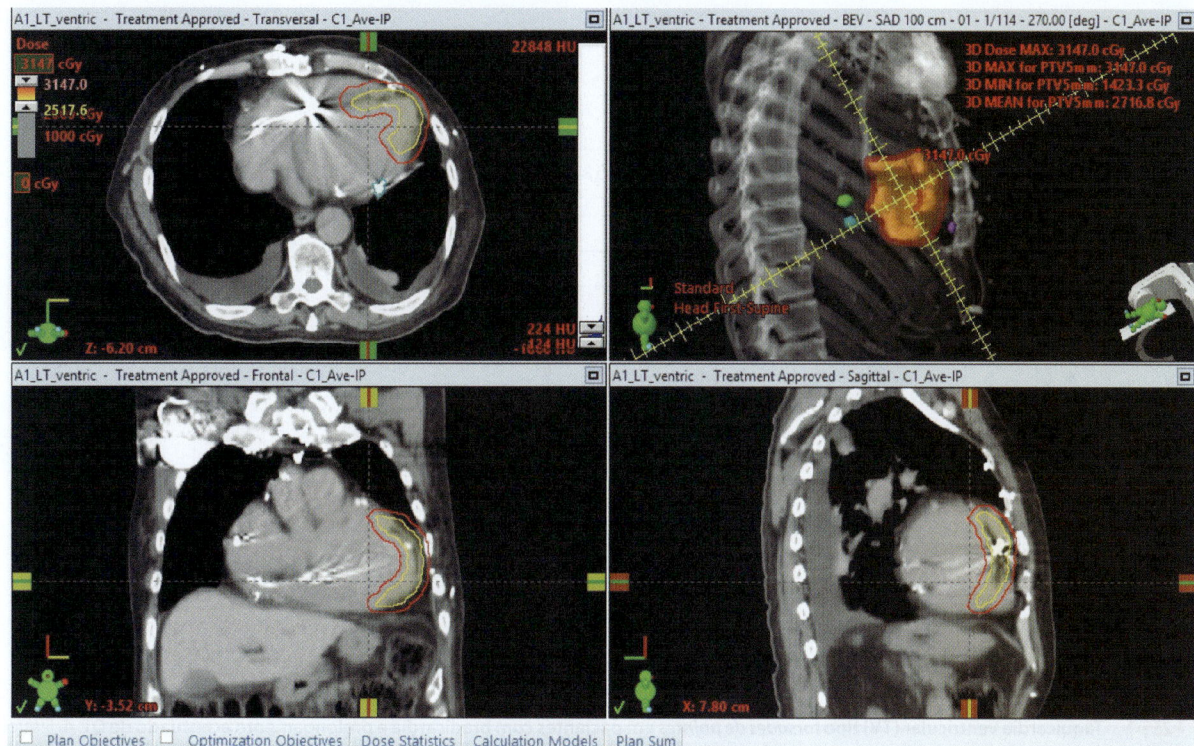

FIGURA 254-5 **Terapia com radiação corporal estereotática.** Tomografia computadorizada de planejamento para ablação cardíaca não invasiva realizada com radiação estereotática. A região de interesse é determinada por análise de arritmias apresentadas, doença cardíaca estrutural subjacente e proximidade com estruturas adjacentes como as artérias coronárias, o nervo frênico e o trato gastrintestinal. A radiação é fornecida no volume escolhido para o tratamento de modo a criar um bloqueio da condução na área de fibrose implicada na arritmia.

bloqueadores dos canais de cálcio e bloqueadores dos canais de sódio, como a flecainida. Embora, em geral, a flecainida não seja recomendada em pacientes com cardiopatia estrutural, ela tem sido usada com sucesso para resolver a miocardiopatia induzida por taquicardia diante de CVPs e TV idiopáticas. A ablação com cateter também está indicada para controle dos sintomas, tem uma taxa de sucesso global de 80% e é recomendada para aqueles com TV sintomática nos quais as medicações são ineficazes ou não são preferidas pelos pacientes. A eficácia e o risco da ablação por cateter variam com o sítio específico de origem da TV, sendo a relação mais favorável para as arritmias com origem no trato de saída ventricular direito. A falha da ablação geralmente é devida à incapacidade de iniciar a arritmia para mapeamento no laboratório de eletrofisiologia.

A TV interfascicular do VE pode ser revertida com a administração intravenosa de verapamil, embora o tratamento crônico com verapamil por via oral nem sempre seja efetivo. Recomenda-se ablação por cateter quando os bloqueadores β-adrenérgicos ou os bloqueadores do canal de cálcio não forem efetivos ou não forem desejados.

ORIENTAÇÕES FUTURAS

O tratamento da TV monomórfica, especialmente diante de cardiopatia estrutural, é uma causa importante de morbidade e de mortalidade. As limitações das terapias atuais incluem a toxicidade dos fármacos antiarrítmicos e a incapacidade de realizar a ablação com cateter do substrato das arritmias de forma bem-sucedida. Avanços nas técnicas de imagem e mapeamento devem melhorar as taxas de sucesso ao longo do tempo. Além disso, a incapacidade de a energia ablativa atingir substratos intramurais profundos é uma limitação atual. Inovações no fornecimento de energia ablativa, incluindo ablação bipolar, ablação por cateter-agulha e eletroporação estão em andamento. Do mesmo modo, a ablação não invasiva é uma área de investigação promissora. A radiação por feixe de prótons ou estereotática pode ser usada para atingir as TVs identificadas por imagens cardíacas avançadas ou por uma veste de multieletrodos de ECG. Estudos multicêntricos iniciais sugerem um controle durável da TV com a ablação não invasiva (Fig. 254-5).

Agradecimento Roy M. John e William G. Stevenson contribuíram para este capítulo na 20ª edição, e parte dessa contribuição foi utilizada neste capítulo.

LEITURAS ADICIONAIS

AL-KHATIB SM et al: 2017 AHA/ACC/HRS guideline for management of patients with ventricular arrhythmias and the prevention of sudden cardiac death: A report of the American College of Cardiology/American Heart Association Task Force on Clinical Practice Guidelines and the Heart Rhythm Society. Heart Rhythm 15:e73, 2018.
CALLANS DJ: *Josephson's Clinical Cardiac Electrophysiology: Techniques and Interpretations*, 6th ed. Philadelphia, Wolters Kluwer, 2021.
CRONIN EM et al: 2019 HRS/EHRA/APHRS/LAHRS expert consensus statement on catheter ablation of ventricular arrhythmias. EP Europace 21:1143, 2019.
JALIFE J, STEVENSON W (eds): *Zipes and Jalife's Cardiac Electrophysiology: From Cell to Bedside*, 8th ed. Philadelphia, Elsevier, 2021.
SAPP JL et al: Ventricular tachycardia ablation versus escalation of antiarrhythmic drugs. N Engl J Med 375:111, 2016.
WILLEMS S et al: Preventive or deferred ablation of ventricular tachycardia in patients with ischemic cardiomyopathy and implantable defibrillator (BERLIN VT): A multicenter randomized trial. Circulation 141:1057, 2020.

255 Taquicardia ventricular polimórfica e fibrilação ventricular

William H. Sauer, Usha B. Tedrow

TAQUICARDIA VENTRICULAR POLIMÓRFICA

A taquicardia ventricular (TV) polimórfica sustentada tem um QRS com configuração que se altera continuamente a cada batimento, indicando uma sequência de ativação ventricular que se altera de forma continuada. Entretanto, diferentemente do que ocorre com a TV monomórfica sustentada, a TV polimórfica nem sempre indica anormalidade estrutural ou foco de automaticidade. Como possíveis mecanismos, há vias de reentrada que se alteram continuamente, reentrada em onda espiral e múltiplos focos automáticos. Esse tipo de reentrada pode ocorrer próximo a áreas de miocárdio fibrótico, potencializada pela proximidade com células de Purkinje danificadas ou hipertrofia ventricular. A dispersão transmural anormal da repolarização pode ocorrer na vigência de canalopatias ou de fármacos

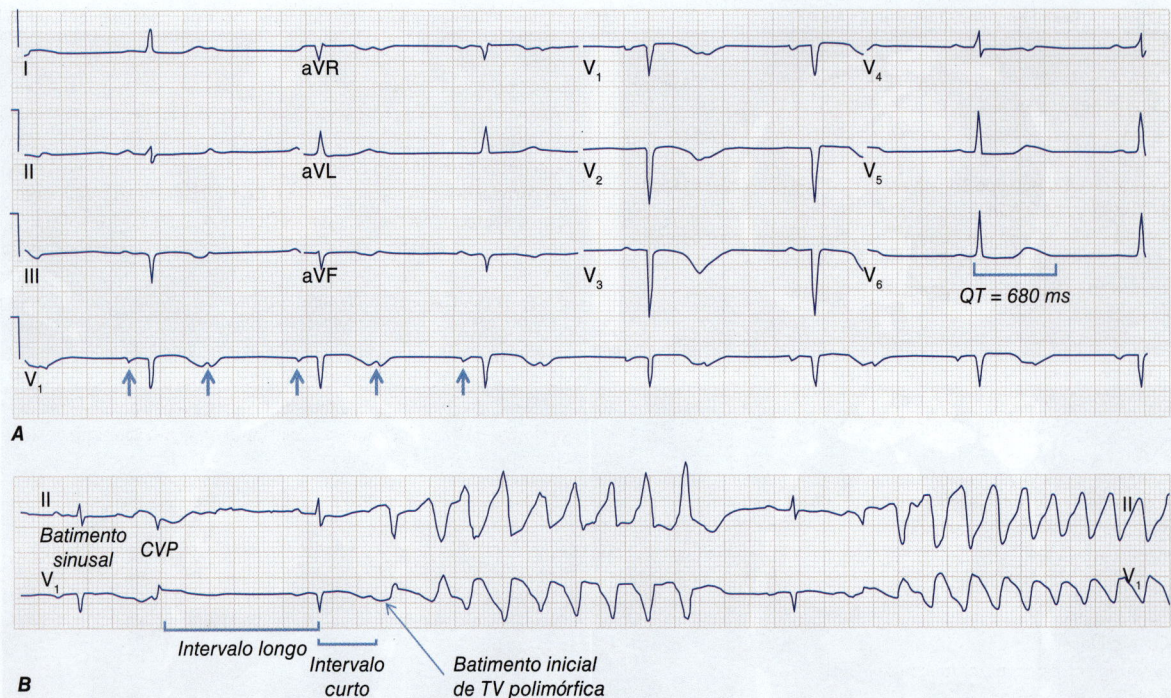

FIGURA 255-1 Taquicardia ventricular (TV) tipo *torsades de pointes* em pacientes com bradicardia e prolongamento acentuado de QT. **A.** Eletrocardiograma de 12 derivações mostrando bloqueio atrioventricular 2:1 (ondas P marcadas por *setas azuis*), com uma frequência cardíaca de 40 bpm e intervalo QT de 680 ms com um QT corrigido de 550 ms. **B.** O painel inferior mostra um registro de ritmo por telemetria com períodos autolimitados de TV polimórfica do tipo *torsades de pointes*. Após um batimento sinusal conduzido normalmente, uma contração ventricular prematura (CVP) causa uma pausa compensatória que leva a um longo intervalo RR. A CVP após o próximo batimento sinusal inicia a TV. Esse é o clássico modo de iniciação "pausa-dependente" da TV tipo *torsades de pointes* com intervalos longos-curtos.

antiarrítmicos na ausência de cardiopatia estrutural. A TV polimórfica sustentada geralmente degenera em fibrilação ventricular (FV). A TV polimórfica é encontrada, caracteristicamente, em associação com infarto agudo do miocárdio (IAM) ou isquemia do miocárdio, hipertrofia ventricular e diversas mutações genéticas que afetam os canais iônicos do coração.

TV POLIMÓRFICA ASSOCIADA A INFARTO AGUDO DO MIOCÁRDIO/ISQUEMIA

A isquemia ou o IAM são causas comuns de TV polimórfica e devem ser as hipóteses iniciais na condução do caso. Aproximadamente 10% dos pacientes com IAM evoluem com TV que degenera em FV, provavelmente relacionada com reentrada pela periferia da região infartada. O risco é máximo na primeira hora do IAM. Mais raramente, as células de Purkinje sobreviventes com automaticidade podem iniciar uma TV polimórfica. Após a desfibrilação seguindo as diretrizes de Suporte de Vida Avançado em Cardiologia (ACLS, do inglês *Advanced Cardiac Life Support*), a conduta é a mesma do IAM, sendo necessário o uso de bloqueadores β-adrenérgicos, correção de anormalidades eletrolíticas e reperfusão miocárdica imediata. Episódios repetidos de TV polimórfica sugerem evolução do IAM e determinam investigação sobre a suficiência da reperfusão do miocárdio. TV polimórfica e FV que ocorram nas primeiras 48 horas de IAM estão associadas a aumento da mortalidade hospitalar, mas os pacientes que sobrevivem até a alta hospitalar não têm risco aumentado de morte súbita por arritmia. O tratamento em longo prazo para arritmia ventricular pós-infarto é determinado pela função residual do ventrículo esquerdo (VE), havendo indicação de cardioversor desfibrilador implantável (CDI) nos casos de disfunção grave persistente do VE (fração de ejeção ventricular esquerda [FEVE] < 35%).

ANORMALIDADES NA REPOLARIZAÇÃO E SÍNDROMES GENÉTICAS COM ARRITMIA

SÍNDROME DO QT LONGO ADQUIRIDA

O prolongamento anormal do intervalo QT está associado à TV polimórfica do tipo *torsades de pointes*. A TV frequentemente apresenta uma sequência de iniciação característica formada por extrassístole ventricular que induz uma pausa seguida por batimento sinusal com intervalo QT mais longo e interrupção da onda T pela contração ventricular prematura (CVP), que é o primeiro batimento da TV polimórfica (Fig. 255-1). Essa sequência característica é denominada *pausa-dependente*. Entre as causas de prolongamento do QT estão anormalidades eletrolíticas, bradicardia e diversos medicamentos que bloqueiam as correntes de repolarização de potássio, em particular os antiarrítmicos sotalol, dofetilida e ibutilida, mas também diversos outros medicamentos usados para doenças não cardíacas, como eritromicina, pentamidina, haloperidol, fenotiazinas e metadona. A suscetibilidade individual talvez esteja relacionada com polimorfismos ou mutações genéticas que influenciem a repolarização. O *site crediblemeds.org* é um excelente recurso para o clínico determinar se um medicamento específico foi associado a prolongamento do intervalo QT.

Os pacientes caracteristicamente se apresentam com pré-síncope, síncope ou parada cardíaca. Os episódios sustentados degeneram em FV requerendo desfibrilação. CVPs e TV não sustentada com frequência precedem episódios de TV sustentada. A administração de 1 a 2 g de sulfato de magnésio por via intravenosa em geral impede a recorrência dos episódios. Se o magnésio isoladamente não for efetivo, o aumento da frequência cardíaca com infusão de isoproterenol ou estimulação com marca-passo para manter o paciente com uma frequência de 100 a 120 despolarizações por minuto necessária para suprimir as CVPs costuma impedir a recorrência de TV. Essas manobras dão tempo para que sejam corrigidos os distúrbios eletrolíticos (hipopotassemia e hipocalcemia) e a bradicardia, e para a suspensão de qualquer medicamento implicado como causa da arritmia (Tab. 255-1). As interações medicamentosas que aumentam os níveis dos agentes causadores frequentemente são fatores desencadeantes. Os pacientes que apresentam TV polimórfica induzida por prolongamento de QT devem ser considerados como suscetíveis a arritmias e devem evitar exposição futura aos medicamentos que prolongam o intervalo QT.

SÍNDROME DO QT LONGO CONGÊNITO

A síndrome do QT longo (SQTL) congênito é causada por mutações nos genes que codificam os canais iônicos no coração responsáveis pela repolarização ventricular. O QT corrigido (QTc) normalmente se prolonga > 440 ms

TABELA 255-1 ■ Causas de prolongamento de QT e de *torsades de pointes*

1. Síndromes do QT longo congênito
   Síndrome do QT longo tipo 1: corrente repolarizante I_{Ks} reduzida devido à mutação no gene *KCNQ1*
   Síndrome do QT longo tipo 2: corrente repolarizante I_{Kr} reduzida devido à mutação no gene *KCNH2*
   Síndrome do QT longo tipo 3: inativação retardada da I_{Na} causada por mutações no gene *SCN5A*
   Outras: diversos outros tipos de síndrome do QT longo foram descritos; os tipos 1, 2 e 3 respondem por 80-90% dos casos
2. Anormalidades eletrolíticas: hipopotassemia, hipomagnesemia, hipocalcemia
3. Prolongamento do intervalo QT adquirido induzido por fármacos
   Antiarrítmicos
      Classe IA: quinidina, disopiramida, procainamida
      Classe III: sotalol, dronedarona, ranolazina, amiodarona, ibutilida, dofetilida
   Antibióticos
      Macrolídeos: eritromicina, claritromicina, azitromicina
      Fluoroquinolonas: levofloxacino, moxifloxacino
      Sulfametoxazol-trimetoprima
      Clindamicina
      Pentamidina
      Cloroquina
      Antifúngicos: cetoconazol, itraconazol
      Antivirais: amantadina
   Antipsicóticos
      Haloperidol, fenotiazinas, tioridazina, trifluoperazina, sertindol, zimeldina, ziprasidona
      Antidepressivos tricíclicos e tetracíclicos
   Anti-histamínicos (antagonistas do receptor de histamina 1)
      Astemizol, difenidramina, hidroxizina
   Outros fármacos
      Citrato (transfusão sanguínea maciça)
      Cocaína
      Metadona
      Hidroxicloroquina
4. Condições cardíacas
   Isquemia e infarto agudo do miocárdio
   Miocardite
   Bradicardia acentuada
   Miocardiopatia de estresse
5. Distúrbios endócrinos
   Hipotireoidismo
   Hiperparatireoidismo
   Feocromocitoma
   Hiperaldosteronismo
6. Distúrbios intracranianos
   Hemorragia subaracnóidea
   Hematoma talâmico
   Acidente vascular cerebral
   Encefalite
   Traumatismo craniano
7. Distúrbios nutricionais
   Anorexia nervosa
   Fome
   Dietas proteicas líquidas
   Gastroplastia e derivação ileojejunal
   Doença celíaca

nos homens e 460 ms nas mulheres. Os sintomas são causados por TV tipo *torsades de pointes*. Foram identificadas diversas formas de SQTL congênito, mas três grupos de mutações que causam as síndromes do QTL-1, do QTL-2 e do QTL-3 respondem por 90% dos casos. As mutações mais encontradas, SQTL-1 e SQTL-2, estão relacionadas com anormalidades nos canais de potássio, mas mutações afetando os canais de sódio (SQTL-3) e de cálcio também foram descritas.

Os pacientes apresentam síncope ou parada cardíaca, geralmente na infância. Na SQTL-1, os episódios tendem a ocorrer durante esforço, em particular natação. Na SQTL-2, estímulos auditivos súbitos ou estresse emocional predispõem aos episódios. Na SQTL-3, morte súbita tende a ocorrer durante o sono. Pacientes assintomáticos podem ser descobertos durante rastreamento familiar ou em eletrocardiograma (ECG) de rotina. A genotipagem ajuda no rastreamento familiar e confirma o diagnóstico. As correlações entre genótipo e o risco e a resposta ao tratamento começam a aparecer. Na maioria dos pacientes com SQTL-1 ou SQTL-2, doses adequadas de betabloqueador (com os agentes não seletivos nadolol ou propranolol) são suficientes para proteção contra episódios de arritmia. Entre os marcadores de aumento do risco estão intervalo QTc acima de 500 ms, sexo feminino e história de síncope ou de parada cardíaca. Síncope recorrente a despeito do tratamento com betabloqueador, ou um perfil de alto risco demandam consideração sobre o uso de CDI. Todos os pacientes com SQTL devem, a todo custo, evitar o uso de medicamentos que prolonguem o QT, incluindo aqueles pacientes com genótipo positivo, mas que têm intervalo QT normal.

SÍNDROME DO QT CURTO

A síndrome do QT curto é muito mais rara que a SQTL. O QTc é < 360 ms e, geralmente, < 300 ms. A anormalidade genética causa um ganho de função do canal de potássio (I_{Kr}) ou uma redução das correntes despolarizantes de entrada. A anomalia está associada a fibrilação atrial, TV polimórfica e morte súbita.

SÍNDROME DE BRUGADA

A síndrome de Brugada é rara e caracterizada por elevação > 0,2 mV no segmento ST, com segmento ST arqueado e onda T negativa em mais de uma das derivações precordiais anteriores (V_1-V_3) **(ver Fig. 253-1)** e episódios de síncope ou de parada cardíaca causados por TV polimórfica na ausência de cardiopatia estrutural. A parada cardíaca pode ocorrer durante o sono ou ser provocada por quadro febril. Indivíduos do sexo masculino são mais afetados. Mutações envolvendo os canais de sódio do coração são identificadas em cerca de 25% dos casos. Costuma ser difícil o diagnóstico diferencial de pacientes com elevação semelhante do ST causada por hipertrofia do VE, pericardite, isquemia do miocárdio ou IAM, hiperpotassemia, hipotermia, bloqueio do ramo direito e miocardiopatia arritmogênica ventricular direita. Além disso, a elevação característica do segmento ST pode aumentar e diminuir com o tempo e se acentuar em caso de doença aguda e febre. Nos indivíduos afetados, a administração de bloqueador do canal de sódio, como flecainida, ajmalina ou procainamida, pode aumentar ou revelar a elevação do ST. Indica-se CDI para os indivíduos que tenham síncope sem explicação ou que tenham sido reanimados de parada cardíaca. A quinidina e a ablação com cateter de regiões anormais no epicárdio ventricular direito têm sido usadas com sucesso para suprimir episódios frequentes de TV.

SÍNDROME DE REPOLARIZAÇÃO PRECOCE

Os pacientes reanimados de FV que não tenham cardiopatia estrutural ou outra anormalidade identificada apresentam maior prevalência de elevação do ponto J com entalhe na porção terminal do QRS. Alguns pacientes relatam história familiar de morte súbita, o que sugere uma possível base genética. A elevação do ponto J também é encontrada em alguns pacientes com síndrome de Brugada e está associada a aumento do risco de arritmias. Recomenda-se CDI para aqueles que tenham tido parada cardíaca anteriormente. Observa-se que a elevação do ponto J costuma ser encontrada como uma variação normal em pacientes sem arritmias e, na ausência de sintomas específicos, sua relevância clínica não foi explicada.

TV POLIMÓRFICA CATECOLAMINÉRGICA

Trata-se de síndrome familiar rara causada por mutações no receptor cardíaco da rianodina e, mais raramente, na proteína de ligação do cálcio no sarcoplasma, a calsequestrina 2. Essas mutações resultam em relações sarcoplasmáticas anormais com o cálcio e arritmias ventriculares polimórficas que lembram aquelas encontradas na intoxicação por digitálicos. A TV é polimórfica ou apresenta uma morfologia de QRS alternante característica, denominada TV bidirecional. Os pacientes em geral apresentam sintomas durante a infância com palpitações, síncope ou parada cardíaca induzidas

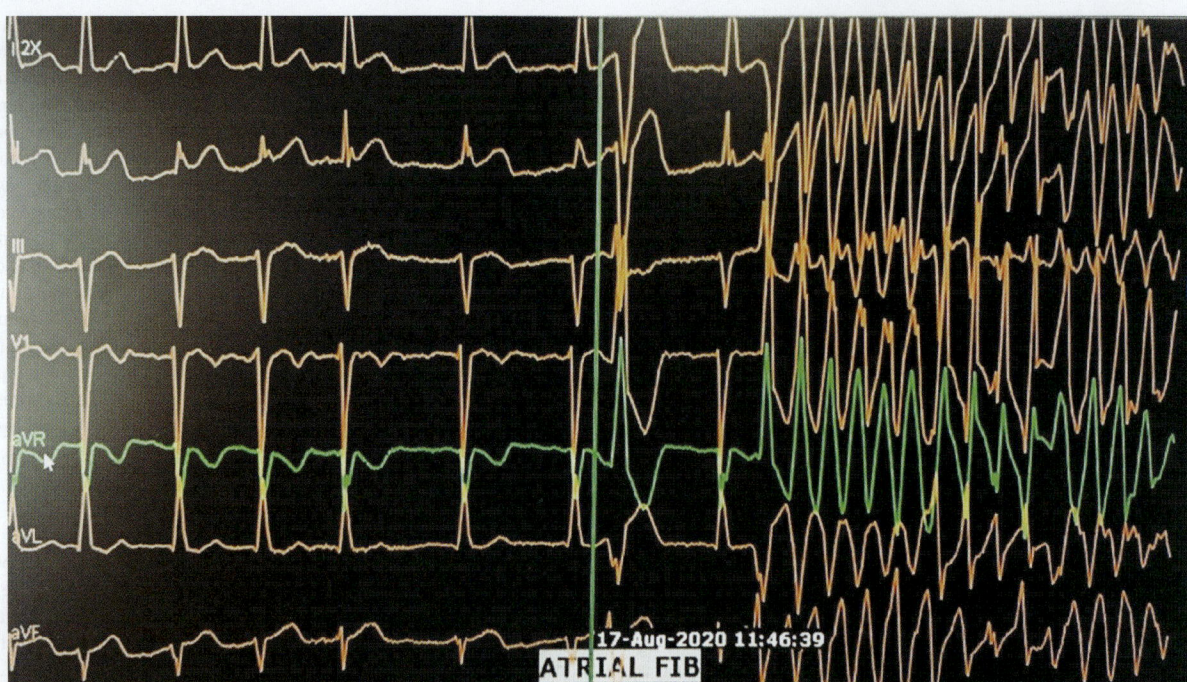

FIGURA 255-2 Ectopia fascicular deflagrando fibrilação ventricular. Apresentamos um monitor de múltiplos eletrodos de um paciente com infarto do miocárdio inferoposterior recente e revascularização cirúrgica. As fibras de Purkinje frequentemente podem sobreviver ao infarto agudo devido aos maiores depósitos de glicogênio celular e oxigenação a partir da cavidade do VE. Com a revascularização, essas fibras de Purkinje sobreviventes, porém pouco acopladas, podem deflagrar contrações ventriculares prematuras e fibrilação ventricular como mostrado nesse registro.

por exercício ou emoções. Os bloqueadores β-adrenérgicos (p. ex., nadolol e propranolol) e um CDI geralmente estão indicados. Verapamil, flecainida ou denervação simpática cirúrgica do coração esquerdo reduzem ou previnem as recorrências de TV em alguns pacientes. O uso do CDI é controverso devido ao temor de que um choque pelo CDI possa iniciar um ciclo vicioso de descarga adrenérgica e agravamento de arritmias ventriculares levando à morte.

MIOCARDIOPATIA HIPERTRÓFICA

A miocardiopatia hipertrófica (MCH) é o distúrbio cardiovascular genético mais comum, ocorrendo em 1 a cada 500 indivíduos, sendo uma causa proeminente de morte súbita antes dos 35 anos de idade. A morte súbita pode ser causada por TV polimórfica/FV. Raramente, ocorre TV monomórfica sustentada relacionada com áreas de fibrose ventricular, mais comumente em pacientes que desenvolvem um aneurisma apical. Entre os fatores de risco de morte súbita nessa condição estão juventude, TV não sustentada, incapacidade de elevar a pressão arterial durante exercício, síncope recente (até 6 meses), espessura da parede ventricular > 3 cm e, possivelmente, gravidade da obstrução da via de saída do VE. Geralmente, indica-se CDI aos pacientes de alto risco, mas o perfil de risco específico que determina a indicação do CDI continua objeto de debate. A miectomia cirúrgica, realizada para reduzir a obstrução do trato de saída, foi associada a uma taxa de morte súbita < 1% ao ano. A taxa anual relatada de TV sustentada ou morte súbita após ablação transcoronariana do septo com etanol, realizada para aliviar a obstrução do trato de saída, varia entre 1 e 5%.

MIOCARDIOPATIA DILATADA DE ORIGEM GENÉTICA

As miocardiopatias dilatadas genéticas respondem por 30 a 40% dos casos de miocardiopatias dilatadas não isquêmicas. Algumas estão associadas à distrofia muscular. Foram identificados os padrões de transmissão hereditária autossômica dominante, recessiva, ligada ao X e mitocondrial. As mutações em genes que codificam proteínas estruturais da lâmina nuclear (lâmina A/C) e o gene *SCN5A* estão particularmente associadas a doenças do sistema de condução e a arritmias ventriculares. Os pacientes podem apresentar TV polimórfica e parada cardíaca ou desenvolver áreas de fibrose causando TV monomórfica sustentada. Recomenda-se CDI para aqueles que apresentem TV sustentada ou alto risco em razão de função ventricular significativamente reduzida (FEVE < 35% e associada à insuficiência cardíaca) ou história familiar de morte súbita.

FIBRILAÇÃO VENTRICULAR

A FV caracteriza-se por ativação elétrica ventricular desordenada sem complexos QRS identificáveis **(Fig. 255-2)**. Os possíveis mecanismos são a reentrada de ondas espirais e a reentrada de múltiplas frentes de onda circulantes. As TVs polimórficas ou monomórficas sustentadas que degeneram em FV são causas comuns de parada cardíaca fora do ambiente hospitalar. O tratamento segue as diretrizes de ACLS, com desfibrilação para restaurar o ritmo sinusal. Se a reanimação for bem-sucedida, procede-se à investigação complementar para identificar e tratar eventuais cardiopatias subjacentes e possíveis causas da arritmia, incluindo a possibilidade de que uma TV monomórfica ou polimórfica tenha iniciado a FV. Se não for identificada uma causa transitória reversível, como IAM, costuma-se indicar tratamento com CDI para reduzir o risco de morte súbita.

ORIENTAÇÕES FUTURAS

O papel da ablação com cateter na TV polimórfica e na FV está evoluindo rapidamente, com alguns pesquisadores utilizando registros elétricos simultâneos a partir de cateteres em cesta para definir locais críticos para a arritmia e correlacionando-os com imagem cardíaca detalhada para identificar os locais vulneráveis típicos para ablação.

Agradecimento Roy M. John e William G. Stevenson contribuíram para este capítulo na 20ª edição, e parte dessa contribuição foi utilizada neste capítulo.

LEITURAS ADICIONAIS

Al-Khatib SM et al: 2017 AHA/ACC/HRS guideline for management of patients with ventricular arrhythmias and the prevention of sudden cardiac death: A report of the American College of Cardiology/American Heart Association Task Force on Clinical Practice Guidelines and the Heart Rhythm Society. Heart Rhythm 15:e73, 2018.

Callans DJ: *Josephson's Clinical Cardiac Electrophysiology: Techniques and Interpretations*, 6th ed. Philadelphia, Wolters Kluwer, 2021.

Cronin EM et al: 2019 HRS/EHRA/APHRS/LAHRS expert consensus statement on catheter ablation of ventricular arrhythmias. EP Europace 21:1143, 2019.

Jalife J, Stevenson W (eds): *Zipes and Jalife's Cardiac Electrophysiology: From Cell to Bedside*, 8th ed. Philadelphia, Elsevier, 2021.

256 Tempestade elétrica e taquicardia ventricular incessante

William H. Sauer, Usha B. Tedrow

TEMPESTADE ELÉTRICA

Tempestade elétrica ou tempestade de taquicardia ventricular (TV) se refere à ocorrência de três ou mais episódios de TV ou fibrilação ventricular (FV) em 24 horas, necessitando de intervenção para o seu término. Essa situação de grave instabilidade elétrica está associada a uma elevada mortalidade e requer intervenção terapêutica imediata. A tempestade elétrica ocorre em 4% dos pacientes com um cardioversor desfibrilador implantável (CDI) de prevenção primária, mas em até 20% dos pacientes ressuscitados de morte súbita ou com uma história de TV conhecida. A ablação com cateter nas tempestades elétricas pode salvar vidas.

TV INCESSANTE

A TV é designada incessante quando continua a recorrer pouco tempo depois de uma conversão elétrica, farmacológica ou espontânea em ritmo sinusal (Fig. 256-1). Caracteristicamente, a TV é monomórfica. Raramente, uma TV monomórfica lenta incessante não será detectada pelo CDI porque cai fora dos parâmetros de detecção programados. Se a arritmia é hemodinamicamente estável agudamente, os pacientes podem apresentar-se com sintomas de descompensação cardíaca gradual. A TV pode tornar-se incessante devido ao efeito pró-arrítmico de um fármaco antiarrítmico como a amiodarona ou um bloqueador dos canais de sódio como a flecainida. O suporte hemodinâmico pode ser necessário até que os fatores desencadeantes sejam corrigidos. A ablação com cateter em caráter de urgência geralmente está indicada.

CONDUTA NOS PACIENTES QUE APRESENTAM CHOQUES COM CDI

Espera-se que um número substancial de pacientes que recebem um CDI apresente uma arritmia que é terminada por ação do dispositivo, seja pela aplicação de um choque ou pela estimulação antitaquicardia (EAT). Embora seja um evento esperado, isso pode ser um sinal de instabilidade iminente, de deterioração da função cardíaca, de emergência de uma nova arritmia ou de disfunção do CDI e, portanto, requer avaliação. A investigação do CDI é essencial depois que um paciente relata a ocorrência de choque ou de sintomas de arritmia para confirmar que a terapia foi de fato aplicada para uma arritmia ventricular e não para uma arritmia atrial ou por disfunção dos eletrodos. Após um choque e na ausência de outros sintomas sugestivos de arritmia ou isquemia, os pacientes têm a opção de esperar até o próximo dia útil ou usar a monitoração remota para transmitir os dados de telemetria do dispositivo para o seu médico. Todavia, a ocorrência de múltiplos choques do CDI constitui uma emergência médica e implica atenção clínica imediata, geralmente com o chamado de unidades de atendimento de emergência. Os pacientes nunca devem dirigir para o hospital após receber um choque pelo CDI.

As arritmias espontâneas, particularmente as que são convertidas com um choque, estão associadas ao aumento subsequente do risco de morte e de hospitalização em pacientes com função ventricular deprimida. A ocorrência de uma arritmia, portanto, requer a reavaliação do possível declínio na função cardíaca, da emergência de isquemia ou de doenças intercorrentes.

Se a terapia com CDI for apropriada para TV ou FV, deve-se considerar se há indicação de terapia para reduzir novos episódios, seja com fármacos antiarrítmicos ou por ablação com cateter. Os pacientes que têm um raro episódio de TV terminado adequadamente e que não apresentam outra evidência de instabilidade podem não necessitar de nenhuma outra terapia adicional, particularmente se a TV for terminada por EAT e não por um choque. Os choques interferem na qualidade de vida e podem levar ao aparecimento de transtorno de estresse pós-traumático. Em muitos pacientes, a possibilidade de um choque pode ser reduzida com a programação correta do CDI. Os estudos têm mostrado que a EAT termina efetivamente > 70% dos episódios de TV, mesmo quando a TV é muito rápida. A maioria dos CDIs pode ser programada para tentar a supressão da arritmia por *overdrive* – ou seja, pelo esgotamento por uso de uma frequência muito acima daquela da taquicardia – durante a carga do capacitor. Se a arritmia for terminada dessa forma, o choque não é aplicado. Portanto, a programação apropriada da EAT é essencial para a redução dos choques. Para pacientes com CDIs implantados para prevenção primária, a programação de zonas de detecção de FV > 220 batimentos por minuto reduz significativamente a aplicação de choques desnecessários e inadequados. Longos tempos de detecção também ajudam a evitar terapias desnecessárias para episódios de TV passíveis de terminar espontaneamente.

Episódios sintomáticos recorrentes de TV ou FV (Fig. 256-2) implicam terapia específica com fármacos antiarrítmicos ou ablação, como discutido para as arritmias específicas. O betabloqueador sotalol e a amiodarona são as opções farmacológicas mais comuns. A amiodarona combinada com o betabloqueador é mais efetiva do que qualquer um dos dois fármacos usados isoladamente. É importante reconhecer que, embora os episódios de TV/FV possam representar uma deterioração do quadro clínico dos pacientes, as intervenções para controlar a arritmia podem ter efeitos adversos sobre o resultado. A maioria dos fármacos antiarrítmicos tem o potencial de induzir bradicardia ao ponto de necessitar de estimulação por CDI, que, por si só, pode ter efeitos deletérios sobre a função ventricular. A ablação com cateter é uma opção importante para pacientes com TV monomórfica.

MANEJO DOS PACIENTES COM TEMPESTADE ELÉTRICA

Os pacientes devem ser sedados adequadamente para aliviar a ansiedade e fornecer alívio da dor. A TV/FV recorrente é tratada usando as diretrizes-padrão de Suporte de Vida Avançado em Cardiologia e inclui o uso de medicações como betabloqueadores, amiodarona e lidocaína, com correção de quaisquer anormalidades metabólicas. Registros de monitoração por eletrocardiograma ou de CDI implantado são importantes para avaliar se a TV é monomórfica ou polimórfica. O início e o término da taquicardia nos eletrogramas armazenados no CDI também podem sugerir os possíveis fatores causais ou agravantes. O uso de anestesia geral ou sedação deve ser considerado para supressão de arritmia ventricular recorrente hemodinamicamente instável. O bloqueio percutâneo do gânglio estrelado e a anestesia epidural torácica superior podem reduzir o estímulo simpático cardíaco e têm sido usados para restaurar a estabilidade em alguns pacientes. Raramente, pode ser considerado o suporte mecânico ventricular com oxigenação por membrana extracorpórea, equipamento percutâneo de assistência ventricular esquerda ou balão intra-aórtico (Fig. 256-3).

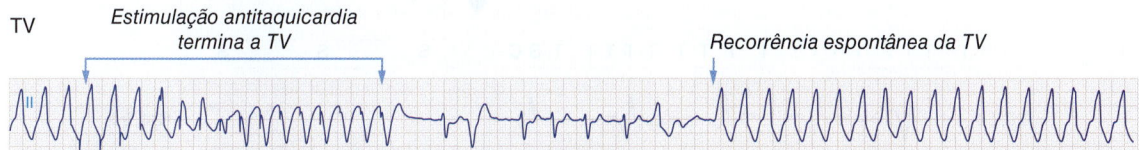

FIGURA 256-1 Exemplo de taquicardia ventricular (TV) monomórfica incessante. Na porção inicial deste traçado de eletrocardiograma há presença de TV monomórfica. Uma sequência de estímulos antitaquicardia (área delimitada por *setas*) que é iniciada no 4º complexo da TV resulta na captura ventricular com fusão até o 8º batimento e término da TV na cessação da estimulação. O paciente tem uma fibrilação atrial subjacente. Estão presentes contrações ventriculares prematuras multifocais. Uma TV de morfologia similar à TV inicial reinicia espontaneamente em direção à última parte do traçado (*seta*).

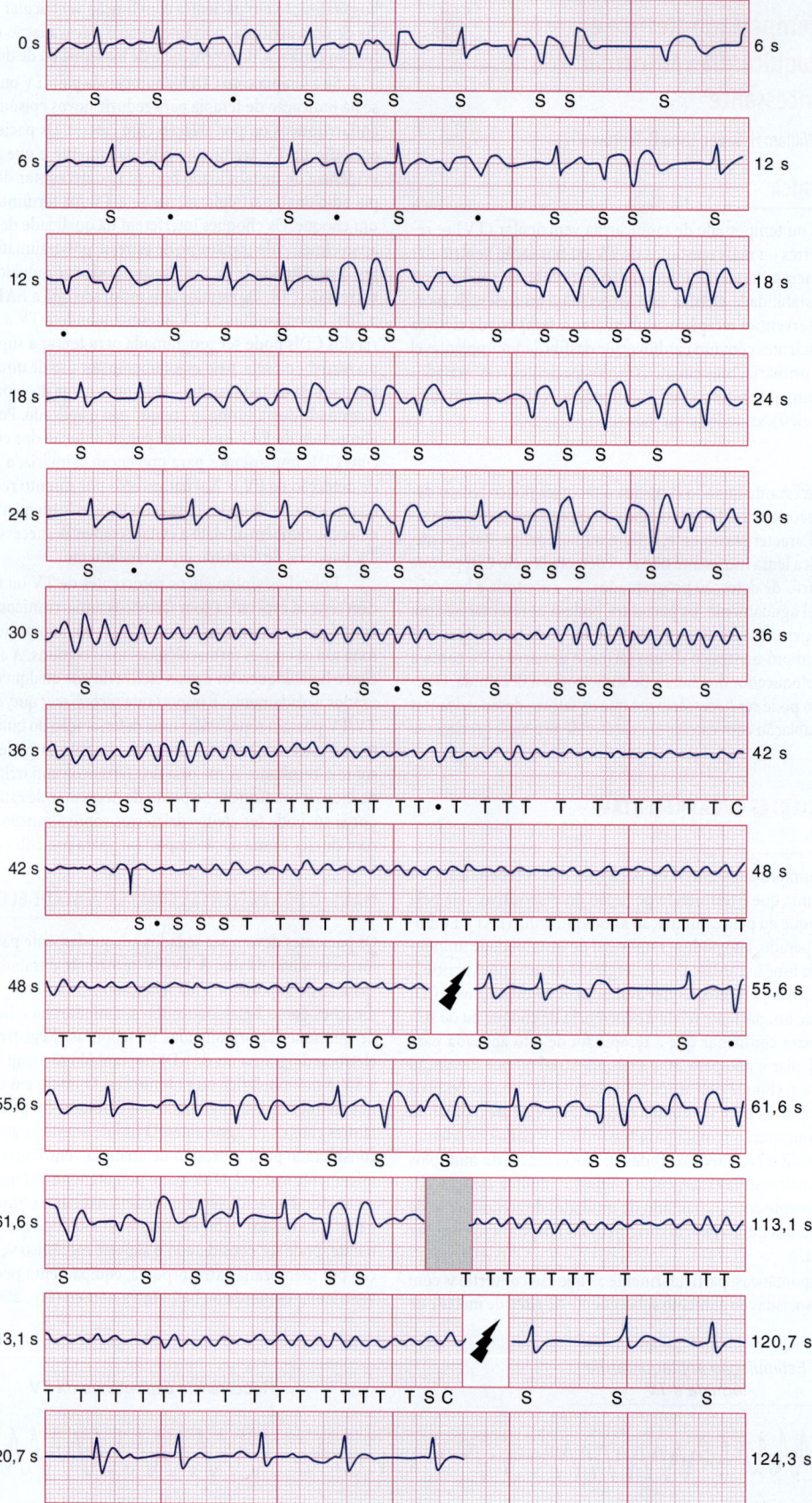

FIGURA 256-2 Múltiplos choques a partir de um cardioversor desfibrilador implantável (CDI) subcutâneo. Aqui é apresentado um traçado de um paciente com CDI subcutâneo com episódios recorrentes de fibrilação ventricular. As primeiras cinco linhas mostram quantidades gradualmente crescentes de ectopia ventricular e depois fibrilação ventricular na sexta linha, que é terminada por um choque (raio) na nona linha. A sequência se repete, e o paciente recebe um segundo choque, que é bem-sucedido em terminar a arritmia.

Tratamentos da tempestade elétrica

Velocidade de implantação	Estabilizar o ritmo	Aliviar os gatilhos	Reduzir o estímulo simpático
Rápida	• Desfibrilação • Amiodarona • Lidocaína	• Manejo dos eletrólitos • Remoção de volume • Revascularização coronariana	• Betabloqueadores • Sedação e intubação • Ansiolíticos
	• Quinidina • Ranolazina • Procainamida • Ablação com cateter	• Estimulação supressiva • Suporte mecânico (ECMO/BIA)	• Bloqueio do gânglio estrelado (BGE)
Tardia		• Considerar biópsia/terapias anti-inflamatórias	• Denervação simpática cardíaca cirúrgica

FIGURA 256-3 **Estratégia global para a condução da tempestade elétrica.** São apresentadas considerações para estabilização de tempestade elétrica com estratégias de medicação e procedimentos. BIA, balão intra-aórtico; ECMO, oxigenação por membrana extracorpórea.

Além dessa estratégia global de estabilização do ritmo cardíaco, com a redução do estímulo simpático e o alívio de qualquer mecanismo de gatilho para o manejo da tempestade elétrica, há algumas terapias específicas a serem consideradas para pacientes com substratos eletrofisiológicos específicos **(Fig. 256-4)**.

TV/FV NA VIGÊNCIA DE ISQUEMIA MIOCÁRDICA

A isquemia deve ser considerada especialmente se a TV polimórfica ou a FV for identificada como a arritmia primária. Se a tempestade elétrica estiver ocorrendo na vigência de uma síndrome coronariana aguda, deve ser tentada a revascularização emergencial e alívio dos sintomas de angina. No miocárdio infartado, as células de Purkinje sobreviventes podem exibir automaticidade deflagrada e levar a episódios recorrentes de TV polimórfica/FV demandando cardioversões frequentes, antes e depois da revascularização. A ablação com cateter das contrações ventriculares prematuras (CVPs) que podem, repetidamente, iniciar a arritmia pode ser uma medida eficaz **(Fig. 256-5)**.

TV POLIMÓRFICA/FV INICIADA POR CVP

Similar à tempestade elétrica pós-infarto do miocárdio, pacientes sem infarto do miocárdio ou isquemia podem ter tempestade de TV polimórfica/FV deflagrada por CVP. Essa forma idiopática de FV geralmente é causada por CVPs que se originam do tecido fascicular ou músculos papilares. Frequentemente, a ectopia ventricular se origina do tecido miocárdico fibrótico detectado em imagens de ressonância magnética cardíaca. A ablação com cateter está indicada para essa condição quando a medicação antiarrítmica é ineficaz.

SÍNDROME DO QT LONGO CONGÊNITO OU ADQUIRIDO

Se o prolongamento do QT estiver causando *torsades de pointes* (TdP), deve ser administrado magnésio intravenoso devido ao seu efeito imediato sobre a repolarização. Além disso, deve ser feita a reposição agressiva de eletrólitos, em especial do potássio. O aumento da frequência cardíaca pode, eventualmente, normalizar o intervalo QT, e, assim, o suporte farmacológico ou marca-passo deve ser considerado. O isoproterenol pode ser usado

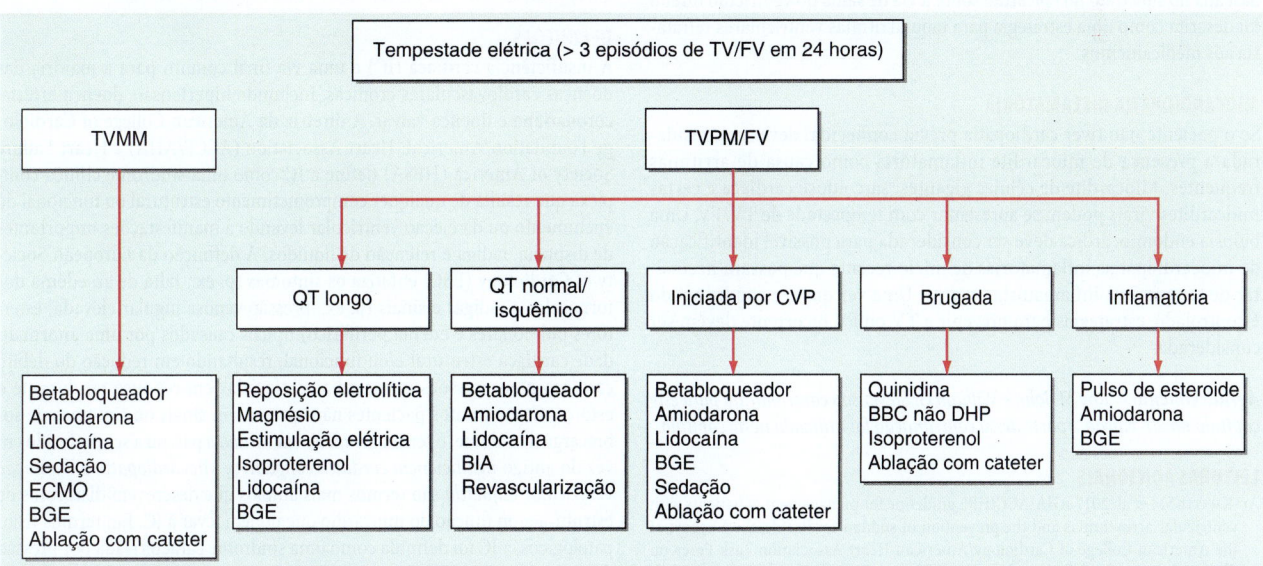

FIGURA 256-4 **Algoritmo de condução da tempestade elétrica.** Aqui é apresentada a estratégia sugerida para a conduta na tempestade elétrica com base no ritmo e no substrato subjacentes. BCC, bloqueadores dos canais de cálcio; BGE, bloqueio do gânglio estrelado; BIA, balão intra-aórtico; CVP, contração ventricular prematura; DHP, di-hidropiridínicos; ECMO, oxigenação por membrana extracorpórea; FV, fibrilação ventricular; TV, taquicardia ventricular; TVMM, taquicardia ventricular monomórfica; TVPM, taquicardia ventricular polimórfica.

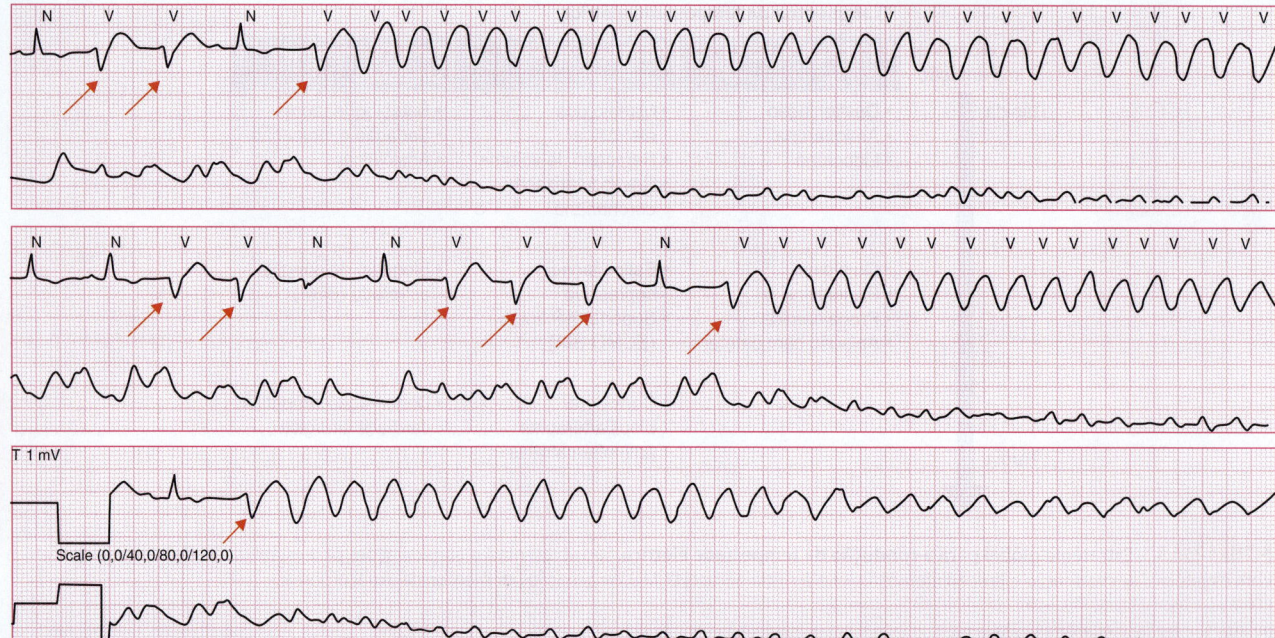

FIGURA 256-5 Fibrilação ventricular (FV) deflagrada por contração ventricular prematura (CVP) após tempestade elétrica no infarto do miocárdio. São apresentadas séries de registros de monitoração de um paciente com FV que ocorre por deflagração a partir de CVP após infarto do miocárdio. Vemos um registro de eletrocardiograma de eletrodo único e o traçado da pressão arterial. As CVPs que deflagraram a arritmia são indicadas por *setas vermelhas*. A FV resulta em colapso hemodinâmico imediato como evidenciado pelo traçado da pressão arterial.

para aumentar a frequência sinusal do paciente, mas há possibilidade de aumento da ectopia com doses elevadas. Embora a lidocaína possa reduzir o intervalo QT, outros agentes antiarrítmicos devem ser evitados devido ao seu efeito sobre a repolarização.

SÍNDROME DE BRUGADA

Se o intervalo QT não estiver prolongado e for visto um padrão de Brugada de Rsr' com elevação de ST nas derivações V_1 ou V_2 no ECG de repouso, a administração de quinidina e/ou isoproterenol pode abolir episódios recorrentes de TV polimórfica/FV. Os bloqueadores dos canais de cálcio não di-hidropiridínicos e o isoproterenol também têm sido usados para reduzir eventos antiarrítmicos. Na síndrome de Brugada, uma ablação com cateter baseada no substrato no epicárdio sobre a via de saída do ventrículo direito foi descrita como uma estratégia para taquiarritmias ventriculares refratária aos medicamentos.

MIOCARDIOPATIA INFLAMATÓRIA

Se o paciente não tiver cardiopatia prévia conhecida, deve ser considerada a presença de miocardite inflamatória como causa de arritmias frequentes. Miocardite de células gigantes, sarcoidose cardíaca e certas miocardites virais podem se apresentar com tempestade de TV/FV. Uma biópsia endomiocárdica deve ser considerada para possível identificação de miocardiopatias inflamatórias de início recente que possam necessitar de terapia anti-inflamatória urgente. Uma vez que o episódio agudo é controlado, estratégias para prevenir a TV ou FV recorrente devem ser consideradas.

Agradecimento Roy M. John e William G. Stevenson contribuíram para este capítulo na 20ª edição, e parte dessa contribuição foi utilizada neste capítulo.

LEITURAS ADICIONAIS

AL-KHATIB SM et al: 2017 AHA/ACC/HRS guideline for management of patients with ventricular arrhythmias and the prevention of sudden cardiac death: A report of the American College of Cardiology/American Heart Association Task Force on Clinical Practice Guidelines and the Heart Rhythm Society. Heart Rhythm 15:e73, 2018.

CALLANS DJ: *Josephson's Clinical Cardiac Electrophysiology: Techniques and Interpretations*, 6th ed. Philadelphia, Wolters Kluwer, 2021.

CRONIN EM et al: 2019 HRS/EHRA/APHRS/LAHRS expert consensus statement on catheter ablation of ventricular arrhythmias. EP Europace 21:1143, 2019.

JALIFE J, STEVENSON W (eds): *Zipes and Jalife's Cardiac Electrophysiology: From Cell to Bedside*, 8th ed. Philadelphia, Elsevier, 2021.

Seção 4 Doenças do coração, músculos, valvas e pericárdio

257 Insuficiência cardíaca: fisiopatologia e diagnóstico
Michael M. Givertz, Mandeep R. Mehra

DEFINIÇÕES CLÍNICAS, EPIDEMIOLOGIA E FENÓTIPOS

DEFINIÇÕES

A insuficiência cardíaca (IC) é uma via final comum para a maioria das doenças cardiovasculares crônicas, incluindo hipertensão, doença arterial coronariana e doença valvar. A diretriz da American College of Cardiology Foundation/American Heart Association (ACCF/AHA) e Heart Failure Society of America (HFSA) define a IC como uma síndrome clínica complexa que resulta de qualquer comprometimento estrutural ou funcional do enchimento ou da ejeção ventricular levando a manifestações importantes de dispneia, fadiga e retenção de líquidos. A definição da European Society of Cardiology (ESC) enfatiza os sintomas (p. ex., falta de ar, edema dos tornozelos e fadiga) e sinais (p. ex., pressão venosa jugular elevada, estertores pulmonares e edema periférico) típicos causados por uma anormalidade cardíaca estrutural e/ou funcional, resultando em redução do débito cardíaco e/ou pressões intracardíacas elevadas em repouso ou durante o esforço. Como muitos pacientes não apresentam sinais ou sintomas de sobrecarga de volume, o termo *insuficiência cardíaca* passou a ser preferido em vez do antigo *insuficiência cardíaca congestiva*. Miocardiopatia e *disfunção ventricular esquerda* são termos mais amplos que descrevem distúrbios da estrutura e/ou função do miocárdio que podem levar à IC. Em termos fisiopatológicos, a IC foi definida como uma síndrome caracterizada por pressão de enchimento cardíaco elevada e/ou fornecimento inadequado de oxigênio periférico, em repouso ou durante o esforço, causada por disfunção cardíaca.

A *insuficiência cardíaca crônica* descreve pacientes com sintomas e/ou sinais de IC de longa duração (p. ex., meses a anos), geralmente tratada clinicamente ou com equipamentos, como descrito no **Capítulo 258**. A *insuficiência cardíaca aguda*, anteriormente chamada de IC aguda descompensada, refere-se ao início rápido ou agravamento de sintomas de IC.

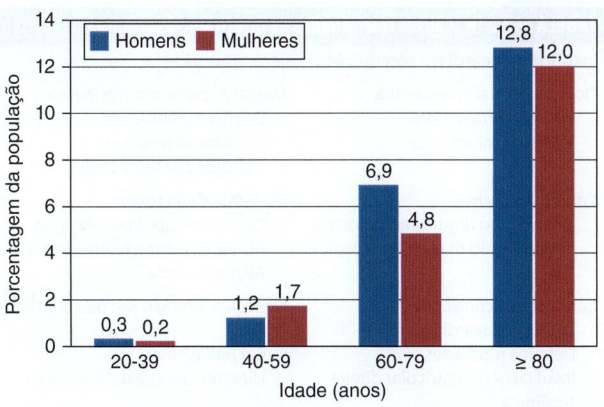

FIGURA 257-1 Prevalência de insuficiência cardíaca. Prevalência de insuficiência cardíaca entre adultos nos Estados Unidos com ≥ 20 anos de idade, por sexo e idade, a partir de dados do National Health and Nutrition Examination Survey (NHANES), 2013-2016. *(Fonte: SS Virani et al: Circulation 141:e139, 2020.)*

A maioria dos episódios de IC aguda resulta de agravamento de IC crônica, mas cerca de 20% são devidos a IC de instalação recente na vigência de síndrome coronariana aguda, disfunção valvar aguda, emergência hipertensiva ou síndrome pós-cardiotomia. Do mesmo modo, o *edema pulmonar agudo* na IC descreve um cenário clínico no qual um paciente apresenta sinais e sintomas de congestão pulmonar de evolução rápida, geralmente causado por elevação acentuada da pressão de enchimento ventricular esquerda.

EPIDEMIOLOGIA

Incidência e prevalência global
A IC é uma causa importante de morbidade e mortalidade em todo o mundo. Estima-se que 6,2 milhões de adultos norte-americanos estejam sendo tratados para IC, com > 600 mil novos casos diagnosticados a cada ano. Em todo o mundo, > 26 milhões de pessoas são afetadas por IC. A prevalência de IC aumenta substancialmente com a idade, ocorrendo em 1 a 2% da população com idade entre 40 e 59 anos e em até 12% dos adultos com > 80 anos de idade (Fig. 257-1). O risco de IC aos 55 anos é de 33% em homens e 28% em mulheres. As projeções mostram que a prevalência de IC nos Estados Unidos irá aumentar em 46% de 2012 até 2030. Entre 1980 e 2000, o número de hospitalizações por IC se elevou constantemente, tanto em homens quanto em mulheres, para cerca de 1 milhão por ano. Todavia, de acordo com as estatísticas mais recentes da AHA, as hospitalizações diminuíram de 1.020.000 em 2006 para 809 mil em 2016. Enquanto a prevalência de IC continua a se elevar, a incidência pode estar diminuindo devido a melhor reconhecimento e tratamento da doença cardiovascular e suas morbidades, bem como a prevenção de doenças. Contudo, à medida que as taxas de obesidade se elevam em todo o mundo, essas tendências favoráveis na incidência de IC podem ser revertidas.

Há diferenças raciais e étnicas distintas na epidemiologia da IC (Fig. 257-2). Em estudos feitos na comunidade, os negros têm o maior risco de desenvolver IC, seguidos por hispânicos, brancos e chineses americanos. Essas diferenças são atribuídas a disparidades nos fatores de risco (p. ex., obesidade, hipertensão, diabetes), condição socioeconômica e acesso aos serviços de saúde. Do mesmo modo, os estudos têm mostrado que as taxas de hospitalização por IC ajustadas para a idade são mais elevadas em homens negros, seguidos por mulheres negras, homens brancos e mulheres brancas. Dados acurados sobre prevalência de IC nas nações emergentes não estão disponíveis. À medida que as nações em desenvolvimento evoluem do ponto de vista socioeconômico, a epidemiologia da IC vai se tornando semelhante à observada na Europa Ocidental e na América do Norte, com a doença arterial coronariana surgindo como causa isolada mais comum de IC.

Morbidade e mortalidade
Em cuidados primários, a sobrevida global em 5 anos após o diagnóstico de IC é de cerca de 50%. Em pacientes com IC grave, a mortalidade em 1 ano pode ser de até 40%. Nos Estados Unidos, 1 a cada 8 mortes cita a IC no atestado de óbito. A maioria desses pacientes morre por causas cardiovasculares, mais comumente IC progressiva ou morte súbita cardíaca. Inúmeros parâmetros clínicos e laboratoriais são preditores independentes de mortalidade (Tab. 257-1). Em um estudo populacional, as hospitalizações eram comuns após um diagnóstico de IC, com 83% hospitalizados pelo menos uma vez, e 67%, 54% e 43% hospitalizados pelo menos duas, três e quatro vezes, respectivamente. Após uma admissão por IC, as taxas de mortalidade variam de 8 a 14% em 30 dias a 26 a 37% em 1 ano e até 75% em 5 anos. As reinternações por IC também são comuns, variando de 20 a 25% em 60 dias até quase 50% em 6 meses. A cada admissão subsequente, o risco de morte se eleva. Há disparidades raciais nos desfechos, com os negros apresentando as maiores taxas de fatalidade comparados com os brancos. A despeito dessas estatísticas, o prognóstico global para pacientes com IC está melhorando graças ao tratamento de fatores de risco e ao maior uso de terapias baseadas em diretrizes.

Custos
O custo global do tratamento da IC é alto (estima-se que tenha sido de 30,7 bilhões de dólares nos Estados Unidos em 2012), e continua a elevar-se. As projeções para 2030 são de que os custos de hospitalização por IC nos Estados Unidos irão subir para 70 bilhões de dólares. Os custos indiretos por perda de trabalho e de produtividade podem ser iguais ou maiores que esse valor. O ônus econômico global da IC em 2012 foi estimado em 108 bilhões de dólares, com os custos diretos respondendo por 60%. Em pacientes pediátricos com IC aguda, os custos com os pacientes internados são estimados em quase 1 bilhão de dólares anualmente, e continua a elevar-se.

FENÓTIPOS E CAUSAS

IC com fração de ejeção reduzida comparada com fração de ejeção preservada
Estudos epidemiológicos mostraram que aproximadamente metade dos pacientes que desenvolvem IC tem fração de ejeção do ventrículo

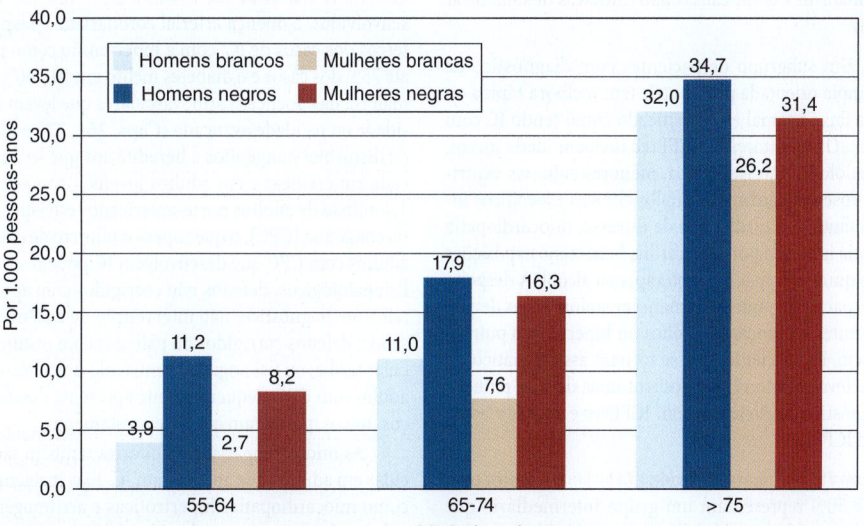

FIGURA 257-2 Incidência de insuficiência cardíaca. Taxas de primeiro evento anual de insuficiência cardíaca aguda por 1.000 habitantes do estudo *Atherosclerosis Risk in Communities* (ARIC) distribuídas por sexo e raça nos Estados Unidos de 2005 a 2014. *(Fonte: SS Virani et al: Circulation 141:e139, 2020.)*

TABELA 257-1 ■ Preditores independentes de desfechos adversos na insuficiência cardíaca	
Clínicos	Sexo masculino Aumento da idade Diabetes melito Doença renal crônica Doença arterial coronariana Classe NYHA[a] avançada Presença de uma terceira bulha cardíaca e PVJ elevada Capacidade de exercício reduzida Caquexia cardíaca Depressão
Estruturais	Fração de ejeção ventricular esquerda reduzida Fração de ejeção ventricular direita reduzida Aumento da massa e volumes ventriculares Regurgitação mitral ou tricúspide secundária
Hemodinâmicos	Pressão capilar pulmonar (de cunha) elevada Índice cardíaco reduzido Redução do consumo máximo de oxigênio Hipertensão pulmonar Disfunção diastólica
Bioquímicos	Piora da função renal Hiponatremia Hiperuricemia Elevação dos biomarcadores cardíacos (troponina e peptídeo natriurético) Elevação dos neuro-hormônios plasmáticos (norepinefrina, renina, aldosterona e endotelina-1)
Eletrofisiológicos	Taquicardia Intervalo QRS aumentado ou BRE Fibrilação atrial Atividade ectópica ventricular Taquicardia ventricular e morte súbita

[a] Ver Tabela 257-4.
Siglas: BRE, bloqueio de ramo esquerdo; NYHA, New York Heart Association; PVJ, pressão venosa jugular.

TABELA 257-2 ■ Causas selecionadas de insuficiência cardíaca	
Insuficiência cardíaca com fração de ejeção reduzida	

Doença arterial coronariana
  Infarto do miocárdio
  Isquemia miocárdica
	Miocardiopatia não isquêmica
	  Doenças infiltrativas
	  Distúrbios familiares
	  Induzida por taquicardia

Cardiopatia valvar
  Estenose ou regurgitação aórtica
  Regurgitação mitral ou tricúspide
	Miocardiopatia tóxica
	  Quimioterapia, imunoterapia
	  Fármacos como a hidroxicloroquina
	  Álcool, cocaína

Cardiopatias congênitas
  Shunts intracardíacos
  Defeitos reparados
  Insuficiência ventricular direita sistêmica
	Doença pulmonar/vascular pulmonar crônica
	  Cor pulmonale
	  Hipertensão arterial pulmonar

Infecciosas
  Chagas
  HIV
	Doença autoimune
	  Miocardite de células gigantes
	  Miocardite lúpica

Insuficiência cardíaca com fração de ejeção preservada	
Hipertensão	Doença arterial coronariana

Cardiopatia valvar
  Estenose aórtica
  Estenose mitral
	Miocardiopatia restritiva
	  Amiloidose
	  Sarcoidose
	  Hemocromatose
	  Doenças de depósito de glicogênio

Miocardiopatia hipertrófica	Radioterapia
Pericardite constritiva	Envelhecimento
Miocardite	Fibroelastose endomiocárdica
Obesidade	
Insuficiência cardíaca de alto débito	
Tireotoxicose	*Shunt* arteriovenoso
Obesidade	Cirrose
Anemia	Deficiência de vitamina B (beri béri)
Doença pulmonar crônica	Distúrbio mieloproliferativo

Sigla: HIV, vírus da imunodeficiência humana.

esquerdo (VE) (FEVE) reduzida (≤ 40%), enquanto a outra metade tem FE quase normal ou preservada (≥ 50%). Como a maioria dos pacientes com IC (independentemente da FE) tem anormalidades tanto na função sistólica quanto na diastólica, os termos antigos de *insuficiência cardíaca sistólica* e *insuficiência cardíaca diastólica* caíram em desuso. Classificar os pacientes com base na FE (IC com FE reduzida [ICFER] *versus* IC com FE preservada [ICFEP]) é importante devido a diferenças na demografia, comorbidades e resposta à terapia **(Cap. 258)**. As causas subjacentes de IC podem estar associadas à FE reduzida ou preservada e incluem distúrbios das artérias coronárias, do miocárdio, do pericárdio, das valvas cardíacas e dos grandes vasos **(Tab. 257-2)**. O diagnóstico de ICFEP geralmente é mais desafiador, tendo em vista a necessidade de excluir causas não cardíacas de falta de ar e/ou retenção de líquidos.

IC com FE recuperada Um subgrupo de pacientes com diagnóstico de ICFER e tratado com terapia orientada por diretriz tem melhora rápida ou gradual na FE para uma faixa normal e é classificado como tendo IC com FE recuperada (ICFErec). Os preditores da ICFErec incluem idade jovem, menor duração da IC, etiologia não isquêmica, menores volumes ventriculares e ausência de fibrose miocárdica. Exemplos clínicos específicos incluem miocardite fulminante, miocardiopatia de estresse, miocardiopatia periparto e miocardiopatia induzida por taquicardia, bem como exposições tóxicas reversíveis como quimioterapia, imunoterapia ou álcool. A despeito da recuperação da FE, os pacientes podem permanecer sintomáticos devido a anormalidades persistentes na função diastólica ou hipertensão pulmonar induzida por exercício. Em pacientes que se tornam assintomáticos, a retirada da terapia pode levar à recorrência dos sintomas de IC e redução na FE. Em geral, o prognóstico de pacientes com ICFErec é superior ao de pacientes com ICFER ou ICFEP.

Insuficiência cardíaca com FE levemente reduzida (ICFElr) Pacientes com IC e uma FE entre 40 e 50% representam um grupo intermediário que frequentemente é tratado para fatores de risco e comorbidades e com terapia clínica orientada por diretriz, similar aos pacientes com ICFER. Eles parecem ter primariamente disfunção sistólica leve, mas com características de disfunção diastólica. O grupo também pode incluir pacientes com FE reduzida que apresentam melhora da FE ou aqueles que inicialmente tinham FE preservada e que sofrem um leve declínio no seu desempenho sistólico. Ao contrário das diretrizes da ACCF/AHA e da HFSA, as diretrizes da ESC identificaram a ICFElr como um grupo separado de modo a estimular pesquisas das características, fisiopatologia e tratamento.

Distúrbios adquirido *versus* familiar, congênitos e outros Em países desenvolvidos, a doença arterial coronariana é responsável por cerca de dois terços dos casos de IC, com a hipertensão como principal contribuinte em até 75% dos casos e o diabetes melito em 10 a 40% **(Fig. 257-3)**. Enquanto a maioria das doenças cardiovasculares que levam à IC é adquirida na meia-idade ou na idade avançada **(Caps. 261, 273 e 277)**, uma ampla variedade de distúrbios congênitos e hereditários que levam à IC pode ser diagnosticada em crianças e em adultos jovens. Estima-se atualmente que mais de 1,4 milhão de adultos norte-americanos estejam convivendo com cardiopatia congênita (CPC), o que supera o número de crianças com CPC. Em geral, adultos com CPC que desenvolvem IC podem ser divididos em três grupos fisiopatológicos: defeitos não corrigidos com apresentação tardia devido à falha no diagnóstico, não intervenção ou ausência de acesso a cuidados de saúde; defeitos corrigidos ou paliados com insuficiência valvar e/ou ventricular tardia; ou fisiologia do ventrículo único insuficiente. Além disso, cada adulto com CPC frequentemente apresenta desafios anatômicos e fisiológicos únicos que afetam a IC e seu tratamento.

As miocardiopatias hereditárias também são cada vez mais reconhecidas em adultos que apresentam IC. Elas incluem distúrbios mais comuns, como miocardiopatias hipertróficas e arritmogênicas, e doenças do músculo cardíaco menos conhecidas relacionadas com variantes patogênicas nos genes que codificam a lamina e a titina, distrofias musculares e doença

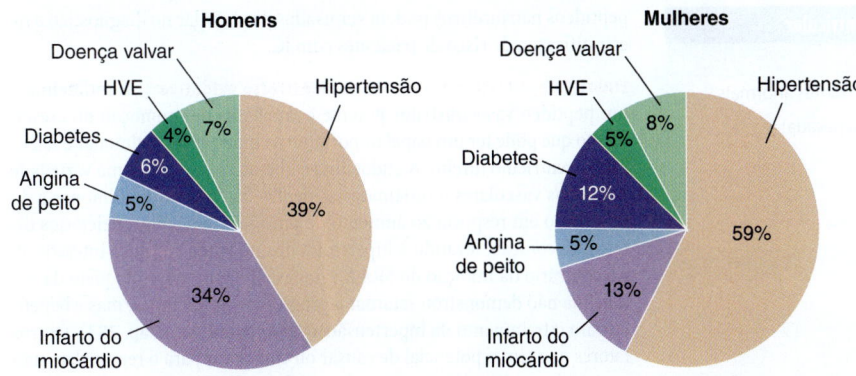

FIGURA 257-3 Risco atribuível à população de incidência de insuficiência cardíaca (IC). Com base em dados longitudinais do Framingham Heart Study, os fatores de risco que contribuem mais significativamente para o risco atribuível à população (RAP) de IC em homens são infarto do miocárdio prévio e hipertensão (em homens, ambos representam contribuições iguais para RAP de IC). Por outro lado, a hipertensão foi o fator de risco responsável pela maioria do RAP total em mulheres. Em mulheres, o infarto do miocárdio prévio foi responsável por apenas 13% do RAP de IC comparado com 34% em homens. Os valores de RAP são desenvolvidos com base em cálculos individuais para cada variável usando estatísticas de coeficiente de risco e prevalência. Assim, não podem, no total, ser iguais a 100%. HVE, hipertrofia ventricular esquerda. *(De MM Givertz, WS Colucci: Heart failure. In Peter Libby, Essential Atlas of Cardiovascular Disease, 2009, Current Medicine Group. Reproduzida, com autorização, de SNCSC.)*

mitocondrial. A maioria das formas de miocardiopatia dilatada familiar é herdada de forma autossômica dominante. Foram publicadas diretrizes de sociedades documentando a importância de coletar uma história familiar detalhada e as indicações (e limitações) dos testes genéticos clínicos.

Uma miríade de doenças sistêmicas com manifestações cardíacas e extracardíacas (p. ex., amiloidose, sarcoidose), distúrbios autoimunes (p. ex., lúpus eritematoso sistêmico, artrite reumatoide), doenças infecciosas (p. ex., Chagas, HIV) e toxicidade por fármacos (quimioterapia, outros agentes ilícitos ou prescritos) pode resultar em IC com FE reduzida ou preservada. Na África e na Ásia, a doença cardíaca reumática permanece uma causa importante de IC, especialmente em jovens. Por fim, distúrbios associados a estados de alto débito cardíaco (p. ex., anemia, tireotoxicose) raramente são associados a IC na ausência de doença cardíaca estrutural subjacente. Contudo, o diagnóstico e tratamento da IC de alto débito será negligenciado se não for considerado no diagnóstico diferencial de pacientes com condições predisponentes (p. ex., cirrose, doença renal terminal com fístula arteriovenosa, doença de Paget ou deficiência nutricional como beri béri).

FISIOPATOLOGIA

DOENÇA PROGRESSIVA

A ICFER é uma doença progressiva que geralmente envolve um evento-índice seguido por meses a anos de remodelamento cardiovascular estrutural e funcional **(Fig. 257-4)**. O evento primário pode ter instalação súbita, como um infarto agudo do miocárdio; ser mais gradual, como ocorre na sobrecarga crônica de pressão ou volume; ser hereditário, como visto nas miocardiopatias genéticas; ou ser uma doença congênita. A despeito de uma redução inicial no desempenho cardíaco, os pacientes podem ser assintomáticos ou levemente sintomáticos por períodos prolongados devido à ativação de mecanismos compensatórios (descritos adiante) que, ao final, contribuem para a progressão da doença.

Remodelamento ventricular Como demonstrado em estudos animais e humanos, padrões diferentes de remodelamento ventricular ocorrem em resposta à sobrecarga cardíaca excessiva. Hipertrofia concêntrica, na qual a massa aumentada é desproporcional ao volume da câmara, reduz efetivamente o estresse da parede em condições de sobrecarga de pressão (p. ex., hipertensão, estenose aórtica). Por outro lado, um aumento no tamanho ou no volume da cavidade (hipertrofia excêntrica) ocorre em condições de sobrecarga de volume (p. ex., regurgitação aórtica, regurgitação mitral). Em ambas as formas de remodelamento, um aumento na massa ventricular é acompanhado ao *nível celular* por hipertrofia dos miócitos e fibrose intersticial, ao *nível proteico* por alteração na manipulação do cálcio e função citoesquelética, e ao *nível molecular* pela reexpressão dos genes fetais **(Tab. 257-3)**. Em adição à perda celular por necrose, os miócitos que são incapazes de se adaptar ao estímulo de remodelação podem ser estimulados a sofrer apoptose ou morte celular programada. Um maior comprometimento da função de bomba e aumento da tensão da parede diante de vasoconstrição sistêmica e perda de adaptação neuro-hormonal (discutida adiante) podem levar à incompatibilidade da pós-carga. Esses eventos retroalimentam o estímulo de remodelamento, desenvolvendo um ciclo de processos deletérios que resultam em IC clínica.

Enquanto a nossa compreensão do remodelamento ventricular na ICFER é bem suportado por estudos em animais e em humanos, os mecanismos subjacentes à ICFEP são menos claros. As descrições originais da ICFEP se concentraram na disfunção diastólica como mediador primário dos sinais e sintomas de IC, como exemplificado em mulheres mais velhas com hipertensão. Ao nível dos miócitos, a captação comprometida do cálcio citosólico no retículo sarcoplasmático por meio de reduções no trifosfato de adenosina explica as anormalidades no relaxamento miocárdico. À medida que surgiram diferentes fenótipos de ICFEP, muitos processos fisiopatológicos, além da disfunção diastólica, foram implicados na progressão da doença, incluindo rigidez vascular, disfunção renal, avidez por sódio e inflamação metabólica relacionada à adiposidade regional. Além disso, alterações biológicas, incluindo estresse oxidativo e sinalização de óxido nítrico prejudicada, levando ao estresse nitrosativo, podem desempenhar um papel na atividade da doença e informar futuras terapias.

MECANISMOS DE PROGRESSÃO DA DOENÇA

Inúmeros mecanismos compensatórios são ativados durante o desenvolvimento da IC e contribuem para a progressão da doença. A nossa compreensão

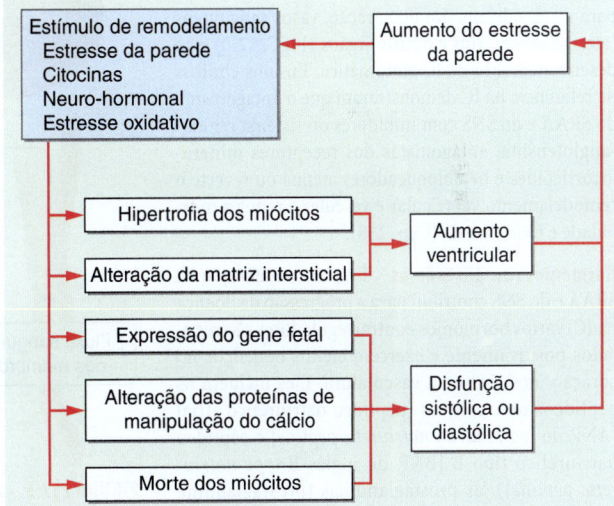

FIGURA 257-4 Estímulos para remodelamento na insuficiência cardíaca. Estímulos hemodinâmicos crônicos como a sobrecarga de pressão e volume levam ao remodelamento ventricular por meio de aumentos no estresse da parede miocárdica, citocinas inflamatórias, peptídeos de sinalização, sinais neuroendócrinos e estresse oxidativo. O miocárdio responde com alterações adaptativas bem como mal-adaptativas. A reexpressão das proteínas contráteis fetais e proteínas de manipulação do cálcio pode contribuir para o comprometimento da contração e do relaxamento. Miócitos incapazes de se adaptar podem ser estimulados a sofrer morte celular programada (apoptose). O resultado final dessas alterações é o maior comprometimento da função de bomba e aumento do estresse da parede, completando, assim, o ciclo vicioso que leva à progressão da disfunção miocárdica. *(De MM Givertz, WS Colucci: Heart failure. In Peter Libby, Essential Atlas of Cardiovascular Disease, 2009, Current Medicine Group. Reproduzida, com autorização, de SNCSC.)*

TABELA 257-3 ■ Mecanismos do remodelamento ventricular

Alterações na biologia dos miócitos
- Acoplamento excitação-contração e interação das pontes anormais
- Expressão do gene fetal (p. ex., β-miosina de cadeia pesada)
- Dessensibilização dos receptores β-adrenérgicos
- Hipertrofia dos miócitos
- Comprometimento das proteínas citoesqueléticas

Alterações na composição do miocárdio
- Necrose dos miócitos, apoptose e autofagia
- Fibrose intersticial e perivascular
- Degradação da matriz

Alterações na geometria ventricular
- Dilatação ventricular e afinamento da parede
- Aumento da esfericidade e deslocamento dos músculos papilares
- Regurgitação da valva atrioventricular

desses mecanismos deriva de estudos pré-clínicos, estudos *in vivo* em humanos e estudos clínicos randomizados demonstrando o benefício de terapias direcionadas a atenuar ou reverter esses processos biológicos.

Ativação neuro-hormonal A ativação do sistema nervoso simpático (SNS) e do sistema renina-angiotensina-aldosterona (SRAA) tem um papel fundamental no desenvolvimento e progressão da IC. Inicialmente, a ativação neuro-hormonal leva a aumentos na frequência cardíaca, pressão arterial e contratilidade cardíaca e à retenção de sódio e água para aumentar a pré-carga e manter o débito cardíaco em repouso e durante esforço. Ao longo do tempo, essas respostas compensatórias não verificadas levam à vasoconstrição excessiva e retenção de líquidos, anormalidades eletrolíticas e renais, disfunção dos barorreceptores, toxicidade miocárdica direta e arritmias cardíacas. Ao nível tecidual, a ativação neuro-hormonal contribui para o remodelamento do coração, vasos sanguíneos (aterosclerose), rins e outros órgãos (Fig. 257-5) e ao desenvolvimento de IC sintomática. Ensaios clínicos de referência na IC demonstraram que o antagonismo do SRAA e do SNS com inibidores do sistema renina-angiotensina, antagonistas dos receptores mineralocorticoides e betabloqueadores atenua ou reverte o remodelamento ventricular e vascular e reduz a morbidade e mortalidade (Cap. 258).

Hormônios vasodilatadores Enquanto a ativação do SRAA e do SNS contribui para a progressão da doença na IC, vários hormônios contrarreguladores são regulados positivamente e exercem efeitos benéficos no coração, nos rins e na vasculatura. Eles incluem os peptídeos natriuréticos (peptídeo natriurético atrial [ANP, do inglês *atrial natriuretic peptide*] e peptídeo natriurético tipo B [BNP, do inglês *B-type natriuretic peptide*]), as prostaglandinas (prostaglandina E₁ [PGE₁] e a prostaciclina [PGI₂]), a bradicinina, a adrenomedulina e o óxido nítrico. O ANP e o BNP são armazenados e liberados primariamente a partir dos átrios e ventrículos, respectivamente, em resposta ao aumento do estiramento ou pressão. Ações benéficas são mediadas por estimulação da guanilato-ciclase e incluem vasodilatação sistêmica e pulmonar, aumento da excreção de sódio e água, inibição da renina e da aldosterona e modulação dos barorreceptores. A bradicinina e os peptídeos natriuréticos são inativados pela neprilisina, uma peptidase ligada à membrana, que explica, em parte, o impacto clínico benéfico da inibição do receptor da angiotensina-neprilisina na IC (Cap. 258). Como descrito adiante, os níveis dos peptídeos natriuréticos podem ser usados para ajudar no diagnóstico e na estratificação de risco de pacientes com IC.

Endotelina, citocinas inflamatórias e estresse oxidativo A endotelina é um peptídeo vasoconstritor potente com efeitos de promoção do crescimento que pode ter um papel importante na hipertensão pulmonar e falência do ventrículo direito. A endotelina é liberada a partir de uma variedade de células vasculares e inflamatórias dentro da circulação pulmonar e do miocárdio em resposta ao aumento de pressão e tem efeitos deletérios diretos no coração, levando à hipertrofia dos miócitos e fibrose intersticial. Ao contrário da inibição do SRAA e do SNS, no entanto, o bloqueio da endotelina não demonstrou retardar a progressão da IC clínica, mas é benéfico para o tratamento da hipertensão arterial pulmonar (Cap. 283). Outros fatores que têm o potencial de causar ou contribuir para o remodelamento ventricular na IC incluem as citocinas inflamatórias como o fator de necrose tumoral (TNF, do inglês *tumor necrosis factor*) α e a interleucina (IL) 1β e espécies reativas ao oxigênio, como o superóxido. Fontes potenciais dessas substâncias biologicamente ativas são o fígado e o trato gastrintestinal, como descrito adiante. O papel das terapias anti-inflamatórias e antioxidantes permanece sem comprovação.

Novos alvos biológicos O cotransportador sódio-glicose-2 (SGLT-2) é uma proteína localizada no túbulo proximal do rim que é responsável pela reabsorção de até 90% da glicose filtrada. Em pacientes com IC, o SGLT-2 contribui para a retenção de sódio e água, disfunção endotelial, metabolismo miocárdico anormal e comprometimento do manejo do cálcio. Os inibidores do SGLT-2 foram desenvolvidos para o tratamento do diabetes melito tipo 2, utilizando seus efeitos metabólicos e glicosúricos (Cap. 404). Grandes ensaios clínicos subsequentes em doenças cardiovasculares, incluindo IC (com ou sem diabetes melito evidente), demonstraram não apenas a

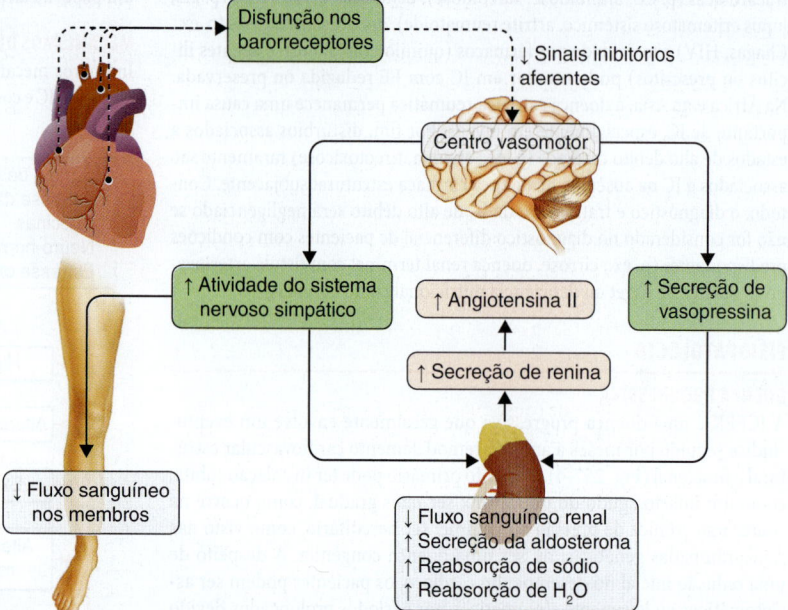

FIGURA 257-5 Ativação dos sistemas neuro-hormonais na insuficiência cardíaca (IC). A diminuição do débito cardíaco nos pacientes com IC produz uma "descarga" dos barorreceptores de alta pressão (*círculos*) localizados no ventrículo esquerdo, seio carotídeo e arco aórtico, que, por sua vez, causa redução do tônus parassimpático. Essa diminuição na inibição aferente resulta em um aumento generalizado no tônus simpático eferente e liberação não osmótica de arginina vasopressina pela hipófise. A vasopressina é um potente vasoconstritor que também leva à reabsorção de água livre pelo rim. Sinais aferentes para o sistema nervoso central também ativam a inervação simpática do coração, rins, vasculatura periférica e músculos esqueléticos. A estimulação simpática dos rins leva à liberação de renina, produzindo aumento nos níveis circulantes de angiotensina II e aldosterona. A ativação do sistema renina-angiotensina-aldosterona promove retenção de água e sal e leva à vasoconstrição da vasculatura periférica, hipertrofia dos miócitos, morte celular de miócitos e fibrose miocárdica. Embora esses mecanismos neuro-hormonais facilitem a adaptação em curto prazo pela manutenção da pressão arterial, eles também levam a alterações de órgãos-alvo no coração e na circulação. (*Modificada de A Nohria et al: Atlas of Heart Failure: Cardiac Function and Dysfunction, 4th ed, WS Colucci [ed]. Philadelphia, Current Medicine Group, 2002, p. 104, e J Hartupee, DL Mann: Nat Rev Cardiol 14:30, 2017.*)

segurança desses agentes (conforme exigido pela Food and Drug Administration), mas também, mais importante, efeitos benéficos na morbidade e mortalidade. Ainda é necessário determinar se os benefícios dos inibidores de SGLT-2 na IC se devem principalmente aos efeitos diuréticos ou aos efeitos na remodelação cardíaca e vascular, pró-arritmia, função renal e/ou função metabólica ou inflamação. Outra via que é infrarregulada na IC e contribui para a disfunção endotelial envolve o monofosfato de guanosina cíclico (GMPc, do inglês *cyclic guanosine monophosphate*). Os estimuladores orais solúveis da guanilato-ciclase melhoram a via do GMPc e exercem efeito benéfico sobre o miocárdio e os vasos na IC experimental e clínica.

Dessincronia e instabilidade elétrica   Em até um terço dos pacientes com IC, a progressão da doença está associada ao prolongamento do intervalo QRS. A dessincronia elétrica na forma de bloqueio de ramo esquerdo (BRE) ou retardo na condução intraventricular resulta em contração ventricular anormal. Como discutido no Capítulo 258, a correção da dessincronia elétrica com estimulação esquerda ou biventricular pode melhorar a função contrátil, diminuir a regurgitação mitral e reverter o remodelamento ventricular. Em pacientes com ICFER sintomática e BRE em terapia clínica baseada em diretriz, a terapia de ressincronização cardíaca está indicada para reduzir a morbidade e a mortalidade. Outras formas de instabilidade elétrica, incluindo a fibrilação atrial com controle inadequado da frequência e contrações ventriculares prematuras frequentes, também podem contribuir para a piora da IC. Além do impacto direto da taquicardia e do ritmo irregular na progressão da doença, a ligação entre essas arritmias e a remodelação cardíaca (atrial e ventricular) envolve aumento do estresse da parede, ativação neuro-hormonal e inflamação.

Insuficiência mitral secundária   Um grande número de pacientes com ICFER demonstra evidência de regurgitação mitral. Isso ocorre devido a uma distorção no aparelho valvar mitral e inclui os efeitos de vários mecanismos fisiopatológicos, incluindo a redução da força contrátil, que leva à diminuição da coaptação dos folhetos, formato esférico do ventrículo que influencia o comprimento e a função do músculo cordopapilar da valva, aumento da dimensão do anel mitral (e incapacidade do anel de se contrair durante a sístole) com redução do alinhamento dos folhetos e dilatação da parede posterior do átrio esquerdo, que distorce o folheto posterior da valva. Essa piora no volume regurgitante contribui para a progressão da IC e influencia adversamente o prognóstico. Um novo alvo terapêutico na IC é a garantia de que esse ciclo vicioso seja interrompido. Algum sucesso foi observado com o tratamento da valva mitral usando técnicas transcateter quando os pacientes são selecionados cuidadosamente após a exposição a uma terapia clínica ideal com persistência de regurgitação mitral residual e secundária significativa.

INTERAÇÕES CARDIORRENAIS E ABDOMINAIS

Um conceito importante que constitui a base da fisiopatologia da IC reconhece a natureza sistêmica da doença. Assim, enquanto o problema hemodinâmico primário na IC está relacionado com anormalidades na função miocárdica (pré-carga, pós-carga e contratilidade), muitos dos sinais e sintomas de apresentação estão relacionados com falência de órgãos-alvo, incluindo disfunção renal, hepática e pulmonar. A interação entre o coração e os rins aumenta o volume circulante, piora os sintomas de IC e resulta em progressão da doença, conhecida como síndrome cardiorrenal. Tradicionalmente, essa relação foi considerada uma consequência de um comprometimento do fluxo anterógrado (débito cardíaco) que leva a uma diminuição da perfusão arterial renal, piorando a função renal, e à ativação neuro-hormonal com liberação de arginina vasopressina, que resulta em retenção de água e sódio. Contudo, surgiram evidências de que a disfunção renal pode não ser explicada de forma adequada simplesmente por baixa perfusão arterial e um declínio no débito cardíaco. A congestão venosa sistêmica na IC com aumento da pressão retrógrada pode ser um agente na determinação da síndrome cardiorrenal, e o alívio da congestão venosa está associado à melhora significativa na função renal na IC. O aumento da pressão intra-abdominal, como visto na IC do lado direito, e uma elevação na congestão abdominal estão correlacionados com a disfunção renal no agravamento da IC. A interação não é confinada apenas ao componente renal do compartimento abdominal, mas também envolve o fígado e o baço. As veias esplâncnicas servem como reservatório sanguíneo e atuam ativamente na regulação da pré-carga cardíaca durante as alterações no estado volumétrico, regulado pelas alterações da pressão transmural ou por mecanismos de ativação simpática sistêmica. O fígado e o baço participam na determinação da regulação de volume na IC em adição a várias vias interativas adicionais. A congestão esplâncnica resulta em distensão da veia porta e ativação do reflexo hepatorrenal bem como do reflexo esplenorrenal, que induz vasoconstrição renal. Assim, o alívio da congestão na IC por meio de terapia diurética ou meios mecânicos, como a ultrafiltração, reduz volume, mas também facilita a diminuição na pressão dentro do compartimento abdominal, e essa combinação de efeitos terapêuticos pode servir para melhorar a função renal na IC.

CONGESTÃO INTESTINAL, O MICROBIOMA E INFLAMAÇÃO

Como observado anteriormente, os níveis circulantes de citocinas pró-inflamatórias estão elevados em inúmeros estados patológicos cardiovasculares, inclusive a IC, e foram associados à progressão da doença. Embora a fonte primária de inflamação não seja conhecida, novas evidências sugerem que uma alteração na composição microbiana intestinal e a perda da diversidade microbiana podem ter um papel importante. O papel potencial da congestão intestinal bem como a composição microbiana intestinal alterada podem propagar o estado crônico de inflamação e desregulação do sistema imunológico, levando eventualmente à progressão de ICFER. O lipopolissacarídeo (LPS) é um produto da parede celular de bactérias Gram-negativas cujos níveis estão aumentados em pacientes com IC e aumento da permeabilidade intestinal durante períodos de congestão e é reduzido com o tratamento diurético. O LPS é um forte estimulador do sistema imune e pode levar à inflamação sistêmica desregulada por meio de ativação dos macrófagos. Os aumentos resultantes nas citocinas como o TNF-α, IL-1 e IL-6 nessas vias podem causar perda progressiva da função cardíaca e também contribuem para caquexia cardíaca. Um elo mecânico foi demonstrado entre a geração intestinal do óxido *N*-trimetilamina dependente de micróbios, derivado de nutrientes dietéticos específicos como a colina e a carnitina, e desfechos ruins em pacientes com IC aguda e crônica. Toxinas urêmicas produzidas por micróbios, como o indoxil sulfato, podem ter um papel importante no desenvolvimento de IC, particularmente na interação com a insuficiência renal. Assim, dependendo da gravidade da IC, a isquemia e/ou congestão intestinal podem estar associadas a alterações morfológicas e funcionais nos intestinos e resultam em endotoxemia bacteriana e um estado pró-inflamatório.

ESTADOS DE ALTO DÉBITO

Embora a maioria dos pacientes com IC, seja com FE reduzida ou preservada, tenha débito cardíaco (DC) baixo ou normal acompanhado por resistência vascular sistêmica (RVS) elevada, uma minoria de pacientes com IC apresentam estados de alto débito com baixa RVS (Tab. 257-2). Estados de alto débito por si só raramente são responsáveis por IC, mas seu desenvolvimento na presença de doença cardiovascular subjacente pode precipitar a ocorrência de IC. Por exemplo, a anemia crônica está associada a DC elevado quando a hemoglobina está significativamente reduzida, como um nível menor ou igual a 8 g/dL. Um aumento nos metabólitos vasodilatadores e vasodilatação arteriolar em resposta a uma reduzida capacidade de transporte de oxigênio do sangue somadas a uma diminuição na viscosidade sanguínea contribuem para uma baixa RVS. Mesmo quando grave, a anemia raramente causa IC de alto débito na ausência de anormalidade cardíaca específica como doença cardíaca isquêmica ou valvular. Pacientes com doença renal terminal (Cap. 312) têm um risco particular de desenvolver IC de alto débito quando a anemia crônica é exacerbada por aumento de fluxo através de uma fístula arteriovenosa. Em séries contemporâneas de pacientes com IC de alto débito, as causas mais comuns foram obesidade (31%), doença hepática (23%), *shunts* arteriovenosos (23%), doença pulmonar (16%) e distúrbios mieloproliferativos (8%).

AVALIAÇÃO

HISTÓRIA

Sintomas de congestão: pulmonar *versus* sistêmica   Os sintomas mais comuns de IC estão relacionados com sobrecarga de volume com elevação das pressões venosas pulmonar e/ou sistêmica. A dispneia é a manifestação principal de IC esquerda e pode surgir com gravidade crescente como dispneia de esforço, ortopneia, dispneia paroxística noturna e dispneia em repouso.

TABELA 257-4 ■ Classificação funcional da New York Heart Association

Classe funcional	Limitação	Avaliação clínica
Classe I	Nenhuma	A atividade física normal não causa fadiga exagerada, palpitação, dispneia ou dor anginosa
Classe II	Leve	Confortável em repouso; a atividade física normal (p. ex., carregar pacotes pesados) pode resultar em fadiga, dispneia, palpitações ou angina
Classe III	Acentuada	Confortável em repouso; a atividade física diária abaixo do normal (p. ex., vestir-se) leva ao aparecimento de sintomas
Classe IV	Grave	Os sintomas de insuficiência cardíaca ou angina estão presentes em repouso e se agravam com qualquer atividade

Os mecanismos da dispneia incluem congestão venosa pulmonar e transudação de líquidos para o interstício e/ou alvéolos, levando à redução da complacência pulmonar, aumento da resistência das vias aéreas, hipoxemia e incompatibilidade ventilação/perfusão. A estimulação de receptores J justacapilares levando a um aumento no estímulo ventilatório e redução do fluxo sanguíneo para os músculos respiratórios pode causar acidose láctica e uma sensação de dispneia. A classificação funcional da New York Heart Association (NYHA) (Tab. 257-4) pode ser usada para classificar os pacientes com base na quantidade de esforço necessário para provocar dispneia. Notavelmente, contudo, a classificação da NYHA não se correlaciona bem com outras medidas objetivas da estrutura cardíaca (p. ex., tamanho do ventrículo esquerdo, FE) ou da função (p. ex., consumo máximo de oxigênio).

A ortopneia se refere à dispneia que ocorre em posição de decúbito e se deve à redistribuição de líquidos a partir do abdome e dos membros inferiores para o tórax, aumento do trabalho respiratório por redução da complacência pulmonar e, em pacientes com ascite ou hepatomegalia, elevação do diafragma. A ortopneia ocorre, geralmente, com o paciente acordado, dentro de 1 a 2 minutos após ele ter se deitado, e pode ser aliviada pela elevação da cabeça e do tórax com travesseiros ou uma cama ajustável. Na IC mais grave, os pacientes terminam dormindo em uma cadeira reclinável ou mesmo sentados, embora, para alguns, a ortopneia possa diminuir à medida que aparecem sintomas de IC direita. A ortopneia pode ser acompanhada por tosse noturna relacionada com congestão pulmonar.

A dispneia paroxística noturna (DPN) se refere a episódios de falta de ar que acordam o paciente subitamente com sensação de ansiedade e sufocamento e requer que ele se sente com o tórax ereto para alívio. Ao contrário da ortopneia, a DPN geralmente ocorre após um período prolongado de decúbito, é menos previsível e pode necessitar de pelo menos 30 minutos sentado para o alívio. Os episódios frequentemente são acompanhados por tosse e sibilos, a chamada asma cardíaca, que parece ser causada por aumento da pressão arterial nos brônquios levando à compressão das vias aéreas e edema pulmonar intersticial que causam aumento da resistência das vias aéreas. O edema pulmonar agudo, causado por acentuada elevação na pressão capilar pulmonar, manifesta-se por dispneia intensa e secreção espumosa rosada (Cap. 305). A respiração de Cheyne-Stokes e a apneia central do sono podem precipitar episódios de DPN na IC e estão relacionadas com aumento da sensibilidade do centro respiratório ao PCO$_2$ arterial e a um tempo circulatório prolongado. Diferentemente da apneia obstrutiva do sono, que pode ser tratada com terapia com pressão positiva nas vias aéreas, a apneia central do sono não tem nenhuma terapia comprovada além do tratamento direto da IC (Cap. 297).

Em contrapartida aos sintomas de IC esquerda devidos à congestão venosa pulmonar, os sintomas de IC direita são relacionados, geralmente, com congestão venosa sistêmica. O ganho de peso e o edema das extremidades inferiores podem ser as manifestações iniciais seguidas por uma variedade de sintomas gastrintestinais causados pelo edema da parede intestinal e congestão hepática. A sensação de plenitude abdominal, anorexia e saciedade precoce são comuns. Alguns pacientes desenvolvem dor no quadrante superior direito relacionada com o estiramento da cápsula hepática causando náuseas e vômitos. Quando esses sintomas estão associados a testes de função hepática anormais (ver adiante), pode ocorrer um diagnóstico errado de doença do trato biliar. Em pacientes com IC direita refratária, o desenvolvimento de edema maciço envolvendo todo o corpo, com derrames pleurais recorrentes e/ou ascites, é chamado de *anasarca*.

TABELA 257-5 ■ Fatores precipitantes de insuficiência cardíaca

Relacionados ao paciente
- Esforço excessivo ou estresse emocional
- Ingestão excessiva de líquidos e/ou de sódio
- Não adesão ao tratamento medicamentoso
- Uso excessivo de álcool

Relacionados aos provedores
- Recomendar o uso de medicações que causam retenção de sal e água (p. ex., AINEs)
- Prescrever medicações com propriedades inotrópicas negativas (p. ex., BCCs)
- Não reconhecer um quadro de congestão e usar diuréticos de forma inadequada

Relacionados à insuficiência cardíaca
- Hipertensão não controlada
- Isquemia ou infarto agudo do miocárdio
- Arritmias atriais ou ventriculares
- Embolia pulmonar

Outras doenças
- Infecção sistêmica
- Piora de insuficiência renal ou hepática
- Hipertireoidismo
- Apneia do sono não tratada
- Anemia

Siglas: AINEs, anti-inflamatórios não esteroides; BCCs, bloqueadores dos canais de cálcio.

Sintomas de perfusão reduzida Alguns pacientes com IC avançada apresentam sintomas relacionados com diminuição do DC, às vezes chamado de *síndrome de baixo débito*. Fadiga e fraqueza, particularmente dos membros inferiores, são sintomas inespecíficos que podem ocorrer com o esforço ou em repouso. A fisiopatologia inclui redução do fluxo sanguíneo para os músculos que estão se exercitando causada por disfunção endotelial e aumento da RVS por ativação neuro-hormonal. Alterações crônicas na estrutura e metabolismo dos músculos esqueléticos também foram demonstradas. Em pacientes idosos portadores de IC e doença cerebrovascular, a diminuição da perfusão sistêmica pode resultar em embotamento cerebral, afeto deprimido e confusão. Em adição ao baixo DC, a fadiga pode ser causada por depleção de volume, hiponatremia, deficiência de ferro e medicações (p. ex., betabloqueadores).

Outros sintomas Os pacientes com IC podem apresentar distúrbios do humor e má qualidade do sono, que podem ser exacerbados pela dispneia noturna e apneia do sono obstrutiva e/ou central. A presença de noctúria devido ao maior DC e perfusão renal em posição supina, em adição aos efeitos tardios dos diuréticos, também podem contribuir para os distúrbios do sono. A ocorrência de oligúria devido à redução grave do fluxo sanguíneo renal pode ser um sinal de IC em estágio avançado.

Fatores precipitantes Os pacientes com IC podem ser assintomáticos ou levemente sintomáticos, seja porque o comprometimento cardíaco é leve ou porque os mecanismos compensatórios ajudam a equilibrar ou normalizar a função cardíaca. Os sintomas de IC podem se desenvolver quando um ou mais fatores precipitantes aumentam a carga de trabalho cardíaco e interrompem o equilíbrio, favorecendo a descompensação. Fatores específicos podem ser identificados em 50 a 90% das internações e podem ser divididos em fatores relacionados ao paciente, fatores relacionados aos provedores, condições relacionadas à IC e outras causas (Tab. 257-5). A incapacidade de reconhecer e corrigir esses fatores imediatamente pode levar à IC persistente, a despeito de um tratamento adequado.

EXAME FÍSICO
Aspecto geral A maioria dos pacientes com IC leve a moderada irá aparentar estar bem nutrida e confortável em repouso. Mesmo pacientes com doença mais avançada podem não apresentar desconforto após repousar por alguns minutos, mas podem apresentar dispneia com os mínimos esforços, como caminhar pelo quarto. Por outro lado, pacientes com IC grave podem precisar ficar em posição ereta e parecer ansiosos, diaforéticos e dispneicos em repouso, com palidez devido à anemia ou pele escurecida

TABELA 257-6 ■ Definição de caquexia cardíaca

Perda de peso livre de edema de pelo menos 5% em 12 meses ou menos na presença de doença subjacente (ou um IMC < 20 kg/m²) e pelo menos três dos seguintes critérios:
• Diminuição da força muscular (tercil mais baixo)
• Fadiga (fraqueza física e/ou mental resultante de esforço)
• Anorexia (ingestão limitada de alimentos [< 70% do habitual] ou falta de apetite)
• IMC baixo, sem gordura (depleção de massa magra por DEXA < 5,45 em mulheres e < 7,25 em homens)
• Bioquímica anormal:
  • Aumento dos marcadores inflamatórios (PCR > 5 mg/L, IL-6 > 4 pg/mL)
  • Anemia (hemoglobina < 12 g/dL)
  • Baixa albumina sérica (< 3,2 g/dL)

Siglas: DEXA, absortometria de raios X de dupla energia; IL, interleucina; IMC, índice de massa corporal; PCR, proteína C-reativa.
Fonte: Modificada de WJ Evans et al: Clin Nutr 27:793, 2008.

devido ao baixo débito. Outros sinais de IC grave incluem extremidades frias e cianose periférica. A caquexia cardíaca (Tab. 257-6), definida em parte como uma perda de peso não intencional, livre de edema, > 5% ao longo de 12 meses, pode ser observada em pacientes com IC grave de longa duração como uma perda muscular bitemporal ou da parte superior do corpo. Os fatores contribuintes incluem uma ingestão oral deficiente por anorexia, redução da absorção de gordura por edema da parede do intestino e desequilíbrio catabólico/metabólico pela ativação das citocinas inflamatórias (ver anteriormente) e desregulação da via do fator 1 de crescimento semelhante à insulina. Raramente, icterícia pode resultar de IC grave.

Sinais vitais Na IC de instalação recente, a frequência cardíaca se eleva e a pressão arterial pode estar aumentada inicialmente devido à ativação simpática. Em pacientes com IC crônica em terapia clínica orientada por diretriz, a frequência cardíaca de repouso deve ser idealmente < 70 a 75 batimentos por minuto (bpm), e a pressão arterial deve estar na faixa normal a normal-baixa. Um ritmo irregular pode ser causado por fibrilação ou *flutter* atrial ou por complexos prematuros atriais ou ventriculares frequentes. A IC grave pode estar associada a hipotensão e pressão de pulso estreita, juntamente com um pulso rápido, filiforme. A alternância de pulso forte e fraco, conhecida como *pulsus alternans*, é atribuída à contração reduzida do VE em ciclos cardíacos alternados devido à recuperação incompleta que leva à alternância no volume de ejeção do VE. A frequência respiratória pode ser normal em repouso mas pode aumentar com o decúbito ou com mínimos esforços. A IC avançada pode estar associada a respiração periódica ou respiração de Cheyne-Stokes. O paciente geralmente não tem consciência do padrão respiratório alterado, mas os membros da família ou os amigos podem ficar alarmados ou atribuir esse padrão, erradamente, à ansiedade. A saturação de oxigênio em geral é normal em ar ambiente a não ser que haja edema pulmonar agudo, CPC subjacente com *shunt*, hipertensão arterial pulmonar grave ou doença pulmonar aguda ou crônica concomitante. Pode ocorrer febre baixa por ativação das citocinas na IC grave e que cede quando a compensação é restaurada.

Pulso venoso jugular O exame das veias jugulares permite estimar o valor da pressão atrial direita. Em geral, o paciente é examinado em um ângulo de 45 graus e a pressão venosa jugular (PVJ) é quantificada em centímetros de água, estimando a altura da coluna venosa de sangue acima do ângulo esternal em centímetros e adicionando 5. Em pacientes com IC direita leve, a PVJ pode ser normal em repouso (≤ 8 cmH₂O), mas aumenta com a compressão do quadrante superior direito do abdome. O *refluxo hepatojugular* é produzido aplicando-se uma pressão firme e contínua sobre o fígado por cerca de 15 a 30 segundos enquanto se observam as veias do pescoço. O paciente deve respirar normalmente e não fazer força durante a manobra. Níveis mais elevados de pressão venosa que se aproximam do ângulo mandibular são comuns na IC direita crônica. Se houver regurgitação tricúspide significativa, ondas V e descenso Y proeminentes podem ser observados. O *teste abdominojugular*, definido como um aumento na pressão atrial direita durante 10 segundos de compressão firme na região mesoabdominal seguido de queda abrupta ao relaxar a pressão, sugere elevação da pressão de enchimento do lado esquerdo. Uma elevação da PVJ com a inspiração, ou sinal de Kussmaul, pode ser causada por IC biventricular grave e é um marcador de mau resultado.

Exame dos pulmões Ruídos respiratórios adventícios (estertores ou crepitação) resultam de transudação de líquido do espaço intravascular para os alvéolos e vias aéreas. Em geral, os estertores são ouvidos nas bases pulmonares, mas na IC grave ou no edema pulmonar agudo eles podem ser ouvidos em toda a área pulmonar. Roncos e sibilos podem ocorrer por congestão da mucosa brônquica e, às vezes, levam a diagnósticos errados (e tratamento inadequado) de asma ou doença pulmonar obstrutiva crônica (DPOC). Estertores podem estar ausentes em pacientes com IC de longa duração e pressão capilar pulmonar cronicamente elevada devido ao aumento da drenagem linfática, que previne o extravasamento a partir do interstício para os alvéolos. Na IC biventricular ou, predominantemente, direita, derrames pleurais bilaterais são reconhecidos por macicez à percussão e diminuição dos sons respiratórios nas bases. Quando os derrames pleurais são unilaterais, eles geralmente envolvem o lado direito.

Exame cardiológico Como discutido anteriormente, a IC crônica com remodelamento ventricular é acompanhada por aumento cardíaco. O impulso apical é deslocado para baixo e para a esquerda e pode ser difuso na miocardiopatia dilatada ou sustentado nos estados de sobrecarga de pressão, como na estenose aórtica. Na IC biventricular ou direita grave, uma impulsão ventricular direita ou elevação paraesternal pode ser palpada ao longo da borda esternal. Raramente, pode estar presente uma terceira bulha cardíaca palpável. Em pacientes com ICFEP, a palpação precordial geralmente é normal. Na ausculta, um galope com B₃ está comumente presente em pacientes com sobrecarga de volume e taquicardia, sugerindo um comprometimento hemodinâmico grave e um prognóstico negativo. Um galope de B₄ não é específico de IC mas pode estar presente em pacientes com ICFEP por hipertensão. Sopros holossistólicos de regurgitação mitral e tricúspide estão presentes na vigência de IC avançada, frequentemente na ausência de anormalidades estruturais das valvas. Em pacientes com hipertensão pulmonar secundária, pode ser ouvido um componente pulmonar alto da segunda bulha cardíaca.

Abdome e membros Hepatomegalia é um sinal inicial de congestão venosa sistêmica. A borda hepática pode ser dolorida devido a estiramento da cápsula, mas, com a progressão da IC direita, a sensibilidade pode desaparecer. A borda do fígado pode ser pulsátil em pacientes com regurgitação tricúspide. A congestão hepática de longa duração pode resultar em cirrose cardíaca com esplenomegalia congestiva e ascite leve a moderada. A presença de ascite maciça deve levar à investigação de outras causas como a pericardite constritiva ou insuficiência hepática primária. O edema pendente das extremidades inferiores é comum na IC crônica e, geralmente, é simétrico e depressível. Ao longo do tempo, o edema crônico pode causar vermelhidão e endurecimento da pele, desenvolver transudação ou levar à celulite. O termo anasarca é usado para descrever o edema maciço, generalizado, que envolve as pernas, o sacro e a parede abdominal. Em pacientes com IC aguda ou adultos jovens com IC crônica, o edema das extremidades inferiores pode estar ausente a despeito de hipertensão venosa sistêmica acentuada. O edema unilateral da extremidade inferior pode ser causado por trombose venosa profunda, trauma prévio ou história de retirada da veia para cirurgia de *bypass*. O edema não depressível que não responde a doses crescentes de diuréticos pode representar linfedema que requer uma investigação diagnóstica e tratamento alternativos.

DIAGNÓSTICO

O diagnóstico de IC é relativamente evidente quando o paciente apresenta os sinais e sintomas clássicos; porém, esses sinais e sintomas não são nem específicos nem sensíveis. Portanto, é importante que os clínicos tenham um alto grau de suspeição clínica da IC, particularmente em pacientes com risco aumentado, incluindo pacientes mais velhos com doença cardiovascular subjacente e aqueles com comorbidades como hipertensão, diabetes e doença renal crônica. Nessa situação, devem ser realizados exames laboratoriais e de imagem adicionais (Fig. 257-6).

Rotina laboratorial Os testes laboratoriais padronizados em pacientes com IC incluem um amplo painel metabólico, hemograma completo, testes de coagulação e exame de urina. Pacientes selecionados devem ser investigados para diabetes, dislipidemia e função tireoidiana. Os níveis de ureia e creatinina sanguíneos geralmente estão elevados na IC moderada a grave devido à função renal diminuída e/ou aumento da pressão venosa renal. Piora da função renal (Caps. 310 e 311) devido ao uso de diuréticos, inibidores do SRAA e medicações não cardiológicas (p. ex., fármacos anti-inflamatórios não esteroides) também é uma ocorrência comum.

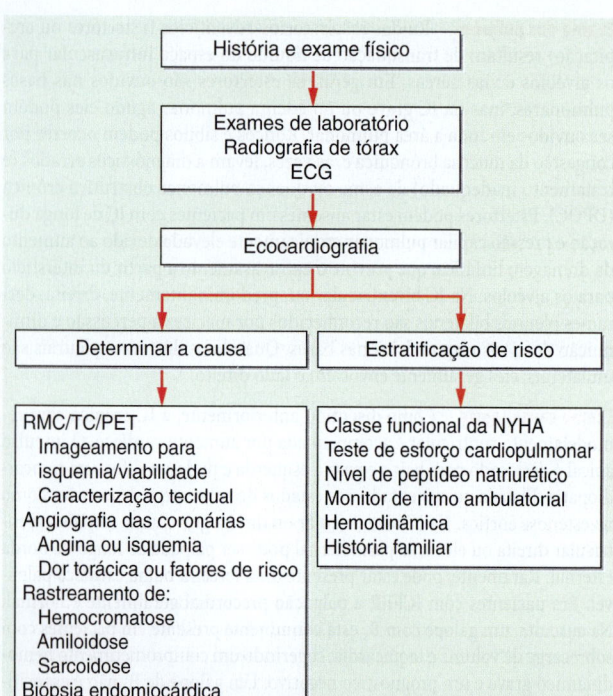

FIGURA 257-6 **Avaliação inicial de pacientes que apresentam insuficiência cardíaca.** A avaliação inicial começa com uma história e exame físico minuciosos, focando na detecção de comorbidades, incluindo hipertensão, diabetes e dislipidemia. Além disso, a identificação de doença valvar, doença vascular, história de radioterapia no mediastino ou exposição a cardiotoxinas (p. ex., quimioterapia, álcool ou drogas ilícitas) podem ajudar a determinar a causa subjacente. Uma história familiar de morte súbita, insuficiência cardíaca, arritmias ou miocardiopatia também é útil para o diagnóstico. A avaliação laboratorial de rotina (ver texto) também deve ser realizada. A radiografia de tórax é útil para detectar cardiomegalia e sobrecarga de líquidos e para excluir doença pulmonar. Um eletrocardiograma (ECG) de 12 derivações deve ser realizado para detectar anormalidades do ritmo e da condução cardíaca, hipertrofia ventricular esquerda e evidência de isquemia miocárdica ou infarto. A ecocardiografia bidimensional com Doppler está indicada para avaliar a estrutura e a função cardiovascular e detectar anormalidades do miocárdio, valvas cardíacas ou pericárdio. A realização de novos exames de imagem e laboratoriais para identificar uma causa específica de miocardiopatia depende de informações obtidas a partir da história e do exame físico. Em todos os pacientes, deve ser realizada a estratificação de risco para avaliar a gravidade da doença, orientar a terapia e fornecer um prognóstico ao paciente e sua família. NYHA, New York Heart Association; PET, tomografia por emissão de pósitrons; RMC, ressonância magnética cardíaca; TC, tomografia computadorizada.

Proteinúria pode estar presente na vigência de hipertensão ou diabetes de longa duração ou sugerir uma doença sistêmica subjacente. A IC direita crônica com hepatomegalia congestiva pode levar a elevações modestas nas transaminases, fosfatase alcalina e bilirrubina, o que não deve ser confundido com doença do trato biliar. A elevação acentuada nas transaminases e no ácido láctico sugere choque cardiogênico com grave diminuição do débito. Em pacientes com cirrose cardíaca, hipoalbuminemia pode exacerbar o acúmulo de líquidos, enquanto a hiperamoniemia contribui para alteração do estado mental. Em geral, os marcadores inflamatórios como a velocidade de hemossedimentação, proteína C-reativa e ácido úrico são inespecíficos e não ajudam no diagnóstico de IC. Outros exames laboratoriais, incluindo anticorpos antinucleares, fator reumatoide, cadeias leves séricas livres, eletroforese das proteínas séricas, ferritina, ceruloplasmina, hepatite C e HIV são reservados para testes direcionados a pacientes específicos.

As anormalidades eletrolíticas vistas na IC incluem hiponatremia por restrição de sódio, terapia diurética e retenção de água livre mediada pela vasopressina. A hiponatremia é um indicador de prognóstico negativo no momento da hospitalização por IC e prediz redução da sobrevida no longo prazo (Tab. 257-1). A hipopotassemia é, mais frequentemente, devida a diuréticos tiazídicos ou de alça administrados sem suplementação oral de potássio, mas também pode resultar de níveis aumentados de aldosterona.

A hiperpotassemia pode ser causada por redução acentuada na taxa de filtração glomerular e é exacerbada pelo uso de inibidores do SRAA e diuréticos poupadores de potássio (Cap. 258). A hipopotassemia e a hiperpotassemia podem levar à ocorrência de arritmias atriais ou ventriculares. Hipofosfatemia e hipomagnesemia são associadas, comumente, ao uso crônico de álcool.

A anemia não é diagnóstica de IC, mas, quando presente, pode exacerbar a doença cardíaca isquêmica subjacente e deve ser corrigida. Raramente, a anemia grave pode causar IC de alto débito, geralmente na presença de cardiopatia subjacente. A presença de deficiência de ferro (com ou sem anemia) é, cada vez mais, reconhecida em pacientes com IC crônica e tem sido atribuída à redução da absorção intestinal, comprometimento do armazenamento hepático e perda sanguínea crônica. A reposição de ferro intravenoso (IV) resulta em melhora dos sintomas e da capacidade de exercício e diminuição das internações por IC, mas seu efeito na sobrevida ainda é incerto.

Radiografia de tórax As anormalidades mais importantes na imagem torácica associadas à IC esquerda são o aumento da silhueta cardíaca (índice cardiotorácico > 0,5) e congestão venosa pulmonar. Os sinais radiológicos iniciais de IC aguda incluem redistribuição venosa nos ápices pulmonares e espessamento do septo interlobular. Quando a pressão capilar pulmonar está elevada de forma moderada a grave, o edema alveolar pode se apresentar como nebulosidade difusa que se estende aos campos pulmonares inferiores. A ausência desses achados nos pacientes com IC crônica reflete o aumento da capacidade dos vasos linfáticos de remover o líquido intersticial e/ou o pulmonar. Derrames pleurais de tamanho e distribuição variada são comuns na IC biventricular. A radiografia de tórax também pode ser usada para identificar causas não cardíacas de dispneia (p. ex., pneumonia, DPOC).

Eletrocardiograma Nenhum padrão eletrocardiográfico específico é diagnóstico de IC. Em vez disso, o eletrocardiograma (ECG) pode fornecer informações importantes a respeito da presença de doença cardíaca subjacente. Por exemplo, a hipertrofia ventricular esquerda e o aumento do átrio esquerdo sugerem ICFEP por hipertensão, estenose aórtica ou miocardiopatia hipertrófica. A presença de ondas Q de infarto é sugestiva de doença cardíaca isquêmica, enquanto as ondas Q com QRS com voltagem reduzida (padrão de pseudoinfarto) podem ser vistas nas miocardiopatias restritivas ou infiltrativas (p. ex., amiloidose). A doença do sistema de condução deve levantar preocupação a respeito de sarcoidose cardíaca ou miocardiopatia chagásica na vigência de um quadro clínico compatível.

A fibrilação atrial paroxística ou persistente está presente em até 40% dos pacientes com IC crônica e é uma indicação de anticoagulação. A presença de contrações ventriculares prematuros (CVPs) e de taquicardia ventricular não sustentada pode refletir piora da IC, sendo marcadores de maior risco. Alternativamente, as CVPs frequentes podem causar miocardiopatia que pode ser tratada de forma bem-sucedida por ablação (Cap. 253). Por fim, a determinação da largura do QRS e a presença de BRE são usadas para verificar se o paciente pode se beneficiar de terapia de ressincronização cardíaca.

Modalidades de imagem não invasivas A imagem cardíaca não invasiva (Cap. 241) é essencial para diagnóstico, avaliação e condução dos casos de IC. A ecocardiografia bidimensional fornece uma determinação rápida e acurada do tamanho e da função ventricular e da morfologia e função valvular e pode detectar trombos intracavitários e derrames pericárdicos. Quando a fração de ejeção ventricular esquerda (FEVE) é ≥ 50%, a função sistólica é considerada normal. A imagem da velocidade de esforço miocárdico usando o rastreamento de pontos pode acrescentar valor incremental às medidas regulares da FEVE e ter valor prognóstico. As técnicas de Doppler podem ser usadas para estimar o DC, as pressões da artéria pulmonar e a área das valvas, além de poder detectar anormalidades no enchimento diastólico do VE em pacientes com ICFEP. Em pacientes com IC terminal, a ecocardiografia é essencial para a avaliação da função do VD antes e depois de suporte circulatório mecânico e transplante cardíaco. A ecocardiografia transesofágica está indicada para excluir trombos atriais antes de cardioversão e pode avaliar patologia das valvas aórtica e mitral no planejamento para substituição ou reparo valvar transcateter.

A imagem de ressonância magnética cardíaca (RMC) surgiu como uma ferramenta quantitativa altamente precisa para avaliar massa, volumes e função do VE e para determinar as causas específicas de IC (p. ex., miocardiopatia isquêmica, miocardite, amiloidose e hemocromatose). A RMC é particularmente útil na definição de múltiplas anormalidades anatômicas e funcionais em adultos com CPC. Estudos seriados de RMC podem investigar o remodelamento ventricular em resposta à terapia e são úteis na pesquisa clínica. Em pacientes que não podem ser submetidos à RMC (p. ex., devido a equipamentos implantáveis), a tomografia computadorizada (TC) cardíaca é particularmente útil para excluir doenças do pericárdio ou trombo apical do VE. Embora limitada pela disponibilidade e pelo custo, a tomografia por emissão de pósitrons (PET, do inglês *positron emission tomography*) tem um papel na avaliação da extensão da isquemia ou infarto em pacientes com doença da artéria coronária e, no caso de sarcoidose, pode determinar de modo confiável a gravidade e a distribuição da inflamação cardíaca.

Teste de esforço cardiopulmonar Embora não seja realizado rotineiramente na IC, o teste de esforço cardiopulmonar usando um protocolo de rampa limitado por sintomas pode fornecer uma avaliação objetiva da capacidade funcional máxima em pacientes que estão sendo avaliados para suporte circulatório mecânico ou transplante cardíaco (Cap. 260). Vários parâmetros são preditores independentes de sobrevida, incluindo o consumo máximo de oxigênio absoluto e percentual estimado (VO_2) e a eficiência ventilatória (avaliada pela curva VE/VCO_2). Dados adicionais de frequência cardíaca e resposta da pressão arterial ao exercício e arritmias induzidas por exercício também podem ser pesquisados. Esse teste também pode ser útil para definir a causa de dispneia quando o diagnóstico é incerto.

Biomarcadores Os níveis circulantes dos peptídeos natriuréticos são ferramentas adjuntas úteis e importantes no diagnóstico dos pacientes com IC. BNP e N-terminal pró-BNP (NT-pro-BNP) são liberados pelos átrios e ventrículos em resposta ao estresse da parede. Pacientes com ICFER tendem a ter níveis mais elevados do que os pacientes com ICFEP, enquanto os níveis podem ser falsamente baixos na obesidade. Nos pacientes ambulatoriais com dispneia, a dosagem de BNP ou de NT-pro-BNP é útil para corroborar a decisão clínica acerca do diagnóstico de IC, especialmente em quadro de incerteza clínica ou com doença pulmonar concomitante. Além disso, os níveis do peptídeo natriurético podem ser usados para estabelecer a gravidade e prognóstico da doença na IC crônica e podem ajudar a orientar a dose ideal do tratamento clínico em pacientes ambulatoriais estáveis. Muitos fatores não cardíacos, incluindo idade, sexo feminino e doença renal crônica, aumentam os níveis de peptídeo natriurético. Outras doenças cardiovasculares, incluindo fibrilação atrial, embolia pulmonar e hipertensão arterial pulmonar, também podem aumentar os níveis de BNP. A galectina-3 e o ST2 solúvel são dois novos biomarcadores que foram aprovados para avaliação do prognóstico de IC, mas não são amplamente usados. Os biomarcadores de lesão renal requerem mais estudos na IC.

Exames invasivos Em condições de cuidados intensivos, a avaliação das pressões de enchimento cardíaco e do DC pode ser necessária para diferenciar o edema pulmonar cardiogênico do não cardiogênico e tratar a instabilidade hemodinâmica. A colocação de um cateter em artéria pulmonar pode ser realizada com segurança à beira do leito; o cateter será usado para determinar a resposta à terapia vasoativa e diurética intravenosa na IC grave. Medições simultâneas das pressões de enchimento cardíaco do lado esquerdo e direito, feitas no laboratório de cateterismo cardíaco, podem ser usadas para distinguir a miocardiopatia restritiva da pericardite constritiva. A angiografia coronariana é indicada para excluir a doença cardíaca isquêmica como uma causa subjacente potencialmente reversível de disfunção ventricular esquerda. O manejo da doença arterial coronariana na vigência de IC crônica é discutido nos Capítulos 274 a 276. Se a janela ecocardiográfica não for ideal, a ventriculografia esquerda pode prover uma avaliação do tamanho e da função do VE e da gravidade da regurgitação mitral. O papel da biópsia endomiocárdica do ventrículo direito no manejo da IC e de miocardiopatia permanece uma controvérsia. As indicações incluem detecção de miocardite, diagnóstico de amiloidose cardíaca e insuficiência de VE relacionada à quimioterapia, e rastreamento de rejeição a enxerto cardíaco após transplante.

COMORBIDADES

DIABETES

O diabetes melito tipo 2 é um fator de risco para o desenvolvimento de IC (Tab. 257-7) e aumenta o risco de morbidade e mortalidade em pacientes com doença estabelecida. Em coortes ambulatoriais de IC, a prevalência de diabetes varia de 10 a 40%, com prevalência ainda maior em pacientes

TABELA 257-7 ■ Mecanismos que contribuem para o desenvolvimento de insuficiência cardíaca em pacientes com diabetes melito tipo 2

Substrato miocárdico alterado
Bioenergética mitocondrial anormal
Estresse oxidativo e inflamação
Lipotoxicidade
Estresse do retículo endoplasmático
Comprometimento da sinalização da insulina
Sinalização do receptor β_2-adrenérgico
Sinalização da cinase 2 do receptor acoplado à proteína G
Ativação do SRAA
Subprodutos avançados da glicação
Autofagia

Sigla: SRAA, sistema renina-angiotensina-aldosterona.
Fonte: Reproduzida, com autorização, de TA Zelniker: Mechanisms of cardiorenal effects of sodium-glucose cotransporter 2 inhibitors: JACC state-of-the-art review. J Am Coll Cardiol 75:422, 2020.

hospitalizados com IC. Quando as duas doenças coexistem, os pacientes estão com risco maior de desfechos adversos, pior qualidade de vida e maiores custos de cuidados. Dados recentes de estudos de desfechos cardiovasculares demonstraram que a IC é um desfecho crítico em pacientes com diabetes e que as terapias de redução da glicose podem impactar a morbidade e a mortalidade. Como discutido anteriormente, os inibidores da SGLT-2, em particular, mostraram não apenas ser seguros em pacientes com IC como também podem melhorar a função renal e diminuir o risco de hospitalização e morte. O uso de outra terapia clínica orientada por diretriz está indicado em pacientes com IC, a despeito do diagnóstico de diabetes.

APNEIA DO SONO

A respiração desorganizada do sono é comum na IC, com maior incidência de apneia obstrutiva do sono e apneia central do sono (Cap. 297). O elo fisiopatológico entre esses distúrbios tem sido estudado em modelos animais e humanos e inclui aumento da pós-carga, redução da pré-carga, hipoxia intermitente e ativação simpática. O aumento no tônus simpático pode provocar isquemia e arritmias e complicar o manejo da pressão arterial. Aproximadamente um terço dos pacientes com IC e distúrbios respiratórios do sono tem apneia central do sono, que está associada a aumento da mortalidade independentemente de outros fatores de risco conhecidos. Em pacientes com ICFER e apneia obstrutiva do sono, a pressão positiva contínua das vias aéreas mostrou melhorar a qualidade de vida, reduzir a pressão arterial e arritmias, e aumentar a FE. Diferentemente da apneia obstrutiva do sono, não há terapia comprovada para a apneia central do sono, embora o papel do oxigênio noturno esteja sendo testado.

OBESIDADE

Do mesmo modo que o diabetes, a obesidade é tanto um fator de risco para o desenvolvimento de IC quanto é altamente prevalente em pacientes com IC. Em particular, a obesidade é comum em pacientes com ICFEP e complica a avaliação do estado de volume em condições ambulatoriais e de internação. Diferentemente do diabetes, o risco de morbidade e mortalidade em pacientes obesos com IC é complexo. O paradoxo da obesidade se refere à observação de que pacientes obesos diagnosticados com IC têm um prognóstico mais favorável do que pacientes com índice de massa corporal baixo ou até normal. Embora a perda de peso tenha mostrado melhorar a qualidade de vida e a capacidade de exercício e possa contribuir para reverter o remodelamento ventricular em pacientes com IC, o impacto na sobrevida é desconhecido.

DEPRESSÃO

A depressão é um fator de risco independente para desfechos adversos na IC (Tab. 257-1), especialmente em mulheres mais velhas. Os mecanismos subjacentes desse risco permanecem desconhecidos, mas podem envolver disfunção neuroendócrina e inflamação sistêmica, bem como contribuições da má qualidade do sono, da redução do apetite e de efeitos adversos de medicações e de álcool. A AHA recomenda o rastreamento para depressão entre pacientes com doença cardiovascular, incluindo a IC, usando questionários

TABELA 257-8 ■ Diagnóstico diferencial da insuficiência cardíaca	
Sintoma ou sinal	Diagnóstico diferencial
Dispneia	Doença pulmonar crônica Hipertensão arterial pulmonar Doença neuromuscular Anemia Anemia por deficiência de ferro
Edema	Insuficiência venosa Síndrome nefrótica Trombose venosa profunda Linfedema
Ascite	Cirrose hepática Trombose da veia porta Carcinomatose maligna
Derrame pleural	Infecção crônica Câncer de pulmão Doença vascular do colágeno ou reumatológica
Distensão venosa jugular	Pericardite constritiva Derrame pericárdico Síndrome da veia cava superior

validados de saúde do paciente. Os inibidores seletivos de recaptação da serotonina são seguros para tratar a depressão em pacientes com IC, mas não parecem afetar a história natural da doença. O efeito da terapia cognitiva comportamental e o modelo de cuidado colaborativo, bem como as novas terapias como a estimulação magnética transcraniana, sobre a morbidade e mortalidade na IC requer mais estudos.

DIAGNÓSTICO DIFERENCIAL

Muitos sintomas e sinais que sugerem IC podem ser causados por outras condições de saúde (Tab. 257-8). Em pacientes com dispneia, o clínico deve distinguir causas cardíacas de pulmonares, embora a diferenciação possa ser difícil. Por exemplo, ortopneia pode ser um sintoma bem-estabelecido em alguns pacientes com doença pulmonar crônica grave. Pacientes com doença pulmonar subjacente também podem experimentar dispneia episódica durante o sono que simula a DPN. Na doença pulmonar crônica, isso geralmente se deve ao acúmulo de secreções traqueobrônquicas e é aliviado pela tosse e expectoração, enquanto, na doença cardíaca, o paciente precisa ficar sentado em posição ereta. Os sibilos causados por broncoconstrição podem ser um sintoma proeminente quando a falência do VE se sobrepõe em um paciente com doença reativa das vias aéreas. Pacientes com asma cardíaca podem ser mais propensos a exibir diaforese e graus variáveis de cianose, comparados com pacientes com asma brônquica. Diferenciar a dispneia relacionada à IC da dispneia da doença pulmonar pode ser impossível quando as doenças coexistem, uma situação que é comum em pacientes mais velhos, doentes crônicos, com tabagismo ativo ou anterior. Após uma diurese efetiva, os testes de função pulmonar podem ajudar a determinar a causa predominante da dispneia. Em pacientes ambulatoriais com IC avançada, o teste de esforço cardiopulmonar também pode ajudar a fazer essa distinção. Por fim, níveis muito baixos de BNP ou de NT-pro-BNP podem ser úteis para excluir uma causa cardíaca para a dispneia em pacientes não obesos.

Além da doença pulmonar, a IC também precisa ser diferenciada de condições nas quais a congestão resulta de retenção anormal de sal e água, mas nas quais a estrutura e função cardíacas são normais (p. ex., falência renal), e de causas não cardíacas de edema pulmonar (p. ex., síndrome da angústia respiratória aguda). Causas de edema das extremidades inferiores não relacionadas à IC, como insuficiência venosa, linfedema e obesidade, também devem ser consideradas.

Agradecimento Dr. Douglas L. Mann e Dr. Murali Chakinala contribuíram para este capítulo na 20ª edição, e parte dessa contribuição foi utilizada nesta edição.

LEITURAS ADICIONAIS

ADAMO L et al: Reappraising the role of inflammation in heart failure. Nat Rev Cardiol 17:269, 2020.
AIMO A et al: Imaging, biomarker, and clinical predictors of cardiac remodeling in heart failure with reduced ejection fraction. JACC Heart Fail 7:782, 2019.
BOORSMA EM et al: Congestion in heart failure: A contemporary look at physiology, diagnosis and treatment. Nat Rev Cardiol 17:641, 2020.
DUNLAY SM et al: Type 2 diabetes mellitus and heart failure: A scientific statement from the American Heart Association and the Heart Failure Society of America. Circulation 140:e294, 2019.
LAM CSP et al: Classification of heart failure according to ejection fraction. J Am Coll Cardiol 77:3217, 2021.
PONIKOWSKI P et al: 2016 ESC guidelines for the diagnosis and treatment of acute and chronic heart failure: The task force for the diagnosis and treatment of acute and chronic heart failure of the European Society of Cardiology (ESC) developed with the special contribution of the Heart Failure Association (HFA) of the ESC. Eur Heart J 37:2129, 2016.
VERBRUGGE FH et al: Abdominal contributions to cardiorenal dysfunction in congestive heart failure. J Am Coll Cardiol 62:485, 2013.
YANCY CW et al: 2013 ACCF/AHA guideline for the management of heart failure: A report of the American College of Cardiology Foundation/American Heart Association Task Force on Practice Guidelines. J Am Coll Cardiol 62:e147, 2013.

258 Insuficiência cardíaca: manejo
Akshay S. Desai, Mandeep R. Mehra

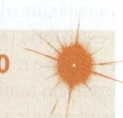

O manejo clínico de pacientes com insuficiência cardíaca (IC) varia amplamente com base no fenótipo clínico na apresentação. Aqueles nos estágios iniciais da doença que apresentam disfunção ventricular assintomática (American College of Cardiology [ACC]/American Heart Association [AHA] estágio B) podem ser passíveis de tratamento com antagonistas neuro-hormonais, incluindo inibidores da conversão da angiotensina e antagonistas dos receptores β-adrenérgicos, com o objetivo de facilitar a recuperação ventricular e prevenir o desenvolvimento de IC clínica (não discutido adiante). Aqueles com IC sintomática (ACC/AHA estágio C) compreendem um grupo heterogêneo no qual a abordagem à terapia é amplamente diferenciada com base na medida da fração de ejeção ventricular esquerda (FEVE). Dados de estudos prospectivos, randomizados, de desfechos clínicos envolvendo pacientes com IC crônica sintomática e fração de ejeção reduzida (ICFER) forneceram uma rica base de evidência que suporta a eficácia de terapia farmacológica escalonada com antagonistas neuro-hormonais, incluindo os antagonistas do sistema renina-angiotensina-aldosterona (SRAA), inibidores da neprilisina, antagonistas dos receptores β-adrenérgicos e antagonistas dos receptores de mineralocorticoides, como um complemento ao tratamento com equipamentos, que incluem a terapia de ressincronização cardíaca e os cardioversores desfibriladores implantáveis. Em contrapartida, o tratamento de pacientes com IC crônica sintomática e fração de ejeção preservada (ICFEP) tem permanecido fortemente focado nos sintomas devido à falta de evidência que suporte terapias farmacológicas específicas para modificar a progressão da doença. Mesmo com a terapia efetiva, os pacientes com ICFER e ICFEP correm o risco de deterioração clínica, geralmente como consequência de retenção progressiva de sódio e líquidos que impulsiona o desenvolvimento de sintomas congestivos e IC descompensada aguda (ICDA). O manejo dessas exacerbações (frequentemente com o paciente internado) se concentra fortemente na estabilização hemodinâmica, redução da congestão e instituição de uma terapia adequada de modificação da doença na transição de volta para o manejo ambulatorial crônico. Episódios recorrentes de ICDA, a despeito de um acompanhamento longitudinal cuidadoso e tratamento efetivo, podem sinalizar o início de um fenótipo de IC avançada ou refratária (ACC/AHA estágio D) no qual o risco de mortalidade por morte súbita ou IC terminal é alto, e as considerações sobre terapias de salvamento, incluindo transplante cardíaco ou suporte circulatório mecânico, podem ser adequadas antes de se decidir por medidas paliativas (Cap. 260).

INSUFICIÊNCIA CARDÍACA COM FRAÇÃO DE EJEÇÃO PRESERVADA

PRINCÍPIOS GERAIS

Embora os estudos clínicos com antagonistas do SRAA, digoxina, bloqueadores dos receptores β-adrenérgicos e inibidores da neprilisina tenham sido conduzidos em pacientes com ICFEP, nenhum demonstrou de forma conclusiva uma redução na mortalidade. Na ausência de terapias farmacológicas específicas que comprovadamente melhoram os desfechos clínicos, o manejo de pacientes com ICFEP é, portanto, focado em melhorar os sintomas e a tolerância aos esforços por meio de modificações no estilo de vida, controle da congestão, estabilização do ritmo cardíaco (particularmente naqueles com fibrilação atrial), controle da pressão arterial para as metas recomendadas por diretrizes e manejo das comorbidades que podem contribuir para a progressão da doença (incluindo, p. ex., obesidade, doença pulmonar obstrutiva, apneia obstrutiva do sono, diabetes/resistência à insulina, anemia, deficiência de ferro e doença renal crônica).

ENSAIOS CLÍNICOS EM ICFEP

As tentativas de exportar os benefícios de fármacos que melhoram os desfechos clínicos em pacientes com ICFER, incluindo os inibidores da enzima conversora de angiotensina (IECAs), bloqueadores do receptor de angiotensina (BRAs), bloqueadores dos receptores β-adrenérgicos, digoxina e antagonistas dos receptores de mineralocorticoides, para o tratamento daqueles com ICFEP em geral não foram bem-sucedidas. O ensaio *Candesartan in Heart Failure – Assessment of Mortality and Morbidity* (CHARM) *Preserved* demonstrou redução estatisticamente significativa nas hospitalizações por IC, mas nenhuma diferença na mortalidade por qualquer causa nos pacientes com ICFEP tratados com o BRA candesartana. Do mesmo modo, o estudo *Irbesartan in Heart Failure with Preserved Systolic Function* (I-PRESERVE) não demonstrou diferenças no desfecho composto de morte cardiovascular ou hospitalização por IC durante o tratamento com o BRA irbesartana comparado com placebo. Benefícios iniciais aparentes do IECA perindopril sobre as hospitalizações por IC e a capacidade funcional no estudo *Perindopril in Elderly People with Chronic Heart Failure* (PEP-CHF) foram atenuados ao longo de um acompanhamento de longa duração. O estudo *Digitalis Investigation Group* (DIG) não observou impacto da digoxina na mortalidade por todas as causas ou nas hospitalizações entre pacientes com IC crônica, fração de ejeção (FE) > 45% e ritmo sinusal, embora tenha sido observada uma redução modesta nas hospitalizações por IC. Embora não tenha sido conduzido nenhum estudo dedicado aos betabloqueadores na ICFEP, o subgrupo de idosos com hospitalização prévia e ICFEP inscritos no ensaio *Study of the Effects of Nebivolol Intervention on Outcomes and Rehospitalization in Seniors with Heart Failure* (SENIORS) com o nebivolol, um betabloqueador vasodilatador, não pareceu mostrar reduções significativas na mortalidade cardiovascular ou por todas as causas.

Em relação aos *antagonistas do receptor dos mineralocorticoides*, que têm efeitos antifibróticos potentes na ICFER, o estudo *Treatment of Preserved Cardiac Function Heart Failure with an Aldosterone Antagonist* (TOPCAT) explorou o benefício potencial da espironolactona comparado com placebo na ICFEP. Esse estudo não demonstrou nenhuma melhora no desfecho primário composto de morte cardiovascular, hospitalizações por IC ou parada cardíaca abortada, mas mostrou uma redução nas hospitalizações por IC entre aqueles alocados para espironolactona. Análises *post hoc* do estudo sugeriram diferenças regionais significativas nas características da linha de base, taxas de eventos, efeitos adversos e adesão à espironolactona entre pacientes randomizados na Rússia e na República da Geórgia, comparados com aqueles randomizados nas Américas, as quais geraram preocupações sobre a condução do estudo em locais da Rússia e da Geórgia. Reduções aparentes na morte cardiovascular e hospitalizações por IC associadas à espironolactona entre o subgrupo de pacientes randomizados nas Américas sugerem que esses aspectos do formato do estudo podem ter obscurecido um sinal de benefício da espironolactona. Nas diretrizes mais recentes dos Estados Unidos e da Europa, esses dados apoiaram uma fraca recomendação para espironolactona em pacientes com ICFEP que atenderam aos critérios de inclusão do estudo TOPCAT e têm baixo risco de efeitos adversos, incluindo hiperpotassemia e piora da função renal. Contudo, os resultados do estudo *Aldosterone Receptor Blockade in Diastolic Heart Failure* (ALDO-DHF) no qual a espironolactona melhorou os índices ecocardiográficos de disfunção diastólica, mas falhou em melhorar a capacidade de exercício, os sintomas ou medidas de qualidade de vida (QdV), destacam a necessidade de maiores estudos. Estudos em andamento, que incluem o estudo baseado em registros *Spironolactone Initiation Registry Randomized Interventional Trial in Heart Failure with Preserved Ejection Fraction* (SPIRRIT-HFpEF) (SPIRRIT-HFpEF; clinicaltrials.gov identificador: NCT02901184) e o estudo randomizado *Study to Evaluate the Efficacy and Safety of Finerenone on Morbidity and Mortality in Participants with Heart Failure and Left Ventricular Ejection Fraction Greater than or Equal to 40%* (FINE-ARTS-HF, clinicaltrials.gov identificador: NCT04435626) podem fornecer informações adicionais a esse respeito.

Ao contrário dos resultados bastante decepcionantes desses estudos de terapia direcionada, pequenos estudos de treinamento físico em pacientes com ICFEP sugeriram benefícios na capacidade funcional e na QdV, indicando um possível papel para intervenções no estilo de vida com o objetivo de melhorar o condicionamento cardiorrespiratório nessa população.

NOVOS ALVOS

Um novo paradigma para a compreensão da fisiopatologia da ICFEP tem focado no papel da inflamação endotelial microvascular estimulada por comorbidades que resultam em comprometimento da sinalização do óxido nítrico (NO) e é associado a aumentos da rigidez miocárdica. Esse paradigma tem enfatizado o potencial de melhora nos desfechos na ICFEP por aumentar a biodisponibilidade do NO e a sinalização a jusante baseada na proteína-cinase G. Em um pequeno ensaio foi demonstrado que o inibidor da fosfodiesterase-5 *sildenafila* aumentou a pressão de enchimento e melhorou a função ventricular direita em uma coorte de pacientes com ICFEP e hipertensão venosa pulmonar. Esse achado levou a um ensaio de fase 2, o *Phosphodiesterase-5 Inhibition to Improve Clinical Status and Exercise Capacity in Diastolic Heart Failure* (RELAX), em pacientes com ICFEP (FEVE > 50%) e classe funcional II ou III segundo a classificação da New York Heart Association (NYHA), os quais receberam 20 mg de sildenafila, 3 ×/dia, durante 3 meses, seguidos por 60 mg, 3 ×/dia, por outros 3 meses, em comparação com placebo. Não houve melhora na capacidade funcional, na QdV ou em outros parâmetros clínicos e substitutos naqueles que receberam a sildenafila quando comparados com placebo. Com base nas premissas de que os *nitratos*, que são doadores de NO, podem melhorar a pré-carga, a perfusão miocárdica, a função endotelial e a tolerância ao exercício, foi conduzido o estudo *Nitrate's Effect on Activity Tolerance in Heart Failure with Preserved Ejection Fraction* (NEAT-HFpEF). O mononitrato de isossorbida não melhorou a QdV ou a capacidade submáxima de exercício, e diminuiu os níveis globais de atividade nos pacientes tratados. Os compostos de *nitrato inorgânico* também mostraram melhorar a sinalização do NO, mas não melhoraram a capacidade funcional comparados com o placebo entre os pacientes com ICFEP randomizados no estudo *Inorganic Nitrite Delivery to Improve Exercise Capacity in Heart Failure with Preserved Ejection Fraction* (INDIE-HFpEF).

A inibição da neprilisina aumenta os níveis circulantes de vários peptídeos vasoativos, incluindo os peptídeos natriuréticos, que podem facilitar a sinalização com base no 3′,5′-monofostato de guanosina cíclico, melhorar o relaxamento miocárdico e reduzir a hipertrofia ventricular. O composto de *inibição do receptor da angiotensina-neprilisina* (IRAN) com sacubitril-valsartana reduziu a mortalidade cardiovascular, a mortalidade global e a hospitalização por IC comparado com enalapril entre pacientes com ICFER randomizados no estudo PARADIGM-HF. O estudo PARAGON-HF randomizou 4.822 pacientes sintomáticos com ICFEP (FEVE ≥ 45%), peptídeos natriuréticos elevados e cardiopatia estrutural para tratamento com sacubitril-valsartana ou valsartana, com um novo desfecho primário composto de morte cardiovascular e hospitalizações totais por IC. Embora tenha havido uma redução de 13% na taxa de desfecho primário composto naqueles alocados para o sacubitril-valsartana, esse resultado perdeu por pouco a margem de significância estatística na análise estatística primária ($p = 0,06$). Benefícios direcionais nos desfechos secundários incluindo a QdV, a classe da NYHA e a função renal favorecendo sacubitril-valsartana suportam um possível benefício modesto da inibição da neprilisina nessa população, particularmente entre pacientes com FE mais baixa (i.e., levemente reduzida ou na faixa média) e em mulheres, subgrupos que parecem derivar o maior benefício. Com base nesses dados, o sacubitril-valsartana foi aprovado recentemente nos Estados Unidos para o tratamento de IC sintomática ao longo de todo o espectro da fração de ejeção, com benefícios reconhecidos como maiores naqueles com FEVE abaixo do normal. Estudos adicionais podem ser necessários para definir o papel terapêutico ideal para a inibição da neprilisina na ICFEP.

O tratamento de pacientes diabéticos com *inibidores do cotransportador sódio-glicose-2* (SGLT-2) mostrou reduzir a incidência de IC, levantando a possibilidade de que esses agentes podem ser eficazes em pacientes com IC estabelecida. A adição do inibidor do SGLT-2, dapagliflozina, para

FIGURA 258-1 Correlações fisiopatológicas, princípios terapêuticos gerais e resultados das terapias especificamente "dirigidas" na insuficiência cardíaca com fração de ejeção preservada. BRAs, bloqueadores do receptor da angiotensina; FA, fibrilação atrial; IECAs, inibidores da enzima conversora da angiotensina; IRANs; inibidores do receptor da angiotensina-neprilisina; SGLT-2, cotransportador sódio-glicose-2.

Insuficiência cardíaca com fração de ejeção preservada: patologia e manejo

Patologia 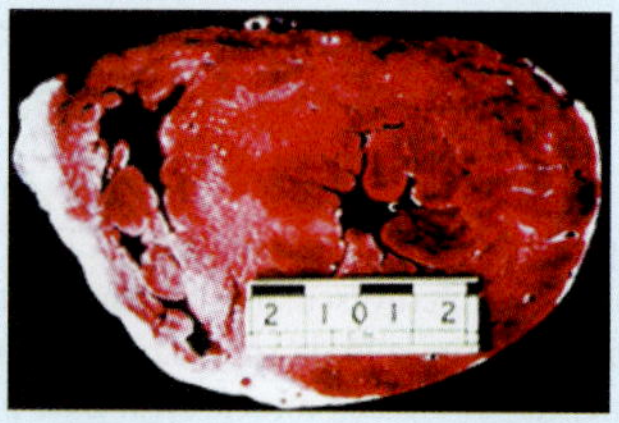
- Hipertrofia
- Fibrose/alteração do colágeno
- Infarto/isquemia

Marcadores de risco
- Hipertensão
- Envelhecimento
- Aterosclerose
- Diabetes
- Obesidade

Princípios gerais da terapêutica

- Reduzir estado de congestão
  - Cuidado para não reduzir a pré-carga excessivamente
- Controlar a pressão arterial
  - Controle da pressão arterial aórtica central pode ser mais relevante
- Manter a contração atrial e prevenir taquicardia
  - Esforços para manter o ritmo sinusal na FA podem ser benéficos
- Tratar e prevenir isquemia miocárdica
  - Pode simular insuficiência cardíaca como um "equivalente de angina"
- Detectar e tratar apneia do sono
  - Comorbidade comum que causa hipertensão sistêmica, hipertensão pulmonar e disfunção do coração direito (servoventilação adaptativa ineficaz)
- Modificação no estilo de vida
  - Dieta e exercício para promover redução de peso e melhorar a capacidade funcional

Alvos específicos da terapêutica
(além da conduta geral)

- Terapia direcionada ao sistema renina-angiotensina-aldosterona
  - IECAs e BRAs ineficazes (exceto na "prevenção")
  - Antagonistas da aldosterona (podem ser benéficos)
- Digoxina
  - Ineficaz (pode reduzir hospitalizações)
- Betabloqueadores e bloqueadores dos canais de cálcio
  - Ineficazes (úteis na prevenção de taquicardia em pacientes com FA)
- Inibidores da fosfodiesterase-5
  - A sildenafila é ineficaz
- Novas terapias
  - IRANs (podem ser efetivos em pacientes selecionados)
  - Inibidores de SGLT-2 (em investigação)
- Insuficiência cronotrópica
  - ? Estimulação dirigida (não comprovada)

terapia clínica orientada por diretrizes de pacientes com ICFER foi associada a reduções na mortalidade cardiovascular e hospitalizações por IC entre pacientes com e sem diabetes inscritos no estudo *Dapagliflozin and Prevention of Adverse Outcomes in Heart Failure* (DAPA-HF). Estudos clínicos em andamento com dapagliflozina (*Dapagliflozin Evaluation to Improve the Lives of Patients with Preserved Ejection Fraction Heart Failure* [DELIVER]; clinicaltrials.gov identificador: NCT03619213) e empagliflozina (*Empagliflozin Outcome Trial in Patients with Chronic Heart Failure with Preserved Ejection Fraction* [EMPEROR-PRESERVED]; clinicaltrials.gov identificador: NCT03057951) irão avaliar se esses benefícios podem ser estendidos à população de pacientes com ICFEP, com e sem diabetes.

PRINCÍPIOS DE ORIENTAÇÃO CLÍNICA

Na ausência de terapia clínica direcionada baseada em evidência, o tratamento da ICFEP deve se concentrar na redução da congestão, tratamento agressivo de comorbidades clínicas e alívio de fatores de exacerbação. Uma abordagem diagnóstica cuidadosa é fundamental, uma vez que pacientes com IC e uma FEVE normal ou quase normal compõem um grupo heterogêneo, que inclui pacientes com doença cardíaca infiltrativa (amiloidose, hemocromatose, sarcoidose), doença de armazenamento (doença de Fabry, doença de Gaucher), miocardiopatia hipertrófica, doenças do pericárdio, hipertensão arterial pulmonar, doença valvar e falência ventricular direita primária, que pode necessitar de uma abordagem de tratamento diferente. Para aqueles com ICFEP verdadeira, o controle agressivo da pressão arterial para as metas recomendadas pela diretriz e alívio da sobrecarga de volume com diuréticos são essenciais para o alívio dos sintomas. A redução excessiva na pré-carga com diuréticos e vasodilatadores pode causar queda no enchimento ventricular e subsequente azotemia, hipotensão e síncope. Em pacientes com risco de doença cardíaca coronariana, a avaliação deliberada para isquemia e considerações para revascularização coronariana são importantes.

Como os desfechos clínicos na ICFEP são piores na vigência de fibrilação atrial, o controle agressivo da frequência, anticoagulação e considerações precoces sobre restauração do ritmo sinusal são medidas importantes. Comorbidades como obesidade, doença pulmonar obstrutiva, apneia do sono, doença renal crônica e anemia/deficiência de ferro são, cada vez mais, reconhecidas como contribuintes importantes para a redução da capacidade funcional e QdV em pacientes com ICFEP e podem ser alvos adicionais para terapia. Alguns pesquisadores sugeriram que a intolerância aos exercícios na ICFEP seja uma manifestação de insuficiência cronotrópica e que essas aberrações poderiam ser corrigidas com o uso de marca-passos com sensibilidade à frequência cardíaca, mas essa possibilidade ainda não foi suficientemente investigada (Fig. 258-1).

INSUFICIÊNCIA CARDÍACA AGUDA DESCOMPENSADA

PRINCÍPIOS GERAIS

A ICDA é uma síndrome clínica heterogênea que, na maioria dos casos, resulta em hospitalização do paciente em razão da confluência de anormalidades inter-relacionadas com redução no desempenho cardíaco, disfunção renal e alterações na complacência vascular. A admissão com diagnóstico de ICDA está associada a alta morbidade e mortalidade, com cerca de metade desses pacientes readmitidos para tratamento nos 6 meses seguintes, e alta mortalidade em curto prazo (5% hospitalar) e em longo prazo (20% em 1 ano). É importante ressaltar que os resultados no longo prazo continuam sendo insatisfatórios, com incidência combinada de mortes por causa cardiovascular, hospitalizações por IC, infarto agudo do miocárdio, acidente vascular cerebral (AVC) ou morte súbita, chegando a 50% nos 12 meses seguintes à hospitalização. O manejo desses pacientes ainda é difícil e se baseia, principalmente, no controle do volume e otimização hemodinâmica para maximizar a perfusão de órgãos-alvo.

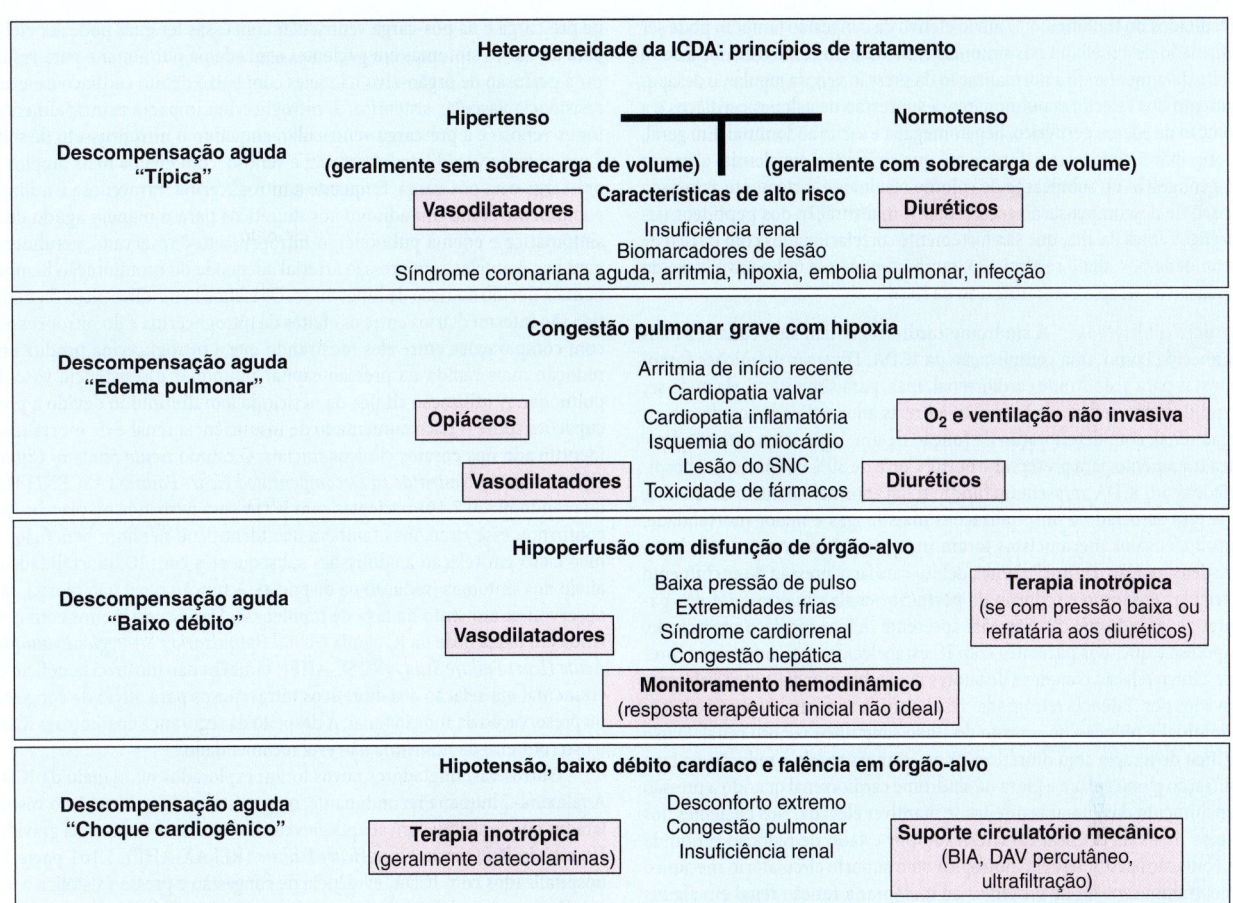

FIGURA 258-2 Os diferentes fenótipos da insuficiência cardíaca descompensada aguda (ICDA), suas apresentações e opções terapêuticas sugeridas. (Causas específicas de ICDA, como insuficiência cardíaca direita isolada e doença pericárdica, e causas raras, como dissecção aórtica e coronariana ou ruptura de valva ou do seio de Valsalva, não estão descritas e serão abordadas em outro local desta obra.) BIA, balão intra-aórtico; DAV, dispositivo de assistência ventricular; SNC, sistema nervoso central.

O primeiro princípio do manejo na ICDA é a identificação e abordagem dos fatores que precipitaram a descompensação. Fatores históricos importantes a serem considerados são a não adesão ao uso dos medicamentos, uso indiscriminado de sal e o uso de medicações (incluindo preparações de venda livre) que podem exacerbar a IC, incluindo anti-inflamatórios não esteroides, tiazolidinedionas, inibidores do fator de necrose tumoral, alguns antidepressivos, algumas terapias de câncer, preparações antigripais contendo estimulantes cardíacos e algumas preparações herbais. A isquemia coronariana frequentemente estimula a exacerbação de IC em pacientes com doença cardiovascular aterosclerótica e deve ser investigada sistematicamente (seja por meios invasivos ou não invasivos) em todos os pacientes em risco para identificar candidatos à revascularização. Arritmias atriais e ventriculares são contribuintes comuns para exacerbação de IC e podem evidenciar a necessidade de supressão com fármacos antiarrítmicos, cardioversão ou ablação com cateter. A doença cardíaca valvar é, cada vez mais, reconhecida como um alvo da terapia em pacientes com exacerbações recorrentes de IC e pode ser prontamente identificada por meio de ecocardiografia. Infecção sistêmica e tromboembolismo pulmonar são gatilhos adicionais de descompensação de IC e devem ser sempre considerados.

Concomitante à identificação de desencadeantes de IC, o manejo eficaz da ICDA requer terapia farmacológica dirigida à otimização hemodinâmica, incluindo alívio da congestão, redução da pós-carga e maximização da perfusão de órgãos vitais. O uso rotineiro do cateter de artéria pulmonar não é recomendado e deve ser restrito aos pacientes que apresentam características típicas de IC de baixo débito ou choque cardiogênico que podem necessitar de vasopressores ou suporte circulatório mecânico, aos que são resistentes ou refratários à terapia diurética, aqueles com disfunção cardiorrenal combinada, nos quais as metas terapêuticas são difíceis de definir à beira do leito, e aqueles com hipertensão arterial pulmonar conhecida ou suspeitada, nos quais a terapia vasodilatadora pode ser apropriada. A análise de prontuários hospitalares identificou vários parâmetros associados a piores desfechos: nível de nitrogênio ureico sanguíneo > 43 mg/dL (para converter em mmol/L, multiplicar por 0,357), pressão arterial sistólica < 115 mmHg, creatinina sérica > 2,75 mg/dL (para converter em μmol/L, multiplicar por 88,4) e elevação dos biomarcadores cardíacos, incluindo peptídeos natriuréticos e troponinas cardíacas. A Figura 258-2 apresenta um esquema clínico útil para identificar metas de tratamento para as diversas apresentações fenotípicas e metas de tratamento para ICDA.

CONTROLE DO VOLUME

Agentes diuréticos intravenosos Os diuréticos de alça intravenosos aliviam os sintomas congestivos de forma rápida e efetiva e são essenciais quando a absorção oral estiver prejudicada. Quando forem necessárias doses altas de diuréticos ou quando o efeito das doses em *bolus* não for o ideal, talvez haja necessidade de infusão contínua para reduzir a toxicidade e manter níveis séricos estáveis do medicamento. Os ensaios clínicos randomizados comparando doses altas e baixas ou aplicação em *bolus* e infusão contínua de diuréticos não concluíram de forma definitiva sobre qual seria a melhor estratégia de uso desses medicamentos na ICDA e, assim, a escolha do regime permanece sendo um exercício de arte, e não de ciência. Para aqueles refratários ao tratamento apenas com diurético de alça, a adição de um diurético tiazídico como a clorotiazida ou a metolazona para fornecer um bloqueio sequencial do néfron pode aumentar a natriurese e facilitar a redução da congestão, mas também aumenta o risco de hipopotassemia significativa. A alteração no peso é frequentemente usada como indicador de diurese adequada, mas esse parâmetro objetivo do estado de volume pode ser surpreendentemente difícil de interpretar, e a perda de peso durante hospitalização não necessariamente mantém correlação estreita com os resultados do tratamento. O alívio efetivo da congestão também pode ser confirmado pela melhora nos sintomas clínicos, bem como o exame à beira do leito documentando a normalização da pressão venosa jugular, o desaparecimento dos estertores pulmonares, a supressão de galopes cardíacos e a resolução de edema periférico, hepatomegalia e ascite abdominal. Em geral, é aconselhável continuar a diurese até que se atinja a euvolemia, uma vez que a congestão ou sobrecarga de volume residuais é fortemente associada ao risco de descompensação recorrente. A mensuração dos peptídeos natriuréticos antes da alta, que são fortemente correlacionados com o risco de mortalidade pós-alta e readmissão, também pode ser útil na avaliação da adequação da terapia e estratificação de risco.

Síndrome cardiorrenal

A síndrome cardiorrenal tem sido cada vez mais reconhecida como uma complicação da ICDA. Diversas definições foram propostas para a síndrome cardiorrenal, mas, para simplificar, ela pode ser entendida como reflexo da interação entre as anormalidades cardíacas e a função renal, com deterioração da função de um órgão enquanto se administra tratamento para preservar o outro. Cerca de 30% dos pacientes hospitalizados com ICDA apresentam função renal anormal no início do quadro, o que está associado a hospitalizações mais longas e maior mortalidade. Contudo, ensaios mecanicistas foram incapazes de encontrar correlação entre deterioração da função renal, débito cardíaco, pressão de enchimento ventricular esquerdo e redução da perfusão renal; a maior parte dos pacientes com síndrome cardiorrenal apresenta débito cardíaco preservado. A hipótese é que, nos pacientes com IC estabelecida, essa síndrome represente a inter-relação complexa de fatores neuro-hormonais, potencialmente agravados por "falência retrógrada" resultante de aumento da pressão intra-abdominal e redução no retorno do fluxo sanguíneo venoso renal. O uso contínuo de terapia com diuréticos pode estar associado à redução na taxa de filtração glomerular e à piora na síndrome cardiorrenal quando a pressão de enchimento das câmaras direitas se mantiver elevada. Nos pacientes nos estágios finais da doença, caracterizado por estado de redução profunda no débito cardíaco, a terapia inotrópica ou o suporte circulatório mecânico se mostraram capazes de preservar ou melhorar a função renal em alguns indivíduos em curto prazo até que uma terapia definitiva, como circulação assistida ou transplante cardíaco, possa ser executada.

Ultrafiltração

A ultrafiltração (UF) é uma técnica invasiva para retirada de volume capaz de suplementar a necessidade de terapia diurética. Entre os possíveis benefícios da UF estão taxas controladas de retirada de líquido, efeitos neutros sobre os eletrólitos séricos e redução da atividade neuro-hormonal. Essa técnica também é denominada aquaferese como reconhecimento dos seus efeitos poupador-depleção de eletrólitos. Em um estudo-piloto avaliando UF *versus* terapia convencional, demonstrou-se melhora na remoção de líquido e subsequente redução nas hospitalizações por IC e no número de consultas a serviços de emergência nos pacientes tratados com UF; contudo, não se observou melhora na função renal nem qualquer diferença subjetiva nos escores de dispneia ou na frequência de resultados adversos. Recentemente, no ensaio *Cardiorenal Rescue Study in Acute Decompensated Heart Failure* (CARRESS-HF), 188 pacientes com ICDA e agravamento de insuficiência renal foram randomizados para tratamento farmacológico em etapas ou UF. O desfecho primário foi uma alteração na creatinina sérica e alteração no peso (refletindo remoção de líquidos) em 96 horas. Embora tenha ocorrido perda de peso similar em ambos os grupos (cerca de 5,5 kg), houve uma elevação na creatinina no grupo de UF. As mortes e as hospitalizações motivadas por IC não foram diferentes entre os dois grupos, mas houve mais eventos adversos no grupo tratado com UF, principalmente em razão de insuficiência renal, complicações hemorrágicas e complicações relacionadas com cateter intravenoso. Essa investigação argumenta contra a indicação de UF como estratégia primária nos pacientes com ICDA que respondam ao tratamento com diuréticos. Quanto à utilidade da UF como estratégia de resgate nos estados não responsivos aos diuréticos, continua uma questão em aberto, e essa estratégia deve ser usada com cautela nessas situações.

TERAPIA VASOATIVA

Os vasodilatadores, que incluem *nitroglicerina intravenosa*, *nitroprusseto de sódio* e *nesiritida* (um peptídeo natriurético recombinante do tipo cerebral), são usados frequentemente na ICDA para reduzir as pressões de enchimento intracardíacas e diminuir o tônus vascular sistêmico. A redução rápida na pré-carga e na pós-carga ventricular com essas terapias pode ser efetiva para aliviar os sintomas em pacientes com edema pulmonar e para restaurar a perfusão de órgão-alvo naqueles com baixo débito cardíaco e elevada resistência vascular sistêmica. A nitroglicerina impacta principalmente o tônus venoso e a pré-carga ventricular, enquanto o nitroprusseto de sódio é um potente vasodilatador arterial e venoso, com efeitos mais amplos na pré-carga e na pós-carga. Enquanto a nitroglicerina intravenosa é utilizada comumente como um adjunto aos diuréticos para o manejo agudo da IC sintomática e edema pulmonar, o nitroprusseto é reservado, geralmente, para uso naqueles com pressão arterial adequada ou monitoração hemodinâmica devido ao risco de hipotensão. Os efeitos hemodinâmicos da nesiritida são intermediários entre os efeitos da nitroglicerina e do nitroprusseto, com comparações entre eles mostrando que a nitroglicerina produz uma redução mais rápida na pressão capilar pulmonar e resistência vascular pulmonar. A utilização clínica da nesiritida tem diminuído devido a preocupações sobre o risco aumentado de insuficiência renal e de mortalidade identificado nos ensaios clínicos iniciais. O estudo *Acute Study of Clinical Effectiveness of Nesiritide in Decompensated Heart Failure* (ASCEND-HF), que randomizou 7.141 pacientes com ICDA para nesiritida ou placebo, não confirmou esse risco, mas também não identificou nenhum benefício clínico claro em relação a admissões subsequentes com IC, mortalidade ou alívio dos sintomas (redução na dispneia). A função renal não piorou, mas observou-se aumento na taxa de hipotensão. Um estudo menor com nesiritida em baixa dose na IC aguda (*Renal Optimization Strategies Evaluation Acute Heart Failure Study* [ROSE-AHF]) também não mostrou benefício incremental em relação aos diuréticos intravenosos para alívio da congestão ou preservação da função renal. A despeito da segurança aparente na ICDA, o uso rotineiro da nesiritida não está recomendado.

Outros vasodilatadores novos foram explorados no manejo da ICDA. A relaxina-2 humana recombinante, ou *serelaxina*, é um hormônio vasodilatador que contribui para adaptações cardiovasculares e renais na gravidez. No estudo *Relaxin in Acute Heart Failure* (RELAX-AHF), 1.161 pacientes hospitalizados com ICDA, evidência de congestão e pressão sistólica > 125 mmHg foram randomizados para tratamento com serelaxina ou placebo em adição à terapia-padrão para IC. A serelaxina melhorou a dispneia, reduziu os sinais e sintomas de congestão e esteve associada a menos casos de agravamento precoce da IC. Um sinal positivo de redução da mortalidade, identificado em uma análise exploratória, indicou um segundo estudo (RELAX-AHF2), que não confirmou um efeito sobre a morte cardiovascular ou piora da IC. De acordo com isso, então, esse agente não foi aprovado para uso na prática clínica.

Uma hipótese para a falência de terapias vasodilatadoras em melhorar os desfechos clínicos na ICDA, a despeito de efeitos hemodinâmicos favoráveis, está relacionada com a hipótese de lesão aguda; nesse modelo, é feita uma analogia da apresentação a IC aguda com a síndrome coronariana aguda, com as horas iniciais da apresentação representando um período de vulnerabilidade a dano miocárdico (refletido em uma elevação nos marcadores de lesão do miócito como as troponinas cardíacas) como consequência de aumentos abruptos no estresse da parede ventricular relacionada à expansão aguda no volume plasmático. Para testar essa hipótese, o estudo *Trial of Ularitide Safety and Efficacy in Acute Heart Failure* (TRUE-AHF) distribuiu randomicamente 2.157 pacientes com IC aguda para tratamento precoce com o peptídeo natriurético sintético *ularitida* (em uma dose suficiente para reduzir o estresse da parede ventricular) ou para placebo. A despeito de uma duração muito curta entre a apresentação clínica inicial e a intervenção farmacológica (< 6 horas) e os benefícios hemodinâmicos iniciais, não foi observada nenhuma melhora nos desfechos clínicos nos pacientes que receberam ularitida por 6 meses. A ularitida foi associada a uma maior taxa de hipotensão e piora na creatinina sérica. Esses dados enfraquecem a noção de que o dano miocárdico agudo relacionado com a distensão ventricular associada à exacerbação de IC incentiva desfechos clínicos subsequentes e falam contra a importância clínica da terapia vasodilatadora precoce para a ICDA.

TERAPIA INOTRÓPICA

A redução da contratilidade do miocárdio com frequência acompanha a ICDA, e os fármacos que aumentam a concentração intracelular do monofosfato de adenosina cíclico, por via direta ou indireta, como as aminas simpatomiméticas (*dopamina*, *dobutamina*) e os inibidores da fosfodiesterase-3 (*milrinona*), respectivamente, atuam como agentes inotrópicos positivos. Sua atividade leva a aumento no cálcio citoplasmático. Naqueles pacientes com estado de baixo débito, a terapia inotrópica aumenta o débito cardíaco, melhora a perfusão e reduz agudamente a congestão. Embora comparações diretas sistemáticas estejam disponíveis para identificar o "melhor" agente, discretas variações nos efeitos hemodinâmicos de fármacos inotrópicos podem condicionar a seleção do fármaco adequado para um dado contexto clínico. A dopamina exibe efeitos dose-dependentes sobre receptores dopaminérgicos α e β-adrenérgicos, com efeitos vasodilatadores predominando em doses mais baixas (< 2 μg/kg/min), efeitos β-adrenérgicos (inotrópicos) em doses moderadas e efeitos α-adrenérgicos (vasoconstrição) em doses mais altas (geralmente > 10 μg/kg/min). A dopamina em baixa dose (dose renal) tem sido explorada como uma estratégia adjunta para a preservação da função renal e aumento da diurese na IC aguda, mas não parece fornecer vantagem incremental em relação à terapia de rotina com diuréticos intravenosos (ROSE-AHF).

A milrinona é associada geralmente a uma maior redução na resistência vascular sistêmica e pulmonar do que a dobutamina e, por isso, tem um maior risco de hipotensão sistêmica. Além disso, como a milrinona tem uma meia-vida mais longa e é excretada por via renal, ela requer ajuste de dose diante de disfunção renal. Como a milrinona atua a jusante do receptor $β_1$-adrenérgico, ela pode ser vantajosa em pacientes que estejam recebendo betabloqueadores quando admitidos no hospital.

A terapia inotrópica prolongada é associada a um maior risco de mortalidade na IC, talvez devido a um maior risco de arritmia e morte súbita. O uso de rotina em curto prazo da milrinona em pacientes hospitalizados com ICDA no estudo *Outcomes of a Prospective Trial of Intravenous Milrinone for Exacerbations of Chronic Heart Failure* (OPTIME-CHF) foi associado a maior risco de arritmias atriais e hipotensão prolongada, mas sem benefício em relação à mortalidade subsequente ou hospitalização por IC. Portanto, o uso rotineiro de suporte inotrópico na ICDA é desencorajado, e esses agentes estão indicados nos dias atuais principalmente para uso em curto prazo como uma terapia de ponte (para equipamento de assistência ventricular esquerda ou para transplante) no choque cardiogênico ou como paliação aplicada seletivamente na IC terminal.

Foram introduzidos novos agentes inotrópicos que alavancaram o conceito de sensibilização do cálcio no miofilamento em vez de aumentar o nível intracelular de cálcio. A *levosimendana* é um sensibilizador de cálcio com atividade inotrópica, mas também com propriedades inibidoras da fosfodiesterase-3, com ação vasodilatadora. Dois ensaios, o segundo *Randomized Multicenter Evaluation of Intravenous Levosimendan Efficacy* (REVIVE II) e *Survival of Patients with Acute Heart Failure in Need of Intravenous Inotropic Support* (SURVIVE), testaram esse agente em pacientes com ICDA. No SURVIVE, foram comparadas a levosimendana e a dobutamina, e, a despeito de redução inicial nos níveis circulantes do peptídeo natriurético tipo B no grupo da levosimendana em comparação com os pacientes no grupo da dobutamina, esse medicamento não reduziu a mortalidade por qualquer causa em 180 dias nem alterou qualquer resultado clínico secundário. No segundo ensaio, comparou-se a levosimendana com a terapia tradicional não inotrópica e observou-se melhora modesta nos sintomas, com piora na mortalidade e nas arritmias ventriculares em curto prazo. Embora a levosimendana tenha sido aprovada para uso no manejo da IC em vários países em todo o mundo, ela não é aprovada nos Estados Unidos, devido amplamente à falta de dados convincentes para eficácia incremental em comparação com fármacos inotrópicos convencionais ou terapia-padrão para IC.

(Na **Tab. 258-1**, estão os agentes inotrópicos, vasodilatadores e diuréticos comumente usados em pacientes com ICDA.)

OUTRAS TERAPIAS PARA ICDA

Outros ensaios testando agentes isolados tiveram resultados decepcionantes em pacientes com ICDA. A adenosina foi implicada como um mediador de piora da função renal e resistência diurética e, por isso, o tratamento com *antagonistas dos receptores da adenosina* foi considerado como potencialmente benéfico no alívio dos sintomas e preservação da função renal em pacientes com IC aguda. Entre os pacientes com IC aguda e disfunção renal inscritos no estudo *Placebo-Controlled Randomized Study of the Selective A1 Adenosine Receptor Antagonist Rolofylline for Patients Hospitalized with Acute Decompensated Heart Failure and Volume Overload to Assess Treatment Effect on Congestion and Renal Function* (PROTECT) não foi observado benefício cardiovascular ou renal. Do mesmo modo, a despeito de benefícios teóricos convincentes do antagonismo dos receptores da vasopressina na IC aguda (com base no papel central da vasopressina na mediação da retenção de líquidos que contribui para a piora da IC), não foi visto nenhum benefício do antagonista seletivo oral da vasopressina-2 *tolvaptana* em relação à mortalidade ou morbidade associada à IC no estudo *Efficacy of Vasopressin Antagonism in Heart Failure Outcome Study with Tolvaptan* (EVEREST).

PRINCÍPIOS DE ORIENTAÇÃO CLÍNICA

Na ausência de dados que suportem intervenções farmacológicas específicas na ICDA, o manejo é amplamente orientado para metas e centrado na redução da congestão para alívio dos sintomas, na investigação e supressão de gatilhos para descompensação recorrente e transição cuidadosa para o manejo longitudinal da IC. Os pacientes que não respondem adequadamente à terapia clínica ou que desenvolvem instabilidade hemodinâmica podem se beneficiar de colocação de cateter em artéria pulmonar para orientar a titulação de terapia vasoativa ou suporte inotrópico; naqueles com hemodinâmica sugestiva de choque cardiogênico, pode ser necessário o uso de equipamentos de assistência mecânica (**Cap. 260**). Após a estabilização, todos os pacientes devem receber educação a respeito do automanejo da IC antes de receberem alta, incluindo orientação sobre modificação na dieta e no estilo de vida, identificação de piora dos sintomas da IC e quem deve ser contatado na eventualidade de deterioração clínica. O acompanhamento inicial após a alta de pacientes que estiveram internados para manejo de agravamento de IC está associado a menores taxas de readmissão hospitalar. Em pacientes com ICFER hospitalizados com ICDA, os dados sugerem que a instituição de terapia clínica adequada baseada em diretrizes antes da alta hospitalar está associada a maiores taxas de adesão ao tratamento farmacológico no acompanhamento longitudinal e pode estar associada a melhores desfechos no intervalo inicial pós-alta. Mais recentemente, no estudo *Comparison of Sacubitril-Valsartan Versus Enalapril on Effect on NT-proBNP in Patients Stabilized from an Acute Heart Failure Episode* (PIONEER-HF) de pacientes com ICFER estabilizados após hospitalização por ICDA, o início pré-alta de sacubitril-valsartana comparado com o enalapril foi associado a maiores reduções nos peptídeos natriuréticos, bem como menores taxas do composto de morte e readmissão por IC em 8 semanas.

INSUFICIÊNCIA CARDÍACA COM FRAÇÃO DE EJEÇÃO REDUZIDA

Nos últimos 50 anos, testemunhou-se grande avanço no tratamento da ICFER. O tratamento da IC sintomática evoluiu do modelo com enfoque renal (diuréticos) e hemodinâmico (digoxina, agentes inotrópicos) para a era da terapia modificadora da evolução da doença com o uso de antagonistas neuro-hormonais. A respeito disso, os bloqueadores do SRAA e os betabloqueadores e, mais recentemente, os inibidores do SGLT-2 formam a base da farmacoterapia e facilitam a estabilização e até mesmo a melhora na estrutura e na função cardíacas, com consequente redução dos sintomas, melhora na QdV, redução da taxa de hospitalizações e declínio na mortalidade, tanto por insuficiência da bomba quanto por arritmias (**Fig. 258-3**).

ANTAGONISMO NEURO-HORMONAL

As metanálises publicadas sugerem redução de 23% na mortalidade e de 35% nos desfechos combinados de mortalidade e hospitalizações motivadas por IC nos pacientes com ICFER sintomáticos tratados com IECAs. A adição de bloqueadores dos receptores β-adrenérgicos à terapia com IECAs fornece uma redução adicional de 35% na mortalidade. Embora haja carência de estudos controlados por placebo, inúmeros estudos de não inferioridade demonstraram eficácia comparável dos BRAs e IECAs em pacientes com ICFER, tornando os BRAs uma alternativa adequada em pacientes intolerantes aos IECAs devido a tosse ou angioedema. Uma abundância de dados suporta a eficácia em todo o espectro de gravidade da IC (incluindo pacientes com capacidade funcional classe III-IV da NYHA), bem como dados de segurança desses agentes. Essas observações demonstram as bases para a tolerabilidade desses agentes, mesmo em subgrupos com maior risco de efeitos adversos, como aqueles com doença renal crônica leve a moderada. No diabetes melito e na doença pulmonar obstrutiva crônica, esses agentes foram considerados como a base da terapia da ICFER, conforme orientado

TABELA 258-1 ■ Terapia vasoativa na insuficiência cardíaca descompensada aguda

Classe do fármaco	Fármaco genérico	Dose usual	Cuidados especiais	Comentários
Terapia inotrópica				Uso em hipotensão, hipoperfusão de órgão-alvo e estado de choque
	Dobutamina	2-20 µg/kg/min	Aumento da demanda por oxigênio no miocárdio, arritmia	Ação curta, uma vantagem; eficácia variável na presença de betabloqueadores (requer aumento da dose); tolerância clínica em caso de infusão prolongada; preocupação com cardite por hipersensibilidade (rara)
	Milrinona	0,375-0,75 µg/kg/min	Hipotensão, arritmia	Reduzir a dose na insuficiência renal; evitar aplicação inicial em *bolus*; efetividade mantida na presença de betabloqueadores
	Levosimendana	0,1 µg/kg/min; variação, 0,05-0,2 µg/kg/min	Hipotensão, arritmia	Ação prolongada; não deve ser usada em pacientes com pressão arterial baixa; efetividade semelhante à da dobutamina, mas preservada mesmo em pacientes fazendo uso de betabloqueador
Vasodilatadores				Uso em caso de congestão pulmonar para alívio rápido da dispneia, desde que com pressão arterial preservada
	Nitroglicerina	10-20 µg/min; aumentar até 200 µg/min	Cefaleia, rubor, tolerância	O vasodilatador mais comum, mas frequentemente usado em subdose; efetivo com doses mais altas
	Nesiritida	*Bolus* de 2 µg/kg e infusão a 0,01 µg/kg/min	Hipotensão	A redução na pressão arterial pode reduzir a pressão de perfusão renal; evitar administração em *bolus*, já que aumenta a tendência a induzir hipotensão
	Nitroprusseto	0,3 µg/kg/min titulado para 5 µg/kg/min	Toxicidade por tiocianato na insuficiência renal (> 72 h)	Requer instalação de acesso arterial para titulação e controle preciso da pressão arterial e prevenção de hipotensão
	Serelaxina	N/D (testado com 30 µg/kg/dia)	A pressão arterial inicial deve ser > 125 mmHg	Não está amplamente disponível comercialmente; ineficaz nos ensaios confirmatórios
	Ularitida	15 ng/kg/min (48 h)	A pressão arterial no período inicial deve ser > 116 mmHg	Hipotensão excessiva e aumento da creatinina sérica
Diuréticos				Primeira linha de tratamento em pacientes com sobrecarga de volume e congestão; podem ser aplicados em *bolus* ou em infusão contínua; dose inicial baixa (1× a dose domiciliar) ou dose inicial alta (2,5× a dose domiciliar) são igualmente efetivas, com risco maior de agravamento renal com doses mais altas
	Furosemida	20-240 mg/dia	Monitorar perda de eletrólitos	Em caso de congestão grave, uso intravenoso e considerar infusão contínua (sem confirmação em ensaios)
	Torasemida	10-100 mg/dia	Monitorar perda de eletrólitos	Alta biodisponibilidade, pode ser administrada por via oral; em observação não controlada é dita mais efetiva em estados avançados de insuficiência cardíaca caso a biodisponibilidade da furosemida esteja reduzida (em razão de congestão intestinal)
	Bumetanida	0,5-5 mg/dia	Monitorar perda de eletrólitos	Pode ser administrada por via oral; biodisponibilidade intermediária
	Diuréticos adjuvantes para aceleração	N/D	Metolazona, clortalidona, espironolactona, acetazolamida	A acetazolamida é útil quando há alcalose; a metolazona é administrada em doses de 2,5-10 mg; uso concomitante de diuréticos de alça e tiazídicos está associado a risco de hipopotassemia grave, sendo aconselhada a monitoração laboratorial cautelosa; a espironolactona é usada quando há hipopotassemia grave e função renal normal

Siglas: N/D, não disponível.

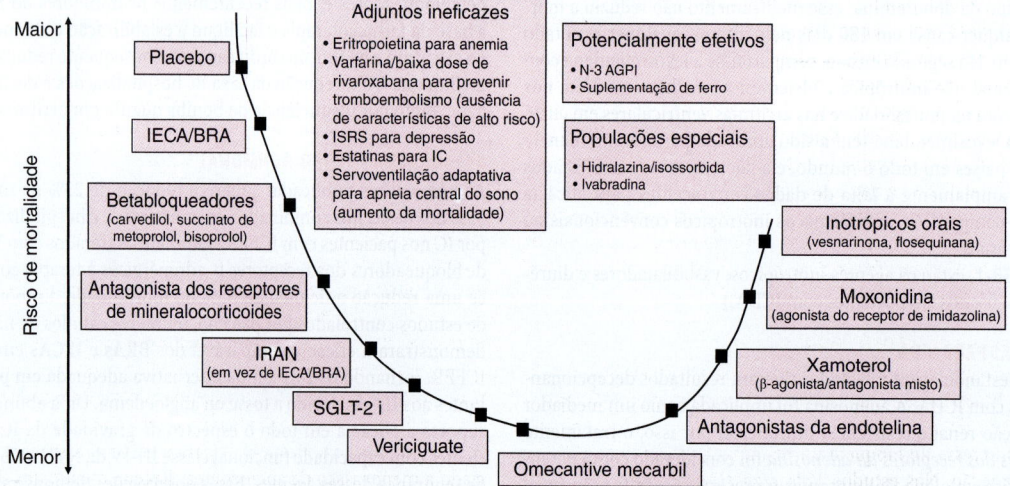

FIGURA 258-3 **Declínio progressivo na mortalidade** com inibidores da enzima conversora da angiotensina (IECAs) ou bloqueadores do receptor de angiotensina (BRAs) ou inibidores do receptor da angiotensina-neprilisina (IRANs), betabloqueadores, antagonistas do receptor de mineralocorticoides, inibidores do cotransportador-2 de sódio-glicose (SGLT-2) e vasodilatadores equilibrados (*populações selecionadas como afro-americanos); adição de terapias selecionadas (ivrabadina, vericiguate) podem reduzir ainda mais as hospitalizações por insuficiência cardíaca (IC), mas não impactam substancialmente a mortalidade; aumento adicional da terapia neuro-hormonal é ineficaz ou resulta em pior desfecho; manejo de comorbidades (p. ex., deficiência de ferro, apneia do sono) não tem eficácia comprovada. AGPI, ácido graxo poli-insaturado; ISRS, inibidor seletivo de recaptação da serotonina.

pelas diretrizes de consenso. Ambos os agentes geralmente são recomendados para todos os pacientes com ICFER, independentemente do grau de sintomas, e devem ser titulados para as doses que comprovadamente trazem benefício clínico ou para a máxima dose tolerada. A incapacidade de tolerar a iniciação ou a titulação de dose dos antagonistas neuro-humorais devido a hipotensão, piora da IC ou insuficiência renal progressiva é um mau marcador prognóstico e pode ser uma manifestação importante de transição para um fenótipo avançado de IC.

Efeito de classe e sequência de administração Os IECAs produzem seus efeitos benéficos na ICFER como efeito de classe; contudo, acredita-se que os efeitos benéficos dos betabloqueadores sejam restritos a alguns agentes específicos. Os betabloqueadores com atividade simpatomimética intrínseca (xamoterol) e outros agentes, incluindo o bucindolol, não demonstraram benefícios para a sobrevida. Com base nos dados disponíveis, os betabloqueadores indicados na ICFER são apenas o carvedilol, o bisoprolol e o succinato de metoprolol – agentes testados e aprovados como produtores de aumento na sobrevida em ensaios clínicos. Sobre se o tratamento deve ser iniciado com betabloqueador ou com IECAs, a resposta veio do ensaio *Cardiac Insufficiency Bisoprolol Study* (CIBIS) *III*, no qual os resultados não foram diferentes quando se iniciou com qualquer dos agentes. Assim, pouco importa qual agente é introduzido primeiro; o que importa é titular a dose aos níveis considerados ideais para IECAs e betabloqueador e de forma oportuna.

Dose e resultado Em geral, os benefícios dos antagonistas neuro-humorais na ICFER estão intimamente relacionados com a dose atingida, o que justifica a titulação agressiva para a meta de dose como definido nos ensaios clínicos. Estudos prospectivos de comparação entre doses alta e baixa dos IECAs (ATLAS), BRAs (HEAAL) e betabloqueadores (MOCHA) favorecem consistentemente as doses altas, com baixas taxas de morte e de hospitalização por IC no grupo que usou doses altas. A experiência clínica indica que, não havendo indicadores de hipotensão (fadiga e tontura), a farmacoterapia pode ser titulada para cima a cada 2 semanas em pacientes hemodinamicamente estáveis de acordo com a tolerância. Notavelmente, os dados de grandes registros nos Estados Unidos e na Europa sugerem que a terapia clínica orientada pelas diretrizes para pacientes com ICFER frequentemente é subutilizada e usa doses abaixo do indicado, deixando espaço considerável para a melhora da qualidade.

ANTAGONISTAS DO RECEPTOR DOS MINERALOCORTICOIDES

A adição dos antagonistas dos receptores de mineralocorticoides ao tratamento com IECA/BRAs e betabloqueadores em pacientes com ICFER sintomática (classes II-IV da NYHA) está associada a uma maior redução na morbidade e mortalidade. Os níveis aumentados da aldosterona nos pacientes com ICFER promovem retenção de sódio, desequilíbrio eletrolítico e disfunção endotelial e podem contribuir diretamente para a fibrose do miocárdio. Hiperpotassemia e piora da função renal são preocupações, especialmente em pacientes com doença renal crônica subjacente, e há indicação para monitoramento cuidadoso da função renal e dos níveis séricos do potássio. A espironolactona é o agente mais utilizado nessa classe com base na eficácia demonstrada no estudo *Randomized Aldactone Evaluation Study* (RALES) em pacientes com ICFER e sintomas de classe III-IV da NYHA. A eplerenona (estudada principalmente em pacientes com sintomas mais leves, de classe II da NYHA, e naqueles com IC ou disfunção ventricular esquerda como complicação de infarto do miocárdio) não possui os efeitos antiandrogênicos da espironolactona e pode ser uma alternativa adequada em pacientes que apresentam efeitos colaterais sexuais (ginecomastia, disfunção erétil e diminuição da libido).

TERAPIA NO SRAA E "ESCAPE" NEURO-HORMONAL

Como a angiotensina II pode ser gerada por vias que não a da ECA, os níveis de angiotensina II podem se recuperar a níveis pré-tratamento durante a terapia prolongada com IECA. Esse fenômeno de "escape" neuro-hormonal desencadeou o interesse no bloqueio duplo do SRAA usando os IECAs e BRAs em combinação. Nos estudos *Valsartan Heart Failure Trial* (Val-HeFT) e *Candesartan in Heart Failure Assessment of Reduction in Mortality and Morbidity* (CHARM-Added), a adição de um BRA a um IECA e a outra terapia para IC foi associada a um risco mais baixo de hospitalizações por IC. Como nenhum dos estudos indicou uma dose baseada em evidência de um IECA, ainda não está definido se a terapia combinada foi claramente superior a uma estratégia de maximizar um único agente durante a titulação de dose. Dados subsequentes do estudo *Valsartan in Acute Myocardial Infarction* (VALIANT) sugeriram que a adição do BRA valsartana a uma dose baseada em evidência do IECA captopril em pacientes com IC complicando um infarto agudo do miocárdio foi associada a um aumento em eventos adversos sem qualquer benefício adicional comparado com a monoterapia de qualquer um dos grupos. Os achados do estudo VALIANT são reforçados por dados mais recentes do *Aliskiren Trial to Minimize Outcomes in Patients with Heart Failure* (ATMOSPHERE), que alocou randomicamente 7.016 pacientes com ICFER para tratamento com enalapril (dose-alvo de 10 mg, 2 ×/dia, como recomendado por diretrizes), o inibidor da renina plasmática alisquireno ou a combinação em cima da terapia-padrão para IC. Naquele estudo, o tratamento combinado com alisquireno e enalapril foi associado a taxas mais altas de hiperpotassemia, hipotensão e piora da função renal, porém sem benefício incremental em relação à hospitalização por IC ou mortalidade cardiovascular. Juntos, esses dados argumentam a favor de um teto de benefícios da inibição da angiotensina na ICFER, além do qual a maior inibição traria mais efeitos adversos sem eficácia adicional. As diretrizes desencorajam a combinação de IECA, BRA e espironolactona na ICFER devido ao risco de hiperpotassemia e disfunção renal, e, para a maioria dos pacientes, o tratamento com um IECA ou um BRA mais a espironolactona é suficiente.

VASODILATADORES ALTERNATIVOS

A combinação de hidralazina e nitratos demonstrou aumentar a sobrevida de pacientes com ICFER. A hidralazina reduz a resistência vascular sistêmica e induz vasodilatação arterial, por alteração da cinética intracelular do cálcio; os nitratos são transformados no interior das células musculares lisas em óxido nítrico, o qual estimula a produção do monofosfato de guanosina cíclico e, consequentemente, promove vasodilatação arterial e venosa. Essa combinação melhora a sobrevida, mas em menor extensão do que os IECAs. Entretanto, nos indivíduos com ICFER incapazes de tolerar o tratamento com base no SRAA por razões como insuficiência renal ou hiperpotassemia, essa combinação deve ser a preferida como abordagem para modificar o curso da doença. Em um ensaio conduzido em negros autoidentificados, o *African-American Heart Failure Trial* (A-HeFT), estudou-se uma dose fixa de dinitrato de isossorbida com hidralazina em pacientes com ICFER avançada sendo tratados com terapia de suporte padrão, que incluía um IECA e um betabloqueador. O estudo demonstrou benefício na sobrevida e na hospitalização por IC no grupo tratado. A adesão a esse esquema é limitada pela posologia de 3 ×/dia.

NOVOS ANTAGONISTAS NEURO-HORMONAIS

Apesar da abundância de dados clínicos e obtidos em experimentos com animais que comprovam os efeitos deletérios da ativação das vias neuro-hormonais além do SRAA e do sistema nervoso simpático, o alvo terapêutico sobre essas vias com bloqueio incremental foi, em grande parte, malsucedido. Como exemplo, o antagonista da endotelina, bosentana, foi associado ao agravamento da IC em pacientes com ICFER apesar de demonstrar benefícios na IC direita causada por hipertensão arterial pulmonar. De forma semelhante, o agente simpaticolítico de ação central, moxonidina, produziu resultados negativos nos pacientes com IC esquerda. O agente combinado omapatrilate representa a hibridização de um IECA com um inibidor neutro da endopeptidase (neprilisina), e esse agente foi testado no ensaio *Omapatrilat Versus Enalapril Randomized Trial of Utility in Reducing Events* (OVERTURE). Esse fármaco não influenciou favoravelmente a medida do desfecho primário no combinado de risco de morte ou hospitalização por IC, necessitando de tratamento intravenoso quando comparado com o enalapril usado isoladamente e, notavelmente, o risco de angioedema foi aumentado em pacientes designados para o omapatrilate.

O risco de angioedema com a inibição composta de ECA/neprilisina parece estar relacionado a bloqueio excessivo da quebra da bradicinina com essa combinação. O bloqueio da angiotensina ao nível do receptor com um BRA deixa intacta a via da ECA para a quebra da bradicinina e está associado a menor risco de angioedema. Recentemente, um IRAN composto, sacubitril-valsartana (anteriormente LCZ696), foi desenvolvido e aplicado ao tratamento de pacientes com ICFER. No estudo PARADIGMA-HF, 8.399 pacientes com ICFER tratados com terapia clínica orientada por diretriz foram alocados randomicamente para tratamento com enalapril ou sacubitril-valsartana após um período de teste designado a garantir tolerabilidade a ambos os fármacos em doses-alvo. Comparados com os pacientes

TABELA 258-2 ■ Farmacoterapia orientada por diretriz e as metas de dose na insuficiência cardíaca com fração de ejeção reduzida

Classe do fármaco	Fármaco genérico	Dose média diária nos ensaios clínicos (mg)	Dose inicial (mg)	Dose-alvo (mg)
Inibidores da enzima conversora de angiotensina				
	Lisinopril	4,5-33	2,5-5/dia	20-35/dia
	Enalapril	17	2,5, 2 ×/dia	10-20, 2 ×/dia
	Captopril	123	6,25, 3 ×/dia	50, 3 ×/dia
	Trandolapril	Não disponível	0,5-1/dia	4/dia
Bloqueadores do receptor de angiotensina				
	Losartana	129	50/dia	150/dia
	Valsartana	254	40, 2 ×/dia	160, 2 ×/dia
	Candesartana	24	4-8/dia	32/dia
Antagonistas da aldosterona				
	Eplerenona	42,6	25/dia	50/dia
	Espironolactona	26	12,5-25/dia	25-50/dia
Betabloqueadores				
	Succinato de metoprolol CR/XL	159	12,5-25/dia	200/dia
	Carvedilol	37	3,125, 2 ×/dia	25-50, 2 ×/dia
	Bisoprolol	8,6	1,25/dia	10/dia
Vasodilatadores arteriovenosos				
	Hidralazina/dinitrato de isossorbida	270/136	37,5/20, 3 ×/dia	75/40, 3 ×/dia
	Hidralazina/dinitrato de isossorbida em dosagem fixa	143/76	37,5/20, 4 ×/dia	75/40, 4 ×/dia
Inibidor do receptor da angiotensina-neprilisina				
	Sacubitril-valsartana	375	100, 2 ×/dia	200, 2 ×/dia
Novas terapias (em investigação)				
	Vericiguate (estimulador sGC)	9,2	2,5/dia	10/dia
	Dapagliflozina, empagliflozina (inibidores do SGLT-2)	10	10/dia	10/dia
	Omecantive mecarbil (ativador da miosina)	Não relatado	25, 2 ×/dia	Até 50 mg, 2 ×/dia (com base nas concentrações plasmáticas)

Siglas: sGC, guanililciclase solúvel; SGLT-2, cotransportador-2 de sódio-glicose.

designados para enalapril, os pacientes alocados para sacubitril-valsartana experimentaram uma redução drástica de 20% no desfecho primário composto de morte cardiovascular ou hospitalizações por IC e uma redução de 16% na mortalidade por todas as causas, bem como melhora clínica importante nas medidas de QdV. O sacubitril-valsartana foi bem tolerado e associado a menores taxas de hiperpotassemia e de piora da função renal, porém a taxas maiores de hipotensão sintomática do que o enalapril. As diretrizes agora defendem uma mudança para IRAN em pacientes com ICFER sintomática que toleram IECAs e BRAs, e dados emergentes sugerem que a utilização inicial de IRAN em pacientes com IC *de novo* virgens de tratamento com IECAs/BRAs também pode ser apropriada para aqueles com pressão arterial adequada para tolerá-lo. Devido a uma preocupação com angioedema, o uso de IRAN está contraindicado em pacientes com história prévia de angioedema, e aqueles que estão passando por transição a partir de IECAs devem receber IRAN apenas após um hiato de 36 horas para limitar o risco de sobreposição. A Tabela 258-2 lista os esquemas com neuro-hormônios e vasodilatadores mais usados para ICFER.

MODIFICAÇÃO DA FREQUÊNCIA CARDÍACA

Diferentemente dos bloqueadores do receptor β-adrenérgico, a ivabradina, um inibidor da corrente I_f no nó sinoatrial, reduz seletivamente a frequência cardíaca sem afetar a contratilidade cardíaca ou o tônus vascular. O estudo *Systolic Heart Failure Treatment with Ivabradine Compared with Placebo Trial* (SHIFT) foi conduzido em pacientes com ICFER e classe II ou III da NYHA, hospitalizações prévias por IC, ritmo sinusal e frequência cardíaca > 70 batimentos por minuto (bpm). A ivabradina reduziu o desfecho combinado de morte cardiovascular e hospitalização por IC proporcionalmente ao grau de redução da frequência cardíaca, o que suporta a noção de que a frequência cardíaca pode ser um alvo terapêutico em pacientes com ICFER em ritmo sinusal. A despeito de exigência do protocolo de que os pacientes sejam tratados com a dose máxima tolerada de um betabloqueador antes da entrada no estudo, 10% dos pacientes randomizados não foram tratados com um betabloqueador e 75% foram tratados com doses abaixo da meta. Por isso, ainda não está claro se esse agente seria efetivo em pacientes recebendo terapia robusta recomendada por diretriz para IC; contudo, esses dados suportam o valor potencial da ivabradina como um adjunto ou alternativa naqueles que são intolerantes à iniciação ou à titulação de dose dos betabloqueadores. As diretrizes clínicas foram adaptadas para encorajar consideração sobre o uso de ivabradina em pacientes com ICFER que permanecem sintomáticos após o tratamento com IECA/BRA/IRAN, betabloqueadores e antagonistas do receptor dos mineralocorticoides com base em diretrizes; que estão em ritmo sinusal; e que têm uma frequência cardíaca residual > 70 bpm.

INIBIÇÃO DE SGLT-2

Os inibidores de SGLT-2 mostraram reduzir eventos cardiovasculares e a mortalidade entre pacientes com diabetes melito tipo 2 que têm alto risco cardiovascular ou com doença cardiovascular aterosclerótica estabelecida. Um sinal particular de benefício foi visto com relação à incidência de hospitalizações por IC, que foi reduzida em 35% em comparação com placebo no estudo *Empagliflozin Cardiovascular Outcome Event Trial in Type 2 Diabetes Mellitus Patients* (EMPA-REG OUTCOMES). Como os benefícios cardiovasculares da inibição de SGLT-2 parecem não se relacionar com o grau de redução da hemoglobina A_{1c}, foi postulado que os benefícios para IC dessa terapia podem ser estendidos para pacientes sem diabetes melito. Recentemente, o estudo *Dapagliflozin in Heart Failure* (DAPA-HF) randomizou 4.744 pacientes com ICFER sintomáticos tratados com terapia orientada por diretrizes (incluindo um betabloqueador, IECA/BRA/IRAN e espironolactona em > 70% dos pacientes) para tratamento com um inibidor do SGLT-2 dapagliflozina (na dose de 10 mg/dia) ou placebo, com um acompanhamento médio de 18,2 meses. Os pacientes alocados para dapagliflozina apresentaram uma redução altamente significativa de 26% no desfecho primário composto de piora da IC ou morte por causas cardiovasculares, um efeito que foi consistente em pacientes com (42%) e sem diabetes melito no período basal. Esses resultados foram reforçados pelos resultados do estudo EMPEROR-Reduced, no qual 3.730 pacientes com IC sintomática e fração de ejeção de 40% ou menos foram randomizados para tratamento com empagliflozina (na dose de 10 mg, 1 ×/dia) ou placebo em adição à terapia recomendada. Durante um acompanhamento médio de 16 meses, os pacientes alocados para empagliflozina apresentaram uma redução de 25% no desfecho primário composto de morte cardiovascular ou hospitalização por IC, um efeito que foi, novamente, consistente, independentemente da presença ou ausência de diabetes melito. Juntos, esses estudos impulsionaram diretrizes de consenso para considerar o uso de inibidores do SGLT-2 como terapia essencial para IC, juntamente com IRAN, betabloqueadores e antagonistas dos receptores de mineralocorticoides.

ESTIMULADOR DA GUANILILCICLASE SOLÚVEL

A guanililciclase solúvel (sGC, do inglês *soluble guanylyl cyclase*) é uma enzima essencial na sinalização da via do NO que catalisa a síntese do monofosfato de guanosina (GMP, do inglês *guanosine monophosphate*) cíclico, produzindo vasodilatação. O vericiguate é um novo estimulador oral da sGC que aumenta a sinalização do GMP cíclico e do NO pela estimulação direta de sGC e sensibilização da sGC ao NO endógeno. O estudo *Vericiguat Global Study in Subjects with Heart Failure with Reduced Ejection Fraction* (VICTORIA) designou aleatoriamente 5.050 pacientes com IC crônica, sintomas de classe II-IV da NYHA, FEVE < 45%, níveis elevados de peptídeos natriuréticos e evidência de piora da IC (necessitando de hospitalização ou terapia diurética intravenosa) a despeito de terapia orientada por diretriz, para tratamento com vericiguate (dose-alvo de 10 mg) ou placebo em um acompanhamento médio de 11 meses. Os resultados primários do estudo foram notáveis por uma modesta redução de risco relativo de 10% no desfecho primário composto de morte cardiovascular ou hospitalizações por IC entre aqueles designados para vericiguate, um efeito estimulado principalmente por efeitos sobre a hospitalização e não sobre morte cardiovascular. Como o vericiguate em geral foi bem tolerado com baixa dose de eventos adversos graves, esses dados sugerem um potencial papel para a estimulação de sGC como um adjunto da terapia orientada por diretriz no grupo de alto risco de pacientes com ICFER com exacerbações congestivas recentes necessitando de tratamento, embora esses dados aguardem nova revisão por agências reguladoras e comitês de diretriz.

ATIVAÇÃO DA MIOSINA

Uma nova abordagem para o aumento do débito cardíaco é prolongar a sístole ventricular sem aumentar a contratilidade miocárdica. Como um ativador seletivo da miosina, o *omecantive mecarbil* prolonga o período de ejeção e aumenta o encurtamento fracional sem consequente alteração na força de contração. Esse agente, diferentemente dos agentes inotrópicos, não está associado a um aumento na demanda de oxigênio miocárdico. É importante observar que o fármaco está disponível para uso oral em vez de intravenoso, permitindo o uso crônico em regime ambulatorial. No estudo COSMIC-HF (*Chronic Oral Study of Myosin Activation to Increase Contractility in Heart Failure*), com 448 pacientes com IC crônica e disfunção sistólica ventricular esquerda, o tratamento com omecantive mecarbil por 20 semanas foi associado a melhora significativa na função cardíaca e nos índices de remodelamento ventricular esquerdo, bem como reduções nos níveis de peptídeo natriurético. Notavelmente, o perfil de segurança foi comparável ao placebo, sem aumento nos eventos adversos cardíacos, apesar de um modesto aumento nas troponinas cardíacas em pacientes alocados para o omecantive mecarbil. Esses promissores dados preliminares estimularam um maior estudo clínico de resultados (GALACTIC-HF), no qual 8.256 pacientes com IC crônica sintomática e fração de ejeção de 35% ou menos foram randomizados para tratamento com omecantive mecarbil (dose de 25-50 mg, 2 ×/dia, com base nos níveis plasmáticos) ou placebo em adição à terapia-padrão da IC. Ao longo de um acompanhamento médio de 21,8 meses, os pacientes alocados para o omecantive mecarbil experimentaram uma redução de 14% no desfecho primário composto de morte por causas cardiovasculares ou primeiro evento de IC (hospitalização ou consulta de urgência por IC), um desfecho relacionado principalmente com redução nos eventos de IC (nenhum efeito mensurável nas mortes por doença cardiovascular isoladas). Um possível sinal de maior benefício em pacientes com características de IC avançada (menor FE, níveis mais altos de peptídeo natriurético, sintomas mais graves) combinado com um perfil de segurança e tolerabilidade favorável sugere um possível papel para esse agente em pacientes com doença avançada, embora sejam necessários estudos adicionais.

DIGOXINA

Os glicosídeos digitálicos têm efeito inotrópico leve, atenuam a atividade barorreceptora do seio carotídeo e são inibidores do sistema simpático. Esses efeitos reduzem os níveis de norepinefrina, os níveis plasmáticos de renina e, possivelmente, os níveis da aldosterona. O estudo *Digitalis Investigation Group* (DIG) demonstrou redução nas hospitalizações por IC no grupo tratado (pacientes com IC e ritmo sinusal), mas nenhuma redução na mortalidade nem melhora na QdV. É importante ressaltar que o tratamento com digoxina resultou em maior taxa de mortalidade e hospitalizações nas mulheres. Observe-se que doses baixas de digoxina são suficientes para obter qualquer benefício potencial na evolução, e doses mais altas comprometem o índice de segurança terapêutica. Embora haja indicação de verificar os níveis de digoxina para reduzir a chance de toxicidade e haja indicação de reduzir a dose em caso de níveis mais altos, não há necessidade de ajuste de níveis baixos. Em geral, a digoxina atualmente é relegada ao tratamento de pacientes que se mantenham muito sintomáticos a despeito de bloqueio neuro-hormonal ideal e controle adequado do volume.

DIURÉTICOS POR VIA ORAL

A ativação neuro-hormonal resulta em retenção ávida de sal e água. A terapia diurética é necessária, em geral, em pacientes com IC sintomática para solucionar os sintomas congestivos como um prelúdio à iniciação e titulação da terapia neuro-hormonal. Devido ao seu potente efeito sobre a excreção renal de sódio, os diuréticos de alça são os agentes preferidos, com os diuréticos tiazídicos reservados para uso em combinação com os diuréticos de alça naqueles pacientes com sobrecarga refratária de volume. Pode ser necessário o ajuste frequente de doses dos diuréticos de alça durante o acompanhamento longitudinal de pacientes com IC devido à absorção oral variável e flutuações na função renal. Pacientes que não respondem à furosemida em altas doses podem se beneficiar da transição para a torasemida ou bumetanida, que têm maior biodisponibilidade oral. É importante ressaltar que os dados de ensaios clínicos confirmando a eficácia são limitados, e não há dados que sugiram que esses agentes aumentem a sobrevida. Como os diuréticos de alça aumentam a ativação neuro-humoral, a dose deve ser minimizada, tanto quanto possível, para maximizar o equilíbrio entre risco e benefício.

ANTAGONISTAS DO CANAL DE CÁLCIO

O anlodipino e o felodipino, bloqueadores do canal de cálcio de segunda geração, reduzem a pressão arterial de forma segura e efetiva em pacientes com ICFER, mas não afetam a morbidade, a mortalidade ou a QdV. Os agentes da primeira geração, incluindo o verapamil e o diltiazém, podem produzir efeito inotrópico negativo e desestabilizar pacientes antes assintomáticos. Por isso, seu uso deve ser desencorajado em pacientes com ICFER.

TERAPIA ANTI-INFLAMATÓRIA

O tratamento direcionado às citocinas inflamatórias, como o fator de necrose tumoral α (TNF-α, do inglês *tumor necrosis factor α*) utilizando agentes anticitocina, como o infliximabe e o etanercepte, não foi bem-sucedido e foi associado a agravamento da IC. O uso de terapia intravenosa com imunoglobulina em casos de IC de etiologia não isquêmica não demonstrou resultados benéficos para a evolução. A imunomodulação inespecífica foi testada no estudo *Advanced Chronic Heart Failure Clinical Assessment of Immune Modulation Therapy* (ACCLAIM-HF), no qual foi levantada a hipótese de que a exposição *ex vivo* de uma amostra sanguínea de pacientes com IC sistólica a estresse oxidativo controlado iniciaria a apoptose dos leucócitos logo após uma injeção intramuscular glútea da amostra tratada. A resposta fisiológica às células apoptóticas resulta em redução na produção de citocinas inflamatórias e suprarregulação de citocinas anti-inflamatórias. Essa hipótese promissora não foi comprovada, embora alguns subgrupos (aqueles sem história prévia de infarto agudo do miocárdio e aqueles com IC leve) tenham mostrado sinais favoráveis à imunomodulação. Mais recentemente, no estudo *Canakinumab Anti-inflammatory Thrombosis Outcomes Study* (CANTOS), o tratamento de pacientes pós-infarto do miocárdio que tinham proteína

C-reativa ultrassensível elevada usando anticorpo monoclonal direcionado à interleucina 1β foi associado a uma redução dose-dependente nas hospitalizações por IC e na mortalidade associada à IC. Ainda não foi esclarecido se essa abordagem pode ter relevância em pacientes com IC estabelecida.

INIBIDORES DA HMG-CoA-REDUTASE (ESTATINAS)
Os efeitos potentes de alteração dos lipídeos e pleiotrófico das estatinas reduzem os eventos cardiovasculares maiores e aumentam a sobrevida nas populações sem IC. Uma vez estabelecida a IC, essa terapia talvez não seja tão benéfica, podendo, inclusive, ser deletéria ao causar depleção da ubiquinona na cadeia de transporte de elétrons. Dois ensaios, *Controlled Rosuvastatin Multinational Trial in Heart Failure* (CORONA) e *Gruppo Italiano per lo Studio della Sopravvivenza nell'Insufficienza Cardiac* (GISSI-HF), testaram a rosuvastatina em doses baixas em pacientes com ICFER e não demonstraram melhoras nos desfechos clínicos agregados. Se forem necessárias estatinas para tratar doença arterial coronariana progressiva ou dislipidemia significativa em pacientes com antecedentes de IC, então elas devem ser usadas. Todavia, parece não haver justificativa para o uso rotineiro das estatinas na IC não isquêmica.

ANTICOAGULAÇÃO E TERAPIA ANTIPLAQUETÁRIA
A ICFER é acompanhada por um estado de hipercoagulabilidade e, portanto, por risco elevado de eventos tromboembólicos, incluindo AVC, embolia pulmonar e embolia arterial periférica. Embora o valor da anticoagulação oral em longo prazo esteja estabelecido em alguns grupos, incluindo o de pacientes com fibrilação atrial, os dados são insuficientes para corroborar o uso de varfarina em pacientes com ritmo sinusal normal sem história de eventos tromboembólicos ou evidências ecocardiográficas de trombos no ventrículo esquerdo. No ensaio de grande porte *Warfarin versus Aspirin in Reduced Cardiac Ejection Fraction* (WARCEF), o ácido acetilsalicílico em dose plena ou varfarina controlada pela razão internacional foi testada com acompanhamento por 6 anos. Entre os pacientes com redução da FEVE em ritmo sinusal, não houve diferenças significativas no desfecho primário comparando-se a varfarina com o ácido acetilsalicílico. A redução no risco de AVC isquêmico com a varfarina foi contrabalançada por aumento no risco de hemorragia. Um estudo recente com o anticoagulante oral direto rivaroxabana em baixas doses (2,5 mg/dia) em pacientes com doença cardíaca isquêmica, ICFER e ritmo sinusal também não indicou redução em AVC ou eventos isquêmicos quando comparado com placebo. O ácido acetilsalicílico reduz a síntese de prostaglandina mediada por IECA, mas a relevância clínica desse achado não foi determinada. As diretrizes atuais corroboram o uso do ácido acetilsalicílico em pacientes com miocardiopatia isquêmica que não apresentem contraindicação ao seu uso.

ÓLEO DE PEIXE
Demonstrou-se que o tratamento com ácidos graxos poli-insaturados de cadeia longa ômega 3 (AGPI ω-3) está associado à melhora clínica modesta em pacientes com ICFER. Essa observação no ensaio GISSI-HF foi estendida a dosagens do AGPI ω-3 nos fosfolipídeos plasmáticos no período inicial e após 3 meses. O tratamento por 3 meses com AGPI ω-3 aumentou os níveis circulantes dos ácidos eicosapentaenoico (EPA) e docosaexaenoico (DHA). Níveis baixos de EPA estão inversamente relacionados com a mortalidade total em pacientes com ICFER.

MICRONUTRIENTES
Um corpo de evidências crescente sugere uma associação entre a IC e a situação dos micronutrientes. Foram descritos casos de IC reversível como consequência de deficiência grave de tiamina e selênio. A deficiência de tiamina ganhou atenção na IC em razão do fato de desnutrição e uso de diuréticos serem fatores de risco primários para perda de tiamina. Pequenos ensaios randomizados exploratórios sugeriram efeito benéfico da suplementação de tiamina em pacientes com ICFER, com evidências de melhora da função cardíaca. Esse achado se restringe à IC crônica e não parece benéfico para o fenótipo ICDA. Dada a natureza preliminar da evidência, não é possível recomendar suplementação de tiamina de rotina ou teste para determinar se há deficiência de tiamina.

CONTRAPULSAÇÃO EXTERNA AUMENTADA
A terapia periférica de membros inferiores usando compressão pneumática graduada em alta pressão é administrada em 35 sessões com 1 hora de duração (7 semanas) como uma proposta para reduzir sintomas de angina e estender o tempo até a ocorrência de isquemia induzida por exercício em pacientes com doença arterial coronariana. O estudo *Prospective Evaluation of Enhanced External Counterpulsation in Congestive Heart Failure* (PEECH) avaliou os benefícios da contrapulsação externa aumentada no tratamento de pacientes com IC leve a moderada. Nesse ensaio randomizado, comprovou-se aumento na tolerância aos exercícios, melhora na QdV e na classificação funcional da NYHA, mas sem aumento concomitante no consumo máximo de oxigênio. O efeito placebo em razão da natureza da intervenção simplesmente não pode ser excluído.

EXERCÍCIOS
O ensaio *Heart Failure: A Controlled Trial Investigating Outcomes of Exercise Training* (HF-ACTION) investigou os efeitos em curto prazo (3 meses) e em longo prazo (12 meses) de um programa de condicionamento físico com exercícios supervisionados em pacientes com ICFER moderada. Os exercícios mostraram-se seguros, aumentaram a sensação de "bem-estar" dos pacientes e foram correlacionados com tendência à redução da mortalidade. Aos 3 meses, foram evidentes as alterações no teste da distância máxima caminhada em 6 minutos, com melhora significativa no tempo de exercício cardiopulmonar e no consumo máximo de oxigênio, que persistiram aos 12 meses. Portanto, recomenda-se atividade física programada como tratamento adjunto em pacientes com IC.

TRATAMENTO DE COMORBIDADES ESPECÍFICAS
O **distúrbio ventilatório do sono** é comum em pacientes com IC e particularmente naqueles com ICFER. Há uma gama de apresentações clínicas exemplificadas por apneia obstrutiva do sono, apneia central do sono e sua forma extrema, a respiração de Cheyne-Stokes. Períodos frequentes de hipoxia e micro e macroexcitações repetidas deflagram surtos adrenérgicos, que podem piorar a hipertensão arterial e comprometer a função sistólica e diastólica. Deve-se manter um alto índice de suspeição, especialmente em pacientes com hipertensão arterial de difícil controle ou com sintomas predominantes de fadiga a despeito de reversão do processo de remodelamento em resposta à terapia medicamentosa ideal. A piora da função das câmaras direitas com melhora da função ventricular esquerda observada durante o tratamento medicamentoso determina investigação imediata da presença de distúrbio ventilatório do sono ou de complicações pulmonares, como embolia oculta ou hipertensão pulmonar. O tratamento noturno com pressão positiva nas vias aéreas melhora a oxigenação, a FEVE e a distância caminhada em 6 minutos. Entretanto, não há dados conclusivos a corroborar essa terapia como abordagem modificadora do curso da doença e redução da mortalidade. Um estudo recente usando servoventilação adaptativa em pacientes que tinham ICFER e, predominantemente, com apneia central do sono aumentou a mortalidade por qualquer causa e a mortalidade cardiovascular, de modo que essa abordagem deve ser evitada.

A **anemia** é comum nos pacientes com IC, reduz o estado funcional, piora a QdV e está associada a aumento na tendência a admissões hospitalares e na mortalidade. Nos pacientes com IC, a anemia é mais comum nos idosos, naqueles com ICFER em estágio avançado, na presença de insuficiência renal e em mulheres e em afro-americanos. Entre os mecanismos envolvidos estão deficiência de ferro, desregulação do metabolismo do ferro e hemorragia digestiva oculta. O tratamento intravenoso com ferro, usando ferro-sacarose ou carboximaltose férrica (ensaio *Ferric Carboxymaltose Assessment in Patients with Iron Deficiency and Chronic Heart Failure* [FAIR-HF]), mostrou-se capaz de corrigir a anemia e aumentar a capacidade funcional. Outro estudo, CONFIRM-HF, arrolou pacientes semelhantes com deficiência de ferro (ferritina < 100 ng/mL ou 100-300 ng/mL se a saturação de transferrina for < 20%) e demonstrou que o uso da carboximaltose férrica em um esquema simplificado de dose alta resultou em melhora da capacidade funcional, dos sintomas e da QdV. A suplementação oral de ferro não parece ser eficaz no tratamento da deficiência de ferro na IC. O uso de agentes reguladores da eritropoiese, como os análogos da eritropoietina, foi estudado com resultados decepcionantes. No ensaio *Reduction of Events by Darbepoetin Alfa in Heart Failure* (RED-HF), foi demonstrado que o tratamento com alfadarbepoetina não melhorou os resultados clínicos em pacientes com IC sistólica, podendo aumentar o risco de AVC.

A **depressão** é comum nos pacientes com ICFER, com uma prevalência reportada de 1 a cada 5 pacientes, e está associada à má QdV, estado funcional limitado e aumento no risco de morbidade e mortalidade nessa população. Contudo, no maior ensaio randomizado sobre depressão na ICFER, o *Sertraline Against Depression and Heart Disease in Chronic Heart Failure* (SADHART-CHF), foi demonstrado que a sertralina é segura, mas não proporcionou redução maior na depressão nem melhorou o estado cardiovascular de pacientes com IC e depressão em comparação com tratamento multidisciplinar.

As **arritmias atriais**, em especial a fibrilação atrial, são comuns e servem como prenúncio de pior prognóstico em pacientes com IC. Quando o controle da frequência é inadequado ou quando os sintomas persistem, justifica-se a busca por uma estratégia de controle do ritmo. O controle do ritmo pode ser obtido com farmacoterapia ou com técnicas percutâneas ou cirúrgicas, e recomenda-se o encaminhamento do paciente a profissionais ou a centros especializados nessas modalidades. O tratamento com antiarrítmicos deve ser restrito à amiodarona e à dofetilida, já que ambas se mostraram seguras e efetivas, mas incapazes de alterar a história natural da doença subjacente. No *Antiarrhythmic Trial with Dronedarone in Moderate-to-Severe Congestive Heart Failure Evaluating Morbidity Decrease* (ANDROMEDA), foram estudados os efeitos de um novo agente antiarrítmico, a dronedarona, tendo sido encontrado aumento da mortalidade em razão de agravamento da IC. A ablação com cateter e o isolamento da veia pulmonar parecem seguros e efetivos para essa coorte de alto risco e sua comparação com a prática estabelecida de ablação do nó atrioventricular e instalação de marca-passo biventricular foi favorável.

O **diabetes melito** é uma comorbidade frequente na IC. Estudos anteriores usando tiazolidinedionas (ativadores dos receptores ativados por proliferador de peroxissomo) foram associados à piora da IC. Os agonistas do peptídeo 1 relacionado com o glucagon (GLP-1, do inglês *glucagon-like peptide 1*) como a liraglutida também foram testados e não levaram à maior estabilidade clínica pós-hospitalização ou à piora da IC. O papel dos inibidores do SGLT-2 na IC foi discutido anteriormente.

NEUROMODULAÇÃO USANDO TERAPIA COM DISPOSITIVOS

A disfunção autonômica é comum na IC e têm sido feitas tentativas com o uso de equipamentos para modular os sistemas simpático e parassimpático. De um modo amplo, foram empregados equipamentos que realizam estimulação do nervo vagal, ativação do barorreflexo, denervação simpática renal, estimulação medular ou denervação simpática do coração esquerdo. Embora os pequenos estudos pré-clínicos e clínicos tenham demonstrado benefícios, grandes estudos randomizados, quando conduzidos, não obtiveram sucesso. O estudo INOVATE-HF testou a estimulação do nervo vago comparada com a terapia clínica ideal entre indivíduos com IC estável. A estimulação do nervo vago não reduziu a taxa de morte nem a taxa de hospitalização por IC. Todavia, a capacidade funcional e a QdV foram afetadas favoravelmente pela estimulação do nervo vago.

MODULAÇÃO DA CONTRATILIDADE CARDÍACA

A modulação da contratilidade cardíaca (MCC) é uma terapia baseada em equipamentos para a IC que envolve estimulação elétrica não excitatória à parede do septo ventricular direito durante o período refratário absoluto do miocárdio para aumentar a força da contração miocárdica subsequente. Uma série de pequenos estudos clínicos prospectivos randomizados, bem como um número de registros observacionais reais, sugeriram que a aplicação da MCC a pacientes selecionados com IC pode melhorar os sintomas, a capacidade funcional e a QdV, embora não tenha sido estabelecido nenhum efeito nos desfechos clínicos duros como a hospitalização por IC ou mortalidade. Os benefícios predominantes da MCC parecem se acumular naqueles com ICFER sintomática (FE 25-45%) e QRS estreito (para quem a terapia de ressincronização cardíaca não é uma opção), e a abordagem pode ser combinada com um desfibrilador implantável. O equipamento está disponível atualmente para uso em pacientes selecionados com ICFER fora dos Estados Unidos, mas atualmente não é endossado pelas diretrizes de tratamento clínico nos Estados Unidos ou na Europa como parte do arsenal de tratamento de rotina da IC.

TERAPIA DE RESSINCRONIZAÇÃO CARDÍACA

As contrações sem sincronização entre as paredes do ventrículo esquerdo (intraventricular) ou entre as câmaras ventriculares (interventricular) prejudicam a função sistólica, reduzem a eficiência mecânica da contração e afetam negativamente o enchimento ventricular. A dessincronia mecânica resulta em aumento do estresse na parede e agrava a insuficiência mitral funcional. O sinal isoladamente mais importante da extensão da dessincronia é o alargamento do QRS no eletrocardiograma de superfície, em particular quando há padrão de bloqueio de ramo esquerdo. Com a introdução de um marca-passo via seio coronariano até a parede lateral do ventrículo, é possível realizar a terapia de ressincronização cardíaca (TRC), que permite contrações ventriculares mais sincrônicas alinhando no tempo a ativação das paredes opostas. Os trabalhos iniciais demonstraram aumento da capacidade de exercícios, redução nos sintomas e evidências de reversão no processo de remodelamento. O ensaio *Cardiac Resynchronization in Heart Failure Study* (CARE-HF) foi o primeiro a demonstrar redução na mortalidade por qualquer causa com a instalação da TRC em pacientes com ICFER mantidos com tratamento ideal, mas com sintomas residuais moderados a graves de IC classes III ou IV na NYHA. Ensaios clínicos mais recentes demonstraram que a TRC tem propriedades de modificação da doença mesmo em pacientes minimamente sintomáticos com ICFER, incluindo os ensaios *Resynchronization-Defibrillation for Ambulatory Heart Failure Trial* (RAFT) e *Multicenter Automatic Defibrillator Implantation Trial with Cardiac Resynchronization Therapy* (MADIT-CRT), ambos usando TRC em combinação com desfibrilador implantável. Os maiores benefícios em pacientes com ICFER levemente sintomáticos foram obtidos quando a terapia foi aplicada àqueles com QRS > 149 ms e padrão de bloqueio de ramo esquerdo. As tentativas de otimizar a estratificação de risco e expandir as indicações para o uso de TRC usando modalidades além do eletrocardiograma foram decepcionantes. Em particular, os parâmetros para dessincronia derivados da ecocardiografia variam muito, e a dessincronia com QRS estreito não se mostrou um bom alvo para tratamento. Há incerteza quanto aos benefícios da TRC nos pacientes com ICDA, padrão de bloqueio de ramo direito predominante, fibrilação atrial e evidências de cicatriz na parede lateral, que é precisamente onde fica posicionado o eletrodo para a TRC.

PREVENÇÃO DE MORTE SÚBITA CARDÍACA NA INSUFICIÊNCIA CARDÍACA

A morte súbita cardíaca (MSC) causada por arritmia ventricular é a causa de morte em aproximadamente metade dos pacientes com IC, sendo proporcionalmente maior, em particular, em pacientes com ICFER nos estágios iniciais da doença. Os pacientes que sobrevivem a um episódio de MSC são considerados em risco muito alto e são qualificados para instalação de cardioversor desfibrilador implantável (CDI). Embora a prevenção primária seja difícil, o grau de disfunção ventricular esquerda residual a despeito de terapia clínica ideal (≤ 35%) para permitir o remodelamento adequado e a etiologia subjacente (infarto agudo do miocárdio ou miocardiopatia isquêmica) são os dois marcadores de risco individualmente mais importantes para estratificação de necessidade e benefício. Atualmente, os pacientes com sintomas de IC classes II ou III da NYHA e FEVE < 35%, independentemente da etiologia da IC, são considerados candidatos apropriados para terapia profilática com CDI. Nos pacientes com infarto agudo do miocárdio e terapia clínica ideal com FEVE residual ≤ 30% (mesmo quando assintomáticos), considera-se justificável a instalação de CDI. Um estudo dinamarquês recente sugeriu que o implante profilático de um CDI em pacientes com IC sistólica sintomática não causada por doença arterial coronariana não estava associado a uma taxa de mortalidade por qualquer causa significativamente mais baixa em longo prazo quando comparado com os cuidados clínicos usuais. Nesse estudo, os benefícios foram observados naqueles com idade < 60 anos. Nos pacientes com doença terminal e sobrevida prevista < 6 meses, ou naqueles com sintomas de classe IV da NYHA refratários aos medicamentos e que não sejam candidatos a transplante, os riscos dos múltiplos choques pelo CDI devem ser cuidadosamente ponderados em relação aos benefícios para a sobrevida. Se um paciente atender aos critérios de QRS para TRC, em geral emprega-se a combinação de TRC e CDI **(Tab. 258-3)**.

TERAPIA CIRÚRGICA NA INSUFICIÊNCIA CARDÍACA

A **cirurgia de revascularização do miocárdio (CRM)** deve ser considerada em pacientes com miocardiopatia isquêmica e doença arterial coronariana em múltiplos vasos. A descoberta de que o miocárdio hibernante,

TABELA 258-3 ■ Princípios para implante de CDI para prevenção primária de morte súbita

Princípio	Comentários
Descompasso entre arritmia e morte súbita	A morte súbita em pacientes com IC geralmente é resultado de DVE progressiva, e não de um foco específico de arritmia (exceto em pacientes com IC pós-IAM)
A eficácia é menor com o avanço da doença	A intervenção nos estágios iniciais da IC é mais bem-sucedida, uma vez que a morte súbita diminui como causa de morte nos estágios mais avançados de IC
Momento dos benefícios	A FEVE deve ser avaliada com o paciente recebendo terapia medicamentosa ideal ou após revascularização, antes de empregar CDI; não há benefício com implante de CDI nos 40 dias seguintes a um IAM (exceto para prevenção secundária)
Estimativa dos benefícios e prognóstico	Frequentemente pacientes e médicos superestimam os benefícios dos CDIs; uma descarga de CDI não equivale a um episódio de morte súbita (algumas arritmias ventriculares são revertidas espontaneamente); descargas apropriadas de CDI estão associadas a pior prognóstico em curto prazo

Siglas: CDI, cardioversor desfibrilador implantável; DVE, doença ventricular esquerda; FEVE, fração de ejeção ventricular esquerda; IAM, infarto agudo do miocárdio; IC, insuficiência cardíaca.

definido como o miocárdio com função anormal, porém com preservação da função celular, poderia ser recuperado com a revascularização, levou à noção de que a CRM seria útil naqueles com miocárdio vivo. A revascularização é preconizada, mais enfaticamente, nos indivíduos com angina ativa e insuficiência ventricular esquerda. A indicação de revascularização naqueles com insuficiência ventricular esquerda, mas sem angina, permanece controversa. O ensaio *Surgical Treatment for Ischemic Heart Failure* (STICH) em pacientes com fração de ejeção ≤ 35% e doença arterial coronariana tratável com CRM demonstrou não haver benefício inicial significativo comparado com a terapia clínica. Todavia, os pacientes designados para o grupo da CRM tiveram taxas menores de morte por causas cardiovasculares e de morte por qualquer causa ou hospitalização por causas cardiovasculares ao longo de 10 anos em relação aos pacientes que receberam apenas terapia clínica. Um estudo subsidiário desse ensaio também determinou que a detecção de hibernação (viabilidade) pré-revascularização não influenciou, de fato, a eficácia dessa abordagem, nem ajudou a definir uma população que provavelmente não se beneficiaria se a hibernação não fosse detectada.

Foi proposta a **cirurgia de reconstrução ventricular (CRV)**, uma técnica caracterizada por exclusão da área de infarto para remodelar o ventrículo esquerdo por reconstrução cirúrgica em pacientes com miocardiopatia isquêmica e disfunção ventricular esquerda anterior dominante. Contudo, em um ensaio de 1.000 pacientes com ICFER submetidos apenas à CRM ou à CRM mais CRV, a adição da CRV à CRM não produziu qualquer efeito modificador da doença. Contudo, a cirurgia de correção de aneurisma de ventrículo esquerdo ainda é preconizada naqueles com IC refratária, arritmia ventricular ou tromboembolismo com origem em segmento aneurismático acinético do ventrículo. Outros procedimentos de remodelamento, como uso de malha externa fixada ao redor do coração para limitar aumento adicional de volume, não se mostraram capazes de proporcionar benefícios clínicos consideráveis, embora se tenha notado remodelamento cardíaco favorável.

A **regurgitação mitral (RM) funcional (ou secundária)** ocorre em graus variáveis em pacientes com ICFER e ventrículos dilatados, e sua gravidade se correlaciona inversamente com o prognóstico. A dilatação do anel valvar, e a não coaptação dos folhetos relacionados com a geometria distorcida dos músculos papilares no contexto do remodelamento ventricular, geralmente é responsável, embora em pacientes com doença cardíaca isquêmica e infarto do miocárdio prévio, a fusão e o deslocamento dos folhetos possam contribuir. A abordagem primária ao manejo da RM funcional é a otimização da terapia direcionada pela diretriz, seguida por TRC em pacientes elegíveis, mas o alívio pode ser incompleto em muitos pacientes com IC avançada. Nesses pacientes com IC e disfunção ventricular esquerda grave que não são candidatos à revascularização coronariana cirúrgica, o reparo de valva mitral (RVM) cirúrgico para remediar a RM funcional tem um risco substancial e permanece controverso. O desenvolvimento de abordagens percutâneas para RVM de ponta a ponta tem permitido uma abordagem menos invasiva que possibilita a redução na RM funcional com risco menor do que a cirurgia convencional. Recentemente, dois grandes estudos randomizados com RVM transcateter usando essa abordagem foram conduzidos em pacientes com ICFER sintomática e RM funcional moderada a grave. No estudo *Cardiovascular Outcomes Assessment of the MitraClip Percutaneous Therapy for Heart Failure Patients with Functional Mitral Regurgitation* (COAPT), pacientes alocados para RVM comparados com terapia-padrão para IC experimentaram uma redução acentuada nas hospitalizações por IC e mortalidade em 2 anos, corroborando a eficácia dessa abordagem. No segundo estudo, *Percutaneous Repair with the MitraClip Device for Severe Functional/Secondary Mitral Regurgitation* (MITRA-FR), que empregou um formato similar, as taxas de morte ou hospitalização por IC não diferiram entre a RVM percutânea e grupos de terapia clínica. O motivo preciso para a discrepância de resultados entre esses estudos permanece incerto, mas pode estar relacionado a diferenças na utilização anterior de terapia médica direcionada por diretrizes, taxas de sucesso do procedimento e seleção de pacientes (particularmente se a gravidade da RM é ou não proporcional ou desproporcional ao grau de dilatação da cavidade ventricular esquerda). Como as taxas de mortalidade em 2 anos permanecem elevadas, mesmo com a RVM percutânea, pacientes com sintomas avançados de IC nos quais a gravidade da RM é determinada principalmente por remodelamento ventricular esquerdo terminal também devem ser considerados para terapia avançada como o suporte circulatório mecânico.

TERAPIA CELULAR E DE BASE GENÉTICA

O cardiomiócito possui capacidade regenerativa, e essa renovação é acelerada em condições de estresse e lesão, como episódio isquêmico ou IC. As investigações que usam células precursoras derivadas da medula óssea ou células autólogas derivadas do coração ganharam impulso, mas nem sempre melhoraram os desfechos clínicos de modo convincente. Contudo, as células-tronco derivadas de tecido cardíaco foram mais promissoras. Foram publicados dois ensaios-piloto preliminares nos quais as células foram introduzidas por via intracoronária. Em um deles, células autólogas c-kit-positivas isoladas dos átrios foram obtidas do próprio paciente submetido à CRM e cultivadas para serem reinfundidas. No outro, foram usadas células derivadas da cardioesfera cultivadas a partir de amostras de biópsias de endomiocárdio. Esses ensaios de pequeno porte demonstraram melhoras na função ventricular esquerda, mas há necessidade de mais pesquisas para que se possa antecipar seu valor na terapêutica clínica. Os esforços para utilizar células-tronco mesenquimais para facilitar a recuperação ventricular esquerda e o desmame do suporte circulatório mecânico em pacientes com equipamento de assistência ventricular esquerda também foram decepcionantes. A via apropriada de administração, a quantidade de células para obter um mínimo efeito terapêutico, a constituição dessas células (fonte única ou mista), o mecanismo por meio do qual o benefício é obtido e a segurança em curto e longo prazos ainda precisam ser elucidados.

A terapia com transferência de genes direcionada a aberrações moleculares, principalmente tendo um adenovírus como vetor, foi testada na ICFER. Um alvo celular inclui proteínas de ciclagem do cálcio, como os inibidores do fosfolambano (p. ex., a SERCA2a), que é deficiente nos pacientes com ICFER. Responsável principalmente por reincorporar o cálcio no retículo sarcoplasmático durante a diástole, esse alvo foi testado no estudo CUPID (*Efficacy and Safety Study of Genetically Targeted Enzyme Replacement Therapy for Advanced Heart Failure*). Nesse estudo, utilizou-se infusão em artéria coronária de um adenovírus tipo 1 associado carreando o gene SERCA2a, tendo sido demonstradas inicialmente redução nos peptídeos natriuréticos, reversão do remodelamento e melhora sintomática. Todavia, um estudo confirmatório falhou em atender o desfecho primário de eficácia.

Terapias mais avançadas para IC em estágio tardio, como dispositivos de assistência ventricular esquerda e transplante de coração, serão discutidas em detalhes no Capítulo 260.

CONTROLE DA DOENÇA E CUIDADOS DE SUPORTE

Apesar dos resultados excelentes obtidos com a terapia clínica, as taxas de admissão após hospitalização por IC continuam altas, com quase metade dos pacientes sendo reinternados nos 6 meses seguintes à alta original. Recidiva de IC e quadros cardiovasculares relacionados responderam por apenas metade das reinternações nos pacientes com IC, enquanto outros quadros relacionados com comorbidades responderam pelas restantes. Para obter melhores resultados, deve ser dada atenção aos cuidados de transição da hospitalização, com alta aprimorada e planejada, educação do paciente e de seus cuidadores, uso apropriado de consultas de enfermagem e acompanhamento planejado. O acompanhamento inicial após a alta, seja por telefone ou no ambulatório, é essencial para assegurar a estabilidade, uma vez que a maioria das readmissões relacionadas com IC tende a ocorrer nas primeiras 2 semanas após a alta. Embora rotineiramente defendida, a vigilância intensiva do peso e dos sinais vitais com uso de monitoramento à distância não reduziu as hospitalizações. Medições seriadas da impedância intratorácica têm sido utilizadas para identificar sinais precoces de piora da congestão de modo a orientar o manejo preventivo e evitar a necessidade de internação. Contudo, quando estudada sistematicamente em ensaios randomizados, essa abordagem não mostrou melhorar os desfechos em comparação com os cuidados de rotina da IC e pode até mesmo aumentar a taxa de hospitalização devido à alta frequência de cruzamentos do limiar de impedância e alertas do equipamento. Sistemas implantáveis de monitoramento da pressão que medem diretamente a pressão arterial pulmonar tendem a fornecer sinais precoces de descompensação e, em pacientes com sintomas moderadamente avançados dentro do espectro completo da IC, esses sistemas se mostraram capazes de prover informações que permitem executar terapias para evitar hospitalização em até 39% dos casos (segundo o ensaio *CardioMEMS Heart Sensor Allows Monitoring of Pressure to Improve Outcomes in NYHA Class III Heart Failure Patients* [CHAMPION]). Ainda é necessário determinar se essa redução nas admissões hospitalares se traduz em uma redução de longo prazo na mortalidade. Isso está sendo feito por ensaios em andamento (*Hemodynamic Guided Management of Heart Failure* [GUIDE-HF]; clinicaltrials.gov identificador: NCT03387813). Abordagens alternativas para o monitoramento longitudinal da IC que aproveitam os sinais de múltiplos parâmetros derivados de dispositivos de ritmo cardíaco implantáveis, como marca-passos e desfibriladores, para fornecer um índice global de congestão, também estão sendo exploradas como adjuvantes ao gerenciamento longitudinal da IC (*Multiple Cardiac Sensors for the Management of Heart Failure* [MANAGE-HF]; clinicaltrials.gov identificador: NCT03237858).

Uma vez instalada a IC em estágio avançado, recomendam-se revisões regulares da evolução da doença e das opções de conduta com o paciente e seus familiares, incluindo discussões sobre as preferências quanto ao final de vida, quando os pacientes estiverem confortáveis em regime ambulatorial. À medida que a doença piora, o trabalho integrado com assistente social, farmacêutico e enfermagem da comunidade é essencial para que o paciente se sinta satisfeito com o tratamento, melhorando sua QdV e evitando hospitalizações motivadas por falência cardíaca. Igualmente importante é a atenção às vacinações sazonais contra *influenza* e as vacinações periódicas para pneumococo que podem evitar hospitalizações por motivos não relacionados à IC nesses pacientes enfermos. Quando se aproxima o final da vida, é essencial facilitar a mudança para paliação ambulatorial ou instituições especializadas, assim como são primordiais as discussões acerca da manutenção de modalidades terapêuticas avançadas e do uso de profilaxia com CDI, que podem piorar a QdV e prolongar o processo de morte. Pequenos estudos randomizados têm sugerido que a integração sistemática de considerações sobre cuidados paliativos com uma equipe especializada para pacientes de alto risco com IC tem demonstrado melhorar a QdV, a ansiedade, a depressão e o bem-estar espiritual e facilitar os cuidados concordantes com as metas.

CONSIDERAÇÕES GLOBAIS

Há diferenças substanciais nas práticas terapêuticas para IC e nos resultados em função da localização geográfica. A penetrância da TRC e do CDI é maior nos Estados Unidos do que na Europa. Por outro lado, medicamentos indisponíveis nos Estados Unidos, como a levosimendana, são considerados úteis na Europa. A variação dos benefícios dos betabloqueadores em função da região do planeta continua sendo um tema controverso. Nos ensaios sobre farmacoterapia para ICFER, os pacientes com origem no sudoeste da Europa apresentam menor incidência de miocardiopatia isquêmica e aqueles da América do Norte tendem a ter mais diabetes e revascularização do miocárdio prévia. Também há variação regional no uso de medicamentos mesmo após terem sido consideradas as indicações. Nos estudos sobre IC, efeitos discrepantes são observados em diferentes populações. Como um exemplo recente, no estudo TOPCAT, o fármaco espironolactona foi eficaz quando usado na população norte-americana, enquanto pacientes recrutados na Rússia e em territórios contíguos não mostraram resultados. Ainda é necessário investigar se isso representa diferenças populacionais ou uma disparidade na conduta do exame. Nos ensaios sobre ICDA, os pacientes do Leste Europeu tendem a ser mais jovens, com maiores frações de ejeção e níveis mais baixos de peptídeos natriuréticos. Os pacientes da América do Sul tendem a ter taxas menores de comorbidades, revascularização e uso de dispositivos. Por outro lado, os pacientes da América do Norte são os que apresentam a maior carga de comorbidades, com índices mais altos de revascularização e de uso de dispositivos. Dadas as diferenças geográficas nas características basais e nos resultados clínicos, a possibilidade de generalizar os resultados terapêuticos nos pacientes norte-americanos e europeus talvez requeira confirmação.

LEITURAS ADICIONAIS

Borlaug BA: The pathophysiology of heart failure with preserved ejection fraction. Nat Rev Cardiol 11:507, 2014.
Braunwald E: Heart failure. JACC Heart Fail 1:1, 2013.
Braunwald E: The war against heart failure: The Lancet lecture. Lancet 385:812, 2015.
Hein AM et al: Medical management of heart failure with reduced ejection fraction in patients with advanced renal disease. JACC Heart Fail 7:371, 2019.
Hollenberg SM et al: 2019 ACC Expert Consensus Decision Pathway on Risk Assessment, Management, and Clinical Trajectory of Patients Hospitalized with Heart Failure: A Report of the American College of Cardiology Solution Set Oversight Committee. J Am Coll Cardiol 74:1966, 2019.
Hussein AA, Wilkoff BL: Cardiac implantable electronic device therapy in heart failure. Circ Res 124:1584, 2019.
Kusumoto FM et al: HRS/ACC/AHA expert consensus statement on the use of implantable cardioverter-defibrillator therapy in patients who are not included or not well represented in clinical trials. Circulation 130:94, 2014.
Lam CS et al: Heart failure with preserved ejection fraction: From mechanisms to therapies. Eur Heart J 39:2780, 2018.
Maddox TM et al: 2021 Update to the 2017 ACC Expert Consensus Decision Pathway for Optimization of Heart Failure Treatment: Answers to 10 Pivotal Issues About Heart Failure with Reduced Ejection Fraction: A Report of the American College of Cardiology Solution Set Oversight Committee. J Am Coll Cardiol 77:772, 2021.
McMurray JJ et al: PARADIGM-HF Investigators and Committees. Angiotensin-neprilysin inhibition versus enalapril in heart failure. N Engl J Med 371:993, 2014.
McMurray JJV et al: Dapagliflozin in patients with heart failure and reduced ejection fraction. N Engl J Med 381:1995, 2019.
Obadia JF et al: Percutaneous mitral valve repair or medical therapy for secondary mitral regurgitation. N Engl J Med 379:2297, 2018.
Packer M, Grayburn PA: Neurohormonal and transcatheter repair strategies for proportionate and disproportionate functional mitral regurgitation in heart failure. JACC Heart Fail 7:518, 2019.
Packer M et al: Cardiovascular and renal outcomes with empagliflozin in heart failure. N Engl J Med 383:1413, 2020.
Parikh KS et al: Heart failure with preserved ejection fraction expert panel report: Current controversies and implications for clinical trials. JACC Heart Fail 6:619, 2018.
Pfeffer MA et al: Heart failure with preserved ejection fraction in perspective. Circ Res 124:1598, 2019.
Solomon SD et al: Angiotensin-neprilysin inhibition in heart failure with preserved ejection fraction. N Engl J Med 381:1609, 2019.
Stone GW et al: Transcatheter mitral valve repair in patients with heart failure. N Engl J Med 379:2307, 2018.
Teerlink JR et al: Cardiac myosin activation with omecamtiv mecarbil in systolic heart failure. N Engl J Med 384:105, 2021.
Velazquez EJ et al: STICHES Investigators. Coronary-artery bypass surgery in patients with ischemic cardiomyopathy. N Engl J Med 374:1511, 2016.

259 Miocardiopatia e miocardite

Neal K. Lakdawala, Lynne Warner Stevenson, Joseph Loscalzo

DEFINIÇÃO E CLASSIFICAÇÃO

Define-se miocardiopatia como doença do músculo cardíaco. Estima-se que a miocardiopatia seja responsável por 5 a 10% dos 5 a 6 milhões de pacientes diagnosticados com insuficiência cardíaca nos Estados Unidos. Com esse termo, pretende-se excluir a disfunção cardíaca resultante de outras cardiopatias estruturais, como doença arterial coronariana, doença primária valvar ou hipertensão arterial grave; contudo, geralmente se usa a expressão *miocardiopatia isquêmica* para descrever a disfunção difusa atribuída à presença de doença arterial em múltiplas coronárias, e *miocardiopatia não isquêmica* para descrever as miocardiopatias por outras causas. A partir de 2013, as miocardiopatias foram definidas como "distúrbios caracterizados por um miocárdio morfológica e funcionalmente anormal na ausência de qualquer outra doença, que é suficiente, por si mesmo, para causar o fenótipo observado". Além disso, *foi especificado que muitas miocardiopatias podem ser atribuídas a doenças genéticas.**

A classificação tradicional das miocardiopatias em dilatadas, restritivas e hipertróficas baseou-se inicialmente em peças de necropsia e, posteriormente, em achados ecocardiográficos. As miocardiopatias dilatadas e hipertróficas podem ser distinguidas com base na espessura da parede ventricular esquerda e nas dimensões da cavidade; entretanto, a miocardiopatia restritiva pode se apresentar com aumento variável na espessura da parede e com alteração nas dimensões da câmara, variando desde redução até aumento discreto, com proeminente aumento atrial. Atualmente, a miocardiopatia restritiva é definida com base na alteração da função diastólica, que também está presente, ainda que de forma menos evidente no início, nas formas hipertrófica e dilatada. A miocardiopatia restritiva pode se sobrepor às formas hipertrófica e dilatada no que se refere à apresentação, à morfologia macroscópica e à etiologia (Tab. 259-1).

Informações complementares vêm tornando essa tríade de classificação baseada no fenótipo cada vez mais inadequada para definir a doença ou o tratamento. Quando a miocardiopatia dilatada está associada a baixa fração de ejeção ventricular esquerda e a miocardiopatia hipertrófica com fração de ejeção normal ou alta, os esforços para definir fenótipos intermediários com base em limiares arbitrários para fração de ejeção intermediária são confundidos pela prevalência crescente de pacientes cuja baixa ejeção melhorou com as terapias contemporâneas. Com a identificação de mais determinantes genéticos para a miocardiopatia, sugeriu-se um esquema classificatório de quatro vias para a etiologia, como primária (afetando primariamente o coração) e secundária a outra doença sistêmica. As causas primárias são divididas em genéticas, mistas de genéticas e adquiridas, e adquiridas. Na prática, contudo, a informação genética raramente está disponível no início da apresentação, a expressão fenotípica de uma certa mutação varia amplamente, e as miocardiopatias adquiridas também podem ser influenciadas por predisposição genética, que pode ser monogênica ou poligênica, para estabelecer uma etiologia de duas vias. A identificação de causas genéticas das miocardiopatias irá se tornar cada vez mais relevante à medida que a classificação avança além da morfologia para identificar alvos moleculares específicos para intervenção.

QUADRO GERAL DE APRESENTAÇÃO

Os sintomas iniciais da miocardiopatia frequentemente refletem intolerância aos esforços com dispneia ou fadiga. À medida que as pressões de enchimento se tornam elevadas em repouso, pode ocorrer falta de ar durante as atividades de rotina ou ao deitar-se à noite. Embora seja considerado marca registrada de congestão, o edema periférico pode estar ausente a despeito de intensa retenção hídrica, particularmente em pacientes jovens nos quais o desconforto abdominal por congestão hepatoesplâncnica e por ascite podem ser dominantes. Os pacientes também podem apresentar inicialmente dor torácica atípica, com palpitações ou síncope relacionadas a distúrbios de ritmo, ou com embolia por trombos intracardíacos. O choque cardiogênico agudo é a apresentação primária da miocardite fulminante, que pode ocorrer em adultos jovens saudáveis em outros aspectos e requer diagnóstico rápido e suporte agressivo; após essas medidas, a função cardíaca pode melhorar para níveis quase normais.

A denominação inespecífica *insuficiência cardíaca congestiva* descreve apenas a síndrome resultante da retenção hídrica, comum aos três fenótipos estruturais de miocardiopatia e a outras doenças cardíacas estruturais, como a doença da valva mitral, associadas à elevação da pressão de enchimento intracardíaco. A investigação inicia-se com anamnese e exame físico detalhados, buscando por indícios de doenças cardíacas, extracardíacas ou familiares (Tab. 259-1 e Tab. 259-2). A ecocardiografia permanece a modalidade inicial de exame por imagem, com o uso crescente da ressonância magnética (RM) para fornecer informações adicionais sobre a caracterização do tecido do miocárdio e evidência de inflamação focal e difusa e interstício anormal.

CAUSAS GENÉTICAS DE MIOCARDIOPATIA

As estimativas para a prevalência de etiologia genética de miocardiopatia continuam a se elevar com a crescente disponibilidade de testes genéticos e atenção à história familiar. Bem reconhecida nos casos de miocardiopatia hipertrófica, a hereditariedade também está presente em pelo menos 30% dos casos de miocardiopatia dilatada (MCD) sem outra etiologia evidente. A história familiar minuciosa deve investigar antecedentes não apenas de miocardiopatia e insuficiência cardíaca, mas também de membros da família que tenham tido morte súbita, com frequência incorretamente atribuída a "ataque cardíaco fulminante", que tiveram fibrilação atrial ou implante de marca-passo na meia-idade, ou que tenham tido diagnóstico de distrofia muscular.

A maioria das miocardiopatias familiares é herdada com padrão autossômico dominante, havendo, por vezes, herança autossômica recessiva matrilinear (mitocondrial) e ligada ao X (Tab. 259-3). As mutações *missense* com substituição de aminoácidos e variantes truncantes são as anormalidades genéticas mais comuns nas miocardiopatias. A expressão de proteínas mutantes pode interferir na função do alelo normal por meio de mecanismo negativo dominante. Mutações introduzindo um códon de interrupção prematuro (*nonsense*) ou uma mudança na matriz de leitura (*frameshift*) podem criar uma proteína truncada ou instável cuja falta causa a miocardiopatia (haploinsuficiência). Deleções ou duplicações de um éxon ou gene inteiro são causas incomuns de miocardiopatia, exceto nas distrofinopatias.

Muitos genes diferentes foram implicados na miocardiopatia em humanos (heterogeneidade de *locus*), e muitas mutações desses genes foram associadas a doenças (heterogeneidade alélica). Embora a maioria das mutações identificadas seja "específica" de determinadas famílias, algumas das mutações identificadas foram encontradas repetidamente, seja em razão de efeito fundador, seja de mutações recorrentes em um resíduo comum.

A miocardiopatia genética caracteriza-se por penetrância incompleta dependente da idade. O fenótipo definidor da miocardiopatia raramente está presente no nascimento e, em alguns indivíduos, jamais se manifesta. Indivíduos relacionados que carregam a *mesma* mutação podem diferir na gravidade e na velocidade de progressão da disfunção cardíaca e nos distúrbios no ritmo associados, o que indica a importância de outros modificadores genéticos, epigenéticos e ambientais para a expressão da doença. O gênero parece ser importante, uma vez que a penetrância e a gravidade clínica tendem a ser maiores nos homens para a maioria das miocardiopatias. A expressão clínica da doença costuma ser mais grave nos cerca de 1% dos indivíduos que portam duas ou mais mutações ligadas à miocardiopatia. Entretanto, a evolução clínica de um paciente geralmente não pode ser prevista com base em qual mutação está presente; assim, o tratamento atual é baseado no fenótipo, e não no defeito genético. Atualmente, a maior utilidade do exame genético para miocardiopatia é informar a avaliação familiar. Contudo, os testes genéticos por vezes permitem a detecção de uma doença com indicação de terapia específica, como a reposição de enzimas metabólicas na doença de Fabry e na doença de Gaucher.

GENES E VIAS NA MIOCARDIOPATIA

As mutações nos genes sarcoméricos, que codificam as proteínas dos miofilamentos grossos e finos, são as mais bem caracterizadas. Embora a maioria esteja associada à miocardiopatia hipertrófica, um número crescente de mutações sarcoméricas foi implicado na MCD e algumas ao ventrículo esquerdo não compactado. As causas genéticas mais identificadas de MCD são mutações estruturais da proteína gigante titina, codificada pelo *TTN*, que mantém a estrutura do sarcômero e atua como molécula-chave de sinalização.

Como as proteínas do citoesqueleto têm papel essencial para estrutura, conexão e estabilidade do miócito, múltiplos defeitos nessas proteínas

---

*De E Arbustini et al: J Am Coll Cardiol 62:2046, 2013.

TABELA 259-1 ■ Apresentação típica com miocardiopatia sintomática			
	Dilatada	Restritiva	Hipertrófica
Fração de ejeção (normal > 55%)	Geralmente < 30% quando os sintomas são intensos	Geralmente > 40-50%	> 60%
Dimensão diastólica do ventrículo esquerdo (normal < 55 mm)	≥ 60 mm se crônica	< 60 mm (pode estar reduzida)	Frequentemente diminuída
Espessura da parede ventricular esquerda	Normal ou reduzida	Normal ou aumentada	Acentuadamente aumentada
Tamanho do átrio	Aumentado; esquerdo antes do direito	Aumentado; pode ser maciço e envolver ambos os átrios igualmente	Aumentado; relacionado com aumento nas pressões de enchimento
Insuficiência valvar	Relacionada com dilatação anular e ventricular; a mitral surge mais cedo na descompensação; insuficiência tricúspide com disfunção ventricular direita	Relacionada com envolvimento do endocárdio; frequente insuficiência mitral e tricúspide, raramente grave	Relacionada com a interação valva-septo; insuficiência mitral
Sintomas iniciais comuns	Intolerância a esforços	Intolerância a esforços; retenção precoce de líquido; é possível haver predominância de sintomas do lado direito	Intolerância a esforços; pode haver dor torácica
Sintomas congestivos[a]	Esquerda antes da direita, exceto a direita quando proeminente em adultos jovens	Direita geralmente dominante	Congestão esquerda em repouso pode ocorrer tardiamente
Arritmias	Taquiarritmias ventriculares; bloqueio da condução na doença de Chagas e em algumas etiologias genéticas; fibrilação atrial	Doença da condução é comum na amiloidose, na qual as arritmias ventriculares são incomuns; fibrilação atrial muito comum	Taquiarritmias ventriculares; fibrilação atrial

[a]Sintomas de congestão pulmonar dependentes de câmaras esquerdas: dispneia aos esforços, ortopneia, dispneia paroxística noturna. Sintomas de congestão venosa sistêmica do coração direito: distensão hepática e abdominal, dor ao fletir o tronco, edema periférico. Deve ser observado que existem sobreposições entre esses fenótipos, de modo que a miocardiopatia não dilatada pode ter aspectos de miocardiopatia dilatada e restritiva, enquanto a miocardiopatia restritiva com dimensões ventriculares internas pequenas pode ser difícil de distinguir da miocardiopatia hipertrófica.

TABELA 259-2 ■ Investigação inicial da miocardiopatia

Avaliação clínica

Anamnese e exame físico completos para identificar distúrbios cardíacos e não cardíacos[a]
História familiar detalhada sobre insuficiência cardíaca, miocardiopatia, miopatia esquelética, distúrbios da condução, taquiarritmias e morte súbita
Antecedentes de consumo de bebidas alcoólicas e/ou drogas ilícitas, quimioterapia ou radioterapia[a]
Avaliação da capacidade de realizar atividades rotineiras e desejadas[a]
Avaliação da distribuição de volumes, pressão arterial ortostática, índice de massa corporal[a]

Avaliação laboratorial

Eletrocardiograma[a]
Radiografia de tórax[a]
Ecocardiografia bidimensional com Doppler[a]
Ressonância magnética buscando por evidência de inflamação e fibrose do miocárdio
Bioquímica:
  Sódio,[a] potássio,[a] cálcio,[a] magnésio[a] séricos
  Glicemia de jejum (hemoglobina glicada em pacientes com diabetes melito)
  Creatinina,[a] ureia sanguínea[a]
  Albumina,[a] proteínas totais,[a] testes de função hepática[a]
  Perfil lipídico
  Hormônio estimulante da tireoide (TSH)[a]
  Ferro sérico, saturação de transferrina
  Exame de urina
  Isoformas de creatina-cinase
  Dosagens da troponina cardíaca
Hematologia:
  Hemoglobina/hematócrito[a]
  Contagem global e diferencial de leucócitos,[a] incluindo eosinófilos
  Velocidade de hemossedimentação

Investigação inicial quando há suspeita de diagnósticos específicos

Sequenciamento do DNA para doença genética, seleção de painel com base no fenótipo
Sorologia para infecção quando houver suspeita clínica:
  Viral aguda (vírus Coxsackie, ecovírus, vírus da *influenza*)
  Vírus da imunodeficiência humana
  Chagas (*Trypanosoma cruzi*), Lyme (*Borrelia burgdorferi*), toxoplasmose
Cateterismo com arteriografia das coronárias em pacientes com angina que sejam candidatos à intervenção[a]
Testes sorológicos para doença reumática em atividade
Biópsia endomiocárdica incluindo amostra para microscopia eletrônica quando houver suspeita de diagnóstico específico com implicações terapêuticas

[a]Recomendações de nível I segundo o American College of Cardiology (ACC)/American Heart Association (AHA), Practice Guidelines for Chronic Heart Failure in the Adult.

causam miocardiopatia, em geral com fenótipo de dilatação (Fig. 259-1). Por exemplo, a desmina forma filamentos intermediários que ligam as membranas nuclear e plasmática, as linhas Z e os discos intercalados entre as células musculares. Mutações na desmina prejudicam a transmissão da força e a sinalização para os músculos cardíaco e esquelético e podem causar miopatia combinada cardíaca (restritiva > dilatada) e esquelética.

Defeitos nas proteínas da membrana do sarcolema estão associados a MCD. A mais conhecida é a distrofina, codificada pelo gene *DMD* no cromossomo X, cuja anormalidade causa as distrofias musculares de Duchenne e de Becker. (É interessante ressaltar que alterações na distrofina podem ser adquiridas quando o vírus Coxsackie cliva essa proteína durante a miocardite viral.) Essa proteína fornece uma rede que dá suporte ao sarcolema, conectando-se também ao sarcômero. O defeito funcional progressivo na musculatura cardíaca e esquelética se reflete na forma de vulnerabilidade ao estresse mecânico. Na membrana, a distrofina está associada a um complexo formado por outras proteínas, como a metavinculina, e anormalidades nessas proteínas causam MCD. Os defeitos nas proteínas dos canais do sarcolema (*canalopatias*) em geral estão associados a arritmias primárias, mas as mutações no *SCN5A*, a subunidade alfa da proteína do canal iônico Nav 1.5, diferentes daquelas que causam as síndromes de Brugada ou do QT longo, foram implicadas na MCD com doença da condução.

Defeitos proteicos na membrana nuclear nos músculos cardíaco e esquelético ocorrem com padrão autossômico dominante (lâmina A/C) ou ligado ao X (emerina). Esses defeitos estão associados à alta prevalência de arritmias atriais e ventriculares e às doenças no sistema de condução que, em alguns membros da família, podem ocorrer sem ou antes de miocardiopatia detectável.

A presença de discos intercalados contribui para conexões intracelulares, permitindo que haja acoplamento mecânico e elétrico entre as células, além de conexão de filamentos de desmina dentro da própria célula. Mutações em proteínas do complexo desmossomal comprometem a ligação dos miócitos, que podem ficar desconectados e morrer pela ativação da Wnt/β-catenina e vias de sinalização pró-inflamatórias, sendo substituídos por tecido gorduroso e fibrose. Essas regiões são altamente arritmogênicas e podem sofrer dilatação, formando aneurisma. Embora seja observada com mais frequência no ventrículo direito (miocardiopatia arritmogênica ventricular direita), essa doença pode afetar ambos os ventrículos e foi denominada "miocardiopatia arritmogênica".

Como muitas vias de sinalização são conservadas em múltiplos sistemas, antecipamos a descoberta de manifestações extracardíacas de proteínas anormais consideradas inicialmente restritas ao coração. Por outro lado, já está claramente reconhecido que distúrbios monogênicos do

TABELA 259-3 ■ Defeitos genéticos selecionados associados à miocardiopatia

	Produto genético	Herança	Fenótipo cardíaco	Fenótipo cardíaco isolado[a]	Manifestações extracardíacas
Sarcômero	ACTC1 (actina cardíaca)	AD	MCH, MCD	Sim	
	MYH7 (cadeia pesada de β miosina)	AD	MCH, MCD, NCVE	Sim	Miopatia esquelética
	MYBPC3 (proteína C ligadora de miosina)	AD	MCH	Sim	
	TNNT2 (troponina T cardíaca)	AD	MCH, MCD, NCVE	Sim	
	TNNI3 (troponina I cardíaca)	AD, AR	MCH, MCD, MCR	Sim	
	TTN (titina)	AD	MCD	Sim	
	TPM1 (α-tropomiosina)	AD	MCH, MCD	Sim	
	TNNC1 (troponina cardíaca C)	AD	MCD	Sim	
	MYL2 (cadeia leve de miosina reguladora)	AD	MCH	Sim	Miopatia esquelética
	MYL3 (cadeia leve de miosina essencial)	AD	MCH	Sim	
Disco Z e citoesqueleto	DES (desmina)	AD	MCR, MCD	Sim	Miopatia esquelética
	FLNC (filamina C)	AD	MCD	Sim	Miopatia esquelética
	NEXN (nexilina)	AD	MCD	Sim	
	VCL (vinculina)	AD	MCD	Sim	
Membrana nuclear	LMNA (lâmina A/C)	AD, AR	DCMD	Sim	Miopatia esquelética
	EMD (emerina)	Ligada ao X	DCMD	Não	Miopatia esquelética, contraturas
Acoplamento excitação-contração	PLN (fosfolambano)	AD	MCD, MAVD	Sim	
	SCN5A (NAV 1.5)	AD	DCMD	Sim	Observam-se outras mutações associadas à síndrome de Brugada
	RYR2 (receptor rianodínico cardíaco)	AD	MAVD	Sim	
	CASQ2 (calsequestrina 2)	AR	MAVD	Sim	
Metabolismo celular	PRKAG2 (subunidade γ da AMP-cinase)	AD	MCH+	Sim	
	LAMP2 (proteína de membrana associada ao lisossomo)	Ligada ao X	MCH+	Não[b]	Doença de Danon: miopatia esquelética, déficit cognitivo
	TAZ (tafazina)	Ligada ao X	MCD, NCVE	Não	Síndrome de Barth: miopatia esquelética, déficit cognitivo, neutropenia
	FXN (frataxina)	AR	MCH	Não	Ataxia de Friedreich: ataxia, diabetes melito tipo 2
	TMEM43 (proteína transmembrana 43)	AD	MAVD	Sim	
	GLA (α-galactosidase A)	Ligada ao X	MCH+	Não	Doença de Fabry: insuficiência renal, angioceratomas e neuropatia dolorosa
Mitocôndrias	DNA mitocondrial	Transmissão materna	MCD, MCH	Não	MELAS, MERRF, síndrome de Kearns-Sayre, miopatia ocular
Membrana do sarcolema	DMD (distrofina)	Ligada ao X	MCD	Não[b]	Distrofias musculares de Duchenne e de Becker
	DMPK (proteína-cinase da distrofia miotônica)	AD	MCD	Não	Distrofia miotônica tipo 1
Desmossomo	DSP (desmoplaquina), JUP (placoglobina)	AD, AR	MAVD, MCD	Sim	Síndrome de Carvajal (AR), síndrome de Naxos (AR), "cabelos lanosos" e hiperqueratose palmar e plantar
	DSG2 (desmogleína 2), DSC2 (desmocolina 2), PKP2 (placofilina 2)	AD	MAVD	Sim	
Outros exemplos	RBM20 (motivo de ligação de RNA 20)	AD	MCD	Sim	
	PSEN1 (preselinina-1,2)	AD	MCD	Sim	Demência
	BAG3 (atanogene 3 associado a BCL2)	AD	MCD	Sim	
	ALPK3 (α-cinase 3)	AR	MCH	Sim	

[a]Indica que a apresentação clínica usual é de miocardiopatia isolada, contudo ocasionalmente apresenta manifestações extracardíacas. [b]Indica a possibilidade de fenótipo cardíaco isolado ocorrer em mulheres com defeitos ligados ao X.

Siglas: AD, autossômica dominante; AR, autossômica recessiva; DCMD, doença da condução com miocardiopatia dilatada; MAVD, miocardiopatia arritmogênica ventricular direita; MCD, miocardiopatia dilatada; MCH, miocardiopatia hipertrófica; MCH+, MCH com pré-excitação; MCR, miocardiopatia restritiva; MELAS, síndrome de miopatia mitocondrial com encefalopatia, acidose láctica e episódios semelhantes ao acidente vascular cerebral; MERRF, epilepsia mioclônica com fibras vermelhas rasgadas; NCVE, não compactação do ventrículo esquerdo.

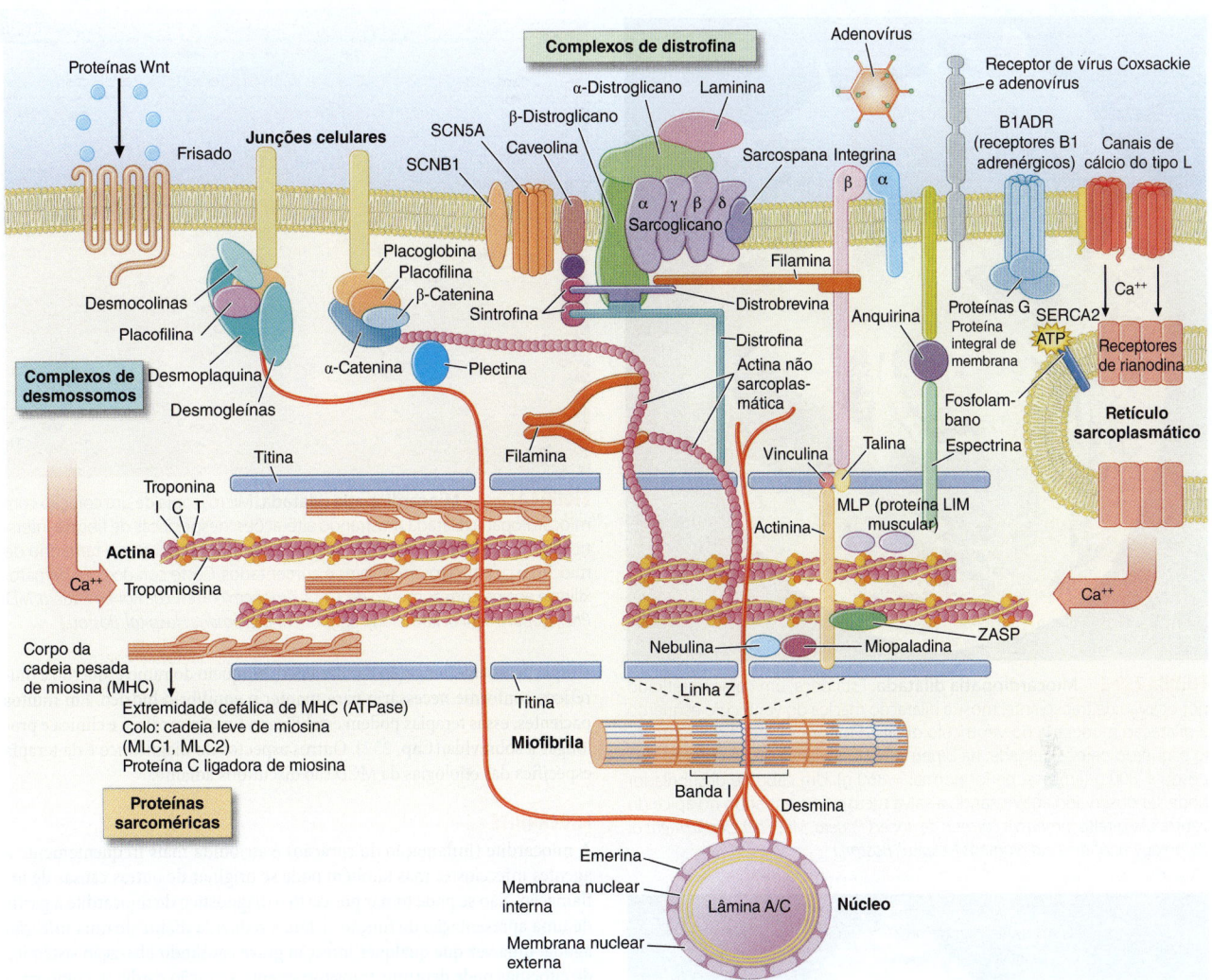

FIGURA 259-1 Desenho de um miócito indicando múltiplos locais de produtos genéticos anormais associados à miocardiopatia. Os principais grupos funcionais incluem proteínas sarcoméricas (actina, miosina, tropomiosina e as proteínas reguladoras associadas), o complexo da distrofina estabilizando e conectando a membrana celular às estruturas intracelulares, os desmossomos associados às conexões célula-célula e à estabilidade, e diversas proteínas do citoesqueleto que integram e estabilizam o miócito. ATP, trifosfato de adenosina. *(Figura adaptada de Jeffrey A. Towbin, MD, University of Tennessee Health Science Center.)*

metabolismo que afetam o coração atingem diversos sistemas orgânicos. Atualmente, é mais importante diagnosticar os defeitos enzimáticos para os quais o tratamento com reposição específica ameniza o curso da doença, como ocorre com a deficiência de α-galactosidase A (doença de Fabry). As anormalidades do DNA mitocondrial (transmissão materna) prejudicam a produção de energia e produzem diversas manifestações clínicas, incluindo déficit cognitivo e miopatia esquelética. A expressão fenotípica é altamente variável, dependendo da distribuição das mitocôndrias maternas durante o desenvolvimento embrionário. Doenças sistêmicas hereditárias, como amiloidose e hemocromatose familiar, podem afetar o coração sem mutação de genes expressos no coração.

Em qualquer paciente com doença genética suspeitada ou confirmada, os membros da família devem ser considerados e avaliados de forma longitudinal. O rastreamento deve incluir ecocardiografia e eletrocardiograma (ECG). As indicações e as implicações dos testes genéticos específicos confirmatórios variam em função de cada mutação em particular. As questões profundas levantadas pelas famílias acerca de doenças sendo compartilhadas e transmitidas merecem uma discussão séria e delicada que, idealmente, deve ser parte do aconselhamento genético feito por pessoal treinado.

MIOCARDIOPATIA DILATADA

A MCD caracteriza-se por um ventrículo esquerdo aumentado com déficit da função sistólica definido por meio da medição da fração de ejeção do ventrículo esquerdo (Figs. 259-2, 259-3 e 259-4). A *insuficiência sistólica é mais proeminente que a disfunção diastólica*. Embora a síndrome da MCD tenha múltiplas etiologias (Tab. 259-4), muitas convergem para vias comuns de resposta secundária e evolução da doença (fenótipo convergente). Quando a lesão do miocárdio é adquirida, alguns miócitos morrem inicialmente, enquanto outros sobrevivem apenas para uma morte tardia programada (apoptose), e os miócitos restantes sofrem hipertrofia em resposta ao aumento na tensão da parede. Fatores locais e circulantes estimulam respostas secundárias nocivas que contribuem para a progressão da doença. O remodelamento dinâmico da estrutura intersticial afeta a função diastólica e o grau de dilatação ventricular. É frequente o desenvolvimento de insuficiência mitral à medida que o aparelho valvar sofre distorção e a insuficiência mitral costuma ser substancial quando o quadro de insuficiência cardíaca é grave. Muitos casos com apresentação "aguda", na verdade, evoluíram silenciosamente por esses estágios ao longo de meses ou anos. A dilatação e a redução da função do ventrículo direito podem resultar diretamente da lesão inicial, mas mais frequentemente ocorrem mais tarde em resposta à pós-carga elevada produzida por hipertensão pulmonar secundária e relacionadas a interações mecânicas com o ventrículo esquerdo em falência.

Independentemente da natureza e do grau da lesão direta à célula e perda, o déficit funcional resultante com frequência reflete respostas secundárias que podem ser modificáveis ou reversíveis. Cerca de um terço dos pacientes com miocardiopatia de início recente apresentam recuperação espontânea substancial. A MCD crônica também pode melhorar em alguns pacientes sem cardiopatia estrutural subjacente para frações de ejeção quase normais durante a terapia recomendada com modulação neuro-hormonal,

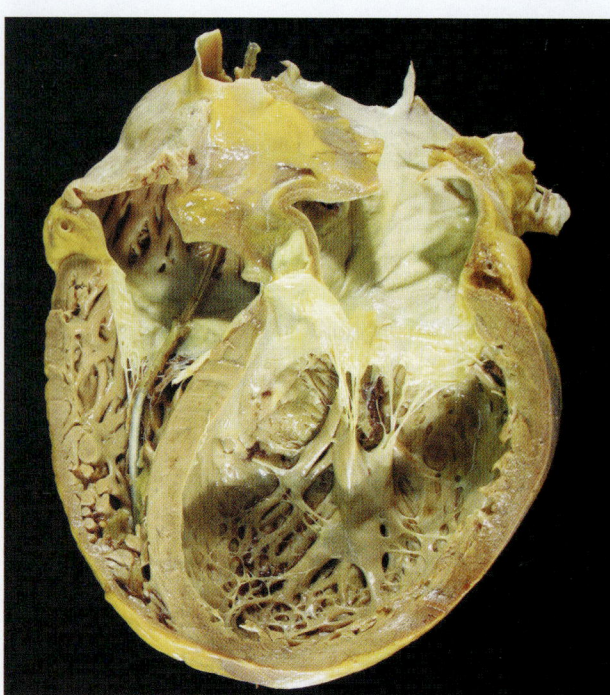

FIGURA 259-2   Miocardiopatia dilatada. Esta peça, um coração retirado por ocasião de transplante, mostra dilatação maciça do ventrículo esquerdo e dilatação moderada do ventrículo direito. Embora a parede do ventrículo esquerdo pareça delgada, há hipertrofia significativa desse coração que pesou > 800 g (limite superior normal = 360 g). Um cabo de desfibrilador pode ser observado atravessando a valva tricúspide e entrando no ápice do ventrículo direito. *(Imagem cortesia de Robert Padera, MD, PhD, Department of Pathology, Brigham and Women's Hospital, Boston.)*

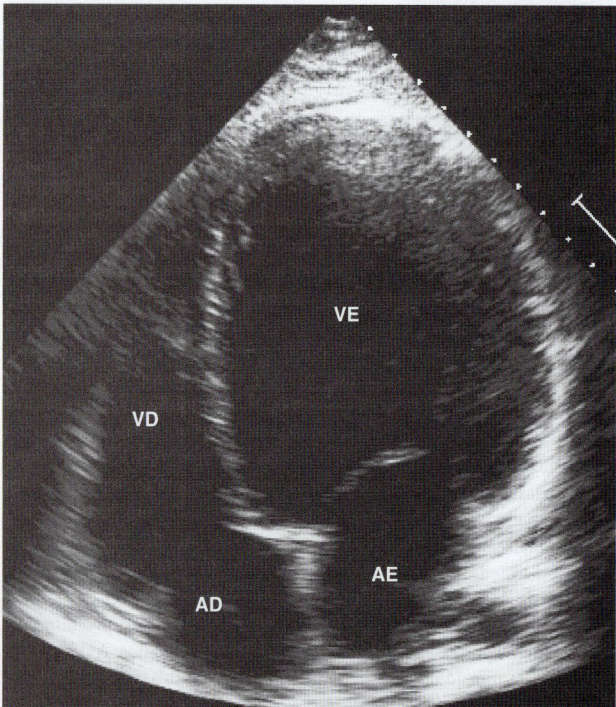

FIGURA 259-3   Miocardiopatia dilatada. Esta ecocardiografia de um paciente jovem do sexo masculino portador de miocardiopatia dilatada revela dilatação global maciça e afinamento das paredes do ventrículo esquerdo (VE). O átrio esquerdo (AE) também está aumentado em comparação ao normal. Observe que as imagens ecocardiográfica e patológica estão verticalmente opostas, uma vez que o VE, por convenção, localiza-se no alto à direita na imagem ecocardiográfica e embaixo à direita nas imagens patológicas. AD, átrio direito; VD, ventrículo direito. *(Imagem cortesia de Justina Wu, MD, Brigham and Women's Hospital, Boston.)*

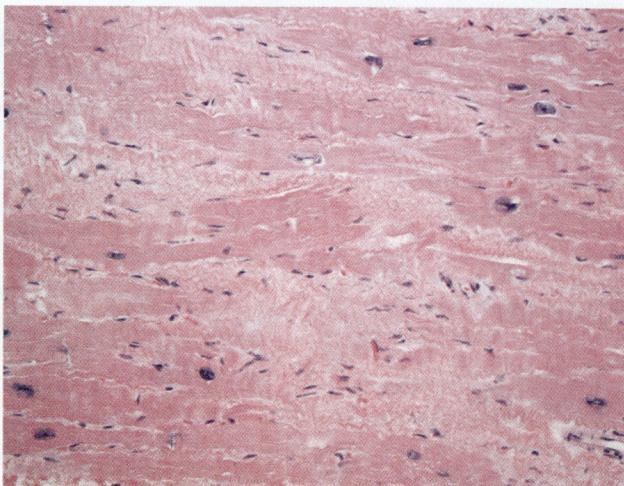

FIGURA 259-4   Miocardiopatia dilatada. Microscopia de um coração com miocardiopatia dilatada mostrando alterações inespecíficas de fibrose intersticial e hipertrofia de miócitos caracterizada por aumento no tamanho do miócito e por núcleos irregulares e aumentados. Corte corado com hematoxilina e eosina com aumento de 100×. *(Imagem cortesia de Robert Padera, MD, PhD, Department of Pathology, Brigham and Women's Hospital, Boston.)*

terapia de ressincronização cardíaca para bloqueio do ramo esquerdo e diuréticos conforme necessário para manter o equilíbrio hídrico. Em muitos pacientes, essas terapias podem estabilizar a função cardíaca e clínica e prolongar a sobrevida **(Cap. 252)**. Outros aspectos do diagnóstico e da terapia específica das etiologias da MCD são discutidos adiante.

MIOCARDITE

A miocardite (inflamação do coração) é atribuída mais frequentemente a agentes infecciosos, mas também pode se originar de outras causas de inflamação. Não se pode tomar por certo o diagnóstico de miocardite a partir de uma apresentação de função sistólica reduzida diante de uma infecção aguda, uma vez que qualquer infecção grave causando liberação sistêmica de citocinas pode deprimir transitoriamente a função cardíaca, como visto com frequência nas unidades de terapia intensiva. A inflamação miocárdica sem uma infecção evidente é vista na sarcoidose e na miocardite de células gigantes, com terapia de inibidor de *checkpoints*, na miocardite eosinofílica ou em associação com doenças autoimunes, como a polimiosite e o lúpus eritematoso sistêmico. A miocardite fulminante pode resultar de infecção viral, terapia de inibição de *checkpoints*, miocardite de células gigantes ou miocardite eosinofílica necrotizante e, frequentemente, é complicada por arritmias recorrentes. O reconhecimento precoce da miocardite fulminante é fundamental, uma vez que a recuperação para uma função cardíaca quase normal pode ocorrer durante suporte circulatório agressivo.

MIOCARDITE INFECCIOSA

As infecções podem lesar o miocárdio por invasão direta, ruptura dos processos celulares normais, produção de substâncias cardiotóxicas ou estimulação de inflamação crônica com ou sem infecção persistente. Há relatos de miocardite com quase todos os tipos de agentes infecciosos, mas a associação mais comum é com vírus e com o protozoário *Trypanosoma cruzi*. A patogênese da miocardite viral foi extensamente estudada em modelos murinos e dividida em três fases. Para a fase da invasão viral direta, o vírus ganha acesso pelo trato respiratório ou gastrintestinal e infecta órgãos que possuem receptores específicos, como os receptores de Coxsackie-adenovírus no coração, que são proeminentes em torno dos discos intercalados e no nó atrioventricular (AV). A invasão viral com replicação pode causar lesão e lise do miocárdio. Por exemplo, a protease enteroviral 2A degrada a proteína estrutural do miócito distrofina e interage com outras proteínas do hospedeiro para induzir apoptose, inibe o fator de resposta sérica do hospedeiro e interfere na autofagia dos agregados proteicos.

A segunda fase é a resposta inespecífica do hospedeiro (inata) à infecção, que é fortemente dependente dos receptores do tipo Toll que reconhecem padrões antigênicos comuns. A liberação de citocina é rápida e seguida por ativação deflagrada e expansão de populações específicas de células T e B. Essa resposta inicial parece ser crucial, uma vez que a

TABELA 259-4 ■ Principais causas de miocardiopatia dilatada (com exemplos comuns)

Miocardite inflamatória
Infecciosa
  Virais (Coxsackie,[a] adenovírus,[a] HIV, hepatite C)
  Parasitária (*T. cruzi* – doença de Chagas, tripanossomíase, toxoplasmose)
  Bacteriana (difteria)
  Espiroquetas (*Borrelia burgdorferi* – doença de Lyme)
  Riquétsia (febre Q)
  Fúngica (com infecção sistêmica)
Não infecciosa
  Doença inflamatória granulomatosa
    Sarcoidose
    Miocardite de células gigantes
  Miocardite eosinofílica
  Polimiosite, dermatomiosite
  Doença vascular do colágeno
  Quimioterapia com inibidor de *checkpoint*
  Rejeição de transplante

Tóxicas
Álcool
Catecolaminas: anfetaminas, cocaína
Quimioterápicos (antraciclinas, trastuzumabe)
Interferona
Outros agentes terapêuticos (hidroxicloroquina, cloroquina)
Fármacos de uso indevido (emetina, esteroides anabolizantes)
Metais pesados: chumbo, mercúrio
Exposições ocupacionais: hidrocarbonetos, arsenicais

Metabólicas[a]
Deficiências nutricionais: tiamina, selênio, carnitina
Deficiências de eletrólitos: cálcio, fosfato, magnésio
Endocrinopatia
  Doença tireoidiana
  Feocromocitoma
  Diabetes melito
Obesidade
Hemocromatose

Defeitos hereditários nas vias metabólicas[a]

Familiar[a] (ver Tab. 259-3)
Miopatia esquelética e cardíaca
Distrofia relacionada com distrofina (Duchenne, Becker)
Miopatias mitocondriais (p. ex., síndrome de Kearns-Sayre)
Hemocromatose
Associadas a outras doenças sistêmicas
Suscetibilidade à miocardite imunomediada

Sobreposição com miocardiopatia não dilatada
"Miocardiopatia minimamente dilatada"
Hemocromatose[a]
Amiloidose[a]
Miocardiopatia hipertrófica[a] ("esgotada")

"Idiopática"[a]

Outras (elementos em comum com as etiologias mencionadas)
Miocardiopatia arritmogênica ventricular direita
Miocardiopatia periparto
Não compactação do ventrículo esquerdo[a]
Miocardiopatia relacionada com taquicardia
  Arritmias supraventriculares com frequência não controlada
  Taquicardia ventricular não sustentada muito frequente ou carga elevada de complexos ventriculares prematuros

[a]Atualmente, alguns casos específicos podem ser associados a mutações em genes específicos para miocardiopatia familiar; outros com fenótipos semelhantes que parecem adquiridos ou idiopáticos talvez representem fatores genéticos ainda não identificados.

---

imunossupressão precoce em modelos animais pode aumentar a replicação viral e agravar a lesão cardíaca. Contudo, o sucesso na recuperação de infecção viral depende não apenas da eficácia da reação imune para reduzir a infecção viral, mas também da infrarregulação oportuna a fim de evitar lesão autoimune continuada no hospedeiro.

A reação imune adquirida secundária (adaptativa) é dirigida especificamente contra as proteínas virais e pode incluir infiltração de células T e produção de anticorpos contra as proteínas virais. Se não for interrompida, a reação imune adquirida pode perpetuar a lesão cardíaca secundária. A liberação continuada de citocinas ativa as metaloproteinases da matriz que podem romper o arcabouço de colágeno e elastina do coração, potencializando a dilatação ventricular. A estimulação de fatores pró-fibróticos leva à fibrose intersticial patológica. Alguns dos anticorpos produzidos por coestimulação ou mimetismo molecular também reconhecem alvos dentro do miócito hospedeiro, como o receptor β-adrenérgico, a α-miosina e a troponina, mas não está evidente se esses anticorpos contribuem ativamente para a disfunção cardíaca em humanos ou simplesmente servem como marcadores da lesão cardíaca.

Não se sabe quanto tempo o vírus persiste no coração humano, se a persistência prolongada do genoma viral continua sendo deletéria, ou com que frequência vírus latentes podem se tornar novamente patogênicos. Genomas de vírus comuns em geral são encontrados em pacientes com diagnóstico clínico de miocardite ou de MCD, mas há pouca informação sobre com que frequência eles estão presentes em pacientes sem doença cardíaca (ver adiante). É necessário que haja mais informações para compreender o tempo relativo e a contribuição da infecção, a resposta imune e as adaptações secundárias na progressão da insuficiência cardíaca após miocardite viral **(Fig. 259-5)**.

Apresentação clínica da miocardite viral A *miocardite viral aguda* frequentemente se apresenta com sintomas e sinais de insuficiência cardíaca, mas pode se apresentar com dor torácica e alterações do ECG sugestivas de pericardite ou infarto agudo do miocárdio, e ocasionalmente com taquiarritmias atriais e ventriculares. O paciente típico para suspeita de miocardite viral é um adulto jovem ou de meia-idade que evolui com dispneia e fraqueza progressivas em poucos dias a semanas após uma síndrome viral acompanhada por febre e mialgia. A apresentação subaguda pode ocorrer dentro de algumas semanas ou meses de uma infecção viral. Como as infecções virais são comuns e a ativação da citocina resultante pode deprimir a função cardíaca, com frequência é difícil determinar se a infecção viral causou miocardite ou desmascarou uma miocardiopatia anteriormente não reconhecida.

Poucos pacientes apresentam miocardite fulminante, com evolução rápida, passando em horas de uma síndrome respiratória febril grave para choque cardiogênico, que pode envolver múltiplos órgãos, causando insuficiência renal, insuficiência hepática e coagulopatia. Esses pacientes em geral são adultos jovens que recentemente tiveram alta de unidade de atendimento de urgência em uso de antibióticos para bronquite, para retornar em poucos dias com choque cardiogênico de evolução rápida. O reconhecimento de pacientes com essa apresentação fulminante tem o potencial de salvar vidas, pois mais da metade pode sobreviver com suporte agressivo, que pode incluir terapia intravenosa com altas doses de catecolaminas e, às vezes, suporte circulatório mecânico temporário. A fração de ejeção desses pacientes costuma ser recuperada para quase normal, embora alguns sobreviventes tenham disfunção diastólica residual que pode limitar a prática de exercícios vigorosos.

A *miocardite viral crônica* é invocada com frequência, mas raramente provada como diagnóstico quando nenhuma outra causa de MCD pode ser identificada. Contudo, muitos casos atribuídos à infecção viral prévia serão reconhecidos posteriormente como devidos a causas genéticas ou por consumo excessivo de álcool ou drogas estimulantes ilícitas. A proporção de MCD crônica devido à infecção viral permanece um assunto controverso.

Avaliação laboratorial para miocardite A investigação inicial em caso suspeito de miocardite inclui um ECG, uma ecocardiografia e níveis séricos de troponina e da creatina-fosfocinase, das quais as frações do músculo cardíaco e esquelético podem estar elevadas. A RM tem sido cada vez mais utilizada para o diagnóstico de miocardite, corroborado, mas não comprovado, pela presença de edema tecidual e realce com gadolínio **(Fig. 259-6)**, em particular na parede média (diferentemente dos territórios normais das artérias coronárias).

A *biópsia endomiocárdica* está indicada quando uma nova apresentação de insuficiência cardíaca é acompanhada por bloqueios de condução ou taquiarritmias ventriculares, que sugerem possíveis etiologias de causas

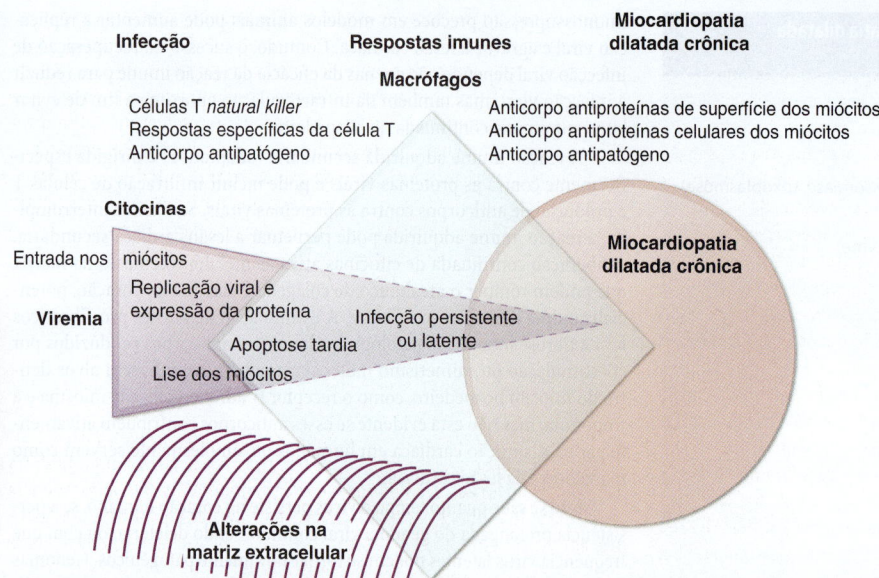

FIGURA 259-5 Diagrama esquemático demonstrando a possível progressão desde a infecção, com respostas diretas, secundárias e autoimunes, até a instalação de miocardiopatia dilatada. A maior parte das evidências corroborando essa sequência foi obtida a partir de modelos animais. Não se sabe até que ponto infecção persistente e/ou reações imunológicas ativas contribuem para a lesão miocárdica sustentada na fase crônica.

inflamatórias não infecciosas que demandam imunossupressão agressiva, como a sarcoidose ou a miocardite de células gigantes. As indicações, o produto e os benefícios da biópsia endomiocárdica para investigação de miocardite ou de miocardiopatia de instalação recente continuam controversas. Os critérios de Dallas para miocardite na biópsia endomiocárdica incluem infiltrado linfocítico com evidência de necrose de miócitos (Fig. 259-7) com resultados negativos em 80 a 90% dos pacientes com miocardite clínica. A negatividade segundo os critérios de Dallas pode refletir erro de amostragem ou resolução precoce do infiltrado linfocítico, mas também pode ser influenciada pela baixa sensibilidade do teste quando a inflamação resulta de lesão mediada por citocinas e por anticorpos. O exame histológico de rotina de biópsia endomiocárdica raramente revela etiologia infecciosa específica, como toxoplasmose ou citomegalovírus. O exame imuno-histoquímico da biópsia do miocárdio costuma ser usado para identificar subtipos ativos de linfócitos e pode detectar suprarregulação de antígenos HLA e a presença de componentes do complemento atribuídos à inflamação, mas a especificidade e a relevância desses achados são incertas.

Um aumento nos títulos virais circulantes entre amostras de sangue na fase aguda e na convalescença corrobora o diagnóstico de miocardite viral aguda com possibilidade de melhora espontânea. Os painéis para vírus respiratórios podem detectar adenovírus, vírus da *influenza* e coronavírus. Não há um papel estabelecido para a medição de anticorpos anticoração circulantes, os quais podem ser resultado, e não causa, da lesão do miocárdio; eles também têm sido encontrados nos pacientes com doença arterial coronariana e miocardiopatia genética.

Os pacientes com síndrome viral ativa ou recente têm sido classificados em três níveis diagnósticos de miocardite. (1) *Possível miocardite aguda subclínica* é diagnosticada quando uma síndrome viral típica ocorre sem sintomas cardíacos, mas com elevação dos biomarcadores de lesão cardíaca, ECG sugestivo de lesão aguda, e/ou redução da fração de ejeção ventricular esquerda ou anormalidade na movimentação regional da parede. (2) *Provável miocardite aguda* é diagnosticada quando os critérios anteriores estão presentes e acompanhados por sintomas cardíacos, como dispneia ou dor torácica, que podem resultar de pericardite ou miocardite. Quando os achados clínicos de pericardite são acompanhados por aumento de troponina ou de CK-MB ou por anormalidade no movimento da parede cardíaca, os termos perimiocardite ou miopericardite algumas vezes são usados. (3) *Miocardite definida* é diagnosticada quando há evidência histológica ou imuno-histológica de inflamação na biópsia endomiocárdica (ver adiante), sem necessidade de qualquer outro critério laboratorial ou clínico. A RM é usada cada vez mais na avaliação inicial para possível miocardite. Com os critérios originais de Lake Louise 2009 para miocardite, um exame positivo necessita de quaisquer dois de três achados: imagem ponderada em T2 anormal ou realce precoce ou tardio com gadolínio. Os critérios revisados para especificidade requerem um critério ponderado em T2 indicando edema e um critério baseado em T1 consistente com lesão inflamatória, embora critérios diagnósticos mais liberais permitindo a presença de qualquer um produzam maior sensibilidade. A presença de derrame pericárdico corrobora o diagnóstico de inflamação, embora não seja específico.

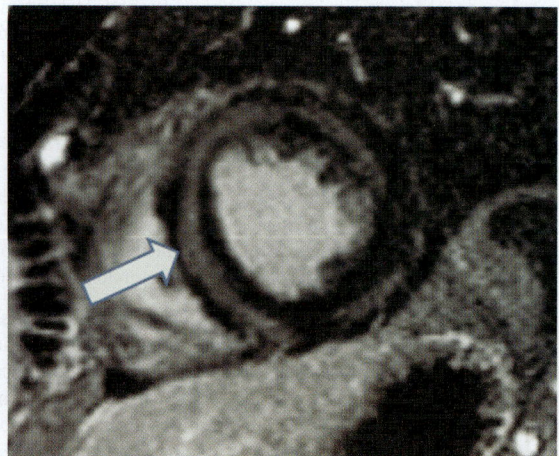

FIGURA 259-6 Imagem de ressonância magnética de miocardite mostrando a localização típica na parede média (*seta*) para realce tardio com gadolínio em razão de inflamação e cicatrização cardíacas. (*Imagem cortesia de Ron Blankstein, MD, e Marcelo Di Carli, MD, Division of Nuclear Medicine, Brigham and Women's Hospital, Boston.*)

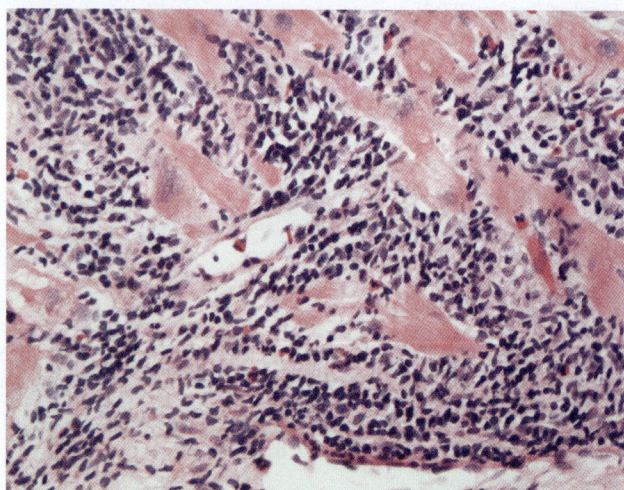

FIGURA 259-7 Miocardite aguda. Imagem de microscopia de tecido endomiocárdico revelando infiltração maciça de monócitos e eosinófilos ocasionais associada à lesão evidente de miócitos. Os núcleos dos miócitos encontram-se aumentados e reativos. Esse envolvimento extenso do miocárdio levaria à substituição por tecido fibroso mesmo se a resposta inflamatória pudesse ser suprimida. Corte corado com hematoxilina e eosina com aumento de 200×. (*Imagem cortesia de Robert Padera, MD, PhD, Department of Pathology, Brigham and Women's Hospital, Boston.*)

VÍRUS ESPECÍFICOS IMPLICADOS NA MIOCARDITE
Nos humanos, os vírus raramente são comprovados como causadores diretos de miocardite clínica. Os primeiros implicados são aqueles da família picornavírus de vírus de RNA, principalmente os enterovírus Coxsackie, ecovírus e poliovírus. O vírus da *influenza*, outro vírus de RNA, tem sido implicado com a miocardite em frequência variável a cada inverno e primavera em função de mudanças no epítopo. Dos vírus de DNA, adenovírus, vaccínia (varíola) e os herpes-vírus (varicela-zóster, citomegalovírus, vírus Epstein-Barr e herpes-vírus humano 6 [HHV-6]) são reconhecidos como causadores de miocardite, mas também ocorrem comumente na população saudável. A reação em cadeia da polimerase (PCR, do inglês *polymerase chain reaction*) detecta genomas virais na maioria dos pacientes com MCD, mas também nos corações normais usados para "controle". Os identificados com mais frequência são parvovírus B19 e HHV-6, que podem afetar o sistema cardiovascular, em parte por meio de infecção de células do endotélio vascular. Contudo, sua contribuição para a miocardiopatia crônica não está confirmada, uma vez que há evidências sorológicas de exposição em muitas crianças e na maioria dos adultos.

O *vírus da imunodeficiência humana* (HIV, do inglês *human immunodeficiency virus*) foi associado a uma incidência de 1 a 2% de MCD. Entretanto, com o advento da terapia antirretroviral altamente ativa (HAART, do inglês *highly active antiretroviral therapy*), o HIV tem sido associado a uma incidência significativamente menor de doença cardíaca. A miocardiopatia no HIV também pode resultar de envolvimento cardíaco com outros vírus associados, como o citomegalovírus e a hepatite C. Fármacos antivirais para tratar a HIV crônica podem causar miocardiopatia, tanto diretamente como por reação de hipersensibilidade. O quadro clínico pode ser complicado por derrame pericárdico e hipertensão pulmonar. Observa-se alta frequência de miocardite linfocítica nas necropsias e foram demonstradas partículas virais no miocárdio em alguns casos, o que é consistente com agressão direta.

A *hepatite C* tem sido repetidamente implicada na miocardiopatia, em particular na Alemanha e na Ásia. A disfunção cardíaca pode melhorar após tratamento com interferona. Como essa citocina por si só deprime a função cardíaca transitoriamente, é essencial a coordenação cuidadosa entre administração do fármaco e avaliação clínica permanente. Os efeitos cardíacos dos tratamentos curativos para hepatite C sobre a função cardíaca ainda não foram bem estudados, mas não parecem ter limitado o sucesso dos transplantes de doadores positivos para hepatite C. O envolvimento cardíaco em casos com hepatite B é incomum, mas pode ser encontrado em associação à vasculite sistêmica (poliarterite nodosa).

Entre os vírus especificamente implicados na miocardite estão *caxumba, vírus sincicial respiratório, arbovírus* (*dengue* e *febre amarela*) e *arenavírus* (*febre Lassa*). Entretanto, para qualquer infecção grave, a resposta inflamatória sistêmica pode causar depressão inespecífica da função cardíaca, que geralmente é reversível quando o paciente sobrevive. A resposta inflamatória inespecífica provavelmente é responsável pela maioria dos achados cardíacos com coronavírus associado à síndrome respiratória aguda grave (SARS-CoV-2, do inglês *coronavirus associated with severe acute respiratory syndrome*), para o qual as informações clínicas têm se acumulado rapidamente. Há alguma evidência de invasão direta dos cardiomiócitos pelo vírus, o que é consistente com um modelo anterior de miocardite aguda em coelhos causada por coronavírus do coelho. Alguns pacientes apresentam alterações do ECG que simulam infarto agudo do miocárdio. O endotélio também é um alvo celular distinto do SARS-CoV-2, e a endoteliopatia vasoconstritiva e pró-trombótica resultante pode contribuir para isquemia miocárdica (e acidente vascular cerebral [AVC]). A lesão dominante ocorre nos pulmões, onde pode se desenvolver uma síndrome da angústia respiratória aguda, particularmente em pacientes mais velhos e naqueles com comorbidades subjacentes. Quando a insuficiência cardíaca se desenvolve mais tarde no curso da doença, geralmente é na vigência de insuficiência respiratória refratária e falência de outros órgãos, sendo improvável a sobrevivência nesses casos.

TERAPIA DA MIOCARDITE VIRAL
Atualmente não há tratamento específico recomendado em qualquer estágio da miocardite viral. Na fase de infecção aguda, evita-se terapia com medicamentos anti-inflamatórios e imunossupressores, uma vez que já foi demonstrado, em modelos animais, que seu uso aumenta a replicação viral e a lesão do miocárdio. A terapia com agentes antivirais específicos (como o oseltamivir) não foi estudada em relação ao envolvimento cardíaco. Há pesquisas em andamento avaliando o impacto da terapia antiviral no tratamento da persistência viral crônica identificada em biópsia endomiocárdica.

Os ensaios de grande porte avaliando terapia imunossupressora em pacientes com miocardite positiva segundo os critérios de Dallas foram negativos. Há alguns resultados iniciais estimulantes em pesquisas em andamento com terapia imunossupressora em casos de miocardite imunomediada definida por critérios imuno-histológicos em biópsia ou por anticorpos antimiocárdio circulantes, na ausência de genomas virais no miocárdio. Entretanto, atualmente não há recomendação de uso de terapia antiviral ou de tratamento com anti-inflamatório. Até que se tenha uma melhor compreensão das fases da miocardite viral e dos efeitos das terapias direcionadas, o tratamento continuará a ser orientado pelas recomendações gerais para MCD.

OUTRAS CAUSAS INFECCIOSAS
Miocardite por parasitas
A *doença de Chagas* é a terceira infecção parasitária mais frequente no mundo e a causa infecciosa mais comum de miocardiopatia. O protozoário *T. cruzi* geralmente é transmitido pela picada de um inseto (triatoma), o qual é endêmico em áreas rurais nas Américas do Sul e Central. A transmissão também pode ocorrer por meio de transfusão de sangue, doação de órgão, entre mãe e feto e, às vezes, por via oral. Embora programas de erradicação do inseto-vetor tenham reduzido a prevalência de cerca de 16 milhões para < 10 milhões na América do Sul, têm sido identificados casos em número crescente nos países desenvolvidos do Ocidente (ver "Perspectivas globais", no fim deste capitulo).

Há diversos mecanismos patogênicos implicados. O próprio parasita pode causar lise dos miócitos e lesão neuronal primária. Respostas imunes específicas podem reconhecer os parasitas ou antígenos relacionados e levar à ativação imunológica crônica na ausência de parasitas detectáveis. Técnicas moleculares revelaram persistência de fragmentos de DNA do parasita em indivíduos infectados. Uma evidência complementar de infecção persistente é a erupção de lesões parasitárias cutâneas durante imunossupressão após transplante cardíaco. Assim como na miocardite viral, os papéis relativos da infecção persistente e da lesão autoimune secundária não foram definidos (Fig. 259-5). Um fator adicional para a progressão da doença de Chagas é a disfunção autonômica e a lesão microvascular, que podem contribuir para os problemas gastrintestinais e cardíacos.

A fase aguda da doença de Chagas com parasitemia em geral passa despercebida, mas em menos de 5% dos casos há um quadro clínico de apresentação poucas semanas após a infecção, com sintomas inespecíficos ou, algumas vezes, com miocardite aguda e meningoencefalite. Se não houver tratamento antiparasitário, a fase silenciosa progride lentamente durante > 10 a 30 anos em quase metade dos casos para manifestar-se nas fases crônicas com sintomas cardíacos e gastrintestinais. As características típicas da doença de Chagas são anormalidades no sistema de condução, em particular disfunção no nó sinusal e no nó AV, além de bloqueio do ramo direito. Também ocorrem fibrilação atrial e taquiarritmias ventriculares. É comum observar pequenos aneurismas ventriculares, principalmente no ápice ventricular. Esses ventrículos dilatados são particularmente trombogênicos, dando origem a êmbolos pulmonares e sistêmicos. Poucas vezes realiza-se o xenodiagnóstico, a detecção do parasita propriamente dito. Os testes sorológicos para anticorpos IgG específicos contra o tripanossoma não são suficientemente específicos ou sensíveis, havendo necessidade de dois testes sorológicos positivos independentes para firmar o diagnóstico.

O tratamento dos estágios avançados da doença concentra-se nas suas manifestações clínicas e inclui medicamento para insuficiência cardíaca, marca-passo-desfibrilador e anticoagulante. As terapias antiparasitárias mais comuns são benznidazol e nifurtimox, que são eficazes em crianças com infecção crônica por *T. cruzi*. Ambos os fármacos estão associados a múltiplas reações graves, incluindo dermatite, desconforto gastrintestinal e neuropatia. Além disso, em um grande estudo em adultos com miocardiopatia chagásica estabelecida, o benznidazol não evitou a progressão da doença, deixando o papel da terapia antiparasitária indefinido. A sobrevida é < 30% em 5 anos após a instalação de insuficiência cardíaca franca. Pacientes sem doença extracardíaca importante ocasionalmente são submetidos a transplante; após isso, eles necessitam de exames de vigilância e terapia antiparasitária recorrente para supressão de reativação da infecção.

A *tripanossomíase africana* é causada pela picada da mosca-tsé-tsé, podendo ocorrer em viajantes expostos durante visitas ao continente africano. A forma africana ocidental é causada por *Trypanosoma brucei gambiense* e evolui silenciosamente ao longo de anos. A forma africana oriental, causada por *T. brucei rhodesiense*, pode evoluir rapidamente, por meio de infiltração perivascular, para miocardite e insuficiência cardíaca, com arritmias frequentes. O diagnóstico é feito por meio da identificação do tripanossoma no sangue, nos linfonodos ou em outros locais afetados. A terapia antiparasitária tem eficácia limitada e é determinada pelo tipo específico e pelo estágio da infecção. A *toxoplasmose* é contraída pelo consumo de carne bovina ou suína malcozida infectada, e transmitida a partir das fezes de felinos, transplante de órgão, transfusão de sangue ou por via materno-fetal. Hospedeiros imunocomprometidos são mais propensos a experimentar reativação de infecção latente a partir de cistos, encontrados em até 40% das necropsias de pacientes que morrem por infecção por HIV. A toxoplasmose pode se apresentar sob a forma de encefalite ou coriorretinite e, no coração, pode causar miocardite, derrame pericárdico, pericardite constritiva e insuficiência cardíaca. O diagnóstico em paciente imunocompetente é feito quando há IgM positiva e a IgG se torna positiva mais tarde. Pode-se suspeitar de toxoplasmose ativa em paciente imunocomprometido com miocardite e títulos positivos de IgG para toxoplasmose, em particular quando os testes de avidez indicam alta especificidade do anticorpo. Amostras fortuitas às vezes revelam cistos no miocárdio. O tratamento deve incluir pirimetamina e sulfadiazina ou clindamicina.

A *triquinelose* é causada pela larva de *Trichinella spiralis* ingerida com carne malcozida. Larvas migrando para a musculatura esquelética causam mialgia, fraqueza e febre. Também podem ser encontrados edema periorbital e facial e hemorragia conjuntival e retiniana. Embora a larva possa invadir o miocárdio, é rara a ocorrência de insuficiência cardíaca clinicamente manifesta e, quando observada, é atribuída à resposta inflamatória eosinofílica. O diagnóstico é feito com a detecção sorológica de anticorpos específicos e corroborado pela presença de eosinofilia. O tratamento inclui a administração de anti-helmínticos (albendazol, mebendazol) e glicocorticoides quando a inflamação for intensa.

O envolvimento cardíaco por *Echinococcus* é raro, mas são possíveis a formação e a ruptura de cistos no miocárdio e no pericárdio.

Infecções bacterianas A maior parte das infecções bacterianas pode envolver o coração por invasão direta e formação de abscesso, mas essa ocorrência é rara. O mais comum é que a resposta inflamatória sistêmica deprima a contratilidade nas infecções graves e sepse. A difteria afeta especificamente o coração em quase metade dos casos, e o envolvimento cardíaco é a causa mais comum de morte nos pacientes com a doença. A prevalência de vacinação alterou a incidência da difteria, que passou das crianças em todo o mundo para aquelas de países sem imunização rotineira e para populações de mais idade que tenham perdido a imunidade. O bacilo libera uma toxina que bloqueia a síntese proteica, afetando particularmente o sistema de condução. A antitoxina específica deve ser administrada assim que possível, com prioridade em relação à antibioticoterapia. A toxina do clostrídio causa lesão miocárdica, e podem ser detectadas bolhas de gás no miocárdio, com formação ocasional de abscesso no miocárdio e no pericárdio. A infecção por estreptococo β-hemolítico está mais associada à febre reumática aguda, caracterizada por inflamação e fibrose de valvas cardíacas e de tecido conectivo sistêmico, mas também pode produzir miocardite com infiltrado focal ou difuso de células mononucleares. Outras infecções bacterianas sistêmicas que podem comprometer o coração são transmitidas por *Brucella*, *Legionella*, *Meningococcus*, *Mycoplasma*, *Chlamydia psittaci* e *Salmonella* e, nesses casos, o tratamento específico é direcionado à infecção sistêmica.

A tuberculose pode envolver diretamente o miocárdio ou comprometer a função cardíaca por meio de pericardite tuberculosa, o que raramente ocorre quando a doença é tratada com antibióticos. A doença de Whipple é causada por *Tropheryma whipplei*. As manifestações mais comuns encontram-se no trato gastrintestinal, mas também pode haver pericardite, arterite coronária, lesões valvares e, às vezes, insuficiência cardíaca clinicamente manifesta. Os esquemas com múltiplos fármacos antituberculose são efetivos, mas a doença tende a recidivar mesmo com tratamento apropriado.

Infecções transmitidas por carrapatos A miocardite por espiroqueta foi diagnosticada a partir de biópsia do miocárdio contendo *Borrelia burgdorferi*, que causa a doença de Lyme. A cardite de Lyme, na maioria dos casos, apresenta-se com artrite e doença do sistema de condução, a qual se resolve em 1 a 2 semanas com antibioticoterapia e raramente implica insuficiência cardíaca crônica. Outras doenças transmitidas por carrapatos associadas a doenças febris e miocardite incluem febre maculosa das Montanhas Rochosas, febre Q e erliquiose, todas tratadas com doxiciclina isoladamente ou em combinação com outros agentes.

MIOCARDITE NÃO INFECCIOSA

A inflamação do miocárdio pode ocorrer na ausência de causas infecciosas. O paradigma da miocardite inflamatória não infecciosa é a rejeição de transplante cardíaco, a partir do qual aprendemos que a depressão do miocárdio pode se desenvolver e reverter rapidamente, que mediadores não celulares, como anticorpos e citocinas, têm papel importante além dos linfócitos, e que antígenos miocárdicos são expostos por lesões físicas ou infecção viral prévias.

O processo inflamatório não infeccioso mais diagnosticado no miocárdio é a miocardite granulomatosa, a qual inclui sarcoidose e miocardite de células gigantes. A sarcoidose, discutida no **Capítulo 367**, é uma doença multissistêmica que costuma afetar os pulmões. Embora classicamente se apresente com maior prevalência em homens jovens negros, a epidemiologia parece estar mudando, com identificação crescente de casos entre indivíduos brancos vivendo em áreas não urbanas. Os pacientes com sarcoidose pulmonar têm maior risco de envolvimento cardíaco, mas a sarcoidose cardíaca também pode ocorrer sem que haja doença pulmonar clinicamente evidente. A concentração regional da doença corrobora a suspeita de que a reação granulomatosa seria desencadeada por um agente infeccioso ou por alergênico ambiental ainda não identificados.

Os locais e a densidade dos granulomas cardíacos, o tempo de evolução e o grau de envolvimento extracardíaco variam notavelmente. Os pacientes podem se apresentar com insuficiência cardíaca de instalação rápida e taquiarritmias ventriculares, bloqueio de condução, síndrome de dor torácica ou achados cardíacos menores em cenário de comprometimento ocular, exantema cutâneo infiltrativo ou quadro febril inespecífico. Também podem se apresentar de forma menos aguda após meses ou anos de sintomas cardíacos flutuantes. Quando a taquicardia ventricular ou o bloqueio na condução dominam o quadro clínico inicial de insuficiência cardíaca sem doença arterial coronariana, deve-se suspeitar de miocardite granulomatosa.

Dependendo do tempo de evolução, os ventrículos podem apresentar padrão restritivo ou dilatado. Com frequência, há predominância ventricular direita tanto de dilatação quanto de arritmias, algumas vezes atribuídas inicialmente à miocardiopatia arritmogênica ventricular direita, com a qual a sarcoidose compartilha múltiplas características.

Pequenos aneurismas ventriculares são comuns no coração com sarcoide. A tomografia computadorizada (TC) do tórax costuma revelar linfadenopatia pulmonar mesmo quando não há doença nos pulmões. A imagem metabólica (tomografia computadorizada por emissão de pósitrons [PET, do inglês *positron emission tomography*]) de todo o tórax pode identificar lesões sarcoides em atividade que são ávidas por glicose. A imagem de RM do coração pode identificar fibrose miocárdica em um padrão incompatível com infarto do miocárdio, e esse tipo distinto de realce tardio de gadolínio está associado, como em outras cardiopatias, com maior risco de arritmias ventriculares. Para excluir infecções crônicas, como tuberculose ou histoplasmose como causa da linfadenopatia, o diagnóstico geralmente requer confirmação patológica. A biópsia de linfonodos mediastinais aumentados é o exame com maior positividade. A dispersão dos granulomas da sarcoidose dificulta a positividade da biópsia cardíaca **(Fig. 259-8)**.

O tratamento imunossupressor da sarcoidose é iniciado com glicocorticoides em altas doses, frequentemente suplementado com metotrexato, e geralmente é mais eficaz na supressão de arritmias do que na recuperação de uma função sistólica gravemente comprometida. Os pacientes com lesões sarcoides que persistam ou recidivem durante a retirada progressiva dos corticosteroides são considerados candidatos a outras terapias imunossupressoras. Em geral, estão indicados marca-passo e desfibriladores implantáveis para prevenção, respectivamente, de bloqueio cardíaco ou taquicardia ventricular potencialmente fatais. Considerando que a inflamação costuma evoluir com fibrose extensa que além de prejudicar a função cardíaca proporciona vias para arritmias por reentrada, o prognóstico é melhor quando a granulomatose não é extensa e a fração de ejeção não está excessivamente reduzida.

A *miocardite de células gigantes* é menos comum que a sarcoidose, mas é responsável por 10 a 20% dos casos de miocardite com biópsia positiva. A miocardite de células gigantes se apresenta, em geral, com insuficiência cardíaca rapidamente progressiva e taquiarritmias em pacientes geralmente mais velhos do que aqueles com miocardite viral aguda. As lesões granulomatosas difusas circundadas por infiltrado inflamatório extenso dificilmente passam despercebidas à biópsia do endocárdio, frequentemente com infiltrado eosinofílico extenso. As doenças associadas são timomas, tireoidite, anemia perniciosa, outras doenças autoimunes e, por vezes, infecções recentes. A terapia isolada com glicocorticoides raramente é eficaz, mas, em combinação com outras terapias imunossupressoras similares às usadas para rejeição grave ao transplante, ela pode melhorar os resultados em

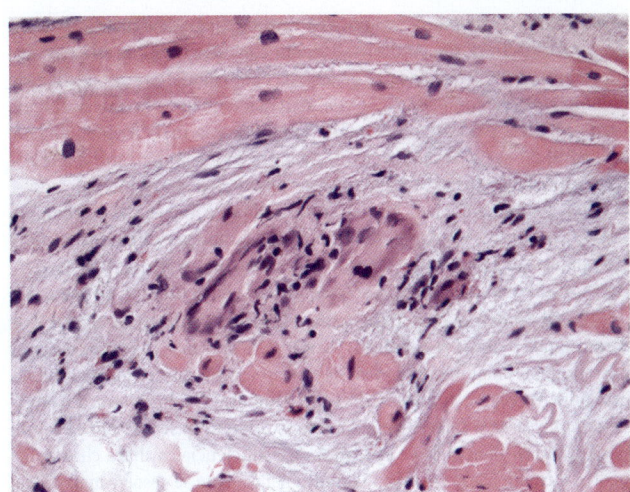

FIGURA 259-8 **Sarcoidose.** Imagem de microscopia de biópsia endomiocárdica mostrando granuloma não caseoso e fibrose intersticial associada, típicos da sarcoidose. Não foram encontrados microrganismos com as colorações específicas nem foi identificado material estranho. Corte corado com hematoxilina e eosina com aumento de 200×. *(Imagem cortesia de Robert Padera, MD, PhD, Department of Pathology, Brigham and Women's Hospital, Boston.)*

curto prazo em pacientes que estão hemodinamicamente estáveis na apresentação. A maioria dos pacientes em choque cardiogênico por miocardite de células gigantes evoluem para suporte mecânico urgente ou transplante, que pode ser impedido por infecção sistêmica por imunossupressão intensiva. Embora as gravidades da apresentação e da histologia do miocárdio sejam mais fulminantes do que na sarcoidose, o achado ocasional de miocardite de células gigantes após quadro de sarcoidose sugere que elas possam compartilhar o mesmo espectro de doença.

A *miocardite eosinofílica* pode ser uma manifestação importante da síndrome hipereosinofílica que, nos países do ocidente, costuma ser idiopática, embora nos países mediterrâneos e da África provavelmente seja consequência de infecção antecedente. Também pode ser encontrada em síndromes eosinofílicas sistêmicas como síndrome de Churg-Strauss ou câncer. A *miocardite por hipersensibilidade* frequentemente é um diagnóstico inesperado, feito quando a biópsia revela infiltrado com linfócitos e monócitos e elevada proporção de eosinófilos. Na maioria dos casos, a reação é atribuída a antibióticos, em particular aqueles tomados cronicamente, mas diuréticos tiazídicos, anticonvulsivantes, indometacina e metildopa também foram implicados. Foram relatadas associações ocasionais com a vacina contra varíola. Embora a contagem de eosinófilos circulantes possa estar ligeiramente aumentada na miocardite por hipersensibilidade, ela não alcança os níveis da síndrome hipereosinofílica. Glicocorticoides em altas doses e afastamento do agente desencadeante são medidas potencialmente curativas para a miocardite por hipersensibilidade.

A miocardite frequentemente está associada a doenças inflamatórias sistêmicas, como *polimiosite* e *dermatomiosite*, as quais afetam os músculos esqueléticos e cardíaco. Embora a miocardite inflamatória não infecciosa algumas vezes seja incluída no diagnóstico diferencial, o envolvimento cardíaco em pacientes com doença do tecido conectivo, como lúpus eritematoso sistêmico, mais frequentemente se apresenta como pericardite, vasculite, hipertensão pulmonar e doença arterial coronariana acelerada.

A forma mais dramática de miocardite inflamatória não infecciosa é aquela vista com os inibidores combinados dos *checkpoints* imunológicos. A terapia com anticorpos monoclonais direcionados para desbloquear a resposta imune do hospedeiro tem produzido remissões notáveis de melanoma, carcinoma de células renais, linfoma de Hodgkin refratário e outros tumores avançados. Receptores inibitórios em linfócitos T (como CTLA4 e PD-1) e os ligantes de "morte programada", como PD-L1, interagem nos tecidos-alvo para desligar a ativação imune como parte da autorregulação normal. As células tumorais podem suprarregular esses ligantes para evitar o reconhecimento imunológico. Anticorpos para os receptores ou ligantes inibitórios podem despertar a resposta do hospedeiro, mas também desencadear um ataque imunológico contra os tecidos do hospedeiro que expressam PD-L1, que incluem miócitos e células endoteliais e vários órgãos, como fígado, pâncreas, tireoide, pele e músculo esquelético. A frequência de miocardite é relatada em < 0,5%, é maior com a terapia monoclonal contra PD-1 do que contra CTLA4 e é mais de 10 vezes maior com o uso combinado de dois inibidores do *checkpoint*. Os pacientes podem se apresentar com insuficiência cardíaca aguda, frequentemente com arritmias eletrocardiográficas bizarras ou distúrbios da condução e com evidência de miosite esquelética. A ecocardiografia pode sugerir edema do miocárdio sem dilatação ventricular, e a fração de ejeção inicial pode não estar acentuadamente reduzida. A troponina geralmente é positiva, o peptídeo natriurético do tipo B pode estar elevado e a creatina-fosfocinase pode ser alta, particularmente quando há envolvimento esquelético. Quando realizada, a RM mostra inflamação disseminada e a biópsia mostra extensa infiltração linfocitária com células T CD4+ e CD8+ e macrófagos CD68+. O diagnóstico deve ser suspeitado imediatamente com a apresentação cardíaca aguda em pacientes tratados com inibidores do *checkpoint*, que também pode apresentar inicialmente envolvimento de outros sistemas de órgãos, o que requer manejo multidisciplinar urgente, geralmente em unidade de terapia intensiva. A terapia inicial envolve glicocorticoides em altas doses, que podem ser seguidos por outros agentes imunossupressores. A mortalidade relatada na miocardite fulminante por inibição do *checkpoint* tem sido de aproximadamente 50% e é maior com a inibição combinada de *checkpoint*. Menos comumente, o envolvimento cardiovascular pode causar pericardite ou arterite, particularmente a arterite temporal.

MIOCARDIOPATIA PERIPARTO

A miocardiopatia periparto (MCPP) desenvolve-se durante o último trimestre de gestação ou nos primeiros 6 meses após a gravidez, afetando entre 1:2.000 e 1:4.000 nascimentos nos Estados Unidos. Entre os fatores de risco estão idade materna avançada, paridade aumentada, gestação gemelar, desnutrição, uso de terapia tocolítica para parto prematuro e pré-eclâmpsia ou toxemia da gravidez. Vários desses fatores de risco contribuem para a sinalização antiangiogênica por meio da secreção de inibidores do fator de crescimento do endotélio vascular (VEGF, do inglês *vascular endothelial growth factor*), como o FLT1 solúvel (sFLT1). Estudos recentes em animais e em humanos confirmaram o papel da reserva angiogênica diminuída na patogênese da MCPP, que pode ser resgatada pela correção do desequilíbrio angiogênico. Outro mecanismo proposto recentemente invoca um fragmento anormal da clivagem da prolactina, induzida por estresse oxidativo e que também afeta a angiogênese; essa observação levou a pesquisas preliminares utilizando a bromocriptina como possível agente terapêutico.

Todavia, outros processos também contribuem para a MCPP. A insuficiência cardíaca logo após o parto costumava ser frequente na Nigéria, onde havia o costume de fazer as parturientes ingerirem sal enquanto deitadas em um leito aquecido, o que, provavelmente, prejudicava a mobilização do volume circulante em excesso após o parto. No mundo ocidental, a miocardite linfocítica foi encontrada algumas vezes nas biópsias de miocárdio. Supôs-se que essa inflamação refletiria a maior suscetibilidade à miocardite viral ou uma miocardite autoimune por reação cruzada dos anticorpos antiuterinos contra o músculo cardíaco.

Como a maior demanda circulatória da gravidez pode agravar outras doenças cardíacas que não tenham sido previamente diagnosticadas, é essencial para o diagnóstico de MCPP que não haja qualquer evidência de distúrbio cardíaco anterior. Em contrapartida, a insuficiência cardíaca com apresentação mais precoce durante a gravidez é denominada miocardiopatia associada à gravidez (MCAG). Tanto a MCPP quanto a MCAG foram observadas em algumas famílias com outras apresentações de MCD. Assim como na MCD familiar e na esporádica, as mutações truncadas, predominantemente em *TTN*, estão presentes em 15% dos pacientes com MCPP e estão associadas a disfunção sistólica persistente. A gestação pode representar um exemplo de desencadeante ambiental para a expressão fenotípica acelerada de uma miocardiopatia genética.

MIOCARDIOPATIA TÓXICA

Há relatos de cardiotoxicidade com diversos agentes ambientais e farmacológicos. Frequentemente, essas associações são encontradas apenas com níveis muito elevados de exposição ou em casos de superdosagem aguda, nas quais as alterações eletrocardiográficas e hemodinâmicas agudas podem refletir tanto efeito direto do agente quanto toxicidade sistêmica.

O **álcool** é a toxina mais frequentemente implicada na MCD. O consumo excessivo pode contribuir para mais de 10% dos casos de insuficiência cardíaca, incluindo exacerbação de insuficiência cardíaca com cardiopatia estrutural. A miocardiopatia alcoólica causa muito mais internações em homens do que em mulheres, mas a prevalência é semelhante entre homens e mulheres com alcoolismo, com disfunção ventricular esquerda detectada em cerca de um terço dos pacientes assintomáticos. Estima-se que a ingestão de álcool necessária para causar miocardiopatia seja de 4 a 5 onças ou 80 a 100 gramas de etanol puro diariamente por 5 a 10 anos, cerca de 1 litro de vinho, 8 cervejas ou 250 mL de bebidas mais fortes. O consumo excessivo frequente de álcool também pode ser suficiente. A toxicidade é atribuída ao álcool e a seu metabólito primário, o acetaldeído. A exposição intensa crônica pode alterar o metabolismo, a síntese proteica, a utilização do substrato e o estresse oxidativo. Polimorfismos dos genes que codificam a álcool-desidrogenase e a enzima conversora de angiotensina podem influenciar a probabilidade de miocardiopatia alcoólica em indivíduos com consumo excessivo. Atualmente, as deficiências vitamínicas sobrepostas e aditivos tóxicos do álcool raramente são implicados. Mutações em *TTN* e em outros genes da MCD podem ser identificadas em cerca de 10% dos pacientes com miocardiopatia alcoólica presumida.

Muitos pacientes com miocardiopatia alcoólica encontram-se plenamente funcionais no seu cotidiano, sem estigmas evidentes de alcoolismo. O comprometimento cardíaco na miocardiopatia alcoólica grave representa a soma de danos permanentes com um componente substancial que seria reversível com a cessação do consumo de bebidas alcoólicas. A fibrilação atrial é comum tanto no início da doença ("coração de feriado") quanto nos estágios avançados. O tratamento clínico inclui antagonistas neuro-hormonais e diuréticos, de acordo com a necessidade, para controle da distribuição hídrica. A retirada deve ser feita sob supervisão para evitar agravamento da insuficiência cardíaca ou arritmias e com garantia de suporte continuado. Mesmo na doença grave, a melhora acentuada pode ocorrer dentro de 3 a 6 meses de abstinência, mas o prognóstico é sombrio se o consumo de bebidas alcoólicas continuar.

Cocaína, *anfetaminas* e estimulantes catecolaminérgicos relacionados podem produzir miocardiopatia crônica, assim como isquemia aguda, taquiarritmias, hipertensão maligna, dissecção aórtica e AVC. A patologia cardíaca revela microinfartos consistentes com isquemia de pequenos vasos, similar aos que são vistos com feocromocitoma, e trombose secundária à disfunção endotelial no caso da cocaína.

Os **agentes quimioterápicos** são os fármacos mais implicados na miocardiopatia tóxica. O uso judicioso equilibra os riscos do câncer com os riscos de cardiotoxicidade impostos não apenas pelos esquemas terapêuticos, mas também pelo perfil cardiovascular do paciente e, possivelmente, por fatores genéticos que influenciam a resposta do miócito à lesão. O tratamento com fármacos cardiotóxicos ou radiação pode justificar a designação de insuficiência cardíaca "estágio B", com alterações assintomáticas na estrutura cardíaca e nos biomarcadores. Quando os sintomas se tornam aparentes, o prognóstico com insuficiência cardíaca é pior do que o de muitos tipos de câncer.

As *antraciclinas* (p. ex., doxorrubicina) causam alterações histológicas características com degeneração vacuolar e perda de miofibrilas. Múltiplos mecanismos foram implicados, envolvendo espécies reativas de oxigênio e compostos de ferro, dano mitocondrial, fatores de transcrição como fator induzido por hipoxia e, mais recentemente, inibição da topoisomerase II envolvida no reparo do DNA. O risco de cardiotoxicidade aumenta com a idade avançada, com doença cardíaca preexistente, doses mais altas ou terapias combinadas ou na irradiação do tórax esquerdo. A disfunção sistólica pode ocorrer de forma aguda com sintomas de insuficiência cardíaca observados logo após a administração do fármaco, mas é mais frequentemente detectada pela ecocardiografia de acompanhamento durante o primeiro ano após a exposição. A cardiotoxicidade da doxorrubicina geralmente não resulta em dilatação acentuada do VE, de modo que o volume de ejeção e a perfusão sistêmica podem ser gravemente reduzidos apenas com uma modesta redução na fração de ejeção. A terapia para a fração de ejeção reduzida inclui bloqueio dos receptores β-adrenérgicos e inibição do sistema renina-angiotensina, com dados conflitantes sobre se esses agentes diminuem a toxicidade quando administrados em paralelo com quimioterapia. Anteriormente considerados como tendo um curso com agravamento inexorável, muitos pacientes com insuficiência cardíaca sintomática podem melhorar para uma função quase normal com o manejo cuidadoso, incluindo a prevenção de insultos secundários, como a fibrilação atrial ou hipertensão. O curso difere em algumas crianças que fazem uso desses fármacos antes da puberdade, nos quais o crescimento inadequado do coração pode levar à insuficiência cardíaca refratária quando o paciente atinge a terceira década de vida.

O *trastuzumabe* é um dos anticorpos monoclonais humanizados que interfere nos receptores 2 de crescimento da epiderme humana (HER2), cruciais para o crescimento de tumores, como o câncer de mama, e para os processos de adaptação cardíaca. A cardiotoxicidade é mais alta quando as antraciclinas são administradas em conjunto com o trastuzumabe; no entanto, menos toxicidade é observada agora quando esses agentes são combinados em comparação com a toxicidade observada anteriormente com paclitaxel para câncer de mama. Embora seja mais frequentemente reversível do que a cardiotoxicidade da antraciclina, a miocardiopatia por trastuzumabe pode persistir em cerca de um terço dos pacientes afetados e pode progredir para insuficiência cardíaca clínica e morte. Para cardiotoxicidade com antraciclinas ou trastuzumabe, a terapia é recomendada como para outras causas de fração de ejeção reduzida, mas não está claro se o tratamento aumenta a taxa espontânea de melhora ou se diminui a progressão.

A cardiotoxicidade por *ciclofosfamida* e *ifosfamida* em geral ocorre de forma aguda e com doses muito altas. A 5-fluorurarcila, a cisplatina e alguns outros agentes alquilantes podem causar espasmos coronários recorrentes que podem levar à depressão da contratilidade. A administração aguda de *alfainterferona*, interleucina 2 e outras terapias baseadas em citocinas podem causar hipotensão e arritmias. A insuficiência cardíaca clínica que ocorre durante a administração crônica geralmente se resolve após a descontinuação do fármaco.

O VEGF, produzido endogenamente ou por tumores, melhora a angiogênese por meio da ativação das vias de sinalização do VEGF. Inibidores dessa via e de seus receptores são potentes contra múltiplos cânceres. Muitas pequenas moléculas *inibidoras da tirosina-cinase* que afetam o VEGF estão em uso para tipos diferentes de câncer. Embora esses agentes estejam "direcionados" a receptores tumorais específicos ou suas vias, a conservação biológica das vias de sinalização significa que alguns desses fármacos também encontram alvos no sistema cardiovascular e outros sistemas de órgãos. As pressões sanguíneas aumentam na maioria dos pacientes durante a terapia, o que é atribuído a um desequilíbrio entre os vasodilatadores e vasoconstritores endógenos e alteração da função glomerular. Hipertensão e proteinúria podem se desenvolver com esses agentes, do mesmo modo que a pré-eclâmpsia, e a apresentação está associada a maior risco de doença cardíaca no futuro. A identificação da cardiotoxicidade durante o tratamento com esses agentes é complicada porque eles ocasionalmente causam acúmulo de líquido na periferia (edema maleolar, edema periorbital, derrame pleural) em razão de fatores locais, e não de elevação na pressão venosa central. As abordagens terapêuticas incluem suspensão dos inibidores da tirosina-cinase (quando possível) e uso do tratamento convencional para insuficiência cardíaca. Novos inibidores da tirosina-cinase eficazes contra múltiplas cinases podem ter efeitos mais complexos fora do alvo.

A toxicidade mais dramática da terapia contemporânea do câncer resulta de inibidores combinados dos *checkpoints* imunológicos, que bloqueia a supressão natural contrarregulatória das células T e libera a inflamação potencialmente fatal que ocorre em múltiplos órgãos, incluindo o coração e os vasos. Essa discussão se encontra na seção sobre miocardite não infecciosa, anteriormente.

Os *inibidores do proteasomo* usados para tratar mieloma múltiplo estão associados a um risco aumentado de hipertensão, eventos isquêmicos, tromboembolismo e insuficiência cardíaca. O agente mais potente, carfilzomibe, parece ser mais cardiotóxico do que o bortezomibe.

Outros fármacos que podem causar cardiotoxicidade durante o uso crônico incluem os antagonistas do fator de necrose tumoral α usados em doenças reumatológicas, e carbamazepina, clozapina e lítio usados para doenças neurológicas e psiquiátricas. As terapias antirretrovirais para HIV foram implicadas na miocardiopatia. A cloroquina e a hidroxicloroquina são usadas amplamente para lúpus eritematoso sistêmico e artrite reumatoide e podem reduzir a fração de ejeção, seja com o fenótipo restritivo ou o dilatado, frequentemente em associação com bloqueio da condução. O mecanismo presumido da toxicidade é o comprometimento da função lisossomal, com acúmulo de corpos de inclusão que podem ser vistos na biópsia cardíaca.

A **exposição tóxica** pode causar arritmias ou lesão no sistema respiratório de forma aguda durante acidentes. A exposição crônica a hidrocarbonetos, fluorcarbonetos, arsênio, chumbo e mercúrio está relacionada com cardiotoxicidade.

CAUSAS METABÓLICAS DE MIOCARDIOPATIA

Os **distúrbios endócrinos** afetam diversos sistemas orgânicos, incluindo o coração. *Hipertireoidismo* e *hipotireoidismo* não costumam causar insuficiência cardíaca clinicamente manifesta, mas em geral agravam insuficiência cardíaca previamente existente. Os sinais clínicos de doença tireoidiana podem estar mascarados e, portanto, os testes de função tireoidiana devem fazer parte da rotina de investigação de miocardiopatia. O hipertireoidismo sempre deve ser considerado em casos de fibrilação atrial ou taquicardia ventricular de início recente ou, ainda, nos pacientes com fibrilação atrial com resposta ventricular acelerada de difícil controle. A causa mais comum atualmente de anormalidade tireoidiana na população de cardíacos é o tratamento das taquiarritmias com amiodarona, um medicamento com alto teor de iodo. O hipotireoidismo deve ser tratado com progressão muito lenta dos suplementos tireoidianos a fim de evitar agravar taquiarritmias e insuficiência cardíaca. Hipertireoidismo e insuficiência cardíaca formam uma combinação perigosa que merece supervisão rigorosa, frequentemente com hospitalização durante a titulação da dose de medicamentos antitireoidianos, os quais podem desencadear descompensação da insuficiência cardíaca de forma rápida e fatal.

O *feocromocitoma* é uma doença rara, mas que deve ser considerada quando um paciente apresenta insuficiência cardíaca e grande labilidade na pressão arterial e na frequência cardíaca, algumas vezes com episódios de palpitação (Cap. 387). Os pacientes com feocromocitoma com frequência apresentam hipotensão postural. Além do uso de antagonistas dos receptores α-adrenérgicos, o tratamento definitivo requer extirpação cirúrgica. Os estados com renina muito elevada, como aqueles causados por estenose de artéria renal, podem levar a uma pequena depressão na fração de ejeção, com pouca ou nenhuma dilatação ventricular e sintomas altamente lábeis, como edema pulmonar instantâneo, relacionados com alterações súbitas no tônus vascular e no volume intravascular.

Há controvérsias quanto à possibilidade de *diabetes* e *obesidade* serem suficientes para causar miocardiopatia. A maioria dos casos de insuficiência cardíaca em diabéticos resulta de doença coronariana epicárdica, com aumento do risco de doença arterial coronariana em razão de hipertensão arterial e disfunção renal concomitantes. A miocardiopatia pode resultar, em parte, de resistência à insulina e de aumento nos produtos finais de glicosilação avançada, os quais prejudicam as funções sistólicas e diastólicas. Contudo, boa parte da disfunção pode ser atribuída a focos dispersos de isquemia, resultantes de afunilamento distal das coronárias e redução da perfusão microvascular mesmo sem focos proximais de estenose. O diabetes é um fator típico na insuficiência cardíaca com fração de ejeção "preservada", junto com hipertensão arterial, idade avançada e sexo feminino.

Geralmente, é aceita a existência de uma miocardiopatia causada por *obesidade*. Além do envolvimento cardíaco em razão de diabetes, hipertensão arterial e inflamação vascular características da síndrome metabólica, a obesidade por si só está associada à redução da excreção do excesso de volume, o que, com o tempo, pode levar a aumento da tensão na parede e respostas adaptativas secundárias moduladas por neuro-hormônios. A retenção hídrica pode ser agravada por ingestão de grandes volumes de líquido e pela depuração rápida dos peptídeos natriuréticos pelo tecido adiposo. Na ausência de outras causas óbvias de miocardiopatia em um paciente obeso com disfunção sistólica sem dilatação ventricular acentuada, a redução efetiva no peso com frequência está associada a grande melhora na fração de ejeção e na função clínica. Há descrição de melhora da função cardíaca após cirurgia bariátrica bem-sucedida, embora todas as cirurgias de grande porte imponham aumento do risco para pacientes com insuficiência cardíaca. Má absorção e deficiências nutricionais pós-operatórias, como as de cálcio e fosfato, podem ser particularmente prejudiciais aos pacientes com miocardiopatia.

Deficiências nutricionais às vezes podem causar MCD, mas não é uma causa geralmente implicada nos países desenvolvidos. A *cardiopatia do beri béri* causada por deficiência de tiamina pode resultar de desnutrição em populações subnutridas e nos pacientes que retiram grande parte de suas calorias de bebidas alcoólicas, tendo havido relatos de ocorrência em adolescentes nutridos apenas com alimentos altamente processados. Inicialmente, a doença é um estado de vasodilatação com insuficiência cardíaca de altíssimo débito que mais tarde pode evoluir para estado de baixo débito; a reposição de tiamina pode levar à rápida recuperação da função cardiovascular. Alterações no metabolismo da *carnitina* podem causar miocardiopatia dilatada ou restritiva, geralmente em crianças. Deficiências de oligoelementos, como o *selênio*, podem causar miocardiopatia (doença de Keshan).

O *cálcio* é essencial para o acoplamento excitação-contração. A deficiência crônica de cálcio, como a que ocorre no hipoparatireoidismo (particularmente pós-cirúrgico) ou na disfunção intestinal (síndromes diarreicas e após ressecção extensa), pode causar insuficiência cardíaca crônica grave, a qual responde em dias ou semanas à reposição agressiva de cálcio.

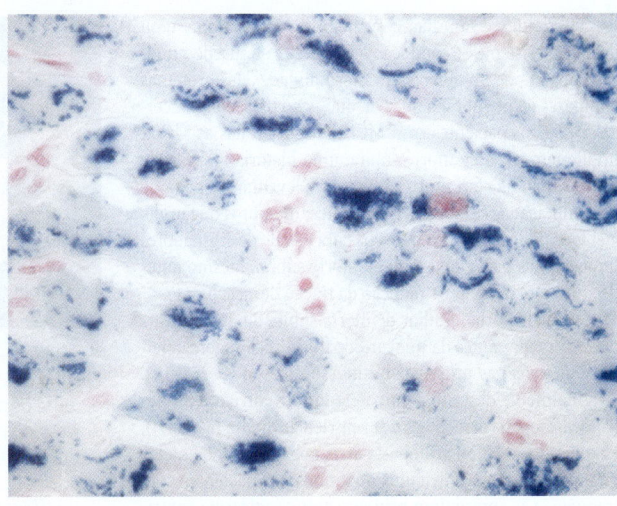

FIGURA 259-9 **Hemocromatose.** Imagem microscópica de biópsia de endomiocárdio mostrando depósito extenso de ferro dentro dos miócitos cardíacos corado com azul da Prússia (aumento de 400×). *(Imagem cortesia de Robert Padera, MD, PhD, Department of Pathology, Brigham and Women's Hospital, Boston.)*

O *fosfato* é um componente dos compostos de alta energia necessários à transferência eficiente de energia e a diversas vias de sinalização. É possível haver *hipofosfatemia* em períodos de inanição e com a realimentação precoce após jejum prolongado e, às vezes, durante hiperalimentação.

A *hemocromatose* é classificada ora como doença metabólica, ora como doença de armazenamento (Cap. 414). Ela está incluída entre as causas de miocardiopatia restritiva, mas a apresentação clínica com frequência é de MCD. A forma autossômica recessiva está ligada ao gene *HFE*. Com até 10% da população heterozigota para uma mutação, a prevalência clínica pode chegar a 1 a cada 500. As taxas mais baixas observadas enfatizam a penetrância limitada da doença, o que sugere a participação de outros fatores genéticos e ambientais, como o alcoolismo, afetando a expressão clínica. A siderose cardíaca também pode ser adquirida por sobrecarga de ferro devido a hemoglobinopatias em pacientes tratados com transfusões recorrentes. O ferro em excesso deposita-se no compartimento perinuclear dos cardiomiócitos, o que resulta em ruptura da arquitetura intracelular e disfunção mitocondrial. O diagnóstico é feito com facilidade com dosagem do ferro sérico e da saturação da transferrina, com limiar > 60% nos homens e > 45 a 50% nas mulheres. A RM ajuda a quantificar as reservas de ferro no fígado e no coração, e a biópsia de tecido endomiocárdico pode ser corada para ferro (Fig. 259-9), o que é particularmente importante se o paciente tiver outra causa de miocardiopatia. Se diagnosticada precocemente, a hemocromatose com frequência pode ser tratada com flebotomias repetidas para remover o ferro em excesso. Nos casos com sobrecarga mais grave de ferro, o tratamento de quelação de ferro com desferroxamina (deferoxamina) ou deferasirox pode ajudar a melhorar a função cardíaca se a perda de miócitos com substituição por tecido fibrótico não for muito intensa.

Os erros inatos do metabolismo ocasionalmente se apresentam como MCD, embora na maioria das vezes estejam associados à miocardiopatia restritiva (Tab. 259-4).

MIOCARDIOPATIA DILATADA FAMILIAR

As bases genéticas da miocardiopatia são discutidas na seção "Causas genéticas de miocardiopatia", anteriormente. A frequência reconhecida de envolvimento familiar para MCD aumentou para mais de 30%. Mutações no gene *TTN*, que codifica a proteína sarcomérica gigante titina, são a causa mais comum de MCD, respondendo por até 25% dessas doenças familiares. Em média, os homens com mutações em *TTN* desenvolvem miocardiopatia uma década antes das mulheres, sem características clínicas distintivas. Mutações nos genes dos filamentos grossos e finos respondem por cerca de 8% das MCDs e podem se manifestar no início da infância.

As síndromes familiares de miocardiopatia com manifestações extracardíacas mais identificadas são as *distrofias musculares*. As distrofias de Duchenne e de Becker, esta última mais leve, resultam de anormalidades no gene da distrofina da membrana do sarcolema, ligado ao X. A miopatia esquelética está presente em diversas outras miocardiopatias genéticas (Tab. 259-3), algumas associadas com aumento da creatina-cinase.

Pacientes e famílias com história de arritmias e/ou doença do sistema de condução que precede ou sucede a miocardiopatia podem apresentar anormalidades das proteínas laminares na membrana nuclear, que estão presentes em cerca de 5% dos pacientes com MCD. Embora todas as MCDs impliquem risco de morte súbita, uma história familiar de miocardiopatia com morte súbita deve levantar suspeita de uma mutação arritmogênica específica; membros de família afetados podem ser considerados para uso de desfibriladores implantáveis para prevenção de morte súbita, mesmo antes de atingirem o limiar de redução da fração de ejeção.

Uma história familiar de morte súbita ou de taquicardia ventricular antes da miocardiopatia clínica sugere defeitos genéticos nas proteínas desmossômicas (Fig. 259-10). Originalmente descrito como afetando o ventrículo direito (miocardiopatia arritmogênica ventricular direita [MAVD]), esse distúrbio (miocardiopatia arritmogênica) pode afetar qualquer um dos ventrículos ou ambos. Os pacientes com frequência se apresentam primeiro com taquicardia ventricular. Defeitos genéticos em proteínas do complexo desmossomal rompem as junções e aderências entre os miócitos, levando à substituição de miocárdio por depósitos de gordura. As paredes ventriculares finas podem ser identificadas na ecocardiografia, mas são mais bem visualizadas com RM. Como os desmossomos também são importantes para a elasticidade dos pelos e da pele, algumas das proteínas desmossomais defeituosas estão associadas a características como "cabelo lanoso" e espessamento da pele das palmas das mãos e plantas dos pés. Em geral, indicam-se desfibriladores implantáveis para prevenção de morte súbita. Observa-se evolução variável com falência direita, esquerda ou biventricular.

A *não compactação do ventrículo esquerdo* é um quadro de prevalência desconhecida que vem sendo cada vez mais suspeitado com o refinamento das técnicas de imagem. Entre os critérios diagnósticos estão presença de múltiplas trabéculas no ventrículo esquerdo em posição distal aos músculos papilares, criando um aspecto "esponjoso" no ápice, mas cada vez mais são reconhecidas como achados inespecíficos em outras doenças cardíacas. A não compactação foi associada a múltiplas variantes genéticas nos genes sarcoméricos e em outros genes, como o *TAZ* (que codifica a tafazina). O diagnóstico pode ser feito incidentalmente ou em pacientes previamente diagnosticados com miocardiopatia, nos quais os critérios para não compactação possam surgir e ser resolvidos com alteração nas funções e dimensões do ventrículo esquerdo. As três características principais de arritmias ventriculares, eventos embólicos e insuficiência cardíaca são amplamente restritas a pacientes com não compactação e disfunção sistólica concomitante. O tratamento geralmente inclui anticoagulação e consideração precoce de indicação de desfibrilador implantável, além de antagonistas neuro-hormonais conforme indicado para o estágio da doença.

Algumas famílias herdam uma suscetibilidade à miocardite induzida por vírus. Essa propensão talvez esteja relacionada com anormalidades em receptores na superfície celular, como o receptor para o Coxsackie-adenovírus, que se liga a proteínas virais. Alguns podem apresentar homologia parcial com proteínas virais, de modo que uma resposta autoimune é desencadeada contra o miocárdio.

O prognóstico e o tratamento da MCD familiar são determinados primariamente pelo estágio da doença clínica e pelo risco de morte súbita. Em alguns casos, a etiologia familiar facilita as decisões prognósticas, em particular no que se refere à probabilidade de recuperação após diagnóstico recente, que é baixa para casos com doença familiar. A velocidade de progressão da doença é, em alguma extensão, herdada, embora haja grande variação. Entretanto, houve casos de remissão clínica impressionante após apresentação aguda, provavelmente em razão de agressão adicional reversível, como taquicardia prolongada ou miocardite infecciosa.

MIOCARDIOPATIA DE TAKOTSUBO

A síndrome de balonamento apical, ou miocardiopatia induzida por estresse, ocorre caracteristicamente em mulheres idosas após algum estresse intenso e súbito, emocional ou físico. O ventrículo apresenta dilatação global com contração basal, o que lhe confere a forma de um pote de pescoço estreito (*takotsubo*) usado no Japão para aprisionar polvos. Originalmente descrita no Japão, tem sido cada vez mais identificada em outros países durante cateterismo de emergência e em admissão em unidade de terapia intensiva por quadros não cardíacos. Entre as formas de apresentação estão

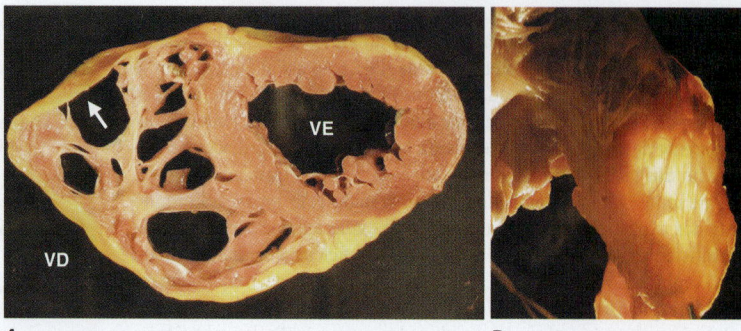

FIGURA 259-10 Miocardiopatia arritmogênica ventricular direita. **A.** Corte transversal de uma peça patológica removida durante transplante, revelando dilatação e afinamento graves do ventrículo direito (VD) com substituição extensa do miocárdio ventricular direito por tecido gorduroso. **B.** A espessura impressionantemente fina da parede livre do VD é revelada por transiluminação. VE, ventrículo esquerdo. (*Imagens cortesia de Gayle Winters, MD, e Richard Mitchell, MD, PhD, Division of Pathology, Brigham and Women's Hospital, Boston.*)

edema pulmonar, hipotensão e dor torácica com alterações no ECG semelhantes àquelas de infarto agudo. A disfunção ventricular esquerda estende-se além da distribuição de uma artéria coronária específica e geralmente se resolve em dias a semanas. Os modelos animais e as biópsias ventriculares sugerem que essa miocardiopatia aguda talvez resulte de ativação simpática intensa com heterogeneidade da inervação autonômica do miocárdio, espasmo microvascular difuso e/ou toxicidade direta por catecolaminas. A RM cardíaca demonstra edema miocárdico difuso sem necrose. A angiografia das coronárias pode ser necessária para afastar a possibilidade de obstrução aguda. Nenhum tratamento se mostrou benéfico, mas entre as estratégias consideradas razoáveis estão uso de nitratos para o edema pulmonar; balão intra-aórtico em caso de baixo débito, desde que não haja obstrução transitória da via de saída do ventrículo esquerdo; uso de bloqueadores α e β combinados em vez de betabloqueadores seletivos se o paciente estiver hemodinamicamente estável; e administração de magnésio para tratamento de arritmias relacionadas com prolongamento de QT. O prognóstico em longo prazo geralmente é bom, com a menor mortalidade associada com episódios deflagrados por gatilhos emocionais e não físicos. As complicações intra-hospitalares e a mortalidade são similares ao infarto agudo do miocárdio. Foram descritas recorrências em até 10% dos pacientes.

MCD IDIOPÁTICA

A MCD **idiopática** é um diagnóstico de exclusão quando todos os fatores conhecidos tiverem sido excluídos. Cerca de dois terços das MCDs ainda são classificadas como idiopáticas; contudo, é possível que uma grande proporção delas reflita doenças genéticas não identificadas. A reavaliação continuada da etiologia durante o acompanhamento de insuficiência cardíaca crônica com frequência revela causas específicas ao longo da evolução do paciente.

TIPOS SOBREPOSTOS DE MIOCARDIOPATIA

As limitações de nossa classificação fenotípica são reveladas pelas diversas sobreposições entre etiologias e apresentações dos três tipos. Uma miocardiopatia com redução da função sistólica mas sem dilatação grave pode representar uma MCD em fase inicial, uma "miocardiopatia minimamente dilatada" ou uma doença restritiva sem aumento acentuado da espessura da parede ventricular. Por exemplo, a sarcoidose e a hemocromatose podem se apresentar com padrão de doença dilatada ou restritiva. Nos seus estágios iniciais, a amiloidose frequentemente é confundida com miocardiopatia hipertrófica. Às vezes, observa-se evolução de miocardiopatia hipertrófica para uma fase de colapso, com redução da contratilidade e pequena dilatação do ventrículo. As sobreposições são particularmente comuns com os distúrbios metabólicos hereditários, os quais podem se apresentar com qualquer um dos três fenótipos principais (Fig. 259-4).

DISTÚRBIOS DAS VIAS METABÓLICAS

Diversos distúrbios genéticos das vias metabólicas podem causar doença do miocárdio em razão de infiltração de produtos anormais ou de células que os contêm entre os miócitos e de doenças do armazenamento devido ao acúmulo desses produtos dentro das células (Tabs. 259-3 e 259-4). A miocardiopatia hipertrófica pode ser imitada pelo miocárdio espessado

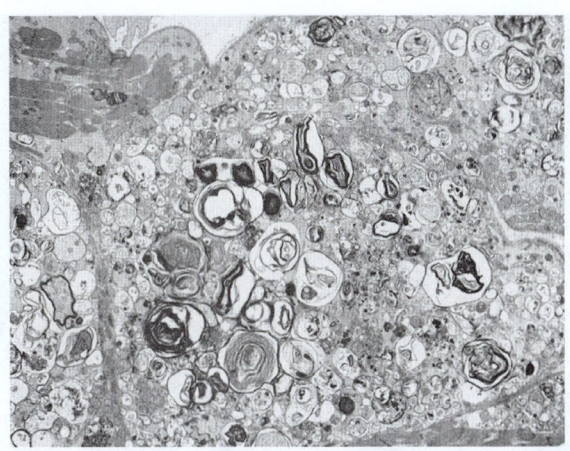

FIGURA 259-11 Doença de Fabry. Micrografia eletrônica de transmissão de amostra de biópsia de endomiocárdio ventricular direito em alta magnificação mostrando as inclusões lamelares concêntricas de glicoesfingolipídeos características que se acumulam como resultado da deficiência da enzima lisossomal α-galactosidase A. Imagem obtida com aumento de 15.000×. *(Imagem cortesia de Robert Padera, MD, PhD, Department of Pathology, Brigham and Women's Hospital, Boston.)*

com esses produtos anormais que causam "pseudo-hipertrofia", geralmente com um intervalo PR anormalmente curto. O fenótipo pseudo-hipertrófico é o mais comum, mas podem ocorrer miocardiopatias dilatada e restritiva. A maioria dessas doenças é diagnosticada durante a infância.

A *doença de Fabry* resulta de uma deficiência da enzima lisossomal α-galactosidase A, causada por 1 entre mais de 160 mutações em *GLA*. Trata-se de distúrbio do metabolismo glicoesfingolipídico ligado ao X que também pode causar doença clínica em portadoras do sexo feminino. O acúmulo de glicolipídeos pode estar limitado aos tecidos cardíacos, mas com frequência também envolve a pele, os nervos periféricos e os rins. O exame à microscopia eletrônica de tecidos obtidos com biópsia endomiocárdica revela vesículas contendo figuras lamelares concêntricas com valor diagnóstico **(Fig. 259-11)**. O diagnóstico pode ser feito por meio de avaliação da atividade enzimática e/ou sequenciamento do *GLA* e é crucial porque a reposição enzimática pode reduzir depósitos anormais e melhorar a função cardíaca e clínica. A extensão do impacto clínico não foi bem estabelecida para esse tratamento, que requer infusões frequentes da enzima ao custo de > 100 mil dólares por ano. A terapia de acompanhamento oral, migalastate, estabiliza formas mutantes de α-galactosidase, aumenta a atividade enzimática e foi aprovada para uso em um subconjunto de pacientes com doença de Fabry, portadores de mutações passíveis de tratamento com esse fármaco. A reposição da enzima também pode melhorar a evolução na doença de Gaucher, na qual células ricas em cerebrosídeos acumulam-se em diversos órgãos em razão da deficiência de β-glicosidase. As células ricas em cerebrosídeos infiltram-se no coração, o que também pode levar a derrame pericárdico hemorrágico e doença valvar.

As doenças do depósito do glicogênio causam acúmulo de produtos de armazenamento lisossomal e de glicogênio intracelular, em particular na *doença do depósito do glicogênio tipo III*, em razão da deficiência da enzima desramificadora. Há > 10 tipos de *mucopolissacaridoses*, nos quais deficiências autossômicas recessivas ou ligadas ao X de enzimas lisossomais levam a acúmulo de glicosaminoglicanos no esqueleto, no sistema nervoso e, às vezes, no coração. Com fácies característica, estatura baixa e déficit cognitivo frequente, a maioria dos casos é diagnosticada na infância e não chega à vida adulta.

A carnitina é um cofator essencial no metabolismo dos ácidos graxos de cadeia longa. Foram descritos múltiplos defeitos que levam à deficiência de carnitina, causando inclusões de lipídeos intracelulares e MCD ou restritiva, frequentemente com início na infância. A oxidação de ácidos graxos requer diversas etapas metabólicas dependentes de enzimas específicas, as quais podem estar deficientes, com interações complexas com a carnitina. Dependendo do defeito, a miopatia cardíaca e esquelética pode ser melhorada com reposição de intermediários dos ácidos graxos e de carnitina.

Duas miocardiopatias metabólicas monogênicas causam aumento acentuado na espessura da parede ventricular sem aumento nas subunidades musculares ou na contratilidade. Mutações nas subunidades regulatórias gama-2 das proteínas-cinases ativadas pelo monofosfato de adenosina, importantes para o metabolismo da glicose (*PRKAG2*), foram associadas à alta prevalência de anormalidades na condução elétrica cardíaca, como bloqueio AV e pré-excitação ventricular. Há relatos de vários defeitos em uma proteína de membrana associada ao lisossomo e ligada ao X (*LAMP2*). Esse defeito pode ser transmitido pela mãe ou ocorrer esporadicamente e já foi isolado, ocasionalmente, no coração, embora com frequência cause uma síndrome com miopatia esquelética, deficiência intelectual e disfunção hepática conhecida como *doença de Danon*. Uma hipertrofia ventricular esquerda extrema ocorre precocemente, muitas vezes ainda na infância, podendo evoluir rapidamente para insuficiência cardíaca terminal com baixa fração de ejeção. Nesses distúrbios metabólicos, a microscopia eletrônica revela miócitos aumentados por múltiplos vacúolos intracelulares contendo subprodutos metabólicos.

MIOCARDIOPATIA RESTRITIVA

A miocardiopatia restritiva é dominada por uma função diastólica anormal, frequentemente com redução leve na contratilidade e na fração de ejeção (geralmente 30-50%). Ambos os átrios estão aumentados, algumas vezes de forma maciça. É possível haver uma pequena dilatação do ventrículo esquerdo, em geral com diâmetro diastólico final < 6 cm. As pressões diastólicas finais estão aumentadas em ambos os ventrículos, com preservação do débito cardíaco até as fases tardias da doença. Uma intolerância sutil aos exercícios geralmente é o primeiro sintoma, mas com frequência passa despercebida até a apresentação clínica com sintomas congestivos. As doenças restritivas com frequência se apresentam com relativamente mais sintomas do lado direito, como edema, desconforto abdominal e ascite, embora as pressões de enchimento estejam elevadas em ambos os ventrículos. O *ictus cordis* está menos deslocado do que na MCD e é menos dinâmico do que na miocardiopatia hipertrófica. A quarta bulha é mais comum do que a terceira bulha estando o paciente em ritmo sinusal, mas a fibrilação atrial é comum. As pressões do pulso venoso jugular frequentemente apresentam descenso Y rápido, podendo aumentar durante a inspiração (sinal de Kussmaul positivo). Em sua maioria, as miocardiopatias restritivas são causadas por infiltração de substâncias anormais entre os miócitos, armazenamento anormal de produtos metabólicos dentro dos miócitos ou lesão fibrótica **(Tab. 259-5)**. No diagnóstico diferencial, deve-se incluir a pericardite constritiva, na qual também há predomínio de insuficiência cardíaca direita.

DOENÇA INFILTRATIVA

A miocardiopatia restritiva mais comum é a amiloidose, na qual uma proteína comum se agrupa em folhas pregueadas β de fibrilas amiloides que se infiltram entre as células dos órgãos-alvo **(Figs. 259-12, 259-13 e 259-14)**. Quase todo amiloide que afeta o coração é causado por agrupamento de imunoglobulina de cadeia leve a partir de células plasmáticas clonais (AL ou amiloide "primária") ou de transtiretina (ATTR), que é produzida no fígado e pode ser uma proteína mutante hereditária (ATTRm) ou a proteína normal (ATTRwt [*wild-type*, ou tipo selvagem], que se acumula com o avanço da idade, levando à amiloidose cardíaca em metade das pessoas com > 90 anos de idade, porém clinicamente muito mais comum em homens do que em mulheres). Há múltiplas mutações na molécula de transtiretina, das quais a mais comum é V122I, que confere um risco aumentado de 50% de insuficiência cardíaca nos 3 a 4% de afro-americanos que são heterozigóticos, mas frequentemente é silenciosa no aspecto clínico.

A falência do coração direito com frequência domina a apresentação clínica da amiloidose cardíaca, embora ambos os ventrículos sejam afetados. A doença do sistema de condução e a fibrilação atrial são comuns. A síndrome nefrótica é comum no amiloide AL, que também pode causar angina à medida que o amiloide envolve as artérias coronárias. Como a cavidade ventricular é diminuída pela infiltração amiloide, o débito cardíaco pode ser muito baixo, com uma modesta redução na fração de ejeção. Neuropatia periférica e autonômica são comuns tanto na amiloidose AL quanto na amiloidose ATTRm. Uma história de síndrome do túnel carpal é comum na ATTRm e ATTRwt, geralmente precedendo os sintomas cardíacos em muitos anos. A ATTRwt também está associada à estenose medular.

A amiloidose deve ser suspeitada quando o miocárdio ventricular aparece espesso no exame de imagem com ECG evidenciando baixa voltagem, mas essa incompatibilidade é mais comum com amiloidose AL do que TTR. O aumento atrial é proeminente e a disfunção diastólica é mais grave do que em outras causas de hipertrofia. A tensão longitudinal com frequência está mais preservada no ápice, criando um padrão de "olho de boi". A RM mostra um realce tardio difuso com gadolínio. O rastreamento com tecnécio-pirofosfato destaca, de modo confiável, a amiloidose TTR, mas não detecta a amiloidose AL.

TABELA 259-5 ■ Causas de miocardiopatia restritiva
Infiltrativas (entre os miócitos)
Amiloidose
Primária (amiloide de cadeia leve)
Familiar (transtiretina anormal)[a]
Senil (transtiretina ou peptídeos atriais normais)
Erros inatos do metabolismo[a]
Armazenamento (dentro de miócitos)
Hemocromatose (ferro)[a]
Erros inatos do metabolismo[a]
Doença de Fabry
Doenças de depósito de glicogênio (II e III)
Fibróticas
Radiação
Esclerodermia
Endomiocárdicas
Possivelmente relacionada com doenças fibróticas
Fibrose endomiocárdica tropical
Síndrome hipereosinofílica (endocardite de Löffler)
Síndrome carcinoide
Radiação
Fármacos (p. ex., serotonina, ergotamina)
Sobrepostas a outras miocardiopatias
Miocardiopatia hipertrófica/"pseudo-hipertrófica"[a]
Miocardiopatia "minimamente dilatada"
Miocardiopatia dilatada em fase inicial
Recuperação parcial de miocardiopatia dilatada
Sarcoidose
Idiopática[a]

[a]Pode ser familiar.

A biópsia endomiocárdica é praticamente 100% confiável para o diagnóstico de amiloide devido ao padrão de birrefringência característico da coloração vermelho Congo das fibrilas amiloides sob luz polarizada, mas pode ser necessário um exame imuno-histoquímico para confirmar o tipo de amiloide, uma vez que a eletroforese sérica ou urinária pode ser enganosa. Até recentemente, a terapia da amiloidose era limitada ao tratamento da congestão e das arritmias. Não há evidência de benefício com o uso de antagonistas neuro-hormonais, que podem complicar a hipotensão postural e o baixo volume de ejeção fixo da doença amiloide. Todavia, terapias específicas para amiloidose estão alterando o prognóstico. A sobrevida média com a amiloidose AL era anteriormente de 6 a 12 meses, mas tem melhorado acentuadamente com o uso do inibidor do proteassomo bortezomibe. Quando presente, o mieloma múltiplo pode ser tratado com quimioterapia convencional, se não for limitada por disfunção cardíaca. A amiloide AL pode, às vezes, ser tratada com transplante cardíaco seguido por um transplante tardio de células-tronco, com algum risco de recorrência da amiloide no coração transplantado. O curso da amiloidose TTR é medido em anos, mesmo após o atraso típico no diagnóstico, e pode ser afetado por novas terapias. Estabilizadores da estrutura normal da transtiretina, tafamidis e diflunisal, foram aprovados para terapia da neuropatia associada e agora estão sendo estudados quanto ao efeito nos resultados cardíacos. A expressão da transtiretina pode ser reduzida pela patisirana, um pequeno RNA de interferência que diminui a produção de mensagem, ou inotersena, um RNA mensageiro (mRNA) *antisense* que aumenta a degradação de mRNA. Ambos foram aprovados para tratamento da polineuropatia da amiloide TTR, com possível benefício nos resultados em longo prazo. Essas terapias ainda não foram aprovadas para indicação cardíaca.

MIOCARDIOPATIA RESTRITIVA FIBRÓTICA

A fibrose progressiva pode causar miocardiopatia restritiva sem dilatação ventricular. A radioterapia torácica, comum no tratamento de câncer de pulmão e de mama ou de linfoma mediastinal, pode levar à miocardiopatia restritiva precoce ou tardia. Os pacientes com *miocardiopatia por irradiação* podem se apresentar com diagnóstico presuntivo de pericardite constritiva, uma vez que as duas condições costumam coexistir. Avaliação hemodinâmica

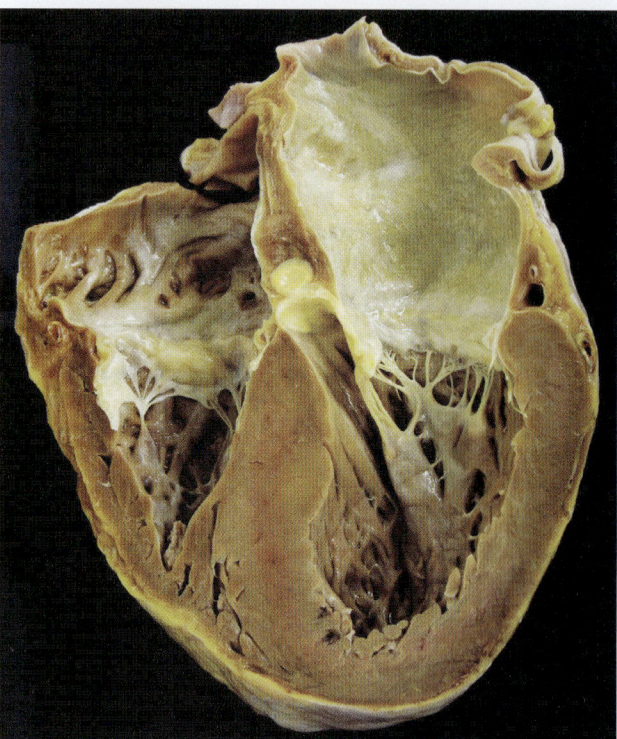

FIGURA 259-12 **Miocardiopatia restritiva – amiloidose.** Peça macroscópica de coração com amiloidose. O coração tem consistência firme e borrachuda, com superfície de corte cerosa. Os átrios estão acentuadamente dilatados e o endocárdio do átrio esquerdo, normalmente liso, apresenta depósitos amiloides amarelo-amarronzados que conferem sua textura característica à superfície. (*Imagem cortesia de Robert Padera, MD, PhD, Department of Pathology, Brigham and Women's Hospital, Boston.*)

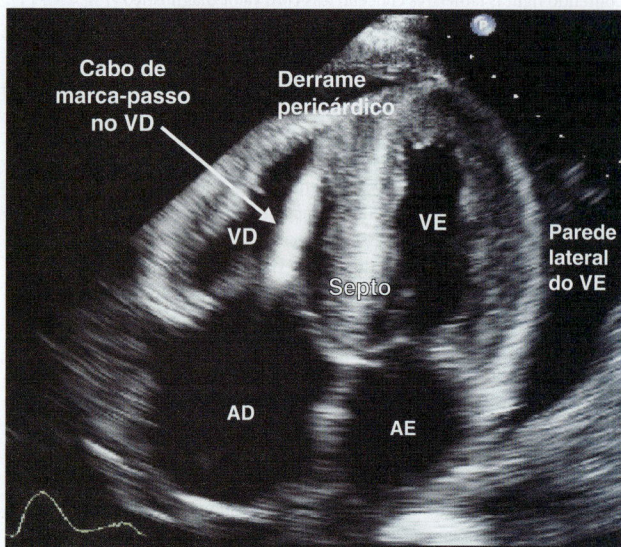

FIGURA 259-13 **Miocardiopatia restritiva – amiloidose.** Ecocardiografia revelando espessamento das paredes de ambos os ventrículos sem dilatação considerável das câmaras. Os átrios estão acentuadamente dilatados, o que é consistente com elevação crônica das pressões de enchimento ventriculares. Neste exemplo, observa-se um "brilho" característico de hiper-refração do miocárdio típico da infiltração por amiloide, o que é um achado inespecífico na ecocardiografia contemporânea. As valvas mitral e tricúspide estão espessadas. Observa-se um cabo de marca-passo no ventrículo direito (VD), e é evidente a presença de derrame pericárdico. Observe que as imagens ecocardiográfica e patológica são verticalmente opostas, uma vez que o ventrículo esquerdo (VE), por convenção, localiza-se no alto à direita na imagem ecocardiográfica e embaixo à direita nas imagens patológicas. AD, átrio direito; AE, átrio esquerdo. (*Imagem cortesia de Justina Wu, MD, Brigham and Women's Hospital, Boston.*)

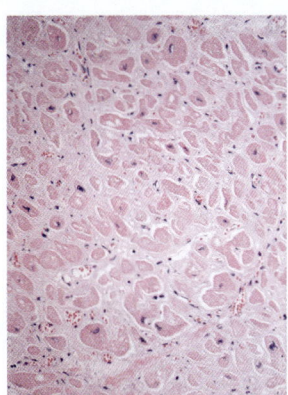 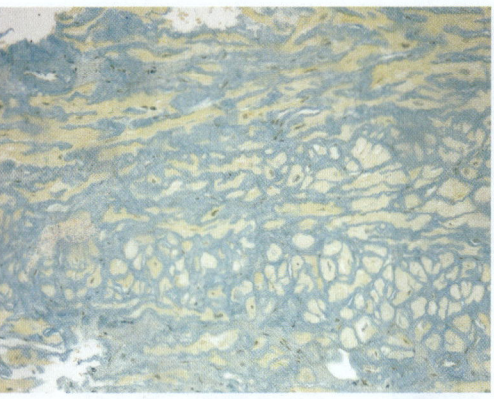

FIGURA 259-14 Amiloidose – microscopia revelando amiloide envolvendo o miocárdio.
O *painel à esquerda* (coloração com hematoxilina e eosina) mostra um material amorfo cinza-rosado transparente, infiltrando-se entre os cardiomiócitos que se coram em rosa mais escuro. O *painel à direita* com corante azul sulfatado destaca o amiloide em verde e cora os miócitos cardíacos em amarelo. (Também se pode usar o corante vermelho Congo para destacar o amiloide; sob luz polarizada, o amiloide apresentará birrefringência verde-clara quando corado com vermelho Congo.) Imagens com aumento de 100×. *(Imagem cortesia de Robert Padera, MD, PhD, Department of Pathology, Brigham and Women's Hospital, Boston.)*

cuidadosa e, frequentemente, biópsia de endomiocárdio devem ser realizadas caso se esteja considerando a possibilidade de exérese cirúrgica do pericárdio, cuja probabilidade de sucesso é pequena quando há miocardiopatia restritiva subjacente. A *esclerodermia* causa espasmos de pequenos vasos e isquemia que podem levar a um coração pequeno e rígido com redução da fração de ejeção sem dilatação. A hipertensão pulmonar associada à esclerodermia pode causar insuficiência cardíaca direita clinicamente mais evidente em razão de doença fibrótica concomitante do ventrículo direito.

DOENÇA ENDOMIOCÁRDICA

O quadro fisiológico composto por elevação da pressão de enchimento com aumento do átrio e preservação da contratilidade ventricular com volume ventricular normal ou reduzido pode ser causado por fibrose extensa do endocárdio sem doença transmural do miocárdio. Para pacientes que não tenham vivido em regiões equatoriais, esse quadro é raro e, quando encontrado, costuma estar associado à história de síndrome hipereosinofílica crônica (*endocardite de Löffler*), mais comum no sexo masculino. Nessa doença, a presença de hipereosinofilia persistente de > 1.500 eosinófilos/μL, por no mínimo 6 meses, pode causar uma fase aguda de lesão eosinofílica no endocárdio (ver discussão anterior sobre miocardite eosinofílica), com doença sistêmica e lesão em outros órgãos. As síndromes hipereosinofílicas podem, ocasionalmente, ser explicadas por doença alérgica ou parasitária, mas estão, cada vez mais, sendo reconhecidas como causadas por variantes mieloproliferativas. Supõe-se que essa fase seja seguida por um período no qual a inflamação cardíaca é substituída por tecido fibroso com trombose sobreposta. Nos casos graves, a camada densa de tecido fibroso chega a obstruir os ápices ventriculares e estende-se para espessar e prender as cúspides da valva AV. O paciente pode se apresentar clinicamente com insuficiência cardíaca, episódios de embolia e arritmias atriais. Embora plausível, não se demonstrou com clareza a sequência de transição de miocardite eosinofílica ou endocardite de Löffler para fibrose endomiocárdica.

Em países tropicais, até 25% dos casos de insuficiência cardíaca são causados por *endomiocardiofibrose* afetando um ou ambos os ventrículos. Essa patologia tem em comum com a anterior a obstrução parcial do ápice ventricular com extensão da fibrose para o interior do trato de entrada e para as cúspides valvares; contudo, não está evidente se todos os casos compartilham a mesma etiologia. Os derrames pericárdicos com frequência acompanham a endomiocardiofibrose, mas não são comuns na endocardite de Löffler. Na endomiocardiofibrose não há diferença entre os sexos, mas observa-se maior prevalência nas populações afro-americanas. Embora a endomiocardiofibrose tropical possa representar o estágio final de uma doença hipereosinofílica prévia desencadeada por parasitas endêmicos, em geral não há comprovação nem de infestação parasitária prévia nem de hipereosinofilia. Propôs-se, também, a possibilidade de deficiências nutricionais geográficas como etiologia.

A proliferação clonal com mutações específicas pode responder à terapia com anticorpos monoclonais. Outros tratamentos incluem os glicocorticoides para suprimir a hipereosinofilia, quando presente. A retenção hídrica pode se tornar cada vez mais resistente ao tratamento com diuréticos. A anticoagulação é recomendada nesses casos. A fibrilação atrial está associada ao agravamento de sintomas e pior prognóstico, mas pode ser difícil de ser suprimida. A ressecção cirúrgica dos ápices com substituição das valvas fibrosadas talvez melhore os sintomas, mas a morbidade e a mortalidade cirúrgicas são altas, assim como as taxas de recorrência.

A serotonina secretada pelos *tumores carcinoides* pode induzir a formação de placas de fibrose no endocárdio e nas valvas cardíacas do lado direito, por vezes afetando também as valvas do lado esquerdo. As lesões valvares podem ser estenóticas ou regurgitantes. Os sintomas sistêmicos incluem rubor e diarreia. A doença hepática causada por metástase no fígado pode ter papel relevante ao limitar a função hepática e, assim, permitir que mais serotonina alcance a circulação venosa.

MIOCARDIOPATIA HIPERTRÓFICA

A miocardiopatia hipertrófica é definida por hipertrofia ventricular esquerda que se desenvolve sem que haja fatores hemodinâmicos causadores, como hipertensão arterial, doença valvar aórtica, ou doenças infiltrativas sistêmicas ou doenças do armazenamento **(Figs. 259-15 e 259-16)**. Anteriormente foi denominada *miocardiopatia hipertrófica obstrutiva* (MCHO), *hipertrofia septal assimétrica* (HSA) e *estenose subaórtica hipertrófica idiopática* (ESHI). Contudo, a terminologia aceita atualmente é miocardiopatia hipertrófica com ou sem obstrução. A prevalência na América do Norte, na África e na Ásia é de cerca de 1:500. É a principal causa de morte súbita em jovens e uma causa importante de insuficiência cardíaca. Embora a apresentação pediátrica esteja associada a morbidade e mortalidade maiores e mais precoces, o prognóstico para pacientes diagnosticados na vida adulta geralmente é favorável, embora seja pior do que o prognóstico de indivíduos pareados por idade sem miocardiopatia hipertrófica.

Uma mutação de sarcômero está presente em cerca de 50% dos pacientes com miocardiopatia hipertrófica e é mais comum naqueles com doença familiar e hipertrofia septal assimétrica característica. Mais de nove genes

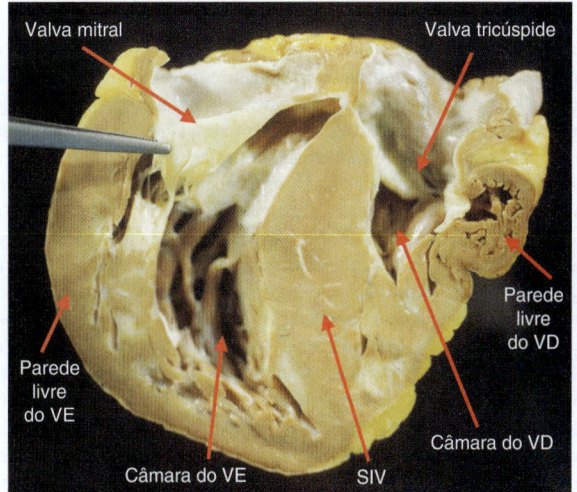

FIGURA 259-15 Miocardiopatia hipertrófica. Peça macroscópica de coração com miocardiopatia hipertrófica removido durante transplante, mostrando hipertrofia septal assimétrica (septo bem mais espesso do que a parede livre do ventrículo esquerdo) com o septo protuberante para dentro da via de saída do ventrículo esquerdo causando obstrução. A pinça está tracionando a cúspide anterior da valva mitral, revelando a placa característica do movimento anterior sistólico, que aparece sob a forma de fibrose endocárdica sobre o septo interventricular (SIV) em um padrão de imagem espelhada para o folheto da valva. Observam-se substituição por placas de fibrose e é possível verificar a presença de pequenas arteríolas com paredes espessadas, especialmente no SIV. VD, ventrículo direito; VE, ventrículo esquerdo. *(Imagem cortesia de Robert Padera, MD, PhD, Department of Pathology, Brigham and Women's Hospital, Boston.)*

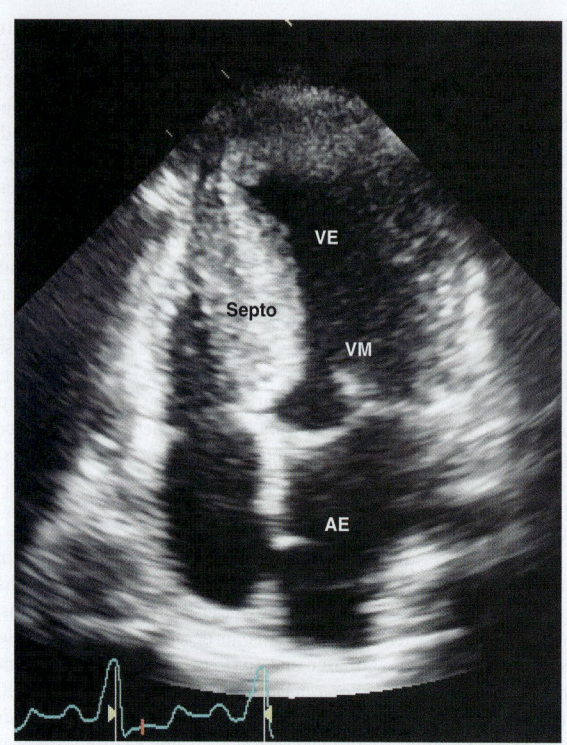

FIGURA 259-16 Miocardiopatia hipertrófica. Esta ecocardiografia de paciente com miocardiopatia hipertrófica mostra hipertrofia assimétrica do septo comparado à parede lateral do ventrículo esquerdo (VE). Durante a sístole, a valva mitral (VM) move-se anteriormente na direção do septo hipertrofiado. O átrio esquerdo (AE) está aumentado. Observe que as imagens ecocardiográfica e patológica estão verticalmente opostas, uma vez que o VE, por convenção, localiza-se no alto à direita na imagem ecocardiográfica e embaixo à direita nas imagens patológicas. *(Imagem cortesia de Justina Wu, MD, Brigham and Women's Hospital, Boston.)*

distintos, com > 1.500 mutações, foram implicados, embora em torno de 80% dos pacientes tenham uma mutação em *MYH7* ou *MYBPC3* (Tab. 259-3).

A miocardiopatia hipertrófica caracteriza-se por penetrância incompleta dependente da idade. O fenótipo que define a hipertrofia ventricular esquerda raramente está presente ao nascimento e em geral se desenvolve mais tarde na vida. As mulheres parecem ter menor penetrância das mutações dos sarcômeros e estão em uma idade mais avançada quando ocorre o diagnóstico de miocardiopatia hipertrófica, mas subsequentemente maiores taxas de insuficiência cardíaca e mortalidade. Consequentemente, a triagem de familiares deve ser iniciada na adolescência e estender-se pela vida adulta. Nos portadores da mutação em *MYBPC3*, a média de idade para o desenvolvimento da doença é de cerca de 40 anos, enquanto 30% permanecem livres de hipertrofia após os 70 anos de idade. Indivíduos aparentados portando a *mesma* mutação podem apresentar diferentes padrão e extensão da hipertrofia (p. ex., assimétrica *versus* concêntrica), ocorrência de obstrução do trato de saída e evoluções clínicas associadas, embora morte súbita e progressão para insuficiência cardíaca sejam mais comuns em famílias com aquela história.

Ao nível do sarcômero, as mutações da miocardiopatia hipertrófica levam a aumento da sensibilidade ao cálcio, da geração de força máxima e da atividade da ATPase. O manejo do cálcio é afetado por modificação nas proteínas reguladoras. As mutações do sarcômero levam a padrões energéticos anormais e a relaxamento prejudicado, tanto diretamente quanto como resultado da hipertrofia. A miocardiopatia hipertrófica é caracterizada por desalinhamento e desarranjo das miofibrilas e miócitos aumentados de tamanho **(Fig. 259-17)**, o que também pode ocorrer em menor extensão em outras doenças cardíacas. Embora a hipertrofia seja a característica que define a miocardiopatia hipertrófica, fibrose e doença microvascular também estão presentes. A fibrose intersticial é detectável antes que ocorra hipertrofia franca e, provavelmente, é resultado da ativação precoce de vias pró-fibróticas. Na maioria dos pacientes com miocardiopatia franca, é possível detectar rapidamente áreas focais de substituição fibrótica com imagens de RM. Essas áreas de "cicatriz" podem ser o substrato para o desenvolvimento de arritmias ventriculares. O aumento da espessura e a redução da área luminal dos

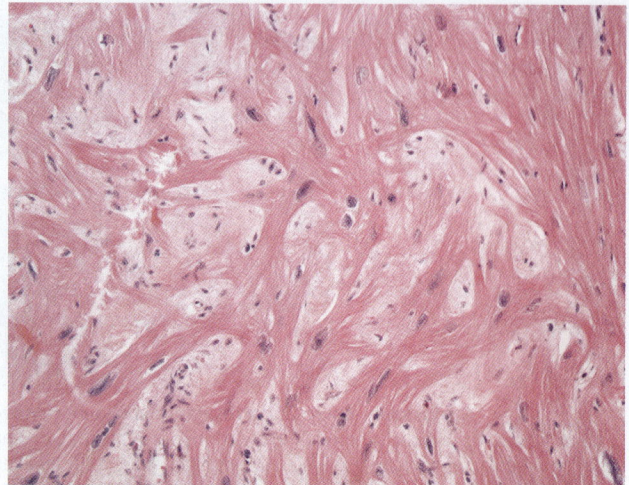

FIGURA 259-17 Miocardiopatia hipertrófica. Imagem microscópica de um caso com miocardiopatia hipertrófica mostrando a arquitetura desordenada dos miócitos característica da doença, com espirais e ramificações em vez do arranjo usual em paralelo das fibras dos miócitos. Os núcleos dos miócitos variam acentuadamente em tamanho e observa-se a presença de fibrose intersticial. *(Imagem cortesia de Robert Padera, MD, PhD, Department of Pathology, Brigham and Women's Hospital, Boston.)*

vasos intramurais no miocárdio hipertrofiado contribuem para a isquemia microvascular e para a angina. Microinfartos do miocárdio hipertrofiado são a hipótese para o mecanismo de formação de cicatriz.

Macroscopicamente, a hipertrofia costuma manifestar-se como espessamento ventricular não uniforme (Fig. 259-15). O septo interventricular é o local característico de hipertrofia máxima, embora seja possível encontrar outros padrões de remodelamento hipertrófico, como concêntrico e mesoventricular. A hipertrofia restrita ao ápice (miocardiopatia hipertrófica apical) é menos frequentemente familiar e tem substrato genético distinto, com mutações sarcoméricas presentes em apenas cerca de 15% dos casos. A obstrução do trato de saída ventricular esquerdo representa o foco mais comum de diagnóstico e intervenção, embora disfunção diastólica, fibrose do miocárdio e isquemia microvascular também contribuam para a disfunção contrátil e para a elevação das pressões intracardíacas. Observa-se obstrução em aproximadamente 30% dos pacientes em repouso e em outros cerca de 30% induzida por exercício. A obstrução sistólica é iniciada por forças de arrasto, as quais empurram o folheto anterior da mitral deslocado anteriormente e aumentado de tamanho e o colocam em contato com o septo ventricular hipertrofiado. Segue-se coaptação dos folhetos da mitral, levando à insuficiência mitral direcionada no sentido posterior. A fim de manter o volume de ejeção sistólico pelo trato de saída obstruído, o ventrículo gera maior pressão, levando a aumento da tensão na parede e da demanda de oxigênio pelo miocárdio. O tamanho menor da câmara e o aumento da contratilidade agravam a obstrução. Condições que reduzam a pré-carga, como desidratação, e baixem a pós-carga, como vasodilatação arterial, podem causar pré-hipotensão transitória e levar à quase síncope. O sopro de ejeção sistólico da obstrução do trato de saída ventricular esquerdo é rude, tem acentuação tardia e pode ser aumentado com manobras à beira do leito que diminuam o volume ventricular e agravem transitoriamente a obstrução, como ficar de pé após ter estado de cócoras, ou a manobra de Valsalva.

DIAGNÓSTICO

A grande variabilidade na patologia da miocardiopatia hipertrófica reflete-se na diversidade das apresentações clínicas. Os pacientes podem ser diagnosticados após investigação motivada por algum achado anormal ao exame físico (sopro) ou por sintomas como dispneia aos esforços, angina ou síncope. De outro modo, o diagnóstico pode ser feito após investigação determinada pela detecção da doença em familiares. O exame de imagem cardíaca (Fig. 259-16) é essencial para o diagnóstico, para o qual o exame físico e o ECG não têm sensibilidade. A identificação de uma mutação causadora de doença em uma pró-banda pode concentrar a investigação familiar em portadores da mutação, mas essa estratégia requer um alto grau de certeza sobre a mutação ser realmente patológica, e não uma variante benigna do DNA.

Não há necessidade de biópsia para o diagnóstico de miocardiopatia hipertrófica, mas ela pode ser usada para excluir doenças infiltrativas e metabólicas. O treinamento intenso de atletas (coração de atleta) pode causar graus intermediários de hipertrofia fisiológica difíceis de distinguir da miocardiopatia hipertrófica leve. Diferentemente da miocardiopatia hipertrófica, a hipertrofia do coração de atleta regride com a suspensão do treinamento e é acompanhada por capacidade aeróbica acima do normal ($VO_{2máx} > 50$ mL/kg/min), dilatação ventricular leve e função diastólica normal.

TRATAMENTO
Miocardiopatia hipertrófica

O manejo se concentra no tratamento dos sintomas e na prevenção de morte súbita e AVC (Fig. 259-18). A obstrução do trato de saída ventricular esquerdo pode ser controlada com medicamentos na maioria dos pacientes. Agentes bloqueadores β-adrenérgicos e bloqueadores do canal de cálcio tipo L (p. ex., verapamil) são os agentes de primeira linha que melhoram a obstrução por meio da redução da frequência cardíaca, do aumento do enchimento diastólico e da redução da contratilidade. Sintomas persistentes, como dispneia aos esforços ou dor torácica, algumas vezes podem ser controlados com a adição de disopiramida, um agente antiarrítmico com efeito inotrópico negativo potente. Novos inibidores de pequenas moléculas que atuam nas interações actina-miosina estão sendo desenvolvidos para miocardiopatia hipertrófica obstrutiva e não obstrutiva.

Pacientes com ou sem obstrução podem evoluir com sintomas de insuficiência cardíaca em razão de retenção hídrica, com indicação de tratamento com diurético para a congestão venosa. Cerca de 5% dos pacientes evoluem com sintomas graves refratários ao tratamento clínico e, nesses casos, a miectomia cirúrgica ou a ablação septal com álcool podem ser efetivas. Desenvolvida há mais de 60 anos, a miectomia cirúrgica é um meio efetivo de aliviar a obstrução do trato de saída por meio da excisão de parte do miocárdio septal envolvido na obstrução dinâmica.

Com a seleção adequada dos pacientes, a mortalidade perioperatória é extremamente baixa, com excelente sobrevida em longo prazo, livre de obstrução e de sintomas recorrentes. Em geral, não há necessidade de reparo ou de substituição da valva mitral, uma vez que a insuficiência mitral excêntrica é resolvida apenas com a miectomia. A ablação septal com álcool em pacientes com anatomia coronária adequada pode aliviar a obstrução do trato de saída por meio de infarto controlado do septo proximal, que produz resultados e redução do gradiente semelhantes aos observados com a miectomia. Até que os resultados em longo prazo desse procedimento tenham sido demonstrados, ele deve ser restrito aos pacientes que desejem evitar a cirurgia ou que tenham comorbidades limitantes. Ambos os procedimentos se mostraram capazes de melhorar apenas os sintomas. A complicação mais comum para ambos os procedimentos é a evolução com bloqueio cardíaco completo com necessidade de marca-passo permanente. Entretanto, o marca-passo ventricular como terapia primária para obstrução do trato de saída não é efetivo nem recomendado.

Os pacientes com miocardiopatia hipertrófica têm risco aumentado de morte súbita cardíaca por taquiarritmia ventricular. A atividade física intensa e os esportes competitivos têm sido historicamente proibidos; contudo, estudos em andamento estão reexaminando a relação entre o esforço e arritmias ventriculares na miocardiopatia hipertrófica. Os fatores que aumentam o risco de morte súbita a partir de uma linha de base em 0,5% por ano são apresentados na Tabela 259-6. Como o risco de morte súbita não foi reduzido por intervenções clínicas ou procedimentos, preconiza-se o uso de cardioversor desfibrilador implantável para pacientes que tenham dois ou mais fatores de risco e é aconselhado seletivamente para aqueles com um fator de risco. De qualquer forma, o valor preditivo positivo da maioria dos fatores de risco é baixo, e muitos pacientes com desfibrilador implantado nunca recebem tratamento apropriado. Uma abordagem complementar à estratificação do risco de morte súbita e discussão com os pacientes é a aplicação de um escore de risco validado externamente usando os critérios principais da Tabela 259-6 e variáveis contínuas, como gradiente da via de saída e tamanho do átrio esquerdo. A tomada de decisão compartilhada sobre o implante de um cardioversor

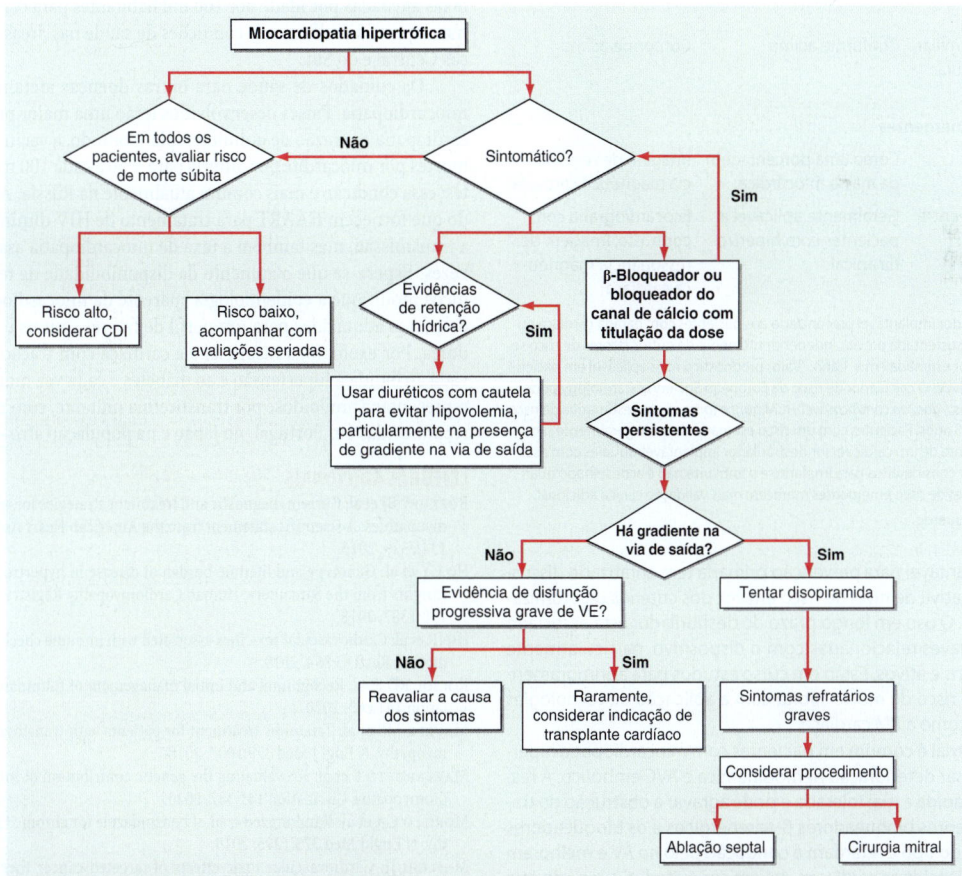

FIGURA 259-18 **Algoritmo para tratamento de miocardiopatia hipertrófica** em função de presença e gravidade dos sintomas e da presença de um gradiente intraventricular com obstrução do fluxo de saída. Observe que todos os pacientes com miocardiopatia hipertrófica devem ser avaliados quanto à presença de fibrilação atrial e ao risco de morte súbita, independentemente de necessitarem de tratamento sintomático. CDI, cardioversor desfibrilador implantável; VE, ventrículo esquerdo.

TABELA 259-6 ■ Estratificação de risco para morte súbita na miocardiopatia hipertrófica

Fatores de risco		Técnica de rastreamento
Antecedentes de parada cardíaca ou taquicardia ventricular sustentada espontânea[a]		Anamnese
Síncope	Não vagal, frequentemente durante ou após esforço	Anamnese
Antecedentes familiares de morte súbita de origem cardíaca		História familiar
Taquicardia ventricular não sustentada espontânea	> 3 batimentos com frequência > 120	Registro com esforço ou monitoração ambulatorial por 24-48 h
Espessura de VE > 30 mm	Presente em < 10% dos pacientes	Ecocardiografia
Resposta pressórica anormal ao esforço[b]	A pressão arterial sistólica cai ou não se eleva no pico do esforço	Teste ergométrico de esforço máximo
Variáveis utilizadas na European Society of Cardiology de calculador para estimativa de risco de morte súbita		
Gradiente do trato de saída do VE	Gradiente máximo medido em repouso ou com manobra de Valsalva, mmHg	Ecocardiografia
Diâmetro atrial esquerdo	Diâmetro medido no eixo longo paraesternal, mm	Ecocardiografia
Espessura de VE	Espessura máxima da parede, mm	Ecocardiografia
Idade		
Síncope, história familiar, taquicardia ventricular não sustentada	Conforme acima	Conforme acima
Fatores de risco emergentes		
Realce tardio de gadolínio	Como uma porcentagem da massa miocárdica	Imagem de ressonância magnética cardíaca
Aneurisma apical ventricular esquerdo	Geralmente aplicável a pacientes com hipertrofia apical	Ecocardiografia com contraste, imagem de ressonância magnética cardíaca

[a]Cardioversor desfibrilador implantável preconizado aos pacientes com parada cardíaca ou taquicardia ventricular sustentada prévias independentemente de outros fatores de risco se a expectativa de vida for estimada em > 1 ano. [b]Valor prognóstico mais aplicável em pacientes com < 40 anos de idade. O calculador de risco da European Society of Cardiology pode ser encontrado em https://doc2do.com/hcm/webHCM.html e fornece uma estimativa de risco de parada cardíaca em 5 anos. Pacientes com um risco estimado de ≥ 6% geralmente são aconselhados ao implante de um cardioversor desfibrilador implantável; aqueles com risco entre 4 e 6% podem ser considerados para implante e o implante não é aconselhado quando o risco é < 4%. Fatores de risco emergentes merecem mais validação clínica adicional.
Sigla: VE, ventrículo esquerdo.

desfibrilador implantável para prevenção primária tem enfatizado discussões sobre a estimativa de nível de risco em vez dos critérios dicotomizados de sim ou não. O uso em longo prazo do desfibrilador está associado a complicações graves relacionadas com o dispositivo, particularmente em pacientes jovens e ativos. Estão em curso estudos para aprimoramento da avaliação de risco de morte súbita com a aplicação de tecnologias contemporâneas como a RM cardíaca.

A fibrilação atrial é comum em pacientes com miocardiopatia hipertrófica e pode causar deterioração hemodinâmica e AVC embólico. A resposta ventricular rápida é mal tolerada e pode agravar a obstrução do trato de saída. Os agentes bloqueadores β-adrenérgicos e os bloqueadores do canal de cálcio do tipo L retardam a condução pelo nó AV e melhoram os sintomas; os glicosídeos cardíacos devem ser evitados, uma vez que aumentam a contratilidade e agravam a obstrução. Mesmo com o controle adequado da frequência, os sintomas exacerbados pela fibrilação atrial podem persistir devido à perda da sincronia AV e pode ser preciso restaurar o ritmo sinusal. Disopiramida e amiodarona são os antiarrítmicos preferidos, com a ablação por radiofrequência sendo considerada para os casos refratários ao tratamento clínico. Nos casos com fibrilação atrial, recomenda-se anticoagulação para prevenção de AVC embólico.

PROGNÓSTICO

O prognóstico geral para miocardiopatia hipertrófica é melhor do que nos estudos iniciais de populações de referência, mas a mortalidade permanece mais alta do que na população pareada por idade sem miocardiopatia. O risco de morte súbita é < 1% ao ano; contudo, até 1 a cada 20 pacientes evoluirá com disfunção sistólica franca com redução da fração de ejeção (< 50%) com ou sem remodelamento com dilatação (i.e., miocardiopatia hipertrófica em estágio terminal ou "esgotamento"). Esses pacientes podem sofrer por redução do débito cardíaco e apresentam alto risco de morte por insuficiência cardíaca progressiva e morte súbita, a não ser que sejam submetidos a transplante de coração.

PERSPECTIVAS GLOBAIS

A prevalência mundial de miocardite e miocardiopatia combinadas é estimada em 5,4 milhões de pessoas, comparada com 26 milhões de pessoas com insuficiência cardíaca. A prevalência estimada de miocardite/miocardiopatia aumentou em > 50% desde 1990 devido ao aumento da população, enquanto a taxa por 100 mil habitantes declinou em > 20% durante o mesmo período para 68, com uma mortalidade estimada de 4,8 a cada 100 mil. A mais alta prevalência padronizada por idade é relatada na Europa Central, enquanto a maior mortalidade atribuída ocorre no Leste Europeu; contudo, a comparação de doenças miocárdicas entre épocas e países é complicada por diferentes averiguações e técnicas para diagnósticos cardíacos.

Para comparação, as taxas de mortalidade atuais são comparáveis às de cardiopatia reumática, que declinaram globalmente 26,5% e 55% após o ajuste por idade. As mortes por miocardiopatia chagásica declinaram em todo o mundo de 12,7 mil para 10,6 mil, com uma redução de 51,7% nas taxas ajustadas por idade por 100 mil habitantes para 0,2, atribuível em sua maior parte à melhora nas condições de saúde nas áreas rurais das Américas Central e do Sul.

Os cuidados de saúde para outras doenças afetam a miocardite e a miocardiopatia. Países desenvolvidos terão uma maior prevalência de miocardiopatia em razão de quimioterapia. Contudo, a vacinação tem reduzido mortes por miocardite por difteria para < 50 a cada 100 milhões de habitantes; essa condição é mais comum atualmente na Rússia. As regiões do mundo que fornecem HAART para tratamento de HIV diminuíram não apenas a transmissão, mas também a taxa de miocardiopatia associada em muitas vezes. Espera-se que o aumento da disponibilidade de testes genéticos clínicos modifique a epidemiologia aparente da miocardiopatia de um perfil de causas adquiridas para um perfil de fatores causais e genéticos facilitadores. Por exemplo, a insuficiência cardíaca com fração de ejeção preservada atribuída à hipertensão e ao diabetes é cada vez mais reconhecida por representar a amiloidose por transtirretina mutante, com mutações distintas reconhecidas em Portugal, no Japão e na população afro-caribenha.

LEITURAS ADICIONAIS

Bozkurt BJ et al: Current diagnostic and treatment strategies for specific dilated cardiomyopathies: A scientific statement from the American Heart Association. Circulation 134:e579, 2016.
Ho CY et al: Genotype and lifetime burden of disease in hypertrophic cardiomyopathy insights from the Sarcomeric Human Cardiomyopathy Registry (SHaRe). Circulation 138:1387, 2018.
Hu JR et al: Cardiovascular toxicities associated with immune checkpoint inhibitors. Cardiovasc Res 115:854, 2019.
Kociol RD et al: Recognition and initial management of fulminant myocarditis. Circulation 141:e69, 2020.
Maurer MS et al: Tafamidis treatment for patients with transthyretin amyloid cardiomyopathy. N Engl J Med 379:1007, 2018.
Mazzarotto F et al: Reevaluating the genetic contribution of monogenic dilated cardiomyopathy. Circulation 141:387, 2020.
Morillo CA et al: Randomized trial of benznidazole for chronic Chagas' cardiomyopathy. N Engl J Med 373:1295, 2015.
Moslehi JJ: Cardiovascular toxic effects of targeted cancer therapies. N Engl J Med 375:1457, 2016.
Page RL et al: Drugs that may cause or exacerbate heart failure: AHA scientific statement. Circulation 134:e332, 2016.
Ware JS et al: Genetic etiology for alcohol-induced cardiac toxicity. J Am Coll Cardiol 71:2293, 2018.

260 Transplante cardíaco e circulação assistida prolongada

Mandeep R. Mehra

A insuficiência cardíaca avançada, uma síndrome distinta, é caracterizada pela refratariedade à terapia convencional e representa um dilema clínico incômodo que está associado a uma maior carga de sintomas, hospitalização frequente, má qualidade de vida e alto risco de morte. Esses indivíduos não toleram antagonistas neuro-hormonais nas doses recomendadas, exibem síndrome cardiorrenal, mantêm uma reserva cardíaca acentuadamente deprimida nos testes de esforço cardiopulmonar e, caracteristicamente, apresentam um estado de baixo débito cardíaco com pressões pulmonares elevadas. De modo geral, os alvos terapêuticos se desviam da terapia neuro-hormonal modificadora da doença para opções cirúrgicas que atendem diretamente ao suporte do coração insuficiente e abordam a relação entre esforço e tensão miocárdica. Mais frequentemente, a assistência circulatória prolongada usando bombas mecânicas ou o transplante cardíaco são necessários para melhorar, de forma confiável, a qualidade de vida e a sobrevida em longo prazo.

TRANSPLANTE CARDÍACO

Uma década após Norman Shumway ter realizado com sucesso a técnica de transplante cardíaco em cães, Christiaan Barnard realizou o primeiro transplante bem-sucedido entre seres humanos em 3 de dezembro de 1967. Agora, mais de 5 décadas depois, essa cirurgia se tornou parte integrante do arsenal-padrão para o tratamento de pacientes com insuficiência cardíaca avançada que estejam saudáveis o suficiente em outros aspectos para receber um tratamento que irá modificar a vida deles. Globalmente, > 150 mil pacientes foram submetidos a transplante cardíaco com uma sobrevida em 1 ano de mais de 80% e uma sobrevida média de 12,5 anos, com uma sobrevida condicional de 14,8 anos se o paciente sobreviver ao primeiro ano após o transplante. Esses ganhos foram obtidos com os avanços na imunossupressão e na identificação e manejo da rejeição aos aloenxertos, bem como uma ampla apreciação das complicações tardias, incluindo doença arterial coronariana acelerada, câncer e insuficiência renal.

CANDIDATOS AO TRANSPLANTE CARDÍACO

A demanda por transplante cardíaco ultrapassa a disponibilidade de doadores de órgãos. Consequentemente, a atenção à utilidade ideal, à alocação equitativa e à autonomia do paciente deve dominar as decisões para identificar e listar os candidatos para transplante. Simultaneamente, surgiram tentativas para expandir o conjunto de doadores. Todavia, a vigilância para avaliar os candidatos mais prováveis a ter um desfecho favorável no transplante tem primazia. Em 2006, a International Society for Heart and Lung Transplantation identificou um conjunto de critérios para orientar a listagem de pacientes. Esses critérios foram atualizados em 2016 e incluem atenção adicional à crescente epidemiologia de candidatos que sofrem de doença cardíaca congênita, miocardiopatia restritiva e infiltrativa (como amiloidose) e infecções crônicas (como doença de Chagas, tuberculose e hepatite viral). Os princípios gerais selecionados para listagem de candidatos para transplante cardíaco estão enumerados na Tabela 260-1.

PRINCÍPIOS DE AQUISIÇÃO E ALOCAÇÃO DE DOADORES

Embora os critérios de inclusão de candidatos sejam decididos, caracteristicamente, em nível central, a alocação de órgãos é gerenciada por processos regulatórios nacionais na maioria dos países. A alocação de coração doado baseia-se (1) na urgência da situação clínica, (2) no tempo de permanência na lista de espera e (3) na distância até o centro recebedor. Os candidatos que estão hospitalizados em estado crítico e necessitam de oxigenação por membrana extracorpórea ou dispositivos de suporte circulatório mecânico temporário para suportar ambos os ventrículos recebem um status de urgência mais alto, seguidos por aqueles que requerem avaliação hemodinâmica invasiva diária e terapia inotrópica intravenosa para manter a estabilidade, ou aqueles com complicações de um dispositivo de assistência ventricular esquerda durável. Outros estáveis em casa mantidos por um equipamento de assistência de VE ou aqueles capazes de deambular e ficar em casa recebem um status de urgência mais baixo. O alcance geográfico regional para alocação baseia-se não apenas em considerações territoriais, mas também no tempo que o coração de um doador estaria em trânsito e, portanto, fora do corpo em "tempo de isquemia a frio", que é limitado a 4 horas. A característica final incluída na oferta de alocação se refere ao grupo sanguíneo ABO. Os órgãos do doador são oferecidos com base nessas características iniciais e depois se segue uma avaliação mais detalhada do doador, resultando em aceitação ou rejeição de um determinado coração doado. É importante observar que as restrições de tempo impostas no processo de retirada e uso do órgão tornam difícil invocar o pareamento HLA do doador e do receptor. Nos casos em que há uma alta probabilidade de sensibilização no receptor (anticorpos circulantes pré-formados contra antígenos do doador), uma reação cruzada prospectiva ou virtual é realizada antes da aceitação. Outros critérios clínicos que são utilizados na decisão de aceitar um doador oferecido incluem o pareamento de tamanho entre doador-receptor, a idade do doador (caracteristicamente restrito a < 55 anos) e a presença ou ausência de patologias concomitantes como doença arterial coronariana, hipertrofia ventricular esquerda ou lesão grave do aloenxerto manifestada por excesso de marcadores de lesão (troponinas) ou mau desempenho contrátil. Em muitos casos, o aloenxerto cardíaco prospectivo pode ser recondicionado com o uso de terapia hormonal (incluindo suplementação de hormônio da tireoide) e usado para transplante mesmo se a avaliação inicial sugerir uma função insuficiente. No esforço de aumentar o número de doadores, sistemas que permitem a perfusão normotérmica *ex vivo* para avaliar e reanimar órgãos com um tempo prolongado fora do corpo estão sendo desenvolvidos. O doador de coração clássico é derivado de um indivíduo com morte encefálica; todavia, doadores com morte circulatória estão sendo, cada vez mais, avaliados como candidatos para reanimação cardíaca com várias técnicas que incluem reanimação *ex vivo* e subsequente transplante. Os doadores de órgãos obtidos após morte circulatória estão tendo uma aceitação mais ampla, e desfechos iniciais sugerem que seus resultados após o transplante não diferem daqueles de órgãos recuperados de doadores com

TABELA 260-1 ■ Princípios para inclusão de candidatos na lista para transplante cardíaco

Princípio	Comentários
Gravidade da doença avançada	Insuficiência cardíaca refratária com VO_2 < 14 mL/kg/min (< 12 se em uso de betabloqueador) ou percentual previsto do VO_2 < 50%; combinação de intolerância à terapia modificadora da doença, síndrome cardiorrenal, uso de terapia inotrópica para manter a estabilidade ou a necessidade de sistema de assistência ventricular esquerda
Comorbidade	Idade não é uma contraindicação absoluta, mas a debilidade deve ser considerada uma contraindicação relativa; IMC > 35 kg/m² deve implicar perda de peso; câncer deve ser lidado em base individual (p. ex., um câncer de próstata de baixo grau pode não ser uma contraindicação); diabetes melito malcontrolado ou dano a órgão-alvo pode ser uma contraindicação; TFGe < 30 mL/min/1,73 m² é uma contraindicação relativa, se persistente; doença cerebrovascular grave ou doença vascular periférica (que irá limitar a reabilitação ou a função) também é uma contraindicação relativa
Pareamento doador-receptor	Indivíduos sensibilizados com anticorpos circulantes devem ser submetidos a um teste cruzado virtual ou prospectivo; resistência vascular pulmonar com um gradiente transpulmonar > 15, RVP > 3 unidades Wood e pressão sistólica absoluta da AP > 50 mmHg, desde que a pressão arterial sistólica seja > 85 mmHg, são contraindicações relativas, a não ser que seja reativa à terapia
Aspectos psicossociais	O consumo de tabaco em qualquer forma limita a sobrevida pós-transplante e deve ser suspenso por pelo menos 6 meses; o consumo de substâncias ilícitas, incluindo a maconha, deve ser uma contraindicação se o indivíduo não demonstra controle e cessação; pacientes com déficits cognitivo-comportamentais graves ou demência (incapacidade de compreender e cooperar com os cuidados médicos) têm o potencial de automutilação e não devem receber um transplante

Siglas: AP, artéria pulmonar; IMC, índice de massa corporal; RVP, resistência vascular pulmonar; TFGe, taxa de filtração glomerular estimada; VO_2, consumo máximo de oxigênio.

morte encefálica. De modo a aumentar o número de doadores viáveis, órgãos de pacientes infectados com vírus da hepatite C estão sendo utilizados cada vez mais considerando que a terapia antiviral curativa pode ser usada no receptor logo após o transplante.

CIRURGIA PARA TRANSPLANTE CARDÍACO

A cirurgia contemporânea mais comum é chamada de transplante cardíaco ortotópico "bicaval" que simula a posição anatômica natural. Nessa operação, as veias cavas superior e inferior do doador e do receptor são conectadas assim como os grandes vasos aórtico e pulmonar. O átrio esquerdo do receptor mantém o seu teto, incluindo as veias pulmonares, e o átrio esquerdo do doador é suturado ao tecido atrial remanescente. Essa técnica mantém a função do átrio direito do doador, importante para controlar o débito cardíaco pós-operatório inicial do coração direito, podendo também prevenir arritmias atriais. O receptor é deixado com uma denervação cirúrgica, e o aloenxerto não é responsivo a qualquer estímulo fisiológico simpático ou parassimpático. Portanto, no início da fase adaptativa pós-operatória, são necessárias altas doses de catecolaminas para manter uma função adequada. Devido à denervação, a bradicardia em um aloenxerto cardíaco não pode ser tratada com atropina, e o fármaco de escolha é o isoproterenol, ou o uso de marca-passo temporário. Quando o aloenxerto cardíaco estiver adaptado à circulação hospedeira, a função geralmente se torna adequada em repouso e com o exercício para prover atividade física normal e qualidade de vida.

REJEIÇÃO AO ALOENXERTO CARDÍACO E IMUNOSSUPRESSÃO

A capacidade de realizar biópsia endomiocárdica e avaliar patologicamente a rejeição e a introdução do agente imunossupressor ciclosporina apresentaram o transplante cardíaco como uma terapia clínica viável. A imunossupressão com três fármacos, que inclui um inibidor da calcineurina (ciclosporina ou tacrolimo), corticosteroides e imunossupressão antiproliferativa (azatioprina, micofenolato de mofetila, sirolimo ou everolimo), é agora o coquetel-padrão usado. A estratégia de imunossupressão combinada que é mais usada e obtém os melhores resultados inclui tacrolimo, micofenolato de mofetila e prednisona. Naqueles com alto risco de rejeição (mulheres multíparas, indivíduos sensibilizados) ou em situações nas quais o uso de inibidores da calcineurina precisa ser retardado (disfunção renal), é usada a terapia de indução com anticorpos monoclonais (basiliximabe) ou policlonais (globulina antitimócito) para prover aumento da imunossupressão. Ao longo de vários meses, à medida que as biópsias endomiocárdicas de vigilância são realizadas regularmente e a quiescência patológica clínica e subclínica é estabelecida, o desmame gradual dos esteroides é realizado. A Tabela 260-2 descreve os fármacos imunossupressores de uso comum.

A rejeição celular aguda (RCA) e a rejeição mediada por anticorpo (RMA) são duas formas diferentes de rejeição do aloenxerto cardíaco que são reconhecidas e, às vezes, podem coexistir. A RCA ocorre precocemente após o transplante e a sua incidência tende a declinar após 6 meses. Isso ocorre devido a um ataque mediado por células T nos tecidos do aloenxerto do doador e se caracteriza histologicamente por infiltrados linfocitários no miocárdio. Nos casos leves, esses infiltrados estão localizados nas regiões perivenulares e, nos casos graves, progridem difusamente para o interstício cardíaco. Nos estágios tardios da RCA grave, mais frequentemente associados a comprometimento hemodinâmico, células multiclonais, como macrófagos, neutrófilos e eosinófilos, são observadas com hemorragia intramiocárdica, lesão dos miócitos e necrose dos miócitos. A RCA subclínica geralmente é tratada com pulsos de corticosteroides em altas doses, embora alguns centros optem por apenas observar as formas leves de infiltração, uma vez que se sabe que muitos desses pacientes podem se recuperar espontaneamente com o tempo. Se ocorrer comprometimento hemodinâmico, anticorpos policlonais de resgate são usados em paralelo com os corticosteroides. Por outro lado, a RMA é descrita imunologicamente como um fenômeno não celular impulsionado por anticorpos associado a um padrão de achados imunopatológicos de deposição de imunoglobulina e fixação do complemento na imunofluorescência, juntamente com os achados histopatológicos de edema endotelial, edema intersticial e vasculite arteriolar do aloenxerto cardíaco. A RMA é caracterizada pela emergência de anticorpos circulantes específicos para o doador, que parecem fixar o complemento e se ligar ao aloenxerto. Comumente, a RMA leva à disfunção aguda do aloenxerto e aumenta o risco de desenvolvimento de vasculopatia do aloenxerto cardíaco, resultando em pior sobrevida do aloenxerto cardíaco comparado com a RCA. Nessa forma de rejeição, a terapia é direcionada à supressão e à remoção dos anticorpos circulantes usando plasmaférese e fármacos como o rituximabe (anticorpo monoclonal quimérico dirigido contra o antígeno CD20) ou, em casos refratários, o bortezomibe (um inibidor do proteassomo) ou o eculizumabe (um inibidor terminal do complemento). O tratamento com imunossupressão requer profilaxia para infecções oportunísticas e vigilância continuada, além de experiência, para reconhecimento das apresentações clínicas mais comuns de infecções causadas por citomegalovírus (CMV), *Aspergillus*, e outros agentes oportunísticos, como *Nocardia* e toxoplasmose.

COMPLICAÇÕES TARDIAS APÓS TRANSPLANTE CARDÍACO

As consequências em longo prazo da exposição à imunossupressão crônica resultam em uma variedade de efeitos cardiometabólicos não imunológicos, como hipertensão, hiperlipidemia e hiperglicemia, bem como distúrbios sistêmicos de perda óssea e disfunção renal. Uma complicação agressiva que limita a sobrevida tardia dos aloenxertos cardíacos inclui o desenvolvimento de uma forma acelerada de doença arterial coronariana chamada de vasculopatia do aloenxerto cardíaco (VAC). Essa condição se

TABELA 260-2 ■ Fármacos para imunoprofilaxia no transplante cardíaco

Classe do fármaco	Fármaco genérico	Alvo celular	Efeitos colaterais importantes
Inibidores da calcineurina	Ciclosporina	Liga-se à ciclofilina, que, então, inibe a calcineurina	Hipertensão, dislipidemia, hipertrofia gengival, hipertricose
	Tacrolimo	Liga-se à proteína de ligação imunofilina FK506, que inibe a calcineurina	Hipertensão, dislipidemia, alopecia, diabetes melito
Globulina antitimócito (ATG)	ATG de coelho	Depleção de células T no sangue e nos tecidos linfoides periféricos por meio de lise dependente do complemento e ativação e apoptose de células T	Síndrome de liberação de citocina, leucopenia, trombocitopenia, doença do soro
	ATG de cavalo	Iguais aos anteriores	Iguais aos anteriores
Antagonista do receptor da interleucina-2 (IL-2)	Basiliximabe	Inibidor de CD-25 do receptor da IL-2	Bem tolerado; hipersensibilidade é rara; aumento do risco de infecção se usado com inibidores da calcineurina
Antimetabólitos	Azatioprina	Derivado imidazólico e profármaco da 6-mercaptopurina (inibidor do ciclo celular)	Supressão da medula óssea, pancreatite, hepatite
	Micofenolato de mofetila	Inibe desidrogenase do monofosfato de inosina, que controla o monofosfato de guanina na via da síntese *de novo* da purina (inibe a proliferação das células T e B)	Leucopenia, toxicidade gastrintestinal
Inibidores do sinal de proliferação	Sirolimo	Liga-se a FKBP12 e o complexo inibe o alvo mecanístico da rapamicina (mTOR)	Retardo na cicatrização, pneumonia inespecífica, derrame pericárdico, hiperlipidemia (hipertrigliceridemia)
	Everolimo	Liga-se à FKBP12, que inibe mTORC1 (e não mTORC2)	Dislipidemia, estomatite, derrame pericárdico e pancitopenia

caracteriza por espessamento proliferativo da íntima vascular, que se inicia como uma endotelialite difusa diante da confluência de consequências de morte encefálica, lesão por reperfusão de isquemia durante o processo de transplante e lesão imunológica precoce. Cronicamente, as consequências metabólicas de hipertensão, hiperlipidemia e distúrbio da regulação da glicose resultam em piora das lesões vasculares, que são difusas e observadas em toda a árvore coronariana. O diagnóstico precoce e a terapia preventiva são essenciais, uma vez que o processo geralmente tem desenvolvimento silencioso. A ultrassonografia intravascular é mais sensível do que a angiografia coronária de rotina para o diagnóstico de VAC. Um esquema de graduação padronizado para VAC foi proposto pela International Society for Heart and Lung Transplantation em 2010. A VAC é classificada como ausente (VAC0), leve (VAC1), moderada (VAC2) ou grave (VAC3) com base na extensão da doença angiográfica e a presença de disfunção do aloenxerto vista na ecocardiografia ou fisiologia cardíaca restritiva. O grau da VAC se correlaciona com o prognóstico do paciente. A VAC angiográfica está presente em cerca de 30% dos pacientes 5 anos após o transplante, e em cerca de 50% dos pacientes 10 anos após o transplante. O uso de estatinas pode ajudar a prevenir o desenvolvimento de VAC após o transplante cardíaco. Agentes anti-hipertensivos e a terapia anti-CMV têm demonstrado alguns benefícios na redução da VAC com graus variáveis de evidência de suporte. A terapia imunossupressora antiproliferativa, como o micofenolato de mofetila e o sirolimo ou o everolimo, previne o espessamento da íntima vascular comparado com os esquemas à base de azatioprina. As opções de tratamento clínico da VAC estabelecida permanecem limitadas. A revascularização usando a intervenção coronariana percutânea ou a cirurgia de *bypass* da artéria coronária pode ser empregada em casos selecionados com lesões focais, mas não melhora a sobrevida em pacientes com VAC. Todavia, um novo transplante é a única forma definitiva de terapia para VAC avançada **(Fig. 260-1)**.

Outro temor no transplante cardíaco é o desenvolvimento de câncer com uma frequência maior do que na população normal, sugerindo que a imunossupressão tem um papel-sentinela na sua geração. Distúrbios linfoproliferativos pós-transplante, estimulados geralmente pelo vírus Epstein-Barr, ocorrem com mais frequência e necessitam de redução na imunossupressão, administração de agentes antivirais e quimioterapia e radioterapia tradicionais. A terapia antilinfócitos específica (direcionada contra CD20) também se mostrou promissora. Os cânceres sólidos se manifestam, mais frequentemente, como câncer de pele (carcinoma basocelular e de células escamosas), e o uso regular de protetor solar é aconselhado.

Pesquisas futuras são necessárias para definir estratégias para imunomodulação, imunossupressão e prevenção de doença maligna. Todavia, o impacto da redução da imunossupressão no tratamento desses cânceres não foi definido.

CIRCULAÇÃO ASSISTIDA PROLONGADA

A busca por um equipamento de suporte circulatório mecânico implantável durável e de uso prolongado levou ao desenvolvimento de sistemas de assistência ventricular esquerda (SAVEs) de fluxo contínuo. Inicialmente projetados para suporte em curto prazo como uma ponte para a recuperação ou para o transplante cardíaco, o uso mais frequente nos dias de hoje implica suporte permanente para terapia por toda a vida ("terapia de destino"). A decisão de implantar um SAVE de forma dicótoma, seja como uma ponte para o transplante ou como terapia de destino, nem sempre é clara e, em várias circunstâncias, esses dispositivos são usados como uma "ponte para a decisão" (naqueles com contraindicações relativas subjacentes potencialmente reversíveis, como insuficiência renal ou hipertensão pulmonar, que podem se tornar futuros candidatos a transplante).

SISTEMAS DE ASSISTÊNCIA VENTRICULAR ESQUERDA E ESTUDOS CLÍNICOS

Um estudo fundamental, REMATCH, publicado em 2001, foi o primeiro a demonstrar de forma confiável que a sobrevida de pacientes inelegíveis para transplante com insuficiência cardíaca refratária suportada predominantemente por terapia inotrópica melhora com o implante de SAVE. Esse estudo usou um equipamento de fluxo pulsátil de primeira geração e demonstrou uma redução de 48% no risco de morte. Contudo, o SAVE usado tinha durabilidade limitada e a sobrevida significativa "fora do hospital" foi prolongada em uma média de apenas 5 meses. Além disso, complicações como acidente vascular cerebral (AVC), falência de múltiplos órgãos e infecções reduziram o entusiasmo para o uso disseminado. Com o tempo, os sistemas de uso contínuo que tinham pequenas bombas turbinadas com poucas partes móveis e sem valvas foram introduzidos, levando a maior durabilidade e um uso mais generalizado em todo o mundo.

Um estudo de referência comparou os SAVEs pulsáteis e volumosos mais antigos estudados no REMATCH com a nova geração de SAVE de fluxo axial contínuo, o HeartMate II, e demonstrou uma acentuada melhora na sobrevida em curto e longo prazos, junto com uma melhora na capacidade funcional e na qualidade de vida. Um SAVE de fluxo contínuo centrífugo, o HeartWare HVAD, também foi introduzido e demonstrou

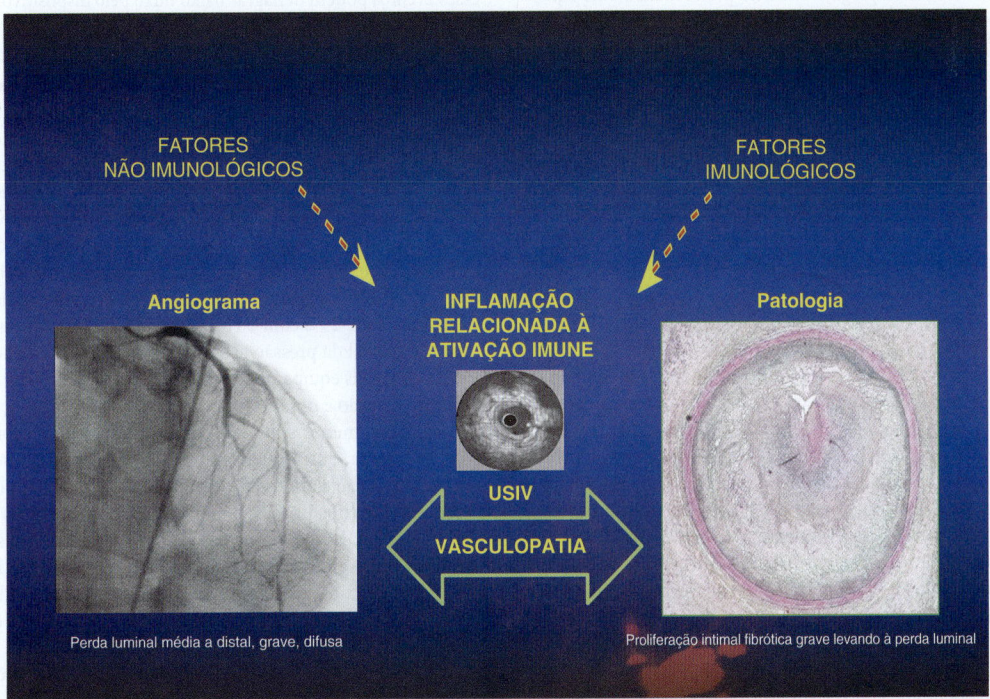

FIGURA 260-1 **Vasculopatia do aloenxerto cardíaco** que se inicia e se propaga pela influência combinada de insultos imunológicos e não imunológicos sobre a vasculatura do aloenxerto. Um meio inflamatório determina o desenvolvimento de bloqueios luminais agressivos e difusos, que nas formas iniciais exibem fibrose e espessamento da íntima. USIV, ultrassonografia intravascular (pode ser usada para diagnosticar as formas iniciais de espessamento intimal).

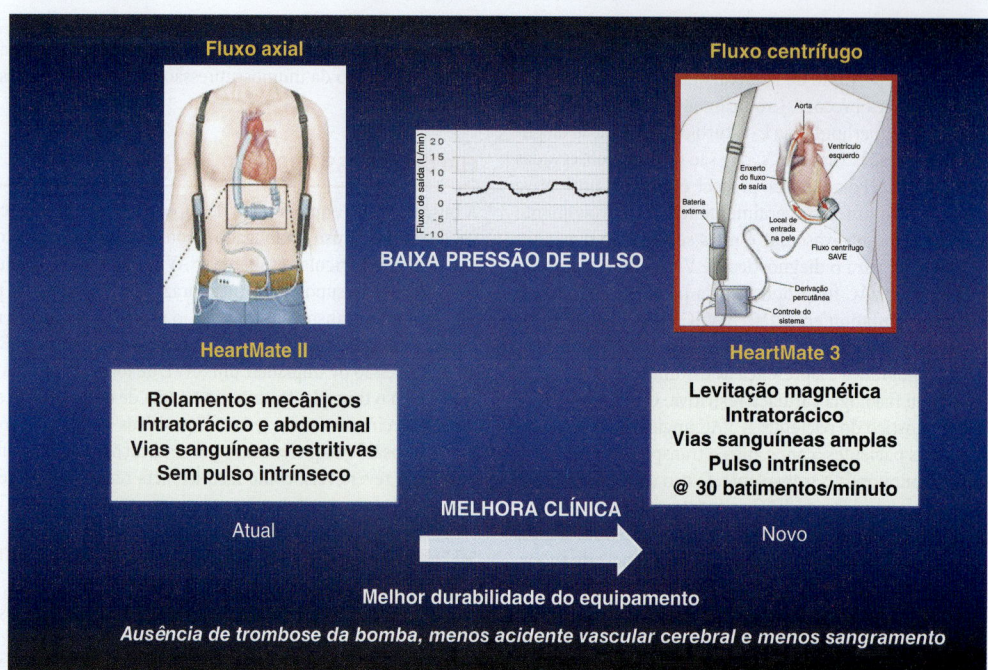

FIGURA 260-2 Sistemas de assistência ventricular esquerda (SAVE) de fluxo contínuo, seus tipos e mecanismos. A bomba de fluxo axial com rolamento mecânico HeartMate II é propensa à trombose, enquanto o dispositivo de fluxo centrífugo com levitação magnética sem fricção HeartMate 3 não induz hemólise nem trombose da bomba.

não inferioridade em relação à bomba HeartMate II. Um novo dispositivo centrífugo, com um sistema de levitação completamente magnético, o SAVE HeartMate 3, é atualmente a bomba mais utilizada. Ao contrário do SAVE HeartMate II, que requer uma bolsa para a bomba abdominal, esse pequeno dispositivo é totalmente implantado na cavidade torácica **(Fig. 260-2)**. Este SAVE mostrou quase eliminar a complicação de trombose da bomba e reduzir acentuadamente a incidência de AVC, bem como reduzir as complicações hemorrágicas. A experiência real a partir de análises de prontuários apontou para uma sobrevida mediana de > 50% em 4 anos com o SAVE atualmente disponível; no entanto, a durabilidade em longo prazo além de 5 a 10 anos continua sendo uma questão. Os pacientes nos quais o SAVE deve ser empregado incluem preferencialmente aqueles com sintomas persistentes de insuficiência cardíaca sistólica grave que não respondem à terapia clínica ideal. Comumente, esses pacientes têm limitação funcional acentuada, indicada por um consumo máximo de oxigênio < 12 mL/kg/min; ou o paciente está preso à terapia inotrópica intravenosa contínua devido à hipotensão sintomática, ou demonstra piora da função renal ou congestão refratária persistente. Atualmente, o papel do SAVE em pacientes "menos doentes" (aqueles com sintomas moderados) é menos defendido, uma vez que não há equilíbrio suficiente devido ao coeficiente adverso de risco-benefício por complicações relacionadas ao dispositivo e porque ele precisa ser conectado a uma linha externa que se conecta a uma fonte de energia.

MANEJO DO SAVE E DE SUAS COMPLICAÇÕES

O SAVE de fluxo contínuo depende de gradientes de pressão entre a cavidade ventricular esquerda e a aorta. Dessa forma, o fluxo anterógrado é altamente dependente do manejo da pressão arterial sistólica. Devido à natureza não pulsátil do fluxo sanguíneo, a pressão arterial é medida por ultrassonografia com Doppler (que mede a pressão arterial média ou a pressão de abertura, que é menor do que a pressão arterial sistólica), uma vez que o pulso periférico geralmente não é detectável. A pressão arterial média ideal deve ser mantida em ≤ 90 mmHg e a terapia farmacológica anti-hipertensiva deve ser prescrita usando fármacos do sistema renina-angiotensina-aldosterona ou outros vasodilatadores. A via do fluxo sanguíneo ao longo dos dispositivos resulta no aumento da força de cisalhamento, que se manifesta na forma de hemólise de baixo grau e desenvolvimento de doença de von Willebrand adquirida devido à perda de multímeros de alto peso molecular do fator de von Willebrand. Essa aberração hematológica foi associada com um risco de hemorragia gastrintestinal, particularmente por malformações arteriovenosas nos intestinos.

Uma complicação comum encontrada em pacientes é a anemia, frequentemente devido à deficiência de ferro.

O ventrículo direito (VD) sem suporte hemodinâmico frequentemente demonstra falência e resulta em congestão, necessitando de terapia diurética. Enquanto a redução da carga do ventrículo esquerdo (VE) diminui a pós-carga do lado direito, o aumento do fluxo no dispositivo resulta em maior pré-carga no lado direito e os efeitos do SAVE sobre o septo reduzem a eficiência contrátil ventricular direita, levando ao desenvolvimento de dilatação do VD e à má adaptação entre o VD e o circuito pulmonar. Arritmias cardíacas são comuns em pacientes com suporte por SAVE e frequentemente requerem terapia antiarrítmica para supressão, uma vez que esses eventos podem deflagrar baixo fluxo pelo dispositivo.

Desfechos adversos relacionados com hemocompatibilidade incluem eventos neurológicos (AVCs isquêmicos e hemorrágicos), trombose relacionada com o dispositivo levando à disfunção da bomba e complicações hemorrágicas não cirúrgicas **(Fig. 260-3)**. A terapia antiplaquetária usando ácido acetilsalicílico em doses de 81 a 325 mg diariamente associada à varfarina, tendo como meta uma razão normalizada internacional (INR, do inglês *international normalized ratio*) de 2 a 3, é usada com o SAVE atual para prevenir a morbidade de eventos adversos relacionados com hemocompatibilidade. De um lado, essa terapia protege de complicações trombóticas, enquanto de outro predispõe o paciente a complicações hemorrágicas. AVCs ocorrem com uma frequência que varia de 10% com o HeartMate 3 até 29% com o HeartWare HVAD, em 2 anos de tratamento. O controle ideal da pressão arterial está associado à melhora nas taxas de AVC com alguns equipamentos como a bomba Heartware HVAD; todavia, essa complicação é um motivo crítico para a falta de adoção dessa terapia na população menos sintomática. Outra causa de morbidade é a trombose da bomba, que requer reoperação por disfunção do equipamento. Essa complicação é observada em 6 a 12% dos implantes de SAVE, ocorre precocemente (nos primeiros 6 meses) e é mais comum com o dispositivo HeartMate II do que com o HeartWare HVAD. A fase subclínica da trombose do SAVE é caracterizada por aumento da hemólise e elevação na potência do equipamento. Progressivamente, a incapacidade de "descarregar" o VE se manifesta levando à insuficiência cardíaca descompensada e, possivelmente, ao comprometimento hemodinâmico. A lactato-desidrogenase é um excelente marcador (embora inespecífico) de hemólise e, consequentemente, de trombose iminente ou estabelecida da bomba. Pacientes que têm suspeita de trombose do dispositivo de assistência ao VE (DAVE) e não são submetidos à troca do DAVE ou ao transplante cardíaco têm uma taxa de mortalidade em 6 meses de 48%, inferindo que

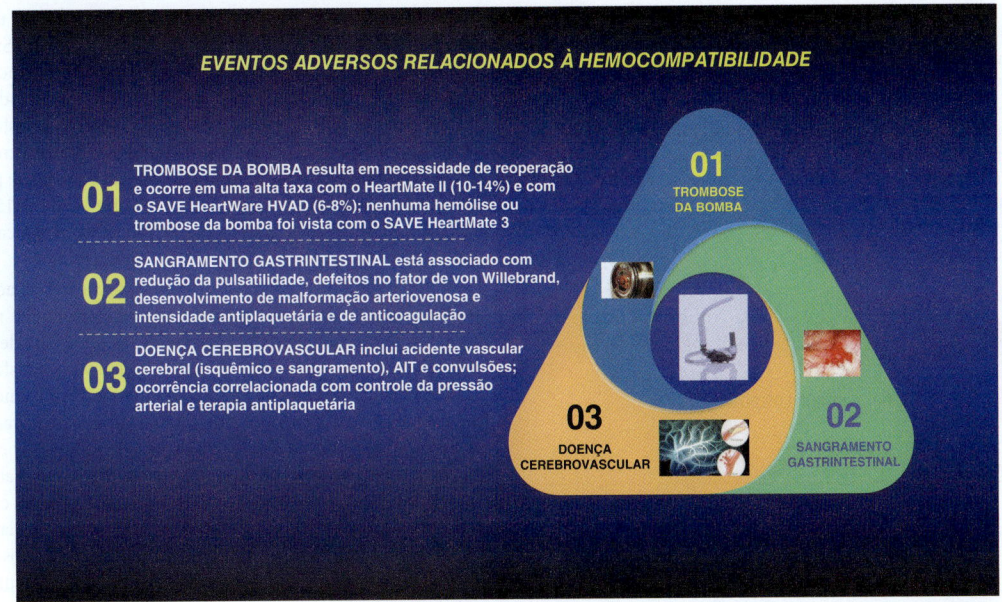

FIGURA 260-3 Eventos adversos relacionados à hemocompatibilidade com sistema de assistência ventricular esquerdo (SAVE) frequentemente são inter-relacionados e caracteristicamente resultam em eventos cerebrovasculares, gastrintestinais ou disfunção da bomba. AIT, ataque isquêmico transitório.

a terapia clínica para trombose do dispositivo de assistência ventricular pode ser inadequada (ou causar dano, no caso de uso de trombolíticos). A reoperação (troca da bomba) tem um risco de mortalidade perioperatória modesto de 6,5% e uma sobrevida de 65% em 2 anos após a troca.

A infecção é comum, mais frequentemente envolvendo as conexões do dispositivo (o conduto que conecta o dispositivo com o controlador externo e as baterias), e ocorre em 1 a cada 5 pacientes após o implante do SAVE. Essa infecção é tratada com exploração local interna e requer o uso de antibióticos supressores em longo prazo, a não ser que o paciente seja submetido a transplante cardíaco ou o dispositivo seja trocado. A infecção e suas sequelas inflamatórias predispõem à trombose e aumentam o risco de complicações neurológicas, levando a um meio pior em hemocompatibilidade.

NOVOS EQUIPAMENTOS

O HeartMate 3 é uma bomba centrífuga de fluxo contínuo que é colocada no tórax e é construída para ser um SAVE mais hemocompatível. Esse equipamento é construído com um motor levitacional completamente magnético, oferece uma via de fluxo sanguíneo mais ampla e até exibe um pulso intrínseco fixo (com o motor aumentando e diminuindo sua velocidade em intervalos de 2 segundos). Essas características mostraram reduzir a incidência de hemólise e diminuir o cisalhamento de multímeros de alto peso molecular do fator de von Willebrand. Essa bomba foi testada no ensaio MOMENTUM 3, que relatou seus resultados finais em 1.028 pacientes alocados aleatoriamente para a bomba HeartMate 3 ou o SAVE HeartMate II. A bomba HeartMate 3 totalmente levitada magneticamente foi associada a uma necessidade menos frequente de substituição da bomba do que o dispositivo HeartMate II e foi superior em relação à sobrevivência livre de acidente vascular cerebral incapacitante ou reoperação para substituir ou remover um dispositivo com defeito. A necessidade de substituição da bomba e a ocorrência de AVC de qualquer gravidade, sangramento importante ou hemorragia gastrintestinal foram menores no grupo com bomba de fluxo centrífugo do que no grupo com bomba de fluxo axial. A experiência além de 5 anos com este SAVE será importante para discernir se esses achados resultam em melhora da sobrevida em longo prazo.

CORAÇÃO ARTIFICIAL TOTAL

Nem todos os pacientes são candidatos a implante de um SAVE, particularmente aqueles com falência grave do coração direito ou condições que não permitam a colocação de um SAVE (miocardiopatia restritiva, infarto agudo do miocárdio anterior maciço, doença cardíaca congênita complexa). Nesses pacientes, pode ser considerada uma abordagem com equipamento de assistência biventricular ou um coração artificial total. O coração artificial total SynCardia é uma bomba pulsátil implantável que consiste em dois ventrículos de poliuretano com diafragmas estimulados de forma pneumática e quatro valvas de disco inclinável. Esse procedimento requer excisão dos ventrículos nativos e, assim, não pode ser empregado como uma estratégia de recuperação miocárdica. Há aspectos clínicos únicos que são específicos ao manejo do coração artificial total. Esse dispositivo opera em uma curva fisiológica aguda e tem pouca adaptabilidade para tolerar alterações da pressão arterial sistêmica ou grandes desvios no volume sanguíneo. Quando os ventrículos são excisados, a maioria dos pacientes exibe um declínio agudo na função renal devido à perda da expressão do peptídeo natriurético pelo miocárdio. A hemólise grave é comum devido à presença de quatro valvas mecânicas, e a eritropoiese aberrante é observada levando a uma grave anemia refratária. Novos corações artificiais usando superfícies biocompatíveis estão sendo desenvolvidos, bem como aqueles que usam tecnologia de fluxo contínuo.

CONSIDERAÇÕES GLOBAIS

Embora os SAVEs estejam disponíveis em todo o mundo, seu uso e indicações variam de país a país. Nos Estados Unidos, os compradores requerem uma discreta discriminação da indicação para uma ponte até o transplante ou para a terapia de destino, enquanto na maioria dos países europeus essa segregação artificial não é usada. Estudos de custo-eficácia sugerem melhora com os novos equipamentos, embora alguns países permitam o uso dessa tecnologia apenas como ponte para o transplante (Reino Unido), esperando estudos de longo prazo mais definitivos para o uso por toda a vida. O uso de SAVE em pacientes ambulatoriais moderadamente sintomáticos com insuficiência cardíaca sistólica crônica ainda é desencorajado em todo o mundo, aguardando a disponibilidade de dispositivos hemocompatíveis que possam ser totalmente internalizados sem a necessidade de uma conexão externa. Globalmente, as taxas de recuperação miocárdica que permitam a interrupção do uso ou retirada dos equipamentos permanecem baixas.

LEITURAS ADICIONAIS

Aslam S et al: Utilization of hepatitis C virus-infected organ donors in cardiothoracic transplantation: An ISHLT expert consensus statement. J Heart Lung Transplant 39:418, 2020.

Berry GJ et al: The 2013 International Society for Heart and Lung Transplantation Working Formulation for the standardization of nomenclature in the pathologic diagnosis of antibody-mediated rejection in heart transplantation. J Heart Lung Transplant 32:1147, 2013.

Mehra MR: Contemporary concepts in prevention and treatment of cardiac allograft vasculopathy. Am J Transplant 6:1248, 2006.

Mehra MR et al: International Society for Heart and Lung Transplantation working formulation of a standardized nomenclature for cardiac allograft vasculopathy-2010. J Heart Lung Transplant 29:717, 2010.

Mehra MR et al: The 2016 International Society for Heart Lung Transplantation listing criteria for heart transplantation: A 10-year update. J Heart Lung Transplant 35:1, 2016.

Mehra MR et al: A fully magnetically levitated left ventricular assist device: Final report. N Engl J Med 380:1618, 2019.

Messer S et al: Outcome after heart transplantation from donation after circulatory-determined death donors. J Heart Lung Transplant 36:1311, 2017.

Nair N et al: Long-term immunosuppression and malignancy in thoracic transplantation: Where is the balance? J Heart Lung Transplant 33:461, 2014.

Rogers JG et al: Intrapericardial left ventricular assist device for advanced heart failure. N Engl J Med 376:451, 2017.

Stewart GC, Mehra MR: A history of devices as an alternative to heart transplantation. Heart Fail Clin 10:S1, 2014.

261 Estenose aórtica
Patrick T. O'Gara, Joseph Loscalzo

CARGA GLOBAL DA CARDIOPATIA VALVAR

As cardiopatias valvares primárias ficam bem abaixo de doença arterial coronariana, acidente vascular cerebral (AVC), hipertensão arterial sistêmica, obesidade e diabetes melito na classificação das principais ameaças à saúde pública. Todavia, elas podem causar morbidade significativa e levar à morte prematura. A febre reumática (Cap. 359) é a principal causa de doença valvar cardíaca nos países em desenvolvimento e com baixa renda. Estima-se que sua prevalência varie de 1 a cada 100 mil crianças em idade escolar, na Costa Rica, até 150 a cada 100 mil, na China (Fig. 261-1). A cardiopatia reumática é responsável por 12 a 65% das admissões hospitalares relacionadas com doenças cardiovasculares e 2 a 10% das altas hospitalares em alguns países endêmicos. A prevalência e as taxas de mortalidade variam entre comunidades, mesmo dentro de um mesmo país, em função de vida em aglomeração, disponibilidade de recursos médicos e programas amplos de detecção e tratamento de faringite por estreptococos do grupo A. Nas áreas economicamente debilitadas, com clima tropical ou subtropical (particularmente no subcontinente indiano e Sudeste Asiático), América Central e Oriente Médio, a doença valvar reumática evolui mais rapidamente do que nas nações desenvolvidas e, frequentemente, causa sintomas graves em pacientes com < 20 anos de idade. Essa história natural acelerada talvez seja causada por infecções repetidas, produzidas por cepas mais virulentas dos estreptococos reumatogênicos. Cerca de 30 a 35 milhões de indivíduos vivem com cardiopatia reumática em todo o mundo, com prevalência estimada em 300 mil novos casos e 233 mil óbitos por ano, com a maior prevalência e taxa de mortalidade ajustada por idade ocorrendo na África Subsaariana, no Sudeste Asiático e na Oceania. Os principais fatores de faringite estreptocócica não tratada nessas áreas endêmicas incluem acesso reduzido a cuidados de saúde de alta qualidade e determinantes sociais da saúde. Nos Estados Unidos, a cardiopatia reumática foi responsável por 3.320 mortes em 2017. Embora globalmente a taxa de mortalidade padronizada por idade por cardiopatia reumática tenha declinado em quase 50% entre 1990 e 2015, a prevalência de insuficiência cardíaca atribuível à cardiopatia reumática aumentou em quase 90% ao longo do mesmo intervalo de tempo.

Embora tenha havido relatos recentes de surtos isolados de infecção estreptocócica na América do Norte, nos países com alta renda as valvopatias são predominantemente causadas por processos degenerativos ou inflamatórios que levam a espessamento, calcificação e disfunção valvares. A prevalência de cardiopatia valvar aumenta significativamente com a idade em ambos os sexos. A prevalência de cardiopatia valvar moderada ou grave não diagnosticada é de cerca de 6% em indivíduos com > 65 anos. A doença valvar importante do lado esquerdo pode afetar até 12 a 13% dos adultos com idade > 75 anos (Fig. 261-2). Estima-se que a estenose aórtica (EAo) grave afete 3,5% da população com > 75 anos de idade. Um estudo epidemiológico sueco estimou a incidência de novos casos de cardiopatia valvar em 64 a cada 100 mil pessoas-ano. A EAo e a regurgitação mitral contribuíram com aproximadamente metade e um quarto, respectivamente, dos diagnósticos de cardiopatia valvar nesse estudo.

A incidência de endocardite infecciosa (Cap. 128) aumentou com o envelhecimento da população, com a prevalência ampliada de enxertos vasculares e dispositivos intracardíacos, com o surgimento de microrganismos mais virulentos e multirresistentes, bem como com o crescimento epidêmico do diabetes melito, e a crise opioide. O uso mais restrito de antibioticoterapia profilática desde 2007 não foi associado, de forma convincente, a aumento nas taxas de incidência de endocardite infecciosa atribuível a patógenos orofaríngeos. A endocardite infecciosa tornou-se uma causa relativamente mais frequente de insuficiência valvar aguda. A cirurgia valvar durante a fase aguda da endocardite infecciosa é realizada em cerca de 50% dos pacientes hospitalizados. A duração do uso de antibióticos intravenosos pode ser reduzida em casos selecionados.

A doença da valva aórtica bicúspide (VAB) afeta cerca de 0,5 a 1,4% da população em geral e é acompanhada por uma aortopatia associada em cerca de 30 a 40% dos indivíduos, um processo patológico expressado por formação de aneurisma na raiz da aorta ou na aorta ascendente ou coarctação da aorta torácica descendente. Um número crescente de sobreviventes

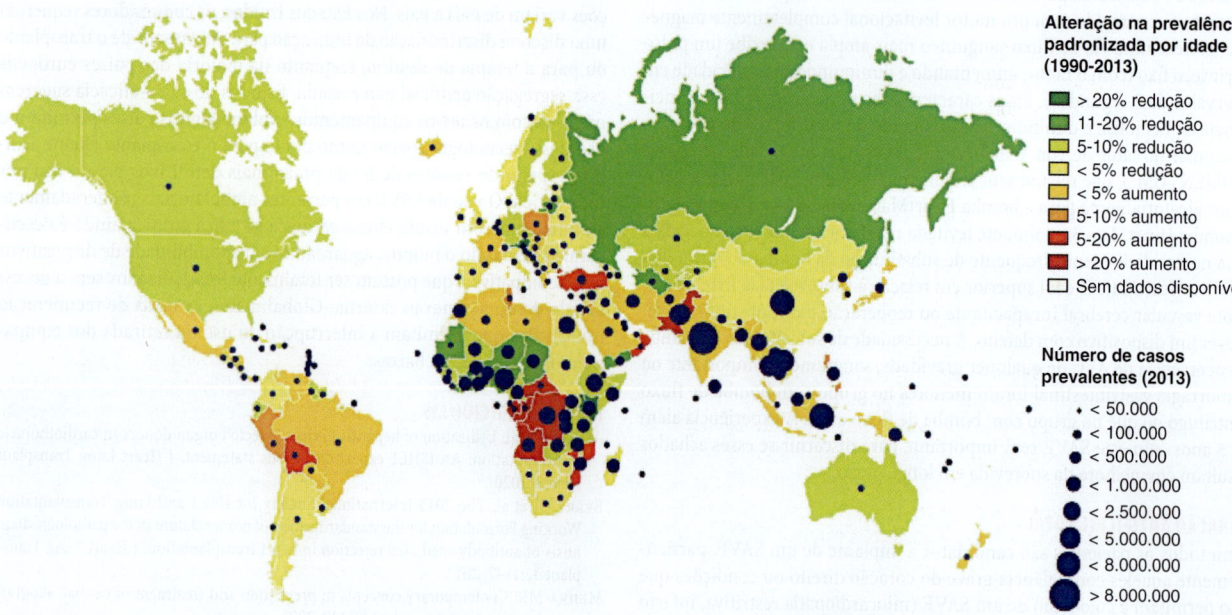

FIGURA 261-1 **A carga global da cardiopatia reumática.** Este mapa mundial fornece uma imagem instantânea da mudança na prevalência dos casos de cardiopatia reumática entre 1990 e 2013 (*legenda superior à direita*) e o número estimado de casos de cardiopatia reumática por país (*legenda inferior à direita*). As regiões nas quais a doença é altamente prevalente incluem África Subsaariana, Índia, China e Sudeste Asiático. (*Reproduzida, com autorização, de JR Carapetis et al: Acute rheumatic fever and rheumatic heart disease. Nat Rev Dis Primers 2:15084, 2016.*)

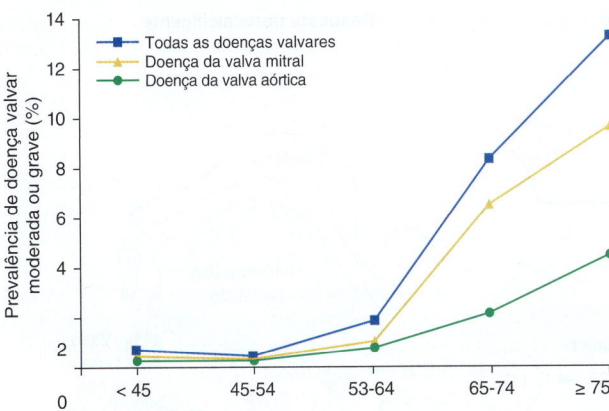

FIGURA 261-2   A carga da doença valvar aórtica e mitral moderada ou grave nos Estados Unidos. As estimativas de prevalência são derivadas de três estudos populacionais compreendendo um total de 11.911 indivíduos: *The Coronary Artery Risk Development in Young Adults* (CARDIA), *Atherosclerosis Risk in Communities* (ARIC) e *Cardiovascular Health Study* (CHS). *(Reproduzida, com autorização, de VT Nkomo et al: Burden of valvular heart diseases: A population-based study. Lancet 368:1005, 2006.)*

de cardiopatia congênita na infância tem se apresentado posteriormente com disfunção valvar. A carga global da doença valvar cardíaca continuará a progredir.

Assim como em muitas outras condições crônicas de saúde, as disparidades no acesso e na qualidade dos cuidados aos pacientes com doença cardíaca valvar têm sido bem documentadas, especialmente naqueles pacientes com cardiopatia reumática em países de baixa e média renda. No registro da Society for Thoracic Surgeons (STS)/American College of Cardiology (ACC) Transcatheter Valve Therapy (TVT), os negros compreendem < 5% dos pacientes nos Estados Unidos que receberam uma valva transcateter para EAo. As diferenças nas decisões sobre a conduta e nas evoluções observadas em função de idade, sexo, etnia e localização geográfica requerem intensificação dos esforços educacionais e priorização dos recursos.

O papel do exame físico na avaliação dos pacientes com doença valvar cardíaca também é discutido nos **Capítulos 42 e 239**; o do eletrocardiograma (ECG), no **Capítulo 240**; o da ecocardiografia e de outras técnicas não invasivas de obtenção de imagens, no **Capítulo 241**; e o do cateterismo e da angiografia cardíacos, no **Capítulo 242**.

ESTENOSE AÓRTICA

A EAo é a lesão valvar mais comum entre pacientes adultos com doença cardíaca valvar crônica; a maioria dos pacientes adultos com EAo sintomática é do sexo masculino.

ETIOLOGIA E PATOGÊNESE

(Tab. 261-1) A EAo em adultos é causada por calcificação degenerativa das cúspides aórticas e ocorre, na maioria das vezes, como consequência de doença congênita (VAB), deterioração crônica das cúspides (tricúspide), ou inflamação reumática prévia. Em um estudo patológico realizado em peças retiradas no momento da substituição da valva aórtica por EAo em adultos, demonstrou-se que 53% delas eram bicúspides e 4%, unicúspides. O processo de deterioração e calcificação da valva aórtica não é passivo, mas tem em comum diversas características da aterosclerose vascular, incluindo disfunção endotelial, acúmulo de lipídeos, ativação de células inflamatórias, liberação de citocinas e suprarregulação de diversas vias sinalizadoras **(Fig. 261-3)**.

TABELA 261-1 ■ Principais causas de estenose aórtica	
Lesão valvar	Etiologia
Estenose aórtica	Congênita (bicúspide, unicúspide)
	Calcificação degenerativa
	Febre reumática
	Radiação

Eventualmente, é estabelecida uma resposta fibrocalcificante na qual o colágeno é depositado e os miofibroblastos valvares sofrem diferenciação fenotípica em osteoblastos e produzem ativamente proteínas da matriz óssea que permitem o depósito de cristais de hidroxiapatita de cálcio. Os polimorfismos genéticos envolvendo o receptor de vitamina D, o receptor de estrogênio em mulheres após a menopausa, a interleucina 10 e a apolipoproteína E4 foram relacionados com o desenvolvimento de EAo calcificada, tendo sido relatada uma forte relação familiar de casos com valvas tricúspides no oeste da França. Vários fatores de risco tradicionais para aterosclerose também foram associados ao desenvolvimento e à evolução da EAo calcificada, incluindo hipertensão, colesterol LDL (do inglês *low-density lipoprotein* [lipoproteína de baixa densidade], lipoproteína a (Lp[a]), diabetes melito, tabagismo, doença renal crônica e síndrome metabólica. Em um estudo observacional de coorte canadense, a incidência de EAo grave foi de 144 a cada 100 mil pessoas-ano. Hipertensão, diabetes melito e dislipidemia foram responsáveis por aproximadamente um terço do risco atribuível da população para EAo grave. A presença de esclerose valvar aórtica (espessamento focal e calcificação das cúspides não suficientes para causar obstrução) está associada ao aumento de risco de morte cardiovascular e infarto agudo do miocárdio (IAM) entre indivíduos com > 65 anos de idade. Aproximadamente 30% das pessoas com idade > 65 anos exibem algum grau de estenose valvar aórtica. A velocidade e a extensão da progressão para obstrução valvar (estenose) variam entre pacientes individuais.

A *doença reumática das cúspides aórticas* produz fusão das comissuras, resultando, às vezes, em uma valva de aparência bicúspide. Essa condição torna as cúspides mais suscetíveis a traumatismos, levando, finalmente, à fibrose, à calcificação e ao estreitamento. Quando a obstrução ao esvaziamento do ventrículo esquerdo (VE) chega a causar incapacidade clínica grave, a valva em geral já é uma massa rígida e calcificada, e o diagnóstico etiológico do processo subjacente pode ser muito difícil ou até impossível mesmo com exames muito cuidadosos. A EAo reumática está quase sempre associada ao envolvimento da valva mitral e à insuficiência aórtica. A irradiação do mediastino também pode resultar em fibrose tardia e calcificação das cúspides com EAo.

DOENÇA DA VALVA AÓRTICA BICÚSPIDE

A VAB é a malformação congênita cardíaca mais comum e ocorre em 0,5 a 1,4% da população, com uma predominância de 2 a 4:1 para o sexo masculino. O padrão de herança parece ser autossômico dominante com penetrância incompleta, embora alguns autores tenham questionado um componente ligado ao X sugerido pela prevalência de VAB em pacientes com síndrome de Turner. A prevalência de VAB entre parentes de primeiro grau de um indivíduo portador é de aproximadamente 10%. Não se identificou um defeito genético específico capaz de explicar a maioria dos casos, embora tenha sido descrita uma mutação nos genes *NOTCH1*, *GATA5* e *GATA4* em algumas famílias. Anormalidades na óxido nítrico-sintetase endotelial e em NKX2.5 também foram implicadas. Degeneração da lâmina média com formação de aneurisma da aorta ascendente costuma ocorrer entre pacientes com VAB; a coarctação da aorta é encontrada com menor frequência. Os pacientes com VAB apresentam aortas maiores do que pacientes com doença valvar aórtica tricúspide comparável. A aortopatia se desenvolve independentemente da gravidade hemodinâmica da lesão valvar, mas as forças de cisalhamento direcionais ditadas pela configuração anatômica da valva podem influenciar sua expressão. Por exemplo, o alargamento da aorta ascendente ao longo de sua curvatura maior é associado, mais frequentemente, à fusão das cúspides direita-esquerda, a variante bicúspide mais comum. Pacientes com doença da VAB estão em risco de formação de aneurisma e/ou dissecção da aorta. A VAB pode ser um componente de uma cardiopatia congênita complexa com ou sem outras lesões cardíacas obstrutivas do lado esquerdo, como no complexo de Shone.

OUTRAS FORMAS DE OBSTRUÇÃO DA VIA DE SAÍDA VENTRICULAR ESQUERDA

Além da EAo valvar, três outras lesões podem ser responsáveis pela obstrução da via de saída do VE: *miocardiopatia hipertrófica obstrutiva* **(Cap. 259)**, *estenose subaórtica fibromuscular/membranosa discreta* e *EAo supravalvar* **(Cap. 269)**. É possível diferenciar as causas da obstrução da via de saída do VE com base no exame cardiológico e nos achados obtidos com a ecocardiografia com Doppler.

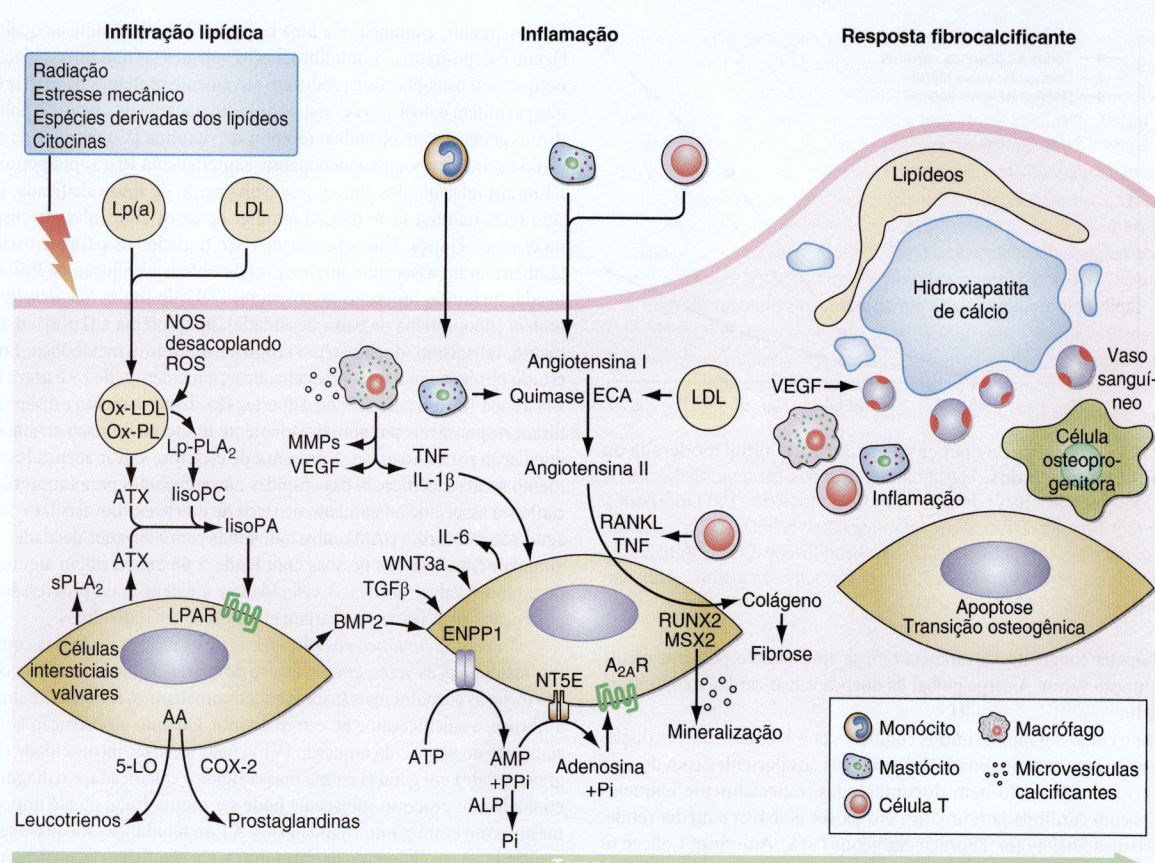

FIGURA 261-3 Patogênese da estenose aórtica calcificada. Infiltração lipídica e de células inflamatórias ocorre no endotélio danificado. Segue-se uma cascata de eventos que leva, por fim, à formação de deposição desorganizada de colágeno (fibrose) e hidroxiapatita de cálcio (osso). As células intersticiais valvares são participantes essenciais nesse processo ativo. AA, ácido araquidônico; ALP, fosfatase alcalina; ApoB, apolipoproteína B; AMP, monofosfato de adenosina; ATP, trifosfato de adenosina; ATX, autotaxina; A2AR, receptor da adenosina A2A; BMP, proteína morfogenética do osso; COX-2, cicloxigenase 2; ECA, enzima conversora da angiotensina; ENPP, pirofosfatase ectonucleotídeo/fosfodiesterase; IL, interleucina; 5-LO, 5-lipoxigenase; LDL, lipoproteína de baixa densidade; Lp(a), lipoproteína (a); LPAR, receptor do ácido lisofosfatídico; Lp-PLA2, fosfolipase A2 associada à lipoproteína; lisoPA, ácido lisofosfatídico; lisoPC, lisofosfatidilcolina; MMP, metaloproteinase da matriz; NOS, sintase do óxido nítrico; Ox-PL, fosfolipídeo oxidado; Ox-LDL, LDL oxidado; RANKL, ligante do receptor do ativador do fator nuclear-κB; ROS, espécies reativas do oxigênio; RUNX2, fator 2 de transcrição relacionado ao runt; sPLA2, PLA2 secretado; TGFβ, fator de crescimento transformador β; TNF, fator de necrose tumoral; VEGF, fator de crescimento do endotélio vascular. *(Reproduzida, com autorização, de B Lindman et al: Calcific aortic stenosis. Nat Rev Dis Primers 2:16006, 2016.)*

FISIOPATOLOGIA

A obstrução ao fluxo de saída do VE produz um gradiente de pressão sistólica entre o VE e a aorta. Quando uma obstrução intensa é produzida de forma súbita experimentalmente, o VE responde com dilatação e redução do volume de ejeção sistólico. Entretanto, em alguns pacientes, a obstrução pode estar presente ao nascimento e/ou aumentar gradualmente ao longo de muitos anos, sendo o desempenho sistólico do VE mantido em razão de hipertrofia concêntrica do VE. Inicialmente, esse processo serve como mecanismo adaptativo por reduzir o estresse sistólico do miocárdio a níveis normais, conforme prevê a equação de Laplace ($S = Pr/h$, em que S = estresse sistólico na parede, P = pressão, r = raio e h = espessura da parede). Um grande gradiente de pressão transaórtico valvar pode existir por muitos anos sem uma redução no débito cardíaco (DC) ou sem o desenvolvimento de dilatação do VE. Ao final, contudo, a hipertrofia excessiva se torna desadaptativa, a função sistólica do VE declina devido à incompatibilidade com a pós-carga, as anormalidades da função diastólica continuam a evoluir e ocorre fibrose miocárdica irreversível.

Um gradiente médio de pressão sistólica > 40 mmHg com DC normal ou uma área efetiva do orifício aórtico de cerca de < 1 cm² (ou < 0,6 cm²/m² de área da superfície corporal em um adulto de tamanho normal) – isto é, menos de um terço da área normal do orifício – em geral são considerados evidências de obstrução grave da via de saída do VE. A elevação da pressão diastólica final no VE, observada em muitos pacientes com EAo grave e fração de ejeção (FE) preservada, significa redução da complacência do VE hipertrófico. Ainda que o DC durante o repouso fique dentro dos limites normais na maioria dos pacientes com EAo grave, ele geralmente falha em aumentar normalmente durante o exercício. A perda de uma contração atrial vigorosa e sincronizada, como ocorre na fibrilação atrial (FA) ou na dissociação atrioventricular, pode causar progressão rápida dos sintomas. Mais tarde, na evolução da doença, a função contrátil sofre deterioração em razão do excesso de pós-carga, o DC e o gradiente de pressão VE-aorta declinam, e as pressões médias em átrio esquerdo (AE), artéria pulmonar (AP) e ventrículo direito (VD) aumentam. O desempenho do VE pode ser ainda mais comprometido quando há doença arterial coronariana (DAC) sobreposta. O volume de ejeção sistólico (e consequentemente o DC) também pode estar reduzido em pacientes com hipertrofia significativa e uma cavidade de VE pequena, apesar de uma FE normal. A EAo com baixo fluxo (definido como um índice de volume sistólico < 35 mL/m²) e baixo gradiente (definido como um gradiente de pressão médio < 40 mmHg) (com função sistólica do VE reduzida ou normal) é um desafio diagnóstico e terapêutico.

A hipertrofia do VE causa aumento na demanda miocárdica por oxigênio. Além disso, mesmo na ausência de DAC obstrutiva, o fluxo coronariano é prejudicado a ponto de desencadear isquemia sob condições nas quais haja excesso de demanda. A densidade capilar está reduzida em função da espessura da parede, as forças compressivas estão aumentadas e a pressão diastólica final no VE elevada reduz a pressão de perfusão nas coronárias. O subendocárdio é especialmente suscetível à isquemia causada por esse mecanismo.

SINTOMAS

A EAo raramente tem importância clínica antes que o orifício valvar se reduza, atingindo cerca de 1 cm². Mesmo uma EAo grave pode existir por muitos anos sem produzir quaisquer sintomas em razão da capacidade de o VE hipertrófico gerar o aumento na pressão intraventricular necessário para manter o volume sistólico normal. Quando os sintomas aparecem, ou a fração de ejeção do VE cai abaixo do normal, está indicada a substituição valvar.

A maioria dos pacientes com EAo pura ou predominante apresenta obstrução que aumenta gradualmente durante anos, mas que não se torna sintomática antes de 60 a 80 anos de idade. Contudo, os pacientes adultos com VAB evoluem com disfunção valvar e sintomas significativos uma ou duas décadas mais cedo. Os três sintomas principais são dispneia de esforço, angina de peito e síncope. Com frequência, há história de progressão insidiosa de fadiga e dispneia associada à redução gradual das atividades e da tolerância aos esforços. A *dispneia* resulta principalmente de elevação da pressão capilar pulmonar causada por aumento das pressões diastólicas no VE secundário a retardo no relaxamento e redução na complacência do VE. A *angina de peito* geralmente ocorre um pouco mais tarde e reflete o desequilíbrio entre o aumento da demanda miocárdica e a oferta reduzida de oxigênio. A DAC pode ou não estar presente, embora seja comum em pacientes com EAo e > 65 anos de idade. A *síncope aos esforços* pode ser causada por queda da pressão arterial produzida por vasodilatação nos músculos em atividade e vasoconstrição inadequada nos músculos inativos, na presença de DC fixo, ou por queda súbita no DC causada por arritmia.

Uma vez que o DC em repouso se mantém normal até as fases mais tardias da evolução da doença, sintomas como fadiga intensa, fraqueza, cianose periférica, caquexia, entre outras manifestações clínicas típicas de baixo débito em geral não são evidentes antes que essas fases sejam alcançadas. Os sintomas de insuficiência ventricular esquerda, como ortopneia, dispneia paroxística noturna e edema pulmonar, também ocorrem apenas nos estágios mais avançados da doença. Hipertensão pulmonar grave levando à insuficiência do VD e hipertensão venosa sistêmica, hepatomegalia, FA e insuficiência tricúspide (IT) costumam ser achados tardios nos pacientes com EAo isolada grave.

Quando coexistem EAo e estenose mitral (EM), a redução no fluxo (DC) induzida pela EM diminui o gradiente de pressão pela valva aórtica e, desse modo, mascara muitas das manifestações clínicas produzidas pela EAo. O gradiente de pressão transaórtico pode aumentar em pacientes com insuficiência aórtica (IAo) concomitante em razão do aumento na velocidade de fluxo pela valva aórtica.

ACHADOS FÍSICOS

O ritmo geralmente é regular até as fases tardias na evolução da doença; em outros momentos, a presença de FA sugere a possibilidade de doença da valva mitral associada. A hipertensão ocorre comumente entre idosos com EAo. Entretanto, nos estágios finais, quando o volume sistólico declina, a pressão sistólica pode cair, e a pressão de pulso, estreitar. O pulso arterial carotídeo sobe lentamente até um pico tardio (*pulsus parvus et tardus*). É possível palpar um frêmito ou "tremor" anacrótico sobre as carótidas, com maior frequência à esquerda. No idoso, o enrijecimento da parede arterial pode mascarar esse importante sinal. Em muitos pacientes, a onda *a* do pulso venoso jugular está acentuada. Isso ocorre em razão da redução na distensibilidade da cavidade do VD causada pelo abaulamento do septo interventricular hipertrofiado.

O *ictus* de VE algumas vezes se encontra deslocado lateralmente nos estágios tardios da doença. Um impulso apical duplo (com quarta bulha cardíaca [B_4] palpável) pode ser percebido, em particular com o paciente deitado em decúbito lateral esquerdo. Um frêmito sistólico pode estar presente na base do coração em direção ao lado direito do esterno quando o paciente se inclina para a frente ou na incisura supraesternal.

Ausculta Frequentemente é possível auscultar um ruído de ejeção protossistólico em crianças, adolescentes e adultos jovens portadores de doença da VAB. Esse ruído costuma desaparecer quando a valva se torna calcificada e rígida. À medida que aumenta a gravidade da EAo, a sístole do VE tende a se prolongar, de modo que o ruído de fechamento da valva aórtica deixa de preceder o ruído do fechamento da valva pulmonar. Com isso, os dois componentes tornam-se sincrônicos, ou o ruído de fechamento da valva aórtica pode até mesmo suceder o ruído da valva pulmonar, causando o desdobramento paradoxal da B_2 **(Cap. 239)**. O ruído de fechamento da valva aórtica costuma ser mais audível nos pacientes que tenham EAo com valva flexível, e a calcificação tende a diminuir sua intensidade. Com frequência, uma B_4 é audível no ápice, refletindo a presença de hipertrofia do VE e aumento da pressão diastólica final do VE; a B_3 em geral ocorre mais tarde na evolução, quando há dilatação do VE e a função sistólica do VE está gravemente comprometida.

O sopro da EAo é descrito como de ejeção (meso)sistólico, iniciando-se logo após a B_1, aumentando de intensidade até atingir seu ápice no meio da fase de ejeção e terminando pouco antes do fechamento da valva aórtica. Tem um tom grave, com timbre rude e áspero, mais bem auscultado na base do coração, em particular no segundo espaço intercostal direito. Irradia-se para cima, acompanhando o trajeto das carótidas. Às vezes, irradia-se para baixo e para o ápice, onde pode ser confundido com o sopro sistólico da insuficiência mitral (IM) (efeito de Gallavardin). Em quase todos os pacientes com obstrução grave e DC preservado, o sopro é classificado no mínimo como de grau III/VI. O sopro pode ser relativamente suave e breve nos pacientes com grau leve de obstrução ou naqueles com estenose grave e insuficiência cardíaca e baixo DC, nos quais o volume sistólico e, consequentemente, o fluxo transvalvar estão reduzidos.

AVALIAÇÃO LABORATORIAL

ECG Na maioria dos pacientes com EAo grave, observam-se sinais de hipertrofia do VE. Nos casos avançados, são evidentes a depressão do segmento ST e a inversão da onda T ("sobrecarga" do VE) nas derivações DI e aVL, bem como nas derivações precordiais esquerdas. Entretanto, não há correlação direta entre os sinais do ECG e a gravidade hemodinâmica da obstrução, e a ausência de sinais de hipertrofia do VE no ECG não exclui a possibilidade de haver obstrução grave. A hipertensão sistêmica pode coexistir e contribuir para o desenvolvimento de hipertrofia.

Ecocardiografia Os principais achados à ecocardiografia transtorácica são espessamento, calcificação e redução na abertura sistólica dos folhetos da valva e hipertrofia do VE. O fechamento excêntrico das cúspides da valva aórtica é característico das valvas bicúspides congênitas. A ecocardiografia transesofágica mostra muito bem o orifício obstruído, mas não é um exame rotineiramente necessário para a caracterização precisa da EAo. O gradiente valvar e a área da valva aórtica podem ser estimados com as medições feitas com Doppler das velocidades do fluxo transaórtico. Define-se uma EAo como grave quando a área da valva é < 1 cm^2, moderada quando a área se situa entre 1 e 1,5 cm^2, e leve com área entre 1,5 e 2 cm^2. Por outro lado, a esclerose de valva aórtica é acompanhada por fluxo com velocidade < 2,5 m/s (gradiente máximo < 25 mmHg). A dilatação e a redução do encurtamento sistólico do VE refletem o comprometimento da função do VE. Há uma experiência robusta com o uso da deformação longitudinal para caracterizar precocemente as alterações na função sistólica do VE, bem antes que se possa identificar redução na FE. Com frequência, são vistos índices Doppler de déficit funcional diastólico.

A ecocardiografia é útil para identificar outras anormalidades valvares coexistentes, diferenciar a EAo valvar das outras formas de obstrução do fluxo de saída do VE e para medir as dimensões da raiz aórtica e do segmento proximal da aorta ascendente. Essas medições da aorta são particularmente importantes nos pacientes portadores de doença da VAB. A ecocardiografia com estresse por dobutamina é útil para investigar pacientes com EAo e disfunção sistólica grave do VE (baixo fluxo, baixo gradiente, EAo grave com redução da FE), nos quais a gravidade da EAo com frequência é difícil de ser avaliada. Os pacientes com EAo grave (i.e., área da valva < 1 cm^2) com gradiente médio relativamente baixo (< 40 mmHg) a despeito de FE normal (baixo fluxo, baixo gradiente, EAo grave com FE normal) frequentemente apresentam hipertensão arterial e devem ser envidados esforços para controlar sua pressão arterial sistêmica antes de repetir a ecocardiografia com Doppler. O uso de ecocardiografia com estresse por dobutamina nessa situação geralmente não é aconselhado. Nos casos em que permanece a incerteza quanto à gravidade da EAo em pacientes com DC reduzido, a análise quantitativa da quantidade de cálcio na valva aórtica com tomografia computadorizada (TC) do tórax pode ser útil. O uso da TC de tórax está crescendo como método para avaliar a morfologia e a função da valva aórtica. Este se tornou o método de imagem preferido para planejar o implante de valva aórtica transcateter (TAVI, do inglês *transcatheter aortic valve implantation*). Por fim, o uso de imagem de ressonância magnética cardíaca (RMC) para rastrear a presença de fibrose miocárdica por meio do realce tardio de gadolínio em pacientes com EAo grave é uma área de intensa investigação.

Radiografia de tórax É possível que a radiografia de tórax revele pouco ou nenhum aumento global da área cardíaca durante muitos anos de evolução da doença. Quando há hipertrofia sem dilatação, é possível detectar algum arredondamento do ápice cardíaco no exame em projeção frontal e um discreto deslocamento posterior na incidência em perfil. Pode-se observar dilatação da aorta ascendente proximal ao longo da borda cardíaca superior direita no exame frontal. A calcificação da valva aórtica talvez seja percebida em perfil, mas costuma ser evidente ao exame fluoroscópico ou por meio da ecocardiografia; a ausência de calcificação valvar na fluoroscopia em um adulto sugere *ausência* de EAo grave. Nos estágios mais tardios da doença, à medida que o VE se dilata, surgem evidências radiográficas crescentes de aumento do VE, congestão pulmonar e aumentos do AE, da AP, bem como das câmaras direitas do coração.

Cateterismo O cateterismo dos lados esquerdo e direito do coração para avaliação invasiva de EAo raramente é realizado, mas pode ser útil quando há discrepâncias entre os achados clínicos e os obtidos com métodos não invasivos. Há preocupações com a possibilidade de que as tentativas para atravessar a valva aórtica a fim de medir as pressões no VE estejam associadas com um risco de embolia cerebral. O cateterismo também é útil para três diferentes categorias de pacientes: (1) *pacientes com doença multivalvar*, nos quais é necessário definir o papel de cada deformidade valvar para auxiliar no planejamento do tratamento cirúrgico; (2) *pacientes jovens e assintomáticos com EAo congênita não calcificada*, a fim de definir a gravidade da obstrução ao fluxo de saída do VE, uma vez que, nesses pacientes, podem ser indicadas cirurgia ou valvoplastia aórtica percutânea com balão (VAPB) se houver EAo grave, mesmo na ausência de sintomas; e (3) *pacientes nos quais haja suspeita de que a obstrução do fluxo anterógrado do VE não se dê ao nível da valva aórtica*, mas nas regiões subvalvar ou supravalvar.

A angiografia coronária está indicada para rastreamento de DAC nos pacientes com EAo grave que estejam sendo considerados para cirurgia ou substituição valvar transcateter. A angiografia pode ser realizada de modo invasivo no momento do cateterismo para avaliação hemodinâmica ou com TC não invasiva. A tomada de decisão a respeito da necessidade de revascularização da artéria coronária no momento da intervenção da valva aórtica deve ser individualizada.

HISTÓRIA NATURAL

A morte de pacientes com EAo grave costuma ocorrer entre 70 e 80 anos de idade. Com base em dados obtidos em necropsia de pacientes antes que o tratamento cirúrgico estivesse amplamente disponível, o período médio até a morte após o início dos diversos sintomas da doença foi assim definido: angina de peito, 3 anos; síncope, 3 anos; dispneia, 2 anos; insuficiência cardíaca congestiva, 1,5 a 2 anos. Além disso, em > 80% dos pacientes que morreram com EAo, os sintomas estavam presentes por períodos < 4 anos. Entre os adultos que morreram com EAo valvar, a morte súbita, presumivelmente causada por arritmia, ocorreu em 10 a 20%; entretanto, a maioria das mortes súbitas ocorreu em pacientes previamente sintomáticos. A morte súbita como manifestação inicial de EAo grave é muito rara (cerca de 1% por ano) em pacientes adultos assintomáticos. A EAo calcificada é uma doença progressiva com redução anual média da área valvar de 0,1 cm^2 e aumento anual na velocidade máxima do jato e no gradiente valvar médio de 0,3 m/s e 7 mmHg, respectivamente.

TRATAMENTO
Estenose aórtica (Fig. 261-4)

TRATAMENTO CLÍNICO

Nos pacientes com EAo grave (área da valva < 1 cm^2), atividades físicas extenuantes e esportes competitivos devem ser evitados mesmo no estágio assintomático da doença. Deve-se ter o cuidado de evitar desidratação e hipovolemia com o objetivo de prevenir redução significativa do DC. Os medicamentos usados para tratamento de hipertensão arterial ou de DAC, como betabloqueadores e inibidores da enzima conversora da angiotensina (IECAs), geralmente são seguros para os pacientes assintomáticos com função sistólica de VE preservada. A nitroglicerina pode ser útil para aliviar a angina de peito nos pacientes com DAC. Nem os inibidores da HMG-CoA-redutase (estatinas) nem os inibidores do sistema renina-angiotensina-aldosterona (SRAA) diminuem a velocidade de progressão da EAo. O uso das estatinas deve ser determinado levando em consideração as prevenções primária e secundária de eventos de doença cardiovascular aterosclerótica (DCVAS). A profilaxia para endocardite está indicada apenas para os pacientes com EAo que tenham tido episódio anterior de endocardite.

TRATAMENTO CIRÚRGICO

Os pacientes assintomáticos com EAo calcificada e obstrução grave devem ser acompanhados cuidadosamente para detectar o início dos sintomas e, por meio de ecocardiografias seriadas, buscar evidências de deterioração da função ventricular. A cirurgia está indicada aos pacientes sintomáticos com EAo grave (área valvar < 1 cm^2 ou 0,6 cm^2/m^2 de área da superfície corporal), naqueles com disfunção sistólica do VE (FE < 50%), assim como naqueles com doença da VAB com aneurisma da raiz da aorta ou da aorta ascendente (maior diâmetro > 5,5 cm). A cirurgia para correção de aneurisma é recomendada em caso de diâmetro menor da aorta (4,5-5 cm) nos pacientes com história familiar de catástrofe aórtica e naqueles que exibem um crescimento rápido do aneurisma (> 0,5 cm/ano). Os pacientes assintomáticos com EAo moderada ou grave encaminhados para cirurgia de revascularização do miocárdio (CRM) também devem ser submetidos à substituição da valva aórtica (SVA). Nos pacientes que não apresentam insuficiência cardíaca, o risco cirúrgico para SVA (incluindo pacientes com EAo ou IAo) é de aproximadamente 2% **(Tab. 261-2)**, mas aumenta em função de idade e da necessidade de cirurgia concomitante da valva aórtica ou outra valva cardíaca ou revascularização coronária com enxerto de *bypass*. As indicações para SVA em pacientes assintomáticos foram intensamente debatidas à medida que os resultados cirúrgicos em pacientes selecionados continuaram a melhorar. As indicações relativas para as quais a cirurgia pode ser considerada são uma resposta anormal no teste ergométrico; progressão rápida da EAo, em especial nos casos em que possa haver dificuldade para acesso urgente aos cuidados médicos; EAo muito grave, assim definida por uma velocidade do jato na valva aórtica > 5 m/s ou gradiente médio > 60 mmHg e baixo risco cirúrgico; e hipertrofia de VE excessiva na ausência de hipertensão sistêmica. O teste com esforço pode ser realizado com segurança nos pacientes assintomáticos, dos quais até um terço revelará sinais de disfunção. Em um pequeno ensaio randomizado controlado (ERC) de cirurgia precoce comparada com tratamento conservador em pacientes assintomáticos com EAo muito grave (definida por uma velocidade de jato transvalvar aórtico ≥ 4,5 m/s, gradiente médio ≥ 50 mmHg ou área da valva aórtica ≤ 0,75 cm^2), a taxa de mortalidade operatória ou morte por causas cardiovasculares durante o acompanhamento foi reduzida com a cirurgia precoce. No grupo de cuidados conservadores, a incidência cumulativa de morte súbita foi 4% em 4 anos e 14% em 8 anos.

A cirurgia deve ser realizada logo que surgirem sintomas (1-3 meses). A tomada de decisão clínica é direta para pacientes com EAo grave, fluxo normal (> 35 mL/m^2) e alto gradiente (≥ 40 mmHg). Nos pacientes com EAo grave com baixo fluxo, baixo gradiente e fração de ejeção ventricular esquerda (FEVE) reduzida, a taxa de mortalidade perioperatória é alta (15-20%) e os sinais de disfunção de VE podem persistir mesmo quando a cirurgia é tecnicamente bem-sucedida. A sobrevida pós-operatória no longo prazo mantém correlação com a função pré-operatória do VE. De qualquer forma, diante de um prognóstico ainda pior quando esses pacientes são tratados apenas clinicamente, não há muita escolha senão indicar a substituição da valva, sobretudo naqueles em que seja possível identificar uma reserva contrátil à ecocardiografia com estresse por dobutamina (definida por elevação no volume sistólico ≥ 20% após a estimulação com dobutamina). Pacientes nesse grupo de alto risco cirúrgico podem se beneficiar de TAVI (ver adiante), mas ainda faltam dados de ECRs nessa população. O manejo dos pacientes com EAo grave com baixo fluxo, baixo gradiente e FEVE normal também é difícil. Para pacientes sintomáticos com esse tipo "paradoxal" de EAo com baixo fluxo, os resultados parecem ser melhores com o tratamento cirúrgico ou TAVI em comparação com o clínico conservador, mas há necessidade de mais pesquisa para orientar a tomada de decisões terapêuticas. Nos pacientes em que coexistem EAo grave e DAC, o alívio da estenose associado à revascularização algumas vezes resulta em melhora clínica e hemodinâmica impressionante.

Como muitos pacientes com EAo calcificada são idosos, deve-se dar especial atenção às funções hepática, renal e pulmonar antes de recomendar a SVA. A idade por si só não contraindica a SVA para tratar EAo. A taxa de mortalidade perioperatória depende substancialmente dos estados clínico e hemodinâmico pré-operatórios do paciente. A investigação de debilidade é um componente essencial na avaliação pré-procedimento. As decisões de tratamento para pacientes com EAo que não tenham baixo risco cirúrgico devem ser tomadas por equipe multidisciplinar em cardiologia composta por cardiologista clínico, cardiologista intervencionista, especialista em imagem cardiológica, cirurgião cardíaco e outros especialistas de acordo com a necessidade, inclusive geriatra. A taxa de sobrevida em 10 anos de pacientes adultos de mais idade submetidos à SVA é de aproximadamente 60%. As recomendações a respeito do tipo de prótese valvar (biológica ou mecânica) devem ponderar os prós e contras em relação à durabilidade da valva bioprostética e à ocorrência de tromboembolismo/sangramento com a valva mecânica e são fortemente influenciadas pela idade e preferências do paciente.

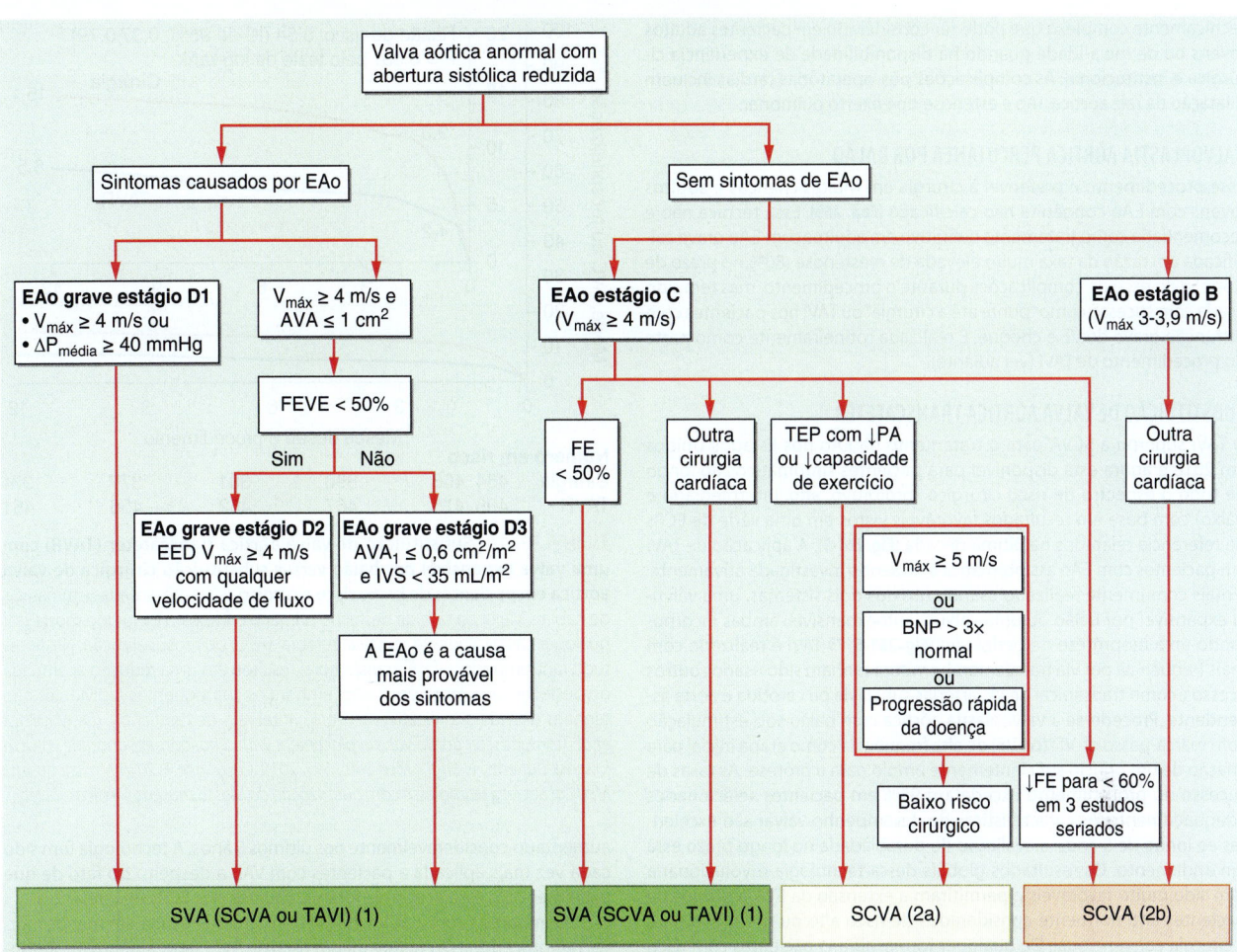

FIGURA 261-4 **Estratégia para o tratamento dos pacientes com estenose aórtica.** A angiografia coronariana pré-operatória deve ser realizada rotineiramente em função de idade, sintomas e fatores de risco coronarianos presentes. O cateterismo cardíaco e a angiografia também poderão ser úteis quando houver discrepância entre achados clínicos e não invasivos. Os pacientes que não reúnam os critérios para indicação de intervenção devem ser monitorados periodicamente com seguimento clínico e ecocardiográfico. As classes designadas referem-se à metodologia de American College of Cardiology/American Heart Association para as recomendações de tratamento. As recomendações de classe I são as que devem ser seguidas ou indicadas; as de classe IIa são consideradas justificáveis para seguir; as de classe IIb são as que podem ser consideradas. Os estágios referem-se ao grau de progressão da doença. No estágio A, há fatores de risco presentes para o desenvolvimento de disfunção valvar; o estágio B refere-se à doença valvar assintomática, leve a moderada e progressiva; a doença no estágio C é grave por natureza, mas clinicamente assintomática; o estágio C1 é caracterizado por pacientes assintomáticos com doença valvar grave, mas função ventricular compensada; o estágio C2 refere-se à doença grave assintomática com descompensação ventricular; o estágio D indica doença valvar grave e sintomática. Com estenose aórtica, o estágio D1 refere-se a pacientes sintomáticos com estenose aórtica grave e gradiente transvalvar alto (gradiente médio > 40 mmHg); no estágio D2, estão incluídos os pacientes sintomáticos com estenose aórtica grave, baixo fluxo, baixo gradiente e fração de ejeção ventricular esquerda (FEVE) baixa; e o estágio D3 é caracterizado por pacientes sintomáticos com estenose aórtica grave, baixo fluxo, baixo gradiente e FEVE preservada (estenose aórtica grave paradoxal com baixo fluxo e baixo gradiente). Pacientes com EAo grave sintomática (lado esquerdo do diagrama, velocidade do jato ≥ 4 m/s) devem ser encaminhados para SVA (SCVA ou TAVI). Pacientes com EAo grave assintomáticos (velocidade do jato ≥ 4 m/s) devem ser encaminhados para SVA (SCVA ou TAVI) quando a FEVE < 50% ou quando há necessidade de outra cirurgia cardíaca (p. ex., reparo de aneurisma). Existem vários achados para os quais o encaminhamento para SVA seria razoável em relação aos resultados do teste de esforço, presença de velocidade do jato > 5 m/s ou peptídeo natriurético tipo B (BNP) elevado, desde que o paciente seja considerado de baixo risco para complicações relacionadas à SVA. AVA, área da valva aórtica; DSE, ecocardiografia sob estresse com dobutamina; EAo, estenose aórtica; FE, fração de ejeção; $\Delta P_{méd}$, gradiente médio de pressão; PA, pressão arterial; SCVA, substituição cirúrgica da valva aórtica; SVA, substituição da valva aórtica; TAVI, implante de valva aórtica transcateter; TEP, teste ergométrico padrão; $V_{máx}$, velocidade máxima. *(Reproduzida, com autorização, de CM Otto et al: 2020 AHA/ACC Guideline for management of patients with valvular heart disease. A report of the American College of Cardiology/American Heart Association Task Force on Practice Guidelines. Circulation 143:e72, 2021.)*

As bioproteses são preferidas para pacientes com idade > 65 anos. A tomada de decisão compartilhada com pacientes mais jovens deve ser individualizada, embora números crescentes de pacientes com idade < 65 anos façam opção por substituição por valva biológica. Cerca de 30% das bioproteses valvares mostram evidência de falência primária no prazo de 10 anos, necessitando de nova substituição (ou TAVI valva em valva, ver adiante), e uma porcentagem idêntica de pacientes com prótese mecânica manifesta complicações hemorrágicas como resultado do tratamento com antagonistas da vitamina K. Em um grande estudo observacional de pacientes submetidos à cirurgia para SVA na Califórnia, Estados Unidos, entre 1996 e 2013, o recebimento de uma prótese biológica *versus* uma prótese mecânica em pacientes < 55 anos foi associado a um risco excessivo de morte em 15 anos de acompanhamento. A SVA por homoenxerto geralmente é reservada aos pacientes com endocardite de valva aórtica.

O procedimento de Ross envolve substituição da valva aórtica doente pela valva pulmonar autóloga seguida por implante de homoenxerto na posição original da valva pulmonar. Esse é um procedimento

TABELA 261-2 ■ Taxas de mortalidade após cirurgia de valva aórtica[a]		
Procedimento	Número	Mortalidade cirúrgica não ajustada (%)
SVA (isolada)	25.274	1,9
SVA + BAC	15.855	3,6

[a]Os dados referem-se ao ano de 2018, quando 1.088 instituições relataram um total de 287.872 procedimentos.
Siglas: BAC, *bypass* em artéria coronária; SVA, substituição da valva aórtica.
Fonte: Adaptada de ME Bowdish et al: Ann Thorac Surg 109:1646, 2020.

tecnicamente complexo que pode ser considerado em pacientes adultos jovens ou de meia-idade quando há disponibilidade de experiência cirúrgica e institucional. As complicações pós-operatórias tardias incluem dilatação da raiz aórtica, IAo e estenose do enxerto pulmonar.

VALVOPLASTIA AÓRTICA PERCUTÂNEA POR BALÃO

Esse procedimento é preferível à cirurgia em muitas crianças e adultos jovens com EAo congênita não calcificada **(Cap. 269)**. Essa técnica não é recomendada como tratamento definitivo em adultos com EAo grave calcificada em razão da taxa muito elevada de reestenose (80% no prazo de 1 ano) e do risco de complicações durante o procedimento, mas tem sido usada com sucesso como "ponte até a cirurgia" ou TAVI nos pacientes com disfunção grave do VE e choque. É realizada rotineiramente como parte do procedimento de TAVI (ver adiante).

SUBSTITUIÇÃO DE VALVA AÓRTICA TRANSCATETER

O TAVI superou a SCVA para o tratamento da EAo nos Estados Unidos em 2016 e agora está disponível para pacientes sintomáticos ao longo de todo o espectro de risco cirúrgico (proibitivo, alto, intermediário e baixo) com base em resultados favoráveis vistos em uma série de ECRs de referência relatados na última década **(Fig. 261-5)**. A aplicação de TAVI em pacientes com EAo assintomática está sendo investigada ativamente. É mais comumente realizado usando um dos dois sistemas, uma válvula expansível por balão ou uma válvula autoexpansível, ambas incorporando uma bioprótese de pericárdio **(Fig. 261-6)**. O TAVI é realizado com mais frequência por via transfemoral, embora tenham sido usados outros acessos, como transapical de VE, artérias subclávia ou carótida e aorta ascendente. Procede-se à valvoplastia aórtica com balão sob estimulação com marca-passo de VD (ou VE) de alta frequência como etapa inicial para criação de um orifício suficientemente amplo para a prótese. As taxas de sucesso do procedimento excederam 95% em pacientes selecionados adequadamente. As características de desempenho valvar são excelentes ao longo de 5 anos; a avaliação de durabilidade no longo prazo está em andamento. Os resultados globais dessa tecnologia revolucionária têm sido muito favoráveis e permitiram a extensão da SVA a grupos de pacientes anteriormente considerados de risco alto ou proibitivo para a cirurgia convencional. De qualquer forma, alguns pacientes com risco alto ou proibitivo não são candidatos a esse procedimento porque seu perfil de comorbidades e sua debilidade tornam imprópria sua realização. A equipe de cardiologia sofre um grande desgaste ao tomar decisões dessa natureza. O uso desses dispositivos para tratamento de pacientes com deterioração estrutural de bioproteses aórticas (TAVI "valva em valva"), como alternativa à indicação de nova substituição cirúrgica da valva, tem

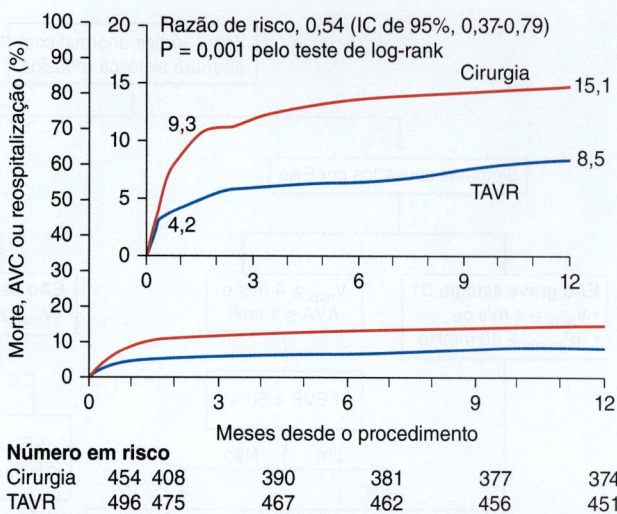

FIGURA 261-6 Substituição de valva aórtica transcateter (TAVR) com uma valva expansível por balão *versus* substituição cirúrgica de valva aórtica em pacientes de baixo risco cirúrgico. São apresentadas estimativas de Kaplan-Meier da taxa de desfecho primário composto incluindo morte por qualquer causa, acidente vascular cerebral (AVC) ou reospitalização. Neste estudo randomizado, a TAVR transfemoral resultou em uma redução acentuada no desfecho composto em 1 ano, embora os componentes individuais não tenham diferido significativamente. IC, intervalo de confiança. *(De MJ Mack et al: Transcatheter aortic-valve replacement with a balloon-expandable valve in low-risk patients. N Engl J Med 380:1695, 2019. Copyright © 2019 Massachusetts Medical Society. Reimpressa com autorização da Massachusetts Medical Society.)*

aumentado consideravelmente nos últimos 5 anos. A tecnologia tem sido cada vez mais aplicada a pacientes com VAB a despeito do fato de que pacientes com essa anatomia foram excluídos dos ECRs de referência.

Comparada com a SCVA, o TAVI transfemoral resulta em menos mortes periprocedurais e confere menor risco de AVC, sangramento importante e FA. A duração da permanência hospitalar é menor e o retorno às atividades normais é mais rápida com TAVI. As taxas de uso de marca-passo permanente, RA perivalvular e complicações vasculares são mais baixas com SCVA. A escolha entre TAVI e SCVA para pacientes com EAo de três folhetos que preferem uma prótese biológica baseia-se em várias considerações clínicas, de imagem e técnicas **(Fig. 261-7 e Tab. 261-3)**. Como há poucos

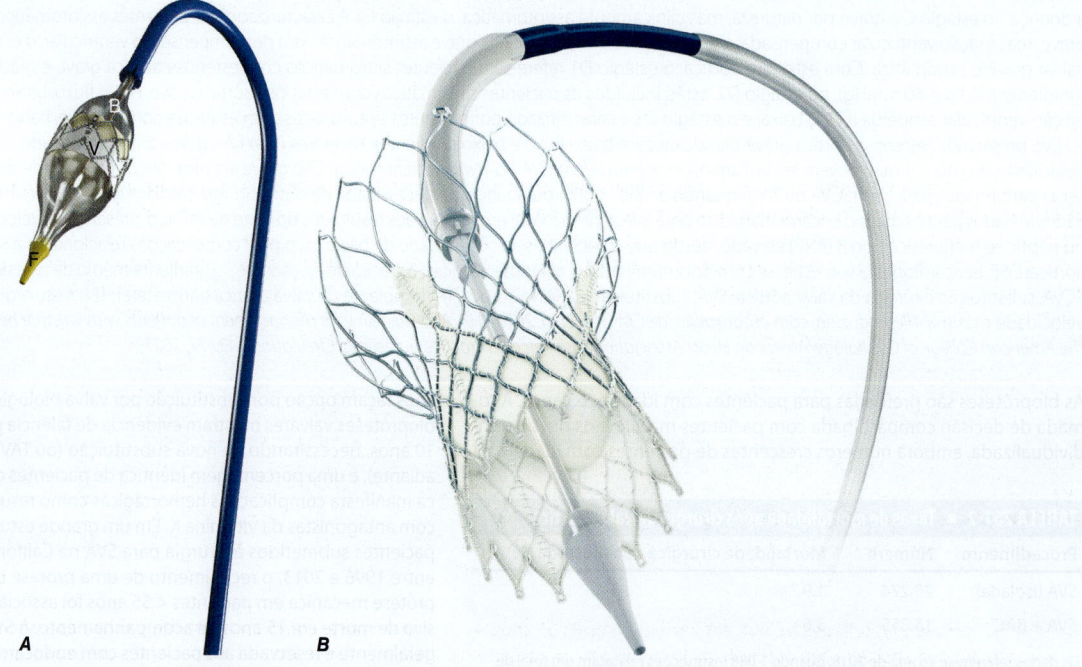

FIGURA 261-5 Valva expansível por balão (*A*) e valva autoexpansível (*B*) para substituição de valva aórtica transcateter (TAVR). B, balão inflado; F, cone frontal; V, valva. *(Parte A, cortesia de Edwards Lifesciences, Irvine, CA; com autorização. NovaFlex+ é uma marca registrada da Edwards Lifesciences Corporation. Parte B, © Medtronic, Inc. 2015. Medtronic CoreValve Transcatheter Aortic Valve. CoreValve é uma marca registrada da Medtronic, Inc.)*

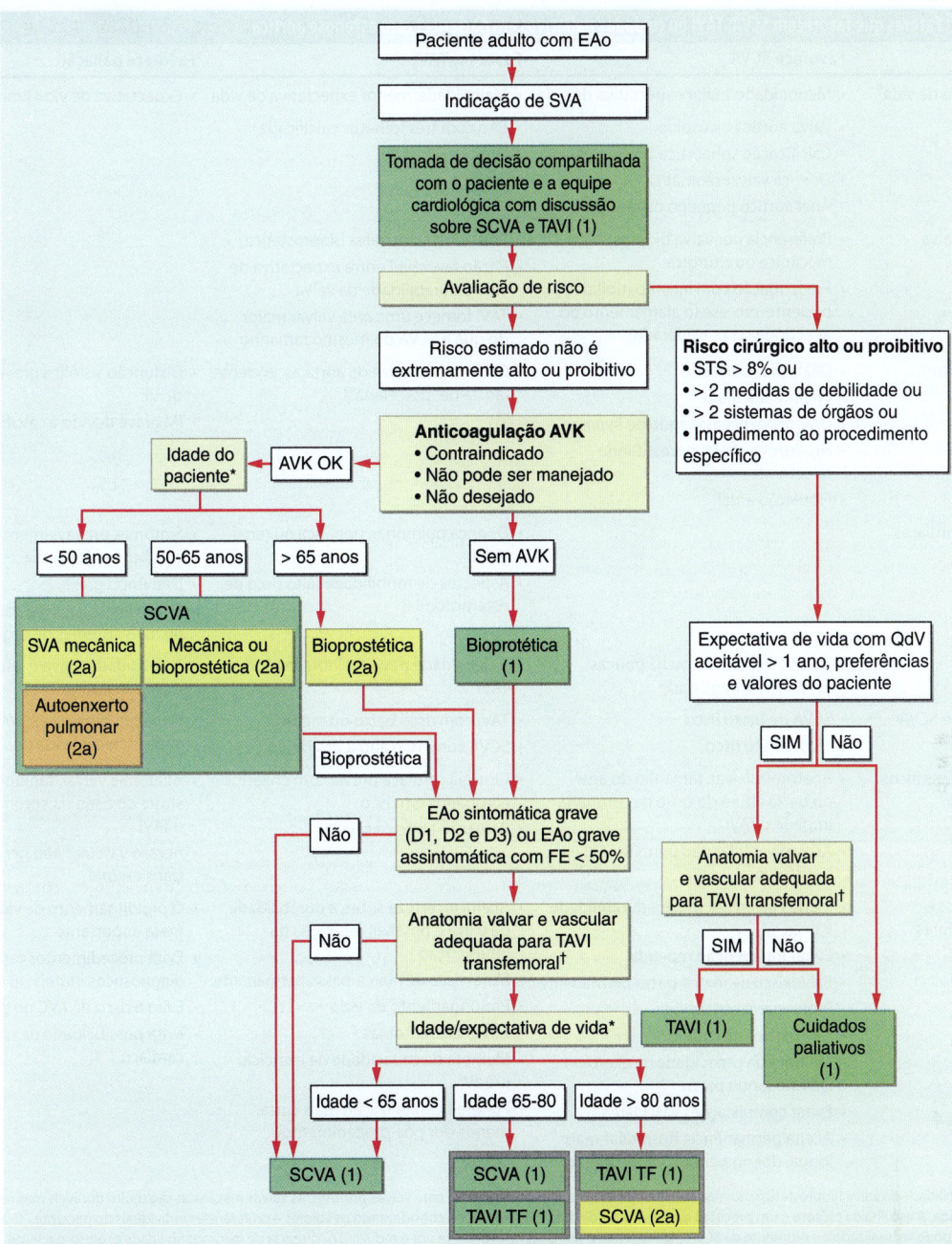

FIGURA 261-7 Escolha de substituição cirúrgica da valva aórtica (SCVA) *versus* implante de valva aórtica transcateter (TAVI) transfemoral (TF) quando as indicações para substituição da valva aórtica são atendidas. Em pacientes que não são candidatos de risco proibitivo ou alto, o TAVI não é recomendado para pacientes com idade < 65 anos (lado esquerdo do fluxograma). Em pacientes com risco cirúrgico alto ou proibitivo, o TAVI é preferido em relação à SCVA, mas é recomendado em bases individuais apenas após uma tomada de decisão de consenso da equipe cardiológica multidisciplinar em colaboração com o paciente e sua família. O tratamento paliativo é recomendado quando o TAVI é considerado ineficaz (lado direito do fluxograma). AVK, antagonista da vitamina K; EAo, estenose aórtica; FE, fração de ejeção; QdV, qualidade de vida; STS, Society of Thoracic Surgeons; SVA, substituição de valva aórtica. *Idades aproximadas, com base em tabelas atuariais de expectativa de vida no Estados Unidos, são fornecidas para orientação. O equilíbrio entre a longevidade esperada do paciente e a durabilidade da válvula varia continuamente ao longo da faixa etária, com válvulas mais duráveis preferidas para pacientes com maior expectativa de vida. A durabilidade da valva bioprostética é finita (com menor durabilidade para pacientes mais jovens), enquanto as valvas mecânicas são muito duráveis, mas requerem anticoagulação vitalícia. Os dados em longo prazo (20 anos) sobre desfechos com valvas bioprostéticas cirúrgicas estão disponíveis; dados robustos sobre valvas bioprostéticas transcateter se estendem por apenas 5 anos, levando à incerteza sobre os resultados de longo prazo. A decisão sobre o tipo de valva deve ser individualizada com base em fatores específicos do paciente que podem afetar a longevidade. †A colocação de uma valva transcateter requer uma anatomia vascular que permita a passagem transfemoral e a ausência de dilatação da raiz aórtica que iria necessitar de substituição cirúrgica. A anatomia valvar deve ser adequada à colocação da valva prostética específica, incluindo o tamanho e forma do anel, número de folhetos e calcificação e altura do óstio. (Reproduzida, com autorização, de CM Otto et al: 2020 AHA/ACC Guideline for the Management of Patients with valvular heart disease: A report of the American College of Cardiology/American Heart Association Task Force on Practice Guidelines. Circulation 143:e72, 2021.)

dados de ECRs sobre os resultados de TAVI em pacientes com < 65 anos, a SCVA é recomendada neste grupo etário. A anatomia da valva/raiz aórtica, bem como a extensão, gravidade e distribuição do cálcio, e a distância das artérias coronárias do plano do anel valvar, podem ditar a abordagem cirúrgica, assim como a necessidade de realizar um procedimento concomitante, como a substituição da aorta ascendente. Por fim, a incapacidade de obter acesso transfemoral é um impedimento relativo ao TAVI, devido às maiores taxas de complicações observadas quando esse procedimento é realizado em outros locais de acesso vascular.

TABELA 261-3 ■ Fatores que favorecem SCVA, TAVI ou cuidados paliativos em pacientes com estenose aórtica

	Favorece SCVA	Favorece TAVI	Favorece paliação
Idade/expectativa de vida[a]	• Menor idade/maior expectativa de vida	• Maior idade/menor expectativa de vida	• Expectativa de vida limitada
Anatomia valvar	• Valva aórtica bicúspide • Calcificação subaórtica (TSVE) • Doença valvar reumática • Anel aórtico pequeno ou grande[b]	• EAo com três folhetos calcificada	
Preferência por valva prostética	• Preferência por valva bioprostética mecânica ou cirúrgica • Preocupação com incompatibilidade paciente-prótese (o alargamento do anel pode ser considerado)	• Preferência por valva bioprostética • Razão favorável entre expectativa de vida e durabilidade da valva • TAVI fornece uma área valvar maior do que a SCVA do mesmo tamanho	
Condições cardíacas concomitantes	• Dilatação aórtica[c] • IM primária grave • DAC grave necessitando de *bypass* • Hipertrofia septal necessitando miectomia • Fibrilação atrial	• Calcificação grave da aorta ascendente (aorta de "porcelana")	• Disfunção sistólica grave e irreversível do VE • IM grave devido à calcificação anular
Condições não cardíacas		• Doença pulmonar, hepática ou renal grave • Aspectos de mobilidade (alto risco de esternotomia)	• Sintomas provavelmente causados por condições não cardíacas • Demência grave • Envolvimento moderado a grave de 2 ou mais sistemas de órgãos
Debilidade	• Não há debilidade ou há poucas medidas de fragilidade	• A debilidade deve melhorar após o TAVI	• A debilidade grave é improvável de melhorar após o TAVI
Risco estimado de SCVA ou TAVI	• SCVA de baixo risco • TAVI de alto risco	• TAVI com risco baixo ou médio • SCVA com risco alto a proibitivo	• Risco proibitivo de SCVA (> 15%) ou expectativa de vida pós-TAVI < 1 ano
Impedimentos específicos do procedimento	• Anatomia valvar, tamanho do anel ou baixa altura do óstio da coronária impede o TAVI • Acesso vascular não permite TAVI transfemoral	• Cirurgia cardíaca prévia com enxertos coronários em risco • Radiação torácica prévia	• Anatomia valvar, tamanho do anel ou altura do óstio da coronária impede o TAVI • Acesso vascular não permite TAVI transfemoral
Metas de cuidados e preferências e valores do paciente	• Menos incerteza sobre a durabilidade valvar • Evitar intervenção repetida • Baixo risco de marca-passo permanente • Prolongamento da vida • Alívio dos sintomas • Melhora da capacidade de exercício e QdV no longo prazo • Evitar complicações vasculares • Aceita permanência hospitalar mais longa, dor no período de recuperação	• Aceita incerteza sobre a durabilidade da valva e possível repetição da intervenção • Maior risco de marca-passo permanente • Prolongamento da vida • Alívio dos sintomas • Melhora da capacidade de exercício e QdV • Prefere hospitalização mais curta, menos dor pós-procedimento	• O prolongamento da vida não é uma meta importante • Evita procedimentos terapêuticos e diagnósticos inúteis ou desnecessários • Evita o risco de AVC no procedimento • Evita possibilidade de marca-passo cardíaco

[a]Dados sobre a durabilidade da valva bioprostética são mais robustos para valvas por SCVA do que para valvas por TAVI. As valvas mecânicas são muito duráveis mas requerem anticoagulação por toda a vida. A escolha da prótese é um processo de tomada de decisão compartilhada considerando os valores e preferências individuais do paciente. [b]O alargamento cirúrgico da raiz da aorta pode ser realizado no momento da SCVA para permitir o uso de uma prótese maior e reduzir a ocorrência de incompatibilidade prótese-paciente. [c]O alargamento da raiz da aorta ou da aorta ascendente pode necessitar de correção cirúrgica no momento da SCVA.

Siglas: AVC, acidente vascular cerebral; DAC, doença arterial coronariana; EAo, estenose aórtica; IM, insuficiência mitral; QdV, qualidade de vida; SCVA, substituição cirúrgica da valva aórtica; TAVI, implante de valva aórtica transcateter; TSVE, trato de saída do VE; VE, ventrículo esquerdo.
Fonte: Reproduzida, com autorização, de CR Burke et al: Goals of care in patients with severe aortic stenosis. Eur Heart J 41:929, 2020.

LEITURAS ADICIONAIS

Carapetis JR et al: Acute rheumatic fever and rheumatic heart disease. Nat Rev Dis Primers 2:15084, 2016.
Kang D-H et al: Early surgery or conservative care for asymptomatic aortic stenosis. N Engl J Med 382:111, 2020.
Lindman B et al: Calcific aortic stenosis. Nat Rev Dis Primers 2:16006, 2016.
Otto CM et al: 2020 AHA/ACC Guideline for management of patients with valvular heart disease: A report of the American College of Cardiology/American Heart Association Task Force on Practice Guidelines. Circulation 143:e72, 2021.
Siontis GCM et al: Transcatheter aortic valve implantation versus surgical aortic valve replacement for treatment of symptomatic severe aortic stenosis: an updated meta-analysis. Eur Heart J 40:3143, 2019.
Watkins DA et al: Global, regional, and national burden of rheumatic heart disease, 1990-2015. N Engl J Med 377:713, 2017.
Zühlke L et al: Clinical outcomes in 3343 children and adults with rheumatic heart disease from 14 low- and middle-income countries: Two-year follow-up of the global Rheumatic Heart Disease Registry (the REMEDY Study). Circulation 134:1456, 2016.

262 Insuficiência aórtica
Patrick T. O'Gara, Joseph Loscalzo

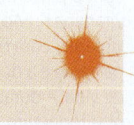

ETIOLOGIA

(Tab. 262-1) A insuficiência aórtica (IAo) pode ser causada por doença valvar primária, doenças da raiz aórtica ou uma combinação de ambas.

Doença valvar primária A doença reumática resulta em espessamento, deformação e encurtamento das cúspides da valva aórtica, modificações que impedem a adequada abertura durante a sístole e o fechamento durante a diástole. A origem reumática é muito menos comum nos indivíduos com IAo isolada que não tenham doença valvar mitral reumática associada. Os pacientes com doença da valva aórtica bicúspide (VAB) congênita podem desenvolver IAo predominante, e cerca de 20% deles necessitarão de cirurgia de valva aórtica entre 10 e 40 anos de idade. As fenestrações

TABELA 262-1 ■ Principais causas de insuficiência aórtica	
Lesão valvar	Etiologias
Insuficiência aórtica	**Valvares**
	Congênita (bicúspide)
	Endocardite
	Febre reumática
	Mixomatosa (prolapso)
	Radiação
	Trauma
	Sífilis
	Espondilite anquilosante
	Doença da raiz aórtica
	Dissecção da aorta
	Degeneração medial
	Síndrome de Marfan
	Valva aórtica bicúspide
	Aneurisma familiar não sindrômico
	Aortite
	Hipertensão

congênitas da valva aórtica às vezes produzem IAo leve. A estenose subaórtica membranosa resulta em um jato sistólico de alta velocidade que frequentemente leva a espessamento e fibrose das cúspides aórticas com IAo secundária. O prolapso de uma cúspide aórtica, resultando em IAo crônica progressiva, ocorre em aproximadamente 15% dos pacientes com defeito no septo ventricular (Cap. 269), mas também pode ocorrer como fenômeno isolado ou como consequência de degeneração mixomatosa associada, com envolvimento das valvas mitral e/ou tricúspide.

A IAo pode resultar de endocardite infecciosa (EI), que pode se desenvolver sobre uma valva previamente afetada por doença reumática, sobre uma valva congenitamente deformada ou sobre uma valva normal, e pode levar à perfuração ou à erosão de uma ou mais cúspides. As cúspides da valva aórtica podem sofrer fibrose e retração no curso de doenças, como sífilis e espondilite anquilosante, contribuindo ainda mais para a IAo que, primariamente, decorre de dilatação associada na raiz da aorta. Embora a ruptura traumática, ou avulsão, de cúspide aórtica seja uma causa rara de IAo aguda, ela é a lesão grave mais frequente nos pacientes que sobrevivem a traumatismos cardíacos não penetrantes. A coexistência de estenose aórtica (EAo) e IAo hemodinamicamente significativas em geral exclui todas as formas mais raras de IAo, porque essa combinação ocorre quase exclusivamente em pacientes com a doença de etiologia reumática ou congênita. Nos pacientes com IAo decorrente de doença valvar primária, pode ocorrer dilatação secundária do anel aórtico, levando a aumento da insuficiência.

Doença primária da raiz da aorta A IAo também pode ser decorrente exclusivamente de dilatação acentuada do anel aórtico, ou seja, de doença da raiz da aorta sem envolvimento primário das cúspides valvares; a dilatação do anel aórtico e a ausência de coaptação das cúspides são responsáveis pela IAo (Cap. 280). Degeneração da túnica média da aorta ascendente, que pode ou não estar associada a outras manifestações da síndrome de Marfan; dilatação idiopática da aorta; ectasia anuloaórtica; osteogênese imperfeita; e hipertensão arterial grave podem alargar o anel aórtico e causar IAo progressiva. Por vezes, a IAo pode ser causada por dissecção retrógrada envolvendo o anel aórtico. A sífilis e a espondilite anquilosante, doenças que podem afetar as cúspides aórticas, podem estar associadas à infiltração celular e à cicatrização da túnica média da aorta torácica, levando à dilatação dessa artéria, à formação de aneurisma e à insuficiência grave. Na sífilis da aorta (Cap. 182), uma doença atualmente muito rara, o envolvimento da íntima pode estreitar os óstios coronarianos, levando à isquemia miocárdica. A aortite de Takayasu e a aortite de células gigantes também podem levar à formação de aneurisma e à IAo secundária.

FISIOPATOLOGIA

O volume sistólico total ejetado pelo ventrículo esquerdo (VE) (i.e., a soma do volume efetivamente ejetado para a aorta com o volume de sangue que regurgita para o VE) está aumentado em pacientes com IAo. Naqueles com IAo grave, o volume do fluxo regurgitado pode se igualar ao volume sistólico anterógrado efetivamente ejetado. Ao contrário do que ocorre na insuficiência mitral, na qual uma parte do volume de ejeção sistólico do VE retorna ao átrio esquerdo (AE), uma câmara de baixa pressão, na IAo todo o volume sistólico é ejetado em uma zona de alta pressão, a aorta. O aumento no volume diastólico final do VE (aumento da pré-carga) é a principal compensação hemodinâmica para a IAo. A dilatação e a hipertrofia excêntrica do VE permitem que essa câmara ejete maior volume sistólico sem que seja necessário aumentar o encurtamento relativo de cada miofibrila. Assim, a IAo grave pode cursar com volume sistólico anterógrado efetivo normal e uma fração de ejeção do VE (FEVE) normal (volume sistólico total [anterógrado mais regurgitado]/volume diastólico final), além de pressão e volume diastólicos finais do VE elevados. Entretanto, segundo a lei de Laplace, a dilatação do VE aumenta a tensão sistólica do VE necessária para desenvolver qualquer nível de pressão sistólica. Então, a IAo crônica é um estado no qual tanto a pré-carga quanto a pós-carga do VE estão aumentadas. Por fim, essas medidas adaptativas tornam-se insuficientes. À medida que a função do VE se deteriora, o volume diastólico final se eleva ainda mais e o volume sistólico anterógrado e a fração de ejeção (FE) declinam. A deterioração da função do VE com frequência precede o aparecimento de sintomas. Na IAo crônica, há espessamento considerável da parede do VE e, nas necropsias, os corações desses pacientes estão entre os maiores encontrados, às vezes chegando a pesar > 1.000 g.

O gradiente de pressão reverso da aorta para o VE, que determina o fluxo de sangue regurgitante, cai progressivamente durante a diástole, o que explica a natureza em decrescendo do sopro diastólico. O equilíbrio entre as pressões na aorta e no VE pode ocorrer próximo do final da diástole nos pacientes com IAo crônica grave, em particular quando a frequência cardíaca for baixa. Nos pacientes com IAo aguda grave, o VE não está preparado para a carga de volume regurgitado. A complacência do VE mostra-se normal ou reduzida e as pressões diastólicas no VE aumentam rapidamente, chegando a níveis > 40 mmHg. A pressão do VE pode exceder a do AE quando se aproxima o final da diástole, e esse gradiente de pressão reverso provoca fechamento prematuro da valva mitral.

Nos pacientes com IAo crônica grave, o débito cardíaco (DC) anterógrado efetivo geralmente mostra-se normal ou apenas ligeiramente reduzido em repouso, mas com frequência não aumenta como deveria durante o esforço. A redução da FE é um sinal precoce de disfunção do VE. Nos estágios avançados, pode haver considerável elevação da pressão do AE, da artéria pulmonar (AP), da pressão de oclusão da AP e da pressão do ventrículo direito, além de diminuição do DC anterógrado durante o repouso.

Pode haver *isquemia miocárdica* nos pacientes com IAo porque a demanda do miocárdio por oxigênio aumenta com a dilatação, com a hipertrofia do VE e com a elevação da tensão sistólica do VE, e o fluxo sanguíneo coronariano pode estar comprometido. Uma grande parte do fluxo sanguíneo coronariano ocorre durante a diástole quando a pressão aórtica é baixa, reduzindo, assim, a pressão de perfusão das coronárias. Essa combinação de maior demanda e menor suprimento de oxigênio pode levar à isquemia miocárdica, em particular subendocárdica, mesmo na ausência de doença arterial coronariana (DAC) epicárdica.

HISTÓRIA

Aproximadamente 75% dos pacientes com IAo valvar pura ou predominante são do sexo masculino; as mulheres são maioria entre os pacientes com IAo valvar primária com doença mitral reumática associada. Uma história compatível com EI pode ser relatada por pacientes com envolvimento reumático ou congênito da valva aórtica, e a infecção muitas vezes precipita ou agrava seriamente os sintomas preexistentes.

Nos pacientes com *IAo aguda grave*, assim como ocorre na EI, na dissecção aórtica ou em casos de traumatismo, o VE não se dilata o suficiente para manter o volume de ejeção sistólico, e, dessa maneira, a pressão diastólica do VE aumenta rapidamente com elevações acentuadas associadas nas pressões do AE e de oclusão da AP. O edema pulmonar e/ou o choque cardiogênico podem sobrevir e progredir rapidamente.

A *IAo crônica grave* pode ter um longo período de latência, e os pacientes podem se manter relativamente assintomáticos por até 10 a 15 anos. Entretanto, a percepção desconfortável dos batimentos cardíacos, em especial quando deitado, pode ser uma queixa precoce. A taquicardia sinusal durante esforço ou emoção ou as extrassístoles podem produzir palpitações desconfortáveis, assim como latejamento na cabeça. Essas queixas podem persistir por muitos anos antes que apareça a dispneia aos esforços, em geral o primeiro sintoma de diminuição da reserva cardíaca.

A dispneia é seguida por ortopneia, dispneia paroxística noturna e sudorese excessiva. A dor torácica anginosa pode ocorrer mesmo na ausência de DAC em pacientes com IAo grave, inclusive nos mais jovens. A angina pode ocorrer em repouso ou durante esforço. A angina noturna pode ser um sintoma particularmente problemático, que pode ser acompanhada de sudorese intensa. Os episódios anginosos podem ser prolongados e muitas vezes não respondem satisfatoriamente à nitroglicerina sublingual. Acúmulo sistêmico de líquido, incluindo hepatomegalia congestiva e edema maleolar, pode surgir tardiamente na evolução da doença.

ACHADOS FÍSICOS
Na IAo crônica grave, é possível observar vibração de todo o corpo e movimento de tremor da cabeça (*head bobbing*) a cada sístole, assim como são facilmente visíveis distensão e colapso abruptos das grandes artérias. O exame deve ser direcionado à detecção dos distúrbios predisponentes à IAo, como valva bicúspide, EI, síndrome de Marfan ou espondilite anquilosante.

Pulso arterial Pulso "em martelo d'água" com rápida ascensão e colapso abrupto, que acompanha a queda súbita da pressão arterial no final da sístole e na diástole (pulso de Corrigan), bem como pulsações capilares, alternância de rubor e palidez da pele na raiz ungueal enquanto se aplica pressão sobre a ponta da unha (pulso de Quincke), são típicos da IAo crônica grave. Um ruído "em tiro de pistola" pode ser audível sobre as artérias femorais (sinal de Traube), e um sopro em vaivém (sinal de Duroziez) é audível se a artéria femoral for levemente comprimida com o estetoscópio.

A pressão de pulso arterial é alargada em razão de elevação da pressão sistólica e redução da diastólica. A medição da pressão diastólica com esfigmomanômetro pode ser problemática, uma vez que os batimentos podem se manter audíveis com o manguito totalmente desinflado. Entretanto, o nível pressórico no momento em que os sons de Korotkoff se tornam abafados (fase IV) em geral corresponde aproximadamente à verdadeira pressão arterial diastólica. À medida que a doença evolui e a pressão diastólica final do VE aumenta, a pressão diastólica pode realmente se elevar também, uma vez que a pressão diastólica aórtica não pode ser inferior à pressão diastólica final do VE. Pela mesma razão, a IAo aguda grave também pode ser acompanhada por alargamento apenas discreto da pressão de pulso. Esses pacientes invariavelmente são taquicárdicos, já que a frequência cardíaca aumenta na tentativa de preservar o DC.

Palpação Nos pacientes com IAo crônica grave, o *ictus cordis* é amplo e deslocado lateral e inferiormente. A expansão sistólica e a retração diastólica do ápice são evidentes. Um frêmito diastólico pode estar palpável ao longo da borda esternal esquerda nos indivíduos com caixa torácica delgada, e um frêmito sistólico proeminente pode ser sentido na incisura supraesternal, sendo transmitido para cima ao longo das artérias carótidas. Esse frêmito sistólico e seu sopro correspondente não necessariamente implicam a coexistência de EAo. Em alguns pacientes com IAo pura ou EAo e IAo combinadas, o pulso carotídeo pode ser *bisferiens*, ou seja, apresenta duas ondas sistólicas separadas por uma depressão (ver Fig. 239-2C).

Ausculta Nos pacientes com IAo grave, o ruído de fechamento da valva aórtica (A_2) costuma estar ausente. Um ruído de ejeção sistólica é audível em pacientes com doença da VAB e, por vezes, é possível identificar uma B_4. O sopro da IAo crônica é um sopro diastólico, de alta frequência, aspirativo e decrescente, mais bem auscultado no terceiro espaço intercostal ao longo da borda esternal esquerda (ver Fig. 239-5B). Nos pacientes com IAo leve, esse sopro é breve, mas, à medida que a gravidade aumenta, geralmente se torna mais intenso e longo, chegando a ser holodiastólico. Quando o sopro é suave, pode-se auscultá-lo melhor com o diafragma do estetoscópio, mantendo o paciente sentado, inclinado para a frente e com a respiração suspensa em expiração forçada. Nos pacientes com IAo causada por doença valvar primária, o sopro diastólico costuma ser mais alto ao longo da borda esternal esquerda do que na direita. Entretanto, quando o sopro é mais alto ao longo da borda esternal direita, é possível que a IAo seja causada por dilatação aneurismática da raiz da aorta. Os "arrulhos" ou sopros diastólicos musicais sugerem eversão de uma cúspide aórtica vibrando no fluxo regurgitante.

Um sopro mesossistólico de ejeção está presente com frequência na IAo isolada. Geralmente é mais bem auscultado na base do coração e transmitido acompanhando as artérias carótidas. Esse sopro pode ser muito alto sem que haja obstrução aórtica significativa. Um terceiro sopro algumas vezes auscultado nos pacientes com IAo grave é o de *sopro de Austin Flint*, um sopro em ruflar meso a telediastólico, suave e de baixa frequência.

Ele provavelmente é produzido pelo deslocamento diastólico do folheto anterior da valva mitral pelo fluxo de IAo e não está associado à obstrução mitral hemodinamicamente significativa. Os fenômenos auscultatórios da IAo são intensificados por manobra de Handgrip vigorosa e sustentada que aumenta a resistência vascular sistêmica e aumenta também a pós-carga do VE.

Na IAo aguda grave, a elevação da pressão diastólica final do VE pode levar a fechamento prematuro da valva mitral, atenuação da B_1, pressão de pulso não muito alargada e sopro protodiastólico suave e curto de IAo.

AVALIAÇÃO LABORATORIAL
ECG Nos pacientes com IAo crônica grave, estão presentes os sinais eletrocardiográficos de hipertrofia do VE (Cap. 240). Além disso, esses pacientes frequentemente apresentam depressão do segmento ST e inversão da onda T nas derivações I, aVL, V_5 e V_6 ("sobrecarga de VE"). O desvio do eixo para a esquerda e/ou prolongamento do QRS também podem estar presentes.

Ecocardiografia Na IAo crônica, há aumento de VE e a função sistólica mantém-se normal ou acima do normal até que ocorra redução da contratilidade do miocárdio, o que é assinalado por redução na FE ou aumento na dimensão sistólica final. Um achado característico é uma vibração rápida, de alta frequência da cúspide mitral anterior produzida durante a diástole pelo impacto do jato regurgitante. A ecocardiografia também é útil para determinar a causa da IAo por meio de detecção de dilatação do anel e da raiz aórticos e dissecção aórtica (ver Fig. 241-5) ou de doença primária das cúspides. Na IAo grave, a largura do jato central, avaliado por aquisição de imagem com Doppler de fluxo colorido, excede em 65% a largura do trato de saída do VE, o volume regurgitante é ≥ 60 mL/batimento, a fração regurgitante é ≥ 50%, e observa-se fluxo diastólico reverso no segmento proximal da aorta torácica descendente. O perfil do Doppler de ondas contínuas do jato da IAo revela um tempo de desaceleração rápido em pacientes com IAo aguda grave em razão do rápido aumento na pressão diastólica do VE. A vigilância com ecocardiografia transtorácica (ETT) forma a base do seguimento longitudinal desses pacientes com o objetivo de detectar precocemente alterações nas dimensões e/ou funções do VE. Para os pacientes em que a ETT seja limitada em razão de insuficiência das janelas acústicas ou de caracterização inadequada da função do VE ou da gravidade da insuficiência, pode-se indicar imageamento com ressonância magnética cardíaca (RMC). Essa modalidade também permite avaliações precisas de tamanho e contorno aórticos. A RMC também pode ser utilizada para investigar a presença de fibrose de VE como avaliado com o realce tardio de gadolínio. Tanto a RMC quanto a tomografia computadorizada (TC) cardíaca podem prover avaliação detalhada da anatomia da valva e da raiz aórtica. A ecocardiografia transesofágica (ETE) também proporciona avaliações anatômicas detalhadas de valva, raiz e segmentos da aorta. Há uma experiência crescente com o uso da ecocardiografia tridimensional para a medição dos volumes do VE.

Radiografia de tórax Na IAo crônica grave, o ápice encontra-se deslocado para baixo e para a esquerda na incidência frontal. Na incidência oblíqua anterior esquerda e no perfil, o VE se projeta posteriormente, aproximando-se da coluna vertebral. Quando a IAo é causada por doença primária da raiz aórtica, é possível observar dilatação aneurismática da aorta e, nesses casos, a artéria pode preencher todo o espaço retroesternal na incidência em perfil. Ecocardiografia, RMC e angiotomografia do tórax são mais sensíveis que radiografia do tórax para detecção de aumento da raiz da aorta ou da aorta ascendente.

Cateterismo cardíaco e angiografia Quando necessário, o cateterismo cardíaco direito e esquerdo com aortografia contrastada é capaz de confirmar a magnitude da insuficiência e o estado da função do VE. A angiografia coronariana é realizada rotineiramente em pacientes adequados antes da cirurgia, embora essa informação anatômica também possa ser adquirida com as técnicas de angiotomografia das coronárias (angio-TCC).

TRATAMENTO
Insuficiência aórtica

INSUFICIÊNCIA AÓRTICA AGUDA (FIG. 262-1)
Os pacientes com IAo aguda grave podem responder bem a diuréticos e vasodilatadores intravenosos (como o nitroprusseto de sódio), mas a estabilização obtida geralmente é de curta duração, e a cirurgia deve ser

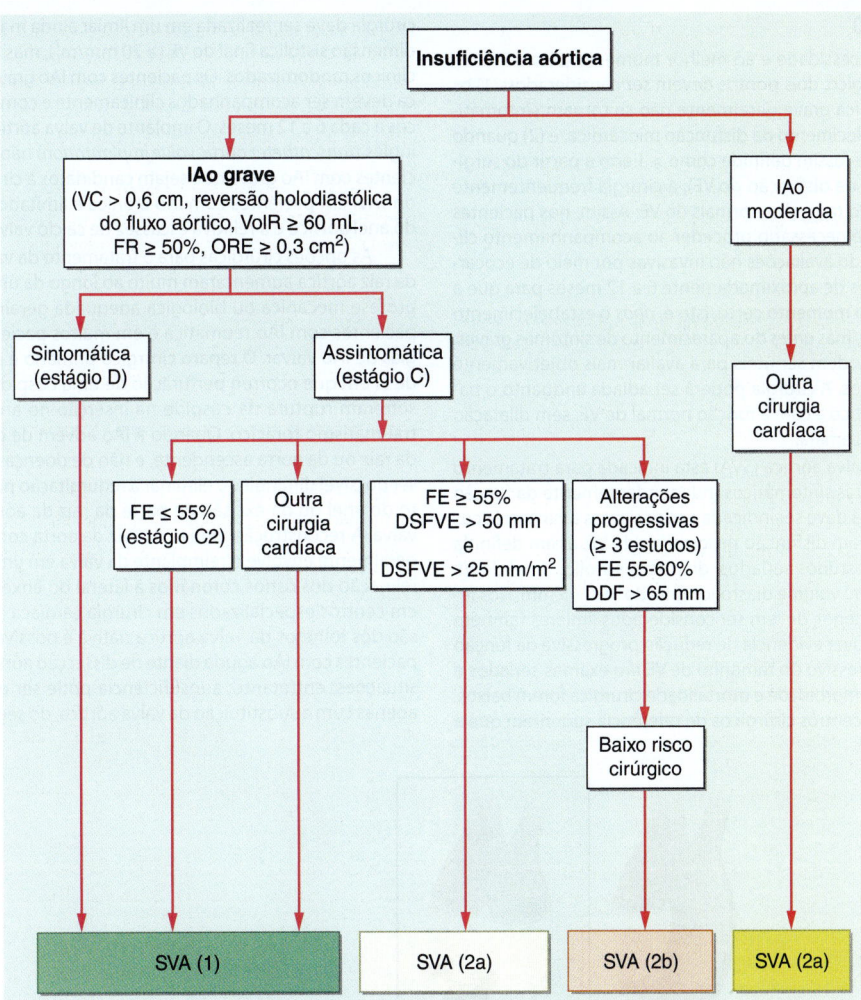

FIGURA 262-1 **Manejo dos pacientes com insuficiência aórtica (IAo).** Para explicações sobre as recomendações para o tratamento (classes I, IIa e IIb) e estágios da doença (B, C1, C2 e D), ver a legenda da Figura 261-4. A angiografia coronariana pré-operatória deve ser realizada rotineiramente em função de idade, sintomas e fatores de risco coronarianos presentes. O cateterismo cardíaco e a angiografia também poderão ser úteis quando houver discrepância entre achados clínicos e não invasivos. A cirurgia está indicada para pacientes com IAo grave e sintomas de disfunção de ventrículo esquerdo (VE), ou outras indicações de cirurgia (p. ex., doença aneurismática). A cirurgia também é uma indicação razoável quando a dimensão sistólica final indexada de VE atingir ou exceder 25 mm/m². Os pacientes que não reúnem os critérios para indicação de intervenção devem ser monitorados periodicamente com seguimento clínico e ecocardiográfico. DDF, dimensão diastólica final; DDFVE, dimensão diastólica final do ventrículo esquerdo; DSFVE, dimensão sistólica final do ventrículo esquerdo; FE, fração de ejeção; FR, fração regurgitante; ORE, orifício regurgitante efetivo; SVA, substituição da valva aórtica (em alguns pacientes, o reparo da valva pode ser suficiente); VolR, volume regurgitante; VC, veia contracta. *(Reproduzida, com autorização, de CM Otto et al: 2020 AHA/ACC Guideline for the Management of Patients with Valvular Heart Disease. A report of the American College of Cardiology/American Heart Association Task Force on Practice Guidelines. Circulation 143:e72, 2021.)*

realizada com urgência. O balão intra-aórtico de contrapulsação é contraindicado. Aconselha-se evitar também o uso de β-bloqueadores para não diminuir ainda mais o DC nem a frequência cardíaca, permitindo, assim, mais tempo para o enchimento diastólico do VE. A cirurgia é o tratamento de escolha e em geral deve ser realizada nas 24 horas seguintes ao diagnóstico.

INSUFICIÊNCIA AÓRTICA CRÔNICA

O início dos sintomas, ou a disfunção sistólica de VE, é uma indicação de cirurgia. O tratamento clínico com diuréticos e vasodilatadores (inibidores da enzima conversora de angiotensina, bloqueadores do receptor de angiotensina [BRAs], bloqueadores dos canais de cálcio di-hidropiridínicos ou hidralazina) pode ser útil como uma medida temporária. A cirurgia pode ser realizada em um cenário mais controlado. O uso de vasodilatadores para prolongar a fase compensada da IAo crônica grave em pacientes assintomáticos antes do início dos sintomas ou do desenvolvimento de disfunção do VE não é útil, embora esses agentes devam ser empregados no tratamento da hipertensão (pressão arterial sistólica > 140 mmHg). Muitas vezes, é difícil obter controle adequado da pressão em razão do aumento no volume sistólico e do volume de ejeção que acompanham a IAo grave. As arritmias cardíacas e as infecções sistêmicas são pouco toleradas pelos pacientes com IAo grave, devendo ser tratadas de maneira rápida e intensiva. Apesar de a nitroglicerina e os nitratos de ação prolongada não serem tão eficazes no controle da dor anginosa nesses pacientes quanto naqueles com cardiopatia isquêmica, considera-se que há indicação para uma prova terapêutica. Os pacientes com aortite sifilítica devem receber um ciclo completo de tratamento com penicilina **(Cap. 182)**. Os β-bloqueadores e o BRA losartana podem ser úteis para reduzir a velocidade de dilatação da raiz aórtica nos pacientes jovens portadores da síndrome de Marfan e dilatação da raiz aórtica. Um estudo randomizado controlado não mostrou diferença na eficácia entre o atenolol e a losartana para essa indicação. Ainda não foi definido se os β-bloqueadores ou os BRAs são úteis para retardar a velocidade de crescimento dos aneurismas aórticos em outros subgrupos de pacientes (p. ex., doença da VAB com aortopatia, doença de Takayasu). Anteriormente, julgava-se que o uso de β-bloqueadores em pacientes com IAo valvar estaria relativamente contraindicado, devido a preocupações de que a redução na frequência cardíaca pudesse ampliar o período de regurgitação diastólica. Contudo, relatos observacionais sugeriram que os β-bloqueadores podem produzir benefícios funcionais em alguns pacientes com IAo crônica. Os β-bloqueadores algumas vezes podem prover uma redução incremental da pressão arterial em pacientes portadores de IAo crônica e hipertensão arterial. Eles também podem reduzir a sensação de trabalho cardíaco forçado que muitos pacientes acham desconfortável. Os pacientes com IAo grave, em particular aqueles com aortopatia associada, devem evitar exercícios isométricos.

TRATAMENTO CIRÚRGICO

Na decisão quanto à necessidade e ao melhor momento para a indicação do tratamento cirúrgico, dois pontos devem ser considerados: (1) os pacientes com IAo crônica grave geralmente não se tornam sintomáticos até *depois* do estabelecimento da disfunção miocárdica; e (2) quando adiada demasiadamente (assim definida como > 1 ano a partir do surgimento dos sintomas ou da disfunção do VE), a cirurgia frequentemente não restaura a função e o tamanho normais do VE. Assim, nos pacientes com IAo crônica grave, é necessário proceder ao acompanhamento clínico cuidadoso, realizando avaliações não invasivas por meio de ecocardiografias com intervalos de aproximadamente 6 a 12 meses para que a cirurgia seja realizada no momento certo, isto é, *após* o estabelecimento da disfunção miocárdica, mas *antes* do aparecimento de sintomas graves. Os testes com esforço podem ser úteis para avaliar mais objetivamente a tolerância aos exercícios. A cirurgia poderá ser adiada enquanto o paciente estiver assintomático e com a função normal do VE, sem dilatação grave ou progressiva da câmara.

A substituição da valva aórtica (SVA) está indicada para tratamento de IAo grave nos pacientes sintomáticos independentemente da função do VE. Em geral, a cirurgia deve ser indicada aos pacientes assintomáticos com IAo grave que tenham disfunção progressiva do VE, assim definida como FEVE < 55% em estudos seriados, diâmetro sistólico final do VE > 50 mm (> 25 mm/m^2) ou volume diastólico final do VE > 65 mm. Nos indivíduos com estatura menor, devem ser considerados limiares também menores, ou quando houver evidência de redução progressiva da função de VE ou aumento progressivo do tamanho de VE em exames seriados e os riscos antecipados de morbidade e mortalidade cirúrgica forem baixos. Duas séries de casos de centros cirúrgicos de referência sugeriram que a cirurgia deve ser realizada em um limiar ainda mais baixo para o índice de dimensão sistólica final do VE (≥ 20 mm/m^2), mas faltam dados de ensaios clínicos randomizados. Os pacientes com IAo grave sem indicação cirúrgica devem ser acompanhados clinicamente e com exames ecocardiográficos a cada 6 a 12 meses. O implante de valva aórtica transcateter (TAVI, do inglês *transcatheter aortic valve implantation*) não é recomendado em pacientes com IAo grave que sejam candidatos à cirurgia. O sucesso técnico do TAVI em pacientes com IAo crônica é limitado pelo grau de dilatação do anel aórtico e a relativa escassez de cálcio valvular e anular.

As opções cirúrgicas para o tratamento da valva aórtica e da doença da raiz aórtica aumentaram muito ao longo da última década. A SVA com prótese mecânica ou biológica adequada geralmente é necessária nos pacientes com IAo reumática e em muitos pacientes com outras etiologias de IAo valvar. O reparo cirúrgico primário é possível nos raros casos de EI em que ocorreu perfuração de uma cúspide ou nos pacientes que sofreram ruptura da cúspide na inserção no anel aórtico em razão de traumatismo torácico. Quando a IAo advém de dilatação aneurismática da raiz ou da aorta ascendente, e não de doença primária da valva, pode ser possível diminuir ou eliminar a regurgitação por meio do estreitamento do anel ou da excisão de parte da raiz da aorta sem substituição da valva. A reconstrução eletiva da raiz da aorta com manutenção da valva geralmente envolve o reimplante da valva em um enxerto torneado com religação dos óstios coronários à lateral do enxerto e deve ser realizada em centros especializados em cirurgia cardíaca **(Fig. 262-2)**. A ressuspensão dos folhetos da valva aórtica nativa é possível em cerca de 50% dos pacientes com IAo aguda diante de dissecção aórtica do tipo A. Em outras situações, entretanto, a insuficiência pode ser efetivamente eliminada apenas com a substituição da valva aórtica, do segmento aórtico dilatado

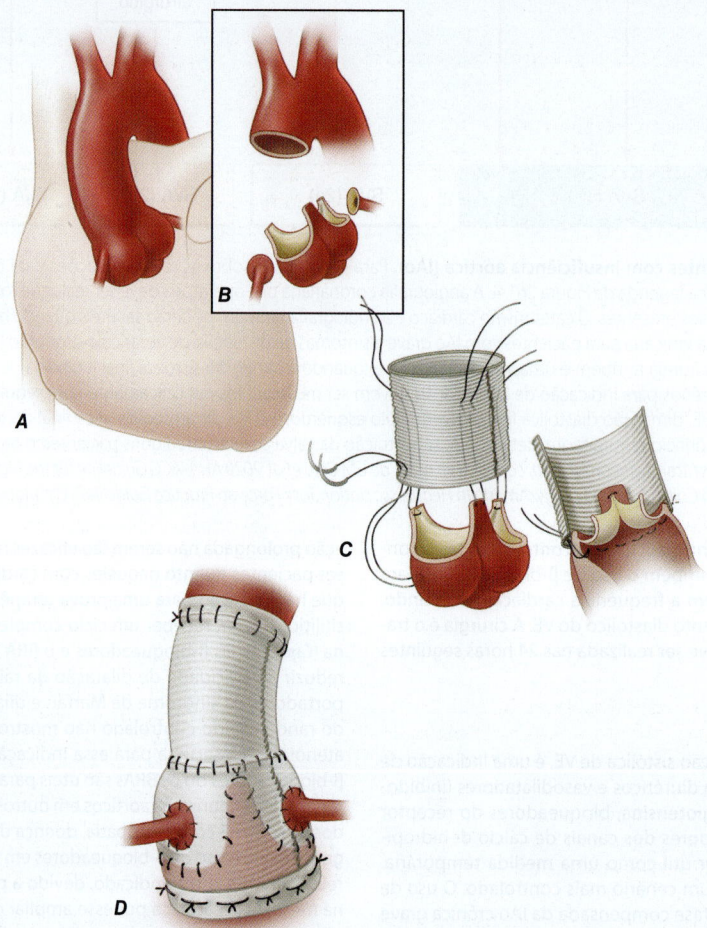

FIGURA 262-2 Reconstrução da raiz da aorta com preservação da valva (técnica de David). A raiz aórtica e a aorta ascendente proximal (**A**) são ressecadas (**B**) com permanência dos seios de Valsalva e dos óstios das artérias coronárias, que são mobilizados. Suturas subanulares (**C**) são colocadas, suportes comissurais são posicionados dentro da valva e as suturas anulares são passadas pela porção proximal do enxerto. As suturas anulares são amarradas (**D**), a valva é reimplantada dentro do enxerto, a continuidade aórtica é restabelecida com outro enxerto de tamanho adequado e os óstios coronarianos são fixados às laterais do enxerto. *(De P Steltzer et al [eds]: Valvular Heart Disease: A Companion to Braunwald's Heart Disease, 3rd ed, Fig 12-27, p. 200.)*

TABELA 262-2 ■ Taxas de mortalidade após cirurgia de valva aórtica[a]		
Procedimento	Número	Mortalidade cirúrgica não ajustada (%)
SVA (isolada)	25.274	1,9
SVA + BAC	15.855	3,6

[a]Os dados referem-se ao ano de 2018, quando 1.088 instituições relataram um total de 287.872 procedimentos.
Siglas: BAC, *bypass* em artéria coronária; SVA, substituição da valva aórtica.
Fonte: Adaptada de ME Bowdish et al: Ann Thorac Surg 109:1646, 2020.

ou aneurismático responsável pela regurgitação e implante de enxerto composto de valva-conduto. Esse procedimento formidável implica risco maior do que a SVA isolada.

Assim como nos pacientes com outras anormalidades valvares, os riscos de mortalidade cirúrgica e tardia são, em grande parte, dependentes do estágio da doença e da função do miocárdio no momento do procedimento. A taxa de mortalidade total para a SVA isolada (realizada para EAo e/ou IAo) é de aproximadamente 2% **(Tab. 262-2)**. Entretanto, pacientes com IAo, cardiomegalia considerável e disfunção do VE estabelecida apresentam taxa de mortalidade operatória em torno de 10% e mortalidade tardia de aproximadamente 5% ao ano em razão de insuficiência do VE, a despeito de a cirurgia ter sido tecnicamente satisfatória. Ainda assim, devido ao prognóstico muito reservado para os pacientes com tratamento clínico, mesmo aqueles com disfunção sistólica avançada do VE devem ser considerados para tratamento cirúrgico.

Os pacientes com IAo aguda grave requerem tratamento cirúrgico imediato (24-48 horas), que pode ser salvador.

LEITURAS ADICIONAIS

Lacro RV et al: Atenolol versus losartan in children and young adults with Marfan's syndrome. N Engl J Med 371:2061, 2014.
Malaisrie SC, McCarthy PM: Surgical approach to disease of the aortic valve and the aortic root, in *Valvular Heart Disease: A Companion to Braunwald's Heart Disease*, 5th ed. CM Otto, RO Bonow (eds). Philadelphia, Elsevier Saunders, 2020, pp 267–288.
Otto CM et al: 2020 ACC/AHA guideline for the management of patients with valvular heart disease: A report of the American College of Cardiology/American Heart Association Joint Committee on Clinical Practice Guidelines. Circulation 143:e72, 2021.

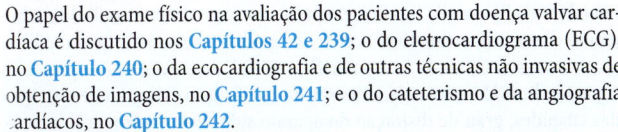

263 Estenose mitral
Patrick T. O'Gara, Joseph Loscalzo

O papel do exame físico na avaliação dos pacientes com doença valvar cardíaca é discutido nos **Capítulos 42 e 239**; o do eletrocardiograma (ECG), no **Capítulo 240**; o da ecocardiografia e de outras técnicas não invasivas de obtenção de imagens, no **Capítulo 241**; e o do cateterismo e da angiografia cardíacos, no **Capítulo 242**.

ESTENOSE MITRAL

ETIOLOGIA E PATOLOGIA

A febre reumática é a principal causa da estenose mitral (EM) **(Tab. 263-1; ver também Cap. 359)**. Outras etiologias menos comuns para a obstrução do fluxo de entrada no ventrículo esquerdo (VE) são estenose valvar mitral congênita, *cor triatriatum*, calcificação do anel mitral com extensão para as cúspides, lúpus eritematoso sistêmico, artrite reumatoide, mixoma atrial esquerdo e endocardite infecciosa com grandes vegetações. A EM pura ou predominante ocorre em cerca de 40% dos pacientes com cardiopatia reumática e história prévia de febre reumática **(Cap. 359)**. Em outros pacientes com doença cardíaca reumática, graus menores de EM podem ser acompanhados por insuficiência mitral (IM) e doença da valva aórtica. Com a redução na incidência da febre reumática aguda, sobretudo nos países de clima temperado e nos de renda alta ou média, observou-se queda considerável na incidência de EM ao longo das últimas décadas. Todavia, ela permanece um grande problema nos países de baixa renda, especialmente África Sub-saariana, Índia, Sudeste Asiático e Oceania **(Cap. 261)**.

TABELA 263-1 ■ Principais causas de estenose mitral
Etiologias
Febre reumática
Congênita (valva em paraquedas, *cor triatriatum*)
Calcificação grave do anel mitral com envolvimento dos folhetos
Lúpus eritematoso sistêmico, artrite reumatoide
Mixoma
Endocardite infecciosa com grandes vegetações

Na EM reumática, a inflamação crônica causa espessamento difuso dos folhetos da valva com formação de tecido fibroso, frequentemente com depósitos de cálcio. As comissuras mitrais se fundem, as cordas tendíneas se unem e encurtam, as cúspides valvares tornam-se rígidas, e o processo patológico finalmente leva ao estreitamento do ápice da valva afunilada ("em boca de peixe"). Embora a agressão inicial à valva mitral seja de caráter reumático, as alterações subsequentes podem ser agravadas por um processo inespecífico resultante do traumatismo à valva em razão de alteração nos padrões de fluxo. A calcificação da valva mitral estenótica imobiliza suas cúspides e estreita ainda mais o orifício. A formação de trombos e a embolia arterial podem se originar na própria valva calcificada; porém, nos pacientes com fibrilação atrial (FA), os trombos surgem com mais frequência no átrio esquerdo (AE) dilatado, em particular a partir do apêndice atrial esquerdo.

FISIOPATOLOGIA

Nos adultos sadios, o orifício da valva mitral possui uma área de 4 a 6 cm^2. Na presença de obstrução significativa, ou seja, quando o orifício tem sua área reduzida a $< 2\ cm^2$, o sangue flui do AE para o VE, apenas quando impulsionado por um gradiente de pressão atrioventricular muito elevado, o padrão hemodinâmico da EM. Quando a abertura da valva mitral se reduz a $< 1,5\ cm^2$, situação referida como EM "grave", é necessária uma pressão de aproximadamente 25 mmHg no AE para manter um débito cardíaco (DC) normal. A elevação da pressão venosa pulmonar e da pressão de oclusão na artéria pulmonar (AP) reduz a complacência do pulmão, contribuindo para a dispneia de esforço. As primeiras crises de dispneia geralmente são desencadeadas por situações clínicas que aumentam o fluxo sanguíneo através do orifício da valva mitral, resultando em elevação adicional da pressão no AE (ver adiante).

Para avaliar a gravidade da obstrução do ponto de vista hemodinâmico, devem-se medir o gradiente de pressão e a taxa de fluxo sanguíneo transvalvares **(Cap. 242)**. Este último depende não apenas do DC, mas também da frequência cardíaca. O aumento da frequência cardíaca encurta a diástole proporcionalmente mais do que a sístole e diminui o tempo disponível para que o fluxo de sangue atravesse a valva mitral. Por isso, seja qual for o nível do DC, a taquicardia, incluindo aquela associada à FA com frequência acelerada, aumenta o gradiente de pressão transvalvar e eleva ainda mais a pressão no AE. As mesmas considerações se aplicam à fisiopatologia da estenose tricúspide (ET).

A pressão diastólica no VE e a fração de ejeção (FE) são normais na EM isolada. Na EM com ritmo sinusal, a pressão no AE e a pressão de oclusão na AP elevadas exibem um padrão de contração atrial proeminente (onda *a*) e um declínio gradual da pressão após a onda *v* e a abertura da valva mitral (deflexão *y*). Na EM grave, e sempre que a resistência vascular pulmonar aumenta de maneira significativa, a pressão arterial pulmonar (PAP) mantém-se elevada em repouso e aumenta ainda mais durante o exercício, muitas vezes causando elevação secundária da pressão diastólica final e do volume do ventrículo direito (VD).

Débito cardíaco Nos pacientes com EM grave (orifício da valva mitral entre 1-1,5 cm^2), o DC é normal ou próximo do normal durante o repouso, mas aumenta menos do que deveria durante o esforço. Nos pacientes com EM muito grave (área valvar $< 1\ cm^2$), em particular quando a resistência vascular pulmonar está muito elevada, o DC encontra-se abaixo do normal durante o repouso e pode não aumentar ou mesmo decair durante a atividade física.

Hipertensão pulmonar   As características clínicas e hemodinâmicas da EM são muito influenciadas pelo nível da PAP. A hipertensão pulmonar resulta de (1) transmissão retrógrada passiva da pressão elevada no AE; (2) constrição arteriolar pulmonar (a chamada "segunda estenose"), que, presume-se, seja desencadeada por hipertensão no AE e venosa pulmonar (hipertensão pulmonar reativa); (3) edema intersticial na parede dos pequenos vasos pulmonares; e (4) alterações estruturais obstrutivas no leito vascular pulmonar, no estágio final da doença. A hipertensão pulmonar grave resulta em aumento do VD e insuficiência tricúspide (IT) e insuficiência pulmonar (IP) secundárias, bem como insuficiência cardíaca direita.

SINTOMAS

Nos países de clima temperado, o período de latência entre a cardite reumática inicial (nos casos cada vez mais raros em que se obtém história compatível) e o aparecimento dos sintomas decorrentes de EM costuma ser de duas décadas; a maioria dos pacientes começa a manifestar incapacidade na quarta década de vida. Estudos realizados antes do desenvolvimento da técnica de valvotomia mitral revelaram que, uma vez que um paciente com EM apresentasse sintomas graves, a doença evoluiria inexoravelmente até a morte no período de 2 a 5 anos.

Nos pacientes cujo orifício mitral seja suficientemente amplo para permitir um fluxo sanguíneo normal apenas com aumentos leves na pressão do AE, elevações acentuadas dessa pressão, acarretando dispneia e tosse, podem ser desencadeadas por alterações súbitas na frequência cardíaca, estado volumétrico ou DC, como com esforço intenso, excitação, febre, anemia grave, FA paroxística e outras taquicardias, relação sexual, gravidez e tireotoxicose. À medida que a EM evolui, graus menores de esforço passam a desencadear dispneia, o paciente torna-se limitado nas suas atividades cotidianas, e surgem ortopneia e dispneia paroxística noturna. O desenvolvimento de FA persistente com frequência marca uma nova etapa na evolução do paciente, em geral associada à aceleração na velocidade de progressão dos sintomas. A *hemoptise* (Cap. 39) resulta da ruptura das conexões venosas brônquicas secundária à hipertensão venosa pulmonar. Ocorre com mais frequência nos pacientes que têm pressão no AE elevada sem aumento significativo na resistência vascular pulmonar, e raramente é fatal. A *embolia pulmonar recorrente* (Cap. 279), às vezes acompanhada de infarto, é uma causa relevante de morbidade e mortalidade nos estágios tardios do curso da EM. As *infecções pulmonares*, isto é, bronquite, broncopneumonia e pneumonia lobar, geralmente complicam os casos não tratados de EM, em especial durante os meses de inverno.

Alterações pulmonares   Além das alterações já mencionadas no leito vascular pulmonar, o espessamento fibroso das paredes dos alvéolos e capilares pulmonares é comum na EM. A capacidade vital, a capacidade pulmonar total, a capacidade inspiratória máxima e a captação de oxigênio por unidade de ventilação ficam reduzidas (Cap. 285). A complacência pulmonar decai à medida que a pressão capilar pulmonar aumenta durante o exercício.

Trombos e êmbolos   Nos pacientes com EM, *trombos* podem se formar no AE, principalmente dentro dos apêndices atriais aumentados. A embolização sistêmica, com incidência de 10 a 20%, ocorre com mais frequência nos pacientes com FA, nos pacientes > 65 anos de idade e naqueles com baixo DC. Contudo, a embolia sistêmica pode ser o quadro de apresentação em pacientes assintomáticos em outros aspectos com EM leve.

ACHADOS FÍSICOS
(Ver também Caps. 42 e 239)

Inspeção e palpação   Nos pacientes com EM grave, pode haver rubor malar com fácies aflita e cianótica. Naqueles com ritmo sinusal e hipertensão pulmonar grave, ou com ET associada, o pulso venoso jugular revela ondas *a* proeminentes causadas pela vigorosa sístole atrial direita. A pressão arterial sistêmica em geral mostra-se normal ou ligeiramente baixa. Uma impulsão paraesternal significa um VD aumentado. Raramente palpa-se um frêmito diastólico no ápice cardíaco com o paciente em decúbito lateral esquerdo.

Ausculta   A primeira bulha cardíaca (B_1) é, em geral, hiperfonética nos estágios iniciais da doença e um pouco retardada. O componente pulmonar da segunda bulha (P_2) com frequência mostra-se acentuado com o aumento da pressão na AP, e os dois componentes da segunda bulha cardíaca (B_2) se apresentam desdobrados. O estalido de abertura (EA) da valva mitral é mais bem auscultado durante a expiração, sobre o ápice do coração ou em posição imediatamente medial a ele. Esse ruído geralmente sucede o som de fechamento da valva aórtica (A_2) com intervalo entre 0,05 e 0,12 segundo. O intervalo de tempo entre A_2 e o EA varia inversamente à gravidade da EM. O EA é seguido por um sopro diastólico grave, em ruflar, mais audível na ponta com o paciente em decúbito lateral esquerdo (ver Fig. 239-5); o sopro acentua-se com exercícios leves (p. ex., alguns exercícios abdominais rápidos) realizados imediatamente antes da ausculta. Nos pacientes com DC preservado, a duração do sopro se correlaciona com a gravidade da estenose. Naqueles com ritmo sinusal, o sopro reaparece ou se intensifica durante a sístole atrial (acentuação pré-sistólica). Um sopro sistólico suave, de grau I ou II/VI, pode ser audível no ápice ou medial a ele, e pode significar doença valvar mista com insuficiência. Os pacientes com EM e insuficiência do VD podem apresentar hepatomegalia, edema maleolar, ascite e derrame pleural, em particular na cavidade pleural direita.

Lesões associadas   Na hipertensão pulmonar grave, é possível auscultar um sopro holossistólico ao longo da borda esternal esquerda produzido por IT funcional. Esse sopro costuma ser mais alto durante a inspiração e diminui durante a expiração forçada (sinal de Carvallo). Quando o DC está acentuadamente reduzido na EM, os achados típicos da ausculta, incluindo o ruflar diastólico, talvez não sejam detectados (EM silenciosa), mas podem reaparecer quando o paciente é compensado. O *sopro de Graham Steell* da IP, um sopro diastólico de alta frequência, em decrescendo, audível ao longo da borda esternal esquerda, resulta da dilatação do anel da valva pulmonar e ocorre em pacientes com doença valvar mitral e hipertensão pulmonar grave. Esse sopro pode ser indistinguível daquele mais comum produzido por insuficiência aórtica (IAo), embora possa aumentar de intensidade com a inspiração e seja acompanhado por P_2 hiperfonética e geralmente palpável.

AVALIAÇÃO LABORATORIAL

ECG   Na EM com ritmo sinusal, a onda P em geral sugere aumento do AE (ver Fig. 240-8). Quando houver hipertensão pulmonar grave ou quando a ET complicar a EM, produzindo aumento do átrio direito (AD), a onda P poderá estar elevada e apiculada na derivação II e positiva na derivação V_1. O complexo QRS geralmente é normal. Entretanto, nos casos com hipertensão pulmonar grave, frequentemente há desvio do eixo para a direita e hipertrofia do VD.

Ecocardiografia (ver também Cap. 241)   A ecocardiografia transtorácica (ETT) com Doppler espectral e fluxo colorido fornece informações essenciais, como mensuração da velocidade de influxo mitral durante as fases inicial (onda E) e tardia (onda A em pacientes com ritmo sinusal) do enchimento diastólico, estimativas acerca dos gradientes transvalvares médio e máximo, assim como da área do orifício mitral, determinação de presença e gravidade de IM associada, extensão da calcificação e do grau de restrição das cúspides, grau de distorção do aparato subvalvar e adequação anatômica para a indicação de valvotomia mitral percutânea com balão (VMPB; ver adiante). Além disso, a ETT permite avaliar as funções de VE e VD e as dimensões das câmaras, estimar a pressão sistólica da AP com base na velocidade do jato de regurgitação tricúspide, além de fornecer indicações sobre presença e gravidade de quaisquer lesões valvares associadas, como estenose e/ou insuficiência aórticas. A ecocardiografia transesofágica (ETE) produz imagens de melhor qualidade, devendo ser usada quando a ETT for insuficiente para orientar as decisões de conduta. A ETE está especialmente indicada para excluir a presença de trombo no AE antes da realização de VMPB. A ETT com exercício para determinar o gradiente diastólico mitral médio e a PAP pode ser muito útil para avaliar os pacientes com EM quando houver discrepância entre os achados clínicos e a hemodinâmica em repouso.

Radiografia de tórax   As alterações mais precoces são retificação da borda esquerda superior da silhueta cardíaca, proeminência do tronco das APs, dilatação das veias pulmonares do lobo superior e deslocamento posterior do esôfago em razão de aumento do AE. As linhas B de Kerley são imagens finas, densas, opacas e horizontais que se destacam nos campos pulmonares médios e inferiores e resultam da distensão dos septos interlobares e dos vasos linfáticos com edema quando a pressão média do AE em repouso excede cerca de 20 mmHg.

DIAGNÓSTICO DIFERENCIAL

Assim como na EM, a IM significativa pode cursar com sopro diastólico proeminente, audível na ponta e causado por aumento do fluxo anterógrado transmitral. Todavia, nos pacientes com IM isolada, esse sopro ocorre um pouco mais tarde na diástole do que naqueles com EM, havendo, ainda, evidências claras de aumento do VE. EA e hiperfonese de P_2 estão ausentes, e a B_1 é hipofonética ou ausente. Um sopro apical holossistólico com intensidade de graus III/VI, bem como a presença de B_3, sugerem IM significativa. De modo semelhante, o sopro mesodiastólico apical associado à IAo grave (*sopro de Austin Flint*) pode ser confundido com o da EM, mas o diagnóstico diferencial pode ser feito, uma vez que não há intensificação pré-sistólica e ocorre atenuação com a administração de nitrito de amila ou outros vasodilatadores arteriais. A ET, que raramente ocorre na ausência de EM, pode mascarar muitos dos componentes clínicos da EM ou ser clinicamente silenciosa; quando presente, o sopro diastólico da ET aumenta com a inspiração e a deflexão *y* no pulso venoso jugular fica retardada.

O *defeito septal atrial* (Cap. 269) pode ser confundido com a EM; em ambas as condições, frequentemente há evidências clínicas, eletrocardiográficas e radiográficas de aumento do VD, além da acentuação da vasculatura pulmonar. Entretanto, a inexistência de aumento do AE e a ausência das linhas B de Kerley, além da confirmação do desdobramento fixo da B_2, com sopro mesossistólico grau II ou III na parte média ou superior da borda esternal esquerda, são sinais que favorecem o diagnóstico de defeito do septo atrial em detrimento da EM. O defeito septal atrial com grande *shunt* esquerda-direita pode causar ET funcional em razão do aumento do fluxo diastólico.

O *mixoma atrial esquerdo* (Cap. 271) pode obstruir o esvaziamento do AE, causando dispneia, sopro diastólico e alterações hemodinâmicas que lembram as da EM. Entretanto, os pacientes com mixoma do AE costumam apresentar sinais sugestivos de doença sistêmica, como perda de peso, febre, anemia, embolia sistêmica e elevação das concentrações séricas de imunoglobulina G (IgG) e interleucina 6 (IL-6). Os achados à ausculta podem variar, de forma evidente, em função da posição do corpo. O diagnóstico é confirmado com a visualização de massa ecogênica típica no AE à ETT.

CATETERISMO CARDÍACO

O cateterismo das câmaras direitas e esquerdas pode ser útil quando houver discrepância entre achados clínicos e não invasivos, incluindo aqueles obtidos com ETE e ecocardiografia com esforço, quando apropriado. O cateterismo também pode ser útil na avaliação de lesões associadas como a EAo e a IAo e em pacientes com sintomas recorrentes ou progressivos tardiamente após intervenção na valva mitral. A angiotomografia computadorizada das coronárias (angio-TCC) é cada vez mais usada para rastreamento pré-operatório da presença de DAC em pacientes adequados antes de tratamento cirúrgico ou transcateter da valva cardíaca.

TRATAMENTO

Estenose mitral (Fig. 263-1)

A profilaxia com penicilina para infecção por estreptococos β-hemolíticos do grupo A (Cap. 359) para prevenção secundária de febre

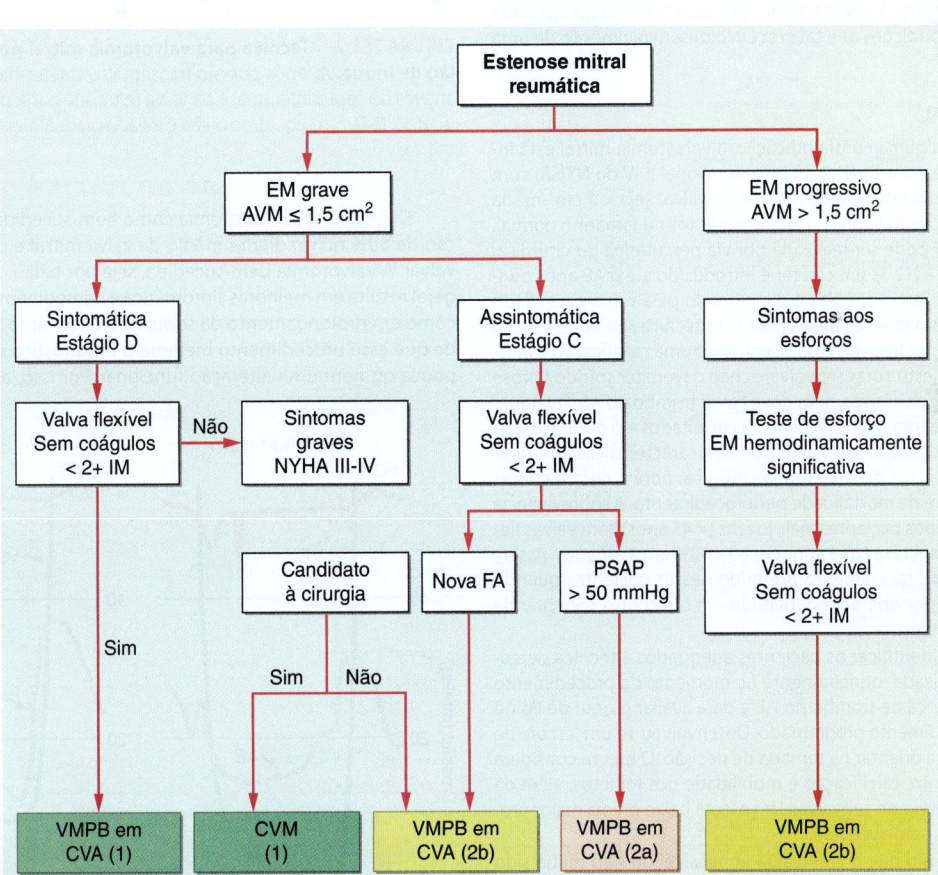

FIGURA 263-1 Tratamento da estenose mitral (EM) reumática. Ver legenda da Figura 261-4 para explicação sobre as recomendações terapêuticas (classes I, IIa, IIb) e estágios da doença (C, D). A angiografia coronariana pré-operatória deve ser realizada rotineiramente em função de idade, sintomas e fatores de risco coronarianos presentes. O cateterismo cardíaco e a angiografia também poderão ser úteis quando houver discrepância entre achados clínicos e não invasivos. AVM, área da valva mitral; CVA, centro valvar abrangente; CVM, cirurgia da valva mitral (reparo ou substituição); FA, fibrilação atrial; IM, insuficiência mitral; NYHA, New York Heart Association; PSAP, pressão sistólica da artéria pulmonar; VMPB, valvotomia mitral percutânea com balão. *(Reproduzida, com autorização, de CM Otto et al: ACC/AHA Guideline for the Management of Patients with Valvular Heart Disease. A report of the American College of Cardiology/American Heart Association Joint Committee on Clinical Practice Guidelines. Circulation 143:e72, 2021.)*

reumática é importante para pacientes em risco com EM reumática. As recomendações para profilaxia de endocardite são semelhantes às de outras lesões valvares e são restritas aos pacientes com alto risco de complicações por infecção, incluindo aqueles com história de endocardite. Nos pacientes sintomáticos, em geral há alguma melhora com restrição da ingestão de sal e utilização de doses baixas de diuréticos por via oral. Os β-bloqueadores e os bloqueadores dos canais de cálcio não di-hidropiridínicos (p. ex., verapamil ou diltiazém) e os glicosídeos digitálicos são úteis para reduzir a frequência ventricular nos pacientes com FA. Recomenda-se uso por tempo indeterminado de antagonista da vitamina K (como a varfarina), com meta de razão normalizada internacional (INR, do inglês *international normalized ratio*) de 2 a 3 para os pacientes com EM que apresentem FA, que tenham história de tromboembolismo, ou naqueles em que foi demonstrado um trombo em AE. Já o uso rotineiro de varfarina nos pacientes com ritmo sinusal e aumento do AE (dimensão máxima > 5,5 cm), com ou sem ecocontraste espontâneo, é mais controverso. Até o momento, anticoagulantes orais não relacionados à vitamina K (p. ex. apixabana, rivaroxabana) não foram adequadamente estudados em pacientes com EM reumática moderada ou grave e, portanto, não são recomendados.

Se a FA for relativamente recente em paciente cuja EM não seja grave o suficiente para indicar VMPB ou intervenção cirúrgica, a reversão ao ritmo sinusal por meio de fármacos ou de cardioversão elétrica está indicada. Em geral, a cardioversão deve ser tentada após um mínimo de 3 semanas consecutivas de tratamento anticoagulante para a obtenção de INR terapêutica. Se houver indicação para cardioversão urgente, deverá ser administrada heparina intravenosa e realizada uma ETE antes do procedimento a fim de excluir a presença de trombo no AE. A conversão ao ritmo sinusal raramente é bem-sucedida ou mantida nos pacientes com EM grave, em particular naqueles em que o AE se encontre especialmente aumentado ou nos quais a FA esteja instalada há mais de 1 ano, condições que favorecem o desenvolvimento de uma miopatia do AE.

VALVOTOMIA MITRAL

A menos que haja alguma contraindicação, a valvotomia mitral está indicada nos pacientes sintomáticos (classe funcional II-IV da NYHA) com EM isolada grave, cujo orifício efetivo (área da valva) seja < 1 cm^2/m^2 da área de superfície corporal ou < 1,5 cm^2 em adultos de tamanho normal. A valvotomia mitral pode ser realizada por via percutânea ou cirúrgica. Na VMPB **(Figs. 263-2 e 263-3)**, um cateter é introduzido até o AE após punção transeptal e um balão simples é direcionado pela valva e insuflado no orifício valvar. Os pacientes ideais para essa técnica são aqueles com cúspides relativamente flexíveis e pouca ou nenhuma calcificação comissural. Além disso, as estruturas subvalvares não devem ter sofrido fibrose ou espessamento significativos, nem deve haver trombo no AE. Qualquer IM associada deve ter gravidade ≤ 2+/4+. Os resultados em curto e longo prazos desse procedimento nos pacientes com características apropriadas são semelhantes aos da valvotomia cirúrgica, porém com menores taxas de morbidade e de mortalidade periprocedimento. A sobrevivência sem intercorrências nos pacientes mais jovens (< 45 anos) com valvas flexíveis é excelente, com taxas que atingem 80 a 90% em 3 a 7 anos. Assim, a VMPB tornou-se o procedimento preferido nesses pacientes quando puder ser realizada por operador habilitado em um centro com grande volume de casos tratados.

A ETT ajuda a identificar os pacientes adequados à técnica percutânea, e a ETE é realizada rotineiramente no momento do procedimento para excluir a presença de trombo no AE e para avaliar o grau de IM no momento do procedimento programado. Desenvolveu-se um "escore de ecocardiografia" para orientar na tomada de decisão. O escore considera grau de espessamento, calcificação e mobilidade dos folhetos, além da extensão do espessamento subvalvar. Um escore baixo prediz maior probabilidade de VMPB bem-sucedida.

Nos pacientes em que a VMPB seja impossível ou não tenha sido bem-sucedida, ou nos muitos casos que evoluem com reestenose após cirurgia prévia, faz-se necessária a realização de valvotomia "a céu aberto", usando circulação extracorpórea. Além de abrir as comissuras valvares, é importante liberar qualquer fusão subvalvar dos músculos papilares e das cordas tendíneas, bem como remover grandes depósitos de cálcio, melhorando, dessa forma, a função da valva, e remover os trombos atriais. A taxa de mortalidade perioperatória para esse tipo de procedimento de reparo da valva mitral é de cerca de 2%.

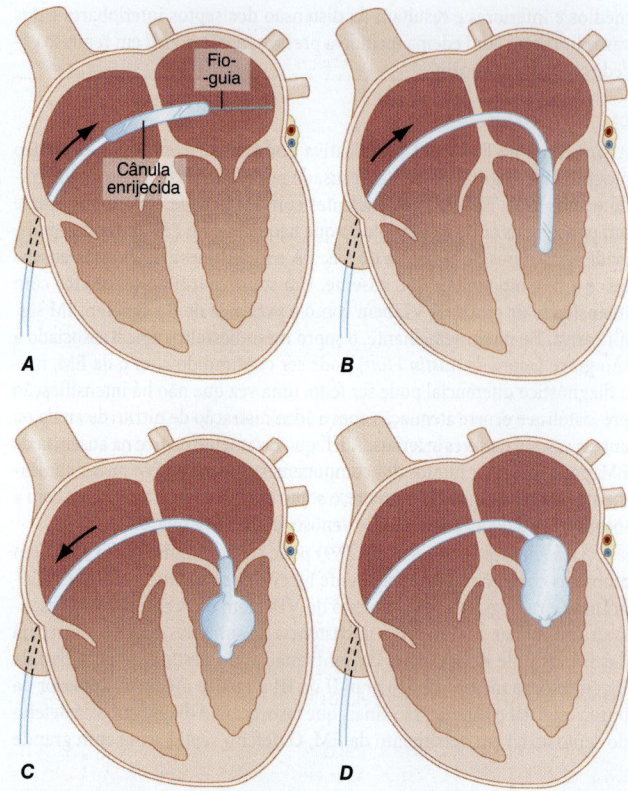

FIGURA 263-2 Técnica para valvotomia mitral percutânea com balão de Inoue. ***A***. Após punção transeptal, o cateter-balão vazio é inserido através do septo interatrial e da valva mitral até o interior do ventrículo esquerdo. ***B-D***. Em seguida, o balão é inflado gradualmente dentro do orifício mitral.

Define-se uma valvotomia como bem-sucedida quando há redução de 50% no gradiente médio da valva mitral e duplicação da área valvar. A valvotomia bem-sucedida, seja por balão ou por cirurgia, em geral resulta em melhoras sintomática e hemodinâmica notáveis, assim como em prolongamento da sobrevida. Entretanto, não há evidências de que esse procedimento melhore o prognóstico dos pacientes com pouca ou nenhuma alteração funcional. Por isso, a valvotomia *não* é

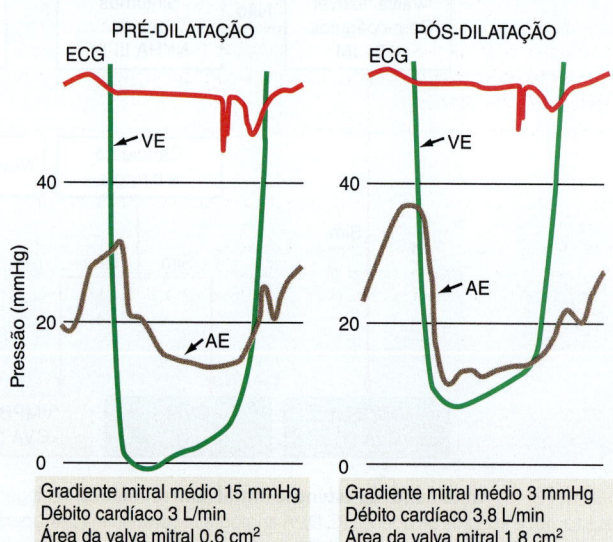

FIGURA 263-3 Pressão simultânea no átrio esquerdo (AE) e no ventrículo esquerdo (VE) antes e após valvotomia mitral percutânea com balão em paciente com estenose mitral grave. ECG, eletrocardiograma. *(Cortesia de Raymond G. McKay, MD.)*

TABELA 263-2 ■ Taxas de mortalidade após cirurgia de valva mitral[a]		
Procedimento	Número	Mortalidade cirúrgica não ajustada (%)
SVM (isolada)	10.699	4,5
SVM + BAC	3.509	9,6
RVM	12.424	1,2
RVM + BAC	4.093	5,4

[a]Os dados referem-se ao ano de 2018, quando 1.088 instituições relataram um total de 287.872 procedimentos. Os casos de valvotomia mitral cirúrgica estão incluídos nos procedimentos de reparo da valva mitral.
Siglas: BAC, *bypass* em artéria coronária; RVM, reparo de valva mitral; SVM, substituição da valva mitral.
Fonte: Adaptada de ME Bowdish et al: Ann Thorac Surg 109:1646, 2020.

indicada para os pacientes assintomáticos e/ou com EM leve ou moderada (área da valva mitral > 1,5 cm²), a menos que tenham história de embolia sistêmica recorrente ou hipertensão pulmonar grave (pressão sistólica na AP > 50 mmHg em repouso ou > 60 mmHg com exercício). Quando há pouca melhora sintomática após valvotomia, provavelmente o procedimento foi ineficaz, induziu IM, ou havia doenças valvares ou miocárdicas associadas. Cerca de metade dos pacientes submetidos à valvotomia mitral cirúrgica necessitará de novo procedimento no prazo de 10 anos. Nas pacientes grávidas com EM, a valvotomia deverá ser realizada se houver congestão pulmonar a despeito de tratamento medicamentoso intensivo. Nesses casos, a estratégia preferida é a VMPB, realizada com ETE sem exposição ou com exposição mínima aos raios X.

A substituição da valva mitral (SVM) é necessária nos pacientes com EM associada à IM significativa, naqueles cuja valva tenha sido gravemente deformada por manipulações com cateter ou cirúrgicas, ou nos casos em que o cirurgião avalia não ser possível melhorar significativamente a função da valva com valvotomia. Hoje, a SVM é realizada rotineiramente com preservação das cordas tendíneas para otimizar a recuperação funcional do VE. As taxas de mortalidade perioperatória para a SVM variam de acordo com idade, função do VE e presença de DAC e outras comorbidades. Na média geral estão em 5%, porém são mais baixas nos pacientes jovens, podendo dobrar naqueles com > 65 anos de idade e com comorbidades significativas (Tab. 263-2). Como também há complicações em longo prazo na substituição da valva, os pacientes cuja avaliação pré-operatória indique a possibilidade de a SVM ser necessária deverão ser operados apenas se forem portadores de EM grave, ou seja, com área do orifício ≤ 1,5 cm², e se estiverem classificados no grau III da NYHA, isto é, se forem sintomáticos durante as atividades cotidianas a despeito da utilização de terapia medicamentosa ideal. A sobrevida geral após 10 anos de cirurgia é de cerca de 70%. O prognóstico em longo prazo é pior nos pacientes com > 65 anos de idade e naqueles com incapacidade evidente e depressão acentuada do DC antes da cirurgia. Hipertensão pulmonar e disfunção do VD são fatores de risco adicionais que contribuem para resultados insatisfatórios.

LEITURAS ADICIONAIS

Nishimura RA et al: Mitral valve disease: Current management and future challenges. Lancet 387:1324, 2016.

Otto CM et al: 2020 ACC/AHA guideline for the management of patients with valvular heart disease: a report of the American College of Cardiology/American Heart Association Joint Committee on Clinical Practice Guidelines. Circulation 143:e72, 2021.

264 Insuficiência mitral
Patrick T. O'Gara, Joseph Loscalzo

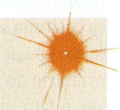

O papel do exame físico na avaliação dos pacientes com doença valvar cardíaca é discutido nos Capítulos 42 e 239; o do eletrocardiograma (ECG), no Capítulo 240; o da ecocardiografia e de outras técnicas não invasivas de obtenção de imagens, no Capítulo 241; e o do cateterismo e da angiografia cardíacos, no Capítulo 242.

ETIOLOGIA

A insuficiência mitral (IM) pode resultar de anormalidade ou processo de doença que afete um ou mais dos cinco componentes funcionais do aparato valvar mitral (cúspides, anel, cordas tendíneas, músculos papilares e miocárdio subjacente) (Tab. 264-1). A IM aguda pode ocorrer em quadro de infarto agudo do miocárdio (IAM), com ruptura do músculo papilar (Cap. 275), como consequência de traumatismo torácico fechado ou no curso de endocardite infecciosa (EI), devido à perfuração ou destruição dos folhetos. No IAM é muito mais frequente o envolvimento do músculo papilar posteromedial do que o envolvimento do anterolateral em razão do seu suprimento sanguíneo singular. É possível haver IM aguda transitória durante períodos de isquemia aguda e crises de angina de peito. A ruptura das cordas tendíneas pode causar uma "IM aguda em uma IM crônica" nos pacientes com degeneração mixomatosa do aparato valvar.

A IM crônica pode resultar de vários processos de doença (Tab. 264-1). Deve ser feita a distinção entre IM primária (degenerativa), na qual os folhetos e/ou a cordoalha tendínea são os principais responsáveis pelo funcionamento anormal da valva, e IM secundária (funcional), na qual os folhetos e a cordoalha tendínea têm estrutura normal, mas a regurgitação é causada por remodelamento do ventrículo esquerdo (VE), dilatação do anel, deslocamento do músculo papilar, assincronia, fixação dos folhetos ou uma combinação dessas causas. A avaliação do paciente, a abordagem ao tratamento e o prognóstico em longo prazo diferem significativamente entre a IM primária e a IM secundária. O prolapso da valva mitral (PVM) é discutido com mais detalhes no Capítulo 265. Os processos reumáticos produzem rigidez, deformidade e retração das cúspides, bem como fusão das comissuras, além de encurtamento, contração e fusão das cordas tendíneas. A IM pode persistir após a resolução da fase aguda de infecção e inflamação. A IM pode ocorrer como anomalia congênita (Cap. 269), geralmente como um defeito dos coxins endocárdicos (defeitos do coxim atrioventricular). Uma fenda no folheto anterior da valva mitral acompanha o defeito do septo atrial do tipo *ostium primum*. A radiação pode resultar em espessamento, retração e calcificação do folheto, frequentemente associado a envolvimento do anel e da cordoalha e algum grau de estenose mitral. A IM crônica ocorre, frequentemente, após IAM(s) prévio(s) associado(s)

TABELA 264-1 ■ Principais causas de insuficiência mitral (IM)
Etiologias
Agudas
EI
Ruptura do músculo papilar (pós-IAM)
Ruptura das cordas tendíneas/instabilidade das cúspides (PVM, EI)
Traumatismo torácico
Crônicas
Primária (afetando os folhetos e as cordas tendíneas)
Degeneração mixomatosa (PVM, doença de Barlow, *forme fruste*)
Febre reumática
EI (cicatrizada)
Congênita (fenda, canal AV)
Radiação
Secundária (folhetos, cordas são "espectadores inocentes")
Miocardiopatia isquêmica
Miocardiopatia dilatada
MCHO com SAM
FA com aumento de AE e dilatação do anel (IM funcional atrial)
Calcificação do anel mitral[a]

[a]A calcificação do anel mitral pode incluir elementos de IM primária e secundária, uma vez que o processo da doença pode invadir os folhetos, comprometer a função esfincteriana normal do anel ou ambas. Há exemplos adicionais de IM secundária "mista" como a coexistência de PVM com miocardiopatia isquêmica.
Siglas: AE, átrio esquerdo; AV, atrioventricular; EI, endocardite infecciosa; FA, fibrilação atrial; IAM, infarto agudo do miocárdio; MCHO, miocardiopatia hipertrófica obstrutiva; PVM, prolapso da valva mitral; SAM, movimento sistólico anterior.

a alterações no tamanho, forma e função do VE. Mecanismos similares de dilatação do anel e remodelamento ventricular contribuem para a IM que ocorre entre pacientes com formas não isquêmicas de miocardiopatia dilatada quando a dimensão diastólica final do VE atinge 6 cm. A IM associada à miocardiopatia hipertrófica obstrutiva (MCHO) geralmente é de natureza dinâmica e dependente de movimentação sistólica anterior do folheto anterior da valva mitral para dentro do trato de saída de VE estreitado. Pacientes com fibrilação atrial (FA) crônica persistente podem desenvolver remodelamento atrial e dilatação do anel com alongamento inadequado dos folhetos e IM (IM funcional atrial). A IM secundária devido a remodelamento do VE é encontrada, mais frequentemente, em pacientes da comunidade do que a IM secundária que ocorre em associação com FA e dilatação do anel. A calcificação do anel pode resultar em IM quando ela invade os folhetos ou resulta em redução da função do esfíncter e é especialmente prevalente em pacientes com doença renal avançada, sendo observada comumente em mulheres > 65 anos de idade com hipertensão arterial e diabetes. Seja qual for a causa, a IM crônica grave costuma ser progressiva, uma vez que o aumento do átrio esquerdo (AE) eleva a tensão sobre a cúspide mitral posterior, afastando-a do orifício valvar e, dessa forma, agravando sua disfunção. De modo semelhante, a dilatação do VE aumenta a regurgitação, tornando ainda maior o AE e o VE e gerando um círculo vicioso; daí o aforismo: "insuficiência mitral gera insuficiência mitral".

FISIOPATOLOGIA

A resistência ao esvaziamento do VE (pós-carga do VE) é menor nos pacientes com IM. Em consequência, durante a fase de ejeção há descompressão do VE para dentro do AE e, com a redução do tamanho do VE durante a sístole, verifica-se rápido declínio da tensão no VE. A compensação inicial à IM é o esvaziamento mais completo do VE. Entretanto, o volume do VE aumenta progressivamente à medida que aumenta a intensidade da insuficiência e que se deteriora a função contrátil ventricular. Esse aumento no volume do VE frequentemente é acompanhado por redução do débito cardíaco (DC) anterógrado. A complacência do VE com frequência está aumentada e, assim, a pressão diastólica do VE não aumenta até tardiamente no curso da doença. O volume regurgitado varia diretamente em função da pressão sistólica do VE e da dimensão do orifício insuficiente; esse tamanho, por sua vez, é influenciado pelo grau de dilatação do ventrículo e do anel mitral. Como a fração de ejeção (FE) aumenta na IM grave com função do VE normal, qualquer redução, mesmo modesta, desse parâmetro (< 60%) reflete disfunção significativa.

Durante o início da diástole, à medida que o AE distendido se esvazia, e na ausência de estenose mitral (EM) concomitante, observa-se uma deflexão *y* particularmente rápida. É possível haver um breve gradiente de pressão AE-VE protodiastólico (que frequentemente produz um som de enchimento rápido [B_3] e um sopro mesodiastólico confundido com EM) em pacientes com IM pura, grave, causado pela passagem de fluxo sanguíneo muito rápido através de um orifício mitral de tamanho normal.

O exame cuidadoso com ecocardiografia com Doppler fornece medidas de fração de ejeção do ventrículo esquerdo (FEVE), DC, pressão sistólica na artéria pulmonar (AP), volume regurgitante, fração regurgitante (FR) e área efetiva do orifício insuficiente. Esses valores também podem ser obtidos com precisão por meio da ressonância magnética cardíaca (RMC), embora essa tecnologia não esteja amplamente disponível. O cateterismo cardíaco direito e esquerdo com ventriculografia com contraste é usado menos frequentemente. A IM crônica grave é definida como um volume regurgitante ≥ 60 mL/batimento, uma FR ≥ 50%, e uma área efetiva do orifício insuficiente ≥ 0,40 cm². Em pacientes com IM secundária, nos quais a gravidade da IM pode ser subvalorizada usando técnicas ecocardiográficas/Doppler, graus menores de regurgitação podem ter um peso prognóstico relativamente maior. O prognóstico adverso na IM secundária relacionada com remodelamento adverso do VE está intimamente relacionado com o grau de disfunção miocárdica.

Complacência do AE

Na IM aguda grave, o volume regurgitante entra em um AE de tamanho normal com complacência normal ou reduzida. Como resultado, as pressões no AE aumentam de forma acentuada com qualquer aumento no volume do AE. A onda *v* na pressão do pulso do AE costuma ser proeminente, as pressões venosa pulmonar e no AE mostram-se muito elevadas, e a ocorrência de edema pulmonar é comum. Em razão da rápida elevação nas pressões no AE durante a sístole ventricular, o sopro da IM aguda é precoce no seu surgimento e decrescente na sua configuração, terminando bem antes da B_2 como reflexo da diminuição progressiva do gradiente de pressão VE-AE. A função sistólica do VE na IM aguda pode ser normal, hiperdinâmica ou estar reduzida, dependendo do contexto clínico.

Por outro lado, os pacientes com IM crônica grave evoluem com grande dilatação do AE e *aumento* na sua complacência e pouco ou nenhum aumento nas pressões venosa pulmonar e no AE em função de qualquer aumento no volume do AE. A onda *v* do AE é relativamente menos proeminente. O sopro da IM crônica tem um aspecto clássico holossistólico e com configuração em platô como reflexo do gradiente de pressão VE-AE quase constante. Esses pacientes geralmente se queixam de fadiga intensa e exaustão secundárias ao baixo DC anterógrado, enquanto os sintomas resultantes de congestão pulmonar são inicialmente menos evidentes; a FA está quase invariavelmente presente quando o AE se dilata significativamente.

SINTOMAS

Os pacientes com IM isolada crônica leve a moderada costumam ser assintomáticos. Essa forma de sobrecarga volumétrica do VE é bem tolerada. Fadiga, dispneia aos esforços e ortopneia são as queixas mais importantes nos pacientes com IM crônica grave. Palpitações são comuns, podendo significar a instalação de FA. Insuficiência cardíaca direita de início tardio, com congestão hepática dolorosa, edema no tornozelo, turgência jugular, ascite e insuficiência tricúspide (IT) secundária ocorrem em pacientes com IM associada à doença vascular pulmonar e hipertensão pulmonar. Nos pacientes com IM aguda grave é frequente a ocorrência de edema agudo de pulmão.

ACHADOS FÍSICOS

Nos pacientes com IM crônica grave, a pressão arterial em geral está normal, ainda que o pulso arterial carotídeo possa apresentar uma fase de ascensão aguda de baixo volume em razão da redução no DC anterógrado. Muitas vezes, é possível palpar um frêmito sistólico no ápice cardíaco, o VE mostra-se hiperdinâmico com um impulso sistólico ativo e onda de enchimento rápido (B_3) palpável, e o *ictus cordis* com frequência encontra-se deslocado lateralmente.

Em pacientes com IM aguda grave, a pressão arterial pode estar reduzida com estreitamento da pressão de pulso, a pressão venosa jugular e o formato de onda podem se mostrar normais ou aumentados, o *ictus cordis* não se apresenta deslocado, e os sinais de congestão pulmonar são proeminentes.

Ausculta A B_1 geralmente está ausente, é suave ou encoberta pelo sopro holossistólico da IM crônica grave. Nos pacientes com IM grave, a valva aórtica pode se fechar prematuramente, resultando em desdobramento amplo, mas fisiológico, da B_2. Acredita-se que uma B_3 de baixa frequência – ocorrendo 0,12 a 0,17 segundo após o som de fechamento da valva aórtica, isto é, ao fim da fase de enchimento rápido do VE – seja causada pelo súbito tensionamento dos músculos papilares, das cordas tendíneas e das cúspides valvares. A B_3 pode ser seguida por um ruflar mesodiastólico curto mesmo na ausência de EM estrutural. Em pacientes com miocardiopatia isquêmica ou dilatada, contudo, uma terceira bulha (B_3) também pode significar disfunção ventricular. Uma quarta bulha (B_4) muitas vezes é audível em pacientes com IM *aguda* grave que estejam em ritmo sinusal. Em geral, não se ausculta sopro pré-sistólico na IM isolada.

O achado mais característico na ausculta da IM crônica grave é um sopro sistólico com graduação de pelo menos III/VI de intensidade. Geralmente o sopro é holossistólico **(ver Fig. 239-5A)**, mas, conforme já foi mencionado, em pacientes com IM aguda grave pode ocorrer em decrescendo e desaparecer na meso ou telessístole. O sopro sistólico da IM crônica costuma ser mais audível no ápice com irradiação para a axila. Entretanto, nos pacientes com ruptura das cordas tendíneas ou com envolvimento primário do folheto posterior da mitral com prolapso ou instabilidade valvar, o jato regurgitante é excêntrico, direcionado anteriormente, e choca-se com a parede do AE adjacente à raiz da aorta. Nessa situação, o sopro sistólico é transmitido à base do coração e, dessa maneira, pode ser confundido com o da estenose aórtica. Nos pacientes com ruptura das cordas tendíneas, o sopro sistólico pode apresentar uma sonoridade de arrulho ou de "pio de gaivota", enquanto a instabilidade das cúspides produz um sopro de timbre mais musical. O sopro sistólico da IM crônica não causada por

PVM se intensifica com exercícios isométricos (preensão manual) e reduz durante a fase de esforço da manobra de Valsalva em razão da redução na pré-carga do VE.

AVALIAÇÃO LABORATORIAL

ECG Nos pacientes com ritmo sinusal, observam-se evidências de aumento do AE, mas também poderá ocorrer aumento do átrio direito (AD) quando a hipertensão pulmonar for significativa e afetar a função e o tamanho do ventrículo direito. A IM crônica grave frequentemente está associada à FA. Em muitos pacientes, não existe evidência de aumento de qualquer um dos ventrículos no ECG. Em outros, estão presentes sinais de hipertrofia excêntrica do VE.

Ecocardiografia A ecocardiografia transtorácica (ETT) está indicada para avaliar o mecanismo responsável pela IM e sua gravidade hemodinâmica. A função do VE pode ser avaliada a partir dos seus volumes diastólico e sistólico finais, bem como da FE. Podem ser feitas observações acerca de estrutura e função das cúspides, integridade das cordas tendíneas, dimensões do AE e VE, presença de calcificação no anel valvar, assim como funções sistólicas regional e global do VE. O cardiograma Doppler deve demonstrar a amplitude ou área do jato de IM pelo fluxo colorido dentro do AE, a duração e a intensidade do sinal Doppler de ondas contínuas, o contorno do fluxo venoso pulmonar, o pico precoce da velocidade de influxo mitral, além das medidas quantitativas de volume regurgitante, FR e área efetiva do orifício regurgitante. Ademais, é possível estimar as pressões da AP (PAPs) a partir da velocidade do jato regurgitante da tricúspide. A ETT também está indicada no acompanhamento da evolução de pacientes com IM crônica e na investigação rápida de qualquer alteração no quadro clínico.

A ecocardiografia transesofágica (ETE) fornece mais detalhes anatômicos do que a ETT (ver Fig. 241-5). O teste de esforço com ETT pode ser útil para avaliar a tolerância aos exercícios, assim como as alterações dinâmicas na gravidade da IM, nas pressões sistólicas da AP e na função biventricular, naqueles pacientes em que houver discrepância entre os achados clínicos e os resultados nos testes não invasivos.

Radiografia de tórax AE e VE são as câmaras dominantes na IM crônica. Nos estágios tardios da doença, o AE pode estar maciçamente aumentado, formando a borda direita da silhueta cardíaca. Podem estar presentes congestão venosa pulmonar, edema intersticial e linhas B de Kerley. Calcificações evidentes das cúspides mitrais costumam ocorrer em pacientes com IM e EM reumáticas combinadas de longa duração, bem como em pacientes com doença da valva mitral induzida por radiação. Em alguns casos, é possível visualizar a calcificação do anel mitral, particularmente nas incidências em perfil. Os pacientes com IM aguda grave poderão apresentar edema pulmonar assimétrico se o jato regurgitante estiver predominantemente direcionado para o orifício de uma veia pulmonar do lobo superior.

TRATAMENTO

Insuficiência mitral (Figs. 264-1 e 264-2)

TRATAMENTO CLÍNICO

A conduta de pacientes com IM crônica grave depende, até certo ponto, de sua causa. A anticoagulação com varfarina ou com um agente oral direto (p. ex., apixabana, rivaroxabana) deve ser administrada se houver FA, como orientado pelo escore de risco CHA_2DS_2-VASc. Os anticoagulantes

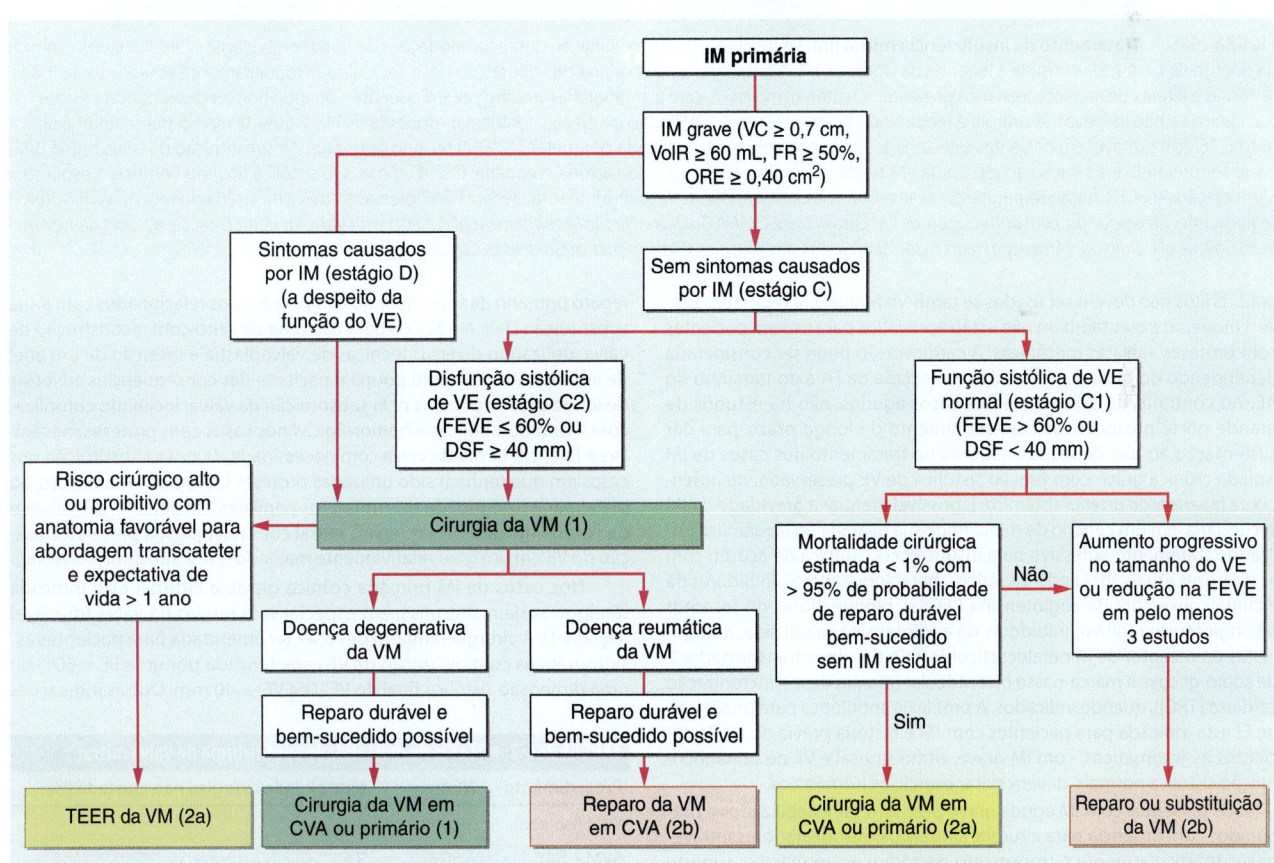

FIGURA 264-1 Tratamento da insuficiência mitral (IM) primária. Para a explanação das recomendações de tratamento (classes I, IIa, IIb) e dos estágios da doença (B, C1, C2, D), consulte a legenda da Figura 261-4. A angiografia coronariana pré-operatória deve ser realizada rotineiramente em função de idade, sintomas e fatores de risco coronarianos presentes. O cateterismo cardíaco e a angiografia também poderão ser úteis quando houver discrepância entre achados clínicos e não invasivos. Sempre que for exequível para o tratamento da IM primária, o reparo da valva mitral (VM) é preferido em vez da substituição valvar. O reparo transcateter borda a borda (TEER) é reservado para pacientes com risco cirúrgico alto ou proibitivo com anatomia adequada nas imagens transesofágicas. CVA, centro valvar abrangente; DSF, dimensão sistólica final; FEVE, fração de ejeção ventricular esquerda; FR, fração regurgitante; ORE, orifício regurgitante efetivo; VE, ventrículo esquerdo; VolR, volume regurgitante; VC, vena contracta. (Reproduzida, com autorização, de CM Otto et al: ACC/AHA Guideline for the management of patients with valvular heart disease: A report of the American College of Cardiology/American Heart Association Joint Committee on Clinical Practice Guidelines. Circulation 143:e72, 2021.)

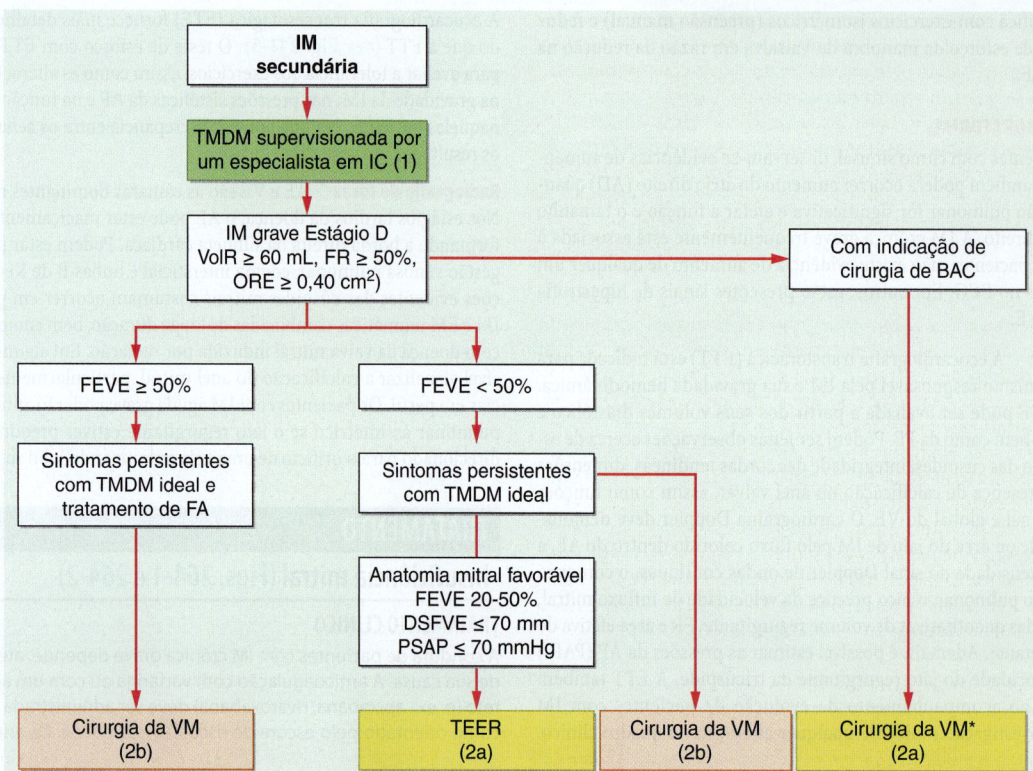

FIGURA 264-2 **Tratamento da insuficiência mitral (IM) secundária.** Para a explanação das recomendações de tratamento (classes I, IIa, IIb) e dos estágios da doença (B, C1, C2, D), consulte a legenda da Figura 261-4. A angiografia coronariana pré-operatória deve ser realizada rotineiramente em função de idade, sintomas e fatores de risco coronarianos presentes. O cateterismo cardíaco e a angiografia também poderão ser úteis quando houver discrepância entre achados clínicos e não invasivos. A cirurgia é recomendada em pacientes com fração de ejeção ventricular esquerda (FEVE) > 50%. O reparo transcateter borda a borda (TEER) é razoável em pacientes selecionados após a terapia médica dirigida por metas (TMDM) ter sido otimizada. *A substituição da valva mitral (VM) pode ser preferida em relação ao reparo da VM na IM isquêmica; BAC, *bypass* de artéria coronária; DSFVE, dimensão sistólica final do ventrículo esquerdo; FA, fibrilação atrial; FR, fração regurgitante; IC, insuficiência cardíaca; ORE, orifício regurgitante efetivo; PSAP, pressão sistólica na artéria pulmonar; VolR, volume regurgitante. (*Reproduzida, com autorização, de CM Otto et al: ACC/AHA Guideline for the Management of Patients with Valvular Heart Disease: A report of the American College of Cardiology/American Heart Association Joint Committee on Clinical Practice Guidelines. Circulation 143:e72, 2021.*)

orais diretos não devem ser usados se também houver EM reumática grave a moderada; eles também não estão aprovados para uso em pacientes com próteses valvares mecânicas. A cardioversão pode ser considerada dependendo do quadro clínico, da cronicidade da FA e do tamanho do AE. Ao contrário do que ocorre nos casos agudos, não há estudos de grande porte prospectivos com seguimento de longo prazo para dar sustentação ao uso de vasodilatadores no tratamento dos casos de IM isolada crônica grave com função sistólica de VE preservada, *na ausência de hipertensão arterial sistêmica*. É possível atenuar a gravidade da IM secundária, em um cenário de miocardiopatia dilatada ou isquêmica, utilizando tratamento agressivo para insuficiência cardíaca de acordo com as diretrizes atuais, incluindo diuréticos, betabloqueadores, inibidores da enzima conversora de angiotensina (IECAs), bloqueadores do receptor da angiotensina (BRAs), inibidores da angiotensina-neprilisina, antagonistas do receptor de mineralocorticoide, inibidor do cotransportador 2 de sódio-glicose e marca-passo biventricular (terapia de ressincronização cardíaca [TRC]), quando indicados. A profilaxia antibiótica para prevenção de EI está indicada para pacientes com IM e história prévia de EI. Os pacientes assintomáticos, com IM grave, ritmo sinusal e VE de tamanho e função sistólica normais, devem evitar exercícios isométricos.

Os pacientes com IM aguda grave precisam ser estabilizados e preparados com urgência para cirurgia. Diuréticos, vasodilatadores intravenosos (particularmente nitroprusseto de sódio) e, até mesmo, suporte mecânico podem ser necessários nos pacientes com ruptura do músculo papilar pós-IAM ou outras formas de IM aguda grave.

TRATAMENTO CIRÚRGICO

Na seleção dos pacientes com IM primária crônica grave para tratamento cirúrgico, a natureza evolutiva geralmente lenta dessa doença deve ser ponderada contra os riscos imediatos e de longo prazo relacionados com a intervenção. Esses riscos são significativamente mais baixos para o reparo primário da valva quando comparados aos relacionados com a sua substituição **(Tab. 264-2)**. O reparo costuma ser feito com reconstrução da valva, utilizando diversas técnicas de valvoplastia e inserção de um anel de anuloplastia. O reparo poupa o paciente das consequências adversas de longo prazo causadas pela substituição da valva, incluindo complicações tromboembólicas e hemorrágicas nos casos com próteses mecânicas e falência tardia da valva com necessidade de nova substituição nos casos em que tenham sido utilizadas próteses biológicas. Além disso, ao preservar a integridade dos músculos papilares, do aparato subvalvar e da cordoalha tendínea, o reparo mitral com valvoplastia preserva a função do VE em um grau relativamente maior do que a substituição valvar.

Nos casos de IM primária crônica grave, a cirurgia está indicada tão logo surjam sintomas, em especial se o reparo da valva for viável **(Fig. 264-1)**. A cirurgia também deve ser recomendada para pacientes assintomáticos com disfunção de VE caracterizada por uma FE ≤ 60% ou uma dimensão sistólica final do VE (DSFVE) ≥ 40 mm. Outras indicações

TABELA 264-2 ■ Taxas de mortalidade após cirurgia de valva mitral[a]		
Procedimento	Número	Mortalidade cirúrgica não ajustada (%)
SVM (isolada)	10.699	4,5
SVM + BAC	3.509	9,6
RVM	12.424	1,2
RVM + BAC	4.093	5,4

[a]Os dados referem-se ao ano de 2018, quando 1.088 instituições relataram um total de 287.872 procedimentos. Os casos de valvotomia mitral cirúrgicos estão incluídos nos procedimentos de reparo da valva mitral.

Siglas: BAC, *bypass* em artéria coronária; RVM, reparo de valva mitral; SVM, substituição da valva mitral.

Fonte: Adaptada de ME Bowdish et al: Ann Thorac Surg 109:1646, 2020.

para a consideração precoce de reparo da valva mitral em pacientes assintomáticos incluem a diminuição progressiva na FEVE ou aumento na DSFVE em imagens seriadas, bem como a anatomia da valva mitral (VM), que possibilita prever um reparo bem-sucedido e durável em > 95% dos casos de pacientes com baixo risco cirúrgico. Essas recomendações agressivas de cirurgia são pressupostas a partir das consequências adversas de longo prazo na espera pelo declínio da função do VE bem como dos notáveis resultados obtidos com o reparo da valva mitral por cirurgiões de referência em centros com alto volume de cirurgias. De fato, o reparo de IM mixomatosa (p. ex., prolapso, incompetência valvar), em pacientes com < 75 anos de idade com função sistólica de VE normal e sem doença arterial coronariana (DAC), pode ser realizado atualmente por cirurgiões experientes com um risco de mortalidade perioperatória < 1%. Entretanto, o risco de acidente vascular cerebral também se aproxima de 1%. O reparo é viável em até 95% dos pacientes com doença mixomatosa operados por cirurgião com muita experiência em um centro de referência e excelência. As técnicas de reparo incluem transferência da cordoalha, criação de neocordas, ressecção limitada dos folhetos e inserção de uma banda de anuloplastia. A durabilidade em longo prazo é excelente; a incidência de reoperação em razão de fracasso do reparo primário gira em torno de 1% ao ano nos 10 primeiros anos após a cirurgia. Para os pacientes com FA, realiza-se a cirurgia com a técnica do labirinto no AE ou nos dois átrios, ou isolamento por radiofrequência das veias pulmonares, junto com a amputação do apêndice atrial esquerdo, para reduzir o risco de recorrência pós-operatória de FA e formação de trombos.

O manejo cirúrgico de pacientes com IM secundária é mais complicado. A cirurgia de pacientes com IM isquêmica envolve, mais frequentemente, a revascularização coronariana simultânea. A técnica cirúrgica atual inclui anuloplastia com anel rígido subdimensionado ou substituição da valva com preservação da cordoalha nos pacientes com IM de grau moderado ou grave. Para IM isquêmica, o reparo da valva está associado a taxas de mortalidade perioperatória menores, mas com taxas significativamente maiores de IM recorrente ao longo do tempo. Assim, a substituição pode ser preferida em vez do reparo nesse contexto. Em pacientes com IM isquêmica e função sistólica de VE significativamente comprometida (FE < 30%), o risco da cirurgia aumenta, a recuperação do desempenho ventricular é incompleta, e a sobrevida em longo prazo é menor. A indicação de cirurgia deve ser individualizada e feita apenas após tentativas agressivas de tratamento clínico de acordo com as diretrizes de tratamento clínico e TRC, quando indicada. A realização rotineira de reparo cirúrgico de valva em pacientes com IM secundária significativa em decorrência de miocardiopatia dilatada não se mostrou capaz de melhorar a sobrevida em longo prazo em comparação com o tratamento clínico ideal. Os pacientes com IM aguda grave frequentemente podem ser estabilizados temporariamente com tratamento clínico adequado, mas a correção cirúrgica será necessária, em caráter emergencial, nos casos com ruptura do músculo papilar e em dias a poucas semanas na maioria dos outros cenários.

Quando o tratamento cirúrgico é cogitado, o cateterismo cardíaco esquerdo e o direito e a ventriculografia esquerda *podem* ajudar a confirmar a presença de IM grave nos pacientes em que haja discrepâncias entre o quadro clínico e os achados da ETT que não possam ser resolvidas com ETE ou RMC. A arteriografia coronária identifica os pacientes que necessitam de revascularização coronariana concomitante.

REPARO E SUBSTITUIÇÃO DA VALVA MITRAL TRANSCATETER

Em alguns pacientes com anatomia apropriada, é possível que a abordagem transcateter seja viável para tratamento de IM primária ou funcional. Uma das abordagens envolve a instalação de clipe passado via punção transeptal com o objetivo de apreender as bordas principais dos folhetos da mitral em sua porção média (segmento anterior ao segmento posterior ou A2-P2; **Fig. 264-3**). O comprimento e a largura do espaço entre essas bordas principais, bem como outras considerações como o espessamento e calcificação dos folhetos, determinam a elegibilidade do paciente. O clipe para reparo transcateter borda a borda (TEER, do inglês *transcatheter edge-to-edge repair*) está disponível comercialmente para tratamento de IM primária e secundária em pacientes selecionados adequadamente **(Figs. 264-1 e 264-2)**. Os resultados da ecocardiografia transtorácica e transesofágica são essenciais para a seleção do paciente, juntamente com uma avaliação detalhada do risco cirúrgico, das comorbidades e da adequação da terapia clínica para a insuficiência

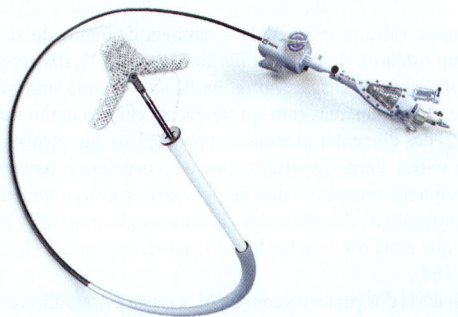

FIGURA 264-3 Clipe usado para apreender as bordas livres dos folhetos anterior e posterior na sua porção média durante reparo transcateter de pacientes selecionados portadores de insuficiência mitral. *(MitraClip é uma marca registrada de Abbott e suas companhias relacionadas. Reproduzida, com autorização, de Abbott © 2021. Todos os direitos reservados.)*

cardíaca de acordo com as diretrizes. O uso de TEER com um clipe em adição ao tratamento clínico se mostrou superior à terapia clínica isolada em um estudo envolvendo pacientes com insuficiência cardíaca sintomática com FE reduzida e pelo menos IM secundária moderadamente grave. Os pacientes tratados com a colocação do clipe tiveram menos hospitalizações por insuficiência cardíaca e sobrevida mais longa do que aqueles tratados clinicamente. Esse foi o primeiro estudo a mostrar esse benefício em pacientes com IM secundária e causou impacto na prática médica. Outra abordagem transcateter ao reparo da valva mitral envolve a instalação de um dispositivo dentro do seio coronariano, o qual pode ser ajustado para reduzir a circunferência do anel mitral e a área efetiva do orifício valvar, muito semelhante ao anel implantado cirurgicamente. Variações nas relações anatômicas do seio coronariano com o anel mitral e artéria coronária circunflexa limitaram a aplicabilidade dessa técnica. Também tem sido objeto de investigação a possibilidade de reduzir a dimensão septal-lateral do anel dilatado utilizando fios ajustáveis colocados através do VE em localização subvalvar. A construção de neocordas para os folhetos mitrais sob orientação da ETE usando um sistema introduzido pelo ápice cardíaco também tem sido investigada. Até o momento, a experiência com a investigação dos sistemas de substituição da valva mitral transcateter está nos estágios clínicos iniciais, embora o campo esteja evoluindo rapidamente.

LEITURAS ADICIONAIS

Bonow RO et al: 2020 focused update of the 2017 expert consensus decision pathway on the management of mitral regurgitation. J Am Coll Cardiol 75:2236, 2020.

El Sabbagh A et al: Mitral valve regurgitation in the contemporary era: Insights into diagnosis, management and future directions. J Am Coll Cardiol Imaging 11:628, 2018.

Nishimura RA et al: Mitral valve disease. Current management and future challenges. Lancet 387:1324, 2016.

Otto CM et al: 2020 ACC/AHA guideline for the management of patients with valvular heart disease: A report of the American College of Cardiology/American Heart Association Joint Committee on Clinical Practice Guidelines. Circulation 143:e72, 2021.

Rugueiro A et al: Transcatheter mitral valve replacement: Insights from early clinical experience and future challenges. J Am Coll Cardiol 69:2175, 2017.

Stone GW et al: Transcatheter mitral valve repair in patients with heart failure. N Engl J Med 379:2307, 2018.

265 Prolapso de valva mitral
Patrick T. O'Gara, Joseph Loscalzo

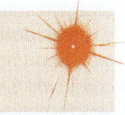

O papel do exame físico na avaliação dos pacientes com doença valvar cardíaca é discutido nos **Capítulos 42 e 239**; o do eletrocardiograma (ECG), no **Capítulo 240**; o da ecocardiografia e de outras técnicas não invasivas de obtenção de imagens, no **Capítulo 241**; e o do cateterismo e da angiografia cardíacos, no **Capítulo 242**.

PROLAPSO DE VALVA MITRAL

O prolapso de valva mitral (PVM) – também denominado *síndrome do clique-sopro sistólicos*, *síndrome de Barlow* (Fig. 265-1), *síndrome da valva flácida* e *síndrome da cúspide mitral ondulada* – é uma síndrome clínica relativamente comum, mas com apresentações clínicas muito variáveis em decorrência dos diferentes mecanismos patológicos que envolvem o aparelho valvar mitral. Entre eles estão tecido das cúspides excessivo ou redundante, geralmente associado à degeneração mixomatosa, e aumento intenso nas concentrações de determinados glicosaminoglicanos. O PVM é a anormalidade que mais comumente leva à insuficiência mitral (IM) primária (ver Cap. 264).

Na maioria dos pacientes com PVM, a causa é desconhecida, mas, em alguns, parece ser um distúrbio geneticamente determinado. Tem-se dado importância à produção reduzida do colágeno tipo III, e a microscopia eletrônica revelou haver fragmentação de fibrilas do colágeno.

O PVM é encontrado com frequência em pacientes com distúrbios hereditários do tecido conectivo, como síndrome de Marfan (Cap. 413), osteogênese imperfeita e síndrome de Ehlers-Danlos. O PVM pode estar associado a deformidades esqueléticas torácicas semelhantes, mas não tão graves, às observadas na síndrome de Marfan, como arqueamento excessivo do palato e alterações torácicas e na coluna dorsal, incluindo a chamada síndrome do dorso reto. Outras características associadas podem incluir uma história de hérnias inguinais, deslocamento articular, ruptura do menisco e facilidade de hematomas.

Na maioria dos pacientes com PVM, a degeneração mixomatosa está restrita à valva mitral, embora as valvas tricúspide e aórtica também possam ser afetadas. O folheto posterior da mitral em geral é mais afetado do que o anterior, e o anel da valva mitral frequentemente encontra-se dilatado. Em muitos pacientes, as cordas tendíneas alongadas, redundantes ou rompidas causam ou contribuem para a regurgitação.

O PVM raramente pode ocorrer como sequela de febre reumática aguda, nas cardiopatias isquêmicas e em várias miocardiopatias, assim como em 20% dos pacientes com defeito do septo atrial do tipo *ostium secundum*.

O PVM pode produzir tensão excessiva sobre os músculos papilares, o que causa disfunção e isquemia desses músculos e do miocárdio ventricular adjacente. A ruptura das cordas tendíneas, a dilatação progressiva e a calcificação do anel valvar contribuem para a regurgitação, que, em seguida, sobrecarrega ainda mais o aparelho valvar adoecido, produzindo, assim, um círculo vicioso. As alterações no ECG (ver adiante) e as arritmias ventriculares descritas em alguns pacientes com PVM parecem advir de disfunção ventricular regional e fibrose relacionadas com a sobrecarga sobre os músculos papilares.

CARACTERÍSTICAS CLÍNICAS

O PVM é mais comum em mulheres, ocorrendo principalmente na faixa etária entre 15 e 30 anos; a evolução clínica costuma ser benigna. Também pode ser observado em pacientes de mais idade (> 50 anos), em geral do sexo masculino e, nesses casos, a IM costuma ser mais grave devido à ruptura das cordas tendíneas, exigindo tratamento cirúrgico. Em alguns pacientes, observa-se maior incidência familiar, sugerindo uma forma de transmissão autossômica dominante com penetrância incompleta. O PVM varia na sua expressão clínica, abrangendo desde um simples clique e sopro sistólico com leve prolapso da cúspide posterior da valva mitral até IM grave decorrente da ruptura das cordas tendíneas e incompetência das cúspides. O grau de alteração mixomatosa dos folhetos também é muito variável. Em muitos pacientes, o distúrbio evolui por anos ou décadas. Em outros, o agravamento é rápido como resultado de ruptura da cordoalha tendínea ou endocardite.

A maioria dos pacientes mantém-se assintomática por toda a vida. Entretanto, na América do Norte, o PVM é atualmente a causa mais comum de IM isolada e grave, requerendo tratamento cirúrgico. Arritmias, principalmente contrações ventriculares prematuras, taquicardia supraventricular paroxística e taquicardia ventricular, bem como fibrilação atrial (FA), foram relatadas, podendo causar palpitações, tontura e síncope. Morte súbita é uma complicação muito rara e ocorre, mais frequentemente, em pacientes com IM grave e função sistólica do ventrículo esquerdo (VE) deprimida, embora possa ocorrer em indivíduos com função e tamanho de VE normais. Em um pequeno subgrupo de pacientes com PVM com ectopia ventricular em alto grau, foram identificadas características fenotípicas que incluem anormalidades eletrocardiográficas inferoapicais da onda T, complexos ventriculares prematuros de alta densidade em repouso, disjunção anular mitral (definida como um deslocamento atrial anormal do ponto de flexão do folheto valvar mitral) e fibrose dos músculos papilares visualizados na imagem de ressonância magnética cardíaca com realce tardio do gadolínio. O risco de morte súbita pode ser maior nos pacientes com cúspides instáveis (*flail leaflet*). Muitos pacientes apresentam dor torácica de difícil avaliação – frequentemente retroesternal, prolongada, não relacionada com esforços, mas podendo, raramente, ser confundida com angina de peito. Foram relatados ataques isquêmicos cerebrais transitórios secundários a êmbolos oriundos da valva mitral em razão da ruptura do endotélio. É possível haver endocardite infecciosa em pacientes com IM e/ou espessamento das cúspides.

Ausculta Um achado frequente é o clique meso ou telessistólico (não ejetivo), que ocorre 0,14 segundo ou mais após a primeira bulha cardíaca (B_1), e acredita-se que seja causado pela súbita tensão das cordas tendíneas frouxas e alongadas ou pelas cúspides em prolapso quando atingem sua excursão máxima. Os cliques sistólicos podem ser múltiplos e seguidos por um sopro mesotelessistólico agudo em crescendo-decrescendo, que ocasionalmente é um "guincho" ou "grasnido", mais audível no ápice. A irradiação do sopro irá depender do folheto envolvido. Com o prolapso do folheto posterior, o jato da IM é direcionado anteriormente e o sopro irá se irradiar para a base do coração. Com o envolvimento do folheto anterior, o jato da IM é direcionado posteriormente e o sopro irá se irradiar para a axila e as costas. Tanto o clique quanto o sopro ocorrem mais precocemente com o paciente em pé, durante a fase de esforço da manobra de Valsalva e com qualquer intervenção que diminua o volume do VE (pré-carga), aumentando a propensão ao prolapso das cúspides mitrais. Ao contrário, os exercícios isométricos e a posição de cócoras, que aumentam o volume do VE, diminuem o PVM, e

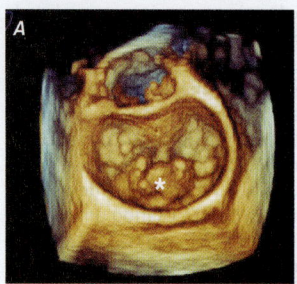
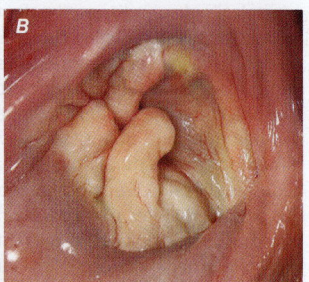
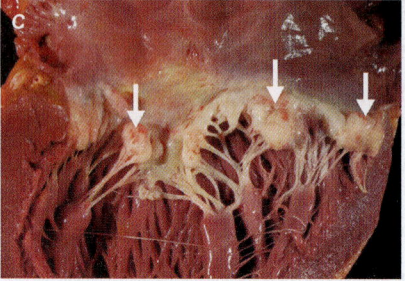

FIGURA 265-1 Prolapso de valva mitral congênito ou de desenvolvimento. O espessamento mixomatoso e o prolapso de valva mitral podem ocorrer isoladamente em 2-3% da população em geral, ou podem estar associados a distúrbio vascular do colágeno hereditário e dilatação da raiz da aorta, como na síndrome de Marfan. A degeneração mixomatosa da valva predispõe à insuficiência grave e ruptura da cordoalha, e é uma indicação frequente de reparo ou substituição da valva mitral. O prolapso pode afetar um ou ambos os folhetos em graus variáveis. **A.** Ecocardiografia transesofágica tridimensional mostrando uma valva mitral mixomatosa a partir de um aspecto frontal atrial esquerdo. Há uma ondulação e prolapso de toda a borda média do folheto posterior (*asterisco*). *(Figura cortesia de Douglas C. Shook, MD, Department of Anesthesiology, Perioperative and Pain Medicine, Brigham and Women's Hospital.)* **B.** O folheto posterior da valva mitral demonstra prolapso acentuado e formação de um capuz em todos os segmentos, com grave redundância, nesta fotografia tomada de um ponto de vantagem no átrio esquerdo. **C.** A abertura do coração esquerdo revela um encapuzamento proeminente do folheto mitral (*setas*). As cordas tendíneas sofrem um espessamento focal, mas não estão fundidas, como seria o caso na doença valvar reumática. (Utilizada, com autorização, de JC Wu, RF Padera: Clinicopathologic correlates, in Atlas of Echocardiography, 2nd ed, SD Solomon [ed], E Braunwald [series ed]. Philadelphia, Current Medicine Group LLC, 2008. p. 363.)

o complexo clique-sopro se atrasa, afastando-se da B_1, podendo até desaparecer. Alguns pacientes apresentam um clique mesossistólico sem qualquer sopro; outros têm o sopro sem o clique. Outros, ainda, apresentam os dois ruídos em momentos diferentes.

AVALIAÇÃO LABORATORIAL

O ECG, na maioria dos casos, é normal, mas pode apresentar ondas T bifásicas ou invertidas nas derivações II, III e aVF, bem como, por vezes, extrassístoles ventriculares ou supraventriculares. A ecocardiografia transtorácica (ETT) é particularmente eficaz na identificação da posição anormal e do prolapso das cúspides da valva mitral. Uma definição ecocardiográfica útil de PVM é o deslocamento sistólico (na incidência paraesternal longitudinal) de no mínimo 2 mm do ventre das cúspides mitrais para dentro do átrio esquerdo (AE), em um plano acima do anel valvar. Pode haver prolapso de um ou de ambos os folhetos valvares (Fig. 265-2). O Doppler colorido e de ondas contínuas é útil para avaliar a IM associada e permite estimativas da gravidade. A lesão do jato da IM causada por PVM é, na maioria dos casos, excêntrica, e a avaliação do volume regurgitante e da área efetiva do orifício regurgitante pode ser difícil com técnicas convencionais. A ecocardiografia tridimensional e a ressonância magnética cardíaca podem fornecer determinações mais precisas dos volumes do VE. A ecocardiografia transesofágica (ETE) será indicada quando forem necessárias informações anatômicas mais precisas, sendo realizada de forma rotineira para o direcionamento intraoperatório durante reparo valvar. O teste de esforço pode ser realizado quando há dúvidas a respeito da capacidade funcional. Este é, em geral, combinado com o ETT em repouso e imediatamente após o esforço para avaliar a função do VE e do ventrículo direito (VD) e a natureza dinâmica da IM, bem como as pressões na artéria pulmonar. A ventriculografia esquerda, feita no momento do cateterismo cardíaco direito e esquerdo, raramente é necessária, mas também é capaz de demonstrar o prolapso da cúspide posterior e, algumas vezes, de ambas as cúspides da valva mitral.

TRATAMENTO
Prolapso de valva mitral

A profilaxia para a endocardite infecciosa está indicada apenas para pacientes com história prévia de endocardite. Os β-bloqueadores às vezes aliviam a dor torácica e controlam as palpitações. Decisões a respeito de anticoagulação para prevenção de acidente vascular cerebral na FA devem ser baseadas no escore CHA_2DS_2-VASc e em uma avaliação do risco de sangramento. Se o paciente for sintomático por IM grave, é indicado o reparo da valva mitral (ver Fig. 264-1). Outras indicações de cirurgia para PVM com IM primária grave incluem sinais de disfunção sistólica de VE estabelecida ou progressiva. A cirurgia também pode ser considerada em pacientes assintomáticos de baixo risco nos quais pode ser obtido um reparo bem-sucedido e durável em pelo menos 95% dos casos se feito por um cirurgião experiente. O reparo da valva mitral é preferido em relação à substituição em pacientes com PVM ou folheto mitral instável (ver Tab. 264-2); o sucesso do procedimento depende não apenas dos achados anatômicos, mas também da habilidade e da experiência do cirurgião. O reparo de prolapso

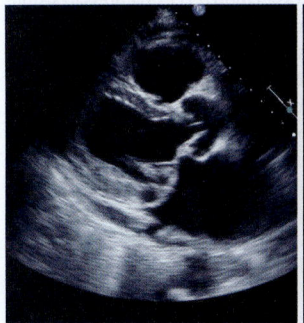 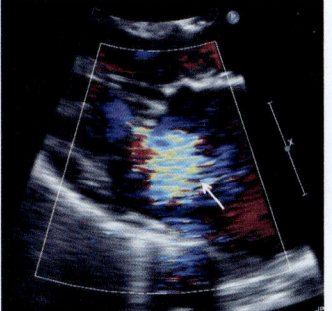

FIGURA 265-2   Valva de Barlow com prolapso de valva mitral clássico, como visto no ecocardiograma transtorácico na janela paraesternal longitudinal. À esquerda: janela paraesternal longitudinal, mostrando ambos os folhetos mixomatosos ondulando para dentro do átrio esquerdo ao final da sístole. À direita: a mesma janela com Doppler colorido mostrando insuficiência mitral significativa (seta) na sístole. *(Cortesia de Justina Wu, MD, PhD.)*

do folheto posterior isolado geralmente é mais simples, mas patologias mais complexas (p. ex., prolapso do folheto anterior, prolapso de ambos os folhetos, deformidade de Barlow) requerem habilidades mais avançadas. Exames de imagem cuidadosos por ETE pré e intraoperatório são um componente importante da avaliação e do planejamento cirúrgico do paciente. O reparo transcateter borda a borda usando um clipe para fixar os folhetos anterior e posterior um ao outro pode ser considerado no tratamento de pacientes sintomáticos, portadores de IM primária grave por PVM que têm risco cirúrgico alto ou proibitivo (ver Fig. 264-3). Mais frequentemente, a IM terá sua gravidade reduzida, mas não será eliminada. Todavia, o grau de sintomas e os índices de função e tamanho do VE podem ser melhorados com essa abordagem, que atualmente é oferecida em > 475 centros especializados nos Estados Unidos. As taxas de mortalidade hospitalar após o procedimento são de cerca de 2%. Outros equipamentos de reparo e substituição valvar transcateter ainda não foram aprovados para uso clínico nos Estados Unidos (ver Cap. 264).

LEITURAS ADICIONAIS

DEJGAARD LA et al: The mitral annulus disjunction arrhythmic syndrome. J Am Coll Card 72:1600, 2018.
NISHIMURA RA et al: Mitral valve disease. Current management and future challenges. Lancet 387:1324, 2016.
O'GARA PT et al: 2017 ACC expert consensus decision pathway on the management of mitral regurgitation. J Am Coll Cardiol 70:2421, 2017.
OTTO CM et al: 2020 ACC/AHA guideline for the management of patients with valvular heart disease: A report of the American College of Cardiology/American Heart Association Joint Committee on Clinical Practice Guidelines. Circulation 143:e72, 2021.

266   Doença da valva tricúspide
Patrick T. O'Gara, Joseph Loscalzo

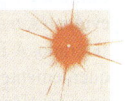

ESTENOSE TRICÚSPIDE

A estenose tricúspide (ET), que é muito menos prevalente do que a estenose mitral (EM) na América do Norte e na Europa Ocidental, geralmente tem origem reumática, sendo mais comum entre as mulheres (Tab. 266-1). A ET não ocorre como lesão isolada e costuma estar associada à EM. A ET hemodinamicamente significativa ocorre em 5 a 10% dos pacientes com EM grave; a ET reumática geralmente se encontra associada a algum grau de insuficiência tricúspide (IT). São raras as causas não reumáticas de ET.

FISIOPATOLOGIA

A existência de gradiente de pressão diastólico entre átrio direito (AD) e ventrículo direito (VD) define a ET. Ele é ampliado quando o fluxo sanguíneo transvalvar aumenta durante a inspiração e diminui durante a expiração. Um gradiente de pressão diastólico médio de 4 mmHg geralmente é suficiente para elevar a pressão média do AD a níveis que resultam em congestão venosa sistêmica. A menos que a ingestão de sódio tenha sido restrita e diuréticos tenham sido administrados, essa congestão venosa associa-se a hepatomegalia, ascite e edema, algumas vezes intensos. Nos pacientes com ritmo sinusal, a onda *a* do AD pode ser extremamente elevada, chegando a se aproximar do nível da pressão sistólica do VD. O descenso *y* é prolongado. O débito cardíaco (DC) em repouso geralmente se encontra deprimido e não se eleva durante o exercício. O baixo DC é responsável pelas pressões sistólicas normais ou apenas ligeiramente elevadas no átrio esquerdo (AE), na artéria pulmonar (AP) e no VD, a despeito da presença de EM. Assim, a presença de ET pode mascarar as manifestações clínicas e hemodinâmicas de qualquer EM associada.

SINTOMAS

Como o desenvolvimento da EM costuma preceder o da ET, muitos pacientes inicialmente apresentam sintomas de congestão pulmonar e fadiga. Caracteristicamente, os pacientes com ET grave queixam-se pouco de dispneia em relação aos graus observados de hepatomegalia, ascite e edema. Entretanto, a fadiga secundária ao baixo DC e o desconforto causado pelo edema refratário, pela ascite e pela hepatomegalia acentuada são comuns nos pacientes com ET e/ou IT em estágio avançado. Em alguns pacientes, a suspeita inicial de ET surge quando os sintomas de insuficiência do VD persistem após valvotomia mitral adequada.

TABELA 266-1 ■ Causas de doença da valva tricúspide	
Lesão valvar	Etiologias
Estenose tricúspide	Reumática
	Congênita
Insuficiência tricúspide	Primária (orgânica)
	Reumática
	Endocardite
	Mixomatosa (PVT)
	Carcinoide
	Radiação
	Congênita (de Ebstein)
	Trauma (incluindo aqueles causados por eletrodos intracardíacos e biópsia endomiocárdica do VD)
	Lesão do músculo papilar (pós-IAM)
	Secundária (funcional)
	Dilatação de VD e do anel da tricúspide por múltiplas causas de aumento de VD (p. ex., hipertensão pulmonar de longa duração, remodelamento pós-IAM de VD, cardiopatia do lado esquerdo, miocardiopatia, FA (regurgitação tricúspide atrial funcional), marca-passo apical crônico do VD (dissincronia)

Siglas: FA, fibrilação atrial; IAM, infarto agudo do miocárdio; PVT, prolapso de valva tricúspide; VD, ventrículo direito.

ACHADOS FÍSICOS

Como a ET geralmente ocorre associada a outras doenças valvares mais evidentes, o diagnóstico pode passar despercebido, a menos que seja considerado. A ET grave está associada à acentuada congestão hepática, frequentemente resultando em cirrose, icterícia, desnutrição grave, anasarca e ascite. Além de hepatomegalia congestiva, nos casos de doença tricúspide grave, esplenomegalia também está presente. As veias jugulares encontram-se túrgidas e, nos pacientes com ritmo sinusal, pode haver ondas *a* gigantes. As ondas *v* são menos evidentes e, como a obstrução tricúspide impede o esvaziamento do AD durante a diástole, a deflexão *y* torna-se mais lenta. Nos pacientes com ritmo sinusal, também pode haver pulsações pré-sistólicas proeminentes no fígado aumentado.

Na ausculta, raramente é possível discernir o estalido de abertura (EA) da valva tricúspide aproximadamente 0,06 segundo após o fechamento da valva pulmonar. O sopro diastólico da ET possui muitas das características do sopro diastólico da EM e, como a ET quase sempre ocorre na presença de EM, é possível que passe despercebido. Entretanto, o sopro tricúspide em geral é mais bem auscultado ao longo da borda inferior esquerda do esterno e sobre o apêndice xifoide, sendo mais evidente durante a pré-sístole nos pacientes com ritmo sinusal. O sopro da ET é intensificado durante a inspiração e reduzido na expiração e, particularmente, durante a fase de esforço da manobra de Valsalva, quando o fluxo sanguíneo transvalvar tricúspide é reduzido.

AVALIAÇÃO LABORATORIAL

Os aspectos do eletrocardiograma (ECG) relacionados com aumento do AD (ver Fig. 240-8) incluem ondas P elevadas e apiculadas na derivação II, bem como ondas P positivas proeminentes em V_1. A *ausência* dos sinais eletrocardiográficos de hipertrofia do VD (HVD) em paciente com insuficiência cardíaca direita que se acredita ser portador de EM sugere associação com doença valvar tricúspide. A radiografia de tórax nos pacientes com ET e EM combinadas mostra proeminência particular do AD e da veia cava superior sem que haja alargamento da AP e com menor evidência de congestão vascular pulmonar do que nos pacientes com EM isolada; frequentemente pode ser apreciado ingurgitamento da veia ázigo. A ecocardiografia transtorácica (ETT) geralmente mostra uma valva tricúspide espessada e arqueada na diástole; o gradiente transvalvar pode ser estimado com ecocardiografia com Doppler de ondas contínuas. A ET grave é caracterizada por área valvar ≤ 1 cm^2 ou meio-tempo de pressão ≥ 190 ms. O AD e a veia cava inferior (VCI) estão aumentados. A ETT fornece informações adicionais acerca da gravidade de IT eventualmente associada, da estrutura e da função da valva mitral, das dimensões e da função do ventrículo esquerdo (VE) e do VD, assim como da pressão na AP. O cateterismo cardíaco não é necessário como exame de rotina para avaliação de ET.

TRATAMENTO
Estenose tricúspide

Os pacientes com ET geralmente apresentam congestão venosa sistêmica acentuada; durante o período pré-operatório, faz-se necessário restrição de sal, repouso no leito e tratamento com diuréticos. Esse período de preparo pode reduzir a congestão hepática e, dessa maneira, melhorar suficientemente a função hepática para diminuir os riscos da cirurgia, em particular o risco de sangramento. O alívio cirúrgico da ET deve ser realizado preferencialmente junto com valvotomia mitral cirúrgica ou substituição da valva mitral (SVM), em caso de doença valvar mitral, nos pacientes com ET moderada ou grave que tenham gradiente de pressão diastólica médio excedendo aproximadamente 4 mmHg e área do orifício tricúspide < 1,5 a 2 cm^2. A ET é quase sempre acompanhada de IT significativa. O reparo cirúrgico pode produzir melhora substancial na função da valva. Se o reparo não for possível, a valva tricúspide poderá ser substituída. Em uma metanálise publicada, não se observou diferença na sobrevida geral comparando-se substituição valvar mecânica e tecidual. As valvas mecânicas na posição tricúspide têm maior tendência a complicações tromboembólicas em comparação com as demais posições. A valvoplastia tricúspide por cateter-balão por via percutânea muito raramente é realizada em caso de ET isolada grave sem IT significativa.

INSUFICIÊNCIA TRICÚSPIDE

Mais de 85% dos casos de IT encontrados na prática clínica são de natureza secundária (funcional) e relacionados com dilatação do anel tricúspide e fixação dos folhetos diante de remodelamento do VD causado por sobrecarga de pressão ou de volume (ou ambos), infarto agudo do miocárdio (IAM) ou trauma (Tab. 266-1). A IT secundária é observada com frequência nos estágios finais da insuficiência cardíaca decorrente de cardiopatias reumática ou congênita com hipertensão pulmonar grave (pressão sistólica na AP > 55 mmHg), bem como em outros tipos de doenças valvares do lado esquerdo (p. ex., insuficiência mitral [IM]) ou doenças miocárdicas (p. ex., miocardiopatias isquêmica e dilatada idiopática). A IT secundária também pode se desenvolver a partir de estimulação crônica apical de VD e contração dessincrônica; em alguns pacientes, os eletrodos de VD também podem perfurar ou prender os folhetos da valva tricúspide. A IT frequentemente pode surgir na vigência de fibrilação atrial (FA) de instalação recente, particularmente em pacientes mais velhos (IT funcional atrial). A febre reumática pode produzir IT primária, frequentemente associada com ET. Prolapso da valva tricúspide, doença carcinoide do coração, fibrose endomiocárdica, irradiação, endocardite infecciosa e traumatismo de folhetos também podem produzir IT primária. Mais raramente, a IT primária resulta de deformação congênita da valva tricúspide e pode ocorrer com defeitos no canal atrioventricular e com a anomalia de Ebstein da valva tricúspide (Cap. 269).

FISIOPATOLOGIA

A valva tricúspide incompetente permite que o sangue reflua do VD para o AD, sendo que o volume depende da pressão motriz (i.e., da pressão sistólica do VD) e das dimensões do orifício regurgitante. A gravidade e os sinais físicos da IT variam em função da pressão sistólica na AP (na ausência de estenose do trato de saída do VD), da dimensão do anel da valva tricúspide, de alterações na pré-carga do VD dependentes do ciclo respiratório e da complacência do AD. O enchimento do VD aumenta durante a inspiração. O DC anterógrado encontra-se reduzido e não aumenta com exercício. Graus significativos de IT levam a aumento do AD e elevação das pressões do AD e venosa jugular com ondas *c-v* proeminentes nos traçados de pulso. A IT com gravidade crescente pode levar à "ventricularização" do traçado de onda do AD (ver Fig. 239-1B). A IT grave também é caracterizada por dilatação de VD (sobrecarga de volume do VD) e, eventualmente, disfunção sistólica, sendo que a velocidade de evolução pode ser aumentada quando há sobrecarga pressórica concomitante em razão de hipertensão da AP ou de fibrose do miocárdio por lesão prévia.

SINTOMAS

Graus leves a moderados de IT em geral são bem tolerados se não houver distúrbios hemodinâmicos. Como a IT com frequência coexiste com lesões valvares esquerdas, disfunção do VE e/ou hipertensão da AP, os sintomas relacionados a essas lesões podem dominar o quadro clínico. Fadiga e dispneia de esforço em razão de redução do DC anterógrado são sintomas precoces de IT isolada grave. À medida que a doença evolui e a função do VD declina, os pacientes podem relatar pulsações cervicais, distensão/plenitude abdominal, redução do apetite e perda de massa muscular, embora com ganho progressivo de peso e edema doloroso dos membros inferiores.

ACHADOS FÍSICOS

Nos pacientes com IT grave, as veias do pescoço encontram-se distendidas com ondas *c-v* proeminentes e descenso *y* rápido (se não houver ET). A IT é diagnosticada com mais frequência pelo exame das veias do pescoço do que pela ausculta cardíaca. Outros possíveis achados são hepatomegalia acentuada com pulsações sistólicas, ascite, derrame pleural, edema e reflexo hepatojugular positivo. Um impulso do VD proeminente ao longo da região paraesternal esquerda e um sopro holossistólico aspirativo ao longo da borda esternal esquerda, que pode aumentar durante a inspiração (sinal de Carvallo) e diminuir na expiração, ou durante a fase de esforço da manobra de Valsalva, são achados característicos. Deve-se dar atenção às variações do sopro durante o ciclo respiratório e avaliar a extensão do aumento do VD de modo que o sopro da IT não seja confundido com o da IM. Em geral, encontra-se FA na fase crônica da doença.

AVALIAÇÃO LABORATORIAL

O ECG pode revelar alterações características da lesão responsável pela IT, como onda Q de IAM inferior sugestiva de IAM prévio de VD, HVD ou um padrão bizarro de bloqueio de ramo direito com pré-excitação em pacientes com anomalia de Ebstein. Em pacientes em ritmo sinusal, o ECG pode mostrar aumento no AD; a FA é um achado frequente. A radiografia do tórax pode revelar aumento de AD e VD, dependendo da gravidade e cronicidade da IT. A ETT geralmente é definitiva ao demonstrar dilatação de AD e sobrecarga de volume no VD além de folhetos valvares com prolapso, cúspides frouxas, fibróticas ou deslocadas/presas e dilatação do anel; o diagnóstico e a avaliação da IT podem ser feitos com aquisição de imagem do fluxo com Doppler colorido (ver Fig. 241-8). A IT grave é acompanhada por fluxo sistólico reverso na veia hepática. O Doppler de onda contínua do perfil de velocidade da IT é útil para estimar a pressão sistólica da AP, exceto quando a IT é muito grave e a velocidade do jato é atenuada pelo aumento rápido da pressão no AD. A avaliação precisa de gravidade da IT, das pressões da AP e das dimensões e da função sistólica do VD com ETT pode ser extremamente difícil em muitos pacientes. O ecocardiograma tridimensional em tempo real e a ressonância magnética cardíaca (RMC) são modalidades alternativas de obtenção de imagens, embora não estejam amplamente disponíveis. Em pacientes com IT grave, o DC costuma estar muito reduzido, e o pulso de pressão no AD talvez não apresente a deflexão *x* durante o início da sístole, mas sim uma onda *c-v* proeminente com rápida deflexão *y*. As pressões diastólicas finais médias em AD e VD frequentemente estão elevadas. Testes com esforço podem ser usados para avaliar a capacidade funcional de pacientes assintomáticos com IT grave. O significado prognóstico das alterações induzidas por esforço na gravidade da IT e na função do VD não foi bem estudado.

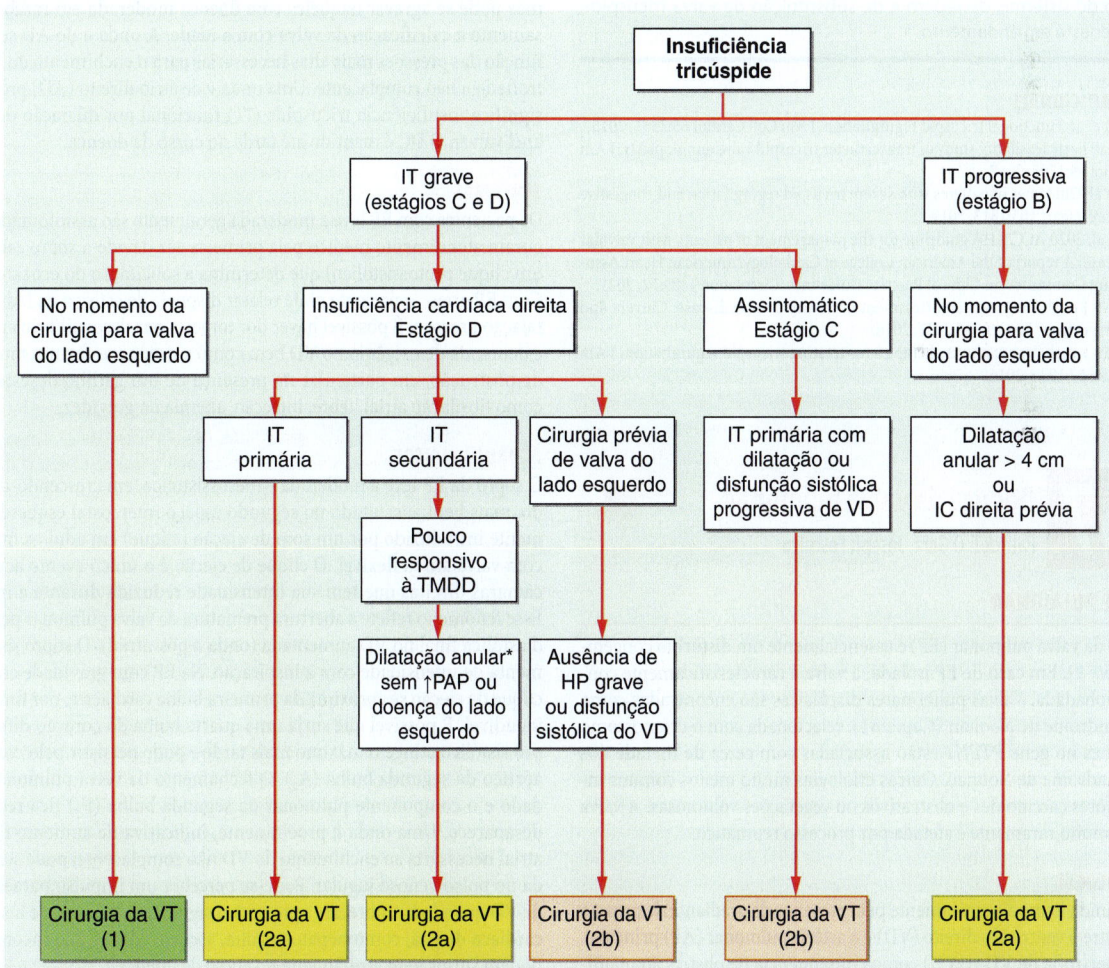

FIGURA 266-1 Tratamento da insuficiência tricúspide (IT). Ver legenda da Figura 261-4 para explicação sobre as recomendações terapêuticas (classes I, IIa, IIb) e estágios da doença (B, C, D). A angiografia coronariana pré-operatória deve ser realizada rotineiramente em função de idade, sintomas e fatores de risco coronarianos presentes. O cateterismo cardíaco e a angiografia também poderão ser úteis quando houver discrepância entre achados clínicos e não invasivos. HP, hipertensão pulmonar; IC, insuficiência cardíaca; PAP, pressão da artéria pulmonar; TMDD, terapia clínica e manejo direcionados por diretrizes; VD, ventrículo direito; VT, valva tricúspide. *Define-se dilatação anular como > 40 mm à ecocardiografia transtorácica (> 21 mm/m^2) ou > 70 mm na medição direta intraoperatória. *(Reproduzida, com autorização, de CM Otto et al: 2020 AHA/ACC Guideline for the Management of Patients with Valvular Heart Disease. A report of the American College of Cardiology/American Heart Association Task Force on Practice Guidelines. Circulation 143:e72, 2021.)*

TRATAMENTO

Insuficiência tricúspide (Fig. 266-1)

Os diuréticos podem ser úteis nos pacientes com IT grave e sinais de insuficiência cardíaca direita. Os antagonistas da aldosterona são particularmente úteis porque muitos pacientes apresentam hiperaldosteronismo secundário em razão de congestão hepática importante. Os tratamentos para reduzir as pressões da AP elevadas e/ou a resistência vascular pulmonar, incluindo aqueles direcionados à doença do coração esquerdo, também devem ser considerados nos pacientes com hipertensão da AP e IT secundária grave. Recomenda-se cirurgia de valva tricúspide para pacientes com IT grave que estejam sendo submetidos à cirurgia de valva esquerda e, frequentemente, para tratamento de IT, ainda que moderada, nos pacientes com indicação de cirurgia de valva do lado esquerdo que tenham dilatação do anel tricúspide (> 40 mm), história de insuficiência cardíaca direita ou hipertensão da AP. Nesses cenários, a cirurgia, na maioria dos casos, é feita com reparo, e não substituição, e já se tornou rotineira nos principais centros cirúrgicos. Ainda que raramente, a cirurgia também pode ser indicada para tratamento de IT primária grave com insuficiência cardíaca direita que não responda ao tratamento clínico padrão ou em caso de declínio progressivo da função sistólica do VD. As taxas de mortalidade perioperatória relatadas para cirurgia apenas de valva tricúspide (reparo e substituição) são altas (cerca de 8-9%) e provavelmente são influenciadas por riscos encontrados durante a reoperação de pacientes já submetidos à cirurgia de valva do lado esquerdo e que apresentem redução da função do VD. A presença de marca-passo ou de desfibrilador implantado também representam desafios técnicos. A investigação de sistemas de reparo e da substituição de valva tricúspide transcateter está em andamento.

LEITURAS ADICIONAIS

Dreyfus GD et al: Functional tricuspid regurgitation. J Am Coll Cardiol 65:2331, 2015.
Hahn RT et al: Early feasibility study of transcatheter tricuspid valve annuloplasty. J Am Coll Cardiol 69:1795, 2017.
Kadri AN et al: Outcomes of patients with severe tricuspid regurgitation and congestive heart failure. Heart 105:1813, 2019.
Otto CM et al: 2020 ACC/AHA guideline for the management of patients with valvular heart disease: A report of the American College of Cardiology/American Heart Association Joint Committee on Clinical Practice Guidelines. Circulation 143:e72, 2021.
Rodés-Cabau J et al: Diagnosis and treatment of tricuspid valve disease: Current and future perspectives. Lancet 388:2431, 2016.
Rodés-Cabau J et al: Transcatheter therapies for treating tricuspid regurgitation. J Am Coll Cardiol 67:1829, 2016.

267 Doença da valva pulmonar

Patrick T. O'Gara, Joseph Loscalzo

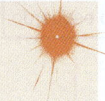

ESTENOSE PULMONAR

A estenose da valva pulmonar (EP) é essencialmente um distúrbio congênito (Tab. 267-1). Em caso de EP isolada, a valva é caracteristicamente convexa ou abobadada. Valvas pulmonares displásicas são encontradas como parte da síndrome de Noonan (Cap. 281), relacionada com o cromossomo 12. Mutações no gene *PTPN1* estão associadas com cerca de metade dos casos de síndrome de Noonan. Outras etiologias muito menos comuns incluem tumores carcinoides e obstrutivos ou vegetações volumosas. A valva pulmonar muito raramente é afetada por processo reumático.

FISIOPATOLOGIA

A EP é definida hemodinamicamente pela presença de gradiente de pressão sistólica entre o ventrículo direito (VD) e a artéria pulmonar (AP) principal. Ocorre hipertrofia de VD (HVD) como consequência de obstrução mantida ao efluxo do VD com prolongamento da ejeção sistólica. Comparada à capacidade do ventrículo esquerdo de compensar a sobrecarga de pressão imposta pela estenose aórtica (EAo), a disfunção do VD por desequilíbrio da pós-carga ocorre mais cedo no curso da EP e com picos pressóricos menores, porque o VD tem maior dificuldade de adaptação a esse tipo de carga hemodinâmica. Com função sistólica e débito cardíaco (DC) normais,

TABELA 267-1 ■ Causas de doença da valva pulmonar

Lesão valvar	Etiologia
Estenose pulmonar	Congênita
	Carcinoide
	Tumor
	Endocardite
Insuficiência pulmonar	Doença valvar primária
	Congênita
	Pós-valvotomia
	Endocardite
	Carcinoide
	Aumento do anel
	Hipertensão pulmonar
	Dilatação idiopática
	Síndrome de Marfan

define-se que a EP é grave quando o gradiente sistólico máximo pela valva pulmonar é > 64 mmHg (gradiente médio > 35 mmHg, velocidade do jato pelo Doppler > 4 m/s); a EP moderada está correlacionada com gradiente máximo entre 36 e 64 mmHg (velocidade do jato pelo Doppler 3-4 m/s). A EP leve é caracterizada por uma velocidade do jato < 3 m/s (gradiente máximo < 36 mmHg). A EP raramente evolui em pacientes com EP leve, mas pode se agravar naqueles com doença moderada em razão de espessamento e calcificação da valva com a idade. A onda *a* do AD se eleva em função das pressões mais altas necessárias para o enchimento do VD hipertrofiado e não complacente. Uma onda *v* de átrio direito (AD) proeminente significa insuficiência tricúspide (IT) funcional por dilatação de VD e do anel valvar. O DC é mantido até tarde no curso da doença.

SINTOMAS

Os pacientes com EP leve a moderada geralmente são assintomáticos e procuram atendimento médico pela primeira vez devido a sopro cardíaco (ou um clique protossistólico) que determina a solicitação do ecocardiograma. Com EP grave, o paciente pode relatar dispneia de esforço ou fadiga de instalação precoce. É possível haver dor torácica por desequilíbrio entre oferta e demanda de oxigênio no VD bem como síncope nas formas muito graves de obstrução, em particular na presença de um gatilho desestabilizador como fibrilação atrial, febre, infecção, anemia ou gravidez.

ACHADOS FÍSICOS

O sopro da EP leve a moderada é mesossistólico, em crescendo-decrescendo, mais bem auscultado no segundo espaço intercostal esquerdo e geralmente introduzido por um som de ejeção (clique) em adultos mais jovens com valva ainda flexível. O clique de ejeção é o único evento acústico das câmaras direitas que tem sua intensidade reduzida durante a inspiração. Esse fenômeno reflete a abertura prematura da valva pulmonar pela pressão diastólica final no VD aumentada (onda *a* pós-atrial). O sopro sistólico aumenta de intensidade com a inspiração. Na EP com gravidade crescente, o clique de ejeção se aproxima da primeira bulha cardíaca e, por fim, torna-se inaudível. É possível que surja uma quarta bulha do coração direito. O sopro sistólico atinge o máximo mais tarde e pode persistir pelo componente aórtico da segunda bulha (A_2). O fechamento da valva pulmonar é retardado e o componente pulmonar da segunda bulha (P_2) fica reduzido ou desaparece. Uma onda *a* proeminente, indicativa de aumento da pressão atrial necessária ao enchimento do VD não complacente, pode ser observada no pulso venoso jugular. Pode-se perceber um impulso paraesternal ou de VD quando há sobrecarga pressórica significativa. Sinais de insuficiência cardíaca direita, como hepatomegalia, ascite e edema, são incomuns, mas podem surgir bem tardiamente no curso da doença.

AVALIAÇÃO LABORATORIAL

O eletrocardiograma (ECG) revela desvio do eixo para a direita, HVD e aumento do AD em pacientes adultos com EP grave. Entre os achados na radiografia do tórax estão dilatação pós-estenótica do tronco da AP na projeção frontal e preenchimento do espaço aéreo retroesternal em razão de aumento do VD na incidência de perfil. Em alguns pacientes com HVD, a ponta do coração parece estar elevada e afastada do hemidiafragma esquerdo. O AD também pode estar aumentado. A ecocardiografia transtorácica (ETT) permite o diagnóstico e a caracterização definitivos na maioria dos casos, com descrição da valva e avaliação da velocidade do jato, gradiente pressórico, função do VD, pressões da AP (que devem ser baixas) e quaisquer lesões cardíacas associadas. A ecocardiografia transesofágica (ETE) pode ser útil em alguns pacientes para melhor definição do trato de saída do VD (TSVD) e investigação de hipertrofia infundibular. Geralmente não há necessidade de cateterismo cardíaco, mas, se for realizado, devem ser obtidas as pressões imediatamente abaixo e acima da valva, com atenção para a possibilidade de existir um componente dinâmico para a formação do gradiente. A correlação entre a avaliação do gradiente máximo instantâneo feita com Doppler e a medição do gradiente pico a pico durante o cateterismo é fraca. O último mantém melhor correlação com o gradiente médio ao Doppler.

TRATAMENTO
Estenose pulmonar

Os diuréticos podem ser usados para tratar os sinais e sintomas de insuficiência cardíaca direita. Desde que haja insuficiência pulmonar (IP) menor que moderada, recomenda-se valvotomia pulmonar percutânea com balão para os pacientes sintomáticos com EP moderada ou grave e para os pacientes assintomáticos com gradiente máximo > 64 mmHg (ou gradiente médio > 35 mmHg). Pode-se indicar cirurgia quando a valva for displásica (como em pacientes com síndrome de Noonan e outras doenças). Uma equipe multidisciplinar de tratamento cardiológico é mais preparada para tomar decisões dessa natureza.

INSUFICIÊNCIA PULMONAR

A IP pode ocorrer em consequência de patologia valvar primária, alargamento do anel ou sua combinação; após tratamento cirúrgico de obstrução do TSVD em crianças com distúrbios como tetralogia de Fallot; ou após valvotomia pulmonar percutânea com cateter-balão (Tab. 267-1). O tumor carcinoide geralmente causa doença valvar pulmonar mista com IP e EP. A hipertensão grave da AP de longa duração por qualquer causa pode resultar em dilatação do anel valvar pulmonar e IP.

FISIOPATOLOGIA
A IP grave causa aumento da câmara ventricular direita e hipertrofia excêntrica. Assim como na insuficiência aórtica (IAo), a IP é um estado com aumento da pré-carga e da pós-carga. O gradiente de pressão reverso da AP para o VD, que determina o fluxo de sangue regurgitante, é reduzido progressivamente durante a diástole, o que explica a natureza em decrescendo do sopro diastólico. À medida que a pressão diastólica no VD aumenta, o sopro tem sua duração reduzida. O DC anterógrado é preservado nos estágios iniciais da doença, mas pode não aumentar normalmente com o exercício e declina ao longo do tempo. A redução da fração de ejeção de VD é um indicador precoce de comprometimento hemodinâmico. Nos estágios avançados, observa-se aumento significativo de VD e AD com elevação acentuada da pressão venosa jugular.

SINTOMAS
Os graus leves a moderados de IP, por si só, não causam sintomas. Outros problemas, como hipertensão da AP, podem dominar o quadro clínico. Com a evolução na gravidade da IP e presença de disfunção do VD, é possível que o paciente manifeste fadiga, dispneia aos esforços, distensão abdominal e edema de membros inferiores.

ACHADOS FÍSICOS
A principal característica da IP no exame físico é um sopro diastólico de alta frequência, em decrescendo (sopro de Graham Steell) audível ao longo da borda esquerda do esterno, que pode ser difícil de distinguir do sopro mais frequente da IAo. O sopro de Graham Steell pode aumentar com a inspiração e geralmente está associado a P_2 hiperfonética e algumas vezes palpável, e um *ictus* de VD, como esperado nos pacientes com hipertensão de

AP significativa por qualquer causa. Os sobreviventes de cirurgia corretiva na infância para tetralogia de Fallot ou para atresia pulmonar/EP podem apresentar um conduto VD-AP livremente regurgitante, já que não contém válvula. Nesses indivíduos, as pressões da AP não estão elevadas e o sopro diastólico pode ser enganosamente de baixa frequência e curta duração apesar de haver graus significativos de IP e sobrecarga de volume no VD.

AVALIAÇÃO LABORATORIAL
Dependendo da etiologia e da gravidade da IP, o ECG pode revelar achados compatíveis com HVD e aumento de AD. À radiografia do tórax, VD e AD podem estar aumentados. A morfologia e a função da valva pulmonar podem ser avaliadas com ETT com Doppler. A pressão sistólica de VD pode ser estimada a partir da velocidade do jato sistólico passando pela valva tricúspide. A ressonância magnética cardíaca proporciona mais detalhes anatômicos, particularmente em pacientes com cardiopatia congênita reparada, e avaliação mais precisa dos volumes e função do VD. O cateterismo cardíaco não faz parte da rotina, mas pode ser realizado como parte de planejamento de procedimento transcateter.

TRATAMENTO
Insuficiência pulmonar

Nos pacientes com IP funcional causada por hipertensão pulmonar e dilatação do anel devem-se empregar esforços para reduzir a pressão e a resistência vascular da AP. Esses esforços podem incluir o uso de fármacos/vasodilatadores e/ou estratégias cirúrgicas/intervencionistas, dependendo da causa da hipertensão AP (p. ex., hipertensão AP idiopática; doença de valva cardíaca do lado esquerdo). Há indicação de uso de diuréticos para tratar as manifestações de insuficiência cardíaca direita. A substituição cirúrgica da valva raramente é realizada em casos de doença valvar pulmonar primária grave, como carcinoide ou endocardite. A substituição da valva pulmonar transcateter tem sido realizada com sucesso em muitos pacientes com IP grave após reparo de tetralogia de Fallot na infância ou de estenose ou atresia de valva pulmonar. Esse procedimento foi introduzido na prática clínica antes da substituição de valva aórtica transcateter.

LEITURAS ADICIONAIS
Ansari MM et al: Percutaneous pulmonary valve implantation. J Am Coll Cardiol 66:2246, 2015.
Otto CM et al: 2020 AHA/ACC guideline for the management of patients with valvular heart disease. A report of the American College of Cardiology/American Heart Association Joint Committee on Clinical Practice Guidelines. Circulation 143:e72, 2021.
Stout KK et al: 2018 ACC/AHA guidelines for the management of adults with congenital heart disease. J Am Coll Cardiol 73:e81, 2019.

268 Doença cardíaca valvar múltipla e mista
Patrick T. O'Gara, Joseph Loscalzo

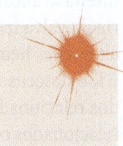

Muitas lesões cardíacas adquiridas ou congênitas podem resultar em estenose e/ou insuficiência de uma ou mais valvas cardíacas. Por exemplo, a cardiopatia reumática pode envolver as valvas mitral (estenose mitral [EM], insuficiência mitral [IM]), aórtica (estenose aórtica [EAo], insuficiência aórtica [IAo]) e tricúspide (estenose tricúspide [ET], insuficiência tricúspide [IT]), isoladamente ou de forma combinada. A associação comum entre IT funcional e doença mitral significativa é discutida no Capítulo 266. A calcificação grave do anel mitral pode resultar em insuficiência (em razão da redução no encurtamento anular durante a sístole) e estenose leve ou moderada (causada por extensão da calcificação para os folhetos, resultando em restrição da abertura da valva). Os pacientes com EAo grave e remodelamento do ventrículo esquerdo (VE) podem desenvolver IM funcional que talvez não melhore após substituição da valva aórtica (SVA) isolada. A IM primária por prolapso de valva mitral ou ruptura de cordoalha foi observada em pacientes com EAo grave.

A endocardite infecciosa (EI) da valva aórtica pode envolver secundariamente o aparelho mitral, seja em razão da formação de abscesso e disseminação contígua via fibrosa intervalvar, seja por "metástase" a partir dos folhetos aórticos para o folheto anterior da valva mitral. A irradiação do mediastino pode resultar em doença valvar aórtica, mitral e, até mesmo, tricúspide, na maioria das vezes com misto de estenose e insuficiência. A doença carcinoide do coração pode causar lesão mista da valva tricúspide, da valva pulmonar ou de ambas. As ergotaminas e a associação previamente utilizada de fenfluramina e fentermina podem, raramente, resultar em lesão mista das valvas aórtica e/ou mitral. Os pacientes com síndrome de Marfan podem se apresentar com IAo por dilatação da raiz aórtica e IM causada por prolapso de valva mitral (PVM). A degeneração mixomatosa causando prolapso de múltiplas valvas (mitral, aórtica, tricúspide) também pode ocorrer na ausência de doença do tecido conectivo identificável. A doença da valva aórtica ou pulmonar bicúspide pode resultar em lesão mista de estenose e insuficiência. A primeira também está associada a aneurisma aórtico e a uma predisposição à dissecção da aorta.

FISIOPATOLOGIA

Nos pacientes com doença cardíaca multivalvar, os distúrbios fisiopatológicos associados à doença da valva mais proximal podem mascarar a expressão plena dos sinais da lesão da valva mais distal. Por exemplo, nos pacientes com doença reumática nas valvas mitral e aórtica, a redução do débito cardíaco (DC) imposta pela doença na valva mitral reduz o grau de desarranjo hemodinâmico relacionado com a gravidade da lesão da valva aórtica (estenose, insuficiência ou ambas). Alternativamente, o desenvolvimento de fibrilação atrial (FA) durante o curso de EM pode levar ao agravamento súbito de paciente cuja doença da valva aórtica não estivesse sendo considerada importante. O desenvolvimento da doença vascular pulmonar reacional, algumas vezes denominada "lesão obstrutiva secundária em série", pode representar um desafio adicional nesses quadros. À medida que o DC cai com a progressão da doença da valva tricúspide, a gravidade de qualquer doença mitral ou aórtica associada pode ser subestimada.

Um dos exemplos mais comuns de doença multivalvar é o da IT funcional em paciente com doença valvar mitral significativa. A IT funcional ocorre como consequência da dilatação do ventrículo direito (VD) e do anel valvar; frequentemente ocorre hipertensão da artéria pulmonar (AP). Os folhetos tricúspides são morfologicamente normais. Graus progressivos de IT causam sobrecarga de volume no VD e dilatação contínua na câmara e no anel valvar. A IT geralmente tem origem central; o refluxo para o átrio direito (AD) é expresso como grandes ondas c-v sistólicas no pulso de pressão do AD. A altura da onda c-v depende da complacência do AD e do volume do fluxo regurgitante. A onda de pulso do AD pode se tornar "ventricularizada" nos estágios avançados da IT crônica grave. O DC é reduzido e a gravidade da doença valvar mitral associada pode se tornar mais difícil de identificar. Predominam achados relacionados com insuficiência cardíaca direita avançada (p. ex., ascite, edema). A doença valvar reumática primária da valva tricúspide pode ocorrer com doença mitral reumática e causar alterações hemodinâmicas que refletem IT, ET ou sua combinação. Com a ET, o descenso y na onda de pulso do AD é prolongado. Em geral, os achados relacionados com a doença da valva mitral predominam sobre aqueles relacionados com a doença da valva tricúspide.

Outro exemplo de doença reumática multivalvar envolve a combinação de patologia valvar mitral e aórtica, frequentemente caracterizada por EM e IAo. Na EM isolada, a pré-carga do VE e a pressão diastólica estão reduzidas em função da gravidade da obstrução ao fluxo de entrada. Contudo, com a IAo concomitante, o enchimento do VE fica aumentado e a pressão diastólica pode aumentar dependendo das características de complacência da câmara. Como o DC cai com graus progressivos de EM, o fluxo transvalvar aórtico é reduzido, o que mascara a potencial gravidade da lesão valvar aórtica (IAo, EAo ou sua combinação). Como assinalado anteriormente, a instalação de FA nesses pacientes pode ser especialmente prejudicial. A perda da sístole atrial com a instalação de FA pode resultar em uma redução crítica no DC, em elevação nas pressões diastólicas no átrio esquerdo (AE) e no VE e um aumento prejudicial na frequência cardíaca.

A IM secundária (funcional) pode complicar a evolução de alguns pacientes com EAo grave. Os folhetos e a cordoalha tendínea da valva mitral geralmente são normais. A incompetência está relacionada com alterações na geometria do VE (remodelamento) e no agrupamento sistólico anormal dos folhetos no contexto de pressões sistólicas de VE muito elevadas. O alívio no excesso da pós-carga com SVA cirúrgica ou transcateter algumas vezes resulta em redução ou eliminação da IM secundária. A persistência de IM secundária significativa após SVA está associada a disfunção funcional e menor sobrevida. A identificação de pacientes que seriam beneficiados com o tratamento concomitante da IM secundária no momento da SVA é algo bastante desafiador. A maioria dos cirurgiões defende o reparo de IM secundária moderada a grave ou grave no momento da SVA cirúrgica. A IM primária significativa também pode coexistir com a EAo e é tratada rotineiramente com o reparo ou a substituição no momento da SVA. Há uma experiência crescente com a combinação de implante de valva aórtica transcateter (TAVI, do inglês *transcatheter aortic valve implantation*) e reparo transcateter borda a borda (TEER, do inglês *transcatheter edge-to-edge repair*) da valva mitral em pacientes com alto risco cirúrgico com EAo grave e IM primária ou secundária moderada a grave.

Em pacientes com lesão mista de EAo e IAo, a avaliação da estenose valvar pode ser influenciada pelo grau de regurgitação pela valva. Como a velocidade do fluxo que passa pela valva durante a sístole está aumentada nos pacientes com IAo e função sistólica do VE preservada, o gradiente de pressão VE-aorta medido por Doppler e a intensidade do sopro sistólico serão maiores que o esperado, considerando o tamanho real do orifício valvar na sístole definido pela planimetria. Quando não corrigida, a fórmula de Gorlin, que se baseia no DC anterógrado (fluxo sistólico transvalvar) e no gradiente de pressão médio para calcular a área da valva, não é precisa nos pacientes com doença mista da valva aórtica. As mesmas considerações aplicam-se aos pacientes com doença mista da valva mitral. A velocidade máxima da onda E (v_0) da valva mitral medida com Doppler está aumentada nos quadros de IM grave em razão do aumento no fluxo diastólico inicial e talvez não reflita com precisão a contribuição para a hipertensão do AE por qualquer EM associada. Quando a IAo ou a IM é a lesão dominante em pacientes com doença valvar mista, respectivamente, aórtica ou mitral, o VE está dilatado. Quando o predomínio é da EAo ou da EM, o VE tem dimensão normal ou reduzida. Algumas vezes é difícil determinar qual lesão – estenose ou insuficiência – é predominante nos pacientes com doença valvar mista, embora uma investigação clínica e não invasiva integrada geralmente possa trazer esclarecimento a fim de permitir tratar e acompanhar o paciente. Em pacientes com EAo e IAo mista moderada, nos quais a estenose é a lesão dominante, a história natural tende a ser paralela ao que pode ser esperado para EAo grave isolada, e a abordagem de tratamento deve ser alinhada de acordo.

Os pacientes com EAo significativa, VE não dilatado e hipertrofia concêntrica têm baixa tolerância ao desenvolvimento abrupto de IAo, como pode ocorrer, por exemplo, em caso de EI ou após SVA cirúrgica ou transcateter complicada por vazamento paravalvar. O VE não complacente não está preparado para acomodar a sobrecarga súbita de volume e, como resultado, a pressão diastólica do VE aumenta rapidamente, levando ao desenvolvimento de insuficiência cardíaca grave. De fato, a regurgitação paravalvar é um fator de risco importante para morte em um prazo curto a intermediário após SVA transcateter. Entre as condições em que o VE talvez não seja capaz de dilatar em resposta à IAo (ou à IM) crônica estão cardiopatia por irradiação e, em alguns pacientes, miocardiopatia associada a obesidade e diabetes. Ventrículos não complacentes com câmaras de dimensões reduzidas predispõem à disfunção diastólica de instalação precoce e à insuficiência cardíaca em resposta a qualquer perturbação adicional na função da valva.

SINTOMAS

Em comparação com os pacientes com doença valvar única e isolada, aqueles com doença valvar múltipla ou mista podem evoluir com sintomas em um estágio relativamente precoce na história natural da doença. Sintomas como dispneia e fadiga aos esforços geralmente são relatados quando há elevação das pressões de enchimento, redução do DC ou sua combinação. A presença de palpitação pode indicar FA e identifica a doença valvar mitral como um componente importante da apresentação clínica, mesmo quando não há suspeita anterior. A dor torácica compatível com angina pode refletir incompatibilidade entre suprimento e demanda de oxigênio aos ventrículos esquerdo ou direito e sobrecarga de pressão/volume com ou sem doença arterial coronariana sobreposta. Os sintomas relacionados com insuficiência cardíaca direita (plenitude/distensão abdominal, edema) são manifestações tardias da doença em estágio avançado.

ACHADOS FÍSICOS

A doença mista em uma única valva, na maioria das vezes, manifesta-se com sopros sistólicos e diastólicos, cada um com os atributos esperados para a valva em questão. Assim, os pacientes com EAo e IAo apresentarão os sopros característicos, respectivamente, mesossistólico em crescendo-decrescendo, e diastólico aspirativo em decrescendo, na base do coração, no segundo espaço intercostal e ao longo da borda esternal esquerda. Muitos pacientes com IAo significativa apresentam sopro de ejeção mesossistólico, mesmo na ausência de esclerose/estenose da valva, e outros achados de EAo devem ser pesquisados. Os sopros distintos da EAo e da IAo às vezes podem ser difíceis de diferenciar do sopro contínuo associado ao ducto arterioso persistente (DAP) ou do aneurisma roto do seio de Valsalva. Nos casos de doença valvar aórtica mista, o sopro sistólico deve terminar antes e não cobrir ou se estender sobre a segunda bulha cardíaca (B_2). O sopro associado ao DAP é mais bem auscultado à esquerda do segmento superior do esterno. O sopro contínuo da ruptura de aneurisma do seio de Valsalva costuma ser identificado pela primeira vez após um episódio de dor torácica aguda. Um clique de ejeção precoce, que normalmente define uma valva aórtica bicúspide em adultos jovens, geralmente não está presente em pacientes com lesão aórtica mista congênita (EAo e IAo). Como observado anteriormente, tanto a intensidade quanto a duração desses sopros individualmente podem ser influenciadas pela redução do DC e pelo fluxo transvalvar em razão de doença valvar mitral concomitante. Em pacientes com EM e IM isoladas, os achados esperados incluem um sopro de ejeção holossistólico e um ruflar mesodiastólico (com ou sem estalido de abertura), mais bem auscultados na ponta cardíaca. A presença de ritmo irregularmente irregular nesses pacientes significa provável FA. Os achados com ET e IT seriam semelhantes aos da EM e IM do lado esquerdo, exceto para as alterações esperadas nos sopros com a respiração. Os sopros da estenose e da insuficiência pulmonar se comportam como os da EAo e da IAo; as alterações dinâmicas com a respiração devem ser observadas. As características específicas desses sopros cardíacos estão revisadas nos Capítulos 42 e 266.

AVALIAÇÃO LABORATORIAL

O eletrocardiograma (ECG) pode mostrar evidências de hipertrofia ventricular e/ou de aumento atrial. Os sinais eletrocardiográficos de anormalidades cardíacas direitas em pacientes com lesões de valvas do lado esquerdo determinam investigação complementar para hipertensão AP e/ou doença valvar do lado direito. No contexto apropriado, a presença de FA em pacientes com doença da valva aórtica é um indício para a presença de doença valvar mitral não suspeitada previamente. A radiografia do tórax deve ser revista buscando por evidências de aumento de câmara cardíaca, calcificação de valva e/ou anel e quaisquer outras anormalidades no aspecto da vascularização pulmonar. Nessas anormalidades estão incluídos aumento do tronco principal e das APs proximais com hipertensão AP e redistribuição/aumento venoso pulmonar ou presença das linhas B de Kerley com graus crescentes de hipertensão no AE. O aumento da veia ázigo na projeção frontal indica hipertensão no AD. Os achados radiográficos não esperados para lesão singular ou mista de uma única valva podem implicar outra doença valvar.

A ecocardiografia transtorácica (ETT) é a modalidade de obtenção de imagem mais usada para diagnóstico e caracterização de doença valvar cardíaca múltipla e/ou mista e pode revelar achados não suspeitados clinicamente. Algumas vezes, há indicação de ecocardiografia transesofágica (ETE) para avaliação mais acurada da anatomia da valva (especificamente da valva mitral) e quando a EI é considerada responsável pela apresentação clínica. Entre os achados de maior interesse na ETT estão aqueles relacionados à morfologia e função valvar, presença de calcificação, dimensões das câmaras, espessura da parede ventricular, função biventricular, pressão AP sistólica estimada e as dimensões dos grandes vasos, incluindo raiz da aorta e aorta ascendente, AP e veia cava inferior. Os testes com esforço (com ou sem ecocardiografia) podem ser úteis quando o grau de limitação funcional relatado pelo paciente não é explicado adequadamente pelos achados obtidos com ETT em repouso. Há necessidade de avaliação integrada dos achados clínicos e os obtidos com a ETT a fim de determinar a lesão valvar dominante e estabelecer um plano adequado de tratamento e acompanhamento. A história natural geralmente é influenciada em um grau relativamente maior pela lesão dominante.

A ressonância magnética cardíaca pode ser usada para fornecer informações anatômicas e fisiológicas adicionais quando a ecocardiografia se mostrar insuficiente, mas é um exame menos adequado à avaliação da morfologia valvar. A tomografia computadorizada cardíaca tem sido usada para avaliar estruturas intracardíacas em pacientes com EI complicada. Ela tem valor inestimável no planejamento da substituição valvar transcateter. A angiotomografia das coronárias é uma alternativa não invasiva para avaliação da anatomia das coronárias antes de uma cirurgia ou intervenção transcateter.

A avaliação hemodinâmica invasiva com cateterismo cardíaco direito e esquerdo pode ser necessária para caracterizar mais completamente as contribuições específicas de cada lesão nos pacientes com doença cardíaca valvar múltipla ou mista. Quando há uma discrepância entre os achados clínicos e os não invasivos em pacientes sintomáticos, recomenda-se fortemente a realização de um estudo hemodinâmico. A medição da pressão da AP e o cálculo da resistência vascular pulmonar (RVP) ajudam a informar a tomada de decisões clínicas em alguns subgrupos de pacientes, como o daqueles com doença valvar mitral e tricúspide avançada. É importante identificar qualquer potencial contribuição da doença vascular pulmonar para o quadro clínico. É essencial dar atenção à avaliação precisa do DC. A angiografia das coronárias (se indicada) pode ser realizada como parte do procedimento. Ventriculografia com contraste e angiografia dos grandes vasos raramente são realizadas.

TRATAMENTO

Doença cardíaca valvar múltipla e mista

O tratamento dos pacientes com doença cardíaca valvar múltipla ou mista pode ser difícil. Como observado anteriormente, é útil determinar a lesão valvar dominante e proceder de acordo com as recomendações de tratamento e acompanhamento para ela (Caps. 261 a 267), estando atento aos desvios da evolução esperada em razão de contribuições de mais de uma lesão valvar. Por exemplo, a FA que surge no curso de doença valvar mitral moderada pode desencadear insuficiência cardíaca em pacientes com doença valvar aórtica grave concomitante que era previamente assintomática.

O tratamento clínico é limitado e inclui diuréticos, quando indicados para alívio de quadro congestivo, e anticoagulação para prevenção de acidente vascular cerebral e tromboembolismo em pacientes com FA. O uso de medicamentos anti-hipertensivos pode ser necessário para tratamento de hipertensão sistêmica capaz de agravar as lesões valvares regurgitantes do lado esquerdo, mas deve ser iniciado e titulado cuidadosamente. O uso de vasodilatadores pulmonares para reduzir a RVP não costuma ser efetivo nesse contexto.

Há poucas evidências orientando as diretrizes clínicas para intervenção cirúrgica e/ou transcateter em pacientes com doença cardíaca valvar múltipla ou mista. Quando há uma lesão visivelmente dominante, como em paciente com EAo grave e IAo leve, as indicações para intervenção são diretas e acompanham aquelas para pacientes com EAo (Cap. 261). Contudo, em outros pacientes, a situação está menos definida, e as decisões acerca de intervenção devem ser tomadas com base em diversas considerações, incluindo gravidade da lesão, remodelamento ventricular, capacidade funcional e pressões da AP. A esse respeito, é importante ter em mente que os pacientes com doença valvar múltipla e/ou mista podem desenvolver sintomas limitantes ou sinais de disfunção fisiológica mesmo com lesões valvares moderadas.

A substituição cirúrgica concomitante das valvas aórtica e mitral está associada a risco de morte perioperatório significativamente mais alto em comparação com a substituição isolada de qualquer dessas valvas, e a indicação dessa cirurgia deve ser cuidadosamente avaliada. A cirurgia com substituição de duas valvas em geral é realizada para tratamento de doença valvar grave (irreparável) em ambas as localizações e para a combinação de doença grave em uma valva e doença moderada na outra valva, de forma a evitar os riscos de reoperação em médio a longo prazo em razão de progressão da doença na valva não operada. Além disso, a presença de uma prótese na posição aórtica restringe significativamente a exposição cirúrgica da valva mitral nativa. A necessidade de substituição de duas valvas também pode impactar a decisão acerca do tipo de prótese usado (i.e., mecânica ou tecidual).

O reparo da valva tricúspide para IT secundária (funcional) moderada a grave no momento da cirurgia em valva do lado esquerdo atualmente é rotineiro, em particular se houver dilatação do anel tricúspide (> 40 mm). A adição de reparo da valva tricúspide, que geralmente consiste em inserção de um anel de anuloplastia, aumenta pouco o tempo e a complexidade do procedimento e é bem tolerada. Por outro lado, a reoperação para reparo (ou substituição) em caso de IT progressiva anos após a cirurgia inicial de valva do lado esquerdo está associada a risco relativamente alto de morte perioperatória. O reparo ou substituição da valva mitral por IM funcional moderada a grave no momento da SVA por EAo em geral pode ser realizado com risco perioperatório aceitável de morte ou de complicação maior.

A presença de IM moderada a grave em pacientes com EM reumática contraindica a valvotomia mitral percutânea com balão. O TAVI pode ser realizado para EAo e IAo quando os achados anatômicos relacionados ao tamanho do anel, altura dos óstios coronários e a distribuição de cálcio forem favoráveis. O manejo transcateter da EAo grave e IM primária ou secundária grave (com a colocação de um clipe borda a borda) tem sido realizado cada vez mais em pacientes selecionados adequadamente com risco cirúrgico alto ou proibitivo. Esperam-se avanços nos tratamentos transcateter de doenças valvares múltiplas e mistas.

LEITURAS ADICIONAIS

Bolling SF: Tricuspid regurgitation after left heart surgery. J Am Coll Cardiol 64:2643, 2014.
Egbe AC et al: Outcomes in moderate mixed aortic valve disease: Is it time for a paradigm shift? J Am Coll Cardiol 67:2321, 2016.
Magne J et al: Pulmonary hypertension in valvular disease. JACC Cardiovasc Imaging 8:83, 2015.
Otto CM et al: 2020 AHA/ACC guidelines for management of patients with valvular heart disease. A report of the American Heart Association Joint Commission on Clinical Practice Guidelines. Circulation 143:e72, 2021.

269 Cardiopatia congênita em adultos

Anne Marie Valente, Michael J. Landzberg

PREVALÊNCIA

Estima-se que o número de adultos com cardiopatia congênita (CPC) vivendo nos Estados Unidos seja de pelo menos 1,4 milhão, com pouco mais que 1 a cada 5 sendo portador de uma forma complexa de CPC. A maioria dos adultos com CPC é diagnosticada na infância, embora uma porcentagem substancial possa ser diagnosticada na idade adulta. O acompanhamento por toda a vida coordenado ou dirigido por clínicos com experiência em cardiopatia congênita em adultos (CPCA) é recomendado. Neste capítulo, será revisado o campo das CPCAs, com uma introdução à nomenclatura das CPCs e ao desenvolvimento cardíaco. Esses assuntos são seguidos por um resumo das lesões cardíacas congênitas mais comuns que podem ser diagnosticadas na idade adulta. Por fim, serão discutidas algumas das lesões congênitas reparadas comuns que são encontradas em adultos. Em todo o capítulo, para auxiliar na compreensão da anatomia e da fisiologia cardíaca congênita, foram incluídas figuras mostrando a passagem de fluxo sanguíneo entre os vasos e as câmaras cardíacas em vários distúrbios (Fig. 269-1).

A MUDANÇA NO PANORAMA DA CARDIOPATIA CONGÊNITA EM ADULTOS
Uma subespecialidade relativamente nova em doenças cardiovasculares

Na última década, o campo dos cuidados de adultos com CPC (CPCA) floresceu e foram desenvolvidas várias iniciativas nos Estados Unidos no sentido de padronizar os cuidados. O American College of Cardiology e a American Heart Association desenvolveram diretrizes para o cuidado de adultos com CPC, publicadas pela primeira vez em 2008 e revisadas em 2018. Essas diretrizes enfatizam a necessidade de colaboração entre médicos de cuidados primários, cardiologistas e especialistas em CPCA. O corpo de conhecimento médico e competências de atendimento à CPCA combinado com a aquisição de habilidades na coordenação de cuidados médicos complexos durante a vida do paciente levou, em 2015, aos exames de certificação do conselho da CPCA pelo American Board of Medical Subspecialties, bem como ao estabelecimento de exigência de um treinamento de 2 anos nessa subespecialidade pelo Accreditation Council for Graduate Medical Education. Em uma associação temporal, a Adult Congenital Heart Association (ACHA) desenvolveu um processo para acreditação do programa de cuidados de CPCA com base na padronização dos componentes de infraestrutura necessários para atingir desfechos de qualidade em CPCA.

CONSIDERAÇÕES ESPECIAIS SOBRE O ADULTO COM CARDIOPATIA CONGÊNITA

Adultos com CPC podem não reconhecer as alterações sutis na sua capacidade de exercício, algumas das quais estão associadas com pior sobrevida; no momento em que os sintomas são reconhecidos, podem ter ocorrido alterações fisiológicas irreversíveis. Adultos com CPC são, portanto, aconselhados a se submeter a avaliações regulares para vigilância de sequelas anatômicas, hemodinâmicas e eletrofisiológicas que possam estar presentes. Além disso, podem surgir situações específicas nas quais é prudente revisar os cuidados em conjunto com os especialistas em CPCA. Várias delas são delineadas a seguir.

Cirurgia não cardíaca Quase todos os adultos com CPC podem ser classificados com estágio A (portadores de risco) ou graus maiores de insuficiência cardíaca. Assim sendo, adultos com CPC podem demonstrar reserva hemodinâmica limitada a alterações da perfusão miocárdica ou das condições de carga e ter disfunção orgânica subclínica que não é reconhecida por avaliação laboratorial padrão. A avaliação ampla por múltiplas especialidades e a revisão da estratégia de cuidados são recomendadas antes de procedimentos invasivos ou cirúrgicos em adultos com CPC. A Tabela 269-1 enumera as considerações multiorgânicas que devem ser levadas em consideração em adultos com CPC durante a ressuscitação perioperatória e a convalescença. O manejo anestésico requer o conhecimento da anatomia, da consequência fisiológica dos defeitos subjacentes, do desempenho miocárdico e vascular, da presença e da natureza de procedimentos paliativos prévios e *shunts* residuais, da alteração de vias venosas ou arteriais na circulação e do estado da fisiologia de órgãos não cardiovasculares.

Gravidez Mulheres com CPC devem receber aconselhamento a respeito de riscos maternos e fetais antes de engravidar e devem ser cuidadas em instituições com experiência no tratamento de CPC durante a gravidez. A avaliação antes da concepção inclui a história clínica detalhada, com foco na capacidade funcional da mulher, que está intimamente relacionada com o desfecho materno e fetal. A Tabela 269-2 enumera a classificação da Organização Mundial da Saúde do risco durante a gravidez em mulheres com doença cardíaca; mulheres em risco devem ser fortemente aconselhadas sobre os riscos significativos de morbidade e mortalidade durante a gravidez e no pós-parto. As alterações hemodinâmicas fisiológicas normais da gravidez são significativas, ocorrem durante um período relativamente condensado de tempo e podem ser combinadas em adultos com CPC. Silversides e colaboradores desenvolveram um escore de risco ponderado para mulheres grávidas com doença cardíaca, com base em um amplo registro conhecido como CARPREG-2. Os fatores de risco de maior peso (peso de 3 pontos) incluem história prévia de eventos cardíacos ou arritmias, estado funcional diminuído (classe ≥ III da New York Heart Association) e presença de válvula cardíaca mecânica. Os fatores de risco que respondem por 2 pontos incluem disfunção ventricular, doença valvar do lado esquerdo de alto risco/obstrução da via de saída do ventrículo esquerdo, hipertensão pulmonar, doença arterial coronariana e aortopatia de alto risco. Um ponto é atribuído para avaliação tardia da gravidez ou nenhuma intervenção cardíaca prévia. Nessa coorte, 16% das mulheres experimentaram um desfecho cardíaco adverso, insuficiência cardíaca primária e arritmia relacionada. Os riscos previstos de eventos cardíacos estratificados de acordo com a pontuação foram os seguintes: ≤ 1 ponto, 5%; 2 pontos, 10%; 3 pontos, 15%; 4 pontos, 22%; e > 4 pontos, 41%.

As medicações pré-gravidez devem ser revisadas para garantir sua segurança na gravidez. Alternativas aos inibidores da enzima conversora da angiotensina (ECA), aos bloqueadores do receptor da angiotensina e aos bloqueadores do receptor de endotelina devem ser consideradas, uma vez que esses agentes são teratogênicos e contraindicados durante a gravidez, devendo ser descontinuados. Mulheres que necessitam de anticoagulação devem ser aconselhadas sobre os desafios do manejo da anticoagulação na gravidez, e estratégias individualizadas devem ser desenvolvidas. Um ecocardiograma fetal entre a 18ª e a 22ª semana de gestação é aconselhado para pacientes com CPC. Além disso, homens e mulheres com CPC devem ser aconselhados sobre o risco de CPC em seus descendentes.

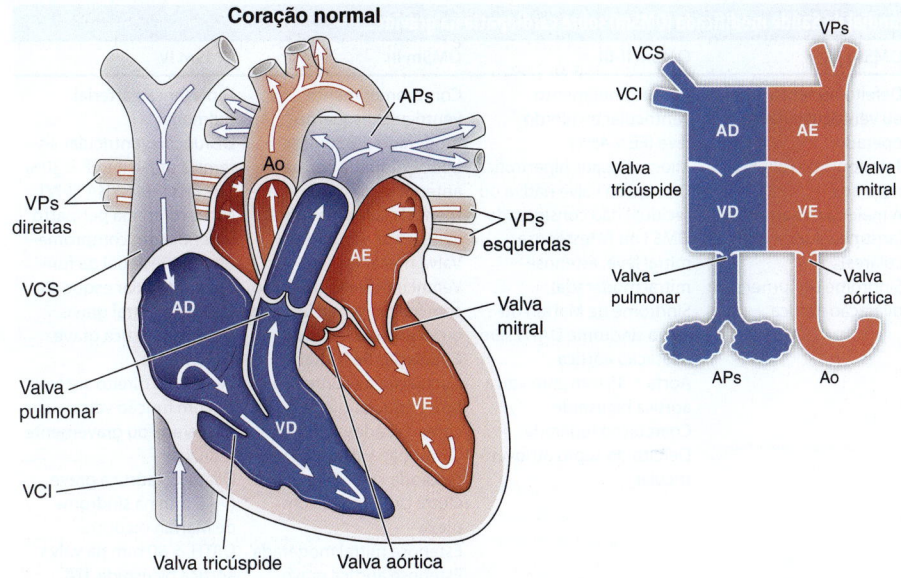

FIGURA 269-1 Coração normal. A compreensão da anatomia e da fisiologia cardíaca normal é facilitada pelo uso de diagramas mostrando a passagem de fluxo sanguíneo entre os vasos e as câmaras cardíacas. Os rótulos (p. ex., nome das estruturas, setas para indicar a direção do fluxo, cores para representar a saturação de oxigênio, conexões ou obstruções, pressões nas câmaras ou vasos, saturações de oxigênio) podem ajudar na representação. AD, átrio direito; AE, átrio esquerdo; Ao, aorta; APs, artérias pulmonares; VCI, veia cava inferior; VCS, veia cava superior; VD, ventrículo direito; VE, ventrículo esquerdo; VPs, veias pulmonares.

TERMINOLOGIA, DESENVOLVIMENTO E GENÉTICA DAS CARDIOPATIAS CONGÊNITAS

Nomenclatura das cardiopatias congênitas Um dos desafios nos cuidados de adultos com CPC é a terminologia inconsistente usada para descrever as lesões cardíacas congênitas. Vários sistemas de classificação foram propostos, desde as descrições iniciais de Maude Abbott, Maurice Lev e Jesse Edwards, até as extensas caracterizações por Stella e Richard Van Praagh e Robert Anderson. Neste capítulo, seguimos uma abordagem segmentar. O coração é composto por vários segmentos que são analisados separadamente antes da formulação de um diagnóstico abrangente. Os principais segmentos são os átrios, os ventrículos e as grandes artérias, que se juntam no canal atrioventricular (AV) e no cone (infundíbulo). No coração normal, o ventrículo direito (VD) está no lado direito e organizado em fluxo de entrada e saída da direita para a esquerda, enquanto o ventrículo esquerdo (VE) está à esquerda e o fluxo de entrada e saída organizado da esquerda para a direita. É importante determinar os alinhamentos segmentares, ou seja, o que drena aonde. Por exemplo, no coração normal, o átrio direito (AD) está alinhado com o VD, e o VE com a aorta. Por fim, são descritas as conexões segmentares – a maneira como os segmentos adjacentes estão ligados fisicamente um ao outro. Por exemplo, no coração normal, a artéria pulmonar (AP) está conectada com o VD por um cone muscular completo (infundíbulo), enquanto a aorta está conectada ao VE por continuidade fibrosa aórtica-mitral (sem um cone completo). Alinhamento e conexão são conceitos diferentes e ambos são importantes, especialmente nos defeitos complexos.

Desenvolvimento cardíaco O coração começa a se formar na 3ª semana de gestação e está quase completamente formado na 8ª semana de gestação. As células mesodérmicas pré-cardíacas migram para formar os crescentes cardíacos (campos cardíacos primários) no mesoderma da placa anterolateral, que então se unem para formar o tubo cardíaco linear primário por fechamento ventral do embrião. As células do segundo campo cardíaco continuam a proliferar fora do coração e são adicionadas ao tubo cardíaco no curso da embriogênese, contribuindo para os átrios, o VD e o trato de saída. Além disso, as células da crista neural cardíaca migram para dentro do coração em desenvolvimento entre a 5ª e a 6ª semana e são essenciais para a septação do trato de saída, a formação das valvas semilunares e a moldagem dos arcos aórticos. Uma vez formado, o tubo cardíaco cresce e se alonga pela adição de células do segundo campo cardíaco. As terminações do tubo cardíaco são relativamente fixas pelo saco pericárdico, de modo que à medida que ele se alonga, precisa fazer uma alça (dobrar-se), e na grande maioria dos corações a alça cai para a direita (alça-D). A continuação do alongamento empurra a porção média do tubo (futuros ventrículos) para baixo ou em direção caudal ao trato de entrada, resultando em uma relação normal entre os átrios e os ventrículos. O crescimento pressiona o trato de saída em direção medial e está associado com a rotação desse trato, sendo ambos os processos essenciais ao alinhamento normal do trato de saída. Por fim, a parte proximal do trato de saída é incorporada ao VD, encurtando o trato de saída em associação a mais rotação. Enquanto esse remodelamento está ocorrendo, o trato de saída está sofrendo septação sob a influência das células da crista neural cardíaca. A septação prossegue da porção distal para a proximal, culminando na formação e muscularização do septo do trato de saída infundibular ou muscular, que se insere no coxim endocárdico superior na borda direita do forame de saída, emparedando a aorta no VE via forame de saída e a AP diretamente no VD.

Considerações genéticas A CPC é o defeito de nascimento que ocorre com mais frequência; cada vez mais se conhecem os fatores etiológicos, embora frequentemente haja especulações de que sejam multifatoriais. Crianças nascidas com trissomia do 21 têm 50% de chance de ter CPC, mais comumente defeitos no canal AV. Defeitos conotruncais estão associados com inúmeras anormalidades cromossômicas, mais notadamente uma deleção no cromossomo 22q11 (síndrome de DiGeorge). Os indícios ecocardiográficos para essa associação em pacientes com um defeito conotruncal incluem um arco aórtico à direita ou uma artéria subclávia aberrante associados. Muitos adultos vivendo atualmente com defeitos conotruncais podem não ter sido submetidos a teste para síndrome de DiGeorge. É importante reconhecer essa condição, uma vez que inúmeros distúrbios psiquiátricos e incapacidades cognitivas podem estar presentes e não ser tratados. Pacientes com síndrome de Noonan comumente têm uma valva pulmonar displásica e anormalidades faciais e linfáticas. Vários defeitos em genes específicos foram associados com a síndrome de Noonan, especialmente *PTPN11*. Adultos com síndrome de Williams (deleção de 7q11.23) comumente têm

TABELA 269-1 ■ Considerações multiorgânicas em pacientes adultos com cardiopatia congênita

Neurológicas	Aumento da incidência de acidente vascular cerebral oculto ou clinicamente evidente
	Diminuição do nível de habilidades de execução de tarefas
	Ansiedade, transtorno de estresse pós-traumático, depressão
	Distúrbios psicossociais
Pulmões	Doença pulmonar restritiva
	Doença vascular pulmonar
Renal	Diminuição da perfusão
Hepática	Fibrose hepática
Vasculatura periférica	Aumento da insuficiência venosa crônica
Linfática	Comprometimento da reabsorção
Ortopédicas	Escoliose
	Cifose
Hematológicas	Anemia
	Coagulopatias

TABELA 269-2 ■ Classificação da Organização Mundial da Saúde modificada (OMSm) sobre cardiopatia na gravidez

	OMSm I	OMSm II	OMSm II-III	OMSm III	OMSm IV
Diagnóstico (se estiver bem em outros aspectos e sem complicações)	Pequena ou leve • Estenose pulmonar • Ducto arterioso persistente • Prolapso de valva mitral Lesões simples reparadas com sucesso (defeito do septo atrial ou ventricular, ducto arterioso persistente, drenagem venosa pulmonar anômala) Batimentos ectópicos atriais ou ventriculares, isolados	Defeito no septo atrial ou ventricular não operado Tetralogia de Fallot reparada A maioria das arritmias (arritmias supraventriculares) Síndrome de Turner sem dilatação aórtica	Comprometimento ventricular esquerdo leve (FE > 45%) Miocardiopatia hipertrófica Doença da valva nativa ou tecidual não considerada OMS I ou IV (estenose mitral leve, estenose mitral moderada) Síndrome de Marfan ou outra síndrome DATH sem dilatação aórtica Aorta < 45 mm com valva aórtica bicúspide Coarctação reparada Defeito do septo atrioventricular	Comprometimento ventricular esquerdo moderado (FE 30-45%) Miocardiopatia periparto anterior sem comprometimento residual da função ventricular esquerda Valva mecânica Ventrículo direito sistêmico com função ventricular boa ou levemente reduzida Circulação de Fontan Circulação de Fontan com boa evolução clínica e sem comorbidades associadas Cardiopatia cianótica não reparada Outra cardiopatia complexa Estenose mitral moderada Estenose aórtica grave assintomática Dilatação aórtica moderada (40-45 mm na síndrome de Marfan ou outra DATH; 45-50 mm na valva aórtica bicúspide, ITA síndrome de Turner 20-25 mm/m^2, tetralogia de Fallot < 50 mm) Taquicardia ventricular	Hipertensão arterial pulmonar Disfunção ventricular sistêmica grave (FEVE < 30% ou classe da NYHA III-IV) Miocardiopatia periparto anterior com comprometimento residual da função ventricular esquerda Estenose mitral grave Estenose aórtica grave sintomática Ventrículo direito sistêmico com função ventricular moderada ou gravemente reduzida Dilatação aórtica grave (> 45 mm na síndrome de Marfan ou outra DATH, > 50 mm na valva aórtica bicúspide, ITA síndrome de Turner > 25 mm/m^2, tetralogia de Fallot > 50 mm) Ehlers-Danlos vascular (Re)Coarctação grave Fontan com qualquer complicação
Riscos	Nenhum risco aumentado detectável na mortalidade materna e aumento no risco de morbidade ausente ou leve	Pequeno aumento no risco de mortalidade materna ou aumento moderado na morbidade	Aumento intermediário no risco de mortalidade materna ou risco de morbidade moderado a grave	Risco significativamente aumentado de mortalidade materna ou morbidade grave	Risco extremamente alto de mortalidade materna ou morbidade grave

Siglas: DATH, dilatação da aorta torácica hereditária; FE, fração de ejeção; FEVE, fração de ejeção ventricular esquerda; ITA, índice de tamanho aórtico; NYHA, New York Heart Association.

estenose aórtica supravalvar e arteriopatia difusa, com uma personalidade "extremamente sociável" e hipercalcemia. As análises genômicas amplas têm uma importância cada vez maior em indivíduos com CPC.

LESÕES ESPECÍFICAS EM CARDIOPATIA CONGÊNITA
Coração direito dilatado Há muitas etiologias congênitas para a dilatação do coração direito (Tab. 269-3). Essas etiologias incluem anomalias valvares congênitas (como anomalia de Ebstein ou insuficiência pulmonar), anomalias miocárdicas intrínsecas do VD (displasia arritmogênica do VD, anomalia de Uhl) ou lesões com *shunt* que ocorrem próximo à valva tricúspide. A imagem cardíaca é essencial na determinação da etiologia da dilatação do coração direito, e o conhecimento da anatomia e da fisiologia de várias lesões com *shunt* é fundamental.

Defeito do septo atrial Uma das etiologias mais comuns de dilatação do coração direito é a presença de defeito do septo atrial (DSA; Fig. 269-2A). Comunicações intracardíacas permitem a passagem de sangue entre câmaras ou espaços com base na resistência relativa, na propulsão e nos padrões de fluxo. Pacientes com grandes DSAs frequentemente apresentam sintomas na infância; todavia, muitos casos de DSA não são descobertos até a idade adulta. A fisiologia da DSA é, predominantemente, a de um *shunt* "esquerda-direita" (fluxo de sangue venoso pulmonar, ou oxigenado, para as câmaras ou vasos venosos sistêmicos, ou desoxigenados). O grau de *shunt* esquerda-direita determina a quantidade de volume de enchimento para o lado direito e é ditado pelo tamanho do defeito bem como pelas propriedades diastólicas do coração. À medida que os pacientes envelhecem, vários fatores, como diabetes melito, hipertensão sistêmica e aterosclerose, podem contribuir para uma redução na complacência das câmaras cardíacas esquerdas e contribuem para um aumento do *shunt* esquerda-direita e dos sintomas. O achado clássico do exame físico é um desdobramento amplo e fixo da segunda bulha cardíaca (B$_2$), que se deve ao prolongamento da ejeção do VD e ao aumento da capacitância da AP, que por sua vez retarda o fechamento da valva pulmonar. O eletrocardiograma (ECG) de superfície comumente mostra um bloqueio incompleto do ramo direito.

Os sintomas, quando ocorrem, incluem mais comumente intolerância ao exercício, arritmia e dispneia aos esforços. Não é incomum que os adultos sejam diagnosticados incidentalmente com DSA assintomático em uma avaliação de outras comorbidades. A dilatação do coração direito, sem etiologia adicional para tal, na presença de DSA não reparado é considerada um risco de progressão para insuficiência cardíaca direita sintomática, arritmias atriais e potencial desenvolvimento de hipertensão arterial pulmonar (se ainda não estiver presente). Portanto, um paciente com DSA e dilatação do coração direito, particularmente com sintomas atribuídos a esse quadro, deve receber a indicação de fechamento do DSA. A doença vascular pulmonar que leva à hipertensão pulmonar se desenvolve em até 10% dos pacientes com DSA não reparado, e a síndrome de Eisenmenger (SE) é uma rara complicação (ver adiante). A conduta em pacientes com DSA concomitante com hipertensão pulmonar deve ser coordenada com especialistas em CPCA e hipertensão pulmonar.

A Figura 269-2B ilustra as localizações de vários tipos de DSAs. O tipo mais comum de DSA é o DSA *ostium secundum*, que é um defeito, ou deficiência verdadeira no septo atrial, na região da fossa oval. Isso deve ser diferenciado de um forame oval patente (FOP), que é a persistência de patência da aba valvulada da fossa oval (não associada com dilatação do lado direito do coração) e persiste em até 25% dos adultos. O DSA tipo *ostium secundum* frequentemente pode ser fechado com um dispositivo oclusor colocado por via percutânea. Todavia, certos determinantes anatômicos tornam o fechamento percutâneo menos favorável, incluindo grandes defeitos, bordas teciduais inadequadas em torno do defeito e concomitância com drenagem anômala de veias pulmonares. O DSA tipo *ostium primum* é uma deficiência da porção do canal AV no septo atrial, e é sempre associada com desenvolvimento anormal das valvas AV, mais comumente resultando em uma fenda na valva mitral. Um defeito no seio coronário é raro e envolve uma abertura entre o seio coronariano e o átrio esquerdo (AE). Um defeito no seio venoso não é um defeito no septo atrial, mas sim um defeito na junção da veia cava superior direita-átrio com a veia pulmonar superior direita ou, menos comumente, da junção da veia cava inferior direita-átrio com as

TABELA 269-3 ■ Etiologias congênitas de dilatação do coração direito

Doença congênita da valva tricúspide
    Displasia da valva tricúspide com insuficiência
    Anomalia de Ebstein
Insuficiência congênita da valva pulmonar
Hipertensão arterial pulmonar
Anormalidades do miocárdio
    Miocardiopatia arritmogênica de ventrículo direito
    Anomalia de Uhl
Lesões com *shunt*
    Retorno venoso pulmonar anômalo parcial
    DSA tipo *ostium primum*
    DSA tipo *ostium secundum*
    Defeito do seio venoso
    Defeito septal do seio coronariano
    Defeito de Gerbode (*shunt* ventrículo esquerdo-átrio direito)
    Fístula da artéria coronária para o átrio direito ou seio coronariano
    Shunts residuais pós-operatórios

Sigla: DSA, defeito do septo atrial.

veias pulmonares inferiores direitas. O fechamento cirúrgico é necessário para o DSA tipo *ostium primum*, o defeito no seio venoso e os defeitos septais do seio coronariano.

Retorno venoso pulmonar anômalo parcial O retorno venoso pulmonar anômalo parcial (RVPAP) é descoberto ocasionalmente em adultos com dilatação do coração direito, ou incidentalmente em imagens transversais **(Fig. 269-3)**. Há inúmeras conexões anômalas possíveis, sendo as mais comuns a veia pulmonar superior esquerda conectada a uma veia vertical ascendente e drenando na veia inominada ou a veia pulmonar superior direita drenando na veia cava superior. No último caso, deve ser dada atenção cuidadosa para garantir que não haja um defeito associado no seio venoso. Hipertensão pulmonar concomitante pode ocorrer, mas é incomum. Sintomas podem estar ausentes, e a decisão de reparar o RVPAP isolado deve levar em consideração a variância na anatomia, a ventilação e perfusão pulmonar, a resposta hemodinâmica ao *shunt*, os sintomas e a experiência cirúrgica.

Anomalia de Ebstein A anomalia de Ebstein **(Fig. 269-4)** é o resultado de falência embriológica da delaminação, ou descamação dos folhetos da valva tricúspide do miocárdio ventricular, resultando em aderência dos folhetos valvares ao miocárdio subjacente. Isso resulta em uma ampla variedade de anormalidades, incluindo deslocamento apical e posterior do anel dilatado da valva tricúspide, dilatação da porção "atrializada" do VD e fenestrações, redundância e aderências, em geral do folheto anterior da valva tricúspide. A valva tricúspide malformada geralmente é regurgitante, mas ocasionalmente pode ser estenótica. A apresentação clínica da anomalia de Ebstein em adultos depende de vários fatores, incluindo a extensão da distorção do folheto da valva tricúspide, o grau de insuficiência tricúspide (IT), a pressão atrial direita e a presença de *shunt* em nível atrial. O exame físico do paciente com anomalia de Ebstein pode variar dependendo da gravidade da doença. Nos casos mais graves, a primeira bulha cardíaca (B_1) pode estar desdobrada e o segundo componente de B_1 pode ter uma qualidade em estalido distinta (conhecida como sinal da vela, devido à redundância do folheto anterior da valva tricúspide). Pacientes com IT significativa podem ter ondas "v" proeminentes no pulso venoso jugular; todavia, esse achado frequentemente está ausente devido à complacência atrial direita anormal. O ECG frequentemente é anormal, com aumento atrial e ventricular direito. Até 20% dos pacientes têm evidência de pré-excitação ventricular (padrão de Wolff-Parkinson-White). O tratamento cirúrgico inclui o reparo ou substituição da valva tricúspide, o fechamento de qualquer defeito atrial e procedimentos ablativos de arritmias.

Lesões com *shunt* que causam dilatação do coração esquerdo Os *shunts* intracardíacos ou as passagens intravasculares que ocorrem abaixo do nível da valva tricúspide resultam em dilatação do coração esquerdo. Os dois tipos principais de *shunts* congênitos que resultam nessa dilatação são o defeito do septo ventricular (DSV; **Fig. 269-5A**) e o ducto arterioso persistente (DAP; **Fig. 269-6**).

Defeitos do septo ventricular O DSV é a anomalia congênita mais comum reconhecida ao nascer; entretanto, responde apenas por cerca de 10% das CPCs no adulto, devido ao elevado índice de fechamento espontâneo de pequenos DSVs durante os primeiros anos de vida. DSVs grandes geralmente causam sintomas de insuficiência cardíaca e déficit de crescimento e, mais frequentemente, são fechados cirurgicamente antes da idade adulta. Há vários sistemas de classificação dos DSVs. A **Figura 269-5B** ilustra várias localizações de DSVs, sendo a mais comum no septo membranoso (também chamado de perimembranoso, ou defeitos do trato de saída). Defeitos musculares que persistem na idade adulta geralmente têm restrição de pressão e de fluxo, não resultando em consequência hemodinâmica significativa. Os defeitos do canal AV, também chamados defeitos de entrada, são localizados

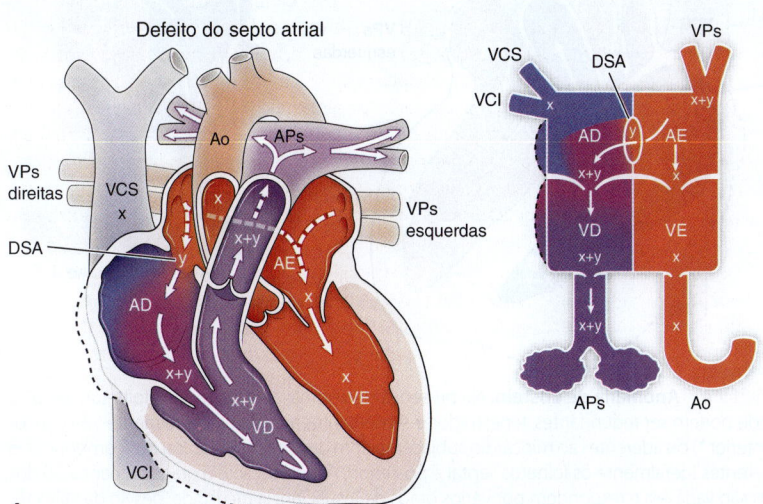
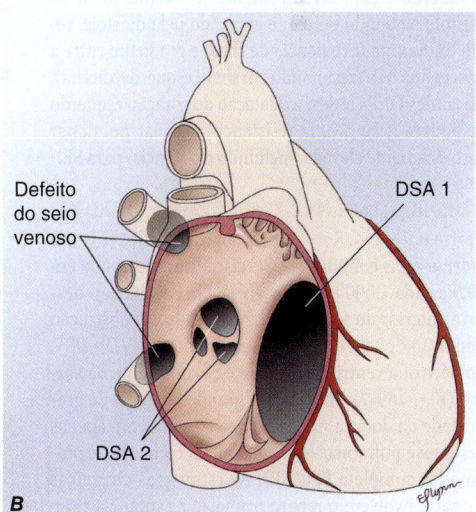

FIGURA 269-2 **A.** Defeito do septo atrial (DSA). Na presença de DSA, a diferença na complacência entre (AD + VD) comparado com (AE + VE), combinado com o tamanho do próprio defeito, permite um "*shunt*" de um fluxo ("y") de sangue "vermelho" (oxigenado) do lado esquerdo do coração para o lado direito (desoxigenado). O retorno venoso sistêmico de sangue puro desoxigenado ("x") é aumentado pelo sangue oxigenado desviado ("y") para aumentar o volume sanguíneo ("x+y") no AD e no VD e o fluxo total de sangue para os pulmões. Se o volume ou a sequela do sangue desviado for suficiente, o AD e o VD podem se dilatar (*linhas tracejadas*), e arritmias ou falta de ar (e ocasionalmente hipertensão pulmonar) podem acontecer. AD, átrio direito; AE, átrio esquerdo; Ao, aorta; APs, artérias pulmonares; VCI, veia cava inferior; VD, ventrículo direito; VE, ventrículo esquerdo; VPs, veias pulmonares; VCS, veia cava superior. **B.** Representação diagramática da localização de vários DSAs. DSA 1, defeito do septo atrial tipo *ostium primum*; DSA 2, defeito do septo atrial tipo *ostium secundum*. (Parte B utilizada, com autorização, de Emily Flynn McIntosh, ilustradora.)

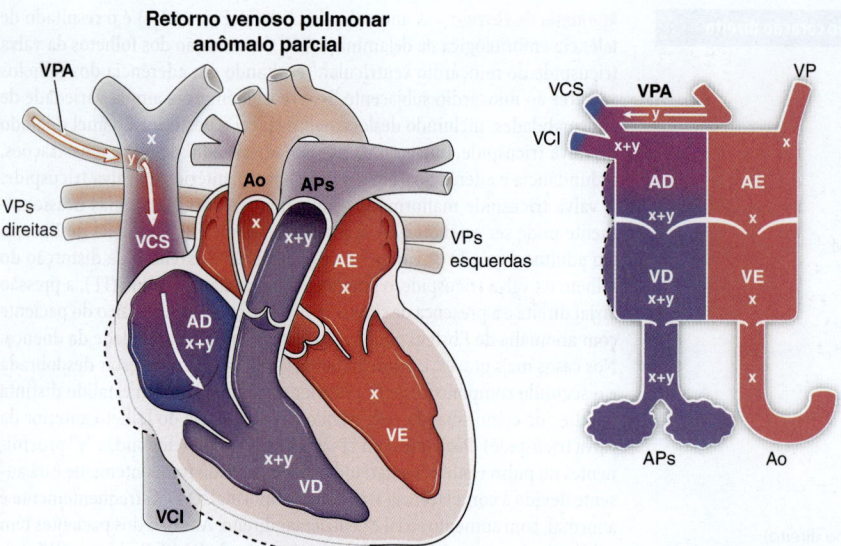

FIGURA 269-3   Retorno venoso pulmonar anômalo parcial. Na presença de uma veia pulmonar drenando de forma anômala (geralmente para uma veia sistêmica, como a veia inominada esquerda, a VCS ou raramente a VCI), ocorre um "*shunt*" obrigatório de fluxo ("y") de sangue "vermelho" (oxigenado) da veia pulmonar afetada para o coração direito (desoxigenado). O retorno venoso sistêmico de sangue desoxigenado puro ("x") é aumentado pelo sangue oxigenado desviado ("y"), aumentando o volume sanguíneo ("x+y") na VCS, no AD e no VD e o fluxo sanguíneo total para os pulmões. Se o volume ou a sequela do sangue desviado for suficiente, o AD e o VD podem se dilatar (*linhas tracejadas*) ou pode ocorrer falta de ar. AD, átrio direito; AE, átrio esquerdo; Ao, aorta; APs, artérias pulmonares; VCI, veia cava inferior; VCS, veia cava superior; VD, ventrículo direito; VE, ventrículo esquerdo; VPA, veia pulmonar anômala; VPs, veias pulmonares.

no *crux cordis* (*crucis* cardíaco) e estão associados com anormalidades dos folhetos das valvas AV. Defeitos subpulmonares, também chamados de *defeitos do septo conal*, estão associados comumente com prolapso da cúspide coronariana direita e insuficiência aórtica. O prognóstico em adultos com pequenos DSVs sem evidência de dilatação ventricular ou hipertensão pulmonar geralmente é excelente.

Ducto arterioso persistente   Um DAP cursa entre o istmo aórtico e a origem de um dos ramos das APs. DAPs pequenos em geral são silenciosos na ausculta e não causam alterações hemodinâmicas. O sopro clássico é mais bem ouvido logo abaixo da clavícula esquerda e caracteristicamente se estende além da sístole passando pela B_2 e entrando pela diástole, refletindo uma turbulência de fluxo e gradiente entre a aorta e as APs (resultando em *shunt* esquerda-direita). Grandes DAPs levam à dilatação do coração esquerdo e podem levar a uma resistência vascular pulmonar cronicamente elevada, incluindo o potencial para SE.

CARDIOPATIA CONGÊNITA MODERADA E COMPLEXA
Tetralogia de Fallot   A tetralogia de Fallot (TF) é a forma mais comum de CPC cianótica, ocorrendo em 0,5 a cada 1.000 nascidos vivos. Ela envolve um desvio anterior do septo conal, resultando em obstrução do trato de saída do ventrículo direito (TSVD), DSV, hipertrofia ventricular direita e cavalgamento da aorta (Fig. 269-7A, B). Há um grande espectro de gravidade da doença na TF, desde pacientes com apenas estenose pulmonar leve até aqueles com atresia pulmonar completa (TF/AP). As estratégias cirúrgicas atuais envolvem o reparo primário na infância (Fig. 269-7C); todavia, muitos adultos podem ter sido submetidos primeiramente a um procedimento paliativo (*shunts* de Blalock-Taussig, Potts, Waterston) antes do reparo completo. O objetivo do reparo cirúrgico é aliviar a estenose pulmonar e fechar o DSV. Até 10% dos pacientes com TF têm uma artéria coronária anômala, mais comumente uma artéria coronária descendente anterior esquerda anômala se originando da cúspide da coronária direita. Pacientes com coronária anômala bem como aqueles com TF/AP podem necessitar de um conduto VD-AP.

Adultos com TF reparada frequentemente têm sequelas hemodinâmicas que podem requerer reintervenção na idade adulta (Tab. 269-4). A insuficiência pulmonar é comum após o reparo da TF e está associada com dilatação do VD. A quantificação acurada do tamanho, da função e da massa de VD é particularmente importante em adultos após o reparo de TF, uma vez que dilatação, disfunção e hipertrofia de VD estão associadas com desfechos adversos nesses pacientes. Os pacientes também podem ter obstrução residual do TSVD, que pode ocorrer abaixo da valva pulmonar, ao nível da valva, acima da valva ou nos ramos das APs. A ressonância magnética cardíaca é usada de rotina na vigilância desses pacientes. A disfunção ventricular esquerda está presente em pelo menos 20% dos adultos com TF reparada, particularmente naqueles reparados tardiamente, que tiveram procedimentos paliativos prévios ou têm disfunção concomitante do VD.

À medida que os pacientes com TF reparada envelhecem, ocorrem arritmias atriais e ventriculares cada vez mais frequentes. A duração de QRS em um ECG de repouso de 180 ms ou mais tem sido associada com um risco aumentado de taquicardia ventricular e morte súbita nessa população de pacientes. Em um estudo prospectivo de acompanhamento de 144 adultos com TF reparada, houve uma sobrevida de 72% em 40 anos, mas apenas 25% de sobrevida cumulativa sem eventos. Esses eventos incluem a necessidade de reintervenção (mais comumente substituição da valva pulmonar [SVP]), arritmias sintomáticas e insuficiência cardíaca.

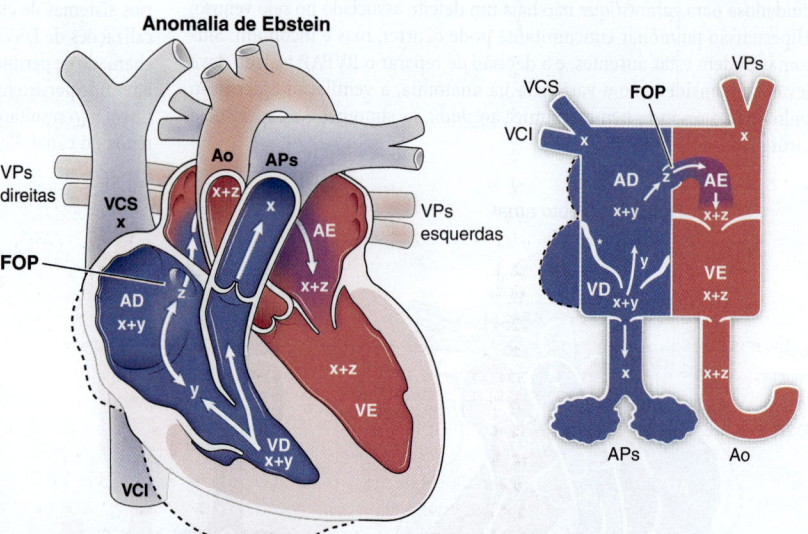

FIGURA 269-4   Anomalia de Ebstein. Na presença de anomalia de Ebstein, os folhetos da valva tricúspide podem ser redundantes, fenestrados e semelhantes a uma vela (geralmente visto no folheto anterior *) ou aderentes ao miocárdio subjacente com deslocamento apical dos componentes não aderentes (geralmente os folhetos septal e posterior). A localização e o grau de coaptação dos folhetos são variáveis e respondem por vários graus de insuficiência tricúspide; desvio da valva tricúspide funcional anteriormente a partir do anel anatômico para dentro do VD; "atrialização" do VD; e, mais comumente, angulação da valva tricúspide para dentro da via de saída do VD. A dilatação de AD e VD (*linhas tracejadas*) pode ocorrer devido aos efeitos de volume combinado do retorno venoso sistêmico ("x") e do fluxo regurgitante tricúspide ("y"). O FOP é frequente; a piora da complacência e a elevação da pressão no AD quando comparadas com as do AE podem levar a um *shunt* "direita-esquerda" crescente (desoxigenado para oxigenado) e cianose. A função do miocárdio de VD pode ser anormal. AD, átrio direito; AE, átrio esquerdo; Ao, aorta; APs, artérias pulmonares; FOP, forame oval patente; VCI, veia cava inferior; VCS, veia cava superior; VD, ventrículo direito; VE, ventrículo esquerdo; VPs, veias pulmonares; *, folheto anterior da valva tricúspide.

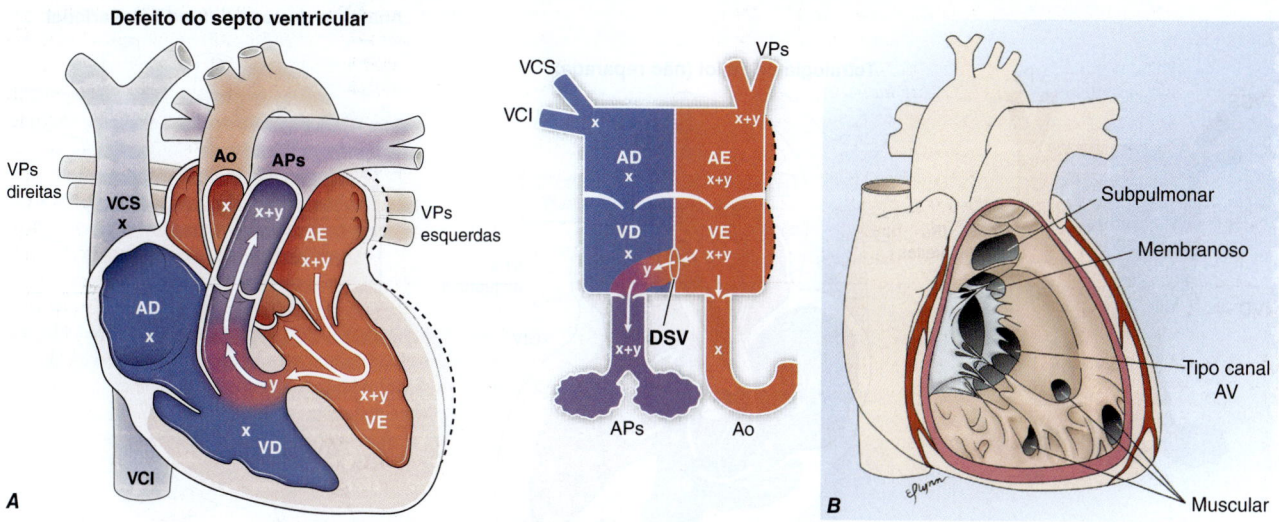

FIGURA 269-5 A. Defeito do septo ventricular (DSV). Na presença de defeito do septo ventricular, a diferença na pressão e na resistência ao fluxo na sístole (e a diferença na complacência na diástole) entre o VD e o VE, combinada com o tamanho do defeito, permite a ocorrência de um "shunt", ou fluxo ("y") de sangue "vermelho" (oxigenado) do lado esquerdo para o lado direito (desoxigenado). O retorno venoso sistêmico de sangue desoxigenado ("x") é aumentado pelo sangue oxigenado desviado ("y"), aumentando o volume sanguíneo ("x+y") que segue do VD para os pulmões, o AE e o VE. Se o volume ou a sequela do sangue desviado for suficiente, o AE e o VE podem se dilatar (linha tracejada), e podem ocorrer arritmias e falta de ar (e ocasionalmente hipertensão pulmonar). AD, átrio direito; AE, átrio esquerdo; Ao, aorta; APs, artérias pulmonares; VCI, veia cava inferior; VCS, veia cava superior; VD, ventrículo direito; VE, ventrículo esquerdo; VPs, veias pulmonares. **B.** Representação diagramática das localizações de vários DSVs. AV, atrioventricular. *(Parte B utilizada, com autorização, de Emily Flynn McIntosh, ilustradora.)*

A reintervenção mais comum em um paciente com TF reparada é a SVP. Todavia, o momento ideal para SVP nesses pacientes permanece indefinido. Embora a SVP tenha mostrado reduzir o volume ventricular direito e melhorar subjetivamente os sintomas, não foi provado que resulte em uma melhor fração de ejeção ou menos desfechos adversos, como arritmias ventriculares ou morte. Tradicionalmente, a SVP é realizada com um procedimento cirúrgico; todavia, o implante percutâneo de valvas pulmonares está se tornando cada vez mais usado na prática clínica.

Pacientes com TF reparado também podem ser submetidos a intervenções, incluindo fechamento de DSVs residuais, dilatação ou implante de *stent* no TSVD ou no ramo da AP e reparo da valva tricúspide. Os pacientes com arritmias clinicamente significativas podem se beneficiar de ablação com cateter.

Transposição das grandes artérias A transposição das grandes artérias (TGA) é definida pelas grandes artérias se originando do lado oposto ao normal do septo ventricular; dessa forma, a aorta se origina do VD e a AP tem origem no VE. A forma mais comum de TGA, conhecida como *TGA com alça-D*, envolve concordância AV e discordância ventricular-arterial, resultando em uma fisiologia que permite dois circuitos em paralelo e não em série (Fig. 269-8A) e intensa cianose logo após o nascimento. Essa fisiologia não é compatível com sobrevida em longo prazo sem uma intervenção cirúrgica. Pacientes com TGA podem nascer com outros defeitos congênitos (mais comumente um DSV).

Os reparos cirúrgicos para a TGA com alça-D evoluíram ao longo do tempo. Do final dos anos 1950 até os anos 1970, foi realizado o procedimento

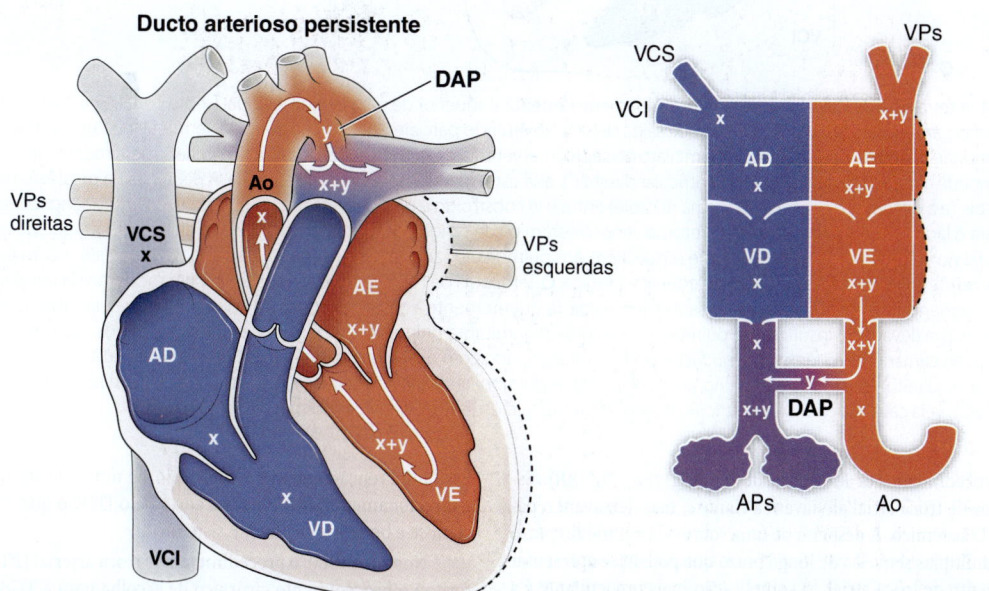

FIGURA 269-6 Ducto arterioso persistente (DAP). Na presença de um DAP, a diferença na pressão e na resistência da sístole e da diástole entre as APs e a Ao, combinada com o tamanho do ducto, permitem um *"shunt"*, ou fluxo ("y") de sangue "vermelho" (oxigenado) da aorta para as APs (desoxigenado). O retorno venoso sistêmico de sangue desoxigenado ("x") é aumentado pelo sangue oxigenado desviado ("y"), aumentando o volume sanguíneo ("x+y") nos pulmões, no AE e no VE, e é ejetado pela valva aórtica. Se o volume ou a sequela do sangue desviado for suficiente, o AE e o VE podem se dilatar (linhas tracejadas), e podem ocorrer arritmias e falta de ar (e, ocasionalmente, hipertensão pulmonar). AD, átrio direito; AE, átrio esquerdo; Ao, aorta; APs, artérias pulmonares; VCI, veia cava inferior; VCS, veia cava superior; VD, ventrículo direito; VE, ventrículo esquerdo; VPs, veias pulmonares.

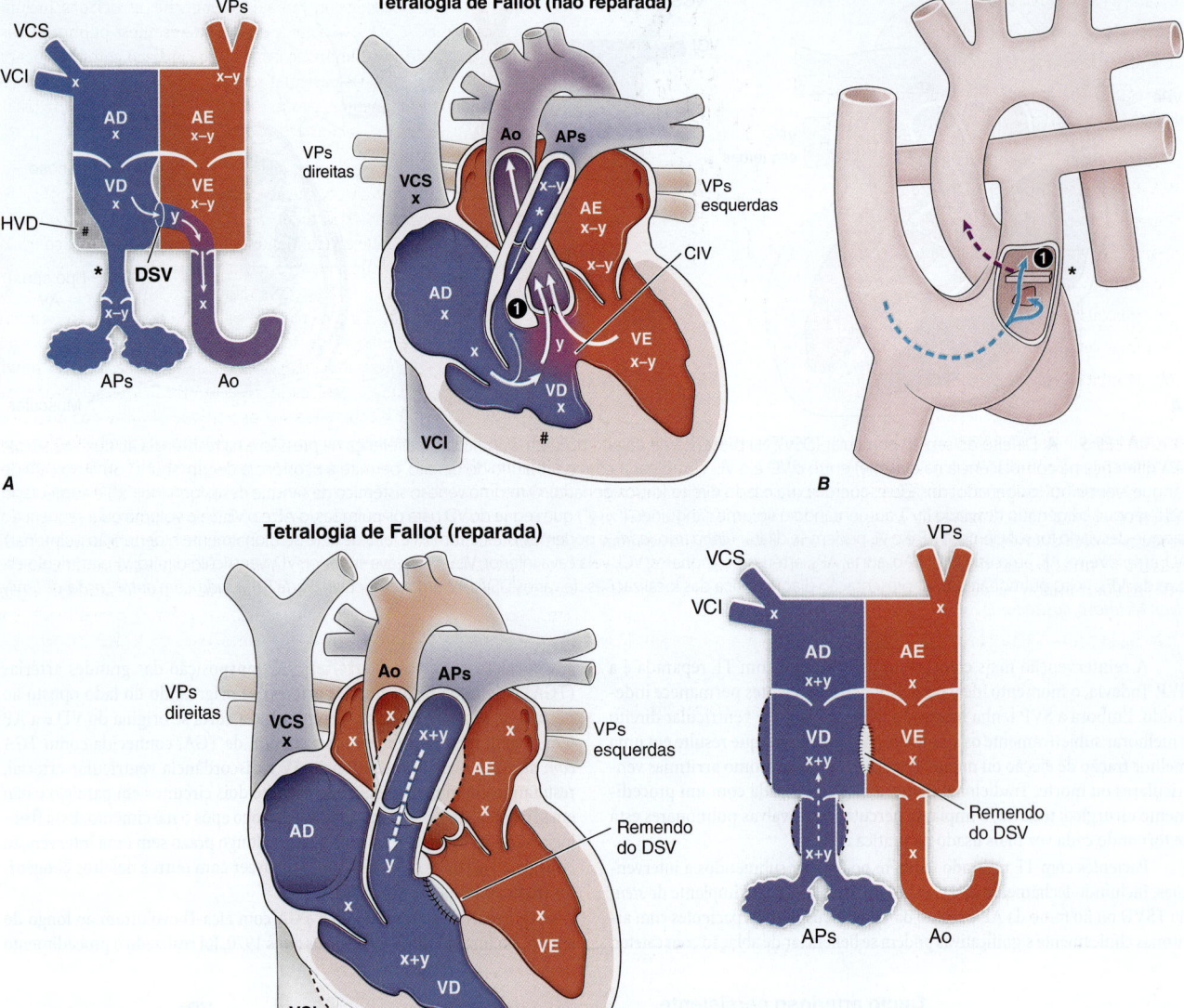

FIGURA 269-7 **A.** A tetralogia de Fallot envolve um desalinhamento anterior e superior de uma lâmina tecidual (septo conal) (ver * na parte **B** que representa um corte na superfície anterior do VD, dentro do trato de saída de VD), obstruindo parcialmente o fluxo de saída ventricular direito (sob a valva pulmonar, i.e., "estenose subpulmonar" chamada de 1) e deixando um hiato no septo interventricular (DSV). O anel da valva pulmonar é geralmente hipoplásico. A obstrução à saída de fluxo impede a regressão da hipertrofia ventricular direita (#), que estava presente na vida intrauterina. A diferença na pressão e na resistência ao fluxo de saída na sístole (e a diferença de complacência na diástole) entre o VD obstruído e o VE permite um "*shunt*" de fluxo ("y") de sangue "azul" (desoxigenado) do lado direito para o lado esquerdo (oxigenado). O retorno venoso sistêmico de sangue desoxigenado ("x") é diminuído pelo sangue desviado ("y"), levando a uma redução total no volume sanguíneo ("x–y") que segue além dos pulmões. O sangue desoxigenado desviado ("y") se mistura com o sangue completamente oxigenado no VE, contribuindo para a cianose arterial sistêmica. **C.** Tetralogia de Fallot reparada. Após um reparo moderno da tetralogia de Fallot, o DSV é fechado com um remendo e a obstrução da via de saída é removida, frequentemente à custa de um reparo que alarga o anel da valva pulmonar, sacrificando a integridade dessa valva (levando à insuficiência pulmonar). O volume regurgitante pulmonar ("y") é somado ao retorno venoso sistêmico ("x"), contribuindo para o alargamento da câmara do VD (*linhas tracejadas*), e pode estar associado com dilatação do anel tricúspide e insuficiência valvar, resultando em alargamento do AD. AD, átrio direito; AE, átrio esquerdo; Ao, aorta; APs, artérias pulmonares; DSV, defeito no septo ventricular; HVD, hipertrofia ventricular direita; VCI, veia cava inferior; VCS, veia cava superior; VD, ventrículo direito; VE, ventrículo esquerdo; VPs, veias pulmonares.

de troca atrial (procedimentos de Mustard e de Senning) (Fig. 269-8B). Esses procedimentos de troca atrial aliviavam a cianose, mas deixavam o paciente com um VD sistêmico. A despeito de uma sobrevida em médio prazo por décadas, há múltiplas sequelas de longo prazo que podem se apresentar após o procedimento de troca atrial. A complicação mais preocupante é a disfunção do VD sistêmico. A prevalência de disfunção de VD nessa população não é bem definida. Um estudo limitado falhou em revelar terapias clínicas eficazes para a disfunção do VD sistêmico.

Um subgrupo de pacientes com TGA com alça-D, DSV e estenose pulmonar (EP) pode ter sido submetido ao procedimento de Rastelli. Essa intervenção envolve a colocação de um conduto ligando o VD à AP e direcionamento do VE para a aorta pelo DSV, o que resulta em alívio da cianose e benefício de um VE sistêmico.

Nos anos 1980, o procedimento de troca arterial (PTA; Fig. 269-8C) se tornou o procedimento cirúrgico de escolha para a TGA com alça-D. Esse procedimento envolve a transecção das grandes artérias acima dos seios e a colocação das APs anteriormente para ficar em alinhamento com o VD, resultando no drapeamento do ramo da AP sobre a aorta ascendente. Também é realizada a translocação das artérias coronárias. O PTA resultou em substancial sobrevida em longo prazo.

TABELA 269-4 ■ Sequelas potenciais da tetralogia de Fallot reparada
Dilatação do átrio direito
Dilatação do ventrículo direito
Disfunção do ventrículo direito
Obstrução do trato de saída do ventrículo direito
Insuficiência pulmonar
Estenose de ramo da artéria pulmonar
Insuficiência tricúspide
Defeito do septo ventricular residual
Disfunção ventricular esquerda
Dilatação da raiz aórtica
Arritmias atriais
Arritmias ventriculares
Morte súbita cardíaca

As potenciais sequelas em longo prazo dos vários procedimentos cirúrgicos para TGA com alça-D estão listadas na Tabela 269-5.

A forma menos comum da TGA, conhecida como *TGA com alça-L* (TGA corrigida fisiologicamente ou "congenitamente corrigida"; Fig. 269-9), pode não necessitar de intervenção cirúrgica, mas é apresentada aqui em relação a outras formas de TGA. A TGA com alça-L envolve discordância AV (AD permitindo passagem de retorno venoso sistêmico desoxigenado para o VE e, reciprocamente, o AE conduzindo sangue venoso pulmonar oxigenado para o VD), bem como discordância ventriculoarterial (conexões de VE para AP, de VD para aorta). Isso resulta em saturação de oxigênio arterial normal, embora haja o VD associado com a aorta. Pacientes com TGA com alça-L comumente têm anomalias congênitas associadas, incluindo dextrocardia, DSA, valva tricúspide displásica e estenose pulmonar. Distúrbios de condução são comuns, e o bloqueio cardíaco completo ocorre em até 30% dos pacientes. Os pacientes sem defeitos associados podem não se manifestar até tardiamente na vida, mais comumente com insuficiência cardíaca, IT ou distúrbios da condução descobertos recentemente.

Coarctação da aorta Adultos com coarctação da aorta (Fig. 269-10) caracteristicamente têm uma obstrução "em prateleira" ao nível da aorta descendente, que passa posteriormente à junção do tronco da AP com a AP esquerda; as obstruções envolvem menos comumente o arco aórtico transverso. Ao exame físico, a pressão arterial e os pulsos das extremidades inferiores são mais baixos do que das extremidades superiores (e tardios), a não ser que se desenvolva circulação colateral significativa. Um sopro contínuo sobre a escápula pode estar presente, devido ao fluxo sanguíneo colateral. A coarctação importante aumenta a pós-carga a todas as estruturas proximais no caminho do sangue oxigenado, desde o VE e as artérias coronárias, até a aorta ascendente e transversa, até os vasos cerebrais e dos membros superiores e a aorta descendente proximal. A valva aórtica bicúspide (geralmente com fusão das comissuras direita-esquerda) é uma associação comum. Em mulheres de baixa estatura, pescoço em teia, linfedema e amenorreia primária, um diagnóstico concomitante de síndrome de Turner deve ser considerado, e sua presença indica um maior grau, e risco, de sequelas de anatomia e fisiologia aparentemente similares. Pacientes que são submetidos a reparo cirúrgico geralmente têm um bom prognóstico; contudo, eles permanecem em risco de hipertensão sistêmica, aterosclerose prematura, falência de VE, bem como aneurisma aórtico, dissecção e coarctação recorrente.

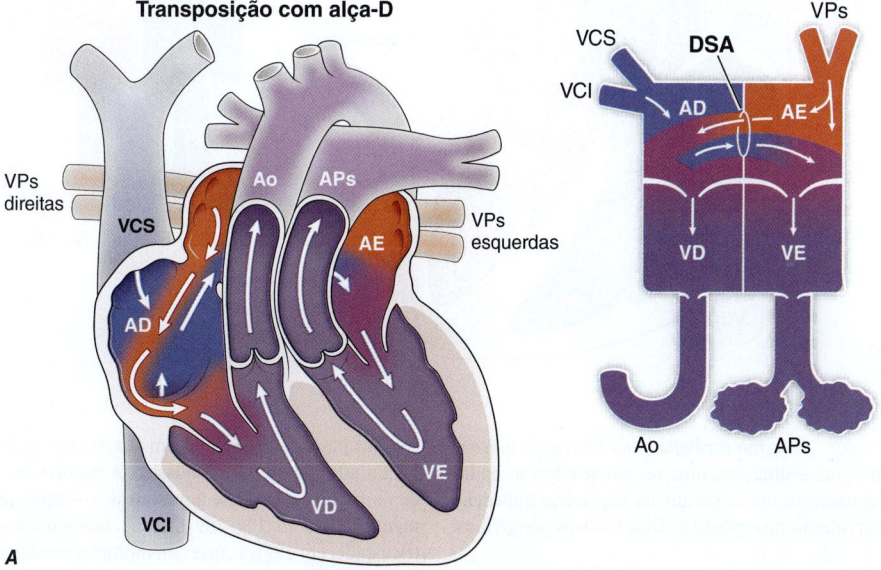

FIGURA 269-8 **A.** Transposição das grandes artérias (TGA). Quando as grandes artérias estão transpostas, a Ao se origina no VD e a AP se origina no VE, deixando o sangue desoxigenado circulando a partir das veias sistêmicas para as artérias sistêmicas de modo separado do sangue oxigenado, que circula das VPs para as APs. Sem comunicações entre as câmaras ou entre os vasos, essa circulação é incompatível com a vida. A presença de defeito do septo atrial (DSA), mostrada aqui, defeito do septo ventricular (DSV) ou ducto arterioso persistente (DAP) permite alguma mistura intervascular ou entre as câmaras, ou pelo menos um alívio parcial da cianose e a manutenção da vida, à custa de um aumento no fluxo sanguíneo pulmonar. **B.** Troca atrial. Procedimentos de troca ao nível atrial ("Mustard" e "Senning") foram as primeiras cirurgias padronizadas para alterar o curso natural das cardiopatias congênitas complexas, utilizando reorganização intracardíaca por meio de um "defletor" para redirecionamento do fluxo sanguíneo. A troca atrial simula calças invertidas, com cada "perna da calça" (*) sendo ligada à VCS ou à VCI, transportando o sangue desoxigenado através do interior das calças para a "cintura das calças" e direcionando o sangue pela valva mitral para o VE e, por fim, para a AP. A remoção cirúrgica do septo atrial permite que o retorno venoso pulmonar atravesse do AE posterior pelo espaço entre as pernas da calça do defletor, pela valva tricúspide para o VD (que serve de "ventrículo sistêmico", i.e., bombeia para a circulação arterial sistêmica) e para a Ao. Sequelas não raras incluem disfunção do nó sinusal, arritmias atriais, disfunção sistólica do VD, insuficiência tricúspide (de VD para AE), vazamento no material do "defletor", permitindo o desvio de sangue, e obstrução nos defletores venosos sistêmicos ou pulmonares. **C.** Troca arterial. A cirurgia de troca arterial permitiu a correção anatômica e funcional da TGA com alça-D. A troca cirúrgica bem-sucedida entre AP e Ao acima do nível das raízes nativas (*linhas tracejadas*) necessitou de habilidade para transferir as origens das artérias coronárias contidas em um botão de tecido (*) de volta para a neoaorta (agora suportada pelo VE). O fluxo de sangue desoxigenado da VCS e da VCI passa do AD para o VD e para as APs, e o sangue oxigenado passa das VPs para o AE para o VE para a Ao. Sequelas incomuns incluem obstrução em qualquer dos locais cirúrgicos (AP supravalvar ou estenose aórtica, obstrução do orifício da coronária) ou obstruções mais distais devido à tensão colocada na AP, na Ao ou nas artérias coronárias. AD, átrio direito; AE, átrio esquerdo; Ao, aorta; APs, artérias pulmonares; VCI, veia cava inferior; VCS, veia cava superior; VD, ventrículo direito; VE, ventrículo esquerdo; VPs, veias pulmonares.

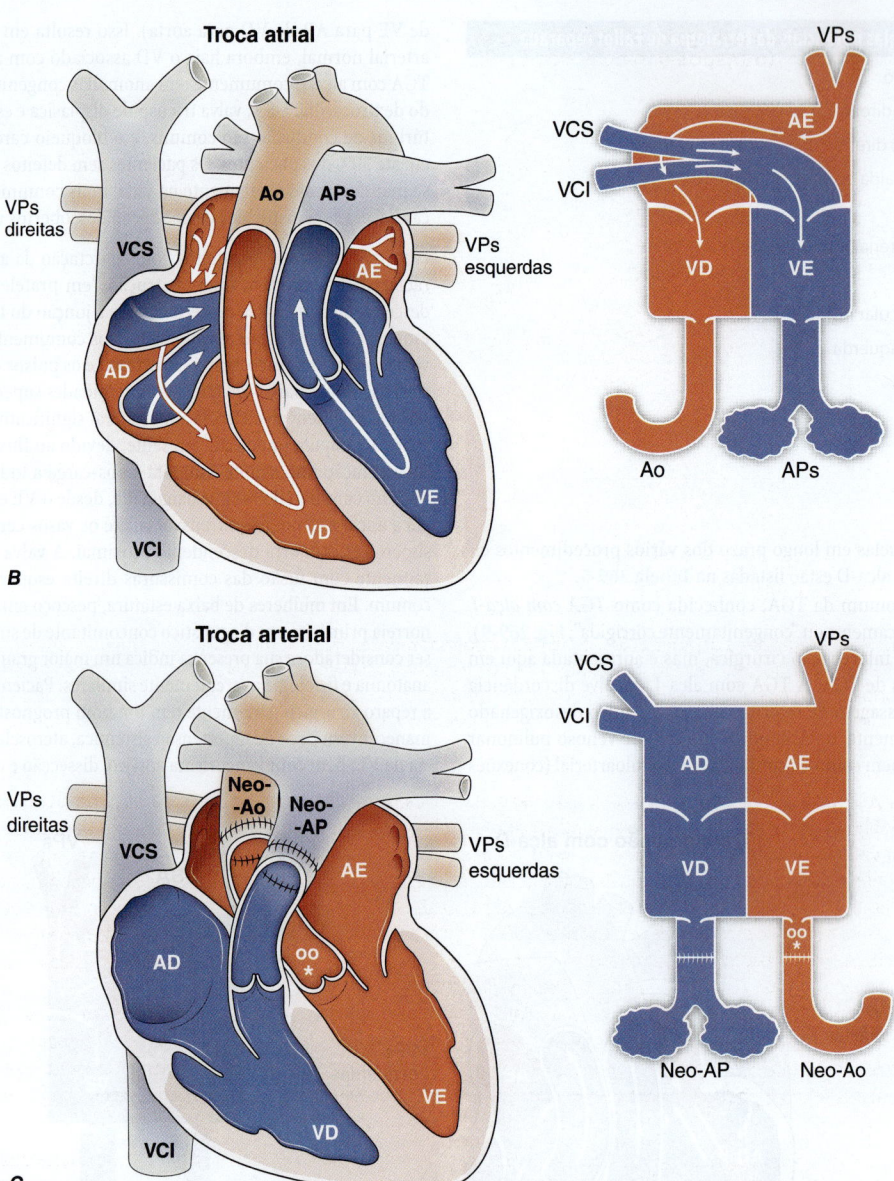

FIGURA 269-8 *(Continuação)*

Fisiologia do ventrículo único O termo *cardiopatia do ventrículo único* é impreciso, mas é útil em algumas situações, uma vez que se refere a condições cardíacas congênitas nas quais um ventrículo ou suas valvas impedem a criação cirúrgica de circulação biventricular. Diagnósticos congênitos comuns nessa categoria incluem atresia tricúspide, dupla via de entrada de VE e síndrome do VE hipoplásico. A maioria dos pacientes com fisiologia de ventrículo único sofre uma série de cirurgias que culminam no procedimento de Fontan (Fig. 269-11*A, B*). Desde o seu uso inicial para atresia da tricúspide, em 1971, ocorreram múltiplas modificações desse procedimento, com características comuns de separação quase completa das circulações pulmonar e sistêmica. O procedimento de Fontan utiliza o ventrículo único para bombear sangue venoso pulmonar (oxigenado) pela aorta para o corpo e permite o fluxo "passivo" de retorno venoso sistêmico de sangue desoxigenado por meio de conexões criadas cirurgicamente para os pulmões. Os pacientes submetidos ao procedimento de Fontan correm o risco de múltiplas comorbidades na idade adulta, incluindo arritmias atriais, insuficiência cardíaca, disfunção renal e hepática e trombose e embolia venosa e arterial.

CARDIOPATIA CONGÊNITA CIANÓTICA NÃO REPARADA

Síndrome de Eisenmenger A síndrome de Eisenmenger (SE) parece ser a consequência de um *shunt* esquerda-direita de alto volume ou pressão e de longa duração, no qual o fluxo sanguíneo excessivo para o leito pulmonar leva a um grave aumento na resistência vascular pulmonar que por fim resulta em reversão do *shunt*, criando um fluxo bidirecional ou direita-esquerda. A SE é uma condição multiorgânica e pode ocorrer em qualquer CPC com *shunt* esquerda-direita inicial. A história natural da SE é variável e, embora haja uma morbidade significativa, de um modo geral, os adultos

TABELA 269-5 ■ Sequelas em longo prazo da cirurgia para transposição das grandes artérias com alça-D

Troca atrial	Troca arterial	Procedimento de Rastelli
Desvio venoso sistêmico	Estenose da anastomose arterial	Estenose subaórtica
Desvio venoso pulmonar	Estenose de ramo da AP	Obstrução do conduto VD-AP
Disfunção do VD (sistêmico)	Dilatação da raiz neoaórtica	Insuficiência pulmonar
Insuficiência tricúspide	Insuficiência neoaórtica	Disfunção ventricular
Vazamento do defletor	Estenose da artéria coronária	
Obstrução da VSVE (EP)	Disfunção de VE	

Siglas: AP, artéria pulmonar; EP, estenose pulmonar; VD, ventrículo direito; VE, ventrículo esquerdo; VSVE, via de saída do ventrículo esquerdo.

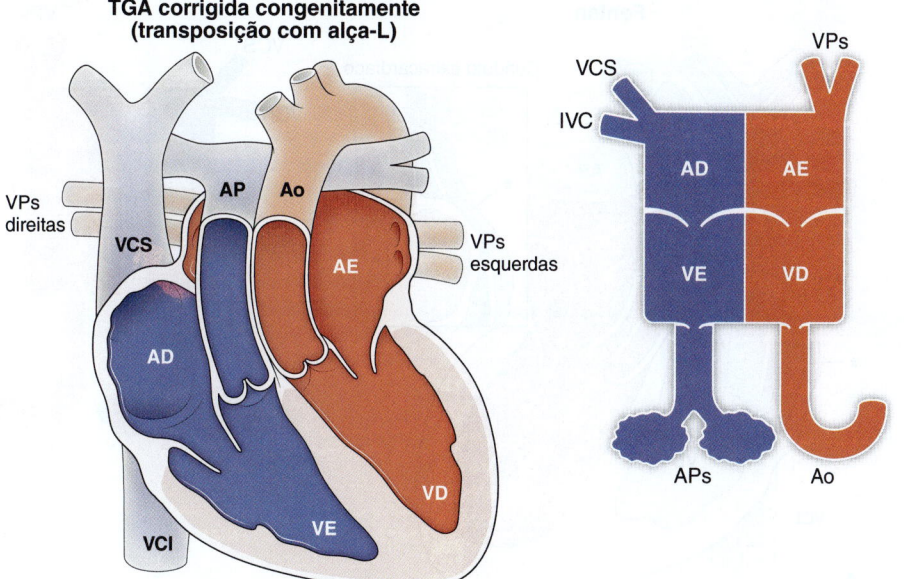

FIGURA 269-9 Transposição das grandes artérias (TGA) corrigida congenitamente. A TGA corrigida fisiologicamente (também conhecida como *TGA corrigida congenitamente*) é caracterizada por discordância atrioventricular e discordância ventriculoarterial. O sangue venoso sistêmico passa do AD pela valva mitral para o VE morfológico para a AP. Então o sangue oxigenado retorna aos pulmões para o AE pela valva tricúspide para um VD morfológico e é ejetado pela Ao. AD, átrio direito; AE, átrio esquerdo; Ao, aorta; APs, artérias pulmonares; VCI, veia cava inferior; VCS, veia cava superior; VD, ventrículo direito; VE, ventrículo esquerdo; VPs, veias pulmonares.

com SE parecem sobreviver mais tempo do que aqueles com outras formas de hipertensão arterial pulmonar. As recomendações de cuidados médicos incluíram a manutenção da hidratação adequada, a prevenção e o tratamento da anemia, incluindo suplementação de ferro quando apropriado, e a anticoagulação (embora isso permaneça controverso devido à predisposição ao sangramento e à ocorrência de hemoptise clínica, que frequentemente tem sido associada com trombose vascular pulmonar). A elevação do hematócrito acima do que é considerado adequado para o grau de cianose pode ser tratada apenas com hidratação nos pacientes sintomáticos, ou ocasionalmente com a realização de flebotomia com reposição isovolumétrica. A flebotomia de rotina em adultos assintomáticos com SE é contraindicada. A otimização adequada dos depósitos de ferro mostrou melhorar a qualidade de vida e o desempenho funcional em adultos com SE e deficiência de ferro. A anticoncepção é fortemente recomendada em mulheres com SE em idade fértil, evitando o uso de estrogênio, que pode ser trombogênico. A gravidez é contraindicada nessas mulheres devido ao alto risco de mortalidade materna.

Evidências recentes sugerem que o uso de vasodilatadores pulmonares seletivos, como a bosentana ou a sildenafila, pode ser eficaz na SE. Pacientes selecionados podem ser candidatos a transplante combinado coração-pulmão ou, preferivelmente, transplante de pulmão com reparo concomitante do defeito intracardíaco, se exequível.

O papel dos cuidados paliativos em CPCA Em conjunto, os adultos com CPC demonstram índices mais elevados de comorbidades que limitam a qualidade de vida e mortalidade prematura do que em controles pareados por idade. A prevalência relatada de dor, ansiedade, depressão, dispneia e fadiga parece semelhante à prevalência relatada em adultos que são décadas mais velhos e engajados em cuidados paliativos para doença cardiovascular adquirida no final da vida (FdV). Do mesmo modo, no FdV com CPCA, as frequências de hospitalização, de admissão em cuidados intensivos, readmissão em 30 dias e maior permanência hospitalar parecem maiores (a despeito da menor idade) do que em adultos com câncer. Em um estudo retrospectivo de pacientes com CPCA que morreram durante admissão hospitalar, apenas uma minoria estava engajada em discussões sobre FdV com seus provedores de saúde. Pesquisas com adultos com CPC e com seus provedores de saúde sugeriram que a grande maioria de pacientes quer participar de planejamento de cuidados avançados e discussão sobre cuidados paliativos; isso contrasta com declarações de provedores de cuidados em CPC observando suas incertezas a respeito do FdV, prognósticos e preocupações sobre discussões acerca do FdV. Os especialistas em cuidados paliativos que pertencem às equipes de cuidados de CPCA, ou estão alinhados com elas, têm um papel importante e interativo na definição e abordagem ao alinhamento das metas dos pacientes e médicos dentro dos limites das decisões de cuidados frequentemente complexas a respeito do período de vida adulta.

Considerações globais À medida que o padrão de sobrevida melhora para todos os pacientes clinicamente complexos, os clínicos são confrontados com desafios e dilemas particulares; acima de tudo, está o acúmulo de conhecimento e competência suficientes para que sejam capazes de engajar

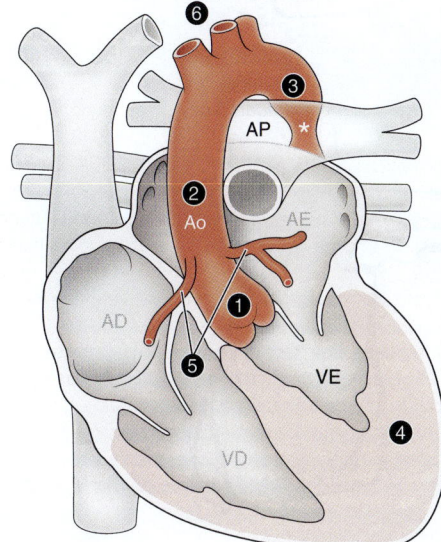

FIGURA 269-10 Coarctação da aorta (*). A valva aórtica bicúspide (1) é a lesão concomitante mais comum. As sequelas da coarctação da aorta (reparada ou não) incluem hipertensão arterial sistêmica, dilatação ou formação de aneurisma da aorta ascendente (2) ou descendente (3), hipertrofia ventricular esquerda (4), insuficiência cardíaca sistólica e diastólica de VE, aterosclerose acelerada de coronária (5) ou cerebral (6), formação de aneurisma cerebral e recorrência da coarctação após o reparo. AD, átrio direito; AE, átrio esquerdo; Ao, aorta; AP, artéria pulmonar; VD, ventrículo direito; VE, ventrículo esquerdo.

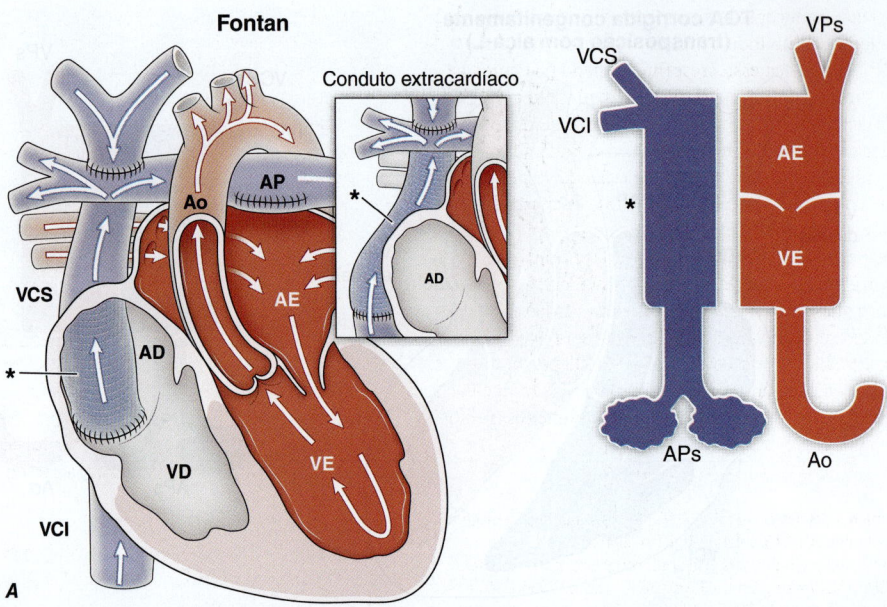
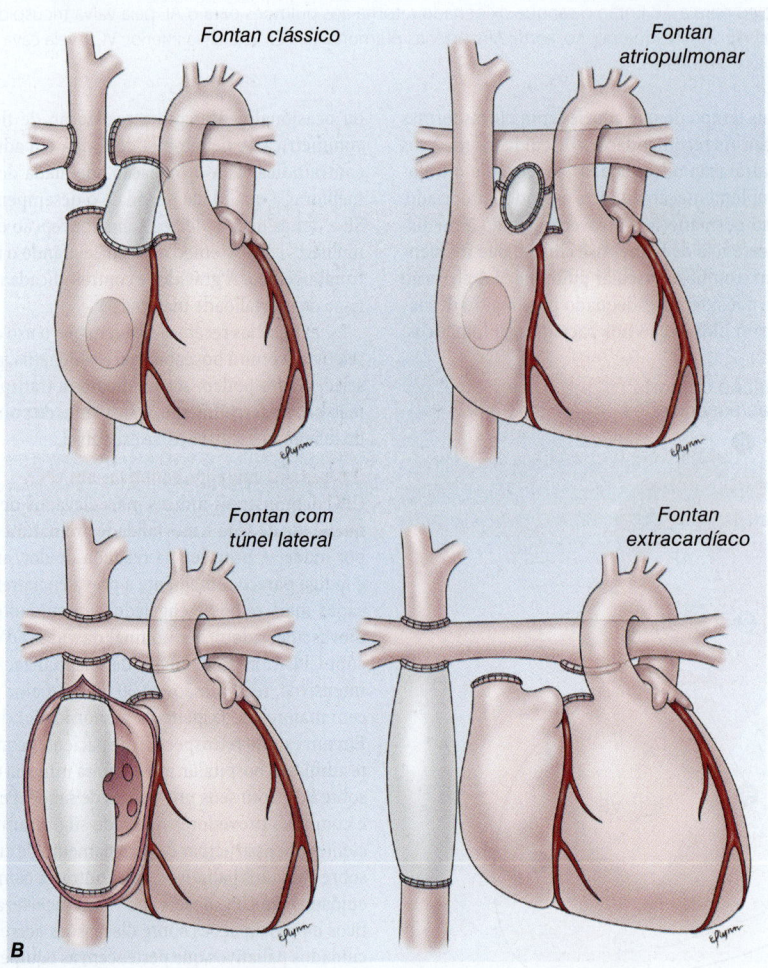

FIGURA 269-11 **A.** A cirurgia de Fontan cria uma circulação única na qual o sangue desoxigenado é direcionado para as APs a partir da VCS e da VCI de forma que contorna qualquer câmara de bombeamento. A VCS e a VCI são conectadas (*) por meio de um "túnel" interno ou de um conduto extracardíaco que guia o fluxo para a AP. O retorno venoso pulmonar (oxigenado) cursa das VPs para o AE, então para o VE e daí para a Ao. Em contrapartida à fisiologia em adultos normais (nos quais a pressão é gerada por um VD para impulsionar o fluxo sanguíneo de um AD de baixa pressão para um AE de alta pressão), na circulação de Fontan, por definição, devido à ausência de uma câmara de bombeamento para a AP, a pressão no AD é maior do que a pressão no AE, permitindo o fluxo pelos pulmões. AD, átrio direito; AE, átrio esquerdo; Ao, aorta; APs, artérias pulmonares; VCI, veia cava inferior; VCS, veia cava superior; VD, ventrículo direito; VE, ventrículo esquerdo; VPs, veias pulmonares; *, desvio de Fontan. **B.** Representação diagramática da localização de vários tipos de operações de Fontan. *(Parte B usada com autorização de Emily Flynn McIntosh, ilustradora).*

nos cuidados do paciente, bem como buscar maior experiência, orientação e suporte, quando adequado. Em todo o mundo, o cuidado por toda a vida de adultos com CPC exemplifica essa crescente demanda. O cuidado de adultos com CPC dentro dos centros médicos que têm programas de cuidados na especialidade de CPCA foi associado com melhora na sobrevida global. Todavia, as análises atuais sugerem que a maioria dos adultos com CPC buscam e recebem cuidados fora dos centros de cuidados especializados em CPCA e nas mãos de clínicos gerais, internistas e cardiologistas. Sob uma aparência de adaptabilidade e determinação, adultos com CPC apresentam um amplo espectro de desempenho cognitivo e funcional, múltiplas comorbidades orgânicas, anormalidades da vasculatura sistêmica e pulmonar e a presença quase universal de insuficiência cardíaca em algum momento da vida. Parece uma inclinação dos especialistas em CPCA e dos centros de cuidados de CPCA servir como um centro de parceria com os médicos, encorajando o engajamento ao nível das mais altas competências e fornecendo educação, supervisão e suporte de modo a obter os melhores resultados.

LEITURAS ADICIONAIS

Gilboa SM et al: Congenital heart defects in the United States: Estimating the magnitude of the affected population in 2010. Circulation 134:101, 2016.
Gurvitz M et al: Emerging research directions in adult congenital heart disease: A report from an NHLBI/ACHA Working Group. J Am Coll Cardiol 67:1956, 2016.
Regitz-Zagrosek V et al; and Group ESCSD: 2018 ESC guidelines for the management of cardiovascular diseases during pregnancy. Eur Heart J 39:3165, 2018.
Silversides CK et al: Pregnancy outcomes in women with heart disease: The CARPREG II Study. J Am Coll Cardiol 71:2419, 2018.
Stout KK et al: 2018 AHA/ACC guidelines for the management of adults with congenital heart disease: A report of the American College of Cardiology/American Heart Association Task Force on Clinical Practice Guidelines. Circulation 139:e698, 2019.

270 Doenças do pericárdio
Joseph Loscalzo

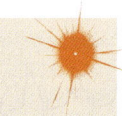

FUNÇÕES NORMAIS DO PERICÁRDIO

O pericárdio normal é um saco de camada dupla do pericárdio visceral e pericárdio parietal. O pericárdio visceral consiste em uma membrana serosa, separada do pericárdio parietal fibroso por pequena quantidade (15-50 mL) de líquido, um ultrafiltrado de plasma. Ao exercer uma força de restrição, o pericárdio normal previne dilatação súbita das câmaras cardíacas, especialmente átrio e ventrículo direitos, durante o exercício e na presença de hipervolemia. Ele também mantém a posição anatômica do coração e provavelmente retarda a disseminação das infecções provenientes dos pulmões e das cavidades pleurais para o coração. Todavia, a ausência *total* do pericárdio, congênita ou causada por cirurgia, não causa doença clínica óbvia. Nos defeitos *parciais* do pericárdio esquerdo, a artéria pulmonar principal e o átrio esquerdo podem abaular-se através do defeito; em casos muito raros, a herniação e o subsequente estrangulamento do átrio esquerdo podem causar morte súbita.

PERICARDITE AGUDA

A pericardite aguda, de longe o processo patológico mais comum envolvendo o pericárdio (Tab. 270-1), possui quatro aspectos diagnósticos principais:

1. A *dor torácica* geralmente está presente na pericardite infecciosa aguda e em muitas formas presumidas como estando relacionadas à hipersensibilidade, à autoimunidade ou de causa desconhecida (idiopática). A dor da pericardite aguda com frequência é intensa, tem localização retroesternal e/ou precordial esquerda, sendo referida para pescoço, braços ou ombro esquerdo. Frequentemente a dor é pleurítica em consequência da inflamação pleural associada (i.e., aguda e agravada por inspiração e tosse), mas, às vezes, é contínua, com irradiação para a borda do trapézio ou para um dos braços e assemelha-se à isquemia miocárdica. Por esse motivo, é comum ser confundida com o infarto agudo do miocárdio (IAM). Caracteristicamente, a dor pericárdica pode ser intensificada pela posição supina e aliviada quando o paciente fica sentado e inclinado para a frente (Cap. 14). Muitas vezes, há ausência de dor na pericardite de desenvolvimento lento tuberculosa, pós-irradiação, neoplásica e urêmica.

   A diferenciação entre IAM e pericardite aguda torna-se mais difícil quando, na pericardite aguda, há elevações séricas dos marcadores bioquímicos de lesão miocárdica, como a creatina-cinase-MB e a troponina, provavelmente porque também ocorre o comprometimento concomitante do epicárdio no processo inflamatório (epimiocardite) com a consequente necrose de miócitos. Contudo, essas elevações, se ocorrerem, serão bastante modestas se comparadas com as do IAM, dada a extensa elevação do segmento ST no eletrocardiograma na pericardite. Essa dissociação é útil na diferenciação entre essas condições.

2. Um *ruído de atrito pericárdico* é audível em algum momento da doença em cerca de 85% dos casos de pericardite aguda. O ruído de atrito tem até três componentes por ciclo cardíaco e é descrito como

TABELA 270-1 ■ Classificação da pericardite

Classificação clínica

I. Pericardite aguda (< 6 semanas)
   A. Fibrinosa
   B. Com derrame (seroso ou sanguíneo)
II. Pericardite subaguda (6 semanas a 6 meses)
   A. Com derrame-constritiva
   B. Constritiva
III. Pericardite crônica (> 6 meses)
   A. Constritiva
   B. Adesiva (não constritiva)

Classificação etiológica

I. Pericardite infecciosa
   A. Viral (vírus Coxsackie A e B, vírus Echo, herpes-vírus, vírus da caxumba, adenovírus, hepatite, vírus da imunodeficiência humana [HIV])
   B. Piogênica (pneumococos, *Streptococcus*, *Staphylococcus*, *Neisseria*, *Legionella*, *Chlamydia*)
   C. Tuberculosa
   D. Fúngica (histoplasmose, coccidioidomicose, *Candida*, blastomicose)
   E. Outras infecções (sifilítica, protozoária, parasitária)
II. Pericardite não infecciosa
   A. Aguda idiopática
   B. Insuficiência renal
   C. Neoplasia
      1. Tumores primários (benignos ou malignos, mesotelioma)
      2. Tumores metastáticos para o pericárdio (cânceres de pulmão e de mama, linfoma, leucemia)
   D. Trauma (penetrante da parede torácica, não penetrante)
   E. Dissecção aórtica (com vazamento para o saco pericárdico)
   F. Infarto agudo do miocárdio
   G. Pós-irradiação
   H. Febre familiar do Mediterrâneo e outras síndromes de febre periódica
   I. Pericardite familiar
      1. Nanismo de Mulibrey[a]
   J. Metabólica (mixedema, colesterol)
III. Pericardite presumivelmente relacionada à autoimunidade
   A. Febre reumática
   B. Doença vascular do colágeno (lúpus eritematoso sistêmico, artrite reumatoide, espondilite anquilosante, esclerodermia, febre reumática aguda, granulomatose com poliangeíte [de Wegener])
   C. Induzida por fármacos (p. ex., procainamida, hidralazina, fenitoína, isoniazida, minoxidil, anticoagulantes, metisergida)
   D. Pós-lesão cardíaca
      1. Pós-pericardiotomia
      2. Pós-traumática
      3. Pós-infarto agudo do miocárdio (síndrome de Dressler)

[a]Síndrome autossômica recessiva caracterizada por falha no crescimento, hipotonia muscular, hepatomegalia, alterações oculares, aumento dos ventrículos cerebrais, deficiência intelectual, hipertrofia ventricular e pericardite constritiva crônica.

áspero, como uma fricção ou raspagem e rude (Cap. 239); geralmente é mais audível no final da expiração, com o paciente ereto e inclinado para a frente.

3. O *eletrocardiograma* (ECG) na pericardite aguda sem derrame volumoso geralmente mostra alterações secundárias à inflamação subepicárdica aguda (Fig. 270-1A), e geralmente evolui em quatro estágios. No estágio 1, há elevação generalizada dos segmentos ST, frequentemente com a concavidade voltada para cima, envolvendo duas ou três derivações básicas dos membros e V_2 a V_6, com depressões recíprocas apenas em aVR e, algumas vezes, em V_1. Além disso, há depressão do segmento PR abaixo do segmento TP, refletindo envolvimento atrial, uma alteração precoce que pode ocorrer antes da elevação do segmento ST. Geralmente não há alterações significativas nos complexos QRS, a não ser que ocorra o desenvolvimento de um grande derrame pericárdico (ver adiante). Após vários dias, os segmentos ST retornam ao normal (estágio 2) e, apenas nesse momento, ou até mais tarde, as ondas T tornam-se invertidas (estágio 3). Semanas ou meses após o início da pericardite aguda, o ECG retorna ao normal (estágio 4). Por outro lado, no IAM, as elevações de ST são convexas para cima e a depressão recíproca é, em geral, mais proeminente; essas mudanças podem retornar ao normal em 1 ou 2 dias. Pode haver desenvolvimento de ondas Q, com perda de amplitude da onda R e inversões da onda T; por outro lado, na pericardite aguda, essas alterações são observadas geralmente horas *antes* de os segmentos ST se tornarem isoelétricos (Caps. 274 e 275).

4. O *derrame pericárdico* geralmente está associado à dor e/ou às alterações no ECG supramencionadas e, se o derrame for grande, com alternância elétrica (Fig. 270-1B). O derrame pericárdico adquire importância clínica especial quando se desenvolve em um intervalo relativamente curto, pois pode causar tamponamento cardíaco (ver adiante). A diferenciação da cardiomegalia pode ser difícil ao exame físico, porém as bulhas cardíacas podem ficar mais abafadas no derrame pericárdico de grande volume. O ruído de atrito e o impulso do ápice podem desaparecer. A base do pulmão esquerdo pode ser comprimida pelo líquido pericárdico, gerando o *sinal de Ewart*, uma área de macicez, aumento do frêmito e egofonia sob o ângulo da escápula esquerda. A radiografia do tórax pode mostrar alargamento da silhueta cardíaca, com uma configuração "em garrafa d'água", mas pode ser normal em pacientes com derrames pequenos.

Diagnóstico *Ecocardiografia* (Cap. 241) é a técnica de imagem mais utilizada. O exame é sensível, específico, simples e não invasivo; pode ser realizado à beira do leito; e permite a localização e estimativa da quantidade de líquido pericárdico. A presença de líquido pericárdico é demonstrada pela ecocardiografia transtorácica bidimensional como um espaço relativamente anecoico entre o pericárdio posterior e o epicárdio ventricular esquerdo e/ou como um espaço entre o ventrículo direito anterior e o pericárdio parietal logo abaixo da parede torácica anterior (Fig. 270-2).

O diagnóstico de derrame ou espessamento pericárdico pode ser confirmado pela tomografia computadorizada (TC) ou por ressonância magnética (RM). Essas técnicas podem ser superiores à ecocardiografia na

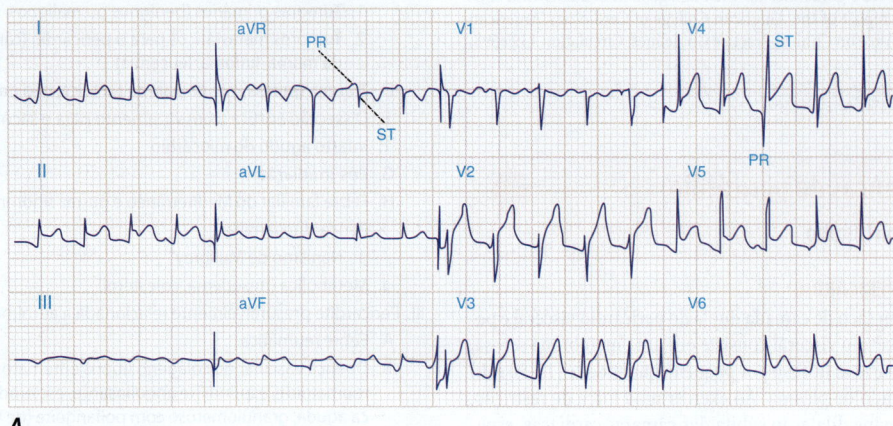

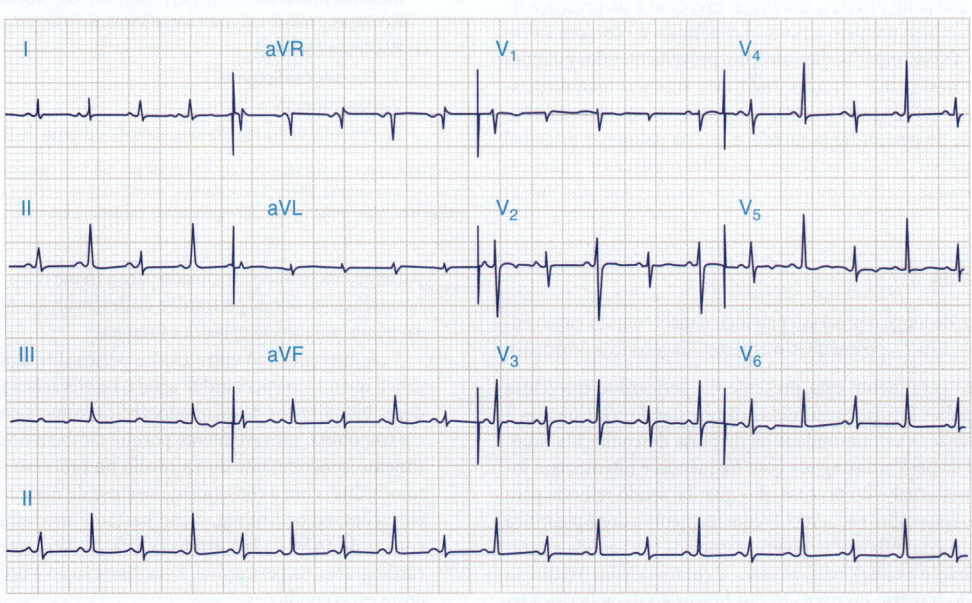

FIGURA 270-1 **A.** Pericardite aguda. Há elevações difusas do segmento ST nas derivações I, II, aVF e V_2 a V_6. Há depressão do segmento PR devido a uma corrente de lesão atrial concomitante. **B.** Alternância elétrica. Este traçado foi obtido de um paciente com um grande derrame pericárdico com tamponamento.

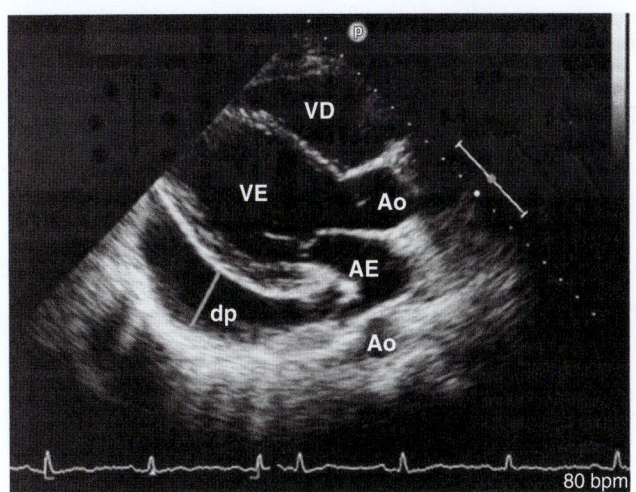

FIGURA 270-2 **Ecocardiograma bidimensional** em uma incidência lateral em um paciente com um grande derrame pericárdico. AE, átrio esquerdo; Ao, aorta; dp, derrame pericárdico; VD, ventrículo direito; VE, ventrículo esquerdo. *(Reproduzida, com autorização, de Imazio M: Contemporary management of pericardial diseases. Curr Opin Cardiol 27:308, 2012.)*

detecção de derrames pericárdicos loculados e espessamento pericárdico, e na identificação de massas pericárdicas. A RM também é útil na detecção de inflamação pericárdica (Fig. 270-3).

TRATAMENTO
Pericardite aguda

Não há uma terapia específica para pericardite aguda idiopática, mas recomenda-se o repouso no leito e o tratamento anti-inflamatório com ácido acetilsalicílico (2-4 g/dia) ou anti-inflamatórios não esteroides (AINEs), como ibuprofeno (600-800 mg, 3 ×/dia) ou indometacina (25-50 mg, 3 ×/dia), que devem ser administrados com proteção gástrica (p. ex., omeprazol, 20 mg/dia). Em pacientes que respondem ao tratamento, as doses devem prosseguir por 1 a 2 semanas e, então, ser diminuídas durante várias semanas. Além disso, a colchicina (0,5 mg/dia [< 70 kg] ou 0,5 mg, 2 ×/dia [> 70 kg]) deve ser administrada por 3 meses. A colchicina melhora a resposta aos AINEs e ajuda na redução dos riscos de pericardite recorrente. Esse fármaco se concentra nos neutrófilos e interfere na sua migração, pode causar diarreia e outros efeitos colaterais gastrintestinais, e é contraindicado em pacientes com disfunção hepática ou renal. Os glicocorticoides (p. ex., prednisona, 1 mg/kg/dia) geralmente suprimem as manifestações clínicas da pericardite aguda em pacientes que não responderam à terapia com AINEs e colchicina ou não os toleram. Todavia, como eles aumentam o risco de recorrência subsequente, a dose completa de corticosteroides deve ser administrada por apenas 2 a 4 dias e, depois, reduzida gradualmente. Os anticoagulantes devem ser evitados, pois seu uso pode causar sangramento na cavidade pericárdica e tamponamento.

Em pacientes com recorrências incapacitantes, múltiplas e frequentes, que continuam por mais de 2 anos, e que não são evitadas pelo uso continuado da colchicina e outros AINEs e não são controladas por glicocorticoides, há relatos de benefício com o uso de azatioprina ou anacinra (um antagonista do receptor da interleucina [IL]-1β). Raramente, pode ser necessária a decapagem pericárdica, mas esse procedimento nem sempre termina com as recorrências.

A maioria dos pacientes com pericardite aguda pode ser tratada ambulatorialmente, com acompanhamento cuidadoso. Todavia, a hospitalização é aconselhável quando há suspeita de causas específicas (tuberculose, doença neoplásica, infecção bacteriana) ou se qualquer um dos preditores de mau prognóstico (febre > 38 °C, início subagudo ou grande derrame pericárdico) estiver presente.

TAMPONAMENTO CARDÍACO

O acúmulo de líquido no espaço pericárdico, em quantidade suficiente para causar obstrução grave à entrada de sangue nos ventrículos, resulta em tamponamento cardíaco. Essa complicação pode ser fatal se não for reconhecida e tratada imediatamente. As causas mais comuns de tamponamento são a pericardite idiopática e a pericardite secundária à doença neoplásica, tuberculose ou sangramento para o espaço pericárdico após vazamento de uma dissecção aórtica, cirurgia cardíaca, trauma e tratamento com anticoagulantes.

As três principais manifestações do tamponamento (*tríade de Beck*) são hipotensão, bulhas cardíacas hipofonéticas ou ausentes e distensão venosa jugular com descenso *x* proeminente (protossistólico), mas descenso *y* ausente (protodiastólico). As limitações ao enchimento ventricular são responsáveis por uma redução do débito cardíaco e da pressão arterial. A quantidade de líquido necessária para produzir tamponamento cardíaco pode ser de apenas 200 mL quando o líquido se acumula rapidamente, para até > 2.000 mL nos derrames de aparecimento lento, quando o pericárdio teve a oportunidade de distender e se adaptar ao aumento do volume.

Um alto índice de suspeita para tamponamento cardíaco é necessário porque em muitos casos nenhuma causa óbvia de doença pericárdica é evidente. O diagnóstico deve ser considerado em qualquer paciente com aumento súbito da silhueta cardíaca sem outra explicação, hipotensão e elevação da pressão venosa jugular. Pode haver redução da amplitude dos complexos QRS, e a *alternância elétrica* das ondas P, QRS ou T deve fortalecer a suspeita de tamponamento cardíaco (Fig. 270-1).

A Tabela 270-2 lista as manifestações que distinguem o tamponamento cardíaco da pericardite constritiva.

Pulso paradoxal Esse importante indício de tamponamento cardíaco consiste em um declínio inspiratório acima do normal (10 mmHg) na pressão

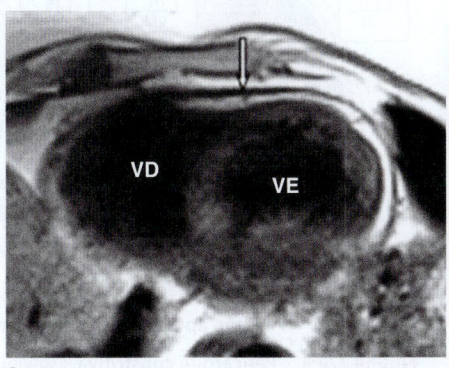
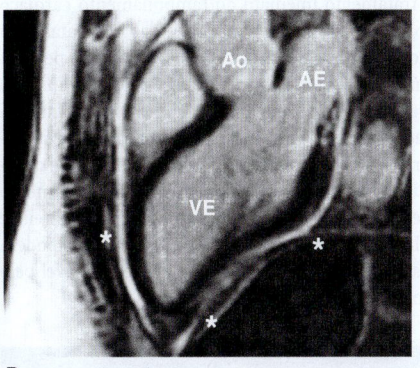

FIGURA 270-3 **Inflamação pericárdica vista por imagem de ressonância magnética cardíaca. A.** Incidência transversal. O pericárdio está espessado e realçado em imagens magnéticas em T2. Observe a linha branca espessada indicada por uma seta. **B.** Incidência longitudinal. Realce tardio com gadolínio de pericárdio inflamado e espessado. AE, átrio esquerdo; Ao, aorta; VD, ventrículo direito; VE, ventrículo esquerdo. *(De RY Kwong: Cardiovascular magnetic resonance imaging, in Braunwald's Heart Disease, 10th ed, Mann DL et al [eds]. Philadelphia: Elsevier, 2015, pp 320-40.)*

TABELA 270-2 ■ Achados que distinguem o tamponamento cardíaco de pericardite constritiva e distúrbios clínicos similares

Características	Tamponamento	Pericardite constritiva	Miocardiopatia restritiva	Infarto do ventrículo direito	Pericardite constritiva com derrame
Clínicas					
Pulso paradoxal	+++	+	+	+	+++
Veias jugulares					
Deflexão y proeminente	–	++	+	+	–
Deflexão x proeminente	+++	++	+++	+	+++
Sinal de Kussmaul	–	+++	+	+++	++
Terceira bulha cardíaca	–	–	+	+	+
Batida pericárdica	–	++	–	–	–
Eletrocardiograma					
Baixa voltagem ao eletrocardiograma	++	++	+	–	+
Alternância elétrica	++	–	–	–	+
Ecocardiografia					
Espessamento do pericárdio	–	+++	–	–	++
Calcificação pericárdica	–	++	–	–	–
Derrame pericárdico	+++	–	–	–	++
Tamanho do ventrículo direito	Geralmente pequeno	Geralmente normal	Geralmente normal	Aumentado	Geralmente normal
Variação respiratória exagerada na velocidade de fluxo	+++	+++	–	+++	+
Tomografia computadorizada/ressonância magnética					
Espessamento do pericárdio	–	+++	–	–	++
Equalização das pressões diastólicas	+++	+++	–	++	++

Siglas: +++, sempre presente; ++, geralmente presente; +, rara; –, ausente.
Fonte: Reproduzida, com autorização, de GM Brockington et al: Pericardite constritiva. Cardiol Clin 8;645, 1990.

arterial sistólica. Quando grave, pode ser detectado pela palpação de fraqueza ou desaparecimento do pulso arterial durante a inspiração, mas, em geral, é necessário medir a pressão sistólica com esfigmomanômetro durante a respiração lenta para detectá-lo.

Como ambos os ventrículos compartilham revestimento justo e não compressível – ou seja, o saco pericárdico –, o aumento inspiratório do ventrículo direito causa abaulamento para a esquerda do septo interventricular, reduzindo o volume ventricular esquerdo, o volume sistólico e a pressão arterial sistólica. O pulso paradoxal também ocorre em cerca de um terço dos pacientes com pericardite constritiva (ver adiante) e em alguns casos de choque hipovolêmico, doenças obstrutivas agudas e crônicas das vias aéreas, bem como embolia pulmonar. Um infarto ventricular direito **(Cap. 275)** pode assemelhar-se ao tamponamento cardíaco com hipotensão, pressão venosa jugular elevada, deflexão *y* ausente no pulso venoso jugular e, às vezes, pulso paradoxal **(Tab. 270-2)**.

Diagnóstico Como o tratamento imediato do tamponamento cardíaco pode salvar a vida do paciente, devem-se tomar medidas imediatas para estabelecer o diagnóstico pelo ecocardiograma. Quando o derrame pericárdico causa tamponamento, o Doppler mostra que as velocidades do fluxo sanguíneo através das valvas tricúspide e pulmonar aumentam acentuadamente durante a inspiração, enquanto as velocidades do fluxo na veia pulmonar e nas valvas mitral e aórtica diminuem (como na pericardite constritiva [ver adiante]) **(Fig. 270-4)**. No tamponamento, há um movimento diastólico tardio para dentro (colapso) da parede livre ventricular direita e do átrio direito. Ecocardiografia transesofágica, TC ou RM cardíaca podem ser necessárias para diagnosticar um derrame loculado responsável pelo tamponamento cardíaco.

Na presença de um grande derrame, deve ser feita uma pericardiocentese ou o paciente deve ser observado de perto com ecocardiografia seriada e monitoramento das pressões venosa e arterial para sinais de tamponamento cardíaco.

PERICARDIOCENTESE

Caso surjam manifestações clínicas de tamponamento, deve-se realizar uma pericardiocentese com o uso das abordagens apical, paraesternal ou, mais comumente, subxifóidea de imediato, pois, se não for tratado, o tamponamento pode ser rapidamente fatal. Sempre que possível, o procedimento deve ser realizado sob orientação ecocardiográfica. Pode-se

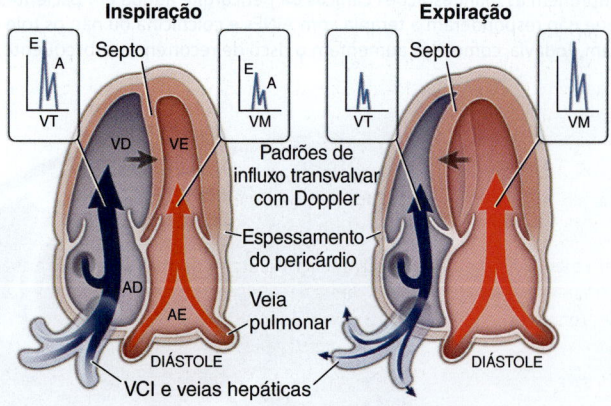

FIGURA 270-4 Pericardite constritiva. Esquema com Doppler das alterações durante as fases respiratórias dos influxos mitral e tricúspide. Padrões recíprocos de enchimento ventricular são avaliados no exame de Doppler pulsado da valva mitral (VM) e da valva tricúspide (VT). AD, átrio direito; AE, átrio esquerdo; VCI, veia cava inferior; VD, ventrículo direito; VE, ventrículo esquerdo. *(Cortesia de Bernard E. Bulwer, MD; com autorização.)*

TRATAMENTO

Tamponamento cardíaco

Os pacientes com pericardite aguda devem ser frequentemente monitorados para que se observe o desenvolvimento de um derrame.

administrar solução salina intravenosa enquanto o paciente é preparado para o procedimento, mas a pericardiocentese não deve ser adiada. Se possível, a pressão intrapericárdica deve ser medida antes de o líquido ser retirado, e a cavidade pericárdica deve ser drenada o mais completamente possível. Um cateter pequeno com vários orifícios pode ser introduzido sobre a agulha inserida na cavidade pericárdica e deixado no local para a drenagem do espaço pericárdico caso o líquido acumule novamente. A drenagem cirúrgica por meio de uma toracotomia limitada (subxifoide) pode ser necessária no tamponamento recorrente, quando for preciso remover derrames loculados e/ou obter tecido para estabelecimento do diagnóstico.

O líquido pericárdico obtido de um derrame com frequência apresenta as características físicas de um exsudato. Nos países desenvolvidos, a presença de um líquido sanguinolento geralmente se deve a neoplasia, insuficiência renal ou a uma lesão cardíaca. Nos países em desenvolvimento, a tuberculose também pode causar derrame exsudativo e/ou sanguinolento.

O líquido pericárdico deve ser analisado para a detecção de hemácias e leucócitos, devendo-se obter estudo citológico para células neoplásicas. Também deve-se obter cultura do líquido. A presença do DNA de *Mycobacterium tuberculosis*, determinada pela reação em cadeia da polimerase, sustenta fortemente o diagnóstico de pericardite tuberculosa; todavia, frequentemente é necessário obter uma amostra de tecido pericárdico para fazer esse diagnóstico (Cap. 178).

PERICARDITE AGUDA VIRAL OU IDIOPÁTICA
Em muitos casos, a pericardite aguda ocorre em associação ou após doenças de origem viral conhecida ou presumida, sendo supostamente causada pelo mesmo agente. Pode haver um antecedente de infecção do trato respiratório, mas o isolamento viral e os estudos sorológicos geralmente são negativos. Em alguns casos, é possível isolar os vírus Coxsackie A ou B, ou os vírus *influenza*, o vírus Echo, o vírus da caxumba, o herpes-vírus simples, o vírus da varicela, o adenovírus ou o citomegalovírus no líquido pericárdico e/ou detectar elevações apropriadas nos títulos de anticorpos virais. Geralmente, uma causa viral não pode ser estabelecida, e o termo *pericardite aguda idiopática* é apropriado.

A pericardite viral ou idiopática aguda ocorre em todas as idades, porém é mais comum em homens jovens e costuma estar associada a derrames pleurais e pneumonite. O início quase simultâneo de febre e dor precordial, muitas vezes 10 a 12 dias após doença supostamente viral, constitui um dado importante na diferenciação entre pericardite aguda e IAM, no qual a dor torácica precede a febre. Os sintomas constitucionais em geral são leves a moderados e um ruído de atrito pericárdico com frequência é audível. A doença costuma seguir seu curso em alguns dias a 4 semanas. Elevações da proteína C-reativa e da contagem de leucócitos são comuns. As alterações do segmento ST no ECG geralmente desaparecem depois de 1 semana ou mais, porém as ondas T anormais podem persistir por vários anos e gerar confusão nos pacientes sem uma história clara de pericardite. O acúmulo de algum líquido pericárdico é comum, mas o tamponamento e a pericardite constritiva são complicações possíveis, porém infrequentes.

A complicação mais frequente é a pericardite recorrente (recidivante), que ocorre em cerca de 25% dos pacientes com pericardite aguda idiopática. Um número menor de indivíduos tem múltiplas recorrências.

Síndrome pós-lesão cardíaca A pericardite aguda pode se desenvolver em diversas circunstâncias que apresentam um aspecto em comum – lesão prévia do miocárdio com sangue na cavidade pericárdica. Essa síndrome pode ocorrer após uma operação cardíaca (síndrome pós-pericardiotomia), após traumatismo cardíaco fechado ou aberto (Cap. 272) ou após perfuração do coração com um cateter; raramente, ela acontece após IAM.

O quadro clínico simula o das pericardites agudas viral ou idiopática. A principal queixa é a dor da pericardite aguda, que geralmente surge 1 a 4 semanas após a lesão cardíaca. As recidivas são comuns, podendo ocorrer até 2 anos ou mais depois da lesão. Febre, pleurite e pneumonite são condições associadas e a doença em geral remite em 1 ou 2 semanas. A pericardite pode ser do tipo fibrinoso ou evoluir como derrame pericárdico, muitas vezes serossanguinolento, mas que raramente causa tamponamento.

Alterações no ECG típicas da pericardite aguda também podem ocorrer. Essa síndrome provavelmente resulta de reação de hipersensibilidade ao antígeno (ou reação autoimune), o qual se origina dos tecidos miocárdicos e/ou pericárdicos lesionados.

Em muitos casos, não é necessário qualquer tratamento além do ácido acetilsalicílico e outros analgésicos. Quando a doença for grave ou seguida por uma série de recidivas incapacitantes, a terapia com outro AINE, colchicina ou um glicocorticoide, como o tratamento descrito para a pericardite aguda, geralmente é eficaz.

DIAGNÓSTICO DIFERENCIAL
Como não há exames específicos para a *pericardite aguda idiopática*, o diagnóstico é firmado por exclusão. Por essa razão, todos os outros distúrbios que podem estar associados à pericardite fibrinosa aguda devem ser considerados. Um erro diagnóstico comum é confundir a pericardite aguda viral ou idiopática com IAM e vice-versa.

A pericardite secundária à síndrome pós-lesão cardíaca pode ser diferenciada da pericardite aguda idiopática basicamente pelo momento da sua ocorrência. Se a pericardite ocorrer alguns dias ou semanas após traumatismo torácico, perfuração cardíaca, cirurgia cardíaca ou IAM, pode-se concluir que os dois estão relacionados.

É importante distinguir entre a *pericardite decorrente de doenças vasculares do colágeno* e a pericardite aguda idiopática. O distúrbio mais importante nesse diagnóstico diferencial é a pericardite devida a lúpus eritematoso sistêmico (LES; Cap. 356) ou lúpus induzido por fármaco (procainamida ou hidralazina). Quando a pericardite ocorre sem distúrbio subjacente evidente, o diagnóstico de LES pode ser sugerido por uma elevação nos títulos dos fatores antinucleares. A pericardite aguda é uma complicação eventual de *artrite reumatoide*, *esclerodermia* e *poliarterite nodosa*, havendo, geralmente, outras evidências dessas doenças no momento da apresentação da pericardite aguda.

A *pericardite piogênica* (*purulenta*) geralmente é secundária a cirurgias cardiotorácicas, por extensão de infecção dos pulmões ou das cavidades pleurais, de ruptura do esôfago no saco pericárdico ou de ruptura de abscesso anular valvar em um paciente com endocardite infecciosa. Ela também pode complicar as infecções virais, bacterianas, micobacterianas e fúngicas que ocorrem com a infecção por vírus da imunodeficiência humana (HIV, do inglês *human immunodeficiency virus*). Em geral, há febre, calafrios, sepse e evidências de infecção em outros locais, e geralmente o prognóstico é ruim. O diagnóstico é estabelecido por meio de exame do líquido pericárdico. Ela requer drenagem imediata, bem como tratamento antibiótico vigoroso.

A *pericardite da insuficiência renal* (*pericardite urêmica*) ocorre em até um terço dos pacientes com disfunção renal grave e também é vista em pacientes submetidos à diálise crônica que têm níveis normais de ureia no sangue (*pericardite associada à diálise*). Essas duas formas de pericardite podem ser fibrinosas e geralmente são associadas com derrames serossanguinolentos; derrames francamente hemorrágicos podem ser vistos em alguns casos de pericardite urêmica antes do início da diálise. Um ruído de atrito pericárdico é comum, mas a dor é leve ou ausente. O tratamento com um AINE e a intensificação da diálise costumam ser suficientes. Alguns pacientes apresentam tamponamento, precisando ser submetidos à pericardiocentese. Quando a pericardite da insuficiência renal é recidivante ou persistente, deve-se realizar uma janela pericárdica, ou pode ser necessária uma pericardiectomia.

A pericardite decorrente de *doenças neoplásicas* resulta da extensão ou invasão do pericárdio por tumores metastáticos (geralmente carcinomas de pulmão e da mama, melanoma maligno, linfoma e leucemia). Ocasionalmente ocorrem complicações, como dor, tamponamento e arritmias atriais. O diagnóstico é estabelecido por citologia do líquido pericárdico ou biópsia pericárdica. A *irradiação do mediastino* para tratar o câncer pode causar pericardite aguda e/ou pericardite constritiva crônica. As causas incomuns de pericardite aguda são sífilis, infecções fúngicas (histoplasmose, blastomicose, aspergilose e candidíase), bem como parasitoses (amebíase, toxoplasmose, equinococose e triquinelose) (Tab. 270-1).

DERRAMES PERICÁRDICOS CRÔNICOS
Os derrames pericárdicos crônicos são algumas vezes encontrados em pacientes sem história pregressa de pericardite aguda. Podem causar poucos

sintomas por si só e sua presença é detectada pela demonstração de silhueta cardíaca alargada na radiografia de tórax. *Tuberculose* e mixedema podem ser a causa. Neoplasias, LES, artrite reumatoide, infecções micóticas, radioterapia no tórax e quilopericárdio também podem causar derrame pericárdico crônico e devem ser considerados e especificamente investigados nesses pacientes. A aspiração e a análise do líquido pericárdico em geral são úteis ao diagnóstico. O líquido pericárdico deve ser analisado como descrito anteriormente em "Pericardiocentese". Um líquido pericárdico francamente sanguíneo costuma resultar de neoplasia, tuberculose, insuficiência renal ou sangramento lento de dissecção da aorta. A pericardiocentese pode resolver os derrames volumosos, mas a pericardiectomia pode ser necessária em pacientes com recidiva. Pode-se realizar instilação intrapericárdica de agentes esclerosantes para evitar o reacúmulo de líquido, mais comumente nos derrames neoplásicos recorrentes.

PERICARDITE CONSTRITIVA CRÔNICA

Esse distúrbio ocorre quando a resolução de uma pericardite aguda fibrinosa ou serofibrinosa ou a reabsorção de um derrame pericárdico crônico é sucedida pela obliteração da cavidade pericárdica com formação de tecido de granulação. Este último se contrai gradualmente e forma um tecido cicatricial firme encapsulando o coração, que pode se tornar calcificado. Nos países em desenvolvimento, uma alta porcentagem dos casos tem etiologia tuberculosa, mas isso é incomum atualmente na América do Norte e na Europa Ocidental. A pericardite constritiva crônica também pode suceder a pericardite aguda ou recidivante viral ou idiopática, traumatismo com coágulo sanguíneo organizado ou cirurgia cardíaca de qualquer tipo ou resultar de irradiação do mediastino, infecção purulenta, histoplasmose, doença neoplásica (especialmente câncer de mama, câncer de pulmão e linfoma), artrite reumatoide, LES ou insuficiência renal crônica tratada com diálise. Em muitos pacientes, a causa da doença pericárdica é indeterminada e, nesses casos, o evento desencadeante pode ter sido um episódio assintomático ou esquecido de pericardite aguda viral ou idiopática.

A anormalidade fisiológica básica dos pacientes com pericardite constritiva crônica é a incapacidade de encher os ventrículos devido às limitações impostas pelo pericárdio rígido e espessado. O enchimento ventricular não é impedido durante o início da diástole, mas é abruptamente reduzido quando o limite elástico do pericárdio é atingido, enquanto, no tamponamento cardíaco, o enchimento ventricular é impedido durante toda a diástole. Em ambos os distúrbios, o volume diastólico final ventricular e o volume de ejeção sistólico estão reduzidos, e a pressão diastólica final nos dois ventrículos bem como as pressões médias nos átrios, nas veias pulmonares e nas veias sistêmicas encontram-se elevadas a patamares semelhantes (i.e., 5 mmHg entre uma e outra). Apesar dessas alterações hemodinâmicas, a função sistólica pode ser normal ou apenas ligeiramente comprometida em repouso. Contudo, nos casos avançados, o processo fibrótico pode se estender para o miocárdio e causar cicatrizes miocárdicas e atrofia, e congestão venosa pode advir dos efeitos combinados das lesões miocárdicas e pericárdicas.

Na pericardite constritiva, os pulsos das pressões atriais direita e esquerda mostram um contorno em forma de M, com deflexões *x* e *y* proeminentes. A deflexão *y*, que está ausente ou reduzida no tamponamento cardíaco, é a mais proeminente na pericardite constritiva e reflete o enchimento precoce rápido dos ventrículos. A deflexão *y* é interrompida por rápida elevação da pressão atrial no início da diástole, quando o enchimento ventricular fica impedido pelo pericárdio constritivo. Essas alterações típicas são transmitidas às veias jugulares, onde podem ser reconhecidas à inspeção. Na pericardite constritiva, os pulsos de pressão nos dois ventrículos mostram os sinais típicos da "raiz quadrada" durante a diástole. Essas alterações hemodinâmicas, embora características, não são patognomônicas da pericardite constritiva, podendo também ser observadas nas miocardiopatias restritivas **(Cap. 259, Tab. 259-2)**.

ACHADOS CLÍNICOS E LABORATORIAIS

Fraqueza, fadiga, ganho de peso, aumento do perímetro abdominal, desconforto abdominal e edema são comuns. Com frequência, o paciente parece cronicamente enfermo, e, nos casos avançados, anasarca, perda de musculatura esquelética e caquexia podem estar presentes. A dispneia de esforço é comum e a ortopneia pode ocorrer, embora não costume ser grave. As veias cervicais mostram-se distendidas e podem continuar assim mesmo depois do tratamento intensivo com diuréticos, e a pressão venosa pode não diminuir durante a inspiração (*sinal de Kussmaul*). Esse sinal é comum na pericardite crônica, mas também pode ocorrer na estenose tricúspide, no infarto ventricular direito e na miocardiopatia restritiva.

A pressão do pulso é normal ou reduzida. Um pulso paradoxal pode ser detectado em cerca de um terço dos casos. A hepatomegalia congestiva é marcante, podendo comprometer a função hepática e causar icterícia; ascite é comum e em geral mais proeminente do que o edema das regiões inferiores. Derrame pleural e esplenomegalia também podem estar presentes. O *ictus cordis* fica atenuado e pode retrair-se na sístole (*sinal de Broadbent*). As bulhas cardíacas podem mostrar-se abafadas; uma terceira bulha precoce (i.e., uma batida pericárdica) que ocorre no *ictus cordis* com o cessar abrupto do enchimento ventricular muitas vezes é notável.

O ECG frequentemente exibe baixa voltagem dos complexos QRS e achatamento ou inversão difusa das ondas T. Cerca de um terço dos pacientes apresenta fibrilação atrial. A *radiografia de tórax* mostra um coração normal ou um pouco aumentado. A calcificação pericárdica é mais comum na pericardite tuberculosa, e pode, contudo, ocorrer na ausência de constrição, e a constrição pode ocorrer sem calcificação.

Considerando que os sinais físicos habituais da doença cardíaca (sopros, cardiomegalia) podem ser mínimos ou ausentes na pericardite constritiva crônica, a hepatomegalia e a disfunção hepática associadas à icterícia e a ascite intratável podem levar ao diagnóstico errôneo de cirrose hepática. Esse erro pode ser evitado se as veias do pescoço forem inspecionadas e consideradas distendidas.

A *ecocardiografia transtorácica* com frequência mostra espessamento pericárdico, dilatação da veia cava inferior e das veias hepáticas, bem como uma interrupção abrupta do enchimento ventricular no início da diástole, com função sistólica ventricular normal e achatamento da parede posterior do ventrículo esquerdo. Há um padrão distinto de velocidade de fluxo transvalvar na ecocardiografia com Doppler **(Fig. 270-4)**. Durante a inspiração, há uma redução exagerada na velocidade do fluxo sanguíneo nas veias pulmonares e através da valva mitral e um desvio para a esquerda do septo ventricular; o oposto ocorre durante a expiração. A velocidade do fluxo diastólico na veia cava inferior para o átrio direito e através da valva tricúspide aumenta de maneira exacerbada durante a inspiração e diminui durante a expiração. Contudo, a ecocardiografia não pode estabelecer ou excluir de forma definitiva o diagnóstico de pericardite constritiva; a TC e a RM são mais precisas, sendo a última útil na avaliação do envolvimento miocárdico.

DIAGNÓSTICO DIFERENCIAL

Assim como a pericardite constritiva crônica, o *cor pulmonale* **(Cap. 257)** pode estar associado à hipertensão venosa sistêmica acentuada, à pouca congestão pulmonar, a um coração que não se encontra aumentado e a um pulso paradoxal. Entretanto, no *cor pulmonale*, a doença pulmonar parenquimatosa avançada costuma ser evidente e a pressão venosa *diminui* durante a inspiração (i.e., o sinal de Kussmaul é negativo). A *estenose tricúspide* **(Cap. 266)** também pode simular pericardite constritiva crônica com hepatomegalia congestiva, esplenomegalia, ascite e distensão venosa. Contudo, geralmente estão presentes o sopro característico, assim como o sopro da estenose mitral associada.

Como a pericardite constritiva é corrigível cirurgicamente, é importante diferenciar entre pericardite constritiva crônica e miocardiopatia restritiva **(Cap. 259)**, a qual produz anormalidade fisiopatológica semelhante (i.e., restrição do enchimento ventricular). Os aspectos diferenciadores estão resumidos na **Tabela 270-2**. Quando um paciente apresenta insuficiência cardíaca congestiva progressiva, incapacitante e refratária, mostrando qualquer uma das manifestações de cardiopatia constritiva, deve-se obter ecocardiografia com Doppler para registrar os efeitos respiratórios no fluxo transvalvar **(Fig. 270-4)** e uma RM ou TC para confirmar ou excluir pericardite constritiva, pois esse distúrbio costuma ser curável.

TRATAMENTO
Pericardite constritiva

A ressecção do pericárdio é o único tratamento definitivo da pericardite constritiva e deve ser a mais completa possível. A arteriografia coronariana deve ser realizada no pré-operatório em pacientes > 50 anos de idade a fim de excluir a doença da artéria coronariana não suspeitada. Os benefícios obtidos com a decorticação cardíaca são geralmente progressivos ao longo dos meses. O risco dessa cirurgia depende do grau de penetração do miocárdio pelo processo fibrótico e de calcificação, da gravidade da atrofia miocárdica, da extensão do comprometimento secundário da função hepática e/ou renal, bem como do estado geral do paciente. A mortalidade cirúrgica situa-se na faixa de 5 a 10% mesmo nos centros com experiência; os pacientes com doença mais grave, especialmente casos secundários à radioterapia, correm maior risco. Portanto, o tratamento cirúrgico deve ser realizado o mais cedo possível.

Pericardite constritiva subaguda com derrame Essa forma de doença pericárdica caracteriza-se pela combinação de derrame tenso no espaço pericárdico e constrição cardíaca pelo pericárdio espessado. Dessa forma, ela compartilha várias das manifestações de um derrame pericárdico crônico com compressão cardíaca e constrição pericárdica. Pode ser causada por tuberculose (ver adiante), episódios múltiplos de pericardite idiopática aguda, radiação, pericardite traumática, insuficiência renal, esclerodermia e neoplasias. O coração geralmente está aumentado, e um pulso paradoxal com frequência está presente. Após a pericardiocentese, os achados fisiológicos podem mudar daqueles do tamponamento cardíaco para aqueles de constrição pericárdica. Além disso, a pressão intrapericárdica e a pressão venosa central podem diminuir, mas não se normalizam. O diagnóstico pode ser estabelecido por pericardiocentese seguida de biópsia pericárdica. A ampla excisão dos pericárdios visceral e parietal costuma ser uma terapia eficaz.

Doença pericárdica tuberculosa Essa infecção crônica é uma causa comum de derrame pericárdico crônico, especialmente nos países em desenvolvimento nos quais a tuberculose ativa e o HIV são endêmicos. A pericardite tuberculosa pode se apresentar como derrame pericárdico, pericardite constritiva crônica ou pericardite constritiva subaguda com derrame (ver anteriormente). O quadro clínico é o de doença sistêmica crônica em um paciente com derrame pericárdico. É importante considerar esse diagnóstico em um paciente com tuberculose conhecida, infectado por HIV, e com febre, dor torácica, perda de peso e aumento da silhueta cardíaca de origem indeterminada. Se a etiologia do derrame pericárdico crônico continuar indefinida apesar de análise detalhada, incluindo cultura do líquido pericárdico, deverá ser realizada uma biópsia pericárdica, preferencialmente por toracotomia limitada. Se ainda assim faltarem evidências definitivas, mas a amostra apresentar granulomas com caseificação, a terapia com tuberculostáticos (Cap. 178) estará indicada.

Se a amostra para a biópsia mostrar espessamento do pericárdio após 2 a 4 semanas de terapia antituberculosa, deverá ser realizada pericardiectomia para evitar o desenvolvimento da constrição. A constrição cardíaca tuberculosa deve ser tratada cirurgicamente enquanto o paciente estiver recebendo terapia antituberculosa.

Agradecimento Eugene Braunwald escreveu este capítulo na 20ª edição, e parte do material foi utilizada nesta edição.

LEITURAS ADICIONAIS

ALRAIES MC et al: Usefulness of cardiac magnetic resonance-guided management in patients with recurrent pericarditis. Am J Cardiol 115:542, 2015.
BAYES-COENIS A et al: Cotchicine in pericarditis. Eur Heart J 38:1706, 2017.
GARCIA MJ: Constrictive pericarditis versus restrictive cardiomyopathy? J Am Coll Cardiol 67:2061, 2016.
LEWINTER MM: Acute pericarditis. N Engl J Med 371:2410, 2014.
LOTAN D et al: Usefulness of novel immunotherapeutic strategies for idiopathic recurrent pericarditis. Am J Cardiol 117:861, 2016.
MIRCANDA WR, OH JK: Effusive-constrictive pericarditis. Cardiol Clin 3:551, 2017.
VISTARINI N et al: Pericardiectomy for constrictive pericarditis. Ann Thorac Surg 100:107, 2015.
WELCH TD: Constrictive pericarditis: diagnosis, management, and clinical outcomes. Heart 104:725, 2018.

271 Mixoma atrial e outros tumores cardíacos
Eric H. Awtry

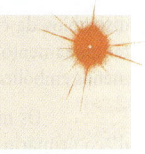

Os tumores cardíacos podem ser amplamente classificados como aqueles que se originam primariamente no coração e aqueles que refletem doença metastática de uma fonte primária distante. Os tumores cardíacos primários podem, ainda, ser divididos naqueles que são patologicamente benignos e naqueles que são malignos. De um modo geral, os tumores cardíacos primários são relativamente raros, enquanto o envolvimento secundário do coração ou do pericárdio ocorre em até 20% dos pacientes com câncer metastático terminal. Embora os pacientes com tumores cardíacos possam apresentar uma variedade de sintomas, muitos pacientes são assintomáticos no momento do diagnóstico, quando o tumor é identificado incidentalmente em exames de imagem realizados por outros motivos. Os tumores cardíacos precisam ser diferenciados de outras massas cardíacas, como vegetações, trombos, tumores inflamatórios miofibroblásticos ou hipertrofia miocárdica. A ecocardiografia geralmente é o método inicial de avaliação dos tumores cardíacos; todavia, inúmeras modalidades de imagem estão disponíveis atualmente, e uma abordagem multimodal é frequentemente necessária para que se faça um diagnóstico acurado e para a definição das opções de tratamento (Tab. 271-1).

TUMORES PRIMÁRIOS

Os tumores primários do coração são raros, ocorrendo em aproximadamente 1 a cada 2 mil pacientes em séries de autópsias. Cerca de 75% são histologicamente benignos e a maioria desses tumores são mixomas. Os tumores malignos, dos quais quase todos são sarcomas, são responsáveis por 25% dos tumores cardíacos primários. Todos os tumores cardíacos, independentemente do seu tipo patológico, têm potencial para causar complicações ameaçadoras à vida. Hoje, muitos tumores são cirurgicamente curáveis, o que torna imprescindível o diagnóstico precoce.

Apresentação clínica Os tumores cardíacos podem se apresentar com ampla variedade de manifestações cardíacas e não cardíacas. Essas manifestações, que dependem de sua localização e seu tamanho, bem como de seu impacto nas estruturas cardíacas adjacentes, são muitas vezes características inespecíficas encontradas em cardiopatias mais comuns, como dor torácica, síncope, insuficiência cardíaca congestiva (ICC), sopros, arritmias,

TABELA 271-1 ■ Modalidades de exames por imagem e sua utilidade na avaliação de tumores cardíacos

Modalidade	Utilidade na avaliação dos tumores cardíacos
Ecocardiografia transtorácica (ETT) (incluindo bidimensional, tridimensional e com contraste)	Avaliação da localização e tamanho do tumor e seu impacto nas estruturas adjacentes (p. ex., valvas, pericárdio)
Ecocardiografia transesofágica (ETE)	Melhor caracterização do tumor e resolução espacial comparada com a ETT; pode auxiliar na determinação da abordagem cirúrgica
Ressonância magnética (RM) cardíaca com contraste (gadolínio)	Melhora na caracterização tecidual, definição do tamanho do tumor e identificação de invasão local quando comparada com ETT ou ETE; pode diferenciar tumor de trombo
Tomografia computadorizada cardíaca sincronizada	Fornece avaliação anatômica e caracterização tecidual do tumor; é útil quando os pacientes não toleram a RM ou quando esta não é exequível (p. ex., pacientes com dispositivos cardíacos implantáveis); permite uma melhor avaliação de lesões calcificadas e do envolvimento tumoral extracardíaco
Imagem nuclear (incluindo tomografia por emissão de pósitrons com F^{18}-fluorodesoxiglicose [FDG-PET])	Definição de doença extracardíaca; pode ser útil no diagnóstico de certos tumores cardíacos (p. ex., tumores neuroendócrinos), mas a avaliação de tumores menores pode ser limitada pela captação de FDG pelo miocárdio adjacente

distúrbios da condução e derrame pericárdico com ou sem tamponamento. Além desses, também são encontrados fenômenos embólicos e sintomas constitucionais.

Mixoma Os mixomas são o tipo mais comum de tumor cardíaco primário em adultos, sendo responsáveis por 33 a 50% de todos os casos examinados em necropsia e 75% dos tumores tratados cirurgicamente. Ocorrem em todas as idades, mais comumente entre a terceira e a sexta décadas de vida, com predileção pelo sexo feminino. Cerca de 90% dos mixomas são esporádicos; os demais são familiares, com transmissão autossômica dominante. A variedade familiar com frequência ocorre como parte de uma síndrome complexa (complexo de Carney), a qual inclui (1) mixomas (cardíaco, cutâneo e/ou mamário), (2) lentigos e/ou nevos pigmentados e (3) hiperatividade endócrina (doença nodular primária do córtex suprarrenal com ou sem síndrome de Cushing, tumores testiculares e/ou adenomas hipofisários com gigantismo ou acromegalia). Determinados conjuntos de achados são chamados de síndrome *NAME* (acrônimo para **n**evos, mixoma **a**trial, neurofibroma **m**ixoide e **e**félides) ou síndrome *LAMB* (acrônimo para **l**entigos, mixoma atrial [*atrial myxoma*] e nevos azuis [*blue*]), embora essas síndromes provavelmente representem subtipos do complexo de Carney. A base genética desse complexo ainda não foi esclarecida por completo; entretanto, mutações inativadoras no gene supressor tumoral *PRKAR1A*, que codifica a subunidade reguladora tipo I-α da proteína-cinase A, foram identificadas em cerca de 70% dos pacientes com o complexo de Carney.

Ao exame patológico, os mixomas são estruturas gelatinosas que consistem em células mixomatosas incrustadas em um estroma rico em glicosaminoglicanos. A maioria dos tumores esporádicos é solitária, origina-se do septo interatrial na proximidade da fossa oval (em particular no átrio esquerdo) e é, muitas vezes, pedunculada em um pedículo fibrovascular. Ao contrário dos tumores esporádicos, os tumores sindrômicos ou familiares tendem a ocorrer em indivíduos mais jovens, com frequência são múltiplos, podem estar localizados nos ventrículos e têm maior probabilidade de recorrência após a ressecção inicial.

Os mixomas costumam apresentar-se com sinais e sintomas obstrutivos. A apresentação clínica mais comum simula a doença da valva mitral: estenose decorrente de prolapso tumoral para dentro do orifício mitral ou insuficiência como resultado de traumatismo ou distorção valvar induzida pelo tumor. Os mixomas ventriculares podem causar obstrução na via de saída do ventrículo semelhante à causada por estenose subaórtica ou subpulmonar. Os sinais e sintomas do mixoma podem ter instalação súbita ou ser de natureza posicional em razão dos efeitos da gravidade sobre a posição do tumor. À ausculta, é possível identificar um ruído característico de baixa frequência, um "plop tumoral", durante a proto ou mesodiástole, que se acredita ser resultado do impacto do tumor contra a valva mitral ou a parede ventricular. Os mixomas também podem se apresentar com um fenômeno embólico periférico ou pulmonar (resultante de embolização de fragmentos tumorais ou trombo associado ao tumor) ou com sinais e sintomas constitucionais, incluindo febre, perda de peso, caquexia, mal-estar, artralgias, erupção cutânea, baqueteamento digital e fenômeno de Raynaud. Esses sintomas constitucionais são, provavelmente, o resultado de citocinas (p. ex. interleucina 6) secretadas pelo mixoma. Anormalidades laboratoriais, como hipergamaglobulinemia, anemia, policitemia, leucocitose, trombocitopenia ou trombocitose, aumento da velocidade de hemossedimentação, e aumento do nível de proteína C-reativa muitas vezes estão presentes. Esses fatores são responsáveis pelos frequentes diagnósticos equivocados que os pacientes com mixomas recebem de endocardite, doença vascular do colágeno ou de síndrome paraneoplásica.

As ecocardiografias bidimensionais e tridimensionais transtorácica e/ou transesofágica são úteis para o diagnóstico do mixoma cardíaco, possibilitando avaliar o tamanho do tumor e determinar seu local de fixação, os quais são considerações importantes para o planejamento da excisão cirúrgica (Fig. 271-1). A tomografia computadorizada (TC) e a ressonância magnética (RM) oferecem importantes informações sobre tamanho, forma, composição e características da superfície do tumor (Fig. 271-2) e podem identificar o envolvimento intratorácico extracardíaco em pacientes com suspeita de doença metastática.

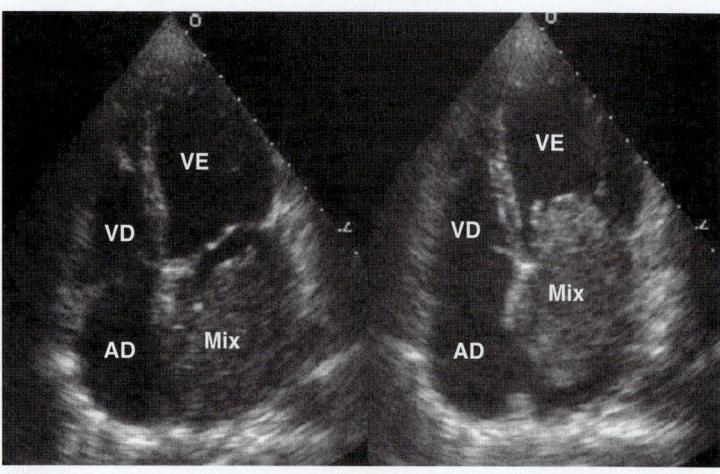

FIGURA 271-1 Ecocardiograma transtorácico demonstrando a presença de um grande mixoma atrial. O mixoma (Mix) ocupa todo o átrio esquerdo durante a sístole (**A**) e sofre prolapso através da valva mitral para o ventrículo esquerdo (VE) durante a diástole (**B**). AD, átrio direito; VD, ventrículo direito. *(Cortesia de Dr. Michael Tsang; com autorização.)*

Embora o cateterismo cardíaco e a angiografia antigamente fossem realizados como rotina antes da ressecção tumoral, eles não são mais considerados obrigatórios nos casos em que estão disponíveis informações adequadas obtidas com técnicas não invasivas e nos quais outras doenças cardíacas (p. ex., doença arterial coronariana) não são consideradas prováveis. Além disso, o cateterismo da câmara onde o tumor se origina traz consigo risco de embolização tumoral. Considerando que os mixomas podem ter origem familiar, o rastreamento ecocardiográfico dos parentes em primeiro grau é considerado uma prática adequada, em particular se o paciente for jovem e apresentar tumores múltiplos ou evidências de síndrome mixomatosa.

TRATAMENTO
Mixoma

Está indicada a excisão cirúrgica utilizando circulação extracorpórea, independentemente do tamanho do tumor, e a cirurgia geralmente é curativa. Os mixomas recorrem em 12 a 22% dos casos familiares, mas em apenas 1 a 2% dos casos esporádicos. A recorrência do tumor é mais

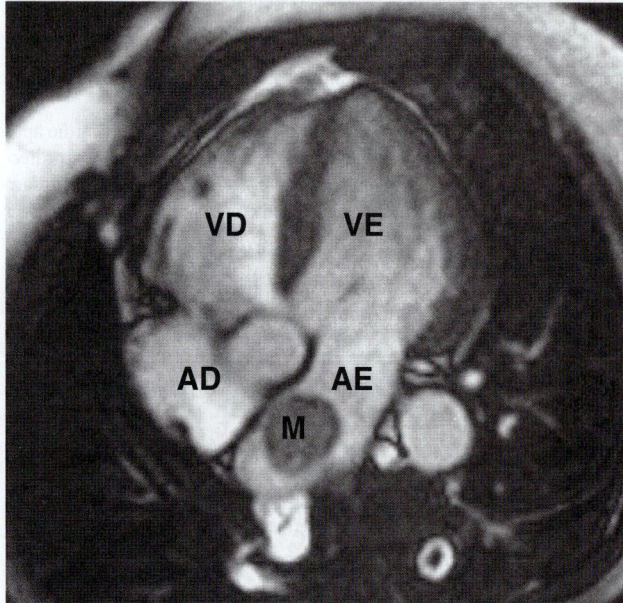

FIGURA 271-2 Imagem de ressonância magnética cardíaca demonstrando uma massa (M) arredondada dentro do átrio esquerdo (AE). A avaliação patológica no momento da cirurgia revelou ser um mixoma atrial. AD, átrio direito; VD, ventrículo direito; VE, ventrículo esquerdo.

provavelmente devida à presença de lesões multifocais nos casos familiares e por ressecção inadequada nos casos esporádicos.

Outros tumores benignos Os *lipomas* cardíacos, embora relativamente comuns, geralmente são achados incidentais nos exames *post mortem*; todavia, eles podem crescer até 15 cm, apresentar-se como uma anormalidade da silhueta cardíaca na radiografia de tórax e devem ser ressecados se produzirem sintomas por interferência mecânica na função cardíaca, arritmias ou distúrbios da condução. Os *fibroelastomas papilares* são tumores friáveis com projeções foliáceas, que geralmente são solitários, e são os tumores mais comuns das valvas cardíacas. Remanescentes de citomegalovírus foram recuperados a partir desses tumores, levantando a possibilidade de que eles se originem de uma endocardite viral crônica. Ainda que em geral sejam clinicamente silenciosos, podem causar disfunção valvar e embolia distal, tendo como resultado ataques isquêmicos transitórios, acidente vascular cerebral ou infarto agudo do miocárdio. Em geral, esses tumores devem ser submetidos à ressecção mesmo quando assintomáticos, embora uma abordagem mais conservadora possa ser considerada para lesões pequenas, do lado direito. Os *rabdomiomas* e os *fibromas* são os tumores cardíacos mais comuns em lactentes e crianças e costumam ocorrer nos ventrículos, onde podem produzir obstrução mecânica ao fluxo sanguíneo, com quadros clínicos semelhantes aos da estenose valvar, ICC, miocardiopatia restritiva ou hipertrófica ou pericardite constritiva. Os rabdomiomas são, provavelmente, crescimentos hamartomatosos, múltiplos em 90% dos casos, que ocorrem em cerca de 50% das crianças com esclerose tuberosa, e estão associados com mutações nos genes supressores tumorais *TSC1* e *TSC2* (Fig. 271-3). Esses tumores tendem a regredir completa ou parcialmente; apenas tumores que estejam causando obstrução requerem intervenção cirúrgica. Os fibromas geralmente são únicos, de localização universalmente ventricular, frequentemente calcificados e podem estar associados com mutações no gene supressor tumoral *PTCH1*. Os fibromas tendem a crescer e causar arritmias e sintomas obstrutivos, devendo, portanto, sofrer ressecção, quando possível. Os *paragangliomas* são tumores raros de células cromafínicas que representam feocromocitomas extrassuprarrenais. A maioria está localizada no teto do átrio esquerdo e pode ser identificada com TC ou RM cardíaca ou com cintilografia nuclear usando 131-I--metaiodobenzilguanidina. Eles são altamente vascularizados e podem ser hormonalmente ativos, resultando em hipertensão não controlada. Com frequência, é necessária a ressecção cirúrgica extensa. Os *hemangiomas* e os *mesoteliomas* costumam ser tumores pequenos, mais frequentemente de localização intramiocárdica, e podem causar distúrbios da condução atrioventricular (AV) e, até mesmo, morte súbita em razão da sua propensão a se desenvolver na região do nó AV. Outros tumores benignos que surgem do coração incluem *teratoma, quimiodectoma, neurilemoma, mioblastoma de células granulosas* e *paraganglioma*.

Tumores malignos Quase todos os tumores cardíacos malignos primários são sarcomas, que podem ser de vários tipos histológicos; os angiossarcomas são o tipo mais comum em adultos, enquanto os rabdomiossarcomas são os mais comuns em crianças. Em geral, caracterizam-se por uma evolução rápida que culmina com a morte do paciente em semanas a meses a partir da apresentação, em consequência de comprometimento hemodinâmico, invasão local ou metástases distantes. Cerca de 30% são metastáticos no momento do diagnóstico, geralmente envolvendo os pulmões. Os sarcomas geralmente envolvem o lado direito do coração, têm um crescimento rápido, frequentemente invadem o espaço pericárdico e podem obstruir as câmaras cardíacas ou as veias cavas. Também podem ocorrer no lado esquerdo do coração, podendo ser confundidos com mixomas. Linfomas cardíacos isolados raramente são descritos, mas mais comumente ocorrem no contexto de doença sistêmica. Eles são mais comuns em homens e em idosos; geralmente envolvem o coração direito; podem apresentar-se com arritmias, síncope, ICC ou sintomas constitucionais, e são frequentemente de células grandes do tipo B.

TRATAMENTO
Tumores malignos

A terapia ideal para o sarcoma cardíaco é a ressecção completa, frequentemente com quimioterapia neoadjuvante e pós-operatória; contudo, no momento da apresentação, muitos desses tumores já se disseminaram muito extensamente, impedindo a excisão cirúrgica. Embora existam relatos esparsos de alívio com radioterapia e/ou quimioterapia, a resposta dos sarcomas cardíacos a essas terapias é ruim. A única exceção parece ser os linfossarcomas cardíacos, que podem responder a uma combinação de quimioterapia e radioterapia. O linfoma cardíaco primário é o tumor maligno cardíaco primário mais sensível à quimioterapia, com a sobrevida em longo prazo obtida em cerca de 40% dos indivíduos tratados.

TUMORES METASTÁTICOS QUE ACOMETEM O CORAÇÃO

Os tumores metastáticos cardíacos são bem mais comuns que os tumores primários e é provável que sua incidência aumente à medida que a expectativa de vida dos pacientes com várias formas de neoplasias malignas é estendida por terapias mais eficazes e as modalidades de imagem mais modernas permitam a identificação precoce de doença metastática. Embora as metástases cardíacas possam ocorrer com qualquer tipo de tumor, a incidência relativa é especialmente alta no melanoma maligno e, em menor extensão, na leucemia e no linfoma (Fig. 271-4). Em termos absolutos, os locais primários mais comuns de origem das metástases cardíacas são os carcinomas de mama e de pulmão, refletindo a alta incidência desses cânceres. As metástases cardíacas quase sempre ocorrem no contexto de doença primária disseminada e, na maioria das vezes, há doença primária ou metastática em outro local da cavidade torácica.

As metástases cardíacas podem ocorrer por disseminação hematogênica ou linfática ou por invasão tumoral direta. Embora elas geralmente

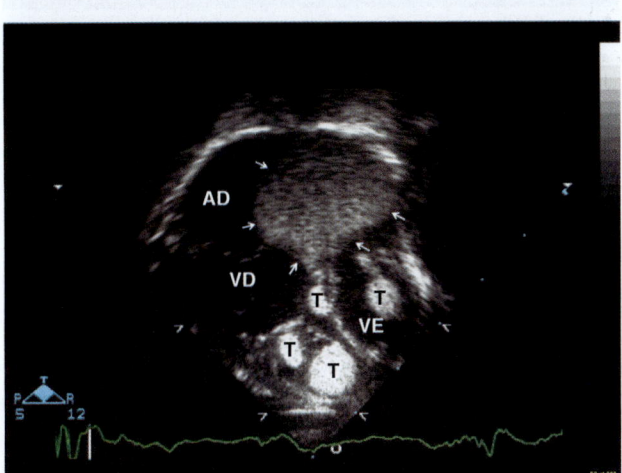

FIGURA 271-3 Ecocardiograma transtorácico revelando múltiplos tumores (T) consistentes com rabdomiomas em um bebê de 1 dia de vida. O maior tumor (*setas*) estava localizado no sulco atrioventricular esquerdo e media 2 cm × 2 cm. AD, átrio direito; VD, ventrículo direito; VE, ventrículo esquerdo.

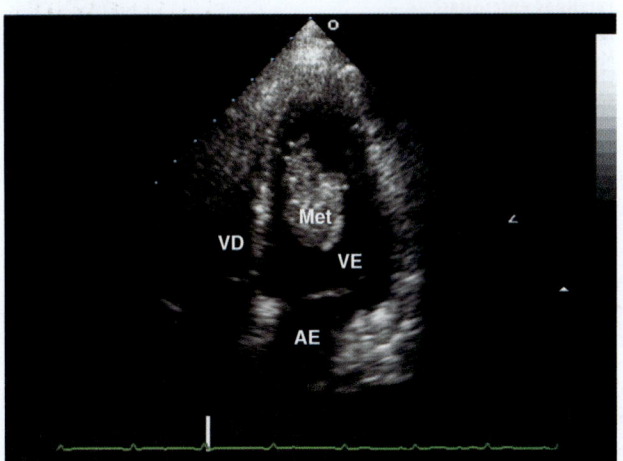

FIGURA 271-4 Grande lesão metastática (Met) no ventrículo esquerdo (VE) de um paciente com câncer de bexiga difusamente metastático. A massa tumoral originou-se no septo interventricular e prolapsou para dentro da via de saída aórtica durante a sístole. AE, átrio esquerdo; VD, ventrículo direito.

se manifestem como nódulos pequenos e firmes, a infiltração difusa também pode ocorrer, em especial com sarcomas ou neoplasias hematológicas. O pericárdio é mais frequentemente envolvido, seguido pelo miocárdio de qualquer câmara e, raramente, pelo envolvimento do endocárdio ou das valvas cardíacas.

As metástases cardíacas são clinicamente aparentes apenas em cerca de 10% dos casos, em geral não são o motivo da consulta e raramente são a causa da morte. A grande maioria ocorre no cenário de uma neoplasia maligna previamente reconhecida. Assim como nos tumores cardíacos primários, a apresentação clínica reflete mais o local e o tamanho do tumor do que o seu tipo histológico. Quando sintomáticas, as metástases cardíacas podem produzir uma variedade de quadros clínicos, incluindo dispneia, pericardite aguda, tamponamento cardíaco, taquiarritmias ectópicas, bloqueio cardíaco e ICC. Muitos desses sinais e sintomas também podem resultar de miocardite, pericardite ou miocardiopatia induzida por radioterapia ou quimioterapia, e deve ser mantido um elevado índice de suspeita para envolvimento cardíaco nos pacientes com doença maligna que desenvolvem esses sintomas.

Os achados eletrocardiográficos são inespecíficos, mas podem revelar características consistentes com pericardite ou podem demonstrar baixa voltagem do QRS e alternância elétrica diante de um grande derrame pericárdico. Na radiografia de tórax, a silhueta cardíaca geralmente é normal, mas pode estar aumentada ou apresentar um contorno bizarro. A ecocardiografia é útil para a identificação e avaliação do significado de derrames pericárdicos e a visualização das metástases maiores, ainda que a TC e a cintilografia possam definir a massa tumoral com maior exatidão. A RM cardíaca fornece uma imagem com qualidade superior e tem papel central na avaliação diagnóstica das metástases cardíacas e nos tumores cardíacos em geral. A pericardiocentese possibilita um diagnóstico citológico específico nos pacientes com derrame pericárdico de origem maligna com uma sensibilidade relatada de 67 a 92%. Raramente a angiografia é necessária, mas é um exame que pode ajudar a delinear lesões miocárdicas discretas.

TRATAMENTO
Tumores metastáticos que acometem o coração

A maioria dos pacientes com metástase cardíaca apresenta doença maligna avançada; assim, o tratamento geralmente é paliativo e consiste em controle dos sintomas e tratamento do tumor primário. Os derrames pericárdicos malignos sintomáticos devem ser drenados por pericardiocentese. A drenagem prolongada (3-5 dias) e a instilação concomitante de um agente esclerosante (p. ex., tetraciclina ou bleomicina) podem retardar ou impedir o reacúmulo de líquido, e a criação de uma janela pericárdica permite a drenagem do derrame no espaço pleural ou peritoneal adjacentes. Considerando o pior prognóstico global desses pacientes, as discussões a respeito das metas de cuidados e envolvimento dos serviços de cuidados paliativos geralmente são apropriadas.

LEITURAS ADICIONAIS
Bussani R et al: Cardiac metastases. J Clin Pathol 60:27, 2007.
Mousavi N et al: Assessment of cardiac masses by cardiac magnetic resonance imaging: Histological correlation and clinical outcomes. J Am Heart Assoc 8:e007829, 2019.
Shapira O et al: Tumors of the heart, in *Sabiston and Spenser Surgery of the Chest*, 9th ed, FW Sellke et al (eds). Philadelphia, Elsevier, 2016, pp 1849–1857.
Tamin SS et al: Prognostic and bioepidemiologic implications of papillary fibroelastomas. J Am Coll Cardiol 65:2420, 2015.
Young PM et al: Computed tomography imaging of cardiac masses. Radiol Clin N Am 57:75, 2019.

272 Trauma cardíaco
Eric H. Awtry

TRAUMA CARDÍACO
A lesão traumática cardíaca pode ser causada por um trauma penetrante ou não penetrante; este último frequentemente é chamado de lesão cardíaca contundente (LCC). As *lesões penetrantes* resultam, mais frequentemente, de ferimentos por arma de fogo ou arma branca, e o local de entrada geralmente é óbvio. As *lesões cardíacas contundentes* ocorrem, com mais frequência, durante acidente com veículos automotores, seja por desaceleração rápida ou por impacto do tórax contra o volante, mas também podem ocorrer por quedas de altura, lesões por esmagamento, lesões por explosão e agressão violenta. É importante observar que a desaceleração rápida seguinte a um acidente por veículo automotor pode ser associada a lesão cardíaca significativa, mesmo na ausência de sinais externos de trauma torácico.

LESÃO CARDÍACA CONTUNDENTE
Contusão miocárdica é um termo inespecífico que tem sido usado para descrever um amplo espectro de lesões cardíacas não penetrantes que resultam em anormalidades no eletrocardiograma (ECG), elevação nos biomarcadores cardíacos e anormalidades cardíacas estruturais agudas (Tab. 272-1). Deve-se observar que a lesão cardíaca pode, inicialmente, ser negligenciada em pacientes com trauma, uma vez que o foco do atendimento é direcionado para outras lesões mais óbvias. Infelizmente, não há um sinal ou sintoma que confirme o diagnóstico de LCC, e os achados clínicos, laboratoriais e radiográficos podem ser inespecíficos diante de um trauma considerável. O exame físico pode ser um desafio na vigência de um trauma da parede torácica; contudo, os pacientes devem ser examinados cuidadosamente para detectar atritos pericárdicos, sopros cardíacos e evidência de tamponamento cardíaco (Cap. 270). O mecanismo da lesão e a presença de outro trauma torácico devem ser considerados ao se determinar o índice de suspeição de LCC; todavia, não há associação comprovada entre fraturas do esterno ou das costelas e a presença de LCC, podendo haver lesão cardíaca significativa na ausência de anormalidades da parede torácica.

A dor torácica é um achado comum após um trauma do tórax e, embora ela possa indicar isquemia cardíaca ou lesão pericárdica, com frequência reflete traumatismo musculoesquelético. No entanto, necrose miocárdica pode ocorrer como resultado direto da contusão ou como resultado de laceração, dissecção ou trombose coronariana traumática. O miocárdio lesionado é patologicamente similar ao miocárdio infartado e pode estar associado a arritmias atriais ou ventriculares, distúrbios de condução, incluindo bloqueio de ramo, ou anormalidades no ECG que lembram as do infarto ou de pericardite. Assim, é importante obter um ECG em todos os pacientes que apresentam trauma torácico e considerar LCC como causa de anormalidades do ECG sem explicação por outras causas.

Os níveis de creatina-cinase sérica e isoenzima da banda miocárdica (CK-MB) estão elevados em cerca de 20% dos pacientes que experimentam trauma cardíaco contundente, mas podem estar falsamente elevados na presença de lesão maciça dos músculos esqueléticos e não são confiáveis para a confirmação do diagnóstico de LCC na vigência de trauma. Os níveis de troponina cardíaca são mais específicos para identificar dano

TABELA 272-1 ■ Espectro das anormalidades cardíacas após lesão cardíaca contundente

Anormalidade	Comentários
Anormalidades do ECG	Taquicardia sinusal, BRD, anormalidades das ondas ST-T, arritmias atriais e ventriculares
Biomarcadores cardíacos elevados	Troponina I e T são mais específicas
Anormalidade focal do movimento da parede ou hematoma	Mais comumente envolvendo a parede livre do VD, ápice do VE e septo interventricular
Insuficiência valvar	Envolvendo mais comumente as valvas mitral e tricúspide e, ocasionalmente, a valva aórtica
Ruptura miocárdica	Defeito do septo ventricular ou ruptura da parede livre
Lesão da artéria coronária	Envolvendo mais comumente a DAE, geralmente se apresenta como IAMEST
Derrame pericárdico e tamponamento	Resultante de ruptura da parede livre ou laceração coronária

Siglas: BRD, bloqueio de ramo direito; DAE, (artéria coronária) descendente anterior esquerda; ECG, eletrocardiograma; IAMEST, infarto agudo do miocárdio com elevação do segmento ST; VD, ventrículo direito; VE, ventrículo esquerdo.

cardíaco; pacientes com níveis seriados normais de troponina após um trauma cardíaco muito provavelmente não têm lesão cardíaca. Quando combinados com um ECG normal, um nível normal de troponina 6 a 8 horas após um traumatismo torácico essencialmente exclui uma LCC. A ecocardiografia é a modalidade de exame mais útil para a detecção de sequelas estruturais e funcionais da LCC, incluindo anormalidades regionais da mobilidade da parede (mais comumente envolvendo o ventrículo direito, septo interventricular ou ápice de ventrículo esquerdo [VE]), derrame pericárdico, disfunção valvar e ruptura ventricular. Uma ecocardiografia transtorácica (ETT) deve ser realizada em todos os pacientes com suspeita de LCC, especialmente naqueles com um ECG anormal, troponina elevada ou instabilidade hemodinâmica; a ecocardiografia transesofágica (ETE) deve ser considerada em pacientes nos quais não foi possível obter imagens por ETT.

A ruptura traumática das valvas cardíacas ou de suas estruturas de suporte, mais comumente as valvas mitral ou tricúspide, leva a uma incompetência valvar aguda. Essa complicação geralmente é indicada pelo desenvolvimento de um sopro alto, pode estar associada à insuficiência cardíaca rapidamente progressiva e pode ser diagnosticada por uma ETT ou uma ETE.

A consequência mais grave da lesão cardíaca não penetrante é a ruptura miocárdica, que pode resultar em hemopericárdio e tamponamento (ruptura da parede livre) ou *shunt* intracardíaco (ruptura do septo ventricular). Embora seja geralmente fatal, foi relatado que até 40% dos pacientes com ruptura cardíaca sobreviveram tempo suficiente para serem levados a um centro especializado de atendimento de trauma. O hemopericárdio também pode resultar de ruptura traumática de um vaso pericárdico ou de artéria coronária. Além disso, pericardite e/ou derrame pericárdico podem se desenvolver semanas ou mesmo meses após uma contusão torácica como uma manifestação da síndrome pós-lesão cardíaca, uma condição inflamatória que lembra a síndrome pós-pericardiotomia (Cap. 270).

As lesões contundentes, não penetrantes, ao tórax, frequentemente com aspecto inocente, podem deflagrar fibrilação ventricular mesmo na ausência de dano miocárdico estrutural. Essa síndrome, chamada de *commotio cordis*, ocorre mais frequentemente em adolescentes durante eventos esportivos (p. ex., basquete, hóquei, futebol e lacrosse) e é um fenômeno elétrico que provavelmente resulta de um impacto na parede torácica sobre o coração durante a fase suscetível da repolarização (imediatamente antes do pico da onda T). A sobrevida depende de desfibrilação imediata. Trauma físico ou emocional súbito, mesmo na ausência de trauma cardíaco direto, pode precipitar uma miocardiopatia transitória mediada por catecolamina chamada de *síndrome de takotsubo* ou *síndrome de abaulamento apical* (Cap. 259).

A ruptura ou transecção da aorta, geralmente logo acima da valva aórtica ou no local do ligamento arterioso, é uma consequência comum do trauma torácico não penetrante e é a lesão vascular por desaceleração mais comum. A apresentação clínica pode ser similar à da dissecção aórtica (Cap. 280); a pressão arterial e a amplitude de pulso podem estar aumentadas nos membros superiores e reduzidas nos membros inferiores, e a radiografia de tórax pode revelar alargamento mediastinal. A ruptura aórtica para dentro do espaço torácico esquerdo é quase universalmente fatal; todavia, a ruptura pode, ocasionalmente, ser contida pela adventícia aórtica, resultando em um falso, ou *pseudo*, aneurisma que pode ser descoberto meses ou anos após a lesão inicial.

TRATAMENTO
Lesão cardíaca contundente

O tratamento da LCC depende da lesão específica sofrida. Pacientes hemodinamicamente estáveis com ECG normal e níveis de troponina seriados normais têm um baixo risco quando sofrem uma LCC e, em geral, não necessitam de admissão hospitalar por problemas cardíacos. Pacientes com um ECG anormal e/ou troponina elevada, mas com ecocardiografia normal, geralmente necessitam de uma monitoração telemétrica por 24 a 48 horas; contudo, geralmente não é necessário outro tratamento cardíaco específico na ausência de desenvolvimento de arritmias. Os pacientes com complicações mecânicas (insuficiência valvar aguda, ruptura do miocárdio) necessitam de correção cirúrgica urgente.

LESÃO CARDÍACA PENETRANTE

As *lesões penetrantes* do coração produzidas por ferimentos com arma branca ou arma de fogo geralmente resultam em rápida deterioração clínica e, frequentemente, em morte como resultado de hemopericárdio/tamponamento pericárdico ou hemorragia maciça. No entanto, até metade desses pacientes pode sobreviver tempo suficiente para ser levado a um centro especializado de atendimento de trauma se for realizada ressuscitação imediata. O prognóstico desses pacientes se relaciona com o mecanismo da lesão, a câmara cardíaca envolvida e seu quadro clínico na apresentação. Em geral, ferimentos por arma de fogo estão associados a maior mortalidade do que os ferimentos por arma branca; até 65% das vítimas de punhaladas sobrevivem, enquanto isso ocorre em menos de 20% das vítimas de tiro. Isso se deve, provavelmente, em parte porque os ferimentos balísticos estão associados, mais frequentemente, à lesão cardíaca de múltiplas câmaras. Como resultado da sua posição anterior no tórax, o VD é a câmara cardíaca mais atingida, seguido do VE; a lesão atrial isolada é incomum. Alguns estudos sugerem que as lesões do VD podem estar associadas a um melhor prognóstico do que as lesões do VE, e a maioria dos relatos indica que o envolvimento de múltiplas câmaras tem um pior prognóstico do que a lesão de uma única câmara. Pacientes que estão em colapso hemodinâmico na apresentação na unidade de emergência têm um prognóstico particularmente ruim, com uma taxa de mortalidade de quase 90%, enquanto cerca de 75% dos pacientes que estão estáveis o suficiente para serem levados a um centro cirúrgico sobrevivem.

A perfuração cardíaca do átrio direito, da parede livre do VD ou do septo interventricular pode ocorrer como uma complicação de procedimentos cardíacos, incluindo a colocação de cateteres intracardíacos/venosos centrais, inserção de eletrodos de marca-passo/desfibriladores ou realização de biópsia endomiocárdica de VD, e a perfuração de artéria coronária pode ocorrer durante o implante de um *stent* coronariano. Essas lesões iatrogênicas estão associadas a um melhor prognóstico do que outras formas de trauma cardíaco penetrante, provavelmente relacionadas com um grau mais limitado de lesão cardíaca e a rápida disponibilidade de medidas corretivas.

A ruptura traumática de um grande vaso por uma lesão penetrante geralmente está associada a hemotórax e, menos frequentemente, a hemopericárdio, sendo ambos associados a mortalidade significativa. A formação de hematoma local pode comprimir os vasos adjacentes e produzir sintomas isquêmicos, podendo desenvolver fístulas arteriovenosas, ocasionalmente resultando em insuficiência cardíaca de alto débito.

Alguns pacientes com lesões torácicas penetrantes são hemodinamicamente estáveis na apresentação e sem sintomas que venham a sugerir lesão cardíaca; contudo, até 20% desses pacientes terão um trauma cardíaco penetrante oculto. Como resultado, deve sempre haver um alto índice de suspeição de lesão cardíaca em qualquer paciente com traumatismo torácico penetrante, independentemente de haver estabilidade clínica. Uma ETT deve ser realizada em todos esses pacientes para avaliar a presença de derrame pericárdico ou hematoma.

Ocasionalmente, pacientes que sobrevivem a lesões cardíacas penetrantes podem, subsequentemente, apresentar-se dias ou semanas mais tarde com um novo sopro cardíaco ou com insuficiência cardíaca resultante de insuficiência mitral ou tricúspide ou um *shunt* intracardíaco (i.e., defeito do septo ventricular ou atrial, fístula aortopulmonar ou fístula arteriovenosa coronariana) que não foi detectado no momento da lesão inicial ou se desenvolveu subsequentemente (Fig. 272-1). Portanto, pacientes de trauma devem ser examinados cuidadosamente várias semanas após a lesão. Se houver suspeita de uma complicação mecânica, ela pode ser confirmada por ecocardiografia ou cateterismo cardíaco.

TRATAMENTO
Lesão cardíaca penetrante

A lesão cardíaca penetrante associada à instabilidade hemodinâmica é uma emergência cirúrgica e requer medidas de ressuscitação imediatas, incluindo intubação endotraqueal, estabelecimento de uma linha venosa de grande calibre para facilitar a reposição maciça de volume e toracotomia imediata para permitir a drenagem pericárdica e o reparo das lesões cardíacas. Ocasionalmente, o clampeamento da aorta descendente

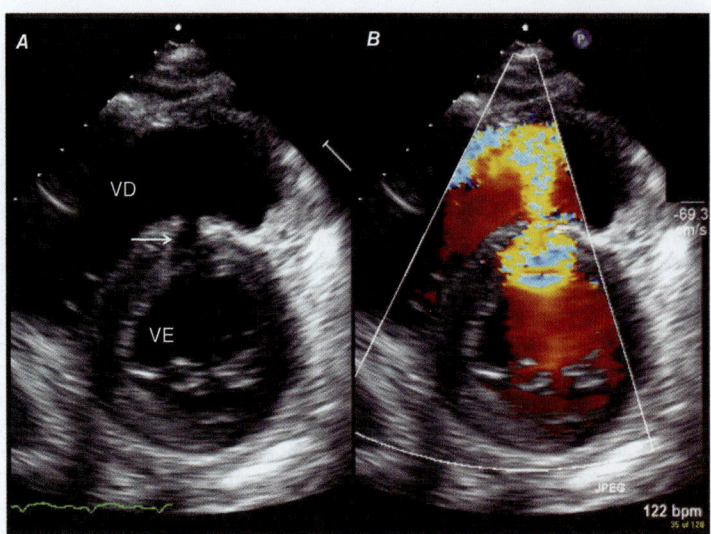

FIGURA 272-1   Ecocardiografia transtorácica demonstrando um defeito do septo ventricular traumático. O paciente foi submetido a um reparo de urgência do ventrículo direito (VD) após um ferimento perfurante autoinfligido no tórax. Imagem subsequente bidimensional (**A**) revelou uma laceração do septo interventricular (*seta*) com Doppler de fluxo colorido (**B**) demonstrando proeminente *shunt* esquerda-direita pelo defeito. VE, ventrículo esquerdo.

é necessário para perfundir preferencialmente o coração e o cérebro até que a estabilidade hemodinâmica seja conseguida. Pacientes estáveis hemodinamicamente nos quais a ecocardiografia revela até mesmo um pequeno derrame pericárdico necessitam de exploração cirúrgica urgente para investigar perfuração cardíaca oculta. A pericardiocentese pode ser salvadora em pacientes com tamponamento, mas em geral é apenas uma medida temporária enquanto aguarda uma terapia cirúrgica definitiva. Em alguns sobreviventes de lesão cardíaca penetrante, a hemorragia pericárdica predispõe ao desenvolvimento de constrição (Cap. 270), que pode necessitar de decorticação cirúrgica.

LEITURAS ADICIONAIS

Crawford T et al: Thoracic trauma, in *Sabiston and Spenser Surgery of the Chest*, 9th ed, FW Sellke et al (eds). Philadelphia, Elsevier, 2016, pp 100–130.
Morse BC et al: Penetrating cardiac injuries: A 36-year perspective at and urban level 1 trauma center. J Trauma Acute Care Surg 81:623, 2016.
Yousef R, Carr JA: Blunt cardiac trauma: A review of the current knowledge and management. Ann Thorac Surg 98:1134, 2014.
Wu Y et al: Imaging of cardiac trauma. Radiol Clin N Am 57:795, 2019.

Seção 5   Doenças vasculares periféricas e coronarianas

273 Cardiopatia isquêmica
Elliott M. Antman, Joseph Loscalzo

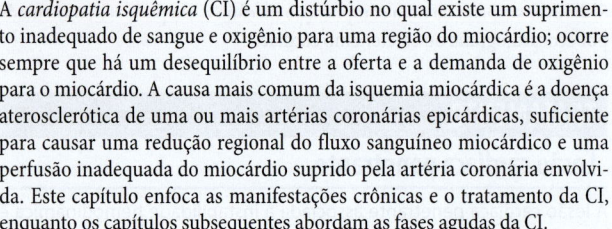

A *cardiopatia isquêmica* (CI) é um distúrbio no qual existe um suprimento inadequado de sangue e oxigênio para uma região do miocárdio; ocorre sempre que há um desequilíbrio entre a oferta e a demanda de oxigênio para o miocárdio. A causa mais comum da isquemia miocárdica é a doença aterosclerótica de uma ou mais artérias coronárias epicárdicas, suficiente para causar uma redução regional do fluxo sanguíneo miocárdico e uma perfusão inadequada do miocárdio suprido pela artéria coronária envolvida. Este capítulo enfoca as manifestações crônicas e o tratamento da CI, enquanto os capítulos subsequentes abordam as fases agudas da CI.

EPIDEMIOLOGIA E TENDÊNCIAS GLOBAIS

A CI causa mais mortes e incapacidade, acarretando maiores custos econômicos, do que qualquer outra enfermidade nos países desenvolvidos. É a doença grave, crônica e ameaçadora à vida mais comum nos Estados Unidos, onde 20,1 milhões de pessoas têm CI. Embora haja uma variação regional, cerca de 3 a 4% da população já tiveram infarto agudo do miocárdio. Fatores genéticos, alimentação rica em calorias e gordura, tabagismo e estilo de vida sedentário estão associados ao surgimento da CI. Nos Estados Unidos e na Europa Ocidental, a incidência da CI vem aumentando nas populações de baixa renda, embora a prevenção primária tenha adiado o início da doença para uma faixa etária maior em todos os grupos socioeconômicos. Apesar dessas estatísticas alarmantes, é importante observar que os dados epidemiológicos mostram um declínio na taxa de mortalidade devido à CI, e cerca de metade dessa redução é atribuível a tratamentos, e a outra metade, à prevenção por modificação de fatores de risco.

Obesidade, resistência à insulina e diabetes melito tipo 2 estão aumentando em frequência e são fatores de risco importantes para a CI. Essas tendências estão ocorrendo no contexto geral do crescimento populacional e como resultado do aumento da idade média da população mundial. Com a urbanização dos países com economia emergente e o aumento da classe média, elementos da dieta hipercalórica ocidental vêm sendo adotados. Como resultado, a prevalência de fatores de risco para CI e a prevalência da própria CI estão aumentando com rapidez, de modo que, nas análises do perigo global da doença, há uma mudança das doenças transmissíveis para as não transmissíveis, sendo estimado que, globalmente, 197,2 milhões de pessoas são portadoras de CI. Os subgrupos populacionais que parecem ser particularmente afetados são homens nos países do Sul da Ásia, em especial a Índia e o Oriente Médio. A CI é um importante contribuinte para o número de anos de vida ajustados por incapacidade (AVAIs) experimentado globalmente.

FISIOPATOLOGIA

O conceito de oferta e demanda miocárdica é essencial à compreensão sobre a fisiopatologia da isquemia miocárdica. Em condições normais, para qualquer nível de demanda de oxigênio, o miocárdio irá controlar o suprimento de sangue rico em oxigênio para evitar a perfusão inadequada dos miócitos e o subsequente desenvolvimento de isquemia e infarto. Os principais determinantes da demanda miocárdica de oxigênio (MVO_2) são a frequência cardíaca (FC), a contratilidade miocárdica e a tensão da parede miocárdica (estresse). Um suprimento adequado de oxigênio para o miocárdio requer um nível satisfatório de capacidade transportadora de oxigênio do sangue (determinada por nível de oxigênio inspirado, função pulmonar e concentração e função da hemoglobina) e um nível adequado de fluxo sanguíneo coronariano. O sangue flui pelas artérias coronárias de maneira fásica, com a maior parte do fluxo ocorrendo durante a diástole. Cerca de 75% da resistência ao fluxo coronariano ocorrem por meio de três grupos de artérias: (1) grandes artérias epicárdicas (resistência 1 = R_1), (2) vasos pré-arteriolares

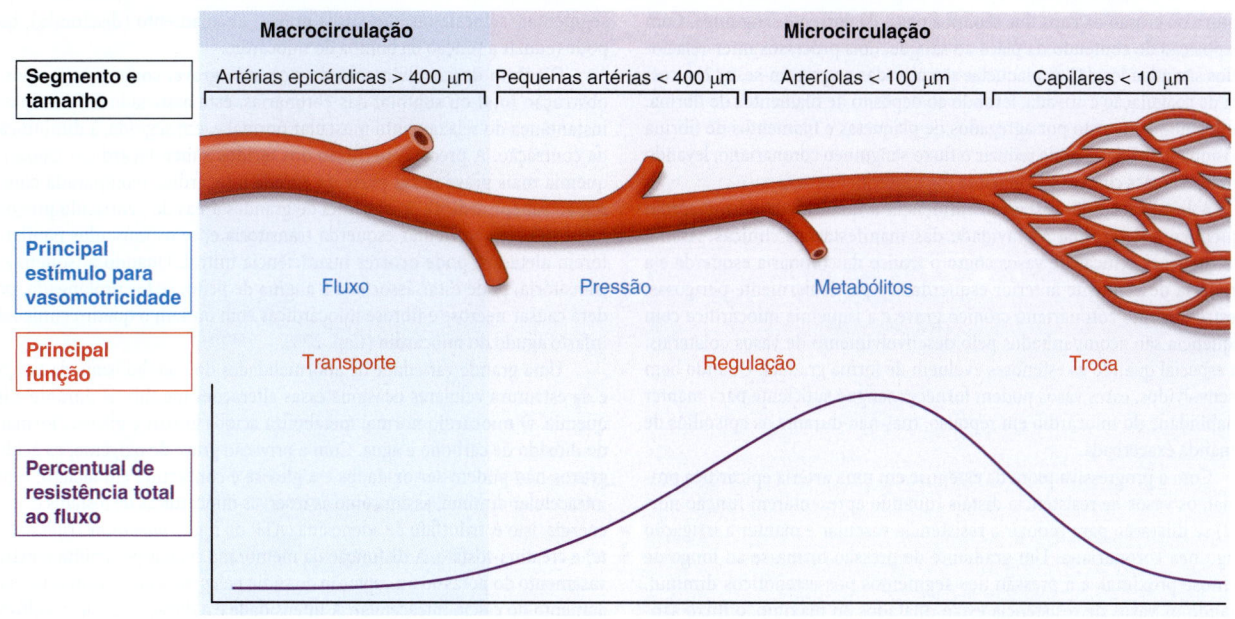

FIGURA 273-1 **Macrocirculação e microcirculação através dos segmentos e tamanhos das artérias.** A localização e o tamanho das artérias que suprem sangue para o coração é apresentada na parte superior. A vasomotricidade dos segmentos arteriais ocorre em resposta aos estímulos apresentados. A principal função de cada segmento arterial é mostrada a seguir, acompanhada por uma representação da resistência relativa ao fluxo anterógrado. *(Reproduzida, com autorização, de B De Bruyne et al: Microvascular (dys)function and clinical outcome in stable coronary disease. J Am Coll Cardiol 67:1170, 2016.)*

(R_2) e (3) vasos capilares arteriolares e intramiocárdicos (R_3). Na ausência de obstruções ateroscleróticas significativas que limitem o fluxo sanguíneo, R_1 é nulo; o principal determinante de resistência coronariana é encontrado em R_2 e R_3 **(Fig. 273-1)**. A circulação coronariana normal é determinada e controlada pelas demandas de oxigênio do coração. Essas demandas são atendidas pela capacidade que os vasos sanguíneos coronarianos possuem de variar significativamente sua resistência (e, portanto, o fluxo sanguíneo), enquanto o miocárdio extrai uma porcentagem alta e relativamente fixa de oxigênio. Normalmente, os vasos intramiocárdicos de resistência demonstram uma grande capacidade de dilatação (redução de R_2 e R_3). Por exemplo, as necessidades variáveis de oxigênio do coração durante um exercício ou estresse emocional afetam a resistência vascular coronariana e, dessa forma, regulam a oferta de oxigênio e substratos ao miocárdio (*regulação metabólica*). Os vasos de resistência coronarianos também se adaptam às alterações fisiológicas da pressão arterial (PA) para manter o fluxo sanguíneo coronariano em níveis apropriados às necessidades miocárdicas (*autorregulação*).

Ao reduzir o diâmetro interno das artérias coronárias, a aterosclerose limita o aumento necessário da perfusão quando a demanda por maior fluxo coronariano ocorrer. Quando a redução do lúmen vascular é intensa, a perfusão miocárdica no estado basal se reduz. O fluxo sanguíneo coronariano também pode ser reduzido por espasmos (ver "Angina variante de Prinzmetal", no **Cap. 274**), trombos arteriais e, raramente, êmbolos coronarianos, bem como estreitamento dos óstios coronários devido à aortite. As anormalidades congênitas, como a origem da artéria coronária descendente anterior esquerda a partir da artéria pulmonar, podem causar isquemia e infarto agudo do miocárdio em lactentes, mas essa etiologia é muito rara nos adultos.

A isquemia miocárdica também poderá ocorrer se as demandas de oxigênio do miocárdio forem aumentadas significativamente e, particularmente, quando houver limitação do fluxo sanguíneo coronariano, como na hipertrofia do ventrículo esquerdo (HVE) grave decorrente de estenose aórtica. Esta última situação pode provocar angina indistinguível daquela causada pela aterosclerose coronariana provocada, em grande parte, por isquemia subendocárdica **(Cap. 261)**. A redução da capacidade sanguínea de transporte de oxigênio, como ocorre na anemia profunda ou na presença de carboxiemoglobina, raramente pode causar isquemia miocárdica por si só, mas pode contribuir para reduzir o limiar isquêmico dos pacientes com obstrução coronariana moderada.

Não raro, coexistem duas ou mais causas de isquemia em um paciente, como o aumento da demanda de oxigênio devido à HVE secundária à hipertensão arterial e a redução da oferta de oxigênio causada por aterosclerose coronariana e anemia. A constrição anormal ou a falha da dilatação normal dos vasos de resistência coronarianos também pode causar isquemia. Quando causa angina, esse distúrbio é chamado de *angina microvascular*.

ATEROSCLEROSE CORONARIANA

As artérias coronárias epicárdicas são o principal local afetado pela doença aterosclerótica. Os principais fatores de risco para aterosclerose (níveis plasmáticos altos de lipoproteína de baixa densidade [LDL, do inglês *low-density lipoprotein*], tabagismo, hipertensão e diabetes melito) variam no seu impacto relativo em causar distúrbio nas funções normais do endotélio vascular. Essas funções incluem o controle local do tônus vascular, a manutenção de uma superfície antitrombótica e o controle da aderência e diapedese de células inflamatórias. A perda dessas defesas acarreta vasoconstrição inadequada, formação de trombos intraluminais e interações anormais entre as células sanguíneas, especialmente monócitos e plaquetas, e o endotélio vascular ativado. Alterações funcionais no meio vascular resultam no acúmulo sob a íntima de lipídeos, células musculares lisas, fibroblastos e matriz intercelular que define a placa aterosclerótica. Em vez de visualizar a aterosclerose estritamente como um problema vascular, é útil considerá-la no contexto de alterações na natureza do sangue circulante (hiperglicemia; concentrações aumentadas de colesterol LDL, fator tecidual, fibrinogênio, fator de von Willebrand, fator VII de coagulação e micropartículas plaquetárias). A combinação de um "vaso vulnerável" em um paciente com "sangue vulnerável" promove um estado de hipercoagulabilidade e hipofibrinólise. Isso é especialmente verdadeiro em pacientes com diabetes melito.

A aterosclerose se desenvolve em frequências irregulares em diferentes segmentos da árvore coronária epicárdica e pode, por fim, levar a reduções segmentares na área transversal, isto é, formação de placa. Há também uma predileção das placas ateroscleróticas por se desenvolverem em locais de maior turbulência do fluxo coronariano, como nas bifurcações dos ramos nas artérias epicárdicas. Se uma estenose reduz o diâmetro de uma artéria epicárdica em 50%, ocorre limitação da capacidade de aumentar o fluxo para atender à maior demanda do miocárdio. Quando o diâmetro for reduzido em cerca de 80%, o fluxo sanguíneo em repouso pode ser reduzido, e mesmo discretas reduções adicionais do vaso estenótico poderão diminuir drasticamente a irrigação coronariana, causando isquemia miocárdica em repouso ou com mínimo estresse.

O estreitamento aterosclerótico segmentar das artérias coronárias epicárdicas é causado mais comumente pela formação de placas, sujeitas a ruptura ou erosão da capa que separa a placa da corrente sanguínea. Com a exposição do conteúdo da placa ao sangue, dois processos inter-relacionados são ativados: (1) as plaquetas são ativadas e agregam-se, e (2) a cascata de coagulação é ativada, levando ao depósito de filamentos de fibrina. Um trombo composto por agregados de plaquetas e filamentos de fibrina aprisiona hemácias e pode reduzir o fluxo sanguíneo coronariano, levando a manifestações clínicas de isquemia miocárdica.

A localização da obstrução influencia a quantidade de miocárdio isquêmico e determina a gravidade das manifestações clínicas. Assim, as obstruções críticas de vasos como o tronco da coronária esquerda e a coronária descendente anterior esquerda são particularmente perigosas. O estreitamento coronariano crônico grave e a isquemia miocárdica com frequência são acompanhados pelo desenvolvimento de vasos colaterais, em especial quando as estenoses evoluem de forma gradual. Quando bem desenvolvidos, esses vasos podem fornecer sangue suficiente para manter a viabilidade do miocárdio em repouso, mas não durante os episódios de demanda exacerbada.

Com a progressiva piora da estenose em uma artéria epicárdica proximal, os vasos de resistência distais (quando apresentarem função normal) se dilatarão para reduzir a resistência vascular e manter a irrigação sanguínea coronariana. Um gradiente de pressão forma-se ao longo da estenose proximal, e a pressão nos segmentos pós-estenóticos diminui. Quando os vasos de resistência estão dilatados ao máximo, o fluxo sanguíneo miocárdico se torna dependente da pressão na artéria coronária distal à obstrução. Nessas circunstâncias, a isquemia evidenciada clinicamente por angina ou desvio do segmento ST no eletrocardiograma (ECG) pode ser desencadeada por aumentos da demanda miocárdica de oxigênio produzidos por atividade física, estresse emocional e/ou taquicardia. Mudanças no calibre da artéria coronária estenótica causadas por respostas vasomotoras fisiológicas, perda de controle endotelial sobre a vasodilatação (como ocorre na aterosclerose), espasmo patológico (angina de Prinzmetal) ou pequenos agregados plaquetários também podem perturbar o equilíbrio instável entre oferta e demanda de oxigênio e, assim, desencadear isquemia miocárdica.

EFEITOS DA ISQUEMIA

Durante os episódios de perfusão inadequada causada pela aterosclerose coronariana, a tensão de oxigênio nos tecidos miocárdicos diminui, podendo causar distúrbios transitórios nas funções mecânicas, bioquímicas e elétricas do miocárdio (Fig. 273-2). A aterosclerose coronariana é um processo focal que geralmente causa isquemia não uniforme. Durante a isquemia, os distúrbios regionais da contratilidade ventricular causam hipocinesia segmentar, acinesia ou, nos casos graves, abaulamento (discinesia), que pode reduzir a função da bomba do miocárdio.

O súbito desenvolvimento de isquemia grave, como ocorre após a obstrução total ou subtotal das coronárias, está associado à falha quase instantânea do relaxamento muscular normal e, em seguida, à diminuição da contração. A precária perfusão dos tecidos subendocárdicos causa isquemia mais grave nessa parte da parede miocárdica (comparada com a região subepicárdica). A isquemia de grandes áreas do ventrículo provoca insuficiência ventricular esquerda transitória e, se os músculos papilares forem afetados, pode ocorrer insuficiência mitral. Quando a isquemia é transitória, pode estar associada à angina de peito; se for prolongada, poderá causar necrose e fibrose miocárdicas com ou sem o quadro clínico de infarto agudo do miocárdio (Cap. 275).

Uma grande variedade de anormalidades do metabolismo, da função e da estrutura celulares ocasiona essas alterações mecânicas durante a isquemia. O miocárdio normal metaboliza ácidos graxos e glicose, formando dióxido de carbono e água. Com a privação grave de oxigênio, os ácidos graxos não podem ser oxidados e a glicose é convertida em lactato; o pH intracelular diminui, assim como as reservas miocárdicas de fosfatos de alta energia, isto é, trifosfato de adenosina (ATP, do inglês *adenosine triphosphate*) e creatina-fosfato. A disfunção da membrana celular possibilita o extravasamento do potássio e a captação do sódio pelos miócitos, assim como um aumento do cálcio intracelular. A intensidade e a duração do desequilíbrio entre a oferta e a demanda miocárdicas de oxigênio determinam se o dano será reversível (≤ 20 minutos de oclusão total na ausência de vasos colaterais) ou permanente com necrose miocárdica subsequente (> 20 minutos).

A isquemia também causa alterações características no ECG, como anormalidades de repolarização evidenciadas por inversão das ondas T e, quando mais grave, alterações dos segmentos ST (Cap. 240). A inversão transitória da onda T provavelmente reflete isquemia intramiocárdica não transmural; o infradesnivelamento transitório do segmento ST com frequência indica isquemia subendocárdica irregular; e a elevação do segmento ST parece ser causada por isquemia transmural mais grave. Outra importante consequência da isquemia miocárdica é instabilidade elétrica, que pode causar extrassístoles ventriculares isoladas ou mesmo taquicardia ou fibrilação ventriculares (Caps. 254 e 255). A maioria dos pacientes que morrem subitamente de CI tem como causa taquiarritmias ventriculares induzidas pela isquemia (Cap. 306).

CARDIOPATIA ISQUÊMICA SINTOMÁTICA *VERSUS* ASSINTOMÁTICA

Embora a prevalência esteja diminuindo, estudos de necropsia realizados em vítimas de acidentes e em militares mortos em combate nos países

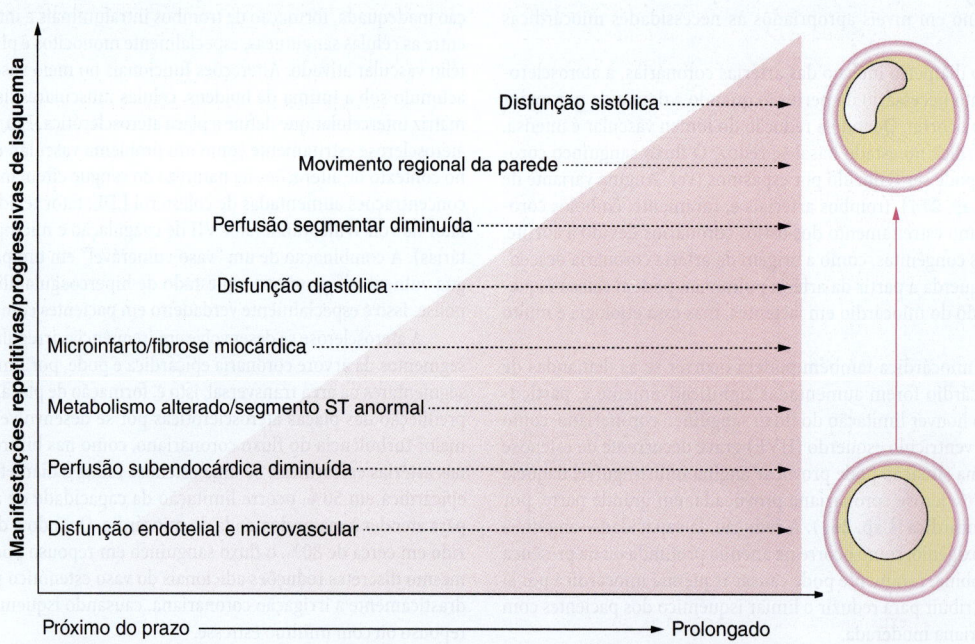

FIGURA 273-2 **Cascata dos mecanismos e manifestações da isquemia.** *(Reproduzida, com autorização, de LJ Shaw et al: Women and ischemic heart disease: Evolving knowledge. J Am Coll Cardiol 54:1561, 2009.)*

ocidentais demonstraram que a aterosclerose coronariana pode começar antes dos 20 anos de idade e está presente mesmo em adultos que não tiveram sintomas durante a vida. Nos indivíduos assintomáticos, a prova de esforço pode mostrar evidências de isquemia miocárdica silenciosa, ou seja, alterações eletrocardiográficas induzidas pelo esforço não acompanhadas de angina de peito; nesses casos, a angiocoronariografia pode demonstrar placas na artéria coronária e obstruções não reconhecidas previamente (Cap. 242). Calcificações na artéria coronária (CACs) podem ser vistas nas imagens de tomografia computadorizada (TC) do coração, podem ser quantificadas em um escore de CAC e podem ser usadas como informações auxiliares para apoiar o diagnóstico de CI. Todavia, elas não devem ser usadas como modalidade primária de rastreamento ou como forma isolada na qual se baseiam as decisões terapêuticas. (Ver discussão adiante.) As necropsias dos pacientes com esse tipo de obstrução, embora sem história de manifestações clínicas de isquemia miocárdica, com frequência mostram cicatrizes macroscópicas secundárias a infarto miocárdico em regiões irrigadas pelas artérias coronárias afetadas, com ou sem circulação colateral. Com base em estudos populacionais, cerca de 25% dos pacientes que sobrevivem a um infarto agudo do miocárdio podem não buscar auxílio médico, e esses indivíduos têm o mesmo prognóstico adverso que os pacientes que se apresentam com o quadro clínico clássico de infarto agudo do miocárdio (Cap. 275). A morte súbita pode não ser anunciada e é uma manifestação comum de CI (Cap. 306).

Os pacientes com CI também podem apresentar cardiomegalia e insuficiência cardíaca secundária à lesão isquêmica do miocárdio ventricular esquerdo, podendo não apresentar sintomas antes do aparecimento da insuficiência cardíaca, condição conhecida como *miocardiopatia isquêmica*. Por outro lado, em contrapartida à fase assintomática da CI, a fase sintomática caracteriza-se por dor torácica devido a angina de peito ou infarto agudo do miocárdio (Cap. 275). Depois de entrar na fase sintomática, o paciente pode apresentar evolução estável ou progressiva, voltar ao estágio assintomático ou morrer subitamente.

ANGINA DE PEITO ESTÁVEL

Essa síndrome clínica episódica é decorrente de isquemia miocárdica transitória. Várias doenças que causam a isquemia miocárdica, bem como inúmeras formas de dor com as quais a isquemia pode ser confundida, são analisadas no Capítulo 14. Os homens constituem cerca de 70% de todos os pacientes com angina de peito e uma proporção ainda maior daqueles com < 50 anos. É importante observar, contudo, que a angina de peito nas mulheres costuma ser de apresentação atípica (ver adiante).

HISTÓRIA

O paciente típico com angina é um homem com idade > 50 anos ou uma mulher > 60 anos que se queixa de episódios de dor torácica, geralmente descrita como sensação de peso, pressão, constrição, sufocação ou asfixia e apenas raramente dor franca. Quando se pede ao paciente que localize a sensação, ele geralmente coloca a mão sobre o esterno, algumas vezes com o punho cerrado, para indicar a dor central subesternal constritiva (sinal de Levine). A angina geralmente tem uma natureza em crescendo-decrescendo (caracteristicamente com a gravidade do desconforto não apresentando um nível mais intenso no início dos sintomas), dura cerca de 2 a 5 minutos e pode se irradiar para os ombros e ambos os braços (especialmente no aspecto ulnar do antebraço e mão). Também pode originar-se ou irradiar-se para o dorso, a região interescapular, a base do pescoço, a mandíbula, a arcada dentária e o epigástrio. Em casos raros, a angina localiza-se abaixo do umbigo ou acima da mandíbula. Um achado útil na avaliação de um paciente com dor torácica é o fato de que a dor isquêmica miocárdica não se irradia para o músculo trapézio – padrão de irradiação que é mais típico da pericardite.

Embora os episódios de angina sejam caracteristicamente desencadeados por esforço (p. ex., exercício, corrida ou atividade sexual) ou emoções (p. ex., estresse, raiva, medo ou frustração) e atenuados pelo repouso, também podem ocorrer em repouso (Cap. 274) e quando o paciente está deitado (angina de decúbito). O paciente pode acordar durante a noite sentindo dor torácica e dispneia. A angina noturna pode decorrer de taquicardia episódica, redução da oxigenação à medida que o padrão respiratório muda durante o sono ou expansão do volume sanguíneo intratorácico em decorrência da posição em decúbito; esta última alteração aumenta as dimensões cardíacas (volume diastólico final), a tensão da parede e a demanda miocárdica de oxigênio, as quais podem causar isquemia e insuficiência ventricular esquerda transitórias.

O limiar para o desenvolvimento da angina de peito pode variar de acordo com o momento do dia e o estado emocional. Alguns pacientes referem um limiar fixo para a angina, que ocorre previsivelmente com determinado nível de atividade (p. ex., subir dois lances de escada em ritmo normal). Nesses casos, a estenose coronariana e o fornecimento de oxigênio ao miocárdio são fixos e a isquemia é desencadeada por um aumento da demanda miocárdica de oxigênio; diz-se que os referidos pacientes têm angina estável ao esforço. Em outros pacientes, o limiar da angina pode variar significativamente em determinado dia ou de um dia para o outro. Nessas situações, as variações na oferta de oxigênio ao miocárdio, quase certamente decorrentes das alterações do tônus vasomotor coronariano, podem desempenhar um importante papel na definição do padrão da angina. Alguns indivíduos podem referir sintomas aos mínimos esforços pela manhã, ainda que ao meio-dia possam realizar esforços bem mais vigorosos sem apresentar sintomas. A angina também pode ser desencadeada por atividades com as quais o paciente não está familiarizado, como uma refeição pesada, a exposição ao frio ou uma combinação desses fatores.

Nos casos típicos, a angina aos esforços é aliviada em 1 a 5 minutos por redução ou suspensão das atividades, e ainda mais rapidamente com repouso e utilização de nitroglicerina sublingual (ver adiante). Na verdade, o diagnóstico de angina deverá ser colocado em dúvida se os sintomas não melhorarem com a combinação dessas medidas. A gravidade da angina pode ser convenientemente resumida pela classificação funcional da Canadian Cardiac Society. Seu impacto na capacidade funcional do paciente pode ser descrito usando a classificação funcional da New York Heart Association (Tab. 273-1).

Dor torácica aguda e fugaz ou uma dor prolongada e incômoda localizada na área inframamária esquerda raramente é causada por isquemia miocárdica. Entretanto, especialmente em mulheres e pacientes diabéticos, a angina de peito pode ter localização atípica e não estar diretamente relacionada com fatores desencadeantes. Além disso, esse sintoma pode piorar

TABELA 273-1 ■ Classificação da doença cardiovascular

Classe	Classificação funcional da New York Heart Association	Classificação funcional da Canadian Cardiovascular Society
I	Os pacientes têm cardiopatia, mas *sem* as *limitações* resultantes da atividade física; a atividade física normal não causa fadiga exagerada, palpitação, dispneia ou dor anginosa	A atividade física normal, como caminhar e subir escadas, *não causa angina*; a angina está presente com esforço extenuante, rápido ou prolongado no trabalho ou no lazer
II	Os pacientes têm cardiopatia resultando em *limitação leve* da atividade física; eles ficam confortáveis em repouso; a atividade física normal resulta em fadiga, palpitação, dispneia ou dor anginosa	*Leve limitação* da atividade normal; andar ou subir escadas rapidamente, subir em terreno inclinado, andar ou subir escadas após as refeições, ser exposto ao frio, ou quando sob estresse emocional ou apenas durante as primeiras horas após acordar; andar mais de duas quadras em terreno plano e subir mais de um lance de escadas em ritmo normal e em condições normais
III	Os pacientes têm cardiopatia que resulta em *acentuada limitação* da atividade física; eles ficam confortáveis em repouso; atividade física menor que a normal causa fadiga, palpitação, dispneia ou dor anginosa	*Acentuada limitação* da atividade física comum; andar uma ou duas quadras em terreno plano ou subir mais de um lance de escadas em ritmo normal
IV	Os pacientes têm cardiopatia que resulta em *incapacidade* de realizar qualquer atividade física sem dor; os sintomas de insuficiência cardíaca ou de síndrome anginosa podem estar presentes mesmo em repouso; se qualquer atividade física for realizada, a dor aumentará	*Incapacidade* de executar qualquer atividade física sem dor – a síndrome anginosa *pode* estar presente em repouso

Fonte: Reproduzida, com autorização, de L Goldman et al: Comparative reproducibility and validity of systems for assessing cardiovascular functional class: Advantages of a new specific activity scale. Circulation 64:1227, 1981.

ou melhorar ao longo de dias, semanas ou meses. A ocorrência da angina pode ser sazonal, ocorrendo com mais frequência nos meses frios nas regiões temperadas. Os "equivalentes" anginosos são sintomas de isquemia miocárdica que não sejam angina. Eles incluem dispneia, náuseas, fadiga e desmaio e são mais comuns em idosos e pacientes diabéticos.

A investigação sistemática de um paciente com suspeita de CI é importante para revelar manifestações de uma síndrome instável associada a aumento do risco, como a angina que ocorre com menos esforço do que no passado, que ocorre em repouso ou que acorda o paciente durante o sono. Como a aterosclerose coronariana com frequência é acompanhada por lesões semelhantes em outras artérias, um paciente com angina deve ser inquirido e examinado para a presença de doença arterial periférica (claudicação intermitente [Cap. 281]), acidente vascular cerebral (AVC) ou episódios isquêmicos transitórios (Cap. 426). Também é importante investigar a história familiar de CI prematura (parentes em primeiro grau < 55 anos para os homens e < 65 anos para as mulheres) e a existência de diabetes melito, hiperlipidemia, hipertensão, tabagismo e outros fatores de risco de aterosclerose coronariana.

Uma história típica de angina de peito estabelece o diagnóstico de CI até que se prove o contrário. Dada a importância da história clínica, os médicos devem ir além das entrevistas estruturadas com o paciente e considerar o uso de um questionário validado (p. ex. *Seattle Angina Questionnaire* [Questionário sobre angina de Seattle]) para estabelecer a presença e a gravidade da CI. A coexistência de idade avançada, sexo masculino, estado pós-menopausa e outros fatores de risco para aterosclerose elevam a probabilidade de doença coronariana hemodinamicamente significativa. Um problema particularmente desafiador é a avaliação e o tratamento de pacientes com dor torácica persistente do tipo isquêmica, porém sem obstruções limitantes ao fluxo nas suas artérias coronarianas epicárdicas. Essa situação surge com mais frequência nas mulheres do que nos homens. Possíveis etiologias incluem doença coronariana microvascular (detectável no teste de reatividade coronariana em resposta a agentes vasoativos como adenosina, acetilcolina e nitroglicerina intracoronarianas) e nocicepção cardíaca anormal. O tratamento da doença coronariana microvascular deve se concentrar nos esforços para melhorar a função endotelial, incluindo nitratos, β-bloqueadores, antagonistas do cálcio, estatinas e inibidores da enzima conversora da angiotensina (IECAs). A nocicepção cardíaca anormal é mais difícil de tratar e pode ser melhorada, em alguns casos, com imipramina.

EXAME FÍSICO
O exame físico muitas vezes é normal nos pacientes com angina estável quando eles estão assintomáticos. Contudo, devido à maior probabilidade de CI em pacientes com diabetes e/ou doença arterial periférica, os médicos devem procurar indícios de doença aterosclerótica em outros locais, como aneurisma da aorta abdominal, sopros nas artérias carótidas e redução dos pulsos arteriais nos membros inferiores. O exame físico também deve incluir uma busca de indícios de fatores de risco para aterosclerose, como xantelasmas e xantomas. A busca de evidências de doença arterial periférica deve ser feita pela avaliação do perfil do pulso em múltiplos locais e pela comparação da PA entre os membros superiores e entre os membros superiores e inferiores (índice tornozelo-braquial). O exame do fundo de olho pode demonstrar reflexos luminosos aumentados e chanfraduras arteriovenosas como indícios de hipertensão arterial. Também pode haver sinais de anemia, doença tireóidea e manchas de nicotina nas pontas dos dedos dos fumantes.

A palpação pode revelar cardiomegalia e contração anormal do impulso cardíaco (discinesia ventricular esquerda). A ausculta pode detectar sopros arteriais, terceira e/ou quarta bulhas, bem como um sopro sistólico apical devido à insuficiência mitral se uma isquemia aguda ou um infarto prévio tiver causado a disfunção dos músculos papilares. Esses sinais da ausculta são mais bem avaliados com o paciente na posição de decúbito lateral esquerdo. Estenose aórtica, insuficiência aórtica (Cap. 261), hipertensão pulmonar (Cap. 283) e miocardiopatia hipertrófica (Cap. 259) devem ser excluídas, pois esses distúrbios podem desencadear angina na ausência de aterosclerose coronariana. O exame realizado durante um episódio de angina é esclarecedor, uma vez que a isquemia pode causar insuficiência ventricular esquerda transitória com o aparecimento de uma terceira e/ou quarta bulhas, discinesia do ápice cardíaco, insuficiência mitral ou mesmo edema agudo de pulmão. A hipersensibilidade na parede torácica, a localização da dor com uma única ponta de dedo no tórax ou a reprodução da dor à palpação da área de dor torácica tornam improvável que a dor seja causada por isquemia miocárdica. Um abdome protuberante pode indicar que o paciente tem a síndrome metabólica, tendo um risco aumentado de aterosclerose.

AVALIAÇÃO LABORATORIAL
Embora o diagnóstico de CI possa ser realizado de maneira altamente confiável com base na anamnese e no exame físico, alguns exames laboratoriais simples podem ser úteis. A urina deve ser examinada para sinais de diabetes melito e doença renal (incluindo microalbuminúria), pois esses distúrbios aceleram a aterosclerose. De modo semelhante, os exames de sangue devem incluir os níveis de lipídeos (colesterol – total, LDL e HDL – e triglicerídeos), glicose (hemoglobina A_{1C}), creatinina, hematócrito e, se indicadas com base no exame físico, provas de função tireoidiana. A radiografia de tórax pode ser útil para demonstrar as consequências da CI, ou seja, cardiomegalia, aneurisma ventricular ou sinais de insuficiência cardíaca. Esses sinais podem reforçar o diagnóstico de CI e são importantes para a avaliação do grau de lesão cardíaca. Existem indícios de que um nível elevado de proteína C-reativa de alta sensibilidade (especificamente, entre 1-3 mg/dL) é um fator de risco independente para CI e pode ser útil na tomada de decisão terapêutica sobre o início do tratamento hipolipemiante. O principal benefício da proteína C-reativa de alta sensibilidade está em reclassificar o risco de CI em pacientes na categoria de risco "intermediário" com base nos fatores de risco tradicionais.

ELETROCARDIOGRAMA
O ECG de 12 derivações obtido em repouso pode ser normal em pacientes com angina de peito típica, mas também pode haver sinais de um infarto agudo do miocárdio antigo (Cap. 240). Embora as anormalidades da repolarização – isto é, as alterações do segmento ST e da onda T –, bem como HVE e distúrbios do ritmo cardíaco ou da condução intraventricular, sejam sugestivas de CI, elas são inespecíficas porque também podem ocorrer nas doenças pericárdicas, miocárdicas e valvares, ou, no caso das primeiras anormalidades, transitoriamente durante episódios de ansiedade, alterações posturais, uso de fármacos ou doença esofágica. A presença de HVE é uma significativa indicação do aumento no risco de desfechos adversos da CI. É importante observar que, embora a HVE e as anormalidades do ritmo cardíaco sejam indicadores inespecíficos do desenvolvimento de CI, elas podem ser fatores responsáveis por episódios de angina em pacientes que desenvolveram CI como uma consequência de fatores de risco convencionais. As alterações dinâmicas do segmento ST e da onda T que acompanham os episódios de angina de peito e desaparecem em seguida são mais específicas.

TESTE DE ESFORÇO
Eletrocardiográfico O teste mais usado para diagnosticar a CI e estimar o risco e o prognóstico é o registro do ECG de 12 derivações antes, durante e após o exercício, geralmente em uma esteira (Fig. 273-3). O teste consiste em um aumento progressivo padronizado na carga de trabalho externa (Tab. 273-2), enquanto os sintomas, o ECG e a PA no braço são monitorados. Em geral, a duração do exercício é limitada pelos sintomas, devendo o exame ser interrompido quando surgirem evidências de dor torácica, dispneia intensa, tontura, fadiga extrema, infradesnivelamento do segmento ST > 0,2 mV (2 mm), queda da PA sistólica > 10 mmHg ou desenvolvimento de taquiarritmia ventricular. Esse teste é usado para detectar limitação no desempenho do exercício, demonstrar sinais no ECG típicos de isquemia miocárdica e estabelecer sua relação com a dor torácica. A resposta isquêmica do segmento ST costuma ser definida por depressão plana ou descendente do segmento ST > 0,1 mV abaixo da linha de base (i.e., o segmento PR) que persista por mais de 0,08 segundo (Fig. 273-2). As alterações ascendentes ou juncionais do segmento ST não são consideradas típicas de isquemia nem constituem um resultado positivo nesse teste. Embora as anormalidades das ondas T, os distúrbios de condução e as arritmias ventriculares que se desenvolvem durante o exercício devam ser registrados, também não são diagnósticos. Provas de esforço negativas, nas quais a FC desejada (85% da FC máxima prevista para sexo e idade) não foi alcançada, são consideradas não diagnósticas.

Durante a interpretação das provas de esforço eletrocardiográficas, deve-se considerar a probabilidade de haver doença arterial coronariana (DAC) no paciente ou na população sob estudo (i.e., probabilidade pré-teste). Um resultado positivo na prova de esforço indica que a probabilidade de haver DAC é de 98% nos homens > 50 anos com uma história de angina de peito típica que desenvolvem dor torácica durante o exame. A probabilidade é menor se o paciente tiver dor torácica atípica ou não referir dor na anamnese e/ou durante o teste.

A incidência de resultados falso-positivos aumenta significativamente nos pacientes com probabilidade baixa de CI, como homens assintomáticos < 40 anos ou mulheres na pré-menopausa sem fatores de risco para aterosclerose prematura. A incidência também aumenta nos pacientes que estiverem usando fármacos cardioativos, como digitálicos e agentes antiarrítmicos, e nos pacientes com anormalidades da condução intraventricular, alterações do segmento ST e da onda T em repouso, hipertrofia ventricular ou níveis séricos de potássio anormais. Doença obstrutiva restrita à artéria coronária circunflexa pode causar resultados falso-negativos na prova de esforço, tendo em vista que a parede lateral do coração irrigada por essa artéria não é bem representada no ECG de 12 derivações. Como a sensibilidade global da prova de esforço eletrocardiográfica é de apenas cerca de 75%, um resultado negativo não exclui DAC, embora torne extremamente improvável a DAC de tronco da coronária esquerda ou de doença aterosclerótica dos três vasos.

O médico deve estar presente durante toda a prova de esforço. É importante medir a duração total do exercício, os intervalos decorridos até o aparecimento da alteração isquêmica do segmento ST e da dor torácica, a carga de trabalho realizado (geralmente expressa pelo estágio do exercício) e o trabalho cardíaco interno realizado, ou seja, o produto entre a FC e a PA sistólica. A intensidade do infradesnivelamento do segmento ST e o tempo

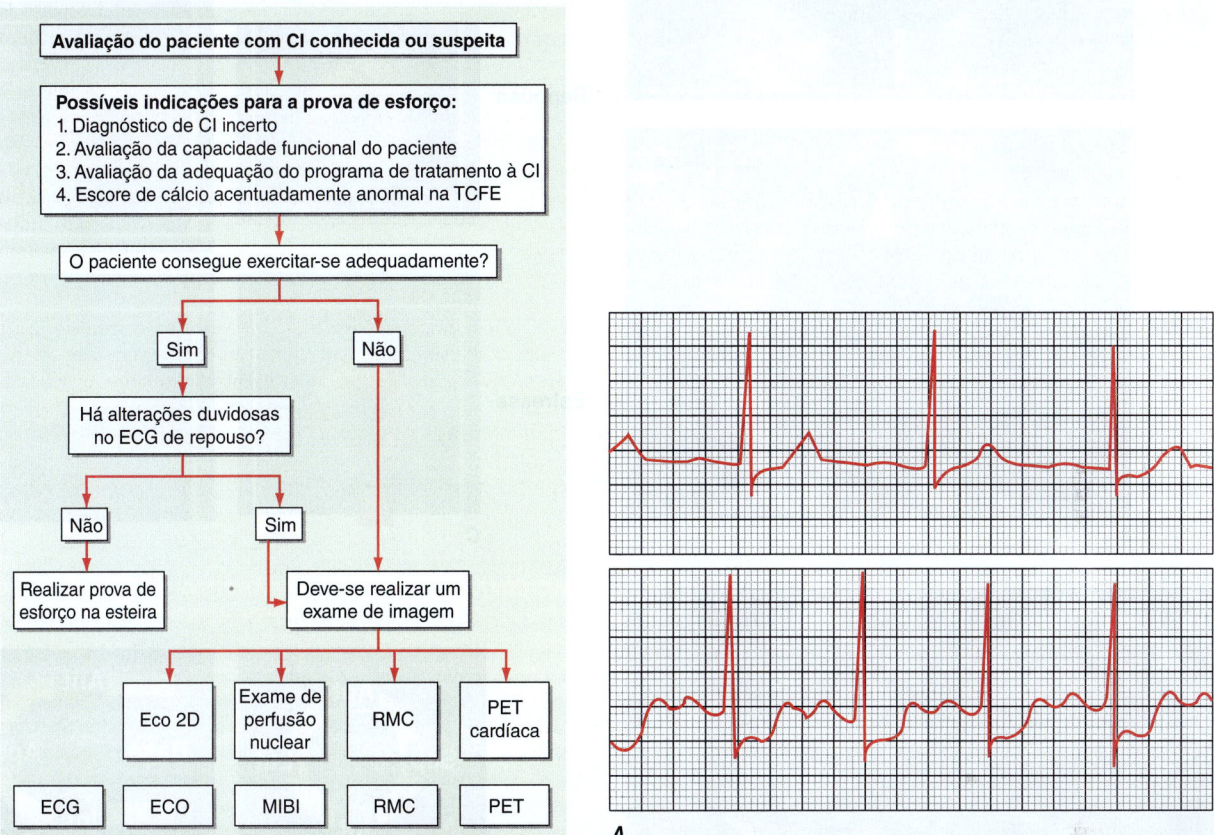

FIGURA 273-3 **Avaliação do paciente com cardiopatia isquêmica conhecida ou suspeita.** À esquerda da figura encontra-se um algoritmo para identificar pacientes que devem ser encaminhados ao teste de esforço e a via de decisão para determinar se um exercício-padrão na esteira com monitoramento de eletrocardiograma (ECG) isoladamente é adequado. Um estudo de imagem especializado será necessário se o paciente não conseguir se exercitar de maneira adequada (p. ex., o uso de estresse farmacológico) ou se houver manifestações que causem dúvidas no ECG de repouso (exercício na esteira limitado pelos sintomas pode ser usado para causar estresse na circulação coronariana). Os painéis **B** a **E**, mostrados na página seguinte, são exemplos de dados obtidos com monitoramento de ECG e procedimentos de imagem especializados. CI, cardiopatia isquêmica; ECO, ecocardiografia; MIBI, metoxisobutil isonitrito; PET, tomografia por emissão de pósitrons; RM, ressonância magnética; RMC, ressonância magnética cardíaca; TCFE, tomografia computadorizada por feixe de elétrons. **A.** Derivação V_4 em repouso (*painel superior*) e após 4,5 min de exercícios (*painel inferior*). Há 3 mm (0,3 mV) de infradesnivelamento horizontal do segmento ST, indicando um exame positivo para isquemia. *(Reproduzida, com autorização, de BR Chaitman, in E Braunwald et al [eds]: Braunwald's Heart Disease: A textbook of cardiovascular medicine, Single Volume (Heart Disease (Braunwald), 8th ed, Philadelphia, Saunders, 2008.)* **B.** Praticante de *jogging* diário de 45 anos de idade que começou a sentir pressão subesternal clássica no tórax submeteu-se à ecocardiografia de estresse. Com exercício, a frequência cardíaca do paciente aumentou de 52 para 153 batimentos por minuto. A câmara ventricular esquerda dilatou-se com esforço e as porções septal e apical ficaram acinéticas a discinéticas (*seta vermelha*). Esses achados são fortemente sugestivos de estenose significativa com limitação de fluxo na artéria coronária descendente anterior esquerda proximal, confirmada na angiografia coronariana. *(Modificada de SD Solomon, in E. Braunwald et al [eds]: Primary Cardiology, 2nd ed, Philadelphia, Saunders, 2003.)* **C.** Imagens de tomografia computadorizada por emissão de fótons únicos de perfusão miocárdica com esforço e em repouso obtidas com tecnécio-99m sestamibi em um paciente com dor torácica e dispneia ao esforço. As imagens demonstram um defeito de perfusão ao esforço de tamanho médio e grave envolvendo as paredes inferolaterais e basais inferiores, mostrando reversibilidade quase completa, compatível com isquemia moderada no território da artéria coronária direita (*setas vermelhas*). *(Imagens fornecidas pelo Dr. Marcello Di Carli, Nuclear Medicine Division, Brigham and Women's Hospital, Boston, MA.)* **D.** Um paciente com história de infarto agudo do miocárdio prévio apresentou-se com dor torácica recorrente. À imagem de cine-RMC, observou-se uma área grande de acinesia anterior (marcada pelas *setas* nas imagens do alto à esquerda e à direita, apenas o quadro sistólico). Essa área de acinesia foi correspondente a uma grande extensão de captação tardia por gadolínio-DTPA compatíveis com grande infarto agudo do miocárdio transmural (marcado pelas *setas* nas imagens do meio, lados esquerdo e direito). As imagens de perfusão de primeira passagem em repouso (*à esquerda, embaixo*) e com estresse com o vasodilatador adenosina (*à direita, embaixo*) revelaram anormalidade de perfusão reversível que se estendeu para o septo inferior. Descobriu-se que esse paciente era portador de uma artéria coronária descendente anterior esquerda proximal ocluída com extensa formação colateral. Esse caso ilustra a utilidade de diferentes modalidades em uma RMC a fim de caracterizar o miocárdio isquêmico e o miocárdio infartado. DTPA, dietilenotriamina do ácido penta-acético. *(Imagens fornecidas pelo Dr. Raymond Kwong, Cardiovascular Divison, Brigham and Women's Hospital, Boston, MA.)* **E.** Imagens de PET de perfusão miocárdica em repouso e por esforço obtidas com rubídio-82 em paciente com dor torácica ao esforço. As imagens demonstram um defeito de perfusão extenso e grave ao esforço envolvendo as paredes média e apical anterior, anterolateral e anterosseptal, bem como o ápice do ventrículo esquerdo, mostrando reversibilidade completa, compatível com isquemia extensa e grave no território da artéria coronária descendente anterior média esquerda (*setas vermelhas*). *(Imagens fornecidas pelo Dr. Marcello Di Carli, Nuclear Medicine Division, Brigham and Women's Hospital, Boston, MA.)*

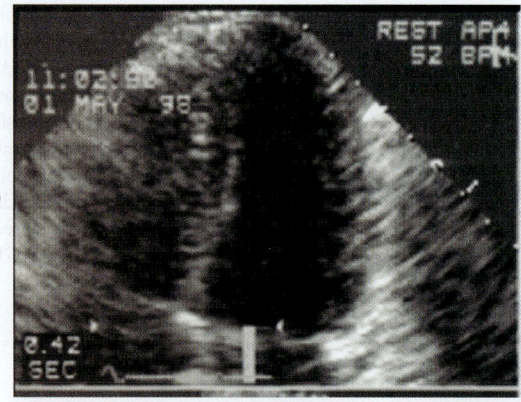

Repouso

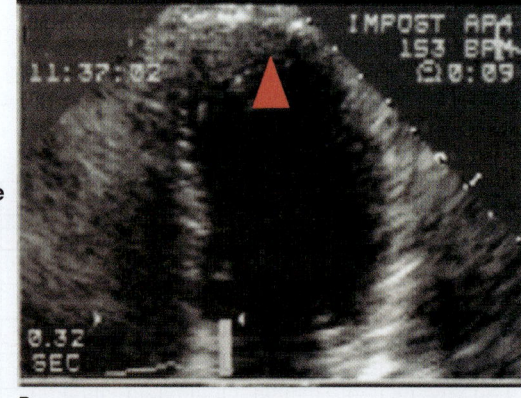

Estresse

B

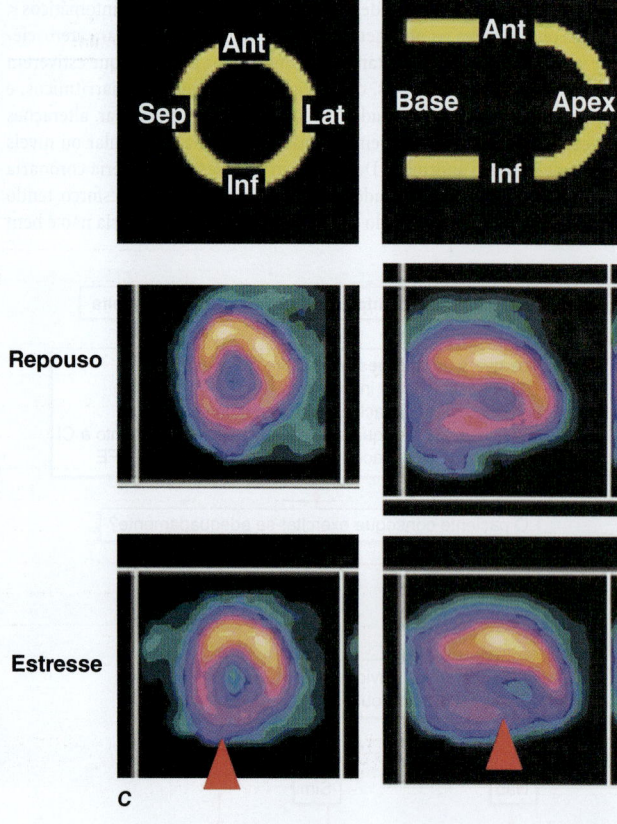

Repouso

Estresse

C

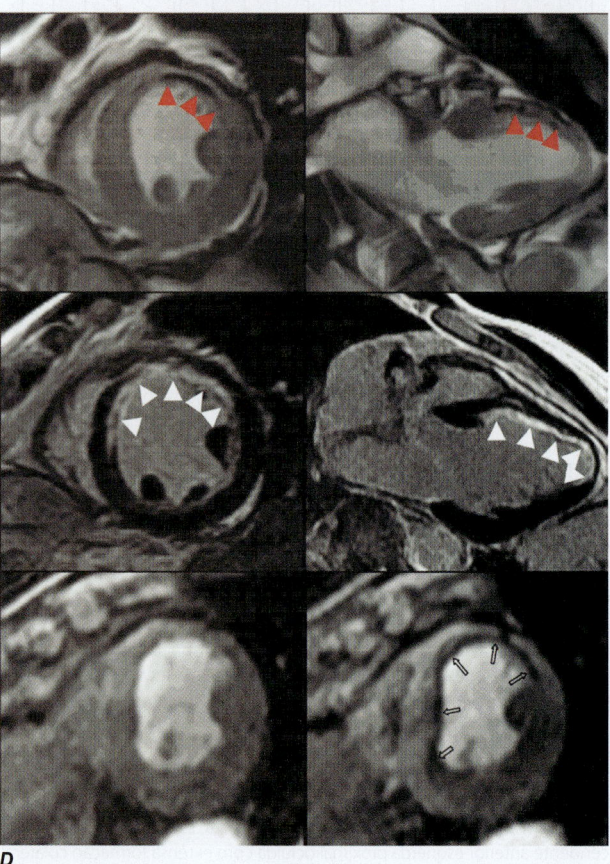

D

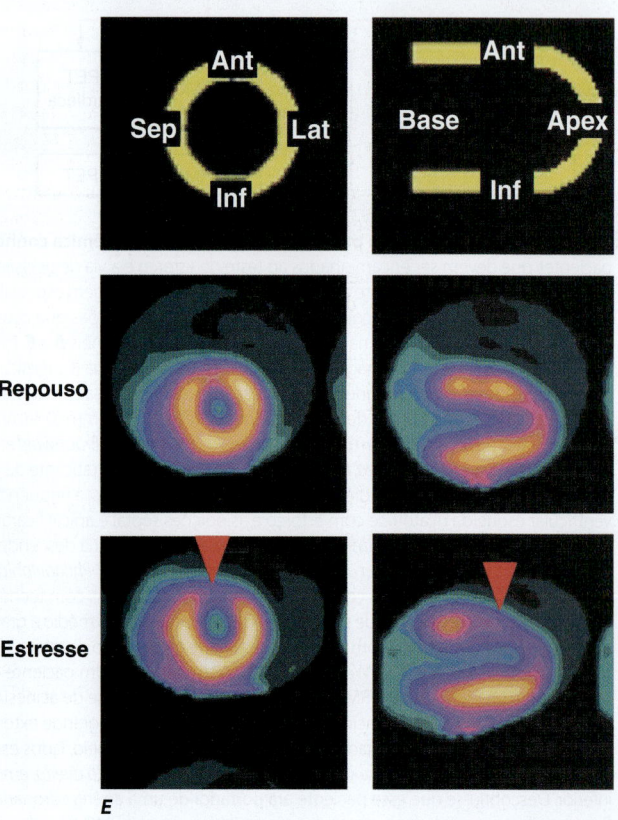

Repouso

Estresse

E

FIGURA 273-3 *(Continuação)*

TABELA 273-2 ■ Relação entre os equivalentes metabólicos (METs) de tarefas e os estágios nos vários protocolos de exame

Classe funcional	Estado clínico			Consumo de O_2 (mL/kg/min)	METs	Protocolos na esteira			
						BRUCE modificado – estágios de 3 min		BRUCE – estágios de 3 min	
						km/h	% inclinação	km/h	% inclinação
NORMAL E I	SAUDÁVEL, DEPENDENTE DA IDADE, ATIVIDADE					9,6	22	9,6	22
						8,8	20	8,4	20
						8	18	8	18
				56	16				
				52,5	15				
				49	14				
				45,5	13	6,8	16	6,8	16
				42	12				
				38,5	11	5,5	14	5,5	14
		SAUDÁVEL SEDENTÁRIO		35	10				
				31,5	9				
				28	8				
				24,5	7	4	12	4	12
II			LIMITADO	21	6				
				17,5	5	2,7	10	2,7	10
III				14	4				
			SINTOMÁTICO	10,5	3	2,7	5		
				7	2	2,7	0		
IV				3,5	1				

Nota: O protocolo de Bruce padrão para esteira (coluna da direita) começa em 2,7 km/h e 10% de inclinação, progredindo a cada 3 minutos para uma maior velocidade e maior elevação. O consumo de oxigênio correspondente e o estado clínico do paciente são apresentados no centro e nas colunas da esquerda.
Fonte: Reproduzida, com autorização, de GF Fletcher et al: Exercise standards for testing and training. Circulation 104:1694, 2001.

necessário para a recuperação dessas anormalidades do ECG também são importantes. Como os riscos da prova de esforço são reais, porém baixos – estimados em 1 óbito e 2 complicações não fatais a cada 10 mil exames –, o equipamento para reanimação deve estar disponível. As provas de esforço modificadas (limitadas pela FC em vez de pelo aparecimento de sintomas) podem ser realizadas com segurança em pacientes a partir de 6 dias após um infarto do miocárdio não complicado (Tab. 273-2). As contraindicações à prova de esforço são angina em repouso nas últimas 48 horas, ritmo cardíaco instável, estenose aórtica grave, miocardite aguda, insuficiência cardíaca descontrolada, hipertensão pulmonar grave e endocardite infecciosa ativa.

A resposta normal ao exercício gradual inclui aumentos progressivos da FC e da PA. A incapacidade de aumentar a PA, ou uma reducao efetiva com sinais de isquemia durante o teste, é um sinal importante de prognóstico adverso, pois pode refletir disfunção ventricular esquerda global induzida pela isquemia. O desenvolvimento de angina e/ou infradesnivelamento importante (> 0,2 mV) do segmento ST com baixa carga de trabalho – isto é, antes da conclusão do estágio II do protocolo de Bruce e/ou infradesnivelamento do segmento ST que persista > 5 minutos depois da interrupção do exercício – aumentam a especificidade do teste e sugerem CI grave, bem como alto risco de eventos adversos no futuro.

Exames de imagem cardíacos (Ver também Cap. 241) Quando o ECG em repouso é anormal (p. ex., síndrome de pré-excitação, infradesnivelamento do segmento ST > 1 mm em repouso, bloqueio de ramo esquerdo, ritmo ventricular sob controle de marca-passo), as informações fornecidas pela prova de esforço podem ser ampliadas pelo exame de imagem de perfusão miocárdica com radionuclídeos após a administração intravenosa de tálio-201 ou tecnécio-99m sestamibi durante o exercício ou sob estresse farmacológico. Dados contemporâneos também sugerem a tomografia computadorizada por emissão de pósitrons (PET, do inglês *positron emission tomography*) (com esforço ou estresse farmacológico), usando amônia N-13 ou rubídio-82, como outra técnica para avaliar a perfusão. As imagens obtidas imediatamente após a interrupção do exercício, a fim de detectar isquemia regional, são comparadas com as obtidas em repouso para confirmar a existência de isquemia reversível e detectar as regiões de ausência persistente de captação que significam um infarto prévio.

Uma considerável porcentagem dos pacientes que necessitam fazer provas de esforço não invasivas para detectar isquemia miocárdica e risco elevado de eventos coronarianos não pode realizar esforços devido a doença vascular periférica ou musculoesquelética, dispneia de esforço ou inaptidão física. Nesses casos, utiliza-se provocação farmacológica intravenosa em substituição ao exercício. Por exemplo, a adenosina pode ser administrada para criar um "roubo" coronariano, aumentando temporariamente o fluxo em segmentos não acometidos da vasculatura coronariana à custa dos segmentos acometidos. Como alternativa, uma infusão de dobutamina com aumento gradual pode ser administrada para aumentar a MVO_2. Uma variedade de opções de imagens está disponível para acompanhar esses estressores farmacológicos (Fig. 273-3). O aparecimento de falhas transitórias de perfusão com um marcador como o tálio-201 ou o tecnécio-99m sestamibi é usado para detectar isquemia miocárdica.

A ecocardiografia é usada para avaliar a função ventricular esquerda em pacientes com angina estável crônica e em pacientes com história pregressa de infarto do miocárdio, ondas Q patológicas ou evidência clínica de insuficiência cardíaca. A ecocardiografia bidimensional pode avaliar anormalidades das cinéticas regional e global do ventrículo esquerdo, as quais são transitórias quando decorrentes de isquemia. A ecocardiografia de estresse (exercício ou dobutamina) pode provocar o aparecimento de regiões de acinesia ou discinesia que não estavam presentes em repouso. A exemplo do exame de imagem da perfusão miocárdica sob estresse, a ecocardiografia de estresse é mais sensível do que a eletrocardiografia de esforço para diagnosticar CI. O exame de estresse com ressonância magnética cardíaca (RMC) também está se desenvolvendo como uma alternativa à cintilografia, à PET ou à imagem ecocardiográfica de estresse. A RMC com teste de esforço realizada com infusão de dobutamina pode ser usada para avaliar anormalidades no movimento da parede que acompanham a isquemia, bem como a perfusão miocárdica. A RMC pode ser utilizada para fornecer uma avaliação ventricular mais completa, usando estudos de imagem com ressonância magnética (RM) com múltiplos cortes.

As placas ateroscleróticas tornam-se progressivamente calcificadas com o tempo, e a calcificação coronariana em geral aumenta com a idade. Por essa razão, métodos para a detecção de cálcio coronariano foram desenvolvidos como medida da presença de aterosclerose coronariana. Esses métodos envolvem aplicações de TC, as quais atingem aquisição rápida das imagens (detecção com TC por feixe de elétrons [TCFE] e TC com multidetectores [TCMD]). O cálcio coronariano detectado por essas técnicas de imagem é quantificado mais comumente usando o escore de Agatston, o qual se baseia na área e na densidade da calcificação.

ARTERIOGRAFIA CORONARIANA

(Ver também Cap. 242) Esse método diagnóstico possibilita o estudo do lúmen das artérias coronárias, podendo ser usado para detectar ou excluir obstrução coronariana grave. Entretanto, não fornece informações sobre a parede arterial, e a aterosclerose grave que não invade o lúmen vascular pode passar despercebida. É importante salientar que as placas ateroscleróticas caracteristicamente são distribuídas por toda a árvore coronariana, tendem a ocorrer com mais frequência em pontos de ramificação e crescem de maneira progressiva na íntima e na média de uma artéria coronária epicárdica, inicialmente sem invadir o lúmen, causando um abaulamento para fora da artéria – um processo chamado de remodelamento. Mais tarde no curso da doença, um crescimento maior causa estreitamento luminal.

Indicações O estudo ISCHEMIA fornece informação para a tomada de decisão a respeito do encaminhamento para arteriografia coronariana (com a intenção de realizar a revascularização) em pacientes com CI estável e uma fração de ejeção > 35% mesmo na presença de isquemia moderada a grave no teste funcional não invasivo. Ao longo de um acompanhamento de 4 anos, o encaminhamento precoce para uma estratégia invasiva não foi associado com uma redução no risco de infarto do miocárdio ou morte, mas foi mais efetivo do que uma estratégia clínica conservadora inicial para aliviar a angina. Dessa forma, a cineangiocoronariografia é indicada em (1) pacientes com angina de peito estável crônica intensamente sintomáticos apesar do tratamento clínico e que estão sendo considerados para revascularização, isto é, intervenção coronariana percutânea (ICP) ou cirurgia de revascularização do miocárdio (CRM); (2) pacientes com sintomas importantes que apresentam dificuldades diagnósticas nos quais haja necessidade de confirmar ou afastar o diagnóstico de CI; (3) pacientes com angina de peito já diagnosticada ou suspeita que tenham sobrevivido a uma parada cardíaca; e (4) pacientes com angina ou indícios de isquemia nos exames não invasivos e evidência clínica ou laboratorial de disfunção ventricular.

São exemplos de outras indicações para arteriografia coronariana:

1. Pacientes com dor torácica sugestiva de angina de peito, mas com prova de esforço inconclusiva ou negativa, que necessitem de diagnóstico definitivo para orientar o tratamento clínico, atenuar o estresse psicológico, planejar a carreira profissional ou resolver questões familiares, ou para fins de seguro de saúde.
2. Pacientes repetidamente hospitalizados com suspeita de síndrome coronariana aguda (Caps. 274 e 275), mas nos quais esse diagnóstico não foi confirmado e nos quais é considerado clinicamente importante determinar a presença ou ausência de DAC.
3. Pacientes que trabalham em profissões que envolvem a segurança de outras pessoas (p. ex., pilotos de aeronaves, bombeiros, policiais) e apresentam sintomas questionáveis ou resultados positivos ou suspeitos nos testes não invasivos e nos quais há dúvida razoável quanto ao estado das artérias coronárias.
4. Pacientes com estenose aórtica ou miocardiopatia hipertrófica e angina nas quais a dor torácica possa ser decorrente de CI.
5. Homens > 45 anos e mulheres > 55 anos que devem ser submetidos à cirurgia cardíaca (p. ex., substituição ou reparo de valva cardíaca), podendo ou não ter indícios clínicos de isquemia miocárdica.
6. Pacientes após infarto do miocárdio, em especial aqueles em alto risco em virtude de recidiva da angina ou presença de insuficiência cardíaca, extrassístoles ventriculares frequentes ou sinais de isquemia nos testes de esforço.
7. Pacientes nos quais há suspeita de espasmo coronariano ou alguma outra causa não aterosclerótica de isquemia miocárdica (p. ex., anomalia das artérias coronárias, doença de Kawasaki).

As alternativas não invasivas à arteriografia coronariana diagnóstica consistem em angiotomografia computadorizada (angio-TC) e angiorressonância magnética cardíaca (angio-RMC) (Cap. 241). Embora essas novas técnicas de imagem possam fornecer informações sobre lesões obstrutivas nas artérias coronárias epicárdicas, seu papel exato na prática clínica não foi bem definido. Os aspectos importantes de seu uso que devem ser notados consistem na exposição substancialmente mais alta à radiação com a angio-TC em comparação com a arteriografia diagnóstica convencional, bem como nas limitações na RMC impostas pelo movimento cardíaco durante o ciclo cardíaco, em especial nas altas FCs.

PROGNÓSTICO

Os principais indicadores do prognóstico nos pacientes com CI conhecida são a idade, o estado funcional do ventrículo esquerdo, a localização e gravidade do(s) estreitamento(s) das artérias coronárias, bem como a gravidade ou a atividade da isquemia miocárdica. Angina de peito de início recente, angina instável (Cap. 274), angina precoce após infarto do miocárdio, angina refratária ou que responde mal ao tratamento clínico e angina acompanhada de sintomas de insuficiência cardíaca congestiva indicam risco mais alto de eventos coronarianos adversos. Isso também se aplica aos sinais físicos de insuficiência cardíaca, aos episódios de edema pulmonar, ao aparecimento transitório da terceira bulha, à insuficiência mitral e às evidências na ecocardiografia ou na cintilografia (ou em radiografias) de cardiomegalia e redução da fração de ejeção (< 0,40).

Mais importante ainda, qualquer um dos sinais a seguir durante a investigação não invasiva indica alto risco de eventos coronarianos: incapacidade de realizar exercício por 6 minutos, isto é, o estágio II (protocolo de Bruce) na prova de esforço; prova de esforço fortemente positiva, demonstrando o início da isquemia miocárdica com cargas baixas de trabalho (infradesnivelamento do segmento ST ≥ 0,1 mV antes de concluir o estágio II; infradesnivelamento do segmento ST ≥ 0,2 mV em qualquer estágio; infradesnivelamento do segmento ST por > 5 minutos depois da interrupção do exercício; declínio da pressão sistólica > 10 mmHg durante o exercício; aparecimento de taquiarritmias ventriculares durante o exercício); desenvolvimento de falhas de perfusão volumosas ou múltiplas ou aumento da captação pulmonar durante a cintilografia de perfusão com radioisótopos sob esforço; e redução da fração de ejeção ventricular esquerda (FEVE) sob esforço durante a ventriculografia com radionuclídeo ou durante a ecocardiografia de estresse. Por outro lado, os pacientes que concluem o estágio III do protocolo ergométrico de Bruce e apresentam cintilografia de perfusão com estresse normal ou ecocardiografia de estresse negativo estão sob risco muito baixo para eventos coronarianos no futuro. O achado de episódios frequentes de desvio do segmento ST na monitoração ambulatorial do ECG (mesmo na ausência de sintomas) também é um achado prognóstico adverso.

No cateterismo cardíaco, as elevações do volume ventricular e da pressão diastólica final do ventrículo esquerdo, bem como a redução da fração de ejeção, são os sinais mais importantes de disfunção ventricular esquerda e estão associados a prognóstico desfavorável. Os pacientes com dor torácica, mas com função ventricular esquerda preservada e artérias coronárias normais, têm excelente prognóstico. As lesões obstrutivas do tronco da coronária esquerda (> 50% do diâmetro luminal) ou descendente anterior esquerda proximais à origem da primeira artéria septal estão associadas a um risco maior do que as lesões das artérias coronárias circunflexas direita ou esquerda, devido ao maior volume do miocárdio sob risco isquêmico. As placas ateroscleróticas das artérias epicárdicas com fissuras ou falhas de preenchimento indicam maior risco. Essas lesões evoluem por fases de atividade celular inflamatória, degeneração, disfunção endotelial, atividade vasomotora anormal, agregação plaquetária e fissura ou hemorragia. Esses fatores podem agravar temporariamente a estenose e causar trombose e/ou reatividade anormal da parede vascular, exacerbando, assim, as manifestações clínicas de isquemia. Sintomas de início recente, ocorrência de isquemia grave durante a prova de esforço (ver anteriormente) e angina de peito instável (Cap. 274) refletem episódios de rápida evolução das lesões coronarianas.

Com qualquer grau de DAC obstrutiva, a mortalidade aumentará significativamente quando a função ventricular esquerda estiver deprimida; por outro lado, com qualquer nível de função ventricular esquerda, o prognóstico será influenciado significativamente pela extensão do miocárdio perfundido pelos vasos que apresentam obstrução crítica. Por essa razão, é essencial reunir todas as evidências que demonstram lesão miocárdica pregressa (evidência de infarto agudo do miocárdio no ECG, na ecocardiografia, na cintilografia miocárdica ou na ventriculografia esquerda), função ventricular esquerda residual (fração de ejeção e movimento da parede) e risco de lesões futuras causadas por eventos coronarianos (extensão da DAC e gravidade da isquemia definidas por testes funcionais não invasivos). Quanto maior for a extensão da necrose miocárdica estabelecida, menor será a capacidade do coração de resistir às lesões subsequentes e pior é o prognóstico. A estimativa de risco deve incluir idade, sintomas presentes, todos os fatores de risco, sinais de doença arterial, lesão cardíaca existente e sinais de lesão iminente (i.e., isquemia).

Quanto maior for o número e a gravidade dos fatores de risco para aterosclerose coronariana (idade avançada [> 75 anos], hipertensão, dislipidemia, diabetes, obesidade mórbida, doenças periféricas e/ou cerebrovasculares associadas, infarto agudo do miocárdio anterior), pior é o prognóstico de um paciente com angina. Existem evidências de que os níveis elevados de proteína C-reativa plasmática, a calcificação coronariana extensa na TCFE (ver anteriormente) e o aumento do espessamento da íntima das carótidas na ultrassonografia também indicam um aumento do risco de eventos coronarianos.

TRATAMENTO
Angina de peito estável

Uma vez que o diagnóstico de cardiopatia isquêmica tenha sido estabelecido, cada paciente deve ser avaliado no que diz respeito ao seu nível de compreensão, às suas expectativas e metas, ao controle dos sintomas e à prevenção das complicações clínicas adversas, como infarto agudo do miocárdio e morte prematura. O grau de incapacidade e os estresses físicos e emocionais que desencadeiam a angina devem ser documentados cuidadosamente para estabelecer os objetivos do tratamento. O plano terapêutico deve ter os seguintes componentes: (1) explicação do problema e orientação sobre a capacidade de formular um plano terapêutico; (2) identificação e tratamento dos distúrbios agravantes; (3) recomendações para a adaptação da atividade, quando necessário; (4) correção dos fatores de risco a fim de reduzir a ocorrência de eventos coronarianos adversos; (5) tratamento farmacológico da angina; e (6) avaliação da possibilidade de revascularização.

EXPLICAÇÃO E TRANQUILIZAÇÃO

Os pacientes com CI precisam entender sua doença e compreender que é possível ter uma vida longa e produtiva, mesmo que sejam portadores de angina de peito ou tenham sofrido e se recuperado de um infarto agudo do miocárdio. Para estimular os pacientes a reiniciar ou manter a atividade física e voltar ao trabalho, pode ser útil apresentar resultados de experimentos clínicos demonstrando a melhora do prognóstico. Um programa planejado de reabilitação pode estimular os pacientes a perder peso, aumentar a tolerância aos esforços e controlar os fatores de risco com mais confiança.

IDENTIFICAÇÃO E TRATAMENTO DOS DISTÚRBIOS AGRAVANTES

Alguns distúrbios podem aumentar a demanda ou reduzir a oferta de oxigênio ao miocárdio e desencadear ou agravar a angina em pacientes com CI. HVE, doença valvar aórtica e miocardiopatia hipertrófica podem causar ou contribuir para a angina, devendo ser excluídas ou tratadas. Obesidade, hipertensão e hipertireoidismo devem ser tratados agressivamente para reduzir a frequência e a gravidade dos episódios de angina. A redução da oferta de oxigênio ao miocárdio pode ser consequência da diminuição da oxigenação do sangue arterial (p. ex., na doença pulmonar ou quando houver níveis significativos de carboxiemoglobina associada ao tabagismo) ou da diminuição da capacidade de transportar oxigênio (p. ex., anemia). A correção dessas anormalidades, quando presentes, poderá reduzir ou até eliminar a angina de peito.

ADAPTAÇÃO DA ATIVIDADE

A isquemia miocárdica é causada por um desequilíbrio entre a demanda de oxigênio do músculo cardíaco e a capacidade da circulação coronariana de atender a essa demanda. A maioria dos pacientes pode ser auxiliada a entender esse conceito e utilizá-lo na programação racional da atividade física. Algumas tarefas que em geral provocam angina podem ser realizadas sem sintomas simplesmente com a redução da rapidez com que são efetuadas. Os pacientes precisam entender a variação diurna em sua tolerância a algumas atividades e devem reduzir suas demandas energéticas pela manhã, logo depois das refeições e nos dias com baixas temperaturas ou mau tempo. Em alguns casos, é necessário recomendar uma mudança no tipo de atividade profissional ou na residência para evitar o estresse físico.

Em geral, o condicionamento físico melhora a tolerância aos esforços dos pacientes com angina e traz benefícios psicológicos substanciais. Deve-se encorajar fortemente o paciente a adotar um programa regular e individualizado de exercícios isotônicos que não ultrapassem os limites do paciente para o desenvolvimento da angina de peito e não excedam 80% da FC associada à isquemia na prova de esforço. Com base nos resultados de uma prova de esforço, o número de equivalentes metabólicos (METs, do inglês *metabolic equivalent tasks*) que desencadeiam isquemia pode ser estimado (Tab. 273-2), e uma prescrição prática de exercícios pode ser formulada para permitir atividades diárias que fiquem abaixo do limiar isquêmico (Tab. 273-3).

TABELA 273-3 ■ Necessidades energéticas para algumas atividades comuns

Menos de 3 METs	3-5 METs	5-7 METs	7-9 METs	Mais de 9 METs
Autocuidado				
Tomar banho/barbear-se	Limpar janelas	Realizar trabalho leve no jardim	Realizar trabalhos pesados com a pá	Carregar peso subindo escadas (objetos > 40 kg)
Vestir-se	Varrer a casa	Usar cortador de grama manual em terreno plano	Transportar objetos (28-40 kg)	Subir escadas (rapidamente)
Realizar trabalhos domésticos leves	Usar cortador de grama elétrico	Carregar objetos (14-27 kg)		Remover neve pesada com a pá
Realizar trabalho de escritório	Arrumar a cama/tirar a roupa			
Dirigir automóvel	Carregar objetos (7-14 kg)			
Ocupacionais				
Trabalhar sentado (trabalhos administrativos/de montagem)	Colocar mercadorias em prateleiras (objetos leves)	Trabalhar em carpintaria (exterior)	Cavar buracos (pás e picaretas)	Realizar trabalho pesado
Realizar trabalho de escritório	Realizar trabalho leve de solda/carpintaria	Cavar terra com pá		
Trabalhar em pé (funcionário de loja)		Serrar madeira		
Recreacionais				
Praticar golfe (com carrinho)	Dançar (social)	Jogar tênis (individual)	Praticar canoagem	Praticar squash
Fazer tricô	Praticar golfe (a pé)	Esquiar na neve (declive)	Fazer escalada de montanhas	Praticar trilha com esqui*
	Velejar	Trilhas leves		Jogar basquete de modo vigoroso
	Jogar tênis (em duplas)	Jogar basquete		
		Pescar em correnteza		
Condicionamento físico				
Caminhada (3,5 km/h)	Caminhada em terreno plano (5-6,5 km/h)	Caminhada em terreno plano (7-8 km/h)	*Jogging* em terreno plano (8 km/h)	Corrida (> 9,5 km/h)
Bicicleta ergométrica	Ciclismo em terreno plano (9,5-13 km/h)	Ciclismo (14,5-16 km/h)	Natação (nado *crawl*)	Ciclismo (> 21 km/h)
Ginástica muito leve	Ginástica leve	Natação (nado de peito)	Remo na máquina	Pular corda
			Ginástica pesada	Caminhada em aclive (8 km/h)
			Ciclismo (19,5 km/h)	

Sigla: METs, equivalentes metabólicos.
Fonte: Modificada de WL Haskell: Rehabilitation of the coronary patient, in NK Wenger, HK Hellerstein (eds): *Design and Implementation of Cardiac Conditioning Program*. New York, Churchill Livingstone, 1978.
*N. de T. Forma que combina esqui com a exploração de trilhas alternativas, requerendo maior esforço do que o esqui comum. Também conhecido como esqui alpino.

TRATAMENTO DOS FATORES DE RISCO

A *história familiar* de CI prematura é um importante indicador de maior risco, devendo suscitar a investigação dos fatores de risco corrigíveis, como hiperlipidemia, hipertensão e diabetes melito. A *obesidade* dificulta a correção dos outros fatores de risco e aumenta o risco de eventos coronarianos adversos. Além disso, a obesidade costuma estar associada a três outros fatores de risco: diabetes melito, hipertensão e hiperlipidemia. O tratamento da obesidade e desses fatores de risco associados é uma medida importante em qualquer plano terapêutico. Outra medida fundamental no tratamento da CI crônica é instituir uma dieta pobre em ácidos graxos saturados e gorduras *trans*, com ingestão calórica reduzida, para atingir o peso corporal ideal. É especialmente importante enfatizar a perda de peso e a prática regular de exercícios em pacientes com síndrome metabólica ou diabetes melito clínico.

O *tabagismo* acelera a aterosclerose coronariana em indivíduos de ambos os sexos e de todas as idades, elevando os riscos de trombose, instabilidade da placa, infarto agudo do miocárdio e morte. Além disso, por aumentar as demandas de oxigênio e reduzir a sua oferta ao miocárdio, o tabagismo agrava a angina. Estudos visando à cessação do tabagismo demonstraram benefícios importantes, com declínio significativo da ocorrência desses eventos adversos. O tabaco não combustível na forma de cigarros eletrônicos (sistemas de fornecimento de nicotina) também pode aumentar a frequência de episódios de angina. A mensagem do médico deve ser clara e convincente e complementada por programas que levam à cessação do tabagismo e monitoram a abstinência de todos os produtos do tabaco (Cap. 454).

A *hipertensão arterial* (Cap. 277) pode coexistir com outros fatores de risco de CI e está associada a um aumento do risco de eventos clínicos adversos associados à aterosclerose coronariana bem como de acidente vascular cerebral (AVC). Além disso, a HVE resultante da hipertensão persistente agrava a isquemia. Existem algumas evidências indicando que o tratamento eficaz da hipertensão em longo prazo reduz a ocorrência de eventos coronarianos adversos (Cap. 277).

O *diabetes melito* (Cap. 403) acelera a aterosclerose coronariana e periférica e com frequência está associado a dislipidemias e aumentos dos riscos de angina, infarto agudo do miocárdio e morte súbita coronariana. O controle agressivo da dislipidemia (meta de colesterol LDL < 70 mg/dL) e da hipertensão (PA < 130/80 mmHg), encontradas comumente nos pacientes diabéticos, é altamente eficaz e, portanto, essencial, conforme descrito adiante.

DISLIPIDEMIA

O tratamento da dislipidemia é fundamental quando se objetiva o alívio em longo prazo da angina, a redução da necessidade de revascularização, bem como a diminuição das incidências de infarto agudo do miocárdio e morte. O controle dos níveis lipídicos pode ser alcançado por uma combinação de dieta pobre em ácidos graxos saturados e gorduras *trans*, exercício e perda de peso. Quase sempre, os inibidores da hidroximetilglutaril-coenzima A (HMG-CoA)-redutase (estatinas) são necessários, e podem diminuir o colesterol LDL (25-50%), aumentar o colesterol HDL (5-9%) e diminuir os triglicerídeos (5-30%). Observa-se um efeito significativo do tratamento com estatinas na aterosclerose, na CI e nos desfechos, independentemente do nível de colesterol LDL pré-tratamento. Os fibratos, a niacina e o etil icosapente podem ser usados para reduzir os triglicerídeos (Cap. 407). Estudos controlados com esquemas de regulação dos lipídeos demonstraram benefícios proporcionais idênticos para homens, mulheres, idosos, diabéticos e fumantes. Anticorpos monoclonais injetáveis contra PCSK9 estão disponíveis atualmente e são importantes tratamentos modificadores da doença, capazes de produzir uma redução drástica do colesterol LDL além do que é obtido pela estatina isoladamente ou uma combinação de estatina mais ezetimiba.

A adesão aos comportamentos de promoção da saúde descritos anteriormente em geral é muito baixa, e um médico consciencioso não deve subestimar o esforço necessário para vencer esse desafio. Muitos pacientes que recebem alta do hospital com doença coronária comprovada não recebem o tratamento adequado para dislipidemia. Em virtude das evidências conclusivas indicando que a correção da dislipidemia proporciona benefícios significativos, os médicos devem estabelecer o acesso ao tratamento, monitorar a adesão e manter o acompanhamento clínico regular.

REDUÇÃO DO RISCO EM MULHERES COM CI

A incidência da CI clínica nas mulheres na pré-menopausa é muito baixa; entretanto, após a menopausa, os fatores de risco aterogênicos aumentam (p. ex., aumento de LDL) e a taxa de eventos coronarianos clínicos acelera para os níveis observados em homens. O diabetes melito, mais comum em mulheres, aumenta muito a ocorrência da CI clínica e amplifica os efeitos deletérios da hipertensão, da hiperlipidemia e do tabagismo. A cateterização cardíaca e a revascularização coronariana são pouco utilizadas nas mulheres, sendo realizadas em um estágio mais posterior e mais grave da doença do que nos homens. Quando a redução do colesterol, o uso de β-bloqueadores após infarto agudo do miocárdio e a CRM são aplicados nos grupos de pacientes adequados, as mulheres se beneficiam da mesma forma que os homens.

FARMACOTERAPIA

As **Tabelas 273-4**, **273-5** e **273-6** apresentam um resumo dos fármacos comumente usados para o tratamento da angina de peito. A farmacoterapia para a CI é projetada para reduzir a frequência dos episódios de angina,

TABELA 273-4 ■ Tratamento com nitratos para pacientes com cardiopatia isquêmica

Preparação do agente	Dose	Posologia
Nitroglicerina[a]		
Unguento	1,27-5 cm	2-3 ×/dia
Adesivo transdérmico	0,2-0,8 mg/h	A cada 24 h; remover ao dormir por 12-14 h
Comprimidos sublinguais	0,3-0,6 mg	Quando necessário, até 3 doses com intervalos de 5 min
Spray	Uma ou duas borrifadas	Quando necessário, até 3 doses com intervalos de 5 min
Dinitrato de isossorbida[a]		
Via oral	10-40 mg	2-3 ×/dia
Liberação prolongada oral	80-120 mg	1-2 ×/dia (horários não convencionais)
Mononitrato de isossorbida		
Via oral	20 mg	2 ×/dia (administrado com intervalos de 7-8 h)
Liberação prolongada oral	30-240 mg	1 ×/dia

[a]Recomenda-se um intervalo sem nitrato de 10-12 horas.

Fonte: Reproduzida, com autorização, de DA Morrow, WE Boden: Stable ischemic heart disease. In RO Bonow et al (eds): *Braunwald's Heart Disease: A Textbook of Cardiovascular Medicine*, 9th ed. Philadelphia, Saunders, 2012.

TABELA 273-5 ■ Propriedades dos β-bloqueadores em uso clínico para cardiopatia isquêmica

Fármacos	Seletividade	Atividade agonista parcial	Dose usual para angina
Acebutolol	β₁	Sim	200-600 mg, 2 ×/dia
Atenolol	β₁	Não	50-200 mg/dia
Betaxolol	β₁	Não	10-20 mg/dia
Bisoprolol	β₁	Não	10 mg/dia
Esmolol (intravenoso)[a]	β₁	Não	50-300 µg/kg/min
Labetalol[b]	Nenhuma	Sim	200-600 mg, 2 ×/dia
Metoprolol	β₁	Não	50-200 mg, 2 ×/dia
Nadolol	Nenhuma	Não	40-80 mg/dia
Nebivolol	β₁ (em doses baixas)	Não	5-40 mg/dia
Pindolol	Nenhuma	Sim	2,5-7,5 mg, 3 ×/dia
Propranolol	Nenhuma	Não	80-120 mg, 2 ×/dia
Timolol	Nenhuma	Não	10 mg, 2 ×/dia

[a]O esmolol é um β-bloqueador de ação ultracurta administrado como infusão intravenosa contínua. Seu início de ação rápido torna-o um agente atraente para uso em pacientes com contraindicações relativas ao bloqueio β. [b]O labetalol é um bloqueador combinado α e β.

Nota: Esta lista de β-bloqueadores que podem ser usados para tratar os pacientes com angina de peito está organizada em ordem alfabética. É preferível usar uma formulação de liberação contínua que possa ser administrada 1×/dia a fim de melhorar a adesão do paciente ao esquema.

Fonte: Dados de RJ Gibbons et al: *J Am Coll Cardiol* 41:159, 2003.

TABELA 273-6 ■ Bloqueadores dos canais de cálcio em uso clínico para cardiopatia isquêmica

Fármacos	Dose usual	Duração da ação	Efeitos colaterais
Di-hidropiridinas			
Anlodipino	5-10 mg, 1 ×/dia	Longa	Cefaleia, edema
Felodipino	5-10 mg, 1 ×/dia	Longa	Cefaleia, edema
Isradipino	2,5-10 mg, 2 ×/dia	Média	Cefaleia, fadiga
Nicardipino	20-40 mg, 3 ×/dia	Curta	Cefaleia, tontura, rubor, edema
Nifedipino	Liberação imediata:[a] 30-90 mg/dia, via oral Liberação lenta: 30-180 mg, via oral	Curta	Hipotensão, tontura, rubor, náuseas, constipação, edema
Nisoldipino	20-40 mg, 1 ×/dia	Curta	Semelhantes aos do nifedipino
Não di-hidropiridinas			
Diltiazém	Liberação imediata: 30-80 mg, 4 ×/dia	Curta	Hipotensão, tontura, rubor, bradicardia, edema
	Liberação lenta: 120-320 mg, 1 ×/dia	Longa	
Verapamil	Liberação imediata: 80-160 mg, 3 ×/dia	Curta	Hipotensão, depressão miocárdica
	Liberação lenta: 120-480 mg, 1 ×/dia	Longa	Insuficiência cardíaca, edema, bradicardia

[a]Pode ser associado a aumento do risco de mortalidade se administrado durante infarto agudo do miocárdio.

Nota: A lista dos bloqueadores dos canais de cálcio que podem ser usados para tratar os pacientes com angina de peito é dividida em duas classes: di-hidropiridínicos e não di-hidropiridínicos, organizados em ordem alfabética em cada classe. Entre os di-hidropiridínicos, a maior experiência clínica foi obtida com o anlodipino e o nifedipino. Após o período inicial de titulação da dose com formulação de ação curta, é preferível mudar para uma formulação de liberação contínua que possa ser administrada 1 ×/dia, a fim de melhorar a adesão do paciente ao esquema.

Fonte: Dados de RJ Gibbons et al: J Am Coll Cardiol 41:159, 2003.

infarto agudo do miocárdio e morte coronariana. Os dados de estudos enfatizam a importância desse tratamento quando adicionado aos comportamentos de promoção de saúde discutidos anteriormente. Para atingir o benefício máximo da terapia medicamentosa para CI, muitas vezes é necessário combinar agentes de diferentes classes e titular as doses conforme o perfil individual de fatores de risco, sintomas, respostas hemodinâmicas e efeitos colaterais.

NITRATOS

Os nitratos orgânicos são uma valiosa classe de fármacos para o tratamento da angina de peito (Tab. 273-4). Seus principais mecanismos de ação consistem em venodilatação sistêmica com redução concomitante da pressão e do volume diastólico final do ventrículo esquerdo, reduzindo, assim, a tensão da parede miocárdica e as necessidades de oxigênio; dilatação dos vasos coronários epicárdicos; e aumento do fluxo sanguíneo nos vasos colaterais. Quando metabolizados, os nitratos orgânicos liberam óxido nítrico (NO), que se liga à guanililciclase nas células do músculo liso vascular, levando a um aumento do nível de monofosfato de guanosina cíclico, causando o relaxamento da musculatura lisa vascular. Os nitratos também exercem atividade antitrombótica pela ativação da guanililciclase das plaquetas dependente do NO, pelo comprometimento do fluxo intraplaquetário de cálcio e pela ativação das plaquetas.

A absorção desses fármacos é mais rápida e completa com a administração nas mucosas. Por essa razão, a nitroglicerina é administrada mais comumente por via sublingual em comprimidos de 0,4 ou 0,6 mg. Os pacientes com angina devem ser instruídos a usar o fármaco para atenuar a angina e também cerca de 5 minutos antes de atividades que provavelmente desencadeariam um episódio de dor.

Os nitratos aumentam a tolerância aos esforços dos pacientes com angina crônica, assim como aliviam a isquemia dos indivíduos com angina instável e angina variante de Prinzmetal (Cap. 274). Um diário dos episódios de angina e do uso de nitroglicerina pode ser muito útil para detectar alterações da frequência, da gravidade ou do limiar de ocorrência da dor, os quais podem indicar o desenvolvimento de angina de peito instável e/ou prenunciar um infarto agudo do miocárdio iminente.

Nitratos de ação prolongada Nenhum dos nitratos de ação prolongada é tão eficaz quanto a nitroglicerina sublingual no alívio imediato da angina. Essas preparações de nitrato orgânico podem ser deglutidas, mastigadas ou administradas sob a forma de adesivo ou pasta para absorção transdérmica (Tab. 273-4). Elas podem produzir níveis plasmáticos eficazes por até 24 horas, mas a resposta terapêutica é altamente variável. As diferentes preparações e/ou vias de administração ao longo do dia devem ser experimentadas apenas para evitar desconforto e atenuar efeitos colaterais como cefaleia e tontura. A titulação individual da dose é importante para prevenir os efeitos colaterais. Para atenuar os efeitos da tolerância aos nitratos, deve-se utilizar a dose eficaz mínima e passar um período de pelo menos 8 horas por dia sem usar o fármaco para que as respostas terapêuticas possam ser restauradas.

Bloqueadores β-adrenérgicos Esses fármacos são componentes importantes do tratamento farmacológico da angina de peito (Tab. 273-5). Eles reduzem a demanda de oxigênio do miocárdio por meio da inibição dos aumentos da FC, da PA e da contratilidade miocárdica causados pela ativação adrenérgica. O bloqueio β reduz mais significativamente essas variáveis durante um esforço físico, mas causam apenas reduções modestas em repouso. Os β-bloqueadores de longa ação ou formulações de liberação prolongada possuem a vantagem de permitir a administração de uma única dose diária (Tab. 273-5). Os objetivos do tratamento incluem o alívio da angina e controle da isquemia. Esses fármacos também podem reduzir a mortalidade e as taxas de recidiva dos infartos em pacientes com infarto agudo do miocárdio prévio e têm eficácia moderada como agentes anti-hipertensivos.

As contraindicações relativas são asma e obstrução reversível das vias aéreas dos pacientes com doença pulmonar crônica, distúrbios da condução atrioventricular, bradicardia grave, fenômeno de Raynaud e relato de depressão prévia. Os efeitos colaterais são fadiga, diminuição da tolerância ao exercício, pesadelos, impotência sexual, extremidades frias, claudicação intermitente, bradicardia (grave em alguns casos), redução da condução atrioventricular, insuficiência ventricular esquerda, asma brônquica, agravamento da claudicação e intensificação da hipoglicemia produzida pelos agentes hipoglicemiantes orais e pela insulina. A redução da dose ou mesmo interrupção do tratamento poderão ser necessárias se esses efeitos colaterais ocorrerem e persistirem. Como a suspensão abrupta do tratamento pode agravar a isquemia, as doses devem ser reduzidas progressivamente ao longo de 2 semanas. Os β-bloqueadores com cardiosseletividade para os receptores β_1, como o metoprolol e o atenolol, podem ser preferíveis para os pacientes com obstrução brônquica leve e diabetes melito dependente de insulina.

Bloqueadores dos canais de cálcio Os bloqueadores dos canais de cálcio (Tab. 273-6) são agentes vasodilatadores coronarianos que produzem reduções variáveis e dose-dependentes na demanda miocárdica de oxigênio, na contratilidade cardíaca e na PA. Esses efeitos farmacológicos combinados são vantajosos, tornando esses fármacos tão eficazes quanto os β-bloqueadores no tratamento da angina de peito. Eles são indicados quando os β-bloqueadores não podem ser usados, não são bem tolerados ou se mostram ineficazes. Devido às diferenças na relação de dose-resposta na atividade elétrica cardíaca entre bloqueadores dos canais de cálcio di-hidropiridínicos e não di-hidropiridínicos, o verapamil e o diltiazém podem produzir distúrbios sintomáticos na condução cardíaca e bradiarritmias. Esses fármacos também possuem ações inotrópicas negativas e têm maior propensão a agravar a insuficiência ventricular esquerda, principalmente quando usados por pacientes com disfunção do ventrículo esquerdo, especialmente em combinação com β-bloqueadores. Embora em geral se obtenham efeitos úteis quando os bloqueadores dos canais de cálcio são combinados com β-bloqueadores e nitratos, a titulação individual das doses é essencial nesses casos. A angina variante (de Prinzmetal) responde muito bem aos bloqueadores dos canais de cálcio (especialmente os membros da classe dos di-hidropiridínicos), suplementados, quando necessário, por nitratos (Cap. 274).

Em geral, o verapamil não deve ser combinado com β-bloqueadores, tendo em vista a sobreposição dos efeitos adversos na FC e na contratilidade cardíaca. O diltiazém pode ser combinado com β-bloqueadores em pacientes com função ventricular normal sem distúrbios da condução. O anlodipino e os β-bloqueadores têm ações complementares na irrigação sanguínea coronariana e nas demandas de oxigênio do miocárdio. Enquanto o anlodipino reduz a PA e dilata as artérias coronárias, os β-bloqueadores diminuem a FC e reduzem a contratilidade. O anlodipino e os outros antagonistas do cálcio di-hidropiridínicos de segunda geração (nicardipino, isradipino, nifedipino de ação longa e felodipino) são vasodilatadores potentes e são úteis para o tratamento simultâneo de angina e hipertensão. As di-hidropiridinas de ação curta devem ser evitadas porque aumentam o risco de desencadear infartos, principalmente na ausência de terapia concomitante por β-bloqueadores.

Escolha entre β-bloqueadores e bloqueadores dos canais de cálcio para a terapia inicial Como os β-bloqueadores mostraram aumento da expectativa de vida depois de um infarto agudo do miocárdio **(Caps. 274 e 275)** – diferentemente dos bloqueadores dos canais de cálcio –, eles também podem ser preferíveis nos pacientes com angina e lesão no ventrículo esquerdo. Entretanto, os bloqueadores dos canais de cálcio são indicados aos pacientes com: (1) resposta inadequada à combinação de β-bloqueadores e nitratos – muitos desses indivíduos respondem bem a uma combinação de β-bloqueador e bloqueador dos canais de cálcio di-hidropiridínico; (2) reações adversas aos β-bloqueadores, como depressão, distúrbios sexuais e fadiga; (3) angina e história de asma ou doença pulmonar obstrutiva crônica; (4) síndrome do nó sinoatrial ou perturbações significativas da condução atrioventricular; (5) angina de Prinzmetal; ou (6) doença arterial periférica sintomática.

Uma comparação dos efeitos colaterais comuns, contraindicações e potenciais interações medicamentosas entre os muitos agentes antianginosos usados mais frequentemente é apresentada na **Tabela 273-7**.

Agentes antiplaquetários O ácido acetilsalicílico é um inibidor irreversível da ciclo-oxigenase plaquetária e, desse modo, interfere na ativação das plaquetas. Alguns estudos mostraram que a administração prolongada de 75 a 325 mg/dia por via oral reduz os eventos coronarianos em homens adultos assintomáticos > 50 anos de idade, em pacientes com angina crônica estável e em indivíduos que têm ou que sobreviveram à angina instável e ao infarto agudo do miocárdio. Há um aumento dose-dependente na ocorrência de sangramento quando o ácido acetilsalicílico é usado cronicamente. É preferível utilizar uma formulação com revestimento entérico na faixa de 81 a 162 mg/dia. A administração desse fármaco deve ser considerada para todos os pacientes com CI, desde que não haja hemorragia digestiva, alergia ou dispepsia. O clopidogrel (dose de ataque de 300-600 mg, seguida por 75 mg/dia) é um fármaco administrado por via oral que bloqueia a agregação plaquetária mediada pelo receptor $P2Y_{12}$ ADP. Ele produz benefícios semelhantes aos do ácido acetilsalicílico em pacientes com CI crônica estável e pode substituir o ácido acetilsalicílico caso este último agente cause os efeitos colaterais citados anteriormente. O clopidogrel combinado com ácido acetilsalicílico reduz a morte e os eventos isquêmicos coronarianos em pacientes com síndrome coronariana aguda **(Cap. 274)** e também reduz o risco de formação de trombo em pacientes submetidos à colocação de *stent* em uma artéria coronária **(Cap. 276)**. Agentes antiplaquetários alternativos que bloqueiam o receptor plaquetário $P2Y_{12}$, como o prasugrel e o ticagrelor, mostraram-se mais eficazes que o clopidogrel para prevenção de eventos isquêmicos após a colocação de um *stent* para síndrome coronariana aguda, mas estão associados a um risco maior de sangramento. Embora o tratamento combinado com clopidogrel e ácido acetilsalicílico por pelo menos 1 ano seja recomendado a pacientes com síndrome coronariana aguda tratados com colocação de *stent* com eluição de fármaco, os estudos não mostraram qualquer benefício da adição rotineira do clopidogrel ao ácido acetilsalicílico em pacientes com CI crônica estável.

OUTROS TRATAMENTOS

Os inibidores da ECA têm sido amplamente utilizados no tratamento dos pacientes que sobreviveram a um infarto agudo do miocárdio, dos pacientes com hipertensão ou CI crônica, incluindo a angina de peito, e dos indivíduos sob alto risco de doenças vasculares, como os diabéticos. Os benefícios dos IECAs são mais evidentes nos pacientes com CI que apresentam risco aumentado, em especial se houver presença de diabetes melito ou disfunção ventricular esquerda, e naqueles que não atingiram o controle adequado da PA e do colesterol LDL com o uso de β-bloqueadores e estatinas. Todavia, a administração de rotina dos IECAs a pacientes que tenham CI com função do ventrículo esquerdo normal e atingiram as metas de PA e LDL com outras terapias não reduz a incidência de eventos, não sendo, portanto, custo-eficaz.

Apesar do tratamento com nitratos, β-bloqueadores ou bloqueadores dos canais de cálcio, alguns pacientes com CI continuam a sofrer de angina, e atualmente existe uma terapia adicional disponível para aliviar seus sintomas. A ranolazina, um derivado da piperazina, pode ser útil em pacientes com angina crônica mesmo em uso de terapia clínica padrão **(Tab. 273-7)**. Acredita-se que sua ação antianginosa ocorra via inibição da corrente tardia de entrada de sódio (I_{Na}). Os benefícios da inibição de I_{Na} consistem em limitação da sobrecarga de Na dos miócitos isquêmicos e prevenção da sobrecarga de Ca^{2+} por meio dos canais de troca Na^+-Ca^{2+}.

TABELA 273-7 ■ Agentes antianginosos

Agente	Efeitos colaterais comuns	Contraindicações	Interações medicamentosas potenciais
Agentes que têm efeito fisiológico			
Nitratos de ação curta e de ação longa	Cefaleia, rubor, hipotensão, síncope e hipotensão postural, taquicardia reflexa, metemoglobinemia	Miocardiopatia hipertrófica obstrutiva	Inibidores da fosfodiesterase do tipo 5 (sildenafila e similares), bloqueadores β-adrenérgicos, bloqueadores dos canais de cálcio
Betabloqueadores	Fadiga, depressão, bradicardia, bloqueio cardíaco, broncospasmo, vasoconstrição periférica, hipotensão postural, impotência, sinais mascarados de hipoglicemia	Frequência cardíaca baixa ou distúrbios da condução cardíaca, choque cardiogênico, asma, doença vascular periférica grave, insuficiência cardíaca descompensada, angina vasoespástica; uso cauteloso em pacientes com DPOC (β-bloqueadores cardiosseletivos podem ser usados se os pacientes recebem tratamento adequado com β-agonistas de ação prolongada)	Bloqueadores dos canais de cálcio redutores da frequência cardíaca, depressores do nó sinusal ou da condução atrioventricular
Bloqueadores dos canais de cálcio			
Agentes redutores da frequência cardíaca	Bradicardia, defeito da condução cardíaca, baixa fração de ejeção, constipação, hiperplasia gengival	Choque cardiogênico, estenose aórtica grave, miocardiopatia obstrutiva	Substratos do CYP3A4 (digoxina, sinvastatina, ciclosporina)
Di-hidropiridínicos	Cefaleia, edema maleolar, fadiga, rubor, taquicardia reflexa	Baixa frequência cardíaca ou distúrbio do ritmo cardíaco, síndrome do nó sinusal, insuficiência cardíaca congestiva, hipotensão arterial	Agentes com efeitos cardiodepressores (β-bloqueadores, flecainida), substratos do CYP3A4
Agentes que afetam o metabolismo miocárdico			
Ranolazina	Tontura, constipação, náusea, prolongamento do intervalo QT	Cirrose hepática	Substratos do CYP3A4 (digoxina, sinvastatina, ciclosporina), fármacos que prolongam o intervalo QT corrigido

Siglas: DPOC, doença pulmonar obstrutiva crônica; CYP3A4, citocromo P450 3A4.
Fonte: Dados de SE Husted: Lancet 386:691, 2015 e EM Ohman: N Engl J Med 374:1167, 2016.

Uma dose de 500 a 1.000 mg por via oral, 2×/dia, em geral é bem tolerada. A ranolazina é contraindicada em pacientes com comprometimento hepático ou com condições ou uso de fármacos associados com o prolongamento de QT_c e quando estão sendo usados fármacos que inibem o sistema metabólico da CYP3A (p. ex., cetoconazol, diltiazém, verapamil, antibióticos macrolídeos, inibidores da protease do HIV e grandes quantidades de suco de *grapefruit* [toranja]).

Originalmente introduzidos para o tratamento do diabetes melito, os fármacos inibidores do cotransportador-2 de sódio-glicose (SGLT2i) surgiram como agentes importantes com efeitos protetores cardiovascular e renal. Eles promovem perda de peso, reduzem a PA e o volume plasmático, todos efeitos desejáveis em pacientes com CI. Além disso, eles reduzem a hipertensão e hiperfiltração intraglomerular. Há evidências de que eles são úteis em pacientes com e sem diabetes que têm uma FEVE reduzida. O uso de anti-inflamatórios não esteroides (AINEs) nos pacientes com CI pode estar associado a um aumento pequeno, porém finito, do risco de infarto agudo do miocárdio e morte cardiovascular. Por essa razão, em geral devem ser evitados nos pacientes com CI. Se for necessária sua utilização para alívio de sintomas, é aconselhável administrar em associação com o ácido acetilsalicílico e tentar usar um AINE com o menor risco de eventos cardiovasculares, na menor dose necessária, bem como pelo menor período de tempo possível.

Outra classe de agentes abre os canais de potássio sensíveis ao ATP nos miócitos, levando a uma redução dos íons cálcio intracelulares livres. O principal fármaco nessa classe é o nicorandil, administrado por via oral em uma dose de 20 mg, 2 ×/dia, para a prevenção da angina. (O nicorandil não está disponível nos Estados Unidos, mas é usado em vários outros países.)

Ivabradina (2,5-7,5 mg, por via oral, 2 ×/dia) é um agente inibidor específico do nó sinusal que pode ser útil para prevenir eventos cardiovasculares em pacientes com CI que têm uma FC de repouso ≥ 70 batimentos por minuto (isoladamente ou em combinação com um β-bloqueador) e disfunção sistólica do ventrículo esquerdo.

Angina e insuficiência cardíaca A insuficiência ventricular esquerda transitória associada à angina pode ser controlada pelo uso de nitratos. Para os pacientes com insuficiência cardíaca congestiva estabelecida, o aumento da tensão da parede ventricular esquerda eleva a demanda miocárdica de oxigênio. O tratamento da insuficiência cardíaca congestiva (Cap. 257) reduz as dimensões cardíacas, a tensão da parede ventricular e o consumo de oxigênio do miocárdio, ajudando a controlar a angina e a isquemia. Se os sinais e sintomas da insuficiência cardíaca estiverem controlados, deverá ser feito um esforço para usar os β-bloqueadores não apenas para aliviar a angina, mas também porque estudos clínicos sobre insuficiência cardíaca demonstraram aumento significativo da sobrevida. Um teste com o esmolol, um β-bloqueador intravenoso de ação ultracurta, pode ser útil para estabelecer a segurança do bloqueio β em pacientes selecionados. Em geral, a angina noturna pode ser aliviada pelo tratamento da insuficiência cardíaca.

Nos pacientes com CI, a combinação de insuficiência cardíaca congestiva com angina geralmente indica prognóstico desfavorável e justifica a cuidadosa consideração da indicação de cateterismo cardíaco e revascularização coronariana.

REVASCULARIZAÇÃO CORONARIANA

Estudos clínicos confirmaram que com o diagnóstico inicial de CI estável é apropriado primeiro iniciar um esquema clínico completo, conforme descrito anteriormente. A revascularização deve ser considerada na presença de fases instáveis da doença, sintomas não tratáveis, anatomia coronariana de alto risco, diabetes e disfunção ventricular esquerda. *A revascularização deve ser empregada em conjunto com, mas não substituir, a necessidade contínua de modificar os fatores de risco e avaliar a terapia médica.* Um algoritmo para integrar o tratamento clínico e as opções de revascularização em pacientes com CI é apresentado na **Figura 273-4**.

INTERVENÇÃO CORONARIANA PERCUTÂNEA

(Ver também Cap. 276) A ICP envolve dilatação com balão, em geral acompanhada da colocação de *stent*, e é amplamente usada para obter a revascularização do miocárdio de pacientes com CI sintomática e estenoses importantes adequadas das artérias coronárias epicárdicas. Enquanto os pacientes com estenose do tronco da coronária esquerda e aqueles com CI envolvendo as três principais artérias (especialmente com diabetes e/ou

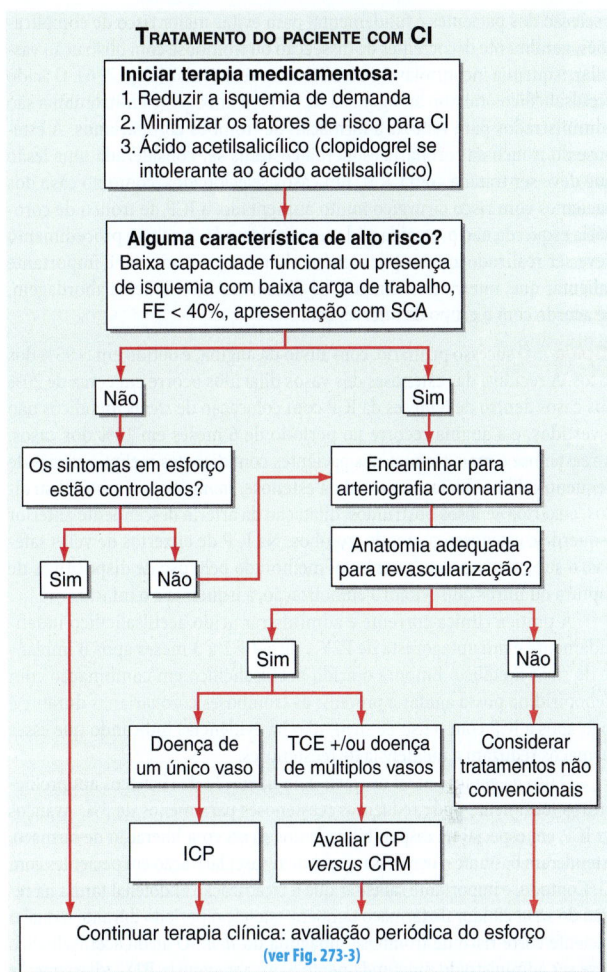

FIGURA 273-4 Algoritmo para o tratamento do paciente com cardiopatia isquêmica. Todos os pacientes devem receber os elementos fundamentais do tratamento clínico, como mostrado no topo do algoritmo. Se houver a presença de características de alto risco, como estabelecido pela anamnese, pelos dados do teste ergométrico e pelos estudos de imagem, o paciente deverá ser encaminhado para arteriografia coronariana. Com base no número e na localização dos vasos afetados, bem como em sua possibilidade de intervenção, o paciente deve ser tratado com intervenção coronariana percutânea (ICP) ou cirurgia de revascularização do miocárdio (CRM), ou ser considerado para tratamentos não convencionais. Ver o texto para discussão adicional. CI, cardiopatia isquêmica; FE, fração de ejeção; SCA, síndrome coronariana aguda; TCE, tronco da coronária esquerda.

disfunção ventricular esquerda) que necessitam de revascularização são mais bem tratados com CRM, a ICP é muito utilizada nos pacientes sintomáticos com indícios de isquemia decorrente de estenose de um ou dois vasos, ou mesmo em casos selecionados com doença envolvendo três coronárias (e, talvez, em alguns pacientes com doença do tronco da coronária esquerda), podendo ter muitas vantagens sobre a cirurgia.

Indicações e seleção dos pacientes A indicação clínica mais comum da ICP é a angina de peito com sintomas limitantes, apesar do tratamento clínico, em pacientes com sinais de isquemia detectada durante uma prova de esforço. A ICP é mais eficaz do que o tratamento clínico para aliviar a angina. Esse tipo de intervenção melhora o prognóstico dos pacientes com angina instável ou quando usado precocemente no decorrer de infarto agudo do miocárdio com e sem choque cardiogênico. Entretanto, em pacientes com angina estável ao esforço, estudos clínicos confirmaram que a ICP não reduz a ocorrência de morte ou de infarto agudo do miocárdio comparada ao tratamento clínico otimizado. A ICP pode ser usada para tratar as estenoses nas artérias coronárias nativas e nos enxertos cirúrgicos em pacientes que apresentaram angina recidivante depois da CRM.

Riscos Quando as estenoses coronarianas são bem delimitadas e simétricas, duas ou três artérias podem ser tratadas sequencialmente. Entretanto, a seleção dos pacientes é fundamental para evitar maior risco de complicações, geralmente decorrentes de dissecção ou trombose com obstrução vascular, isquemia incontrolável e insuficiência ventricular (Cap. 276). O ácido acetilsalicílico oral, um antagonista de $P2Y_{12}$ e um agente antitrombina são administrados para reduzir a formação de trombos coronarianos. A estenose do tronco da coronária esquerda costuma ser considerada uma lesão que deve ser tratada com CRM. Em casos selecionados, como no caso dos pacientes com risco cirúrgico muito aumentado, a ICP de tronco de coronária esquerda não protegida pode ser considerada, mas esse procedimento deve ser realizado apenas por alguém altamente capacitado; é importante salientar que, internacionalmente, há diferenças no uso dessa abordagem, de acordo com o grupo de intervenção.

Eficácia O sucesso primário, com alívio da angina, é obtido em > 95% dos casos. A recidiva das estenoses dos vasos dilatados ocorre em cerca de 20% dos casos dentro de 6 meses da ICP com colocação de *stents* metálicos não revestidos, e a angina recorre no período de 6 meses em 10% dos casos. A reestenose é mais comum nos pacientes com diabetes melito, artérias de pequeno calibre, dilatação parcial da estenose, *stents* longos, vasos obstruídos, enxertos venosos obstruídos, dilatação da artéria descendente anterior esquerda e estenoses contendo trombos. Na ICP de enxertos de veias safenas, o sucesso do procedimento foi melhorado pelo uso de dispositivos de captura ou filtros que evitam a embolização, a isquemia ou o infarto.

A prática clínica corrente é administrar ácido acetilsalicílico indefinidamente e um antagonista de $P2Y_{12}$ durante 1 a 3 meses após o implante de *stent* metálico. Embora o ácido acetilsalicílico em combinação com tienopiridina possa ajudar a prevenir as tromboses coronarianas durante e logo após a ICP com o uso de *stent*, não há evidências indicando que esses fármacos reduzam a incidência de reestenoses.

O uso da geração atual de *stents* com liberação de fármacos antiproliferativos localmente pode reduzir as reestenoses para menos de 5%. Avanços na ICP, em especial na disponibilidade dos *stents* com liberação de fármaco, estenderam bastante o uso dessa opção de revascularização em pacientes com CI. Contudo, é importante salientar que a cicatrização endotelial tardia na região do *stent* eluidor de fármaco também estende o período durante o qual o paciente corre risco de trombose subaguda do *stent*. O ácido acetilsalicílico deve ser administrado indefinidamente e um antagonista $P2Y_{12}$ diariamente (terapia antiplaquetária dupla [TAPD]) por pelo menos 1 ano após o implante de um *stent* com eluição de fármaco. Há evidência de benefício da TAPD continuada por até 30 meses, embora à custa de um maior risco de sangramento.

Há esforços em andamento para desenvolver novos esquemas antitrombóticos. Estes incluem (1) encurtamento da duração da TAPD, eliminando o ácido acetilsalicílico após 3 meses e continuando um antagonista potente de $P2Y_{12}$ (p. ex., ticagrelor) e (2) troca da TAPD para inibição de dupla via com um agente antiplaquetário e um anticoagulante oral direto em baixa dose (uma opção particularmente atraente para pacientes com CI que também têm fibrilação atrial). Os benefícios relativos desses novos esquemas ainda não foram estabelecidos e não foi atingido um consenso até o momento.

Quando surge uma situação na qual a interrupção temporária da terapia antiplaquetária é necessária, as circunstâncias clínicas devem ser revistas com a pessoa que realizou a ICP e um plano coordenado deve ser estabelecido para minimizar o risco de trombose tardia do *stent*; a interrupção da terapia antiplaquetária pelo menor período de tempo é essencial nesse plano. O risco de trombose do *stent* depende do tamanho e da extensão do *stent*, da complexidade das lesões, da idade, da presença de diabetes e da técnica. Contudo, a adesão ao duplo tratamento antiplaquetário e a resposta individual à inibição plaquetária também são fatores de risco muito importantes.

A ICP bem-sucedida proporciona o alívio satisfatório da angina em > 95% dos casos. A maioria dos pacientes com CI sintomática que precisarem de revascularização pode ser tratada inicialmente com ICP. A ICP bem-sucedida é menos invasiva e menos dispendiosa do que a CRM e possibilita reduções do custo *inicial* da assistência. A ICP eficaz evita o risco de AVC associado com a cirurgia de CRM, permite o retorno mais rápido ao trabalho e o restabelecimento de uma vida ativa. Entretanto, o benefício econômico e relacionado à saúde inicial trazido pela ICP é reduzido com o transcorrer do tempo, tendo em vista a maior necessidade de acompanhamento e a necessidade aumentada de repetição dos procedimentos. Quando comparada diretamente em pacientes com diabetes ou DAC do tronco esquerdo ou dos três vasos, a CRM foi superior à ICP na prevenção de eventos cardíacos ou cerebrovasculares adversos importantes durante um acompanhamento de 12 meses.

CIRURGIA DE REVASCULARIZAÇÃO DO MIOCÁRDIO

A anastomose de uma ou ambas artérias mamárias internas ou de uma artéria radial com as artérias coronárias distais às lesões obstrutivas é o procedimento de escolha. Para as outras obstruções não suscetíveis ao *bypass* arterial, utiliza-se um segmento venoso (geralmente a veia safena) para estabelecer um conduto venoso entre a aorta e a artéria coronária distal à lesão obstrutiva.

Embora algumas indicações para CRM sejam controversas, existem determinadas áreas de concordância:

1. A cirurgia é relativamente segura, com taxas de mortalidade < 1% nos pacientes sem comorbidade grave e função ventricular esquerda normal e quando o procedimento é realizado por equipe cirúrgica experiente.

2. As taxas de mortalidade intra e pós-operatória aumentam de acordo com a gravidade da disfunção ventricular, a existência de comorbidades, idade > 80 anos e a inexperiência da equipe cirúrgica. A eficácia e o risco da CRM são muito variáveis, dependendo da seleção dos pacientes e da habilidade e experiência da equipe cirúrgica.

3. A obstrução do *bypass* venoso ocorre em 10 a 20% dos pacientes durante o primeiro ano depois da cirurgia, bem como em cerca de 2% por ano durante o acompanhamento de 5 a 7 anos e, a partir de então, a uma taxa de 4% por ano. Os índices de patência em longo prazo são significativamente maiores com a implantação de artérias mamárias internas e radiais do que com o *bypass* de veia safena. Nos pacientes com obstrução da artéria coronária descendente anterior esquerda, a sobrevida é maior quando o *bypass* coronariano usa a artéria mamária interna em vez da veia safena. A patência do *bypass* e o prognóstico melhoram com o controle rigoroso dos fatores de risco, principalmente a dislipidemia.

4. Após revascularização completa, a angina é suprimida ou acentuadamente aliviada em cerca de 90% dos pacientes. Embora esse resultado geralmente esteja associado à patência do enxerto e à restauração do fluxo sanguíneo, a dor também pode ser aliviada como resultado de infarto do segmento isquêmico ou por um efeito-placebo.

5. A sobrevida pode ser aumentada pela cirurgia nos pacientes com estenose do tronco da coronária esquerda e nos indivíduos com doença envolvendo duas ou três artérias coronárias e obstrução significativa da artéria coronária descendente anterior esquerda. O aumento da sobrevida é maior nos pacientes com função anormal do ventrículo esquerdo (fração de ejeção < 50%). A sobrevida também *pode* ser aumentada nos seguintes pacientes: (a) portadores de DAC obstrutiva que sobreviveram à parada cardíaca súbita ou à taquicardia ventricular incessante; (b) pacientes já submetidos à CRM que apresentam várias estenoses nas pontes da veia safena, principalmente em um enxerto que supre a artéria coronária descendente anterior esquerda; e (c) pacientes com estenoses recidivantes depois da ICP e critérios de alto risco nos testes não invasivos.

6. A CRM minimamente invasiva por uma pequena toracotomia e/ou cirurgia sem circulação extracorpórea podem reduzir a morbidade e abreviar o período de convalescença em pacientes estáveis, mas não parecem reduzir de maneira significativa o risco de transtorno neurocognitivo pós-cirúrgico.

7. Entre os pacientes com diabetes melito tipo 2 e doença coronariana de múltiplos vasos, a CRM mais o tratamento clínico ideal é superior ao tratamento clínico isolado na prevenção de eventos cardiovasculares importantes, um benefício mediado principalmente por uma redução significativa de infarto agudo do miocárdio não fatal. Os benefícios da CRM são evidentes especialmente em pacientes diabéticos tratados com uma estratégia de sensibilização de insulina quando comparada com uma estratégia de fornecimento de insulina. A CRM também se mostrou superior à ICP (incluindo o uso de *stents* com eluição de fármacos) na prevenção de morte, infarto agudo do miocárdio e revascularização repetida em pacientes com diabetes melito e CI de vários vasos.

As indicações da CRM geralmente se baseiam na gravidade dos sintomas, na anatomia das coronárias e na função ventricular. O candidato ideal não apresenta outras doenças agravantes e possui angina clinicamente significativa ou incapacitante que não pode ser controlada satisfatoriamente com o tratamento clínico ou não tolera o tratamento clínico. Maior benefício sintomático pode ser antecipado se o paciente deseja ter uma vida mais ativa e apresenta estenoses graves de duas ou três artérias epicárdicas com sinais objetivos de isquemia miocárdica como causa da dor torácica.

Insuficiência cardíaca congestiva e/ou disfunção ventricular esquerda, idade avançada (> 80 anos), reoperação, necessidade de realizar uma cirurgia de urgência e presença de diabetes melito são fatores associados a uma maior taxa de mortalidade perioperatória.

A disfunção ventricular esquerda pode dever-se à existência de segmentos não contráteis ou hipocontráteis, que, embora sejam viáveis, são cronicamente isquêmicos (miocárdio hibernante). Como consequência de redução crônica no fluxo sanguíneo miocárdico, esses segmentos infrarregulam sua função contrátil. O problema pode ser detectado por cintilografia com radionuclídeo de perfusão e metabolismo miocárdicos, PET, RMC ou cintilografia tardia com tálio-201 ou pela melhora da disfunção regional provocada por baixas doses de dobutamina. Nesses pacientes, a revascularização melhora o fluxo sanguíneo miocárdico, pode normalizar a função cardíaca e aumentar a sobrevida.

A escolha entre ICP e CRM Todas as características clínicas de cada paciente devem ser usadas para decidir sobre o método de revascularização (p. ex., função do ventrículo esquerdo, diabetes, complexidade da lesão). Uma série de ensaios clínicos randomizados comparou a ICP com a CRM em pacientes com DAC envolvendo múltiplas artérias que eram tecnicamente adequadas aos dois procedimentos. A recidiva da angina, exigindo a repetição da angiocoronariografia e uma segunda revascularização, foi mais comum com a ICP. Isso resultou de estenose no segmento com *stents* (um problema amplamente resolvido com *stents* farmacológicos) e o desenvolvimento de novas estenoses em partes da circulação coronariana não tratadas com *stents*. Tem-se argumentado que a ICP com colocação de *stent* concentra-se nas lesões responsáveis pelo problema, enquanto a revascularização com *bypass* para o vaso-alvo também fornece um conduto para ultrapassar futuras lesões responsáveis proximais à anastomose do *bypass* com o vaso nativo **(Fig. 273-5)**. Por outro lado, as taxas de AVC são menores com ICP.

Com base nas evidências disponíveis atualmente, recomenda-se que os pacientes com grau inaceitável de angina, apesar do tratamento clínico ideal, sejam avaliados para revascularização coronariana. Os pacientes com doença envolvendo uma ou duas artérias, função normal do ventrículo esquerdo e lesões anatomicamente propícias ao tratamento geralmente devem ser aconselhados a submeter-se à ICP **(Cap. 276)**. Os pacientes com doença envolvendo três vasos (ou duas artérias que incluam o segmento proximal da artéria coronária descendente anterior esquerda), disfunção global do ventrículo esquerdo (FEVE < 50%) ou diabetes melito, bem como os indivíduos com doença do tronco da coronária esquerda ou outras lesões inacessíveis aos procedimentos de cateterismo, devem ser avaliados para a CRM como método inicial de revascularização. Em virtude da complexidade da tomada de decisão, é desejável ter uma equipe multidisciplinar, incluindo um cardiologista e um cirurgião cardíaco em conjunto com o médico assistente de cuidados primários do paciente, além da verificação das preferências do paciente antes de escolher uma determinada opção de revascularização.

TRATAMENTOS NÃO CONVENCIONAIS PARA A CARDIOPATIA ISQUÊMICA
Em algumas ocasiões, os médicos encontrarão um paciente com angina incapacitante persistente, apesar do tratamento clínico maximamente tolerado, para o qual a revascularização não é uma opção (p. ex., vasos pequenos difusamente danificados não tratáveis com implante de *stent* ou alvos aceitáveis para revascularização com *bypass*). Nessas situações, deve-se considerar os tratamentos não convencionais.

A *contrapulsação externa aumentada* utiliza manguitos pneumáticos nos membros inferiores para fornecer aumento diastólico e redução sistólica da carga da PA a fim de reduzir o trabalho cardíaco e o consumo de oxigênio ao mesmo tempo em que se aumenta o fluxo sanguíneo coronariano. Experimentos clínicos mostraram que a aplicação regular desse método melhora a angina, a capacidade funcional e a perfusão miocárdica regional. Abordagens experimentais, como terapia com células-tronco e reparo cardíaco com moléculas pequenas de RNA não codificado (micro-RNA), também estão sendo estudadas ativamente.

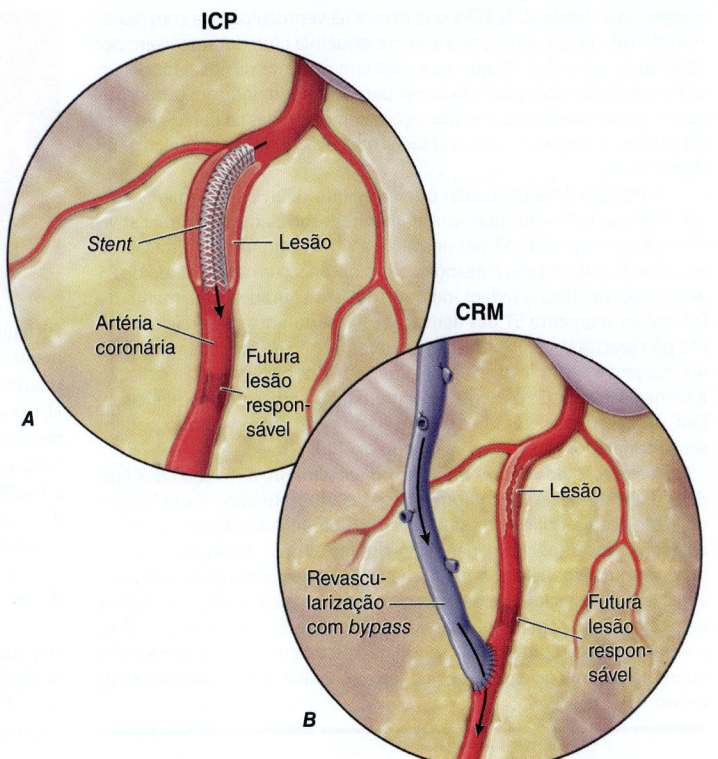

FIGURA 273-5 **Diferença na abordagem à lesão** com intervenção coronariana percutânea (ICP) e cirurgia de revascularização do miocárdio (CRM). A ICP tem como alvo a lesão ou as lesões "responsáveis", enquanto a CRM é direcionada para o vaso epicárdico, incluindo a lesão ou as lesões responsáveis e as futuras lesões responsáveis, proximais à inserção do *bypass* venoso, uma diferença que pode responder pela superioridade da cirurgia, pelo menos em um prazo intermediário, em pacientes com doença de múltiplos vasos. *(De BJ Gersh: Methods of coronary revascularization—Things may not be as they seem. N Engl J Med 352:2235, 2005. Direitos autorais © 2005 Massachusetts Medical Society. Reimpressa, com autorização, de Massachusetts Medical Society.)*

ISQUEMIA ASSINTOMÁTICA (SILENCIOSA)

DAC obstrutiva, infarto do miocárdio silencioso e isquemia miocárdica transitória podem ocorrer na ausência de sintomas. Durante a monitoração ambulatorial contínua do ECG, a maioria dos pacientes ambulatoriais com angina estável crônica típica apresenta indícios objetivos de isquemia miocárdica (infradesnivelamento do segmento ST) durante episódios de dor torácica enquanto estão ativos fora do hospital. Além disso, alguns desses indivíduos também apresentam episódios mais frequentes de isquemia assintomática. Episódios frequentes de isquemia (sintomática ou assintomática) durante as atividades cotidianas parecem estar associados à maior probabilidade de eventos coronarianos adversos (morte e infarto agudo do miocárdio). Além disso, os pacientes com isquemia assintomática depois de um infarto agudo do miocárdio estão sob risco mais alto de um segundo evento coronariano. O uso generalizado da prova de esforço com ECG durante o exame rotineiro também tem possibilitado a identificação desses pacientes com DAC assintomática, anteriormente não reconhecidos. Estudos longitudinais têm demonstrado um aumento na incidência de eventos coronarianos em pacientes assintomáticos com testes de esforço positivos.

TRATAMENTO
Isquemia assintomática

O tratamento dos pacientes com isquemia assintomática deve ser individualizado. Quando a doença coronariana for confirmada, o tratamento agressivo da hipertensão e da dislipidemia é essencial e irá diminuir o risco de infarto e morte. Além disso, o médico deve considerar os seguintes fatores: (1) o grau de positividade da prova de esforço, principalmente o estágio de exercício no qual apareceram sinais de isquemia no ECG; a magnitude e o número de zonas isquêmicas do miocárdio em exames de imagem; e a alteração da FEVE que ocorre na ventriculografia com radionuclídeo ou na ecocardiografia durante isquemia e/ou durante exercício; (2) as derivações do ECG que apresentaram resposta positiva, tendo em vista que as alterações detectadas na parede anterior indicam prognóstico menos favorável do que as alterações demonstradas na parede inferior do ventrículo esquerdo; e (3) a idade, a ocupação e o estado clínico geral do paciente.

A maioria deve concordar que um piloto de aviação comercial assintomático de 45 anos que apresente infradesnivelamento significativo (0,4 mV) no segmento ST nas derivações V_1 a V_4 durante a realização de exercício leve deve fazer cineangiocoronariografia; um aposentado de 85 anos, assintomático e sedentário que apresente infradesnivelamento de 0,1 mV no segmento ST nas derivações II e III durante o exercício máximo não precisa do procedimento. Entretanto, não há consenso quanto à abordagem mais indicada para a maior parte dos pacientes cuja situação é menos extrema. Os pacientes assintomáticos com isquemia silenciosa, DAC envolvendo três vasos e disfunção do ventrículo esquerdo podem ser considerados candidatos adequados à CRM.

A correção dos fatores de risco, principalmente a redução dos lipídeos e o controle da PA, conforme descrito anteriormente, e a utilização do ácido acetilsalicílico, de estatinas e de β-bloqueadores após o infarto reduzem os eventos coronarianos e melhoram o prognóstico dos pacientes assintomáticos bem como sintomáticos com isquemia e DAC comprovada. Embora a incidência de isquemia assintomática possa ser reduzida pelo tratamento com β-bloqueadores, bloqueadores dos canais de cálcio e nitratos de ação prolongada, ainda não está claro se isso é necessário ou desejável em pacientes que não tiveram infarto agudo do miocárdio prévio.

LEITURAS ADICIONAIS

Eshoj O et al: Pharmacologic approaches to glycemic treatment: Standards of medical care in diabetes. Diabetes Care 43(Suppl 1):S98, 2020.
Ferrari R et al: Treating angina. Eur Heart J Suppl 21(Suppl G):G1, 2019.
Fihn SD et al: ACC/AHA/AATS/PCNA/SCAI/STS focused update of the guideline for the diagnosis and management of patients with stable ischemic heart disease: A report of the American College of Cardiology/American Heart Association Task Force on Practice Guidelines, and the American Association for Thoracic Surgery, Preventive Cardiovascular Nurses Association, Society for Cardiovascular Angiography and Interventions, and Society of Thoracic Surgeons. Circulation 130:1749, 2014.
Kaski JC: Role of ivabradine in management of stable angina in patients with different clinical profiles. Open Heart 5:e000725, 2018.
Katsiki N et al: Sodium-glucose cotransporter 2 inhibitors (SGLT2i): Their role in cardiometabolic risk management. Curr Pharm Des 23:1522, 2017.
Knuuti J et al: 2019 ESC guidelines for the diagnosis and management of chronic coronary syndromes. Eur Heart J 41:407, 2020.
Levine GN et al: 2016 ACC/AHA guideline focused update on duration of dual antiplatelet therapy in patients with coronary artery disease: A report of the American College of Cardiology/American Heart Association Task Force on Clinical Practice Guidelines: An update of the 2011 ACCF/AHA/SCAI Guideline for Percutaneous Coronary Intervention, 2011 ACCF/AHA Guideline for Coronary Artery Bypass Graft Surgery, 2012 ACC/AHA/ACP/AATS/PCNA/SCAI/STS Guideline for the Diagnosis and Management of Patients with Stable Ischemic Heart Disease, 2013 ACCF/AHA Guideline for the Management of ST-Elevation Myocardial Infarction, 2014 AHA/ACC Guideline for the Management of Patients with Non-ST-Elevation Acute Coronary Syndromes, and 2014 ACC/AHA Guideline on Perioperative Cardiovascular Evaluation and Management of Patients Undergoing Noncardiac Surgery. Circulation 134:e123, 2016.
Lytvyn Y et al: Sodium glucose cotransporter-2 inhibition in heart failure: Potential mechanisms, clinical applications, and summary of clinical trials. Circulation 136:1643, 2017.
Mannsverk J et al: Trends in modifiable risk factors are associated with declining incidence of hospitalized and nonhospitalized acute coronary heart disease in a population. Circulation 133:74, 2016.
Maron DJ et al: International Study of Comparative Health Effectiveness with Medical and Invasive Approaches (ISCHEMIA) trial: Rationale and design. Am Heart J 201:124, 2018.
Mensah GA et al: The global burden of cardiovascular diseases and risk factors: 2020 and beyond. J Am Coll Cardiol 74:2529, 2019.
Michos ED et al: Lipid management for the prevention of atherosclerotic cardiovascular disease. N Engl J Med 381:1557, 2019.
Omland T, White HD: State of the art: Blood biomarkers for risk stratification in patients with stable ischemic heart disease. Clin Chem 63:165, 2017.
Timmis A et al; and the European Society of Cardiology: European Society of Cardiology: Cardiovascular disease statistics 2019. Eur Heart J 41:12, 2020.
Virani SS et al: Heart disease and stroke statistics 2021 update: A report from the American Heart Association. Circulation 143:e254, 2021.

274 Síndrome coronariana aguda sem elevação do segmento ST (infarto agudo do miocárdio sem elevação do segmento ST e angina instável)

Robert P. Giugliano, Christopher P. Cannon, Eugene Braunwald

Pacientes com síndrome coronariana aguda (SCA) são classificados comumente em dois grupos para facilitar a avaliação e a conduta: pacientes com infarto agudo do miocárdio com elevação do segmento ST (IAMEST) no eletrocardiograma (ECG) de apresentação (Cap. 275) e aqueles com síndrome coronariana aguda sem elevação do segmento ST (SCA-SEST). Este último grupo inclui pacientes com infarto agudo do miocárdio sem elevação do segmento ST (IAMSEST), os quais, por definição, apresentam evidência de necrose de miócito, e aqueles com angina instável (AI), que não têm essa condição (Fig. 274-1).

A incidência de IAMSEST está crescendo devido à carga crescente de obesidade, diabetes e doença renal crônica na população senescente e à crescente detecção de necrose miocárdica pela troponina (ver adiante), enquanto o IAMEST está declinando devido ao maior uso de ácido acetilsalicílico e estatinas e à redução no tabagismo. Entre os pacientes com SCA-SEST, a proporção de IAMSEST está aumentando, enquanto a de AI está diminuindo, devido ao uso mais disseminado de testes altamente sensíveis de troponina (hsTn, do inglês *highly sensitive troponin*), com detecção de necrose dos miócitos, reclassificando a AI como IAMSEST.

FISIOPATOLOGIA

A SCA-SEST é causada por um desequilíbrio entre o suprimento e a demanda de oxigênio miocárdico, resultante de 1 ou mais de 3 processos que levam à formação de trombos: (1) fissura da placa com inflamação – a resposta inflamatória é refletida em um aumento da atividade das células T efetoras como parte de uma desregulação da imunidade adaptativa; (2) fissura da placa sem inflamação; e (3) erosão da placa, que está presente em pelo menos um terço das SCAs e é cada vez mais reconhecida (Fig. 274-2). A chamada "placa vulnerável" responsável pela SCA pode mostrar estenose excêntrica com bordas recortadas ou salientes e istmo estreito no exame angiográfico. As placas vulneráveis em geral são compostas por um núcleo rico em lipídeo com uma fina capa fibrosa. Os pacientes com SCA-SEST frequentemente apresentam várias dessas placas que correm risco de ruptura. Um quarto processo, sem trombose, pode ser causado por espasmo epicárdico ou microvascular ou aumento da demanda miocárdica de oxigênio na presença de obstrução fixa das coronárias epicárdicas.

Entre os pacientes com SCA-SEST estudados por angiografia, cerca de 10% têm estenoses do tronco da coronária esquerda, 35% são portadores de doença arterial coronariana (DAC) envolvendo três artérias, 20% apresentam doença que acomete duas coronárias, 20% mostram lesões em uma única artéria e 15% não são portadores de estenose crítica aparente da artéria coronária epicárdica; entre estes últimos, alguns podem ter obstrução de microcirculação coronariana e/ou espasmo dos vasos epicárdicos.

MANIFESTAÇÕES CLÍNICAS

Diagnóstico O diagnóstico de SCA-SEST baseia-se amplamente em uma combinação dos achados da história e exame clínico (idade, ECG e troponina circulante) (Tab. 274-1, Fig. 274-3).

Anamnese e exame físico Em geral, a dor torácica é grave e possui pelo menos 1 dos 3 aspectos: (1) ocorre em repouso (ou com esforço mínimo), durando > 10 minutos; (2) é de início relativamente recente (i.e., nas 2 semanas anteriores); e/ou (3) ocorre com um padrão crescente – ou seja, distintamente mais grave, prolongado ou frequente do que episódios anteriores. O diagnóstico de IAMSEST é estabelecido se o paciente com qualquer um desses aspectos clínicos (sem elevações do segmento ST ao ECG) desenvolver evidência de necrose do miocárdio – refletida pelos níveis anormalmente elevados de troponina circulante, na ausência de outra explicação (ver adiante). A dor torácica é localizada caracteristicamente na região subesternal e se

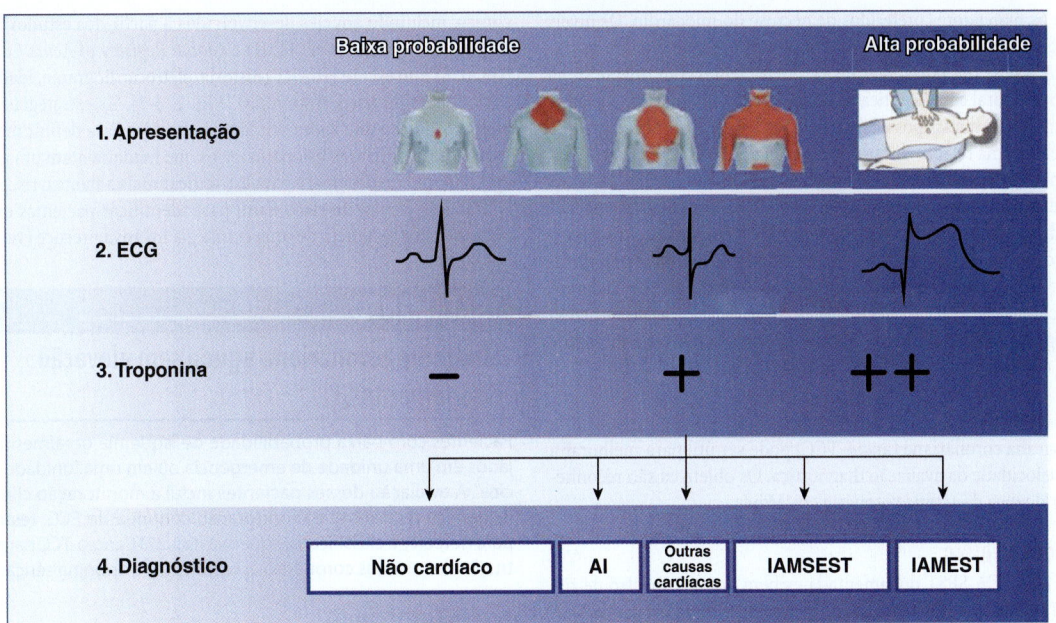

FIGURA 274-1 Avaliação de pacientes com suspeita de síndrome coronariana aguda. A avaliação inicial baseia-se na integração de características de baixa probabilidade e/ou alta probabilidade derivadas da apresentação clínica (i.e., sintomas, sinais vitais), do eletrocardiograma (ECG) de 12 derivações e da troponina cardíaca. A proporção do diagnóstico final derivada da integração desses parâmetros é visualizada pelo tamanho das respectivas caixas. AI, angina instável; IAMEST, infarto agudo do miocárdio com elevação do segmento ST; IAMSEST, infarto agudo do miocárdio sem elevação do segmento ST. *(Reproduzida, com autorização, de M Roffi et al: ESC Guidelines for the management of acute coronary syndromes in patients presenting without persistent ST-segment elevation: task force for the management of acute coronary syndromes in patients presenting without persistent st-segment elevation of the European Society of Cardiology [ESC]. Eur Heart J 37:267, 2016. https://doi.org/10.1093/eurheartj/ehv320, traduzida e reproduzida, com autorização, de Oxford University Press em nome da European Society of Cardiology.)*

irradia para o braço esquerdo, o ombro esquerdo e/ou superiormente para o pescoço e a mandíbula. Equivalentes anginosos como dispneia, desconforto epigástrico, náusea ou fraqueza podem ocorrer em vez de dor torácica. Esses equivalentes são mais frequentes em mulheres, idosos e pacientes com diabetes melito. O exame físico se assemelha ao de pacientes com angina estável (Cap. 273) e pode ser normal. Contudo, se o paciente possui uma grande área de isquemia do miocárdio ou um IAMSEST grande, os achados físicos podem incluir diaforese, pele pálida e fria, taquicardia sinusal, terceira e/ou quarta bulhas, estertores basais e hipotensão.

Eletrocardiograma Uma nova depressão do segmento ST ocorre em cerca de um terço dos pacientes com SCA-SEST. Ela pode ser transitória, mas pode persistir por vários dias após o IAMSEST. As alterações nas ondas T são mais comuns, mas são sinais menos específicos de isquemia, a menos que sejam inversões novas e profundas da onda T (≥ 0,3 mV).

Biomarcadores cardíacos Pacientes com IAMSEST apresentam biomarcadores de necrose elevados, como troponinas cardíacas (cTn, do inglês *cardiac troponin*) I ou T (cTnI ou cTnT). As cTns são sensíveis e relativamente

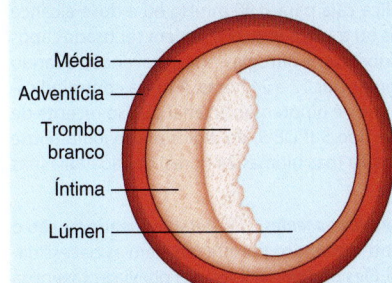

Placa rota
- Capa fibrosa fina
- Capa fibrosa pobre em colágeno
- Grande núcleo lipídico
- Muitos macrófagos
- Trombo rico em fibrina

Placa com erosão
- Rica em proteoglicanos e glicosaminoglicanos
- Pouco ou nenhum núcleo lipídico
- Neutrofilia e AENs
- Muitas células de músculo liso
- Trombo rico em plaquetas

FIGURA 274-2 Comparação das características dos ateromas humanos complicados por trombose e como causa de síndrome coronariana aguda. A coluna da esquerda destaca algumas das características demonstradas por análises de lesões arteriais coronarianas humanas que sofreram trombose por estes dois mecanismos distintos. AENs, armadilhas extracelulares de neutrófilos. *(Reproduzida, com autorização, de P Libby et al: Reassessing the mechanisms of acute coronary syndromes the "vulnerable plaque" and superficial erosion. Circ Res 124:150, 2019.)*

TABELA 274-1 ■ Escore de risco TIMI para SCA-SEST	
Marcadores de risco	
• Idade ≥ 65 anos • DAC conhecida (≥ 50% estenose) • Desvio do ST > 0,5 mm no ECG de apresentação	• ↑ marcadores cardíacos • ≥ 2 episódios originais nas 24 h anteriores • Angina prévia • ≥ 3 fatores de risco para DAC
Número de marcadores de risco	**Incidência de eventos cardíacos adversos* (%)**
0/1	5
2	8
3	13
4	20
5	26
6/7	41

*Risco em 14 dias de morte, IAM novo ou recorrente ou isquemia grave recorrente necessitando de revascularização urgente.

Siglas: DAC, doença arterial coronariana; ECG, eletrocardiograma; IAM, infarto agudo do miocárdio; SCA-SEST, síndrome coronariana aguda sem elevação do segmento ST; TIMI, *Thrombolysis in Myocardial Infarction* (Trombólise no infarto do miocárdio).

específicas, e os marcadores preferidos de necrose do miocárdio. Os níveis elevados de cTn com uma alteração dinâmica precoce diferenciam os pacientes com IAMSEST dos portadores de AI. Em pacientes com IAMSEST, há uma elevação temporal característica da concentração plasmática, que atinge um pico em 12 a 24 horas após o início dos sintomas e diminuição gradual daí em diante. Há uma relação direta entre o grau de elevação e a mortalidade. O algoritmo de exclusão rápida de infarto agudo do miocárdio (IAM) de 1 hora (sem elevação anormal de hsTn em 0 ou 1 hora após a apresentação) foi recomendado por diretrizes práticas recentes. É importante distinguir lesão miocárdica de necrose miocárdica; o primeiro é definido por elevações de cTn > 99º percentil do limite superior de referência em pacientes *sem* história clínica clara ou características eletrocardiográficas de isquemia miocárdica aguda. A lesão miocárdica pode ser causada por uma variedade de condições cardíacas e não cardíacas que não o IAM (Tab. 274-2).

EXAMES POR IMAGEM
A angiotomografia coronariana (angio-TCC) pode ser útil para melhorar a acurácia e a velocidade da avaliação diagnóstica. Os objetivos são reconhecer ou excluir doença da artéria coronária epicárdica.

ESTRATIFICAÇÃO DO RISCO
Os pacientes com SCA-SEST documentada exibem amplo espectro de risco imediato (30 dias) de morte, variando de 1 a 10%, e uma taxa de SCA recorrente de 5 a 15% durante o primeiro ano. A avaliação de risco pode ser conseguida por meio de um dentre vários sistemas de escore de risco

TABELA 274-2 ■ Motivos para elevação dos valores da troponina cardíaca como resultado de lesão miocárdica

Lesão miocárdica relacionada com infarto agudo do miocárdio
Ruptura ou erosão de placa aterosclerótica com trombose
Lesão miocárdica relacionada com isquemia miocárdica aguda causada por desequilíbrio entre suprimento/demanda de oxigênio
Perfusão miocárdica reduzida
• Espasmo de artéria coronária, disfunção microvascular
• Embolia coronária
• Dissecção da artéria coronária
• Bradiarritmia sustentada
• Hipotensão ou choque
• Insuficiência respiratória
• Anemia grave
Demanda de oxigênio miocárdico aumentada
• Taquiarritmia sustentada
• Hipertensão grave
Outras causas de lesão miocárdica
Condições cardíacas
• Insuficiência cardíaca
• Miocardite
• Miocardiopatia (qualquer tipo)
• Síndrome de Takotsubo
• Revascularização coronária recente
• Outro procedimento cardíaco que não revascularização
• Ablação com cateter
• Choques de desfibrilador
• Contusão cardíaca
Condições sistêmicas
• Sepse
• Doença renal crônica
• Acidente vascular cerebral, hemorragia subaracnóidea
• Embolia pulmonar
• Doenças infiltrativas (p. ex., amiloidose, sarcoidose)
• Agentes quimioterápicos
• Doença grave
• Exercício extenuante

Nota: Para uma listagem mais abrangente, ver o Fourth Universal Definition of Myocardial Infarction (Quarta definição universal de infarto do miocárdio) (fonte).

Fonte: Reproduzida, com autorização, de K Thygesen et al: Fourth universal definition of myocardial infarction (2018). Circulation 72:2231, 2018.

clínico, incluindo aqueles desenvolvidos a partir dos estudos *Thrombolysis in Myocardial Infarction* (TIMI) e *Global Registry of Acute Coronary Event* (GRACE) e do escore HEART (*h*istória, *e*letrocardiograma, idade [em inglês, *age*], fatores de *r*isco, *t*roponina) (Fig. 274-3). As estratégias de múltiplos biomarcadores estão agora sendo reconhecidas para definir mais completamente os mecanismos fisiopatológicos que fundamentam uma determinada apresentação do paciente e para estratificar mais adiante o risco do paciente. A avaliação inicial do risco é útil para identificar pacientes que poderiam obter o maior benefício de uma estratégia invasiva precoce (ver adiante).

TRATAMENTO
Síndrome coronariana aguda sem elevação do segmento ST

Pacientes com baixa probabilidade de isquemia geralmente são manejados em uma unidade de emergência ou em uma "unidade de dor torácica". A avaliação desses pacientes inclui a monitoração clínica para dor isquêmica recorrente e monitoração contínua do ECG, teste de esforço para detectar e classificar a isquemia (Cap. 273), angio-TCC para avaliar obstrução das artérias coronárias epicárdicas, e troponina sérica.

TRATAMENTO CLÍNICO
Pacientes que foram "incluídos" no diagnóstico de SCA-SEST pelas características clínicas, cTn ou alterações das ondas ST-T no ECG devem ser admitidos ao hospital. Os pacientes devem ser colocados em repouso no leito com monitoração contínua com ECG a fim de detectar alterações do segmento ST e arritmias cardíacas, preferivelmente em uma unidade cardíaca especializada. A deambulação é permitida se o paciente não mostrar recorrência da isquemia (sintomas ou alterações do ECG) e não desenvolver uma elevação de cTn por 24 horas. Então, eles podem ser submetidos a teste de esforço para detectar isquemia e, se presente, avaliar sua gravidade.

O tratamento clínico consiste em uma fase aguda focada nos sintomas clínicos e estabilização da lesão responsável e uma fase de longo prazo que envolve terapias dirigidas à prevenção da progressão da doença e recorrência futura da SCA-SEST.

TRATAMENTO ANTI-ISQUÊMICO (TAB. 274-3)
Para fornecer alívio da dor e do desconforto, o tratamento inicial deve incluir repouso no leito, nitratos, bloqueadores β-adrenérgicos e oxigênio inalatório em pacientes com hipoxemia (saturação arterial de O_2 < 90%) e/ou naqueles com insuficiência cardíaca e estertores.

Nitratos Inicialmente, os nitratos deverão ser administrados por via sublingual ou *spray* oral (0,3-0,6 mg) se o paciente estiver sentindo dor isquêmica. Se os sintomas persistirem após 3 doses com intervalos de 5 minutos, recomenda-se a nitroglicerina intravenosa (5-10 μg/min usando linha venosa não absorvente). A velocidade de infusão pode ser aumentada em 10 μg/min a cada 3 a 5 minutos até que os sintomas sejam aliviados, a pressão arterial sistólica caia para < 90 mmHg ou a dose alcance 200 μg/min. Os nitratos orais ou tópicos (Cap. 273) podem ser usados após a remissão da dor ou para substituir a nitroglicerina intravenosa quando o paciente estiver sem sintomas por 12 a 24 horas. A única contraindicação absoluta ao uso dos nitratos é hipotensão arterial ou uso recente de inibidores da fosfodiesterase tipo 5 (PDE-5, do inglês *phosphodiesterase type 5*), sildenafila ou vardenafila (nas últimas 24 horas) ou tadalafila (nas últimas 48 horas).

Bloqueadores β-adrenérgicos e outros agentes Os betabloqueadores são o outro pilar do tratamento anti-isquêmico porque reduzem as necessidades miocárdicas de oxigênio. Eles podem ser iniciados por via intravenosa em pacientes com isquemia grave, mas devem ser evitados na presença de insuficiência cardíaca aguda ou grave, baixo débito cardíaco, hipotensão ou nas contraindicações ao uso de betabloqueadores (p. ex., bloqueio atrioventricular de alto grau, broncospasmo ativo). Recomenda-se o uso de betabloqueadores orais com o objetivo de manter a frequência cardíaca entre 50 e 60 batimentos por minuto.

Os bloqueadores dos canais de cálcio que reduzem a frequência cardíaca, como verapamil ou diltiazém, são recomendados para pacientes com sintomas persistentes ou sinais no ECG de isquemia depois do tratamento com doses plenas de nitratos e betabloqueadores, bem como para pacientes com contraindicações a qualquer uma dessas classes de agentes.

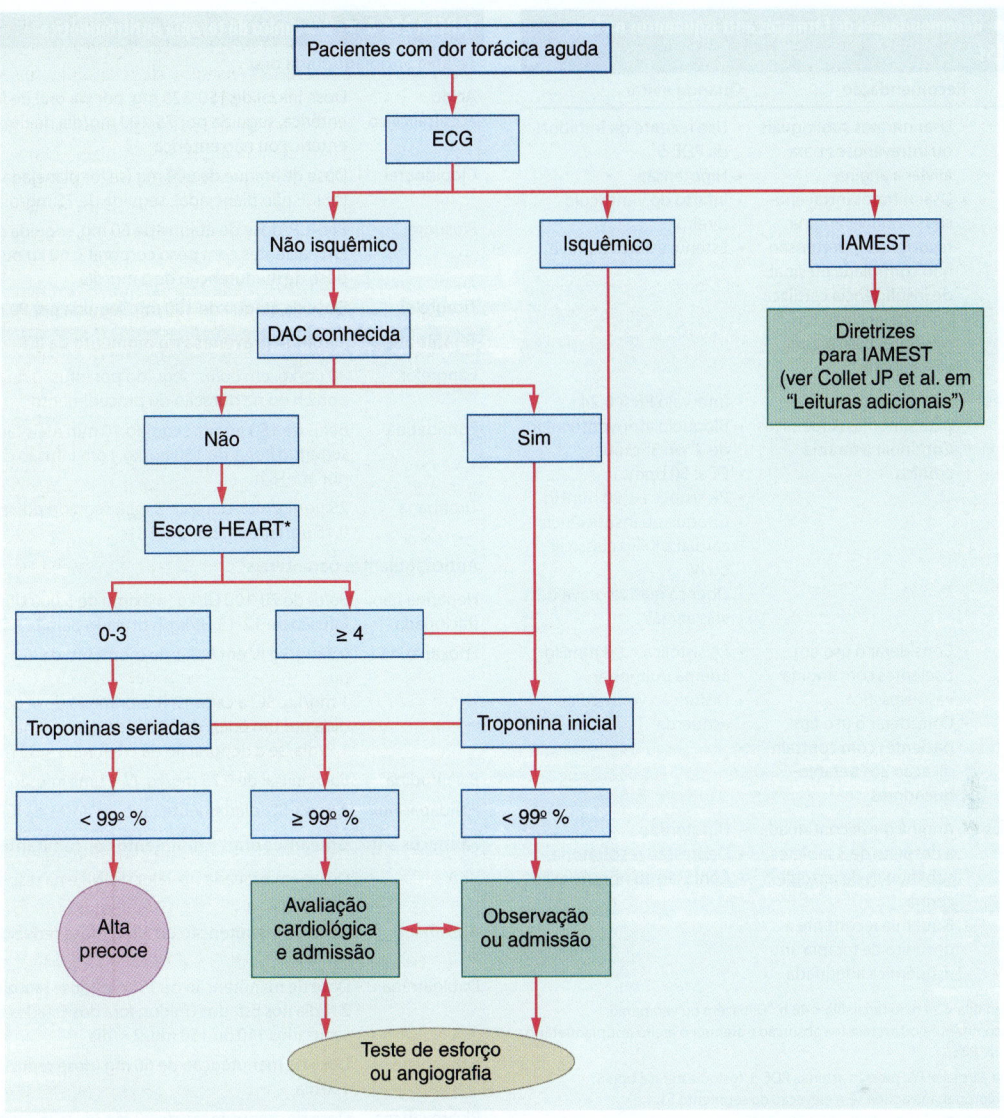

FIGURA 274-3 A via HEART para avaliação de dor torácica aguda. DAC, doença arterial coronariana; ECG, eletrocardiograma; IAMEST, infarto agudo do miocárdio com elevação do segmento ST. *O escore HEART designa 0, 1 ou 2 pontos dependendo da extensão da anormalidade para cada achado da *história*, *ECG*, idade (em inglês, *age*), fatores de *risco* e *troponina* (Six AJ, Backus BE, and Kelder JC. Chest pain in the emergency room: value of the HEART score. Neth Heart J 16:191, 2008.) (Reproduzida, com autorização, de JL Januzzi et al: Recommendations for institutions transitioning to high-sensitivity troponin testing: JACC scientific expert panel. J Am Coll Cardiol 73:1068, 2019.)

Pacientes com dor torácica grave contínua, a despeito da terapia anti-isquêmica máxima, e que não têm contraindicações ao uso da morfina, podem receber esse fármaco por via intravenosa (1-5 mg, a cada 5-30 minutos). A terapia clínica adicional inclui os inibidores da enzima conversora de angiotensina (IECAs) ou bloqueadores de receptores de angiotensina. A administração precoce de inibidores da hidroximetilglutaril-coenzima A (HMG-CoA)-redutase (estatinas) de forma intensiva, como atorvastatina, 80 mg/dia, ou rosuvastatina, 40 mg/dia, antes da intervenção coronariana percutânea (ICP) e continuada daí em diante, tem reduzido o IAM durante o procedimento e as recidivas de SCA. Em pacientes que não apresentam uma resposta adequada à estatina na dose máxima tolerada (i.e., < 50% de redução no colesterol LDL [do inglês *low-density lipoprotein* – lipoproteína de baixa densidade]), a adição de ezetimiba, 10 mg/dia, e/ou um inibidor do PCSK9 (alirocumabe, evolocumabe) precocemente após a SCA tem mostrado reduzir ainda mais o colesterol LDL e prevenir futuros eventos cardiovasculares.

TERAPIA ANTITROMBÓTICA

A terapia antitrombótica que consiste em fármacos antiplaquetários e anticoagulantes representa o segundo maior pilar do tratamento (Tab. 274-4).

Agentes antiplaquetários (ver Cap. 118) O tratamento inicial deve começar com o inibidor da cicloxigenase ácido acetilsalicílico com uma dose de pelo menos 162 mg de uma preparação de ação rápida (oral sem revestimento entérico ou intravenosa). Doses menores (75-100 mg/dia) são recomendadas daí em diante, uma vez que elas mantêm a eficácia e causam menos sangramento. As contraindicações são sangramento ativo grave ou alergia ao ácido acetilsalicílico.

Na ausência de alto risco de sangramento, os pacientes com SCA-SEST, independentemente da escolha de uma estratégia invasiva ou conservadora (ver adiante), devem receber um bloqueador do receptor $P2Y_{12}$ plaquetário para inibir a ativação plaquetária. Hoje há três opções para uso oral e uma para uso intravenoso dos inibidores de $P2Y_{12}$. A tienopiridina clopidogrel é um profármaco inativo convertido em um metabólito ativo que causa bloqueio irreversível do receptor $P2Y_{12}$ plaquetário. A dose de ataque do clopidogrel é de 600 mg e a dose de manutenção é de 75 mg/dia. Quando o clopidogrel é somado ao ácido acetilsalicílico, a chamada terapia antiplaquetária dupla (TAPD), em pacientes com SCA-SEST, ocorre uma redução relativa de 20% na morte cardiovascular, no IAM ou no acidente vascular cerebral (AVC) em comparação com o ácido acetilsalicílico isolado, mas está associado com um aumento moderado (1% absoluto) de sangramento significativo.

Dois novos inibidores do $P2Y_{12}$ se mostraram superiores ao clopidogrel na prevenção de eventos cardíacos isquêmicos recorrentes, porém ambos aumentam o sangramento. O prasugrel, também uma tienopiridina, atinge um início de ação mais rápido e um nível mais alto de inibição plaquetária irreversível do que o clopidogrel. Ele foi aprovado em pacientes com SCA após angiografia quando é planejada uma ICP, devendo ser

TABELA 274-3 ■ Recomendações de fármacos anti-isquêmicos na fase aguda de SCA-SEST

Tratamento	Recomendação	Quando evitar
Nitratos	• Usar nitratos sublinguais ou intravenosos para aliviar a angina • Usar nitratos intravenosos se houver angina recorrente, hipertensão não controlada ou sinais de insuficiência cardíaca • Considerar o uso em pacientes com angina vasoespástica	• Uso recente de inibidor da PDE-5[a] • Hipotensão • Infarto do ventrículo direito • Estenose aórtica grave
Betabloqueadores	• Iniciar precocemente para sintomas isquêmicos • Continuar a terapia crônica	• Intervalo PR > 0,24 s • Bloqueio atrioventricular de 2º ou 3º graus • FC < 50 bpm • PA sistólica < 90 mmHg • Choque ou insuficiência cardíaca Killip classe III ou IV • Doença reativa grave das vias aéreas
Bloqueadores dos canais de cálcio	• Considerar o uso em pacientes com angina vasoespástica • Considerar o uso em pacientes com contraindicação aos betabloqueadores	• PA sistólica < 90 mmHg • Edema pulmonar • Disfunção ventricular esquerda[b]
Morfina ou outros analgésicos narcóticos[c]	• Angina grave continuada a despeito de 3 tabletes sublinguais de nitroglicerina • Isquemia recorrente a despeito de terapia anti-isquêmica adequada	• Hipotensão • Depressão respiratória • Confusão ou obnubilação

[a]Sildenafila ou vardenafila < 24 h ou tadalafila < 48 h. [b]Diltiazém ou verapamil.
[c]Administração concomitante pode retardar a absorção e atenuar o efeito antiplaquetário dos inibidores orais de P2Y$_{12}$.
Siglas: FC, frequência cardíaca; PA, pressão arterial; PDE-5, fosfodiesterase tipo 5; SCA-SEST, síndrome coronariana aguda sem elevação do segmento ST.
Fonte: Modificada de M Roffi et al: Eur Heart J 37:267, 2017.

TABELA 274-4 ■ Uso clínico da terapia antitrombótica

Terapia antiplaquetária oral	
Ácido acetilsalicílico	Dose inicial de 150-325 mg, por via oral de formulação não entérica, seguida por 75-100 mg/dia de uma formulação entérica ou não entérica
Clopidogrel	Dose de ataque de 600 mg (se for planejada ICP) ou 300 mg (se ICP não planejada), seguida de 75 mg/dia
Prasugrel	Pré-ICP: dose de ataque de 60 mg, seguida por 10 mg/dia Em pacientes com peso corporal < 60 kg ou > 75 anos, dose de manutenção de 5 mg/dia
Ticagrelor	Dose de ataque de 180 mg, seguida por 90 mg, 2 ×/dia
Terapia antiplaquetária intravenosa no momento da ICP	
Cangrelor	30 µg/kg, em bolus, seguido por infusão de 4 µg/kg/min, por 2 h ou na duração do procedimento
Eptifibatida	Bolus de 180 µg/kg, seguido 10 min mais tarde por um segundo bolus de 180 µg/kg, com infusão de 2 µg/kg/min, por até 18 h
Tirofibana	25 µg/kg/min, durante 3 min, seguido por infusão de 0,15 µg/kg/min, por até 18 h
Anticoagulantes parenterais[a]	
Heparina não fracionada	Bolus de 70-100 UI/kg (máximo de 5.000 UI), IV, seguido por infusão de 12-15 UI/kg/h titulado para TCA 250-300 s
Enoxaparina	0,5 mg/kg IV em bolus no momento da ICP ou 1 mg/kg, SC, a cada 12 h; a primeira dose pode ser precedida por um bolus de 30 mg IV; ajuste renal para 1 mg/kg, 1 ×/dia, se a depuração da creatinina < 30 mL/min
Bivalirudina	Bolus inicial de 0,75 mg/kg, IV, e uma infusão de 1,75 mg/kg/h
Fondaparinux	2,5 mg, SC, diariamente (apenas antes da ICP)
Fármacos anticoagulantes orais (tratamento concomitante após ICP)	
VKA	Dosagem baseada no valor da INR e na respectiva indicação clínica
Apixabana	Dose de manutenção de 5 mg (dose reduzida para 2,5 mg), 2 ×/dia
Dabigatrana	Dose de manutenção de 150 mg (dose reduzida para 75 mg), 2 ×/dia nos Estados Unidos; fora dos Estados Unidos, podem ser usados 110 ou 150 mg, 2 ×/dia
Edoxabana	Dose de manutenção de 60 mg (dose reduzida para 30 mg), 1 ×/dia
Rivaroxabana	Dose de manutenção de 20 mg (dose reduzida para 15 mg), 1 ×/dia Em pacientes sem fibrilação atrial ou tromboembolismo venoso, podem ser usados 2,5 mg, 2 ×/dia

Nota: Todas as reduções de dose para pacientes que atendam os critérios. (Ver também Cap. 118.)
Siglas: ICP, intervenção coronariana percutânea; INR, razão normalizada internacional; IV, intravenoso; SC, subcutâneo; TCA, tempo de coagulação ativado; VKA, antagonista da vitamina K (p. ex., varfarina).
Fonte: Modificada de FJ Neumann: Eur Heart J 40:137, 2019.

---

administrado em uma dose de ataque de 60 mg, seguido de 10 mg/dia. Comparado com o clopidogrel, o prasugrel mostrou reduzir significativamente o risco combinado de morte cardiovascular, IAM, AVC e trombose do stent, mas aumenta o sangramento. Esse agente é contraindicado em pacientes com AVC ou ataque isquêmico transitório prévios ou alto risco de sangramento.

O ticagrelor é um inibidor do P2Y$_{12}$ plaquetário, potente e *reversível*, que mostrou reduzir o risco de morte cardiovascular, a mortalidade total ou o IAM comparado com o clopidogrel em um amplo espectro de pacientes com SCA. Após uma dose de ataque de 180 mg, são administrados 90 mg, 2 ×/dia, a título de manutenção. Assim como o prasugrel, o ticagrelor aumenta o risco de sangramento. Ao contrário do prasugrel, o ticagrelor demonstrou benefício quer os pacientes fossem tratados de forma conservadora, quer com uma estratégia invasiva precoce (ver adiante). Alguns pacientes podem desenvolver dispneia logo após a administração, embora os sintomas frequentemente sejam transitórios e, raramente, graves.

Até um terço dos pacientes tem uma resposta inadequada ao clopidogrel e uma proporção substancial desses casos está relacionada a uma variante genética do sistema do citocromo P450 envolvendo o gene *2C19* que leva a uma conversão reduzida do clopidogrel em seu metabólito ativo. Assim, um bloqueador alternativo de P2Y$_{12}$ (prasugrel ou ticagrelor) deve ser considerado em pacientes com SCA-SEST que desenvolvem um novo evento coronariano enquanto recebem clopidogrel e ácido acetilsalicílico.

A TAPD deve ser continuada por pelo menos 3 meses (preferivelmente 12 meses) em pacientes com SCA-SEST sem uma indicação para anticoagulações de dose completa em longo prazo; a duração da TAPD é dependente do risco de sangramento *versus* trombose. Os médicos devem selecionar o esquema antiplaquetário que fornece o melhor equilíbrio entre eficácia e segurança com base nas características individuais e no cenário clínico do paciente. A maior duração da TAPD é preferida em pacientes com alto risco aterotrombótico (p. ex., devido a stent no tronco da coronária esquerda ou artéria descendente anterior esquerda ou artérias coronárias com bifurcação proximal, IAM recorrente, trombose do stent).

Um inibidor do P2Y$_{12}$ direto, intravenoso e de ação rápida, cangrelor, também mostrou benefício em relação ao clopidogrel em pacientes que foram submetidos à ICP após uma SCA-SEST, tendo reduzido o risco do desfecho primário composto de morte, IAM, trombose do stent e revascularização impulsionada por isquemia, mas à custa de aumento de eventos hemorrágicos significativos. Esse fármaco foi aprovado como um adjunto à ICP para redução do risco periprocedimento de IAM, de repetição da revascularização coronariana e de trombose do stent em pacientes que não foram tratados com um inibidor oral do P2Y$_{12}$ plaquetário ou um inibidor da glicoproteína IIb/IIIa.

Nos anos 1990 e início dos anos 2000, vários estudos com inibidores da glicoproteína IIb/IIIa em pacientes com SCA-SEST mostraram modesto benefício contrabalanceado por um aumento em sangramentos importantes.

Contudo, a maioria dos estudos iniciais foram realizados sem um tratamento concomitante com inibidor do P2Y$_{12}$, e estudos mais recentes em pacientes em uso dessa medicação não mostraram um benefício da iniciação precoce de rotina de um inibidor da glicoproteína IIb/IIIa. Devido ao maior risco de sangramento, a adição de um inibidor da glicoproteína IIb/IIIa ao ácido acetilsalicílico e a um inibidor do P2Y$_{12}$ (i.e., uma terapia antiplaquetária tripla) deve ser reservada para pacientes instáveis, sendo submetidos à ICP (p. ex., isquemia recorrente em uso de TAPD ou alta carga de trombo coronariano na angiografia).

Anticoagulantes (ver Cap. 118)   Há quatro opções parenterais disponíveis para terapia anticoagulante a ser adicionada aos agentes antiplaquetários: (1) heparina não fracionada (HNF), há muito tempo a base da terapia; (2) a heparina de baixo peso molecular (HBPM) enoxaparina, que se mostrou superior à HNF na redução de eventos cardíacos recorrentes, especialmente em pacientes tratados por uma estratégia conservadora (no entanto, é acompanhada por um leve aumento no sangramento); (3) bivalirudina, um inibidor direto de trombina que é semelhante em eficácia a HNF ou HBPM e é usado imediatamente antes e/ou durante a ICP; e (4) fondaparinux, um inibidor sintético do fator Xa que é equivalente em eficácia à enoxaparina, mas tem um risco menor de sangramento importante. Embora a HNF e a enoxaparina tenham sido amplamente estudadas em pacientes tratados com uma estratégia conservadora precoce ou uma estratégia invasiva, a bivalirudina raramente é usada nos pacientes tratados de forma conservadora, ao passo que o fondaparinux requer HNF suplementar para prevenir a trombose relacionada ao procedimento. Em pacientes que desenvolvem SCA-SEST enquanto estão sendo tratados com um anticoagulante oral direto (ACOD), o ACOD deve ser suspenso quando um dos quatro anticoagulantes parenterais é iniciado.

Se estiver indicada uma estratégia invasiva precoce (ver adiante), é recomendado o acesso na artéria radial para reduzir o risco de sangramento. O sangramento excessivo é o efeito adverso mais importante de todos os agentes antitrombóticos, incluindo agentes antiplaquetários e anticoagulantes. Portanto, a atenção deve ser direcionada para as doses dos agentes antitrombóticos, respeitando a idade, o peso corporal, a depuração de creatinina e uma história prévia de sangramento excessivo.

Os pacientes que tiveram AVC apresentam risco mais alto de sangramento intracraniano com agentes antiplaquetários potentes e combinações de fármacos antitrombóticos. Em pacientes com fibrilação atrial (incluindo pacientes com SCA-SEST) tratados com anticoagulante oral submetidos à ICP, a duração da TAPD deve ser reduzida (p. ex., interromper o ácido acetilsalicílico após a alta hospitalar ou até 4 semanas após a ICP, exceto em pacientes com risco muito alto de eventos isquêmicos) e continuar inibidor de P2Y$_{12}$ mais ACOD por 1 ano. Após 1 ano, a maioria dos pacientes deve fazer a transição para a monoterapia com anticoagulação oral, sem tratamento antiplaquetário concomitante.

ESTRATÉGIA INVASIVA *VERSUS* CONSERVADORA (FIG. 274-4)

Em uma estratégia invasiva, depois do início do tratamento com agentes anti-isquêmicos e antitrombóticos como descrito anteriormente, a arteriografia coronária é realizada dentro de cerca de 48 horas da apresentação do paciente, seguida da revascularização coronariana (ICP ou cirurgia de revascularização miocárdica), de acordo com a anatomia das artérias coronárias (Fig. 274-4). Múltiplos estudos clínicos demonstraram o benefício dessa estratégia em pacientes de alto risco (i.e., pacientes com múltiplos fatores de risco clínico, desvio do segmento ST e/ou biomarcadores positivos). Dois estudos comparando uma estratégia invasiva imediata (tempo médio de intervenção de 1,4 e 4,7 horas após a apresentação) reduziram a taxa de morte ou novo IAM em comparação com uma estratégia invasiva tardia (tempo médio de intervenção de 61 e 62 horas), com maior benefício entre os pacientes com escore de alto risco. Em pacientes de baixo risco, os desfechos a partir de uma estratégia invasiva são similares aos obtidos a partir de uma estratégia conservadora. Esta última consiste em medicação anti-isquêmica e antitrombótica seguida de "abordagem invasiva seletiva", na qual o paciente é observado constantemente e a arteriografia coronária é realizada se uma angiotomografia computadorizada mostrar a presença de estenose coronariana epicárdica, se a dor em repouso ou as alterações do segmento ST reaparecerem, se um biomarcador de necrose tornar-se positivo ou se houver evidência de isquemia grave na prova de esforço.

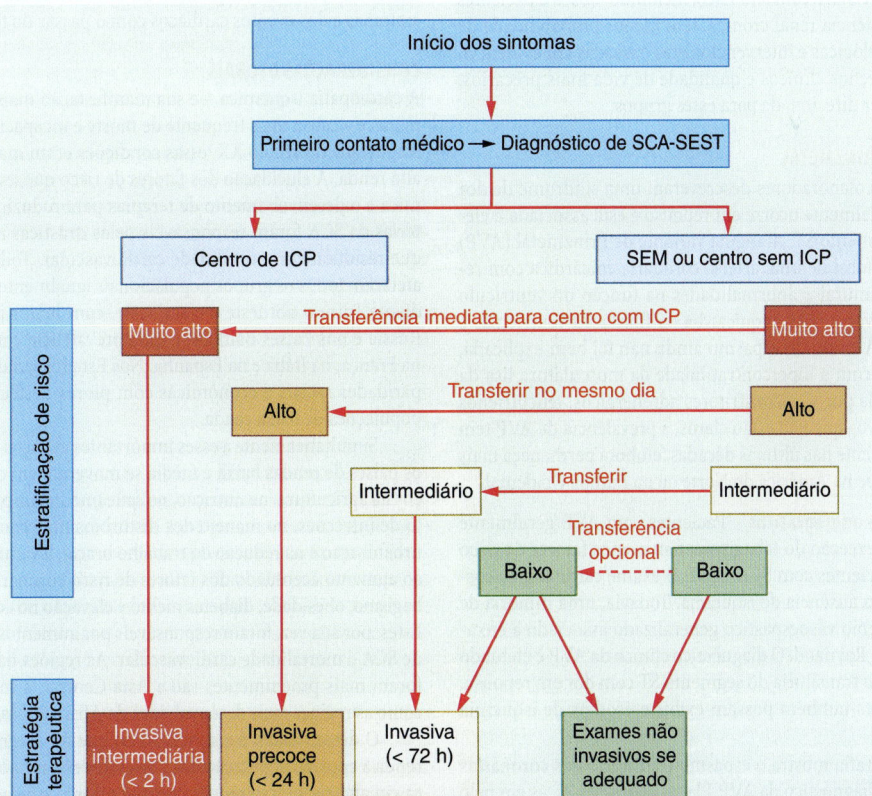

FIGURA 274-4   Seleção da estratégia e do momento de tratamento de SCA-SEST de acordo com a estratificação de risco inicial. ICP, intervenção coronariana percutânea; SCA-SEST, síndrome coronariana aguda sem elevação do segmento ST; SEM, serviço de emergência médica. *(Reproduzida de ROFFI M et al: ESC guidelines for the management of acute coronary syndromes in patients presenting without persistent ST-segment elevation: Task Force for the Management of Acute Coronary Syndromes in Patients Presenting Without Persistent ST-Segment Elevation of the European Society of Cardiology. Eur Heart J 37:296, 2016.)*

MANEJO EM LONGO PRAZO

A ocasião da alta hospitalar é um "momento de orientação" para o paciente com SCA-SEST, quando o médico pode revisar e aperfeiçoar o tratamento clínico. A modificação dos fatores de risco é essencial, e deve-se enfatizar a importância de cessar o tabagismo, de manter uma dieta adequada, de atingir e manter um peso ideal, de praticar exercícios físicos diariamente e de controlar a pressão arterial e a hiperglicemia (em pacientes diabéticos). Há evidência de benefício na terapia de longo prazo com várias classes de fármacos. Betabloqueadores, terapias hipolipemiantes intensivas para atingir colesterol LDL < 55 mg/dL, IECAs ou bloqueadores dos receptores da angiotensina e cotransportador 2 de sódio-glicose ou agonistas do peptídeo 1 semelhante ao glucagon em pacientes selecionados com diabetes melito tipo 2 (ver Cap. 404) são recomendados. O esquema antiplaquetário recomendado consiste na combinação de ácido acetilsalicílico em baixa dose (75-100 mg/dia) e um inibidor de $P2Y_{12}$ (clopidogrel, prasugrel ou ticagrelor) durante 12 meses, a não ser que haja um alto risco de sangramento. A monoterapia antiplaquetária deve ser continuada daí em diante, a não ser que a anticoagulação com dose total em longo prazo seja indicada, e nesses casos é recomendada a terapia anticoagulante sem antiplaquetários após 1 ano (ver anteriormente). Um estudo recente em pacientes (a maioria após SCA-SEST) que receberam TAPD por 3 meses após ICP e foram, então, randomizados para ácido acetilsalicílico *versus* placebo em um histórico de continuação de ticagrelor por 12 meses mostrou que a monoterapia com ticagrelor reduziu o sangramento clinicamente relevante sem aumento em eventos isquêmicos em comparação com a continuação de TAPD. Em pacientes selecionados com alto risco isquêmico (p. ex., aqueles com IAM prévio, diabetes melito, enxerto venoso na coronária ou insuficiência cardíaca congestiva) que também têm baixo risco de sangramento e não estão em uso de anticoagulante, a continuação da TAPD por até 3 anos se mostrou benéfica. A adição de rivaroxabana, 2,5 mg, 2 ×/dia, ao TAPD reduziu a ocorrência de IAM, trombose do *stent* e morte cardiovascular, enquanto aumentou o sangramento significativo; todavia, o resultado final de eventos fatais ou irreversíveis foi reduzido com a adição do inibidor de antifator Xa em baixa dose.

Os registros têm mostrado que mulheres e minorias étnicas, assim como pacientes com SCA-SEST com alto risco, incluindo idosos e pacientes com diabetes ou insuficiência renal crônica, têm menos probabilidade de receber terapias farmacológicas e intervencionistas baseadas em evidência, com consequentes desfechos clínicos e qualidade de vida mais precários. Atenção especial deve ser direcionada para esses grupos.

ANGINA VARIANTE DE PRINZMETAL

Em 1959, Prinzmetal e colaboradores descreveram uma síndrome de dor isquêmica grave que geralmente ocorre em repouso e está associada à elevação transitória do segmento ST. A angina variante de Prinzmetal (AVP) é causada por espasmo focal de uma artéria coronária epicárdica com resultante isquemia transmural e anormalidades na função do ventrículo esquerdo que podem levar a IAM, taquicardia ou fibrilação ventricular e morte súbita cardíaca. A causa do espasmo ainda não foi bem explicada, mas pode se relacionar com a hipercontratilidade da musculatura lisa da artéria coronária causada por vasoconstritores adrenérgicos, leucotrienos ou serotonina. Por motivos que não estão claros, a prevalência de AVP tem diminuído substancialmente nas últimas décadas, embora permaneça mais frequente no Japão do que na América do Norte ou na Europa Ocidental.

Manifestações clínicas e angiográficas
Pacientes com AVP geralmente são mais jovens e, com exceção do tabagismo, têm menos fatores de risco coronarianos do que pacientes com SCA-SEST. O exame cardiológico costuma não ser alterado na ausência de isquemia. Todavia, uma minoria de pacientes tem um distúrbio vasoespástico generalizado associado a enxaqueca e/ou fenômeno de Raynaud. O diagnóstico clínico da AVP é efetuado pela detecção de *elevação* transitória do segmento ST com dor em repouso, embora muitos pacientes também possam exibir episódios de isquemia silenciosa.

A angiocoronariografia mostra o espasmo transitório das coronárias como principal achado diagnóstico da AVP. Placas ateroscleróticas em pelo menos uma artéria coronária proximal ocorrem em cerca de metade dos pacientes. A hiperventilação e a acetilcolina intracoronariana têm sido usadas para provocar estenose coronariana focal na angiografia ou para provocar angina em repouso com elevação do segmento ST para estabelecer o diagnóstico. Em pacientes sem aterosclerose coronariana obstrutiva e com suspeita de anormalidades vasomotoras coronarianas, um teste provocativo positivo para espasmo mostrou-se seguro, identifica um subgrupo de alto risco e é endossado por diretrizes, pois permite a seleção da terapia mais apropriada para a fisiopatologia subjacente.

TRATAMENTO
Angina variante de Prinzmetal

Os nitratos e os bloqueadores dos canais de cálcio são os principais agentes terapêuticos. O ácido acetilsalicílico pode, em determinados casos, agravar os episódios isquêmicos, possivelmente como um resultado da sensibilidade do tônus coronário para mudanças modestas na síntese da prostaciclina. A terapia com estatinas mostrou reduzir o risco de eventos adversos maiores, embora o mecanismo exato não tenha sido estabelecido. A resposta aos betabloqueadores é variável. A revascularização coronariana pode ser útil em pacientes que também apresentam lesões obstrutivas fixas proximais, discretas e limitantes de fluxo. Pacientes que tiveram fibrilação ventricular associada à isquemia, a despeito de terapia medicamentosa máxima, devem receber um cardioversor desfibrilador implantável.

Prognóstico Muitos pacientes com AVP passam por uma fase aguda e ativa, com episódios frequentes de angina e eventos cardíacos durante os primeiros 6 meses após a apresentação, após os quais pode haver uma tendência de diminuição dos sintomas e eventos cardíacos ao longo do tempo. A sobrevida em 5 anos é excelente (cerca de 90-95%), mas até 20% dos pacientes sofrem um IAM. Pacientes sem obstrução coronária fixa ou com obstrução leve apresentam menor incidência de morte cardíaca ou IAM em comparação com pacientes com lesões obstrutivas graves associadas. Os pacientes com AVP que apresentam arritmias graves durante os episódios espontâneos de dor correm maior risco de morte súbita cardíaca. Na maioria dos pacientes que sobrevivem a um infarto ou no período inicial de 3 a 6 meses de episódios frequentes, há uma tendência para a diminuição dos sintomas e dos eventos cardíacos com o passar do tempo.

CONSIDERAÇÕES GLOBAIS

A cardiopatia isquêmica – e sua manifestação mais perigosa, a SCA – permanece a causa mais frequente de morte e incapacidade em todo o mundo. Na metade do século XX, essas condições eram mais comuns em países de alta renda. A elucidação dos fatores de risco que levam à cardiopatia isquêmica e o desenvolvimento de terapias para reduzir as consequências deletérias da SCA foram responsáveis pelas drásticas reduções nesses eventos que resultam em mortalidade cardiovascular. Todavia, esses avanços não afetaram todos os grupos populacionais igualmente. Na Europa, há um gradiente entre o nordeste e o sudoeste, com maior prevalência no norte da Rússia e nos Países Bálticos, e uma prevalência consideravelmente menor na França, na Itália e na Espanha. Nos Estados Unidos, permanecem as disparidades raciais e econômicas com piores desfechos nas minorias e nas populações de baixa renda.

Simultaneamente a esses importantes avanços nos países de alta renda, os países de rendas baixa e média se moveram em direção oposta. Os avanços na agricultura, na nutrição, no saneamento, na prevenção e no tratamento de infecções, no manejo dos distúrbios materno-infantis, bem como na urbanização e na redução do trabalho braçal, levaram, de forma combinada, ao aumento acentuado dos fatores de risco coronarianos – hipertensão, tabagismo, obesidade, diabetes melito e elevação no colesterol LDL circulante. Estes, por sua vez, foram responsáveis por aumentos acentuados em eventos de SCA e mortalidade cardiovascular. As regiões nas quais essas alterações foram mais proeminentes são a Ásia Central, a Índia e o Paquistão, bem como as regiões mais desenvolvidas da África Subsaariana.

O desafio atual é a aplicação do que foi aprendido nos países de alta renda à enorme população dos países de rendas baixa e média que está agora em alto risco. Isso requer enorme esforço educacional dirigido não só à população, mas também aos cuidadores. Um desafio adicional será prover o pessoal especializado treinado com hospitais, medicamentos e equipamentos para lidar com essas ameaças. A implementação bem-sucedida dessas medidas é atualmente um tema sociopoliticoeconômico. Um fator atenuante é que muitos dos fármacos importantes para prevenir e tratar esses distúrbios, como estatinas, IECAs, diuréticos, betabloqueadores e antagonistas do cálcio, estão fora da patente e não são mais tão dispendiosos.

LEITURAS ADICIONAIS

Collet J-P et al: 2020 ESC Guidelines for the management of acute coronary syndromes in patients presenting without persistent ST-segment elevation. Eur Heart J 42:1289, 2021.
Grundy S et al: AHA/ACC/AACVPR/AAPA/ABC/ACPM/ADA/AGS/AphA/ASPC/NLA/PCNA: Guidelines on the management of blood cholesterol. J Am Coll Cardiol 73:e285, 2019.
Januzzi J et al: Recommendations for institutions transitioning to high-sensitivity troponin testing. J Am Coll Cardiol 73:1059, 2019.
Libby P et al: Reassessing the mechanisms of acute coronary syndromes. Circ Res 124:150, 2019.
Mach F et al: ESC/EAS guidelines for the management of dyslipidaemias: lipid modification to reduce cardiovascular risk. Eur Heart J 41:111, 2020.
Neumann F-J et al: ESC/EACTS guidelines on myocardial revascularization. Eur Heart J 40:87, 2019.
Thygesen K et al: Fourth universal definition of myocardial infarction. J Am Coll Cardiol 72:2231, 2018.
Vaglimigli M et al: ESC focused update on dual antiplatelet therapy coronary artery disease. Eur Heart J 39:213, 2018.
Van Den Berg P, Body R: The HEART score for early rule out of acute coronary syndromes in the emergency department: A systematic review and meta-analysis. Eur Heart J Acute Cardiovasc Care 7:111, 2018.

275 Infarto agudo do miocárdio com elevação do segmento ST

Elliott M. Antman, Joseph Loscalzo

Nos países industrializados, o infarto agudo do miocárdio (IAM) é um dos diagnósticos mais comuns em pacientes hospitalizados. Nos Estados Unidos, a cada ano, cerca de 605 mil pacientes sofrem um novo IAM, e 200 mil apresentam um IAM recorrente. Cerca de 50% das mortes relacionadas ao IAM ocorrem antes que o paciente acometido chegue ao hospital. É importante observar que a taxa de mortalidade após internação por IAM declinou de 10 para cerca de 5%. A taxa de mortalidade em 1 ano após o IAM é de cerca de 15%. A mortalidade é aproximadamente quatro vezes maior em pacientes idosos (> 75 anos) quando comparada com os pacientes mais jovens.

Quando os pacientes com dor isquêmica prolongada em repouso são atendidos pela primeira vez, a hipótese diagnóstica é que tenham uma síndrome coronariana aguda (Fig. 275-1). O eletrocardiograma (ECG) de 12 derivações constitui um recurso essencial do rastreamento e do diagnóstico, porque ele se encontra no centro do processo das decisões terapêuticas; ele permite a diferenciação entre os pacientes que se apresentam com elevação do segmento ST e os que se apresentam sem elevação do segmento ST. Os marcadores bioquímicos cardíacos são medidos para diferenciar a angina instável (AI) do infarto agudo do miocárdio sem elevação do segmento ST (IAMSEST), bem como para avaliar a magnitude de um infarto agudo do miocárdio com elevação do segmento ST (IAMEST). Os estudos epidemiológicos indicam que houve um desvio no padrão do IAM nas últimas décadas, com mais pacientes com IAMSEST do que com IAMEST. Este capítulo concentra-se na avaliação e no tratamento dos pacientes com IAMEST, enquanto o Capítulo 274 discute a AI e o IAMSEST.

FISIOPATOLOGIA: O PAPEL DA RUPTURA AGUDA DA PLACA

Em geral, o IAMEST ocorre quando o fluxo sanguíneo coronariano diminui abruptamente depois da obstrução trombótica de uma artéria coronária previamente afetada por aterosclerose. As estenoses coronarianas graves que se desenvolvem de forma lenta não costumam causar IAMEST devido ao desenvolvimento de uma ampla rede de vasos colaterais ao longo do tempo. Por outro lado, o IAMEST ocorre quando um trombo da artéria coronária se desenvolve rapidamente em um local de lesão vascular. Essa lesão é produzida ou facilitada por fatores como tabagismo, hipertensão e acúmulo de lipídeos. Na maioria dos casos, o IAMEST ocorre quando a superfície de

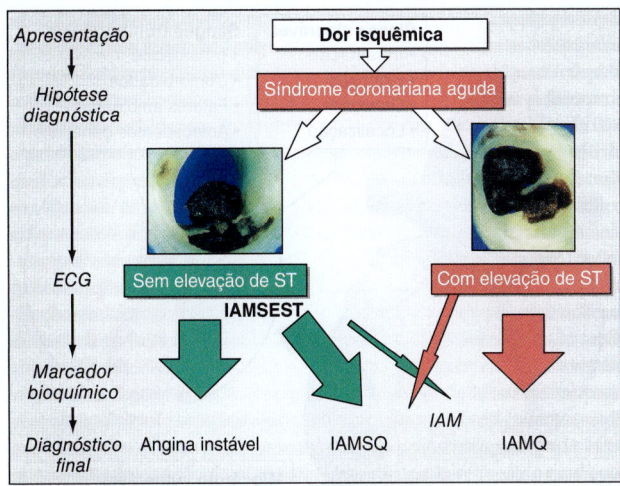

FIGURA 275-1 Síndromes coronarianas agudas. Após a ruptura de uma placa vulnerável, os pacientes sentem dor isquêmica resultante da diminuição do fluxo pela artéria coronária epicárdica acometida. A redução do fluxo pode ser causada por um trombo completamente oclusivo (*à direita*) ou por um trombo suboclusivo (*à esquerda*). Os pacientes com dor isquêmica podem apresentar-se com ou sem elevação do segmento ST. Dos pacientes com elevação do ST, a maioria (*seta vermelha larga*) desenvolve uma onda Q no ECG (infarto agudo do miocárdio com onda Q [IAMQ]), enquanto uma minoria (*seta vermelha estreita*) não desenvolve onda Q e, na literatura mais antiga, diz-se que tem infarto agudo do miocárdio sem onda Q (IAMSQ). Os pacientes que se apresentam sem elevação de ST sofrem de angina instável ou IAM sem elevação do segmento ST (IAMSEST) (*setas verdes largas*), uma distinção feita com base na presença ou ausência de um biomarcador cardíaco sérico, como a creatina-cinase-MB, ou uma troponina cardíaca detectada no sangue. A maioria dos pacientes que apresentam IAMSEST não desenvolve onda Q no ECG; uma minoria desenvolve IAMQ (*seta verde estreita*). ECG, eletrocardiograma; IAM, infarto agudo do miocárdio. (*Adaptada de CW Hamm et al: Lancet 358:1533, 2001, e MJ Davies: Heart 83:361, 2000; com autorização de BMJ Publishing Group.*)

uma placa aterosclerótica sofre ruptura (expondo seu conteúdo ao sangue) e as condições (locais ou sistêmicas) favoreçam a trombogênese. Um trombo mural forma-se na área de ruptura da placa, e a artéria coronária envolvida fica ocluída. Estudos histológicos demonstram que as placas coronárias suscetíveis à ruptura são as que apresentam um centro rico em lipídeos e uma capa fibrosa fina. Após a formação inicial de monocamada de plaquetas no local da placa rota, vários agonistas (colágeno, ADP, epinefrina, serotonina) promovem a ativação plaquetária. Depois da estimulação das plaquetas pelos agonistas, há liberação de tromboxano A_2 (um potente vasoconstritor local), maior ativação plaquetária e desenvolvimento de uma potencial resistência à fibrinólise.

Além da produção de tromboxano A_2, a ativação das plaquetas pelos agonistas promove uma mudança da conformação no receptor de glicoproteína IIb/IIIa (Cap. 115). Convertido em seu estado funcional, esse receptor desenvolve alta afinidade por proteínas aderentes solúveis (i.e., integrinas), como o fibrinogênio. Como é uma molécula multivalente, o fibrinogênio pode se ligar a duas plaquetas simultaneamente, resultando no entrelaçamento e agregação dessas plaquetas.

A cascata de coagulação é ativada após a exposição do fator tecidual existente nas células endoteliais lesionadas na área de ruptura da placa. Os fatores VII e X são ativados, levando, por fim, à conversão de protrombina em trombina, que, então, converte o fibrinogênio em fibrina (Cap. 116). A trombina em fase líquida e a fração ligada ao coágulo participam de uma reação de autoamplificação que acarreta a ativação adicional da cascata de coagulação. A artéria coronária responsável por fim torna-se ocluída por um trombo contendo agregados plaquetários e filamentos de fibrina (Fig. 275-2).

Em casos raros, o IAMEST pode advir de oclusão coronariana causada por êmbolos coronarianos, anormalidades congênitas, espasmo coronariano e uma grande variedade de doenças sistêmicas – principalmente as inflamatórias. A extensão do miocárdio lesado pela oclusão coronariana

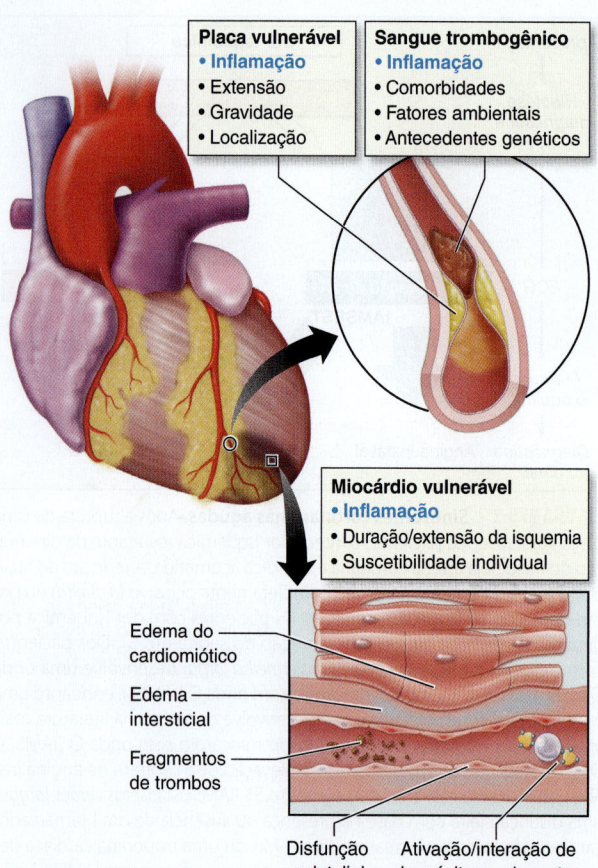

FIGURA 275-2 Determinantes críticos de lesão do infarto agudo do miocárdio. A sobreposição de placa vulnerável e sangue trombogênico são determinantes críticos para a ocorrência e a extensão do infarto agudo do miocárdio. Além disso, a vulnerabilidade miocárdica, que se deve amplamente à disfunção microvascular coronariana, contribui para a extensão e a gravidade da lesão isquêmica. Na forma mais grave (conhecida como sem refluxo), o comprometimento estrutural e funcional mantém a obstrução vascular. A disfunção endotelial desencadeia a ativação/interação de leucócitos e plaquetas, ao passo que os fragmentos trombóticos podem piorar a obstrução. Além disso, o edema de cardiomiócitos, o edema intersticial e a inflamação tecidual promovem compressão extravascular. (*Modificada de F Montecucco, F Carbone, TH Schindler. Pathophysiology of ST-segment elevation myocardial infarction: Novel mechanisms and treatments. Eur Heart J 37:1268, 2016.*)

depende (1) do território suprido pelo vaso acometido; (2) do grau de oclusão vascular, total ou parcial; (3) da duração da oclusão coronariana; (4) da quantidade de sangue suprida pelos vasos colaterais aos tecidos afetados; (5) da demanda de oxigênio do miocárdio, cujo suprimento sanguíneo foi reduzido subitamente; (6) dos fatores endógenos que podem produzir a lise espontânea e imediata do trombo oclusivo; e (7) da adequação da perfusão miocárdica na zona de infarto quando o fluxo pela artéria coronária epicárdica ocluída for restaurado.

Os pacientes sob risco mais alto de desenvolver IAMEST incluem aqueles com múltiplos fatores de risco coronarianos e aqueles com AI (Cap. 274). As condições médicas subjacentes menos comuns que predispõem os pacientes ao IAMEST incluem hipercoagulabilidade, doença vascular do colágeno, uso de cocaína e trombos ou massas intracardíacas que podem gerar êmbolos coronarianos.

Têm ocorrido importantes avanços no manejo do IAMEST com reconhecimento de que a "cadeia de sobrevivência" envolve um sistema altamente integrado, começando com uma assistência pré-hospitalar e se estendendo para o manejo hospitalar inicial, de modo a fornecer uma implementação diligente de uma estratégia de reperfusão.

MANIFESTAÇÕES CLÍNICAS

Em até 50% dos casos parece haver um fator desencadeante antes do IAMEST, como exercício físico intenso, estresse emocional e doença clínica ou cirúrgica. Embora o IAMEST possa começar a qualquer hora do dia ou da noite, foram descritas variações circadianas nas primeiras horas após o despertar, de forma que se observa maior concentração de casos pela manhã.

Dor é a queixa mais comum dos pacientes com IAMEST. Ela é profunda e visceral; os adjetivos comumente usados para descrevê-la são *peso*, *aperto* e *opressão*, embora, às vezes, ela possa ser descrita como lancinante ou em queimação (Cap. 14). A dor tem características similares às da angina de peito (Cap. 273), mas costuma ocorrer em repouso, é mais grave e mais duradoura. Geralmente, a dor envolve a parte central do tórax e/ou epigástrio, podendo irradiar-se para os braços. As localizações menos comuns de irradiação da dor são abdome, dorso, mandíbula e pescoço. A localização frequente da dor sob o apêndice xifoide e o epigástrio bem como a negação pelos pacientes de que possam estar tendo um IAM são os principais responsáveis pelo equívoco comum de que o problema é indigestão. A dor do IAMEST pode irradiar-se até a região occipital, mas não abaixo do umbigo. Com frequência, é acompanhada de fraqueza, sudorese, náuseas, vômitos, ansiedade e sensação de morte iminente. A dor pode começar quando o paciente está em repouso, mas, quando o início se dá durante um período de esforço, em geral não regride com a cessação da atividade, diferentemente da angina de peito.

A dor do IAMEST pode simular a dor causada pela pericardite aguda (Cap. 270), pela embolia pulmonar (Cap. 279), pela dissecção aórtica aguda (Cap. 280), pela costocondrite e pelos distúrbios gastrintestinais. Por essa razão, esses distúrbios devem ser considerados no diagnóstico diferencial. A irradiação da dor para o músculo trapézio não ocorre nos pacientes com IAMEST, podendo ser um elemento distintivo útil, sugerindo que pericardite é o diagnóstico correto. Entretanto, *a dor nem sempre está uniformemente presente nos pacientes com IAMEST*. A porcentagem de IAMEST indolor é maior nos pacientes com diabetes melito e aumenta com a idade. Na população idosa, o IAMEST pode se apresentar como dispneia súbita, que pode evoluir para edema pulmonar. Outras apresentações menos comuns, com ou sem dor, incluem perda súbita de consciência, estado de confusão mental, sensação de fraqueza profunda, aparecimento de arritmia, evidência de embolia periférica ou meramente uma queda inexplicada na pressão arterial (PA).

ACHADOS FÍSICOS

A maioria dos pacientes apresenta-se ansiosa e inquieta, tentando inutilmente aliviar a dor movimentando-se no leito, mudando de posição e esticando o corpo. Palidez associada à sudorese e extremidades frias são comuns. A combinação de dor torácica retroesternal durante > 30 minutos e sudorese sugere fortemente IAMEST. Embora muitos pacientes tenham frequência cardíaca (FC) e PA normais durante a primeira hora do IAMEST, pacientes com infartos anteriores podem apresentar sinais de hiperatividade do sistema nervoso simpático (taquicardia e/ou hipertensão), e pacientes com infarto inferior podem mostrar evidências de hiperatividade parassimpática (bradicardia e/ou hipotensão).

O precórdio em geral é silencioso, podendo ser difícil palpar o impulso apical. Nos pacientes com infarto da parede anterior, pode-se detectar, na região periapical, uma pulsação sistólica anormal causada pelo abaulamento discinético do miocárdio infartado, o que ocorre nos primeiros dias, podendo desaparecer em seguida. Outros sinais físicos de disfunção ventricular incluem aparecimento de terceira e quarta bulhas cardíacas, hipofonese da primeira bulha e desdobramento paradoxal da segunda bulha (Cap. 239). Pode haver um sopro meso ou telessistólico apical transitório devido à disfunção do aparelho valvar mitral. Um atrito pericárdico é audível em muitos pacientes com IAMEST transmural em algum momento na evolução da doença, se eles forem examinados com frequência. O pulso carotídeo muitas vezes exibe redução de volume, refletindo o volume sistólico reduzido. Elevações da temperatura até 38 °C podem ser observadas durante a primeira semana após o IAMEST. A PA é variável; na maioria dos pacientes com infarto transmural, a pressão sistólica declina em cerca de 10 a 15 mmHg em comparação com a do estado pré-infarto.

ACHADOS LABORATORIAIS

O IAMEST progride pelos seguintes estágios temporais: (1) fase aguda (primeiras horas até 7 dias); (2) período de cicatrização (7-28 dias); e (3) já cicatrizado (≥ 29 dias). O miocárdio passa por uma série de respostas celulares na zona de infarto, começando com o recrutamento de leucócitos polimorfonucleares (para remoção de células mortas e depuração de macromoléculas extracelulares) seguidos por monócitos pró-inflamatórios (que recrutam fibroblastos) e, por fim, monócitos reparadores (que promovem angiogênese e produção de colágeno intersticial).

Durante a avaliação dos resultados dos exames diagnósticos no IAMEST, é importante considerar a fase temporal do processo do infarto. Os exames laboratoriais úteis para confirmar o diagnóstico dividem-se em quatro grupos: (1) ECG; (2) biomarcadores cardíacos séricos; (3) exames de imagem cardíacos; e (4) índices não específicos de necrose e inflamação teciduais.

ELETROCARDIOGRAMA

As manifestações eletrocardiográficas do IAMEST são descritas no Capítulo 240. Durante o estágio inicial, a oclusão total de uma artéria coronária epicárdica causa elevação do segmento ST. A maioria dos pacientes que apresentam inicialmente elevação do segmento ST posteriormente desenvolve ondas Q no ECG. Entretanto, as ondas Q nas derivações que cobrem a zona do infarto podem variar em magnitude e até mesmo surgir apenas transitoriamente, dependendo do estado de reperfusão do miocárdio isquêmico e da restauração dos potenciais transmembrana ao longo do tempo. Uma pequena proporção de pacientes que no início apresentam-se com elevação de ST não irá desenvolver ondas Q quando o trombo arterial não causar oclusão total, a obstrução for transitória ou houver uma rede colateral rica. Entre os pacientes que se apresentam com dor isquêmica, mas *sem* elevação do segmento ST, se for detectado um biomarcador cardíaco sérico de necrose (ver adiante), o diagnóstico será de IAMSEST (Fig. 275-1). Uma minoria dos pacientes que se apresentam inicialmente sem elevação do segmento ST pode desenvolver um infarto agudo do miocárdio com ondas Q (IAMQ). Antigamente, acreditava-se que haveria IAM transmural se o ECG demonstrasse ondas Q ou perdas de ondas R e IAM não transmural se o ECG apresentasse apenas alterações transitórias do segmento ST e da onda T. Contudo, as correlações eletrocardiográfico-patológicas estão muito aquém do ideal, e termos como *IAM com ondas Q*, *IAM sem ondas Q*, *IAM transmural* e *IAM não transmural* foram substituídos por IAMEST e IAMSEST (Fig. 275-1). Estudos contemporâneos usando imagem por ressonância magnética (RM) sugerem que o desenvolvimento de uma onda Q no ECG é mais dependente do volume do tecido infartado do que da transmuralidade do infarto.

BIOMARCADORES CARDÍACOS SÉRICOS

Certas proteínas, denominadas biomarcadores cardíacos séricos, são liberadas pelo miocárdio necrótico após o IAMEST. A velocidade de liberação de proteínas específicas difere de acordo com a sua localização intracelular, o seu peso molecular e os fluxos sanguíneo e linfático locais. Os biomarcadores cardíacos tornam-se detectáveis no sangue periférico quando a capacidade dos linfáticos cardíacos de limpar o interstício da zona do infarto é excedida e extravasa para a circulação venosa. O padrão temporal de liberação das proteínas tem importância diagnóstica. Os critérios para IAM requerem uma elevação e/ou queda nos valores dos biomarcadores cardíacos com pelo menos um valor acima do 99º percentil do limite superior de referência para indivíduos normais.

A *troponina T específica do coração* (cTnT) e a *troponina I específica do coração* (cTnI) têm sequências de aminoácidos diferentes daquelas formas de proteínas encontradas no músculo esquelético. Essas diferenças permitiram o desenvolvimento de ensaios quantitativos para cTnT e cTnI com anticorpos monoclonais altamente específicos. cTnT e cTnI podem aumentar após um IAMEST para níveis muitas vezes mais altos do que o limite superior de referência (o maior valor visto em 99% de uma população de referência que não sofreu IAM), sendo a medida de cTnT e cTnI de considerável utilidade diagnóstica, tornando-as, atualmente, os biomarcadores preferidos para IAM (Fig. 275-3). Com a melhora nos ensaios para as troponinas específicas do coração, atualmente é possível detectar concentrações < 1 ng/L em pacientes sem dor torácica tipo isquêmica. As troponinas cardíacas são particularmente valiosas quando há suspeita clínica de lesão do músculo esquelético ou um pequeno IAM que pode estar abaixo do limite de detecção para as mensurações de creatina-cinase (CK) e sua isoenzima MB (CK-MB); assim, elas têm um valor especial na distinção entre AI e IAMSEST. Em termos práticos, os ensaios de troponina de alta sensibilidade são de valor menos imediato nos pacientes com IAMEST. As modernas estratégias de reperfusão de urgência exigem que a decisão seja tomada (principalmente com base em uma combinação dos achados clínicos e de ECG) antes que os resultados dos exames de sangue cheguem do laboratório. Os níveis de cTnI e cTnT podem continuar elevados por 7 a 10 dias após um IAMEST.

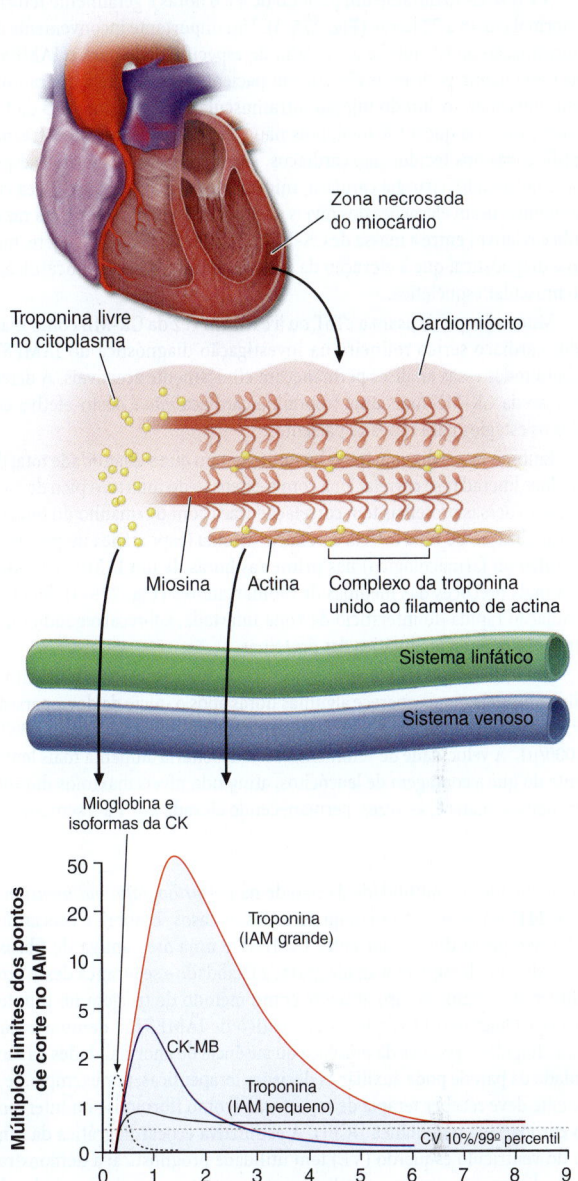

FIGURA 275-3 A zona do miocárdio necrosado é mostrada no topo da figura, seguida, na parte média da figura, por um diagrama de um cardiomiócito que se encontra no processo de liberação de biomarcadores. Os biomarcadores que são liberados para o interstício são primeiramente depurados pelos linfáticos e subsequentemente extravasados no sistema venoso. Após a ruptura da membrana do sarcolema do cardiomiócito, a reserva citoplasmática de biomarcadores é liberada primeiro (seta mais à esquerda na parte de baixo da figura). Marcadores como mioglobina e isoformas de creatina-cinase (CK) são rapidamente liberados e os níveis sanguíneos sobem com rapidez acima do limite de corte; então, segue-se uma liberação mais protraída dos biomarcadores pela desintegração dos miofilamentos que pode continuar por vários dias. Os níveis de troponina cardíaca sobem para cerca de 20 a 50 vezes o limite superior de referência (o 99º percentil dos valores em um grupo-controle de referência) em pacientes que têm um infarto agudo do miocárdio (IAM) "clássico" e necrose do miocárdio suficiente para resultar em níveis anormalmente elevados da fração MB da creatina-cinase (CK-MB). Os médicos podem, agora, diagnosticar episódios de microinfarto pelos ensaios sensíveis que detectam elevações da troponina cardíaca acima do limite superior de referência, ainda que os níveis de CK-MB possam ainda estar no grupo de referência normal (não mostrado). CV, coeficiente de variação. *(Modificada de EM Antman: Decision making with cardiac troponin tests. N Engl J Med 346:2079, 2002; imagem inferior: reproduzida, com autorização, de AS Jaffe: Biomarkers in acute cardiac disease: The present and the future. J Am Coll Cardiol 48:1, 2006.)*

A CK se eleva durante um período de 4 a 8 horas e geralmente retorna ao normal em 48 a 72 horas (Fig. 275-3). Um importante inconveniente da determinação da CK total é a sua falta de especificidade para o IAMEST, pois essa enzima pode estar elevada em pacientes com doença ou traumatismo muscular, incluindo injeção intramuscular. A isoenzima MB da CK é mais vantajosa que a CK total, pois não é encontrada em concentrações significativas nos tecidos não cardíacos, sendo, portanto, bem mais específica. Entretanto, cirurgia cardíaca, miocardite e cardioversão elétrica comumente causam elevações dos níveis séricos da isoenzima MB. Uma razão (índice relativo) entre a massa de CK-MB:atividade de CK ≥ 2,5 sugere, mas não é diagnóstica, que a elevação da CK-MB seja de origem miocárdica, e não muscular esquelética.

Muitos hospitais usam a cTnT ou a cTnI em vez da CK-MB como marcador cardíaco sérico rotineiro na investigação diagnóstica do IAMEST, embora todas essas análises permaneçam clinicamente aceitáveis. A determinação da CK-MB mais uma troponina cardíaca *não* é custo-efetiva em todos os estágios para todos os pacientes.

Embora esteja demonstrado há muito tempo que a quantidade total de proteínas liberadas se correlaciona com a extensão do infarto, o pico de concentração dessas proteínas tem correlação fraca com o tamanho do infarto. A recanalização de uma artéria coronária ocluída (espontânea ou por meio mecânico ou farmacológico) nas primeiras horas de um IAMEST produz picos mais precoces das medidas de biomarcadores (Fig. 275-3) devido à eliminação rápida do interstício da zona infartada, sobrecarregando rapidamente a depuração linfática das proteínas.

A *reação inespecífica* à lesão miocárdica está associada à leucocitose polimorfonuclear, que aparece algumas horas após o início da dor e persiste por 3 a 7 dias; a contagem de leucócitos geralmente atinge níveis de 12.000 a 15.000/μL. A velocidade de sedimentação eritrocitária aumenta mais lentamente do que a contagem de leucócitos, atingindo níveis máximos durante a primeira semana e, às vezes, permanecendo elevada por 1 a 2 semanas.

EXAMES DE IMAGEM CARDÍACA

Anormalidades da motilidade da parede na *ecocardiografia bidimensional* (Cap. 241) estão presentes em quase todos os casos. Embora a ecocardiografia não possa diferenciar entre IAMEST e uma área antiga de fibrose miocárdica ou de isquemia aguda grave, a facilidade e segurança desse procedimento tornam seu uso atraente como método de triagem no pronto-socorro. Quando o ECG não é diagnóstico de IAMEST, a demonstração ecocardiográfica precoce da presença ou ausência de anormalidades da mobilidade da parede pode auxiliar as decisões terapêuticas, por exemplo, se o paciente deve receber terapia de reperfusão (como fibrinólise ou intervenção coronariana percutânea [ICP]). A estimativa ecocardiográfica da função do ventrículo esquerdo (VE) tem utilidade prognóstica; a demonstração de disfunção serve como indicação para o tratamento com inibidor do sistema renina-angiotensina-aldosterona. A ecocardiografia também pode demonstrar a existência de infarto do ventrículo direito (VD), aneurisma ventricular, derrame pericárdico e trombo no VE. Além disso, a ecocardiografia com Doppler é útil para detecção e quantificação de defeito do septo ventricular e insuficiência mitral, duas complicações graves do IAMEST.

Existem várias *técnicas de cintilografia com radionuclídeos* (Cap. 241) disponíveis para avaliar pacientes com suspeita de IAMEST. Entretanto, essas modalidades de imagem são menos usadas do que a ecocardiografia por serem mais trabalhosas e possuírem especificidade e sensibilidade baixas em muitas situações clínicas. A cintilografia de perfusão miocárdica com [^{201}Tl] ou [^{99m}Tc]-sestamibi, os quais se distribuem proporcionalmente ao fluxo sanguíneo do miocárdio e se concentram no miocárdio viável (Cap. 273), mostra um defeito ("mancha fria") na maioria dos pacientes durante as primeiras horas após infarto transmural. Embora extremamente sensível, a cintilografia de perfusão não diferencia entre IAM e cicatrizes crônicas, não sendo, por essa razão, específica para o diagnóstico de infarto do miocárdio *agudo*. A ventriculografia com radionuclídeo, realizada com hemácias marcadas por [^{99m}Tc], em geral demonstra distúrbios da mobilidade da parede e redução da fração de ejeção ventricular nos pacientes com IAMEST. Embora seja útil para avaliar as consequências hemodinâmicas do infarto e ajudar no diagnóstico de infarto do VD quando há redução da fração de ejeção do VD, essa técnica é inespecífica porque muitas anormalidades cardíacas além do IAM alteram o ventriculograma com radionuclídeo.

O IAM pode ser detectado de maneira precisa com RM cardíaca de alta resolução (Cap. 241) usando uma técnica chamada realce tardio. Um marcador de imagens padrão (gadolínio) é administrado e as imagens são obtidas após um retardo de 10 minutos. Como pouco gadolínio entra no miocárdio normal, onde há miócitos densamente aglomerados, mas passa através da região intercelular expandida da zona do infarto, há um sinal luminescente nas áreas de infarto que aparece em nítido contraste com as áreas escuras do miocárdio normal.

A Expert Consensus Task Force for the Universal Definition of Myocardial Infarction forneceu um conjunto de critérios abrangentes para a definição de IAM que integra os achados clínicos e laboratoriais discutidos anteriormente (Tab. 275-1), bem como uma classificação de IAM em cinco tipos que refletem as circunstâncias clínicas nas quais eles podem ocorrer (Fig. 275-4).

MANEJO INICIAL

ASSISTÊNCIA PRÉ-HOSPITALAR

O prognóstico dos pacientes com IAMEST está amplamente relacionado com a ocorrência de dois tipos gerais de complicações: (1) elétricas (arritmias) e (2) mecânicas ("falência de bomba"). A maioria dos óbitos por IAMEST ocorridos fora do hospital é decorrente de desenvolvimento súbito de fibrilação ventricular. A maior parte dos óbitos provocados por fibrilação ventricular ocorre nas primeiras 24 horas após o início dos sintomas e, dentre estes, mais da metade ocorre na primeira hora. Por essa razão, os principais componentes do atendimento pré-hospitalar aos pacientes com suspeita de IAMEST são (1) o reconhecimento dos sintomas pelo próprio paciente e a busca imediata de auxílio médico; (2) o rápido deslocamento de uma equipe médica de emergência capaz de realizar manobras de reanimação, incluindo a desfibrilação; (3) o transporte imediato do paciente a um hospital que possua médicos e enfermeiros treinados no tratamento das arritmias, bem como no provimento de Suporte de Vida Avançado em Cardiologia; e (4) a diligente implementação de terapia de reperfusão. Em geral, o maior atraso não ocorre durante o transporte ao hospital, e sim entre o início da dor e a decisão do paciente de procurar ajuda. Esse atraso pode ser reduzido mais facilmente pela instrução do público leigo por profissionais de saúde quanto ao significado da dor torácica e da importância de buscar auxílio médico imediato. As consultas regulares com pacientes que têm história ou estão em risco de cardiopatia isquêmica são "momentos de orientação" importantes para que os médicos revisem os sintomas de IAMEST e o plano de ação adequado.

Cada vez mais, a monitoração e o tratamento são realizados por pessoal treinado na ambulância, reduzindo ainda mais o tempo decorrido entre o início do infarto e o tratamento apropriado. As diretrizes gerais para a instituição do tratamento fibrinolítico antes da chegada do paciente ao hospital são a capacidade de transmitir o ECG de 12 derivações para confirmar o diagnóstico; a presença de paramédicos na ambulância; o treinamento dos paramédicos na interpretação do ECG e no tratamento do IAMEST; e a supervisão e controle médicos *on-line* a fim de autorizar o início do tratamento pré-hospitalar.

MANEJO NO PRONTO-SOCORRO

No pronto-socorro, os objetivos do tratamento dos pacientes com suspeita de IAMEST são controlar a dor cardíaca, identificar imediatamente os candidatos à terapia de reperfusão urgente, fazer a triagem dos pacientes de menos risco para o setor apropriado e evitar a alta inadequada de pacientes com IAMEST. Muitos aspectos do tratamento do IAMEST são iniciados no setor de emergência e, em seguida, mantidos no manejo intra-hospitalar (Fig. 275-5). O objetivo abrangente é minimizar o tempo a partir do primeiro contato clínico até o início da terapia de reperfusão. Isso pode envolver a transferência de uma instituição sem ICP para uma que seja capaz de realizar o procedimento, com o objetivo de iniciar a ICP dentro de 2 horas do primeiro contato clínico (Fig. 275-5).

O *ácido acetilsalicílico* é essencial para o tratamento dos pacientes com suspeita de IAMEST e é eficaz em todo o espectro das síndromes coronarianas agudas (Fig. 275-5). A rápida inibição da cicloxigenase 1 plaquetária, seguida pela redução dos níveis de tromboxano A_2, pode ser conseguida pela absorção oral de 1 comprimido de 160 a 325 mg mastigado no pronto-socorro. Essa medida deve ser seguida pela administração por via oral (VO) diária de ácido acetilsalicílico em uma dose de 75 a 162 mg.

Nos pacientes com saturação arterial de O_2 normal, a administração de O_2 suplementar traz pouco ou nenhum benefício clínico e, portanto, não é custo-efetiva. Contudo, na presença de hipoxemia, o O_2 deve ser

TABELA 275-1 ■ Definições de lesão miocárdica e infarto
Critérios para lesão miocárdica
O termo *lesão miocárdica* deve ser usado quando houver evidência de elevação dos níveis de troponina cardíaca (cTn), com pelo menos um valor acima do 99º percentil do limite superior de referência (LSR). A lesão miocárdica é considerada aguda se houver uma elevação e/ou queda nos valores de cTn.
Critérios para infarto agudo do miocárdio (IAM tipos 1, 2 e 3)
O termo *infarto agudo do miocárdio* (IAM) deve ser usado quando houver lesão miocárdica aguda com evidência clínica de isquemia miocárdica aguda e com detecção de uma elevação e/ou queda dos valores de cTn, com pelo menos um valor acima do 99º percentil do LSR e pelo menos um dos seguintes: • Sintomas de isquemia miocárdica • Novas alterações isquêmicas no eletrocardiograma (ECG) • Desenvolvimento de ondas Q patológicas • Evidência no exame de imagem de nova perda de miocárdio viável ou nova anormalidade regional de movimento da parede em um padrão consistente com etiologia isquêmica • Identificação de um trombo coronariano pela angiografia ou necropsia (não para os IAMs tipos 2 ou 3) Demonstração *post mortem* de aterotrombose aguda na artéria que supre o miocárdio infartado atende os critérios de *IAM tipo 1*. Evidência de desequilíbrio entre o suprimento e a demanda de oxigênio miocárdico não relacionado com aterotrombose atende os critérios para *IAM tipo 2*. Morte cardíaca em pacientes com sintomas sugestivos de isquemia miocárdica e supostas novas alterações isquêmicas no ECG antes que os valores de cTn se tornassem disponíveis ou anormais atende os critérios para *IAM tipo 3*.
Critérios para IAM relacionado com procedimento coronariano (IAM tipos 4 e 5)
IAM relacionado com intervenção coronariana percutânea (ICP) é chamado *IAM tipo 4a*. IAM relacionado com cirurgia de revascularização miocárdica (CRM) é chamado *IAM tipo 5*. IAM relacionado a procedimento coronariano < 48 h após o procedimento-índice é definido arbitrariamente por uma elevação dos valores de cTn > 5 vezes para *IAM tipo 4a* e > 10 vezes para *IAM tipo 5* do 99º percentil do LSR em pacientes com valores normais na linha de base. Pacientes com elevação nos valores da cTn antes do procedimento, nos quais os níveis da cTn pré-procedimento são estáveis (< 20% de variação) ou estão em queda, devem atender os critérios para um aumento de > 5 ou > 10 vezes e manifestar uma alteração > 20% do valor da linha de base. Além disso, eles devem ter pelo menos um dos seguintes: • Novas alterações isquêmicas no ECG (este critério está relacionado apenas ao *IAM tipo 4a*) • Desenvolvimento de novas ondas Q patológicas • Evidência em exame de imagem de perda de miocárdio viável que presumivelmente é nova e em um padrão consistente com etiologia isquêmica • Achados angiográficos consistentes com uma complicação procedural limitante do fluxo como dissecção coronariana, oclusão de uma artéria ou enxerto epicárdico importante, oclusão-trombo em ramo lateral, ruptura do fluxo colateral ou embolização distal Desenvolvimento isolado de novas ondas Q patológicas atende os critérios de *IAM tipo 4a* ou *IAM tipo 5* seja com procedimento de revascularização se os níveis de cTn estiverem elevados e subindo, mas menos do que o limiar pré-especificado para ICP e CRM. Outros tipos de IAM tipo 4 incluem *IAM tipo 4B* por trombose do *stent* e *IAM tipo 4C* por reestenose, que atendem os critérios de *IAM tipo 1*. A demonstração *post mortem* de um trombo relacionado ao procedimento atende os critérios de *IAM tipo 4a* e *IAM tipo 5* se forem associados com um *stent*.
Critérios para IAM prévio ou silencioso/não reconhecido
Qualquer um dos seguintes critérios satisfaz o diagnóstico de infarto do miocárdio prévio ou silencioso/não reconhecido: • Ondas Q patológicas com ou sem sintomas na ausência de causas não isquêmicas • Evidência por imagem de perda de miocárdio viável em um padrão consistente com etiologia isquêmica • Achados anatomopatológicos de um infarto do miocárdio prévio

Fonte: Reproduzida, com autorização, de K Thygesen et al: Fourth universal definition of myocardial infarction (2018). Circulation 138:e618, 2018.

administrado por cateteres nasais ou máscara facial (2-4 L/min) nas primeiras 6 a 12 horas após o infarto; então o paciente deve ser reavaliado para verificar a necessidade de continuar esse tratamento.

CONTROLE DA DOR

A *nitroglicerina* sublingual pode ser administrada sem risco à maioria dos pacientes com IAMEST. Até 3 doses de 0,4 mg podem ser administradas em intervalos de cerca de 5 minutos. Além de atenuar ou suprimir a dor torácica, a nitroglicerina pode reduzir a demanda miocárdica de oxigênio (ao diminuir a pré-carga) e aumentar a oferta de oxigênio ao miocárdio (ao dilatar as artérias coronárias relacionadas com o infarto ou os vasos colaterais). Nos pacientes cuja resposta inicial favorável à nitroglicerina sublingual for seguida de recidiva da dor torácica, principalmente quando acompanhada de outros indícios de isquemia persistente, como alterações adicionais do segmento ST ou da onda T, deve-se considerar a administração de nitroglicerina intravenosa (IV). O tratamento com nitratos deve ser evitado nos pacientes que apresentam PA sistólica baixa (< 90 mmHg) ou naqueles sob suspeita clínica de infarto do VD (infarto inferior no ECG, pressão venosa jugular elevada, ausculta pulmonar normal e hipotensão). Os nitratos não devem ser administrados aos pacientes que tiverem usado um inibidor da fosfodiesterase-5 para a disfunção erétil nas últimas 24 horas, porque este pode potencializar os efeitos hipotensores dos nitratos. Uma reação idiossincrática aos nitratos, a qual consiste em hipotensão súbita acentuada, às vezes ocorre, mas pode, em geral, ser logo revertida pela rápida administração de atropina IV.

A *morfina* é um analgésico muito eficaz no tratamento da dor associada ao IAMEST. Entretanto, ela pode atenuar as constrições arteriolar e venosa mediadas por via simpática, e o acúmulo resultante do sangue na circulação venosa pode reduzir o débito cardíaco (DC) e a PA. Em geral, esses distúrbios hemodinâmicos respondem imediatamente à elevação dos membros inferiores, mas alguns pacientes necessitam de expansão do volume circulante com solução salina IV. O paciente pode ter sudorese e náuseas, mas esses efeitos geralmente regridem e são substituídos por uma sensação de bem-estar associada ao alívio da dor. A morfina também produz um efeito vagotônico, podendo causar bradicardia ou graus avançados de bloqueio atrioventricular, principalmente nos pacientes com infarto inferior. Esses efeitos colaterais geralmente respondem à atropina (0,5 mg IV). A morfina é administrada rotineiramente em injeções IV repetidas (a cada 5 minutos) em doses baixas (2-4 mg) em vez da administração subcutânea de doses maiores, porque a absorção pode ser imprevisível com esta última via.

Os *β-bloqueadores* IV também são úteis no controle da dor do IAMEST. Esses fármacos controlam a dor de modo eficaz em alguns pacientes, provavelmente pela diminuição da demanda miocárdica de O$_2$ e, consequentemente, da isquemia. O mais importante é que existem evidências indicando que os β-bloqueadores IV diminuem o risco de reinfarto e fibrilação ventricular (ver "Bloqueadores β-adrenérgicos", adiante). Um esquema comum é administrar 5 mg de metoprolol a cada 2 a 5 minutos, até o total de 3 doses, desde que o paciente tenha FC > 60 bpm, pressão sistólica > 100 mmHg, intervalo PR < 0,24 segundo e estertores pulmonares localizados no máximo 10 cm acima do diafragma. Cerca de 15 minutos após a última dose IV, um esquema VO é iniciado com 50 mg a cada 6 horas durante 48 horas, seguidos de 100 mg a cada 12 horas.

Contudo, a seleção do paciente é importante quando se consideram os β-bloqueadores para IAMEST. A terapia com β-bloqueadores VO deve ser iniciada nas primeiras 24 horas para pacientes que não tenham nenhuma das seguintes condições: (1) sinais de insuficiência cardíaca; (2) evidência de estado de baixo débito; (3) risco aumentado de choque cardiogênico; ou (4) outras contraindicações relativas ao bloqueio β (intervalo de PR > 0,24 segundo, bloqueio cardíaco de segundo ou terceiro grau, asma ativa ou doença reativa das vias aéreas).

Diferentemente dos β-bloqueadores, os antagonistas do cálcio têm pouca utilidade nos casos agudos e há evidência de que as di-hidropiridinas de curta ação possam estar associadas com aumento no risco de mortalidade.

ESTRATÉGIAS DE MANEJO

O principal recurso para a triagem dos pacientes e a orientação das decisões subsequentes é o ECG inicial de 12 derivações. Quando há elevação do segmento ST de pelo menos 2 mm em duas derivações precordiais contíguas e de 1 mm em duas derivações periféricas adjacentes, o paciente deve ser considerado candidato à *terapia de reperfusão* (**Figs. 275-1 e 275-5**). O processo de seleção de pacientes para fibrinólise *versus* ICP primária (angioplastia ou colocação de *stent*; **Cap. 276**) é discutido adiante.

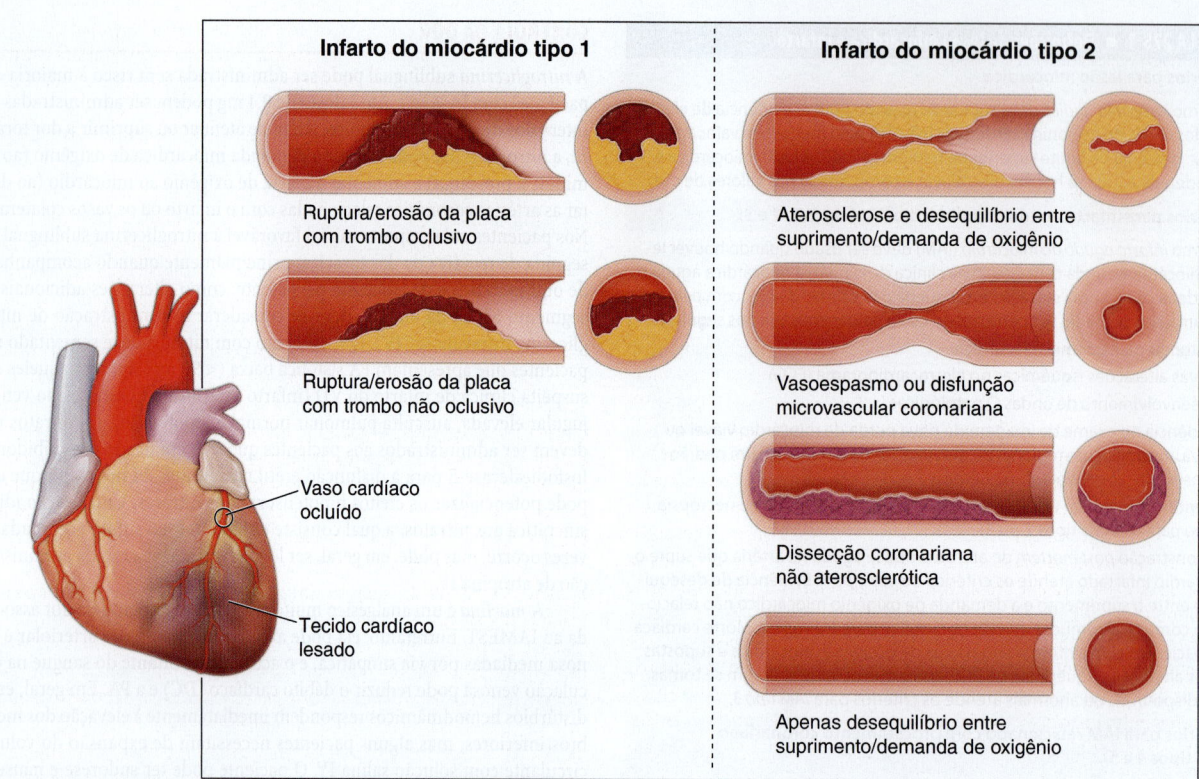

FIGURA 275-4 Distinção entre infarto do miocárdio (IAM) tipo 1 e tipo 2. **A.** Os IAMs tipo 1 são causados por doença arterial coronariana (DAC) aterotrombótica e geralmente são precipitados por ruptura da placa aterosclerótica (ruptura ou erosão). A carga relativa de aterosclerose e trombose na lesão responsável varia consideravelmente. **B.** O mecanismo fisiopatológico que leva à lesão miocárdica isquêmica no contexto de um desequilíbrio entre o suprimento e a demanda de oxigênio foi classificado como IAM tipo 2. A artéria coronária relacionada ao infarto está geralmente ocluída nos IAMs tipo 1, enquanto que a oclusão subtotal pode estar presente nos IAMs tipo 2 *(Adaptada de K Thygesen: Circulation 138:e618, 2018.)*

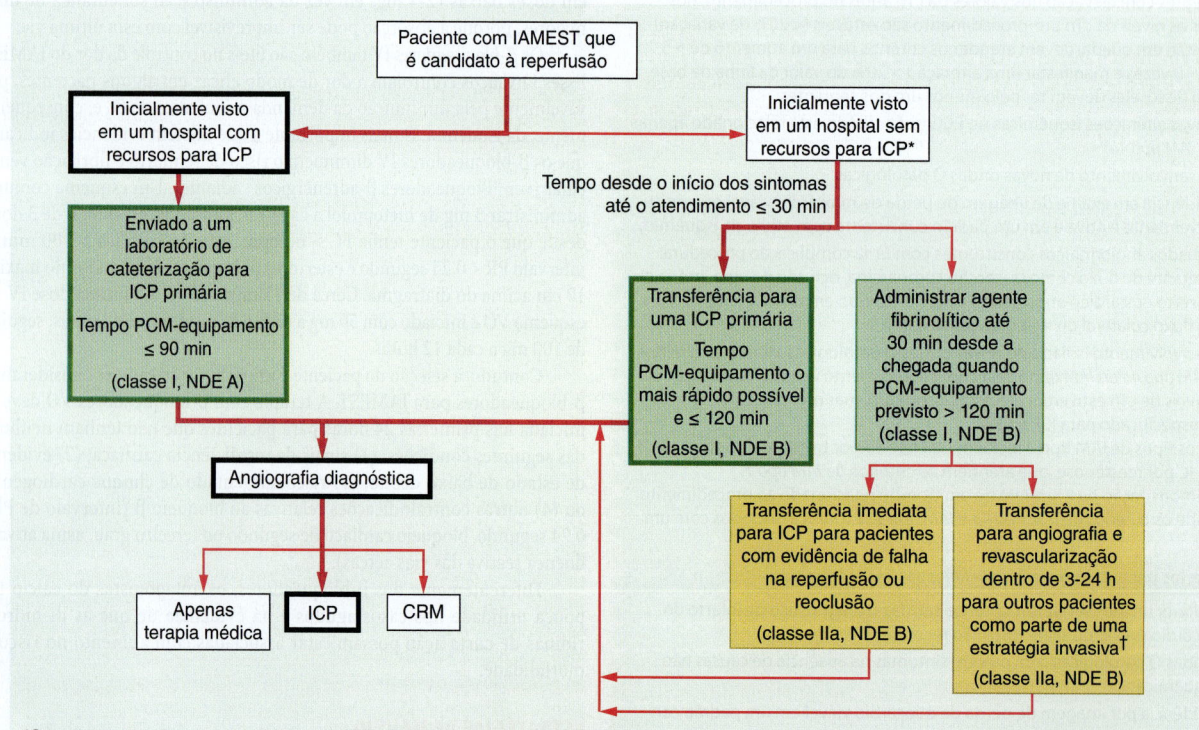

*Os pacientes com choque cardiogênico ou insuficiência cardíaca grave inicialmente atendidos em um hospital sem condições de realizar uma ICP devem ser transferidos para cateterização cardíaca e revascularização assim que possível, independentemente do tempo de atraso desde o início do infarto agudo do miocárdio (IAM) (classe I, NDE B).
†A angiografia e a revascularização não devem ser feitas nas primeiras 2-3 h após a administração da terapia fibrinolítica.

FIGURA 275-5 Terapia de reperfusão para pacientes com infarto agudo do miocárdio com elevação do segmento ST (IAMEST). As *setas* e *quadros em negrito* são as estratégias preferidas. O desempenho da intervenção coronariana percutânea (ICP) é ditado por uma anatomia apropriada da estenose responsável. CRM, cirurgia de revascularização do miocárdio; NDE, nível de evidência; PCM, primeiro contato médico. As cores correspondem à classe de recomendação na diretriz. Enquanto nos IAMs tipo 1 a artéria coronária relacionada ao infarto está geralmente ocluída, nos IAMs tipo 2 pode estar presente a oclusão subtotal. *(Reproduzida, com autorização, de PT O'Gara: 2013 ACCF/AHA guideline for the management of st-elevation myocardial infarction. Circulation 127:e362, 2013.)*

Quando não há elevação do segmento ST, a fibrinólise não é útil, existindo evidências sugerindo que possa até ser perigosa.

LIMITAÇÃO DO TAMANHO DO INFARTO

A quantidade do miocárdio que sofre necrose em consequência da oclusão de artéria coronária é determinada por outros fatores além da localização da oclusão. Embora a zona central do infarto contenha tecidos necróticos irremediavelmente perdidos, o desfecho final do miocárdio isquêmico (penumbra isquêmica) circundante pode ser melhorado pela pronta restauração da perfusão coronariana, pela redução das demandas miocárdicas de O_2, pela prevenção do acúmulo de metabólitos tóxicos e pela atenuação do impacto dos mediadores da lesão associada à reperfusão (p. ex., sobrecarga de cálcio e radicais livres derivados do oxigênio). Até um terço dos pacientes com IAMEST pode ter reperfusão *espontânea* da artéria coronária associada ao infarto dentro de 24 horas e experimentar melhora da cicatrização do tecido infartado. A reperfusão, seja farmacológica (por fibrinólise) ou por uma ICP, acelera a recanalização das artérias obstruídas relacionadas com o infarto em pacientes nos quais a fibrinólise espontânea ocorreu e aumenta significativamente o número de pacientes nos quais se consegue recuperar o fluxo na artéria relacionada com o infarto. A pronta recuperação do fluxo na artéria epicárdica associada ao infarto, combinada com a melhor perfusão da zona a jusante ao miocárdio infartado, limita as dimensões do infarto. A proteção do miocárdio isquêmico pela conservação de um equilíbrio ideal entre demanda e oferta de O_2 ao miocárdio por meio do controle da dor, do tratamento da insuficiência cardíaca congestiva (ICC), bem como da atenuação da taquicardia e da hipertensão, amplia a "janela" de tempo para a recuperação do miocárdio pelas estratégias de reperfusão.

Os glicocorticoides e anti-inflamatórios não esteroides (exceto o ácido acetilsalicílico) devem ser evitados nos pacientes com IAMEST. Esses fármacos podem dificultar a resolução do infarto e aumentar o risco de ruptura miocárdica, e seu uso pode resultar em uma maior cicatriz do infarto. Além disso, eles podem aumentar a resistência vascular coronariana e, assim, potencialmente diminuir o fluxo para o miocárdio isquêmico.

INTERVENÇÃO CORONARIANA PERCUTÂNEA PRIMÁRIA

(Ver também Cap. 276) A ICP, em geral angioplastia e/ou colocação de *stents* sem fibrinólise prévia, também chamada de *ICP primária*, é eficaz na recuperação da perfusão do IAMEST quando realizada em caráter de emergência nas primeiras horas do infarto. Essa abordagem tem a vantagem de ser aplicável aos pacientes que apresentam contraindicações ao tratamento fibrinolítico (ver adiante) mas são considerados candidatos apropriados à reperfusão. Ela parece ser mais eficaz do que a fibrinólise na recanalização das artérias coronárias obstruídas e, *quando realizada por profissionais experientes em centros médicos especializados*, está associada a resultados clínicos mais favoráveis em curto e longo prazos. Em comparação com a fibrinólise, a ICP primária geralmente será preferível quando houver dúvida diagnóstica, houver choque cardiogênico, o risco de sangramento for maior, ou os sintomas estiverem presentes há pelo menos 2 a 3 horas, quando, então, o trombo estará mais maduro e, nesse caso, seria dissolvido com mais dificuldade pelos agentes fibrinolíticos. Entretanto, a ICP é dispendiosa, considerando os profissionais e os equipamentos envolvidos, e sua aplicabilidade é limitada pela sua disponibilidade, 24 horas/dia, em poucos hospitais (Fig. 275-5). Enquanto os estudos anteriores sugeriram que o único vaso que deve sofrer intervenção é a artéria relacionada ao infarto, estudos mais atuais (PRAMI, CvLPRIT, COMPLETE) trazem evidência de que a realização de ICP em vasos coronarianos não responsáveis pelo infarto resulta em menor incidência de eventos cardiovasculares e uma menor necessidade de revascularização subsequente pela presença de isquemia.

FIBRINÓLISE

Se não houver contraindicações (ver adiante), o tratamento fibrinolítico deverá ser iniciado preferencialmente nos primeiros 30 minutos da chegada do paciente (i.e., tempo da porta à agulha ≤ 30 minutos). O principal objetivo da fibrinólise é restaurar imediatamente a completa patência da artéria coronária. Os fibrinolíticos, como o ativador do plasminogênio tecidual (tPA), a estreptocinase, a tenecteplase (TNK) e a reteplase (rPA), foram aprovados pela Food and Drug Administration (FDA dos Estados Unidos) para uso IV em pacientes com IAMEST. Todos esses fármacos atuam promovendo a conversão do plasminogênio em plasmina, que em seguida dissolve os trombos de fibrina. Embora inicialmente tenha sido dada ênfase considerável à distinção entre os agentes mais específicos para a fibrina, como o tPA, e menos específicos, como a estreptocinase, hoje está claro que essas diferenças são apenas relativas, pois os agentes anteriormente mencionados estão associados a algum grau de fibrinólise sistêmica. A TNK e a rPA são conhecidas como *fibrinolíticos para infusão rápida*, pois sua administração não requer infusão IV prolongada.

Durante a avaliação angiográfica, o fluxo na artéria coronária relacionado com o infarto é descrito por uma escala qualitativa simples conhecida como *sistema de graduação Thrombolysis in Myocardial Infarction* (TIMI) (trombólise no infarto agudo do miocárdio): o grau 0 indica a oclusão total da artéria relacionada com o infarto; o grau 1 descreve alguma penetração do contraste além do ponto de obstrução, mas sem a perfusão dos segmentos coronarianos distais; o grau 2 indica a perfusão de toda a artéria relacionada com o infarto até os segmentos distais, porém com fluxo mais lento em comparação com o de uma artéria normal; e o grau 3 refere-se à completa perfusão do vaso associado ao infarto, com fluxo normal. Este último é a meta da terapia de reperfusão, porque a plena perfusão da artéria coronária relacionada com o infarto consegue resultados melhores na limitação da extensão do infarto, na manutenção da função do VE e na redução das taxas de mortalidade em curto e longo prazos. Os métodos adicionais de avaliação angiográfica sobre a eficácia da fibrinólise incluem a contagem do número de quadros do filme da cineangiocoronariografia necessários para que o contraste circule da origem da artéria relacionada com o infarto ao marco divisório no leito vascular distal (*contagem de quadros do TIMI*) e a determinação da velocidade de entrada e saída do contraste na microvasculatura da zona de IAM (*grau de perfusão miocárdica do TIMI*). Esses métodos apresentam uma correlação ainda mais estreita com os desfechos após o IAMEST do que o grau de fluxo TIMI, que é mais comumente empregado.

O tPA e os outros ativadores do plasminogênio relativamente específicos para a fibrina, rPA e TNK, são mais eficazes do que a estreptocinase na recuperação da plena perfusão – ou seja, fluxo coronariano grau 3 no TIMI – e têm pequena margem de aumento da sobrevida. O esquema recomendado atualmente para o tPA consiste em infusão rápida de 15 mg, seguida da infusão IV de 50 mg nos primeiros 30 minutos e 35 mg nos 60 minutos seguintes. A estreptocinase deve ser administrada na dose de 1,5 milhão de unidades IV em 1 hora. A rPA deve ser aplicada por um esquema de *bolus* duplo: primeiro *bolus* de 10 milhões de unidades administrado em 2 a 3 minutos, seguido de um segundo *bolus* de 10 milhões de unidades após 30 minutos. A TNK deve ser administrada em injeção IV única de 0,53 mg/kg em 10 segundos. Além dos agentes fibrinolíticos citados anteriormente, a reperfusão farmacológica geralmente inclui agentes antiplaquetários e antitrombóticos coadjuvantes, conforme discutido adiante.

As contraindicações inequívocas ao uso dos agentes fibrinolíticos são história de hemorragia cerebral em qualquer época; acidente vascular cerebral (AVC) não hemorrágico ou outro evento vascular encefálico no último ano; hipertensão grave (PA sistólica aferida de maneira confiável > 180 mmHg e/ou pressão diastólica > 110 mmHg) em qualquer momento durante a apresentação aguda; suspeita de dissecção aórtica; e sangramento interno ativo (exceto menstruações). Embora a idade avançada esteja associada ao aumento das complicações hemorrágicas, o efeito benéfico da terapia fibrinolítica nos pacientes idosos parece justificar seu uso, desde que não existam outras contraindicações e a extensão do miocárdio ameaçado pareça significativa.

As *contraindicações relativas* do tratamento fibrinolítico, as quais impõem uma avaliação da razão risco-benefício, são uso corrente de anticoagulantes (razão normalizada internacional [INR, do inglês *international normalized ratio*] ≥ 2); procedimento cirúrgico ou invasivo recente (< 2 semanas) ou reanimação cardiopulmonar prolongada (> 10 minutos); diátese hemorrágica conhecida; gravidez; distúrbio oftálmico hemorrágico (p. ex., retinopatia diabética hemorrágica); doença ulcerosa péptica ativa; e história de hipertensão grave adequadamente controlada na ocasião. Devido ao risco de reação alérgica, os pacientes não devem usar estreptocinase se tiverem sido tratados com esse fármaco no período de 5 dias a 2 anos anteriores.

As *reações alérgicas* à estreptocinase ocorrem em cerca de 2% dos pacientes tratados. Embora 4 a 10% dos pacientes tratados com esse fármaco tenham hipotensão leve, a hipotensão significativa, embora rara, está associada às reações alérgicas graves.

A *hemorragia* é a complicação mais comum e potencialmente a mais grave. Como os episódios de sangramento que necessitam de transfusão são mais comuns quando os pacientes precisam ser submetidos a procedimentos invasivos, as intervenções venosas ou arteriais desnecessárias devem ser evitadas nos indivíduos tratados com agentes fibrinolíticos. O AVC hemorrágico é a complicação mais grave e ocorre em cerca de 0,5 a 0,9% dos pacientes tratados com esses fármacos. Essa taxa cresce com o aumento da idade, com os pacientes > 70 anos apresentando incidência quase duas vezes maior de hemorragia intracraniana em comparação com a população < 65 anos. Estudos de larga escala sugeriram que a incidência de hemorragia intracraniana com tPA ou rPA é ligeiramente maior do que com a estreptocinase.

ESTRATÉGIA DE REPERFUSÃO INTEGRADA

Há evidências mais recentes de que a ICP realizada prontamente seja a estratégia de reperfusão preferida no manejo do IAMEST. Abordagens anteriores que segregavam as abordagens farmacológicas e baseadas em cateter à reperfusão foram substituídas por uma abordagem integrada à triagem e à transferência de pacientes com IAMEST para receber ICP (Fig. 275-5). Para atingir o grau de integração requerido para tratar de um paciente com IAMEST, todas as comunidades devem criar e manter um sistema regional de tratamento de IAMEST que inclua a avaliação e a melhora contínua da qualidade dos serviços de emergência e atividades hospitalares.

O cateterismo cardíaco e a angiocoronariografia deverão ser realizados após a terapia fibrinolítica se houver evidências de (1) insucesso da reperfusão (persistência da dor torácica e elevação do segmento ST por mais de 90 minutos), devendo, nesses casos, ser considerada a *ICP de resgate*; ou (2) reoclusão da artéria coronária (reaparecimento da elevação do segmento ST e/ou dor torácica recorrente) ou desenvolvimento de isquemia recorrente (p. ex., angina recidivante nos primeiros dias de internação ou prova de esforço positiva antes da alta), casos em que a *ICP urgente* deverá ser considerada. A angiografia rotineira e a *ICP eletiva*, mesmo nos pacientes assintomáticos submetidos ao tratamento fibrinolítico, são usadas com menos frequência, tendo em vista os inúmeros avanços tecnológicos ocorridos no laboratório de cateterismo e o crescente número de médicos intervencionistas habilidosos. A cirurgia de revascularização com *bypass* das artérias coronárias deve ser reservada aos pacientes com anatomia coronariana inadequada à ICP, porém nos quais a revascularização pareça recomendável, tendo em vista a extensa área de miocárdio sob risco ou a isquemia recorrente.

TRATAMENTO HOSPITALAR

UNIDADES CORONARIANAS

Em geral, essas unidades estão equipadas com um sistema que permite a monitoração contínua do ritmo cardíaco de cada paciente e a monitoração hemodinâmica de casos selecionados. Outros dispositivos em geral disponíveis são desfibriladores, ventiladores, marca-passos transtorácicos não invasivos e recursos para introduzir cateteres de marca-passo e cateteres-balão dirigidos pelo fluxo. Outro aspecto igualmente importante é a organização de uma equipe de enfermeiros altamente treinada que possa detectar arritmias; ajustar a dosagem dos antiarrítmicos, das medicações vasoativas e dos anticoagulantes; e realizar reanimação cardíaca, incluindo eletrochoque, quando necessário.

Os pacientes devem ser internados na unidade coronariana nos estágios iniciais do infarto, quando é esperado que eles possam se beneficiar da sofisticada e dispendiosa assistência prestada. A disponibilidade de monitoração eletrocardiográfica e de pessoal treinado fora das unidades coronarianas permite a internação dos pacientes sob risco menor (p. ex., indivíduos sem disfunção hemodinâmica ou arritmias ativas) em unidades de cuidado intermediário.

A duração da internação na unidade coronariana é determinada pela necessidade continuada de cuidados intensivos. Se os sintomas estiverem controlados com fármacos VO, os pacientes poderão deixar a unidade coronariana. Além disso, os pacientes que tiveram a confirmação de IAMEST mas forem considerados de baixo risco (nenhum infarto prévio e inexistência de dor torácica, ICC, hipotensão ou arritmias cardíacas) poderão ser removidos com segurança da unidade coronariana nas primeiras 24 horas.

Atividade Os fatores que aumentam o trabalho cardíaco durante as primeiras horas do infarto podem ampliar a sua extensão. Por essa razão, os pacientes com IAMEST devem ser mantidos em repouso no leito nas primeiras 6 a 12 horas. Entretanto, na ausência de complicações, deverão ser estimulados (sob supervisão) a voltar à posição ereta colocando os pés para fora do leito e sentando-se em uma cadeira nas primeiras 24 horas. Essa prática é benéfica sob o ponto de vista psicológico e em geral possibilita uma redução da pressão de oclusão da artéria pulmonar. Na ausência de hipotensão e outras complicações, os pacientes geralmente podem deambular no quarto por períodos cada vez maiores, antecipando que poderão ter alta após 3 a 5 dias.

Dieta Tendo em vista o risco de vômitos e aspiração logo após o IAMEST, os pacientes devem permanecer em dieta zero ou ingerir apenas líquidos claros VO nas primeiras 4 a 12 horas. A dieta clássica da unidade coronariana deve fornecer ≤ 30% das calorias totais como lipídeos e conter um teor de colesterol ≤ 300 mg/dia. Os carboidratos complexos devem constituir 50 a 55% das calorias totais. As porções não devem ser excessivamente volumosas e o cardápio deve ser enriquecido com alimentos ricos em potássio, magnésio e fibras, mas com quantidades reduzidas de sódio. O diabetes melito e a hipertrigliceridemia devem ser controlados pela restrição da ingestão de açúcares concentrados.

Manejo intestinal O repouso no leito e o efeito dos narcóticos usados para atenuar a dor geralmente causam constipação. As intervenções recomendadas são usar uma cadeira higiênica à beira do leito em vez do coletor de urina, uma dieta rica em fibras e o uso rotineiro de emoliente fecal (p. ex., dioctil sulfossuccinato de sódio, 200 mg/dia). Se o paciente continuar apresentando o problema a despeito dessas medidas, poderá ser prescrito um laxante. Ao contrário do que se acreditava, não há risco em realizar toque retal suave nos pacientes que tiveram IAMEST.

Sedação Muitos pacientes precisam receber sedação durante a internação para suportar o período de inatividade forçada com tranquilidade. Diazepam (5 mg), oxazepam (15-30 mg) ou lorazepam (0,5-2 mg) administrados 3 ou 4 ×/dia costumam ser eficazes. Uma dose adicional de qualquer um desses fármacos pode ser administrada à noite para assegurar o sono adequado. A atenção para esse problema é particularmente importante durante os primeiros dias de internação na unidade de terapia intensiva (UTI), pois a atmosfera de vigilância constante durante 24 horas pode interferir no sono do paciente. Entretanto, a sedação não substitui um ambiente tranquilo e silencioso. Muitos fármacos usados na UTI, como atropina, bloqueadores de H_2 e narcóticos, podem causar *delirium*, principalmente em pacientes idosos. Esse efeito não deve ser confundido com agitação, sendo prudente fazer uma cuidadosa revisão dos fármacos usados pelo paciente antes de prescrever arbitrariamente doses adicionais de ansiolíticos.

FARMACOTERAPIA

AGENTES ANTITROMBÓTICOS

O uso dos antiplaquetários e anticoagulantes durante a fase inicial do IAMEST baseia-se em amplas evidências clínicas e laboratoriais indicativas de que a trombose desempenha um importante papel na patogênese dessa doença. O principal objetivo do tratamento com antiplaquetários e anticoagulantes é manter a patência da artéria relacionada com o infarto, em conjunto com estratégias de reperfusão. Um objetivo secundário é reduzir a tendência do paciente à trombose e, assim, a probabilidade de que se formem trombos murais ou trombose venosa profunda. O grau em que o tratamento antiplaquetário e anticoagulante atinge essas metas determina a eficácia com que é reduzido o risco de mortalidade associada ao IAMEST.

Conforme já mencionado (ver "Manejo no pronto-socorro", anteriormente), o ácido acetilsalicílico é o antiplaquetário-padrão para os pacientes com IAMEST. A evidência mais convincente de benefício do tratamento antiplaquetário (principalmente com o ácido acetilsalicílico) nos pacientes com IAMEST foi demonstrada pela revisão abrangente da Antiplatelet Trialists' Collaboration. Os dados referentes a quase 20 mil pacientes com IAM incluídos em 15 estudos randomizados foram reunidos e demonstraram uma redução relativa de 27% na taxa de mortalidade, ou seja, de 14,2% nos pacientes-controle para 10,4% nos tratados com antiplaquetários.

Os inibidores do receptor de $P2Y_{12}$ do ADP previnem a ativação e a agregação plaquetárias. A adição do inibidor do $P2Y_{12}$ clopidogrel ao tratamento básico com ácido acetilsalicílico para os pacientes com IAMEST reduz o risco de eventos clínicos (morte, reinfarto, AVC) e, para os pacientes que estão recebendo terapia fibrinolítica, mostrou evitar a reoclusão de artéria infartada reperfundida com sucesso. Novos antagonistas dos receptores de $P2Y_{12}$ do ADP, como o prasugrel e o ticagrelor, são mais eficazes do que o clopidogrel na prevenção de complicações isquêmicas em pacientes com IAMEST que se submetem à ICP, mas estão associados com aumento no risco de sangramento. Os inibidores do receptor da glicoproteína IIb/IIIa parecem úteis para evitar complicações trombóticas em pacientes com IAMEST submetidos à ICP.

O anticoagulante-padrão usado na prática clínica é a heparina não fracionada (HNF). Os dados disponíveis sugerem que, quando a HNF for acrescentada ao esquema de ácido acetilsalicílico e antitrombótico inespecífico para a fibrina como a estreptocinase, ocorrerá benefício adicional na mortalidade (cerca de 5 vidas salvas a cada 1.000 pacientes tratados). A administração imediata de HNF IV, além de um esquema de ácido acetilsalicílico e agentes fibrinolíticos relativamente específicos para a fibrina (tPA, rPA ou TNK), ajuda a manter a patência da artéria relacionada com o infarto. Esse efeito é conseguido à custa de um discreto aumento no risco de sangramento. A dose recomendada de HNF é uma injeção inicial em *bolus* de 60 UI/kg (máximo de 4.000 unidades), seguida de uma infusão inicial de 12 UI/kg/hora (máximo de 1.000 UI/hora). O tempo parcial de tromboplastina ativada durante o tratamento de manutenção deve ficar entre 1,5 e 2 vezes o valor de controle.

Alternativas à HNF para anticoagulação nos pacientes com IAMEST são as heparinas de baixo peso molecular (HBPMs), uma versão sintética da sequência de pentassacarídeo (fondaparinux) e da antitrombina direta, a bivalirudina. As vantagens das preparações da HBPM consistem na alta biodisponibilidade que possibilita a administração subcutânea, a anticoagulação confiável sem monitoramento e a maior atividade anti-Xa:IIa. A enoxaparina mostrou reduzir significativamente os desfechos compostos de morte/recidiva de infarto não fatal e morte/recidiva de infarto não fatal/revascularização urgente, comparados com a HNF em pacientes com IAMEST que recebem fibrinólise. O tratamento com enoxaparina está associado a taxas mais altas de sangramento intenso, mas o benefício clínico geral – um desfecho composto que combina eficácia e segurança – ainda favorece a enoxaparina em comparação à HNF. A interpretação dos dados sobre o fondaparinux é difícil devido à natureza complexa do ensaio clínico fundamental que o avalia no IAMEST (OASIS-6). O fondaparinux parece ser superior ao placebo em pacientes com IAMEST que não recebem terapia de reperfusão, mas sua eficácia e segurança relativa comparada com a HNF é menos garantida. Devido ao risco de trombose no cateter, o fondaparinux não deve ser usado isoladamente no momento da angiografia coronariana e da ICP, mas deve ser combinado com outro anticoagulante com atividade antitrombina, como a HNF ou a bivalirudina. Ensaios contemporâneos da bivalirudina usaram um formato de rótulo aberto para avaliar sua eficácia e segurança comparadas com a HNF mais um inibidor da glicoproteína IIb/IIIa. A bivalirudina foi associada com uma taxa mais baixa de sangramento, em sua maioria, pelas reduções nos hematomas ≥ 5 cm em locais de acesso vascular ou por administração de transfusões sanguíneas.

Os pacientes com infarto da parede anterior, disfunção grave do VE, insuficiência cardíaca, história de embolia, evidências de trombo mural na ecocardiografia bidimensional ou fibrilação atrial têm risco elevado de tromboembolismo pulmonar ou sistêmico. Esses indivíduos devem receber doses terapêuticas plenas dos agentes anticoagulantes (HBPM ou HNF) durante a hospitalização, seguindo-se de pelo menos 3 meses de tratamento com varfarina.

BLOQUEADORES β-ADRENÉRGICOS

Os benefícios dos β-bloqueadores nos pacientes com IAMEST podem ser classificados entre os que ocorrem imediatamente quando os fármacos são administrados na fase aguda e os que se desenvolvem em longo prazo quando os fármacos são usados na prevenção secundária depois de um infarto. Os β-bloqueadores IV usados na fase aguda melhoram a relação entre demanda e oferta de O_2 por parte do miocárdio, reduzem a dor e a extensão do infarto e diminuem a incidência das arritmias ventriculares graves. Nos pacientes submetidos à fibrinólise logo depois do início da dor torácica, os β-bloqueadores não produzem qualquer redução adicional na taxa de mortalidade, mas as recidivas da isquemia e do infarto diminuem.

Por isso, o tratamento com β-bloqueadores depois do IAMEST é útil à maioria dos pacientes (incluindo os que estiverem sendo tratados com inibidor da enzima conversora de angiotensina [IECA]), exceto àqueles para os quais esses fármacos forem especificamente contraindicados (pacientes com insuficiência cardíaca ou disfunção do VE grave, bloqueio atrioventricular, hipotensão ortostática ou história de asma) e talvez aos pacientes cujo excelente prognóstico em longo prazo (definido por uma taxa de mortalidade esperada < 1% ao ano, pacientes < 55 anos, sem IAM prévio, função ventricular normal, ausência de ectopia ventricular complexa e sem angina) diminui acentuadamente qualquer benefício potencial.

INIBIÇÃO DO SISTEMA RENINA-ANGIOTENSINA-ALDOSTERONA

Os IECAs reduzem a taxa de mortalidade após o IAMEST, e os benefícios no que se refere à mortalidade são adicionados aos efeitos alcançados com o ácido acetilsalicílico e os β-bloqueadores. O efeito benéfico máximo é observado nos pacientes de alto risco (indivíduos idosos ou que sofreram infarto da parede anterior, infarto prévio e/ou disfunção global do VE), mas algumas evidências sugerem que há benefício em curto prazo quando os IECAs são prescritos de maneira indiscriminada a todos os pacientes hemodinamicamente estáveis com IAMEST (i.e., com pressão sistólica > 100 mmHg). O mecanismo desse efeito benéfico envolve a redução do remodelamento ventricular depois do infarto (ver "Disfunção ventricular", adiante), com a subsequente redução do risco de ICC. A taxa de infarto recorrente também pode ser menor nos pacientes tratados cronicamente com IECAs após o infarto.

Os IECAs devem ser mantidos indefinidamente nos pacientes com evidências clínicas de ICC, nos pacientes cuja avaliação por imagem mostra redução da função global do VE ou extensa anormalidade regional da motilidade da parede, ou mesmo nos indivíduos hipertensos.

Os bloqueadores dos receptores da angiotensina (BRAs) devem ser administrados em pacientes com IAMEST que apresentam intolerância aos IECAs e têm manifestações clínicas ou radiológicas de insuficiência cardíaca. O bloqueio em longo prazo do receptor de mineralocorticoide (espironolactona, eplerenona) deve ser prescrito para pacientes com IAMEST sem disfunção renal significativa (creatinina ≥ 2,5 mg/dL em homens e ≥ 2 mg/dL em mulheres) ou hiperpotassemia (potássio ≥ 5 mEq/L) que já estejam recebendo doses terapêuticas de um IECA, tenham uma fração de ejeção do VE ≤ 40% e insuficiência cardíaca sintomática ou diabetes melito. Foi demonstrado que um esquema com múltiplos fármacos, para inibir o sistema renina-angiotensina-aldosterona, reduz a mortalidade cardiovascular relacionada com insuficiência cardíaca e com morte súbita cardíaca após IAMEST.

OUTROS AGENTES

Os efeitos favoráveis no processo isquêmico e no remodelamento ventricular (ver adiante) levaram muitos médicos a usar rotineiramente a *nitroglicerina IV* (dose inicial de 5-10 μg/minuto e até 200 μg/minuto, desde que a estabilidade hemodinâmica seja mantida) nas primeiras 24 a 48 horas subsequentes ao infarto. Contudo, os benefícios do uso rotineiro da nitroglicerina IV são menores na era contemporânea, tendo em vista que os bloqueadores β-adrenérgicos e os IECAs são prescritos rotineiramente aos pacientes com IAMEST.

Os resultados de múltiplos estudos com diversos antagonistas do cálcio não definiram o papel desses fármacos no tratamento da maioria dos pacientes com IAMEST. Por isso, o uso rotineiro dos antagonistas do cálcio não pode ser recomendado. Alguns estudos mostraram que o rigoroso controle da glicemia dos pacientes diabéticos com IAMEST reduz a taxa de mortalidade. O magnésio sérico deve ser aferido em todos os pacientes à internação, e qualquer redução deve ser corrigida para diminuir o risco de arritmias cardíacas.

COMPLICAÇÕES E SEU MANEJO

DISFUNÇÃO VENTRICULAR

Após o IAMEST, o VE passa por uma série de modificações em sua forma, seu tamanho e sua espessura nos segmentos infartados e não infartados. Esse processo é conhecido como *remodelamento ventricular* e costuma preceder o início de manifestações clínicas de ICC em meses ou anos após o infarto. Logo depois do IAMEST, o VE começa a se dilatar. No estágio agudo, isso é consequência da expansão do infarto, ou seja, do deslizamento dos feixes musculares, da ruptura das células miocárdicas normais e da perda tecidual na área necrótica, acarretando o adelgaçamento e o alongamento desproporcionais da zona infartada. Mais tarde, também há o alongamento dos segmentos que não sofreram infarto. O aumento global das câmaras cardíacas está relacionado com a extensão e a localização do infarto, com graus mais acentuados de dilatação ocorrendo após infarto da parede anterior e do ápice do VE, causando disfunção hemodinâmica mais grave, insuficiência cardíaca mais frequente e prognóstico mais desfavorável. A dilatação progressiva e suas consequências clínicas podem ser atenuadas pelo tratamento com IECAs e outros vasodilatadores (p. ex., nitratos).

Nos pacientes com fração de ejeção < 40%, independentemente da existência de insuficiência cardíaca, os IECAs ou os BRAs devem ser prescritos (ver "Inibição do sistema renina-angiotensina-aldosterona", anteriormente).

AVALIAÇÃO HEMODINÂMICA

A insuficiência de bomba é, atualmente, a principal causa de morte hospitalar por IAMEST. A extensão do infarto correlaciona-se diretamente com a gravidade da insuficiência de bomba e com a mortalidade, tanto precoce (primeiros 10 dias após o infarto) como tardia. Os sinais clínicos mais comuns são os estertores pulmonares e ritmo em galope por B_3 e B_4. A radiografia de tórax costuma mostrar congestão pulmonar. Os achados hemodinâmicos característicos são elevações da pressão de enchimento do VE e da pressão na artéria pulmonar, mas essas anormalidades podem ser causadas por redução da complacência ventricular (insuficiência diastólica) e/ou do volume sistólico com dilatação cardíaca secundária (insuficiência sistólica) (Cap. 257).

A classificação proposta originalmente por Killip divide os pacientes em quatro grupos: classe I, nenhum sinal de congestão pulmonar ou venosa; classe II, insuficiência cardíaca moderada, evidenciada por estertores nas bases pulmonares, galope de B_3, taquipneia ou sinais de insuficiência cardíaca direita, incluindo as congestões hepática e venosa; classe III, insuficiência cardíaca grave com edema pulmonar; e classe IV, choque com pressão sistólica < 90 mmHg, bem como sinais de vasoconstrição periférica, cianose periférica, confusão mental e oligúria. Quando essa classificação foi apresentada em 1967, as taxas de mortalidade hospitalar esperadas para os pacientes com esses graus de insuficiência eram: classe I, 0 a 5%; classe II, 10 a 20%; classe III, 35 a 45%; e classe IV, 85 a 95%. Com os avanços terapêuticos, as taxas de mortalidade diminuíram para todos esses grupos, provavelmente de 33 a 50%.

Os sinais hemodinâmicos de disfunção global do VE aparecem quando a contração se mostra gravemente comprometida em 20 a 25% do VE. Um infarto de 40% ou mais do VE costuma causar choque cardiogênico (Cap. 305). A colocação de um cateter-balão (Swan-Ganz) na artéria pulmonar possibilita a monitoração da pressão de enchimento do VE; essa técnica é útil nos pacientes que apresentam hipotensão e/ou evidências clínicas de ICC. O DC também pode ser medido pelo cateter arterial pulmonar. Com o acréscimo da monitoração da pressão intra-arterial, é possível calcular a resistência vascular sistêmica para orientar os ajustes no tratamento com agentes vasopressores e vasodilatadores. Alguns pacientes com IAMEST têm elevações acentuadas da pressão de enchimento do VE (> 22 mmHg) e índices cardíacos normais (2,6-3,6 L/[min/m^2]), enquanto outros apresentam pressões de enchimento do VE relativamente baixas (< 15 mmHg) e índices cardíacos reduzidos. Os pacientes do primeiro grupo geralmente se beneficiam de diurese, enquanto os pacientes do último grupo podem responder à expansão do volume.

HIPOVOLEMIA

É um distúrbio facilmente corrigível que pode contribuir para a hipotensão e o colapso vascular associados ao IAMEST em alguns pacientes. A hipovolemia pode ser secundária ao uso prévio de diuréticos, à redução do aporte de líquidos durante os estágios iniciais da doença e/ou aos vômitos associados à dor ou aos fármacos usados. Por essa razão, a hipovolemia deve ser identificada e corrigida nos pacientes com IAMEST e hipotensão antes de iniciar intervenções terapêuticas mais vigorosas. A pressão venosa central reflete mais a pressão de enchimento do VD do que do VE, sendo um indicador inadequado para o ajuste do volume sanguíneo, pois a função do VE quase sempre é afetada mais profundamente do que a função do VD nos pacientes com IAMEST. Os níveis ideais de pressão de enchimento do VE ou pressão de oclusão da artéria pulmonar variam consideravelmente entre os pacientes. O nível ideal de cada paciente (geralmente cerca de 20 mmHg) é atingido pela cautelosa administração de líquidos sob monitoração cuidadosa da oxigenação e do DC. Por fim, o DC atinge um platô e aumentos adicionais da pressão de enchimento do VE apenas agravam os sintomas congestivos e reduzem a oxigenação sistêmica sem elevar a PA.

TRATAMENTO
Insuficiência cardíaca congestiva

O tratamento da ICC associada ao IAMEST é semelhante ao da insuficiência cardíaca aguda secundária a outras formas de cardiopatia (prevenção da hipoxemia, diurese, redução da pós-carga e suporte inotrópico) (Cap. 257), mas os benefícios da administração dos digitálicos aos pacientes com IAMEST não são marcantes. Por outro lado, os diuréticos são extremamente eficazes, porque diminuem a congestão pulmonar dos pacientes com insuficiência cardíaca sistólica e/ou diastólica. A pressão de enchimento do VE diminui, e a ortopneia e a dispneia melhoram depois da administração IV de furosemida ou outros diuréticos de alça. Entretanto, esses fármacos devem ser usados com cautela porque podem causar diurese profusa com reduções subsequentes do volume plasmático, do DC, da PA sistêmica e da perfusão coronariana. Podem-se usar nitratos em diferentes apresentações para reduzir a pré-carga e atenuar os sintomas congestivos. O dinitrato de isossorbida VO, a pomada de nitroglicerina tópica e a nitroglicerina IV são mais eficazes do que os diuréticos na redução da pré-carga por meio de venodilatação, sem diminuir o volume plasmático total. Além disso, os nitratos podem aumentar a complacência ventricular se também houver isquemia, uma vez que a isquemia eleva a pressão de enchimento do VE. Os vasodilatadores devem ser usados com cautela para evitar hipotensão grave. Conforme salientado, os IECAs são os fármacos ideais para o tratamento da disfunção ventricular que se desenvolve depois do IAMEST, principalmente em longo prazo. (Ver "Inibição do sistema renina-angiotensina-aldosterona", anteriormente.)

CHOQUE CARDIOGÊNICO

A reperfusão imediata, as intervenções que visam reduzir a extensão do infarto e o tratamento da isquemia persistente, bem como das outras complicações do IAM, parecem ter reduzido a incidência do choque cardiogênico de 20% para cerca de 7%. Entre os pacientes que apresentam choque cardiogênico, apenas 10% apresentam essa condição na admissão hospitalar, enquanto 90% desenvolvem choque durante a hospitalização. Em geral, os pacientes que evoluem para o choque cardiogênico têm doença arterial coronariana grave que acomete diversos vasos e evidências de necrose "fragmentada", a qual se estende além da zona do infarto original. **A avaliação e o tratamento do choque cardiogênico e da insuficiência de bomba grave depois do IAMEST são discutidos em detalhes no Capítulo 305.**

INFARTO DO VENTRÍCULO DIREITO

Cerca de um terço dos pacientes com infartos de parede inferior apresentam pelo menos um grau leve de necrose do VD. Alguns pacientes com infartos inferoposteriores do VE também desenvolvem infartos extensos do VD, e raros pacientes têm infartos limitados primariamente ao VD. O infarto clinicamente significativo do VD causa sinais de insuficiência do VD grave (distensão das veias jugulares, sinal de Kussmaul, hepatomegalia [Cap. 239]) com ou sem hipotensão. Nos pacientes com infartos do VD, a elevação do segmento ST nas derivações precordiais direitas do ECG, principalmente V_4R, muitas vezes está presente nas primeiras 24 horas. A ecocardiografia bidimensional ajuda a avaliar o grau de disfunção do VD. O cateterismo das câmaras cardíacas direitas costuma revelar um padrão hemodinâmico distinto semelhante à pericardite constritiva (apresenta descenso "y" atrial direito abrupto e um declive e platô diastólicos precoces nos formatos de onda do VD) (Cap. 270). O tratamento consiste na expansão do volume a fim de manter a pré-carga do VD adequada e nas medidas para melhorar a função do VE com a redução concomitante da pressão de oclusão da artéria pulmonar e da pressão na artéria pulmonar (AP).

ARRITMIAS

(Ver também Caps. 244 e 246) A incidência das arritmias após o IAMEST é maior nos pacientes atendidos logo após o início dos sintomas. Os mecanismos responsáveis pelas arritmias relacionadas com o infarto são o desequilíbrio do sistema nervoso autônomo, os distúrbios eletrolíticos, a isquemia e o retardo na condução nas zonas de miocárdio isquêmico. Em geral, a arritmia poderá ser controlada de maneira eficaz se houver pessoal treinado e equipamento apropriado quando o paciente manifestar o distúrbio de ritmo. Como a maioria das mortes decorrentes da arritmia ocorre nas primeiras horas após o infarto, a eficácia do tratamento está diretamente relacionada com a rapidez com que os pacientes procuram auxílio médico. O controle imediato das arritmias constitui um significativo avanço no tratamento do IAMEST.

Contrações ventriculares prematuras Quase todos os pacientes com IAMEST têm despolarizações ventriculares prematuras esporádicas e raras, que não precisam ser tratadas. Embora, no passado, as extrassístoles ventriculares frequentes, multifocais ou diastólicas precoces (chamadas arritmias de aviso) fossem tratadas rotineiramente com antiarrítmicos, a fim de reduzir o risco de taquicardia e fibrilação ventriculares, hoje o tratamento farmacológico é reservado aos pacientes com arritmias ventriculares sustentadas. O tratamento antiarrítmico profilático (tanto a lidocaína IV na fase aguda como os fármacos VO nos estágios subsequentes) está contraindicado aos pacientes com extrassístoles ventriculares na ausência de taquiarritmias ventriculares clinicamente significativas, pois esse tratamento pode, na verdade, aumentar a taxa de mortalidade. Os agentes bloqueadores β-adrenérgicos são eficazes para suprimir a atividade ventricular ectópica dos pacientes com IAMEST e como profilaxia da fibrilação ventricular. Conforme descrito anteriormente (ver "Bloqueadores β-adrenérgicos"), esses fármacos devem ser usados rotineiramente em pacientes sem contraindicações. Além disso, hipopotassemia e hipomagnesemia são fatores de risco para fibrilação ventricular nos pacientes com IAMEST; de modo a reduzir o risco, a concentração sérica do potássio deve ser ajustada para cerca de 4,5 mmol/L e a do magnésio, para cerca de 2 mmol/L.

Taquicardia e fibrilação ventriculares
Nas primeiras 24 horas após o IAMEST, taquicardia e fibrilação ventriculares podem ocorrer sem arritmias de aviso. A ocorrência de fibrilação ventricular pode ser reduzida pelo uso profilático de lidocaína IV. Contudo, nenhum estudo mostrou que a administração profilática desse antiarrítmico reduz a mortalidade global associada ao IAMEST. Na verdade, além de poder causar complicações não cardíacas, a lidocaína pode predispor a um risco excessivo de bradicardia e assistolia. Por essas razões e com o tratamento precoce da isquemia ativa, o uso mais frequente dos agentes β-bloqueadores e o sucesso quase universal da cardioversão ou desfibrilação elétricas, o tratamento antiarrítmico profilático rotineiro *não é mais recomendado*.

A taquicardia ventricular sustentada que é bem tolerada hemodinamicamente deve ser tratada com um esquema IV de amiodarona (*bolus* de 150 mg em 10 minutos, seguido de infusão de 1 mg/minuto por 6 horas e depois 0,5 mg/minuto). Um esquema alternativo menos desejado é a procainamida (*bolus* de 15 mg/kg durante 20-30 minutos; infusão de 1-4 mg/minuto). Se a taquicardia ventricular não cessar imediatamente, deve ser usada a cardioversão elétrica **(Cap. 246)**. Em pacientes com fibrilação ventricular ou taquicardia ventricular com deterioração hemodinâmica, deve ser aplicado um choque não sincronizado de 200 a 300 J (aparelho de onda monofásica; aproximadamente 50% dessa carga com as ondas bifásicas). A taquicardia ou fibrilação ventricular refratária ao eletrochoque poderá responder melhor depois que o paciente for tratado com epinefrina (1 mg, IV, ou 10 mL da solução a 1:10.000 por injeção intracardíaca) ou amiodarona (injeção em *bolus* de 75-150 mg).

As arritmias ventriculares, incluindo a forma incomum de taquicardia ventricular conhecida como *torsades de pointes* **(Caps. 252 e 254)**, podem ocorrer nos pacientes com IAMEST em consequência de outros problemas associados (p. ex., hipoxia, hipopotassemia ou outros distúrbios eletrolíticos) ou dos efeitos tóxicos de um fármaco que está sendo administrado ao paciente (como digoxina ou quinidina). Em todos os casos, é necessário investigar a existência dessas causas secundárias.

Embora a taxa de mortalidade hospitalar seja elevada, a sobrevida em longo prazo é excelente entre os pacientes que sobrevivem até a alta hospitalar depois da fibrilação ventricular *primária*; ou seja, fibrilação ventricular como resposta primária à isquemia aguda que ocorre durante as primeiras 48 horas e não associada a fatores predisponentes como ICC, choque, bloqueio de ramo ou aneurisma ventricular. Esse resultado está em franco contraste com o prognóstico reservado de pacientes que desenvolvem fibrilação ventricular *secundária* à falência grave de bomba. Entre os pacientes que têm taquicardia ou fibrilação ventricular no período tardio de internação (i.e., após as primeiras 48 horas), a taxa de mortalidade está aumentada tanto na fase intra-hospitalar quanto no acompanhamento em longo prazo. Esses pacientes devem ser considerados para estudo eletrofisiológico e implante de cardioversor desfibrilador **(Cap. 252)**. Uma questão mais desafiadora é a prevenção de morte súbita cardíaca devido à fibrilação ventricular tardia após IAMEST em pacientes que não apresentaram taquiarritmias ventriculares sustentadas durante o período da sua hospitalização. Um algoritmo para seleção de pacientes nos quais se justifica o implante profilático de cardioversor desfibrilador é mostrado na **Figura 275-6**.

Ritmo idioventricular acelerado
O ritmo idioventricular acelerado (RIVA, "taquicardia ventricular lenta"), um ritmo ventricular com frequência de 60 a 100 bpm, ocorre muitas vezes transitoriamente durante o tratamento fibrinolítico no momento da reperfusão. Na maioria dos casos, o RIVA, ocorrendo em associação com terapia fibrinolítica ou espontaneamente, é benigno e não prenuncia o desenvolvimento da taquicardia ventricular clássica. A maioria dos episódios de RIVA não requer tratamento se o paciente for monitorado cuidadosamente, já que a degeneração em uma arritmia mais grave é rara.

Arritmias supraventriculares
A taquicardia sinusal é a arritmia supraventricular mais comum. Se for secundária a alguma outra causa (p. ex., anemia, febre, insuficiência cardíaca ou distúrbios metabólicos), o problema básico deverá ser tratado em primeiro lugar. Entretanto, se a taquicardia sinusal for decorrente de hiperatividade simpática (p. ex., como parte de estado hiperdinâmico), o tratamento com β-bloqueador está indicado. Outras arritmias comuns nesse grupo são fibrilação e *flutter* atriais, frequentemente secundários à insuficiência do VE. Em geral, a digoxina é o tratamento preferido para as arritmias supraventriculares dos pacientes com insuficiência cardíaca. Se não houver insuficiência cardíaca, as alternativas apropriadas ao controle da frequência ventricular são os β-bloqueadores, o verapamil ou o diltiazém, pois esses fármacos também podem ajudar a controlar a isquemia. Se o ritmo anormal persistir por > 2 horas com frequência ventricular > 120 bpm, ou se a taquicardia causar insuficiência cardíaca, choque ou isquemia (evidenciada por recidiva da dor ou das alterações do ECG), deverá ser aplicado um eletrochoque sincronizado (formato de onda monofásica de 100-200 J).

Os ritmos juncionais acelerados têm diversas causas, mas podem ocorrer nos pacientes com infarto inferoposterior. Nesses casos, deve-se excluir o excesso de digitálicos. Em alguns pacientes com o comprometimento grave da função do VE, a perda da sístole atrial adequadamente sincronizada provoca redução significativa do DC. A estimulação do átrio direito ou do seio coronariano com marca-passo é indicada nesses casos.

Bradicardia sinusal
O tratamento da bradicardia sinusal estará indicado se a FC baixa causar alteração hemodinâmica. A atropina é o fármaco mais útil para acelerar a FC, devendo ser administrada IV em doses iniciais de 0,5 mg. Se a FC continuar < 50 a 60 bpm, poderão ser administradas doses adicionais de 0,2 mg até a dose total de 2 mg. Bradicardia persistente (< 40 bpm), apesar da administração de atropina, pode ser tratada com marca-passo elétrico. O isoproterenol deve ser evitado.

Distúrbios da condução atrioventricular e intraventricular
(Ver também Cap. 244) As taxas de mortalidade hospitalar e após a alta dos pacientes com bloqueio atrioventricular (AV) total associado ao infarto da parede anterior são significativamente mais altas do que as dos pacientes que desenvolvem bloqueio AV com infarto da parede inferior. Essa diferença está relacionada com o fato de que o bloqueio cardíaco em pacientes com infartos inferiores geralmente resulta de hiperatividade vagal e/ou liberação de adenosina, sendo, por isso, transitório. Contudo, nos infartos da parede anterior, o bloqueio cardíaco geralmente está relacionado com a disfunção isquêmica do sistema de condução, que costuma estar associada à necrose miocárdica extensa.

O uso de um marca-passo temporário é uma opção eficaz para aumentar a FC dos pacientes com bradicardia decorrente de bloqueio AV. Contudo, a aceleração da FC pode ter apenas um impacto limitado no prognóstico dos pacientes com infartos de parede anterior e bloqueio AV total, nos quais a grande extensão do infarto é o principal fator determinante do prognóstico. Deve-se usar a estimulação elétrica com marca-passo caso ela melhore o estado hemodinâmico. O marca-passo parece benéfico em pacientes com infarto inferoposterior e bloqueio AV total associado a insuficiência cardíaca, hipotensão, bradicardia acentuada ou atividade ectópica ventricular significativa. Um subgrupo desses pacientes, portadores de infarto do VD, em geral responde mal ao marca-passo ventricular, tendo em vista a perda da contribuição atrial para o enchimento ventricular. Nesses pacientes, pode ser necessário usar um marca-passo sequencial AV de dupla câmara.

Eletrodos de marca-passo externo não invasivo devem ser posicionados em modo de "demanda" nos pacientes com bradicardia sinusal (frequência < 50 bpm) refratária ao tratamento farmacológico; bloqueio AV de segundo grau tipo Mobitz II; ou bloqueio AV de terceiro grau ou bloqueio de ramo bilateral (p. ex., bloqueio de ramo direito mais bloqueio do fascículo anterior esquerdo). Estudos retrospectivos sugeriram que o uso de marca-passos permanentes pode reduzir o risco de morte súbita por bradiarritmias em longo prazo nos raros pacientes que desenvolvem bloqueio

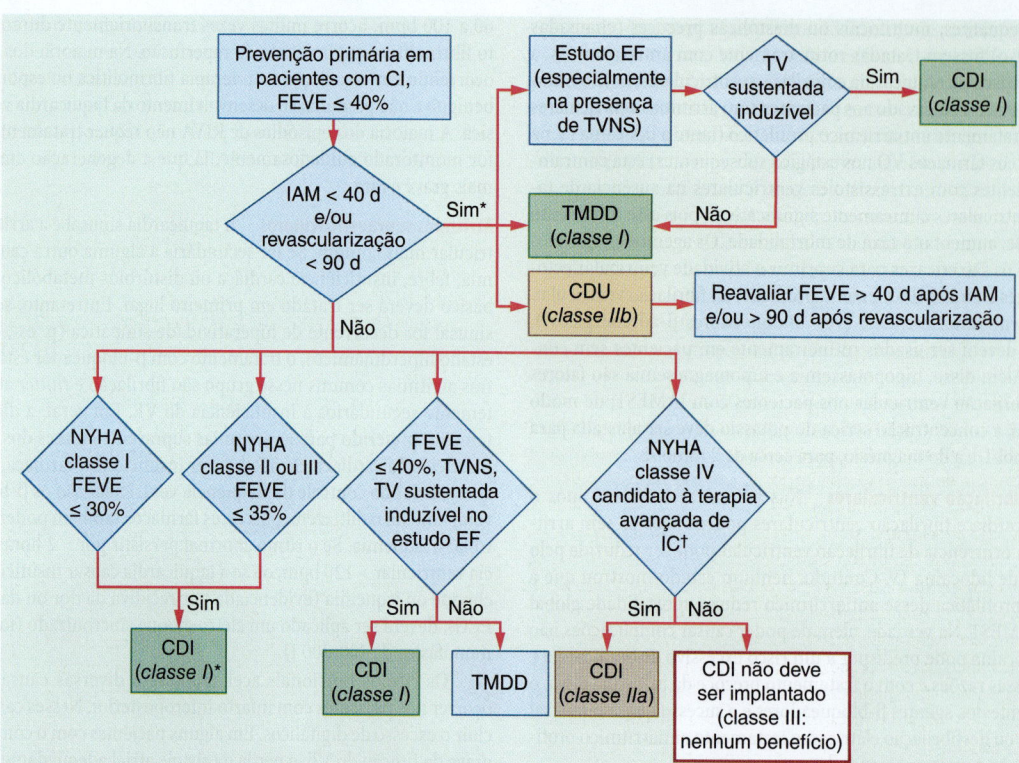

FIGURA 275-6   Prevenção primária de morte súbita cardíaca em pacientes com doença cardíaca isquêmica, incluindo infarto agudo do miocárdio (IAM) recente. As cores correspondem à classe de recomendação da diretriz (verde = classe I; marrom = classe IIa; laranja = classe IIb; vermelho = classe III). *Há cenários para colocação precoce de CDI em circunstâncias especiais, como em pacientes com indicação de marca-passo ou que apresentam síncope. †A terapia da IC avançada inclui TRC, transplante cardíaco e equipamento de assistência ventricular esquerda. CDI, cardioversor desfibrilador implantável; CDU, cardioversor desfibrilador usável; CI, cardiopatia isquêmica; EF, eletrofisiológico; FEVE, fração de ejeção do VE; IC, insuficiência cardíaca; NYHA, New York Heart Association; TMDD, terapia e manejo direcionada por diretriz; TRC, terapia de ressincronização cardíaca; TV, taquicardia ventricular; TVNS, taquicardia ventricular não sustentada. A evidência disponível não sugere que há uma vantagem na sobrevida com o uso de um CDI precocemente após o IAM, e o CDU é uma opção potencial enquanto se aguarda até a reavaliação da fração de ejeção (ver figura). Embora o CDU pareça ser eficaz em pacientes que usam o equipamento, ele está associado com alarmes frequentes, irritação cutânea e estresse emocional, que resulta em um menor tempo de uso em um grande número de pacientes. (*Reproduzida, com autorização, de SM Al-Khatib et al: 2017 AHA/ACC/HRS guideline for management of patients with ventricular arrhythmias and the prevention of sudden cardiac death. Circulation 138:e272, 2018.*)

bifascicular persistente e bloqueio AV de terceiro grau transitório simultâneos durante a fase aguda do IAM.

OUTRAS COMPLICAÇÕES

Dor torácica recorrente   Como a isquemia recorrente ou persistente costuma prenunciar a extensão do infarto original ou a recidiva do infarto em outra área do miocárdio e está associada à triplicação do risco de mortalidade após o IAMEST, os pacientes com esses sintomas devem ser encaminhados imediatamente à cinecoronariografia e à revascularização mecânica. A administração de um agente fibrinolítico é uma alternativa à revascularização mecânica imediata.

Pericardite   **(Ver também Cap. 270)** Os pacientes com IAMEST envolvendo o epicárdio com frequência apresentam ruído de atrito pericárdico e/ou dor de origem pericárdica. Em geral, essa complicação pode ser tratada com ácido acetilsalicílico (650 mg, 4 ×/dia). É importante diagnosticar com precisão a dor torácica da pericardite porque, se não for detectada, pode-se estabelecer o diagnóstico incorreto de dor isquêmica recorrente e/ou ampliação do infarto, resultando no uso inadequado de anticoagulantes, nitratos, β-bloqueadores ou coronariografia. Nesses casos, a queixa de dor irradiada para o músculo trapézio mostra-se útil, pois esse padrão de dor é típico da pericardite, mas raramente ocorre nos pacientes com dor isquêmica. Os anticoagulantes podem causar tamponamento na presença de pericardite aguda (evidenciada por dor ou atrito persistente); portanto, não devem ser usados, a menos que haja indicação convincente.

Tromboembolismo   O tromboembolismo com manifestações clínicas evidentes complica o IAMEST em cerca de 10% dos casos. Por outro lado, as lesões embólicas são detectadas em 20% dos pacientes em séries de necropsia, sugerindo que o tromboembolismo seja clinicamente assintomático em muitos casos. O tromboembolismo é considerado um fator contribuinte importante para a morte em 25% dos pacientes com IAMEST após a internação. Os êmbolos arteriais originam-se de trombos murais do VE, enquanto a maioria dos êmbolos pulmonares se origina das veias dos membros inferiores.

Em geral, o tromboembolismo está associado a infartos extensos (principalmente da parede anterior), ICC e trombos do VE detectados pela ecocardiografia. A incidência de embolia arterial proveniente de um trombo formado na região infartada do ventrículo é pequena, mas real. A ecocardiografia bidimensional revela trombos do VE em cerca de um terço dos pacientes com infarto de parede anterior, mas em poucos indivíduos com infarto inferior ou posterior. A embolia arterial muitas vezes se apresenta como uma complicação significativa, como hemiparesia quando a circulação cerebral é afetada ou hipertensão se houver o comprometimento da circulação renal. Quando ecocardiografia ou outras técnicas demonstram nitidamente um trombo, ou quando se detecta uma área extensa de anormalidade da mobilidade regional da parede mesmo na ausência de um trombo mural detectável, a anticoagulação sistêmica deve ser administrada (se não houver contraindicações) porque a incidência de complicações embólicas parece ser reduzida significativamente por esse tratamento. A duração apropriada do tratamento não foi estabelecida, mas provavelmente é prudente mantê-lo por 3 a 6 meses.

Aneurisma ventricular esquerdo   O termo *aneurisma ventricular* em geral é usado para descrever a *discinesia* ou os movimentos paradoxais expansíveis na parede. As fibras miocárdicas de funcionamento normal precisam encurtar mais para que o volume sistólico e o DC sejam mantidos nos pacientes com aneurisma ventricular; caso isso não seja possível, a função ventricular global é comprometida. Os aneurismas verdadeiros são formados por tecido cicatricial e não predispõem nem estão associados à ruptura cardíaca.

As complicações do aneurisma do VE não costumam ocorrer por semanas ou meses depois do IAMEST e consistem em ICC, embolia arterial e arritmias ventriculares. Os aneurismas apicais são mais comuns e são os mais facilmente detectados pelo exame clínico. O achado físico mais valioso é o de um impulso apical duplo, difuso ou desviado. Os aneurismas ventriculares são detectados facilmente na ecocardiografia bidimensional, que também pode mostrar um trombo mural dentro do aneurisma.

Em casos raros, a ruptura do miocárdio pode ser contida por uma área localizada de pericárdio, junto com o trombo em processo de organização e o hematoma. Com o transcorrer do tempo, esse *pseudoaneurisma* cresce, mantendo a comunicação com a cavidade do VE por um istmo estreito. Como os pseudoaneurismas com frequência rompem de modo espontâneo, devem ser reparados cirurgicamente quando detectados.

ESTRATIFICAÇÃO E CONTROLE DO RISCO APÓS O INFARTO

Existem alguns fatores clínicos e laboratoriais comprovadamente associados ao aumento do risco cardiovascular depois da recuperação inicial do IAMEST. Os mais importantes são a isquemia persistente (espontânea ou provocada); a redução da fração de ejeção do VE (< 40%); os estertores acima das bases pulmonares ao exame físico ou a congestão na radiografia de tórax; e as arritmias ventriculares sintomáticas. Outras manifestações associadas à elevação do risco são história pregressa de IAM, idade > 75 anos, diabetes melito, taquicardia sinusal prolongada, hipotensão, alterações do segmento ST em repouso sem angina ("isquemia silenciosa"), anormalidade no ECG com alta resolução, obstrução da artéria relacionada com o infarto (se a coronariografia tiver sido efetuada) e bloqueio AV avançado persistente ou nova anormalidade da condução intraventricular no ECG. O tratamento deve ser individualizado com base na importância relativa dos riscos presentes.

Com o objetivo de evitar a recidiva do infarto e a morte depois da recuperação do IAMEST, foram desenvolvidas estratégias para avaliar o risco após o infarto. Os pacientes estáveis podem realizar uma prova de esforço submáximo antes da alta hospitalar, visando detectar isquemia residual e ectopia ventricular, bem como fornecer ao paciente orientações quanto à prática de exercício no período inicial de recuperação. Como alternativa ou em acréscimo, o paciente pode fazer uma prova de esforço máximo (limitada por seus sintomas) 4 a 6 semanas depois do infarto. Em geral, a avaliação da função do VE também é recomendável. A detecção de redução na fração de ejeção do VE pela ecocardiografia ou ventriculografia com radionuclídeo identifica os pacientes que devem usar medicamentos para inibir o sistema renina-angiotensina-aldosterona. Os pacientes nos quais a angina for induzida por níveis de esforço relativamente baixos, aqueles com grande defeito reversível na cintilografia de perfusão ou com depressão da fração de ejeção, aqueles com isquemia demonstrável e aqueles nos quais o exercício provoca arritmias ventriculares sintomáticas deverão ser considerados de alto risco para IAM recorrente ou morte por arritmia **(Fig. 275-6)**. Recomendam-se o cateterismo cardíaco com angiocoronariografia e/ou a avaliação eletrofisiológica invasiva.

Os testes de esforço ajudam a formular um programa de exercícios individualizado, o qual pode ser muito mais vigoroso nos pacientes que toleram esforços sem manifestar qualquer um dos sinais adversos mencionados anteriormente. Além disso, a prova de esforço antes da alta pode representar um importante benefício psicológico, reforçando a confiança do paciente ao demonstrar que ele apresenta tolerância razoável aos esforços.

Em muitos hospitais, o programa de reabilitação cardíaca com exercícios progressivos é iniciado durante a internação e mantido depois da alta. De preferência, esses programas devem incluir um componente educativo que forneça informações sobre a doença e seus fatores de risco.

A duração habitual da internação dos pacientes que tiveram IAMEST sem complicações é de cerca de 3 a 5 dias. O restante da fase de convalescença pode ser concluído em casa. Durante a primeira e segunda semanas o paciente deve ser estimulado a aumentar a atividade caminhando pela casa e na vizinhança quando o clima estiver bom. A atividade sexual normal pode ser reiniciada nesse período. Depois de 2 semanas, o médico deve regular a atividade física do paciente com base na tolerância aos esforços. A maioria dos pacientes retorna ao trabalho em 2 a 4 semanas.

PROFILAXIA SECUNDÁRIA

Várias intervenções profiláticas secundárias são responsáveis, pelo menos em parte, pela redução das taxas de morbidade e mortalidade em longo prazo depois do IAMEST. O tratamento prolongado com um agente antiplaquetário (geralmente o ácido acetilsalicílico) depois do IAMEST está associado à redução de 25% no risco de recorrência de IAM, AVC ou mortalidade cardiovascular (36 eventos a menos a cada 1.000 pacientes tratados). Para os pacientes que não toleram o ácido acetilsalicílico, um agente antiplaquetário alternativo que pode ser usado na profilaxia secundária é o clopidogrel (75 mg/dia, VO). Os IECAs ou os BRAs e, em pacientes adequados, os antagonistas da aldosterona devem ser usados por tempo indeterminado pelos pacientes com sinais clínicos de insuficiência cardíaca, redução moderada da fração de ejeção global ou grande anormalidade regional da motilidade da parede, visando evitar a remodelação ventricular tardia e os eventos isquêmicos recorrentes.

O uso crônico rotineiro dos bloqueadores β-adrenérgicos VO por pelo menos 2 anos depois do IAMEST baseia-se em estudos bem-conduzidos e controlados com placebo.

As evidências sugerem que a varfarina reduz a mortalidade tardia e a reincidência de infarto após o IAMEST. A maioria dos médicos prescreve o ácido acetilsalicílico a todos os pacientes que não apresentam contraindicações e acrescenta varfarina àqueles com maior risco de embolia (ver "Tromboembolismo", anteriormente). Vários estudos sugerem que, para os pacientes < 75 anos, uma dose baixa de ácido acetilsalicílico (75-81 mg/dia), combinada com varfarina titulada para uma razão normalizada internacional (INR, do inglês *international normalized ratio*) > 2, é mais eficaz do que o uso isolado do ácido acetilsalicílico com o propósito de evitar recidivas do infarto e AVC embólico. Entretanto, há um aumento do risco de sangramento e taxa alta de suspensão da varfarina, os quais têm limitado a aceitação clínica do tratamento antitrombótico combinado. Há um aumento do risco de sangramento quando a varfarina é adicionada ao tratamento antiplaquetário duplo **(ver Cap. 273)**. Contudo, os pacientes que tiveram um *stent* implantado e possuem indicação para anticoagulação devem receber tratamento antiplaquetário duplo em combinação com a varfarina. **(Ver Cap. 273 para uma discussão adicional.)** Esses pacientes também deverão receber um inibidor da bomba de prótons para minimizar o risco de hemorragia gastrintestinal, bem como monitoramento regular de seus níveis de hemoglobina e pesquisa de sangue oculto nas fezes enquanto estiverem sob tratamento antitrombótico combinado.

Por fim, os fatores de risco de *aterosclerose* **(Cap. 237)** devem ser discutidos com o paciente e, quando possível, modificados favoravelmente.

LEITURAS ADICIONAIS

Cherney DZ et al: Sodium glucose cotransporter-2 inhibition and cardiorenal protection: JACC review topic of the week. J Am Coll Cardiol 74:2511, 2019.
Gershlick AH, Price MJ: Full revascularization in the patient with ST-segment elevation myocardial infarction: The story so far. J Am Coll Cardiol 74:2724, 2019.
Krumholz HM et al: Twenty-year trends in outcomes for older adults with acute myocardial infarction in the United States. JAMA Netw Open 2:e191938, 2019.
Levine GN et al: 2015 ACC/AHA/SCAI focused update on primary percutaneous coronary intervention for patients with ST-elevation myocardial infarction: An update of the 2011 ACCF/AHA/SCAI guideline for percutaneous coronary intervention and the 2013 ACCF/AHA guideline for the management of ST-elevation myocardial infarction: A report of the American College of Cardiology/American Heart Association Task Force on Clinical Practice Guidelines and the Society for Cardiovascular Angiography and Interventions. Circulation 133:1135, 2016.
Libby P et al: The myocardium: more than myocytes. J Am Coll Cardiol 74:3136, 2019.
Mehta SR et al: Complete revascularization with multivessel PCI for myocardial infarction. N Engl J Med 381:1411, 2019.
O'Gara PT et al: 2013 ACCF/AHA guideline for the management of ST-elevation myocardial infarction: executive summary: A report of the American College of Cardiology Foundation/American Heart Association Task Force on Practice Guidelines. Circulation 127:529, 2013.
Olgin JE et al: Wearable cardioverter-defibrillator after myocardial infarction. N Engl J Med 379:1205, 2018.
Park J et al: Prognostic implications of door-to-balloon time and onset-to-door time on mortality in patients with ST-segment-elevation myocardial infarction treated with primary percutaneous coronary intervention. J Am Heart Assoc 8:e012188, 2019.
Sugiyama T et al: Differential time trends of outcomes and costs of care for acute myocardial infarction hospitalizations by ST elevation and type of intervention in the United States, 2001–2011. JAMA 4:e001445, 2015.
Szummer K et al: From early pharmacology to recent pharmacology interventions in acute coronary syndromes: JACC state-of-the-art review. J Am Coll Cardiol 74:1618, 2019.
Vernon ST et al: ST-segment-elevation myocardial infarction (STEMI) patients without standard modifiable cardiovascular risk factors: How common are they, and what are their outcomes? J Am Heart Assoc 8:e013296, 2019.
Virani SS et al: Heart Disease Statistics - 2021 Update: A Report from the American Heart Association. Circulation 143:e254, 2021.

276 Intervenções coronarianas percutâneas e outros procedimentos intervencionistas

David P. Faxon, Deepak L. Bhatt

A angioplastia coronariana transluminal percutânea (ACTP) foi introduzida por Andreas Gruentzig, em 1977, como alternativa à cirurgia de revascularização. O conceito foi demonstrado inicialmente por Charles Dotter, em 1964, nos vasos periféricos. O desenvolvimento de um cateter com pequeno balão inelástico por Gruentzig possibilitou a expansão da técnica em vasos periféricos e coronarianos menores. A experiência coronariana inicial foi limitada à doença coronariana de um único vaso e às lesões proximais discretas devido às limitações técnicas do equipamento. Os avanços tecnológicos com cateter-balão de menor perfil e fios-guias móveis dirigíveis, além da maior experiência dos operadores, possibilitaram o crescimento rápido do procedimento com o uso ampliado a pacientes com lesões mais complexas e doença de múltiplos vasos. A introdução dos *stents* coronarianos em 1994 foi um dos maiores avanços no campo. Esses dispositivos diminuíram as complicações agudas e reduziram pela metade problemas como trombose aguda e reestenose tardia (ou recorrência da estenose). Outras reduções na reestenose foram atingidas por meio da introdução de *stents* com liberação de fármaco em 2003. Esses *stents* liberam lentamente fármacos antiproliferativos diretamente na placa durante alguns meses. A intervenção coronariana percutânea (ICP) é o procedimento de revascularização mais comum nos Estados Unidos e é realizada duas vezes mais que a cirurgia de revascularização: mais de 900 mil pacientes por ano.

A cardiologia intervencionista é uma disciplina separada na cardiologia que requer 1 ou 2 anos de estudos dedicados em cardiologia intervencionista após 3 anos de estudos em cardiologia para obter uma certificação separada do conselho. A disciplina também foi ampliada para poder incluir intervenções para cardiopatia estrutural, como o tratamento da cardiopatia congênita e da cardiopatia valvar; ela também inclui intervenções para tratar a doença vascular periférica, como lesões ateroscleróticas e não ateroscleróticas nas circulações carotídea, renal e aórtica, bem como nas circulações periféricas arterial e venosa.

TÉCNICA

O procedimento inicial é realizado de maneira semelhante ao cateterismo cardíaco diagnóstico **(Cap. 242)**. O acesso arterial é obtido por meio da artéria femoral ou radial. Para evitar complicações trombóticas durante o procedimento, os pacientes que provavelmente precisarão de uma angioplastia recebem ácido acetilsalicílico (325 mg) e podem receber um inibidor do $P2Y_{12}$ plaquetário como o clopidogrel (dose de ataque de 600 mg), o prasugrel (dose de ataque de 60 mg) ou o ticagrelor (dose de ataque de 180 mg) antes do procedimento. O cangrelor, um potente inibidor do $P2Y_{12}$ de uso intravenoso (IV), foi aprovado para uso em pacientes que não receberam um agente por via oral (VO) antes do procedimento. Durante o procedimento, a anticoagulação é atingida por meio da administração de heparina não fracionada, enoxaparina (uma heparina de baixo peso molecular) ou bivalirudina (um inibidor direto da trombina). Em pacientes com infarto agudo do miocárdio com elevação do segmento ST (IAMEST), síndrome coronariana aguda de alto risco ou naqueles com um grande trombo na artéria coronária, um inibidor da glicoproteína IIb/IIIa (abciximabe, tirofibana ou eptifibatida) também pode ser administrado por via IV, embora o cangrelor possa ser igualmente eficaz com menos risco de sangramento.

Após a colocação de uma bainha de introdução na artéria, cateteres-guias pré-formados são usados para canular seletivamente as origens das artérias coronárias. Pelo cateter-guia, um fio-guia dirigível e flexível é colocado no interior da luz da artéria coronária, sob orientação fluoroscópica; então, ele é avançado através da estenose e até o segmento distal do vaso. Assim, esse fio-guia serve como "trilho" sobre o qual os balões da angioplastia, os *stents* ou outros dispositivos terapêuticos podem ser introduzidos para alargar o segmento estreitado da artéria coronária. Em geral, a artéria é dilatada com um cateter-balão e, em seguida, um *stent* é colocado. Os cateteres e a bainha de introdução são removidos e a artéria é comprimida manualmente; e, no caso de acesso radial, é usado um manguito inflável. Um de vários dispositivos de fechamento arterial femoral também pode ser usado para obter hemostasia. Pelo fato de a ICP ser realizada sob anestesia local e sedação leve, ela requer apenas uma hospitalização curta (1 dia ou menos).

A angioplastia funciona por meio de distensão da artéria e deslocamento da placa para fora da luz, alargando todo o vaso **(Figs. 276-1 e 276-2)**. O procedimento raramente resulta em embolização de material aterosclerótico. Devido aos elementos inelásticos na placa, a distensão do vaso pelo balão resulta em pequenas dissecções localizadas que podem projetar-se para a luz e ser um ninho para a formação aguda de trombo. Se as dissecções forem graves, então elas podem obstruir a luz ou induzir uma oclusão trombótica da artéria (oclusão aguda). Os *stents* têm evitado amplamente essa complicação, mantendo os retalhos de dissecção contra a parede do vaso **(Fig. 276-1)**.

Os *stents* são utilizados atualmente em mais de 90% dos procedimentos de angioplastia coronária. *Stents* são malhas de fios (geralmente feitas de aço inoxidável ou outros metais, como crômio cobalto ou nitinol) comprimidos sobre um balão de angioplastia desinsuflado. Quando o balão é insuflado, o *stent* é aumentado para aproximar-se da luz do vaso "normal".

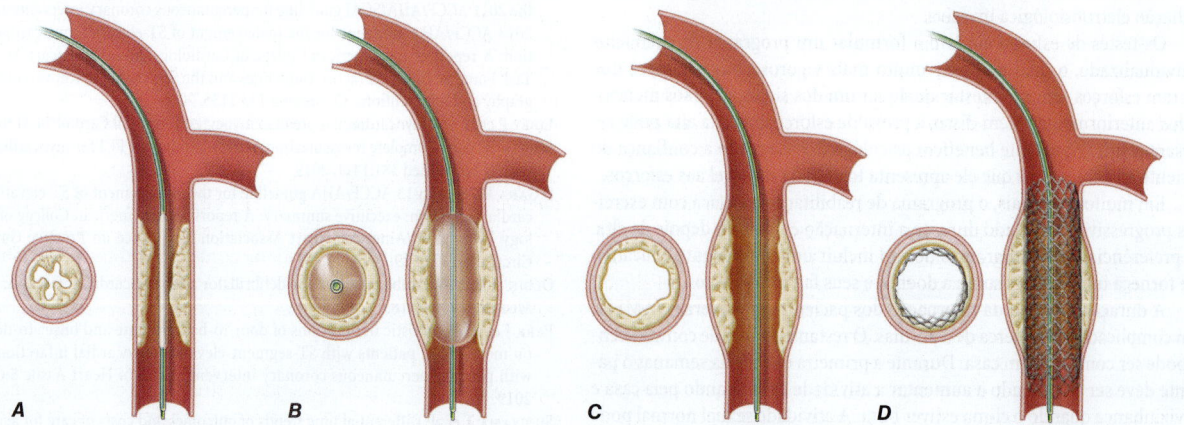

FIGURA 276-1 Diagrama esquemático dos mecanismos primários de angioplastia com balão e implante de *stent*. **A.** Um cateter de angioplastia com balão é posicionado na estenose sobre um fio-guia sob orientação fluoroscópica. **B.** O balão é insuflado, ocluindo temporariamente o vaso. **C.** A luz é alargada principalmente pela dilatação do vaso, frequentemente resultando em pequenas dissecções na neoíntima. **D.** Um *stent* montado em um balão desinsuflado é colocado na lesão e pressionado contra a parede do vaso com a insuflação do balão (não mostrada). O balão é desinsuflado e removido, deixando o *stent* permanentemente contra a parede agindo como um suporte para manter as dissecções contra a parede e evitar o recuo do vaso. *(Reproduzida, com autorização, de EJ Topol: Textbook of Cardiovascular Medicine, 2nd ed. Philadelphia, Lippincott Williams & Wilkins, 2002.)*

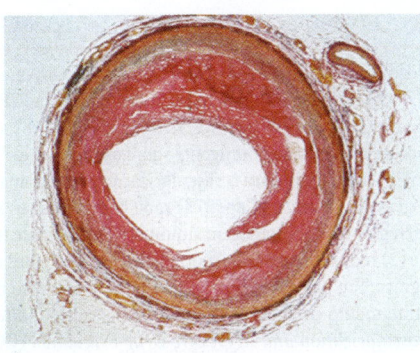

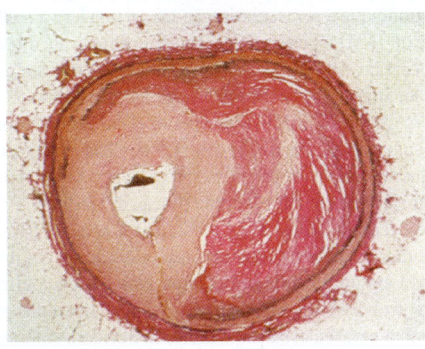

FIGURA 276-2 Patologia dos efeitos agudos de angioplastia com balão com dissecção da íntima e dilatação do vaso (**A**) e um exemplo de hiperplasia da neoíntima e reestenose mostrando reestreitamento do vaso (**B**). *(Painel A reimpresso de M Ueda et al: The early phenomena of restenosis following percutaneous transluminal coronary angioplasty. Eur Heart J 12:937, 1991; com autorização. Painel B reimpresso de CE Essed, M Van den Brand, AE Becker: Transluminal coronary angioplasty and early restenosis. Fibrocellular occlusion after wall laceration. Br Heart J 49:393, 1983; com autorização.)*

Então, o balão é desinsuflado e retirado, deixando o *stent* para trás para promover um suporte permanente na artéria. Devido ao formato das hastes, esses dispositivos são flexíveis, possibilitando sua passagem pelos vasos coronários doentes e tortuosos. Os *stents* são rígidos o suficiente para impedir o recuo elástico do vaso e, portanto, têm melhorado drasticamente o sucesso e a segurança do procedimento.

Stents farmacológicos melhoraram ainda mais a eficácia da ICP. Um agente antiproliferativo é fixado ao *stent* metálico com o uso de revestimento polimérico fino. O fármaco antiproliferativo é liberado do *stent* durante um período de 1 a 3 meses ou mais após o implante. Os *stents* farmacológicos mostraram reduzir em 50% a reestenose clínica de maneira que, nas lesões não complicadas, a reestenose sintomática ocorre em 5 a 10% dos pacientes. Não é surpreendente que isso tenha levado à rápida aceitação desses dispositivos; atualmente, > 90% de todos os *stents* implantados são farmacológicos. Os dispositivos de primeira geração eram revestidos com sirolimo ou paclitaxel. Os *stents* farmacológicos de segunda geração usam agentes mais novos, como everolimo, biolimo e zotarolimo. Esses *stents* farmacológicos de segunda geração parecem ser mais eficazes e ter menos complicações, como trombose do *stent* precoce ou tardia, do que os dispositivos de primeira geração e, portanto, os substituíram. Polímeros biodegradáveis que são usados para fixar os fármacos aos *stents* podem ser, teoricamente, superiores aos polímeros permanentes na prevenção de trombose tardia do *stent*. Além disso, o *stent* vascular biodegradável (SVB) eluidor de everolimo mostrou ser razoavelmente seguro, com degradação gradual ao longo de vários anos, embora preocupações a respeito de trombose do *stent* tardia ou muito tardia tenham levado à sua retirada da prática clínica. Outros *stents* biorreabsorvíveis estão sendo investigados. Balões revestidos de fármacos são cobertos com fármacos antiproliferativos que também podem reduzir a reestenose e são usados primariamente para tratar a reestenose do *stent*.

Outros dispositivos intervencionistas incluem dispositivos de aterectomia e cateteres de trombectomia. Esses dispositivos são projetados para remover a placa aterosclerótica ou o trombo e são usados com dilatação por balão e colocação de *stent*. A aterectomia rotacional é o dispositivo adjuvante mais utilizado e é modelado a partir de uma broca de dentista, com brocas pequenas arredondadas de 1,25 a 2,5 mm na ponta de uma haste de fio flexível. As brocas são passadas sobre o fio-guia até a estenose e removem o material aterosclerótico. Como as partículas ateroscleróticas têm ≤ 25 μm, elas passam pela microcirculação coronária e raramente causam problemas. O dispositivo é particularmente útil em placas muito calcificadas que são resistentes à dilatação com balão. Com os avanços atuais em *stents*, a aterectomia rotacional é pouco utilizada. A aterectomia orbital é uma nova abordagem às lesões calcificadas que também utiliza uma broca giratória. Os cateteres de aterectomia direcional que descolam e removem a placa não são mais usados nas coronárias, mas são usados na doença arterial periférica. No IAMEST, cateteres especializados sem um balão são usados para aspirar o trombo a fim de evitar embolização do vaso coronário e melhorar o fluxo sanguíneo antes da angioplastia e da colocação de *stent*. Os estudos atuais mostram que a aspiração de trombos por cateter manual não deve ser usada rotineiramente, mas em certos casos de um grande trombo pode melhorar o fluxo sanguíneo na ICP primária.

A ICP de lesões de enxerto de veia safena degenerada tem sido associada a uma incidência significativa de embolização distal de material aterosclerótico, ao contrário da ICP em vasos nativos. Uma série de dispositivos de proteção distal mostrou reduzir significativamente a embolização e o infarto agudo do miocárdio (IAM) nesse caso. A maioria dos dispositivos funciona com uso de um filtro de arame colapsável na extremidade de um fio-guia, o qual é expandido no vaso distal antes da ICP. Se fragmentos ateroscleróticos forem desalojados, a cesta captura o material e, no final da ICP, a cesta é puxada para dentro de um cateter de distribuição e os fragmentos são removidos do paciente com segurança.

SUCESSO E COMPLICAÇÕES

Um procedimento bem-sucedido (sucesso angiográfico), definido como uma redução da estenose para menos de 20% do diâmetro, ocorre em 95 a 99% dos pacientes. Taxas de sucesso mais baixas são observadas em pacientes com vasos tortuosos, pequenos ou calcificados ou oclusões totais crônicas. As oclusões totais crônicas têm as menores taxas de sucesso e sua recanalização é significativamente melhor se a oclusão for recente (dentro de 3 meses) ou se houver características anatômicas favoráveis. O aperfeiçoamento de equipamentos e técnicas anterógradas e retrógradas complexas aumentou as taxas de sucesso de recanalização de oclusões totais crônicas para 70 a 80%.

As complicações graves são raras, mas incluem uma taxa de mortalidade de 0,1 a 0,3% para casos eletivos, um grande IAM < 3% e acidente vascular cerebral (AVC) < 0,1 a 0,4%. Os pacientes idosos (> 65 anos) que estejam sendo submetidos a procedimento de emergência ou urgência, que têm doença renal crônica, apresentam IAMEST ou estão em choque têm risco significativamente maior. Os sistemas de escore podem ajudar a estimar o risco do procedimento. O IAM durante a ICP pode ocorrer por várias razões, incluindo trombo oclusivo agudo, dissecção coronária grave, embolização de trombo ou material aterosclerótico ou oclusão de um ramo lateral no local da angioplastia ou da colocação do stent. Os IAMs são, em sua maioria, pequenos e somente são detectados por um aumento do nível de creatina-fosfocinase (CPK) ou do nível de troponina após o procedimento. Apenas aqueles com elevações significativas de enzimas (mais de 10 vezes o limite superior da normal idade) são associados a um desfecho menos favorável em longo prazo. Os *stents* coronarianos têm prevenido as dissecções coronarianas oclusivas devido ao efeito de suporte do *stent*.

Todos os tipos de *stent* são propensos à trombose do *stent* (1-3%), seja aguda (< 24 horas) ou subaguda (1-30 dias), o que pode ser amenizado por uma maior atenção à implantação inicial completa do *stent* e pelo uso de terapia antiplaquetária dupla (TAPD) (ácido acetilsalicílico, mais um bloqueador de receptor $P2Y_{12}$ plaquetário [clopidogrel, prasugrel ou ticagrelor]). Tromboses de *stent* tardias (30 dias a 1 ano) e muito tardias (> 1 ano) ocorrem muito raramente, mas são um pouco mais comuns com *stents* farmacológicos de primeira geração, necessitando de TAPD por até 1 ano ou mais. O uso de *stents* de segunda geração está associado com menores taxas de trombose tardia ou muito tardia do *stent*, e menores durações de TAPD (6 meses) são recomendados para o *stent*, embora durações maiores possam ser usadas dependendo dos riscos aterotrombóticos e de sangramento subjacentes. A interrupção prematura da TAPD, em particular no primeiro mês após o implante, está associada a um risco significativamente maior de trombose do *stent* (3-9 vezes maior). A trombose do *stent* resulta em morte em 10 a 20% e em IAM em 30 a 70% dos pacientes. A cirurgia eletiva que requer descontinuação da terapia antiplaquetária após implante de *stent* farmacológico deve ser adiada até depois de 3 meses e, de preferência, até depois de 6 meses, se possível.

A reestenose, ou reestreitamento da estenose coronária dilatada, é a complicação mais comum da angioplastia e ocorre em 20 a 50% dos pacientes com angioplastia com balão isoladamente, em 10 a 30% dos pacientes com *stents* convencionais e em 5 a 15% dos pacientes com *stents* farmacológicos no primeiro ano. O fato de a colocação de *stent* produzir uma área luminal maior do que a angioplastia com balão sozinha reduz a incidência de reestenose subsequente. Os *stents* farmacológicos reduzem ainda mais a reestenose por meio de uma redução no crescimento excessivo da neoíntima sobre o *stent*. Se não ocorrer reestenose, o desfecho em longo prazo é excelente **(Fig. 276-3)**. A reestenose clínica é reconhecida pela recorrência de angina ou sintomas dentro de 12 meses do procedimento. Menos frequentemente, os pacientes com reestenose também podem apresentar infarto agudo do miocárdio sem elevação do segmento ST (IAMSEST) (10%) ou IAMEST (2%). A trombose do *stent* muito tardia e a reestenose após 1 ano ocorrem mais provavelmente devido à neoaterosclerose do que à hiperplasia da íntima vista dentro do primeiro ano. A reestenose clínica requer confirmação de uma estenose significativa no local de ICP anterior. A *revascularização da lesão-alvo* (RLA) ou a *revascularização de vaso-alvo* (RVA) é definida como reestenoses angiográficas com repetição de ICP ou cirurgia de revascularização do miocárdio (CRM). Por angiografia, a incidência de reestenose é significativamente maior do que a reestenose clínica (RLA ou RVA) porque muitos pacientes têm reestenose leve que não resulta em uma recorrência de sintomas. O tratamento da reestenose clínica geralmente é a repetição da ICP com dilatação por balão e colocação de outro *stent* farmacológico. Quando o paciente tem uma reestenose, o risco de uma segunda reestenose é ainda maior. Os fatores de risco para reestenose são diabetes, IAM, lesões longas, vasos de pequeno diâmetro e resultado inicial de ICP subótimo. Tratamentos para reestenose sintomática recorrente incluem implante de novo *stent* (três camadas de *stent*), braquiterapia, balões revestidos com fármacos ou cirurgia de revascularização miocárdica.

INDICAÇÕES

As diretrizes do American College of Cardiology (ACC)/American Heart Association (AHA) revisam amplamente as indicações para ICP em pacientes com angina estável, angina instável, IAMSEST e IAMEST e devem ser referência para uma discussão abrangente sobre as indicações. Em resumo, as duas principais indicações para revascularização coronariana em pacientes com *angina estável crônica* **(Cap. 273)** são (1) melhorar os sintomas de angina em pacientes que permanecem sintomáticos apesar de terapia clínica adequada e (2) reduzir as taxas de mortalidade em pacientes com doença coronariana grave. Em pacientes com angina estável que estão bem controlados com o tratamento clínico, estudos como os ensaios *Clinical Outcomes Utilizing Revascularization and Aggressive Drug Evaluation* (COURAGE) e *Bypass Angioplasty Revascularization Investigation 2 Diabetes* (BARI 2D) têm demonstrado que a revascularização inicial não leva a melhores resultados (morte ou IAM) e pode ser seguramente adiada até que os sintomas piorem ou ocorram evidências de isquemia grave em teste não invasivo. O *International Study of Comparative Health Effectiveness with Medical and Invasive Approaches* (ISCHEMIA) foi o maior estudo comparando a terapia clínica ideal com a revascularização com ICP ou CRM em pacientes estáveis com isquemia moderada ao teste de esforço mas sem lesão de tronco ou redução da função ventricular esquerda (fração de ejeção < 35%). O estudo mostrou que a terapia clínica ideal foi similar à revascularização em um composto de morte cardiovascular ou hospitalização ou em morte cardiovascular e IAM em uma média de 3,3 anos. Esse estudo confirma estudos anteriores e corrobora o manejo conservador na maioria dos pacientes estáveis. Quando a revascularização é indicada devido a sintomas inaceitáveis, a escolha de ICP ou CRM depende de uma série de fatores clínicos e anatômicos.

O ensaio *Synergy between Percutaneous Coronary Intervention with Taxus and Cardiac Surgery* (SYNTAX) fez uma comparação entre ICP com o *stent* farmacológico com paclitaxel e CRM em 1.800 pacientes com doença coronariana de três vasos ou doença de tronco de coronária esquerda. O estudo não encontrou diferenças na morte ou no IAM em 1 ano, mas a repetição da revascularização foi significativamente maior no grupo tratado com *stent* (13,5 vs. 5,9%), enquanto o AVC foi significativamente maior no grupo cirúrgico (2,2 vs. 0,6%). O desfecho primário de morte, IAM, AVC ou revascularização foi significativamente melhor com CRM, em particular naqueles com doença coronariana mais extensa como na doença de três vasos. Os resultados em 10 anos confirmam esses achados. O ensaio *Future Revascularization Evaluation in Patients With Diabetes Mellitus: Optimal*

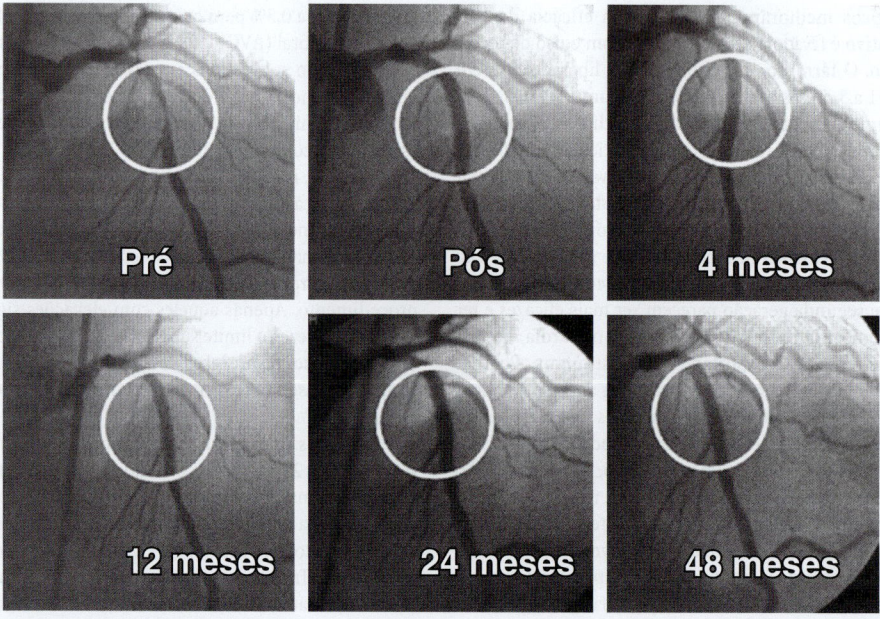

FIGURA 276-3 Resultados em longo prazo de um dos primeiros pacientes a receber *stent* com liberação de sirolimo em uma experiência inicial em São Paulo, Brasil. *(De GW Stone, in D Baim [ed]: Cardiac Catheterization, Angiography and Intervention, 7th ed. Philadelphia, Lippincott Williams & Wilkins, 2006; com autorização.)*

Management of Multivessel Disease (FREEDOM) randomizou 1.900 pacientes com diabetes e doença de múltiplos vasos e mostrou um desfecho primário significativamente menor de morte, IAM ou AVC com CRM do que com ICP. Estudos recentes comparando ICP com CRM mostraram resultados similares para aqueles com doença menos extensa, mas um melhor resultado quando a doença coronária é grave e extensa. Esses estudos fornecem suporte à CRM para aqueles com doença de tronco de coronária esquerda ou de três vasos mais grave ou para aqueles com diabetes. Graus menores de doença de múltiplos vasos em pacientes com ou sem diabetes têm um desfecho igual com ICP, incluindo doença de tronco de coronária esquerda com características angiográficas favoráveis.

A escolha de ICP *versus* CRM também está relacionada com o sucesso esperado do procedimento e as complicações da ICP e com os riscos da CRM. Para a ICP, as características da anatomia coronariana são extremamente importantes. A localização da lesão no vaso (proximal ou distal), o grau de tortuosidade e o tamanho do vaso são considerados. Além disso, as características da lesão, como o grau de estenose, a presença de cálcio, o comprimento da lesão e a presença de trombo, são avaliadas. A razão mais comum para decidir não fazer a ICP é quando a lesão considerada responsável pelos sintomas do paciente não for tratável. Isso é mais comumente causado pela presença de uma oclusão total crônica (> 3 meses de duração) com características desfavoráveis. A classificação da lesão para caracterizar a probabilidade de sucesso ou fracasso da ICP foi desenvolvida pela ACC/AHA. As lesões com maior sucesso são chamadas de lesões do tipo A (como as lesões subtotais proximais não calcificadas) e aquelas com o menor sucesso ou maior taxa de complicação são lesões do tipo C (como as oclusões totais crônicas). As lesões intermediárias são classificadas como tipo B1 ou B2, dependendo do número de características desfavoráveis. Cerca de 25 a 30% dos pacientes não serão candidatos para ICP devido à anatomia desfavorável, enquanto apenas 5% dos pacientes para CRM não serão candidatos para a cirurgia devido à anatomia coronariana. A principal razão para ser considerado inoperável com CRM é a presença de comorbidades graves, como idade avançada, fragilidade, doença pulmonar obstrutiva crônica (DPOC) grave, disfunção do ventrículo esquerdo (VE) ou ausência de condutos cirúrgicos adequados ou alvos distais ruins para enxerto.

Outra consideração ao escolher uma estratégia de revascularização é o grau de revascularização. Em pacientes com doença multiarterial, os enxertos podem ser colocados em todos os vasos com > 2 mm com estenose significativa, enquanto a ICP pode ser capaz de tratar apenas algumas das lesões devido à presença de anatomia desfavorável. A avaliação da importância de lesões intermediárias usando fluxo fracionado de reserva (FFR) ou o coeficiente instantâneo livre de onda (iFR, do inglês *instantaneous wave-free ratio*) **(Cap. 242)** pode ajudar a determinar quais lesões devem ser revascularizadas. O ensaio *Fractional Flow Reserve versus Angiography for Multivessel Evaluation* (FAME) mostrou uma redução de 30% dos eventos adversos quando a revascularização por ICP era restrita às lesões que eram hemodinamicamente significativas (FFR ≤ 0,80) em relação à guiada apenas por angiografia. Os estudos mostraram que o iFR é tão preditivo quanto o FFR mas é mais rápido e mais fácil de ser realizado, especialmente se houver lesões sequenciais ou doença multivascular. Assim, a revascularização completa de todas as lesões funcionalmente significativas deve ser defendida e considerada quando se escolhe a estratégia de revascularização ideal. Dados os múltiplos fatores que precisam ser considerados ao escolher a melhor revascularização para cada paciente com doença multiarterial, é ideal haver uma discussão entre o cirurgião cardíaco, o cardiologista intervencionista e os médicos que cuidam do paciente (a chamada equipe cardíaca) para ponderar as opções de maneira adequada.

Pacientes com síndrome coronariana aguda estão sob risco elevado de mortalidade em curto e longo prazos. Ensaios clínicos randomizados têm demonstrado que a ICP é superior ao tratamento clínico intensivo na redução da mortalidade e do IAM, com o benefício amplamente restrito aos pacientes de alto risco. Pacientes de alto risco com síndrome coronariana aguda sem elevação de ST são definidos como aqueles com qualquer um dos seguintes: isquemia refratária, angina recorrente, enzimas cardíacas específicas positivas, novo infradesnivelamento do segmento ST, elevação transitória do segmento ST, baixa fração de ejeção, arritmias graves ou uma ICP ou CRM recente. A ICP é preferível ao tratamento cirúrgico na maioria dos pacientes de alto risco com síndromes coronarianas agudas, a menos que tenham doença multiarterial grave ou a lesão responsável pela apresentação da instabilidade não possa ser adequadamente determinada ou tratada. No IAMEST, trombólise e ICP (ICP primária) são métodos eficazes para restaurar o fluxo sanguíneo coronariano e salvar o miocárdio nas primeiras 12 horas após o início de dor torácica. Pelo fato de a ICP ser mais eficaz na restauração do fluxo do que a trombólise, ela é preferível se estiver prontamente disponível dentro de 90 minutos da apresentação ao hospital. A ICP também é realizada após a trombólise para facilitar a reperfusão adequada ou como um procedimento de resgate para aqueles que não conseguem reperfusão por trombólise, não podem ser transferidos rapidamente para um hospital que realize a ICP primária ou naqueles que desenvolvem choque cardiogênico. O estudo *Complete Versus Culprit-Only Revascularization Strategies to Treat Multivessel Disease After Early PCI for STEMI* (COMPLETE) defende a revascularização completa de lesões não responsáveis no IAMEST, seja no hospital ou nas semanas seguintes à alta.

OUTRAS TÉCNICAS INTERVENCIONISTAS

CARDIOPATIA ESTRUTURAL

O tratamento intervencionista para cardiopatia estrutural (cardiopatia congênita do adulto e cardiopatia valvar) é um componente significativo e crescente do campo da cardiologia intervencionista.

A lesão congênita do adulto mais comum a ser tratada com técnicas percutâneas é o fechamento de defeitos do septo atrial **(Cap. 269)**. O procedimento é realizado como em um cateterismo cardíaco direito diagnóstico com a passagem de um cateter pela veia femoral em direção ao átrio direito (AD). Com orientação ecocardiográfica e fluoroscópica, o tamanho e a localização do defeito podem ser definidos com precisão e o fechamento é realizado por meio de um dos vários dispositivos aprovados. Todos os dispositivos utilizam uma malha de fios ou um disco coberto no átrio esquerdo (AE) e no AD que são aproximados para capturar o septo atrial ao redor do defeito e vedá-lo. O dispositivo Amplatzer® Septal Occluder (AGA Medical, Minneapolis, Minnesota) é o mais usado nos Estados Unidos. A taxa de sucesso em pacientes selecionados é de 85 a 95%, e as complicações do dispositivo são raras e incluem embolização do dispositivo, infecção ou erosão. O fechamento do forame oval patente (FOP) é feito de maneira semelhante. O fechamento do FOP pode ser considerado em pacientes que tiveram AVC paradoxal recorrente ou ataque isquêmico transitório (AIT) apesar de terapia clínica adequada, incluindo terapia anticoagulante ou antiplaquetária, ou que têm um alto risco de AVC recorrente. O estudo CLOSURE I *(Evaluation of the STARFlex Closure System in Patients with a Stroke and/or Transient Ischemic Attack due to Presumed Paradoxical Embolism Through a Patent Foramen Ovale)* randomizou 909 pacientes com AVC criptogênico ou AIT que tinham FOP. O fechamento não reduziu o desfecho primário de morte em um período de 30 dias ou morte após uma causa neurológica durante 2 anos de acompanhamento ou AVC/AIT em um período de 2 anos. Outros estudos de curto prazo confirmaram esses achados. Contudo, o acompanhamento de 10 anos do estudo *Randomized Evaluation of Recurrent Stroke Comparing PFO Closure to Established Current Standard of Care Treatment* (RESPECT) encontrou um benefício do fechamento na redução do risco de AVC criptogênico recorrente, do mesmo modo que as metanálises que examinaram os efeitos de mais longo prazo do fechamento em pacientes adequados também observaram benefício. O uso no tratamento da enxaqueca não teve suporte clínico até o presente momento.

Dispositivos semelhantes também podem ser usados para ducto arterioso persistente e defeitos do septo ventricular. Outras doenças congênitas que podem ser tratadas por via percutânea incluem coarctação da aorta, estenose pulmonar, estenose pulmonar periférica e outras comunicações anormais entre as câmaras ou os vasos cardíacos.

O tratamento da doença cardíaca valvar é a área de crescimento mais rápido em cardiologia intervencionista. Até recentemente, as únicas técnicas disponíveis eram a valvoplastia com balão para o tratamento da estenose aórtica, mitral ou pulmonar **(Cap. 261)**. A valvoplastia mitral é o tratamento preferido para pacientes sintomáticos com estenose mitral reumática que têm anatomia favorável. O desfecho nesses pacientes é igual ao da comissurotomia cirúrgica. O sucesso está altamente relacionado com a aparência ecocardiográfica da valva. A configuração mais favorável é a fusão comissural sem calcificação ou fusão subcordal e a ausência de regurgitação mitral significativa.

O acesso é obtido a partir da veia femoral usando uma técnica transeptal em que um cateter de metal longo com uma ponta com agulha é avançado a partir da veia femoral através do AD e do septo atrial no nível do forame oval em direção ao AE. Um fio-guia é avançado em direção ao VE e um cateter-balão é passado através da valva mitral e insuflado para um tamanho predeterminado para aumentar a valva. O cateter de dilatação mais comumente utilizado é o balão de Inoue. A técnica separa a fusão comissural e em geral resulta em uma duplicação da área da valva mitral. O sucesso do procedimento em anatomia favorável é de 95% e complicações graves são raras (1-2%). As complicações mais comuns são o tamponamento devido à perfuração para o pericárdio durante a punção transeptal e a criação de regurgitação mitral grave por lesão dos folhetos valvares.

A regurgitação mitral grave pode ser tratada percutaneamente com uso de dispositivo MitraClip (Abbott, Abbott Park, Illinois). O procedimento envolve a passagem de um cateter para dentro do AE usando a técnica transeptal. Um cateter especial com um clipe metálico na ponta é passado pela valva mitral e retraído para alcançar e reunir a porção média dos folhetos valvares anterior e posterior, prendendo-os com um clipe. O clipe cria uma abertura dupla na valva mitral e, assim, reduz a regurgitação mitral de maneira semelhante ao reparo cirúrgico de Alfieri. No ensaio *Endovascular Valve Edge-to-Edge Repair Study* (EVEREST II), o dispositivo foi menos eficaz do que o reparo ou substituição cirúrgica, mas mostrou ser seguro. Estudos subsequentes mostraram que o dispositivo foi razoavelmente efetivo em pacientes que não são bons candidatos a reparo cirúrgico, em particular quando a regurgitação é decorrente de causas funcionais. O estudo *Cardiovascular Outcomes Assessment of the MitraClip Percutaneous Therapy for Heart Failure Patients with Functional Mitral Regurgitation* (COAPT) mostrou que, em pacientes com insuficiência cardíaca e regurgitação mitral funcional, que foram selecionados cuidadosamente com base em características clínicas e ecocardiográficas, o procedimento pode reduzir a mortalidade.

A estenose aórtica grave também pode ser tratada com valvoplastia por balão. Nesse caso, o cateter com balão da valvoplastia é colocado retrogradamente através da valva aórtica a partir da artéria femoral e é brevemente insuflado para abrir a valva. O sucesso é muito menos favorável, com apenas 50% atingindo uma área de valva aórtica > 1 cm^2 e uma taxa de reestenose de 25 a 50% após 6 a 12 meses. Essa baixa taxa de sucesso tem limitado o seu uso para pacientes que não são candidatos à cirurgia ou como uma ponte para a cirurgia ou substituição da valva aórtica transcateter (TAVR, do inglês *transcatheter aortic valve replacement*). Nesse cenário, a taxa de mortalidade do procedimento em médio prazo é alta (10%). A repetição da valvoplastia aórtica como tratamento para reestenose de valva aórtica tem sido relatada.

Demonstrou-se que a TAVR percutânea é um tratamento eficaz para pacientes de risco alto, intermediário e baixo e pacientes inoperáveis com estenose aórtica. Atualmente, três modelos de válvula, a válvula Edwards SAPIEN (Edwards Lifescience, Irvine, Califórnia), o sistema CoreValve ReValving (Medtronic, Minneapolis, Minnesota) e a válvula Lotus (Boston Scientific, Natick, Massachusetts), estão disponíveis. Os dados até o momento mostram excelente durabilidade das válvulas, embora os desfechos de longo prazo em 10 anos ainda não estejam disponíveis. As válvulas CoreValve e Lotus são autoexpansíveis, enquanto a válvula Edwards é expandida por balão. As cânulas são grandes (14-22 French) e o acesso retrógrado via artéria femoral é o mais comumente escolhido, quando possível. Em pacientes com doença de artéria periférica, o acesso por meio da artéria subclávia, da aorta ou transapicalmente por meio de uma incisão cirúrgica pode ser usado. Após valvoplastia com balão, a valva é posicionada através da valva nativa e implantada com insuflação de balão pós-implantação para garantir pleno contato com o anel aórtico. A taxa de sucesso é > 90% e a taxa de mortalidade em 30 dias é de 2 a 15% com base no risco pré-operatório. O ensaio randomizado *Placement of Aortic Transcatheter Valve* (PARTNER) da válvula Edwards apresentou uma redução de 55% na mortalidade em 1 ano e de eventos adversos importantes no grupo de risco extremo randomizado para TAVR em comparação com terapia clínica. Em ensaios randomizados separados, pacientes de risco alto, moderado e baixo tiveram um desfecho semelhante com a substituição cirúrgica da válvula em 1 ano. Como resultado, essa válvula está aprovada tanto para pacientes de risco baixo, intermediário e alto, bem como de risco extremo com estenose aórtica grave.

A degeneração da bioprótese valvar aórtica e mitral pode ser tratada com repetição da cirurgia ou, em pacientes de alto risco, com um procedimento valva sobre valva no qual uma valva percutânea é colocada dentro da valva cirúrgica prévia. Esse procedimento se mostrou efetivo para valvas aórtica e mitral.

A estenose pulmonar também pode ser efetivamente tratada com valvoplastia com balão e substituída percutaneamente com a válvula Melody (Medtronic). As intervenções na valva tricúspide estão sendo realizadas cada vez mais.

INTERVENÇÕES EM ARTÉRIA PERIFÉRICA

O uso de intervenções percutâneas para tratar pacientes sintomáticos com obstrução arterial nos vasos carotídeos, renais, aórticos e periféricos é uma alternativa eficaz à cirurgia vascular. Dados de ensaio clínico randomizado apoiam o uso de *stent* carotídeo em pacientes com alto risco de complicações da endarterectomia carotídea (Fig. 276-4). Ensaios recentes sugerem desfechos semelhantes com implante de *stent* na carótida e endarterectomia carotídea em pacientes com risco moderado, embora, dependendo do risco do paciente para AVC ou IAM periprocedimento, um procedimento possa ser preferido em vez do outro. A taxa de sucesso de procedimentos intervencionistas em artéria periférica tem melhorado, incluindo tratamento para segmentos longos de doença oclusiva tratada historicamente por cirurgia de revascularização periférica (Fig. 276-5). O uso de balões revestidos com fármacos e *stents* farmacológicos mostrou reduzir a reestenose quando comparados com a angioplastia com balão isoladamente. A intervenção periférica faz cada vez mais parte da formação de um cardiologista intervencionista, e atualmente a maioria dos programas exige 1 ano adicional de treinamento após o treinamento em cardiologia intervencionista. As técnicas e os desfechos são descritos em detalhes no capítulo sobre doença vascular periférica (Cap. 281).

TÉCNICAS DE SUPORTE CIRCULATÓRIO

O uso de técnicas de suporte circulatório está indicado para o manejo de pacientes com choque ou instabilidade hemodinâmica e ocasionalmente é necessário para realizar a ICP com segurança em pacientes hemodinamicamente instáveis. Também pode ser útil para ajudar a estabilizar os pacientes antes de intervenções cirúrgicas. O dispositivo mais usado é a bomba com o balão intra-aórtico percutâneo desenvolvido no início dos anos 1960. Um cateter-balão de 7 a 10 French de 25 a 50 mL é colocado retrogradamente a partir da artéria femoral em direção à aorta descendente entre o arco aórtico e a bifurcação aórtica abdominal. Ele é conectado a um sistema de insuflação com gás hélio que sincroniza a insuflação para coincidir com o início da diástole e a desinsuflação na mesodiástole. Como resultado, ele aumenta a pressão diastólica inicial, reduz a pressão sistólica e reduz a pressão

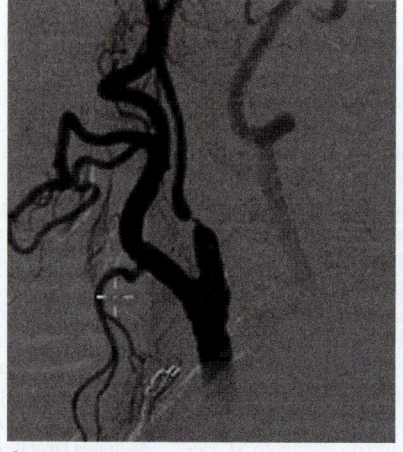
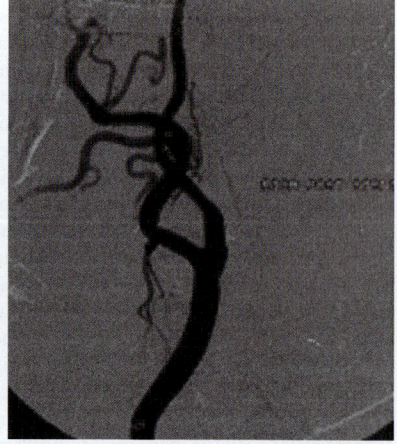

FIGURA 276-4 **A.** Exemplo de paciente de alto risco que requer revascularização da carótida, mas que não é candidato à endarterectomia carotídea. **B.** Implante de *stent* de artéria carótida obteve excelente resultado angiográfico. (*De M Belkin, DL Bhatt: Carotid stenting in the elderly: Is 80 the new 60? Circulation 119:2302, 2009; com autorização.*)

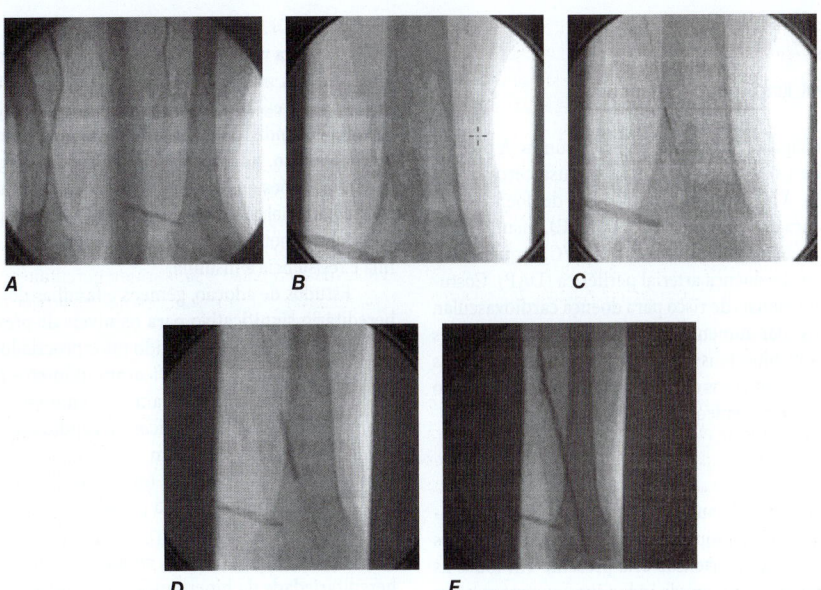

FIGURA 276-5 Procedimentos intervencionistas periféricos tornaram-se altamente eficazes no tratamento de lesões anatômicas previamente tratáveis apenas com cirurgia de revascularização. **A.** Oclusão completa da artéria femoral superficial esquerda. **B.** Fio e cateter avançados no espaço subintimal. **C.** Sonda de ultrassom intravascular posicionada no espaço subintimal para orientar a colocação de fio retrógrado em um vaso ocluído. **D.** Dilatação da oclusão com o uso de balão. **E.** Colocação de *stent* com excelente resultado angiográfico. *(Reimpressa de A Almahameed, DL Bhatt: Contemporary management of peripheral arterial disease: III. Endovascular and surgical management. Cleve Clin J Med 2006; 73(suppl 4):S45-S51. Com a autorização de The Cleveland Clinic Foundation. ©2006. The Cleveland Clinic Foundation. Todos os direitos reservados.)*

diastólica final por meio do deslocamento de sangue da aorta descendente (contrapulsação). Isso resulta em um aumento do fluxo sanguíneo coronariano e uma diminuição da pós-carga. É contraindicado em pacientes com insuficiência aórtica, dissecção aórtica ou doença arterial periférica grave. As principais complicações são vasculares e trombóticas. A heparina IV é administrada para reduzir as complicações trombóticas.

Outro dispositivo de suporte útil é o Impella (Abiomed, Danvers, Massachusetts). O cateter Impella é colocado por via percutânea a partir da artéria femoral até o VE. O cateter tem uma pequena bomba microaxial em sua ponta que pode bombear até 2,5 a 5 L/min a partir do VE para a aorta. Os dispositivos menores podem ser colocados por via percutânea, mas os maiores precisam de acesso cirúrgico. Outros dispositivos de suporte incluem TandemHeart (CardiacAssist, Pittsburgh, Pennsylvania), que envolve a colocação de um cateter grande de 21 French a partir da veia femoral até o AD para o AE usando a técnica transeptal e um cateter na artéria femoral. Uma bomba centrífuga pode distribuir 5 L de sangue por minuto. Ela pode ser útil em pacientes em choque ou com IAMEST ou ICP de muito alto risco. Os pacientes também podem ser colocados em oxigenação por membrana extracorpórea (ECMO, do inglês *extracorporeal membrane oxygenation*) periférica usando grandes cânulas localizadas na artéria e veia femoral. Essa técnica pode ser realizada no laboratório de cateterismo de forma urgente ou eletiva e é útil para o suporte de pacientes com insuficiência respiratória aguda ou insuficiência cardíaca.

INTERVENÇÕES PARA EMBOLIA PULMONAR

O tratamento de trombose venosa profunda é anticoagulação IV, com colocação de um filtro na veia cava inferior se ocorrer embolia pulmonar (EP) recorrente ou a anticoagulação não for possível. A síndrome pós-flebítica é uma doença grave decorrente de obstrução venosa crônica que pode causar edema crônico de perna e úlcera venosa. Dados randomizados mostram que os tratamentos mecânicos podem ter um papel seletivo no tratamento de grande trombose venosa profunda iliofemoral.

A EP deve ser tratada com agentes fibrinolíticos se maciça e, em alguns casos, se submaciça. A embolectomia pulmonar cirúrgica é uma opção para o tratamento de EP maciça com instabilidade hemodinâmica em pacientes que têm contraindicações para fibrinólise sistêmica ou naqueles em que ela falhou. Terapias à base de cateter para as EPs submaciça e maciça ainda estão surgindo, mas estudos mostraram que são promissoras. As técnicas empregadas incluem o uso de aspiração do coágulo com um cateter grande (10 French), a infusão intracoágulo de um agente trombolítico seguida por aspiração, a trombólise direcionada por cateter auxiliada por ultrassonografia e o uso de trombectomia reolítica. O sucesso dessas técnicas foi relatado como de 80 a 90%, com as maiores complicações ocorrendo em 2 a 4% dos pacientes.

INTERVENÇÕES PARA HIPERTENSÃO REFRATÁRIA

O reconhecimento recente da importância dos nervos simpáticos renais na modulação da pressão arterial levou a uma técnica de denervar seletivamente os nervos simpáticos renais em pacientes com hipertensão refratária. O procedimento envolve aplicação de tratamento por radiofrequência de baixa potência via cateter ao longo do comprimento de ambas as artérias renais. A despeito de dados não randomizados promissores, no ensaio randomizado Symplicity HTN-3, a denervação renal não reduziu significativamente a pressão arterial em comparação com a terapia clínica. Está em andamento uma melhor otimização da técnica com alguma evidência a partir de pequenos ensaios de eficácia modesta, com avaliação de larga escala sendo realizada.

CONCLUSÃO

A cardiologia intervencionista continua ampliando suas fronteiras. O tratamento da doença arterial coronariana, incluindo subgrupos de anatomia complexa, continua a avançar. Avanços tecnológicos, como os *stents* farmacológicos, agora já em sua segunda geração, estão melhorando os desfechos da ICP. A ICP é o tratamento de escolha para pacientes com síndromes coronarianas agudas. Para pacientes com doença coronariana estável, a ICP é eficaz no alívio dos sintomas. Ter disponível uma equipe cardíaca é a melhor forma de tomar decisões a respeito de qual revascularização – ICP ou CRM – é a melhor para o paciente individual. O tratamento de doença periférica e cerebrovascular pode ser eficaz com as técnicas percutâneas. A doença cardíaca estrutural está cada vez mais sendo tratada com opções percutâneas, com abordagens intervencionistas como a TAVR se tornando preferida em relação à substituição cirúrgica da valva aórtica. Nos próximos anos, espera-se uma maior demanda de procedimentos invasivos

LEITURAS ADICIONAIS

Bhatt DL: *Cardiovascular Intervention: A Companion to Braunwald's Heart Disease*. Philadelphia, Elsevier, 2016.

Faxon DP, Williams DO: Interventional cardiology: Current status and future directions in coronary disease and valvular heart disease. Circulation 133:2697, 2016.

Neuman FJ et al: 2018 ESC/EACTS guidelines on myocardial revascularization. Eur Heart J 40:87, 2019.

Vahl TP et al: Transcatheter aortic valve replacement 2016: A modern-day "through the looking-glass" adventure. J Am Coll Cardiol 67:1472, 2016.

277 Hipertensão
Theodore A. Kotchen*

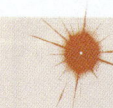

A hipertensão é uma das principais causas de doença no mundo. A pressão arterial elevada afeta mais de 1 bilhão de indivíduos e causa cerca de 9,4 milhões de mortes a cada ano. A hipertensão dobra o risco de doenças cardiovasculares, incluindo doença cardíaca coronariana (DCC), insuficiência cardíaca congestiva (ICC), acidente vascular cerebral (AVC) isquêmico e hemorrágico, insuficiência renal e doença arterial periférica (DAP). Costuma estar associada a fatores adicionais de risco para doença cardiovascular, e o risco de doença cardiovascular aumenta com a carga total dos fatores de risco. Embora a terapia anti-hipertensiva reduza os riscos de doenças cardiovascular e renal, grandes segmentos da população hipertensa não são tratados ou são tratados de maneira inadequada.

EPIDEMIOLOGIA

Os níveis de pressão arterial, a taxa de aumento da pressão arterial relacionada com a idade e a prevalência da hipertensão variam entre os países e as subpopulações em um país. A hipertensão está presente em todas as populações, exceto em um pequeno número de indivíduos que moram em sociedades isoladas. Nas sociedades industrializadas, a pressão arterial aumenta de maneira constante durante as primeiras duas décadas de vida. Em crianças e adolescentes, a pressão arterial está associada ao crescimento e à maturação, e a pressão arterial "acompanha" o desenvolvimento ao longo do tempo em crianças e entre a adolescência e a idade adulta jovem. Nos Estados Unidos, a pressão arterial sistólica média é mais alta nos homens do que nas mulheres durante o início da vida adulta, embora, entre os indivíduos mais velhos, o índice de aumento relacionado com a idade se mostre mais pronunciado nas mulheres. A pressão arterial diastólica também aumenta progressivamente com a idade até os 55 anos; depois disso, tende a diminuir. A consequência é um alargamento da pressão de pulso (a diferença entre a pressão arterial sistólica e a diastólica) após os 60 anos de idade.

Nos Estados Unidos, com base nos critérios de definição de hipertensão anteriores a 2018, cerca de 78 milhões de adultos são portadores de hipertensão. A prevalência da hipertensão é de 33,5% em negros não hispânicos, 28,9% em brancos não hispânicos e 20,7% em americanos-mexicanos. Entre indivíduos com idade ≥ 60, a prevalência é de 65,4%. Evidências recentes sugerem que a prevalência da hipertensão nos Estados Unidos pode estar aumentando, possivelmente como consequência do aumento da obesidade. A prevalência da hipertensão e as taxas de mortalidade por AVC são maiores no sudeste dos Estados Unidos do que em outras regiões. Em pessoas afro-americanas, a hipertensão surge mais cedo, em geral é mais grave e resulta em taxas mais altas de morbidade e mortalidade por AVC, hipertrofia do ventrículo esquerdo (HVE), ICC e doença renal em estágio terminal (DRET) do que nas pessoas brancas. Nos Estados Unidos, o conhecimento, o tratamento e o controle da hipertensão têm melhorado nas últimas décadas. De acordo com os dados da National Health and Nutrition Examination Survey (NHANES), em 2009-2012, as estimativas de prevalência para homens e mulheres, respectivamente, foram 80,2% e 85,4% para a descoberta da hipertensão, 70,9% e 80,6% para o tratamento (88,4% e 94,4% naqueles que têm conhecimento da sua hipertensão), 69,5% e 68,5% para o controle naqueles sendo tratados e 49,3% e 55,2% para o controle global em adultos com hipertensão.

Tanto fatores ambientais quanto genéticos podem contribuir para variações na prevalência da hipertensão. Estudos de sociedades que passam por "aculturação" e estudos de migrantes que vão de um local menos urbanizado para um mais urbanizado indicam uma profunda contribuição ambiental para a pressão arterial. A obesidade e o ganho de peso são fatores de risco fortes e independentes para hipertensão. A prevalência da hipertensão também está relacionada com a ingestão dietética de cloreto de sódio (NaCl), e a elevação da pressão arterial relacionada com a idade pode ser aumentada por alta ingestão de NaCl. Ingestões dietéticas baixas de cálcio e potássio também podem contribuir para o risco de hipertensão. A razão sódio-potássio na urina (um índice tanto de ingestões de sódio como de potássio) tem correlação mais forte com a pressão arterial do que o sódio ou o potássio isoladamente. Consumo de álcool, estresse psicossocial e níveis baixos de atividade física também podem contribuir para a hipertensão.

*Falecido.

CONSIDERAÇÕES GENÉTICAS

Embora variantes genéticas específicas tenham sido identificadas nas formas mendelianas raras de hipertensão, essas variantes não são aplicáveis à maioria (> 98%) dos pacientes com hipertensão. Para a maioria dos indivíduos, é provável que a hipertensão represente um distúrbio poligênico, no qual uma combinação de genes atua em consonância com exposições ambientais para dar uma contribuição apenas modesta à pressão arterial. Além disso, diferentes subgrupos de genes podem levar a diferentes fenótipos associados à hipertensão, como obesidade, dislipidemia e resistência à insulina.

Estudos de adoção, gêmeos e famílias documentam um componente hereditário significativo para os níveis de pressão arterial e hipertensão. Os modelos animais (incluindo ratos procriados seletivamente e linhagens de ratos congênicos) identificaram inúmeros *loci* genéticos e genes associados à hipertensão. Clinicamente, embora a replicação seja um desafio, resultados de estudos genéticos de candidatos e estudos de associação em todo o genoma identificaram > 25 mutações raras e > 100 polimorfismos relacionados à hipertensão. Inúmeros desses polimorfismos estão envolvidos nas vias que regulam a pressão arterial. Contudo, os polimorfismos relacionados à pressão arterial respondem por apenas cerca de 3,5% da variação da pressão arterial, enquanto, com base em estudos familiares, a hereditariedade da hipertensão é estimada na faixa de 30 a 40%. Uma hipótese responsável pela "herdabilidade perdida" é que as modificações epigenéticas do DNA contribuem para a hereditariedade da pressão arterial. Os processos epigenéticos são alterações na expressão genética que ocorrem sem alterações na sequência do DNA. Em contrapartida à sequência de DNA, o epigenoma é relativamente suscetível à modificação por exposições ambientais.

Evidências preliminares sugerem que pode haver também determinantes genéticos e epigenéticos de lesão de órgão-alvo e de doença vascular atribuída à hipertensão, incluindo a HVE e a nefropatia. Variantes genéticas específicas foram ligadas à DCC e ao AVC. Adicionalmente, estudos recentes identificaram modificações epigenéticas específicas do DNA em todo o genoma associadas com hipertensão e com o risco de infarto agudo do miocárdio (IAM) e DCC futuros.

MECANISMOS DE HIPERTENSÃO

Para fornecer uma estrutura à compreensão da patogênese e das opções de tratamento dos distúrbios hipertensivos, é útil compreender os fatores envolvidos na regulação da pressão arterial normal e da elevada. O débito cardíaco (DC) e a resistência periférica são os dois determinantes da pressão arterial (Fig. 277-1). O DC é determinado pelo volume sistólico e pela frequência cardíaca (FC); o volume sistólico está relacionado com a contratilidade miocárdica e o tamanho do compartimento vascular. A resistência periférica é determinada pelas alterações funcionais e anatômicas nas pequenas artérias (diâmetro do lúmen de 100-400 μm) e nas arteríolas.

VOLUME INTRAVASCULAR

O rim é tanto um alvo como uma causa de hipertensão. A doença renal primária é a etiologia mais comum da hipertensão secundária. Os mecanismos de hipertensão relacionados com o rim incluem redução da capacidade de excretar sódio, excesso de secreção de renina em relação ao estado de volume e excesso de atividade do sistema nervoso simpático. O sódio é predominantemente um íon extracelular, sendo um determinante primário do volume de líquido extracelular. Quando a ingestão de NaCl excede a capacidade do rim de excretar sódio, o volume vascular pode inicialmente expandir-se e o DC pode aumentar. Muitos leitos vasculares têm a capacidade de autorregular o fluxo sanguíneo e, se o fluxo

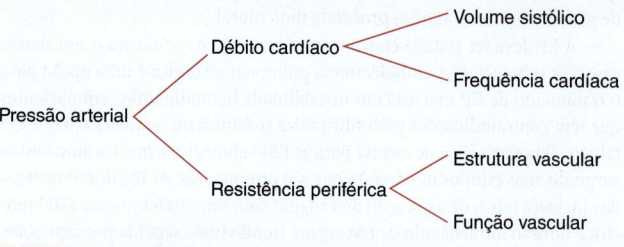

FIGURA 277-1 Determinantes da pressão arterial.

sanguíneo constante for mantido em face do aumento da pressão arterial, a resistência naquele leito irá aumentar.

$$\text{Fluxo sanguíneo} = \frac{\text{Pressão através do leito vascular}}{\text{Resistência vascular}}$$

A elevação inicial da pressão arterial em resposta à expansão do volume vascular pode estar relacionada com um aumento do DC; entretanto, com o tempo, a resistência periférica aumenta e o DC reverte para o normal. Não está claro se essa sequência hipotética de eventos ocorre na patogênese da hipertensão. O que está esclarecido é que o sal pode ativar alguns mecanismos neurais, endócrinos/parácrinos e vasculares, sendo que todos eles têm o potencial de aumentar a pressão arterial. O efeito do sódio na pressão arterial está relacionado com o fornecimento de sódio com cloreto; os sais de sódio sem cloreto apresentam pouco ou nenhum efeito na pressão arterial. À medida que a pressão arterial aumenta em resposta a uma alta ingestão de NaCl, a excreção urinária de sódio aumenta e o equilíbrio de sódio é mantido à custa de um aumento da pressão arterial. O mecanismo para esse fenômeno "pressão-natriurese" pode envolver um aumento sutil da taxa de filtração glomerular, uma redução da capacidade de absorção dos túbulos renais e, possivelmente, fatores hormonais, como o fator natriurético atrial. Em indivíduos com deficiência da capacidade de excretar sódio, aumentos maiores da pressão arterial são necessários para atingir a natriurese e o equilíbrio de sódio.

A hipertensão dependente de NaCl pode ser uma consequência da redução da capacidade do rim de excretar sódio devido a uma doença renal intrínseca ou um aumento da produção de hormônio que retém sal (mineralocorticoide) que resulta no aumento da reabsorção tubular renal de sódio. A reabsorção tubular renal de sódio também pode ser aumentada pela maior atividade neural para o rim. Em cada uma dessas situações, uma maior pressão arterial pode ser necessária para atingir o equilíbrio de sódio. Em contrapartida, os distúrbios com a perda de sal estão associados a níveis baixos de pressão arterial. A DRET é um exemplo extremo de hipertensão dependente de volume. Em cerca de 80% desses pacientes, o volume vascular e a hipertensão podem ser controlados com diálise adequada; nos outros 20%, o mecanismo de hipertensão está relacionado com o aumento da atividade do sistema renina-angiotensina, sendo provável que seja responsivo ao bloqueio farmacológico da renina-angiotensina.

SISTEMA NERVOSO AUTÔNOMO

Os reflexos adrenérgicos modulam a pressão arterial em curto prazo, e a função adrenérgica, em harmonia com fatores hormonais e fatores relacionados com o volume, contribui para a regulação em longo prazo da pressão arterial. A norepinefrina, a epinefrina e a dopamina desempenham papéis importantes na regulação cardiovascular tônica e fásica.

As atividades dos receptores adrenérgicos são mediadas por proteínas reguladoras de ligação ao nucleotídeo guanosina (proteínas G) e por concentrações intracelulares de segundos mensageiros a jusante. Além da afinidade e da densidade do receptor, a responsividade fisiológica às catecolaminas também pode ser alterada pela eficiência do acoplamento receptor-efetor no local "distal" à ligação do receptor. Os locais receptores são relativamente específicos tanto para a substância transmissora quanto para a resposta que a ocupação do receptor produz. Com base em sua fisiologia e farmacologia, os receptores adrenérgicos foram divididos em dois tipos principais: α e β. Esses tipos foram diferenciados ainda mais em receptores $α_1$, $α_2$, $β_1$ e $β_2$. Estudos recentes de clonagem molecular identificaram vários subtipos adicionais. Os receptores α são ocupados e ativados mais avidamente pela norepinefrina do que pela epinefrina, e o contrário é verdadeiro para os receptores β. Os receptores $α_1$ estão localizados nas células pós-sinápticas no músculo liso e produzem vasoconstrição. Os receptores $α_2$ localizam-se nas membranas pré-sinápticas dos terminais nervosos pós-ganglionares que sintetizam a norepinefrina. Quando ativados pelas catecolaminas, os receptores $α_2$ agem como controladores de *feedback* negativo, inibindo ainda mais a liberação de norepinefrina. Nos rins, a ativação de receptores $α_1$-adrenérgicos aumenta a reabsorção tubular renal de sódio. As diferentes classes de agentes anti-hipertensivos inibem os receptores $α_1$ ou agem como agonistas dos receptores $α_2$ e reduzem o fluxo simpático sistêmico. A ativação dos receptores $β_1$ miocárdicos estimula a taxa e a força da contração cardíaca e, consequentemente, aumenta o DC. A ativação do receptor $β_1$ também estimula a liberação de renina a partir do rim. Outra classe de agentes anti-hipertensivos age inibindo os receptores $β_1$. A ativação dos receptores $β_2$ pela epinefrina relaxa o músculo liso vascular e resulta em vasodilatação.

As concentrações das catecolaminas circulantes podem afetar o número de adrenorreceptores nos vários tecidos. A infrarregulação dos receptores pode ser uma consequência dos altos níveis constantes de catecolaminas e fornece uma explicação para a redução da responsividade, ou taquifilaxia, às catecolaminas. Por exemplo, a hipotensão ortostática costuma ser observada em pacientes com feocromocitoma, possivelmente devido à ausência de vasoconstrição induzida pela norepinefrina com a adoção da postura ereta. Em contrapartida, com a redução crônica de substâncias neurotransmissoras, os adrenorreceptores podem aumentar em número ou ser suprarregulados, resultando em aumento da responsividade ao neurotransmissor. A administração crônica de agentes que bloqueiam os receptores adrenérgicos pode resultar em suprarregulação, e a suspensão abrupta desses agentes pode produzir uma condição de hipersensibilidade temporária aos estímulos simpáticos. Por exemplo, a clonidina é um agente hipertensivo que consiste em um agonista $α_2$ de ação central que inibe o estímulo simpático. A hipertensão de rebote pode ocorrer com a abrupta cessação da terapia com clonidina, provavelmente como consequência da suprarregulação dos receptores $α_1$.

Vários reflexos modulam a pressão arterial minuto a minuto. Um barorreflexo arterial é mediado por terminações nervosas sensitivas sensíveis ao estiramento nos seios carotídeos e no arco aórtico. A velocidade de estimulação desses barorreceptores aumenta com a pressão arterial, e o efeito geral é uma redução do fluxo simpático, resultando em reduções da pressão arterial e da FC. Esse é um mecanismo primário para a regulação rápida das oscilações agudas da pressão arterial que podem ocorrer durante mudanças posturais, estresses comportamentais ou fisiológicos e alterações no volume sanguíneo. Entretanto, a atividade do barorreflexo declina ou adapta-se aos aumentos contínuos da pressão arterial de modo que os barorreceptores sejam reprogramados para pressões mais altas. O controle da pressão arterial por barorreflexo se deteriora com o avançar da idade, com a hipertensão e com a aterosclerose. As consequências são a maior variabilidade da pressão arterial e a maior incidência de hipotensão ortostática. Os pacientes com neuropatia autonômica e função barorreflexa comprometida podem apresentar pressões arteriais extremamente lábeis, com picos episódicos de pressão arterial difíceis de controlar associados à taquicardia.

Tanto em indivíduos de peso normal como nos obesos, a hipertensão frequentemente está associada a um aumento do fluxo simpático. Com base em registros da atividade nervosa pós-ganglionar do músculo (detectada por um microeletrodo inserido em um nervo fibular na perna), a atividade simpática tende a ser maior nos indivíduos hipertensos que nos normotensos. A atividade simpática está aumentada na hipertensão relacionada com a obesidade e na hipertensão associada à apneia obstrutiva do sono. A ativação do barorreceptor por meio de estimulação elétrica dos nervos aferentes ao seio carotídeo reduz a pressão arterial em pacientes com hipertensão "resistente". Os fármacos que bloqueiam o sistema nervoso simpático são agentes anti-hipertensivos potentes, indicando que o sistema nervoso simpático desempenha um papel permissivo, embora não necessariamente um papel causador, na manutenção da pressão arterial aumentada.

O feocromocitoma é o exemplo mais evidente de hipertensão relacionada com o aumento da produção das catecolaminas, nesse caso por um tumor. A pressão arterial pode ser reduzida por meio de excisão cirúrgica do tumor ou por tratamento farmacológico com um antagonista do receptor $α_1$ ou com um inibidor da tirosina-hidroxilase, a etapa limitante da velocidade na biossíntese das catecolaminas.

RENINA-ANGIOTENSINA-ALDOSTERONA

O sistema renina-angiotensina-aldosterona contribui para a regulação da pressão arterial primariamente por meio das propriedades vasoconstritoras da angiotensina II e das propriedades de retenção de sódio da aldosterona. A renina é uma aspartil-protease sintetizada como um precursor enzimaticamente inativo, a pró-renina. A maior parte da renina na circulação é sintetizada na arteríola aferente renal. A pró-renina pode ser secretada diretamente na circulação ou ser ativada no interior das células secretoras e liberada como renina ativa. Há três estímulos primários para a secreção de renina: (1) transporte reduzido de NaCl na porção distal do ramo ascendente da alça de Henle que faz limite com a arteríola aferente correspondente (mácula densa), (2) redução da pressão ou do estiramento na arteríola aferente renal (mecanismo barorreceptor) e (3) estimulação das células secretoras de renina pelo sistema nervoso simpático por meio dos adrenorreceptores β_1. Em contrapartida, a secreção de renina é inibida pelo aumento do transporte de NaCl no ramo ascendente grosso da alça de Henle, pelo aumento do estiramento na arteríola aferente renal e pelo bloqueio do receptor β_1. Além disso, a angiotensina II inibe diretamente a secreção de renina devido aos receptores tipo 1 da angiotensina II nas células justaglomerulares, e a secreção de renina aumenta em resposta ao bloqueio farmacológico da enzima conversora da angiotensina (ECA) ou dos receptores da angiotensina II.

Uma vez liberada na circulação, a renina ativa realiza a clivagem de um substrato, o angiotensinogênio, para formar um decapeptídeo inativo, a angiotensina I (Fig. 277-2). Uma enzima de conversão, localizada primariamente, mas não exclusivamente, na circulação pulmonar, converte a angiotensina I no octapeptídeo ativo, a angiotensina II, pela liberação do dipeptídeo histidil-leucina do C terminal. A mesma enzima de conversão realiza a clivagem de muitos outros peptídeos, incluindo e, portanto, inativando o vasodilatador bradicinina. Agindo primariamente por meio dos receptores da angiotensina II do tipo 1 (AT_1Rs) nas membranas celulares, a angiotensina II é uma substância pressórica potente, e o fator trófico primário para a secreção de aldosterona pela zona glomerulosa suprarrenal. Utilizando várias cascatas de transdução de sinal, acredita-se que o AT_1R seja o mediador da maioria das funções da angiotensina II, resultando em hipertensão, remodelamento cardiovascular e lesão de órgão-alvo. O receptor da angiotensina II do tipo 2 (AT_2R) tem efeitos funcionais opostos aos do receptor AT_1. O AT_2R induz a vasodilatação, a excreção de sódio, bem como a inibição do crescimento celular e a formação da matriz. O AT_2R melhora o remodelamento vascular por meio da estimulação da apoptose da célula do músculo liso e contribui para a regulação da taxa de filtração glomerular. O bloqueio do AT_1R induz um aumento da atividade do AT_2R.

Os tumores secretores de renina são exemplos claros da hipertensão dependente da renina. No rim, esses tumores incluem os hemangiopericitomas benignos do aparelho justaglomerular e, menos frequentemente, carcinomas renais, inclusive os tumores de Wilms. Os carcinomas produtores de renina também foram descritos no pulmão, no fígado, no pâncreas, no cólon e nas glândulas suprarrenais. A hipertensão renovascular é outra forma de hipertensão mediada pela renina. A obstrução da artéria renal leva a uma redução da pressão de perfusão renal, estimulando, assim, a secreção de renina. Com o tempo, possivelmente em consequência de lesão renal secundária, essa forma de hipertensão pode se tornar menos dependente da renina.

O angiotensinogênio, a renina e a angiotensina II também são sintetizados localmente em muitos tecidos, como o cérebro, a hipófise, a aorta, as artérias, o coração, as glândulas suprarrenais, os rins, os adipócitos, os leucócitos, os ovários, os testículos, o útero, o baço e a pele. A angiotensina II nos tecidos pode ser formada pela atividade enzimática da renina ou por outras proteases, como tonina, quimase e catepsinas. Além de regular o fluxo sanguíneo local, a angiotensina II tecidual é um mitógeno que estimula o crescimento e contribui para a modelagem e o reparo. O excesso de angiotensina II no tecido pode contribuir para aterosclerose, hipertrofia cardíaca e insuficiência renal e, consequentemente, pode ser um alvo da terapia medicamentosa para evitar lesão a órgão-alvo.

A angiotensina II é o fator trófico primário que regula a síntese e a secreção de aldosterona pela zona glomerular do córtex suprarrenal. A síntese da aldosterona também é dependente do potássio, podendo a secreção de aldosterona estar reduzida em indivíduos com depleção de potássio. Embora as elevações agudas dos níveis do hormônio adrenocorticotrópico (ACTH, do inglês *adrenocorticotropic hormone*) também aumentem a secreção de aldosterona, o ACTH não é um fator trófico importante para a regulação crônica de aldosterona.

A aldosterona é um mineralocorticoide potente que aumenta a reabsorção de sódio pelos canais epiteliais de sódio (CENa) sensíveis à amilorida na superfície apical das células principais do ducto coletor cortical renal (Cap. 309). A neutralidade elétrica é mantida pela troca de sódio por potássio e íons hidrogênio. Consequentemente, o aumento da secreção de aldosterona pode resultar em hipopotassemia e alcalose. O cortisol também se liga ao receptor de mineralocorticoide, mas em geral funciona como um mineralocorticoide menos potente do que a aldosterona porque o cortisol é convertido em cortisona pela enzima 11β-hidroxiesteroide-desidrogenase tipo 2. A cortisona não tem afinidade pelo receptor do mineralocorticoide. O aldosteronismo primário é um exemplo convincente de hipertensão mediada pelo mineralocorticoide. Nesse distúrbio, a síntese e a liberação da aldosterona suprarrenal são independentes da renina-angiotensina, e a liberação da renina é suprimida pela expansão de volume resultante.

Os receptores de mineralocorticoides são expressos em inúmeros tecidos além do rim, e a ativação do receptor de mineralocorticoide induz alterações estruturais e funcionais no coração, nos rins e nos vasos sanguíneos, levando à fibrose miocárdica e HVE, nefrosclerose e inflamação vascular e remodelamento, talvez como consequência de estresse oxidativo. Esses efeitos são ampliados pela ingestão de alto teor de sal. Em modelos animais, a espironolactona (um antagonista da aldosterona) previne a fibrose miocárdica induzida pela aldosterona. Em pacientes com ICC, uma baixa dose de espironolactona reduz em 30% o risco de insuficiência cardíaca progressiva e morte súbita devido a causas cardíacas. Por um efeito hemodinâmico renal, em pacientes com aldosteronismo primário, os níveis circulantes altos de aldosterona também podem causar hiperfiltração glomerular e albuminúria.

O aumento da atividade do eixo renina-angiotensina-aldosterona não está invariavelmente associado à hipertensão. Em resposta a uma dieta com baixo teor de NaCl ou a uma contração do volume, a pressão arterial e a homeostase do volume podem ser mantidas por meio do aumento da atividade do eixo renina-angiotensina-aldosterona. O aldosteronismo secundário (i.e., aumento da aldosterona secundário a aumento da renina-angiotensina), mas não a hipertensão, também é observado nos estados edematosos, como a ICC e a doença hepática.

MECANISMOS VASCULARES

O raio do vaso sanguíneo e a complacência das artérias de resistência também são importantes determinantes da pressão arterial. A resistência ao fluxo varia inversamente com a quarta potência do raio e, consequentemente, pequenas reduções no tamanho do lúmen aumentam a resistência de maneira significativa. Em pacientes hipertensos, alterações estruturais, mecânicas ou funcionais podem reduzir o diâmetro do lúmen das pequenas artérias e arteríolas. O remodelamento refere-se a alterações geométricas na parede do vaso sem mudança do volume do vaso. O remodelamento vascular hipertrófico (aumento do tamanho da célula e aumento do depósito de matriz intercelular) ou eutrófico resulta em redução do tamanho do lúmen e, portanto, aumento da resistência periférica. Apoptose, inflamação de baixo grau e fibrose vascular também contribuem para o remodelamento. O diâmetro do lúmen também está relacionado com a elasticidade do vaso. Os vasos com alto grau de elasticidade podem acomodar um aumento de

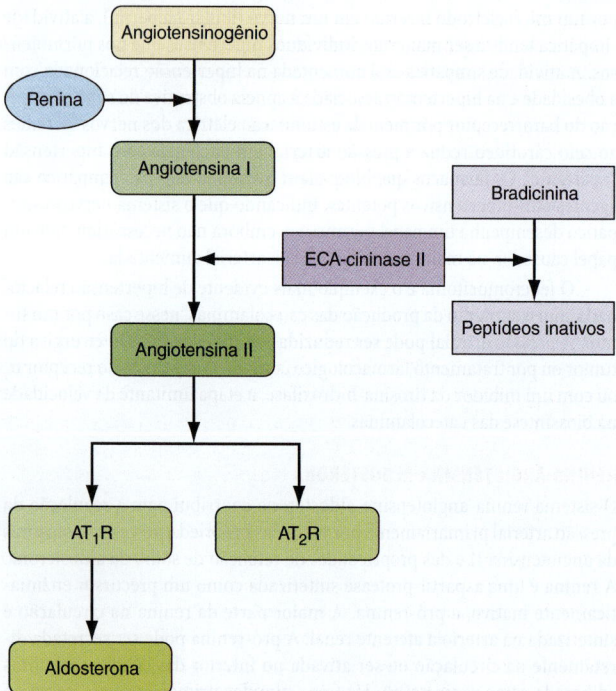

FIGURA 277-2   Eixo renina-angiotensina-aldosterona. AT_1R, receptor da angiotensina II do tipo 1; AT_2R, receptor da angiotensina II do tipo 2. ECA, enzima conversora da angiotensina.

volume com relativamente pouca alteração da pressão, enquanto, em um sistema vascular semirrígido, um pequeno aumento do volume induz um aumento relativamente grande de pressão.

Uma associação entre rigidez arterial e hipertensão está bem estabelecida. Uma vasculatura enrijecida é menos capaz de amortecer as alterações de fluxo em curto prazo. Embora tenha sido assumido que a rigidez arterial é uma manifestação da hipertensão, evidência recente sugere que a rigidez vascular também pode contribuir para a elevação da pressão arterial. Clinicamente, a determinação não invasiva da velocidade da onda de pulso elevada entre as artérias carótida e femoral frequentemente é interpretada como um índice da rigidez arterial. Devido à rigidez arterial, as pressões arteriais centrais (aórtica, carotídea) podem não corresponder às pressões da artéria braquial. A ejeção do sangue na aorta produz uma onda de pressão que é propagada a uma determinada velocidade. A onda de trajetória para a frente gera uma onda refletida que trafega para trás em direção à aorta ascendente. Embora a pressão arterial média seja determinada pelo DC e pela resistência periférica, a pressão de pulso está relacionada com as propriedades funcionais de grandes artérias e com a amplitude e o momento de ocorrência das ondas incidentes e refletidas. O aumento da rigidez arterial resulta em aumento da velocidade da onda de pulso de ambas as ondas, as incidentes e as refletidas. A consequência é um aumento da pressão sistólica aórtica e uma redução da pressão diastólica aórtica, ou seja, um aumento da pressão de pulso. O índice de aumento aórtico, um substituto do índice de rigidez arterial, é calculado como a razão entre a pressão arterial central e a pressão de pulso. Todavia, as reflexões de onda também são influenciadas pela estrutura e pela função do ventrículo esquerdo (VE). A pressão arterial central pode ser medida diretamente colocando-se um sensor na aorta ou de maneira não invasiva por tonometria radial. A pressão arterial central e o índice de aumento aórtico são preditores independentes de doença cardiovascular e de mortalidade por todas as causas. A pressão arterial central também parece estar associada mais fortemente com lesão orgânica pré-clínica do que a pressão arterial braquial.

O transporte iônico pelas células do músculo liso vascular pode contribuir para anormalidades do tônus vascular e crescimento vascular associados à hipertensão, ambos modulados pelo pH intracelular (pH_i). Três mecanismos de transporte iônico participam na regulação do pH_i: (1) troca Na^+-H^+, (2) troca HCO_3^--Cl^- dependente de Na^+ e (3) troca HCO_3^--Cl^- independente de cátion. Com base em mensurações nos tipos celulares mais acessíveis do que o músculo liso vascular (p. ex., leucócitos, hemácias, plaquetas, músculo esquelético), a atividade do trocador Na^+-H^+ está aumentada na hipertensão, o que pode resultar em aumento do tônus vascular por meio de dois mecanismos. Primeiro, o aumento da entrada de sódio pode levar ao aumento do tônus vascular pela ativação da troca Na^+-Ca^{2+} e, portanto, ao aumento do cálcio intracelular. Segundo, a elevação do pH_i aumenta a sensibilidade ao cálcio do aparelho contrátil, levando a um aumento da contratilidade para determinada concentração de cálcio intracelular. Ademais, o aumento da troca Na^+-H^+ pode estimular o crescimento de células do músculo liso vascular, aumentando a sensibilidade aos mitógenos.

A função endotelial vascular também modula o tônus vascular. O endotélio vascular sintetiza e libera várias substâncias vasoativas, incluindo o óxido nítrico, um vasodilatador potente. A vasodilatação dependente do endotélio está comprometida nos pacientes hipertensos. Essa deficiência com frequência é avaliada com ultrassonografia de alta resolução antes e depois da fase hiperêmica de reperfusão que ocorre após 5 minutos de isquemia do antebraço. Alternativamente, a vasodilatação dependente do endotélio pode ser avaliada em resposta a um vasodilatador dependente do endotélio infundido intra-arterialmente, como a acetilcolina. A endotelina é um peptídeo vasoconstritor produzido pelo endotélio, e os antagonistas da endotelina oralmente ativos podem baixar a pressão arterial em pacientes com hipertensão resistente.

MECANISMOS IMUNES, INFLAMAÇÃO E ESTRESSE OXIDATIVO

Inflamação de baixo grau e a ativação não controlada da resposta imune foram implicadas na patogênese da lesão vascular e da hipertensão por pelo menos quatro décadas. Tanto as células derivadas do timo (células T) quanto as células derivadas da medula óssea – ou da bursa – (células B) estão envolvidas. A ativação foi atribuída ao aumento da atividade do sistema nervoso simpático, forças mecânicas na parede vascular, concentração intersticial de sódio e elevada ingestão de sal na dieta. As citocinas inflamatórias e os radicais livres secretados pelas células imunes ativadas podem contribuir para a lesão vascular e de órgãos-alvo. A inflamação e a lesão exsudativa são proximamente acopladas. Inflamação, estiramento vascular, angiotensina II e sal mostraram resultar na geração de espécies reativas do oxigênio (ROSs, do inglês *reactive oxygen species*), que modificam a função da célula T e aumentam ainda mais a inflamação. As ROSs também atenuam os efeitos dos vasodilatadores endógenos de moléculas pequenas. Evidência preliminar sugere que a hipertensão é atenuada e a função endotelial vascular é preservada em modelos experimentais que não têm células T e B. Em modelos animais de hipertensão sensível ao sal, os aumentos na pressão de perfusão renal relacionados ao sal induzem a infiltração de células imunes no rim. As células infiltrantes liberam citocinas e radicais livres que podem contribuir para a lesão renal. Adicionalmente, a presença de ROS na medula renal pode causar distúrbio na pressão-natriurese e assim potencializar o desenvolvimento de hipertensão.

Clinicamente, pacientes com hipertensão primária têm níveis circulantes de autoanticorpos aumentados, e marcadores de estresse oxidativo foram descritos em indivíduos hipertensos e pré-hipertensos. O número aumentado de células imunes ativadas (seja na circulação ou em biópsias teciduais) e as citocinas inflamatórias que elas produzem também ocorrem em pacientes com pré-eclâmpsia, hipertensão resistente, hipertensão maligna e rejeição de enxerto renal.

CONSEQUÊNCIAS PATOLÓGICAS DA HIPERTENSÃO

CORAÇÃO

A doença cardíaca é a causa mais comum de morte nos pacientes hipertensos. A cardiopatia hipertensiva é o resultado de adaptações estruturais e funcionais que levam à HVE, aumento do tamanho atrial, ICC, doença arterial coronariana aterosclerótica, doença microvascular e arritmias cardíacas, incluindo fibrilação atrial. Independentemente da pressão arterial, indivíduos com HVE apresentam maior risco para DCC, AVC, ICC e morte súbita. O controle agressivo da hipertensão pode regredir ou reverter a HVE e reduzir o risco de cardiopatia. O escore de cálcio da artéria coronária fornece uma estimativa não invasiva de lesão de órgão-alvo e está associado com eventos cardiovasculares. Contudo, atualmente há relativamente pouca informação a respeito do impacto da melhora desse marcador subclínico sobre o prognóstico.

A ICC pode estar relacionada com disfunção sistólica, disfunção diastólica ou uma combinação das duas. Anormalidades da função diastólica, que variam de cardiopatia assintomática até insuficiência cardíaca evidente, são comuns nos pacientes hipertensos. Aproximadamente 33% dos pacientes com ICC apresentam função sistólica normal, mas função diastólica anormal. A disfunção diastólica é uma consequência precoce da cardiopatia relacionada com a hipertensão, sendo exacerbada pela HVE e pela isquemia. A cateterização cardíaca fornece a avaliação mais apropriada da função diastólica. Como alternativa, a função diastólica pode ser avaliada por vários métodos não invasivos, como ecocardiografia e angiografia com radionuclídeos.

CÉREBRO

O AVC é a segunda causa mais frequente de morte no mundo; é responsável por 5 milhões de mortes a cada ano, com mais 15 milhões de pessoas tendo AVCs não fatais. A pressão arterial elevada é o fator de risco mais forte para AVC. Cerca de 85% dos AVCs são devidos a infarto, e o restante, a hemorragia intracerebral ou subaracnóidea. A incidência de AVC aumenta progressivamente com o aumento dos níveis de pressão arterial, em particular da pressão arterial sistólica em indivíduos > 65 anos. O tratamento da hipertensão reduz a incidência tanto de AVC isquêmico como de AVC hemorrágico.

A hipertensão também está associada à deficiência cognitiva na população que está envelhecendo, e estudos longitudinais sustentam uma associação entre hipertensão na meia-idade e declínio cognitivo de início tardio. A demência vascular e a demência de Alzheimer frequentemente coexistem. A hipertensão está associada com a deposição de β-amiloide, um fator patológico importante na demência. Além do nível real da pressão arterial, a rigidez arterial e a variabilidade da pressão arterial consulta a consulta podem estar relacionadas independentemente com a doença subclínica dos pequenos vasos e com o declínio cognitivo subsequente. O comprometimento cognitivo e a demência relacionados com a hipertensão também podem ser consequência de um único infarto causado pela oclusão de um vaso maior "estratégico" ou de infartos lacunares múltiplos causados por doença oclusiva de pequenos vasos, os quais resultam em isquemia subcortical da substância branca. Vários estudos clínicos sugerem que a terapia anti-hipertensiva tem um efeito benéfico na função cognitiva.

O fluxo sanguíneo cerebral permanece sem alterações em uma ampla faixa de pressões arteriais (pressão arterial média de 50-150 mmHg) por meio de um processo chamado de *autorregulação* do fluxo sanguíneo. Nos pacientes com a síndrome clínica de hipertensão maligna, a encefalopatia está relacionada com falha da autorregulação do fluxo sanguíneo cerebral no limite superior de pressão, resultando em vasodilatação e hiperperfusão. Os sinais e sintomas de encefalopatia hipertensiva podem incluir cefaleia grave, náuseas e vômitos (frequentemente de natureza em jato), sinais neurológicos focais e alterações no estado mental. Se não tratada, a encefalopatia hipertensiva pode progredir para estupor, coma, convulsões e morte em algumas horas. É importante distinguir a encefalopatia hipertensiva das outras síndromes neurológicas que podem estar associadas à hipertensão, como isquemia cerebral, AVC hemorrágico ou trombótico, distúrbios convulsivos, lesões maciças, pseudotumor cerebral, *delirium tremens*, meningite, porfiria intermitente aguda, lesão cerebral traumática ou química e encefalopatia urêmica.

RIM

A hipertensão é um fator de risco para lesão renal e DRET. O maior risco associado à pressão arterial alta é graduado, contínuo e está presente por toda a distribuição da pressão arterial acima do nível ideal. O risco renal parece estar mais estreitamente relacionado com a pressão sistólica do que com a diastólica, e os homens negros apresentam maior risco do que os brancos para o desenvolvimento de DRET em qualquer nível de pressão arterial.

As lesões vasculares ateroscleróticas renais relacionadas com a hipertensão afetam primariamente as arteríolas pré-glomerulares, resultando em alterações isquêmicas nos glomérulos e nas estruturas pós-glomerulares. A lesão glomerular também pode ser uma consequência de lesão direta aos capilares glomerulares devido à hiperperfusão glomerular. Com lesão renal progressiva, há perda da autorregulação do fluxo sanguíneo renal, a qual resulta em um limiar de pressão arterial mais baixo para lesão renal e uma curva mais acentuada entre a pressão arterial e a lesão renal. O resultado pode ser um círculo vicioso de lesão renal e perda de néfron que causa hipertensão mais grave, hiperfiltração glomerular e ainda mais lesão renal. A patologia glomerular progride para glomerulosclerose e, subsequentemente, os túbulos renais também podem se tornar isquêmicos e gradualmente atróficos. A lesão renal associada à hipertensão maligna consiste em necrose fibrinoide das arteríolas aferentes, algumas vezes estendendo-se para o glomérulo, e pode resultar em necrose focal do tufo glomerular.

Clinicamente, a macroalbuminúria (razão aleatória albumina/creatinina urinária > 300 mg/g) ou a microalbuminúria (razão aleatória albumina/creatinina urinária de 30-300 mg/g) são marcadores precoces de lesão renal. Elas também são fatores de risco para a progressão das doenças renal e cardiovascular.

ARTÉRIAS PERIFÉRICAS

Os vasos sanguíneos são um órgão-alvo para a doença aterosclerótica secundária à pressão arterial elevada de longa duração. Independentemente da pressão arterial, a rigidez arterial (medida como a velocidade da onda de pulso carótida-femoral ou pressão de pulso carotídeo) está associada com doença de órgão-alvo, incluindo AVC, doença cardíaca e insuficiência renal. Os pacientes hipertensos com doença arterial das extremidades inferiores também apresentam maior risco de doença cardiovascular futura. Clinicamente, a DAP pode ser reconhecida pelo sintoma de claudicação. O índice tornozelo-braquial (razão entre a pressão arterial sistólica do tornozelo e o braço) é uma abordagem útil para a avaliação de doença arterial periférica. Um índice tornozelo-braquial < 0,90 é considerado diagnóstico de DAP e está associado a > 50% de estenose em pelo menos um vaso principal de membro inferior. Um índice tornozelo-braquial < 0,80 está associado à pressão arterial elevada, em particular a pressão arterial sistólica.

Ainda precisa ser estabelecido se a rigidez arterial e o remodelamento vascular são alterações primárias ou consequências secundárias da pressão arterial elevada. Evidências limitadas sugerem que a complacência vascular e a vasodilatação dependente do endotélio podem ser melhoradas por exercícios aeróbicos, perda de peso e agentes anti-hipertensivos. Mas ainda não se sabe se essas intervenções afetam a estrutura arterial e a rigidez por meio de um mecanismo independente da pressão arterial nem se classes diferentes de agentes anti-hipertensivos afetam preferencialmente a estrutura e a função vasculares.

DEFINIÇÃO DE HIPERTENSÃO

A partir de uma perspectiva epidemiológica, não há nível evidente de pressão arterial que defina a hipertensão. Nos adultos, há um risco contínuo e crescente de doença cardiovascular, AVC e doença renal ao longo dos níveis de pressões arteriais sistólica e diastólica. O *Multiple Risk Factor Intervention Trial* (MRFIT), que incluiu mais de 350 mil participantes do sexo masculino, demonstrou uma influência contínua e gradual tanto da pressão sistólica quanto da diastólica na mortalidade por DCC, estendendo-se até as pressões arteriais sistólicas de 120 mmHg. De maneira semelhante, os resultados de uma metanálise envolvendo quase 1 milhão de participantes indicam que a mortalidade por cardiopatia isquêmica, a mortalidade por AVC e a mortalidade devido a outras causas vasculares estão diretamente relacionadas com o nível da pressão arterial, começando em 115/75 mmHg, sem evidências de um limite. O risco de doença cardiovascular dobra para cada aumento de 20 mmHg na pressão sistólica e de 10 mmHg na pressão diastólica. Entre os indivíduos mais velhos, a pressão arterial sistólica e a pressão de pulso são preditores mais potentes de doença cardiovascular do que a pressão diastólica.

Clinicamente, a hipertensão pode ser definida como o nível de pressão arterial no qual a instituição de terapia reduz a morbidade e a mortalidade relacionadas com a pressão arterial. Os critérios clínicos para definir hipertensão em geral baseiam-se na média de duas ou mais aferições da pressão na posição sentada durante cada uma de duas ou mais consultas ambulatoriais. Uma classificação recente recomenda que a hipertensão seja definida como pressão arterial sistólica ≥ 130 mmHg ou pressão arterial diastólica ≥ 80 mmHg (Tab. 277-1). Por outro lado, diretrizes anteriores definiram hipertensão como uma pressão arterial sistólica ≥ 140 mmHg ou pressão arterial diastólica ≥ 90 mmHg. Comparada com a definição anterior, baseada na nova definição, a prevalência de hipertensão entre adultos norte-americanos é substancialmente mais alta (46 vs 32%). Em crianças e adolescentes, a hipertensão geralmente é definida como pressões arteriais sistólica e/ou diastólica consistentemente superiores ao 95º percentil para idade, sexo e altura. As pressões arteriais entre o 90º e o 95º percentis são consideradas pré-hipertensivas, sendo uma indicação para intervenções no estilo de vida.

A medição da pressão arterial fora do consultório pode ser útil para a confirmação e manejo da hipertensão. Monitores ambulatoriais geralmente são programados para obter a leitura da pressão arterial a cada 15 a 30 minutos durante o dia e a cada 15 a 60 min durante a noite. Embora a monitoração ambulatória geralmente seja aceita como a melhor medida fora do consultório, a monitoração da pressão arterial em domicílio com medições menos frequentes é uma abordagem mais prática. Como os registros da pressão arterial ambulatorial produzem múltiplas leituras durante o dia e a noite, eles fornecem uma avaliação mais abrangente sobre a carga vascular da hipertensão do que um número limitado de leituras no consultório. As pressões arteriais em casa, incluindo registros da pressão de 24 horas, preveem mais confiavelmente a lesão a órgão-alvo do que as pressões arteriais no consultório. As pressões arteriais noturnas costumam ser 10 a 20% mais baixas do que as pressões arteriais diurnas, e uma "queda" atenuada da pressão arterial noturna pode estar associada a um aumento do risco de doença cardiovascular. Um índice menos bem estabelecido, a velocidade de

TABELA 277-1 ■ Classificação da pressão arterial em adultos			
Classificação da pressão arterial	Sistólica (mmHg)		Diastólica (mmHg)
Normal	< 120	e	< 80
Elevada	120-129	e	< 80
Hipertensão			
Estágio 1	130-139	ou	80-89
Estágio 2	≥ 140	ou	≥ 90

Fonte: Reproduzida, com autorização, de PK Whelton et al: 2017 ACC/AHA/AAPA/ABC/ACPM/AGS/APhA/ASH/ASPC/NMA/PCNA guideline for the prevention, detection, evaluation, and management of high blood pressure in adults: Executive summary: A report of the American college of cardiology/American heart association task force on clinical practice guidelines. Hypertension 71:1269, 2018.

elevação da pressão arterial no início da manhã ("pico" da pressão arterial) também pode prever um maior risco de eventos cardiovasculares.

As medições da pressão arterial em casa e da pressão ambulatorial média de 24 horas geralmente são mais baixas que as pressões arteriais verificadas no consultório. Diretrizes recentes fornecem valores para a monitoração da pressão arterial em domicílio e ambulatorial que correspondem a pressões arteriais medidas em consultório. Cerca de 15 a 20% dos pacientes com pressões arteriais elevadas no consultório têm leituras normais ambulatoriais, um fenômeno chamado "hipertensão do jaleco branco". Os resultados em longo prazo de indivíduos com hipertensão do jaleco branco são mais similares aos de indivíduos normotensos do que de indivíduos com hipertensão sustentada (elevação da pressão tanto no consultório como fora dele). Por outro lado, a "hipertensão mascarada" (pressão normal no consultório e elevada fora dele) está associada com um risco de doença cardiovascular e mortalidade por todas as causas duas vezes maior do que a de indivíduos normotensos, com uma faixa de risco similar ao de pacientes com hipertensão sustentada. Em pesquisas populacionais, a prevalência de hipertensão mascarada varia de 10 a 30%.

DISTÚRBIOS CLÍNICOS DA HIPERTENSÃO

Dependendo dos métodos de averiguação do paciente, cerca de 80 a 95% dos pacientes hipertensos são diagnosticados como tendo hipertensão primária, ou "essencial" (inclusive pacientes com obesidade e síndrome metabólica). Nos 5 a 20% dos pacientes hipertensos restantes, pode ser identificado um distúrbio subjacente específico que causa elevação da pressão arterial (Tabs. 277-2 e 277-3). Nos indivíduos com hipertensão "secundária", um mecanismo específico para a elevação da pressão arterial frequentemente é mais aparente. Indícios de hipertensão secundária incluem características clínicas específicas, hipertensão grave ou resistente ao tratamento, instalação recente da hipertensão, lesão desproporcional de órgão-alvo e indivíduos mais jovens.

HIPERTENSÃO PRIMÁRIA

A hipertensão primária tende a ser familiar e provavelmente é a consequência de uma interação entre fatores ambientais e genéticos. A prevalência da hipertensão primária aumenta com a idade, e indivíduos com pressões arteriais relativamente altas quando mais jovens apresentam aumento do risco de desenvolvimento subsequente de hipertensão. É provável que a hipertensão primária represente um espectro de distúrbios com fisiopatologias subjacentes diferentes. Na maioria dos pacientes com hipertensão estabelecida, a resistência periférica está aumentada e o DC é normal ou reduzido; entretanto, nos pacientes mais jovens com hipertensão leve ou lábil, o DC pode estar aumentado e a resistência periférica pode ser normal. Quando a atividade da renina plasmática (ARP) é colocada em um gráfico e analisada com a excreção de sódio de 24 horas, cerca de 10 a 15% dos pacientes hipertensos apresentam ARP alta e 25%, ARP baixa. Os pacientes com alto teor de renina podem ter uma forma vasoconstritora de hipertensão, enquanto os pacientes com baixo teor de renina podem ter uma hipertensão dependente do volume. Comparados com outras populações dos Estados Unidos, os afro-americanos têm uma elevada prevalência de hipertensão e doença cardiovascular relacionada com a hipertensão e morbidade e mortalidade renal. Os afro-americanos hipertensos tendem a ter renina plasmática baixa e hipertensão dependente do volume.

OBESIDADE E SÍNDROME METABÓLICA

(Ver também Cap. 408) Cerca de 60% dos adultos hipertensos têm sobrepeso > 20%, e há uma associação bem-documentada entre obesidade

TABELA 277-2 ■ Hipertensão sistólica com pressão de pulso ampla

1. Complacência vascular reduzida (arteriosclerose)
2. Aumento do débito cardíaco
    a. Insuficiência aórtica
    b. Tireotoxicose
    c. Síndrome do coração hipercinético
    d. Febre
    e. Fístula arteriovenosa
    f. Ducto arterioso persistente

TABELA 277-3 ■ Causas secundárias de hipertensão sistólica e diastólica

Renal	Doenças parenquimatosas, cistos renais (incluindo a doença renal policística), tumores renais (incluindo os tumores secretores de renina), uropatia obstrutiva
Renovascular	Arteriosclerótica, displasia fibromuscular
Suprarrenal	Aldosteronismo primário, síndrome de Cushing, deficiência de 17α-hidroxilase, deficiência de 11β-hidroxilase, deficiência de 11-hidroxiesteroi-de-desidrogenase (alcaçuz), feocromocitoma
Coarctação aórtica	
Apneia obstrutiva do sono	
Pré-eclâmpsia/eclâmpsia	
Neurogênica	Psicogênica, síndrome diencefálica, disautonomia familiar, polineurite (porfiria aguda, intoxicação por chumbo), aumento agudo da pressão intracraniana, secção aguda da medula espinal
Outros distúrbios endócrinos	Hipotireoidismo, hipertireoidismo, hipercalcemia, acromegalia
Medicamentos	Alta dose de estrogênios, esteroides suprarrenais, descongestionantes, supressores do apetite, anfetaminas, ciclosporina, antidepressivos tricíclicos, antipsicóticos atípicos, inibidores da monoaminoxidase, eritropoietina, anti-inflamatórios não esteroides, álcool, suplementos herbários, cocaína e outros
Formas mendelianas de hipertensão	Ver Tabela 277-4

(índice de massa corporal [IMC] > 30 kg/m^2) e hipertensão. Estudos transversais indicam uma correlação linear direta entre o peso corporal (ou IMC) e a pressão arterial. A gordura corporal localizada centralmente é um determinante mais importante de elevação da pressão arterial do que a gordura corporal periférica.

A hipertensão e a dislipidemia costumam ocorrer juntas e em associação com a resistência à captação de glicose estimulada pela insulina. Esse agrupamento de fatores de risco com frequência, mas não sempre, está associado à obesidade, em particular a abdominal. A resistência à insulina também está associada a um desequilíbrio desfavorável na produção endotelial de mediadores que regulam a agregação plaquetária, a coagulação, a fibrinólise e o tônus vascular. Quando esses fatores de risco se agrupam, os riscos para mortalidade por DCC, AVC, diabetes e doença cardiovascular são ainda maiores.

Dependendo das populações estudadas e das metodologias para definir resistência à insulina, aproximadamente 25 a 50% das pessoas hipertensas não obesas e não diabéticas apresentam resistência à insulina. A associação de resistência à insulina, obesidade abdominal, hipertensão e dislipidemia foi designada como *síndrome metabólica*. Os parentes de primeiro grau dos pacientes com hipertensão primária também são resistentes à insulina, e a hiperinsulinemia (um marcador substituto da resistência à insulina) pode prever o eventual desenvolvimento de hipertensão e doença cardiovascular. Um efeito antinatriurético da insulina pode contribuir para o desenvolvimento de hipertensão. Embora a síndrome metabólica possa, em parte, ser hereditária como distúrbio poligênico, a expressão da síndrome é modificada pelos fatores ambientais, como grau de atividade física e dieta. A sensibilidade à insulina aumenta e a pressão arterial diminui em resposta à perda de peso. O reconhecimento de que os fatores de risco para doença cardiovascular tendem a agrupar-se entre os indivíduos tem implicações importantes para a avaliação e o tratamento da hipertensão. A avaliação dos pacientes hipertensos e dos indivíduos em risco para o desenvolvimento de hipertensão deve incluir a avaliação do risco global de doença cardiovascular. De maneira semelhante, a introdução de estratégias de modificação no estilo de vida e terapias medicamentosas deve abordar o risco geral, e não concentrar-se exclusivamente na hipertensão.

DOENÇAS DO PARÊNQUIMA RENAL

Quase todos os distúrbios renais podem causar hipertensão, sendo a doença renal a causa mais comum da hipertensão secundária. A hipertensão está presente em > 80% dos pacientes com insuficiência renal crônica. Em geral, a hipertensão é mais grave nas doenças glomerulares do que nas doenças intersticiais, como a pielonefrite crônica. Em contrapartida, a hipertensão pode causar nefrosclerose, e em alguns casos pode ser difícil determinar se o distúrbio inicial foi a hipertensão ou a doença renal. A proteinúria > 1.000 mg/dia e um sedimento urinário ativo são indicativos de doença renal primária. Qualquer que seja o caso, as metas são controlar a PA e retardar a taxa de progressão da disfunção renal.

HIPERTENSÃO RENOVASCULAR

A hipertensão causada por uma lesão oclusiva de uma artéria renal, a hipertensão renovascular, é uma forma potencialmente curável de hipertensão. Dois grupos de pacientes estão em risco para esse distúrbio: pacientes arterioscleróticos mais velhos que têm uma placa obstruindo a artéria renal, frequentemente em sua origem, e pacientes com displasia fibromuscular. A aterosclerose é responsável pela maior parte dos pacientes com hipertensão renovascular. Embora a displasia fibromuscular possa ocorrer em qualquer idade, ela possui forte predileção pelas mulheres brancas jovens. As lesões da displasia fibromuscular são frequentemente bilaterais e, em contrapartida à doença renovascular aterosclerótica, tendem a afetar as porções mais distais da artéria renal.

A hipertensão renovascular deve ser considerada em pacientes com outras evidências de doença vascular aterosclerótica. A hipertensão grave ou refratária, a perda recente do controle da hipertensão ou o início recente de hipertensão moderadamente grave, sopros arteriais carotídeos ou femorais, edema pulmonar súbito, bem como a deterioração inexplicada da função renal ou a deterioração da função renal associada a um inibidor da ECA (IECA), devem aumentar a possibilidade de hipertensão renovascular. Aproximadamente 50% dos pacientes com hipertensão renovascular apresentam sopro abdominal ou no flanco, e há maior probabilidade de o sopro ser hemodinamicamente significativo se ele se lateralizar ou se estender por toda a sístole até a diástole.

Se houver suspeita de estenose da artéria renal e se o distúrbio clínico justificar uma intervenção, como angioplastia renal transluminal percutânea (ARTP), colocação de endoprótese vascular (*stent*) ou revascularização renal cirúrgica, a próxima etapa na avaliação deverá ser a realização de exames de imagem. A ultrassonografia com Doppler das artérias renais produz estimativas confiáveis do fluxo sanguíneo renal e oferece a oportunidade de acompanhar a lesão ao longo do tempo. Estudos positivos em geral são confirmados na angiografia, enquanto resultados falso-negativos são frequentes, em particular nos pacientes obesos. A angiorressonância magnética (angio-RM) com contraste de gadolínio oferece imagens claras da artéria renal proximal, mas pode perder as lesões distais. Uma vantagem é a oportunidade de delinear a imagem das artérias renais com um agente não nefrotóxico. A arteriografia com contraste continua sendo o padrão-ouro para a avaliação e identificação das lesões da artéria renal.

Algum grau de obstrução da artéria renal pode ser observado em quase 50% dos pacientes com doença aterosclerótica, e há várias abordagens para avaliar a importância funcional dessa lesão para prever o efeito do reparo vascular no controle da pressão arterial e da função renal. Lesões funcionalmente significativas costumam ocluir > 70% do lúmen da artéria renal acometida. Na angiografia, a presença de vasos colaterais para o rim isquêmico sugere lesão funcionalmente significativa. Uma proporção lateralizante da renina da veia renal (proporção > 1,5 do lado acometido/lado contralateral) tem um valor preditivo de 90% para uma lesão que responderia ao reparo vascular; entretanto, a taxa falso-negativa para o controle da pressão arterial é de 50 a 60%.

Uma decisão com relação ao reparo vascular *versus* terapia medicamentosa e o tipo de procedimento de reparo deve ser individualizada. Vários estudos clínicos randomizados observaram que a ARTP com colocação de *stent* em pacientes com estenose de artéria renal aterosclerótica não oferece vantagens em relação à terapia clínica no controle da pressão arterial, na redução dos eventos cardiovasculares e da mortalidade ou na preservação da função renal. Se a pressão arterial for controlada adequadamente com terapia clínica e a função renal continuar estável, poderá haver pouco incentivo a buscar uma avaliação para a estenose da artéria renal. Os pacientes com hipertensão duradoura, insuficiência renal avançada ou diabetes melito são menos propensos a se beneficiar do reparo vascular renal. Os pacientes com doença fibromuscular apresentam desfechos mais favoráveis com o reparo vascular do que os pacientes com lesões ateroscleróticas, presumivelmente devido à idade mais jovem, à duração mais curta da hipertensão e à existência de menos doença sistêmica. As terapias clínicas mais eficazes para hipertensão renovascular consistem em um IECA ou bloqueador do receptor da angiotensina II; entretanto, esses agentes reduzem a taxa de filtração glomerular em um rim estenótico devido à dilatação arteriolar renal eferente. Na presença de estenose de artéria renal bilateral ou de estenose de artéria renal em um rim único, o uso desses agentes pode resultar em insuficiência renal progressiva. É importante observar que a insuficiência renal geralmente é reversível após a descontinuação do fármaco agressor.

ALDOSTERONISMO PRIMÁRIO

O excesso de produção de aldosterona causado por aldosteronismo primário é uma forma potencialmente curável de hipertensão. Em pacientes com aldosteronismo primário, o aumento da produção de aldosterona é independente do sistema renina-angiotensina, e as consequências são retenção de sódio, hipertensão, hipopotassemia, ARP baixa, doença cardiovascular e lesão renal. A prevalência relatada desse distúrbio varia de < 2% até aproximadamente 15% dos indivíduos hipertensos. Em parte, essa variação está relacionada com a intensidade do rastreamento e os critérios para o estabelecimento do diagnóstico.

A anamnese e o exame físico fornecem poucas informações sobre o diagnóstico. A idade no momento do diagnóstico geralmente fica entre a terceira e a quinta década de vida. A hipertensão em geral é leve a moderada, mas às vezes pode ser grave; o aldosteronismo primário deve ser considerado em todos os pacientes com hipertensão refratária. A maioria dos pacientes é assintomática; contudo, raramente, pode haver poliúria, polidipsia, parestesia ou fraqueza muscular como consequência de alcalose hipopotassêmica. Embora a dosagem do potássio sérico seja um teste de rastreamento insensível, em pacientes hipertensos com hipopotassemia não provocada (i.e., não relacionada com diuréticos, vômitos ou diarreia), a prevalência do aldosteronismo primário atinge 40 a 50%. Em pacientes em uso de diuréticos, o potássio sérico < 3,1 mmol/L (< 3,1 mEq/L) também levanta a possibilidade de aldosteronismo primário.

A razão entre aldosterona plasmática e atividade da renina plasmática (AP/ARP) é um exame de triagem útil. Essas mensurações são obtidas, preferencialmente, em pacientes deambulantes na parte da manhã. Uma razão > 30:1 com uma concentração de AP > 555 pmol/L (> 20 ng/dL) supostamente tem uma sensibilidade de 90% e uma especificidade de 91% para um adenoma produtor de aldosterona. Em uma série da Mayo Clinic, um adenoma produtor de aldosterona foi subsequentemente confirmado cirurgicamente em > 90% dos pacientes hipertensos com uma razão AP/ARP ≥ 20 e uma AP ≥ 415 pmol/L (≥ 15 ng/dL). Contudo, há várias condições para a interpretação dessa razão. O ponto de corte para uma razão "alta" depende do laboratório e do exame. Alguns agentes anti-hipertensivos podem afetar essa razão (p. ex., antagonistas da aldosterona, antagonistas do receptor da angiotensina e IECA podem aumentar a renina; os antagonistas da aldosterona podem aumentar a aldosterona). As recomendações atuais orientam retirar os antagonistas da aldosterona por pelo menos 4 a 6 semanas antes de obter essas mensurações. Como a biossíntese de aldosterona é dependente de potássio, a hipopotassemia deve ser corrigida com suplementos por via oral (VO) de potássio antes da triagem. Uma razão elevada na ausência de níveis elevados de AP é consideravelmente menos específica para o aldosteronismo primário. Em pacientes com insuficiência renal, a razão também pode estar elevada devido a uma redução da depuração da aldosterona. Em pacientes com uma razão AP/ARP elevada, o diagnóstico de aldosteronismo primário pode ser confirmado pela demonstração da falha em suprimir a AP para qualquer um de quatro testes de supressão: carga oral de sódio, infusão salina, fludrocortisona ou captopril.

Várias anormalidades suprarrenais esporádicas e familiares podem culminar na síndrome do aldosteronismo primário e a terapia adequada depende da etiologia específica. As duas causas mais comuns de aldosteronismo primário esporádico são adenoma produtor de aldosterona e hiperplasia suprarrenal bilateral. Juntos, são responsáveis por > 90% de todos os pacientes com aldosteronismo primário. O tumor quase sempre é unilateral, e mede < 3 cm de diâmetro. A maior parte dos pacientes restantes apresenta hiperplasia adrenocortical bilateral (hiperaldosteronismo idiopático). Um número crescente de mutações somáticas, incluindo mutações nos genes reguladores da aldosterona, foi identificado em adenomas e no hiperaldosteronismo idiopático. Raramente, o aldosteronismo primário pode ser causado por um carcinoma suprarrenal ou uma neoplasia maligna ectópica, como arrenoblastoma ovariano. As diferenças funcionais na secreção hormonal podem ajudar no diagnóstico de adenoma *versus* hiperplasia.

A biossíntese da aldosterona é mais responsiva ao ACTH em pacientes com adenoma e mais responsiva à angiotensina em pacientes com hiperplasia. Consequentemente, os pacientes com adenoma tendem a ter níveis plasmáticos mais altos de aldosterona no início da manhã, os quais diminuem durante o dia, refletindo o ritmo diurno do ACTH, enquanto a AP tende a aumentar com a postura ereta nos pacientes com hiperplasia, refletindo a resposta postural normal do eixo renina-angiotensina-aldosterona. Entretanto, há alguma sobreposição na capacidade dessas medidas de discriminar entre adenoma e hiperplasia. Formas familiares raras de aldosteronismo primário incluem aldosteronismo primário tratável com glicocorticoides e aldosteronismo familiar tipos II e III. O aldosteronismo primário familiar reflete uma variedade de mutações na linhagem germinativa e os testes genéticos podem ajudar no diagnóstico desses distúrbios.

A tomografia computadorizada (TC) suprarrenal deve ser realizada em todos os pacientes diagnosticados com aldosteronismo primário. A TC de alta resolução pode identificar tumores de apenas 0,3 cm, sendo positiva para um tumor suprarrenal em 90% dos casos. Se a TC não for diagnóstica, um adenoma poderá ser detectado pela cintilografia de suprarrenal com 6β-[^{131}I]iodometil-19-norcolesterol após supressão com dexametasona (0,5 mg a cada 6 horas, durante 7 dias); entretanto, essa técnica tem uma sensibilidade reduzida para os adenomas < 1,5 cm.

Quando realizada por um radiologista experiente, a amostragem venosa suprarrenal bilateral para mensuração da AP é o meio mais preciso de diferenciar as formas unilaterais das bilaterais do aldosteronismo primário. A maior diferença na razão aldosterona/cortisol é indicativa de doença unilateral. A sensibilidade e a especificidade da amostragem venosa suprarrenal (95 e 100%, respectivamente) para detecção de hipersecreção unilateral de aldosterona são superiores àquelas da TC suprarrenal; as taxas de sucesso são de 90 a 96% e as taxas de complicações são < 2,5%. Um protocolo frequentemente usado envolve a amostragem para níveis de aldosterona e cortisol em resposta à estimulação com ACTH. O coeficiente da aldosterona ipsilateral/contralateral > 4, com níveis simétricos de cortisol estimulado por ACTH, é indicativo de produção unilateral de aldosterona.

A hipertensão em geral é responsiva à cirurgia em pacientes com adenoma, mas não em pacientes com hiperplasia suprarrenal bilateral. Em pacientes com adenoma unilateral, o tratamento cirúrgico geralmente é mais eficaz do que a terapia clínica. A suprarrenalectomia unilateral, com frequência realizada por meio de abordagem laparoscópica, é curativa em 40 a 70% dos pacientes com um adenoma. O hipoaldosteronismo transitório pode ocorrer até 3 meses após a cirurgia, resultando em hiperpotassemia, que deve ser tratada com diuréticos perdedores de potássio e com fludrocortisona, se necessário. Os pacientes com hiperplasia bilateral devem ser tratados clinicamente. O esquema medicamentoso para esses pacientes, assim como para os pacientes com um adenoma que são candidatos inapropriados para cirurgia, deve incluir um antagonista da aldosterona e, se necessário, outros diuréticos poupadores de potássio.

O hiperaldosteronismo tratável com glicocorticoides é um distúrbio autossômico dominante monogênico raro, caracterizado por hipertensão moderada a grave, que costuma ocorrer em pacientes mais jovens. Esses pacientes podem ter uma história familiar de AVC hemorrágico na juventude. A hipopotassemia em geral é leve ou ausente. Normalmente, a angiotensina II estimula a produção de aldosterona pela zona glomerulosa suprarrenal, enquanto o ACTH estimula a produção de cortisol na zona fasciculada. Devido a um gene quimérico no cromossomo 8, o ACTH também regula a secreção de aldosterona pela zona fasciculada nos pacientes com hiperaldosteronismo tratável com glicocorticoides. A consequência é a superprodução na zona fasciculada tanto da aldosterona como dos esteroides híbridos (18-hidroxicortisol e 18-oxocortisol) devido à oxidação do cortisol. O diagnóstico pode ser estabelecido pelas taxas de excreção urinária desses esteroides híbridos, que são 20 a 30 vezes o normal, ou por exame genético direto. Terapeuticamente, a supressão do ACTH com baixa dose de glicocorticoides corrige o hiperaldosteronismo, a hipertensão e a hipopotassemia. Os antagonistas da aldosterona também são opções terapêuticas. Os pacientes com aldosteronismo familiar tipos II e III são tratados com antagonistas de aldosterona ou suprarrenalectomia.

SÍNDROME DE CUSHING

(Ver também Cap. 386) A síndrome de Cushing está relacionada com o excesso de produção de cortisol devido ao excesso de secreção de ACTH (decorrente de tumor na hipófise ou tumor ectópico) ou à produção suprarrenal de cortisol independente de ACTH. A hipertensão ocorre em 75 a 80% dos pacientes com a síndrome de Cushing. O mecanismo da hipertensão pode estar relacionado com a estimulação dos receptores de mineralocorticoide pelo cortisol e com o aumento da secreção de outros esteroides suprarrenais. Se houver suspeita clínica com base em características fenotípicas em pacientes que não estão tomando glicocorticoides exógenos, o rastreamento laboratorial pode ser realizado com a mensuração das taxas de excreção de cortisol livre urinário de 24 horas ou um teste de supressão noturna da dexametasona. O cortisol salivar noturno tardio também é um exame de triagem sensível e conveniente. Uma avaliação posterior endocrinológica e radiológica é necessária para confirmar o diagnóstico e identificar a etiologia específica da síndrome de Cushing. A terapia adequada depende da etiologia.

FEOCROMOCITOMA

(Ver também Cap. 387) Os tumores que secretam catecolaminas estão localizados na medula suprarrenal (feocromocitoma) ou no tecido paraganglionar extrasuprarrenal (paraganglioma), sendo responsáveis pela hipertensão em cerca de 0,05% dos pacientes. Se não for reconhecido, o feocromocitoma pode resultar em consequências cardiovasculares letais. As manifestações clínicas, como hipertensão, estão relacionadas primariamente com o aumento das catecolaminas circulantes, embora alguns desses tumores possam secretar várias outras substâncias vasoativas. Em uma porcentagem pequena de pacientes, a adrenalina é a catecolamina predominante secretada pelo tumor, e esses pacientes podem apresentar hipotensão em vez de hipertensão. A suspeita inicial do diagnóstico baseia-se nos sintomas e/ou na associação do feocromocitoma com outros distúrbios (Tab. 277-4). Aproximadamente 20% dos feocromocitomas são familiares com herança autossômica dominante. Os feocromocitomas hereditários podem ser associados à neoplasia endócrina múltipla (NEM) dos tipos 2A e 2B, à doença de von Hippel-Lindau e à neurofibromatose. Cada uma dessas síndromes está relacionada com mutações específicas da linha germinativa. Além disso, mutações de genes de succinato-desidrogenase são associadas a síndromes de paraganglioma, em geral caracterizadas por paragangliomas de cabeça e pescoço. Os exames laboratoriais consistem na medição das catecolaminas na urina ou no plasma, por exemplo, excreção de metanefrina fracionada na urina de 24 horas ou metanefrinas livres no plasma em condições padronizadas. A medição da urina é menos sensível, mas mais específica. A próxima etapa envolve exames de imagem do abdome e da pelve (TC ou RM). A triagem genética está disponível para a avaliação dos pacientes e dos parentes suspeitos de ter feocromocitoma associado à síndrome familiar. Os antagonistas α-adrenérgicos periféricos podem ser usados para controlar a pressão arterial. A excisão cirúrgica é o tratamento definitivo do feocromocitoma e resulta na cura em aproximadamente 90% dos pacientes.

OUTRAS CAUSAS DE HIPERTENSÃO

A hipertensão ocorre em > 50% dos indivíduos com *apneia obstrutiva do sono*. A hipertensão parece ser causada por ativação simpática devido a hipoxia intermitente e fragmentação do sono. A gravidade da hipertensão correlaciona-se com a gravidade da apneia do sono. Cerca de 70% dos pacientes com apneia obstrutiva do sono são obesos. A hipertensão relacionada com apneia obstrutiva do sono também deve ser considerada nos pacientes com hipertensão resistente a fármacos e nos com história de ronco. O diagnóstico pode ser confirmado por polissonografia. Nos pacientes obesos, a perda de peso pode aliviar ou curar a apneia do sono e a hipertensão relacionada. A pressão positiva contínua nas vias aéreas (CPAP, do inglês *continuous positive airway pressure*) ou a pressão positiva da via aérea em dois níveis (BiPAP, do inglês *bilevel positive airway pressure*), administrada durante o sono, é uma terapia eficaz para a apneia obstrutiva do sono. Embora a CPAP e a BiPAP tenham, em geral, apenas um modesto efeito sobre a pressão arterial, o seu uso pode melhorar a resposta da pressão arterial aos agentes anti-hipertensivos. Evidência crescente liga outros distúrbios relacionados ao sono à hipertensão, incluindo a síndrome das pernas inquietas e bruxismo relacionado ao sono.

A *coarctação da aorta* é a causa cardiovascular congênita mais comum da hipertensão (Cap. 269). A incidência é de 1 a 8 a cada 1.000 nascidos vivos. Em geral é esporádica, mas ocorre em 35% das crianças com a síndrome de Turner. Mesmo quando a lesão anatômica é corrigida cirurgicamente na infância, até 30% dos pacientes desenvolvem hipertensão subsequente e apresentam risco de doença acelerada da artéria coronária e eventos cerebrovasculares. Os pacientes com lesões menos graves podem não ser

TABELA 277-4 ■ Formas mendelianas raras de hipertensão

Doença	Fenótipo	Causa genética
Hiperaldosteronismo corrigível com glicocorticoide	Autossômico dominante Hipopotassemia ausente ou leve	Gene quimérico 11β-hidroxilase/aldosterona no cromossomo 8
Deficiência de 17α-hidroxilase	Autossômico recessivo Homens: pseudo-hermafroditismo Mulheres: amenorreia primária, características sexuais secundárias ausentes	Mutações aleatórias do gene *CYP17* no cromossomo 10
Deficiência de 11β-hidroxilase	Autossômico recessivo Masculinização	Mutações do gene *CYP11B1* no cromossomo 8q21-q22
Deficiência de 11β-hidroxiesteroide-desidrogenase (síndrome do excesso de mineralocorticoide aparente)	Autossômico recessivo Hipopotassemia, baixa renina, baixa aldosterona	Mutações no gene da 11β-hidroxiesteroide-desidrogenase
Síndrome de Liddle	Autossômico dominante Hipopotassemia, baixa renina, baixa aldosterona	Subunidades de mutação dos genes *SCNN1B* e *SCNN1C* do canal epitelial de sódio
Pseudo-hipoaldosteronismo tipo II (síndrome de Gordon)	Autossômico dominante Hiperpotassemia, taxa de filtração glomerular normal	Ligação aos cromossomos 1q31-q42 e 17p11-q21
Hipertensão exacerbada na gravidez	Autossômico dominante Hipertensão grave no início da gravidez	Mutação *missense* com a substituição da serina pela leucina no códon 810 (MR_{L810})
Doença renal policística	Autossômico dominante Rins císticos grandes, insuficiência renal, cistos hepáticos, aneurismas cerebrais, cardiopatia valvar	Mutações no gene *PKD1* no cromossomo 16 e no gene *PKD2* no cromossomo 4
Feocromocitoma	Autossômico dominante	
	(a) Neoplasia endócrina múltipla, tipo 2A Carcinoma medular da tireoide, hiperparatireoidismo	(a) Mutações no proto-oncogene *RET*
	(b) Neoplasia endócrina múltipla, tipo 2B Carcinoma medular de tireoide, neuromas de mucosa, nervos corneanos espessados, ganglioneuromatoses alimentares, hábito marfanoide	(b) Mutações no proto-oncogene *RET*
	(c) Doença de von Hippel-Lindau Angiomas retinianos, hemangioblastomas do cerebelo e da medula espinal, carcinoma de célula renal	(c) Mutações no gene de supressão tumoral *VHL*
	(d) Neurofibromatose tipo 1 Neurofibromas múltiplos, manchas café com leite	(d) Mutações no gene de supressão tumoral *NF1*

diagnosticados até o início da vida adulta. Os achados físicos consistem em redução e atraso dos pulsos femorais, bem como um gradiente de pressão sistólica entre o braço direito e as pernas e, dependendo da localização da coarctação, entre o braço direito e o esquerdo. Um sopro sistólico pode ser auscultado nas áreas interescapulares esquerdas posteriores. O diagnóstico pode ser confirmado pela TC de tórax e abdominal, angiograma e por ecocardiografia transesofágica. As opções terapêuticas consistem em reparo cirúrgico e angioplastia com balão, com ou sem colocação de *stent* intravascular. Subsequentemente, muitos pacientes não apresentam expectativa de vida normal, mas podem ter hipertensão persistente e até morrer devido a cardiopatia isquêmica, hemorragia cerebral ou aneurisma aórtico.

Vários distúrbios endócrinos adicionais, incluindo *doenças tireoidianas* e *acromegalia*, causam hipertensão. A hipertensão diastólica leve pode ser uma consequência do hipotireoidismo, enquanto o hipertireoidismo pode resultar em hipertensão sistólica. *Hipercalcemia* de qualquer etiologia, sendo que a mais comum é o hiperparatireoidismo primário, pode resultar em hipertensão. A *pré-eclâmpsia*, um distúrbio hipertensivo da gravidez que se apresenta comumente após a 20ª semana de gestação, pode ser um fator de risco de doença cardiovascular subsequente e AVC. A hipertensão também pode estar relacionada com diversos *medicamentos* que exijam prescrição ou sejam de venda livre e *outras substâncias*.

HIPERTENSÃO MONOGÊNICA

Além do aldosteronismo primário corrigível por glicocorticoide, foram identificadas algumas formas raras de hipertensão monogênica (Tab. 277-4). Esses distúrbios podem ser reconhecidos por seus fenótipos típicos e, em muitos casos, o diagnóstico pode ser confirmado por análise genética. Vários defeitos hereditários na biossíntese e no metabolismo dos esteroides da suprarrenal resultam em hipertensão e hipopotassemia induzida por mineralocorticoides. Nos pacientes com deficiência de 17α-hidroxilase, a síntese dos hormônios sexuais e do cortisol é reduzida (Fig. 277-3). Consequentemente, esses indivíduos não amadurecem sexualmente; os homens podem apresentar pseudo-hermafroditismo, e as mulheres, amenorreia primária, bem como ausência de características sexuais secundárias. Pelo fato de a retroalimentação negativa induzida pelo cortisol na produção do ACTH hipofisário estar reduzida, a síntese suprarrenal de esteroide estimulada pelo ACTH proximal ao bloqueio enzimático é aumentada. A hipertensão e a hipopotassemia são consequências do aumento da síntese dos mineralocorticoides proximais ao bloqueio enzimático, particularmente da desoxicorticosterona. O aumento da produção de esteroides e, consequentemente, da hipertensão pode ser tratado com baixa dose de glicocorticoides. Uma deficiência de 11β-hidroxilase resulta em uma síndrome adrenogenital retentora de sal, a qual ocorre em 1 a cada 100 mil nascidos vivos. Esse defeito enzimático resulta em redução da síntese do cortisol, aumento da síntese dos mineralocorticoides (p. ex., desoxicorticosterona) e desvio da biossíntese dos esteroides para a via do androgênio. Na forma grave, a síndrome pode estar presente no início da vida, incluindo o período logo após o nascimento, com virilização e genitália ambígua em mulheres e aumento peniano nos homens ou, em crianças mais velhas, com puberdade precoce e baixa estatura. Acne, hirsutismo e irregularidades menstruais podem ser as características de apresentação quando o distúrbio é reconhecido pela primeira vez na adolescência ou no início da idade adulta. A hipertensão é menos comum nas formas de início tardio. Os pacientes com deficiência da 11β-hidroxiesteroide-desidrogenase apresentam uma capacidade prejudicada de metabolizar o cortisol em seu metabólito inativo, a cortisona, estando a hipertensão relacionada com a ativação dos receptores dos mineralocorticoides pelo cortisol. Esse defeito pode ser herdado ou adquirido devido ao ácido glicirrízico contido no alcaçuz. Essa mesma substância encontra-se presente na pasta de várias marcas de tabaco mastigável. O defeito na síndrome de Liddle (Caps. 53 e 386) resulta de ativação constitutiva dos CENa sensíveis à amilorida no túbulo renal distal, resultando em excesso de reabsorção de sódio; a síndrome é melhorada pela amilorida. A hipertensão exacerbada na gravidez (Cap. 479) pode ocorrer devido à ativação do receptor de mineralocorticoide pela progesterona.

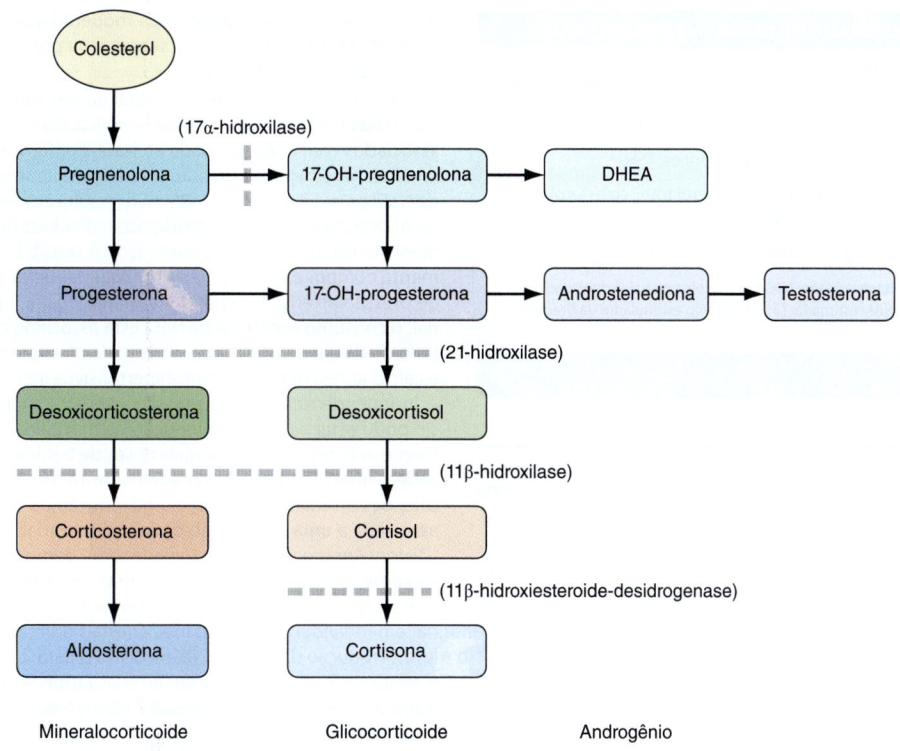

FIGURA 277-3 Defeitos enzimáticos da suprarrenal. DHEA, desidroepiandrosterona.

ABORDAGEM AO PACIENTE
Hipertensão

ANAMNESE E EXAME FÍSICO

A avaliação inicial do paciente hipertenso deve incluir história e exame físico completos para confirmar o diagnóstico de hipertensão, rastreamento de outros fatores de risco cardiovasculares, rastreamento de causas secundárias da hipertensão, identificação de consequências cardiovasculares da hipertensão e outras comorbidades, avaliação de estilos de vida relacionados com a pressão arterial e determinação de potencial para intervenção. A maioria dos pacientes com hipertensão não apresenta sintomas específicos que se refiram à elevação da pressão arterial. A Tabela 277-5 enumera as características de destaque da história e do exame físico de pacientes hipertensos.

Mensurações confiáveis da pressão arterial dependem da atenção a detalhes da técnica e das condições da mensuração. O treinamento adequado dos observadores, o posicionamento do paciente e a seleção do tamanho do manguito são essenciais. Na primeira consulta, a pressão deve ser medida em ambos os braços, e o braço com maior leitura deve ser usado para medições subsequentes. Uma média de duas ou três medições obtidas em duas ou três ocasiões distintas irá fornecer uma estimativa mais acurada da pressão arterial do que uma única medida casual. Raramente, em pacientes mais velhos, a pseudo-hipertensão pode estar relacionada com a incapacidade de medir a pressão arterial de maneira precisa em artérias gravemente escleróticas. Essa condição será sugerida se o pulso radial continuar palpável apesar da oclusão da artéria braquial pelo manguito (manobra de Osler). A verdadeira pressão arterial pode ser determinada por mensuração intra-arterial direta. Devido a regulamentações recentes que evitam o uso de mercúrio em decorrência da preocupação com sua potencial toxicidade, a maior parte das mensurações realizadas no consultório é feita com esfigmomanômetros aneroides ou com dispositivos oscilométricos. Esses instrumentos devem ser calibrados periodicamente e sua acurácia, confirmada.

EXAMES LABORATORIAIS

A Tabela 277-6 lista os exames laboratoriais recomendados na avaliação inicial dos pacientes hipertensos. As mensurações repetidas da função renal, dos eletrólitos séricos, da glicose de jejum e dos lipídeos podem ser obtidas após a introdução de um novo agente anti-hipertensivo e, depois, anualmente ou com mais frequência se clinicamente indicado. O exame laboratorial mais extenso é adequado aos pacientes com hipertensão com aparente resistência a fármacos ou quando a avaliação clínica sugere uma forma secundária de hipertensão.

TABELA 277-5 ■ Anamnese e exame físico relevantes
Anamnese
Duração da hipertensão
Terapias anteriores: respostas e efeitos colaterais
História familiar de hipertensão e de doença cardiovascular
Histórias dietética e psicossocial
Consumo de álcool
Outros fatores de risco: mudança no peso, dislipidemia, tabagismo, diabetes, inatividade física
Evidências de hipertensão secundária: história de doença renal; mudança na aparência; fraqueza muscular; crises de sudorese, palpitações, tremor; sono alterado, ronco, sonolência durante o dia; sintomas de hipotireoidismo ou hipertireoidismo; uso de agentes que podem aumentar a pressão arterial
Evidências de lesão a órgão-alvo: história de AIT, AVC, cegueira transitória; angina, infarto agudo do miocárdio, insuficiência cardíaca congestiva; função sexual
Outras comorbidades
Exame físico
Hábito corporal
Pressão arterial em ambos os braços
Pressão arterial em posição supina e de pé
Exame fundoscópico da retina
Qualidade dos pulsos femoral e pedial
Sopros vascular e abdominal
Frequência e ritmo cardíaco
Sinais de insuficiência cardíaca congestiva
Características de hipertensão secundária

Siglas: AIT, ataque isquêmico transitório; AVC, acidente vascular cerebral.

TABELA 277-6 ■ Exames laboratoriais básicos para avaliação inicial	
Sistema	Teste
Renal	Exame microscópico da urina, excreção de albumina, ureia e creatinina sérica (cálculo da TFGe)
Endócrino	Sódio, potássio e cálcio séricos, TSH
Metabólico	Glicemia de jejum, colesterol total, colesterol HDL e LDL (frequentemente calculado), triglicerídeos
Outros	Hemograma, eletrocardiograma

Siglas: HDL, lipoproteína de alta densidade; LDL, lipoproteína de baixa densidade; TFGe, taxa de filtração glomerular estimada; TSH, hormônio estimulante da tireoide.

TRATAMENTO

Hipertensão

A redução da pressão arterial sistólica em 10 a 12 mmHg e da pressão diastólica em 5 a 6 mmHg confere reduções de risco relativas de 35 a 40% para o AVC e 12 a 16% para a DCC em um período de 5 anos do início do tratamento. O risco de insuficiência cardíaca é reduzido em > 50%; embora o benefício da redução da pressão arterial sobre a progressão da insuficiência renal seja menos aparente, o controle da hipertensão é a intervenção isolada mais efetiva para reduzir a velocidade de progressão da doença renal relacionada à hipertensão. Há mais eventos de doença cardiovascular potencialmente evitáveis atribuídos à elevação da pressão arterial em indivíduos em maior risco do que nos de menor risco de doenças cardiovasculares e em pacientes mais velhos do que nos mais jovens.

INTERVENÇÕES DE ESTILO DE VIDA

A implementação de estilos de vida que afetam de maneira favorável a pressão arterial tem implicações tanto para a prevenção como para o tratamento da hipertensão. As modificações do estilo de vida para a promoção da saúde são recomendadas para os indivíduos com pressão arterial elevada e como adjuvantes à terapia medicamentosa em indivíduos hipertensos (Tab. 277-7). Essas intervenções devem abordar o risco global de doença cardiovascular. Embora o impacto das intervenções no estilo de vida sobre a pressão arterial seja mais pronunciado em pessoas com hipertensão, nos ensaios clínicos de curto prazo demonstrou-se que a perda de peso e a redução do NaCl dietético previnem o desenvolvimento de hipertensão. Nos indivíduos hipertensos, mesmo que essas intervenções não produzam uma redução suficiente da pressão arterial para evitar a terapia medicamentosa, o número de medicamentos ou as doses necessárias para o controle da pressão arterial podem ser reduzidos.

A prevenção e o tratamento da obesidade são importantes para reduzir a pressão arterial e o risco de doença cardiovascular. Em ensaios de curto prazo, mesmo a perda de peso modesta pode levar à redução da pressão arterial e ao aumento da sensibilidade à insulina. Em estudos longitudinais, existe uma correlação direta entre a mudança no peso e a alteração na pressão arterial com o tempo. As reduções médias da pressão arterial de 6,3/3,1 mmHg foram observadas com uma redução média de 9,2 kg no peso corporal. A atividade física regular facilita a perda de peso, reduz a pressão arterial e diminui o risco geral de doença cardiovascular. A pressão arterial pode ser reduzida por meio de 30 minutos de atividade física moderadamente intensa, como caminhada rápida, 6 a 7 dias por semana, ou por exercícios físicos menos frequentes e mais intensos.

Há uma variabilidade individual na sensibilidade da pressão arterial ao NaCl, a qual pode ter base genética. Vários locais genéticos foram associados com a sensibilidade ao NaCl. Conforme os resultados de metanálises, a redução da pressão arterial pela limitação da ingestão diária de NaCl para 4,4 a 7,4 g (75-125 mEq) resulta em reduções da pressão arterial de 3,7 a 4,9/0,9 a 2,9 mmHg nos indivíduos hipertensos e reduções menores nos indivíduos normotensos. A sensibilidade ao sal é especialmente comum em negros, em idosos e naqueles com níveis mais altos de pressão arterial. Independentemente do seu efeito na pressão arterial, o consumo excessivo de NaCl está associado com um risco aumentado de AVC e de doença cardiovascular. A suplementação de potássio e cálcio apresenta efeitos anti-hipertensivos inconsistentes e modestos e, independentemente da pressão arterial, a suplementação do potássio pode estar associada à redução da mortalidade por AVC. Adicionalmente, o consumo de 3 ou mais doses de bebida alcoólica por dia (uma dose-padrão contém aproximadamente 14 g de etanol) está associado a pressões arteriais mais altas, e uma redução do consumo de álcool está associada a uma diminuição da pressão arterial. O ensaio clínico DASH (*Dietary Approaches to Stop Hypertension*) demonstrou, de maneira convincente, que uma dieta rica em frutas, verduras e laticínios com baixo teor de gordura durante um período de 8 semanas baixa a pressão arterial em indivíduos com pressões arteriais normais altas ou hipertensão leve. A redução da ingestão diária de NaCl para < 6 g (100 mEq) aumenta o efeito dessa dieta na pressão arterial. Frutas e vegetais são fontes enriquecidas de potássio, magnésio e fibras, e os laticínios são uma importante fonte de cálcio.

TERAPIA MEDICAMENTOSA

De acordo com as diretrizes de 2017 desenvolvidas pelo American College of Cardiology (ACC)/American Heart Association (AHA), a estimativa de risco de doença cardiovascular aterosclerótica (DCVA) orienta o limiar para início de medicações redutoras da pressão arterial (Tab. 277-8). Um calculador de risco pode ser usado para estimar o risco de DCVA, por exemplo, ACC/AHA Pooled Cohort Equations (*http://tools.acc.org/ASCVD-Risk-Estimator*).

Há uma considerável variação nas respostas individuais a diferentes classes de agentes anti-hipertensivos, e a magnitude da resposta a qualquer agente isolado pode ser limitada pela ativação dos mecanismos contrarreguladores. Para atingir a meta da pressão arterial, a maioria dos pacientes irá necessitar de pelo menos dois agentes anti-hipertensivos. De modo mais frequente, as combinações de agentes com mecanismos anti-hipertensivos complementares são necessárias para atingir a meta das reduções da pressão arterial. A seleção dos agentes anti-hipertensivos e as combinações de agentes devem ser individualizadas, considerando idade, gravidade da hipertensão, outros fatores de risco para doença cardiovascular, comorbidades e considerações

TABELA 277-7 ■ Modificações no estilo de vida para tratar a hipertensão	
Redução do peso	Atingir e manter IMC < 25 kg/m²
Redução do sal da dieta	< 6 g de NaCl/dia
Adaptação do plano dietético do tipo DASH	Dieta rica em frutas, vegetais e laticínios com baixo teor de gordura com conteúdo reduzido de gorduras saturada e total; a dieta também é rica em potássio, cálcio e magnésio
Moderação do consumo de álcool	Para os que ingerem bebidas alcoólicas, consumir 2 doses ou menos por dia para os homens e 1 dose ou menos por dia para mulheres
Atividade física	Atividade aeróbica regular, como caminhada rápida por 30 minutos todos os dias

Siglas: DASH, *Dietary Approaches to Stop Hypertension* (ensaio); IMC, índice de massa corporal; NaCl, cloreto de sódio.

TABELA 277-8 ■ Diretrizes do ACC/AHA pra manejo da hipertensão
Indicações para o uso de medicações redutoras da pressão arterial
Prevenção secundária de eventos de DCV recorrentes em paciente com DCV clínica (definida como DCC, ICC, AVC) e PAS ≥ 130 mmHg ou PAD ≥ 80 mmHg
Prevenção primária em pacientes com um risco de DCVA estimado em 10 anos ≥ 10% e PAS ≥ 130 mmHg ou PAD ≥ 80 mmHg
Prevenção primária de DCV e baixo risco de DCV em pacientes com PAS ≥ 140 mmHg ou PAD ≥ 90 mmHg
Meta da pressão arterial para pacientes com hipertensão
Para adultos com hipertensão confirmada e DCV conhecida, ou risco de eventos de DCVA em 10 anos ≥ 10%, uma meta de PA < 130/80 mmHg
Possíveis exceções à meta terapêutica de < 130/80 mmHg
Pacientes com > 80 anos de idade
Pacientes não tratados previamente para hipertensão que experimentam um AVC isquêmico ou AIT e têm PA < 140/90 mmHg
Terapia aguda da maioria das urgências e emergências hipertensivas

Siglas: ACC, American College of Cardiology; AHA, American Heart Association; AIT, ataque isquêmico transitório; AVC, acidente vascular cerebral; DCC, doença cardíaca coronariana; DCV, doença cardiovascular; DCVA, doença cardiovascular aterosclerótica; ICC, insuficiência cardíaca congestiva; PA, pressão arterial; PAD, pressão arterial diastólica; PAS, pressão arterial sistólica.

práticas relacionadas com custo, efeitos colaterais e frequência da dosagem. As classes primárias de fármacos usados para tratar hipertensão estão listadas na Tabela 277-9.

Diuréticos Os diuréticos tiazídicos em doses baixas podem ser usados isoladamente ou em combinação com outros fármacos anti-hipertensivos. Os tiazídicos inibem a bomba de Na^+/Cl^- no túbulo contorcido

TABELA 277-9 ■ Exemplos de fármacos orais usados no tratamento da hipertensão

Classe do fármaco	Exemplos	Dose diária total usual[a] (frequência de dosagem/dia)	Outras indicações	Contraindicações/precauções
Diuréticos				
Tiazídicos	Hidroclorotiazida	6,25-50 mg (1-2)		Diabetes, dislipidemia, hiperuricemia, gota, hipopotassemia
	Clortalidona	25-50 mg (1)		
Diuréticos de alça	Furosemida	40-80 mg (2-3)	ICC por disfunção sistólica, ICC com fração de ejeção preservada, insuficiência renal	Diabetes, dislipidemia, hiperuricemia, gota, hipopotassemia
	Ácido etacrínico	50-100 mg (2-3)		
Antagonistas da aldosterona	Espironolactona	25-100 mg (1-2)	ICC, aldosteronismo primário, hipertensão resistente	Insuficiência renal, hiperpotassemia
	Eplerenona	50-100 mg (1-2)		
Poupador de K^+	Amilorida	5-10 mg (1-2)	Síndrome de Liddle	Insuficiência renal, hiperpotassemia
	Trianterene	50-100 mg (1-2)		
Betabloqueadores				Asma, DPOC, bloqueio cardíaco de 2º e 3º graus, doença do nó sinusal
Cardiosseletivos	Atenolol	25-100 mg (1)	Angina, ICC, pós-IAM, taquicardia sinusal, taquiarritmias ventriculares, doença aórtica torácica	
	Metoprolol	25-100 mg (1-2)		
Não seletivos	Propranolol	40-160 mg (2)		
	Propranolol LA	60-180 mg (1)		
α/β combinados	Labetalol	200-800 mg (2)		
	Carvedilol	12,5-50 mg (2)		
Antagonistas α				
Seletivos	Prazosina	2-20 mg (2-3)	Prostatismo	
	Doxazosina	1-16 mg (1)		
	Terazosina	1-10 mg (1-2)		
Não seletivos	Fenoxibenzamina	20-120 mg (2-3)	Feocromocitoma	
Simpaticolíticos				
Central	Clonidina	0,1-0,6 mg (2)		
	Adesivo de clonidina	0,1-0,3 mg (1/semana)		
	Metildopa	250-1.000 mg (2)		
	Reserpina	0,05-0,25 mg (1)		
	Guanfacina	0,5-2 mg (1)		
IECAs	Captopril	25-200 mg (2)	Pós-IAM, síndromes coronarianas, ICC, nefropatia	Insuficiência renal aguda, estenose de artéria renal bilateral, gravidez, hiperpotassemia
	Lisinopril	10-40 mg (1)		
	Ramipril	2,5-20 mg (1-2)		
Antagonistas da angiotensina II	Losartana	25-100 mg (1-2)	ICC, nefropatia, tosse causada por IECA	Insuficiência renal, estenose de artéria renal bilateral, gravidez, hiperpotassemia
	Valsartana	80-320 mg (1)		
	Candesartana	2-32 mg (1-2)		
Inibidores de renina	Alisquireno	150-300 mg (1)	Nefropatia diabética	Gravidez
Antagonistas do cálcio				
Di-hidropiridinas	Nifedipino (longa ação)	30-60 mg (1)		
Não di-hidropiridinas	Verapamil (longa ação)	120-360 mg (1-2)	Pós-IAM, taquicardias supraventriculares, angina	Bloqueio cardíaco de 2º ou 3º graus
	Diltiazém (longa ação)	180-420 mg (1)		
Vasodilatadores diretos	Hidralazina	25-100 mg (2)		Doença arterial coronariana grave
	Minoxidil	2,5-80 mg (1-2)		

[a] No início do tratamento, as doses mais baixas podem ser preferíveis para os pacientes idosos e para combinações selecionadas de agentes anti-hipertensivos.

Siglas: DPOC, doença pulmonar obstrutiva crônica; IECA, inibidor da enzima conversora da angiotensina; IAM, infarto agudo do miocárdio; ICC, insuficiência cardíaca congestiva.

distal e, consequentemente, aumentam a excreção de sódio. Em longo prazo, também podem agir como vasodilatadores. Os tiazídicos são seguros, eficazes, de baixo custo e reduzem os eventos clínicos. Promovem efeitos aditivos de redução da pressão arterial quando combinados com β-bloqueadores, IECAs ou bloqueadores do receptor da angiotensina (BRAs). Em contrapartida, a adição de um diurético ao bloqueador dos canais de cálcio é menos eficaz. As doses usuais dos hidroclorotiazídicos variam de 6,25 a 50 mg/dia. Devido ao aumento da incidência dos efeitos colaterais metabólicos (hipopotassemia, resistência à insulina, aumento do colesterol), as doses mais altas em geral não são recomendadas. A clortalidona é um diurético estruturalmente semelhante à hidroclorotiazida e, como a hidroclorotiazida, bloqueia o cotransporte de sódio-cloro no início do túbulo distal. No entanto, a clortalidona tem uma meia-vida mais longa (40-60 horas vs. 9-15 horas) e uma potência anti-hipertensiva cerca de 1,5 a 2 vezes maior que a hidroclorotiazida. A perda de potássio também é maior com a clortalidona. Dois diuréticos poupadores de potássio, amilorida e triantereno, atuam por meio da inibição dos CENa no néfron distal. Esses agentes são anti-hipertensivos fracos, mas podem ser usados em combinação com um tiazídico para proteger contra hipopotassemia. O principal alvo farmacológico dos diuréticos de alça é o cotransportador Na^+-K^+-$2Cl^-$ no ramo ascendente grosso da alça de Henle. Os diuréticos de alça costumam ser reservados aos pacientes hipertensos com taxas de filtração glomerular reduzidas (refletidas na creatinina sérica > 220 μmol/L [> 2,5 mg/dL]), ICC ou retenção de sódio e edema por alguma outra razão, como o tratamento com um vasodilatador potente, por exemplo, o minoxidil.

Bloqueadores do sistema renina-angiotensina
Os IECAs reduzem a produção de angiotensina II, aumentam os níveis de bradicinina e reduzem a atividade do sistema nervoso simpático. Os BRAs promovem o bloqueio seletivo dos AT_1Rs, e o efeito da angiotensina II nos AT_2Rs não bloqueados pode aumentar seu efeito hipotensor. Ambas as classes de agentes são anti-hipertensivos eficazes que podem ser usados como monoterapia ou em combinação com diuréticos, antagonistas do cálcio e agentes α-bloqueadores. Os IECAs e os BRAs melhoram a ação da insulina e os efeitos adversos de diuréticos no metabolismo da glicose. Embora o impacto global na incidência de diabetes seja modesto comparado com o anlodipino (um antagonista do cálcio), a valsartana (um BRA) mostrou reduzir o risco de desenvolvimento de diabetes em pacientes hipertensos de alto risco. As combinações IECA/BRA são menos eficazes na redução da pressão arterial do que quando qualquer uma dessas duas classes de agentes é usada em combinação com outras classes de agentes. Em pacientes com doença vascular ou alto risco de diabetes, a terapia combinada IECA/BRA foi associada a mais eventos adversos (p. ex., morte cardiovascular, IAM, AVC e hospitalização devido à insuficiência cardíaca) sem aumentos dos benefícios.

Os efeitos colaterais dos IECAs e dos BRAs incluem insuficiência renal funcional devido à dilatação arteriolar renal eferente em um rim com lesão estenótica da artéria renal. As condições adicionais que predispõem à insuficiência renal induzida por esses agentes incluem desidratação, ICC e uso de anti-inflamatórios não esteroides. A tosse seca ocorre em cerca de 15% dos pacientes e o angioedema, em < 1% dos pacientes que tomam IECAs. O angioedema costuma ocorrer em indivíduos de origem asiática e mais comumente em pessoas negras do que em brancas. A hiperpotassemia causada pelo hipoaldosteronismo é um efeito colateral ocasional dos IECAs e dos BRAs.

Uma abordagem alternativa ao bloqueio do sistema renina-angiotensina foi introduzida recentemente na prática clínica para o tratamento de hipertensão: inibidores diretos da renina. O bloqueio do sistema renina-angiotensina é mais completo com inibidores da renina do que com IECAs e BRAs. O alisquireno é o primeiro de uma classe de inibidores competitivos não peptídicos de uso oral da atividade enzimática da renina. A monoterapia com alisquireno parece ser tão eficaz quanto um IECA ou BRA para redução da pressão arterial, mas não mais eficaz. Outras reduções da pressão arterial podem ser atingidas quando o alisquireno é usado em combinação com um diurético tiazídico ou um antagonista do cálcio. Atualmente, o alisquireno não é considerado um agente anti-hipertensivo de primeira linha.

Antagonistas da aldosterona
A espironolactona é um antagonista não seletivo da aldosterona que pode ser usado isoladamente ou em combinação com um diurético tiazídico. Pode ser um agente particularmente eficaz em pacientes com hipertensão primária com renina baixa, hipertensão resistente e aldosteronismo primário. Em pacientes com ICC, a espironolactona em dose baixa reduz a mortalidade e as hospitalizações devido à insuficiência cardíaca quando administrada com terapia convencional usando IECA, digoxina e diuréticos de alça. Como a espironolactona liga-se à progesterona e aos receptores do androgênio, os efeitos colaterais podem incluir ginecomastia, impotência e anormalidades menstruais. Esses efeitos colaterais são contornados por um agente mais novo, a eplerenona, que é um antagonista seletivo da aldosterona.

Bloqueadores dos canais de cálcio
Os antagonistas do cálcio reduzem a resistência vascular por meio do bloqueio do canal L, que reduz o cálcio intracelular e atenua a vasoconstrição. Esse é um grupo heterogêneo de agentes que inclui fármacos nas três seguintes classes: fenilalcilaminas (verapamil), benzotiazepinas (diltiazém) e 1,4-di-hidropiridinas (semelhantes ao nifedipino). Usados isoladamente e em combinação com outros agentes (IECAs, β-bloqueadores, bloqueadores $α_1$-adrenérgicos), os antagonistas do cálcio efetivamente baixam a pressão arterial; contudo, não está claro se a adição de um diurético a um bloqueador dos canais de cálcio resulta em redução adicional da pressão arterial. Os efeitos colaterais de rubor, cefaleia e edema com o uso de di-hidropiridina estão relacionados com sua potência como dilatadores arteriolares; o edema é causado por um aumento dos gradientes transcapilares de pressão, e não pela retenção de sal e água.

β-Bloqueadores
Os bloqueadores do receptor β-adrenérgico baixam a pressão arterial por meio da redução do DC devido a uma redução da FC e da contratilidade. Outros mecanismos propostos, pelos quais os β-bloqueadores baixam a pressão arterial, são um efeito no sistema nervoso central e a inibição da liberação da renina. Os β-bloqueadores são particularmente eficazes nos pacientes hipertensos com taquicardia, e sua potência hipotensora é aumentada pela coadministração de um diurético. Em doses mais baixas, alguns β-bloqueadores inibem de maneira seletiva os receptores $β_1$ cardíacos e apresentam menor influência nos receptores $β_2$ nas células do músculo liso brônquico e vascular; entretanto, parece não haver diferença nas potências anti-hipertensivas dos β-bloqueadores cardiosseletivos e não seletivos. Alguns β-bloqueadores apresentam atividade simpaticomimética intrínseca, embora não se saiba se isso constitui uma vantagem geral ou desvantagem na terapia cardíaca. Os β-bloqueadores sem atividade simpaticomimética intrínseca reduzem a taxa de morte súbita, mortalidade geral e IAM recorrente. Em pacientes com ICC, os β-bloqueadores reduzem os riscos de hospitalização e mortalidade. O carvedilol e o labetalol bloqueiam tanto os receptores β como os receptores α-adrenérgicos periféricos. As vantagens potenciais do bloqueio combinado β e α-adrenérgico no tratamento da hipertensão ainda precisam ser determinadas. O nebivolol representa outra classe de β-bloqueadores cardiosseletivos que tem ações vasodilatadoras adicionais relacionadas com aumento da atividade do óxido nítrico. Ainda é preciso determinar se isso confere maior eficácia clínica.

Bloqueadores α-adrenérgicos
Os antagonistas pós-sinápticos seletivos do α-adrenorreceptor baixam a pressão arterial pela redução da resistência vascular periférica. São agentes anti-hipertensivos eficazes, usados como monoterapia ou em combinação com outros agentes. Entretanto, nos ensaios clínicos de pacientes hipertensos, o bloqueio α não mostrou reduzir as taxas de morbidade e mortalidade cardiovasculares ou promover tanta proteção contra a ICC como outras classes de agentes anti-hipertensivos. Esses agentes também são eficazes no tratamento dos sintomas do trato urinário inferior em homens com hipertrofia prostática. Os antagonistas não seletivos do α-adrenorreceptor ligam-se aos receptores pós e pré-sinápticos, sendo usados primariamente para o tratamento dos pacientes com feocromocitoma.

Agentes simpaticolíticos
Os agonistas $α_2$ simpáticos de ação central reduzem a resistência periférica por meio de inibição do fluxo simpático. Eles podem ser particularmente úteis nos pacientes com neuropatia autonômica que apresentam amplas variações na pressão arterial causadas por desnervação do barorreceptor. As desvantagens consistem em sonolência, boca seca e hipertensão de rebote quando ocorre suspensão do fármaco. Os simpaticolíticos periféricos reduzem a resistência periférica e a constrição venosa, depletando a norepinefrina do terminal nervoso. Embora sejam agentes anti-hipertensivos potencialmente eficazes, sua utilidade é limitada por hipotensão ortostática,

disfunção sexual e inúmeras interações medicamentosas. A hipertensão de rebote é outra preocupação com a cessação abrupta de fármacos com meia-vida curta.

Vasodilatadores diretos Os vasodilatadores diretos reduzem a resistência periférica e, concomitantemente, ativam os mecanismos que defendem a pressão arterial, notadamente o sistema nervoso simpático, o sistema renina-angiotensina-aldosterona e a retenção de sódio. Em geral, não são considerados agentes de primeira linha, porém são mais efetivos quando adicionados a uma combinação que inclui um diurético e um β-bloqueador. A hidralazina é um vasodilatador direto que tem ações antioxidantes e potencializadora do óxido nítrico. O minoxidil é um vasodilatador particularmente potente e é usado mais frequentemente em pacientes com insuficiência renal que são refratários a todos os outros fármacos. A hidralazina pode induzir uma síndrome semelhante ao lúpus, e os efeitos colaterais do minoxidil consistem em hipertricose e derrame pericárdico. O nitroprusseto IV pode ser usado para tratar hipertensão maligna e insuficiência cardíaca ventricular esquerda ameaçadora da vida associada à pressão arterial elevada.

COMPARAÇÕES DE ANTI-HIPERTENSIVOS

As metanálises de resultados combinados de ensaios clínicos sugerem efeitos de redução da pressão essencialmente equivalentes das seguintes seis classes principais de agentes anti-hipertensivos, quando usados como monoterapia: diuréticos tiazídicos, β-bloqueadores, IECAs, BRAs, antagonistas do cálcio e α_1-bloqueadores. Em média, a dose-padrão da maioria dos agentes anti-hipertensivos reduz a pressão arterial em 8 a 10/4 a 7 mmHg; entretanto, pode haver diferenças de responsividade em subgrupos. Os pacientes mais jovens podem ser mais responsivos a β-bloqueadores e IECAs, enquanto os pacientes > 50 anos podem ser mais responsivos a diuréticos e antagonistas do cálcio. Há uma relação limitada entre a renina plasmática e a resposta da pressão arterial. Os pacientes com hipertensão que têm renina alta podem ser mais responsivos aos IECAs e aos BRAs do que às outras classes de agentes, enquanto os pacientes com hipertensão e renina baixa são mais responsivos aos diuréticos e aos antagonistas do cálcio. Os afro-americanos hipertensos tendem a ter baixa renina, podendo exigir doses mais altas de IECAs e BRAs do que os brancos para o controle ideal da pressão arterial, embora essa diferença seja abolida quando tais agentes são combinados com um diurético. Os β-bloqueadores também parecem ser menos eficazes do que os diuréticos tiazídicos nas pessoas afro-americanas do que nas de outras etnias. Estudos farmacogenéticos iniciais, utilizando uma abordagem a um gene-candidato, varreduras em todo o genoma ou perfis metabolômicos e genéticos integrados, mostraram associações de polimorfismos gênicos com responsividade da pressão arterial a fármacos anti-hipertensivos específicos. Entretanto, os efeitos relatados geralmente têm sido demasiadamente pequenos para afetar as decisões clínicas, e os polimorfismos associados precisam ser confirmados.

Uma metanálise de > 30 ensaios randomizados de terapia de redução da pressão arterial indica que, para uma determinada redução na pressão arterial, com várias exceções notáveis, as principais classes de fármacos produzem efeitos finais globais semelhantes sobre os eventos cardiovasculares totais. Por exemplo, o *Antihypertensive and Lipid-Lowering Treatment to Prevent Heart Attack Trial* (ALLHAT) demonstrou que a ocorrência de DCC fatal e IAM não fatal foi praticamente idêntica nos pacientes hipertensos tratados com um IECA (lisinopril), um diurético (clortalidona) ou um antagonista do cálcio (anlodipino). Contudo, um braço do ALLHAT que envolvia terapia com um antagonista α de ação periférica (doxazosina) foi terminado prematuramente porque a incidência de insuficiência cardíaca, AVC e eventos cardiovasculares combinados foi mais alta nos pacientes tratados com doxazosina do que nos pacientes tratados com clortalidona. Evidência crescente sugere que os betabloqueadores são inferiores a outras classes de agentes para a prevenção de eventos cardiovasculares, AVC, insuficiência renal e mortalidade por todas as causas. Alguns betabloqueadores têm menos efeito na pressão aórtica central do que outras classes de agentes anti-hipertensivos. No entanto, os β-bloqueadores continuam sendo uma terapia adequada para pacientes hipertensos com doença cardíaca concomitante e comorbidades relacionadas. Os bloqueadores dos canais de cálcio podem ser inferiores e os diuréticos podem ser superiores a outras classes de agentes para a prevenção de insuficiência cardíaca.

Em grupos de pacientes específicos, os IECAs podem ter vantagens especiais, além do controle da pressão arterial, na redução dos desfechos cardiovasculares e renais. IECAs e BRAs diminuem a pressão intraglomerular e a proteinúria e podem retardar a taxa de progressão da insuficiência renal, o que não é totalmente explicado por seus efeitos hipotensores, tanto em doenças renais diabéticas quanto não diabéticas. Em pacientes com diabetes tipo 2, o tratamento com um IECA, um BRA ou o alisquireno diminui a proteinúria e retarda a progressão de doença renal. Em modelos experimentais de hipertensão e diabetes, a proteção renal com alisquireno foi comparável à dos IECAs e dos BRAs. No entanto, em pacientes com diabetes tipo 2, a adição de alisquireno a um IECA não fornece proteção adicional contra doença cardiovascular ou doença renal e pode ser associada a desfechos mais adversos. Entre os pacientes afro-americanos com doença renal relacionada com hipertensão, os IECAs parecem ser mais eficazes do que os β-bloqueadores ou os bloqueadores dos canais de cálcio di-hidropiridínicos na redução da velocidade de declínio da taxa de filtração glomerular, embora não a previnam. O efeito nefroprotetor dos bloqueadores de renina-angiotensina, comparado com o de outros fármacos anti-hipertensivos, é menos evidente com pressões arteriais mais baixas.

Na maioria dos pacientes com hipertensão e insuficiência cardíaca decorrente de disfunção sistólica e/ou diastólica, o uso de diuréticos, IECAs ou BRAs e β-bloqueadores melhora a sobrevida. Independentemente da pressão arterial, tanto nos indivíduos hipertensos quanto nos normotensos, os IECAs atenuam o desenvolvimento de HVE, melhoram a sintomatologia e o risco de morte por ICC e reduzem as taxas de morbidade e mortalidade nos pacientes após IAM. Benefícios semelhantes também foram observados com o uso de BRAs nas taxas de morbidade e mortalidade cardiovasculares em pacientes com ICC. Os IECAs fornecem melhor proteção coronariana do que os bloqueadores dos canais de cálcio, enquanto estes últimos fornecem maior proteção contra o AVC do que os IECAs ou os β-bloqueadores. Os resultados de um grande ensaio clínico prospectivo duplo-cego (*Avoiding Cardiovascular Events through Combination Therapy in Patients Living with Systolic Hypertension* [ACCOMPLISH]) indicaram que o tratamento combinado com um IECA (benazepril) mais um antagonista do cálcio (anlodipino) foi superior ao tratamento com o IECA mais um diurético (hidroclorotiazida) na redução do risco de eventos cardiovasculares e morte entre pacientes de alto risco com hipertensão. Entretanto, a combinação de um IECA e um diurético mostrou recentemente produzir reduções importantes na morbidade e na mortalidade nos pacientes muito idosos. Após um AVC, a terapia combinada com um IECA e um diurético, mas não com um BRA, mostrou reduzir a taxa de AVC recorrente.

Houve um ressurgimento recente do interesse por duas terapias anti-hipertensivas não medicamentosas que interrompem o fluxo simpático: (1) ativação do barorreflexo carotídeo por estimulação elétrica do seio carotídeo baseada em dispositivo; e (2) ablação por radiofrequência endovascular dos nervos simpáticos renais. Ambas foram sugeridas como opções potenciais para o tratamento da hipertensão resistente. Embora a desnervação renal seja um procedimento minimamente invasivo, a estimulação do barorreceptor da carótida é um procedimento cirúrgico, geralmente realizado sob anestesia geral, que envolve o implante de eletrodos nas artérias carótidas direita e esquerda. A experiência clínica com a ativação do barorreflexo é limitada. O entusiasmo com a desnervação renal tem sido questionado pelos resultados do Simplicity HTN-3, um estudo clínico prospectivo randomizado que comparou a desnervação renal bilateral com um procedimento falso em 535 pacientes com hipertensão resistente. Ao final de 6 meses, não houve benefício com a desnervação da artéria renal na pressão arterial sistólica no consultório nem na ambulatorial de 24 horas, os objetivos primários do estudo. Estudos clínicos subsequentes demonstraram variabilidade substancial da pressão arterial nas respostas a ambas as intervenções. Ainda é necessário determinar se essas intervenções serão adotadas na prática clínica.

METAS DE PRESSÃO ARTERIAL DA TERAPIA ANTI-HIPERTENSIVA

Com base em dados de estudos clínicos, a proteção máxima contra desfechos cardiovasculares combinados é atingida com pressões < 135 a 140 mmHg para a pressão arterial sistólica e < 80 a 85 mmHg para a pressão arterial diastólica; contudo, o tratamento não reduziu o risco de doença cardiovascular ao nível dos indivíduos não hipertensos. De acordo com uma metanálise recente, a magnitude da redução proporcional de eventos cardiovasculares é amplamente consistente independentemente das comorbidades na linha de base, embora o benefício absoluto da redução da pressão arterial seja maior entre indivíduos com o maior risco de eventos cardiovasculares.

O grau de benefício derivado dos agentes anti-hipertensivos está relacionado com a magnitude da redução da pressão arterial. Uma estratégia de redução intensiva da pressão arterial é superior a uma estratégia menos intensiva para a prevenção de AVC e de IAM. Por exemplo, o estudo SPRINT investigou 9.361 indivíduos com idade > 50 anos com risco aumentado de eventos cardiovasculares. O controle intensivo da pressão arterial (pressão arterial sistólica < 120 mmHg) reduziu o risco de eventos cardiovasculares e de mortalidade em 25% comparado com um controle menos intensivo (pressão arterial sistólica de 135-139 mmHg). Em pacientes com insuficiência renal crônica, um aumento pequeno e não progressivo da concentração de creatinina sérica pode ocorrer com a redução intensiva da pressão arterial. Isso geralmente reflete uma resposta hemodinâmica, não uma lesão renal estrutural, indicando que a pressão intraglomerular foi reduzida. Não se deve deixar que o controle da pressão arterial deteriore de modo a evitar o aumento modesto da creatinina.

Em pacientes diabéticos, o controle eficaz da pressão arterial reduz o risco de eventos cardiovasculares e morte, assim como o risco de doença microvascular (nefropatia, retinopatia). Várias diretrizes têm recomendado níveis de controle da hipertensão para pacientes com diabetes tipo 2 (p. ex., < 140/90, < 140/85 ou < 130/80 mmHg). Um estudo clínico amplamente citado, *Action to Control Cardiovascular Risk in Diabetes* (ACCORD), não encontrou superioridade na redução intensiva da pressão arterial (< 120 mmHg) em comparação com o controle-padrão da pressão arterial (< 140 mmHg) na diminuição do risco do desfecho primário do estudo (um desfecho composto de IAM, AVC e morte cardiovascular) em pacientes diabéticos. Contudo, esse estudo demonstrou uma redução significativa de AVC e HVE com a terapia mais intensiva.

Diretrizes estabelecendo as metas da pressão arterial para controle da hipertensão continuam a evoluir. De acordo com as diretrizes de 2017 do ACC/AHA, a meta recomendada da pressão arterial para prevenção primária e secundária de doença cardiovascular é uma pressão arterial < 130/80 mmHg, inclusive para pacientes com diabetes melito e doenças renais crônicas **(Tab. 277-8)**. Todavia, em pacientes hipertensos sem risco elevado de DCVA, a evidência do estudo clínico é mais forte para uma meta de pressão arterial de 140/90 mmHg. Ao contrário de outras recomendações do ACC/AHA que se baseiam em estudos clínicos randomizados, essa diretriz se baseia principalmente em estudos observacionais. Entre os pacientes mais velhos com hipertensão sistólica isolada, uma redução adicional da pressão arterial diastólica não resulta em danos. Há relativamente poucas informações disponíveis com relação ao coeficiente de risco *versus* benefício da terapia anti-hipertensiva intensiva em indivíduos com > 80 anos e, nessa população, a redução gradual da pressão arterial para uma meta menos agressiva de controle pode ser adequada (p. ex., 130-150 mmHg). O controle mais intensivo pode estar associado com uma maior incidência de eventos adversos (p. ex., síncope, anormalidades eletrolíticas, deterioração da função renal). Adicionalmente, a meta de pressão arterial de < 130/80 mmHg pode não ser aceitável ou exequível em países de baixa ou média renda devido à falta de recursos. Em uma análise final, todos os pacientes precisam ser monitorados cuidadosamente e a tomada de decisão clínica precisa ser individualizada.

Para atingir as metas de pressão arterial recomendadas, a maioria dos indivíduos com hipertensão requer tratamento com mais de um fármaco. Com frequência, três ou mais fármacos são necessários em pacientes com diabetes e insuficiência renal. Para a maioria dos agentes, a redução da pressão arterial usando a metade das doses-padrão é apenas 20% menor do que com as doses-padrão. As combinações adequadas de agentes com essas doses menores podem ter efeitos aditivos ou quase aditivos na pressão arterial com uma incidência menor dos efeitos colaterais. As taxas de controle da hipertensão são < 20% em todo o mundo e < 50% nos Estados Unidos. Essas baixas taxas de controle refletem a não adesão do paciente e a falta de implementação das diretrizes recomendadas.

O termo *hipertensão resistente* se refere a pacientes com pressões arteriais persistentemente > 140/90 mmHg, apesar de tomar três ou mais agentes anti-hipertensivos, incluindo um diurético. A hipertensão resistente ou de difícil controle é mais comum em pacientes com > 60 anos de idade do que em pacientes mais jovens. A hipertensão resistente pode estar relacionada com não adesão ao tratamento, causas identificáveis de hipertensão (como obesidade, aldosteronismo primário e ingestão excessiva de álcool) e uso de qualquer um de vários fármacos com ou sem prescrição **(Tab. 277-3)**. A avaliação dos pacientes com hipertensão resistente pode incluir o monitoramento da pressão arterial em domicílio para determinar se as pressões arteriais no consultório são representativas da pressão arterial usual. Uma avaliação mais extensa para uma forma secundária de hipertensão deve ser adotada caso não haja outra explicação aparente para a resistência da hipertensão. Na ausência de uma causa específica identificável, antagonistas do receptor dos mineralocorticoides, especialmente a espironolactona, mostraram ser o fármaco adicional mais eficaz para o tratamento da hipertensão resistente. Além disso, a hipertensão resistente frequentemente está associada com aumento da atividade nervosa simpática, levantando a possibilidade de que a estimulação elétrica dos barorreceptores carotídeos ou a desnervação renal podem ter um papel no tratamento desses pacientes. Todavia, isso ainda precisa ser confirmado.

EMERGÊNCIAS HIPERTENSIVAS

Provavelmente devido à ampla disponibilidade da terapia anti-hipertensiva, nos Estados Unidos houve um declínio do número de pacientes que apresentam urgências e emergências hipertensivas. A hipertensão grave assintomática (pressão arterial sistólica ≥ 180 mmHg ou pressão arterial diastólica ≥ 120 mmHg) é considerada uma "urgência hipertensiva", porém, quando acompanhada por lesão aguda a órgão-alvo, é considerada uma "emergência hipertensiva". A maioria dos pacientes que apresentam hipertensão grave são hipertensa crônica, e há riscos inerentes a uma terapia anti-hipertensiva inicial excessivamente agressiva. Nos indivíduos hipertensos, os limites superiores e inferiores da autorregulação do fluxo sanguíneo cerebral são desviados para níveis mais altos de pressão arterial, podendo a rápida redução da pressão arterial para abaixo do limite inferior da autorregulação precipitar isquemia ou infarto cerebral em consequência da redução do fluxo sanguíneo cerebral. Os fluxos sanguíneos renal e coronariano também podem diminuir com terapia aguda excessivamente agressiva. Consequentemente, a velocidade com que a pressão arterial deve ser reduzida depende da presença de nova lesão de órgão-alvo, ou piora de uma já existente, e da presença ou ausência de complicações de doença cardiovascular. Em pacientes com urgência hipertensiva, exceto naqueles com dissecções aórticas ou AVC hemorrágico, a pressão arterial, em geral, é reduzida gradualmente durante 24 horas em cerca de 25% do valor inicial. As **Tabelas 277-10 e 277-11** listam várias emergências relacionadas com a hipertensão e as terapias recomendadas.

A *síndrome de hipertensão maligna* é um exemplo de emergência hipertensiva que é associada com um aumento abrupto da pressão arterial em um paciente com hipertensão subjacente ou relacionada com aparecimento súbito de hipertensão em um indivíduo previamente normotenso. O nível absoluto de pressão arterial não é tão importante como sua velocidade de elevação. Patologicamente, a síndrome está associada a vasculite necrosante difusa, trombos arteriolares e depósito de fibrina nas paredes arteriolares. A necrose fibrinoide foi observada em arteríolas do rim, do cérebro, da retina e de outros órgãos. Clinicamente, a síndrome é reconhecida por retinopatia progressiva (espasmo arteriolar, hemorragias, exsudatos e papiledema), deterioração da função renal com proteinúria, anemia hemolítica microangiopática e encefalopatia. A anamnese deve incluir perguntas sobre o uso de inibidores da monoaminoxidase e drogas recreacionais (p. ex., cocaína, anfetaminas). Nos pacientes com encefalopatia, a meta inicial da terapia é reduzir a pressão arterial média em não mais que 25% dentro de minutos a 2 horas, ou para uma pressão arterial na faixa de 160/100 a 110 mmHg. Isso pode ser realizado com nitroprusseto IV, um vasodilatador de curta ação com início rápido de ação que possibilita controle minuto a minuto da pressão arterial. O labetalol e o nicardipino por via parenteral também são agentes eficazes para o tratamento da encefalopatia hipertensiva. Na ausência de encefalopatia ou outro evento catastrófico, é preferível reduzir a pressão arterial em algumas horas ou mais, e não em minutos. Esse objetivo pode ser atingido de forma efetiva inicialmente com dose frequente de agentes VO de curta ação, como o captopril, a clonidina e o labetalol.

As elevações transitórias agudas da pressão arterial, que duram dias até semanas, com frequência ocorrem após AVC trombótico ou

TABELA 277-10 ■ Fármacos parenterais preferidos para emergências hipertensivas selecionadas	
Encefalopatia hipertensiva	Nitroprusseto, nicardipino, labetalol
Hipertensão maligna (quando terapia intravenosa é indicada)	Labetalol, nicardipino, nitroprusseto, enalaprilate
Acidente vascular cerebral	Nicardipino, labetalol, nitroprusseto
Infarto agudo do miocárdio/angina instável	Nitroglicerina, nicardipino, labetalol, esmolol
Insuficiência ventricular esquerda aguda	Nitroglicerina, enalaprilate, diuréticos de alça
Dissecção da aorta	Nitroprusseto, esmolol, labetalol
Crise adrenérgica	Fentolamina, nitroprusseto
Hipertensão pós-operatória	Nitroglicerina, nitroprusseto, labetalol, nicardipino
Pré-eclâmpsia/eclâmpsia da gravidez	Hidralazina, labetalol, nicardipino

Fonte: Reproduzida, com autorização, de DG Vidt, in S Oparil, MA Weber (eds): Hypertension, 2nd ed. Philadelphia, Elsevier Saunders, 2005.

hemorrágico. A autorregulação do fluxo sanguíneo cerebral está prejudicada no tecido cerebral isquêmico, podendo ser necessário níveis de pressões arteriais mais altas para manter o fluxo sanguíneo cerebral. Devem ser evitadas reduções agressivas da pressão arterial. Com a crescente disponibilidade de tecnologia melhorada da TC para a mensuração não invasiva do fluxo sanguíneo cerebral, há estudos em andamento para avaliar os efeitos das diferentes classes de agentes anti-hipertensivos sobre a pressão arterial e o fluxo sanguíneo cerebral após um AVC agudo. Para prevenir a recorrência de eventos cerebrovasculares, a redução da pressão arterial parece ser mais importante do que a escolha de um agente específico. Na ausência de comorbidades que necessitem de terapia aguda, nos pacientes com pressão arterial sistólica ≥ 220 mmHg ou diastólica ≥ 120 mmHg, que não são candidatos à terapia trombolítica ou tratamento endovascular, o benefício de instituir terapia anti-hipertensiva dentro das primeiras 48 a 72 horas é incerto. Uma sugestão para esses pacientes é a redução da pressão arterial em 15% nas primeiras 24 horas após a instalação do AVC. Nos pacientes com hipertensão menos grave, a redução aguda da pressão arterial não é efetiva para prevenir morte ou dependência. Se a terapia trombolítica ou o tratamento endovascular tiver de ser usado, a meta recomendada é reduzir a pressão arterial para sistólica < 185 mmHg e diastólica < 110 mmHg antes do início da terapia trombolítica. Em pacientes neurologicamente estáveis, com pressão arterial > 140/90 mmHg, iniciar ou reiniciar a terapia anti-hipertensiva após as primeiras 24 horas é razoável para melhorar o controle da pressão arterial no longo prazo. Em pacientes com AVC hemorrágico, que têm pressão arterial sistólica > 220 mmHg, é razoável usar infusão medicamentosa IV contínua para reduzir a pressão arterial. Todavia, não há evidência consistente de que reduções agudas da pressão arterial sistólica para uma meta mais agressiva do que 140 a 179 mmHg melhore o resultado funcional. O tratamento da hipertensão após hemorragia subaracnóidea é controverso. A redução cuidadosa da pressão arterial está indicada caso a pressão arterial média seja > 130 mmHg.

Além do feocromocitoma, uma crise adrenérgica causada por excesso de catecolamina pode ser relacionada com superdosagem de cocaína ou anfetamina, suspensão da clonidina, lesões medulares agudas e uma interação dos compostos que contêm tiramina com inibidores da monoaminoxidase. Esses pacientes podem ser tratados com fentolamina ou nitroprusseto.

O tratamento da hipertensão em pacientes com dissecção aórtica aguda é discutido no Capítulo 280, e o tratamento da hipertensão na gravidez é discutido no Capítulo 479.

LEITURAS ADICIONAIS

Dzau VJ, Balatbat CA: Future of hypertension: The need for transformation. Hypertension 74:450, 2019.
Ettehad D et al: Blood pressure lowering for prevention of cardiovascular disease and death: A systematic review and meta-analysis. Lancet 387:957, 2016.
Feinberg AP, Fallin MD: Epigenetics at the crossroads of genes and the environment. JAMA 314:1129, 2015.
Iadecola C et al: Impact of hypertension on cognitive function: A scientific statement from the American Heart Association. Hypertension 68:e67, 2016.
Mansukhani MP et al: Neurological sleep disorders and blood pressure: Current evidence. Hypertension 74:726, 2019.
Maric-Bilkan C et al: Research recommendations from the National Institutes of Health Workshop on Predicting, Preventing, and Treating Preeclampsia. Hypertension 73:757, 2019.
Mattson DL: Immune mechanisms of salt-sensitive hypertension and renal end-organ damage. Nat Rev Nephrol 15:290, 2019.
Norlander AE et al: The immunology of hypertension. J Exp Med 215:21, 2018.
Oh YS et al: National Heart, Lung, and Blood Institute Working Group report on salt in human health and sickness: Building on the current scientific evidence. Hypertension 68:281, 2016.
Safar ME et al: Interaction between hypertension and arterial stiffness: An expert reappraisal. Hypertension 72:796, 2018.
Whelton PK et al: 2017 ACC/AHA/AAPA/ABC/ACPM/AGS/APHA/ASH/ASPC/NMA/PCNA guidelines for the prevention, detection, evaluation and management of high blood pressure in adults: A report of the American College of Cardiology/American Heart Association Task Force on Clinical Practice Guidelines. Hypertension 71:e13, 2018.

TABELA 277-11 ■ Doses intravenosas usuais de agentes anti-hipertensivos usados em emergências hipertensivas[a]	
Agente anti-hipertensivo	Dose intravenosa
Nitroprusseto	Inicial: 0,3 (μg/kg)/min; usual: 2-4 (μg/kg)/min; máxima: 10 (μg/kg)/min por 10 min
Nicardipino	Inicial: 5 mg/h; titular em 2,5 mg/h em intervalos de 5-15 min; máxima: 15 mg/h
Labetalol	2 mg/min até 300 mg ou 20 mg durante 2 min, depois 40-80 mg em intervalos de 10 min até o total de 300 mg
Enalaprilate	Usual: 0,625-1,25 mg durante 5 min a cada 6-8 h; máxima: 5 mg/dose
Esmolol	Inicial: 80-500 μg/kg durante 1 min; depois 50-300 (μg/kg)/min
Fentolamina	5-15 mg em bolus
Nitroglicerina	Inicial: 5 μg/min, depois titular em 5 μg/min em intervalos de 3-5 min; se não for observada resposta com 20 μg/min, poderão ser usados aumentos crescentes de 10-20 μg/min
Hidralazina	10-50 mg em intervalos de 30 min

[a]Monitoramento constante da pressão arterial é necessário. Começar com a menor dose. As doses subsequentes e os intervalos de administração devem ser ajustados de acordo com a resposta da pressão arterial e a duração da ação do agente específico.

278 Doença renovascular
Stephen C. Textor

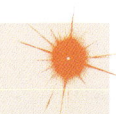

A vasculatura renal é notavelmente complexa, com rico fluxo arteriolar para o córtex acima das necessidades metabólicas, porém compatível com a sua principal função como órgão de filtração. Após transportar o sangue até os glomérulos corticais, a circulação pós-glomerular supre os segmentos medulares mais profundos que mantêm o transporte de solutos dependente de energia em múltiplos níveis do túbulo renal. Esses vasos pós-glomerulares transportam menos sangue e, com o elevado consumo de oxigênio, deixam as regiões medulares mais profundas quase em hipoxemia. Os distúrbios vasculares que costumam ameaçar o suprimento sanguíneo para os rins consistem em aterosclerose dos vasos de grande calibre, doenças fibromusculares e distúrbios embólicos. **Os distúrbios microvasculares, incluindo distúrbios inflamatórios e hematológicos primários, são descritos no Capítulo 317.**

MECANISMOS DE LESÃO VASCULAR E HIPERTENSÃO

O endotélio dos capilares glomerulares compartilha com outros territórios vasculares a suscetibilidade a estresse oxidativo, lesão produzida por pressão e inflamação. A lesão endotelial pode se manifestar por excreção de albumina na urina (EAU), que é preditiva de eventos sistêmicos de doença aterosclerótica. O aumento da EAU pode ocorrer vários anos antes dos eventos cardiovasculares. A EAU e o risco de eventos cardiovasculares são reduzidos com tratamento farmacológico, como o uso de fármacos anti-hipertensivos e estatinas. Estudos experimentais demonstram alterações funcionais e rarefação dos microvasos renais em condições de aterosclerose acelerada e/ou de comprometimento das pressões de perfusão proximais por doença de vasos de grande calibre (Fig. 278-1).

A doença oclusiva dos grandes vasos da artéria renal pode resultar de compressão extrínseca de vaso, dissecção da íntima, colocação de *stent* aórtico, displasia fibromuscular (DFM) ou, mais comumente, doença aterosclerótica. Qualquer distúrbio capaz de reduzir a pressão de perfusão para o rim pode ativar mecanismos que tendem a restaurar as pressões renais à custa do desenvolvimento de hipertensão sistêmica. Como a restauração das pressões de perfusão pode reverter essas vias, a estenose da artéria renal é considerada uma causa "secundária", especificamente tratável, de hipertensão.

A estenose da artéria renal é comum e, com frequência, produz efeitos hemodinâmicos mínimos. A DFM é relatada em 3 a 5% dos indivíduos normais que se apresentam como possíveis doadores de rim sem hipertensão. Ela pode ocorrer clinicamente com hipertensão em indivíduos mais jovens (entre 15-50 anos de idade), com mais frequência em mulheres. A DFM não ameaça a função renal com frequência, porém algumas vezes produz oclusão total e pode estar associada a aneurismas da artéria renal. A estenose aterosclerótica da artéria renal (EAAR) é comum na população em geral (6,8% de uma amostra da comunidade com idade > 65 anos). A prevalência aumenta com a idade e em pacientes com outras condições vasculares, como a doença arterial coronariana (18-23%) e/ou doença periférica aórtica ou das extremidades inferiores (> 30%). Se não for tratada, a EAAR evolui em quase 50% dos casos ao longo de 5 anos, causando, algumas vezes, oclusão total. O tratamento intensivo da pressão arterial e a terapia com estatinas parecem reduzir essas taxas e melhorar os resultados clínicos.

A estenose que atinge níveis críticos reduz a pressão de perfusão que ativa o sistema renina-angiotensina, diminui a excreção de sódio e ativa as vias simpáticas adrenérgicas. Esses eventos levam à hipertensão sistêmica, caracterizada por dependência da angiotensina nos estágios iniciais, pressões amplamente variáveis, perda dos ritmos circadianos da pressão arterial (PA) e lesão acelerada de órgãos-alvo, incluindo hipertrofia do ventrículo esquerdo e fibrose renal. A hipertensão renovascular pode ser tratada com agentes que bloqueiam o sistema renina-angiotensina e com outros fármacos que modificam essas vias pressóricas. Pode ser também tratada com restauração do fluxo sanguíneo renal por meio de revascularização endovascular ou cirúrgica. A maioria dos pacientes necessita de terapia continuada com agentes anti-hipertensivos devido à hipertensão preexistente e porque a revascularização, de maneira isolada, raramente diminui a PA para valores normais.

A EAAR e a hipertensão sistêmica tendem a afetar a porção renal pós-estenótica e os rins contralaterais, reduzindo a taxa de filtração glomerular (TFG) global na EAAR. Quando a função renal é ameaçada principalmente por doença de grandes vasos, esta é designada como nefropatia isquêmica. A redução moderada do fluxo sanguíneo que ocorre gradualmente está associada à redução da TFG e ao consumo limitado de oxigênio com preservação da oxigenação tecidual. Assim, a função renal pode permanecer estável com tratamento clínico, às vezes por anos. Com a doença mais avançada, ocorrem redução na perfusão cortical e hipoxia tecidual franca. Ao contrário da DFM, a EAAR ocorre em pacientes com outros fatores de risco para aterosclerose e costuma sobrepor-se a uma doença preexistente dos pequenos vasos no rim em decorrência de hipertensão arterial, envelhecimento e diabetes melito. Quase 85% dos pacientes considerados para a realização de revascularização renal têm doença renal crônica (DRC) de estágio 3 a 5, com TFG < 60 mL/minuto por 1,73 m^2. A presença de EAAR é um forte preditor de morbidade e mortalidade relacionadas a eventos cardiovasculares, independentemente de se a revascularização renal é realizada.

DIAGNÓSTICO DE DOENÇA RENOVASCULAR

As abordagens diagnósticas à estenose da artéria renal dependem, em parte, da resolução de questões clínicas específicas. A caracterização não invasiva da vasculatura renal pode ser efetuada com várias técnicas, resumidas na Tabela 278-1. Embora a ativação do sistema renina-angiotensina constitua uma etapa essencial no desenvolvimento da hipertensão renovascular, ela é transitória. Por conseguinte, os níveis de atividade da renina estão sujeitos ao momento, aos efeitos de fármacos e ao aporte de sódio e não indicam, de modo confiável, a resposta à terapia vascular. As velocidades sistólicas de pico da artéria renal medidas por ultrassonografia com Doppler > 200 cm/s geralmente predizem lesões hemodinamicamente importantes (> 60% de oclusão do lúmen do vaso), embora alguns estudos sobre tratamento exijam velocidade > 300 cm/s para evitar falsos-positivos. O índice de resistência

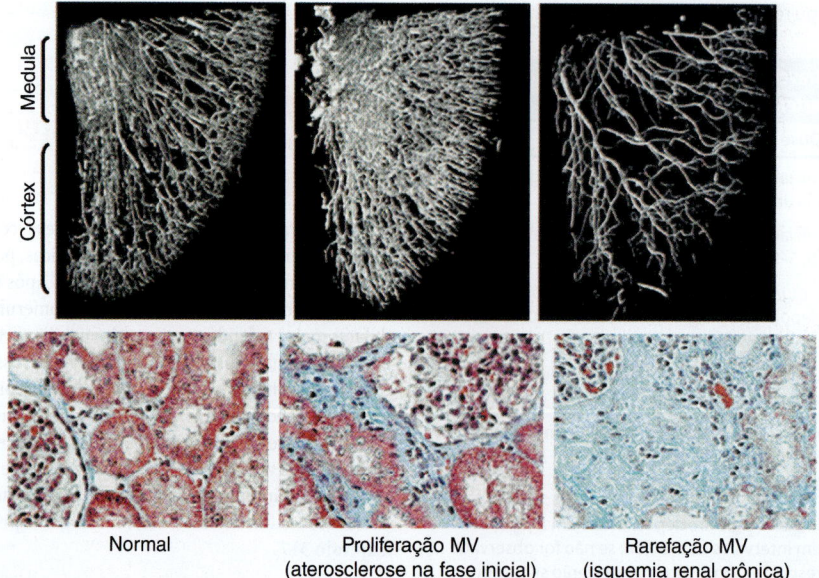

FIGURA 278-1 Exemplos de imagens por microtomografia computadorizada (micro-TC) de vasos definidos por cilindros radiopacos injetados na vasculatura renal. Essas imagens ilustram a complexa rede capilar cortical densa que supre o córtex renal, a qual pode proliferar ou sofrer rarefação sob a influência de aterosclerose e/ou de doença oclusiva. A ocorrência de alterações no suprimento sanguíneo é seguida de fibrose tubulointersticial e perda de função renal. MV, microvascular. *(Reproduzida, com autorização, de LO Lerman, AR Chade. Angiogenesis in the kidney: A new therapeutic target?. Curr Opin Nephrol Hypertens 18:160, 2009.)*

TABELA 278-1 ■ Resumo das modalidades de imagem para avaliação da vasculatura renal

Estudos vasculares para avaliação das artérias renais			
Ultrassonografia duplex	Mostra as artérias renais e mede a velocidade do fluxo como forma de avaliar a gravidade da estenose	Baixo custo; amplamente disponível, adequada para estudos de acompanhamento	Depende muito da experiência do operador; menos útil do que a angiografia invasiva para o diagnóstico de displasia fibromuscular e anormalidades nas artérias renais acessórias
Angiotomografia computadorizada	Mostra as artérias renais e a aorta perirrenal	Fornece imagens excelentes; os stents não produzem artefatos	Alto custo, necessidade de volume moderado de meio de contraste
Angiorressonância magnética	Mostra as artérias renais e a aorta perirrenal	Não nefrotóxica; entretanto, a preocupação quanto à toxicidade do gadolínio exclui o seu uso na presença de TFG < 30 mL/min/1,73 m^2; fornece imagens excelentes	Alto custo; gadolínio excluído na insuficiência renal, incapaz de visualizar os vasos com stent
Angiografia intra-arterial	Mostra a localização e a gravidade da lesão vascular	Considerada o padrão-ouro para o diagnóstico de doença dos grandes vasos, em geral realizada de modo simultâneo à intervenção planejada	Alto custo; risco associado de ateroembolismos, toxicidade do meio de contraste, complicações relacionadas ao procedimento (p. ex., dissecção)
Estudos de perfusão para avaliação do fluxo sanguíneo renal diferencial			
Renografia com tecnécio Tc^{99m} mertiatida (Tc^{99m} MAG3)	A queda da pressão de filtração mediada pelo captopril amplifica as diferenças na perfusão renal	O exame normal exclui hipertensão renovascular	Múltiplas limitações em pacientes com aterosclerose avançada ou creatinina > 2 mg/dL (177 µmol/L)

Sigla: TFG, taxa de filtração glomerular.

renal tem valor preditivo em relação à viabilidade do rim. Entretanto, continua sendo dependente do operador e da instituição. A tomografia computadorizada (TC) contrastada com reconstrução vascular fornece imagens vasculares excelentes, além de avaliação funcional, porém está associada a um pequeno risco de toxicidade do meio de contraste. Ela fornece uma avaliação mais confiável dos vasos acessórios e da vasculatura distal do que a imagem de ressonância magnética ou duplex. Na atualidade, a angiorressonância magnética (angio-RM) é usada com menor frequência, visto que o meio de contraste gadolínio foi associado à fibrose sistêmica nefrogênica. A renografia melhorada por captopril tem forte valor preditivo negativo quando totalmente normal.

TRATAMENTO

Estenose de artéria renal

Embora a restauração do fluxo sanguíneo renal e da perfusão pareça ser intuitivamente benéfica para as lesões oclusivas de alto grau, os procedimentos de revascularização também têm os seus riscos e custos. Os pacientes com DFM em geral são mulheres mais jovens, com vasos de outra forma considerados normais e expectativa de vida longa. Com frequência, esses pacientes respondem de modo satisfatório à angioplastia percutânea da artéria renal. Se a PA pode ser controlada para as metas e a função renal permanece estável em pacientes com EAAR, pode-se argumentar que a terapia clínica com acompanhamento da progressão da doença é igualmente efetiva em períodos de 3 a 5 anos. Múltiplos estudos prospectivos randomizados controlados falharam em identificar benefícios evidentes dos procedimentos intervencionistas de revascularização em relação aos resultados de curto prazo na PA e na função renal. Estudos de desfechos cardiovasculares incluindo acidente vascular cerebral, insuficiência cardíaca congestiva, infarto agudo do miocárdio e falência renal terminal sugerem um pequeno benefício na mortalidade em indivíduos revascularizados sem proteinúria. O tratamento clínico deve incluir bloqueio do sistema renina-angiotensina, obtenção da meta para a PA, cessação do tabagismo e uso de estatinas e ácido acetilsalicílico. O acompanhamento requer a vigilância para oclusão progressiva, que se manifesta por piora da função renal e/ou perda de controle da PA. A revascularização renal atualmente é reservada com frequência aos pacientes que não respondem ao tratamento clínico ou evoluem com complicações adicionais.

As técnicas de revascularização renal estão sendo aprimoradas. Com técnicos experientes, ocorrem complicações importantes em menos de 5% dos casos, incluindo dissecção da artéria renal, perfuração da cápsula, hemorragia e doença ateroembólica ocasional. Embora não seja comum, a doença ateroembólica pode ser catastrófica e acelerar tanto a hipertensão quanto a insuficiência renal, ou seja, exatamente os eventos que a revascularização pretende impedir. Embora o fluxo sanguíneo renal geralmente possa ser restaurado por meio da colocação de stent endovascular, a recuperação da função renal limita-se a cerca de 25% dos casos, sem nenhuma alteração em 50% e alguma deterioração evidente em outros casos. Os pacientes com deterioração rápida da função renal, algumas vezes associada à terapia com medicamento anti-hipertensivo ou com doença vascular afetando toda a massa funcionante renal, têm maior probabilidade de recuperar a função renal após a restauração do fluxo sanguíneo. Quando a hipertensão é refratária ao tratamento efetivo, a revascularização oferece benefícios reais. A **Tabela 278-2** resume as diretrizes atualmente aceitas para considerar a realização de revascularização renal em adição à terapia ideal.

DOENÇA RENAL ATEROEMBÓLICA

Os êmbolos para os rins surgem mais frequentemente como resultado de cristais de colesterol que se soltam da placa vascular aterosclerótica e se alojam distalmente em microvasos. Os eventos ateroembólicos clínicos ocorrem, em sua maioria, após procedimentos angiográficos, frequentemente dos vasos coronários. Argumenta-se que quase todos os procedimentos de intervenção vascular levam à fratura da placa e à liberação de microêmbolos, porém surgem manifestações clínicas em apenas uma fração desses casos. A incidência de ateroembolismo clínico tem aumentado com o maior número de procedimentos vasculares realizados e a expectativa de vida mais longa dos pacientes. Há suspeita de doença renal ateroembólica em > 3% dos indivíduos idosos com doença renal em estágio terminal (DRET); a doença renal ateroembólica é provavelmente subdiagnosticada. Ela é mais frequente em homens com história de diabetes melito, hipertensão arterial e cardiopatia isquêmica. Os ateroêmbolos nos rins estão fortemente associados à doença aneurismática aórtica e à estenose da artéria renal. A maioria dos casos clínicos está associada a eventos precipitantes, como angiografia, cirurgia vascular, anticoagulação com heparina, terapia trombolítica ou traumatismo. As manifestações clínicas dessa síndrome costumam surgir entre 1 e 14 dias após um evento desencadeante e podem continuar se desenvolvendo durante semanas. Em menos de metade dos pacientes verifica-se a presença de manifestações sistêmicas de doença embólica, como febre, dor abdominal e perda de peso, embora as manifestações cutâneas, incluindo livedo reticular e gangrena localizada dos dedos dos pés, possam ser mais comuns. O agravamento da hipertensão e a deterioração da função renal são comuns, atingindo, algumas vezes, uma fase maligna. Pode ocorrer insuficiência renal progressiva exigindo suporte dialítico. Esses casos desenvolvem-se frequentemente após início

TABELA 278-2 ■ Fatores clínicos que determinam o papel da revascularização em adição à terapia clínica para estenose de artéria renal

Fatores que favorecem terapia clínica com revascularização para estenose da artéria renal

- Declínio progressivo da TFG durante tratamento da hipertensão sistêmica
- Incapacidade de obter controle adequado da pressão arterial com terapia clínica ideal (fracasso clínico)
- Declínio rápido ou recorrente da TFG em associação à redução da pressão sistêmica
- Declínio da TFG durante terapia com IECAs ou BRAs
- Insuficiência cardíaca congestiva recorrente no paciente em que a disfunção ventricular esquerda não explica totalmente a causa

Fatores que favorecem terapia clínica e vigilância da doença da artéria renal

- Pressão arterial controlada com função renal estável (p. ex., insuficiência renal estável)
- Estenose da artéria renal estável sem progressão nos exames de vigilância (p. ex., ultrassonografia com Doppler seriada)
- Idade avançada e/ou expectativa de vida limitada
- Comorbidade extensa que torne a revascularização muito perigosa
- Alto risco de, ou experiência prévia com, doença ateroembólica
- Outras doenças concomitantes do parênquima renal que causem disfunção renal progressiva (p. ex., nefrite intersticial, nefropatia diabética), particularmente com proteinúria

Siglas: BRAs, bloqueadores dos receptores de angiotensina; IECAs, inibidores da enzima conversora da angiotensina; TFG, taxa de filtração glomerular.

titubeante ao longo de muitas semanas e têm prognóstico sombrio. A taxa de mortalidade após 1 ano atinge 38%, e, embora alguns pacientes por fim se recuperem suficientemente para prescindir de diálise, em muitos casos isso não ocorre.

Além das manifestações clínicas já citadas, os achados laboratoriais incluem elevação do nível de creatinina, eosinofilia transitória (60-80%), elevação da velocidade de hemossedimentação e hipocomplementemia (15%). Pode ser difícil firmar o diagnóstico, o que com frequência ocorre por exclusão. O diagnóstico definitivo depende da realização de biópsia renal demonstrando oclusão de microvasos com cristais de colesterol que deixam uma "fenda" no vaso. As biópsias obtidas de pacientes submetidos à revascularização cirúrgica do rim indicam que costuma haver êmbolos de colesterol silenciosos já presentes antes da realização de qualquer manipulação adicional.

Uma vez instalada, não há nenhuma terapia efetiva disponível para doença ateroembólica. Recomenda-se a suspensão da anticoagulação. Algumas vezes, ocorre recuperação tardia da função renal após medidas de suporte, e o tratamento com estatinas pode melhorar os resultados. O papel de dispositivos de proteção para êmbolos na circulação renal durante a angiografia não está bem definido, mas alguns ensaios clínicos prospectivos não conseguiram demonstrar quaisquer benefícios significativos. Esses dispositivos limitam-se à proteção distal durante o procedimento endovascular e não oferecem qualquer proteção contra fragmentos embólicos que se desenvolvem após a remoção.

DOENÇA RENAL TROMBOEMBÓLICA

A oclusão trombótica dos vasos renais ou de ramos das artérias pode resultar em declínio da função renal e hipertensão. É difícil estabelecer o seu diagnóstico, visto que ela frequentemente passa despercebida, sobretudo em pacientes idosos. Pode ocorrer trombose em consequência de anormalidades vasculares locais, como dissecção local, traumatismo ou vasculite inflamatória. Microdissecções locais algumas vezes causam áreas transitórias de infarto denominadas "mediólise arteriolar segmentar". Embora as condições de hipercoagulabilidade se manifestem algumas vezes como trombose da artéria renal, essa situação é rara. Além disso, pode originar-se de eventos embólicos distantes, como o átrio esquerdo em pacientes com fibrilação atrial ou de êmbolos gordurosos com origem em tecido traumatizado, mais comumente de fraturas de ossos longos. Entre as fontes cardíacas estão as vegetações da endocardite bacteriana subaguda. Os êmbolos sistêmicos para os rins também podem se originar da circulação venosa se houver derivação da direita para a esquerda, por exemplo, por meio do forame oval patente.

As manifestações clínicas variam dependendo da velocidade de instalação e da extensão da oclusão. A trombose arterial aguda pode produzir dor no flanco, febre, leucocitose, náusea e vômitos. Se houver infarto renal, enzimas como lactato-desidrogenase (LDH) aumentam transitoriamente até níveis extremos. Se ambos os rins estiverem acometidos, haverá declínio acelerado da função renal, com queda do débito urinário. Se apenas um rim estiver acometido, as alterações da função renal podem ser menores. Pode haver evolução rápida de hipertensão relacionada à liberação súbita de renina do tecido isquêmico, desde que permaneça algum tecido viável na região "peri-infarto". Se a zona do infarto estiver demarcada com precisão, pode ocorrer resolução da elevação da PA e da atividade da renina. O diagnóstico de infarto renal pode ser estabelecido por imagem vascular com ressonância magnética, angiotomografia computadorizada ou arteriografia (Fig. 278-2).

TRATAMENTO DA TROMBOSE ARTERIAL RENAL

Entre as opções para intervenção em caso de detecção recente de oclusão arterial estão a reconstrução cirúrgica, a anticoagulação, a terapia trombolítica, os procedimentos endovasculares e os cuidados de suporte, em particular o tratamento com agentes anti-hipertensivos. A aplicação desses métodos depende do estado geral do paciente, dos fatores precipitantes (p. ex., traumatismo local ou doença sistêmica), do grau de risco para o tecido e a função renais e da probabilidade de eventos recorrentes no futuro. Para a doença unilateral, como dissecção arterial com trombose, os cuidados de suporte com anticoagulação podem ser suficientes. A oclusão bilateral aguda é potencialmente catastrófica, produzindo insuficiência renal anúrica. Dependendo do evento precipitante, a terapia cirúrgica ou trombolítica pode, eventualmente, restaurar a viabilidade do rim se for realizada precocemente no curso do evento agudo.

LESÃO MICROVASCULAR ASSOCIADA À HIPERTENSÃO ARTERIAL

NEFROSCLEROSE ARTERIOLAR

Hipertensão "maligna" Embora haja elevação da PA com a idade, constatou-se, há muito tempo, que alguns indivíduos desenvolvem elevações rapidamente progressivas da PA e lesão de órgãos-alvo, incluindo hemorragias retinianas, encefalopatia e declínio da função renal. Os braços-placebo nos ensaios clínicos controlados iniciais para avaliação do tratamento da hipertensão identificaram evolução para níveis graves em 20% dos indivíduos ao longo de 5 anos. Quando não tratados, os pacientes com lesão de órgãos-alvo, incluindo papiledema e declínio da função renal, tiveram taxas de mortalidade > 50% ao longo de 6 a 12 meses, daí a designação de "maligna". Estudos *post mortem* desses pacientes identificaram lesões vasculares, denominadas "necrose fibrinoide", com ruptura da parede do vaso, depósito de material eosinofílico, incluindo fibrina, e infiltrado celular perivascular. Uma lesão distinta foi identificada nas artérias interlobulares maiores em muitos pacientes com proliferação hiperplásica dos elementos celulares da parede vascular, depósito de colágeno e separação das camadas, designada como lesão "em casca de cebola". Para muitos desses pacientes, a necrose fibrinoide levou à obliteração dos glomérulos e à perda de estruturas tubulares. Como resultado, houve evolução com insuficiência renal progressiva que, sem suporte com diálise, levou à mortalidade precoce em pacientes com hipertensão na fase maligna não tratados. Essas alterações vasculares podem se desenvolver em consequência de lesão relacionada com a pressão por meio de uma variedade de vias hipertensivas, incluindo (mas não limitada) a ativação do sistema renina-angiotensina, e de vasospasmo intenso associado à liberação de catecolaminas. Em certas ocasiões, a lesão endotelial é suficiente para induzir hemólise microangiopática, conforme discutido adiante.

Os agentes anti-hipertensivos formam a base da terapia para a hipertensão maligna. Com a redução efetiva da PA, as manifestações da lesão vascular, incluindo hemólise microangiopática e disfunção renal, podem melhorar com o tempo. Embora as séries relatadas antes da era da terapia farmacológica tenham sugerido que as taxas de mortalidade em 1 ano ultrapassaram 90%, a taxa de sobrevida atual em 5 anos ultrapassa 50%.

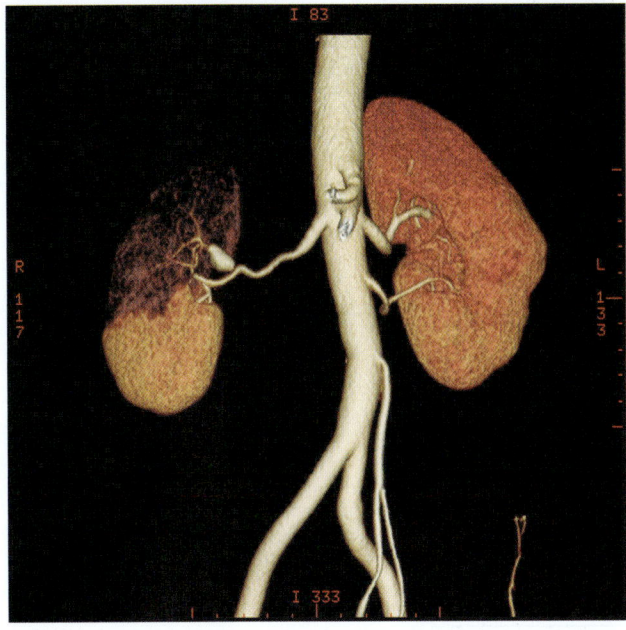
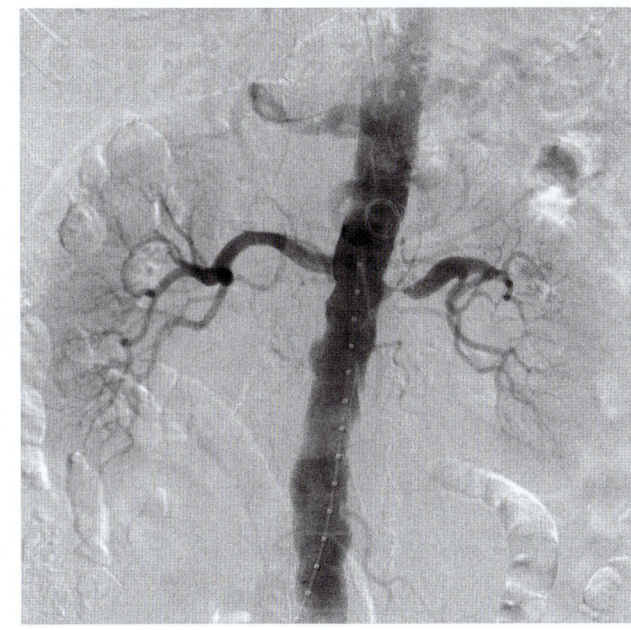

FIGURA 278-2 **A.** Angiotomografia computadorizada ilustrando ausência de circulação para o polo superior do rim direito em um paciente com doença fibromuscular e aneurisma da artéria renal. A ativação do sistema renina-angiotensina produziu o rápido desenvolvimento de hipertensão. **B.** Angiografia ilustrando estenose da artéria renal de alto grau acometendo o rim esquerdo. Com frequência, essa lesão faz parte de aterosclerose disseminada e, algumas vezes, constitui uma extensão de placa aórtica. Essa lesão surge em indivíduos de idade mais avançada com fatores de risco de aterosclerose preexistentes.

A hipertensão maligna é menos comum nos países ocidentais, embora persista em partes do mundo onde há menos disponibilidade de assistência médica e de tratamento com fármacos anti-hipertensivos. Com maior frequência, ocorre em pacientes com hipertensão tratada que deixam de tomar os medicamentos ou que usam drogas vasoespásticas, como a cocaína. Entre as anormalidades renais estão a elevação do nível sérico de creatinina e, às vezes, a hematúria e a proteinúria. Os achados bioquímicos podem incluir evidências de hemólise (anemia, esquistócitos e reticulocitose) e alterações associadas à insuficiência renal. Os homens afro-americanos têm maior tendência a desenvolver hipertensão rapidamente progressiva e insuficiência renal em comparação com os brancos nos Estados Unidos. Polimorfismos genéticos para *APOL1*, comuns na população negra, predispõem à doença glomerular esclerosante focal, com a hipertensão grave ocorrendo em idades mais jovens secundária à doença renal nesses casos.

"Nefrosclerose hipertensiva"
Com base na experiência com hipertensão maligna e nas evidências epidemiológicas que associam a PA a riscos de longo prazo de insuficiência renal, foi sugerido, há muito tempo, que graus menores de hipertensão poderiam induzir alterações menos graves, porém prevalentes, nos vasos renais e perda da função renal. Em consequência, uma grande parcela de pacientes que evoluem com DRET sem diagnóstico etiológico específico é categorizada com a designação de "nefrosclerose hipertensiva". Em geral, o exame patológico identifica espessamento das arteríolas aferentes, com depósito de material eosinofílico homogêneo (arteriolosclerose hialina) associado ao estreitamento do lúmen vascular. As manifestações clínicas consistem em alterações dos vasos retinianos associadas à hipertensão (estreitamento arteriolar, cruzamentos arteriovenosos patológicos), hipertrofia do ventrículo esquerdo e elevação da PA. O papel dessas alterações vasculares na função renal ainda não está esclarecido. Amostras *post mortem* e de biópsia de doadores de rim normotensos demonstram alterações vasculares semelhantes associadas ao envelhecimento, à dislipidemia e à intolerância à glicose. Embora a redução da PA diminua efetivamente a velocidade de progressão da doença renal proteinúrica e seja necessária para reduzir os riscos cardiovasculares excessivos associados à DRC, a terapia anti-hipertensiva não altera a evolução da disfunção renal identificada especificamente como nefrosclerose hipertensiva.

LEITURAS ADICIONAIS
De Mast Q, Beutler JJ: The prevalence of atherosclerotic renal artery stenosis in risk groups: A systemic literature review. J Hypertens 27:1333, 2009.
Freedman BI, Cohen AH: Hypertension-attributed nephropathy: What's in a name? Nat Rev Nephrol 12:27, 2016.
Herrmann SM et al: Management of atherosclerotic renovascular disease after Cardiovascular Outcomes in Renal Atherosclerotic Lesions (CORAL). Nephrol Dial Transplant 30:366, 2015.
Modi KS, Rao VK: Atheroembolic renal disease. J Am Soc Nephrol 12:1781 2001.
Parikh SA et al: SCAI expert consensus statement for renal artery stenting appropriate use. Catheter Cardiovasc Interv 84:1163, 2014.
Persu A et al: European consensus on the diagnosis and management of fibromuscular dysplasia. J Hypertens 32:1367, 2014.
Textor SC et al: Percutaneous revascularization for ischemic nephropathy: The past, present and future. Kidney Int 83:28, 2013.
Textor SC, Lerman LO: The role of hypoxia in ischemic chronic kidney disease. Semin Nephrol 39:589, 2019.

279 Trombose venosa profunda e tromboembolismo pulmonar
Samuel Z. Goldhaber

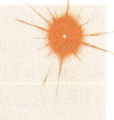

EPIDEMIOLOGIA
O tromboembolismo venoso (TEV) engloba a trombose venosa profunda (TVP) e a embolia pulmonar (EP) e causa morte cardiovascular, incapacidade crônica e estresse emocional. Nos Estados Unidos, estima-se que ocorram 100 mil a 180 mil mortes atribuídas à EP anualmente.

Desde 2015, a expectativa de vida nos Estados Unidos tem diminuído, principalmente devido a mais mortes entre adultos jovens e de meia-idade em todos os grupos raciais. As superdosagens de drogas, doenças hepáticas alcoólicas e suicídios atraíram mais atenção por esse aumento na mortalidade na meia-idade; no entanto, o aumento das mortes por doenças cardíacas e pulmonares, bem como hipertensão, acidente vascular cerebral (AVC) e diabetes melito, ajudam a explicar essa tendência indesejada. A taxa de mortalidade anual relacionada à EP padronizada por idade tem aumentado entre adultos de meia-idade desde 2007 (Fig. 279-1). Entre os idosos, a velocidade de diminuição da mortalidade relacionada à EP tem sido mais lenta. Os pacientes com EP que residem em áreas de condição socioeconômica mais baixa têm maior mortalidade hospitalar. Por outro lado, a taxa de mortalidade anual padronizada por idade no Canadá e na Dinamarca que

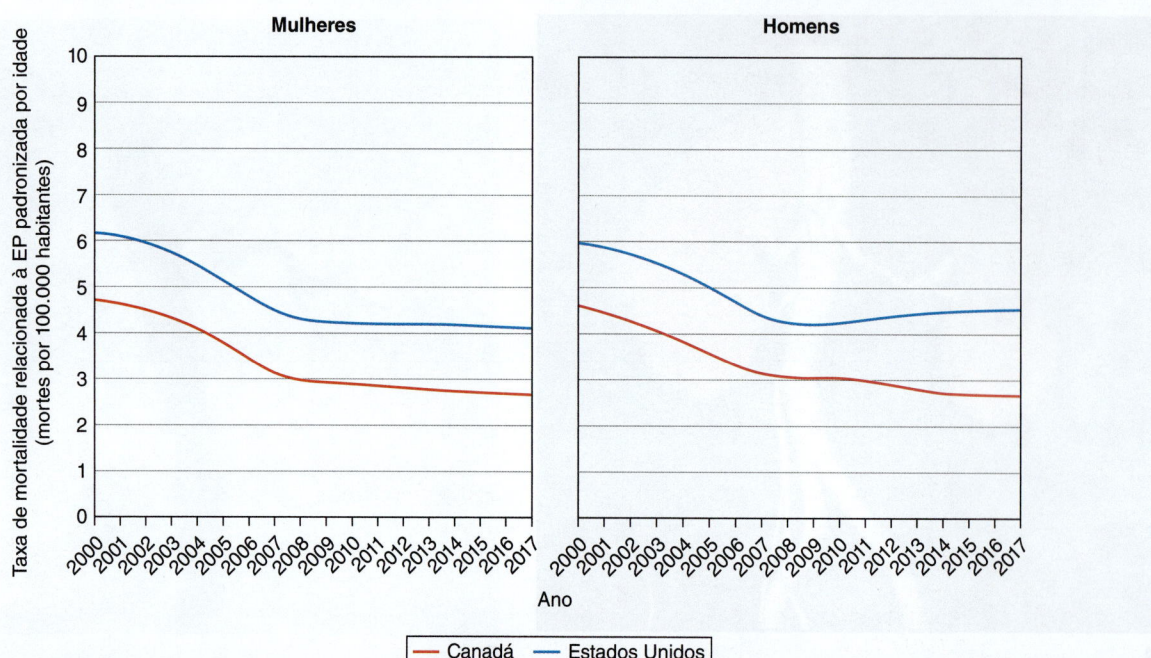

FIGURA 279-1 Tendências temporais na taxa de mortalidade relacionada à embolia pulmonar (EP) padronizada por idade em mulheres e homens nos Estados Unidos e no Canadá de 2000 a 2017.

tem a EP como causa subjacente de morte diminuiu em todas as faixas etárias. A taxa de mortalidade anual por EP padronizada por idade na Europa tem diminuído linearmente desde o ano 2000.

Em 2020, a COVID-19 surgiu e causou uma pandemia global. A característica clínica mais notável é uma síndrome respiratória aguda potencialmente fatal que requer ventilação mecânica prolongada e causa uma alta taxa de mortalidade. Essa doença viral também causa extensa TVP e EP, mesmo quando os pacientes recebem profilaxia farmacológica padronizada logo que são hospitalizados. Na autópsia, cerca de 25% dos pacientes têm EP macrovascular e microvascular. A trombose arterial também ocorre e causa infarto agudo do miocárdio (IAM) e AVC. As etiologias que contribuem para essa trombose disseminada são a inflamação excessiva com tempestade de citocinas, ativação plaquetária, disfunção endotelial e estase (Fig. 279-2).

Nos Estados Unidos, os beneficiários do pagamento por serviço do Medicare com EP aguda têm uma alta taxa de readmissão de 14% dentro de 30 dias após a alta hospitalar. Os motivos são incertos, mas a taxa elevada sugere que é necessário melhorar a transição dos cuidados do paciente hospitalizado para o paciente em domicílio. Em adição à sobrevida após a EP, agora se concentra mais atenção na qualidade de vida após a EP. Cerca de metade dos pacientes com EP relatam dispneia persistente, fadiga e redução da capacidade de exercício, e cerca de um quarto tem disfunção persistente do ventrículo direito na ecocardiografia após o diagnóstico de EP. Essa constelação de achados está sendo reconhecida mais frequentemente e foi denominada "síndrome pós-EP". Esses pacientes podem desenvolver subsequentemente hipertensão pulmonar tromboembólica crônica.

A hipertensão pulmonar tromboembólica crônica causa dispneia, especialmente aos esforços. A síndrome pós-trombótica (também conhecida como *insuficiência venosa crônica*) causa lesão das válvulas venosas do membro inferior e piora a qualidade de vida por causar edema de tornozelo ou de panturrilha e dolorimento na perna, principalmente após ficar longo tempo de pé. Na sua forma mais grave, a síndrome pós-trombótica causa úlcera varicosa profunda (Fig. 279-3).

FISIOPATOLOGIA

Inflamação A inflamação tem um papel central como desencadeador de EP aguda e TVP. Os fatores de risco e doenças médicas relacionados à inflamação estão agora ligados como precipitantes de TEV (Tab. 279-1).

Estados pró-trombóticos As duas mutações genéticas autossômicas dominantes mais comuns são (1) a do fator V de Leiden, que causa resistência à proteína C ativada por anticoagulante endógeno (que inativa os fatores de coagulação V e VIII), e (2) a mutação do gene da protrombina, que aumenta a concentração da protrombina plasmática (Caps. 65 e 117). A antitrombina, a proteína C e a proteína S são inibidores da coagulação que ocorrem naturalmente. As deficiências desses inibidores, ainda que raras, estão associadas ao TEV. A síndrome do anticorpo antifosfolipídeo é um distúrbio trombofílico adquirido (não genético) que predispõe à trombose venosa e arterial. Ao contrário do que se acreditava, a presença de mutações genéticas, como a mutação heterozigota do gene do fator V de Leiden e do gene da protrombina, não parece aumentar o risco de TEV recorrente. Entretanto, os pacientes com síndrome do anticorpo antifosfolipídeo provavelmente necessitem de anticoagulação por prazo indeterminado, mesmo quando o TEV inicial tiver sido provocado por traumatismo ou cirurgia.

Fatores de risco clínicos Outros fatores predisponentes comuns são câncer, obesidade, tabagismo, hipertensão arterial sistêmica, doença pulmonar obstrutiva crônica, doença renal crônica, viagens aéreas de longa distância, poluição do ar, contraceptivos orais estrogênicos, gestação, terapia de reposição hormonal pós-menopausa, cirurgia e traumatismo. O estilo de vida sedentário é cada vez mais prevalente. Um estudo japonês observou que cada aumento de 2 horas ao dia assistindo à televisão está associado com um aumento de 40% na probabilidade de EP fatal.

Plaquetas ativadas A tríade de Virchow de estase venosa, hipercoagulabilidade e lesão do endotélio leva ao recrutamento de plaquetas ativadas, as quais liberam micropartículas. Essas micropartículas contêm mediadores pró-inflamatórios que se ligam a neutrófilos, estimulando-os a liberar seu material nuclear e formar redes extracelulares denominadas armadilhas extracelulares de neutrófilos. Essas redes pró-trombóticas contêm histonas que estimulam a agregação plaquetária e promovem a síntese de trombina dependente de plaquetas. Trombos venosos se formam e florescem em ambiente de estase, baixa tensão de oxigênio e suprarregulação de genes pró-inflamatórios.

Interação entre tromboembolismo venoso e aterotrombose A placa na artéria carótida duplica o risco de TEV. Essa observação levou à descoberta da ampla interação entre TEV, síndrome coronariana aguda e AVC agudo (Fig. 279-4). Essas três condições compartilham fatores de risco semelhantes e fisiopatologia similar: inflamação, hipercoagulabilidade e lesão endotelial. Pacientes que apresentam TEV têm probabilidade duas vezes maior de ter um IAM ou um AVC. Por outro lado, pacientes com IAM ou AVC têm uma probabilidade duas vezes maior de ter uma TEV.

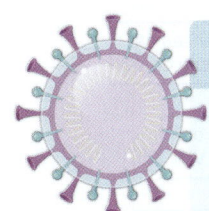
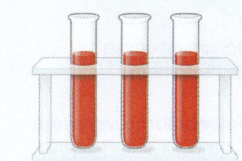
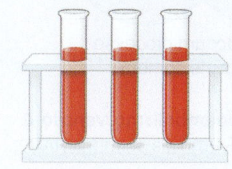
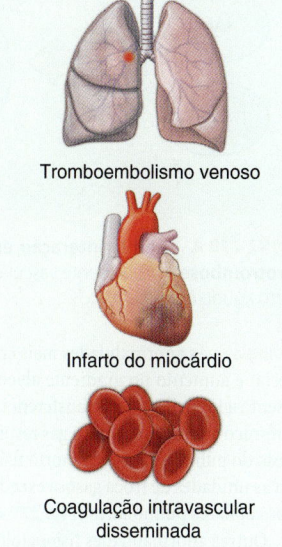

FIGURA 279-2 **Mecanismos postulados da coagulopatia e patogênese da trombose na COVID-19. A.** A infecção por SARS-CoV-2 ativa uma resposta inflamatória, levando à liberação de mediadores inflamatórios. Segue-se ativação endotelial e hemostática, com diminuição dos níveis de TFPI e aumento do fator tecidual. A resposta inflamatória à infecção grave é marcada por linfopenia e trombocitopenia. A lesão hepática pode levar à diminuição da coagulação e formação de antitrombina. **B.** A COVID-19 pode estar associada a distúrbios hemostáticos e troponina elevada. **C.** O aumento do estado tromboembólico resulta em tromboembolismo venoso, infarto do miocárdio ou, em caso de desarranjo hemostático adicional, coagulação intravascular disseminada. DPOC, doença pulmonar obstrutiva crônica; DRC, doença renal crônica; IC, insuficiência cardíaca; IL, interleucina; PCR, proteína C-reativa; PDF, produto de degradação da fibrina; TFPI, inibidor da via do fator tecidual; TP, tempo de protrombina. *(Este artigo foi publicado no Journal of the American College of Cardiology; 75, B Bikdeli et al: COVID-19 and Thrombotic or Thromboembolic Disease: Implications for Prevention, Antithrombotic Therapy, and Follow-Up: JACC State-of-the-Art Review; 2950-2973. Direitos autorais Elsevier 2020. Reproduzida, com autorização, de Elsevier.)*

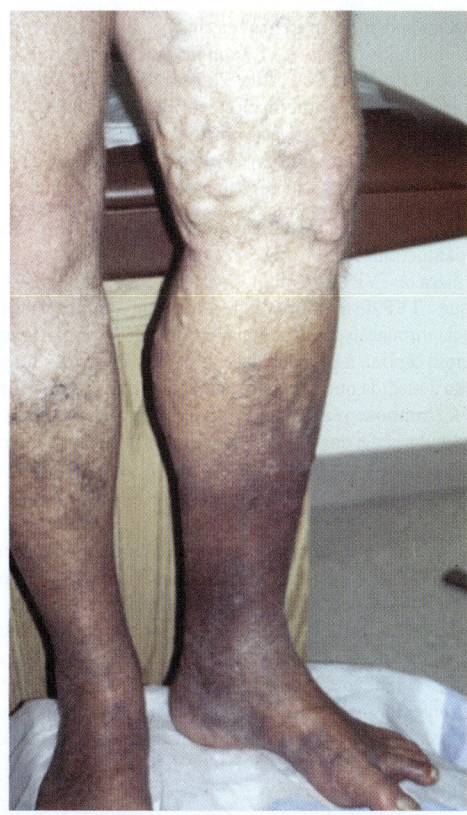

FIGURA 279-3 **Úlcera cutânea sobre o maléolo lateral** como parte da síndrome pós-trombótica de membro inferior.

Embolização Quando trombos venosos profundos (Fig. 279-5) se desprendem do seu local de formação, eles embolizam para a veia cava, o átrio direito e o ventrículo direito (VD) e se alojam na circulação pulmonar, causando, assim, a EP aguda. Paradoxalmente, esses trombos às vezes embolizam para a circulação arterial através de um forame oval patente ou de um defeito do septo atrial. Muitos pacientes com EP não apresentam evidências de TVP porque o trombo já embolizou para os pulmões.

TABELA 279-1 ■ Condições ligadas à inflamação que podem deflagrar EP ou TVP
Colite ulcerativa
Doença de Crohn
Artrite reumatoide
Psoríase
Diabetes melito tipo 2
Obesidade/síndrome metabólica
Hipercolesterolemia, especialmente colesterol LDL elevado
Lipoproteína(a)
Pneumonia
Síndrome coronariana aguda
AVC agudo
Tabagismo
Sepse/choque séptico
Agentes estimulantes da eritropoiese
Transfusão de sangue
Câncer

Siglas: AVC, acidente vascular cerebral; EP, embolia pulmonar; LDL, lipoproteína de baixa densidade; TVP, trombose venosa profunda.

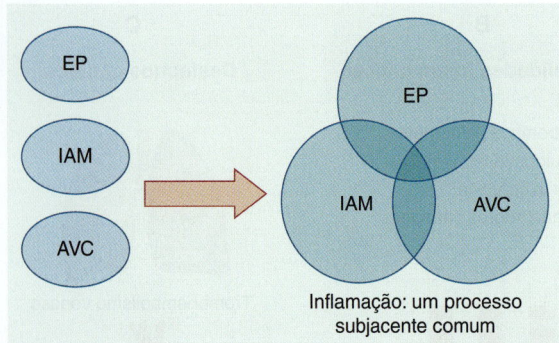

FIGURA 279-4   Ampla interação entre tromboembolismo venoso e aterotrombose. AVC, acidente vascular cerebral; EP, embolia pulmonar; IAM, infarto agudo do miocárdio.

Fisiologia   As anormalidades mais comuns na troca gasosa são hipoxemia arterial e aumento no gradiente alveolar-arterial da tensão de O_2, que representa a ineficiência na transferência de O_2 nos pulmões. O espaço morto anatômico aumenta porque o gás respirado não entra nas unidades de troca gasosa do pulmão. O espaço morto fisiológico aumenta porque a ventilação para as unidades de troca gasosa excede o fluxo sanguíneo venoso que passa pelos capilares pulmonares (Fig. 279-6).

Outras anormalidades fisiopatológicas incluem:

1. *Aumento da resistência vascular pulmonar* causada por obstrução vascular ou secreção plaquetária de agentes neuro-humorais vasoconstritores, como a serotonina. A liberação de mediadores vasoativos pode produzir desequilíbrio na relação ventilação-perfusão em locais distantes do êmbolo, explicando, assim, a possível discordância entre uma EP de pequena monta e um grande gradiente alveolar-arterial de O_2.
2. *Comprometimento da troca gasosa* em razão de aumento no espaço morto alveolar causado por obstrução vascular, hipoxemia em razão de hipoventilação alveolar em relação à perfusão no pulmão não obstruído, *shunt* da direita para a esquerda ou redução da transferência de monóxido de carbono em razão da perda de superfície de troca gasosa.
3. *Hiperventilação alveolar* devido à estimulação reflexa dos receptores alveolares.
4. *Aumento da resistência das vias aéreas* em razão da constrição de vias aéreas distais aos brônquios.
5. *Redução da complacência pulmonar* em razão de edema pulmonar, hemorragia pulmonar ou perda de surfactante.

Hipertensão pulmonar, disfunção do ventrículo direito e microinfarto do ventrículo direito   A obstrução da artéria pulmonar e os mediadores neuro-humorais causam aumento na pressão arterial pulmonar e na resistência vascular pulmonar. Quando a tensão na parede do VD aumenta, ocorre dilatação e disfunção do VD, com liberação do biomarcador

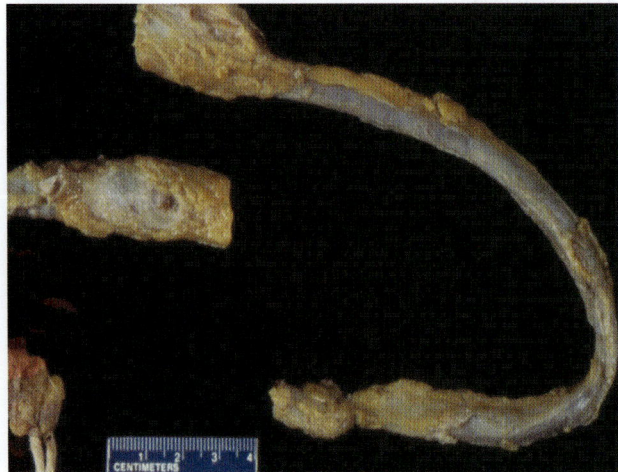

FIGURA 279-5   Trombose venosa profunda em necropsia.

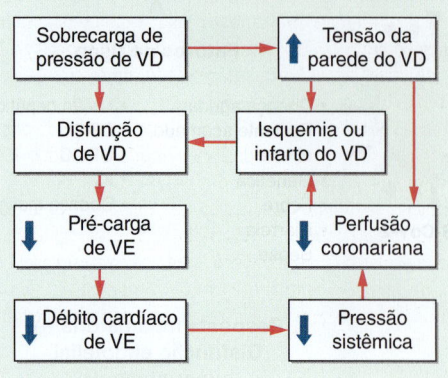

FIGURA 279-6   Fisiopatologia da embolia pulmonar (EP). VE, ventrículo esquerdo; VD, ventrículo direito.

cardíaco peptídeo natriurético cerebral, devido a estiramento anormal do VD. O septo interventricular sofre protrusão para o interior do ventrículo esquerdo (VE) e comprime o VE intrinsecamente normal. A disfunção diastólica do VE reduz a distensibilidade do VE e prejudica seu enchimento. O aumento na tensão da parede do VD também comprime a artéria coronária direita, limita o suprimento de oxigênio ao miocárdio e desencadeia isquemia na coronária direita e microinfarto de VD, com liberação de biomarcadores como a troponina. A redução do enchimento do VE pode causar uma queda no débito cardíaco do VE e na pressão arterial sistêmica, com consequente colapso circulatório e morte (Fig. 279-6).

CLASSIFICAÇÃO DA EMBOLIA PULMONAR E DA TROMBOSE VENOSA PROFUNDA

Embolia pulmonar   A **EP maciça** (**alto risco**) representa 5 a 10% dos casos e caracteriza-se por hipotensão arterial sistêmica e trombose extensa afetando pelo menos metade da vasculatura pulmonar. Dispneia, síncope, hipotensão e cianose são sinais característicos de EP maciça. Os pacientes com EP maciça podem se apresentar em choque cardiogênico e morrer com falência de múltiplos órgãos. A **EP submaciça** (**risco intermediário**) responde por 20 a 25% dos casos e caracteriza-se por disfunção do VD, embora a pressão arterial sistêmica permaneça normal. A combinação de insuficiência cardíaca direita e liberação de biomarcadores cardíacos sinaliza um alto risco de deterioração clínica. A **EP de baixo risco** representa cerca de 65 a 75% dos casos. Esses pacientes têm prognóstico excelente.

Trombose venosa profunda   A **TVP de membros inferiores** geralmente inicia na panturrilha e se propaga no sentido proximal às veias poplítea, femoral e ilíaca. A TVP de membros inferiores é cerca de 10 vezes mais comum do que a **TVP de membros superiores**, que com frequência é desencadeada pela instalação de marca-passo, desfibrilador cardíaco interno ou cateter venoso central. A probabilidade de haver TVP de membros superiores aumenta à medida que aumenta o número de lumens e o diâmetro dos cateteres. A **trombose venosa superficial** em geral se apresenta com eritema, dor à palpação e um "cordão palpável". Os pacientes correm risco de extensão da trombose venosa superficial para o sistema venoso profundo.

DIAGNÓSTICO

Avaliação clínica   A EP é conhecida como "a grande dissimuladora". O diagnóstico é difícil porque os sinais e sintomas não são específicos. Nos Estados Unidos, parece haver uma solicitação excessiva de angiotomografias computadorizadas pulmonares em pacientes com suspeita de EP. Em um estudo de 27 unidades de emergência em Indiana e Dallas-Fort Worth, onde 1,8 milhão de atendimentos de pacientes foram registrados, 5% dos pacientes foram submetidos à angiografia pulmonar por tomografia computadorizada (TC). O dímero D aumentado se correlacionou com um aumento na taxa de diagnósticos, variando de 1,3% em Indiana a 4,8% em Dallas-Fort Worth.

O limite superior padrão de um dímero D é 500 ng/mL. Todavia, as diretrizes atualmente recomendam o uso de um dímero D ajustado por idade quando se quer excluir uma EP aguda. O dímero D ajustado por idade se aplica a pacientes com mais de 50 anos de idade e uma probabilidade clínica baixa ou intermediária de EP. Para calcular o limite superior da normalidade (ULN, do inglês *upper limit of normal*) do dímero D nesses pacientes, multiplica-se a idade por 10. Por exemplo, um paciente de 70 anos com suspeita de EP teria 700 ng/mL como ULN. O dímero D ajustado por idade não se aplica a pacientes com suspeita de TVP aguda. Em estudos de validação, a implementação do uso rotineiro do dímero D ajustado por idade pode reduzir em um terço o número de solicitações de angio-TC pulmonar.

O sintoma mais comum de EP é falta de ar sem explicação. Quando uma EP oculta ocorre com insuficiência cardíaca congestiva franca ou com pneumonia, em geral não há melhora clínica a despeito do tratamento clínico padrão da doença concomitante. Esse quadro é um indicador clínico da possível coexistência de EP.

Na TVP, o sintoma mais comum é uma cãibra ou dor muscular repentina na parte inferior da panturrilha, a qual persiste e se intensifica ao longo de vários dias. Os critérios do escore Wells ajudam a estimar a probabilidade clínica de TVP e de EP **(Tab. 279-2)**. Os pacientes com probabilidade baixa de TVP ou uma probabilidade baixa a moderada de EP devem ser submetidos à investigação diagnóstica inicial apenas com dosagem de dímeros D (ver "Exames de sangue", adiante), sem exames de imagem obrigatórios se o resultado do exame do dímero D for negativo **(Fig. 279-7)**. Contudo, nos pacientes com alta probabilidade clínica de TEV, deve-se pular a etapa de dosagem de dímeros D e ir diretamente à etapa de imageamento como próximo passo no algoritmo para o diagnóstico.

Dicas clínicas Nem toda dor na perna é causada por TVP e nem toda dispneia é causada por EP **(Tab. 279-3)**. Um desconforto súbito e intenso na panturrilha sugere ruptura de cisto de Baker. Febre e calafrio geralmente indicam celulite, e não TVP. Os sinais físicos, se presentes, podem limitar-se a um leve desconforto à palpação da panturrilha. Contudo, os pacientes com TVP maciça frequentemente se apresentam com edema, dor e eritema acentuados na coxa. Edema recorrente na coxa esquerda, especialmente em mulheres jovens, levanta a possibilidade de síndrome de May-Thurner, com a artéria ilíaca proximal direita comprimindo a veia ilíaca proximal esquerda. Todavia, se o membro inferior estiver difusamente edemaciado, é

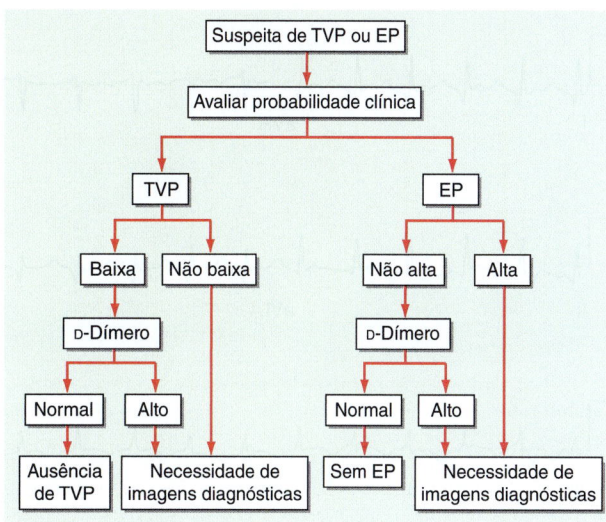

FIGURA 279-7 **Como decidir se há necessidade de exames de imagem para o diagnóstico.** Para a avaliação da probabilidade clínica, ver Tabela 279-2. EP, embolia pulmonar; TVP, trombose venosa profunda.

improvável que haja TVP. É mais provável que se trate de exacerbação aguda de insuficiência venosa em razão de síndrome pós-trombótica. A trombose venosa dos membros superiores pode se manifestar como assimetria na fossa supraclavicular ou na circunferência dos braços.

Infarto pulmonar geralmente indica EP de pequena monta. Esse quadro é extremamente doloroso porque o trombo se aloja perifericamente, próximo da inervação dos nervos pleurais. Entre as possíveis etiologias para *EP não trombótica* estão embolia gordurosa após fratura pélvica ou de ossos longos, embolia tumoral, embolia de medula óssea ou embolia aérea. É possível ocorrer embolia por cimento ortopédico e embolia por fragmentos ósseos após artroplastia total do quadril ou do joelho. Os usuários de drogas intravenosas podem injetar-se com uma grande variedade de substâncias capazes de embolizar, como pelos, talco e algodão. Ocorre *embolia de líquido amniótico* quando as membranas fetais permitem extravasamento ou sofrem ruptura na margem placentária.

Modalidades diagnósticas sem imagem • EXAMES DE SANGUE O ensaio quantitativo de *dímeros D no plasma por ensaio imunoabsorvente ligado à enzima* (ELISA, do inglês *enzyme-linked immunosorbent assay*) revela aumento na presença de TVP ou de EP em razão da degradação da fibrina pela plasmina. A elevação de dímeros D indica trombólise endógena, embora com frequência seja clinicamente ineficaz. A sensibilidade de dímeros D é > 80% para a TVP (incluindo a TVP isolada da panturrilha) e > 95% para a EP. O dímero D é menos sensível para a TVP do que para a EP, visto que

TABELA 279-2 ■ Regras para decisão clínica

Baixa probabilidade clínica de TVP se o escore for zero ou menos; probabilidade moderada se for 1 a 2; alta probabilidade se for 3 ou mais

Variável clínica	Escore para TVP
Câncer em atividade	1
Paralisia, paresia ou imobilização recente de membro	1
Paciente acamado há > 3 dias; cirurgia de grande porte há < 12 semanas	1
Sensibilidade ao longo da distribuição das veias profundas	1
Edema em toda a perna	1
Edema unilateral da panturrilha > 3 cm	1
Edema com cacifo	1
Veias colaterais superficiais não varicosas	1
Diagnóstico alternativo pelo menos tão provável quanto TVP	–2

Alta probabilidade clínica de EP se o escore for superior a 4

Variável clínica	Escore para EP
Sinais e sintomas de TVP	3
Diagnóstico alternativo menos provável que EP	3
Frequência cardíaca > 100 bpm	1,5
Imobilização há > 3 dias; cirurgia nas últimas 4 semanas	1,5
EP ou TVP prévias	1,5
Hemoptise	1
Câncer	1

Siglas: EP, embolia pulmonar; TVP, trombose venosa profunda.

TABELA 279-3 ■ Diagnóstico diferencial de TVP e EP

TVP

Ruptura de cisto de Baker

Distensão/lesão muscular

Celulite

Síndrome pós-trombótica aguda/insuficiência venosa

EP

Pneumonia, asma, doença pulmonar obstrutiva crônica

Insuficiência cardíaca congestiva

Pericardite

Pleurisia: "síndrome viral", costocondrite, desconforto musculoesquelético

Fratura de costela, pneumotórax

Síndrome coronariana aguda

Ansiedade

Síncope vasovagal

Siglas: EP, embolia pulmonar; TVP, trombose venosa profunda.

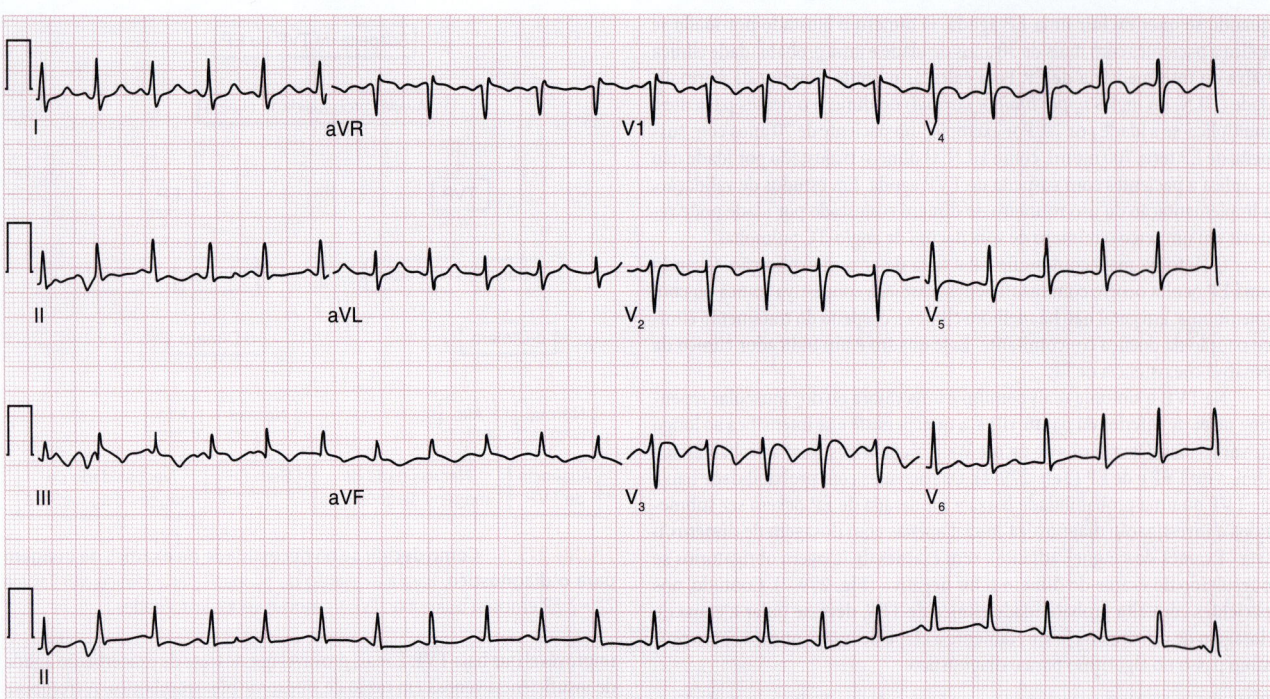

FIGURA 279-8 Eletrocardiograma com o sinal S1Q3T3 e inversão de onda T nas derivações V_1-V_4, típicos de uma embolia pulmonar anatomicamente grande. A angiotomografia pulmonar desse paciente é mostrada nas Figuras 279-10A e B.

o tamanho do trombo é menor na TVP. O dímero D normal é um teste útil para "exclusão" de EP. Entretanto, a dosagem de dímeros D não é um exame específico. Os níveis aumentam em pacientes com IAM, pneumonia, sepse e câncer, bem como no estado pós-operatório e em mulheres no segundo ou terceiro trimestre de gravidez. Portanto, os dímeros D raramente são úteis em pacientes hospitalizados, visto que seus níveis com frequência estão elevados em decorrência de doença sistêmica.

ELEVAÇÃO DOS BIOMARCADORES CARDÍACOS Os níveis séricos de troponina e os níveis plasmáticos de proteína de ligação de ácidos graxos do tipo cardíaco aumentam em razão de microinfarto do VD. O estiramento do miocárdio causa liberação do peptídeo natriurético cerebral ou da fração N-terminal do precursor do peptídeo natriurético cerebral (NT-pro-BNP).

ELETROCARDIOGRAMA A anormalidade mais citada, além da taquicardia sinusal, é o sinal S1Q3T3: uma onda S na derivação I, uma onda Q na derivação III e uma onda T invertida também na derivação III **(Cap. 240)**. Esse achado é relativamente específico, porém insensível. A sobrecarga e a isquemia do VD causam a anormalidade mais comum, a inversão da onda T nas derivações V_1 a V_4 **(Fig. 279-8)**.

Modalidades de imagem não invasivas • ULTRASSONOGRAFIA VENOSA A ultrassonografia do sistema venoso profundo depende da perda de compressibilidade das veias como principal critério diagnóstico para TVP. Quando uma veia normal é visualizada em imagem com corte transversal, ela imediatamente colapsa quando se aplica uma leve pressão manual no transdutor de ultrassom. Isso cria a ilusão de uma "piscadela". Na presença de TVP aguda, a veia perde a sua compressibilidade em razão da distensão passiva pelo trombo agudo. O diagnóstico de TVP aguda é ainda mais seguro quando o trombo é visualizado diretamente. O trombo tem aspecto homogêneo e baixa ecogenicidade **(Fig. 279-9)**. Com frequência, a própria veia parece estar ligeiramente dilatada e é possível que não haja canais colaterais.

A dinâmica do fluxo venoso pode ser examinada com imagem Doppler. Em geral, a compressão manual da panturrilha provoca aumento do padrão de fluxo Doppler. A perda da variação respiratória normal é causada por TVP obstrutiva ou por qualquer processo obstrutivo no interior da pelve. Nos pacientes com ultrassonografia venosa tecnicamente inadequada ou não diagnóstica, devem-se considerar modalidades alternativas de imagem para TVP, como TC e ressonância magnética (RM).

RADIOGRAFIA DO TÓRAX Com frequência, a radiografia do tórax é normal ou quase normal nos pacientes com EP. Entre as anormalidades bem-estabelecidas estão oligoemia focal (sinal de Westermark), densidade periférica em forma de cunha geralmente localizada na base da pleura (corcova de Hampton) e aumento do ramo descendente da artéria pulmonar direita (sinal de Palla).

TC DO TÓRAX A TC do tórax com contraste intravenoso (IV) é o principal exame de imagem para o diagnóstico de EP **(Fig. 279-10A)**. As "imagens de TC torácica de cortes finos" podem fornecer detalhes primorosos, com resolução ≤ 1 mm durante uma curta suspensão da respiração. Ramos de sexta ordem podem ser visualizados com resolução superior àquela obtida na angiografia pulmonar contrastada invasiva convencional. A TC também proporciona excelentes imagens no plano de quatro câmaras do coração **(Fig. 279-10B)**. O aumento do VD na TC de tórax indica maior probabilidade de morte em até 30 dias do evento, em comparação com pacientes com EP que apresentem VD de tamanho normal na TC de tórax. Nos pacientes

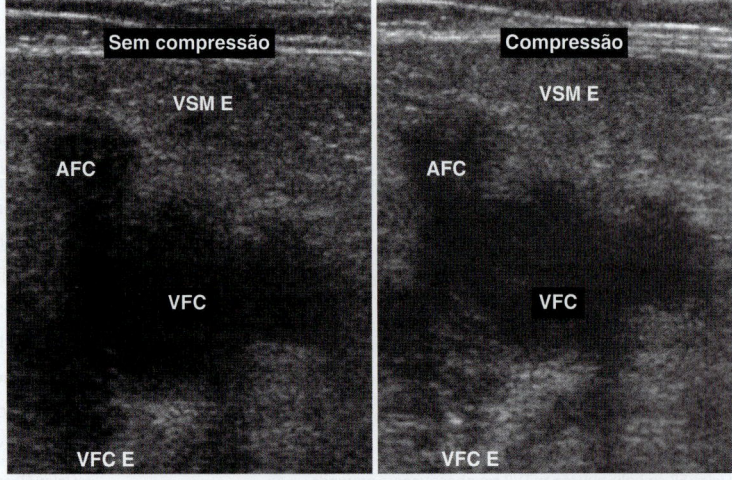

FIGURA 279-9 Ultrassonografia venosa com e sem compressão das veias da perna. AFC, artéria femoral comum; E, esquerda; VFC, veia femoral comum; VSM, veia safena magna.

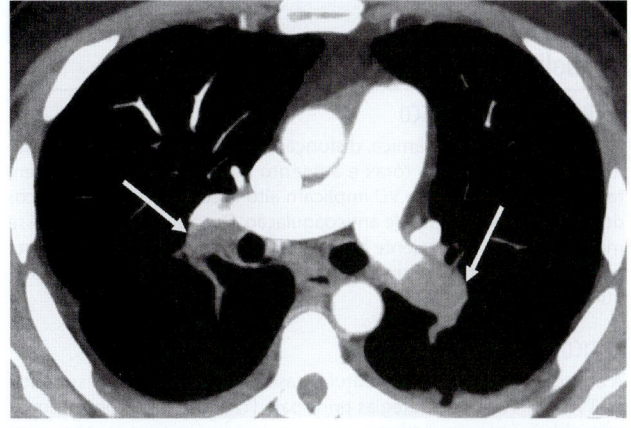

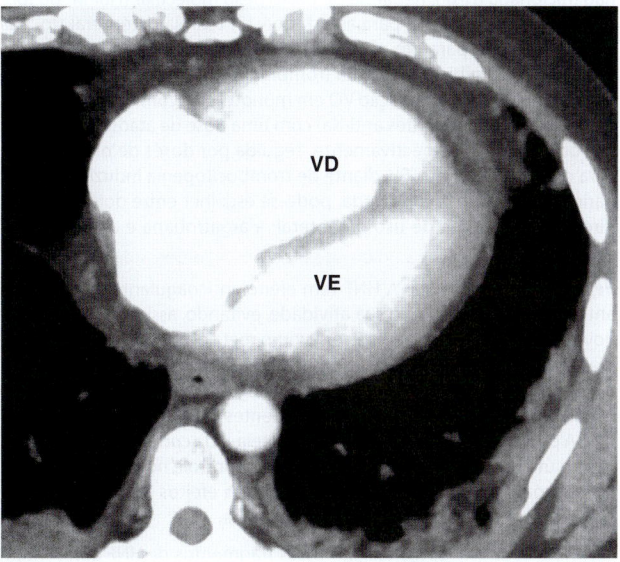

FIGURA 279-10 **A.** Embolia pulmonar proximal bilateral maciça em uma tomografia computadorizada axial do tórax de um homem de 53 anos (cujo eletrocardiograma é mostrado na Fig. 279-8) com defeitos de enchimento nas artérias pulmonares direita e esquerda (*setas brancas*). **B.** Incidência de quatro câmaras no mesmo paciente mostrando o ventrículo direito maior do que o ventrículo esquerdo.

sem EP, as imagens do parênquima pulmonar podem estabelecer diagnósticos alternativos não evidentes na radiografia de tórax que expliquem os sinais e sintomas de apresentação, como pneumonia, enfisema, fibrose pulmonar, massa pulmonar e patologia aórtica.

CINTILOGRAFIA PULMONAR A cintilografia pulmonar tornou-se um exame complementar de segunda linha para EP, usado principalmente em pacientes que não toleram o contraste IV. Pequenos agregados particulados de albumina marcada com um radionuclídeo emissor de raios gama são injetados por via IV e ficam retidos no leito capilar pulmonar. A falha de perfusão na cintilografia indica ausência ou redução do fluxo sanguíneo, possivelmente em razão de EP. As cintilografias de ventilação, obtidas com um gás inalado marcado radioativamente, como o xenônio ou o criptônio, aumentam a especificidade da cintilografia de perfusão. As cintilografias de ventilação anormais indicam um pulmão anormal não ventilado, o que enseja possíveis explicações para as falhas de perfusão além da EP aguda, como asma e doença pulmonar obstrutiva crônica. Uma cintilografia de alta probabilidade para EP é definida quando há duas ou mais falhas de perfusão segmentares na presença de ventilação normal. O diagnóstico de EP é muito improvável em pacientes com cintilografias normais e quase normais e, por outro lado, é cerca de 90% certo em pacientes com cintilografias de alta probabilidade.

RESSONÂNCIA MAGNÉTICA (RM) (CONTRASTADA) Quando a ultrassonografia é ambígua, a venografia por RM com contraste de gadolínio é uma excelente modalidade de imagem para o diagnóstico de TVP. Com a angio-RM pulmonar é possível detectar uma grande EP proximal, mas esse não é um exame confiável para EPs menores segmentares e subsegmentares.

ECOCARDIOGRAFIA A ecocardiografia *não* é um exame de imagem confiável para o diagnóstico de EP aguda, visto que é normal na maioria dos pacientes com EP. Entretanto, a ecocardiografia é um recurso diagnóstico muito útil para detectar condições que poderiam simular a EP, como IAM, tamponamento pericárdico e dissecção da aorta. A ecocardiografia transtorácica (ETT) raramente fornece imagens diretas do trombo. O sinal indireto mais conhecido de EP na ETT é o sinal de McConnell: hipocinesia da parede livre do VD com movimento normal ou hipercinético do ápice do VD. Deve-se considerar a realização de ecocardiografia transesofágica (ETE) quando não se dispõe de TC ou quando o paciente apresenta insuficiência renal ou alergia grave ao contraste impedindo a sua administração, apesar de pré-medicação com esteroides em altas doses. Com essa modalidade de imagem, é possível identificar EP na bifurcação da artéria pulmonar ("trombo em sela"), no ramo principal direito ou no esquerdo.

Modalidades diagnósticas invasivas • ANGIOGRAFIA PULMONAR A TC do tórax contrastada (ver anteriormente) praticamente substituiu a angiografia pulmonar invasiva como exame complementar. O exame diagnóstico invasivo com uso de cateter é reservado para pacientes com TCs de tórax tecnicamente insatisfatórias e àqueles para os quais se planeja um procedimento de intervenção, como trombólise direcionada com cateter. O diagnóstico definitivo de EP depende da visualização de uma falha de enchimento intraluminal em mais de uma incidência. Os sinais secundários de EP incluem oclusão abrupta ("interrupção") de vasos, oligoemia segmentar ou ausência de vascularização, fase arterial prolongada com enchimento lento e vasos periféricos sinuosos e afunilados.

FLEBOGRAFIA CONTRASTADA A ultrassonografia venosa praticamente substituiu a flebografia contrastada como exame complementar para suspeita de TVP. Contudo, a flebografia com contraste é usada quando é planejado um procedimento intervencionista.

Abordagem diagnóstica integrada Uma abordagem diagnóstica integrada agiliza a investigação para suspeita de TVP e EP **(Fig. 279-11)**.

TRATAMENTO

Trombose venosa profunda

TERAPIA PRIMÁRIA

A *terapia primária* consiste em dissolução do coágulo com terapia farmacomecânica, utilizando trombólise com dose baixa dirigida por cateter. A hipótese da veia aberta postula que pacientes que recebem terapia primária evoluem com menos danos às válvulas venosas em longo prazo e, consequentemente, com taxas menores de síndrome pós-trombótica. Contudo, o estudo ATTRACT randomizou 692 pacientes com TVP femoral ou iliofemoral para trombólise por cateter *versus* cuidados usuais apenas com anticoagulação. Após 2 anos de acompanhamento, não houve redução global na síndrome pós-trombótica no grupo de trombólise. No entanto, houve uma tendência para menos síndrome pós-trombótica 2 anos após a randomização entre os pacientes com TVP iliofemoral (em comparação com apenas TVP femoral) que receberam trombólise dirigida por cateter em comparação com anticoagulação isolada.

TVP assintomática No subestudo do ensaio de prevenção primária APEX com pacientes com TVP assintomática, 299 pacientes com TVP assintomática foram comparados com 5.898 pacientes sem TVP. Aqueles com TVP assintomática tinham uma taxa de mortalidade três vezes maior.

TVP das extremidades superiores À medida que o uso de cateter central inserido perifericamente (PICC, do inglês *peripherally inserted central catheter*) aumentou, também aumentou a incidência de TVP das extremidades superiores. Essa incidência pode ser reduzida por uma seleção mais judiciosa dos pacientes que necessitam de PICC, uso de cateter de lúmen único ao invés de duplo ou triplo lúmen, e o uso de um cateter do menor tamanho possível, preferivelmente um French 4 em vez de French 5 ou 6.

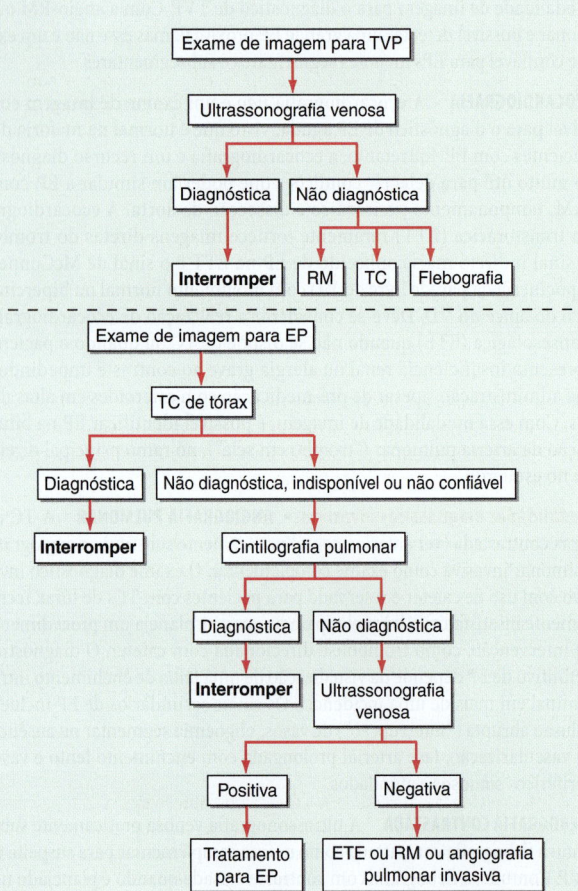

FIGURA 279-11 Exames de imagem para o diagnóstico de trombose venosa profunda (TVP) e embolia pulmonar (EP). ETE, ecocardiografia transesofágica; RM, ressonância magnética; TC, tomografia computadorizada.

TVP isolada da panturrilha O registro GARFIELD-VTE recrutou 2.145 pacientes com TVP isolada na panturrilha e 3.846 pacientes com TVP proximal com ou sem TVP na panturrilha. Pacientes com TVP isolada na panturrilha eram mais prováveis de terem sido submetidos à cirurgia ou terem sofrido traumas na perna, e eram menos propensos a ter câncer ativo ou história prévia de TEV. Quase todos os pacientes com TVP isolada da panturrilha receberam anticoagulação, e quase metade deles ficaram anticoagulados por pelo menos 1 ano. Em um estudo menor com 871 pacientes com TVP da perna, a mortalidade em 10 anos foi a mesma em pacientes com TVP isolada da panturrilha comparados com aqueles com TVP proximal da perna. A TVP isolada da panturrilha associada ao câncer teve um maior índice de recorrência que a TVP proximal da perna associada ao câncer.

PROFILAXIA SECUNDÁRIA

A *profilaxia secundária* de TEV é feita com anticoagulação ou com instalação de filtro na veia cava inferior (VCI). Os filtros da VCI estão indicados em pacientes com contraindicação absoluta à anticoagulação e para aqueles que tiveram TVP recorrente enquanto em uso de doses terapêuticas de anticoagulantes. Na maioria das circunstâncias, os filtros de VCI não estão indicados para prevenção primária de TEV. Os filtros de VCI devem ser retirados se o médico julgar que o paciente não mais precisa deles.

Em pacientes com edema do membro inferior com diagnóstico de TVP, podem ser prescritas meias três quartos de compressão graduada, geralmente 30 a 40 mmHg ou 20 a 30 mmHg, para reduzir o desconforto do paciente. Elas devem ser substituídas a cada 3 meses porque perdem elasticidade. Todavia, a prescrição de meias de compressão vascular em pacientes assintomáticos com diagnóstico recente de TVP não previne o desenvolvimento de síndrome pós-trombótica.

TRATAMENTO
Embolia pulmonar

ESTRATIFICAÇÃO DO RISCO

Instabilidade hemodinâmica, disfunção do VD na ecocardiografia, aumento do VD na TC do tórax e aumento nos níveis de troponina em razão de microinfarto de VD implicam alto risco de desfechos clínicos desfavoráveis a despeito de anticoagulação. Quando a função do VD se mantém normal em paciente hemodinamicamente estável, é altamente provável que se obtenha um bom resultado clínico apenas com anticoagulação **(Fig. 279-12)**.

ANTICOAGULAÇÃO

A anticoagulação efetiva constitui a base do tratamento bem-sucedido de TVP e EP. Há três estratégias principais: (1) a estratégia convencional, mas cada vez menos usada, de anticoagulação parenteral com heparina não fracionada (HNF), heparina de baixo peso molecular (HBPM) ou fondaparinux como "ponte" para a varfarina; (2) terapia parenteral trocada dentro de 5 dias para um novo anticoagulante por via oral (VO), como a dabigatrana (inibidor direto da trombina) ou a edoxabana (um agente anti-Xa); ou (3) anticoagulação VO em monoterapia com rivaroxabana ou apixabana (ambos agentes anti-Xa) com uma dose de ataque de 3 semanas ou 1 semana, respectivamente, seguida por doses de manutenção. Para os pacientes com TEV, diante de trombocitopenia induzida por heparina suspeita ou comprovada, pode-se escolher entre dois inibidores diretos da trombina de uso parenteral: a argatrobana e a bivalirudina **(Tab. 279-4)**.

Heparina não fracionada A HNF tem efeito anticoagulante ligando-se à antitrombina e acelerando sua atividade, evitando, assim, a formação de novos trombos. A dose de HNF tem como meta obter tempo de tromboplastina parcial ativada (TTPa) de 60 a 80 segundos. O nomograma mais popular usa um *bolus* inicial de 80 UI/kg, seguido por uma velocidade de infusão inicial de 18 UI/kg/hora em pacientes com função hepática normal. A principal vantagem da HNF é sua meia-vida curta, o que é especialmente útil nos pacientes em que se deseja controle hora a hora do grau de anticoagulação. A heparina também tem efeitos pleiotrópicos que podem diminuir a inflamação local e sistêmica.

Heparinas de baixo peso molecular Esses fragmentos de HNF apresentam menor capacidade de ligação às proteínas plasmáticas e às células endoteliais e, em consequência, têm maior biodisponibilidade, resposta mais previsível à dose e meia-vida mais longa do que a HNF. Não há necessidade de monitoração nem de ajuste da dose, a não ser que o paciente seja acentuadamente obeso ou tenha doença renal crônica.

Fondaparinux O fondaparinux, um pentassacarídeo anti-Xa, é essencialmente uma heparina de ultrabaixo peso molecular. Ele é administrado na forma de injeção subcutânea, 1 ×/dia, com dose calculada em função do peso, por meio de seringa pré-preenchida. Não há necessidade de monitoração laboratorial. O fondaparinux é sintetizado em laboratório e, diferentemente da HBPM e da HNF, não é derivado de produtos animais. Ele não causa trombocitopenia induzida por heparina. A dose deve ser reduzida em pacientes com disfunção renal.

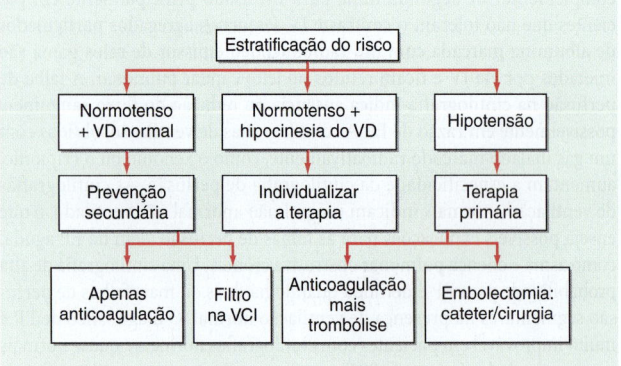

FIGURA 279-12 Tratamento agudo de embolia pulmonar. VCI, veia cava inferior; VD, ventrículo direito.

TABELA 279-4 ■ Anticoagulação no tromboembolismo venoso
Anticoagulação sem varfarina
HNF, injeção IV em *bolus* e infusão contínua para obter TTPa 2-3 vezes acima do limite superior da normalidade do laboratório, *ou*
Enoxaparina, 1 mg/kg, 2 ×/dia, quando a função renal for normal, *ou*
Dalteparina, 200 UI/kg, 1 ×/dia, ou 100 UI/kg, 2 ×/dia, com função renal normal, *ou*
Tinzaparina, 175 UI/kg, 1 ×/dia, com função renal normal, *ou*
Fondaparinux com base no peso corporal, 1 ×/dia; ajustar se houver comprometimento da função renal
Inibidores diretos da trombina: argatrobana ou bivalirudina (com trombocitopenia induzida pela heparina suspeita ou comprovada)
Rivaroxabana, 15 mg, 2 ×/dia, por 3 semanas, seguidos por 20 mg, 1 ×/dia, durante a refeição daí em diante
Apixabana, 10 mg, 2 ×/dia, por 1 semana, seguidos por 5 mg, 2 ×/dia daí em diante
Dabigatrana: 5 dias de HNF, HBPM ou fondaparinux seguido por dabigatrana, 150 mg, 2 ×/dia
Edoxabana: 5 dias de HNF, HBPM ou fondaparinux, seguido por edoxabana, 60 mg, 1 ×/dia, com função renal normal, peso > 60 kg, na ausência de inibidores potentes da glicoproteína P
Anticoagulação com varfarina
Requer 5-10 dias de administração para ser efetiva como monoterapia
Usar a dose total de HNF, HBPM ou fondaparinux como "agentes de ponte" ao iniciar a varfarina; manter a anticoagulação parenteral por um período mínimo de 5 dias e até que dois valores sequenciais de INR, com intervalo de pelo menos 1 dia, alcancem a meta da INR
A dose inicial habitual é de 5 mg
Titular para uma meta de INR 2-3

Siglas: HBPM, heparinas de baixo peso molecular; HNF, heparina não fracionada; INR; razão normalizada internacional; IV, intravenosa; TTPa, tempo de tromboplastina parcial ativada.

Varfarina Este antagonista da vitamina K previne a ativação dos fatores de coagulação II, VII, IX e X dependente de carboxilação (Cap. 65). O efeito completo da varfarina requer terapia diária por pelo menos 5 dias. A sobreposição de HNF, HBPM, fondaparinux ou de inibidores diretos da trombina de uso parenteral com a varfarina por pelo menos 5 dias irá anular o efeito pró-coagulante inicial da varfarina. A dose da varfarina geralmente é titulada para uma meta de razão normalizada internacional (INR, do inglês *international normalized ratio*) de 2,5, com uma faixa de 2,0 a 3,0. Centenas de interações medicamentosas e alimentares afetam o metabolismo da varfarina. A varfarina pode causar hemorragia significativa, incluindo hemorragia intracraniana, mesmo quando a INR permanece dentro da faixa terapêutica desejada. A varfarina pode causar efeitos colaterais "fora da indicação" como alopecia ou calcificação vascular arterial. A instituição de clínicas especializadas em anticoagulação melhorou a eficácia e a segurança no uso da varfarina. Os pacientes podem automonitorar sua INR com um aparelho de uso domiciliar de punção digital e podem, às vezes, ser ensinados a autorregular a dose de varfarina.

Novos anticoagulantes orais Os novos anticoagulantes orais (NACOs) são administrados em dose fixa, produzem anticoagulação efetiva em poucas horas, não exigem monitoramento laboratorial da coagulação e não têm restrições ao consumo de vegetais folhosos verdes, e têm poucas interações medicamentosas.

Manejo do sangramento causado por anticoagulantes Para a hemorragia potencialmente fatal ou intracraniana causada por heparina ou por HBPM, pode-se administrar sulfato de protamina. O anticorpo da dabigatrana, idarucizumabe, é um antídoto rápido e eficaz para a dabigatrana. O andexanete reverte as complicações hemorrágicas dos anticoagulantes anti-Xa. O sangramento significativo causado por varfarina é mais bem tratado com concentrado de complexo protrombínico. No caso de sangramento menos grave, pode ser usado o plasma fresco congelado ou a vitamina K IV. A vitamina K VO é efetiva para tratamento de sangramentos menores ou de INR muito alta na ausência de sangramento.

TABELA 279-5 ■ Pontos importantes das diretrizes da European Society of Cardiology 2019 para embolia pulmonar
1. A terminologia como EP/TEV "provocada" *versus* "não provocada" não é mais corroborada pelas diretrizes, uma vez que são potencialmente enganadoras e não são úteis para a tomada de decisão sobre a duração da anticoagulação.
2. A anticoagulação oral estendida de duração indefinida deve ser considerada em pacientes com um primeiro episódio de EP e:
a. Nenhum fator de risco identificável
b. Um fator de risco persistente
c. Um fator de risco menor transitório ou reversível

Siglas: EP, embolia pulmonar; TEV, tromboembolismo venoso.

Câncer e tromboembolismo venoso Para pacientes com câncer e TEV, prescrever HBPM como monoterapia ou um NACO na ausência de câncer gastrintestinal e continuar a anticoagulação de duração prolongada até que o paciente seja declarado livre de câncer.

Duração da anticoagulação Com base em estudos observacionais e randomizados contemporâneos, as diretrizes baseadas em dados mudaram fundamentalmente nossa abordagem conceitual para determinar a duração ideal da anticoagulação. Não devemos mais tentar classificar um TEV como "provocado" ou "não provocado". O motivo é que muitos tipos de TEV provocados levam a um risco de recorrência após a anticoagulação ser descontinuada tão grande quanto o TEV não provocado. As diretrizes para EP da European Society of Cardiology (ESC), reescritas em 2019, trazem instruções a esse respeito (Tabs. 279-5 e 279-6).

FILTROS DE VEIA CAVA INFERIOR

As duas principais indicações para inserção de filtro na VCI são (1) sangramento ativo que impeça a anticoagulação e (2) trombose venosa recorrente apesar de anticoagulação intensiva. A prevenção da EP recorrente em pacientes com insuficiência cardíaca direita que não sejam candidatos à fibrinólise e a profilaxia de pacientes com risco extremamente elevado são indicações "mais leves" para instalação de filtro. O próprio filtro pode falhar, permitindo a passagem de coágulos de tamanho pequeno a médio por meio de veias colaterais neoformadas. Paradoxalmente, ao prover um nicho para a formação de coágulos, os filtros aumentam a taxa de TVP, ainda que em geral previnam a EP. Deve ser considerado o uso de filtros recuperáveis ao invés de permanentes. Os filtros podem ser removidos até vários meses após sua inserção, a não ser que haja formação de trombo que esteja aprisionado dentro do filtro.

TRATAMENTO DA EMBOLIA PULMONAR MACIÇA

Nos pacientes com EP maciça e hipotensão, pode-se administrar 500 mL de volume com soro fisiológico. Qualquer líquido adicional deve ser infundido com extrema cautela, visto que a administração excessiva de volume agrava o estresse da parede do VD, provoca isquemia mais profunda do VD e agrava a complacência e o enchimento do VE por causar desvio do septo interventricular em direção ao VE. A norepinefrina e a dobutamina constituem agentes vasopressores e inotrópicos de primeira linha, respectivamente, para tratamento do choque relacionado à EP.

TABELA 279-6 ■ Risco de tromboembolismo venoso recorrente após a descontinuação da anticoagulação (diretrizes para embolia pulmonar da European Society of Cardiology 2019)	
Risco de recorrência	**Exemplos**
Baixo risco (< 3% ao ano)	Cirurgia ou trauma de grande porte
Risco intermediário (3-8% ao ano)	Cirurgia menor Hospitalizado com doença clínica aguda Gravidez/estrogênios Voo de longa duração Doença intestinal inflamatória Doença autoimune Nenhum fator de risco identificável (anteriormente chamado de "não provocado")
Alto risco (> 8% ao ano)	Câncer em atividade Síndrome antifosfolipídeo

A norepinefrina aumenta o inotropismo do VD e a pressão arterial sistêmica. Ela também restaura o gradiente de perfusão coronária. A dobutamina aumenta o inotropismo do VD e reduz as pressões de enchimento. Ela pode piorar a hipotensão arterial sistêmica a não ser que seja usada em combinação com um vasopressor. É necessário manter um limiar baixo para iniciar esses agentes pressóricos. Se forem necessárias medidas heroicas, considerar a oxigenação por membrana extracorpórea venoarterial (ECMO, do inglês *extracorporeal membrane oxygenation*). Essa estratégia só deve ser empregada quando a ECMO está sendo usada como uma "ponte" para o tratamento definitivo com trombólise ou embolectomia.

FIBRINÓLISE

A terapia fibrinolítica bem-sucedida reverte rapidamente a insuficiência cardíaca direita e pode resultar em menor taxa de mortalidade e de EP recorrente ao (1) dissolver grande parte do trombo arterial pulmonar responsável pela obstrução anatômica, (2) impedir a liberação continuada de serotonina e outros fatores neuro-humorais que agravam a hipertensão pulmonar e (3) lisar grande parte da fonte do trombo nas veias da pelve e nas veias profundas das pernas, diminuindo, assim, a probabilidade de EP recorrente.

O esquema fibrinolítico preferido, administrado sistemicamente, aprovado pela Food and Drug Administration (FDA), é 100 mg de ativador do plasminogênio tecidual (tPA, do inglês *tissue plasminogen activator*) recombinante, administrados em infusão IV periférica contínua ao longo de 2 horas. Quanto mais cedo a trombólise for administrada, mais eficaz ela será. Entretanto, essa abordagem pode ser usada por pelo menos 14 dias após a ocorrência da EP. Um esquema de dose *off-label* conhecido é o uso de 50 mg de tPA administrados durante 2 horas. Notou-se que essa dose mais baixa está amplamente associada com menos complicações hemorrágicas.

Entre as contraindicações para a fibrinólise estão doença intracraniana, cirurgia recente e traumatismo. A taxa global de sangramento significativo é de cerca de 10%, incluindo risco de 2 a 3% de hemorragia intracraniana. O rastreamento cuidadoso dos pacientes para contraindicações ao uso de fibrinolíticos (Cap. 275) é a melhor maneira de minimizar o risco de sangramento.

Para os pacientes com EP submaciça, que tenham pressão arterial sistólica preservada, mas disfunção do VD moderada a grave, a indicação de fibrinólise permanece controversa. Uma declaração científica de 2019 da American Heart Association sugere considerar a terapia avançada com trombólise ou embolectomia em pacientes que não apresentam melhora, com deterioração clínica, estresse físico grave com a anticoagulação isolada, coágulo em trânsito, sobrecarga do VD persistente ou grave, sinais de baixo débito cardíaco, baixo risco de sangramento e boa expectativa de vida.

TERAPIA FARMACOMECÂNICA DIRECIONADA POR CATETER

A terapia farmacomecânica direcionada por cateter geralmente combina a fragmentação ou pulverização mecânica do trombo com trombólise em dose baixa direcionada por cateter. Entre as técnicas mecânicas usadas estão maceração e embolização distal intencional do coágulo, trombectomia por sucção, hidrólise reolítica e trombólise facilitada por ultrassom de baixa energia. Com a terapia farmacomecânica direcionada por cateter, a dose de alteplase pode ser reduzida acentuadamente, em geral para uma faixa de 20 a 25 mg, em vez da dose sistêmica periférica IV de 100 mg. Em 2014, a FDA aprovou a trombólise direcionada por cateter facilitada por ultrassom para a EP maciça e submaciça. Com uma dose total de 24 mg de tPA administrada em 12 horas, foi possível diminuir a dilatação do VD, a hipertensão pulmonar e a carga anatômica do trombo e minimizar a hemorragia intracraniana. Doses e durações menores do tratamento com tPA estão sendo estudadas atualmente.

EMBOLECTOMIA PULMONAR

O risco de hemorragia grave com a administração sistêmica de fibrinolítico renovou o interesse na embolectomia cirúrgica, uma operação que quase foi extinta. O encaminhamento mais rápido, antes da instalação de falência irreversível de múltiplos órgãos, e o aprimoramento da técnica cirúrgica resultaram em aumento da taxa de sobrevida.

TROMBOENDARTERECTOMIA PULMONAR

A hipertensão pulmonar tromboembólica crônica ocorre em 2 a 4% dos pacientes com EP aguda. Por conseguinte, os pacientes com EP que apresentam hipertensão pulmonar inicial (em geral diagnosticada com ecocardiografia com Doppler) devem ser acompanhados por cerca de 6 semanas, e se necessário por 6 meses, com repetição da ecocardiografia para determinar se houve normalização da pressão arterial pulmonar. Os pacientes acometidos de dispneia causada por hipertensão pulmonar tromboembólica crônica devem ser considerados para tromboendarterectomia pulmonar, que, se bem-sucedida, pode reduzir acentuadamente e, algumas vezes, até mesmo curar a hipertensão pulmonar (Cap. 283). A cirurgia requer esternotomia mediana, *bypass* cardiopulmonar, hipotermia profunda e períodos de parada circulatória hipotérmica. A taxa de mortalidade em centros experientes é de cerca de 5%. Pacientes inoperáveis devem ser tratados com terapia vasodilatadora pulmonar e angioplastia por balão das teias arteriais pulmonares.

APOIO EMOCIONAL

Os pacientes com TEV podem se sentir arrasados quando tomam conhecimento de que estão tendo EP ou TVP. Alguns jamais tinham experimentado doença cardiovascular grave. Eles temem não ser capazes de se adaptar às novas limitações impostas pela anticoagulação. Preocupam-se com a saúde de seus familiares e com as implicações genéticas de sua doença. Aqueles aconselhados a descontinuar a anticoagulação podem se sentir especialmente vulneráveis acerca da possibilidade de sofrer TEV recorrente. No Brigham and Women's Hospital nos Estados Unidos, foi iniciado um grupo de suporte para EP facilitado por médicos e enfermeiros para abordar essas preocupações, com encontros mensais há mais de 30 anos. A organização sem fins lucrativos North American Thrombosis Forum (www.NATFonline.org) iniciou outros grupos de suporte *on-line* que reúnem participantes no mundo todo.

PREVENÇÃO DE TROMBOEMBOLISMO VENOSO

A prevenção de TVP e EP (Tab. 279-7) é de suma importância, visto que o TEV é difícil de ser detectado e representa um enorme ônus médico e econômico. Doses baixas de HNF ou de HBPM são a forma mais comum

TABELA 279-7 ■ Prevenção de TEV entre pacientes hospitalizados

Situação	Estratégia de profilaxia
Cirurgia não ortopédica de alto risco	HNF, 5.000 UI, SC, 2-3 ×/dia Enoxaparina, 40 mg/dia Dalteparina, 2.500 ou 5.000 UI/dia
Oncologia clínica	Enoxaparina ou dalteparina Rivaroxabana ou apixabana
Cirurgia para câncer, incluindo cirurgia para câncer ginecológico	Enoxaparina, 40 mg/dia; considerar 1 mês de profilaxia
Cirurgia ortopédica de grande porte	Varfarina (INR-alvo de 2-3) Enoxaparina, 40 mg/dia Dalteparina, 2.500 ou 5.000 UI/dia Fondaparinux, 2,5 mg/dia Rivaroxabana, 10 mg/dia, começando 6-10 h após a cirurgia Ácido acetilsalicílico, 81-325 mg/dia Dabigatrana, 110 mg no primeiro dia, depois 220 mg/dia Apixabana, 2,5 mg, 2 ×/dia, começando 12-24 h após a cirurgia
Pacientes clinicamente doentes, especialmente se imobilizados, com história de TEV prévio, com cateter venoso central permanente ou com câncer (mas sem úlcera gastroduodenal ativa, sangramento maior dentro de 3 meses ou contagem de plaquetas < 50.000)	HNF, 5.000 UI, 2-3 ×/dia Enoxaparina, 40 mg/dia Dalteparina, 2.500 ou 5.000 UI/dia Fondaparinux, 2,5 mg/dia
Pacientes clinicamente doentes que deverão ter alta hospitalar	Rivaroxabana
Anticoagulação contraindicada	Dispositivos de compressão pneumática intermitente (mas ainda é incerto se as meias de compressão graduada são eficazes em pacientes clínicos)

Siglas: HNF, heparina não fracionada; INR, razão normalizada internacional; SC, subcutânea; TEV, tromboembolismo venoso ; UI, unidades.

de profilaxia em pacientes hospitalizados. Sistemas computadorizados de lembrete podem aumentar o uso de medidas preventivas e, no Brigham and Women's Hospital, reduziram a taxa de TEV sintomático em mais de 40%. As auditorias em hospitais para assegurar que os protocolos de profilaxia estão sendo usados também irão aumentar a utilização de medidas preventivas.

A duração da profilaxia no hospital é curta porque a duração da permanência hospitalar por problemas clínicos, como a pneumonia, também é curta. A FDA aprovou a duração estendida da profilaxia de TEV com continuação após a alta hospitalar usando o agente anti-Xa rivaroxabana.

LEITURAS ADICIONAIS

Barco S et al: Trends in mortality related to pulmonary embolism in the European Region, 2000-15: Analysis of vital registration data from the WHO Mortality Database. Lancet Respir Med 8:277, 2019.
Bikdeli B et al: COVID-19 and thrombotic or thromboembolic disease: Implications for prevention, antithrombotic therapy, and follow-up. J Am Coll Cardiol 75:2590, 2020.
Blondon M et al: Age-adjusted D-dimer cutoff for the diagnosis of pulmonary embolism: A cost-effectiveness analysis. J Thromb Haemost 18:865, 2020.
Dudzinkski DM et al: Interventional treatment of pulmonary embolism. Circ Cardiovasc Interv 10:e004345, 2017.
Giri J et al: Interventional therapies for acute pulmonary embolism: Current status and principles for the development of novel evidence. Circulation 140:e774, 2019.
Kahn SR et al: Functional and exercise limitations after a first episode of pulmonary embolism: Results of the ELOPE prospective cohort study. Chest 151:1058, 2017.
Kline JA et al: Over-testing for suspected pulmonary embolism in American emergency departments. The continuing epidemic. Circ Cardiovasc Qual Outcomes 13:e005753, 2020.
Konstantinides SV et al: 2019 ESC Guidelines for the diagnosis and management of acute pulmonary embolism developed in collaboration with the European Respiratory Society (ERS). Eur Heart J 41:543, 2020.
Piazza G et al: A prospective, single-arm, multicenter trial of ultrasound-facilitated, catheter-directed, low-dose fibrinolysis for acute massive and submassive pulmonary embolism. The SEATTLE II study. J Am Coll Cardiol Cardiovasc Interv 8:1382, 2015.
Weitz JI et al: Rivaroxaban or aspirin for extended treatment of venous thromboembolism. N Engl J Med 376:1211, 2017.
Woolf SH, Schoomaker H: Life expectancy and mortality rates in the United States, 1959-2017. JAMA 322:1996, 2019.

280 Doenças da aorta
Mark A. Creager, Joseph Loscalzo

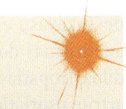

A aorta é o conduto por meio do qual o sangue ejetado do ventrículo esquerdo (VE) é levado para o leito arterial sistêmico. Em adultos, seu diâmetro é de aproximadamente 3 cm na origem e na porção ascendente, 2,5 cm na porção descendente no tórax e 1,8 a 2 cm no abdome. A parede da aorta consiste em uma fina camada íntima, composta por endotélio, tecido conectivo subendotelial e uma lâmina elástica interna; uma espessa túnica média, composta por células de músculo liso e matriz extracelular; e a adventícia, composta principalmente por tecido conectivo contendo os *vasa vasorum* e a inervação vascular. Além da função condutora da aorta, as suas propriedades viscoelásticas e de complacência auxiliam em sua função de amortecimento. A aorta se distende durante a sístole, para permitir que parte do volume ejetado e da energia elástica seja estocada, e se contrai durante a diástole, permitindo que o sangue continue fluindo em direção à periferia. Devido à sua contínua exposição a pressões pulsáteis elevadas e tensão de cisalhamento, a aorta é particularmente suscetível a lesões e doenças resultantes de traumatismos mecânicos. A aorta é também mais propensa à ruptura do que qualquer outro vaso, especialmente com o desenvolvimento de dilatação aneurismática, visto que há aumento da tensão na parede, regida pela lei de Laplace (i.e., proporcional ao produto da pressão pelo raio).

ANOMALIAS CONGÊNITAS DA AORTA

As anomalias congênitas da aorta geralmente envolvem o arco aórtico e suas ramificações. Sintomas como disfagia, estridor e tosse podem ocorrer se a anomalia ocasionar um anel ao redor do esôfago ou da traqueia, ou causar compressão dessas estruturas. As anomalias associadas com sintomas incluem arco aórtico duplo, origem da artéria subclávia direita distal à artéria subclávia esquerda e arco aórtico no lado direito com uma artéria subclávia esquerda anormal. O divertículo de Kommerell é um remanescente anatômico do arco aórtico direito. As anomalias congênitas da aorta, em sua maioria, não causam sintomas e são detectadas durante procedimentos endovasculares. O diagnóstico de suspeita de anomalias congênitas da aorta é confirmado pela angiotomografia computadorizada (angio-TC) ou pela angiorressonância magnética (angio-RM). A cirurgia é usada para tratar anomalias sintomáticas.

A coarctação da aorta **(Cap. 269)** ocorre caracteristicamente próximo à inserção do ligamento arterial, adjacente à artéria subclávia esquerda. A anomalia pode estar associada com valva aórtica bicúspide, hipoplasia do arco aórtico, outros defeitos cardíacos congênitos e aneurismas intracranianos. Um retardo no pulso ou um diferencial de pressão entre os membros superior e inferior deve levantar suspeita de coarctação aórtica. As modalidades de exame por imagem, incluindo ecocardiografia, TC e angio-RM, são usadas para confirmar o diagnóstico. Se não for tratada, hipertensão se desenvolve nas artérias proximais à coarctação. O tratamento da coarctação aórtica hemodinamicamente significativa inclui o implante de um *stent* endovascular, quando exequível, ou o reparo cirúrgico.

ANEURISMA AÓRTICO

O *aneurisma* é definido como uma dilatação patológica segmentar de um vaso sanguíneo. Um *aneurisma verdadeiro* envolve as três túnicas da parede vascular, sendo diferenciado de um *pseudoaneurisma*, no qual as túnicas íntima e média são lesadas e o segmento dilatado da aorta é revestido somente pela adventícia e, algumas vezes, por coágulos perivasculares. Os aneurismas também podem ser classificados de acordo com sua aparência macroscópica. Um *aneurisma fusiforme* afeta toda a circunferência de um segmento vascular, resultando em uma artéria difusamente dilatada. Já o *aneurisma sacular* envolve somente uma seção da circunferência, resultando em formação saculiforme na parede vascular. Os aneurismas aórticos também são classificados, segundo sua localização, em abdominais ou torácicos. Os aneurismas da aorta torácica descendente são, em geral, contíguos aos infradiafragmáticos e denominados *aneurismas aórticos toracoabdominais*.

ETIOLOGIA

Os aneurismas aórticos resultam de distúrbios que causam a degradação ou a produção anormal de componentes estruturais da parede aórtica: elastina e colágeno. As causas dos aneurismas aórticos podem ser amplamente categorizadas como doenças degenerativas, doenças genéticas ou do desenvolvimento, infecções, vasculite e traumatismos **(Tab. 280-1)**. Inflamação, estresse oxidativo, proteólise e estresse biomecânico de parede contribuem para os processos degenerativos que caracterizam a maior parte dos aneurismas da aorta abdominal e torácica descendente. Esses processos são mediados por linfócitos de células B e de células T, macrófagos, citocinas inflamatórias e metaloproteinases da matriz que degradam a elastina e o colágeno, alterando a força de tensão e a capacidade da aorta de acomodar o estiramento pulsátil. A histopatologia associada demonstra destruição da elastina e do colágeno, redução do músculo liso vascular, crescimento para dentro de novos vasos sanguíneos e inflamação. Os fatores associados aos aneurismas aórticos degenerativos consistem em envelhecimento, tabagismo, hipercolesterolemia, hipertensão e sexo masculino.

O distúrbio patológico mais comum associado aos aneurismas aórticos degenerativos é a *aterosclerose*. Muitos pacientes com aneurismas aórticos apresentam fatores de risco coexistentes para aterosclerose, bem como aterosclerose em outros vasos sanguíneos.

A condição patológica dos aneurismas aórticos associados com doenças genéticas ou de desenvolvimento é a degeneração da média, um termo histopatológico utilizado para descrever a degeneração do colágeno e das fibras elásticas na túnica média da aorta, assim como a perda de células da média substituídas por múltiplas fissuras no material mucoide, como os proteoglicanos. A degeneração da média afeta caracteristicamente a aorta proximal e resulta em enfraquecimento e dilatação circunferencial, levando ao desenvolvimento de aneurismas fusiformes que envolvem a aorta ascendente e os seios de Valsalva. Essa condição patológica ocorre em pacientes com síndrome de Marfan, síndrome de Loeys-Dietz, síndrome de

TABELA 280-1 ■ Doenças da aorta: etiologia e fatores associados

Aneurisma aórtico
- Degenerativo
  - Envelhecimento
  - Tabagismo
  - Hipercolesterolemia
  - Hipertensão
  - Aterosclerose
- Genético ou de desenvolvimento
  - Síndrome de Marfan
  - Síndrome de Loeys-Dietz
  - Síndrome de Ehlers-Danlos tipo IV
  - Síndrome aneurisma-osteoartrite
  - Valva aórtica bicúspide
  - Síndrome de Turner
  - Familiar
  - Displasia fibromuscular
- Dissecção aórtica crônica
- Aortite (ver adiante)
- Infeccioso (ver adiante)
- Trauma

Síndromes aórticas agudas (dissecção aórtica, hematoma intramural agudo, úlcera aterosclerótica penetrante)
- Doenças degenerativas (ver anteriormente)
- Doenças genéticas/de desenvolvimento (ver anteriormente)
- Hipertensão
- Aortite (ver adiante)
- Gravidez
- Trauma

Oclusão aórtica
- Aterosclerose
- Tromboembolismo

Aortite
- Vasculite
  - Arterite de Takayasu
  - Arterite de células gigantes
- Reumática
  - Aortite reumatoide
  - Espondiloartropatias associadas ao HLA-B27
  - Síndrome de Behçet
  - Síndrome de Cogan
  - Doença sistêmica relacionada com IgG4
  - Aortite idiopática
- Infecciosa
  - Sífilis
  - Tuberculose
  - Micótica (*Salmonella*, estafilocócica, estreptocócica, fúngica)

Ehlers-Danlos tipo IV (Cap. 413), hipertensão, valvas aórticas bicúspides, síndrome de Turner e síndromes de aneurisma aórtico torácico familiar; algumas vezes, aparece como condição isolada nos pacientes sem outra patologia aparente. Os aneurismas aórticos torácicos e abdominais também ocorrem em pacientes com displasia fibromuscular, embora a natureza da patologia aórtica não tenha sido estabelecida.

Os agrupamentos familiares dos casos de aneurismas aórticos ocorrem em 20% dos pacientes, sugerindo uma base hereditária da patologia.

Mutações dos genes que codificam a fibrilina 1 estão presentes nos pacientes com síndrome de Marfan. A fibrilina 1 é um importante componente das microfibrilas extracelulares, que sustentam a arquitetura das fibras elásticas e de outro tecido conectivo. A deficiência de fibrilina 1 na matriz extracelular leva a uma sinalização excessiva pelo fator de crescimento transformador β (TGF-β, do inglês *transforming growth factor β*). A síndrome de Loeys-Dietz é causada por mutações nos genes que codificam os receptores 1 (*TGFBR1*) e 2 (*TGFBR2*) do TGF-β. A sinalização aumentada por TGF-β e as mutações de *TGFBR1*, *TGFBR2* e *TGFBR3*, bem como *TGFB2* e *TGFB3*, podem causar aneurismas aórticos torácicos. As mutações de *SMAD3*, que codifica uma proteína de sinalização a jusante envolvida com a ligação de TGF aos seus receptores, foram descritas em uma síndrome de aneurisma aórtico torácico; anomalias craniofaciais, esqueléticas e cutâneas; e osteoartrite. O aneurisma da aorta torácica está associado com uma doença renal policística autossômica dominante, que é causada por mutações em *PKD1*. As mutações dos genes que codificam a α-actina específica do músculo liso (*ACTA2*), a miosina de cadeia pesada 11 específica de células do músculo liso (*MHC11*), a cinase da miosina de cadeia leve (*MYLK*) e proteína-cinase do tipo I dependente de cGMP (*PRKG1*) e mutações de *TGFBR2* e *SMAD3* foram relatadas em alguns pacientes com aneurisma aórtico torácico familiar não sindrômico. As mutações do pró-colágeno do tipo III (*COL3A1*) foram implicadas na síndrome de Ehlers-Danlos tipo IV.

As causas infecciosas dos aneurismas aórticos incluem sífilis, tuberculose e outras infecções bacterianas. A *sífilis* (Cap. 182) é uma causa relativamente incomum de aneurisma aórtico. A periaortite e a mesoaortite sifilíticas lesam as fibras elásticas, resultando em espessamento e enfraquecimento da parede aórtica. Cerca de 90% dos aneurismas sifilíticos estão localizados na aorta ascendente ou no arco aórtico. Os *aneurismas tuberculosos* (Cap. 178) afetam a aorta torácica e resultam de disseminação direta da infecção a partir de linfonodos hilares ou abscessos contíguos, bem como por semeadura bacteriana. A perda de elasticidade da parede aórtica resulta em destruição granulomatosa da túnica média. O *aneurisma micótico* é um distúrbio raro que advém de infecções estafilocócica ou estreptocócica, salmonelose ou outras infecções bacterianas ou fúngicas da aorta, geralmente em uma placa aterosclerótica. Esses aneurismas costumam ser saculares. As hemoculturas muitas vezes são positivas, revelando a natureza do agente infeccioso.

As vasculites associadas ao aneurisma aórtico incluem a arterite de Takayasu e a arterite de células gigantes, as quais podem ocasionar aneurismas do arco aórtico e da aorta torácica descendente. As espondiloartropatias, como a espondilite anquilosante, a artrite reumatoide, a artrite psoriática, a policondrite recidivante e a artrite reativa, estão associadas a dilatações da aorta ascendente. Os aneurismas aórticos ocorrem em pacientes com síndrome de Behçet (Cap. 364), síndrome de Cogan e doença sistêmica associada à IgG4. Os aneurismas aórticos também resultam da aortite idiopática. Os *aneurismas traumáticos* podem surgir após traumas torácicos penetrantes ou não penetrantes e costumam afetar a aorta torácica descendente logo após o ponto de inserção do ligamento arterial. As dissecções aórticas crônicas estão associadas a enfraquecimento da parede aórtica, que podem levar ao desenvolvimento de dilatação aneurismática.

ANEURISMAS DA AORTA TORÁCICA

As manifestações clínicas e a história natural dos aneurismas da aorta torácica dependem de sua localização. A necrose cística da média é a patologia associada mais comum dos aneurismas da aorta ascendente, enquanto a aterosclerose é o distúrbio associado com maior frequência aos aneurismas da aorta torácica descendente. A taxa média de crescimento dos aneurismas torácicos é de 0,1 a 0,2 cm por ano. Os aneurismas da aorta torácica associados à síndrome de Marfan ou à dissecção aórtica podem se expandir a uma velocidade maior. O risco de ruptura está relacionado com o tamanho do aneurisma e com a presença de sintomas, variando em cerca de 2 a 3% por ano para os aneurismas da aorta torácica com < 4 cm de diâmetro até 7% por ano para os com > 6 cm de diâmetro. A maioria dos aneurismas torácicos é assintomática; entretanto, a compressão ou erosão dos tecidos adjacentes pelo aneurisma pode ocasionar sintomas como dor torácica, dispneia, tosse, rouquidão e disfagia. A dilatação aneurismática da aorta ascendente pode ocasionar insuficiência cardíaca congestiva

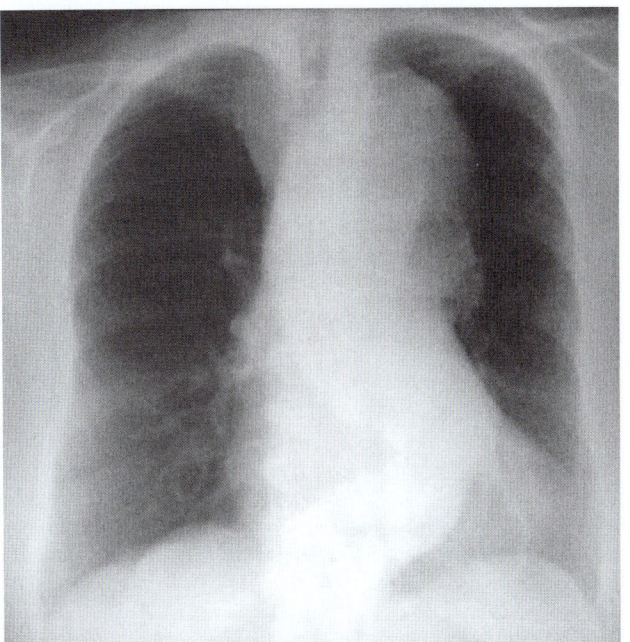

FIGURA 280-1 Radiografia de tórax de um paciente com aneurisma da aorta torácica.

em consequência de insuficiência aórtica, e a compressão da veia cava superior pode produzir congestão na cabeça, no pescoço e nos membros superiores.

Uma radiografia de tórax pode ser o primeiro exame a sugerir o diagnóstico de aneurisma da aorta torácica (Fig. 280-1). Os achados incluem alargamento da sombra mediastinal e desvio ou compressão da traqueia ou do brônquio principal esquerdo. A ecocardiografia, particularmente a transesofágica, pode ser utilizada para examinar a aorta ascendente proximal e a aorta torácica descendente. A TC com contraste, a ressonância magnética (RM) e a aortografia invasiva convencional são exames específicos e sensíveis para a avaliação dos aneurismas da aorta torácica e do envolvimento de seus ramos (Fig. 280-2). Nos pacientes assintomáticos nos quais o aneurisma é muito pequeno para justificar uma cirurgia, os testes não invasivos com a TC ou RM com contraste devem ser efetuados a cada 6 a 12 meses para monitorar a expansão.

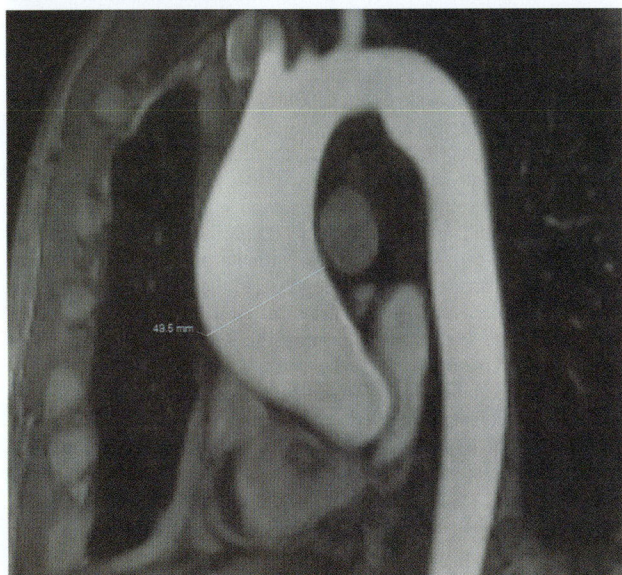

FIGURA 280-2 **Angiorressonância magnética** mostrando um aneurisma fusiforme da aorta torácica ascendente. *(Cortesia do Dr. Michael Steigner, Brigham and Women's Hospital, Boston, MA; com autorização.).*

TRATAMENTO
Aneurismas da aorta torácica

Os bloqueadores β-adrenérgicos atualmente são recomendados para pacientes com aneurismas da aorta torácica, em particular aqueles com a síndrome de Marfan, que apresentam evidências de dilatação da raiz aórtica, para reduzir a taxa de expansão adicional. Se necessário, deve-se instituir tratamento clínico adicional para hipertensão. Os antagonistas do receptor da angiotensina podem reduzir a velocidade de dilatação aórtica em pacientes com síndrome de Marfan por meio do bloqueio da sinalização de TGF-β. Estudos de resultados clínicos observaram que a taxa de alargamento da raiz da aorta em pacientes com síndrome de Marfan foi similar com o uso do atenolol e da losartana. O reparo cirúrgico com a colocação de um enxerto prostético está indicado em pacientes com aneurismas da aorta torácica ascendente sintomáticos e para a maioria dos aneurismas assintomáticos, incluindo aqueles associados com valvas aórticas bicúspides, quando o diâmetro da raiz da aorta ou da aorta ascendente for ≥ 5,5 cm ou quando a taxa de crescimento do aneurisma for > 0,5 cm por ano. A substituição da aorta ascendente > 4,5 cm é razoável em pacientes com valva aórtica bicúspide submetidos à substituição valvar por estenose aórtica grave ou insuficiência aórtica. Em pacientes com síndrome de Marfan, os aneurismas da aorta torácica ascendente com 4 a 5 cm devem ser considerados para cirurgia. O reparo cirúrgico é indicado para pacientes com aneurismas aórticos torácicos descendentes degenerativos quando o diâmetro for > 6 cm, e o reparo endovascular deve ser considerado, se possível, quando o diâmetro for > 5,5 cm. O reparo também é recomendado quando o diâmetro de um aneurisma da aorta torácica descendente aumentar > 1 cm por ano.

ANEURISMAS DA AORTA ABDOMINAL

Os aneurismas da aorta abdominal ocorrem mais frequentemente em homens do que em mulheres, e sua incidência aumenta com a idade. O tabagismo é um potente fator de risco modificável. Os aneurismas da aorta abdominal com diâmetro ≥ 4 cm podem acometer 1 a 2% dos homens com > 50 anos. Pelo menos 90% dos aneurismas da aorta abdominal com > 4 cm estão relacionados com doença aterosclerótica, e a maioria se situa abaixo do nível das artérias renais. O prognóstico relaciona-se tanto com o tamanho do aneurisma quanto com a gravidade da doença arterial coronariana (DAC) e da doença cerebrovascular coexistente. O risco de ruptura aumenta conforme o tamanho do aneurisma: para os aneurismas < 5 cm de diâmetro, o risco em 5 anos é de 1 a 2%, enquanto para os aneurismas > 5 cm é de 20 a 40%. A formação de trombos murais dentro dos aneurismas pode predispor à embolização periférica.

Um aneurisma da aorta abdominal geralmente não produz sintomas. Em geral, ele é detectado nos exames rotineiros como massa palpável, pulsátil, expansível e não dolorosa à palpação, ou constitui um achado casual observado em um exame de imagem abdominal realizado por outras razões. Entretanto, como o aneurisma da aorta abdominal se expande, pode tornar-se doloroso. Alguns pacientes se queixam de pulsações abdominais fortes, outros relatam dor no peito, na região lombar ou na bolsa escrotal. A dor aneurismática é, em geral, precursora de ruptura e representa uma emergência médica. Mais frequentemente, a ruptura aguda ocorre sem qualquer aviso prévio e essa complicação sempre ameaça a vida. Raramente, ocorre uma pequena perda sanguínea do aneurisma com dor intensa e hipersensibilidade. Dor aguda e hipotensão ocorrem com a ruptura do aneurisma, a qual requer cirurgia de emergência ou reparo endovascular.

A radiografia do abdome pode mostrar o contorno calcificado do aneurisma; entretanto, cerca de 25% dos aneurismas não são calcificados e não podem ser visualizados por radiografia. Uma ultrassonografia do abdome pode delinear as dimensões transversais e longitudinais de um aneurisma da aorta abdominal e detectar trombos murais. A ultrassonografia do abdome é útil para documentação seriada do tamanho do aneurisma e pode ser usada para rastrear pacientes em risco de desenvolvimento de um aneurisma aórtico. Em um grande estudo, o rastreamento ultrassonográfico de homens de 65 a 74 anos esteve associado à redução de 42% do risco de morte relacionada com aneurisma. Em uma metanálise de estudos clínicos randomizados populacionais, o rastreamento ultrassonográfico de homens com idade igual ou superior a 65 anos foi associado com uma redução de 35% no risco de

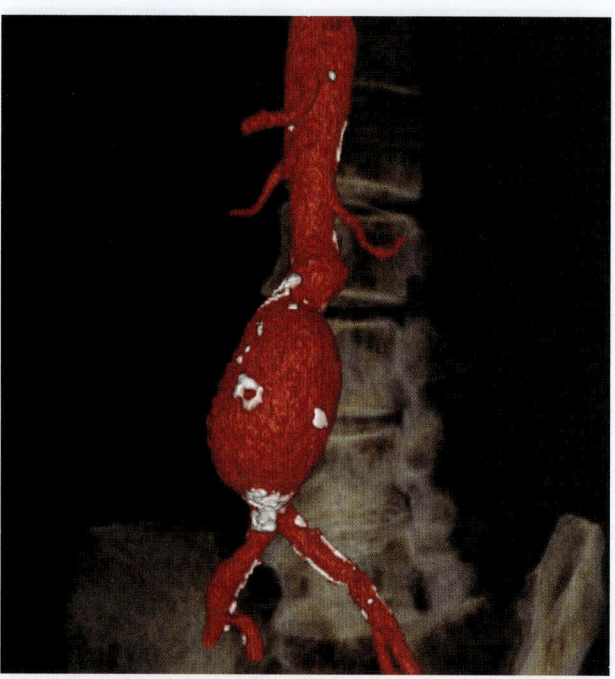 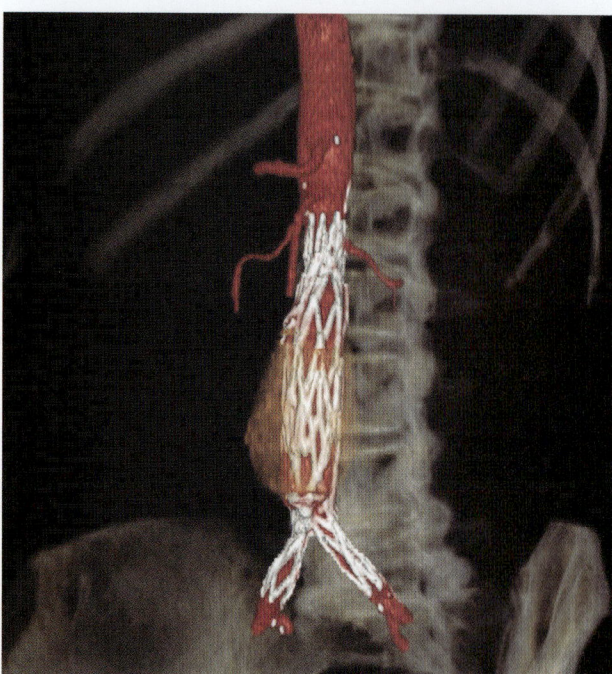

FIGURA 280-3 Angiotomografia computadorizada que mostra um aneurisma aórtico abdominal fusiforme antes (*à esquerda*) e depois (*à direita*) do tratamento com *stent* bifurcado. *(Cortesia dos Drs. Elizabeth George e Frank Rybicki, Brigham and Women's Hospital, Boston, MA; com autorização.)*

morte relacionada ao aneurisma ao longo de 12 a 15 anos. O rastreamento pela ultrassonografia é recomendado para homens com idade entre 65 a 75 anos que já fumaram. Os benefícios do rastreamento de mulheres com idade entre 65 a 75 anos que já foram fumantes não foi estabelecido. Além disso, irmãos ou proles de pessoas (homens e mulheres) com aneurismas da aorta abdominal, bem como indivíduos com aneurismas aórticos torácicos ou arteriais periféricos, devem ser considerados para triagem para aneurismas da aorta abdominal. TC com contraste e RM são exames precisos e não invasivos para determinar a localização e o tamanho dos aneurismas da aorta abdominal, bem como para planejar o reparo endovascular ou aberto cirúrgico **(Fig. 280-3)**. A aortografia contrastada pode ser utilizada para a avaliação dos pacientes com aneurisma, mas o procedimento implica um pequeno risco de complicações como hemorragia, reações alérgicas e ateroembolismo. Como a presença de trombos murais pode reduzir o diâmetro vascular, a aortografia pode subestimar o diâmetro de um aneurisma.

TRATAMENTO
Aneurismas da aorta abdominal

As estatinas estão indicadas para reduzir o risco de eventos cardiovasculares relacionados com a aterosclerose. As terapias clínicas, como os bloqueadores β-adrenérgicos e os inibidores da renina-angiotensina, não se mostraram efetivas na redução da velocidade de crescimento do aneurisma. O tratamento cirúrgico com inserção de enxerto prostético ou correção endovascular com implante de *stent* aórtico **(Fig. 274-3)** está indicado aos aneurismas da aorta abdominal de qualquer tamanho que estejam se expandindo rapidamente ou sejam sintomáticos. Para os aneurismas assintomáticos, o reparo do aneurisma da aorta abdominal está indicado em caso de diâmetro ≥ 5,5 cm. Em estudos randomizados de pacientes com aneurismas da aorta abdominal < 5,5 cm, não houve diferença na taxa de mortalidade em longo prazo (> 8 anos) entre aqueles acompanhados somente com avaliação ultrassonográfica e aqueles submetidos ao reparo cirúrgico ou endovascular eletivo. Por isso, o acompanhamento seriado não invasivo de aneurismas menores (< 5,5 cm) é uma alternativa ao reparo imediato. A decisão de executar uma operação cirúrgica aberta ou o reparo endovascular é baseada em parte na anatomia vascular e nas condições de comorbidade. O reparo endovascular dos aneurismas da aorta abdominal possui uma taxa de morbidade mais baixa em curto prazo, porém uma taxa de mortalidade comparável em longo prazo com a reconstrução cirúrgica aberta. A vigilância em longo prazo com TC ou aortografia por RM é indicada após o reparo endovascular para detectar vazamentos e possível expansão do aneurisma.

Nos candidatos à cirurgia, são essenciais as avaliações cardiológica e clínica pré-operatórias (seguidas de tratamento apropriado para as possíveis complicações). DAC preexistente, insuficiência cardíaca congestiva, doença pulmonar, diabetes melito e idade avançada aumentam o risco da cirurgia. Com avaliação cardíaca pré-operatória cuidadosa e assistência pós-operatória, a taxa de mortalidade se aproxima de 1 a 2%. Após ruptura aguda, a taxa de mortalidade de uma cirurgia de emergência é de 45 a 50%. O reparo endovascular com implante de *stent* é uma abordagem alternativa para tratar de aneurismas rotos e pode estar associado a uma taxa mais baixa de mortalidade.

SÍNDROMES AÓRTICAS AGUDAS

As quatro principais síndromes aórticas agudas são ruptura aórtica (discutida anteriormente), dissecção aórtica, hematoma intramural e úlcera aterosclerótica penetrante. A dissecção aórtica é causada por ruptura circunferencial ou, menos frequentemente, transversa da íntima. Costuma ocorrer ao longo da parede lateral direita da aorta ascendente, onde a tensão hidráulica de cisalhamento é elevada. Outro local comum é a aorta torácica descendente logo abaixo do ligamento arterial. O evento desencadeante pode ser a laceração primária da íntima com dissecção secundária da média ou uma hemorragia na média que disseca para dentro e rompe a íntima. Em seguida, o fluxo aórtico pulsátil disseca ao longo das lâminas elásticas da aorta e cria uma luz falsa. A dissecção em geral se propaga distalmente, em direção à aorta descendente e para dentro de seus ramos maiores, mas pode se propagar proximalmente. A propagação distal pode ser limitada pela placa aterosclerótica. Em alguns casos, ocorre a ruptura secundária da íntima distal, resultando em reentrada do sangue da luz falsa para a verdadeira.

Existem pelo menos duas variantes patológicas e radiológicas importantes de dissecção aórtica: o hematoma intramural sem um *flap* da íntima e a úlcera aterosclerótica penetrante. Acredita-se que o hematoma intramural agudo resulte de ruptura dos *vasa vasorum* com hemorragia para a parede da aorta. A maior parte desses hematomas ocorre na aorta torácica descendente. Os hematomas intramurais agudos podem evoluir para dissecção e ruptura. As úlceras ateroscleróticas penetrantes são causadas por erosão de uma placa na média aórtica, em geral são localizadas e não estão associadas à propagação extensa. São encontradas principalmente nas porções média e distal da aorta torácica descendente, estando associadas a uma extensa patologia aterosclerótica. A úlcera pode erodir além da lâmina elástica interna, levando a um hematoma da média, podendo evoluir para a formação de um falso aneurisma ou sua ruptura.

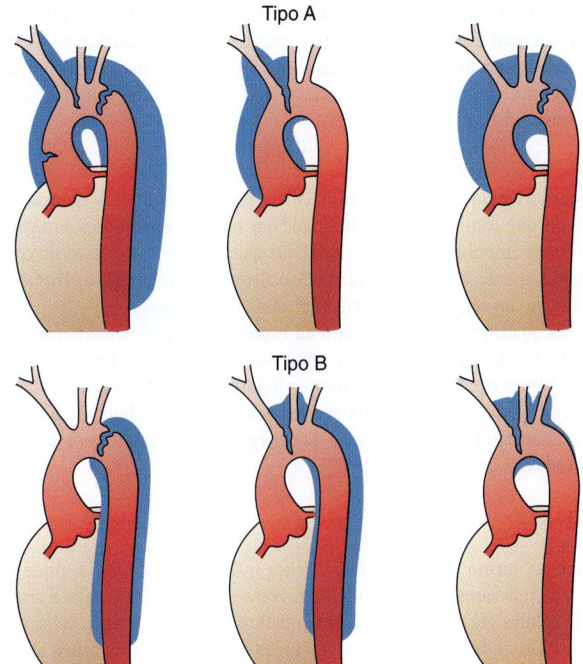

FIGURA 280-4 **Classificação das dissecções aórticas.** Classificação de Stanford: as dissecções do tipo A (*parte superior*) envolvem a aorta ascendente independentemente do local de ruptura e da extensão distal; as dissecções do tipo B (*parte inferior*) envolvem a aorta transversa e/ou descendente sem envolvimento da aorta ascendente. Classificação de DeBakey: a dissecção tipo I envolve a aorta ascendente à descendente (*parte superior, à esquerda*); a dissecção tipo II é limitada à aorta ascendente ou transversa, sem a aorta descendente (*parte superior central + parte superior, à direita*); a dissecção tipo III envolve apenas a aorta descendente (*parte inferior, à esquerda*). *(Reproduzida, com autorização, de DC Miller, in RM Doroghazi, EE Slater [eds]: Aortic Dissection. New York, McGraw-Hill, 1983.)*

Vários esquemas de classificação foram desenvolvidos para as dissecções aórticas torácicas. DeBakey e colaboradores inicialmente classificaram as dissecções aórticas como tipo I, no qual a ruptura da íntima ocorre na aorta ascendente, mas a dissecção pode se propagar para o arco aórtico, a aorta torácica descendente e até a aorta abdominal; tipo II, no qual a dissecção está limitada à aorta ascendente; e tipo III, no qual a ruptura da íntima ocorre na aorta descendente com propagação distal da dissecção (Fig. 280-4). Outra classificação (de Stanford) divide as dissecções em: tipo A, no qual a dissecção envolve a aorta ascendente (dissecção proximal); e tipo B, limitado ao arco e/ou aorta descendente (dissecção distal). Do ponto de vista do manejo, a classificação das dissecções aórticas e dos hematomas intramurais nos tipos A e B é mais prática e útil, uma vez que os tipos I e II de DeBakey são manejados do mesmo modo.

Os fatores que predispõem à dissecção aórtica incluem aqueles associados com a degeneração medial e outros que aumentam a tensão da parede aórtica (Tab. 280-1). A hipertensão sistêmica é uma condição coexistente em 70% dos pacientes. A dissecção aórtica é a maior causa de mortalidade e morbidade em pacientes com síndrome de Marfan (Cap. 413) ou síndrome de Loeys-Dietz, podendo afetar pacientes com síndrome de Ehlers-Danlos de maneira similar. A incidência também aumenta nos pacientes com aortite inflamatória (i.e., arterite de Takayasu, arterite de células gigantes), anomalias congênitas da valva aórtica (p. ex., valva bicúspide), coarctação da aorta e história de trauma aórtico. Além disso, o risco de dissecção está aumentado em mulheres normais em outros aspectos durante o terceiro trimestre de gravidez. A dissecção aórtica também pode ocorrer como consequência de levantamento de pesos, uso de cocaína ou lesão de desaceleração.

MANIFESTAÇÕES CLÍNICAS

O pico de incidência da dissecção aórtica é entre a sexta e a sétima década de vida. Os homens são mais acometidos que as mulheres em uma razão de 2:1. Os sintomas iniciais da dissecção aórtica e suas variantes são consequência da ruptura da íntima, hematoma dissecante, oclusão das artérias envolvidas e compressão dos tecidos adjacentes. A dissecção aórtica aguda se apresenta com o súbito aparecimento de dor (Cap. 14), frequentemente descrita como muito intensa e dilacerante, e está associada com diaforese. A dor pode estar localizada na parte anterior ou posterior do tórax, em geral na região interescapular, e geralmente muda de lugar com a propagação da dissecção. Outros sintomas consistem em síncope, dispneia e fraqueza. Os achados físicos podem incluir hipertensão ou hipotensão, pulsos impalpáveis, insuficiência aórtica, edema pulmonar e achados neurológicos devido à obstrução da artéria carótida (hemiplegia, hemianestesia) ou à isquemia de medula espinal (paraplegia). Foram observadas isquemia intestinal, hematúria e isquemia miocárdica. Essas manifestações clínicas refletem complicações resultantes da oclusão de artérias importantes pela dissecção. Além disso, as manifestações clínicas podem resultar da compressão de estruturas adjacentes (p. ex., gânglios cervicais superiores, veia cava superior, brônquios, esôfago) pela expansão da dissecção, ocasionando dilatação aneurismática, e incluem síndrome de Horner, síndrome da veia cava superior, rouquidão, disfagia e comprometimento das vias aéreas. Uma lesão tipo A com dissecção retrógrada pode ser complicada por um hemopericárdio e tamponamento cardíaco. A insuficiência aórtica aguda é uma complicação importante e comum (> 50%) da dissecção proximal. Ela pode ser o resultado tanto de uma ruptura circunferencial que alarga a raiz aórtica como de uma dilaceração do anel por meio de um hematoma dissecante que rompe uma ou mais cúspides ou as desloca para baixo da linha de fechamento. Os sinais de insuficiência aórtica consistem em pulsos céleres, pressão de pulso ampla, sopro diastólico frequentemente irradiado para a borda esternal direita e evidências de insuficiência cardíaca congestiva. As manifestações clínicas dependem da gravidade da regurgitação.

Nas dissecções envolvendo a aorta ascendente, a radiografia de tórax com frequência revela mediastino superior alargado. Um derrame pleural (geralmente do lado esquerdo) pode estar presente. Esse derrame é serossanguinolento e não indica ruptura, a menos que esteja acompanhado de hipotensão e queda do hematócrito. Nas dissecções da aorta torácica descendente, pode-se observar um alargamento mediastinal na radiografia de tórax. Além disso, a aorta descendente pode mostrar-se mais larga do que a parte ascendente. Um eletrocardiograma que não mostre evidências de isquemia miocárdica é útil na distinção entre dissecção aórtica e infarto agudo do miocárdio (IAM) em pacientes que apresentam dor torácica. Raramente, a dissecção envolve o óstio coronariano direito ou, menos comumente, o esquerdo e ocasiona IAM.

O diagnóstico de dissecção aórtica pode ser estabelecido por técnicas não invasivas, como ecocardiografia, TC e RM. A aortografia é menos usada devido à acurácia das técnicas não invasivas. A ecocardiografia transtorácica (ETT) pode ser realizada rapidamente e sem complicações, tendo sensibilidade total de 60 a 85% para a dissecção aórtica. Para o diagnóstico das dissecções da aorta ascendente proximal, sua sensibilidade excede 80%, sendo menos útil na detecção da dissecção do arco aórtico e da aorta torácica descendente. A ecocardiografia transesofágica (ETE) requer mais habilidade do médico e cooperação do paciente, mas é muito precisa na identificação das dissecções da aorta torácica ascendente e da descendente, mas não do arco, atingindo sensibilidade de 98% e especificidade aproximada de 90%. A ecocardiografia também fornece informações importantes acerca da presença e da intensidade da insuficiência aórtica, bem como do derrame pericárdico. A TC e a RM são extremamente precisas na identificação do *flap* da íntima e da extensão da dissecção, assim como do envolvimento de artérias maiores; cada uma apresenta sensibilidade e especificidade > 90%. Elas são úteis no reconhecimento de hemorragias intramurais e úlceras penetrantes. A relativa utilidade da ETE, da TC e da RM depende da disponibilidade e da experiência em cada instituição, além da estabilidade hemodinâmica do paciente, sendo a TC e a RM obviamente menos indicadas aos pacientes instáveis.

TRATAMENTO
Dissecção aórtica

O tratamento clínico deve ser iniciado assim que o diagnóstico for considerado. O paciente deve ser internado em unidade de terapia intensiva para a monitoração hemodinâmica. A menos que exista hipotensão, o tratamento deve ser direcionado às reduções da contratilidade cardíaca e da pressão arterial sistêmica, diminuindo, assim, a força de cisalhamento.

Para a dissecção aguda, a menos que contraindicado, deve-se administrar bloqueadores β-adrenérgicos via parenteral, utilizando agentes intravenosos como propranolol, metoprolol ou esmolol de ação curta para atingir uma frequência cardíaca de cerca de 60 batimentos por minuto. Isso deve ser acompanhado pela infusão de nitroprusseto de sódio a fim de reduzir a pressão arterial sistólica para ≤ 120 mmHg. O labetalol (Cap. 277), um fármaco com propriedades bloqueadoras β e α-adrenérgicas, também pode ser usado como agente parenteral no tratamento agudo da dissecção.

Os antagonistas dos canais de cálcio verapamil e diltiazém poderão ser usados por via intravenosa se não for possível utilizar o nitroprusseto ou os bloqueadores β-adrenérgicos. Também poderá ser considerada a adição de um inibidor da enzima conversora da angiotensina (IECA) parenteral, como o enalaprilate, ao bloqueador β-adrenérgico. O uso isolado de um vasodilatador direto como a hidralazina é contraindicado devido à possibilidade de aumentar a tensão hidráulica e propagar a dissecção.

A correção cirúrgica de emergência ou de urgência é o tratamento preferido para as dissecções aórticas ascendentes agudas e hematomas intramurais (tipo A). A cirurgia envolve a excisão do *flap* da íntima, obliteração da falsa luz e interposição de enxerto. Se a valva aórtica tiver rompido, deverá ser feito o reparo da valva ou ser usado enxerto de um tubo valvado. Relatou-se que a taxa global de mortalidade hospitalar após o tratamento cirúrgico dos pacientes com dissecção aórtica é de 15 a 25%. As maiores causas de mortalidade e morbidade perioperatórias são IAM, paraplegia, insuficiência renal, tamponamento, hemorragia e sepse. O reparo aórtico torácico endovascular com um *stent* endoluminal é indicado para as dissecções do tipo B complicadas, incluindo aquelas caracterizadas por propagação, comprometimento dos ramos aórticos maiores, ruptura iminente ou dor continuada. Outras técnicas transcateter, como a fenestração do *flap* intimal e colocação de *stents* nos vasos estenosados a fim de aumentar o fluxo para os órgãos comprometidos, são usadas em determinados pacientes. A correção cirúrgica está indicada para as dissecções complicadas do tipo B, particularmente se o reparo endovascular não for exequível. Procedimentos híbridos, consistindo em cirurgia e reparo endovascular, podem ser usados quando a dissecção envolve o arco aórtico e a aorta torácica descendente. Para as dissecções distais não complicadas e estáveis, assim como hematomas intramurais (tipo B), é preferido o tratamento clínico. A taxa de mortalidade hospitalar dos pacientes com dissecção tipo B tratados clinicamente é de aproximadamente 12%. O tratamento em longo prazo para os pacientes com dissecção aórtica e hematomas intramurais (com ou sem cirurgia) consiste no controle da hipertensão e na redução da contratilidade cardíaca com o uso de β-bloqueadores mais outro agente anti-hipertensivo, como os IECAs ou os antagonistas do cálcio. Os pacientes com dissecção crônica tipo B e hematomas intramurais devem ser acompanhados no ambulatório a cada 6 a 12 meses com TC ou RM contrastadas para detectar propagação ou expansão. Os pacientes com síndrome de Marfan apresentam risco elevado de complicações pós-dissecção. O prognóstico em longo prazo após a alta para os pacientes com dissecções tratadas é geralmente bom com um acompanhamento criterioso; a taxa de sobrevida após 10 anos é de cerca de 60%.

DOENÇA ATEROSCLERÓTICA OCLUSIVA CRÔNICA

A aterosclerose pode afetar as aortas torácica e abdominal. A doença aórtica oclusiva ocasionada por aterosclerose em geral fica confinada à aorta abdominal distal abaixo das artérias renais. Com frequência, a doença se estende para as artérias ilíacas (Cap. 281). A claudicação envolve caracteristicamente as nádegas, as coxas e as panturrilhas, podendo estar associada à impotência nos homens (síndrome de Leriche). A gravidade dos sintomas depende da competência das colaterais. Com um fluxo sanguíneo colateral suficiente, a oclusão completa da aorta abdominal pode ocorrer sem o desenvolvimento de sintomas isquêmicos. Os achados físicos incluem a ausência de pulsos femorais e de alguns distais, bilateralmente, e a detecção de ruído audível sobre o abdome (em geral no umbigo ou logo abaixo dele) e nas artérias femorais comuns. Comumente, observam-se pele atrófica, queda de cabelos e resfriamento dos membros inferiores. Na isquemia avançada, pode-se observar rubor em uma posição inferior do membro e palidez à sua elevação.

O diagnóstico costuma ser estabelecido por meio do exame físico e de testes não invasivos, como medições da pressão do membro inferior, análise da velocidade com Doppler, registros do volume de pulso e ultrassonografia duplex. A anatomia pode ser definida por RM, TC ou aortografia convencional, a qual é realizada quando se considera a revascularização. O tratamento, endovascular ou cirúrgico, está indicado em pacientes com sintomas limitadores do estilo de vida ou debilitantes, como claudicação ou isquemia crítica dos membros.

OCLUSÃO AÓRTICA AGUDA

A oclusão aguda na aorta abdominal distal representa uma emergência médica porque compromete a viabilidade dos membros inferiores; em geral, resulta de êmbolo oclusivo (em sela) que quase sempre se origina no coração. Raramente, a oclusão aguda pode ocorrer como resultado de trombose *in situ* em um segmento da aorta intensamente estenosado.

O quadro clínico é o mesmo da isquemia aguda dos membros inferiores. As manifestações mais comuns são dor grave em repouso, baixa temperatura e palidez dos membros inferiores e ausência de pulsos distais bilateralmente. O diagnóstico deve ser estabelecido rapidamente por RM, TC ou aortografia. Trombectomia de emergência ou revascularização estão indicadas.

AORTITE

A aortite, termo que se refere à doença inflamatória da aorta, pode ser causada por vasculite de grande vaso, como arterite de Takayasu e arterite de células gigantes, espondiloartropatias reumáticas e associadas com HLA-B27, síndrome de Behçet, vasculites associadas a anticorpos anticitoplasmas de neutrófilos, síndrome de Cogan, doença de Erdheim-Chester, doença sistêmica relacionada à IgG4 e infecções como sífilis, tuberculose e salmonelose, ou estar associada à fibrose retroperitoneal. A aortite pode resultar em dilatação aneurismática e insuficiência aórtica, oclusão da aorta e de seus ramos vasculares ou síndromes aórticas agudas.

ARTERITE DE TAKAYASU

(Ver também Cap. 363) Essa doença inflamatória com frequência acomete a aorta ascendente e o arco aórtico, causando obstrução da aorta e de suas principais artérias. A arterite de Takayasu também é chamada de *doença sem pulso* devido à frequente oclusão das grandes artérias que se originam da aorta. Ela pode também envolver a aorta torácica descendente e a aorta abdominal e ocluir grandes ramos como as artérias renais. Também podem ocorrer aneurismas aórticos. A patologia é uma pan-arterite caracterizada por células mononucleares e, às vezes, células gigantes, com hiperplasia acentuada da íntima, espessamento das túnicas média e adventícia, assim como, nas formas crônicas, oclusões fibróticas. A doença é mais prevalente em mulheres jovens de descendência asiática, mas também ocorre em mulheres de outras origens geográficas e étnicas, bem como em homens jovens. Durante o estágio agudo, febre, mal-estar, perda ponderal e outros sintomas sistêmicos podem ser evidentes. Elevações da velocidade de hemossedimentação e da proteína C-reativa são comuns. Os estágios crônicos da doença, os quais são intermitentemente ativos, apresentam-se com sintomas relacionados com a oclusão de grandes artérias, como a claudicação dos membros superiores, isquemia cerebral e síncope. O processo é progressivo e não existe tratamento específico. Glicocorticoides são eficazes na maioria dos pacientes durante a fase aguda. Outros agentes imunossupressores como metotrexato, azatioprina, leflunomida ou micofenolato são prescritos para alguns pacientes para reduzir a necessidade de glicocorticoides e para tratar recidivas. Agentes direcionados biologicamente também são usados, mas a eficácia não foi estabelecida em estudos clínicos randomizados. O *bypass* cirúrgico ou a intervenção endovascular de artéria gravemente estenótica podem ser necessários.

ARTERITE DE CÉLULAS GIGANTES

(Ver também Cap. 363) Essa vasculite ocorre em idosos e afeta mais as mulheres do que os homens. Os vasos acometidos são principalmente as grandes e as médias artérias. A patologia acarreta lesões granulomatosas focais envolvendo toda a parede arterial e pode estar associada à polimialgia reumática. A obstrução de artérias de calibre médio (p. ex., artérias temporais e oftálmicas) e de grandes ramos da aorta bem como o desenvolvimento de aortite e insuficiência aórtica são complicações importantes da doença. A terapia com glicocorticoides em alta dose deve ser administrada precocemente e depois diminuída gradualmente. A terapia imunossupressora com metotrexato pode permitir a redução da dose de esteroides e reduzir o risco de recaída. O agente tocilizumabe, um antagonista da interleucina-6, demonstrou eficácia em vários estudos randomizados. Outras terapias direcionadas biologicamente estão sendo investigadas.

AORTITE REUMÁTICA

A artrite reumatoide (Cap. 358), a espondilite anquilosante (Cap. 362), a artrite psoriásica (Cap. 362), a artrite reativa (conhecida como síndrome de Reiter) (Cap. 362), a policondrite recidivante e as doenças inflamatórias intestinais podem estar associadas à aortite envolvendo a aorta ascendente. As lesões inflamatórias em geral envolvem a aorta ascendente e podem estender-se até os seios de Valsalva, as cúspides da valva mitral e o miocárdio adjacente. As manifestações clínicas são aneurisma, insuficiência aórtica e envolvimento do sistema de condução cardíaco.

AORTITE IDIOPÁTICA

A aortite abdominal idiopática é caracterizada pela inflamação adventícia e periaórtica com espessamento da parede aórtica. Ela está associada com aneurismas aórticos abdominais e fibrose retroperitoneal idiopática. Os indivíduos afetados podem apresentar sintomas constitucionais vagos, febre e dor abdominal. A fibrose retroperitoneal pode causar obstrução ureteral e hidronefrose. Glicocorticoides e agentes imunossupressores podem reduzir a inflamação.

AORTITE INFECCIOSA

A aortite infecciosa pode resultar de invasão direta da parede aórtica por patógenos bacterianos, como *Staphylococcus*, *Streptococcus* e *Salmonella*, ou por fungos. Essas bactérias causam aortite por infectarem a aorta em locais de placa aterosclerótica. As proteases bacterianas levam à degradação do colágeno, e a consequente destruição da parede aórtica provoca a formação de um aneurisma sacular chamado aneurisma micótico. Os aneurismas micóticos têm uma predileção pela aorta abdominal acima do rim. As características patológicas da parede aórtica consistem em inflamações aguda e crônica, abscessos, hemorragia e necrose. Os aneurismas micóticos acometem os idosos e ocorrem nos homens com uma frequência três vezes maior que nas mulheres. Os pacientes podem apresentar febre, sepse e dor torácica, lombar ou abdominal; pode ocorrer doença diarreica precedente. As hemoculturas são positivas na maioria dos pacientes. Tanto a TC quanto a RM são úteis para diagnosticar os aneurismas micóticos. O tratamento inclui antibioticoterapia e remoção cirúrgica da parte acometida da aorta, bem como revascularização dos membros inferiores com enxertos colocados no tecido não infectado.

A aortite sifilítica é uma manifestação tardia de sífilis (Cap. 182), a qual geralmente afeta a aorta ascendente proximal, em particular a raiz aórtica, resultando em dilatação aórtica e formação de aneurisma. Às vezes, a aortite sifilítica acomete o arco aórtico ou a aorta descendente. Os aneurismas podem ser saculares ou fusiformes e costumam ser assintomáticos, mas a compressão e a erosão para dentro de estruturas adjacentes podem resultar em sintomas; também pode ocorrer ruptura.

A lesão inicial é uma endarterite obliterativa dos *vasa vasorum*, especialmente na adventícia. Isso é uma resposta inflamatória à invasão da adventícia pelos espiroquetas. A destruição da média aórtica ocorre com a disseminação dos espiroquetas para essa túnica, geralmente pelos linfáticos que acompanham os *vasa vasorum*. A destruição do colágeno e dos tecidos elásticos ocasiona dilatação aórtica, formação de cicatriz e calcificação. Essas alterações contribuem para a aparência radiográfica característica de calcificação linear da aorta ascendente.

A doença se apresenta geralmente como um achado casual na radiografia de tórax 15 a 30 anos após a infecção inicial. Os sintomas podem resultar de insuficiência aórtica, estreitamento do óstio coronariano devido à aortite sifilítica, compressão de estruturas adjacentes (p. ex., esôfago) ou ruptura. O diagnóstico é estabelecido por meio de um teste sorológico positivo, ou seja, reagina plasmática rápida ou anticorpos treponêmicos fluorescentes. O tratamento consiste em penicilina, excisão cirúrgica e reparo.

LEITURAS ADICIONAIS

CHAIKOF EL et al: The Society for Vascular Surgery practice guidelines on the care of patients with an abdominal aortic aneurysm. J Vasc Surg 67:2, 2018.

EVANGELISTA A et al: Insights from the international registry of acute aortic dissection: A 20-year experience of collaborative clinical research. Circulation 137:1846, 2018.

GUIRGUIS-BLAKE JM et al: Primary care screening for abdominal aortic aneurysm: Updated evidence report and systematic review for the US Preventive Services Task Force. JAMA 322:2211, 2019.

HIRATZKA LF et al: 2010 ACCF/AHA/AATS/ACR/ASA/SCA/SCAI/SIR/STS/SVM guidelines for the diagnosis and management of patients with Thoracic Aortic Disease: A report of the American College of Cardiology Foundation/American Heart Association Task Force on Practice Guidelines, American Association for Thoracic Surgery, American College of Radiology, American Stroke Association, Society of Cardiovascular Anesthesiologists, Society for Cardiovascular Angiography and Interventions, Society of Interventional Radiology, Society of Thoracic Surgeons, and Society for Vascular Medicine. Circulation 121:e266, 2010.

HOFMANN BOWMAN MA et al: Update on clinical trials of losartan with and without beta-blockers to block aneurysm growth in patients with Marfan syndrome: A review. JAMA Cardiol 4:702, 2019.

LEDERLE FA et al: Open versus endovascular repair of abdominal aortic aneurysm. N Engl J Med 380:2126, 2019.

MERKEL PA, CID MC: Large vessel vasculitis, in *Vascular Medicine. A Companion to Braunwald's Heart Disease*. 3rd ed. MA Creager MA et al (eds). Philadelphia, Elsevier, 2020, pp 533-554.

PINARD A et al: Genetics of thoracic and abdominal aortic diseases. Circ Res 124:588, 2019.

TADROS RO et al: Optimal treatment of uncomplicated type B aortic dissection: JACC review topic of the week. J Am Coll Cardiol 74:1494, 2019.

281 Doenças arteriais das extremidades

Mark A. Creager, Joseph Loscalzo

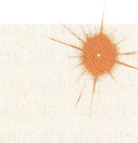

DOENÇA ARTERIAL PERIFÉRICA

A doença arterial periférica (DAP) é definida como um distúrbio clínico no qual há uma estenose ou oclusão na aorta ou nas artérias dos membros. A aterosclerose é a principal causa da DAP em pacientes com > 40 anos. Outras causas são trombose, embolismo, vasculite, displasia fibromuscular, compressão, doença cística da adventícia e traumatismo. A maior prevalência da DAP aterosclerótica ocorre entre a sexta e a sétima décadas de vida. Assim como em pacientes com aterosclerose da vasculatura coronária e cerebral, há um maior risco de desenvolver DAP em fumantes e em indivíduos com diabetes melito, hipercolesterolemia, hipertensão ou insuficiência renal.

Patologia As lesões segmentares que causam estenose ou oclusão em geral estão localizadas em vasos de tamanho médio a grande. A patologia das lesões inclui placas ateroscleróticas com depósito de cálcio, adelgaçamento da média, destruição macular dos músculos e das fibras elásticas, fragmentação da lâmina elástica interna e trombos compostos por plaquetas e fibrina. Os principais locais de envolvimento são a aorta abdominal, as artérias ilíacas (30% dos pacientes sintomáticos), as artérias femorais e poplíteas (80-90% dos pacientes), bem como os vasos mais distais, como as artérias tibiais e fibulares (40-50% dos pacientes). As lesões ateroscleróticas ocorrem preferencialmente nos pontos de ramificação arterial, que são locais de grande turbulência, alteração da força de cisalhamento e lesão da íntima. O envolvimento da vasculatura distal é mais comum em indivíduos idosos e em pacientes com diabetes melito.

Avaliação clínica Menos de 50% dos pacientes com DAP são sintomáticos, porém muitos exibem marcha lenta ou deficiente. O *sintoma* mais comum é a claudicação intermitente, definida como dor, incômodo, câimbra, dormência ou sensação de fadiga muscular, que ocorre durante o exercício, sendo aliviada com o repouso. O local da claudicação é distal à localização da lesão oclusiva. Por exemplo, o desconforto nas nádegas, nos quadris, nas coxas e nas panturrilhas ocorre em pacientes com doença aortoilíaca, enquanto a claudicação na panturrilha acomete pacientes com doença femoropoplítea. Os sintomas são muito mais comuns nos membros inferiores do que nos superiores devido à maior incidência de lesões obstrutivas na região inferior. Nos pacientes com doença oclusiva arterial grave, nos quais o fluxo sanguíneo em repouso não consegue atender as necessidades nutricionais basais dos tecidos, pode ocorrer isquemia crítica dos membros. Os pacientes se queixam de dor em repouso, sensação de frio ou dormência nos pés e nos dedos dos pés. Frequentemente, esses sintomas ocorrem à noite, quando as pernas estão na horizontal, e melhoram quando as pernas estão na posição pendente. Com a isquemia grave, a dor em repouso pode ser persistente.

Os *achados físicos* importantes da DAP consistem em diminuição ou ausência de pulsos distais à obstrução, presença de sopros sobre a artéria estenosada e atrofia muscular. Na doença mais grave, são sinais comuns queda de cabelos, unhas espessadas, pele lisa e brilhante, diminuição da temperatura cutânea e palidez ou cianose. Nos pacientes com isquemia crítica de membro, podem ocorrer úlceras ou gangrena. A elevação das pernas e a flexão repetida dos músculos da panturrilha produzem palidez das plantas dos pés, enquanto um rubor, secundário à hiperemia reativa, pode ocorrer quando as pernas estão pendentes. O tempo necessário para o surgimento do rubor ou para o enchimento das veias dos pés quando as pernas do paciente são transferidas de uma posição elevada para outra inferior está relacionado com a gravidade da isquemia e a presença de vasos colaterais. Os pacientes com isquemia grave podem ter edema periférico devido à permanência das pernas na posição pendente na maior parte do tempo. Neuropatia isquêmica pode resultar em dormência e hiporreflexia.

Exames não invasivos

A anamnese e o exame clínico costumam ser suficientes para estabelecer o diagnóstico de DAP. Uma avaliação objetiva da presença e da gravidade da doença é obtida por meio de técnicas não invasivas. A pressão arterial pode ser avaliada de maneira não invasiva nas pernas por meio da colocação de manguitos de esfigmomanômetros nos tornozelos e do uso de um instrumento de Doppler para auscultar ou registrar o fluxo sanguíneo a partir das artérias dorsal do pé e tibial posterior. Em geral, a pressão sistólica é similar nas pernas e nos braços. Na verdade, a pressão no tornozelo pode ser ligeiramente mais alta do que a pressão no braço devido a uma amplificação da onda de pulso. Na presença de estenoses hemodinamicamente significativas, a pressão sistólica na perna fica diminuída. Por isso o coeficiente entre as pressões arteriais do tornozelo e do braço (chamado de *índice tornozelo-braquial* [ITB]) é de 1 a 1,40 em indivíduos normais. Os valores do ITB de 0,91 a 0,99 são considerados "limítrofes" e aqueles < 0,90 são anormais e diagnósticos de DAP. ITBs > 1,40 indicam artérias não compressíveis secundárias à calcificação vascular.

Outros exames não invasivos incluem mensurações da pressão segmentar, registros do volume do pulso segmentar, ultrassonografia duplex (que combina imagens no modo B e análise com Doppler do formato de onda da velocidade de fluxo), oximetria transcutânea e teste de esforço (em geral usando uma esteira). A colocação de manguitos pneumáticos possibilita a avaliação da pressão sistólica ao longo das pernas. A presença de gradientes de pressão entre os manguitos sequenciais fornece evidências da presença e da localização de estenoses hemodinamicamente significativas. Além disso, a amplitude do contorno do volume de pulso torna-se atenuada na presença de DAP significativa. A ultrassonografia duplex é usada para fazer imagens, bem como detectar lesões estenóticas nas artérias nativas e nos enxertos de revascularização.

O exame com esteira possibilita ao médico avaliar as limitações funcionais de maneira objetiva. O declínio do ITB imediatamente após o esforço fornece suporte adicional para o diagnóstico de DAP em pacientes com sintomas e achados discrepantes no exame.

A angiorressonância magnética (angio-RM), a angiotomografia computadorizada (angio-TC) e a angiografia convencional por cateter não devem ser usadas para o exame diagnóstico de rotina, mas são realizadas antes de potencial revascularização (Fig. 281-1). Cada exame é útil na definição da anatomia para ajudar a planejar os procedimentos de revascularização endovascular e cirúrgica.

Prognóstico A história natural dos pacientes com DAP é influenciada principalmente pela extensão das patologias vasculares coronarianas e cerebrovasculares coexistentes. Cerca de 33 a 50% daqueles com DAP sintomática apresentam evidências de doença arterial coronariana (DAC) com base na apresentação clínica e no eletrocardiograma, e mais de 50% apresentam DAC significativa com base na angiografia coronariana. Os pacientes com DAP apresentam uma taxa de mortalidade em 5 anos de 15 a 25% e um risco 2 a 4 vezes maior de morte devido à doença cardiovascular. A medida do ITB é útil para a detecção de DAP e para a identificação de pessoas em risco de eventos adversos cardiovasculares e dos membros. As taxas de mortalidade são mais altas naqueles com a DAP mais grave. O ITB piora em quase 40% dos pacientes, e os sintomas progridem em cerca de 20 a 25% ao longo de um período de avaliação de 5 anos. Aproximadamente 11% dos pacientes com DAP sintomática desenvolve, por fim, isquemia crítica dos membros, e 25 a 30% dos pacientes com isquemia crítica são submetidos à amputação dentro de 1 ano. O prognóstico é pior em pacientes que continuam a fumar cigarros ou têm diabetes melito.

TRATAMENTO
Doença arterial periférica

Os pacientes com DAP devem receber terapias para reduzir o risco de eventos cardiovasculares associados, como infarto agudo do miocárdio (IAM) e morte, bem como para melhorar os sintomas nos membros, evitar a evolução para isquemia crítica de membro e preservar a viabilidade do membro. A modificação dos fatores de risco e a terapia antitrombótica

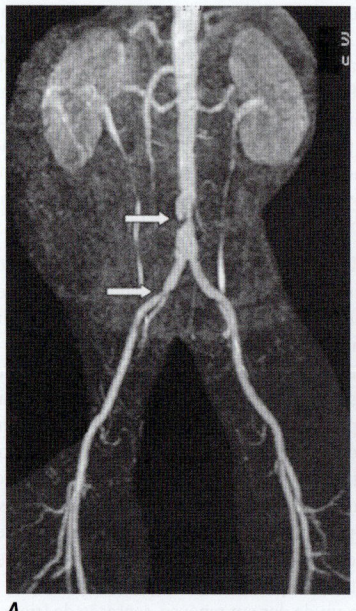
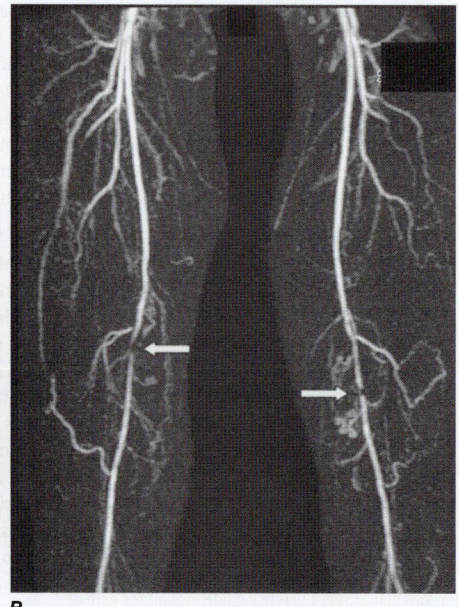

FIGURA 281-1 **Angiorressonância magnética** de paciente com claudicação intermitente, mostrando estenoses da aorta abdominal distal e da artéria ilíaca comum direita (**A**) e estenoses das artérias femorais superficiais direita e esquerda (**B**). *(Cortesia do Dr. Edwin Gravereaux; com autorização.)*

devem ser iniciadas para melhorar os desfechos cardiovasculares. A importância da cessação do tabagismo deve ser enfatizada. O médico deve assumir um papel primordial nessa mudança de estilo de vida. O aconselhamento e a terapia medicamentosa adjuvante com adesivo de nicotina, bupropiona ou vareniclina aumentam as taxas de cessação do tabagismo e reduzem as recidivas. É importante controlar a pressão arterial nos pacientes hipertensos. Os inibidores da enzima conversora da angiotensina e os bloqueadores do receptor de angiotensina podem reduzir o risco de eventos cardiovasculares nos pacientes com DAP sintomática. Os bloqueadores β-adrenérgicos não pioram a claudicação, podendo ser usados para tratar hipertensão, especialmente em pacientes com DAC coexistente. O tratamento da hipercolesterolemia com estatinas e, se necessário, agentes liporredutores adjuvantes como a ezetimiba ou um inibidor PCSK9 é indicado para reduzir o risco de IAM, acidente vascular cerebral (AVC) e morte. A American Heart Association (AHA)/American College of Cardiology (ACC) Guideline on the Management of Blood Cholesterol de 2018 recomenda o tratamento intensivo com estatina em pacientes com distúrbios ateroscleróticos, incluindo DAP, com o objetivo de atingir uma redução de 50% ou mais no colesterol LDL (do inglês *low-density lipoprotein* [lipoproteína de baixa densidade]). Os inibidores plaquetários, incluindo o ácido acetilsalicílico e o antagonista do difosfato de adenosina (ADP, do inglês *adenosine diphosphate*) clopidogrel, reduzem o risco de eventos cardiovasculares adversos em pacientes com aterosclerose e são recomendados a pacientes com DAP sintomática, incluindo aqueles com claudicação intermitente ou isquemia crítica do membro ou revascularização prévia da extremidade inferior. Os resultados com o ticagrelor são similares àqueles do clopidogrel. O benefício da terapia antiplaquetária dupla com ácido acetilsalicílico e clopidogrel comparado com o do ácido acetilsalicílico isolado na redução das taxas de morbidade e mortalidade cardiovascular em pacientes com DAP é incerto. Quando adicionado a outra terapia antiplaquetária, o vorapaxar, um antagonista do receptor-1 ativado pela protease que inibe a ativação das plaquetas mediada pela trombina, diminui o risco de eventos cardiovasculares adversos em pacientes com aterosclerose, incluindo a DAP. Ele também reduz o risco de isquemia aguda do membro e revascularização periférica; todavia, o fármaco está associado com uma taxa aumentada de sangramento moderado. O anticoagulante varfarina é tão efetivo quanto a terapia antiplaquetária na prevenção de eventos cardiovasculares adversos, mas causa mais episódios de sangramento importante; portanto, não é indicado para melhorar os desfechos em pacientes com DAP crônica. A combinação de um inibidor do fator Xa, rivaroxabana, por via oral (VO) e em baixa dose com o ácido acetilsalicílico melhora os desfechos cardiovasculares em pacientes com aterosclerose estabelecida, incluindo DAP, inclusive em pacientes que foram submetidos à revascularização periférica, mas está associada com um risco aumentado de sangramento.

As terapias para claudicação intermitente e isquemia crítica de membro incluem medidas de suporte, medicamentos, exercícios, intervenções endovasculares e cirurgia. As medidas de suporte consistem em cuidado meticuloso dos pés, os quais devem ser mantidos limpos e protegidos contra ressecamento excessivo com cremes hidratantes. Aconselha-se o uso de calçados bem-adaptados e protetores para reduzir traumatismos. A meia elástica deve ser evitada, pois reduz o fluxo sanguíneo para a pele. Nos pacientes com isquemia crítica de membro, a colocação de blocos para o amortecimento de impacto embaixo da cabeceira da cama, juntamente com uma cobertura acima dos pés, pode melhorar a pressão de perfusão e um pouco da dor ao repouso.

Os pacientes com claudicação devem ser incentivados a se exercitar regularmente e em níveis progressivamente mais extenuantes. Os programas de treinamento de exercício supervisionado em sessões de 30 a 45 minutos, ao menos 3 vezes por semana por 12 semanas, melhoram a capacidade de sustentar a marcha por uma distância maior. O efeito benéfico do treinamento de exercício supervisionado sobre o desempenho da caminhada em pacientes com claudicação muitas vezes é similar ou maior do que o realizado após um procedimento de revascularização. Os programas de exercício estruturado domiciliar e comunitário também são efetivos. O tratamento farmacológico da DAP não tem sido tão bem-sucedido quanto o tratamento clínico da DAC **(Cap. 273)**. Os vasodilatadores, em particular, como uma classe, têm se mostrado ineficazes. Durante o exercício, ocorre vasodilatação periférica distalmente aos locais de estenose arterial significativa. Como resultado, ocorre uma queda na pressão de perfusão, frequentemente a níveis inferiores aos gerados no tecido intersticial pelos músculos em exercício. Fármacos como os bloqueadores α-adrenérgicos, os antagonistas dos canais de cálcio e outros vasodilatadores não mostraram eficácia nos pacientes com DAP.

O cilostazol, um inibidor da fosfodiesterase com propriedades vasodilatadoras e antiplaquetárias, aumenta em 40 a 60% a distância até a claudicação e melhora as medidas da qualidade de vida. Contudo, o mecanismo de ação responsável por seus efeitos benéficos não é conhecido. A pentoxifilina, um derivado de xantina substituído, aumenta o fluxo sanguíneo para a microcirculação e melhora a oxigenação tecidual. Embora vários estudos controlados com placebo tenham concluído que a pentoxifilina aumenta de forma modesta a duração do exercício, sua eficiência não foi confirmada em outros ensaios clínicos. As estatinas pareceram efetivas para o tratamento da claudicação intermitente nos estudos clínicos iniciais, mas são necessários mais estudos para confirmar a eficácia dessa classe de fármaco.

Não há terapia clínica definitiva para a isquemia crítica do membro. As prostaglandinas vasodilatadoras não são efetivas no alívio dos sintomas ou na prevenção da perda do membro. O entusiasmo com o tratamento com fatores de crescimento angiogênicos diminuiu quando estudos clínicos de transferência gênica intramuscular de DNA que codifica o fator de crescimento endotelial vascular, o fator de crescimento dos fibroblastos, o fator de crescimento dos hepatócitos ou o fator 1α indutor de hipoxia não demonstraram melhora nos sintomas ou resultados em pacientes com claudicação intermitente ou isquemia crítica de membro. A maioria dos estudos de células progenitoras vasculares derivadas da medula óssea para promover angiogênese e preservar a viabilidade do membro em pacientes com isquemia crítica do membro falhou em demonstrar benefício, embora uma metanálise desses estudos tenha sugerido uma redução modesta no risco de amputação.

REVASCULARIZAÇÃO

Os procedimentos de revascularização, incluindo intervenções cirúrgicas e por cateter, geralmente são indicados para pacientes com sintomas graves, progressivos ou incapacitantes de claudicação intermitente a despeito de tratamento clínico de modo a melhorar a distância caminhada e a capacidade funcional. Também estão indicados em pacientes com isquemia crítica do membro para aliviar a dor e prevenir a perda do membro. A angio-RM, a angio-TC ou a angiografia convencional devem ser feitas para avaliar a anatomia vascular nos candidatos à revascularização. Intervenções endovasculares incluem angioplastia transluminal percutânea por balão (incluindo balões revestidos por fármacos), colocação de *stent* (incluindo *stents* farmacológicos), enxertos com *stent* e aterectomia **(Cap. 276)**. Quando a intervenção endovascular é realizada com um programa de exercícios supervisionado, a distância caminhada melhora mais do que o treino de exercícios isoladamente.

A angioplastia transluminal percutânea por balão e a colocação de *stent* na artéria ilíaca estão associadas a um maior grau de sucesso do que quando realizados nas artérias femoral e poplítea. Aproximadamente 90 a 95% das angioplastias transluminais percutâneas por balão ilíacas são eficazes inicialmente e a taxa de patência após 3 anos é > 75%. As taxas de patência poderão ser mais elevadas se for colocado um *stent* na artéria ilíaca. As taxas de sucesso inicial para angioplastia transluminal percutânea por balão e colocação de *stent* femoropoplíteo são de aproximadamente 90%, com taxa de patência após 3 anos de 60%. Vários estudos clínicos encontraram taxas de reestenose femoropoplíteas mais baixas com balões revestidos com fármacos do que com angioplastia transluminal percutânea por balão e taxas mais baixas com *stents* farmacológicos do que com *stents* de metal sem revestimento. Metanálises recentes levantaram preocupações sobre o aumento da mortalidade em pacientes tratados com balões revestidos com paclitaxel e *stents* farmacológicos, mas faltam evidências conclusivas desse resultado adverso em estudos prospectivos randomizados. Intervenções endovasculares das artérias infrapoplíteas, tibiais e fibulares, frequentemente com o tratamento de lesões mais proximais, podem ser usadas para tratar isquemia crítica dos membros e prevenir perda do membro.

Vários procedimentos cirúrgicos estão disponíveis para tratar pacientes com DAP. O procedimento cirúrgico preferido depende da localização e da extensão da obstrução, bem como do estado geral do paciente. Os procedimentos cirúrgicos para as doenças aortoilíacas incluem os *bypasses* aortobifemoral, axilofemoral e femorofemoral e a endarterectomia aortoilíaca. O procedimento utilizado com mais frequência é o *bypass* aortobifemoral, empregando enxertos de malha Dacron. A patência imediata dos enxertos aproxima-se de 99%, e a patência dos enxertos após

5 e 10 anos é > 90% e 80%, respectivamente. As complicações cirúrgicas consistem em IAM e AVC, infecção do enxerto, embolização periférica e disfunção sexual por interrupção dos nervos autonômicos da pelve. A taxa de mortalidade cirúrgica varia entre 1 e 3%, principalmente em razão de cardiopatia isquêmica.

O tratamento cirúrgico para as doenças arteriais dos segmentos femoropoplíteo e tibiofibular consiste em colocação de *bypass* com enxertos autógenos *in situ* e reversos com veia safena; enxertos de politetrafluoroetileno (PTFE) ou outros enxertos sintéticos; e tromboendarterectomia. A taxa de mortalidade cirúrgica varia entre 1 e 3%. A taxa de patência em longo prazo depende do tipo de enxerto utilizado, da localização da anastomose distal e da patência dos vasos de efluxo distais à anastomose. A taxa de patência dos enxertos de veia safena no segmento femoropoplíteo após 1 ano aproxima-se de 90% e, após 5 anos, de 70 a 80%. As taxas de patência após 5 anos dos enxertos de veia safena no segmento infrapoplíteo são de 60 a 70%. Em contrapartida, a taxa de patência após 5 anos dos enxertos de PTFE infrapoplíteos é < 30%.

A avaliação do risco cardíaco pré-operatório pode identificar os indivíduos que estão especialmente predispostos a eventos cardíacos adversos durante o período perioperatório. Os pacientes com angina, IAM prévio, insuficiência cardíaca, diabetes ou insuficiência renal estão entre os de maior risco. O teste de esforço na esteira (se exequível), a cintilografia miocárdica com radionuclídeo ou a ecocardiografia permitem estratificar o risco desses pacientes, particularmente daqueles com capacidade funcional deficiente ou desconhecida (**Cap. 276**). Pacientes com resultados de exames anormais necessitam de supervisão cuidadosa e terapia adicional com medicações anti-isquêmicas. A angiografia coronariana e a revascularização da artéria coronária, comparadas com o tratamento clínico ideal, não melhoram os desfechos na maior parte dos pacientes submetidos à cirurgia vascular periférica, mas o cateterismo cardíaco deve ser considerado nos pacientes com angina instável e angina refratária à terapia medicamentosa, assim como naqueles em que há suspeitas de DAC que afeta o tronco da coronária esquerda ou doença de três vasos.

DISPLASIA FIBROMUSCULAR

A displasia fibromuscular é um distúrbio hiperplásico que afeta, em geral, as artérias de tamanho médio ou pequeno, mas também pode afetar grandes artérias. A condição ocorre predominantemente em mulheres e, em geral, envolve as artérias renais e carótidas/vertebrais, mas pode afetar as artérias coronárias e mesentéricas, bem como os vasos de membros, como as artérias ilíacas e subclávias. A displasia fibromuscular pode causar estenose, dissecção, aneurisma ou trombose nas artérias afetadas.

A classificação histológica inclui fibroplasia da íntima, displasia da média e hiperplasia da adventícia. A displasia da média é subdividida em fibroplasia da média, fibroplasia da perimédia e hiperplasia da média. A fibroplasia da média é o tipo mais comum, caracterizando-se por áreas alternantes da média adelgaçada e cristas fibromusculares. A lâmina elástica interna costuma ser preservada. Uma classificação contemporânea baseada no aspecto angiográfico divide a displasia fibromuscular em dois tipos: multifocal (análogo à displasia da média) e focal (fibroplasia da íntima).

As artérias ilíacas são as artérias dos membros mais provavelmente afetadas pela displasia fibromuscular. O quadro é identificado angiograficamente por um aspecto de "rosário" multifocal causado pelo espessamento das cristas fibromusculares contíguas às partes finas e menos acometidas da parede arterial ou, menos comumente, como uma estenose tubular focal. Quando os vasos dos membros estão acometidos, as manifestações clínicas são similares às da aterosclerose, consistindo em claudicação e dor em repouso. A ATP e a reconstrução cirúrgica são benéficas nos pacientes com sintomas debilitantes ou possível comprometimento dos membros.

TROMBOANGEÍTE OBLITERANTE

A tromboangeíte obliterante (doença de Buerger) é uma patologia vascular oclusiva inflamatória, envolvendo artérias de médio e pequeno calibres, bem como veias das partes distais dos membros superiores e inferiores. Os vasos cerebrais, viscerais e coronarianos raramente podem ser comprometidos. Esse distúrbio acomete mais frequentemente homens com < 40 anos de idade. A prevalência é maior entre os asiáticos e os descendentes de indivíduos do Leste Europeu. Apesar de sua causa ser desconhecida, existe uma relação definida entre o tabagismo e os pacientes com esse distúrbio.

Nos estágios iniciais da tromboangeíte obliterante, existe infiltração de leucócitos polimorfonucleares nas paredes das artérias e veias de pequeno e médio calibres. A lâmina elástica interna é preservada e há desenvolvimento de trombo celular inflamatório no lúmen vascular. Com a progressão da doença, células mononucleares, fibroblastos e células gigantes substituem os neutrófilos. Nos estágios subsequentes, a doença caracteriza-se por fibrose perivascular, trombo organizado e recanalização.

As manifestações clínicas da tromboangeíte obliterante frequentemente incluem uma tríade de claudicação intermitente no membro acometido, fenômeno de Raynaud e tromboflebite migratória de veias superficiais. A claudicação em geral é confinada às panturrilhas e aos pés ou aos antebraços e às mãos porque a doença afeta primariamente os vasos distais. Na presença de isquemia digital grave, podem-se desenvolver alterações ungueais tróficas, ulcerações dolorosas e gangrenas nas pontas dos dedos das mãos ou dos pés. O exame físico mostra pulsos braquiais e poplíteos normais, porém pulsos ulnares, radiais e/ou tibiais reduzidos ou ausentes. A angio-RM, a angio-TC e a arteriografia convencional ajudam a definir o diagnóstico. Lesões segmentares lisas e afiladas nos vasos distais são características dessa patologia, assim como vasos colaterais nos locais de oclusão vascular. A patologia aterosclerótica proximal em geral está ausente. O diagnóstico pode ser confirmado por meio de biópsia excisional e exame patológico de um vaso envolvido.

Não existe tratamento específico, exceto a cessação do tabagismo. O prognóstico é pior nos pacientes que persistem no hábito, mas os resultados são desencorajadores mesmo nos que param de fumar. O *bypass* arterial dos grandes vasos pode ser utilizado em casos selecionados, assim como o desbridamento local, de acordo com os sintomas e a gravidade da isquemia. Os antibióticos podem ser úteis; os anticoagulantes e os glicocorticoides não ajudam. Se essas medidas falharem, a amputação poderá ser necessária.

VASCULITE

Outras vasculites podem afetar as artérias que suprem os membros superiores e inferiores. **A arterite de Takayasu e a arterite de células gigantes (temporal) são discutidas no Capítulo 363.**

ISQUEMIA AGUDA DO MEMBRO

A isquemia aguda do membro ocorre quando a oclusão arterial resulta da cessação abrupta do fluxo sanguíneo para os membros. A gravidade da isquemia e a viabilidade do membro dependem da localização e da extensão da oclusão, bem como da presença e subsequente desenvolvimento de vasos sanguíneos colaterais. As causas principais de oclusão arterial aguda incluem embolia, trombo *in situ*, dissecção arterial e traumatismo.

As fontes mais comuns de embolia arterial são o coração, a aorta e as grandes artérias. Os distúrbios cardíacos que causam tromboembolismo incluem fibrilação atrial; IAM; aneurismas ventriculares; miocardiopatia; endocardite infecciosa e marântica; trombos associados a valvas cardíacas prostéticas; e mixoma atrial. A embolização para os vasos distais também pode se originar de locais proximais de aterosclerose e aneurismas da aorta e de grandes vasos. Menos frequentemente, uma oclusão arterial pode se originar paradoxalmente de um trombo venoso que penetrou no sistema arterial por meio de um forame oval patente ou outro defeito septal. Os êmbolos arteriais tendem a se alojar nas bifurcações dos vasos porque o calibre vascular diminui nesses locais; nos membros inferiores, os êmbolos costumam se alojar na artéria femoral, seguida pela artéria ilíaca, pela aorta e pelas artérias poplíteas e tibiofibulares.

A trombose arterial aguda *in situ* ocorre com mais frequência nos vasos ateroscleróticos, no local de placa aterosclerótica ou aneurisma e nos enxertos de *bypass* arterial. O trauma a uma artéria pode interromper a continuidade do fluxo sanguíneo e ocasionar isquemia aguda do membro pela formação de um trombo arterial agudo ou pela perda de integridade da artéria e extravasamento de sangue. A oclusão arterial pode complicar punções arteriais e implantes de cateteres; ela também pode resultar da dissecção arterial se o *flap* da íntima obstruir a artéria. São causas menos frequentes a síndrome de compressão do desfiladeiro torácico, que acarreta a oclusão da artéria subclávia, e o aprisionamento da artéria poplítea por uma posição anormal da cabeça medial do músculo gastrocnêmio. Policitemia e distúrbios de hipercoagulação **(Caps. 103 e 116)** também estão associados à trombose arterial aguda.

CARACTERÍSTICAS CLÍNICAS

Os sintomas de uma oclusão arterial aguda dependem da localização, da duração e da gravidade da obstrução. Com frequência, dor intensa, parestesia, dormência e baixa temperatura cutânea ocorrem na extremidade envolvida dentro de 1 hora. Paralisia pode ocorrer na presença de isquemia grave e persistente. Os achados físicos consistem em pulsos distais à oclusão impalpáveis, cianose ou palidez, pele mosqueada, diminuição da temperatura cutânea, rigidez muscular, perda de sensibilidade, fraqueza e/ou ausência de reflexos tendíneos profundos. Se a oclusão arterial aguda acontecer na presença de circulação colateral adequada, como frequentemente é o caso na oclusão aguda de enxerto, os achados e sintomas poderão ser menos expressivos. Nessa situação, o paciente se queixa de uma brusca diminuição na distância percorrida antes do início da claudicação ou de dor e parestesia modestas. A palidez e o resfriamento são evidentes, mas as funções sensitivas e motoras geralmente são preservadas. A avaliação clínica inclui o exame por Doppler do fluxo sanguíneo periférico. O diagnóstico de isquemia aguda do membro costuma ser aparente a partir da apresentação clínica. Na maioria das ocasiões, angio-RM, angio-TC ou arteriografia por cateterismo são usadas para confirmar o diagnóstico, bem como para demonstrar o local e a extensão da oclusão arterial.

TRATAMENTO

Isquemia aguda do membro

Uma vez estabelecido o diagnóstico, o paciente deve ser anticoagulado com heparina intravenosa (IV) para prevenir a propagação do coágulo e a embolia recorrente. Nos casos de isquemia grave de início recente, em particular quando a viabilidade do membro está ameaçada, a intervenção imediata para assegurar a reperfusão está indicada. Trombólise/trombectomia orientada por cateter, tromboembolectomia cirúrgica e procedimentos de *bypass* arterial são usados para restaurar imediatamente o fluxo sanguíneo à extremidade isquêmica, em particular quando um grande vaso proximal está ocluído.

A terapia trombolítica intra-arterial com ativador tecidual de plasminogênio recombinante, reteplase ou tenecteplase é mais efetiva quando a oclusão arterial aguda é recente (menos de 2 semanas) e causada por um trombo em um vaso aterosclerótico, em um enxerto arterial ou em um *stent* ocluído. O tratamento trombolítico também está indicado quando a condição geral do paciente contraindica a intervenção cirúrgica ou quando os pequenos vasos estão ocluídos, impossibilitando, portanto, o acesso cirúrgico. É necessária meticulosa observação para prevenir complicações hemorrágicas durante o tratamento trombolítico intra-arterial. Cateteres emissores de ultrassom podem acelerar a reperfusão por melhorar a permeabilidade do trombo aos agentes trombolíticos. Outra abordagem endovascular para a remoção de trombo é a trombectomia mecânica percutânea usando dispositivos que empregam forças hidrodinâmicas ou cestos rotacionais para fragmentar e remover o coágulo. Esses tratamentos podem ser usados isoladamente, mas em geral são usados com trombólise farmacológica. A revascularização cirúrgica é preferida quando a restauração do fluxo sanguíneo tiver de ocorrer em 24 horas para prevenir a perda do membro ou quando os sintomas da oclusão estiverem presentes por mais de 2 semanas. A amputação é realizada quando o membro não for viável, como caracterizado por perda de sensibilidade, paralisia e ausência de fluxo sanguíneo detectado por Doppler nas artérias e veias.

A anticoagulação prolongada está indicada quando a isquemia aguda do membro for causada por tromboembolismo cardíaco. A embolia resultante de endocardite infecciosa, a presença de valvas cardíacas prostéticas e o mixoma atrial geralmente requerem intervenção cirúrgica para remover a causa.

ATEROEMBOLISMO

O ateroembolismo é outra causa de isquemia do membro. Nessa condição, múltiplos e diminutos depósitos de fibrina, plaquetas e fragmentos de colesterol embolizam a partir de lesões ateroscleróticas proximais ou sítios de aneurismas. Os ateromas aórticos grandes e salientes são uma fonte de êmbolos que podem provocar isquemia do membro, bem como AVC e insuficiência renal. O ateroembolismo pode ocorrer após procedimentos intra-arteriais. Como os êmbolos tendem a se alojar nos vasos pequenos do músculo e da pele, podendo não ocluir os grandes vasos, os pulsos distais geralmente permanecem palpáveis. Os pacientes se queixam de dor aguda e sensibilidade no local da embolização. A oclusão vascular digital pode resultar em isquemia e na síndrome do "dedo azul"; pode haver desenvolvimento de necrose e gangrena digital **(Fig. 281-2)**. Áreas localizadas de sensibilidade, palidez e livedo reticular (ver adiante) ocorrem nos locais de embolia. As biópsias cutânea ou muscular podem demonstrar cristais de colesterol.

A isquemia resultante do ateroembolismo é notoriamente de difícil tratamento. O cuidado local dos pés e ocasionalmente a amputação podem ser necessários para tratar áreas necróticas. Os analgésicos estão indicados para alívio da dor. Em geral, nem os procedimentos de revascularização cirúrgica nem o tratamento trombolítico surtem efeito, devido à multiplicidade, à composição e à localização distal dos êmbolos. A terapia com fármacos antiplaquetários e estatinas melhora o desfecho cardiovascular em pacientes com aterosclerose, mas não está estabelecido se qualquer uma dessas classes de fármacos previne a recorrência de ateroembolismo. Do mesmo modo, não se sabe se a terapia anticoagulante é efetiva. A intervenção cirúrgica ou endovascular pode ser necessária para remover ou contornar o vaso aterosclerótico ou aneurisma que causa ateroembolismo recorrente.

SÍNDROME DE COMPRESSÃO DO DESFILADEIRO TORÁCICO

Essa síndrome é um complexo de sintomas que resulta da compressão do feixe neurovascular (artéria, veia ou nervos) no desfiladeiro torácico, em seu trajeto pelo pescoço e ombro. Costelas cervicais, anomalias do músculo escaleno, proximidade da clavícula com a primeira costela ou inserção anormal do músculo peitoral menor podem comprimir a artéria subclávia, a veia subclávia e o plexo braquial, já que essas estruturas passam do tórax para o braço. Dependendo das estruturas acometidas, a síndrome de compressão do desfiladeiro torácico é dividida em forma arterial, venosa e neurogênica. Os pacientes com compressão neurogênica do desfiladeiro torácico podem desenvolver dor, fraqueza e parestesias no ombro e no braço. Os pacientes com compressão arterial podem sofrer claudicação, fenômeno de Raynaud e até perda tecidual isquêmica e gangrena. A compressão venosa pode causar trombose das veias subclávia e axilar; essa condição frequentemente está associada ao esforço e é chamada de *síndrome de Paget-Schroetter*.

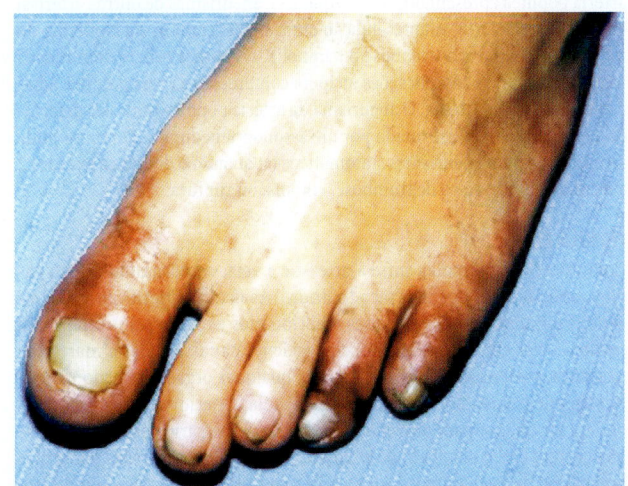

FIGURA 281-2 **Ateroembolismo** causando descoloração cianótica e necrose iminente dos dedos (síndrome do "dedo azul").

ABORDAGEM AO PACIENTE
Síndrome da compressão do desfiladeiro torácico

O exame de um paciente com a síndrome de compressão do desfiladeiro torácico costuma ser normal a menos que sejam efetuadas manobras provocativas. Às vezes, os pulsos distais estão ausentes ou diminuídos e pode haver cianose e isquemia digital.

Várias manobras que sustentam o diagnóstico de síndrome de compressão do desfiladeiro torácico podem ser usadas para precipitar sintomas, causar sopro da artéria subclávia e diminuir os pulsos do braço. Essas manobras incluem o teste de abdução e rotação externa, no qual o braço afetado é abduzido em 90° com rotação externa do ombro; a manobra do escaleno (extensão do pescoço e rotação da cabeça para o lado dos sintomas); a manobra costoclavicular (rotação posterior dos ombros); e a manobra de hiperabdução (elevação do braço a 180°). Uma radiografia de tórax indicará a presença de costelas cervicais. A ultrassonografia duplex, a angio-RM e a angiografia com contraste podem ser realizadas durante manobras provocativas para demonstrar a compressão do desfiladeiro torácico da artéria subclávia. Exames neurofisiológicos, como eletromiografia, estudos de condução nervosa e dos potenciais evocados somatossensoriais, poderão ser anormais se o plexo braquial estiver envolvido, mas o diagnóstico de síndrome neurogênica do desfiladeiro torácico não estará necessariamente excluído se esses exames forem normais, devido à baixa sensibilidade.

A maioria dos pacientes pode ser tratada de maneira conservadora. Eles devem ser orientados a evitar as posições que causam sintomas. Muitos se beneficiam de exercícios para o manguito rotador. Procedimentos cirúrgicos, como remoção da primeira costela e ressecção do músculo escaleno, podem ser necessários para alívio dos sintomas ou tratamento da isquemia.

COMPRESSÃO DA ARTÉRIA POPLÍTEA

A compressão da artéria poplítea afeta homens e mulheres jovens atléticos quando os músculos gastrocnêmio ou poplíteo comprimem a artéria poplítea e ocasionam claudicação intermitente. Pode ocorrer trombose, embolia ou aneurisma da artéria poplítea. O exame do pulso pode ser normal a menos que manobras provocativas como dorsiflexão do tornozelo e flexão plantar sejam executadas. O diagnóstico é confirmado por ultrassonografia duplex, angio-TC, angio-RM ou angiografia convencional. O tratamento envolve liberação cirúrgica da artéria poplítea ou reconstrução vascular.

ANEURISMA DA ARTÉRIA POPLÍTEA

Os aneurismas da artéria poplítea são os aneurismas arteriais periféricos mais comuns. Cerca de 50% são bilaterais. Os pacientes com aneurismas da artéria poplítea apresentam, com frequência, aneurismas de outras artérias, em especial da aorta. A apresentação clínica mais comum é a isquemia do membro secundária a trombose ou embolia. A ruptura ocorre com menos frequência. Outras complicações incluem compressão da veia poplítea adjacente ou do nervo fibular. O aneurisma da artéria poplítea pode ser detectado pela palpação e confirmado por ultrassonografia duplex. O reparo pode ser indicado para aneurismas sintomáticos ou quando o diâmetro exceder 2 a 3 cm, devido ao risco de trombose, embolia ou ruptura.

FÍSTULA ARTERIOVENOSA

Comunicações anômalas entre a artéria e a veia, contornando o leito capilar, podem ser congênitas ou adquiridas. As fístulas arteriovenosas congênitas são um resultado de vasos embrionários persistentes incapazes de se diferenciar em artérias e veias; elas podem estar associadas a marcas de nascença, podem localizar-se em quase qualquer órgão do corpo e ocorrem frequentemente nos membros. As fístulas arteriovenosas adquiridas podem ser criadas para prover acesso vascular necessário para hemodiálise ou ocorrem como resultado de lesão penetrante, como as feridas por armas brancas ou de fogo, ou por complicações de cateterismo arterial ou dissecção cirúrgica. Uma causa incomum de fístula arteriovenosa é a ruptura de um aneurisma arterial para dentro de uma veia.

As manifestações clínicas dependem da localização e do tamanho da fístula. Frequentemente, uma massa pulsátil é palpável, e um sopro e um frêmito que persistem durante a sístole e a diástole estão presentes sobre a fístula. Nas fístulas de duração prolongada, as manifestações de insuficiência venosa crônica, como edema periférico, varizes grandes e tortuosas, além de pigmentação de estase, tornam-se aparentes devido à elevada pressão venosa. Podem ocorrer evidências de isquemia na parte distal do membro. A temperatura cutânea é mais elevada sobre a fístula arteriovenosa. Grandes fístulas arteriovenosas podem resultar em um aumento no débito cardíaco com consequente cardiomegalia e insuficiência cardíaca de alto débito (Cap. 257).

O diagnóstico costuma ser evidente ao exame físico. A compressão de uma grande fístula arteriovenosa pode causar bradicardia reflexa (sinal de Nicoladoni-Branham). A ultrassonografia duplex pode detectar uma fístula arteriovenosa, em especial uma que afete a artéria e a veia femoral no local de acesso ao cateter. A angio-TC e a angiografia convencional podem confirmar o diagnóstico, sendo úteis na demonstração do local e do tamanho da fístula arteriovenosa.

O tratamento das fístulas arteriovenosas pode envolver cirurgia, radioterapia ou embolização. As fístulas arteriovenosas congênitas são de difícil tratamento devido à possibilidade de comunicações numerosas e extensas, e novas comunicações frequentemente se desenvolvem após a ligadura das mais evidentes. Muitas dessas lesões são mais bem tratadas com medidas conservadoras, utilizando meias de compressão elástica para diminuir as consequências da hipertensão venosa. Às vezes, a embolização com material autólogo, como gordura ou músculo, ou com agentes hemostáticos, como esponjas de gelatina ou esferas de silicone, é utilizada para obliterar a fístula. As fístulas arteriovenosas adquiridas em geral são acessíveis ao tratamento cirúrgico, que envolve a separação ou a excisão da fístula. Por vezes, enxertos autógenos ou sintéticos são necessários para restabelecer a continuidade das artérias e das veias.

FENÔMENO DE RAYNAUD

Caracteriza-se por isquemia digital episódica, manifestada clinicamente pelo desenvolvimento sequencial de palidez, cianose e rubor dos dedos das mãos ou dos pés após exposição ao frio e reaquecimento subsequente. O estresse emocional também pode precipitar o surgimento do fenômeno de Raynaud. As alterações na cor costumam ser bem demarcadas e restritas aos dedos das mãos ou dos pés. Em geral, um ou mais dedos se tornarão esbranquiçados quando o paciente for exposto a um ambiente frio ou ao toque de um objeto frio (Fig. 281-3A). O embranquecimento, ou palidez, representa a fase isquêmica do fenômeno e resulta do vasospasmo das artérias digitais. Durante a fase isquêmica, os capilares e as vênulas se dilatam, e a cianose resulta do sangue desoxigenado presente nesses vasos. Uma sensação de frio, dormência ou parestesia dos dedos com frequência acompanha as fases de palidez e cianose.

Com o reaquecimento, o vasospasmo digital regride e o fluxo sanguíneo nas arteríolas e nos capilares dilatados aumenta significativamente. Essa "hiperemia reativa" causa uma coloração avermelhada nos dedos. Além de rubor e calor, o paciente pode ter uma sensação latejante e dolorosa durante a fase hiperêmica. Embora a resposta de coloração trifásica seja típica do fenômeno de Raynaud, alguns pacientes podem apresentar somente palidez e cianose, e outros, apenas cianose.

O fenômeno de Raynaud costuma ser dividido em duas categorias: a variedade idiopática, denominada fenômeno de Raynaud primário, e o fenômeno de Raynaud secundário, associado a outras doenças ou causas conhecidas de vasospasmo (Tab. 281-1).

Fenômeno de Raynaud primário Essa denominação é utilizada quando as causas secundárias do fenômeno de Raynaud foram excluídas. Mais de 50% dos pacientes com fenômeno de Raynaud apresentam a forma primária. As mulheres são acometidas aproximadamente cinco vezes mais do que os homens, e a idade de apresentação dos sintomas é, em geral, entre 20 e 40 anos. Os dedos das mãos costumam ser mais acometidos que os dos pés. Os episódios iniciais podem envolver somente as pontas de um ou dois dedos, mas as crises subsequentes podem acometer todo o dedo ou incluir todos os dedos. Os dedos dos pés são acometidos em 40% dos pacientes. Apesar do vasospasmo dos dedos dos pés geralmente ocorrer em pacientes com sintomas nos dedos das mãos, ele pode ocorrer isoladamente. Raramente, os lóbulos das orelhas, a ponta do nariz, a língua, os mamilos ou o pênis estão envolvidos. O fenômeno de Raynaud ocorre com frequência nos pacientes que apresentam enxaqueca ou angina variante. A associação sugere que pode haver um componente predisponente ao vasospasmo.

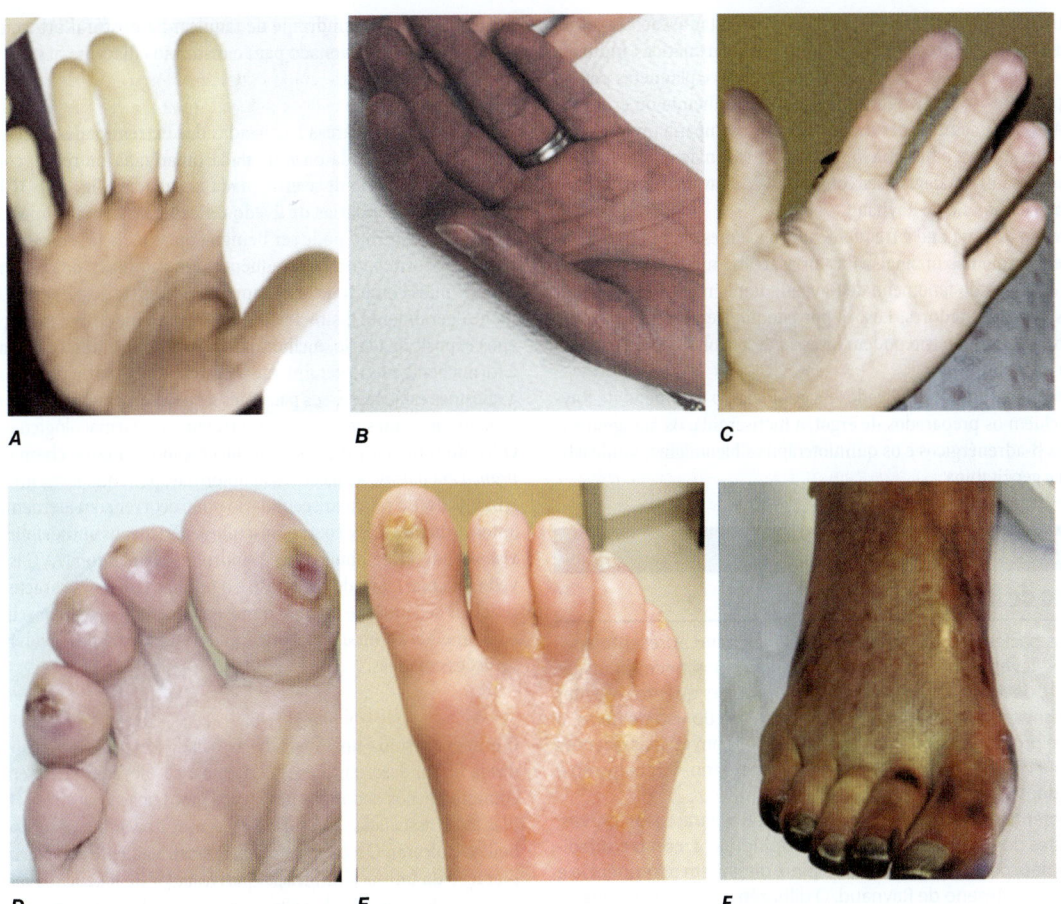

FIGURA 281-3 Doenças vasculares associadas à temperatura: **A.** fenômeno de Raynaud; **B.** acrocianose; **C.** livedo reticular; **D.** eritema pérnio; **E.** eritromelalgia; e **F.** geladura.

Os resultados do exame físico costumam ser normais; os pulsos radial, ulnar e podal mostram-se normais. Os dedos das mãos e dos pés podem estar frios entre os episódios e exibir sudorese excessiva. A capilaroscopia das dobras ungueais revela capilares superficiais normais, que aparecem como alças anguladas regularmente espaçadas. Espessamento e enrijecimento do tecido subcutâneo digital (*esclerodactilia*) acometem 10% dos pacientes. A angiografia dos dedos para fins diagnósticos não está indicada.

Em geral, os pacientes com doença de Raynaud primária têm manifestações clínicas mais leves. Menos de 1% desses pacientes perde uma parte do dedo. Depois que o diagnóstico é estabelecido, a doença melhora espontaneamente em cerca de 15% dos pacientes e avança em aproximadamente 30%.

Causas secundárias do fenômeno de Raynaud O fenômeno de Raynaud ocorre em 80 a 90% dos pacientes com esclerose sistêmica (esclerodermia) e é o sintoma de apresentação em 30% (Cap. 360). Pode ser o único sintoma da esclerodermia durante muitos anos. Nessa patologia, as anormalidades dos vasos digitais podem contribuir para o desenvolvimento do fenômeno de Raynaud. Úlceras isquêmicas das pontas dos dedos podem ocorrer e evoluir para gangrena e autoamputação. Cerca de 20% dos pacientes com lúpus eritematoso sistêmico (LES) apresentam o fenômeno de Raynaud (Cap. 356). Às vezes, uma isquemia digital persistente se desenvolve e pode evoluir para úlceras ou gangrena. Nos casos mais graves, os vasos pequenos são ocluídos por uma endarterite proliferativa. O fenômeno de Raynaud ocorre em cerca de 30% dos pacientes com dermatomiosite ou polimiosite (Cap. 365). Frequentemente, desenvolve-se nos pacientes com artrite reumatoide e pode estar relacionado com a proliferação da íntima que ocorre nas artérias digitais.

A aterosclerose dos membros é uma causa comum do fenômeno de Raynaud em homens > 50 anos. A tromboangeíte obliterante é uma causa incomum do fenômeno de Raynaud, mas deve ser considerada em homens jovens, em particular nos fumantes. O desenvolvimento de palidez induzida pelo frio nessas doenças pode estar restrito a um ou dois dedos do membro envolvido. Ocasionalmente, o fenômeno de Raynaud pode acompanhar a oclusão aguda por um trombo ou êmbolo de uma artéria de grande ou médio calibre. A embolização de um fragmento ateroembólico pode causar isquemia digital. Esta última situação com frequência envolve um ou dois dedos, não devendo ser confundida com o fenômeno de Raynaud. Nos pacientes com a síndrome de compressão do desfiladeiro torácico, o fenômeno de Raynaud pode resultar de pressão intravascular diminuída, estimulação das fibras simpáticas do plexo braquial ou combinação de ambas. O fenômeno de Raynaud ocorre em pacientes com hipertensão pulmonar primária (Cap. 283), o que é mais do que uma simples coincidência, podendo refletir uma anormalidade neuro-humoral que afeta as circulações pulmonar e digital.

TABELA 281-1 ■ Classificação do fenômeno de Raynaud
Fenômeno de Raynaud primário ou idiopático
Fenômeno de Raynaud secundário
Doenças vasculares do colágeno: esclerodermia, lúpus eritematoso sistêmico, artrite reumatoide, dermatomiosite, polimiosite, doença mista do tecido conectivo, síndrome de Sjögren
Doenças arteriais oclusivas: aterosclerose dos membros, tromboangeíte obliterante, oclusão arterial aguda, síndrome do desfiladeiro torácico
Hipertensão pulmonar
Distúrbios neurológicos: doença do disco intervertebral, siringomielia, tumores da medula espinal, acidente vascular cerebral, poliomielite, síndrome do túnel do carpo, síndrome da dor regional complexa
Discrasias sanguíneas: crioaglutininas, crioglobulinemia, criofibrinogenemia, distúrbios mieloproliferativos, linfoma linfoplasmacítico
Traumatismo: lesão por vibração, síndrome da mão em martelo, choque elétrico, lesão pelo frio, digitação, tocar piano
Fármacos e toxinas: derivados do ergot, metisergida, bloqueadores do receptor β-adrenérgico, bleomicina, vimblastina, cisplatina, gencitabina, cloreto de vinila

Uma variedade de discrasias sanguíneas pode estar associada ao fenômeno de Raynaud. A precipitação de proteínas plasmáticas induzida pelo frio, a hiperviscosidade e a agregação de hemácias e plaquetas podem ocorrer nos pacientes com crioaglutininas, crioglobulinemia ou criofibrinogenemia. As síndromes de hiperviscosidade que acompanham os distúrbios mieloproliferativos e o linfoma linfoplasmacítico (macroglobulinemia de Waldenström) também devem ser consideradas na avaliação inicial dos pacientes com o fenômeno de Raynaud.

O fenômeno de Raynaud é frequente nos pacientes cuja profissão requer o uso de ferramentas manuais vibratórias, como motosserras ou britadeiras. A frequência do fenômeno de Raynaud também parece ser maior nos pianistas e nos digitadores. Lesões por choque elétrico nas mãos ou ulcerações produzidas pelo frio podem levar ao desenvolvimento tardio do fenômeno de Raynaud.

Vários fármacos foram implicados na etiologia do fenômeno de Raynaud. Eles incluem os preparados de ergot, a metisergida, os antagonistas dos receptores β-adrenérgicos e os quimioterápicos bleomicina, vimblastina, cisplatina e gencitabina.

TRATAMENTO
Fenômeno de Raynaud

A maioria dos pacientes com o fenômeno de Raynaud apresenta apenas episódios leves e infrequentes. Esses indivíduos necessitam de tranquilização, devendo ser instruídos a vestir roupas quentes e evitar exposição desnecessária a temperaturas frias. Além do uso de luvas, o paciente deve proteger o tronco, a cabeça e os pés com roupas quentes para prevenir a vasoconstrição reflexa induzida pelo frio. O tabagismo é contraindicado.

O tratamento farmacológico está reservado para casos graves. Os antagonistas dos canais de cálcio di-hidropiridínicos, como o nifedipino, o isradipino, o felodipino e o anlodipino, diminuem a frequência e a gravidade do fenômeno de Raynaud. O diltiazém pode ser considerado, porém é menos eficaz. O antagonista α$_1$-adrenérgico pós-sináptico prazosina foi utilizado com respostas favoráveis; a doxazosina e a terazosina também podem ser efetivas. Os inibidores da fosfodiesterase do tipo 5, como a sildenafila, a tadalafila e a vardenafila, podem melhorar os sintomas em pacientes com fenômeno de Raynaud secundário, como ocorre com a esclerose sistêmica. Também há evidência de que as preparações de nitroglicerina tópica são efetivas. A simpatectomia digital é útil em alguns pacientes que não respondem ao tratamento clínico. A injeção de toxina botulínica nos tecidos perivasculares do punho ou da palma melhorou as manifestações isquêmicas do fenômeno de Raynaud grave em uma série de casos, mas faltam estudos clínicos controlados.

ACROCIANOSE

Nessa condição, verificam-se vasoconstrição arterial e dilatação secundária dos capilares e das vênulas com cianose persistente resultante nas mãos e, menos frequentemente, nos pés. A cianose pode ser intensificada por meio da exposição a ambiente frio. A acrocianose pode ser classificada como primária ou secundária a um distúrbio subjacente. Na acrocianose primária, as mulheres são muito mais acometidas do que os homens e os sintomas surgem em geral antes dos 30 anos. Comumente, os pacientes são assintomáticos, mas procuram cuidados médicos devido à descoloração. O prognóstico é favorável e não ocorrem dor, úlceras e gangrena. O exame revela pulso normal, cianose periférica e palmas úmidas (Fig. 281-3B). Alterações tróficas cutâneas e ulcerações não ocorrem. O distúrbio costuma ser distinguível do fenômeno de Raynaud porque é persistente e não episódico, a alteração da cor estende-se proximalmente a partir dos dedos e não ocorre palidez. A isquemia secundária à doença arterial oclusiva em geral é excluída pela presença de pulsos normais. Cianose central e diminuição da saturação de oxigênio não estão presentes. Os pacientes devem ser tranquilizados e orientados a vestir roupas quentes e evitar exposição ao frio. A intervenção farmacológica não é indicada.

A acrocianose secundária pode resultar de hipoxemia, medicamentos vasopressores, doenças do tecido conectivo, ateroembolismo, anticorpos antifosfolipídeos, crioaglutininas ou crioglobulinas e está associada com anorexia nervosa e síndrome de taquicardia postural ortostática. O tratamento deve ser direcionado para o distúrbio adjacente.

LIVEDO RETICULAR

Nesse distúrbio, as áreas localizadas das extremidades desenvolvem uma aparência mosqueada ou reticulada (aparência de rede), com uma descoloração que varia de avermelhada a azulada (Fig. 281-3C). Há formas primárias e secundárias de livedo reticular. A forma primária, ou idiopática, desse distúrbio pode ser benigna ou associada a ulcerações. A forma benigna ocorre com mais frequência em mulheres do que em homens, e a idade mais comum de aparecimento é a partir dos 20 anos. O mosqueamento geralmente é simétrico e uniforme e pode ser mais proeminente após exposição ao frio, melhorando com o aquecimento. Os pacientes com a forma benigna são geralmente assintomáticos e procuram auxílio devido a questões estéticas. Esses pacientes devem ser tranquilizados e orientados a evitar ambientes frios. Nenhum tratamento farmacológico está indicado. O livedo reticular primário com ulceração também é chamado de *atrofia branca em placas*. As úlceras são dolorosas, podendo levar meses para cicatrizar. O livedo reticular secundário pode ocorrer com ateroembolismo (ver anteriormente), LES e outras vasculites, anticorpos antifosfolipídeos, hiperviscosidade, crioglobulinemia e síndrome de Sneddon (AVC isquêmico e livedo reticular). Livedo racemoso é o termo usado para caracterizar o livedo reticular secundário, quando o mosqueamento é irregular e interrompido, e não melhora com o aquecimento. Raramente há desenvolvimento de ulcerações cutâneas.

ERITEMA PÉRNIO (GELADURA)

O eritema pérnio é uma vasculite associada à exposição ao frio; formas agudas já foram descritas. Lesões eritematosas elevadas se desenvolvem mais comumente nos dedos dos pés ou das mãos nos climas frios (Fig. 281-3D). Elas estão associadas ao prurido e à sensação de queimação, podendo criar bolhas e ulcerar. O exame patológico mostra angeíte caracterizada por proliferação da íntima e infiltração perivascular de leucócitos mononucleares e polimorfonucleares. As células gigantes podem estar presentes no tecido subcutâneo. Os pacientes devem evitar exposição ao frio e manter as úlceras limpas e protegidas com gazes estéreis. Fármacos simpaticolíticos e antagonistas dos canais de cálcio di-hidropiridínicos são eficazes em alguns pacientes.

ERITROMELALGIA

Esse distúrbio é caracterizado por dor em queimação e eritema das extremidades (Fig. 281-3E). Os pés costumam estar envolvidos mais frequentemente que as mãos, e os homens são mais acometidos que as mulheres. A eritromelalgia pode ocorrer em qualquer idade, porém é mais comum na meia-idade. Pode ser primária (também chamada de eritermalgia) ou secundária. Mutações no gene *SCN9A*, que codifica o canal de sódio controlado por voltagem Nav1.7 expresso nos nervos sensitivo e simpático, foram descritas em formas hereditárias de eritromelalgia. As causas mais comuns da eritromelalgia secundária são os distúrbios mieloproliferativos, como a policitemia vera e a trombocitose essencial. As causas menos comuns incluem fármacos, como bloqueadores dos canais de cálcio, bromocriptina e pergolida; neuropatias; doenças do tecido conectivo, como LES; e síndromes paraneoplásicas. Os pacientes se queixam de queimação nos membros precipitada por exposição a ambiente aquecido e agravada por uma posição pendente das pernas. Os sintomas são aliviados expondo a área afetada ao vento ou à água fria, ou por meio da elevação da perna. A eritromelalgia pode ser distinguida da isquemia secundária a DAPs porque os pulsos periféricos estão presentes. Não existe tratamento específico; o ácido acetilsalicílico pode produzir alívio nos pacientes com eritromelalgia secundária a distúrbios mieloproliferativos. Os anestésicos tópicos podem ser considerados para o alívio da dor. O tratamento dos distúrbios associados na eritromelalgia secundária pode ser útil.

LESÃO POR CONGELAMENTO

Nesse distúrbio, a lesão tecidual resulta de exposição grave a ambientes gelados ou por contato direto com um objeto muito frio. A lesão tecidual ocorre devido ao congelamento e à vasoconstrição. A ulceração pelo frio geralmente afeta as partes distais dos membros ou as partes expostas da face, como orelhas, nariz, queixo e bochecha. Uma ulceração superficial envolve a pele e os tecidos subcutâneos. Os pacientes apresentam dor ou parestesia e a pele mostra-se esbranquiçada e cerosa. Após o reaquecimento, há cianose e eritema, formação de pápula urticariforme, edema e pústulas superficiais. O congelamento profundo envolve músculos, nervos e vasos sanguíneos profundos. Pode resultar em edema da mão ou do pé, vesículas e bolhas, necrose tecidual e gangrena (Fig. 281-3F).

O tratamento inicial é o reaquecimento, efetuado em ambientes onde nova exposição ao frio extremo não ocorra. O reaquecimento é realizado pela imersão da área afetada em uma banheira com água em temperatura entre 40 e 44 °C. Massagem, aplicação de água gelada e calor extremo são contraindicados. A área lesionada deve ser limpa com sabão ou antissépticos e deve ser coberta com curativos estéreis. Os analgésicos frequentemente são necessários durante o reaquecimento. Os antibióticos serão utilizados se houver evidências de infecção. A eficácia dos bloqueadores simpáticos ainda não foi estabelecida. Após a recuperação, o membro afetado pode exibir maior sensibilidade ao frio.

LEITURAS ADICIONAIS

Aboyans V, Criqui MH: The epidemiology of peripheral artery disease, in *Vascular Medicine: A Companion to Braunwald's Heart Disease*, 3rd ed. MA Creager et al (eds). Philadelphia, Elsevier, 2020, pp 212-230.

Bevan GH, White Solaru KT: Evidence-based medical management of peripheral artery disease. Arterioscler Thromb Vasc Biol 40:541, 2020.

Conte MS et al: Global vascular guidelines on the management of chronic limb-threatening ischemia. J Vasc Surg 69:3S-125S e40, 2019.

Gerhard-Herman MD et al: 2016 AHA/ACC guideline on the management of patients with lower extremity peripheral artery disease: A report of the American College of Cardiology/American Heart Association Task Force on Clinical Practice Guidelines. Circulation 135:e726, 2017.

Gornik HL et al: First International Consensus on the diagnosis and management of fibromuscular dysplasia. Vasc Med 24:164, 2019.

Hussain MA et al: Antithrombotic therapy for peripheral artery disease: Recent advances. J Am Coll Cardiol 21:2450, 2018.

Thukkani AK, Kinlay S: Endovascular intervention for peripheral artery disease. Circ Res 116:1599, 2015.

Treat-Jacobson D et al: Optimal exercise programs for patients with peripheral artery disease: A scientific statement from the American Heart Association. Circulation 139:e10, 2019.

Wigley FM, Flavahan NA: Raynaud's phenomenon. N Engl J Med 375:556, 2016.

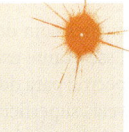

282 Doença venosa crônica e linfedema

Mark A. Creager, Joseph Loscalzo

DOENÇA VENOSA CRÔNICA

As doenças venosas crônicas variam desde telangiectasias e veias reticulares a veias varicosas, insuficiência venosa crônica com edema, alterações cutâneas e ulceração. Esta seção do capítulo irá se concentrar na identificação e no tratamento das veias varicosas e da insuficiência venosa crônica, uma vez que esses problemas são encontrados com frequência pelos clínicos gerais. A prevalência estimada de veias varicosas nos Estados Unidos é de aproximadamente 15% em homens e 30% em mulheres. A insuficiência venosa crônica com edema afeta cerca de 7,5% dos homens e 5% das mulheres, e a prevalência aumenta com a idade, variando de 2% entre aqueles com < 50 anos de idade a 10% naqueles com 70 anos de idade. Em torno de 20% dos pacientes com insuficiência venosa crônica desenvolvem úlceras venosas.

ANATOMIA VENOSA

As veias nas extremidades podem ser classificadas, de modo geral, em superficiais ou profundas. As veias superficiais estão localizadas entre a pele e a fáscia profunda. Nas pernas, estas incluem as veias safenas maior e menor e suas tributárias. A veia safena maior é a mais longa veia do corpo. Ela se origina no lado medial do pé e sobe anteriormente ao maléolo medial, depois ao longo do lado medial da panturrilha e da coxa e drena para a veia femoral comum. A veia safena menor se origina no aspecto dorsolateral do pé, sobe posteriormente ao maléolo lateral e ao longo do aspecto posterolateral da panturrilha e drena na veia poplítea. As veias profundas da perna acompanham as principais artérias. Geralmente, há veias pareadas fibulares, tibiais anteriores e tibiais posteriores na panturrilha, as quais convergem para formar a veia poplítea. As veias soleares tributárias drenam nas veias tibiais posteriores ou fibulares, e as veias gastrocnêmias tributárias drenam na veia poplítea. A veia poplítea sobe pela coxa como veia femoral. A confluência da veia femoral com a veia femoral profunda forma a veia femoral comum, que sobe pela pelve como veia ilíaca externa e depois veia ilíaca comum, que converge com a veia ilíaca comum contralateral na veia cava inferior. As veias perfurantes conectam os sistemas profundo e superficial nas pernas em múltiplas localizações, normalmente permitindo ao sangue fluir das veias superficiais para as veias profundas. Nos braços, as veias superficiais incluem as veias basílica, cefálica e cubital mediana e suas tributárias. As veias basílica e cefálica cursam ao longo dos aspectos medial e lateral do braço, respectivamente, e são conectadas por meio da veia cubital mediana na fossa antecubital. As veias profundas do braço acompanham as principais artérias e incluem as veias radial, ulnar, braquial, axilar e subclávia. A veia subclávia converge com a veia jugular interna para formar a veia braquicefálica, que se junta com a veia braquicefálica contralateral para formar a veia cava superior. Valvas bicúspides estão presentes por todo o sistema venoso para direcionar o fluxo de sangue venoso centralmente.

Fisiopatologia da doença venosa crônica As *veias varicosas* são veias dilatadas, salientes, tortuosas e superficiais que medem pelo menos 3 mm de diâmetro. As veias reticulares menores e menos tortuosas são veias intradérmicas dilatadas que aparecem azul-esverdeadas, medem 1 a 3 mm de diâmetro e não se sobressaem na superfície da pele. Telangiectasias, ou veias aracniformes, são pequenas veias dilatadas, com < 1 mm de diâmetro, localizadas próximo à superfície da pele, as quais formam padrões lineares, ramificados ou em teia de aranha, azuis, arroxeados ou vermelhos.

As veias varicosas podem ser classificadas como primárias ou secundárias. As veias varicosas primárias originam-se no sistema superficial e resultam de função e estrutura defeituosa das válvulas das veias safenas, fraqueza intrínseca da parede venosa e alta pressão intraluminal. Cerca de metade desses pacientes tem história familiar de veias varicosas. Outros fatores associados com veias varicosas primárias incluem envelhecimento, gravidez, terapia hormonal, obesidade e longa permanência em pé. As veias varicosas secundárias resultam de hipertensão venosa, associada com insuficiência venosa profunda ou obstrução venosa profunda, e veias perfurantes incompetentes que causam aumento das veias superficiais. As fístulas arteriovenosas também causam veias varicosas no membro afetado.

A *insuficiência venosa crônica* é uma consequência de veias incompetentes nas quais há hipertensão venosa e extravasamento de líquido e elementos sanguíneos para os tecidos dos membros. Ela pode ocorrer em pacientes com veias varicosas, mas geralmente é causada por doenças das veias profundas. A condição também é classificada em primária e secundária. A insuficiência venosa profunda primária é consequência de uma anormalidade intrínseca estrutural ou funcional na parede venosa ou nas válvulas, levando ao refluxo valvular. A insuficiência venosa profunda secundária é causada por obstrução e/ou incompetência valvular por trombose venosa profunda prévia (Cap. 279). A insuficiência venosa profunda ocorre após a trombose venosa profunda, uma vez que os delicados folhetos valvares tornam-se espessados e contraídos e não podem mais impedir o fluxo retrógrado de sangue, e a própria veia torna-se rígida e espessada. Embora a maioria das veias se recanalize após um episódio de trombose, as grandes veias proximais podem permanecer ocluídas. Incompetência secundária se desenvolve nas válvulas distais porque a elevada pressão distende a veia e separa os folhetos. Outras causas de insuficiência venosa profunda secundária incluem a síndrome de May-Thurner, na qual a veia ilíaca esquerda é ocluída ou estenosada por compressão extrínseca por sobreposição da artéria ilíaca comum direita; compressão extrínseca por tumor ou fibrose retroperitoneal; fístulas arteriovenosas resultando em aumento da pressão venosa; agenesia ou hipoplasia congênitas de veia profunda; e malformações venosas, como pode ocorrer nas síndromes de Klippel-Trénaunay e Parkes-Weber.

Apresentação clínica Pacientes com varicosidades venosas com frequência são assintomáticos, mas ainda preocupados com o aspecto estético de suas pernas. A trombose venosa superficial pode ser um problema recorrente e, raramente, uma variz rompe e sangra. Os sintomas em pacientes com veias varicosas ou insuficiência venosa, quando ocorrem, incluem dor entorpecida, latejamento ou peso, ou sensação de pressão nas pernas, geralmente após ficar em pé por muito tempo; esses sintomas costumam ser aliviados com a elevação das pernas. Sintomas adicionais podem incluir cãibras, queimação, prurido, edema das pernas e ulceração da pele.

As pernas são examinadas em posição supina e em pé. A inspeção visual e a palpação das pernas na posição em pé confirmam a presença de veias varicosas. A localização e a extensão das veias varicosas devem ser observadas. Edema, dermatite de estase e ulceração da pele próximo ao tornozelo podem estar presentes se houver insuficiência venosa superficial e hipertensão venosa. Os achados de insuficiência venosa profunda incluem aumento da circunferência da perna, varizes, edema e alterações cutâneas. O edema, que geralmente é depressível, pode ser confinado aos tornozelos, estender-se acima dos tornozelos até os joelhos, ou envolver as coxas nos casos graves. Ao longo do tempo, o edema pode se tornar menos depressível e mais endurecido. Os achados dermatológicos associados com estase venosa incluem hiperpigmentação, eritema, eczema, lipodermatoesclerose, *atrofia branca* e uma flebectasia corona. A lipodermatoesclerose é a combinação de endurecimento, deposição de hemossiderina e inflamação, ocorrendo em geral na parte inferior da perna, logo acima do tornozelo. A atrofia branca é uma mancha branca de tecido cicatricial, frequentemente com telangiectasia focal e uma borda hiperpigmentada; ela costuma se desenvolver próximo ao maléolo medial. A flebectasia corona é um padrão em leque das veias intradermais próximo ao tornozelo ou no pé. A ulceração da pele pode ocorrer perto do maléolo medial e lateral. Uma úlcera venosa com frequência é rasa e caracterizada por uma borda irregular, uma base de tecido de granulação e a presença de exsudato (Fig. 282-1).

Manobras à beira do leito podem ser usadas para distinguir as veias varicosas primárias das secundárias causadas por insuficiência venosa profunda. Com o uso atual da ultrassonografia venosa (ver adiante), todavia, raramente essas manobras são usadas. O teste de Brodie-Trendelenburg é usado para determinar se as veias varicosas são secundárias à insuficiência venosa profunda. Com o paciente em posição supina, a perna é elevada possibilitando o esvaziamento das veias. Então, é colocado um torniquete na parte proximal da coxa e solicita-se ao paciente que fique em pé. O enchimento das veias varicosas dentro de 30 segundos indica que as veias varicosas são causadas por insuficiência venosa profunda e veias perfurantes incompetentes. As veias varicosas primárias com insuficiência venosa superficial são o diagnóstico provável se o enchimento venoso ocorrer imediatamente após a remoção do torniquete. O teste de Perthes avalia a possibilidade de obstrução venosa profunda. Um torniquete é colocado no meio da coxa após o paciente ter ficado em pé, possibilitando o enchimento das veias varicosas. O paciente é, então, instruído a andar por 5 minutos. Um sistema venoso profundo patente e as veias perfurantes competentes permitem que as veias superficiais abaixo do torniquete colapsem. A obstrução venosa profunda provavelmente está presente se as veias superficiais se distenderem ainda mais com o caminhar.

Diagnóstico diferencial A duração do edema das pernas ajuda a distinguir a insuficiência venosa crônica da trombose venosa profunda aguda. O linfedema, como discutido adiante neste capítulo, costuma ser confundido com insuficiência venosa crônica, e ambos podem ocorrer juntos. Outros distúrbios que causam edema das pernas devem ser considerados e excluídos quando se avalia um paciente com insuficiência venosa presumida. O edema bilateral dos membros inferiores ocorre em pacientes com insuficiência cardíaca congestiva, hipoalbuminemia secundária à síndrome nefrótica ou à doença hepática grave, mixedema causado por hipotireoidismo ou mixedema pré-tibial associado com doença de Graves e com fármacos como bloqueadores dos canais de cálcio di-hidropiridínicos e tiazolidinedionas. As causas unilaterais de edema dos membros inferiores também incluem ruptura dos músculos das pernas, hematomas secundários a trauma e cistos poplíteos. Celulite pode causar eritema e edema do membro afetado. Úlceras de perna podem ser causadas por doença grave das artérias periféricas e isquemia crítica dos membros; neuropatias, em particular aquelas associadas com diabetes; e, menos comumente, câncer de pele, vasculite ou, raramente, como uma complicação de hidroxiureia. A localização e as características das úlceras venosas ajudam a diferenciar estas de outras causas.

Classificação da doença venosa crônica O esquema de classificação CEAP (**c**línica, **e**tiológica, **a**natômica e fisiopatológica [em inglês, ***p**athophysiologic*]) incorpora o conjunto de sinais e sintomas da doença venosa crônica para caracterizar a sua gravidade. Ele também classifica, de modo geral, a etiologia como congênita, primária ou secundária; identifica as veias afetadas como superficiais, profundas ou perfurantes; e caracteriza a fisiopatologia como refluxo, obstrução, ambas ou nenhuma (Tab. 282-1).

Exames diagnósticos O principal exame diagnóstico para avaliar pacientes com doença venosa crônica é a ultrassonografia venosa duplex. Esse exame usa uma combinação de imagem em modo B e Doppler espectral para detectar a presença de obstrução venosa e refluxo venoso nas veias superficiais e profundas. A ultrassonografia com Doppler em cores é útil para visualizar os padrões de fluxo venoso. A obstrução pode ser diagnosticada pela ausência de fluxo, pela presença de trombo ecogênico dentro da veia ou pela falha da veia em colapsar quando uma manobra de compressão é aplicada pelo sonógrafo, o que implica a presença de um trombo intraluminal. O refluxo venoso é detectado por reversão prolongada da direção do fluxo venoso durante a manobra de Valsalva, em particular para a veia femoral comum ou para a junção safenofemoral, ou após compressão e liberação de um manguito colocado no membro distal à área sendo avaliada.

Alguns laboratórios vasculares usam a pletismografia a ar ou de impedância para avaliar a gravidade do refluxo venoso e complementam os achados do exame de ultrassonografia venosa. O volume venoso e o tempo de reenchimento venoso são medidos quando as pernas são colocadas em uma posição pendente e após um exercício com a panturrilha para quantificar a gravidade do refluxo venoso e a eficiência da bomba muscular da panturrilha em afetar o retorno venoso.

A ressonância magnética (RM), a venografia convencional e a tomografia computadorizada (TC) raramente são necessárias para determinar a causa e planejar o tratamento para a insuficiência venosa crônica, a não ser que haja suspeita de patologia que possa indicar intervenção. Essas modalidades são usadas para identificar obstrução ou estenose da veia cava inferior e das veias iliofemorais, como pode ocorrer em pacientes com trombose venosa profunda prévia; oclusão de filtros de veia cava inferior; compressão extrínseca por tumores; e síndrome de May-Thurner.

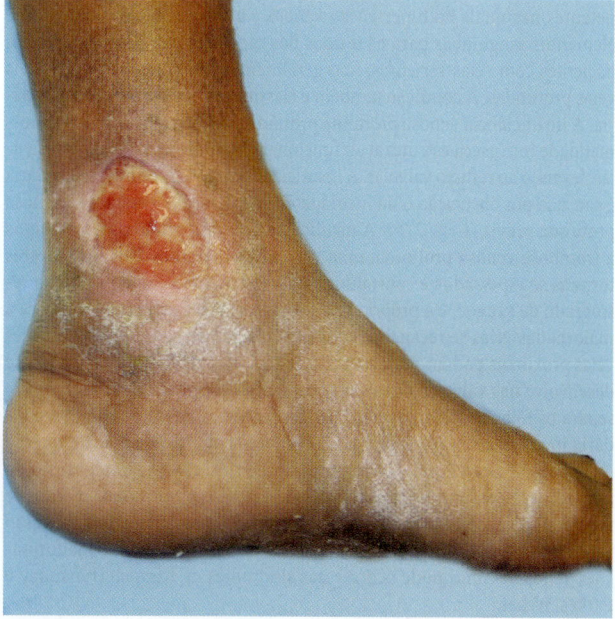

FIGURA 282-1 **Insuficiência venosa com úlcera venosa ativa** próximo ao maléolo medial. *(Cortesia do Dr. Steven Dean; com autorização.)*

TABELA 282-1 ■ Classificação CEAP

Classificação clínica
- C_0 Sem sinais visíveis ou palpáveis de doença venosa
- C_1 Telangiectasias ou veias reticulares
- C_2 Veias varicosas
    - C_{2r} Veias varicosas recorrentes
- C_3 Edema
- C_4 Alterações na pele e tecido subcutâneo secundárias à DVC
    - C_{4a} Pigmentação ou eczema
    - C_{4b} Lipodermatosclerose ou atrofia branca
    - C_{4c} Flebectasia corona
- C_5 Úlcera venosa cicatrizada
- C_6 Úlcera venosa ativa
    - C_{6r} Úlcera venosa ativa recorrente

Classificação etiológica
- E_p Primária
- E_s Secundária
    - E_{si} Secundária – intravenosa
    - E_{se} Secundária – extravenosa
- E_c Congênita
- E_n Sem causa identificada

Classificação anatômica
- A_s Superficial
- A_p Perfurante
- A_d Profunda
- A_n Nenhuma localização anatômica venosa identificada

Classificação fisiopatológica
- P_r Refluxo
- P_o Obstrução
- $P_{r,o}$ Refluxo e obstrução
- P_n Sem fisiopatologia identificada

Siglas: CEAP, **c**línica, **e**tiológica, **a**natômica, fisiopatológica (em inglês, *pathophysiologic*); DVC, doença venosa crônica.
Fonte: Dados de F Lurie et al: J Vasc Surg 8:342, 2020.

TRATAMENTO

Doença venosa crônica

MEDIDAS DE SUPORTE

As veias varicosas geralmente são tratadas com medidas conservadoras. Os sintomas frequentemente diminuem quando as pernas são elevadas periodicamente, quando se evita ficar de pé por muito tempo e quando se usam meias elásticas de compressão. A compressão externa com meias elásticas, bandagens elásticas multicamadas, bandagens elásticas ou roupas inelásticas fornecem um contrapeso à pressão hidrostática nas veias. Embora as vestimentas de compressão possam melhorar os sintomas, elas não impedem a progressão das veias varicosas. As meias de compressão graduada com pressões de 20 a 30 mmHg são adequadas para a maioria dos pacientes com veias varicosas simples, embora pressões mais altas possam ser necessárias para pacientes com manifestações de insuficiência venosa como edema e úlceras.

Pacientes com insuficiência venosa crônica também devem ser aconselhados a evitar ficar em pé ou sentados por tempo prolongado; a elevação frequente das pernas é útil. A terapia de compressão graduada, consistindo em meias elásticas ou bandagens de compressão de múltiplas camadas, é o padrão de cuidados para a insuficiência venosa crônica avançada caracterizada por edema, alterações cutâneas ou úlceras venosas definidas como classe clínica CEAP C3 a C6. As meias de compressão graduada de 30 a 40 mmHg são mais eficazes do que graus menores para a cicatrização de úlceras venosas. O comprimento das meias depende da distribuição do edema. Meias até a panturrilha são mais bem toleradas pela maioria dos pacientes, em particular idosos; em pacientes com veias varicosas ou edema que se estende até a coxa, meias até a altura das coxas ou meias-calças devem ser consideradas. O treinamento com exercícios, incluindo o fortalecimento dos músculos das pernas, pode melhorar a função de bomba muscular da panturrilha e o fluxo venoso anterógrado, além de reduzir a gravidade da insuficiência venosa crônica. Pacientes com sobrepeso e obesos devem ser aconselhados a perder peso por meio de restrição calórica e exercício.

Além de uma bandagem ou meia de compressão, os pacientes com úlcera venosa também podem ser tratados com curativos absorventes de baixa aderência que captam os exsudatos enquanto mantêm um ambiente úmido. Outros tipos de curativos incluem hidrocoloide (um curativo adesivo que compreende polímeros como carboximetilcelulose que absorvem exsudatos, formando um gel), hidrogel (um curativo não absorvente, compreendendo > 80% de água ou glicerina que hidrata os ferimentos), esponja (um curativo absorvente feito com polímeros como o poliuretano) e alginato (um curativo absorvente e biodegradável que é derivado de algas), mas há pouca evidência de que eles sejam mais eficazes do que curativos absorventes de baixa aderência. A escolha de curativos específicos depende da quantidade de secreção, da presença de infecção e da integridade da pele em torno da úlcera. As úlceras devem ser desbridadas do seu tecido necrótico. Os antibióticos não estão indicados a não ser que a úlcera esteja infectada. A bandagem de compressão de múltiplas camadas ou a meia de compressão graduada é colocada sobre o curativo.

TERAPIAS CLÍNICAS

Não há fármacos aprovados pela Food and Drug Administration (FDA) dos Estados Unidos para o tratamento de insuficiência venosa crônica. Os diuréticos podem reduzir o edema, mas com risco de depleção de volume e comprometimento na função renal. Os esteroides tópicos podem ser usados por um curto período de tempo para tratar a inflamação associada com dermatite de estase. Vários suplementos herbários – como extrato de semente de castanha-da-índia (escina); flavonoides incluindo diosmina, hesperidina ou ambos combinados como fração flavonoide purificada micronizada; extrato da casca de pinho-marítimo – são recomendados por ter propriedades venoconstritoras e anti-inflamatórias. Embora metanálises tenham sugerido que a escina reduz o edema, o prurido e a dor e que a fração flavonoide purificada micronizada junto com a terapia de compressão facilitam a cicatrização de úlceras venosas, não há evidências suficientes para recomendar o uso geral dessas substâncias em pacientes com insuficiência venosa crônica.

TERAPIAS CIRÚRGICAS E INTERVENCIONISTAS

Procedimentos ablativos, incluindo ablação térmica e não térmica intravenosa, escleroterapia e cirurgia, são usados para tratar veias varicosas em pacientes selecionados que têm sintomas persistentes, incompetência da veia safena maior e complicações da insuficiência venosa, incluindo dermatite, edema e úlceras. A terapia ablativa também pode ser indicada por motivos estéticos.

Os procedimentos de ablação térmica intravenosa das veias safenas incluem a terapia intravenosa a *laser* e ablação por radiofrequência. Para a ablação da veia safena maior, é colocado um cateter por via percutânea que é avançado a partir do nível do joelho até logo abaixo da junção safenofemoral usando orientação ultrassonográfica. A energia térmica é fornecida à medida que o cateter é retirado. O calor lesiona o endotélio e a camada média e promove trombose e fibrose, resultando em oclusão venosa. As taxas de oclusão média em 1 e 5 anos excedem 90% após terapia com *laser* intravenoso e são discretamente menores após ablação por radiofrequência. A trombose venosa profunda da veia femoral comum adjacente à junção safenofemoral é uma complicação incomum, porém potencial, da ablação térmica intravenosa. Outros efeitos adversos dos procedimentos de ablação térmica incluem dor, parestesias, contusões, hematoma e hiperpigmentação.

Procedimentos de ablação não térmica das veias safenas incluem o fornecimento endovenoso de um adesivo tecidual de cianoacrilato, que causa fibrose, e ablação mecanoquímica, que envolve a inserção de um guia rotativo para lesar o endotélio e infusão de um líquido esclerosante. As taxas de oclusão em 1 ano se aproximam ou excedem 90%, respectivamente. Os efeitos adversos dos procedimentos de ablação não térmicos incluem tromboflebite superficial, trombose venosa profunda, equimoses, hematomas e hiperpigmentação.

A escleroterapia envolve a injeção de uma substância química em uma veia para causar fibrose e obstrução. Os agentes esclerosantes aprovados pela FDA incluem tetradecilsulfato de sódio, polidocanol, morruato de sódio e glicerina. O agente esclerosante é administrado como um líquido ou misturado com ar ou CO_2/O_2 para criar uma espuma. Primeiramente, ele é injetado na veia safena maior ou suas tributárias afetadas, frequentemente com orientação ultrassonográfica. Daí em diante, a substância é injetada em veias menores mais distais e veias perfurantes incompetentes. Após o término do procedimento, bandagens elásticas são aplicadas ou são usadas meias de compressão de 30 a 40 mmHg por 1 a 2 semanas. As taxas de oclusão média em 1 e 5 anos são de 81% e 74%, respectivamente, após escleroterapia. As complicações são incomuns e incluem trombose venosa profunda, hematomas, dano aos nervos safeno ou sural adjacentes e infecção. Anafilaxia é uma complicação muito rara, porém grave.

A terapia cirúrgica em geral envolve a ligadura e a retirada das veias safena maior e menor. O procedimento é realizado sob anestesia geral. As incisões são feitas na virilha e na panturrilha superior. A veia safena maior é ligada abaixo da junção safenofemoral e um guia fleboextrator é inserido na veia safena maior e avançado distalmente. A parte proximal da veia safena maior é fixada ao guia e retirada por meio da incisão da panturrilha. A retirada da veia safena maior abaixo do joelho e da veia safena menor geralmente não é realizada devido aos riscos respectivos de lesão aos nervos safeno e sural. As complicações da ligação e retirada da veia safena maior incluem trombose venosa profunda, sangramento, hematoma, infecção e lesão nervosa. As veias varicosas recorrentes ocorrem em até 50% dos pacientes em cerca de 5 anos, devido a falhas técnicas, insuficiência venosa profunda e veias perfurantes incompetentes.

A flebectomia por incisões é outro tratamento cirúrgico para as veias varicosas. Uma pequena incisão é feita ao longo da veia varicosa e ela é avulsionada por meio de um fórceps ou gancho. Esse procedimento pode ser realizado com a ligação e retirada ou ablação térmica da veia safena. A cirurgia endoscópica subfascial das perfurantes (CESP) usa um endoscópio para identificar e ocluir veias perfurantes incompetentes. Ela também pode ser realizada com outros procedimentos ablativos.

Intervenções endovasculares, derivações cirúrgicas e reconstrução das válvulas das veias profundas são realizadas, quando exequíveis, para tratar pacientes com insuficiência venosa crônica avançada que não responderam a outras terapias. Intervenções com cateter, em geral envolvendo a colocação de *stents* intravenosos, podem ser consideradas para tratar alguns pacientes com oclusões crônicas das veias ilíacas. As taxas de sucesso técnico excedem 85% na maioria das séries, e a patência em longo prazo é obtida em cerca de 75% desses pacientes. A derivação iliocaval, a derivação venosa femoroilíaca e a derivação venosa cruzada femorofemoral são procedimentos usados ocasionalmente para tratar a oclusão venosa iliofemoral; a derivação venosa safenopoplítea pode ser usada para tratar a obstrução venosa femoropoplítea crônica. As taxas de patência em longo prazo para procedimentos de derivação venosa geralmente excedem 60% e estão associadas com melhora nos sintomas. A reconstrução cirúrgica das válvulas das veias profundas e os procedimentos de transferência valvular são usados para tratar incompetência valvular. A valvuloplastia envolve o ajuste da válvula por aposição da comissura. Com os procedimentos de transferência da válvula, um segmento da veia com uma válvula competente, como a veia braquial ou a veia axilar, ou a veia safena ou a femoral profunda adjacente, é inserido como um enxerto de interposição na veia incompetente. Tanto a valvuloplastia quanto as operações de transferência venosa resultam em cicatrização da úlcera na maioria dos pacientes, embora as taxas de sucesso sejam, de certo modo, melhores com a valvuloplastia.

Linfedema

O linfedema é uma condição crônica causada por comprometimento do transporte de linfa e caracterizada por edema de um ou mais membros e, às vezes, do tronco e da genitália. O líquido se acumula nos tecidos intersticiais quando há um desequilíbrio entre a produção e a absorção de linfa, um processo controlado, em grande parte, pelas forças de Starling. A deficiência, o refluxo ou a obstrução dos vasos linfáticos perturbam a capacidade do sistema linfático de reabsorver proteínas que haviam sido filtradas pelos vasos sanguíneos, e carga osmótica dos tecidos promove o acúmulo intersticial de água. O linfedema persistente leva a respostas inflamatórias e imunes caracterizadas por infiltração de células mononucleares, fibroblastos e adipócitos, levando à deposição adiposa e de colágeno na pele e nos tecidos subcutâneos.

Anatomia linfática Os capilares linfáticos são tubos de fundo cego formados por uma única camada de células endoteliais. A membrana basal ausente ou largamente fenestrada dos capilares linfáticos permite o acesso a proteínas e partículas intersticiais. Os capilares linfáticos se unem para formar os vasos pré-coletores microlinfáticos, os quais contêm poucas células de músculo liso. Os vasos pré-coletores drenam para os vasos linfáticos coletores, que compreendem células endoteliais, membrana basal, músculo liso e valvas bicúspides. Os vasos linfáticos coletores por sua vez se unem para formar condutos linfáticos maiores. De modo análogo à anatomia venosa, há vasos linfáticos superficiais e profundos nas pernas, os quais se comunicam nos linfonodos poplíteos e inguinais. Os vasos linfáticos pélvicos drenam para o ducto torácico, que ascende do abdome para o tórax e se conecta com a veia braquicefálica esquerda. A linfa é impulsionada centralmente pela atividade contrátil fásica dos músculos lisos linfáticos e facilitada pelas contrações dos músculos esqueléticos contíguos. A presença de válvulas linfáticas garante o fluxo unidirecional.

Etiologia O linfedema pode ser classificado como primário ou secundário (Tab. 282-2). A prevalência do linfedema primário é de aproximadamente 1,15 a cada 100 mil pessoas com < 20 anos de idade. As mulheres são afetadas com mais frequência do que os homens. O linfedema primário pode ser causado por agenesia, hipoplasia, hiperplasia ou obstrução dos vasos linfáticos. Há três subtipos clínicos: linfedema congênito, que aparece logo após o nascimento; linfedema precoce, que tem seu início na puberdade; e linfedema tardio, que geralmente começa após os 35 anos de idade. As formas familiares do linfedema congênito (doença de Milroy) e do linfedema precoce (doença de Meige) podem ser herdadas de forma autossômica dominante com penetrância variável; formas autossômicas ou recessivas ligadas ao sexo são menos comuns. Pelo menos 19 genes estão associados com as formas hereditárias do linfedema. Mutações nos genes que expressam o receptor 3 do fator de crescimento do endotélio vascular (*VEGFR3*, do inglês *vascular endothelial growth factor receptor 3*), que é um determinante da linfangiogênese, causam a doença de Milroy; e uma mutação do gene que codifica *VEGF-C*, um ligante de *VEGFR3*, pode causar um fenótipo similar à doença de Milroy. Uma mutação no gene *LSC1* está associada com a síndrome de colestase-linfedema. Mutações no gene *FOXC2*, o qual codifica um fator de transcrição que interage com uma via de sinalização envolvida no desenvolvimento de vasos linfáticos, causam a síndrome de linfedema-distiquíase, na qual ocorre linfedema precoce em pacientes que também têm uma fila dupla de cílios. Uma mutação de *SOX18*, um fator de transcrição a montante de diferenciação de célula linfática endotelial, foi descrita em pacientes com linfedema, alopécia e telangiectasias (hipotricose, linfedema, síndrome de telangiectasia). Mutações do gene *CCBE1*, que aumenta os efeitos linfangiogênicos de VEGF-C, causam a síndrome de linfangiectasia-linfedema de Hennekam, e mutações no gene *KIF11* estão associadas com a síndrome de microcefalia-linfedema. Mutações no gene *GATA2*, que está envolvido no desenvolvimento de valvas linfáticas, causam linfedema e uma predisposição à leucemia mielocítica aguda. Pacientes com uma aneuploidia cromossômica, como síndrome de Turner, síndrome de Klinefelter ou trissomia do 18, 13 ou 21, podem desenvolver linfedema. Anomalias vasculares sindrômicas associadas com linfedema também incluem a síndrome de Klippel-Trénaunay e a síndrome de Parkes-Weber. Outros distúrbios associados com linfedema incluem síndrome de Noonan, síndrome da unha amarela, síndrome de linfangiectasia intestinal, linfangiomiomatose e neurofibromatose do tipo 1.

O linfedema secundário é uma condição adquirida que resulta de dano ou obstrução de canais linfáticos previamente normais. Episódios recorrentes de linfangite bacteriana, geralmente causados por estreptococos, são uma causa muito comum de linfedema. A etiologia mais comum de linfedema secundário em todo o mundo é a filariose linfática, afetando > 120 milhões de crianças e adultos em todo o mundo e causando linfedema e elefantíase em 14 milhões desses indivíduos afetados (Cap. 233). A linfangite bacteriana recorrente por *Streptococcus* pode resultar em linfedema crônico. Outras causas infecciosas são o linfogranuloma venéreo e a tuberculose. Uma causa adquirida comum de linfedema em países tropicais é a podoconiose, que resulta de exposição dos pés descalços a partículas de silicato em solos derivados de rochas vulcânicas, com absorção dessas partículas. Em países desenvolvidos, a causa secundária mais comum de linfedema é a excisão cirúrgica ou a irradiação de linfonodos inguinais e axilares para tratamento de câncer, como os de mama, cervical, endometrial e de próstata, sarcomas e melanoma maligno. O linfedema do braço ocorre em

TABELA 282-2 ■ Causas de linfedema

Primário

Esporádico (sem causa identificável)

Distúrbios genéticos

    Doença de Milroy (*VEGFR3, VEGF-C*)

    Doença de Meige (mutação genética não estabelecida)

    Síndrome de linfedema-distiquíase (*FOXC2*)

    Colestase-linfedema (*LSC1*)

    Síndrome de linfangiectasia-linfedema de Hennekam (*LCCBE1*)

    Síndrome de linfedema de Emberger e predisposição à leucemia mielocítica aguda (*GATA2*)

    Síndrome de linfedema-microcefalia (*KIF11*)

    Hipotricose-linfedema-telangiectasia (*SOX18*)

Aneuploidias cromossômicas

    Síndrome de Turner

    Síndrome de Klinefelter

    Trissomia do 13, 18 ou 21

Outros distúrbios associados com linfedema primário

    Síndrome de Noonan

    Síndrome de Klippel-Trénaunay

    Síndrome de Parkes-Weber

    Síndrome das unhas amarelas

    Síndrome de linfangiectasia intestinal

    Linfangiomiomatose

    Neurofibromatose tipo 1

Secundário

Infecção

    Linfangite bacteriana (*Streptococcus pyogenes, Staphylococcus aureus*)

    Linfogranuloma venéreo (*Chlamydia trachomatis*)

    Filariose (*Wucheria bancrofti, Brugia malayi, B. timori*)

    Tuberculose

Infiltração neoplásica dos linfonodos

    Linfoma

    Próstata

    Outras

Cirurgia ou irradiação dos linfonodos axilares ou inguinais para tratamento do câncer

Iatrogênico

    Divisão linfática (durante cirurgia de *bypass* periférico, cirurgia de veias varicosas, ou retirada de veia safena)

Diversas

    Dermatite de contato

    Podoconiose

    Artrite reumatoide

    Gravidez

    Factícia

13% dos pacientes com câncer de mama após a dissecção de nódulos axilares e em 22% após cirurgia e radioterapia. O linfedema das pernas afeta em torno de 15% dos pacientes com câncer após dissecção de linfonodos inguinais. Tumores, como o câncer de próstata e o linfoma, também podem infiltrar e obstruir os vasos linfáticos. Causas menos comuns incluem dermatite de contato, artrite reumatoide, gravidez e linfedema autoinduzido ou factício após aplicação de torniquetes.

Apresentação clínica O linfedema costuma ser uma condição indolor, mas os pacientes podem experimentar uma sensação crônica difusa e pesada nas pernas e, com mais frequência, estão preocupados com o aspecto das pernas.

O linfedema das extremidades inferiores envolve inicialmente o pé e progride de forma gradual pela perna acima, de modo que todo o membro se torne edemaciado (Fig. 282-2). Nos estágios iniciais, o edema é mole e facilmente depressível com a pressão. Ao longo do tempo, o tecido adiposo subcutâneo se acumula, o membro aumenta ainda mais e perde seu contorno normal e os dedos dos pés parecem quadrados. O espessamento da pele é detectado pelo sinal de Stemmer, que é a incapacidade de elevar a pele na base dos dedos dos pés. *Pele em casca de laranja* é um termo usado para descrever a cavitação da pele, lembrando a casca de uma laranja, causada pelo linfedema. Nos estágios crônicos, o edema não mais é depressível e o membro adquire uma textura amadeirada à medida que os tecidos se tornam endurecidos e fibróticos. A International Society of Lymphology descreve quatro estágios clínicos do linfedema (Tab. 282-3).

Diagnóstico diferencial O linfedema deve ser distinguido de outros distúrbios que causam edema unilateral da perna, como a trombose venosa profunda e a insuficiência venosa crônica. Na última condição, o edema é mais mole e frequentemente há evidência de dermatite de estase, hiperpigmentação e varicosidades venosas superficiais, como descrito anteriormente. Outras causas de edema da perna que lembram o linfedema são o mixedema e o lipedema. O lipedema geralmente ocorre em mulheres e é causado pelo acúmulo de tecido adiposo na perna desde a coxa até o tornozelo, poupando o pé.

Exames diagnósticos A avaliação de pacientes com linfedema deve incluir estudos diagnósticos para definir a causa. A TC e a ultrassonografia abdominal e pélvica podem ser usadas para detectar lesões obstrutivas como as neoplasias. A RM do membro afetado pode revelar um padrão em favo de mel característico do linfedema no compartimento epifascial e identifica canais linfáticos e linfonodos alargados. A RM também é útil para distinguir o linfedema do lipedema. A linfocintilografia e a linfangiografia raramente são indicadas, mas qualquer uma pode ser usada para confirmar o diagnóstico ou diferenciar o linfedema primário do secundário. A linfocintilografia envolve a injeção de coloide marcado radioativamente contendo tecnécio no tecido subcutâneo distal da extremidade afetada, que é visualizado por uma câmera de cintilografia para ver vasos linfáticos e linfonodos. Achados indicativos de linfedema primário incluem enchimento ausente ou retardado dos vasos linfáticos ou fluxo dermal retrógrado causado por refluxo linfático. Achados de linfedema secundário incluem vasos linfáticos dilatados

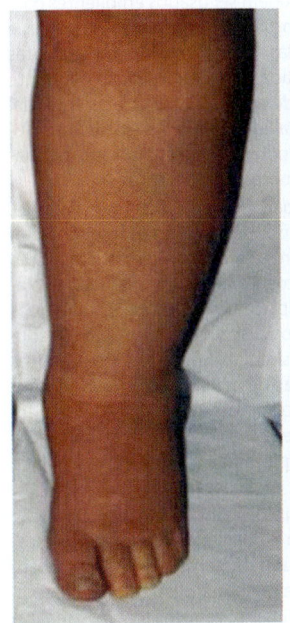 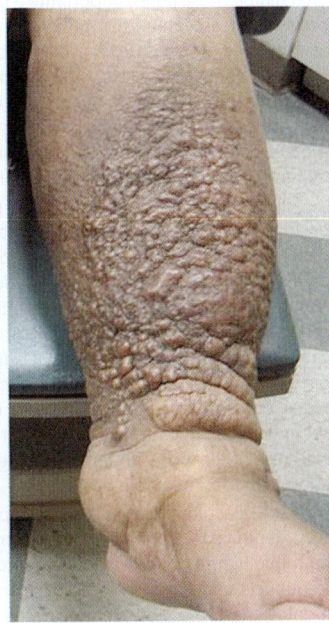

A   **B**

FIGURA 282-2 **A.** Linfedema caracterizado por edema da perna, edema não depressível e dedos dos pés quadrados. *(Cortesia da Dra. Marie Gerhard-Herman; com autorização.)* **B.** Estágio crônico avançado do linfedema ilustrando o aspecto amadeirado da perna com acantose e crescimento verrucoso. *(Cortesia do Dr. Jeffrey Olin; com autorização.)*.

TABELA 282-3 ■ Estágios do linfedema

Estágio 0 (ou Ia)
Uma condição latente ou subclínica na qual o edema não é evidente a despeito do comprometimento do transporte linfático. Ela pode existir por meses ou anos antes da ocorrência de edema evidente.

Estágio I
Acúmulo inicial de líquido relativamente rico em conteúdo proteico que cede com a elevação do membro. Pode ocorrer depressão do edema. Também pode ser visto aumento na proliferação de células.

Estágio II
Apenas a elevação do membro raramente reduz o edema tecidual, e depressão do edema se manifesta. Tardiamente no estágio II, o membro pode ou não ser depressível à medida que ocorre excesso de gordura e fibrose.

Estágio III
Elefantíase linfostática na qual a depressão do edema pode estar ausente e desenvolvem-se alterações tróficas da pele, como acantose, deposição adicional de gordura e fibrose e crescimento verrucoso.

Fonte: Adaptada de The 2013 Consensus Document of the International Society of Lymphology: Lymphology 46:1, 2013.

distais a uma área de obstrução. Na linfangiografia, material de contraste iodado é injetado em um vaso linfático distal que foi isolado e canulado. No linfedema primário, os canais linfáticos estão ausentes, hipoplásticos ou ectásicos. No linfedema secundário, os canais linfáticos com frequência aparecem dilatados abaixo do nível de obstrução. As complexidades da canulação linfática e o risco de linfangite associada com o agente de contraste limitam a utilidade da linfangiografia. Uma nova técnica de imagem óptica com contraste fluorescente quase infravermelho pode permitir a imagem quantitativa do fluxo linfático.

TRATAMENTO
Linfedema

Pacientes com linfedema das extremidades inferiores devem ser instruídos a tomar bastante cuidado com os pés para prevenir celulite e linfangite. A higiene da pele é importante e podem ser usados emolientes para prevenir o ressecamento. Antibióticos profiláticos costumam ser úteis, e as infecções fúngicas devem ser tratadas agressivamente. Os pacientes devem ser encorajados a realizar atividades físicas; a elevação frequente das pernas pode reduzir a quantidade de edema. O suporte psicossocial está indicado para ajudar os pacientes a lidar com a ansiedade ou a depressão relacionadas com a imagem corporal, a autoestima, a incapacidade funcional e o medo da perda do membro.

Fisioterapia, incluindo massagem para facilitar a drenagem linfática, pode ser útil. O tipo de massagem usado na fisioterapia descongestionante para o linfedema envolve a compressão leve da pele da extremidade afetada para dilatar os canais linfáticos e melhorar a motilidade linfática. Bandagens compressivas, em múltiplas camadas, são aplicadas após cada sessão de massagem para reduzir o edema recorrente. Após a redução ideal no volume do membro pela fisioterapia descongestionante, os pacientes podem utilizar meias elásticas de compressão graduada. Por vezes, equipamentos pneumáticos de compressão intermitente podem ser aplicados em casa para facilitar a redução do edema. Os diuréticos são contraindicados e podem causar depleção de volume intravascular e anormalidades metabólicas.

A lipoaspiração com a fisioterapia descongestionante pode ser considerada para tratar o linfedema, em particular o linfedema pós-mastectomia. Outras intervenções cirúrgicas raramente são usadas e com frequência não são bem-sucedidas para melhorar o linfedema. Procedimentos anastomóticos microcirúrgicos linfaticovenosos têm sido realizados para recanalizar o fluxo de linfa de vasos linfáticos obstruídos para dentro do sistema venoso. Procedimentos de redução do membro para retirar tecido subcutâneo e pele em excesso são realizados, às vezes, em casos graves de linfedema para melhorar a mobilidade.

A linfangiogênese terapêutica foi estudada em modelos animais de linfedema em roedores, mas não em seres humanos. A superexpressão de fator C de crescimento do endotélio vascular (VEGF-C, do inglês *vascular endothelial growth factor*) gera novos vasos linfáticos e melhora o linfedema em um modelo murino de linfedema primário, e a administração de VEGF-C recombinante ou VEGF-D estimulou o crescimento linfático em modelos pré-clínicos de linfedema pós-cirúrgico. Pode haver um benefício adicional quando administrado com a transferência de linfonodos. Estudos clínicos em pacientes com linfedema são necessários para determinar a eficácia de terapias de transferência genética e terapias baseadas em células para o linfedema.

LEITURAS ADICIONAIS

Aspelund A et al: Lymphatic system in cardiovascular medicine. Circ Res 118:515, 2016.
Brouillard P et al: Genetics of lymphatic anomalies. J Clin Invest 124:898, 2014.
Executive Committee: The diagnosis and treatment of peripheral lymphedema: 2016 consensus document of the International Society of Lymphology. Lymphology 49:170, 2016.
Jayaraj A, Gloviczki P: Chronic venous insufficiency, in *Vascular Medicine*, MA Creager, JA Beckman, J Loscalzo (eds). Philadelphia, Elsevier, 2020, pp 709-727.
Kahn SR et al: The postthrombotic syndrome: Evidence-based prevention, diagnosis, and treatment strategies: A scientific statement from the American Heart Association. Circulation 130:1636, 2014.
Masuda E et al: The 2020 appropriate use criteria for chronic lower extremity venous disease of the American Venous Forum, the Society for Vascular Surgery, the American Vein and Lymphatic Society, and the Society of Interventional Radiology. J Vasc Surg Venous Lymphat Disord 8:505.e4, 2020.
Rabinovich A, Kahn SR: The postthrombotic syndrome: Current evidence and future challenges. J Thromb Haemost 15:230, 2017.
Rockson SG: Diseases of the lymphatic circulation, in *Vascular Medicine*, MA Creager, JA Beckman, J Loscalzo (eds). Philadelphia, Elsevier, 2020, pp 771-784.
Schleimer K et al: Update on diagnosis and treatment strategies in patients with postthrombotic syndrome due to chronic venous obstruction and role of endovenous recanalization. J Vasc Surg Venous Lymphat Disord 7:592, 2019.
Sharma A, Wasan S: Varicose veins, in *Vascular Medicine*, MA Creager, JA Beckman, J Loscalzo (eds). Philadelphia, Elsevier, 2020, pp 693-708.

283 Hipertensão pulmonar
Bradley A. Maron, Joseph Loscalzo

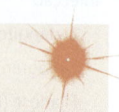

A hipertensão pulmonar (HP) é uma doença heterogênea que envolve o remodelamento patogênico da vasculatura pulmonar, o que aumenta a pressão na artéria pulmonar e a resistência vascular pulmonar. As causas mais comuns de HP são doença do coração esquerdo ou doença pulmonar primária. A HP também é observada em alguns pacientes como uma complicação tardia de embolia pulmonar luminal. A hipertensão arterial pulmonar (HAP) é um subtipo de HP incomum, porém distinto, caracterizado por interação entre eventos genéticos e moleculares que causam uma arteriopatia obliterativa e sintomas de dispneia, dor torácica e síncope. Se não for tratada, a HP tem uma elevada taxa de mortalidade, devida amplamente à insuficiência cardíaca direita descompensada.

Houve avanços significativos no campo no que diz respeito à compreensão da patogênese, diagnóstico e classificação da doença. Por exemplo, a pressão arterial pulmonar média (PAPm) usada para diagnosticar HP foi reduzida de ≥ 25 mmHg para > 20 mmHg. Esse ajuste enfatiza a detecção precoce de HP, uma vez que um retardo considerável no diagnóstico de até 2 anos é comum e tem implicações importantes tanto para a qualidade de vida quanto para o tempo de vida. Os médicos devem ser capazes de reconhecer os sinais e sintomas da HP e realizar uma avaliação sistemática dos pacientes em risco. Dessa forma, o diagnóstico imediato, o tratamento adequado e o desfecho otimizado dos pacientes são obtidos.

BIOPATOLOGIA

Resistência à apoptose, proliferação celular, desregulação do metabolismo e aumento do estresse oxidativo envolvendo as células vasculares pulmonares e os fibroblastos da adventícia constituem a base da patogênese da HAP. Esses eventos levam a remodelamento hipertrófico, fibrótico e plexogênico das arteríolas pulmonares distais (pequenas), o que reduz a complacência vascular pulmonar e promove trombose *in situ* (Fig. 283-1). Uma minoria de pacientes parece ter um fenótipo com vasoconstrição dominante, que, quando presente, requer uma estratégia de tratamento única discutida em mais detalhes adiante.

Anormalidades nas vias moleculares múltiplas e nos genes que regulam o endotélio vascular pulmonar e nas células de músculo liso foram identificadas (Tab. 283-1). Essas anormalidades incluem redução da expressão dos canais de potássio regulados por voltagem, mutações no receptor 2 da proteína morfogenética óssea, aumento da expressão do fator tecidual, superativação do transportador da serotonina, ativação induzida por hipoxia do fator-1α induzível por hipoxia e ativação do fator nuclear de células T ativadas. Recentemente, foi reconhecida uma sobreposição na biopatologia da HAP com cânceres de tumores sólidos, levando à identificação de piruvato-desidrogenase-cinase e da célula precursora neural que expressa a proteína 9 regulada negativamente pelo desenvolvimento (*NEDD9*) como importante na HAP. A deposição de trombina na vasculatura pulmonar, que se desenvolve como uma anormalidade independente ou como resultado de disfunção endotelial, pode amplificar a arteriopatia obliterativa.

FISIOPATOLOGIA

Na HAP, as alterações patológicas na complacência arterial pulmonar resultam em aumento progressivo na resistência vascular pulmonar (RVP). A RVP de repouso aumenta por meio da progressão temporal da HAP, correspondendo a uma elevação na PAPm. Para preservar o débito cardíaco (DC) diante de uma pós-carga ventricular direita elevada, o trabalho do ventrículo direito deve aumentar. Um aumento sustentado (ou progressivo) no trabalho ventricular direito causa um desvio na eficiência da função sistólica do ventrículo direito por meio do qual a manutenção da pressão circulatória pulmonar produz depleção da energia do miocárdio. Essas alterações ocorrem à custa da energia normalmente reservada para manter a perfusão sanguínea através da interface alveolocapilar para a oxigenação do sangue, um processo chamado de desacoplamento ventricular-pulmonar direito. Na HAP terminal, o DC declina, levando a uma diminuição na PAPm (Fig. 283-2), e manifestações vasculares extrapulmonares são frequentes; estas incluem superativação de sinais neuro-humorais, insuficiência renal e atrofia muscular volitiva, que provavelmente se deve a descondicionamento (Fig. 283-3).

DIAGNÓSTICO

O diagnóstico da HP pode não ser feito se não houver um índice razoável de suspeição. De fato, achados de registros clínicos sugerem que a HP frequentemente é negligenciada, mesmo entre pacientes com inúmeros fatores de risco. Essa falha pode ocorrer porque sintomas de HP são inespecíficos, insidiosos e se sobrepõem consideravelmente a muitas condições comuns, como asma ou insuficiência cardíaca esquerda. Além disso, há um equívoco de que em pacientes com condições cardiopulmonares comórbidas (p. ex., doença pulmonar intersticial, doença da válvula mitral), a HP é meramente uma extensão da doença subjacente e não uma entidade clínica específica.

A maioria dos pacientes irá apresentar dispneia e/ou fadiga, enquanto edema, dor torácica, pré-síncope e síncope são menos comuns e estão associados com doença mais avançada. Nas fases iniciais da HAP, o exame físico geralmente é inexpressivo. À medida que a doença progride, pode haver evidência de falência ventricular direita com pressão venosa jugular elevada, edema dos membros inferiores e ascite. Além disso, o exame cardiovascular pode revelar um componente da segunda bulha cardíaca – P_2 – acentuado, uma B_3 ou B_4 do lado direito e um sopro regurgitante tricúspide holossistólico. Também é importante buscar sinais de doenças que comumente são concomitantes com a HP: baqueteamento digital pode ser visto em algumas doenças pulmonares crônicas, esclerodactilia e telangiectasia podem significar esclerodermia (ou a forma cutânea limitada, CREST [**c**alcinose, fenômeno de **R**aynaud, dismotilidade **e**sofágica, esclerodactilia {em inglês, *s*clerodactyly} e **t**elangiectasia]), e estertores no exame pulmonar e hipertensão sistêmica podem ser indícios de insuficiência cardíaca sistólica ou diastólica do lado esquerdo.

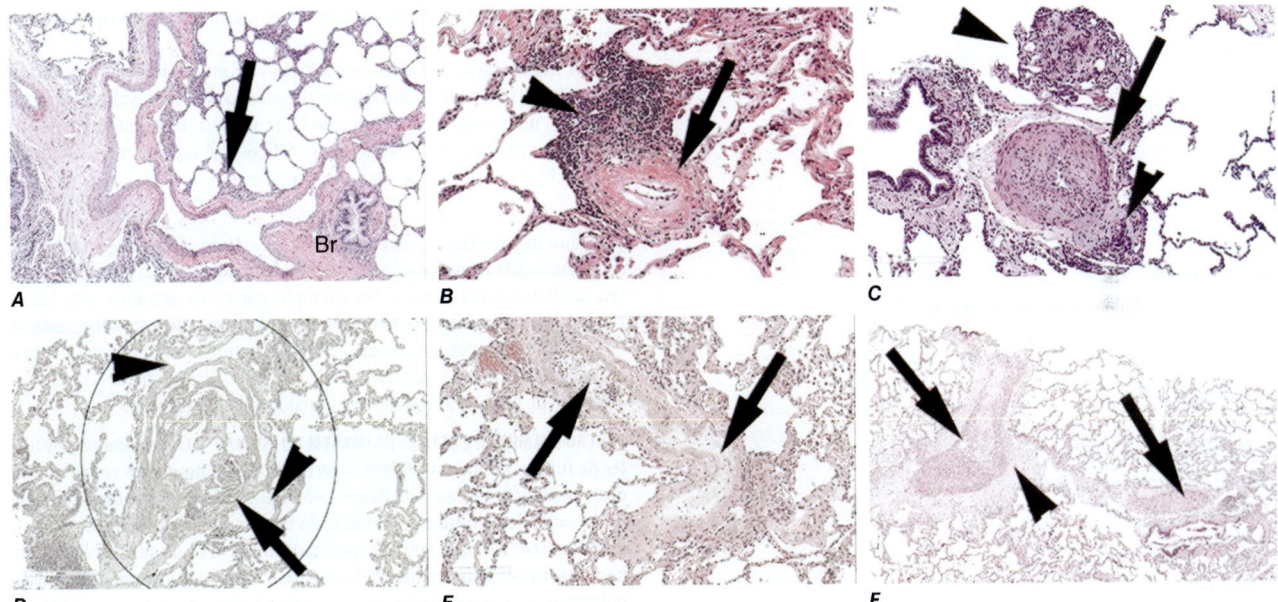

FIGURA 283-1 Painéis *à esquerda* mostram exemplos de arteriopatia pulmonar plexogênica. São apresentadas imagens representativas de um pulmão normal (**A**) e exemplos de remodelamento vascular pulmonar na hipertensão arterial pulmonar (**B-F**), incluindo hipertensão arterial pulmonar idiopática (**B-E**) e doença veno-oclusiva pulmonar (**F**). **A.** Artéria pulmonar normal (*seta*) adjacente a um bronquíolo (Br) terminal. **B.** Espessamento acentuado da média e da íntima de pequenos vasos (*seta*), cercados parcialmente por células linfoides formando um aglomerado que lembra um folículo primário (*ponta de seta*). **C.** Pulmão com hipertensão pulmonar idiopática com artéria pulmonar de tamanho médio, acentuadamente muscularizada (*seta*), que se ramifica distalmente em uma lesão plexiforme (*ponta de seta inferior*) e uma lesão plexiforme adjacente (*ponta de seta superior*). **D.** Lesão vascular complexa (*círculo*) com uma combinação de dilatações telangiectásicas da artéria pulmonar (*pontas de seta*) e uma lesão plexiforme (*seta*). **E.** Artéria pulmonar de tamanho médio com obliteração luminal completa com colágeno frouxo, matriz pobre em células (*setas*). **F.** Veia interlobular de tamanho médio (*ponta de seta*) obliterada por tecido conectivo frouxo (*setas*) provavelmente resultante de trombo organizado, característico de doença veno-oclusiva. *(Estas imagens representativas foram fornecidas como cortesia pelo Dr. Rubin Tuder. As amostras foram obtidas por meio de avaliação pulmonar coletadas da Pulmonary Hypertension Breakthrough Initiative, com espectro patológico vascular pulmonar similar ao relatado na referência E Stacher et al: Modern age pathology of pulmonary arterial hypertension. Am J Respir Crit Care Med 186:261, 2012.) Adaptada, com autorização, de American Thoracic Society. Direitos autorais © 2021 American Thoracic Society. Todos os direitos reservados. Reproduzida, com autorização, de BA Maron et al: Pulmonary Arterial Hypertension: Diagnosis, Treatment, and Novel Advances. Am J Respir Crit Care Med 203:1472, 2021.*

TABELA 283-1 ■ Determinantes moleculares e genéticos da patogênese da hipertensão arterial pulmonar

Alterações nos reguladores de proliferação
- Fatores de crescimento
  - PDGF
  - FGF
  - VEGF
  - EGF
- TGF-β
- BMP
- Fatores de transcrição
- MMPs
- Citocinas
- Quimiocinas
- Mitocôndrias

Alterações nos mediadores de fibrose
- TGF-β1
- NEDD9
- Ligante 1 de morte programada
- ADAMTS8
- Galectina-3

Alterações nos mediadores inflamatórios
- Subconjuntos de células T alterados
- Monócitos e macrófagos
- IL-1β
- IL-6
- MCP-1
- RANTES
- Fractalcina

Alterações no tônus vascular
- Endotelina
- Óxido nítrico
- Serotonina
- Prostaglandina
- Canais de K^+
- Canais de Ca^{2+}

Remodelamento induzido por hipoxia
- HIF-1α
- ROSs
- Mitocôndrias

Alterações nas vias de sinalização no TGF-β
- BMPR2
- ALK1
- Endoglina (ENG)
- SMAD9
- TGF-β1

Fatores de risco genéticos selecionados
- *BMPR2*
- *EIF2AK4*
- *SOX17*
- *AQP1*
- *SMAD9*
- *ENG*
- *KCNK3*
- *CAV1*

Siglas: ADAMT, desintegrina e metaloproteinase com motivos de trombospondina; ALK1, cinase 1 semelhante ao receptor de activina; AQP, aquaporina; BMP, proteína morfogenética óssea; CAV, caveolina; EGF, fator de crescimento derivado da epiderme; EIF2AK4, fator 2 alfa-cinase 4 de iniciação da tradução eucariótica; FGF, fator de crescimento derivado fetal; HIF-1α, fator 1α induzido por hipoxia; IL, interleucina; KCNK, membro 3 da subfamília K de canal de domínio de dois poros de potássio; MCP-1, proteína 1 quimioatraente de monócitos; MMP, penfigoide da membrana mucosa; NEDD9, célula precursora neural que expressa a proteína 9 regulada negativamente pelo desenvolvimento; PDGF, fator de crescimento derivado das plaquetas; ROSs, espécies reativas de oxigênio; SOX, fator de transcrição 17 SRY-box; TGF-β, fator β de transformação do crescimento; VEGF, fator de crescimento derivado do endotélio vascular.

Visão geral da avaliação clínica diagnóstica Quando há suspeita clínica, é essencial uma abordagem sistemática ao diagnóstico e avaliação. Na doença avançada, o eletrocardiograma pode mostrar hipertrofia ou tensão do ventrículo direito e aumento das artérias pulmonares e obliteração do espaço retroesternal frequentemente são observados na radiografia de tórax **(Fig. 283-4)**. Por outro lado, a ecocardiografia com *solução salina agitada* (*bolhas*) é o teste de rastreamento inicial mais importante. A pressão sistólica elevada estimada da artéria pulmonar (> 35 mmHg) ou um ventrículo direito hipertrofiado ou dilatado corroboram o diagnóstico de HP. Informações adicionais importantes podem ser obtidas sobre etiologias específicas da HP, como doença valvar, função sistólica e diastólica do ventrículo esquerdo, aumento do átrio esquerdo e *shunt* intracardíaco.

Uma ecocardiografia de alta qualidade que é absolutamente normal pode evitar a necessidade de avaliação adicional de HP. No entanto, isso é diferente de uma ecocardiografia em que a regurgitação tricúspide não é detectada. Nesse cenário, faltam as informações necessárias para estimar a pressão da artéria pulmonar, sendo observada HP em um terço desses pacientes. Pacientes com evidência de HP na ecocardiografia ou nos quais dispneia ou hipoxemia inexplicáveis são evidentes apesar de uma ecocardiografia normal geralmente requerem avaliação adicional.

Exames adicionais concentrados na capacidade funcional são úteis para quantificar a carga da doença, como o teste da distância percorrida em 6 minutos (6MWD, do inglês *6-minute walk distance*), que também auxilia na avaliação do prognóstico. O teste de esforço cardiopulmonar (TECP) diferencia entre causas cardíacas e pulmonares de dispneia e inclui a medição do consumo máximo de oxigênio, que é um parâmetro integrado de aptidão cardiopulmonar que também é útil no prognóstico da HP. Em pacientes com um TECP normal, mais testes invasivos geralmente são desnecessários. Uma exceção a essa abordagem ocorre em pacientes com resultados tranquilizadores do TECP, mas nos quais uma diminuição significativa na tolerância ao exercício em relação à linha de base é relatada, muitas vezes observada em atletas de elite ou indivíduos altamente condicionados com HP em estágio inicial.

A monitoração hemodinâmica invasiva com cateterismo do coração direito (CCD) é o padrão-ouro para o diagnóstico de HP e avaliação de gravidade. A interpretação dos dados do CCD, todavia, frequentemente é otimizada por informações de testes diagnósticos que suportam e enquadram o contexto clínico da doença vascular pulmonar.

Abordagem escalonada ao diagnóstico da HP Uma estratégia diagnóstica comum para HP é delineada adiante; contudo, a abordagem deve ser individualizada na prática de acordo com o quadro clínico do paciente e o seu perfil de fatores de risco. Por exemplo, pacientes com uma forte história de tabagismo podem se beneficiar de priorização de testes diagnósticos de avaliação da função do pulmão e do parênquima pulmonar, enquanto a avaliação de isquemia miocárdica deve ser considerada precocemente na avaliação de pacientes com miocardiopatia do lado esquerdo.

FUNÇÃO PULMONAR E EXAMES DE IMAGEM DO PULMÃO Os resultados dos testes de função pulmonar podem sugerir doenças pulmonares restritivas ou obstrutivas como a causa de dispneia ou HP. Na HAP, uma redução isolada na capacidade de difusão pulmonar do monóxido de carbono (D_{CO}) é um achado clássico. A tomografia computadorizada (TC) de alta resolução fornece informações úteis, particularmente o aumento do tronco da artéria pulmonar, do ventrículo direito, dos átrios, bem como o término abrupto periférico de pequenos vasos; no entanto, a TC de alta resolução também pode revelar sinais de congestão venosa, incluindo infiltrado centrolobular em vidro fosco e septos espessados. Na ausência de cardiopatia do lado esquerdo, esses achados sugerem doença venosa pulmonar, uma causa rara de HAP que pode ser bastante difícil de diagnosticar. A TC também é fundamental para distinguir comorbidades como doença pulmonar intersticial, enfisema ou síndromes sobrepostas que incluem fibrose e doença pulmonar obstrutiva.

ESTUDOS DO SONO A dessaturação noturna é um achado comum na HP, mesmo na ausência de distúrbios respiratórios do sono. Assim, todos os pacientes devem ser submetidos a rastreamento da oximetria noturna, a despeito da presença ou não de sintomas clássicos de apneia obstrutiva do sono ou síndrome de obesidade-hipoventilação.

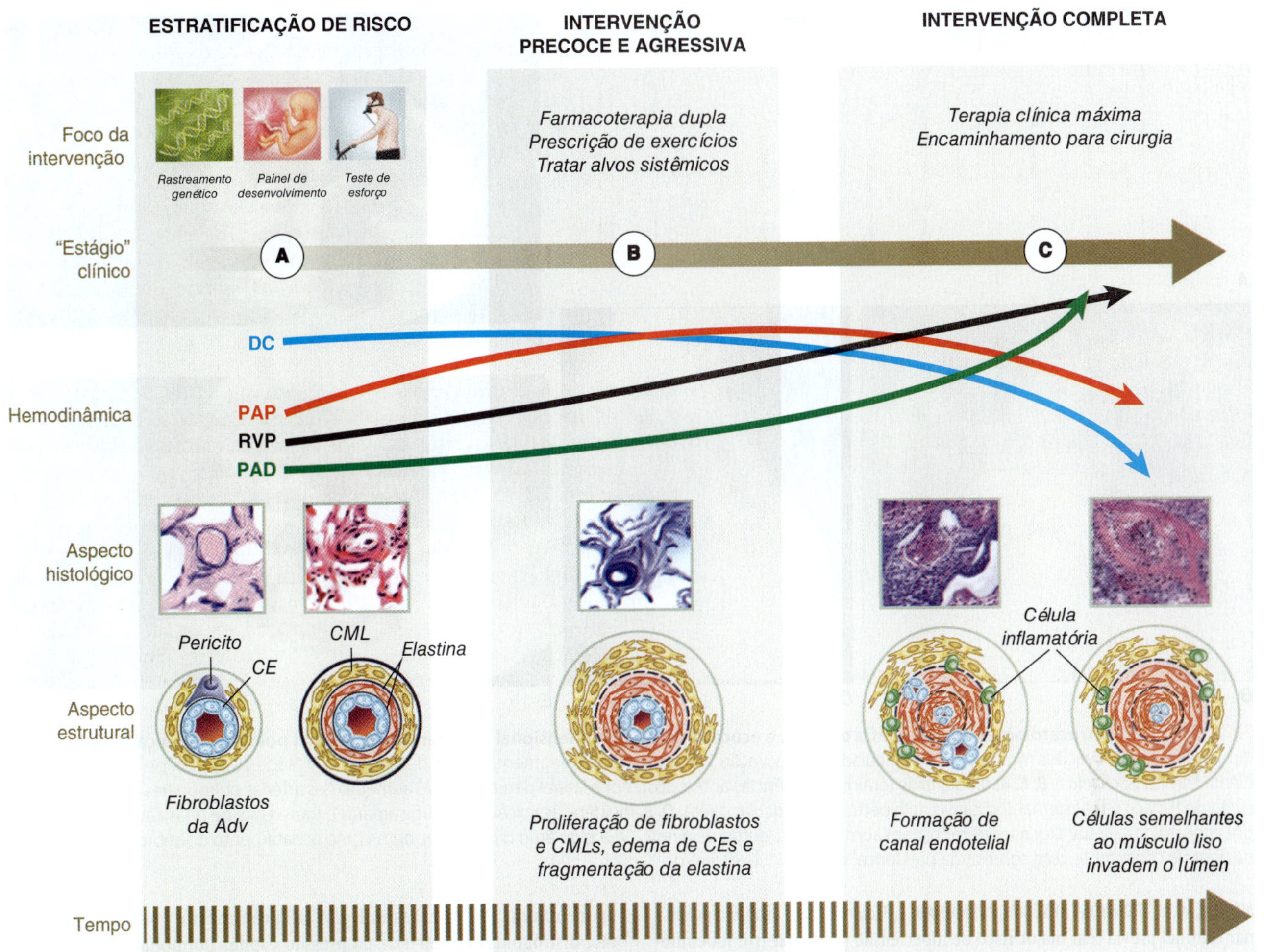

FIGURA 283-2 **Uma visão integrada da hipertensão arterial pulmonar (HAP).** Na HAP, as alterações iniciais no fenótipo histopatológico das arteríolas pulmonares distais precedem as alterações significativas na hemodinâmica ou o desenvolvimento de sintomas na maioria dos pacientes (estágio clínico A). À medida que o remodelamento vascular progride, há um aumento na resistência vascular pulmonar (RVP), na pressão da artéria pulmonar (PAP) e na pressão do átrio direito (PAD). No estágio clínico B, os sintomas são evidentes e, quando diagnosticada, indicam um tratamento precoce e agressivo. O apagamento das arteríolas pulmonares resulta em RVP gravemente aumentada que promove insuficiência cardíaca direita, definida por uma diminuição do débito cardíaco (DC) e da PAP. Pacientes no estágio clínico C apresentam sintomas graves e requerem intervenção terapêutica completa. A identificação de pacientes no estágio A permanece um desafio, embora fatores de risco genéticos ou sintomas com os esforços possam ajudar com informações. CEs, células endoteliais; CMLs, célula de músculo liso. *(Reimpressa, com autorização, da American Thoracic Society. Direitos autorais © 2022 American Thoracic Society. Todos os direitos reservados. BA Maron, SH Abman, 2017: Translational advances in the field of pulmonary hypertension: Focusing on Developmental Origins and Disease Inception for the Prevention of Pulmonary Hypertension. Am J Respir Crit Care Med 195:292, 2017.)*

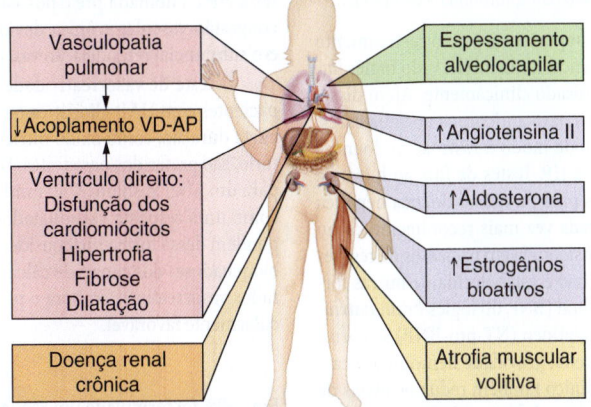

FIGURA 283-3 **Manifestações sistêmicas de hipertensão arterial pulmonar (HAP).** Na HAP, a vasculopatia é grave e aumenta a resistência vascular pulmonar. Isso promove desacoplamento ventrículo direito-artéria pulmonar (VD-AP), que produz um trabalho ineficiente e gasto energético do ventrículo direito. As manifestações sistêmicas, que provavelmente são secundárias às alterações na hemodinâmica cardiovascular, incluem superativação da sinalização neuro-humoral, doença renal crônica, aumento dos hormônios sexuais bioativos e atrofia muscular volitiva.

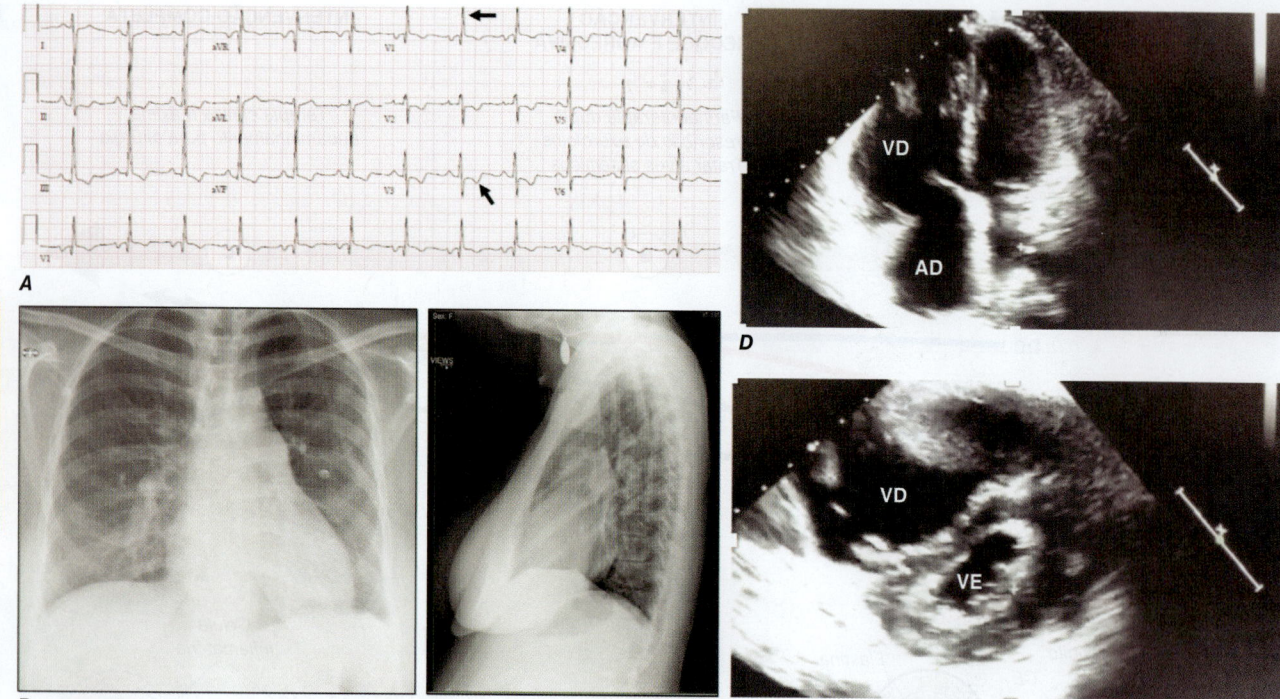

FIGURA 283-4 Eletrocardiograma, radiografia de tórax e ecocardiografia bidimensional na hipertensão arterial pulmonar avançada. **A.** Eletrocardiograma de 12 derivações mostra ondas R apiculadas na derivação V_1 e depressão do segmento ST nas derivações V_2-V_3 sugestivos de hipertrofia ventricular direita com tensão (setas). **B, C.** Radiografia de tórax em incidências anteroposterior e lateral demonstrando aumento das artérias pulmonares centrais e obliteração do espaço retroesternal, indicativo de hipertrofia ventricular direita. **D, E.** Incidências apical de quatro câmaras e transversal de duas câmaras adquiridas por ecocardiografia transtorácica demonstram aumento do ventrículo direito (VD) e do átrio direito (AD), bem como achatamento do septo interventricular na diástole consistente com sobrecarga pressórica. VE, ventrículo esquerdo.

AVALIAÇÃO DE TROMBOSE ARTERIAL PULMONAR Pacientes com embolia pulmonar luminal prévia têm maior risco de hipertensão pulmonar tromboembólica crônica (HPTEC), que é um subtipo específico de HP caracterizado por fibrose vascular e microtrombos arteriais. Embora a HPTEC seja curável em muitos pacientes por endarterectomia cirúrgica, ela também é amplamente não diagnosticada. A cintilografia ventilação-perfusão (V/Q) é o teste primário usado para rastrear e diagnosticar HPTEC, que deve ser considerada em qualquer paciente com HP de etiologia indefinida. O papel da angiotomografia computadorizada (angio-TC) no diagnóstico e conduta da HPTEC continua a evoluir. No momento a angio-TC é usada comumente para o estadiamento da carga tromboembólica anatômica, que pode, por fim, ser necessária para determinar a indicação para cirurgia. O procedimento diagnóstico definitivo permanece sendo a angiografia pulmonar, já que o realce com contraste nesse exame fornece informações detalhadas sobre padrões reticulares, estreitamentos e afinamento vascular que são patognomônicos de HPTEC.

SOROLOGIA Dados laboratoriais que são importantes para o rastreamento incluem o teste para vírus da imunodeficiência humana (HIV, do inglês *human immunodeficiency virus*) quando indicado clinicamente. Além disso, todos os pacientes devem ser investigados para anticorpos antinucleares, fator reumatoide e anticorpos anti-Scl-70 de modo a rastrear as doenças reumatológicas mais comuns associadas à HP. Testes de função hepática e sorologia para hepatite são importantes para pesquisar doença hepática subjacente. O uso de metanfetamina é cada vez mais reconhecido como causa de HAP, e a investigação deve ser considerada em pacientes de regiões endêmicas ou nos quais a causa de HAP não é estabelecida de outras formas. Por fim, o peptídeo natriurético cerebral (BNP, do inglês *brain natriuretic peptide*) e o terminal N do seu pró-peptídeo (NT-pro-BNP) se correlacionam com (dis)função ventricular direita, gravidade hemodinâmica e estado funcional na HAP. O tratamento clínico também reduz os níveis de NT-pro-BNP na HAP e, portanto, esse teste pode ser usado como um biomarcador para avaliar a resposta ao tratamento na prática clínica.

HEMODINÂMICA CARDIOPULMONAR INVASIVA O CCD permanece o padrão-ouro para estabelecer o diagnóstico de HP e orientar a seleção da terapia adequada. Os critérios hemodinâmicos para o diagnóstico de HP requerem primeiro uma PAPm > 20 mmHg. A HP pré-capilar e pós-capilar são, então, distinguidas em virtude da pressão capilar pulmonar (PCP; pressão de cunha) (ou pressão diastólica final do ventrículo esquerdo {PDFVE}) ≤ 15 mmHg ou > 15 mmHg, respectivamente. A HP pré-capilar isolada também requer uma RVP ≥ 30 unidades Wood (UW), enquanto a HP pós-capilar isolada é definida por uma RVP < 3 UW. Cada vez mais, a HP combinada pré e pós-capilar é reconhecida, definida por PAPm elevada > 20 mmHg, RVP ≥ 3 UW e PCP > 15 mmHg (Fig. 283-5).

Esses perfis hemodinâmicos informam a classificação clínica da HP. Por exemplo, a HP pré-capilar isolada é, mais frequentemente, devida a doença pulmonar primária, HAP ou HPTEC. A HP pós-capilar isolada ocorre em pacientes com doença valvular mitral, disfunção sistólica do ventrículo esquerdo ou insuficiência cardíaca com fração de ejeção preservada. As mesmas etiologias para HP pós-capilar isolada também estão subjacentes à HP combinada pré e pós-capilar. Quando presente, isso indica que a congestão vascular crônica devido à hipertensão atrial esquerda resultou em substancial remodelação vascular pulmonar.

O teste de vasorreatividade deve ser reservado principalmente para pacientes com HAP idiopática ou hereditária. Vasodilatadores com ação de curta duração, como óxido nítrico inalatório (NO•) ou epoprostenol inalatório, são preferidos para testes. Uma diminuição na PAPm em ≥ 10 mmHg para um nível absoluto ≤ 40 mmHg sem uma diminuição no DC é definida como uma resposta vasodilatadora pulmonar positiva, e pessoas que respondem dessa forma são consideradas para tratamento de longo prazo com bloqueadores dos canais de cálcio. Menos de 5% dos pacientes são considerados vasorreativos, embora o prognóstico entre esses pacientes seja particularmente favorável.

CLASSIFICAÇÃO DA HIPERTENSÃO PULMONAR

Em 1998, foi formulado um esquema de classificação clínica da HP, do qual a HAP (anteriormente *hipertensão pulmonar primária*) é um subgrupo, de acordo com semelhanças nos mecanismos fisiopatológicos e apresentação clínica. A classificação da HP naquele momento e atualmente existe com o objetivo de facilitar que novos tratamentos sejam testados entre apresentações diferentes (Fig. 283-6). Há esforços em andamento para definir

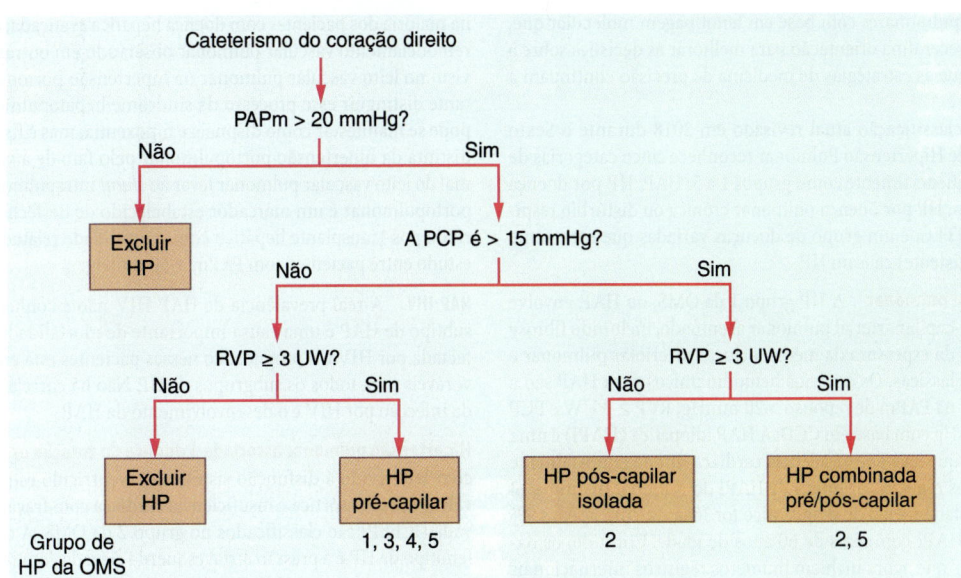

FIGURA 283-5 Classificação hemodinâmica da hipertensão pulmonar (HP). Dados do cateterismo do coração direito (CCD) excluem HP ou mostram fenótipos de HP pré-capilar, pós-capilar ou combinada pré/pós-capilar. Estas classificações, por sua vez, correspondem a grupos clínicos de HP da Organização Mundial de Saúde (OMS) da seguinte forma: grupo 1, hipertensão arterial pulmonar; grupo 2, HP por doença do coração esquerdo; grupo 3, HP por doença pulmonar primária e distúrbios respiratórios do sono; grupo 4, hipertensão pulmonar tromboembólica crônica; grupo 5, causas selecionadas de HP (raras ou mistas). PAPm, pressão arterial pulmonar média; PCP, pressão capilar pulmonar (de cunha); RVP, resistência vascular pulmonar.

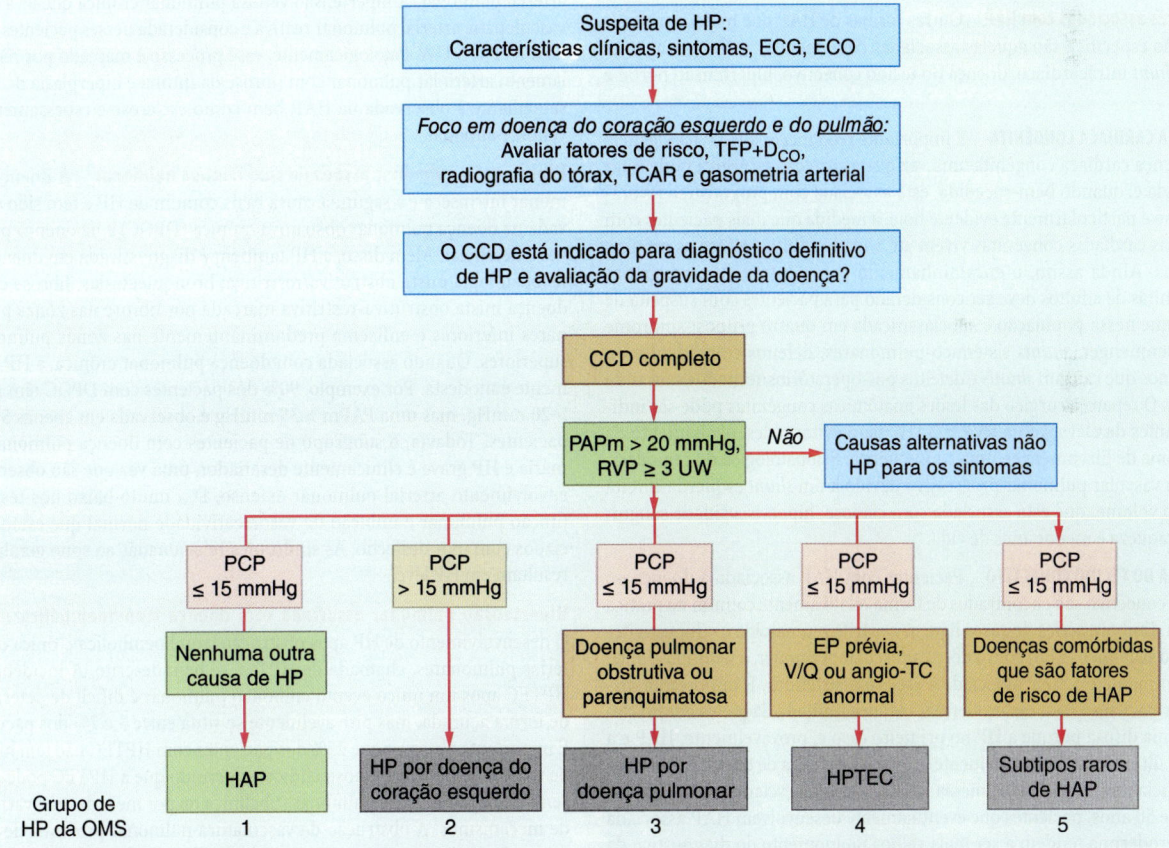

FIGURA 283-6 Estratégia para o diagnóstico de hipertensão pulmonar (HP) na prática clínica. Um alto índice de suspeita clínica de HP é levantado com base nas características clínicas, sintomas e achados na ecocardiografia (ECO) transtorácica. A prevalência de HP é elevada na doença pulmonar ou cardiovascular primária; portanto, uma avaliação inicial deve ser voltada para o diagnóstico dessas comorbidades. Isso pode incluir ênfase em fatores de risco cardiovascular, teste de função pulmonar (TFP) e/ou tomografia computadorizada de alta resolução (TCAR) do tórax. O diagnóstico de HP e a avaliação da gravidade da doença são determinados pelos achados no cateterismo cardíaco direito (CCD). A classificação do subtipo de HP depende de parâmetros hemodinâmicos e características clínicas. A HP grupo 2 pode ser evidente com RVP < 3 UW, como detalhado na Figura 283-5. Angio-TC, angiotomografia computadorizada; DCO, capacidade de difusão do monóxido de carbono; ECG, eletrocardiograma; EP, embolia pulmonar; HAP, hipertensão arterial pulmonar; HPTEC, hipertensão pulmonar tromboembólica crônica; OMS, Organização Mundial da Saúde; PAPm, pressão arterial pulmonar média; PCP, pressão capilar pulmonar (de cunha); RVP, resistência vascular pulmonar; V/Q, cintilografia nuclear de ventilação/perfusão.

doenças vasculares pulmonares com base em fenotipagem molecular que, no futuro, pode oferecer uma orientação para melhorar as decisões sobre a conduta à medida que as estratégias de medicina de precisão continuam a evoluir.

O sistema de classificação atual revisado em 2018 durante o Sexto Simpósio Mundial de Hipertensão Pulmonar reconhece cinco categorias de HP listadas aqui sequencialmente como grupos 1 a 5: HAP; HP por doença do coração esquerdo; HP por doença pulmonar crônica ou distúrbio respiratório do sono; HPTEC; e um grupo de doenças variadas que raramente (ou de forma inconsistente) causam HP.

Hipertensão arterial pulmonar

A HP grupo 1 da OMS, ou HAP, envolve remodelamento pré-capilar arterial pulmonar acentuado, incluindo fibrose da íntima, aumento da espessura da média, oclusão arteriolar pulmonar e lesões plexiformes clássicas. Os critérios hemodinâmicos para HAP são a elevação sustentada na PAPm de repouso > 20 mmHg; RVP ≥ 3 UW e PCP ou PDFVE ≤ 15 mmHg com base em CCD. A HAP idiopática (HAPI) é uma doença progressiva que leva à insuficiência cardíaca direita e mortalidade precoce. A partir dos registros originais de HAPI do National Institutes of Health em 1987, a idade média do diagnóstico foi 36 anos, com apenas 9% dos pacientes com HAPI com mais de 60 anos de idade. Contudo, os dados contemporâneos que agora incluem inúmeros registros internacionais sugerem um perfil clínico diferente. A média de idade dos pacientes com HAP é relatada entre 54 e 68 anos em estudos antigos. Isso reflete, em parte, um crescente conhecimento dessa doença em idosos. A prevalência de HAPI favorece as mulheres em relação aos homens em aproximadamente 3,1 vezes; contudo, o quadro hemodinâmico no diagnóstico é mais grave e o prognóstico é menos favorável em homens quando comparado com as mulheres.

Doenças associadas com HAP

Outras formas de HAP que merecem consideração específica são aquelas associadas com doença cardíaca congênita com shunt intracardíaco, doença do tecido conectivo, hipertensão portal e HIV.

DOENÇA CARDÍACA CONGÊNITA É importante reconhecer a HAP na vigência de doença cardíaca congênita uma vez que a correção cirúrgica pode estar indicada e, quando bem-sucedida, está associada com prognóstico favorável. Isso é particularmente evidente hoje, à medida que mais pacientes com doenças cardíacas congênitas vivem até a idade adulta e lotam as práticas clínicas. Ainda assim, o encaminhamento para centros de cardiopatias congênitas de adultos deve ser considerado para pacientes com suspeita de HAP, que nessa população é subclassificada em quatro grupos: síndrome de Eisenmenger, shunts sistêmico-pulmonares, defeitos coincidentes ou pequenos que causam shunts e defeitos pós-operatórios/fechados causando shunts. O reparo cirúrgico das lesões anatômicas congênitas pode ser indicado antes da elevação na RVP > 3 UW para evitar o desenvolvimento da síndrome de Eisenmenger, uma consequência fisiopatológica do remodelamento vascular pulmonar progressivo devido a um shunt esquerda-direita de alto volume, que está associada com cianose, hiperviscosidade sanguínea, fraqueza e menos anos de vida.

DOENÇA DO TECIDO CONECTIVO Pacientes com HAP associada à doença do tecido conectivo são encontrados de forma relativamente comum na prática clínica. Embora séries de casos liguem a artrite reumatoide e o lúpus eritematoso sistêmico (LES) com a doença vascular pulmonar, o fenótipo clínico predominante é a HAP associada à esclerose sistêmica. É importante distinguir pacientes com esclerodermia cutânea limitada daqueles com esclerodermia difusa porque a HP no primeiro caso é, provavelmente, HAP e a HP no último caso frequentemente ocorre na vigência de doença pulmonar intersticial. Embora a idade média de instalação da esclerodermia seja entre 30 e 50 anos, pacientes que eventualmente desenvolvem HAP associada à esclerodermia tendem a ser mais velhos no momento do diagnóstico da esclerodermia. O desenvolvimento de HAP na esclerodermia é particularmente preocupante do ponto de vista de prognóstico, embora a implementação de terapias modernas tenha melhorado os resultados.

HIPERTENSÃO PORTOPULMONAR Entre pacientes com hipertensão portal estabelecida, 2 a 10% desenvolvem hipertensão portopulmonar, independentemente da causa da doença hepática. Além disso, a hipertensão portopulmonar é observada em pacientes com etiologias não hepáticas de hipertensão portal. Um estado circulatório hiperdinâmico é comum, como na maioria dos pacientes com doença hepática avançada; contudo, o mesmo remodelamento vascular pulmonar observado em outras formas de HAP é visto no leito vascular pulmonar na hipertensão portopulmonar. É importante distinguir esse processo da síndrome hepatopulmonar, que também pode se manifestar como dispneia e hipoxemia, mas é fisiopatologicamente distinta da hipertensão portopulmonar pelo fato de a vasodilatação anormal do leito vascular pulmonar levar ao shunt intrapulmonar. A hipertensão portopulmonar é um marcador estabelecido de desfechos adversos no período pós-transplante hepático com mortalidade relatada de 100% em um estudo entre pacientes com PAPm ≥ 50 mmHg.

HAP-HIV A real prevalência de HAP-HIV não é conhecida; todavia, esse subtipo de HAP é uma causa importante de mortalidade na população infectada por HIV e o prognóstico nesses pacientes está entre os mais desfavoráveis para todos os subgrupos de HP. Não há correlação entre o estágio da infecção por HIV e o desenvolvimento da HAP.

Hipertensão pulmonar associada à doença do coração esquerdo

Pacientes com HP devido a disfunção sistólica do ventrículo esquerdo, doença das valvas mitral e aórtica e insuficiência cardíaca com fração de ejeção preservada (ICFEP) são classificados no grupo 2 da OMS. A característica desse fenótipo de HP é a pressão atrial esquerda elevada com resultante hipertensão venosa pulmonar. Na insuficiência cardíaca sistólica esquerda ou ICFEP, mesmo uma PAPm discretamente elevada está associada com desfechos clínicos adversos. Deve ser observado que a HP na vigência de estenose ou insuficiência mitral é uma indicação de intervenção valvar cirúrgica (ou percutânea).

A despeito da causa de elevação da pressão atrial esquerda, a pressão venosa pulmonar elevada leva, indiretamente, a uma elevação na pressão arterial pulmonar. A hipertensão venosa pulmonar crônica que leva a uma vasculopatia arterial pulmonar reativa é considerada nesses pacientes quando o RVP ≥ 3 UW. Patologicamente, esse processo é marcado por remodelamento arteriolar pulmonar com fibrose da íntima e hiperplasia da média semelhante à observada na HAP, bem como esclerose e espessamento da vênula pulmonar.

Hipertensão pulmonar associada com doença pulmonar

A doença pulmonar intrínseca é a segunda causa mais comum de HP e tem sido observada na doença pulmonar obstrutiva crônica (DPOC) e na doença pulmonar intersticial. Além disso, a HP também é diagnosticada em doenças de fisiopatologia mista obstrutiva/restritiva: bronquiectasias, fibrose cística, doença mista obstrutiva-restritiva marcada por fibrose nas zonas pulmonares inferiores e enfisema predominantemente nas zonas pulmonares superiores. Quando associada com doença pulmonar crônica, a HP geralmente é modesta. Por exemplo, 90% dos pacientes com DPOC têm PAPm > 20 mmHg, mas uma PAPm > 35 mmHg é observada em apenas 5% dos pacientes. Todavia, o subgrupo de pacientes com doença pulmonar primária e HP grave é clinicamente desafiador, uma vez que são observados envolvimento arterial pulmonar extenso, D_{CO} muito baixo nos testes de função pulmonar e inibição da vasorreatividade normal que estão associados com pior desfecho. As síndromes relacionadas ao sono geralmente resultam em HP leve.

Hipertensão pulmonar associada com doença tromboembólica crônica

O desenvolvimento de HP após obstrução tromboembólica crônica das artérias pulmonares, chamada de HPTEC, é bem descrito. A incidência de HPTEC após um único evento embólico pulmonar é difícil de determinar de forma acurada, mas provavelmente se situa entre 3 e 7% dos pacientes. É importante observar que 25% dos pacientes com HPTEC não têm história de tromboembolismo venoso clínico, sugerindo que a HPTEC pode se desenvolver após embolia pulmonar subclínica ou por meio de uma variedade de mecanismos. A obstrução da vasculatura pulmonar proximal devido a formações reticulares, estenoses ou oclusão fibrótica focal significa envolvimento de vasos proximais. As arteríolas pulmonares distais se remodelam por estreitamento ou obliteração luminal. Aproximadamente 10 a 15% dos pacientes irão desenvolver uma doença muito parecida clínica e patologicamente com a HAP após a ressecção do trombo proximal (Fig. 283-7).

OUTROS DISTÚRBIOS QUE AFETAM A VASCULATURA PULMONAR

Sarcoidose

Os pacientes com sarcoidose podem desenvolver HP como resultado do envolvimento pulmonar e aqueles que apresentam dispneia

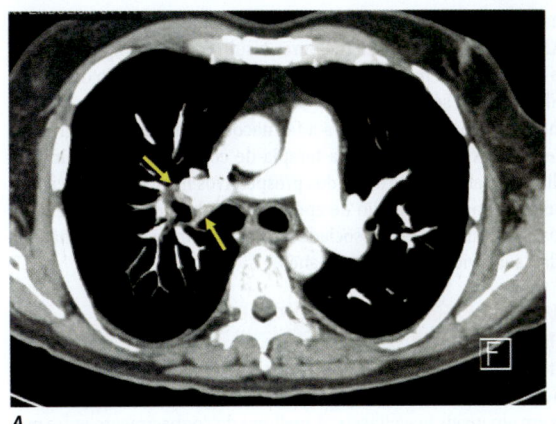 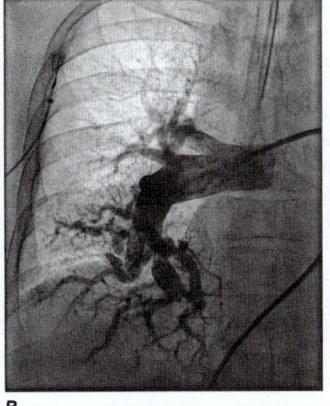 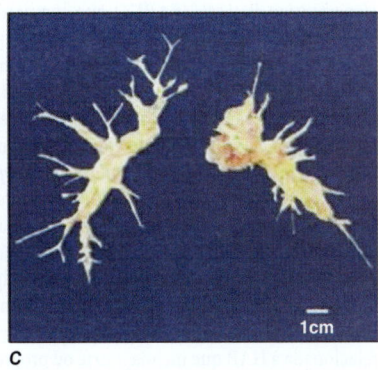

FIGURA 283-7 Achados de imagem na hipertensão pulmonar tromboembólica crônica (HPTEC) e amostra cirúrgica de endarterectomia. **A.** A tomografia computadorizada de tórax com contraste mostra um padrão vascular obstrutivo envolvendo artérias pulmonares segmentares (*setas amarelas*) em um homem de 63 anos com dispneia aos esforços e história remota de embolia pulmonar. **B.** Imagem estática de uma angiografia pulmonar do pulmão direito (injeção submáxima mostrada) mostra estenose da artéria pulmonar, formação reticular e grave perda do padrão ramificado que é clássica para HPTEC. **C.** Amostras de coágulos fibróticos crônicos ressecados durante a endarterectomia pulmonar cirúrgica, que é curativa na maioria dos pacientes com HPTEC. *(O painel C é reproduzido com autorização de IM Lang, M Madani: Update on chronic thromboembolic pulmonary hypertension. Circulation 130:508, 2014.)*

progressiva necessitam de uma ampla avaliação. Na sarcoidose, a HP se desenvolve principalmente devido à inflamação granulomatosa dos vasos pulmonares, embora a compressão mecânica das artérias pulmonares pelos linfonodos aumentados também seja relatada.

Doença falciforme As anormalidades do sistema cardiovascular são proeminentes no espectro clínico da doença falciforme (e outras hemoglobinopatias), incluindo HP, que ocorre em 6 a 10% dos pacientes. A etiologia é multifatorial, incluindo hemólise, hipoxemia, tromboembolismo, DC cronicamente elevado e doença hepática crônica.

Esquistossomose Globalmente, a esquistossomose está entre as causas mais comuns de HP. O desenvolvimento de HP ocorre na vigência de doença hepatoesplênica e hipertensão portal. Estudos sugerem que a inflamação pela infecção desencadeia alterações vasculares pulmonares de má adaptação. O diagnóstico é confirmado pelo achado de ovos do parasita na urina ou nas fezes de pacientes com sintomas, o que pode ser difícil. A eficácia de terapias dirigidas à HP nesses pacientes é desconhecida.

TRATAMENTO FARMACOLÓGICO DA HAP

Antes da disponibilidade de terapia específica da doença, as taxas de mortalidade em 1 e 3 anos para HAPI ou HAP hereditária eram 68% e 48%, respectivamente. Na era atual, há 14 terapias clínicas aprovadas pela Food and Drug Administration (FDA) dos Estados Unidos para HAP e foram desenvolvidas estratégias de tratamento padronizado que enfatizam a farmacoterapia precoce e agressiva, iniciada em um centro especializado em HP. Entre os pacientes tratados de forma ideal, as taxas de sobrevida em 1 e 3 anos melhoraram para 91% e 69%, respectivamente. Todas as terapias clínicas têm como meta a prostaciclina, o NO· ou as vias de sinalização do receptor da endotelina. Os métodos de fornecimento dos fármacos atualmente incluem vias oral, inalatória, subcutânea (incluindo equipamentos implantados cirurgicamente) e intravenosa.

Prostanoides Na HAP, a disfunção endotelial e a ativação das plaquetas causam desequilíbrio nos metabólitos do ácido araquidônico com redução dos níveis de prostaciclina e aumento da produção de tromboxano A_2. A prostaciclina (PGI_2) ativa as vias dependentes do monofosfato de adenosina cíclico (AMPc) que medeia a vasodilatação. A PGI_2 também tem efeitos antiproliferativos no músculo liso vascular e inibe a agregação plaquetária. Os níveis de proteína da prostaciclina-sintase estão diminuídos nas artérias pulmonares de pacientes com HAP. Esse desequilíbrio de mediadores é compensado terapeuticamente pela administração de prostaciclina exógena (e análogos, denominados prostanoides) ou de um agonista do receptor de prostaciclina.

O epoprostenol foi o primeiro prostanoide disponível para o manejo da HAP. O epoprostenol fornecido por infusão intravenosa contínua melhora a capacidade funcional e a sobrevida na HAP. A eficácia do epoprostenol em pacientes com HAP em Classe Funcional (CF) III e IV da OMS foi demonstrada em um estudo clínico que mostrou melhora na qualidade de vida, PAPm, RVP, 6MWD e mortalidade. A treprostinila tem uma meia-vida mais longa que o epoprostenol (cerca de 4 horas vs. cerca de 6 minutos), o que permite a administração subcutânea. A treprostinila tem mostrado melhorar a hemodinâmica pulmonar, os sintomas, a capacidade de exercício e a sobrevida na HAP. A prostaciclina inalatória fornece os efeitos benéficos da infusão de prostaciclina sem a inconveniência e os efeitos colaterais dos cateteres de infusão (p. ex., risco de infecção e reações no local da infusão). Tanto o iloprosta quanto a treprostinila por via inalatória foram aprovados para pacientes com HAP e sintomas graves de insuficiência cardíaca. A prostaciclina oral também é eficaz em ensaios clínicos, mas a dose máxima é modesta e, portanto, geralmente reservada como terapia de segunda linha.

Selexipague é um derivado difenilpirazínico não prostanoide de uso oral que se liga ao receptor da prostaglandina I_2 (IP) com alta afinidade. O metabólito ativo do selexipague tem uma meia-vida prolongada em comparação com os análogos dos prostanoides, o que permite o uso em dose 2 vezes ao dia. A eficácia do selexipague foi avaliada em pacientes com HAP e CF II-III da New York Heart Association (NYHA) em uso de terapia com antagonista do receptor da endotelina-1 (ET-1) ou sildenafila, ou ambos. Esse estudo representa o maior estudo randomizado controlado por placebo entre pacientes com HAP que foi concluído, inscrevendo 1.156 pacientes tratados por uma média de 1,4 ano. O selexipague reduz o risco de hospitalização e o risco de progressão da doença em 43% ($p < 0,0001$) comparado com aqueles que receberam placebo. Não houve diferenças significativas na mortalidade entre os dois grupos, e o perfil de efeitos colaterais foi similar ao das prostaciclinas.

Antagonistas do receptor da endotelina Os antagonistas do receptor da endotelina (AREs) inibem os efeitos prejudiciais da ET-1, um potente vasoconstritor endógeno e mitógeno do músculo liso vascular. Na HAP, a ET-1 se associa positivamente com a RVP e a PAPm e inversamente com o DC e a 6MWD. O eixo de sinalização da ET-1 é complexo e específico para o tipo de célula: os receptores ET tipo A (ET_A) e tipo B (ET_B) expressos no músculo liso da artéria pulmonar medeiam vasoconstrição, enquanto as células endoteliais da artéria pulmonar humana expressam receptores ET_B que promovem a depuração da ET-1 e vasodilatação por meio da ativação da sintase endotelial do óxido nítrico e liberação da prostaciclina.

Os três AREs aprovados para uso nos Estados Unidos são os antagonistas não seletivos do receptor $ET_{A/B}$ bosentana e macitentana e o antagonista seletivo do receptor ET_A ambrisentana. Os estudos mostraram que a bosentana melhora a hemodinâmica e a capacidade de exercício e retarda a evolução clínica. O estudo randomizado controlado por placebo de fase 3 *Bosentan Randomized Trial of Endothelin Antagonist Therapy* (BREATHE)-1 que comparou a bosentana com placebo demonstrou melhora nos sintomas, na 6MWD e na CF da OMS em pacientes tratados com bosentana. O estudo *Endothelin Antagonist Trial in Mildly Symptomatic Pulmonary Arterial Hypertension Patients* (EARLY) que comparou a bosentana com placebo demonstrou melhora na RVP e na 6MWD em pacientes com CF II da OMS.

Vários estudos, incluindo o ensaio de fase 3 controlado por placebo *Ambrisentan in Pulmonary Arterial Hypertension* (ARIES)-1, demonstrou que a ambrisentana melhora a tolerância ao exercício, a CF da OMS, a hemodinâmica e a qualidade de vida em pacientes com HAP. Mais recentemente, o ensaio *Study with an Endothelin Receptor Antagonist in Pulmonary Arterial Hypertension to Improve Clinical Outcome* (SERAPHIN) randomizou 742 pacientes com HAP para receber placebo ou macitentana, que é um antagonista $ET_{A/B}$ com afinidade de ligação com o receptor otimizada. A maioria dos pacientes estava em uso de alguma forma de terapia para HAP. Ao longo de um tempo médio de tratamento de 85 semanas, o coeficiente de risco para atingir o desfecho primário composto de piora clínica relacionada à HAP, que incluía morte ou progressão da doença, foi reduzido em 45% no braço que usou a dose de 10 mg.

Efetores da via do óxido nítrico A molécula gasosa lipofílica do NO• é gerada pela sintase endotelial do óxido nítrico nas células endoteliais e ativa a guanililciclase solúvel (sGC) para gerar GMPc nas células do músculo liso vascular e nas plaquetas. O nucleotídeo cíclico GMPc é um segundo mensageiro que induz vasodilatação por meio do relaxamento das células musculares lisas arteriais e inibe a ativação plaquetária. As enzimas fosfodiesterase tipo 5 (PDE-5) são altamente expressas no tecido vascular pulmonar (e no corpo cavernoso do pênis). Os inibidores da PDE-5 previnem hidrólise (inativação) da GMPc para maximizar a vasodilatação dependente do NO•, servindo de base para o uso dessa classe de fármacos no tratamento da HP (e disfunção erétil). Os dois inibidores de PDE-5 usados para o tratamento da HAP são sildenafila e tadalafila. Ambos os agentes mostraram melhorar a hemodinâmica e a 6MWD.

O riociguate aumenta o GMPc bioativo por (1) estabilização da interação molecular entre NO• e sGC, e (2) estimulação direta da sGC independentemente da biodisponibilidade de NO•. O riociguate melhorou consideravelmente a capacidade de exercício, a hemodinâmica pulmonar, a CF OMS e o tempo até a piora clínica em pacientes com HAP e é a única farmacoterapia aprovada para pacientes com HPTEC para os quais a endarterectomia pulmonar cirúrgica seja ineficaz ou contraindicada.

ABORDAGEM AO TRATAMENTO DA HAP

A abordagem ao tratamento da HAP evoluiu substancialmente desde a época em que o sucesso era definido pelo retardo na mortalidade na doença terminal. Atualmente, o tratamento tem por meta atingir um baixo perfil de risco clínico, definido como um risco de mortalidade em 1 ano < 5%. Em geral, isso descreve um paciente com sintomas mínimos, CF da OMS I ou II, 6MWD > 440 m e índice cardíaco ≥ 2,5 L/min/m². Para atingir essa meta, a maioria dos pacientes precisará de dois ou mais fármacos para HAP, além da modificação do fator de risco (como dieta com baixo teor de sódio), uso de diuréticos, oxigênio suplementar e exercícios prescritos (ou supervisionados). A farmacoterapia combinada tem uma série de vantagens hipotéticas: como múltiplos intermediários patogênicos são identificados e a natureza neoplásica da HAP é cada vez mais reconhecida, fica claro que é necessário atingir os diversos eventos biopatológicos e fisiopatológicos envolvidos no remodelamento vascular para otimizar o tratamento. O conceito de terapia combinada na HAP é baseado em outras doenças complexas nas quais uma abordagem semelhante foi eficaz, incluindo HIV, câncer e insuficiência cardíaca.

O papel da terapia precoce e agressiva com a combinação de tratamentos orais foi abordado no estudo de referência *Initial Use of Ambrisentan plus Tadalafil in Pulmonary Arterial Hypertension* (AMBITION). Pacientes com HAP incidente sem tratamento prévio (n = 500) foram randomizados para uma combinação de ambrisentana e tadalafila, monoterapia com ambrisentana ou monoterapia com tadalafila. A terapia combinada inicial com ambrisentana e tadalafila foi associada a um risco 50% menor de piora clínica (composto de morte, transplante de pulmão, hospitalização por piora da HAP e piora da HAP) quando comparada com os grupos de monoterapia. A diferença foi impulsionada primariamente pelo retardo no tempo até a primeira hospitalização. É importante observar que a terapia combinada inicial não foi associada com um aumento de eventos adversos. Os dados do registro sugerem que os pacientes em terapia dupla com um inibidor de PDE-5 mais combinações de ARE alternativos aos medicamentos estudados em AMBITION também têm melhores resultados em comparação com pacientes tratados com monoterapia, sugerindo que o benefício da terapia combinada pode não ser específico do medicamento (**Fig. 283-8**).

A mudança de paradigma para a farmacoterapia precoce e agressiva na HAP está se expandindo para a terapia de combinação tripla inicial. Embora limitado atualmente a estudos prospectivos menores em pacientes altamente selecionados, o início de epoprostenol, bosentana e sildenafila intravenosos em um relato foi associado a melhora clínica e hemodinâmica sustentada e sobrevida de 100% em 3 anos.

NECESSIDADES DE PESQUISA NÃO ATENDIDAS E FUTURAS EM HIPERTENSÃO PULMONAR

A despeito de ganhos substanciais em qualidade de vida e sobrevida na HAP, a elevada mortalidade e a qualidade de vida limitada dos pacientes permanecem em níveis inaceitáveis. A melhora do conhecimento entre médicos e pacientes pode levar a um diagnóstico mais oportuno que irá afetar a resposta à terapia e a sobrevida. Os pacientes também devem ter a opção de encaminhamento para um centro especializado que se concentre no tratamento de pacientes com doença vascular pulmonar, o que irá garantir o seu acesso ao conhecimento mais atualizado em cuidados (multidisciplinar). No momento, há apenas três classes de terapia para pacientes com HAP, e elas não revertem o remodelamento vascular o suficiente para prover um benefício clínico definitivo em longo prazo (> 10 anos). Além disso, o papel dos fármacos disponíveis atualmente no estágio inicial da doença não é conhecido e requer mais investigação (**Tab. 283-2**). Há necessidade

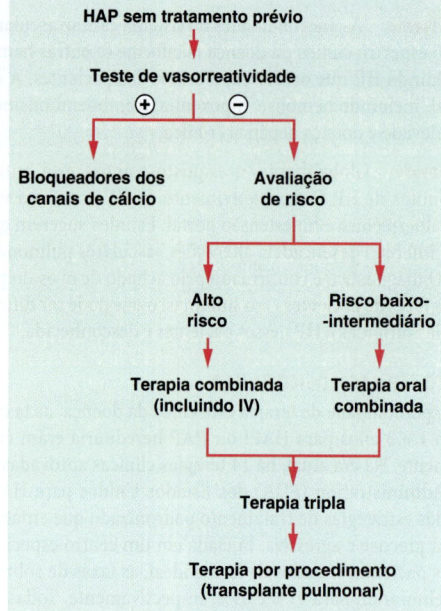

FIGURA 283-8 Estratégia de tratamento para pacientes com hipertensão arterial pulmonar (HAP) diagnosticada recentemente. Pacientes incidentes, sem tratamento prévio e diagnosticados com HAP devem ser avaliados com teste de vasorreatividade no momento do cateterismo cardíaco direito. Pacientes com teste de vasorreatividade positivo indicando uma resposta vasodilatadora aguda e robusta após a administração de óxido nítrico (ou outro vasodilatador pulmonar aprovado) são tratados com bloqueador dos canais de cálcio por via oral em altas doses e têm um prognóstico favorável, mas constituem uma minoria (< 5%) de todos os pacientes com HAP. Entre os pacientes com um estudo de vasorreatividade negativo, a seleção do tratamento é determinada pelo risco clínico: pacientes de alto risco, como aqueles com insuficiência cardíaca avançada ou síncope, são tratados com terapia combinada, incluindo a prostaciclina intravenosa. Pacientes de risco baixo ou intermediário são iniciados em terapia oral combinada, que geralmente inclui um antagonista do receptor de endotelina e um inibidor da fosfodiesterase tipo 5. A terapia adicional subsequente (ou seja, terapia tripla) é considerada em pacientes que se deterioram clinicamente ou não melhoram. O transplante pulmonar ou outras estratégias cirúrgicas são considerados em pacientes com HAP grave refratária ao tratamento clínico máximo.

TABELA 283-2 Terapias aprovadas pela FDA para o tratamento de HAP

Nome genérico	Via de administração	Classe do fármaco	Indicação
Epoprostenol	IV	Derivado da prostaciclina	Tratamento da HAP para melhorar a capacidade de exercício
Iloprosta	Inalado	Derivado da prostaciclina	Tratamento da HAP para melhorar o desfecho composto de tolerância ao exercício, sintomas (classe NYHA) e ausência de deterioração
Treprostinila	IV ou SC	Derivado da prostaciclina	Tratamento da HAP para reduzir os sintomas associados com o exercício
Treprostinila	Inalado	Derivado da prostaciclina	Tratamento da HAP para melhorar a capacidade de exercício
Treprostinila	Oral	Derivado da prostaciclina	Tratamento da HAP para melhorar a capacidade de exercício
Selexipague	Oral	Agonista seletivo do receptor IP	Tratamento da HAP para melhorar o desfecho composto de ausência de deterioração clínica
Bosentana	Oral	Antagonista do receptor da endotelina	Tratamento da HAP para melhorar a capacidade de exercício e reduzir a piora clínica
Ambrisentana	Oral	Antagonista do receptor da endotelina	Tratamento da HAP para melhorar a capacidade de exercício e retardar a piora clínica
Macitentana	Oral	Antagonista do receptor da endotelina	Tratamento da HAP para melhorar o desfecho composto de retardo de piora clínica
Sildenafila	Oral ou IV	Inibidor da PDE-5	Tratamento da HAP para melhorar a capacidade de exercício e retardar a piora clínica
Tadalafila	Oral	Inibidor da PDE-5	Tratamento da HAP para melhorar a capacidade de exercício
Riociguate	Oral	Estimulante da guanilato-ciclase solúvel	Tratamento da HAP para melhorar a capacidade de exercício

Siglas: FDA, Food and Drug Administration; IV, intravenoso; NYHA, New York Heart Association; HAP, hipertensão arterial pulmonar; PDE-5, fosfodiesterase-5; SC, subcutâneo.

de tratamento que aborde a fibrose e as alterações metabólicas nas células vasculares pulmonares. Por fim, não há tratamentos específicos para a doença nos casos de HP causada por doença cardíaca à esquerda ou doença pulmonar. Portanto, o desenvolvimento de terapêutica para essas grandes populações vulneráveis é de suma importância.

Agradecimento *O Dr. Aaron Waxman contribuiu para este capítulo na 20ª edição, e parte dessa contribuição foi mantida aqui.*

LEITURAS ADICIONAIS

Banerjee D et al: Sexual health and health-related quality of life among women with pulmonary arterial hypertension. Pulm Circ 8:2045894018788277, 2018.
Galiè N et al: Initial use of ambrisentan plus tadalafil in pulmonary arterial hypertension. N Engl J Med 373:834, 2015.
Ghofrani HA et al: Riociguat for the treatment of pulmonary arterial hypertension. N Engl J Med 369:330, 2013.
Humbert M et al: Pathology and pathobiology of pulmonary hypertension: State of the art and research perspectives. Eur Respir J 53:1801887, 2019.
Maron BA, Galie N: Diagnosis, treatment, and clinical management of pulmonary arterial hypertension in the contemporary era: A review. JAMA Cardiol 1:1056, 2016.
Maron BA et al: Association of borderline pulmonary hypertension with mortality and hospitalization in a large patient cohort: Insights from the Veterans Affairs Clinical Assessment, Reporting, and Tracking Program. Circulation 133:1240, 2016.
Opotowsky AR: Clinical evaluation and management of pulmonary hypertension in the adult with congenital heart disease. Circulation 131:200, 2015.
Simonneau G et al: Haemodynamic definitions and updated clinical classification of pulmonary hypertension. Eur Respir J 53:pii:1801913, 2019.
Sitbon O et al: Selexipag for the treatment of pulmonary arterial hypertension. N Engl J Med 373:2522, 2015.

PARTE 7 Distúrbios do sistema respiratório

Seção 1 Diagnóstico dos distúrbios respiratórios

284 Abordagem ao paciente com doença do sistema respiratório
Bruce D. Levy

A maioria das doenças do sistema respiratório se apresenta com tosse e/ou dispneia e pode ser classificada em uma de três categorias principais: (1) doenças obstrutivas; (2) doenças restritivas; e (3) doenças vasculares. A fisiopatologia obstrutiva é a mais comum e primariamente resulta de doenças das vias aéreas como asma, doença pulmonar obstrutiva crônica (DPOC), bronquiectasia e bronquiolite. Os distúrbios que resultam em fisiopatologia restritiva incluem doenças do parênquima pulmonar, anormalidades da parede torácica e da pleura e doenças neuromusculares. Embolia pulmonar, hipertensão pulmonar e doença veno-oclusiva pulmonar são exemplos de distúrbios da vasculatura pulmonar. Embora muitas doenças específicas se enquadrem em uma dessas categorias principais, os processos infecciosos e neoplásicos podem afetar o sistema respiratório e resultam em múltiplos achados patológicos, incluindo aqueles listados nas três categorias citadas anteriormente (Tab. 284-1).

Os distúrbios também podem ser agrupados conforme as anormalidades das trocas gasosas, incluindo hipoxemia, hipercarbia e as alterações mistas; porém, muitos distúrbios respiratórios não se manifestam como anormalidades de trocas gasosas.

Assim como ocorre na investigação da maioria dos pacientes, a abordagem ao paciente portador de distúrbio do sistema respiratório inicia-se com uma anamnese completa e um exame físico direcionado. Muitos pacientes terão de ser submetidos a provas de função pulmonar, exames de imagem do tórax, exames de sangue e de escarro, diversos testes sorológicos ou microbiológicos e procedimentos diagnósticos, como a broncoscopia. Essa abordagem em etapas é discutida em detalhes adiante.

HISTÓRIA

Dispneia e tosse Os sintomas cardinais das doenças respiratórias são dispneia e tosse (Caps. 37 e 38). A dispneia tem várias causas possíveis, algumas delas não sendo predominantemente relacionadas com patologia pulmonar. As palavras usadas pelo paciente para descrever a falta de ar podem sugerir determinadas etiologias para a dispneia. Os pacientes com doença pulmonar obstrutiva costumam queixar-se de "aperto no peito" ou de "incapacidade de respirar profundamente", enquanto os pacientes com insuficiência cardíaca congestiva costumam relatar uma sensação de sufocamento ou que o "ar é insuficiente".

O tempo de início e a duração da dispneia do paciente também ajudam a determinar sua etiologia. A falta de ar aguda costuma estar associada a alterações fisiológicas súbitas, como o estreitamento agudo das vias aéreas (p. ex., edema laríngeo, broncospasmo ou obstrução por muco), hipoxemia aguda (p. ex., edema pulmonar, pneumonia ou embolia pulmonar) ou alterações súbitas no trabalho respiratório (p. ex., pneumotórax). Os pacientes com DPOC e fibrose pulmonar idiopática (FPI) apresentam-se com dispneia aos esforços de evolução progressiva, pontuada por episódios agudos de piora da falta de ar. Por outro lado, os asmáticos, em sua maioria, não apresentam sintomas diários, mas experienciam episódios intermitentes de dispneia, tosse e aperto no peito, em geral associados a desencadeantes específicos, como infecção do trato respiratório superior ou exposição a alérgenos.

As perguntas específicas devem se concentrar nos fatores que desencadeiam a dispneia, assim como em qualquer intervenção que ajude o paciente a aliviar a falta de ar. A asma comumente é agravada por desencadeantes específicos, embora isso também possa ocorrer na DPOC. Muitos pacientes com doença pulmonar relatam dispneia aos esforços. A determinação do grau de atividade necessário para que haja falta de ar dá ao clínico uma ideia do grau de incapacidade do paciente. Muitos pacientes adaptam o seu nível de atividade física à limitação progressiva. Por esse motivo, é importante, particularmente ao tratar idosos, definir a rotina das atividades e como essa rotina vem se modificando ao longo do tempo. A dispneia aos esforços costuma ser um sintoma precoce de doença pulmonar ou cardíaca subjacente e justifica uma investigação completa.

No caso da tosse, o médico deve inquirir sobre a sua duração, se está associada à produção de escarro e sobre desencadeantes específicos. A tosse aguda com produção de escarro frequentemente indica infecção do sistema respiratório, incluindo os processos que afetam as vias aéreas superiores (p. ex., sinusite, traqueíte) ou inferiores (p. ex., bronquite, bronquiectasia) e o parênquima pulmonar (p. ex., pneumonia). É importante determinar tanto a quantidade quanto a qualidade do escarro, incluindo se há raias de sangue ou se é francamente sanguinolento. A hemoptise determina uma necessidade de investigação urgente, conforme descrito no Capítulo 39.

A tosse crônica (definida por persistência além de 8 semanas) comumente está associada a doenças pulmonares de padrão obstrutivo, sobretudo asma, DPOC e bronquiectasia crônica, assim como a doenças "não respiratórias", como doença do refluxo gastresofágico e gotejamento pós-nasal. As doenças difusas do parênquima pulmonar, incluindo FPI, frequentemente se apresentam com tosse persistente e não produtiva. Nem todas as causas de tosse têm origem respiratória, e a investigação deve englobar uma gama ampla de diagnósticos diferenciais, incluindo doenças cardíacas e gastrintestinais assim como causas psicogênicas.

Outros sintomas Os pacientes com doenças respiratórias podem relatar sibilos, que são sugestivos de problemas nas vias aéreas, particularmente asma. A hemoptise pode ser causada por diversas doenças pulmonares, incluindo infecções do trato respiratório, carcinoma broncogênico e embolia pulmonar. Além disso, dor ou desconforto torácico podem ter origem respiratória. Como o parênquima pulmonar não é inervado com terminações transmissoras de estímulos dolorosos, a dor torácica com origem em doenças respiratórias costuma resultar de problemas na pleura parietal (p. ex., pneumotórax) ou de doenças vasculares pulmonares (p. ex., hipertensão pulmonar). Visto que muitas doenças pulmonares podem resultar em sobrecarga sobre o coração direito, os pacientes podem se apresentar com sintomas de *cor pulmonale*, incluindo aumento de volume ou distensão abdominal e edema de membros inferiores (Cap. 257).

Anamnese adicional Uma história social completa é parte essencial da investigação clínica de pacientes com doença respiratória. Todos os pacientes devem ser questionados acerca de tabagismo prévio ou atual, uma

TABELA 284-1 ■ Classificação das doenças respiratórias

Categoria	Exemplos
Fisiopatologia obstrutiva – doença das vias aéreas	Asma Doença pulmonar obstrutiva crônica (DPOC) Bronquiectasia Bronquiolite
Fisiopatologia restritiva – doença do parênquima	Fibrose pulmonar idiopática (FPI) Asbestose Pneumonite intersticial descamativa (PID) Sarcoidose
Fisiopatologia restritiva – fraqueza neuromuscular	Esclerose lateral amiotrófica (ELA) Síndrome de Guillain-Barré Miastenia *gravis*
Fisiopatologia restritiva – doença pleural/da parede torácica	Cifoescoliose Espondilite anquilosante Derrame pleural crônico
Doença vascular pulmonar	Embolia pulmonar Hipertensão arterial pulmonar (HAP) Doença veno-oclusiva pulmonar Vasculite
Neoplasia maligna	Carcinoma broncogênico (pequenas células e não pequenas células) Doença metastática
Doenças infecciosas	Pneumonia Bronquite Traqueíte

vez que a exposição ao tabaco está associada a muitas doenças do sistema respiratório, incluindo DPOC, carcinoma pulmonar broncogênico e diversas doenças difusas do parênquima pulmonar (p. ex., pneumonite intersticial descamativa e histiocitose pulmonar de células de Langerhans). Para a maioria dessas doenças, o aumento da exposição à fumaça de cigarro (i.e., maços-anos de cigarros) aumenta o risco de doença. O uso de cigarros eletrônicos ou o uso de *vaping* pode levar a lesão pulmonar aguda ou subaguda (i.e., lesão pulmonar associada ao uso de cigarros eletrônicos ou *vaping* [EVALI, do inglês *E-cigarette or vaping use-associated lung injury*]). O tabagismo passivo também aumenta o risco para algumas doenças respiratórias, de modo que os pacientes também devem ser questionados com relação a pais, cônjuges ou outras pessoas fumantes na casa. Deve-se explorar possíveis exposições inalatórias no trabalho (p. ex., asbesto, sílica) ou em casa (p. ex., fumaça de madeira, excrementos de aves domésticas) (Cap. 289). As viagens predispõem a determinadas infecções do trato respiratório, sobretudo a tuberculose. Deve-se determinar a possibilidade de exposição a fungos encontrados em determinadas regiões geográficas ou climas (p. ex., *Histoplasma capsulatum*).

A associação de sintomas como febre e calafrios faz aumentar a suspeita de etiologia infecciosa, tanto pulmonar quanto sistêmica. A revisão abrangente dos sistemas pode sugerir doença reumatológica ou autoimune que esteja se apresentando com manifestações no trato respiratório. Os questionamentos devem se concentrar em dor ou edema articular, exantema, xeroftalmia, xerostomia ou sintomas constitucionais. Além disso, carcinomas de várias origens comumente produzem metástase para o pulmão e causam sintomas respiratórios. Por fim, o tratamento de outras doenças, incluindo radioterapia e medicamentos, pode resultar em doenças torácicas.

Exame físico A suspeita clínica de doença respiratória frequentemente é levantada pelos sinais vitais do paciente. A frequência respiratória é informativa, esteja ela aumentada (taquipneia) ou reduzida (hipopneia). Além disso, a oximetria de pulso deve ser monitorada, uma vez que muitos pacientes com doença respiratória apresentam hipoxemia, em repouso ou ao esforço.

A primeira etapa no exame físico é a inspeção. Os pacientes com doença respiratória aparentam desconforto, tendo que utilizar os músculos acessórios da respiração. Uma cifoescoliose grave pode causar distúrbio com padrão restritivo. A impossibilidade de completar as frases durante a conversa geralmente é um sinal de incapacidade grave e determina a rápida investigação do paciente.

A percussão do tórax é usada para definir a excursão do diafragma e a expansão dos pulmões. No caso de redução do murmúrio vesicular, a percussão é usada para distinguir entre derrame pleural (macicez à percussão) e pneumotórax (percussão hipertimpânica).

O papel da palpação é restrito no exame do aparelho respiratório. Com a palpação, pode-se demonstrar a presença de ar no tecido subcutâneo em quadro de barotrauma. Ela também pode ser usada como meio adjunto para determinar se a redução do murmúrio em uma área se deve a consolidação (aumento do frêmito tátil) ou derrame pleural (redução do frêmito tátil). Para a detecção de distúrbios unilaterais da ventilação, a simetria e o grau de expansão da parede torácica podem ser avaliados durante uma inspiração profunda colocando-se os polegares juntos na linha média sobre a parte inferoposterior do tórax enquanto se agarra o arcabouço costal lateralmente.

A maioria das manifestações de doença respiratória está presente na ausculta pulmonar. Os sibilos são uma manifestação de obstrução das vias aéreas. Embora, na maioria das vezes, seja um sinal de asma, o edema peribrônquico em quadro de insuficiência cardíaca congestiva também pode resultar em sibilos difusos, assim como qualquer outro processo que cause estreitamento das vias aéreas de pequeno calibre. Os sibilos podem ser polifônicos, envolvendo vias aéreas de múltiplos calibres (p. ex., asma), ou monofônicos, envolvendo vias aéreas de um único calibre (p. ex., carcinoma broncogênico). Por esse motivo, os médicos não devem atribuir todos os sibilos à asma.

Os roncos são uma manifestação de obstrução das vias aéreas de médio calibre, muitas vezes com secreção. Em quadros de doença aguda, os roncos podem ser sinal de bronquite viral ou bacteriana. Roncos crônicos sugerem bronquiectasia ou DPOC. Em contrapartida a roncos e sibilos expiratórios, o estridor é um sibilo inspiratório focal mais agudo, geralmente ouvido no pescoço como manifestação de obstrução de via aérea superior.

Os estertores, ou crepitantes, frequentemente sinalizam doença alveolar. Processos que preenchem os alvéolos com líquido podem resultar em crepitantes, incluindo edema pulmonar e pneumonia. Os crepitantes no edema pulmonar são geralmente mais proeminentes nas bases. É interessante observar que as doenças que resultam em fibrose intersticial (p. ex., FPI) também produzem estertores que soam como a abertura de um velcro. Embora alguns clínicos façam distinção entre estertores "úmidos" e "secos", demonstrou-se que essa distinção não é uma forma confiável de diferenciar entre etiologias de doença respiratória.

Uma forma que ajuda a distinguir entre estertores associados a líquido alveolar e estertores associados à fibrose intersticial é a investigação de egofonia. A *egofonia* é a ausculta do som "AH" em vez de "EEE" quando o paciente emite "EEE". Essa alteração na comunicação do som é causada por alteração na transmissão sonora pelo pulmão consolidado e estará presente em casos de pneumonia, mas não de FPI. De modo semelhante, as regiões com preenchimento alveolar apresentam maior *pectorilóquia* afônica e transmissão de sons oriundos de vias aéreas de grande calibre (i.e., ruído respiratório brônquico onde se espera murmúrio vesicular).

A ausência ou a redução do murmúrio vesicular ajudam a determinar a etiologia da doença respiratória. Pacientes com enfisema costumam se apresentar com tórax silencioso com redução difusa do murmúrio vesicular. O paciente com pneumotórax ou derrame pleural pode se apresentar com uma área do murmúrio vesicular abolido.

Outros sistemas O edema de membros inferiores, quando simétrico, sugere *cor pulmonale* e, quando assimétrico, pode ser causado por trombose venosa profunda associada à embolia pulmonar. A turgência jugular também pode ser um sinal de sobrecarga de volume associada à insuficiência cardíaca direita. O *pulso paradoxal* é um sinal de prognóstico ruim em paciente com doença pulmonar de padrão obstrutivo, uma vez que está associado a pressões intratorácicas (pleurais) negativas significativas necessárias para promover a respiração, bem como à insuficiência respiratória iminente.

Conforme já mencionado, doenças reumatológicas podem se manifestar principalmente como doença pulmonar. Em razão dessa associação, deve-se dar muita atenção ao exame das articulações e da pele. O baqueteamento digital pode ser encontrado em pacientes com doença pulmonar, incluindo fibrose cística, FPI e câncer de pulmão. Observa-se cianose nos distúrbios respiratórios hipoxêmicos em que haja mais de 5 g de hemoglobina desoxigenada/dL.

INVESTIGAÇÃO DIAGNÓSTICA

A sequência dos exames é determinada pelo diagnóstico diferencial clínico a partir da anamnese e do exame físico. Os sintomas respiratórios agudos costumam ser investigados com diversos exames realizados ao mesmo tempo a fim de diagnosticar rapidamente doenças potencialmente letais (p. ex., embolia pulmonar ou pneumonia multilobar). Por outro lado, dispneia e tosse crônicas podem ser investigadas com mais calma em etapas.

Provas de função pulmonar (ver também Cap. 286) A prova de função pulmonar inicialmente obtida é a espirometria. Esse exame é um teste dependente de esforço usado para avaliar se o paciente apresenta fisiopatologia de padrão obstrutivo, característica dos casos de asma, DPOC e bronquiectasia (Tab. 284-1). A identificação de redução na relação volume expiratório forçado em 1 segundo (VEF_1)/capacidade vital forçada (CVF) (em geral definida como inferior a 70%) é diagnóstica de padrão obstrutivo. Além da medição do VEF_1 e da CVF, o médico deve avaliar a curva fluxo-volume (que depende menos de esforço). A presença de platô nas curvas inspiratória ou expiratória sugere obstrução, respectivamente, extratorácica e intratorácica de grandes vias aéreas.

Uma espirometria com reduções simétricas em VEF_1 e CVF determina a necessidade de outros exames, incluindo medição dos volumes pulmonares e da capacidade de difusão pulmonar de monóxido de carbono (D_{CO}). Uma capacidade pulmonar total < 80% do valor previsto para o paciente define o padrão restritivo. A restrição pode resultar de doença do parênquima, doença neuromuscular com perda de força ou doenças pleurais ou da parede torácica (Tab. 284-1). O padrão restritivo com prejuízo na troca de gases, indicado pela redução na D_{CO}, sugere doença do parênquima pulmonar. Testes complementares, como medição da pressão expiratória máxima e da pressão inspiratória máxima, ajudam a diagnosticar perda de força de origem neuromuscular. Uma espirometria normal com volumes pulmonares normais e redução da D_{CO} determina investigação adicional para doença vascular pulmonar.

A medida de gasometria arterial com frequência é um exame útil na investigação das doenças respiratórias. A hipoxemia, conquanto geralmente evidente à oximetria de pulso, pode ser mais bem avaliada com a medição da PO_2 arterial e com o cálculo do gradiente de oxigênio alveolar-arterial ($[A - a]DO_2$). Os pacientes com doenças que causem desequilíbrio na relação ventilação/perfusão ou *shunt* fisiológico apresentarão aumento do $(A - a)DO_2$ em repouso. A gasometria também permite mensurar a PCO_2 arterial. A hipercapnia pode acompanhar distúrbios da ventilação, conforme visto na obstrução grave das vias aéreas (p. ex., DPOC) ou no padrão restritivo progressivo.

Exames de imagem do tórax (ver Cap. A12) Na maioria dos pacientes com doença do sistema respiratório, solicitam-se exames de imagem do tórax como parte da investigação inicial. Os médicos geralmente devem iniciar com uma ultrassonografia torácica ou radiografia simples do tórax, de preferência nas incidências posteroanterior e perfil. A ultrassonografia costuma estar prontamente disponível e pode ajudar a diagnosticar pneumotórax, derrame pleural e consolidação do parênquima pulmonar. As radiografias de tórax fornecem detalhes adicionais e podem revelar achados que incluem opacidades do parênquima, apagamento dos ângulos costofrênicos, lesões expansivas e perda de volume. É interessante observar que muitas doenças do sistema respiratório, particularmente aquelas nas vias aéreas e na vascularização pulmonar, estão associadas a radiografias normais do tórax.

A tomografia computadorizada de tórax também pode ser útil para o delineamento de processos parenquimatosos, doença pleural, massas ou nódulos e das vias aéreas de grande calibre. Se o exame for realizado com administração de contraste intravenoso, a vascularização pulmonar poderá ser avaliada com utilidade principalmente na verificação da presença de embolia pulmonar. O contraste intravenoso também permite a melhor definição dos linfonodos. Em conjunto com a tomografia computadorizada por emissão de pósitrons (PET, do inglês *positron emission tomography*), as lesões do tórax podem ser avaliadas quanto à atividade metabólica, ajudando na diferenciação entre câncer e fibrose.

OUTROS EXAMES

Dependendo da suspeita clínica, diversos outros exames podem ser realizados. A dúvida sobre lesões nas vias aéreas de grande calibre pode determinar a indicação de broncoscopia. Esse procedimento também pode ser usado para obter amostras do espaço alveolar através do lavado broncoalveolar ou para realizar biópsia não cirúrgica do pulmão. Os exames de sangue poderão incluir investigação de estado de hipercoagulabilidade em cenário de doença vascular pulmonar, exames sorológicos para doenças infecciosas ou reumatológicas ou avaliação de marcadores inflamatórios ou da contagem diferencial de leucócitos (p. ex., eosinófilos). A testagem genética é cada vez mais usada para doenças pulmonares hereditárias, como a fibrose cística. Talvez seja apropriada a avaliação do escarro para células malignas ou para microrganismos. Com frequência, solicita-se ecocardiograma para avaliação da função cardíaca direita e esquerda. Por fim, em alguns casos há necessidade de biópsia cirúrgica do pulmão para diagnosticar algumas doenças do sistema respiratório. Todos esses exames adicionais devem ser direcionados pelos dados obtidos com anamnese, exame físico, provas de função pulmonar e imagens do tórax.

Agradecimento *Patricia Kritek contribuiu para este capítulo na 20ª edição, e parte dessa contribuição foi mantida aqui.*

LEITURAS ADICIONAIS

ACHILLEOS A: Evidence-based evaluation and management of chronic cough. Med Clin North Am 100:1033, 2016.
BOHADANA A et al: Fundamentals of lung auscultation. N Engl J Med 370:744, 2014.
KOENIG SJ et al: Thoracic ultrasonography for the pulmonary specialist. Chest 140:1332, 2011.
PARSHALL MB et al: An official American Thoracic Society statement: Update on the mechanisms, assessment, and management of dyspnea. Am J Respir Crit Care Med 185:435, 2012.
PELLEGRINO R et al: Interpretive strategies for lung function tests. Eur Respir J 26:948, 2005.

285 Distúrbios da função respiratória

Edward T. Naureckas, Julian Solway

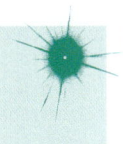

As principais funções do sistema respiratório – oxigenar o sangue e eliminar o dióxido de carbono – requerem contato virtual entre sangue e ar fresco, o que facilita a difusão dos gases da respiração entre sangue e ar ambiente. Esse processo ocorre nos alvéolos pulmonares, onde o sangue fluindo pelos capilares na parede alveolar fica separado dos gases alveolares por uma membrana extremamente fina formada por células endoteliais e epiteliais achatadas por meio da qual os gases se difundem até atingir o equilíbrio. O fluxo de sangue para os pulmões é unidirecional, passando por uma via vascular contínua ao longo da qual o sangue venoso absorve oxigênio e libera dióxido de carbono (CO_2) para o ar inspirado. Por outro lado, o fluxo de entrada do ar chega a um ponto sem saída nas paredes alveolares; dessa forma, o espaço alveolar deve ser ventilado corretamente, com influxo de ar fresco e efluxo de gás alveolar alternando-se de maneira periódica segundo a frequência respiratória (FR). Para atingir a enorme área de superfície alveolar (em geral 70 m^2) para difusão sangue/ar dentro do discreto volume da cavidade torácica (normalmente 7 L), a natureza distribuiu o fluxo de sangue e a ventilação entre milhões de minúsculos alvéolos por meio das múltiplas ramificações de artérias pulmonares e brônquios. Idealmente, para eficiência máxima na troca gasosa, a ventilação de um dado alvéolo deve corresponder à sua perfusão. Porém, como consequência das variações em comprimento e calibre ao longo dessas vias, dos efeitos da gravidade, das flutuações nas pressões correntes e das restrições anatômicas da parede torácica, observam-se variações entre alvéolos no que se refere às suas ventilação e perfusão relativas mesmo em pessoas saudáveis.

Para que o sistema respiratório realize adequadamente a oxigenação do sangue e a eliminação de CO_2, é necessário que haja ventilação corrente e, consequentemente, renovação do ar alveolar; perfusão de cada alvéolo em proporção à sua ventilação; e difusão adequada dos gases entre o gás alveolar e o sangue capilar. Além disso, o sistema deve ser capaz de se adaptar a grandes aumentos na demanda por oxigênio ou por eliminação de CO_2 impostos por necessidades metabólicas ou por desequilíbrio acidobásico. Considerada a multiplicidade de necessidades para sua operação normal, não surpreende que muitas doenças possam perturbar a função respiratória. O presente capítulo considera, com alguns detalhes, os determinantes fisiológicos para ventilação e perfusão pulmonares, esclarece como a distribuição equilibrada desses processos e a rápida difusão dos gases permitem a troca gasosa normal e discute como doenças comuns podem desequilibrar algumas dessas funções e, assim, prejudicar a troca gasosa – ou, ao menos, aumentar o esforço necessário pela musculatura respiratória ou pelo coração para manter uma função respiratória adequada.

VENTILAÇÃO

É útil conceitualizar o sistema respiratório como se fosse formado por três componentes funcionais independentes – os pulmões, incluindo as vias aéreas, o sistema neuromuscular e a parede torácica, que inclui tudo aquilo que não é pulmão ou sistema neuromuscular ativo. Sendo assim, a massa de músculos ventilatórios é parte da parede torácica, enquanto a força que esses músculos geram é parte do sistema neuromuscular; o abdome (especialmente em obesos) e o coração (sobretudo o coração aumentado), nessa concepção, fazem parte do componente parede torácica. Cada um desses três componentes apresenta propriedades mecânicas relacionadas com seu volume intrínseco (ou – no caso do sistema neuromuscular – com o volume do sistema respiratório em que está operando) e com a taxa de alteração do seu volume (i.e., o fluxo). O trabalho da ventilação exigido do sistema neuromuscular é a soma do trabalho devido às propriedades mecânicas relacionadas ao volume e o trabalho devido às propriedades mecânicas relacionadas ao fluxo necessário para mover o ar pelas vias aéreas para criar essa mudança de volume.

Propriedades mecânicas relacionadas com o volume – Estática A **Figura 285-1** mostra as propriedades de cada componente do sistema respiratório relacionadas com o volume. Em razão da tensão superficial na interface ar-líquido entre o revestimento líquido da parede alveolar e o gás alveolar, e em razão da própria retração elástica do tecido pulmonar, há necessidade de gradiente pressórico transmural positivo entre gás alveolar e superfície

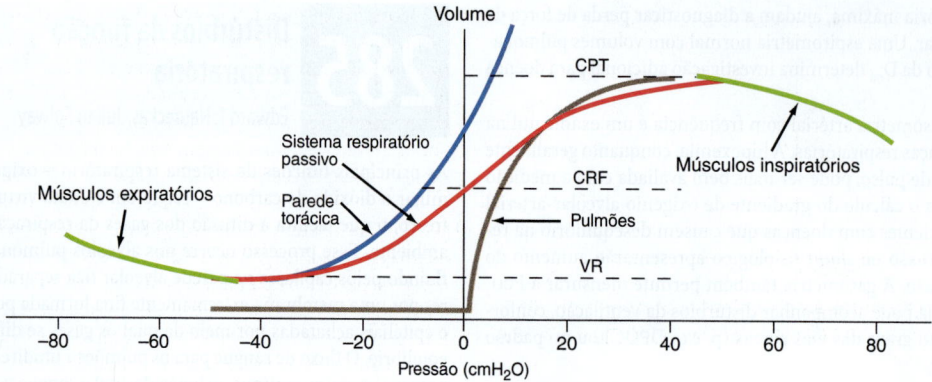

FIGURA 285-1 **Curvas de pressão-volume** de pulmão isolado, parede torácica isolada, sistema respiratório combinado, músculos inspiratórios e músculos expiratórios. CPT, capacidade pulmonar total; CRF, capacidade residual funcional; VR, volume residual.

pleural para que o pulmão se mantenha inflado; essa diferença é denominada *pressão de retração elástica* pulmonar e aumenta com o volume pulmonar. Com o aumento de volume, o pulmão se torna bastante rígido, de forma que alterações relativamente pequenas no volume são acompanhadas por grandes variações na pressão transpulmonar; por outro lado, a complacência pulmonar é maior com volumes menores, incluindo aqueles nos quais a ventilação corrente normalmente ocorre. Com zero de pressão de insuflação, mesmo pulmões normais retêm algum ar nos alvéolos. Como as pequenas vias aéreas periféricas do pulmão são mantidas abertas por pressão radial centrífuga produzida pelo parênquima pulmonar insuflado fixado à adventícia, à medida que o pulmão desinfla durante a expiração, as pequenas vias aéreas são tracionadas e mantidas abertas em grau progressivamente menor até que, por fim, fecham-se, aprisionando algum volume de gás nos alvéolos. Esse efeito pode ser aumentado com a idade e em especial nas doenças obstrutivas das vias aéreas, resultando em encarceramento de grandes volumes nos pulmões.

O comportamento elástico da parede torácica passiva (i.e., sem ativação neuromuscular) difere acentuadamente do observado nos pulmões. Enquanto o pulmão tende à deflação plena quando não há pressão de distensão (transmural), a parede torácica contém grande volume quando a pressão pleural se iguala à pressão da superfície do corpo (atmosférica). Além disso, a parede torácica mostra-se mais complacente com maiores volumes contidos, expandindo-se rapidamente em resposta a aumentos na pressão transmural. A parede torácica se mantém complacente também com pressões transmurais negativas (i.e., quando a pressão pleural cai um pouco abaixo da pressão atmosférica), mas à medida que o volume contido pela parede torácica se torna muito pequeno em resposta a grandes pressões transmurais negativas, a parede torácica passiva se torna bastante rígida devido à aproximação de costelas e músculos intercostais, ao alongamento do diafragma, ao deslocamento do conteúdo abdominal e ao estiramento de ligamentos de articulações ósseas. Sob circunstâncias normais, o pulmão e a parede torácica passiva contêm essencialmente o mesmo volume, diferindo apenas nos volumes do líquido pleural e do parênquima pulmonar (ambos muito pequenos na ausência de doença). Por esse motivo, e considerando que pulmão e parede torácica funcionam em sequência mecânica, a pressão necessária para deslocar o sistema respiratório passivo (pulmões mais parede torácica) em qualquer dado volume é simplesmente a soma da pressão de retração elástica pulmonar com a pressão transmural presente na parede torácica. Quando relacionada com o volume do sistema respiratório, a função adquire um traçado sigmoide, revelando rigidez em altos volumes pulmonares (transmitida pelos pulmões), rigidez em baixos volumes pulmonares (transmitida pela parede torácica ou, algumas vezes, por fechamento da passagem aérea) e complacência nos volumes pulmonares médios, onde ocorre a respiração corrente normal. Ademais, há um ponto de repouso passivo do sistema respiratório, obtido quando a pressão dos gases alveolares se iguala à pressão na superfície corporal (i.e., quando a pressão transrespiratória no sistema é zero). Neste volume (denominado *capacidade residual funcional* [CRF]), a retração elástica (para fora) da parede torácica é contrabalançada exatamente pela retração elástica (para dentro) dos pulmões. À medida que essas retrações elásticas são transmitidas pelo líquido pleural, o pulmão é tracionado simultaneamente para fora e para dentro no momento de CRF e, assim, sua pressão cai abaixo da pressão atmosférica (em geral, –5 cmH$_2$O).

O sistema respiratório passivo normal se equilibraria na CRF e assim permanece se não houver a ação dos músculos ventilatórios. Os músculos inspiratórios atuam sobre a parede torácica para gerar pressão positiva equivalente sobre pulmões e parede torácica passiva, enquanto os músculos expiratórios geram pressão transrespiratória negativa equivalente. A pressão máxima que esse conjunto de músculos é capaz de gerar varia conforme o volume pulmonar em que esteja operando. Essa variação decorre das relações comprimento-tensão nos sarcômeros dos músculos estriados e das alterações na vantagem mecânica à medida que se alteram os ângulos de inserção com a mudança do volume pulmonar (Fig. 285-1). De qualquer forma, sob condições normais, os músculos ventilatórios são substancialmente "superdimensionados" para o seu papel e geram força mais que suficiente para levar o sistema respiratório aos seus extremos de rigidez, determinados pelos pulmões (capacidade pulmonar total [CPT]) ou pela parede torácica ou fechamento da passagem aérea (volume residual [VR]); o fechamento da passagem aérea sempre evita que o pulmão de adultos se esvazie completamente em circunstâncias normais. A variação entre o pulmão total e minimamente insuflado é chamada *capacidade vital* (CV; Fig. 285-2) e representa a diferença entre os volumes de dois extremos não relacionados de rigidez – um determinado pelo pulmão (CPT) e o outro pela parede torácica ou pelas vias aéreas (VR). Assim, embora a CV seja facilmente mensurada (ver adiante), ela pouco diz sobre as propriedades intrínsecas do sistema respiratório. Como ficará claro, é muito mais útil para o médico considerar a CPT e o VR individualmente.

Propriedades mecânicas relacionadas com o fluxo – Dinâmica
A parede torácica passiva e o sistema neuromuscular ativo apresentam comportamentos mecânicos relacionados com a frequência de alteração dos volumes, mas esses comportamentos se tornam quantitativamente relevantes apenas com frequências respiratórias acentuadamente acima das fisiológicas (p. ex., durante ventilação mecânica de alta frequência) e, assim, não são abordados aqui. Por outro lado, as propriedades dinâmicas do fluxo de ar dos pulmões afetam substancialmente a capacidade de ventilar e contribuem, de modo decisivo, para o trabalho respiratório, e essas propriedades muitas vezes são perturbadas por doenças. Portanto, é importante conhecer as propriedades dinâmicas do fluxo de ar.

Como ocorre com o fluxo de qualquer fluido (gás ou líquido) por qualquer tubo, a manutenção do fluxo de ar pelas vias aéreas requer um

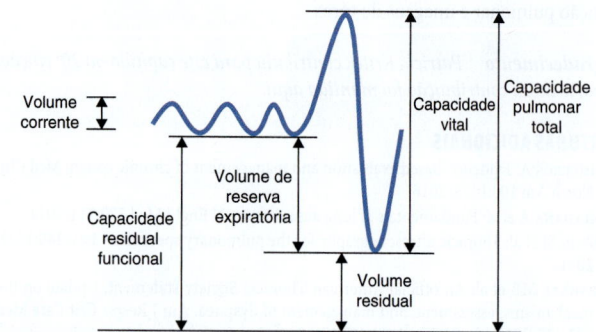

FIGURA 285-2 **Espirometria** demonstrando manobra de capacidade vital lenta e diversos volumes pulmonares.

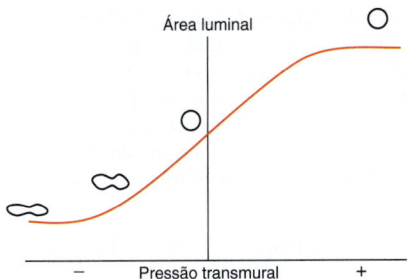

FIGURA 285-3 **Relação entre área luminal e pressão transmural.** A pressão transmural representa a diferença de pressão interna e externa ao longo da parede das vias aéreas.

gradiente de pressão negativo que diminui ao longo da direção do fluxo, cuja magnitude é determinada pela velocidade do fluxo e pela resistência friccional ao fluxo. Durante a respiração corrente no repouso, os gradientes pressóricos a determinar o fluxo inspiratório ou expiratório são pequenos em razão da resistência friccional muito baixa produzida pelas vias aéreas normais (R_{va} normalmente < 2 cmH$_2$O/L/segundo). Contudo, durante a expiração rápida, outro fenômeno reduz o fluxo abaixo daquele esperado caso a resistência friccional fosse o único impedimento ao fluxo. Esse fenômeno é denominado *limitação dinâmica ao fluxo de ar* e ocorre porque os brônquios por meio dos quais o ar é exalado são colapsáveis e não rígidos **(Fig. 285-3)**. Uma característica anatômica importante da estrutura das vias aéreas pulmonares é sua ramificação em forma de árvore. Embora as vias aéreas a cada geração sucessiva, desde a mais proximal (traqueia) até a mais distal (bronquíolos respiratórios), sejam menores do que aquelas que as antecedem, seu número aumenta exponencialmente de forma que a soma de sua área seccional de superfície aumenta muito em direção à periferia pulmonar. Como o fluxo (volume/tempo) é constante ao longo da árvore respiratória, a velocidade do fluxo (fluxo/soma da área seccional de superfície resultante) é muito maior nas vias centrais do que nas periféricas. Durante a expiração, o gás que deixa os alvéolos precisa ganhar velocidade à medida que avança em direção à boca. A energia necessária para essa aceleração "convectiva" é retirada do componente energético gasoso manifesto na forma de pressão local, o que resulta em redução da pressão intraluminal do gás, da pressão transmural nas vias aéreas, do tamanho das vias aéreas **(Fig. 285-3)** e do fluxo. Esse fenômeno é o efeito de Bernoulli, o mesmo que mantém voando o avião, gerando uma força de sustentação ao reduzir a pressão acima da superfície superior curva da asa em razão da aceleração do fluxo do ar que flui sobre ela. Quando um indivíduo tenta expirar com mais força, a velocidade local aumenta, assim como é reduzido o tamanho das vias aéreas, resultando em nenhum aumento bruto do fluxo. Nessas circunstâncias, o fluxo terá atingido seu valor máximo possível, ou fluxo-limite. Os pulmões normalmente apresentam esse limite dinâmico ao fluxo de ar. Essa limitação pode ser avaliada com a espirometria, na qual o indivíduo inala até a CPT e em seguida exala com força até o VR. Uma medida espirométrica útil é o volume expiratório forçado em 1 segundo (VEF_1), como discutido adiante. O fluxo expiratório máximo em qualquer volume pulmonar é determinado pela densidade do gás, área e distensibilidade das vias aéreas, pressão de retração elástica dos pulmões e perda de pressão friccional em função do limite de fluxo local das vias aéreas. Em condições normais, o fluxo expiratório máximo é reduzido com o volume pulmonar **(Fig. 285-4)**, em função principalmente da dependência da pressão de retração elástica do volume pulmonar **(Fig. 285-1)**. Na fibrose pulmonar, a pressão de retração elástica pulmonar aumenta em todos os volumes pulmonares e, assim, o fluxo expiratório máximo encontra-se elevado quando considerado em relação ao volume pulmonar. Por outro lado, no enfisema, a pressão de retração elástica pulmonar é reduzida; essa redução é o principal mecanismo responsável pela queda no fluxo expiratório máximo. As doenças que estreitam as vias aéreas em qualquer pressão transmural (p. ex., asma ou bronquite crônica) ou que causam colapsabilidade excessiva das vias aéreas (p. ex., traqueomalácia) também reduzem o fluxo expiratório máximo.

O efeito Bernoulli também se aplica à inspiração, mas, quanto mais negativa for a pressão pleural durante a inspiração, menor será a pressão fora das vias aéreas, o que leva a aumento da pressão transmural e promove a expansão da passagem de ar. Assim, raramente há limitação do fluxo inspiratório de ar em razão de doença difusa das vias aéreas. Por outro lado, o estreitamento extratorácico das vias aéreas (p. ex., causado por adenoma traqueal ou por estenose pós-traqueostomia) pode levar a limitações do fluxo de ar inspirado **(Fig. 285-4)**.

O trabalho da ventilação No indivíduo sadio, as cargas elásticas (relacionadas com a variação de volume) e dinâmicas (relacionadas com o fluxo) que devem ser superadas para que seja possível ventilar os pulmões em repouso são muito pequenas, e o trabalho dos músculos ventilatórios é mínimo. Entretanto, o trabalho respiratório pode aumentar de maneira considerável em função de demanda metabólica por aumento substancial na ventilação, por aumento anormal da carga mecânica, ou ambos. Como discutido adiante, a velocidade de ventilação é determinada principalmente pela necessidade de eliminar CO_2 e, sendo assim, a ventilação aumenta durante o exercício (algumas vezes mais de 20 vezes) e durante a acidose

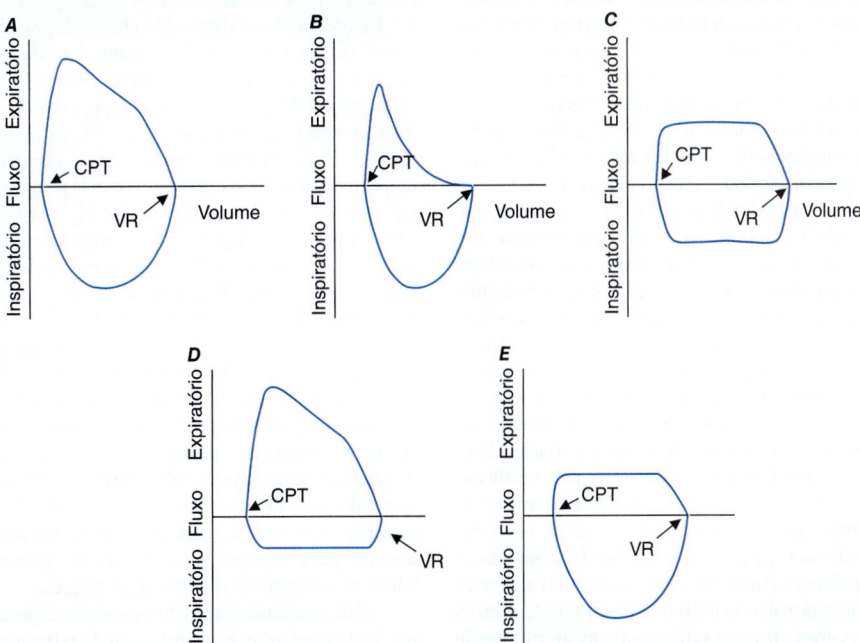

FIGURA 285-4 **Curvas fluxo-volume. A.** Normal. **B.** Obstrução das vias aéreas. **C.** Obstrução central fixa das vias aéreas (acima ou abaixo da via de entrada torácica). **D.** Obstrução superior variável das vias aéreas (acima da via de entrada torácica). **E.** Obstrução inferior variável das vias aéreas (abaixo da via de entrada torácica). CPT, capacidade pulmonar total; VR, volume residual.

metabólica como resposta compensatória. Naturalmente, a taxa de trabalho necessária para vencer a elasticidade do sistema respiratório aumenta, tanto com a profundidade quanto com a frequência das respirações correntes, enquanto o trabalho necessário para vencer a carga dinâmica aumenta com a ventilação total. Obtém-se aumento discreto da ventilação com maior eficiência aumentando-se o volume corrente e não a frequência respiratória, que é a resposta ventilatória normal ao exercício de baixa intensidade. Com exercícios de alta intensidade, a respiração profunda persiste, mas a FR também aumenta.

O trabalho ventilatório também aumenta quando alguma doença reduz a complacência do sistema respiratório ou aumenta a resistência ao fluxo de ar. A primeira situação ocorre comumente nas doenças do parênquima pulmonar (processos ou fibrose intersticial, doenças com preenchimento alveolar como edema pulmonar ou pneumonia, ou nos casos com ressecção extensa de pulmão), e a segunda, nas doenças pulmonares de padrão obstrutivo, como asma, bronquite crônica, enfisema e fibrose cística. Além disso, a obstrução intensa do fluxo de ar pode reduzir funcionalmente a complacência do sistema respiratório por meio da hiperinsuflação dinâmica. Nesse cenário, o fluxo expiratório lentificado pela doença obstrutiva das vias aéreas pode ser insuficiente para exalação total na fase expiratória do volume corrente; como resultado, a "capacidade residual funcional (CRF)" a partir da qual ocorrerá a próxima inspiração será maior que a CRF estática. Com a sequência de expirações incompletas a cada respiração do volume corrente, a CRF operante se torna dinamicamente elevada, algumas vezes a um ponto que a aproxima da CPT, Com esses altos volumes pulmonares, o sistema respiratório é muito menos complacente do que com volumes normais e, assim, o trabalho elástico de cada respiração do volume corrente também fica aumentado. A hiperinsuflação pulmonar dinâmica que acompanha obstruções graves ao fluxo de ar causa dificuldade de inalação no paciente – mesmo que a causa-raiz dessa anormalidade fisiopatológica seja a obstrução ao fluxo de ar expiratório.

Adequação da ventilação Como dito antes, o sistema de controle da respiração que estabelece a taxa de ventilação responde a sinais químicos, incluindo as pressões parciais arteriais de CO_2 e de oxigênio e o pH do sangue, e às necessidades voluntárias, como inspirar profundamente antes de tocar uma frase longa no trompete. Os distúrbios da ventilação são discutidos no Capítulo 296. O foco deste capítulo é a relação entre ventilação pulmonar e eliminação de CO_2.

Ao final de cada expiração de volume corrente, as vias de condução aérea estão repletas de gás alveolar que não chegou à boca ao final do fluxo expiratório. Durante a inalação subsequente, ar fresco entra imediatamente na árvore respiratória, mas o gás que penetra primeiro nos alvéolos no início da inalação é o mesmo gás que se encontrava nos condutos respiratórios e que tinha acabado de deixar os alvéolos na respiração anterior. Como consequência, não há entrada de gás fresco nos alvéolos até que se tenha inspirado um volume igual ao das vias aéreas. Esse volume é chamado *espaço morto anatômico* (V_D). A respiração calma com volumes correntes inferiores ao espaço morto anatômico não introduz ar fresco nos alvéolos; apenas a parte do volume corrente inspirado (V_C) que é maior que o V_D introduz ar fresco nos alvéolos. O espaço morto pode ser aumentado funcionalmente se parte do volume corrente inspirado for desviada para uma região do pulmão que não esteja recebendo fluxo sanguíneo e, consequentemente, não possa contribuir para a troca gasosa (p. ex., nos segmentos pulmonares distais a um grande êmbolo pulmonar). Nessa situação, a ventilação-minuto exalada ($\dot{V}_E = V_C \times FR$) inclui um componente da ventilação do espaço morto ($\dot{V}_D = V_D \times FR$) e um componente de ventilação alveolar com ar fresco ($\dot{V}_A = [V_C - V_D] \times FR$). A eliminação de CO_2 dos alvéolos é igual a $\dot{V}_A$ vezes a diferença na fração de CO_2 entre o ar inspirado (essencialmente zero) e o gás alveolar (normalmente cerca de 5,6% após correção para umidificação do ar inspirado, correspondendo a 40 mmHg). No repouso, a fração alveolar de CO_2 é igual à produção metabólica de CO_2 dividida pela ventilação alveolar. Conforme discutido adiante, como as tensões alveolar e arterial de CO_2 são iguais, e como o controlador da respiração normalmente se esforça para manter a PCO_2 arterial ($PaCO_2$) em cerca de 40 mmHg, a adequação da ventilação alveolar se reflete na $PaCO_2$. Se a $PaCO_2$ cai muito abaixo de 40 mmHg, há hiperventilação alveolar; se a $PaCO_2$ é maior que 40 mmHg, há hipoventilação alveolar. Caracteriza-se insuficiência ventilatória quando há hipoventilação alveolar extrema.

Como consequência da captação de oxigênio alveolar pelos capilares sanguíneos, a pressão de oxigênio alveolar cai abaixo daquela do ar inspirado. A taxa de captação de oxigênio (determinada pelo consumo de oxigênio metabólico corporal) está relacionada à taxa média de produção metabólica de CO_2, e a razão entre elas – o "quociente respiratório" ($R = \dot{V}CO_2/\dot{V}O_2$) – depende, em grande parte, do combustível sendo metabolizado. Para uma dieta americana típica, R costuma ficar ao redor de 0,85. Juntos, esses fenômenos permitem estimar a pressão de oxigênio alveolar, de acordo com a seguinte relação, conhecida como *equação do gás alveolar*:

$$PA_{O_2} = FI_{O_2} \times (P_{bar} - P_{H_2O}) - Pa_{CO_2}/R$$

A equação do gás alveolar também ressalta as influências de fração de oxigênio inspirado (FI_{O_2}), pressão barométrica (P_{bar}) e pressão de vapor de água (P_{H_2O} = 47 mmHg a 37 °C) além da ventilação alveolar (que define a Pa_{CO_2}) na determinação da Pa_{O_2}. Uma das implicações da equação do gás alveolar é que raramente ocorre hipoxemia arterial grave como consequência apenas de hipoventilação alveolar quando um indivíduo está ao nível do mar e respirando ar ambiente. A possibilidade da hipoventilação alveolar causar hipoxemia grave em pulmões normais cresce à medida que a P_{bar} cai com o aumento da altitude.

TROCA GASOSA

Difusão Para que o oxigênio chegue aos tecidos periféricos, ele deve passar do ar alveolar para o sangue capilar por difusão através da membrana alveolar. A membrana alveolar é altamente especializada para esse processo, com grande superfície e espessura mínima. A difusão pela membrana alveolar é tão eficiente no pulmão humano que na maioria das situações a hemoglobina da hemácia já se encontra totalmente saturada de oxigênio quando a célula passa por apenas um terço da extensão do capilar alveolar. Portanto, a captação de oxigênio alveolar costuma ser limitada pela quantidade de sangue que transita pelos capilares alveolares e não pela rapidez com que ocorre a difusão do oxigênio pela membrana; consequentemente, diz-se que a captação de oxigênio pelos pulmões é "limitada pela perfusão" em vez de ser limitada pela difusão. O CO_2 também se equilibra rapidamente pela membrana alveolar. Logo, a pressão de oxigênio e de CO_2 no sangue capilar que deixa o alvéolo normal é essencialmente igual à observada no ar alveolar. Raras vezes (p. ex., em altitudes elevadas ou em atletas de alto desempenho no seu esforço máximo) a captação de oxigênio em pulmões normais é limitada pela difusão. Também é possível haver limitação por difusão em pacientes com doença intersticial pulmonar caso paredes alveolares muito espessadas estejam sendo perfundidas.

Heterogeneidade na ventilação/perfusão Como assinalado antes, para que a troca de gases seja o mais eficiente possível, a ventilação em cada alvéolo (entre os milhões de alvéolos) deve ser adequada à perfusão dos seus capilares. Considerando os efeitos diferenciais da gravidade na mecânica pulmonar e fluxo sanguíneo no pulmão e considerando as diferenças na arquitetura vascular e das vias aéreas nas diversas vias respiratórias, observa-se um discreto desequilíbrio na relação ventilação/perfusão mesmo em pulmões normais; contudo, o desequilíbrio $\dot{V}/\dot{Q}$ pode ser muito acentuado em algumas doenças. Dois exemplos extremos são (1) a ventilação do parênquima pulmonar não perfundido distal a um êmbolo pulmonar, na qual a ventilação do espaço morto fisiológico é "desperdiçada" no sentido de não contribuir para a troca gasosa; e (2) a perfusão de um pulmão não ventilado (um "*shunt*"), que permite a passagem de sangue venoso pelo pulmão sem sofrer alterações. Quando misturado com o sangue plenamente oxigenado oriundo de outras unidades pulmonares bem-ventiladas, o sangue venoso proveniente do *shunt* reduz de forma desproporcional a Pa_{O_2} do sangue arterial misto como resultado do conteúdo não linear de oxigênio contra a relação da P_{O_2} na hemoglobina (Fig. 285-5). Além disso, a hipoxemia arterial resultante é refratária à suplementação de oxigênio no ar inspirado. Isso ocorre porque (1) o aumento da FI_{O_2} inspirada não produz qualquer efeito sobre a pressão de gás alveolar nos alvéolos não ventilados e (2) embora a elevação da FI_{O_2} inspirada aumente a Pa_{CO_2} nos alvéolos ventilados, o conteúdo de oxigênio no sangue que deixa as unidades ventiladas aumenta apenas ligeiramente, uma vez que a hemoglobina já terá sido quase totalmente saturada e a solubilidade do oxigênio no plasma é bem pequena.

Mais comum do que os dois exemplos extremos apresentados é a ocorrência de ampliação na distribuição da relação ventilação/perfusão; esse tipo de desequilíbrio na relação $\dot{V}/\dot{Q}$ é uma consequência comum das doenças pulmonares. Nessa situação, a perfusão de alvéolos subventilados resulta em oxigenação incompleta do sangue emergente. Quando misturado

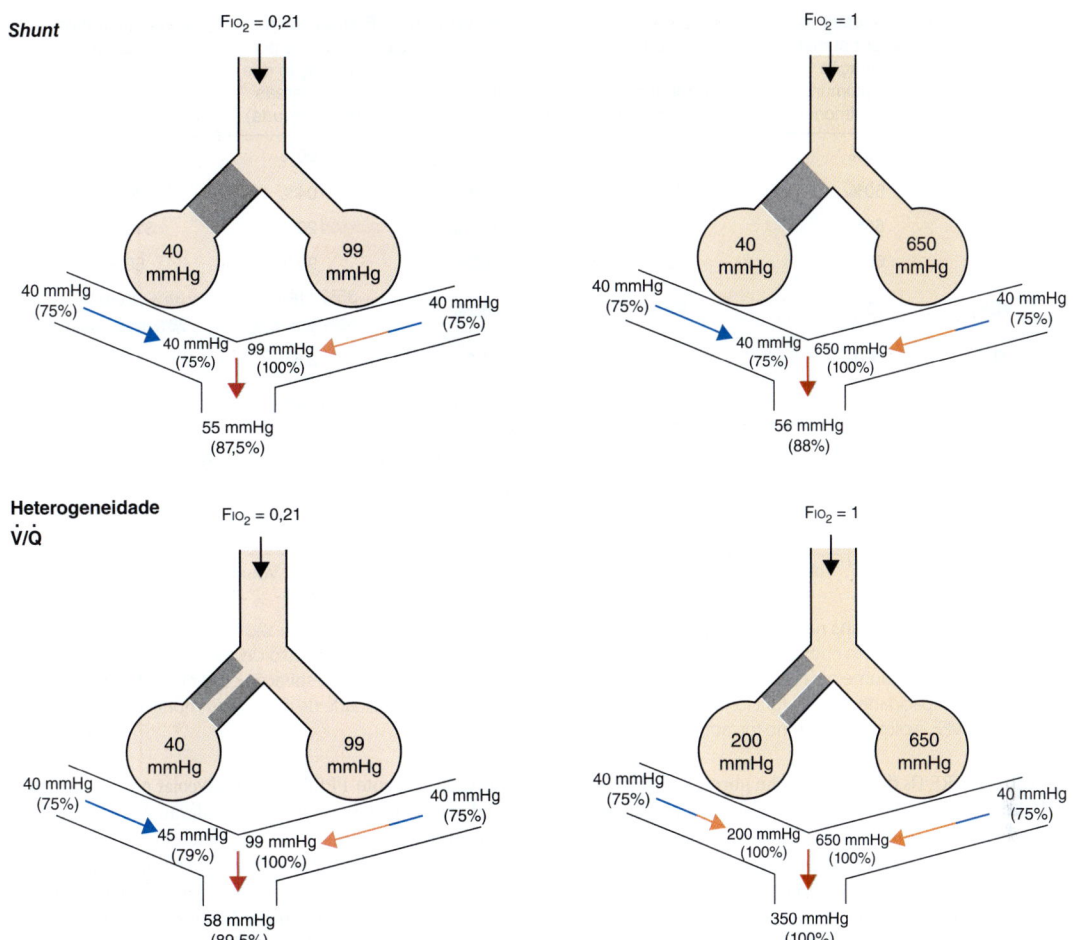

FIGURA 285-5 Influência do ar *versus* oxigênio na oxigenação arterial mista em casos de *shunt* e desequilíbrio na relação ventilação/perfusão. A pressão parcial de oxigênio (mmHg) e a saturação de oxigênio são apresentadas para sangue venoso misto, sangue capilar final (alvéolos normais e afetados) e sangue arterial misto. F_{IO_2}, fração de oxigênio no ar inspirado; $\dot{V}/\dot{Q}$, ventilação/perfusão.

com o sangue bem-oxigenado que deixa regiões com maior relação $\dot{V}/\dot{Q}$, esse sangue parcialmente reoxigenado reduz de maneira desproporcional a Pa_{O_2} arterial, embora em menor extensão do que a produzida por uma fração de perfusão de sangue semelhante nos casos de *shunt*. Além disso, diferentemente do que ocorre em regiões de *shunt*, a inalação de oxigênio suplementar aumenta a Pa_{O_2} mesmo em regiões subventiladas com baixa $\dot{V}/\dot{Q}$ e, sendo assim, a hipoxemia arterial induzida por desequilíbrio na $\dot{V}/\dot{Q}$ caracteristicamente responde à oxigenoterapia (**Fig. 285-5**).

Em resumo, a hipoxemia arterial pode ser causada por redução substancial na tensão de oxigênio no ar inspirado; por hipoventilação alveolar grave; por perfusão de regiões dos pulmões relativamente subventiladas ($\dot{V}/\dot{Q}$ baixa) ou totalmente não ventiladas (*shunt*); e, em situações raras, por limitação na difusão dos gases.

FISIOPATOLOGIA

Embora muitas doenças produzam lesão no sistema respiratório, esse sistema tem relativamente poucas maneiras de reagir às lesões. Por esse motivo, a definição do padrão de alteração fisiológica existente pode ou não ser suficiente para o diagnóstico diferencial.

Na **Figura 285-6** estão listadas as anormalidades nas provas de função pulmonar encontradas em diversos distúrbios respiratórios comuns, com destaque para a ocorrência simultânea de múltiplas anormalidades fisiológicas. A coexistência de alguns desses distúrbios respiratórios resulta em superposições mais complexas dessas anormalidades. Os métodos para avaliação clínica da função respiratória são descritos adiante neste capítulo.

Padrão ventilatório restritivo causado por aumento da retração elástica – Exemplo: Fibrose pulmonar idiopática
A fibrose pulmonar idiopática aumenta a retração elástica pulmonar em todos os volumes pulmonares, reduzindo CPT, CRF e VR, assim como a capacidade vital forçada (CVF). Os fluxos expiratórios máximos também estão reduzidos em comparação com os valores normais, mas elevados quando considerados em função dos volumes pulmonares. O aumento do fluxo ocorre porque a maior retração pulmonar determina aumento do fluxo máximo para qualquer volume pulmonar e porque os diâmetros das vias aéreas encontram-se relativamente aumentados devido à maior tração radial exercida sobre os brônquios pelo parênquima pulmonar enrijecido. Pela mesma razão, a resistência das vias aéreas também é normal. A destruição dos capilares pulmonares pelo processo fibrótico resulta em redução acentuada da capacidade de difusão (ver adiante). A oxigenação costuma estar muito reduzida pela perfusão persistente de unidades alveolares relativamente subventiladas devido à fibrose do pulmão próximo (e mecanicamente ligado) e que já estão distendidas até seu volume máximo e não aumentam mais de volume com a inspiração. A curva fluxo/volume (ver adiante) se parece com uma versão em miniatura de uma curva normal, mas desviada no sentido de menores volumes pulmonares absolutos com fluxos expiratórios máximos aumentados para qualquer volume dado quando se compara com o traçado normal.

Padrão ventilatório restritivo causado por anormalidade na parede torácica – Exemplo: Obesidade moderada
Conforme o peso médio do norte-americano aumenta, esse padrão talvez se torne o mais comum entre as anormalidades nas provas de função respiratória. Em obesos moderados, a retração externa da parede torácica é reduzida em função do peso da gordura da parede torácica e do espaço ocupado pela gordura intra-abdominal. Nessa situação, a retração interna preservada dos pulmões prevalece sobre a redução da retração externa da parede torácica e a CRF diminui. Considerando que a força dos músculos ventilatórios e a retração elástica pulmonar permanecem normais, a CPT normalmente não é alterada (embora possa cair em caso de obesidade maciça) e o VR é normal (embora possa estar reduzido nos casos de obesidade maciça). É possível haver hipoxemia leve causada por perfusão de unidades alveolares mal ventiladas em razão de fechamento de vias aéreas em áreas dependentes dos pulmões ao respirar na

	Padrão restritivo causado por aumento da retração elástica pulmonar (fibrose pulmonar)	Padrão restritivo causado por anormalidade na parede torácica (obesidade moderada)	Padrão restritivo causado por fraqueza dos músculos ventilatórios (miastenia *gravis*)	Padrão obstrutivo causado por constrição das vias aéreas (asma aguda)	Padrão obstrutivo causado por redução da retração elástica (enfisema grave)
CPT	60%	95%	75%	100%	130%
CRF	60%	65%	100%	104%	220%
VR	60%	100%	120%	120%	310%
CVF	60%	92%	60%	90%	60%
VEF_1	75%	92%	60%	35% pré-b.d. / 75% pós-b.d.	35% pré-b.d. / 38% pós-b.d.
R_{va}	1,0	1,0	1,0	2,5	1,5
D_{CO}	60%	95%	80%	120%	40%

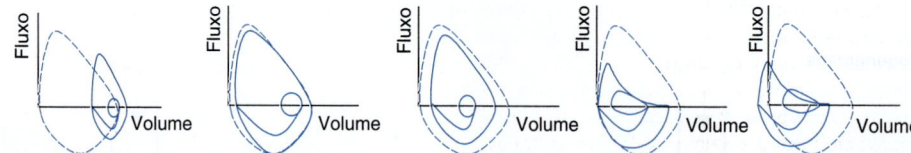

FIGURA 285-6 Anormalidades comuns na função respiratória (ver texto). Os valores da função pulmonar são expressos em percentual dos valores preditos, exceto para R_{va}, que é expressa em $cmH_2O/L/segundo$ (normal < 2 $cmH_2O/L/segundo$). As figuras abaixo de cada coluna representam a configuração característica das curvas de fluxo/volume para cada condição, incluindo a função fluxo/volume durante respiração corrente. b.d., broncodilatador; CPT, capacidade pulmonar total; CRF, capacidade residual funcional; CVF, capacidade vital forçada; D_{CO}, capacidade de difusão pulmonar de monóxido de carbono; R_{va}, resistência das vias aéreas; VEF_1, volume expiratório forçado em 1 segundo; VR, volume residual.

proximidade da reduzida CRF. Os fluxos se mantêm normais, assim como a capacidade de difusão pulmonar de monóxido de carbono (D_{CO}), a não ser que a apneia obstrutiva do sono (que muitas vezes acompanha a obesidade) e a hipoxemia intermitente crônica associada tenham induzido hipertensão arterial pulmonar, caso em que a D_{CO} pode estar baixa.

Padrão ventilatório restritivo devido a uma redução na força muscular – Exemplo: Miastenia *gravis* Nesse caso, a CRF permanece normal, uma vez que as retrações elásticas pulmonar e passiva da parede torácica se mantêm normais. Contudo, a CPT é baixa e o VR é alto, uma vez que a força da musculatura respiratória é insuficiente para forçar o sistema respiratório passivo aos extremos de volume. Presos entre a redução da CPT e o aumento do VR, a CVF e o VEF_1 são reduzidos de "expectadores inocentes". Como o tamanho das vias aéreas e da vasculatura pulmonar não é alterado, tanto a resistência das vias aéreas (R_{va}) quanto a D_{CO} mantêm-se normais. A oxigenação é normal a não ser que a perda de força seja tão intensa a ponto de tornar o paciente incapaz de reabrir os alvéolos colapsados ao respirar profundamente, o que resulta em atelectasia.

Padrão obstrutivo causado por uma redução no diâmetro das vias aéreas – Exemplo: Asma aguda Durante um episódio agudo de asma, o estreitamento luminal causado por constrição da musculatura lisa e inflamação assim como o espessamento dos brônquios de pequeno a médio calibre aumentam a resistência friccional e reduzem o fluxo de ar. A "escavação" da curva de fluxo/volume é causada por uma redução do fluxo de ar, sobretudo nos menores volumes pulmonares. Muitas vezes, a obstrução do fluxo de ar pode ser agudamente revertida por inalação de agonistas β_2-adrenérgicos ou por tratamento crônico com esteroides inalatórios. A CPT costuma manter normal (embora algumas vezes se observe elevação da CPT em pacientes com asma de longa duração), mas a CRF pode estar dinamicamente elevada. O VR costuma aumentar devido ao fechamento exagerado das vias aéreas em volumes pulmonares baixos, e essa elevação do VR reduz a CVF. Como as vias aéreas centrais estão estreitadas, a R_{va} em geral está elevada. Muitas vezes se observa hipoxemia arterial leve em razão de perfusão de alvéolos relativamente subventilados distais às vias obstruídas (que responde à oxigenoterapia suplementar), mas a D_{CO} é normal ou levemente aumentada.

Padrão obstrutivo causado por uma redução da retração elástica – Exemplo: Enfisema grave A perda de retração elástica no enfisema grave resulta em hiperinsuflação pulmonar, cuja marca registrada é o aumento da CPT. A CRF é mais gravemente elevada tanto em razão da perda da retração elástica pulmonar quanto da hiperinsuflação dinâmica – o mesmo fenômeno observado com auto-PEEP, (pressão alveolar positiva ao final da expiração), a qual ocorre quando uma nova ventilação é iniciada antes que o volume pulmonar tenha retornado à CRF. O VR está extremamente elevado devido ao fechamento de vias aéreas e porque a exalação para VR pode ser tão demorada que ele não é alcançado antes que o paciente inale outra vez. A CVF e o VEF_1 estão acentuadamente reduzidos, sendo que a primeira em função de elevação intensa do VR e o último porque a perda da retração elástica pulmonar reduz a pressão que leva ao fluxo expiratório máximo e também reduz a abertura das vias aéreas de pequeno calibre intrapulmonares. A curva fluxo/volume apresenta escavação evidente, com pico inicial transitório do fluxo atribuível, em grande parte, à expulsão de ar pelo colapso das vias aéreas centrais no início da expiração forçada. Por outro lado, as vias aéreas centrais se mantêm relativamente inalteradas, de maneira que a R_{va} encontra-se normal no enfisema "puro". A perda de superfície alveolar e de capilares nas paredes alveolares reduz a D_{CO}, mas, porque os ácinos enfisematosos mal ventilados também são mal perfundidos (devido à perda de seus capilares), em geral não se observa hipoxemia arterial em repouso até que o enfisema se torne muito grave. Entretanto, durante o exercício, a PaO_2 pode cair rapidamente se houver destruição extensa da vascularização pulmonar impedindo que haja aumento suficiente no débito cardíaco e se o conteúdo de oxigênio venoso misto cair de maneira substancial. Nessas circunstâncias, qualquer mistura venosa em unidades com baixa $\dot{V}/\dot{Q}$ produz um efeito particularmente acentuado na redução da pressão de oxigênio no sangue arterial misto.

MEDIÇÕES FUNCIONAIS

Medidas da função ventilatória • VOLUMES PULMONARES Na Figura 285-2, foi apresentado um traçado de espirometria em que os volumes de ar entrando ou saindo dos pulmões são marcados ao longo do tempo. Na manobra de capacidade vital lenta, o paciente deve inalar a partir da CRF enchendo totalmente os pulmões até sua CPT para então exalar lentamente até o VR; a CV é a diferença entre a CPT e o VR e representa a excursão máxima do sistema respiratório. A espirometria mostra alterações relativas nos volumes durante essas manobras, mas não é capaz de revelar os volumes absolutos em que ocorrem. Para determinar os volumes pulmonares absolutos, duas abordagens são mais utilizadas – diluição de gás inerte e pletismografia corporal. Na primeira, um volume conhecido de gás inerte não absorvível (em geral hélio ou neônio) é inalado em uma única ampla respiração ou reinspirado a partir de um circuito fechado; o gás inerte dilui-se no ar existente no pulmão no momento da inalação, e a concentração final revela o volume de ar que contribuiu para a diluição. O problema desse método é que regiões do pulmão mal ventiladas (p. ex., em função de obstrução ao fluxo de ar) talvez não recebam grande volume do gás inerte inspirado e, sendo assim, não contribuem para sua diluição. Portanto, a diluição de gás inerte (sobretudo com o método de respiração única) frequentemente subestima os volumes pulmonares reais.

Na segunda abordagem, a CRF é determinada medindo-se a compressibilidade do gás dentro do tórax, que é proporcional ao volume do gás sendo comprimido. O paciente permanece sentado em um pletismógrafo de corpo inteiro (uma câmara em geral feita de material transparente para reduzir a sensação de claustrofobia) e é instruído a, ao final de uma respiração corrente normal (i.e., quando o volume pulmonar é igual à CRF), soprar contra um bocal fechado e, dessa forma, comprimir periódica e suavemente o ar dentro dos pulmões. Determinam-se as variações pressóricas na boca e as flutuações de volume dentro do pletismógrafo (iguais, ainda que opostas, àquelas observadas no tórax) e, a partir desses valores, calculam-se os volumes de gás torácico utilizando-se a lei de Boyle. Uma vez obtida a CRF, calculam-se a CPT e o VR, respectivamente, somando-se a capacidade inspiratória e subtraindo-se o volume de reserva expiratório (valores determinados na espirometria) **(Fig. 285-2)**. Os determinantes mais importantes para os volumes pulmonares de indivíduos saudáveis são estatura, idade e sexo, mas há variações consideráveis na normalidade além dos determinados por esses parâmetros. Além disso, a raça influencia os volumes pulmonares; em média, os valores da CPT são cerca de 12% menores em afro-americanos e 6% menores em asiáticos norte-americanos quando comparados aos valores observados em brancos norte-americanos. Na prática, o valor médio "normal" é predito com cálculos usando funções de regressão multivariada considerando estatura, idade e sexo, e o valor do paciente é dividido pelo valor predito (frequentemente "corrigido para a raça") para que se determine o "percentual do valor predito". Para a maioria das medições da função pulmonar, consideram-se normais valores entre 85 e 115% do predito; contudo, no indivíduo sadio os diversos volumes pulmonares tendem a variar conjuntamente. Por exemplo, se alguém é um "grande normal" com uma CPT de 110% do valor predito, todos os demais volumes pulmonares e valores da espirometria tenderão a se aproximar de 110% dos seus respectivos valores preditos. Esse padrão é de particular importância na avaliação do fluxo de ar, conforme discutido adiante.

FLUXO DE AR Conforme observado antes, a espirometria tem papel central na determinação dos volumes pulmonares. Com maior frequência, a espirometria é usada para medir o fluxo de ar, que reflete as propriedades dinâmicas dos pulmões. Durante uma manobra de CVF, o paciente deve inalar até a CPT para então exalar rapidamente e de forma forçada até o VR; esse método assegura que se atingiu o limite de fluxo para que o esforço exato realizado tenha pouca influência sobre o fluxo real. O volume total de ar exalado é a CVF, e o volume de ar exalado no primeiro segundo é o VEF_1; o VEF_1 é uma taxa de fluxo que demonstra a alteração de volume por tempo. Assim como ocorre com os volumes pulmonares, os fluxos expiratórios máximos de um indivíduo devem ser comparados com os valores preditos com base em estatura, idade e sexo. Embora a relação VEF_1/CVF em geral esteja reduzida em paciente com obstrução ao fluxo de ar, nesses casos também é possível haver redução na CVF elevando o VR, o que às vezes torna a relação VEF_1/CVF "artificialmente normal", levando à conclusão equivocada de que não há obstrução. Para evitar esse problema, é útil comparar o VEF_1, como fração de seu valor predito, com a CPT, como fração de seu valor predito. No indivíduo sadio, os resultados costumam ser semelhantes. Por outro lado, um VEF_1 com 95% do valor predito na verdade pode ser relativamente baixo se a CPT tiver 110% do seu valor predito. Nesse caso, é possível que haja obstrução das vias aéreas, independentemente do valor "normal" para VEF_1.

As relações entre volume, fluxo e tempo durante a espirometria são mais bem visualizadas em dois gráficos – o espirograma (volume vs. tempo) e a alça fluxo/volume (fluxo vs. volume) **(Fig. 285-4)**. Nas situações que envolvem obstrução das vias aéreas, o local da obstrução algumas vezes está correlacionado com a forma da alça fluxo/volume. Nas doenças que causam obstrução das vias aéreas inferiores, como asma e enfisema, o fluxo decai mais rapidamente com a queda dos volumes pulmonares, levando a uma alça fluxo/volume caracteristicamente escavada. Por outro lado, a obstrução fixa de via aérea superior leva a platôs de fluxo inspiratório e/ou expiratório **(Fig. 285-4)**.

RESISTÊNCIA DAS VIAS AÉREAS A resistência total das vias aéreas superiores e pulmonares é medida com a mesma pletismografia utilizada para medir a CRF. O paciente é novamente orientado a soprar, mas desta vez contra um obturador fechado e depois aberto. O sopro contra o obturador fechado revela o volume de gás torácico como descrito anteriormente. Quando o obturador é aberto, o fluxo passa a ser dirigido para a caixa do pletismógrafo, de forma que as variações de volume revelam a extensão da compressão torácica pelo gás, que, por sua vez, revela as variações de pressão que determinam o fluxo. A medição simultânea do fluxo permite o cálculo da resistência pulmonar (na forma de fluxo dividido pela pressão). No indivíduo sadio, a R_{va} é muito baixa (< 2 cmH_2O/L/segundo), e metade da resistência detectada encontra-se nas vias aéreas superiores. Nos pulmões, a maior parte da resistência tem origem nas vias aéreas centrais. Por esse motivo, a medição da resistência das vias aéreas tende a ser insensível à obstrução das vias aéreas periféricas.

FORÇA DOS MÚSCULOS VENTILATÓRIOS Para medir a força dos músculos ventilatórios, o paciente é orientado a exalar ou inalar com força máxima contra um obturador fechado enquanto a pressão é monitorada na boca. Pressões acima de ±60 cmH_2O na CRF são consideradas adequadas e tornam improvável que a perda de força muscular seja responsável por qualquer disfunção ventilatória em repouso que tenha sido identificada.

Medição da troca gasosa • CAPACIDADE DE DIFUSÃO (Dco) Neste teste, utiliza-se um volume pequeno (e seguro) de monóxido de carbono (CO) para medir a troca de gases na membrana alveolar durante uma pausa respiratória de 10 segundos. O CO exalado é analisado para que se possa determinar a quantidade absorvida através da membrana alveolar e combinada com a hemoglobina das hemácias. O valor da "capacidade de difusão em respiração única" (Dco) varia diretamente com a superfície disponível para difusão e com a quantidade de hemoglobina dentro dos capilares, e inversamente com a espessura da membrana alveolar. Assim, a Dco é reduzida nas doenças que causam espessamento ou destruição da membrana alveolar (p. ex., fibrose pulmonar, enfisema), redução da vascularização pulmonar (p. ex., hipertensão pulmonar) ou redução da hemoglobina nos capilares alveolares (p. ex., anemia). A capacidade de difusão em respiração única pode estar aumentada em casos de insuficiência cardíaca congestiva aguda, asma, policitemia e hemorragia pulmonar.

Gasometria arterial A efetividade da troca gasosa pode ser avaliada medindo-se as pressões parciais do oxigênio e do CO_2 em amostra de sangue obtida por punção arterial. O conteúdo de oxigênio no sangue (CaO_2) depende da saturação arterial (%O_2Sat), que é definida por PaO_2, pH e $PaCO_2$ de acordo com a curva de dissociação da oxiemoglobina. O CaO_2 também pode ser medido pela oximetria (ver a seguir):

$$CaO_2 \text{ (mL/dL)} = 1,39 \text{ (mL/dL)} \times [\text{hemoglobina}](g) \times \%O_2Sat + 0,003 \text{ (mL/dL/mmHg)} \times PaO_2 \text{ (mmHg)}$$

Se houver necessidade de determinar isoladamente a saturação da hemoglobina, isso pode ser feito de forma não invasiva com a oximetria de pulso.

Agradecimento Os autores agradecem as contribuições dos Drs. Steven E. Weinberger e Irene M. Rosen a este capítulo em edições anteriores.

LEITURAS ADICIONAIS

Bates JH: Systems physiology of the airways in health and obstructive pulmonary disease. Wiley Interdiscip Rev Sys Biol Med 8:423, 2016.
Hughes JM et al: Effect of lung volume on the distribution of pulmonary blood flow in man. Respir Physiol 4:58, 1968.
Levitsky MG et al: *Pulmonary Physiology*, 8th ed. New York, McGraw Hill, 2013; http://accessmedicine.mhmedical.com/book.aspx?bookid=575. Accessed June 6, 2017.
Macklem PT, Murphy BR: The forces applied to the lung in health and disease. Am J Med 57:371, 1974.
Pederson OF, Ingram RH: Configuration of maximal expiratory flow-volume curve: Model experiments with physiologic implications. J Appl Physiol 58:1305, 1985.
Prange HD: *Respiratory Physiology: Understanding Gas Exchange*. New York, Chapman and Hill, 1996.
Weibel ER: Morphometric estimation of pulmonary diffusion capacity, I. Model and method. Respir Physiol 11:54, 1970.
West JB: *Respiratory Physiology, The Essentials*, 9th ed. Philadelphia, Lippincott Williams & Wilkins, 2012.
Wiley Online Library: Comprehensive physiology: The respiratory system. Available from http://www.comprehensivephysiology.com/WileyCDA/Section/id-420557.html. Accessed August 12, 2016.

286 Procedimentos diagnósticos nas doenças respiratórias

George R. Washko, Hilary J. Goldberg, Majid Shafiq

Os procedimentos diagnósticos nas doenças respiratórias abrangem uma ampla gama de modalidades invasivas e não invasivas. Os métodos para obter amostras diagnósticas são descritos neste capítulo, assim como as diversas modalidades de imagem disponíveis. As provas de função pulmonar e as medidas das trocas gasosas são descritas no Capítulo 284.

PROCEDIMENTOS PLEURAIS À BEIRA DO LEITO

TORACOCENTESE

A toracocentese, também chamada de pleurocentese, refere-se à aspiração percutânea de líquido do espaço pleural. Os espaços pleurais direito e esquerdo não costumam se comunicar entre si, podendo ser diretamente acessados entre as costelas torácicas. A recomendação atual é que o procedimento seja realizado por meio do uso de ultrassonografia à beira do leito para marcar o local da punção por agulha; isso reduz os riscos de "punção seca", além de complicações como pneumotórax. Além da paliação de sintomas associados aos derrames pleurais (mais comumente a dispneia), a toracocentese pode ser realizada com propósito diagnóstico. Várias análises hematológicas, bioquímicas, microbiológicas e citológicas a partir do líquido pleural seguem sendo as mesmas há várias décadas, da mesma forma que a ampla adoção dos critérios de Light para a diferenciação entre exsudatos e transudatos, descritos em 1972. Porém, análises mais novas como o teste de mesotelina-1 para as doenças neoplásicas (principalmente o mesotelioma) também foram disponibilizadas mais recentemente. Mais detalhes sobre os testes no fluido pleural são descritos no Capítulo 294.

BIÓPSIA PLEURAL FECHADA

A biópsia pleural fechada envolve a amostragem percutânea do revestimento pleural parietal. Esse procedimento pode ser realizado "às cegas" (em geral, com uma agulha de Abrams) ou com uso de orientação por imagem, como a tomografia computadorizada (TC) ou a ultrassonografia. A biópsia pleural fechada sem orientação ultrassonográfica é altamente sensível para a tuberculose pleural devido ao envolvimento pleural difuso geralmente visto nesses casos.

A biópsia pleural fechada guiada por imagem é mais útil em casos de anormalidades pleurais focais, como os nódulos pleurais, os quais são quase patognomônicos de envolvimento maligno. Estudos limitados mostraram alto rendimento diagnóstico de cerca de 80 a 90% com essa modalidade, mas a seleção dos pacientes é fundamental, pois o desempenho diagnóstico pode ser consideravelmente menor na ausência de uma anormalidade pleural específica que possa ser visualizada. Entre a imagem por TC ou ultrassonografia, apenas a ultrassonografia costuma ser realizada em tempo real durante a realização da biópsia.

PROCEDIMENTOS CIRÚRGICOS TORÁCICOS

TORACOSCOPIA E TORACOTOMIA

Toracoscopia e toracotomia abrangem um espectro de procedimentos cirúrgicos que envolvem o acesso e a operação dentro do espaço pleural, seja através de um ou mais pequenos pontos de entrada usando ferramentas toracoscópicas ou através de incisões maiores como na toracotomia (Fig. 286-1). A toracoscopia varia muito em seu escopo. Um pneumologista intervencionista geralmente realiza uma pleuroscopia (também chamada de *toracoscopia médica*) e acessa o espaço pleural através de uma única entrada para a biópsia da pleura parietal ou com propósitos terapêuticos limitados, como a lise de aderências menores, a pleurodese toracoscópica ou a colocação de um cateter pleural de longa permanência. Esse procedimento geralmente pode ser realizado com segurança sob sedação consciente. Por outro lado, a cirurgia toracoscópica videoassistida (VATS, do inglês *video-assisted thoracoscopic surgery*) e a cirurgia toracoscópica assistida por robô (RATS, do inglês *robotic-assisted thoracoscopic surgery*) representam procedimentos mais invasivos, mas com ambientes mais controlados que englobam anestesia geral com ventilação de pulmão único, criação de múltiplos locais de entrada e diversas possibilidades diagnósticas e terapêuticas adicionais, incluindo,

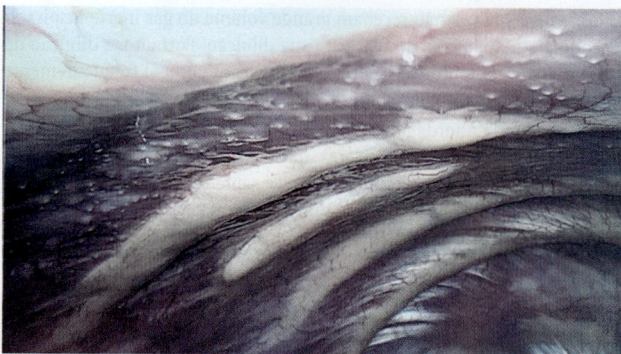

FIGURA 286-1 Toracoscopia demonstrando numerosos nódulos na pleura parietal em paciente com doença pleural relacionada à sarcoidose. A biópsia pleural revelou granulomas não necrotizantes. *(Fonte: Majid Shafiq, MD, MPH.)*

mas não limitando-se a, biópsia pulmonar, amostragem de linfonodos, lobectomia, descorticação e criação de uma janela pericárdica. A toracotomia aberta utiliza incisões maiores e técnicas cirúrgicas mais convencionais para a realização de todos os procedimentos citados anteriormente além de outros como a criação de uma janela de Clagett para a fístula broncopleural crônica com empiema.

MEDIASTINOSCOPIA E MEDIASTINOTOMIA

O acesso cirúrgico ao mediastino, seja através de uma pequena entrada (mediastinoscopia) ou por incisão mais ampla (mediastinotomia), permite a obtenção diagnóstica de estruturas mediastinais, como os linfonodos mediastinais, como parte do estadiamento do câncer de pulmão. Com o advento das técnicas endoscópicas que utilizam agulha (ver adiante), a cirurgia não é mais considerada como a opção de primeira linha para a obtenção diagnóstica de linfonodos, mas é recomendada em casos de resultados negativos com o uso de agulha quando a suspeita de malignidade de linfonodos permanece elevada.

BRONCOSCOPIA

A broncoscopia, que abrange a passagem de um tubo com uma câmera iluminada para dentro do trato respiratório inferior, inclui a broncoscopia flexível e a rígida (assim chamadas conforme as propriedades físicas de cada broncoscópio). A broncoscopia flexível é de longe a mais comumente usada, permitindo o acesso a porções mais distais do trato respiratório. O broncoscópio rígido, embora limitado às vias aéreas centrais, tem a vantagem adicional de fornecer uma via aérea segura para a ventilação; assim, a ventilação mecânica pode ser administrada por meio do próprio dispositivo como parte de um circuito fechado ou por uma ventilação a jato aberta. O broncoscópio rígido também oferece um conduto para a passagem livre dos instrumentos diagnósticos ou terapêuticos, em vez de eles passarem por um conduto relativamente restrito, como é o caso do broncoscópio flexível. Quando a broncoscopia se limita a indicações diagnósticas, o broncoscópio rígido raramente é usado, exceto ocasionalmente como uma medida de precaução para eventuais sangramentos intensos, quando ter uma via aérea mais segura pode ser particularmente vantajoso (p. ex., criobiópsia transbrônquica). Diferentes tipos de procedimentos broncoscópicos diagnósticos são descritos adiante.

Lavado broncoalveolar O lavado broncoalveolar (LBA) é o método padrão-ouro para a obtenção de secreções respiratórias para análises hematológicas, bioquímicas, microbiológicas e/ou citológicas. Isso evita o risco de contaminação salivar, o que pode ocorrer em amostras de escarro, e é particularmente útil quando o escarro não pode ser obtido ou quando a amostragem de um lobo ou segmento pulmonar específico é desejada. Após o encaixe do broncoscópio em uma via aérea distal para evitar o escape de líquido ao redor do aparelho, faz-se a instilação de solução salina ou água estéril através do conduto do aparelho (geralmente em 1-3 alíquotas de cerca de 50 mL cada). Imediatamente depois disso, aplica-se aspiração no aparelho para recuperar o máximo possível de líquido. Isso permite a amostragem das vias aéreas distais e do parênquima pulmonar, áreas que não são diretamente visíveis nem acessíveis. Se houver suspeita de hemorragia alveolar, os LBAs seriados do mesmo local podem mostrar contagens crescentes de eritrócitos e até mesmo o retorno de líquido mais sanguinolento com os lavados subsequentes.

Escovado e biópsia endobrônquica O escovado endobrônquico é uma técnica de biópsia minimamente invasiva que pode ser usada para coletar material do biofilme mucoso para análises microbiológicas e das camadas epiteliais brônquicas para análises citológicas. A biópsia endobrônquica permite a amostragem de anormalidades da mucosa e submucosa dos brônquios para análise histopatológica (como pode estar indicado em casos de amiloidose ou sarcoidose endobrônquicas). Nos fumantes com um ou mais nódulos pulmonares e com broncoscopia não diagnóstica, os escovados brônquicos podem ser usados em conjunto com um classificador comercialmente disponível que estima a probabilidade de câncer de pulmão com base na assinatura da expressão genética. Os pacientes com probabilidade pré-teste intermediária que apresentarem probabilidade pós-teste baixa podem optar com mais confiança na vigilância por exames de imagem, evitando, dessa forma, testes invasivos adicionais e as complicações relacionadas.

Biópsia transbrônquica incluindo a criobiópsia A biópsia transbrônquica envolve a remoção de um pedaço de tecido pulmonar alveolado, obtido pela passagem de uma ferramenta de amostragem até o espaço alveolar. A ferramenta de biópsia mais comumente usada é a pinça flexível, em geral com calibre de 2 mm ou 2,8 mm. Quando uma lesão pulmonar específica, como um nódulo pulmonar, está sendo biopsiada, várias ferramentas de imagem e navegação (descritas adiante) podem ser usadas para ajudar a orientar o local da biópsia com agulha. Quando se deseja realizar a amostragem aleatória do parênquima pulmonar (p. ex., para avaliar a rejeição pulmonar após transplante), a orientação por fluoroscopia ou por retroalimentação tátil é comumente usada para posicionar a agulha no parênquima pulmonar subpleural. Dados limitados sugerem que três amostras de biópsias são adequadas para otimizar a sensibilidade no caso de nódulos pulmonares malignos. Por outro lado, conforme as recomendações atuais, são necessários pelo menos cinco pedaços distintos de tecido pulmonar alveolado para o diagnóstico formal de rejeição celular aguda em receptores de transplante pulmonar. Uma ferramenta de biópsia cada vez mais popular é a criossonda, um cateter flexível com ponta romba que fornece dióxido de carbono ou nitrogênio líquido ao longo de alguns segundos para congelar uma porção de parênquima pulmonar e fazê-la aderir à própria sonda. Antes que o tecido descongele e se solte, a sonda é tracionada (em geral, com o próprio broncoscópio), e o pedaço de tecido pulmonar congelado é removido junto a ela. A criobiópsia tem maior rendimento diagnóstico do que a biópsia por pinça nas doenças parenquimatosas difusas como a fibrose pulmonar idiopática, mas apresenta maior risco de hemorragia grave e pneumotórax.

Aspiração transbrônquica com agulha A aspiração transbrônquica com agulha (TBNA, do inglês *transbronchial needle aspiration*) envolve o uso de uma agulha oca para a obtenção de amostras aspiradas. Isso pode ser acompanhado por aspiração ou simplesmente depender da ação capilar, uma vez que dados de literatura não sugerem que a aspiração tenha impacto na sensibilidade diagnóstica. A TBNA tem sensibilidade diagnóstica superior àquela da biópsia transbrônquica para nódulos periféricos malignos. Isso faz sentido, considerando que as lesões podem estar no espaço extraluminal, necessitando que se atravesse a parede da via aérea, o que apenas a agulha é capaz de realizar. Além disso, a combinação de TBNA com a biópsia transbrônquica convencional parece aumentar a sensibilidade diagnóstica do conjunto.

Aspiração transbrônquica com agulha orientada por ultrassonografia endobrônquica A ultrassonografia endobrônquica (USEB) e a TBNA orientada por USEB (USEB-TBNA) representam um grande avanço na broncoscopia diagnóstica do final do século XX, substituindo, em grande medida, os métodos cirúrgicos de biópsia de linfonodos. A USEB-TBNA envolve a utilização de um broncoscópio flexível especializado que opera simultaneamente uma câmera de vídeo e uma sonda de ultrassonografia convexa (a qual é instalada em sua extremidade distal). Sob a visualização ultrassonográfica em tempo real, a agulha de aspiração é inserida através da parede da via aérea até o alvo mediastinal e o aspirado é enviado para análise microbiológica ou citológica conforme a indicação (Fig. 286-2). Novas variantes dessa técnica envolvem o uso de agulha grossa (*core*) ou minipinça, fornecendo amostras de tecido, em vez de aspirado, que podem ser enviadas para análise histopatológica. A USEB-TBNA tem sensibilidade de aproximadamente 90% para doenças malignas epiteliais e de cerca de 70% para linfoma (maior para a detecção de casos de recorrência de linfoma do que para casos novos de linfoma). No caso da sarcoidose, as estimativas indicam sensibilidade de pelo menos 80% (maior

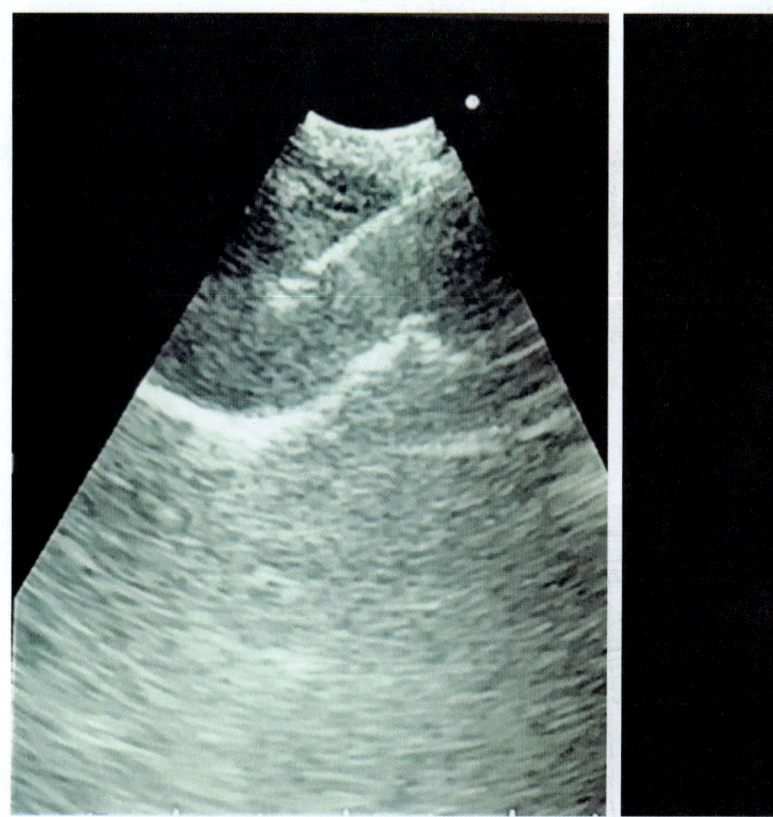
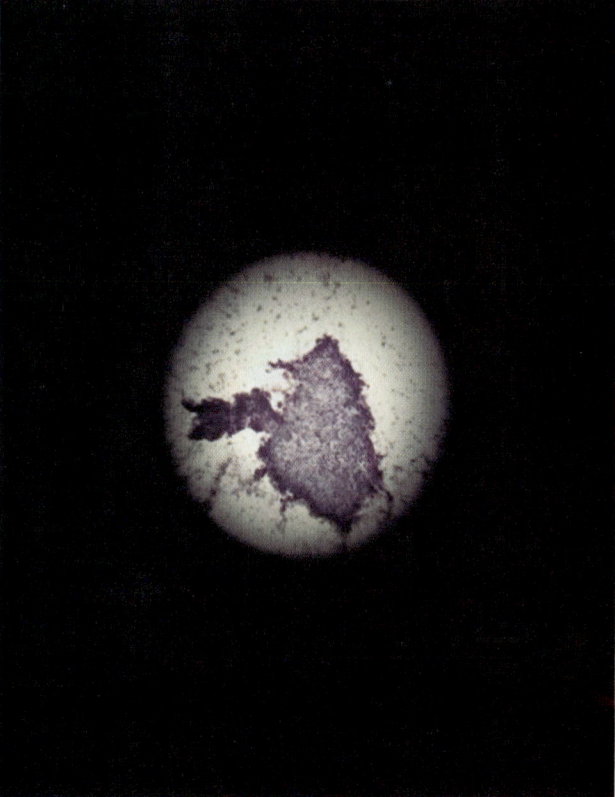

FIGURA 286-2 **A.** Aspiração transbrônquica com agulha orientada por ultrassonografia endobrônquica de um linfonodo mediastinal. **B.** Avaliação rápida no local (ROSE) usando a coloração de Diff-Quik indicando granuloma não caseoso. *(Fonte: Majid Shafiq, MD, MPH.)*

se combinada com biópsias endobrônquicas e transbrônquicas). Foi demonstrado que a USEB-TBNA fornece quantidade adequada de material para exames auxiliares em casos de câncer, como a imunomarcação e a testagem genética. Outra técnica com agulha relacionada que também usa a orientação ultrassonográfica envolve a amostragem de estruturas mediastinais através do esôfago, o que pode ser útil em conjunto com a USEB-TBNA por fornecer um melhor acesso a determinadas estações de linfonodos mediastinais. A sensibilidade combinada dessas duas técnicas é um pouco maior em comparação com qualquer delas isoladamente. A amostragem esofágica pode ser realizada por meio da inserção do mesmo broncoscópio da USEB através do esôfago ou do uso de endoscópio-padrão utilizado por gastrenterologistas para a ultrassonografia endoscópica (USE).

Em muitos centros, a USEB-TBNA é acompanhada pela avaliação rápida no local (ROSE, do inglês *rapid on-site evaluation*) da citologia, na qual uma porção da amostra aspirada é imediatamente examinada por um técnico em citologia ou um patologista usando uma coloração rápida. A avaliação rápida, embora muitas vezes inadequada para um diagnóstico definitivo, pode ser útil para estabelecer se a amostra é adequada, oferecendo ao broncoscopista uma avaliação em tempo real sobre se é aconselhável obter amostras adicionais.

Ainda não se sabe qual é a maneira ideal de processar as amostras obtidas por USEB-TBNA. Alguns centros realizam o método *tissue coagulum clot* (coágulo de tecido), no qual múltiplos aspirados são esvaziados em um único pedaço de papel-filtro para formarem um coágulo que pode ajudar na preparação de um emblocado celular. Outros centros simplesmente usam o resíduo de amostras centrifugadas para esse propósito. Não há evidências conclusivas de que uma técnica seja superior à outra, mas essa questão ainda não foi adequadamente estudada.

Broncoscopia periférica orientada A broncoscopia periférica orientada abrange o uso de ferramentas avançadas para auxiliar em uma ou mais dentre três tarefas envolvidas na biópsia broncoscópica bem-sucedida de lesões localizadas perifericamente, como os nódulos pulmonares (veja adiante). Há várias ferramentas disponíveis para auxiliar o broncoscopista a realizar essas tarefas (Fig. 286-3).

(A) Navegar até o lobo/segmento/subsegmento adequado: a broncoscopia de navegação eletromagnética (que envolve uma retroalimentação tipo GPS à medida que o broncoscópio avança em direção ao alvo) e a broncoscopia virtual (que mostra imagens endoscópicas ao vivo em um mapa broncoscópico virtual derivado de TC) podem ajudar no sucesso da navegação pelas vias aéreas. A tecnologia sensível à forma, usada como parte de uma plataforma de broncoscopia robótica (ver adiante), tem o mesmo propósito.

(B) As tecnologias citadas anteriormente também podem ajudar a localizar uma lesão, embora sejam limitadas por dependerem de imagens de TC previamente adquiridas que podem ou não representar de forma acurada a localização atual da lesão em um espaço tridimensional. A USEB radial utiliza um cateter fino de ponta ultrassônica que pode ser passado por dentro do broncoscópio até a periferia do pulmão. Ela oferece imagens em tempo real das estruturas além das paredes da via aérea. Uma imagem concêntrica do alvo, indicando uma lesão com a via aérea em seu centro, está associada a um alto rendimento diagnóstico. De modo alternativo, pode-se usar imagens de fluoroscopia para recalibrar a localização exata do alvo nas plataformas broncoscópicas de navegação, potencialmente melhorando também a localização. A TC de feixe cônico, uma versão melhorada da TC que tem sido usada durante procedimentos de várias outras áreas, como a radiologia intervencionista, pode ser usada para a confirmação da localização ideal da ferramenta na lesão (com o paciente em pausa respiratória) antes da amostragem.

(C) As ferramentas disponíveis para a obtenção de amostras periféricas incluem a pinça de biópsia, as escovas e as agulhas de aspiração conforme descrito anteriormente, com a TBNA apresentando a maior sensibilidade diagnóstica para lesões malignas discretas. Atualmente são limitadas as evidências sobre o uso da criobiópsia para a amostragem de lesões discretas na periferia pulmonar. As inovações recentes também incluem as ferramentas de biópsias direcionáveis, as quais são promissoras para a amostragem mais ideal da lesão-alvo.

Broncoscopia robótica Em 2018, a Food and Drug Administration (FDA) dos Estados Unidos aprovou duas plataformas de broncoscopia robótica para uso comercial. Essas plataformas oferecem melhor estabilidade e alcance para a broncoscopia, mas ainda não está certo se a navegação, a localização do alvo e a adequação da amostragem são superiores a outras técnicas. Os dados iniciais referentes ao rendimento diagnóstico são promissores, mas ainda não há dados prospectivos multicêntricos.

EXAMES DE IMAGEM

Os exames de imagem revolucionaram a prática da medicina. Tecnologias como a radiografia, a TC, a ressonância magnética (RM) e a tomografia por emissão de pósitrons (PET, do inglês *positron emission tomography*)

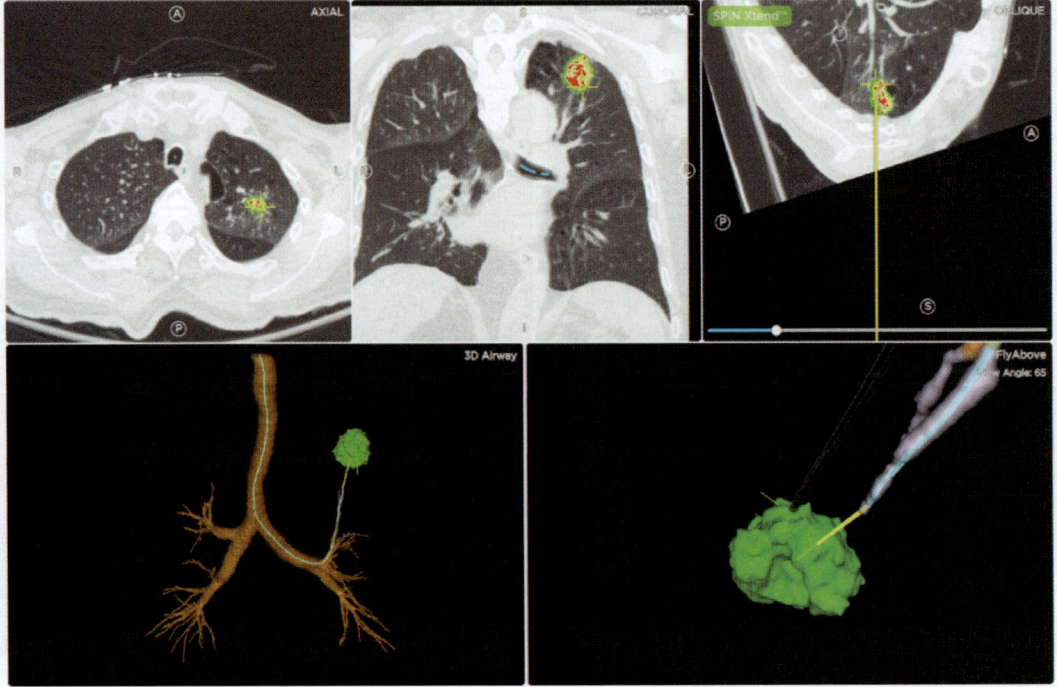

FIGURA 286-3 Exemplo de plataforma broncoscópica de navegação eletromagnética. A lesão-alvo fica verde quando é atingida pela broncoscopia. (Fonte: Majid Shafiq, MD, MPH.)

podem fornecer avaliações não invasivas da perfusão alveolar, da atividade metabólica de um nódulo pulmonar, de fontes broncovasculares de hemoptise ou de alterações precoces em estruturas do parênquima relacionadas a doenças. Considerando a amplitude desses avanços nos exames de imagem do sistema respiratório e as aplicações cada vez mais especializadas em várias doenças, a próxima seção está organizada por tecnologias. A parte final desta seção é dedicada ao aprendizado profundo e seu papel crescente na interpretação de exames de imagem.

RADIOGRAFIA DE TÓRAX

O campo das imagens médicas pode ser rastreado até o trabalho feito por Wilhelm Roentgen na década de 1890. Roentgen observou que, após a conexão de um tubo de raio catódico a um suprimento de energia, o material em seu laboratório apresentava fluorescência mesmo que a emissão de luz visível pelo tubo fosse bloqueada. Ele rapidamente deduziu a presença de "raios X" invisíveis adicionais e subsequentemente observou que sua passagem através de material sólido era atenuada conforme a densidade do material. Semanas após sua descoberta, a tecnologia de raios X estava sendo amplamente aproveitada na orientação de explorações cirúrgicas e na extração de corpo estranho como no caso de estilhaços do campo de batalha. As radiografias de tórax se tornaram desde então a base da prática clínica em medicina respiratória, sendo uma tecnologia amplamente disponível mesmo em locais de recursos limitados.

As imagens radiológicas mais comumente usadas na medicina respiratória são as incidências posteroanterior (PA) e lateral no cenário ambulatorial e a incidência anteroposterior (AP) nos exames obtidos no leito. Estas são representações bidimensionais de estruturas tridimensionais, e as diferentes incidências podem ser usadas para examinar estruturas sobrepostas (p. ex., uma opacidade parenquimatosa no espaço retrocardíaco). Os contornos da parede torácica, da silhueta cardíaca, dos grandes vasos e do mediastino, além do aspecto do parênquima e feixes broncovasculares, são todos usados para detectar e classificar as doenças e monitorar sua progressão ou resposta às intervenções terapêuticas. Um exemplo de radiografia de tórax PA e lateral normal é fornecido na Figura 286-4.

Nesta imagem do pulmão normal, muitas das estruturas menores como os vasos linfáticos e as vias aéreas distais estão além da capacidade de resolução da tecnologia de radiografia convencional. As estruturas maiores como a vasculatura pulmonar também podem não estar bem definidas devido à posição corporal e à redistribuição do fluxo sanguíneo para regiões gravitacionalmente dependentes. As doenças que envolvem essas estruturas podem destacar ou obscurecer sua aparência. Um exemplo dessas doenças é a insuficiência cardíaca congestiva, na qual os linfáticos ficam ingurgitados (linhas B de Kerley), a vasculatura não dependente fica mais proeminente (cefalização), e os limites externos das paredes brônquicas ficam borrados (espessamento brônquico). Cada um desses achados deve ser clinicamente contextualizado, e, embora um interstício espessado possa ocorrer devido a edema pulmonar hidrostático, ele também pode ser indicativo de doença pulmonar intersticial ou carcinomatose. A radiografia de tórax também pode ser usada para diferenciar entre doença pulmonar e extrapulmonar e, por isso, trata-se de um excelente teste diagnóstico inicial para sintomas inespecíficos. Um hemidiafragma elevado, fibrose mediastinal ou hiperlucência do parênquima pulmonar refletem processos que causam dispneia, mas seu tratamento e prognóstico são bastante diferentes.

TOMOGRAFIA COMPUTADORIZADA

A TC foi introduzida nos cuidados clínicos na década de 1980 e rapidamente se tornou uma das modalidades de imagem mais usadas. Enquanto a radiografia de tórax fornece uma ou duas incidências do tórax a partir das quais um clínico experiente pode diferenciar as estruturas sobrejacentes, a TC oferece reconstruções com resolução espacial de todas as estruturas torácicas. A aquisição de uma TC envolve o mesmo processo básico de uma radiografia com o paciente sendo colocado entre uma fonte de fótons e um detector, mas a reconstrução da imagem e as análises avançadas que podem ser aplicadas a essas imagens são muito diferentes. A passagem de fótons através do corpo é impedida proporcionalmente à densidade tecidual. Essa absorção ou atenuação da passagem de fótons é medida em unidades Hounsfield (HU, do inglês *Hounsfield units*), e os aparelhos de TC são regularmente calibrados em uma escala padronizada com a água tendo 0 HU e o ar apresentando –1.000 HU. A ampla variação das densidades teciduais (refletidas em valores de atenuação) no tórax e a limitada capacidade humana para discriminar visualmente entre duas estruturas de densidades semelhantes são avaliadas por modificações da imagem na tela. Seleciona-se uma janela e um nível (a variação e o centro da gama de valores HU mostrados) para otimizar a visualização das estruturas de interesse. Por exemplo, as janelas pulmonares são otimizadas para a inspeção visual do parênquima pulmonar de baixa densidade e todas as estruturas subjacentes de maior densidade aparecem brancas; já as janelas mediastinais são otimizadas para a visualização das estruturas de maior densidade, e qualquer coisa de menor densidade tecidual, como o parênquima pulmonar, aparece em preto. Isso não modifica os valores HU dos voxels (pixels tridimensionais) na imagem, apenas a sua apresentação para a inspeção visual.

A interpretação visual da TC de tórax se baseia na aparência do lóbulo pulmonar secundário. Essa estrutura é uma subunidade fundamental do pulmão que consiste em uma via aérea e artéria pulmonar centrais, o parênquima e, então, o interstício circundante com os linfáticos e veias pulmonares (Fig. 286-5).

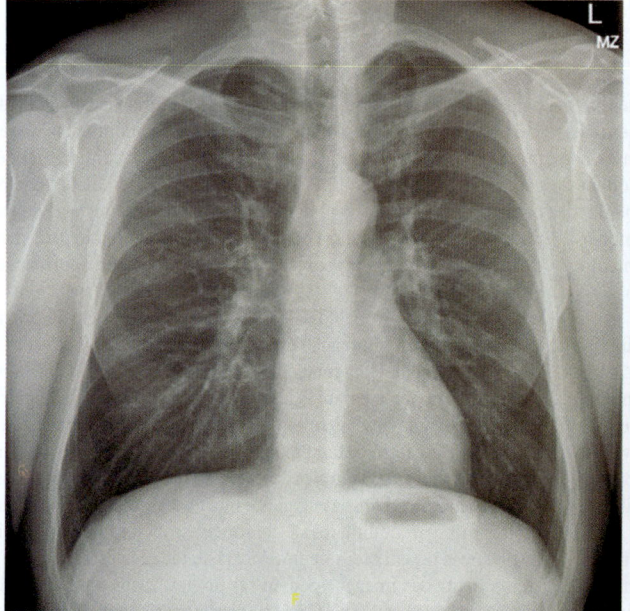 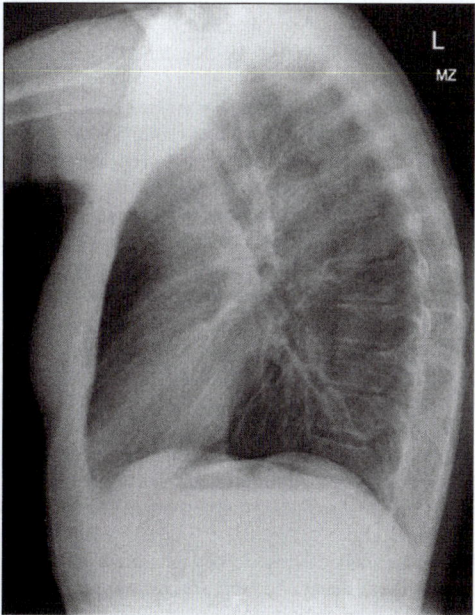

FIGURA 286-4 Radiografia de tórax posteroanterior (**A**) e lateral (**B**) de uma pessoa saudável. *(Fonte: George Washko.)*

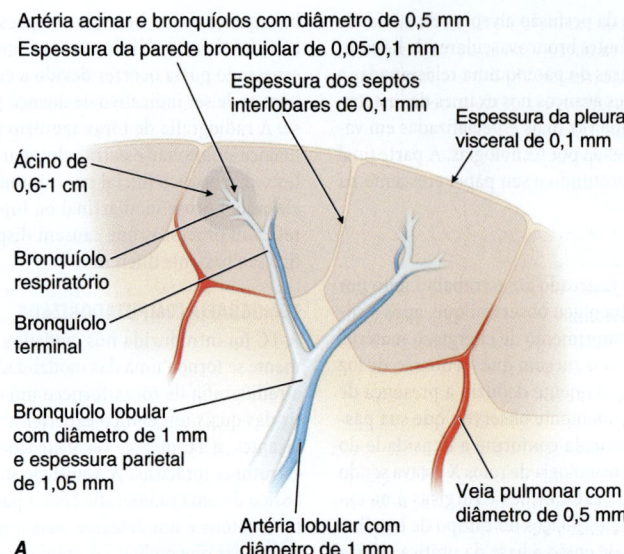
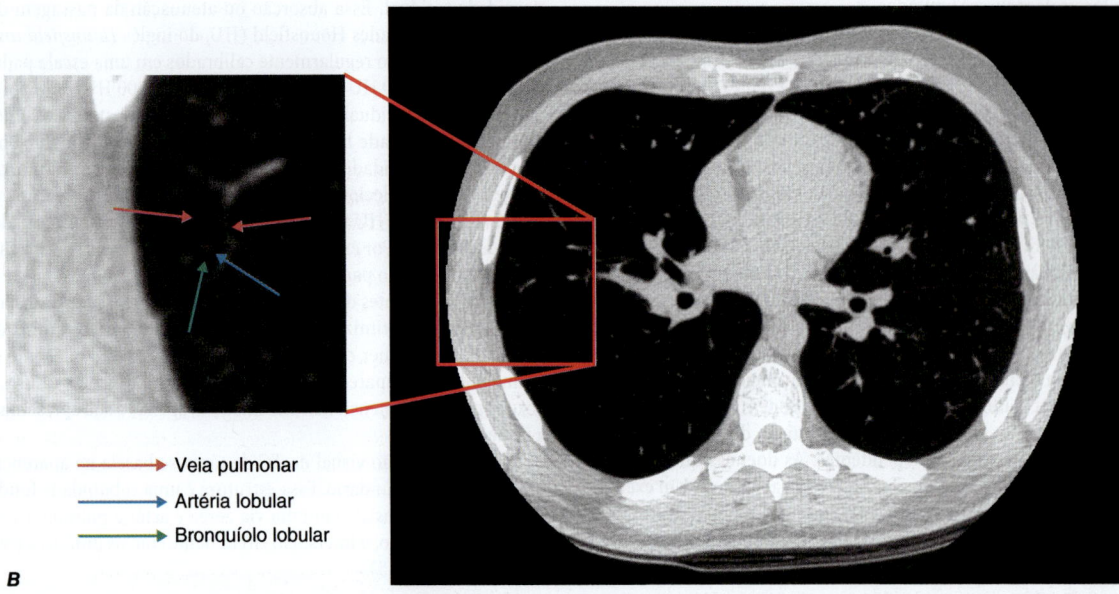

FIGURA 286-5 **A.** Ilustração da anatomia do lóbulo pulmonar secundário. **B.** Imagem de tomografia computadorizada mostrando a anatomia visível do lóbulo pulmonar secundário. *(Painel A adaptado de WR Webb: Thin-section CT of the secondary pulmonary lobule: Anatomy and the Image–The 2004 Fleischner Lecture. Radiology 2006;239:322, 2004; Painel B de Samuel Yoffe Ash MD.)*

Os processos que afetam as pequenas vias aéreas, como a bronquiolite respiratória, podem aparecer como nódulos centrolobulares. As doenças parenquimatosas, como o enfisema, podem começar com o apagamento do centroide do lóbulo (enfisema centrolobular [ECL]), da periferia do lóbulo (enfisema paraseptal [EPS]) ou difusamente no lóbulo (enfisema panlobular [EPL]). A patologia dos linfáticos ou do interstício (doença pulmonar intersticial [DPI]) resulta em aspecto de colar de contas e/ou espessamento dos septos interlobulares. Os exemplos de muitos desses processos são fornecidos nos Capítulos 292 e 293.

A informação diagnóstica fornecida pela aparência do lóbulo pulmonar secundário é potencializada pela distribuição desses padrões de lesão ao longo dos pulmões. Enquanto o ECL tende a aparecer primeiramente nas zonas pulmonares superiores, o EPL tem predileção pelas regiões basais. O espessamento intersticial nos ápices é mais provavelmente devido à pneumonia intersticial não especificada (PINE), enquanto uma distribuição predominantemente basal e dependente é mais consistente com a fibrose pulmonar idiopática (FPI).

Por fim, a morfologia dos vasos e vias aéreas centrais pode ser usada para o diagnóstico da doença e a estimativa de sua gravidade. A dilatação das vias aéreas por bronquiectasia pode ser cilíndrica e predominante nos lobos inferiores, como visto na doença pulmonar obstrutiva crônica (DPOC), pode ser uma dilatação cística nos lobos superiores (fibrose cística) ou pode haver dilatação focal inespecífica de uma via aérea devido a infecção prévia. A dilatação patológica das vias aéreas também pode ser causada por doença do parênquima circundante. Devido à interdependência mecânica da árvore brônquica e do parênquima, as condições que reduzem a complacência pulmonar podem resultar em bronquiectasia de tração. Este pode ser um processo local ou mais difuso, dependendo da distribuição da doença parenquimatosa subjacente, e pode oferecer informações sobre a gravidade da doença.

O calibre do tronco da artéria pulmonar (AP) central proximalmente à sua primeira bifurcação está diretamente relacionado com a pressão arterial pulmonar. Uma medida > 3 cm sugere a presença de pressões vasculares pulmonares elevadas, e estudos mais recentes demonstraram que uma relação aumentada entre o diâmetro da AP e o diâmetro da aorta adjacente (AP/A) fornece uma medida da gravidade da doença e, no caso de doenças respiratórias crônicas como a DPOC, tem valor prognóstico para exacerbações respiratórias agudas e morte. A avaliação da vasculatura pulmonar intraparenquimatosa é geralmente melhorada pela administração intravenosa ou em *bolus* de um contraste iodado. Este *bolus* e a aquisição subsequente das imagens podem ser programados para a visualização da passagem do contraste pelas artérias pulmonares, permitindo a detecção de doença tromboembólica, que aparece como um vazio escuro em vasos que normalmente têm um aspecto branco brilhante.

Deve ser observado que a aquisição de radiografias de tórax e de TC de tórax envolve a exposição do paciente à radiação ionizante. Vários estudos estimaram o excesso do número de cânceres devido à TC e foram feitos muitos esforços pelos fabricantes de equipamentos de TC e pelos médicos para reduzir a dose de radiação para a quantidade mínima possível que não ameace a qualidade das imagens e sua interpretação.

RESSONÂNCIA MAGNÉTICA

A RM se baseia no comportamento de prótons em um campo magnético. Um campo magnético forte é aplicado para alinhar os prótons e depois um pulso de corrente de radiofrequência é aplicado ao sujeito. Isso desorienta os prótons, e a velocidade com que eles subsequentemente se realinham difere com base nas propriedades dos tecidos na região de interesse. Embora essa técnica ofereça excelentes imagens da parede torácica e de órgãos sólidos como o cérebro e o coração, a abundância de ar nos pulmões cria um artefato que prejudica a avaliação direta do parênquima. Por essa razão, a RM de pulmão utiliza agentes de contraste intravenosos, como o gadolínio, e cada vez mais tem sido explorado o uso de agentes inalatórios, como um gás nobre hiperpolarizado. Esses respectivos agentes permitem a avaliação in vivo da perfusão do órgão e mensurações detalhadas da morfologia dos espaços aéreos distais. Um exemplo de RM com reforço de gás nobre é mostrado na Figura 286-6. O agente inalado é o He^3 e, como ele é rico em prótons, pode ser usado para examinar a ventilação pulmonar de forma visual e objetiva. As regiões pulmonares pouco ventiladas devido a doenças das vias aéreas ou de espaços aéreos distais têm baixas concentrações de He^3 e aparecem como regiões escuras em um órgão que normalmente tem aparência azul brilhante.

Embora a RM possa demorar mais para a aquisição das imagens em relação à TC, além de a geometria do equipamento frequentemente causar uma sensação de claustrofobia, ela não envolve a administração de radiação ionizante. Isso a torna uma modalidade de escolha na população pediátrica ou em situações clínicas em que há necessidade de exames repetidos.

TOMOGRAFIA POR EMISSÃO DE PÓSITRONS

A PET gera uma imagem com base na agregação de traçadores radiomarcados. O agente mais comumente usado com esse propósito é a $[F^{18}]$-fluoro-2--desoxiglicose (FDG). Esse análogo radiomarcado da glicose é administrado por via intravenosa, sendo captado pelas células em proporção direta à sua atividade metabólica. Na prática clínica, ela é mais comumente usada para a diferenciação entre nódulos pulmonares benignos e malignos, além do estadiamento do câncer de pulmão. Considerando a resolução relativamente baixa da PET, é comum a realização concomitante de TC, e as imagens alinhadas permitem que o profissional determine a fonte estrutural da atividade metabólica aumentada.

Há um interesse crescente no uso das imagens por PET na comunidade biomédica. Essas aplicações ainda são, em grande medida, restritas à pesquisa, mas os avanços em áreas como a avaliação in vivo da biologia vascular em doenças agudas e crônicas têm sido impressionantes.

INTELIGÊNCIA ARTIFICIAL/APRENDIZAGEM PROFUNDA

O aspecto final dos exames de imagem do tórax que deve ser discutido é o campo crescente da inteligência artificial e da aprendizagem profunda aplicadas à análise das imagens. As abordagens clássicas do aprendizado de máquina na interpretação de imagens clínicas envolvem o desenvolvimento de algoritmos avançados para a detecção de estruturas de interesse, a segmentação de seus limites e, então, a extração de métricas relacionadas a tamanho, forma, textura, etc. O aumento maciço na capacidade de processamento obtido pelas unidades de processamento gráfico (GPUs, do inglês *graphical processing units*), a crescente disponibilidade de grandes quantidades de dados e a ampla disseminação de bibliotecas de *softwares* de código aberto que permitem que os desenvolvedores criem ambientes de trabalho poderosos levaram a um crescimento explosivo na utilização da aprendizagem profunda na análise de imagens. Algumas das primeiras aplicações médicas da aprendizagem profunda foram no campo da dermatologia e, mais recentemente, essa forma avançada de reconhecimento de padrões foi relatada como superior na discriminação entre nódulos pulmonares benignos e malignos na TC de tórax. A gama de aplicações dessas ferramentas continua a crescer, incluindo a detecção de características e a navegação por imagens, o desenvolvimento de biomarcadores e a predição direta de desfechos clínicos. Um exemplo da segmentação entre o coração e a vasculatura pulmonar permitida pela aprendizagem profunda em TC sem reforço de contraste e sem controle por batimentos cardíacos é mostrado na Figura 286-7.

ASPIRAÇÃO TRANSTORÁCICA COM AGULHA

A biópsia com agulha orientada radiologicamente há muito tempo tem servido como um método para a avaliação de lesões do parênquima pulmonar, tanto malignas quanto infecciosas. Em um cenário de diretrizes publicadas recomendando a TC de baixa dose para rastreamento de câncer de pulmão em pacientes de alto risco, e com diretrizes em andamento para o monitoramento e avaliação de lesões pulmonares incidentais que surgem nessas situações, a amostragem radiologicamente guiada de lesões pulmonares se tornou um mecanismo cada vez mais importante na abordagem de anormalidades parenquimatosas pulmonares suspeitas de câncer. Além disso, à medida que novos agentes biológicos e imunomoduladores são cada vez mais utilizados no manejo de doenças sistêmicas e transplantes, intervenções efetivas estão se tornando cada vez mais importantes na avaliação de possíveis infecções pulmonares que surgem como complicações da imunossupressão. A aspiração transtorácica com agulha (TTNA, do inglês *transthoracic needle aspiration*) permanece sendo importante na avaliação dessas complicações pulmonares.

A TTNA pode ser realizada com uma variedade de mecanismos de imagem complementares, incluindo a orientação por fluoroscopia, TC, ultrassonografia e RM. A TC é atualmente a modalidade de imagem mais importante na avaliação de lesões parenquimatosas pulmonares, com sensibilidade e especificidade relatadas como > 90%. A sensibilidade da TTNA guiada por TC aumenta nas lesões mais periféricas. A ultrassonografia

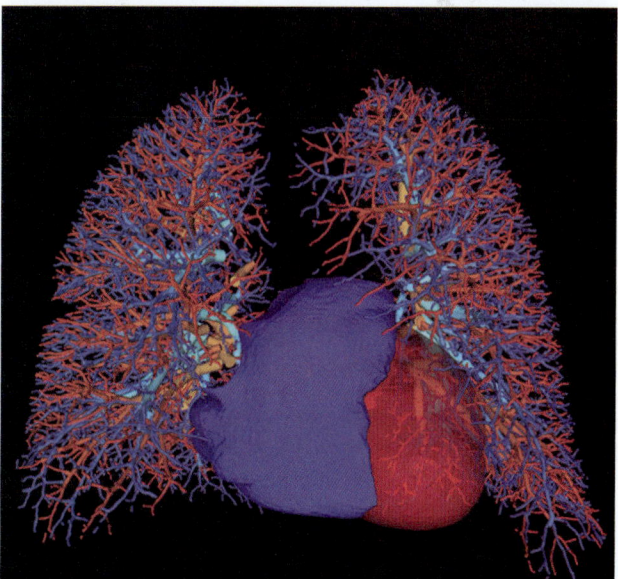

FIGURA 286-7 Segmentação arterial/venosa da vasculatura pulmonar (*azul*: artérias; *vermelho*: veias) e da superfície epicárdica dos ventrículos direito (*azul*) e esquerdo (*vermelho*). *(Imagem cortesia de Raul San Jose Estepar, PhD, Applied Chest Imaging Laboratory, Department of Radiology, Brigham and Women's Hospital, Boston, MA.)*

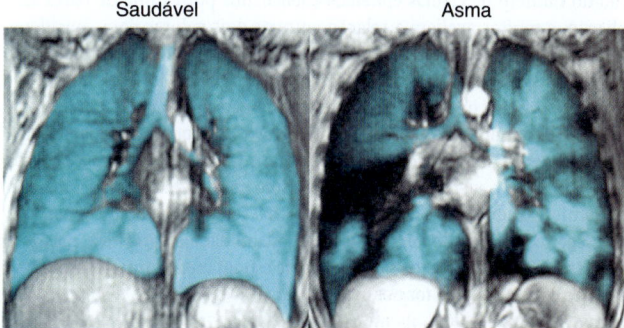

FIGURA 286-6 **Ressonância magnética com gás nobre.** Controle saudável à esquerda e asma à direita. *(Imagens cortesia de Grace Parraga, PhD, Department of Medical Biophysics, Department of Medicine, School of Biomedical Engineering, Robarts Research Institute, Western University, London, Ontario, Canada.)*

transtorácica tem a vantagem de uma baixa taxa de complicações no caso de aspiração por agulha fina (AAF) e de portabilidade, permitindo uma maior simplicidade logística na avaliação de lesões pulmonares. Em um estudo prospectivo de AAF percutânea guiada por ultrassonografia em comparação com a AAF guiada por TC, as taxas diagnósticas foram comparáveis entre os dois grupos, com um menor tempo de procedimento associado à orientação por ultrassonografia, uma tendência de redução na taxa de complicações com o uso de orientação por ultrassonografia, além de menores custos associados com esse método. O uso da elastografia para caracterizar melhor as lesões pulmonares também foi proposto no contexto da ultrassonografia, embora ainda não se tenha comprovado um maior rendimento diagnóstico. Foi demonstrado, em outro estudo, que a ultrassonografia com Doppler colorido tem altas sensibilidade e especificidade, além de uma baixa taxa de complicações. A orientação eletromagnética, diferentemente da TC, pode ser usada em combinação com a ultrassonografia endobrônquica e/ou a broncoscopia de navegação na sala de cirurgia, teoricamente permitindo uma abordagem multimodal que poderia aumentar o rendimento diagnóstico e permitir o estadiamento combinado. A TTNA eletromagnética isolada demonstrou rendimento diagnóstico de 83% em um estudo-piloto, com aumento para 87% quando combinada com a broncoscopia de navegação. Os dados disponíveis são conflitantes sobre a superioridade diagnóstica da TTNA em comparação com modalidades de biópsia alternativas, como a ultrassonografia endobrônquica, para o diagnóstico de lesões pulmonares, além de os resultados poderem depender da experiência do centro.

A biópsia transtorácica pode ser feita usando-se a AAF ou a biópsia com agulha grossa. Em um estudo retrospectivo, a AAF foi considerada como tendo uma menor taxa de diagnóstico em comparação com a amostragem por agulha grossa, além de uma menor especificidade. Nesse estudo, um método que envolvia duas passagens da AAF foi comparado com uma amostragem por agulha grossa com seis amostras coletadas em uma única passagem. Não houve diferença significativa nas taxas de complicações. Em outro estudo retrospectivo, no qual o procedimento foi determinado por preferências do operador, as amostras coletadas com agulha grossa tiveram mais chances de fornecer material suficiente para a testagem molecular em comparação com a AAF. Uma revisão sistemática dessas técnicas concluiu que não há evidências suficientes disponíveis para sustentar uma diferença entre a AAF e a biópsia com agulha grossa em termos de eficiência diagnóstica, embora a biópsia com agulha grossa possa ser mais específica para o diagnóstico de lesões pulmonares benignas. Considerando a estimativa de valor preditivo negativo de 70%, os resultados negativos da TTNA são menos confiáveis do que os resultados positivos e não devem ser considerados definitivos para eliminar a suspeita de doença maligna. Há necessidade de avaliação adicional para a comparação direta das modalidades de imagem para orientação da TTNA e para comparar a TTNA com outras modalidades diagnósticas e determinar a opção ideal de procedimento em cenários específicos. A escolha do procedimento deve ser considerada no contexto do tamanho e localização da lesão, na experiência do centro e do operador, e em fatores específicos do paciente.

Em relação à segurança da TTNA, em um estudo retrospectivo de 2015, a presença de hipertensão pulmonar leve a moderada nos pacientes não aumentou as taxas de complicações com o uso da TTNA. As taxas de complicações observadas no estudo foram substanciais, porém, com a ocorrência de hemorragia em um terço e um quarto dos pacientes, além da ocorrência de pneumotórax em 17 a 28%. A maioria dos casos de pneumotórax não necessitou de drenagem torácica. Outras complicações incluíram hemoptise e hemotórax, embora elas fossem menos comuns. Essas taxas de complicações são consistentes com aquelas relatadas em outros estudos. Em uma metanálise das taxas de complicações para a TTNA guiada por TC, as taxas de complicação foram maiores com a aspiração por agulha grossa em comparação com a AAF (38,8% [intervalo de confiança {IC}, 95% 34,3-43,5%] vs. 24% [IC 95% 18,2-30,8%]). A maioria dessas complicações foi pouco importante. Os fatores de risco para complicações com a AAF incluíam nódulos de menor diâmetro, agulhas de maior diâmetro e aumento do parênquima pulmonar atravessado. Não foram observados fatores de risco claros para complicações após a biópsia com agulha grossa nessa publicação. De maneira mais geral, os riscos da TTNA aumentam nas lesões de localização mais central e naquelas que se encontram nas proximidades da vasculatura intratorácica.

Apesar de restarem dúvidas importantes em relação à abordagem ideal para a TTNA, foi demonstrado que essa modalidade é efetiva no diagnóstico de câncer intratorácico. O adenocarcinoma se tornou o câncer do parênquima pulmonar mais prevalente nos estudos relatados, além de ser o diagnóstico maligno mais comumente encontrado na TTNA de pulmão. A TTNA também pode ser efetiva no diagnóstico de tumores menos comuns do pulmão, tanto malignos como benignos, incluindo os carcinomas escamosos e de pequenas células, os linfomas e outros, além da avaliação de tumores do mediastino. A utilidade diagnóstica da TTNA é consistente em tumores sólidos, subsólidos e naqueles nódulos pulmonares parcialmente calcificados. Os marcadores imunocitoquímicos podem ser utilizados em amostras de TTNA para auxiliar o diagnóstico, o prognóstico e a predição da resposta à terapia, e as amostras devem ser preservadas sempre que possível para permitir esses estudos em caso de necessidade. Também foi demonstrado que a extração do RNA é possível no caso de amostra única por AAF, o que pode ser importante para definir o perfil de expressão genética, embora até o momento isso só tenha sido realizado com sucesso no contexto de pesquisa.

A utilidade da TTNA no diagnóstico de infecções pulmonares é variável na literatura publicada. Algumas publicações relataram que a TTNA estabelece um diagnóstico de infecção em 60 a 70% dos casos, com um rendimento particularmente alto no caso de infecções por *Aspergillus*. Também foi demonstrado que a TTNA é particularmente efetiva no diagnóstico de tuberculose pulmonar, embora uma ampla variedade de infecções tenha sido diagnosticada usando esse método. A presença de necrose em lesões pulmonares facilita o estabelecimento de um diagnóstico infeccioso usando a TTNA. Várias técnicas de coloração estão disponíveis para auxiliar no diagnóstico de infecções, e a imuno-histoquímica também pode ajudar no diagnóstico de infecções. A citologia deve ser correlacionada com a histopatologia e os resultados da cultura, quando disponíveis. A metagenômica utilizando o sequenciamento de nova geração para a detecção de infecções está evoluindo, mas exige mais estudos. A TTNA também tem sido útil na identificação de inflamação granulomatosa, podendo fornecer evidências de suporte para a presença de doença parenquimatosa pulmonar granulomatosa nos cenários clínicos adequados.

Em resumo, a TTNA é um elemento importante nos algoritmos diagnósticos nos casos de massas e nódulos pulmonares, particularmente quando a suspeita de câncer não é suficientemente alta a ponto de exigir a excisão imediata, quando o paciente não é um candidato à cirurgia ou quando a lesão ou doença não é passível de ressecção cirúrgica. Porém, há necessidade de mais estudos para a melhor compreensão do papel da TTNA e de outras modalidades diagnósticas na avaliação de lesões parenquimatosas pulmonares.

OUTROS TESTES

EXAME DE ESCARRO

A microscopia e a cultura do escarro são comumente utilizadas para o diagnóstico de infecções do trato respiratório e para a identificação dos microrganismos causadores. Em pacientes com tosse produtiva, a coleta é simples e não invasiva, sendo, contudo, sujeita à técnica do paciente e ao potencial para contaminação orofaríngea e/ou do trato respiratório superior. Nos pacientes que não apresentam expectoração, a indução de escarro pode ser considerada com o uso de nebulização com solução salina hipertônica. Vários estudos tentaram definir os critérios para a confiabilidade e reprodutibilidade das amostras de escarro. A maioria inclui a quantificação do número de células epiteliais e leucócitos por campo de baixa ampliação, e muitos avaliam a relação entre os dois valores para considerar se a amostra é adequada. Nenhum deles foi confirmado como superior no estabelecimento da confiabilidade da amostra que reflita crescimento no trato respiratório inferior. A qualidade da amostra de escarro tem impacto direto na confiabilidade diagnóstica em casos de pneumonia bacteriana. O crescimento de *Mycobaterium tuberculosis*, *Legionella* ou *Pneumocystis* deve aumentar a suspeita de infecção, mesmo no caso de amostra ruim. Não foi demonstrado que os aspirados traqueais sejam claramente superiores ao escarro expectorado em termos de confiabilidade diagnóstica, mas essa amostragem pode ser necessária se a tosse espontânea for improdutiva e se o escarro induzido não for possível ou não obtiver sucesso.

Como no contexto de infecções, a análise citológica do escarro tem sido utilizada para auxiliar o diagnóstico de câncer, principalmente por poder ser obtido de forma não invasiva. Embora uma citologia de escarro demonstrando células malignas seja altamente específica para o diagnóstico de câncer de pulmão, sua sensibilidade relatada tem sido < 40%.

Uma revisão sistemática de métodos de rastreamento não demonstrou benefício adicional para a citologia de escarro em combinação com a radiografia de tórax para rastreamento do câncer de pulmão. As técnicas moleculares avançadas, como a reação em cadeia da polimerase, os marcadores de metilação do DNA, a avaliação de micro-RNA e a análise de proteínas relacionadas a tumores, foram propostas na avaliação do escarro com propósito de diagnóstico e estratificação do risco. Porém, até o momento, a citologia de escarro só é recomendada quando as técnicas mais invasivas não podem ser realizadas, como em pacientes com comorbidades proibitivas ou em cenários de recursos limitados.

CONDENSADO DO EXALADO PULMONAR

O condensado do exalado pulmonar inclui componentes gasosos, líquidos e hidrossolúveis com vários tipos de biomarcadores e sistemas de coleta desenvolvidos ao longo do tempo. Os padrões de validação para muitos componentes ainda estão sendo determinados. O óxido nítrico exalado é o mais altamente validado entre os biomarcadores identificados no condensado do exalado pulmonar. Demonstrou-se uma fração de óxido nítrico exalado (FeNO) em maiores proporções no condensado do exalado pulmonar de pacientes com asma em comparação com pessoas saudáveis, com alguns estudos demonstrando sua correlação com a presença de eosinófilos no escarro e no sangue e também com a resposta aos corticosteroides inalatórios, embora os dados sejam conflitantes. Por exemplo, em uma revisão sistemática com metanálise, a elevação da FeNO aumentou a chance de asma em crianças acima de 5 anos e em adultos. Em outra revisão sistemática sobre a utilização da FeNO no manejo de adultos com asma, a avaliação foi útil no manejo das exacerbações graves, mas não teve impacto significativo nas exacerbações gerais ou no uso de corticosteroides inalatórios. Além disso, as evidências sugerem que o ajuste da terapia da asma com base nos níveis de eosinófilos do escarro foi efetivo na redução das exacerbações da asma, mas o ajuste da terapia com base na FeNO não foi benéfico para melhorar os desfechos, com evidências insuficientes para sustentar o uso da análise do escarro ou da FeNO na prática clínica. Também foi demonstrado que a FeNO é influenciada pela etnia, com os níveis de referência padronizados adequados a diferentes grupos étnicos ainda devendo ser estabelecidos. Embora a FeNO tenha sido proposta como possível orientação para o manejo clínico, seu uso não foi incorporado em todas as diretrizes, não estando formalmente aprovada para o uso clínico.

TESTE DO SUOR

A avaliação da concentração de cloreto no suor com o uso de iontoforese com pilocarpina, ou teste do suor, ainda é um elemento importante no diagnóstico da fibrose cística (FC). Esse método utiliza a pilocarpina para estimular a produção de suor. Como os pacientes com FC sofrem de alterações nos canais dos íons de cloreto de sódio, a mensuração dos eletrólitos em suas secreções, como o suor, revela concentrações elevadas de cloreto, entre outras anormalidades. Esse teste é considerado o padrão-ouro no diagnóstico da FC devido à sua natureza funcional e relativamente não invasiva, ao estabelecimento de padrões validados para o seu desempenho e à sua capacidade de discriminar entre pessoas saudáveis e aquelas com FC em uma concentração de cloreto ≥ 60 mmol/L. Observou-se que a probabilidade de um diagnóstico de FC em uma concentração < 40 mmol/L é baixa, tendo sido definida uma faixa indeterminada de 40 a 59 mmol/L, a qual pode ser consistente com a doença se houver manifestações genéticas e clínicas que apoiem o diagnóstico.

Embora os testes funcionais como o teste de cloreto no suor ainda sejam um componente essencial dos algoritmos diagnósticos da FC, a evolução das análises genéticas levou à identificação de uma ampla gama de mutações genéticas associadas com impactos fenotípicos variados nessa doença. Nesse contexto, a faixa indeterminada de concentrações de cloreto de 40 a 59 mmol/L na análise do teste do suor é inadequada para a identificação de formas leves ou mais heterogêneas da doença associadas com mutações genéticas recentemente identificadas. Assim, a Cystic Fibrosis Foundation forneceu orientações atualizadas para a interpretação dos resultados do teste de suor, com redução do limiar inferior para definição de uma faixa intermediária de concentração de cloreto (mudada de 40-50 mmol/L para 30 a 50 mmol/L), o que poderia ser consistente com o diagnóstico de FC no contexto genético e clínico adequado. Em uma análise subsequente, concluiu-se que a utilização da nova orientação aumenta a probabilidade de identificar pacientes com FC sem aumentar a taxa de diagnósticos falso-positivos na população. O teste de suor é um componente fundamental do algoritmo diagnóstico da FC, mas deve ser interpretado no contexto das manifestações clínicas da doença e em correlação com testes genéticos na suspeita do diagnóstico.

TESTES DE ALERGIA

Os testes de alergia costumam ser considerados na avaliação de exposições ambientais, incluindo alérgenos sazonais, alimentares e farmacológicos. No caso de alérgenos farmacológicos em especial, as reações farmacológicas costumam ser relatadas com base na história remota e não costumam se confirmar. A hesitação em expor novamente os pacientes a uma alergia farmacológica não confirmada pode levar à limitação das opções de tratamento, ao retardo no tratamento e à utilização de tratamentos com espectro mais amplo, potencialmente influenciando os padrões de resistência a esses agentes. As reações farmacológicas podem ser mediadas por IgE (reações do tipo imediato, tipo I), IgG ou IgM (tipo II), reações por imunocomplexos (tipo III) e reações de hipersensibilidade tardia mediadas por mecanismos imunológicos celulares (tipo IV).

Os testes cutâneos, incluindo o teste de contato e/ou o teste intradérmico tardio, estão disponíveis para avaliar a exposição a alérgenos particulares e determinar a reatividade. Foi demonstrado que esses testes auxiliam na fenotipagem clínica das reações de tipo I e potencialmente nas reações de tipo IV, embora seu papel na avaliação do tipo IV ainda seja controverso. No contexto da suspeita de reações do tipo I, o teste de contato é mais custo-efetivo e pode ser tão efetivo quanto o teste intradérmico na identificação de possíveis agentes causadores. O valor preditivo negativo do teste cutâneo intradérmico na avaliação de alergias farmacológicas mediadas por IgE é alto; porém, a alta sensibilidade desse teste limita sua especificidade, e os resultados devem ser interpretados no contexto da probabilidade pré-teste e da apresentação clínica do paciente. Também foi demonstrado que os testes cutâneos ajudam na identificação do agente causador em reações de tipo IV e na avaliação de reatividade cruzada entre fármacos estruturalmente relacionados. Os testes intradérmicos podem ser mais sensíveis que o teste de contato na avaliação das reações farmacológicas de tipo IV. Embora ainda exista algum debate em relação a um papel mandatório para o teste cutâneo na avaliação de possíveis alergias farmacológicas, a reexposição ou teste de provocação farmacológica é geralmente considerada segura em pessoas de risco baixo com história de urticária ou erupção cutânea imediata, enquanto o teste cutâneo tem sido proposto como avaliação preliminar em pessoas de maior risco com história de duas ou mais reações, angioedema ou anafilaxia, antes da consideração do teste de provocação farmacológica.

LEITURAS ADICIONAIS

Callister ME et al: British Thoracic Society guidelines for the investigation and management of pulmonary nodules. Thorax 70(Suppl 2):ii1, 2015.

Deng CJ et al: Clinical updates of approaches for biopsy of pulmonary lesions based on systematic review. BMC Pulm Med 18:146, 2018.

Shepherd W: Image-guided bronchoscopy for biopsy of peripheral pulmonary lesions. In: UpToDate. Post TW (ed). UpToDate, Waltham, MA, 2020.

Silvestri G et al: Methods for staging non-small cell lung cancer: Diagnosis and management of lung cancer, 3rd ed: American College of Chest Physicians evidence based clinical practice guidelines. Chest 143(5Suppl):e211s, 2013.

Webb WR: Thin-section CT of the secondary pulmonary lobule: Anatomy and the image. The 2004 Fleischner Lecture. Radiology 239:322, 2006.

Seção 2 Doenças do sistema respiratório

287 Asma
Elliot Israel

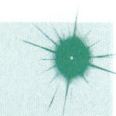

A asma é uma doença caracterizada por obstrução episódica e hiper-reatividade do trato respiratório geralmente acompanhadas por inflamação dessas vias. Na maioria dos casos, a obstrução das vias aéreas é reversível, mas em um subgrupo de pacientes asmáticos, um componente da obstrução pode se tornar irreversível. Em uma grande proporção de pacientes, a inflamação das vias aéreas é eosinofílica, mas alguns pacientes podem apresentar diferentes tipos de inflamação local. Entretanto, em alguns casos, não há evidência de inflamação das vias respiratórias.

MANIFESTAÇÕES

A asma mais frequentemente se apresenta como falta de ar, sibilos e tosse episódicos, o que pode ocorrer devido a desencadeantes, mas também de forma espontânea. Esses sintomas podem ocorrer em combinação ou de forma separada. Outros sintomas podem incluir aperto no peito e/ou produção de muco. Esses sintomas podem melhorar espontaneamente ou com a terapia. Em alguns pacientes, os sibilos e/ou a dispneia podem ser persistentes. Os episódios de broncoespasmo agudo, conhecidos como exacerbações da asma, podem ser suficientemente graves a ponto de necessitar de cuidado em emergência médica ou de hospitalização, podendo resultar em morte.

EPIDEMIOLOGIA

A asma é a doença crônica mais comum associada a morbidade e mortalidade significativas, havendo cerca de 241 milhões de pessoas acometidas globalmente. Estudos transversais sugerem que 7,9% da população nos Estados Unidos sofrem de asma em comparação com uma prevalência de cerca de 4,3% no mundo todo. A prevalência continua a aumentar (iniciando em 7,3% em 2001 nos Estados Unidos) e está associada com a transição da vida rural para a urbana. A asma é mais prevalente em crianças (8,4%) do que em adultos (7,7%). Nas crianças, a prevalência é maior em meninos (razão homem-mulher de 2:1), com uma tendência para maior prevalência em mulheres na vida adulta. Em alguns pacientes, a asma melhora quando o paciente chega à vida adulta, "reaparecendo" mais tarde.

Nos Estados Unidos, em 2016, 1,8 milhão de pessoas consultaram no setor de emergência por asma, e 189 mil foram hospitalizadas. O custo econômico total nos Estados Unidos em 2007 foi estimado em 56 bilhões de dólares. Nos Estados Unidos, a asma é mais prevalente em negros que em brancos, e a raça negra está associada com uma maior morbidade dos casos. A etnia com maior prevalência nos Estados Unidos é a população de porto-riquenhos.

A mortalidade por asma aumentou no mundo todo na década de 1960, aparentemente em relação com o uso exagerado dos β_2-agonistas inalatórios. A redução na mortalidade desde então tem sido atribuída ao uso aumentado de corticosteroides inalatórios. A mortalidade por asma diminuiu globalmente de 0,44 a cada 100 mil pessoas em 1993 para 0,19 em 2006, mas não ocorreram reduções adicionais na mortalidade desde então.

TABELA 287-1 ■ Exposições e fatores de risco relacionados ao desenvolvimento de asma

1. Exposição a alérgenos nas pessoas com predisposição à atopia
2. Exposição ocupacional
3. Poluição do ar
4. Infecções (virais e *Mycoplasma*)
5. Tabaco
6. Obesidade
7. Dieta
8. Fungos em micoses alérgicas das vias aéreas
9. Irritantes agudos e síndrome de disfunção reativa das vias aéreas (RADS)
10. Exercício de alta intensidade em atletas de elite

A VIA PARA O DESENVOLVIMENTO DE ASMA

A via para o desenvolvimento de asma pode ser variada. Conforme ilustrado na Figura 287-1, há uma interação entre suscetibilidade genética (ver adiante), exposição ambiental e fatores endógenos do desenvolvimento (p. ex., envelhecimento e menopausa [ver "Mecanismos etiológicos, fatores de risco, desencadeantes e comorbidades complicadoras" adiante e Tab. 287-1]) que podem levar ao desenvolvimento de asma. A exposição continuada ou adicional e os desencadeantes (Tab. 287-2) podem afetar a progressão da doença e o grau de comprometimento.

FISIOPATOLOGIA

MECANISMOS QUE LEVAM À OBSTRUÇÃO AGUDA E CRÔNICA DAS VIAS AÉREAS

Os processos patobiológicos das vias aéreas que levam a sua obstrução episódica e crônica na asma são discutidos adiante. Os seus correspondentes patológicos são salientados na Figura 287-2, ilustrando as alterações que podem ocorrer em vias aéreas asmáticas. Esses processos podem ocorrer individualmente ou de forma simultânea. Pode haver variação temporal nesses processos em nível individual conforme fatores exógenos, o que é discutido mais adiante neste capítulo, além do próprio processo de envelhecimento. Esses processos podem envolver toda a via aérea (mas não o parênquima), mas pode haver heterogeneidade espacial significativa, conforme tem sido demonstrado com o uso de estudos de ventilação com gás hiperpolarizado e de tomografia computadorizada (TC) de alta resolução do tórax.

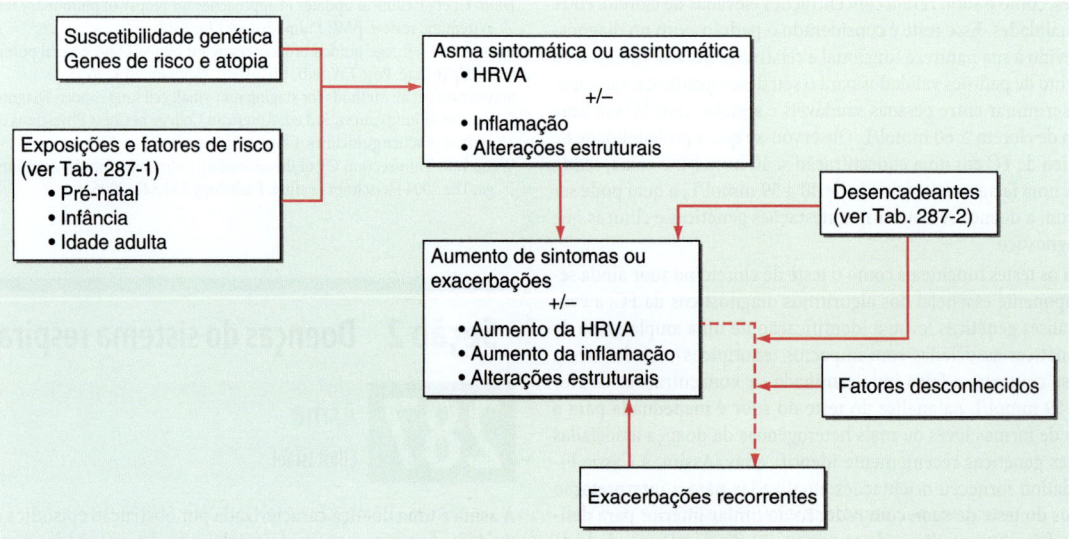

FIGURA 287-1 Via do desenvolvimento da asma. Ilustração de como a suscetibilidade genética, o desenvolvimento e a exposição durante a vida interagem para produzir uma doença que pode variar em intensidade e em cronicidade. A expressão da doença se caracteriza por hiper-reatividade das vias aéreas (HRVA) com graus variados de inflamação das vias aéreas e por alterações estruturais das vias aéreas acompanhadas por graus variados de sintomas que podem ser influenciados pela exposição a desencadeantes que podem causar deterioração aguda e sintomas crônicos.

TABELA 287-2 ■ Desencadeantes do estreitamento das vias aéreas
1. Alérgenos
2. Irritantes
3. Infecções virais
4. Exercícios e ar frio e seco
5. Poluição do ar
6. Fármacos
7. Exposição ocupacional
8. Alterações hormonais
9. Gravidez

Hiper-reatividade das vias aéreas A hiper-reatividade das vias aéreas é a marca registrada da asma. Ela é definida como uma resposta de estreitamento agudo das vias aéreas em reação a agentes que não desencadeiam respostas das vias aéreas em pessoas não acometidas, ou como um excesso da resposta de estreitamento a agentes inalados em comparação com aquela que ocorreria em pessoas não acometidas. Um componente de hiper-reatividade das vias aéreas ocorre em nível da própria musculatura lisa das vias aéreas conforme demonstrado pela hiper-reatividade a agentes de ação direta sobre a musculatura lisa, como a histamina ou a metacolina. Em muitos pacientes, a aparente hiper-reatividade deve-se à ativação indireta de mecanismos de estreitamento das vias aéreas como resultado da estimulação de células inflamatórias (as quais liberam broncoconstritores diretos e mediadores que causam edema e/ou secreção de muco nas vias aéreas) e/ou estimulação de nervos sensoriais que podem agir sobre a musculatura lisa ou as células inflamatórias. Os agentes e estímulos físicos que podem desencadear essas respostas são discutidos adiante.

O aparente aumento da reatividade das vias aéreas na asma também pode ter uma etiologia estrutural. Na asma, a espessura da parede das vias aéreas está associada com a duração e a gravidade da doença. Esse espessamento, que pode resultar de uma combinação de hipertrofia e hiperplasia da musculatura lisa, de deposição de colágeno subepitelial, de edema das vias aéreas e de inflamação da mucosa, pode resultar em uma tendência a que a via aérea se estreite de maneira desproporcional em resposta a estímulos que desencadeiam aumento da tensão muscular nas vias respiratórias. Um importante objetivo terapêutico na asma é a redução do grau de hiper-reatividade das vias aéreas.

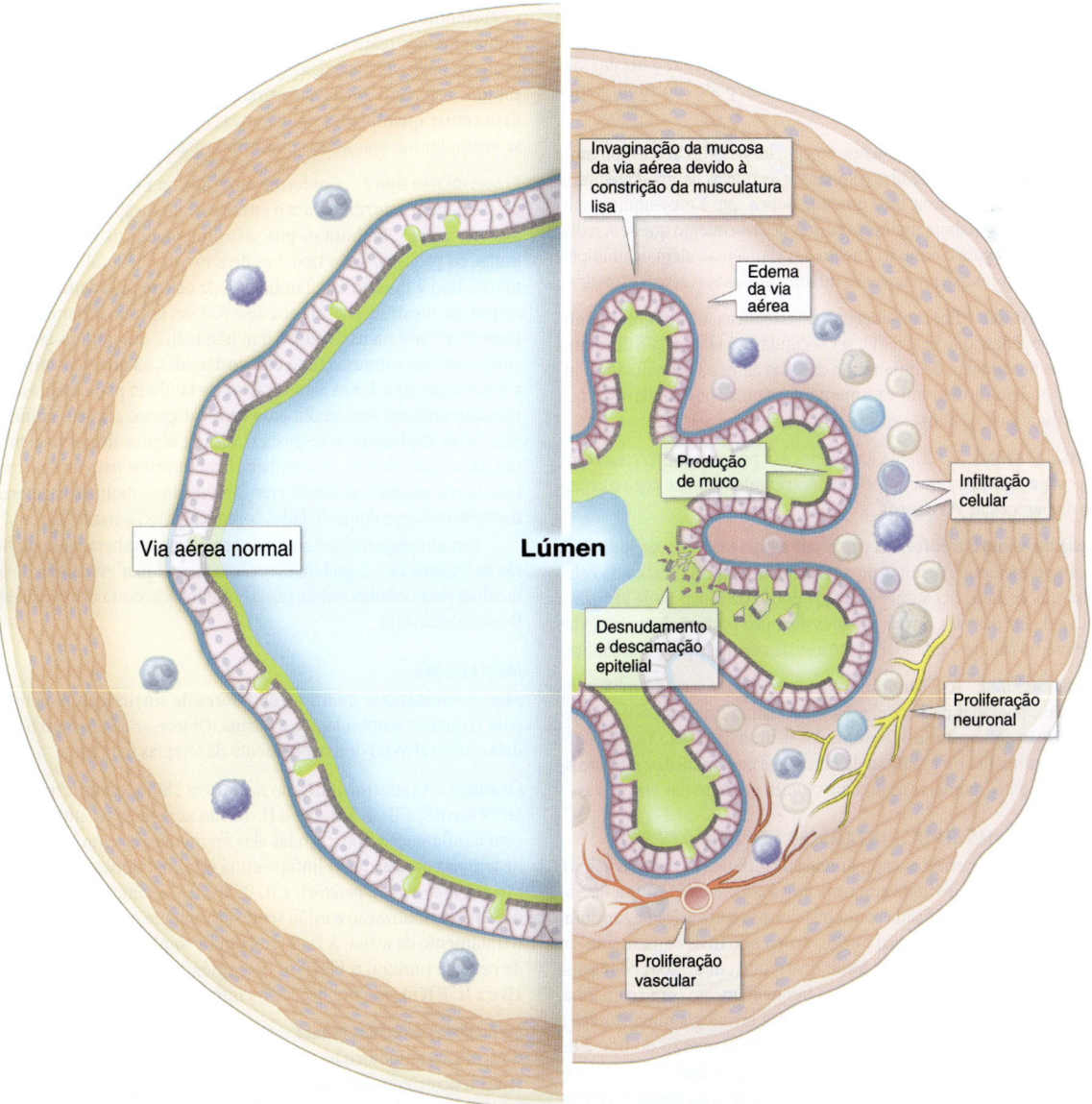

FIGURA 287-2 Alterações patológicas que podem ser vistas em vias aéreas asmáticas. A ilustração mostra a luz de um brônquio em corte transversal. O lado esquerdo representa a via aérea normal, e o lado direito representa uma via aérea asmática salientando as alterações patológicas que podem ser vistas na asma. A luz da via aérea asmática está reduzida por contração da musculatura lisa, muco na luz da via aérea e espessamento da submucosa por edema e infiltração celular. Além disso, a capacidade da luz de aumentar de tamanho com o relaxamento da musculatura lisa pode estar prejudicada pela deposição de colágeno. O epitélio apresenta alterações, e há evidências de proliferação vascular e neuronal. Essas alterações podem não estar todas presentes em um indivíduo, e determinados pacientes podem apresentar vias aéreas de aspecto normal.

Células inflamatórias Embora a inflamação das vias aéreas possa ser precipitada pela exposição aguda a agentes inalatórios, a maioria dos asmáticos tem evidências de inflamação crônica nas vias aéreas. Mais comumente, essa inflamação é de natureza eosinofílica. Em alguns pacientes, a inflamação neutrofílica pode ser predominante, especialmente naqueles com asma mais grave. Os mastócitos também são mais frequentes. Muitas células inflamatórias estão presentes em um estado de ativação, conforme será discutido na seção sobre inflamação.

Musculatura lisa das vias aéreas A musculatura lisa das vias aéreas pode contribuir para a asma de três maneiras. Primeiro, ela pode ser hiper-responsiva aos estímulos, conforme observado anteriormente. Segundo, a hipertrofia e hiperplasia podem levar a espessamento da parede das vias aéreas com consequências para a hiper-reatividade, também conforme já exposto. Por fim, as células da musculatura lisa das vias aéreas podem produzir quimiocinas e citocinas que promovem a inflamação das vias aéreas e a sobrevivência de células inflamatórias, particularmente dos mastócitos.

Deposição subepitelial de colágeno e deposição de matriz O espessamento da membrana basal subepitelial ocorre como resultado da deposição de colágenos do tipo de reparo, além de tenascina, periostina, fibronectina e osteopontina, primariamente a partir de miofibroblastos sob o epitélio. A deposição de colágeno e de matriz enrijece as vias aéreas e pode resultar em respostas exageradas ao aumento da tensão circunferencial exercido pela musculatura lisa. Essa deposição também pode estreitar a luz das vias aéreas e reduzir sua capacidade de relaxar e, assim, pode contribuir para a obstrução crônica das vias aéreas.

Epitélio das vias aéreas As alterações no epitélio das vias aéreas tomam a forma de separação entre as células colunares e as células basais. Acredita-se que o epitélio danificado forme uma unidade trófica com o mesênquima subjacente. Essa unidade elabora múltiplos fatores de crescimento que se acredita poderem contribuir para o remodelamento das vias aéreas, além de múltiplas citocinas e mediadores que promovem a inflamação das vias aéreas asmáticas.

Proliferação vascular Em um subgrupo de asmáticos, há um grau significativo de angiogênese que se acredita ser secundária à elaboração de fatores angiogênicos no contexto de inflamação das vias aéreas. Os mediadores inflamatórios podem resultar em vazamento de vênulas pós-capilares, o que pode contribuir para o edema agudo e crônico das vias aéreas.

Edema das vias aéreas O edema da submucosa pode estar presente como uma resposta aguda na asma e como um contribuidor crônico para o espessamento da parede das vias aéreas.

Metaplasia de células caliciformes epiteliais e hipersecreção de muco A inflamação crônica pode resultar no aparecimento e proliferação de células produtoras de muco. O aumento da produção de muco pode reduzir a área efetiva da luz das vias aéreas. Plugues de muco podem obstruir as vias aéreas de médio calibre e estender-se até as vias aéreas de pequeno calibre.

Proliferação neuronal As neurotrofinas, as quais podem levar à proliferação neuronal, são elaboradas pelas células da musculatura lisa, por células epiteliais e por células inflamatórias. Os estímulos neuronais podem regular o tônus da musculatura lisa e a produção de muco, que podem mediar o broncospasmo agudo e potencialmente o aumento crônico no tônus das vias aéreas.

INFLAMAÇÃO DAS VIAS AÉREAS (INFLAMAÇÃO TIPO 2 E NÃO TIPO 2)

A maioria dos casos de asma é acompanhada de inflamação das vias aéreas. No passado, a asma era dividida em asma *atópica* e *não atópica* (ou *intrínseca*). A primeira era identificada como relacionada a exposição e sensibilidade aos alérgenos, com produção de IgE, ocorrendo mais comumente em crianças. A última era identificada como ocorrendo em pessoas com asma de início tardio, com ou sem alergias, mas frequentemente com eosinofilia. Esse paradigma está sendo substituído por uma nosologia que favorece a consideração sobre se a asma está associada com inflamação do tipo 2 ou não tipo 2. Essa abordagem à classificação imunológica deriva de um crescente entendimento dos processos imunes subjacentes e do desenvolvimento de abordagens terapêuticas que têm como alvo a inflamação tipo 2 (ver as seções posteriores sobre a terapia da asma).

Inflamação tipo 2 A inflamação tipo 2 é uma resposta imune que envolve os braços inato e adaptativo do sistema imune para a promoção de imunidade de barreira nas superfícies mucosas. Ela é chamada de tipo 2 porque está associada com o subgrupo tipo 2 de células T auxiliares (*helper*) CD4+, as quais produzem as citocinas interleucina (IL) 4, IL-5 e IL-13. Conforme mostrado na Figura 287-3, essas citocinas podem ter efeitos pleiotrópicos. A IL-4 induz à troca do isotipo de células B para a produção de IgE. A IgE, por meio de sua ligação a basófilos e mastócitos, resulta em sensibilidade ambiental a alérgenos como consequência da ligação cruzada de IgE na superfície desses mastócitos e basófilos. Os produtos liberados por essas células incluem as citocinas tipo 2 e os ativadores diretos da constrição da musculatura lisa e do edema. A IL-5 tem papel fundamental na regulação de eosinófilos. Ela controla a formação, recrutamento e sobrevida dessas células. A IL-13 induz à hiper-reatividade das vias aéreas, à hipersecreção de muco e à metaplasia das células caliciformes. Embora a exposição a alérgenos em pessoas alérgicas possa desencadear uma cascata de ativação da inflamação tipo 2, atualmente se tem conhecimento (ver Fig. 287-3) de que estímulos não alérgicos podem desencadear a produção de citocinas tipo 2, particularmente devido à estimulação das células linfoides inatas tipo 2 (ILC2). Essas células podem produzir IL-5 e IL-13. As ILC2s podem ser ativadas por citocinas epiteliais conhecidas como alarminas, as quais são produzidas em resposta a exposições epiteliais "não alérgicas" como irritantes, poluentes, agentes oxidantes, fungos ou vírus. Assim, esses estímulos "não alérgicos" podem estar associados com eosinofilia.

O desenvolvimento de fármacos anti-IL-5 que reduzem dramaticamente os eosinófilos tem permitido determinar que, em muitos asmáticos, os eosinófilos são muito importantes na patobiologia da asma. Eles podem induzir a hiper-reatividade por meio da liberação de radicais oxidantes e de proteína básica principal, as quais podem danificar o epitélio. Além disso, estudos recentes com TC sugeriram que os plugues de muco, os quais podem conter quantidades significativas de agregados de eosinófilos, podem se acumular nas vias aéreas e contribuir para a gravidade da asma.

Processos não tipo 2 Conforme mostrado na Figura 287-2, múltiplos processos podem contribuir para o estreitamento e a aparente hiper-reatividade das vias aéreas. Embora os processos inflamatórios tipo 2 sejam mais comuns, os processos não tipo 2 podem existir em combinação com a inflamação tipo 2 ou sem ela. Também pode ocorrer a inflamação neutrofílica, conforme mostrado na Figura 287-3. Esse tipo de inflamação é mais comumente visto na asma grave que não tenha respondido às terapias anti-inflamatórias comuns, como corticosteroides, as quais costumam suprimir a inflamação tipo 2. Em alguns casos, ela também pode estar associada com infecção crônica, ocasionalmente com patógenos atípicos como *Mycoplasma*, talvez explicando a resposta clínica de alguns desses pacientes aos antibióticos macrolídeos. Ela também é comumente vista na síndrome da disfunção reativa das vias aéreas (ver "Mecanismos etiológicos, fatores de risco, desencadeantes e comorbidades complicadoras", adiante).

Em um pequeno subgrupo de asmáticos, as alterações patológicas vistas na Figura 287-2 podem ocorrer sem qualquer evidência de infiltração tecidual pelas células inflamatórias. A etiologia desta asma paucigranulocítica não está clara.

MEDIADORES

Muitas substâncias químicas ou fatores de sinalização podem contribuir para o quadro patobiológico da asma. Obteve-se sucesso no uso de alguns deles como alvo no desenvolvimento de terapias para asma.

Citocinas Conforme ilustrado na Figura 287-3, e conforme discutido anteriormente, a IL-4, a IL-5 e a IL-13 são as principais citocinas associadas com a inflamação tipo 2. Todas elas foram usadas, com sucesso, como alvo de terapias para asma. A linfopoietina estromal tímica (TSLP, do inglês *thymic stromal lymphopoietin*), a IL-25 e a IL-33 também são importantes na cascata de sinalização e estão sendo ativamente estudadas como alvos para o tratamento da asma. A IL-9 também foi implicada. A IL-6, a IL-17, o fator de necrose tumoral α (TNF-α, do inglês *tumor necrosis factor α*), a IL-1β e a IL-8 têm sido implicadas na inflamação não tipo 2.

Mediadores de ácidos graxos Os mediadores pró-inflamatórios derivados do ácido araquidônico incluem os leucotrienos e as prostaglandinas. Os cisteinil-leucotrienos (leucotrienos C_4, D_4 e E_4) são produzidos por eosinófilos e mastócitos. Eles são potentes constritores da musculatura lisa. Eles também estimulam a secreção de muco, recrutam as células inflamatórias alérgicas, causam vazamento microvascular, modulam a produção de citocinas e influenciam a transmissão neural. Foi demonstrado benefício clínico com o uso dos modificadores de cisteinil-leucotrienos na asma. O leucotrieno não cisteinil LTB_4 é produzido primariamente por neutrófilos, mas também pode ser sintetizado por macrófagos e células epiteliais. Trata-se de

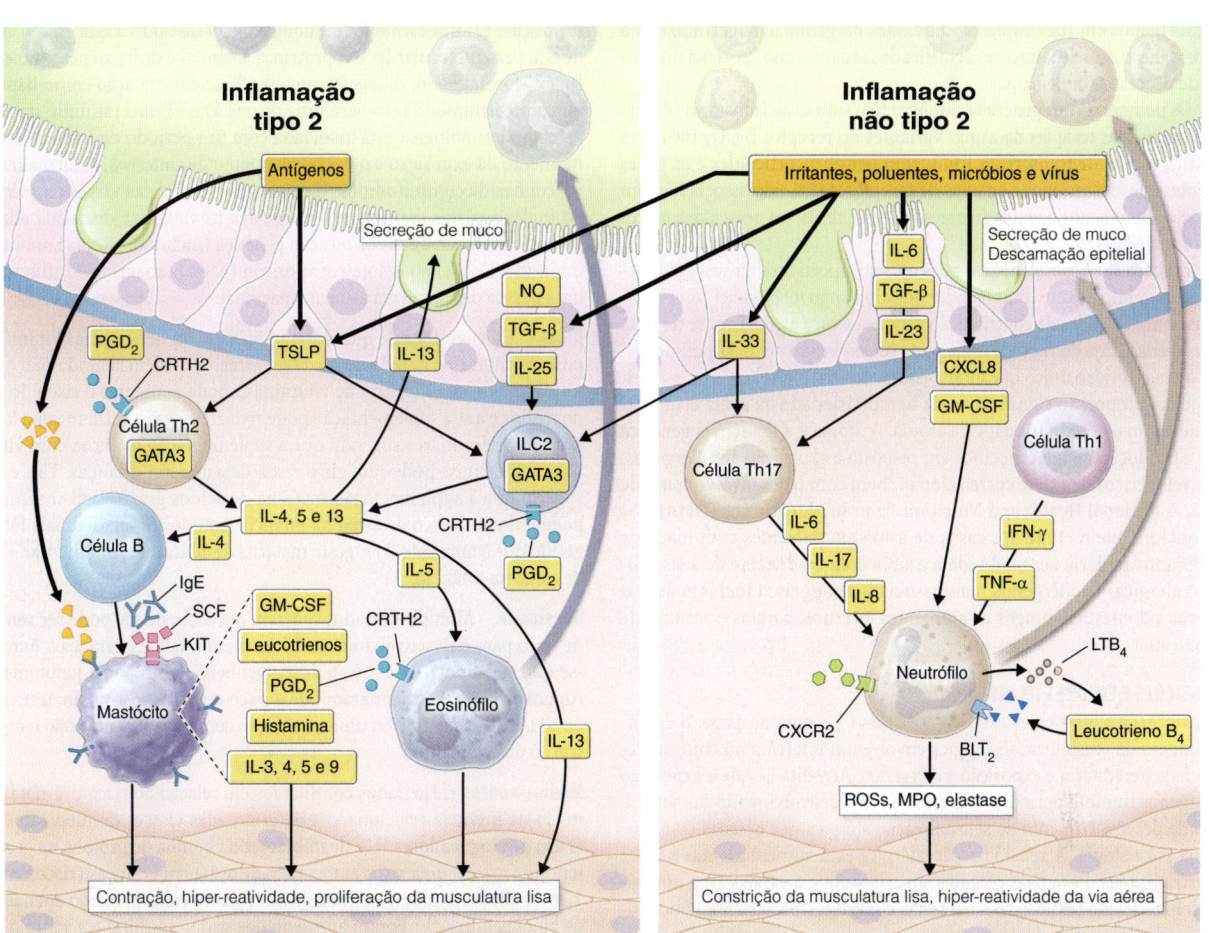

FIGURA 287-3 Células e mediadores inflamatórios envolvidos na inflamação tipo 2 e não tipo 2. Os alérgenos e estímulos não alérgicos podem desencadear a ativação de múltiplas células inflamatórias e a liberação de mediadores responsáveis pelo recrutamento e ativação dessas células. Os mediadores podem afetar a hiper-reatividade e a proliferação da musculatura lisa das vias aéreas, além da proliferação de fibroblastos e da deposição de matriz. BLT2, receptor 2 de leucotrieno B$_4$; CRTH2, molécula homóloga ao receptor quimioatraente (receptor PGD2); CXCL8, ligante 8 de quimiocina CXC *motif*; CXCR2, receptor 2 da quimiocina CXC; GATA3, proteína 3 de ligação GATA; GM-CSF, fator estimulador das colônias de granulócitos-macrófagos; IFN-γ, gamainterferon; ILC2, células linfoides inatas tipo 2; IL, interleucina; KIT, receptor do fator de crescimento de mastócitos/células-tronco; LTB4, leucotrieno B$_4$; MPO, mieloperoxidase; NO, óxido nítrico; PGD2, prostaglandina D2; ROSs, espécies reativas de oxigênio; SCF, fator da célula-tronco; Th, células T auxiliares; TGF-β, fator de crescimento transformador β; TNF-α, fator de necrose tumoral α; TSLP, linfopoietina estromal tímica.

um potente quimioatraente de neutrófilos. As prostaglandinas são, na sua maioria, pró-inflamatórias. A prostaglandina D$_2$ (PGD$_2$) é produzida pelos mastócitos. Os receptores para PGD$_2$ (receptores CRTH$_2$) estão presentes em células T$_H$2, células ILC2, mastócitos, eosinófilos, macrófagos e células epiteliais, e a ativação desses receptores sobrerregula a inflamação tipo 2. Estudos iniciais com fármacos que bloqueiam CRTH$_2$ mostraram efetividade leve a moderada na asma.

Há várias classes de mediadores derivados de ácidos graxos que são responsáveis pela resolução da inflamação. Isso inclui as resolvinas e as lipoxinas. Vários estudos sugerem que deficiências nessas frações moleculares podem ser responsáveis pela inflamação continuada na asma, especialmente na asma grave.

Óxido nítrico O óxido nítrico é um potente vasodilatador, e estudos *in vitro* sugerem que ele possa aumentar a produção de muco e a proliferação da musculatura lisa. Ele é produzido por células epiteliais, especialmente em resposta à IL-13, e por células inflamatórias estimuladas, incluindo eosinófilos, mastócitos e neutrófilos. Seu papel exato na diátese asmática não está claro. Porém, sua produção é aumentada nas vias aéreas na presença de inflamação eosinofílica asmática, podendo ser detectada no ar exalado.

Espécies reativas de oxigênio Quando alérgenos, poluentes, bactérias e vírus ativam as células inflamatórias nas vias aéreas, eles induzem surtos respiratórios que liberam espécies reativas de oxigênio que resultam em estresse oxidativo nos tecidos circundantes. Foi demonstrado que aumentos no estresse oxidativo afetam a contração da musculatura lisa, aumentam a secreção de muco, produzem hiper-reatividade das vias aéreas e resultam em descamação epitelial.

Quimiocinas Várias quimiocinas são secretadas pelo epitélio (além de outras células inflamatórias) e atraem células inflamatórias para as vias aéreas. Aquelas de particular interesse incluem a eotaxina (um quimioatraente dos eosinófilos), a TARC e a MDC (que atraem células T$_H$2) e a RANTES (a qual tem efeitos pluripotentes pró-flogísticos).

MECANISMOS ETIOLÓGICOS, FATORES DE RISCO, DESENCADEANTES E COMORBIDADES COMPLICADORAS

Conforme ilustrado na Figura 287-1, o desenvolvimento da asma envolve um intercâmbio entre fatores de risco e exposições (ver Tab. 287-1) e predisposição genética.

PREDISPOSIÇÃO HEREDITÁRIA

A asma tem uma forte predisposição genética. Estudos com famílias e gêmeos sugerem um grau de hereditariedade de 25 a 80%. Os estudos genéticos sugerem uma complexa herança poligênica complicada pela interação com as exposições ambientais. Além disso, as modificações epigenéticas relacionadas a exposições ambientais também podem produzir padrões hereditários de asma. Muitos dos genes relacionados à asma têm sido associados com o risco de atopia. Porém, parece haver modificações genéticas que predispõem à asma e à sua gravidade. Estudos de associação identificaram múltiplos genes candidatos. Em muitos casos, esses genes variam conforme a população. Aqueles mais consistentemente identificados incluem *ORMDL3/GSDMB* (na região cromossômica 17q21), *ADAM33, DPP-10, TSLP, IL-12, IL-33, ST2, HLA-DQB1, HLA-DQB2, TLR1* e *IL6R*. Em muitos casos, estudos de associação identificaram polimorfismos em regiões não codificantes do genoma, sugerindo que a maioria dos traços atualmente identificados atuam como "potencializadores" de processos biológicos.

Os polimorfismos genéticos também têm sido associados com respostas diferentes às terapias da asma. Variantes no receptor β (Arg16Gly em $ADRB_2$), o gene de transcrição 1 induzido por glicocorticoides e os genes na síntese de leucotrienos e em vias de receptores têm sido associados com resposta alterada aos agentes farmacológicos que atuam nesses receptores ou por meio dessas vias.

Embora variações genéticas possam ser importantes na suscetibilidade à asma, é importante compreender que ainda não foi possível compreender as complexidades da contribuição genética para a asma. Para se ter uma ideia, apenas 2,5% do risco de asma pode ser explicado pelos 31 polimorfismos de nucleotídeo único que foram associados à asma.

Uma proporção significativa da hereditariedade da asma está relacionada com a hereditariedade da atopia. A atopia é a tendência genética para a produção de IgE específica em resposta à exposição aos alérgenos. Os níveis séricos de IgE se correlacionam bem com o desenvolvimento de asma. A National Health and Nutrition Examination Survey (NHANES) III concluiu que metade dos casos de asma em pacientes com idade de 6 a 59 anos poderia ser atribuída à atopia com evidências de sensibilização alérgica. Os alérgenos mais associados com risco incluem ácaros da poeira doméstica, fungos de ambientes internos, baratas e animais de estimação.

EXPOSIÇÕES E FATORES DE RISCO

Sensibilização alérgica e exposição a alérgenos Como na asma, o desenvolvimento de sensibilização alérgica envolve um intercâmbio entre suscetibilidade hereditária e exposição a alérgenos. Acredita-se que a exposição a alérgenos durante períodos vulneráveis do desenvolvimento aumente o risco de desenvolvimento de sensibilização alérgica nas pessoas com tendência para atopia. A sensibilização alérgica está aumentada nas nações industrializadas. Pesquisas recentes sugeriram que a exposição a um microbioma variado (exposição a bactérias e produtos bacterianos) pode influenciar o desenvolvimento de atopia com redução do risco de atopia nas pessoas de ambientes rurais. Estudos sobre o papel da evitação precoce de alérgenos na redução do risco de desenvolver asma produziram resultados contraditórios, possivelmente relacionados com a incapacidade de eliminar toda a exposição aos alérgenos.

Tabaco O tabagismo materno e o tabagismo passivo estão associados a maior risco de asma na infância. O tabagismo passivo na infância duplicou o risco de asma. Estima-se que o tabagismo ativo aumente a incidência de asma em até quatro vezes em adolescentes e adultos jovens.

Poluição do ar A exposição precoce à poluição aumenta o risco de desenvolver asma. A proximidade com avenidas movimentadas aumenta o risco de asma no início da infância, o que parece ser atribuível ao nível de exposição ao dióxido de nitrogênio. Foi demonstrado que a redução da exposição ao dióxido de nitrogênio reduz a incidência de asma em crianças. Estudos de exposição a poluentes mistos sugerem que a maior parte do risco se refere ao monóxido de carbono e ao dióxido nítrico, com efeitos marginais do dióxido de enxofre. A poluição do ar domiciliar por lareiras e fogões a gás tem sido associada a risco aumentado de sintomas de asma em crianças. Sob o ponto de vista mecanístico, acredita-se que os poluentes causem lesão oxidativa das vias aéreas, produzindo inflamação das vias aéreas e levando ao remodelamento e ao risco aumentado de sensibilização das vias aéreas.

Infecções As infecções respiratórias claramente podem precipitar as deteriorações da asma. Porém, não está claro o grau em que as infecções respiratórias indicam suscetibilidade à asma, representam um fator causal ou, em alguns casos, oferecem proteção contra a asma. A incidência e a frequência de infecções por rinovírus humano e vírus sincicial respiratório em crianças estão associadas ao desenvolvimento de asma, mas não está claro se elas têm um papel causal. A evidência de infecção prévia por *Mycoplasma pneumoniae* tem sido associada ao desenvolvimento de asma em adultos de Taiwan.

Exposição ocupacional Estima-se que a asma ocupacional seja responsável por 10 a 25% dos casos de asma de início na vida adulta. As ocupações associadas com a maior parte dos casos nas European Community Health Surveys foram a enfermagem e a limpeza. São reconhecidos dois tipos de exposição: (1) um estímulo imunológico (subdividido ainda em estímulos de alto peso molecular [p. ex., proteínas, farinha] e de baixo peso molecular [p. ex., formaldeído, di-isocianato] com base em sua ação como haptenos ou como estímulo direto para uma resposta) e (2) um estímulo irritativo. A forma imunológica está associada com um período de latência entre o momento da exposição e o desenvolvimento de sintomas. A forma irritativa, conhecida como síndrome da disfunção reativa das vias aéreas (RADS, do inglês *reactive airway dysfunction syndrome*), será discutida adiante. Uma combinação de predisposição genética (incluindo atopia), momento, intensidade da exposição e coexposição (p. ex., tabagismo) influencia se uma pessoa desenvolverá asma ocupacional.

Dieta Há sugestões de que a dieta pré-natal ou deficiências vitamínicas possam alterar o risco de desenvolver asma. A evidência ainda não é definitiva, mas a insuficiência de vitamina D pode aumentar o risco de asma nos filhos e a sua suplementação pode reduzir esse risco. Da mesma forma, estudos preliminares sugerem que a suplementação materna com vitaminas C, E e zinco pode reduzir o risco de asma em crianças. Um estudo sugeriu que a suplementação materna de ácidos graxos poli-insaturados pode reduzir o risco de asma na infância. Estudos observacionais têm sugerido que o aumento da ingesta materna de açúcar pode aumentar o risco de asma na infância.

Obesidade Múltiplos estudos sugerem que a obesidade pode ser um fator de risco para o desenvolvimento de asma em adultos e crianças. Acredita-se que as adipocinas e a IL-6 desempenhem algum papel patobiológico. Alguns autores argumentaram que o risco está superestimado; um estudo da NHANES II encontrou uma associação com dispneia, mas não com obstrução das vias aéreas.

Medicamentos Há dados conflitantes em relação ao risco pré-natal e no início da infância relacionado a determinadas classes de medicamentos. O uso de bloqueadores H_2 e de inibidores da bomba de prótons na gestação tem sido associado a risco aumentado de asma em crianças (risco relativo, 1,36-1,45); porém, outro estudo encontrou um risco pequeno apenas para os bloqueadores H_2. Foram apresentados dados conflitantes sobre o risco de uso perinatal do paracetamol e do seu uso no início da infância. Em um estudo prospectivo, o uso de paracetamol não foi associado com risco aumentado de exacerbações em crianças pequenas com asma em comparação com o ibuprofeno.

Fatores de risco pré-natais e perinatais Pré-eclâmpsia e prematuridade têm sido associadas com risco aumentado de asma entre os filhos. Bebês nascidos por cesariana têm maior risco de asma. Aqueles que apresentam icterícia neonatal também estão sob risco aumentado. A amamentação reduziu o risco de sibilância no início da infância, mas seu efeito foi menos claro sobre a incidência tardia de asma.

Fatores de risco endógenos do desenvolvimento A asma é mais prevalente em meninos que em meninas, com a diferença diminuindo aos 20 anos de idade e revertendo (maior prevalência em mulheres) aos 40 anos. A atopia é mais prevalente em meninos na infância, e eles tendem a ter um tamanho reduzido da via aérea em comparação com as meninas. Acredita-se que ambos os fatores contribuam para a discrepância entre os sexos. Um subgrupo de mulheres desenvolve asma na época da menopausa. Essa asma tende a envolver mecanismos não tipo 2. A gestação também pode precipitar ou agravar a asma.

Exposição a altas concentrações de irritantes e RADS Uma única exposição a uma alta concentração de agentes irritativos que rapidamente (geralmente dentro de horas) produz broncospasmo e hiper-reatividade brônquica é conhecida como RADS. Os agentes causadores incluem aqueles agentes oxidantes e redutores em aerossol ou altos níveis de matérias particuladas. A patologia aguda costuma envolver lesão epitelial com neutrofilia. Há poucas evidências de inflamação tipo 2. Essa síndrome difere da asma ocupacional pelo fato de esses pacientes não terem sido sensibilizados ao agente provocador, podendo retornar ao trabalho naquele ambiente após a recuperação. Porém, a evolução da doença pode variar, com algumas séries mostrando anormalidades documentadas e sintomas persistentes 10 anos após a exposição.

Fungos e micoses alérgicas das vias aéreas Cerca de 1 a 2% dos pacientes com asma podem apresentar uma sensibilização mediada por IgE à colonização das vias aéreas por fungos; o fungo que mais comumente causa essa reação é *Aspergillus fumigatus*. A chamada aspergilose broncopulmonar alérgica (ABPA) se caracteriza por uma resposta inflamatória tipo 2 das vias aéreas a *Aspergillus* com IgE > 1.000 UI/mL, eosinófilos > 500/μL, teste cutâneo positivo para *Aspergillus* e anticorpos específicos IgE e IgG contra *Aspergillus*. Os pacientes podem apresentar plugues de muco intermitentes e bronquiectasias centrais. Até dois terços dos pacientes apresentarão crescimento de *Aspergillus* no exame de escarro. O tratamento envolve antifúngico sistêmico com itraconazol ou voriconazol, além de corticosteroides orais.

Sintomas induzidos por exercícios em atletas de elite
O estreitamento das vias aéreas induzido pelo exercício em atletas de elite que realizam exercícios extremos é uma condição extenuante. Esses atletas podem ter pouca ou nenhuma hiper-reatividade das vias aéreas e nenhum fator de risco para asma. A condição pode envolver mecanismos adicionais incluindo a lesão epitelial direta. Essa síndrome também tem sido relatada em nadadores em possível relação com o uso de cloro em piscinas.

DESENCADEANTES DO ESTREITAMENTO DAS VIAS AÉREAS

Os fatores de risco e exposições revisados anteriormente levam a uma maior reatividade das vias aéreas e a uma propensão para reagir a fatores que desencadeiam estreitamento das vias aéreas (ver Fig. 287-1). Quase todos os asmáticos podem identificar os desencadeantes que farão piorar sua asma. Esses desencadeantes estão listados na Tabela 287-2. Muitos deles se sobrepõem aos fatores de risco e etiológicos revisados anteriormente. Em alguns casos, a eliminação desses desencadeantes pode reduzir substancialmente o comprometimento causado pela asma. Em uma minoria dos casos, a redução deles pode levar à "remissão" de modo que esses pacientes não precisem mais dos medicamentos para a asma e não apresentem broncospasmo em suas rotinas e atividades diárias. Embora as exposições agudas a esses desencadeantes geralmente causem broncospasmo de curta duração, ele pode ser grave o suficiente para que haja necessidade de tratamento da exacerbação. A exposição crônica pode levar a uma deterioração permanente no controle da asma, embora isso não necessariamente se aplique à asma induzida pelo exercício ou pelo estresse. Deve-se observar que as evidências sugerem que as exacerbações graves da asma (aquelas que necessitam de corticosteroides sistêmicos) podem, por si só, acelerar o declínio da função pulmonar.

Alérgenos Em pacientes com sensibilização a alérgenos por meio da produção de IgE específica ao alérgeno, a exposição a esses alérgenos por inalação pode resultar na ativação de mastócitos e basófilos com a produção aguda de mediadores broncoativos (ver Fig. 287-3). Essa exposição pode produzir broncospasmo imediato (resposta precoce) e uma resposta tardia (2-24 horas após a exposição) com estreitamento brônquico e inflamação. Esses mecanismos podem explicar as reações a inalações de pólen, mofo e poeira; insetos (especialmente baratas); animais; materiais ocupacionais; piora sazonal da asma; e a chamada "asma de tempestade". A exposição crônica pode levar a sintomas persistentes. Embora as alergias alimentares possam produzir broncospasmo por meio de anafilaxia, elas não costumam ser etiologicamente ligadas à asma.

Irritantes Muitos asmáticos relatam aumento dos sintomas com a exposição a odores fortes, fumaça, produtos de combustão, fluidos de limpeza ou perfumes. Em geral, os efeitos duram pouco, embora a exposição crônica (ver "Exposição ocupacional" anteriormente) e exposições a grandes quantidades (ver a discussão anterior sobre RADS) possam levar a sintomas duradouros ou permanentes.

Infecções virais A maioria dos asmáticos relata que as exacerbações de asma podem ser desencadeadas por infecções do trato respiratório superior. A inflamação que ocorre pode ser neutrofílica ou eosinofílica. Há algumas evidências de que a geração de IgE pode reduzir a produção de interferon, possivelmente predispondo aos efeitos dos vírus do trato respiratório superior. O aumento da reatividade das vias aéreas após infecções virais geralmente persiste por 4 a 6 semanas, mas, em alguns casos, pode estar associado a comprometimento e alterações permanentes.

Exercícios e ar frio/seco O exercício pode ser um desencadeante para a broncoconstrição asmática em pacientes com asma. A hiperventilação que ocorre com o exercício resseca o revestimento das vias aéreas, mudando a tonicidade das células do revestimento e causando a liberação de mediadores broncoconstritores. Esse efeito é mais proeminente quando a umidade do ar é menor e, como o ar frio tem um menor conteúdo absoluto de umidade, quanto menor a temperatura do ar inspirado, menor é a quantidade de exercício necessária para a indução de broncoconstrição. Além disso, o ar frio pode produzir edema das vias aéreas durante o reaquecimento da parede. Em níveis de exercício de rotina, esses efeitos duram pouco.

Poluição do ar Taxas aumentadas de exacerbação têm sido associadas com maior quantidade ambiental de ozônio, dióxido de enxofre e dióxido de nitrogênio, entre outros poluentes do ar.

Fármacos Os betabloqueadores podem desencadear broncospasmo mesmo quando usados apenas em preparações oftálmicas. Embora os betabloqueadores mais seletivos sejam seguros para a maioria dos asmáticos, o uso de betabloqueadores pode ser uma causa de asma de difícil controle. O ácido acetilsalicílico pode precipitar broncospasmo nas pessoas com doença respiratória exacerbada por ácido acetilsalicílico (ver "Considerações especiais", adiante). Os inibidores da enzima conversora de angiotensina (IECAs) (e, em menor grau, os bloqueadores do receptor de angiotensina) podem causar tosse.

Exposição ocupacional Além da RADS (ver anteriormente), exposições episódicas e/ou recorrentes a irritantes no ambiente de trabalho e/ou a substâncias às quais a pessoa ficou sensibilizada podem produzir sintomas. Esses sintomas costumam ser reduzidos quando os pacientes estão afastados dessas exposições aos finais de semana ou nas férias.

Estresse Os asmáticos podem relatar aumento dos sintomas com o estresse. Os mecanismos não são bem compreendidos.

Fatores hormonais Uma pequena proporção das mulheres relata um aumento regular nos sintomas no período perimenstrual, e os sintomas podem piorar durante a perimenopausa. Isso pode estar relacionado a rápidas flutuações nos níveis de estrogênios. A gestação pode precipitar a piora da asma em cerca de um terço das gestantes.

COMORBIDADES

As comorbidades podem dificultar o manejo da asma, e as comorbidades comuns estão listadas na Tabela 287-3.

Obesidade Os adultos obesos com asma têm sintomas de asma mais graves que os adultos magros, tendo 2 a 4 vezes mais chances de serem hospitalizados com uma exacerbação da asma. Estudos não randomizados têm demonstrado melhora e redução significativa nas exacerbações após a cirurgia bariátrica.

Doença do refluxo gastresofágico A presença de doença do refluxo gastresofágico (DRGE) prediz uma qualidade de vida ruim e é um preditor independente das exacerbações de asma. Foi demonstrado que o tratamento da doença do refluxo sintomática produz melhora modesta na função das

---

TABELA 287-3 ■ Diagnóstico diferencial e comorbidades que podem dificultar o controle da asma

Diagnóstico diferencial de doenças com sintomas sobrepostos que podem apresentar provas de função pulmonar obstrutiva

1. Insuficiência cardíaca
2. Doença pulmonar obstrutiva crônica (DPOC)
3. Deficiência de α_1 antitripsina
4. Obstrução das vias aéreas por lesão expansiva ou corpo estranho
5. Disfunção laríngea induzível (disfunção de prega vocal)
6. Bronquiolite obliterante
7. Bronquiectasia
8. Traqueobroncomalácia

Comorbidades que podem dificultar o controle da asma

1. Rinossinusite crônica +/– polipose nasal
2. Obesidade
3. Doença do refluxo gastresofágico
4. Disfunção laríngea induzível (disfunção de prega vocal)
5. DPOC
6. Ansiedade/depressão
7. Apneia do sono obstrutiva

vias aéreas, nos sintomas e na frequência das exacerbações. O tratamento de pacientes assintomáticos não demonstrou benefício.

Rinossinusite e/ou polipose nasal A rinossinusite pode ser uma manifestação da inflamação eosinofílica das vias aéreas inferiores na asma. Além disso, acredita-se que a rinossinusite malcontrolada agrave a asma por meio de vários possíveis mecanismos, incluindo efeitos inflamatórios e irritativos das secreções nas vias aéreas inferiores, reflexos neurais e produção de células e mediadores inflamatórios que produzem inflamação sistêmica. Foi demonstrado que o tratamento com corticosteroides intranasais reduz a reatividade das vias aéreas, as consultas em emergência e as hospitalizações. As evidências sobre o benefício do tratamento cirúrgico são inconclusivas. Há evidências crescentes de que as medicações biológicas que têm como alvo a inflamação tipo 2 também podem ser particularmente úteis na asma associada com rinossinusite e polipose.

A polipose nasal é rara em crianças, e sua presença em adultos com asma deve aumentar a suspeita de doença respiratória exacerbada pelo ácido acetilsalicílico (ver "Considerações especiais", adiante).

Disfunção de pregas vocais Atualmente conhecida como obstrução laríngea induzível, a disfunção de pregas vocais envolve o estreitamento inapropriado da laringe, produzindo resistência ao fluxo aéreo. Ela pode complicar a asma e mimetizá-la. Ela é mais comumente vista em mulheres e em pacientes com ansiedade e depressão. O diagnóstico definitivo envolve a laringoscopia durante os episódios sintomáticos ou durante a obstrução induzida.

Doença pulmonar obstrutiva crônica (DPOC) Ver "Asma sobreposta à DPOC" em "Considerações especiais", adiante.

Ansiedade/depressão Ocorrem maiores taxas de exacerbações da asma em asmáticos com ansiedade, depressão ou estresse crônico. Alguns pacientes podem não conseguir diferenciar entre crises de ansiedade e de asma.

DIAGNÓSTICO E AVALIAÇÃO

ABORDAGEM

Um diagnóstico presuntivo de asma pode geralmente ser feito com base em uma história compatível de episódios recorrentes de sibilos, falta de ar, aperto no peito ou tosse relacionados com precipitantes broncoconstritores comuns quando componentes apropriados do diagnóstico diferencial já foram considerados e/ou eliminados. Em alguns casos, um teste terapêutico com corticosteroides inalatórios (CIs) em dose baixa pode ser considerado. Com exceção dos casos mais leves, o diagnóstico deve ser confirmado com provas de função pulmonar ou pela demonstração de hiper-reatividade das vias aéreas. Infelizmente, a confirmação do diagnóstico pode ser difícil após o início da terapia, pois a obstrução e a hiper-reatividade das vias aéreas podem ser mitigadas pela terapia. Pode haver necessidade de uma tentativa de redução gradual dos medicamentos. Os estudos têm mostrado que mais de um terço dos pacientes com um diagnóstico clínico de asma não preenchem critérios para o diagnóstico.

A avaliação complementar, conforme descrita adiante, deve ser realizada para identificar os fatores precipitantes e mecanismos subjacentes que podem ser alvo de terapias específicas (p. ex., evitação de alérgenos). Os casos que exigem mais do que uma dose moderada diária de CI em combinação com um β_2-agonista de longa ação (LABA, do inglês *long-acting β_2-agonist*)) (conhecidos em conjunto como CI/LABA) devem ser submetidos a uma avaliação formal para análise das comorbidades que podem dificultar o controle da asma com uma reavaliação de quaisquer diagnósticos confundidores que possam mimetizar os sintomas de asma (ver Tab. 287-3).

FERRAMENTAS DE AVALIAÇÃO PRIMÁRIA PARA ESTABELECER UM DIAGNÓSTICO

História Os pacientes com asma mais comumente apresentam episódios de sibilância, falta de ar, aperto no peito, produção de muco ou tosse após a exposição aos desencadeadores listados na Tabela 287-2. Os sintomas podem ser piores ao acordar pela manhã. Algumas pessoas têm apenas sintomas noturnos. Porém, esses pacientes devem ser avaliados para gotejamento pós-nasal ou DRGE se este for o único sintoma de apresentação. Os pacientes frequentemente reclamam de sintomas que acompanham mudanças bruscas de temperatura e umidade. Os sintomas induzidos por exercício são comuns, havendo alta sensibilidade ao ar frio. Em comparação com as fontes cardíacas de dispneia, os sintomas aos esforços tendem a ocorrer mais lentamente após o início do exercício e tendem a melhorar mais lentamente, a menos que seja administrado um β_2-agonista após o início dos sintomas. Uma cuidadosa história das exposições deve ser obtida em relação a exposições domiciliares (p. ex., animais de estimação, mofo, poeira, tabagismo ativo ou passivo), ocupacionais (ambiente de trabalho e exposição a sensibilizadores ocupacionais) e recreacionais (p. ex., *hobbies*, inalantes recreacionais). Os pacientes sensibilizados a alérgenos podem apresentar sintomas devidos à exposição a alérgenos conhecidos, como um determinado animal, e podem apresentar mais sintomas durante estações de pólen específicas. Até dois terços dos pacientes com asma apresentarão atopia (diferentemente da metade da população geral dos Estados Unidos), e quase metade deles apresentará história de rinite, com muitos deles apresentando queixas intermitentes de sinusite. Em pacientes com asma de início na vida adulta, devem ser obtidas uma cuidadosa anamnese ocupacional e uma história das reações a anti-inflamatórios não esteroides (AINEs) e do uso de medicamentos novos, como betabloqueadores (incluindo as preparações oftálmicas) e IECAs (devido ao potencial para tosse).

Exame físico Entre as crises agudas, o exame físico pode ser normal. Muitos pacientes apresentarão evidências de rinite alérgica com palidez da mucosa nasal. Pelo menos 5% dos pacientes podem apresentar pólipos nasais, com uma frequência aumentada naqueles com asma mais grave e com doença respiratória exacerbada pelo ácido acetilsalicílico. Alguns pacientes apresentarão sibilância à expiração (menos comum na inspiração). Durante uma crise aguda de asma, os pacientes apresentam taquipneia e taquicardia, podendo ser observado o uso da musculatura acessória. A sibilância, com prolongamento da fase expiratória, é comum durante as crises, mas, à medida que a intensidade da obstrução das vias aéreas aumenta, o tórax pode ficar "silencioso" com ausência dos ruídos respiratórios.

Provas de função pulmonar A redução efetiva da luz das vias aéreas na asma produz aumento da resistência ao fluxo aéreo, o que pode ser detectado como uma redução do fluxo aéreo expiratório durante manobras de expiração forçada. A taxa de pico de fluxo expiratório (PFE), o volume expiratório forçado em 1 segundo (VEF_1) e a relação VEF_1/capacidade vital forçada (CVF) estão reduzidos para menos do que o limite inferior da normalidade. A curva fluxo-volume pode mostrar um entalhe característico (Cap. 286). Esses achados podem não estar presentes durante crises agudas ou na vigência da terapia (especialmente após o uso recente de broncodilatadores). A reversibilidade é definida como um aumento ≥ 12% no VEF_1 e um aumento absoluto ≥ 200 mL pelo menos 15 minutos após a administração de um β_2-agonista ou após várias semanas de terapia com corticosteroides. Uma variabilidade diurna > 20% no pico de fluxo também foi proposta como indicador de doença reversível das vias aéreas, mas ela é menos confiável devido a dificuldades no controle da qualidade e à variabilidade das avaliações domiciliares. Os volumes pulmonares e a capacidade de difusão devem ser normais na asma não complicada.

Avaliação da responsividade das vias aéreas Nos casos em que as provas de função pulmonar não confirmam o diagnóstico e a dúvida continua, podem ser realizados testes para demonstrar a reatividade aumentada a estímulos provocadores no laboratório. A metacolina, um agonista colinérgico, inalada em concentrações crescentes é mais comumente usada para este fim. É calculada uma dose provocativa que produza queda de 20% no VEF_1 (PD_{20}), com um valor ≤ 400 µg sendo indicativo de reatividade das vias aéreas. O manitol também é usado, podendo ser ocasionalmente usada a solução salina hipertônica. Podem ser realizados desafios com exercícios e/ou ar frio e seco, com uma resposta positiva sendo registrada se houver queda ≥ 10% no VEF_1 em relação ao valor basal. No caso da suspeita de exposições ambientais/ocupacionais, podem ser realizados desafios com alérgenos específicos em laboratórios altamente especializados.

FERRAMENTAS ADJUNTAS NA AVALIAÇÃO

Contagem de eosinófilos Uma grande proporção de pacientes com asma não tratada com corticosteroides orais ou com CIs em alta dose irá apresentar contagens de eosinófilos ≥ 300 células/µL. As contagens de eosinófilos se relacionam com a gravidade da doença em estudos populacionais. Sua presença em pacientes com asma grave indica uma probabilidade de que o paciente possa responder a medicamentos que tenham como alvo a inflamação tipo 2. Níveis extremamente elevados devem levar à consideração de granulomatose eosinofílica com poliangeíte ou de distúrbios eosinofílicos primários.

IgE, testes cutâneos e testes radioalergoabsorventes Os níveis séricos totais de IgE são úteis para saber se o paciente com asma grave seria elegível para a terapia anti-IgE. Níveis > 1.000 UI/mL devem levar à consideração imediata de ABPA. Os testes cutâneos, ou seu equivalente *in vitro* que detecta a IgE direcionada contra antígenos específicos (teste radioalergoabsorvente [RAST, de *radioallergosorbent test*]), podem ser úteis na confirmação de atopia e para sugerir a presença de rinite alérgica, a qual pode complicar o manejo da asma. As investigações para alergias podem ser úteis, quando correlacionadas com uma história sobre as reações, na identificação de exposições ambientais que possam estar agravando a asma.

Óxido nítrico expirado A fração expirada de óxido nítrico (FeNO) no ar expirado é um indicador aproximado da inflamação eosinofílica nas vias aéreas. Ela é facilmente suprimida pelos CIs e, assim, pode ser usada para avaliar a adesão ao tratamento em pacientes nos quais ela era inicialmente elevada. Os níveis elevados (> 35-40 ppb) em pacientes não tratados são indicativos de inflamação eosinofílica. Níveis > 20 a 25 ppb em pacientes com asma grave que recebem dose moderada a alta de CI indicam má adesão ou inflamação tipo 2 persistente, apesar da terapia.

AVALIAÇÃO ADICIONAL NA ASMA GRAVE/POUCO RESPONSIVA

Em pacientes com asma malcontrolada, pode haver necessidade de avaliações adicionais para comorbidades (ver Tab. 287-3), incluindo exame radiológico dos seios da face (mesmo nos pacientes sem sintomas de doença sinusal) e exames esofágicos nos casos com sintomas de refluxo. Nos pacientes com doença não reversível, muitos especialistas obtêm uma dosagem sérica de α_1 antitripsina. Além disso, as avaliações a seguir podem ser úteis na asma pouco responsiva.

Imagens de tórax A TC de tórax pode ser útil para avaliar a presença de bronquiectasias e de outras anormalidades estruturais que poderiam produzir obstrução das vias aéreas. Novas ferramentas para análise de imagens estão sendo usadas em ambientes de pesquisa para avaliação das propriedades das vias aéreas, como a espessura da parede das vias aéreas, o diâmetro das vias aéreas e a evidência de aprisionamento aéreo.

Escarro O escarro induzido pode ser usado em centros mais especializados para ajudar a caracterizar inflamação de tipo 2 e não tipo 2 por meio da detecção de eosinófilos e neutrófilos, respectivamente. Na asma grave, há algumas evidências de que alguns pacientes podem ter inflamação eosinofílica localizada persistente nas vias aéreas apesar da ausência de eosinófilos periféricos nos exames de sangue.

TRATAMENTO
Asma

OBJETIVOS DO TRATAMENTO DA ASMA E AVALIAÇÃO DO CONTROLE

Os objetivos do tratamento da asma em termos de obter o controle dos sintomas e reduzir o risco (refletido na frequência das exacerbações da asma) estão listados na Tabela 287-4. Os agentes terapêuticos usados no tratamento são discutidos adiante, sendo subsequentemente discutida uma abordagem integrada para os cuidados.

Uma abordagem abrangente do tratamento envolve evitar e reduzir os desencadeantes da asma e, se necessário, o uso adjunto de medicamentos. Os medicamentos para asma são primariamente divididos entre aqueles que relaxam a musculatura lisa e produzem um alívio relativamente rápido dos sintomas agudos e aqueles que têm como alvo a inflamação ou a produção de mediadores. Os primeiros medicamentos são comumente chamados de medicamentos de alívio, enquanto os últimos são conhecidos como medicamentos para controle da asma.

REDUÇÃO DOS DESENCADEANTES

Mitigação Conforme mostrado nas Tabelas 287-1 e 287-2, os desencadeantes e as exposições podem causar a asma e dificultar o seu controle. No caso das exposições ocupacionais, a remoção do ambiente agressor pode algumas vezes resultar na completa resolução dos sintomas ou na sua melhora significativa. A exposição passiva ao tabagismo e a frequente exposição a produtos de combustão da maconha também são exposições ambientais remediáveis. Evitar o contato com animais de estimação que estejam claramente associados com os sintomas pode reduzir os sintomas. O controle de pragas em casa e na escola em casos de sensibilidade mediada por IgE (teste cutâneo ou RAST IgE) também pode ser benéfico. O efeito do controle da poeira e do mofo na redução dos sintomas de asma tem sido mais variável. Há evidências moderadas de que o controle da poeira (colchões impermeáveis e fronhas) nos pacientes com sintomas e sensibilização pode ser efetivo na redução dos sintomas *apenas* quando isso é feito como parte de uma estratégia abrangente para mitigação de alérgenos.

Imunoterapia com alérgenos A imunoterapia com alérgenos reduz as reações mediadas por IgE aos alérgenos administrados. Ela claramente reduz os sintomas de rinite alérgica e, assim, pode ser útil na redução dessa comorbidade. As evidências para sua efetividade na asma isolada em pacientes sensibilizados e com sintomas clínicos são variáveis. Devido ao risco de anafilaxia, as diretrizes geralmente recomendam a imunoterapia apenas em pacientes com asma controlada e com doença leve a moderada. A base de evidências para a efetividade da imunoterapia com alérgenos sublinguais no tratamento da asma não é robusta.

Vacinação As infecções respiratórias são uma causa importante de exacerbações da asma. Os pacientes com asma são fortemente aconselhados a receber ambos os tipos de vacinas pneumocócicas atualmente disponíveis, além das vacinas anuais contra *influenza*. A vacina contra a covid-19 também é aconselhada.

MEDICAMENTOS

Broncodilatadores Os broncodilatadores relaxam a musculatura lisa das vias aéreas. Há três classes principais de broncodilatadores: β_2-agonistas, anticolinérgicos e teofilina.

β_2-Agonistas Disponíveis na forma inalatória ou oral, esses agentes ativam os receptores β_2 presentes na musculatura lisa das vias aéreas. Esses receptores também estão presentes nos mastócitos, mas eles contribuem pouco para a eficácia desses agentes na asma. Os receptores β_2 são receptores acoplados à proteína G que ativam a adenilciclase para produzir monofosfato de adenosina (AMP, do inglês *adenosine monophosphate*) cíclico, o que resulta no relaxamento da musculatura lisa.

Uso Os β_2-agonistas são primariamente usados nas formas inalatórias para fornecer alívio do broncospasmo ou para reduzir o grau de broncospasmo previsto em resposta ao exercício ou a outros estímulos provocadores. O uso regular tem sido associado à taquifilaxia do efeito broncoprotetor e a um possível aumento da reatividade das vias aéreas. Isso pode ser mais comum em pacientes com um polimorfismo na 16ª posição de aminoácido do receptor β_2. O uso frequente de β_2-agonistas de curta ação tem sido associado com aumento da mortalidade por asma, o que resultou em diminuição do entusiasmo pelo seu uso isolado sem corticosteroides inalatórios.

β_2-Agonistas de curta ação O albuterol (também chamado de salbutamol) é o agente mais comumente usado. A broncodilatação começa dentro de 3 a 5 minutos da inalação, e os efeitos costumam durar 4 a 6 horas. Ele é mais comumente administrado por inalação dosimetrada. As soluções para nebulização também são usadas, especialmente para alívio do broncospasmo em crianças. As formas orais estão disponíveis, mas não são comumente usadas.

β_2-Agonistas de longa ação O salmeterol e o formoterol são os dois LABAs disponíveis. Eles apresentam duração de ação de cerca de 12 horas. O formoterol tem um início de ação rápido comparável ao dos β_2-agonistas de curta ação. O salmeterol tem início de ação mais lento. Esses agentes podem ser usados para a profilaxia do broncospasmo induzido pelo exercício. Em contrapartida ao seu uso na DPOC, esses agentes *não* são recomendados para uso como monoterapia no tratamento da asma. Seu uso na asma costuma ser restrito à combinação com um CI.

TABELA 287-4 ■ Objetivos do tratamento da asma

1. Redução na frequência dos sintomas para ≤ 2 ×/semana
2. Redução dos despertares noturnos para ≤ 2 ×/mês
3. Redução do uso de aliviadores para ≤ 2 ×/semana (exceto antes de exercícios)
4. Não mais do que 1 exacerbação/ano
5. Otimização da função pulmonar
6. Manutenção das atividades diárias normais
7. Satisfação com o cuidado da asma com efeitos colaterais do tratamento mínimos ou ausentes

β₂-Agonistas de ação ultralonga Esses agentes (indacaterol, olodaterol e vilanterol) têm um efeito de 24 horas. Eles são usados apenas em combinação com CIs no tratamento da asma.

Segurança Os β₂-agonistas são relativamente específicos para os receptores β₂, mas em alguns pacientes, especialmente em doses maiores, podem causar tremor, taquicardia, palpitações e hipertensão. Eles promovem a reentrada de potássio nas células e, em doses altas, podem produzir hipopotassemia. Também pode ocorrer acidose láctica tipo B (não hipóxica) e acredita-se que isso seja secundário ao aumento da glicogenólise e da glicólise, além do aumento da lipólise, levando a um aumento nos níveis séricos de ácidos graxos, o que pode inibir a conversão de piruvato em acetilcoenzima A.

O aumento da mortalidade por asma foi associado a β₂-agonistas de alta potência na Austrália e na Nova Zelândia. O aumento do uso de β₂-agonistas para alívio do broncospasmo é um marcador evidente de asma malcontrolada, tendo sido associado a aumento da mortalidade. Foi questionado se a adição de LABAs aos CIs poderia estar associada a desfechos adversos graves da asma, mas vários estudos não conseguiram detectar esses desfechos em comparação com uma manutenção da dose do CI.

Anticolinérgicos A constrição da musculatura lisa induzida por nervos colinérgicos é importante no broncospasmo asmático. Medicamentos anticolinérgicos podem produzir relaxamento da musculatura lisa por meio do antagonismo desse mecanismo de estreitamento das vias aéreas. Os agentes desenvolvidos para a asma foram farmacologicamente projetados para terem menor absorção sistêmica de maneira a minimizar seus efeitos anticolinérgicos sistêmicos. Os agentes de longa ação nesta classe são chamados de agentes muscarínicos de longa ação (LAMAs, do inglês *long-acting muscarinic antagonists*).

Uso Os agentes de curta ação nesta classe podem ser usados isoladamente para broncodilatação aguda. Eles parecem ser um pouco menos efetivos que os β₂-agonistas e também apresentam um início de ação mais lento.

Segurança Pode ocorrer boca seca. Em doses maiores e nos idosos, foi relatada a ocorrência de glaucoma agudo e retenção urinária. Houve uma diferença numérica (mas não significativa) na mortalidade em afro-americanos tratados com LAMA/CI *versus* LABA/CI para asma.

Teofilina A teofilina, um composto oral que aumenta os níveis de AMP cíclico por meio da inibição da fosfodiesterase, é agora raramente usada para asma devido à sua estreita janela terapêutica, às suas interações medicamentosas e à sua broncodilatação reduzida em comparação a outros agentes.

Terapias controladoras (anti-inflamatórias/antimediadores) As chamadas terapias "controladoras" reduzem as exacerbações da asma e melhoram o controle no longo prazo, reduzindo a necessidade do uso intermitente de terapias broncodilatadoras. Nenhuma dessas terapias demonstrou até o momento prevenir a progressão do remodelamento das vias aéreas ou o declínio mais rápido da função pulmonar que pode ocorrer em um subgrupo de pacientes asmáticos.

Corticosteroides Os corticosteroides são particularmente efetivos na redução da inflamação tipo 2 e da hiper-reatividade das vias aéreas. Os corticosteroides se ligam a um receptor citoplasmático de glicocorticoides para formar um complexo que é translocado até o núcleo. O complexo se liga a elementos de resposta positiva e negativa que resultam na inibição da ativação de células T; da função, migração e proliferação de eosinófilos; e da elaboração de citocinas pró-inflamatórias e da ativação do fator κB nuclear. Ele também se liga a outros fatores de transcrição, resultando na desativação de outras vias pró-inflamatórias.

Uso Os corticosteroides reduzem a hiper-reatividade das vias aéreas, melhoram sua função, evitam as exacerbações da asma e melhoram os sintomas da asma. O uso inalatório dos corticosteroides (CIs) minimiza a toxicidade sistêmica e representa um dos fundamentos do tratamento da asma.

CI e LABA/CI Os CIs formam a base da terapia da asma. Eles aproveitam os efeitos pleiotróficos dos corticosteroides na produção de impacto benéfico com níveis de efeito sistêmico consideravelmente menores que os corticosteroides orais. Seu uso está associado com redução da mortalidade por asma. Eles costumam ser usados regularmente 2 vezes ao dia como terapia de primeira linha para todas as formas de asma persistente. As doses são aumentadas, e eles são combinados com LABAs para controle da asma de gravidade crescente. As diretrizes europeias atualmente recomendam o seu uso intermitente mesmo na asma intermitente. A combinação com os LABAs permite um controle efetivo com menor dose de CIs. Há preparações disponíveis de ação mais longa que permitem uma administração diária única. Seus efeitos podem ser notados após alguns dias, mas pode ocorrer melhora continuada durante meses de terapia, com a maior parte da melhora sendo evidente no primeiro mês de uso regular. A adesão à terapia regular costuma ser ruim, com apenas cerca de 25% do total de prescrições sendo renovadas. Algumas vezes são usadas doses muito altas para reduzir as necessidades de corticosteroides orais. Nem todos os pacientes respondem aos CIs. Evidências crescentes sugerem que os pacientes mais responsivos são aqueles com asma significativa mediada pelo tipo 2.

Corticosteroides orais Corticosteroides orais (COs) crônicos na menor dose possível (devido aos efeitos colaterais) são usados em pacientes que não obtêm controle aceitável da asma sem eles. A administração em dias alternados pode ser preferível, e a profilaxia contra pneumonia por *Pneumocystis* deve ser administrada para aqueles com dose diária de prednisona ≥ 20 mg. Os COs também são usados para tratar as exacerbações da asma, frequentemente em uma dose de 40 a 60 mg/dia de prednisona ou equivalente por 1 a 2 semanas. Como eles são bem absorvidos, também podem ser usados para o manejo de pacientes hospitalizados.

Corticosteroides intravenosos As preparações intravenosas são frequentemente usadas em pacientes hospitalizados. Os pacientes são rapidamente trocados para COs assim que sua condição for estabilizada.

Corticosteroides intramusculares Em pacientes de alto risco e com pouca adesão, a triancinolona acetonida intramuscular tem sido usada para obter controle da asma e reduzir as exacerbações.

Segurança A administração crônica de corticosteroides sistêmicos está associada com uma gama de efeitos colaterais, incluindo diabetes, osteoporose, catarata e glaucoma, hematomas, ganho ponderal, obesidade centrípeta, hipertensão, úlceras, depressão e aumento do risco cardíaco, entre outros. São necessários o monitoramento apropriado e a profilaxia infecciosa (profilaxia contra pneumonia por *Pneumocystis* nas pessoas tratadas cronicamente com ≥ 20 mg de prednisona/dia) e da saúde óssea. Os "pulsos" intermitentes de corticosteroides sistêmicos para tratar as exacerbações da asma estão associados com menos efeitos colaterais, mas estudos observacionais têm sugerido que a dose cumulativa ao longo do tempo está associada a efeitos colaterais deletérios.

Os CIs têm muito menos efeitos colaterais em comparação com os COs. Em doses maiores, ocorrem hematomas e pode haver aceleração da osteoporose. Há um pequeno aumento em glaucomas e cataratas. Os efeitos locais incluem a candidíase oral, a qual pode ser reduzida usando-se um espaçador e fazendo gargarejos. A rouquidão pode ser resultado de um efeito miopático direto sobre as pregas vocais. Raros pacientes exibem efeitos colaterais mesmo em doses moderadas de CIs. As crianças podem apresentar supressão do crescimento.

Modificadores de leucotrienos Os agentes que inibem a produção de leucotrienos (zileutona, um inibidor da lipoxigenase 5) ou a ação dos leucotrienos no receptor CysLT₁ (montelucaste e zafirlucaste) são moderadamente efetivos na asma.

Eles podem melhorar a função das vias aéreas e reduzir as exacerbações, mas não na mesma medida que os broncodilatadores ou os CIs, respectivamente. Eles também são efetivos na redução de sintomas da rinite alérgica e, assim, podem ser usados em pacientes com rinite alérgica concomitante. O montelucaste, em particular, é frequentemente usado em crianças com asma leve devido a preocupações relativas à supressão do crescimento relacionado aos CIs. O uso de montelucaste pode diminuir devido a alertas de segurança referentes ao surgimento de depressão com esse composto. Os modificadores de leucotrieno são efetivos na prevenção da broncoconstrição induzida pelo exercício sem os efeitos da taquifilaxia que ocorrem com o uso regular dos LABAs. Os modificadores de leucotrienos são particularmente efetivos na doença respiratória exacerbada pelo ácido acetilsalicílico, a qual se caracteriza por uma produção significativamente excessiva de leucotrienos. Eles também apresentam um efeito modesto como terapia adicional em pacientes malcontrolados com doses altas de LABA/CI.

Antagonistas de CysLT₁ O montelucaste e o zafirlucaste são administrados por via oral, 1 ou 2 vezes ao dia, respectivamente. O início do efeito é rápido (horas), com a maior parte da efetividade crônica sendo vista dentro de 1 mês.

Inibição da lipoxigenase 5 A zileutona em sua forma estendida é administrada por via oral, 2 vezes ao dia.

Segurança O montelucaste é bem tolerado, mas uma associação com ideação suicida resultou em um alerta na bula da Food and Drug Administration (FDA) dos Estados Unidos. A zileutona aumenta os testes de função hepática (transaminases) em 3% dos pacientes. É sugerido o monitoramento intermitente. Ela inibe o CYP1A2, podendo haver necessidade de ajustes em medicamentos concomitantes.

Cromolin sódico O cromolin sódico é um agente inalatório que se acredita estabilizar os mastócitos. Ele só está disponível por nebulização e deve ser administrado 2 a 4 vezes ao dia. Sua efetividade é leve a moderada, e ele parece ser útil no broncoespasmo induzido pelo exercício. Ele é usado primariamente na pediatria, em caso de preocupação com os efeitos colaterais dos CIs.

Anti-IgE O omalizumabe, um anticorpo monoclonal contra a porção Fc da molécula de IgE, impede a ligação da IgE aos mastócitos e basófilos. A redução na IgE livre que pode se ligar às células efetoras bloqueia a sinalização relacionada a antígenos, a qual é responsável pela produção ou liberação de muitos dos mediadores e citocinas fundamentais na patobiologia da asma. Além disso, por meio de mecanismos de retroalimentação, também ocorre uma redução na produção de IgE. Foi demonstrado que a terapia anti-IgE aumenta a produção de interferon nas infecções por rinovírus, reduz as exacerbações da asma induzidas por vírus e diminui a duração e o pico da eliminação de partículas virais. Acredita-se que esse efeito seja causado pela capacidade da IgE de reduzir a produção de gamainterferon em resposta a infecções virais.

Uso Na asma, a terapia anti-IgE tem sido testada em pacientes com IgE circulante ≥ 30 UI/mL e com positividade no teste cutâneo ou RAST para um alérgeno perene. Ela é geralmente usada em pacientes que não respondem a doses moderadas a altas de LABA/CI. A terapia anti-IgE reduz em 25 a 50% as exacerbações, podendo diminuir os sintomas de asma, mas tem efeitos mínimos sobre a função pulmonar. A terapia anti-IgE é dosada com base no peso corporal e na IgE circulante e é administrada por via subcutânea a cada 2 a 4 semanas dependendo da dose calculada. Nos Estados Unidos, a dose máxima é de 300 mg a cada 2 semanas, o que geralmente restringe o fármaco às pessoas com peso ≤ 150 kg. A maior parte dos efeitos é vista dentro de 3 a 6 meses. Estudos retrospectivos têm sugerido que os pacientes com óxido nítrico exalado de cerca de ≥ 20 ppb ou com eosinófilos circulantes ≥ 260/μL obtêm a melhor resposta em termos de redução nas exacerbações. A FeNO é discretamente reduzida pelo tratamento, mas a IgE circulante, conforme medida pelos testes clínicos disponíveis, não é afetada, pois esses testes medem a IgE circulante total, e não a IgE livre.

Segurança A incidência de efeitos colaterais é baixa. Tem sido relatada anafilaxia em 0,2% dos pacientes que recebem o fármaco.

Fármacos ativos contra a IL-5 Mepolizumabe e reslizumabe são anticorpos monoclonais que se ligam à IL-5, e o benralizumabe se liga ao receptor da IL-5. Eles reduzem os eosinófilos circulantes rapidamente (dentro de 1 dia).

Uso Em pacientes sintomáticos sob tratamento com doses moderadas a altas de LABA/CI, geralmente com duas ou mais exacerbações anuais que necessitem de COs e com uma contagem de eosinófilos ≥ 300/μL, os fármacos ativos contra IL-5 reduzem as exacerbações à metade ou menos. O VEF_1 e os sintomas também melhoram moderadamente. Em pacientes que não recebem COs crônicos, esses fármacos são menos efetivos naqueles com contagens de eosinófilos < 300/μL. Eles também são efetivos na redução da necessidade de COs crônicos independentemente das contagens de eosinófilos circulantes (presumivelmente pelo fato de que muitos desses pacientes têm inflamação tipo 2, mas seus eosinófilos circulantes foram suprimidos pelos COs sistêmicos). A FeNO e a IgE são relativamente pouco afetadas por esses fármacos. A maior parte dos efeitos clínicos é vista dentro de 3 a 6 meses.

Segurança Esses fármacos estão associados com mínimos efeitos colaterais. Mepolizumabe e benralizumabe estão aprovados para administração domiciliar.

Anti-IL-4/13 Os receptores de IL-4 e IL-13 são heterodímeros que compartilham uma subunidade comum, o receptor α de IL-4. O dupilumabe se liga a essa subunidade e, assim, bloqueia a sinalização por meio de ambos os receptores.

Uso Além da efetividade no fenótipo de pacientes que respondem a terapias anti-IL-5, os pacientes malcontrolados sob terapia com doses moderadas a altas de LABA/CI com FeNO de 20 a 25 ppb também parecem responder ao dupilumabe mesmo que seus eosinófilos periféricos não estejam elevados. O dupilumabe reduz as exacerbações em ≥ 50%, diminui os sintomas e pode produzir mais efeito sobre o VEF_1 que os fármacos anti-IL-5. Ele gradualmente reduz os níveis de FeNO e IgE. De modo paradoxal, as contagens de eosinófilos circulantes podem apresentar queda temporária inicialmente. A maior parte dos efeitos é vista com 3 a 6 meses de tratamento.

Segurança Os efeitos colaterais são mínimos, mas foram observados casos de eosinofilia sistêmica grave associada com a redução dos corticosteroides orais. Esse fármaco também está aprovado para administração domiciliar, além de estar aprovado para a dermatite atópica.

Termoplastia brônquica, terapias alternativas e terapias sob desenvolvimento • **Termoplastia brônquica** Esse procedimento envolve a ablação por radiofrequência da musculatura lisa das vias aéreas por meio de uma série de três broncoscopias em pacientes com asma grave. Há algumas evidências de que ela pode reduzir as exacerbações em pacientes muito selecionados. O procedimento pode ser acompanhado de morbidade significativa, e a maior parte das diretrizes não o recomenda fora do contexto de ensaios clínicos.

Terapias alternativas Ainda não foi demonstrado que as terapias alternativas como a acupuntura e a ioga melhorem a asma em ensaios clínicos controlados. Os estudos com placebo demonstraram que pode haver uma resposta significativa ao placebo.

Terapias em desenvolvimento Estão sendo realizados estudos clínicos que têm como alvo as vias e os receptores mostrados na Figura 287-3. Aqueles em estágios mais avançados de desenvolvimento incluem as terapias que têm como alvo TSLP, IL-33 e $CRTH_2$. Os estudos que tiveram como alvo a IL-17 e o TNF-α não mostraram eficácia, mas não está claro se esses alvos foram adequadamente abordados. Ainda não está claro se essas intervenções se mostrarão úteis em determinados endotipos de asma. Os estudos de prova de conceito que tinham como alvo os mastócitos por meio da inibição da tirosina-cinase sugeriram eficácia na asma grave.

ABORDAGEM AO PACIENTE
Asma

As diretrizes dos Estados Unidos (National Asthma Education and Prevention Program [NAEPP]) e da Organização Mundial da Saúde (Global Initiative for Asthma [GINA]) aconselham uma abordagem sintomática para o tratamento da asma supondo que as medidas adequadas tenham sido tomadas em relação aos desencadeantes da asma, às exposições e às comorbidades enumeradas nas Tabelas 287-2 e 287-3. Além disso, a adesão ao tratamento e a técnica de uso do inalador devem ser avaliadas. Foi identificado que a má adesão ou uma técnica inadequada de uso de inalador são a causa de asma malcontrolada em até 50% dos pacientes encaminhados por asma malcontrolada.

A abordagem escalonada para intensificação ou redução da terapia da asma é descrita na Tabela 287-5. Ela envolve o escalonamento da terapia para mais ou para menos conforme a avaliação do controle da asma pelos critérios listados na Tabela 287-4. Considerando que as comorbidades tenham sido abordadas, que a adesão tenha sido avaliada, a educação referente à evitação de desencadeantes tenha sido realizada e a técnica de inalação, tenha sido verificada, a base da terapia preferencial é a intensificação da terapia com CI em conjunto com o uso de um LABA para obter um melhor controle com doses menores de CI.

Ocorreu uma alteração importante na abordagem escalonada defendida há mais de duas décadas. Há evidências crescentes de que os CIs conforme a necessidade podem ser utilizados em vez dos CIs de uso regular na asma mais leve e de que o gatilho para esse uso pode ser a

TABELA 287-5 ■ Terapia escalonada para tratamento da asma em idade de 12 anos ou mais (modificado de GINA e NAEPP)

Avaliar exposições e comorbidades (ver Tabs. 287-2 e 287-3)
Confirmar a técnica de inalação e otimizar a adesão
Subir ou descer nas etapas conforme o controle (ver Tab. 287-3)

	Etapa 1	Etapa 2	Etapa 3	Etapa 4	Etapa 5	Etapa 6
Terapia regular preferida	Nenhuma	Nenhuma[a] ou CI em dose baixa[b]	Formoterol/CI em dose baixa	Formoterol/CI em dose média	LABA/CI em dose média a alta + LAMA adjunto	Anti-IgE ou anti-IL-5 ou anti-IL4-Rα; terapia de etapa 5 conforme a necessidade
Terapia regular alternativa	Nenhuma	ARLT	CI em dose média	CI em dose alta	Anti-IgE ou anti-IL-5 ou anti-IL4-Rα	CO[c]
Terapia adjunta			MLT e/ou LAMA (especialmente LAMA na etapa 5)			
Terapia de alívio conforme a necessidade	Formoterol/CI (dose baixa) ou SABA[b]	Formoterol/CI (dose baixa), ou CI e SABA[b] concomitantes conforme a necessidade ou SABA[e]	Formoterol/CI (dose baixa)[d]			

[a]Esta é uma opção se estiver usando formoterol/CI conforme a necessidade ou CI e SABA concomitantes conforme a necessidade. [b]Recomendação do National Asthma Education and Prevention Program (NAEPP). [c]Evitar ao máximo possível. [d]Formoterol/CI conforme a necessidade sugerido apenas para etapas 3 e 4 pelo NAEPP. [e]Se estiver usando CI em dose baixa como terapia regular.
Siglas: ARLT, antagonista do receptor de leucotrienos; CI, corticosteroide inalatório; CO, corticosteroide oral; GINA, Global Initiative for Asthma; IL, interleucina; LABA, β-agonista de longa ação; LAMA, antagonista muscarínico de longa ação; MLT, modificador de leucotrienos; SABA, β-agonista de curta ação.

percepção do paciente da necessidade de usar um medicamento inalatório de alívio. Como o formoterol é um LABA com rápido início de ação, a combinação de formoterol/CI tem sido usada como agente único em múltiplos estudos: conforme a necessidade sem terapia de base na asma mais leve, e conforme a necessidade em adição ao formoterol/CI 2 vezes ao dia na asma mais grave. Como a mortalidade por asma pode ocorrer mesmo na asma leve (embora com taxas menores que na asma mais grave), a GINA recomenda, como parte de uma estratégia abrangente de manejo da asma, que o formoterol/CI seja usado como medicação de alívio em todos os graus de severidade da asma, incluindo a asma intermitente (etapa 1). As diretrizes do NAEPP, utilizando estudos baseados em evidências, recomendam que o formoterol/CI seja usado como medicação de alívio em pacientes que necessitam de terapias das etapas 3 e 4 (ver Tab. 287-5) e que se possa usar a terapia conforme a necessidade concomitante com CI e um β2-agonista de ação curta (SABA, do inglês *short-acting β-agonist*) na etapa 2. Para simplificação, uma abordagem adaptada da GINA é descrita na Tabela 287-5 com as notas de rodapé identificando as principais diferenças em relação ao NAEPP. Os antagonistas dos receptores de leucotrienos (ARLTs) são medicamentos alternativos na etapa 2, os quais podem ser usados nas pessoas preocupadas com os efeitos colaterais mínimos dos CIs. Porém, os alertas recentes sobre ideação suicida associada ao montelucaste podem tornar essa abordagem menos atraente. Os modificadores de leucotrienos e os anticolinérgicos de ação longa são possíveis terapias adicionais (adjuntas) nas pessoas que necessitam de terapias das etapas 4 e/ou 5. Os biológicos são incrivelmente efetivos em seus endotipos específicos (tipo 2 com exacerbações e biomarcadores específicos, conforme descrito anteriormente), mas seu custo atual elevado os relega à terapia de etapa 5 ou mais.

TRATAMENTO

Crises de asma

As deteriorações da asma de gravidade leve a moderada podem ser inicialmente tratadas com um β2-agonista administrado até a cada 1 hora. Também pode ser útil aumentar em 4 ou 5 vezes a dose do CI. Se o paciente não obtiver um controle adequado e continuar necessitando de β2-agonistas a cada 1 hora por várias horas, ele deve ser encaminhado para cuidados de urgência. No cenário de cuidados urgentes, deve-se avaliar o PFE e o VEF$_1$, e os pacientes costumam ser tratados com β2-agonistas nebulizados até a cada 20 minutos. Aqueles com PFE > 60% do previsto frequentemente responderão aos β2-agonistas isoladamente. Se o paciente não melhorar em 1 a 2 horas, deve-se administrar corticosteroides intravenosos. Oxigênio suplementar costuma ser administrado para a correção da hipoxemia. Algumas vezes também se administra um ARLT e magnésio. Os anticolinérgicos nebulizados podem ser administrados para a produção de broncodilatação adicional. A falha em obter um PFE > 60% ou a presença de taquipneia severa persistente ao longo de 4 a 6 horas deve levar à consideração de hospitalização. O tratamento em nível hospitalar pode incluir a nebulização contínua com broncodilatador. Algumas vezes é usada a ventilação com pressão positiva não invasiva para auxiliar na exaustão respiratória e evitar a necessidade de intubação, podendo-se usar misturas de hélio-oxigênio para reduzir o esforço respiratório. Os antibióticos só devem ser administrados se houver sinais de infecção.

A ventilação mecânica pode ser difícil em pacientes com crise de asma grave devido às altas pressões positivas em um cenário de alta resistência ao fluxo aéreo devido à obstrução das vias aéreas. A maioria dos pacientes com crises de asma apresenta hipocapnia devido a uma frequência respiratória elevada. Uma Pco$_2$ normal ou quase normal em paciente com asma e sofrimento respiratório deve aumentar a suspeita de insuficiência respiratória iminente e da necessidade de ventilação mecânica. A ventilação mecânica deve ter por objetivo frequências respiratórias e/ou volumes ventilatórios baixos para reduzir as pressões de pico nas vias aéreas. Isso frequentemente pode ser alcançado com a "hipercapnia permissiva", permitindo que a Pco$_2$ aumente e, se necessário, corrigindo temporariamente a acidose crítica com a administração de fluidos para aumentar o pH. Algumas vezes a paralisia neuromuscular pode ser benéfica. A broncoscopia para a eliminação de plugues de muco foi descrita, mas ela pode ser perigosa no caso de dificuldades com a ventilação mecânica.

CONSIDERAÇÕES ESPECIAIS

PACIENTES ASMÁTICOS DE ALTO RISCO

Anualmente morrem 3 mil a 4 mil pessoas por asma nos Estados Unidos. A Tabela 287-6 lista as características dos pacientes de alto risco para a morte por asma. Essas características devem ser consideradas na avaliação e tratamento de pacientes com asma.

SINTOMAS INDUZIDOS POR EXERCÍCIO

Em muitos casos, o grau de intolerância ao exercício pode refletir um controle ruim da asma. O tratamento envolve a terapia escalonada da asma, conforme descrito na Tabela 287-5. Porém, em outros casos, a asma pode estar bem controlada sob outros aspectos, mas os pacientes podem relatar que não conseguem realizar o nível de exercício desejado. Algum aumento na capacidade de se exercitar pode ser obtido iniciando-se com níveis

TABELA 287-6 ■ Pacientes de maior risco para a mortalidade por asma
1. História de internação em unidade de terapia intensiva por asma
2. História de intubação por asma
3. Uso de drogas ilícitas
4. Depressão
5. Diagnóstico recente
6. ≥ 2 consultas na emergência nos últimos 6 meses
7. Problemas psicossociais graves
8. Baixa condição socioeconômica
9. Uso diário de prednisona antes da hospitalização

menores de exercício (aquecimento) e usando-se uma máscara nos dias frios para condicionar o ar. O pré-tratamento com um SABA pode aumentar o limiar de ventilação necessário para indução do broncospasmo. Os LABAs podem estender o período de proteção, mas seu uso isolado na asma deve ser desencorajado. No caso de exercícios ocasionais, pode-se usar a combinação de LABA/CI, mas o uso regular pode expor o paciente a doses desnecessárias de CIs. Se o exercício for realizado regularmente, então os ARLTs podem fornecer proteção e podem ser usados regularmente. Uma dose de SABA (ou formoterol/CI) deve sempre estar disponível para alívio rápido.

O estreitamento das vias aéreas em atletas de elite pode estar relacionado com lesão epitelial direta. Além do que foi descrito anteriormente, o condicionamento do ar que chega aos pulmões pode ser bastante útil. Foi relatado que o ipratrópio também é útil.

GRAVIDEZ

A asma pode melhorar, piorar ou permanecer inalterada durante a gravidez. O controle ruim da asma, especialmente das exacerbações, está associado com desfechos fetais desfavoráveis. Os princípios gerais do manejo da asma e seus objetivos não mudam na gravidez. A evitação de desencadeantes, especialmente dos ambientes com fumaça de cigarro, é fundamental devido ao risco de perda do controle – e, no caso do tabagismo, estão claros os seus efeitos sobre o risco de desenvolvimento de asma na criança. Há extensa experiência sugerindo a segurança do uso inalatório de albuterol, beclometasona, budesonida e fluticasona, com informações tranquilizadoras sobre o formoterol e o salmeterol na gestação. Estudos com animais não sugeriram toxicidade no caso de montelucaste, zafirlucaste, omalizumabe e ipratrópio. Os anticorpos atravessam a placenta, havendo poucos dados em seres humanos sobre a segurança de fármacos ativos contra IL-5 ou anti-IL-4Rα. O uso crônico de COs tem sido associado a insuficiência suprarrenal neonatal, pré-eclâmpsia, baixo peso ao nascer e um pequeno aumento na frequência de fenda palatina. Porém, está claro que a asma malcontrolada durante a gestação traz mais risco para o feto e a mãe do que esses efeitos. Não se deve hesitar em administrar a farmacoterapia de rotina nas exacerbações agudas. Não se recomenda o início da imunoterapia com alérgenos nem de omalizumabe durante a gestação. Nos casos em que as prostaglandinas forem necessárias para o manejo da gravidez, a prostaglandina F2-α deve ser evitada por estar associada com broncoconstrição.

DOENÇA RESPIRATÓRIA EXACERBADA POR ÁCIDO ACETILSALICÍLICO

Um subgrupo de pacientes (5-10%) desenvolve asma de difícil controle na idade adulta e inflamação tipo 2 com eosinofilia, sinusite, polipose nasal e exacerbações graves de asma que são precipitadas pela ingestão de inibidores da cicloxigenase, com o ácido acetilsalicílico sendo o mais proeminente desses inibidores. Esses pacientes, classificados como tendo doença respiratória exacerbada pelo ácido acetilsalicílico, produzem leucotrienos em excesso como resposta à inibição da cicloxigenase 1, provavelmente secundária à inibição da prostaglandina E_2. Esses pacientes devem evitar os inibidores da cicloxigenase 1 (ácido acetilsalicílico e AINEs), mas geralmente conseguem tolerar os inibidores da cicloxigenase 2 e o paracetamol. Eles devem ser tratados com modificadores de leucotrienos. A dessensibilização ao ácido acetilsalicílico pode ser realizada para reduzir os sintomas do trato respiratório superior e para permitir a administração crônica de ácido acetilsalicílico ou de AINEs para quem necessita deles. O dupilumabe e os biológicos ativos na IL-5 parecem ser particularmente úteis e podem substituir a dessensibilização ao ácido acetilsalicílico no manejo, com exceção das situações em que a administração crônica de ácido acetilsalicílico ou AINEs é necessária por outra indicação terapêutica.

ASMA GRAVE

A asma grave e de difícil tratamento, que compreende cerca de 5 a 10% dos casos de asma, é definida como a asma que, tendo sido submetida a uma avaliação adequada de comorbidades e imitações, bem como de educação e mitigação de desencadeantes, permanece sem controle com a terapia da etapa 5 ou exige a terapia de etapa 5 para seu controle. A asma grave pode responder por quase 50% do custo do cuidado da asma nos Estados Unidos. Uma proporção significativa desses pacientes tem problemas de adesão e/ou com a técnica de inalação, e esses fatores devem ser vigorosamente investigados. Quase a metade desses pacientes tem evidências de inflamação eosinofílica persistente evidenciada por eosinófilos no sangue periférico e/ou no escarro induzido. Os pacientes com exacerbações recorrentes têm uma probabilidade substancialmente aumentada de responder aos biológicos direcionados ao tipo 2. O tratamento dos pacientes com inflamação mista, inflamação neutrofílica isolada ou inflamação paucigranulocítica ainda não foi determinado. Alguns dados sugerem que muitos desses pacientes podem apresentar aberrações nas vias responsáveis pela resolução da inflamação. Algum raro paciente pode apresentar anormalidades bioquímicas que interferem nas vias de resposta aos esteroides. Os macrolídeos são úteis em um subgrupo de pacientes. Estão sendo realizados estudos que têm como alvo mastócitos, IL-6, IL-33 e outras vias ilustradas na Figura 287-3. As terapias direcionadas à melhora das vias pró-resolução também podem ser promissoras.

PACIENTES IDOSOS COM ASMA

A asma pode aparecer ou persistir até a idade avançada. A mortalidade por asma nos pacientes > 65 anos é cinco vezes maior do que nas coortes mais jovens, mesmo quando ajustada pelas comorbidades. Muitos desses pacientes apresentavam asma na infância, alguns com períodos de quiescência ao entrarem na idade adulta. Entre aqueles com asma de início recente, quase a metade deles foram fumantes ou são atualmente fumantes. Um quarto dos casos de asma de início na vida adulta se deve à exposição ocupacional. Os pacientes que apresentam inflamação eosinofílica parecem ter asma mais grave. Além da investigação de comorbidades, esses pacientes podem necessitar de ajustes na terapia escalonada por causa da intolerância à terapia com β_2-agonistas devido a arritmias ou tremores. A coexistência de DPOC deve ser cuidadosamente considerada (ver adiante).

ASMA SOBREPOSTA À DPOC

A maioria dos clínicos concorda que a asma sobreposta à DPOC não é uma síndrome, mas reconhece que pode ser útil identificar os pacientes que apresentam sintomas relacionados a uma disfunção das vias aéreas que pode dever-se à coexistência simultânea de asma e DPOC. Sob a perspectiva da asma, pode ser importante o reconhecimento de que a DPOC e o tabagismo podem alterar a resposta às terapias da asma. O tabagismo pode atenuar a resposta aos CIs. Além disso, tem sido difícil demonstrar a efetividade dos agentes biológicos direcionados à inflamação tipo 2 em pacientes com DPOC, apesar da presença de ≥ 300 eosinófilos circulantes/µL. Além disso, nos pacientes com ambas as doenças, pode ser considerado um início mais precoce de anticolinérgicos.

Agradecimento Peter J. Barnes contribuiu para este capítulo na 20ª edição, e algum material dessa contribuição foi mantido aqui.

LEITURAS ADICIONAIS

Cloutier MM et al: 2020 focused updates to the asthma management guidelines: A report from the National Asthma Education and Prevention Program Coordinating Committee Expert Panel Working Group. J Allergy Clin Immunol 146:1217, 2020.
Global Initiative for Asthma: 2020 GINA Report, global strategy for asthma management and prevention. *https://ginasthma.org/gina-reports/*.
Israel E, Reddel HK: Severe and difficult-to-treat asthma in adults. N Engl J Med 377:965, 2017.
Kaur R, Chupp G: Phenotypes and endotypes of adult asthma: Moving toward precision medicine. J Allergy Clin Immunol 144:1, 2019.
Zaidan MF et al: Management of acute asthma in adults in 2020. JAMA 323:563, 2020.

288 Pneumonite de hipersensibilidade e infiltrados pulmonares com eosinofilia

Praveen Akuthota, Michael E. Wechsler

PNEUMONITE DE HIPERSENSIBILIDADE

INTRODUÇÃO E DEFINIÇÃO

A pneumonite de hipersensibilidade (PH), também chamada de alveolite alérgica extrínseca, é uma doença pulmonar que ocorre por exposição inalatória a vários antígenos, levando a uma resposta inflamatória dos alvéolos e das pequenas vias aéreas. Manifestações sistêmicas como febre e fadiga podem acompanhar os sintomas respiratórios. Embora a sensibilização a um antígeno inalatório, conforme manifestada por anticorpos IgG circulantes específicos, seja necessária para o desenvolvimento da PH, apenas a sensibilização não é suficiente como característica definidora, pois muitas pessoas sensibilizadas não desenvolvem PH. A incidência e a prevalência da PH são variáveis, dependendo da geografia, da ocupação, dos hábitos e do ambiente da coorte estudada. Ainda não foi explicada a redução no risco de desenvolvimento de PH nos fumantes.

ANTÍGENOS AGRESSORES

A PH pode ser causada por qualquer um de uma grande lista de antígenos inalatórios agressores potenciais (Tab. 288-1). Os vários antígenos e condições ambientais descritos como associados com PH formam uma extensa lista de denominações para formas específicas de PH. Antígenos derivados de fungos, bactérias, micobactérias, pássaros e fontes químicas já foram implicados como causas de PH.

Categorias de pessoas em risco particular nos Estados Unidos incluem fazendeiros, criadores de pássaros, trabalhadores de indústrias e usuários de banheiras de hidromassagem. O pulmão de fazendeiro ocorre como resultado da exposição a uma dentre várias fontes possíveis de antígenos bacterianos ou fúngicos, como grãos, feno mofado ou silagem. Potenciais antígenos agressores incluem actinomicetos termofílicos ou espécies de *Aspergillus*. O pulmão do criador de pássaros (também chamado pelos nomes correspondentes dos pássaros específicos) deve ser considerado em pacientes com história de manter pássaros em casa, sendo precipitado pela exposição a antígenos derivados de penas, excrementos e proteínas séricas. A exposição ocupacional a pássaros também pode causar PH, conforme visto no pulmão dos trabalhadores da indústria aviária. O pulmão dos trabalhadores da indústria química é provocado pela exposição a antígenos químicos ocupacionais, como di-isocianato de difenilmetano e di-isocianato de tolueno. As micobactérias podem causar PH em vez de infecção clínica, um fenômeno observado no pulmão da banheira de hidromassagem e na PH causada por fluido de usinagem de metais.

FISIOPATOLOGIA

Embora ainda se tenha muito o que aprender sobre a fisiopatologia da PH, foi estabelecido que a PH é uma condição imunomediada que ocorre em resposta a antígenos inalatórios suficientemente pequenos para serem depositados nas vias aéreas distais e nos alvéolos. Sob uma perspectiva imunológica, a PH se caracteriza por desregulação das respostas imunes de T_H1 e T_H17. Embora a presença de anticorpos IgG precipitantes contra antígenos específicos na PH sugira um papel proeminente da imunidade adaptativa na fisiopatologia da PH, mecanismos imunes inatos também podem ter contribuição importante. Isso é salientado pela observação de que receptores semelhantes ao Toll e proteínas sinalizadoras *downstream*, como MyD88, são ativados na PH, levando ao recrutamento de neutrófilos. Embora não tenha sido estabelecida nenhuma base genética clara para a PH, em coortes específicas, foram observados polimorfismos em genes envolvidos no processamento e na apresentação de antígenos, incluindo TAP1 e complexo de histocompatibilidade principal tipo II. Na PH crônica, fibrócitos derivados da medula óssea podem contribuir para a inflamação pulmonar e a fibrose.

MANIFESTAÇÕES CLÍNICAS

Considerando a heterogeneidade entre os pacientes, a variabilidade dos antígenos agressores e as diferenças na intensidade e na duração da exposição

TABELA 288-1 ■ Exemplos de pneumonite de hipersensibilidade

Doença	Antígeno	Fonte
Agricultura/processamento de alimentos		
Pulmão de fazendeiro	Actinomicetos termofílicos (p. ex., *Saccharopolyspora rectivirgula*); fungos	Grãos, feno mofado, silagem
Bagaçose	Actinomicetos termofílicos	Cana-de-açúcar
Pulmão do lavador de queijos	*Penicillium casei*; *Aspergillus clavatus*	Queijo
Pulmão do produtor de café	Poeira dos grãos de café	Grãos de café
Pulmão do trabalhador da indústria do malte	Espécies de *Aspergillus*	Cevada
Pulmão do moleiro	*Sitophilus granarius* (gorgulho-do-trigo)	Farinha de trigo
Pulmão do cultivador de cogumelos	Actinomicetos termofílicos; esporos de cogumelos	Cogumelos
Pulmão do peneirador de batatas	Actinomicetos termofílicos; espécies de *Aspergillus*	Forragem mofada em torno das batatas
Pulmão do plantador de tabaco	Espécies de *Aspergillus*	Tabaco
Pulmão do vinicultor	*Botrytis cinerea*	Uvas
Pássaros e outros animais		
Pulmão do criador de pássaros (também chamada pela exposição a pássaros específicos)	Proteínas derivadas de periquitos, pombos, periquitos-australianos	Penas de pássaros, excrementos, proteínas séricas
Febre do pato	Penas de patos, proteínas séricas	Patos
Pulmão do manipulador de farinha de peixe	Pó de farinha de peixe	Farinha de peixe
Pulmão do peleiro	Poeira de peles de animais	Peles de animais
Pulmão do trabalhador de laboratório	Urina, soro e pele de rato	Ratos de laboratório
Pulmão do paciente que aspira extrato de hipófise	Proteínas animais	Extrato de hipófise de fontes bovinas e porcinas
Pulmão do trabalhador da indústria aviária	Proteínas séricas de galinhas	Galinhas
Doença do manipulador de perus	Proteínas séricas de perus	Perus
Outras exposições ocupacionais e ambientais		
Pulmão do trabalhador da indústria química	Isocianatos	Espuma de poliuretano, polidores, verniz
Pulmão do trabalhador da indústria de detergentes	Enzimas do *Bacillus subtilis*	Detergente
Pulmão da banheira de hidromassagem	Espécies de *Cladosporium*; complexo *Mycobacterium avium*	Água contaminada, mofo no teto
Febre do umidificador (e pulmão do ar-condicionado)	Vários microrganismos, incluindo: *Aureobasidium pullulans*; *Candida albicans*; actinomicetos termofílicos; espécies de *Mycobacterium*; *Klebsiella oxytoca*; *Naegleria gruberi*	Umidificadores e condicionadores de ar (água contaminada)
Pulmão do operador de máquinas	Espécies de *Pseudomonas*; espécies de *Mycobacteria*	Fluido de usinagem de metais
Pulmão do usuário de saunas	Espécies de *Aureobasidium*; outros antígenos	Água de sauna
Suberose	*Penicillium glabrum*; *Chrysonilia sitophila*	Pó de cortiça
Pneumonite tipo verão	*Trichosporon cutaneum*	Ácaros da poeira doméstica, excrementos de aves
Pulmão do marceneiro	Espécies de *Alternaria*; *Bacillus subtilis*	Pós de carvalho, cedro, pinho e mogno

aos antígenos, a apresentação da PH é consequentemente variável. Embora essas categorias não sejam completamente satisfatórias para capturar essa variabilidade, a PH é tradicionalmente classificada como tendo formas *agudas*, *subagudas* e *crônicas*. A PH aguda costuma se manifestar 4 a 8 horas após a exposição ao antígeno causador, muitas vezes de forma intensa. Os sintomas sistêmicos, como febre, calafrios e mal-estar, são proeminentes e vêm acompanhados por dispneia. Os sintomas melhoram dentro de horas ou dias se não houver mais exposição ao antígeno agressor. Na PH subaguda resultante de exposição continuada ao antígeno, o início dos sintomas respiratórios e sistêmicos costuma ser mais gradual ao longo de semanas. Uma apresentação semelhante pode ocorrer como o apogeu de episódios intermitentes de PH aguda. Embora os problemas respiratórios possam ser muito intensos, evitar a exposição ao antígeno geralmente resulta em resolução dos sintomas, mas de forma mais lenta – ao longo de semanas a meses – que a PH aguda. A PH crônica pode se apresentar com um início de sintomas ainda mais gradual que o da PH subaguda, com dispneia progressiva, tosse, fadiga, perda ponderal e baqueteamento digital. O início insidioso dos sintomas e a frequente ausência de um episódio prévio de PH aguda dificultam o diagnóstico da PH crônica. Diferentemente de outras formas de PH, pode haver um componente de irreversibilidade do comprometimento respiratório que não responde à remoção do antígeno agressor do ambiente do paciente. A progressão da doença de PH crônica para fibrose pulmonar com faveolamento nas imagens do tórax até a insuficiência respiratória hipoxêmica pode ser semelhante à da fibrose pulmonar idiopática (FPI) e com prognóstico semelhante. Não é incomum haver dúvidas diagnósticas entre essas duas entidades. A doença pulmonar fibrótica é uma característica potencial da PH crônica por exposição a antígenos de pássaros, enquanto um fenótipo enfisematoso pode ser visto no pulmão de fazendeiro.

As categorias de PH aguda, subaguda e crônica não são completamente suficientes para a classificação da PH. O HP Study Group descobriu na análise de aglomerados da doença que uma coorte de pacientes com PH é mais bem descrita de forma bipartida, com um grupo apresentando sinais e sintomas sistêmicos recorrentes e o outro apresentando achados respiratórios mais graves. Alguns especialistas têm sugerido a reclassificação da PH nas categorias aguda/inflamatória e crônica/fibrótica.

Assim como há variabilidade na apresentação da PH, observa-se variabilidade nos desfechos clínicos. A PH que não progride para doença pulmonar crônica tem desfecho mais favorável com provável resolução se a exposição ao antígeno puder ser evitada. Porém, a PH crônica que resulta em fibrose pulmonar tem prognóstico pior; pacientes com a forma crônica da doença pulmonar dos criadores de pombos demonstram mortalidade semelhante àquela da FPI.

DIAGNÓSTICO

Embora não exista um conjunto de critérios universalmente aceitos para diagnosticar PH, o diagnóstico depende primordialmente da confirmação de exposição a um antígeno agressor relacionado com os sintomas respiratórios e sistêmicos. Uma cuidadosa história de exposição ocupacional ou domiciliar deve ser obtida, podendo ser complementada, quando necessário, por uma visita médica ao ambiente de trabalho ou ao domicílio. As perguntas específicas serão influenciadas pela geografia e pela ocupação do paciente. Quando houver suspeita de PH pela história clínica, a avaliação adicional visa estabelecer uma resposta imunológica e fisiológica à exposição ao antígeno inalatório com exames de imagem do tórax, provas de função pulmonar (PFPs), exames sorológicos, broncoscopia e, algumas vezes, biópsia pulmonar. A reexposição ao ambiente causador pode ser feita para ajudar na confirmação do diagnóstico de PH.

Exames de imagem do tórax Os achados na radiografia de tórax na PH são inespecíficos, e pode até mesmo não haver qualquer anormalidade. Nos casos de PH aguda e subaguda, os achados podem ser transitórios e incluir opacidades micronodulares maldefinidas ou opacidades vagas tipo vidro fosco em espaços aéreos. Os achados da radiografia de tórax em geral resolvem com a remoção do antígeno agressor, embora o prazo para a resolução varie. Na PH crônica, as anormalidades vistas na radiografia de tórax são frequentemente mais fibróticas e podem ser difíceis de diferenciar da FPI.

A tomografia computadorizada de alta resolução (TCAR) é um componente comum na avaliação diagnóstica da PH. Embora a TCAR possa ser normal nas formas agudas de PH, isso pode ocorrer pela falta de correlação temporal entre a exposição ao antígeno agressor e a obtenção das imagens. Além disso, devido à natureza transitória da PH aguda, a TCAR

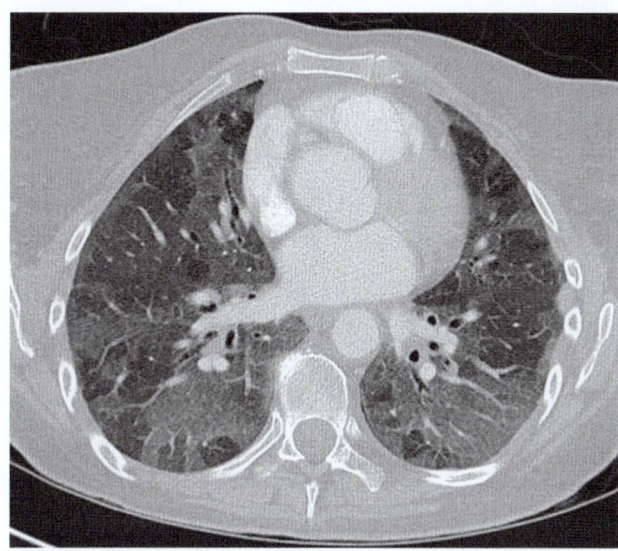

FIGURA 288-1 Tomografia computadorizada de tórax de um paciente com pneumonite de hipersensibilidade subaguda, demonstrando regiões esparsas semelhantes a vidro fosco em um padrão de mosaico compatível com alçaponamento de ar bilateralmente. Este paciente tem pulmão do criador de pássaros. *(Cortesia de TJ Gross; com autorização.)*

nem sempre é realizada. Nas formas subagudas da doença, as opacidades de espaços aéreos em vidro fosco são características, assim como a presença de nódulos centrolobulares. As imagens expiratórias podem mostrar áreas de alçaponamento aéreo provavelmente causadas pelo envolvimento das vias aéreas de pequeno calibre (Fig. 288-1). Alterações reticulares e bronquiectasias por tração podem ser observadas na PH crônica. O faveolamento subpleural semelhante àquele visto na FPI pode estar presente em casos avançados, embora, diferentemente da FPI, as bases pulmonares sejam muitas vezes poupadas.

Provas de função pulmonar Na PH, pode-se observar padrão restritivo ou obstrutivo na PFP, de modo que o padrão de alteração não é útil para estabelecer o diagnóstico de PH. Porém, a obtenção de PFP é útil para caracterizar o problema fisiológico de um determinado paciente e quantificar a resposta ao afastamento do antígeno e/ou à terapia com corticosteroides. A capacidade de difusão para o monóxido de carbono pode estar significativamente prejudicada, sobretudo em casos de PH crônica com alterações fibróticas no parênquima pulmonar.

Precipitinas séricas A avaliação para anticorpos IgG contra antígenos específicos, seja por testes de precipitinas ou por mensuração sérica direta, pode ser útil no diagnóstico de PH. Porém, a presença de uma resposta imunológica de forma isolada não é suficiente para estabelecer o diagnóstico, pois muitas pessoas assintomáticas com altos níveis de exposição a antígenos podem demonstrar IgG específica, como se observa em fazendeiros e criadores de pombos. Deve-se observar que painéis que testam vários antígenos específicos costumam gerar resultados falso-negativos, pois representam uma proporção extremamente limitada do universo de antígenos ambientais potencialmente causadores.

Broncoscopia A broncoscopia com lavado broncoalveolar (LBA) pode ser usada na avaliação de PH. Embora não seja um achado específico, a linfocitose no LBA é característica da PH. Porém, em tabagistas ativos, deve-se usar um limiar mais baixo para estabelecer linfocitose no LBA, pois o tabagismo resultará em porcentagens menores de linfócitos. A maioria dos casos de PH tem proporção de linfócitos CD4+/CD8+ < 1, mas isso também não é um achado específico, tendo valor limitado no diagnóstico de PH.

Biópsia pulmonar Amostras de tecido podem ser obtidas por abordagem broncoscópica usando biópsia transbrônquica, ou amostras com arquitetura mais preservada podem ser obtidas por via cirúrgica (toracoscopia videoassistida ou abordagem aberta). Como no caso do LBA, as amostras histológicas não são absolutamente necessárias para estabelecer o diagnóstico de PH, mas podem ser úteis no contexto clínico adequado. Uma característica histológica comum na PH é a presença de granulomas não caseosos na vizinhança das vias aéreas de pequeno calibre (Fig. 288-2).

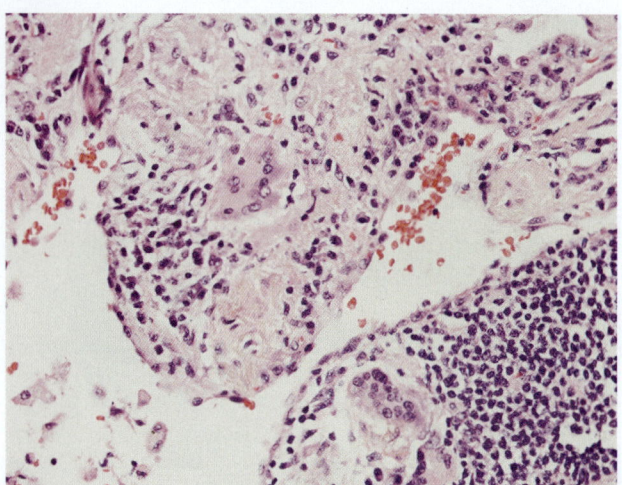

FIGURA 288-2 **Biópsia pulmonar aberta de um paciente com pneumonite de hipersensibilidade subaguda,** mostrando granulomas não necrosados maldelimitados formados por histiócitos e células gigantes multinucleadas. Também é visto infiltrado inflamatório peribrônquico formado por linfócitos e plasmócitos. *(Cortesia de TJ Gross; com autorização.)*

Diferentemente da sarcoidose pulmonar, na qual os granulomas não caseosos são bem definidos, os granulomas vistos na PH são soltos e pouco definidos. Dentro dos espaços alveolares e no interstício, observa-se um infiltrado celular misto com predomínio de linfócitos, o qual tem muitas vezes padrão difuso. Também se observa, muitas vezes, bronquiolite com a presença de exsudato em organização. Também pode haver fibrose, particularmente na PH crônica. As alterações fibróticas podem ser focais ou difusas e intensas com faveolamento em casos avançados, semelhante à FPI.

Regras de predição clínica Embora não seja um conjunto de critérios diagnósticos validados, uma regra de predição clínica para a presença de PH foi publicada pelo HP Study Group. Eles identificaram seis preditores estatisticamente significativos para PH, o mais forte deles sendo a exposição a um antígeno que reconhecidamente causa PH. Outros critérios preditivos foram a presença de precipitinas séricas, sintomas recorrentes, sintomas que ocorrem 4 a 8 horas após a exposição a antígenos, estertores inspiratórios e perda ponderal.

DIAGNÓSTICO DIFERENCIAL

A diferenciação entre PH e outras condições que causam uma constelação semelhante de sintomas respiratórios e sistêmicos necessita de alto índice de suspeição com base na obtenção de uma anamnese de possível exposição a um antígeno agressor. As apresentações de PH aguda e subaguda podem ser confundidas com infecção respiratória. Nos casos de doença crônica, a PH deve ser diferenciada de doença pulmonar intersticial, como a FPI ou pneumonia intersticial não especificada (PINE); isso pode ser uma tarefa difícil mesmo com biópsia pulmonar. Considerando a presença de infiltrados pulmonares e granulomas não caseosos na biópsia, a sarcoidose também deve ser considerada no diagnóstico diferencial de PH. Porém, diferentemente da PH, a adenopatia hilar pode ser proeminente na radiografia de tórax, outros órgãos extrapulmonares podem estar envolvidos e os granulomas não caseosos tendem a estar bem formados nas amostras patológicas. Outras síndromes inalatórias, como a síndrome por poeira tóxica orgânica (SPTO), podem ser erroneamente diagnosticadas como PH. A SPTO ocorre com a exposição a poeiras orgânicas, incluindo aquelas produzidas por grãos ou silagem mofada, mas nenhuma delas necessita de sensibilização prévia a antígenos nem se caracteriza por anticorpos IgG específicos positivos.

TRATAMENTO
Pneumonite de hipersensibilidade

A base do tratamento da PH é evitar a exposição ao antígeno, quando possível. Uma anamnese de exposição cuidadosa deve ser obtida para tentar identificar o potencial antígeno agressor e identificar a localização onde o paciente está exposto. Quando se identifica o antígeno potencial e a localização, deve-se tentar modificar o ambiente para minimizar a exposição do paciente. Isso pode ser feito com medidas como a remoção de pássaros, a eliminação de mofos e a melhora da ventilação. Equipamentos de proteção individual, incluindo respiradores e capacetes ventilados, podem ser usados, mas podem não fornecer proteção adequada para pessoas sensibilizadas. Em alguns casos, pode ser necessário evitar completamente ambientes específicos, mas essa recomendação deve ser ponderada contra os efeitos sobre o estilo de vida ou a ocupação do paciente. Não é incomum que pacientes com PH por exposição a pássaros domésticos não queiram removê-los de casa.

Como a PH aguda costuma ser uma doença autolimitada após exposição discreta a um antígeno agressor, a terapia farmacológica não costuma ser necessária. Porém, nas chamadas formas subagudas e crônicas da doença, há um papel para a terapia com glicocorticoide. Em pacientes com sintomas particularmente graves como resultado de PH subaguda, somente evitar a exposição ao antígeno pode não ser suficiente após estabelecido o diagnóstico. Embora os glicocorticoides não mudem os desfechos em longo prazo nesses pacientes, eles podem acelerar a resolução dos sintomas. Embora haja significativa variabilidade na abordagem da terapia com glicocorticoides entre os médicos, a terapia com prednisona pode ser iniciada em 0,5 a 1 mg/kg de peso ideal ao dia (não exceder 60 mg/dia ou equivalente de outro glicocorticoide) ao longo de 1 a 2 semanas, seguida por redução gradual ao longo de 2 a 6 semanas. Na PH crônica, um teste semelhante com corticosteroides pode ser feito, embora o componente variável de doença fibrótica possa ser irreversível. Em casos avançados de PH crônica com fibrose pulmonar extensa, pode haver necessidade de transplante pulmonar.

CONSIDERAÇÕES GLOBAIS

Como sugere a crescente lista de antígenos e exposições associadas com o desenvolvimento de PH, as populações em risco de PH irão variar no mundo conforme especificidades locais de fatores ocupacionais, recreativos e ambientais. Exemplos específicos de PH geograficamente limitada incluem a pneumonite tipo verão vista no Japão e a suberose vista em trabalhadores de cortiça em Portugal e na Espanha.

INFILTRADOS PULMONARES COM EOSINOFILIA

Embora os eosinófilos sejam constituintes normais dos pulmões, há várias síndromes eosinofílicas pulmonares caracterizadas por infiltrados pulmonares nos exames de imagem junto com um número aumentado de eosinófilos no tecido pulmonar, no escarro e/ou no líquido do LBA, resultando em sintomas respiratórios crescentes e potencial para manifestações específicas. Como os eosinófilos são importantes em cada uma dessas síndromes, costuma ser difícil distingui-las, mas há importantes diferenças clínicas e patológicas, bem como diferenças em paradigmas de prognóstico e tratamento.

CLASSIFICAÇÃO DE INFILTRADOS PULMONARES COM EOSINOFILIA E ABORDAGEM GERAL

Como há tantos diagnósticos diferentes associados com infiltrados pulmonares e eosinofilia, a primeira etapa na classificação das síndromes eosinofílicas pulmonares é a diferenciação entre distúrbios pulmonares eosinofílicos primários e aqueles com eosinofilia secundária a causas específicas, como reações farmacológicas, infecções, doença maligna ou outra condição pulmonar, como asma. A Tabela 288-2 lista os distúrbios eosinofílicos pulmonares primários e secundários.

Em cada paciente, uma anamnese detalhada é de extrema importância e pode ajudar a elucidar qual é a doença subjacente. Detalhes referentes ao começo, à cronologia e aos precipitantes de sintomas específicos podem ajudar a discernir entre os diagnósticos. A anamnese referente a exposições farmacológicas, ocupacionais e ambientais é instrutiva, e a história familiar e sobre viagens é fundamental. Além de detalhes sobre os seios paranasais e os pulmões, é importante perguntar sobre manifestações sistêmicas e avaliar achados físicos de envolvimento cardíaco, gastrintestinal (GI), neurológico, dermatológico e geniturinário, todos estes podendo dar pistas sobre diagnósticos específicos. Após a obtenção de detalhes sobre história e exame físico, exames laboratoriais (incluindo medidas de eosinófilos no sangue, culturas e marcadores de inflamação), espirometria e exames radiológicos podem ajudar a diferenciar entre várias doenças. Porém, muitas vezes

TABELA 288-2 ■ Infiltrados pulmonares com eosinofilia
Distúrbios eosinofílicos pulmonares primários
Pneumonia eosinofílica aguda
Pneumonia eosinofílica crônica
Granulomatose eosinofílica com poliangeíte (síndrome de Churg-Strauss)
Síndrome de hipereosinofilia
Distúrbios pulmonares de causa conhecida associados com eosinofilia
Asma e bronquite eosinofílica
Aspergilose broncopulmonar alérgica
Granulomatose broncocêntrica
Reação a fármacos/toxinas
Infecção (Tab. 288-4)
Doença parasitária/helmíntica
Infecção não parasitária
Doenças pulmonares associadas com eosinofilia
Pneumonia em organização criptogênica
Pneumonite de hipersensibilidade
Fibrose pulmonar idiopática
Granulomatose pulmonar das células de Langerhans
Neoplasias malignas associadas com eosinofilia
Leucemia
Linfoma
Câncer de pulmão
Adenocarcinoma de vários órgãos
Carcinoma de células escamosas de vários órgãos
Doença sistêmica associada com eosinofilia
Pneumonite pós-radiação
Artrite reumatoide
Sarcoidose
Síndrome de Sjögren

TABELA 288-3 ■ Critérios diagnósticos para pneumonia eosinofílica aguda
Doença febril aguda com manifestações respiratórias com < 1 mês de duração
Insuficiência respiratória hipoxêmica
Infiltrados pulmonares difusos na radiografia de tórax
Eosinofilia no lavado broncoalveolar > 25%
Ausência de infecção parasitária, fúngica ou de outro tipo
Ausência de fármacos que reconhecidamente causam eosinofilia pulmonar
Resposta clínica rápida aos corticosteroides
Ausência de recidiva após a suspensão dos corticosteroides

infiltrados pulmonares difusos e eosinofilia pulmonar em uma pessoa previamente saudável (Tab. 288-3).

Características clínicas e etiologia Na apresentação, a pneumonia eosinofílica aguda costuma ser confundida com lesão pulmonar aguda ou síndrome da angústia respiratória aguda (SARA) até que seja realizado um LBA revelando > 25% de eosinófilos. Embora os sintomas predominantes da pneumonia eosinofílica aguda sejam tosse, dispneia, mal-estar, mialgias, sudorese noturna e dor torácica pleurítica, os achados do exame físico incluem febre alta, estertores basais e roncos à expiração forçada. A pneumonia eosinofílica aguda afeta com mais frequência homens com idade entre 20 e 40 anos sem história de asma. Embora nenhuma etiologia clara tenha sido identificada, vários relatos de casos ligaram a pneumonia eosinofílica aguda ao início recente do tabagismo ou mesmo da inalação de cigarros eletrônicos (*vaping*), além da exposição a outros estímulos ambientais, incluindo poeira de reformas domésticas.

Além de uma história sugestiva, um ponto importante para o estabelecimento de um diagnóstico de pneumonia eosinofílica aguda é a presença de > 25% de eosinófilos no líquido do LBA. Apesar de as biópsias pulmonares mostrarem infiltrado eosinofílico com lesão alveolar difusa aguda e em organização, elas em geral não são necessárias para estabelecer um diagnóstico. Embora os pacientes apresentem elevação na contagem de leucócitos no sangue, ao contrário de outras síndromes eosinofílicas pulmonares, a pneumonia eosinofílica aguda não costuma estar associada com eosinofilia periférica na apresentação clínica. Porém, entre 7 e 30 dias do início da doença, costuma surgir eosinofilia periférica com média de contagem de 1.700. A velocidade de hemossedimentação (VHS), a proteína C-reativa e os níveis de IgE estão aumentados, mas são inespecíficos, enquanto a TCAR é sempre anormal, com opacidades bilaterais esparsas difusas com aspecto reticular ou de vidro fosco e pequenos derrames pleurais em até dois terços dos pacientes. O líquido pleural se caracteriza por pH elevado e marcada eosinofilia.

Evolução clínica e resposta ao tratamento Embora algumas pessoas melhorem espontaneamente, a maioria dos pacientes necessita de internação em unidade de terapia intensiva e suporte com ventilação mecânica invasiva (intubação) ou não invasiva. Porém, o que diferencia a pneumonia eosinofílica aguda de outros casos de lesão pulmonar aguda e de algumas outras síndromes eosinofílicas pulmonares é a ausência de disfunção de órgãos ou de falência de múltiplos órgãos além da insuficiência respiratória. Um dos achados característicos da pneumonia eosinofílica aguda é o alto grau de resposta aos corticosteroides e o excelente prognóstico. Outra característica que diferencia a pneumonia eosinofílica aguda é que a recuperação clínica e radiográfica completa sem recorrência ou sequelas residuais ocorre em quase todos os pacientes dentro de algumas semanas do início da terapia.

PNEUMONIA EOSINOFÍLICA CRÔNICA

Em contrapartida à pneumonia eosinofílica aguda, a pneumonia eosinofílica crônica é uma síndrome mais indolente caracterizada por infiltrados pulmonares e eosinofilia nos tecidos e no sangue. A maioria dos pacientes é formada por mulheres não tabagistas com média de idade de 45 anos, e os pacientes geralmente não desenvolvem a insuficiência respiratória aguda e a hipoxemia significativa vistas na pneumonia eosinofílica aguda. Da mesma forma que a GEPA, a maioria dos pacientes tem asma, com muitos apresentando história de alergias.

Os pacientes apresentam uma doença subaguda ao longo de semanas ou meses, com tosse, febre baixa, dispneia progressiva, perda de peso, sibilos, mal-estar e sudorese noturna, com uma radiografia de tórax mostrando opacidades migratórias bilaterais periféricas ou na região pleural.

há necessidade de LBA e biópsias transbrônquicas ou abertas do pulmão. Em muitos casos, podem ser úteis as biópsias ou os exames diagnósticos não invasivos de outros órgãos (p. ex., ecocardiografia, eletromiografia ou biópsia de medula óssea).

FISIOPATOLOGIA

Do ponto de vista patológico, as síndromes eosinofílicas pulmonares se caracterizam por infiltração tecidual por eosinófilos (Fig. 288-2). Na granulomatose eosinofílica com poliangeíte (GEPA), podem ocorrer granulomas extravasculares e vasculite necrosante nos pulmões, bem como no coração, na pele, nos músculos, no fígado, no baço e nos rins, podendo haver associação com necrose fibrinoide e trombose.

A etiologia exata das várias síndromes eosinofílicas pulmonares é desconhecida; porém, acredita-se que essas síndromes resultem de desregulação da produção de eosinófilos ou de um processo autoimune devido à proeminência de características alérgicas e à presença de complexos imunes, aumento da imunidade de células T e alteração da imunidade humoral evidenciada por elevações de IgE, IgG4 e fator reumatoide. Em função do envolvimento integral da produção de eosinófilos, foi sugerido que a interleucina 5 (IL-5) tenha um papel etiológico. Anticorpos monoclonais contra IL-5 estão sendo usados clinicamente para o tratamento de asma eosinofílica e da GEPA, além de estarem sendo investigados para condições caracterizadas por infiltrados pulmonares com eosinofilia. Os anticorpos anticitoplasma de neutrófilos (ANCAs, do inglês *antineutrophil cytoplasmic antibodies*) estão presentes em cerca de um terço a dois terços dos pacientes com GEPA; é provável que a ligação dos ANCAs às paredes vasculares contribua para a inflamação e lesão vasculares, bem como para a quimiotaxia das células inflamatórias.

PNEUMONIA EOSINOFÍLICA AGUDA

A pneumonia eosinofílica aguda é uma síndrome caracterizada por febre, insuficiência respiratória aguda que costuma exigir ventilação mecânica,

Embora o aspecto de "fotografia negativa do edema pulmonar" na radiografia de tórax e na TC de tórax seja patognomônico de pneumonia eosinofílica crônica, menos de 25% dos pacientes apresentam esse achado. Outros achados radiográficos incluem atelectasias, derrames pleurais, linfadenopatia e espessamento de linhas septais.

Quase 90% dos pacientes têm eosinofilia periférica, com contagens médias de eosinófilos de mais de 30% dos leucócitos totais. A eosinofilia no LBA também é uma característica importante que diferencia a doença com contagens de eosinófilos no LBA próximas a 60%. Tanto a eosinofilia periférica como no LBA são muito responsivas ao tratamento com corticosteroides. Outros achados laboratoriais de pneumonia eosinofílica crônica incluem aumentos de VHS, proteína C-reativa, plaquetas e IgE. A biópsia pulmonar também não costuma ser necessária para estabelecer o diagnóstico, mas pode mostrar acúmulo de eosinófilos e histiócitos no parênquima pulmonar e no interstício, bem como pneumonia em organização criptogênica, mas com mínima fibrose. As manifestações não respiratórias são incomuns, mas artralgias, neuropatia e sintomas de pele e do sistema GI foram relatados; sua presença pode sugerir GEPA ou síndrome hipereosinofílica. Outra similaridade é a rápida resposta aos corticosteroides com rápida resolução da eosinofilia periférica e do LBA e melhora nos sintomas. Em contrapartida à pneumonia eosinofílica aguda, porém, mais de 50% dos pacientes apresentam recidivas e muitos necessitam de cursos prolongados de corticosteroides por meses ou anos.

GRANULOMATOSE EOSINOFÍLICA COM POLIANGEÍTE (GEPA)

Antes conhecida como angeíte granulomatosa alérgica ou síndrome de Churg-Strauss, essa síndrome complexa se caracteriza por vasculite eosinofílica que pode envolver múltiplos sistemas orgânicos, incluindo pulmões, coração, pele, trato GI e sistema nervoso. Embora a GEPA se caracterize por eosinofilia periférica e pulmonar com infiltrados na radiografia de tórax, as características básicas que diferenciam a GEPA de outras síndromes eosinofílicas pulmonares são a presença de vasculite eosinofílica no contexto de asma e o envolvimento de múltiplos órgãos-alvo (uma característica compartilhada com a síndrome hipereosinofílica). Embora seja considerada muito rara, nos últimos anos parece ter havido um aumento na incidência da doença, particularmente em associação com várias terapias para a asma, incluindo modificadores de leucotrienos e terapia anti-IgE com omalizumabe, possivelmente devido à suspensão concomitante dos corticosteroides sistêmicos (forma frusta da doença).

Os achados primários da GEPA incluem asma, eosinofilia periférica, neuropatia, infiltrados pulmonares, anormalidades de seios paranasais e presença de vasculite eosinofílica. A idade média ao diagnóstico é de 48 anos, com variação de 14 a 74 anos; o intervalo médio de tempo entre o diagnóstico de asma e o da vasculite é de 9 anos. A GEPA normalmente ocorre em várias fases. A fase de pródromos se caracteriza por asma e rinite alérgica e costuma iniciar quando a pessoa está na terceira ou quarta década de vida, em geral persistindo por muitos anos. A fase eosinofílica infiltrativa se caracteriza por eosinofilia periférica e infiltração eosinofílica de tecidos em vários órgãos, incluindo pulmões e trato GI. A terceira fase é a de vasculite e pode estar associada com sinais e sintomas constitucionais incluindo febre, perda ponderal, mal-estar e fadiga. Essa progressão em fases sustenta a hipótese de que haja um contínuo fisiopatológico entre asma eosinofílica, asma eosinofílica crônica e GEPA.

Da mesma forma que outras síndromes eosinofílicas pulmonares, os sintomas constitucionais são muito comuns na GEPA e incluem perda de peso de 5 a 10 kg, febre e mialgias difusas com poliartralgias migratórias. Pode haver miosite com evidências de vasculite na biópsia muscular. Em contrapartida às pneumonias eosinofílicas, a GEPA envolve muitos sistemas orgânicos, incluindo pulmões, pele, nervos, coração, trato GI e rins.

Sintomas e manifestações clínicas • RESPIRATÓRIOS
A maioria dos pacientes com GEPA tem asma que surge tardiamente e em pessoas sem história familiar de atopia. Muitas vezes a asma pode ser grave, e costuma haver necessidade de corticosteroides orais para controle dos sintomas, o que pode levar à supressão dos sintomas de vasculite. Além dos sintomas mais comuns de tosse, dispneia, rinossinusite e rinite alérgica, pode haver hemorragia alveolar e hemoptise.

NEUROLÓGICOS Mais de três quartos dos pacientes com GEPA têm manifestações neurológicas. A mononeurite múltipla envolve mais comumente o nervo fibular, mas também acomete os nervos ulnar, radial, poplíteo interno e, algumas vezes, nervos cranianos. Também pode haver hemorragia e infarto cerebral, os quais são causas importantes de morte. Apesar do tratamento, as sequelas neurológicas não costumam melhorar por completo.

DERMATOLÓGICOS Cerca de metade dos pacientes com GEPA desenvolvem manifestações dermatológicas. Isso inclui púrpura palpável, nódulos cutâneos, erupções urticariformes e livedo.

CARDIOVASCULARES Granulomas, vasculite e dano miocárdico disseminado podem ser encontrados na biópsia ou na necropsia, e a miocardiopatia ou a insuficiência cardíaca podem ser vistas em até metade dos pacientes, mas costumam ser pelo menos parcialmente reversíveis. Pericardite aguda, pericardite constritiva, infarto agudo do miocárdio e outras alterações eletrocardiográficas podem ocorrer. O coração é um alvo primário na GEPA, e o envolvimento cardíaco costuma indicar um prognóstico pior.

GASTRINTESTINAIS (GI) Os sintomas GI são comuns na GEPA e provavelmente representam uma gastrenterite eosinofílica caracterizada por dor abdominal, diarreia, hemorragia digestiva e colite. Já foram relatadas formas isquêmicas de colite, pancreatite e colecistite em associação com GEPA, em geral com pior prognóstico.

RENAIS O envolvimento renal é mais comum do que se imaginava, e cerca de 25% dos pacientes têm algum grau de envolvimento renal. Isso pode incluir proteinúria, glomerulonefrite, disfunção renal e, raramente, infarto renal.

Anormalidades laboratoriais
A eosinofilia sistêmica é o achado laboratorial mais importante em pacientes com GEPA e reflete o provável papel patogênico que os eosinófilos têm nessa doença. Eosinofilia maior que 10% é uma das características definidoras da doença e pode ser de até 75% dos leucócitos no sangue periférico. Ela está presente no momento do diagnóstico em mais de 80% dos pacientes, mas pode responder rapidamente (em geral dentro de 24 horas) ao início da terapia com corticosteroides sistêmicos. Mesmo na ausência de eosinofilia sistêmica, pode haver eosinofilia tecidual.

Embora não sejam específicos da GEPA, os ANCAs estão presentes em cerca de um terço a dois terços dos pacientes, principalmente com padrão perinuclear, sendo detectados anticorpos específicos contra a mieloperoxidase. As anormalidades laboratoriais inespecíficas que podem estar presentes em pacientes com GEPA incluem elevação marcada na VHS, anemia normocítica normocrômica, elevação de IgE, hipergamaglobulinemia e positividade de fator reumatoide e fator antinuclear (FAN). Embora o LBA geralmente revele eosinofilia significativa, isso pode ser visto em outras doenças pulmonares eosinofílicas. Da mesma forma, as PFPs costumam revelar um defeito obstrutivo semelhante à asma.

Características radiográficas
As anormalidades na radiografia de tórax são extremamente comuns na GEPA e consistem em infiltrados difusos bilaterais e não segmentares que costumam migrar e podem ter aspecto intersticial ou alveolar. Pode ser vista uma doença reticulonodular e nodular sem cavitação, da mesma forma que derrames pleurais e adenopatia hilar. Os achados mais comuns na TC incluem opacidades bilaterais em vidro fosco e consolidação de espaços aéreos com predomínio subpleural. Outros achados na TC incluem espessamento de paredes brônquicas, hiperinsuflação, espessamento de septos interlobulares, aumento de linfonodos e derrames pericárdico e pleurais. A angiografia pode ser usada para o diagnóstico e pode mostrar sinais de vasculite coronariana, de sistema nervoso central e periférica.

Tratamento e prognóstico da GEPA
A maioria dos pacientes diagnosticados com GEPA já foi diagnosticada previamente com asma, rinite e rinossinusite, tendo recebido tratamento com corticosteroides inalatórios ou sistêmicos. Como esses agentes também são o tratamento de escolha inicial para pacientes com GEPA, a instituição dessas terapias em pacientes com GEPA em que se suspeita de asma grave pode retardar o diagnóstico, pois os sinais de vasculite podem ser mascarados. Os corticosteroides alteram substancialmente o curso da GEPA: até 50% dos pacientes não tratados morrem dentro de 3 meses do diagnóstico, enquanto os pacientes tratados têm sobrevida de mais de 70% em 6 anos. As causas comuns de morte incluem insuficiência cardíaca, hemorragia cerebral, insuficiência renal e hemorragia digestiva.

Dados recentes sugerem que a remissão clínica pode ser alcançada em mais de 90% dos pacientes tratados; cerca de 25% desses pacientes podem ter recidiva, em geral devido à retirada dos corticosteroides, com a elevação na contagem de eosinófilos precedendo a recidiva clínica. O envolvimento miocárdico, GI e renal geralmente prediz um prognóstico ruim. Nesses casos, costuma ser necessário o tratamento com doses mais altas de corticosteroides ou a adição de agentes citotóxicos como a ciclofosfamida. Embora a sobrevida não seja diferente entre aqueles tratados ou não tratados com ciclofosfamida, ela está associada com uma menor incidência de recidivas e uma melhor resposta clínica ao tratamento. Em estudos recentes que avaliaram a eficácia da terapia anti-IL-5 com mepolizumabe em comparação com placebo, ela se mostrou promissora, indicando o mepolizumabe como um agente seguro e efetivo poupador de corticosteroide que pode reduzir as recaídas da doença. Outras terapias que têm sido usadas com sucesso no manejo da GEPA incluem azatioprina, metotrexato, rituximabe, omalizumabe, gamaglobulina intravenosa e interferona α. Não foi demonstrado que a plasmaférese forneça qualquer benefício adicional.

SÍNDROMES HIPEREOSINOFÍLICAS

As síndromes hipereosinofílicas (SHEs) constituem um grupo heterogêneo de doenças manifestadas por eosinofilia persistente > 1.500 eosinófilos/μL em associação com lesão ou disfunção de órgãos-alvo na ausência de causas secundárias de eosinofilia. Além das síndromes familiares, indefinidas e de sobreposição com critérios incompletos, os subtipos predominantes de SHE são as variantes mieloproliferativa e linfocítica. As variantes mieloproliferativas podem ter anormalidades genéticas adquiridas, incluindo o receptor tipo α do fator de crescimento derivado de plaquetas (PDGFRα, do inglês *platelet-derived growth factor receptor α*), e atribuídas a uma proteína de fusão com atividade constitutiva da tirosina-cinase (Fip1L1-PDGFRα) devido a uma deleção cromossômica em 4q12; essa variante costuma responder ao imatinibe. As SHEs mieloproliferativas também podem estar associadas a mutações envolvendo o fator de crescimento derivado de plaquetas β (PDGFRβ), a Janus-cinase 2 (JAK2) e o receptor 1 do fator de crescimento de fibroblastos (FGFR1, do inglês *fibroblast growth factor receptor 1*). A leucemia eosinofílica crônica com anormalidades citogenéticas demonstráveis e/ou blastos no esfregaço periférico costuma ser classificada com as SHEs mieloproliferativas. Os achados clínicos e laboratoriais na SHEs mieloproliferativa podem incluir eosinófilos periféricos displásicos, aumento dos níveis séricos de vitamina B_{12}, aumento da triptase, anemia, trombocitopenia, esplenomegalia, celularidade da medula óssea > 80%, mastócitos fusiformes e mielofibrose. A avaliação para SHE linfocítica inclui a pesquisa de populações clonais de células T anormais.

Manifestações extrapulmonares da SHE Mais comum em homens do que em mulheres, a SHE ocorre entre os 20 e os 50 anos de idade e se caracteriza por envolvimento extrapulmonar significativo, incluindo infiltração do coração, do trato GI, dos rins, do fígado, das articulações e da pele. O envolvimento cardíaco inclui miocardite e/ou fibrose endomiocárdica, bem como miocardiopatia restritiva.

Manifestações pulmonares da SHE Da mesma forma que outras síndromes eosinofílicas pulmonares, essas SHEs se manifestam por níveis elevados de eosinófilos no sangue, no LBA e nos tecidos. Ocorre envolvimento pulmonar em 40% desses pacientes, caracterizado por tosse e dispneia, bem como infiltrados pulmonares. Embora geralmente seja difícil diferenciar os infiltrados e os derrames pulmonares vistos na radiografia de tórax do edema pulmonar resultante de envolvimento cardíaco, os achados na TC incluem infiltrados intersticiais, opacidades em vidro fosco e pequenos nódulos. As SHEs não costumam estar associadas com ANCA. A IgE pode estar elevada nas variantes de SHE linfocítica.

Evolução clínica e resposta ao tratamento Diferentemente de outras síndromes eosinofílicas pulmonares, menos de metade dos pacientes com SHE respondem aos corticosteroides como terapia de primeira linha. Embora outras opções de tratamento incluam hidroxiureia, ciclosporina e interferona, o inibidor da tirosina-cinase imatinibe surgiu como importante opção terapêutica para pacientes com a variante mieloproliferativa, particularmente em pessoas com fusão do gene *Fip1L1-PDGFRA*. A terapia anti-IL-5 com mepolizumabe ou benralizumabe também é promissora para esses pacientes e está sendo investigada.

ASPERGILOSE BRONCOPULMONAR ALÉRGICA

A aspergilose broncopulmonar alérgica (ABPA) é um distúrbio pulmonar eosinofílico que ocorre em resposta a uma sensibilização alérgica a antígenos do fungo da espécie *Aspergillus*. A apresentação clínica predominante da ABPA é o fenótipo asmático, em geral acompanhado por tosse com produção de plugues de muco amarronzado. A ABPA também está bem descrita como complicação da fibrose cística. Uma avaliação para ABPA pode ser benéfica em pacientes com diagnóstico de asma que são refratários ao tratamento habitual. A ABPA é um diagnóstico distinto da asma simples, caracterizado por eosinofilia periférica proeminente e níveis circulantes elevados de IgE (geralmente > 1.000 UI/mL). Estabelecer o diagnóstico de ABPA também exige que se estabeleça a sensibilidade ao antígeno do *Aspergillus* por teste de reatividade cutânea e/ou medida direta de IgE circulante específica para *Aspergillus*. Precipitinas séricas positivas para *Aspergillus* ou mensuração direta de IgG específica circulante contra *Aspergillus* podem ser usadas como critério diagnóstico adjunto. A bronquiectasia central é descrita como um achado clássico na radiografia de tórax na ABPA, mas não é necessária para se fazer o diagnóstico. Outros achados possíveis nos exames de imagem do tórax incluem infiltrados esparsos e evidência de impactação de muco.

Os glicocorticoides sistêmicos podem ser usados no tratamento da ABPA que seja persistentemente sintomática apesar do uso das terapias inalatórias para asma. Os cursos de glicocorticoides devem ser reduzidos gradualmente ao longo de 3 a 6 meses, e seu uso deve ser ponderado contra os riscos da terapia prolongada com esteroides. Agentes antifúngicos como itraconazol e voriconazol administrados em um curso de 4 meses reduzem o estímulo antigênico na ABPA e podem, assim, modular a atividade da doença em pacientes selecionados. Os agentes azóis mais novos também podem ser usados. O uso do anticorpo monoclonal contra IgE (omalizumabe) foi descrito no tratamento da ABPA grave, sobretudo em pessoas com ABPA como complicação de fibrose cística. Outros anticorpos monoclonais usados na asma eosinofílica grave, como aqueles direcionados à IL-5 (ou seu receptor) ou que têm como alvo o receptor alfa da IL-4, também podem ser considerados em casos refratários.

Foram relatadas síndromes tipo ABPA como resultado da sensibilização a várias espécies de outros fungos que não o *Aspergillus*. Porém, essas condições são substancialmente mais raras que a ABPA, a qual pode estar presente em uma proporção significativa de pacientes com asma refratária.

PROCESSOS INFECCIOSOS

As etiologias infecciosas de eosinofilia pulmonar são causadas, em grande parte, por helmintos, sendo particularmente importantes na avaliação de eosinofilia pulmonar em regiões tropicais e nos países em desenvolvimento (Tab. 288-4). Essas condições infecciosas também podem ser consideradas em pessoas que viajaram recentemente para regiões endêmicas. A síndrome de Löffler se refere a infiltrados pulmonares transitórios com eosinofilia que ocorrem em resposta à passagem de larvas de helmintos pelos pulmões, mais comumente com larvas de espécies de *Ascaris*. Os sintomas costumam ser autolimitados e podem incluir dispneia, tosse, sibilos e hemoptise. A síndrome de Löffler também pode ocorrer em resposta à infecção por ancilóstomos como *Ancylostoma duodenale* ou *Necator americanus*. A infecção crônica por *Strongyloides stercoralis* pode levar a sintomas respiratórios recorrentes com eosinofilia periférica entre as crises. Em hospedeiros imunocomprometidos, incluindo pacientes que recebem glicocorticoides, pode ocorrer uma síndrome grave e potencialmente fatal de superinfecção por *Strongyloides*. Paragonimíase, filariose e *larva migrans* visceral podem também causar eosinofilia pulmonar.

FÁRMACOS E TOXINAS

Vários medicamentos estão associados com o desenvolvimento de infiltrados pulmonares com eosinofilia periférica. Assim, uma reação medicamentosa sempre deve ser incluída no diagnóstico diferencial de eosinofilia pulmonar. Embora a lista de medicamentos associados com eosinofilia pulmonar seja crescente, causas comuns incluem anti-inflamatórios não esteroides e antibióticos sistêmicos. Além disso, diversas exposições ambientais, como metais particulados, ferroadas de escorpiões e drogas de abuso inalatórias, também podem causar eosinofilia pulmonar. A radioterapia para câncer de mama foi ligada também à infiltração pulmonar por eosinófilos. A base do tratamento é a remoção da exposição causadora, embora os glicocorticoides possam ser necessários se os sintomas respiratórios forem graves.

TABELA 288-4 ■ Causas infecciosas de eosinofilia pulmonar

Síndrome de Löffler
Ascaris
Ancilostomose
Esquistossomose

Alta carga de parasitas
Estrongiloidíase

Penetração pulmonar direta
Paragonimíase
Larva migrans visceral

Resposta imunológica a microrganismos nos pulmões
Filariose
Dirofilariose

Doença cística
Echinococcus
Cisticercose

Outras não parasitárias
Coccidioidomicose
Basidiobolomicose
Paracoccidioidomicose
Tuberculose

Fonte: Adaptada de P Akuthota, PF Weller: Clin Microbiol Rev 25:649, 2012.

CONSIDERAÇÕES GLOBAIS

Nos Estados Unidos, as pneumonias eosinofílicas induzidas por fármacos são as causas mais comuns de infiltrados pulmonares eosinofílicos. A história de viagens ou os indícios de imigração recente devem sugerir a hipótese de doenças causadas por parasitas. A eosinofilia tropical geralmente é causada pela filariose; contudo, as pneumonias eosinofílicas também podem ser causadas por outros parasitas, como *Ascaris* spp., *Ancylostoma* spp., *Toxocara* spp. e *Strongyloides stercoralis*. A eosinofilia tropical causada por *Wuchereria bancrofti* ou *W. malayi* é mais comum no sul da Ásia, na África e na América do Sul, sendo tratada de maneira eficaz com dietilcarbamazina. Nos Estados Unidos, *Strongyloides* é endêmico no sudeste e nas regiões dos Apalaches.

LEITURAS ADICIONAIS

Akuthota P, Weller PF: Eosinophilic pneumonias. Clin Microbiol Rev 25:649, 2012.
Cottin V: Eosinophilic lung diseases. Clin Chest Med 37:535, 2016.
Vasakova M et al: Hypersensitivity pneumonitis: Perspectives in diagnosis and management. Am J Respir Crit Care Med 196:680, 2017.
Wechsler ME et al: Mepolizumab or placebo for eosinophilic granulomatosis with polyangiitis. N Engl J Med 376:1921, 2017.

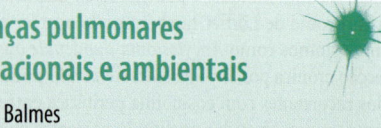

289 Doenças pulmonares ocupacionais e ambientais
John R. Balmes

As doenças pulmonares ocupacionais e ambientais são difíceis de diferenciar dos distúrbios causados por outros fatores. Quase todas as principais categoriais de doença pulmonar podem ser causadas por agentes ambientais; as doenças relacionadas com fatores ambientais costumam se evidenciar clinicamente por um quadro indistinguível das doenças por outras causas. Além disso, a etiologia de muitas doenças pode ser multifatorial; os fatores ocupacionais e ambientais podem interagir com outros fatores (como tabagismo e predisposição genética). Em muitos casos, a exposição no local de trabalho ou no ambiente em geral é revelada apenas depois de obter uma história detalhada das exposições.

Por que a determinação da etiologia ocupacional ou ambiental é tão importante? O tratamento e o prognóstico do paciente são afetados expressivamente por esse conhecimento. Por exemplo, os pacientes com asma ou pneumonite de hipersensibilidade ocupacionais em geral não podem ser tratados adequadamente sem a interrupção da exposição ao agente desencadeante. A determinação da causa pode ter implicações legais e financeiras significativas para o paciente, que não pode mais trabalhar em sua atividade habitual.

É possível identificar outras pessoas expostas como portadoras da doença ou evitar que adoeçam. Além disso, outras associações entre exposição e doença podem ser definidas (p. ex., doença pulmonar do trabalhador que manipula flocos de náilon e bronquiolite obliterante induzida por diacetila).

Embora não se saiba a porcentagem exata das doenças pulmonares que são causadas por fatores ocupacionais e ambientais, um grande número de indivíduos está em risco. Por exemplo, estima-se que 15 a 20% de todos os casos de asma e doença pulmonar obstrutiva crônica (DPOC) dos adultos sejam causados por fatores ocupacionais.

HISTÓRIA E AVALIAÇÃO DA EXPOSIÇÃO

A história do paciente é fundamental para avaliar a possibilidade de qualquer exposição ocupacional ou ambiental. A investigação de práticas laborais específicas deve incluir perguntas sobre contaminantes específicos envolvidos, existência de poeiras visíveis, odores químicos, dimensões e ventilação das áreas de trabalho, uso de equipamentos de proteção respiratória e se outros colegas de trabalho têm queixas semelhantes. A correlação temporal entre a exposição no trabalho e a ocorrência dos sintomas pode fornecer indícios de doença ocupacional. Além disso, o paciente deve ser indagado quanto a outras fontes de exposição aos agentes potencialmente tóxicos, inclusive *hobbies*, características do domicílio, exposição passiva à fumaça de cigarro e proximidade de áreas industriais ou de tráfego intenso. As exposições curtas ou prolongadas aos agentes tóxicos potenciais em passado remoto também precisam ser consideradas.

Nos Estados Unidos, de acordo com as regulamentações federais da Occupational Safety and Health Administration (OSHA), os trabalhadores têm o direito de conhecer os riscos potenciais dos seus locais de trabalho. Os empregadores devem fornecer informações específicas quanto aos agentes potencialmente perigosos dos produtos utilizados por meio de fichas com dados de segurança e também treinamento para a utilização dos equipamentos de proteção pessoal e procedimentos de controle ambiental. Contudo, a introdução de processos e/ou compostos químicos novos pode alterar significativamente o padrão de exposição e, frequentemente, apenas os operários da linha de produção estão cientes dessas alterações. Para o médico que assiste um paciente com suspeita de doença ocupacional, uma visita ao local de trabalho pode ser muito esclarecedora. Alternativamente, um trabalhador acometido pode solicitar uma inspeção da OSHA. Se dados confiáveis por amostragem ambiental estiverem disponíveis, essa informação deve ser utilizada para avaliar o grau de exposição de um paciente. Como as doenças crônicas podem resultar de exposição ao longo de muitos anos, as avaliações ambientais atuais devem ser combinadas com as histórias ocupacionais para se chegar a uma estimativa da exposição pregressa.

EXAMES LABORATORIAIS

A exposição a poeiras inorgânicas e orgânicas pode causar doença pulmonar intersticial identificada por um padrão restritivo e pela redução da capacidade de difusão (Cap. 285). Do mesmo modo, a exposição a alguns pós ou substâncias químicas pode causar asma ou DPOC ocupacionais, que se caracterizam por obstrução das vias aéreas. A determinação das alterações do volume expiratório forçado em 1 segundo (VEF_1) antes e depois de um turno de trabalho pode ser usada para detectar uma resposta broncoconstritora aguda.

As radiografias do tórax são úteis para identificar e monitorar a resposta pulmonar aos pós minerais, a alguns metais e às poeiras orgânicas capazes de causar pneumonite de hipersensibilidade. A International Labour Organisation (ILO) International Classification of Radiographs of Pneumoconioses classifica as radiografias de tórax de acordo com o tipo e as dimensões das opacidades detectadas e a extensão do acometimento do parênquima pulmonar. Em geral, opacidades pequenas e arredondadas ocorrem na silicose ou na pneumoconiose do minerador de carvão, enquanto opacidades pequenas e lineares são detectadas na asbestose. Embora seja útil para os estudos epidemiológicos e para a triagem de grandes números de operários, o sistema da ILO pode ser problemático quando aplicado às radiografias de tórax de um trabalhador isolado. Com as poeiras que causam opacidades arredondadas, o grau de acometimento nas radiografias de tórax pode ser extenso, ao mesmo tempo em que a função pulmonar pode estar minimamente comprometida. Por outro lado, nas pneumoconioses que causam opacidades lineares irregulares, como as observadas na asbestose, a radiografia pode subestimar a gravidade do acometimento até que a doença esteja em um estágio relativamente avançado. Para os pacientes com história de exposição ao asbesto, a tomografia computadorizada (TC) convencional é mais sensível para mostrar espessamento pleural; a TC de alta resolução (TCAR) melhora a detecção da asbestose.

Outros procedimentos potencialmente úteis para o reconhecimento da importância das exposições ambientais na etiologia da doença pulmonar incluem testes cutâneos ou títulos dos anticorpos IgE específicos para detectar evidência de hipersensibilidade imediata aos agentes capazes de provocar asma ocupacional (p. ex., antígenos da farinha de trigo entre os padeiros); títulos dos anticorpos IgG precipitantes específicos para agentes que podem causar pneumonite de hipersensibilidade (p. ex., antígenos dos pombos entre os criadores de aves); e avaliação das respostas imunes celulares específicas (p. ex., teste da proliferação de linfócitos com berílio em trabalhadores da indústria nuclear ou teste tuberculínico nos profissionais de saúde). Em alguns casos, pode ser necessário realizar broncoscopia para obter biópsias transbrônquicas dos tecidos pulmonares para firmar o diagnóstico histológico (beriliose crônica [BC]). Em casos raros, pode haver necessidade de realizar videotoracoscopia para coletar uma amostra mais significativa do tecido pulmonar e estabelecer o diagnóstico específico da doença pulmonar ambiental (pneumonite de hipersensibilidade ou pneumonite intersticial de células gigantes causada por exposição ao cobalto).

DETERMINANTES DA EXPOSIÇÃO INALATÓRIA

As características químicas e físicas dos agentes inalatórios afetam a dose e o local de deposição no trato respiratório. Gases hidrossolúveis como a amônia ou o dióxido de enxofre são absorvidos pelo líquido de revestimento das vias aéreas superiores e proximais e, por essa razão, tendem a causar respostas irritativas e broncoconstritoras. Já o dióxido de nitrogênio e o fosgênio, que são menos solúveis, podem penetrar até os bronquíolos e os alvéolos em quantidades suficientes para causar pneumonite química aguda.

O tamanho das partículas dos contaminantes do ar também deve ser levado em consideração. Em razão de suas velocidades de dispersão no ar, as partículas > 10 a 15 μm de diâmetro não penetram além do nariz e da garganta. Partículas < 10 μm de diâmetro são depositadas além da laringe.

Essas partículas são divididas em três grupos com base em seus diâmetros e suas fontes características. As partículas com cerca de 2,5 a 10 μm (fração de grânulos grosseiros) contêm elementos terrosos como sílica, alumínio e ferro. Essas partículas depositam-se em locais relativamente altos na árvore traqueobrônquica. Embora a massa total de uma amostra ambiental seja constituída principalmente dessas partículas inaláveis maiores, a quantidade de partículas – e, desse modo, a superfície na qual os agentes tóxicos potenciais podem ser depositados e transportados para as vias aéreas inferiores – é composta basicamente pelas partículas < 2,5 μm (fração de grânulos finos). Essas partículas minúsculas são geradas sobretudo pela queima dos combustíveis fósseis ou pelos processos industriais sob temperaturas elevadas, resultando em produtos da condensação dos gases, das fumaças ou dos vapores. As partículas menores (< 0,1 μm de diâmetro) constituem a fração ultrafina, são as mais numerosas e tendem a permanecer suspensas no ar e depositar-se nos pulmões aleatoriamente à medida que entram em contato com as paredes dos alvéolos. Contudo, quando se depositam, as partículas dessa faixa podem entrar na circulação e ser levadas aos órgãos extrapulmonares. Tecnologias modernas produzem partículas com essas dimensões ("nanopartículas") para diversas aplicações comerciais. Além das características de diâmetro das partículas e da solubilidade dos gases, a composição química real, as propriedades mecânicas e a imunogenicidade ou infectividade do material inalado determinam, em grande parte, o tipo de doença encontrada nos indivíduos expostos.

EXPOSIÇÕES OCUPACIONAIS E DOENÇA PULMONAR

A Tabela 289-1 descreve os grupos gerais de exposição no ambiente de trabalho e as doenças associadas à exposição crônica nessas indústrias.

DOENÇAS RELACIONADAS AO ASBESTO

Asbesto é um termo genérico utilizado para descrever vários silicatos minerais diferentes, incluindo crisotila, amosita, antrofilita e crocidolita. Além

TABELA 289-1 ■ Tipos de exposições ocupacionais e distúrbios respiratórios associados		
Exposições ocupacionais	**Natureza da resposta respiratória**	**Comentário**
Poeiras inorgânicas		
Asbesto: mineração, processamento, construção, reparo de navios	Fibrose (asbestose), doença pleural, câncer, mesotelioma	Praticamente todos os casos novos associados às minas e às construções recentes com asbesto ocorrem nos países em desenvolvimento
Sílica: mineração, corte de pedras, jatos de areia, extração e lavra de rochas, manufatura e instalação de pedras artificiais	Fibrose (silicose), fibrose maciça progressiva (FMP), câncer, tuberculose, doença pulmonar obstrutiva crônica (DPOC)	Proteção ampliada nos Estados Unidos; risco persistente nos países em desenvolvimento
Pó de carvão: mineração	Fibrose (pneumoconiose do minerador de carvão), FMP, DPOC	Risco persistente em áreas dos Estados Unidos; crescente em países com minas recém-abertas
Berílio: processamento de ligas para energia e armas nucleares, produtos aeroespaciais e eletrônicos	Pneumonite aguda (rara), doença granulomatosa crônica, câncer de pulmão (altamente suspeito)	O risco persiste nas indústrias de alta tecnologia
Outros metais: alumínio, cromo, cobalto, níquel, titânio, carbureto de tungstênio ou "metal duro" (contém cobalto)	Diversos distúrbios, desde pneumonite aguda até câncer de pulmão e asma	Doenças novas aparecem com o desenvolvimento de novos processos industriais
Poeiras orgânicas		
Poeira do algodão: moagem, processamento	Bissinose (síndrome semelhante à asma), bronquite crônica, DPOC	Risco crescente nos países em desenvolvimento, com redução nos Estados Unidos à medida que essas atividades são transferidas para outros países
Pó de grãos: operadores de elevadores na armazenagem de grãos, operários de docas, moagem, padeiros	Asma, bronquite crônica, DPOC	Risco mais alto entre a massa operária de migrantes
Outras poeiras agrícolas: esporos de fungos, produtos vegetais, fragmentos de insetos, pelos de animais, fezes de aves e roedores, endotoxinas, microrganismos, pólen	Pneumonite de hipersensibilidade (pulmão de fazendeiro), asma, bronquite crônica	Importante entre a massa operária migrante, mas também ocorre com exposição doméstica
Substâncias químicas tóxicas: grande variedade de indústrias; ver Tabela 289-2	Asma, bronquite crônica, DPOC, pneumonite de hipersensibilidade, pneumoconiose e câncer	Risco reduzido quando as situações de risco são conhecidas; risco crescente nos países em desenvolvimento onde as práticas laborais controladas são menos rigorosas
Outros agentes ambientais		
Subprodutos do urânio e do radônio, tabagismo passivo, hidrocarbonetos aromáticos policíclicos (HAPs), fumaça da biomassa, exaustores de *diesel*, fumaças do caldeamento, produtos de acabamento da madeira	Algumas estimativas sugeriram que contribuam para até 10% de todos os cânceres do pulmão; bronquite crônica, DPOC e fibrose	As exposições domiciliares são importantes; nos países em desenvolvimento, a fumaça da biomassa é um fator de risco importante para DPOC entre as mulheres

dos trabalhadores envolvidos no processamento de produtos com asbesto (mineração, moagem e manufatura), alguns profissionais da construção marítima e de empresas construtoras (inclusive montadores de tubulações e caldeireiros) foram expostos durante o século XX, porque o asbesto era muito utilizado em razão de suas propriedades de isolamento térmico e elétrico. Além disso, o asbesto era utilizado na fabricação de tecidos resistentes ao fogo, no cimento e nos ladrilhos de piso e nos materiais de fricção (inclusive revestimentos de freios e embreagens).

A exposição ao asbesto não se limita aos profissionais que manuseiam diretamente o material. Alguns casos de doença relacionada com o asbesto foram descritos nos indivíduos que tiveram exposição indireta, inclusive pintores ou eletricistas que trabalhavam na mesma área que os operários de isolamento em um estaleiro. A exposição comunitária ocorreu em razão da utilização de resíduos de minas e usinas contendo asbesto em aterros sanitários, pistas de rodovias e parques de diversão (p. ex., Libby, Montana, Estados Unidos, local de uma mina de vermiculita na qual o minério estava contaminado por asbesto). Por fim, a exposição pode ocorrer com a dispersão do asbesto presente na natureza (p. ex., aumento crescente de residências nas colinas de Sierra Mountains, Califórnia, Estados Unidos).

Nas nações desenvolvidas, o asbesto foi praticamente substituído por fibras minerais sintéticas como a fibra de vidro e as fibras de cerâmica refratária, mas ele ainda é utilizado nos países em desenvolvimento. Os principais efeitos da exposição ao asbesto na saúde são fibroses pulmonar e pleural, cânceres do trato respiratório e mesoteliomas da pleura e do peritônio.

A *asbestose* é uma doença fibrosante intersticial difusa dos pulmões e está diretamente relacionada com a intensidade e a duração da exposição. Essa doença é semelhante às outras formas de fibrose intersticial difusa (Cap. 293). Em geral, a exposição ocorre por pelo menos 10 anos antes que a doença se manifeste. Os mecanismos pelos quais as fibras do asbesto induzem fibrose pulmonar ainda não estão totalmente esclarecidos, mas parecem envolver lesão oxidativa secundária à produção de espécies reativas do oxigênio pelos metais de transição presentes na superfície das fibras e também por meio das células envolvidas na fagocitose.

A exposição pregressa ao asbesto é indicada especificamente por placas pleurais nas radiografias de tórax, que se caracterizam por espessamento ou calcificação ao longo da pleura parietal, sobretudo nos campos pulmonares inferiores, no diafragma e na borda cardíaca. Se não houver outras anormalidades, as placas pleurais indicam simplesmente que houve exposição, mas não disfunção pulmonar. Também pode haver derrames pleurais benignos.

A característica principal da asbestose na radiografia de tórax é a presença de opacidades irregulares ou lineares que em geral são primeiramente notadas em campos pulmonares inferiores. Em alguns casos, observa-se que as bordas cardíacas estão indefinidas ou há um aspecto de "vidro fosco" nos campos pulmonares. A TCAR pode mostrar alterações distintas de linhas curvilíneas subpleurais de 5 a 10 mm de comprimento aparentemente paralelas à superfície pleural (Fig. 289-1).

Na asbestose, as provas de função pulmonar demonstram padrão restritivo com reduções dos volumes pulmonares e da capacidade de difusão. Também pode haver indícios de obstrução leve do fluxo ventilatório (por fibrose peribronquiolar).

Como não há terapia específica disponível, as medidas de suporte são as mesmas indicadas a qualquer paciente com fibrose intersticial difusa de qualquer etiologia. Em geral, os casos recém-diagnosticados resultam de exposições ocorridas muitos anos antes.

O *câncer de pulmão* (Cap. 78) é o câncer mais comumente associado com a exposição ao asbesto. A frequência aumentada do câncer de pulmão (todos os tipos histológicos) entre os trabalhadores expostos ao asbesto está relacionada com um período mínimo de latência de 15 a 19 anos entre o início da exposição e o desenvolvimento da doença. Os indivíduos com exposições mais significativas têm maior risco de desenvolver esses cânceres. Além disso, há um efeito interativo significativo com tabagismo e exposição ao asbesto, que acarreta um risco maior do que seria esperado com base no efeito aditivo de cada fator.

Os *mesoteliomas* (Cap. 294) pleurais e peritoneais também estão associados com a exposição ao asbesto. Ao contrário dos cânceres de pulmão, esses tumores não parecem estar associados ao tabagismo. Exposições relativamente curtas ao asbesto (≤ 1-2 anos), ocorridas até 40 anos antes, foram associadas ao desenvolvimento dos mesoteliomas (fato que enfatiza a importância de obter a história detalhada das exposições ambientais). Embora o risco de desenvolver mesotelioma seja muito menor que o de câncer de

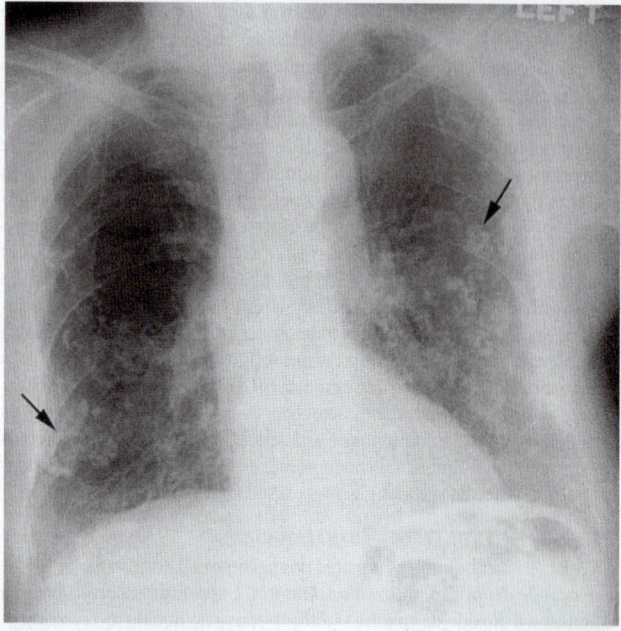

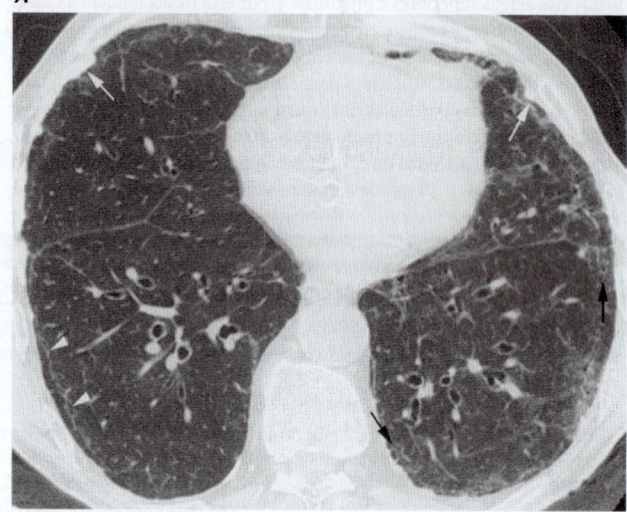

FIGURA 289-1 Asbestose. A. A radiografia frontal de tórax mostra placas pleurais calcificadas bilaterais compatíveis com doença pleural associada ao asbesto. Nos lobos inferiores dos dois pulmões, podem ser observadas anormalidades lineares e reticulares maldefinidas. **B.** A tomografia computadorizada de alta resolução do tórax no plano axial obtida nos campos pulmonares inferiores mostra um padrão reticular subpleural (*setas pretas*), que reflete a doença pulmonar fibrótica causada pela asbestose. As linhas subpleurais também presentes (*pontas de setas*) são características, embora não específicas, de asbestose. Também podem ser observadas placas pleurais calcificadas causadas por doença pleural associada ao asbesto (*setas brancas*).

pulmão entre os trabalhadores expostos ao asbesto, são diagnosticados cerca de 3 mil casos por ano nos Estados Unidos.

Como alguns estudos epidemiológicos demonstraram que mais de 80% dos mesoteliomas podem estar associados à exposição ao asbesto, a confirmação do diagnóstico de mesotelioma em um paciente com história de exposição ocupacional ou ambiental ao asbesto pode estar sujeita à indenização.

SILICOSE

Embora seja um dos riscos respiratórios ocupacionais mais antigos conhecidos, a sílica livre (SiO_2), ou quartzo cristalino, ainda é uma causa importante de doença. As principais exposições ocupacionais são: mineração; corte de pedras; jato de areia; produção de vidro e cimento; trabalho em fundições; empacotamento do pó de sílica; e extração e lavra de rochas, principalmente granito. Na maioria dos casos, a fibrose pulmonar causada por exposição à sílica (silicose) segue um padrão de dose-resposta após muitos anos

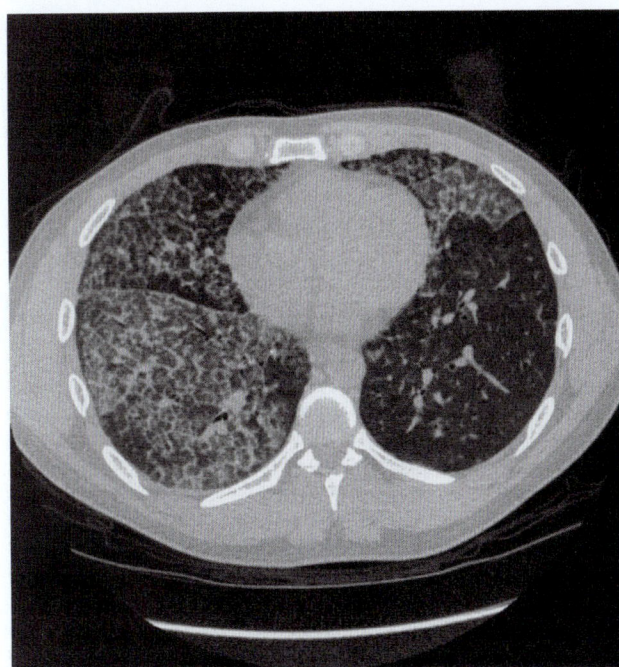

FIGURA 289-2 Silicose aguda. Esta imagem da tomografia computadorizada de alta resolução mostra vários nódulos pequenos compatíveis com silicose, mas também há opacidades difusas semelhantes ao vidro fosco com septos intralobulares e interlobulares espessados, que formam estruturas poligonais. Esse padrão é conhecido como "pavimentação em mosaico".

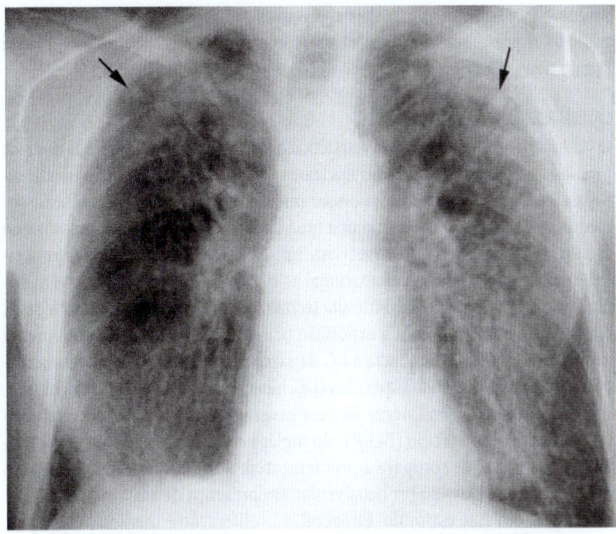

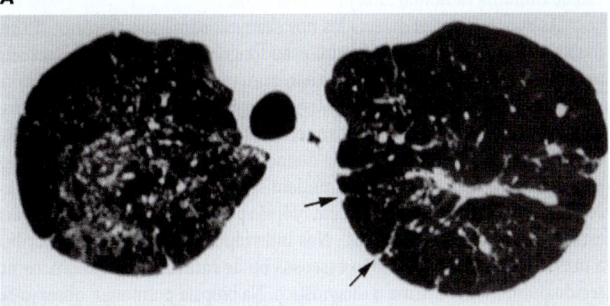

FIGURA 289-3 Silicose crônica. A. Radiografia frontal de tórax em um paciente com silicose mostrando nódulos pouco definidos e de tamanho variável (*setas*) predominando em lobos superiores. **B.** Tomografia computadorizada axial de tórax em ápices pulmonares mostrando numerosos nódulos pequenos mais pronunciados no lobo superior direito. Alguns nódulos são subpleurais (*setas*).

de exposição. Dois surtos recentes de silicose envolveram o uso de jatos de areia em roupas de tecido *jeans* para fazê-las parecer "usadas" e a manufatura e instalação de bancadas para cozinhas de pedras artificiais ("falso granito").

Os trabalhadores expostos maciçamente pela aplicação de jatos de areia em espaços confinados, escavação de túneis em rochas com alto teor de quartzo (15-25%) ou fabricação de sabões abrasivos podem desenvolver silicose aguda com apenas 10 meses de exposição. As manifestações clínicas e patológicas da silicose aguda são semelhantes às da proteinose alveolar pulmonar (Cap. 293). As radiografias de tórax podem mostrar infiltração ou consolidação miliar profusa, e na TCAR há um padrão típico conhecido como "pavimentação em mosaico" (Fig. 289-2). A doença pode ser muito grave e progressiva, apesar da interrupção da exposição. A lavagem pulmonar total pode proporcionar alívio sintomático e retardar a progressão da doença.

Com a exposição menos intensa e mais prolongada, surgem pequenas opacidades arredondadas nos lobos superiores nas radiografias de tórax depois de 15 a 20 anos de exposição, em geral sem prejuízo associado da função pulmonar (*silicose simples*). Cerca de 20% dos pacientes podem desenvolver calcificações dos linfonodos hilares, que produzem um padrão característico "em casca de ovo". Os nódulos da silicose podem ser visualizados mais claramente à TCAR (Fig. 289-3). A fibrose nodular pode ser progressiva, mesmo que não haja exposição adicional, com coalescência e formação de conglomerados não segmentares de massas irregulares > 1 cm de diâmetro (*silicose complicada*). Essas massas podem crescer muito e, quando isso ocorre, utiliza-se a expressão *fibrose maciça progressiva* (FMP). A FMP pode estar associada a disfunção respiratória significativa com componentes restritivo e obstrutivo.

Como a sílica causa disfunção de macrófagos alveolares, os pacientes com silicose correm risco mais alto de contrair infecções pulmonares que afetam essas células como defesas primárias (*Mycobacterium tuberculosis*, micobactérias atípicas e fungos). Em razão do risco elevado de tuberculose ativa, o tratamento recomendado para tuberculose latente nesses pacientes é mais prolongado. A sílica tem propriedades imunoadjuvantes, e outra complicação clínica potencial da silicose são os distúrbios autoimunes do tecido conectivo, inclusive artrite reumatoide e esclerodermia. Além disso, existem dados epidemiológicos significativos que justificaram a inclusão da sílica como provável carcinógeno pulmonar pela International Agency for Research on Cancer.

Entre outros silicatos menos perigosos estão: a terra de Fuller, o caolim, a mica, as terras diatomáceas, o gel de sílica, a pedra-sabão, os pós de carbonato e as poeiras de cimento. O desenvolvimento de fibrose por trabalhadores expostos a esses materiais parece estar relacionado com o teor de sílica livre dessas poeiras ou, no caso das substâncias que não contêm sílica livre, à carga potencialmente maciça de poeira à qual eles podem estar expostos. Alguns silicatos, incluindo *talco* e *vermiculita*, podem ser contaminados por asbesto. Fibrose pulmonar ou pleural, câncer de pulmão e mesotelioma têm sido associados à exposição crônica a poeiras de talco e vermiculita.

PNEUMOCONIOSE DO MINERADOR DE CARVÃO

A exposição ocupacional ao *pó de carvão* pode causar pneumoconiose do minerador de carvão (PMC), que tem enorme importância social, econômica e clínica em todos os países nos quais a mineração do carvão é uma atividade industrial importante. A PMC é detectável por radiografia comum em cerca de 10% de todos os mineradores de carvão e em até 50% dos mineradores de antracito que trabalham há mais de 20 anos em contato com carvão. A prevalência da doença é menor entre os operários das minas de carvão betuminoso.

Com a exposição prolongada ao pó de carvão (i.e., 15-20 anos), os trabalhadores podem desenvolver pequenas opacidades arredondadas semelhantes às da silicose. Assim como na silicose, a presença desses nódulos (*PMC simples*) em geral não está associada à disfunção respiratória. Além da PMC, a poeira de carvão pode causar bronquite crônica e DPOC (Cap. 292). Os efeitos do pó de carvão são aditivos àqueles do tabagismo.

A *PMC complicada* evidencia-se pelo aparecimento de nódulos nas radiografias de tórax ≥ 1 cm de diâmetro geralmente confinados à metade superior dos pulmões. Assim como se observa na silicose, a doença pode progredir para FMP, que se caracteriza por disfunção pulmonar grave e está associada à morte prematura. Apesar dos avanços tecnológicos no sentido de proteger os mineradores de carvão, nos Estados Unidos ainda são notificados números preocupantes de casos de FMP.

A *síndrome de Caplan* (Cap. 358), primeiramente descrita em mineradores de carvão e depois em pacientes com silicose, é a combinação de nódulos de pneumoconiose e artrite reumatoide soropositiva. A sílica costuma estar presente na poeira de carvão antracítico e sua presença contribui para o risco de FMP.

DOENÇA CRÔNICA POR BERÍLIO

O *berílio* é um metal leve com resistência elástica, boa condutividade elétrica e valioso para controlar reações nucleares em razão de sua capacidade de suprimir nêutrons. Embora possa causar pneumonite aguda, o berílio está associado com frequência muito maior a uma doença inflamatória granulomatosa crônica semelhante à sarcoidose (Cap. 367). A menos que se pergunte especificamente sobre exposição ocupacional ao berílio na fabricação de ligas metálicas, cerâmicas ou eletrônicos de alta tecnologia aos pacientes com sarcoidose, essa relação etiológica com a exposição ocupacional pode passar totalmente despercebida. O que diferencia a BC da sarcoidose é a evidência de uma resposta imunológica celular específica (i.e., hipersensibilidade tardia) ao berílio.

O exame que geralmente fornece esse indício é o teste de proliferação dos linfócitos com berílio (BeLPT, do inglês *beryllium lymphocyte proliferation test*). Esse teste compara a proliferação *in vitro* dos linfócitos retirados do sangue ou do lavado broncoalveolar em presença de sais de berílio com as células sem esse estímulo. Em geral, a proliferação é medida pela captação de timidina radiomarcada pelos linfócitos.

As anormalidades detectadas nos exames de imagem do tórax são semelhantes às da sarcoidose (nódulos ao longo das linhas septais), exceto pelo fato de que a linfadenopatia hilar é um pouco menos comum. Assim como ocorre na sarcoidose, as provas de função pulmonar podem demonstrar déficits ventilatórios obstrutivos e/ou restritivos e redução da capacidade de difusão. Nas fases iniciais da doença, os exames de imagem do tórax e as provas de função pulmonar podem ser normais. Costuma haver necessidade de fibrobroncoscopia com biópsia pulmonar transbrônquica para estabelecer o diagnóstico de BC. Nos indivíduos sensibilizados ao berílio, a presença de granulomas não caseosos ou de infiltrados monocíticos no tecido pulmonar confirma o diagnóstico. Na biópsia pulmonar, observa-se acumulação de linfócitos T CD4+ específicos para o berílio na inflamação granulomatosa. A suscetibilidade a essa doença está diretamente relacionada com os alelos DP dos antígenos leucocitários humanos (HLA-DP) que têm uma molécula de ácido glutâmico na posição 69 da cadeia β.

OUTROS METAIS

Alumínio e dióxido de titânio foram raramente associados a uma reação semelhante à sarcoidose nos tecidos pulmonares. A exposição à poeira contendo carbureto de tungstênio, também conhecido como "metal duro", pode provocar pneumonite intersticial de células gigantes. O cobalto é um dos constituintes do *carbureto* de tungstênio e provavelmente é o agente etiológico da pneumonite intersticial e da asma ocupacional desses pacientes. As exposições mais frequentes ao *carbureto* de tungstênio ocorrem nas indústrias de fabricação de ferramentas e corantes, lâminas de serra e brocas de furadeira. O polimento de diamante também pode causar exposição ao pó de cobalto. Nos pacientes com doença pulmonar intersticial, o médico sempre deve investigar exposição aos vapores de metais e/ou outras poeiras. Principalmente quando o diagnóstico aparente é a sarcoidose, sempre se deve considerar a possibilidade de BC.

OUTRAS POEIRAS INORGÂNICAS

A maioria das poeiras inorgânicas descritas até aqui está associada à formação de condensações de poeira ou às alterações fibróticas intersticiais dos pulmões. Outras poeiras inorgânicas e orgânicas (ver categorias na Tab. 289-1), além de algumas das poeiras anteriormente descritas, estão associadas à hipersecreção crônica de muco (bronquite crônica) com ou sem redução das taxas de fluxo expiratório. O tabagismo é a principal causa dessas condições, e qualquer tentativa de atribuir algum componente da doença à exposição ocupacional e ambiental deve levar esse fator em consideração. A maioria dos estudos sugere um efeito aditivo entre exposição a poeiras e o tabagismo. O padrão do efeito da poeira irritante é semelhante ao da fumaça de cigarro, o que sugere que a inflamação das vias aéreas de pequeno calibre possa ser a primeira etapa da resposta patológica nesses casos e que a exposição contínua possa causar bronquite crônica e DPOC.

POEIRAS ORGÂNICAS

Algumas das doenças específicas associadas às poeiras orgânicas são analisadas detalhadamente nos capítulos sobre asma (Cap. 287) e pneumonite de hipersensibilidade (Cap. 288). Muitas dessas doenças têm seus nomes derivados da situação específica em que elas ocorrem (p. ex., pulmão de fazendeiro, doença do trabalhador da indústria do malte e doença do cultivador de cogumelos). Em geral, a relação temporal entre os sintomas e a exposição constitui o melhor indício para o diagnóstico. Três exposições ocupacionais foram escolhidas para discussão neste capítulo porque afetam proporções maiores de trabalhadores.

Poeira do algodão (bissinose) Os trabalhadores expostos ocupacionalmente à poeira do algodão (mas também do linho, do cânhamo ou da juta) durante a produção de fios para fabricação de têxteis e cordas podem desenvolver uma síndrome semelhante à asma, que é conhecida como bissinose. O risco de desenvolver bissinose está associado à poeira do algodão e aos níveis de endotoxinas no ambiente de trabalho.

A bissinose caracteriza-se clinicamente por episódios ocasionais (fases iniciais) e depois regulares (fase avançada) de sensação de constrição torácica ao final do primeiro dia de trabalho da jornada semanal ("aperto torácico da segunda-feira"). Os trabalhadores expostos mostram queda significativa no VEF_1 ao longo do turno de trabalho em uma segunda-feira. Inicialmente, os sintomas não recorrem nos dias da semana subsequentes, mas, em um subgrupo de trabalhadores, o aperto no peito pode recorrer ou persistir ao longo de toda a semana de trabalho. Após mais de 10 anos de exposição, os trabalhadores com sintomas recidivantes são mais suscetíveis a apresentar um padrão obstrutivo nas provas de função pulmonar.

A exposição à poeira pode ser reduzida pelo uso de exaustores, aumento da ventilação geral e procedimentos de umedecimento, mas pode haver necessidade de equipamentos protetores durante determinados procedimentos. A OSHA exige a monitoração periódica da função pulmonar dos trabalhadores expostos à poeira do algodão por meio da espirometria realizada antes e depois do turno de trabalho. Todos os trabalhadores com sintomas persistentes ou reduções significativas das provas de função pulmonar devem ser transferidos para áreas com menor risco de exposição.

Poeira de grãos Mundialmente, muitos agricultores e pessoas que trabalham nas instalações de armazenamento de grãos ficam expostos às poeiras dos grãos. A apresentação clínica da doença obstrutiva das vias aéreas dos trabalhadores expostos à poeira de grãos é praticamente idêntica à que se observa nos casos típicos de tabagismo, ou seja, tosse persistente, hipersecreção de muco, sibilos e dispneia ao esforço e reduções do VEF_1 e da relação VEF_1/CVF (capacidade vital forçada) (Cap. 285).

As concentrações de poeira nos elevadores de grãos variam expressivamente, mas podem ficar acima de 10.000 $\mu g/m^3$, com muitas partículas de tamanho inspirável. O efeito da poeira de grãos é aditivo ao tabagismo, e cerca de 50% dos trabalhadores tabagistas apresentam sintomas. Os trabalhadores tabagistas expostos às poeiras de grãos são mais suscetíveis a desenvolver déficits ventilatórios obstrutivos nas provas de função pulmonar. Assim como ocorre na bissinose, as endotoxinas podem desempenhar papel importante na bronquite crônica e na DPOC induzidas por poeira de grãos.

Pulmão de fazendeiro Essa doença resulta de exposição ao feno mofado contendo esporos de actinomicetos termofílicos que produzem pneumonite de hipersensibilidade (Cap. 288). O paciente com doença aguda do pulmão de fazendeiro apresenta-se 4 a 8 horas depois da exposição com febre, calafrios, mal-estar, tosse e dispneia sem sibilos. Evidentemente, a história de exposição é fundamental para a diferenciação entre essa doença e a *influenza* ou pneumonia com sintomas semelhantes. Na forma crônica da doença, a história de crises repetidas após exposição semelhante é importante para distinguir essa síndrome das outras causas de fibrose difusa (p. ex., sarcoidose).

Várias outras poeiras orgânicas estão associadas ao desenvolvimento de pneumonite de hipersensibilidade (Cap. 288). Aos pacientes que se apresentam com esse tipo de doença, é necessário fazer perguntas detalhadas e específicas sobre ocupações, *hobbies* ou outras exposições no ambiente doméstico para descobrir a fonte do agente etiológico.

SUBSTÂNCIAS QUÍMICAS TÓXICAS

A exposição às substâncias químicas tóxicas que afetam os pulmões em geral consiste em gases e vapores. Um acidente comum é aquele em que a vítima fica presa em um espaço confinado no qual as substâncias químicas acumularam-se em níveis prejudiciais. Além dos efeitos tóxicos específicos da substância química, a vítima também costuma sofrer anoxia significativa, que pode ser o principal fator a determinar as chances de sobrevida do paciente.

A Tabela 289-2 lista os vários agentes tóxicos capazes de produzir reações pulmonares agudas e às vezes fatais. Pelo menos em alguns estudos,

TABELA 289-2 ■ Algumas substâncias químicas comuns tóxicas que afetam os pulmões

Agente(s)	Exemplos de exposição	Efeitos agudos da exposição grave ou acidental	Efeitos crônicos da exposição relativamente leve
Anidridos ácidos	Fabricação de ésteres de resinas, resinas de poliéster, adesivos termoativados	Irritação nasal, tosse	Asma, bronquite crônica, pneumonite de hipersensibilidade
Vapores ácidos: H_2SO_4, HNO_3	Fabricação de fertilizantes, compostos organoclorados, corantes, explosivos, produtos de borracha, estampagem em metais, plásticos	Irritação aguda das mucosas, seguida de pneumonite química dentro de 2-3 dias	Bronquite e indícios de redução discreta da função pulmonar em crianças com exposição residencial prolongada a níveis altos
Acroleína e outros aldeídos	Subproduto da queima de plásticos, madeiras e fumaça de cigarro	Irritante das mucosas, com redução da função pulmonar	Irritação das vias aéreas superiores
Amônia	Refrigeração; refino do petróleo; fabricação de fertilizantes, explosivos, plásticos e outros compostos químicos	Os mesmos da exposição aos vapores ácidos, mas também existem relatos de bronquiectasia	Irritação das vias aéreas superiores, bronquite crônica
Vapores do cádmio	Fundição, soldagem, produção de baterias	Irritação da mucosa, síndrome da angústia respiratória aguda (SARA)	Doença pulmonar obstrutiva crônica (DPOC)
Formaldeído	Fabricação de resinas, objetos de couro, borracha, metais e madeira; profissionais de laboratório, embalsamadores; emissão de uretano da espuma de isolamento	Os mesmos da exposição aos vapores ácidos	Câncer nasofaríngeo
Halidas e sais ácidos (Cl, Br, F)	Clareamento de pasta de celulose, papel, indústria têxtil; fabricação de compostos químicos; borracha sintética, plásticos, desinfetantes, combustível de foguetes, gasolina	Irritação das mucosas, edema pulmonar; pode haver redução da capacidade vital forçada (CVF) 1-2 anos após a exposição	Irritação das vias aéreas superiores, epistaxe, traqueobronquite
Sulfeto de hidrogênio	Subproduto de muitos processos industriais, óleo, outras etapas do processamento e armazenamento do petróleo	Aumento da frequência respiratória seguido de parada respiratória, acidose láctica, edema pulmonar, morte	Irritação das conjuntivas, bronquite crônica, pneumonite recidivante
Isocianatos (TDI, HDI, MDI)	Produção de espumas de poliuretano, plásticos, adesivos, revestimentos de superfícies	Irritação das mucosas, dispneia, tosse, sibilos, edema pulmonar	Irritação das vias aéreas superiores, tosse, asma, pneumonite de hipersensibilidade, redução da função pulmonar
Dióxido de nitrogênio	Silagem, impressão em metais, explosivos, combustíveis de foguetes, fundição, subproduto da queima de combustíveis fósseis	Tosse, dispneia e edema pulmonar até 4-12 h depois; possível resultado de exposição aguda: bronquiolite obliterante em 2-6 semanas	Enfisema nos animais; bronquite crônica associada à redução da função pulmonar em crianças com exposição doméstica prolongada
Ozônio	Solda elétrica, clareamento de farinhas, desodorizantes, emissões de copiadoras, poluente fotoquímico do ar	Irritante de mucosas, redução transitória da função pulmonar em crianças e adultos, exacerbação da asma	Aumento da mortalidade cardiovascular, risco aumentado de asma de início recente em crianças
Fosgênio	Compostos orgânicos, metalurgia, volatilização de compostos que contêm clorino	Início tardio de bronquiolite e edema pulmonar	Bronquite crônica
Dióxido de enxofre	Fabricação de ácido sulfúrico, alvejantes, revestimento de metais não ferrosos, processamento de alimentos, refrigeração, queima de combustíveis fósseis, indústria da polpa de madeira	Irritação das mucosas, epistaxe, broncospasmo (principalmente nos pacientes asmáticos)	Bronquite crônica

Siglas: HDI, di-isocianato de hexametileno; MDI, difenil di-isocianato de metileno; TDI, di-isocianato de tolueno.

todos esses agentes em concentrações suficientes afetam as vias aéreas inferiores e causam anormalidades da arquitetura pulmonar, seja em decorrência da exposição aguda ou crônica.

Os bombeiros e as vítimas de incêndio correm risco de sofrer *inalação de fumaça*, que é uma causa importante de insuficiência cardiorrespiratória aguda. A inalação de fumaça mata mais vítimas de incêndios que os danos do calor. A intoxicação por monóxido de carbono com hipoxemia secundária significativa pode ser fatal (Cap. 459). Quando são queimados, os materiais sintéticos (plástico, poliuretano) podem liberar vários outros agentes tóxicos (como cianeto e ácido clorídrico), e isso deve ser levado em consideração durante a avaliação das vítimas de inalação. As vítimas expostas podem apresentar algum grau de inflamação do trato respiratório inferior e/ou edema pulmonar.

A exposição a alguns agentes altamente reativos de baixo peso molecular utilizados na fabricação de polímeros sintéticos, tintas e massas de revestimento (*di-isocianatos* em poliuretanos; *aminas aromáticas* e *anidridos ácidos* em epóxis) está associada a risco alto de asma ocupacional. Embora essa asma ocupacional seja evidenciada clinicamente como se tivesse ocorrido sensibilização, não há necessariamente participação de um mecanismo mediado por IgE. Reações semelhantes às da pneumonite de hipersensibilidade também foram descritas em operários expostos aos di-isocianatos e aos anidridos ácidos.

Os fluoropolímeros como o Teflon, que, sob temperaturas normais, não geram reações, podem volatilizar-se quando aquecidos. As substâncias inaladas causam uma síndrome característica de febre, calafrios, mal-estar e sibilância leve em alguns casos, levando ao diagnóstico de *febre do vapor de polímeros*. Uma síndrome autolimitada semelhante à *influenza – febre do vapor de metais –* é causada por exposição aguda aos vapores que contêm óxido de zinco, em geral da soldagem de aço galvanizado. Essas síndromes inalatórias com febre podem começar várias horas depois do trabalho e regredir dentro de 24 horas, retornando com a exposição repetida.

Dois outros agentes foram associados à doença pulmonar potencialmente grave. Estudos mostraram que a exposição ocupacional aos flocos de náilon induz bronquiolite linfocítica e que trabalhadores expostos à diacetila, utilizada para dar o sabor de "manteiga" na fabricação de pipocas de micro-ondas e outros alimentos, desenvolveram bronquiolite obliterante (Cap. 293).

Desastre do World Trade Center Uma consequência do ataque ao World Trade Center (WTC) em 11 de setembro de 2001 foi a exposição relativamente intensa de um grande número de bombeiros e outros profissionais de resgate à poeira gerada pelo desabamento dos prédios. A monitoração ambiental e a caracterização química da poeira do WTC revelaram ampla variedade de componentes potencialmente tóxicos, embora grande parte fosse cimento pulverizado. Possivelmente em razão da alta alcalinidade da poeira do WTC, tosse significativa, sibilos e secreção nasal abundante ocorreram entre os bombeiros e as equipes de trabalhadores da limpeza. Também ocorreram síndromes de tosse e sibilância entre os residentes locais que, até então, eram assintomáticos. A exposição mais pesada à poeira do WTC entre os bombeiros da cidade de Nova York foi associada com declínio acelerado da função pulmonar ao longo do primeiro ano após o desastre. Mais recentemente, têm surgido preocupações sobre os riscos de doença pulmonar intersticial, sobretudo de natureza granulomatosa.

CARCINÓGENOS RESPIRATÓRIOS OCUPACIONAIS

Alguns estudos estimaram que as exposições ocupacionais contribuem para cerca de 10% de todos os casos de câncer do pulmão. Além das exposições ao asbesto, outros agentes suspeitos ou comprovadamente carcinógenos respiratórios incluem acrilonitrila, compostos de arsênio, berílio, éter bis(clorometílico), cromo (hexavalente), formaldeído (nasal), isopropanol (seios nasais), gás de mostarda, carbonila de níquel (fundição do níquel), hidrocarbonetos aromáticos policíclicos (emissões dos fornos de coque e dos exaustores a *diesel*), exposição passiva à fumaça de cigarro, sílica (mineração e processamento), talco (possível contaminação por asbesto na mineração e na moagem), cloreto de vinil (sarcomas), madeira (nasal) e urânio. Os trabalhadores sob risco de câncer pulmonar associado à radiação não são apenas aqueles envolvidos com a mineração ou o processamento do urânio, mas também os indivíduos expostos durante as operações de mineração subterrânea de outros minérios, nas quais derivados do radônio podem ser emitidos como produtos secundários das formações rochosas.

AVALIAÇÃO DE INCAPACIDADE

Incapacidade é a expressão utilizada para descrever a redução da capacidade de trabalho em razão das consequências de um distúrbio clínico. Em geral, os médicos são capazes de avaliar a disfunção fisiológica (ou *limitação*), mas a graduação da incapacidade para fins de indenização por perda da renda também envolve fatores não clínicos como educação e empregabilidade do indivíduo. Esse esquema de graduação da incapacidade difere de acordo com a entidade encarregada pelo pagamento da indenização. Por exemplo, a Social Security Administration dos Estados Unidos derivados do radônio podem ser emitidos como produtos secundários das formações rochosas requer que um indivíduo não seja capaz de realizar qualquer tipo de trabalho (i.e., incapacidade *total*) para que possa receber indenização da renda. Alguns sistemas estaduais de indenização dos trabalhadores permitem o pagamento por incapacidade *parcial* de trabalho. No esquema da Seguridade Social, a causa não é levada em consideração, enquanto a relação da doença com a ocupação deve ser estabelecida nos sistemas de indenização dos trabalhadores.

No caso da graduação da incapacidade respiratória, as provas de função respiratória (espirometria e capacidade de difusão) são realizadas como etapa inicial da avaliação, enquanto a prova de esforço cardiorrespiratória (para avaliar o consumo máximo de oxigênio) é utilizada quando os resultados dos testes em repouso não são compatíveis com os sintomas do paciente. O teste da metacolina (para avaliar a reatividade das vias aéreas) também pode ser útil nos pacientes com asma e espirometria normal. Alguns órgãos encarregados de definir indenização (p. ex., Seguridade Social) baniram os esquemas de classificação da incapacidade com base nos resultados das provas de função pulmonar. Quando não há um esquema específico prescrito, devem-se seguir as diretrizes da American Medical Association.

EXPOSIÇÕES AMBIENTAIS GERAIS

POLUIÇÃO DO AR

Os padrões originais regulamentados pela Environmental Protection Agency (EPA) dos Estados Unidos destinavam-se a proteger a saúde pública com uma margem de segurança adequada para as exposições a dióxido de enxofre, material particulado (MP), dióxido de nitrogênio, ozônio, chumbo e monóxido de carbono. Os padrões para cada um desses poluentes são atualizados periodicamente por meio de um processo detalhado de revisão realizado pela EPA. (Para detalhes dos padrões atuais, ver *https://www.epa.gov/criteria-air-pollutants/naaqs-table*).

Os poluentes são gerados por fontes estáticas (usinas de força e complexos industriais) e móveis (veículos automotores), e nenhum dos poluentes regulados ocorre isoladamente. Além disso, os poluentes podem ser alterados pelas reações químicas que ocorrem depois da sua emissão. Por exemplo, as emissões de dióxido de enxofre e MP por uma usina de geração de energia a carvão podem reagir com o ar e produzir sulfatos e aerossóis ácidos, que podem ser transportados por longas distâncias na atmosfera. Óxidos de nitrogênio e compostos orgânicos voláteis gerados pela exaustão dos automóveis podem reagir com a luz solar e formar ozônio. Embora originalmente reconhecida em Los Angeles, a poluição derivada fotoquimicamente ("*smog*", uma mistura de neblina e fumaça) hoje é um problema encontrado em todas as regiões dos Estados Unidos e em muitos outros países. Os efeitos agudos e crônicos dessas exposições a poluentes foram documentados em grandes estudos populacionais.

Os sintomas e doenças associados à poluição do ar são iguais aos dos distúrbios causados pelo tabagismo. Além disso, um menor crescimento da função pulmonar e a asma foram associados à exposição crônica a níveis apenas ligeiramente elevados de poluição do ar relacionada ao trânsito. Vários estudos de base populacional nas cidades demonstraram utilização elevada dos serviços de saúde em consequência da asma e de outros distúrbios cardiorrespiratórios, bem como aumento das taxas de mortalidade. Estudos de coorte comparando as cidades que têm níveis relativamente altos de exposições aos particulados com as localidades menos poluídas sugeriram morbidade e mortalidade mais altas em razão dos distúrbios cardiopulmonares entre os residentes dessas primeiras cidades. A forte evidência epidemiológica de que os MPs finos são fatores de risco para morbidade e mortalidade cardiovasculares suscitou estudos toxicológicos para esclarecer seus mecanismos. A inalação de partículas finas da combustão causa estresse oxidativo seguido de lesão e inflamação locais dos pulmões que, por sua vez, causam respostas autonômicas e inflamatórias sistêmicas. Resultados de estudos recentes sobre os efeitos dos poluentes do ar na saúde levaram à adoção de padrões mais rigorosos de qualidade do ar ambiente nos Estados Unidos no que se refere ao ozônio, aos óxidos de nitrogênio e aos MPs, bem como à ênfase maior na publicação de alertas de poluição para estimular os indivíduos com distúrbios cardiovasculares e respiratórios a permanecerem dentro de suas casas durante os períodos de poluição aumentada (p. ex., por incêndios florestais).

EXPOSIÇÕES DOMÉSTICAS

Tabagismo passivo **(Cap. 454)**, gás radônio, fumaça de combustão da madeira e outros agentes biológicos gerados nos ambientes internos também devem ser levados em consideração. Vários estudos mostraram que a carga de partículas inaláveis em algumas residências era diretamente proporcional ao número de tabagistas que vivia nessas casas. Vários estudos mostraram aumentos da prevalência de doenças respiratórias (sobretudo asma) e níveis reduzidos de função pulmonar em crianças com pais tabagistas. Algumas metanálises recentes sobre câncer de pulmão e doenças cardiopulmonares, depois de combinarem os resultados de vários estudos epidemiológicos sobre tabagismo passivo, sugeriram um aumento de cerca de 25% do risco relativo de desenvolver esses distúrbios, mesmo após a correção para outros fatores confundidores.

A exposição doméstica ao *gás radônio* é um fator de risco para câncer de pulmão. O principal produto do radônio (radônio-222) é um gás resultante de uma série de decomposições do urânio-238, entre os quais o precursor imediato é o rádio-226. A quantidade de rádio nos materiais terrosos determina o nível de gás radônio emitido. Os níveis associados à incidência mais alta de câncer de pulmão podem ser detectados em cerca de 10% das residências norte-americanas. Quando há moradores tabagistas nessas casas, o problema é potencialmente maior, porque o peso molecular das partículas de radônio permite que elas se liguem facilmente às partículas da fumaça inalada. Felizmente, existem tecnologias disponíveis para avaliar e reduzir o nível de exposição.

Outras exposições preocupantes de ambientes internos são os bioaerossóis que contêm material antigênico (fungos, baratas, ácaros domésticos e pelos de animais de estimação) em associação com o aumento dos riscos de atopia e asma. As substâncias químicas de ambiente interno incluem agentes de limpeza potentes (água sanitária, amônia), formaldeído, perfumes, pesticidas e óxidos de nitrogênio emitidos pelos aparelhos domésticos a gás. As respostas inespecíficas associadas à "síndrome dos edifícios doentes", talvez mais bem definida como "doença associada aos edifícios", na qual nenhuma partícula específica foi implicada, incluem várias queixas como sintomas respiratórios aliviados apenas quando se evita a exposição ao prédio em questão. A intensidade com que os "odores" ou outros estímulos sensoriais estão envolvidos na geração de respostas físicas ou psicológicas potencialmente incapacitantes ainda não foi determinada, e as consequências crônicas dessa exposição ambiental ainda são desconhecidas.

Algumas estimativas sugeriram que a exposição à *poluição do ar doméstico* por cozimento ou aquecimento com combustíveis sólidos (madeira, excrementos animais, restos das colheitas, carvão, brasa) nos ambientes internos seja responsável, em nível mundial, por cerca de 2,7% das perdas de anos de vida ajustados por incapacidade (AVAI), em razão de infecções agudas das vias aéreas inferiores nas crianças, de DPOC e câncer pulmonar nas mulheres e de doença cardiovascular nos homens. Essa carga de doença coloca a exposição à poluição do ar doméstico como uma das principais ameaças ambientais para uma saúde precária em escala global.

Cerca de 40% da população mundial utiliza combustíveis sólidos para cozinhar, aquecer ou assar. O querosene (semelhante ao combustível *diesel*) costuma ser usado para acendimento e, algumas vezes, para cozinhar.

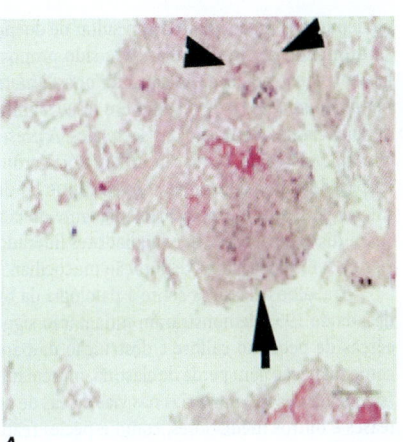 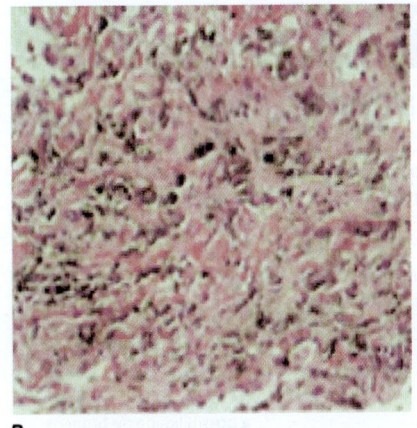

FIGURA 289-4 Anormalidades histopatológicas da doença pulmonar intersticial provocada pela fumaça de biomassa. A. Pigmento antracítico acumulado ao longo dos septos alveolares (*pontas de seta*) e dentro de uma condensação de poeira pigmentada (*seta única*). **B.** Fotografia de microscopia sob grande aumento mostrando uma mistura de fibroblastos e macrófagos repletos de carbono.

Isso é mais comum nas áreas rurais dos países em desenvolvimento. Como muitas famílias queimam carvão ou combustíveis da biomassa em fornos abertos (que são muito ineficientes) e dentro dos lares com pouca ventilação, as mulheres e as crianças pequenas ficam expostas diariamente a níveis altos de fumaça. Nessas residências, estudos mostraram que os níveis médios (em 24 horas) de MPs finos eram 2 a 30 vezes maiores que os Padrões Nacionais de Qualidade do Ar Ambiente estabelecidos pela EPA.

Estudos epidemiológicos têm mostrado, de maneira consistente, associações entre exposição à fumaça de biomassa e bronquite crônica e DPOC. Em vista da migração crescente dos países em desenvolvimento para os Estados Unidos, os médicos devem estar atentos aos efeitos respiratórios crônicos da exposição à fumaça de biomassa, que também podem incluir doença pulmonar intersticial (Fig. 289-4). Hoje, começam a se acumular evidências de que fornos mais eficientes que reduzem a exposição à fumaça de biomassa possam reduzir o risco de doença respiratória em crianças e adultos.

A poluição do ar doméstico pelo uso domiciliar de combustíveis sólidos também contribui substancialmente para a poluição do ar externo. As contribuições da poluição do ar doméstico, das fornalhas a carvão sem depuradores e do aumento do congestionamento do tráfego envolvendo veículos automotores sem controle da poluição podem levar a altas concentrações de poluição no ar externo, especialmente de MPs finos, em grandes cidades nos países em desenvolvimento (p. ex., Nova Délhi).

Agradecimento *Os autores agradecem as contribuições do Dr. Frank Speizer à versão anterior deste capítulo.*

LEITURAS ADICIONAIS

Almberg KS et al: Progressive massive fibrosis resurgence identified in U.S. coal miners filing for Black Lung Benefits, 1970-2016. Ann Am Thorac Soc 15:1420, 2018.
Balmes JR: Household air pollution from domestic combustion of solid fuels and health. J Allergy Clin Immunol 143:1979, 2019.
Blanc PD et al: The occupational burden of nonmalignant respiratory diseases. An official American Thoracic Society and European Respiratory Society statement. Am J Respir Crit Care Med 199:1312, 2019.
Gauderman WJ et al: Association of improved air quality with lung development in children. N Engl J Med 372:905, 2015.
Leon-Jimenez A et al: Artificial stone silicosis: Rapid progression following exposure cessation. Chest 158:1060, 2020.
Musk AW et al: Asbestos-related diseases. Int J Tuberc Lung Dis 24:562, 2020.

290 Bronquiectasia
Rebecca M. Baron, Beverly W. Baron, Miriam Baron Barshak

O termo *bronquiectasia* refere-se à dilatação irreversível de via aérea que envolve o pulmão de forma focal ou difusa e que classicamente tem sido categorizada em cilíndrica ou tubular (o tipo mais comum), varicosa, ou cística. Este capítulo irá se concentrar, em grande medida, nas bronquiectasias não relacionadas à fibrose cística (FC). O leitor é referenciado ao Capítulo 291 para uma discussão mais detalhada sobre bronquiectasias na FC.

ETIOLOGIA

As bronquiectasias podem ter causas infecciosas ou não infecciosas (Tab. 290-1). O padrão de envolvimento pulmonar muitas vezes dá indícios sobre a etiologia subjacente. As *bronquiectasias focais* são aquelas que atingem regiões localizadas do pulmão e são causadas por obstrução de via aérea – que pode ser extrínseca (p. ex., devido à compressão produzida por linfadenopatia ou um tumor parenquimatoso com efeito de massa) ou intrínseca (p. ex., tumor de via aérea ou corpo estranho aspirado, fibrose ou estenose de via aérea ou atresia de brônquio em casos de subdesenvolvimento congênito de via aérea). A *bronquiectasia difusa* é caracterizada por alterações bronquiectásicas ao longo do pulmão e frequentemente é causada por processo de doença sistêmico ou infeccioso subjacente.

O envolvimento predominante dos campos pulmonares superiores é mais comum na FC e também é observado em casos de fibrose pós-radioterapia, correspondendo à região do pulmão envolvida pelo campo de tratamento. As bronquiectasias com envolvimento predominante dos campos pulmonares inferiores costumam ter origem em aspiração crônica recorrente (p. ex., causada por distúrbios da motilidade esofágica como os da esclerodermia), doença fibrótica pulmonar em estágio final (p. ex., bronquiectasia por tração causada por fibrose pulmonar idiopática) ou infecções recorrentes associadas à imunodeficiência (p. ex., hipogamaglobulinemia). As bronquiectasias resultantes de infecção por micobactéria não tuberculosa (MNT), na maioria dos casos o complexo *Mycobacterium avium-intracellulare* (MAC), frequentemente afetam os campos pulmonares médios. As causas congênitas de bronquiectasia com envolvimento predominante dos campos pulmonares médios incluem a síndrome da discinesia ciliar/dos cílios imóveis. Por fim, o envolvimento predominante das vias aéreas centrais é associado à aspergilose broncopulmonar alérgica (ABPA), na qual uma reação imunomediada a *Aspergillus* danifica a parede brônquica. As causas congênitas de bronquiectasia de vias aéreas centrais resultantes de deficiência cartilaginosa incluem traqueobroncomegalia (síndrome de Mounier-Kuhn) e síndrome de Williams-Campbell.

Em muitos casos, a etiologia da bronquiectasia não é esclarecida. Em séries de casos, até 25 a 50% dos pacientes encaminhados por bronquiectasia apresentam doença idiopática.

EPIDEMIOLOGIA

A prevalência geral de bronquiectasia nos Estados Unidos aumentou recentemente, mas sua epidemiologia varia muito em função da etiologia subjacente. Por exemplo, pacientes nascidos com FC muitas vezes desenvolvem bronquiectasia clinicamente significativa no final da adolescência ou no início da vida adulta, embora possa haver apresentações atípicas de FC em adultos na faixa de 30 a 50 anos. Por outro lado, as bronquiectasias causadas por infecção por MAC classicamente afetam mulheres não tabagistas com > 50 anos de idade. Em geral, a incidência de bronquiectasia aumenta com a idade. As bronquiectasias são mais comuns nas mulheres do que nos homens. As bronquiectasias também podem frequentemente ser codiagnosticadas com a doença pulmonar obstrutiva crônica (DPOC) ou a asma.

TABELA 290-1 ■ Principais etiologias das bronquiectasias e avaliação diagnóstica proposta

Padrão de envolvimento pulmonar	Etiologia por categorias (exemplos)	Avaliação
Focal	Obstrução (p. ex., aspiração de corpo estranho, efeito de massa tumoral)	Exame de imagem do tórax (radiografia e/ou tomografia computadorizada); broncoscopia
Difuso	Infecção (bacteriana, micobacteriana não tuberculosa)	Bacterioscopia com Gram/cultura de escarro; bacterioscopia/cultura para bacilo álcool-acidorresistente e fungos; se nenhum patógeno for identificado, considerar a possibilidade de broncoscopia com lavado broncoalveolar
	Imunodeficiência (hipogamaglobulinemia, infecção por vírus da imunodeficiência humana [HIV], bronquiolite obliterante após transplante de pulmão)	Hemograma completo com diferencial de leucócitos; dosagem de imunoglobulinas; teste para HIV
	Causas genéticas (fibrose cística, síndrome de Kartagener, deficiência de α_1-antitripsina)	Dosagem de cloreto no suor (para fibrose cística), dosagem de α_1-antitripsina; escovado/biópsia nasal ou do trato respiratório (para síndrome da discinesia ciliar/dos cílios imóveis); testes genéticos
	Causas autoimunes ou reumatológicas (artrite reumatoide, síndrome de Sjögren, doença inflamatória intestinal); doença imunomediada (aspergilose broncopulmonar alérgica)	Exame clínico com atenção às articulações, exames sorológicos (p. ex., fator reumatoide; considerar avaliação para aspergilose broncopulmonar alérgica, especialmente nos pacientes com asma refratária[a]
	Aspiração recorrente	Teste da função de deglutição e da força neuromuscular geral
	Outras (síndrome da unha amarela; bronquiectasia por tração em razão de fibrose pós-radioterapia ou fibrose pulmonar idiopática)	Orientada pelo estado clínico
	Idiopática	Exclusão das outras causas

[a]Teste cutâneo para reação a *Aspergillus*; dosagem de precipitinas séricas para *Aspergillus*, níveis séricos de IgE, eosinófilos séricos, etc.

Nas regiões onde a tuberculose é prevalente, a bronquiectasia ocorre mais frequentemente como sequela de infecção granulomatosa. É possível haver bronquiectasia focal por compressão extrínseca da via aérea por linfonodos granulomatosos aumentados e/ou por obstrução intrínseca resultante de erosão de um linfonodo calcificado através da parede da via aérea (p. ex., broncolitíase). Especialmente nos casos de tuberculose reativada, a destruição de parênquima pela infecção pode resultar em áreas de bronquiectasia mais difusas. Além dos casos associados à tuberculose, tem sido descrito um aumento na incidência de bronquiectasia não causada por FC com mecanismo subjacente não esclarecido, representando um problema significativo nos países em desenvolvimento. Sugeriu-se que a alta incidência de desnutrição em algumas regiões pode predispor à disfunção imune com desenvolvimento de bronquiectasia.

PATOGÊNESE E PATOLOGIA

O mecanismo mais citado para explicar a bronquiectasia infecciosa é a "hipótese do círculo vicioso", segundo a qual a suscetibilidade a infecções e a deficiência na depuração mucociliar resultam em colonização microbiana da árvore brônquica. Alguns microrganismos, como *Pseudomonas aeruginosa*, demonstram propensão específica para colonizar vias aéreas danificadas e escapar dos mecanismos de defesa do hospedeiro. A deficiência na depuração mucociliar pode resultar de doenças congênitas, como FC ou síndrome da discinesia ciliar; tem sido proposto que uma única infecção grave (p. ex., pneumonia causada por *Bordetella pertussis* ou *Mycoplasma pneumoniae*) pode resultar em lesão significativa das vias aéreas e em deficiência na depuração das secreções. A presença de microrganismos incita a persistência de reação inflamatória crônica com dano consequente da parede da via aérea, prejuízo contínuo da depuração de secreções e de microrganismos e propagação constante do ciclo infeccioso/inflamatório. Além disso, propôs-se que mediadores liberados diretamente pelas bactérias podem interferir na depuração mucociliar.

Trabalhos clássicos sobre a patologia da bronquiectasia realizados na década de 1950 demonstraram inflamação significativa na parede das vias aéreas de pequeno calibre e destruição da parede de vias maiores, assim como dilatação com perda de elastina, musculatura lisa e cartilagem. Propôs-se que células inflamatórias nas vias aéreas de pequeno calibre liberam proteases e outros mediadores, como espécies reativas do oxigênio e citocinas pró-inflamatórias, que danificam as paredes das vias aéreas de grande calibre. Ademais, o processo inflamatório em andamento nas vias aéreas de pequeno calibre resulta em obstrução da passagem de ar. Acredita-se que antiproteases, como a α_1-antitripsina, tenham papel importante na neutralização dos efeitos danosos da elastase de neutrófilos e no aumento na eliminação de bactérias. Têm sido observados *bronquiectasia* e enfisema em pacientes com deficiência de α_1-antitripsina.

Entre os mecanismos propostos para a bronquiectasia não infecciosa estão reações imunomediadas que causam danos à parede brônquica (p. ex., aquelas associadas a doenças autoimunes sistêmicas como síndrome de Sjögren e artrite reumatoide). Estudos recentes sugerem que possa existir um novo endofenótipo de bronquiectasias de pacientes com sensibilização a múltiplos alérgenos ambientais. A expressão *bronquiectasia por tração* refere-se à dilatação de vias aéreas secundárias a distorções do parênquima resultantes de fibrose pulmonar (p. ex., fibrose pós-radioterapia ou fibrose pulmonar idiopática).

MANIFESTAÇÕES CLÍNICAS

A apresentação clínica mais comum é tosse produtiva persistente com produção ativa de escarro espesso e viscoso. Os achados físicos frequentemente incluem estertores e sibilos à ausculta pulmonar; alguns pacientes com bronquiectasia apresentam baqueteamento digital. Nas provas de função pulmonar, costuma-se detectar padrão obstrutivo leve a moderado da via aérea, semelhante ao encontrado em pacientes com outros quadros, como a DPOC. Os quadros agudos de exacerbação de bronquiectasia em geral são caracterizados por alterações na natureza do escarro, com aumento de volume e purulência. Contudo, é possível que não estejam presentes os sinais e sintomas característicos de infecção pulmonar, como febre e infiltrados recentes.

DIAGNÓSTICO

O diagnóstico geralmente é feito com base na apresentação clínica, com tosse crônica e produção de escarro persistentes, acompanhadas por sinais radiográficos consistentes. Embora a radiografia do tórax tenha baixa sensibilidade, a presença do sinal do "trilho de trem" indicando dilatação de vias aéreas é consistente com o diagnóstico de bronquiectasia. A tomografia computadorizada (TC) do tórax é mais específica para bronquiectasia e é considerada a modalidade de imagem preferencial para confirmação do diagnóstico. Os sinais encontrados na TC incluem dilatação das vias aéreas (detectada como linhas paralelas em "trilho de trem" ou como "sinal do anel de sinete" – uma área de via aérea identificada em corte transversal com diâmetro no mínimo 1,5 vez superior ao dos vasos adjacentes), ausência de

ABORDAGEM AO PACIENTE

Bronquiectasia

A investigação do paciente com bronquiectasia inclui anamnese, imagem do tórax e avaliação diagnóstica para determinar a etiologia subjacente. A investigação de bronquiectasia focal quase sempre exige broncoscopia para excluir obstrução de via aérea por massa subjacente ou corpo estranho. Uma avaliação para bronquiectasia difusa deve incluir a pesquisa das principais etiologias (Tab. 290-1), com foco inicial na exclusão de FC. As provas de função pulmonar são um componente importante da avaliação funcional do paciente.

afinamento brônquico (incluindo a presença de estruturas tubulares a menos de 1 cm da superfície pleural), espessamento da parede brônquica das vias aéreas dilatadas, secreções condensadas (p. ex., com padrão de "árvore em brotamento") e cistos com origem na parede brônquica (especialmente evidentes na bronquiectasia cística) (Fig. 290-1).

TRATAMENTO

Bronquiectasia

O tratamento das bronquiectasias infecciosas deve ser dirigido ao controle da infecção ativa e à melhora na depuração de secreções e na higiene brônquica de forma a reduzir a carga microbiana dentro das vias aéreas e reduzir o risco de infecções repetidas.

ANTIBIOTICOTERAPIA

Deve-se administrar antibioticoterapia visando ao patógeno sabida ou presumivelmente causador (sendo que *Haemophilus influenzae* e *P. aeruginosa* são comumente isolados) nas exacerbações agudas, em geral no mínimo por 7 a 10 dias e talvez até 14 dias. A decisão sobre tratar MNT pode ser difícil, visto que esses microrganismos podem ser tanto colonizadores quanto patógenos e o tratamento prolongado não costuma ser bem tolerado. As diretrizes recomendam que os critérios diagnósticos para infecção clínica comprovada por MNT sejam considerados em pacientes com sintomas e achados radiográficos de doença pulmonar com no mínimo 2 amostras de escarro com cultura positiva; no mínimo 1 amostra obtida com lavado broncoalveolar (LBA) com cultura positiva; 1 amostra de biópsia revelando características histopatológicas de infecção por MNT (p. ex., granuloma ou bacterioscopia positiva para bacilo álcool-acidorresistente) além de 1 cultura de escarro positiva; ou amostra de líquido pleural (ou amostra de outro sítio extrapulmonar estéril) com cultura positiva. As cepas MAC são as MNTs mais comuns, e o esquema recomendado para pacientes HIV-negativos infectados com MAC sensível a macrolídeos inclui um macrolídeo combinado com rifampicina e etambutol. As diretrizes recomendam realizar teste de sensibilidade ao macrolídeo nos isolados de MAC clinicamente significativos.

HIGIENE BRÔNQUICA

Entre as diversas abordagens utilizadas para melhorar a depuração das secreções em pacientes com bronquiectasia estão hidratação, administração de mucolítico, aerossolização de broncodilatadores e de agentes hiperosmolares (p. ex., solução salina hipertônica), além de fisioterapia respiratória (p. ex., drenagem postural, tapotagem, ou uso de dispositivos como válvula de pressão expiratória positiva oscilante [*flutter*] ou colete externo torácico com oscilação de alta frequência). Reabilitação pulmonar e um programa de exercício regular podem auxiliar na depuração das secreções, assim como em outros aspectos da bronquiectasia, incluindo melhora da capacidade de exercício e melhor qualidade de vida. O mucolítico dornase (DNase) é rotineiramente recomendado nas bronquiectasias relacionadas com FC, mas não naquelas não relacionadas, em razão de problemas com ineficácia e possíveis efeitos danosos na população não FC.

TERAPIA ANTI-INFLAMATÓRIA

Tem sido proposto que o controle da resposta inflamatória pode ser benéfico aos pacientes com bronquiectasia e, em ensaios clínicos relativamente pequenos, obtiveram-se evidências de melhora da dispneia, redução da necessidade de β-agonistas inalatórios e redução na produção de escarro com o uso de glicocorticoides inalatórios. Contudo, não se observaram diferenças significativas na função pulmonar ou nas taxas de exacerbação da bronquiectasia. Os riscos de imunossupressão e de supressão suprarrenal devem ser cuidadosamente ponderados ao se optar por terapia com anti-inflamatórios em pacientes com bronquiectasia infecciosa. De qualquer forma, a administração de glicocorticoides por via oral/sistêmica pode ser uma medida importante no tratamento das bronquiectasias por determinadas etiologias, como ABPA ou bronquiectasia não infecciosa causada por doença subjacente, sobretudo aquelas em que parece haver uma doença autoimune em atividade (p. ex., artrite reumatoide ou síndrome de Sjögren). Os pacientes com ABPA também podem ser beneficiados com cursos longos de tratamento antifúngico por via oral com itraconazol.

CASOS REFRATÁRIOS

Em casos específicos, pode-se considerar a possibilidade de tratamento cirúrgico, com ressecção de área focal com supuração. Nos casos avançados, pode-se considerar a possibilidade de indicação de transplante pulmonar.

COMPLICAÇÕES

Nos casos mais graves de bronquiectasia infecciosa, infecções recorrentes e cursos repetidos de antibioticoterapia podem levar à resistência microbiana aos antibióticos. Em determinados casos, pode haver necessidade de usar associação de antibióticos com perfis independentes de toxicidade para tratar microrganismos resistentes.

Infecções recorrentes podem resultar em lesão dos vasos superficiais da mucosa, causando hemorragia e, nos casos mais graves, hemoptise potencialmente letal. O tratamento em caso de hemoptise maciça costuma exigir intubação para estabilização do paciente, identificação da fonte de sangramento e proteção do tecido pulmonar não sangrante. O controle do sangramento frequentemente implica embolização de artéria brônquica e, nos casos extremos, cirurgia.

PROGNÓSTICO

A evolução dos pacientes com bronquiectasia varia amplamente conforme a etiologia subjacente e as comorbidades e também pode ser influenciada pela frequência de exacerbações e (nos casos infecciosos) pelo patógeno específico envolvido (a colonização com *P. aeruginosa* está associada aos piores desfechos clínicos). É dada cada vez mais atenção para a definição de subfenótipos clínicos de bronquiectasias considerando as características clínicas, radiográficas e microbianas e para o desenvolvimento de ferramentas de avaliação da qualidade de vida e da gravidade da doença. Em um estudo, o declínio da função pulmonar em pacientes com bronquiectasia sem FC mostrou-se semelhante ao de pacientes com DPOC, com um declínio do volume expiratório forçado em 1 segundo (VEF_1) de 50 a 55 mL por ano em comparação com 20 a 30 mL por ano nos controles saudáveis.

PREVENÇÃO

A reversão do estado de imunodeficiência (p. ex., com administração de gamaglobulina para pacientes com deficiência de imunoglobulina) e a vacinação de pacientes com doenças respiratórias crônicas (p. ex., *influenza* e pneumococos) reduzem o risco de infecções recorrentes. Os pacientes tabagistas devem ser aconselhados a parar de fumar.

Após a resolução de infecção aguda em pacientes com recorrências (p. ex., ≥ 3 episódios por ano), propõe-se a utilização de antibióticos supressivos para minimizar a carga microbiana e reduzir a frequência das exacerbações. Embora haja menos consenso sobre essa abordagem em bronquiectasias não associadas à FC em comparação com as bronquiectasias da FC, pequenos estudos têm apoiado os benefícios de terapias selecionadas. Os possíveis tratamentos supressivos envolvem (1) administração de antibiótico por via oral (p. ex., ciprofloxacino) diariamente por 1 a 2 semanas por mês; (2) uso de esquema rotativo de antibióticos por via oral (para reduzir o risco de desenvolvimento de resistência a fármacos); (3) administração

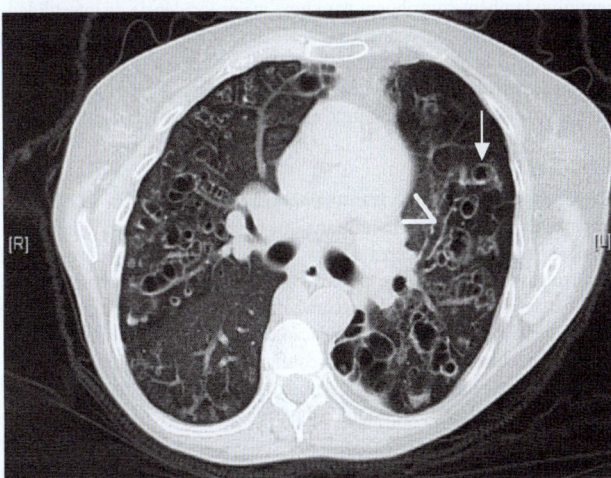

FIGURA 290-1 Tomografia computadorizada (TC) do tórax representativa de bronquiectasia grave. A TC deste paciente revela diversas vias aéreas intensamente dilatadas, vistas tanto em corte longitudinal (*ponta de seta*) quanto em corte transversal (*seta*).

de antibiótico macrolídeo (ver adiante) diariamente ou 3 vezes por semana (com mecanismo de possível benefício relacionado com propriedades não antimicrobianas, como efeito anti-inflamatório e redução de biofilmes bacilares de Gram-negativos); (4) inalação de antibióticos em aerossol (p. ex., solução de tobramicina para inalação) por pacientes selecionados em esquema rotativo (p. ex., 30 dias sim, 30 dias não) com o objetivo de reduzir a carga microbiana sem produzir os efeitos colaterais relacionados com a administração sistêmica do fármaco – outros estudos que avaliaram formulações inalatórias de aztreonam e ciprofloxacino mostraram resultados conflitantes, sugerindo que possa haver subpopulações de pacientes com bronquiectasias que podem se beneficiar de terapias específicas – e (5) administração intermitente de antibiótico por via intravenosa (p. ex., "limpezas") em pacientes com bronquiectasia mais grave e/ou patógenos resistentes. Com relação ao tratamento com macrolídeos (ponto 3, anteriormente), foram publicados alguns ensaios clínicos duplo-cegos, placebo-controlados e randomizados avaliando pacientes com bronquiectasia sem FC corroborando benefício com o uso de macrolídeos em longo prazo (azitromicina ou eritromicina por 6-12 meses) para redução das exacerbações de bronquiectasia, da produção de muco e do declínio na função pulmonar. Entretanto, dois desses estudos e uma metanálise também relataram aumento da resistência aos macrolídeos em patógenos comensais, o que reduziu o entusiasmo quanto ao uso universal de macrolídeos nesse cenário e levantou a questão sobre se haveria um subgrupo específico de pacientes com bronquiectasia sem FC com alta morbidade para o qual os benefícios com o uso em longo prazo de macrolídeos superariam os riscos de desenvolvimento de resistência ao antibiótico. Particularmente, o desenvolvimento de MNT resistente aos macrolídeos é uma preocupação potencial, que dificulta muito o tratamento desses patógenos. Além disso, os pacientes com diferentes padrões de colonização microbiana podem não experimentar benefícios semelhantes com a terapia de macrolídeos. Assim, antes de se considerar a terapia crônica com macrolídeos, é aconselhável descartar a infecção por MNT e considerar cuidadosamente a situação do paciente, obtendo um eletrocardiograma para descartar um intervalo QT prolongado que poderia colocar o paciente sob risco aumentado para arritmias.

Além disso, a atenção permanente com a higiene brônquica pode promover a depuração das secreções e reduzir a carga microbiana nas vias aéreas.

LEITURAS ADICIONAIS

Chalmers JD, Chotirmall SH: Bronchiectasis: New therapies and new perspectives. Lancet Respir Med 6:715, 2018.

Henkle E et al: Characteristics and health-care utilization history of patients with bronchiectasis in US Medicare enrollees with prescription drug plans, 2006-2014. Chest 154:1311, 2018.

Mac Aogáin M et al: Distinct "immunoallertypes" of disease and high frequencies of sensitization in non-cystic fibrosis bronchiectasis. Am J Respir Crit Care Med 199:842, 2019.

Wang D et al: Meta-analysis of macrolide maintenance therapy for prevention of disease exacerbations in patients with noncystic fibrosis bronchiectasis. Medicine (Baltimore) 98:e15285, 2019.

291 Fibrose cística
Eric J. Sorscher

CARACTERÍSTICAS CLÍNICAS

A fibrose cística (FC) é uma exocrinopatia autossômica recessiva que afeta múltiplos tecidos epiteliais. O produto gênico responsável pela FC (o regulador da condutância transmembrana da fibrose cística [CFTR, do inglês *cystic fibrosis transmembrane conductance regulator*]) funciona como um canal iônico nas membranas plasmáticas apicais (luminais) das células epiteliais e regula o volume e a composição da secreção exócrina. Um entendimento cada vez mais sofisticado da genética molecular e da bioquímica da proteína de membrana do CFTR tem possibilitado a descoberta de medicamentos para FC, com diversos agentes recentemente aprovados que transformaram o quadro clínico de muitas pessoas com a doença.

Manifestações respiratórias
A principal causa de morbimortalidade associada à FC é atribuída ao comprometimento pulmonar, caracterizado por abundantes secreções pulmonares hiperviscosas e aderentes que causam obstrução das vias aéreas de pequeno e médio calibres. As secreções respiratórias na FC são extremamente difíceis de serem eliminadas, e uma microbiota complexa, que inclui *Staphylococcus aureus*, *Haemophilus influenzae* e *Pseudomonas aeruginosa* (entre outros patógenos; ver adiante), é cultivada rotineiramente a partir do escarro na FC. Análises de microbioma identificaram dezenas de outras espécies bacterianas nos pulmões com FC, embora a relação entre esses microrganismos não tão bem caracterizados e a progressão da doença ainda não tenha sido determinada. O processo inflamatório intenso no contexto de muco espesso e infecção bacteriana crônica levam à lesão do tecido adjacente, agravando ainda mais a deterioração respiratória. Microrganismos como *P. aeruginosa* apresentam uma patogênese característica; um evento-sentinela e de colonização precoce frequentemente leva à infecção pulmonar prolongada por uma mesma cepa genética. Durante um período de muitos anos, *P. aeruginosa* evoluiu nos pulmões com FC, adotando um fenótipo mucoide (atribuído à liberação do exoproduto alginato), que confere vantagem seletiva ao patógeno e pior prognóstico para o hospedeiro.

Achados pancreáticos
O nome completo da doença, *fibrose cística do pâncreas*, refere-se à profunda destruição tecidual do pâncreas exócrino, com cicatrizes fibróticas e/ou substituição de gordura, formação de cistos, perda de tecido acinar e ablação da arquitetura normal do pâncreas. Assim como acontece no pulmão, as secreções exócrinas espessas (algumas vezes chamadas de *concreções*) causam obstrução dos ductos pancreáticos e comprometem a produção e o fluxo de enzimas digestivas para o duodeno. As sequelas da insuficiência pancreática exócrina incluem má absorção crônica, déficit de crescimento, insuficiência de vitaminas lipossolúveis, níveis elevados de tripsinogênio imunorreativo no sangue (um teste diagnóstico usado no rastreamento de recém-nascidos) e perda de massa celular das ilhotas pancreáticas. O diabetes melito relacionado à FC é uma manifestação que ocorre em > 30% dos adultos com a doença, sendo provavelmente de natureza multifatorial (atribuído à destruição/disfunção progressiva do pâncreas endócrino e, em alguns casos, à resistência insulínica ou outros fatores).

Outros sistemas orgânicos comprometidos
Como ocorre com pulmões e pâncreas na FC, as secreções espessas comprometem diversos tecidos exócrinos. A obstrução de ductos biliares intra-hepáticos e a fibrose parenquimatosa são comumente observadas em amostras patológicas, com cirrose multilobular em 4 a 15% dos pacientes com FC, tendo uma insuficiência hepática significativa como manifestação resultante entre adultos. Em geral, o conteúdo intestinal é de difícil excreção, podendo ocasionar íleo meconial (uma ocorrência em 10-20% dos recém-nascidos com FC) ou obstrução intestinal distal em indivíduos mais velhos. Os homens com FC costumam apresentar involução completa do ducto deferente e infertilidade (apesar da espermatogênese funcional), e cerca de 99% deles são inférteis. A etiologia desse dramático defeito anatômico no sistema geniturinário masculino não é bem compreendida, porém pode representar uma anomalia do desenvolvimento secundária à secreção epitelial imprópria pelos ductos ou estruturas associadas. Os homens com FC podem ter filhos por meio de fertilização *in vitro*. As anormalidades das secreções do aparelho reprodutor feminino também contribuem para uma maior incidência de infertilidade entre as mulheres com a doença. Evidências radiográficas de sinusite são observadas na maioria dos pacientes com FC e estão associadas a microrganismos semelhantes àqueles encontrados nas vias aéreas inferiores, sugerindo que os seios nasais possam funcionar como um reservatório bacteriano.

PATOGÊNESE

Regulador da condutância transmembrana da fibrose cística
O CFTR é uma proteína integral de membrana que atua como um canal iônico epitelial. A molécula com cerca de 1.480 aminoácidos representa um canal passivo para o transporte de cloreto e bicarbonato através das membranas plasmáticas de tecidos epiteliais, com a direção do fluxo iônico dependente do gradiente eletroquímico. A regulação do CFTR sofre uma alteração conformacional que alterna entre uma configuração aberta e uma fechada e é aumentada pela hidrólise do trifosfato de adenosina (ATP, do inglês *adenosine triphosphate*). O fluxo aniônico mediado pelo CFTR não envolve transporte ativo contra um gradiente de concentração, porém utiliza a energia fornecida pela hidrólise do ATP como uma peça-chave da mecanoquímica e da regulação de abertura e fechamento do canal iônico.

O CFTR está situado na membrana plasmática apical das células acinares e de outras células epiteliais, onde regula a quantidade e a composição da secreção pelas glândulas exócrinas. Em diversos epitélios, a liberação de cloreto e de bicarbonato através do CFTR é seguida passivamente pelo fluxo de água por outras vias, auxiliando a mobilização e a depuração de produtos exócrinos. Ao longo da mucosa respiratória, o CFTR é necessário para fornecer profundidade suficiente à camada de líquido periciliar (CLP), permitindo uma extensão ciliar normal e o transporte mucociliar. As células das vias aéreas deficientes em CFTR exibem CLP depletada, causando colapso ciliar e falha na eliminação do muco adjacente (Vídeo 291-1). Nas glândulas submucosas das vias aéreas, o CFTR é expresso nos ácinos e pode participar tanto da formação de muco quanto da extrusão de secreção glandular na superfície das vias aéreas (Fig. 291-1). Em outras glândulas exócrinas caracterizadas pela ausência de transporte de muco (p. ex., ácinos e ductos pancreáticos, além de canalículos biliares e secreções intestinais) estão implicados mecanismos patogênicos semelhantes. Nesses tecidos, acredita-se que uma força motriz para a secreção apical de cloreto e/ou bicarbonato promova a liberação de fluido e eletrólitos mediada por CFTR para o interior do lúmen, o que confere uma reologia adequada de mucinas e de outros produtos exócrinos. A falha desse mecanismo interrompe a hidratação normal e o transporte da secreção glandular e é considerada a causa da obstrução, com lesão tecidual concomitante.

Inflamação e remodelamento pulmonar Nas vias aéreas da FC, ocorre uma resposta inflamatória neutrofílica agressiva, com liberação de proteases e oxidantes, levando ao remodelamento dessas vias aéreas e à bronquiectasia. A inflamação pulmonar intensa se deve, em grande parte, à infecção respiratória crônica. Os macrófagos e outras células dos pulmões da FC aumentam a formação de citocinas pró-inflamatórias, que contribuem para as respostas imunes inata e adaptativa. As anormalidades da composição do fluido da superfície das vias aéreas (p. ex., pH), dependentes do CFTR, têm sido consideradas como contribuintes para o deficiente controle bacteriano nos pulmões da FC. O papel do CFTR como mediador direto de resposta inflamatória e/ou remodelamento pulmonar representa uma importante área de pesquisa.

GENÉTICA MOLECULAR

O sequenciamento do DNA do CFTR de pacientes (e outras pessoas) de todo o mundo revelou > 1.600 mutações alélicas; várias centenas destas têm sido bem caracterizadas como variantes causadoras da doença. A distinção de transversões nucleotídicas isoladas ou de outros polimorfismos de relevância causal pode, algumas vezes, representar um desafio significativo. O sequenciamento do CFTR2 (*www.cftr2.org/*) ajuda a delinear variantes gênicas com um papel etiológico definido.

Os defeitos no CFTR que sabidamente causam doenças são, em geral, classificados com base no seu mecanismo molecular. Por exemplo, a mutação comum F508del (a nomenclatura denota omissão de um único resíduo de fenilalanina [F] na posição 508 do CFTR) leva a uma anormalidade de dobramento reconhecida pelas vias de controle de qualidade celular. O CFTR que codifica F508del retém parte da função do canal iônico, porém a maturação da proteína é interrompida no retículo endoplasmático e o CFTR não chega à membrana plasmática. Em vez disso, o CFTR F508del é desviado e sofre degradação associada ao retículo endoplasmático via proteassoma. Mutações no *CFTR* que interrompem a maturação da proteína são chamadas de defeitos de classe II e representam, sem dúvida, as anormalidades genéticas mais comuns. A F508del representa sozinha cerca de 70% dos alelos deficientes do *CFTR* nos Estados Unidos, onde em torno de 90% dos indivíduos com FC são portadores de pelo menos uma mutação de F508del. (Ver Vídeo 291-1.)

Outros defeitos genéticos incluem os canais iônicos CFTR, que são transportados adequadamente para a superfície apical da célula, porém são incapazes de se abrir e/ou fechar. As proteínas que funcionam como canais incluem a G551D (uma substituição de glicina por ácido aspártico na posição 551 do CFTR), que leva a uma incapacidade de transportar Cl^- ou HCO_3^- (uma anormalidade de classe III). Indivíduos com pelo menos um alelo G551D representam cerca de 4% dos pacientes com FC. As mutações *nonsense* do *CFTR*, como G542X, R553X e W1282X (o códon de terminação prematura substitui glicina, arginina ou triptofano nas posições 542, 553 ou 1.282, respectivamente), estão entre os defeitos mais comuns de classe I, junto com deleções amplas ou outras rupturas maiores do gene. A mutação W1282X, por exemplo, é prevalente entre indivíduos de descendência asquenaze e é um genótipo predominante de FC em Israel. Categorias adicionais de mutações no *CFTR* incluem defeitos no poro do canal iônico (classe IV), no *splicing* do RNA (classe V) e aumento no *turnover* da membrana plasmática (classe VI) (Fig. 291-2).

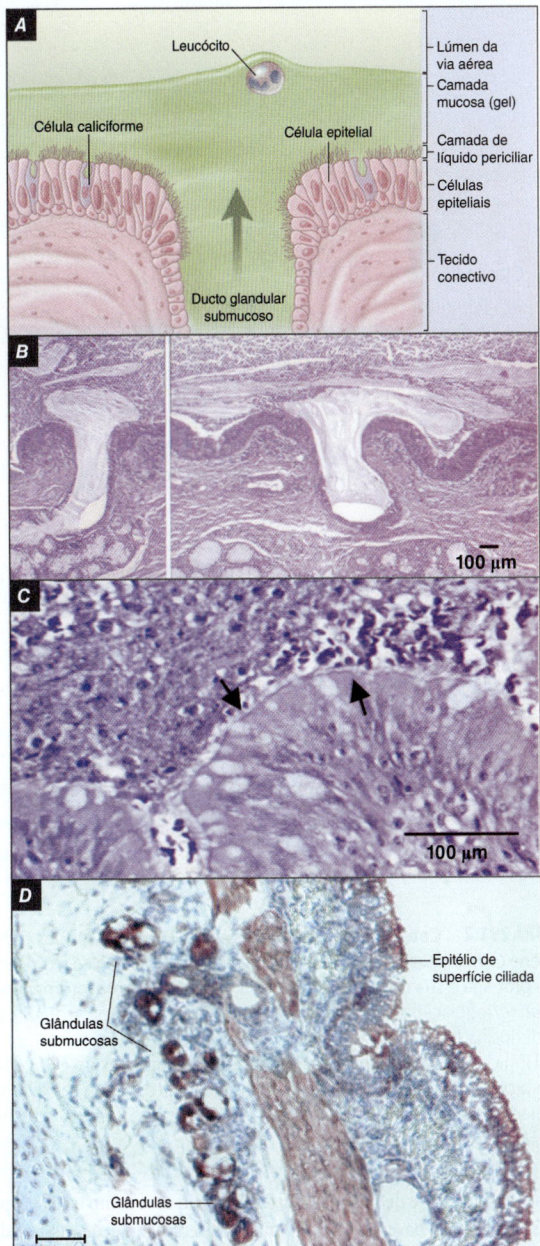

FIGURA 291-1 Extrusão da secreção de muco sobre a superfície epitelial das vias aéreas na fibrose cística (FC). ***A.*** Representação esquemática do epitélio de superfície e da estrutura glandular das vias aéreas humanas. ***B.*** As glândulas submucosas de um paciente com FC são preenchidas por muco, e resíduos mucopurulentos se acumulam nas superfícies das vias aéreas, praticamente cobrindo o epitélio. ***C.*** Visão aumentada de um tampão mucoso fortemente aderido à superfície das vias aéreas, com as *setas* indicando a interface entre as secreções infectadas e inflamadas e o epitélio adjacente ao qual as secreções aderem. (Tanto ***B*** quanto ***C*** foram corados com hematoxilina e eosina, com as cores modificadas para evidenciar estruturas.) As secreções infectadas causam obstrução das vias aéreas e, ao longo do tempo, rompem dramaticamente a arquitetura normal do pulmão. ***D.*** O CFTR se expressa no epitélio da superfície e nas células serosas da base das glândulas submucosas em uma amostra pulmonar de porco, demonstrado pela coloração escura, denotando a ligação dos anticorpos anti-CFTR às estruturas epiteliais (detecção de peroxidase de raiz forte com aminoetilcarbazol com contracoloração de hematoxilina). *(De SM Rowe, S Miller, EJ Sorscher: Cystic Fibrosis. N Engl J Med 352:1992, 2005. Copyright © 2005 Massachusetts Medical Society. Reimpressa, com autorização, de Massachusetts Medical Society.)*

DIAGNÓSTICO

Durante a última década, o rastreamento de recém-nascidos levou à maioria dos diagnósticos de FC, com a confirmação feita por meio da análise de

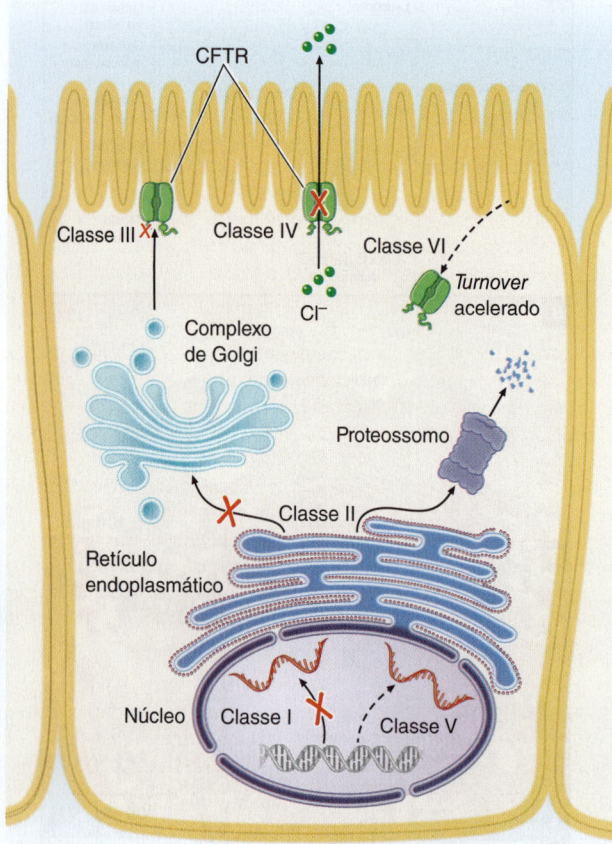

FIGURA 291-2 Categorias de mutações em CFTR. As classes dos defeitos no gene *CFTR* incluem a ausência de síntese (classe I); a maturação deficiente da proteína e sua degradação prematura (classe II); o comprometimento do *gating*/regulação, como a redução da ligação e da hidrólise de trifosfato de adenosina (ATP) (classe III); a condutância deficiente através do poro do canal iônico (classe IV); um número reduzido de transcritos do *CFTR* devido a um promotor ou a uma anormalidade no *splicing* (classe V); e um *turnover* acelerado da superfície celular (classe VI). *(De SM Rowe, S Miller, EJ Sorscher: N Engl J Med 352:1992, 2005.)*

mutações do *CFTR* e de medidas de eletrólitos no suor como os testes principais. A avaliação baseada no DNA analisa diversas mutações associadas à doença; painéis que identificam até cerca de 330 variantes de *CFTR* estão disponíveis em diversos laboratórios de saúde pública ou privada. Nos casos difíceis, o sequenciamento exônico completo do *CFTR* aliado à análise de junção de *splicing* e elementos reguladores-chave podem ser obtidos.

Os eletrólitos presentes no suor após iontoforese por pilocarpina ainda representam um elemento diagnóstico fundamental, com os níveis de cloreto significativamente elevados na FC quando comparados aos indivíduos sem a doença. O teste do suor é altamente específico e serviu como base diagnóstica por muitas décadas até a disponibilidade da genotipagem do *CFTR*. Notavelmente, a hiperviscosidade do suor écrino não é uma característica clínica da doença. Os ductos sudoríparos reabsorvem cloreto a partir de uma secreção primária do suor produzida pela espiral glandular. O mau funcionamento do CFTR leva a uma redução na captação de cloreto a partir do lúmen do ducto, e o suor surge na pele com níveis elevados de cloreto. Na situação atípica em que tanto o genótipo do *CFTR* quanto os eletrólitos do suor são inconclusivos, a avaliação *in vivo* do transporte iônico através das vias aéreas nasais pode servir como teste específico para a FC e é utilizado por diversos centros de referência. Por exemplo, a separação de carga transepitelial elevada (sódio-dependente) no tecido epitelial das vias aéreas e a falha persistente de secreção de cloreto isoproterenol-dependente (via CFTR) representam achados bioelétricos específicos da doença. Medições da atividade do CFTR em biópsias excisionais da mucosa retal também podem ser obtidas.

COMPLEXIDADE DE UM FENÓTIPO DE FIBROSE CÍSTICA

Antes do rastreamento dos recém-nascidos, a FC se apresentava classicamente na infância com tosse produtiva crônica, má absorção (incluindo esteatorreia), e atraso de crescimento. A doença é mais comum em pessoas brancas (cerca de 1 a cada 3.300 nascidos vivos) e muito menos frequente em pessoas negras (cerca de 1 a cada 10.000) e asiáticas (aproximadamente 1 a cada 33.000). Vários defeitos "graves" que comprometem a atividade do CFTR (incluindo F508del, G551D e alelos truncados) são preditivos de insuficiência pancreática, a qual é clinicamente evidente em cerca de 90% dos indivíduos com a doença. Dadas as poucas correlações genótipo-fenótipo, o genótipo representa um fraco preditor do prognóstico respiratório geral.

Foi bem descrito um espectro de condições relacionadas ao CFTR com características que lembram a FC clássica. Além do envolvimento de múltiplos órgãos, formas atenuadas como a ausência bilateral congênita isolada do ducto deferente ou a pancreatite (sem outros achados em sistemas orgânicos) estão fortemente associadas às mutações em pelo menos um alelo do *CFTR*. Embora a FC seja uma doença monogênica clássica, tem sido dada especial atenção aos modificadores gênicos que não atuam no *CFTR*, assim como às proteínas que regulam o fluxo iônico, as vias inflamatórias e o remodelamento das vias aéreas, pelo fato de influenciarem o curso clínico da doença. Por exemplo, a magnitude da reabsorção de sódio transepitelial nas vias aéreas da FC, que auxilia o controle da penetração e da composição do líquido periciliar, é fortemente influenciada pelo CFTR e representa um alvo molecular para a intervenção.

MODULADORES DO CFTR

Potenciação da regulação do CFTR mutante Um esforço intenso dirigido à análise farmacológica de alto rendimento por meio de grandes bancos de dados de compostos (incluindo milhões de agentes individuais) tem identificado novas abordagens efetivas para a terapia da FC. O primeiro composto aprovado nessa classe, o ivacaftor, potencializa fortemente a abertura do canal do CFTR e estimula o transporte iônico. Esse medicamento compensa a regulação deficiente de G551D-CFTR, e os indivíduos portadores dessa mutação exibem uma melhora pronunciada na função pulmonar, ganho de peso e outros benefícios clínicos após o tratamento oral. Os valores no teste de cloreto no suor também diminuem significativamente com o fármaco. Antes do ivacaftor, nenhuma intervenção clínica de qualquer tipo havia sido capaz de reverter o fenótipo do suor na FC. Além da G551D, o fármaco foi aprovado nos Estados Unidos para outras 96 variantes de *CFTR*. Estudos com a administração por vários anos indicam uma melhora respiratória durável. O ivacaftor tem sido considerado o precursor de uma nova era para a terapia da FC, dirigida ao manejo das causas fundamentais da doença.

Correção do defeito de processamento da F508del O lumacaftor e o tezacaftor, duas moléculas "corretoras" aprovadas pela Food and Drug Administration (FDA) dos Estados Unidos como reparadoras do enovelamento errado de CFTR (diferentemente de "potencializadores" da regulação de CFTR, como o ivacaftor), superam parcialmente o defeito de biogênese F508del do CFTR. Esses fármacos promovem a localização na superfície celular de F508del do CFTR. As formulações de lumacaftor ou tezacaftor (junto com ivacaftor para potencializar a abertura dos canais) conferem uma melhora modesta na função pulmonar em pessoas homozigotas para F508del (cerca de 45% da população com FC nos Estados Unidos). O elexacaftor, um corretor de última geração que opera por meio de um mecanismo de ação diferente, está aprovado pela FDA em combinação com o tezacaftor e o ivacaftor para pacientes com FC que codificam pelo menos uma variante F508del (independentemente das outras mutações em *CFTR*), além de uma série de defeitos de CFTR menos comuns. Essa terapia combinada tripla (TCT) pode beneficiar > 90% das pessoas com a doença. Foram demonstrados um aumento expressivo no volume expiratório forçado em 1 segundo (VEF_1), menos exacerbações respiratórias, melhora da qualidade de vida e redução do cloreto no suor em pacientes após a TCT, levando à designação de "tratamentos moduladores altamente efetivos" (TMAEs). Por exemplo, entre pacientes portadores de uma F508del junto com uma variante de função mínima de *CFTR*, o VEF_1 (% do previsto) melhorou em cerca de 14% ao longo de 4 a 24 semanas de tratamento. É necessário monitoramento da função hepática dos pacientes que começam a receber TCTs, devendo-se atentar para as interações farmacológicas, incluindo efeitos mediados por CYP3A. **(Ver Vídeo 291-2A, B.)**

Terapias moleculares personalizadas O advento dos moduladores de CFTR com forte impacto clínico renovou o otimismo com relação ao tratamento de pacientes com FC. Com base no grande número de mutações de *CFTR* causadoras de doença, juntamente com a capacidade de agrupá-las em categorias moleculares (Fig. 291-2), a FC tem sido considerada uma condição ideal para o tratamento farmacológico personalizado (ou seja, mecanisticamente ajustado). Dito isso, muitas variantes de CFTR claramente exibem múltiplas anormalidades moleculares (em mais de uma subclasse mecanística), e, assim, os compostos moduladores podem fornecer benefícios em várias subcategorias da doença. Dessa forma, a descoberta de fármacos para o CFTR, embora altamente bem-sucedida, deveria ser vista como sendo menos "personalizada" ou "precisa" do que originalmente previsto. Além disso, os dados clínicos indicam que um subgrupo de pessoas com F508del responde pouco à TCT. A compreensão dos determinantes multifatoriais que fazem a intermediação entre a resposta favorável ao fármaco e o risco de toxicidade (p. ex., outros *loci* genômicos que não *CFTR*, características epigenéticas/ambientais, alelos *CFTR* complexos com polimorfismos numerosos) constitui um importante objetivo para futuras pesquisas nessa área.

Outros desafios envolvendo a terapia de precisão da FC O alto custo desses compostos moduladores tem restringido o reembolso de terceiros apenas à inclusão dos genótipos específicos para os quais a aprovação da FDA ou de outras agências reguladoras foi obtida. Assim, o acesso a moduladores potencialmente eficazes para pacientes com defeitos muito raros de CFTR, além de sua prescrição não aprovada (*off-label*), é, em grande parte, impedido. Além disso, os ensaios clínicos que visam expandir as indicações formais podem ser difíceis de organizar devido ao pequeno número de pacientes portadores desses alelos ultrarraros. Os modelos *in vitro* demonstrados para predizer a resposta clínica aos moduladores são comprovadamente úteis nesse cenário (p. ex., estudos de monocamadas epiteliais de via aérea primária ou de outros tipos bem validados, e culturas organoides) e estão avançando como forma potencial de expandir a aprovação regulatória para variantes incomuns.

O progresso na descoberta de fármacos para FC é emblemático do que poderia ser realizado em outras condições hereditárias refratárias usando uma abordagem baseada no mecanismo molecular e no rastreamento de compostos em bancos de dados imparciais. A manipulação genética (transferência de gene *CFTR*, edição de certos tipos de genoma, etc.) e os tratamentos com células progenitoras da via aérea abrangem estratégias experimentais menos dependentes de uma mutação específica (ou seja, personalizada) de *CFTR*. Essas abordagens exigirão uma administração eficiente, durável e segura *in vivo*, com ênfase particular na doença pulmonar da FC.

TERAPIA DIRIGIDA PARA AS SEQUELAS DA FIBROSE CÍSTICA
Manejo ambulatorial crônico incluindo a relação com moduladores O tratamento-padrão para pacientes com FC é intensivo, com regimes ambulatoriais que incluem administração de enzimas pancreáticas exógenas nas refeições, suplementação nutricional, medicação anti-inflamatória, broncodilatadores e administração crônica ou periódica de antibióticos orais ou em aerossol (p. ex., como terapia de manutenção para pacientes com *P. aeruginosa*). Os aerossóis de DNAse recombinante (fitas de DNA degradadas que contribuem para a viscosidade do muco) e a nebulização com solução hipertônica (para aumentar a penetração da CLP, ativar a depuração mucociliar e mobilizar as secreções espessadas das vias aéreas) são administrados rotineiramente. A fisioterapia respiratória várias vezes ao dia é uma forma de promover a eliminação do muco das vias aéreas. Entre adultos com FC, a má absorção, a inflamação crônica e as anormalidades endócrinas podem levar a uma mineralização óssea deficiente, exigindo tratamento com vitamina D, cálcio e outras avaliações. O tempo, a complexidade e o custo do tratamento domiciliar são consideráveis e têm um impacto significativo nos pacientes e seus familiares.

As sequelas crônicas da FC têm recebido bastante atenção na era do tratamento modulador altamente efetivo, pois os pacientes com doença pulmonar por FC estabelecida que recebem TCT ou outras formulações continuam a exibir inflamação e infecção respiratória apesar da melhora clínica. Além disso, o impacto dos moduladores de CFTR ainda não foi bem caracterizado para as manifestações extrapulmonares da doença. Melhores tratamentos que têm como alvo a inflamação/infecção respiratória persistente, as deficiências nutricionais, as anormalidades hepáticas e endócrinas, a estase de muco e outras características que persistem apesar do tratamento modulador permanecem sendo uma prioridade. As oportunidades para definir melhor esses aspectos da FC e simplificar os regimes terapêuticos entre os pacientes que começaram recentemente a receber a TCT são o foco de vários ensaios clínicos multicêntricos.

Exacerbação pulmonar A exacerbação respiratória grave na FC costuma ser tratada em regime de internação hospitalar, a fim de se realizar fisioterapia respiratória frequente e administração de antibióticos parenterais dirigidos contra patógenos bacterianos (em geral, multirresistentes). A intervenção vigorosa nesse momento poderá restaurar uma parcela importante da função pulmonar, porém a perda cumulativa e progressiva da reserva pulmonar tem representado a história natural da doença. Indicadores de mau prognóstico, como cultura de escarro contendo o complexo *Burkholderia cepacia*, *P. aeruginosa* mucoide ou micobactérias atípicas, são rigorosamente monitorados nos pacientes com FC. Também tem sido observada uma incidência crescente de *S. aureus* resistente à meticilina, que pode estar associada a desfechos ruins. A cobertura antibiótica típica de um paciente internado inclui terapia combinada com um aminoglicosídeo e um β-lactâmico por pelo menos 14 dias. A máxima melhora da função pulmonar costuma ser obtida em 8 a 10 dias nesse cenário, embora a duração ideal da terapia seja um tópico de investigação continuada. Muitas famílias escolhem o tratamento parenteral domiciliar com antibióticos, mas são necessários estudos adicionais para que sejam avaliadas as combinações específicas de fármacos, a duração da terapia e o tratamento domiciliar *versus* hospitalar. Outras complicações respiratórias da FC que poderão demandar hospitalização incluem a hemoptise e o pneumotórax. A hipersensibilidade a *Aspergillus* (aspergilose broncopulmonar alérgica) ocorre em aproximadamente 5% dos indivíduos com a doença e deverá ser considerada na ausência de resposta favorável ao tratamento hospitalar vigoroso. A contribuição de infecções virais (incluindo o SARS-CoV-2) para o declínio respiratório agudo na FC representa uma área de muito interesse clínico.

Transplante de pulmão No caso de insuficiência pulmonar em fase final na FC, o transplante é uma opção terapêutica viável, com sobrevida média > 9 anos entre adultos com a doença. A determinação do momento ideal para a cirurgia representa um desafio substancial em pacientes com comprometimento respiratório grave, particularmente porque a persistente taxa de declínio funcional e o risco individualizado de morte pelo transplante podem ser difíceis de prever. Mensurações do VEF_1 < 30% do previsto, juntamente com outros parâmetros clínicos (frequência de hospitalização, necessidade de oxigênio suplementar, etc.), são usadas como gatilhos para o encaminhamento para o transplante, embora, para pacientes com condições como hipertensão pulmonar significativa, níveis maiores de VEF_1 possam ser considerados. Com base no prognóstico clínico e em outras características, os pacientes elegíveis e suas famílias, algumas vezes, não buscam essa opção cirúrgica. A melhor abordagem para a tomada de decisão é a discussão precoce com profissionais de saúde especializados em manejo clínico da FC e em transplante.

MELHORA DA QUALIDADE DE VIDA NA FIBROSE CÍSTICA
Como resultado direto dos avanços na pesquisa básica, os moduladores e outras terapias estão transformando a FC de uma doença que historicamente levava ao óbito no início da infância a uma condição com sobrevida frequente até a quarta década de vida ou mais. Embora o início da terapia moduladora em crianças pequenas possa estender a longevidade ainda mais ao reduzir a evolução do dano pulmonar, essa predição necessitará de uma avaliação formal. À medida que as terapias moduladoras avançam, serão necessárias abordagens de manejo cuidadosamente padronizadas. Protocolos bem-definidos para o cuidado da FC estão amplamente estabelecidos, incluindo limiares para admissão hospitalar, regimes de antibióticos, normas nutricionais, periodicidade de testes diagnósticos e outros parâmetros clínicos. Essas recomendações são aceitas nos centros especializados de tratamento para FC e em outros programas acreditados. Essas medidas têm levado a melhorias acentuadas na função pulmonar, ganho de peso, índice de massa corporal e outros desfechos clínicos nos pacientes com a doença. Espera-se que a mesma abordagem otimize os benefícios atribuíveis à modulação de CFTR. Os protocolos padronizados para a terapia da FC podem ser acessados em *https://www.cff.org/medical-professionals/clinical-care-guidelines* ou por meio de várias excelentes revisões.

CONSIDERAÇÕES GLOBAIS
O rastreamento para FC no recém-nascido é universal nos Estados Unidos, nas províncias canadenses, na Austrália, na Nova Zelândia e em grande parte da Europa, e facilita a intervenção precoce. Espera-se que as terapias nutricionais, entre outras, instituídas precocemente promovam a qualidade de vida e o aumento da longevidade. A implementação global de medidas

de melhora da qualidade e do acesso aos novos tratamentos se tornou cada vez mais imperativa. Por exemplo, a sobrevida média entre pessoas com FC é < 30 anos na maior parte da América Latina (em comparação com > 45 anos nos Estados Unidos). O prognóstico menos favorável é atribuível, em parte, à ausência de métodos diagnósticos difundidos (i.e., rastreamento de recém-nascidos, teste do suor e análise genética ajustada à origem étnica) e ao acesso insuficiente ao cuidado interdisciplinar de vanguarda. Espera-se que esforços para a aplicação do manejo de ponta em populações de pacientes subdiagnosticadas e com atendimento insuficiente para FC melhorem os desfechos e reduzam as disparidades de saúde no futuro.

LEITURAS ADICIONAIS

Farrell PM et al: The impact of the CFTR gene discovery on cystic fibrosis diagnosis, counseling, and preventive therapy. Genes 11:401, 2020.

Huang YJ, LiPuma JJ: The microbiome in cystic fibrosis. Clin Chest Med 37:59, 2016.

Keating D et al: VX-445-tezacaftor-ivacator in patients with cystic fibrosis and one or two Phe508del alleles. N Engl J Med 379:1612, 2018.

Manfredi C et al: Making precision medicine personal for cystic fibrosis. Science 365:220, 2019.

Middleton PG et al: Elexacaftor-tezacaftor-ivacaftor for cystic fibrosis with a single Phe508del allele. N Engl J Med 381:1809, 2019.

Ramos KJ et al: Lung transplant referral for individuals with cystic fibrosis: Cystic Fibrosis Foundation consensus guidelines. J Cyst Fibros 18:321, 2019.

Sosnay PR et al: Defining the disease liability of variants in the cystic fibrosis transmembrane conductance regulator gene. Nat Genet 45:1160, 2013.

Stevens DP, Marshall BC: A decade of healthcare improvement in cystic fibrosis: Lessons for other chronic diseases. BMJ Qual Saf 23:i1, 2014.

Stoltz DA et al: Origins of cystic fibrosis lung disease. N Engl J Med 372:351, 2015.

VÍDEO 291-1 **Papel do CFTR durante a depuração mucociliar nas vias aéreas.** As sequências iniciais do vídeo mostram o estabelecimento da camada de líquido periciliar normal banhando o epitélio das vias aéreas de superfície, com as esferas representando os íons cloreto e bicarbonato secretados pelo CFTR e através da superfície respiratória apical (mucosa). As sequências finais do vídeo descrevem a falha do transporte aniônico do CFTR e a resultante depleção da camada periciliar, a "aglomeração" de cílios contra a superfície da mucosa e o acúmulo de muco nas vias aéreas com consequente infecção bacteriana. *(Reproduzido, com autorização, de Cystic Fibrosis Foundation.)*

VÍDEO 291-2A, B **Modulação farmacológica do *CFTR* mutante.** O vídeo inicial (**A**) ilustra o CFTR codificando um defeito de regulação do transporte iônico (classe III). O produto do gene da FC se localiza na membrana plasmática, mas é incapaz de conduzir ânions (*esferas amarelas*) até que uma molécula potencializadora (mostrada em *verde*) se ligue e facilite a abertura do canal. Depois, o vídeo (**B**) descreve o CFTR codificando um defeito no processo de maturação (biogênese proteica, classe II). A proteína mutante apresenta um enovelamento disfuncional, não transita até a superfície celular e é degradada pelos proteassomos. A ligação a moléculas corretoras (*esferas vermelhas*) melhora o enovelamento e facilita a estabilização do CFTR e sua localização/função na superfície da célula. *(Reproduzido, com autorização, de Cystic Fibrosis Foundation.)*

292 Doença pulmonar obstrutiva crônica

Edwin K. Silverman, James D. Crapo, Barry J. Make

A doença pulmonar obstrutiva crônica (DPOC) é definida como um estado patológico caracterizado por sintomas respiratórios persistentes e obstrução ao fluxo aéreo (*https://goldcopd.org/wp-content/uploads/2020/11/GOLD-REPORT-2021-v1.1-25Nov20_WMV.pdf*). A DPOC inclui *enfisema*, uma condição definida anatomicamente, que se caracteriza pela destruição dos alvéolos pulmonares e dilatação dos espaços aéreos; *bronquite crônica*, uma condição definida clinicamente por tosse crônica e expectoração purulenta; e/ou *doença das pequenas vias aéreas*, uma condição na qual os bronquíolos de pequeno calibre se encontram estreitados e são menos numerosos. A *definição clássica* de DPOC exige a presença de obstrução crônica ao fluxo de ar, determinada por espirometria, o que geralmente ocorre em casos de exposições ambientais nocivas – mais comumente produtos da combustão, o tabagismo nos Estados Unidos e os combustíveis de biomassa em alguns outros países. Fatores do indivíduo, como desenvolvimento pulmonar anormal e genética, podem levar à DPOC. Enfisema, bronquite crônica e doença de pequenas vias aéreas estão presentes em graus variados nos diferentes pacientes com DPOC. Os pacientes com história de tabagismo sem obstrução crônica do fluxo de ar podem ter bronquite crônica, enfisema e dispneia. Embora esses pacientes não sejam incluídos na definição clássica de DPOC, eles podem ter processos patológicos semelhantes. Podem ocorrer sintomas respiratórios e outras características de DPOC em pessoas que não preenchem uma definição de DPOC com base apenas na obstrução ao fluxo de ar determinada por limiares espirométricos populacionais de normalidade. Recentemente, investigadores do estudo COPDGene propuseram uma abordagem multidimensional para o diagnóstico de DPOC, a qual se baseia em domínios de exposições ambientais, sintomas respiratórios, anormalidades em exames de imagem e anormalidades fisiológicas.

A DPOC é a quarta maior causa de morte e afeta > 10 milhões de pessoas nos Estados Unidos. Em todo o mundo, também apresenta importância crescente como problema de saúde pública. Globalmente, estima-se que existam 250 milhões de pessoas com DPOC.

PATOGÊNESE

A obstrução ao fluxo aéreo, o marcador fisiológico da DPOC, pode resultar de doença das vias aéreas e/ou enfisema. As pequenas vias aéreas podem se tornar estreitadas pela presença de células (hiperplasia e acúmulo), muco e fibrose; a extensa destruição das pequenas vias aéreas foi demonstrada como a marca da DPOC. Embora os mecanismos biológicos exatos que levam à DPOC não tenham sido determinados, foram identificados vários tipos celulares típicos, moléculas e vias a partir de estudos em células e modelos animais. A patogênese do enfisema (mostrada na **Fig. 292-1**) está mais claramente definida que a patogênese da doença das pequenas vias aéreas. Ocorre a destruição vascular pulmonar em conjunto com a doença das pequenas vias aéreas e enfisema.

O paradigma atual dominante para a patogênese do enfisema compreende uma série de quatro eventos inter-relacionados: (1) a exposição crônica ao tabagismo em pessoas geneticamente suscetíveis desencadeia o recrutamento de células inflamatórias e imunológicas dentro de vias aéreas de grande e pequeno calibres e nos espaços aéreos terminais dos pulmões; (2) as células inflamatórias liberam proteinases que danificam a matriz extracelular que sustenta as vias aéreas, a vascularização e as superfícies de trocas gasosas do pulmão; (3) ocorre a morte celular estrutural por meio de dano induzido por oxidação, senescência celular e perda proteolítica de áreas de aderência da matriz celular, levando a perda extensa de vias aéreas de pequeno calibre, supressão da vascularização e destruição alveolar; e (4) o reparo desordenado da elastina e de outros componentes da matriz celular contribui para a dilatação dos espaços aéreos e para o enfisema.

INFLAMAÇÃO E PROTEÓLISE DA MATRIZ EXTRACELULAR

A elastina, principal componente das fibras elásticas, é um componente altamente estável da matriz extracelular, fundamental à integridade do pulmão. A hipótese da elastase:antielastase, proposta em meados da década de 1960, postula que o equilíbrio entre as enzimas que degradam a elastina e os seus inibidores determina a suscetibilidade do pulmão à destruição, o que induz a dilatação dos espaços aéreos. Essa hipótese se baseou na observação clínica de que pacientes com deficiência genética na α_1-antitripsina (α_1AT), o inibidor da serina-proteinase elastase do neutrófilo, apresentavam risco elevado de enfisema e que a instilação de elastases, incluindo a elastase do neutrófilo, em experimentos com animais resultou em enfisema. A hipótese da elastase:antielastase permanece como um mecanismo importante no entendimento do desenvolvimento de enfisema. Entretanto, uma complexa rede de células imunes e inflamatórias e mecanismos biológicos adicionais que contribuem para o enfisema foram posteriormente identificados. Após a exposição aos oxidantes da fumaça do cigarro, os macrófagos pulmonares e as células epiteliais se tornam ativados, produzindo proteinases e quimiocinas que atraem outras células inflamatórias e imunes. O estresse oxidativo é um componente principal da biopatologia da DPOC; o fator de transcrição NRF2, um importante regulador do equilíbrio oxidante-antioxidante, e o SOD3, um potente antioxidante, têm sido implicados na patogênese do enfisema em modelos animais. A disfunção de mitocôndrias na DPOC pode piorar o estresse oxidativo. No mecanismo de ativação de macrófagos, ocorre

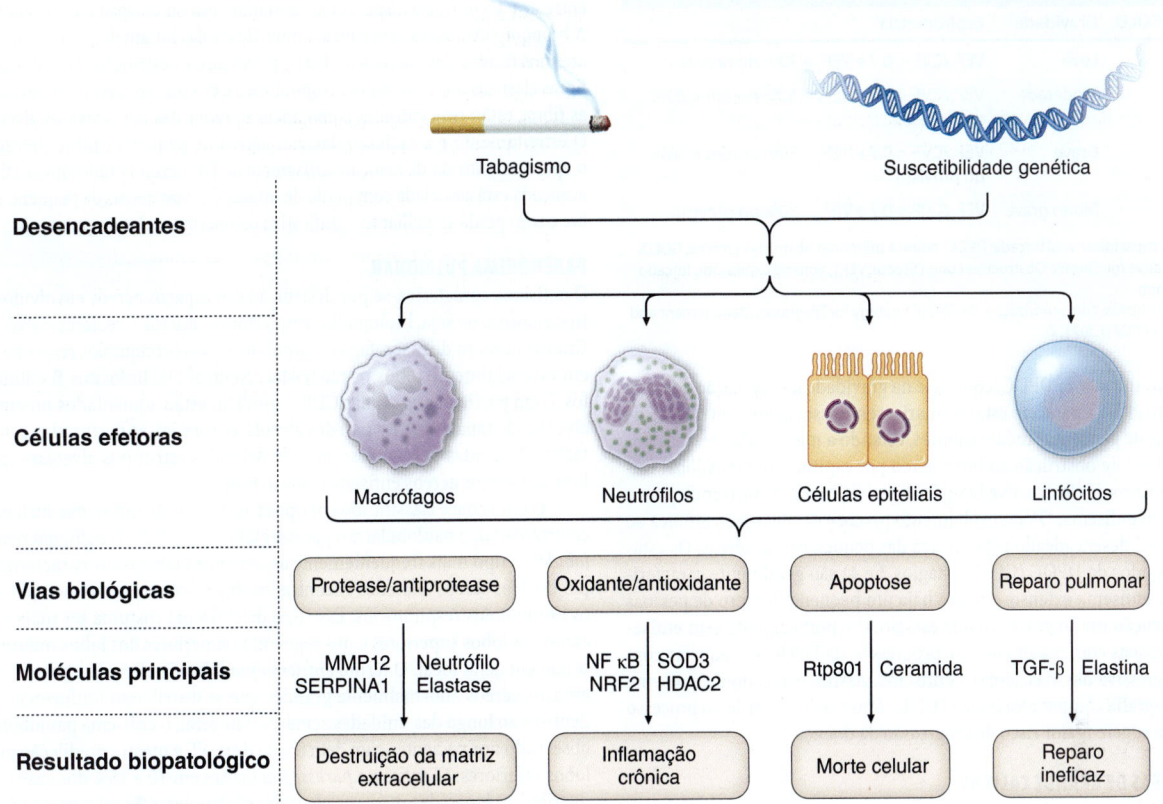

FIGURA 292-1   Patogênese do enfisema. Com a exposição de longo prazo à fumaça de cigarro em pessoas geneticamente suscetíveis, as células epiteliais pulmonares e os linfócitos T e B recrutam células inflamatórias para o pulmão. As vias biológicas com desequilíbrio protease/antiprotease, desequilíbrio oxidante/antioxidante, apoptose e reparo pulmonar levam a destruição da matriz extracelular, morte celular, inflamação crônica e reparo ineficaz. Embora a maioria dessas vias biológicas influencie múltiplos resultados patológicos, foi demonstrada apenas uma única relação entre as vias e os resultados. É listado um subgrupo de moléculas importantes para essas vias biológicas.

a inativação (induzida por oxidantes) da histona-deacetilase-2 (HDAC2), deslocando o equilíbrio para a cromatina acetilada ou aberta, expondo os sítios do fator nuclear κB e levando à transcrição das metaloproteinases da matriz, das citocinas pró-inflamatórias, como a interleucina 8 (IL-8), e do fator de necrose tumoral α (TNF-α, do inglês *tumor necrosis factor α*); esses eventos levam ao recrutamento de neutrófilos. As células T CD8+ também são recrutadas em resposta à fumaça do cigarro e liberam a proteína 10 induzível pelo interferon (IP-10, CXCL-7), que por sua vez leva o macrófago a produzir a sua própria elastase (metaloproteinase matricial 12 [MPM-12]).

As MPMs e as serina-proteinases, principalmente a elastase do neutrófilo, trabalham em conjunto degradando o inibidor uma da outra, levando à destruição do pulmão. Os produtos de clivagem proteolítica da elastina servem como quimiocinas de macrófagos, e a prolina-glicina-prolina (gerada pela clivagem proteolítica do colágeno) é uma quimiocina neutrofílica – alimentando esta alça de *feedback* positivo destrutiva. Acredita-se que a degradação da elastina e o reparo desordenado sejam mecanismos primários no desenvolvimento do enfisema.

Há algumas evidências de que mecanismos autoimunes podem promover a progressão da doença. Observa-se um aumento de células B e folículos linfoides ao redor das vias aéreas nos pacientes com DPOC, particularmente naqueles com doença avançada. Também foram encontrados anticorpos contra fragmentos de elastina e autoanticorpos IgG com avidez pelo epitélio pulmonar e potencial para mediar citotoxicidade.

A perda concomitante dos cílios do epitélio das vias aéreas induzida pela fumaça do cigarro e o comprometimento da fagocitose dos macrófagos predispõem à infecção bacteriana com neutrofilia. Na doença pulmonar em estágio final, muito após a cessação do tabagismo, ainda há uma resposta inflamatória exuberante, sugerindo que a inflamação induzida pela fumaça do cigarro inicia a doença e, em pessoas suscetíveis, estabelece um processo crônico que pode continuar a progressão da doença mesmo após a cessação do tabagismo.

Morte celular   A morte celular estrutural mediada pela oxidação da fumaça do cigarro ocorre por meio de vários mecanismos, incluindo a produção excessiva de ceramida e a inibição por Rtp801 do alvo da rapamicina em mamíferos (mTOR, do inglês *mammalian target of rapamycin*), levando à morte celular, bem como à inflamação e à proteólise. O envolvimento de mTOR e de outros marcadores de senescência celular levou ao conceito de que o enfisema se parece com o envelhecimento prematuro do pulmão. A marcação de genes heterozigotos de um dos principais determinantes genéticos da DPOC identificados por estudos de associação genômica ampla (GWAS, do inglês *genome-wide association studies*), a proteína de interação *hedgehog* (HHIP), em um modelo murino leva a enfisema relacionado à idade.

Reparo ineficaz   A capacidade do pulmão adulto de substituir a microvasculatura e as pequenas vias aéreas perdidas e de reparar os alvéolos danificados parece limitada. A captação de células apoptóticas pelos macrófagos normalmente leva à produção de fatores de crescimento, atenuando a inflamação e promovendo o reparo do pulmão. A fumaça do cigarro compromete a captação de células apoptóticas pelos macrófagos, limitando o reparo. É improvável que o intrincado e dinâmico processo de septação, responsável pela alveologênese durante o desenvolvimento do pulmão, possa ser reativado no pulmão de pessoas adultas.

PATOLOGIA

A exposição à fumaça dos cigarros pode afetar as vias aéreas de grande calibre, as de pequeno calibre (diâmetro ≤ 2 mm) e os alvéolos. As alterações das vias aéreas de grande calibre provocam tosse e expectoração, enquanto anormalidades das pequenas vias aéreas e dos alvéolos são responsáveis pelas alterações fisiológicas. Inflamação de vias aéreas, destruição e desenvolvimento de enfisema estão presentes na maioria dos pacientes com DPOC; entretanto, eles parecem ser processos relativamente independentes e suas contribuições relativas para a obstrução variam de uma pessoa para outra.

TABELA 292-1 ■ Critérios GOLD para a gravidade da obstrução ventilatória na DPOC

Estágio GOLD	Gravidade	Espirometria
I	Leve	$VEF_1/CVF < 0,7$ e $VEF_1 \geq 80\%$ do previsto
II	Moderada	$VEF_1/CVF < 0,7$ e $VEF_1 \geq 50\%$ porém $< 80\%$ do previsto
III	Grave	$VEF_1/CVF < 0,7$ e $VEF_1 \geq 30\%$ porém $< 50\%$ do previsto
IV	Muito grave	$VEF_1/CVF < 0,7$ e $VEF_1 < 30\%$ do previsto

Siglas: CVF, capacidade vital forçada; DPOC, doença pulmonar obstrutiva crônica; GOLD, Global Initiative for Chronic Obstructive Lung Disease; VEF1, volume expiratório forçado em 1 segundo.
Fonte: Reproduzida, com autorização, de Global Strategy for Diagnosis, Management and Prevention of COPD 2021, ©.

Os estágios iniciais da DPOC, com base na gravidade da obstrução ao fluxo de ar (Tab. 292-1), parecem estar primariamente associados com doença de vias aéreas de pequeno e médio calibres, estando a maioria das pessoas nos estágios 1 e 2 de obstrução ao fluxo aéreo por espirometria da Global Initiative for Chronic Obstructive Lung Disease (GOLD) demonstrando pouco ou nenhum enfisema. O desenvolvimento precoce de obstrução crônica ao fluxo de ar é desencadeado pela doença das pequenas vias aéreas. Os estágios avançados da DPOC (GOLD estágios 3 e 4) são geralmente caracterizados por enfisema extenso, embora haja um pequeno número de pessoas com obstrução muito grave (GOLD estágio 4) e praticamente sem enfisema. As pessoas com maior risco de progressão da DPOC são aquelas com doença agressiva das vias aéreas e enfisema. Assim, o achado de enfisema (por tomografia computadorizada [TC] de tórax) cedo ou tarde no processo da doença sugere maior risco de progressão da doença.

VIAS AÉREAS DE GRANDE CALIBRE

Em geral, a fumaça do cigarro provoca dilatação das glândulas mucosas e hiperplasia das células caliciformes, levando à tosse e à expectoração de muco que definem a bronquite crônica, mas essas anormalidades não estão diretamente relacionadas com a obstrução ao fluxo aéreo. Em resposta à fumaça do cigarro, as células caliciformes aumentam não apenas em número, mas também em extensão na árvore brônquica. Os brônquios também sofrem metaplasia escamosa, predispondo à carcinogênese e interrompendo a depuração mucociliar. Embora não seja tão marcante quanto se observa na asma, os pacientes podem ter hipertrofia da musculatura lisa e hiper-reatividade brônquica, acarretando obstrução ao fluxo aéreo. O influxo de neutrófilos está associado à expectoração purulenta durante as infecções das vias aéreas. Independentemente da sua atividade proteolítica, a elastase dos neutrófilos encontra-se entre os mais potentes secretagogos conhecidos.

VIAS AÉREAS DE PEQUENO CALIBRE

Na maioria dos pacientes com DPOC, o principal local de aumento da resistência são as vias aéreas com diâmetro ≤ 2 mm. As alterações celulares típicas são metaplasia das células caliciformes, com essas células secretoras de muco substituindo as células exócrinas bronquiolares (club cells) secretoras de surfactante. Também pode haver hipertrofia da musculatura lisa. Pode haver estreitamento luminal por fibrose, excesso de muco, edema e infiltração celular. A redução do surfactante pode aumentar a tensão superficial na interface entre ar e tecidos, predispondo ao estreitamento ou colapso das vias aéreas. A bronquiolite respiratória com acúmulo de células inflamatórias mononucleares nos tecidos das vias aéreas distais pode causar destruição proteolítica das fibras elásticas dos bronquíolos respiratórios e dos ductos alveolares, nos quais as fibras estão concentradas como anéis ao redor das entradas dos alvéolos. O estreitamento e a exclusão das vias aéreas de pequeno calibre precedem o aparecimento da destruição enfisematosa. Foi demonstrado que a DPOC avançada está associada com perda de muitas das vias aéreas de pequeno calibre e com perda semelhante significativa da microvasculatura pulmonar.

PARÊNQUIMA PULMONAR

O enfisema caracteriza-se por destruição dos espaços aéreos envolvidos na troca gasosa, ou seja, bronquíolos respiratórios, ductos alveolares e alvéolos. Grande número de macrófagos acumulam-se nos bronquíolos respiratórios em essencialmente todos os tabagistas. Neutrófilos, linfócitos B e linfócitos T, em particular as células CD8+, também estão aumentados no espaço alveolar de tabagistas. As paredes alveolares tornam-se perfuradas e, mais tarde, obstruídas pela coalescência de delicadas estruturas alveolares para formar espaços aéreos enfisematosos maiores.

O enfisema é classificado em tipos patológicos distintos, que incluem o centrolobular, o panlobular e o paraseptal (Fig. 292-2). O *enfisema centrolobular*, o tipo mais frequentemente associado ao tabagismo, caracteriza-se por espaços aéreos dilatados encontrados (inicialmente) em associação com os bronquíolos respiratórios. Esse tipo de enfisema costuma ser mais marcante nos lobos superiores e nos segmentos superiores dos lobos inferiores, sendo em geral focal. O termo *enfisema panlobular* refere-se à presença de espaços aéreos anormalmente grandes que se distribuem uniformemente dentro e ao longo das unidades acinares. Em geral, o enfisema panlobular é observado nos pacientes com deficiência de $\alpha_1 AT$, e mostra predileção pelos lobos inferiores. O *enfisema paraseptal* ocorre em 10 a 15% dos casos e se distribui ao longo das margens pleurais com preservação relativa do núcleo do pulmão ou das regiões centrais. Ele está comumente associado com inflamação significativa das vias aéreas e com enfisema centrolobular.

FISIOPATOLOGIA

A redução persistente das taxas de fluxo expiratório forçado é a definição clássica da DPOC. Também podem ser observados hiperinsuflação com aumentos dos volumes residuais e da razão volume residual/capacidade pulmonar total, distribuição não uniforme da ventilação e desequilíbrio da ventilação-perfusão.

OBSTRUÇÃO AO FLUXO AÉREO

A obstrução ao fluxo aéreo, também conhecida como limitação do fluxo aéreo, geralmente é determinada com propósitos clínicos pela espirometria, que inclui manobras de expiração forçada máxima após a inspiração do indivíduo até sua capacidade pulmonar total. Importantes parâmetros obtidos a partir da espirometria incluem o volume de ar expirado durante o primeiro segundo da manobra de expiração forçada (VEF_1) e o volume total de ar expirado durante toda a manobra espirométrica (capacidade vital forçada [CVF]). Os pacientes com obstrução do fluxo aéreo relacionada com

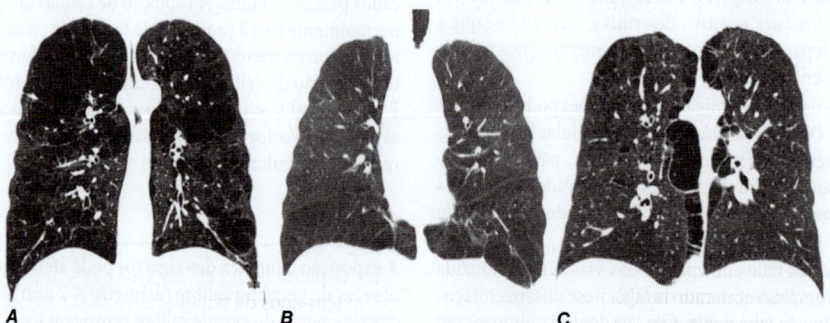

FIGURA 292-2 Padrões de enfisema na tomografia computadorizada. **A.** Enfisema centrolobular com grave envolvimento do lobo superior em homem de 68 anos com história de tabagismo de 70 maços-anos, mas com volume expiratório forçado em 1 segundo (VEF_1) de 81% do previsto (estágio espirométrico 1 de GOLD). **B.** Enfisema panlobular com perda difusa do parênquima pulmonar predominantemente em lobos inferiores em homem de 64 anos com deficiência grave de α_1-antitripsina ($\alpha_1 AT$). **C.** Enfisema paraseptal com inflamação importante da via aérea em mulher de 52 anos com história de tabagismo de 37 maços-anos e VEF_1 de 40% do previsto.

DPOC têm reduções crônicas da razão VEF_1/CVF. Ao contrário da asma, o VEF_1 reduzido na DPOC raras vezes mostra grandes respostas à inalação de broncodilatadores, embora seja comum observar melhoras de até 15%.

HIPERINSUFLAÇÃO

Os volumes pulmonares também são avaliados rotineiramente pelos testes de função pulmonar. Na DPOC, em geral há "alçaponamento de ar" (aumentos do volume residual e da razão entre volume residual e capacidade pulmonar total) e hiperinsuflação progressiva (ampliação da capacidade pulmonar total) na doença mais avançada. A hiperinsuflação do tórax durante a respiração corrente preserva o fluxo expiratório máximo, porque, à medida que o volume pulmonar aumenta, a pressão da retração elástica se eleva e as vias aéreas dilatam-se, de modo que a resistência diminui nessas vias.

Apesar de compensar a obstrução das vias aéreas, a hiperinsuflação pode empurrar o diafragma para uma posição retificada, o que acarreta alguns efeitos adversos. Em primeiro lugar, devido à redução da zona de aposição entre o diafragma e a parede do abdome, a pressão abdominal positiva durante a inspiração não é aplicada de forma tão eficiente na parede torácica, limitando os movimentos do gradil costal e dificultando a inspiração. Em segundo lugar, como as fibras musculares do diafragma retificado são mais curtas do que as do diafragma com curvatura normal, elas possuem menor capacidade de gerar pressões inspiratórias do que as fibras normais. Em terceiro lugar, o diafragma retificado precisa gerar tensão maior para desenvolver a pressão transpulmonar necessária para produzir a respiração corrente. Em quarto lugar, a caixa torácica está distendida além do seu volume de repouso normal, e durante a respiração corrente os músculos inspiratórios precisam realizar esforço para suplantar a resistência da caixa torácica e insuflar ainda mais os pulmões em vez de contar com a colaboração normal da parede torácica recuando para fora em relação ao seu volume de repouso.

TROCA GASOSA

Embora exista significativa variabilidade nas relações entre VEF_1 e outras anormalidades fisiológicas da DPOC, é possível fazer algumas generalizações. A pressão parcial de oxigênio no sangue arterial (Pao_2) permanece em geral próxima ao normal até que o VEF_1 fique reduzido a cerca de 50% do valor previsto; níveis ainda mais baixos de valores de VEF_1 podem estar associados a valores normais de Pao_2, pelo menos em repouso. Uma elevação do nível arterial de dióxido de carbono ($Paco_2$) não é esperada até que o VEF_1 seja < 25% do valor previsto e, ainda assim, esse aumento pode não ocorrer. A hipertensão arterial pulmonar grave, a ponto de causar *cor pulmonale* e insuficiência ventricular direita decorrente da DPOC, ocorre em geral nos indivíduos com reduções extremas do VEF_1 (< 25% do previsto) e hipoxemia crônica (Pao_2 < 55 mmHg); entretanto, alguns pacientes irão desenvolver hipertensão pulmonar significativa independentemente da gravidade da DPOC **(Cap. 283)**.

Ventilação não uniforme e desequilíbrio da ventilação-perfusão são características da DPOC, refletindo a natureza heterogênea do processo da doença nas vias aéreas e no parênquima pulmonar. Estudos fisiológicos são compatíveis com a existência de múltiplos compartimentos parenquimatosos apresentando taxas de ventilação distintas em razão de variações regionais na complacência e na resistência das vias aéreas. O desequilíbrio da ventilação-perfusão é responsável por quase toda a redução da Pao_2 associada à DPOC; o *shunting* é mínimo. Essa observação explica a eficácia das elevações modestas do oxigênio inspirado no tratamento da hipoxemia causada pela doença e, portanto, a necessidade de investigar outros problemas além da DPOC quando for difícil corrigir a hipoxemia com níveis modestos de oxigênio suplementar.

FATORES DE RISCO

TABAGISMO

Em 1964, o Advisory Committee to the Surgeon General dos Estados Unidos concluiu que o tabagismo era um importante fator de risco para mortalidade por bronquite crônica e enfisema. Estudos longitudinais subsequentes demonstraram o declínio acelerado no VEF_1 em uma relação dose-resposta com a intensidade do tabagismo, que é geralmente expresso em maços-anos (número médio de maços de cigarro fumados por dia multiplicado pelo número total de anos de tabagismo). Essa relação dose-resposta entre a redução da função pulmonar e a intensidade do tabagismo explica, pelo menos em parte, as taxas de prevalência mais altas de DPOC com o aumento da idade. A prevalência historicamente mais alta de tabagismo entre homens é a explicação provável para a prevalência mais alta de DPOC no sexo masculino; contudo, a prevalência da DPOC entre as mulheres tem aumentado nos últimos 50 anos à medida que diminui a diferença nos índices de tabagismo entre os dois sexos.

Embora a relação causal entre tabagismo e DPOC esteja definitivamente comprovada, existem variações individuais significativas nas respostas ao tabagismo. O número de maços-anos de tabagismo é o fator preditivo mais significativo do VEF_1 **(Fig. 292-3)**, mas apenas 15% da variabilidade desse parâmetro são explicados pela quantidade de maços-anos. Essa observação sugere que outros fatores genéticos e/ou ambientais contribuam para o impacto do hábito de fumar no desenvolvimento da obstrução crônica ao fluxo aéreo. Ainda assim, muitos pacientes com história de tabagismo e espirometria normal têm evidências de piora da qualidade de vida relacionada à saúde, redução da capacidade de exercícios e enfisema e/ou doença das vias aéreas na avaliação por TC de tórax; dessa forma, eles não escapam dos efeitos deletérios do tabagismo. Embora eles não preencham os critérios para a definição clássica de DPOC com base nos valores normais da população para VEF_1 e VEF_1/CVF, estudos têm demonstrado que essas pessoas têm uma tendência para menores valores de VEF_1, o que é consistente com obstrução em nível individual.

Embora a utilização de charutos e cachimbos também possa estar associada ao desenvolvimento de DPOC, as evidências que apoiam essa relação são menos convincentes, provavelmente devido às doses menores dos subprodutos do tabaco inaladas quando os indivíduos fumam charutos ou cachimbos. O impacto dos cigarros eletrônicos no desenvolvimento e na progressão da DPOC ainda não foi determinado.

RESPONSIVIDADE DAS VIAS AÉREAS E DPOC

Um dos aspectos que define a asma é a tendência ao agravamento da broncoconstrição em resposta a diversos estímulos exógenos, incluindo metacolina e histamina **(Cap. 287)**. Entretanto, muitos pacientes com DPOC também mostram essa hiper-reatividade das vias aéreas. Em pessoas idosas, há considerável sobreposição entre aquelas com história de asma crônica e tabagistas com DPOC em termos de responsividade das vias aéreas, obstrução ao fluxo aéreo e sintomas pulmonares. A origem da asma é vista em muitos pacientes como uma doença alérgica, enquanto se acredita que a DPOC resulte

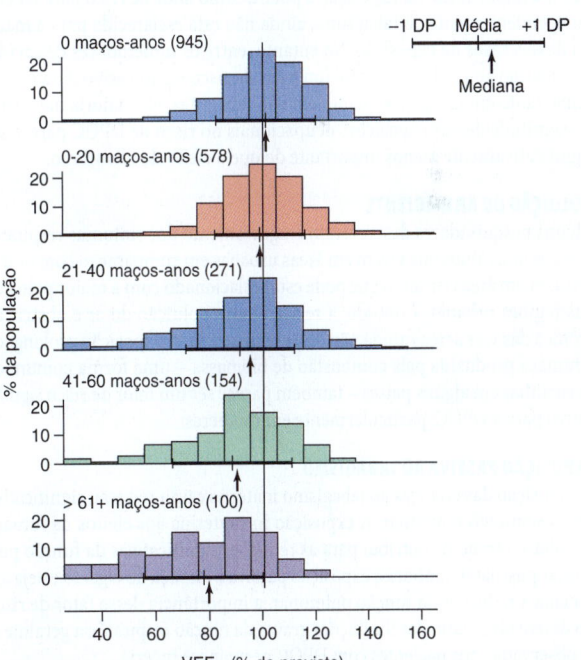

FIGURA 292-3 Distribuições de valores do volume expiratório forçado em 1 segundo (VEF_1) em uma amostra da população geral, estratificada por maços-anos de tabagismo. Médias, medianas e desvio-padrão (DP) ± 1 do percentual do VEF_1 previsto são mostrados para cada grupo de tabagistas. Embora tenha sido encontrada uma relação dose-resposta entre intensidade do tabagismo e VEF_1, foi observada marcante variabilidade na função pulmonar entre os indivíduos com histórias semelhantes de tabagismo. (*Reproduzida, com autorização, de B Burrows: Quantitative relationships between cigarette smoking and ventilatory function. Am Rev Respir Dis 115:195, 1997.*)

primariamente de inflamação e dano relacionados à fumaça do cigarro; porém, é provável que compartilhem fatores ambientais e genéticos, e a forma crônica em pessoas idosas pode se apresentar de maneira semelhante. Isso é particularmente relevante em pessoas com asma na infância que se tornam tabagistas crônicos.

Os estudos longitudinais que compararam a responsividade das vias aéreas com o declínio subsequente da função pulmonar demonstraram que a hiper-reatividade das vias aéreas certamente é um fator preditivo significativo da redução posterior da função respiratória. Um estudo do Childhood Asthma Management Program identificou quatro trajetórias da função pulmonar em crianças com asma persistente. Os asmáticos que tiveram redução da função pulmonar precocemente apresentavam mais chances de preencher critérios espirométricos para DPOC no início da vida adulta. Tanto a asma como a hiper-responsividade das vias aéreas são fatores de risco para a DPOC.

INFECÇÕES RESPIRATÓRIAS

O impacto das infecções respiratórias dos adultos sobre o declínio da função pulmonar é controverso, mas reduções significativas da função pulmonar em longo prazo geralmente não são detectadas após um episódio agudo de bronquite ou pneumonia. Porém, as infecções respiratórias são causas importantes de exacerbações da DPOC, e resultados recentes dos estudos COPDGene e ECLIPSE sugerem que as exacerbações da DPOC estão associadas com maior perda da função pulmonar longitudinalmente, em especial entre indivíduos com melhores níveis iniciais de função pulmonar. O impacto dos efeitos de doenças respiratórias na infância sobre o subsequente desenvolvimento de DPOC é difícil de avaliar devido à ausência de dados longitudinais adequados, mas estudos recentes têm sugerido que a pneumonia na infância pode levar a maior risco de DPOC em idades mais avançadas.

EXPOSIÇÕES OCUPACIONAIS

Foi sugerido que o agravamento dos sintomas respiratórios e a obstrução do fluxo aéreo resultem da exposição a poeira e vapores. Várias exposições ocupacionais específicas, incluindo a poeira de minas de carvão ou ouro, assim como da indústria têxtil do algodão, foram implicadas como fatores de risco para a obstrução crônica das vias aéreas. Embora os indivíduos não tabagistas com essas ocupações possam desenvolver algumas reduções do VEF_1, a importância da exposição à poeira como fator de risco para DPOC, independentemente do tabagismo, ainda não está esclarecida para a maioria desses casos de exposição. No entanto, entre os mineradores de carvão, a exposição ao pó das minas foi um fator de risco significativo para o enfisema, tanto em tabagistas quanto em não tabagistas. Na maioria dos casos, a magnitude dessas exposições ocupacionais no risco de DPOC parece ser significativamente menos importante do que o efeito do tabagismo.

POLUIÇÃO DO AR AMBIENTE

Alguns pesquisadores descreveram o agravamento dos sintomas respiratórios em indivíduos que vivem em áreas urbanas em comparação com os que residem em áreas rurais, o que pode estar relacionado com a maior poluição nas regiões urbanas. Contudo, a relação entre poluição do ar e obstrução crônica das vias aéreas ainda não está comprovada. A exposição prolongada à fumaça produzida pela combustão de biomassa – uma forma comum de se cozinhar em alguns países – também parece ser um fator de risco significativo para a DPOC, particularmente em mulheres.

EXPOSIÇÃO PASSIVA AO TABAGISMO

A exposição das crianças ao tabagismo materno causa redução significativa do crescimento pulmonar. A exposição intrauterina aos efeitos da fumaça do tabaco também contribui para as reduções significativas da função pulmonar pós-natal. Embora a exposição passiva à fumaça do cigarro esteja associada a reduções da função pulmonar, a importância desse fator de risco no desenvolvimento das limitações graves da função respiratória geralmente observadas nos pacientes com DPOC permanece incerta.

CONSIDERAÇÕES GENÉTICAS

Embora o tabagismo seja o principal fator de risco ambiental na patogênese da DPOC, o desenvolvimento de obstrução ventilatória nos tabagistas é altamente variável. A deficiência grave de $\alpha_1 AT$ é um fator de risco genético comprovado para DPOC; há evidência crescente de que também existam outros determinantes genéticos.

Deficiência de α_1-antitripsina Foram descritas muitas variantes do *locus* do inibidor de protease (IP ou *SERPINA1*) que codifica a $\alpha_1 AT$. O alelo M comum está associado a níveis normais de $\alpha_1 AT$. O alelo S, relacionado com níveis ligeiramente reduzidos de $\alpha_1 AT$, e o alelo Z, associado à redução acentuada das concentrações da $\alpha_1 AT$, também ocorrem com frequências > 1% na maioria das populações brancas. Alguns raros indivíduos herdam alelos nulos, processo decorrente de um conjunto heterogêneo de mutações, que levam à ausência de qualquer produção de $\alpha_1 AT$. Os indivíduos com dois alelos Z ou com um alelo Z e outro nulo são descritos como Pi^Z, a forma comumente mais grave da deficiência de $\alpha_1 AT$.

Embora apenas cerca de 1% dos pacientes com DPOC apresentem deficiência grave de $\alpha_1 AT$ como fator contribuinte para a doença, esses indivíduos demonstram que os fatores genéticos podem exercer profunda influência na suscetibilidade à DPOC. Em geral, os indivíduos Pi^Z apresentam DPOC de início precoce, mas o viés de aferição das séries publicadas de pacientes Pi^Z – as quais geralmente incluíram muitos indivíduos Pi^Z que foram testados para deficiência de $\alpha_1 AT$ porque apresentavam DPOC – significa que a porcentagem de indivíduos Pi^Z que manifestarão essa doença e a distribuição da idade de início da doença nesses pacientes ainda não estão claras. Em torno de 1 a cada 3 mil pessoas nos Estados Unidos herda a deficiência grave de $\alpha_1 AT$, mas apenas uma minoria desses indivíduos é identificada. O teste laboratorial clínico usado com maior frequência para se identificar a deficiência de $\alpha_1 AT$ é a avaliação do seu nível imunológico no soro (ver "Achados laboratoriais", adiante).

Uma porcentagem significativa da variabilidade da função pulmonar entre os indivíduos Pi^Z é explicada pelo tabagismo; os tabagistas com deficiência grave de $\alpha_1 AT$ têm maior tendência a desenvolver DPOC com idade mais precoce. Contudo, o desenvolvimento da DPOC nos indivíduos Pi^Z, mesmo entre tabagistas ou ex-tabagistas, não é absoluto. Entre os indivíduos Pi^Z não tabagistas, foi observada extrema variabilidade no que se refere à ocorrência de obstrução do fluxo aéreo. A asma e o gênero masculino parecem elevar o risco de DPOC em indivíduos Pi^Z. Outros fatores genéticos e/ou ambientais provavelmente contribuem para essa variabilidade.

Tratamentos específicos na forma de terapia de reposição de $\alpha_1 AT$ estão disponíveis para pacientes com deficiência grave, por meio de infusões intravenosas (IV) semanais (ver "Tratamento", adiante).

Existem controvérsias quanto ao risco de doença pulmonar em indivíduos Pi^{MZ} heterozigotos, que apresentam concentrações séricas intermediárias de $\alpha_1 AT$ (cerca de 60% dos níveis dos pacientes Pi^{MM}). Vários estudos recentes demonstraram que as pessoas Pi^{MZ} que fumam provavelmente têm risco aumentado de desenvolver DPOC. Porém, a terapia de aumento da $\alpha_1 AT$ não está recomendada para uso em pessoas Pi^{MZ}.

Outros fatores de risco genéticos Estudos de parâmetros da função pulmonar realizados em amostras da população geral têm indicado que outros fatores genéticos, além do fenótipo IP, influenciam na variação da função pulmonar. A agregação familiar de obstrução ventilatória em algumas famílias de pacientes com DPOC também foi demonstrada.

Os GWAS identificaram > 80 regiões do genoma contendo *loci* de suscetibilidade para a DPOC, incluindo uma região próxima do gene *HHIP* no cromossomo 4, um conjunto de genes no cromossomo 15 (incluindo componentes do receptor nicotínico da acetilcolina e outro gene, *IREB2*, relacionado com a regulação do ferro mitocondrial), e uma região dentro de um gene de função desconhecida (*FAM13A*). Como na maioria das outras doenças complexas, o risco individual associado com o *loci* de GWAS é modesto, mas esses determinantes genéticos podem identificar vias biológicas importantes relacionadas com a DPOC. Modelos murinos para alvos de genes *HHIP*, *FAM13A* e *IREB2* expostos cronicamente à fumaça de cigarro apresentaram alteração na suscetibilidade ao enfisema, sugerindo que esses genes provavelmente estão envolvidos na patogênese da DPOC.

HISTÓRIA NATURAL

Os efeitos do tabagismo sobre a função pulmonar dependem da intensidade da exposição ao tabaco, da fase do crescimento e desenvolvimento na qual houve a exposição e da função pulmonar basal do indivíduo; outros fatores ambientais podem produzir efeitos semelhantes. A maioria dos indivíduos segue uma trajetória progressiva de elevação da função pulmonar com o crescimento durante a infância e a adolescência, seguida de um platô no início da idade adulta e de um declínio gradativo com o envelhecimento. Os indivíduos parecem entrar em seus quartis de função pulmonar de acordo com fatores genéticos e ambientais, que os colocam em diferentes trajetórias. O risco eventual de mortalidade por DPOC está diretamente

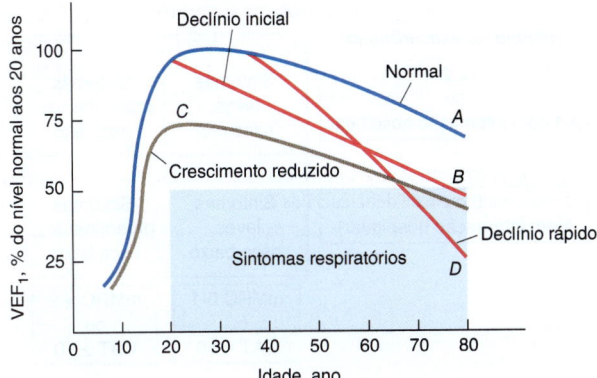

FIGURA 292-4 Curvas hipotéticas de trajetórias do volume expiratório forçado em 1 segundo (VEF$_1$) para os indivíduos ao longo de suas vidas. O padrão normal de crescimento e declínio de acordo com a idade é mostrado na curva A. Um VEF$_1$ significativamente reduzido (< 65% do valor previsto aos 20 anos) pode se desenvolver a partir de uma taxa normal de declínio após uma fase de crescimento da função pulmonar reduzida (curva C), início precoce de declínio da função pulmonar após crescimento normal (curva B), ou de um declínio acelerado após crescimento normal (curva D). (De B Rijcken: Doctoral dissertation, p.133, University of Groningen, 1991; com autorização.)

relacionado com níveis reduzidos de VEF$_1$. Uma representação gráfica da história natural da DPOC é mostrada em função das influências no traçado das curvas de VEF$_1$ na **Figura 292-4**. A morte ou incapacitação causadas pela DPOC podem advir de uma taxa normal de declínio após uma fase de crescimento reduzida (curva C), de um início precoce do declínio da função pulmonar após um crescimento normal (curva B) ou de um declínio acelerado após um crescimento normal (curva D). Embora as taxas aceleradas de declínio da função pulmonar tenham sido classicamente associadas com DPOC, análises recentes de várias coortes populacionais demonstraram que muitos indivíduos que preenchem critérios espirométricos para DPOC tiveram crescimento reduzido, mas taxas normais de declínio da função pulmonar. A taxa de declínio da função pulmonar pode ser modificada pela alteração das exposições ambientais (i.e., cessação do tabagismo), sendo que a interrupção do tabagismo em uma idade menos avançada produz mais benefício do que a cessação depois de já ocorridas reduções significativas da função pulmonar. A perda anual absoluta no VEF$_1$ tende a ser maior na DPOC leve e menor na DPOC muito grave. Múltiplos fatores genéticos influenciam o nível de função pulmonar alcançado durante o crescimento.

Nos fumantes crônicos, foram identificadas alterações substanciais na TC de tórax (enfisema e espessamento de paredes das vias aéreas) em pessoas com fisiologia normal (VEF$_1$ e VEF$_1$/CVF normais). A DPOC nessas pessoas costuma progredir em dois padrões primários. As pessoas com um padrão predominante de enfisema mostram enfisema precoce e classicamente progridem pelos estágios GOLD 1 até GOLD 2 a 4. As pessoas com um padrão predominante de doença das vias aéreas geralmente mostram evidências iniciais de inflamação das vias aéreas e, inicialmente, progridem com pouco enfisema à medida que o VEF$_1$ diminui mantendo uma relação VEF$_1$/CVF normal. Essa fisiologia é chamada de espirometria alterada com relação preservada (PRISm, do inglês *preserved ratio-impaired spirometry*). Essas pessoas tendem a desenvolver enfisema tardiamente e podem progredir diretamente para os estágios GOLD 3 e 4 com DPOC grave e terminal.

MANIFESTAÇÕES CLÍNICAS

HISTÓRIA

Os três sintomas mais comuns na DPOC são tosse, produção de escarro e dispneia aos esforços. Alguns pacientes apresentam esses sintomas durante vários meses ou anos antes de buscarem auxílio médico. Embora o aparecimento de obstrução do fluxo aéreo seja um processo gradativo, muitos pacientes assinalam que o início da sua doença coincidiu com uma doença aguda ou exacerbação. Entretanto, uma história minuciosa em geral revela a existência de sintomas respiratórios antes da exacerbação aguda. O início da dispneia aos esforços, frequentemente descrita como aumento do esforço para respirar, sensação de peso, falta de ar ou respiração arquejante, pode ser insidioso. Essa queixa é evidenciada mais claramente pela história detalhada enfatizando as atividades físicas típicas e de que forma a capacidade

de realizá-las foi modificada. Atividades que envolvem esforço significativo com os braços elevados ao nível dos ombros ou acima são particularmente difíceis para muitos pacientes com DPOC. Por outro lado, atividades que permitem que o paciente estique os braços e use os músculos acessórios da respiração são mais bem toleradas. São exemplos desse tipo de atividade empurrar um carrinho de compras ou caminhar em uma esteira. À medida que a DPOC avança, a principal manifestação é o agravamento da dispneia aos esforços com crescente interferência na capacidade de realizar atividades laborais ou de outros tipos. Nos estágios mais avançados, os pacientes manifestam falta de ar durante atividades básicas da vida diária.

Simultaneamente ao agravamento da obstrução ao fluxo aéreo, há aumento na frequência das exacerbações (descritas adiante). Os pacientes também podem manifestar hipoxemia em repouso e necessitar da administração de oxigênio suplementar.

ACHADOS FÍSICOS

Nos estágios iniciais da DPOC, os pacientes costumam apresentar um exame físico absolutamente normal. Os tabagistas podem apresentar sinais de tabagismo ativo, como odor de fumaça ou manchas de nicotina nas unhas dos dedos da mão. Nos pacientes com doença mais grave, o exame físico dos pulmões caracteriza-se por uma fase expiratória longa e pode incluir sibilos expiratórios. Além disso, os sinais de hiperinsuflação incluem tórax em barril e ampliação dos volumes pulmonares com limitação das excursões diafragmáticas avaliadas por percussão. Os pacientes com obstrução grave do fluxo aéreo também podem evidenciar o uso dos músculos acessórios da respiração, sentando-se na posição típica de "tripé" para facilitar as ações dos músculos esternocleidomastóideo, escalenos e intercostais. Alguns pacientes podem desenvolver cianose, visível nos lábios e leitos ungueais.

O ensino tradicional é de que os pacientes predominantemente enfisematosos, chamados de "*pink puffers*", são magros, não cianóticos em repouso e apresentam o uso da musculatura acessória, enquanto os pacientes com bronquite crônica têm mais chances de serem mais pesados e cianóticos ("*blue bloaters*"). Porém, as evidências atuais demonstram que a maioria dos pacientes tem elementos tanto de bronquite crônica como de enfisema, e, portanto, o exame físico não diferencia as duas entidades de maneira confiável.

A doença avançada pode vir acompanhada de caquexia, com perda significativa de peso e perda difusa do tecido adiposo subcutâneo. Essa síndrome tem sido associada à ingestão oral inadequada e a níveis elevados de citocinas inflamatórias (TNF-α). Essa perda representa um fator independente de prognóstico desfavorável na DPOC. Alguns pacientes com doença avançada apresentam movimentos paradoxais do gradil costal para dentro durante a inspiração (sinal de Hoover), uma consequência da alteração do vetor de contração diafragmática no gradil costal em razão da hiperinsuflação crônica.

Os sinais de insuficiência cardíaca direita avançada, conhecida como *cor pulmonale*, são relativamente incomuns desde o advento da oxigenoterapia suplementar.

O baqueteamento digital não é um sinal de DPOC, e sua ocorrência deve alertar o médico para a necessidade de iniciar uma investigação das causas desse sinal. Nos pacientes com DPOC, o desenvolvimento de câncer de pulmão é a explicação mais provável para o baqueteamento digital de início recente.

ACHADOS LABORATORIAIS

A manifestação clássica da DPOC é obstrução ao fluxo aéreo (discutida anteriormente). As provas de função pulmonar mostram obstrução ventilatória com reduções de VEF$_1$ e VEF$_1$/CVF **(Cap. 285)**. Com o agravamento da doença, os volumes pulmonares podem aumentar, resultando em aumento da capacidade pulmonar total, da capacidade residual funcional e do volume residual. Nos pacientes com enfisema, a capacidade de difusão pode estar reduzida, refletindo a destruição parenquimatosa típica da doença. O grau de obstrução ao fluxo aéreo é um fator prognóstico importante da DPOC e constitui a base do sistema de classificação espirométrica de gravidade da GOLD **(Tab. 292-1)**. Embora o grau de obstrução ao fluxo aéreo geralmente se correlacione com a presença e a intensidade dos sintomas respiratórios, das exacerbações, do enfisema e da hipoxemia, a correlação está longe de ser perfeita. Assim, as características clínicas devem ser cuidadosamente avaliadas em cada pessoa com DPOC para determinar as terapias mais apropriadas. Tem sido demonstrado que um índice multifatorial (BODE) que inclui a obstrução ao fluxo aéreo, a capacidade de realizar exercícios físicos, a dispneia e o índice de massa corporal é um melhor preditor de mortalidade. Recentemente, a GOLD acrescentou elementos adicionais para seu sistema de classificação da DPOC, incluindo sintomas respiratórios e história de exacerbações; essas medidas são usadas para guiar o tratamento da DPOC (ver adiante).

A gasometria arterial e a oximetria podem evidenciar hipoxemia em repouso ou em situação de esforço. A gasometria arterial fornece informações adicionais quanto à ventilação alveolar e ao equilíbrio acidobásico pela avaliação dos níveis da P_{CO_2} arterial e do pH. As alterações do pH com a P_{CO_2} são de 0,08 unidade/10 mmHg nos estados agudos e de 0,03 unidade/10 mmHg na fase crônica. Por essa razão, a determinação do pH arterial permite a classificação da insuficiência ventilatória, definida por P_{CO_2} > 45 mmHg, nas formas aguda ou crônica; a insuficiência respiratória aguda está associada à acidemia. A gasometria arterial é um componente importante da avaliação dos pacientes que se apresentam com sintomas de exacerbação. Um hematócrito elevado sugere presença de hipoxemia crônica, assim como a existência de sinais de hipertrofia ventricular direita.

Os exames radiográficos ajudam a classificar o tipo de DPOC. O aumento dos volumes pulmonares e a retificação do diafragma indicam hiperinsuflação, mas não fornecem indícios quanto à cronicidade das alterações. Bolhas evidentes, escassez da trama parenquimatosa ou hipertransparência na radiografia de tórax sugerem a presença de enfisema. A TC de tórax é atualmente o exame definitivo para estabelecer a presença ou ausência de enfisema, o padrão do enfisema e a presença de doença significativa envolvendo as vias aéreas de calibres médio e grande (Fig. 292-2). Ela também permite a descoberta de doença pulmonar intersticial coexistente e de bronquiectasias. Os tabagistas com DPOC têm risco aumentado para o desenvolvimento de câncer de pulmão, que pode ser identificado na TC de tórax. Na DPOC avançada, a TC pode ajudar a determinar o possível valor da terapia cirúrgica (descrita adiante).

Diretrizes recentes sugerem a realização do teste para deficiência de α_1AT em todos os indivíduos com DPOC ou asma com obstrução crônica do fluxo aéreo. A avaliação do nível sérico de α_1AT é um teste inicial razoável. No caso de indivíduos com baixos níveis de α_1AT, o diagnóstico definitivo da deficiência de α_1AT necessita da determinação do tipo de IP. Isso geralmente é determinado por focalização isoelétrica do soro ou plasma, que reflete o genótipo no *locus* IP para os alelos comuns, assim como muitos dos raros alelos IP. A genotipagem molecular pode ser realizada para os alelos IP comuns (M, S e Z), e o sequenciamento do DNA pode detectar outras raras variantes de deficiência.

TRATAMENTO
Doença pulmonar obstrutiva crônica

FASE ESTÁVEL DA DPOC

Os dois principais objetivos da terapia são fornecer alívio sintomático (reduzir os sintomas respiratórios, melhorar a tolerância a esforços e melhorar as condições de saúde) e reduzir os futuros riscos (evitar a progressão da doença, prevenir ou tratar as exacerbações e reduzir a mortalidade). A instituição de terapias deve se basear na avaliação dos sintomas, dos benefícios da terapia, dos riscos potenciais e dos custos. A **Figura 292-5** oferece as categorias atualmente sugeridas de pacientes com DPOC com base em sintomas respiratórios e risco de exacerbações. A resposta à terapia deve ser avaliada e as decisões devem ser tomadas sobre a continuação, suspensão ou alteração dos tratamentos.

Três intervenções – cessação do tabagismo, oxigenoterapia para pacientes com hipoxemia crônica e cirurgia de redução do volume pulmonar (CRVP) em pacientes selecionados com enfisema – mostraram-se capazes de melhorar a sobrevida de pacientes com DPOC. Estudos recentes indicam que a terapia inalatória tripla (broncodilatador β-agonista de longa ação [LABA, do inglês *long-acting beta agonist*], broncodilatador antagonista muscarínico de longa ação [LAMA, do inglês *long-acting muscarinic antagonist*] e corticosteroides inalatórios [CIs]) reduz a mortalidade em pacientes selecionados com DPOC. Existe uma sugestão de que os broncodilatadores LAMA inalatórios possam reduzir a mortalidade.

FARMACOTERAPIA

Cessação do tabagismo (Ver também Cap. 454) Estudos demonstraram que tabagistas de meia-idade que foram capazes de abandonar o tabagismo com sucesso apresentaram melhora significativa na taxa de declínio

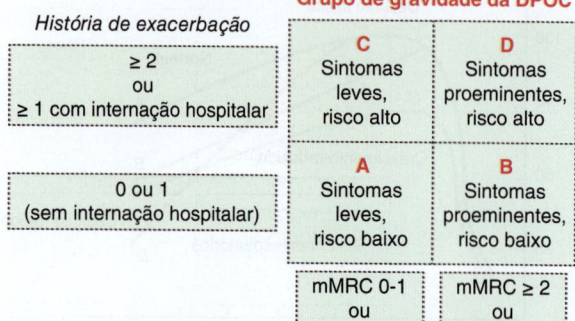

FIGURA 292-5 Avaliação da gravidade da doença pulmonar obstrutiva crônica (DPOC). As categorias de gravidade da DPOC se baseiam nos sintomas respiratórios (com base na Modified Medical Research Council Dyspnea Scale [mMRC] ou no COPD Assessment Test [CAT]) e na frequência anual de exacerbações da DPOC. A escala mMRC atribui um único valor para o grau de dispneia: 0 – apenas com atividades intensas; 1 – acelerando no plano ou caminhando em uma leve subida; 2 – caminhando mais lentamente que seus pares ou parando de caminhar em seu próprio ritmo; 3 – caminhando cerca de 100 metros ou após alguns minutos no plano; 4 – dispneia demais para sair de casa ou para se vestir. O CAT é uma medida de 8 itens para o estado de saúde na DPOC com respostas da escala Likert para questões sobre tosse, escarro, aperto no peito, dispneia em um lance de escadas, limitação nas atividades domésticas, confiança para sair de casa, sono e energia. A variação total do escore é de 0-40. Tanto a mMRC como o CAT estão disponíveis em Global Strategy for the Diagnosis, Management and Prevention of COPD, Global Initiative for Chronic Obstructive Lung Disease (GOLD) 2017. (*Reproduzida, com autorização, de Global Strategy for Diagnosis, Management and Prevention of COPD 2017, ©.*)

da função pulmonar, muitas vezes retornando ao patamar de alterações anuais semelhantes às dos indivíduos que não fumaram. Além disso, a cessação do tabagismo melhora a sobrevida. Dessa forma, todos os pacientes com DPOC devem ser aconselhados enfaticamente a deixar de fumar e receber orientação quanto aos benefícios da cessação do tabagismo. Evidências crescentes indicam que a combinação do tratamento farmacológico com as medidas de suporte tradicionais aumenta consideravelmente as chances de sucesso para a cessação do tabagismo. Existem três abordagens farmacológicas principais para o problema: terapia de reposição da nicotina disponível sob a forma de gomas de mascar, adesivos transdérmicos, pastilhas, inaladores e *spray* nasal; bupropiona; e vareniclina, um agonista/antagonista do receptor do ácido nicotínico. As recomendações atuais do U.S. Surgeon General são de que todos os tabagistas adultos (exceto gestantes) que pretendam parar de fumar recebam a opção do tratamento farmacológico, na ausência de contraindicações ao seu uso. O aconselhamento sobre a cessação do tabagismo também é recomendado e há aconselhamento gratuito em serviços telefônicos.

Broncodilatadores Em geral, os broncodilatadores são o tratamento primário para quase todos os pacientes com DPOC e são usados para benefício sintomático e para reduzir as exacerbações. A via inalatória é preferida para a administração da medicação, pois os efeitos colaterais são menores comparados com a administração sistêmica dos medicamentos. Em pacientes sintomáticos, indica-se tanto o uso em intervalos regulares dos agentes de longa duração como os medicamentos de curta ação usados quando houver necessidade. A **Figura 292-6** oferece sugestões para a prescrição de medicamentos inalatórios com base em grupos de pacientes conforme a intensidade dos sintomas e o risco de exacerbações.

Antagonistas muscarínicos O brometo de ipratrópio de curta ação atenua os sintomas e produz uma melhora aguda no VEF_1. Os LAMAs, incluindo aclidínio, glicopirrolato, glicopirrônio, revefenacina, tiotrópio e umeclidínio, melhoram os sintomas e reduzem as exacerbações. Em um grande ensaio clínico randomizado, observou-se uma tendência para redução na taxa de mortalidade nos pacientes tratados com tiotrópio que se aproximou da significância estatística. Os efeitos colaterais são discretos, sendo boca seca o mais frequente.

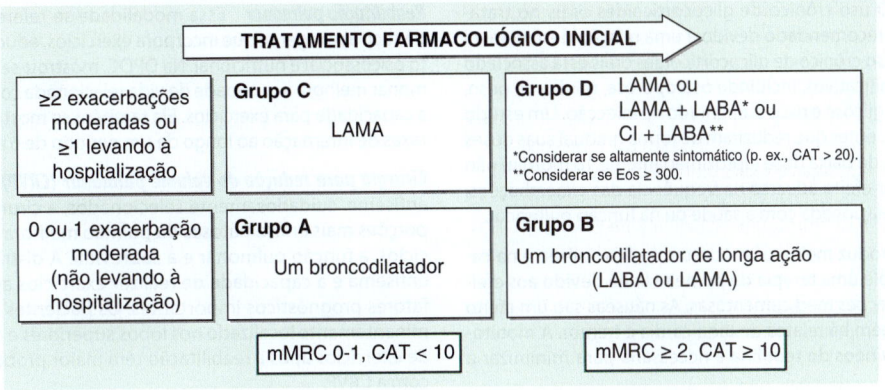

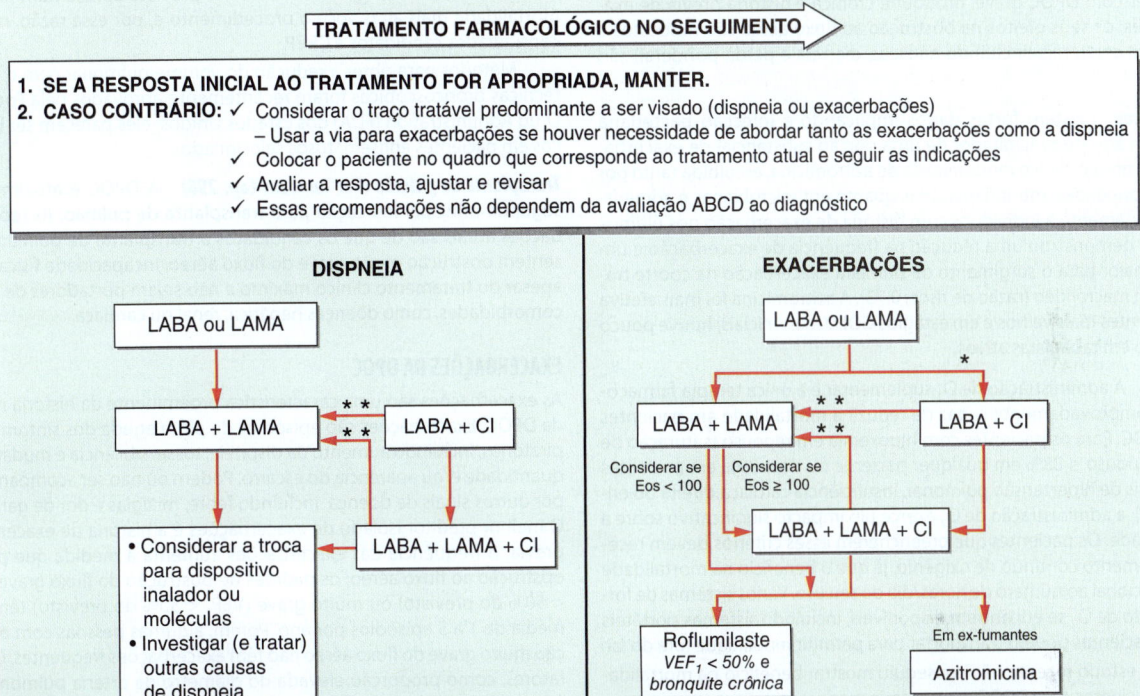

FIGURA 292-6 Terapia medicamentosa para a doença pulmonar obstrutiva crônica (DPOC) estável. A terapia farmacológica inicial (painel **A**) se baseia nas exacerbações da DPOC e nos sintomas respiratórios (avaliados pelo questionário de dispneia da modified Medical Research Council [mMRC] ou pelo COPD Assessment Test [CAT]). A terapia farmacológica de seguimento (painel **B**) se baseia na resposta ao início do tratamento, na reavaliação dos sintomas e nas exacerbações. Global Strategy for the Diagnosis, Management and Prevention of COPD, Global Initiative for Chronic Obstructive Lung Disease (GOLD) 2021. *Para o painel **B**: considerar se Eos ≥ 300 ou se Eos ≥ 100 E ≥ 2 exacerbações moderadas/1 hospitalização. **Considerar o descalonamento dos CIs ou sua troca se houver pneumonia, indicação original inadequada ou falta de resposta aos CIs. CIs, corticosteroides inalatórios; Eos, eosinófilos sanguíneos em células por microlitro; LABA, β-agonista de longa ação; LAMA, antagonista muscarínico de longa ação; VEF_1, volume expiratório forçado em 1 segundo. *(Reproduzida, com autorização, de Global Strategy for Diagnosis, Management and Prevention of COPD 2021, ©.)*

β-Agonistas Os β-agonistas de curta ação diminuem os sintomas com melhoras agudas na função pulmonar. Os LABAs oferecem benefício sintomático e reduzem as exacerbações, embora menos que um LAMA. Os LABAs inalatórios atualmente disponíveis são arformoterol, formoterol, indacaterol, olodaterol, salmeterol e vilanterol. Os principais efeitos colaterais observados são tremor e taquicardia.

Combinações de β-agonistas/antagonistas muscarínicos Foi demonstrado que a combinação de LABAs e antagonistas muscarínicos inalatórios fornece uma melhora da função pulmonar que é maior do que cada agente isoladamente, além de reduzir as exacerbações.

Corticoides inalatórios O principal papel dos CIs é a redução das exacerbações. Em estudos populacionais, os pacientes com contagem de eosinófilos < 100 células por microlitro não se beneficiam, enquanto o benefício aumenta conforme as contagens de eosinófilos aumentam acima de 100. Os CIs nunca devem ser usados isoladamente na DPOC devido ao pequeno benefício sintomático, mas, em vez disso, devem ser combinados com LABAs ou usados com um LABA e um LAMA. O seu uso esteve associado a taxas aumentadas de candidíase orofaríngea e pneumonia e, em alguns estudos, a uma taxa elevada de perda de densidade óssea e de desenvolvimento de catarata. Um teste terapêutico com CIs deve ser considerado em pacientes com exacerbações frequentes, definidas como dois ou mais episódios anuais, ou em pacientes hospitalizados por uma exacerbação. Em pacientes estáveis e sem exacerbações, pode-se considerar a retirada dos CIs. Os pacientes que continuam a fumar não se beneficiam tanto com o uso dos CIs. Embora a suspensão dos CIs não leve a aumento nas exacerbações, pode haver um pequeno declínio na função pulmonar.

Glicocorticoides orais O uso crônico de glicocorticoides orais no tratamento da DPOC não é recomendado devido a uma relação desfavorável de custo/benefício. O uso crônico de glicocorticoides orais está associado a efeitos colaterais significativos, incluindo osteoporose, ganho de peso, catarata, intolerância à glicose e risco aumentado de infecção. Um estudo demonstrou que os pacientes que reduziram de forma gradual suas doses crônicas de prednisona de baixa dose (aproximadamente 10 mg/dia) não apresentaram qualquer efeito adverso na frequência das exacerbações, na qualidade de vida relacionada com a saúde ou na função pulmonar.

Teofilina A teofilina produz melhoras modestas no fluxo aéreo e na capacidade vital, mas não é uma terapia de primeira linha devido aos efeitos colaterais e às interações medicamentosas. As náuseas são um efeito colateral comum; também há relatos de taquicardia e tremor. A monitoração dos níveis sanguíneos de teofilina é necessária para minimizar a toxicidade.

Inibidores da PDE-4 O inibidor seletivo da fosfodiesterase tipo 4 (PDE-4) roflumilaste demonstrou reduzir a frequência das exacerbações em pacientes com DPOC grave, bronquite crônica e história prévia de exacerbações; os seus efeitos na obstrução ao fluxo aéreo são modestos e os efeitos colaterais (incluindo náuseas, diarreia e perda ponderal) são comuns.

Antibióticos Existem fortes dados implicando a infecção bacteriana como um agente precipitador de uma porção substancial de exacerbações. Um ensaio clínico randomizado de azitromicina, escolhida tanto por suas propriedades anti-inflamatórias quanto antimicrobianas e administrada diariamente a indivíduos com história de exacerbação nos últimos 6 meses, demonstrou uma redução na frequência de exacerbação e um tempo maior para o surgimento da primeira exacerbação na coorte tratada com macrolídeo (razão de risco, 0,73). A azitromicina foi mais efetiva em pacientes mais velhos e em estágios GOLD mais iniciais; houve pouco benefício em tabagistas ativos.

Oxigênio A administração de O_2 suplementar é a única terapia farmacológica comprovadamente capaz de reduzir a mortalidade em pacientes com DPOC. Para os pacientes com hipoxemia em repouso (saturação de O_2 em repouso ≤ 88% em qualquer paciente ou de ≤ 89% em pacientes com sinais de hipertensão pulmonar, insuficiência cardíaca direita ou eritrocitose), a administração de O_2 exerce um impacto significativo sobre a mortalidade. Os pacientes que preencherem esses critérios devem receber suprimento contínuo de oxigênio, já que o benefício na mortalidade é proporcional ao número de horas/dia do seu uso. Vários sistemas de fornecimento de O_2 se encontram disponíveis, incluindo sistemas portáteis que os pacientes podem transportar para permitir mobilidade fora do lar.

Um estudo recente não conseguiu mostrar benefício na mortalidade em pacientes com DPOC e hipoxemia moderada em repouso ou com hipoxemia apenas com as atividades.

Terapia de reposição da $α_1AT$ Para os pacientes com deficiência grave de $α_1AT$, existe um tratamento específico sob a forma de terapia de reposição IV de $α_1AT$. Apesar dos procedimentos de esterilização para esses produtos derivados do sangue e da ausência de casos relatados de infecção viral associada à terapia, alguns médicos recomendam a vacinação contra hepatite B antes do início do tratamento de reposição. Embora a eficácia bioquímica da terapia de reposição de $α_1AT$ tenha sido demonstrada, os seus benefícios ainda são controversos. Um estudo randomizado sugeriu uma redução na progressão do enfisema em pacientes recebendo a terapia de reposição de $α_1AT$. O critério de elegibilidade para a utilização do tratamento de reposição da $α_1AT$ é um nível sérico < 11 $μM$ (aproximadamente 50 mg/dL). Em geral, os indivíduos Pi^Z atendem a esse requisito, embora outros tipos raros associados à deficiência grave (p. ex., nulo-nulo) também sejam elegíveis. Como apenas uma fração de indivíduos com deficiência grave de $α_1AT$ irá desenvolver DPOC, a terapia de reposição com $α_1AT$ não é recomendada para indivíduos que apresentem deficiência grave de $α_1AT$ com função pulmonar preservada e TC de tórax normal.

TERAPIAS NÃO FARMACOLÓGICAS

Os pacientes com DPOC devem ser vacinados anualmente contra *influenza*. Recomenda-se a vacina pneumocócica e a vacinação contra *Bordetella pertussis*.

Reabilitação pulmonar Essa modalidade se refere a um programa terapêutico abrangente que incorpora exercícios, educação e aconselhamento psicossocial e nutricional. Na DPOC, mostrou-se que a reabilitação pulmonar melhora a qualidade de vida relacionada com a saúde, a dispneia e a capacidade para exercícios. Ela também se mostrou capaz de reduzir as taxas de internação ao longo de um período de 6 a 12 meses.

Cirurgia para redução do volume pulmonar (CRVP) Em pacientes com enfisema, cuidadosamente selecionados, a cirurgia para remoção das porções mais enfisematosas do pulmão melhora a capacidade de exercícios, a função pulmonar e a sobrevida. A distribuição anatômica do enfisema e a capacidade de realizar exercícios após a reabilitação são fatores prognósticos importantes. Os pacientes com enfisema predominantemente localizado nos lobos superiores e com baixa capacidade de exercícios após a reabilitação têm maior probabilidade de melhorar com a CRVP.

Pacientes com VEF_1 < 20% do valor previsto e com enfisema difusamente distribuído na TC ou capacidade de difusão pulmonar de monóxido de carbono (D_{CO}) < 20% do valor previsto apresentam taxas de mortalidade mais altas após o procedimento e, por essa razão, não são considerados candidatos à CRVP.

Métodos para obter a redução do volume pulmonar com o uso de técnicas broncoscópicas foram recentemente aprovados pela Food and Drug Administration (FDA) dos Estados Unidos; eles parecem ser benéficos em pacientes enfisematosos selecionados.

Transplante de pulmão (Ver também Cap. 298) A DPOC é atualmente a segunda principal indicação para transplante de pulmão. As recomendações atuais são de que os candidatos a transplante de pulmão apresentem obstrução muito grave do fluxo aéreo, incapacidade física grave apesar do tratamento clínico máximo e não sejam portadores de outras comorbidades, como doenças hepática, renal ou cardíaca.

EXACERBAÇÕES DA DPOC

As exacerbações são uma característica proeminente da história natural da DPOC. Exacerbações são episódios de piora aguda dos sintomas respiratórios, incluindo aumento da dispneia, tosse, sibilância e mudança na quantidade e/ou aparência do escarro. Podem ou não ser acompanhadas por outros sinais de doença, incluindo febre, mialgias e dor de garganta. O melhor preditor isolado de exacerbações é a história de exacerbação prévia. A frequência das exacerbações aumenta à medida que piora a obstrução ao fluxo aéreo; os padrões de obstrução do fluxo grave (VEF_1 < 50% do previsto) ou muito grave (VEF_1 < 30% do previsto) têm uma média de 1 a 3 episódios por ano. Porém, algumas pessoas com obstrução muito grave do fluxo aéreo não têm exacerbações frequentes. Outros fatores, como proporção elevada do diâmetro da artéria pulmonar em relação à aorta na TC de tórax e refluxo gastresofágico, foram associados a um risco aumentado de exacerbação da DPOC. Análises econômicas mostraram que > 70% dos recursos de assistência médica relacionados com a DPOC são destinados às consultas nos setores de emergência e assistência hospitalar para exacerbações da DPOC; isso representa > 10 bilhões de dólares por ano nos Estados Unidos.

Causas precipitadoras e estratégias para reduzir a frequência das exacerbações Vários estímulos podem levar à via final comum de inflamação das vias aéreas e ao agravamento dos sintomas respiratórios, típicos das exacerbações da DPOC. Estudos sugerem que a aquisição de uma nova cepa de bactéria está associada ao aumento do risco de curto prazo da exacerbação e que a infecção/superinfecção bacteriana está envolvida em mais de 50% das exacerbações. As infecções respiratórias virais ocorrem em aproximadamente um terço das exacerbações da DPOC. Em uma minoria significativa dos casos (20-35%), nenhum fator precipitador pode ser identificado.

Avaliação do paciente Deve-se tentar determinar a gravidade da exacerbação, assim como a gravidade da DPOC preexistente. Quanto mais grave for um desses dois componentes, maior a probabilidade de que o paciente necessite de internação hospitalar. A anamnese deve incluir uma avaliação do grau e da alteração da dispneia, questionando se o paciente apresenta dispneia quando realiza atividades da vida diária ou suas tarefas habituais. Também é importante perguntar ao paciente se ele tem febre; se houve alterações nas características do escarro; e se surgiram sintomas associados como sibilância, náuseas, vômitos, diarreia, mialgias e calafrios. O questionamento sobre a frequência e a intensidade das exacerbações prévias pode fornecer informações importantes; o maior fator de risco isoladamente para hospitalização por exacerbação é uma história de hospitalização prévia.

O exame físico deve incluir uma avaliação do grau de desconforto do paciente. É importante dar atenção especial a taquicardia, taquipneia, uso dos músculos acessórios, sinais de cianose perioral ou periférica, capacidade de proferir frases completas e estado mental do paciente. O exame do tórax deverá estabelecer a presença ou ausência de sinais focais, a amplitude do movimento respiratório, a presença ou ausência de sibilos, a assimetria do exame torácico (sugerindo a obstrução das vias aéreas de grande calibre ou pneumotórax imitando uma exacerbação) e a presença ou ausência de movimentos paradoxais da parede abdominal.

Os pacientes com DPOC grave de base, que se apresentam com desconforto moderado ou grave, ou aqueles com sinais focais, devem realizar radiografias ou TC de tórax. Aproximadamente 25% das radiografias dessa situação clínica mostrarão anormalidades, entre as quais as mais frequentes são pneumonia e insuficiência cardíaca congestiva. Os pacientes com DPOC avançada, história de hipercapnia, alterações do estado mental (confusão, sonolência) ou desconforto significativo devem realizar uma avaliação da gasometria arterial. A existência de hipercapnia, definida como uma Pco_2 > 45 mmHg, tem implicações importantes para o tratamento (discutidas adiante). Ao contrário da sua utilidade no tratamento das exacerbações da asma, os testes de função pulmonar não têm demonstrado qualquer utilidade no diagnóstico ou tratamento das exacerbações da DPOC. A embolia pulmonar (EP) também deve ser considerada, pois a incidência de EP é aumentada nas exacerbações da DPOC.

A necessidade de tratamento hospitalar das exacerbações é sugerida pela presença de acidose respiratória e hipercapnia, hipoxemia nova ou piorada, doença subjacente grave e pessoas cujas situações de vida não possibilitem a observação cuidadosa e a administração do tratamento prescrito.

TRATAMENTO DE EXACERBAÇÕES AGUDAS

Broncodilatadores Em geral, os pacientes são tratados com β-agonistas e antagonistas muscarínicos inalatórios. Esses fármacos podem ser administrados juntos ou separadamente, e a frequência da administração depende da gravidade da exacerbação. No início, os pacientes costumam ser tratados com nebulização, pois essa forma de administração é mais fácil para pacientes com disfunção respiratória. Entretanto, foi observado que a conversão para os inaladores dosimetrados é efetiva quando acompanhada de educação e treinamento dos pacientes e da equipe de saúde. Essa abordagem traz benefícios econômicos significativos e permite também uma transição mais fácil à assistência ambulatorial. O acréscimo das metilxantinas (teofilina) ao esquema terapêutico pode ser considerado, embora não existam provas convincentes de sua eficácia. Quando são adicionadas as metilxantinas, os níveis séricos devem ser monitorados na tentativa de reduzir a toxicidade.

Antibióticos Os pacientes com DPOC frequentemente estão colonizados por possíveis patógenos respiratórios, e em geral é difícil identificar de forma conclusiva uma espécie bacteriana específica responsável por um evento clínico particular. As bactérias frequentemente implicadas nas exacerbações da DPOC incluem *Streptococcus pneumoniae*, *Haemophilus influenzae*, *Moraxella catarrhalis* e *Chlamydia pneumoniae*; patógenos virais também são comuns como etiologia das exacerbações. A escolha do antibiótico deve ser baseada nos padrões locais de sensibilidade ao antibiótico dos patógenos bacterianos recém-citados, assim como no estado clínico do paciente. Os pacientes com exacerbações moderadas a graves costumam ser tratados com antibióticos, mesmo que não existam dados implicando um patógeno específico.

Em pacientes internados, o uso de glicocorticoides sistêmicos reduz a permanência hospitalar, acelera a recuperação e diminui as chances de exacerbação ou recidiva subsequentes. Um estudo demonstrou que 2 semanas de tratamento com glicocorticoide produziram o mesmo benefício atingido com 8 semanas de tratamento. As recomendações atuais sugerem 30 a 40 mg de prednisolona oral ou seu equivalente geralmente por um período de 5 a 10 dias em pacientes ambulatoriais. Principalmente nos pacientes com diagnóstico preexistente de diabetes, a hiperglicemia é a complicação aguda mais relatada no tratamento com glicocorticoides.

Oxigênio O O_2 suplementar deve ser administrado para manter saturações arteriais ≥ 90%. Estudos demonstraram que nos pacientes com hipercapnias aguda e crônica, a administração de O_2 suplementar não reduz a ventilação-minuto. Ela induz, em alguns pacientes, um modesto aumento na Pco_2 arterial, sobretudo por alterar as relações ventilação-perfusão no interior do pulmão. Esse fato não deve impedir que os médicos forneçam o oxigênio necessário para corrigir a hipoxemia.

Suporte ventilatório mecânico A instituição da ventilação não invasiva com pressão positiva (VNIPP) em pacientes com insuficiência respiratória, definida por uma $Paco_2$ > 45 mmHg, resulta em redução significativa da mortalidade, da necessidade de intubação, das complicações do tratamento e da duração das internações. As contraindicações da VNIPP são instabilidade cardiovascular, alteração do estado mental, incapacidade de cooperar, grande quantidade de secreção ou incapacidade de eliminar as secreções, anormalidades ou traumatismo craniofacial impedindo a adaptação da máscara, obesidade extrema ou queimaduras significativas.

A ventilação mecânica invasiva (convencional) por um tubo endotraqueal está indicada para os pacientes com dificuldade respiratória grave apesar do tratamento inicial, hipoxemia potencialmente fatal, acidose e/ou hipercapnia graves, comprometimento profundo do estado mental, parada respiratória, instabilidade hemodinâmica ou outras complicações. O objetivo da ventilação mecânica é corrigir os problemas citados anteriormente. Os fatores que devem ser levados em consideração durante a utilização do suporte ventilatório mecânico são a necessidade de garantir um tempo expiratório suficiente aos pacientes com obstrução ventilatória grave e a presença de auto-PEEP (do inglês *[intrinsic] positive end-expiratory pressure* [pressão expiratória final positiva intrínseca]), que gera nesses indivíduos um esforço respiratório significativo para iniciar a ventilação em modo de demanda. A taxa de mortalidade dos pacientes que necessitam de suporte ventilatório mecânico é de 17 a 30% naquela internação. Entre os pacientes > 65 anos internados em unidades de terapia intensiva, a taxa de mortalidade duplica para 60% ao longo do ano seguinte, independentemente da necessidade de ventilação mecânica.

Após uma hospitalização por DPOC, cerca de 20% dos pacientes são novamente hospitalizados nos 30 dias subsequentes e 45% são hospitalizados em 1 ano. A mortalidade após a alta hospitalar é de cerca de 20% em 1 ano.

LEITURAS ADICIONAIS

Agusti A, Hogg JC: Update on the pathogenesis of chronic obstructive pulmonary disease. N Engl J Med 381:1248, 2019.
Celli BR, Wedzicha JA: Update on clinical aspects of chronic obstructive pulmonary disease. N Engl J Med 381:1257, 2019.
Global Strategy for the Diagnosis, Management and Prevention of COPD: Global Initiative for Chronic Obstructive Lung Disease (GOLD) 2021. Disponível em: *http://goldcopd.org*.
Lange P et al: Lung-function trajectories leading to chronic obstructive pulmonary disease. N Engl J Med 373:111, 2015.
The Long-Term Oxygen Treatment Trial Research Group: A randomized trial of long-term oxygen for COPD with moderate desaturation. N Engl J Med 375:1617, 2016.
Lowe KE et al: COPDGene 2019: Redefining the diagnosis of chronic obstructive pulmonary disease. Chronic Obstr Pulm Dis 6:384, 2019.
Lynch D et al: CT definable subtypes of COPD: A statement of the Fleischner Society. Radiology 277:192, 2015.
McDonough JE et al: Small-airway obstruction and emphysema in chronic obstructive pulmonary disease. N Engl J Med 365:1567, 2011.
Regan E et al: Clinical and radiologic disease in smokers with normal spirometry. JAMA Intern Med 175:1539, 2015.
Rennard SI, Drummond MB: Early chronic obstructive pulmonary disease: Definition, assessment, and prevention. Lancet 385:1778, 2015.
Sakornsakolpat P et al: Genetic landscape of chronic obstructive pulmonary disease identifies heterogeneous cell-type and phenotype associations. Nat Genet 51:494, 2019.
Sandhaus RA et al: The diagnosis and management of alpha-1 antitrypsin deficiency in the adult. Chronic Obstr Pulm Dis 3:668, 2016.
Spruit MA et al: An official American Thoracic Society/European Respiratory Society statement: Key concepts and advances in pulmonary rehabilitation. Am J Resp Crit Care Med 188:e13, 2013.
Young KA et al: Pulmonary subtypes exhibit differential GOLD spirometry stage progression: The COPDGene Study. Chronic Obstr Pulm Dis 6:414, 2019.
Young KA et al: Subtypes of COPD have unique distributions and differential risk of mortality. Chronic Obstr Pulm Dis 6:400, 2019.

293 Doença pulmonar intersticial
Gary M. Hunninghake, Ivan O. Rosas

As doenças pulmonares parenquimatosas difusas incluem um grande número (> 200) de condições heterogêneas que afetam o parênquima pulmonar com graus variados de inflamação e fibrose. Embora o remodelamento do espaço intersticial, região entre o epitélio e o endotélio, tenda a ser o local dominante de envolvimento para a maioria das doenças pulmonares intersticiais (DPIs), é importante reconhecer o papel proeminente das células epiteliais e endoteliais alveolares (incluindo vias aéreas e vasos) na patogênese dessas DPIs.

Apesar da diversidade das condições, a maioria dos pacientes que acaba sendo diagnosticada com uma DPI chega ao médico com relato de dispneia progressiva aos esforços ou com tosse seca persistente. Porém, como algumas DPIs fazem parte de distúrbios multissistêmicos, alguns pacientes serão identificados com base na sintomatologia não respiratória (p. ex., espessamento da pele em casos de esclerose sistêmica, Cap. 359) ou nos achados do exame físico (p. ex., desvio ulnar dos dedos em casos de artrite reumatoide [AR], Cap. 358). Além disso, as DPIs também podem ser identificadas incidentalmente com base nos resultados anormais de testes de função pulmonar, radiografias de tórax, tomografia computadorizada (TC) de tórax e abdome (que podem visualizar, pelo menos em parte, o parênquima pulmonar) e tomografia por emissão de pósitrons (PET, do inglês *positron emission tomography*). É importante lembrar que as DPIs podem estar associadas com altas taxas de morbidade e mortalidade e, embora o prognóstico dependa da extensão e da especificidade da doença, esse fato as torna importantes distúrbios para serem reconhecidos em tempo hábil.

Devido a uma variedade de apresentações clínicas, assim como à sobreposição de achados de imagem e histopatologia (Tab. 293-1), as DPIs podem ser difíceis de diagnosticar. Um princípio central geralmente aceito no diagnóstico das DPIs é que, para um diagnóstico confiável, há necessidade da avaliação combinada de dados clínicos, exames laboratoriais, provas de função pulmonar, exames de imagem e histopatologia (se obtida). Nenhum dado confere isoladamente um diagnóstico. Por exemplo, uma biópsia pulmonar demonstrando um padrão de pneumonia intersticial usual (PIU) é útil no diagnóstico de um paciente com fibrose pulmonar idiopática (FPI), mas também pode estar presente em algumas doenças do tecido conectivo (DTCs) (p. ex., DPI associada à AR, Cap. 358). À luz dessas dificuldades, a maioria dos centros de DPI recomenda uma abordagem multidisciplinar para o diagnóstico (e, em alguns casos, para o manejo) das DPIs. Um exemplo de abordagem multidisciplinar pode incluir uma conferência com pneumologistas, reumatologistas, radiologistas e patologistas em que todos os dados gerados em um paciente possam ser discutidos e revisados em conjunto por profissionais com experiência no cuidado de pacientes com DPI.

Embora haja várias maneiras de classificar as DPIs, uma abordagem clássica é dividi-las entre aquelas com causas conhecidas e desconhecidas (Fig. 293-1). Embora mesmo essa abordagem tenha limitações (p. ex., estudos genéticos demonstram que uma porção significativa de fibrose pulmonar familiar e FPI [classicamente descritas como doenças de causa desconhecida] podem ser explicadas, em parte, por fatores genéticos), é uma maneira de começar. As causas conhecidas de DPI incluem exposições ocupacionais (p. ex., asbestose), medicamentos (p. ex., nitrofurantoína) e aquelas relacionadas com doença sistêmica subjacente (p. ex., pneumonia em organização criptogênica [POC] em casos de polimiosite). As causas desconhecidas de DPI incluem grupos de distúrbios raros muitas vezes com apresentações clássicas (p. ex., pneumotórax espontâneo em mulher jovem com alterações císticas difusas em TC de tórax pode sugerir linfangioleiomiomatose [LAM]) e o grupo mais comum de DPI, as pneumonias intersticiais idiopáticas (PIIs). As doenças pulmonares granulomatosas podem ter causas conhecidas (p. ex., pneumonite de hipersensibilidade [PH] devido à exposição crônica a pássaros, Cap. 288) ou desconhecidas (p. ex., sarcoidose, Cap. 367), e são frequentemente separadas conforme suas características exclusivas de apresentação clínica, exames de imagem e avaliação

TABELA 293-1 ■ Achados comuns em doenças pulmonares intersticiais (DPIs)

	FPI	Pneumonia intersticial não específica	DPI associada à bronquiolite respiratória	DPI associada à esclerose sistêmica	Sarcoidose
Sintomas clínicos	Início gradual de dispneia e tosse seca; incomum em adultos mais velhos	Início subagudo de dispneia e tosse seca; frequentemente associada com outras condições	Pode ser assintomática ou apresentar dispneia e tosse	Início gradual de dispneia e tosse seca; fadiga, enrijecimento da pele, resposta exagerada ao frio, refluxo e dificuldade de deglutição	Pode ser assintomática ou apresentar dispneia e tosse; também pode apresentar fadiga, palpitações, achados em olhos, pele e articulações
Achados no exame físico	Estertores frequentes em bases pulmonares; baqueteamento digital é comum	Estertores frequentes; baqueteamento é menos comum	Estertores são comuns; baqueteamento é raro	Pode haver estertores isoladamente; há também espessamento da pele, edema articular e telangiectasias	Pode ser normal, podendo haver estertores; pode haver achados cutâneos, dor articular e aumento de linfonodos
Exposições	Idiopática, mas muitos casos de exposição à fumaça; achados genéticos podem explicar mais de um terço do risco da doença	Pode ser idiopática, mas devem-se considerar condições associadas	Forte associação com tabagismo	Em grande parte desconhecida; há alguma discussão sobre exposições a solventes e silicato	Em grande parte desconhecida, embora se acredite que poeiras de silicato sejam importantes em alguns casos
Achados na TCAR	Alterações reticulares subpleurais bilaterais mais proeminentes nas zonas pulmonares inferiores e posteriores; é comum haver bronquiectasias por tração e faveolamento; o padrão clássico de PIU é considerado diagnóstico	Padrões de vidro fosco e reticulado subpleurais periféricos; bronquiectasias de tração são comuns, mas o faveolamento é raro; a TCAR não é diagnóstica	Nódulos difusos centrolobulares tipo vidro fosco	Pode haver padrões de PIU ou PINE, também dilatação esofágica, calcificações mediastinais ocasionais e aumento da vascularização pulmonar	Pode haver linfadenopatia mediastinal e hilar; achados reticulonodulares peribroncovasculares
Histopatologia	Padrão de PIU que inclui focos fibroblásticos, heterogeneidade temporal e espacial, faveolamento	Padrão celular ou fibrótico de PINE; mais uniforme que um padrão de PIU	Bronquiolite respiratória com alterações adjacentes inflamatórias e fibrosantes; macrófagos cheios de pigmentos	Podem ocorrer padrões de PIU ou PINE	Granulomas não caseosos
Evolução clínica	50% de mortalidade em 3-5 anos	18% de mortalidade em 5 anos	25% de mortalidade em 7 anos	20-30% de mortalidade em 10 anos	Geralmente baixa, mas varia conforme o estado

Siglas: FPI, fibrose pulmonar idiopática; PINE, pneumonia intersticial não específica; PIU, pneumonia intersticial usual; TCAR, tomografia computadorizada de alta resolução.

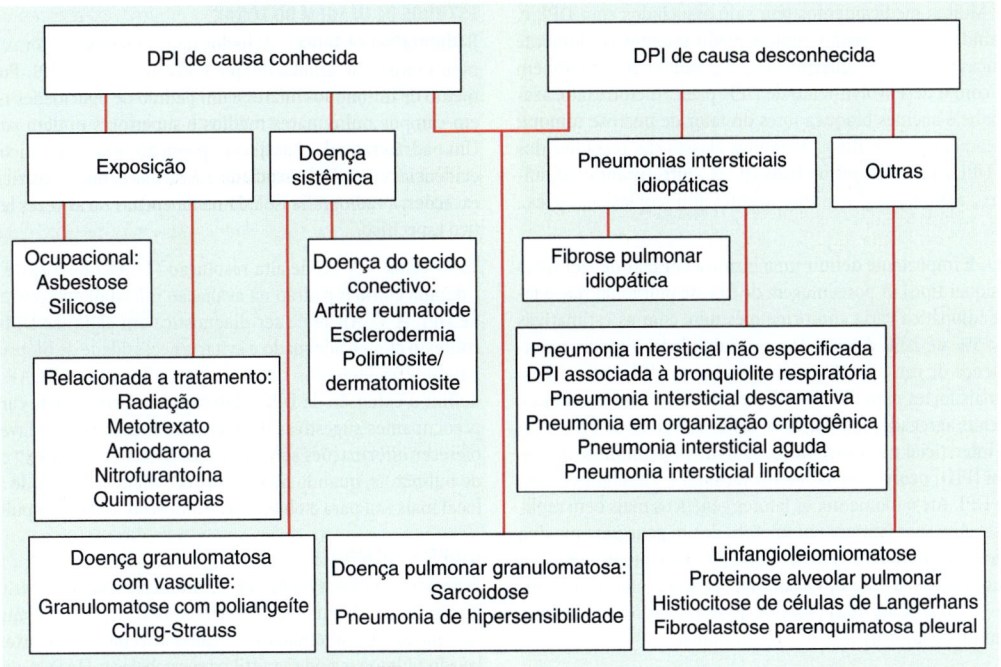

FIGURA 293-1   Classificação de doença pulmonar intersticial (DPI). Este algoritmo representa uma abordagem comum para subclassificar as DPIs. É comum dividir as DPIs entre as de causas conhecidas e as de causas desconhecidas (embora seja importante observar que estudos genéticos demonstram que uma porção significativa de fibrose pulmonar idiopática e familiar [classicamente descritas como doenças de causa desconhecida] pode ser explicada, em parte, por fatores genéticos). As pneumonias intersticiais idiopáticas foram mais precisamente definidas por um estudo de 2002 conforme descrito em Am J Respir Crit Care Med 165:277, 2002, citado em "Leituras adicionais", no fim deste capítulo.

diagnóstica. Tão importante quanto conhecer a classificação da doença é familiarizar-se com sua prevalência. Embora haja variabilidade dentro de diferentes grupos demográficos, a maioria dos estudos demonstra que FPI, sarcoidose (Cap. 367) e DPIs relacionadas com DTCs (Cap. 413) representam um grupo que está entre as formas mais comuns de DPI.

ABORDAGEM DIAGNÓSTICA

A abordagem diagnóstica inicial para as doenças difusas do parênquima pulmonar costuma ser mais ampla do que o foco na DPI, devendo incluir uma avaliação para causas alternativas, incluindo doença cardiovascular (p. ex., insuficiência cardíaca, Cap. 258), infecções difusas (p. ex., pneumonia por *Pneumocystis*, Cap. 220) e câncer (p. ex., carcinoma broncoalveolar, Cap. 315 da 19ª edição do *Medicina interna de Harrison*). Este capítulo irá se concentrar na avaliação diagnóstica que ajuda a diferenciar entre as várias formas de DPI.

HISTÓRIA

Idade   A idade de apresentação tem forte influência na probabilidade pré-teste de que a FPI, em particular, esteja presente. Por exemplo, a FPI ocorre mais comumente em pacientes com idade > 60 anos e é muito rara em pacientes com idade < 50 anos. De fato, nos pacientes com idade > 65 sem evidências fortes de um diagnóstico alternativo, os achados atípicos na TC de tórax são ainda mais prováveis de resultar em um diagnóstico histopatológico de PIU (uma alteração patológica característica de FPI) do que de resultar em um diagnóstico alternativo de PII. Outras DPIs comuns, como sarcoidose e DPI associada a DTCs, e DPIs menos comuns, como LAM e histiocitose de células de Langerhans pulmonar (HCLP), tendem a se apresentar entre 20 e 40 anos de idade.

Sexo   Embora seja menos influente que a idade, o sexo tem alguma influência na probabilidade das diversas DPIs. A LAM (e a esclerose tuberosa relacionada) (ver Cap. 315 da 19ª edição do *Medicina interna de Harrison*) é um distúrbio frequentemente diagnosticado em mulheres jovens. Muitas DPIs associadas à DTC são mais comuns em mulheres, com a exceção da DPI associada à AR, que é mais comum em homens. A FPI e a DPI ocupacional/relacionada com exposições (provavelmente devido a exposições relacionadas ao trabalho, que tendem a diferir entre homens e mulheres) são mais comuns em homens.

Duração dos sintomas   As apresentações agudas de DPI (*dias a semanas*) são incomuns e costumam ser diagnosticadas erroneamente como pneumonia, exacerbação de doença pulmonar obstrutiva crônica (DPOC) ou insuficiência cardíaca, patologias mais comuns que as DPIs. As DPIs que podem ter apresentação aguda incluem pneumonia eosinofílica, pneumonia intersticial aguda (PIA), PH e granulomatose com poliangeíte (GPA). Uma exacerbação aguda de FPI como apresentação inicial dessa doença também deve ser considerada devido à sua prevalência. As DPIs mais comumente têm apresentação crônica indolente (*meses a anos*), como no exemplo da FPI. Embora as apresentações subagudas (*semanas a meses*) possam ocorrer na maioria das DPIs, o contexto adequado pode sugerir sarcoidose, DPI associada à DTC, DPI induzida por fármacos ou POC.

Sintomas respiratórios   Dispneia progressiva, mais frequentemente observada com esforços, é a queixa mais comum em pacientes com DPI. Apesar desse fato, as pesquisas na população geral e a experiência clínica com pacientes assintomáticos encaminhados por anormalidades na TC de tórax também demonstraram que alguns pacientes, mesmo aqueles com doença mais extensa, podem não relatar dispneia. Tosse, particularmente tosse seca, também é comum, podendo ser o sintoma mais proeminente em pacientes com FPI. A tosse costuma ser relatada em outras DPIs, particularmente naquelas com envolvimento proeminente das vias aéreas, incluindo sarcoidose e PH. Tosse com hemoptise é rara e poderia sugerir uma DPI associada com hemorragia alveolar difusa (HAD) (p. ex., síndrome de Goodpasture), GPA ou LAM. A tosse com hemoptise também poderia sugerir uma infecção pulmonar secundária, que pode ser vista em pacientes com bronquiectasias por tração e naqueles que recebem terapia imunossupressora. A dor torácica é rara na maioria das DPIs, com exceção da sarcoidose. A fadiga é comum em todas as DPIs.

História clínica pregressa   A história mais pertinente inclui uma história pessoal de DTC ou de sintomas comumente associados à DTC (p. ex., fenômeno de Raynaud). Também é importante lembrar que a DPI associada com DTC pode ser o sintoma de apresentação inicial da doença, podendo preceder em muitos anos o desenvolvimento de outros sintomas. Alguns cânceres podem estar associados a POC relacionada à dermatomiosite e com reações semelhantes à sarcoidose, e é importante avaliar a possibilidade de neoplasia nessas situações. Uma história de asma e rinite alérgica pode sugerir um diagnóstico de GPA eosinofílica.

Medicamentos Muitos medicamentos têm sido associados com DPI, e, para complicar ainda mais a questão, muitos medicamentos comumente usados para doenças pulmonares inflamatórias e granulomatosas também estão associados com o desenvolvimento de DPI (p. ex., metotrexato, azatioprina, rituximabe e agentes bloqueadores do fator de necrose tumoral α). Alguns medicamentos específicos de muitas classes são reconhecidos como causas de DPI, incluindo antibióticos (p. ex., nitrofurantoína), antiarrítmicos (p. ex., amiodarona) e muitos agentes antineoplásicos (p. ex., bleomicina).

História familiar É importante definir uma história familiar de DPI (praticamente de qualquer tipo). A porcentagem de fibrose pulmonar que é familiar em vez de idiopática varia conforme o estudo, com as estimativas variando desde < 5% até 20%. Apesar dessa variabilidade, a maioria concorda que a presença de um parente próximo com uma PII está entre os fatores de risco mais fortes para FPI. Estudos em famílias têm observado, de forma consistente, agregados familiares de diversas formas de PII (como FPI, pneumonia intersticial não especificada [PINE] e pneumonite intersticial descamativa [PID] ocorrendo na mesma família) e, em alguns casos, outras formas de DPI. Até o momento, os fatores genéticos mais bem replicados para fibrose pulmonar (variante promotora de um gene para mucina [*MUC5B*]) e vários determinantes genéticos que sabidamente influenciam o comprimento dos telômeros (p. ex., variantes no gene da transcriptase reversa telomerase [*TERT*]) **(Cap. 482)** parecem estar associados igualmente com as formas familiar e idiopática de fibrose pulmonar.

Histórico social Uma história de tabagismo está quase sempre presente em algumas formas de DPI (p. ex., bronquiolite respiratória e PID – algumas vezes chamadas pelos patologistas em conjunto como DPI relacionada ao tabagismo), nas quais se acredita que tenha papel causal. Uma história de tabagismo também é observada em cerca de três quartos dos pacientes com FPI. A história de exposição ocupacional e ambiental também é importante, pois pode identificar exposições que sabidamente causam fibrose pulmonar (p. ex., exposição significativa ao asbesto) ou PH (pulmão do criador de pombos).

EXAME FÍSICO
Os estertores finos no final da expiração, ou crepitantes, observados nas bases pulmonares são encontrados na maioria dos pacientes com FPI e podem ser um dos primeiros sinais da doença. Porém, os estertores não são específicos e podem ser encontrados em muitas formas de DPI e em outros distúrbios. A sibilância é incomum na maioria das formas de DPI, mas pode estar presente em alguns distúrbios, como a sarcoidose, a PH e a GPA eosinofílica. Os sinais de doença avançada incluem cianose, baqueteamento digital e *cor pulmonale*.

EXAMES LABORATORIAIS
Os exames laboratoriais podem ser particularmente úteis na avaliação de uma DPI associada a uma DTC subjacente. Conforme observado anteriormente, esses exames podem revelar a presença de uma DTC subjacente como causa da DPI (p. ex., um anticorpo antipeptídeo cíclico citrulinado [anti-CCP] para AR) mesmo quando não há outra sintomatologia nem alterações de exame físico sugestivas da doença. Porém, a custo-efetividade e a extensão dos exames laboratoriais que devem ser solicitados em diversos contextos clínicos ainda não foram determinadas (há uma lista relativamente longa de autoanticorpos que podem ser solicitados).

PROVAS DE FUNÇÃO PULMONAR
A maioria das formas de DPI acabará resultando em um déficit restritivo nas provas de função pulmonar. O déficit restritivo se caracteriza por redução da capacidade pulmonar total (CPT) e medidas simetricamente reduzidas de volume expiratório forçado em 1 segundo (VEF_1) e capacidade vital forçada (CVF). Uma redução na capacidade de difusão pulmonar de monóxido de carbono (D_{CO}) também é comum e pode preceder uma redução nos volumes pulmonares; porém, há mais variabilidade na mensuração da D_{CO} e o exame é menos específico para DPI. Uma redução na relação entre VEF_1 e CVF – a qual é diagnóstica de obstrução das vias aéreas – é incomum em muitas formas de DPI, mas pode estar presente como achado isolado ou em conjunto com déficit restritivo adicional em DPIs que envolvam as vias aéreas, como sarcoidose, PH e LAM. Embora as provas de função pulmonar raramente sejam diagnósticas, reduções na função pulmonar ajudam a caracterizar a extensão da doença, e evidências de declínio em medidas repetidas da função pulmonar (p. ex., CVF) foram correlacionadas com elevação na taxa de mortalidade.

ESTUDOS DE IMAGEM DO TÓRAX
Radiografias de tórax Achados na radiografia de tórax podem ser a primeira indicação clínica de que pode haver uma DPI. Por exemplo, o aumento de linfonodos hilares e um padrão de opacidades nodulares centrais em campos pulmonares médios e superiores podem sugerir sarcoidose. Um padrão reticular basal, com pequenos espaços císticos, na ausência de evidências clínicas de insuficiência cardíaca, pode sugerir FPI. Com poucas exceções, a radiografia isoladamente apenas raras vezes leva a um diagnóstico específico.

TC do tórax A TC de alta resolução (TCAR) de tórax é atualmente considerada como o padrão na avaliação inicial de um paciente com suspeita de DPI. A TCAR pode ser diagnóstica em algumas DPIs (p. ex., FPI) no contexto clínico adequado e evitar a necessidade de biópsia pulmonar, poupando o paciente dos riscos do procedimento. A TCAR também ajuda a definir a extensão da DPI e determinar a presença de características mais preocupantes sugestivas de doença avançada (p. ex., faveolamento), pode oferecer informações sobre doenças coexistentes (p. ex., enfisema e câncer de pulmão) e, quando não confirma o diagnóstico, pode ajudar a definir o local mais útil para a obtenção de amostras de biópsia pulmonar.

BIÓPSIA PULMONAR
Broncoscopia com fibra óptica A broncoscopia pode ser útil no estabelecimento de um diagnóstico específico da DPI, podendo ajudar a estabelecer um diagnóstico alternativo em casos selecionados. O exame de líquido do lavado pulmonar pode ser útil para estabelecer HAD, a qual pode estar presente em DPI com vasculite (p. ex., GPA); em alguns casos, o exame celular pode sugerir um diagnóstico específico (eosinofilia > 25% na pneumonia eosinofílica crônica ou glóbulos de gordura em macrófagos na pneumonia lipoide). As biópsias pulmonares transbrônquicas e as biópsias de linfonodos (particularmente na sarcoidose) podem levar a um diagnóstico seguro em pacientes com provável doença pulmonar granulomatosa (p. ex., sarcoidose e PH). Porém, em geral, as amostras de tecido obtidas por broncoscopia costumam ser consideradas insuficientes para o diagnóstico na maioria das PIIs. Até o momento, os estudos têm gerado resultados mistos sobre se as criobiópsias obtidas por broncoscopia, que podem resultar em rendimento maior do que aquelas obtidas por biópsias transbrônquicas com pinça, poderiam melhorar o rendimento diagnóstico da broncoscopia; porém, a função exata das criobiópsias na avaliação diagnóstica da DPI ainda não foi esclarecida.

Biópsia cirúrgica do pulmão Uma amostra de biópsia pulmonar obtida por cirurgia pode ajudar a consolidar o diagnóstico de DPI. Em muitos casos, as amostras são obtidas por cirurgia torácica videoassistida (VATS, do inglês *video-assisted thoracic surgery*) em vez de toracotomia aberta, o que tende a reduzir o tempo cirúrgico e a permanência hospitalar. O rendimento diagnóstico das biópsias tende a ser maior se forem obtidas antes do tratamento. O desejo de obter uma biópsia pulmonar cirúrgica deve ser ponderado contra os riscos, os quais podem incluir uma taxa de mortalidade em curto prazo de até 5%. Foi relatado que esses riscos são maiores em biópsias de pacientes que acabam sendo diagnosticados com FPI e naqueles com doença de apresentação aguda.

FORMAS INDIVIDUAIS DE DPI
As DPIs incluem um grupo diverso de patologias pulmonares que podem ser subclassificadas em distúrbios de causa desconhecida (p. ex., PIIs) ou de causa conhecida (p. ex., algumas vezes chamadas de pneumonias intersticiais secundárias [DPIs associadas com DTC]) (ver **Fig. 293-1**). Embora esta ainda seja uma abordagem útil para a classificação desse grupo variado de distúrbios, é importante observar que estudos genéticos estão desafiando essa denominação clássica. Por exemplo, várias DPIs comumente listadas como tendo "causa desconhecida" têm base genética significativa (p. ex., FPI e LAM), enquanto os processos fisiopatológicos que resultam em DPIs de "causa conhecida" (p. ex., DTC) ainda não são completamente conhecidos. O diagnóstico se baseia na combinação de informações obtidas na apresentação clínica do paciente, medidas de função pulmonar, exames de imagem, sorologias imunológicas e histopatologia. É importante lembrar que o prognóstico e o tratamento variam muito conforme o distúrbio (e a extensão da doença). Em alguns casos, o tratamento clínico considerado efetivo em algumas DPIs se mostra prejudicial em outras. Os tratamentos clínicos variam desde imunomoduladores até medicamentos antifibróticos, enquanto o transplante pulmonar continua sendo o tratamento-padrão para as pessoas com DPIs avançadas ou rapidamente progressivas.

PNEUMONIAS INTERSTICIAIS IDIOPÁTICAS

FIBROSE PULMONAR IDIOPÁTICA

Manifestações clínicas A FPI é a mais comum entre as DPIs de causa desconhecida. A prevalência aumenta com a idade e é estimada em 50 a 200 a cada 100 mil. A FPI é comumente diagnosticada na quinta ou sexta década de vida, afeta mais os homens do que as mulheres e está frequentemente associada com história de tabagismo ou outras exposições ambientais. A FPI é uma doença variavelmente progressiva com um prognóstico ruim e sobrevida estimada de 50% em 3 a 5 anos.

Achados na TCAR Os achados na TC de tórax incluem reticulação subpleural com uma predominância basal posterior geralmente incluindo características fibróticas mais avançadas, como faveolamento e bronquiectasias por tração. Em conjunto, esses achados de imagem são chamados de padrão de PIU. A presença de extensas opacidades em vidro fosco, alterações broncovasculares, micronódulos, atenuação em mosaico ou predominância em lobos superiores aumenta a suspeita de um diagnóstico alternativo (Fig. 293-2).

Histopatologia Os achados diagnósticos na biópsia por VATS incluem reticulação subpleural associada com faveolamento e focos de fibroblastos (coleções subepiteliais de miofibroblastos e colágeno). Essas alterações fibróticas se alternam com áreas normais de arquitetura alveolar preservada, consistentes com heterogeneidade temporal e espacial (Fig. 293-3). Em conjunto, esses achados patológicos são chamados de PIU.

Tratamento Historicamente, a FPI foi considerada refratária ao tratamento clínico, com o transplante de pulmão sendo a única opção terapêutica viável. Esse dogma mudou em 2014 com grandes estudos clínicos que demonstraram que a terapia antifibrótica (pirfenidona e nintedanibe) pode reduzir o declínio da função pulmonar em pacientes com FPI. Metanálises posteriores sugeriram que a terapia antifibrótica também pode melhorar a sobrevida. Atualmente os estudos sugerem que a terapia antifibrótica pode ser amplamente efetiva também em outras formas de fibrose pulmonar progressiva. Por outro lado, foi demonstrado que o tratamento com imunossupressão, que tem sido comumente prescrito para muitos pacientes com FPI, pode (em alguns casos) estar associado com maior morbidade e mortalidade. Fisioterapia e oxigênio suplementar, quando indicados, podem melhorar a tolerância aos esforços e reduzir a chance de desenvolver hipertensão pulmonar. Pacientes que preenchem critérios para transplante de pulmão podem ter aumento de sobrevida e da qualidade de vida com o procedimento.

PNEUMONIA INTERSTICIAL NÃO ESPECÍFICA

Manifestações clínicas A PINE idiopática é uma entidade clínica distinta com achados clínicos, radiológicos e patológicos característicos; entretanto, a PINE também é comumente observada em pacientes com DTC e menos frequentemente com pneumonia intersticial familiar, toxicidade por fármacos e infecção. Embora a prevalência de PINE não esteja definida, ela é comumente diagnosticada em mulheres não tabagistas na quinta década de vida. Exames sorológicos positivos para DTC são frequentemente

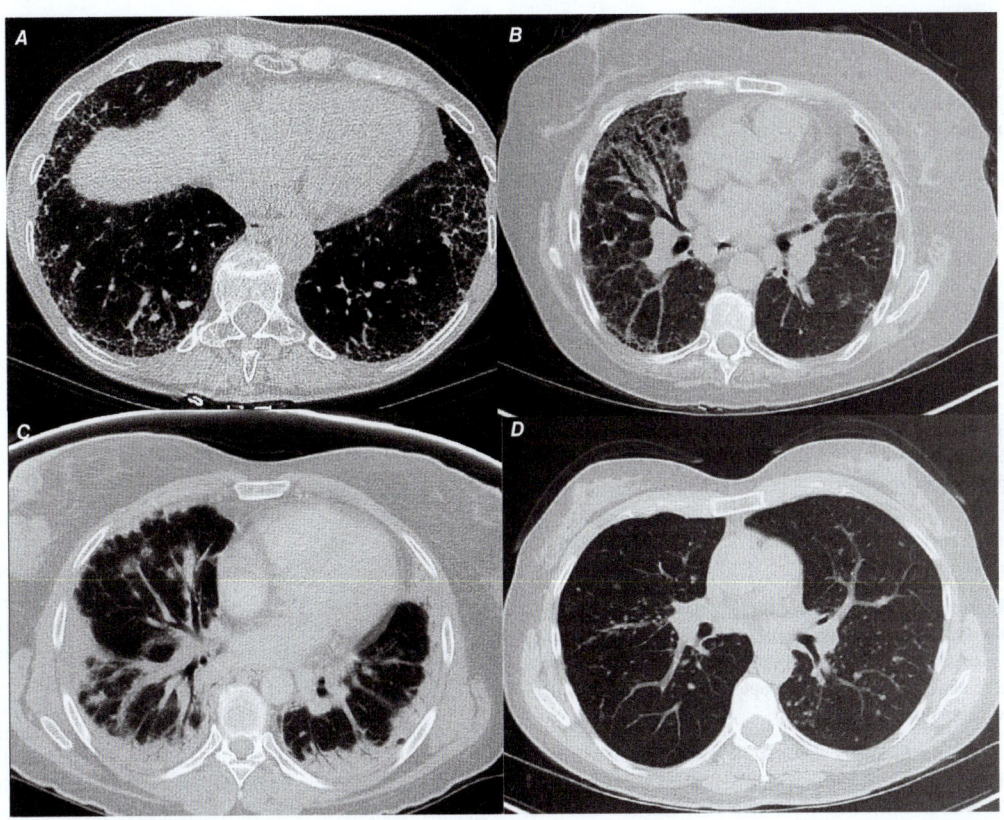

FIGURA 293-2 Tomografia computadorizada do tórax e doença pulmonar intersticial. **A.** Fibrose pulmonar idiopática (FPI): os achados clássicos de FPI (aparentes nesta imagem) incluem a predominância posterior e basal de alterações reticulares subpleurais e características de fibrose pulmonar mais avançada, incluindo bronquiectasias por tração e faveolamento. Essa constelação de achados costuma ser chamada de padrão de pneumonia intersticial usual (PIU). **B.** Pneumonia intersticial não específica (PINE): os achados de PINE à TC de tórax podem se sobrepor àqueles de um padrão de PIU, mas tendem a incluir um padrão bilateral simétrico que apresenta uma maior porcentagem de opacidades em vidro fosco do que é aparente no padrão de PIU. Outros achados exclusivos incluem anormalidades de imagem mais difusas com predominância não limitada às bases pulmonares, anormalidades de imagem que poupam as regiões subpleurais e espessamento de feixes broncovasculares (como é aparente na zona pulmonar média direita nesta imagem). **C.** Pneumonia em organização criptogênica: os achados na TC de tórax incluem opacidades consolidativas subpleurais esparsas, algumas vezes migratórias (como é aparente nesta imagem), geralmente em associação com opacidades em vidro fosco. Pode haver opacidades peribronquiolares ou perilobares, e algumas vezes há uma borda de preservação subpleural (geralmente chamada de halo invertido ou sinal do atol), o que pode ajudar no estabelecimento do diagnóstico. **D.** Sarcoidose: a sarcoidose pode se apresentar com anormalidades de imagem variadas, mas o achado comum é um padrão de linfadenopatia mediastinal e hilar com um padrão de opacidades reticulonodulares envolvendo os feixes broncovasculares (aparente nesta imagem). Outros achados podem incluir pequenos nódulos difusos em um padrão miliar, opacidades nodulares maiores, extensos infiltrados em vidro fosco com atenuação em mosaico sugestivos de envolvimento das vias aéreas de pequeno calibre e, em casos mais avançados, sinais de fibrose pulmonar.

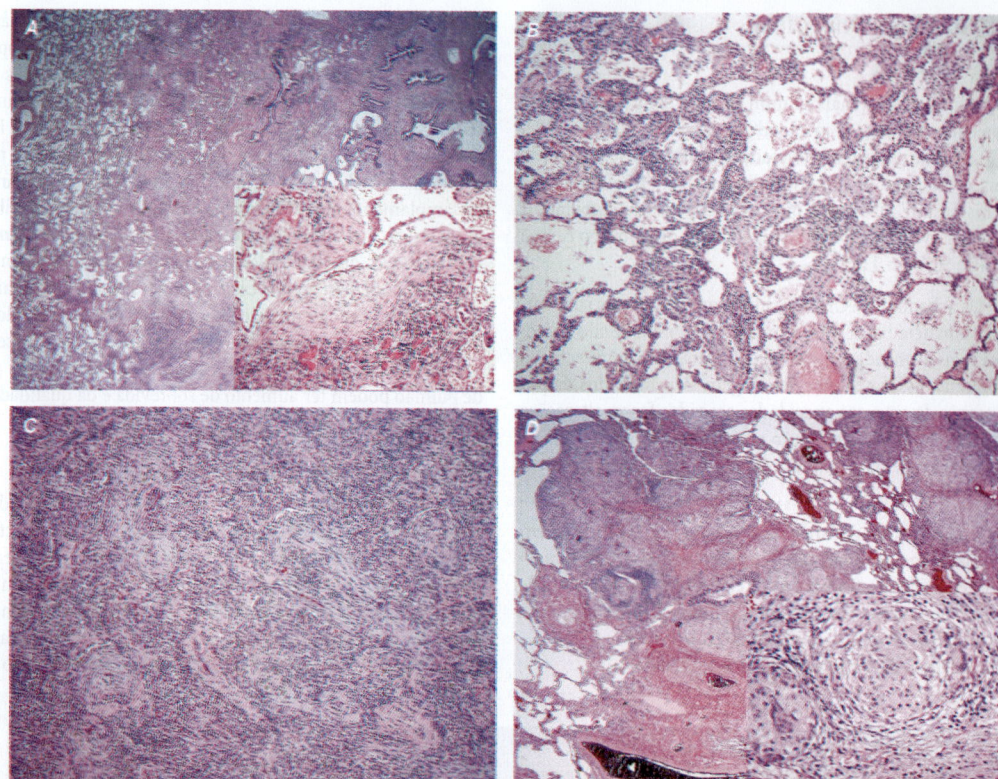

FIGURA 293-3 Histopatologia de doença pulmonar intersticial. A. Fibrose pulmonar idiopática (FPI): os achados histopatológicos incluem reticulações subpleurais associadas com faveolamento alternando com áreas normais de arquitetura pulmonar preservada chamadas de heterogeneidade temporal e espacial (como é aparente na imagem pouco ampliada). Outros achados diagnósticos importantes incluem focos de fibroblastos, os quais são coleções subepiteliais de miofibroblastos e colágeno (como é aparente no detalhe ampliado nesta imagem). Em conjunto, essas características patológicas são chamadas de pneumonia intersticial usual (PIU). **B.** Pneumonia intersticial não específica (PINE): os achados histopatológicos de PINE incluem quantidades variáveis de inflamação intersticial e fibrose com um aspecto uniforme (como é aparente nesta imagem). O faveolamento costuma estar ausente e os focos de fibroblastos são raros. A PINE costuma ser considerada histopatologicamente como sendo predominantemente celular ou fibrótica. **C.** Pneumonia em organização criptogênica (POC): os achados histopatológicos de POC incluem regiões esparsas de pneumonia em organização com tecido de granulação que comumente envolvem as vias aéreas de pequeno calibre, os ductos alveolares e os alvéolos com inflamação circundante que pode envolver as paredes alveolares (como é aparente nesta imagem). **D.** Sarcoidose: a marca registrada histopatológica da sarcoidose é a presença de granulomas (como estão presentes em grande número na imagem pouco ampliada e são mais bem visualizados no detalhe da imagem ampliada). Em geral, eles são chamados de não caseosos, o que sugere a ausência de necrose. Os granulomas caseosos são raros na sarcoidose e devem levar a uma avaliação adicional para uma infecção subjacente. Como o câncer pode resultar em reação granulomatosa, é importante avaliar cuidadosamente as amostras de biópsia com envolvimento granulomatoso para sinais adicionais de doença maligna.

observados. A PINE idiopática tem prognóstico relativamente bom, com sobrevida em 5 anos > 80%; os pacientes com padrão de PINE predominantemente celular têm prognóstico mais favorável do que aqueles com padrão de PINE fibrosante.

Achados na TCAR É comum haver opacidades reticulares e em vidro fosco simétricas, difusas e subpleurais. Também pode ocorrer perda de volume e bronquiectasias por tração envolvendo os campos pulmonares inferiores. Ocasionalmente se observa preservação subpleural. Espessamento peribronquiolar e faveolamento são incomuns.

Histopatologia Os achados diagnósticos na biópsia pulmonar incluem quantidades variáveis de inflamação e fibrose intersticiais com aspecto uniforme. As alterações de faveolamento costumam estar ausentes e os focos de fibroblastos são raros. Costuma-se dizer que, histopatologicamente, a PINE tem predomínio celular (sendo potencialmente mais responsiva ao tratamento clínico) ou fibrótico (sendo potencialmente menos provável de melhorar com tratamento clínico).

Tratamento A fibrose pulmonar associada com DTC costuma ser tratada com imunossupressão, apesar da escassez de ensaios clínicos randomizados demonstrando a sua eficácia. A PINE idiopática costuma ser tratada com esteroides orais (prednisona), agentes citotóxicos (micofenolato, azatioprina e ciclofosfamida) ou biológicos (rituximabe). Atualmente os estudos sugerem que os pacientes com PINE e fibrose pulmonar progressiva se beneficiam com a terapia antifibrótica. Terapia com oxigênio, reabilitação pulmonar e transplante de pulmão podem ser necessários em pacientes com doença progressiva.

DPI RELACIONADA AO TABAGISMO

Embora as DPIs relacionadas ao tabagismo, incluindo doença pulmonar intersticial associada à bronquiolite respiratória (DPI-BR) e PID, sejam frequentemente subclassificadas com as PIIs, esses distúrbios (junto com a HCLP, uma DPI com manifestações clínicas, radiológicas e histopatológicas próprias) são comumente considerados como resultado de exposição prévia ou ativa à fumaça do cigarro. A PID é conhecida por ocorrer em crianças com fibrose pulmonar familiar (FPF). Os tabagistas, particularmente os mais velhos, frequentemente apresentam anormalidades radiológicas intersticiais (centrolobulares). Essas anormalidades intersticiais costumam ser achados incidentais em radiografias ou TC de tórax de rotina em pessoas assintomáticas ou minimamente sintomáticas. Acredita-se que a bronquiolite respiratória esteja correlacionada histopatologicamente com esses achados de exames de imagem. Porém, em alguns casos, esses achados de imagem podem progredir para alterações mais avançadas onde sinais mais difusos de pneumonia intersticial tendem a estar presentes.

Manifestações clínicas Esses distúrbios ocorrem predominantemente em tabagistas ativos (e, em muitos casos, tabagistas pesados) com idade geralmente entre 40 e 50 anos. Nas pessoas que acabam sendo diagnosticadas com DPI-BR ou PID, dispneia e tosse são relativamente comuns e não é raro haver sibilância sintomática. A prevalência de DPI relacionada ao tabagismo não é bem estabelecida, mas ela costuma ser considerada em < 10% das PIIs. Embora haja dados insuficientes sobre a história natural e o prognóstico dessas condições, pode-se esperar sobrevida prolongada na maioria dos pacientes com DPI-BR, e a morte secundária a DPI progressiva é considerada rara.

Achados na TCAR Os achados proeminentes e comuns na DPI-BR incluem espessamento de paredes brônquicas centrais e periféricas, nódulos centrolobulares e opacidades em vidro fosco. Também não é incomum haver linhas septais e padrão reticular. O faveolamento costuma ser considerado raro (e indica pior prognóstico). Achados semelhantes são observados em pacientes com PIDs nos quais as opacidades difusas (ou esparsas) simétricas e bilaterais tendem a ser ainda mais proeminentes.

Histopatologia Achados comuns na DPI-BR incluem acúmulo de macrófagos pigmentados dentro do lúmen de bronquíolos respiratórios e dutos alveolares, acompanhados por inflamação crônica de paredes bronquiolares respiratórias e por fibrose alveolar bronquiolar e peribronquiolar que causam distorção da arquitetura. Esses achados são esparsos e confinados à região peribronquiolar. A PID tende a incluir alterações semelhantes, mas elas têm padrão mais difuso caracterizado por acúmulo de macrófagos pigmentados, hiperplasia de pneumócitos e espessamento intersticial proeminente.

Tratamento Todos os pacientes com DPI relacionada ao tabagismo devem ser aconselhados a parar de fumar e/ou estimulados a participar de um programa formal de cessação do tabagismo. Pequenos estudos avaliaram e, frequentemente, pacientes são tratados com agentes imunossupressores (p. ex., prednisona) e citotóxicos (p. ex., azatioprina e ciclofosfamida) e, em alguns casos, com broncodilatadores. Até o momento, não há evidências fortes de que essas terapias resultem em melhora significativa dos sintomas ou das medidas de função pulmonar ou que elas previnam a deterioração clínica.

PNEUMONIA EM ORGANIZAÇÃO CRIPTOGÊNICA

Manifestações clínicas A POC geralmente envolve pacientes na sexta ou sétima décadas de vida e costuma se apresentar como doença subaguda tipo gripal, com tosse, dispneia, febre e fadiga. Costuma haver estertores inspiratórios ao exame e a maioria dos pacientes tem hipoxemia e déficits restritivos nas provas de função pulmonar. A POC é comumente confundida com pneumonia. É importante observar que essa síndrome pode ocorrer de forma isolada; ser secundária a medicamentos ou a uma DTC subjacente (p. ex., polimiosite); ou resultar de um câncer subjacente. Exames laboratoriais para várias DTCs são úteis, pois podem confirmar o diagnóstico ou sugerir a necessidade de tratamento clínico prolongado.

Achados na TCAR Os achados mais comuns incluem opacidades consolidativas subpleurais esparsas e algumas vezes migratórias, muitas vezes associadas com opacidades tipo vidro fosco. As opacidades peribronquiolares ou perilobares podem estar presentes e algumas vezes uma margem de preservação subpleural (frequentemente referida como sinal do halo invertido ou sinal do atol) pode ser vista e auxiliar no diagnóstico.

Histopatologia As amostras de biópsia cirúrgica do pulmão tendem a revelar regiões de pneumonia em organização com tecido de granulação que comumente envolve as vias aéreas de pequeno calibre, os dutos alveolares e os alvéolos com inflamação adjacente que pode envolver as paredes alveolares (ver Fig. 293-3).

Tratamento Os corticosteroides podem resultar em melhora clínica substancial em muitos pacientes, mas geralmente precisam ser continuados por pelo menos 6 meses, pois as taxas de recidiva são altas. Há evidências crescentes de que terapias alternativas citotóxicas (p. ex., micofenolato, ciclofosfamida) ou biológicas (p. ex., rituximabe) podem ser úteis no tratamento da doença e na redução da necessidade de esteroides. Em alguns pacientes com formas secundárias da doença, pode ser necessária a terapia de longo prazo.

PII AGUDA OU SUBAGUDA

PNEUMONIA INTERSTICIAL AGUDA (SÍNDROME DE HAMMAN-RICH)

Manifestações clínicas A PIA é um distúrbio pulmonar raro e muitas vezes fatal que se caracteriza por início agudo de sofrimento respiratório e hipoxemia. É comum haver um período prodrômico de sintomas consistentes com uma infecção aguda das vias aéreas superiores. A taxa de mortalidade em 6 meses da apresentação pode ser bem alta (> 50%) e as recorrências são comuns. Nas pessoas que se recuperam, a melhora da função pulmonar pode ser substancial. A PIA pode ser difícil de diferenciar da síndrome da angústia respiratória aguda (SARA) e de uma exacerbação aguda de um processo pulmonar fibrótico subjacente não suspeitado.

Achados na TCAR Os achados mais comuns no exame de imagem são opacidades esparsas bilaterais tipo vidro fosco. Consolidações de espaços aéreos em regiões dependentes também são comuns.

Histopatologia Da mesma forma que a SARA e as exacerbações agudas de fibrose pulmonar subjacente, a PIA se apresenta histopatologicamente como lesão alveolar difusa (LAD) demonstrada em biópsia pulmonar cirúrgica.

Tratamento O tratamento é principalmente de suporte e costuma incluir a ventilação mecânica. Não há terapia farmacológica comprovada para a PIA. Os glicocorticoides costumam ser administrados, mas não são claramente efetivos, e os dados sobre o seu uso em outras formas de LAD (p. ex., SARA) são controversos.

EXACERBAÇÕES AGUDAS DE PII

Manifestações clínicas As exacerbações agudas não são distúrbios distintos, mas uma fase acelerada de lesão pulmonar que pode ocorrer em qualquer DPI, resultando em fibrose pulmonar. As exacerbações agudas são mais comumente descritas e mais graves em pacientes com FPI conhecida. As exacerbações agudas se caracterizam por início agudo (< 30 dias) de sofrimento respiratório e hipoxemia ocorrendo em um paciente com fibrose pulmonar subjacente não explicada por causa alternativa (p. ex., pneumonia, insuficiência cardíaca esquerda). As taxas de mortalidade relatadas são muito altas (> 85%) e os períodos médios de sobrevida variam desde alguns dias até meses.

Achados na TCAR Os achados mais comuns incluem opacidades em vidro fosco esparsas bilaterais e consolidação de espaços aéreos em regiões dependentes. Algumas vezes essas novas alterações podem ser apreciadas sobre um fundo de achados de imagem típicos da PII subjacente, embora algumas vezes elas tornem pouco claros os achados de imagem prévios.

Histopatologia As exacerbações agudas de fibrose pulmonar subjacente se apresentam histopatologicamente como LAD, embora algumas vezes também se possa demonstrar pneumonia em organização em biópsia cirúrgica pulmonar.

Tratamento O tratamento é principalmente de suporte. A ventilação mecânica, quando não usada como ponte para o transplante pulmonar, é controversa, pois a taxa de sobrevida nesses pacientes tende a ser ruim. Há algumas evidências de que a terapia farmacológica (p. ex., nintedanibe) pode reduzir a taxa de exacerbações agudas em pacientes com FPI. A terapia farmacológica, no contexto de uma exacerbação aguda, também é controversa. As terapias imunossupressoras (p. ex., prednisona) e citotóxicas (p. ex., ciclofosfamida) são comumente usadas sem benefício comprovado.

DPI ASSOCIADA A DOENÇAS DO TECIDO CONECTIVO

A DPI é uma manifestação comum de muitas DTCs. A progressão da doença, a resposta ao tratamento e a sobrevida são variáveis e estão associadas com padrões específicos radiológicos e histopatológicos. A DPI ocorre mais comumente em pacientes com esclerodermia (na forma de esclerose sistêmica [ES]), AR, polimiosite/dermatomiosite e, menos frequentemente, com síndrome de Sjögren ou lúpus eritematoso sistêmico (LES). A DPI pode preceder o desenvolvimento de manifestações extra-pulmonares de uma DTC ou apresentar-se como parte de uma DTC mal-definida. Em casos raros, as manifestações pulmonares podem ser a única apresentação clínica do paciente.

ESCLEROSE SISTÊMICA

Manifestações clínicas (Cap. 360) A DPI é a manifestação pulmonar mais comum da ES. A DPI ocorre em cerca de 50% dos pacientes com ES com doença difusa e em cerca de 30% dos pacientes com doença limitada. Pode ocorrer hipertensão pulmonar de forma separada ou concomitante com a DPI, sendo mais frequente em pacientes com ES limitada.

Achados na TCAR Pode haver achados semelhantes àqueles observados na PINE e na FPI, embora também possa haver achados consistentes com POC e LAD. Os achados adicionais na TCAR podem incluir dilatação esofágica e aumento da artéria pulmonar.

Histopatologia Da mesma forma que na sobreposição de achados de imagem, são frequentemente observadas as alterações histopatológicas comumente vistas em pacientes com PINE e FPI. Além disso, a aspiração relacionada com dismotilidade esofágica é comum na ES, podendo-se observar nesses pacientes achados histopatológicos consistentes com POC e LAD.

Tratamento A ciclofosfamida tem benefício modesto na preservação da função pulmonar e está associada com toxicidade significativa. Foi recentemente demonstrado que o micofenolato tem eficácia semelhante, com melhor tolerabilidade. Os ensaios clínicos têm demonstrado que a terapia antifibrótica (p. ex., nintedanibe) pode beneficiar os pacientes com fibrose pulmonar associada à ES. Deve-se considerar a minimização do risco de refluxo com o uso de inibidores da bomba de prótons em alta dose ou com a cirurgia antirrefluxo na ES com DPI progressiva. O transplante de pulmão pode potencialmente ser oferecido a pacientes selecionados sem aspiração significativa nem restrição da parede torácica.

ARTRITE REUMATOIDE

Manifestações clínicas (Cap. 358) Uma complicação extra-articular comum da AR é a DPI. Embora a AR seja mais comum em mulheres, a DPI-AR é mais frequente em homens e em pacientes com história de tabagismo. Em um pequeno subgrupo de pacientes, a DPI é a primeira manifestação da AR. A DPI-AR clinicamente evidente ocorre em quase 10% da população com AR; porém, até 40 a 50% das pessoas com AR têm anormalidades radiológicas na TC de tórax, sugerindo que pode haver subdiagnóstico da DPI no contexto da AR.

Achados na TCAR O padrão radiológico mais comum da DPI em pacientes com AR é a PIU, embora padrões de PINE não sejam incomuns. Há evidências de que a sobrevida em pacientes com AR esteja reduzida nos pacientes com padrão de PIU ou fibrose mais extensa em geral.

Histopatologia Os achados histopatológicos de PIU e PINE são os mais comuns. Alguns estudos sugerem que a PIU no contexto de AR (em comparação com a FPI) pode se apresentar com número reduzido de focos fibroblásticos e com aumento da quantidade de centros germinativos. Da mesma forma que nos achados radiológicos, os padrões de PIU (e LAD) em pacientes com AR estão associados com redução da sobrevida.

Tratamento Em contrapartida à ES, não há ensaios clínicos randomizados testando o papel da imunossupressão na DPI-AR. Extrapolando a experiência da esclerodermia, os agentes imunossupressores (p. ex., prednisona) e citotóxicos (p. ex., micofenolato, azatioprina, ciclofosfamida e inibidores da calcineurina) têm sido utilizados com sucesso variável. Estão sendo conduzidos ensaios clínicos que testam terapias antifibróticas (pirfenidona e nintedanibe). O transplante de pulmão é uma abordagem terapêutica viável para pacientes elegíveis com doença progressiva que não estão respondendo ao tratamento clínico.

DERMATOMIOSITE/POLIMIOSITE

Manifestações clínicas (Cap. 365) As miopatias inflamatórias idiopáticas são distúrbios caracterizados por destruição imunomediada e disfunção muscular, embora esse distúrbio possa afetar a pele, as articulações, o sistema cardiovascular e os pulmões. A prevalência de DPI associada com miopatias inflamatórias varia conforme o relato, embora a DPI esteja presente em até 45% dos pacientes com anticorpos antissintetase positivos. A síndrome antissintetase se caracteriza por anticorpos antissintetase positivos, miosite, febre, fenômeno de Raynaud, mãos de mecânico, artrite e DPI progressiva. Há um subgrupo de pessoas positivas para o anticorpo anti-Jo-1 que podem desenvolver uma forma rapidamente progressiva de DPI consistente com uma exacerbação aguda. Alguns estudos têm sugerido que a DPI pode ser ainda mais comum nas pessoas com outros anticorpos (p. ex., anti-PL-12). A dermatomiosite/polimiosite pode ocorrer como DTC isolada ou como um processo associado com doença maligna subjacente.

Achados na TCAR Os padrões de imagem comuns para DPI em pacientes com dermatomiosite/polimiosite incluem aqueles consistentes com PINE com ou sem evidências de POC. Também pode ocorrer um padrão de PIU. Alguns estudos têm sugerido que o padrão de PIU pode ser mais comum entre as pessoas com anticorpos anti-PL-12.

Histopatologia A síndrome antissintetase está associada com múltiplos subtipos histopatológicos, incluindo PINE, POC e PIU. A LAD, um padrão histopatológico observado na PIA e em exacerbações agudas, está associada com DPI rapidamente progressiva nos pacientes com miosite.

Tratamento Costumam ser usados agentes imunossupressores (p. ex., prednisona) e citotóxicos (p. ex., micofenolato, azatioprina, ciclofosfamida e inibidores da calcineurina) em pacientes com DPI progressiva. Foi observado que alguns pacientes (particularmente aqueles com menos fibrose) melhoram ou ficam livres de sua DPI com o tratamento clínico. Em estudos pequenos, as recidivas foram mais comuns em pacientes tratados apenas com prednisona. Os pacientes que não respondem à terapia imunossupressora podem se beneficiar do transplante de pulmão.

DPIs GRANULOMATOSAS

A DPI granulomatosa mais comum é a sarcoidose – um distúrbio multissistêmico de causa desconhecida em que o envolvimento pulmonar costuma ser o achado mais importante –, discutida no Capítulo 367. A PH, uma reação granulomatosa causada por inalação de poeiras orgânicas (p. ex., pulmão do criador de pássaros secundário à exposição a penas de aves) e inorgânicas (p. ex., pneumoconiose do minerador de carvão secundária à exposição à poeira de carvão), também é uma causa importante e comum de DPI e é discutida no Capítulo 288.

Vasculites granulomatosas (Ver Cap. 64) Esses distúrbios se caracterizam por vasos sanguíneos com infiltrados inflamatórios associados a lesões granulomatosas com ou sem a presença de necrose tecidual. Os pulmões são comumente envolvidos e uma característica singular desses distúrbios é que a hemoptise pode ser o sintoma de apresentação. Embora os exames laboratoriais costumem ser úteis e possam fornecer informações específicas, as biópsias teciduais podem ser fundamentais para se fazer o diagnóstico. Muitos desses distúrbios incluem manifestações sistêmicas adicionais. A GPA, também chamada de doença de Wegener, é um exemplo de vasculite granulomatosa que costuma afetar o pulmão (incluindo infiltrados inflamatórios em vasos de pequeno e médio calibres), as orelhas, o nariz, a garganta e os rins (resultando em glomerulonefrite). As anormalidades radiológicas comuns na GPA incluem nódulos, opacidades difusas em vidro fosco e opacidades consolidativas que podem ser migratórias, além de linfadenopatia hilar. A GPA eosinofílica (também chamada de síndrome de Churg-Strauss) é outro exemplo de vasculite granulomatosa que afeta o pulmão (incluindo infiltrados eosinofílicos em vasos de pequeno e médio calibres) e pode resultar em várias manifestações clínicas, mas frequentemente inclui sinusite crônica, asma e eosinofilia no sangue periférico. As anormalidades radiológicas comuns incluem pequenos derrames pleurais e opacidades consolidativas periféricas que podem ser migratórias.

GENÉTICA E DPI

Os estudos de epidemiologia genética levaram a *insights* importantes na nossa compreensão de DPI. (1) Estudos em famílias com FPF demonstraram que PIIs únicas podem cossegregar com variantes genéticas específicas conhecidas por estarem associadas com FPI. Isso sugere que muitas variantes genéticas parecem predispor a padrões de lesão pulmonar interstitial mais extensos do que os vistos em diagnósticos únicos e específicos. (2) A maioria das variantes genéticas reconhecidamente associadas à FPF também está associada a formas mais esporádicas da doença. (3) Pelo menos um dos fatores genéticos mais fortemente associados a FPF e FPI é comum e confere um grande aumento no risco dessas doenças. Pelo menos uma cópia de uma variante promotora de mucina 5B (*MUC5B*) está presente em cerca de 20% das populações brancas e em 35 a 45% dos pacientes com FPI, conferindo um aumento de cerca de seis vezes no risco da doença. (4) Os estudos em amostras de populações gerais demonstram que as anormalidades radiológicas sugestivas dos estágios iniciais de fibrose pulmonar em participantes de pesquisas sem DPI conhecida não são incomuns (ocorrendo em cerca de 7-9% dos adultos), estando também associadas com as mesmas variantes genéticas relacionadas à FPI (p. ex., a variante promotora *MUC5B*). Este último achado sugere um caminho para a detecção precoce da FPI. Outros achados genéticos que demonstram associações replicáveis com fibrose pulmonar incluem inúmeras variáveis genéticas em, e adjacente a, genes que estão envolvidos na regulação do comprimento de telômeros (p. ex., o gene *TERT*, o componente RNA telomerase [*TERC*], bem como o gene regulador do alongamento de telômeros pela helicase 1 [*RTEL1*]) e genes de proteínas surfactantes (p. ex., gene da proteína surfactante A2 [*SFTPA2*]) (Cap. 482).

Estudos genéticos também ofereceram algumas informações sobre outras formas de DPI. Os estudos de associação genômica ampla (GWAS) em sarcoidose demonstraram inúmeras variantes em genes e regiões genômicas associadas com a doença. Algumas dessas variantes associadas à doença na sarcoidose se encontram na região do antígeno leucocitário humano (*HLA*), em regiões de genes envolvidos na regulação imune (p. ex., interleucina 12B [*IL12B*]) e em regiões de genes menos conhecidos (tipo butirofilina 2 [*BTNL2*]), mas que também parecem estar envolvidos na ativação de células T. A LAM costuma estar associada com variantes genéticas nos genes do complexo da esclerose tuberosa (p. ex., *TSC1* e *TSC2*), de maneira consistente com a evidência conhecida de que a doença pode ocorrer de maneira isolada mas também em pacientes com esclerose tuberosa conhecida. Muitos fatores genéticos para doenças raras como a síndrome de Hermansky-Pudlak – um raro distúrbio autossômico recessivo que resulta em fibrose pulmonar, mas que também inclui albinismo oculocutâneo, diátese hemorrágica e nistagmo horizontal – também foram descobertos (p. ex., *HSP1* e *HSP3-7*).

CONSIDERAÇÕES GLOBAIS

A prevalência, a apresentação clínica e a história natural da maioria das DPIs nos países europeus lembram as descritas nos Estados Unidos. Porém, como esperado, há crescentes evidências de diferenças raciais nos achados clínicos (taxa de exacerbações agudas) ou genéticos (*MUC5B*) entre populações brancas e asiáticas. Até o momento, há dados limitados sobre a prevalência de DPI em hispânicos, indivíduos de origem africana e muitos outros grupos étnicos.

LEITURAS ADICIONAIS

AMERICAN THORACIC SOCIETY/EUROPEAN RESPIRATORY SOCIETY: Consensus classification of the idiopathic interstitial pneumonias. Am J Respir Crit Care Med 165:277, 2002.
RAGHU G et al; ATS/ERS/JRS/ALAT COMMITTEE ON IDIOPATHIC PULMONARY FIBROSIS: An official ATS/ERS/ JRS/ALAT statement: Idiopathic pulmonary fibrosis: Evidence-based guidelines for the diagnosis and management. Am J Respir Crit Care Med 183:788, 2011.
TRAVIS WD et al: Idiopathic nonspecific interstitial pneumonia: Report of an American Thoracic Society project. Am J Respir Crit Care Med 177:1338, 2008.
TRAVIS WD et al: An official American Thoracic Society/European Respiratory Society Statement: Ten decade update on IIP's, potential areas for future investigation are proposed (ATS/ERS update of the international multidisciplinary classification of the idiopathic interstitial pneumonias. Am J Respir Crit Care Med 188:733, 2013.

294 Distúrbios da pleura
Richard W. Light*

DERRAME PLEURAL

O espaço pleural está localizado entre os pulmões e a parede torácica e normalmente contém uma camada muito fina de líquido que serve como conexão do sistema. O derrame pleural ocorre quando se acumula uma quantidade excessiva de líquido no espaço pleural.

Etiologia O líquido pleural acumula-se quando sua produção é maior que sua absorção. Em condições normais, o líquido entra no espaço pleural a partir dos capilares da pleura parietal e é retirado pelos canais linfáticos da pleura parietal. O líquido também pode chegar ao espaço pleural proveniente dos espaços intersticiais do pulmão através da pleura visceral, ou da cavidade peritoneal através de pequenos orifícios existentes no diafragma. Os canais linfáticos podem absorver 20 vezes mais líquido do que é produzido normalmente. Por essa razão, o derrame pleural pode ocorrer quando há produção excessiva de líquido pleural (proveniente dos espaços intersticiais do pulmão, da pleura parietal ou da cavidade peritoneal) ou quando há redução da remoção desse líquido pelos vasos linfáticos.

*Falecido.

Abordagem diagnóstica Os pacientes com suspeita de derrame pleural devem ser submetidos a exames de imagem do tórax para diagnosticar a sua extensão. A ultrassonografia de tórax substituiu a radiografia em decúbito lateral na avaliação da suspeita de derrame pleural e como guia da toracocentese. Quando se descobre que um paciente tem derrame pleural, deve-se tentar determinar sua causa (Fig. 294-1). O primeiro passo é verificar se o derrame é um transudato ou um exsudato. O *derrame pleural transudativo* forma-se quando os *fatores sistêmicos* que influenciam a produção e a absorção do líquido pleural estão alterados. Nos Estados Unidos, as principais causas dos derrames pleurais transudativos são insuficiência ventricular esquerda e cirrose. O *derrame pleural exsudativo* acumula-se quando os *fatores locais* que regulam a formação e a absorção do líquido pleural estão alterados. As principais causas dos derrames pleurais exsudativos são pneumonias bacterianas, neoplasias malignas, infecções virais e embolia pulmonar. A principal razão para buscar essa diferenciação é que exames diagnósticos adicionais estarão indicados aos pacientes com derrames exsudativos para definir a etiologia da doença local.

Os derrames pleurais transudativo e exsudativo podem ser diferenciados por meio das determinações dos níveis da lactato-desidrogenase (LDH) e das proteínas no líquido pleural. Os derrames pleurais exsudativos

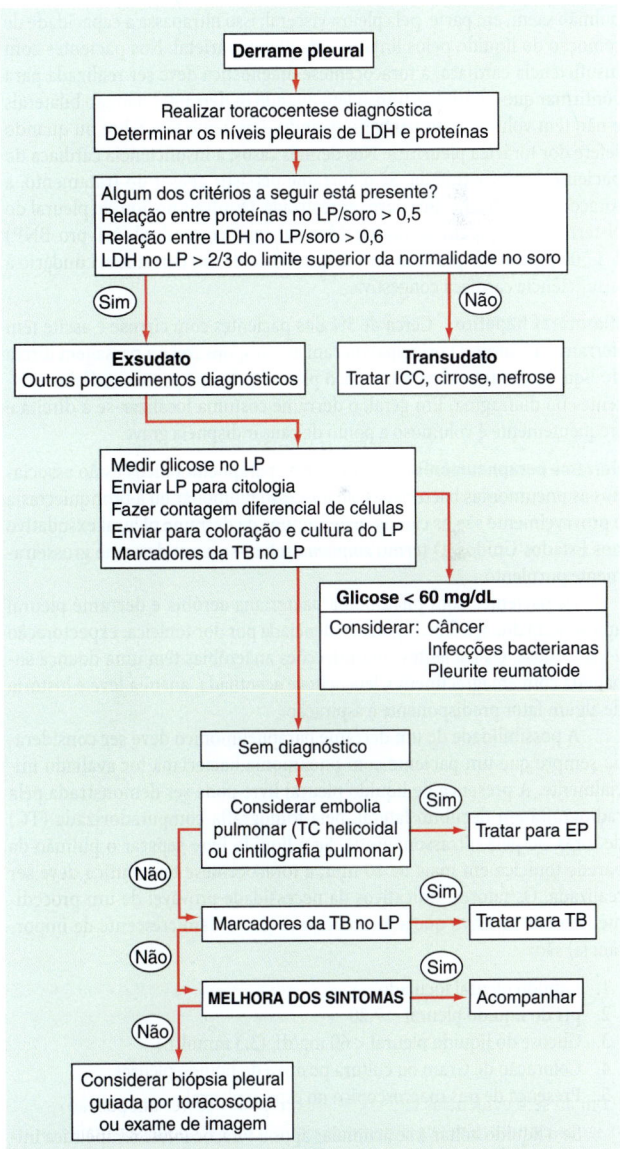

FIGURA 294-1 Investigação diagnóstica dos derrames pleurais. EP, embolia pulmonar; ICC, insuficiência cardíaca congestiva; LDH, lactato-desidrogenase; LP, líquido pleural; TB, tuberculose; TC, tomografia computadorizada.

preenchem pelo menos um dos critérios a seguir, enquanto os derrames pleurais transudativos não se encaixam em nenhum destes parâmetros:

1. Relação entre proteínas no líquido pleural/ proteínas no soro > 0,5
2. Relação entre LDH no líquido pleural/ LDH no soro > 0,6
3. LDH no líquido pleural mais de dois terços do limite superior da normalidade do soro

Esses critérios definem erroneamente cerca de 25% dos derrames transudativos como exsudativos. Se um ou mais dos critérios do derrame exsudativo estiverem presentes e o paciente mostrar sinais clínicos de algum distúrbio que possa causar derrame transudativo, deve-se determinar a diferença entre os níveis das proteínas no soro e no líquido pleural. Se essa diferença for > 31 g/L (3,1 g/dL), a classificação como derrame exsudativo com base nos critérios citados anteriormente pode ser ignorada, porque quase todos esses pacientes têm derrame pleural transudativo.

Se o paciente tiver derrame pleural exsudativo, devem ser realizados os seguintes exames no líquido pleural: descrição do aspecto do líquido, nível de glicose, contagem diferencial de células, exames microbiológicos e citologia.

Derrame secundário à insuficiência cardíaca
A insuficiência ventricular esquerda é a causa mais comum de derrame pleural. O derrame forma-se porque as quantidades aumentadas de líquido nos espaços intersticiais do pulmão saem, em parte, pela pleura visceral; isso ultrapassa a capacidade de remoção do líquido pelos linfáticos da pleura parietal. Nos pacientes com insuficiência cardíaca, a toracocentese diagnóstica deve ser realizada para confirmar que o líquido é transudato quando os derrames não são bilaterais e não têm volumes comparáveis, quando o paciente tem febre ou quando refere dor torácica pleurítica. Nos demais casos, a insuficiência cardíaca do paciente deve ser tratada. Se o derrame persistir apesar do tratamento, a toracocentese diagnóstica deve ser realizada. Os níveis no líquido pleural do N-terminal do precursor do peptídeo natriurético cerebral (NT-pro-BNP) > 1.500 pg/mL são praticamente diagnósticos de um derrame secundário à insuficiência cardíaca congestiva.

Hidrotórax hepático
Cerca de 5% dos pacientes com cirrose e ascite têm derrames pleurais. O principal mecanismo responsável é a passagem direta do líquido peritoneal para o espaço pleural pelos pequenos orifícios existentes no diafragma. Em geral, o derrame costuma localizar-se à direita e frequentemente é volumoso a ponto de causar dispneia grave.

Derrame parapneumônico
Os derrames parapneumônicos estão associados às pneumonias bacterianas, ao abscesso pulmonar ou à bronquiectasia e provavelmente são as causas mais comuns de derrame pleural exsudativo nos Estados Unidos. O termo *empiema* refere-se a um derrame grosseiramente purulento.

Os pacientes com pneumonia bacteriana aeróbia e derrame pleural apresentam doença febril aguda evidenciada por dor torácica, expectoração e leucocitose. Os pacientes com infecções anaeróbias têm uma doença subaguda com emagrecimento, leucocitose acentuada, anemia leve e história de algum fator predisponente à aspiração.

A possibilidade de um derrame parapneumônico deve ser considerada sempre que um paciente com pneumonia bacteriana for avaliado inicialmente. A presença de líquido pleural livre pode ser demonstrada pela radiografia em decúbito lateral, pela tomografia computadorizada (TC) de tórax ou pela ultrassonografia. Se o líquido livre separar o pulmão da parede torácica em mais de 10 mm, a toracocentese terapêutica deve ser realizada. Os fatores indicativos da necessidade provável de um procedimento mais invasivo que a toracocentese (em ordem crescente de importância) são:

1. Líquido pleural loculado
2. pH do líquido pleural < 7,20
3. Glicose do líquido pleural < 60 mg/dL (3,3 mmol/L)
4. Coloração de Gram ou cultura positiva do líquido pleural
5. Presença de pus macroscópico no espaço pleural

Se o líquido voltar a se acumular após a toracocentese terapêutica inicial e se algum dos critérios antes citados estiver presente, a toracocentese deverá ser repetida. Se não for possível remover todo o líquido pela toracocentese terapêutica, deve-se considerar a colocação de um dreno torácico e a instilação de uma combinação de um agente fibrinolítico (p. ex., ativador do plasminogênio tecidual, 10 mg) com desoxirribonuclease (5 mg) ou a realização de toracoscopia para dissolução das aderências. A decorticação deve ser considerada quando as medidas citadas anteriormente não forem efetivas.

Derrame secundário a neoplasias malignas
Os derrames pleurais malignos associados à doença metastática são o segundo tipo mais comum de derrame pleural exsudativo. Os três tumores responsáveis por cerca de 75% de todos os derrames pleurais malignos são carcinomas do pulmão, de mama e linfoma. A maioria dos pacientes refere dispneia, que geralmente é desproporcional ao volume do derrame. O líquido pleural é um exsudato, e o nível de glicose pode estar reduzido se a carga tumoral no espaço pleural for grande.

Em geral, o diagnóstico é firmado pela citologia do líquido pleural. Se o exame citológico inicial for negativo, o próximo procedimento mais apropriado é a toracoscopia se houver forte suspeita de neoplasia maligna. Por ocasião da toracoscopia, deve-se realizar um procedimento como a abrasão pleural para provocar pleurodese. Uma alternativa à toracoscopia é a biópsia por agulha dirigida por TC ou ultrassonografia da pleura espessada ou dos nódulos pleurais. Os pacientes com derrames pleurais malignos são tratados sintomaticamente em sua grande maioria, porque a presença do derrame indica doença disseminada e a maioria das neoplasias malignas associadas aos derrames não é curável por quimioterapia. O único sintoma que pode ser atribuído diretamente ao derrame é a dispneia. Se o estilo de vida do paciente estiver comprometido pela dispneia e se esse sintoma for aliviado pela toracocentese terapêutica, então um dos seguintes procedimentos deve ser considerado: (1) inserção de um pequeno cateter de demora; ou (2) toracostomia com inserção de um dreno e instilação de um agente esclerosante (p. ex., doxiciclina, 500 mg).

Mesotelioma
Os mesoteliomas malignos são tumores primários que se originam das células mesoteliais que revestem as cavidades pleurais; a maioria deles está associada à exposição ao asbesto. Os pacientes com mesotelioma referem dor torácica e falta de ar. As radiografias de tórax demonstram derrame pleural, espessamento pleural generalizado e hemitórax retraído. O diagnóstico costuma ser estabelecido com biópsia por agulha guiada por imagem ou com toracoscopia **(Fig. 294-2)**.

Derrame secundário à embolia pulmonar
O diagnóstico que mais comumente passa despercebido na investigação de um paciente com derrame pleural de etiologia indeterminada é a embolia pulmonar. Dispneia é a queixa mais comum. O líquido pleural quase sempre é exsudato. O diagnóstico é confirmado pela TC helicoidal ou pela arteriografia pulmonar **(Cap. 279)**. O tratamento do paciente com derrame pleural secundário à embolia pulmonar é o mesmo recomendado para qualquer paciente com êmbolos pulmonares. Se o derrame pleural aumentar de volume após anticoagulação, o paciente provavelmente tem embolias recorrentes ou outra complicação como hemotórax ou infecção pleural.

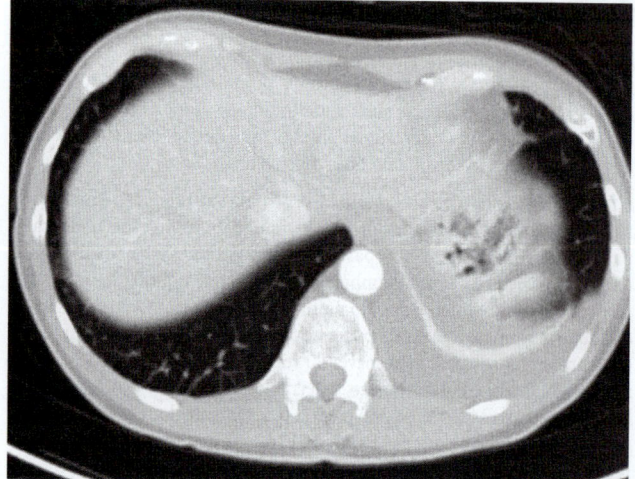

FIGURA 294-2 **Tomografia computadorizada de paciente com mesotelioma** mostrando uma massa no pulmão esquerdo, derrame pleural, espessamento pleural e hemitórax retraído.

Pleurite tuberculosa (Ver também Cap. 178) Em muitas regiões do mundo, a tuberculose (TB) é a causa mais comum de derrame pleural exsudativo, mas os derrames tuberculosos são relativamente raros nos Estados Unidos. Em geral, esses derrames pleurais são associados à TB primária e parecem ser atribuídos principalmente a uma reação de hipersensibilidade à proteína do bacilo da tuberculose no espaço pleural. Os pacientes com pleurite tuberculosa apresentam febre, emagrecimento, dispneia e/ou dor torácica pleurítica. O líquido pleural é exsudato com predomínio de linfócitos pequenos. O diagnóstico é firmado pela demonstração de níveis altos dos marcadores da TB no líquido pleural (adenosina-desaminase > 40 UI/L ou γ-interferon > 140 pg/mL). Como alternativa, o diagnóstico pode ser estabelecido pela cultura do líquido pleural, pela biópsia pleural por agulha ou por toracoscopia. Os tratamentos recomendados para TB pulmonar e TB pleural são os mesmos (Cap. 178).

Derrame secundário a infecções virais As infecções virais provavelmente são responsáveis por uma porcentagem expressiva dos derrames pleurais exsudativos sem etiologia determinada. Em muitos estudos, o diagnóstico específico não é estabelecido em cerca de 20% dos derrames exsudativos, que regridem espontaneamente sem sequelas persistentes. O significado desses derrames é que não se deve ser muito agressivo ao tentar estabelecer o diagnóstico de um derrame pleural de etiologia indeterminada, sobretudo se o paciente demonstrar indícios de melhora clínica.

Quilotórax O quilotórax ocorre quando o ducto torácico é bloqueado e o quilo acumula-se no espaço pleural. A causa mais comum de quilotórax é traumática (na maioria dos casos, cirurgia torácica), embora também possa resultar de tumores do mediastino. Os pacientes com quilotórax apresentam dispneia, e as radiografias do tórax mostram derrame pleural volumoso. A toracocentese revela um líquido leitoso e as análises bioquímicas demonstram níveis de triglicerídeos > 110 mg/dL (1,2 mmol/L). Os pacientes com quilotórax sem história de traumatismo evidente devem fazer linfangiografia e TC do mediastino para examinar o espaço mediastinal quanto à presença de linfonodos. O tratamento preferido para a maioria dos pacientes com quilotórax é a inserção de um tubo torácico mais a administração de octreotida. Se essas modalidades falharem, o bloqueio transabdominal do ducto torácico por via percutânea controla, de maneira efetiva, a maioria dos casos de quilotórax. Um tratamento alternativo é a ligadura do ducto torácico. Os pacientes com quilotórax não devem ser submetidos à toracostomia com drenagem por dreno torácico por longos períodos, pois isso provoca desnutrição e imunossupressão.

Hemotórax Quando a toracocentese diagnóstica demonstra líquido pleural sanguinolento, o hematócrito deve ser determinado no líquido aspirado. Se o hematócrito for mais que a metade do valor determinado no sangue periférico, pode-se considerar que o paciente tem hemotórax. A maioria dos casos de hemotórax é traumática, embora outras causas sejam rupturas vasculares ou tumores. A maioria dos pacientes com hemotórax deve ser tratada por toracostomia com inserção de dreno, que permite a quantificação ininterrupta do volume do sangramento. Se o sangramento originar-se de uma laceração da pleura, a aproximação das superfícies pleurais provavelmente interrompe a hemorragia. Se a hemorragia pleural for maior que 200 mL/h, deve-se considerar uma embolização angiográfica, uma toracoscopia ou uma toracotomia.

Outras causas de derrame pleural Existem muitas outras causas de derrame pleural (Tab. 294-1). As principais características de algumas dessas condições são as seguintes: se o nível de amilase do líquido pleural estiver alto, o diagnóstico provável é ruptura do esôfago ou doença pancreática; se o paciente estiver febril, apresentar predomínio de células polimorfonucleares no líquido pleural e não tiver outras anormalidades no parênquima pulmonar, deve-se considerar um abscesso intra-abdominal.

O diagnóstico do derrame pleural associado à asbestose é firmado por exclusão. Os tumores ovarianos benignos podem causar ascite e derrame pleural (síndrome de Meigs), assim como síndrome da hiperestimulação ovariana. Vários fármacos podem causar derrames pleurais e, em geral, o líquido é eosinofílico nesses casos. Os derrames pleurais são comuns após cirurgia de revascularização miocárdica. Os derrames que se formam nas primeiras semanas após revascularização geralmente se localizam à esquerda e são sanguinolentos com grandes quantidades de eosinófilos e respondem a uma ou duas toracocenteses terapêuticas. Os derrames que se desenvolvem após as primeiras semanas após o procedimento, costumam se localizar à esquerda e são amarelo-claros, com predomínio de linfócitos pequenos e tendência à recidiva. Outros procedimentos médicos que causam derrames pleurais são cirurgias abdominais; radioterapia; transplante de fígado, pulmão ou coração; ou inserção intravascular de cateteres centrais.

TABELA 294-1 ■ Diagnóstico diferencial dos derrames pleurais

Derrames pleurais transudativos
1. Insuficiência cardíaca congestiva
2. Cirrose
3. Síndrome nefrótica
4. Diálise peritoneal
5. Obstrução da veia cava superior
6. Mixedema
7. Urinotórax

Derrames pleurais exsudativos
1. Doenças neoplásicas
    a. Doença metastática
    b. Mesotelioma
2. Doenças infecciosas
    a. Infecções bacterianas
    b. Tuberculose
    c. Infecções fúngicas
    d. Infecções virais
    e. Infecções parasitárias
3. Embolia pulmonar
4. Doença gastrintestinal
    a. Perfuração esofágica
    b. Doença pancreática
    c. Abscessos intra-abdominais
    d. Hérnia diafragmática
    e. Pós-operatório de cirurgia abdominal
    f. Escleroterapia endoscópica de varizes esofágicas
    g. Pós-transplante de fígado
5. Doenças vasculares do colágeno
    a. Pleurite reumatoide
    b. Lúpus eritematoso sistêmico
    c. Lúpus induzido por fármacos
    d. Síndrome de Sjögren
    e. Granulomatose com poliangeíte (Wegener)
    f. Síndrome de Churg-Strauss
6. Pós-operatório de cirurgia de revascularização miocárdica
7. Exposição ao asbesto
8. Sarcoidose
9. Uremia
10. Síndrome de Meigs
11. Síndrome das unhas amarelas
12. Doença pleural farmacogênica
    a. Nitrofurantoína
    b. Dantroleno
    c. Metisergida
    d. Bromocriptina
    e. Procarbazina
    f. Amiodarona
    g. Dasatinibe
13. Pulmão encarcerado
14. Radioterapia
15. Síndrome pós-lesão cardíaca
16. Hemotórax
17. Lesão iatrogênica
18. Síndrome da hiperestimulação ovariana
19. Doença pericárdica
20. Quilotórax

PNEUMOTÓRAX

O pneumotórax é definido pela presença de ar no espaço pleural. O *pneumotórax espontâneo* ocorre sem história de traumatismo torácico. O *pneumotórax espontâneo primário* não está associado a qualquer doença pulmonar coexistente, enquanto o *pneumotórax secundário* ocorre com outros distúrbios associados. O *pneumotórax traumático* é causado por lesões fechadas ou penetrantes do tórax. O *pneumotórax hipertensivo* caracteriza-se por pressão positiva dentro do espaço pleural ao longo de todo o ciclo respiratório.

Pneumotórax espontâneo primário
Os pneumotórax espontâneos primários em geral se devem à ruptura de bolhas pleurais apicais, que são pequenos espaços císticos localizados dentro ou imediatamente sob a pleura visceral. Os pneumotórax espontâneos primários ocorrem quase exclusivamente nos fumantes e isso sugere que esses pacientes tenham doença pulmonar subclínica. Cerca de metade dos pacientes que tiveram seu primeiro pneumotórax espontâneo primário apresentam recidivas. O tratamento inicial recomendado para o pneumotórax espontâneo primário é aspiração simples. Se o pulmão não expandir com a aspiração ou se o paciente tiver pneumotórax recidivante, deve-se recomendar toracoscopia com grampeamento das paredes das bolhas e abrasão pleural. A toracoscopia ou a toracotomia com abrasão pleural conseguem evitar recidivas em quase 100% dos casos.

Pneumotórax secundário
A maioria dos pneumotórax secundários está associada à doença pulmonar obstrutiva crônica, mas quase todas as doenças pulmonares podem causar pneumotórax. Os pneumotórax nos pacientes com doença pulmonar são mais perigosos que nos indivíduos normais, tendo em vista a diminuição de reserva pulmonar em tais pacientes. Quase todos os pacientes com pneumotórax secundário devem ser tratados por toracostomia e inserção de tubo. A maioria também deve ser tratada com toracoscopia ou toracotomia e grampeamento das paredes das bolhas e abrasão pleural. Se o paciente não for um bom candidato à cirurgia ou recusar o procedimento, então a pleurodese deve ser tentada por injeção intrapleural de um agente esclerosante como a doxiciclina.

Pneumotórax traumático
Os pneumotórax traumáticos podem ser causados por traumatismo torácico fechado ou penetrante. Eles devem ser tratados com toracostomia e inserção de dreno, a menos que sejam muito pequenos. Se houver hemopneumotórax, um dreno torácico deve ser colocado na parte superior do hemitórax para drenar o ar e outro na parte inferior para remover o sangue. O pneumotórax iatrogênico é um tipo de pneumotórax traumático cuja frequência tem aumentado. As principais causas são biópsias transtorácicas por agulha, toracocentese e inserção de cateteres intravenosos centrais. A maioria pode ser tratada com oxigênio suplementar ou aspiração, mas, se essas medidas não forem eficazes, deve-se realizar toracostomia com inserção de dreno.

Pneumotórax hipertensivo
Em geral, esse tipo de pneumotórax está associado à ventilação mecânica ou a tentativas de reanimação. A pressão pleural positiva coloca a vida do paciente em risco, porque a ventilação fica gravemente comprometida e a pressão positiva é transmitida ao mediastino, resultando na redução do retorno venoso ao coração e na diminuição do débito cardíaco.

A dificuldade de ventilar o paciente durante a reanimação ou as pressões inspiratórias de pico elevadas durante a ventilação mecânica são muito sugestivas desse diagnóstico. O diagnóstico é confirmado pelo exame físico, que demonstra aumento do hemitórax sem murmúrio vesicular, hipertimpanismo à percussão e desvio do mediastino para o lado oposto. O pneumotórax hipertensivo deve ser tratado como uma emergência médica. Se a pressão no espaço pleural não for reduzida, o paciente provavelmente morrerá em razão da redução do débito cardíaco ou da hipoxemia grave. Uma agulha calibrosa deve ser introduzida dentro do espaço pleural no segundo espaço intercostal anterior. Se grandes quantidades de ar saírem pela agulha após a inserção, o diagnóstico fica confirmado. A agulha deve ser mantida até que seja possível colocar um dreno de toracostomia.

LEITURAS ADICIONAIS

Feller-Koppman D, Light R: Pleural disease. N Engl J Med 378:740, 2018.
Light RW: *Pleural Diseases*, 6th ed. Lippincott, Williams and Wilkins, Baltimore, 2013.
Rahman NM et al: Intrapleural use of tissue plasminogen activator and DNase in pleural infection. N Engl J Med 365:518, 2011.

295 Distúrbios do mediastino
Richard W. Light*

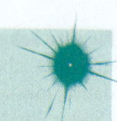

O mediastino é a região entre os sacos pleurais. Ele é dividido em três compartimentos (Tab. 295-1). O *mediastino anterior* estende-se do esterno, anteriormente, até o pericárdio e os vasos braquiocefálicos, posteriormente. Esse compartimento contém o timo, os linfonodos mediastinais anteriores e as artérias e veias mamárias internas. O *mediastino médio* está localizado entre os compartimentos mediastinais anterior e posterior e inclui o coração, os segmentos ascendente e transverso do arco aórtico, as veias cavas, as artérias e veias braquiocefálicas, os nervos frênicos, a traqueia, os brônquios principais e seus linfonodos adjacentes e as artérias e veias pulmonares. O *mediastino posterior* é limitado pelo pericárdio e pela traqueia, anteriormente, e pela coluna vertebral, posteriormente. Ele contém o segmento descendente da aorta torácica, o esôfago, o ducto torácico, as veias ázigo e hemiázigo e a cadeia posterior de linfonodos mediastinais.

MASSAS MEDIASTINAIS

A primeira etapa da avaliação de qualquer massa mediastinal é determinar sua localização em um dos três compartimentos do mediastino, porque cada qual apresenta lesões características diferentes (Tab. 295-1).

A tomografia computadorizada (TC) é a técnica de imagem mais esclarecedora na avaliação das massas mediastinais e a única modalidade que deve ser feita na maioria dos casos. Os exames com contraste de bário do trato gastrintestinal estão indicados em muitos pacientes com lesões do mediastino posterior, porque as hérnias, os divertículos e a acalasia são diagnosticados facilmente com essa técnica. Uma cintilografia com iodo-131 pode estabelecer o diagnóstico de bócio intratorácico de forma eficiente.

O diagnóstico definitivo pode ser firmado pela mediastinoscopia ou pela mediastinotomia anterior em alguns pacientes com massas nos compartimentos anterior ou médio. Na maioria dos casos, o diagnóstico pode ser estabelecido sem toracotomia por meio de biópsia de aspiração percutânea com agulha fina ou biópsia dirigida por ultrassonografia transesofágica ou endobrônquica das massas mediastinais. Uma forma alternativa de estabelecer o diagnóstico é a toracoscopia videoassistida. Esse exame, em muitos casos, permite a confirmação do diagnóstico e a retirada da massa mediastinal.

MEDIASTINITE AGUDA

Os casos de mediastinite aguda costumam ser causados por perfuração esofágica; ocorrem após esternotomia mediana para cirurgia cardíaca ou são infecções descendentes do pescoço, da cavidade oral ou da região facial. Os pacientes com ruptura do esôfago apresentam-se agudamente doentes com dor torácica e dispneia causadas pela infecção mediastinal. A ruptura do esôfago pode ser espontânea ou ocorrer como complicação da esofagoscopia ou da inserção de um tubo de Blakemore. O tratamento recomendado consiste na exploração do mediastino com reparo primário da laceração esofágica e drenagem do espaço pleural e do mediastino.

A incidência de mediastinite após esternotomia mediana varia de 0,4 a 5%. Na maioria dos casos, os pacientes apresentam drenagem pela ferida cirúrgica. Outra apresentação clínica é a sepse e alargamento do mediastino. Em geral, o diagnóstico é firmado pela aspiração do mediastino com agulha. O tratamento inclui drenagem imediata, desbridamento e terapia com antibióticos parenterais, mas a taxa de mortalidade ainda fica acima de 20%.

MEDIASTINITE CRÔNICA

O espectro de mediastinite crônica varia de inflamação granulomatosa dos linfonodos mediastinais a mediastinite fibrosante. A maioria dos casos é secundária a tuberculose (TB) ou histoplasmose, mas sarcoidose, silicose e outras doenças fúngicas ocorrem em alguns casos. Os pacientes com mediastinite granulomatosa costumam ser assintomáticos. Em geral, os pacientes com mediastinite fibrosante têm sinais de compressão de alguma estrutura do mediastino, inclusive veia cava superior ou vias aéreas calibrosas, paralisia do nervo frênico ou laríngeo recorrente, ou obstrução da

*Falecido.

TABELA 295-1 ■ Os três compartimentos do mediastino

	Compartimento anterior	Compartimento médio	Compartimento posterior
Limites anatômicos	Manúbrio e esterno anteriormente; pericárdio, aorta e vasos braquiocefálicos posteriormente	Mediastino anterior anteriormente; mediastino posterior posteriormente	Pericárdio e traqueia anteriormente; coluna vertebral posteriormente
Conteúdo	Timo, linfonodos mediastinais anteriores e artérias e veias mamárias internas	Pericárdio, coração, arco aórtico ascendente e descendente, veia cava superior e inferior, artérias e veias braquiocefálicas, nervos frênicos, traqueia e brônquios principais e seus linfonodos contíguos, artérias pulmonares e veias	Aorta torácica descendente, esôfago, ducto torácico, veias ázigo e hemiázigo, cadeias simpáticas e grupo posterior de linfonodos mediastinais
Anormalidades comuns	Timoma, linfomas, neoplasias teratomatosas, massas tireóideas, massas paratireóideas, tumores mesenquimais, hiperplasia linfonodal gigante, hérnia pelo forame de Morgagni	Linfadenomegalia metastática, linfadenomegalia granulomatosa, cistos pleuropericárdicos, cistos broncogênicos, massas de origem vascular	Tumores neurogênicos, meningocele, meningomielocele, cistos gastrentéricos, divertículo esofágico, hérnia pelo forame de Bochdalek, hematopoiese extramedular

artéria pulmonar ou das veias pulmonares proximais. Se houver envolvimento de veias ou artérias, a colocação de *stents* pode aliviar os sintomas em muitos pacientes.

PNEUMOMEDIASTINO

Nesses casos, existe gás nos interstícios do mediastino. As três principais causas são: (1) ruptura alveolar com dissecção do ar para dentro do mediastino; (2) perfuração ou ruptura do esôfago, da traqueia ou dos brônquios principais; e (3) dissecção do ar proveniente do pescoço ou do abdome para dentro do mediastino. Em geral, há forte forte dor torácica subesternal, com ou sem irradiação para o pescoço e os braços. O exame físico costuma detectar enfisema subcutâneo na fúrcula supraesternal e *sinal de Hamman*, que é um ruído crepitante ou estalido sincrônico aos batimentos cardíacos, mais audível na posição de decúbito lateral esquerdo. O diagnóstico é confirmado pela radiografia do tórax. Em geral não é necessário nenhum tratamento, mas o ar do mediastino é absorvido mais rapidamente se o paciente inspirar oxigênio em concentrações altas. Se houver compressão das estruturas mediastinais, o efeito compressivo pode ser aliviado pela aspiração por agulha.

LEITURAS ADICIONAIS

Carter BW et al: ITMIG classification of mediastinal compartments and multidisciplinary approach to mediastinal masses. Radiographics 37:413, 2017.
Ponamgi SP et al: Catheter-based intervention for pulmonary vein stenosis due to fibrosing mediastinitis: The Mayo Clinic experience. Int J Cardiol Heart Vasc 8:103, 2015.

296 Distúrbios da ventilação
John F. McConville, Julian Solway, Babak Mokhlesi

DEFINIÇÃO E FISIOLOGIA

No indivíduo sadio, o nível arterial de dióxido de carbono (Pa_{CO_2}) é mantido entre 37 e 43 mmHg ao nível do mar. Todos os distúrbios de ventilação resultam em alteração nas medições da Pa_{CO_2}. Neste capítulo, são revisados os distúrbios crônicos da ventilação.

A produção contínua de dióxido de carbono (CO_2) pelo metabolismo celular necessita de sua eliminação eficiente pelo sistema respiratório. A relação entre produção de CO_2 e Pa_{CO_2} é descrita pela equação: $Pa_{CO_2} = (k)(\dot{V}_{CO_2})/\dot{V}_A$, em que $\dot{V}_{CO_2}$ representa a produção de dióxido de carbono, k é uma constante e $\dot{V}_A$ é a ventilação alveolar com gás renovado (Cap. 285). $\dot{V}_A$ pode ser calculada como ventilação-minuto × (1 – Vd/Vc), em que a fração de espaço morto Vd/Vc representa a parte da respiração corrente que se mantém dentro das vias aéreas ao final da inspiração e, portanto, não contribui para a ventilação alveolar. Sendo assim, todos os distúrbios na Pa_{CO_2} devem refletir alterações na produção de CO_2, na ventilação-minuto ou na fração de espaço morto.

As doenças que alteram a $\dot{V}_{CO_2}$ frequentemente são agudas (p. ex., sepse, queimadura ou pirexia), e sua contribuição para as anormalidades ventilatórias e/ou insuficiência respiratória é revisada em outro capítulo. Os distúrbios ventilatórios crônicos envolvem caracteristicamente níveis inapropriados de ventilação-minuto ou aumento na fração de espaço morto. A caracterização desses distúrbios requer a revisão do ciclo respiratório normal.

O ciclo espontâneo alternando inspiração e expiração é automaticamente gerado no tronco encefálico. Há dois grupos de neurônios de particular importância localizados no interior do bulbo: o grupo respiratório dorsal (GRD) e a coluna respiratória ventral (CRV). Esses neurônios apresentam projeções amplas, incluindo as vias descendentes da medula espinal contralateral, onde realizam várias funções. Elas iniciam a atividade no nervo frênico/diafragma, projetam-se aos grupos musculares nas vias aéreas superiores e nos neurônios medulares respiratórios e inervam os músculos intercostais e abdominais que participam da respiração normal. O GRD atua como ponto inicial de integração para muitos nervos aferentes trazendo informações sobre Pa_{O_2}, Pa_{CO_2}, pH e pressão arterial de quimiorreceptores e barorreceptores localizados nas artérias carótidas e aorta para o sistema nervoso central (SNC). Além disso, o nervo vago leva informações de receptores de estiramento e receptores justacapilares pulmonares do parênquima pulmonar e da parede torácica para o GRD. O ritmo respiratório é gerado dentro da CRV, assim como no grupo respiratório parafacial (GRpF), localizado em posição mais à frente, particularmente importante para a geração da expiração ativa. Uma área de especial importância dentro da CRV é o complexo pré-Bötzinger. Essa área é responsável pela geração de várias formas de atividade inspiratória; a lesão do complexo pré-Bötzinger leva à total cessação da respiração. A emissão (*output*) neural dessas redes bulbares da respiração pode ser voluntariamente suprimida ou aumentada por impulso (*input*) de centros cerebrais mais altos e pelo sistema nervoso autônomo. Durante o sono normal, observa-se atenuação da resposta à hipercapnia e à hipoxemia, resultando em leve hipoventilação noturna que se corrige com o despertar.

Uma vez que o *input* neural tenha sido transmitido às bombas musculares da respiração, a troca normal de gases requer força suficiente dos músculos ventilatórios para vencer as cargas elástica e de resistência do sistema respiratório (Fig. 296-1A) (ver também Cap. 285). Nos indivíduos sadios, a força dos músculos ventilatórios vence facilmente e a respiração normal se mantém indefinidamente. A redução do *drive* (ou impulso) respiratório ou da competência neuromuscular ou, ainda, o aumento substancial da carga respiratória podem reduzir a ventilação-minuto, resultando em hipercapnia (Fig. 296-1B). Alternativamente, se a força dos músculos ventilatórios for normal e houver aumento do *drive* respiratório, haverá hiperventilação alveolar levando à hipocapnia (Fig. 296-1C).

HIPOVENTILAÇÃO

CARACTERÍSTICAS CLÍNICAS

As doenças que reduzem a ventilação-minuto ou aumentam o espaço morto podem ser classificadas em quatro categorias principais: doenças do parênquima pulmonar e da parede torácica, distúrbios respiratórios

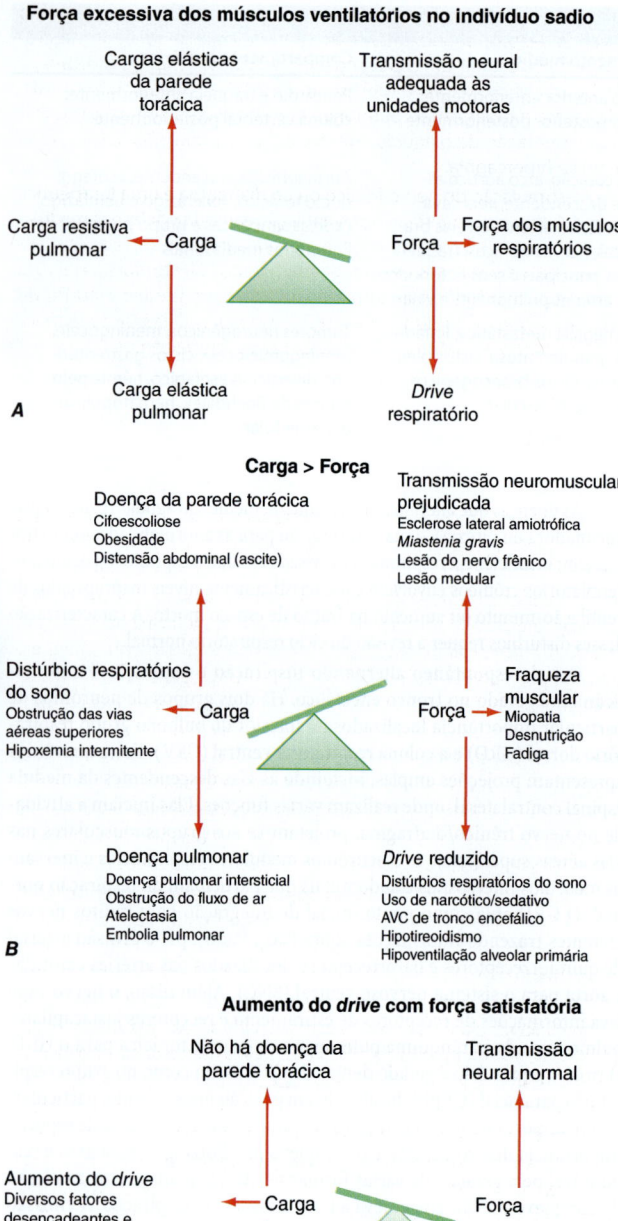

FIGURA 296-1 Exemplos de equilíbrio entre força e carga no sistema respiratório. A. Força excessiva dos músculos ventilatórios no indivíduo sadio. **B.** Carga maior que força. **C.** Aumento do *drive* com força satisfatória. AVC, acidente vascular cerebral.

do sono, doenças neuromusculares e distúrbios do *drive* respiratório (Fig. 296-1B). As manifestações clínicas das síndromes de hipoventilação são inespecíficas (Tab. 296-1) e variam em função da gravidade da hipoventilação, da velocidade com que se desenvolve a hipercapnia, do grau de compensação da acidose respiratória e do distúrbio subjacente. Pacientes com doença de parênquima pulmonar ou de parede torácica se apresentam caracteristicamente com dispneia e menor tolerância aos exercícios. Episódios de aumento de dispneia com aumento na produção de escarro indicam doenças pulmonares de padrão obstrutivo, como a doença pulmonar obstrutiva crônica (DPOC), enquanto dispneia progressiva e tosse são comuns nas doenças intersticiais pulmonares. Sonolência excessiva durante o dia, sono de má qualidade e roncos durante o sono são comuns entre os pacientes com distúrbios respiratórios do sono. Distúrbios do sono e ortopneia também são descritos nas doenças neuromusculares. À medida que aumenta a fraqueza neuromuscular, os músculos ventilatórios, incluindo o diafragma, ficam em desvantagem mecânica quando o paciente se encontra em posição supina, considerando o deslocamento para cima do conteúdo abdominal. A ortopneia de início recente frequentemente é sinal de redução na geração de força dos músculos ventilatórios. Contudo, nas doenças neuromusculares, como esclerose lateral amiotrófica (ELA) ou distrofia muscular, é mais comum que a perda de força nos membros e os sintomas bulbares surjam antes dos distúrbios do sono. Os pacientes com distúrbios do impulso respiratório não apresentam sintomas distinguíveis de outras causas de hipoventilação crônica.

A evolução clínica dos pacientes com hipoventilação crônica por doença neuromuscular ou da parede torácica segue uma sequência característica: um estágio assintomático em que Pa_{O_2} e Pa_{CO_2} diurnos são normais, seguido por hipoventilação noturna inicialmente durante o sono REM (do inglês *rapid eye movement* [movimento rápido dos olhos]) e, mais tarde, no sono não REM. Por fim, se a capacidade vital cai ainda mais, ocorre hipercapnia diurna. Os sintomas podem surgir em qualquer ponto dessa progressão e costumam depender da velocidade de declínio da função dos músculos ventilatórios. Independentemente da causa, a marca de todas as síndromes de hipoventilação alveolar é aumento na P_{CO_2} alveolar (PA_{CO_2}) e, portanto, na Pa_{CO_2}. A acidose respiratória resultante leva a aumento compensatório na concentração plasmática de bicarbonato. O aumento na Pa_{CO_2} resulta em redução obrigatória da Pa_{O_2}, frequentemente levando à hipoxemia. Se for intensa, a hipoxemia manifesta-se clinicamente na forma de cianose, podendo estimular eritropoiese e, dessa forma, induzir eritrocitose secundária. A combinação de hipoxemia crônica e hipercapnia também pode induzir vasoconstrição pulmonar, levando, por fim, a hipertensão pulmonar, hipertrofia ventricular direita e insuficiência cardíaca direita.

DIAGNÓSTICO

A elevação do bicarbonato sérico (i.e., CO_2 sérico total, o qual é igual ao bicarbonato calculado mais o CO_2 dissolvido) na ausência de depleção de volume é sugestiva de hipoventilação. Porém, é importante assinalar que um nível sérico de bicarbonato < 27 mmol/L em caso de função renal normal torna muito improvável o diagnóstico de hipoventilação. Por outro lado, um nível sérico de bicarbonato ≥ 27 mmol/L deve levar o médico a medir a Pa_{CO_2} como teste diagnóstico confirmatório. Assim, o bicarbonato sérico pode ser usado como teste sensível para descartar a hipercapnia, e não para confirmá-la. Uma gasometria arterial demonstrando Pa_{CO_2} elevada com pH normal confirma a hipoventilação alveolar crônica. A investigação subsequente para identificar a etiologia deve inicialmente se concentrar em determinar se o paciente é portador de doença pulmonar ou de alguma anormalidade de parede torácica. Exame físico, estudos de imagens (radiografia e/ou tomografia computadorizada [TC] do tórax) e provas de função pulmonar são suficientes para identificar a maioria dos distúrbios de pulmão/tórax que levam à hipercapnia. Se esses exames não forem conclusivos, o médico deve proceder ao rastreamento para síndrome de hipoventilação por obesidade (SHO), o distúrbio do sono que mais frequentemente leva à hipoventilação crônica, em geral acompanhado por apneia obstrutiva do sono (AOS). Diversos instrumentos de rastreamento foram desenvolvidos para identificar os pacientes em risco para AOS. O Questionário de Berlim foi validado em ambiente de atenção primária e identifica pacientes com probabilidade alta de AOS. A escala de sonolência de Epworth (ESE) mede a sonolência diurna, com um escore ≥ 10 indicando pessoas que necessitam de avaliação adicional; porém, não se trata de um teste útil para

TABELA 296-1 ■ Sinais e sintomas de hipoventilação
Dispneia durante atividades cotidianas
Ortopneia nas doenças que afetam a função do diafragma
Má qualidade do sono
Hipersonolência diurna
Cefaleia cedo pela manhã
Ansiedade
Tosse ineficaz nas doenças neuromusculares

rastreamento de distúrbios respiratórios relacionados ao sono. Devido à facilidade de uso, o questionário STOP-Bang se tornou uma ferramenta popular de rastreamento para AOS, sendo validada em vários cenários ambulatoriais. O questionário STOP-Bang tem sido usado em avaliação anestésica pré-operatória para identificar pacientes em risco para AOS. Nessa população, sua sensibilidade foi de 93%, com valor preditivo negativo de 90%. Além disso, o questionário STOP-Bang tem sido validado como ferramenta de rastreamento para AOS em clínicas de sono e cirúrgicas. A probabilidade de AOS moderada a grave aumenta conforme o aumento dos escores STOP-Bang.

Se o sistema ventilatório (pulmões, vias aéreas, parede torácica) não for responsável pela hipercapnia crônica, o foco deve ser deslocado para o *drive* respiratório e os distúrbios neuromusculares. Nos distúrbios do impulso respiratório, observa-se aumento atenuado da ventilação-minuto em resposta à elevação do CO_2 ou à redução do O_2. Essas doenças são difíceis de diagnosticar e devem ser suspeitas quando pacientes com hipercapnia demonstrarem força normal da musculatura respiratória, função pulmonar normal e diferença normal entre Po_2 alveolar/arterial. A hipoventilação é maior durante o sono nos pacientes com defeitos no *drive* respiratório, e a polissonografia frequentemente revela apneia, hipopneia ou hipoventilação de origem central. A obtenção de imagem do encéfalo (TC ou ressonância magnética [RM]) algumas vezes identifica anormalidades estruturais na ponte ou no bulbo que resultam em hipoventilação. O uso crônico de narcóticos ou hipotireoidismo significativo também podem deprimir o *drive* respiratório central, levando à hipercapnia crônica.

A fraqueza dos músculos ventilatórios deve ser profunda para que haja comprometimento dos volumes pulmonares com evolução para hipercapnia. Normalmente, o exame físico revela redução de força nos principais grupos musculares antes que haja hipercapnia. As pressões inspiratória e expiratória máximas ou a capacidade vital forçada (CVF) são medidas que podem ser usadas para monitorar o envolvimento dos músculos ventilatórios nas doenças com fraqueza muscular progressiva. Esses pacientes também apresentam risco aumentado de distúrbios respiratórios do sono, incluindo hipopneia, apneias central e obstrutiva e hipoxemia. A oximetria noturna e a capnometria durante polissonografia são úteis para definir melhor os distúrbios do sono nessa população de pacientes.

TRATAMENTO

Hipoventilação

A ventilação não invasiva com pressão positiva (VNIPP) noturna tem sido usada com sucesso no tratamento da hipoventilação e das apneias, tanto central quanto obstrutiva, em pacientes com distúrbios neuromusculares e da parede torácica. Demonstrou-se que a VNIPP noturna é capaz de melhorar a hipercapnia diurna, prolongar a sobrevida e melhorar a qualidade de vida relacionada com a saúde nos casos em que há comprovação de hipercapnia diurna. As diretrizes para ELA recomendam VNIPP noturna se houver sintomas de hipoventilação e se um dos seguintes critérios estiver presente: $Paco_2 \geq 45$ mmHg; oximetria noturna demonstrando saturação de oxigênio ≤ 88% por 5 minutos consecutivos; pressão inspiratória máxima < 60 cmH_2O; ou *sniff nasal test* com pressão < 40 cmH_2O e CVF < 50% do valor predito. Contudo, no momento as evidências não são conclusivas para corroborar a indicação de VNIPP noturna preventiva em todos os pacientes com distúrbio neuromuscular e da parede torácica que apresentem hipercapnia noturna, mas não diurna. De qualquer forma, nos pacientes com distúrbios neuromusculares progressivos, em algum momento haverá indicação para instituir suporte ventilatório em tempo integral, regulado por pressão ou volume. Há menos evidências para orientar o melhor momento para essa decisão, mas insuficiência ventilatória com necessidade de ventilação mecânica e infecções pulmonares relacionadas com tosse ineficaz são indicadores frequentes para a necessidade de instituição de suporte ventilatório contínuo.

O tratamento da hipoventilação crônica por doenças pulmonares ou neuromusculares deve ser direcionado ao distúrbio subjacente. Agentes farmacológicos que estimulam a respiração, como medroxiprogesterona e acetazolamida, foram pouco estudados na hipoventilação crônica e não devem substituir o tratamento do processo de doença subjacente. Independentemente da causa, a alcalose metabólica excessiva deve ser corrigida, uma vez que níveis séricos de bicarbonato elevados desproporcionalmente ao grau de acidose respiratória crônica podem resultar em hipoventilação adicional. Quando indicada, a administração de oxigênio suplementar é efetiva para atenuar hipoxia, policitemia e hipertensão pulmonar. Entretanto, em alguns pacientes a suplementação de oxigênio, mesmo em concentrações baixas, pode agravar a hipercapnia.

A estimulação do nervo frênico ou do diafragma é uma terapêutica potencial para pacientes com hipoventilação causada por lesões medulares cervicais altas ou por distúrbios do *drive* respiratório. Antes do implante cirúrgico, os pacientes devem realizar estudos da condução nervosa para assegurar o funcionamento bilateral do nervo frênico. Estudos de casos em pequenas séries sugerem que a estimulação efetiva do diafragma é capaz de melhorar a qualidade de vida desses pacientes.

SÍNDROMES DE HIPOVENTILAÇÃO

SÍNDROME DE HIPOVENTILAÇÃO POR OBESIDADE

O diagnóstico da SHO exige: índice de massa corporal (IMC) ≥ 30 kg/m^2; hipoventilação alveolar diurna crônica, definida como $Paco_2 \geq 45$ mmHg ao nível do mar na ausência de outras causas conhecidas de hipercapnia; e evidência de distúrbio respiratório relacionado ao sono. Em quase 90% dos casos, o distúrbio respiratório do sono ocorre na forma de AOS, com cerca de 70% deles exibindo AOS grave. Diversos estudos internacionais em diferentes populações confirmaram que a prevalência geral de síndrome da AOS, definida por índice de apneia-hipopneia (IAH) ≥ 5 e sonolência diurna, é de aproximadamente 14% em homens e 5% em mulheres de 30 a 70 anos nos Estados Unidos. Assim, a população em risco de desenvolver SHO continua a aumentar à medida que persiste a epidemia mundial de obesidade. Embora não se tenha realizado qualquer estudo de base populacional sobre prevalência da SHO, algumas estimativas sugerem que ela pode ser de até 0,4% da população adulta dos Estados Unidos (ou 1 a cada 263 adultos).

Alguns estudos, mas não todos, sugerem que obesidade grave (IMC > 40 kg/m^2) e AOS grave (IAH > 30 episódios por hora) sejam fatores de risco para o desenvolvimento de SHO. Nesses pacientes, a patogênese da hipoventilação é resultado de múltiplas variáveis e condições fisiológicas, inclusive AOS, aumento do trabalho respiratório, disfunção dos músculos da respiração relacionada com sobrecarga devido ao excesso de adiposidade, desequilíbrio ventilação-perfusão e depressão da resposta ventilatória central à hipoxemia e à hipercapnia. Essas falhas no *drive* respiratório central frequentemente melhoram com o tratamento do distúrbio respiratório do sono por meio de pressão positiva contínua na via aérea (CPAP, do inglês *continuous positive airway pressure*) ou VNIPP sem qualquer alteração significativa do peso, o que sugere que a depressão na reação ventilatória seja consequência, e não causa, da SHO. O tratamento da SHO é semelhante ao da AOS: redução de peso e terapia com pressão positiva na via aérea durante o sono por meio da CPAP ou com VNIPP. Há evidências de que a perda de peso substancial (i.e., 20-25% do peso atual) normalize por si só a $Paco_2$ em pacientes com SHO. Infelizmente, alcançar e sustentar esse grau de perda ponderal sem cirurgia bariátrica é muito difícil para a maioria dos pacientes. O tratamento com CPAP ou VNIPP não deve ser adiado enquanto o paciente tenta perder peso. O uso de CPAP melhora a hipercapnia e a hipoxemia diurnas em mais de metade dos pacientes com SHO e AOS concomitante. A pressão positiva na via aérea em dois níveis sem uma frequência de base (BiPAP em modo espontâneo) deve ser reservada para pacientes que não toleram níveis altos de CPAP ou quando os eventos respiratórios obstrutivos persistem apesar de se alcançar a pressão máxima no CPAP de 20 cmH_2O. A VNIPP na forma de BiPAP com uma frequência de base (BiPAP ST [do inglês *spontaneous timed* – espontâneo cronometrado]) ou os modos de suporte de pressão com volume garantido devem ser fortemente considerados se a hipercapnia persistir após várias semanas de terapia com CPAP e com a adesão ao tratamento objetivamente comprovada. Os pacientes com SHO e sem evidências de AOS significativa em geral são inicialmente tratados com BiPAP ST ou com modos de pressão de suporte com volume garantido, assim como aqueles que se apresentam com SHO agudamente descompensada. Por fim, comorbidades que prejudiquem a ventilação, como DPOC, devem ser tratadas vigorosamente em conjunto com a SHO coexistente.

SÍNDROME DE HIPOVENTILAÇÃO CENTRAL

Essa síndrome pode se apresentar mais tarde na vida ou no período neonatal, quando costuma ser denominada "maldição de Ondina" ou síndrome de hipoventilação central congênita (SHCC). Alterações no gene que codifica o PHOX2b, um fator de transcrição com papel no desenvolvimento neuronal, foram implicadas na patogênese da SHCC. Independentemente da idade de início, esses pacientes não apresentam resposta ventilatória à hipoxia ou à hipercapnia e apresentam leve elevação da $Paco_2$ durante o período de vigília e intensa elevação durante a fase não REM do sono. É interessante observar que esses pacientes são capazes de aumentar sua ventilação e "normalizar" a $Paco_2$ durante exercício e durante o sono REM. Normalmente, os pacientes necessitam de VNIPP ou ventilação mecânica, e deve-se considerar a indicação de estimulação de nervo frênico ou diafragma em centros com experiência na realização desses procedimentos.

HIPERVENTILAÇÃO

CARACTERÍSTICAS CLÍNICAS

Define-se hiperventilação como ventilação além das necessidades metabólicas (produção de CO_2) levando à redução na $Paco_2$. A fisiologia dos pacientes com hiperventilação crônica não está bem compreendida, e não há uma apresentação clínica característica. Os sintomas incluem dispneia, parestesias, tetania, cefaleia, tontura, distúrbios visuais e dor torácica atípica. Exatamente pela diversidade dos sintomas, os pacientes portadores de hiperventilação crônica se apresentam a diversos profissionais de saúde, incluindo internistas, neurologistas, psicólogos, psiquiatras e pneumologistas.

É útil pensar na hiperventilação como tendo fatores desencadeantes e mantenedores. Alguns pesquisadores supõem que um evento inicial produziria aumento da ventilação alveolar e uma queda da $Paco_2$ para cerca de 20 mmHg. O quadro de instalação com dor torácica, falta de ar, parestesia ou alteração do nível de consciência pode ser alarmante. O aumento resultante na ventilação-minuto para aliviar esses sintomas agudos serve apenas para agravar os sintomas que, com frequência, são erroneamente atribuídos pelo paciente e pelo profissional de saúde a algum distúrbio cardiopulmonar. A investigação inconclusiva da causa desses sintomas muitas vezes resulta em pacientes ansiosos e temerosos de outras crises. É importante ressaltar que **transtornos de ansiedade e crises de pânico *não* são sinônimos de hiperventilação**. O transtorno de ansiedade pode ser fator tanto desencadeante quanto mantenedor na patogênese da hiperventilação crônica, mas não é obrigatório para o desenvolvimento de hipocapnia crônica.

DIAGNÓSTICO

A associação de sintomas respiratórios e hiperventilação aguda pode ser a manifestação inicial de doenças sistêmicas como cetoacidose diabética. Há necessidade de excluir as causas agudas de hiperventilação antes de firmar o diagnóstico de hiperventilação crônica. Para confirmação de hiperventilação crônica, a gasometria arterial deve revelar alcalose respiratória compensada com pH próximo do normal, $Paco_2$ baixa e redução do bicarbonato calculado. Será necessário diagnosticar e tratar outras causas de alcalose respiratória, como asma leve, antes de se considerar o diagnóstico de hiperventilação crônica. Deve-se manter alto índice de suspeita, uma vez que pode ser difícil perceber aumento da ventilação-minuto no exame físico. Uma vez instalada a hiperventilação crônica, a manutenção de elevação de 10% na ventilação alveolar será suficiente para perpetuar a hipocapnia. Esse aumento na ventilação pode ser obtido com alterações sutis no padrão respiratório, como suspiros ocasionais ou bocejos 2 a 3 vezes por minuto.

TRATAMENTO
Hiperventilação

Há poucos estudos bem-controlados sobre tratamento de hiperventilação crônica considerando suas características diversas e inexistência de processo diagnóstico universalmente aceito. Os médicos com frequência gastam muito tempo identificando os fatores desencadeantes, excluindo diagnósticos alternativos e conversando com os pacientes sobre suas preocupações e temores. Em alguns casos, uma conversa tranquilizadora e uma discussão franca sobre hiperventilação podem ser efetivos. A identificação e a eliminação de hábitos que perpetuem a hipocapnia, como bocejos frequentes ou suspiros profundos, podem ajudar. Algumas evidências sugerem que exercícios respiratórios e retreinamento do diafragma podem ser benéficos para alguns pacientes. As evidências corroborando tratamento farmacológico de pacientes com hiperventilação são escassas. Os betabloqueadores podem ser úteis àqueles com sintomas adrenérgicos, como palpitações e tremores.

LEITURAS ADICIONAIS

Anderson PM et al: EFNS guidelines on the clinical management of amyotrophic lateral sclerosis (MALS)–revised report of the EFNS task force. Eur J Neurol 19:360, 2012.
Benditt JO: Pathophysiology of neuromuscular respiratory diseases. Clin Chest Med 39:297, 2018.
Chung F et al: STOP-Bang questionnaire: A practical approach to screen for obstructive sleep apnea. Chest 149:631, 2016.
Douglas IS: Acute-on-chronic respiratory failure, in *Principles of Critical Care*, 4th ed. JB Hall, GS Schmidt, JP Kress (eds). New York, McGraw-Hill, 2015, pp 482–495.
Gardner WN: The pathophysiology of hyperventilation disorders. Chest 109:516, 1996.
Masa JF et al: Long-term clinical effectiveness of continuous positive airway pressure therapy versus non-invasive ventilation therapy in patients with obesity hypoventilation syndrome: A multicentre, open-label, randomised controlled trial. Lancet 393:1721, 2019.
Masa JF et al: Obesity hypoventilation syndrome. Eur Respir Rev 28:180097, 2019.

297 Apneia do sono
Andrew Wellman, Daniel J. Gottlieb, Susan Redline

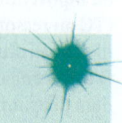

A apneia obstrutiva do sono (AOS) e a apneia central do sono (ACS) são classificadas como distúrbios ventilatórios relacionados ao sono. A AOS e a ACS compartilham alguns fatores de risco e bases fisiológicas, mas também têm características exclusivas. Cada distúrbio está associado a comprometimento da ventilação durante o sono e interrupção do sono. Cada diagnóstico exige pesquisa cuidadosa durante a anamnese do paciente, exame físico e testes fisiológicos. A AOS, o distúrbio mais comum, causa sonolência diurna e comprometimento do funcionamento diário. É uma causa de hipertensão e está fortemente associada com doença cardiovascular em adultos e com problemas comportamentais em crianças. A ACS é menos comum e pode ocorrer isoladamente ou em combinação com a AOS. Ela pode ocorrer como condição primária ou como resposta a grandes altitudes, ou secundariamente a uma condição clínica (como a insuficiência cardíaca) ou a medicamentos (como os opioides). Os pacientes com ACS costumam relatar despertares frequentes e fadiga diurna, tendo risco aumentado de insuficiência cardíaca e fibrilação atrial.

APNEIA OBSTRUTIVA DO SONO/SÍNDROME DE HIPOPNEIA

Definição A AOS é definida com base em sintomas noturnos e diurnos, bem como em achados dos estudos do sono. O diagnóstico exige que o paciente apresente (1) sintomas de distúrbio respiratório noturno (roncos, bufadas, gaspeadas ou pausas respiratórias durante o sono) ou sonolência ou fadiga diurnas que ocorrem apesar de oportunidade suficiente de sono e não são explicadas por outros problemas clínicos; e (2) 5 ou mais episódios de apneia obstrutiva ou hipopneia por hora de sono (índice de apneia-hipopneia [IAH], calculado como o número de episódios dividido pelo número de horas de sono) documentados durante uma polissonografia (PSG). A AOS também pode ser diagnosticada na ausência de sintomas se o IAH ≥ 15 episódios por hora. Cada episódio de apneia ou hipopneia representa uma redução na respiração de pelo menos 10 segundos e comumente resulta em uma queda ≥ 3% na saturação de oxigênio e/ou um despertar cerebral cortical. A gravidade da AOS pode ser caracterizada pela frequência dos distúrbios ventilatórios (IAH), pela intensidade da queda de saturação da oxiemoglobina durante os eventos respiratórios, pela duração das apneias e das hipopneias, pelo grau de fragmentação do sono e pelo nível de sonolência diurna ou de comprometimento funcional.

Fisiopatologia Durante a inspiração, a pressão faríngea intraluminal se torna cada vez mais negativa, criando uma força de "sucção". Como a via aérea faríngea não tem ossos fixos nem cartilagens, a patência das vias aéreas depende da influência estabilizante dos músculos dilatadores da faringe. Embora esses músculos estejam constantemente ativados durante a vigília, os impulsos neuromusculares são reduzidos com o início do sono.

Em pacientes com uma via aérea colapsável, a redução nos impulsos neuromusculares resulta em episódios transitórios de colapso faríngeo (manifestado como "apneia") ou quase colapso (manifestado como "hipopneia"). Em geral, os episódios de colapso terminam quando os reflexos ventilatórios são ativados e causam despertar, estimulando aumento na atividade neuromuscular e abertura da via aérea. A via aérea pode colapsar em vários níveis, como palato mole (mais comum), base da língua, paredes faríngeas laterais e/ou epiglote (Fig. 297-1). A AOS pode ser mais grave durante o sono REM (do inglês *rapid eye movement* [movimento rápido dos olhos]), quando os impulsos neuromusculares para os músculos esqueléticos são mais reduzidos, e na posição supina, devido a forças gravitacionais.

As pessoas com lúmen faríngeo pequeno necessitam de níveis relativamente altos de ativação neuromuscular para manter a patência durante a vigília, estando predispostas a colapso da via aérea após a redução normal da atividade muscular faríngea durante o sono. O lúmen das vias aéreas pode ser estreitado por aumento de estruturas de tecidos moles (língua, palato e úvula) devido a deposição de gordura, aumento de tecido linfoide ou variações genéticas. Fatores craniofaciais, como retroposição mandibular ou micrognatismo, refletindo variação genética ou influências do desenvolvimento, também podem reduzir as dimensões do lúmen faríngeo. Além disso, os volumes pulmonares influenciam a tração caudal sobre a faringe e, consequentemente, a rigidez da parede faríngea. Assim, baixos volumes pulmonares na posição deitada, o que é particularmente pronunciado em obesos, contribuem para o colapso (menos tração caudal). Um grau elevado de resistência nasal (p. ex., por desvio de septo ou pólipos) pode contribuir para o colapso das vias aéreas ao reduzir a pressão a jusante na faringe. Um alto nível de resistência nasal também pode desencadear a abertura da boca durante o sono, o que rompe a vedação entre a língua e o palato, permitindo que a língua caia posteriormente e oclua a via aérea.

A ativação da musculatura faríngea está integralmente ligada ao *drive* (ou impulso) respiratório. Assim, fatores relacionados ao controle ventilatório, em particular a sensibilidade ventilatória, o limiar de despertar e as respostas neuromusculares ao dióxido de carbono (CO_2), contribuem para a patogênese da AOS. Um aumento no CO_2 durante o sono ativa o diafragma e os músculos faríngeos. A ativação faríngea enrijece a via aérea superior e pode equilibrar as pressões de sucção inspiratória, mantendo a patência da via aérea até um ponto que depende da predisposição anatômica ao colapso. Contudo, o colapso faríngeo pode ocorrer quando o sistema de controle respiratório é muito sensível ao CO_2, resultando em grandes flutuações na ventilação, no *drive* respiratório e na rigidez das vias aéreas superiores. Além disso, níveis crescentes de CO_2 durante o sono resultam em despertar do sistema nervoso central, fazendo a pessoa ir de um nível de sono mais profundo para um mais leve ou despertar. Um baixo limiar de despertar (i.e., acordar com um baixo nível de CO_2 ou de *drive* respiratório) pode limitar os processos de compensação da musculatura faríngea mediados pelo CO_2 e impedir a estabilização das vias aéreas. Por outro lado, um alto limiar de despertar pode evitar o término apropriado das apneias, prolongando a duração da apneia e exacerbando a queda na saturação da oxiemoglobina. Por fim, qualquer prejuízo na capacidade de compensação dos músculos ventilatórios durante o sono pode contribuir para o colapso da faringe. As contribuições relativas dos fatores de risco variam em cada pessoa. As abordagens para as medidas desses fatores na prática clínica, com o consequente reforço de intervenções terapêuticas "personalizadas", estão sendo ativamente investigadas.

Fatores de risco e prevalência Os principais fatores de risco para a AOS são obesidade, sexo masculino e idade avançada. Os fatores de risco adicionais incluem retrognatismo e micrognatismo mandibular, história familiar positiva de AOS, estilo de vida sedentário, síndromes genéticas que reduzem a patência das vias aéreas (p. ex., síndrome de Down, síndrome de Treacher-Collins), hipertrofia adenotonsilar (especialmente em crianças), menopausa e várias síndromes endócrinas (p. ex., acromegalia, hipotireoidismo).

Aproximadamente 40 a 60% dos casos de AOS são atribuíveis ao excesso de peso. A obesidade predispõe à AOS por meio do efeito de estreitamento causado pela gordura nas vias aéreas superiores no lúmen faríngeo. A obesidade também reduz a complacência da parede torácica e reduz os volumes pulmonares, resultando em perda da tração caudal sobre as estruturas das vias aéreas superiores. As pessoas obesas têm risco aumentado em quatro vezes ou mais para AOS em relação às pessoas de peso normal. Um ganho ponderal de 10% está associado a um aumento > 30% no IAH. Mesmo a perda ou o ganho de peso modestos podem influenciar o risco e a intensidade da AOS. Porém, a ausência de obesidade não exclui o diagnóstico.

A prevalência de AOS é duas vezes maior nos homens em comparação com as mulheres. Os fatores que predispõem os homens à AOS incluem os padrões androides de obesidade (resultando em deposição de gordura na via aérea superior e no abdome) e o comprimento relativamente maior da faringe, o que aumenta a possibilidade de colapso. As mulheres na pré-menopausa estão relativamente protegidas da AOS pela influência dos hormônios sexuais sobre o *drive* respiratório. O declínio nas diferenças entre os sexos com a idade avançada reflete a prevalência aumentada de AOS em mulheres após a menopausa. A patogênese e a apresentação de AOS também diferem entre homens e mulheres: em comparação com os homens, as mulheres têm um limiar de despertar mais baixo e menor propensão neuromuscular ao colapso. As mulheres tendem a apresentar menores durações das apneias, as quais ocorrem predominantemente no sono REM. A falha em reconhecer essas diferenças pode contribuir para o menor reconhecimento da AOS em mulheres.

Variações na morfologia craniofacial que reduzem o tamanho do espaço posterior da via aérea aumentam o risco de AOS. O papel de características ósseas estruturais para a AOS é mais evidente em pacientes não obesos. A identificação de características como o retrognatismo pode influenciar a tomada de decisões terapêuticas.

A AOS tem forte base genética, conforme evidenciado por sua significativa agregação familiar e hereditariedade. Para um parente de primeiro grau de um paciente com AOS, a razão de chances de ter AOS é cerca de duas vezes maior do que para alguém sem um parente acometido. Diversas variantes genéticas têm sido associadas com AOS ou com traços relacionados, como a frequência das apneias e hipopneias, a duração dos eventos respiratórios e os níveis noturnos de hipoxemia.

A prevalência da AOS varia com a idade, desde 5 a 15% entre adultos de meia-idade a até > 20% em pessoas idosas, embora na maioria dos adultos afetados o distúrbio não seja diagnosticado. Há um pico causado pela hipertrofia linfoide em crianças entre as idades de 3 e 8 anos; com o crescimento das vias aéreas e a regressão dos tecidos linfoides durante a infância tardia, a prevalência diminui. Depois disso, à medida que a prevalência de obesidade aumenta na adolescência e vida adulta, a prevalência de AOS novamente aumenta.

A prevalência de AOS é especialmente alta entre pacientes com determinadas condições médicas, incluindo diabetes melito, hipertensão e fibrilação atrial. As pessoas de ascendência do Leste Asiático parecem ter risco aumentado de AOS com níveis relativamente baixos de índice de massa corporal (IMC), refletindo a maior influência de fatores de risco craniofaciais.

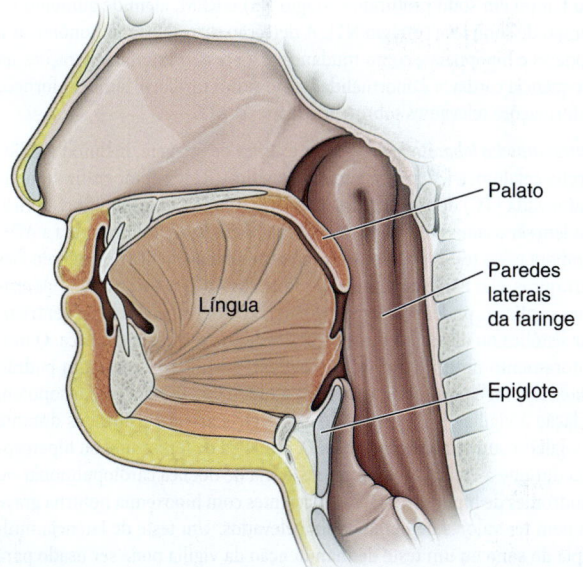

FIGURA 297-1 As estruturas que causam colapso da via aérea na apneia obstrutiva do sono incluem o palato, a língua e/ou a epiglote. Além disso, também pode ocorrer colapso pelas paredes laterais da faringe.

Nos Estados Unidos, os negros (em especial crianças e adultos jovens) têm risco aumentado de AOS em comparação com as pessoas brancas.

Evolução do distúrbio O início preciso da AOS costuma ser difícil de identificar. Uma pessoa pode roncar por muitos anos, em geral começando na infância, antes que a AOS seja identificada. O ganho de peso pode precipitar um aumento nos sintomas, o que, por sua vez, pode levar o paciente a buscar avaliação. A AOS pode ficar menos grave com a perda de peso, particularmente após a cirurgia bariátrica. Em adultos, há um aumento gradual no IAH com a idade, embora aumentos e reduções marcados no IAH sejam incomuns a menos que acompanhados por variações no peso.

ABORDAGEM AO PACIENTE

Síndrome da apneia/hipopneia obstrutiva do sono

Deve-se considerar uma avaliação para AOS em pacientes com sintomas de AOS e um ou mais fatores de risco. O rastreamento também deve ser considerado em pacientes que relatam sintomas consistentes com AOS e têm alto risco de morbidades relacionadas à doença, como hipertensão, diabetes melito e doenças cardíacas e cerebrovasculares.

SINTOMAS E ANAMNESE

Quando possível, deve-se obter uma anamnese do sono com a ajuda de um companheiro de quarto ou familiar. O ronco é a queixa mais comum; porém, a sua ausência não exclui o diagnóstico, pois o colapso faríngeo pode ocorrer sem vibração de tecidos. A presença de gaspeadas ou bufadas também pode ser relatada, refletindo o término de apneias individuais com abertura abrupta das vias aéreas. A dispneia é incomum e a sua ausência geralmente diferencia a AOS da dispneia paroxística noturna, da asma noturna e do refluxo ácido com laringospasmo. Os pacientes também podem descrever despertares frequentes ou interrupções do sono, o que é mais comum entre mulheres e em idosos. O sintoma diurno mais comum é a sonolência diurna excessiva, identificada por uma história de dificuldade em manter a vigília ou de cochilos involuntários. Porém, muitas mulheres relatam fadiga em vez de sonolência. Outros sintomas incluem boca seca, pirose noturna, diaforese do tórax e do pescoço, noctúria, cefaleias matinais, dificuldades de concentração, irritabilidade e distúrbios do humor. A insônia, que é comum na população geral, pode coexistir com a AOS. Embora a dificuldade para iniciar o sono raramente seja causada por AOS, os despertares ao final da apneia podem causar dificuldades para manter o sono, um sintoma que tem mais chance de ser relatado por mulheres que por homens, e que geralmente responde ao tratamento da AOS. Diversos questionários que avaliam a frequência dos roncos, as apneias autorrelatadas e a sonolência diurna podem facilitar o rastreamento da AOS. A capacidade preditiva de um questionário pode aumentar ao ser considerado se o paciente é homem ou tem fatores de risco como obesidade ou hipertensão.

ACHADOS FÍSICOS

Os achados físicos costumam refletir os fatores etiológicos para o distúrbio bem como comorbidades, especialmente doença vascular. Ao exame, os pacientes podem apresentar hipertensão e obesidade central, indicada por aumento da circunferência da cintura e do pescoço. A orofaringe pode revelar um pequeno orifício repleto devido a uma língua de tamanho aumentado, um palato mole rebaixado com úvula volumosa, tonsilas grandes, um palato alto arqueado e/ou micro/retrognatismo. Como a resistência nasal pode aumentar a possibilidade de colapso faríngeo, a cavidade nasal deve ser inspecionada quanto à presença de pólipos, desvio de septo, rinite alérgica e outros sinais de obstrução. Como os pacientes com insuficiência cardíaca têm risco aumentado de AOS e de ACS, deve ser feito um exame cardíaco cuidadoso para detectar a possibilidade de disfunção cardíaca direita ou esquerda. Evidências de *cor pulmonale* sugerem comorbidade cardiopulmonar; não se considera que a AOS possa isoladamente causar insuficiência cardíaca direita. Há necessidade de avaliação neurológica para condições como doenças neuromusculares e cerebrovasculares, as quais aumentam o risco de AOS.

ACHADOS LABORATORIAIS

Achados diagnósticos Como os sinais e sintomas não predizem, de forma acurada, a gravidade dos distúrbios respiratórios relacionados ao sono, o diagnóstico específico e a classificação da gravidade da AOS demandam medidas objetivas da respiração durante o sono. O padrão-ouro para o diagnóstico da AOS é a PSG de noite inteira. Uma PSG negativa no laboratório do sono geralmente descarta a AOS. Porém, exames falso-negativos podem ocorrer por variações de uma noite para outra na intensidade da AOS, particularmente se houver sono REM insuficiente ou menos sono em posição supina durante o exame do que é típico para o paciente. Testes de sono domiciliares que registram apenas os canais respiratórios e cardíacos são comumente usados como método custo-efetivo para o diagnóstico da AOS. Porém, um exame domiciliar pode gerar resultados falso-negativos se o tempo de sono não for estimado de forma acurada ou em pessoas que apresentam hipopneias com despertares em vez de quedas na saturação da oxiemoglobina. Assim, se houver alta probabilidade prévia de AOS, um exame domiciliar negativo deve ser seguido por uma PSG.

As principais informações fisiológicas coletadas em um estudo do sono em caso de suspeita de AOS incluem medidas respiratórias (mudanças no fluxo aéreo, na excursão respiratória), oxigenação (saturação de oxigênio na hemoglobina), posição corporal e ritmo cardíaco. Além disso, a PSG e os testes de sono domiciliares medem a continuidade do sono e os estágios do sono (por eletrencefalograma, eletromiografia do queixo, eletro-oculografia e actigrafia), os movimentos das pernas e a intensidade do ronco. Essa informação é usada para quantificar a frequência e os subtipos de eventos respiratórios anormais durante o sono, bem como alterações associadas na saturação de oxigênio, nos despertares e na distribuição dos estágios do sono. As Tabelas 297-1 e 297-2 definem os eventos respiratórios registrados e as diretrizes de gravidade usadas durante um estudo do sono. A Figura 297-2 mostra exemplos de eventos respiratórios relacionados ao sono. Um estudo de sono típico fornece dados quantitativos, como IAH (número de apneias mais hipopneias por hora de sono) e perfil de saturação de oxigênio ao longo da noite (média, mínimo, momento com níveis baixos). Os registros também podem incluir o índice de distúrbio respiratório, que inclui o número de despertares relacionados a esforços respiratórios além do IAH. A PSG em laboratório também quantifica a latência do sono (o tempo entre o "apagar das luzes" até o início do sono), a frequência dos movimentos periódicos dos membros durante o sono, a eficiência do sono (a porcentagem de tempo dormido em relação ao tempo na cama), o índice de despertares (o número de despertares corticais por hora de sono) e o tempo em cada estágio do sono. Essas medidas podem caracterizar melhor a gravidade da AOS, o que está associado com um maior índice de despertares, menor eficiência do sono e redução no tempo em sono profundo (estágio N3) e REM, além de aumento no tempo de sono leve (estágio N1). A detecção de respostas autonômicas a apneias e hipopneias, como mudanças na pressão arterial, alterações na frequência cardíaca e anormalidades no ritmo cardíaco, também fornece informações relevantes sobre a gravidade da AOS.

Outros achados laboratoriais Vários exames de imagem, incluindo radiografia cefalométrica, ressonância magnética (RM) e tomografia computadorizada (TC) de vias aéreas superiores e endoscopia com fibra óptica, podem ser usados para identificar fatores de risco anatômicos para a AOS. Embora esses testes possam ser usados no planejamento de intervenções cirúrgicas, eles não estão indicados na avaliação de rotina da AOS. Os exames cardíacos podem mostrar evidências de déficits na função ventricular sistólica ou diastólica ou anormalidades na estrutura cardíaca. O monitoramento noturno da pressão arterial costuma mostrar um padrão "*non-dipping*" (ausência do descenso típico de 10% durante o sono em relação à vigília). As medidas de gasometria arterial realizadas durante a vigília costumam estar normais. A presença de hipoxemia ou hipercapnia durante a vigília sugere a coexistência de doença cardiopulmonar ou síndromes de hipoventilação. Os pacientes com hipoxemia noturna grave podem ter valores de hemoglobina elevados. Um teste de latência múltipla do sono ou um teste de manutenção da vigília pode ser usado para quantificar a sonolência e ajudar a diferenciar entre AOS e narcolepsia.

TABELA 297-1 ■ Definições de eventos respiratórios

- **Apneia:** cessação de fluxo aéreo por ≥ 10 s durante o sono, acompanhada por:
  - Esforço respiratório persistente (apneias obstrutivas, **Fig. 297-2A**), ou
  - Ausência de esforço respiratório (apneias centrais, **Fig. 297-2B**)
- **Hipopneia:** redução ≥ 30% no fluxo aéreo por pelo menos 10 s durante o sono acompanhada por queda da saturação ≥ 3% ou despertar (**Fig. 297-2C**)
- **Despertar relacionado ao esforço respiratório (RERA):** obstrução parcial que não preenche critérios para hipopneia, mas fornece evidências de esforço inspiratório aumentado (em geral, por monitoramento da pressão pleural) pontuado por um despertar (**Fig. 297-2D**)
- **Respiração com fluxo limitado:** uma respiração parcialmente obstruída, geralmente dentro de uma hipopneia ou um RERA, identificada por fluxo inspiratório de forma achatada (**Fig. 297-3**)

TABELA 297-2 ■ Síndrome de apneia/hipopneia obstrutiva do sono (SAHOS): quantificação e escala de gravidade

- *Índice de apneia-hipopneia (IAH):*[a] número de apneias mais hipopneias por hora de sono
- *Índice de distúrbios respiratórios (IDR):* número de apneias mais hipopneias mais RERAs por hora de sono
- *SAHOS leve:* IAH 5-14 eventos/h
- *SAHOS moderada:* IAH 15-29 eventos/h
- *SAHOS grave:* IAH ≥ 30 eventos/h

[a]Cada nível de IAH pode, ainda, ser quantificado conforme o nível de sonolência e hipoxemia associada.
Sigla: RERA, despertar relacionado ao esforço respiratório.

Consequências para a saúde e comorbidades A AOS é a causa clínica mais comum de sonolência diurna e influencia negativamente a qualidade de vida. Ela também está fortemente associada com distúrbios cardíacos, cerebrovasculares e metabólicos, além de morte prematura. Essa ampla gama de efeitos sobre a saúde é atribuível ao impacto da fragmentação do sono, dos despertares corticais e da hipoxemia e hipercapnia intermitentes sobre as funções vasculares, cardíacas, metabólicas e neurológicas. Os eventos respiratórios relacionados à AOS estimulam a hiperatividade simpática, levando a variações agudas da pressão arterial durante o sono, dano endotelial e hipertensão noturna e diurna. A hipoxemia relacionada à AOS também estimula a liberação de proteínas de fase aguda e espécies reativas do oxigênio que exacerbam a resistência à insulina e a lipólise, causando potencialização de um estado pró-trombótico e pró-inflamatório. O esforço inspiratório contra uma via aérea ocluída causa grandes variações na pressão negativa intratorácica, alterando a pré-carga e a pós-carga cardíacas e resultando em remodelamento cardíaco e redução de sua função. A hipoxemia e o desequilíbrio simpático-parassimpático também podem causar remodelamento elétrico do coração e lesão de miócitos.

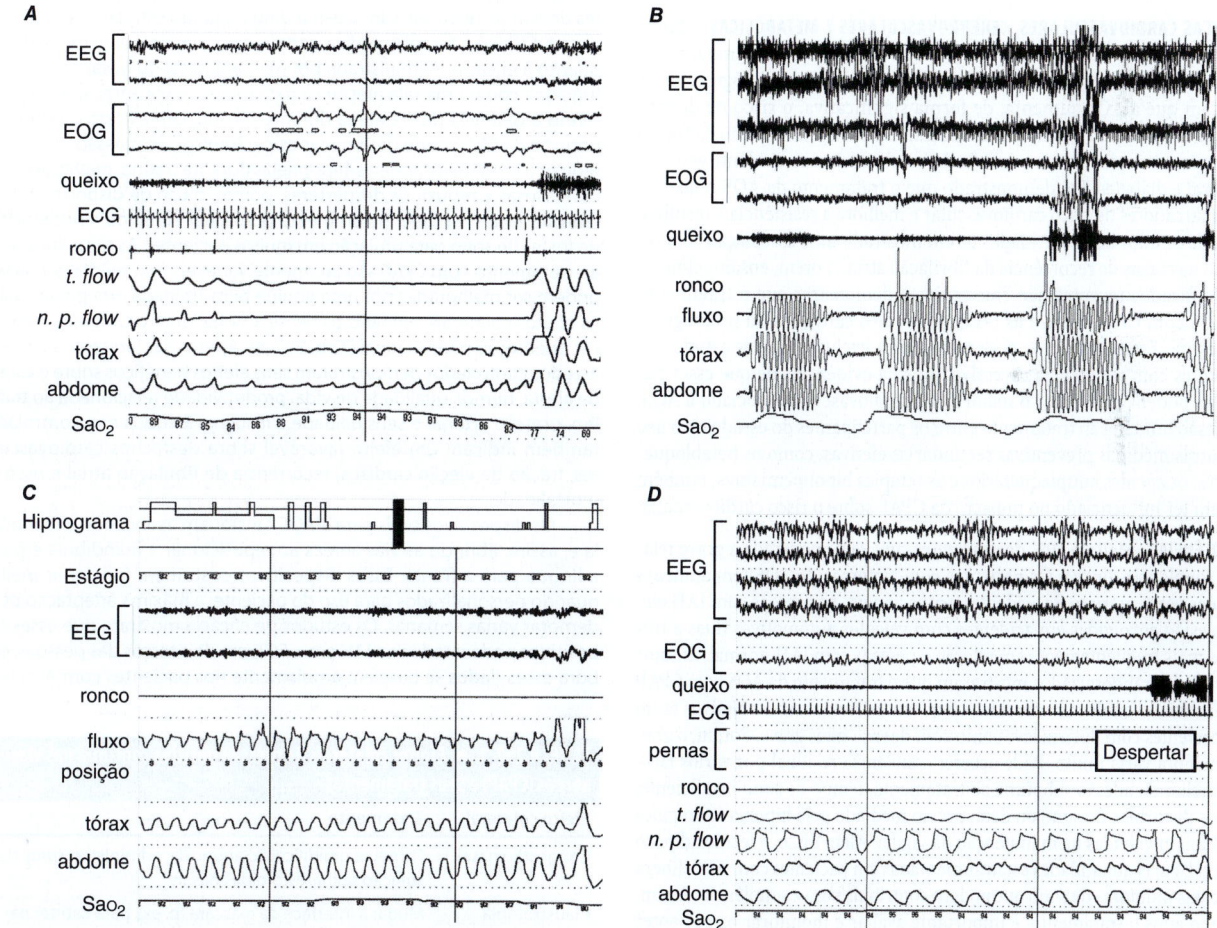

FIGURA 297-2 Apneia obstrutiva. A. Há 30 segundos sem fluxo de ar, conforme mostrado na pressão nasal (*n. p. flow*) e no fluxo medido por termístor (*t. flow*). Observa-se a presença de movimentos toracoabdominais paradoxais, indicando esforço respiratório contra uma via aérea ocluída. **B.** Apneia central em paciente com respiração de Cheyne-Stokes por insuficiência cardíaca congestiva. Os traçados toracoabdominais planos indicam ausência de esforço inspiratório durante as apneias centrais. **C.** Hipopneia. A obstrução parcial da via aérea faríngea pode limitar a ventilação, levando a quedas na saturação (leve redução nesse paciente, de 93% para 90%) e despertar. **D.** Despertar relacionado ao esforço respiratório (RERA). A mínima redução de fluxo terminada por um despertar (Ar, do inglês *arousal*) sem queda na saturação constitui um RERA. ECG, eletrocardiograma; EEG, eletrencefalograma; EOG, eletro-oculograma.

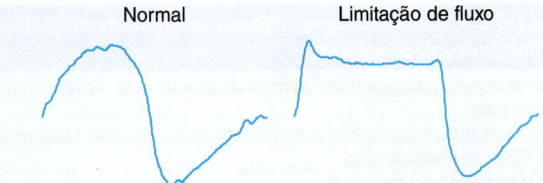

FIGURA 297-3 Exemplo de limitação do fluxo. O padrão de fluxo inspiratório em uma via aérea patente é arredondado e tem um pico no meio. Por outro lado, uma via aérea parcialmente obstruída exibe um pico precoce seguido por achatamento no meio da inspiração, gerando um aspecto escavado.

HIPERTENSÃO A AOS pode aumentar a pressão arterial para níveis de pré-hipertensão e hipertensão, aumentar a prevalência de um padrão sem descenso noturno da pressão arterial e aumentar o risco de hipertensão não controlada e resistente. As elevações na pressão arterial se devem à potencialização da ativação do sistema nervoso simpático bem como a alterações no sistema renina-angiotensina-aldosterona e no balanço hídrico. Foi demonstrado que o tratamento da AOS com pressão positiva contínua nas vias aéreas (CPAP, do inglês *continuous positive airway pressure*) noturna reduz a pressão arterial na monitorização ambulatorial de 24 horas. Embora o impacto global da CPAP sobre os níveis de pressão arterial seja relativamente modesto (em média 2-4 mmHg), reduções maiores são observadas nos pacientes com IAH elevado, relato de sonolência diurna ou nas pessoas com hipertensão resistente.

DOENÇAS CARDIOVASCULARES, CEREBROVASCULARES E METABÓLICAS Entre as complicações mais graves para a saúde da AOS está seu impacto sobre as funções cardíacas e metabólicas. Evidências epidemiológicas fortes indicam que a AOS aumenta, de forma significativa, o risco de doença arterial coronariana, insuficiência cardíaca com ou sem redução da fração de ejeção, arritmias atriais e ventriculares, aterosclerose, acidente vascular cerebral e diabetes. Foi demonstrado que o tratamento da AOS reduz vários marcadores de risco cardiovascular e melhora a resistência à insulina, além de estudos não controlados terem mostrado uma associação com redução nas taxas de recorrência da fibrilação atrial. Porém, ensaios clínicos randomizados recentes não conseguiram demonstrar que o tratamento da AOS com CPAP reduza as taxas de eventos cardíacos ou prolongue a sobrevida. Esses desfechos podem refletir a exclusão nesses estudos de pacientes com sonolência excessiva, pois há evidências de que esses pacientes podem apresentar o maior risco cardiovascular associado à AOS. A adesão limitada ao tratamento entre os participantes do estudo ou o uso de outras medidas preventivas secundárias efetivas, como os betabloqueadores, os agentes antiplaquetários e as terapias hipolipemiantes, também podem ter influenciado no impacto da CPAP sobre o risco cardiovascular.

SONOLÊNCIA Mais de 50% dos pacientes com AOS moderada a grave relatam sonolência diurna. Os pacientes com sintomas de AOS têm aumento de duas vezes no risco de acidentes ocupacionais. As pessoas com IAH elevado estão envolvidas em acidentes com veículos automotivos duas a três vezes mais frequentemente em relação a pessoas com IAH normal. Ensaios controlados randomizados mostraram que o tratamento da AOS com CPAP nasal alivia a sonolência, medida por questionário ou testes objetivos tanto em pacientes com doença leve como com doença mais grave. Porém, o grau de melhora varia muito. Pode ocorrer sonolência residual por vários fatores, incluindo adesão subótima ao tratamento, tempo de sono insuficiente, outros distúrbios do sono ou dano prévio mediado pela hipoxia em regiões cerebrais envolvidas na manutenção da vigília. Além disso, o tecido adiposo visceral, cujas quantidades estão aumentadas em pacientes com AOS, libera citocinas indutoras de sono que podem contribuir para a sonolência. Assim, mesmo após o tratamento, é importante avaliar e monitorar os pacientes quanto à sonolência residual e otimizar a adesão ao tratamento, melhorar os padrões de sono e identificar outros distúrbios que possam contribuir para a sonolência. O uso cuidadoso e supervisionado de agentes que aumentam o estado de alerta pode ser apropriado como tratamento adjunto em pacientes cuja sonolência não responda apenas com CPAP.

QUALIDADE DE VIDA E HUMOR Reduções na qualidade de vida relacionada à saúde são comuns em pacientes com AOS, sendo que os maiores decréscimos ocorrem nas escalas que medem o funcionamento físico e de níveis de energia. Também foi demonstrado que a produtividade relacionada ao trabalho melhora em pacientes com AOS moderada a grave tratada com CPAP. Vários estudos, incluindo um ensaio clínico grande em pacientes minimamente sintomáticos, têm demonstrado que o tratamento com CPAP pode melhorar esses desfechos relatados pelos pacientes. Os sintomas depressivos, em particular sintomas somáticos (irritabilidade, fadiga, falta de energia), são comumente relatados na AOS e melhoram com o CPAP.

TRATAMENTO
Apneia obstrutiva do sono

Há necessidade de uma abordagem abrangente para o manejo da AOS para reduzir os fatores de risco e as comorbidades. O médico deve tentar identificar e abordar fatores relacionados ao estilo de vida e ao comportamento bem como comorbidades que podem exacerbar a AOS. Quando apropriado, o tratamento deve visar à redução do peso; otimizar a duração do sono (7-9 horas); regular os horários de sono (com horários semelhantes para deitar e acordar ao longo da semana); estimular o paciente a evitar dormir na posição supina; tratar alergias nasais; aumentar a atividade física; eliminar a ingestão de álcool (que prejudica a atividade muscular faríngea) durante as 3 horas anteriores ao horário de dormir; e minimizar o uso de medicamentos opiáceos. Os medicamentos sedativo-hipnóticos apresentam efeitos inconsistentes na AOS, mas devem ser evitados na maioria dos pacientes com AOS moderada a grave. Os pacientes devem ser aconselhados a evitar dirigir quando estiverem sonolentos.

A CPAP é a terapia médica padrão com o maior nível de evidência quanto à eficácia. Administrada por máscara nasal ou nasal-oral, a CPAP funciona como uma tala mecânica para manter a via aérea aberta, mantendo a patência da via aérea durante o sono. Um estudo de titulação noturna da CPAP pode determinar os parâmetros de pressão ideais para reduzir o número de apneias/hipopneias durante o sono, melhorar as trocas gasosas e reduzir os despertares; porém, o uso de dispositivos com "autotitulação" da CPAP no ambiente domiciliar eliminou a necessidade de testes de sono para titulação em muitos pacientes. As taxas de adesão ao tratamento com CPAP são altamente variáveis (em média, 50-80%) e podem ser melhoradas por uma equipe bem-treinada que possa avaliar os efeitos colaterais, ajudar o paciente a "solucionar problemas" e fornecer orientação motivacional **(Tab. 297-3)**. Apesar das limitações da CPAP, estudos controlados demonstraram seus efeitos benéficos sobre o estado de alerta, humor, qualidade de vida, produtividade relacionada ao trabalho, pressão arterial e sensibilidade à insulina. Estudos não controlados também indicam um efeito favorável sobre desfechos cardiovasculares, fração de ejeção cardíaca, recorrência de fibrilação atrial e risco de mortalidade.

Os dispositivos orais para a AOS funcionam avançando a mandíbula e, assim, abrindo as vias aéreas ao reposicionar a mandíbula e puxar a língua para a frente. Esses dispositivos costumam funcionar melhor quando personalizados para uso do paciente; a máxima adaptação pode demorar várias semanas. Os estudos de eficácia mostram que esses dispositivos podem reduzir o IAH em ≥ 50% em dois terços das pessoas, embora esses dados se baseiem amplamente nos pacientes com AOS leve.

TABELA 297-3 ■ Efeitos colaterais da pressão positiva contínua nas vias aéreas (CPAP) e seus tratamentos

Efeito colateral	Tratamento
Congestão nasal	Fornecer umidificação aquecida, administrar *spray* de solução salina/esteroides nasais
Claustrofobia	Mudar a interface da máscara (p. ex., para cateter nasal), promover a habituação (i.e., praticar a respiração com CPAP durante a vigília)
Dificuldade para exalar	Reduzir temporariamente a pressão, fornecer pressão positiva nas vias aéreas em dois níveis (BiPAP)
Hematoma do dorso do nariz	Mudar a interface da máscara, fornecer coxim de proteção
Aerofagia	Administrar antiácidos

Alguns pacientes com AOS moderada ou grave também respondem aos dispositivos orais, embora não tenham sido identificados preditores consistentes de sucesso nesses grupos e, assim, recomenda-se a PSG de seguimento. Os efeitos colaterais dos dispositivos orais incluem dor na articulação temporomandibular e deslocamento dos dentes; assim, eles necessitam que o paciente tenha estruturas dentais e periodontais adequadas. Os dispositivos orais são mais usados para o tratamento de pacientes com AOS leve/moderada ou pacientes que não toleram CPAP. Porém, como alguns pacientes têm melhor adesão aos dispositivos orais que à CPAP, esses dispositivos estão sendo investigados para tratamento da doença mais grave.

A cirurgia de vias aéreas superiores para a AOS é menos efetiva que a CPAP e costuma ser reservada para o tratamento de pacientes que roncam, têm AOS leve e não toleram CPAP. A uvulopalatofaringoplastia (remoção da úvula e da margem do palato mole) é a cirurgia mais comumente realizada para AOS e, embora os resultados variem muito, ela costuma ter menos sucesso que o tratamento com dispositivos orais. A cirurgia de vias aéreas superiores é menos efetiva nos pacientes com AOS grave e nos pacientes obesos. As taxas de sucesso podem ser mais altas para a cirurgia em múltiplos níveis (envolvendo mais de um local/estrutura) realizada por um cirurgião experiente, mas a seleção de pacientes é um fator importante e depende da cuidadosa identificação das áreas responsáveis pelos sintomas para a ressecção cirúrgica. A cirurgia bariátrica é uma opção para pacientes obesos com AOS e pode melhorar não apenas a AOS, mas também outros problemas de saúde associados à obesidade. Outros procedimentos que podem reduzir os roncos, mas têm efeitos mínimos sobre a AOS, incluem a infiltração do palato mole com material endurecedor (resultando em enrijecimento), a ablação por meio de radiofrequência, a uvulopalatoplastia assistida por *laser* e implantes de palato.

A neuroestimulação da via aérea superior é um tratamento alternativo recentemente testado na AOS. Foi demonstrado que a estimulação unilateral do nervo hipoglosso por meio de um dispositivo implantado cirurgicamente pode reduzir o IAH de forma significativa e melhorar vários desfechos relatados pelos pacientes, como sonolência e qualidade de vida, por pelo menos 5 anos após o tratamento em pacientes cuidadosamente selecionados. Essa terapia é reservada para pacientes que não toleram ou que falham com a terapia por CPAP. Os critérios de inclusão atuais são AOS moderada a grave (IAH 15-65), IMC < 32 kg/m² e ausência de colapso concêntrico completo ao nível do véu palatino documentado por endoscopia em estado de alerta e induzido por fármacos (um preditor de resposta à cirurgia). Há pesquisas adicionais em andamento para melhor avaliar a efetividade no longo prazo e a potencial utilidade desse tratamento em outros grupos de pacientes.

O oxigênio suplementar pode melhorar a saturação de oxigênio, mas há poucas evidências de que melhore os sintomas de AOS ou o IAH em pacientes não selecionados. Há evidências conflitantes sobre o efeito do oxigênio suplementar sobre a pressão arterial em pacientes com AOS.

APNEIA CENTRAL DO SONO

A ACS, menos comum que a AOS, pode ocorrer de forma isolada ou, mais comumente, em combinação com eventos obstrutivos na forma de apneias "mistas". A ACS costuma ser causada por sensibilidade aumentada à P_{CO_2}, o que leva a um padrão de respiração instável que se manifesta como hiperventilação alternando com apneia. Um retardo prolongado da circulação entre os capilares pulmonares e os quimiorreceptores carotídeos também é um fator contribuinte; assim, as pessoas com insuficiência cardíaca congestiva estão em risco de ACS. Com o retardo prolongado da circulação, há um padrão de respiração em crescendo-decrescendo conhecido como *respiração de Cheyne-Stokes* **(Fig. 297-2B)**. Outros fatores de risco para ACS incluem medicamentos opioides (que parecem ter um efeito dose-dependente na ACS) e hipoxia (p. ex., respiração em grandes altitudes). Em algumas pessoas, a CPAP – particularmente com pressões elevadas – parece induzir apneia central; essa condição é chamada de *apneia do sono complexa* ou *apneia central do sono induzida pelo tratamento*. Raramente, a ACS pode ser causada por redução da sensibilidade química por distúrbios congênitos (síndrome de hipoventilação central congênita) ou fatores adquiridos. A ACS é um fator de risco independente para o desenvolvimento de insuficiência cardíaca e fibrilação atrial, possivelmente relacionada com a elevação na atividade do sistema nervoso simpático que acompanha esse distúrbio; de modo alternativo, a ACS pode ser um marcador inicial da disfunção miocárdica subclínica.

Os pacientes com ACS podem relatar sintomas de despertares frequentes, além de fadiga diurna. O tratamento da ACS é difícil e depende da causa subjacente. Dados limitados sugerem que o oxigênio suplementar pode reduzir a frequência das apneias centrais, particularmente em pacientes com hipoxemia, e ensaios clínicos em andamento estão avaliando o oxigênio suplementar para uso em pacientes com insuficiência cardíaca e ACS. A respiração de Cheyne-Stokes é tratada com a otimização da terapia para insuficiência cardíaca. No momento, não há boas evidências de que a CPAP, incluindo a *servoventilação adaptativa* (uma forma de suporte ventilatório que tenta regularizar o padrão respiratório), melhore os desfechos de saúde em pacientes com respiração de Cheyne-Stokes sem AOS e, na verdade, ela pode ser prejudicial nos pacientes com insuficiência cardíaca associada com fração de ejeção reduzida.

LEITURAS ADICIONAIS

Berry R, Wagner M: *Sleep Medicine Pearls*, 3rd ed. Philadelphia, Elsevier, 2015.
Gottlieb DJ, Punjabi NM: Diagnosis and management of obstructive sleep apnea. A review. JAMA 323:1389, 2020.
Javaheri S et al: Sleep apnea: Types, mechanisms, and clinical cardiovascular consequences. J Am Coll Cardiol 769:841, 2017.
Kapur VK et al: Clinical Practice Guideline for Diagnostic Testing for Adult Obstructive Sleep Apnea: An American Academy of Sleep Medicine clinical practice guideline. J Clin Sleep Med 13:479, 2017.
Marklund M et al: Update on oral appliance therapy. Eur Respir Rev 28:190083, 2019.

298 Transplante de pulmão
Hilary J. Goldberg, Hari R. Mallidi

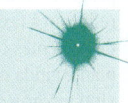

DOENÇA PULMONAR EM ESTÁGIO TERMINAL E INDICAÇÕES PARA TRANSPLANTE DE PULMÃO

Para o propósito de priorização da alocação de órgãos pelo escore de alocação de pulmão (LAS, de *lung allocation score*), a United Network for Organ Sharing (UNOS) divide os diagnósticos de doença pulmonar avançada em quatro categorias: (A) doença pulmonar obstrutiva (incluindo bronquiolite obliterativa e bronquiectasias não relacionadas à fibrose cística), (B) doença vascular pulmonar, (C) fibrose cística e (D) doença pulmonar restritiva. Historicamente, a doença pulmonar obstrutiva foi a indicação mais comum de transplante, mas, desde a implementação do sistema LAS, a fibrose pulmonar idiopática (FPI), a doença pulmonar restritiva mais comum, tornou-se uma indicação cada vez mais frequente para o transplante. Antes da era da terapia antifibrótica, a expectativa de vida média a partir do diagnóstico de FPI era de 3 a 5 anos, tornando os pacientes com essa doença a coorte que experimentava mais claramente um benefício de sobrevida com o transplante de pulmão. Assim, o sistema LAS prioriza os pacientes com FPI. Da mesma forma, os pacientes que apresentam efeitos secundários de sua doença pulmonar, incluindo hipertensão pulmonar, disfunção cardíaca direita e hipercapnia, são priorizados para alocação e devem ser considerados para encaminhamento para avaliação de transplante independentemente de outros marcadores de gravidade da doença.

Em geral, a trajetória de declínio e a evolução da doença são indicadores fundamentais do momento apropriado para o encaminhamento e entrada na lista de transplante de pulmão, em vez de limiares absolutos de gravidade da doença. Porém, as diretrizes sugeridas para encaminhamento foram desenvolvidas para estados específicos de doença. Por exemplo, na doença pulmonar obstrutiva crônica, a doença pulmonar obstrutiva mais comum para a consideração de transplante, o índice BODE (do inglês ***b****ody mass index, airflow* ***o****bstruction,* ***d****yspnea, and* ***e****xercise capacity* [índice de massa corporal, obstrução ao fluxo aéreo, dispneia e capacidade de exercício]) costuma ser usado como marcador de gravidade da doença, com um índice de 5 sendo uma indicação adequada para encaminhamento para avaliação, e 7 sugerindo a entrada na lista de transplantes. Outros marcadores sugeridos para a consideração de transplante na doença pulmonar obstrutiva incluem os dados das provas de função pulmonar (PFPs), como um volume expiratório forçado em 1 segundo < 25% do previsto. A frequência e gravidade das exacerbações da doença também devem ser consideradas na determinação do momento adequado de encaminhamento.

Com os grandes avanços na terapia clínica da doença vascular pulmonar na última década, o transplante por doença vascular pulmonar ficou menos frequente, mas ainda é uma consideração importante para pacientes que progridem apesar do tratamento ou que são refratários a ele. As avaliações funcionais, como as limitações de classe III ou IV pela New York Heart Association, e medidas hemodinâmicas, como um índice cardíaco < 2 L/min por m^2, sugerem que se considere a avaliação e entrada na lista de transplantes. Os pacientes com diagnósticos que geralmente respondem pouco à terapia, como a doença venoclusiva pulmonar, devem ser encaminhados precocemente para a avaliação.

Os pacientes com fibrose cística (FC) têm historicamente sido considerados para avaliação quando o volume expiratório forçado em 1 segundo (VEF$_1$) se aproxima de 30% do previsto. Porém, com o empolgante desenvolvimento de terapias que têm como alvo o receptor transmembrana da FC, os profissionais devem lembrar do potencial para melhora da função pulmonar após o início do tratamento. Apesar desse potencial de resposta farmacoterapêutica, o encaminhamento e realização de testes devem ser considerados para que os pacientes estejam preparados para entrada na lista no caso de não melhorarem ou apresentarem piora da doença sob terapia. Além disso, os pacientes que experimentam aumento da frequência das exacerbações agudas, hemoptise recorrente, piora do estado funcional e/ou nutricional ou colonização por bactérias resistentes também devem ser avaliados para transplante independentemente dos resultados da função pulmonar.

Apesar dos progressos terapêuticos com o desenvolvimento de terapias antifibróticas para a FPI e outras doenças pulmonares intersticiais progressivamente fibrosantes, essas terapias não revertem a doença, apenas reduzem a taxa de declínio da função pulmonar. Assim, o encaminhamento de pacientes com FPI e outras doenças pulmonares fibrosantes para transplante ainda deve ser considerado no momento do diagnóstico. Capacidade vital forçada < 80% do previsto ou capacidade de difusão do monóxido de carbono < 40% do previsto, ausência de resposta ao tratamento clínico, declínio das provas de função pulmonar durante a terapia e declínio funcional são indicações adicionais para consideração de transplante em pacientes com outras doenças pulmonares restritivas.

CONTRAINDICAÇÕES PARA O TRANSPLANTE DE PULMÃO

Contraindicações absolutas À medida que aumenta a experiência com o transplante de pulmão, e à medida que as políticas de alocação priorizam pacientes com doenças mais agudas e que afetam grupos mais velhos, os critérios de seleção dos receptores se tornaram mais liberais em relação ao passado. Embora as diretrizes publicadas sugiram contraindicações absolutas e relativas para o transplante, esses critérios estão em constante evolução, e cada programa acaba estabelecendo seus próprios algoritmos de seleção com base na *expertise* clínica, na experiência, no tamanho e nos recursos do programa e nos padrões de encaminhamento.

Os exemplos de contraindicações absolutas para o transplante de pulmão **(Tab. 298-1)** incluem considerações anatômicas e técnicas que afetariam a capacidade de realizar o procedimento de transplante, como deformidades espinais e da parede torácica ou malácia de grandes vias aéreas. A impressão do cirurgião é fundamental para fazer essas determinações. Além disso, uma disfunção orgânica intratável e/ou irreversível pode impedir o transplante isolado de pulmão. Cirrose hepática, doença coronariana não passível de intervenção cirúrgica combinada durante o procedimento de transplante e outras formas de doença vascular ou aterosclerótica incorrigíveis podem tornar o transplante demasiadamente arriscado para que seja considerado. A disfunção renal é particularmente um problema considerando-se a conhecida nefrotoxicidade dos inibidores da calcineurina, que são a base da imunossupressão pós-transplante.

Contraindicações relativas A idade por si só não costuma ser uma contraindicação para o transplante na maioria dos centros. Porém, os pacientes mais velhos com comorbidades clínicas significativas podem apresentar risco proibitivo para transplante, e também o estado funcional e a fragilidade podem piorar nessa situação. As análises do Scientific Registry of Transplant Recipients, um amplo banco de dados dos resultados dos transplantes, têm demonstrado, de maneira consistente, que a capacidade funcional avaliada pela distância percorrida no teste de caminhada de 6 minutos está inversamente correlacionada com a mortalidade na lista de espera e pós-transplante. Assim, a maioria dos programas utiliza alguma avaliação do estado funcional como critério de aptidão ao transplante.

TABELA 298-1 ■ Contraindicações para o transplante de pulmão

	Contraindicações absolutas	Contraindicações relativas
Considerações cirúrgicas	Anormalidades anatômicas não passíveis de correção com o procedimento de transplante	
Idade		> 65 anos
Estado funcional	Imobilidade, incapacidade de participar da fisioterapia/reabilitação	Estado funcional limitado definido pela distância no teste de caminhada de 6 minutos
Comorbidades clínicas	Disfunção orgânica intratável e irreversível	Doença renal crônica
	Doença maligna ativa ou com período de remissão insuficiente	
	Infecção bacteriana ativa da corrente sanguínea	Infecção resistente ao tratamento ou de alto risco para morbimortalidade pós-transplante (*Burkholderia cenocepacia*, *Mycobacterium abscessus*)
	Infecção viral não controlada (HIV, hepatite)	
Nutricionais		IMC < 18 ou > 30-35
Psicossociais	Transtorno psiquiátrico intratável e irreversível com potencial para impacto nos desfechos pós-transplante	
	Abuso ativo de substâncias	Suporte social limitado
	Outras circunstâncias que impossibilitariam a capacidade de participar e de seguir os cuidados pós-transplante	História de má adesão ao tratamento médico

Siglas: HIV, vírus da imunodeficiência humana; IMC, índice de massa corporal.

A fragilidade, independentemente da distância caminhada, tem sido reconhecida como marcador de desfecho desfavorável após transplante de pulmão, podendo ser avaliada usando-se vários instrumentos, incluindo a Short Physical Performance Battery (SPPB), o Fried Frailty Phenotype (FFP) e outros. A maioria dos estudos que utilizaram esses instrumentos foi conduzida em um único centro. Embora tenha sido demonstrado que tanto a SPPB como o FFP se correlacionam com o LAS, o FFP tem uma correlação mais forte; a SPPB e o FFP podem não se correlacionar entre si. Há necessidade de mais estudos para determinar prospectivamente a relação entre as medidas avaliadas no ambiente pré-transplante e os resultados pós-transplante.

Os pacientes com história de câncer geralmente devem entrar em um período de remissão antes de serem considerados para o transplante. O tamanho necessário para a sobrevida livre de doença deve ser determinado pelo contexto do tipo de câncer, estágio do diagnóstico e probabilidade de recorrência e costuma variar entre os programas.

Uma história de infecção respiratória e colonização com microrganismos resistentes é particularmente preocupante nas populações com FC e bronquiectasias, embora isso possa afetar pacientes com qualquer doença pulmonar avançada e história de infecção respiratória. Os dados sobre os prognósticos na presença de infecção por *Pseudomonas aeruginosa* resistente são conflitantes, mas, em geral, os pacientes que demonstraram resposta a um regime antimicrobiano, mesmo se colonizados com microrganismos resistentes, podem ser considerados para transplante. O complexo *Burkholderia cepacia*, outro grupo de microrganismos Gram-negativos que podem infectar pacientes com FC, também representa um problema especial para o transplante. Dados mostram que *B. cenocepacia* (anteriormente chamado de Genomovar III) representa o maior risco pós-transplante, geralmente causando bacteriemia, formação de abscessos e mortalidade precoce. *Burkholderia dolosa* e *B. gladioli* podem causar complicações pós-transplante semelhantes. Os pacientes colonizados com outras espécies de *Burkholderia* parecem ter resultados pós-transplante comparáveis àqueles da população não colonizada e, assim, podem ser considerados para transplante. As diretrizes publicadas sugerem que os programas que oferecem transplantes a pacientes colonizados com *B. cenocepacia* o façam sob uma estrutura de pesquisa e após uma discussão específica sobre o risco do transplante neste caso com os pacientes. Outras considerações infecciosas nos candidatos a transplante de pulmão incluem as infecções micobacterianas, particularmente por microrganismos de crescimento rápido como *Mycobacterium abscessus*, o qual pode causar infecções respiratórias crônicas e infecções da parede torácica. No caso das infecções fúngicas, a avaliação da patogenicidade do microrganismo, dos padrões de resistência e, em alguns casos, da resposta ao tratamento pré-transplante é benéfica para determinar a segurança do transplante.

Uma história de infecções virais, como hepatite e vírus da imunodeficiência humana (HIV, do inglês *human immunodeficiency virus*), não costuma ser considerada uma contraindicação ao transplante. A demonstração de controle adequado da infecção e de responsividade à terapia é importante na preparação para o transplante, e o desenvolvimento de um plano terapêutico que minimize a toxicidade e as interações medicamentosas em consultoria com um farmacêutico especializado em transplantes, deve ser feito antes da colocação do paciente em lista de espera. A avaliação colaborativa com infectologistas especializados em transplantes é benéfica sempre que houver uma história infecciosa que preocupe quanto à segurança do transplante.

O estado nutricional é outro elemento importante na determinação da aptidão para o transplante de pulmão. Foi demonstrado que o estado nutricional tem uma relação em forma de U com os desfechos dos transplantes, com maior risco de mortalidade associado tanto com o peso baixo (índice de massa corporal [IMC] < 18) como com a obesidade (especificamente IMC > 35). A consultoria com especialista em nutrição pode permitir a modificação desse risco antes do transplante. Em alguns pacientes de baixo peso, pode ser considerada a colocação de uma sonda enteral para o início de uma dieta enteral.

A avaliação psicossocial também é um componente fundamental na avaliação dos pacientes que são considerados para transplante de pulmão, geralmente sendo útil uma abordagem multidisciplinar com profissionais especializados em transplante da área de serviço social, psiquiatria e coordenação de cuidados financeiros. A avaliação e otimização de transtornos psiquiátricos, como a ansiedade e a depressão, que podem ser exacerbados em casos de transplante, o transtorno do abuso de substâncias e a adesão às recomendações médicas são parte importante da avaliação pré-transplante. O planejamento perioperatório do manejo da dor no caso de tratamento clínico para transtorno por uso de opioides pode exigir a participação adicional de outros profissionais, mas a necessidade desse plano de manejo isoladamente não deve impossibilitar o transplante. Os candidatos a transplante necessitam de um sistema de suporte robusto considerando suas potenciais necessidades de cuidados após o transplante. Além disso, durante a avaliação para o transplante, deve ser feita a confirmação da cobertura do seguro para todas as fases de cuidados do transplante, da expectativa de copagamentos de medicamentos e dos recursos financeiros para sustentar outros gastos no contexto de transplantes. Pode haver a necessidade de levantamento de fundos e subsídios para medicamentos para colocar o paciente com segurança na lista de espera.

MANEJO DO CANDIDATO A TRANSPLANTE DE PULMÃO
Os candidatos a transplante de pulmão necessitam de cuidados médicos meticulosos e muito específicos para garantir que eles estejam em excelentes condições no momento do transplante. O oxigênio deve ser prescrito para manter uma oxigenação sistêmica adequada e permitir os esforços e a atividade física moderada. Os pacientes devem ser inscritos em programas de reabilitação pulmonar, quando disponíveis, e devem continuar praticando exercícios físicos diariamente. O manejo de líquidos é importante, recomendando-se a restrição da ingesta de água livre e sal.

Os pacientes com doença vascular pulmonar e hipertensão pulmonar grave que aguardam transplante de pulmão precisam de atenção especial para a manutenção de uma função adequada do ventrículo direito. O uso da terapia vasodilatadora pulmonar é recomendado, e ela não deve ser interrompida antes do transplante. Os pacientes que desenvolvem hipertensão pulmonar secundária também devem ser avaliados quanto à utilidade da terapia vasodilatadora pulmonar direta. É recomendada a avaliação periódica da função ventricular direita com ecocardiografia, e nos pacientes com deterioração evidente da função ventricular deve-se considerar o cateterismo cardíaco direito e a avaliação da responsividade à terapia vasodilatadora de ação curta.

Nos pacientes com doença pulmonar restritiva que aguardam transplante, deve-se considerar a continuação dos moduladores imunes e/ou da terapia antifibrótica. Há estudos em andamento para determinar o impacto da terapia antifibrótica sobre a cicatrização de feridas após o transplante. Além disso, pode ocorrer aumento da resistência vascular pulmonar nesses pacientes à medida que a doença progride; foi demonstrado que as exacerbações agudas estão associadas com redução aguda grave na função ventricular direita. Os esteroides têm sido utilizados no manejo das exacerbações agudas; porém, as consequências negativas do uso crônico de esteroides sobre a cicatrização de feridas estão bem definidas. Assim, deve-se limitar o seu uso o máximo possível e, se for inevitável, deve-se fazer a retirada gradual rapidamente.

Os pacientes com FC podem apresentar disfunção pancreática levando a dificuldades na manutenção dos níveis normais de glicemia; o diabetes melito não controlado pode dificultar muito o manejo da glicemia após o transplante. Dessa forma, deve-se buscar a otimização do manejo do diabetes antes do transplante.

Apesar da terapia médica ideal, a doença subjacente quase sempre continuará piorando entre os pacientes em lista de espera. A priorização dos pacientes que aguardam o transplante de pulmão é determinada pelo LAS. O escore é gerado atribuindo-se pesos aos fatores de risco associados à previsão de mortalidade na lista de espera e também considerando-se a sobrevida esperada do paciente após o transplante. Esse escore composto é, então, normalizado para gerar um escore entre 0 e 100. Quanto maior o escore, mais o paciente é priorizado e maior é a probabilidade de um doador compatível para o paciente. Os principais fatores que influenciam o LAS são o diagnóstico subjacente do paciente (como a doença pulmonar restritiva, citada anteriormente), a demografia do paciente (gênero e idade) e a condição clínica atual do paciente. Quanto mais agudamente enfermo estiver o paciente (necessidades de oxigênio do paciente, hipertensão pulmonar, uso de sistemas de suporte invasivos como o suporte circulatório ou ventilatório mecânico, a limitação da mobilidade, a falta de independência para as atividades diárias), maior será o escore. Isso resulta em um sistema de alocação de órgãos que é mais eficiente em garantir que os pacientes mais doentes recebam os órgãos disponíveis. Porém, apesar dessa estratégia de priorização, os pacientes continuam a morrer a uma taxa de 10 a 12 mortes a cada 100 pacientes-anos na lista de espera. Para melhores desfechos nesses pacientes, é fundamental que avaliações clínicas continuadas e atualizações frequentes do LAS sejam aspectos rotineiros em seu manejo.

Uma importante consequência da crescente eficiência na compatibilidade entre os pacientes mais doentes e os doadores disponíveis tem sido o maior uso dos dispositivos de oxigenação por membrana extracorpórea (ECMO, do inglês *extracorporeal membrane oxygenation*) para fazer a ponte dos pacientes mais criticamente enfermos até o transplante. O suporte circulatório mecânico com ECMO permite que os pacientes se tornem potencialmente independentes da ventilação mecânica, mantenham atividade física, caminhem e fiquem em uma condição mais forte enquanto aguardam o transplante. A taxa de sobrevida pós-transplante nos pacientes que usaram a ECMO até o transplante é menor que nos pacientes transplantados sem a necessidade de ECMO, mas melhor que nos pacientes previamente transplantados diretamente a partir do suporte ventilatório mecânico. Além disso, com as melhorias na tecnologia dos oxigenadores por membrana, a miniaturização da plataforma e a melhora no desenho das cânulas, os desfechos continuam a melhorar.

CONSIDERAÇÕES SOBRE O DOADOR
O doador de pulmão ideal tem permanecido constante desde o início dos transplantes de pulmão na década de 1980 (Tab. 298-2). Um doador entre 25 a 40 anos de idade, com relação PaO_2/FiO_2 > 350, sem história de tabagismo, radiografia de tórax normal, broncoscopia normal e mínimo tempo de isquemia é considerado o doador ideal; porém, é bastante raro que um doador preencha todos esses critérios. Na verdade, a grande maioria dos doadores de pulmões usados para transplantes não se encaixa nesses critérios de doador ideal estabelecidos há mais de três décadas. Os doadores

TABELA 298-2 ■ Características do doador de pulmão ideal

Idade do doador	< 55 anos
Compatibilidade ABO	Idêntica
Radiografia de tórax	Limpa
$PaO_2:FiO_2$	> 300 com PEEP 5 cmH_2O
História de tabagismo	< 20 maços-anos
Traumatismo torácico	Ausente
Evidência de aspiração	Ausente
Cirurgia torácica prévia	Nenhuma
Coloração de Gram no escarro	Negativa
Achados broncoscópicos	Ausência de secreção purulenta

Sigla: PEEP, pressão expiratória final positiva.

devem apresentar lesão cerebral irreversível; a maioria dos doadores apresenta morte cerebral. Apenas 20% dos doadores com morte cerebral são adequados para serem doadores de pulmão devido ao desenvolvimento de edema pulmonar neurogênico grave e à maior suscetibilidade do possível enxerto pulmonar a infecções e lesões.

As contraindicações absolutas à doação de pulmão incluem evidências radiológicas de doença pulmonar crônica como enfisema e fibrose pulmonar. Outras contraindicações absolutas incluem câncer ativo, história de asma grave com necessidade de múltiplas hospitalizações do doador e estado de HIV positivo. As contraindicações relativas incluem uma idade mais avançada do doador, traumatismo torácico grave com contusões pulmonares extensas, presença de hipertensão pulmonar, hipotensão prolongada ou hipoxemia aguda do doador.

A avaliação-padrão do doador inclui um histórico médico e social, exame físico e avaliação laboratorial do doador. Exames de imagem do tórax são mandatórios, assim como gasometria arterial, broncoscopia e exames sorológicos para citomegalovírus (CMV), vírus Epstein-Barr (EBV, do inglês *Epstein-Barr virus*), hepatites B e C, HIV, toxoplasmose, reagina plasmática rápida e herpes-vírus simples. A presença de consolidação e atelectasias, embora não sejam contraindicações absolutas ao transplante, costumam ser difíceis de avaliar apenas com os exames radiológicos não contrastados. Os parâmetros ventilatórios devem ser avaliados para garantir a complacência adequada dos pulmões do doador, sendo ideais pressões de pico na via aérea < 30 cmH_2O. A inspeção direta do pulmão no local e a avaliação quanto à presença de nódulos, à complacência e à expansão total são as etapas finais necessárias antes da aceitação dos pulmões do doador para transplante.

Mais recentemente, tem-se expandido o uso de aloenxertos de doadores após morte cardíaca devido à possibilidade de reabilitar os pulmões do doador usando a perfusão pulmonar *ex vivo* (EVLP, do inglês *ex vivo lung perfusion*). Os doadores após morte cardíaca são pacientes que apresentam lesão cerebral irreversível, mas sem morte cerebral definida. Os potenciais aloenxertos de doadores costumam ser expostos a um período de isquemia quente prolongada durante o processo de doação; tem havido preocupações quanto à disfunção precoce do enxerto em doação após morte cardíaca. Steen e colaboradores em Lund demonstraram que a EVLP poderia ser usada para avaliar esses doadores marginais antes do transplante. A publicação divisora de águas do estudo *Normothermic Ex Vivo Lung Perfusion in Clinical Lung Transplantation* em 2011 renovou o interesse em doadores de pulmão após morte cardíaca. O grupo da University of Toronto também conseguiu demonstrar que os doadores em morte cerebral com parâmetros pulmonares inaceitáveis para doação poderiam ser reabilitados com o uso da EVLP. Eles conseguiram resgatar até 50% de aloenxertos de pulmão selecionados como inadequados para doação com o uso de perfusão hiperosmótica normotérmica acelular demonstrando excelentes resultados em curto prazo.

Manejo do doador A morte cerebral causa alterações na função do potencial aloenxerto de pulmão para doação. O desenvolvimento de edema pulmonar grave costuma acompanhar a morte cerebral. A instabilidade hemodinâmica e choque neurogênico que podem acompanhar a morte cerebral são também importantes estressores para a preservação da função do aloenxerto para doação. O objetivo primário do manejo do doador é, assim, a manutenção da estabilidade hemodinâmica e a preservação da função do pulmão do doador. Deve-se praticar a ressuscitação judiciosa com fluidos, evitando-se a ressuscitação excessiva. A reposição de volume deve ser limitada para manter a pressão venosa central entre 5 e 8 mmHg. Em geral, deve-se evitar os *bolus* de fluidos cristaloides. O diabetes insípido é comum em doadores e necessita do uso intravenoso de vasopressina para evitar a perda excessiva de urina. As transfusões de sangue geralmente devem ser evitadas; porém, quando necessárias, deve-se utilizar, sempre que possível, sangue negativo para CMV e com leucócitos filtrados. A hipotermia deve ser evitada, pois predispõe a arritmias ventriculares e à acidose metabólica.

A oferta excessiva de oxigênio deve ser minimizada para evitar a lesão por radicais livres do potencial aloenxerto de pulmão. Deve ser mantida a pressão positiva no final da expiração no ventilador para evitar o desenvolvimento de atelectasias. Mais recentemente, modos de ventilação com liberação da pressão nas vias aéreas têm sido utilizados para preservar a função pulmonar e minimizar o barotrauma após a ventilação prolongada.

OPERAÇÃO DE REMOÇÃO

Antes da incisão, é feita uma avaliação broncoscópica abrangente. A anatomia das vias aéreas do doador deve ser definida. Quaisquer secreções que possam estar presentes são eliminadas e as vias aéreas são examinadas para descartar a presença de quaisquer lesões ou massas. O revestimento epitelial é inspecionado quanto a evidências de friabilidade e hemorragia em excesso, o que pode indicar infecção significativa. Uma incisão de esternotomia mediana é usada para o acesso ao tórax para a remoção do pulmão. Os espaços pleurais são abertos e ambos os pulmões são inspecionados, palpados e delicadamente recrutados para a avaliação de nódulos suspeitos, consolidações e/ou infarto pulmonar.

O doador recebe heparinização sistêmica e a artéria pulmonar principal é canulada. Quinze minutos antes do início do explante, introduz-se prostaciclina na artéria pulmonar principal e permite-se que ela circule pelos pulmões. Esse prostanoide vasorreativo ajuda a garantir o adequado fluxo pulmonar ao dilatar a vasculatura pulmonar. O coração é parado primeiro, e depois a solução de pulmonoplegia é instilada nos pulmões sob pressão baixa e controlada. Uma solução salina congelada tópica é instilada em ambos os espaços pleurais. Após o explante do coração, as veias pulmonares individuais são lavadas em direção retrógrada. Os pulmões são, então, reexpandidos, a traqueia é clampeada, e o aloenxerto é explantado e armazenado em solução salina gelada para o transporte. Se os pulmões direito e esquerdo estiverem sendo buscados para receptores diferentes, o átrio esquerdo posterior, a artéria pulmonar principal e o brônquio fonte esquerdo são seccionados e divididos entre os pulmões direito e esquerdo, e os órgãos são armazenados e despachados separadamente.

OPERAÇÃO DO RECEPTOR E CONSIDERAÇÕES PRECOCES PÓS-TRANSPLANTE

Operação do receptor A operação do receptor pode ser dividida em duas partes. A primeira parte envolve o explante do pulmão nativo e a segunda parte envolve o implante do pulmão novo. Há geralmente três abordagens cirúrgicas para a realização da cirurgia: uma toracotomia direita ou esquerda, uma toracoesternotomia (em concha) ou uma esternotomia mediana. Essas abordagens são preferidas por vários centros por diferentes benefícios. A abordagem da toracotomia permite o explante e o implante dos pulmões do doador sem o uso de circulação extracorpórea (CEC) e costuma ser a abordagem preferida para o transplante de pulmão único. A incisão em concha oferece a vantagem de aumentar a exposição em comparação com a toracotomia ou a esternotomia mediana, mas com a desvantagem de maior morbidade e mais complicações de ferida no pós-operatório. Essa incisão pode ser usada na realização de transplantes de pulmões bilaterais e permite evitar a CEC. Uma abordagem por esternotomia mediana pode ser usada para a realização de transplante de pulmão bilateral. Essa abordagem oferece a vantagem de menos complicações de ferida, menos dor no pós-operatório e flexibilidade para procedimentos mais complexos ou cardíacos simultaneamente ao transplante de pulmão. Essa abordagem exige o uso de CEC. O uso rotineiro de CEC permite pneumonectomias rápidas sem comprometimento hemodinâmico, podendo reduzir significativamente o tempo de isquemia para o segundo aloenxerto. Além disso, a circulação excessiva no primeiro aloenxerto pode ser minimizada com o uso rotineiro da CEC. Outros preferem evitar a CEC, que pode estar associada com menor necessidade de administração de hemoderivados e menor incidência de disfunção primária do enxerto.

O monitoramento anestésico para o transplante de pulmão deve incluir monitoramento da pressão arterial, oximetria de pulso, monitoramento eletrocardiográfico contínuo, monitoramento da temperatura e do débito urinário. Os acessos intravenosos (IV) de grosso calibre e o acesso venoso central são fundamentais para o manejo seguro do paciente. Pode ser útil o uso seletivo do monitoramento da pressão da artéria pulmonar e ecocardiográfico transesofágico. Para os pacientes sem o uso previsto de CEC, tubos endotraqueais de duplo lúmen são mandatórios, mas podem ser evitados nos pacientes transplantados sob CEC.

Após realizar o acesso ao tórax, as estruturas hilares são isoladas e seccionadas. A anastomose brônquica é realizada primeiro e deve ser testada para garantir sua segurança por meio da insuflação delicada do pulmão enquanto se mantém a anastomose imersa em solução salina e se observa a possibilidade de formação de bolhas. O *cuff* do átrio esquerdo do doador que incorpora a veia pulmonar deve ser conectado ao átrio esquerdo nativo e a artéria pulmonar direita ou esquerda do doador deve ser conectada à artéria pulmonar nativa. Após a realização das anastomoses vasculares, os pulmões são delicadamente reperfundidos. Durante este período inicial de reperfusão, são usadas estratégias de ventilação protetivas para o pulmão e a tensão de oxigênio é reduzida. O paciente deve ser transicionado até uma ventilação normal, são colocados drenos na cavidade torácica e as incisões são fechadas.

Indução de imunossupressão A imunossupressão começa com a indução do paciente sob anestesia geral. Muitos programas utilizam um agente de indução (mais comumente um antagonista do receptor de IL-2/CD25, mas também podem ser usados a globulina antitimócitos, os anticorpos monoclonais anti-CD52 ou outros agentes de indução); são administrados corticosteroides sistêmicos e moduladores da purina após completar a indução. Se for usado para a indução um antagonista do receptor de IL-2, uma segunda dose deve ser administrada 4 dias após a dose inicial. Uma dose adicional de metilprednisolona deve ser administrada após a reperfusão do aloenxerto na sala de cirurgia. A imunossupressão com três fármacos deve ser iniciada com um inibidor da calcineurina, um modulador de purina e corticosteroides sistêmicos continuados. Nos pacientes com disfunção renal aguda grave, pode-se retardar o início do tratamento com o inibidor da calcineurina.

Considerações perioperatórias e complicações A morbimortalidade precoce após o transplante de pulmão mais comumente é consequência da disfunção primária do enxerto ou infecções. Muito raramente tem sido observada a rejeição hiperaguda; com a implementação de sistemas rigorosos para garantir a compatibilidade ABO e do antígeno leucocitário humano (HLA, do inglês *human leukocyte antigen*) no momento do transplante, a ocorrência de rejeição hiperaguda é extremamente incomum. A disfunção primária do enxerto (DPE) abrange uma constelação de achados que resultam em disfunção do enxerto após o transplante. Esse fenômeno costuma ser uma consequência da lesão por isquemia-reperfusão no aloenxerto e não está relacionado com infecção ou rejeição. Ela se caracteriza por um padrão difuso de infiltrados na radiografia de tórax e comprometimento das trocas gasosas com razões $PaO_2/FiO_2 < 300$; DPE grave é caracterizada por intensos infiltrados difusos e com razão P/F < 100, 72 horas após o transplante. A maioria dos casos de DPE é leve e autolimitada, melhorando com cuidados de suporte. Porém, se a DPE for grave e estiver piorando apesar de terapia clínica máxima, diuréticos, inotrópicos, suporte ventilatório máximo e paralisia do paciente, pode haver necessidade de suporte circulatório mecânico com ECMO. A incidência de DPE grave tem sido estável nas últimas duas décadas em cerca de 10 a 15% na maioria dos programas.

As infecções bacterianas, virais e fúngicas são as principais causas de morbidade e mortalidade no transplante de pulmão. O pulmão é um dos poucos órgãos sólidos que estão em contato contínuo com o ambiente. Cada respiração tem potencial para a introdução de novos microrganismos, e a redução da função linfática e da depuração mucociliar no pulmão transplantado aumenta o risco de infecções graves. A maior incidência de infecções é vista precocemente após o transplante, coincidindo com a intensidade da imunossupressão. As infecções iniciais, que ocorrem no primeiro mês após o transplante, são comumente bacterianas (especialmente por bacilos Gram-negativos) e se manifestam como pneumonia, mediastinite, infecções do trato urinário, sepse por cateteres e infecções cutâneas. Os pacientes podem desenvolver infecções com microrganismos associados com a colonização pré-transplante; costumam ser usados regimes antibióticos perioperatórios para abordar esse problema. As infecções virais e, em especial, as infecções por CMV podem causar doença grave no receptor, com perda precoce do enxerto e morte. A maioria dos programas de transplante utiliza a profilaxia antiviral no período inicial pós-transplante para evitar essas complicações. As infecções fúngicas invasivas têm um pico de frequência entre 10 dias e 2 meses após o transplante. Os regimes de profilaxia antifúngica no período inicial pós-transplante variam amplamente. O tratamento consiste em anfotericina B inalatória no caso de infecções da via aérea e/ou terapia com azóis nos casos de doença mais avançada ou invasiva. A instituição da profilaxia com sulfametoxazol-trimetoprima (ou a inalação de pentamidina para pacientes alérgicos à sulfa) tem efetivamente evitado a pneumonia por *Pneumocystis*. O risco de infecção por *Pneumocystis* é maior durante o primeiro ano após o transplante. Porém, como as infecções também podem ocorrer tardiamente após o transplante, a maioria dos centros recomenda a terapia profilática por toda a vida.

MANEJO DE LONGO PRAZO DOS RECEPTORES DE TRANSPLANTE DE PULMÃO

Embora a sobrevida após transplante de pulmão continue a aumentar, as taxas de sobrevida neste grupo são menores que em outras coortes de transplantes de órgãos sólidos. Cerca de 50% dos receptores de transplante de pulmão apresentarão pelo menos um episódio de rejeição aguda no primeiro ano após o transplante e, 5 anos após o transplante, cerca de metade dos pacientes já terá desenvolvido rejeição crônica. Assim, os regimes de imunossupressão pós-transplante podem ser mais intensos que em receptores de outros órgãos sólidos, conforme descrito anteriormente. O regime imunossupressivo deve ser balanceado contra as toxicidades potenciais que esses medicamentos podem acumular ao longo do tempo.

A rejeição celular aguda em receptores de transplante de pulmão é mais comum no primeiro ano após o transplante, com redução depois disso, mas sem que o problema desapareça. As infecções podem estimular a rejeição celular, o que é mais claramente demonstrado em casos de infecção por CMV, mas também observado após outras infecções. A maioria dos programas incorpora um calendário rotineiro de broncoscopias de vigilância para avaliação de rejeição celular aguda pós-transplante. A rejeição celular aguda se manifesta como infiltrado linfocitário envolvendo os pequenos vasos distais e os capilares e/ou uma bronquiolite linfocítica que envolve as vias aéreas distais do pulmão. A rejeição celular aguda, um fator de risco para o desenvolvimento de disfunção crônica do aloenxerto de pulmão (DCAP), é tratada com aumento da imunossupressão. A rejeição mediada por anticorpos em sua forma clássica é uma vasculite neutrofílica que envolve vasos de pequeno calibre e capilares do pulmão, e deposição associada de subprodutos da cascata do complemento, nos casos de disfunção do aloenxerto e anticorpos HLA circulantes específicos do doador no sangue. As manifestações da rejeição mediada por anticorpos no aloenxerto de pulmão são menos específicas que em outros órgãos. Estão sendo realizadas pesquisas sobre o diagnóstico e tratamento dessa entidade no transplante de pulmão.

A DCAP é uma descrição geral da síndrome de rejeição de longo prazo do aloenxerto. A manifestação clássica da DCAP é a bronquiolite obliterativa, ou seja, o desenvolvimento de material fibroso dentro das vias aéreas distais levando à obstrução das vias aéreas de pequeno calibre. Como as biópsias transbrônquicas não são sensíveis para o diagnóstico de bronquiolite obliterativa, o diagnóstico clínico de síndrome da bronquiolite obliterante pode ser feito quando critérios específicos das PFPs são preenchidos e outras causas para o declínio nas PFPs são excluídas. A DCAP também pode se apresentar como um fenótipo restritivo, com os exames de imagem demonstrando espessamento pleural predominante em lobo superior, volumes pulmonares pequenos e alterações intersticiais na tomografia computadorizada de alta resolução. Várias terapias para DCAP têm sido utilizadas, incluindo azitromicina, montelucaste, fotoférese extracorpórea, alentuzumabe e outras com graus variados de sucesso.

A infecção é uma complicação significativa do transplante de pulmão, com o risco persistindo durante toda a vida do receptor do transplante. À medida que o tempo passa, a chance de infecções oportunísticas aumenta. O risco de infecção bacteriana e de infecção fúngica permanece, e elas podem afetar o parênquima pulmonar, as vias aéreas e os locais de anastomose, além de outros órgãos. As infecções virais, como a infecção ou reativação pelo CMV, a doença linfoproliferativa pós-transplante associada ao EBV e outras infecções mais raras também podem ocorrer no período mais tardio após o transplante.

TABELA 298-3 ▪ Preditores de sobrevida após o transplante de pulmão

	Sobrevida em 1 ano	Sobrevida ≥ 10 anos
Fatores do doador	HCV no doador	
Fatores do receptor	Idade < 70 anos	Idade 18-35 anos
	Diagnóstico outro que não fibrose pulmonar, hipertensão pulmonar, sarcoidose, A1AT	
	Necessidade de O_2 < 5 L	
	IC > 2	
	Tratamento ambulatorial no momento do transplante	
	Receptor com TFGe preservada	
	Bilirrubina total < 2	
Fatores do doador/receptor	Transplante não de mulher para homem	Níveis maiores de compatibilidade HLA
	Relação de peso doador/receptor > 0,7	
Fatores da cirurgia	Evitar conversão não planejada para circulação extracorpórea	Transplante de pulmão bilateral
	Tempo de isquemia reduzido	
Fatores pós-transplante	PaO_2/FiO_2 > 260 em 72 h	Menos hospitalizações por rejeição
	Ausência da necessidade de suporte por ECMO no pós-operatório	
Outros fatores	Centro com maior volume	Centro com maior volume

Siglas: A1AT, deficiência de alfa-1 antitripsina; ECMO, oxigenação por membrana extracorpórea; FiO_2, fração de oxigênio inspirada; HCV, vírus da hepatite C; PaO_2, pressão parcial de oxigênio; TFGe, taxa de filtração glomerular estimada.

Várias complicações clínicas mais tardias podem ser vistas em receptores de transplante de pulmão. Hipertensão essencial, diabetes melito, insuficiência renal crônica e perda óssea são alguns exemplos de condições clínicas crônicas observadas após o transplante. Uma abordagem multidisciplinar aos cuidados que envolva o médico de atenção primária do paciente, o pneumologista local e os subespecialistas apropriados, juntamente com um farmacêutico especializado em transplantes, o serviço social e a coordenação de cuidados, é benéfica para abordar as necessidades complexas dos receptores de transplante de pulmão ao longo do tempo. Os preditores de desfechos em curto e longo prazo após o transplante de pulmão estão descritos na Tabela 298-3.

LEITURAS ADICIONAIS

Cypel M et al: Normothermic ex vivo lung perfusion in clinical lung transplantation. N Engl J Med 364:1431, 2011.
Orens JB et al: A review of lung transplant donor acceptability criteria. J Heart Lung Transplant 22:1183, 2003.
Russo MJ et al: Who is the high-risk recipient? Predicting mortality after lung transplantation using pretransplant risk factors. J Thorac Cardiovasc Surg 138:1234, 2009.
Tejwani V et al: Complications of lung transplantation: A roentgenographic perspective. Chest 149:1535, 2016.
Weill D et al: A consensus document for the selection of lung transplant candidates: 2014—An update from the Pulmonary Transplantation Council of the International Society for Heart and Lung Transplantation. J Heart Lung Transplant 34:1, 2015.
Weiss ES et al: Factors indicative of long-term survival after lung transplantation: A review of 836 10-year survivors. J Heart Lung Transplant 29:240, 2010.
Yusen RD et al: The Registry of the International Society for Heart and Lung Transplantation: Thirty-third Adult Lung and Heart–Lung Transplant Report—2016; Focus Theme: Primary Diagnostic Indications for Transplant. J Heart Lung Transplant 35:1170, 2016.

299 Medicina pulmonar intervencionista
Lonny Yarmus, David Feller-Kopman

A medicina pulmonar intervencionista é uma subespecialidade da pneumologia e da medicina intensiva com foco na avaliação e manejo de pacientes com câncer torácico, obstrução de vias aéreas centrais, doença pleural e doenças pulmonares obstrutivas avançadas, como a doença pulmonar obstrutiva crônica (DPOC)/enfisema e a asma. Novas intervenções minimamente invasivas mudaram drasticamente a maneira como cuidamos dos pacientes. Neste capítulo, iremos resumir os desenvolvimentos recentes e as tecnologias em evolução na área da pneumologia intervencionista (PI).

BRONCOSCOPIA DIAGNÓSTICA

Com a introdução do broncoscópio rígido por Gustav Killian em 1897, a mortalidade associada com a aspiração de corpo estranho diminuiu de mais de 90% para menos de 5%, à medida que os pacientes não apresentavam mais obstrução das vias aéreas e pneumonia pós-obstrutiva. Shigeto Ikeda desenvolveu o broncoscópio flexível em 1967, permitindo o acesso às vias aéreas periféricas e ao parênquima pulmonar. A broncoscopia permanece sendo um procedimento diagnóstico e terapêutico importante, e a tecnologia recente aumentou muito a sua utilidade.

ULTRASSONOGRAFIA ENDOBRÔNQUICA

O diagnóstico e estadiamento do câncer de pulmão ainda é um dos papéis mais importantes da broncoscopia diagnóstica avançada e da PI. A ultrassonografia endobrônquica convexa (cUSEB) é uma combinação de broncoscópio flexível e tecnologia de ultrassom que permite a visualização em tempo real durante a aspiração transbrônquica com agulha (TBNA, do inglês *transbronchial needle aspiration*) fina de linfonodos e massas mediastinais e hilares adjacentes à via aérea **(Fig. 299-1)**.

Com uma sensibilidade de 90% e uma especificidade de 100%, a cUSEB se tornou o padrão-ouro para o estadiamento do câncer de pulmão e pode fornecer tecido suficiente para a realização de perfil molecular para orientar as terapias-alvo no câncer de pulmão com taxas de adequação para testes de mais de 95%. A cUSEB também é extremamente útil no diagnóstico de adenopatia mediastinal e hilar causadas por sarcoidose e linfoma.

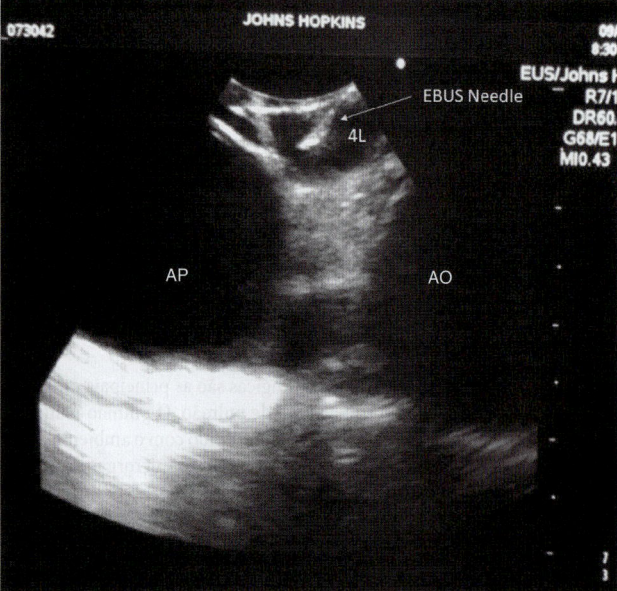

FIGURA 299-1 Imagem de aspiração transbrônquica com agulha por ultrassonografia endobrônquica (USEB) com a agulha sob orientação ultrassonográfica coletando amostra de linfonodo da estação 4L. AO, aorta; AP, artéria pulmonar.

BRONCOSCOPIA PERIFÉRICA

As avaliações para nódulos pulmonares e massas pulmonares são indicações frequentes para a broncoscopia como forma de obter um diagnóstico minimamente invasivo. Historicamente, o rendimento diagnóstico da broncoscopia para alcançar lesões periféricas era aproximadamente 60%. Para melhorar o sucesso em atingir o alvo, as plataformas de orientação múltipla permitem um melhor acesso mais distal na periferia do pulmão.

Os broncoscópios menores com < 4 mm de diâmetro podem ser combinados com as ferramentas de imagem disponíveis para melhorar a localização do alvo. A ultrassonografia endobrônquica com transdutor radial utiliza um transdutor de ultrassonografia de varredura radial que é inserido através do broncoscópio até o pulmão, produzindo uma imagem em tempo real da lesão-alvo. A broncoscopia de navegação eletromagnética (BNE) envolve sistemas de orientação por imagem que manipulam imagens de cortes finos da tomografia computadorizada, criando reconstruções virtuais das vias aéreas que são usadas como mapas de orientação durante a broncoscopia. As plataformas broncoscópicas assistidas por robô oferecem a articulação e estabilidade melhoradas de um braço robótico em substituição ao broncoscópio flexível tradicional. Estão sendo realizados estudos adicionais para explorar melhor a utilidade desses sistemas para biópsias de lesões periféricas.

BRONCOSCOPIA TERAPÊUTICA

A broncoscopia terapêutica é indicada para o alívio da obstrução central das vias aéreas por causas malignas e não malignas, da asma e do enfisema. Há pesquisas em andamento também sobre a utilidade da broncoscopia para a ablação de câncer de pulmão em estágio inicial, além do tratamento de bronquite crônica.

OBSTRUÇÃO DAS VIAS AÉREAS CENTRAIS

A obstrução das vias aéreas centrais (OVC) descreve a obstrução da traqueia, brônquio fonte, brônquio intermediário e/ou brônquio lobar, podendo se apresentar como obstrução intrínseca (endoluminal), extrínseca (extraluminal) ou mista (tumor extraluminal resultando em compressão e envolvimento endoluminal) **(Fig. 299-2)**. O diagnóstico diferencial da OVC é mostrado na Tabela 299-1.

Os pacientes costumam inicialmente apresentar tosse e dispneia aos esforços, mas depois progridem, conforme a gravidade crescente da obstrução, até dispneia em repouso, estridor e insuficiência respiratória. Os pacientes podem também apresentar sibilância, hemoptise ou sintomas de infecção pós-obstrução. A broncoscopia rígida é a ferramenta preferencial para o manejo da OVC em conjunto com terapias ablativas, broncoplastia com balão e implante de *stent* em via aérea para obter alívio sintomático rápido com reduções imediatas dos cuidados necessários. Foi demonstrado que a broncoscopia terapêutica para OVC melhora significativamente a qualidade de vida e a sobrevida.

TABELA 299-1 ■ Diagnóstico diferencial da obstrução de vias aéreas centrais

Maligna	Não maligna
Carcinoma primário das vias aéreas	Linfadenopatia
Broncogênica	Sarcoidose
Carcinoide adenoide cístico	Infecciosa (i.e., tuberculose, histoplasmose)
Mucoepidermoide	Cartilagem
Carcinoma metastático para a via aérea	Policondrite recorrente
Broncogênica	Tecido de granulação por tubos endotraqueais
Células renais	Tubos de traqueostomia
Mama	*Stents* de vias aéreas
Tireoide	Corpo estranho
Cólon	Anastomose cirúrgica
Sarcoma	Granulomatose de Wegener
Melanoma	Pseudotumor
Carcinoma laríngeo	Hamartomas
Carcinoma esofágico	Amiloidose
Tumores mediastinais	Papilomatose
Timo	Hiperdinâmica
Tireoide	Traqueomalácia
Células germinativas	Broncomalácia
Linfadenopatia	Idiopática
Linfoma	Tuberculose Sarcoidose Outras Bócio por corpo estranho Plugue de muco Coágulo sanguíneo

TERAPIAS ABLATIVAS PARA OVC

A terapia ablativa na via aérea consiste nas modalidades de calor (*laser*, eletrocautério e coagulação com plasma argônio) e frio (crioterapia). Essas técnicas são mais comumente usadas para destruir tumores, e promover hemostasia. A criossonda também pode ser usada para a remoção de corpo estranho. Outras modalidades, como a braquiterapia (BRT) e a terapia fotodinâmica (PDT, do inglês *photodynamic therapy*), têm um efeito terapêutico mais demorado e não costumam ser adequadas quando há necessidade de alívio imediato da obstrução da via aérea.

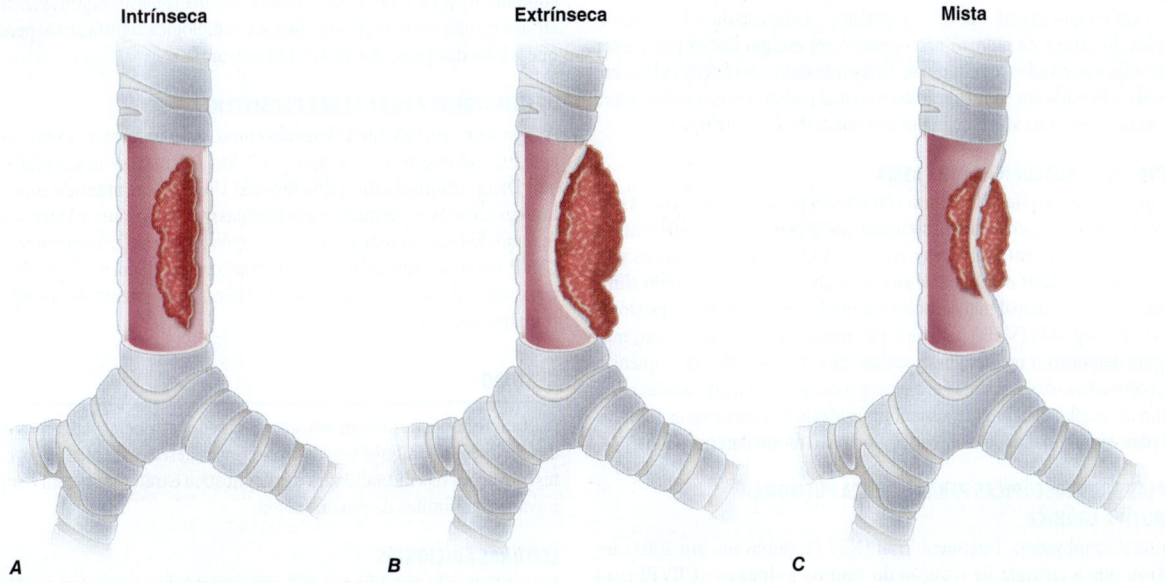

FIGURA 299-2 Tipos de obstrução da via aérea central.

BRONCOPLASTIA

A broncoplastia (ou dilatação brônquica) pode ser obtida por meio do tubo do broncoscópio rígido ou com balões que são progredidos através do broncoscópio rígido ou flexível. A broncoplastia é mais comumente usada para a dilatação de vias aéreas estenóticas ou para o rompimento de anéis relacionados a causas não malignas de doenças das vias aéreas. Embora a dilatação geralmente leve a alívio imediato da estenose, os resultados podem durar pouco e, assim, essa técnica costuma ser combinada com o implante de stent na via aérea. As complicações são raras, mas podem incluir lacerações da via aérea se não for usada uma técnica adequada.

IMPLANTE DE STENT NA VIA AÉREA

Após obter a patência da via aérea, pode-se implantar stents para evitar a recorrência da OVC. Há relatos de implantação endoscópica de stents na via aérea desde 1914. Os stents de via aérea são comumente usados para tratar pacientes com OVC secundária a compressão extrínseca por uma variedade de distúrbios malignos e não malignos. Os stents são efetivos e levam a alívio sintomático em > 90% dos pacientes. Estão disponíveis vários stents de via aérea, cada um com seus próprios benefícios e prejuízos; é importante escolher o stent correto para a indicação específica. As complicações por stents não são incomuns, incluindo estase de muco, infecção e desenvolvimento de tecido de granulação. Os stents biodegradáveis de primeira geração, os stents customizados produzidos por impressão tridimensional e os stents com cobertura farmacológica estão atualmente sendo avaliados, com o intuito de uma abordagem personalizada em que os stents sejam ajustados à anatomia da via aérea do paciente e à doença subjacente.

QUIMIOTERAPIA INTRATUMORAL ENDOBRÔNQUICA

A quimioterapia intratumoral endobrônquica (QIE) é uma intervenção que visa melhorar e/ou manter a patência da via aérea em pacientes com OVC maligna, tendo o potencial para eliminar a necessidade de implante de stent em via aérea e suas complicações associadas. Sob orientação da broncoscopia, pode-se injetar medicamentos em altas doses diretamente dentro do tumor para aumentar a resposta e limitar os efeitos colaterais sistêmicos. Mais recentemente, um novo cateter de injeção com microagulha tem sido usado para otimizar a administração de paclitaxel, e se mostrou um método factível e seguro e sem reestenoses. Há necessidade de estudos adicionais para a avaliação dos efeitos da QIE em longo prazo.

TERAPIAS ABLATIVAS PARA CÂNCER DE PULMÃO EM ESTÁGIO INICIAL

A ablação broncoscópica do câncer de pulmão em estágio inicial tem sido descrita há muito tempo como o "cálice sagrado" da broncoscopia devido ao apelo de estadiar, diagnosticar e tratar o câncer de pulmão em estágio inicial comprovado por biópsia em um mesmo procedimento. Há experiência limitada com a ablação broncoscópica por radiofrequência (B-RFA, do inglês bronchoscopic radiofrequency ablation) e com a ablação por micro-ondas (MWA, do inglês microwave ablation) como medida potencial para tratar o câncer de pulmão em estágio inicial. Em última instância, a eficácia da ablação broncoscópica do câncer de pulmão não operável em estágio inicial precisa ser comprovada em estudos longitudinais demonstrando não inferioridade em termos de sobrevida em comparação com o atual padrão-ouro, a radioterapia estereotáxica corporal (SBRT, do inglês stereotactic body radiotherapy).

TERAPIAS BRONCOSCÓPICAS PARA ASMA

A termoplastia brônquica (TB) é um tratamento para pacientes com asma persistente grave que permanecem sintomáticos apesar do tratamento clínico máximo. O procedimento fornece energia por radiofrequência para as vias aéreas a fim de reduzir o volume de sua musculatura lisa. Um ensaio clínico randomizado principal não demonstrou mudança no volume expiratório forçado em 1 segundo (VEF_1) nem na hiper-reatividade das vias aéreas, mas conseguiu demonstrar melhora na qualidade de vida e redução na frequência das exacerbações, das consultas em emergência e dos dias de ausência do trabalho ou escola. Atualmente, os fenótipos ideais de asma e os candidatos ideais para essa modalidade terapêutica ainda não foram determinados.

TERAPIAS BRONCOSCÓPICAS PARA A DOENÇA PULMONAR OBSTRUTIVA CRÔNICA

O National Emphysema Treatment Trial (NETT), publicado em 2003, demonstrou que a cirurgia de redução do volume pulmonar (CRVP) para enfisema grave confere melhora da sobrevida e da capacidade de exercício em pacientes com doença predominante em lobos superiores e com baixa capacidade de exercício. Ao mesmo tempo, demonstrou-se uma elevada taxa de morbidade e mortalidade perioperatória. Durante a última década, várias modalidades terapêuticas broncoscópicas, incluindo válvulas, molas (coils), vapor, stents e espuma, foram testadas nos pacientes com enfisema grave para simular os efeitos fisiológicos da CRVP de forma menos invasiva.

REDUÇÃO BRONCOSCÓPICA DO VOLUME PULMONAR

A redução broncoscópica do volume pulmonar (RBVP) envolve a colocação de válvulas unidirecionais nas vias aéreas que levam a áreas pulmonares com enfisema significativo, permitindo que ar e muco saiam, mas bloqueando a entrada de ar a fim de obter colapso lobar. Vários ensaios clínicos com a RBVP por meio de válvulas demonstraram melhora na função pulmonar e melhora global na qualidade de vida e na tolerância ao exercício. O perfil geral de segurança desses sistemas de válvulas se compara favoravelmente com a CRVP com taxas de morbidade e mortalidade perioperatórias muito menores.

DESNERVAÇÃO PULMONAR DIRECIONADA

A desnervação pulmonar direcionada é uma terapia nova que envolve a ablação broncoscópica de nervos parassimpáticos peribrônquicos a fim de obter uma broncodilatação permanente. Diferentemente da RBVP, a qual se concentra apenas nos pacientes com enfisema, a desnervação pulmonar direcionada é potencialmente aplicável de maneira mais ampla a todos os pacientes com DPOC, com os estudos demonstrando redução nas exacerbações pulmonares em comparação com o grupo de simulação da desnervação.

INTERVENÇÕES PLEURAIS

A ultrassonografia torácica se tornou muito importante na avaliação de pacientes com derrame pleural e pneumotórax. A toracoscopia médica (também chamada de pleuroscopia) é uma técnica minimamente invasiva usada com frequência na avaliação de derrames pleurais exsudativos recorrentes, estando associada com rendimento diagnóstico > 95%.

Os cateteres pleurais de longa permanência (CPLPs) ganharam muita popularidade e foram declarados, em diretrizes clínicas baseadas em evidências, como sendo tão aceitáveis quanto a pleurodese química para o manejo de derrames pleurais malignos sintomáticos. Na comparação entre CPLP e pleurodese com talco, dois ensaios clínicos controlados randomizados, abertos e multicêntricos demonstraram que os CPLPs efetivamente aliviaram a dispneia, reduziram a duração da hospitalização e diminuíram a necessidade de futuros procedimentos.

Na prática clínica, as infecções pleurais (empiema ou derrame parapneumônico complexo) são comumente encontradas. A base da terapia geralmente consistia em antibióticos, drenagem do espaço pleural infectado com dreno tubular e possível decorticação cirúrgica. O importante estudo Multicenter Intrapleural Sepsis Trial (MIST2) demonstrou que a administração intrapleural sequencial do ativador de plasminogênio tecidual recombinante (rTPA, do inglês recombinant tissue plasminogen activator) e de DNase resultava em melhora clínica e radiológica significativa, permitindo que > 90% dos pacientes evitassem a cirurgia.

PNEUMOTÓRAX E FUGA AÉREA PERSISTENTE

A fuga aérea persistente é definida como um pneumotórax sem melhora e com fuga aérea que persiste após 5 a 7 dias. Por mais de uma década, a Food and Drug Administration dos Estados Unidos tem mantido uma isenção humanitária para permitir o uso compassivo do Spiration Valve System no manejo de fugas aéreas persistentes após lobectomia, segmentectomia ou CRVP, embora o dispositivo também seja usado de forma "off label" para o tratamento da fuga aérea persistente em casos de pneumotórax espontâneo primário e secundário.

RESUMO

A PI oferece opções diagnósticas e terapêuticas que abrangem o espectro dos distúrbios benignos e malignos das vias aéreas e da pleura. As constantes inovações nas modalidades de diagnóstico e tratamento têm continuado a avançar os limites da pneumologia.

LEITURAS ADICIONAIS

Shafiq M et al: Recent Advances in Interventional Pulmonology. Ann Am Thorac Soc 16:786, 2019.
Wahidi MM et al: State of the Art: Interventional Pulmonology. Chest 157:734, 2020.

PARTE 8 Medicina intensiva

Seção 1 Terapia intensiva respiratória

300 Abordagem ao paciente crítico
Rebecca M. Baron, Anthony F. Massaro

Os cuidados de pacientes graves requerem conhecimento abrangente sobre fisiopatologia e são centrados, inicialmente, na reanimação daqueles com graus extremos de deterioração fisiológica. Essa reanimação deve ser rápida e ocorrer nos estágios iniciais, quando ainda não é possível um conhecimento detalhado dos problemas clínicos crônicos do paciente. Enquanto ocorre a estabilização fisiológica, os intensivistas tentam obter informações clínicas pregressas importantes a fim de complementar a avaliação, em tempo real, do estado fisiológico atual do paciente. Existem inúmeras ferramentas disponíveis para auxiliar os intensivistas na avaliação precisa da fisiopatologia e no manejo da falência orgânica incipiente, oferecendo, assim, diversas opções para o diagnóstico e o tratamento da doença(s) subjacente(s) em um paciente estabilizado. Contudo, apesar dessas ferramentas, a avaliação clínica continuada à beira do leito é imperativa para os cuidados de pacientes em condições críticas. Na realidade, o uso de procedimentos invasivos de suporte ao paciente, como a ventilação mecânica e a terapia de substituição renal, são comuns na unidade de terapia intensiva (UTI). Uma avaliação dos riscos e benefícios de tais intervenções agressivas e geralmente invasivas é vital para assegurar o melhor resultado para o paciente. Não obstante, os intensivistas precisam reconhecer quando as chances de recuperação do paciente são remotas ou inexistentes e devem aconselhar e confortar os pacientes terminais e seus entes queridos se uma tentativa inicial de cuidados de suporte invasivos não for eficaz ou apropriada para a condição atual do paciente. Os médicos de cuidados intensivos com frequência precisam redirecionar as metas de assistência da reanimação e da cura no sentido de conforto quando não é possível resolver uma doença subjacente. A pandemia de Covid-19 destacou a necessidade e a prioridade das práticas de cuidados críticos efetivos (Cap. 199).

AVALIAÇÃO DA GRAVIDADE DA DOENÇA

Na UTI, as doenças costumam ser classificadas pelo grau de gravidade. Nas três últimas décadas, vários escores de gravidade de doenças (EGDs) foram criados e validados. Embora esses sistemas de escore tenham sido validados como ferramentas para avaliar as populações de pacientes graves, sua utilidade para predizer resultados individuais à beira do leito ainda não está clara. Sua utilidade pode ser mais aplicável para definir as populações de pacientes para desfechos em estudos clínicos e grandes estudos epidemiológicos. Os EGDs também são úteis para orientar as políticas administrativas hospitalares, direcionar a alocação de recursos como enfermagem e cuidados auxiliares e ajudar nas avaliações de qualidade dos cuidados na UTI ao longo do tempo. As validações dos sistemas de escore baseiam-se na premissa de que idade, doenças crônicas e desajustes fisiológicos estão associados a maiores taxas de mortalidade. Todos os sistemas de EGD existentes são derivados de pacientes que já estiveram em uma UTI. Todavia, tem havido recentemente um maior uso clínico dos sistemas de escores devido à revisão de diretrizes de consenso para definição de sepse, como é detalhado adiante.

Os sistemas de escore mais utilizados são o de avaliação sequencial de falência orgânica (SOFA, de *Sequential Organ Failure Assessment*) e o de avaliação de fisiologia aguda e saúde crônica (APACHE, de *Acute Physiology and Chronic Health Evaluation*). Recentemente, tem havido um maior interesse no uso de um sistema de escore "rápido", ou qSOFA (de *quick SOFA*), para o prognóstico de desfechos de sepse.

SISTEMA DE ESCORE SOFA

O sistema de escore SOFA é composto por escores de seis sistemas orgânicos, graduados de 0 a 4 conforme o grau de disfunção (Tab. 300-1). O escore considera as intervenções clínicas; ele pode ser medido repetidamente (i.e., diariamente), e escores crescentes se correlacionam bem com aumento da mortalidade. As diretrizes mais recentes da conferência de consenso sobre sepse incorporaram um aumento de pelo menos dois pontos na pontuação SOFA a partir da linha de base como diagnóstico de sepse no cenário de infecção suspeita ou documentada. Podem-se prever piores desfechos típicos de sepse em pacientes com infecção se eles apresentarem pelo menos dois dos seguintes critérios clínicos: frequência respiratória ≥ 22 respirações/minuto, alteração do estado mental ou pressão arterial sistólica ≤ 100 mmHg. Recentemente, surgiu um novo escore clínico de beira de leito usando dois ou mais dos critérios clínicos citados que foi chamado "quick SOFA" (qSOFA), ou SOFA rápido. O qSOFA destina-se a rastrear pacientes para o risco de desfechos ruins por sepse a partir de condições fora do hospital, unidade de emergência e enfermaria hospitalar. O qSOFA não foi desenvolvido como uma ferramenta de rastreamento diagnóstico de sepse, porém estudos estão investigando sua utilidade com esse objetivo, especialmente em cenários de poucos recursos que podem não ter a capacidade de medir todos os componentes do escore SOFA.

TABELA 300-1 ■ Cálculo do escore SOFA[a]					
	Escore				
Sistema	0	1	2	3	4
Respiração					
PaO_2/FiO_2, mmHg (kPa)	≥ 400 (53,3)	< 400 (53,3)	< 300 (40)	< 200 (26,7) com suporte respiratório	< 100 (13,3) com suporte respiratório
Coagulação					
Plaquetas, $\times 10^3/\mu L$	≥ 150	< 150	< 100	< 50	< 20
Fígado					
Bilirrubina, mg/dL (μmol/L)	< 1,2 (20)	1,2-1,9 (20-32)	2,0-5,9 (33-101)	6,0-11,9 (102-204)	> 12,0 (204)
Cardiovascular	PAM ≥ 70 mmHg	PAM < 70 mmHg	Dopamina < 5 ou dobutamina (qualquer dose)[b]	Dopamina 5,1-15 ou epinefrina ≤ 0,1 ou norepinefrina ≤ 0,1[b]	Dopamina > 15 ou epinefrina > 0,1 ou norepinefrina > 0,1[b]
Sistema nervoso central					
Escala de coma de Glasgow[c]	15	13-14	10-12	6-9	< 6
Renal					
Creatinina, mg/dL (μmol/L) ou débito urinário, mL/dia	< 1,2 (110)	1,2-1,9 (110-170)	2,0-3,4 (171-299)	3,5-4,9 (300-440) ou < 500	> 5,0 (440) ou < 200

[a]Adaptada de JL Vincent et al: Working Group on Sepsis-Related Problems of the European Society of Intensive Care Medicine. The SOFA (Sepsis-related Organ Failure Assessment) score to describe organ dysfunction/failure. Intensive Care Med 22(7):707, 1996. [b]As doses de catecolamina são administradas em μg/kg por minuto por pelo menos 1 hora. [c]Os escores da escala de coma de Glasgow variam de 3 a 15; escores mais altos indicam melhor função neurológica.

Siglas: FiO_2, fração de oxigênio no ar inspirado; PAM, pressão arterial média; PaO_2, pressão parcial de oxigênio no sangue.

SISTEMA DE ESCORE APACHE II

O sistema APACHE II é o EGD mais utilizado na América do Norte. A idade, o tipo de internação na UTI (após cirurgia eletiva vs. internação não cirúrgica ou após cirurgia de emergência), os problemas de saúde crônicos e 12 variáveis fisiológicas (os piores valores para cada uma nas primeiras 24 horas de internação na UTI) são usados para a elaboração do escore. A taxa de mortalidade hospitalar prevista é derivada de uma fórmula que leva em consideração o APACHE II, a necessidade de cirurgia de emergência e a categoria diagnóstica ponderada específica para a doença (Tab. 300-2). A relação entre o escore APACHE II e a taxa de mortalidade está ilustrada na Figura 300-1. Foram publicadas versões mais atualizadas do sistema de escore APACHE (APACHE III e APACHE IV).

OUTROS SISTEMAS DE ESCORE

Foram desenvolvidos inúmeros sistemas de escore e há estudos em andamento avaliando sua utilidade. Em particular, há um interesse crescente na utilização de sistemas eletrônicos de pontuação de registros médicos de saúde que possam incorporar melhor conjuntos de dados maiores e em tempo real de pacientes e que possam alertar os provedores sobre pacientes em risco de sepse e/ou desfechos ruins de doenças clínicas.

CHOQUE (VER TAMBÉM CAP. 303)

AVALIAÇÃO INICIAL

O choque, uma condição comum que exige admissão na UTI ou que ocorre no curso do cuidado crítico, é definido pela presença de hipoperfusão multissistêmica de órgão-alvo. Os indicadores clínicos incluem diminuição da pressão arterial média (PAM), taquicardia, taquipneia, pele e extremidades frias, alteração aguda do estado mental e oligúria. O resultado final da hipoperfusão de múltiplos órgãos é a hipoxia tecidual, frequentemente acompanhada por acidose láctica. Como a PAM é o produto do débito cardíaco e da resistência vascular sistêmica (RVS), as reduções na pressão arterial podem ser causadas por diminuição do débito cardíaco e/ou da RVS. Assim, após o choque ser identificado, a avaliação inicial de um paciente hipotenso deve incluir uma abordagem precoce, à beira do leito, da adequação do débito cardíaco (Fig. 300-2). Os sinais clínicos de *diminuição* do débito cardíaco

TABELA 300-2 ■ Cálculo do escore de avaliação de saúde crônica e fisiológica II (APACHE II)[a]

Escore fisiológico agudo

Escore	+4	+3	+2	+1	+0	+1	+2	+3	+4
Temperatura retal (°C)	≥ 41	39,0-40,9		38,5-38,9	36,0-38,4	34,0-35,9	32,0-33,9	30,0-31,9	≤ 29,9
Pressão arterial média (mmHg)	≥ 160	130-159	110-129		70-109		50-69		≤ 49
Frequência cardíaca (bpm)	≥ 180	140-179	110-139		70-109		55-69	40-54	≤ 39
Frequência respiratória (respirações/min)	≥ 50	35-49		25-34	12-24	10-11	6-9		≤ 5
pH arterial	≥ 7,70	7,60-7,69		7,50-7,59	7,33-7,49		7,25-7,32	7,15-7,24	< 7,15
Oxigenação									
Se FiO_2 > 0,5, usar $(A-a) DO_2$	≥ 500	350-499	200-349		< 200				
Se FiO_2 ≤ 0,5, usar PaO_2					> 70	61-70		55-60	< 55
Sódio sérico (mEq/L)	≥ 180	160-179	155-159	150-154	130-149		120-129	111-119	≤ 110
Potássio sérico (mEq/L)	≥ 7,0	6,0-6,9		5,5-5,9	3,5-5,4	3,0-3,4	2,5-2,9		< 2,5
Creatinina sérica (mg/dL)	≥ 3,5	2,0-3,4	1,5-1,9		0,6-1,4		< 0,6		
Hematócrito (%)	≥ 60		50-59,9	46-49,9	30-45,9		20-29,9		< 20
Leucograma (10^3/mL)	≥ 40		20-39,9	15-19,9	3-14,9		1-2,9		< 1

Escala de coma de Glasgow[b,c]

Abertura dos olhos	Verbalização (não intubado)	Verbalização (intubado)	Atividade motora
4 – Espontânea	5 – Orientado e conversa	5 – Parece capaz de conversar	6 – Comando verbal
3 – Estímulos verbais	4 – Desorientado e conversa	3 – Capacidade questionável de conversar	5 – Localiza a dor
2 – Estímulos dolorosos	3 – Palavras impróprias	1 – Geralmente não responsivo	4 – Reage à dor
1 – Sem resposta	2 – Sons incompreensíveis		3 – Descorticação
	1 – Sem resposta		2 – Descerebração
			1 – Sem resposta

Escore atribuído à idade e à doença crônica

Idade, anos	Escore
< 45	0
45-54	2
55-64	3
65-74	5
≥ 75	6

Saúde crônica (história de condições crônicas)[d]	Escore
Ausente	0
Se o paciente for para a UTI após cirurgia eletiva	2
Se o paciente for para a UTI após cirurgia de emergência ou por outra razão que não inclua cirurgia eletiva	5

[a] O escore APACHE II é a soma do escore fisiológico agudo (sinais vitais, oxigenação, valores laboratoriais), do escore na escala de coma de Glasgow, do escore da idade e do escore de saúde crônica. Devem ser usados os piores valores nas primeiras 24 horas de UTI. Para a creatinina sérica, duplicar os pontos para insuficiência renal aguda. [b] Escore de coma de Glasgow (GCS) = escore de abertura dos olhos + escore verbal (intubado ou não intubado) + escore motor. [c] Para componente de GCS do escore fisiológico agudo, subtrair GCS de 15 para obter os pontos obtidos. [d] Hepático: cirrose com hipertensão portal ou encefalopatia; cardiovascular: angina classe IV (em repouso ou com atividades mínimas de autocuidados); pulmonar: hipoxemia ou hipercapnia crônicas, policitemia, dependência do ventilador; renal: hemodiálise ou diálise peritoneal crônica; imune: hospedeiro imunocomprometido.

Siglas: $(A-a) DO_2$, diferença de oxigênio alveoloarterial; FiO_2, fração de oxigênio no ar inspirado; PaO_2, pressão parcial de oxigênio no sangue; UTI, unidade de terapia intensiva; bpm, batimentos por minuto.

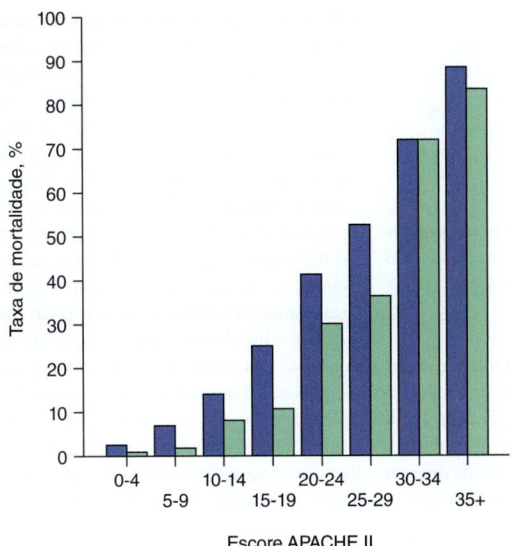

FIGURA 300-1 **Curva de sobrevida pela avaliação do APACHE II.** *Azul*, não cirúrgico; *verde*, pós-operatório.

incluem pressão de pulso (pressão arterial [PA] sistólica menos PA diastólica) estreita – um marcador que se correlaciona bem com o volume sistólico – e membros frios com retardo do enchimento capilar, chamado coloquialmente de "choque frio". É importante palpar extremidades proximais (p. ex., região da coxa) ao invés de extremidades distais para determinar a "frieza" relativa porque os pacientes com doença vascular periférica podem sempre ter extremidades distais frias. Os sinais de *aumento* do débito cardíaco incluem pressão de pulso alargada (particularmente com redução da pressão diastólica), membros quentes com pulsos cheios e enchimento capilar rápido, coloquialmente chamado de "choque quente". Se um paciente hipotenso apresentar sinais clínicos de aumento do débito cardíaco, pode-se inferir que a redução da PA é resultante da diminuição da RVS.

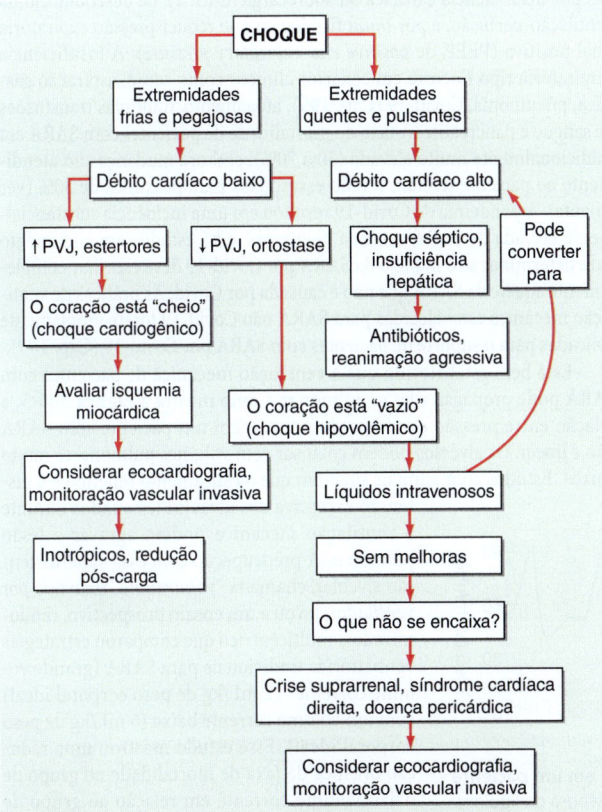

FIGURA 300-2 **Abordagem ao paciente em choque.** PVJ, pressão venosa jugular.

Em pacientes hipotensos com sinais de diminuição do débito cardíaco, a avaliação do volume intravascular é apropriada. O paciente hipotenso com diminuição do volume intravascular pode apresentar história sugestiva de hemorragia ou outras perdas de volume (p. ex., vômitos, diarreia, poliúria). Embora evidências de uma pressão venosa jugular (PVJ) reduzida sejam sempre procuradas, medidas estáticas de pressão atrial direita não predizem, de forma confiável, a responsividade à reposição volêmica; a *variação* da pressão atrial direita em função de respiração espontânea é um preditor melhor de responsividade a líquidos (Fig. 300-3). Os pacientes com choque responsivo à reposição volêmica (i.e., hipovolêmicos) também podem manifestar grandes alterações na pressão de pulso, em função da respiração *durante* ventilação mecânica (Fig. 300-4). Outras medidas de beira de leito podem ajudar a julgar se o paciente permanece responsivo à reposição volêmica, incluindo respostas a teste provocativo de volume ou elevação dos membros (que aumenta o retorno venoso) que se correlacionam com melhora da perfusão. Esses recursos incluem análise de alterações na PVJ ou na saturação venosa central de oxigênio, avaliação de mudanças na variação na pressão de pulso, determinação de alterações no colapso da veia cava inferior pelo ultrassom e exame de alterações no volume de ejeção ventricular esquerda usando ecocardiografia. Nenhuma dessas medidas demonstrou ser independentemente correlativa, mas uma combinação dessas avaliações com o julgamento clínico pode ajudar a determinar se um paciente permanece responsivo ao volume. Um paciente hipotenso com aumento do volume intravascular e disfunção cardíaca pode apresentar sons de galope B_3 e/ou B_4 ao exame cardíaco, aumento da PVJ, edema dos membros e estertores à ausculta pulmonar. A radiografia de tórax pode mostrar cardiomegalia, alargamento do pedículo vascular, linhas B de Kerley e edema pulmonar. Podem ser observadas dor torácica e alterações eletrocardiográficas compatíveis com isquemia (Cap. 305).

Em pacientes hipotensos com sinais clínicos de aumento do débito cardíaco, é apropriado pesquisar as causas de redução da RVS. Esses pacientes geralmente necessitam de uma meta de reposição inicial de volume (como descrito anteriormente) para atingir a euvolemia e frequentemente requerem vasopressores para manter o tônus vascular. Sepse é a causa mais comum de hipotensão com débito cardíaco elevado (Cap. 304). Outras causas incluem insuficiência hepática, pancreatite grave, insuficiência suprarrenal, queimaduras, trauma, anafilaxia, tireotoxicose e fístulas arteriovenosas periféricas.

A inserção de cateteres de monitoração e um nível de cuidados para pacientes em condições críticas podem ser necessários. Nas duas últimas décadas, o manejo do choque melhorou a um ponto no qual nem todos os pacientes necessitam de cateteres venosos e arteriais centrais. Todavia, se um paciente demonstra que o choque não está se resolvendo rapidamente, como indicado pela necessidade persistente de vasopressores e/ou de medida repetida da PVJ e/ou saturação venosa central de O_2, então a inserção de uma linha arterial para monitoração da pressão arterial e da gasometria arterial pode ser necessária, bem como uma linha venosa central para administração de agentes vasoativos e monitoração da PVJ e/ou saturação venosa central de O_2. Preferencialmente, as linhas devem ser inseridas em condições estéreis, usando um protocolo de abordagem de lista de verificação, e os acessos devem ser removidos assim que não forem mais necessários para evitar o risco de infecção associada ao cateter.

Em resumo, as categorias mais comuns de choque são hipovolêmico, cardiogênico e de débito cardíaco elevado com diminuição da RVS (hipotensão de alto débito). Certamente, mais de uma categoria pode ocorrer ao mesmo tempo (p. ex., choque hipovolêmico e séptico). Frequentemente, uma apresentação inicial com choque séptico pode apresentar alterações cardíacas, especialmente em pacientes com disfunção cardíaca subjacente, de modo que mais tarde pode ocorrer insuficiência cardíaca.

A avaliação inicial do paciente em choque deve demorar apenas alguns minutos. É importante que a reanimação agressiva seja instituída com base na avaliação inicial, em particular porque a reanimação precoce nos choques séptico e cardiogênico pode aumentar a sobrevida do paciente (ver adiante). Se a avaliação inicial à beira do leito for duvidosa ou confusa, avaliações mais objetivas, como a ultrassonografia/ecocardiografia, podem ser úteis como descrito anteriormente. Em pacientes que respiram espontaneamente, o colapso da veia cava inferior visto na ultrassonografia prediz um estado que responde à administração de líquidos. Cada vez mais, a ultrassonografia do tórax e abdome é usada por intensivistas como uma extensão do exame físico para avaliar rapidamente os volumes de

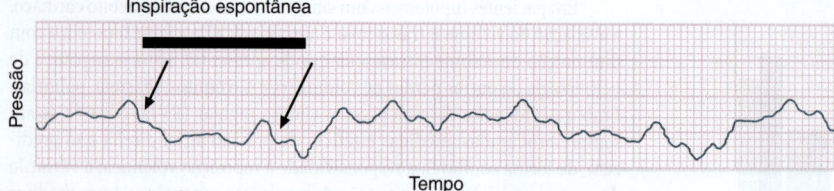

FIGURA 300-3 Alteração da pressão atrial direita durante respiração espontânea em um paciente com choque cujo débito cardíaco irá aumentar em resposta à administração intravenosa de líquidos. A pressão atrial direita diminui de 7 mmHg para 4 mmHg. A barra horizontal marca o tempo de inspiração espontânea.

enchimento imputados, a adequação do desempenho cardíaco e indícios de outras condições específicas (p. ex., tamponamento pericárdico, embolia pulmonar, edema pulmonar, pneumotórax). O objetivo da reanimação vigorosa é o restabelecimento da perfusão tecidual adequada para prevenir ou minimizar a lesão dos órgãos-alvo. É igualmente importante não se exceder na administração de fluidos, já que cada vez mais se observa que a reposição excessiva de fluidos não é benéfica. Dessa forma, o objetivo é a reposição de fluido direcionada a uma meta.

SUPORTE VENTILATÓRIO MECÂNICO (VER TAMBÉM CAP. 302)

Durante a reanimação inicial de pacientes em choque, os princípios do suporte cardíaco avançado devem ser seguidos. Uma avaliação inicial da capacidade do paciente de proteger suas vias aéreas e manter uma troca gasosa adequada é mandatória. A intubação precoce e a instituição de ventilação mecânica costumam ser necessárias. As razões para a instituição de intubação endotraqueal e ventilação mecânica incluem falência respiratória hipoxêmica aguda e falência ventilatória, as quais com frequência acompanham o choque. A insuficiência respiratória hipoxêmica aguda pode ocorrer em pacientes com choque cardiogênico e edema pulmonar (Cap. 305), bem como naqueles que estão em choque séptico com pneumonia ou síndrome da angústia respiratória aguda (SARA) (Caps. 199, 301 e 304). A falência ventilatória muitas vezes ocorre como consequência do aumento da carga sobre o sistema respiratório na forma de acidose metabólica aguda (frequentemente láctica) ou da diminuição da complacência pulmonar em razão de edema pulmonar. A perfusão inadequada dos músculos respiratórios no contexto do choque pode ser outra razão para intubação precoce e instituição de ventilação mecânica. Normalmente, os músculos respiratórios recebem uma quantidade pequena do débito cardíaco. Entretanto, nos pacientes em choque com dificuldade respiratória, a porcentagem de débito cardíaco alocada aos músculos respiratórios pode aumentar dez vezes ou mais. A produção de ácido láctico causada pela atividade ineficaz dos músculos respiratórios constitui uma carga ventilatória adicional.

A ventilação mecânica pode aliviar o trabalho respiratório e permitir a redistribuição de um limitado débito cardíaco para outros órgãos vitais. Os pacientes demonstram disfunção respiratória por meio de incapacidade de falar frases completas, uso da musculatura respiratória acessória, atividade paradoxal de músculos abdominais, taquipneia extrema (> 40 respirações/minuto) ou diminuição da frequência respiratória, apesar do aumento do estímulo para respirar. Quando os pacientes em choque são tratados com ventilação mecânica, um objetivo importante é que o ventilador assuma inicialmente todo ou a maior parte do trabalho respiratório, propiciando esforço mínimo dos músculos respiratórios. Com a instituição da ventilação mecânica no choque, com frequência observa-se redução da PAM.

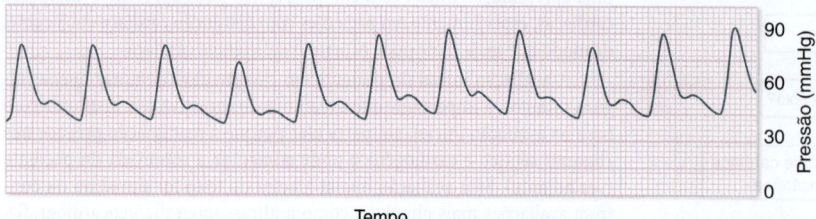

FIGURA 300-4 Alteração da pressão de pulso durante ventilação mecânica em um paciente em choque cujo débito cardíaco irá aumentar em resposta à administração intravenosa de líquidos. A pressão de pulso (pressão arterial sistólica menos diastólica) se altera durante ventilação mecânica em um paciente com choque séptico.

As razões incluem redução do retorno venoso pela ventilação com pressão positiva, diminuição da secreção de catecolaminas endógenas após redução do estresse associado à atenuação da insuficiência respiratória e as ações dos fármacos usados para facilitar a intubação traqueal (p. ex., propofol, opiáceos). Os pacientes com disfunção cardíaca direita ou hipertensão pulmonar preexistente também podem ter diminuição do débito cardíaco relacionado a elevações na pós-carga do ventrículo direito, resultante da ventilação com pressão positiva. Assim, a hipotensão deve ser esperada durante e após a intubação endotraqueal. Como muitos desses pacientes podem ser responsivos à reposição de líquidos, a administração de volume intravenosa deve ser considerada, podendo ser necessário também o uso de suporte vasopressórico durante a intubação. A Figura 300-2 resume o diagnóstico e tratamento de diferentes tipos de choque. Para discussão adicional sobre formas individuais de choque, ver Capítulos 303, 304 e 305.

INSUFICIÊNCIA RESPIRATÓRIA

A insuficiência respiratória é uma das razões mais comuns de admissão na UTI. Em determinadas UTIs, 75% ou mais dos pacientes requerem ventilação mecânica durante a internação. A insuficiência respiratória pode ser classificada com base nas alterações fisiopatológicas da função respiratória.

TIPO I: INSUFICIÊNCIA RESPIRATÓRIA HIPOXÊMICA AGUDA

Esse tipo de insuficiência respiratória ocorre com inundação alveolar e subsequente desequilíbrio na ventilação-perfusão e *shunt* fisiológico intrapulmonar. A inundação alveolar pode ser consequência de edema pulmonar, trauma pulmonar, pneumonia ou hemorragia alveolar. O edema pulmonar pode, ainda, ser classificado como decorrente do aumento das pressões microvasculares pulmonares, observadas na insuficiência cardíaca e sobrecarga de volume intravascular ou SARA ("edema pulmonar de baixa pressão", Cap. 301). Essa síndrome é definida por início agudo (≤ 1 semana) de opacidades bilaterais na imagem do tórax que não são completamente explicadas por insuficiência cardíaca ou sobrecarga hídrica e de desequilíbrio na ventilação-perfusão, e por *shunt* fisiológico que requer pressão expiratória final positiva (PEEP, de *positive end-expiratory pressure*). A insuficiência respiratória tipo I ocorre em cenários clínicos como sepse, aspiração gástrica, pneumonia, Covid-19 (Cap. 199), afogamento, múltiplas transfusões de sangue e pancreatite. A taxa de mortalidade de pacientes com SARA era tradicionalmente muito elevada (50 a 70%), embora mudanças no atendimento ao paciente tenham levado essas taxas para próximas de 30% (ver adiante). A pandemia de Covid-19 resultou em uma incidência substancialmente elevada de SARA causada pelo vírus, e há estudos em andamento para determinar se o manejo da SARA por Covid-19 deve espelhar completamente aquele da SARA que não é causada por Covid. As práticas de ventilação mecânica estabelecidas para SARA não Covid-19 foram amplamente aplicadas para o suporte de pacientes com SARA por Covid-19 (Cap. 199).

Está bem estabelecido que a ventilação mecânica de pacientes com SARA pode propagar a lesão pulmonar. Como mostra a Figura 300-5, a relação entre pressão e volume do pulmão em um paciente com SARA não é linear. Os alvéolos podem colapsar com volumes pulmonares muito baixos. Estudos com animais sugerem que o estiramento repetido e a distensão excessiva dos alvéolos lesionados durante a ventilação mecânica podem agravar a lesão pulmonar. A preocupação com essa superdistensão alveolar, chamada *"volutrauma" induzido por ventilador*, levou a um ensaio prospectivo, randomizado e multicêntrico que comparou estratégias ventilatórias tradicionais para SARA (grande volume corrente: 12 mL/kg de peso corporal ideal) com um volume corrente baixo (6 mL/kg de peso corporal ideal). Esse estudo mostrou uma redução drástica da taxa de mortalidade no grupo de baixo volume corrente em relação ao grupo de alto volume corrente (31% vs. 39,8%). Outros estudos sugeriram que grandes volumes correntes

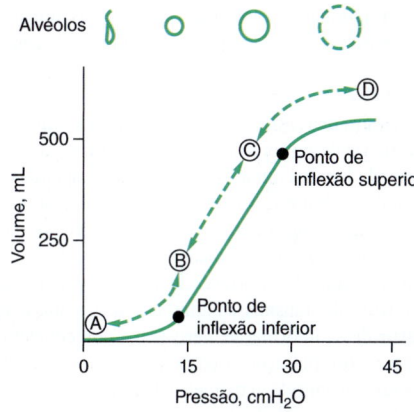

FIGURA 300-5 Relação entre pressão e volume nos pulmões de um paciente com síndrome da angústia respiratória aguda (SARA). No ponto de inflexão inferior, os alvéolos colapsados começam a abrir e a complacência pulmonar se altera. No ponto de inflexão superior, os alvéolos ficam hiperdistendidos. O formato e o tamanho dos alvéolos estão ilustrados no alto.

podem levar à ocorrência de SARA em pacientes que inicialmente não tinham essa condição. A posição prona mostrou melhorar a sobrevida naqueles com SARA grave e tem sido mais amplamente aplicada em muitos centros na SARA por Covid-19. Alguns pacientes podem se beneficiar do bloqueio neuromuscular na SARA. Além disso, uma estratégia de tratamento "fluido-conservador" (mantendo uma pressão venosa central [PVC] ou uma pressão de oclusão da artéria pulmonar [POAP] relativamente baixa) está associada à necessidade de menos dias em ventilação mecânica, em comparação com uma estratégia de terapia "fluido-liberal" (mantendo uma PVC ou POAP relativamente alta) na SARA naqueles pacientes que foram reanimados de choque. Há interesse crescente em evitar a intubação de pacientes com SARA com o uso de vários dispositivos, como máscaras, cânula nasal de alto fluxo de oxigênio e capacetes para suporte respiratório; porém, existe a preocupação de que os volumes correntes maiores durante a respiração espontânea com esses dispositivos possam resultar na progressão da lesão pulmonar preexistente.

INSUFICIÊNCIA RESPIRATÓRIA TIPO II: INSUFICIÊNCIA RESPIRATÓRIA HIPERCÁPNICA

Esse tipo de insuficiência respiratória é uma consequência de hipoventilação alveolar e resulta de incapacidade para eliminar dióxido de carbono efetivamente. Os mecanismos são classificados como comprometimento do estímulo do sistema nervoso central (SNC) para a respiração (coloquialmente chamado "paciente que não respira"), comprometimento da força com falência da função neuromuscular no sistema respiratório e aumento da(s) carga(s) no sistema respiratório (coloquialmente chamado "paciente que não consegue respirar"). As razões para a diminuição do estímulo respiratório no SNC incluem superdosagem de fármacos, lesão do tronco encefálico, distúrbios ventilatórios do sono e hipotireoidismo grave. A redução da força pode advir de diminuição da transmissão neuromuscular (p. ex., miastenia grave, síndrome de Guillain-Barré, esclerose lateral amiotrófica) ou da fraqueza dos músculos ventilatórios (p. ex., miopatia, distúrbios eletrolíticos, fadiga).

A carga total do sistema respiratório pode ser subclassificada em cargas resistivas (p. ex., broncospasmo), cargas ocasionadas pela diminuição da complacência pulmonar (p. ex., edema alveolar, atelectasia, PEEP intrínseca [auto--PEEP] – ver adiante), cargas produzidas pela diminuição da complacência da parede torácica (p. ex., pneumotórax, derrame pleural, distensão abdominal) e cargas provocadas pelo aumento das necessidades de ventilação-minuto (p. ex., embolia pulmonar com aumento da fração do espaço morto, sepse).

As bases do tratamento da insuficiência respiratória hipercápnica são direcionadas para a reversão da(s) causa(s) subjacente(s) de falência ventilatória. A ventilação não invasiva com pressão positiva com máscara facial ou nasal de ajuste firme, evitando-se intubação endotraqueal, pode estabilizar esses pacientes em certas circunstâncias. Essa abordagem mostrou ser benéfica em pacientes com exacerbações de doença pulmonar obstrutiva crônica; ela foi testada de maneira menos extensa em outros tipos de insuficiência respiratória, mas pode ser tentada, com monitoração cuidadosa, na ausência de contraindicações (instabilidade hemodinâmica, incapacidade para proteger a via aérea, parada respiratória, excesso de secreção nas vias aéreas, risco importante de aspiração). Alguns centros têm sido reticentes em usar ventilação não invasiva em pacientes com Covid-19 devido ao aumento do risco de aerossolização do vírus e transmissão aos profissionais de saúde.

INSUFICIÊNCIA RESPIRATÓRIA TIPO III: ATELECTASIA PULMONAR

Essa forma de insuficiência respiratória ocorre em decorrência de atelectasia pulmonar. Por ser tão comum no período perioperatório, essa forma também é chamada de *insuficiência respiratória perioperatória*. Após a anestesia geral, a redução na capacidade residual funcional leva ao colapso das unidades pulmonares pendentes. Essa atelectasia pode ser tratada com mudança frequente de posição, fisioterapia torácica, posição ereta e controle da dor incisional e/ou abdominal. A ventilação não invasiva com pressão positiva também pode ser usada para reverter a atelectasia regional.

INSUFICIÊNCIA RESPIRATÓRIA TIPO IV: DEMANDAS METABÓLICAS

Essa forma origina-se, mais frequentemente, de hipoperfusão dos músculos respiratórios nos pacientes em choque. Normalmente, os músculos respiratórios consomem < 5% do débito cardíaco total e da oferta de oxigênio. Os pacientes em choque frequentemente sofrem de dificuldade respiratória em razão de edema pulmonar (p. ex., aqueles em choque cardiogênico), acidose láctica e anemia. Nesse caso, até 40% do débito cardíaco pode ser distribuído aos músculos respiratórios. A intubação e a ventilação mecânica permitem a redistribuição do débito cardíaco, saindo dos músculos respiratórios e voltando aos órgãos vitais enquanto o choque é tratado. Além disso, outras causas de acidose metabólica significativa podem exigir suporte ventilatório enquanto a reversão da causa subjacente da acidose é abordada.

CUIDADO DO PACIENTE EM VENTILAÇÃO MECÂNICA

Os pacientes sob ventilação mecânica frequentemente necessitam de sedativos e analgésicos. Os opiáceos são a base da analgesia em pacientes sob ventilação mecânica. Após garantir o controle adequado da dor, as indicações adicionais de sedação nesses pacientes incluem redução da ansiedade; tratamento da dispneia subjetiva; redução da hiperatividade autonômica, que pode precipitar isquemia miocárdica; e redução do consumo global de oxigênio (VO_2). Os sedativos não benzodiazepínicos são preferidos, pois os benzodiazepínicos estão associados a aumento de *delirium* e a piores desfechos.

O agente de bloqueio neuromuscular cisatracúrio às vezes é usado para facilitar a ventilação mecânica em pacientes com dessincronia profunda com ventilador apesar de sedação ideal, particularmente em caso de SARA grave. O uso desses fármacos pode resultar em fraqueza prolongada, uma miopatia conhecida como *síndrome pós-paralítica*. Como resultado, os agentes de bloqueio neuromuscular são normalmente usados como último recurso, quando a sedação intensa não obtém sincronia entre o paciente e o ventilador. Como os bloqueadores neuromusculares resultam em paralisia farmacológica sem alterar o estado mental, é necessária amnésia induzida pela sedação quando esses fármacos são administrados.

A amnésia pode ser obtida de forma confiável com propofol e benzodiazepínicos, como lorazepam e midazolam. Fora da situação de paralisia farmacológica, há poucos dados apoiando a ideia de que a amnésia seja obrigatória em todos os pacientes que necessitam de intubação e ventilação mecânica. Como muitos desses pacientes críticos apresentam disfunções renal e hepática, os sedativos e opiáceos podem se acumular nesses pacientes quando administrados por longos períodos. Uma abordagem orientada por protocolo de enfermagem para sedação de pacientes ventilados mecanicamente ou interrupção diária de infusões de sedativos combinada com testes diários de respiração espontânea demonstrou prevenir o acúmulo excessivo de drogas e encurtar a duração da ventilação mecânica e da permanência na UTI (ver adiante).

(Ver também Cap. 302) Enquanto o amplo conhecimento da fisiopatologia da insuficiência respiratória é essencial para o cuidado ideal do paciente, o reconhecimento do momento em que o paciente está pronto para ser retirado da ventilação mecânica é igualmente importante. Vários estudos mostraram que tentativas diárias de respiração espontânea podem identificar pacientes que estão prontos para a extubação. Dessa maneira, todos os pacientes intubados e sob ventilação mecânica devem ser submetidos a um teste diário da função respiratória. Se a oxigenação estiver estável (i.e., PaO_2/FiO_2 [pressão parcial de oxigênio/fração de oxigênio no ar inspirado] > 200 e PEEP ≤ 5 cmH_2O), se os reflexos de tosse e das vias aéreas estiverem intactos e se não estiverem sendo administrados agentes vasopressores ou sedativos, o paciente é avaliado e deve ser feito o teste de respiração espontânea (TRE). Se estiverem sendo administrados sedativos, o paciente também pode ser submetido a um teste de despertar espontâneo (TDE, para determinar se ele é capaz de manter o estado de alerta e respiratório adequado sem sedativos). Os testes TRE/TDE consistem em um período de respiração por meio do tubo endotraqueal sem suporte ventilatório (já foram validados a pressão positiva contínua nas vias aéreas [CPAP, de *continuous positive airway pressure*] de 5 cmH₂O com ou sem suporte de pressão de baixo nível [p. ex., 5 cmH₂O] e sistema aberto de respiração com valva em T) durante 30 a 120 minutos. A tentativa de respiração espontânea é considerada fracassada e deve ser interrompida caso ocorra qualquer dos seguintes eventos: (1) frequência respiratória > 35/minuto por > 5 minutos; (2) saturação de oxigênio < 90%; (3) frequência cardíaca > 140/minuto ou uma variação positiva ou negativa de 20% com relação ao valor inicial; (4) pressão arterial sistólica < 90 mmHg ou > 180 mmHg; ou (5) ansiedade crescente ou diaforese. Se, ao final do teste de respiração espontânea, nenhum desses eventos citados ocorreu, o paciente pode ser considerado para uma tentativa de extubação. Essas abordagens regidas por protocolos de tratamento podem ter impacto importante na duração da ventilação mecânica e no tempo de permanência na UTI. Apesar de tal abordagem cuidadosa para o desmame da ventilação mecânica, até 10% dos pacientes desenvolverão dificuldade respiratória após a extubação e podem necessitar de retorno à ventilação mecânica. Muitos desses pacientes precisam ser intubados novamente. O uso de ventilação não invasiva em pacientes cuja extubação falhou pode estar associado, em alguns pacientes, a um prognóstico desfavorável em comparação com a reintubação imediata. Alguns estudos sugerem que há subgrupos de pacientes que podem se beneficiar do uso de cateter nasal de alto fluxo de oxigênio pós-extubação, já que se acredita que os baixos níveis de PEEP fornecidos por esse equipamento podem ser úteis.

FALÊNCIA MÚLTIPLA DE ÓRGÃOS

A falência múltipla de órgãos, que costuma estar associada à doença crítica, é definida pela presença simultânea de disfunção fisiológica e/ou insuficiência de dois ou mais órgãos. Em geral, essa síndrome ocorre na presença de sepse grave, choque de qualquer tipo, distúrbios inflamatórios graves, como pancreatite, e traumatismo. O fato de que a falência múltipla de órgãos ocorre geralmente na UTI é uma prova de nossa atual capacidade de estabilizar e tratar a falência de um único órgão. A capacidade de controlar de modo agressivo a disfunção de um único órgão (p. ex., ventilação mecânica para insuficiência respiratória ou terapia de substituição renal para disfunção renal aguda) reduziu as taxas de mortalidade precoce nos casos de doenças críticas. Desse modo, é menos comum que os pacientes críticos morram nos estágios iniciais da reanimação. Ao contrário, muitos morrem da doença crítica tardiamente na permanência na UTI, após estabilização do problema inicial.

Apesar da controvérsia acerca de definições específicas sobre a falência de órgãos, vários princípios gerais são aplicáveis à síndrome de falência múltipla de órgãos. Primeiro, a falência de órgãos, seja qual for sua definição, deve persistir por mais de 24 horas. Segundo, o risco de mortalidade aumenta com a ocorrência de falência em outros órgãos. Terceiro, o prognóstico se agrava quanto maior for o tempo de duração da disfunção orgânica. Essas observações permanecem verdadeiras em várias unidades de tratamento de pacientes muito graves (p. ex., clínicas vs. cirúrgicas).

MONITORAMENTO NA UTI

Como as insuficiências respiratória e circulatória costumam ocorrer em pacientes graves, a monitoração dos sistemas respiratório e cardiovascular é frequentemente necessária. A avaliação da troca de gases respiratórios é medida de rotina em pacientes em estado crítico. O "padrão-ouro" continua sendo a gasometria de sangue arterial, em que o pH, a PaO_2, as pressões parciais de dióxido de carbono (PCO_2) e a saturação de O_2 são medidos diretamente. Com a gasometria do sangue arterial, as duas principais funções dos pulmões – oxigenação do sangue arterial e eliminação de CO_2 – podem ser avaliadas diretamente. Na verdade, o pH do sangue arterial, que possui efeito importante sobre o estímulo respiratório, pode ser avaliado apenas por meio da obtenção de amostra de sangue arterial. Embora a amostragem de sangue arterial seja geralmente segura e possa ser realizada com mais frequência por meio da inserção de uma linha arterial temporária, ela pode ser dolorosa e não pode fornecer informações contínuas. Diante dessas limitações, o monitoramento não invasivo da função respiratória é empregado com frequência.

OXIMETRIA DE PULSO

A técnica não invasiva mais utilizada para o monitoramento da função respiratória, a oximetria de pulso, tira vantagens de diferenças nas propriedades absortivas de hemoglobina oxigenada e desoxigenada. Com comprimentos de onda de 660 nm, a oxiemoglobina reflete a luz com maior eficácia do que a desoxiemoglobina, enquanto o inverso é verdadeiro no espectro infravermelho (940 nm). Um oxímetro de pulso deixa passar ambos os comprimentos de onda de luz através de um dedo perfundido e registra a intensidade relativa da transmissão luminosa nesses dois comprimentos de onda. A partir dessa informação, deriva-se a porcentagem relativa de oxiemoglobina. Como as pulsações arteriais produzem alterações fásicas na intensidade da luz transmitida, o oxímetro de pulso é desenhado para detectar apenas a luz de intensidade alternante. Essa característica possibilita a distinção entre as saturações sanguíneas arterial e venosa de O_2.

MECÂNICA DO SISTEMA RESPIRATÓRIO

A mecânica do sistema respiratório pode ser verificada em pacientes durante a ventilação mecânica (Cap. 302). Quando são usados os modos de ventilação mecânica controlados por volume, as pressões que acompanham as vias aéreas podem ser medidas facilmente, desde que o paciente esteja respirando passivamente. O pico de pressão na via aérea é determinado por duas variáveis: a resistência das vias aéreas e a complacência do sistema respiratório. Ao final da inspiração, o fluxo inspiratório pode ser interrompido de maneira temporária. Essa pausa ao final da inspiração (*pressão de platô*) é uma medida estática, influenciada apenas pela complacência do sistema respiratório, e não pela resistência das vias aéreas. Portanto, durante a ventilação controlada pelo volume, a diferença entre a pressão de pico (resistência das vias aéreas + complacência do sistema respiratório) e a pressão de platô das vias aéreas (apenas a complacência do sistema respiratório) fornece uma avaliação quantitativa da resistência dessas vias. Assim, durante a ventilação controlada por volume, os pacientes com aumento na resistência das vias aéreas apresentam aumento das pressões de pico nas vias aéreas, bem como um gradiente anormalmente elevado entre as pressões de pico e de platô nas vias aéreas (em geral > 10-15 cmH₂O) a uma taxa constante de fluxo inspiratório de 1 L/s. A complacência do sistema respiratório é definida pela alteração no volume do sistema respiratório por unidade de troca na pressão.

O sistema respiratório pode ser dividido em dois componentes: os pulmões e a parede torácica. Normalmente, a complacência do sistema respiratório é de cerca de 100 mL/cmH₂O. Os processos fisiopatológicos, como os derrames pleurais, o pneumotórax e o aumento do diâmetro abdominal, reduzem a complacência da parede torácica. A complacência pulmonar pode ser reduzida por pneumonia, edema pulmonar, hemorragia alveolar, doença pulmonar intersticial ou auto-PEEP. Assim, os pacientes com anormalidades na complacência do sistema respiratório (pulmões e/ou parede torácica) em geral têm pressões de pico *e* de platô elevadas nas vias aéreas, mas um gradiente normal entre essas duas pressões. A auto-PEEP ocorre quando não há tempo suficiente para o esvaziamento dos alvéolos antes do próximo ciclo inspiratório. Como os alvéolos ainda não se esvaziaram completamente, a pressão alveolar permanece positiva ao final da expiração (*capacidade residual funcional*). Esse fenômeno costuma ser causado pela obstrução das vias aéreas distais em processos patológicos como a asma e doença pulmonar obstrutiva crônica. A auto-PEEP com hiperdistensão alveolar resultante pode acarretar redução da complacência pulmonar, refletida por pressões de platô anormalmente elevadas nas vias aéreas. Os respiradores mecânicos modernos possibilitam a visualização da pressão e do fluxo de cada incursão, permitindo a detecção de problemas como assincronia entre o paciente e o ventilador, obstrução do fluxo de ar e auto-PEEP (Fig. 300-6).

ESTADO CIRCULATÓRIO

O transporte de oxigênio (DO_2) é uma função do débito cardíaco e do conteúdo de O_2 no sangue arterial (CaO_2). O CaO_2 é determinado pela concentração de hemoglobina, pela saturação arterial de hemoglobina e pelo O_2 dissolvido não ligado à hemoglobina. Para adultos normais:

$$DO_2 = 50 \text{ dL/min} \times (1{,}39 \times 15 \text{ g/dL [concentração de hemoglobina]}$$
$$\times 1{,}0 \text{ [saturação de hemoglobina \%]} + 0{,}0031 \times 100 \text{ [PaO}_2\text{]})$$
$$= 50 \text{ dL/min (débito cardíaco)} \times 21{,}6 \text{ mL O}_2 \text{ por dL de sangue (CaO}_2\text{)}$$
$$= 1.058 \text{ mL de O}_2 \text{ por minuto}$$

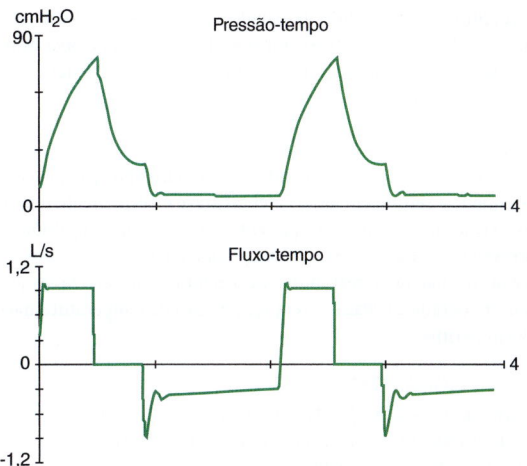

FIGURA 300-6 **Aumento da resistência da via aérea com pressão expiratória final positiva intrínseca (auto-PEEP).** A forma de onda no alto (pressão na via aérea vs. tempo) mostra uma grande diferença entre a pressão de pico na via aérea (80 cmH$_2$O) e a pressão de platô nessa via (20 cmH$_2$O). Abaixo, a forma de onda (fluxo vs. tempo) demonstra fluxo de ar durante toda a expiração (refletida pelo traçado do fluxo na parte negativa da abscissa), que persiste até o próximo esforço inspiratório.

É aparente que a maior parte do O$_2$ transportado para os tecidos é ligada à hemoglobina, e o O$_2$ dissolvido (PaO$_2$) contribui muito pouco para o conteúdo de O$_2$ no sangue arterial ou para o transporte de O$_2$. Em geral, o conteúdo de O$_2$ no sangue venoso misto (C$^-$vO$_2$) é de 15,76 mL/dL de sangue, pois a saturação do sangue venoso misto é de 75%. Portanto, a razão de extração de O$_2$ pelo tecido normal é CaO$_2$ − C$^-$vO$_2$/CaO$_2$ ([21,16 − 15,76]/21,16) ou cerca de 25%. Um cateter na artéria pulmonar (ver discussão adiante) possibilita medidas do transporte e da taxa de extração de O$_2$.

Informações sobre a saturação venosa de O$_2$ possibilitam avaliar a perfusão tecidual total. Uma saturação venosa reduzida de O$_2$ pode ser causada por débito cardíaco inadequado, diminuição da concentração de hemoglobina e/ou diminuição da saturação arterial de O$_2$. Um VO$_2$ anormalmente elevado também pode levar a uma redução da saturação venosa de O$_2$ se o transporte de O$_2$ não aumentar concomitantemente. Um VO$_2$ anormalmente aumentado nos tecidos periféricos também pode ser causado por vários problemas, como febre, agitação, calafrios ou tireotoxicose.

O cateter da artéria pulmonar originalmente foi projetado como ferramenta para orientar a terapia no infarto agudo do miocárdio, mas tem sido usado na UTI para avaliação e tratamento de uma variedade de outras condições, como SARA, choque séptico, insuficiência cardíaca congestiva e insuficiência renal aguda. Esse dispositivo nunca foi validado como ferramenta associada à redução das taxas de morbidade e mortalidade. Na verdade, apesar dos inúmeros estudos prospectivos, não houve nenhum relato de benefício na taxa de mortalidade ou morbidade associada ao uso do cateter da artéria pulmonar em qualquer situação. Assim, parece que o cateterismo de artéria pulmonar de rotina não é indicado como meio de monitorar e caracterizar o estado circulatório na maioria dos pacientes críticos, especialmente porque o monitoramento da saturação venosa de O$_2$ provou ser útil em muitos cenários de doença crítica. Todavia, ainda há situações específicas nas quais o cateterismo da artéria pulmonar pode se mostrar útil quando usado por profissionais com experiência na sua inserção e na interpretação de dados.

PREVENÇÃO DE COMPLICAÇÕES DA DOENÇA CRÍTICA

SEPSE NA UNIDADE DE TERAPIA INTENSIVA

(Ver também Cap. 304) A sepse é definida como uma disfunção orgânica potencialmente fatal (i.e., um aumento de 2 pontos ou mais no escore SOFA) e é causada por uma resposta desregulada a uma infecção. Desfechos ruins podem ser previstos em pacientes com 2 ou mais dos seguintes: frequência respiratória ≥ 22 por minuto, alteração do estado mental e pressão arterial sistólica ≤ 100 mmHg. A sepse é a principal causa de morte na UTI não coronariana nos Estados Unidos, com expectativa de aumento das taxas de casos pelo envelhecimento da população e com uma porcentagem maior de pessoas vulneráveis a infecções.

INFECÇÕES NOSOCOMIAIS NA UTI

Várias intervenções terapêuticas na UTI são invasivas e predispõem os pacientes a complicações infecciosas. Tais intervenções incluem intubação endotraqueal, cateteres vasculares de longa permanência, sondas vesicais transuretrais e outros cateteres colocados em cavidades corporais estéreis (p. ex., dreno de tórax, cateter percutâneo para drenagem abdominal). Quanto mais tempo esses dispositivos permanecerem no local, maior a suscetibilidade dos pacientes às infecções por esses dispositivos. Por exemplo, eventos relacionados à ventilação mecânica, como a pneumonia associada ao ventilador, têm relação direta com a duração da intubação e da ventilação mecânica. Portanto, um aspecto importante da assistência preventiva é a remoção dos dispositivos invasivos tão logo se tornem desnecessários. Além disso, microrganismos resistentes a múltiplos fármacos são comuns na UTI.

O controle de infecção é crucial na UTI. Pacotes de cuidados, os quais incluem medidas simples, como a lavagem frequente das mãos, são estratégias eficazes, mas pouco utilizadas. Outros componentes de pacotes de cuidados, como isolamento protetivo de pacientes colonizados ou infectados por microrganismos resistentes a fármacos, também costumam ser usados. Estudos que avaliam estratégias multifacetadas, baseadas em evidências, para diminuir as infecções da corrente sanguínea relacionadas com cateter, mostraram melhora nos desfechos com estrita adesão a medidas como lavagem das mãos, precauções de barreira durante inserção de cateter, preparação da pele com clorexidina, evitação do sítio femoral e remoção oportuna do cateter.

TROMBOSE VENOSA PROFUNDA (VER TAMBÉM CAP. 279)

Todos os pacientes da UTI correm alto risco desse tipo de complicação devido à sua propensão pela imobilidade. Assim, todos devem receber alguma forma de profilaxia contra a trombose venosa profunda (TVP), se for possível. As formas de profilaxia mais empregadas são as injeções subcutâneas de heparina em dose baixa e o uso de dispositivos de compressão sequencial nos membros inferiores. Estudos observacionais relatam uma incidência alarmante de TVP apesar do uso desses esquemas profiláticos tidos como o padrão. Além disso, a profilaxia com heparina pode resultar em trombocitopenia induzida por heparina, outra complicação nosocomial em pacientes críticos na UTI.

As heparinas de baixo peso molecular como a enoxaparina são mais eficazes do que a heparina não fracionada na profilaxia da TVP em pacientes de alto risco (p. ex., aqueles submetidos a cirurgias ortopédicas) e são associadas a menor incidência de trombocitopenia induzida por heparina, embora o seu uso possa ser limitado em pacientes com disfunção renal devido à sua eliminação renal.

ÚLCERAS DE ESTRESSE

A profilaxia contra úlceras de estresse não é necessária em todos os pacientes de UTI. Ela deve ser administrada aos pacientes de alto risco, como aqueles com coagulopatia ou insuficiência respiratória que necessitam de ventilação mecânica. Embora tenha havido debate sobre o agente ideal para a profilaxia da úlcera de estresse, vários estudos recentes apoiaram a melhor eficácia dos inibidores da bomba de prótons (IBPs) na redução do risco de sangramento em comparação com outros agentes (p. ex., antagonista do receptor de histamina-2 [bloqueador H2] ou sucralfato). Há preocupações com o aumento do risco de pneumonia e de colite por *Clostridium difficile* com os IBPs comparados com outros agentes, embora os dados não sejam definitivos, e a maior eficácia dos IBPs em pacientes de alto risco de úlcera de estresse pode superar esses riscos potenciais de infecção.

NUTRIÇÃO E CONTROLE GLICÊMICO

A nutrição e o controle glicêmico são questões importantes que podem estar associadas à insuficiência respiratória, à má cicatrização de feridas e à resposta imune disfuncional em pacientes críticos. A alimentação enteral precoce é razoável, com alguns dados sugerindo que a subnutrição permissiva com calorias não proteicas não é inferior em relação à nutrição completa. Sem dúvida, a alimentação enteral, se possível, é preferível à nutrição parenteral, que está associada a inúmeras complicações, inclusive hiperglicemia, esteatose hepática, colestase e sepse. Quando a alimentação parenteral é necessária para complementar a nutrição enteral, adiar essa intervenção até o oitavo dia na UTI resulta em melhor recuperação e menos complicações relacionadas com a UTI. O controle rigoroso dos níveis de glicose é outra área de controvérsia em atendimento intensivo. Embora um estudo tenha mostrado um benefício significativo na redução da mortalidade quando os níveis de glicose foram vigorosamente normalizados em um grupo grande de pacientes cirúrgicos na UTI, outros estudos de pacientes em UTIs clínicas e cirúrgicas sugeriram que o controle rigoroso da glicose resultou em aumento das taxas de mortalidade. Assim, as diretrizes atuais sugerem uma meta de níveis de glicose ≤ 180 mg/dL em pacientes criticamente enfermos, em vez de uma meta mais rígida.

FRAQUEZA ADQUIRIDA NA UTI

A fraqueza adquirida na UTI é uma condição frequente em pacientes que sobrevivem à doença grave. Tanto neuropatias como miopatias foram descritas com mais frequência após cerca de 1 semana de permanência na UTI. Os mecanismos subjacentes às síndromes de fraqueza adquirida na UTI são pouco compreendidos, com uma fisiopatologia muscular heterogênea. A terapia intensiva com insulina pode reduzir a polineuropatia da doença crítica. Fisioterapia e terapia ocupacional muito precoces em pacientes críticos em ventilação mecânica talvez resultem em melhora significativa da independência funcional na alta hospitalar, assim como menor duração da ventilação mecânica e do *delirium*.

ANEMIA

Estudos mostram que a maioria dos pacientes de UTI é anêmica, como resultado de inflamação crônica. As punções venosas também contribuem para a anemia na UTI. Um grande estudo multicêntrico envolvendo pacientes em muitas situações diferentes de terapia intensiva contestou o conceito tradicional de que um nível de hemoglobina de 100 g/L (10 g/dL) é necessário em pacientes críticos, com desfechos semelhantes observados naqueles cujo gatilho da transfusão foi de 7 g/dL. A transfusão de hemácias está associada à piora da função imune e ao aumento do risco de infecções, bem como de SARA e sobrecarga de volume – fatores que podem explicar os achados desse estudo. Foi demonstrado que uma estratégia transfusional conservadora tem desfechos semelhantes em pacientes com choque séptico, após cirurgia cardíaca e após cirurgia de quadril.

INSUFICIÊNCIA RENAL AGUDA

(Ver também Cap. 310) Ocorre insuficiência renal aguda em uma porcentagem significativa de pacientes críticos. A etiologia subjacente mais comum é necrose tubular aguda, em geral precipitada por hipoperfusão e/ou agentes nefrotóxicos. Atualmente, não existem agentes farmacológicos disponíveis para a prevenção da lesão renal em pacientes críticos. Estudos recentes mostraram de maneira convincente que a administração de baixa dose de dopamina, fenoldopam ou vasopressina *não* é efetiva na proteção renal contra a lesão aguda.

DISFUNÇÃO NEUROLÓGICA EM PACIENTES CRÍTICOS

DELIRIUM

(Ver também Caps. 27 e 28) O *delirium* é definido por: (1) início agudo de alterações ou oscilações no estado mental, (2) desatenção, (3) desorganização do pensamento e (4) alteração do nível de consciência (i.e., diferente da vigília). A ocorrência de *delirium* foi relatada em uma gama de pacientes internados na UTI ventilados mecanicamente e pode ser detectada pelo Método de Avaliação da Confusão (CAM-ICU, de *Confusion Assessment Method*) ou pelo *checklist* de rastreamento de *delirium* em cuidados intensivos (ICDSC, de *Intensive Care Delirium Screening Checklist*). Essas ferramentas são usadas para solicitar que os pacientes respondam a perguntas simples e realizem tarefas simples e podem ser aplicadas adequadamente à beira do leito. O diagnóstico diferencial de *delirium* nos pacientes internados na UTI é amplo e inclui etiologias infecciosas (como sepse), medicações (especialmente sedativos e analgésicos), abstinência de fármaco, distúrbios metabólicos/eletrolíticos, patologia intracraniana (p. ex., acidente vascular cerebral [AVC], hemorragia intracraniana), convulsões, hipoxia, crise hipertensiva, choque e deficiência de vitaminas (especialmente tiamina). A etiologia do *delirium* em um paciente de UTI tem impacto sobre o prognóstico. Os pacientes com *delirium* persistente na UTI não relacionado a sedativos apresentam aumento dos tempos de permanência hospitalar e de ventilação mecânica; disfunção cognitiva na alta hospitalar; e aumento da taxa de mortalidade em 6 meses. Intervenções para reduzir o *delirium* na UTI são limitadas. O sedativo dexmedetomidina foi menos associado ao delírio na UTI em relação ao midazolam. Além disso, a fisioterapia e a terapia ocupacional muito precoces nos pacientes mecanicamente ventilados também demonstraram reduzir o *delirium*.

LESÃO CEREBRAL ANÓXICA

(Ver também Cap. 307) Essa condição é comum após parada cardíaca e com frequência resulta em lesão cerebral grave e permanente nos sobreviventes. O resfriamento ativo dos pacientes para 33°C após a parada cardíaca é controverso, com alguns estudos mostrando melhores desfechos neurológicos e outros não demonstrando essa melhora. Com certeza, os pacientes que sofrem parada cardíaca devem ter um alvo de temperatura não maior que normotermia.

ACIDENTE VASCULAR CEREBRAL

(Ver também Cap. 426) O AVC é uma causa comum de doença neurológica crítica. É necessário tratar a hipertensão com cuidado, uma vez que reduções abruptas na pressão arterial podem estar associadas à isquemia e a lesões cerebrais adicionais. O AVC isquêmico agudo tratado com o ativador do plasminogênio tecidual (tPA, de *tissue plasminogen activator*) apresenta melhora dos desfechos neurológicos quando o tratamento é administrado nas primeiras 4,5 horas após o início dos sintomas, com um benefício provavelmente maior quando administrado mais cedo. Não ocorre redução da taxa de mortalidade quando o tPA é comparado com placebo, apesar da melhora do prognóstico neurológico. O risco de hemorragia cerebral é significativamente maior em pacientes que recebem tPA. Não se observa benefício quando a terapia com tPA é administrada além de 4,5 horas após o início dos sintomas. A heparina não pareceu melhorar de maneira convincente os desfechos em pacientes com AVC isquêmico agudo. A craniectomia descompressiva é um procedimento cirúrgico que alivia o aumento da pressão intracraniana em caso de lesões cerebrais que ocupam espaço ou edema cerebral decorrente de AVC; evidências disponíveis sugerem que esse procedimento pode melhorar a sobrevida em determinados pacientes (p. ex., com ≤ 55 anos de idade), embora à custa de aumento da incapacidade para alguns.

HEMORRAGIA SUBARACNÓIDEA

(Ver também Cap. 426) A hemorragia subaracnóidea pode ocorrer secundária à ruptura de aneurisma e frequentemente é complicada por espasmo vascular cerebral, ressangramento e hidrocefalia. O vasospasmo pode ser detectado pela avaliação transcraniana com Doppler ou angiografia cerebral, sendo geralmente tratado com o bloqueador de canal de cálcio nimodipino, hidratação intravenosa vigorosa para evitar hipovolemia, e tratamento para manter a pressão de perfusão central, tipicamente com fármacos vasoativos, como a fenilefrina. Os líquidos administrados por via intravenosa e os fármacos vasoativos (terapia hipervolêmica hipertensiva) são usados para superar o vasospasmo cerebral. A clipagem cirúrgica precoce ou a colocação de molas endovasculares em aneurismas é defendida para evitar complicações relacionadas com ressangramento. A hidrocefalia, normalmente anunciada pela diminuição do nível de consciência, pode exigir ventriculostomia para drenagem.

ESTADO DE MAL EPILÉTICO (VER TAMBÉM CAP. 425)

A atividade convulsiva recorrente ou incessante constitui emergência clínica. A interrupção da atividade convulsiva é essencial para evitar a lesão neurológica irreversível. O lorazepam é o benzodiazepínico mais eficaz no tratamento do estado de mal epilético, sendo o tratamento de escolha para o controle das convulsões agudas. A manutenção do controle da convulsão deve ser efetuada com uma dose de ataque de fosfenitoína*, valproato ou levetiracetam, uma vez que esses agentes mostraram ter eficácia e efeitos colaterais similares.

MORTE CEREBRAL

(Ver também Cap. 307) Embora as mortes de pacientes graves em geral sejam atribuíveis à cessação irreversível das funções circulatória e respiratória, o diagnóstico de morte também pode ser determinado pela cessação irreversível de todas as funções cerebrais, incluindo o tronco encefálico,

---

*N. de R.T. Fenitoína e fosfenitoína são substâncias diferentes. No Brasil, costumamos usar a fenitoína.

mesmo se as funções circulatória e respiratória permanecerem intactas em razão do suporte artificial à vida. Esse diagnóstico requer demonstração da ausência de função cerebral (sem resposta a qualquer estímulo externo) e das funções do tronco encefálico (p. ex., pupilas não reativas, ausência de movimento ocular em resposta a movimento da cabeça ou irrigação dos canais auriculares com água gelada, teste de apneia positivo [ausência de estímulo respiratório]). Muitas instituições nos Estados Unidos têm um protocolo baseado nas exigências estaduais para declaração de morte cerebral. A ausência de função cerebral deve ter uma causa determinada e ser permanente, sem a possibilidade de recuperação; sedação, hipotermia, hipoxemia, paralisia neuromuscular ou hipotensão grave devem ser descartadas. Se houver dúvida sobre a causa do coma, devem-se realizar exames do fluxo sanguíneo cerebral e eletrencefalografia.

RETIRADA OU NÃO OFERTA DE CUIDADOS

(Ver também Cap. 12) A retirada ou não oferta de cuidados costuma ocorrer em ambiente de UTI. A Task Force on Ethics of the Society of Critical Care Medicine relatou que é eticamente correto não ofertar ou suspender o tratamento se o paciente ou o seu responsável solicitar ou se o médico julgar que os objetivos da terapia não são alcançáveis. Como todos os tratamentos médicos se justificam pelos benefícios esperados, a perda dessa expectativa justifica o ato de retirar ou não ofertar tal tratamento; essas duas ações são julgadas como fundamentalmente semelhantes. Uma determinação subjacente derivada desse relatório é a de que um paciente informado deve ter seus desejos respeitados no que diz respeito à terapia de suporte à vida. Está implícita nessa determinação a necessidade de garantir que os pacientes sejam informados de maneira completa e precisa a respeito da plausibilidade e dos resultados esperados das diversas intervenções.

A ação de informar os pacientes e/ou seus responsáveis pela tomada de decisões é responsabilidade do médico e de outros provedores da assistência à saúde. Nos casos em que o paciente ou seu responsável desejam um tratamento considerado inútil pelo médico, este não está eticamente obrigado a instituí-lo. Nessas situações, podem-se tomar providências para transferir a assistência do paciente aos cuidados de outro médico. Não está claro se a decisão de suspender o suporte à vida deve ser iniciada pelo médico ou deixada para os responsáveis pelas tomadas de decisão. Um estudo recente relatou que pouco mais da metade dos responsáveis pela tomada de decisão preferia receber essa recomendação, enquanto o restante não. Os médicos intensivistas devem reunir-se regularmente com os pacientes e/ou seus responsáveis para discutirem o prognóstico quando se considera a não oferta ou suspensão da assistência. Depois de firmado o consenso entre os profissionais, essas informações devem ser comunicadas ao paciente e/ou responsável pela tomada de decisões. Caso seja tomada a decisão de não ofertar ou suspender as medidas de suporte à vida, ainda assim é necessária atenção rigorosa quanto à analgesia e ao tratamento da ansiedade.

Agradecimento John P. Kress e Jesse B. Hall contribuíram para este capítulo na 20º edição, e algum material daquele capítulo foi mantido aqui.

LEITURAS ADICIONAIS

Devlin JW et al: Clinical practice guidelines for the prevention and management of pain, agitation/sedation, delirium, immobility, and sleep disruption in adult patients in the ICU. Crit Care Med 46:e825, 2018.
Girard TD et al: An Official American Thoracic Society/American College of Chest Physicians Clinical Practice Guideline: Liberation from Mechanical Ventilation in Critically Ill Adults. Rehabilitation Protocols, Ventilator Liberation Protocols, and Cuff Leak Tests. Am J Respir Crit Care Med 195:120, 2017.
Guerin C et al: Prone positioning in severe acute respiratory distress syndrome. N Engl J Med 368:2159, 2013.
Kapur J et al: Randomized trial of three anticonvulsant medications for status epilepticus. N Engl J Med 381:2103, 2019.
Man S et al: Association between thrombolytic door-to-needle time and 1-year mortality and readmission in patients with acute ischemic stroke. JAMA 323:2170, 2020.
The National Heart, Lung, and Blood Institute Petal Clinical Trials Network et al: Early neuromuscular blockade in the acute respiratory distress syndrome. N Engl J Med 380:1997, 2019.
Singer M et al: The third international consensus definitions for sepsis and septic shock (Sepsis-3). JAMA 315:801, 2016.
Surviving Sepsis Campaign: International guidelines for the management sepsis and septic shock. Crit Care Med 45:486, 2017.
Toews I et al: Interventions for preventing upper gastrointestinal bleeding in people admitted to intensive care units. Cochrane Database Syst Rev 6:CD008687, 2018.

301 Síndrome da angústia respiratória aguda
Rebecca M. Baron, Bruce D. Levy

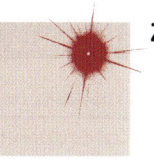

A síndrome da angústia respiratória aguda (SARA) é uma síndrome clínica de dispneia intensa de instalação rápida, hipoxemia e infiltrados pulmonares difusos que levam à insuficiência respiratória. A SARA pode ser causada por lesão pulmonar difusa provocada por diversos distúrbios clínicos e cirúrgicos subjacentes. A lesão pulmonar pode ser direta, como ocorre na inalação tóxica, ou indireta, como na sepse (Tab. 301-1). As manifestações clínicas da SARA estão listadas na Tabela 301-2. De acordo com o consenso de especialistas, a SARA é definida em três categorias com base no grau de hipoxemia (Tab. 301-2). Esses estágios de SARA leve, moderada e grave estão associados ao risco de mortalidade e à duração da ventilação mecânica nos sobreviventes.

Estima-se que a incidência anual de SARA antes da pandemia de Covid-19 fosse de 60 casos por 100 mil habitantes. Cerca de 10% de todas as internações em unidade de terapia intensiva (UTI) envolvem pacientes com SARA. Este capítulo se concentra na SARA não causada por Covid-19. Ver Capítulo 199 para mais informação sobre Covid.

ETIOLOGIA

Embora muitas doenças clínicas e cirúrgicas estejam associadas ao desenvolvimento de SARA, a maioria dos casos (> 80%) é causada por um número relativamente pequeno de distúrbios clínicos: pneumonia e sepse (cerca de 40 a 60%), seguidas em incidência por aspiração de conteúdo gástrico, trauma, transfusões múltiplas e superdosagem de medicamentos ou drogas. Entre os pacientes com trauma, as condições cirúrgicas mais relatadas na SARA são contusões pulmonares, fraturas ósseas múltiplas e traumatismo de parede torácica/tórax instável, enquanto traumatismo craniano, afogamento não fatal, inalação tóxica e queimaduras são causas raras. O risco de evolução para SARA aumenta em pacientes com mais do que uma condição clínica ou cirúrgica predisponente.

Diversas outras variáveis clínicas têm sido associadas ao desenvolvimento de SARA. Elas incluem idade avançada, uso crônico de álcool, pancreatite, pneumonia e sepse (40-60%), [incluindo pneumonia da pandemia de Covid], e gravidade da doença crítica. Os pacientes de trauma com um escore de avaliação de fisiologia aguda e saúde crônica (APACHE II, de *Acute Physiology and Chronic Health Evaluation*) ≥ 16 (Cap. 300) têm risco 2,5 vezes maior de desenvolver SARA.

EVOLUÇÃO CLÍNICA E FISIOPATOLOGIA

A história natural da SARA caracteriza-se por três fases: exsudativa, proliferativa e fibrótica – cada uma com manifestações clínicas e patológicas características (Fig. 301-1).

Fase exsudativa Nessa fase, existe lesão das células endoteliais dos capilares alveolares e dos pneumócitos tipo I (células epiteliais alveolares), causando perda da barreira alveolar normalmente impermeável a líquidos e macromoléculas. Observa-se acúmulo de líquido de edema rico em

TABELA 301-1 ■ Distúrbios clínicos comumente associados à síndrome da angústia respiratória aguda

Lesão pulmonar direta	Lesão pulmonar indireta
Pneumonia	Sepse
Aspiração de conteúdo gástrico	Traumatismo grave
Contusão pulmonar	Fraturas de múltiplos ossos
Afogamento não fatal	Tórax instável
Lesão por inalação tóxica	Traumatismo craniencefálico
	Queimaduras
	Transfusões múltiplas
	Superdosagem de medicamento ou droga
	Pancreatite
	Pós-*bypass* cardiopulmonar

TABELA 301-2 ■ Critérios diagnósticos para SARA

Gravidade: oxigenação[a]	Instalação	Radiografia de tórax	Ausência de hipertensão atrial esquerda
Leve: 200 mmHg < PaO_2/FIO_2 ≤ 300 mmHg *Moderada:* 100 mmHg < PaO_2/FIO_2 ≤ 200 mmHg *Grave:* PaO_2/FIO_2 ≤ 100 mmHg	Aguda: Dentro de 1 semana de um insulto clínico ou aparecimento de sintomas respiratórios novos ou crescentes	Opacidades bilaterais consistentes com edema pulmonar não totalmente explicadas por derrames pleurais, colapso lobar/pulmonar ou nódulos	Edema hidrostático não é a causa primária da insuficiência respiratória. Se não houver fator de risco para SARA, então há necessidade de alguma avaliação objetiva (p. ex., ecocardiografia) para descartar edema hidrostático

[a]Conforme avaliado com pelo menos 5 cmH_2O de pressão expiratória final positiva (PEEP).
Siglas: SARA, síndrome da angústia respiratória aguda; FIO_2, porcentagem de O_2 inspirado; PaO_2, pressão parcial de O_2 arterial.

proteínas nos espaços intersticiais e alveolares (Fig. 301-2). Citocinas pró-inflamatórias (p. ex., interleucina 1, interleucina 8 e fator de necrose tumoral α [TNF-α]) e mediadores lipídicos (p. ex., leucotrieno B_4) estão aumentados nessa fase aguda, levando ao recrutamento de leucócitos (especialmente neutrófilos) nos alvéolos e no interstício pulmonar. Além disso, as proteínas plasmáticas condensadas agregam-se nos espaços aéreos junto com restos celulares e disfunção da surfactante pulmonar com formação de espirais de membrana hialina. A lesão vascular pulmonar também ocorre precocemente na SARA, com obliteração vascular por microtrombos e proliferação fibrocelular (Fig. 301-3).

O edema alveolar envolve predominantemente as partes *pendentes* do pulmão com aeração reduzida. O colapso de grandes seções do pulmão pendente pode contribuir para a redução da complacência pulmonar. Em consequência, surgem *shunt* intrapulmonar e hipoxemia e o trabalho respiratório aumenta, resultando em dispneia. As alterações fisiopatológicas nos espaços alveolares são agravadas por oclusão microvascular que resulta em redução no fluxo sanguíneo arterial pulmonar para as áreas ventiladas do pulmão (e, consequentemente, aumento do espaço morto) e em hipertensão pulmonar. Por isso, além da hipoxemia grave, a hipercapnia secundária ao aumento do espaço morto pulmonar também pode ser proeminente na fase inicial da SARA.

A fase exsudativa engloba os primeiros 7 dias de doença após exposição ao fator de risco desencadeante de SARA, com o paciente apresentando o início dos sintomas respiratórios. Embora geralmente presentes nas primeiras 12 a 36 horas após a lesão inicial, os sintomas podem ser retardados em 5 a 7 dias. O paciente apresenta dispneia com sensação de respiração superficial e incapacidade de conseguir ar suficiente. A taquipneia e o aumento do trabalho respiratório resultam com frequência em fadiga respiratória e, por fim, insuficiência respiratória. Os dados laboratoriais em geral são inespecíficos e indicativos principalmente do distúrbio clínico subjacente. A radiografia de tórax costuma revelar opacidades consistentes com edema pulmonar e que costumam envolver pelo menos 75% dos campos pulmonares (Fig. 301-2). Embora característicos de SARA, esses achados radiográficos não são específicos, podendo ser indistinguíveis do edema pulmonar cardiogênico (Cap. 305). Porém, ao contrário do que ocorre nesse último, a radiografia de tórax na SARA pode não demonstrar cardiomegalia, derrame pleural ou redistribuição vascular pulmonar, como ocorre no edema pulmonar cardiogênico puro. Se não houver fator de risco para SARA, é necessário realizar alguma avaliação objetiva (p. ex., ecocardiografia) para excluir uma etiologia cardíaca para edema hidrostático. A tomografia computadorizada (TC) de tórax na SARA também revela a presença de infiltrados pulmonares bilaterais e demonstra extensa heterogeneidade do envolvimento pulmonar (Fig. 301-4).

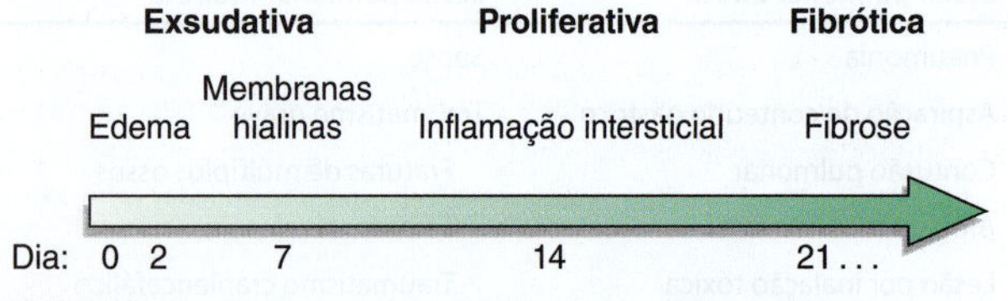

Como as manifestações iniciais de SARA são inespecíficas, devem-se considerar diagnósticos alternativos. No diagnóstico diferencial de SARA, os distúrbios mais comuns são edema pulmonar cardiogênico, pneumonia bilateral e hemorragia alveolar. Os diagnósticos menos comuns a serem cogitados são doença intersticial pulmonar aguda (p. ex., pneumonite intersticial aguda; Cap. 293), lesão imunológica aguda (p. ex., pneumonite por hipersensibilidade; Cap. 288), lesão tóxica (p. ex., pneumonite por irradiação; Cap. 75) e edema pulmonar neurogênico (Cap. 37).

Fase proliferativa Essa fase da SARA em geral dura do dia 7 ao dia 21. A maioria dos pacientes recupera-se rapidamente e é retirada da ventilação mecânica durante essa fase. Apesar da melhora, muitos pacientes ainda apresentam dispneia, taquipneia e hipoxemia. Alguns pacientes sofrem lesão pulmonar progressiva e alterações iniciais de fibrose pulmonar durante a fase proliferativa. Histologicamente, os primeiros sinais de resolução com frequência estão evidentes nessa fase, com o início de reparo do pulmão, a organização de exsudatos alveolares e a mudança no predomínio do infiltrado pulmonar de neutrofílico para linfocitário. Como parte do processo de reparo, pneumócitos tipo II proliferam ao longo da membrana basal alveolar. Essas células epiteliais especializadas sintetizam novo surfactante pulmonar e se diferenciam em pneumócitos tipo I.

Fase fibrótica Enquanto muitos pacientes com SARA recuperam a função pulmonar em 3 a 4 semanas após a lesão pulmonar inicial, alguns entram na fase fibrótica, que pode exigir suporte em longo prazo com ventilação mecânica e/ou oxigênio suplementar. Histologicamente, o edema alveolar e os exsudatos inflamatórios das fases mais precoces são convertidos em áreas extensas de fibrose ductal alveolar e intersticial. A desorganização acentuada da arquitetura acinar causa alterações semelhantes às do enfisema, com formação de grandes bolhas. A fibroproliferação da íntima na microcirculação pulmonar causa oclusão vascular progressiva e hipertensão pulmonar.

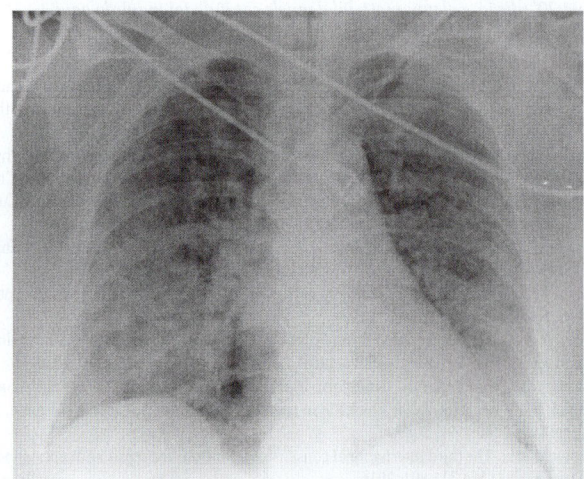

FIGURA 301-2 Radiografia de tórax em incidência anteroposterior representativa da fase exsudativa da SARA revelando opacidades bilaterais consistentes com edema pulmonar que podem ser difíceis de distinguir da insuficiência ventricular esquerda.

FIGURA 301-1 Diagrama ilustrando o tempo de evolução para o desenvolvimento e a resolução da SARA. A fase exsudativa é notável pelo edema alveolar precoce e pela infiltração leucocitária rica em neutrófilos dos pulmões com subsequente formação de membranas hialinas em razão de lesão alveolar difusa. No prazo de 7 dias, segue-se a fase proliferativa, com inflamação intersticial proeminente e alterações fibróticas precoces. Aproximadamente 3 semanas após a lesão pulmonar inicial, a maioria dos pacientes se recupera. Entretanto, alguns pacientes entram na fase fibrótica, com fibrose substancial e formação de bolhas.

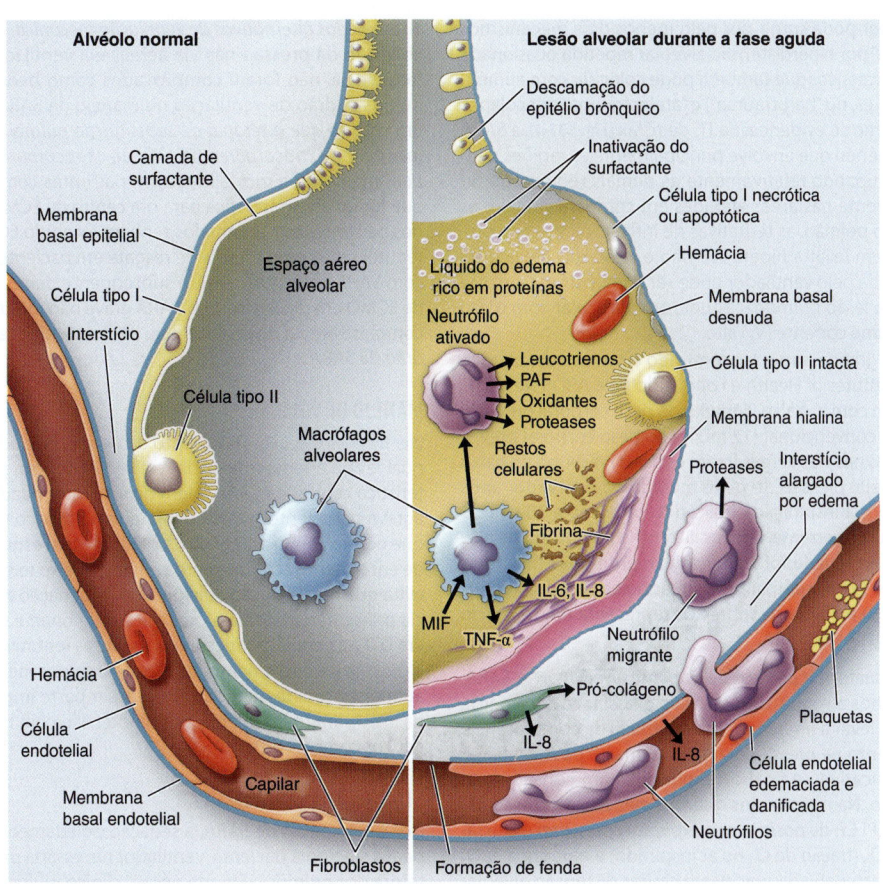

FIGURA 301-3 **Alvéolo normal (à esquerda) e lesão alveolar na fase aguda da lesão pulmonar aguda e na SARA (à direita).** Na fase aguda da síndrome (à direita), há descamação de células epiteliais brônquicas e alveolares, com formação de membrana hialina rica em proteínas na membrana basal desnuda. Os neutrófilos são apresentados aderindo ao endotélio capilar lesionado e migrando pelo interstício até o espaço aéreo, que é preenchido com líquido de edema rico em proteínas. No espaço aéreo, um macrófago alveolar está secretando citocinas pró-inflamatórias – ou seja, interleucinas 1, 6 e 8 (IL-1, 6 e 8) e fator de necrose tumoral α (TNF-α) – que agem localmente para estimular a quimiotaxia e ativar os neutrófilos. A IL-1 também pode estimular a produção de matriz extracelular por meio de fibroblastos. Os neutrófilos podem liberar oxidantes, proteases, leucotrienos e outras moléculas pró-inflamatórias, como fator ativador plaquetário (PAF, de *platelet activating factor*). Alguns mediadores anti-inflamatórios também estão presentes no ambiente alveolar, incluindo o antagonista do receptor da IL-1, o receptor do TNF-α solúvel, os autoanticorpos contra IL-8 e as citocinas como a IL-10 e a IL-11 (não mostradas). O influxo de líquido de edema rico em proteínas nos alvéolos pode levar à inativação de surfactante. MIF, fator inibidor de macrófagos (de *macrophage inhibitory factor*). (*De LB Ware, MA Matthay. The acute respiratory distress syndrome. N Engl J Med 342:1334, 2000. Direitos autorais© 2000 Massachusetts Medical Society. Reimpressa, com autorização, da Massachussets Medical Society.*)

As consequências fisiológicas incluem aumento do risco de pneumotórax, redução na complacência pulmonar e aumento do espaço morto pulmonar. Nessa fase tardia, os pacientes sofrem um aumento substancial de morbidade. Evidências de fibrose na biópsia pulmonar em qualquer fase de SARA estão associadas a aumento no risco de mortalidade.

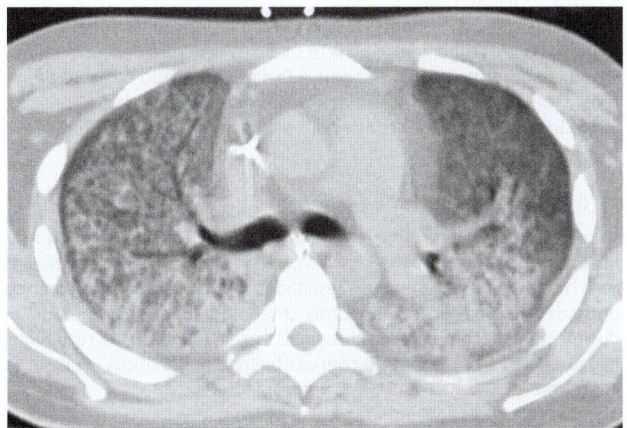

FIGURA 301-4 **Tomografia computadorizada de tórax representativa durante a fase exsudativa da SARA,** na qual predominam edema alveolar *pendente* e atelectasia.

TRATAMENTO
Síndrome da angústia respiratória aguda

PRINCÍPIOS GERAIS
As recentes reduções na mortalidade por SARA são, em grande parte, resultado dos avanços gerais na assistência aos pacientes em estado crítico **(Cap. 300)**. Assim, a assistência a esses pacientes requer: (1) reconhecimento e tratamento dos distúrbios clínicos e cirúrgicos subjacentes (p. ex., pneumonia, sepse, broncoaspiração, traumatismo); (2) minimização de procedimentos desnecessários e suas complicações; (3) pacotes de medidas padronizadas (*bundled care*) para pacientes de UTI, incluindo a profilaxia de tromboembolismo venoso, hemorragia digestiva, broncoaspiração, sedação excessiva, ventilação mecânica prolongada e infecções de cateter venoso central; (4) reconhecimento imediato de infecções hospitalares; e (5) nutrição adequada por via enteral quando possível.

MANEJO DA VENTILAÇÃO MECÂNICA
(Ver também Cap. 302) Os pacientes que preenchem os critérios clínicos para SARA frequentemente apresentam fadiga em razão do aumento no trabalho respiratório e da hipoxemia progressiva, necessitando de suporte com ventilação mecânica.

Minimização da lesão pulmonar induzida pelo ventilador   Apesar do seu potencial para salvar vidas, a ventilação mecânica pode agravar a lesão pulmonar. Modelos experimentais demonstraram que a lesão pulmonar induzida pelo ventilador pode surgir por pelo menos dois mecanismos principais: "volutrauma" por hiperdistensão alveolar repetida ocasionada por volume corrente excessivo (que também pode coincidir com aumento das pressões alveolares, ou "barotrauma") e "atelectrauma" por colapso alveolar recorrente. Como se evidencia na TC de tórax (Fig. 301-4), a SARA é um distúrbio heterogêneo que envolve principalmente as regiões pendentes do pulmão, poupando relativamente as demais regiões. Como a complacência é diferente nas áreas afetadas em comparação com as áreas mais "normais" do pulmão, as tentativas de inflar totalmente o pulmão consolidado podem levar à hiperdistensão e lesão das áreas mais normais. A lesão induzida pelo ventilador pode ser demonstrada em modelos experimentais de lesão pulmonar aguda, em particular com o uso de ventilação com volume corrente (V_C) alto.

Em um estudo de grande porte, randomizado e controlado, patrocinado pelo National Institutes of Health e conduzido pela ARDS Network, comparou-se ventilação com V_C baixo (6 mL/kg do peso corporal previsto) com ventilação com V_C convencional (12 mL/kg do peso corporal previsto). Pressões mais baixas nas vias aéreas foram os alvos no grupo de baixo volume corrente (ou seja, pressão de platô medida no ventilador após uma pausa de 0,5 s após a inspiração), buscando pressões ≤ 30 cmH_2O no grupo de baixo volume corrente *versus* ≤ 50 cmH_2O no grupo de alto volume corrente. A mortalidade foi significativamente mais baixa nos pacientes com V_C baixo (31%) comparada com aqueles tratados com V_C convencional (40%). Essa melhora na sobrevida representa um benefício substancial na mortalidade por SARA.

Minimização do atelectrauma pela prevenção do colapso alveolar Na SARA, a presença de líquido nos alvéolos e no interstício, assim como a perda de surfactante, podem levar a uma redução acentuada da complacência do pulmão. Sem aumento na pressão expiratória final, é possível haver colapso alveolar significativo ao final da expiração, com consequente prejuízo na oxigenação. Na maioria dos quadros clínicos, a pressão expiratória final positiva (PEEP, de *positive end-expiratory pressure*) é ajustada para minimizar a FIO_2 (fração de O_2 no ar inspirado) e garantir a PaO_2 (pressão parcial de O_2 arterial) adequada sem causar distensão alveolar excessiva. Atualmente, não há consenso sobre o método ideal de ajuste da PEEP, pois vários estudos geraram resultados inconclusivos. As abordagens possíveis incluem o uso da tabela de combinações de PEEP-FIO_2 do grupo ARDS Network; a geração de uma curva de pressão-volume estática para o sistema respiratório, com o ajuste da PEEP logo acima do ponto de inflexão inferior dessa curva para maximizar a complacência do sistema respiratório; e a mensuração das pressões esofágicas para estimar a pressão transpulmonar (que pode ser particularmente útil em pacientes com parede torácica rígida). É importante notar que um estudo recente de fase 2 em pacientes com SARA moderada a grave não demonstrou nenhum benefício do uso rotineiro de titulação de PEEP guiada por pressão esofágica sobre titulação empírica de PEEP-FIO_2 alta. Até que mais dados sejam disponibilizados sobre como otimizar os parâmetros da PEEP na SARA, os médicos podem usar essas opções ou uma abordagem prática para medir empiricamente a "melhor PEEP" à beira do leito de modo a determinar os parâmetros ideais que promovam o melhor recrutamento pulmonar, minimizem a distensão alveolar excessiva e a instabilidade hemodinâmica e forneçam PaO_2 adequada com minimização da FIO_2 (Cap. 302).

Posição prona Embora muitos estudos iniciais tenham demonstrado que a ventilação mecânica em pacientes em posição prona melhore a oxigenação arterial sem benefício na mortalidade, um estudo de 2013 demonstrou redução significativa na mortalidade em 28 dias com a posição prona (32,8 para 16,0%) em pacientes com SARA grave (PaO_2/FIO_2 < 150 mmHg). Assim, muitos centros estão aumentando o uso da posição prona na SARA grave, com a compreensão de que essa manobra exige uma equipe de terapia intensiva com experiência em "pronação", pois o reposicionamento de pacientes criticamente enfermos pode ser perigoso, levando a extubação endotraqueal acidental, perda de cateteres venosos centrais e lesões ortopédicas.

OUTRAS ESTRATÉGIAS NA VENTILAÇÃO MECÂNICA

As *manobras de recrutamento* que aumentam temporariamente a PEEP para níveis altos de modo a "recrutar" o pulmão atelectásico podem aumentar a oxigenação, mas não foi estabelecido um benefício na mortalidade e, de fato, as manobras de recrutamento podem aumentar a mortalidade quando são combinadas com ajustes de PEEP basal mais altos. *Modos alternativos de ventilação mecânica*, como a ventilação com liberação da pressão nas via aéreas e a ventilação oscilatória com alta frequência, não foram comprovados como benéficos com relação aos modos-padrão de ventilação no manejo da SARA. Foi demonstrado em um estudo *que a terapia de substituição pulmonar com oxigenação por membrana extracorpórea* (ECMO, de *extracorporeal membrane oxygenation*) melhorou a mortalidade em pacientes com SARA no Reino Unido que foram encaminhados para um centro de ECMO (embora apenas 75% dos pacientes encaminhados tenham recebido ECMO) e, assim, ela pode ter utilidade como terapia de resgate em pacientes adultos selecionados com SARA grave. Um estudo subsequente demonstrou que o uso inicial de ECMO em pacientes com SARA grave não foi superior ao uso de ECMO como estratégia de resgate para pacientes que falharam no manejo padrão da SARA.

MANEJO DE VOLUME

(Ver também Cap. 300) O aumento da permeabilidade vascular pulmonar, o qual leva a edema intersticial e alveolar rico em proteínas, é uma característica central da SARA. Além disso, a integridade vascular prejudicada agrava o aumento normal de líquido no espaço extravascular pulmonar que ocorre com o aumento da pressão atrial esquerda. Manter a pressão de enchimento atrial esquerda em nível baixo reduz o edema pulmonar e evita que haja redução adicional da oxigenação arterial e da complacência pulmonar; melhora a mecânica pulmonar; e encurta a permanência em UTI e a ventilação mecânica. Assim, as tentativas agressivas de reduzir a pressão de enchimento atrial esquerdo por meio de restrição hídrica e administração de diuréticos devem ser parte importante do tratamento da SARA, limitadas apenas por hipotensão com hipoperfusão de órgãos críticos como os rins.

BLOQUEIO NEUROMUSCULAR

Nos casos graves de SARA, a sedação isoladamente pode ser insuficiente para a sincronia paciente-ventilador necessária para uma ventilação protetora dos pulmões. Em um ensaio clínico multicêntrico, randomizado e placebo-controlado avaliando o bloqueio neuromuscular precoce (com besilato de cisatracúrio) por 48 horas, os pacientes com SARA grave apresentaram aumento da taxa de sobrevida e do número de dias sem ventilador mecânico sem aumentar a paresia adquirida na UTI. Um estudo subsequente não demonstrou benefício na mortalidade para o bloqueio neuromuscular precoce por 48 horas em pacientes com SARA moderada a grave. Esse estudo mais recente apoia a noção de que o uso seletivo de bloqueio neuromuscular pode ser benéfico naqueles pacientes com SARA e dessincronia ventilatória a despeito de sedação.

GLICOCORTICOIDES

Muitas tentativas foram feitas para tratar tanto a SARA precoce como a tardia com glicocorticoides para reduzir a inflamação pulmonar potencialmente prejudicial. Poucos estudos mostraram qualquer benefício significativo na mortalidade. As evidências atuais *não* sustentam o uso rotineiro de glicocorticoides na assistência de pacientes com SARA.

OUTROS TRATAMENTOS

Os ensaios clínicos avaliando a terapia com reposição de surfactante e múltiplos outros tratamentos clínicos tiveram resultados decepcionantes. Vasodilatadores pulmonares, como a inalação de óxido nítrico ou epoprostenol sódico, podem produzir melhora transitória na oxigenação, mas não aumentam a sobrevida nem reduzem o período em ventilação mecânica.

RECOMENDAÇÕES

Vários ensaios clínicos foram realizados na tentativa de melhorar o prognóstico de pacientes com SARA; a maioria não obteve sucesso em modificar a história natural. Embora os resultados de ensaios clínicos de grande porte devam ser aplicados de forma criteriosa para os pacientes *individualmente*, as recomendações baseadas em evidências estão resumidas na Tabela 301-3 e um algoritmo com os objetivos terapêuticos iniciais e os limites no tratamento da SARA é apresentado na Figura 301-5. Por favor, observe que essas recomendações se aplicam à SARA não relacionada à Covid-19. Ver as recomendações relacionadas à SARA por Covid-19 no Capítulo 199.

TABELA 301-3 ■ Recomendações baseadas em evidências para o tratamento da SARA	
Tratamento	Recomendações[a]
Ventilação mecânica	
Volume corrente baixo	A
Pressões de enchimento atrial esquerdo minimizadas	B
PEEP alta ou "pulmão aberto"	B[b]
Posição prona	B[b]
Manobras de recrutamento	C[b]
Ventilação em alta frequência	D
ECMO	B[b]
Bloqueio neuromuscular precoce (uso de rotina)	C[b]
Tratamento com glicocorticoides	D
Vasodilatadores inalatórios (p. ex., inalação de óxido nítrico, inalação de epoprostenol)	C
Reposição de surfactante e outra terapia anti-inflamatória (p. ex., cetoconazol, PGE_1, AINEs)	D

[a]Legenda: A, tratamento recomendado com base em evidências clínicas fortes obtidas em ensaios clínicos randomizados; B, tratamento recomendado com base em dados clínicos que corroboram, mas com força de evidência limitada; C, recomendado apenas como tratamento alternativo com base em evidências indeterminadas; D, não recomendado com base em evidências clínicas contrárias à eficácia da terapia. [b]Conforme descrito no texto, não há consenso sobre a PEEP ideal na SARA, mas o consenso geral sustenta uma estratégia de pulmão aberto que minimize a distensão alveolar; foi demonstrado que a posição prona melhora a mortalidade na SARA grave em um ensaio clínico controlado randomizado; a ECMO pode ser benéfica em pacientes selecionados com SARA grave; o bloqueio neuromuscular precoce demonstrou um benefício sobre a mortalidade em um ensaio clínico controlado randomizado em pacientes com SARA grave, mas não foi replicado em um estudo subsequente, sugerindo que o uso rotineiro de bloqueio neuromuscular precoce em todos os pacientes com SARA moderada a grave pode não ser benéfico.
Siglas: AINEs, anti-inflamatórios não esteroides; ECMO, oxigenação por membrana extracorpórea; PEEP, pressão expiratória final positiva; PGE_1, prostaglandina E_1; SARA, síndrome da angústia respiratória aguda.

PROGNÓSTICO

Mortalidade No recente relato do estudo Large Observational Study to Understand the Global Impact of Severe Acute Respiratory Failure (LUNG SAFE), a estimativa de mortalidade hospitalar para a SARA varia de 34,9% na SARA leve a 40,3% na SARA moderada e 46,1% na SARA grave. Há variabilidade substancial, mas a tendência a melhores resultados da SARA ao longo do tempo parece evidente. De interesse, a mortalidade na SARA é amplamente atribuída a causas não pulmonares, sendo a sepse e a insuficiência de outros órgãos que não incluem o pulmão responsáveis por > 80% das mortes. Assim, o aumento da sobrevida provavelmente é secundário aos avanços no tratamento dos pacientes sépticos/infectados e daqueles com insuficiência múltipla de órgãos (Cap. 300).

Os principais fatores de risco para mortalidade por SARA não são pulmonares. A idade avançada é um fator de risco importante. Os pacientes com > 75 anos de idade apresentam risco de mortalidade substancialmente maior (cerca de 60%) do que aqueles com < 45 anos (cerca de 20%). Além disso, os pacientes com > 60 anos com SARA e sepse apresentam risco de mortalidade três vezes mais alta do que aqueles com < 60 anos. Outros fatores de risco incluem disfunção preexistente de órgãos por doença clínica crônica – em particular, doença hepática crônica, alcoolismo crônico e imunossupressão crônica (Cap. 300). Os pacientes com SARA originada de lesão pulmonar direta (como pneumonia, contusão pulmonar e broncoaspiração; Tab. 301-1) apresentam probabilidade de morte aproximadamente duas vezes maior comparada à daqueles com causas indiretas de lesão pulmonar, enquanto os pacientes cirúrgicos ou vítimas de traumatismo com SARA – especialmente aqueles sem lesão pulmonar direta – geralmente apresentam taxa de sobrevida maior do que outros pacientes com SARA.

Uma maior gravidade da SARA, conforme determinado pela definição de consenso de Berlim, prediz maior mortalidade. De forma surpreendente, há pouco valor adicional para a predição de mortalidade por SARA por meio de outros parâmetros de lesão pulmonar, incluindo o nível de PEEP (≥ 10 cmH_2O), a complacência do sistema respiratório (≤ 40 mL/cmH_2O), a extensão dos infiltrados alveolares na radiografia de tórax e o volume expirado por minuto corrigido (≥ 10 L/min) (como medida substituta para o espaço morto).

Recuperação funcional nos sobreviventes de SARA Embora seja comum que os pacientes com SARA apresentem insuficiência respiratória prolongada e permaneçam dependentes de ventilação mecânica para sobreviver, é uma prova dos poderes de resolução do pulmão que a maioria dos pacientes que sobrevivem recuperam a função pulmonar quase normal. Os pacientes em geral recuperam a função pulmonar máxima em 6 meses. Cerca de 1 ano após a extubação endotraqueal, mais de um terço dos sobreviventes da SARA apresentam valores normais de espirometria e capacidade de difusão. A maioria dos demais pacientes apresenta apenas anormalidades leves da função pulmonar. Ao contrário do risco de mortalidade, a recuperação da função pulmonar está fortemente associada à extensão da lesão pulmonar na SARA inicial. Baixa complacência respiratória estática, necessidade de níveis altos de PEEP, duração prolongada da ventilação mecânica e escores altos de lesão pulmonar estão associados à menor recuperação da função pulmonar. Quando a função física é avaliada 5 anos após a SARA, com frequência constatam-se limitação da capacidade de realizar exercícios e redução da qualidade de vida a despeito de função pulmonar quase normal. No cuidado de sobreviventes de SARA, é importante estar atento para a possibilidade de uma carga importante de problemas psicológicos tanto no paciente quanto nos familiares, incluindo taxas significativas de depressão e transtorno de estresse pós-traumático. Por favor, ver Capítulo 199 para informações a respeito do prognóstico e recuperação da Covid.

Agradecimento *Os autores agradecem pelas contribuições a este capítulo aos autores anteriores, Drs. Augustine Choi e Steven D. Shapiro.*

LEITURAS ADICIONAIS

ARDS Definition Task Force: Acute respiratory distress syndrome: The Berlin definition. JAMA 307:2526, 2012.
ARDS Network: Ventilation with lower tidal volumes as compared with traditional tidal volumes for acute lung injury and the acute respiratory distress syndrome. N Engl J Med 342:1301, 2000.
Beitler JR et al: Effect of titrating positive end-expiratory pressure (PEEP) with an esophageal pressure-guided strategy vs an empirical high PEEP-FiO2 strategy on death and days free from mechanical ventilation among patients with acute respiratory distress syndrome. JAMA 321:846, 2019.
Bellani G et al: Epidemiology, patterns of care, and mortality for patients with acute respiratory distress syndrome in intensive care units in 50 countries. JAMA 315:788, 2016.
Combes A et al: Extracorporeal membrane oxygenation for severe acute respiratory distress syndrome. N Engl J Med 378:1965, 2018.
The National Heart, Lung, and Blood Institute Petal Clinical Trials Network: Early neuromuscular blockade in the acute respiratory distress syndrome. N Engl J Med 380:1996, 2019.

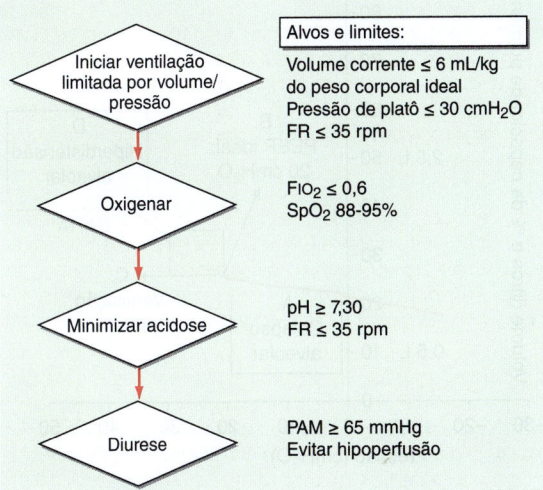

FIGURA 301-5 Algoritmo para o manejo inicial da síndrome da angústia respiratória aguda (SARA). Ensaios clínicos forneceram objetivos terapêuticos com base em evidências para uma abordagem inicial em etapas com ventilação mecânica, oxigenação e correção da acidose e da diurese de pacientes em estado crítico com SARA. FiO_2, porcentagem do O_2 inspirado; FR, frequência respiratória; PAM, pressão arterial média; SpO_2, saturação arterial de oxigênio por oximetria de pulso.

Ware LB, Matthay MA: The acute respiratory distress syndrome. N Engl J Med 342:1334, 2000.

Writing Group for The Alveolar Recruitment for Acute Respiratory Distress Syndrome Trial (ART) Investigators: Effect of lung recruitment and titrated positive end-expiratory pressure (PEEP) vs low PEEP on mortality in patients with acute respiratory distress syndrome. JAMA 318:1335, 2017.

WEBSITES

ARDS Foundation: www.ardsusa.org
ARDS Support Center for patient-oriented education: www.ards.org
National Health, Lung, and Blood Institute ARDS Clinical Trials information: www.ardsnet.org and www.petalnet.org

302 Suporte ventilatório mecânico
Scott Schissel

A ventilação mecânica diz respeito a dispositivos que fornecem ar com pressão positiva, com conteúdo variável de oxigênio, a pacientes com falência respiratória aguda ou crônica. A insuficiência respiratória hipoxêmica refratária à suplementação de oxigênio e que necessita de ventilação mecânica é causada, mais frequentemente, por desequilíbrio ventilação-perfusão ou por *shunt* causado por processos como pneumonia, edema pulmonar, hemorragia alveolar, síndrome da angústia respiratória aguda (SARA) e sequela de trauma ou cirurgia. A insuficiência respiratória hipercapneica é causada, mais frequentemente, por exacerbações graves de doença pulmonar obstrutiva, incluindo asma e doença pulmonar obstrutiva crônica (DPOC); perda do estímulo respiratório central por eventos neurológicos agudos, como acidente vascular cerebral (AVC), hemorragia intracraniana ou superdosagem de medicamento ou droga; e fraqueza dos músculos respiratórios por doenças como a síndrome de Guillain-Barré. A ventilação mecânica também pode ser necessária quando o paciente tem uma via aérea artificial (como um tubo endotraqueal) colocada devido à má proteção das vias aéreas, como no coma ou no contexto de uma grande hemorragia gastrintestinal e vômitos, ou devido a processos que levam a obstrução de grandes vias aéreas, como no edema laríngeo. Por fim, como a ventilação mecânica pode reduzir o trabalho respiratório comparada com a ventilação espontânea, ela é uma terapia adjunta ao choque e à falência múltipla de órgãos.

PRINCÍPIOS DA VENTILAÇÃO MECÂNICA

Embora os ventiladores mecânicos contemporâneos usem pressão positiva para inflar os pulmões, a resposta do paciente a uma pressão aplicada no pulmão (pressão transpulmonar) depende das propriedades elásticas dos seus pulmões e da parede torácica; a quantidade de pressão necessária para inflar um pulmão é a mesma, portanto, quer seja aplicada de forma positiva por ventilação mecânica ou de forma negativa usando o diafragma e os músculos da parede torácica. Na SARA, por exemplo, os pulmões estão "rígidos" ou pouco complacentes e, frequentemente, demandam uma maior pressão para atingir um volume corrente fisiológico (Fig. 302-1), o que, ao longo do tempo, pode levar à fadiga dos músculos respiratórios. Se um paciente com SARA está em uso de ventilação mecânica e não faz nenhum esforço respiratório espontâneo, usando sedação e bloqueio neuromuscular, a quantidade de pressão positiva necessária para inflar o pulmão é igual à pressão de insuflação negativa necessária se o paciente estivesse respirando espontaneamente; todavia, o trabalho respiratório é removido pelo ventilador, permitindo uma ventilação sustentável.

A ventilação mecânica pode ser salvadora uma vez que restaura a oxigenação adequada e corrige a hipercapnia. A aplicação correta de ventilação com pressão positiva, contudo, requer que se evite a subinsuflação, que pode causar ciclos de recrutamento alveolar e, então, colapsar, e, no outro extremo, a hiperinsuflação alveolar (Fig. 302-2); coletivamente, esses processos podem causar lesão pulmonar induzida pelo ventilador devido a barotrauma e volutrauma. A ventilação com volume corrente ideal ocorre ao longo da curva pressão-volume pulmonar, na qual a complacência do sistema respiratório é maior, ou onde a menor mudança na pressão aplicada leva ao maior aumento no volume pulmonar (Fig. 302-2;

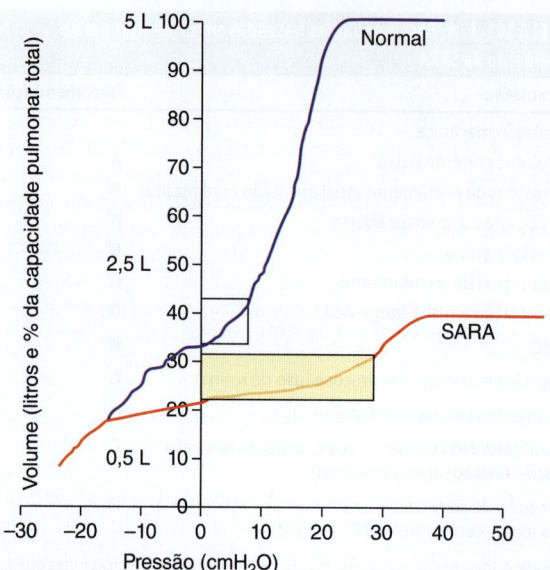

FIGURA 302-1 Curvas hipotéticas de pressão-volume de pacientes com função pulmonar normal (normal) e síndrome de angústia respiratória aguda (SARA). Um volume corrente respiratório de 0,5 L no pulmão normal requer 8 cmH$_2$O de pressão (*caixa aberta*), mas, na SARA, requer 28 cmH$_2$O (*caixa sombreada*).

caixa sombreada). Para prevenir um volume pulmonar muito baixo ao final da expiração, em que ocorre o colapso alveolar, o ventilador pode ser ajustado para manter uma pressão positiva especificada ao final da expiração, ou pressão expiratória final positiva (PEEP) (Fig. 302-2, *B. PEEP ideal*). A ventilação com menor volume corrente (meta 6 mL/kg de peso corporal ideal) pode ajudar a evitar que a pressão inspiratória final ou de "platô" (medida logo após a cessação do fluxo ao final da inspiração) exceda 30 cmH$_2$O; essa abordagem minimiza a lesão pulmonar induzida por barotrauma e por volutrauma, especialmente em pacientes com SARA (Fig. 302-2, *C. Ventilação protetiva*).

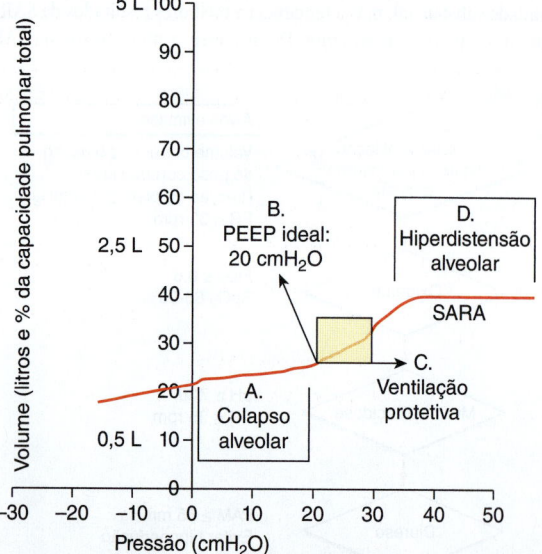

FIGURA 302-2 Curva hipotética de pressão-volume de um paciente com síndrome de angústia respiratória aguda (SARA), demonstrando uma pressão expiratória final positiva (PEEP) ideal e ventilação protetiva. Uma respiração com volume corrente de 0,5 litros iniciada com uma PEEP de 20 cmH$_2$O (***B***), após a área de maior colapso alveolar (***A***). O final da inspiração ocorre dentro da porção mais complacente da curva de pressão-volume (***C***) e com uma pressão < 30 cmH$_2$O, antes da área na qual ocorre hiperdistensão do pulmão (***D***), minimizando a lesão pulmonar.

MODOS DE VENTILAÇÃO MECÂNICA

A ventilação mecânica envolve o controle ou monitoramento das mesmas variáveis básicas envolvidas na respiração espontânea com pressão negativa, incluindo frequência respiratória, volume corrente (V_C), tempo e fluxo inspiratório e a fração de oxigênio no ar inspirado (FiO_2). Além disso, a PEEP é uma variável específica da ventilação com pressão positiva e é definida pelo clínico. O modo de ventilação mecânica determina quanto controle o clínico e o ventilador têm sobre essas variáveis em relação ao paciente; por exemplo, o modo assistido-controlado (AC) permite o controle essencialmente completo do operador de todas as variáveis, enquanto a pressão de suporte (PS) permite que o paciente controle variáveis importantes, como frequência respiratória, V_C e taxas de fluxo (Tab. 302-1).

VENTILAÇÃO ASSISTIDO-CONTROLADA

A ventilação AC permite que o médico controle quase todas as variáveis do ventilador e é amplamente usada quando os pacientes não podem participar com segurança dos seus próprios esforços ventilatórios, como quando estão em sedação profunda ou instáveis devido à insuficiência respiratória aguda ou outra doença crítica. A maioria das ventilações AC é feita no modo *de controle por volume*, no qual o operador determina um V_C específico e a frequência respiratória, garantindo assim uma ventilação-minuto (V_E) mínima. Além de ajustar a frequência, os pacientes podem obter respirações adicionais e totalmente suportadas no V_C definido, fazendo um esforço inspiratório, que é detectado pelo ventilador e aciona a respiração. A taxa de fluxo inspiratório é ajustada pelo operador; assim, um paciente dispneico pode encontrar resistência na inspiração se a taxa de fluxo desejada for maior do que a taxa ajustada, possivelmente levando a desconforto do paciente e aumento do trabalho respiratório. No modo AC por volume, o operador também define a PEEP e o FiO_2. Importante observar que, como o V_C é uma variável independente no volume controlado (i.e., ajustado pelo médico), a pressão inspiratória final (ou platô) é uma variável dependente, não controlada pelo médico, mas, sim, determinada pela complacência pulmonar. As pressões inspiratórias devem ser monitoradas, portanto, para minimizar o barotrauma.

Embora a ventilação AC seja frequentemente controlada por volume, ela também pode ser usada com um modo *controlado por pressão*, também chamado de ventilação com pressão controlada (VPC). A principal diferença entre o volume controlado e a VPC é que, na VPC, é ajustada uma pressão inspiratória (ou "estímulo") ao invés do V_C; assim, cada vez que o ventilador fornecer uma respiração, ele eleva a pressão das vias aéreas para o nível ajustado acima da PEEP até que o fluxo inspiratório caia abaixo de um limiar definido, terminando, assim, a inspiração. Logo, o V_C resultante irá variar dependendo da complacência pulmonar. Em um paciente sedado e paralisado (sem nenhum esforço respiratório), a pressão necessária para gerar um volume corrente específico (x) usando a VPC deve, no mesmo paciente, ser igual à pressão de platô no modo volume controlado no qual o V_C é ajustado em x. É importante ressaltar que, como a complacência pulmonar pode mudar dinamicamente, o V_C também pode mudar com a VPC; o V_C e a ventilação-minuto, portanto, devem ser monitorados, pois não há garantia dos volumes ventilatórios fornecidos como no volume controlado. A VPC frequentemente é usada para limitar as pressões de pico das vias aéreas e de distensão pulmonar (platô) em situações em que a pressão alta pode causar danos, como na SARA ou após cirurgia torácica com linhas de sutura recentes nas vias aéreas ou no parênquima pulmonar. É importante observar, no entanto, que o volume e o fluxo inspiratório são variáveis dependentes na VPC, ao contrário da ventilação com volume controlado, e não definidas pelo clínico. Pacientes respirando espontaneamente, que estão em VPC, podem gerar uma pressão negativa relativa no circuito do ventilador, reduzindo temporariamente a pressão positiva abaixo do ponto de ajuste; o respirador responde aumentando o fluxo aéreo até que ele restaure a pressão determinada, resultando em maior fluxo inspiratório, um maior V_C para aquela respiração e, mais importante, maior pressão nos alvéolos, igual à pressão absoluta (negativa) gerada pelo paciente mais a pressão positiva definida pelo médico (Fig. 302-3). Como os ventiladores mecânicos não medem rotineiramente ou exibem graficamente a pressão negativa gerada pelo paciente, os médicos podem não estar cientes dessa pressão transalveolar adicional e do dano potencial por volume e barotrauma; importante observar, portanto, que os médicos devem monitorar os aumentos no V_C na VPC.

VENTILAÇÃO CONTROLADA POR VOLUME REGULADA POR PRESSÃO

Avanços na tecnologia do ventilador, como os sensores e microprocessadores de fluxo e pressão, permitem novos modos de ventilação mecânica que combinam os benefícios da ventilação com volume controlado e pressão controlada. A ventilação com volume controlado regulado por pressão (PRVC, de *pressure-regulated volume control*) é um modo de ventilação totalmente assistida, em que o clínico define um V_C alvo, como na ventilação com volume controlado, mas permite que o paciente faça esforços respiratórios espontâneos e varie as taxas de fluxo inspiratório, como na VPC, aumentando o conforto do paciente e a sincronia do ventilador. A PRVC percebe os esforços inspiratórios do paciente e fornece a menor quantidade de pressão positiva para atingir o volume corrente almejado; como os esforços do paciente podem variar e a adaptação do ventilador não é instantânea, V_C podem variar de uma respiração a outra na ventilação PRVC. Nos estados patológicos nos quais o V_C precisa um controle rígido para prevenir o volutrauma, como na SARA, a ventilação PRVC deve ser usada com cuidado caso o paciente seja capaz de fazer um esforço respiratório significativo.

TABELA 302-1 ■ Principais características dos modos de ventilação mecânica usados comumente				
Modo	Variáveis ajustadas pelo médico (independentes)	Variáveis monitoradas (dependentes)	Vantagens	Desvantagens
Assistida controlada por volume	V_C Frequência respiratória PEEP FiO_2 Taxa de fluxo inspiratório	Pressão de pico inspiratório das vias aéreas Pressão inspiratória final (platô) V_E	Garantir V_C e V_E mínimos Controlar V_C, limitando o volutrauma	Barotrauma por elevada pressão de platô Dessincronia paciente-ventilador, aumento do trabalho respiratório
Assistida controlada por pressão	*Driving pressure* inspiratória Frequência respiratória PEEP FiO_2	V_C V_E	Limitar o barotrauma (se os esforços respiratórios do paciente forem mínimos) O fluxo inspiratório pode variar com o esforço do paciente (melhora do conforto/sincronia)	V_C e V_E não obrigatórios; devem ser monitorados de perto O esforço respiratório do paciente pode levar a grande V_C e volutrauma
Controlada por volume regulada por pressão	V_C Frequência respiratória PEEP FiO_2	Pressão de pico inspiratório das vias aéreas Pressão inspiratória final (platô) V_E	O esforço do paciente pode variar o fluxo inspiratório, aumentando o conforto e a sincronia do ventilador Garantir V_C e V_E mínimos	Esforço variável do paciente pode levar a um V_C maior do que o ajustado; monitorar para prevenir volutrauma
Pressão suporte	Pressão inspiratória PEEP FiO_2	V_C Frequência respiratória V_E	O esforço do paciente é preservado e controla o fluxo inspiratório V_C e a frequência respiratória, permitindo sincronia com o ventilador	Possível ocorrer apneia e hipoventilação; deve monitorar a frequência respiratória, V_C e V_E de perto

Siglas: FiO_2, fração de oxigênio no ar inspirado; PEEP, pressão expiratória final positiva; V_C, volume corrente; V_E, ventilação-minuto.

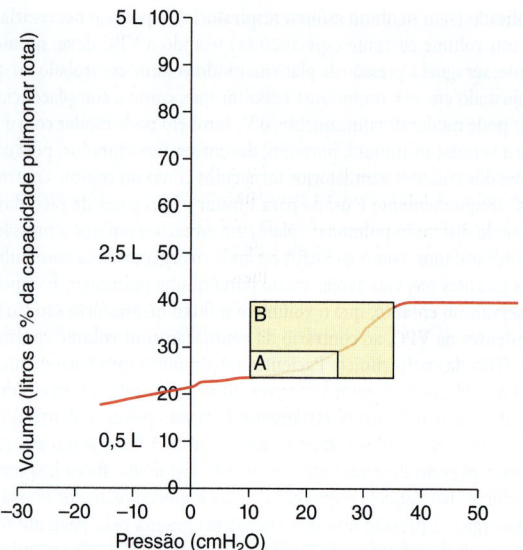

FIGURA 302-3 Curva hipotética de pressão-volume de um paciente em ventilação com pressão controlada, paralisada (*A*) e respirando espontaneamente (*B*). **A.** Paciente paralisado (*caixa sombreada clara*): pressão expiratória final positiva (PEEP), 10 cmH$_2$O; pressão inspiratória (estímulo): 15 cmH$_2$O; pressão inspiratória final (platô), 25 cmH$_2$O; volume corrente (V$_C$), 300 mL. **B.** Paciente respirando (*caixa sombreada escura*): PEEP, 10 cmH$_2$O; pressão inspiratória (estímulo), 15 cmH$_2$O; esforço do paciente (pressão negativa "aspirativa"), 10 cmH$_2$O; pressão inspiratória final (platô) exibida no ventilador, 25 cmH$_2$O; pressão inspiratória final residual (transalveolar), 35 cmH$_2$O; V$_C$, 700 mL.

VENTILAÇÃO COM PRESSÃO SUPORTE

A ventilação com pressão suporte (VPS) e a VPC são muito similares, exceto que não há ventilação obrigatória ou frequência respiratória mecânica definida na VPS e o suporte ventilatório é totalmente deflagrado e controlado pelo paciente. O médico ajusta a FiO$_2$, a PEEP e a pressão inspiratória máxima. Quando os pacientes fazem um esforço inspiratório com pressão negativa na VPS, o ventilador sente a alteração de pressão e aumenta a pressão positiva para o nível de pressão inspiratória ajustado, mantendo a pressão até que o fluxo caia abaixo de um limite determinado (frequentemente cerca de 20% do fluxo inspiratório de pico); nesse ponto, a inspiração cessa e a pressão cai de volta à PEEP ajustada. O V$_C$ na VPS é monitorado, mas não garantido, é determinado pela complacência pulmonar e depende da sustentação do esforço inspiratório do paciente. O V$_C$, a ventilação-minuto e a frequência respiratória, portanto, devem ser monitorados de perto na VPS para detectar hipopneia/apneia e hipoventilação. A VPS é frequentemente usada quando os pacientes estão menos sedados e aptos a participar do trabalho respiratório, como no desmame da ventilação mecânica ou em um ventilador apenas para suporte das vias aéreas.

VENTILAÇÃO NÃO INVASIVA COM PRESSÃO POSITIVA

A ventilação não invasiva (VNI) é referida historicamente como uma ventilação com pressão positiva e é fornecida por via nasal ou por máscara facial total em uma pressão contínua (pressão positiva contínua nas vias aéreas [CPAP]) ou em pressões inspiratória e expiratórias diferentes (pressão positiva da via respiratória em dois níveis [BiPAP]). A maioria dos ventiladores não invasivos atuais, contudo, pode funcionar em modo de suporte total, incluindo a ventilação com volume controlado. A VNI é particularmente benéfica para a insuficiência respiratória aguda na qual a causa subjacente responde rapidamente ao tratamento, minimizando a necessidade de suporte ventilatório mecânico prolongado. Por exemplo, na hipercarbia moderada aguda (pH sanguíneo entre 7,25 e 7,35) devido a exacerbações de DPOC, a VNI reduz a necessidade de intubação endotraqueal e encurta a duração da internação; a acidose respiratória aguda mais grave por exacerbações de DPOC (pH sanguíneo < 7,2) geralmente requer ventilação mecânica com um tubo endotraqueal. A VNI também pode ser um tratamento adjunto importante para a insuficiência respiratória por edema pulmonar agudo cardiogênico, na qual as intervenções, como a terapia com diuréticos e vasodilatadores, podem melhorar rapidamente as trocas gasosas e a

TABELA 302-2 ■ Contraindicações comuns à ventilação não invasiva

Incapacidade de proteger as vias aéreas, como na encefalopatia grave
Alto risco de aspiração, como na presença de vômitos ou sangramento gastrintestinal superior grave
Dificuldade de eliminação das secreções respiratórias
Trauma ou cirurgia facial
Obstrução ou comprometimento das vias aéreas superiores
Instabilidade hemodinâmica significativa

mecânica respiratória. A VNI, particularmente no modo de suporte por volume, é eficaz no manejo da insuficiência respiratória crônica por doenças pulmonares restritivas, como a escoliose grave e fraqueza dos músculos respiratórios, e da DPOC complicada por hipercapnia crônica, em que a VNI noturna reduz as internações relacionadas à DPOC. A despeito das inovações técnicas na VNI e da expansão das aplicações clínicas, várias contraindicações importantes para o uso de ventilação mecânica sem uma via aérea segura, como tubo endotraqueal ou tubo de traqueostomia, incluem *delirium*, dificuldade no manejo de secreções respiratórias e instabilidade hemodinâmica (Tab. 302-2).

ESTRATÉGIAS PARA OTIMIZAR AS TROCAS GASOSAS NA VENTILAÇÃO MECÂNICA

OXIGENAÇÃO ARTERIAL

A pressão parcial de oxigênio no sangue (PaO$_2$) e a saturação arterial de oxigênio por oximetria de pulso (SpO$_2$) ideais durante a ventilação mecânica permanecem incertas. Embora a hiperoxia tecidual possa causar lesão oxidativa, sendo que alguns estudos clínicos de pacientes ventilados mecanicamente sugerem piores desfechos clínicos com FiO$_2$ mais alto e quando a PaO$_2$ frequentemente atinge níveis suprafisiológicos, estudos randomizados comparando a oferta conservadora de oxigênio a uma estratégia de oxigênio mais liberal não demonstraram uma vantagem clara da estratégia conservadora. Na SARA, um alvo de PaO$_2$ mais baixo, de 55 a 70 mmHg (ou SpO$_2$ de 88-92%), comparado com uma PaO$_2$ mais alta, de 90 a 105 mmHg (ou SpO$_2$ > 96%), mas mais fisiológica, não reduziu a mortalidade, com os eventos adversos sendo mais frequentes no grupo de PaO$_2$ menor, incluindo a isquemia mesentérica. Os alvos de PaO$_2$ e SpO$_2$, portanto, devem ser individualizados para o paciente considerando as circunstâncias nas quais mesmo uma hiperoxia leve pode ser danosa, como na recuperação de uma lesão cerebral isquêmica e, por outro lado, onde níveis mais baixos de PaO$_2$ (< 55-70 mmHg) podem ser menos ideais, como em pacientes com SARA e evidência de disfunção intestinal. Independentemente da abordagem, não há evidências de que uma PaO$_2$ suprafisiológica (> 100 mmHg) tenha benefício clínico; assim, a hiperoxia sustentada deve ser evitada.

A hipoxemia arterial refratária às técnicas de ventilação mecânica padrão é comum na doença pulmonar aguda grave, especialmente a SARA. De um modo geral, se a necessidade de FiO$_2$ for > 0,6 ou a razão PaO$_2$:FiO$_2$ for < 150 mmHg, devem ser consideradas intervenções adicionais para melhorar a oxigenação arterial. A aplicação de PEEP adequada para evitar o colapso alveolar durante a expiração melhora a oxigenação por meio da redução do desequilíbrio V/Q e *shunts* em áreas de pulmão atelectásico. A PEEP deve, preferencialmente, ser ajustada no menor ponto de inflexão da região mais complacente da curva de pressão-volume pulmonar (Fig. 302-2*B*). Embora a PEEP ideal possa melhorar a oxigenação arterial, atingir a melhor PEEP não mostrou melhorar o desfecho clínico de modo definitivo e pode ter efeitos deletérios, incluindo barotrauma com pneumotórax e hipotensão pela redução do retorno venoso ao ventrículo direito. Pacientes com hipoxemia refratária frequentemente estão dispneicos em ventilação mecânica e fazem esforços respiratórios substanciais assíncronos com o ventilador a despeito de sedação profunda, levando a uma má ventilação e prevenindo o equilíbrio ideal V/Q. Nesse contexto, o bloqueio neuromuscular pode ser muito eficaz para restaurar uma ventilação mecânica efetiva e otimizar as trocas gasosas. Embora seja uma intervenção necessária às vezes, o bloqueio neuromuscular não melhora os desfechos globais na SARA, pode contribuir para miopatia das doenças críticas e requer uma sedação adequadamente profunda para evitar a paralisia consciente; assim, deve ser usado apenas quando necessário para tratar a hipoxemia refratária. Na SARA, o pulmão doente é predominantemente dependente do decúbito do paciente, e a colocação do paciente em posição prona por períodos prolongados pode melhorar significativamente a oxigenação arterial. O papel da posição prona em outras condições patológicas é desconhecido e pode ser associado a eventos adversos, como o deslocamento do tubo endotraqueal e de cateteres venosos, a não ser que seja realizado por uma equipe treinada. A administração de medicamentos vasodilatadores pulmonares através das vias aéreas pode melhorar a perfusão das unidades alveolares ventiladas, melhorando, assim, o desequilíbrio da V/Q e a oxigenação arterial. As prostaciclinas inalatórias, como o epoprostenol e o óxido nítrico, são comumente usadas para tratar a hipoxemia refratária e podem aumentar, em média, a relação $PaO_2:FiO_2$ em 20 a 30 mmHg. A hipoxemia refratária a essas múltiplas intervenções pode exigir a consideração da transição para a oxigenação por membrana extracorpórea (ECMO, de *extracorporeal membrane oxygenation*), ver adiante.

HIPERCAPNIA

Exceto por raras circunstâncias de produção (VCO_2) excessiva de dióxido de carbono (CO_2), que pode ocorrer no caso de febre, sepse, hiperalimentação e tireotoxicose, a maioria dos casos de hipercapnia se deve a ventilação alveolar (V_A) inadequada por um aumento na fração do espaço morto (V_D) (o volume de cada respiração que não participa de trocas de CO_2) em relação à ventilação-minuto (V_E) total, expressa como $V_A = V_E (1 - V_D/V_C)$. O espaço morto fisiológico normal é de cerca de 150 mL (cerca de 2 mL/kg), perfazendo um V_D/V_C de 0,3 para um volume corrente de 500 mL. Na insuficiência respiratória aguda por SARA, por exemplo, a V_D pode aumentar devido a porções pulmonares malperfundidas, porém ventiladas, enquanto as estratégias de ventilação levam a um V_C baixo; assim, um aumento modesto em V_D para 200 mL e um V_C baixo de 300 mL irá resultar em um V_D/V_C de 0,66, uma situação na qual a hipercapnia pode se desenvolver facilmente. A hipercapnia no contexto de ventilação com V_C baixo (6 mL/kg) para SARA frequentemente causa acidose respiratória que pode ser manejada com maiores frequências respiratórias, até 30 respirações/minuto. A acidose respiratória frequentemente é tolerada até um pH de 7,2, chamada de "hipercapnia permissiva", mas a acidose progressiva pode requerer terapia alcalinizante intravenosa (p. ex., bicarbonato de sódio ou trometamina) ou aceitar um aumento no V_C. Em exacerbações graves de doença pulmonar obstrutiva, DPOC e estado asmático, hipercapnia e acidose respiratória aguda são comuns apesar da ventilação mecânica, com valores médios de $PaCO_2$ de 65 mmHg e pH sanguíneo de 7,20 após a intubação endotraqueal inicial. Uma má ventilação alveolar se deve primariamente ao espaço morto criado pela compressão alveolocapilar em áreas de hiperdistensão alveolar e hiperinsuflação pulmonar. Aumentar a ventilação-minuto aumentando a frequência respiratória ou o V_C irá, portanto, muitas vezes de forma paradoxal, piorar a hipercapnia por aumentar o alçaponamento de ar e o V_D/V_C. A estratégia de ventilação ideal para a fisiologia da doença pulmonar obstrutiva grave envolve o uso de frequências respiratórias mais baixas, geralmente 9 a 12 respirações/minuto, e V_C moderados (7–9 mL/kg) para manter uma ventilação-minuto de cerca de 10 L/min; ventilação-minuto mais alta geralmente piora a hiperinsuflação e pode causar barotrauma. Para evitar que pacientes dispneicos desenvolvam hiperventilação, são necessários sedação mais profunda e, ocasionalmente, bloqueio neuromuscular até que a obstrução brônquica grave responda à terapia clínica. Embora a hipercapnia permissiva possa minimizar o barotrauma e o volutrauma durante a ventilação mecânica, a hipercapnia tem efeitos adversos que incluem aumento da pressão intracraniana, vasoconstrição das artérias pulmonares e até depressão da contratilidade cardíaca (Tab. 302-3). Os benefícios e riscos de uma estratégia de hipercapnia ventilatória devem, portanto, levar em conta as condições médicas comórbidas do paciente, por exemplo, lesão neurológica aguda e risco de aumentos críticos da pressão intracraniana.

TABELA 302-3 ■ Efeitos adversos de hipercapnia[a]

Vasoconstrição arterial pulmonar (possível piora de insuficiência cardíaca direita)

Desvio para a direita da curva da oxiemoglobina

Vasodilatação cerebral

Aumento da pressão intracraniana

Estimulação simpática suprarrenal

Redução da contratilidade cardíaca (especialmente na presença de terapia de bloqueio β-adrenérgico)

[a]Alguns efeitos diminuem se o pH celular for corrigido.

COMPLICAÇÕES DA VENTILAÇÃO MECÂNICA

VIAS AÉREAS

A intubação endotraqueal e a ventilação mecânica podem levar a várias complicações pulmonares e extratorácicas, especialmente quando os pacientes permanecem em ventilação mecânica por > 7 dias. As complicações das vias aéreas pela colocação de tubo endotraqueal incluem trauma das cordas vocais (edema, avulsão, paralisia), estenose traqueal por tecido de granulação e traqueomalacia. A lesão de corda vocal pode levar a estridor pós-extubação (EPE) e necessidade de recolocação de um tubo endotraqueal. Os fatores de risco de EPE incluem intubação prolongada (> 7 dias) ou traumática, grande tamanho do tubo endotraqueal, episódios anteriores de EPE e cirurgia ou trauma da cabeça e pescoço. Os pacientes com fatores de risco para EPE devem ter o balonete do tubo desinsuflado e devem ser testados para a passagem de ar pelo balonete (teste de vazamento do balonete [*cuff leak test*]). Os pacientes que não apresentam vazamento no balonete têm um risco aproximado de 30% para EPE e podem necessitar de nova avaliação para as causas de EPE, com a remoção do tubo adiada até que o processo subjacente seja tratado.

EFEITOS CARDIOPULMONARES ADVERSOS DA VENTILAÇÃO COM PRESSÃO POSITIVA

A pressão positiva intratorácica elevada, como as pressões de platô inspiratórias sustentadas > 30 cmH_2O ou PEEP alta, pode causar várias manifestações de barotrauma pulmonar, incluindo piora da lesão pulmonar aguda, pneumomediastino, pneumotórax e mesmo pneumoperitônio. Embora a ventilação com pressão positiva possa melhorar a insuficiência cardíaca esquerda por meio da diminuição da pré-carga e pós-carga do ventrículo esquerdo, a insuficiência ventricular direita e a hipertensão arterial pulmonar podem piorar devido a uma pré-carga ventricular direita inadequada e a um aumento na pós-carga ventricular direita e na resistência vascular pulmonar; esses efeitos sobre o ventrículo direito e a circulação pulmonar devem ser considerados ao escolher uma estratégia ventilatória em pacientes com doença cardíaca direita grave. Além disso, a redução do retorno venoso pode causar edema nos membros superiores e inferiores, especialmente no cenário de ressuscitação agressiva com fluidos intravenosos (IV) e extravasamento vascular relacionado à doença crítica subjacente.

PNEUMONIA RELACIONADA À VENTILAÇÃO

Vários fatores durante a ventilação mecânica, como a violação das defesas naturais das vias aéreas, sedação com depressão do reflexo da tosse e microaspiração, aumentam o risco de entrada de bactérias no trato respiratório inferior e desenvolvimento de pneumonia. A pneumonia associada à ventilação (PAV) ocorre em até 15% dos pacientes ventilados mecanicamente e causa morte em quase 50% dos pacientes. A PAV é uma infecção do trato respiratório inferior que ocorre ≥ 48 horas após o início da ventilação mecânica e requer o seguinte: (1) novas opacidades pulmonares na radiografia de tórax, (2) uma alteração clínica consistente com pneumonia (febre, aumento de secreção, leucocitose ou aumento no suporte ventilatório, como FiO_2 ou PEEP aumentada) e (3) cultura bacteriana positiva obtida do trato respiratório inferior por meio de aspiração endotraqueal profunda ou amostra de broncoscopia (lavado broncoalveolar ou escovado endobrônquico protegido). A maioria dos patógenos responsáveis por PAV são bactérias hospitalares típicas, incluindo *Staphylococcus aureus*, *Pseudomonas aeruginosa* e outros bacilos Gram-negativos entéricos. Nos casos suspeitos de PAV, a terapia antibiótica empírica precoce geralmente requer um β-lactâmico IV com ampla atividade contra bacilos Gram-negativos, como piperacilina-tazobactam, cefepima ou ceftazidima. A terapia empírica com vancomicina ou linezolida para *S. aureus* resistente à meticilina (MRSA) ou com carbapenêmicos para bacilos Gram-negativos entéricos multirresistentes deve depender dos dados de controle de infecção da unidade de terapia intensiva (UTI) local ou do risco individual do paciente para essas bactérias resistentes. Se possível, com base em culturas respiratórias, os regimes empíricos de antibióticos devem ser desescalonados e a duração total do tratamento deve ser de 7 dias. Dada a significativa morbidade e mortalidade da PAV, as estratégias de prevenção são primordiais e devem fazer parte dos cuidados padronizados. As intervenções de prevenção de PAV suportadas por evidência de estudos clínicos incluem elevação da cabeceira do leito para pelo menos 30° a 45° (redução de 70% de PAV comparado com a posição supina), uso de tubo endotraqueal especializado com uma porta de sucção acima do balonete para minimizar a aspiração de secreções (redução de 50% da PAV), minimizar as trocas de conexões do circuito do ventilador (evita a entrada de bactérias) e higiene das mãos antes de manusear o circuito ventilatório. Práticas com valor incerto na redução da PAV, mas que ainda são razoáveis, incluem limitação da aspiração traqueal profunda, interrupção diária da sedação e cuidados bucais e odontológicos de rotina.

OUTROS

O estresse fisiológico sistêmico associado a ventilação mecânica e as terapias adjuntivas necessárias, como sedação e bloqueio neuromuscular, podem causar complicações extratorácicas significativas. Os distúrbios mais comuns incluem úlcera e sangramento gastrintestinal de estresse, trombose venosa profunda e embolia pulmonar, distúrbio do sono e *delirium* e miopatia associada a doença crítica, às vezes levando a ventilação mecânica prolongada. Para minimizar o risco desses eventos adversos, as UTIs devem instituir pacotes de cuidados incluindo a interrupção diária de sedativos e avaliação para extubação e profilaxia de trombose venosa profunda.

LIBERAÇÃO DA VENTILAÇÃO MECÂNICA

A descontinuação da ventilação mecânica e a transição do paciente para respiração espontânea frequentemente é chamada de "desmame" do ventilador, o que implica dependência da ventilação com pressão positiva uma vez iniciada. Embora pacientes em ventilação mecânica prolongada possam desenvolver fraqueza dos músculos respiratórios, isso ocorre em uma minoria de pacientes. A abordagem à remoção do suporte ventilatório como um "desmame" estende o tempo desnecessário de ventilação mecânica em até 40%. A liberação de um paciente da ventilação mecânica, portanto, deve ser mais ativa pela avaliação frequente da prontidão do paciente para respiração espontânea, determinada em grande parte pela resolução do processo subjacente que causa insuficiência respiratória **(Fig. 302-4)**. Critérios importantes que indicam que um paciente pode estar pronto para a extubação incluem os seguintes: o processo da doença subjacente melhorou, o paciente está acordado e grande parte sem medicamentos sedativos, $FiO_2 \leq 0,5$, PEEP < 8 cmH$_2$O, SaO_2 > 88%, hemodinâmica estável e secreções respiratórias manejadas com tosse adequada. Esses critérios devem ser avaliados diariamente, e, se alcançados, os pacientes devem fazer um teste de respiração espontânea (TRE) – uma manobra em que a pressão positiva é ajustada ao mínimo para compensar a resistência do tubo endotraqueal (geralmente 5-7 cmH$_2$O) e o paciente respira espontaneamente por 30 a 120 minutos. Um paciente "passa" no TRE se ele parece confortável (sem ansiedade ou diaforese) e tem uma frequência respiratória < 35, SaO_2 > 90%, pressão arterial sistólica entre 90 e 180 mmHg e alteração da frequência cardíaca < 20%. Os pacientes que passam no TRE têm > 70% de chance de uma extubação bem-sucedida.

Incorporar a triagem de "prontidão" para extubação seguida de TRE em um protocolo de atendimento leva a 25% menos dias de ventilação e uma redução de 10% no tempo de permanência na UTI em comparação com o desmame tradicional do ventilador.

Embora muitas variáveis fisiológicas se correlacionem com a liberação bem-sucedida da ventilação mecânica, como a V_E, geração de força inspiratória negativa e a razão frequência respiratória:volume corrente (índice de Tobin), depender demasiadamente dessas medidas em relação ao desfecho de um TRE leva a um retardo desnecessário na extubação. Os fatores de risco para falha na extubação mesmo após um TRE bem-sucedido incluem idade > 65 anos, insuficiência cardíaca congestiva, DPOC, pontuação no Escore de Avaliação de Fisiologia Aguda e Saúde Crônica (APACHE-II, de Acute Physiology and Chronic Health Enquiry) > 12, índice de massa corporal (IMC) > 30, secreções abundantes, > 2 comorbidades médicas e > 7 dias em ventilação mecânica. Pacientes com esses fatores de risco, transferidos imediatamente após a extubação para suporte respiratório não invasivo através de oxigênio de alto fluxo ou VNI com pressão positiva, têm taxas significativamente mais baixas de reintubação e de necessidade de retomar a ventilação mecânica. Embora a VNI seja indicada para pacientes com hipercapnia após a extubação, o suporte de oxigênio de alto fluxo pode ser preferível para todos os outros pacientes, dada a eficácia semelhante à VNI na prevenção da reintubação e geralmente melhor conforto do paciente. Embora muitos fatores possam fazer um paciente falhar em um TRE ou requerer reintubação e ventilação mecânica contínua, processos comuns que perpetuam a ventilação mecânica incluem miopatia e polineuropatia da doença crítica, isquemia miocárdica, insuficiência cardíaca congestiva, sobrecarga de volume vascular e extravascular, *delirium*, desnutrição e anormalidades eletrolíticas (hipofosfatemia, hipocalemia e hipomagnesemia). Esses processos devem ser avaliados e tratados, conforme necessário, em pacientes que falham na tentativa de descontinuar a ventilação mecânica.

TROCA GASOSA EXTRACORPÓREA

A despeito de intervenções para otimizar a oxigenação e a ventilação alveolar com a ventilação mecânica, alguns pacientes apresentam hipoxemia com risco de morte, acidose respiratória refratária e barotrauma e podem ser candidatos a uma terapia de resgate com troca gasosa extracorpórea – um procedimento em que o sangue circula continuamente fora do corpo através de um equipamento que promove a oxigenação, remove o CO_2 e devolve o sangue à circulação do paciente. Embora muitas vezes referidas como ECMO, as membranas modernas de troca gasosa fornecem oxigênio e removem CO_2, substituindo a função de troca gasosa do pulmão. Os principais componentes de um "circuito" de ECMO incluem cânulas vasculares para remover e devolver o sangue ao paciente, uma bomba para

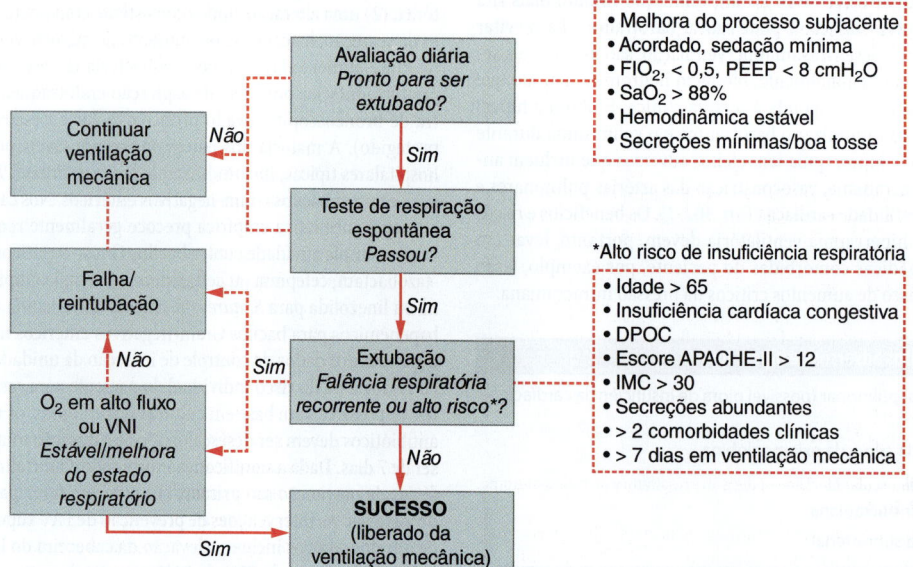

FIGURA 302-4   Algoritmo para descontinuação de ventilação mecânica. APACHE-II, Acute Physiology and Chronic Health Enquiry II; DPOC, doença pulmonar obstrutiva crônica; IMC, índice de massa corporal; PEEP, pressão expiratória final positiva; VNI, ventilação não invasiva.

TABELA 302-4 ■ Principais tipos e características principais da troca gasosa extracorpórea			
Termo	Descrição	Características principais	Observações técnicas importantes
VA-ECMO (oxigenação extracorpórea venoarterial por membrana)	O sangue desoxigenado é drenado por cateter venoso para uma bomba e um oxigenador de membrana; depois, o sangue é levado de volta ao sistema arterial	Suporte circulatório e respiratório	Requer grandes cateteres vasculares (16-30 Fr) Maiores taxas de fluxo sanguíneo (2-6 L/min)
VV-ECMO (ECMO venovenosa)	O sangue desoxigenado é drenado por cateter venoso para uma bomba e um oxigenador de membrana; depois, o sangue é levado de volta ao sistema venoso	Suporte respiratório	Requer grandes cateteres vasculares (20-30 Fr) Maiores taxas de fluxo sanguíneo (2-5 L/min)
$ECCO_2R$ (remoção extracorpórea de CO_2)	Cateter venoso drena o sangue para um dispositivo de remoção de CO_2; o sangue, então, retorna por cateter venoso	Suporte respiratório parcial; apenas remoção de CO_2	Requer cateteres vasculares menores (14-18 Fr) Menores taxas de fluxo sanguíneo (0,25-2 L/min)

circular o sangue e uma membrana de troca gasosa. A ECMO pode prover níveis variáveis de suporte respiratório e circulatório dependendo da situação clínica (Tab. 302-4). Em um paciente em choque e necessitando de suporte respiratório total, o circuito de ECMO usa uma cânula venosa central (V) para remover sangue e uma cânula arterial central (A) para retornar sangue oxigenado em taxas de fluxo relativamente altas (até 6 L/min), fornecendo suporte circulatório mecânico, denominado VA-ECMO. Na ausência de choque, tanto as cânulas vasculares de drenagem quanto as de retorno podem ser venosas centrais, ou VV-ECMO, mas o fluxo sanguíneo ainda é relativamente alto (2-5 L/min) para prover o fornecimento adequado de oxigênio aos tecidos. Em situações em que os pulmões de um paciente podem fornecer oxigenação adequada, mas remoção insuficiente de CO_2, como exacerbações graves de doença pulmonar obstrutiva, um circuito venovenoso com baixo fluxo sanguíneo (0,25-2 L/min) é, frequentemente, adequado para remover CO_2 e tratar acidose respiratória refratária, um processo chamado remoção extracorpórea de CO_2 ($ECCO_2R$).

Embora os avanços tecnológicos nas bombas de ECMO, nas membranas de troca gasosa e até nos cateteres vasculares tenham reduzido as complicações relacionadas à ECMO, o procedimento exige muitos recursos e ainda está associado a vários eventos adversos, incluindo hemorragia no local da cânula e lesão vascular, infecção relacionada ao cateter, pneumotórax, hemorragia pulmonar e gastrintestinal, isquemia de membros, hemorragia intracraniana e coagulação intravascular disseminada. Além disso, apesar de alguns dados de resultados clínicos promissores, o benefício na mortalidade da ECMO, especialmente na SARA, permanece incerto. Selecionar os pacientes com maior probabilidade de se beneficiar da ECMO, portanto, é muito importante, e, além de esgotar o suporte ventilatório mecânico tradicional, os pacientes considerados para ECMO devem ter uma doença subjacente reversível ou ser elegíveis para transplante de órgãos (coração e/ou pulmão), não ter doença crônica grave de órgãos-alvo (p. ex., doença renal grave), não ter contraindicação à anticoagulação sistêmica, ter bom estado funcional antes da doença aguda que requer ECMO e ter bom prognóstico neurológico.

LEITURAS ADICIONAIS

Acute Respiratory Distress Syndrome Network et al: Ventilation with lower tidal volumes as compared with traditional tidal volumes for acute lung injury and the acute respiratory distress syndrome. N Engl J Med 342:1301, 2000.
Barrot L et al: Liberal or conservative oxygen therapy for acute respiratory distress syndrome. N Engl J Med 328:999, 2020.
Girard T et al: An official American Thoracic Society clinical practice guideline: Liberation from mechanical ventilation in critically ill adults. Rehabilitation protocols, ventilator liberation protocols, and cuff leak tests. Am J Respir Crit Care Med 195:120, 2017.
Hernandez G et al: Effect of post extubation high-flow nasal cannula vs non-invasive ventilation on reintubation and post extubation respiratory failure in high risk patients. A randomized clinical trial. JAMA 316:1565, 2016.
Moss M et al: Early neuromuscular blockade in the acute respiratory distress syndrome. N Engl J Med 380:1997, 2019.
Murphy PB et al: Effect of home noninvasive ventilation with oxygen therapy vs oxygen therapy alone on hospital readmission or death after an acute COPD exacerbation. A randomized clinical trial. JAMA 317:2177, 2017.
Tramm R et al: Extracorporeal membrane oxygenation for critically ill adults. Cochrane Database Syst Rev 1:CD010381, 2015.

Seção 2 Choque e parada cardíaca

303 Abordagem ao paciente com choque

Anthony F. Massaro

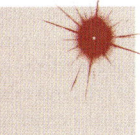

Choque é a condição clínica de disfunção orgânica resultante de um desequilíbrio entre o suprimento e a demanda de oxigênio celular. Essa condição potencialmente fatal é comum na unidade de terapia intensiva (UTI). Inúmeros processos heterogêneos de doença podem levar ao choque. A disfunção orgânica vista no choque inicial é reversível com a restauração do suprimento adequado de oxigênio. Sem tratamento, há transição do choque de uma fase reversível para uma fase irreversível e morte por disfunção múltipla de órgãos e sistemas (DMOS). O médico deve identificar imediatamente o paciente com choque, fazer uma avaliação preliminar do tipo de choque presente e iniciar o tratamento para evitar disfunção orgânica irreversível e morte. Neste capítulo, é revisado um sistema de classificação comumente usado que organiza o choque em quatro tipos principais com base nos desarranjos fisiológicos subjacentes. Discute-se a avaliação inicial utilizando anamnese, exame físico e testes diagnósticos iniciais para confirmar a presença de choque e determinar que tipo de choque está causando a disfunção orgânica. Por fim, são discutidos os princípios fundamentais da terapia inicial com o objetivo de reduzir as altas morbidade e mortalidade associadas ao choque.

FISIOPATOLOGIA DO CHOQUE

O desequilíbrio de oxigênio celular no choque está mais comumente relacionado ao comprometimento do transporte de oxigênio em situações de falência circulatória. O choque também pode ocorrer em estados de maior consumo de oxigênio ou comprometimento de sua utilização. Um exemplo de comprometimento da utilização de oxigênio é a intoxicação por cianeto, a qual causa desacoplamento da fosforilação oxidativa. Este capítulo se concentra na abordagem ao paciente com choque relacionado à oferta inadequada de oxigênio.

Em casos de suprimento insuficiente de oxigênio, a célula não é mais capaz de sustentar o metabolismo aeróbio. Com oxigênio adequado, a célula metaboliza a glicose em piruvato, o qual entra na mitocôndria onde o trifosfato de adenosina (ATP, de *adenosine triphosphate*) é gerado por fosforilação oxidativa. Sem suprimento suficiente de oxigênio, a célula é forçada ao metabolismo anaeróbio, no qual o piruvato é metabolizado em lactato com muito menor geração de ATP (por mol de glicose). A manutenção do ambiente homeostático da célula depende do suprimento adequado de ATP. Os sistemas de bomba de íons dependentes de ATP, como a Na^+/K^+ ATPase, consomem 20 a 80% da energia celular. A oferta inadequada de oxigênio e a subsequente redução do ATP rompem a capacidade da célula de manter as homeostasias osmótica, iônica e do pH intracelular. O influxo de cálcio pode levar à ativação de proteases e fosfolipases dependentes de cálcio, causando edema celular e morte. Além da morte celular direta, a hipoxia celular pode causar dano em nível de sistema orgânico por meio de extravasamento do conteúdo intracelular para o espaço extracelular, ativando cascatas inflamatórias e alterando a circulação microvascular.

DETERMINANTES DO TRANSPORTE DE OXIGÊNIO

Como o choque é a manifestação clínica da oferta inadequada de oxigênio em relação às necessidades celulares, revisaremos os determinantes do transporte de oxigênio (DO_2). Os processos patológicos que afetam qualquer um dos componentes do transporte de oxigênio têm o potencial para levar ao desenvolvimento de choque. Distúrbios nos principais determinantes do transporte de oxigênio formam a base dos quatro principais tipos de choque descritos adiante.

Os dois principais componentes do DO_2 são o débito cardíaco (DC) e o conteúdo arterial de oxigênio (CaO_2):

$$DO_2 = DC \times CaO_2$$

Os dois componentes do DC são a frequência cardíaca (FC) e o volume sistólico (VS), os quais podem aparecer na equação anterior como:

$$DO_2 = (FC \times VS) \times CaO_2$$

Os principais determinantes do VS são a pré-carga, a pós-carga (resistência vascular sistêmica [RVS]) e a contratilidade cardíaca. A relação pode ser representada da seguinte forma:

$$VS \, \alpha \, (\text{pré-carga} \times \text{contratilidade})/RVS$$

Nessa equação, a pré-carga se refere ao comprimento da fibra miocárdica antes da contração (volume diastólico final do ventrículo). A contratilidade se refere à capacidade do ventrículo de se contrair independentemente da pré-carga e da pós-carga. A RVS representa a pós-carga, ou a força contra a qual o ventrículo deve contrair.

O CaO_2 é composto pelo oxigênio transportado pela convexão com a hemoglobina e pelo oxigênio dissolvido no sangue, calculado como:

$$CaO_2 = (Hb \times 1{,}39 \times SaO_2) + (PaO_2 \times 0{,}03)$$

Um processo patológico que afete essas variáveis (FC, pré-carga, contratilidade, RVS, saturação de O_2 no sangue arterial [SaO_2] ou hemoglobina [Hb]) tem potencial para reduzir o transporte de oxigênio e causar hipoxia celular. Cada um dos tipos de choque descritos adiante tem um perfil hemodinâmico fisiológico distinto correspondendo a alterações em uma das variáveis que afetam o transporte de oxigênio descritas anteriormente.

CLASSIFICAÇÃO DO CHOQUE

Embora exista uma lista heterogênea de condições específicas que podem causar choque, é útil classificar esses processos em quatro principais tipos de choque com base no desarranjo fisiológico primário que levou à redução no transporte de oxigênio e à hipoxia celular. Os quatro principais tipos de choque são: distributivo, cardiogênico, hipovolêmico e obstrutivo. A Tabela 303-1 descreve esses principais tipos de choque, além dos processos patológicos específicos que podem resultar nesse desarranjo fisiológico. Cada tipo de choque tem um perfil hemodinâmico distinto (Tab. 303-2). A familiaridade com os principais tipos de choque e seus perfis hemodinâmicos singulares é fundamental para que, na avaliação de um paciente com choque, o médico possa usar anamnese, exame físico e testes laboratoriais para determinar o tipo de choque presente e começar imediatamente a terapia inicial adequada para restaurar o transporte de oxigênio.

Choque distributivo O choque distributivo é a condição de oferta diminuída de oxigênio em que o distúrbio fisiológico primário é uma redução na RVS. Ele é exclusivo entre os tipos de choque por apresentar um aumento compensatório no DC (Tab. 303-2). A pressão venosa central (PVC) e a pressão de oclusão da artéria pulmonar (POAP) costumam estar reduzidas. A causa mais comum de choque distributivo é a sepse. A sepse foi recentemente redefinida como a resposta desregulada do hospedeiro à infecção, resultando em disfunção orgânica potencialmente fatal. Quando esse processo está acompanhado de hipotensão persistente necessitando de suporte de vasopressores (a despeito da reposição adequada de volume), ele é classificado como choque séptico. Outros processos que se manifestam como hipoxia celular relacionada a uma redução primária na RVS incluem pancreatite, queimaduras graves e insuficiência hepática. A anafilaxia é predominantemente uma reação alérgica mediada por IgE que pode se desenvolver rapidamente após a exposição a um alérgeno (alimento, medicamento ou picada de inseto), em que há um tipo profundo de choque distributivo possivelmente mediado pela liberação de histamina. Nessa situação, há evidências de vasodilatação venosa e arterial. Estudos têm demonstrado o extravasamento de até 35% do volume sanguíneo circulante em um período de 10 minutos. Os pacientes com lesão cerebral ou medular grave podem ter uma redução da RVS relacionada com lesão das vias autonômicas, desregulando o tônus vascular. Nesses pacientes, há acúmulo de sangue no sistema venoso com resultante diminuição do retorno venoso e do DC. Uma categoria final de pacientes que apresentam choque distributivo é formada por aqueles com insuficiência suprarrenal. A insuficiência suprarrenal pode estar relacionada a uso crônico de esteroides, medicações (insuficiência suprarrenal primária associada ao inibidor do *checkpoint* imunológico), câncer metastático, hemorragia suprarrenal, infecção (tuberculose, HIV), adrenalite autoimune ou amiloidose. Em situações de estresse, como infecção ou cirurgia, o déficit pode ficar aparente pela incapacidade de aumentar o cortisol, levando à vasodilatação e hipovolemia mediada pela deficiência de aldosterona.

Choque cardiogênico O choque cardiogênico se caracteriza pela redução do transporte de oxigênio relacionada a uma redução no DC devido a um problema cardíaco primário. Costuma haver um aumento compensatório na RVS no choque cardiogênico. Quando o processo cardíaco (p. ex., infarto agudo do miocárdio) afeta o ventrículo esquerdo (VE),

TABELA 303-1 ■ Classificação fisiológica do choque

1. Distributivo
   a. Choque séptico
   b. Pancreatite
   c. Queimaduras graves
   d. Choque anafilático
   e. Choque neurogênico
   f. Choque endócrino
      Crise suprarrenal
2. Cardiogênico
   a. Infarto agudo do miocárdio
   b. Miocardite
   c. Arritmia
   d. Valvar
      i. Insuficiência aórtica grave
      ii. Insuficiência mitral grave
3. Obstrutivo
   a. Pneumotórax hipertensivo
   b. Tamponamento cardíaco
   c. Pericardite constritiva
   d. Embolia pulmonar
   e. Dissecção da aorta
4. Hipovolêmico
   a. Hemorrágico
      i. Traumatismo
      ii. Sangramento GI
      iii. Gravidez ectópica rota
   b. Perdas GIs
   c. Queimaduras
   d. Poliúria
      i. Cetoacidose diabética
      ii. Diabetes insípido

Sigla: GI, gastrintestinal.

TABELA 303-2 ■ Características hemodinâmicas dos principais tipos de choque

Tipo de choque	PVC	POAP	Débito cardíaco	Resistência vascular sistêmica
Distributivo	↓	↓	↑	↓
Cardiogênico	↑	↑	↓	↑
Obstrutivo	↑	↓↑	↓	↑
Hipovolêmico	↓	↓	↓	↑

Siglas: POAP, pressão de oclusão da artéria pulmonar; PVC, pressão venosa central.

haverá elevação da POAP, e quando ele afeta o ventrículo direito (VD), a PVC estará elevada. Conforme detalhado anteriormente, o DC (e, assim, o DO_2) pode ser reduzido por alterações no VS ou na FC. No choque cardiogênico, o VS pode ser reduzido por processos que afetam a contratilidade miocárdica (infarto agudo do miocárdio, miocardiopatias isquêmicas e miocardite primária) ou por doença valvar mecânica (insuficiência aórtica ou mitral agudas). Bradiarritmias e taquiarritmias (de origem atrial ou ventricular) podem ter consequências hemodinâmicas associadas a uma redução no DC.

Choque hipovolêmico O choque hipovolêmico abrange processos patológicos que reduzem o DC (e o transporte de oxigênio) por redução na pré-carga. Além da redução no DC, esse tipo de choque se caracteriza por RVS elevada com PVC e POAP baixas relacionadas com redução do volume intravascular. Qualquer processo que cause redução no volume intravascular pode causar choque desse tipo. O choque hipovolêmico está relacionado mais comumente à hemorragia, a qual pode ser externa (secundária a trauma) ou interna (mais comumente gastrintestinal [GI] superior ou inferior). O choque hipovolêmico também pode ser visto com processos não hemorrágicos. Os exemplos incluem doenças GIs que causam vômitos e diarreia profundos, perdas renais (diurese osmótica associada a cetoacidose diabética ou diabetes insípido) ou perdas cutâneas (queimaduras graves, condições inflamatórias, como Stevens-Johnson).

Choque obstrutivo O choque obstrutivo também se caracteriza por redução no transporte de oxigênio relacionada a uma redução no DC, mas, nesse caso, a etiologia do DC reduzido é um processo extracardíaco que prejudica o fluxo de sangue. Processos que podem impedir o retorno venoso para o coração e diminuir o DC incluem pneumotórax hipertensivo, tamponamento cardíaco e pericardite restritiva. Da mesma forma, processos que obstruem o fluxo de saída do coração, como embolia pulmonar, embolia aérea venosa, embolia gordurosa (coração direito) ou dissecção aórtica (coração esquerdo), estão incluídos nessa categoria de choque.

Choque misto Os tipos de choque descritos nessa classificação não são mutuamente excludentes; não é incomum que um paciente apresente mais de um tipo de choque. O distúrbio fisiológico inicial que leva à redução da perfusão e hipoxia celular na sepse é o choque distributivo. Nessa situação, se desenvolve uma miocardiopatia induzida pela sepse, a qual reduz a contratilidade miocárdica, promovendo um componente cardiogênico ao que agora seria descrito como um tipo de choque misto.

Choque indiferenciado No momento da apresentação inicial, muitos pacientes têm choque indiferenciado, no qual o tipo de choque e o processo patológico específico não estão aparentes. Usando a anamnese, o exame físico e testes diagnósticos iniciais (incluindo a monitoração hemodinâmica), o médico tenta classificar o paciente com um dos tipos de choque descritos anteriormente para que se possa iniciar a terapia adequada para restaurar a perfusão e o transporte de oxigênio.

A epidemiologia do choque depende das condições clínicas. Um estudo de 2019 da etiologia do choque na unidade de emergência (UE) de um hospital universitário na Dinamarca revelou que, entre 1.553 pacientes com choque, 30,8% tinham choque hipovolêmico, 27,2% tinham choque séptico, 23,4% tinham choque distributivo não séptico, 14% tinham choque cardiogênico e apenas 0,9% tinham choque obstrutivo. No ambiente da UTI há um predomínio de choque séptico. Um estudo de 2010 (em 8 hospitais) demonstrou que 62% dos pacientes com choque na UTI tinham choque séptico, 16%, choque hipovolêmico, 15%, choque cardiogênico e apenas 2% tinham choque obstrutivo. Nas UTIs especializadas, a distribuição dos tipos de choque se diferencia ainda mais. Na UTI clínica, a maioria dos pacientes tem choque distributivo relacionado com sepse. Em contraste, um estudo de 2019 sobre choque em 16 UTIs cardíacas observou que 66% dos pacientes em choque foram diagnosticados com choque cardiogênico. A mortalidade associada ao choque é elevada, mas são vistas diferenças entre os tipos de choque. Os choques séptico e cardiogênico têm as maiores taxas de mortalidade. No estudo na UE da Dinamarca, a mortalidade em 90 dias dos pacientes com choque séptico e cardiogênico foi de 56,2% e 52,3%, respectivamente. Esses números coincidem com outros estudos. O choque hipovolêmico está associado a uma menor taxa de mortalidade.

ESTÁGIOS DO CHOQUE

Independentemente do tipo, o choque progride por um contínuo de três estágios. Esses estágios são o choque compensado (pré-choque), o choque (choque descompensado) e o choque irreversível. Durante o choque compensado, o organismo utiliza uma variedade de respostas fisiológicas para neutralizar o insulto inicial e tentar restabelecer a perfusão e o transporte de oxigênio adequados. Nesse ponto, não há sinais evidentes de disfunção orgânica. A avaliação laboratorial pode demonstrar disfunção orgânica leve (i.e., elevação de creatinina ou troponina) ou elevação discreta do lactato. A resposta compensatória específica é determinada pelo defeito fisiopatológico inicial. Na sepse inicial com redução da RVS, há uma elevação compensatória na FC (e no DC). Com a perda hemorrágica inicial de volume, haverá um aumento compensatório na RVS e na FC. À medida que as respostas compensatórias são superadas, o paciente evolui para um choque verdadeiro com evidência de disfunção orgânica. As intervenções apropriadas para restaurar a perfusão e o transporte de oxigênio durante essas duas fases iniciais do choque podem reverter a disfunção orgânica. Sem tratamento, o paciente progredirá para a terceira fase de choque irreversível. Nesse ponto, a disfunção orgânica é permanente e o paciente costuma progredir para DMOS.

AVALIAÇÃO DO PACIENTE COM CHOQUE

A avaliação do paciente com choque utiliza anamnese, exame físico e testes diagnósticos com dois objetivos principais. O primeiro objetivo é a confirmação da presença de choque. Dada a natureza reversível da disfunção orgânica no choque inicial, é importante que o médico tenha grande suspeição para essa condição. A possibilidade de choque deve ser considerada em todos os pacientes que apresentem uma disfunção orgânica nova ou hipotensão. Esse reconhecimento precoce da presença de choque é fundamental no cuidado desses pacientes (Tab. 303-3). O segundo objetivo da avaliação inicial (anamnese, exame físico e testes diagnósticos) é identificar uma etiologia específica para o choque ou determinar o tipo de choque presente. Em alguns pacientes, o tipo de choque e sua etiologia podem ser prontamente aparentes (p. ex., o paciente em choque hipovolêmico por um ferimento por arma de fogo), mas, em muitos casos, a causa é determinada apenas após outras avaliações. O papel da anamnese, do exame físico e dos testes diagnósticos para alcançar esses objetivos específicos é discutido a seguir. Enquanto a avaliação da etiologia do choque está em andamento, o início da terapia não deve ser adiado enquanto se determina um diagnóstico final. A avaliação da etiologia do choque e o início da terapia devem ser simultâneos.

Anamnese É fundamental que se obtenha uma anamnese concisa e focada. Se o paciente não puder fornecer um histórico, informações auxiliares da família ou amigos que acompanham o paciente, da equipe de serviço de emergência ou de instituições (se aplicável) devem ser obtidas e uma breve revisão do prontuário deve ser realizada. Frequentemente, um paciente em choque irá apresentar sintomas inespecíficos, como fraqueza, mal-estar ou letargia. Quando são relatados sintomas focais, é importante determinar se o sintoma está relacionado com o processo primário que está causando o choque ou é resultado do transporte inadequado de oxigênio para as necessidades metabólicas celulares. Por exemplo, um paciente com choque distributivo por urosepse pode relatar desconforto torácico diante de uma hipoxia tecidual. À medida que a anamnese é obtida, o médico deve estar atento para quaisquer detalhes que indiquem nova disfunção orgânica. A disfunção orgânica nova mais facilmente identificada pela anamnese é a presença de nova alteração no estado mental ou de redução na função renal (oligúria). Em alguns casos, o tipo de choque (e o processo patológico específico) é

TABELA 303-3 ■ Princípios fundamentais no tratamento do choque

1. Reconhecer o choque precocemente
2. Avaliar o tipo de choque presente
3. Iniciar a terapia simultaneamente com a avaliação da etiologia do choque
4. Envolver todos os membros da equipe multidisciplinar
5. Ter como objetivo da terapia a restauração do transporte de oxigênio
6. Identificar as etiologias de choque que necessitam de intervenções adicionais para salvar a vida do paciente

evidente pela anamnese. Pacientes com choque distributivo por sepse podem apresentar febre e uma história sugestiva de um local de infecção (tosse, secreção, desconforto abdominal, diarreia, desconforto nos flancos ou disúria). O choque distributivo anafilático pode ser sugerido por início de prurido, urticária, dispneia e novo edema facial após a exposição a alérgenos comuns. O choque cardiogênico pode ser identificado pelo início de desconforto torácico aos esforços. O paciente com arritmia significativa pode ter uma queixa inicial de palpitações com síncope ou pré-síncope. O choque hipovolêmico pode ser identificado em pacientes que apresentam história de traumatismo (fechado ou penetrante) ou sangramento GI (hematêmese, melena ou eliminação retal de sangue vivo). Um paciente com hipertensão e dor lancinante torácica ou dorsal pode estar apresentando dissecção aórtica aguda e choque do tipo obstrutivo. Edema assimétrico de membro inferior, dor torácica de início agudo com dispneia em casos de imobilidade e/ou câncer levantam a suspeita de choque obstrutivo por embolia pulmonar.

Para a maioria dos pacientes, a etiologia específica será menos evidente, mas a anamnese pode ser útil para aumentar a possibilidade de um tipo específico de choque. Como exemplo, um paciente com disfunção imune preexistente ou neutropenia induzida por medicamento pode apresentar hipoperfusão e disfunção orgânica nova, na qual o médico deve ter grande suspeição para choque séptico. Da mesma forma, um paciente com doença cardíaca extensa exige maior suspeição para choque cardiogênico.

Exame físico O exame físico pode ajudar na identificação do choque (no estágio compensado antes da evidência explícita de disfunção orgânica e no estágio descompensado). O exame também pode trazer informações sobre qual tipo de choque está presente (distributivo, cardiogênico, hipovolêmico ou obstrutivo).

O choque é visto mais comumente em casos de falência circulatória. Os sinais vitais frequentemente são anormais. Na maioria dos casos, isso se manifesta como hipotensão (uma pressão arterial sistólica [PAS] < 90 mmHg ou pressão arterial média [PAM] < 65 mmHg, porém medidas isoladas da pressão arterial abaixo desses valores não definem choque. Muitos pacientes podem ter condições subjacentes, como doença vascular periférica ou disfunção autonômica, ou estão em uso de medicações que causam hipotensão de longa duração sem quaisquer evidências de disfunção orgânica. Por outro lado, os pacientes com hipertensão subjacente podem desenvolver disfunção orgânica com níveis pressóricos maiores. A avaliação da pressão arterial atual do paciente em relação à sua pressão arterial basal e a observação das tendências hemodinâmicas em intervalos curtos de tempo são mais úteis do que um valor absoluto de PAS ou PAM. A taquicardia é um mecanismo compensatório comum no choque. A ausência de uma frequência cardíaca elevada não exclui o choque uma vez que pacientes com doença do sistema de condução cardíaco ou em uso de medicações de bloqueio nodal podem ter uma resposta taquicárdica diminuída ou ausente. Alternativamente, não se pode ficar tranquilo com uma frequência cardíaca elevada sem hipotensão, pois muitos pacientes mais jovens podem compensar por um longo período de tempo antes de desenvolver hipotensão. A taquipneia é outra anormalidade dos sinais vitais vista precocemente no choque, uma vez que o organismo compensa uma acidose metabólica em desenvolvimento. Embora essas respostas compensatórias sejam inespecíficas, o médico deve identificar esses achados precocemente, pois eles podem predizer o desenvolvimento de disfunção de órgão-alvo se não houver restauração da perfusão e do transporte de oxigênio.

O exame físico pode confirmar a presença de choque antes dos resultados dos exames laboratoriais. O sistema nervoso central (SNC), os rins e a pele são os sistemas orgânicos mais facilmente avaliados para evidências de disfunção orgânica. Esses sistemas orgânicos são considerados as "janelas" através das quais podemos identificar a disfunção orgânica. A redução da oferta de oxigênio para o cérebro se manifesta como confusão e encefalopatia. No estágio inicial do choque, o organismo irá redirecionar o fluxo de sangue para o SNC para manter a perfusão adequada. No paciente com choque e alteração do estado mental, todos os mecanismos compensatórios habituais foram superados pela magnitude da fisiopatologia do choque. Uma encefalopatia nova representa um choque descompensado. Para avaliar a função renal durante o exame físico, deve-se avaliar o débito urinário do paciente desde o momento da apresentação. Se ainda não estiver presente, um cateter vesical deve ser colocado para a avaliação acurada do débito urinário a cada hora. Em pacientes com função renal basal normal, a oligúria (< 0,5 mL/kg/h) pode indicar choque. Por fim, uma pele fria e pegajosa é um sinal de hipoperfusão com vasoconstrição compensatória para redirecionar o fluxo sanguíneo centralmente (cérebro e coração). A vasoconstrição progressiva pode levar ao moteamento na pele. O tempo de enchimento capilar (TEC) é o tempo que leva para a cor retornar a um leito capilar externo após ser aplicada pressão. Na presença de choque, o TEC está retardado.

Muitos componentes do exame oferecem informações sobre a hemodinâmica, ajudando a elucidar o tipo de choque presente. O exame físico pode ser usado para diferenciar o choque com DC elevado (distributivo) daquele com DC baixo (choque cardiogênico, choque hipovolêmico e choque obstrutivo). Os achados do exame físico sugestivos de choque com débito elevado (distributivo) incluem extremidades periféricas aquecidas, enchimento capilar normal (< 2 s) e pulsos amplos (com pressão diastólica baixa). Por outro lado, extremidades frias, enchimento capilar demorado ou pulsos fracos indicariam formas de choque com DC baixo. Entre os tipos de choque com DC baixo, o exame físico pode ser usado para diferenciar entre condições com pressões de enchimento intravascular (choque cardiogênico, choque obstrutivo) e a depleção de volume intravascular elevadas (choque hipovolêmico). A elevação da pressão venosa jugular (PVJ) e a presença de edema periférico são vistas com pressões cardíacas direitas altas. A PVJ pode estar elevada no choque cardiogênico (com insuficiência cardíaca direita) e no choque obstrutivo (embolia pulmonar) porém reduzida (PVJ < 8 cm) no choque hipovolêmico. Do mesmo modo, pacientes com choque cardiogênico e disfunção cardíaca à direita podem ter edema periférico, mas esse não é um achado do exame físico no choque hipovolêmico agudo. A diferenciação entre choque cardiogênico e obstrutivo também pode ser auxiliada pelo exame físico. A presença de estertores pulmonares pode estar relacionada com disfunção cardíaca esquerda. A presença de choque cardiogênico seria ainda sustentada por um galope de B3. Porém, deve-se lembrar que está bem estabelecido que pacientes com insuficiência cardíaca crônica não apresentam os achados clássicos da insuficiência cardíaca aguda.

Algumas vezes, o exame físico pode identificar a etiologia específica do choque. Isso é particularmente útil no paciente que não consegue fornecer uma anamnese detalhada. O exame físico pode demonstrar o local de uma infecção não tratada (celulite, abscesso, lesão por pressão infectada ou outro foco infeccioso). Também pode revelar uma bradi ou taquiarritmia levando ao desenvolvimento de choque. Da mesma forma, grandes equimoses podem indicar um sangramento significativo relacionado com trauma ou sangramento retroperitoneal espontâneo. O exame retal pode revelar hemorragia GI. Pulso paradoxal e PVJ elevada podem sugerir a presença de tamponamento cardíaco. Os pacientes com pneumotórax hipertensivo podem ter poucos ruídos adventícios no lado afetado, desvio da traqueia para o lado contrário do lado afetado ou enfisema subcutâneo.

Foram feitas combinações de componentes facilmente avaliados do exame físico para criar um sistema de escore para a identificação em populações de pacientes de alto risco. O índice de choque (SI, de *shock index*) é definido como FC/PAS, com um SI normal sendo de 0,5 a 0,7. Um SI elevado (> 0,9) tem sido proposto como um indicador mais sensível e de pacientes com sangramento crítico e de necessidade de transfusão entre aqueles com choque hipovolêmico (hemorrágico), em comparação com uso apenas de FC ou PA. O SI pode também identificar os pacientes sob risco de hipotensão pós-intubação. Esse conceito de uso de um escore clínico para identificar os pacientes de risco foi estendido a pacientes com choque distributivo por sepse. O escore de avaliação sequencial rápida de falência orgânica (qSOFA, de *quick Sequential Organ Failure Assessment*) é uma escala de avaliação rápida que atribui um ponto para PAS < 100, frequência respiratória > 22 ou alteração do estado mental (escala de coma de Glasgow < 15). Um qSOFA ≥ 2 (considerando a possibilidade de infecção) está associado a um risco significativamente maior de morte ou internação prolongada na UTI. O *Third International Consensus Definition of Sepsis* (Definição de Sepse do Terceiro Consenso Internacional) recomendou o uso do qSOFA para identificar o subgrupo mais agudamente doente de pacientes com sepse (maior estadia, maior necessidade de internação em UTI e maior mortalidade hospitalar).

Exames diagnósticos A avaliação laboratorial deve ser iniciada imediatamente em todos os pacientes com suspeita de choque. A avaliação laboratorial é direcionada ao duplo objetivo de avaliar a extensão da disfunção de órgãos-alvo e obter informações sobre a possível etiologia do choque. A Tabela 303-4 descreve a avaliação laboratorial inicial recomendada do paciente com choque indiferenciado.

TABELA 303-4 ■ Avaliação laboratorial inicial de choque indiferenciado
1. Lactato
2. Provas de função renal
3. Provas de função hepática
4. Enzimas cardíacas
5. Hemograma completo (com diferencial)
6. TP, TTP e INR
7. Teste de gravidez
8. Exame de urina e sedimento
9. Gasometria arterial
10. ECG
11. RXT

Siglas: ECG, eletrocardiograma; INR, razão normalizada internacional; RXT, radiografia de tórax; TP, tempo de protrombina; TTP, tempo de tromboplastina parcial.

EXAMES DE SANGUE A avaliação de ureia, creatinina e transaminases fornece uma avaliação da extensão da disfunção de órgãos-alvo relacionada ao choque. Eletrólitos urinários, com subsequente cálculo da excreção fracionada de sódio (FENa) ou da excreção fracionada de ureia (FEUreia), podem indicar estados de hipovolemia ou diminuição do volume circulatório efetivo. A elevação da fosfatase alcalina pode sugerir obstrução biliar e, assim, identificar uma fonte de infecção em pacientes com choque distributivo. A elevação de enzimas cardíacas pode indicar um problema cardíaco primário com dano de miócitos relacionado com isquemia, miocardite ou embolia pulmonar. Uma elevação da contagem de leucócitos pode aumentar a suspeita de um processo infeccioso, mas isso certamente não é diagnóstico; um desvio à esquerda acompanhando a leucocitose pode melhorar a sensibilidade dessa medida. A redução da hemoglobina e do hematócrito é vista em pacientes com choque hipovolêmico hemorrágico (embora um paciente com sangramento ativo possa ter valores normais no início da apresentação). O teste de hCG (gonadotrofina coriônica humana) é indicado quando há preocupação sobre a presença de choque hipovolêmico hemorrágico ou choque séptico. Embora a extensão da acidose possa ser determinada com uma gasometria venosa, se houver hipoxemia concomitante, deve-se obter uma gasometria arterial. Para pacientes com choque indiferenciado, sempre deve haver grande suspeição para uma possível infecção. O exame de urina e o sedimento urinário devem ser avaliados quanto à presença de piúria. Hemoculturas, uroculturas e culturas de escarro devem ser obtidas. A avaliação radiográfica deve ser dirigida para a busca de fontes de infecção sugeridas pela anamnese e pelo exame físico.

A medida de lactato exerce um papel no diagnóstico, na estratificação de risco e, potencialmente, no tratamento do choque. Lactato aumentado (hiperlactemia) e acidose láctica (hiperlactemia e pH < 7,35) são comuns no choque. O lactato é um produto do metabolismo anaeróbio da glicose. Na glicólise, a enzima fosfofrutocinase metaboliza a glicose em piruvato. Sob condições aeróbias, o piruvato é convertido (na mitocôndria) em acetil-CoA e entra no ciclo de Krebs resultando na geração de ATP pela fosforilação oxidativa. Em casos de hipoxia celular, o ciclo de Krebs (ácido tricarboxílico) não consegue oxidar o piruvato e, assim, o piruvato é convertido em lactato pela enzima lactato-desidrogenase. Em condições normais, o lactato é produzido no músculo esquelético, no cérebro, na pele e no intestino. Em casos de redução do transporte de oxigênio e hipoxia celular, a quantidade de lactato produzida a partir desses tecidos aumenta (e outros tecidos podem começar a produzir lactato). Embora a maioria dos estudos tenha sido realizado em pacientes com choque séptico, há evidências de que o lactato elevado se correlacione com desfechos piores. Uma recente revisão sistemática da literatura avaliando o papel da dosagem de lactato em uma variedade de populações criticamente enfermas sustentou o valor de medidas seriadas de lactato na avaliação de pacientes criticamente enfermos e de sua resposta à terapia.

Eletrocardiograma O eletrocardiograma (ECG) é parte essencial da avaliação do paciente com choque. Pode haver bradicardia ou taquiarritmia causando redução no DC. O infarto agudo do miocárdio com elevação do segmento ST pode ser identificado. A presença do padrão S1 Q3 T3 aumentaria a preocupação com embolia pulmonar. Voltagem reduzida na presença de alternância elétrica aumenta a possibilidade de tamponamento cardíaco.

Radiografia de tórax A radiografia de tórax (RXT) pode demonstrar um novo infiltrado focal alveolar ou intersticial sugerindo um processo infeccioso (e possível choque séptico distributivo). A cefalização bilateral da vasculatura pulmonar, espessamento peribrônquicos e septais e espessamento intralobular são típicos de edema pulmonar e de um processo cardiogênico. Um mediastino alargado levanta a possibilidade de um derrame pericárdico. A RXT pode ser usada para confirmar ou excluir a presença de pneumotórax. Os achados da RXT não são sensíveis nem específicos para embolia pulmonar. Em casos selecionados podem ser identificadas uma opacidade periférica em cunha indicando infarto pulmonar, uma artéria pulmonar alargada ou oligúria vascular regional. Uma angiotomografia de tórax (angio-TC) pode ser necessária para excluir o diagnóstico de embolia pulmonar (EP).

Ultrassom no local do atendimento (*point-of-care*) O ultrassom no local de atendimento (POCUS, de *point of care ultrasound*) tem um papel cada vez maior na avaliação e tratamento do choque. Os benefícios do POCUS incluem o baixo custo, a rapidez com que pode ser obtido e a sua natureza não invasiva. Ele tem valor diagnóstico em pacientes que apresentam um quadro de choque indiferenciado. Em pacientes com choque misto, ele pode agregar informações sobre a contribuição relativa dos tipos individuais de choque. Existem vários protocolos estruturados para avaliação do choque indiferenciado, incluindo o Ultrassom Rápido para Choque e Hipotensão (*Rapid Ultrasound for Shock and Hypotension* – RUSH), a Avaliação Abdominal e Cardiotorácica com Ultrassonografia no Choque (*Abdominal and Cardiothoracic Evaluation with Sonography in Shock* – ACES) e o Escaneamento Ecográfico Sequencial para Avaliação do Mecanismo ou Origem do Choque de Causa Indiferente (*Sequential Echographic Scanning Assessing Mechanism Or Origin of Shock of Indistinct Cause* – SESAME). Esses protocolos têm componentes comuns para avaliar a função cardíaca, verificar o estado do volume intravascular e identificar as coleções de líquidos. De modo rápido e protocolizado, são obtidas incidências do coração, pulmões, espaço pleural, veia cava inferior, aorta abdominal, abdome e pelve. Alguns protocolos se estendem para visualizar as veias profundas das extremidades inferiores.

A ecocardiografia transtorácica (ETT) POCUS é essencial à avaliação do choque. A ETT utiliza tanto a técnica bidimensional (2D) quanto o modo M. Eles concentram o exame na função do VE, na função do VD e no pericárdio. O modo 2D pode avaliar o tamanho do VE, a espessura da parede e a função ventricular. O tamanho e a espessura do ventrículo podem sugerir processos cardíacos mais antigos. A avaliação da função do VE é feita por meio da estimativa da fração de ejeção ventricular esquerda (FEVE) e pode identificar choque com função de VE globalmente reduzida ou com anormalidades regionais na movimentação da parede. Da mesma forma, a avaliação da função do VD também examina o tamanho do VD e a espessura das paredes (para identificar condições, como pressões pulmonares elevadas, ou sugerir embolia pulmonar), além de avaliar a possibilidade de tamponamento pericárdico. A ecocardiografia 2D também pode ser usada para avaliar a função valvar, incluindo processos agudos como a ruptura valvar mitral. A avaliação da função valvar costuma ser um processo que exige uma maior habilidade do profissional. A realização da ecocardiografia à beira do leito pelo profissional de terapia intensiva não substitui a avaliação formal por um ecocardiografista ou a investigação por um cardiologista.

Outro componente do POCUS inclui a avaliação da veia cava inferior (VCI) para verificar o enchimento intravascular. Uma VCI colapsável ao final da expiração sugere volume intravascular reduzido. A avaliação do espaço pleural para a presença de derrame tem sido um papel da ultrassonografia há muito tempo. A avaliação do espaço pleural por POCUS é mais sensível do que a RXT para a identificação de um pneumotórax. Incidências definidas do abdome podem identificar coleções significativas de líquido intra-abdominal indicando hemorragia ou possível infecção. Os exames que se estendem para as veias profundas proximais das extremidades inferiores podem identificar trombose venosa profunda levantando a possibilidade de embolia pulmonar como uma etiologia do choque. Embora o POCUS possa ajudar a determinar a etiologia do choque, um estudo internacional randomizado controlado de 2018 utilizando o POCUS para avaliar o choque indiferenciado em 273 pacientes do departamento de emergência não demonstrou benefício na sobrevida em 30 dias ou na alta hospitalar. Além disso, não houve diferença na quantidade de líquidos IV administrados, no uso de inotrópicos, nas TCs solicitadas ou na necessidade de cuidados de UTI durante a permanência.

Uma limitação importante do POCUS é que o desempenho e a interpretação do teste depende do operador. A familiaridade com as técnicas básicas de ultrassonografia e a interpretação da ecocardiografia é algo atualmente esperado no cenário da unidade de emergência e de terapia intensiva. Assim, foram propostos padrões de competência em técnicas ecocardiográficas básicas e avançadas para profissionais de cuidados emergenciais e de cuidados intensivos.

TRATAMENTO INICIAL DO CHOQUE

Como o choque pode progredir rapidamente para um estado irreversível, um princípio importante no manejo do choque é iniciar o tratamento para o choque circulatório simultaneamente com os esforços para elucidar a etiologia do choque (Tab. 303-3). Se a anamnese, o exame físico e a avaliação laboratorial iniciais identificarem o tipo de choque ou a etiologia específica, a terapia é dirigida para a reversão da anormalidade fisiológica subjacente que causou a hipoperfusão e reduziu o transporte de oxigênio. Para agilizar os cuidados, todos os membros da equipe multidisciplinar (médicos, enfermeiras, farmacêuticos e terapeutas respiratórios) devem estar envolvidos no desenvolvimento e aplicação dos cuidados. Detalhes sobre o cuidado ideal para os processos patológicos específicos que levam ao choque podem ser encontrados em outros capítulos deste livro. Como muitos pacientes apresentarão choque indiferenciado, nesta seção discute-se o tratamento direcionado ao paciente com choque indiferenciado. Na conclusão desta seção, ressaltam-se as etiologias de choque que necessitam do estabelecimento de terapias específicas para salvar a vida do paciente.

O desenvolvimento de choque é uma emergência médica, e a terapia ideal envolve uma equipe multidisciplinar que permita a avaliação e a instituição da terapia de maneira simultânea. Os pacientes devem ser tratados em um ambiente onde haja os recursos adequados para sustentar reavaliações frequentes e monitoramento invasivo. A maioria dos pacientes com choque deve ser cuidada em ambiente de UTI.

Uma consideração inicial importante é garantir acesso intravenoso adequado. A colocação de um cateter venoso periférico (16G ou 18G) fornecerá acesso inicial para a reposição vigorosa de volume necessária para os pacientes com choque distributivo ou hipovolêmico. Se houver suspeita de choque distributivo com sepse, esse acesso IV também permitirá a administração imediata de antibióticos. Para pacientes com hipotensão continuada apesar da ressuscitação adequada com volume, está indicada a colocação de um cateter venoso central (CVC) para a administração de vasopressores e inotrópicos. O CVC fornecerá um mecanismo para a monitoração hemodinâmica (da PVC) além de medidas da saturação venosa central de oxigênio ($ScvO_2$). A $ScvO_2$ é um substituto para a saturação venosa mista de oxigênio e, assim, pode fornecer informações sobre a adequação do transporte de oxigênio. O acesso venoso central com o uso de uma bainha fornecerá um ponto de acesso para a colocação de um cateter de Swan-Ganz se houver necessidade de uma avaliação mais detalhada das medidas hemodinâmicas (POAP, DC e RVS). Se o paciente se apresentar criticamente enfermo ou em meio a uma parada cardiopulmonar, o método mais rápido de obtenção de acesso central será pelo uso de um dispositivo intraósseo. A colocação de um cateter arterial permite a medida intravascular da pressão arterial e a determinação contínua da PAM. Além disso, ele pode fornecer informações sobre a adequação da ressuscitação volêmica por meio de medidas da variação da pressão sistólica ou de pulso. O cateter arterial fornecerá acesso para a determinação da tensão arterial de oxigênio, o que é útil já que as medidas por oximetria periférica (SpO_2) podem não ser confiáveis em estados de hipoperfusão tecidual. O cateter arterial facilita medidas repetidas do estado acidobásico ou do lactato para avaliar o impacto da terapia. Todos os pacientes com choque devem ter um cateter vesical instalado para permitir a avaliação horária da função renal como outro possível indicador da adequação da ressuscitação.

Ressuscitação volêmica

A ressuscitação inicial com reposição volêmica tem o objetivo de restaurar a perfusão tecidual e é fundamental na terapia ideal do choque. A avaliação do estado atual de volume intravascular e a determinação da quantidade ideal de ressuscitação volêmica são desafiadoras. O objetivo fisiológico da ressuscitação volêmica é levar o paciente para a porção não dependente de pré-carga da curva de Starling. A maioria dos pacientes com qualquer dos quatro tipos de choque se beneficia de um aumento no volume intravascular. Para os pacientes com choque distributivo, a necessidade de reposição volêmica precoce vigorosa está bem estabelecida. No passado, o uso da terapia precoce direcionada para o objetivo (EGDT, de *early goal-directed therapy*) no choque séptico visava a medidas específicas de PVC, PAM e SvO_2 para orientar a ressuscitação volêmica (e o início de vasopressores e inotrópicos). Estudos mais recentes demonstraram que a ressuscitação direcionada usando monitoração invasiva não é necessária, mas em todos esses estudos os pacientes nos braços de "cuidado habitual" receberam ressuscitação volêmica inicial precoce. Para pacientes com suspeita de choque séptico, um mínimo de 30 mL/kg é recomendado pela *Surviving Sepsis Campaign*. Embora a necessidade de ressuscitação volêmica seja mais aparente em pacientes com choque distributivo ou hipovolêmico, mesmo os pacientes com choque cardiogênico podem se beneficiar da reposição cuidadosa de volume. Nesses pacientes, deve haver uma avaliação cuidadosa do estado volêmico antes da administração de volume.

Em geral, a terapia de reposição volêmica deve ser administrada em *bolus* com desfecho pré-definido para avaliar o efeito da ressuscitação volêmica. Mais comumente, a ressuscitação volêmica começará com cristaloides. Em pacientes com choque hipovolêmico por hemorragia ativa, há necessidade de reposição de volume por meio de concentrado de hemácias. Em casos de transfusão maciça, deve-se fornecer plaquetas e plasma fresco congelado para compensar a diluição desses componentes durante a reposição de volume. Como a hemoglobina é um determinante importante do $CaCO_2$, a administração de hemácias pode ser parte da reposição de volume, mesmo sem hemorragia, para otimizar o transporte de oxigênio se o conteúdo de hemoglobina for < 7 g/dL.

A avaliação do estado de volume intravascular (e a adequação da ressuscitação volêmica) começa com o exame físico (descrito anteriormente). O teste de elevação passiva das pernas (PLR, de *passive leg raising*) pode predizer a resposta ao líquido intravenoso adicional ao oferecer ao paciente um *bolus* de volume endógeno. Com o paciente deitado em posição semirrecumbente em ângulo de 45°, o leito é colocado em Trendelenburg de modo que a cabeça do paciente fique horizontal, e as pernas são estendidas em um ângulo de 45°. Faz-se, então, uma avaliação imediata (dentro de 1 minuto) das mudanças no DC (ou variação na pressão de pulso como substituto). É importante enfatizar que não se deve apenas procurar alterações na pressão arterial; se o paciente com choque estiver em ventilação mecânica, existe a opção de procurar alterações na variação do VS (ou variação na pressão de pulso) durante o ciclo respiratório para avaliar a resposta ao volume. Uma variação > 12% no VS sugere um estado responsivo ao volume. Essa medida exige que o paciente esteja em um modo de ventilação ciclado a volume, sem variações da pressão intratorácica entre as respirações e sem arritmias. Um problema para o uso desses parâmetros na avaliação do estado volêmico é que esses estudos foram realizados em pacientes sendo ventilados com volumes correntes maiores que os atualmente usados para minimizar a lesão pulmonar induzida pelo ventilador.

Também há um uso crescente da ecocardiografia para ajudar na determinação do estado de volume intravascular, com diversas variáveis estáticas e dinâmicas que o operador treinado consegue avaliar. Os parâmetros mais comumente usados para avaliar a adequação da ressuscitação de volume são o diâmetro da VCI e o colapso da VCI. De modo alternativo, avaliações seriadas da função do VE podem ser realizadas enquanto se administra volume. A colocação de um cateter arterial pulmonar (CAP) é outra ferramenta para a avaliação do estado volêmico. Essa medida mais invasiva envolve a colocação do CAP dentro da circulação venosa central, através do coração direito. As vias do CAP (cateter de Swan-Ganz) permitem a mensuração direta da PVC, da artéria pulmonar (AP) e da POAP. A POAP é usada como substituto para a pressão do átrio esquerdo (AE). Embora os estudos não tenham identificado benefício na mortalidade ou na duração da hospitalização com o uso rotineiro do cateterismo da AP, há casos em que ele pode ser benéfico. Pacientes com choque misto (distributivo e cardiogênico) ou aqueles com choque persistente de etiologia desconhecida são exemplos de situações em que ele deve ser considerado.

A necessidade de reposição continuada de volume deve ser frequentemente reavaliada. À medida que o paciente continua a receber o tratamento para choque, a estratégia inicial adequada com relação à reposição volêmica pode mudar à luz do desenvolvimento de processos que independentemente exigem uma estratégia diferente de manejo volêmico. Para pacientes que inicialmente apresentam choque, mas depois desenvolvem falência respiratória relacionada à síndrome de angústia respiratória aguda (SARA) ou disfunção renal, pode ser razoável iniciar a retirada de volume.

Suporte vasopressor e inotrópico

Se o estado de volume intravascular for otimizado com ressuscitação volêmica, mas ainda houver persistência de hipotensão e perfusão tecidual inadequada, deve-se iniciar o suporte vasopressor e inotrópico. O uso de vasopressores e inotrópicos deve ser ajustado ao distúrbio fisiológico primário. O médico deve compreender a seletividade para os receptores dos vários agentes e que, para alguns agentes, essa seletividade pode ser dose-dependente. Em pacientes com choque distributivo, o objetivo é aumentar a RVS. Norepinefrina é o vasopressor de primeira escolha, com efeitos adrenérgicos α_1 e β_1 potentes. O efeito α_1 causa vasoconstrição, enquanto o β_1 tem efeitos inotrópicos e cronotrópicos positivos. Em doses elevadas, a epinefrina tem um perfil semelhante (em doses menores, os efeitos β predominam), mas está associada a taquiarritmia, isquemia miocárdica, redução do fluxo sanguíneo esplâncnico, hipertensão pulmonar e acidose. No choque distributivo, a deficiência de vasopressina pode estar presente. A vasopressina age no seu receptor para reverter a vasodilatação e redistribuir o fluxo para a circulação esplâncnica. Em um ensaio clínico randomizado de pacientes com choque séptico, a adição de dose baixa de vasopressina não reduziu a mortalidade por todas as causas em 28 dias em comparação com a norepinefrina. A vasopressina é segura e tem um papel como segundo agente para a hipotensão no choque séptico. A dopamina não tem nenhum papel como agente de primeira linha no choque distributivo. Um estudo controlado randomizado em pacientes com choque circulatório de todas as causas não mostrou benefício de sobrevida, mas revelou aumento em eventos adversos (arritmia). Nesse estudo, o subgrupo de pacientes com choque cardiogênico teve mortalidade aumentada. Para pacientes com choque cardiogênico, a dobutamina é o agente de primeira linha; é uma catecolamina sintética primariamente com efeitos β e com mínimos efeitos α-adrenérgicos. O efeito β_1 se manifesta com aumento da inotropia, e o efeito β_2 causa vasodilatação com redução da pós-carga; ela pode ser usada com norepinefrina em pacientes com choque misto distributivo e cardiogênico.

OXIGENAÇÃO E SUPORTE VENTILATÓRIO
Além da hipoxia celular causada pela falência circulatória, os pacientes com choque podem apresentar hipoxemia. Em pacientes com choque distributivo, isso pode estar relacionado com um processo pulmonar primário (pneumonia em paciente com choque séptico). Em pacientes com choque cardiogênico ou obstrutivo, a hipoxemia pode estar relacionada à disfunção do VE e às elevações na POAP. Em pacientes com todos os tipos de choque, pode haver desenvolvimento de SARA e subsequente desequilíbrio V/Q e *shunt*. O oxigênio suplementar deve ser iniciado e titulado para manter a SpO$_2$ de 92 a 95%. Isso pode exigir intubação e instituição de ventilação mecânica. Se o paciente necessitar de intubação e ventilação mecânica, isso deve ser feito imediatamente para minimizar a duração da hipoxia tecidual. Os pacientes com choque podem ter necessidade de alta ventilação por minuto para compensar a acidose metabólica. À medida que o choque progride, eles podem não conseguir manter a compensação respiratória, o que pode ser uma segunda indicação para iniciar o suporte com ventilação mecânica. Se a ventilação mecânica for iniciada, é importante fornecer ventilação com estratégias de proteção pulmonar focadas em ventilação com volume corrente baixo e otimização da pressão expiratória final positiva para minimizar a lesão pulmonar induzida pelo ventilador. Além disso, deve haver cessação diária da sedação para avaliar a função neurológica subjacente e minimizar o tempo em ventilação mecânica. Atualmente, há poucos dados sustentando o uso da ventilação não invasiva em casos de choque.

Administração de antibióticos Sepse e choque séptico são as causas mais comuns de choque. Em pacientes que apresentam choque indiferenciado, se o diagnóstico de choque séptico estiver sendo considerado, devem ser administrados antibióticos de amplo espectro após a obtenção de culturas apropriadas. Nos pacientes com sepse, cada hora de atraso na administração dos antibióticos está associada a aumento na mortalidade. Embora seja ideal iniciar os antibióticos após a coleta de culturas adequadas, a incapacidade de obter as culturas não deve retardar o início do tratamento. Quando a sepse for excluída como causa do choque, um aspecto importante do gerenciamento de antibióticos é a suspensão de todos os antibióticos.

Causas específicas de choque que exigem intervenção apropriada A avaliação inicial (anamnese, exame físico e testes diagnósticos) pode identificar uma etiologia para o choque que exija intervenção imediata para salvar a vida do paciente, além das etapas iniciais de tratamento descritas anteriormente. Os pacientes com choque distributivo secundário à anafilaxia precisam de remoção do alérgeno causador, administração de epinefrina e suporte vascular com ressuscitação líquida intravenosa e vasopressores. A insuficiência suprarrenal requer a reposição com doses de ataque de esteroides intravenosos. Os pacientes com choque cardiogênico e arritmia podem necessitar do tratamento descrito nos algoritmos de suporte cardíaco avançado à vida ou da colocação de um marca-passo artificial. Em casos de eventos isquêmicos agudos, deve-se considerar revascularização e medidas temporárias de suporte mecânico. No caso de disfunção valvar, pode-se considerar a cirurgia de emergência. Os pacientes com choque hipovolêmico por hemorragia podem necessitar de intervenção cirúrgica no caso de trauma, ou de procedimentos endoscópicos ou radiologia intervencionista no caso de perda sanguínea de fonte GI. Entre os pacientes com choque obstrutivo, um pneumotórax hipertensivo necessita de descompressão imediata. A embolia pulmonar proximal exige avaliação para terapia trombolítica ou remoção cirúrgica do coágulo. A dissecção da aorta ascendente pode necessitar de intervenção cirúrgica.

LEITURAS ADICIONAIS
BENHAM et al: A standardized and comprehensive approach to the management of cardiogenic shock. JACC Heart Fail 8:879, 2020.
GITZ HOLLER et al: Etiology of shock in the emergency department: A 12-year population-based cohort study. Shock 51:60, 2019.
PRO CI et al: A randomized trial of protocol-based care for early septic shock. N Engl J Med 370:1683, 2014.
RHODES A et al: Surviving sepsis campaign: International guidelines for management of sepsis and septic shock: 2016. Intensive Care Med 43:304, 2017.
TEHRANI BN et al: A standardized and comprehensive approach to the management of cardiogenic shock. JACC Heart Fail 8:879, 2020.
VINCENT JL, DE BACKER D: Circulatory shock. N Engl J Med 369:1726, 2013.
VINCENT JL et al: The value of blood lactate kinetics in critically ill patients: A systematic review. Crit Care 20:257, 2016.

304 Sepse e choque séptico
Emily B. Brant, Christopher W. Seymour, Derek C. Angus

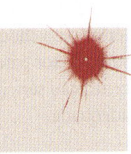

INTRODUÇÃO E DEFINIÇÃO
A sepse é uma doença comum e mortal. Há mais de 2 mil anos, Hipócrates escreveu que a sepse era caracterizada pelo apodrecimento da carne e pela supuração de feridas. Muitos séculos depois, Galeno descreveu a sepse como um evento desejável e necessário para a cicatrização de feridas. Após a teoria dos germes ser proposta por Semmelweis, Pasteur e outros, no século XIX, a sepse foi reinterpretada como uma infecção sistêmica chamada de "envenenamento do sangue", acreditando-se que fosse causada pela invasão e disseminação de patógenos pela corrente sanguínea do hospedeiro. Contudo, a teoria dos germes não explicou por completo a sepse: muitos pacientes sépticos morreram apesar da remoção bem-sucedida do patógeno causador. Em 1992, Bone e colaboradores propuseram que o hospedeiro, e não o germe, era responsável pela patogênese da sepse. Especificamente, eles definiram a sepse como uma resposta inflamatória sistêmica à infecção. Ainda assim, a sepse surgia em resposta a muitos patógenos diferentes, e septicemia não era nem uma condição necessária nem um termo útil. Assim, esses investigadores propuseram que o termo *sepse grave* fosse usado para descrever casos em que a sepse fosse complicada por disfunção orgânica aguda, e o termo *choque séptico* usado para um subgrupo de casos de sepse complicados por hipotensão e anormalidades da perfusão apesar de ressuscitação volêmica adequada.

Nos últimos 20 anos, as pesquisas revelaram que muitos pacientes desenvolvem disfunção orgânica aguda em resposta à infecção, mas sem um excesso inflamatório mensurável (i.e., sem a síndrome de resposta inflamatória sistêmica [SIRS, de *systemic inflamatory response syndrome*]). De fato, respostas pró e anti-inflamatórias estão presentes junto com alterações significativas em outras vias. Para esclarecer a terminologia e refletir a compreensão atual da biopatologia da sepse, em 2016 a Sepsis Definitions Task Force (Força Tarefa de Definição de Sepse) propôs as Third International Consensus Definitions (Definições do Terceiro Consenso Internacional) e especificou que a *sepse* é uma resposta desregulada do hospedeiro à infecção, que leva à disfunção orgânica aguda. Essa definição diferencia a sepse da infecção não complicada que não leva a disfunção orgânica, evolução ruim ou morte. À luz da ampla variação nas maneiras de identificar o choque séptico em ambientes clínicos, de pesquisa ou de vigilância, as Third International Consensus Definitions ainda especificaram que o *choque séptico*

TABELA 304-1 ■ Definições e critérios para sepse e choque séptico

Condição	Definição	Manifestações clínicas comuns	Critérios em 1991/2003 ("SEPSIS-1"/"SEPSIS-2")	Critérios em 2016 ("SEPSIS-3")
Sepse	Uma disfunção orgânica potencialmente fatal causada por uma resposta desregulada do hospedeiro à infecção	Inclui sinais de infecção com disfunção orgânica e alteração do estado mental; taquipneia; hipotensão; disfunção hepática, renal ou hematológica	Infecção suspeita (ou documentada) mais ≥ 2 critérios para a síndrome de resposta inflamatória sistêmica (SIRS)[a]	Infecção suspeita (ou documentada) e um aumento agudo de ≥ 2 pontos na avaliação de falência orgânica relacionada à sepse (SOFA)[b]
Choque séptico	Um subgrupo da sepse em que as anormalidades circulatórias e celulares/metabólicas subjacentes levam a aumento substancial no risco de mortalidade	Sinais de infecção, incluindo alteração do estado mental, oligúria, extremidades frias, hiperlactemia	Infecção suspeita (ou documentada) mais hipotensão arterial persistente (pressão arterial sistólica < 90 mmHg; pressão arterial média < 60 mmHg; ou alteração na sistólica de > 40 mmHg em relação ao basal)	Infecção suspeita (ou documentada) mais terapia vasopressora necessária para manter a pressão arterial média em ≥ 65 mmHg; lactato sérico > 2,0 mmol/L apesar de ressuscitação volêmica adequada

[a]Os critérios para SIRS incluem 1 ponto para cada um dos seguintes (variação do escore, 0-4): febre > 38°C ou < 36°C; taquipneia com > 20 respirações por minuto; taquicardia com frequência cardíaca > 90 batimentos por minuto; leucocitose com contagem de leucócitos > 12.000/μL; leucopenia (< 4.000/μL) ou > 10% de bastões. [b]O escore SOFA é uma medida de 24 pontos de disfunção orgânica que utiliza seis sistemas orgânicos (renal, cardiovascular, pulmonar, hepático, neurológico, hematológico), na qual 0 a 4 pontos são atribuídos a cada sistema orgânico.

fosse definido como um subgrupo de casos de sepse em que as anormalidades circulatórias e celulares/metabólicas subjacentes sejam suficientemente profundas para aumentar substancialmente o risco de mortalidade.

Para auxiliar os médicos na identificação da sepse e do choque séptico à beira do leito, os novos critérios clínicos "Sepsis-3" para a sepse incluem (1) suspeita de infecção e (2) disfunção orgânica aguda, definida como um aumento de dois ou mais pontos em relação ao basal (quando conhecido) no escore da avaliação sequencial (ou relacionada à sepse) de falência orgânica (SOFA, de *Sequential Organ Failure Assessment*) (Tab. 304-1). Os critérios para choque séptico incluem sepse mais a necessidade de tratamento vasopressor para elevar a pressão arterial média ≥ 65 mmHg, com uma concentração sérica de lactato > 2,0 mmol/L apesar de ressuscitação volêmica adequada.

ETIOLOGIA

A sepse pode surgir a partir de infecções adquiridas na comunidade ou no hospital. Entre essas infecções, a pneumonia é a fonte mais comum, sendo responsável por cerca da metade dos casos; as próximas infecções mais comuns são as intra-abdominais e as geniturinárias. As hemoculturas normalmente são positivas em apenas um terço dos casos, enquanto muitos casos têm culturas negativas em todos os sítios. *Staphylococcus aureus* e *Streptococcus pneumoniae* são os Gram-positivos isolados mais comuns, enquanto *Escherichia coli*, espécies de *Klebsiella* e *Pseudomonas aeruginosa* são os Gram-negativos isolados mais frequentes. Nos últimos anos, as infecções por Gram-positivos têm sido relatadas com maior frequência que as por Gram-negativos, ainda que um estudo de prevalência pontual em 75 países com 14 mil pacientes em unidades de terapia intensiva (UTIs) tenha descoberto que 62% dos isolados positivos eram de bactérias Gram-negativas, 47% eram de bactérias Gram-positivas e 19% eram de fungos.

Os muitos fatores de risco para a sepse estão relacionados com a predisposição para o desenvolvimento de infecção e, após o desenvolvimento da infecção, com a probabilidade de desenvolver disfunção orgânica aguda. Os fatores de risco comuns para infecção incluem doenças crônicas (p. ex., infecção por HIV, doença pulmonar obstrutiva crônica, câncer) e imunossupressão. Os fatores de risco para a progressão de infecção para disfunção orgânica são menos compreendidos, mas podem incluir o estado de saúde subjacente, a função orgânica preexistente e o momento de início do tratamento. Idade, sexo e raça/etnia influenciam a incidência de sepse, que é maior nos extremos de idade, maior em homens do que em mulheres e maior em negros do que em brancos. As diferenças no risco de sepse por raça não são completamente explicadas por fatores socioeconômicos ou acesso aos cuidados, aumentando a possibilidade de que outros fatores, como diferenças genéticas na suscetibilidade à infecção ou na expressão de proteínas fundamentais para a resposta do hospedeiro, possam ser importantes.

EPIDEMIOLOGIA

As incidências de sepse e choque séptico dependem de como se definem disfunção orgânica aguda e infecção, além de quais fontes de dados são estudadas. Estimativas distintas são geradas a partir de dados administrativos, coortes prospectivas com identificação manual de casos e grandes bancos de dados de prontuários eletrônicos. A disfunção orgânica costuma ser definida pela necessidade de terapia de suporte; nesses casos, os estudos epidemiológicos contabilizam a incidência de casos "tratados" e não a real. Nos Estados Unidos, recentes estudos de coorte usando dados administrativos sugerem que pelo menos 2 milhões de casos de sepse ocorrem anualmente. O choque está presente em cerca de 30% dos casos, resultando em um número estimado de 230 mil casos em uma revisão sistemática recente. Uma análise dos dados (clínicos e administrativos) de 300 hospitais no United Healthcare Consortium estimou que o choque séptico ocorria em 19 a cada 1.000 consultas de pacientes hospitalizados. As incidências de sepse e choque séptico também são relatadas como crescentes (conforme os códigos de Classificação Internacional de Doenças, 9ª edição, Modificado clinicamente – CID9-MC), com um aumento de quase 50% na última década. Porém, a estabilidade de marcadores clínicos objetivos (p. ex., provisão de suporte de órgãos, detecção de bacteriemia) ao longo desse período em um estudo de validação em dois centros sugere que as regras de codificação, a confusão semântica (p. ex., *septicemia vs. sepse grave*), o aumento da capacidade de oferecer cuidados intensivos e o aumento da busca de casos confundem a interpretação de tendências seriadas. Estudos em outros países de renda alta relatam taxas de sepse na UTI semelhantes às dos Estados Unidos.

Até o momento, embora os dados tenham demonstrado que a sepse é um ônus de saúde pública significativo em países de alta renda, o impacto nas populações de países de renda baixa ou média ainda é desconhecido. Uma análise recente do Global Burden of Disease Study revelou que o impacto global da sepse é o dobro das estimativas anteriores, com uma estimativa de 48,9 milhões (intervalo de confiança de 95% [IC], 38,9-62,9 milhões) de casos relatados em todo o mundo. As mortes relacionadas à sepse representam 19,7% (IC de 95%, 18,2-21,4%) de todas as mortes globalmente, das quais 85% ocorrem em países de baixa e média renda. Entre todas as faixas etárias, ambos os sexos e todas as localizações, as doenças diarreicas representaram a causa subjacente mais comum de sepse. A sepse relacionada às lesões e distúrbios maternos foram as causas não notificáveis mais comuns de sepse.

PATOGÊNESE

Por muitos anos, as características clínicas da sepse eram consideradas o resultado de uma resposta inflamatória excessiva do hospedeiro (SIRS). Mais recentemente, ficou aparente que a infecção desencadeia uma resposta do hospedeiro que é muito mais complexa, variável e prolongada do que previamente imaginado. A resposta específica de cada paciente depende do patógeno (carga e virulência) e do hospedeiro (composição genética e comorbidade), com respostas diferentes em nível local e sistêmico. A resposta do hospedeiro evolui ao longo do tempo com a evolução clínica do paciente. Em geral, as reações pró-inflamatórias (dirigidas para a eliminação dos patógenos) são responsáveis pelo dano tecidual "colateral" na sepse, enquanto as respostas anti-inflamatórias estão implicadas na maior suscetibilidade a infecções secundárias que ocorre mais tarde na evolução da doença. Esses mecanismos podem ser classificados como um intercâmbio entre dois "custos de adequação" (*fitness costs*): dano direto aos órgãos pelo patógeno e dano aos órgãos oriundo da resposta imune do hospedeiro. A capacidade do hospedeiro de resistir e tolerar a lesão direta e imunopatológica determina se uma infecção não complicada irá se tornar uma sepse.

Início da inflamação Ao longo da última década, nosso conhecimento sobre reconhecimento de patógenos aumentou tremendamente. A resposta do hospedeiro à infecção é iniciada quando os patógenos são reconhecidos e ligadas às células imunes nativas, particularmente os macrófagos (Cap. 349). Os receptores de reconhecimento de patógenos (PRRs) presentes na superfície das células imunes ligam-se a padrões moleculares associados a patógenos (PAMPs de *Pathogen-Associated Molecular Patterns*), que são estruturas conservadas em todas as espécies microbianas. A interação de PRRs com PAMPs resulta em suprarregulação da transcrição do gene inflamatório e ativação da imunidade inata (Fig. 304-1). Quatro classes principais de PRR são proeminentes: receptores semelhantes ao Toll (TLRs, de *Toll-like receptors*), receptores tipo RIG-I, receptores de lectina tipo C e receptores tipo NOD; a atividade do último grupo ocorre parcialmente em complexos proteicos chamados *inflamassomos*. Já foram identificados até 10 TLRs em seres humanos. Embora tenham sido descritas muitas PAMPs, incluindo RNAs viral e flagelina, um PAMP comum é a fração lipídica A de lipopolissacarídeo (LPS ou endotoxina) encontrada na membrana externa de bactérias Gram-negativas. O LPS primeiro se liga à proteína de ligação do LPS na superfície de monócitos, macrófagos e neutrófilos. É então transferido para TLR4 e sinaliza por essa via para produzir e liberar citocinas pró-inflamatórias, como fator de necrose tumoral e interleucina 1 (IL-1), que aumentam o sinal e alertam outras células e tecidos.

Além do reconhecimento de patógenos, os PRRs também sentem as moléculas endógenas liberadas pelas células lesadas, chamadas padrões moleculares associados à lesão (DAMPs, de *Damage-Associated Molecular Patterns*). Os DAMPs, ou alarminas, são estruturas nucleares, citoplásmicas ou mitocondriais que são liberadas pelas células como resultado de infecção, lesão tecidual ou necrose celular. Exemplos de DAMPs incluem a proteína B1 do grupo de alta mobilidade, proteínas S100 e RNA e DNA extracelulares e histonas. Uma vez liberados no ambiente extracelular, os DAMPs são reconhecidos pelos PRRs nas células imunes, resultando na suprarregulação da produção de citocinas pró-inflamatórias. Outros elementos celulares liberados durante a infecção incluem espécies reativas de oxigênio, micropartículas, enzimas proteolíticas e armadilhas extracelulares de neutrófilos, que também podem influenciar os processos inflamatórios.

Concomitante à ativação dos macrófagos, os receptores de superfície dos leucócitos polimorfonucleares (PMN) também se ligam a componentes microbianos. Essa interação resulta na expressão de moléculas de adesão de superfície que causam agregação de PMN e marginação ao endotélio vascular. Por meio de um processo de múltiplas fases de rolamento, adesão, diapedese e quimiotaxia, os PMNs migram para o local da infecção, liberando mediadores inflamatórios responsáveis por vasodilatação local, hiperemia e aumento da permeabilidade vascular.

A sepse ocorre quando esses processos imunes pró-inflamatórios locais se tornam exagerados, resultando em uma resposta imune generalizada. Embora ainda não seja claro por que ocorre essa transição maligna; efeitos diretos dos microrganismos invasores, superprodução de mediadores pró-inflamatórios e ativação do sistema do complemento foram implicados.

Anormalidades da coagulação A sepse é comumente associada com distúrbios da coagulação e frequentemente leva à coagulação intravascular disseminada. Acredita-se que as anormalidades da coagulação isolem os microrganismos invasores e/ou impeçam a disseminação da infecção e da inflamação para outros tecidos e órgãos. A deposição excessiva de fibrina é

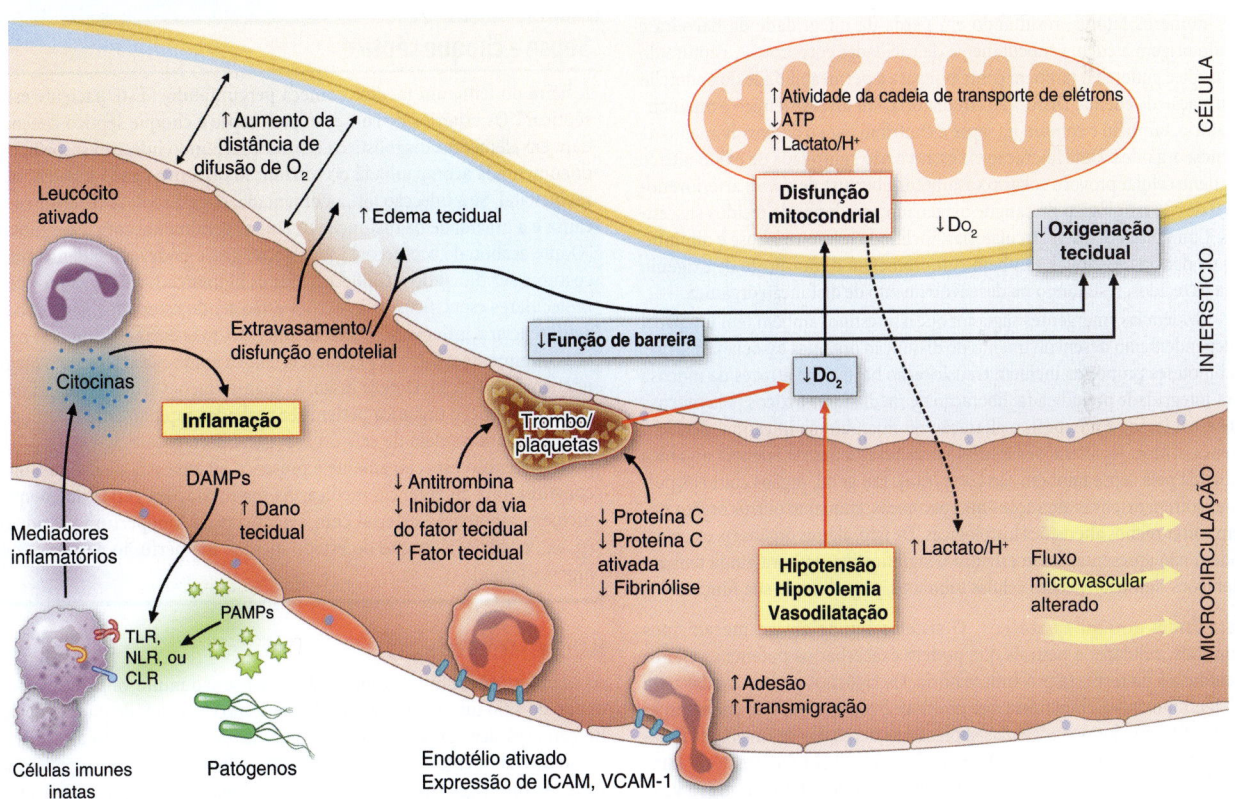

FIGURA 304-1 Mecanismos selecionados implicados na patogênese da disfunção orgânica e celular induzida pela sepse. A resposta do hospedeiro à sepse envolve múltiplos mecanismos que levam à diminuição do transporte de oxigênio (DO_2) em nível tecidual. A duração, a extensão e a direção dessas interações são modificadas pelo órgão ameaçado, por fatores do hospedeiro (p. ex., idade, características genéticas, medicamentos) e por fatores do patógeno (p. ex., carga e virulência microbiana). A resposta inflamatória é normalmente iniciada por uma interação entre padrões moleculares associados a patógenos (PAMPs) expressos por patógenos e receptores de reconhecimento de padrões expressos por células imunes inatas na superfície celular (receptores *Toll-like* [TLRs] e receptores de lectina tipo C [CLRs]), no endossoma (TLRs) ou no citoplasma (receptores tipo gene 1 induzível pelo ácido retinoico e receptores tipo domínio de oligomerização de ligação a nucleotídeos [NLRs]). O dano tecidual resultante e a morte celular necrótica levam à liberação de padrões moleculares associados à lesão (DAMPs), como ácido úrico, proteína B1 do grupo de alta mobilidade, proteínas S100, bem como histonas, DNA e RNA extracelulares. Essas moléculas promovem a ativação de leucócitos, levando à maior disfunção endotelial; expressão de molécula de adesão intercelular (ICAM) e molécula de adesão celular vascular 1 (VCAM-1) no endotélio ativado; ativação da coagulação; e ativação do complemento. Essa cascata é composta ainda por alterações macrovasculares como vasodilatação e hipotensão, que são exacerbadas por maior edema tissular por vazamento endotelial e hipovolemia intravascular relativa. Alterações subsequentes na bioenergética celular levam à maior glicólise (p. ex., produção de lactato), lesão mitocondrial, liberação de espécies reativas do oxigênio e maior disfunção orgânica.

causada pela coagulação via fator tecidual, uma glicoproteína transmembrana expressada por vários tipos celulares; pelo comprometimento de mecanismos anticoagulantes, incluindo o sistema da proteína C e a antitrombina; e pelo comprometimento da remoção de fibrina por depressão do sistema fibrinolítico. Proteases de coagulação (e outras) aumentam ainda mais a inflamação via receptores ativados pela protease. Em infecções com predomínio endotelial (p. ex., meningococemia), esses mecanismos podem ser comuns e letais.

Disfunção orgânica Embora os mecanismos por trás da falência orgânica na sepse sejam apenas parcialmente conhecidos, tanto as alterações celulares quanto hemodinâmicas tem um papel-chave. Os principais fatores contribuintes incluem resposta inflamatória aberrante, alterações celulares, disfunção endotelial e anormalidades circulatórias. A inflamação aberrante causa dano celular, aumentando o risco de disfunção orgânica. Alterações celulares, incluindo o comprometimento das vias de morte celular, disfunção mitocondrial e condução intracelular de espécies reativas de oxigênio têm um papel importante. Além disso, a lesão mitocondrial devido ao estresse oxidativo e a outros mecanismos prejudica a utilização celular de oxigênio. A lentificação do metabolismo oxidativo, em paralelo com o comprometimento do transporte de oxigênio, reduz a extração celular de O_2. Ainda assim, há necessidade de energia (i.e., trifosfato de adenosina [ATP]) para sustentar a função celular basal vital, a qual deriva da glicólise e da fermentação e, dessa forma, gera H^+ e lactato. Com a agressão intensa e continuada, os níveis de ATP caem abaixo de um limiar crítico, surge a falência bioenergética, há liberação de espécies reativas tóxicas do oxigênio, e a apoptose leva a morte celular irreversível e falência orgânica. A disfunção endotelial também é crítica à patogênese da falência múltipla de órgãos que é comum na sepse. As conexões celulares no endotélio vascular são rompidas na sepse por inúmeros fatores, resultando em perda da integridade da barreira e dando origem a edema subcutâneo e de cavidades corporais. A ruptura do glicocálice endotelial também contribui para a permeabilidade do endotélio e formação de edema. Disfunção circulatória, em nível sistêmico e microcirculatório, também é comum na sepse e contribui para o desenvolvimento de falência orgânica. Uma liberação excessiva e não controlada de óxido nítrico por dano celular provoca colapso vasomotor, abertura de *shunts* arteriovenosos e desvio patológico do sangue oxigenado para longe de tecidos suscetíveis. Complicações microcirculatórias, incluindo microtrombose e diminuição da densidade capilar, também comprometem o transporte de oxigênio para os tecidos, resultando no desenvolvimento de disfunção orgânica.

Evidências emergentes sugerem que o intestino também tem um papel independente no desenvolvimento de disfunção orgânica associada à sepse. As hipóteses propostas incluem translocação bacteriana através da mucosa com integridade prejudicada, liberação de mediadores tóxicos pela mucosa intestinal lesada e até mesmo alteração no microbioma intestinal devido a doença crítica. As alterações morfológicas resultantes na falência orgânica induzida pela sepse também são complexas. Em geral, órgãos como os pulmões sofrem extensas alterações microscópicas, enquanto outros órgãos podem sofrer menos alterações histológicas. De fato, alguns órgãos (p. ex., rins) podem não apresentar lesão estrutural significativa, embora ainda tenham alterações significativas nas células tubulares, prejudicando sua função.

Mecanismos anti-inflamatórios O sistema imune abriga mecanismos humorais, celulares e neurais que podem exacerbar os potenciais efeitos prejudiciais da resposta pró-inflamatória. Os fagócitos podem mudar para um fenótipo anti-inflamatório que promove o reparo tecidual, enquanto as células T reguladoras e as células supressoras derivadas de mieloides reduzem ainda mais a inflamação. O chamado reflexo neuroinflamatório também pode contribuir: informações sensitivas são levadas pelo nervo vago aferente até o tronco encefálico, a partir do qual o nervo vago eferente ativa o nervo esplênico no plexo celíaco, com consequente liberação de norepinefrina no baço e secreção de acetilcolina por um subgrupo de células T CD4+. A liberação de acetilcolina visa os receptores colinérgicos α7 em macrófagos, reduzindo a liberação de citocinas pró-inflamatórias. A ruptura desse sistema neural por meio de uma vagotomia deixa os animais mais vulneráveis ao choque por endotoxinas, enquanto a estimulação do nervo vago eferente ou de receptores colinérgicos α7 atenua a inflamação sistêmica na sepse experimental.

Supressão imune Os pacientes que sobrevivem à sepse inicial, mas permanecem dependentes de terapia intensiva, ocasionalmente demonstram evidências de um sistema imune suprimido. Esses pacientes podem ter focos de infecção persistente apesar da terapia antimicrobiana ou experimentar a reativação de vírus latentes. Múltiplas investigações documentaram responsividade reduzida dos leucócitos sanguíneos a patógenos em pacientes com sepse; esses achados foram recentemente corroborados por estudos *post mortem* que revelaram um importante comprometimento funcional de esplenócitos coletados de pacientes de UTI que morreram de sepse. A supressão imune foi evidente nos pulmões e no baço; em ambos os órgãos, a expressão de ligantes para receptores inibitórios de células T nas células parenquimatosas estava aumentada. O aumento de morte celular apoptótica, especialmente de células B, células T CD4+ e células dendríticas foliculares, tem sido implicado na supressão imune e na morte associadas à sepse. Em uma coorte de > 1.000 internações em UTI por sepse, ocorreram infecções secundárias em 14% dos pacientes, e a resposta genômica associada no momento da infecção foi consistente com supressão imune, incluindo comprometimento da glicólise e gliconeogênese celular. As infecções secundárias mais comuns incluíram infecção da corrente sanguínea relacionada a cateter, infecção associada à ventilação mecânica e infecções abdominais. Há esforços em andamento para identificar aqueles pacientes com sepse que têm fenótipos hiperinflamados ao invés de imunossuprimidos. A melhora da identificação e da monitoração da resposta imune do hospedeiro poderia ser útil para orientar terapias imunológicas. A natureza dinâmica da resposta imune (ou seja, a resposta pode variar em diferentes estágios da sepse e mudar rapidamente) e a compreensão incerta sobre se o sistema imunológico disfuncional está conduzindo à disfunção orgânica ou se o próprio sistema imunológico é apenas outro órgão disfuncional permanecem desafiadoras.

ABORDAGEM AO PACIENTE
Sepse e choque séptico

À beira do leito, um médico começa perguntando: "Este paciente está séptico?". Os critérios de consenso para sepse e choque séptico concordam em elementos diagnósticos centrais, incluindo infecção suspeita ou documentada acompanhada por disfunção orgânica aguda e potencialmente fatal. Se a infecção for documentada, o médico deve determinar a causa e a gravidade da disfunção orgânica, geralmente com a pergunta: "O que acabou de acontecer?". A infecção grave pode ser evidente, mas costuma ser difícil de reconhecer. Muitos biomarcadores e diagnósticos moleculares específicos de infecções estão sendo estudados para ajudar a diferenciar a inflamação estéril da infecção, mas essas ferramentas não são comumente usadas. A perspicácia clínica ainda é crucial para o diagnóstico da infecção. Depois disso, as manifestações fisiológicas primárias de disfunção orgânica podem ser avaliadas rapidamente à beira do leito com um modelo de seis órgãos, gerando o escore SOFA. Deve-se prestar atenção especificamente à presença ou ausência de choque, que constitui uma emergência médica. As manifestações gerais do choque incluem hipotensão arterial com evidências de hipoperfusão tecidual (p. ex., oligúria, alteração do estado mental, má perfusão periférica ou hiperlactemia).

MANIFESTAÇÕES CLÍNICAS

As manifestações clínicas específicas da sepse são muito variáveis, dependendo do sítio inicial da infecção, do patógeno causador, do padrão de disfunção orgânica aguda, da saúde subjacente do paciente e do atraso até o início do tratamento. Os sinais de infecção e disfunção orgânica podem ser sutis. As diretrizes clínicas fornecem uma longa lista de potenciais sinais de alerta para a sepse incipiente (Tab. 304-1). Após o estabelecimento da sepse e a infecção causadora ser considerada controlada, a temperatura e a contagem de leucócitos costumam retornar ao normal. Porém, a disfunção orgânica geralmente persiste.

Falência cardiorrespiratória Dois dos sistemas orgânicos mais comumente afetados na sepse são os sistemas respiratório e cardiovascular. O comprometimento respiratório classicamente se manifesta com síndrome da angústia respiratória aguda (SARA), definida como hipoxemia e infiltrados bilaterais de origem não cardíaca que surgem dentro de 7 dias da suspeita da infecção. A SARA pode ser classificada pelos critérios de Berlin como leve (PaO_2/FIO_2, 201 a 300 mmHg), moderada (101 a 200 mmHg) ou grave (≤ 100 mmHg). Um diagnóstico diferencial comum é o edema hidrostático secundário a insuficiência cardíaca ou sobrecarga de volume. Embora tradicionalmente identificada pela elevação da pressão de oclusão da artéria pulmonar, medida por cateter de artéria pulmonar (> 18 mmHg), a insuficiência cardíaca pode ser avaliada objetivamente com base no julgamento clínico ou na ecocardiografia focada.

O comprometimento cardiovascular geralmente se apresenta como hipotensão. A causa pode ser hipovolemia franca; má distribuição do fluxo sanguíneo e do volume intravascular devido a extravasamento capilar difuso; redução da resistência vascular sistêmica; ou depressão da função miocárdica. Após a expansão adequada de volume, a hipotensão frequentemente persiste, necessitando do uso de vasopressores. No choque inicial, quando o estado volêmico está reduzido, a resistência vascular sistêmica pode estar bastante elevada com o débito cardíaco baixo; após a repleção de volume, porém, esse quadro pode mudar rapidamente para resistência vascular sistêmica baixa e débito cardíaco elevado.

Lesão renal A lesão renal aguda (LRA) é documentada em > 50% dos pacientes sépticos, aumentando o risco de morte hospitalar em 6 a 8 vezes. A LRA se manifesta como oligúria, azotemia e níveis crescentes de creatinina sérica, frequentemente havendo necessidade de diálise. Os mecanismos da LRA induzida por sepse não são completamente conhecidos. A LRA pode ocorrer em até 25% dos pacientes na ausência de hipotensão franca. A abordagem mecanicista atual sugere que uma combinação de inflamação, anormalidades difusas no fluxo sanguíneo da microcirculação e respostas bioenergéticas celulares à lesão contribuem para a LRA induzida por sepse além de apenas a isquemia orgânica.

Complicações neurológicas A disfunção típica do sistema nervoso central se apresenta na forma de coma ou *delirium*. Os exames de imagem geralmente não mostram lesões focais, e os achados do eletrencefalograma costumam ser consistentes com a encefalopatia não focal. O *delirium* associado à sepse é considerado uma disfunção cerebral difusa causada pela resposta inflamatória à infecção sem evidências de uma infecção primária do sistema nervoso central. As diretrizes de consenso recomendam o rastreamento do *delirium* com ferramentas válidas e confiáveis, como o *Confusion Assessment Method for the Intensive Care Unit* (CAM-ICU) e a *Intensive Care Delirium Screening Checklist* (ICDSC). A polineuropatia e a miopatia da doença crítica também são comuns, especialmente em pacientes com um curso prolongado. Para os sobreviventes da sepse, as complicações neurológicas podem ser graves. A síndrome pós-sepse, uma entidade patológica emergente caracterizada por comprometimento cognitivo e incapacidade funcional de longo prazo, afeta cerca de 25 a 50% dos sobreviventes de sepse. Em uma coorte prospectiva nacional (Estados Unidos) representativa de > 1.000 pacientes idosos com sepse grave, o comprometimento cognitivo moderado a grave aumentou em 10,6 pontos percentuais entre os pacientes que sobreviveram à sepse grave (razão de chance, 3,34; IC de 95%, 1,53-7,25) em relação aos sobreviventes de hospitalizações sem sepse. Muitas dessas limitações persistiram por até 8 anos. Os mecanismos dos distúrbios neurocognitivos na síndrome pós-sepse não são completamente compreendidos; todavia, foi proposta uma combinação de lesão cerebrovascular, desarranjo metabólico e neuroinflamação.

Manifestações adicionais Muitas outras anormalidades ocorrem na sepse, incluindo íleo, elevação dos níveis de aminotransferases, alteração do controle glicêmico, trombocitopenia e coagulação intravascular disseminada, disfunção suprarrenal e síndrome do eutireóideo doente. A disfunção suprarrenal na sepse é amplamente estudada e acredita-se que esteja relacionada mais com a disfunção reversível do eixo hipotálamo-hipófise ou com a resistência tecidual aos glicocorticoides do que com o dano direto às glândulas suprarrenais. O diagnóstico é difícil de estabelecer. Recentes diretrizes para a prática clínica não recomendam o uso do teste de estimulação

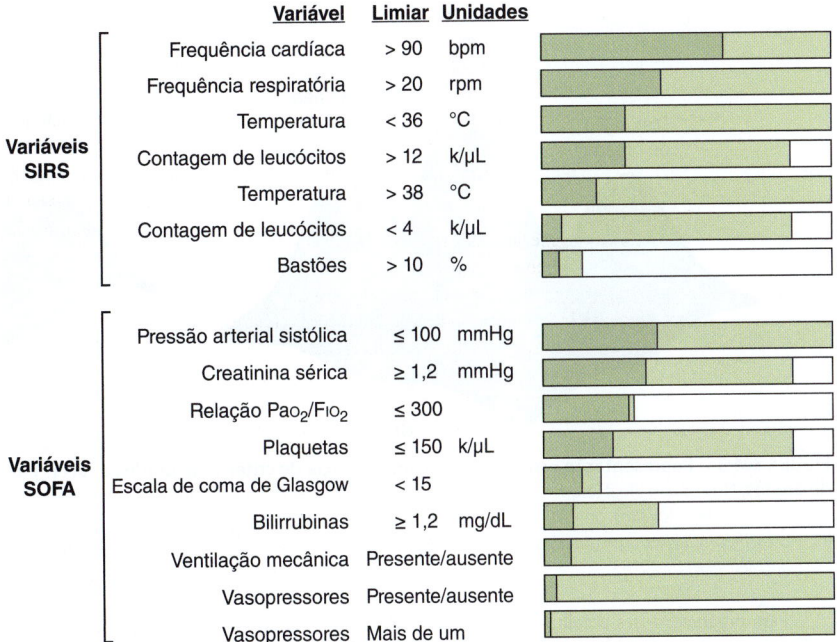

FIGURA 304-2 **Distribuição de variáveis de síndrome de resposta inflamatória sistêmica (SIRS) e avaliação sequencial de falência orgânica (SOFA) entre pacientes infectados e em risco de sepse,** conforme documentado no prontuário eletrônico. As barras em verde-escuro representam a proporção de pacientes com achados anormais; as barras em verde-claro, a proporção com achados normais; e as barras em branco, a proporção com falta de dados. (*Adaptada de CW Seymour et al: Assessment of clinical criteria for sepsis: For the Third International Consensus Definitions for Sepsis and Septic Shock [Sepsis-3]. JAMA 315:762, 2016.*)

com hormônio adrenocorticotrófico nem a determinação do nível plasmático de cortisol para a detecção de insuficiência relativa de glicocorticoides.

DIAGNÓSTICO

Achados laboratoriais e fisiológicos Várias alterações laboratoriais e fisiológicas são encontradas em pacientes com infecção suspeita com risco de sepse. Em uma coorte de prontuários eletrônicos de 12 hospitais com > 70 mil consultas (Fig. 304-2), apenas taquicardia (frequência cardíaca > 90 batimentos por minuto) estava presente em > 50% das consultas; as anormalidades concomitantes mais comuns foram taquipneia (frequência respiratória > 20 respirações por minuto), hipotensão (pressão arterial sistólica ≤ 100 mmHg) e hipoxia (SaO_2 ≤ 90%). A leucocitose (contagem de leucócitos > 12.000/μL) estava presente em menos de um terço dos pacientes, e a leucopenia (contagem de leucócitos < 4.000/μL) em menos de 5%. Notavelmente, muitas características que podem identificar a disfunção orgânica aguda, como a contagem de plaquetas, a bilirrubina total ou o nível sérico de lactato, são medidas em apenas uma minoria das consultas de pacientes de risco. Quando medida, pode ser detectada acidose metabólica com ânion *gap*, e ocorre fadiga da musculatura respiratória na insuficiência respiratória associada à sepse. Outros achados menos comuns incluem hipoalbuminemia, elevação de troponinas, hipoglicemia e hipofibrinogenemia.

Critérios diagnósticos Não há um teste específico para sepse, nem um método padrão-ouro para determinar se um paciente está séptico. De fato, a definição de sepse pode ser escrita como uma afirmação lógica:

$$\text{sepse} = f\,(\text{ameaça à vida} \mid \text{disfunção orgânica} \mid \text{resposta desregulada do hospedeiro} \mid \text{infecção}),$$

em que a sepse é a variável dependente, a qual, por sua vez, é uma função de quatro variáveis independentes ligadas em uma via causal, com – da esquerda para a direita – uma condição em relação à outra. Pode haver incertezas sobre se cada variável existe, se ela pode ser medida e se as relações causais e condicionais se sustentam. Se for presumido que há disfunção orgânica e que ela pode ser medida, atribuir a degradação marginal na função a uma resposta desregulada do hospedeiro não é simples e exige a capacidade de determinar a disfunção preexistente, outras contribuições não infecciosas para a disfunção orgânica e – idealmente – o mecanismo pelo qual a resposta do hospedeiro a uma infecção causa a disfunção orgânica.

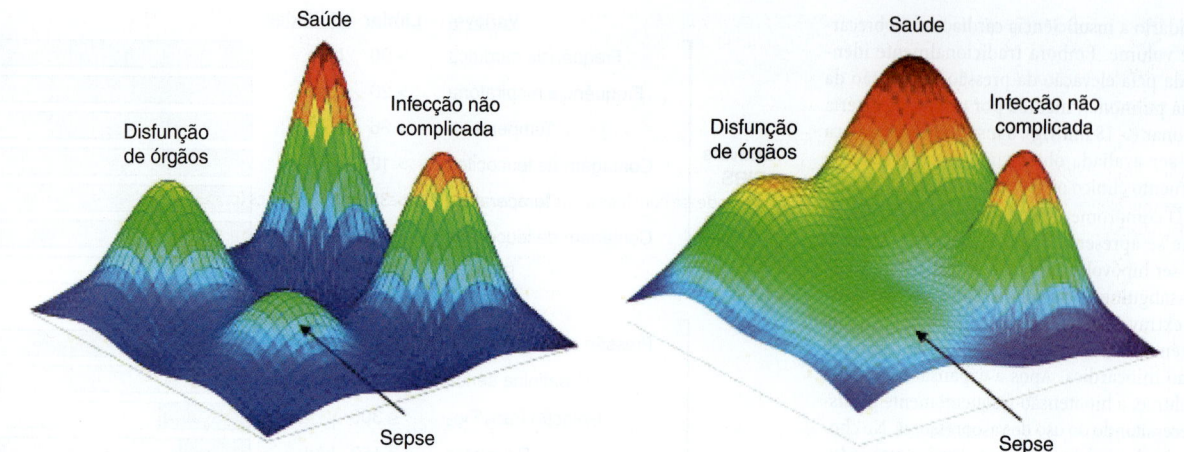

FIGURA 304-3 Representação esquemática da importância de critérios acurados e fáceis para sepse e seus componentes: infecção e disfunção de órgãos. No cenário ideal (*esquerda*), os critérios diferenciam claramente os pacientes com sepse daqueles com infecção não complicada ou disfunção de órgãos. A realidade (*direita*), porém, é que os critérios existentes não fazem distinções claras, deixando uma proporção significativa de pacientes em áreas de incerteza. (*Reproduzida, com autorização, de DC Angus et al: A framework for the development and interpretation of different sepsis definitions and clinical criteria. Crit Care Med 44:e113, 2016.*)

Para organizar esses detalhes complexos, o médico precisa de critérios simples à beira do leito para operacionalizar a afirmação lógica (Fig. 304-3). Para isso, a Sepsis Definitions Task Force, com a introdução de Sepse-3, recomendou que, na suspeita de infecção, o médico considere se ela causou disfunção orgânica por meio de determinação de um escore SOFA. O escore SOFA varia de 0 a 24 pontos, com até 4 pontos atribuídos a cada um de seis sistemas orgânicos. O escore SOFA é amplamente estudado na UTI em pacientes com infecção, sepse e choque. Com ≥ 2 novos pontos SOFA, o paciente infectado é considerado séptico e pode estar com ≥ 10% de risco de morte hospitalar.

Para auxiliar na identificação precoce de pacientes infectados, os escores Quick SOFA (qSOFA) e o National Early Warning Score (NEWS) são propostos como comandos clínicos para detectar pacientes com alto risco de sepse fora da UTI, seja na enfermaria clínica ou no departamento de emergência. O escore qSOFA varia de 0 a 3 pontos, com 1 ponto cada para hipotensão sistólica (≤ 100 mmHg), taquipneia (≥ 22 respirações/min) ou alteração do estado mental. Um escore qSOFA ≥ 2 pontos tem valor preditivo para sepse semelhante àquele de medidas mais complicadas de disfunção orgânica. O NEWS é um sistema de pontuação agregado derivado de seis parâmetros fisiológicos, incluindo frequência respiratória, saturação de oxigênio, pressão arterial sistólica, frequência cardíaca, alteração mental e temperatura. Trabalhos recentes também mostraram que, embora os critérios de SIRS possam ser preenchidos na sepse, algumas vezes eles não são e não contribuem de forma significativa para a identificação de pacientes com suspeita de infecção que estejam sob maior risco de evolução ruim, internação em UTI ou morte – desfechos mais comuns em pacientes com sepse do que naqueles sem sepse.

O choque séptico é um subgrupo de sepse em que as anormalidades circulatórias e celulares/metabólicas são suficientemente profundas para aumentar de forma substancial o risco de mortalidade, mas a aplicação dessa definição como critério para o arrolamento de pacientes varia de maneira significativa em ensaios clínicos, estudos observacionais e trabalhos de melhora da qualidade. Para esclarecimento, os critérios propostos para choque séptico incluem (1) sepse mais (2) necessidade de terapia vasopressora para elevar a pressão arterial média ≥ 65 mmHg, com (3) concentração sérica de lactato > 2,0 mmol/L após adequada ressuscitação volêmica.

O lactato arterial é um marcador estudado há muito tempo para hipoperfusão tecidual, e a hiperlactemia e o retardo na depuração do lactato estão associados com uma maior incidência de falência orgânica e morte na sepse. Em um estudo de > 1.200 pacientes com suspeita de infecção, 262 (24%) de 1.081 pacientes exibiam uma concentração sérica elevada de lactato (≥ 2,5 mmol/L), mesmo em casos de pressão arterial sistólica normal (> 90 mmHg), e tinham risco elevado de mortalidade hospitalar em 28 dias. Porém, a acidose láctica pode ocorrer na presença de intoxicação alcoólica, doença hepática, diabetes melito, administração de nutrição parenteral total ou tratamento antirretroviral, entre outras condições. Além disso, na sepse, uma concentração sérica elevada de lactato pode simplesmente ser a manifestação de comprometimento da depuração. Esses fatores podem confundir o uso do lactato como biomarcador isolado para o diagnóstico de sepse; assim, ele deve ser usado no contexto de outros marcadores de infecção e disfunção orgânica.

TRATAMENTO

Sepse e choque séptico

TRATAMENTO PRECOCE DE SEPSE E CHOQUE SÉPTICO

As recomendações para o cuidado na sepse começam com o diagnóstico imediato. O reconhecimento do choque séptico pelo médico constitui uma emergência na qual o tratamento imediato pode salvar a vida do paciente. As diretrizes atualizadas para o tratamento são derivadas de diretrizes clínicas internacionais fornecidas pela *Surviving Sepsis Campaign*. Esse grupo de sociedades de profissionais de terapia intensiva, doenças infecciosas e medicina de emergência lançou três iterações de diretrizes clínicas para o manejo de pacientes com sepse e choque séptico (Tab. 304-2).

O manejo inicial da infecção exige várias etapas: formar um provável diagnóstico, obter amostras para cultura, iniciar a terapia antimicrobiana empírica e obter o controle da fonte de infecção. Mais de 30% dos pacientes com sepse grave necessitam do controle da fonte infecciosa, principalmente para infecções abdominais, urinárias e de tecidos moles. A taxa de mortalidade é menor entre os pacientes que têm controle da fonte infecciosa em relação aos que não têm, embora o momento da intervenção seja debatido. Os atrasos na antibioticoterapia podem ser fatais. Para cada 1 hora de atraso em pacientes com sepse, está relatado um aumento de 3 a 7% nas chances de morte hospitalar. As diretrizes clínicas internacionais recomendam a administração de antibióticos de amplo espectro adequados dentro de 1 hora do reconhecimento de sepse grave ou choque séptico. Para a terapia antibiótica empírica, a escolha apropriada depende do sítio suspeito de infecção, da localização no início da infecção (i.e., comunidade, instituição ou hospital), da história clínica do paciente e dos padrões locais de suscetibilidade aos antimicrobianos (Tab. 304-3). Em um estudo de um único centro com > 2 mil pacientes com bacteremia, o número de pacientes que precisaram receber terapia antimicrobiana apropriada para evitar a morte de um paciente foi de 4,0 (IC 95%, 3,7-4,3). A terapia antifúngica empírica deve ser administrada apenas em pacientes sépticos com alto risco de candidíase invasiva.

Os elementos de tratamento enumerados anteriormente formam a base de um pacote de cuidados de 1 hora que substituem as diretrizes anteriores que recomendavam o início do tratamento dentro de 3 a 6 horas. O pacote de cuidados inclui cinco componentes: (1) medição dos níveis de lactato sérico, (2) coleta de sangue para cultura antes da administração de antibióticos, (3) administração de antibióticos de amplo espectro adequados, (4) iniciação de um *bolus* de cristaloides de 30 mL/kg para hipotensão ou lactato ≥ 4 mmol/L e (5) tratamento com vasopressores para hipotensão persistente ou choque. Os níveis de lactato sérico devem ser medidos novamente se o nível inicial for ≥ 2 mmol/L.

TABELA 304-2 ■ Elementos do cuidado em sepse e choque séptico: recomendações adaptadas das diretrizes de consenso internacionais
Ressuscitação
Sepse e choque séptico constituem uma emergência, e o tratamento deve começar imediatamente.
A ressuscitação com líquidos cristaloides IV (30 mL/kg) deve começar dentro das primeiras 3 horas.
Solução salina ou cristaloides balanceados são sugeridos para a ressuscitação.
Se o exame clínico não identificar claramente o diagnóstico, pode-se considerar a realização de avaliações hemodinâmicas (p. ex., com ultrassonografia cardíaca focada).
Em pacientes com níveis séricos elevados de lactato, a ressuscitação deve ser orientada para a normalização desses níveis quando possível.
Em pacientes com choque séptico que necessitam de vasopressores, o alvo recomendado para a pressão arterial média é de 65 mmHg.
Hidroxietilamidos e gelatinas não são recomendados.
A norepinefrina é recomendada como vasopressor de primeira escolha.
A vasopressina deve ser usada com a intenção de reduzir a dose de norepinefrina.
O uso de dopamina deve ser evitado, com exceção de situações específicas (p. ex., naqueles pacientes de maior risco para taquiarritmias ou bradicardia relativa).
O uso de dobutamina é sugerido quando os pacientes mostram evidências persistentes de hipoperfusão apesar da reposição adequada de líquidos e do uso de vasopressores.
A transfusão de hemácias é recomendada apenas quando a concentração de hemoglobina diminui para < 7,0 g/dL na ausência de infarto agudo do miocárdio, hipoxemia grave ou hemorragia aguda.
Controle da infecção
Desde que não haja atraso substancial, devem ser obtidas amostras adequadas para culturas microbiológicas antes de se iniciar a terapia antimicrobiana.
Os antibióticos IV devem ser iniciados assim que possível (dentro de 1 hora); especificamente, a terapia de amplo espectro empírica deve ser usada para cobrir todos os prováveis patógenos.
A terapia antibiótica deve ser estreitada após a identificação dos patógenos e da determinação de seus perfis de sensibilidade e/ou quando a melhora clínica for evidente.
Se necessário, o controle da fonte infecciosa deve ser realizado assim que for médica e logisticamente possível.
Deve ser conduzida uma avaliação diária para a possibilidade de redução escalonada da terapia antimicrobiana.
Suporte respiratório
Recomenda-se um alvo de volume corrente de 6 mL/kg do peso corporal previsto (em comparação com 12 mL/kg em pacientes adultos) na SARA induzida por sepse.
Usa-se uma PEEP mais alta em vez de PEEP mais baixa na SARA moderada a grave induzida por sepse.
Na SARA grave (PaO_2/FIO_2 < 150 mmHg), sugere-se a posição prona e manobras de recrutamento e/ou agentes bloqueadores neuromusculares por ≤ 48 horas.
Uma estratégia conservadora para a reposição de líquidos deve ser usada na SARA induzida por sepse se não houver evidência de hipoperfusão tecidual.
O uso rotineiro de cateter de artéria pulmonar não é recomendado.
Tentativas de respiração espontânea devem ser usadas nos pacientes em ventilação mecânica que estejam prontos para o desmame.
Cuidado de suporte geral
Os pacientes que necessitam de vasopressor devem ter um cateter arterial colocado assim que possível.
A hidrocortisona não é sugerida no choque séptico se a reposição adequada de líquidos e a terapia vasopressora puderem restaurar a estabilidade hemodinâmica.
A sedação contínua ou intermitente deve ser minimizada nos pacientes sépticos em ventilação mecânica, com alvos para a titulação sendo usados sempre que possível.
Deve-se usar uma abordagem baseada em protocolos para o manejo da glicemia nos pacientes de UTI com sepse, com a insulina sendo iniciada quando duas glicemias consecutivas estiverem > 180 mg/dL.
A terapia renal substitutiva contínua ou intermitente deve ser usada em pacientes com sepse e lesão renal aguda.
Deve ser usada a profilaxia farmacológica (heparina não fracionada ou heparina de baixo peso molecular) contra o tromboembolismo venoso na ausência de contraindicações.
A profilaxia de úlceras de estresse deve ser administrada a pacientes com fatores de risco para sangramento gastrintestinal.
Os objetivos do cuidado e o prognóstico devem ser discutidos com os pacientes e seus familiares.

Siglas: IV, intravenoso; PEEP, pressão expiratória final positiva; SARA, síndrome da angústia respiratória aguda; UTI, unidade de terapia intensiva.
Fonte: Adaptada de A Rhodes et al: Surviving Sepsis Campaign: International guidelines for management of sepsis and septic shock: 2016. Crit Care Med 45:486, 2017.

Outros elementos do pacote de manejo inicial são ressuscitação cardiorrespiratória e mitigação das ameaças imediatas de infecção não controlada. A ressuscitação inicial exige uma abordagem estruturada que inclui a administração de líquidos e vasopressores intravenosos (IV), com oxigenoterapia e ventilação mecânica para dar suporte aos órgãos lesados. Os componentes exatos necessários para otimizar a ressuscitação – como a escolha e a quantidade do líquido, o tipo e intensidade adequados do monitoramento hemodinâmico e o papel dos agentes vasoativos adjuntos – permanecem controversos.

As evidências sugerem que a terapia precoce baseada em protocolos pode conferir uma maior vantagem de sobrevida em relação às avaliações clínicas da perfusão de órgãos e o manejo sem um protocolo. Embora a base de todos os pacotes de tratamento da sepse seja a administração precoce de antibióticos e a rápida restauração da perfusão, o momento e a intensidade dos cuidados permanecem controversos. Indiscutivelmente, a pioneira estratégia de tratamento da sepse baseada em protocolo – terapia precoce direcionada para o objetivo (EGDT, de *early, goal-directed therapy*) – incluiu um protocolo de ressuscitação agressivo com limites hemodinâmicos específicos para administração de fluidos, transfusão de sangue e uso de inotrópicos. Considerando as muitas características controversas desse ensaio clínico unicêntrico mais antigo, estudos subsequentes, incluindo o ProCESS, ARISE e ProMISe compararam o cuidado-padrão baseado em protocolos com a EGDT baseada em protocolos com o cuidado habitual. Cada um observou que a EGDT não oferecia benefício na mortalidade no choque séptico inicial, mas aumentava a intensidade e o custo do tratamento. Múltiplas metanálises subsequentes desses estudos confirmaram que a EGDT não oferece benefício em termos de mortalidade, além de aumentar a utilização dos cuidados de saúde e a internação na UTI em países com recursos

TABELA 304-3 ■ Tratamento antimicrobiano inicial para sepse grave sem origem evidente em adultos com função renal normal

Condição clínica	Esquemas antimicrobianos[a]
Choque séptico (adulto imunocompetente)	Os muitos esquemas aceitáveis incluem (1) piperacilina-tazobactam (4,5 g, a cada 6 h), (2) cefepima (2 g, a cada 8 h), ou (3) meropeném (1 g, a cada 8 h) ou imipeném-cilastatina (0,5 g, a cada 6 h). Se o paciente for alérgico aos antibióticos β-lactâmicos, usar (1) aztreonam (2 g, a cada 8 h), ou (2) ciprofloxacino (400 mg, a cada 12 h) ou levofloxacino (750 mg, a cada 24 h). Acrescentar vancomicina (dose de ataque de 25-30 mg/kg, depois 15-20 mg/kg, a cada 8-12 h) a cada um dos esquemas acima.
Neutropenia (< 500 neutrófilos/μL)	Os esquemas incluem (1) cefepima (2 g, a cada 8 h), (2) meropeném (1 g, a cada 8 h) ou imipeném-cilastatina (0,5 g, a cada 6 h) ou doripeném (500 mg, a cada 8 h) ou (3) piperacilina-tazobactam (3,375 g, a cada 4 h); acrescentar vancomicina (como acima) se o paciente tiver suspeita de infecção da corrente sanguínea associada a cateter venoso central, mucosite grave, infecção de pele/tecidos moles ou hipotensão. Acrescentar tobramicina (5-7 mg/kg, a cada 24 h) mais vancomicina (como acima) mais caspofungina (uma dose de 70 mg, depois 50 mg, a cada 24 h) se o paciente apresentar sepse grave/choque séptico.
Esplenectomia	Usar ceftriaxona (2 g, a cada 24 h, ou – em meningite – 2 g, a cada 12 h). Se a prevalência local de pneumococos resistentes à cefalosporina for alta, adicionar vancomicina (como acima). Se o paciente for alérgico aos antibióticos β-lactâmicos, usar levofloxacino (750 mg, a cada 24 h) ou moxifloxacino (400 mg, a cada 24 h) mais vancomicina (como acima).

[a]Todos os agentes são administrados pela via intravenosa. Os antibióticos β-lactâmicos podem exibir farmacodinâmica imprevisível na sepse; portanto, frequentemente são utilizadas infusões contínuas.

Fonte: Adaptada, em parte, de DN Gilbert et al: *The Sanford Guide to Antimicrobial Therapy*, 47th ed, 2017; e de RS Munford: Sepsis and septic shock, in DL Kasper et al (eds). *Harrison's Principles of Internal Medicine*, 19th ed. New York, McGraw-Hill, 2015, p. 1757.

adequados. Versões modificadas da EGDT também foram testadas em locais com poucos recursos, sem mudança desfechos. Assim, a EGDT não é mais recomendada como estratégia primária para a ressuscitação inicial no choque séptico. Pacotes de tratamento mais contemporâneos recomendam o início do tratamento dentro de 3 a 6 horas, mas esses protocolos de manejo foram substituídos com o pacote de tratamento de 1 hora para reforçar a necessidade de começar a ressuscitação e o manejo imediatamente. Enfrentado com controvérsia sobre viabilidade e segurança, o "pacote hora-1" continua sendo foco de investigação e debate.

Ainda assim, alguma forma de ressuscitação é considerada essencial, e uma abordagem padronizada, similar ao uso das "equipes de trauma", tem sido defendida para garantir o cuidado imediato. O paciente deve ser transferido para um ambiente adequado, como a UTI, para a cuidados continuados.

TRATAMENTO SUBSEQUENTE DE SEPSE E DO CHOQUE SÉPTICO

Após a ressuscitação inicial, a atenção é dirigida para a monitoração e o suporte da função dos órgãos, a evitação de complicações e a retirada gradual dos cuidados quando possível.

Monitoração Os dispositivos de monitoração hemodinâmica podem esclarecer as manifestações fisiológicas primárias na sepse e no choque séptico. A utilidade clínica desses dispositivos de monitoração pode ser atribuível ao próprio dispositivo, ao algoritmo ligado ao dispositivo ou ao alvo estático/dinâmico do algoritmo. Há algumas décadas, o padrão de cuidados dos pacientes com choque incluía dispositivos invasivos como o cateter arterial pulmonar (CAP), também conhecido como cateter de ScvO$_2$ contínua. O CAP pode estimar o débito cardíaco e medir a saturação venosa mista de oxigênio, entre outros parâmetros, para refinar a etiologia do choque e potencialmente influenciar os desfechos do paciente. Recentemente, uma revisão Cochrane de 2.923 pacientes em UTI geral (entre os quais a proporção de pacientes em choque não foi relatada) não encontrou diferença na mortalidade com ou sem manejo por CAP e, assim, o CAP não é mais recomendado para uso rotineiro. Em vez disso, várias ferramentas de monitoramento não invasivo, como a análise do contorno de pulso ou a ecocardiografia focada, podem fornecer estimativas contínuas de parâmetros como débito cardíaco, volume sistólico em cada batimento e variação da pressão de pulso. Essas ferramentas, junto com manobras de elevação passiva das pernas ou colabamento da veia cava inferior na ultrassonografia, podem ajudar a determinar a responsividade de um paciente ao volume, mas exigem que várias condições clínicas sejam satisfeitas (p. ex., paciente em ventilação mecânica, ritmo sinusal); além disso, há necessidade de mais evidências de estudos randomizados maiores sobre o impacto dessas ferramentas no manejo diário.

Suporte à função dos órgãos O objetivo primário do suporte aos órgãos é melhorar o transporte de oxigênio para os tecidos o mais rapidamente possível. Dependendo do distúrbio fisiológico subjacente, essa etapa pode necessitar da administração de volume ou vasopressores IV, transfusão sanguínea ou suporte ventilatório.

Muitos cristaloides podem ser usados no choque séptico, incluindo solução salina a 0,9% (soro fisiológico), Ringer lactato, solução de Hartmann e Plasma-Lyte. Como as soluções cristaloides variam em tonicidade e em ânions inorgânicos/orgânicos, poucos desses preparados se parecem com o plasma. A solução salina é amplamente usada nos Estados Unidos. As soluções coloides (p. ex., albumina, dextrana, gelatinas ou hidroxietilamida) são os líquidos mais amplamente usados em pacientes criticamente enfermos, de maneira variável entre UTIs e países. A opção do médico entre os coloides é influenciada por disponibilidade, custo e desejo de minimizar o edema intersticial. Muitos acreditam que um maior volume intravascular é obtido com o uso de coloides no choque, mas os efeitos dos coloides são modificados pelo peso e concentração moleculares e pelas alterações no endotélio vascular durante a inflamação. Uma rede de metanálises usando comparações diretas e indiretas na sepse encontrou evidências de maior mortalidade com hidroxietilamido do que com cristaloides (risco relativo [RR], 1,13; IC de 95%, 0,99-1,30 [alta confiança]) e nenhuma diferença entre albumina (RR, 0,83; IC de 95%, 0,65-1,04 [confiança moderada]) ou gelatina (RR, 1,24; IC de 95%, 0,61-2,55 [confiança muito baixa]) e cristaloides. Em geral, os cristaloides são recomendados com base em evidências fortes como líquidos de primeira linha para a ressuscitação na sepse, com os seus problemas específicos; o seu uso é orientado pela resolução da hipotensão, da oligúria, da alteração do estado mental e da hiperlactemia. Evidências inconsistentes recomendam o uso de cristaloides balanceados ao invés de solução salina e as diretrizes não recomendam o uso de hidroxietilamidas para reposição de volume intravascular.

Quando o volume de líquido circulante for adequado, os vasopressores são recomendados para manter a perfusão de órgãos vitais. Vasopressores como norepinefrina, epinefrina, dopamina e fenilefrina diferem em termos de meia-vida, estimulação β e α-adrenérgica e esquemas de doses. As evidências recentes vêm do estudo SOAP II, um ensaio clínico randomizado e duplo-cego de oito centros que comparou norepinefrina com dopamina em 1.679 pacientes de UTI geral com choque, entre os quais 63% eram sépticos. Embora não tenha sido observada nenhuma diferença na mortalidade em 28 dias ou em um subgrupo predefinido de choque séptico, houve significativamente mais arritmias com a dopamina. Esses achados foram confirmados em uma metanálise subsequente. Como resultado, opiniões de especialistas e diretrizes de consenso recomendam a norepinefrina como vasopressor de primeira linha no choque séptico. Os níveis do hormônio endógeno vasopressina podem estar baixos no choque séptico, e a administração de vasopressina pode reduzir a dose de norepinefrina. As diretrizes de consenso sugerem que, em pacientes sem contraindicação, a adição de vasopressina (até 0,03 UI/min) à norepinefrina, com a intenção de elevar a pressão arterial média ou reduzir a dose de norepinefrina. Pode haver indicações selecionadas para o uso de vasopressores alternativos – por exemplo, taquiarritmias por dopamina ou norepinefrina, isquemia de membros por vasopressina ou, ainda, quando outros efeitos adversos ditarem a troca.

A transfusão de hemácias para limiares mais altos (> 10 g/dL) foi sugerida como parte da EGDT no choque séptico. Porém, o recente estudo escandinavo TRISS em 1.005 pacientes com choque séptico demonstrou que um limiar mais baixo (7 g/dL) resultou em taxas de mortalidade em 90 dias semelhantes às de um limiar mais alto (9 g/dL) e reduziu as transfusões em quase 50%. Assim, as transfusões de hemácias devem ser reservadas para pacientes com um nível de hemoglobina ≤ 7 g/dL.

Hipoxemia significativa (PaO$_2$ < 60 mmHg; ou SaO$_2$ < 90%), hipoventilação (elevação da PaCO$_2$), aumento do trabalho respiratório e compensação inadequada ou insustentável para a acidose metabólica (pH < 7,20) são indicações comuns para o suporte com ventilação mecânica. A intubação endotraqueal protege a via aérea, e a ventilação com pressão positiva permite o transporte de oxigênio para os órgãos metabolicamente ativos uma vez que beneficia os músculos inspiratórios da respiração e o diafragma. Um experimento em cachorros mostrou que a proporção relativa do débito cardíaco ofertada para os músculos ventilatórios no choque endotóxico diminuiu em quatro vezes com a ventilação espontânea em relação à ventilação mecânica. Durante a intubação, os pacientes em choque devem ser cuidadosamente monitorados quanto aos efeitos vasodilatadores dos medicamentos sedativos ou ao comprometimento do débito cardíaco devido ao aumento da pressão intratorácica, ambos podendo causar colapso hemodinâmico. Com a instabilidade hemodinâmica, a ventilação não invasiva com máscara pode ser menos adequada em pacientes que apresentam falência respiratória aguda associada com sepse.

Adjuntos Uma das grandes frustrações no manejo da sepse nos últimos 30 anos tem sido a impossibilidade de converter os avanços em nossa compreensão da biologia subjacente em novas terapias. Os pesquisadores têm testado agentes altamente específicos e aqueles com efeitos mais pleiotrópicos. Os agentes específicos podem ser divididos entre aqueles destinados a interromper a cascata inicial de citocinas (p. ex., estratégias de anti-LPS ou anticitocinas pró-inflamatórias) e aqueles que interferem na coagulação desregulada (p. ex., antitrombina ou proteína C ativada). A proteína C ativada (PCA) recombinante foi um dos primeiros agentes aprovados pela Food and Drug Administration e foi o mais amplamente usado. Um grande ensaio clínico multicêntrico randomizado, duplo-cego e controlado com placebo da PCA na sepse grave (o estudo PROWESS) foi publicado em 2001; os dados sugeriram uma redução no risco absoluto de até 6% entre os pacientes com sepse grave tratados com PCA. Porém, ensaios clínicos subsequentes de fase 3 não confirmaram esse efeito e o fármaco foi retirado do mercado. Ele não é mais recomendado no cuidado de sepse ou choque séptico.

Muitos tratamentos adjuntos em sepse e choque séptico têm como alvo alterações na resposta imune inata e na cascata da coagulação. Adjuntos específicos, como glicocorticoides no choque séptico, continuam a ser amplamente usados, a despeito de evidências inconsistentes. Um grande ensaio clínico negativo e uma revisão sistemática conflitante em 2009 aumentaram o debate sobre se os glicocorticoides diminuem a mortalidade em 28 dias ou melhoram a reversão do choque. Estudos subsequentes e metanálises não encontraram diferenças entre os pacientes com sepse grave que foram tratados com glicocorticoides e os pacientes do grupo-controle em termos de desenvolvimento de choque ou de taxa de mortalidade. Todavia, dois grandes estudos randomizados demonstraram uma resolução mais rápida do choque junto com benefício na mortalidade quando os glicocorticoides eram administrados em combinação com mineralocorticoides. Esses e outros dados levaram a uma sugestão nas diretrizes clínicas internacionais favorável ao uso de hidrocortisona IV para tratar o choque séptico se houvesse necessidade persistente de terapia vasopressora a despeito de uma reposição hídrica adequada. As diretrizes sugerem a administração de hidrocortisona IV em dose de 200 mg ao dia (recomendação fraca, qualidade moderada das evidências).

Entre outros adjuvantes, o ácido ascórbico IV em altas doses, sozinho ou em combinação com tiamina e hidrocortisona, tem sido proposto como modulador inflamatório e antioxidante na sepse, mas os estudos têm produzido resultados variáveis. Assim, as diretrizes atuais não recomendam o uso de ácido ascórbico IV. A imunoglobulina IV pode estar associada com potencial benefício, mas questões significativas permanecem e esse tratamento não é parte da prática rotineira. Apesar de um grande número de estudos observacionais sugerindo que o uso de estatinas reduz a incidência ou os desfechos de sepse e infecção grave, não há estudos controlados randomizados confirmatórios, e as estatinas não são um elemento na rotina do cuidado da sepse.

Redução escalonada dos cuidados Após a estabilização dos pacientes com sepse e choque séptico, é importante considerar quais terapias não são mais necessárias e como os cuidados podem ser minimizados. A redução escalonada da terapia inicial de amplo espectro, que os estudos observacionais indicaram ser segura, pode reduzir o surgimento de microrganismos resistentes, além dos custos e dos potenciais efeitos tóxicos dos fármacos. O valor agregado da terapia antimicrobiana combinada em relação àquela com antimicrobiano único adequado na sepse grave ainda não foi estabelecido. As diretrizes atuais recomendam a terapia antimicrobiana combinada apenas para a sepse neutropênica e a sepse causada por *Pseudomonas*. Estudos e metanálises nos Estados Unidos que investigaram o papel dos biomarcadores séricos como a procalcitonina para minimizar a exposição antibiótica tiveram resultados variados. Um estudo randomizado aberto relatou um benefício na mortalidade quando a duração do antibiótico foi guiada pela normalização dos níveis de procalcitonina, mas outros não conseguiram replicar esses achados. Estudos europeus estão indicando que esse marcador pode levar a uma redução na duração do tratamento e nas doses diárias definidas em pacientes gravemente enfermos com uma infecção bacteriana presumida. Por fim, não há consenso sobre os critérios de redução escalonada dos antibióticos.

PROGNÓSTICO

Antes dos cuidados intensivos modernos, a sepse e o choque séptico eram altamente letais, com a infecção levando ao comprometimento dos órgãos vitais. Mesmo com os cuidados intensivos, as taxas de mortalidade nosocomial para o choque séptico costumavam ser de mais de 80% há apenas 30 anos. Atualmente, os U.S. Burden of Disease Collaborators relatam que o fator de risco primário para sepse e choque séptico – isto é, infecção – é a quinta principal causa de anos perdidos de vida produtiva devido à morte prematura. Mais da metade dos casos de sepse exigem internação em UTI, representando 10% de todas as internações em UTI. Porém, com os avanços em treinamento, vigilância, monitoramento e início imediato de cuidados de suporte para a disfunção orgânica, a taxa de mortalidade por sepse e choque séptico está agora mais próxima de 20% em muitas séries. Embora alguns dados sugiram que as tendências de mortalidade sejam ainda menores, a atenção tem se focado na trajetória de recuperação entre os sobreviventes. Os pacientes que sobrevivem até a alta hospitalar após a sepse permanecem com risco aumentado de morte nos meses e anos seguintes. Aqueles que sobrevivem costumam sofrer de comprometimento físico ou transtorno neurocognitivo, transtornos de humor e baixa qualidade de vida. Em muitos estudos, é difícil determinar o papel causal da sepse. Porém, uma análise do Health and Retirement Study – um grande estudo longitudinal de coorte com idosos americanos – sugeriu que a sepse grave acelerou de forma significativa o declínio físico e cognitivo. Entre os sobreviventes, a taxa de reinternação hospitalar dentro de 90 dias após a sepse era de mais de 40%.

PREVENÇÃO

Considerando o risco de mortalidade persistentemente alto na sepse e no choque séptico, a prevenção pode ser a melhor abordagem para reduzir as mortes evitáveis, mas prevenir a sepse é um desafio. O envelhecimento da população, o uso excessivo de antibióticos inadequados, a incidência crescente de microrganismos resistentes e o uso de cateteres e dispositivos de longa permanência contribuem para uma carga contínua de casos de sepse. O número de casos poderia ser reduzido ao se evitar o uso desnecessário de antibióticos, limitar o uso de cateteres e dispositivos de longa permanência, minimizar a supressão imunológica quando ela não for necessária e aumentar a adesão aos programas de controle de infecção dos hospitais e clínicas. Para facilitar o tratamento precoce, esse trabalho pragmático poderia ser complementado pela procura da fisiopatologia da infecção precoce, mesmo quando os sintomas de sepse não são aparentes. Em paralelo, o campo da ciência da implementação poderia informar a melhor maneira de aumentar a adoção do controle de infecção em locais de alto risco, podendo orientar o cuidado apropriado.

LEITURAS ADICIONAIS

Angus DC et al: Epidemiology of severe sepsis in the United States: Analysis of incidence, outcome, and associated costs of care. Crit Care Med 29:1303, 2001.
Boomer JS et al: Immunosuppression in patients who die of sepsis and multiple organ failure. JAMA 306:2594, 2011.
De Backer D et al: Comparison of dopamine and norepinephrine in the treatment of shock. N Engl J Med 362:779, 2010.
Fleischmann C et al: Assessment of global incidence and mortality of hospital-treated sepsis. Current estimates and limitations. Am J Respir Crit Care Med 193:259, 2016.
Levy MM et al: The surviving sepsis campaign bundle: 2018 update. Intensive Care Med 44:925, 2018.
Medzhitov R et al: Disease tolerance as a defense strategy. Science 335:936, 2012.
Rochwerg B et al: Fluid resuscitation in sepsis: A systematic review and network meta-analysis. Ann Intern Med 161:347, 2014.
Rudd K et al: Global, regional, and national sepsis incidence and mortality, 1990-2017: Analysis for the global burden of disease study. Lancet 395:10219, 2020.
Seymour CW et al: Assessment of clinical criteria for sepsis: For the Third International Consensus Definitions for Sepsis and Septic Shock (Sepsis-3). JAMA 315:762, 2016.
Vincent JL et al: The SOFA (sepsis-related organ failure assessment) score to describe organ dysfunction/failure. On behalf of the Working Group on Sepsis-Related Problems of the European Society of Intensive Care Medicine. Intensive Care Med 22:707, 1996.

305 Choque cardiogênico e edema pulmonar

David H. Ingbar, Holger Thiele

Choque cardiogênico e edema pulmonar são condições com risco de morte que requerem tratamento imediato, geralmente em uma unidade de terapia intensiva (UTI) ou unidade de terapia intensiva cardíaca (UTIC). A etiologia mais comum é a disfunção grave do ventrículo esquerdo (VE) por infarto agudo do miocárdio (IAM) que leva à congestão pulmonar e/ou hipoperfusão sistêmica (Fig. 305-1). A fisiopatologia do edema pulmonar e do choque é discutida nos Capítulos 37 e 303, respectivamente.

CHOQUE CARDIOGÊNICO

O choque cardiogênico (CC) é um estado de baixo débito cardíaco que resulta em hipoperfusão e hipoxia potencialmente fatal dos órgãos-alvo. A apresentação clínica é tipicamente caracterizada por hipotensão persistente (< 90 mmHg de pressão arterial [PA] sistólica) ou pressão arterial média < 60 a 65 mmHg que não responde à reposição de volume, ou pelo uso de vasopressores necessários para manter uma PA adequada (sistólica > 90 mmHg) e é acompanhada de características clínicas de hipoperfusão periférica, como lactato arterial elevado (> 2 mmol/L). Parâmetros hemodinâmicos objetivos, como índice cardíaco ou pressão de oclusão da artéria pulmonar, podem ajudar a confirmar uma causa cardiogênica do choque, mas não são mandatórios. As taxas de mortalidade hospitalar variam entre 40 e 60%, dependendo da gravidade do choque e da causa subjacente associada. Recentemente, a nova classificação da Society for Cardiovascular Angiography and Interventions (SCAI) para o CC foi introduzida incluindo cinco categorias: (A) em risco, (B) início ou pré-choque, (C) clássico, (D) em deterioração e (E) CC extremo (Fig. 305-2). O pré-choque é definido como evidência clínica de hipotensão relativa ou taquicardia sem hipoperfusão.

Esses pacientes devem ser monitorados de perto e tratados precocemente para evitar o desenvolvimento do CC clássico. O CC extremo inclui casos nos quais devem ser feitas considerações sobre a futilidade do tratamento e possível início de cuidados paliativos.

Embora sua incidência esteja em declínio, o IAM com disfunção de VE permanece sendo a causa mais frequente de CC, com outras causas sendo listadas na Tabela 305-1. A falência circulatória devido à disfunção cardíaca pode ser causada por insuficiência miocárdica primária, na maioria dos casos em consequência de IAM (Cap. 275) e, menos frequentemente, por miocardiopatia ou miocardite (Cap. 259), tamponamento cardíaco (Cap. 270), arritmias (Cap. 254) ou valvopatia grave (Cap. 261).

Incidência A incidência de CC complicando o IAM diminuiu para 5 a 10%, em grande parte devido ao uso crescente da terapia de reperfusão mecânica precoce para o IAM. O choque é mais comum no IAM com elevação de ST (IAMEST) do que com o IAM sem elevação de ST (IAMSEST) (Cap. 275).

A insuficiência do VE é responsável por cerca de 80% dos casos de CC que complicam o IAM. Os demais casos são causados por insuficiência mitral aguda grave, ruptura do septo ventricular (RSV), insuficiência ventricular predominantemente direita, ruptura da parede livre ou tamponamento. Uma causa incomum recentemente reconhecida de CC transitório é a síndrome de Takotsubo.

Fisiopatologia A compreensão da complexa fisiopatologia do CC evoluiu nas últimas décadas. Em geral, uma profunda depressão da contratilidade miocárdica resulta em uma espiral deletéria de redução do débito cardíaco, pressão arterial baixa e isquemia miocárdica continuada, seguidas por maior redução da contratilidade (Fig. 305-1). Esse ciclo vicioso geralmente leva à morte se não for interrompido. O CC pode resultar em desequilíbrios agudos e subagudos em todo o sistema circulatório. A hipoperfusão de órgãos vitais e extremidades permanece sendo uma característica clínica marcante. Embora o volume sistólico inefetivo seja o evento desencadeante, a compensação circulatória inadequada também pode contribuir para o choque. A vasoconstrição periférica inicial pode melhorar a perfusão

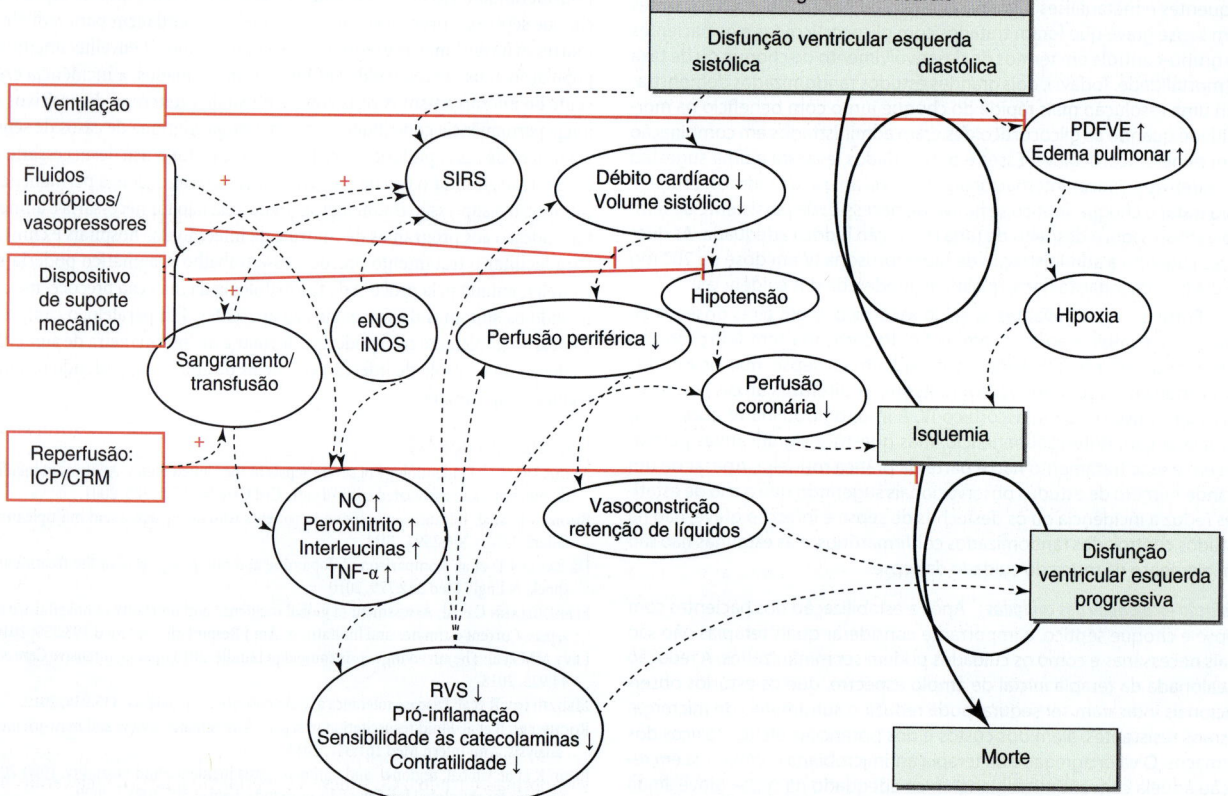

FIGURA 305-1 Fisiopatologia do choque cardiogênico e possíveis alvos terapêuticos. Conceito fisiopatológico da espiral expandida do choque cardiogênico e alvos terapêuticos. CRM, cirurgia de revascularização do miocárdio; eNOS, óxido nítrico-sintase endotelial; iNOS, óxido nítrico-sintase induzível; PDFVE, pressão diastólica final do ventrículo esquerdo; NO, óxido nítrico; ICP, intervenção coronariana percutânea; SIRS, síndrome de resposta inflamatória sistêmica; RVS, resistência vascular sistêmica; TNF, fator de necrose tumoral. (*Reproduzida, com autorização, de H Thiele et al: Shock in acute myocardial infarction: The Cape Horn for trials? Eur Heart J 31:1828, 2010*).

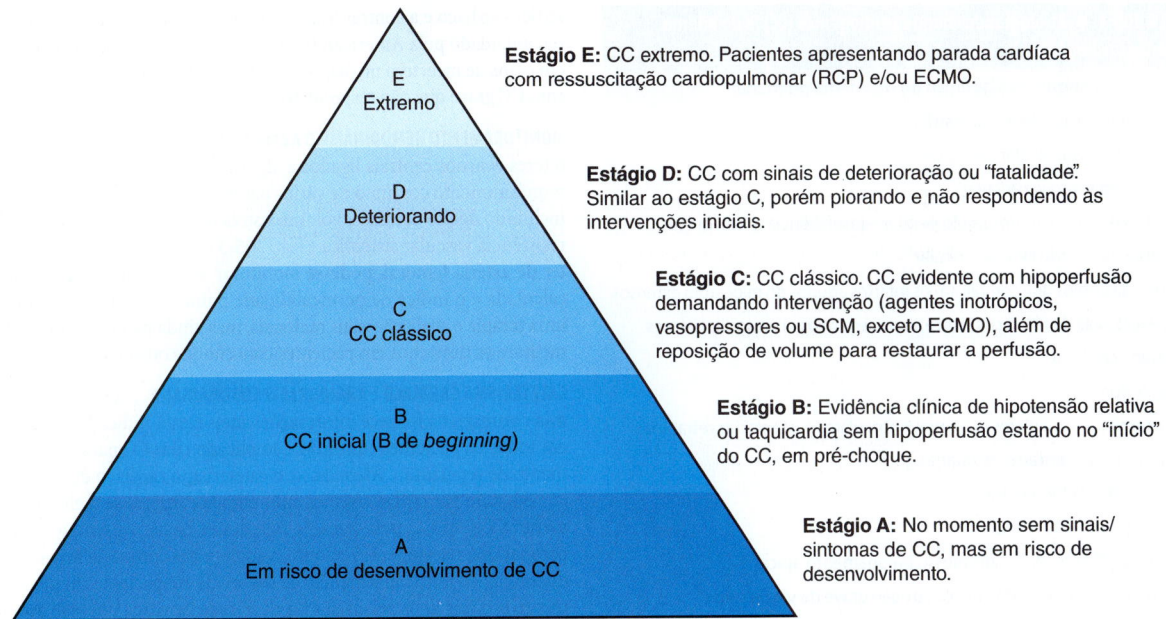

FIGURA 305-2 **Definição da gravidade do choque.** Cinco categorias de choque cardiogênico (CC). **Estágio A:** Em risco: Pacientes "em risco" de desenvolvimento de CC, mas que não estão apresentando sinais e sintomas de CC no momento. **Estágio B:** Pacientes com evidência clínica de hipotensão relativa ou taquicardia sem hipoperfusão estão "no início" do CC. **Estágio C:** Pacientes no estado de CC "clássico". **Estágio D:** CC com sinais de deterioração ou "fatal". **Estágio E:** Pacientes em "extremo", como os que apresentam parada cardíaca com ressuscitação cardiopulmonar em andamento e/ou ressuscitação cardiopulmonar com oxigenação por membrana extracorpórea (ECMO). SCM, suporte circulatório mecânico. *(Reproduzida, com autorização, de H Thiele et al: Management of cardiogenic shock complicating myocardial infarction: An update 2019. Eur Heart J 40:2671, 2019.)*

coronariana e periférica à custa de um aumento da pós-carga. Porém, ao longo da evolução do CC, a resposta inflamatória sistêmica desencadeada pela lesão cardíaca aguda costuma induzir uma vasodilatação patológica. As citocinas inflamatórias e o óxido nítrico-sintase induzível e endotelial podem aumentar a produção de óxido nítrico (NO), e seu subproduto peroxinitrito, que tem efeito inotrópico negativo e é cardiotóxico. A acidose láctica e a hipoxemia contribuem para o ciclo vicioso, pois a acidose grave reduz a eficácia das catecolaminas endógenas e exógenas. Durante o suporte na UTI ou UTIC, sangramento e/ou transfusões podem desencadear inflamação e estão geralmente associados com maior mortalidade **(Fig. 305-1)**.

Perfil do paciente Em pacientes com IAM, idade mais avançada, infarto do miocárdio prévio, diabetes melito, IAM de localização anterior e doença arterial coronariana de múltiplos vasos com estenoses coronarianas extensas estão associados com aumento do risco de CC. Choque associado a um primeiro IAM inferior deve suscitar a investigação imediata de causa mecânica ou envolvimento do ventrículo direito (VD). Em casos raros, o CC ocorre na ausência de estenose significativa, como se observa na síndrome de Takotsubo ou na miocardite fulminante.

Cronologia O choque é a apresentação inicial na admissão hospitalar em cerca de 25% dos pacientes com IAM que desenvolvem CC; desses pacientes, 25% têm essa complicação rapidamente, nas primeiras 6 horas depois do início do IAM, e outros 25% desenvolvem o choque mais tarde durante o primeiro dia. O início mais tardio do CC pode ser atribuído a recidiva do infarto, expansão significativa do infarto ou uma complicação mecânica.

Diagnóstico Tendo em vista a situação instável desses pacientes, o tratamento de suporte deve ser instituído simultaneamente com a investigação diagnóstica **(Fig. 305-3)**. A anamnese e o exame físico focados devem ser realizados junto com eletrocardiograma (ECG), radiografia de tórax, gasometria arterial (GA), medida do lactato e amostras de sangue para o laboratório. A ecocardiografia inicial é uma ferramenta valiosa para elucidar a causa subjacente do CC.

ACHADOS CLÍNICOS Inicialmente, a maioria dos pacientes apresenta dispneia, palidez, apreensão e diaforese, e o estado mental pode estar alterado. Em geral, o pulso é rápido e fraco ou, ocasionalmente, pode haver bradicardia grave devido a um bloqueio atrioventricular de alto grau. A PA sistólica geralmente está reduzida (< 90 mmHg ou necessidade de catecolaminas para manter a PA > 90 mmHg), mas em alguns casos a PA pode ser mantida pela resistência vascular sistêmica muito alta. Os pacientes podem apresentar taquipneia e distensão das veias jugulares. Costuma haver um impulso apical fraco e B_1 suave; um galope de B_3 pode estar audível. A insuficiência mitral aguda grave e a RSV geralmente se associam a sopros sistólicos típicos **(Cap. 275)**. Na maioria dos pacientes com insuficiência do VE, há crepitações pulmonares audíveis. Oligúria/anúria é comum. Em geral, os pacientes com CC necessitam de ventilação mecânica precocemente (cerca de 80%) para o manejo da hipoxemia aguda, do aumento do esforço respiratório e da instabilidade hemodinâmica; as catecolaminas costumam ser necessárias para manter a PA adequada.

ACHADOS LABORATORIAIS A contagem de leucócitos e a proteína C-reativa normalmente estão elevadas. A função renal costuma ter comprometimento progressivo. Novos marcadores de função renal, como cistatina C ou lipocalina associada à gelatinase neutrofílica (NGAL, de *neutrophil gelatinase-associated lipocalin*), não acrescentam informações prognósticas em relação à creatinina. As transaminases hepáticas estão elevadas devido à hipoperfusão hepática em cerca de 20% dos pacientes, e essa elevação pode ser muito alta. O nível de lactato arterial costuma estar elevado a > 2 mmol/L; quando mais alto, indica pior prognóstico. A GA costuma demonstrar hipoxemia e acidose metabólica com *anion gap* aumentado. Os níveis glicêmicos na admissão hospitalar costumam estar elevados, o que é um forte preditor independente de mortalidade. Os marcadores cardíacos, a creatina-cinase e sua fração MB e as troponinas I e T costumam estar acentuadamente elevados no IAM.

ELETROCARDIOGRAMA No CC causado por IAM, geralmente há ondas Q e/ou elevação do segmento ST em várias derivações ou bloqueio de ramo esquerdo. Aproximadamente metade dos IAMs com CC são infartos de parede anterior. Em geral, a isquemia generalizada devido à estenose grave do tronco da artéria coronária esquerda é acompanhada de elevação de segmento ST na derivação aVR e depressões do segmento ST em várias derivações.

RADIOGRAFIA DE TÓRAX Nos casos típicos, as radiografias do tórax mostram congestão vascular pulmonar e, muitas vezes, edema pulmonar, mas podem ser normais em até um terço dos pacientes. O coração geralmente tem dimensões normais quando o CC se deve a um primeiro infarto do miocárdio, mas pode estar aumentado quando o paciente já teve infarto do miocárdio prévio.

ECOCARDIOGRAFIA Uma ecocardiografia **(Cap. 241)** deve ser obtida imediatamente em pacientes com CC suspeito ou confirmado para ajudar a definir sua etiologia. A ecocardiografia é capaz de delinear a extensão do infarto/miocárdio sob risco e a presença de complicações mecânicas como

TABELA 305-1 ■ Etiologias do choque cardiogênico (CC)[a] e do edema pulmonar cardiogênico

Etiologias do choque cardiogênico ou do edema pulmonar

Isquemia/infarto agudo do miocárdio
    Insuficiência ventricular esquerda
    Ruptura do septo ventricular
    Ruptura de cordoalha/músculo papilar – insuficiência mitral grave
    Ruptura de parede livre ventricular
    Outros distúrbios que complicam os infartos agudos do miocárdio extensos

Doses excessivas de fármacos inotrópicos negativos ou vasodilatadores
Pós-parada cardíaca
Pós-cardiotomia
Taquiarritmias ventriculares ou supraventriculares sustentadas refratárias
Bradiarritmias sustentadas refratárias
Miocardite aguda fulminante
Miocardiopatia em fase final
Síndrome de Takotsubo/síndrome do balonamento apical
Miocardiopatia hipertrófica com obstrução grave da via de saída
Dissecção aórtica com insuficiência aórtica ou tamponamento
Cardiopatia valvar grave
    Estenose aórtica ou mitral crítica
    Insuficiência aórtica ou mitral agudas graves
Tóxica/metabólica
    Superdosagem de β-bloqueador ou antagonista dos canais de cálcio
    Feocromocitoma
    Veneno escorpiônico
Crise hipertensiva
Miocárdio hibernante pós-parada cardíaca
Depressão miocárdica em casos de choque séptico ou síndrome de resposta inflamatória sistêmica (SIRS)
Contusão miocárdica

Outras etiologias do choque cardiogênico[b]

Insuficiência ventricular direita por:
    Infarto agudo do miocárdio
    Cor pulmonale agudo ou crônico descompensado
Tamponamento pericárdico
Tóxica/metabólica
    Acidose ou hipoxemia graves

[a]Estão listadas as etiologias do CC. A maioria pode causar edema pulmonar em vez de choque ou edema pulmonar com CC. [b]Estas causam CC, mas não causam edema pulmonar.

RSV, insuficiência mitral ou tamponamento cardíaco. Além disso, pode haver insuficiência ou obstrução valvar, obstrução dinâmica da via de saída do VE, dissecção aórtica proximal com insuficiência aórtica ou tamponamento, além de evidências indiretas de embolia pulmonar (Cap. 279; Tab. 305-2).

CATETERISMO DE ARTÉRIA PULMONAR O uso do monitoramento hemodinâmico com cateter de artéria pulmonar (CAP) está diminuindo, pois os ensaios clínicos não demonstraram benefício em termos de mortalidade. Todavia, os dados hemodinâmicos e os formatos de onda do CAP podem ser úteis no diagnóstico e no manejo. Os dados hemodinâmicos fornecidos por um CAP podem confirmar a presença e a gravidade do CC, o envolvimento do VD, a presença de *shunt* da esquerda para a direita, as pressões na artéria pulmonar e o gradiente transpulmonar, além da resistência vascular pulmonar e sistêmica. Ele pode ajudar no reconhecimento de insuficiência mitral aguda, diminuição na pressão de enchimento do átrio esquerdo, dominância direita ou esquerda e causas sépticas secundárias, além de excluir a presença de *shunts* da esquerda para a direita. A equalização das pressões diastólicas sugere tamponamento cardíaco, mas a ecocardiografia é mais definitiva. O perfil hemodinâmico detalhado pode ser usado para individualizar e monitorar a terapia e fornecer informações prognósticas, como o índice cardíaco e a contratilidade cardíaca. O uso de um CAP é atualmente recomendado pela American Heart Association para a potencial utilização em casos de incerteza no diagnóstico ou no manejo do CC, ou em pacientes com CC grave que não respondam à terapia inicial.

MONITORAMENTO HEMODINÂMICO AVANÇADO Recentemente, sistemas de cateteres venosos centrais ligados a algoritmos computadorizados fornecem monitoramento contínuo de vários parâmetros hemodinâmicos derivados, incluindo débito cardíaco, volume sistólico, variação do volume sistólico e resistência vascular sistêmica (Tab. 305-3). Em combinação com um cateter de artéria femoral, pode-se monitorar a água pulmonar extravascular calculada e o índice de permeabilidade pulmonar. A informação permite uma terapia e avaliação mais racionais, mas ainda não foi demonstrado que melhore os desfechos em pacientes com choque ou edema pulmonar.

CATETERISMO CARDÍACO E ANGIOGRAFIA CORONARIANA A definição da anatomia coronariana fornece informações úteis e está indicada imediatamente em todos os pacientes com IAM complicado com CC para posterior tratamento de reperfusão. Além disso, o cateterismo cardíaco deve também ser considerado para sobreviventes após parada cardíaca sem elevação do segmento ST e em CC, pois cerca de 70% desses pacientes têm doença arterial coronariana relevante. No entanto, a angiografia coronária invasiva precoce de rotina não mostrou benefício de sobrevida em pacientes hemodinamicamente estáveis após ressuscitação de parada cardíaca que não apresentam supradesnivelamento do segmento ST.

TRATAMENTO

Infarto agudo do miocárdio

MEDIDAS GERAIS

Além do tratamento habitual do IAM (Cap. 275), as primeiras medidas terapêuticas têm como objetivo manter as perfusões coronariana e sistêmica adequadas, por meio da elevação da PA sistêmica com vasopressores e ajustando o volume circulante a um nível que assegure a pressão ideal de enchimento do VE (Fig. 305-3). Há alguma variabilidade interpacientes, mas geralmente a perfusão adequada ocorre com uma PA média de 60 a 65 mmHg ou uma PA sistólica de cerca de 90 mmHg. Hipoxemia e acidose precisam ser corrigidas, particularmente porque a acidemia atenua a vasoconstrição produzida pelas catecolaminas. Até 90% dos pacientes necessitam de suporte ventilatório, o que diminui o estresse pelo trabalho respiratório aumentado (ver "Edema pulmonar", adiante) (Fig. 305-3). O controle moderado da glicose (≤ 180 mg/dL ou 10,0 mmol/L) deve ser um objetivo, e a hipoglicemia deve ser evitada. Os agentes inotrópicos negativos devem ser suspensos. As bradiarritmias podem exigir o uso de marca-passo transvenoso. A taquicardia ventricular recorrente ou a fibrilação atrial com alta resposta ventricular podem exigir tratamento imediato (Cap. 246).

REPERFUSÃO-REVASCULARIZAÇÃO

A rápida revascularização da artéria relacionada ao infarto é a única estratégia terapêutica baseada em evidências para a redução da mortalidade no CC e forma a base das intervenções terapêuticas do CC por IAM (Fig. 305-2). No ensaio SHOCK, 132 vidas foram salvas para cada 1.000 pacientes tratados com revascularização precoce por intervenção coronariana percutânea (ICP) ou cirurgia de revascularização do miocárdio (CRM) em comparação com o tratamento clínico inicial. O benefício se correlaciona fortemente com o tempo entre o início dos sintomas, o primeiro contato médico e a reperfusão. Em geral, a ICP com *stents* farmacológicos na artéria relacionada ao infarto é a estratégia de reperfusão preferida. Cerca de 80% dos pacientes com CC apresentam doença arterial coronariana de múltiplos vasos. Nesses pacientes, a ICP isolada apenas da artéria relacionada ao IAM com possível revascularização em estágios é o método de escolha, pois reduz a mortalidade e a necessidade de terapia renal substitutiva em 30 dias e 1 ano em comparação com a ICP multiarterial imediata, conforme demonstrado no estudo CULPRIT-SHOCK. O principal fator para a redução do desfecho composto foi a redução da mortalidade em 30 dias. As diretrizes clínicas atualizadas recentemente recomendam evitar a ICP imediata de artérias não relacionadas ao IAM. Atualmente, o acesso vascular para angiografia diagnóstica e ICP por artéria radial é preferido, quando possível, em relação ao acesso arterial femoral, devido à maior segurança. A CRM é realizada atualmente em apenas 5% dos casos, principalmente quando a anatomia coronariana não é adequada para a ICP.

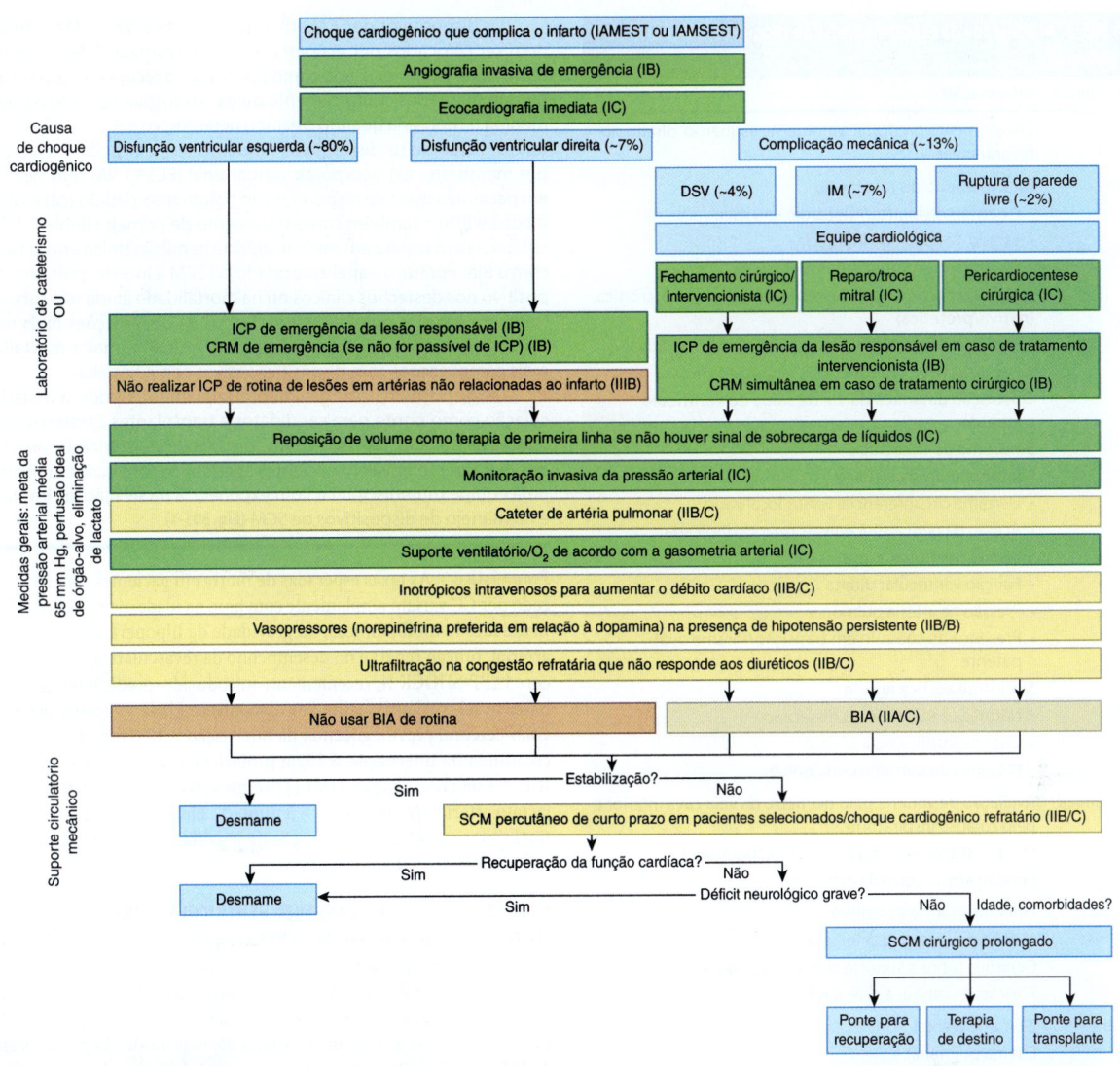

FIGURA 305-3 **Manejo emergencial de pacientes com choque cardiogênico (CC) que complica o infarto agudo do miocárdio (IAM).** Algoritmo de tratamento para pacientes com CC. São fornecidos a classe de recomendação e o nível de evidência conforme as diretrizes da European Society of Cardiology (ver "Leituras adicionais"). BIA, balão intra-aórtico; CRM, cirurgia de revascularização miocárdica; DSV, defeito do septo ventricular; IAMEST, infarto agudo do miocárdio com elevação de ST; IAMSEST, infarto agudo do miocárdio sem elevação de ST; ICP, intervenção coronariana percutânea; IM, insuficiência mitral; SCM, suporte circulatório mecânico. *(Reproduzida, com autorização, de H Thiele et al: Management of cardiogenic shock complicating myocardial infarction: An update 2019. Eur Heart J 40:2671, 2019.)*

VASOPRESSORES E INOTRÓPICOS

Os agentes inotrópicos são, teoricamente, muito adequados no tratamento do CC. Porém, as evidências atuais são escassas. Os medicamentos vasoativos costumam ser usados no manejo de pacientes com CC, e todos têm importantes desvantagens, incluindo aumento do consumo miocárdico de O_2, elevação da pós-carga, arritmias letais e possível morte de células miocárdicas. Como consequência, as catecolaminas devem ser usadas na menor dose possível e pelo menor prazo possível. Apesar de seu uso frequente, há poucos dados de desfecho clínico disponíveis que comprovem seus benefícios ou orientem a seleção inicial das terapias vasoativas em pacientes com CC. Nenhum vasopressor demonstrou alterar os desfechos em grandes estudos clínicos. A norepinefrina é razoável como vasopressor de primeira linha com base em ensaios clínicos que a compararam à dopamina e à epinefrina. A norepinefrina esteve associada a menos eventos adversos, incluindo arritmias, em comparação com dopamina em um ensaio clínico randomizado de pacientes com várias etiologias de choque circulatório, além de melhorar a sobrevida em um subgrupo pré-selecionado de pacientes com CC. A dose da norepinefrina costuma começar em 2 a 4 μg/min, sendo titulada para cima com base na PA. A norepinefrina foi associada com níveis menores de lactato e menos CC refratário quando comparada à epinefrina. Os efeitos hemodinâmicos da dopamina variam conforme a dose, e há variabilidade na resposta entre os pacientes. Doses baixas estimulam os receptores dopaminérgicos renais, e com o aumento da dose há estimulação primeiramente dos receptores β-adrenérgicos e depois dos receptores α-adrenérgicos. A dopamina deve ser evitada como terapia de primeira linha no IAM com CC com base nos seus efeitos hemodinâmicos e pró-arritmogênicos.

A dobutamina é uma amina simpatomimética sintética com ação inotrópica positiva e mínima atividade cronotrópica positiva em doses baixas (2,5 μg/kg/min), mas com moderada atividade cronotrópica em doses mais altas. A sua atividade vasodilatadora costuma impedir o seu uso quando se deseja um efeito vasoconstritor. A levosimendana também pode ser adequada apesar da ausência de dados randomizados, mas não se mostrou benéfica na disfunção orgânica da sepse, bem como em pacientes de alto risco submetidos à cirurgia cardiovascular.

SUPORTE CIRCULATÓRIO MECÂNICO

O dispositivo de suporte circulatório mecânico (SCM) mais comumente usado é o balão intra-aórtico (BIA), o qual é inserido na aorta pela artéria femoral, fornecendo suporte hemodinâmico passivo. Porém, o uso rotineiro do BIA em conjunto com a revascularização precoce (predominantemente com ICP) não reduziu a mortalidade em 30 dias, 12 meses ou 6 anos no estudo IABP-SHOCK II. O BIA também não mostrou benefício em desfechos secundários (lactato arterial, doses de catecolaminas, função renal ou escores de gravidade da doença em UTI). O BIA não é mais recomendado para o CC com insuficiência de VE.

TABELA 305-2 ■ Utilidade da ecocardiografia no choque cardiogênico ou edema pulmonar

Questão clínica	Informação
Função ventricular	Envolvimento predominantemente esquerdo, direito ou biventricular
Etiologia	**Infarto agudo do miocárdio** • Extensão do infarto/miocárdio sob risco • Estado da zona não infartada • Presença de complicações mecânicas **Insuficiência/obstrução/estenose valvar aguda/crônica (nativa/protética)** • Etiologia: endocardite; doença valvar degenerativa • Localização e consequências hemodinâmicas **Obstrução dinâmica da via de saída do ventrículo esquerdo** **Síndrome de Takotsubo** **Tamponamento cardíaco** • Derrame circunferencial *versus* localizado • Acesso da pericardiocentese, quando indicada **Embolia pulmonar aguda** • Função ventricular direita • Pressão na artéria pulmonar • Presença de coágulo em transição/forame oval patente **Síndrome aórtica aguda** • Natureza e extensão da dissecção • Grau de insuficiência aórtica • Presença de derrame pericárdico
Hemodinâmica	Avaliação de volume pelo diâmetro da veia cava inferior e pelo colapso inspiratório Pressão sistólica estimada da artéria pulmonar Pressão atrial esquerda estimada
Orientação terapêutica	Orientar suporte vasoativo Monitorar a resposta à terapia Decisões sobre o suporte circulatório mecânico Posição do cateter e orientação
Pulmonar	Derrame pleural Edema pulmonar Pneumotórax Infiltração pulmonar

Os dispositivos de SCM ativos para assistir o VE, o VD ou ambos podem ser colocados por via percutânea ou cirúrgica. O SCM percutâneo temporário pode ser usado como ponte para a recuperação, para dispositivos implantados cirurgicamente ou para transplante cardíaco, ou como medida temporária quando o estado neurológico é incerto. O SCM percutâneo, incluindo os dispositivos TandemHeart e Impella, e a oxigenação por membrana extracorpórea venoarterial (ECMO-VA) têm sido usados em pacientes que não respondem ao tratamento-padrão (catecolaminas, fluidos e BIA) e também como tratamento de primeira linha. O SCM percutâneo ativo resulta em melhor suporte hemodinâmico em comparação com o BIA. Porém, o papel apropriado do SCM é incerto, pois um impacto positivo nos desfechos clínicos ou na mortalidade ainda não foi demonstrado em estudos ou metanálises. Dados de observações mais recentes com comparações pareadas mostraram, inclusive, maior mortalidade e mais complicações com dispositivos ativos como Impella.

Os dispositivos cirurgicamente implantados podem assistir a circulação como ponte para candidatos a transplantes cardíacos ou como terapia de destino **(Cap. 260)**. Os dispositivos de assistência devem ser usados de forma seletiva em pacientes adequados com base em decisões de uma equipe multidisciplinar com experiência na seleção, na implantação e no manejo de dispositivos de SCM **(Fig. 305-3)**.

Prognóstico As taxas esperadas de morte em pacientes com IAM complicado por CC variam amplamente com base na idade, na gravidade das anormalidades hemodinâmicas, na gravidade da hipoperfusão clínica (lactato arterial, função renal) e no desempenho da revascularização precoce. O escore IABP-SHOCK II, recentemente introduzido, prediz o prognóstico com base em seis variáveis facilmente disponíveis: idade > 73 anos; acidente vascular cerebral prévio; glicemia na internação > 10,6 mmol/L (191 mg/dL); creatinina na internação > 132,6 µmol/L (1,5 mg/dL); grau de fluxo após ICP < 3 na classificação TIMI (Thrombolysis in Myocardial Infarction); e lactato arterial na internação > 5 mmol/L. Ele pode ajudar a orientar as estratégias terapêuticas. A definição de gravidade do CC da SCAI também é útil na estimativa do prognóstico.

CHOQUE SECUNDÁRIO AO INFARTO VENTRICULAR DIREITO

O CC persistente por falência do VD é responsável por apenas 5% dos casos de CC como complicação de IAM. Ele costuma ser resultado de oclusão da artéria coronária direita proximal. As características salientes são pressões relativamente elevadas no átrio direito, dilatação e disfunção de VD e função de VE apenas leve ou moderadamente deprimida. As pressões elevadas do lado direito podem estar ausentes sem a sobrecarga de volume. Porém, o CC costuma ter combinações sobrepostas de isquemia de VD e de VE, considerando o septo compartilhado e o efeito da interdependência ventricular

TABELA 305-3 ■ Padrões hemodinâmicos[a]

	AD, mmHg	VDS, mmHg	VDD, mmHg	APS, mmHg	APD, mmHg	POAP, mmHg	IC, (L/min)/m²	RVS, (dyn · s)/cm⁵
Valores normais	< 6	< 25	0-12	< 25	0-12	< 6-12	≥ 2,5	(800-1.600)
IAM sem edema pulmonar[b]	—	—	—	—	—	~ 13 (5-18)	~ 2,7 (2,2-4,3)	—
Edema pulmonar	↔↑	↔↑	↔↑	↑	↑	↑	↔↓	↑
Choque cardiogênico								
Insuficiência de VE	↔↑	↔↑	↔↑	↔↑	↑	↑	↓	↔↑
Insuficiência de VD[c]	↑	↓↔↑[d]	↑	↓↔↑[d]	↔↓↑[d]	↓↔↑[d]	↓	↑
Tamponamento cardíaco	↑	↔↑	↑	↔↑	↔↑	↔↑	↓	↑
Insuficiência mitral aguda	↔↑	↑	↔↑	↑	↑	↑	↔↓	↔↑
Ruptura do septo ventricular	↑	↔↑	↑	↔↑	↔↑	↔↑	↑FSP ↓FSS	↔↑
Choque hipovolêmico	↓	↔↓	↔↓	↓	↓	↓	↓	↑
Choque séptico	↓	↔↓	↔↓	↓	↓	↓	↑	↓

[a]Há variação significativa entre os pacientes. A pressão pode normalizar se o débito cardíaco for baixo. [b]Forrester e colaboradores classificaram os pacientes com IAM que não foram submetidos à reperfusão em quatro subgrupos hemodinâmicos. (De JS Forrester et al: N Engl J Med 295:1356, 1976.) São mostrados POAP e IC no subgrupo 1 de pacientes clinicamente estáveis. Os valores entre parênteses representam a variação. [c]Insuficiência de VD "isolada" ou predominante. [d]Os valores da POAP e da pressão arterial pulmonar podem aumentar na insuficiência de VD depois da sobrecarga de volume devido à dilatação do VD e ao desvio do septo interventricular da direita para a esquerda, levando ao comprometimento do enchimento do VE. Quando há falência biventricular, os padrões são semelhantes aos citados para insuficiência do VE.

Siglas: AD, átrio direito; VE, ventrículo esquerdo; VD, ventrículo direito; IAM, infarto agudo do miocárdio; APS/APD, artéria pulmonar sistólica/diastólica; IC, índice cardíaco; FSP/FSS, fluxo sanguíneo pulmonar/sistêmico; POAP, pressão de oclusão da artéria pulmonar; RVS, resistência vascular sistêmica; VDS/VDD, ventricular direita sistólica/diastólica.

Fonte: Elaborada com a ajuda de Krishnan Ramanathan, MD.

sobre a função do VD. O tratamento do CC isolado de VD inclui administração de fluidos para otimizar a pressão atrial direita (10 a 15 mmHg); evitar repor volume em excesso, o que causa desvio do septo interventricular em direção ao VE; catecolaminas; restabelecimento precoce do fluxo na artéria relacionada com o infarto; e SCM do lado direito.

INSUFICIÊNCIA MITRAL
(Ver também Cap. 275) A insuficiência mitral aguda grave causada pela disfunção e/ou ruptura do músculo papilar pode complicar o IAM e resultar em CC e/ou edema pulmonar. Na maioria dos casos, essa complicação ocorre no primeiro dia, mas também há um segundo pico de incidência vários dias depois. O diagnóstico é confirmado por ecocardiografia (Tab. 305-2). Recomenda-se redução da pós-carga com BIA e, se tolerados, vasodilatadores para reduzir o edema pulmonar como ponte para a cirurgia ou o tratamento intervencionista. Reparo ou reconstrução da valva mitral é o tratamento definitivo e deve ser realizado precocemente na evolução de candidatos adequados. Outras opções incluem reparo mitral percutâneo "ponta a ponta", o qual tem obtido sucesso em pequenas séries de casos (Fig. 305-3).

RUPTURA DE SEPTO VENTRICULAR
(Ver também Cap. 275) A RSV complicando o IAM é um evento relativamente raro associado a mortalidade muito elevada se o CC estiver presente (> 80%). A incidência de RSV relacionada a infarto sem reperfusão era de 1 a 2%, mas diminuiu para 0,2% na era da reperfusão. A RSV ocorre em uma média de 24 horas após o infarto, mas pode ocorrer até 2 semanas depois. A ecocardiografia demonstra o *shunt* de sangue do VE para o VD e pode visualizar a abertura no septo interventricular. As diretrizes atuais recomendam o fechamento cirúrgico imediato da RSV, independentemente do estado hemodinâmico do paciente, para evitar deterioração hemodinâmica adicional. Recomenda-se o suporte com BIA como ponte para a cirurgia. Considerando a mortalidade elevada, os resultados cirúrgicos abaixo do ideal e o fato de que muitos pacientes não são elegíveis para a cirurgia, foi desenvolvido o fechamento intervencionista percutâneo da RSV com dispositivo tipo guarda-chuva. Os resultados do fechamento intervencionista da RSV sugerem um resultado semelhante ao da cirurgia. A equipe cardiológica deve decidir como fechar a RSV (Fig. 305-3).

RUPTURA DE PAREDE LIVRE
A ruptura do miocárdio é uma complicação dramática do IAM e costuma ocorrer durante a primeira semana após o início dos sintomas. Em geral, a apresentação clínica inclui perda súbita do pulso, da PA e do nível de consciência, mas com ritmo sinusal ao ECG (atividade elétrica sem pulso) em consequência do tamponamento cardíaco (Cap. 270). A ruptura da parede livre pode também resultar em CC por tamponamento subagudo quando o pericárdio veda temporariamente o local da ruptura. Há necessidade de reparo cirúrgico definitivo (Fig. 305-3).

MIOCARDITE FULMINANTE AGUDA
(Ver também Cap. 259) A miocardite pode simular um IAM com anormalidades de ST ou bloqueio de ramo no ECG, além de elevação significativa dos marcadores cardíacos. A miocardite aguda causa CC em uma pequena proporção dos casos. Em geral, esses pacientes são mais jovens que os indivíduos em CC por IAM e não referem dor torácica isquêmica típica. A ecocardiografia geralmente mostra disfunção global do VE. O tratamento inicial é o mesmo recomendado para o CC por complicação do IAM, mas não inclui revascularização coronariana. A biópsia endomiocárdica é recomendada para determinar o diagnóstico e a necessidade de imunossupressão para condições como a miocardite de células gigantes. O CC refratário pode ser manejado com SCM.

EDEMA PULMONAR
As etiologias e a fisiopatologia do edema pulmonar estão descritas no Capítulo 37.

Diagnóstico Em geral, o edema pulmonar agudo caracteriza-se pelo início rápido de dispneia em repouso, taquipneia, taquicardia e hipoxemia grave. A ausculta pode detectar estertores e sibilos devido a inundação alveolar e compressão das vias aéreas por envolvimento peribrônquico. A liberação de catecolaminas endógenas costuma causar hipertensão.

Em geral, é difícil diferenciar entre as causas cardiogênicas e as não cardiogênicas do edema pulmonar agudo. A *ecocardiografia* pode detectar disfunção ventricular sistólica e diastólica, bem como lesões valvares. A elevação do segmento ST e as ondas Q progressivas no ECG em geral confirmam o diagnóstico de IAM e devem levar à instituição imediata dos protocolos para IAM e revascularização arterial coronariana (Cap. 275). Quando estão expressivamente elevados, os níveis do peptídeo natriurético cerebral reforçam a possibilidade de que a etiologia da dispneia aguda com edema pulmonar seja a insuficiência cardíaca (Cap. 257).

O uso de um cateter de Swan-Ganz (CAP) permite determinar a pressão de oclusão da artéria pulmonar (POAP) e ajuda a diferenciar entre as causas com pressão elevada (cardiogênicas) e as com pressão normal (não cardiogênicas) do edema pulmonar. O CAP está indicado quando a etiologia do edema pulmonar não estiver definida, quando o edema for refratário ao tratamento ou quando houver hipotensão refratária associada. As informações fornecidas pelo cateter com frequência alteram o plano terapêutico, mas nenhum estudo demonstrou qualquer efeito na taxa de mortalidade.

TRATAMENTO
Edema pulmonar

O tratamento do edema pulmonar depende da etiologia específica. Como um distúrbio de natureza aguda e potencialmente fatal, algumas medidas devem ser implementadas imediatamente para manter a circulação, a troca gasosa e a mecânica pulmonar. Ao mesmo tempo, é necessário corrigir as condições que frequentemente complicam o edema pulmonar, como infecção, acidemia, anemia e insuficiência renal aguda.

SUPORTE DA OXIGENAÇÃO E DA VENTILAÇÃO
Os pacientes com edema pulmonar agudo cardiogênico geralmente têm uma causa detectável para a insuficiência ventricular esquerda aguda – como arritmias, isquemia/infarto ou descompensação miocárdica (Cap. 257) – que pode ser tratada rapidamente, com melhora da troca gasosa. Por outro lado, o edema não cardiogênico em geral não regride tão prontamente, e a maioria dos pacientes necessita de ventilação mecânica.

Oxigenoterapia O suporte à oxigenação é fundamental para assegurar o transporte adequado de O_2 aos tecidos periféricos e ao próprio coração. Em geral, o objetivo é uma saturação de O_2 ≥ 92%, mas as saturações muito elevadas (> 98%) podem ser prejudiciais. Para pacientes com insuficiência respiratória hipoxêmica aguda sem CC com $PaCO_2$ normal, a administração de O_2 por cânula nasal de alto fluxo para insuficiência respiratória hipoxêmica aguda tem melhores resultados do que o uso de pressão positiva da via respiratória em dois níveis (BiPAP).

Ventilação com pressão positiva O edema pulmonar aumenta o trabalho respiratório e as demandas de O_2 associadas, produzindo estresse fisiológico significativo ao coração. Quando a oxigenação ou a ventilação não é adequada apesar da administração de O_2 suplementar, a ventilação sob pressão positiva por máscara facial ou nasal ou por intubação endotraqueal deve ser iniciada. Ventilação não invasiva (VNI) (Cap. 302) pode descansar a musculatura respiratória, melhorar a oxigenação e a função cardíaca e reduzir a necessidade de intubação. Embora acredite-se que a VNI é efetiva para o edema pulmonar cardiogênico, análises Cochrane ainda não comprovaram esse benefício. Nos casos refratários, a ventilação mecânica invasiva pode reduzir de maneira mais eficaz o esforço respiratório do que a VNI. A ventilação mecânica com pressão expiratória final positiva pode ter vários efeitos benéficos nos pacientes com edema pulmonar: (1) reduz a pré-carga e a pós-carga, melhorando, assim, a função cardíaca; (2) redistribui a água pulmonar do espaço intra-alveolar ao compartimento extra-alveolar, onde interfere menos na troca gasosa; e (3) aumenta o volume pulmonar para evitar atelectasias.

Terapia renal substitutiva A terapia renal substitutiva deve ser considerada para os pacientes com edema pulmonar com sobrecarga de volume refratária, acidose metabólica (pH < 7,15 a 7,25), hipoxemia e/ou hiperpotassemia persistente. Para pacientes hipotensos ou que necessitam de suporte inotrópico, a terapia renal substitutiva contínua costuma ser mais bem tolerada do que a hemodiálise intermitente.

REDUÇÃO DA PRÉ-CARGA

Na maioria dos tipos de edema pulmonar, a quantidade de líquido nos espaços extravasculares dos pulmões é determinada conjuntamente pela POAP, pela permeabilidade vascular pulmonar e pelo volume intravascular.

Diuréticos Os "diuréticos de alça" furosemida, bumetanida e torasemida são eficazes na maioria dos casos de edema pulmonar, mesmo quando há hipoalbuminemia, hiponatremia ou hipocloremia. A furosemida também é um venodilatador e pode reduzir rapidamente a pré-carga antes mesmo de a diurese ocorrer, sendo o diurético de escolha desse grupo. A dose inicial de furosemida deve ser ≤ 0,5 mg/kg, embora doses mais altas (1 mg/kg) possam ser necessárias para pacientes com insuficiência renal, em uso crônico de diuréticos, com hipervolemia ou que não respondam às doses mais baixas. Combinações de diuréticos e/ou a sua infusão contínua são úteis para obter o grau desejado de diurese em pacientes selecionados.

Nitratos A nitroglicerina e o dinitrato de isossorbida atuam predominantemente como venodilatadores, mas também têm propriedades vasodilatadoras coronarianas. Seu início de ação é rápido, e eles são administrados de forma efetiva por várias vias. A nitroglicerina sublingual (0,4 mg em três doses a cada 5 minutos) é a primeira opção para o tratamento do edema pulmonar cardiogênico agudo. Quando o edema pulmonar persiste e não há hipotensão, a administração sublingual pode ser seguida da infusão intravenosa (IV) de nitroglicerina, iniciando com uma dose de 5 a 10 µg/min. O nitroprussiato IV (0,1-5 µg/kg por min) é um potente vasodilatador venoso e arterial. Ele é útil para pacientes com edema pulmonar e hipertensão, mas não é recomendado em casos de redução da perfusão arterial coronariana. Esse fármaco exige monitoração e titulação cuidadosa da dose, usando um cateter arterial para determinação contínua da PA.

Morfina Quando é administrada em *bolus* de 2 a 4 mg, a morfina é um agente venodilatador transitório que reduz a pré-carga e, ao mesmo tempo, alivia a dispneia e a ansiedade. Esses efeitos podem reduzir o estresse, os níveis das catecolaminas, a taquicardia e a pós-carga ventricular dos pacientes com edema pulmonar e hipertensão sistêmica. Porém, alguns estudos mostraram aumento da mortalidade com o uso de morfina.

Inibidores da enzima conversora de angiotensina (IECAs) Os IECAs reduzem a pós-carga e a pré-carga e são recomendados aos pacientes hipertensos. O tratamento pode ser iniciado com doses baixas de um agente de ação curta, seguidas do aumento progressivo das doses orais. No IAM com insuficiência cardíaca, os IECAs reduzem as taxas de mortalidade em curto e longo prazos. O ponto de início ideal para os IECAs ainda não foi testado.

Outros redutores da pré-carga O peptídeo natriurético cerebral recombinante (nesiritida) IV, um potente vasodilatador com propriedades diuréticas, é eficaz no tratamento do edema pulmonar cardiogênico. Esse fármaco deve ser reservado aos pacientes refratários e não é recomendado quando há isquemia ou IAM. Os antagonistas da endotelina estão sendo estudados uma vez que eles inibem a vasoconstrição e podem melhorar o débito cardíaco e reduzir a POAP.

Métodos físicos Em pacientes sem hipotensão, o retorno venoso pode ser reduzido pelo uso da posição sentada com as pernas pendentes ao lado da cama.

Fármacos inotrópicos e inodilatadores As aminas simpatomiméticas dopamina e dobutamina (ver seções anteriores) são agentes inotrópicos potentes. Os inibidores de fosfodiesterase-3 bipiridínicos (inodilatadores), como a milrinona (50 µg/kg, seguidos de 0,25-0,75 µg/kg/min), estimulam a contratilidade miocárdica e, ao mesmo tempo, causam vasodilatação periférica e pulmonar. Os inodilatadores podem ser úteis em pacientes selecionados com edema pulmonar cardiogênico e disfunção grave de VE, mas há poucos dados clínicos publicados.

Glicosídeos digitálicos Antes considerados a base do tratamento devido a seus efeitos inotrópicos positivos (Cap. 257), os glicosídeos digitálicos raramente são utilizados atualmente. Entretanto, eles podem ser úteis para controlar a frequência ventricular dos pacientes com fibrilação ou *flutter* atrial com alta resposta ventricular e disfunção de VE com edema pulmonar, tendo em vista que não produzem os efeitos inotrópicos negativos dos outros fármacos que inibem a condução do nó atrioventricular.

Balão de contrapulsação intra-aórtico O BIA (Cap. 260) pode ser útil em raras situações de insuficiência mitral aguda por endocardite infecciosa, mas geralmente não é usado no edema pulmonar com CC.

Tratamento de taquiarritmias e ressincronização atrioventricular (ver também Cap. 252) A taquicardia sinusal ou a fibrilação atrial podem ser causadas pela elevação da pressão do átrio esquerdo e pela estimulação simpática. A própria taquicardia também pode reduzir o tempo de enchimento do VE e aumentar ainda mais a pressão atrial esquerda. Embora o alívio da congestão pulmonar diminua a frequência sinusal ou a resposta ventricular na fibrilação atrial, a cardioversão pode ser necessária para uma taquiarritmia primária. Nos pacientes com função reduzida do VE sem contração atrial ou sem sincronia da contração atrioventricular, deve-se considerar a instalação de um marca-passo atrioventricular sequencial (Cap. 244).

Redução na permeabilidade vascular pulmonar No momento, não há tratamentos clínicos que comprovadamente tenham efetividade clínica para reduzir o "extravasamento" nos capilares pulmonares.

Estimulação da eliminação do líquido alveolar Vários fármacos e terapias celulares podem estimular o transporte de íons pelo epitélio alveolar e aumentar a eliminação de solutos e água nos alvéolos, mas essa estratégia ainda não se mostrou benéfica em estudos clínicos.

CONSIDERAÇÕES ESPECIAIS

Risco de choque cardiogênico iatrogênico No tratamento do edema pulmonar, os vasodilatadores reduzem a PA e o seu uso pode, em especial quando utilizados em combinação, causar hipotensão, hipoperfusão arterial coronariana e choque (Fig. 305-1). Em geral, os pacientes com resposta *hipertensiva* ao edema pulmonar toleram esses fármacos e se beneficiam com a sua utilização. Nos pacientes normotensos, devem ser usadas doses baixas de um único fármaco administradas sequencialmente, de acordo com a necessidade.

Síndromes coronarianas agudas (ver também Cap. 275) O IAMEST complicado por edema pulmonar está associado a taxas de mortalidade hospitalar entre 20 e 40%. Depois da estabilização imediata, o fluxo arterial coronariano deve ser rapidamente restabelecido. A ICP primária precoce é o método de escolha; de modo alternativo, deve ser administrado um agente fibrinolítico. A angiocoronariografia e a revascularização coronariana precoces por ICP ou CRM também estão indicadas aos pacientes com síndrome coronariana aguda sem elevação de ST.

Síndrome de Takotsubo A síndrome de Takotsubo é uma síndrome aguda de insuficiência cardíaca reversível caracterizada por início agudo de insuficiência cardíaca do lado esquerdo com elevação reversível do segmento ST e algum aumento nos níveis de troponina, geralmente desencadeada por um grande evento estressante físico ou emocional. Ao final da sístole há, com frequência, o aparecimento de "baloneamento" apical do VE. A maioria dos pacientes se recupera e retorna à função normal do VE. Todavia, o prognóstico é similar ou até pior ao de pacientes com IAM.

Oxigenação por membrana extracorpórea (ECMO) Para pacientes com edema pulmonar não cardiogênico agudo grave com causa potencial rapidamente reversível, a ECMO pode ser considerada como medida de suporte temporário em pacientes altamente selecionados para obter trocas gasosas adequadas com taxas atuais de sobrevida até a alta hospitalar de 50 a 60%. Geralmente a ECMO venovenosa é usada nessas situações. A ECMO pode funcionar como uma ponte para o transplante ou outras intervenções.

Tipos incomuns de edema pulmonar Algumas etiologias específicas do edema pulmonar podem exigir tratamentos especiais. O edema pulmonar por reexpansão pode ocorrer após remoção de ar ou líquido pleurais de longa duração. Esses pacientes podem apresentar hipotensão e oligúria com edema pulmonar resultante das rápidas transferências de líquido para dentro dos pulmões. Os diuréticos e a redução da pré-carga estão contraindicados, e a reposição do volume intravascular muitas vezes é necessária enquanto se fornece suporte à troca gasosa e à oxigenação.

O edema pulmonar das altitudes elevadas geralmente pode ser evitado pelo uso de dexametasona, bloqueadores dos canais de cálcio ou agonistas β_2-adrenérgicos inalatórios de ação prolongada. O tratamento inclui a descida a uma altitude mais baixa, repouso no leito, oxigênio e (se possível) inalação de NO; o nifedipino também pode ser eficaz.

Nos casos de edema pulmonar resultante da obstrução das vias aéreas superiores, a identificação da causa da obstrução é fundamental, porque o tratamento consiste em aliviar ou fazer um desvio da obstrução.

LEITURAS ADICIONAIS

Alviar CL et al: For the ACC Critical Care Cardiology Working Group. Positive pressure ventilation in the cardiac intensive care unit. J Am Coll Cardiol 72:1532, 2018.

Amin AP et al: The evolving landscape of Impella use in the United States among patients undergoing percutaneous coronary intervention with mechanical circulatory support. Circulation 141:273, 2020.

Baran DA et al: SCAI clinical expert consensus statement on the classification of cardiogenic shock. Cathet Cardiovasc Interv 94:29, 2019.

Dhruva SS et al: Association of use of intravascular microaxial left ventricular assist device vs intra-aortic balloon pump on in-hospital mortality and major bleeding among patients with acute myocardial infarction complicated by cardiogenic shock. JAMA 323:734, 2020.

Hochman Judith S et al: Early revascularization in acute myocardial infarction complicated by cardiogenic shock. SHOCK investigators. Should we emergently revascularize occluded coronaries for cardiogenic shock. N Engl J Med 341:625, 1999.

Ingbar DH: Cardiogenic pulmonary edema: Mechanisms and treatment—An intensivists view. Curr Opin Crit Care 25:371, 2019.

Thiele H et al: Intraaortic balloon support for myocardial infarction with cardiogenic shock. N Engl J Med 367:1287, 2012.

Thiele H et al: PCI strategies in patients with acute myocardial infarction and cardiogenic shock. N Engl J Med 377:2419, 2017.

Thiele H et al: Percutaneous short-term active mechanical support devices in cardiogenic shock: A systematic review and collaborative meta-analysis of randomized trials. Eur Heart J 38:3523, 2017.

Thiele H et al: One-year outcomes after PCI strategies in cardiogenic shock. N Engl J Med 379:1699, 2018.

Thiele H et al: Management of cardiogenic shock complicating myocardial infarction: An update 2019. Eur Heart J 40:2671, 2019.

van Diepen S et al: Contemporary management of cardiogenic shock: A scientific statement. Circulation 136:e232, 2017.

306 Colapso cardiovascular, parada cardíaca e morte súbita cardíaca

Christine Albert; William H. Sauer

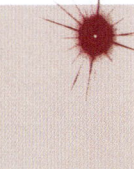

VISÃO GERAL E DEFINIÇÕES

O colapso cardiovascular é definido como hipotensão grave devido à disfunção cardíaca aguda ou perda da resistência vascular periférica que resulta em hipoperfusão cerebral e perda da consciência (ver Tab. 306-1). Essa condição pode ser o resultado de uma arritmia cardíaca, disfunção miocárdica ou valvar grave, perda do tônus vascular e/ou interrupção aguda do retorno venoso. Quando a circulação efetiva é restaurada espontaneamente, o paciente apresenta o diagnóstico de síncope (ver Cap. 21). Na ausência de resolução espontânea, ocorre parada cardíaca, resultando, por fim, em morte se as tentativas de ressuscitação não obtiverem sucesso ou não forem iniciadas. As etiologias subjacentes para o colapso cardiovascular incluem condições benignas, como a síncope neurocardiogênica, mas também condições potencialmente fatais, incluindo: taquiarritmias ventriculares, bradicardia grave, contratilidade miocárdica gravemente deprimida, como a que ocorre no infarto agudo do miocárdio [IAM] maciço ou na embolia pulmonar maciça; e outros eventos catastróficos que interferem na função cardíaca, como a ruptura miocárdica com tamponamento cardíaco ou a ruptura de músculo papilar com insuficiência mitral aguda.

Parada cardíaca súbita (PCS) se refere a uma perda *abrupta* da função cardíaca, resultando em completo colapso cardiovascular por arritmia cardíaca aguda ou perda abrupta da função de bomba miocárdica, exigindo intervenção médica de emergência para a restauração da circulação efetiva. A maioria dos casos de PCS ocorre fora do hospital, e menos de 10% das vítimas sobrevivem para serem liberadas do hospital apesar das tentativas de ressuscitação pelo serviço de emergência. Para aqueles que morrem antes da internação hospitalar, uma etiologia cardiovascular para a parada costuma ser presumida com base na ausência de evidências de uma causa traumática ou não cardíaca no momento da parada. Se o paciente não sobreviver a uma PCS, a morte é classificada como morte súbita cardíaca (MSC). As mortes que ocorrem durante a hospitalização ou dentro de 30 dias após a parada cardíaca ressuscitada costumam ser contabilizadas como MSC em estudos epidemiológicos.

A MSC também inclui uma categoria mais ampla de mortes rápidas e inexplicadas consideradas como de causa cardíaca em que a ressuscitação não foi tentada. Em estudos epidemiológicos, a MSC costuma ser definida como uma morte inesperada sem causa extracardíaca evidente que ocorre em associação com um colapso rápido testemunhado ou dentro de 1 hora depois do início dos sintomas. Essa definição se baseia na suposição de que as mortes rápidas costumam ser causadas por arritmia, uma suposição que nem sempre pode ser validada. Cerca de metade de todas as MSCs não são testemunhadas. Nos Estados Unidos, poucas mortes são submetidas à necrópsia, sendo que as condições não cardíacas que evoluem rapidamente, como hemorragia cerebral aguda, ruptura aórtica e embolia pulmonar, não podem ser excluídas sem uma necrópsia. Assim, as informações definitivas necessárias para estabelecer a causa da morte não costumam estar disponíveis. Nos casos não testemunhados, a definição costuma ser expandida para incluir mortes inesperadas em que a pessoa estava reconhecidamente bem quando vista pela última vez nas 24 horas precedentes. Essa definição expandida reduz ainda mais a certeza de que a morte tenha ocorrido por arritmia ou outras causas cardíacas. Dados recentes sugerem que as causas não cardíacas podem compreender uma porcentagem maior do que o esperado dessas mortes súbitas não testemunhadas. A maioria dos países, incluindo os Estados Unidos, não tem sistemas nacionais de vigilância ou exigências de notificação para a MSC; assim, as reais incidência e frequência da MSC e os seus diferentes mecanismos só podem ser estimados.

EPIDEMIOLOGIA

DEMOGRAFIA

A PCS e a MSC são importantes problemas de saúde pública, responsáveis por 15% de todas as mortes e abrangendo 50% de todas as mortes cardíacas. Apenas nos Estados Unidos, estima-se haver 350 mil paradas cardíacas fora do hospital atendidas por serviço de emergência e 210 mil MSCs na população adulta a cada ano. A carga social estimada da morte prematura devido à MSC é de 2 milhões de anos de vida potenciais perdidos para os homens e 1,3 milhão de anos de vida potenciais perdidos para as mulheres, o que é muito maior do que as principais causas de morte. Embora a patologia cardíaca, particularmente a doença arterial coronariana (DAC), esteja por trás da maioria dos casos de MSC, até dois terços de todas as MSCs ocorrem como a primeira expressão clínica de uma doença cardíaca não diagnosticada previamente. As taxas de MSC diminuíram, mas não de forma tão aguda quanto as taxas de DAC em geral. Idade, gênero, raça e região geográfica são fatores que influenciam a incidência de MSC. As taxas de parada cardíaca extra-hospitalar são menores na Ásia (52,5 por 100.000 habitantes/ano) do que na Europa (86,4 por 100.000 habitantes/ano), na América do Norte (98,1 por 100.000 habitantes/ano) ou na Austrália (111,9 por 100.000 habitantes/ano); e elas variam também conforme as regiões geográficas dos Estados Unidos. A MSC é rara em pessoas com menos de 35 anos de idade (1 a 3 por 100.000/ano), aumentando acentuadamente com a idade à medida que a incidência de DAC, insuficiência cardíaca (IC) e outras condições predisponentes também aumentam. Embora as taxas absolutas de MSC aumentem com a idade, a proporção de mortes causadas por MSC diminui à medida que as outras causas de morte aumentam.

As mulheres têm uma menor incidência de MSC e de PCS do que os homens, e elas têm mais chances de apresentar atividade elétrica sem pulso (AESP) e de que sua MSC ocorra em casa quando comparado com homens. Possivelmente relacionado a esses fatores, a taxa de MSC não diminuiu tanto para mulheres mais jovens comparada aos homens nos últimos anos. Os negros americanos, diferentemente dos brancos, têm maiores taxas de MSC, mais chances de terem parada não testemunhada, de serem encontrados em AESP e têm piores taxas de sobrevida. As disparidades socioeconômicas, sendo a ressuscitação menos provável em locais de baixa renda, são provavelmente um fator contribuinte, mas não parece explicar a totalidade da elevada taxa de MSC em negros. De modo alternativo, as pessoas de etnia hispânica parecem ter menores taxas de MSC, apesar de terem prevalência maior de fatores de risco cardíaco. Também parece que a incidência de MSC pode ser relativamente baixa entre populações asiáticas, dentro dos Estados Unidos e globalmente. Essas diferenças raciais e de gênero na incidência de MSC/PCS e na sobrevida são pouco compreendidas, merecendo mais estudos.

TABELA 306-1 ■ Diferenças entre colapso cardiovascular, parada cardíaca e morte súbita cardíaca

Termo	Definição	Qualificadores	Mecanismos
Colapso cardiovascular	Interrupção súbita de circulação sanguínea eficaz em consequência de fatores cardíacos e/ou periféricos que podem regredir espontaneamente (p. ex., síncope neurocardiogênica, síncope vasovagal) ou exigir intervenções (p. ex., parada cardíaca).	Termo amplo que inclui parada cardíaca e eventos transitórios que, caracteristicamente, apresentam reversão espontânea e são classificados como síncope.	Os mesmos de "Parada cardíaca" acrescidos de síncope vasodepressora ou outras causas de perda transitória da circulação sanguínea.
Parada cardíaca	Cessação abrupta da função cardíaca resultando em perda da circulação efetiva que pode ser revertida por intervenção médica imediata, mas levará a morte na ausência de tratamento.	As reversões espontâneas são raras; a probabilidade de sucesso das intervenções depende do mecanismo da parada cardíaca, do ambiente clínico, da disponibilidade de serviços médicos de emergência e da recuperação imediata da circulação.	Fibrilação ventricular, taquicardia ventricular, assistolia, bradicardia, atividade elétrica sem pulso, fatores mecânicos não cardíacos (p. ex., embolia pulmonar).
Morte súbita cardíaca	Morte súbita inesperada atribuída à parada cardíaca, que, se testemunhada, ocorre dentro de 1 hora do início dos sintomas.	Nos casos não testemunhados, a definição costuma ser expandida para incluir mortes inesperadas em que a pessoa estava reconhecidamente bem nas 24 horas precedentes.	Mesmos de "Parada cardíaca".

Fonte: Modificada de RJ Myerburg, A Castellanos: Cardiovascular collapse, cardiac arrest, and sudden cardiac death, in *Harrison's Principles of Internal Medicine*, 19° ed, DL Kasper et al (eds). New York, McGraw-Hill Education, 2015, pp. 1764–1771, Tabela 327-1.

FATORES DE RISCO

A presença de cardiopatia estrutural evidente e/ou de determinados tipos de síndromes hereditárias de arritmias aumenta muito o risco de MSC (ver Caps. 254 e 255; ver Fig. 306-1). DAC e IC preexistentes são as condições cardíacas predisponentes mais prevalentes, estando associadas com aumento de 4 a 10 vezes no risco de MSC. Da mesma forma, a MSC compartilha muitos dos mesmos fatores de risco com a DAC e a IC, incluindo hipertensão, diabetes, hipercolesterolemia, obesidade e tabagismo. Diabetes é um fator de risco particularmente forte para a MSC, mesmo em pacientes com DAC estabelecida. A hipertensão e a resultante hipertrofia do ventrículo

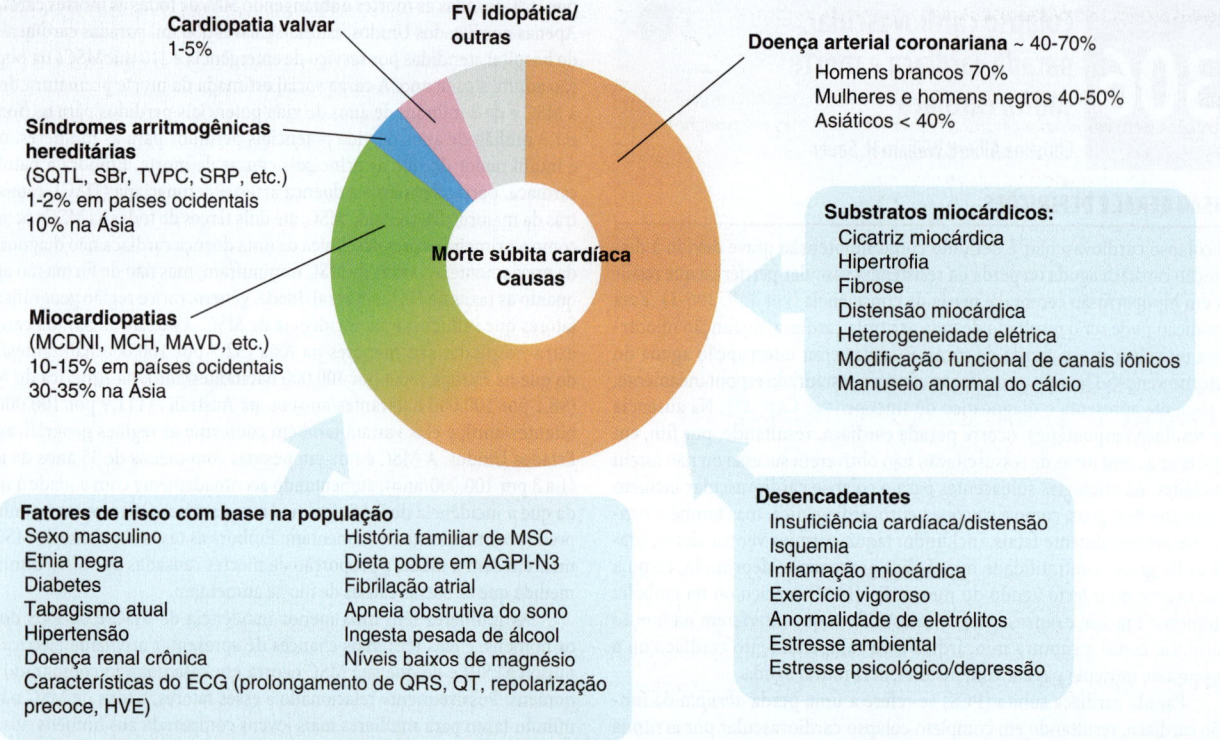

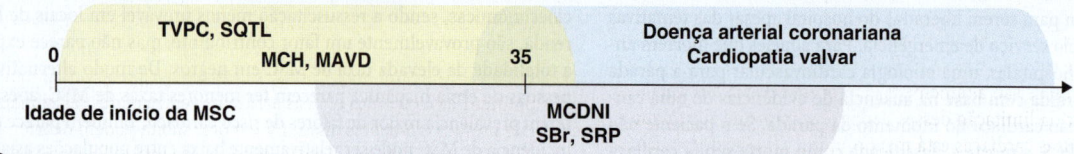

FIGURA 306-1 **A.** Causas proporcionais, substratos, fatores de risco e desencadeantes de morte súbita cardíaca (MSC). **B.** Variação das causas por idade de início. ECG, eletrocardiograma; FV, fibrilação ventricular; HVE, hipertrofia do ventrículo esquerdo; MAVD, miocardiopatia arritmogênica ventricular direita; MCDNI, miocardiopatia dilatada não isquêmica; MCH, miocardiopatia hipertrófica; SBr, síndrome de Brugada; SQTL, síndrome do QT longo; TVPC, taquicardia ventricular polimórfica catecolaminérgica. *(Reproduzida, com autorização, de M Hayashi et al: The spectrum of epidemiology underlying sudden cardiac death. Circ Res 116:1887, 2015.)*

esquerdo (HVE) parecem ser marcadores particularmente importantes do risco de MSC em pacientes negros, nos quais a prevalência dessas condições é maior. O tabagismo aumenta o risco de forma marcante, e a cessação do tabagismo reduz o risco particularmente entre pessoas que ainda não desenvolveram DAC clinicamente aparente. O colesterol sérico parece estar mais fortemente relacionado com MSC em pessoas mais jovens, e os benefícios da redução do colesterol sobre a incidência de MSC ainda não foram firmemente estabelecidos. Também parece haver um componente genético para o risco de MSC que é distinto daquele associado com outras manifestações de aterosclerose. Uma história de MSC em um parente de primeiro grau está associada com o aumento no risco de MSC e com a ocorrência de fibrilação ventricular (FV) durante o IAM, mas não há associação com risco maior de IAM. Esses dados sugerem que fatores genéticos podem predispor a arritmias ventriculares fatais em casos de isquemia, mas não à DAC em geral.

Apneia obstrutiva do sono e distúrbios convulsivos também estão associados com risco aumentado de MSC, e os mecanismos subjacentes não estão claros, mas podem se dever à parada cardíaca causada por hipoxia. A fibrilação atrial também parece estar associada com risco aumentado de MSC, o que é parcial, mas não inteiramente devido à sua associação com a doença cardíaca subjacente. Os pacientes com doença renal crônica também têm maior risco de MSC, com taxas anualizadas de MSC que se aproximam de 5,5% em pacientes submetidos à diálise. Alterações eletrolíticas e HVE, que são comuns nessa população, têm sido sugeridas como importantes nesse caso. Também há potenciais influências da dieta no risco de MSC. As pessoas com maiores ingestas de ácidos graxos poli-insaturados, particularmente de ácidos graxos n-3, e outros componentes de uma dieta de estilo mediterrâneo têm riscos menores de MSC em estudos observacionais, possivelmente devido aos efeitos antiarrítmicos desses componentes da dieta. Níveis baixos de ingestão alcoólica podem ser benéficos, mas a ingestão maciça (> 3 doses ao dia) parece aumentar o risco.

FATORES PRECIPITANTES

A MSC/PCS ocorre com maior frequência em determinados momentos, localizações e em associação com determinadas atividades e exposições. Embora não tenha sido observado de forma consistente em todos os estudos, parece haver variações circadianas na incidência de MSC e parada cardíaca, com picos na incidência pela manhã e novamente no final da tarde. Também há variabilidade sazonal nas taxas de MSC, o que pode estar relacionado com a exposição à temperatura e à luz. As taxas são maiores durante o inverno no Hemisfério Norte, e o verão no Hemisfério Sul. As taxas de MSC também apresentam um pico agudo durante desastres como terremotos e ataques terroristas. As PCSs também têm mais chances de ocorrer em determinadas localizações, com aglomerados de casos observados ao redor de estações de trem, aeroportos e outros locais públicos onde há trânsito significativo de pessoas. As taxas de MSC tendem a ser maiores em áreas urbanas, e as pessoas que vivem perto de grandes avenidas têm risco elevado de MSC. Também há uma elevação aguda bem-estabelecida no risco de MSC que ocorre durante ou logo após exercício vigoroso, e os homens parecem ser mais suscetíveis. Exercícios e treinamentos habituais reduzem esse risco agudo, mas não o elimina por completo. A MSC associada com exercícios é particularmente trágica e grandemente divulgada quando ocorre em atletas altamente treinados; porém, a maioria dessas mortes na verdade ocorre na população geral. A ameaça comum entre esses fatores precipitantes é provavelmente o tônus autonômico aumentado, o qual pode promover isquemia e tem ações diretas pró-arritmia e eletrofisiológicas que reduzem o limiar para a FV.

CAUSAS DE MORTE SÚBITA CARDÍACA

DOENÇA CARDÍACA SUBJACENTE

Nossa compreensão das doenças que contribuem para a MSC deriva primariamente de séries de necrópsias e avaliações cardíacas em sobreviventes de parada cardíaca, as quais são altamente variáveis em relação aos detalhes (Fig. 306-1). Apesar da limitação desses dados, é geralmente aceito que a morte súbita por causas cardíacas está mais comumente associada a DAC, embora a proporção causada por DAC varie muito conforme a idade, a raça e o sexo. Estima-se que cerca de 70% dos casos de MSC em homens brancos sejam causados por DAC, em comparação com apenas 40 a 50% em mulheres e negros. A proporção de MSC com DAC subjacente pode ser ainda menor nas etnias asiáticas. Dados recentes sugerem que a proporção de MSC com DAC na necropsia pode estar diminuindo em algumas regiões da Europa (Fig. 306-2A) e nos Estados Unidos e, ao mesmo tempo, aumentando em regiões do Japão e em outras partes da Ásia. Além da DAC, as miocardiopatias não isquêmicas (hipertrófica, dilatada e infiltrativa) são a segunda causa mais frequente de MSC nos Estados Unidos e na Europa. Outras causas menos comuns incluem cardiopatia valvar, miocardite, hipertrofia miocárdica (geralmente por hipertensão) e raras doenças cardíacas elétricas primárias, como as síndromes do QT longo e de Brugada. Em média, 5 a 10% das vítimas de PCS não têm anormalidade cardíaca significativa no momento da necrópsia ou após avaliação cardíaca pré-mortem extensa, e isso também varia conforme sexo e etnia. Antes dos 35 anos de idade, a DAC aterosclerótica é responsável por uma proporção muito menor das mortes, com miocardiopatia hipertrófica (MCH), anomalias de artérias coronárias, miocardite, miocardiopatia arritmogênica do ventrículo direito e canalopatias iônicas primárias sendo responsáveis por um número significativo dessas mortes.

RITMOS CARDÍACOS E MORTE SÚBITA

O ritmo inicial encontrado na chegada do serviço de emergência a um local de uma parada cardíaca extra-hospitalar é uma indicação importante da causa potencial da parada e do prognóstico. Nos primórdios dos sistemas de serviços de emergência, mais da metade das vítimas eram encontradas em FV, levantando a hipótese de que a FV isquêmica ou a taquicardia ventricular (TV) que degenerava para FV eram os eventos mais comuns. A proporção de paradas cardíacas encontradas em FV diminuiu muito desde a década de 1970, para apenas 20 a 25% em estudos mais recentes, e a AESP ou a assistolia são agora as situações mais comuns (Fig. 306-2B). Porém, a grande maioria dos casos de parada cardíaca não é monitorada no momento do colapso e, como as arritmias são inerentemente instáveis após a ocorrência do colapso hemodinâmico, o ritmo no momento da chegada do serviço de emergência pode não refletir o ritmo que inicialmente precipitou a PCS uma vez que a FV e as bradicardias primárias podem se degenerar em assistolia. Não obstante, a FV como ritmo inicial ainda predomina em locais públicos ou em outras situações onde há um tempo curto entre o colapso testemunhado e a chegada do serviço de emergência, sugerindo que a FV permanece sendo um ritmo inicial precipitante comum. Porém, também há dados sustentando uma redução absoluta na incidência de FV. As explicações propostas incluem reduções na incidência de DAC subjacente, uso aumentado de betabloqueadores na DAC e cardioversor desfibrilador implantável (CDI) em pacientes de alto risco. Também parece haver um aumento na incidência de AESP nos últimos anos, sugerindo que a proporção de MSC devido ao colapso hemodinâmico abrupto sem uma arritmia fatal precedente possa estar aumentando. As explicações propostas para essas alterações de proporção em AESP versus FV incluem o envelhecimento da população e o aumento na prevalência de doença cardiovascular em fase final e de outras comorbidades graves. Esses pacientes mais velhos e mais doentes podem ter mais chances de apresentar parada cardíaca em casa e de ter precipitantes agudos que levam à AESP (i.e., respiratórios, metabólicos, vasculares) e/ou ter menos chances de apresentar FV sustentada até a chegada do serviço de emergência.

MECANISMOS ESPECÍFICOS DA DOENÇA

A DAC pode causar MSC por diversos mecanismos (Tab. 306-2). A causa mais comum é o IAM ou a isquemia miocárdica transitória que leva à TV polimórfica e FV (ver Cap. 255). Outros mecanismos primários incluem bradiarritmias graves, como bloqueio atrioventricular com escape ventricular lento, ou AESP devido a IAM maciço ou associada à ruptura miocárdica. As áreas de fibrose ventricular por infartos prévios aumentam a predisposição à TV reentrante, a qual frequentemente degenera em FV. Após os pacientes terem sofrido um IAM, seu risco de MSC aumenta em 10 vezes, com as maiores taxas absolutas nos primeiros 30 dias após o IAM. Os mecanismos subjacentes à MSC variam em diferentes momentos após o IAM, sendo que as causas não arrítmicas, como ruptura miocárdica e/ou reinfarto extenso, predominam inicialmente, dentro dos primeiros 1 a 2 meses, e a TV polimórfica isquêmica e/ou as arritmias ventriculares relacionadas a cicatrizes prevalecem depois disso. TV e morte súbita podem ocorrer anos após o infarto do miocárdio inicial, e isso frequentemente acontece.

Miocardiopatias e outras formas de doença cardíaca estrutural A TV reentrante mediada por fibrose também pode ocorrer em várias miocardiopatias não isquêmicas em que ocorrem substituição por fibrose e/ou infiltrados ventriculares inflamatórios (Cap. 254). Em cardiopatias congênitas, as

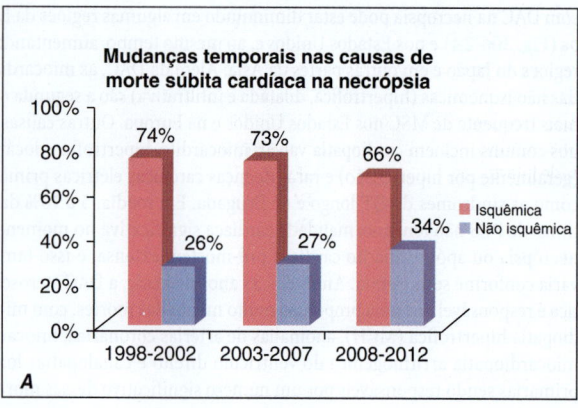
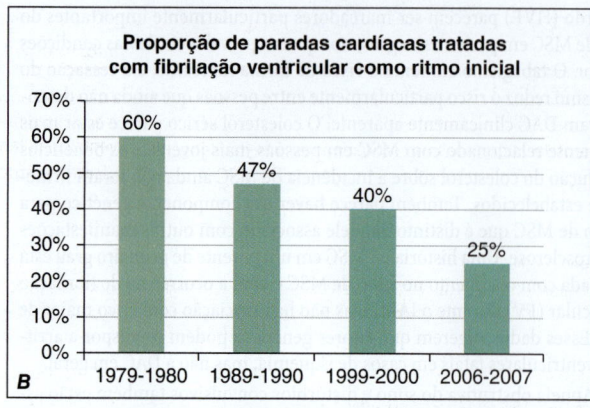
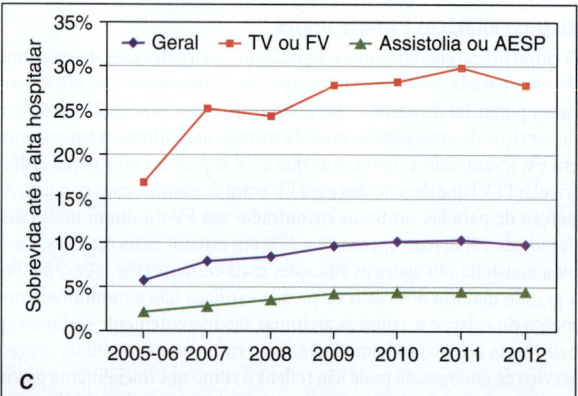
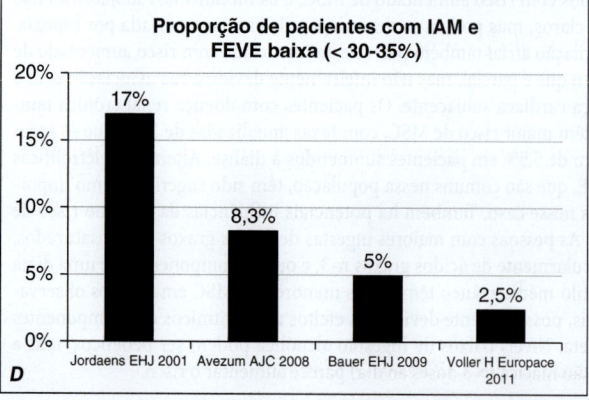

FIGURA 306-2 Mudanças na epidemiologia de morte súbita cardíaca/parada cardíaca súbita. A. Proporção de morte súbita cardíaca atribuível à doença arterial coronariana entre pessoas sem história de cardiopatia na Finlândia ao longo do tempo. Os exames *post mortem* são mandatórios na Finlândia, que tem a maior taxa de necrópsias no mundo ocidental *(J Junttila et al: Circ Arrhythm Electrophysiol 2016).* **B.** Proporção de paradas cardíacas tratadas com fibrilação ventricular (FV) como primeiro ritmo registrado em Seattle, Washington, nos Estados Unidos, ao longo do tempo. *(Dados de L Cobb et al: JAMA 288:3008, 2002, e G Nichol et al: JAMA 300:1423, 2008.)* **C.** Taxas de sobrevida geral e de sobrevida após ritmos tratáveis ou não com choque até a alta hospitalar entre 70.027 paradas cardíacas fora do hospital nos Estados Unidos entre 2005 e 2012 (Cardiac Arrest to Enhance Survival Registry). *(Reproduzida, com autorização, de P Chan et al: Recent trends in survival from out-of-hospital cardiac attacks in United States. Circulation 130:1876, 2014.)* **D.** Proporção de pacientes com infarto agudo do miocárdio (IAM) e fração de ejeção ventricular esquerda (FEVE) < 30-35% em registros de IAM ao longo do tempo. AESP, atividade elétrica sem pulso; TV, taquicardia ventricular.

cicatrizes cirúrgicas criadas durante a cirurgia corretiva, como a correção de defeitos do septo ventricular na tetralogia de Fallot, também podem servir como substrato para a reentrada ventricular. Outros processos predisponentes comuns, como HVE, distensão ventricular por sobrecarga de volume e disfunção de cardiomiócitos, podem resultar em heterogeneidade elétrica e outras alterações eletrofisiológicas que predispõem a arritmias ventriculares, incluindo alterações de canais iônicos que prolonguem a duração do potencial de ação, prejudiquem o manejo celular de cálcio e diminuam o acoplamento celular. Esses processos ocorrem em uma ampla variedade de doenças associadas com depressão da função ventricular e/ou hipertrofia, incluindo DAC, cardiopatia valvar, miocardite e miocardiopatias não isquêmicas.

Ausência de doença cardíaca estrutural Na ausência de doença cardíaca estrutural, a FV pode ser causada por anormalidade hereditária de canais iônicos, como nas síndromes do QT longo e de Brugada (Cap. 255), por fibrilação atrial rápida associada com a síndrome de Wolff-Parkinson-White (Cap. 249) ou por toxicidade por fármacos, como a TV polimórfica causada por fármacos que prolongam o intervalo QT (Cap. 255). A AESP pode resultar de embolia pulmonar, exsanguinação ou de fase terminal de parada cardíaca.

MANEJO DA PARADA CARDÍACA

Como a capacidade de prever a PCS na população é muito limitada, as abordagens para a redução de morte na comunidade se concentram na rápida identificação das vítimas e na implementação de medidas de ressuscitação por aqueles que primeiro encontram a vítima, mais provavelmente o público leigo, que idealmente chama o serviço de emergência e inicia as medidas de suporte básico à vida com as compressões torácicas. A abordagem é codificada na "cadeia de sobrevivência fora do hospital", a qual inclui: (1) avaliação inicial e reconhecimento da PCS; (2) início rápido da reanimação cardiopulmonar (RCP) com ênfase nas compressões torácicas; (3) desfibrilação assim que possível geralmente com um desfibrilador externo automático aplicado pelo socorrista leigo ou pelo profissional do serviço de emergência; (4) suporte avançado à vida e cuidado pós-parada cardíaca. Houve grandes avanços em cada uma dessas áreas e as taxas de sobrevivência até a alta hospitalar para parada cardíaca fora do hospital aumentaram, particularmente para pacientes encontrados em TV ou FV, onde as taxas de sobrevivência podem se aproximar de 30% em algumas regiões (Fig. 306-2C). As taxas de sobrevida globais para parada cardíaca fora do hospital também são maiores em pacientes que recebem RCP, com estudos recentes na Europa relatando taxas de sobrevida de 16%. Múltiplos estudos apontaram disparidades socioeconômicas na administração de RCP e aplicação de desfibriladores externos automáticos (DEAs) como contribuintes para a redução da taxa de sobrevida em paradas cardíacas fora do hospital em populações negras e hispânicas nos Estados Unidos.

O objetivo inicial da ressuscitação é obter o retorno da circulação espontânea (RCE). O sucesso está relacionado com o tempo entre o colapso e o início da ressuscitação, diminuindo marcadamente após 5 minutos, e com o ritmo no momento da chegada do serviço de emergência, sendo melhor para TV, pior para FV e ruim para AESP e assistolia. Os desfechos também são determinados por idade, condição clínica e comorbidades da vítima antes da parada.

AVALIAÇÃO INICIAL E INÍCIO DA REANIMAÇÃO CARDIOPULMONAR

O socorrista leigo deve verificar a resposta da vítima, solicitar ajuda e chamar ou pedir para alguém chamar o serviço local de emergências (p. ex., SAMU-192), idealmente em um telefone celular que possa ser colocado no modo de viva-voz ao lado do paciente, de modo que o atendente possa fornecer instruções e fazer perguntas ao socorrista. É importante considerar se ocorreu aspiração ou se há obstrução da via aérea e, quando suspeitado, uma manobra de Heimlich deve ser realizada para tentar deslocar o corpo estranho causador da obstrução. Um profissional de saúde treinado também

TABELA 306-2 ■ Causas de colapso cardiovascular e morte súbita cardíaca

Causa	Substrato fisiopatológico	Ritmo de apresentação
Causas cardíacas		
Doença arterial coronariana Aterosclerótica, espasmo coronariano, anomalias congênitas	Isquemia/infarto agudo do miocárdio, ruptura ventricular, tamponamento Cicatriz ventricular de infarto	FV/TV polimórfica Bradiarritmia AESP TV FV
Miocardiopatias Dilatada, hipertrófica, MAVD, doença infiltrativa, doença valvar com insuficiência de VE	Cicatriz ventricular Hipertrofia ventricular Falência de bomba	TV FV/TV polimórfica AESP Bradiarritmia
Cardiopatias congênitas (tetralogia de Fallot, DSV, outras)	Cicatriz ventricular por reparo cirúrgico Hipertrofia	TV Bradiarritmias FV/TV polimórfica
Estenose aórtica	Obstrução ao fluxo de saída Hipertrofia ventricular	Bradiarritmia AESP Bradiarritmia FV/TV polimórfica
Prolapso valvar mitral/insuficiência mitral	Falência de bomba Cicatriz ventricular	TV FV/TV polimórfica

Síndromes de arritmia sem cardiopatia estrutural:
    Genéticas:
        QT longo
        Brugada
        TVPC
    FV idiopática, repolarização precoce
    Toxicidade medicamentosa (QT longo adquirido, outras)
    Anormalidades eletrolíticas (hipopotassemia grave)
	Eletrofisiologia celular anormal	FV/TV polimórfica

Síndrome de Wolff-Parkinson-White	Conexão atrioventricular acessória	FV/FA pré-excitada
Causas não cardíacas de colapso cardiovascular		
Embolia pulmonar		AESP
AVC		AESP, bradiarritmia
Dissecção da aorta		AESP, FV
Exsanguinação		AESP
Pneumotórax hipertensivo		AESP
Sepse		AESP
Neurogênico		AESP, bradiarritmia
Superdosagem de medicamento ou droga		AESP, bradiarritmia

Siglas: AESP, atividade elétrica sem pulso; AVC, acidente vascular cerebral; DSV, defeito do septo ventricular; FA, fibrilação atrial; FV, fibrilação ventricular; MAVD, miocardiopatia arritmogênica ventricular direita; TV, taquicardia ventricular; TVPC, taquicardia ventricular polimórfica catecolaminérgica; VE, ventrículo esquerdo.

deve checar o pulso (demorando não mais do que 10 segundos para não retardar o início das compressões torácicas) e avaliaria a respiração. Respirações arfantes e atividade convulsiva breve são comuns durante a PCS, podendo ser erradamente interpretadas como respirações e responsividade. As compressões torácicas devem ser iniciadas sem atraso e realizadas com frequência de 100 a 120/minuto, deprimindo o esterno em 5 cm e permitindo o retorno completo do tórax entre as compressões. As compressões torácicas geram débito cardíaco anterógrado com enchimento e esvaziamento sequenciais das câmaras cardíacas, com as valvas competentes mantendo a direção anterógrada do fluxo. A interrupção das compressões torácicas deve ser minimizada para reduzir a isquemia de órgãos-alvo. A ventilação pode ser administrada com duas respirações para cada 30 compressões se apenas um socorrista treinado estiver presente, mas para socorristas leigos, as compressões torácicas isoladamente ("RCP apenas com as mãos") têm mais chances de ser aplicadas de forma efetiva e com benefício semelhante. Se houver um segundo socorrista presente, ele deve ser enviado para procurar um DEA, que hoje está amplamente disponível em muitos locais públicos.

MANEJO COM BASE NO RITMO

A velocidade com que a desfibrilação/cardioversão é conseguida é um importante preditor do desfecho (ver Fig. 306-3). Um desfibrilador, mais comumente um DEA, deve ser aplicado assim que estiver disponível. Os DEAs são usados com facilidade por socorristas leigos e treinados, como policiais e guardas de segurança. Quando a parada é testemunhada, o uso de DEA por leigos pode melhorar as taxas de sobrevida após a parada cardíaca. Após a aplicação das placas no tórax, é necessária uma breve interrupção nas compressões torácicas para permitir que o DEA registre o ritmo. O DEA aconselhará um choque se o ritmo registrado preencher os critérios para FV ou TV. As compressões torácicas são continuadas enquanto o desfibrilador é carregado. Assim que se estabelece o diagnóstico de FV ou TV, deve ser administrado um choque com formato de onda bifásico de 200 J. As compressões torácicas são reiniciadas imediatamente e continuam por 2 minutos até a próxima verificação do ritmo. Se ainda houver TV/FV, é administrado um segundo choque com energia máxima. Essa sequência é continuada até a disponibilidade de pessoal para a administração do suporte de vida avançado ou até se obter o RCE. Se a reanimação for bem-sucedida, os traçados do eletrocardiograma (ECG) produzidos pelo DEA devem ser armazenados, pois o ritmo inicial pode ser uma informação importante para armazenados a causa da parada e para guiar a terapia adicional e a avaliação.

Quando houver disponibilidade de suporte avançado à vida em cardiologia, é estabelecido um acesso intravenoso ou intraósseo para a administração de medicamentos, sendo considerada a colocação de uma via aérea avançada (tubo endotraqueal ou dispositivo de via aérea supraglótica). Epinefrina 1 mg a cada 3 a 5 minutos pode ser administrada por via intravenosa ou intraóssea. Se a circulação não for restaurada ou se o paciente

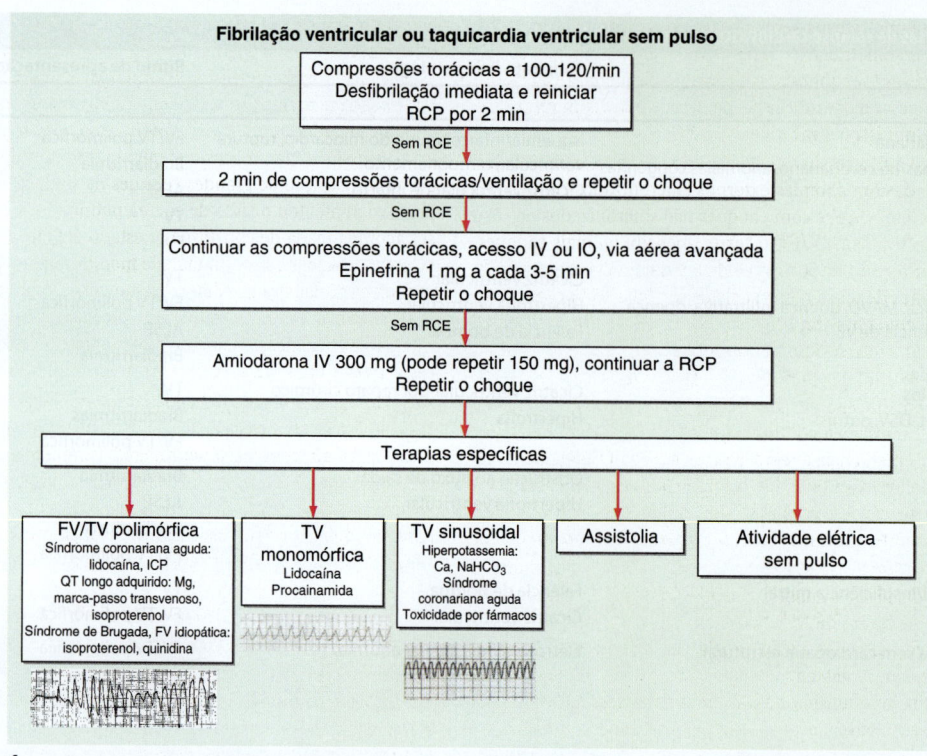

A

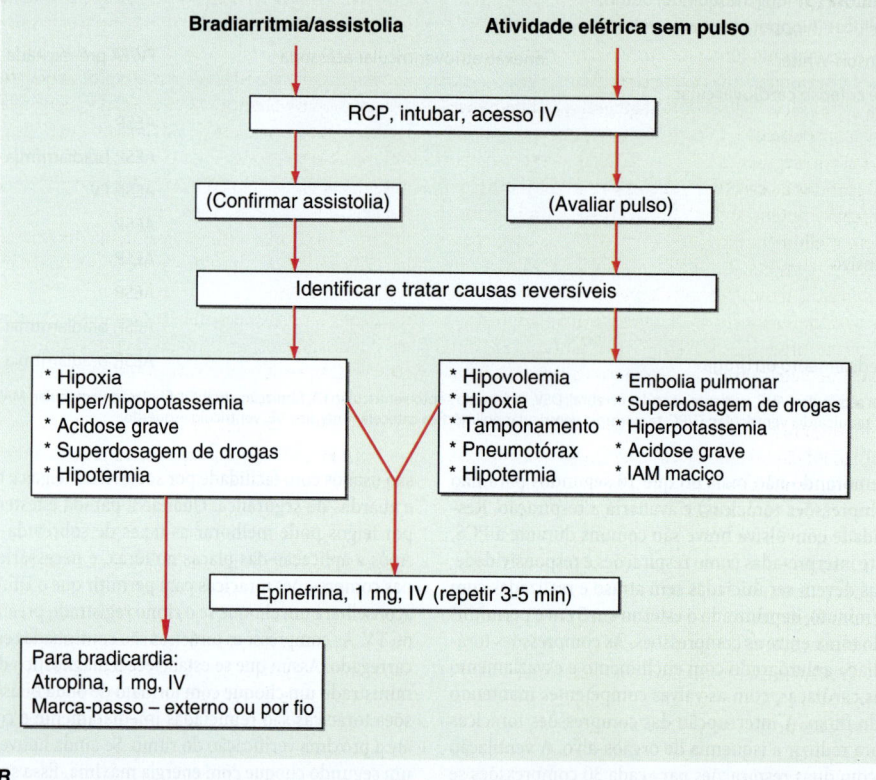

B

FIGURA 306-3 **Algoritmo para abordagem da parada cardíaca por TV ou FV (ritmos passíveis de choque). A.** Compressões torácicas com ventilação e desfibrilação ou cardioversão devem ser iniciadas assim que possível. A desfibrilação deve ser repetida com mínima interrupção das compressões torácicas. Após o estabelecimento de um acesso IV ou IO, realiza-se a administração de epinefrina e desfibrilação, seguida de amiodarona e desfibrilação. A terapia adicional pode ser guiada pelas possíveis causas, como sugerido pelo ritmo cardíaco inicial e recorrente, como mostrado. RCP, reanimação cardiopulmonar; IO, intraósseo; IV, intravenoso; ICP, intervenção coronariana percutânea; RCE, retorno da circulação espontânea. **B.** Algoritmo para a abordagem da parada cardíaca por bradiarritmias/assistolia e atividade elétrica sem pulso. As compressões torácicas com ventilação (e intubação) devem ser iniciadas assim que possível, e o acesso IV deve ser obtido. Após o estabelecimento do acesso IV ou IO, realiza-se a administração de epinefrina. Ao mesmo tempo, deve ser feita uma investigação para potenciais causas reversíveis, e quaisquer dessas causas devem ser tratadas, quando presentes. Para ritmos bradicárdicos, também se realiza a administração de atropina, 1 mg, IV, e a instalação de marca-passo externo transcutâneo ou transvenoso. A desfibrilação deve ser repetida com mínima interrupção das compressões torácicas. A terapia adicional pode ser guiada pelas possíveis causas. IAM, infarto agudo do miocárdio; IO, intraósseo; IV, intravenoso; RCP, reanimação cardiopulmonar.

ainda não estiver totalmente consciente apesar do retorno da circulação, deve-se realizar uma gasometria arterial para avaliar a possibilidade de acidose e hipoxia, que devem ser abordadas de forma adequada. Se a acidose metabólica persistir apesar da desfibrilação bem-sucedida e com ventilação adequada, pode-se administrar 1 mEq/kg de $NaHCO_3$.

O ritmo cardíaco dita a ressuscitação quando há monitoramento disponível. A TV é tratada com choques externos sincronizados com o QRS quando a TV for monomórfica, e com choques não sincronizados no caso de TV polimórfica ou FV. Se a TV/FV recorrer após um ou mais choques, pode-se administrar amiodarona 300 mg como *bolus* por via intravenosa ou intraóssea, na esperança de que a recorrência da arritmia seja evitada após o próximo choque, seguida por um *bolus* de 150 mg se a arritmia recorrer. Se a amiodarona falhar, pode-se administrar lidocaína.

A consideração da etiologia também deve guiar a terapia (Caps. 254 e 255). As causas comumente encontradas de TV/FV recorrentes podem ser infarto ou isquemia miocárdica contínua que se beneficiariam de angiografia coronariana de emergência e revascularização; ou prolongamento do QT causando a TV polimórfica torsades des pointes que pode responder à administração de magnésio. A hiperpotassemia pode responder à administração de cálcio, enquanto outras medidas são implementadas para reduzir o potássio sérico.

A AESP/assistolia deve ser manejada com RCP, ventilação e administração de epinefrina. As causas de AESP/assistolia que necessitam de terapia específica devem ser consideradas, incluindo obstrução de via aérea, hipoxia, hipovolemia, acidose, hiperpotassemia, hipotermia, toxinas, tamponamento cardíaco, pneumotórax hipertensivo, embolia pulmonar e IAM. A naloxona deve ser administrada se houver suspeita de superdosagem de opioides.

MANEJO AGUDO PÓS-PARADA CARDÍACA

Após a restauração da circulação efetiva, a possibilidade de IAM deve ser avaliada imediatamente. Na maioria dos pacientes com elevação de ST consistente com IAM será encontrada uma estenose/oclusão coronária responsável e é recomendada uma angiografia coronariana de emergência com angioplastia percutânea e colocação de *stent*. A angiografia também deve ser considerada se houver suspeita de síndrome coronariana aguda, mesmo na ausência de elevação do segmento ST, pois mais da metade dos pacientes selecionados submetidos à angiografia por esse motivo apresentam lesão coronariana como causa potencial da PCS. No entanto, a angiografia imediata não resultou em melhores desfechos em comparação com a angiografia tardia em pacientes com parada cardíaca fora do hospital devido a TV/FV sem evidência ao ECG de supradesnivelamento do segmento ST. As decisões sobre quais pacientes sem elevação do segmento ST devem ser submetidos à angiografia com urgência são complexas, e fatores como instabilidade hemodinâmica ou elétrica e evidência de isquemia continuada são levados em consideração.

A instabilidade hemodinâmica costuma estar presente após a reanimação, e o dano isquêmico adicional em órgãos-alvo é uma consideração importante. A otimização da ventilação considerando-se acidose, hipoxemia e anormalidades eletrolíticas é importante. A manutenção da PA sistólica > 90 mmHg com PA média > 65 mmHg é desejável e pode necessitar da administração de vasopressores e de ajuste do estado volêmico. As causas reversíveis potencialmente tratáveis, incluindo hiperpotassemia, hipopotassemia grave e toxicidade por fármacos com prolongamento do QT causando torsades des pointes, devem ser identificadas e tratadas (Cap. 255).

Após se obter uma circulação espontânea estável, a lesão cerebral causada por isquemia e reperfusão é um importante determinante da sobrevida, sendo responsável por mais de dois terços das mortes. A probabilidade de boa recuperação neurológica diminui rapidamente conforme o tempo entre o colapso e a restauração da circulação, sendo < 30% em 5 minutos na ausência de RCP por quem encontrou o paciente. O tempo entre o colapso e a restauração da circulação é geralmente impreciso; alguns pacientes têm um período de TV com hipotensão antes do colapso completo, de modo que um longo período relatado antes da chegada do resgate nem sempre impede uma boa recuperação neurológica. Foi demonstrado que a hipotermia terapêutica (manejo com temperatura-alvo) aumenta a probabilidade de sobrevida e a recuperação neurológica em pacientes que apresentam ritmos passíveis de choque (TV ou FV), sendo recomendada para todos os pacientes de parada cardíaca que permanecem comatosos, independentemente do ritmo de apresentação, e que não têm respostas objetivas a comandos verbais após o retorno da circulação espontânea. Uma temperatura-alvo constante de 32-36^{0}C por pelo menos 24 horas é recomendada, embora um estudo recente não tenha demonstrado benefício comparado com uma estratégia de normotermia com tratamento agressivo precoce da febre. Pode ser necessária a supressão dos calafrios com analgésicos e sedativos. A indução de hipotermia deve começar no hospital, pois não foi demonstrado benefício com a sua implementação antes da chegada ao hospital, e a administração de grandes volumes de solução salina gelada com esse objetivo aumentou o risco de edema pulmonar. A lesão cerebral costuma ser acompanhada de convulsões e estado epiléptico, o qual pode ter efeito deletério adicional, necessitando de monitoramento periódico ou contínuo com eletrencefalograma (EEG) e tratamento. Foram avaliadas várias outras terapias com o intuito de melhorar os desfechos pós-parada, mas elas não se mostraram benéficas, incluindo administração de corticosteroides, hemofiltração e esforços para o controle rigoroso da glicemia.

Hipotermia e sedação impedem que o prognóstico da recuperação neurológica se estabeleça de forma confiável. A avaliação neurológica funcional para a recuperação neurológica geralmente é postergada por pelo menos 72 horas após o retorno da normotermia, geralmente 4 a 5 dias após a parada cardíaca. As características que predizem desfechos ruins incluem ausência de reflexo pupilar à luz, mioclonias, ausência de reatividade no EEG a estímulos externos e supressão de surtos persistente no EEG.

MANEJO DE LONGO PRAZO APÓS SOBREVIVÊNCIA A UMA PARADA CARDÍACA FORA DO HOSPITAL

Para os pacientes que sobrevivem a uma parada cardíaca e apresentam recuperação neurológica, a provável causa subjacente da parada orienta o tratamento adicional. Para paradas cardíacas não devidas a uma causa não cardíaca óbvia, deve ser realizada uma avaliação completa para as formas de doença cardíaca estrutural descritas na Figura 306-1 e na Tabela 306-2, incluindo uma avaliação para DAC subjacente e isquemia, além de ecocardiografia e/ou ressonância magnética (RM) cardíaca para a pesquisa de evidências de infarto do miocárdio prévio, doença valvar e miocardiopatias não isquêmicas e para fornecer uma avaliação da fração de ejeção ventricular esquerda (FEVE). Se a avaliação inicial não for definitiva ou se for sugestiva de uma miocardiopatia inflamatória (i.e., sarcoidose, miocardite), uma tomografia por emissão de pósitrons (PET, de *positron emission computed tomography*) cardíaca e/ou uma biópsia endomiocárdica também podem ser realizadas. Os pacientes sem anormalidades estruturais evidentes devem ser submetidos a uma avaliação para uma doença elétrica primária (síndrome do QT longo [SQTL], síndrome de Brugada, síndrome de repolarização precoce ou síndrome de Wolff-Parkinson-White). Em casos nos quais há suspeita de síndromes hereditárias, deve-se considerar uma avaliação genética adicional. Os estudos eletrofisiológicos diagnósticos são necessários em pacientes selecionados para avaliar arritmias induzíveis ou para realizar testes provocativos, como um teste com epinefrina para a SQTL ou com bloqueador dos canais de sódio (p. ex., procainamida) para a síndrome de Brugada.

Os pacientes com expectativa de vida razoável e ritmos passíveis de choque na parada (FV e TV) que se considera não ter sido causada por problemas reversíveis devem ser submetidos à inserção de um CDI para a prevenção secundária de PCS/MSC. A maioria desses pacientes será identificada com o diagnóstico de DAC. Os pacientes com parada por FV que ocorre nas primeiras 48 horas de um IAM documentado geralmente não necessitam de um CDI, pois eles têm um risco de morte súbita em 5 anos semelhante ao dos sobreviventes de IAM sem parada cardíaca. Porém, os pacientes com infartos grandes e FEVE agudamente deprimida (p. ex., < 35%) têm risco maior de desenvolvimento futuro de arritmias ventriculares potencialmente fatais relacionadas à reentrada na cicatriz do infarto (Cap. 252). A porcentagem de pacientes com infartos grandes tem diminuído devido a melhores estratégias terapêuticas para o IAM (Fig. 306-2D). Contudo, o implante de um CDI precocemente após um IAM nesses pacientes não melhora a sobrevida, em parte porque um número significativo de mortes súbitas nos primeiros 3 meses se devem a isquemia miocárdica recorrente ou ruptura miocárdica, em vez de arritmias. Para pacientes com infartos grandes, pode-se usar um desfibrilador vestível que trate TV/FV caso isso ocorra, enquanto ocorre o remodelamento do VE, seguido de reavaliação do risco de arritmia após o infarto ter cicatrizado para determinar se um CDI é necessário. Os pacientes que experimentam FV no hospital > 48 horas após o IAM ou em casos de isquemia miocárdica sem IAM podem estar sob risco de TV/FV recorrente. Esses pacientes devem ser avaliados e receber tratamento ideal para a isquemia. Se houver evidências que claramente sugiram a presença de isquemia precedendo a FV, mesmo sem evidência de infarto do miocárdio prévio, a terapia adequada pode ser a revascularização coronariana. Outros casos podem necessitar o implante de um CDI. Quando a parada cardíaca se deve a TV monomórfica sustentada, uma cicatriz de infarto prévio costuma estar presente e a taxa de recorrência é significativa, independentemente de a parada cardíaca ter ocorrido em associação com a elevação de troponina sérica. Nessa circunstância, mesmo quando é realizada a revascularização para a isquemia, geralmente é necessário o implante de um CDI devido ao risco de recorrência da TV relacionada à cicatriz do IAM.

Os pacientes que apresentaram parada cardíaca devido a uma causa reversível tratável, como a hiperpotassemia ou a toxicidade medicamentosa com prolongamento do QT que provocou *torsades des pointes* (Cap. 255), que podem ser manejados adequadamente e ter a arritmia evitada de outras maneiras, geralmente não necessitam de um CDI. Um CDI geralmente é recomendado para a parada cardíaca devido a TV ou FV sem uma causa claramente reversível, particularmente quando está presente uma doença cardíaca estrutural, como miocardiopatia hipertrófica ou dilatada, miocardiopatia arritmogênica, sarcoidose cardíaca, ou uma síndrome cardíaca associada com morte súbita, incluindo síndrome de Brugada, ou a SQTL (Caps. 254 e 255). Em pacientes com doença cardíaca estrutural, é importante reconhecer que as arritmias potencialmente fatais podem ser uma indicação de cardiopatia em fase final com mínima expectativa de sobrevida significativa apesar da ressuscitação bem-sucedida; e os CDIs não irão alterar a evolução desses pacientes, não devendo ser implantados nessa situação a menos que haja previsão de terapia de substituição cardíaca com futuro transplante cardíaco ou dispositivo de assistência ventricular.

PREVENÇÃO DE MORTE SÚBITA CARDÍACA

Embora os avanços na RCP e no cuidado pós-reanimação tenham melhorado as taxas de sobrevida após a parada cardíaca, 90% dos pacientes não sobreviverão até a alta hospitalar. Entre os que sobrevivem, uma proporção (cerca de 20%) terá incapacidade grave neurológica e/ou física. A maioria das paradas cardíacas não ocorre em locais públicos onde os DEAs e a desfibrilação rápida têm o maior impacto. Os pacientes que sofrem parada cardíaca em casa também têm tempos de resposta do serviço de emergência mais longos, tendo muito menos chances de ser encontrados em FV. Por fim, 50% das paradas cardíacas não são testemunhadas, o que impede os esforços de reanimação efetivos. Assim, os esforços de prevenção são fundamentais para reduzir a mortalidade por parada cardíaca.

ESTRATIFICAÇÃO DE RISCO PARA MORTE SÚBITA CARDÍACA

A presença de doença cardíaca estrutural e/ou cardiopatia elétrica primária está associada com risco aumentado de MSC, o qual varia conforme a gravidade e o tipo da doença. Para os pacientes com doença cardíaca estrutural, a função reduzida do VE é o melhor marcador de risco validado, o qual se eleva ainda mais na presença de IC clínica. Após o IAM, o risco de MSC aumenta gradualmente à medida que a FEVE diminui para 40% e de forma exponencial depois disso. Além da FEVE e da insuficiência cardíaca congestiva, outros potenciais marcadores de aumento do risco de MSC em casos de doença cardíaca estrutural incluem síncope inexplicada, TV sustentada induzida em estudo eletrofisiológico (estudo EF), tamanho da cicatriz em VE e heterogeneidade na ressonância magnética cardíaca, marcadores de função autonômica alterada, repolarização alterada, além de prolongamento do QRS. A maioria desses testes, com a exceção do estudo EF nos pacientes pós-IAM, prediz de forma ampla a morte por causa cardiovascular, mas não é capaz de discriminar entre os pacientes que morrerão de forma súbita e aqueles que morrerão de outras causas cardíacas. Por exemplo, os pacientes com o maior grau de IC sistólica e/ou menor FEVE, embora com risco elevado para MSC, têm mais chances de morrer por IC. Embora a TV sustentada no estudo eletrofisiológico identifique as pessoas com maior risco de PCS em determinados subgrupos de pacientes, a sensibilidade do teste geralmente é inadequada quando a função do VE está significativamente reduzida.

TERAPIAS PREVENTIVAS PARA MORTE SÚBITA CARDÍACA EM POPULAÇÕES DE ALTO RISCO

Foi demonstrado que a terapia com bloqueadores β-adrenérgicos reduz o risco de MSC em várias situações, incluindo pós-IAM, em pacientes com miocardiopatia isquêmica e não isquêmica e na SQTL. Os inibidores da enzima conversora da angiotensina, os antagonistas da aldosterona e, mais recentemente, os inibidores do receptor de angiotensina/neprilisina foram associados a reduções em MSC em subgrupos de pacientes com doença cardíaca estrutural, primariamente miocardiopatia isquêmica e não isquêmica acompanhada por IC. A cirurgia de revascularização miocárdica também foi associada a reduções no risco de MSC, e o faz pela redução dos eventos isquêmicos e resultante melhora na função sistólica do VE ao reduzir áreas de miocárdio hibernante.

Para pacientes cuja doença continua a conferir risco substancial de TV sustentada ou FV sob terapia médica ideal, recomenda-se um CDI (Tab. 306-3). A indicação de CDI nesses pacientes é chamada de "prevenção primária de morte súbita". As indicações para a prevenção primária com CDIs varia dependendo do tipo de doença cardíaca estrutural subjacente e da sua gravidade, e o poder da evidência varia com a indicação. Em pacientes com história de IAM há mais de 40 dias, são indicados CDIs para prevenção primária naqueles com classe II ou III da New York Heart Association (NYHA) de IC e FEVE < 35%, além daqueles com classe funcional I da NYHA com FEVE < 30%. Embora os CDIs não tenham sido benéficos quando implantados dentro de 40 dias após IAM, aqueles com infarto do miocárdio recente ou antigo, TV não sustentada, FEVE < 40% e TV sustentada induzível no estudo eletrofisiológico também podem necessitar de um CDI. Em geral, esses critérios não se aplicam a pacientes nos primeiros 90 dias da revascularização miocárdica, pois alguns apresentarão melhora na função ventricular; dados de estudos mais antigos sugeriram que não havia benefício dos CDIs nesses pacientes. Os pacientes de alto risco com FEVE baixa podem ser considerados para um desfibrilador vestível com posterior reavaliação da função ventricular e colocação de CDI.

Os CDIs para a prevenção primária de morte súbita também são recomendados para pacientes com outras doenças além de DAC, as quais os colocam sob risco de MSC. Os CDIs para prevenção primária também são recomendados atualmente em pacientes de alto risco selecionados com MCH, displasia arritmogênica de ventrículo direito, sarcoidose cardíaca e síndrome de Brugada, além de alguns pacientes com SQTL congênita com características de alto risco ou que não responderam ao tratamento com betabloqueadores. Os CDIs são recomendados atualmente para aqueles com miocardiopatia dilatada não isquêmica com FEVE ≤ 35% e que estejam em classe funcional II ou III da NYHA em tratamento com terapia médica orientada por diretriz.

Dados de um estudo randomizado recente, o Danish Study to Assess the Efficacy of ICDs in Patients with Non-ischemic Systolic Heart Failure on Mortality (DANISH), realizado em pacientes com miocardiopatia dilatada (MCD) não isquêmica e FEVE ≤ 35%, que também apresentavam NT-proBNP elevado e NYHA Classe II-IV HF, resultaram em algum questionamento sobre essas últimas diretrizes. Esse estudo não demonstrou um benefício global na mortalidade do implante do CDI, a despeito da redução na incidência de MSC. Em análises de subgrupo, os benefícios na mortalidade foram observados em pacientes mais jovens nos quais o risco de morte por outras causas era mais baixo. Esses dados reforçam a importância de considerar riscos equivalentes por outras causas de morte ao decidir implantar um CDI de prevenção primária. Pacientes que têm a probabilidade de morte por outras causas provavelmente não irão se beneficiar de um CDI. Os pacientes sem expectativa razoável de sobrevida, com estado funcional aceitável por pelo menos 1 ano, não devem ser submetidos a implante de CDI. Também há outras situações em que um CDI não está indicado mesmo se houver um risco significativo de morte súbita (Tab. 306-4).

O DESAFIO DA PREVENÇÃO DE MORTE SÚBITA CARDÍACA

O maior número de mortes súbitas ocorre em pacientes de "baixo risco"

Embora os pacientes com função ventricular esquerda reduzida e IC tenham risco substancialmente elevado de MSC, apenas cerca de 20% de todas as MSCs ocorrem em pacientes com função ventricular esquerda ruim (Fig. 306-4). A maioria das MSCs ocorre em pessoas com função ventricular preservada que não se qualificariam para a prevenção primária com CDI. Embora as taxas de MSC sejam elevadas em comparação com a população geral, o risco absoluto de MSC em pacientes com DAC ou IC que tenham FEVE > 35% não é suficientemente alto para que se considere a terapia com CDI. Embora a incidência de MSC seja menor em pacientes com FEVE preservada, a MSC é responsável por uma maior proporção de mortes cardíacas, e esforços ativos estão sendo feitos para avançar a estratificação de risco para MSC nesse segmento da população. Porém, no momento, a prevenção de MSC envolve primariamente a modificação de fatores de risco cardíaco e a terapia médica padrão para a condição subjacente.

TABELA 306-3 Indicações para cardioversor desfibrilador implantável (CDI)

	Indicação	Classe de recomendação*	Nível de evidência**
Prevenção secundária			
Todos os estados de doença TV ou FV	A terapia com CDI *está indicada* em pacientes sobreviventes de parada cardíaca devido a FV ou TV sustentada hemodinamicamente instável após a avaliação para definir a causa do evento e excluir quaisquer causas completamente reversíveis.	Classe I	A
	A terapia com CDI *está indicada* em pacientes com doença cardíaca estrutural e TV sustentada espontânea, seja hemodinamicamente estável ou instável.	Classe I	B
	O implante de um CDI *é razoável* em pacientes com TV sustentada e função ventricular normal ou quase normal.	Classe IIa	C
Síncope	A terapia com CDI *está indicada* em pacientes com síncope de origem indeterminada com TV sustentada clinicamente relevante e hemodinamicamente significativa ou FV induzidas no estudo eletrofisiológico.	Classe I	B
	A terapia com CDI *pode ser considerada* em pacientes com síncope e doença cardíaca estrutural avançada nos quais exames invasivos e não invasivos não conseguiram determinar uma causa.	Classe IIb	C
Prevenção primária			
Miocardiopatia isquêmica	A terapia com CDI *está indicada* em pacientes com FEVE ≤ 35% devido a IAM prévio que estejam com pelo menos 40 dias de pós-IAM e na classe funcional II ou III da NYHA.	Classe I	B
	A terapia com CDI *está indicada* em pacientes com disfunção de VE devido a IAM prévio com pelo menos 40 dias de pós-IAM, FEVE ≤ 30% e que estejam na classe funcional I da NYHA.	Classe I	A
	A terapia com CDI *está indicada* em pacientes com TV não sustentada devido a IAM prévio, com FEVE ≤ 40% e com FV ou TV sustentada induzíveis ao estudo eletrofisiológico.	Classe I	B
Miocardiopatia não isquêmica	A terapia com CDI *está indicada* em pacientes com MCD não isquêmica com FEVE ≤ 35% e que estejam na classe funcional II ou III da NYHA.	Classe I	B
	O implante do CDI *é razoável* para pacientes com síncope inexplicada, disfunção significativa de VE e MCD não isquêmica.	Classe IIa	C
	A terapia com CDI *pode ser considerada* em pacientes com doença cardíaca não isquêmica e que estejam na classe funcional I na NYHA.	Classe IIb	C
Miocardiopatia hipertrófica	O implante de CDI *é razoável* para pacientes com MCH com um ou mais fatores de risco importantes para MSC.	Classe IIa	C
Displasia arritmogênica de ventrículo direito	O implante de CDI *é razoável* para a prevenção de MSC em pacientes com MAVD com um ou mais fatores de risco para MSC.	Classe IIa	C
Sarcoidose cardíaca	O implante de CDI *é razoável* para a prevenção de MSC em pacientes com sarcoidose cardíaca com um ou mais fatores de risco para MSC.	Classe IIa	C
Síndrome de Brugada	O implante do CDI *é razoável* para pacientes com síndrome de Brugada que apresentam síncope.	Classe IIa	C
	O implante do CDI *é razoável* para pacientes com síndrome de Brugada com TV documentada que não tenha resultado em parada cardíaca.	Classe IIa	C
Síndrome do QT longo	O implante do CDI *é razoável* para reduzir MSC em pacientes com síndrome do QT longo que experimentem síncope e/ou TV enquanto recebem betabloqueadores.	Classe IIa	B
	O CDI *pode ser considerado* como terapia primária em pacientes com síndrome do QT longo considerados de risco muito alto, especialmente aqueles com contraindicação para a terapia com betabloqueadores.	Classe IIb	B
TV polimórfica catecolaminérgica (TVPC)	O implante de CDI *é razoável* em pacientes com TV polimórfica catecolaminérgica com síncope e/ou TV sustentada documentada durante tratamento com betabloqueadores.	Classe IIa	C
Miocardiopatia familiar	A terapia com CDI *pode ser considerada* em pacientes com miocardiopatia familiar associada com MSC.	Classe IIa	C
Não compactação de VE	A terapia com CDI *pode ser considerada*.	Classe IIa	C

Classe de recomendação*		Nível de evidência**		
Classe I O procedimento/tratamento DEVE ser realizado/administrado.	Classe IIa Há necessidade de estudos adicionais com objetivos focados. É RAZOÁVEL realizar o procedimento/administrar o tratamento.	Nível A Múltiplas populações avaliadas. Dados derivados de múltiplos ensaios clínicos randomizados ou metanálises.	Nível B Avaliação em populações limitadas. Dados derivados de um único ensaio clínico randomizado ou de estudos não randomizados.	Nível C Avaliação em populações muito limitadas. Apenas opinião de consenso de especialistas, estudos de casos ou padrão de cuidados.

Siglas: FEVE, fração de ejeção ventricular esquerda; FV, fibrilação ventricular; IAM, infarto agudo do miocárdio; MAVD, miocardiopatia arritmogênica ventricular direita; MCD, miocardiopatia dilatada; MCH, miocardiopatia hipertrófica; MSC, morte súbita cardíaca; NYHA, New York Heart Association; TV, taquicardia ventricular; TVPC, taquicardia ventricular polimórfica catecolaminérgica; VE, ventrículo esquerdo.

Prevenção de morte súbita na população geral Apenas cerca de metade dos homens e um terço das mulheres que sofrem PCS são reconhecidos como tendo cardiopatia antes do evento, e apenas metade tem sintomas de alerta antes do evento. A MSC costuma ocorrer sem alerta como a primeira manifestação de doença cardíaca. Para evitar essas MSCs, as intervenções preventivas precisariam ser amplamente usadas na população geral. Embora vários escores de risco tenham sido desenvolvidos recentemente com a intenção de estratificar o risco de MSC em populações de baixo risco, a utilidade clínica até o momento é limitada pela baixa incidência absoluta de MSC, a qual é estimada ser de apenas 50 a 90 por 100 mil na população adulta em

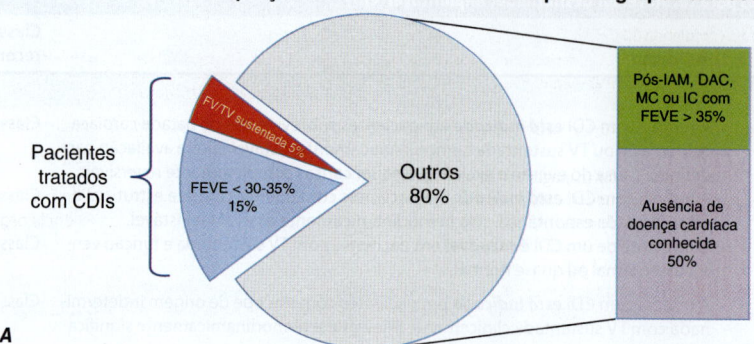

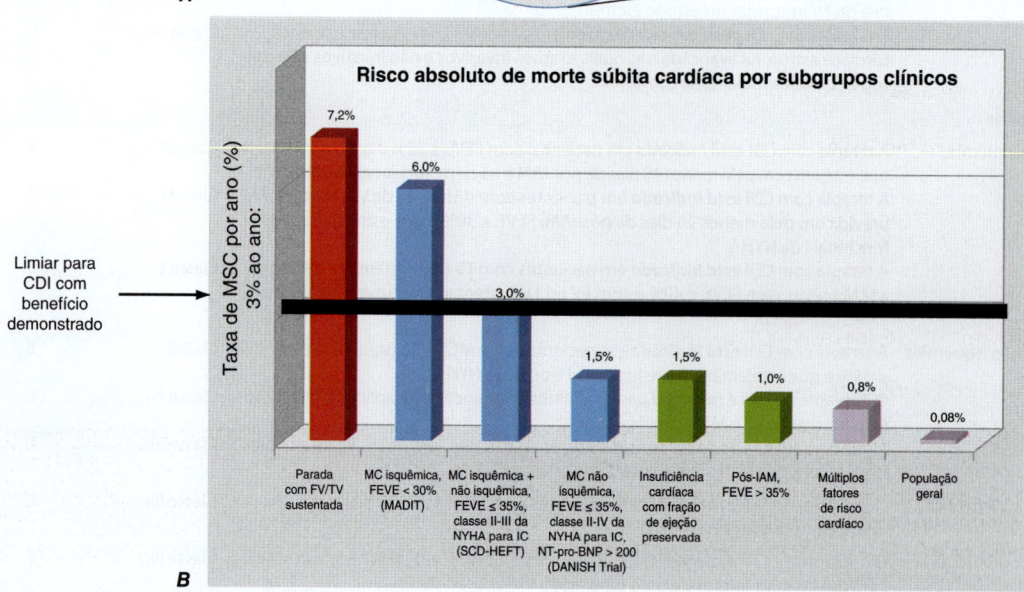

FIGURA 306-4 **A.** Proporção de morte súbita cardíaca (MSC) que ocorre em subgrupos clínicos da população tratados e não tratados com cardioversores desfribiladores implantáveis (CDIs). **B.** Risco absoluto de MSC dentro de subgrupos clínicos em comparação com os limiares de risco em que os CDIs mostraram benefícios. FEVE, fração de ejeção ventricular esquerda; FV, fibrilação ventricular; IAM, infarto agudo do miocárdio; IC, insuficiência cardíaca; TV, taquicardia ventricular.

TABELA 306-4 ■ Cardioversor desfibrilador implantável (CDI) não indicado

Pacientes sem expectativa razoável de sobrevida, com estado funcional aceitável por pelo menos 1 ano, mesmo se preencherem critérios para o implante de CDI.

Pacientes com FV ou TV incessante.

Pacientes com doença psiquiátrica significativa que possa ser agravada pelo implante do dispositivo ou que possa dificultar o acompanhamento sistemático.

Pacientes com insuficiência cardíaca congestiva classe IV da New York Heart Association refratária aos fármacos que não sejam candidatos para transplante cardíaco ou terapia de ressincronização cardíaca.

Síncope de causa indeterminada em paciente sem taquiarritmias ventriculares induzíveis e sem doença cardíaca estrutural.

FV ou TV passível de tratamento cirúrgico ou por ablação por cateter em pacientes sem outra doença predisponente para parada cardíaca súbita (p. ex., arritmias atriais associadas com a síndrome de Wolff-Parkinson-White, TV da via de saída de VD ou VE, TV fascicular na ausência de doença cardíaca estrutural ou TV idiopática).

Pacientes com taquiarritmias ventriculares devido a um distúrbio completamente reversível na ausência de doença cardíaca estrutural (p. ex., desequilíbrio eletrolítico, fármacos ou trauma).

Siglas: VE, ventrículo esquerdo; VD, ventrículo direito; FV, fibrilação ventricular; TV, taquicardia ventricular.

Fonte: Adaptada de AE Epstein et al: 2012 ACCF/AHA/HRS focused update incorporated into the ACCF/AHA/HRS 2008 guidelines for device-based therapy of cardiac rhythm abnormalities: A report of the American College of Cardiology Foundation/American Heart Association Task Force on Practice Guidelines and the Heart Rhythm Society. Circulation 127:e283, 2013.

geral. Assim, os esforços atuais que visam à prevenção de MSC na população geral se concentram primariamente na modificação dos fatores de risco para MSC descritos anteriormente. As pessoas que aderem a um estilo de vida saudável e de baixo risco, incluindo cessação do tabagismo, manutenção de peso adequado, participação em exercícios moderados e um padrão de dieta do estilo mediterrâneo, têm taxas de MSC marcadamente menores. É provável que um número substancial de MSCs seja prevenível por meio de modificações no estilo de vida e do tratamento de fatores de risco.

Agradecimento *Wiliam G. Stevenson contribuiu para este capítulo na 20ª edição e algum material daquele capítulo foi mantido aqui.*

LEITURAS ADICIONAIS

Al-Khatib SM et al: 2017 AHA/ACC/HRS Guideline for Management of Patients With Ventricular Arrhythmias and the Prevention of Sudden Cardiac Death. A Report of the American College of Cardiology/American Heart Association Task Force on Clinical Practice Guidelines and the Heart Rhythm Society. 72:e91, 2018.

Callaway CW et al: Part 8: Post-Cardiac Arrest Care: 2015 American Heart Association Guidelines Update for Cardiopulmonary Resuscitation and Emergency Cardiovascular Care. Circulation 132:S465, 2015.

Dankiewicz J et al: Hypothermia versus normothermia after out-of-hospital cardiac arrest. N Engl J Med 384:2283, 2021.

Deo R, Albert CM: Epidemiology and genetics of sudden cardiac death. Circulation 125:620, 2012.

Fishman GI et al: Sudden cardiac death prediction and prevention report from a National Heart, Lung, and Blood Institute and Heart Rhythm Society workshop. Circulation 122:2335, 2010.

Hayashi M et al: The spectrum of epidemiology underlying sudden cardiac death. Circ Res 116:1887, 2015.

Link MS et al: Part 7: Adult advanced cardiovascular life support: 2015 American Heart Association guidelines update for cardiopulmonary resuscitation and emergency cardiovascular care. Circulation 132:S444, 2015.

Myerburg RJ et al: Pulseless electric activity: Definition, causes, mechanisms, management, and research priorities for the next decade: Report from a National Heart, Lung, and Blood Institute Workshop. Circulation 128:2532, 2013.

Neumar RW et al: Part 1: Executive summary. 2015 American Heart Association guidelines update for cardiopulmonary resuscitation and emergency cardiovascular care. Circulation 132:S315, 2015.

Stecker EC et al: Public health burden of sudden cardiac death in the United States. Circ Arrhythm Electrophysiol 7:212, 2014.

Zipes DP et al: ACC/AHA/ESC 2006 Guidelines for management of patients with ventricular arrhythmias and the prevention of sudden cardiac death: A report of the American College of Cardiology/American Heart Association Task Force and the European Society of Cardiology Committee for Practice Guidelines (writing committee to develop guidelines for management of patients with ventricular arrhythmias and the prevention of sudden cardiac death): Developed in collaboration with the European Heart Rhythm Association and the Heart Rhythm Society. Circulation 114:e385, 2006.

Seção 3 Terapia intensiva neurológica

307 Distúrbios do sistema nervoso em cuidados intensivos
J. Claude Hemphill, III, Wade S. Smith, S. Andrew Josephson, Daryl R. Gress

As doenças neurológicas ameaçadoras à vida podem ser causadas por um distúrbio primário que acometa qualquer região do neuroeixo ou decorrer de uma afecção sistêmica, como falência hepática, falência múltipla de órgãos ou parada cardíaca (Tab. 307-1). A terapia intensiva neurológica enfatiza a preservação do tecido neurológico e a prevenção de lesão cerebral secundária causada por isquemia, hemorragia, edema, herniação e pressão intracraniana (PIC) elevada. Encefalopatia é um termo geral que descreve a disfunção cerebral que é difusa, global ou multifocal. As encefalopatias agudas graves representam um grupo de vários distúrbios causados por diferentes etiologias neurológicas ou sistêmicas, mas que compartilham a lesão cerebral primária e secundária.

FISIOPATOLOGIA

Edema cerebral Edema do tecido cerebral acompanha muitos tipos de lesão cerebral. Os dois tipos principais de edema são vasogênico e citotóxico. *Edema vasogênico* refere-se ao influxo de líquido e solutos para o encéfalo atravessando uma barreira hematencefálica (BHE) incompetente. Na vasculatura cerebral normal, as junções endoteliais oclusivas em conjunto com os astrócitos criam uma barreira impermeável (a BHE), por meio da qual o acesso ao interstício cerebral depende de mecanismos de transporte específicos. A BHE pode estar comprometida em casos de isquemia, traumatismo, infecção e distúrbios metabólicos, e esse comprometimento geralmente se desenvolve rapidamente após lesão. O *edema citotóxico* resulta de edema celular, ruptura de membrana e, por fim, morte celular. O edema cerebral clinicamente significativo em geral representa uma combinação dos componentes vasogênico e citotóxico. O edema pode acarretar PIC elevada, bem como desvios teciduais e deslocamento ou herniação cerebral a partir de processos focais (Cap. 28). Tais desvios teciduais podem induzir lesão por distensão e compressão mecânicas, além da isquemia por hipoperfusão secundária à PIC elevada.

Cascata isquêmica e lesão celular Quando o transporte de substratos, principalmente oxigênio e glicose, é inadequado para manter a função celular, uma série de reações bioquímicas inter-relacionadas, conhecidas como *cascata isquêmica*, é desencadeada (ver Fig. 426-2). A liberação de aminoácidos excitatórios, em especial glutamato, leva ao influxo de íons cálcio e sódio, os quais rompem a homeostase celular. A elevação na concentração intracelular de cálcio pode ativar proteases e lipases que, então, induzem peroxidação lipídica e lesão da membrana celular mediada por radicais livres. Ocorre edema citotóxico e, por fim, morte celular necrótica e infarto tecidual. Essa via até a morte celular irreversível é comum no acidente vascular cerebral (AVC) isquêmico, na isquemia cerebral global e na lesão cerebral traumática.

TABELA 307-1 ■ Distúrbios neurológicos em terapia intensiva

Localização ao longo do neuroeixo	Síndrome
Sistema nervoso central	
Cérebro: hemisférios cerebrais	Encefalopatia global
	Delirium
	Sepse
	Falência orgânica – hepática, renal
	Relacionada a fármacos – sedativos, hipnóticos, analgésicos, bloqueadores H$_2$, anti-hipertensivos
	Superdosagem de medicamento ou droga
	Distúrbios eletrolíticos – hiponatremia, hipoglicemia
	Hipotensão/hipoperfusão
	Hipoxia
	Meningite
	Hemorragia subaracnóidea
	Doença de Wernicke
	Convulsão – estado pós-ictal ou estado epiléptico não convulsivo
	Encefalopatia hipertensiva
	Hipotireoidismo – mixedema
	Déficits focais
	Acidente vascular cerebral isquêmico
	Tumor
	Abscesso, empiema subdural
	Hemorragia intraparenquimatosa
	Hematoma subdural/epidural
Tronco encefálico/cerebelo	Efeito de massa e compressão
	Trombose de artéria basilar
	Hemorragia intraparenquimatosa
	Mielinólise pontina central
Medula espinal	Efeito de massa e compressão
	Hérnia de disco
	Hematoma epidural
	Abscesso epidural
	Isquemia – hipotensão/embolia
	Traumatismo
	Mielite
Sistema nervoso periférico	
Nervos periféricos	
Axonal	Polineuropatia do paciente crítico
	Complicação de bloqueador neuromuscular
	Distúrbios metabólicos, uremia, hiperglicemia
	Efeitos de medicamentos – quimioterápicos, antirretrovirais
Desmielinizante	Síndrome de Guillain-Barré
	Polineuropatia desmielinizante inflamatória crônica
Junção neuromuscular	Efeito prolongado de bloqueio neuromuscular
	Efeitos de fármacos – aminoglicosídeos
	Miastenia gravis, síndrome de Lambert-Eaton, botulismo
Músculos	Miopatia do paciente crítico
	Miopatia da caquexia
	Miopatia necrotizante aguda
	Miopatia do filamento grosso
	Distúrbios eletrolíticos – hipo/hiperpotassemia, hipofosfatemia
	Rabdomiólise

A *penumbra* refere-se a regiões de tecido cerebral isquêmico que ainda não sofreram infarto irreversível e, portanto, são potencialmente recuperáveis se a isquemia for revertida. Os fatores que podem agravar a lesão cerebral isquêmica incluem hipotensão sistêmica e hipoxia, as quais reduzem ainda mais o transporte de substratos para o tecido cerebral vulnerável, febre, convulsões e hiperglicemia, que podem aumentar o metabolismo celular sobrepujando os processos compensatórios. Clinicamente, esses eventos são chamados de *lesões cerebrais secundárias* porque exacerbam a lesão cerebral primária. A prevenção, a identificação e o tratamento das lesões cerebrais secundárias são objetivos fundamentais do manejo.

Uma via alternativa para lesão celular é a *apoptose*. Esse processo implica morte celular programada, a qual pode ocorrer no contexto de AVC isquêmico, isquemia cerebral global, lesão cerebral traumática e, possivelmente, hemorragia intracerebral. A morte celular por apoptose pode ser histologicamente distinguida da morte celular por necrose relacionada com isquemia e é mediada por um conjunto distinto de vias bioquímicas; a morte celular por apoptose ocorre sem edema cerebral e, portanto, com frequência não é visualizada nas imagens do cérebro. Atualmente, as intervenções para a prevenção e tratamento da morte celular apoptótica estão menos bem definidas do que aquelas para a isquemia.

Perfusão e autorregulação cerebrais O tecido cerebral requer perfusão constante a fim de garantir transporte adequado de substratos. A resposta hemodinâmica cerebral tem capacidade de preservar a perfusão em uma ampla faixa de variação da pressão arterial sistêmica. A pressão de perfusão cerebral (PPC), definida como a pressão arterial sistêmica média (PAM) menos a PIC, constitui a força propulsora para a circulação pelos leitos capilares cerebrais. O termo *autorregulação* refere-se à resposta fisiológica por meio da qual o fluxo sanguíneo cerebral (FSC) é regulado através de alterações na resistência cerebrovascular a fim de manter a perfusão independentemente de amplas variações fisiológicas como ativação neuronal ou alterações hemodinâmicas. Se a pressão arterial sistêmica cair, a perfusão cerebral é preservada com vasodilatação de arteríolas cerebrais; de modo semelhante, ocorre vasoconstrição arteriolar quando há elevação da pressão sistêmica a fim de prevenir hiperperfusão, resultando em perfusão razoavelmente constante ao longo de variações amplas na pressão arterial (Fig. 307-1). Nos limites extremos da PAM ou PPC (altos ou baixos), o fluxo passa a ser diretamente proporcional à pressão de perfusão. Essas alterações autorregulatórias ocorrem na microcirculação em vasos muito pequenos, abaixo da resolução daqueles visualizados na angiografia. O FSC também é fortemente influenciado por pH e $PaCO_2$. O FSC aumenta com hipercapnia e acidose e é reduzido com hipocapnia e alcalose devido às alterações na resistência vascular cerebral relacionadas com o pH. Essa é a justificativa para o uso de hiperventilação para redução da PIC, e esse efeito sobre a PIC é mediado por redução no FSC e no volume sanguíneo intracraniano. A autorregulação cerebral é um processo complexo essencial para o funcionamento da homeostase normal do cérebro, e esse processo pode ser comprometido de maneira focal e imprevisível em estados patológicos como lesão cerebral traumática e isquemia cerebral focal grave.

Líquido cerebrospinal (LCS) e PIC O conteúdo intracraniano inclui encéfalo, LCS e sangue. O LCS é produzido principalmente pelo plexo corióideo nos ventrículos laterais, sai do cérebro pelos forames de Luschka e

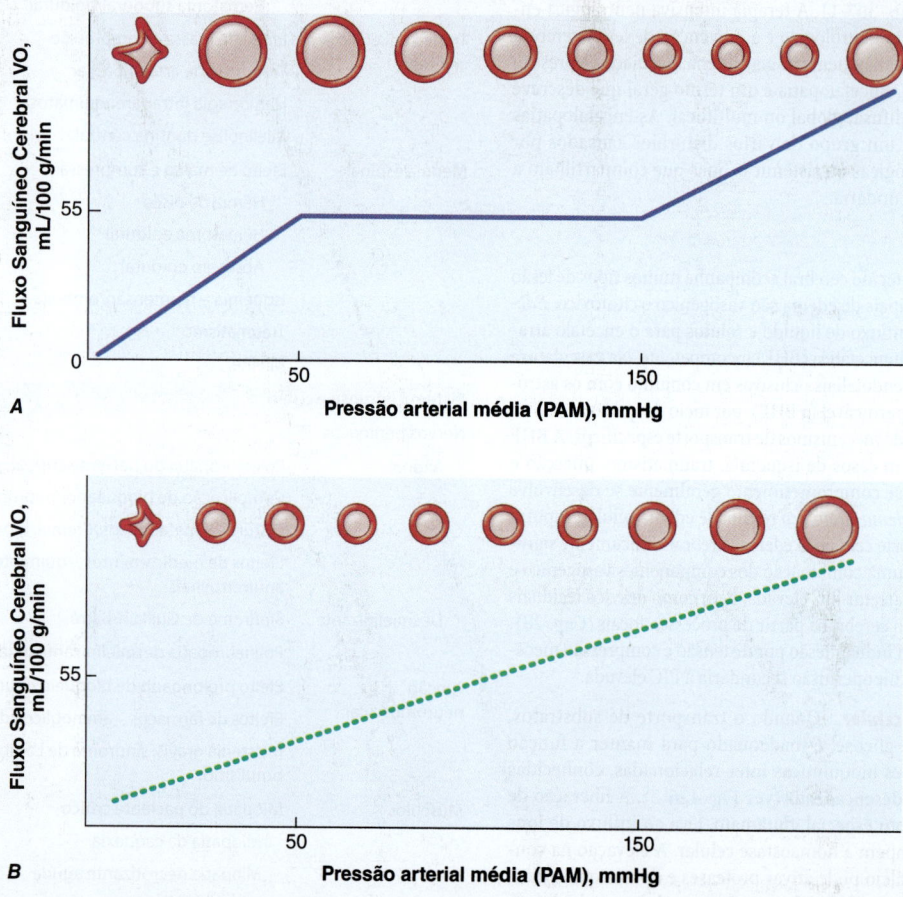

FIGURA 307-1 Autorregulação pressórica do fluxo sanguíneo cerebral (FSC). No estado normal em que a autorregulação está intacta (***A***), a perfusão cerebral é constante em uma ampla gama de pressões arteriais (PA) sistêmicas. Isso é mediado por dilatação e constrição de pequenas arteríolas cerebrais (*círculos arredondados*). Abaixo do limiar de PA para dilatação máxima, o FSC torna-se dependente da pressão e diminui, enquanto, acima do limiar para constrição máxima, o FSC aumenta conforme a elevação da PA sistêmica. Na lesão cerebral grave, os mecanismos de autorregulação podem estar comprometidos e o FSC fica dependente da pressão (***B***). Nos extremos de PA, pode haver colapso vascular (PA muito baixa) ou vasodilatação forçada (PA muito alta).

Magendie e flui sobre o córtex até ser absorvido pelo sistema venoso ao longo do seio sagital superior. Nos adultos, cerca de 150 mL de LCS estão contidos nos ventrículos e circundando o encéfalo e a medula espinal; o volume sanguíneo cerebral também é de aproximadamente 150 mL. O crânio ósseo confere excelente proteção ao cérebro, mas pouca tolerância para aumento do volume. Aumentos significativos no volume resultam em aumento da PIC. Obstrução do fluxo de saída do LCS, edema de tecido cerebral ou aumentos de volume por tumor ou hematoma podem elevar a PIC. A PIC elevada diminui a perfusão cerebral e pode gerar isquemia tecidual. A isquemia, por sua vez, pode causar vasodilatação por meio de mecanismos autorreguladores destinados a restaurar a perfusão cerebral. Contudo, a vasodilatação também aumenta o volume sanguíneo cerebral, que, por sua vez, eleva a PIC, reduz a PPC e provoca isquemia adicional. Esse círculo vicioso costuma ser visto na lesão cerebral traumática, na hemorragia intracerebral maciça e nos grandes infartos hemisféricos com desvio tecidual significativo.

ABORDAGEM AO PACIENTE
Disfunção cerebral grave

Os pacientes em estado crítico com disfunção grave do sistema nervoso central (SNC) necessitam de avaliação e intervenção rápidas com o objetivo de limitar a lesão cerebral primária e secundária. A avaliação neurológica inicial deve ser realizada concomitantemente à estabilização dos parâmetros respiratórios, cardíacos e hemodinâmicos básicos. Podem existir barreiras significativas à avaliação neurológica na unidade de terapia intensiva (UTI), incluindo intubação endotraqueal e uso de sedativos ou de agentes paralisantes para facilitar procedimentos.

A redução do nível de consciência é comum nos pacientes graves. A primeira tarefa essencial na avaliação é determinar se a causa da disfunção está relacionada com um processo difuso, em geral metabólico, ou se um processo focal, usualmente estrutural. Os exemplos de processos difusos incluem encefalopatias metabólicas relacionadas com falência orgânica, superdosagem de fármaco, ou hipoxia-isquemia. Os processos focais incluem AVCs isquêmicos e hemorrágicos e lesão cerebral traumática, em especial com hematoma intracraniano. Como essas duas categorias de distúrbios têm causas, tratamentos e prognósticos fundamentalmente diferentes, a prioridade inicial é fazer essa distinção de maneira rápida e precisa. A abordagem ao paciente comatoso é discutida no Capítulo 28; as etiologias estão listadas na Tabela 28-1.

Déficits focais pequenos podem ser detectados no exame neurológico de pacientes com encefalopatias metabólicas. Contudo, o achado de sinais focais proeminentes, como assimetria pupilar, hemiparesia, paralisia do olhar ou déficit de campo visual, indica a possibilidade de lesão estrutural. Todos os pacientes com redução do nível de consciência associada a achados focais devem realizar exame de neuroimagem com urgência, assim como todos aqueles em coma de etiologia desconhecida. A tomografia computadorizada (TC) costuma ser o exame inicial mais apropriado, porque pode ser realizada de maneira rápida em pacientes críticos e demonstra bem hemorragia, hidrocefalia e desvios de tecidos intracranianos. A ressonância magnética (RM) pode fornecer informações mais específicas em determinadas situações, como AVC isquêmico agudo (imagem ponderada em difusão [DWI, de *diffusion-weighted imaging*]). Qualquer sugestão de traumatismo na anamnese ou no exame físico deve alertar o médico para a possibilidade de lesão da coluna cervical e suscitar avaliação radiológica com TC ou RM. Os exames de imagem neurovascular usando angiografia ou venografia por TC ou RM estão cada vez mais disponíveis e podem sugerir oclusão arterial ou trombose venosa cerebral.

A isquemia aguda do tronco encefálico causada por trombose da artéria basilar pode causar episódios breves de postura em extensão espontânea, a qual lembra, superficialmente, uma convulsão generalizada. O coma de instalação súbita acompanhado desses movimentos e de anormalidades de nervos cranianos indica realização exame de imagem de emergência. O exame de TC do cérebro sem contraste pode revelar artéria basilar hiperdensa, o que indica trombo no vaso, e com subsequente angiotomografia computadorizada (angio-TC) ou angiorressonância magnética (angio-RM) é possível avaliar a patência da artéria basilar.

Os demais exames diagnósticos são mais bem utilizados em circunstâncias específicas, em geral quando os exames neurorradiológicos não revelam lesão estrutural e a etiologia da alteração do estado mental permanece indefinida. O eletrencefalograma (EEG) pode ser importante na avaliação de pacientes críticos com disfunção cerebral grave. O EEG de pacientes com encefalopatia metabólica revela lentificação generalizada. Uma das aplicações mais importantes do EEG é ajudar a excluir convulsões ocultas, em especial o estado epiléptico não convulsivo. Convulsões contínuas não tratadas ou frequentemente recorrentes podem causar lesão neuronal, o que torna fundamental o diagnóstico e o tratamento das crises nesse grupo de pacientes. A punção lombar (PL) pode ser necessária para excluir processos infecciosos ou inflamatórios, e o aumento da pressão de abertura pode ser um indício importante de trombose do seio venoso cerebral. Nos pacientes em coma ou com encefalopatia profunda, é preferível realizar um exame de neuroimagem antes da PL. Se houver suspeita de meningite bacteriana, pode-se realizar a PL de urgência, porém mais frequentemente, é prudente administrar antibióticos empiricamente antes da conclusão dos exames de diagnóstico. A avaliação laboratorial padrão de pacientes graves deve incluir dosagem dos eletrólitos séricos (em particular sódio e cálcio), glicemia, funções renal e hepática, hemograma completo e provas de coagulação. Deve-se solicitar triagem toxicológica sérica ou urinária nos pacientes com encefalopatia de causa desconhecida. O EEG e a PL serão mais úteis quando o mecanismo de alteração do nível de consciência for incerto; esses exames não são realizados rotineiramente para diagnóstico nos casos evidentes de AVC ou lesão cerebral traumática.

A monitoração da PIC é um recurso importante em determinados pacientes. Em geral, os pacientes que devem ser considerados para monitoração da PIC são aqueles com distúrbios neurológicos primários, como AVC ou lesão cerebral traumática, que estejam sob risco significativo de lesão cerebral secundária decorrente de PIC elevada e PPC reduzida. Incluem-se os pacientes com: lesão cerebral traumática grave (escore na escala de coma de Glasgow (GCS, de *Glasgow Coma Scale*) ≤ 8 [ver Tab. 443-1]); grandes desvios teciduais por AVC isquêmico ou hemorrágico supratentorial; ou hidrocefalia por hemorragia subaracnóidea (HSA), hemorragia intraventricular ou acidente vascular na fossa posterior. Um distúrbio adicional no qual a monitoração da PIC pode acrescentar informações importantes é na falência hepática fulminante, em que a PIC elevada pode ser tratada com barbitúricos ou, eventualmente, com transplante de fígado. Em geral, a ventriculostomia é preferível aos dispositivos de monitoração da PIC colocados no parênquima cerebral porque permite a drenagem de LCS como método de tratamento da PIC elevada. Contudo, a monitoração parenquimatosa da PIC é mais apropriada para pacientes com edema difuso e ventrículos pequenos (o que dificulta a instalação da ventriculostomia) ou qualquer grau de coagulopatia (na qual a ventriculostomia implica risco mais alto de complicações hemorrágicas) (Fig. 307-2).

TRATAMENTO DA PRESSÃO INTRACRANIANA ELEVADA

A PIC elevada pode acompanhar uma grande variedade de distúrbios, incluindo traumatismo craniano, hemorragia intracerebral, HSA com hidrocefalia e falência hepática fulminante. Como o LCS e o volume sanguíneo podem ser inicialmente redistribuídos, no momento em que ocorre a elevação da PIC, a complacência intracraniana já está gravemente comprometida. Nesse ponto, qualquer pequeno aumento de volume de LCS, sangue intravascular, edema ou lesão expansiva pode resultar em elevações significativas da PIC e redução da perfusão cerebral. Esse é um mecanismo fundamental de lesão cerebral isquêmica secundária e constitui uma emergência que requer atenção imediata. Em geral, a PIC deve ser mantida < 20 mmHg, e a PPC, ≥ 60 mmHg.

As intervenções para reduzir a PIC idealmente devem basear-se no mecanismo responsável pela PIC elevada (Tab. 307-2). Por exemplo, na hidrocefalia por HSA, a principal causa de PIC elevada é redução da drenagem de LCS. Nesse contexto, a drenagem ventricular de LCS provavelmente será suficiente e mais apropriada. No traumatismo craniano e no AVC, o edema citotóxico pode ser a principal anormalidade, e o uso de agentes osmóticos, como manitol ou solução salina hipertônica,

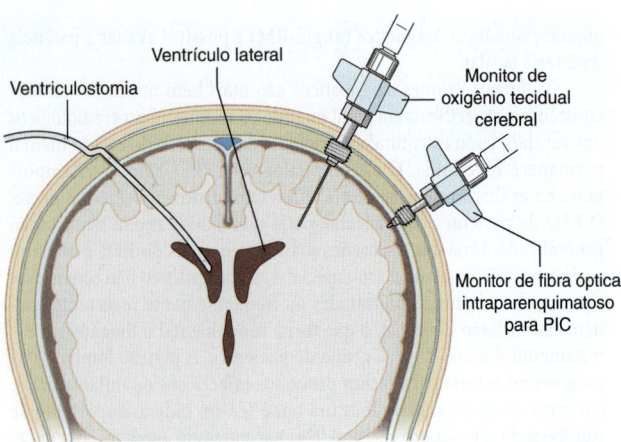

FIGURA 307-2 Monitoração da pressão intracraniana (PIC) e do oxigênio tecidual cerebral. A ventriculostomia permite drenagem de líquido cerebrospinal para tratar a elevação da PIC. Os monitores de fibra óptica da PIC e do oxigênio tecidual cerebral geralmente são fixados por meio de um parafuso craniano. Sondas de fluxo sanguíneo cerebral e de microdiálise (não mostradas) podem ser instaladas de maneira similar à sonda de oxigênio tecidual cerebral.

é uma medida inicial apropriada. Conforme descrito, a PIC elevada pode causar isquemia tecidual, e, se a autorregulação cerebral estiver íntegra, a vasodilatação resultante pode gerar um ciclo de isquemia progressiva. Paradoxalmente, a administração de agentes vasopressores para elevar a PAM pode, na verdade, reduzir a PIC ao aumentar a perfusão, permitindo, assim, vasoconstrição autorreguladora à medida que a isquemia é aliviada e, por fim, reduzindo o volume sanguíneo intracraniano.

TABELA 307-2 ■ Abordagem em etapas para tratamento de elevação da pressão intracraniana (PIC)[a]

Introduzir monitor da PIC – ventriculostomia *versus* dispositivo parenquimatoso
Objetivos gerais: manter a PIC < 20 mmHg e a PPC ≥ 60 mmHg. Se a PIC > 20-25 mmHg por > 5 min:

1. Elevar cabeceira do leito; posição da cabeça na linha média
2. Drenar LCS por meio da ventriculostomia (se presente)
3. Osmoterapia – manitol 25-100 g, 4/4 h, quando necessário (manter osmolalidade sérica < 320 mOsmol), ou solução salina hipertônica (infusão em *bolus* de 30 mL de NaCl a 23,4%)
4. Glicocorticoides – dexametasona 4 mg, 6/6 h, para edema vasogênico por tumor, abscesso (evitar glicocorticoides no traumatismo craniano, AVC isquêmico e hemorrágico)
5. Sedação (p. ex., morfina, propofol ou midazolam); acrescentar paralisia neuromuscular, se necessário (o paciente precisará de intubação endotraqueal e ventilação mecânica nesse ponto, se ainda não precisou)
6. Hiperventilação – para $PaCO_2$ 30-35 mmHg (uso por curto prazo ou pular essa etapa)
7. Terapia com agentes pressóricos – fenilefrina, dopamina ou norepinefrina para manter PAM adequada e garantir PPC ≥ 60 mmHg (manter euvolemia para minimizar efeitos sistêmicos nocivos dos agentes pressóricos); Pode-se ajustar a meta para PPC em cada paciente com base no estado de autorregulação
8. Considerar terapias de segunda linha para a PIC elevada refratária
   a. Craniectomia descompressiva
   b. Terapia com dose alta de barbitúrico ("coma barbitúrico")
   c. Hipotermia a 33°C

[a]Ao longo do algoritmo de tratamento da PIC, considerar nova tomografia computadorizada do crânio para identificar lesões expansivas tratáveis por evacuação cirúrgica. Pode-se alterar a ordem das etapas com base no tratamento direcionado à causa específica da elevação da PIC.

Siglas: LCS, líquido cerebrospinal; $PaCO_2$, pressão parcial arterial de dióxido de carbono; PAM, pressão arterial média; PPC, pressão de perfusão cerebral.

Os sinais precoces de PIC elevada incluem sonolência e redução do nível de consciência. Os exames de neuroimagem podem revelar evidências de edema e efeito de massa. Devem-se evitar soluções intravenosas (IV) hipotônicas e recomenda-se elevação da cabeceira do leito. Os pacientes devem ser observados cuidadosamente quanto ao risco de aspiração e comprometimento das vias aéreas à medida que o nível de consciência declina. O coma e as alterações pupilares unilaterais são sinais tardios e exigem intervenção imediata. O tratamento de emergência da PIC elevada é realizado mais rapidamente por intubação e hiperventilação, o qual induz vasoconstrição e reduz o volume sanguíneo cerebral. A fim de evitar provocar ou agravar a isquemia cerebral, a hiperventilação, se usada, deve ser administrada apenas por períodos curtos até que se possa instituir um tratamento definitivo. Além disso, os efeitos da hiperventilação sobre a PIC são transitórios, muitas vezes durando apenas algumas horas em razão da capacidade de tamponamento do interstício cerebral, sendo que elevações de rebote da PIC podem suceder à suspensão abrupta da hiperventilação. Conforme o nível de consciência declina até o coma, a capacidade de acompanhar o estado neurológico do paciente pelo exame físico diminui e a medição da PIC assume maior importância. Se um dispositivo de ventriculostomia estiver instalado, a drenagem direta de LCS para reduzir a PIC é possível. Por fim, às vezes usam-se barbitúricos em altas doses, hemicraniectomia descompressiva, ou hipotermia para a PIC elevada refratária, embora tais medidas tenham efeitos colaterais significativos e apenas a hemicraniectomia descompressiva tenha demonstrado melhorar os desfechos em pacientes selecionados.

LESÕES CEREBRAIS SECUNDÁRIAS

Os pacientes com lesões cerebrais primárias, sejam elas traumáticas ou produzidas por AVC, estão sob risco de lesão cerebral isquêmica secundária. Como as lesões cerebrais secundárias são determinantes importantes de mau prognóstico, as estratégias para minimizá-las são parte essencial da terapia intensiva de todos os pacientes. Embora a PIC elevada possa acarretar isquemia secundária, a maioria dos casos de lesão cerebral secundária é mediada por outros eventos clínicos que agravam a cascata isquêmica já iniciada pela lesão cerebral primária. Os episódios de lesões cerebrais secundárias em geral não estão associados à deterioração neurológica evidente. Antes, induzem lesão cumulativa que limita a possibilidade de recuperação, a qual se manifesta na forma de aumento da mortalidade ou piora do prognóstico funcional em longo prazo. Assim, a monitoração estrita dos sinais vitais é importante, bem como a intervenção precoce para prevenir isquemia secundária. A prevenção de hipotensão e hipoxia é crucial, pois mostrou-se que eventos hipotensivos significativos (pressão arterial sistólica < 90 mmHg) com duração de apenas 10 minutos influenciam adversamente o prognóstico após lesão cerebral traumática. Até mesmo em pacientes com AVC ou traumatismo craniano que não necessitem de monitoração da PIC, há indicação de atenção minuciosa à perfusão cerebral adequada. A hipoxia (saturação na oximetria de pulso < 90%), sobretudo em combinação com hipotensão, também produz lesão cerebral secundária. De modo semelhante, a febre e a hiperglicemia agravam a isquemia e estão associadas a pior prognóstico clínico após AVC e traumatismo craniano. O controle rigoroso da febre com meta de normotermia é oportuno, mas pode ser difícil de ser alcançado com fármacos antipiréticos e mantas de resfriamento. O valor dos novos dispositivos de superfície ou intravasculares para controle da temperatura no tratamento da febre refratária está sendo investigado. O uso da infusão IV de insulina é incentivado para controle da hiperglicemia, uma vez que permite melhor regulação dos níveis de glicemia do que a insulina subcutânea (SC). Uma meta sensata é manter a glicemia < 10,0 mmol/L (< 180 mg/dL), embora episódios de hipoglicemia pareçam ser igualmente prejudiciais e as metas ideais para glicemia não tenham sido definidas. Novos recursos de monitoração cerebral que permitem avaliação contínua da tensão de oxigênio, do FSC e do metabolismo do tecido cerebral (via microdiálise) poderão aperfeiçoar o tratamento da lesão cerebral secundária.

DISTÚRBIOS DO SISTEMA NERVOSO CENTRAL EM TERAPIA INTENSIVA

ENCEFALOPATIA HIPÓXICO-ISQUÊMICA

Esse quadro decorre de carência de transporte de oxigênio para o cérebro em consequência de hipotensão extrema (hipoxia-isquemia) ou hipoxia por insuficiência respiratória. As causas são infarto agudo do miocárdio, parada cardíaca, choque, asfixia, parada respiratória e intoxicação por monóxido de carbono ou cianeto. Em algumas circunstâncias, a hipoxia predomina. As intoxicações por monóxido de carbono e por cianeto algumas vezes são denominadas *hipoxia histotóxica* porque comprometem diretamente a cadeia respiratória.

Manifestações clínicas Graus leves de hipoxia pura, como a que ocorre em altitudes elevadas, causam redução do julgamento, desatenção, descoordenação motora e, às vezes, euforia. Entretanto, nos casos de hipoxia-isquemia, como ocorre na parada circulatória, a consciência é perdida em segundos. Se a circulação for restaurada em 3 a 5 minutos, é possível haver recuperação completa, mas se a hipoxia-isquemia ultrapassar esse intervalo, é provável que haja algum grau de lesão cerebral permanente. Exceto em casos extremos, é difícil avaliar a extensão exata da hipoxia-isquemia, e alguns pacientes alcançam recuperação relativamente completa mesmo após 10 minutos de isquemia cerebral global. O cérebro é mais tolerante à hipoxia pura do que à hipoxia-isquemia. Por exemplo, uma PaO_2 de apenas 20 mmHg (2,7 kPa) pode ser bem tolerada desde que ocorra gradualmente e se mantenha pressão arterial normal, enquanto a circulação cerebral muito reduzida ou interrompida por curto período pode resultar em déficit permanente.

O exame clínico em diferentes momentos da evolução após um dano hipóxico-isquêmico (especialmente parada cardíaca) é útil na avaliação do prognóstico neurológico em longo prazo. O prognóstico é melhor nos pacientes com função íntegra do tronco encefálico, indicada por respostas pupilares normais à luz e reflexos oculocefálico ("olhos de boneca"), oculovestibular (calórico) e corneano intactos. A ausência desses reflexos com midríase persistente e pupilas não reativas à luz são sinais de prognóstico reservado. Uma baixa probabilidade de evolução favorável em caso de coma hipóxico-isquêmico é fortemente sugerida pela ausência de reação pupilar à luz ou pela resposta motora à dor em extensão ou ausência de resposta motora no terceiro dia após a lesão, exceto em pacientes com distúrbio metabólico e naqueles tratados com dose alta de barbitúrico ou com hipotermia, situações que confundem a interpretação desses sinais. Do ponto de vista eletrofisiológico, a ausência bilateral do componente N20 dos potenciais evocados somatossensitivos (PESS) nos primeiros dias também sugere prognóstico sombrio. Além disso, a presença de padrão de surto-supressão de estado epilético mioclônico no EEG (Fig. 307-3) ou um EEG não reativo estão associadas com baixa probabilidade de desfecho funcional bom. Níveis séricos muito elevados (> 33 µg/L) do marcador bioquímico enolase neurônio-específica (ENE) nos primeiros 3 a 5 dias são indicativos de lesão cerebral após reanimação de parada cardíaca e predizem prognóstico reservado. As atuais abordagens para a definição de um prognóstico após uma parada cardíaca estimulam o uso de uma abordagem multimodal que inclui esses testes diagnósticos, junto com TC ou RM e a avaliação neurológica clínica. Trabalhos recentes sugerem que a promoção de hipotermia leve após parada cardíaca (ver "Tratamento") pode afetar o momento a partir do qual esses preditores clínicos e eletrofisiológicos tornam-se confiáveis para identificar os pacientes com probabilidade muito baixa de recuperação significativa. Por exemplo, a taxa de resultados falso-positivos para predição incorreta de resultados neurológicos insatisfatórios pode chegar a 21% (intervalo de confiança [IC] de 95%, 8-43%) em pacientes tratados com hipotermia leve e que não apresentem resposta melhor do que postura extensora na avaliação da função motora no terceiro dia. Assim, é importante que haja tempo suficiente após a lesão para garantir a acurácia da avaliação prognóstica. O período mínimo de observação para garantir a acurácia do prognóstico permanece incerto. Entre as consequências em longo prazo para a encefalopatia hipóxico-isquêmica estão coma ou estado vegetativo persistente (Cap. 28), demência (Cap. 29), agnosia visual (Cap. 30), parkinsonismo, coreoatetose, ataxia cerebelar, mioclonia, convulsões e estado de amnésia, que pode ser consequência de lesão seletiva do hipocampo.

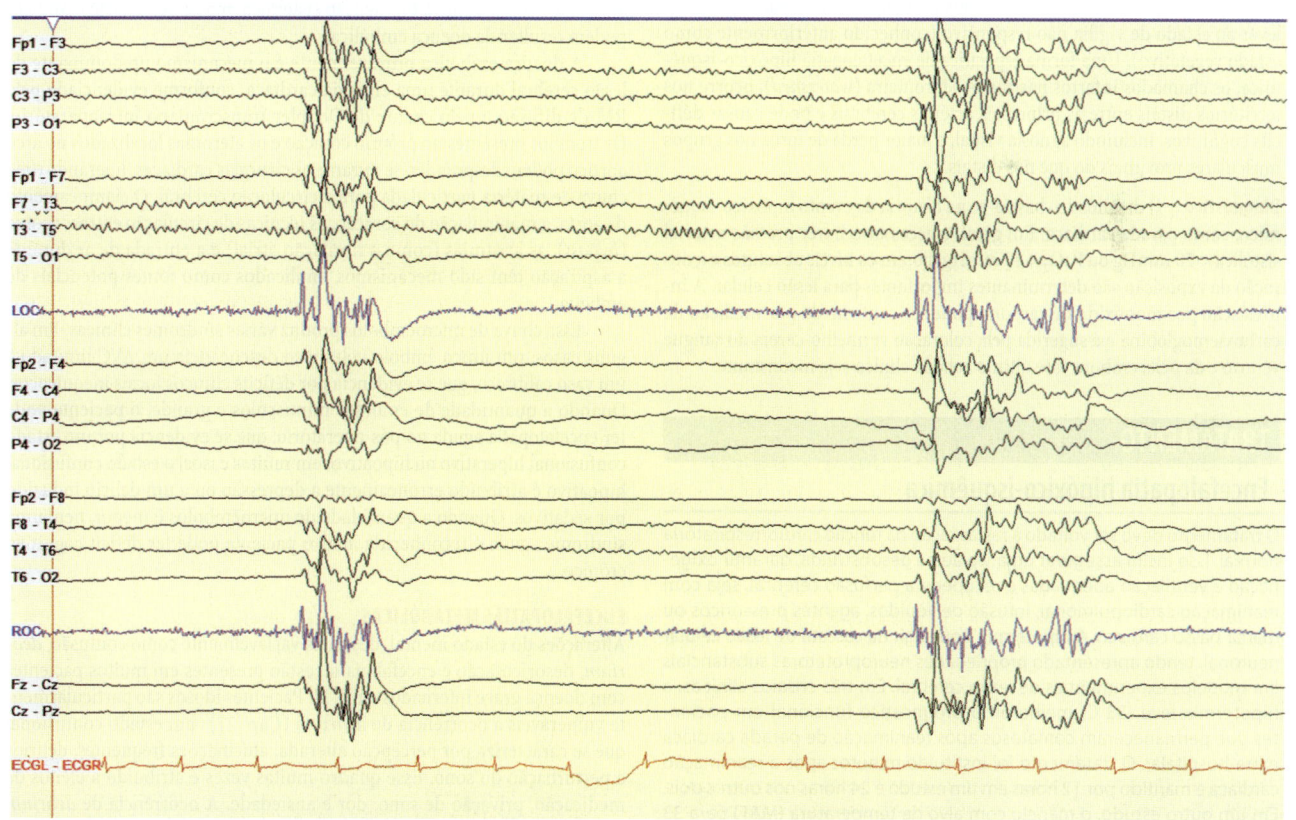

FIGURA 307-3 Eletrencefalograma (EEG) após parada cardíaca. Um padrão de surto-supressão é visto em um paciente comatoso com encefalopatia hipóxico-isquêmica grave após parada cardíaca. Nesse paciente, cada surto no EEG estava associado com tremores do corpo todo, levando ao diagnóstico clínico e eletrofisiológico de estado epilético mioclônico.

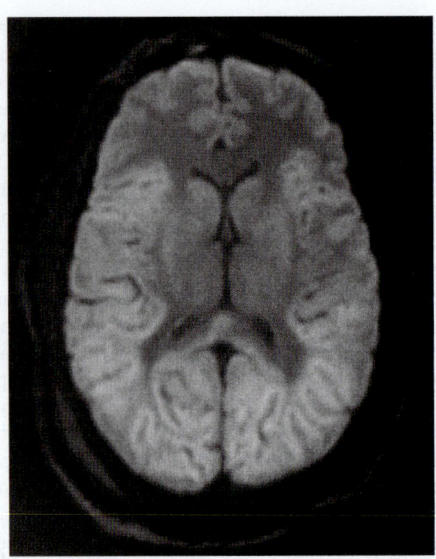

FIGURA 307-4 **Lesão cerebral hipóxico-isquêmica após parada cardíaca.** Imagem de ressonância magnética ponderada por difusão mostrando difusão reduzida (sinal brilhante) por todo o córtex cerebral bem como no núcleo caudado, no globo pálido e no tálamo bilateralmente.

Patologia Os principais achados histológicos são lesão cortical laminar extensa multifocal ou difusa (Fig. 307-4), com acometimento frequente do núcleo cinzento profundo e do hipocampo. Os neurônios CA1 hipocampais são vulneráveis até mesmo a episódios breves de hipoxia-isquemia, o que talvez explique por que podem ocorrer déficits de memória persistentes seletivos após parada cardíaca breve. Pequenas áreas esparsas de infarto ou perda neuronal podem estar presentes nos núcleos da base, no hipotálamo ou no tronco encefálico. Em alguns casos, cicatrizes talâmicas bilaterais extensas podem afetar as vias responsáveis pela vigília, e essa patologia pode levar ao estado de vigília não responsivo (conhecido anteriormente como estado vegetativo). Uma forma específica de encefalopatia hipóxico-isquêmica, os chamados infartos nas zonas de fronteira (*watershed*), ocorre nos territórios distais entre as principais artérias cerebrais e pode causar déficits cognitivos, incluindo agnosia visual, e maior perda de força nos grupos musculares proximais do que nos distais.

Diagnóstico O diagnóstico baseia-se na história de evento hipóxico-isquêmico, como parada cardíaca. Em geral, é necessário haver pressão arterial sistólica < 70 mmHg ou PaO_2 < 40 mmHg, porém os níveis absolutos e a duração da exposição são determinantes importantes para lesão celular. A intoxicação por monóxido de carbono pode ser confirmada por medição da carboxiemoglobina e é sugerida pela coloração vermelho-cereja do sangue venoso e da pele, embora esse último achado clínico seja inconstante.

TRATAMENTO
Encefalopatia hipóxico-isquêmica

O tratamento deve ser voltado à restauração da função cardiorrespiratória normal. Isso inclui assegurar uma via aérea desobstruída, garantir oxigenação e ventilação adequadas e recuperar a perfusão cerebral, seja com reanimação cardiopulmonar, infusão de líquidos, agentes pressóricos ou marca-passo cardíaco. A hipotermia pode agir na cascata de lesão celular neuronal, tendo apresentado propriedades neuroprotetoras substanciais em modelos experimentais de lesão cerebral. Em três ensaios clínicos, a hipotermia leve (33°C) melhorou o prognóstico funcional em pacientes que permaneceram comatosos após reanimação de parada cardíaca extra-hospitalar. O tratamento foi instituído minutos após a reanimação cardíaca e mantido por 12 horas em um estudo e 24 horas nos outros dois. Em um outro estudo, o manejo com alvo de temperatura (MAT) para 33 ou 36°C resultou em desfechos semelhantes. As possíveis complicações do tratamento com hipotermia incluem coagulopatia e aumento do risco de infecção. As diretrizes atuais recomendam o MAT para pacientes após parada cardíaca que não tenham resposta significativa aos comandos verbais após o retorno da circulação espontânea, com a temperatura sendo mantida constante entre 32 e 36°C por pelo menos 24 horas.

A intoxicação grave por monóxido de carbono pode ser tratada com oxigênio hiperbárico. Os anticonvulsivantes podem ser necessários para controlar convulsões, mas em geral não são administrados profilaticamente. As mioclonias pós-hipóxicas podem responder à administração oral de clonazepam em doses de 1,5 a 10 mg/dia, ou de valproato em dose fracionada de 300 a 1.200 mg/dia. O estado epiléptico mioclônico nas primeiras 24 horas após parada circulatória primária em geral encerra prognóstico muito sombrio, mesmo quando as convulsões são controladas. Em um estudo de pacientes com coma persistente pós-parada cardíaca, o desfecho neurológico em 3 meses não melhorou com o uso de medicações anticonvulsivantes para suprimir padrões anormais no EEG.

A intoxicação por monóxido de carbono e cianeto também pode causar encefalopatia tardia. Quando o paciente recupera a consciência, evidencia-se comprometimento clínico mínimo, mas é possível a evolução com síndrome parkinsoniana caracterizada por acinesia e rigidez sem tremor. Os sintomas podem agravar-se durante meses, acompanhados por evidências crescentes de lesão nos núcleos da base observadas à TC e à RM.

LESÃO CEREBRAL PÓS-BYPASS CARDÍACO

As lesões do SNC após uma cirurgia aberta do coração ou cirurgia de revascularização do miocárdio (CRM) são comuns e incluem encefalopatia aguda, AVC e uma síndrome crônica de déficit cognitivo. A hipoperfusão e a doença embólica estão frequentemente envolvidas na patogênese dessas síndromes, embora vários mecanismos possam estar envolvidos nesses pacientes em estado crítico, que estão em risco de várias complicações metabólicas e decorrentes de polifarmácia.

A frequência da lesão hipóxica secundária a fluxo sanguíneo intraoperatório inadequado diminuiu de forma acentuada com a utilização das técnicas modernas de anestesia e cirurgia. Apesar desses avanços, alguns pacientes ainda têm complicações neurológicas secundárias à hipoperfusão cerebral, ou podem ter isquemia focal em razão das estenoses carotídeas ou intracranianas focais no contexto de hipoperfusão regional. Os infartos pós-operatórios das zonas limítrofes entre os territórios vasculares são atribuídos comumente à hipotensão sistêmica, mas esses infartos também podem resultar da doença embólica.

A doença embólica provavelmente é o mecanismo predominante da lesão cerebral durante uma cirurgia cardíaca, conforme evidenciado pela RM de difusão e pelo exame de Doppler transcraniano intraoperatório. Os trombos presentes no próprio coração e os ateromas localizados no arco aórtico podem desprender-se durante as cirurgias cardíacas, liberando uma chuva de matéria particulada para a circulação cerebral. O clampeamento da aorta, a manipulação do coração, as técnicas de circulação extracorpórea (*bypass*), as arritmias (como a fibrilação atrial) e a entrada de ar durante a aspiração têm sido mecanismos implicados como fontes potenciais de embolia.

Essa chuva de microêmbolos produz várias síndromes clínicas. Em alguns casos, um único êmbolo volumoso desencadeia um AVC limitado a um vaso calibroso, que se evidencia por déficits clínicos focais inequívocos. Quando a quantidade de êmbolos minúsculos é grande, o paciente pode ter encefalopatia aguda no pós-operatório, que se evidencia por um estado confusional hiperativo ou hipoativo; em muitos casos, o estado confusional hipoativo é atribuído erroneamente à depressão ou a um delírio induzido por sedativos. Quando a quantidade de microêmbolos é menor, nenhuma síndrome aguda é reconhecida, mas o paciente pode ter déficit cognitivo crônico.

ENCEFALOPATIAS METABÓLICAS

Alterações do estado mental, descritas variavelmente como confusão, *delirium*, desorientação e encefalopatia, estão presentes em muitos pacientes com doença grave internados em UTI. Pacientes idosos são particularmente vulneráveis à ocorrência de *delirium* (Cap. 27), um estado confusional que se caracteriza por percepção alterada, alucinações frequentes, delírios e perturbação do sono. Esse quadro muitas vezes é atribuído a efeitos de medicação, privação de sono, dor e ansiedade. A ocorrência de *delirium* está associada a piores desfechos nos pacientes em estado crítico, mesmo entre aqueles sem patologia identificável no SNC, como AVC ou traumatismo encefálico. Nesses pacientes, a causa do delírio frequentemente é multifatorial, sendo resultante de disfunção orgânica, sepse e, em especial, por medicamentos utilizados no tratamento de dor, agitação ou ansiedade. Os pacientes em estado crítico costumam ser tratados com diversos sedativos e analgésicos, incluindo opioides, benzodiazepínicos, neurolépticos e anestésicos-sedativos, como o propofol. Nos pacientes em estado crítico que requeiram sedação, o uso do agonista α_2 de ação central, dexmedetomidina, reduz o *delirium* e abrevia a duração da ventilação mecânica em comparação com o uso de benzodiazepínicos, como lorazepam ou midazolam. A presença de familiares na UTI ajuda a acalmar e orientar pacientes agitados e, nos casos graves, doses baixas de neurolépticos (p. ex., 0,5 a 1 mg de haloperidol) podem ser úteis. As estratégias atuais visam limitar o uso de sedativos quando isso puder ser feito com segurança.

No ambiente da UTI, predominam as diversas causas metabólicas de alteração do nível de consciência. A encefalopatia hipercápnica pode apresentar-se com cefaleia, confusão, estupor ou coma. A síndrome de hipoventilação ocorre com mais frequência em pacientes com história de retenção crônica por CO_2 que estejam recebendo oxigenoterapia para enfisema ou doença pulmonar crônica (Cap. 296). A $PaCO_2$ elevada causando narcose por CO_2 pode ter efeito anestésico direto, e a vasodilatação cerebral secundária ao aumento da $PaCO_2$ pode induzir a elevação da PIC. A encefalopatia hepática é sugerida pela presença de asterixe e pode ocorrer na insuficiência hepática crônica ou na forma aguda fulminante. Hiperglicemia e hipoglicemia são causas de encefalopatia, bem como hipernatremia e hiponatremia. Confusão, restrição dos movimentos oculares e ataxia da marcha são indicativas da doença de Wernicke aguda (ver adiante).

ENCEFALOPATIA ASSOCIADA À SEPSE
Patogênese Nos pacientes com sepse, a resposta sistêmica a agentes infecciosos leva à liberação de mediadores inflamatórios na circulação que parecem contribuir para a encefalopatia. A associação entre estado crítico e síndrome de resposta inflamatória sistêmica (SIRS, de *systemic inflammatory response syndrome*) pode causar falência múltipla de órgãos. Essa síndrome pode ocorrer no contexto de sepse franca, queimaduras graves ou traumatismo, mesmo sem identificação evidente do agente infeccioso. Muitos pacientes com doença crítica, sepse ou SIRS manifestam encefalopatia sem explicação óbvia. Esse distúrbio é genericamente chamado de *encefalopatia associada à sepse*. Embora os mediadores específicos que acarretam a disfunção neurológica permaneçam indeterminados, é evidente que a encefalopatia não é um simples efeito das alterações metabólicas da falência múltipla de órgãos. Acredita-se que as citocinas fator de necrose tumoral, interleucina (IL) 1, IL-2 e IL-6 exerçam um papel nessa síndrome.

Diagnóstico A encefalopatia associada à sepse apresenta-se clinicamente como disfunção difusa do cérebro, sem achados focais proeminentes. Confusão, desorientação, agitação e flutuações do nível de consciência são características. Nos casos mais profundos, sobretudo com comprometimento hemodinâmico, a redução do nível de consciência pode ser maior, às vezes levando ao coma. Podem-se observar hiper-reflexia e sinais de liberação frontal, como reflexo de preensão ou bucinador (*snout reflex*) (Cap. 30). Podem ocorrer movimentos anormais como mioclonias, tremores ou asterixe. A encefalopatia associada à sepse é bastante comum, ocorrendo na maioria dos pacientes com sepse e falência múltipla de órgãos. O diagnóstico muitas vezes é difícil em razão de haver muitas possíveis causas de disfunção neurológica nos pacientes em estado crítico, e devem ser excluídas causas orgânicas, metabólicas, tóxicas e infecciosas (p. ex., meningite ou encefalite). A taxa de mortalidade dos pacientes com encefalopatia associada à sepse suficientemente grave para produzir coma aproxima-se de 50%, mas isso reflete principalmente a gravidade do estado crítico subjacente, e não é resultado direto da encefalopatia. Os pacientes que chegam ao óbito em razão de sepse grave ou choque séptico podem apresentar níveis elevados do biomarcador sérico de lesão cerebral S-100β e achados neuropatológicos de apoptose neuronal e lesão isquêmica cerebral. O tratamento bem-sucedido da doença subjacente quase sempre resulta em melhora substancial da encefalopatia. Contudo, embora seja raro ocorrer incapacidade grave, como estado de vigília não responsivo ou minimamente consciente, tem-se identificado com mais frequência um quadro de disfunção cognitiva clinicamente similar à demência em alguns sobreviventes, especialmente em pacientes mais velhos.

SÍNDROME DE DESMIELINIZAÇÃO OSMÓTICA (MIELINÓLISE PONTINA CENTRAL)
Esse distúrbio costuma se apresentar de forma devastadora como tetraplegia e paralisia pseudobulbar, embora possa ocorrer uma apresentação menos grave. Os fatores predisponentes incluem doença clínica subjacente

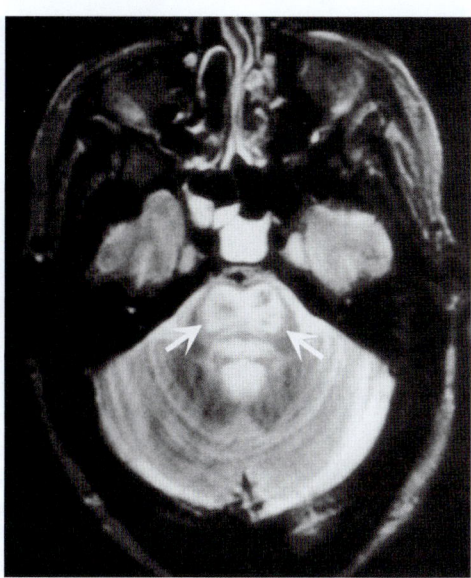

FIGURA 307-5 **Síndrome de desmielinização osmótica.** Ressonância magnética axial ponderada em T2 da ponte revelando área simétrica de sinal hiperintenso anormal na base pontina (*setas*).

grave ou deficiência nutricional; a maioria dos casos está associada à correção rápida da hiponatremia ou a estados hiperosmolares, e os sintomas clínicos costumam ser identificados após a correção do sódio. Anteriormente chamada de *mielinólise pontina central*, o termo mais acurado *síndrome de desmielinização osmótica* é atualmente preferido. A patologia consiste em desmielinização sem inflamação na base da ponte, com preservação relativa de axônios e neurônios. A RM ajuda a definir o diagnóstico (Fig. 307-5) e também pode identificar quadros parciais, os quais se apresentam na forma de confusão, disartria e/ou distúrbios do olhar conjugado sem tetraplegia. Casos eventuais apresentam-se com lesões fora do tronco encefálico. As diretrizes para o tratamento da hiponatremia grave devem visar à correção gradual, isto é, ≤ 8 mmol/L (8 mEq/L) nas primeiras 24 horas e 15 mmol/L (15 mEq/L) em 48 horas.

DOENÇA DE WERNICKE
A doença de Wernicke é um distúrbio comum e prevenível causado por deficiência de tiamina (Cap. 333). Nos Estados Unidos, os alcoolistas representam a maioria dos casos, mas pacientes com desnutrição decorrente de hiperêmese, inanição, diálise renal, câncer, HIV/Aids ou, raramente, cirurgia gástrica também correm risco. A tríade clínica típica é formada por oftalmoplegia, ataxia e confusão global. Contudo, apenas um terço dos pacientes com doença de Wernicke aguda apresentam a tríade clínica clássica. Em sua maioria, os pacientes manifestam desorientação profunda, indiferença e desatenção, embora raramente apresentem-se com *delirium tremens* relacionado com abstinência de etanol. Se a doença não for tratada, é possível haver evolução para estupor, coma e morte. As anormalidades motoras oculares incluem nistagmo horizontal ao olhar lateral, paralisia do músculo reto lateral (em geral bilateral), paralisias do olhar conjugado e, raramente, ptose. A ataxia da marcha provavelmente resulta de combinação de polineuropatia, acometimento cerebelar e paresia vestibular. As pupilas costumam estar preservadas, mas podem tornar-se mióticas na doença avançada.

A doença de Wernicke costuma estar associada a outras manifestações de doença nutricional, como polineuropatia. Raramente, ocorre ambliopia ou mielopatia. Taquicardia e hipotensão postural podem estar relacionadas com disfunção do sistema nervoso autônomo ou com a coexistência de beribéri cardiovascular. Os pacientes que se recuperam apresentam melhora das paralisias oculares horas após a administração de tiamina, mas o nistagmo horizontal pode persistir. A melhora da ataxia é mais lenta que as anormalidades motoras oculares. Metade dos pacientes tem recuperação parcial e permanece com marcha lenta, arrastada e de base alargada com incapacidade de deambular *em tandem* (um pé à frente do outro). Apatia, sonolência e confusão melhoram de maneira mais gradual. À medida que tais sintomas cedem, um estado amnésico com deficiência da memória recente e do aprendizado pode tornar-se mais evidente (*psicose de Korsakoff*).

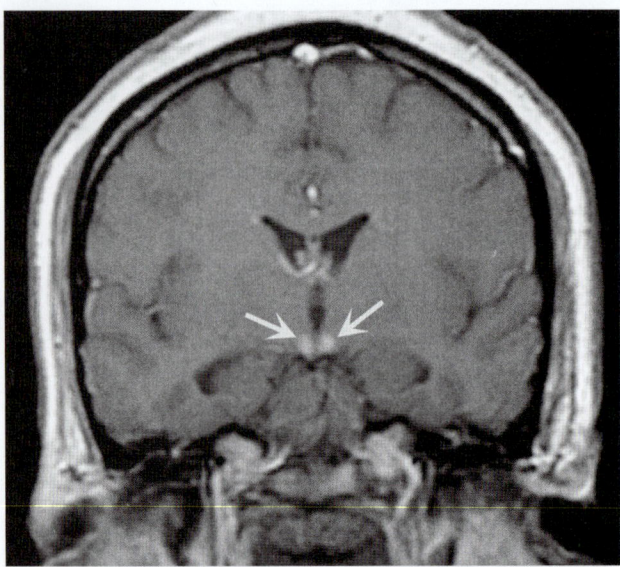

FIGURA 307-6 Doença de Wernicke. Ressonância magnética coronal ponderada em T1 pós-contraste revelando captação anormal de contraste pelos corpos mamilares (setas), típica da encefalopatia de Wernicke aguda.

A psicose de Korsakoff com frequência é persistente; o estado mental residual caracteriza-se por lacunas da memória, confabulação e distúrbios do sequenciamento temporal.

Patologia Observam-se lesões periventriculares circundando o terceiro ventrículo, o aqueduto e o quarto ventrículo, com hemorragias petequiais em casos agudos eventuais e atrofia dos corpos mamilares na maioria dos casos crônicos. Com frequência há proliferação endotelial, desmielinização e alguma perda neuronal. Essas alterações podem ser detectadas por RM (Fig. 307-6). O defeito amnésico está relacionado com lesões nos núcleos dorsais mediais do tálamo.

Patogênese A tiamina é um cofator de várias enzimas, como a transcetolase, piruvato-desidrogenase e α-cetoglutarato-desidrogenase. A deficiência de tiamina produz redução difusa da utilização cerebral de glicose e resulta em lesão mitocondrial. O glutamato acumula-se em razão de redução da atividade da α-cetoglutarato-desidrogenase e, em combinação com a deficiência de energia, pode acarretar lesão celular excitotóxica.

TRATAMENTO

Doença de Wernicke

A doença de Wernicke é uma emergência médica e requer administração imediata de tiamina em alta dose – 500 mg por via IV. A dose deve ser iniciada antes do tratamento com soluções de glicose IV e deve ser continuada 3 vezes ao dia, por 2 a 3 dias. A tiamina pode então se dada em uma dose de 250 mg, IV ou IM, por mais 5 dias (junto com outras vitaminas B), continuando depois com tiamina oral, 100 mg diariamente, até que o paciente seja considerado fora de risco. A infusão de glicose pode precipitar a doença de Wernicke em paciente previamente sem manifestações do quadro ou causar agravamento rápido de casos com forma incipiente da doença. Por essa razão, deve-se administrar tiamina a todos os pacientes alcoolistas que necessitem de glicose parenteral.

DISTÚRBIOS DE HIPERPERFUSÃO (SÍNDROME DE ENCEFALOPATIA POSTERIOR REVERSÍVEL)

Várias síndromes aparentemente diferentes, incluindo encefalopatia hipertensiva, eclâmpsia, síndrome pós-endarterectomia carotídea e toxicidade por inibidor da calcineurina e outros medicamentos, compartilham a patogênese comum de hiperperfusão provavelmente devido à disfunção endotelial. O edema vasogênico é tipicamente o processo primário que leva à disfunção neurológica e acredita-se que resulte de um de dois mecanismos: superação do limiar de autorregulação cerebral levando a aumento do FSC e extravasamento capilar para o interstício, ou comprometimento direto da própria BHE. A tendência observada em todos os distúrbios de hiperperfusão de afetar as regiões cerebrais posteriores em vez das anteriores pode decorrer de um menor limiar para o rompimento da autorregulação na circulação posterior ou de uma vasculopatia que seja mais comum nesses vasos sanguíneos.

Esses distúrbios de hiperperfusão podem ser divididos entre aqueles que são causados principalmente por pressão elevada e os que se devem basicamente à disfunção endotelial secundária a uma etiologia tóxica ou autoimune (Tab. 307-3). Na realidade, esses dois processos fisiopatológicos provavelmente desempenham algum papel em cada um esses distúrbios. As manifestações clínicas de todas as síndromes de hiperperfusão são semelhantes e caracterizam-se por cefaleias intensas, convulsões ou déficits neurológicos focais. As cefaleias não têm características específicas, sua intensidade pode ser leve a grave e elas podem acompanhar-se de alterações da consciência variando de confusão até coma. Também podem ocorrer convulsões de vários tipos, dependendo da gravidade e localização do edema. Crises epiléticas não convulsivas foram descritas nos estados de hiperperfusão; por essa razão, deve-se adotar um limiar baixo para solicitar um EEG para esses pacientes. O déficit focal típico dos estados de hiperperfusão é a perda da visão cortical, considerando-se a tendência de o processo afetar os lobos occipitais. Contudo, pode ocorrer qualquer déficit focal de acordo com a área afetada, conforme se evidencia nos pacientes que, após endarterectomia carotídea, apresentam disfunção neurológica relacionada ao hemisfério ipsilateral recém-reperfundido. Aparentemente, o fator de risco mais importante é a velocidade de elevação da pressão, e não o seu valor absoluto.

Nos casos clássicos, a RM mostra sinal hiperintenso de edema em T2, principalmente na região posterior dos lobos occipitais, sem respeitar qualquer território vascular específico (Fig. 307-7). A TC é menos sensível, mas

TABELA 307-3 ■ Etiologias comuns de síndrome de encefalopatia posterior reversível

Distúrbios nos quais a elevação da pressão capilar predomina na fisiopatologia
- Encefalopatia hipertensiva, incluindo as causas secundárias como hipertensão renovascular, feocromocitoma, uso de cocaína, etc.
- Síndrome pós-endarterectomia carotídea
- Pré-eclâmpsia/eclâmpsia

Distúrbios nos quais a disfunção endotelial predomina na fisiopatologia
- Toxicidade por inibidor da calcineurina (p. ex., ciclosporina, tacrolimo)
- Toxicidade dos agentes quimioterápicos (p. ex., citarabina, azatioprina, 5-fluoruracila, cisplatina, metotrexato, antagonistas do fator de necrose tumoral α)
- Síndrome HELLP (hemólise, elevação de enzimas hepáticas, plaquetas baixas)
- Síndrome hemolítico-urêmica (SHU)

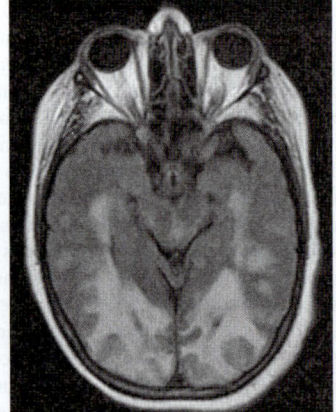

FIGURA 307-7 Imagem axial da ressonância magnética cerebral com recuperação de inversão atenuada por líquidos (FLAIR, de *fluid-attenuated inversion recovey*) de um paciente tratado com ciclosporina após transplante de fígado, que se apresentou com convulsões, cefaleia e cegueira cortical. Observa-se sinal hiperintenso nos lobos occipitais, afetando predominantemente a substância branca; isso é compatível com um estado de hiperperfusão secundária à exposição ao inibidor da calcineurina.

pode mostrar um padrão de hipodensidade irregular no território afetado. O termo *síndrome de encefalopatia posterior reversível* (SEPR) costuma ser usado para descrever essas condições; porém, a síndrome clínica nem sempre é reversível nem limitada apenas às regiões cerebrais posteriores. Os exames de imagem vasculares podem demonstrar estreitamento da vasculatura cerebral, em especial na circulação posterior; ainda não está claro se essa vasculopatia não inflamatória é uma causa primária do edema ou ocorre como fenômeno secundário. Outros exames complementares, como a análise do LCS, costumam fornecer resultados inespecíficos. Muitas das substâncias implicadas (p. ex., ciclosporina) podem causar essa síndrome mesmo em doses baixas ou após anos de tratamento. Por essa razão, níveis séricos normais desses fármacos não excluem sua participação como agentes desencadeantes.

O tratamento envolve a redução cuidadosa da pressão arterial com agentes IV, como labetalol ou nicardipino, a remoção do medicamento causador, e o tratamento de alguma condição médica subjacente, como a eclâmpsia. Se a pressão arterial estiver muito elevada, é razoável reduzir a PAM em cerca de 20% no início, porque uma queda mais acentuada da pressão pode causar isquemia secundária e possivelmente infarto quando a pressão cai abaixo do limite inferior da capacidade de autorregulação do paciente. As convulsões devem ser detectadas e controladas e, em muitos casos, isso requer monitoração contínua do EEG. Quando se identifica atividade epiléptica, os agentes anticonvulsivantes são eficazes – mas, no caso especial da eclâmpsia, há evidências a favor da utilização do sulfato de magnésio para controlar as convulsões.

LESÃO CEREBRAL APÓS TRANSPLANTE DE ÓRGÃOS SÓLIDOS

Os agentes imunossupressores devem ser administrados em doses altas aos pacientes submetidos a transplante de órgãos sólidos, e muitos desses fármacos causam complicações neurológicas bem conhecidas. Nos pacientes com cefaleia, convulsões ou déficits neurológicos focais enquanto usam inibidores da calcineurina, deve-se considerar o diagnóstico da síndrome de hiperperfusão, conforme descrito antes. Essa neurotoxicidade ocorre principalmente com a ciclosporina e o tacrolimo, podendo ser encontrada mesmo com níveis séricos normais dos fármacos. O tratamento consiste basicamente em reduzir a dose ou suspender o fármaco. O sirolimo foi associado a pouquíssimos casos de neurotoxicidade e pode ser uma alternativa razoável para alguns pacientes. Outros exemplos de imunossupressores e suas complicações neurológicas são o mutismo acinético associado ao OKT3 e a leucoencefalopatia associada ao metotrexato, sobretudo quando é administrado por via intratecal ou com radioterapia concomitante. Em todo paciente submetido a transplante de órgãos sólidos que apresente queixas neurológicas, a análise cuidadosa da lista de fármacos utilizados é essencial para determinar esses possíveis efeitos adversos.

Em muitos casos, as complicações vasculares cerebrais dos transplantes de órgãos sólidos são detectadas no período pós-operatório imediato. Os infartos no território das zonas limítrofes podem ocorrer principalmente quando há hipotensão sistêmica durante a cirurgia de transplante cardíaco. Os infartos embólicos são complicações clássicas do transplante cardíaco, mas todos os procedimentos de transplante de órgãos sólidos colocam os pacientes em risco de embolia sistêmica. Quando a embolia cerebral acompanha as cirurgias de transplante renal ou hepático, a investigação detalhada para detectar um *shunt* direita-esquerda deve incluir uma ecocardiografia com solução salina agitada (p. ex., "estudo com bolhas"), bem como pesquisa de *shunts* intrapulmonares. Os pacientes submetidos a transplante renal e alguns submetidos a transplante cardíaco frequentemente têm aterosclerose avançada, que representa um risco de AVC. Os exames de imagem como a TC ou a RM devem ser feitos quando há suspeita de complicações vasculares cerebrais, tanto para confirmar o diagnóstico quanto para excluir hemorragia intracerebral que, na maioria dos casos, ocorre em razão da coagulopatia secundária à insuficiência hepática ou após cirurgias de revascularização do miocárdio.

Considerando que os pacientes submetidos a transplante de órgãos sólidos precisam ser mantidos em imunossupressão crônica, as infecções constituem uma preocupação comum (Cap. 143). Em todo paciente transplantado com sinais ou sintomas recentes referidos ao SNC, como convulsões, confusão ou déficit focal, deve-se cogitar infecção do SNC; tal possibilidade é avaliada por exames de imagem (em geral RM) e, possivelmente, PL. Os patógenos mais comuns responsáveis pelas infecções do SNC desses pacientes variam de acordo com o tempo decorrido desde o transplante. No primeiro mês após a cirurgia, os patógenos comuns são bactérias associadas aos procedimentos cirúrgicos e aos cateteres de longa permanência. A partir do segundo mês, as infecções oportunistas do SNC tornam-se mais comuns, incluindo as espécies de *Nocardia* e *Toxoplasma*, além das infecções fúngicas como a aspergilose. As infecções virais que podem afetar o cérebro do paciente imunossuprimido (p. ex., herpes-vírus simples, citomegalovírus, herpes-vírus humano tipo 6 [HHV-6] e varicela) também são comuns após o primeiro mês. Depois do sexto mês, os pacientes imunossuprimidos após o transplante ainda se encontram em risco de adquirir essas infecções bacterianas, fúngicas e virais oportunistas, mas também podem ter complicações infecciosas tardias do SNC como leucoencefalopatia multifocal progressiva (LEMP) associada ao vírus JC (Cap. 137) e expansões clonais de células B desencadeadas pelo vírus Epstein-Barr resultando em distúrbio linfoproliferativo pós-transplante ou linfoma do SNC (Cap. 90).

COMPLICAÇÕES NEUROLÓGICAS DA TERAPIA COM INIBIDORES DO *CHECKPOINT* E CÉLULAS T QUIMÉRICAS DO RECEPTOR DE ANTÍGENOS

A imunoterapia do câncer é, atualmente, um tratamento amplamente usada para tumores sólidos e doenças malignas hematológicas. Dois tipos de imunoterapia, os inibidores do *checkpoint* e as células T quiméricas do receptor de antígenos (CAR-T) podem causar toxicidade neurológica significativa que pode se manifestar como encefalopatia, edema cerebral ou desmielinização da substância branca. Essas complicações podem ser graves e necessitar de avaliação e intervenção neurológica intensiva.

Os inibidores do *checkpoint* imunológico são anticorpos monoclonais que se ligam a proteínas *checkpoints* que ocorrem normalmente como PD-1, PD-L1 e CTLA-4, assim liberando as células T para atacar as células cancerosas. Os inibidores do *checkpoint* disponíveis atualmente incluem pembrolizumabe, nivolumabe, cemiplimabe, atezolizumabe, avelumabe, durvalumabe e ipilimumabe. Os efeitos colaterais comuns são diarreia, eritema e pneumonite. Efeitos colaterais neurológicos ocorrem em cerca de 5% dos pacientes tratados com monoterapia e em cerca de 10% submetidos à terapia combinada, presumivelmente como resultado de antígenos compartilhados entre as células tumorais e o próprio organismo, levando a um processo autoimune. Os efeitos adversos no SNC incluem encefalite límbica, cerebelite e mielite. Uma síndrome clínica de encefalopatia, distúrbios da memória e convulsões pode ocorrer. Complicações do sistema nervoso periférico como a miastenia gravis, miosite e neuropatia também foram descritas e podem ser até mais comuns do que as manifestações do SNC.

Pacientes que desenvolvem sintomas neurológicos do SNC durante o uso de inibidores do *checkpoint* devem ser submetidos a exames do cérebro e da medula espinhal por RM, com base nos sintomas clínicos. Hiperintensidades no lobo temporal mesial e uma pleocitose linfocítica do LCS podem estar presentes. O uso do EEG é apropriado para avaliar convulsões subclínicas. Vários autoanticorpos como anti-Ma2, anti-GFAP, anti-Hu e anti-CASPR2 foram descritos mas não são necessários para o diagnóstico. O tratamento consiste em descontinuar o inibidor do *checkpoint* e administrar corticosteroides em altas doses. Imunoglobulinas intravenosas e plasmaférese têm sido usadas em casos graves. Em casos leves, pode ser considerado o reinício do inibidor do *checkpoint*; todavia, foi descrita e recidiva com encefalite necrotizante fatal. Considerando que os pacientes tratados com inibidor do *checkpoint* são imunocomprometidos, antes do diagnóstico de neurotoxicidade relacionada a esses fármacos é imperativo excluir diagnósticos alternativos como metástases cerebrais, infecção ou AVC.

A terapia CAR-T para leucemia ou linfoma envolve a remoção das células T do paciente e transforma-las geneticamente usando um vírus inativado para produzir receptores quiméricos de superfície para os antígenos que, quando reintroduzidos no paciente reconhecem os antígenos nas células tumorais. A terapia CAR-T frequentemente é associada com efeitos colaterais significativos, que geralmente ocorrem como síndrome de liberação de citocina (SLC) ou neurotoxicidade. Esses dois tipos de efeito colateral da CAR-T são distintos, mas frequentemente ocorrem no mesmo paciente e ambos ocorrem dentro de alguns dias do início do tratamento com CAR-T. A SLC é uma síndrome clínica de hipotensão, febre e hipoxia, que pode estar associada com disfunção de múltiplos órgãos. A SLC ocorre em 80 a 100% dos pacientes tratados com CAR-T e é resultado da ampla liberação de citocinas pró-inflamatórias. O tratamento é feito com o bloqueador da via do receptor IL-6 tocilizumabe, que pode aliviar os sintomas da SLC sem comprometer a eficácia antitumoral das células CAR-T; os corticosteroides também podem ser administrados.

A neurotoxicidade por CAR-T é menos comum mas ainda ocorre em mais da metade dos pacientes tratados. As manifestações clínicas podem incluir cefaleia, encefalopatia, afasia, convulsões, tremores e edema cerebral com risco à vida. Os preditores da ocorrência de neurotoxicidade incluem SLC mais precoce e mais grave, febre, proteína C-reativa e ferritina sérica elevadas e idade mais avançada do paciente. O tratamento da neurotoxicidade da CAR-T também envolve administração de tocilizumabe (uma vez que a maioria desses pacientes também têm SCL) e corticosteroides. Além desses tratamentos, os pacientes com neurotoxicidade por CAR-T também devem ser submetidos a exame de imagem cerebral e EEG se indicados com base nos sintomas, com tratamento concomitante do edema cerebral e de convulsões, quando presentes.

DISTÚRBIOS DO SISTEMA NERVOSO PERIFÉRICO EM TERAPIA INTENSIVA

Os distúrbios do sistema nervoso periférico (SNP) em pacientes em estado crítico surgem em dois contextos: (1) doenças neurológicas primárias que necessitam de intervenções em terapia intensiva, como intubação e ventilação mecânica, e (2) manifestações no SNP secundárias à doença crítica sistêmica, muitas vezes envolvendo falência múltipla de órgãos. Na primeira categoria estão as polineuropatias agudas, como a síndrome de Guillain-Barré (Cap. 447), doenças da junção neuromuscular incluindo miastenia gravis (Cap. 448) e botulismo (Cap. 153), e distúrbios musculares primários como a polimiosite (Cap. 365). Os últimos resultam da própria doença sistêmica ou como consequência das intervenções, e como grupo costumam ser chamadas de fraqueza adquirida na unidade de terapia intensiva.

Os princípios gerais da avaliação respiratória em pacientes com envolvimento do SNP, seja qual for a causa, incluem análise da mecânica pulmonar, como força inspiratória máxima (FIM) e capacidade vital (CV), e avaliação da força dos músculos bulbares. Seja qual for a causa da fraqueza, deve-se considerar intubação endotraqueal quando a FIM cair abaixo de -25 cmH$_2$O ou a CV for < 1 L. Além disso, os pacientes com fraqueza grave de palato podem necessitar de intubação endotraqueal a fim de prevenir obstrução aguda das vias aéreas superiores ou aspiração recorrente. Usam-se gasometria arterial e saturação de oxigênio por oximetria de pulso para monitorar os pacientes com potencial comprometimento respiratório secundário à disfunção do SNP. Contudo, a intubação e a ventilação mecânica devem ser instituídas com base na avaliação clínica e não se deve aguardar até que a saturação de oxigênio caia ou que surja retenção de CO$_2$ por hipoventilação. No início, pode-se considerar a ventilação mecânica não invasiva em vez de intubação endotraqueal na miastenia gravis, mas em geral ela é insuficiente nos pacientes com fraqueza bulbar grave ou insuficiência ventilatória com hipercapnia. Os princípios da ventilação mecânica são discutidos no Capítulo 302.

NEUROPATIA

Embora a encefalopatia possa ser a disfunção neurológica mais evidente em pacientes criticamente enfermos, a disfunção do SNP também é bastante comum. Apresenta-se em pacientes com doenças críticas prolongadas por várias semanas e que envolvam sepse; deve haver suspeita clínica quando se observa dificuldade no desmame da ventilação mecânica apesar de melhora da sepse e do estado crítico. A denominação *polineuropatia da doença crítica* refere-se à complicação mais comum do SNP relacionada com os estados críticos; é observada no contexto de estado crítico prolongado, sepse e falência múltipla de órgãos. Os achados neurológicos incluem perda de força muscular difusa, hiporreflexia e perda sensitiva distal. Os testes eletrofisiológicos demonstram neuropatia sensoriomotora axonal distal simétrica e difusa; estudos patológicos confirmaram a degeneração axonal. O mecanismo preciso da polineuropatia da doença crítica permanece indefinido, mas acredita-se que fatores circulantes, como as citocinas, associados à sepse e à SIRS, sejam importantes. Relatou-se que até 70% dos pacientes com síndrome séptica têm algum grau de neuropatia, embora uma parcela bem menor tenha síndrome clínica suficientemente grave para causar fraqueza intensa dos músculos ventilatórios, exigindo ventilação mecânica prolongada ou resultando em impossibilidade de desmame do ventilador. O controle rigoroso da glicemia com infusões de insulina parece reduzir o risco de polineuropatia do paciente crítico. O tratamento é de suporte, com intervenção específica dirigida à doença subjacente. Embora geralmente se observe recuperação espontânea, a evolução pode estender-se por semanas ou meses e exigir assistência ventilatória prolongada e cuidados mesmo após a resolução da doença crítica subjacente.

DISTÚRBIOS DA TRANSMISSÃO NEUROMUSCULAR

Um defeito na transmissão neuromuscular pode ser a origem da fraqueza em pacientes graves. O botulismo (Cap. 153) pode ser adquirido com a ingestão de toxina botulínica em alimentos inadequadamente armazenados ou pode surgir a partir de um abscesso anaeróbio causado por *Clostridium botulinum* (ferida botulínica). Lactentes podem se apresentar com perda de força generalizada causada por infecção intestinal por *Clostridium*, em especial se forem alimentados com mel. Diplopia e disfagia são sinais precoces de botulismo de causa alimentar. O tratamento é principalmente de suporte, embora o uso de antitoxina no início da evolução possa reduzir a duração do bloqueio neuromuscular. Os cuidados gerais na UTI são semelhantes aos prestados aos pacientes com síndrome de Guillain-Barré ou miastenia gravis, com atenção para evitar formação de úlcera de decúbito nos pontos de pressão, profilaxia de trombose venosa profunda e prevenção de infecção. As autoridades de saúde pública devem ser rapidamente comunicadas quando o diagnóstico for confirmado a fim de prevenir a exposição de outros pelo alimento contaminado ou por qualquer outra fonte de ferida botulínica (como uso de droga injetável).

A possibilidade de miastenia gravis não diagnosticada (Cap. 448) deve ser considerada em pacientes com perda de força muscular em UTI; contudo, a fraqueza persistente secundária à deficiência de transmissão na junção neuromuscular quase sempre resulta da administração de fármacos. Diversos medicamentos prejudicam a transmissão neuromuscular, incluindo antibióticos, especialmente aminoglicosídeos, e agentes β-bloqueadores. Na UTI, os agentes bloqueadores neuromusculares não despolarizantes são os principais responsáveis. Esse grupo de fármacos abrange agentes como pancurônio, vecurônio, rocurônio e cisatracúrio. Eles são frequentemente usados para facilitar a ventilação mecânica ou os outros procedimentos de terapia intensiva, mas, com o uso prolongado, o bloqueio neuromuscular persistente pode resultar em fraqueza, mesmo horas ou dias após a suspensão desses fármacos. Os fatores de risco para essa ação prolongada dos bloqueadores neuromusculares incluem sexo feminino, acidose metabólica e insuficiência renal.

O bloqueio neuromuscular prolongado não parece acarretar lesão permanente do SNP. Com a suspensão dos fármacos ofensivos, restaura-se a força muscular plena, embora talvez com alguns dias de atraso. Em geral, deve-se usar a dose mais baixa de bloqueador neuromuscular suficiente para obter o resultado desejado e, quando esses agentes são ministrados na UTI, convém recorrer a um estimulador de nervos periféricos para monitorar a função da junção neuromuscular.

MIOPATIA

Os pacientes criticamente enfermos, sobretudo aqueles com sepse, com frequência sofrem perda de força e de massa muscular, em muitos casos apesar de suporte nutricional aparentemente adequado. *Miopatia da doença crítica* é um termo genérico que descreve vários distúrbios musculares distintos, os quais podem ocorrer em pacientes em estado crítico. Supõe-se que a causa seja uma miopatia catabólica decorrente de múltiplos fatores, como maior liberação de cortisol e catecolaminas e outros fatores circulantes induzidos pela SIRS. Nessa síndrome, conhecida como *miopatia caquética*, os níveis séricos de creatina-cinase e a eletromiografia (EMG) são normais. A biópsia muscular mostra atrofia das fibras tipo II. Também pode haver necrose panfascicular de fibras musculares no contexto de sepse profunda. A *miopatia necrosante aguda do paciente crítico* caracteriza-se clinicamente por perda de força que evolui para um grau profundo em questão de alguns dias. Nesses casos, é possível haver aumento associado de creatina-cinase sérica e mioglobina urinária. A EMG e a biópsia muscular podem ser normais no início, mas eventualmente, demonstram atividade espontânea anormal e necrose panfascicular com reação inflamatória associada. A rabdomiólise aguda pode ocorrer por consumo de álcool ou por síndrome do compartimento.

A *miopatia de filamento grosso* pode ocorrer em cenário de uso de glicocorticoide e agente bloqueador neuromuscular não despolarizante. O cenário mais frequente é encontrado em paciente asmático que requer doses elevadas de glicocorticoide e bloqueador neuromuscular não despolarizante para facilitar a ventilação mecânica. Esse distúrbio muscular não é causado por ação prolongada do bloqueador neuromuscular não despolarizante ao nível da junção neuromuscular, mas é, de fato, uma miopatia com lesão muscular propriamente dita; tem sido descrito, ocasionalmente, associado ao uso de glicocorticoide em dose elevada ou à sepse isoladamente. Clinicamente, essa síndrome em geral é identificada quando o paciente não consegue progredir no desmame da ventilação mecânica apesar da resolução do processo pulmonar primário. Do ponto de vista patológico, é possível haver perda de filamentos grossos (de miosina). A miopatia de filamentos grossos do paciente crítico tem bom prognóstico. Nos pacientes que sobrevivem à doença crítica subjacente, a miopatia invariavelmente melhora e a maioria dos casos retorna ao normal. Entretanto, como a síndrome resulta de lesão muscular verdadeira, e não apenas de bloqueio prolongado da junção neuromuscular, esse processo de recuperação pode levar semanas a meses, podendo ser necessária traqueostomia com suporte ventilatório prolongado. Alguns pacientes apresentam perda de força muscular residual em longo prazo, com atrofia e fadiga que comprometem a deambulação. Até o momento não foi demonstrado como é possível prevenir essa complicação miopática, exceto evitando-se o uso de bloqueador neuromuscular não despolarizante, uma estratégia nem sempre possível. O monitoramento com estimulador de nervo periférico talvez ajude a evitar o uso excessivo desses agentes. Contudo, essa conduta provavelmente serve mais para evitar a complicação do uso prolongado de bloqueador neuromuscular não despolarizante do que para profilaxia dessa miopatia.

LEITURAS ADICIONAIS

Callaway CW et al: Part 4: Advanced life support: 2015 international consensus on cardiopulmonary resuscitation and emergency cardiovascular care science with treatment recommendations. Circulation 132:S84, 2015.

Cook AM et al: Guidelines for the acute treatment of cerebral edema in neurocritical care patients. Neurocrit Care 32:647, 2020.

Dhar R: Neurologic complications of transplantation. Handb Clin Neurol 141:545, 2017.

Donnelly J et al: Regulation of the cerebral circulation: Bedside assessment and clinical implications. Crit Care 20:129, 2016.

Posner JB et al: *Plum and Posner's Diagnosis and Treatment of Stupor and Coma*, 5th ed. New York, Oxford University Press, 2019.

Quillinan N at al: Neuropathophysiology of brain injury. Anesthesiol Clin 34:453, 2016.

Rubin D et al: Clinical predictors of neurotoxicity after chimeric antigen receptor T-cell therapy. JAMA Neurol 77:1, 2020.

Sandroni C et al: Prognostication in comatose survivors of cardiac arrest: An advisory statement from the European Resuscitation Council and the European Society of Intensive Care Medicine. Intensive Care Med 40:1816, 2014.

Toledano M, Fugate JE: Posterior reversible encephalopathy in the intensive care unit. Handb Clin Neurol 141:467, 2017.

Vanhorebeek I et al: ICU-acquired weakness. Intensive Care Med 46:637, 2020.

PARTE 9 Distúrbios dos rins e do trato urinário

308 Abordagem ao paciente com doença do rim ou do trato urinário

Julian L. Seifter

O trato urinário superior consiste nos rins, sua vasculatura, o parênquima renal e seu sistema coletor. O trato urinário inferior é composto pelos ureteres peristálticos, a bexiga que recebe e armazena a urina e a uretra, a qual, com a contração da bexiga, elimina a urina. O sistema excretório como um todo começa com o ultrafiltrado do plasma nos glomérulos corticais renais, modificado pelos túbulos renais, e termina com a excreção de água e solutos pela urina.

Uma nefropatia pode acometer qualquer uma dessas estruturas funcionais com a ausência de sinais ou sintomas (como uma massa renal incidental descoberta na ultrassonografia [US]); com achados inespecíficos (como fadiga); com sinais altamente específicos associados à disfunção de determinada estrutura, não sendo, entretanto, obrigatoriamente patognomônicos de doença específica (como proteinúria); ou como um achado altamente característico ligado a um diagnóstico específico (como na doença renal policística [DRP]). Os distúrbios renais que se apresentam sem sintomas (como hematúria microscópica ou litíase) frequentemente são descobertos por exames laboratoriais ou de imagem.

É importante realizar exames renais em pacientes com doença sistêmica (p. ex., rastreamento de rotina para albuminúria no diabetes melito [DM]). Do mesmo modo, deve-se avaliar a função renal quando a história do paciente inclui um risco conhecido de complicações do trato urinário (p. ex., uso de lítio para tratamento psiquiátrico, exposição profissional ao chumbo ou, no caso de câncer de bexiga, exposição a corantes contendo anilina). Este capítulo irá discorrer sobre uma abordagem ao paciente com e sem história conhecida de doença renal, bem como aos que têm uma ampla variedade de doenças sistêmicas que envolvem os rins ou o trato urinário inferior.

Para começar a avaliação de distúrbios renais, observe que é demorado e um desperdício fazer testes aleatórios prematuramente, o que geraria uma lista longa de diagnósticos potenciais. Uma melhor abordagem é observar as evidências na história, exame físico e exames laboratoriais básicos para chegar a um ponto de partida lógico para exames mais específicos e direcionados que identificariam um processo patológico específico (Tab. 308-1). Os achados são influenciados pelas regiões dos rins envolvidas e por fatores como história familiar, exposições tóxicas, o peso do paciente ao nascer e a idade e o tempo de evolução. Como regra, doenças renais que começam primariamente com disfunção glomerular têm a albuminúria como característica, enquanto aquelas que começam nas estruturas tubulares podem se apresentar primariamente com distúrbios eletrolíticos ou distúrbios da diluição e concentração da urina. Ambos os distúrbios, glomerular e tubular, ao progredir para doença crônica, tornam-se mais difíceis de serem distinguidos porque as doenças glomerulares eventualmente afetam o interstício tubular e as doenças tubulares progridem para disfunção glomerular e fibrose.

Um exemplo da progressão de um distúrbio tubular para doença renal crônica com lesão glomerular tardia é a doença de armazenamento lisossomal cistinose, uma das síndromes de Fanconi da infância. No primeiro ano de vida, a criança acometida pode facilmente se tornar desidratada por perda de sal; alimentar-se e desenvolver-se de forma deficiente; desenvolver poliúria, hipotensão e fraqueza muscular; e mostrar características de disfunção tubular proximal. As perdas de eletrólitos resultam em acidose tubular renal (ATR) hipopotassêmica, glicosúria, fosfatúria levando a retardo do crescimento por raquitismo, e acidemia. O acúmulo de cistina nos lisossomos leva à destruição do túbulo proximal e interstício adjacente, enquanto a filtração glomerular permanece quase normal e a urina contém pouca albumina.

Mesmo com o tratamento, a fibrose progressiva dos capilares intersticiais, após cerca de uma década, leva à albuminúria e à redução progressiva na taxa de filtração glomerular (TFG). Eletrólitos como K^+ e HPO_4^+ não são mais eficazmente excretados nesse estágio, e a acidose metabólica resulta de falência renal em produzir NH_4^+ em vez de perda de HCO_3^-. Hipertensão e edema por retenção de sal e água substituem hipotensão arterial associada com a perda de líquidos nos estágios iniciais de disfunção tubular. A presença de anemia resulta de perda da produção de eritropoietina na doença renal crônica. Os sintomas de fraqueza e fadiga são inespecíficos e podem se correlacionar com anemia, hipopotassemia ou hiperpotassemia, hipofosfatemia, acidose, deficiência de L-carnitina por falência reabsortiva do túbulo proximal na síndrome de Fanconi, ou azotemia. A presença de hepatomegalia no exame de um recém-nascido, típico mas não específico de cistinose, pode levantar suspeita de outros erros inatos do metabolismo como as doenças de armazenamento de glicogênio. Contudo, o achado de fotossensibilidade relacionado com cristais de cistina altamente refletivos depositados na córnea é muito específico para cistinose.

Na discussão a seguir, o foco é sobre sintomas e sinais que constituem as principais síndromes vistas no paciente com doença renal ou do trato urinário inferior. Essas síndromes são a base para o diagnóstico de doenças específicas.

TABELA 308-1 ■ Injúria renal aguda

Características	Pré-renal	Renal	Pós-renal
Contexto	Insuficiência cardíaca, insuficiência hepática, queimaduras, choque, pós-operatório, desidratação, doença renovascular, fármacos que interferem na hemodinâmica renal	NTA, necrose cortical bilateral, NIA, rabdomiólise, mioglobinúria, hemoglobinúria, isquemia, sepse, produtos de contraste iodado	Obstrução uretral; obstrução de rim único funcional, massa abdominal, cálculos bilaterais, fármacos
Débito urinário	Oligúria (geralmente < 500 mL/dia) Anúria	Oligúria Normal Poliúria	Anúria Poliúria Ambos
História e exame clínico	Trauma, choque, hipotensão, queimaduras, GI, sudorese ou perdas renais de água (poliúria) e sódio	Rabdomiólise, hemólise, microangiopatia trombótica, NIA, ateroembolia	Obstrução ureteral extrínseca, doença retroperitoneal, obstrução uretral pela próstata ou câncer de colo do útero
Exame de urina	Urina concentrada, cilindros hialinos, cristalúria	Cilindros granulosos marrom-escuros, hematúria, hemácias dismórficas, cilindros hemáticos na GN, cilindros leucocitários na NIA, eosinófilos em ateroêmbolos	Obstrução intrarrenal por ácido úrico ou fosfato de cálcio na síndrome da lise tumoral, coágulos sanguíneos no sangramento do trato urinário inferior, CaOx após ingestão de etilenoglicol
Química da urina	Baixo FENa ≤ 1%, U/P Cr ≥ 40, UNa ≤ 10, U/P Osm ≥ 1	FENa 1-3%, U/P Cr ≤ 40, UOsm ~isosmótico	Inicialmente parece pré-renal, tardiamente parece renal
Exames laboratoriais	Elevada proporção U/Cr, geralmente hipercatabólico com ácido úrico aumentado; pode ter hiper ou hiponatremia	Pode ter eosinofilia na NIA alérgica, fosfato elevado, Ca baixo, PTH elevado, acidose metabólica	Hidronefrose na US, doenças extrínsecas ou intrínsecas na TC, tumores na RM

Siglas: Ca, cálcio; CaOx, oxalato de cálcio; Cr, creatinina; FENa, excreção fracionada de sódio; GI, gastrintestinal; GN, glomerulonefrite; NIA, nefrite intersticial aguda; NTA, necrose tubular aguda; PTH, paratormônio; RM, ressonância magnética; TC, tomografia computadorizada; U, ureia; US, ultrassonografia.

SÍNDROMES NEFRÍTICAS

Nefrite literalmente significa uma condição inflamatória do rim. A inflamação nefrítica pode ocorrer em associação com infecção, resposta alérgica a medicações, distúrbios autoimunes sistêmicos ou exposições tóxicas. Os rins podem ser um de muitos órgãos, ou o único órgão, envolvido no processo inflamatório. A inflamação com aumento do tamanho dos rins frequentemente está associada a sensibilidade localizada sobre o flanco e, às vezes, sensibilidade no ângulo costovertebral, exigindo palpação suave para diagnóstico.

As síndromes nefríticas podem ainda ser subdivididas a depender das estruturas renais acometidas, que podem ser vasculares, glomerulares e tubulointersticiais; e, durante a progressão do processo inflamatório, podem ser agudas, subagudas ou crônicas.

GLOMERULONEFRITE

A **glomerulonefrite** (**GN**) está associada a hipertensão, expansão de volume e exame de urina anormal. Na maioria dos casos, a expansão de volume se manifesta como edema e hipertensão; na criança, pode ocorrer ascite; e no idoso, inquietação e ansiedade podem ser os primeiros sinais de edema pulmonar agudo incipiente. Pode haver ortopneia à noite ou dispneia aos esforços, com ou sem edema periférico significativo. A GN aguda geralmente está associada com um baixo débito urinário (oligúria ou, às vezes, anúria), baixo conteúdo de sódio urinário e urina concentrada, resultando em retenção de sal e água. É absolutamente necessário analisar a urina, incluindo um sedimento urinário centrifugado, para diagnosticar GN ativa.

A apresentação da doença pode ser aguda ou subaguda (GN pós-infecciosa e GN rapidamente progressiva), ocorrendo por dias a semanas; ou pode ser crônica, ocorrendo ao longo de meses a anos. A correlação patológica dessas apresentações – a quantidade relativa de lesões inflamatórias, proliferativas ou necrotizantes agudas ou achados escleróticos e atróficos crônicos na biópsia renal – reflete a condição aguda ou crônica da doença. Portanto, nessas condições destrutivas progressivas, o diagnóstico precoce é essencial e o tratamento para a doença aguda reversível deve ser instituído o mais rápido possível.

A avaliação dos achados na história, no exame físico e no exame de urina de modo a reduzir as possibilidades diagnósticas para uma etiologia específica das síndromes glomerulares é demonstrada na **Figura 308-1**. O exame de urina nefrítico mostra hematúria, proteinúria, células ou aglomerados de células e cilindros celulares no sedimento urinário centrifugado. As células na urina geralmente são uma mistura de hemácias e células inflamatórias, incluindo leucócitos polimorfonucleares (PMN). A hematúria microscópica é invisível a olho nu, ao contrário da hematúria macroscópica, identificada como urina cor de chá ou de bebidas à base de cola, causada pela presença de hemoglobina em uma urina ácida. As hemácias chegam aos túbulos renais por meio de fissuras na membrana basal dos glomérulos. O movimento através da membrana basal faz os eritrócitos se tornarem deformados ou dismórficos. Nessas síndromes nefríticas, é incomum ver coágulos sanguíneos ou hematúria macroscópica, um termo usado para urina vermelho-sangue que caracteriza outras síndromes ou sangramento do trato urinário inferior. No entanto, em episódios de nefropatia por IgA, a hematúria glomerular é muitas vezes "volumosa" à medida que as hemácias atravessam as fendas na membrana basal glomerular (MBG).

Glomerulonefrite pós-infecciosa

A glomerulonefrite pós-infecciosa (GNPI) é um exemplo clássico de GN aguda, uma resposta de imunocomplexo mediada por complemento a um antígeno bacteriano, que ocorre 10 dias a 3 semanas *após* faringite estreptocócica por uma cepa nefritogênica específica do grupo A, ou *após* infecção cutânea, como impetigo. Nesse estágio da complicação renal, pode não ser necessário o uso de antibióticos, uma vez que a infecção cutânea ou amigdaliana pode já ter se resolvido, mas é importante que o clínico pergunte sobre esses possíveis eventos anteriores. A endocardite bacteriana subaguda, se estiver presente pela história, também pode resultar em um distúrbio de imunocomplexo circulante, mesmo enquanto o paciente permanece em tratamento com antibióticos. Essas condições glomerulonefríticas e outras condições de imunocomplexos são reconhecidas por níveis baixos da fração C3 do complemento no sangue. No entanto, os casos pós-infecciosos devem ser diferenciados dos casos de glomerulonefrite associada à infecção que ocorrem *durante* uma infecção em curso, como um abscesso estafilocócico (muitas vezes, *Staphylococcus aureus* resistente à meticilina [MRSA, do inglês *methicillin-resistant S. aureus*]) ou empiema, que são tratados com antibióticos e drenagem da secreção purulenta e são, característicamente, associados à deposição de IgA e complemento nos glomérulos.

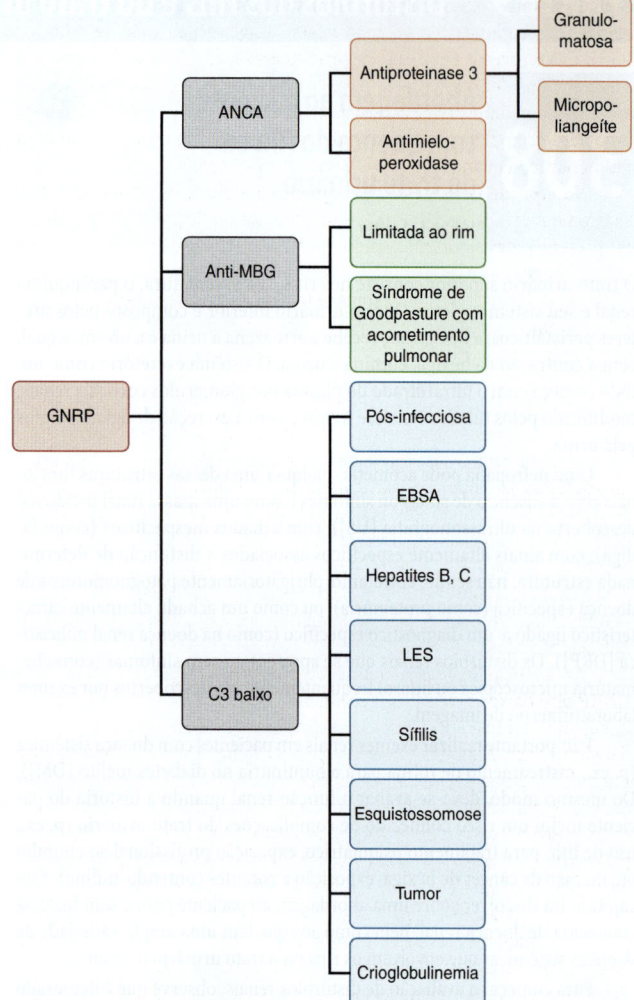

FIGURA 308-1 Glomerulonefrite rapidamente progressiva (GNRP). A síndrome de GNRP é diagnosticada clinicamente. As três categorias principais são anticorpos anticitoplasma de neutrófilo (vasculites ANCA-positiva); anticorpos antimembrana basal glomerular (anti-MBG); e distúrbio do imunocomplexo com complemento C3 baixo. O C3 é sintetizado no fígado, ligado a antígenos circulantes infecciosos ou neoplásicos com seus complexos de anticorpos e depositado no subendotélio glomerular, estando associado com manifestações não renais. A sífilis geralmente está acompanhada de vasculite, e as crioglobulinas podem ocorrer diante de hepatite C ou mieloma e, frequentemente, também reduz C4. EBSA, endocardite bacteriana subaguda; LES, lúpus eritematoso sistêmico.

A GN pós-infecciosa deve ser distinguida da hematúria sinfaringítica, outra síndrome glomerular que frequentemente se apresenta com hematúria macroscópica, uma excreção mais pesada de sangue vermelho, que pode parecer ao paciente uma hemorragia assustadora. O paciente pode apresentar essa preocupação, por isso é importante que o clínico reconheça que apenas 10 a 20 mL de sangue tornarão 1 litro de urina vermelho. A hematúria sinfaringítica, geralmente associada a uma faringite viral, está relacionada mais frequentemente com nefropatia por IgA e não com a GN pós-infecciosa. Outra característica que distingue a nefropatia por IgA da GN pós-infecciosa é que a primeira geralmente demonstra um valor normal de C3 circulante ao contrário dos baixos níveis na GNPI. A nefropatia por IgA pode causar hematúria microscópica crônica e episódios de hematúria macroscópica ou pode ocorrer em associação com outras condições imunológicas que incluem doença celíaca, artrite reumatoide, artrite reativa e espondilite anquilosante. A nefropatia por IgA e a GN associada ao estafilococo são mais comuns em populações asiáticas.

GLOMERULONEFRITE RAPIDAMENTE PROGRESSIVA (GNRP)

A GNRP é uma síndrome ligada a várias causas **(Fig. 308-1)**. Patologicamente, ela está associada a uma proliferação de células epiteliais parietais glomerulares e células inflamatórias chamadas de *crescentes* celulares que circundam os capilares e que, com o tempo, tornam-se fibróticas e atróficas com perda global do tufo glomerular. Quando > 50% dos glomérulos são afetados (difusa), esse processo altamente destrutivo geralmente leva à esclerose glomerular. O reconhecimento de GNRP e a escolha terapêutica adequada são extremamente importantes porque, se retardadas, a síndrome pode levar a uma perda completa e irreversível da função renal, bem como hemorragia pulmonar fatal quando associada à vasculite pulmonar.

No caso de GNRP, estão geralmente presentes os sinais típicos da síndrome nefrítica, embora outros indícios para o diagnóstico possam estar presentes nas síndromes pulmão-rim, nas quais o paciente pode apresentar hemoptise, doença pulmonar intersticial, epistaxe ou sintomas das vias aéreas superiores, como sinusite ou congestão nasal. Exames de sangue ajudam a estreitar o diagnóstico diferencial. O teste para anticorpos anticitoplasma de neutrófilo (ANCA, do inglês *antineutrophil cytoplasmic antibody*), particularmente as formas específicas de anticorpos antimieloperoxidase (p-ANCA) ou antiproteinase-3 (c-ANCA), é diagnóstico para as formas pauci-imunes da vasculite sistêmica. A vasculite granulomatosa (anteriormente conhecida como granulomatose de Wegener) e a poliangeíte microscópica são condições particularmente associadas a doenças pulmonares e respiratórias superiores. Por outro lado, um teste positivo para anticorpos antimembrana basal glomerular (anti-MBG) é consistente com doença anti-MBG limitada ao rim ou, quando associado com hemorragia pulmonar, com a doença de Goodpasture. Esta última é vista, mais frequentemente, em homens jovens fumantes ou que tenham história de inalação de solventes hidrocarbonados.

As doenças ligadas a imunocomplexos que se manifestam como GNRP têm baixos níveis de C3 secundários ao consumo de complemento circulante devido aos depósitos de imunocomplexos no espaço subendotelial glomerular. Algumas dessas patologias, como lúpus eritematoso sistêmico (LES) e crioglobulinemia, podem apresentar hemorragia pulmonar. Pacientes com crioglobulinemia frequentemente apresentam complemento C4 baixo e fator reumatoide elevado; a síndrome pode ser causada por paraproteinemias ou hepatite C. Outra causa de GNRP crescêntica, mas com complemento C3 normal, é uma forma de vasculite por IgA (púrpura de Henoch-Schonlein), uma vasculite cutânea caracterizada por púrpura palpável, sangramento gastrintestinal e artralgias, e na forma sistêmica, hemorragia pulmonar. O complemento C3 (um reagente de fase aguda) é detectado na biópsia renal, mas não está associado a níveis séricos baixos. Os testes diagnósticos e as diversas doenças associadas a esses distúrbios do complexo imunológico são mostrados na Figura 308-1.

Nefrite tubulointersticial

A nefrite tubulointersticial (NTI) compreende distúrbios inflamatórios dos túbulos e do interstício renal, que podem ser causados por infecção, doença autoimune, respostas imunológicas alérgicas a certos fármacos (Fig. 308-2), cuja evolução pode durar de dias a semanas e até meses.

NEFRITE INTERSTICIAL AGUDA IMUNE E ALÉRGICA A nefrite intersticial aguda imune e alérgica (NIA) ocorre, geralmente, 1 dia a 2 semanas após exposição a um fármaco e pode estar associada a uma perda rápida e potencialmente reversível de função renal, que pode ocorrer na vigência de uma alteração na dose ou no reinício de uma medicação usada anteriormente. A proteinúria glomerular ocorre, às vezes, com o uso de anti-inflamatórios não esteroides (AINEs) ou com a ampicilina. Clinicamente, pode haver febre, erupção cutânea e eosinofilia; essa última é típica de certas penicilinas, fluoroquinolonas e alguns fármacos biológicos para o câncer que agem como inibidores do *checkpoint* (IPC), mas é atípica para AINEs. Os pacientes que se recuperam de episódio de injúria renal aguda (IRA) induzida por IPC podem voltar a fazer uso do inibidor.

O exame de urina geralmente mostra piúria e, às vezes, eosinofilúria, mas os tipos de células mais característicos são os linfócitos T ativados e plasmócitos, e cilindros leucocitários. Uma amostra citocentrifugada contendo o sedimento dentro de um pequeno tubo montado perpendicularmente à lâmina, depois corada com Giemsa, demonstra melhor esses tipos de células.

O paciente pode apresentar poliúria e sensibilidade no nível da loja renal, e sinais de disfunção tubular que incluem diabetes insípido nefrogênico, hipopotassemia ou hiperpotassemia e acidose metabólica hiperclorêmica. Os fármacos comuns que causam NIA incluem os inibidores da bomba de próton (IBPs) e sulfas, especialmente o sulfametoxazol, mas também diuréticos que contêm sulfa, como a acetazolamida, as tiazidas e a furosemida e, menos frequentemente, a bumetanida. Os IBPs podem aumentar o risco de NIA em pacientes com IPC. Com frequência, a rifampicina e alguns

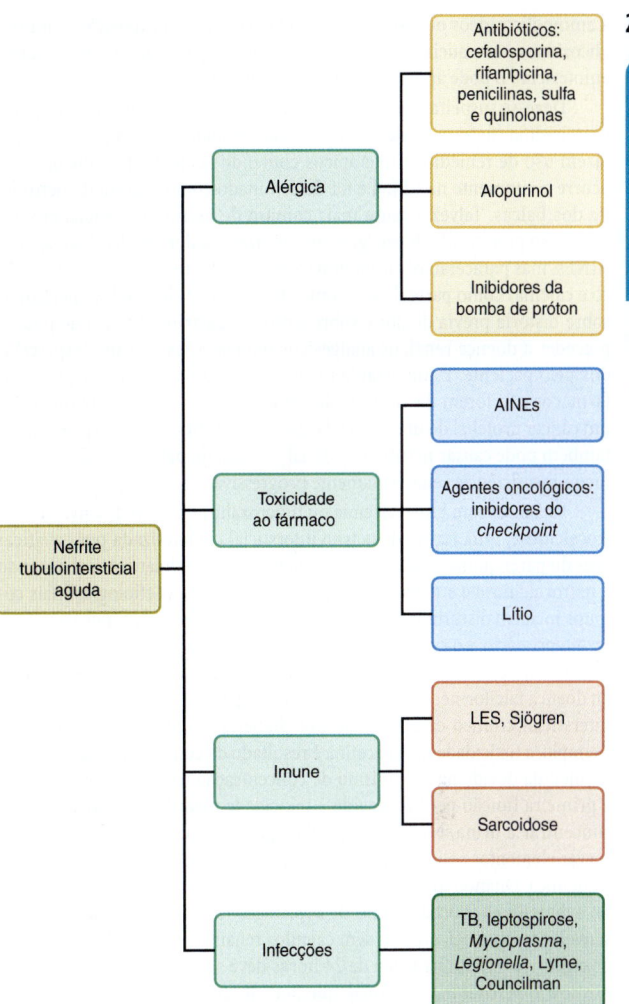

FIGURA 308-2 Nefrite tubulointersticial aguda. Doenças que resultam de lesão aos componentes tubulares e intersticiais do córtex e da medula renal. AINEs, anti-inflamatórios não esteroides; LES, lúpus eritematoso sistêmico; TB, tuberculose.

outros fármacos causam uma nefrite intersticial granulomatosa não caseosa; nos granulomas caseosos que resultam de disseminação hematogênica do *Mycobacterium tuberculosis*, os primeiros granulomas aparecem no córtex glomerular onde há maior aporte de oxigênio. A NTI granulomatosa pode ocorrer na sarcoidose.

Infecções sistêmicas bacteriana, viral, fúngica ou parasitária podem induzir nefrite tubulointersticial; a primeira descrição dessa patologia foi na era pré-antibiótica como a nefrite de Councilman no curso da escarlatina.

A nefrite intersticial autoimune é vista em doenças como a nefrite lúpica, vasculite ANCA-positiva e outros distúrbios reumáticos, incluindo a síndrome de Sjögren, que pode se apresentar com ressecamento ocular como parte da síndrome seca. Em um paciente com fotofobia e olhos vermelhos dolorosos, o clínico deve investigar a função renal e o exame de urina na busca de evidências de uma síndrome de nefrite tubulointersticial com uveíte (TINU, do inglês *tubulointerstitial nephritis and uveitis*).

Doenças intersticiais não inflamatórias

As doenças intersticiais não inflamatórias são causadas, frequentemente, por exposições tóxicas que danificam as estruturas intersticiais tubulares. Por exemplo, um paciente com câncer em uso de ifosfamida pode desenvolver síndrome de Fanconi, indicando lesão tubular proximal. A exposição a metais pesados como o cádmio, o chumbo e o mercúrio de restaurações dentárias antigas pode levar à lesão tubular proximal e, novamente, à síndrome de Fanconi. Um paciente com hipomagnesemia e IRA pode ter tido uma exposição anterior a agentes quimioterápicos contendo platina, e um paciente com diabetes insípido nefrogênico, não responsivo ao hormônio antidiurético, pode ter sido tratado com lítio, analgésicos ou quimioterapia. A hipopotassemia e a doença intersticial são consistentes com uma história prévia de exposição a aminoglicosídeos ou anfotericina B. O paciente com exposição a aminoglicosídeos pode queixar-se de perda auditiva. O paciente com exposição à anfotericina B pode apresentar hipopotassemia e ATR.

Deve-se suspeitar de doenças intersticiais crônicas em casos de paraproteinemia (nefropatia de cadeia leve ou amiloidose) e em pacientes que fazem uso de remédios fitoterápicos contendo ácido aristolóquico, como ocorre comumente na China e foi determinado como a causa da nefropatia dos Balcãs. Talvez a causa mais comum de nefrite intersticial crônica seja o uso prolongado de analgésicos para tratar a dor crônica (não apenas AINEs, mas paracetamol ou combinações de fenacetina, ácido acetilsalicílico e cafeína) como parte da síndrome analgésica. O clínico deve perguntar sobre história prévia de dor e sobre sintomas gastrintestinais que podem preceder a doença renal; os analgésicos muitas vezes passam despercebidos pelo paciente. É importante reconhecer essa síndrome porque, se os fármacos não forem descontinuados, pode ocorrer o desenvolvimento de um câncer urotelial no ureter distal e da bexiga. O lítio após uso prolongado também pode causar nefrite intersticial crônica, diabetes insípido nefrogênico e insuficiência renal lentamente progressiva.

Pacientes com hipercalcemia ou hiperoxalúria podem desenvolver nefrocalcinose, uma forma de nefrite intersticial caracterizada por calcificações do parênquima renal, muitas vezes no limite medular cortical. Quando a nefrocalcinose e a nefrolitíase são concomitantes, as etiologias mais comuns incluem distúrbios hipercalcêmicos, particularmente hiperparatireoidismo primário, e o rim em medular congênito (ectasia tubular), bem como ATR distal hereditária. Em pacientes com DM, uso crônico de analgésicos ou doença falciforme, o fenômeno da necrose papilar está associado ao dano intersticial crônico caracterizado por diabetes insípido nefrogênico. Por exemplo, a toxicidade da fenacetina é resultado da concentração do fármaco na medula devido ao mecanismo de concentração urinária; ironicamente, a primeira função perdida devido à toxicidade medular é a capacidade de concentrar a urina. Na necrose papilar que se segue, o paciente pode observar elementos sólidos na urina, que são tecidos descamados da medula isquêmica. Quando um paciente com doença inflamatória intestinal ou que foi submetido a procedimentos de *bypass* gástrico, como o Y de Roux, desenvolve lesão renal, com ou sem cálculos renais de oxalato de cálcio, uma dosagem de oxalato na urina de 24 horas deve ser determinada para diagnosticar hiperoxalúria intestinal, que pode levar à nefrocalcinose. A pielonefrite bacteriana crônica não é uma causa comum de doença renal crônica porque raramente afeta ambos os rins. Pielonefrite aguda em rim único ou rim transplantado pode causar IRA.

PROTEINÚRIA E SÍNDROME NEFRÓTICA

Proteinúria   Alguns pacientes apresentam edema generalizado e urina espumosa como manifestações clínicas geralmente ligadas a uma proteinúria importante. Proteinúria não é sinônimo de síndrome nefrótica (SN). No DM, a presença de microalbuminúria (MALB) define proteinúria glomerular, que normalmente ocorre após anos de doença de vasos de pequeno calibre (explicando a probabilidade de retinopatia concomitante) e prediz o desenvolvimento futuro de disfunção renal progressiva e SN. A taxa de progressão de perda de função renal é maior com hipertensão, obesidade e controle inadequado da glicose. Outros riscos são nefrectomia, hepatite C; como na glomerulosclerose segmentar focal (GESF), em pacientes de ascendência africana a progressão é devida, provavelmente, à prevalência das mutações do gene *APOL1*. Considerando que o tratamento de pacientes com MALB é indicado, o clínico que cuida de pacientes diabéticos deve rastrear regularmente a presença de pequenas quantidades de albumina na urina, que podem ser detectadas como microalbuminúria (30-300 mg/dia de excreção de albumina) por radioimunoensaio. A albuminúria subnefrótica é característica de doenças focais do rim com < 50% dos glomérulos envolvidos, enquanto a SN é provavelmente difusa, envolvendo a maioria dos glomérulos. Níveis baixos de albuminúria são característicos de glomerulonefrite, como discutido anteriormente.

A microalbuminúria está abaixo da detecção pela análise de proteínas com fita reagente na urina. Qualquer albuminúria detectável na fita é chamada de *proteinúria evidente* e quando detectada no nível mais alto na fita é consistente com proteinúria nefrótica. A medição da fita identifica apenas as proteínas mais ácidas, como a albumina, mas não as proteínas com um ponto isoelétrico mais alto, principalmente as cadeias leves kappa e lambda encontradas no mieloma múltiplo. Além disso, a filtração de cadeias leves pode causar dano glomerular e albuminúria (nefropatia de cadeia leve kappa ou amiloide lambda AL), mas não requer um glomérulo anormal porque sua carga e peso molecular permitem que eles atravessem livremente a barreira glomerular. Essa filtração é considerada proteinúria por sobrecarga.

Uma aferição laboratorial de albumina ou proteína total deve ser ajustada para a concentração de creatinina na urina como uma razão para descontar os efeitos da diluição ou concentração urinária. Também é importante notar que a razão entre a concentração de proteína total e a concentração de creatinina não é específica para a excreção de albumina e pode indicar a presença de cadeias leves. A detecção de cadeias leves requer uma eletroforese de proteínas na urina.

Outro tipo de proteinúria conhecida como proteinúria tubular, principalmente β-2 microglobulina, é secretada pelas células tubulares proximais e é comum na nefrite intersticial.

Síndrome nefrótica   A síndrome nefrótica (SN) tem três características que a definem: edema, hipoalbuminemia (< 3,5 g/dL) e proteinúria > 3,5 g/dia. A síndrome frequentemente é associada com anormalidades dos lipídeos como LDL (*low-density lipoprotein* [lipoproteína de baixa densidade]) elevado, HDL (*high-density lipoprotein* [lipoproteína de alta densidade]) baixo e lipidúria. A urina pode conter grandes células epiteliais tubulares envolvidas por lipídeos em uma forma reconhecível sob luz polarizada. Esses corpos ovais gordurosos também podem conter cristais de monoidrato de colesterol, que aparecem com aspecto de cruzes maltesas. Com baixa luminosidade, o lipídeo refrátil pode ser visto como cilindros gordurosos.

Clinicamente, os pacientes apresentam edema generalizado; edema facial, palpebral e periorbital é observado na SN. O edema do escroto e do pênis pode ser grave o suficiente para obstruir o fluxo urinário uretral em homens. Em alguns casos, o edema pode formar grandes bolhas que podem se romper, predispondo à ulceração e à celulite. A pele se torna lisa e pode parecer que está "chorando". Os pacientes podem ter rouquidão causada por edema das pregas vocais. Ocasionalmente, a proteinúria nefrótica não está associada a edema, por exemplo, na nefropatia associada ao vírus da imunodeficiência humana (HIVAN, do inglês *human immunodeficiency virus-associated nephropathy*), que é mais comum em negros com HIV. Nesses casos, a perda rápida de função renal pode ocorrer por colapso do capilar glomerular por proliferação de células epiteliais viscerais que comprimem as alças glomerulares, diminuindo o fluxo capilar e filtrando a área de superfície (glomerulopatia colapsante). Essa glomerulopatia é uma forma grave e resistente ao tratamento de GESF. Outras formas secundárias de GESF, mais frequentemente não associadas à SN, incluem nefrectomia parcial, com doença no rim remanescente, lesão adaptativa, hipoxemia crônica, anemia falciforme, vasculite recorrente com esclerose de alguns glomérulos, obesidade e anomalias urogenitais congênitas. A proteinúria muito intensa frequentemente é observada nessa síndrome. Formas secundárias de GESF são apresentadas na Figura 308-3.

A SN é um estado hipercatabólico com balanço negativo de nitrogênio devido à absorção no túbulo proximal e catabolismo lisossomal que excede a síntese hepática de albumina. Um achado característico de hipoalbuminemia de início rápido na SN é a presença de linhas brancas horizontais no leito ungueal, conhecidas como linhas de Muehrcke. No adulto, quando a SN ocorre abruptamente, com elevação grave do colesterol, deve-se considerar lesão epitelial glomerular (podocitopatia), que pode ser uma doença de lesões mínimas (DLM) idiopática, uma denominação baseada, historicamente, na aparência normal do tecido renal na microscopia óptica e, muitas vezes, precedida por uma infecção respiratória superior, alergias ou imunização. As causas secundárias de DLM são o linfoma de Hodgkin ou outros distúrbios linfoproliferativos. A DLM pode ocorrer em qualquer idade e no adulto também pode levar a IRA, principalmente devido a doença vascular subjacente e hipoalbuminemia.

A idade é importante na instalação da SN, pois crianças < 6 anos frequentemente apresentam DLM. Várias mutações genéticas que codificam proteínas do podócito, como nefrina (*NPHS1*) e podocina (*NPHS2*) no diafragma de fenda, mostraram ser responsáveis pela maioria dos casos de síndrome nefrótica hereditária (ver Tab. 308-2).

Em crianças que têm uma concentração sérica de albumina < 2 g/dL, pode se desenvolver isquemia tecidual, causando uma "crise nefrótica" na qual a dor abdominal grave pode ser confundida com abdome cirúrgico. Um paciente de 20 anos apresentando SN pode ter DLM, GESF ou nefropatia membranosa (NM).

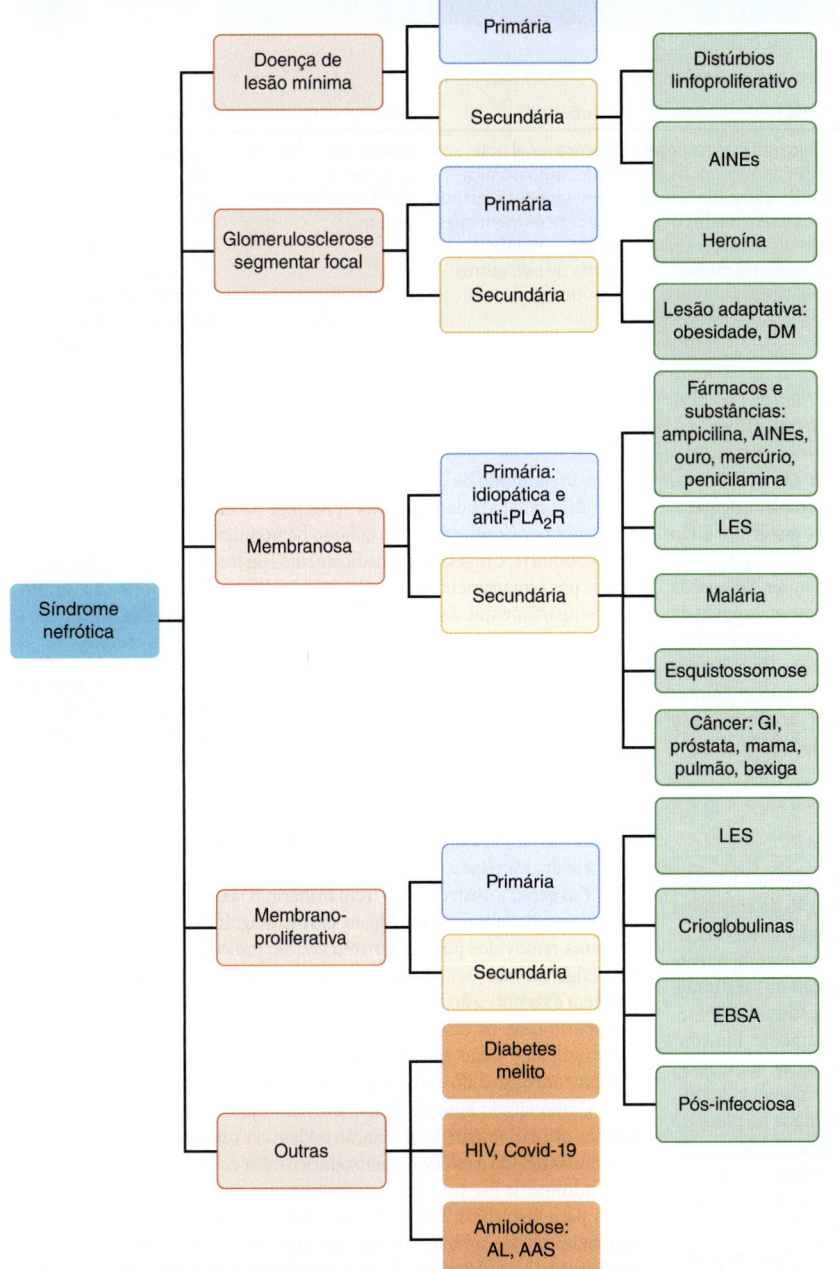

FIGURA 308-3 **Síndrome nefrótica.** Diferentes síndromes patológicas divididas em causas idiopáticas e secundárias. Setenta por cento das nefropatias membranosas (NMs) primárias estão associadas a anticorpos para o receptor da fosfolipase A_2 (PLA_2R) do antígeno da membrana basal subepitelial integral. O termo anterior para GN membranoproliferativa primária foi substituído por síndromes patológicas envolvendo deposição de complemento (glomerulopatia C3 e doença de depósito denso em crianças). A amiloide AL é a forma de amiloidose secundária à deposição de cadeia leve lambda e AAS é a proteína (amiloide A sérica) associada a doenças inflamatórias crônicas, como artrite reumatoide, febre familiar mediterrânea e tuberculose. AINEs, anti-inflamatórios não esteroides; DM, diabetes melito; EBSA, endocardite bacteriana subaguda; GI, gastrintestinal; HIV, vírus da imunodeficiência humana; LES, lúpus eritematoso sistêmico.

Assim como a DLM, a NM apresenta etiologia primária ou secundária. Enquanto a SN é uma causa de estado hipercoagulável, particularmente quando é acompanhada por hipoalbuminemia grave (< 2 g/dL) a NM é a SN associada mais frequentemente com trombose da veia renal (TVR) por inúmeros motivos, entre eles a perda urinária de antitrombina-3 e plasminogênio, bem como a presença de hiperfibrinogenemia. A TVR pode se apresentar com dor nas costas ou embolia pulmonar.

A SN com proteinúria intensa ou rins grandes na US, em estágios avançados da doença renal crônica (DRC), é observada, frequentemente, na nefropatia diabética, amiloidose, HIVAN e NM com TVR. A NM pode ser o achado de apresentação nos casos de LES, enquanto a GN proliferativa difusa com C3 baixo, quando associada ao LES, ocorre em pacientes que também apresentam sinais e sintomas de envolvimento articular, cutâneo, ou seja, sistêmico. Uma causa de NM muito precoce é a reação idiossincrática aos AINEs, mesmo quando tomados em pequenas quantidades. Muitas outras substâncias, incluindo penicilamina, mercúrio e sais de ouro, podem causar NM. A proteinúria de qualquer causa pode apresentar-se mais precocemente, ou aumentar, quando existe DM, obesidade, nefrectomia parcial ou aumento da pressão venosa renal.

Tumores sólidos, particularmente pulmonares, gástricos, intestinais, vesicais, mamários e prostáticos, podem estar na origem de uma síndrome paraneoplásica de NM. Embora seja importante obter uma história e examinar o paciente cuidadosamente em busca de sinais de câncer, não é a regra investigar exaustivamente todos os pacientes com NM para câncer. Mas a nefropatia neoplásica pode ser um sinal de doença recorrente e pode até ser reconhecida por antígenos tumorais. A NM também ocorre no contexto de muitas doenças infecciosas, incluindo sífilis, malária, esquistossomose e hepatite B. Recentemente, em 70% dos pacientes com NM primária foram identificados níveis circulantes de um autoanticorpo para o receptor de fosfolipase A_2 (anti-PLA_2R) na região subepitelial da membrana basal glomerular.

Pacientes que têm sedimento nefrótico e nefrítico na infância podem ter glomerulonefrite membranoproliferativa (GNMP) com C3 baixo como uma doença primária (glomerulopatia C3 ou doença de depósito denso). O adulto que apresenta um quadro nefrótico e nefrítico deve ser considerado portador de um distúrbio por imunocomplexos até que se prove o contrário. Na amiloidose, pode haver uma síndrome tubular simultânea e grave, além da albuminúria, consistindo em diabetes insípido nefrogênico e ATR hiperpotassêmica. Quando a SN está associada à síndrome de Fanconi (glicosúria, fosfatúria, uricosúria e aminoacidúria) em um adulto, deve-se considerar mieloma múltiplo.

HEMATÚRIA E SÍNDROMES DO TRATO URINÁRIO INFERIOR

Considerando que o sangue pode entrar no trato urinário a partir de qualquer estrutura, identificar a fonte é o primeiro passo necessário. Via de regra, a hematúria associada à dor no flanco ou cólica ureteral é mais característica de origem do trato urinário inferior, como cálculo ou lesão obstrutiva. No entanto, quando se observa dor no flanco sem cólica, deve-se considerar edema do rim e estiramento da cápsula renal, como pode ser observado na obstrução urinária aguda, na infecção renal, na glomerulonefrite e, ocasionalmente, na glomerulonefrite aguda. Sangramento intenso com coágulos é mais característico de sangramento do trato inferior, mas pode resultar de trauma no rim. Em pacientes que têm dor aguda no flanco e hipertensão, assumir que a dor se deve a um cálculo renal pode negligenciar um evento vascular oclusivo embólico ou um coágulo *in situ* na artéria. Pacientes que praticam exercícios extenuantes podem apresentar hematúria que pode ser descartada repetindo o exame de urina após 1 ou 2 semanas de repouso. A verdadeira hematúria pode ser distinguida da hemoglobinúria e mioglobinúria pela urinálise.

TABELA 308-2 ■ Doenças congênitas e hereditárias

Doenças glomerulares hereditárias: síndrome nefrótica ou insuficiência renal	Doenças tubulares hereditárias	APOL1	Ciliopatias	Canalopatias	Anomalias congênitas
Mutações dos podócitos; mutações da membrana basal; nefrite hereditária; mutações somáticas e ligadas ao X; COL4A5; síndrome de Allport com hematúria, perda auditiva neurossensorial, lenticonus; doença de Fabry (deficiência de galactosidase-alfa ligada ao X)	Síndrome de Fanconi com glicosúria renal, ATR proximal, hipofosfatemia, hipouricemia; ATR distal com perda auditiva, calcificação renal; diabetes insípido nefrogênico; distúrbios hiper ou hipotensivo com hipo ou hiperpotassemia; alcalose ou acidose metabólica	Alelo mutante na população afro-americana, levando à suscetibilidade à lesão em muitos outros distúrbios, incluindo diabetes melito	Doença renal policística autossômica dominante e recessiva; rins císticos medulares (acidose metabólica e perda de sal); outros fenótipos	Síndromes de Gitelman e de Bartter; distúrbios do CENa e bomba de próton	Agenesia unilateral; doença disgenética, rim esponjoso medular (hematúria, cálculos ou infecção); rins em ferradura (proteinúria); anomalia de posição; obstrução ureteropélvica; refluxo cistoureteral (proteinúria)

Siglas: ATR, acidose tubular renal; CENa, canal epitelial de sódio.

Os sintomas de distúrbios do trato urinário inferior são disúria, aumento da frequência urinária, urgência, esvaziamento incompleto, hematúria inicial, bem como fluxo urinário deficiente. Entre esses distúrbios estão a infecção do trato urinário e a hipertrofia prostática. A hematúria de início recente observada na quarta década de vida ou além deve ser submetida a uma avaliação urológica e, provavelmente, a um exame cistoscópico da bexiga. No entanto, condições hematúricas crônicas podem estar associadas a doenças glomerulares crônicas, como membrana basal fina, nefrite hereditária ou nefropatia por IgA. Por isso é tão importante buscar exames prévios como os que são feitos para seguro, serviço militar ou admissionais para determinar se a hematúria estava presente de modo a estabelecer a cronicidade.

INJÚRIA RENAL AGUDA

A injúria renal aguda (IRA) é definida pela retenção de produtos nitrogenados, como ureia, ácido úrico e creatinina. A concentração de creatinina aumenta principalmente relacionada à quantidade de água absorvida ao longo do néfron. Como a ureia, mas não a creatinina, tem um componente reabsortivo, a depuração da ureia é menor que a depuração da creatinina. Com uma taxa catabólica constante, uma diminuição na filtração glomerular por si só afetará a ureia e a creatinina proporcionalmente. Em contrapartida, um distúrbio associado à concentração urinária aumentada (hormônio antidiurético [ADH, do inglês *antidiuretic hormone*] elevado), em que a ureia, assim como a água, tem reabsorção aumentada no processo de concentração da urina, a retenção de ureia excede a da creatinina, sendo responsável por uma relação ureia:creatinina elevada. Os estados oligúricos ou oligoanúricos são frequentemente caracterizados como *pré-renais*, significando doença vascular pré-glomerular ou estados de baixa perfusão; *renais*, indicando doença renal intrínseca; ou *pós-renais*, indicando nefropatia ou uropatia obstrutiva (ver Tab. 308-1).

Os **estados pré-renais** frequentemente estão relacionados a uma redução da pressão de perfusão dos capilares glomerulares ou alguma outra interferência na filtração. O diagnóstico diferencial inclui GN proliferativa; doença vascular pré-glomerular como a esclerodermia ou a microangiopatia trombótica; o uso de aminas vasopressoras para manutenção da pressão arterial; substâncias vasoconstritoras incluindo a cocaína, os meios de contraste iodados, a hemoglobina ou a mioglobina, e certos antibióticos como a vancomicina, a ciclosporina e o tacrolimo (inibidores da calcineurina); outros fármacos vasoconstritores não esteroides; e estimulação do nervo renal. A hipercalcemia e a hipoxia também são vasoconstritoras. A correção da hipoxemia tem efeito diurético.

Doença renal intrínseca Tudo que foi citado diminuirá a pressão de perfusão e diminuirá a TFG enquanto estimula a reabsorção de sódio e água. Portanto, os achados urinários característicos são baixa excreção urinária de sódio e urina concentrada. A concentração de sódio na urina geralmente é baixa, e a concentração de creatinina na urina em relação ao plasma é geralmente > 40. Esse resultado também pode ocorrer na estenose bilateral da artéria renal, na insuficiência cardíaca e em outros colapsos circulatórios. Se houver dano aos túbulos renais, a chamada **doença renal intrínseca**, pode ou não haver oligúria e, de fato, pode haver poliúria (falta de resposta ao ADH), perda de sódio e potássio e distúrbios acidobásicos, com o predomínio de qualquer um deles. Uma das causas mais frequentes de injúria renal aguda oligúrica é a necrose tubular aguda (NTA) causada por sepse por Gram-negativos, colapso hemodinâmico, hemoglobinúria ou mioglobinúria, e ingestão de medicamentos ou toxinas. Os exemplos são as lesões por esmagamento, a intoxicação alcoólica ou por cocaína e a síndrome compartimental. As causas farmacológicas incluem AINEs, aminoglicosídeos e agentes quimioterápicos como a cisplatina e o metotrexato.

Estados pós-renais Estados pós-renais acompanhados de anúria sugerem obstrução completa ao fluxo de urina, enquanto poliúria e sedimento urinário pobre sugerem obstrução incompleta combinada com ausência de resposta ao ADH. A excreção fracionada de sódio geralmente é > 1 a 2%, enquanto nas síndromes pré-renais oligúricas a excreção fracionada de sódio é geralmente < 1%. A exceção à baixa excreção de sódio ocorre no caso de alcalose metabólica hiperclorêmica, em que o cloreto está sendo conservado e o sódio excretado com bicarbonato.

Em geral, a obstrução do trato urinário (OTU) é caracterizada por hidronefrose visualizada em imagens ultrassonográficas ou grandes volumes de urina removidos por cateterismo vesical, indicando obstrução da saída da bexiga. As exceções ao achado de hidronefrose em um estudo de imagem incluem a compressão obstrutiva extrínseca do rim ou do ureter na doença retroperitoneal; os casos em que a imagem foi feita muito precocemente, por exemplo, < 4 dias após a obstrução; ou quando o paciente estava simultaneamente obstruído e com depleção de volume.

Como citado anteriormente, doenças tubulares agudas que não são ligadas primariamente à inflamação podem ser causadas por obstrução intratubular devido a estados hiperoxalúricos, por ácido úrico e fosfatos como na síndrome de lise tumoral, comumente uma consequência da quimioterapia para distúrbios linfoproliferativos. Outras terapias medicamentosas que causam lesão tubular incluem cisplatina, ifosfamida, metotrexato, aminoglicosídeos e anfotericina B, e toxicidade por exposição a metais pesados.

A lesão renal no contexto de doença sistêmica com disfunção em outros órgãos inclui as síndromes cardiorrenal, pulmão-rim e hepatorrenal. Outras síndromes que normalmente envolvem o rim incluem doença febril, infecção sistêmica com choque séptico, colapso hemodinâmico devido a citocinas ou síndrome de extravasamento capilar. Essas síndromes, bem como as de origens endoteliais, como as microangiopatias trombóticas e síndrome hemolítico-urêmica, são mostradas na Figura 308-4. Pacientes obstétricas com descolamento prematuro de placenta podem desenvolver necrose cortical bilateral e, como consequência, anúria e, muitas vezes, insuficiência renal irreversível. Além disso, pacientes com síndrome ateroembólica podem apresentar IRA ou dano progressivo crônico após um cateterismo aórtico. Se os vasos sanguíneos cateterizados envolverem o arco aórtico, pode ocorrer uma síndrome encefalopática que pode mimetizar a encefalopatia urêmica. Até 70% dos pacientes com Covid-19 que necessitaram de ventilação mecânica durante a fase inicial da pandemia desenvolveram falência de múltiplos órgãos, incluindo IRA. A IRA também pode ser um risco para DRC após uma infecção por Covid-19.

DOENÇA RENAL CRÔNICA E A SÍNDROME URÊMICA

A doença renal crônica (DRC), progredindo por meses a anos, pode ser o resultado em longo prazo de qualquer das doenças citadas anteriormente.

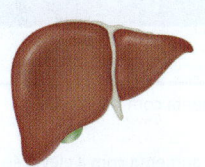
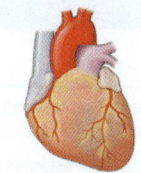
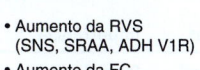
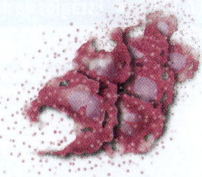

- Vasodilatação sistêmica
- Aumento da resistência vascular renal
- Aumento da retenção de sal e água
- Diminuição da TFG

Síndrome hepatorrenal

- Aumento da pressão atrial direita
- > Pressão veia renal
- Diminuição da TFG, aumento da PU
- Diminuição do VS, DC → PA

- Aumento da RVS (SNS, SRAA, ADH V1R)
- Aumento da FC
- Diminuição da pressão de perfusão renal, FPR, TFG
- Aumento da reabsorção de Na e água, edema, aumento do retorno venoso
- Efeitos de Frank-Starling no DC

Síndrome cardiorrenal

- Síndrome de Goodpasture/anti-MBG
- ANCA + vasculite
- Outras vasculites
  Crioglobulinemia
  LES
  IgA

Síndrome pulmão-rim

- Lise celular libera DNA
- 1 purina: 2 fosfatos por dinucleotídeo
- CaP intratubular
- Obstrução intratubular por ácido úrico

Síndrome de lise tumoral

Síndrome ateroembólica
- Pós-cateterismo aórtico ou cardíaco
- Pós-anticoagulação
- Encefalopatia
- Microêmbolos de colesterol para os membros (dedos dos pés azuis, lívido reticular), pâncreas, retina
- Eosinofilia

Síndrome de extravasamento capilar
- Aumento de extravasamento capilar de líquido rico em proteínas para o FIT
- Diagnósticos: edema difuso, choque, choque não cardiogênico, edema pulmonar
- Causas: sepse, idiopática, alérgica, SHO, intoxicações, toxinas, IL-6, citocinas, queimaduras
- Falência múltipla de órgãos, IRA

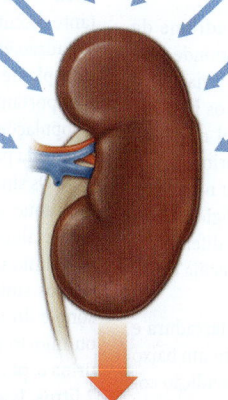

Síndrome analgésica
- Uso de ácido acetilsalicílico, cafeína, paracetamol, fenacetina ou combinações de APC em longo prazo
- Gastrite, sintomas GI
- NTI crônica
- Câncer urotelial

Microangiopatias trombóticas
- Plaquetas baixas, AHMA, esquistócitos
- Haptoglobina baixa, LDH alto
- Trombos de fibrina, endoteliose, mesangiólise
- SHU da infância
- Toxinas GI e bacterianas: Shigatoxina, *E. coli* O157:H7 (STEC)
- Envolvimento do SNC: anticorpos PTT-ADAMTS13
- Genética: baixo complemento C3, C4, fatores H, I
- Síndromes antifosfolipídeo, ACL, anti-β2GP1
- Hipertensão acelerada, esclerodermia
- Associado a LES
- Pré-eclâmpsia
- Síndromes pós-transplante
- Fármacos: mitomicina, inibidores da calcineurina

Síndrome urêmica
- Taxa catabólica aumentada
- Encefalopatia, neuropatia
- Pericardite
- Sobrecarga de líquidos, edema pulmonar, hipertensão
- GI: disgeusia, anorexia, perda de peso, diarreia
- Pele seca, prurido

FIGURA 308-4 Categorias de síndrome sistêmicas e não renais que envolvem o rim e em casos avançados podem causar síndrome urêmica, necessitando de terapia renal substitutiva. ACL, anticorpo anticardiolipina; ADH V1R, receptor V1 do hormônio antidiurético; AHMA, anemia hemolítica microangiopática; ANCA, anticorpo anticitoplasma de neutrófilo; anti-β2GP1, anti-beta-2-glicoproteína-1; APC, ácido acetilsalicílico-fenacetina-cafeína; CaP, cristais de fosfato de cálcio; DC, débito cardíaco; FC, frequência cardíaca; FIT, fluido intersticial; FPR, fluxo plasmático renal; GI, gastrintestinal; IgA, imunoglobulina A; IL-6, interleucina 6; LDH, lactato-desidrogenase; MBG, membrana basal glomerular; NTI, nefrite tubulointersticial; PA, pressão arterial; PTT, púrpura trombocitopênica trombótica; PU, proteína urinária; RVS, resistência vascular sistêmica; SHO, síndrome de hiperestimulação ovariana; SHU, síndrome hemolítico-urêmica; SNC, sistema nervoso central; SNS, sistema nervoso simpático; SRAA, sistema renina-angiotensina-aldosterona; TFG, taxa de filtração glomerular; VS, volume sistólico.

Se o curso de tempo for desconhecido, outras formas de diferenciar DRC de um distúrbio renal mais recente são úteis, como o achado de rins pequenos bilateralmente em uma US. Por esse método, os rins normalmente têm 10 a 12 cm de comprimento. Rins pequenos, < 8 cm, provavelmente são atróficos com função irreversivelmente baixa; porém, em alguns casos de DRC, como diabetes, os rins podem estar aumentados a despeito da presença de insuficiência renal. Notavelmente, mesmo rins atróficos ainda podem produzir renina para manter a pressão sanguínea e eritropoietina para minimizar a anemia; entretanto, devido à baixa concentração de calcitriol na DRC, os pacientes desenvolvem hiperparatireoidismo secundário. A glândula paratireoide normal pesando 25 mg teria limitações em aumentar o paratormônio (PTH), de modo que o PTH muito elevado provavelmente fala a favor da DRC. O afinamento do córtex renal também é um sinal de cronicidade.

O DM é responsável por aproximadamente 50% dos pacientes com DRC que evoluem para doença renal em estágio terminal (DRET). Outras causas importantes que levam à DRET são nefropatia por IgA, e nefropatia isquêmica sem proteinúria que se manifesta após os 50 anos com hipertensão e sinais de outras doenças de grandes vasos, como claudicação intermitente por doença vascular periférica, acidente vascular cerebral e doença arterial coronariana. Em contrapartida, a doença arterial renal por displasia fibromuscular, vista predominantemente em mulheres brancas na quarta década de vida, não evolui para insuficiência renal e é uma forma tratável de hipertensão. Outras doenças arteriais incluem a poliarterite nodosa (PAN) e, em vasos de médio calibre, uma doença do tipo Kawasaki que afeta crianças, que teve um aumento de 30 vezes desde o início da Covid-19 como parte da síndrome inflamatória multissistêmica.

As doenças hereditárias e congênitas do rim são apresentadas na Tabela 308-2. A doença renal policística (DRP) autossômica dominante ocorre em todas as populações étnicas. O paciente pode mostrar os primeiros sinais de cistos nos últimos anos da adolescência com hipertensão, infecção urinária ou cística ou dor e sangramento. Também podem ser vistos cálculos renais. Em torno dos 30 anos de idade, os indivíduos com o distúrbio

TABELA 308-3 ■ Estágios da doença renal crônica (DRC)

Estágios da DRC, anormalidade > 3 meses	Faixa de TFGe	Características clínicas	Importância
1	> 60 mL/min/1,73 m²	Exame de urina anormal, imagem renal anormal	Risco de progressão para estágios tardios aumenta com a elevação da proteinúria e depende da causa da doença
2	> 60 mL/min/1,73 m²	Exame de urina anormal, imagem renal anormal	Risco leve de progressão para estágios tardios aumenta com a elevação da proteinúria e depende da causa da doença
3a	45-60 mL/min/1,73 m²	Doença cardiovascular ou outra lesão de órgão	Risco moderado de progressão da doença; atenção a outros fatores de risco vasculares, PA elevada, lipídeos, tabagismo, peso
3b	30-45 mL/min/1,73 m²	Proteinúria	Alto risco de progressão
4	15-30 mL/min/1,73 m²		Alta probabilidade de progressão para DRET; necessita de preparação e educação a respeito das opções para TRS, incluindo transplante e diálise
5	< 15 mL/min/1,73 m²		Maior risco de necessidade de TRS

Siglas: DRET, doença renal em estágio terminal; PA, pressão arterial; TFGe, taxa de filtração glomerular estimada; TRS, terapia renal substitutiva.

irão apresentar cistos detectáveis na US. O clínico deve saber que um diagnóstico de DRP requer múltiplos cistos em ambos os rins. Os cistos também são encontrados no fígado. A primeira manifestação de DRP pode ser hemorragia cerebral, uma vez que aneurismas lobulados estão presentes em um pequeno subgrupo de pacientes com essa doença, mais comumente no polígono de Willis.

A nefrite hereditária com muitas variações inclui a síndrome de Alport, envolvendo uma mutação genética (*COL4A5*, que responde pela maioria dos casos) que afeta a região alfa 3 do colágeno tipo IV na MBG. Há um padrão de transmissão genética ligada ao X, no qual os homens podem ser mais gravemente afetados por insuficiência renal na meia-idade. A síndrome envolve hematúria, perda auditiva sensorioneural e deformidades oculares no cristalino. Um sinal predominante na nefrite hereditária é a hematúria microscópica, e a correlação patológica a essa ocorrência é a presença de membrana basal fina. Ela deve ser diferenciada da condição relacionada menos grave e mais comum conhecida como doença da membrana basal fina como causa de hematúria.

Certas anormalidades congênitas do rim, como rim em ferradura e rim ectópico, também mostrados na Tabela 308-2, consistem em um baixo número de néfrons que pode resultar em GESF secundária. A condição conhecida como refluxo ureteral é uma anormalidade que envolve a inserção funcional do ureter na bexiga muscular, que deveria fechar o ureter após a contração da bexiga. Na doença do refluxo, o ureter não pode impedir o fluxo retrógrado de urina durante a micção. Em crianças, isso pode causar hipertensão e, em alguns casos, GESF secundária. A correção cirúrgica da anormalidade pode ser curativa, mas a criança pode superá-la na idade adulta em qualquer caso.

Os estágios da DRC estão listados na Tabela 308-3 e são importantes para o planejamento da terapia renal substitutiva (TRS) (diálise e transplante) e para avaliar e retardar a taxa de progressão, definida como o declínio da TFG ao longo do tempo. Na DRC, a TFG estimada (TFGe) é determinada pela creatinina sérica estável atual, inserida em uma das várias equações derivadas de dados de ensaios clínicos que compararam o valor do indivíduo com as medições reais da TFG. Por exemplo, o estudo Modification of Diet in Renal Disease (MDRD) usou uma depuração de radioisótopos (I^{125}iotalamato) para medir a TFG verdadeira. A equação contém fatores adicionais, como idade e sexo, para derivar a TFGe atual, corrigida para 1,73 m² de área de superfície corporal. Esse valor de TFGe *não* é uma depuração de creatinina, nem uma medida de TFG.

Tem havido debate sobre a inclusão de fatores corretivos que alterariam o resultado dessa equação, com base na etnia e na raça do paciente. Por exemplo, em alguns centros, tem sido recomendado multiplicar o valor da TFGe por um fator de 1,2 em pacientes negros para corrigir a subestimativa percebida da TFG usando a equação MDRD. Há uma objeção considerável em fazer essa correção, que pode ter o efeito de introduzir viés com base na raça. Como a TFGe corrigida dará um valor mais alto à TFG, pode haver atrasos na discussão da TRS e no início do tratamento. Consequentemente, a correção caiu em desuso. Recentemente foi utilizada uma alternativa, a Chronic Kidney Disease Epidemiology Collaboration (CKD-EPI), que exclui a raça como parâmetro. Outro método de cálculo da TFG usa cistatina-C.

No curso da DRC, o médico deve avaliar o paciente para a presença de sintomas e sinais de agravamento da função renal. Quando a TFGe for < 15 a 20 mL/min, o paciente já deve ter discutido com o médico as opções para eventual tratamento e, se indicado, ser feita a preparação cirúrgica para diálise peritoneal ou hemodiálise. A transição para a diálise é um tópico sensível. O procedimento é artificial mas pode ser salvador. Também é importante discutir o transplante e aspectos do momento para a sua realização. O padrão ético é que médicos diferentes avaliem o receptor e o doador do transplante renal. Confidencialidade e privacidade são aspectos essenciais. É importante observar que o acesso ao transplante não tem sido equitativo a populações minoritárias e cabe ao clínico evitar o viés, discutindo a opção com cada paciente.

Os sintomas de DRC frequentemente são inespecíficos e incluem fadiga, fraqueza, perda de apetite e paladar, perda de peso, alterações do humor e encefalopatia metabólica que pode envolver alterações cognitivas como o declínio na função executiva e na capacidade de cálculos e de memória. Outros sintomas são neuropatia periférica e autonômica e distúrbios do sono e do movimento como a síndrome das pernas inquietas, e asteríxis ou mioclonia. Pacientes com DRA perdem a capacidade de concentrar a urina e, portanto, têm um débito urinário obrigatório de aproximadamente 2 litros. Isso resulta em noctúria, uma vez que a bexiga se enche durante a noite. Ironicamente, a perda da noctúria pode ser sentida pelo paciente como uma melhora dos sintomas, mas, na verdade, indica piora da oligúria. Comumente ocorre prurido. Questões clínicas incluem mudanças nos medicamentos e nas doses. A síndrome urêmica é caracterizada por hipertensão grave, pelas manifestações encefalopáticas já mencionadas, por sangramento gastrintestinal (GI), pericardite, distúrbios eletrolíticos graves, particularmente hiperpotassemia e hiperparatireoidismo secundário. A anemia frequentemente está presente e, embora possa ser causada por deficiência de ferro ou por diminuição da eritropoietina, outras causas de anemia devem ser investigadas. Os pacientes respondem bem aos agentes estimulantes eritropoiéticos, tendo como alvo > 10 g/dL, mas < 12 g/dL. Notavelmente, nem todos os pacientes são anêmicos. Por exemplo, alguns pacientes com obstrução do trato urinário, DRP, doença vascular renal e carcinoma de células renais podem, de fato, apresentar eritrocitose.

Na síndrome nefrótica, a proteinúria intensa pode persistir ao longo do curso da DRC e acarreta um pior prognóstico. Em todas as doenças renais, incluindo os processos nefríticos, pode haver progressão para estágios avançados, mesmo quando a inflamação aguda cede. No entanto, os mecanismos subjacentes da insuficiência renal progressiva envolvem vias inflamatórias (refletidas em níveis elevados de proteína C-reativa e velocidade de hemossedimentação na DRC), enfatizando a importância do controle de fatores de risco para doenças cardiovasculares, como hipertensão, tabagismo, hiperlipidemias, diabetes e obesidade no início do curso da DRC.

Algumas síndromes renais crônicas podem apresentar disfunção tubular predominante, incluindo doenças genéticas conhecidas como canalopatias. Exemplos são a depleção de eletrólitos como fósforo e potássio e ATR proximal devido à síndrome de Fanconi, mencionada anteriormente; alcalose hipopotassêmica e depleção de volume na síndrome de Bartter (mutações resultando em função anormal da alça de Henle); e perdas de eletrólitos na síndrome de Gitelman, um defeito no transportador de cloreto de sódio sensível à tiazida. A síndrome de Gitelman também causa alcalose metabólica hipoclorêmica hipopotassêmica. As duas síndromes podem ser distinguidas examinando a urina para os solutos usuais regulados por esses transportadores. Assim, a síndrome de Bartter está associada com hipercalciúria e incapacidade de concentrar a urina, enquanto a síndrome de Gitelman está associada com hipocalciúria e capacidade preservada de concentrar a urina. A síndrome de Fanconi resulta em acidose hipopotassêmica e pode ser diferenciada da ATR distal, que não se associa com perda de glicose, aminoácidos e fosfato na urina.

Distúrbios envolvendo o ducto coletor e seus transportadores de sódio, potássio e ácido-base podem resultar em síndromes que também sugerem certos diagnósticos. Por exemplo, a poliúria por perdas inadequadas de água livre e insensível ao ADH é característica do diabetes insípido nefrogênico. É comum observar defeitos simultâneos na secreção de potássio e na secreção de íons hidrogênio, com hipertensão sugerindo bloqueio de um dos reguladores de sódio do canal epitelial de sódio (CENa). Esses distúrbios geralmente estão associados a estados de hiporrenina e/ou hipoaldosterona, que incluem obstrução do trato urinário, ATRs tipo 4 no DM, amiloidose ou doença de Addison. Em contrapartida, alcalose metabólica hipopotassêmica com expansão de volume pode sugerir adenoma suprarrenal, estenose unilateral da artéria renal, tumores secretores de hormônio adrenocorticotrópico (ACTH, do inglês *adrenocorticotropic hormone*), abuso de alcaçuz ou diuréticos poupadores de potássio.

Massas renais Os pacientes com carcinoma de células renais podem ter sido diagnosticados por meio de um achado incidental em um estudo de imagem abdominal ou, às vezes, por uma massa palpável mais bem sentida em um paciente magro em decúbito dorsal, mas ocasionalmente identificada como um tumor muito grande. Massas muito grandes ou massas múltiplas facilmente palpáveis podem representar doenças císticas do rim, incluindo DRP ou mesmo um único cisto, ou uma obstrução pélvica ureteral congênita. Outras vezes, um carcinoma de células renais pode se apresentar como anemia, possivelmente causada por hematúria, ou como dor nas costas associada a lesões vertebrais líticas metastáticas. As metástases também podem envolver os pulmões e a medula óssea.

Exames de imagem e indicações de biópsia renal Nas síndromes hematúricas, os exames de imagem podem trazer informações valiosas, particularmente no paciente que tem sangramento intenso ou coágulos sanguíneos da urina. A patologia renal pode ser detectada como uma massa abdominal, como no caso de carcinoma de células renais, obstrução crônica de trato urinário ou doenças císticas do rim, incluindo DRP e cistos únicos. Se o paciente tem uma história conhecida de esclerose tubular ou o achado de um fibroadenoma cutâneo, é possível identificar uma massa renal encontrada na tomografia computadorizada (TC) como um angiomiolipoma.

A US dos rins é eficaz na determinação do tamanho e simetria dos rins e na exclusão de obstrução urinária. É útil na detecção de cistos ou massas renais, mas menos útil na litíase renal. A US não é uma ferramenta tão precisa para angiomiolipomas. A TC sem contraste é o teste-padrão para nefrolitíase, mas traz o risco de radiação acumulada. A ressonância magnética frequentemente é útil na avaliação e no acompanhamento de massas renais, incluindo carcinoma de células renais. O paciente com disfunção renal pode desenvolver um quadro de esclerose sistêmica após receber gadolínio; novos meios de contraste para substituí-lo estão surgindo. Os meios de contraste iodados para TC continuam sendo um problema, particularmente no paciente com doença vascular renal. A cintilografia com radioisótopos é útil para demonstrar a porcentagem da função renal proveniente de cada rim. Finalmente, em muitas das doenças discutidas anteriormente, o diagnóstico depende, em última análise, da biópsia renal e da avaliação patológica.

LEITURAS ADICIONAIS

Glassock RJ: Kidney biopsy is required for nephrotic syndrome with PLA2R+ and normal kidney function: Commentary. Kidney360 1:894, 2020.

Harding K et al: Health disparities in kidney transplantation for African Americans. Am J Nephrol 46:165, 2017.

Levey AS et al: Nomenclature for kidney function and disease: report of Kidney Disease: Improving Global Outcomes (KDIGO) Consensus Conference. Kidney Int 97:1117, 2020.

Reidy KJ et al: Genetic risk of *APOL1* and kidney disease in children and young adults of African ancestry. Curr Opin Pediatr 30:252, 2018.

Ronco C: Acute kidney injury biomarkers: Are we ready for the biomarker curve? Cardiorenal Med 9:354, 2019.

309 Biologia celular e fisiologia do rim

Alfred L. George, Jr., Eric G. Neilson

O rim é um dos órgãos mais altamente diferenciados do corpo. Ao final do período de desenvolvimento embrionário, cerca de 30 tipos diferentes de células formam uma profusão de capilares filtrantes e néfrons segmentados circundados por um interstício dinâmico. Essa diversidade celular modula diversos processos fisiológicos complexos. Funções endócrinas, regulação da pressão arterial e da hemodinâmica intraglomerular, transporte de solutos e água, equilíbrio acidobásico e eliminação dos metabólitos dos fármacos são processos realizados por mecanismos complexos da função renal. Essa amplitude fisiológica depende da simplicidade engenhosa da arquitetura dos néfrons, que evoluíram à medida que os organismos complexos emergiram da água para viver na terra.

DESENVOLVIMENTO EMBRIONÁRIO

Os rins desenvolvem-se a partir do mesoderma intermediário, sob o controle temporal ou sequencial de um número crescente de genes, descritos na **Figura 309-1**. A transcrição desses genes é dirigida por sinais morfogênicos que estimulam dois brotos ureterais a penetrarem bilateralmente no blastema metanéfrico, onde induzem as células mesenquimais primárias a formar os primórdios dos néfrons. Os dois brotos ureterais originam-se dos ductos néfricos posteriores e maturam em sistemas coletores independentes que, por fim, formam a pelve renal e o ureter. O mesênquima induzido passa por transições epiteliais mesenquimais para formar os corpúsculos em forma de vírgula situados na extremidade proximal de cada broto ureteral, resultando na formação dos néfrons com forma de "S", que se separam e se ligam às células endoteliais penetrantes derivadas dos angioblastos germinativos. Sob a influência do fator de crescimento do endotélio vascular A (VEGF-A), essas células penetrantes formam os capilares com células mesangiais circundantes, que se diferenciam em um filtro glomerular para os solutos e a água do plasma. Os brotos ureterais ramificam-se, e cada ramo produz um novo grupo de néfrons. O número de ramificações determina, por fim, a quantidade total de néfrons de cada rim. Existem cerca de 900 mil glomérulos em cada rim dos indivíduos que nasceram com peso normal e apenas 225 mil em adultos que nasceram com baixo peso; essa última condição é ligada a um risco de desenvolver diversas doenças no decorrer da vida do indivíduo.

Os glomérulos evoluem como filtros capilares complexos com endotélio fenestrado, sob a influência diretiva do VEGF-A e da angiopoietina-1 secretada pelos podócitos em desenvolvimento adjacentes. Os podócitos epiteliais situados à frente do espaço urinário circundam a membrana basal exterior que sustenta esses capilares endoteliais em desenvolvimento. Os podócitos são parcialmente polarizados e periodicamente se desprendem no espaço urinário por transição epitélio-mesenquimatosa e, em menor grau, por apoptose; contudo, são substituídos pelas células epiteliais parietais que migram da cápsula de Bowman. A falha de reposição resulta em proteinúria maciça. Os podócitos fixam-se à membrana basal por processos podocitários especiais e compartilham o mesmo poro da membrana da fenda com a célula adjacente. Os poros da membrana da fenda formam um filtro para a água e os solutos do plasma pela interação entre nefrina, anexina-4, CD2AP, FAT, ZO-1, P-caderina, podocina, TRPC6, PLCE1 e proteínas Neph 1-3. As mutações de muitas dessas proteínas também causam proteinúria maciça. Os capilares glomerulares estão incrustados em uma matriz mesangial coberta pelos epitélios tubulares parietal e proximal que formam a cápsula de Bowman. As células mesangiais provêm de uma linhagem embrionária compatível com a das células arteriolares ou justaglomerulares e têm fibras contráteis de actina-miosina. Essas células mesangiais estão em contato com as alças capilares dos glomérulos, e sua matriz local as mantém em uma conformação condensada.

O interstício renal fica situado entre os néfrons. Essa região forma um espaço funcional que circunda os glomérulos e seus túbulos situados adiante, onde se localizam células residentes e circulantes como fibroblastos, células dendríticas, alguns linfócitos e macrófagos repletos de lipídeos. Os capilares peritubulares corticais e medulares, que retiram solutos e água

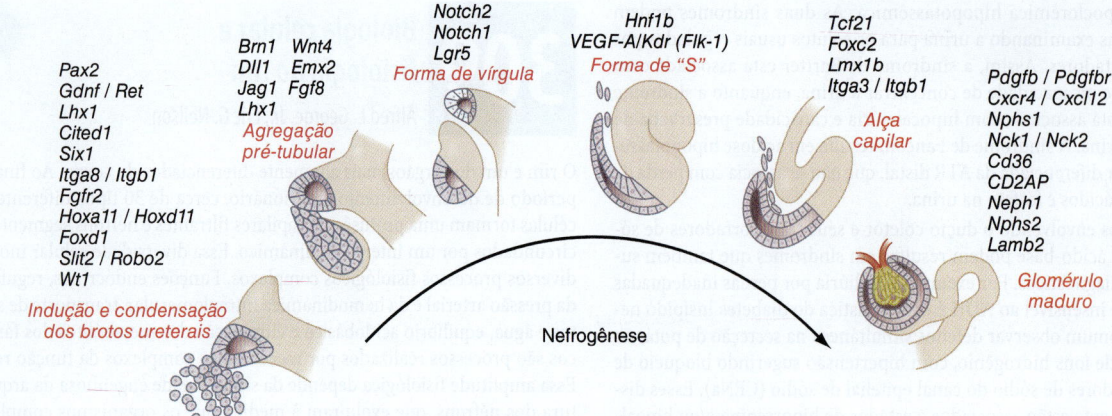

FIGURA 309-1 Genes responsáveis pelo controle da nefrogênese. Um número crescente de genes têm sido identificados em vários estágios do desenvolvimento glomerulotubular do rim de mamíferos. Os genes listados aqui foram testados em vários camundongos geneticamente modificados, e sua localização corresponde aos estágios clássicos do desenvolvimento renal postulados por Saxen, em 1987.

após a recuperação tubular do filtrado glomerular, também fazem parte da trama intersticial, assim como uma teia de tecido conectivo que sustenta a arquitetura típica dos rins com seus túbulos dobrados. As relações precisas entre essas estruturas determinam a fisiologia singular dos rins.

Durante o desenvolvimento embrionário, cada néfron subdivide-se em um túbulo proximal, ramos descendente e ascendente da alça de Henle, túbulo distal e ducto coletor. Esses segmentos tubulares clássicos são constituídos de sub-regiões revestidas por epitélios altamente exclusivos que atendem às funções fisiológicas regionais. Todos os néfrons possuem os mesmos componentes estruturais, mas existem dois tipos cujas estruturas dependem da sua localização no rim. A maioria dos néfrons é cortical e tem seus glomérulos localizados nas regiões intermediária a externa do córtex. Um número menor de néfrons é justamedular e tem seus glomérulos situados no limite entre o córtex e a camada externa da medula. Os néfrons corticais têm alças de Henle curtas, enquanto os néfrons justamedulares têm alças de Henle longas. Existem diferenças cruciais também na irrigação sanguínea desses néfrons. Os capilares peritubulares que circundam os néfrons corticais são compartilhados com os néfrons adjacentes. Em contraste, os néfrons justamedulares dependem de capilares individuais chamados *vasa recta*, que seguem ao lado das longas alças de Henle. Os néfrons corticais são responsáveis pela maior parte da filtração glomerular, por serem mais numerosos e porque suas arteríolas aferentes são mais calibrosas que as eferentes. Os néfrons justamedulares, com alças de Henle mais longas, geram o gradiente osmótico necessário à concentração da urina. Ainda não está claro qual mecanismo de desenvolvimento embrionário é responsável pela diferenciação de todos esses epitélios singulares entre os vários segmentos tubulares.

DETERMINANTES E REGULAÇÃO DA FILTRAÇÃO GLOMERULAR

Normalmente, o fluxo sanguíneo renal corresponde a cerca de 20% do débito cardíaco ou 1.000 mL/min. O sangue chega a cada néfron por meio da arteríola aferente que se ramifica até o capilar glomerular, onde a ultrafiltração forma o líquido tubular. As extremidades distais dos capilares glomerulares coalescem para formar a arteríola eferente, que leva ao primeiro segmento de uma segunda rede capilar (capilares peritubulares corticais ou vasa recta medulares) ao redor dos túbulos **(Fig. 309-2A)**. Desse modo, os néfrons têm dois sistemas capilares dispostos em série e separados pela arteríola eferente, que regula a pressão hidrostática nesses dois leitos capilares. Os capilares distais drenam para pequenos ramos venosos que se reúnem para formar veias mais calibrosas e, finalmente, a veia renal.

O gradiente de pressão hidrostática ao longo da parede do capilar glomerular é a principal força motriz da filtração glomerular. A pressão oncótica no lúmen capilar, que é determinada pela concentração das proteínas plasmáticas não filtradas, supera parcialmente o gradiente de pressão hidrostática e se opõe à filtração. À medida que a pressão oncótica aumenta ao longo do capilar glomerular, a força motriz da filtração cai a zero a caminho da arteríola eferente. Cerca de 20% do fluxo plasmático renal é filtrado para dentro do espaço de Bowman, e a razão entre a taxa de filtração glomerular (TFG) e o fluxo plasmático renal determina a fração de filtração. Vários fatores, predominantemente hemodinâmicos, contribuem para a regulação da filtração em condições fisiológicas.

Embora a filtração glomerular seja afetada pela pressão da artéria renal, esta relação não é linear ao longo dos limites das pressões arteriais fisiológicas, em consequência da autorregulação da TFG. A autorregulação da filtração glomerular resulta de três principais fatores que modulam o tônus arteriolar aferente ou eferente; esses fatores incluem o reflexo vasorreativo (miogênico) autonômico na arteríola aferente, o *feedback tubuloglomerular* (FTG) e a vasoconstrição da arteríola eferente mediada pela angiotensina II. O reflexo miogênico é a primeira defesa contra as oscilações do fluxo sanguíneo renal. As alterações súbitas da pressão de perfusão renal provocam constrição ou dilatação reflexa da arteríola aferente em resposta ao aumento ou à redução da pressão, respectivamente. Esse fenômeno ajuda a proteger o capilar glomerular das alterações repentinas da pressão sistólica.

O FTG altera a taxa de filtração e o fluxo tubular por vasoconstrição ou vasodilatação reflexa da arteríola aferente. Ele é mediado por células especializadas existentes no ramo ascendente espesso da alça de Henle, conhecidas como *mácula densa* e que atuam como sensores da concentração de solutos e da taxa de fluxo tubular. Com taxas elevadas de fluxo tubular, que indica uma taxa de filtração inadequadamente alta, o maior fornecimento de solutos para a mácula densa **(Fig. 309-2B)** produz vasoconstricção da arteríola aferente que resulta em normalização da TFG. Um dos componentes solúveis sinalizadores da mácula densa é o trifosfato de adenosina (ATP) liberado pelas células durante a absorção aumentada de NaCl. O ATP é metabolizado no espaço extracelular para formar adenosina, que atua como potente vasoconstritor da arteríola aferente. Nas condições associadas com uma redução na taxa de filtração, a redução da quantidade de solutos transportados para a mácula densa atenua a o FTG, permitindo a dilatação da arteríola aferente e restaurando a TFG a níveis normais. A angiotensina II e espécies reativas do oxigênio aumentam o FTG, enquanto o óxido nítrico (NO) o reduz. Um mecanismo de feedback distinto pode existir entre o túbulo conector e a TFG no qual um alto fornecimento de Na^+ provoca dilatação da arteríola aferente, possivelmente mediada por prostaglandinas.

O terceiro componente da autorregulação intrínseca da TFG é a angiotensina II. Em condições de redução do fluxo sanguíneo renal, a renina é secretada pelas células granulosas dentro da parede da arteríola aferente, nas proximidades da mácula densa, em uma região conhecida como aparelho justaglomerular **(Fig. 309-2B)**. A renina é uma enzima proteolítica que catalisa a conversão do angiotensinogênio em angiotensina I, que depois é convertida em angiotensina II pela enzima conversora da angiotensina (ECA) **(Fig. 309-2C)**. A angiotensina II causa vasoconstrição da arteríola eferente, e o aumento resultante da pressão hidrostática glomerular eleva a TFG aos níveis normais.

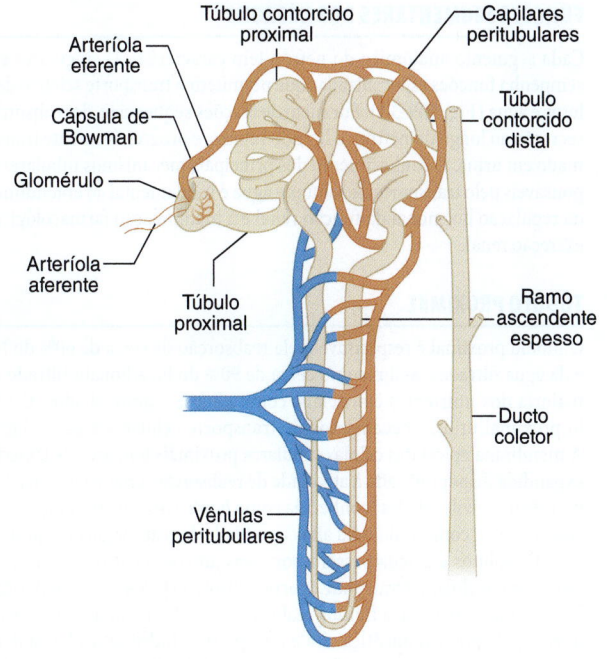
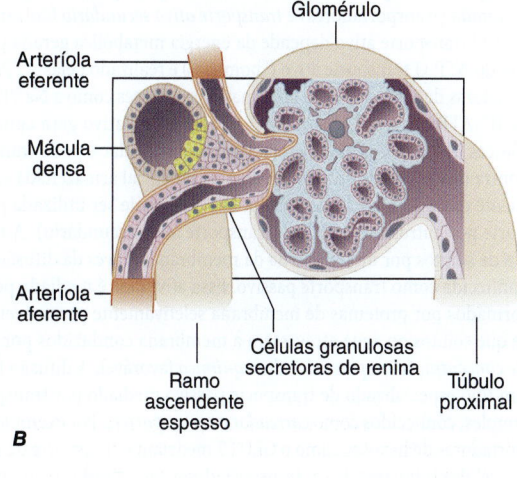
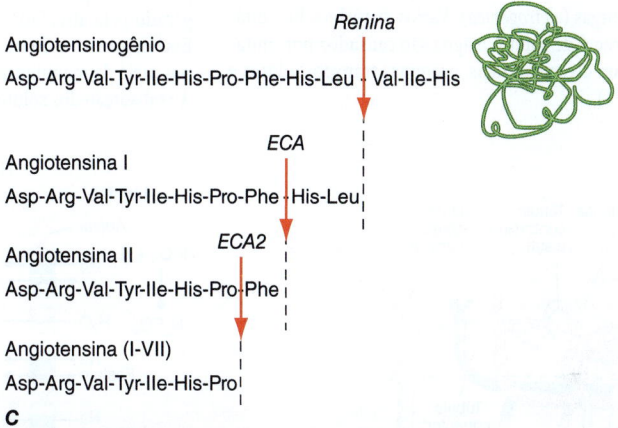

FIGURA 309-2 **A microcirculação renal e o sistema renina-angiotensina. A.** Diagrama ilustrativo das relações entre o néfron e os capilares glomerulares e peritubulares. **B.** Visão ampliada do glomérulo com seu aparelho justaglomerular, que inclui a mácula densa e a arteríola aferente adjacente. **C.** Etapas do processamento proteolítico que resulta na formação das angiotensinas.

MECANISMOS DE TRANSPORTE TUBULAR RENAL

Os túbulos renais são formados por epitélios altamente diferenciados, sendo que sua morfologia e funções variam ao longo do néfron (Fig. 309-3). As células que revestem os diferentes segmentos tubulares formam monocamadas conectadas entre si por uma região especializada das membranas laterais adjacentes, conhecida como *junção oclusiva* (*tight junction*). As junções oclusivas formam uma barreira que separa o lúmen tubular dos espaços intersticiais que o circundam, mantendo, também, a posição da membrana celular: a membrana apical fica voltada para o lúmen tubular, enquanto a membrana basolateral fica em contato com o interstício. Essa regionalização permite que as células disponham proteínas e lipídeos da membrana de forma assimétrica. Em razão dessa configuração, diz-se que as células epiteliais renais são *polarizadas*. A disposição assimétrica das proteínas da membrana, especialmente das proteínas que efetuam os processos de transporte, assegura o maquinário necessário ao movimento direcionado dos líquidos e solutos ao longo do néfron.

TRANSPORTE EPITELIAL DE SOLUTOS

Existem dois tipos de transporte epitelial. A transferência sequencial de líquidos e solutos através das membranas celulares apical e basolateral (ou vice-versa) é mediada por transportadores, canais ou bombas e é conhecida como *transporte celular*. Por outro lado, a transferência de líquido e soluto através de passagens estreitas entre células adjacentes é conhecida como *transporte paracelular*. O transporte paracelular ocorre através das junções oclusivas, indicando que estas não são totalmente "oclusivas". Na verdade, algumas camadas de células epiteliais permitem um transporte paracelular profuso (*epitélios frouxos*), enquanto outros epitélios têm junções oclusivas mais restritivas (*epitélios coesos*). Além disso, como a capacidade de os íons fluírem através das vias paracelulares determina a resistência elétrica ao longo da monocamada epitelial, os epitélios frouxo e coeso também são conhecidos como epitélios de baixa ou alta resistência, respectivamente. O túbulo proximal apresenta epitélios frouxos, enquanto os segmentos do néfron distal (p. ex., ducto coletor) têm epitélios coesos. Os epitélios frouxos estão mais bem adaptados à reabsorção volumosa de líquidos, enquanto os epitélios coesos permitem o controle mais refinado e a regulação do transporte.

TRANSPORTE PELA MEMBRANA

As membranas celulares são formadas de lipídeos hidrofóbicos que repelem a água e os solutos hidrossolúveis. O transporte de solutos e água através das membranas celulares é possibilitado por grupos bem definidos de proteínas integrais de membrana, como os canais, as bombas e os transportadores. Esses diferentes mecanismos medeiam os tipos específicos de transporte: *transporte ativo* (bombas), *transporte passivo* (canais), *difusão facilitada* (transportadores) e *transporte ativo secundário* (cotransportadores). O transporte ativo depende da energia metabólica gerada pela hidrólise do ATP. O transporte ativo ("bombas") é realizado pelas ATPases translocadoras de íons, inclusive proteínas onipresentes como a Na^+/K^+-ATPase, as H^+-ATPases e as Ca^{2+}-ATPases. O transporte ativo gera concentrações iônicas assimétricas ao longo da membrana celular e pode transferir íons contra um gradiente químico. A energia potencial armazenada em um gradiente de concentração de íons (p. ex., Na^+) pode ser utilizada para transporte por outros mecanismos (transporte ativo secundário). A transferência de solutos por uma proteína da membrana através da difusão simples é conhecida como transporte passivo. Essa atividade é mediada pelos canais formados por proteínas de membrana seletivamente permeáveis e permite que solutos ou água atravessem a membrana conduzidos por *gradientes de concentração* ou *potencial eletroquímico* favorável. A difusão facilitada é um tipo especializado de transporte passivo mediado por transportadores simples, conhecidos como *carreadores* ou *uniporters*. Por exemplo, os transportadores de hexoses como o GLUT2 medeiam o transporte da glicose pelas células tubulares. Esses transportadores são ativados pelo gradiente de concentração da glicose, que é mais alto nos líquidos extracelulares e mais baixo no citoplasma em razão do seu metabolismo acelerado. Muitos outros transportadores atuam transferindo dois ou mais íons/solutos na mesma direção (*simporters* ou *cotransportadores*) ou em direções contrárias (*antiporters* ou *permutadores*) através da membrana celular. A transferência de dois ou mais íons/solutos pode não provocar qualquer alteração no equilíbrio das cargas eletrostáticas através da membrana (*eletroneutra*) ou pode alterar o equilíbrio dessas cargas (*eletrogênica*). Vários distúrbios hereditários do transporte tubular renal de solutos e água são causados por mutações dos genes que codificam diversos canais, proteínas transportadoras e seus reguladores (Tab. 309-1).

FUNÇÕES SEGMENTARES DOS NÉFRONS

Cada segmento anatômico do néfron tem características singulares e desempenha funções especializadas que permitem o transporte seletivo de solutos e água (Fig. 309-3A). Por meio de reações sequenciais de reabsorção e secreção ao longo do néfron, o líquido tubular é progressivamente transformado em urina. O conhecimento dos principais mecanismos tubulares responsáveis pelo transporte de solutos e água é fundamental ao entendimento da regulação hormonal da função renal e à manipulação farmacológica da excreção renal.

TÚBULO PROXIMAL

O túbulo proximal é responsável pela reabsorção de cerca de 60% do NaCl e da água filtrados, assim como cerca de 90% do bicarbonato filtrado e da maioria dos nutrientes essenciais, como glicose e aminoácidos. O túbulo proximal utiliza mecanismos de transporte celulares e paracelulares. A membrana apical das células tubulares proximais tem área de superfície expandida disponibilizada à atividade de reabsorção, criada por uma densa rede de microvilosidades (conhecida como *borda em escova*) e junções oclusivas frouxas, conferindo uma alta capacidade de reabsorção de líquidos.

Os solutos e a água passam por essas junções oclusivas e entram no espaço intercelular lateral, onde ocorre a absorção pelos capilares peritubulares. A maior parte dos fluidos reabsorvidos pelo túbulo proximal é conduzida pela pressão oncótica alta e pela pressão hidrostática baixa dentro dos capilares peritubulares. O transporte celular da maioria dos solutos pelo túbulo proximal está acoplado ao gradiente de concentração do Na^+ gerado pela atividade de uma Na^+/K^+-ATPase basolateral (Fig. 309-3B). Esse mecanismo de transporte ativo mantém um gradiente elevado de Na^+ por meio da manutenção das concentrações intracelulares baixas deste íon. A reabsorção dos solutos a partir do lúmen tubular é acoplada ao gradiente

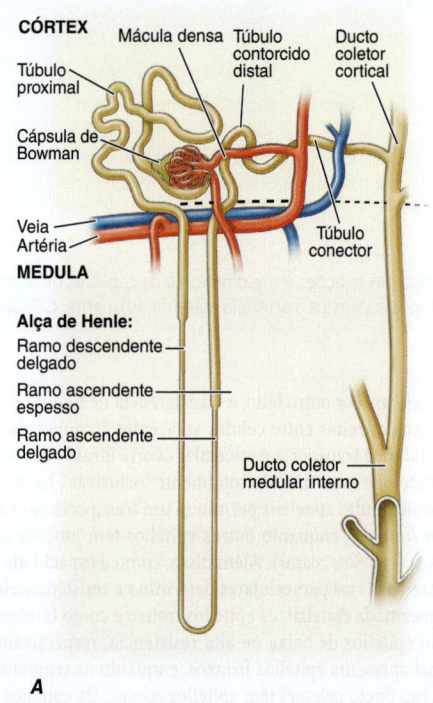

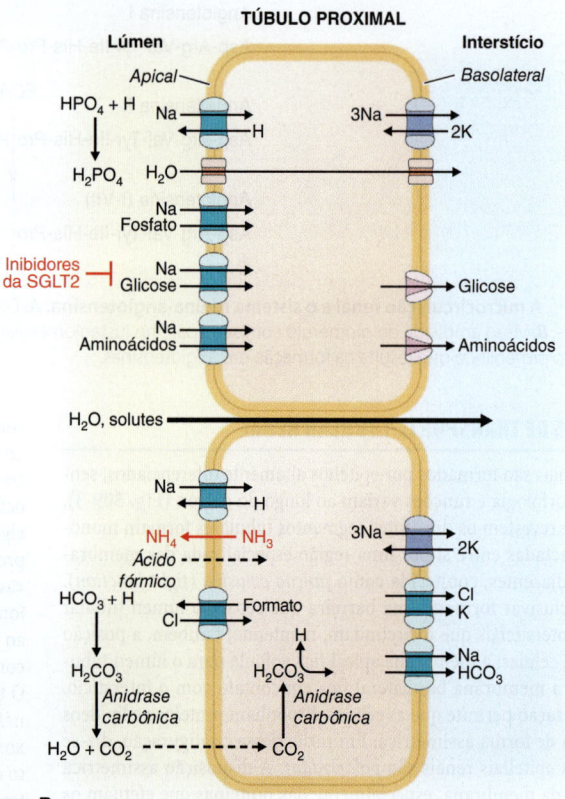

FIGURA 309-3 **Atividades de transporte dos principais segmentos do néfron.** As células representativas dos cinco principais segmentos tubulares estão ilustradas com a face luminar (membrana apical) voltada para a esquerda e a superfície intersticial (membrana basolateral) voltada para a direita. **A.** Visão geral do néfron inteiro. **B.** Células dos túbulos proximais. **C.** Célula típica do ramo ascendente espesso da alça de Henle. **D.** Célula do túbulo contorcido distal. **E.** Células do ducto coletor cortical. **F.** Célula típica do ducto coletor medular interno. Os principais transportadores, canais e bombas da membrana estão assinalados por *setas* que indicam a direção do movimento de solutos ou água. Em algumas reações, a estequiometria do transporte é indicada por números que precedem ao soluto. Os alvos de ação dos principais diuréticos estão assinalados. As ações dos hormônios estão ilustradas por *setas com sinais (+)* para os efeitos estimuladores e por *linhas com terminações perpendiculares* para os efeitos inibitórios. As *linhas tracejadas* indicam a impermeabilidade à água das membranas celulares na alça ascendente espessa e no túbulo contorcido distal.

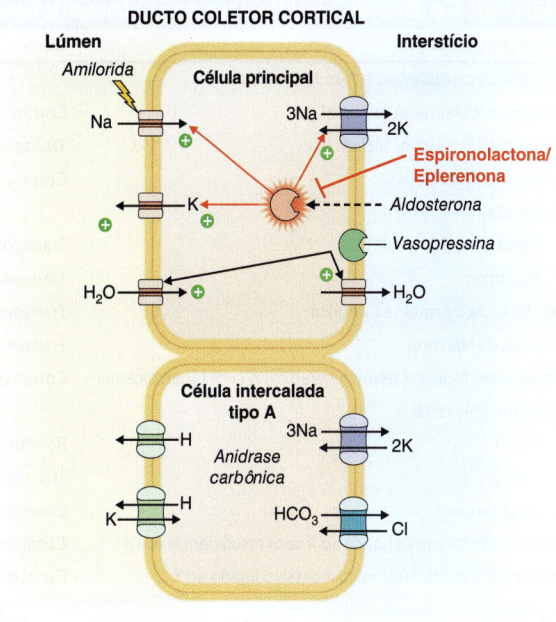
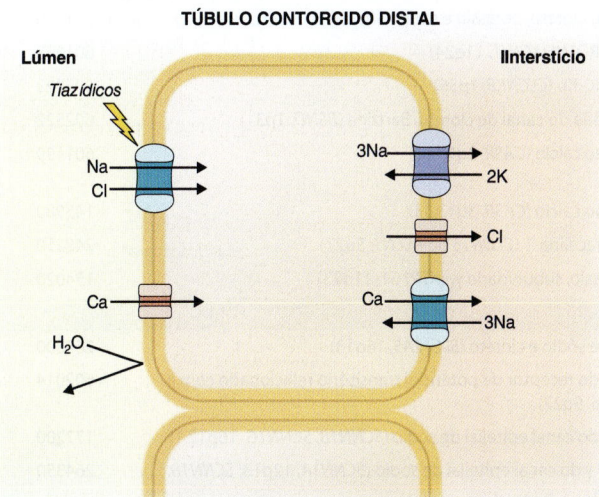
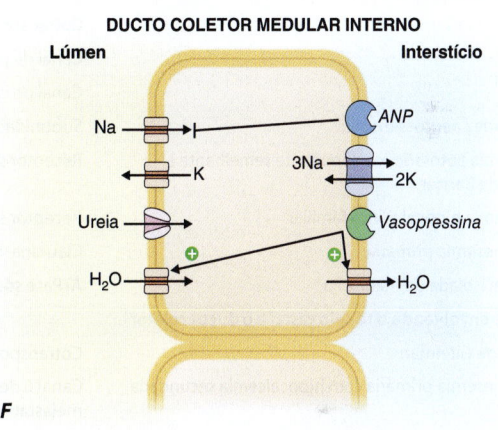

FIGURA 309-3 *Continuação.*

de Na⁺ pelos transportadores Na⁺-dependentes, como os cotransportadores de Na⁺-glicose e Na⁺-fosfato presentes nas membranas apicais. Além da via paracelular, a reabsorção da água ocorre também pela via celular viabilizada pelos canais de água constitutivamente ativos (aquaporina-1) existentes nas membranas apical e basolateral.

As células tubulares proximais reabsorvem quase todo o bicarbonato filtrado por um mecanismo dependente de anidrases carbônicas. Primeiro, o bicarbonato filtrado é titulado pelos prótons liberados no lúmen principalmente por troca de Na⁺/H⁺. O ácido carbônico (H₂CO₃) resultante é metabolizado pela anidrase carbônica da borda em escova em água e dióxido de carbono. Em seguida, o dióxido de carbono dissolvido difunde-se para dentro da célula, onde é hidratado enzimaticamente pela anidrase carbônica citoplasmática para formar novamente ácido carbônico. Por fim, o ácido carbônico intracelular dissocia-se em prótons livres e ânions bicarbonato, e este último sai da célula por ação de um cotransportador de Na⁺/HCO₃⁻ basolateral. Esse processo é saturável, o que pode provocar excreção renal de bicarbonato quando os níveis plasmáticos ultrapassam a faixa fisiológica normal (24-26 mEq/L). Os inibidores da anidrase carbônica como a acetazolamida, uma classe de diuréticos menos potentes, bloqueiam a reabsorção tubular proximal de bicarbonato e são úteis para a alcalinização da urina.

O túbulo proximal contribui para a secreção ácida com dois mecanismos que envolvem a titulação dos tampões urinários amônia (NH₃) e fosfato. A NH₃ renal é produzida pelo metabolismo da glutamina no túbulo proximal. A difusão subsequente da NH₃ para fora das células tubulares proximais permite o aprisionamento do H⁺, que é secretado pela troca de Na⁺/H⁺ no lúmen, na forma de íon amônio (NH₄⁺). Os níveis celulares de K⁺ modulam inversamente a amoniagênese tubular proximal e, em presença de níveis séricos elevados de K⁺ associados ao hipoaldosteronismo, a amoniagênese diminuída facilita o desenvolvimento de acidose tubular renal tipo IV. O íon de fosfato de hidrogênio (HPO₄²⁻) filtrado também é titulado no túbulo proximal pelo H⁺ secretado, para formar H₂PO₄⁻, e essa reação constitui um componente importante do tampão urinário como ácido titulável. A maior parte do íon fosfato filtrado é reabsorvida pelo túbulo proximal, por meio de um processo de cotransporte acoplado ao sódio regulado pelo paratormônio (PTH).

O cloreto é precariamente reabsorvido ao longo do primeiro segmento do túbulo proximal, e a elevação da sua concentração compensa a remoção do ânion bicarbonato do líquido tubular. Nos segmentos distais do túbulo proximal, a reabsorção celular de Cl⁻ começa com a troca apical do formiato celular por concentrações luminais mais altas de Cl⁻. Quando estão presentes no lúmen, os ânions formiato são titulados pelo H⁺ (fornecido pela troca

TABELA 309-1 ■ Distúrbios hereditários que afetam o transporte tubular renal de íons e solutos

Doença ou síndrome	Gene	OMIM[a]
Distúrbios envolvendo o túbulo proximal		
Acidose tubular renal proximal	Cotransportador do bicarbonato de sódio (*SLC4A4*, 4q21)	604278
Síndrome de Fanconi-Bickel	Transportador de glicose, GLUT2 (*SLC2A2*, 3q26.2)	227810
Glicosúria renal isolada	Cotransportador de sódio e glicose (*SLC5A2*, 16p11.2)	233100
Cistinúria		
Tipo I	Transportador de cistina e de aminoácidos dibásicos e neutros (*SLC3A1*, 2p16.3)	220100
Não tipo I	Transportador de aminoácidos, subunidade leve (*SLC7A9*, 19q13.1)	600918
Intolerância à proteína lisinúrica	Transportador de aminoácidos (*SLC7A7*, 4q11.2)	222700
Doença de Hartnup	Transportador de aminoácidos neutros (*SLC6A19*, 5p15.33)	34500
Raquitismo hipofosfatêmico hereditário com hipercalcemia	Cotransportador de sódio e fosfato (*SLC34A3*, 9q34)	241530
Hipouricemia renal		
Tipo 1	Permutador de urato e ânion (*SLC22A12*, 11q13)	220150
Tipo 2	Transportador de urato, GLUT9 (*SLC2A9*, 4p16.1)	612076
Doença de Dent	Canal de cloreto, ClC-5 (*CLCN5*, Xp11.22)	300009
Nefrolitíase recessiva ligada ao X com insuficiência renal	Canal de cloreto, ClC-5 (*CLCN5*, Xp11.22)	310468
Raquitismo hipofosfatêmico recessivo ligado ao X	Canal de cloreto, ClC-5 (*CLCN5*, Xp11.22)	307800
Distúrbios envolvendo a alça de Henle		
Síndrome de Bartter		
Tipo 1	Cotransportador de cloreto, potássio e sódio (*SLC12A1*, 15q21.1)	241200
Tipo 2	Canal de potássio, ROMK (*KCNJ1*, 11q24)	601678
Tipo 3	Canal de cloreto, ClC-Kb (*CLCNKB*, 1p36)	602023
com surdez neurossensorial	Subunidade acessória do canal de cloreto, Barttina (*BSND*, 1p31)	602522
Hipocalcemia autossômica dominante semelhante à síndrome de Bartter	Receptor sensível ao cálcio (*CASR*, 3q13.33)	601199
Hipercalcemia hipocalciúrica familiar	Receptor sensível ao cálcio (*CASR*, 3q13.33)	145980
Hipomagnesemia primária	Claudina-16 ou paracelina-1 (*CLDN16* ou *PCLN1*, 3q27)	248250
Perda renal isolada de magnésio	ATPase sódio-potássio, subunidade γ_1 (*ATP1G1*, 11q23)	154020
Distúrbios envolvendo o túbulo distal e o ducto coletor		
Síndrome de Gitelman	Cotransportador de sódio e cloreto (*SLC12A3*, 16q13)	263800
Hipomagnesemia primária com hipocalcemia secundária	Canal 6 de cátions do receptor de potencial transitório relacionado com a melastatina (*TRPM6*, 9q22)	602014
Pseudoaldosteronismo (síndrome de Liddle)	Subunidades β e γ do canal epitelial de sódio (*SCNN1B*, *SCNN1G*, 16p12.1)	177200
Pseudo-hipoaldosteronismo recessivo tipo 1	Subunidades α, β e γ do canal epitelial de sódio (*SCNN1A*, 12p13; *SCNN1B*, *SCNN1G*, 16pp12.1)	264350
Pseudo-hipoaldosteronismo tipo 2 (síndrome de hiperpotassemia-hipertensão de Gordon)	Cinases WNK-1, WNK-4 (*WNK1*, 12p13; *WNK4*, 17q21.31)	145260
Diabetes insípido nefrogênico ligado ao X	Receptor V2 da vasopressina (*AVPR2*, Xq28)	304800
Diabetes insípido nefrogênico (autossômico)	Canal de água, aquaporina-2 (*AQP2*, 12q13)	125800
Acidose tubular renal distal		
autossômica dominante	Permutador de ânion-1 (*SLC4A1*, 17q21.31)	179800
autossômico recessivo	Permutador de ânion-1 (*SLC4A1*, 17q21.31)	602722
com surdez neural	Subunidade β1 da ATPase de prótons (*ATP6V1B1*, 2p13.3)	192132
com audição normal	Subunidade de 116-kD da ATPase de prótons (*ATP6V0A4*, 7q34)	602722

[a]Banco de dados Online Mendelian Inheritance in Man (http://www.ncbi.nlm.nih.gov/omim).

de Na^+/H^+) e formam ácido fórmico neutro que pode difundir-se passivamente através da membrana apical e voltar para dentro da célula, onde se dissocia em um próton e é reciclado. A saída basolateral do Cl^- é mediada por um cotransportador de K^+/Cl^-.

A reabsorção da glicose é praticamente concluída no final do túbulo proximal. O transporte celular da glicose é mediado pelo cotransportador de Na^+-glicose acoplado à difusão basolateral facilitada por um transportador de glicose. Esse processo também é saturável, levando à glicosúria quando os níveis plasmáticos excedem 180 a 200 mg/dL, como se observa no diabetes melito não controlado. Os inibidores do cotransportador de Na^+-glicose SLGT2 nos túbulos proximais bloqueiam a reabsorção de glicose e reduzem a glicose sanguínea, o que tem benefícios terapêuticos no diabetes melito e na nefropatia diabética.

O túbulo proximal tem transportadores específicos capazes de secretar vários ácidos (ânions carboxilato) e bases (sobretudo cátions de aminas primárias) orgânicos. Os ânions orgânicos transportados por esses sistemas incluem vários fármacos ligados a proteínas e que não foram filtrados no glomérulo (penicilinas, cefalosporinas e salicilatos). A probenecida inibe a secreção dos ânions orgânicos renais e historicamente foi usada para aumentar as concentrações plasmáticas de alguns fármacos, como a penicilina e o oseltamivir. Entre os cátions orgânicos secretados pelo túbulo proximal, estão várias aminas biogênicas neurotransmissoras (dopamina, acetilcolina, epinefrina, norepinefrina e histamina) e creatinina. O transportador glicoproteína P ATP-dependente é expresso nas membranas da borda em escova e secreta vários fármacos de importância médica, inclusive ciclosporina, digoxina, tacrolimo e diversos agentes usados na quimioterapia do câncer.

Alguns fármacos como cimetidina e trimetoprima competem com os compostos endógenos pelo transporte pelas vias dos cátions orgânicos. Embora esses fármacos aumentem os níveis da creatinina sérica, não há alteração real da TFG nessa situação.

A homeostasia do cálcio e do fósforo depende do funcionamento normal do túbulo proximal. Cerca de 60 a 70% do cálcio filtrado e em torno de 85% do fósforo filtrado (na forma de fosfato inorgânico) são reabsorvidos pelo túbulo proximal. Enquanto a reabsorção de cálcio ocorre principalmente por difusão passiva pela via paracelular, a reabsorção de fosfato é mediada pelo cotransporte acoplado ao sódio. Além da reabsorção direta, o túbulo proximal contribui para o equilíbrio mineral sistêmico participando nas vias endócrinas específicas. A 25-hidroxivitamina D (calcidiol) circulante é bioativada pela 1α-hidroxilase tubular proximal para produzir 1,25-di-hidroxivitamina D (calcitriol), a forma mais ativa do hormônio, que atua no intestino delgado promovendo reabsorção de cálcio. O equilíbrio do fosfato é afetado pelo fator 23 de crescimento do fibroblasto (FGF23) circulante, um hormônio derivado do osso que interage com seu receptor (FGFR1) e com um correceptor (Klotho) nas células tubulares proximais, suprimindo o cotransporte de sódio-fosfato e promovendo a excreção renal de fosfato. O PTH estimula a 1α-hidroxilação tubular proximal da vitamina D, ao mesmo tempo em que suprime o cotransporte de sódio-fosfato. Desequilíbrios envolvendo o PTH e o FGF23 são responsáveis pelas anormalidades do balanço de cálcio e fosfato na doença renal crônica.

Por meio de diferentes classes de sistemas transportadores Na^+-dependentes e Na^+-independentes, o túbulo proximal reabsorve os aminoácidos de maneira eficiente. Esses transportadores são específicos para os diferentes grupos de aminoácidos. Por exemplo, a cistina, lisina, arginina e ornitina são transportadas por um sistema formado por duas proteínas codificadas pelos genes *SLC3A1* e *SLC7A9*. As mutações em *SLC3A1* ou *SLC7A9* impedem a reabsorção desses aminoácidos e causam a doença conhecida como cistinúria. Os hormônios peptídicos, como a insulina e o hormônio do crescimento, a $β_2$-microglobulina, e outras proteínas pequenas, são captados pelo túbulo proximal por um processo de endocitose absortiva e, em seguida, degradadas nos lisossomos endocíticos acidificados. A acidificação dessas vesículas depende de uma H^+-ATPase vacuolar e de um canal de Cl^-. O comprometimento da acidificação das vesículas endocíticas causado por mutações em um gene do canal de Cl^- (*CLCN5*) é responsável pela proteinúria de baixo peso molecular associada à doença de Dent.

ALÇA DE HENLE

A alça de Henle consiste em três segmentos principais: ramo descendente delgado, ramo ascendente delgado e ramo ascendente espesso. Cerca de 15 a 25% do NaCl filtrado é reabsorvido na alça de Henle, principalmente no ramo ascendente espesso. A alça de Henle desempenha um papel importante na concentração urinária ao contribuir para a geração de um interstício medular hipertônico, por meio de um processo conhecido como *multiplicação contracorrente*. A alça de Henle é o sítio de ação da classe mais potente de diuréticos (diuréticos de alça) e também contribui para a reabsorção dos íons cálcio e magnésio.

O ramo descendente delgado é altamente permeável à água em razão da intensa expressão dos canais de água constitutivamente ativos (aquaporina-1). Por outro lado, a permeabilidade à água é quase nula no ramo ascendente. No ramo ascendente espesso, há níveis altos de transporte ativo secundário de NaCl, possibilitado pelo cotransportador de $Na^+/K^+/2Cl^-$ existente na membrana apical, em combinação com os canais de Cl^- e a Na^+/K^+-ATPase da membrana basolateral (Fig. 309-3C). O cotransportador de $Na^+/K^+/2Cl^-$ é o principal alvo dos diuréticos de alça. O K^+ do líquido tubular é o substrato limitante desse cotransportador (a concentração tubular do K^+ é semelhante à plasmática, ou seja, cerca de 4 mEq/L), mas a atividade do transportador é mantida pela reciclagem desse íon através de um canal de K^+ da membrana apical. O cotransportador também permite a reabsorção de NH_4^+ no lugar de K^+, e isso leva ao acúmulo de NH_4^+ e NH_3 no interstício medular. Um distúrbio hereditário do ramo ascendente espesso, a síndrome de Bartter é uma doença renal perdedora de sal associada com hipopotassemia e alcalose metabólica. Mutações de perda de função em um dos cinco genes distintos codificadores de componentes do cotransportador de $Na^+/K^+/2Cl^-$ (*NKCC2*), canal de K^+ apical (*KCNJ1*), canal de Cl^- basolateral (*CLCNKB*, *BSND*) ou receptor sensor de cálcio (*CASR*), podem causar síndrome de Bartter.

A reciclagem do potássio também contribui para a carga eletrostática positiva no lúmen tubular, em relação ao interstício, que promove a reabsorção dos cátions divalentes (Mg^{2+} e Ca^{2+}) por uma via paracelular. Um receptor sensor de cálcio (CaSR) acoplado à proteína G existente nas membranas basolaterais regula a reabsorção do NaCl no ramo ascendente espesso, por meio de mecanismos de sinalização que usam monofosfato de adenosina (AMP) cíclico ou eicosanoides. Esse receptor possibilita uma forte ligação entre os níveis plasmáticos de Ca^{2+} e a excreção renal de Ca^{2+}. Mutações com perda de função em CaSR causam hipocalciúria hipercalcêmica familiar em consequência da supressão da resposta do ramo ascendente espesso ao Ca^{2+} extracelular. As mutações do gene *CLDN16* que codifica a paracelina-1, uma proteína transmembrana localizada no complexo da junção oclusiva, causam hipomagnesemia familiar com hipercalciúria e nefrocalcinose, sugerindo que a condutância iônica da via paracelular do ramo ascendente espesso seja regulada.

A alça de Henle contribui para a capacidade de concentração urinária, porque gera o *interstício medular hipertônico* que promove a reabsorção da água pelo ducto coletor medular interno situado mais adiante. A *multiplicação contracorrente* gera o interstício medular hipertônico, utilizando dois sistemas de contracorrente: a alça de Henle (ramos descendente e ascendente em sentidos contrários) e os *vasa recta* (capilares peritubulares medulares que circundam a alça). O fluxo de contracorrente desses dois sistemas ajuda a manter o ambiente hipertônico da camada interna da medula, mas a reabsorção do NaCl no ramo ascendente espesso é o principal evento desencadeante. A reabsorção do NaCl sem água dilui o líquido tubular e acrescenta mais osmóis ao líquido intersticial medular. Como o ramo descendente delgado é muito permeável à água, o equilíbrio osmótico ocorre entre o líquido tubular do ramo descendente e o espaço intersticial, resultando na retenção progressiva de solutos na medula interna. A osmolalidade máxima do interstício medular também depende da reciclagem parcial da ureia no ducto coletor.

TÚBULO CONTORCIDO DISTAL

O túbulo contorcido distal reabsorve cerca de 5% do NaCl filtrado. Esse segmento é formado por um epitélio coeso com pouca permeabilidade à água. A via principal de transporte do NaCl utiliza um cotransportador de Na^+/Cl^- eletroneutro sensível a tiazídico, que está presente na membrana apical em tandem com canais de Cl^- e a Na^+/K^+-ATPase da membrana basolateral (Fig. 309-3D). Os canais Ca^{2+}-seletivos apicais (TRPV5) e a troca de Na^+/Ca^{2+} basolateral mediam a reabsorção do cálcio no túbulo contorcido distal. A reabsorção do Ca^{2+} está inversamente relacionada à reabsorção do Na^+ e é estimulada pelo PTH. O bloqueio apical do cotransportador Na^+/Cl^- irá diminuir o Na^+ intracelular e, assim, favorecer a intensificação da troca de Na^+/Ca^{2+} na membrana basolateral, bem como a entrada passiva do Ca^{2+} pela membrana apical. As mutações de perda de função no gene *SLC12A3*, que codifica o cotransportador de Na^+/Cl^- da membrana apical, causam a síndrome de Gitelman, um distúrbio perdedor de sal associado à alcalose hipopotassêmica e à hipocalciúria. Mutações no gene *TRPM6*, que codifica os canais iônicos permeáveis ao Mg^{2+}, também causam hipomagnesemia familiar com hipocalcemia. Um complexo molecular formado pelas proteínas TRPM6 e TRPM7 é fundamental para a reabsorção do Mg^{2+} no túbulo contorcido distal.

DUCTO COLETOR

O ducto coletor modula a composição final da urina. Os dois segmentos principais – ducto coletor cortical e ducto coletor medular interno – contribuem para a reabsorção de cerca de 4 a 5% do Na^+ filtrado e são importantes para a regulação hormonal do equilíbrio hidrossalino. As células em ambos os segmentos do ducto coletor expressam canais de água regulados pela vasopressina (aquaporina-2 na membrana apical, aquaporinas-3 e 4 na membrana basolateral). O hormônio antidiurético vasopressina liga-se ao receptor V2 presente na membrana basolateral e desencadeia uma cascata de sinalização intracelular via ativação da adenililciclase proteína G-mediada, o que aumenta os níveis intracelulares de AMP cíclico. Essa cascata de sinalização estimula a inserção de canais de água na membrana apical das células dos ductos coletores para promover a permeabilidade à água, reabsorção de água e produção de urina concentrada. Na ausência da vasopressina, as células do ducto coletor são impermeáveis à água, e a urina permanece diluída.

O ducto coletor cortical tem *epitélio de alta resistência* com dois tipos de célula. As células principais são as responsáveis pela reabsorção de água e de Na^+, e pela secreção de K^+, além de serem o sítio de ação da aldosterona, dos diuréticos poupadores de K^+ e dos antagonistas de receptores de mineralocorticoides (p. ex., espironolactona e eplerenona). As outras células são as células intercaladas tipo A e B. As células intercaladas do tipo A medeiam a secreção de ácido e a reabsorção de bicarbonato, também sob a influência da aldosterona. As células intercaladas tipo B medeiam a secreção de bicarbonato e a reabsorção de ácidos.

Quase todo o transporte é mediado pelas vias celulares de ambas as células principais e intercaladas. Nas células principais, a entrada passiva de Na^+ pela membrana apical ocorre por um canal epitelial de Na^+ (CENa) sensível à amilorida, enquanto a saída pela membrana basolateral se dá via Na^+/K^+-ATPase (Fig. 309-3E). Esse processo de reabsorção do Na^+ é rigorosamente controlado pela aldosterona e, em condições fisiológicas, é ativado por várias enzimas proteolíticas que clivam os domínios extracelulares do CENa. Por exemplo, a plasmina do líquido tubular de pacientes com síndrome nefrótica ativa o CENa e causa retenção de sódio. A aldosterona entra na célula pela membrana basolateral, liga-se a um receptor de mineralocorticoide citoplasmático e, em seguida, transfere-se para dentro do núcleo, onde modula a transcrição genética que potencializa a reabsorção de Na^+ e na secreção de K^+. As mutações ativadoras do CENa aumentam a reabsorção do Na^+ e causam hipopotassemia, hipertensão e alcalose metabólica (síndrome de Liddle). Os diuréticos poupadores de potássio (p. ex., amilorida e trianteréno) bloqueiam o CENa e diminuem a reabsorção do Na^+.

As células principais secretam K^+ por um canal de potássio encontrado na membrana apical. Várias forças controlam a secreção de K^+. A mais importante é a alta concentração intracelular de K^+, gerada pela Na^+/K^+-ATPase, que produz um gradiente de concentração favorável à secreção do K^+ no líquido tubular. Com a reabsorção de Na^+ sem um ânion correspondente, o lúmen tubular torna-se negativo em relação ao interior da célula, gerando um gradiente elétrico favorável à secreção do potássio. Quando a reabsorção do Na^+ é bloqueada, o componente elétrico da força motriz para secreção do K^+ se torna bloqueado, explicando a ausência de perda excessiva de K^+ urinário durante o tratamento com diuréticos poupadores de potássio ou com antagonistas do receptor de mineralocorticoides. A secreção de K^+ também é promovida por meio das ações da aldosterona, as quais potencializam o transporte regional de Na^+ que, por sua vez, favorece mais eletronegatividade luminal, e também por meio da ampliação da quantidade e da atividade dos canais de potássio. Por fim, as taxas aceleradas de fluxo do líquido tubular observadas em condições de expansão do volume ou com a ação de diuréticos "proximalmente" ao ducto coletor cortical também causam secreção do K^+, do mesmo modo como se observa na presença de ânions relativamente não reabsorvíveis (como o bicarbonato e as penicilinas semissintéticas), que contribuem para o potencial negativo do lúmen tubular. Os efeitos colaterais de alguns antibióticos (p. ex., trimetoprima e pentamidina) bloqueiam os CENa e predispõem à hiperpotassemia, sobretudo quando a capacidade renal de regular o K^+ é comprometida por outras razões. Conforme descrito adiante, as células principais também participam na reabsorção de água em resposta à vasopressina.

As células intercaladas não participam da reabsorção de Na^+, porém medeiam o equilíbrio acidobásico. Essas células realizam dois tipos de transporte: transporte ativo de H^+ mediado pela H^+-ATPase (bomba de prótons) e troca de Cl^-/HCO_3^-. As células intercaladas conciliam os dois mecanismos de transporte em membranas opostas, para possibilitar a secreção ácida ou a secreção básica. As células intercaladas tipo A têm uma bomba de prótons apical que medeia a secreção ácida, bem como um trocador de ânion Cl^-/HCO_3^- basolateral para reabsorção de bicarbonato (Fig. 309-3E). A aldosterona aumenta o número de bombas H^+-ATPase, por vezes contribuindo para o desenvolvimento de alcalose metabólica. O H^+ secretado é tamponado pelo NH_3 difundida na luz do ducto coletor, a partir do interstício circundante. Por outro lado, as células intercaladas tipo B têm o trocador de Cl^-/HCO_3^- na membrana apical que medeia a secreção de bicarbonato, enquanto a bomba de prótons localiza-se na membrana basolateral e possibilita a reabsorção de H^+. Em condições de acidemia, o rim utiliza preferencialmente as células intercaladas tipo A para secretar o excesso de H^+ e gerar mais HCO_3^-. O contrário ocorre nos estados em que há excesso de bicarbonato com alcalemia, quando as células intercaladas tipo B predominam. Uma proteína extracelular conhecida como *hensina* regula essa adaptação.

As células do ducto coletor medular interno têm algumas semelhanças com as células principais do ducto coletor cortical. Elas têm canais de Na^+ e K^+ apicais mediadores da reabsorção de Na^+ e da secreção de K^+, respectivamente (Fig. 309-3F). A reabsorção de sódio pelas células do ducto coletor medular interno também é inibida pelos peptídeos natriuréticos conhecidos como *peptídeo natriurético atrial* ou *peptídeo natriurético renal* (urodilatina). O mesmo gene codifica os dois peptídeos, mas utiliza mecanismos diferentes de processamento pós-traducional de um pré-pró-hormônio comum para gerar proteínas distintas. Os peptídeos natriuréticos atriais são secretados pelos miócitos atriais em resposta à expansão do volume, enquanto a urodilatina é secretada pelos epitélios dos túbulos renais. Os peptídeos natriuréticos interagem com receptores da membrana apical (urodilatina) ou basolateral (peptídeos natriuréticos atriais) das células do ducto coletor medular interno, para estimular a guanilato-ciclase e aumentar os níveis do monofosfato de guanosina cíclico (GMPc) citoplasmático. Por sua vez, esse efeito reduz a atividade do canal de Na^+ apical nessas células e atenua a reabsorção final do Na^+, resultando em natriurese.

O ducto coletor medular interno transporta ureia para fora do lúmen tubular, devolvendo-a para o interstício, onde a ureia contribui para a hipertonicidade do interstício medular. A ureia é reciclada por difusão do interstício para os ramos descendente e ascendente da alça de Henle.

REGULAÇÃO HORMONAL DO EQUILÍBRIO DE SÓDIO E ÁGUA

O equilíbrio dos solutos e da água do corpo é determinado pelas quantidades ingeridas, distribuídas aos diversos compartimentos de líquidos e excretadas pela pele, intestinos e rins. A *tonicidade*, estado osmolar que determina o comportamento do volume das células em solução, é regulada pelo equilíbrio hídrico (Fig. 309-4A), enquanto o *volume sanguíneo extracelular* é controlado pelo equilíbrio de Na^+ (Fig. 309-4B). O rim é fundamental para a modulação desses dois processos fisiológicos.

EQUILÍBRIO HÍDRICO

A tonicidade depende das concentrações variáveis dos *osmóis efetivos*, dentro e fora da célula, que fazem a água se mover em ambas as direções através da membrana. Os osmóis efetivos clássicos (como Na^+, K^+ e seus ânions) são os solutos retidos em um dos lados da membrana celular, onde se distribuem coletivamente e obrigam a água a mover-se e entrar em equilíbrio com os solutos retidos. A tonicidade normal (~280 mosmol/L) é mantida rigorosamente pelos mecanismos de regulação osmótica que controlam o equilíbrio hídrico de modo a proteger os tecidos de *desidratação* (encolhimento da célula) ou *intoxicação hídrica* (edema celular), ambos os quais comprometem a função celular (Fig. 309-4A).

Os mecanismos que controlam a osmorregulação são diferentes dos que regulam o volume extracelular, apesar de existirem alguns mecanismos fisiológicos comuns a esses dois processos. Embora as concentrações celulares de K^+ desempenhem papel fundamental em qualquer nível de tonicidade, o eletrólito utilizado rotineiramente para avaliar a tonicidade clínica é a concentração sérica do Na^+. Qualquer redução da água corporal total, que eleva a concentração do Na^+, desencadeia uma sensação intensa de sede e leva à conservação da água por meio da redução da sua excreção renal mediada pela secreção de vasopressina pela neuro-hipófise. Por outro lado, uma concentração plasmática menor do Na^+ aumenta a excreção renal de água por supressão da secreção de vasopressina. Embora todas as células que expressam canais TRPV1, 2 ou 4 mecanossensíveis, entre outros sensores potenciais, respondam às alterações da tonicidade modificando seu volume e a concentração do Ca^{2+}, apenas os neurônios $TRPV^+$ ligados ao organum vasculosum da lâmina terminal são *osmorreceptores*. Em razão de sua conectividade neural e da localização adjacente a uma barreira hematencefálica mínima, apenas essas células modulam a secreção subsequente de vasopressina pelo lobo posterior da hipófise. A secreção é estimulada principalmente pelas variações da tonicidade e secundariamente por outros sinais não osmóticos, como as alterações do volume sanguíneo, estresse, dor, náuseas e alguns fármacos. A liberação da vasopressina pela hipófise posterior aumenta linearmente à medida que a tonicidade plasmática se eleva, embora isso varie em função do volume extracelular (uma reação cruzada entre mecanismos que regulam o volume e a osmolalidade sanguínea). A alteração da ingesta ou excreção de água possibilita o ajuste da tonicidade plasmática e, desse modo, a osmorregulação controla o equilíbrio hídrico.

Os rins contribuem para a manutenção do equilíbrio hídrico, por meio da regulação da excreção renal de água. A capacidade de concentrar a urina para uma osmolalidade acima da plasmática permite a conservação da água, enquanto a capacidade de produzir urina mais diluída que o plasma facilita a excreção do excesso de água. Para que a água possa entrar e sair da

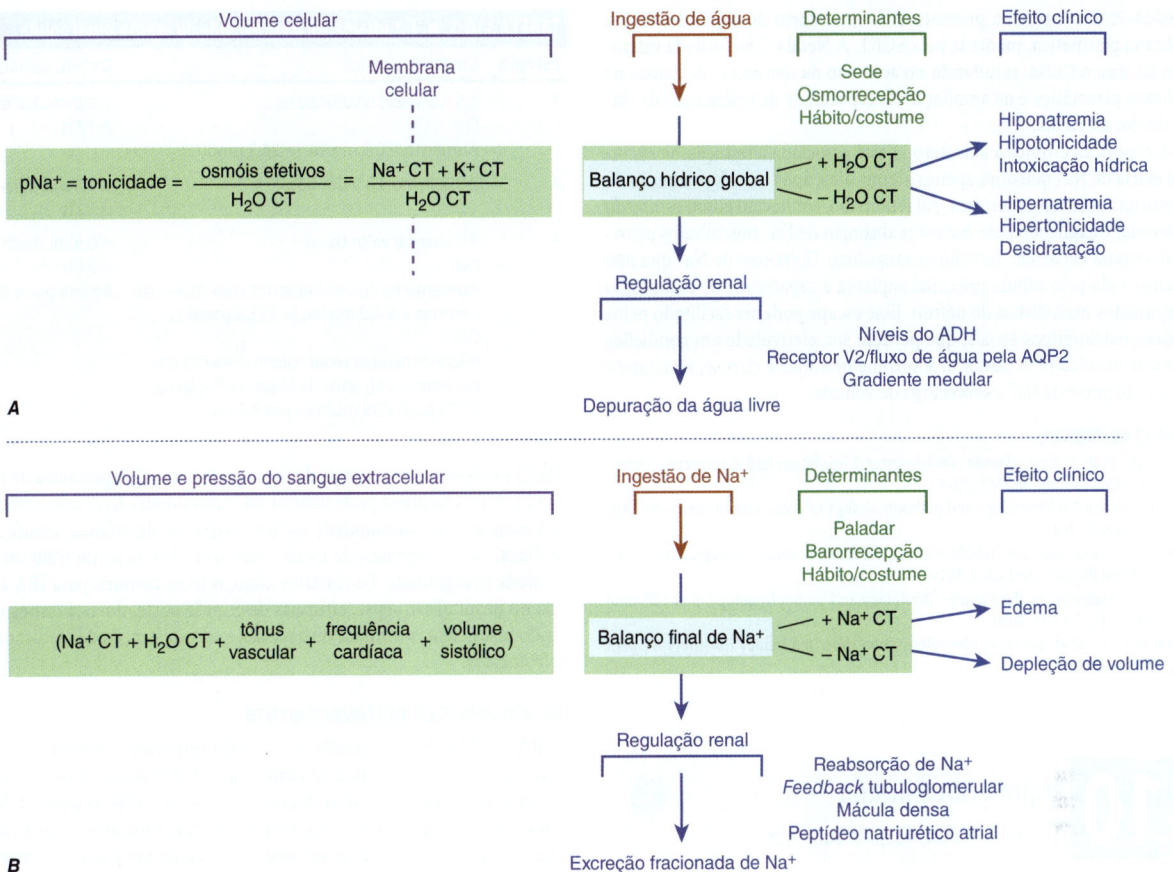

FIGURA 309-4   Determinantes do equilíbrio hidrossalino. A. A concentração plasmática de Na$^+$ é um marcador da tonicidade do plasma. A tonicidade é determinada pela quantidade de osmóis efetivos no corpo dividida pela H$_2$O corporal total (H$_2$O CT), que se traduz simplesmente em Na corporal total (Na$^+$ CT) e ânions extracelulares, separados do K corporal total (K$^+$ CT) intracelular pela membrana celular. O equilíbrio final da água é determinado pelas funções integradas da sede, da osmorrecepção, da reabsorção de Na$^+$, da secreção de vasopressina e da força do gradiente medular renal, mantendo a tonicidade dentro de uma estreita faixa de osmolalidade (em torno de 280 mOsmol/L). Quando o metabolismo da água está alterado e a quantidade corporal total de água aumenta, o paciente tem hiponatremia, hipotonicidade e intoxicação hídrica. Quando a água corporal total diminui, o indivíduo apresenta hipernatremia, hipertonicidade e desidratação. **B.** O volume extracelular e a pressão sanguínea são funções integradas do Na$^+$ corporal total (Na$^+$ CT), da H$_2$O corporal total (H$_2$O CT), do tônus vascular, da frequência cardíaca e do volume sistólico, que controlam o volume e a pressão na árvore vascular corporal. Esse volume sanguíneo é determinado pelo equilíbrio final de Na$^+$, que está sob o controle do paladar, dos barorreceptores, do hábito, da reabsorção de Na$^+$, do *feedback* tubuloglomerular/mácula densa e dos peptídeos natriuréticos. Quando o metabolismo do Na$^+$ está alterado e o Na$^+$ corporal total aumenta, ocorre o edema; quando o Na$^+$ corporal total está reduzido, há depleção de volume. ADH, hormônio antidiurético; AQP2, aquaporina-2.

célula, a membrana celular precisa expressar aquaporinas. No rim, a aquaporina-1 é constitutivamente ativa em todos os segmentos permeáveis à água (p. ex., túbulo proximal, ramo descendente delgado da alça de Henle), enquanto as aquaporinas-2, 3 e 4 presentes no ducto coletor promovem a permeabilidade à água regulada pela vasopressina. A reabsorção final de água é determinada pelo gradiente osmótico entre o líquido tubular diluído e o interstício medular hipertônico.

EQUILÍBRIO DE SÓDIO

A manutenção do *volume sanguíneo extracelular* é determinada em parte pela integração entre o tônus arterial, volume sistólico, frequência cardíaca e quantidade de solutos e de água do líquido extracelular. O Na$^+$ e seus ânions acompanhantes são os osmóis efetivos extracelulares mais abundantes e, em conjunto, sustentam um volume sanguíneo com o qual a pressão é gerada. Em condições normais, esse volume é regulado pelo equilíbrio de sódio **(Fig. 309-4B)**, e o equilíbrio entre ingesta e excreção diárias de Na$^+$ encontra-se sob influência dos *barorreceptores* existentes em alguns vasos sanguíneos regionais e dos sensores vasculares hormonais modulados pelos peptídeos natriuréticos atriais, pelo sistema renina-angiotensina-aldosterona, pelas vias de sinalização do Ca^{2+}, adenosina, vasopressina e eixo suprarrenal neural. Se a ingesta de Na$^+$ for maior que sua excreção (balanço positivo de Na$^+$), o aumento do volume sanguíneo provocará uma elevação proporcional da excreção urinária de Na$^+$. Por outro lado, quando a ingesta de Na$^+$ é menor que sua excreção urinária (balanço negativo de Na$^+$), o volume sanguíneo diminui e provoca aumento da reabsorção renal de Na$^+$, resultando na excreção urinária reduzida de Na$^+$.

O sistema renina-angiotensina-aldosterona é o mecanismo hormonal envolvido na modulação da excreção renal de Na$^+$. A renina é sintetizada e secretada pelas células granulosas das paredes da arteríola aferente. A secreção de renina é controlada por vários fatores, como a estimulação β$_1$-adrenérgica da arteríola aferente, os estímulos gerados pela mácula densa e as prostaglandinas. Por fim, as atividades da renina e da ECA produzem angiotensina II que, então, promove direta e indiretamente a reabsorção renal de Na$^+$ e água. A estimulação da troca de Na$^+$/H$^+$ nos túbulos proximais pela angiotensina II aumenta diretamente a reabsorção do Na$^+$. A angiotensina II também promove reabsorção do Na$^+$ ao longo do ducto coletor, por estimular a secreção de aldosterona pelo córtex suprarrenal. A contração da arteríola glomerular eferente pela angiotensina II aumenta indiretamente a fração de filtração e eleva a pressão oncótica dos capilares peritubulares, para promover a reabsorção tubular do Na$^+$. Por fim, a angiotensina II inibe a secreção de renina por um mecanismo de *feedback* negativo. O metabolismo alternativo da angiotensina pela ECA2 gera a angiotensina 1-7, um peptídeo vasodilatador que atua por meio dos receptores *Mas* para contrabalançar as diversas ações da angiotensina II na pressão arterial e na função renal (Fig. 309-2C).

A aldosterona é sintetizada e secretada pelas células granulosas do córtex suprarrenal. Esse hormônio liga-se aos receptores de mineralocorticoides citoplasmáticos das células principais do ducto coletor e aumenta a atividade do CENa, o canal de K$^+$ da membrana apical e a Na$^+$/K$^+$-ATPase basolateral. Esses efeitos são mediados em parte pela transcrição mediada pela aldosterona do gene que codifica a cinase sérica 1 induzida pelo glicocorticoide (SGK1). A atividade do CENa é aumentada pela fosforilação da Nedd4-2, uma proteína promotora da reciclagem do canal de Na^+ da membrana plasmática, mediada pela SGK1. A Nedd4-2 fosforilada interage menos com o CENa, resultando no aumento da densidade de canais na membrana plasmática e na ampliação da capacidade de reabsorção de Na^+ pelos ductos coletores.

A exposição crônica à aldosterona está associada à redução na excreção urinária de Na^+ que dura apenas alguns dias, após a qual a excreção de Na^+ retorna aos níveis anteriores. Tal fenômeno, conhecido como *escape da aldosterona*, é explicado pela menor reabsorção de Na^+ nos túbulos proximais depois da expansão do volume sanguíneo. O excesso de Na^+ que não foi reabsorvido pelo túbulo proximal suplanta a capacidade de reabsorção dos segmentos mais distais do néfron. Esse escape pode ser facilitado pelos peptídeos natriuréticos atriais, que perdem sua efetividade em condições clínicas de insuficiência cardíaca, síndrome nefrótica e cirrose, resultando em retenção grave de Na^+ e sobrecarga de volume.

LEITURAS ADICIONAIS

Cherney DZ et al: Sodium glucose cotransporter-2 inhibition and cardiorenal protection. J Am Coll Cardiol 74:2511, 2019.
Palmer BF, Clegg DJ: Physiology and pathophysiology of potassium homeostasis. Am J Kid Dis 74:682, 2019.
Romero CA, Carretero OA: Tubule-vascular feedback in renal autoregulation. Am J Physiol Renal Physiol 316:F1218, 2019.
Su W et al: Aquaporins in the kidney: Physiology and pathophysiology. Am J Physiol Renal Physiol 318:F193, 2020.
van der Wiljst J et al: Learning physiology from inherited kidney disorders. Physiol Rev 99:1575, 2019.

310 Injúria renal aguda
Sushrut S. Waikar, Joseph V. Bonventre

A injúria renal aguda (IRA)* é definida pelo comprometimento das funções renais de filtração e excreção, que ocorre ao longo de dias a semanas (espera-se que ocorra ou tenha ocorrido em 7 dias), resultando na retenção de escórias nitrogenadas e outros resíduos normalmente eliminados pelos rins. A nomenclatura correta é tema de debate nos congressos brasileiros de nefrologia. A IRA não é uma única doença, mas é o termo usado para descrever um grupo heterogêneo de condições que têm em comum alguns elementos diagnósticos, especificamente o aumento da concentração sérica de creatinina (CrS), em geral associada à diminuição do volume urinário. É importante reconhecer que a IRA é um diagnóstico clínico, e não estrutural. Um paciente pode ter IRA com ou sem lesão do parênquima renal. A IRA pode variar em gravidade desde assintomática e alterações transitórias nos parâmetros laboratoriais da taxa de filtração glomerular (TFG) até distúrbios intensos e rapidamente fatais na capacidade do rim em manter a regulação efetiva do volume circulante, excretar subprodutos nitrogenados e toxinas metabólicas e manter a composição eletrolítica e ácido-básica do plasma.

EPIDEMIOLOGIA

A IRA complica 5 a 7% das internações para cuidados agudos em enfermarias e até 30% das internações na unidade de terapia intensiva (UTI). A gravidade da IRA é estadiada com base na magnitude da elevação da CrS e na gravidade e duração de oligúria **(Tab. 310-1)**. Nos Estados Unidos, a incidência da IRA aumentou em mais de 4 vezes desde 1988, e estima-se que haja uma incidência anual de 500 por 100 mil habitantes, ou seja, maior que a incidência anual de acidente vascular cerebral (AVC). Grandes estudos mostraram que aumentos na CrS de 0,3 mg/dL em pacientes hospitalizados estão associados de forma independente com um aumento de aproximadamente 4 vezes na mortalidade hospitalar, sendo que o maior risco de morbidade e mortalidade está associado a maiores alterações e maior duração da elevação da creatinina. A morbidade da IRA naqueles pacientes admitidos em UTIs excede 50% em muitos estudos. A IRA também tem implicações de longo prazo mesmo quando o paciente sobrevive à hospitalização. A IRA aumenta o risco de desenvolvimento ou de piora de doença renal crônica

---
*N. de R.T. Outras denominações aceitas para o termo *acute kidney injury* são "lesão renal aguda" e "insuficiência renal aguda".

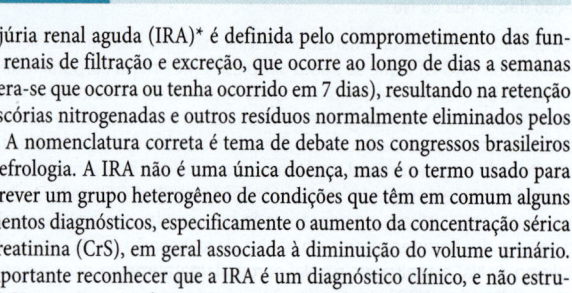

TABELA 310-1 ■ Estadiamento da gravidade da injúria renal aguda

Estágio	Creatinina sérica	Débito urinário
1	1,5-1,9 vezes o valor basal OU Aumento ≥ 0,3 mg/dL (≥ 26,5 µmol/L)	< 0,5 mL/kg/h por 6-12 h
2	2,0-2,9 vezes o valor basal	< 0,5 mL/kg/h por ≥ 12 h
3	3,0 vezes o valor basal OU Aumento na creatinina sérica para níveis superiores a ≥ 4,0 mg/dL (≥ 353,6 µmol/L) OU Início de terapia renal substitutiva OU em pacientes < 18 anos de idade, redução na eTFG para < 35 mL/min por 1,73 m²	< 0,3 mL/kg/h por ≥ 24 h OU Anúria por ≥ 12 h

(DRC) e o desenvolvimento de doença renal terminal dependente de diálise (DRT). A IRA também pode ocorrer na comunidade. As causas comuns de IRA adquirida na comunidade incluem depleção de volume, insuficiência cardíaca, efeitos adversos de medicamentos e obstrução do trato urinário, ou ainda malignidade. Os cenários clínicos mais comuns para IRA adquirida no hospital são sepse, cirurgias de grande porte, doença crítica envolvendo insuficiência cardíaca ou hepática e administração de medicamentos nefrotóxicos.

IRA NOS PAÍSES EM DESENVOLVIMENTO

A IRA também é uma complicação clínica importante nos países em desenvolvimento, nos quais a epidemiologia difere daquela observada em países desenvolvidos devido à diferenças de demografia, economia, fatores ambientais e carga de comorbidades. Embora alguns aspectos da IRA sejam comuns tanto em países desenvolvidos como em países em desenvolvimento – particularmente porque os centros urbanos de alguns países em desenvolvimento assemelham-se cada vez mais aos seus correspondentes nos países desenvolvidos –, muitas etiologias da IRA são específicas de cada região, como envenenamentos por serpentes, aranhas, lagartas e abelhas; causas infecciosas como malária e leptospirose; e lesões por esmagamento e de rabdomiólise por terremotos. Em países em desenvolvimento, os recursos para diagnóstico e tratamento da IRA frequentemente são limitados.

ETIOLOGIA E FISIOPATOLOGIA

Tradicionalmente, as etiologias da IRA são subdivididas em três amplas categorias: azotemia pré-renal, doença renal parenquimatosa intrínseca e obstrução pós-renal **(Fig. 310-1)**.

AZOTEMIA PRÉ-RENAL

A azotemia pré-renal (termo formado por "azo", que significa nitrogênio, e "emia", sanguíneo) é o tipo mais comum de IRA. Esse termo é usado para descrever a elevação da concentração de CrS ou ureia, em consequência do fluxo plasmático renal inadequado e da pressão hidrostática intraglomerular insuficiente para manter a filtração glomerular normal. Os distúrbios clínicos mais associados à azotemia pré-renal são hipovolemia, redução do débito cardíaco e fármacos que interferem com as respostas vasculares autorreguladoras renais, incluindo anti-inflamatórios não esteroides (AINEs) e inibidores da angiotensina II **(Fig. 310-2)**. Por definição, na azotemia pré-renal não há lesão do parênquima renal e, dessa forma, pode ser revertida rapidamente tão logo o fluxo sanguíneo parenquimatoso e a hemodinâmica intraglomerular sejam restaurados. Em muitos casos, no entanto, a azotemia pré-renal pode coexistir com outras formas de IRA intrínseca associadas a processos que agem diretamente no parênquima renal. Períodos prolongados de azotemia pré-renal podem levar à lesão isquêmica das células tubulares com necrose, portanto denominada necrose tubular aguda (NTA).

A TFG normal é mantida em parte pelo fluxo sanguíneo renal e pelas resistências relativas das arteríolas aferentes e eferentes renais, que determinam o fluxo plasmático glomerular e o gradiente de pressão hidráulica transcapilar responsáveis pela ultrafiltração glomerular. Os graus leves de hipovolemia e as reduções discretas do débito cardíaco desencadeiam alterações fisiológicas renais compensatórias. Como o fluxo sanguíneo renal

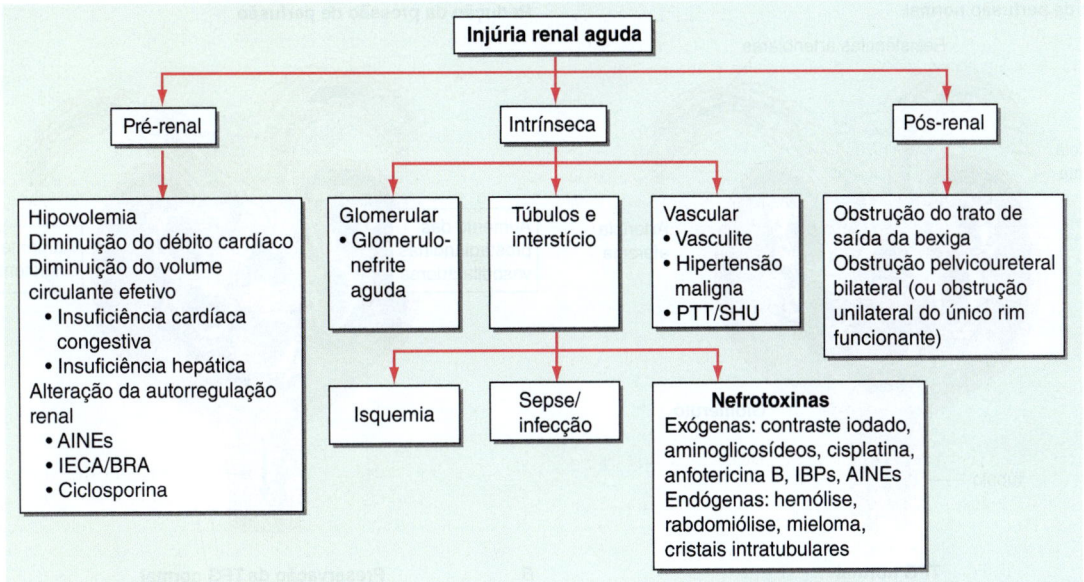

FIGURA 310-1 Classificação das causas principais de injúria renal aguda. IECA, inibidor de enzima conversora de angiotensina-I; BRA, bloqueador do receptor de angiotensina; AINEs, anti-inflamatórios não esteroides; IBPs, inibidores de bomba de prótons; PTT/SHU, púrpura trombocitopênica trombótica/síndrome hemolítico-urêmica.

representa 20% do débito cardíaco, a vasoconstrição renal e a reabsorção de sal e água ocorrem como resposta homeostática à diminuição do volume circulante efetivo ou do débito cardíaco, de forma a manter a pressão arterial e aumentar o volume intravascular para preservar a perfusão dos vasos sanguíneos cerebrais e coronarianos. Os mediadores dessa resposta são angiotensina II, norepinefrina e vasopressina (também conhecida como hormônio antidiurético). A filtração glomerular pode ser mantida, apesar da redução do fluxo sanguíneo renal, pela vasoconstrição eferente renal mediada pela angiotensina II, que mantém a pressão hidrostática dos capilares glomerulares mais próxima do normal e, desse modo, impede as reduções profundas da TFG, contanto que a redução do fluxo sanguíneo renal não seja excessiva.

Além disso, um reflexo miogênico intrínseco à arteríola aferente causa dilatação quando há diminuição da pressão de perfusão e, desse modo, mantém a perfusão glomerular. A biossíntese intrarrenal das prostaglandinas vasodilatadoras (prostaciclina, prostaglandina E_2), da calicreína, das cininas e, possivelmente, do óxido nítrico (NO) também aumenta em resposta à redução da pressão de perfusão renal. A autorregulação também é realizada pelo feedback tubuloglomerular, no qual as reduções das quantidades de solutos apresentados à mácula densa (células especializadas localizadas nos túbulos distais) provocam dilatação da arteríola aferente justaposta de forma a manter a perfusão glomerular. Esse mecanismo é mediado em parte pelo NO. Entretanto, existe um limite à capacidade de manter a TFG por esses mecanismos contrarreguladores diante de hipotensão sistêmica. Mesmo nos adultos saudáveis, a autorregulação renal geralmente falha quando a pressão arterial sistólica cai para menos de 80 mmHg.

Alguns fatores determinam a intensidade da resposta autorreguladora e o risco de desenvolver azotemia pré-renal. Aterosclerose, hipertensão de longa data e idade avançada podem provocar hialinose e hiperplasia da mioíntima, resultando no estreitamento luminal das arteríolas intrarrenais e diminuição da capacidade de vasodilatação das arteríolas aferentes renais. Com a DRC, a vasodilatação aferente renal pode estar operando em sua capacidade máxima para aumentar a TFG em resposta à diminuição da massa renal funcionante. Os fármacos podem afetar as respostas compensatórias desencadeadas para manter a TFG. Os AINEs inibem a produção de prostaglandinas no rim, limitando a vasodilatação aferente renal. Os inibidores da enzima conversora de angiotensina (IECAs) e os bloqueadores do receptor da angiotensina (BRAs) limitam a vasoconstrição eferente renal; esse efeito é especialmente pronunciado nos pacientes com estenose bilateral das artérias renais ou estenose unilateral da artéria renal (quando há apenas um rim funcionante), porque, como indicado anteriormente, a vasoconstrição arteriolar eferente renal é necessária para a manutenção da TFG em estados de perfusão renal reduzida. O uso combinado dos AINEs com os IECAs ou BRAs acarreta riscos particularmente altos de desenvolver azotemia pré-renal.

Muitos pacientes com doença hepática avançada desenvolvem um perfil hemodinâmico semelhante ao da azotemia pré-renal no contexto de sobrecarga de volume corporal total. A resistência vascular sistêmica diminui acentuadamente como consequência da vasodilatação arterial primária na circulação esplâncnica e, por fim, resulta na ativação das respostas vasoconstritoras semelhantes às que ocorrem com a hipovolemia. A IRA é uma complicação comum nesses casos e pode ser desencadeada pela depleção de volume e por peritonite bacteriana espontânea. Um prognóstico particularmente reservado é visto no caso de síndrome hepatorrenal do tipo 1, na qual a IRA persiste à despeito da administração de volume e suspensão de diuréticos. A síndrome hepatorrenal tipo 2 é uma forma menos grave que se caracteriza principalmente por ascite refratária. É difícil distinguir a síndrome hepatorrenal, definida anteriormente, da azotemia pré-renal.

IRA INTRÍNSECA

As causas mais comuns de IRA intrínseca são sepse, isquemia e nefrotoxinas endógenas e exógenas (Fig. 310-3). Como citado anteriormente, em muitos casos, a azotemia pré-renal evolui para lesão tubular. Embora frequentemente a IRA seja atribuída à "necrose tubular aguda", a confirmação por biópsia de necrose tubular está, em geral, ausente nos casos de sepse e isquemia; de fato, processos como inflamação, apoptose e alteração da perfusão regional podem ser contribuintes importantes do ponto de vista fisiopatológico, na ausência de necrose franca. Há outras causas potenciais de IRA diante de sepse, incluindo nefrite intersticial induzida por fármacos ou glomerulonefrite. Essas e outras causas de IRA intrínseca podem ser classificadas anatomicamente com base no sítio principal de lesão do parênquima renal: glomérulos, túbulos, interstício e vasos.

IRA ASSOCIADA À SEPSE

Nos Estados Unidos, ocorrem mais de 1 milhão de casos de sepse ao ano. A IRA complica mais de 50% dos casos de sepse grave e aumenta expressivamente o risco de morte. A sepse também é uma causa muito importante de IRA nos países em desenvolvimento. Reduções na TFG em pacientes sépticos podem ocorrer mesmo na ausência de hipotensão evidente, embora muitos casos de IRA grave ocorram tipicamente diante de comprometimento hemodinâmico que necessita de suporte com vasopressores. Apesar de poder existir lesão tubular associada à IRA diante de sepse, conforme evidenciado pela presença de debris e cilindros tubulares na urina, o exame patológico dos rins em necrópsia dos pacientes com sepse grave sugere que outros fatores (possivelmente relacionados com inflamação, disfunção mitocondrial e edema intersticial) devem ser considerados na fisiopatologia da IRA induzida pela sepse.

Os efeitos hemodinâmicos da sepse – atribuídos à vasodilatação arterial generalizada, em parte mediada pelas citocinas que suprarregulam a

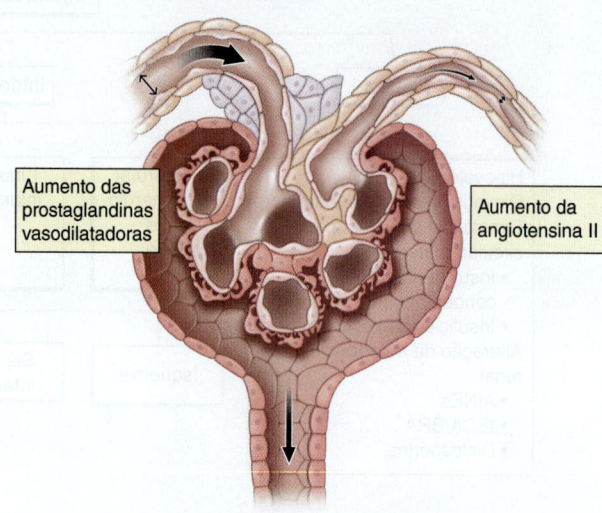
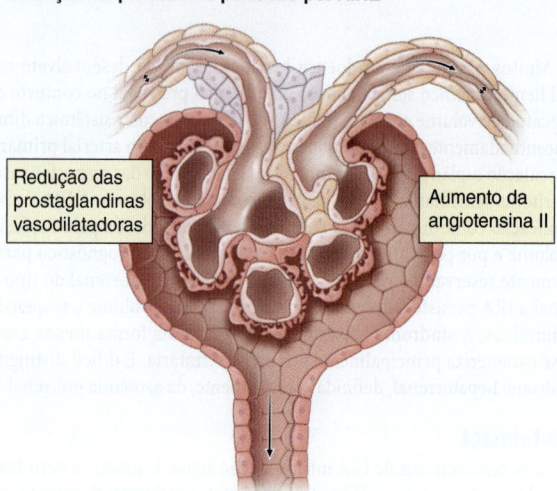
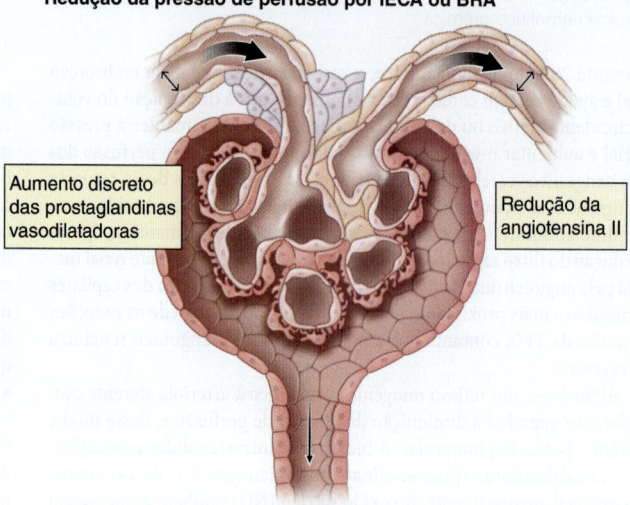

FIGURA 310-2 Mecanismos intrarrenais da autorregulação da taxa de filtração glomerular (TFG) sob condições de redução da pressão de perfusão e da TFG por fármacos. **A.** Condições normais com TFG preservada. **B.** Pressão de perfusão reduzida, dentro da faixa de autorregulação. A pressão capilar glomerular normal é mantida pela vasodilatação aferente e pela vasoconstrição eferente. **C.** Redução da pressão de perfusão causada por anti-inflamatório não esteroide (AINE). A supressão das prostaglandinas vasodilatadoras aumenta a resistência aferente; isso reduz a pressão capilar glomerular abaixo dos valores normais e diminui a TFG. **D.** Redução da pressão de perfusão por um inibidor da enzima conversora de angiotensina (IECA) ou um bloqueador do receptor de angiotensina (BRA). O bloqueio da ação da angiotensina II reduz a resistência eferente; isso reduz a pressão capilar glomerular abaixo dos valores normais e diminui a TFG. (De JG Abuelo: Normotensive ischemic acute renal failure. N Engl J Med 357:797, 2007. Direitos Autorais© 2007, Massachusetts Medical Society. Reimpressa, com autorização, de Massachusetts Medical Society.)

expressão da óxido nítrico-sintase induzível (iNOS, NO-sintase induzível) nos vasos sanguíneos – podem reduzir a TFG. Os mecanismos envolvidos podem ser a vasodilatação arteriolar eferente excessiva, principalmente nos estágios iniciais da sepse, ou a vasoconstrição renal causada pela ativação do sistema nervoso simpático, do sistema renina-angiotensina-aldosterona, ou níveis aumentados da vasopressina ou da endotelina. A sepse pode levar a dano endotelial, que resulta em aumento da migração e adesão de leucócitos na microvasculatura, trombose, aumento da permeabilidade, pressão intersticial aumentada, diminuição no fluxo local para os túbulos e ativação de espécies reativas do oxigênio – todos capazes de provocar lesão nas células tubulares renais.

A IRA pode ser uma complicação importante de infecções virais, como o hantavírus, vírus da dengue ou SARS-CoV-2. A fisiopatologia da IRA causada por infecções virais ainda permanece pouco compreendida. Como exemplo, alguns relataram infecção renal direta por SARS-CoV-2 enquanto outros observaram envolvimento menos direto. O SARS-CoV-2 está associado com uma grande liberação de citocinas na circulação ("tempestade de citocinas"), que podem causar vasoconstricção intrarrenal difusa. Por fim, há um estado de hipercoagulabilidade generalizado associado com SARS-CoV-2 que pode contribuir para o comprometimento do fluxo sanguíneo intrarrenal.

IRA ASSOCIADA À ISQUEMIA

Rins saudáveis recebem 20% do débito cardíaco e são responsáveis por 10% do consumo de oxigênio em repouso, embora representem apenas 0,5% da massa corporal nos humanos. Os rins também contêm uma das regiões mais hipóxicas do organismo, a medula renal. A medula externa é particularmente vulnerável à lesão isquêmica em razão da arquitetura dos vasos sanguíneos que fornecem oxigênio e nutrientes aos túbulos. Na medula externa, a intensificação das interações entre os leucócitos e o endotélio dos pequenos vasos sanguíneos causa inflamação e diminui o fluxo sanguíneo local para o segmento S3 do túbulo proximal (metabolicamente

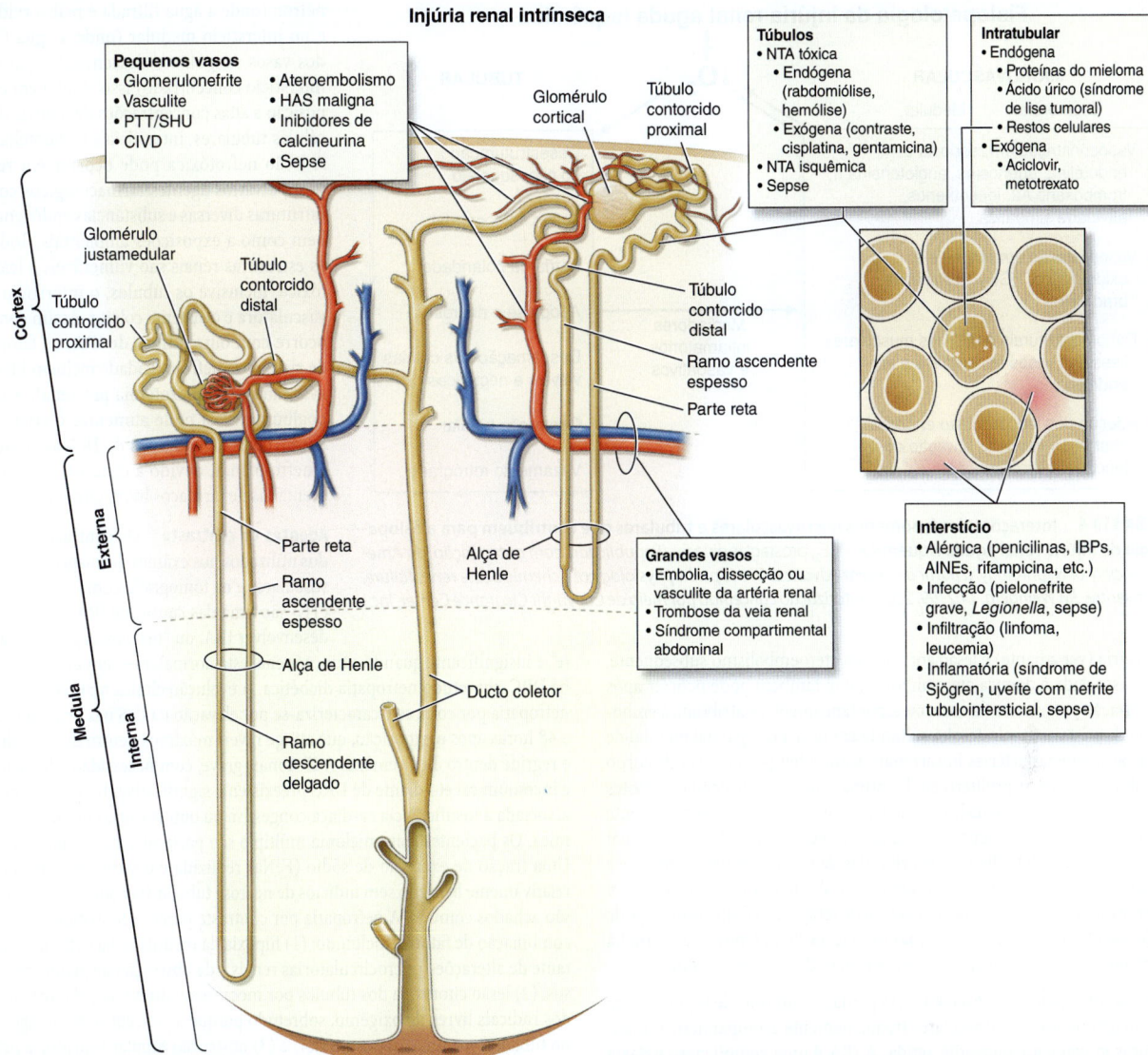

FIGURA 310-3 Causas principais de injúria renal aguda intrínseca. CIVD, coagulação intravascular disseminada; HAS, hipertensão arterial sistêmica; IBP, inibidor da bomba de prótons; NTA, necrose tubular aguda; NUTI, nefrite-uveíte tubulointersticial; PTT/SHU, púrpura trombótica trombocitopênica/síndrome hemolítico-urêmica.

muito ativo), cuja sobrevivência depende do metabolismo oxidativo. A disfunção mitocondrial decorrente de isquemia e a liberação mitocondrial de espécies reativas do oxigênio também atuam na lesão tubular renal. Nos rins normais, a isquemia transitória isolada em geral é insuficiente para causar IRA grave, conforme evidenciado pelo risco relativamente baixo de desenvolvimento de IRA grave, mesmo após a interrupção completa do fluxo sanguíneo renal durante clampeamento da aorta suprarrenal ou parada cardíaca. Clinicamente, a IRA é mais frequente quando a isquemia ocorre em pacientes com reservas renais limitadas (p. ex., DRC ou idade avançada) ou insultos coexistentes como sepse, exposição a fármacos vasoativos ou nefrotóxicos, rabdomiólise ou estados inflamatórios sistêmicos associados a queimaduras e pancreatite. A azotemia pré-renal e a IRA associada à isquemia representam um continuum de manifestações clínicas da hipoperfusão renal. A vasoconstrição pré-glomerular persistente pode ser uma causa subjacente comum da redução da TFG observada na IRA. Os fatores implicados na vasoconstrição incluem ativação do feedback tubuloglomerular em consequência do aumento do fornecimento de solutos à mácula densa após lesão dos túbulos proximais; aumento do tônus vascular basal e da reatividade aos agentes vasoconstritores; e diminuição da responsividade aos vasodilatadores. Outros fatores que contribuem para a diminuição da TFG incluem o refluxo de filtrado (*backleak*) através dos epitélios tubulares danificados e desnudados e a obstrução mecânica dos túbulos pelos debris necróticos **(Fig. 310-4).**

IRA pós-operatória A IRA associada à isquemia é uma complicação grave no período pós-operatório, sobretudo após procedimentos cirúrgicos de grande porte com perdas sanguíneas e hipotensão intraoperatória significativas. Os procedimentos cirúrgicos mais associados à IRA são cirurgias cardíacas com *bypass* cardiopulmonar (principalmente em procedimentos valvulares e de revascularização miocárdica combinados), intervenções vasculares com clampeamento transversal da aorta e cirurgias intraperitoneais. A IRA grave com necessidade de diálise ocorre em cerca de 1% dos procedimentos cirúrgicos cardíacos e vasculares. O risco de desenvolver IRA grave foi menos estudado em procedimentos intraperitoneais maiores, mas parece ter magnitude semelhante. Os fatores de risco comuns para IRA pós-operatória incluem DRC subjacente, idade avançada, diabetes melito, insuficiência cardíaca congestiva e intervenções de caráter emergencial. A fisiopatologia da IRA que ocorre após procedimentos de cirurgia cardíaca é multifatorial. Os principais fatores de risco para IRA são comuns na população submetida à cirurgia cardíaca ou vascular. Ao longo do tempo, mais desses procedimentos cirúrgicos estão sendo realizados em pacientes mais velhos, com comorbidades que predispõem à ocorrência de IRA e aceleram a progressão da DRT quando esta ocorre. O *bypass* cardiopulmonar prolongado é um fator de risco para IRA. Além da lesão isquêmica causada pela hipoperfusão persistente, o *bypass* cardiopulmonar pode causar IRA por diversos mecanismos, como ativação dos leucócitos e processos inflamatórios provocados pelo circuito extracorpóreo, hemólise com nefropatia pigmentar

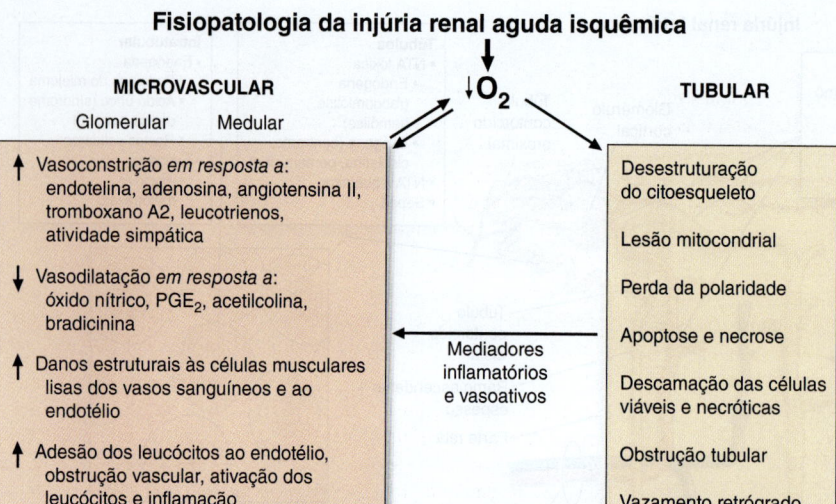

FIGURA 310-4 Interações dos fenômenos microvasculares e tubulares que contribuem para a fisiopatologia da injúria renal aguda isquêmica. PGE_2, prostaglandina E_2. *(Republicada, com autorização, da American Society of Nephrology, a partir de Recent advances in the pathophysiology of ischemic acute renal failure, JV Bonventre, JM Weinberg, 14:2199, 2003; autorização concedida por meio de Copyright Clearance Center, Inc.)*

secundária (ver adiante) e lesão aórtica com ateroembolismo subsequente. A IRA associada à doença ateroembólica, que também pode ocorrer após cateterização percutânea da aorta ou espontaneamente, é atribuída à embolização de cristais de colesterol resultando em obstrução parcial ou total de múltiplas pequenas artérias intrarrenais. Com o tempo, a reação de corpo estranho pode causar proliferação da íntima, formação de células gigantes e estreitamento adicional da luz vascular; isso explica o declínio geralmente subagudo (ao longo de algumas semanas, em vez de dias) da função renal nesses pacientes. Além disso, doses elevadas de vasopressores exógenos e a infusão de hemoderivados aumentam o risco de IRA. A mortalidade entre pacientes cardiovasculares que necessitam de terapia renal substitutiva pode ser de até 40-70%. Mesmo nas formas mais leves de IRA pós-operatória há um maior risco de progressão subsequente para doença renal crônica.

Queimaduras e pancreatite aguda As perdas volumosas de líquidos para os compartimentos extravasculares frequentemente acompanham as queimaduras graves e a pancreatite aguda. A IRA é uma complicação nefasta das queimaduras e acomete 25% dos pacientes com queimaduras envolvendo mais de 10% da área de superfície corporal. Além da hipovolemia grave que diminui o débito cardíaco e amplia a ativação neuro-hormonal, as queimaduras e a pancreatite aguda podem causar inflamação desregulada e aumentar o risco de sepse e lesão pulmonar aguda – condições que podem facilitar o desenvolvimento e a progressão da IRA. Os pacientes submetidos à ressuscitação maciça de líquidos para manejo de trauma, queimaduras e pancreatite aguda também podem desenvolver a síndrome compartimental abdominal, na qual as pressões intra-abdominais acentuadamente altas (em geral, acima de 20 mmHg) causam compressão das veias renais e diminuição da TFG.

Doenças vasculares que causam isquemia Estas doenças podem comprometer o fornecimento de oxigênio e substrato metabólico para os túbulos e glomérulos. As causas microvasculares da IRA incluem as microangiopatias trombóticas (relacionadas a cocaína, certos quimioterápicos, síndrome de anticorpo antifosfolipídeo, nefrite por radiação, nefrosclerose hipertensiva maligna, púrpura trombocitopênica trombótica/síndrome hemolítico-urêmica [PTT/SHU]), a esclerodermia, alguns agentes quimioterápicos e a doença ateroembólica. As doenças de grandes vasos associadas à IRA incluem dissecção, tromboembolismo ou trombose da artéria renal e compressão ou trombose das veias renais. A angiografia renal é o padrão ouro para a visualização direta da vasculatura renal e é importante para o diagnóstico de estenose da artéria renal, vasculite de grandes vasos, doença fibromuscular ou obstrução da veia renal.

IRA ASSOCIADA A NEFROTOXINAS

O rim tem uma alta suscetibilidade aos agentes nefrotóxicos devido à alta perfusão sanguínea e à concentração de substâncias filtradas ao longo do néfron (onde a água filtrada é reabsorvida) e no interstício medular (onde a água flui dos vasos sanguíneos descendentes para o interstício concentrado) isso resulta em exposição a altas concentrações de toxinas das células tubulares, intersticiais e endoteliais. A lesão nefrotóxica pode ocorrer em resposta a vários agentes farmacológicos com estruturas diversas e substâncias endógenas, bem como a exposições ambientais. Todas as estruturas renais são vulneráveis à lesão tóxica, inclusive os túbulos, o interstício, a vasculatura e o sistema coletor. Assim como ocorre com outros tipos de IRA, os fatores de risco para nefrotoxicidade incluem idade avançada, DRC e azotemia pré-renal. A hipoalbuminemia pode aumentar o risco de desenvolver alguns tipos de IRA associada a nefrotoxinas, devido a concentrações aumentadas de fármacos livres circulantes.

Agentes de contraste Os contrastes iodados utilizados nos exames de imagem cardiovasculares e na tomografia computadorizada (TC) são uma das causas de IRA. O risco de desenvolver IRA, ou "nefropatia por contraste", é insignificante quando a função renal está normal, mas aumenta quando há DRC, sobretudo nefropatia diabética. A evolução clínica mais comum da nefropatia por contraste caracteriza-se por elevação da CrS nas primeiras 24 a 48 horas após a exposição, que atinge níveis máximos dentro de 3 a 5 dias e regride dentro de 1 semana. A IRA mais grave, com necessidade de diálise é incomum exceto diante de DRC preexistente significativa, frequentemente associada à insuficiência cardíaca congestiva ou outras causas de IRA isquêmica. Os pacientes com mieloma múltiplo são particularmente suscetíveis. Uma fração de excreção de sódio (FeNa) reduzida e o sedimento urinário relativamente benigno sem indícios de necrose tubular (ver adiante) também são achados comuns. A nefropatia por contraste parece ser atribuída a uma combinação de fatores, incluindo: (1) hipoxia da medula renal externa resultante de alterações microcirculatórias renais e da obstrução de pequenos vasos; (2) lesão citotóxica dos túbulos por mecanismo direto ou pela formação dos radicais livres de oxigênio, sobretudo porque a concentração do agente no túbulo é acentuadamente maior; e (3) obstrução tubular transitória pelo material de contraste precipitado. Outros agentes diagnósticos implicados na etiologia da IRA incluem o gadolínio em doses altas usadas na ressonância magnética (RM) e soluções orais de fosfato de sódio administradas como laxativos. O gadolínio tem sido associado ao desenvolvimento de fibrose sistêmica nefrogênica (FSN) em indivíduos com doença renal avançada, mas a maioria está associada a meio de contraste à base de gadolínio do grupo I, que raramente é usado nos dias de hoje nos Estados Unidos e foi retirado do mercado em muitos outros países. O risco de IRA associado a doses-padrão do meio de contraste à base de gadolínio do grupo II é muito baixo.

Antibióticos Vários agentes antimicrobianos estão, comumente, associados à IRA. A *vancomicina* pode estar associada com IRA por lesão tubular, particularmente quando os níveis séricos no vale estão elevados e quando usados em combinação com outros antibióticos nefrotóxicos. A vancomicina também pode cristalizar nos túbulos e causar obstrução intratubular. Os *aminoglicosídeos* e a *anfotericina B* causam necrose tubular. A IRA não oligúrica (i.e., com um volume urinário > 400 mL/dia) ocorre em 10 a 30% dos tratamentos com antibióticos aminoglicosídeos, mesmo quando os níveis plasmáticos estão na faixa terapêutica. Os aminoglicosídeos são filtrados livremente nos glomérulos e, em seguida, acumulam-se no córtex renal, onde as concentrações podem ser muito maiores que no plasma. Em geral, a IRA surge após 5 a 7 dias de uso e pode evidenciar-se até mesmo depois da interrupção do tratamento. A hipomagnesemia é um achado comum.

A anfotericina B causa vasoconstrição renal em consequência do aumento do feedback tubuloglomerular, bem como toxicidade tubular direta mediada pelas espécies reativas do oxigênio. A nefrotoxicidade da anfotericina B é dependente da dose e da duração do tratamento. Esse fármaco liga-se ao colesterol da membrana tubular e cria poros em sua estrutura.

As manifestações clínicas da nefrotoxicidade associada à anfotericina B incluem poliúria, hipomagnesemia, hipocalcemia e acidose metabólica com *anion gap* normal.

O *aciclovir* pode precipitar-se nos túbulos e causar IRA por obstrução tubular, principalmente quando é administrado como *bolus* intravenoso em doses altas (500 mg/m^2) ou quando há hipovolemia. *Foscarnete, pentamidina, tenofovir* e *cidofovir* estão associados frequentemente à IRA causada por toxicidade tubular. A IRA secundária à nefrite intersticial aguda pode ser causada por exposição a muitos antibióticos, inclusive *penicilinas, cefalosporinas, quinolonas, sulfonamidas* e *rifampicina*.

Agentes quimioterápicos A *cisplatina* e a *carboplatina* acumulam-se nas células dos túbulos proximais, causando necrose e apoptose. Os esquemas de hidratação intensiva reduziram a incidência da nefrotoxicidade associada à cisplatina, mas esta continua sendo uma toxicidade dose-limitante. A *ifosfamida* pode causar cistite hemorrágica e toxicidade tubular manifestada como acidose tubular renal do tipo II (síndrome de Fanconi), poliúria, hipopotassemia e declínio modesto da TFG. Os agentes antiangiogênicos, como o *bevacizumabe*, podem causar proteinúria e hipertensão, via lesão da microvasculatura glomerular (microangiopatia trombótica). Outros agentes antineoplásicos, como a mitomicina C e a gencitabina, podem causar microangiopatia trombótica com IRA secundária. Os inibidores do *checkpoint* imune, como o *ipilimumabe, tremelimimabe, nivolumabe* e *pembrolizumabe* podem causar eventos adversos relacionados à imunidade, frequentemente se manifestando no rim como nefrite intersticial aguda.

Ingesta de substâncias tóxicas O etilenoglicol, presente no líquido de arrefecimento de automóveis, é metabolizado em ácido oxálico, glicoaldeído e glioxilato, que podem causar IRA por lesão tubular direta e por obstrução tubular. O dietilenoglicol é um composto industrial que causou surtos de IRA grave em muitos países, em consequência da adulteração das preparações farmacêuticas. O metabólito ácido 2-hidroxietoxiacético (HEAA) parece ser causador de lesão tubular. A contaminação alimentar por melamina causa nefrolitíase e IRA por obstrução intratubular ou, possivelmente, por efeitos tóxicos diretos nos túbulos renais. O ácido aristolóquico foi identificado como causa da "nefropatia das ervas chinesas" e da "nefropatia dos Balcãs" decorrente da contaminação das ervas medicinais ou das lavouras. A lista de toxinas ambientais provavelmente aumentará e contribuirá para o entendimento mais claro da doença intersticial tubular crônica, anteriormente classificada como "idiopática", um diagnóstico comum em países desenvolvidos e em desenvolvimento.

Toxinas endógenas A IRA pode ser causada por alguns compostos endógenos, inclusive mioglobina, hemoglobina, ácido úrico e cadeias leves do mieloma. A mioglobina pode ser liberada pelas células musculares lesadas, enquanto a hemoglobina pode ser liberada durante a hemólise maciça, levando à nefropatia pigmentar. A rabdomiólise pode ser causada por lesões traumáticas com esmagamento muscular, isquemia muscular durante cirurgias vasculares ou ortopédicas, compressão durante o coma ou imobilização, atividade convulsiva prolongada, exercícios excessivos, intermação ou hipertermia maligna, infecções, distúrbios metabólicos (p. ex., hipofosfatemia, hipotireoidismo grave) e miopatias (induzidas por fármacos, metabólicas ou inflamatórias). Os fatores patogênicos da IRA por toxinas endógenas incluem vasoconstrição intrarrenal, toxicidade direta nos túbulos proximais e obstrução mecânica do lúmen do néfron distal, quando a mioglobina ou a hemoglobina precipita-se com a proteína de Tamm-Horsfall (uromodulina, proteína mais comum na urina e produzida no ramo ascendente espesso da alça de Henle); esse processo de precipitação é favorecido pela urina ácida. A síndrome da lise tumoral pode seguir-se ao início do tratamento citotóxico dos pacientes com linfomas de alto grau e leucemia linfoblástica aguda; a liberação de grandes quantidades de ácido úrico (com níveis séricos muitas vezes acima de 15 mg/dL) resulta em sua precipitação nos túbulos renais e causa IRA **(Cap. 75)**. Outras características da síndrome da lise tumoral são a hiperpotassemia e a hiperfosfatemia. Ocasionalmente, essa síndrome também pode ocorrer de forma espontânea ou durante o tratamento de tumores sólidos ou mieloma múltiplo. As cadeias leves do mieloma também podem causar IRA por dano glomerular e/ou toxicidade tubular direta e por ligação à proteína de Tamm-Horsfall, formando cilindros intratubulares obstrutivos. A hipercalcemia, que também pode estar associada ao mieloma múltiplo, pode promover IRA secundária à vasoconstrição renal intensa e depleção de volume.

Outras causas de doença tubulointersticial aguda que levam à IRA Embora algumas das etiologias tóxicas e isquêmicas da IRA recém-descritas causem doença tubulointersticial, muitos fármacos também estão associados ao desenvolvimento de respostas alérgicas caracterizadas por infiltrados inflamatórios e, às vezes, eosinofilia no sangue periférico e na urina. Os inibidores de bomba de prótons e os AINEs são fármacos usados comumente que foram associados à nefrite tubulointersticial aguda. A IRA também pode ser causada por infecções graves e doenças infiltrativas malignas ou não malignas (p. ex., sarcoidose).

Nefropatia relacionada aos anticoagulantes A anticoagulação excessiva com varfarina ou outras classes de anticoagulantes foi implicada na causa de IRA por meio de hemorragia glomerular resultando na formação de cilindros hemáticos obstrutivos dentro dos túbulos renais com lesão tubular.

Glomerulonefrite As doenças que envolvem podócitos glomerulares e células mesangiais e/ou endoteliais podem levar à IRA pelo comprometimento da barreira de filtração e do fluxo sanguíneo junto à circulação renal. Embora a glomerulonefrite seja uma causa menos frequente (cerca de 5%) de IRA, sua detecção precoce é particularmente importante, uma vez que ela pode responder ao tratamento com agentes imunossupressores ou plasmaférese, sendo que a terapêutica adequada pode reverter a IRA e diminuir lesões de longo prazo subsequentes.

IRA PÓS-RENAL

(Ver também Cap. 319) A IRA pós-renal ocorre quando o fluxo unidirecional normal da urina é bloqueado de forma aguda (parcial ou totalmente), resultando no aumento da pressão hidrostática retrógrada e interferindo com a filtração glomerular. A obstrução do fluxo urinário pode ser causada por distúrbios funcionais ou estruturais em qualquer localização do trato urinário, desde a pelve renal até a extremidade da uretra **(Fig. 310-5)**. Um fluxo urinário normal não exclui a existência de obstrução parcial, pois a TFG é normalmente duas ordens de magnitude maior que o fluxo urinário, e, desse modo, a preservação do débito urinário pode gerar confusão ao esconder a obstrução pós-renal parcial. Para que ocorra IRA moderada a grave em indivíduos com dois rins saudáveis funcionais, a obstrução precisa afetar ambos os rins de modo a causar grande aumento na CrS, a não ser que haja uma função renal assimétrica com um rim cronicamente doente e o outro obstruído. A obstrução unilateral pode causar IRA quando há DRC subjacente significativa ou, raramente, em consequência do vasospasmo reflexo do rim contralateral. A obstrução do colo vesical é uma causa comum de IRA pós-renal, que tem impacto sobre ambos os rins. Ela pode ser causada por doenças da próstata (hipertrofia benigna da próstata ou câncer da próstata), bexiga neurogênica ou tratamento com agentes anticolinérgicos. A obstrução de cateter de Foley pode causar IRA pós-renal quando não é detectada e desobstruída. Outras causas de obstrução das vias urinárias inferiores são coágulos, cálculos e estenoses uretrais. A obstrução ureteral pode ser causada por obstrução intraluminal (p. ex., cálculos, coágulos, papilas renais desprendidas), infiltração da parede dos ureteres (p. ex., neoplasia) ou compressão externa (p. ex., fibrose retroperitoneal, neoplasia, abscesso ou lesão cirúrgica acidental). A fisiopatologia da IRA pós-renal inclui alterações hemodinâmicas desencadeadas pelo aumento súbito das pressões intratubulares. O período inicial de hiperemia causada pela dilatação das arteríolas aferentes é seguido de vasoconstrição intrarrenal secundária à síntese de angiotensina II, tromboxano A2 e vasopressina e à redução da produção de NO. As diminuições secundárias da função glomerular são devidas à hipoperfusão dos glomérulos e, possivelmente, às alterações do coeficiente de ultrafiltração glomerular.

AVALIAÇÃO DIAGNÓSTICA

De acordo com as definições atuais, a presença de IRA é definida pela elevação da concentração de CrS ou por uma diminuição no débito urinário **(Tab. 310-2)**. A IRA é atualmente definida por uma elevação de pelo menos 0,3 mg/dL em relação ao valor basal, dentro de 48 horas; ou por uma elevação que seja no mínimo 50% maior que o valor basal ocorrida em 1 semana; ou ainda por uma redução no débito urinário para menos de 0,5 mL/kg por hora por mais de 6 horas. Como indicado anteriormente, é importante reconhecer que, com essa definição, alguns pacientes com IRA não terão dano tubular nem dano glomerular (p. ex., azotemia pré-renal). A diferenciação entre IRA e DRC é importante para um diagnóstico e tratamento adequados. Essa diferenciação é fácil quando se dispõe de uma medida recente

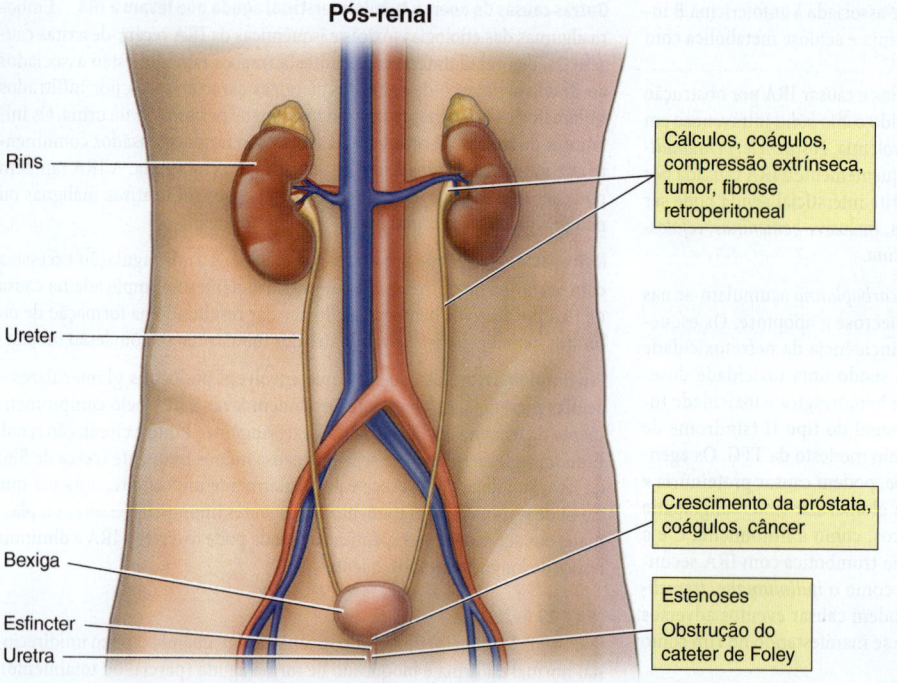

FIGURA 310-5 **Sítios anatômicos e causas de obstrução** levando ao desenvolvimento de IRA pós-renal.

da concentração basal de CrS, porém costuma ser mais difícil nas diversas situações em que os níveis basais são desconhecidos. Nesses casos, achados sugestivos de DRC podem ser obtidos a partir de exames de imagem (p. ex., rins pequenos e retraídos com adelgaçamento cortical à ultrassonografia, ou evidência de osteodistrofia renal) ou laboratoriais como anemia normocítica na ausência de perda sanguínea ou hiperparatireoidismo secundário com hiperfosfatemia e hipocalcemia compatíveis com DRC. Entretanto, nenhum conjunto de exames consegue excluir a possibilidade de IRA superposta à DRC, porque a primeira condição frequentemente complica a evolução clínica dos pacientes com DRC, dificultando o diagnóstico diferencial. Exames de sangue sequenciais demonstrando elevação significativa e persistente da CrS são uma clara evidência de IRA. Uma vez estabelecido o diagnóstico de IRA, sua causa deve ser determinada, porque a elevação da CrS ou a diminuição do débito urinário podem ser decorrentes de inúmeros processos fisiológicos e fisiopatológicos, como descrito anteriormente.

HISTÓRIA E EXAME FÍSICO

O contexto clínico, a história detalhada e o exame físico completo geralmente tornam mais evidentes as possibilidades diagnósticas diferenciais da etiologia da IRA. A suspeita de azotemia pré-renal deve ser considerada quando o paciente tem vômitos, diarreia, glicosúria com poliúria secundária, ou utiliza vários fármacos, como diuréticos, AINEs, inibidores da ECA e BRAs. Os sinais físicos como hipotensão ortostática, taquicardia, diminuição da pressão venosa jugular, redução do turgor cutâneo e membranas mucosas ressecadas comumente são detectados quando há azotemia pré-renal. Insuficiência cardíaca congestiva, doença hepática e síndrome nefrótica podem estar associadas a quedas no fluxo sanguíneo renal e/ou alterações na hemodinâmica intrarrenal com consequente diminuição da TFG. A presença de doença vascular extensa levanta a possibilidade de doença arterial renal, em especial se os tamanhos dos rins forem comprovadamente assimétricos. A doença ateroembólica pode estar associada ao livedo reticular e outros sinais de embolia nos membros inferiores. A presença de sepse é um indício significativo da etiologia, embora, como descrito antes, a fisiopatologia detalhada possa ser multifatorial.

Uma história de doença prostática, nefrolitíase ou neoplasias malignas pélvicas ou para-aórticas deve sugerir a possibilidade de IRA pós-renal. A presença ou a ausência de sinais e sintomas nos estágios iniciais da obstrução das vias urinárias depende da localização do processo obstrutivo. Cólicas no flanco que irradiam para a virilha são sugestivas de obstrução ureteral aguda. Noctúria e aumento da frequência ou hesitação urinária podem ocorrer com as doenças prostáticas. Distensão abdominal e dor suprapúbica podem ser sugestivas de aumento do tamanho da bexiga. O diagnóstico definitivo de obstrução necessita de investigações por imagem.

A revisão cuidadosa de todos os fármacos utilizados é fundamental à investigação dos pacientes com IRA. Além de frequentemente serem nefrotóxicas e, assim, causarem IRA, as doses dos fármacos administrados devem ser ajustadas com base na redução da função renal. Nesse sentido, é importante reconhecer que a redução real na TFG não é refletida pelas equações que estimam a TFG, uma vez que tais equações dependem da CrS e de o paciente estar estável. Na IRA, a mudança da CrS será tardia em relação às alterações na taxa de filtração. As reações idiossincrásicas a uma gama variada de fármacos podem causar nefrite intersticial alérgica, que pode ser acompanhada de febre, artralgias e erupção eritematosa pruriginosa. A ausência de achados sistêmicos de hipersensibilidade, todavia, não exclui o diagnóstico de nefrite intersticial, devendo ser considerada a obtenção de uma biópsia de rim para estabelecer o diagnóstico definitivo.

A IRA acompanhada de púrpura palpável, hemorragia pulmonar ou sinusite sugere a possibilidade de vasculite sistêmica com glomerulonefrite. Uma história de doença autoimune (p. ex., lúpus eritematoso sistêmico) deve levar em consideração uma possível relação entre a IRA e o agravamento dessa doença subjacente. A gravidez deve sugerir uma pré-eclâmpsia como fator fisiopatológico contribuinte para a IRA. Um abdome tenso deve sugerir uma síndrome compartimental abdominal aguda, um diagnóstico facilitado por uma medida da pressão vesical. Os sinais e/ou sintomas de isquemia de membros podem indicar o diagnóstico de rabdomiólise.

ACHADOS URINÁRIOS

A anúria nos estágios iniciais da IRA é incomum, exceto nas seguintes situações: obstrução total das vias urinárias, obstrução das artérias renais, choque séptico agressivo, isquemia grave (geralmente com necrose cortical) ou glomerulonefrite proliferativa ou vasculite grave. A redução do débito urinário (oligúria, definida como < 400 mL/24 h) indica uma IRA mais grave (i.e., TFG menor) do que nos casos em que o débito urinário está preservado. Na IRA, a oligúria está associada a desfechos clínicos mais desfavoráveis. A preservação do débito urinário pode ocorrer com diabetes insípido nefrogênico típico das obstruções crônicas das vias urinárias, doença tubulointersticial ou nefrotoxicidade causada pela cisplatina ou pelos aminoglicosídeos, entre outras causas. Urina avermelhada ou marrom pode ocorrer com ou sem hematúria macroscópica; se a cor persiste no sobrenadante após a centrifugação, deve-se suspeitar de nefropatia por pigmento secundário à rabdomiólise ou à hemólise.

O exame de urina simples e o exame do sedimento urinário são recursos de valor inestimável, mas seus resultados devem ser correlacionados com o quadro clínico em razão de sua sensibilidade e especificidade limitadas **(ver Fig. 310-6 e Cap. A4)**. Quando não há proteinúria preexistente secundária à DRC, a IRA isquêmica ou nefrotóxica causa proteinúria leve (< 1 g/dia). Proteinúria mais acentuada nos pacientes com IRA sugere lesão da barreira de ultrafiltração glomerular ou excreção das cadeias leves do mieloma; estas últimas proteínas não são detectadas pelos testes com fitas urinárias convencionais (que detectam albumina), e deve ser realizado teste com ácido sulfossalicílico ou imunoeletroforese. O ateroembolismo pode causar graus variáveis de proteinúria. Uma proteinúria intensa ("faixa nefrótica", > 3,5 g/dia) ocasionalmente pode ser encontrada na glomerulonefrite, vasculite ou com toxinas/medicações capazes de afetar o glomérulo e também o tubulointerstício (p. ex., AINEs). A IRA também pode complicar casos de doenças com lesões mínimas, uma causa de síndrome nefrótica frequentemente associada com concentrações baixas de albumina sérica

TABELA 310-2 ■ Principais causas, manifestações clínicas e exames diagnósticos para injúria renal aguda pré-renal e intrínseca

Etiologia	Características clínicas	Características laboratoriais	Comentários
Azotemia pré-renal	História de ingesta hídrica insuficiente ou perda de líquidos (hemorragia, diarreia, vômitos, sequestro para o espaço extravascular); AINEs/IECA/BRA; insuficiência cardíaca; sinais de depleção do volume (taquicardia, hipotensão verdadeira ou postural, redução da pressão venosa jugular, membranas mucosas desidratadas), redução do volume circulante efetivo (cirrose, insuficiência cardíaca)	Razão ureia (U)/creatinina > 20, FeNa < 1%, cilindros hialinos no sedimento urinário, densidade específica da urina > 1.018 e osmolalidade urinária > 500 mOsm/kg	No cenário de DRC ou uso de diuréticos, FeNa reduzida e osmolalidade e densidade específica elevadas podem não ocorrer; em outros casos, a elevação desproporcional da ureia em relação à creatinina pode indicar hemorragia digestiva alta ou estado hipercatabólico. A resposta à normalização da hemodinâmica é praticamente diagnóstica.
IRA associada à sepse	Sepse, síndrome séptica ou choque séptico; hipotensão evidente nem sempre vista na IRA leve a moderada.	Cultura positiva de um líquido corporal normalmente asséptico ou de outro teste que confirme a infecção; o sedimento urinário costuma conter cilindros granulosos e cilindros de células epiteliais tubulares renais	A FeNa pode estar reduzida (< 1%), principalmente nas fases iniciais, mas, em geral, é > 1% e a osmolalidade é < 500 mOsm/kg
IRA associada à isquemia	Hipotensão sistêmica, geralmente superposta à sepse e/ou outras causas de limitação das reservas renais, como idade avançada e DRC	O sedimento urinário frequentemente contém cilindros granulares, cilindros de células epiteliais dos túbulos renais; FeNa geralmente >1%	
IRA associada à nefrotoxina: endógena			
Rabdomiólise	Lesões traumáticas com esmagamento, convulsões, imobilização	Níveis altos de mioglobina e creatina-cinase; exame de urina positivo para heme com poucas hemácias	A FeNa pode ser baixa (< 1%)
Hemólise	Transfusão sanguínea recente com reação transfusional	Anemia, LDH alta e haptoglobina baixa	A FeNa pode estar baixa (< 1%); avaliação para reação transfusional
Lise tumoral	Quimioterapia recente	Hiperfosfatemia, hipocalcemia e hiperuricemia	
Mieloma múltiplo	Idade > 60 anos, sintomas constitucionais, dor óssea	Pico monoclonal na eletroforese do soro ou da urina; ânion gap reduzido; anemia	A biópsia da medula óssea ou do rim pode ser diagnóstica
IRA associada à nefrotoxina: exógena			
Nefropatia por contraste	Exposição a contraste iodado	A evolução típica é de elevação da CrS dentro de 1-2 dias, atingindo o pico em 3-5 dias e com recuperação em 7 dias	A FeNa pode ser baixa (< 1%)
Lesão tubular	Antibióticos aminoglicosídeos, cisplatina, tenofovir, vancomicina, zoledronato, etilenoglicol, ácido aristolóquico e melamina (para citar alguns)	O sedimento urinário costuma conter cilindros granulosos e cilindros de células epiteliais dos túbulos renais. A FeNa geralmente é > 1%	Pode ser oligúrica ou não oligúrica
Outras causas de IRA intrínseca			
Glomerulonefrite/vasculite	As manifestações variáveis (Cap. 314) incluem erupção cutânea, artralgias, sinusite (doença anti-MBG), hemorragia pulmonar (anti-MBG, ANCA, lupus), infecção cutânea recente ou faringite (pós-estreptocócica), microangiopatias trombóticas, incluindo aquelas relacionadas com drogas como a cocaína e agentes anti-VEGF.	ANA, ANCA, anticorpo anti-MBG, sorologia para hepatite, crioglobulinas, hemocultura, anormalidades do complemento, título ASLO (anormalidades destes testes dependendo da etiologia)	Pode ser necessário realizar biópsia renal
Nefrite intersticial	As causas não farmacológicas incluem síndrome nefrite tubulointersticial com uveíte (TINU) e infecção por *Legionella*	Eosinofilia, piúria estéril; em geral, sem oligúria	Os eosinófilos urinários têm pouco significado diagnóstico; a biópsia renal pode ser necessária
PTT/SHU	Anormalidades neurológicas e/ou IRA; diarreia recente; uso de inibidores da calcineurina; gestação ou pós-parto; espontânea	Esquistócitos no esfregaço do sangue periférico, LDH alta, anemia, trombocitopenia	A "SHU típica" se refere a IRA com pródromo de diarreia, em geral devido à toxina Shiga liberada de *Escherichia coli* ou de outras bactérias; a "SHU atípica" deve-se à desregulação herdada ou adquirida do complemento. A "PTT-SHU" se refere a casos esporádicos em adultos. O diagnóstico pode envolver o rastreamento de atividade de ADAMTS13, *E. coli* produtora de toxina Shiga, avaliação genética de proteínas reguladoras do complemento e biópsia renal
Doença ateroembólica	Manipulação recente da aorta ou de outras artérias calibrosas; pode ser espontânea ou ocorrer após tratamento anticoagulante; placas na retina, púrpura palpável, livedo reticular, hemorragia GI	Hipocomplementemia, eosinofilúria (variável), graus variáveis de proteinúria	A biópsia da pele ou do rim pode ser diagnóstica
IRA pós-renal	História de cálculos renais, doença da próstata, obstrução do cateter vesical, neoplasia retroperitoneal ou pélvica	Nenhuma alteração específica além da IRA; pode haver piúria ou hematúria	Exames de imagem como tomografia computadorizada ou ultrassonografia

Siglas: AINEs, anti-inflamatórios não esteroides; ANCA, anticorpo anticitoplasma de neutrófilo; anti-MBG, antimembrana basal glomerular; ASLO, antiestreptolisina O; BRA, bloqueador do receptor de angiotensina; DRC, doença renal crônica; FAN, fator (anticorpos) antinuclear; FeNa, excreção fracionada de sódio; GI, gastrintestinal; IECA, inibidor da enzima conversora de angiotensina-I; IRA, injúria renal aguda; LDH, lactato-desidrogenase; PTT/SHU, púrpura trombocitopênica trombótica/síndrome hemolítico-urêmica.

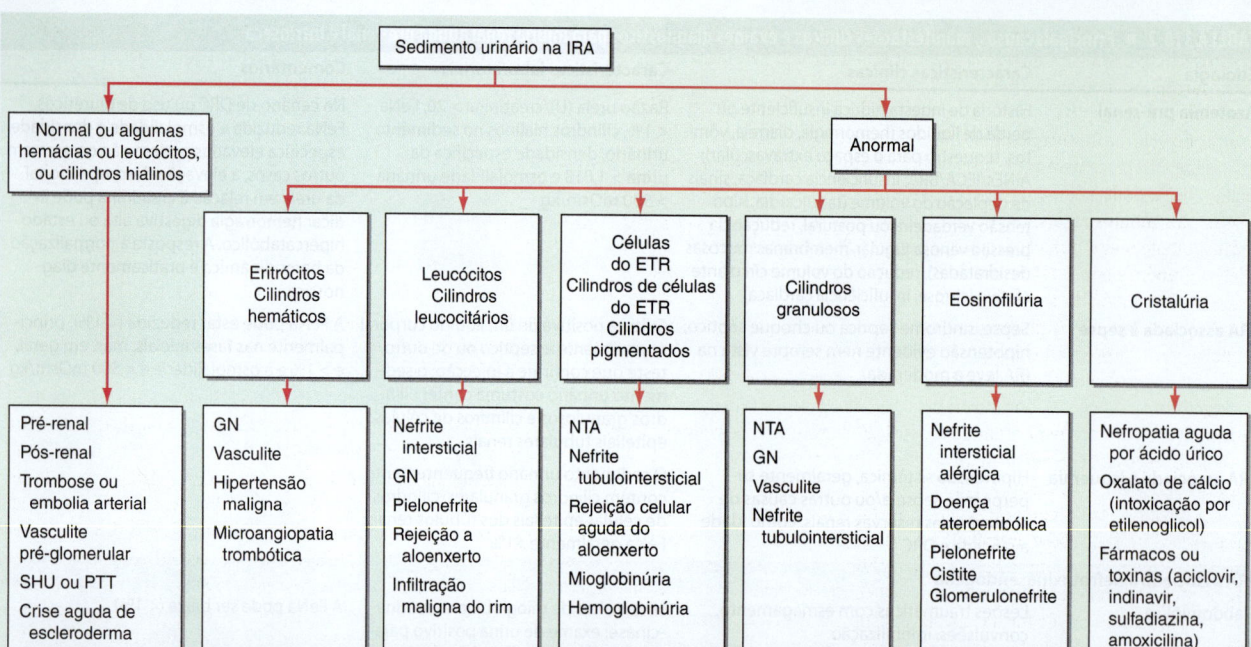

FIGURA 310-6 **Interpretação dos achados do sedimento urinário na injúria renal aguda (IRA).** ETR, epitélio tubular renal; GN, glomerulonefrite; NTA, necrose tubular aguda; PTT, púrpura trombocitopênica trombótica; SHU, síndrome hemolítico-urêmica. *(Adaptada de L Yang, JV Bonventre: Diagnosis and clinical evaluation of acute kidney injury. In Comprehensive Nephrology, 4th ed. J Floege et al [eds]. Philadelphia, Elsevier, 2010.)*

(Cap. 309). Quando o teste da fita urinária é positivo para hemoglobina, mas há poucas hemácias evidentes no sedimento urinário, deve-se suspeitar de rabdomiólise ou hemólise.

A azotemia pré-renal pode se manifestar com cilindros hialinos ou sedimento urinário inexpressivo. A IRA pós-renal também pode estar associada a sedimento urinário inexpressivo, mas pode haver hematúria e piúria, dependendo da causa da obstrução. A IRA secundária à NTA causada por lesão isquêmica, sepse ou algumas nefrotoxinas produz achados característicos no sedimento urinário: cilindros granulosos pigmentados de tonalidade "marrom-turva", cilindros granulares e cilindros epiteliais. Entretanto, esses achados podem estar ausentes em mais de 20% dos casos. A glomerulonefrite pode gerar hemácias dismórficas ou cilindros hemáticos. A nefrite intersticial pode causar a formação de cilindros leucocitários. Os achados do sedimento urinário podem apontar uma sobreposição de glomerulonefrite com nefrite intersticial; o diagnóstico nem sempre é possível com base apenas na análise do sedimento urinário. Os eosinófilos urinários têm significado limitado no diagnóstico diferencial, porque podem ocorrer com nefrite intersticial, pielonefrite, cistite, doença ateroembólica e glomerulonefrite. A cristalúria pode ser importante para a avaliação de algumas hipóteses diagnósticas. A detecção de cristais de oxalato na IRA deve levar à investigação imediata de intoxicação por etilenoglicol. Cristais abundantes de ácido úrico podem aparecer na síndrome da lise tumoral.

ACHADOS NOS EXAMES DE SANGUE

Alguns tipos de IRA estão associados a padrões característicos de elevação e redução da CrS. Em geral, a azotemia pré-renal causa elevações modestas da CrS, que retorna aos níveis basais com a normalização do estado hemodinâmico. A nefropatia por contraste causa elevação da CrS nas primeiras 24 a 48 horas, com níveis máximos alcançados dentro de 3 a 5 dias e regressão em 5 a 7 dias. Por outro lado, a doença ateroembólica geralmente se manifesta com elevações mais subagudas da CrS, embora a IRA grave com aumentos rápidos da CrS possa ocorrer nesse contexto. Com muitas toxinas que atuam nas células epiteliais, inclusive aminoglicosídeos e cisplatina, a elevação da CrS tipicamente é retardada em 3 a 5 dias até 2 semanas após a exposição inicial.

O hemograma completo pode fornecer indícios diagnósticos úteis. A anemia é comum com a IRA e costuma ter origem multifatorial. A anemia não está relacionada unicamente com os efeitos da IRA na eritropoiese, uma vez que tais efeitos isoladamente demoram muito mais para ocorrer. O mieloma pode ser diagnosticado com imunoeletroforese sérica ou ensaio de cadeia leve livres, e frequentemente pode haver suspeita se o *anion gap* sanguíneo é baixo devido a proteínas catiônicas que não foram medidas.

A eosinofilia periférica pode estar associada à nefrite intersticial, à doença ateroembólica, à poliarterite nodosa e à vasculite de Churg-Strauss. Anemia grave sem sangramento pode indicar hemólise, mieloma múltiplo ou microangiopatia trombótica (p. ex., SHU ou PTT). Outros achados laboratoriais de microangiopatia trombótica incluem trombocitopenia, esquistócitos no esfregaço de sangue periférico, nível alto de lactato-desidrogenase e concentração baixa de haptoglobina. A avaliação de pacientes com suspeita de PTT ou SHU inclui a medida dos níveis da protease de clivagem do fator de von Willebrand (ADAMTS13) e o teste para *Escherichia coli* produtora de toxina Shiga. A "SHU atípica" constitui a maioria dos casos adultos de SHU; o teste genético é importante dada a estimativa de que 60 a 70% dos casos de SHU atípica têm mutações em genes que codificam proteínas reguladoras da via alternativa do complemento.

A IRA pode ser acompanhada de hiperpotassemia, hiperfosfatemia e hipocalcemia. Hiperfosfatemia acentuada com hipocalcemia pode sugerir rabdomiólise ou síndrome da lise tumoral. Os níveis séricos de creatina-cinase e de ácido úrico com frequência estão elevados na rabdomiólise, enquanto a síndrome da lise tumoral pode estar associada a níveis normais ou ligeiramente elevados de creatina-cinase e concentrações séricas muito altas de ácido úrico. O ânion gap pode aumentar diante de qualquer causa de uremia, em consequência da retenção de ânions como fosfato, hipurato, sulfato e urato. A coexistência de ânion gap e gap osmolar aumentados pode sugerir intoxicação por etilenoglicol, que também pode causar cristalúria de oxalato e deposição de oxalato no tecido renal. Ânion gap reduzido pode ser um indício do diagnóstico de mieloma múltiplo em consequência da presença de proteínas catiônicas não quantificadas. Os achados de exames laboratoriais de sangue úteis para o diagnóstico da glomerulonefrite e da vasculite incluem níveis baixos de complemento e títulos altos dos fatores (anticorpos) antinucleares (FANs), anticorpos anticitoplasma de neutrófilos (ANCAs) e antimembrana basal glomerular (anti-MBG) e crioglobulinas. Anticorpos anti-receptor de fosfoliase A2 indicam um diagnóstico de nefropatia membranosa.

ÍNDICES DE INSUFICIÊNCIA RENAL

Vários índices têm sido utilizados para ajudar a diferenciar entre azotemia pré-renal e IRA intrínseca quando há distúrbios da função tubular. A taxa de fluxo tubular reduzida e a reciclagem de ureia elevada na medula renal observadas na azotemia pré-renal podem causar elevações desproporcionais de ureia, em comparação à creatinina. Entretanto, outras causas de elevação desproporcional de ureia devem ser mantidas em mente, inclusive hemorragia digestiva alta, hiperalimentação, catabolismo tecidual aumentado e uso de glicocorticoides.

A excreção fracionada de sódio (FeNa) é a fração da carga de sódio filtrado que não é reabsorvida pelos túbulos e é uma medida da capacidade de reabsorção renal do sódio, bem como de fatores endógenos e exógenos que afetam a reabsorção tubular. Desse modo, a FeNa depende da ingesta de sódio, do volume intravascular efetivo, da TFG, do uso de diuréticos e da integridade dos mecanismos de reabsorção tubular. Com a azotemia pré-renal, a FeNa pode ser menor que 1%, sugerindo uma ávida reabsorção do sódio nos túbulos renais. Em pacientes com DRC, a FeNa pode ser significativamente maior que 1%, ainda que com estado pré-renal sobreposto. A FeNa também pode estar acima de 1% mesmo diante da hipovolemia devido a um tratamento com diuréticos. Em geral, níveis baixos de FeNa ocorrem precocemente na glomerulonefrite e em outras doenças, por isso não devem ser considerados como evidência definitiva de azotemia pré-renal. Desse modo, uma FeNa reduzida sugere (mas não necessariamente) a existência de depleção do volume intravascular efetivo e não deve ser usado como único fator para orientar a reposição de volume. Na azotemia pré-renal, a resposta do débito urinário à infusão de cristaloides ou coloides pode ser diagnóstica e terapêutica. Na IRA isquêmica, FeNa frequentemente é >1% devido a lesão tubular e resultante comprometimento da capacidade de reabsorção de sódio. Entretanto, várias causas de IRA isquêmica e nefrotóxica podem levar a uma FeNa < 1%, incluindo sepse (em geral, nos estágios iniciais), rabdomiólise e nefropatia por contraste.

A capacidade renal de formar urina concentrada depende de muitos fatores, inclusive da função tubular normal nas diversas regiões do rim. No paciente que não está em uso de diuréticos e que tem boa função renal basal, a osmolalidade urinária pode chegar a > 500 mOsm/kg na azotemia pré-renal, consistente com um gradiente de concentração medular intacto e níveis elevados de vasopressina sérica que causam reabsorção de água por difusão passiva do ducto coletor para um interstício medular concentrado, resultando em urina concentrada. Contudo, nos indivíduos idosos e nos pacientes com DRC, pode haver anormalidades preexistentes da capacidade de concentração, e isso torna a osmolalidade urinária pouco confiável nesses casos. A perda da capacidade de concentração é comum na maioria dos tipos de IRA que afetam os túbulos e o interstício, resultando em uma osmolalidade urinária menor que 350 mOsm/kg, porém esse achado é inespecífico.

AVALIAÇÃO RADIOLÓGICA

A etiologia pós-renal sempre deve ser incluída no diagnóstico diferencial da IRA, porque o tratamento costuma ser eficaz quando instituído precocemente. A cateterização simples da bexiga pode excluir a existência de obstrução uretral. Os exames de imagem do trato urinário com ultrassonografia ou TC devem ser obtidos para avaliar a existência de obstrução em pacientes com IRA, a menos que haja outro diagnóstico evidente. As anormalidades sugestivas de obstrução incluem dilatação do sistema coletor e hidroureteronefrose. A obstrução pode ocorrer sem anormalidades nas imagens quando há depleção do volume circulante, fibrose retroperitoneal, encarceramento por tumor e também nos estágios iniciais do processo obstrutivo. Diante de um alto índice de suspeita de obstrução, mesmo com exames de imagem normais, a pielografia anterógrada ou retrógrada deve ser realizada. Os exames de imagem também podem fornecer informações adicionais úteis quanto às dimensões e à ecogenicidade dos rins, de forma a facilitar a diferenciação entre IRA *versus* DRC. Na DRC, os rins costumam ser menores, a não ser que o paciente tenha nefropatia diabética, nefropatia associada ao HIV ou doenças infiltrativas. Na IRA, espera-se encontrar rins de tamanho normal. Rins de tamanho aumentado em um paciente com IRA sugerem a possibilidade de nefrite intersticial aguda ou doenças infiltrativas. Como descrito anteriormente, os exames de imagem vasculares podem ser úteis quando há suspeita de obstrução arterial ou venosa, mas os riscos associados à administração do contraste devem ser considerados. Quando possível, a RM com agentes de contraste à base de gadolínio (ACBGs) deve ser evitada em pacientes com IRA grave, em razão da possibilidade de causar fibrose sistêmica nefrogênica, uma complicação rara porém grave, mais frequente nos pacientes com doença renal terminal. As recomendações a respeito de ACBGs em indivíduos com DRC permanecem controversas.

BIÓPSIA RENAL

Quando a etiologia da IRA não é evidenciada com base na história clínica, no exame físico, nos exames laboratoriais e na avaliação radiológica, a biópsia renal deve ser considerada. Os resultados da biópsia podem fornecer informações diagnósticas e prognósticas definitivas sobre a IRA e a DRC. Na maioria dos casos, esse exame é realizado nos pacientes com IRA quando as possibilidades de azotemia pré-renal, IRA pós-renal e IRA isquêmica ou nefrotóxica foram consideradas improváveis e quando outros diagnósticos possíveis ainda são considerados, incluindo glomerulonefrite, vasculite, nefrite intersticial, nefropatia do mieloma, SHU e PTT e disfunção de um aloenxerto. A biópsia renal está associada com um risco de sangramento, que pode ser grave e por em risco o orgão ou a vida de pacientes com trombocitopenia ou coagulopatia, mas as informações diagnósticas e prognósticas obtidas podem ser inestimáveis.

NOVOS BIOMARCADORES

A ureia e a creatinina são biomarcadores funcionais da filtração glomerular, mas não são biomarcadores de lesão tecidual e, por essa razão, podem ser insatisfatórias para o real diagnóstico de lesão do parênquima renal. As elevações de ureia e creatinina também são relativamente lentas após lesão renal. Vários biomarcadores de urina e de sangue foram investigados e mostram-se promissores para o diagnóstico mais precoce e preciso da IRA, bem como para o seu prognóstico. Em casos de IRA oligúrica, o débito urinário em resposta a um *bolus* intravenoso de furosemida (1,0-1,5 mg/kg) pode ser usada como teste prognóstico: um débito urinário < 200 mL ao longo de 2 horas subsequentemente à administração de furosemida por via intravenosa (*furosemide stress test*) pode identificar pacientes com risco aumentado de progressão para IRA mais grave, bem como a necessidade de terapia de substituição renal. A gravidade ou o risco de IRA progressiva também pode ser refletida pelos achados de microscopia da urina. Em um estudo envolvendo a revisão de sedimentos em amostras frescas de urina conduzido por nefrologistas certificados, um número maior de células epiteliais tubulares renais e/ou cilindros granulares no sedimento urinário foi associado tanto à gravidade quanto à piora da IRA. Biomarcadores proteicos de lesão renal também foram identificados em modelos animais de IRA e têm sido usados em humanos, mostrando-se particularmente úteis na identificação de toxicidade. A *molécula de injúria renal 1* (KIM-1, de *kidney injury molecule-1*) é uma proteína transmembrana do tipo 1 expressa abundantemente em células tubulares proximais lesadas por isquemia ou múltiplas nefrotoxinas distintas, como a cisplatina. A KIM-1 não é expressa em quantidades consideráveis na ausência de lesão tubular ou em tecidos extrarrenais. KIM-1 pode ser detectada após lesão isquêmica ou nefrotóxica na urina e no plasma. A *lipocalina associada à gelatinase neutrofílica* (NGAL, de *neutrophil gelatinase associate lipocalin*, também conhecida como lipocalina-2 ou siderocalina) é outro biomarcador da IRA. A NGAL foi descoberta inicialmente como uma das proteínas dos grânulos dos neutrófilos humanos. Essa proteína pode ligar-se ao complexo sideróforo-ferro e pode produzir efeitos citoprotetores no túbulo proximal. A expressão da NGAL fica acentuadamente aumentada depois da inflamação e da lesão renal, e a proteína pode ser detectada no plasma e na urina dentro de 2 horas após a IRA associada ao *bypass* cardiopulmonar. O receptor do ativador de plasminogênio tipo uroquinase solúvel (suPAR) é uma glicoproteína de sinalização expressa em múltiplos tipos celulares e que parece estar envolvida na patogênese de certas doenças renais; suPAR tem sido medida no plasma e mostrou predizer o desenvolvimento subsequente de IRA. Em 2014, a Food and Drug Administration (FDA) aprovou a comercialização de um teste baseado na combinação de medidas das concentrações urinárias de dois biomarcadores de parada do ciclo celular – a proteína de ligação ao fator de crescimento semelhante à insulina 7 (IGFBP7, de *insulin-like growth factor binding protein 7*) e o inibidor tecidual de metaloproteinase-2 (TIMP-2, de *tissue inhibitor of metalloproteinase-2*) – como biomarcadores preditivos de risco aumentado de desenvolvimento de IRA moderada a grave em pacientes gravemente doentes. Em 2018, a FDA também qualificou um painel de marcadores urinários incluindo KIM-1, NGAL, N-acetil-beta-D-glucosaminidase, osteopontina, cistatina-C e clusterina para a detecção de lesão tubular renal em estudos de fase 1 em voluntários saudáveis. O uso ideal dos biomarcadores para IRA na prática clínica é uma área de contínua investigação.

COMPLICAÇÕES DA IRA

Os rins desempenham um papel fundamental no controle homeostático do volume, da pressão arterial, da composição eletrolítica do plasma e do equilíbrio acidobásico, assim como da excreção das escórias nitrogenadas e outros produtos de descarte metabólicos. Por essa razão, as complicações associadas à IRA são diversas e dependem da gravidade da lesão e dos outros distúrbios associados. A IRA leve a moderada pode ser absolutamente assintomática, sobretudo nas fases iniciais de sua evolução.

UREMIA

O acúmulo de resíduos nitrogenados, evidenciado pela alta concentração de ureia sérica, é marca característica da IRA. A ureia propriamente dita causa poucos efeitos tóxicos diretos, a níveis abaixo de 200 mg/dL. Com concentrações mais altas, podem ocorrer alterações do estado mental e complicações hemorrágicas. As outras toxinas normalmente depuradas pelos rins podem ser responsáveis pelo complexo sintomático conhecido como uremia. Poucas das diversas toxinas urêmicas potenciais foram identificadas de modo definitivo. A correlação entre as concentrações de ureia e CrS e os sintomas urêmicos é extremamente variável, em parte devido às diferenças individuais nas taxas de síntese da ureia e da creatinina.

HIPERVOLEMIA E HIPOVOLEMIA

A expansão do volume dos líquidos extracelulares é uma das principais complicações da IRA oligúrica ou anúrica, sendo atribuída às reduções da excreção de sal e água. O resultado pode ser aumento do peso, edema postural, elevação da pressão venosa jugular e edema pulmonar, com este último podendo ser fatal. O edema pulmonar também pode ser causado pela sobrecarga de volume e pela hemorragia associada às síndromes pulmonares renais. A IRA também pode causar ou agravar a lesão pulmonar aguda evidenciada por aumento da permeabilidade vascular e infiltrados de células inflamatórias no parênquima pulmonar. A recuperação da IRA frequentemente é anunciada por um aumento no débito urinário. Essa fase "poliúrica" da recuperação pode ser atribuída à diurese osmótica produzida pela ureia e demais resíduos retidos, assim como à recuperação mais demorada das funções reabsortivas dos túbulos.

HIPONATREMIA

As anormalidades da composição eletrolítica do plasma podem ser leves ou potencialmente fatais. O rim disfuncional tem capacidade limitada de regular o equilíbrio eletrolítico. A administração excessiva de soluções cristaloides hipotônicas ou soluções de dextrose isotônicas pode causar hiposmolalidade e hiponatremia que, quando graves, podem acarretar anormalidades neurológicas, inclusive convulsões.

HIPERPOTASSEMIA

Uma complicação importante da IRA é a hiperpotassemia. A hiperpotassemia grave é particularmente comum nos casos de rabdomiólise, hemólise e síndrome da lise tumoral em consequência da liberação do potássio intracelular a partir das células destruídas. Fraqueza muscular pode ser um sintoma da hiperpotassemia. O potássio afeta o potencial das membranas celulares dos tecidos cardíacos e neuromusculares. A complicação mais grave da hiperpotassemia é atribuída aos efeitos sobre a condução cardíaca, os quais provocam arritmias potencialmente fatais.

ACIDOSE

A acidose metabólica – em geral com *anion gap* elevado – é comum nos casos de IRA e pode complicar ainda mais o equilíbrio acidobásico e do potássio em pacientes com outras causas de acidose, incluindo sepse, cetoacidose diabética ou acidose respiratória.

HIPERFOSFATEMIA E HIPOCALCEMIA

A IRA pode causar hiperfosfatemia, principalmente em pacientes hipercatabólicos ou naqueles com IRA secundária à rabdomiólise, hemólise e síndrome da lise tumoral. A deposição metastática do fosfato de cálcio pode causar hipocalcemia. A hipocalcemia associada à IRA também pode ser atribuída aos distúrbios do eixo da vitamina D-paratormônio-fator de crescimento de fibroblastos-23. Em geral, a hipocalcemia é assintomática, mas pode causar parestesias perionais, cãibras musculares, convulsões, espasmos carpopodais e prolongamento do intervalo QT ao eletrocardiograma. Os níveis do cálcio devem ser corrigidos de acordo com a hipoalbuminemia (quando presente), ou as concentrações do cálcio ionizado devem ser monitoradas. A hipocalcemia leve e assintomática não necessita de tratamento.

SANGRAMENTO

As complicações hematológicas da IRA incluem anemia e sangramento, ambos agravados por doenças coexistentes como sepse, doença hepática e coagulação intravascular disseminada. Os efeitos hematológicos diretos da uremia da IRA são a diminuição da eritropoiese e a disfunção plaquetária.

INFECÇÕES

As infecções são fatores desencadeantes comuns da IRA e também uma de suas complicações temíveis. O comprometimento da imunidade do paciente foi descrita na DRT e pode estar ativa na IRA grave.

COMPLICAÇÕES CARDÍACAS

As principais complicações cardíacas da IRA são arritmias, pericardite e derrame pericárdico. Além disso, a sobrecarga de volume e a uremia podem levar à lesão cardíaca e ao comprometimento da função cardíaca. Em estudos realizados com animais, apoptose celular e congestão de capilares vasculares, bem como disfunção mitocondrial, foram descritas no coração após a reperfusão de isquemia renal.

DESNUTRIÇÃO

Em geral, a IRA caracteriza-se por um estado de hipercatabolismo grave, e, por essa razão, a desnutrição é uma complicação frequente.

PREVENÇÃO E TRATAMENTO DA IRA

A abordagem aos pacientes que apresentam risco de desenvolver ou que já desenvolveram IRA depende da etiologia subjacente (Tab. 310-3). No entanto, existem vários princípios aplicáveis a todos os casos. A melhora da função hemodinâmica, a correção dos desequilíbrios hidreletrolíticos, a interrupção do uso de fármacos nefrotóxicos e os ajustes das doses dos fármacos administrados são medidas essenciais. As causas comuns de IRA, inclusive sepse e NTA isquêmica, ainda não têm tratamentos específicos depois que a lesão já ocorreu, porém uma cuidadosa monitoração clínica se faz necessária até a regressão da IRA (se isso ocorrer). Os rins têm uma notável capacidade de autorreparação, mesmo após a IRA grave com necessidade de diálise, se a função renal basal estiver preservada. Todavia, muitos pacientes com IRA, particularmente quando sobreposta à DRC preexistente, sofrem processos de reparo mal-adaptativos e não se recuperam totalmente e podem permanecer dependentes de diálise. Está cada vez mais claro que a IRA predispõe à progressão acelerada da DRC, a qual é um fator de risco importante para a IRA.

Azotemia pré-renal A profilaxia e o tratamento da azotemia pré-renal requerem otimização da perfusão renal. A composição dos líquidos de reposição deve estar de acordo com o tipo de líquido perdido. As hemorragias agudas profusas devem ser tratadas com concentrados de hemácias. Na IRA, a oligúria isolada não é uma indicação para administração de líquidos. A hipovolemia intravascular deve ser a única indicação. A composição ideal dos líquidos não está bem definida. As soluções de cristaloides são menos dispendiosas do que as soluções que contém albumina, e a albumina não fornece um benefício de sobrevida quando comparada com cristaloide. A albumina pode diminuir a necessidade de líquidos, mas não reduz a necessidade de terapia renal substitutiva. Soluções cristaloides tamponadas (por ex., Ringer Lactato, solução de Hartmann, Plasma-Lyte) são recomendadas para pacientes com IRA que não estão hipoclorêmicos; a solução salina a 0,9% é recomendada para pacientes hipovolêmicos hipoclorêmicos quando a concentração de cloro é monitorada de perto. A administração excessiva de cloreto contido na solução salina a 0,9% pode causar acidose metabólica hiperclorêmica e prejudicar a TFG. As soluções de hidroxietilamido aumentam o risco de IRA grave e estão contraindicadas. As soluções contendo bicarbonato (p. ex., solução de água com dextrose contendo 150 mEq de bicarbonato de sódio) podem ser usadas se houver preocupação com acidose metabólica.

A otimização da função cardíaca na IRA pode exigir a administração de agentes inotrópicos, agentes redutores da pré-carga e da pós-carga, fármacos antiarrítmicos e recursos mecânicos (p. ex., dispositivos de assistência ventricular). A monitoração hemodinâmica invasiva pode ser necessária para orientar o tratamento.

Cirrose e síndrome hepatorrenal A reposição de líquidos em pacientes com cirrose, ascite e IRA é difícil, porque costuma haver dificuldade em determinar precisamente as condições de volume intravascular. A administração de líquidos intravenosos sob a forma de desafios volêmicos pode ser necessária, com finalidades diagnóstica e terapêutica. Contudo, a administração de volumes excessivos pode agravar a ascite e comprometer a função pulmonar dos pacientes com síndrome hepatorrenal ou IRA causada por peritonite bacteriana espontânea sobreposta. A possibilidade de peritonite deve ser excluída por cultura do líquido ascítico. A albumina pode evitar o desenvolvimento de IRA nos pacientes tratados com antibióticos para peritonite bacteriana espontânea. O tratamento definitivo da síndrome

TABELA 310-3 ■ Manejo da injúria renal aguda
Medidas gerais
1. Melhora da hemodinâmica sistêmica e renal por reposição de volume e uso criterioso de vasopressores
2. Interrupção dos agentes nefrotóxicos (p. ex., inibidores da ECA, BRAs, AINEs, aminoglicosídeos), quando possível
3. Instituição da terapia renal substitutiva quando há indicação
Problemas específicos

1. Nefrotoxinas
  a. Rabdomiólise: administração agressiva de líquidos intravenosos; considerar a diurese alcalina forçada
  b. Síndrome de lise tumoral: administração agressiva de líquidos intravenosos e alopurinol ou rasburicase

2. Sobrecarga de volume
  a. Restrição de sal e água
  b. Diuréticos
  c. Ultrafiltração

3. Hiponatremia
  a. Restrição da ingesta enteral de água livre, redução das soluções intravenosas hipotônicas, como as soluções contendo dextrose
  b. A solução salina hipertônica raramente é necessária na IRA. Os antagonistas da vasopressina, em geral, não são necessários.

4. Hiperpotassemia
  a. Restrição da ingesta dietética de potássio
  b. Interrupção do uso de diuréticos poupadores de potássio, inibidores da ECA, BRAs e AINEs
  c. Diuréticos de alça para aumentar a perda urinária de potássio
  d. Resina de troca iônica ligadora de potássio (sulfonato de poliestireno sódico)
  e. Insulina (10 unidades de insulina regular) e glicose (50 mL de dextrose a 50%) para estimular a entrada do potássio nas células
  f. Tratamento com beta-agonista inalatório para estimular a entrada do potássio nas células
  g. Gluconato de cálcio ou cloreto de cálcio (1 g) para estabilizar a célula miocárdica

5. Acidose metabólica
  a. Bicarbonato de sódio (se pH < 7,2 de forma a manter o bicarbonato sérico > 15 mmol/L)
  b. Administração de outras bases (p. ex., THAM)
  c. Terapia renal substitutiva

6. Hiperfosfatemia
  a. Restrição da ingesta dietética de fosfato
  b. Agentes quelantes de fosfato (p. ex., acetato de cálcio, cloridrato de sevelâmer, hidróxido de alumínio – ingeridos junto das refeições)

7. Hipocalcemia   a. Carbonato de cálcio ou gluconato de cálcio, se for sintomática
8. Hipermagnesemia   a. Interrupção do uso de antiácidos contendo Mg^{2+}
9. Hiperuricemia   a. Tratamento agudo em geral não é necessário, a menos que haja síndrome da lise tumoral (ver anteriormente)
10. Nutrição   a. Ingesta proteicocalórica suficiente (20-30 kcal/kg por dia) para evitar balanço nitrogenado negativo. A nutrição deve ser fornecida por via enteral sempre que possível

11. Dosagem de fármacos
  a. Controle rigoroso das doses e da frequência de administração dos fármacos; ajustes com base no grau de insuficiência renal
  b. Observe que as concentrações séricas de creatinina podem superestimar a função renal no estado de desequilíbrio característico de pacientes com IRA

Siglas: AINEs, anti-inflamatórios não esteroides; BRAs, bloqueadores do receptor de angiotensina; ECA, enzima conversora de angiotensina; IRA, injúria renal aguda; THAM, tris(hidroximetil)-aminometano.

hepatorrenal é o transplante hepático ortotópico. As terapias de ponte que se mostraram promissoras incluem terlipressina (um análogo da vasopressina), com albumina, ou, quando a terlipressina não está disponível, uma terapia combinada com octreotide (um análogo da somatostatina) e midodrina (um agonista α_1-adrenérgico) em combinação com albumina intravenosa (25-50 g; máximo de 100 g/dia).

IRA intrínseca Vários fármacos foram testados e não conseguiram produzir efeitos benéficos comprovados nos pacientes com lesão tubular aguda. Estes fármacos incluem peptídeo natriurético atrial, dopamina em doses baixas, antagonistas da endotelina, eritropoietina, diuréticos de alça, bloqueadores do canal de cálcio, bloqueadores dos receptores α-adrenérgicos, análogos das prostaglandinas, antioxidantes, anticorpos contra moléculas de adesão leucocitárias, fator de crescimento semelhante à insulina, entre outros. A maioria dos estudos inclui pacientes com IRA grave e avançada, e o tratamento pode ter sido tardio. Os biomarcadores de injúria renal descritos anteriormente podem oferecer a oportunidade de testar o uso desses fármacos em uma fase mais precoce da IRA.

A IRA associada à glomerulonefrite aguda ou à vasculite pode responder a imunossupressores e/ou à plasmaférese (Cap. 309). A nefrite intersticial alérgica causada por fármacos requer a interrupção do agente agressor. Os glicocorticoides têm sido administrados, mas não foram testados em ensaios randomizados, nos casos em que a IRA persiste ou piora apesar da suspensão do fármaco suspeito. A IRA associa à esclerodermia (crise renal esclerodérmica) deve ser tratada com inibidores da ECA. A PTT idiopática é uma emergência médica e deve ser tratada imediatamente com plasmaférese. O bloqueio farmacológico da ativação do complemento pode ser efetivo na SHU atípica.

A reposição de volume imediata e vigorosa é essencial aos pacientes com rabdomiólise, que podem inicialmente necessitar de 10 L de líquidos por dia. Os líquidos alcalinos (p. ex., 75 mmol/L de bicarbonato de sódio acrescentados à solução salina a 0,45%) podem ajudar a evitar lesão tubular e formação de cilindros, mas acarretam o risco de agravar a hipocalcemia. Os diuréticos podem ser administrados quando a reposição de líquidos é adequada, porém não consegue alcançar um débito urinário entre 200 e 300 mL/h. Além da diálise para os casos graves ou as medidas gerais de suporte para manter o equilíbrio hidreletrolítico e a perfusão tecidual, não há tratamento específico para a IRA secundária à rabdomiólise. Os níveis de cálcio e fosfato devem ser cuidadosamente controlados porque podem precipitar nos tecidos lesados e ser liberados quando os tecidos cicatrizam.

IRA pós-renal O diagnóstico imediato e a correção precoce da obstrução do trato urinário podem evitar o desenvolvimento de lesões estruturais irreversíveis induzidas pela estase urinária. O sítio de obstrução define a abordagem terapêutica. A cateterização transuretral ou suprapúbica da bexiga pode ser a única medida necessária inicialmente para tratar estenoses uretrais ou disfunção vesical. A obstrução ureteral pode ser tratada pela colocação de nefrostomia percutânea ou *stent* ureteral. O alívio da obstrução, em geral, é seguido de diurese apropriada ao longo de alguns dias. Em casos raros, a poliúria grave persiste em consequência da disfunção tubular e pode exigir a administração contínua de líquidos e eletrólitos intravenosos por períodos longos.

MEDIDAS DE SUPORTE PARA IRA

Manejo do volume A hipervolemia associada à IRA oligúrica ou anúrica é uma potencial ameaça à vida, em consequência de edema pulmonar agudo, sobretudo porque muitos pacientes têm doenças pulmonares coexistentes e a IRA provavelmente aumenta a permeabilidade vascular pulmonar. O aporte de líquidos e sódio deve ser reduzido e os diuréticos podem ser usados para aumentar o fluxo urinário. Nenhuma evidência indica que o aumento do débito urinário por si só melhore a história natural da IRA, mas os diuréticos podem ajudar a evitar a necessidade de diálise em alguns casos. Nos casos graves de sobrecarga de volume, a furosemida pode ser administrada na forma de *bolus* (200 mg) seguido de infusão intravenosa contínua (10-40 mg/h), com ou sem um diurético tiazídico. Na insuficiência cardíaca descompensada, a terapia diurética escalonada se mostrou superior à ultrafiltração na preservação da função renal. O tratamento com diuréticos deve ser interrompido se não houver resposta. A dopamina em doses baixas pode aumentar transitoriamente a excreção de sal e água pelos rins nos estados pré-renais; contudo, nenhum ensaio clínico conseguiu demonstrar qualquer efeito benéfico em pacientes com IRA intrínseca. Em vista do risco de arritmias e potencial isquemia intestinal, os riscos associados à dopamina superam seus efeitos benéficos com o uso específico para profilaxia ou tratamento da IRA.

Anormalidades eletrolíticas e acidobásicas O tratamento das disnatremias e da hiperpotassemia são descritos no Capítulo 53. A acidose metabólica geralmente não é tratada, a menos que seja grave (pH < 7,20 e bicarbonato sérico < 15 mmol/L). A acidose pode ser tratada com bicarbonato de sódio oral ou intravenoso (Cap. 55), mas a correção excessiva deve ser evitada devido à possibilidade de alcalose metabólica, hipocalcemia, hipopotassemia e sobrecarga de volume. A hiperfosfatemia é comum com a IRA e, em geral, pode ser tratada por limitação da absorção intestinal do fosfato utilizando quelantes específicos (carbonato de cálcio, acetato de cálcio, lantano, sevelâmer ou hidróxido de alumínio). A hipocalcemia sintomática deve ser tratada com gluconato de cálcio ou cloreto de cálcio. O cálcio ionizado deve ser monitorado, em vez do cálcio total, quando houver hipoalbuminemia.

Desnutrição O catabolismo aumentado com desgaste proteico é comum na IRA grave, particularmente diante de falência múltipla de órgãos. A nutrição inadequada pode causar cetoacidose secundária à inanição e catabolismo proteico. A nutrição excessiva pode aumentar a produção de resíduos nitrogenados e agravar a azotemia. A nutrição parenteral total requer a administração de grandes volumes de líquidos e pode complicar os esforços para controlar a volemia. Conforme as diretrizes do Kidney Disease Improving Global Outcomes (KDIGO), os pacientes com IRA devem alcançar uma ingesta energética total de 20-30 kcal/kg por dia. A ingesta de proteínas varia conforme a gravidade da IRA: 0,8-1,0 g/kg por dia na IRA não catabólica sem necessidade de diálise; 1,0-1,5 g/kg por dia em pacientes sob diálise; e até 1,7 g/kg por dia se houver hipercatabolismo e terapia de substituição renal contínua. Os oligoelementos e as vitaminas hidrossolúveis também devem ser suplementados em pacientes com IRA tratados com diálise intermitente e terapia de substituição renal contínua.

Anemia A anemia associada à IRA geralmente é multifatorial e não melhora com os agentes estimuladores da eritropoiese, tendo em vista seu início de ação tardio e a existência de resistência da medula óssea nos pacientes em estado crítico. O sangramento urêmico pode responder à desmopressina ou aos estrogênios, mas requer diálise nos casos de uremia grave ou prolongada. A profilaxia gastrintestinal com inibidores de bomba de prótons ou bloqueadores do receptor de histamina (H_2) é necessária. É importante reconhecer, contudo, que os inibidores de bomba de prótons foram associados à IRA da nefrite intersticial, uma relação que vem sendo cada vez mais admitida. A profilaxia para tromboembolismo venoso é importante e deve ser adaptada às condições clínicas; as heparinas de baixo peso molecular e os inibidores do fator Xa têm farmacocinéticas imprevisíveis na IRA grave e geralmente devem ser evitados, se possível.

Indicações e modalidades de diálise A diálise é indicada quando o tratamento clínico não consegue controlar a sobrecarga de volume, a hiperpotassemia ou a acidose; em algumas exposições tóxicas; e quando ocorrem complicações graves da uremia (asterixe, atrito ou derrame pericárdico, encefalopatia, sangramento urêmico) (ver também Cap. 312). A instituição tardia da diálise traz o risco das complicações evitáveis da IRA no volume, nos eletrólitos e no metabolismo. Por outro lado, a instituição muito precoce pode expor desnecessariamente os pacientes a acessos intravenosos e a procedimentos invasivos, com seus riscos associados de infecção, sangramento, complicações dos procedimentos e hipotensão. Em estudos randomizados controlados, a comparação do início da diálise precocemente ou tardiamente não mostrou melhorar a sobrevida, e pode aumentar o risco de eventos adversos. Contudo, o início da diálise não deve esperar pela ocorrência de uma complicação potencialmente fatal da insuficiência renal. Muitos nefrologistas iniciam a diálise empiricamente para tratar IRA quando a ureia excede determinado valor (p. ex., 200 mg/dL) em pacientes sem sinais clínicos de recuperação da função renal. As modalidades disponíveis de terapia renal substitutiva para IRA requerem acesso à cavidade peritoneal (diálise peritoneal) ou a vasos sanguíneos calibrosos (hemodiálise, hemofiltração e outros procedimentos híbridos). Os solutos pequenos são removidos ao longo de uma membrana semipermeável, seguindo seus gradientes de concentração (depuração por "difusão") e/ou acompanhando o movimento da água plasmática (depuração por "convecção"). A hemodiálise pode ser intermitente ou contínua, e a depuração pode ser realizada por difusão, convecção ou uma combinação de ambas. O acesso vascular é conseguido nas veias femorais, jugulares internas ou subclávias. A hemodiálise é um procedimento intermitente que remove solutos via depuração por difusão e convecção. A hemodiálise costuma ser realizada 3 a 4 vezes por semana (sessões de 3 a 4 horas) e é a modalidade de terapia renal substitutiva mais utilizada nos casos de IRA. Uma das principais complicações da hemodiálise é a hipotensão, sobretudo em indivíduos com patologias graves, a qual pode perpetuar a IRA causando lesão isquêmica no órgão em recuperação.

Os procedimentos intravasculares contínuos foram desenvolvidos no início da década de 1980 para tratar pacientes hemodinamicamente instáveis sem provocar alterações rápidas do volume, da osmolaridade e dos eletrólitos, que são típicas da hemodiálise intermitente. A terapia renal substitutiva contínua (TRSC) pode ser realizada com depuração por convecção (hemofiltração venovenosa contínua [HVVC]), com a qual grandes volumes de água plasmática (e os solutos que a acompanham) são forçados a atravessar a membrana semipermeável por meio de pressão hidrostática; em seguida, a água plasmática é reposta por solução fisiológica cristaloide. A TRSC também pode ser conseguida com depuração por difusão (hemodiálise venovenosa contínua [HDVVC]), uma tecnologia semelhante à hemodiálise, embora com taxas menores de fluxo do sangue e do dialisato. Uma modalidade híbrida combina as depurações por difusão e convecção (hemodiafiltração venovenosa contínua [HDFVVC]). De forma a aproveitar algumas das vantagens da TRSC sem necessidade de contar com uma equipe para supervisionar o tratamento ao longo das 24 horas, alguns médicos preferem a diálise prolongada de baixa eficiência (DPBE) ou a diálise diária estendida (DDE). Nessa terapia, o fluxo sanguíneo e o fluxo do dialisato são mais altos do que na HDVVC, mas o tempo de tratamento é reduzido para ≤ 12 horas. A escolha da modalidade frequentemente é ditada pela disponibilidade imediata de tecnologia e experiência da equipe médica.

A dose dialítica ideal para qualquer paciente com IRA ainda não está definida. A hemodiálise intermitente diária e a TRSC em doses altas não conferem vantagem demonstrável em termos de sobrevida ou de recuperação renal, porém é importante ter o cuidado de evitar tratamento insuficiente. Os estudos não conseguiram demonstrar que as modalidades contínuas são mais eficazes que as intermitentes quando mediram as taxas de sobrevivência. Quando disponível, a TRSC geralmente é preferível para pacientes com instabilidade hemodinâmica grave, edema cerebral ou sobrecarga de volume significativa.

A diálise peritoneal pode ser realizada por meio de um cateter intraperitoneal temporário. Essa modalidade raramente é usada nos Estados Unidos para IRA em adultos (embora tenha sido "redescoberta" durante a pandemia de Covid-19 devido ao número inadequado de máquinas de hemodiálise contínuas e intermitentes). A diálise peritoneal alcançou uso disseminado em nível internacional, particularmente quando não há pronta disponibilidade da tecnologia da hemodiálise. A solução de dialisato é instilada e removida da cavidade peritoneal em intervalos regulares, de forma a assegurar as depurações por difusão e convecção dos solutos através da membrana peritoneal; a ultrafiltração da água é propiciada pela existência de um gradiente osmótico ao longo da membrana peritoneal, alcançado com concentrações altas de dextrose na solução de dialisato. Por ser um procedimento de natureza contínua, a diálise peritoneal costuma ser mais bem tolerada pelos pacientes hipotensos do que os procedimentos intermitentes como a hemodiálise. A diálise peritoneal pode não ser suficiente para os pacientes em estado hipercatabólico, tendo em vista as limitações inerentes à eficiência dialítica.

DESFECHO E PROGNÓSTICO

O desenvolvimento de IRA está associado a riscos significativamente maiores de mortalidade hospitalar e mortalidade em longo prazo, internações mais prolongadas e custos mais elevados. A IRA também está associada com um maior risco de eventos cardiovasculares tardios, embora os mecanismos não sejam bem compreendidos. A azotemia pré-renal, com exceção das síndromes cardiorrenal e hepatorrenal, e a azotemia pós-renal têm prognósticos mais favoráveis do que a maioria dos casos de IRA intrínseca. Os rins podem recuperar-se mesmo após IRA grave com necessidade de diálise. Os sobreviventes de um episódio de IRA que necessitaram de diálise temporariamente, contudo, têm um risco extremamente elevado de DRC progressiva, e até 10% pode desenvolver DRT que necessita de diálise ou transplante. A IRA e a DRC são vistas cada vez mais como síndromes inter-relacionadas. A DRC é um fator de risco importante para o desenvolvimento de IRA e a IRA é um fator de risco de desenvolvimento de DRC no futuro. As medições de albuminúria após um episódio de IRA podem ajudar a prever o risco de progressão da doença renal e podem servir como uma valiosa ferramenta de estratificação de risco. Depois da alta hospitalar após IRA, é recomendável que os pacientes fiquem sob a supervisão de um nefrologista que possa instituir medidas rigorosas de prevenção secundária da doença renal.

LEITURAS ADICIONAIS

Bonventre JV, Yang L: Cellular pathophysiology of ischemic acute kidney injury. J Clin Invest 121:4210, 2011.

Hoste EAJ et al: Global epidemiology and outcomes of acute kidney injury. Nature Rev Nephrol 14:607, 2018.

Kidney Disease: Improving Global Outcomes (KDIGO) Acute Kidney Injury Work Group: KDIGO Clinical Practice Guidelines for Acute Kidney Injury. Kidney Int Supp 2:1, 2012.

STARRT-AKI Investigators for the Canadian Critical Care Trials Group: Timing of initiation of renal-replacement therapy in acute kidney injury. N Engl J Med 383:240, 2020.

311 Doença renal crônica
Joanne M. Bargman, Karl Skorecki

O termo doença renal crônica (DRC) engloba um espectro de processos fisiopatológicos associados à função renal anormal, frequentemente com declínio progressivo da taxa de filtração glomerular (TFG). O risco de progressão da DRC está estreitamente relacionado à TFG e à quantidade de albuminúria. A Figura 311-1 mostra um estadiamento da DRC pelas estimativas de declínio progressivo da TFG com base nesses dois parâmetros.

O termo desalentador *doença renal em estágio terminal* representa um estágio da DRC em que o acúmulo de toxinas, líquidos e eletrólitos normalmente excretados pelos rins resulta em risco de vida, a menos que as toxinas sejam removidas por terapia renal substitutiva, empregando diálise ou transplante renal. Essas intervenções são discutidas nos Capítulos 312 e 313. Neste capítulo, o termo doença renal em estágio terminal foi substituído por DRC estágio 5.

FISIOPATOLOGIA DA DRC

A fisiopatologia da DRC caracteriza-se por dois amplos mecanismos de lesão: (1) mecanismos de iniciação específicos particulares à etiologia subjacente (p. ex., anormalidades genéticas no desenvolvimento renal, deposição de imunocomplexos e inflamação em certos tipos de glomerulonefrite ou exposição a toxinas em certas doenças dos túbulos renais e do interstício) e (2) mecanismos inespecíficos envolvendo hiperfiltração e hipertrofia dos néfrons viáveis remanescentes, que são consequências comuns da redução em longo prazo da massa renal, independentemente da etiologia subjacente. As respostas à redução da quantidade de néfrons são mediadas por hormônios vasoativos, citocinas e fatores de crescimento. Por fim, as adaptações de curto prazo de hiperfiltração e hipertrofia para manter a TFG tornam-se maladaptativas à medida que a pressão e o fluxo sanguíneo aumentados dentro do néfron predispõem à distorção da arquitetura dos glomérulos, à função anormal dos podócitos e ao rompimento da barreira de filtração, levando à esclerose e à destruição dos néfrons remanescentes (Fig. 311-2). O aumento da atividade intrarrenal do sistema renina-angiotensina (SRA) parece contribuir para a hiperfiltração compensatória inicial e para a subsequente hipertrofia e esclerose glomerular maladaptativas. Esse processo explica por que uma redução na massa renal por um insulto isolado pode levar a um declínio progressivo da função renal ao longo de muitos anos e da eficácia de abordagens farmacológicas que atenuam essa resposta (Fig. 311-3).

IDENTIFICAÇÃO DE FATORES DE RISCO E ESTADIAMENTO DA DRC

Houve um progresso recente significativo na identificação de fatores de risco que aumentam o risco de DRC, mesmo em indivíduos com TFG normal (Tab. 311-1).

Adultos com esses fatores de risco devem ser monitorados pelo menos a cada 2 anos para albuminúria, declínio da TFG estimada (TFGe) e anormalidades da pressão arterial, de modo que possa ser planejado o tratamento clínico.

Os fatores de risco identificados mais recentemente para os quais há agora um consenso incluem um episódio passado de injúria renal aguda (IRA), uso de tabaco e história de doença renal na infância e na adolescência aparentemente resolvidas. Há também uma crescente conscientização sobre o papel dos fatores de risco genéticos, que respondem por 15 a 40% da DRC de início na idade adulta, com a porcentagem muitas vezes dependendo da estrutura demográfica e do histórico para a variação genética de qualquer população. Muitas formas raras hereditárias de DRC seguem

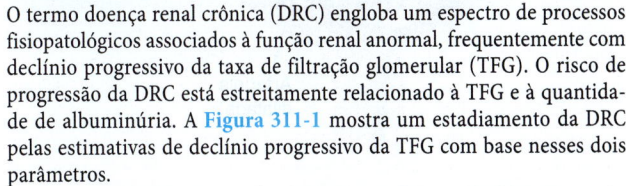

Prognóstico da DRC conforme categorias de TFG e albuminúria: KDIGO 2012			Descrição e faixa das categorias de albuminúria persistente		
			A1	A2	A3
			Normal a levemente aumentada	Moderadamente aumentada	Gravemente aumentada
			< 30 mg/g < 3 mg/mmol	30–300 mg/g 3–30 mg/mmol	> 300 mg/g > 30 mg/mmol
Descrição e faixa das categorias de TFG (mL/min/1,73 m²)	G1	Normal ou alta	≥ 90		
	G2	Levemente reduzida	60–89		
	G3a	Leve a moderadamente reduzida	45–59		
	G3b	Moderada a gravemente reduzida	30–44		
	G4	Gravemente reduzida	15–29		
	G5	Falência renal	< 15		

FIGURA 311-1 Classificação do Kidney Disease Improving Global Outcome (KDIGO) da doença renal crônica (DRC). As cores que vão do verde ao vermelho representam o risco crescente e a progressão da DRC. TFG, taxa de filtração glomerular. *(Reproduzida, com autorização, de KDIGO 2012 Clinical Practice Guideline for the Evaluation and Management of Chronic Kidney Disease. Kidney Int Suppl 3:5, 2013.)*

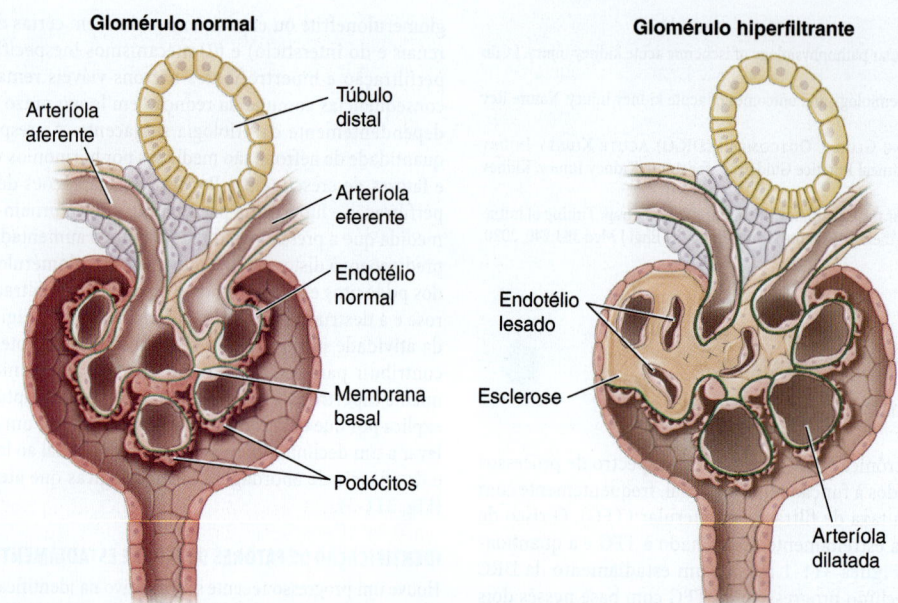

FIGURA 311-2 *À esquerda:* Ilustração da arquitetura normal do glomérulo. *À direita:* Alterações glomerulares secundárias associadas à redução numérica dos néfrons, incluindo a dilatação dos lúmens capilares e formação de aderências focais, em consequência da hiperfiltração e da hipertrofia compensatórias dos néfrons remanescentes. (De JR Ingelfinger: Is microanatomy destiny?. N Engl J Med 348:99, 2003. Copyright © 2003, Massachusetts Medical Society. Reimpressa, com autorização, da Massachusetts Medical Society.)

um padrão de herança mendeliana, em geral como parte de uma síndrome sistêmica, e a forma mais comum dessa categoria é a doença renal policística autossômica dominante (DRPAD). Além disso, agora é conhecido que muitas variantes e microdeleções únicas, específicas de parentesco e de número de cópias específicas do local, bem como variantes funcionais em > 60 *loci* genéticos conhecidos por abrigar mutações patogênicas de doenças sistêmicas e somente renais, também contribuem para o risco para apresentações pleiotrópicas de DRC (Tab. 311-2). Muitos dos genes com mutações identificadas causadoras de DRC são expressos nos podócitos dos glomérulos renais ou na membrana basal glomerular, mas outros são expressos em segmentos de túbulos com processo tubulointersticial primário e lesão glomerular secundária. Dada a contribuição significativa das etiologias das doenças monogênicas, considera-se agora o microarranjo cromossômico e o sequenciamento do genoma ou exoma para DRC de causa desconhecida em adultos jovens, conforme observado adiante em "Avaliação e manejo de pacientes com DRC".

Além disso, pesquisas recentes na genética da predisposição a doenças complexas comuns revelaram variantes de sequência de DNA em vários *loci* genéticos que estão associados a formas comuns de DRC. Um exemplo marcante é a detecção das versões alélicas do gene *APOL1*, de ancestrais das

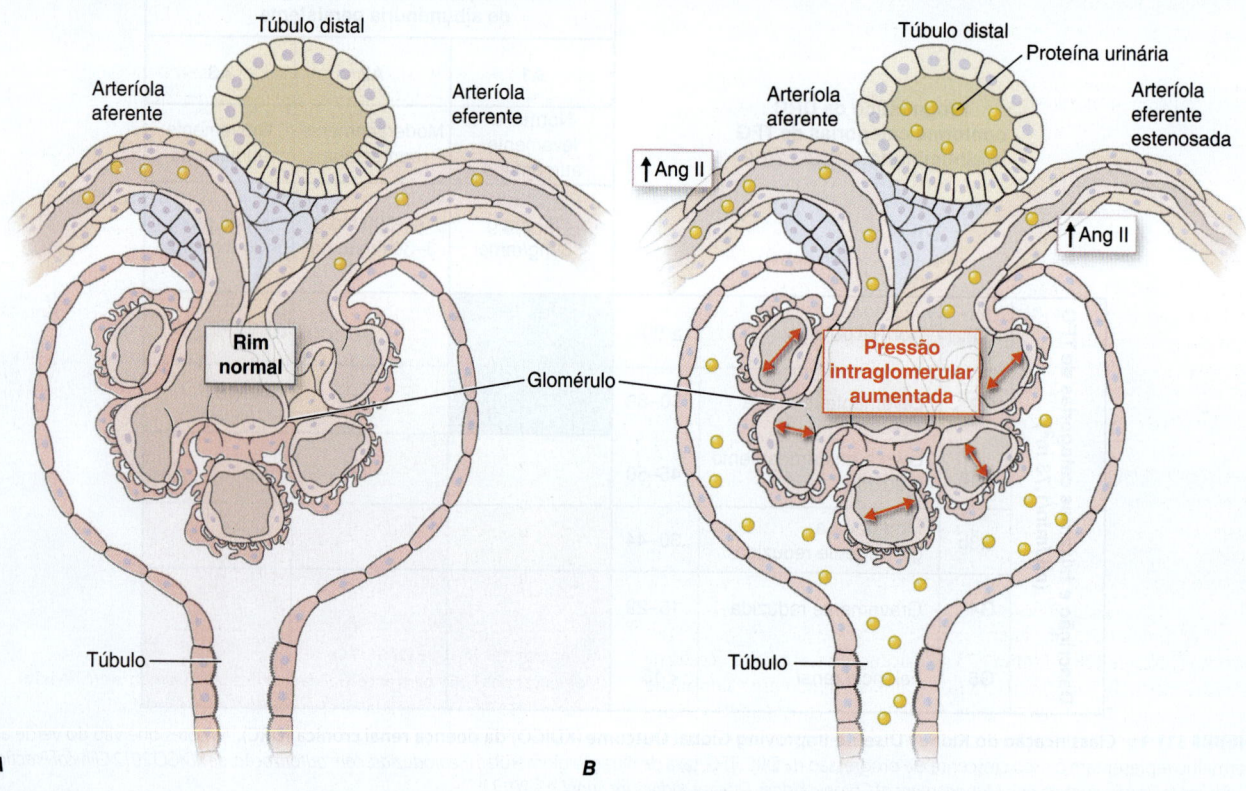

FIGURA 311-3 Representação esquemática do efeito da hipertensão intraglomerular na sobrevida do néfron.

TABELA 311-1 ■ Fatores de risco para doença renal crônica (DRC) em adultos por categoria[a]
Doenças crônicas não renais (sistêmicas)
Diabetes e síndrome metabólica
Doença autoimune (p. ex., lúpus, vasculite, imunoterapia do câncer)
Infecções (p. ex., HIV, HBV, HCV)
Ausência de infecção (JCV)
Exposição nefrotóxica (incluindo muitas terapias antineoplásicas)
Hipertensão (risco, causa ou consequência)
Demografia, antropomorfismo, ancestralidade, geografia
Idade
Sexo
Ancestralidade da população
História familiar
Risco de DRC de etiologias incertas específicas por região (p. ex., América Central, Sri Lanka e populações indígenas da Austrália e da Nova Zelândia)
Doenças e condições da infância e da adolescência
Prematuros e PIG ao nascer
IMC aumentado
Hematúria microscópica assintomática persistente
Pressão arterial elevada
Doença renal da infância (mesmo resolvida)
Câncer infantil tratado
Instalação na idade adulta
Episódio prévio de injúria renal aguda
Pré-eclâmpsia
Doação renal (ou outra nefrectomia adquirida)
Genética
Herança mendeliana monogênica
Herança poligênica complexa
Infecção viral
Infecção por HIV (HIVAN)
SARS-CoV-2 (COVAN)
Estilo de vida
Tabagismo
Dieta
Atividade física

[a]Não biomarcadores.
Siglas: COVAN, nefropatia associada à covid-19; HBV, vírus da hepatite B; HCV, vírus da hepatite C; HIVAN, nefropatia associada ao HIV; IMC, índice de massa corporal; JCV, vírus JC; PIG, pequeno para a idade gestacional.

TABELA 311-2 ■ *Loci* de risco monogênico para doença renal crônica
Copiar variantes de número
17q12
22q11.2
16p11.2
Variantes de nucleotídeos simples em quatro *loci* genéticos mais predominantes com herança mendeliana
Genes para doença renal policística autossômica dominante
ADPKD1
ADPKD2
GANAB
DNAJBII
ALG9
Genes para nefropatia tipo IV associada ao colágeno
COL4A3
COL4A4
COL4A5
Genes para doença renal tubulointersticial autossômica dominante
UMOD
MUCI
REN
HNF1B
SEC6IAI
Genes com variantes comuns conhecidas que conferem maior risco com o coeficiente de probabilidade excedendo 2 com padrões de herança não mendelianos
APOL1

populações da África Ocidental, que contribuem para o aumento de várias vezes na frequência de algumas etiologias comuns da DRC não diabética (p. ex., glomerulosclerose segmentar focal) observadas entre os negros e os hispânicos dos Estados Unidos, em regiões importantes da África continental e na diáspora africana global. A prevalência em populações da África Ocidental parece ter emergido como adaptação evolutiva que conferia proteção contra patógenos tropicais. Como em outras doenças comuns com componente hereditário, os desencadeantes ambientais (p. ex., uma doença viral) transformam o risco genético em doença.

Para fazer o estadiamento da DRC é necessário estimar a TFG em vez de se basear na concentração sérica de creatinina (Tab. 311-3). Hoje, muitos laboratórios fornecem uma TFG estimada, ou TFGe, com base nessas equações. As equações para a estimativa da TFG são válidas apenas para pacientes em estado de equilíbrio, isto é, sem variações da creatinina ao longo dos dias. As implicações sociais do ajuste em relação à raça têm sido objeto de importante discurso recente, com a ideia de que ajustes individuais sem categorizações raciais potencialmente negativas sejam desenvolvidos.

O declínio médio anual normal da TFG com a idade, a partir do valor máximo (cerca de 120 mL/min/1,73 m²) alcançado na terceira década de vida, é de cerca de 1 mL/min/1,73 m² ao ano, atingindo um valor médio de 70 mL/min/1,73 m² aos 70 anos de idade, com considerável variabilidade interindividual. Embora uma TFG diminuída seja esperada com o envelhecimento, a TFG mais baixa implica uma verdadeira perda da função renal com as consequências que a acompanham, em termos de risco de complicações ligadas à DRC e requerimento de ajuste de dose de medicações. A TFG média é menor nas mulheres em comparação com os homens. Por exemplo, uma mulher na faixa etária de 80 a 89 anos apresentando creatinina sérica normal pode ter TFG < 50 mL/min/1,73 m². Desse modo, mesmo uma elevação discreta da concentração sérica de creatinina frequentemente significa uma redução expressiva da TFG em indivíduos de idade mais avançada.

A quantificação da albuminúria também ajuda a monitorar a lesão dos néfrons e a resposta ao tratamento em muitas formas de DRC, principalmente nas doenças glomerulares crônicas. A incômoda coleta de urina de 24 horas foi substituída pela medida da razão albumina/creatinina urinária (RACU) em uma ou, de preferência, em várias amostras de primeira urina matinal, como medida indicativa de lesão glomerular. Mesmo em pacientes com testes urinários convencionais negativos para proteína, RACU persistente > 22 mg/g (masculino) ou > 30 mg/g (feminino) em 2 a 3 ocasiões serve como marcador não apenas para detecção precoce de doença renal primária, mas também para doenças microvasculares sistêmicas.

Foi criada uma equação de risco de doença renal (Kidney Failure Risk [KFR]) para prever o risco de progressão para doença renal diálise-dependente estágio 5. A equação é disponibilizada em muitos *sites* (p. ex., www.kidneyfailurerisk.com) e usa a idade, o sexo, a região (norte-americano ou não norte-americano), a TFG e a RACU. Essa equação foi validada

TABELA 311-3 ■ Equações recomendadas para estimar a taxa de filtração glomerular (TFG) com base na concentração sérica de creatinina (CrS), idade, sexo, raça e peso corporal
1. Equação estabelecida pelo estudo Modification of Diet in Renal Disease
TFG estimada (mL/min/1,73 m²) = $1,86 \times (CrS)^{-1,154} \times (idade)^{-0,203}$
Multiplicar por 0,742 se for mulher
Multiplicar por 1,21 para ancestralidade africana (atualmente em revisão)
2. Equação CKD-EPI
TFG = $141 \times \min.(CrS/\kappa, 1)^{\alpha} \times \max.(CrS/\kappa, 1)^{-1,209} \times 0,993^{idade}$
Multiplicar por 1,018 se for mulher
Multiplicar por 1,159 para ancestralidade africana (atualmente em revisão) em que CrS refere-se à creatinina sérica em mg/dL; κ é igual a 0,7 para as mulheres e 0,9 para os homens; α é igual a –0,329 para as mulheres e –0,411 para os homens; mín. indica o valor mínimo da CrS/κ ou 1, e máx. indica o valor máximo de CrS/κ ou 1

Sigla: CKD-EPI, Chronic Kidney Disease Epidemiology Collaboration.

em várias coortes ao redor do mundo, embora o risco de progressão pareça ser maior na América do Norte, o que justifica o ajuste regional feito na equação.

A DRC estágios 1 e 2 geralmente é assintomática, de modo que o reconhecimento da condição é mais frequentemente resultante de exames laboratoriais conduzidos em outros contextos clínicos que não o de suspeita de doença renal. Além disso, na ausência dos fatores de risco notados anteriormente, a triagem populacional não é recomendada. Com a progressão para DRC estágios 3 e 4, as complicações clínicas e laboratoriais se tornam mais proeminentes. Quase todos os sistemas do organismo são afetados, mas as complicações mais evidentes são anemia com propensão à fadiga; perda do apetite com desnutrição progressiva; anormalidades do cálcio, fósforo e hormônios reguladores de minerais, como $1,25(OH)_2D_3$ (calcitriol), paratormônio (PTH) e fator de crescimento de fibroblasto 23 (FGF-23, do inglês *fibroblast growth factor 23*); e anormalidades da homeostasia do sódio, do potássio, da água e do equilíbrio acidobásico. Muitos pacientes, principalmente os mais velhos, apresentam valores de TFGe compatíveis com DRC estágios 2 ou 3. Contudo, a maioria desses pacientes não apresentará deterioração adicional da função renal. Nessa situação, deve-se reavaliar a função renal e, se estiver estabilizada e não houver proteinúria associada, o paciente geralmente pode ser acompanhado com repetição regular dos exames, sem necessidade de encaminhamento ao nefrologista. Entretanto, é preciso ter cuidado quanto à potencial exposição a possíveis nefrotóxicos ou intervenções que apresentem risco de IRA, bem como ajuste da dose da medicação, se necessário. Se exames repetidos mostrarem declínio da TFG ou da albuminúria ou hipertensão descontrolada, é recomendado o encaminhamento ao nefrologista. Quando a DRC avança para o estágio 5 (TFG < 15 mL/min), as toxinas acumulam-se e o paciente costuma demonstrar alterações em suas atividades da vida diária, em seu bem-estar, em seu estado nutricional e na homeostase hidreletrolítica; por fim, evolui para a síndrome urêmica.

ETIOLOGIA E EPIDEMIOLOGIA

Com base em dados de estudos populacionais, tem sido estimado que, nos Estados Unidos, no mínimo 6% da população adulta tenha DRC estágios 1 e 2. As mesmas estimativas sugerem que outros 4,5% da população norte-americana tenha DRC estágios 3 e 4. A Tabela 311-4 lista as cinco categorias mais frequentes de etiologias da DRC que, em conjunto, representam mais de 90% de todos os casos mundiais da doença. A contribuição relativa de cada categoria varia nas diferentes regiões geográficas. Na América do Norte e na Europa, a causa mais comum de DRC é nefropatia diabética, na maioria dos casos secundária ao diabetes melito tipo 2. Os pacientes com DRC recém-diagnosticada costumam apresentar hipertensão. Quando não há outras evidências de doença renal glomerular ou tubulointersticial primária, a DRC, em geral, é atribuída à hipertensão. Contudo, atualmente se reconhece que alguns desses pacientes podem ter glomerulopatia primária subclínica, como a glomerulosclerose segmentar focal ou global. Em outros pacientes, a nefrosclerose progressiva e a hipertensão são correlatos renais de uma doença vascular sistêmica, envolvendo também, frequentemente, os vasos de pequeno e grande calibres em outros locais, como o coração e o cérebro. Esta última combinação é especialmente comum em idosos, nos quais a isquemia renal crônica como causa de DRC pode não ser diagnosticada de maneira adequada.

FISIOPATOLOGIA E BIOQUÍMICA DA UREMIA

Embora as concentrações séricas de ureia e creatinina sejam utilizadas para avaliar a capacidade excretora dos rins, o acúmulo dessas duas moléculas, por si só, não explica os sinais e sintomas que caracterizam a síndrome urêmica na DRC avançada. Um grande número de toxinas que se acumulam com o declínio da TFG foi implicado na síndrome urêmica. Entre essas toxinas, estão as hidrossolúveis, as hidrofóbicas, aquelas ligadas a proteínas e os produtos metabólicos não voláteis contendo nitrogênio com e sem carga. Desse modo, fica evidente que as concentrações séricas da ureia e da creatinina devem ser entendidas como marcadores acessíveis da função renal, porém imprecisos em relação a outras toxinas urêmicas; a monitoração dos níveis da ureia e da creatinina do paciente com disfunção renal é uma simplificação do estado urêmico.

A síndrome urêmica envolve mais do que a insuficiência excretora renal. Inúmeras funções metabólicas e endócrinas desempenhadas normalmente pelos rins também são comprometidas e causam anemia, desnutrição e anormalidades do metabolismo dos carboidratos, das gorduras e das proteínas. Além disso, os níveis plasmáticos de muitos hormônios, como PTH, FGF-23, insulina, glucagon, hormônios esteroides, como a vitamina D e os hormônios sexuais, e prolactina, alteram-se na DRC em razão da excreção reduzida, da menor degradação ou da regulação hormonal anormal. Por fim, a DRC está associada à inflamação sistêmica aumentada. Os níveis altos de proteína C-reativa são detectados simultaneamente com outros reagentes de fase aguda, enquanto as concentrações dos chamados reagentes negativos da fase aguda (p. ex., albumina e fetuína) diminuem. Desse modo, a inflamação associada à DRC é importante para a síndrome de desnutrição-inflamação-aterosclerose/calcificação, que contribui para a aceleração da doença vascular e a morbidade associada à doença renal avançada.

Em resumo, a fisiopatologia da síndrome urêmica pode ser dividida em manifestações em três esferas de disfunção: (1) distúrbios secundários ao acúmulo das toxinas normalmente excretadas pelos rins; (2) anormalidades consequentes à perda das outras funções renais, como a homeostase hidreletrolítica e a regulação hormonal; e (3) inflamação sistêmica progressiva e suas consequências vasculares e nutricionais.

MANIFESTAÇÕES CLÍNICAS E LABORATORIAIS DA DRC E DA UREMIA

A uremia causa distúrbios funcionais em quase todos os sistemas do organismo. A diálise crônica pode reduzir a incidência e a gravidade de muitos desses distúrbios, de modo que as manifestações exuberantes da uremia desapareceram em grande parte no ambiente moderno de assistência à saúde. Entretanto, mesmo o tratamento dialítico ideal não é totalmente efetivo como terapia renal substitutiva, porque alguns distúrbios resultantes da disfunção renal não respondem satisfatoriamente à diálise.

DISTÚRBIOS DE LÍQUIDOS, ELETRÓLITOS E ACIDOBÁSICOS

Homeostase do sódio e da água Com a função renal normal, a excreção tubular de água e sódio filtrado corresponde à ingesta. Muitas formas de doença renal rompem esse equilíbrio, de modo que a ingesta alimentar de sódio excede sua excreção, resultando na retenção de sódio e consequente expansão do volume de líquido extracelular (VLEC). Essa expansão pode contribuir para a hipertensão, que por si só pode acelerar a lesão e a hiperfiltração do néfron. Desde que a ingestão de água não exceda a capacidade de depuração renal de água, a expansão do VLEC promove uma concentração plasmática normal de sódio. A hiponatremia é pouco comum em pacientes com DRC e, quando presente, costuma responder à restrição de água. O paciente com expansão do VLEC (edema periférico, às vezes com hipertensão pouco responsiva ao tratamento) deve ser orientado a fazer restrição de sal. Os diuréticos tiazídicos têm pouca utilidade nos estágios 3 a 5 da DRC, de modo que a administração dos diuréticos de alça, como furosemida, bumetanida ou torsemida, pode ser necessária. Na DRC, a resistência aos diuréticos de alça costuma impor o uso de doses mais altas que as administradas aos pacientes com TFG preservada. A combinação de diuréticos de alça com metolazona pode ser útil. Na DRC avançada, a resistência aos diuréticos diante de edema e hipertensão intratáveis pode ser um indício da necessidade de iniciar a diálise.

Raramente, os pacientes com DRC podem ter comprometimento da conservação renal de sódio e água. Quando há uma causa extrarrenal para a perda de líquidos (p. ex., perdas gastrintestinais [GIs]), esses pacientes podem ser suscetíveis à depleção do VLEC em razão da incapacidade de os rins insuficientes reterem quantidades adequadas de sódio filtrado.

TABELA 311-4 ■ Principais categorias de etiologias da doença renal crônica (DRC)[a]

Nefropatia diabética

Glomerulonefrite

DRC associada à hipertensão (inclui doença renal vascular e isquêmica, e doença glomerular primária com hipertensão associada)

Doença renal policística autossômica dominante

Outras nefropatias císticas e tubulointersticiais

[a] A contribuição relativa de cada categoria varia com a região geográfica e a etnia.

Qualquer depleção de VLEC, seja devido a perdas GIs, perda de sódio renal ou terapia diurética exagerada, pode comprometer ainda mais a função renal por meio de perfusão inadequada, ou um estado "pré-renal", levando à insuficiência renal crônica agudizada. Nesse contexto, suspender ou ajustar a dose de diuréticos, ou até mesmo uma administração cautelosa de volume com solução salina, podem trazer o VLEC de volta ao normal e restaurar a função renal ao nível basal.

Homeostase do potássio Com a DRC, o declínio da TFG não é necessariamente acompanhado de uma redução correspondente na excreção urinária de potássio, a qual é mediada de modo predominante pela aldosterona nos segmentos distais dos néfrons. Nesses pacientes, outra defesa contra a retenção de potássio é o aumento da sua excreção pelo trato GI. Apesar das respostas adaptativas, a hiperpotassemia pode ser precipitada em determinadas situações clínicas. Estas incluem aumento da ingesta alimentar de potássio, hemólise, transfusão de concentrado de hemácias e acidose metabólica. Ainda, é importante salientar que diversos fármacos podem inibir a excreção renal do potássio e causar hiperpotassemia. Os fármacos mais importantes nesse sentido são os inibidores do SRA e a espironolactona, bem como outros diuréticos poupadores de potássio, inclusive amilorida, eplerenona e trianfereno. Os benefícios dos inibidores do SRA na melhora da hiperfiltração e da progressão da DRC frequentemente favorecem seu uso cauteloso com a monitoração da concentração plasmática de potássio. A coadministração de agentes redutores de potássio como o patirômero pode permitir o uso de inibidores de SRA com redução do risco de hiperpotassemia.

Algumas causas de DRC podem estar associadas à desorganização mais precoce e mais grave dos mecanismos secretores de potássio no néfron distal, desproporcional ao declínio da TFG. Essas possíveis causas incluem os distúrbios associados ao hipoaldosteronismo hiporreninêmico (p. ex., diabetes) e as doenças renais que afetam preferencialmente o néfron distal (p. ex., uropatia obstrutiva e nefropatia falciforme).

A hipopotassemia não é comum na DRC e, em geral, reflete as reduções extremas na ingesta alimentar de potássio, principalmente quando associadas ao tratamento diurético excessivo ou às perdas GIs concomitantes. O uso de suplementos de potássio e de diuréticos poupadores de potássio pode ser arriscado em pacientes com função renal comprometida e precisa ser monitorado cautelosamente.

Acidose metabólica A acidose metabólica é um distúrbio comum na DRC. A maioria dos pacientes ainda consegue acidificar a urina, mas produz menos amônia e, por essa razão, não é capaz de excretar a quantidade de prótons necessária para manter o equilíbrio ácido-base na maioria das dietas. Quando presente, a hiperpotassemia suprime ainda mais a produção de amônia. A combinação de hiperpotassemia com acidose metabólica hiperclorêmica é observada comumente, mesmo nos estágios iniciais de DRC, nos pacientes com nefropatia diabética ou nos indivíduos predominantemente com doença tubulointersticial ou uropatia obstrutiva. Com a progressão do declínio da TFG, a excreção diária de ácidos totais urinários pode ser gravemente limitada para menos de 30 a 40 mmol, e o acúmulo de ânions de ácidos orgânicos retidos pode levar a uma acidose metabólica com *anion gap* aumentado. Desse modo, a acidose metabólica com *anion gap* normal, observada nos estágios iniciais da DRC, pode ser complicada pela acidose metabólica com *anion gap* aumentado, à medida que a doença avança. Na maioria dos pacientes, a acidose metabólica é leve, o pH raramente é < 7,32 e essa acidose geralmente pode ser corrigida por suplementos orais de bicarbonato de sódio. Estudos sugeriram que mesmo graus mais modestos de acidose metabólica podem estar associados ao catabolismo proteico e à progressão da DRC.

TRATAMENTO
Distúrbios de líquidos, eletrólitos e acidobásicos

A restrição da ingesta alimentar de sal e a utilização dos diuréticos de alça, algumas vezes em combinação com metolazona, podem ser necessárias para manter a euvolemia. A restrição hídrica está indicada apenas quando há hiponatremia.

A hiperpotassemia geralmente responde à restrição dietética de potássio, ao uso de diuréticos caliuréticos e evitar suplementos de potássio (incluindo fontes ocultas, como substitutos de sal na dieta) quanto a reduzir a dose ou evitar medicamentos retentores de potássio (especialmente inibidores do SRA). Os diuréticos caliuréticos estimulam a excreção urinária do potássio, enquanto as resinas de captação do potássio (p. ex., resonium cálcico, poliestireno de sódio ou patirômero) podem promover a perda de potássio pelo trato GI, diminuindo a incidência de hiperpotassemia. A hiperpotassemia intratável é uma indicação (embora rara) para início da diálise nos pacientes com DRC. A acidose tubular renal e a subsequente acidose metabólica com *anion gap* aumentado da DRC progressiva respondem à suplementação alcalina, em geral com bicarbonato de sódio. Estudos recentes sugerem que essa reposição deve ser considerada quando a concentração sérica do bicarbonato cai a menos de 20 a 23 mmol/L para evitar o estado de catabolismo proteico observado mesmo com graus leves de acidose metabólica e para retardar a progressão da DRC. A carga de sódio na suplementação de bicarbonato de sódio precisa ser levada em consideração, quando a expansão de VLEC está presente.

DISTÚRBIOS DO METABOLISMO DE CÁLCIO E FOSFATO

As principais complicações dos distúrbios do metabolismo do cálcio e do fosfato associados à DRC ocorrem no esqueleto e a nível vascular, ocasionalmente com envolvimento de tecidos moles. É provável que os distúrbios de remodelação óssea e as calcificações dos vasos sanguíneos e dos tecidos moles estejam inter-relacionados.

Manifestações ósseas da DRC Os principais distúrbios da doença óssea podem ser classificados em dois tipos: distúrbios associados a um alto remodelamento ósseo, com níveis elevados de PTH (como a osteíte fibrosa cística, a lesão clássica do hiperparatireoidismo secundário), osteomalácia decorrente do efeito diminuído das formas ativas de vitamina D; e baixa renovação óssea com níveis baixos ou normais de PTH (doença óssea adinâmica) ou, na maioria das vezes, combinações dos anteriores.

A fisiopatologia do hiperparatireoidismo secundário e da doença óssea consequente ao alto remodelamento ósseo está relacionada com o metabolismo mineral anormal em razão da seguinte série de mecanismos inter-relacionados: (1) o declínio da TFG leva à redução da excreção de fosfato e, portanto, à retenção de fosfato; (2) o fosfato retido estimula o aumento da síntese tanto de FGF-23 pelos osteócitos quanto de PTH e também estimula o crescimento da massa da glândula paratireoide; e (3) a produção de PTH é estimulada pela diminuição dos níveis de cálcio ionizado, que, por sua vez, resulta da diminuição dos níveis de produção renal de calcitriol pela redução da massa renal. A retenção de fosfato e os níveis elevados de FGF-23 suprimem a produção de calcitriol e, também, aumentam a sua degradação. Os níveis baixos de calcitriol contribuem para o hiperparatireoidismo, porque causam hipocalcemia e também por um efeito direto na transcrição dos genes do PTH. Além disso, o efeito inibitório normal de FGF-23 sobre a produção de PTH é dependente de Klotho e também está diminuído na DRC. Essas alterações começam a ocorrer quando a TFG cai abaixo de 60 mL/min, embora alguns estudos apontem para a retenção de fosfato como um evento anterior à redução mensurável da TFG, juntamente com a elevação precoce do FGF-23. O FGF-23 faz parte de uma família de fosfatoninas que promove a excreção de fosfato, e níveis elevados são um fator de risco independente para hipertrofia ventricular esquerda e estão associados ao aumento da mortalidade nos diversos estágios da DRC, na diálise e em pacientes transplantados renais.

O hiperparatireoidismo estimula o remodelamento e causa osteíte fibrosa cística. A histologia óssea mostra osteoide anormal, fibrose dos ossos e da medula óssea e, nos estágios avançados, formação de cistos ósseos, algumas vezes com elementos hemorrágicos, razão pela qual adquirem uma coloração acastanhada, daí o termo *tumor marrom*. As manifestações clínicas do hiperparatireoidismo grave incluem dor e fragilidade óssea, tumores marrons, síndromes compressivas e resistência aos agentes estimulantes da eritropoiese (ESA, do inglês *erythropoiesis-stimulating agents*), em parte relacionada com fibrose da medula óssea. Além disso, o PTH é considerado uma toxina urêmica, e níveis altos estão associados à fraqueza muscular, à fibrose do miocárdio e a sintomas constitucionais.

A prevalência da doença óssea adinâmica está aumentando, principalmente entre pacientes diabéticos e mais velhos. Essa doença caracteriza-se

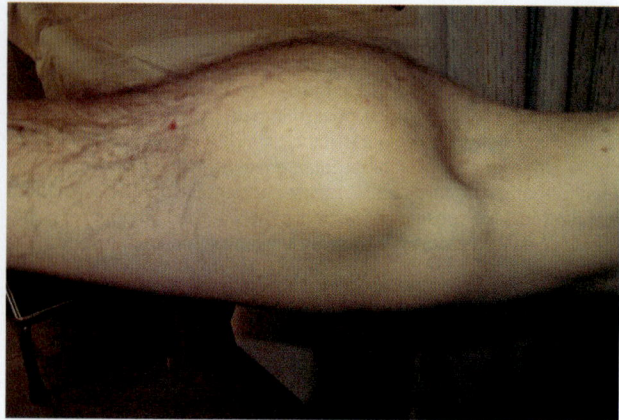

FIGURA 311-4 Calcinose tumoral. Este paciente estava em hemodiálise há muitos anos e não aderia à restrição de fósforo na alimentação nem ao uso de quelantes de fosfato. Ele apresentava hiperfosfatemia grave crônica e desenvolveu uma massa expansiva dolorosa no braço, apresentando extensa calcificação.

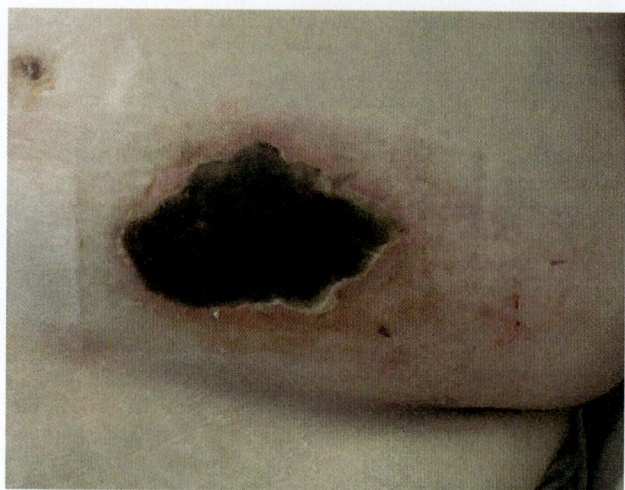

FIGURA 311-5 Calcifilaxia. Esta paciente em diálise peritoneal fazia uso crônico de varfarina para fibrilação atrial. Ela notou um pequeno nódulo doloroso no abdome, seguido por uma necrose cutânea progressiva e ulceração da parede abdominal anterior. A paciente foi tratada com oxigênio hiperbárico, tiossulfato intravenoso e suspensão da varfarina, com lenta resolução da ulceração.

por volume e mineralização ósseos reduzidos e pode ser causada pela supressão excessiva da síntese do PTH, inflamação crônica ou ambas. A supressão do PTH pode ser causada pela utilização de vitamina D ou exposição excessiva ao cálcio na forma de quelantes de fosfato contendo cálcio ou soluções dialíticas ricas em cálcio.

As complicações da doença óssea adinâmica incluem incidência aumentada de fraturas e dor óssea e uma associação com aumento de calcificações vasculares e cardíacas. Algumas vezes, o cálcio precipitará nos tecidos moles formando concreções grandes chamadas de *calcinose tumoral* (Fig. 311-4). Pacientes com osteopatia adinâmica frequentemente experimentam os sintomas mais graves de dor musculoesquelética, devido à incapacidade de reparação das microfraturas que ocorre normalmente como parte da homeostase esquelética sadia com a atividade física regular. Pacientes com DRC avançada experimentam fraturas mais frequentes do que os controles pareados por idade. A osteomalácia é um processo distinto, consequente à diminuída produção e ação da $1,25(OH)_2D_3$, levando ao acúmulo de osteoide não mineralizado.

Cálcio, fósforo e sistema cardiovascular Há uma forte associação entre hiperfosfatemia e aumento da mortalidade cardiovascular em pacientes com DRC. A hiperfosfatemia e a hipercalcemia estão associadas ao aumento das calcificações vasculares, mas não está claro se a mortalidade excessiva é mediada por esse mecanismo. Estudos com tomografia computadorizada (TC) convencional e TC por emissão de elétrons mostram que os pacientes com DRC têm calcificações da camada média das artérias coronárias e também nas valvas cardíacas que parecem muito mais graves do que as observadas nos indivíduos sem doença renal. A magnitude da calcificação é proporcional à idade e à hiperfosfatemia, e está associada a níveis baixos de PTH e à renovação óssea reduzida. Em pacientes com DRC, é possível que o cálcio ingerido possa não ser incorporado aos ossos com baixa renovação e, por essa razão, seja depositado em sítios extraósseos como o leito vascular e os tecidos moles. Há uma associação similar entre osteoporose e calcificação vascular na população em geral. Por fim, a hiperfosfatemia pode provocar uma mudança na expressão genética nas células vasculares para um perfil semelhante ao dos osteoblastos, resultando em calcificações vasculares e até ossificação.

Outras complicações do metabolismo mineral anormal A calcifilaxia é uma condição devastadora observada quase exclusivamente em pacientes com DRC avançada. Ela é prenunciada por livedo reticular e nódulos subcutâneos dolorosos que avançam para manchas de necrose isquêmica, especialmente nas pernas, nas coxas, no abdome e nas mamas (Fig. 311-5). A patologia mostra indícios de obstrução vascular associada a uma extensa calcificação vascular e de tecidos moles. Aparentemente, a incidência desse distúrbio está aumentada. A princípio, a calcifilaxia foi atribuída a graves anormalidades no controle do cálcio e do fósforo em pacientes dialisados, em geral associadas ao hiperparatireoidismo avançado. Entretanto, mais recentemente, a calcifilaxia tem sido observada com frequência crescente na ausência de hiperparatireoidismo grave. A varfarina ainda é usada em alguns pacientes em terapia renal substitutiva nos quais os anticoagulantes direitos orais (ACDOs) são contraindicados, e um dos seus efeitos é a redução da ativação da proteína GLA da matriz dependente da vitamina K. Esta última proteína é importante para a prevenção da calcificação vascular. Assim, o tratamento com varfarina é considerado um fator de risco para calcifilaxia, e, se um paciente desenvolver essa síndrome, essa medicação deve ser descontinuada e meios alternativos de anticoagulação devem ser escolhidos, dependendo da indicação específica subjacente para anticoagulação.

TRATAMENTO
Distúrbios do metabolismo de cálcio e fosfato

O tratamento ideal para o hiperparatireoidismo secundário e a osteíte fibrosa é a prevenção. Quando as glândulas paratireoides estão muito aumentadas, é difícil controlar a doença. Atenção especial deve ser dada à concentração plasmática de fosfato em pacientes com DRC, que devem ser aconselhados sobre uma dieta pobre em fosfato, bem como o uso apropriado de agentes quelantes de fosfato, que são tomados com as refeições, e se unem ao fosfato dietético para limitar sua absorção GI. O acetato de cálcio e o carbonato de cálcio são exemplos de fármacos quelantes de fosfato. Um efeito colateral importante dos quelantes de fosfato à base de cálcio é o acúmulo de cálcio e a hipercalcemia, principalmente em pacientes com doença óssea com baixa renovação. O sevelâmer e o lantano são polímeros que não contêm cálcio e também atuam como quelantes de fosfato; ambos não predispõem os pacientes com DRC à hipercalcemia e podem reduzir a deposição de cálcio no leito vascular. O tenapanor é um inibidor de sódio-próton que reduz a absorção de fosfato GI e pode ser usado para manejar a hiperfosfatemia na DRC e em pacientes em diálise.

O calcitriol produz efeito supressor direto na secreção do PTH e também, de maneira indireta, suprime a secreção desse hormônio ao elevar a concentração do cálcio ionizado. Contudo, o tratamento com calcitriol pode causar hipercalcemia e/ou hiperfosfatemia secundárias ao aumento da absorção GI desses minerais. Existem alguns análogos do calcitriol disponíveis (p. ex., paricalcitol) que suprimem a secreção do PTH com menos hipercalcemia concomitante.

O reconhecimento do papel do receptor sensor de cálcio extracelular levou ao desenvolvimento de agentes calcimiméticos que ampliam a sensibilidade das células paratireoides ao efeito supressor do cálcio. Essa classe de fármacos, que inclui o cinacalcete e o etelcalcetide, produz uma redução dose-dependente na concentração de PTH e cálcio plasmático em alguns pacientes.

As diretrizes da Current National Kidney Foundation Kidney Disease Outcomes Quality Initiative recomendam um nível-alvo de PTH entre 2 e 9 vezes o limite superior da normalidade, reconhecendo que níveis muito baixos de PTH estão associados a doença óssea adinâmica e possíveis consequências de fratura e calcificação ectópica.

ANORMALIDADES CARDIOVASCULARES

A doença cardiovascular é a principal causa de morbidade e mortalidade entre os pacientes com DRC em qualquer estágio. O risco aumentado de doença cardiovascular em pessoas com DRC em comparação com a população em geral pareada por idade e sexo varia de 10 a 200 vezes, dependendo do estágio da DRC. Por essa razão, a maioria desses pacientes falece por doença cardiovascular (Fig. 311-6) antes de chegar ao estágio 5 da DRC. Entre 30 e 45% dos pacientes que atingem o estágio 5 da DRC têm complicações cardiovasculares significativas avançadas. Assim, o foco dos cuidados aos pacientes com DRC em estágios iniciais deve ser a prevenção das complicações cardiovasculares.

Doença vascular A prevalência mais alta das doenças vasculares entre os pacientes com DRC deve-se aos fatores de risco tradicionais ("clássicos") e não tradicionais (associados à DRC). Entre os fatores de risco tradicionais estão hipertensão, diabetes melito, hipervolemia, dislipidemia, hiperatividade simpática e hiper-homocisteinemia. Os fatores de risco associados à DRC incluem anemia, hiperfosfatemia, hiperparatireoidismo, aumento de FGF-23, apneia do sono e inflamação sistêmica. O estado inflamatório parece acelerar a doença vascular obstrutiva, e os níveis baixos de fetuína podem permitir calcificações vasculares mais rapidamente, principalmente na vigência de hiperfosfatemia. Outras anormalidades detectadas nos pacientes com DRC podem agravar a isquemia miocárdica, como hipertrofia ventricular esquerda e doença microvascular. Além disso, a hemodiálise com episódios de hipotensão e hipovolemia pode agravar a isquemia coronariana e "atordoar" repetidamente o miocárdio. Entretanto, curiosamente, o aumento mais expressivo da taxa de mortalidade cardiovascular dos pacientes em diálise não é, necessariamente, relacionado diretamente com infartos agudos do miocárdio, mas sim com insuficiência cardíaca congestiva e morte súbita. Estudos de monitoração do eletrocardiograma (ECG) têm sugerido que assistolia e bradiarritmias são as causas principais de morte súbita cardíaca em pacientes em diálise.

Os níveis da troponina cardíaca frequentemente estão aumentados nos pacientes com DRC, mesmo sem qualquer indício de isquemia aguda. Esse aumento dificulta o diagnóstico do infarto agudo do miocárdio nessa população. Medidas seriadas podem ser necessárias, visto que a curva dos níveis de troponina ao longo de algumas horas após a apresentação clínica pode ser mais informativa do que uma dosagem isolada. Curiosamente, os níveis consistentemente altos são um dos fatores prognósticos independentes para a ocorrência de eventos cardiovasculares adversos.

Insuficiência cardíaca A função cardíaca anormal resultante de isquemia miocárdica, hipertrofia ventricular esquerda, disfunção diastólica e miocardiopatia, somada à retenção de sal e água, frequentemente causa insuficiência cardíaca ou edema pulmonar. A insuficiência cardíaca pode ser devida à disfunção sistólica, diastólica ou ambas. Um tipo de edema pulmonar de "baixa pressão" também pode ocorrer na DRC avançada e evidencia-se como dispneia e uma distribuição do edema alveolar em padrão de "asa de morcego" na radiografia de tórax. Essa anormalidade pode ocorrer mesmo na ausência de sobrecarga de VLEC e está associada à pressão de oclusão capilar pulmonar normal ou ligeiramente elevada. Esse processo foi atribuído ao aumento da permeabilidade das membranas alveolocapilares em razão do estado urêmico e melhora com a diálise. Outros fatores de risco associados à DRC, como anemia e apneia do sono, podem contribuir para o risco de insuficiência cardíaca.

A hipertensão e a hipertrofia ventricular esquerda são as complicações mais comuns da DRC. Em geral, a hipertensão começa nos estágios iniciais da DRC e está associada a desfechos adversos, inclusive ao desenvolvimento de hipertrofia ventricular e à deterioração mais rápida da função renal. A hipertrofia do ventrículo esquerdo e a miocardiopatia dilatada estão entre os fatores de risco mais importantes para morbidade e mortalidade cardiovasculares entre os pacientes com DRC e, aparentemente, estão relacionadas sobretudo (embora não apenas) com hipertensão prolongada e sobrecarga de VLEC. Além disso, a anemia e a presença de fístula arteriovenosa para hemodiálise podem gerar um estado de alto débito cardíaco e consequente falência cardíaca de débito alto.

A ausência de hipertensão pode significar uma função ventricular esquerda ruim. Na verdade, nos estudos epidemiológicos com pacientes em diálise, a pressão arterial baixa implica prognóstico mais desfavorável que a pressão arterial elevada. Esse mecanismo explica, em parte, a "causalidade reversa" observada nos pacientes dialisados, nos quais a presença dos fatores de risco tradicionais (p. ex., hipertensão, hiperlipidemia e obesidade) parece conferir prognósticos mais favoráveis. É importante salientar que essas observações se originaram de estudos transversais com pacientes nos estágios tardios da DRC e não devem ser interpretadas como desestímulo ao controle apropriado desses fatores de risco nessa população, principalmente quando a DRC encontra-se em seus estágios iniciais. Em contrapartida à população geral, é possível que na DRC em estágio avançado, pressão arterial baixa, índice de massa corporal reduzido e hipolipidemia indiquem a presença de um estado avançado de desnutrição-inflamação, com consequente mau prognóstico.

O uso de ESAs exógenos pode aumentar a pressão arterial e requerer tratamento com fármacos anti-hipertensivos. A sobrecarga crônica de VLEC também contribui para a hipertensão, e a redução da pressão arterial geralmente pode ser observada após restrição da ingesta alimentar de sódio, uso de diuréticos e remoção de líquidos pela diálise. No entanto, em razão da ativação do SRA e de outros distúrbios no equilíbrio de vasoconstritores e vasodilatadores, alguns pacientes continuam hipertensos, apesar do controle rigoroso do VLEC.

TRATAMENTO
Anormalidades cardiovasculares

MANEJO DA HIPERTENSÃO
O principal objetivo da terapia da hipertensão na DRC é evitar as complicações extrarrenais da pressão arterial elevada, como doença cardiovascular e acidente vascular cerebral (AVC). Embora um claro benefício na redução da progressão da DRC ainda não tenha sido comprovado, o benefício para a saúde cardíaca e cerebrovascular é evidente. Em todos os pacientes com DRC, a pressão arterial deve ser mantida nos níveis recomendados pelas diretrizes dos painéis nacionais. Nos pacientes com DRC e diabetes ou proteinúria > 1 g/24 horas, a pressão arterial deve ser reduzida a < 130/80 mmHg, se possível, sem efeitos colaterais impeditivos. A restrição de sal deve ser a primeira medida terapêutica. Quando apenas a estabilização do volume não é suficiente, a escolha de um agente anti-hipertensivo deve ser semelhante à recomendada para a população em geral. Os inibidores da enzima conversora da

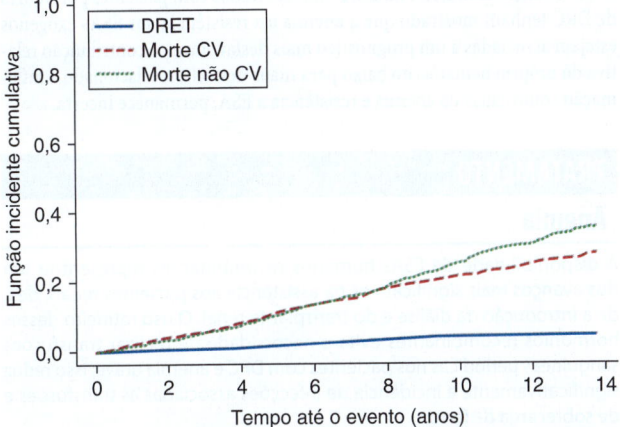

FIGURA 311-6 A incidência cumulativa de doença renal em estágio terminal (DRET), morte cardiovascular (CV) e morte não CV durante o acompanhamento em uma coorte de 1.268 participantes com uma taxa de filtração glomerular estimada (TFGe). *(Reproduzida com autorização de LS Dalrymple et al: Chronic kidney disease and the risk of end-stage renal disease versus death. J Gen Int Med 26:379, 2010.)*

angiotensina (ECA) e os bloqueadores dos receptores da angiotensina (BRAs) parecem diminuir a taxa de declínio da função renal de uma maneira que se estende além da redução da pressão arterial sistêmica e que envolve a redução da hiperfiltração e da hipertensão intraglomerular. Algumas vezes, os inibidores da ECA e os BRAs podem precipitar um episódio de IRA, especialmente quando usados em combinação em pacientes com doença renovascular isquêmica.

Uma discreta redução da TFG (< 30% do basal) pode significar uma diminuição saudável na hiperfiltração e na hipertensão intraglomerular; caso a estabilidade se mantenha com o passar do tempo, essa redução poderá ser tolerada com monitoramento contínuo. O declínio progressivo na TFG deve levar à imediata descontinuação desses agentes. O uso dos inibidores da ECA e dos BRAs também pode ser complicado pelo desenvolvimento de hiperpotassemia. Muitas vezes, o uso concomitante de uma combinação de diuréticos caliuréticos (p. ex., furosemida com metolazona) ou de um ligan quelante de trato GI redutor de potássio (como um patirômero) pode melhorar não só a excreção de potássio como também o controle da pressão arterial. Os diuréticos poupadores de potássio, como a amilorida e o triantereno, devem ser evitados na maioria dos pacientes, e os bloqueadores dos receptores de mineralocorticoides também devem ser usados com grande cautela e com monitoração cuidadosa da concentração do potássio sérico, equilibrando os potenciais benefícios cardiovasculares em relação ao risco de hiperpotassemia letal.

O recente movimento para diminuir ainda mais as metas de pressão arterial na população geral talvez não sejam aplicáveis aos pacientes com DRC, que frequentemente não dispõem de autorregulação para manter a TFG, em face da baixa pressão de perfusão. Se um paciente apresenta declínio repentino da função renal com a intensificação da terapia anti-hipertensiva, torna-se necessário considerar a redução da terapia.

MANEJO DA DOENÇA CARDIOVASCULAR

Existem muitas estratégias disponíveis para controlar os fatores de risco tradicionais e não tradicionais encontrados nos pacientes com DRC. Embora essas abordagens tenham sido comprovadamente efetivas na população geral, há poucas evidências de seus efeitos benéficos nos pacientes com DRC avançada, em especial naqueles que estão em diálise. Sem dúvida, a hipertensão e a dislipidemia promovem doença aterosclerótica e são complicações tratáveis na DRC. A doença renal com síndrome nefrótica está associada a um perfil lipídico muito aterogênico e à hipercoagulabilidade, que aumentam o risco de doença vascular. Como diabetes melito e hipertensão são as duas causas mais comuns de DRC avançada, não é surpreendente que as doenças cardiovasculares sejam a causa mais frequente de morte de pacientes dialisados. O uso de gliflozinas (inibidores de SGLT2) em pacientes com diabetes melito foi associado recentemente com proteção renal e com uma redução nos eventos cardiovasculares, incluindo insuficiência cardíaca. Atualmente, está sendo estudada a viabilidade do uso de gliflozinas na DRC não diabética.

O papel da "inflamação" pode ser quantitativamente mais importante nos pacientes com doença renal, e o tratamento dos fatores de risco tradicionais pode ter um sucesso apenas modesto. Entretanto, a modulação dos fatores de risco tradicionais pode ser a única alternativa de tratamento disponível a esses pacientes, até que a natureza da inflamação associada à DRC e seu tratamento sejam mais completamente conhecidos.

Doença pericárdica A dor torácica que piora com a inspiração e acompanhada de atrito pericárdico é diagnóstica de pericardite. As anormalidades eletrocardiográficas clássicas incluem depressão do intervalo PR e elevação difusa do segmento ST. A pericardite pode estar acompanhada de derrame pericárdico, que pode ser detectado à ecocardiografia e raramente evolui para tamponamento. Contudo, o derrame pericárdico pode ser assintomático e a pericardite pode ser vista sem derrame significativo.

A pericardite está associada à uremia avançada e, com a diálise iniciada no momento adequado, essa complicação já não é tão comum quanto no passado. Hoje, a pericardite é detectada com mais frequência nos pacientes maldialisados que não seguem o tratamento prescrito do que nos indivíduos que iniciam a diálise.

TABELA 311-5 ■ Causas de anemia na doença renal crônica (DRC)

Deficiência relativa de eritropoietina
Sobrevida reduzida das hemácias
Diátese hemorrágica
Deficiência de ferro decorrente de má absorção da dieta e de perda de sangue GI
Hiperparatireoidismo/fibrose da medula óssea
Inflamação crônica
Deficiência de folato ou vitamina B_{12}
Hemoglobinopatia
Comorbidades: hipotireoidismo/hipertireoidismo, gravidez, doença associada ao HIV, doença autoimune, agentes imunossupressores

TRATAMENTO
Doença pericárdica

A pericardite urêmica é uma indicação absoluta para a instituição urgente de diálise ou intensificação da prescrição dialítica dos pacientes que já se encontram em tratamento. Em vista da propensão à hemorragia no líquido pericárdico, a hemodiálise deve ser realizada sem heparina. A drenagem pericárdica deve ser considerada para os pacientes com derrames pericárdicos recidivantes, principalmente quando há sinais ecocardiográficos de tamponamento iminente. As causas não urêmicas de pericardite e derrame incluem infecções virais, neoplasias malignas, tuberculose e doenças autoimunes. Isso também pode ocorrer após infarto agudo do miocárdio e como complicação do tratamento com o fármaco anti-hipertensivo minoxidil. Deve-se considerar o uso de colchicina ou anti-inflamatórios não esteroides, embora estes últimos possam afetar adversamente a função renal.

ANORMALIDADES HEMATOLÓGICAS

Anemia A anemia normocítica e normocrômica começa a partir do estágio 3 da DRC e está presente em quase todos os pacientes do estágio 4. A causa primária é a produção insuficiente de eritropoietina (EPO) pelos rins afetados. Na Tabela 311-5, fatores adicionais são revisados.

A anemia da DRC está associada a consequências fisiopatológicas adversas, inclusive transporte e consumo de oxigênio reduzidos nos tecidos, aumento do débito cardíaco e dilatação e hipertrofia ventriculares. As manifestações clínicas incluem fadiga e diminuição da tolerância aos esforços, angina, insuficiência cardíaca, distúrbios da cognição e da funcionalidade mental, bem como diminuição das defesas contra infecção. Além disso, a anemia pode desempenhar um importante papel na restrição do crescimento das crianças com DRC. Embora muitos estudos com pacientes portadores de DRC tenham mostrado que a anemia e a resistência aos ESAs exógenos estejam associadas a um prognóstico mais desfavorável, a contribuição relativa do próprio hematócrito baixo para maus desfechos, relacionado à inflamação como causa da anemia e resistência a ESA, permanece incerta.

TRATAMENTO
Anemia

A disponibilidade de ESAs humanos recombinantes representou um dos avanços mais significativos na assistência aos pacientes renais, desde a introdução da diálise e do transplante renal. O uso rotineiro desses hormônios recombinantes evita a necessidade de realizar transfusões sanguíneas periódicas nos pacientes com DRC e anemia grave; isso reduz significativamente a incidência de infecções associadas às transfusões e de sobrecarga de ferro.

Nos pacientes em diálise, as transfusões sanguíneas frequentes também resultam no desenvolvimento de aloanticorpos, que podem sensibilizá-los aos antígenos dos rins doados e tornar o transplante renal mais difícil.

Reservas adequadas de ferro na medula óssea devem estar disponíveis antes do início do tratamento com ESA. Em geral, a suplementação de ferro é essencial para assegurar uma resposta adequada aos ESAs nos pacientes com DRC, tendo em vista que a demanda de ferro pela medula costuma ser maior que a quantidade imediatamente disponível para a eritropoiese (avaliada pela saturação percentual de transferrina), assim como as reservas de ferro (avaliadas pela ferritina sérica). Para os pacientes com DRC que ainda não se encontram em diálise ou para aqueles tratados com diálise peritoneal, deve-se tentar a suplementação com ferro oral. Se houver intolerância ou má absorção GI, talvez o paciente tenha que receber ferro por infusão intravenosa (IV). Para pacientes em hemodiálise, o ferro IV pode ser administrado durante a diálise, tendo em mente que a terapia com ferro parenteral pode aumentar a suscetibilidade às infecções bacterianas e que os efeitos adversos do ferro sérico livre ainda estão sendo investigados. Além do ferro, deve-se assegurar o fornecimento adequado de outros substratos e cofatores essenciais à formação das hemácias, como vitamina B_{12} e folato. A anemia refratária às doses recomendadas de ESA, apesar de reservas adequadas de ferro, pode ser causada por alguma combinação dos seguintes fatores: inflamação aguda ou crônica, diálise inadequada, hiperparatireoidismo grave, perda sanguínea ou hemólise crônica, infecção crônica ou neoplasia maligna.

Uma nova classe de agentes para tratar a anemia da DRC é a dos inibidores da prolol-hidroxilase dos fatores endógenos induzíveis pela hipoxia (HIFs, do inglês *hypoxia-inducible factors*). Essa inibição leva a um aumento na produção endógena de EPO e a um aumento na absorção de ferro GI. Há estudos em andamento comparando a eficácia desses agentes com os ESAs-padrão.

Ensaios controlados randomizados com ESA na DRC não conseguiram detectar melhora dos desfechos cardiovasculares com esse tratamento. Na verdade, surgiram indícios de que a utilização de ESA na DRC possa estar associada ao aumento do risco de AVC nos pacientes com diabetes tipo 2 ou ao aumento da incidência de episódios tromboembólicos e, possivelmente, à evolução mais rápida do declínio renal.

Por essa razão, qualquer efeito benéfico em termos de melhoria dos sintomas da anemia deve ser contraposto ao risco cardiovascular potencial do tratamento. Embora sejam necessários estudos adicionais, não restam dúvidas de que a normalização da concentração de hemoglobina não traz qualquer benefício adicional aos pacientes com DRC. A prática atual é ter como alvo uma concentração de hemoglobina na faixa de 100 a 115 g/L.

Hemostasia anormal Os pacientes nos estágios mais avançados da DRC podem ter prolongamentos do tempo de sangramento, atividade reduzida do fator III plaquetário, agregação e adesividade plaquetárias anormais, bem como consumo de protrombina comprometido. As manifestações clínicas incluem tendência aumentada aos sangramentos e às equimoses, sangramento prolongado das incisões cirúrgicas, menorragia e hemorragia digestiva. Curiosamente, os pacientes com DRC também são mais suscetíveis ao tromboembolismo, sobretudo se tiverem doença renal com proteinúria na faixa nefrótica. Esta última condição causa hipoalbuminemia e perda renal dos fatores anticoagulantes, o que pode gerar um estado de trombofilia.

TRATAMENTO
Hemostasia anormal

O tempo de sangramento anormal e a coagulopatia observados em pacientes com insuficiência renal podem ser revertidos temporariamente com desmopressina (DDAVP), crioprecipitado, estrogênios conjugados IV, transfusões sanguíneas e tratamento com ESA. Em geral, a diálise adequada corrige o tempo de sangramento prolongado.

Em vista da coexistência de distúrbios hemorrágicos e da propensão à trombose exclusiva aos pacientes com DRC, as decisões quanto à anticoagulação, que têm perfil de risco-benefício favorável na população em geral, podem não ser aplicáveis aos pacientes com DRC avançada. Um exemplo é a anticoagulação com varfarina para fibrilação atrial; a decisão de usar anticoagulante deve ser individualizada para cada paciente com DRC, porque o risco de ocorrerem complicações hemorrágicas parece ser maior.

Alguns anticoagulantes, como a heparina de baixo peso molecular (fracionada), talvez tenham que ser evitados ou ter suas doses ajustadas nesses pacientes, com monitoração da atividade do fator Xa quando possível. Em geral, nos pacientes hospitalizados que necessitem de uma alternativa à varfarina como anticoagulante, costuma ser mais seguro utilizar a heparina não fracionada convencional titulada com base no tempo de tromboplastina parcial. Todas as novas classes de anticoagulantes orais são, em parte, eliminadas pelos rins e devem ser evitadas ou passar por ajuste da dose quando há redução da TFG **(Cap. 118)**.

ANORMALIDADES NEUROMUSCULARES

Entre as complicações bem-conhecidas da DRC, estão as doenças do sistema nervoso central (SNC), as neuropatias periférica e autonômica, assim como as anormalidades da estrutura e da função dos músculos. As manifestações clínicas sutis da doença neuromuscular urêmica geralmente se tornam evidentes no estágio 3 da DRC.

As manifestações precoces das complicações do SNC incluem distúrbios leves na memória e distúrbios da concentração e do sono. A irritabilidade neuromuscular evidenciada por soluços, câibras ou abalos musculares torna-se mais evidente nos estágios mais avançados. Na insuficiência renal avançada sem tratamento, os pacientes podem apresentar asteríxis, mioclonia, convulsões e coma.

Em geral, a neuropatia periférica torna-se clinicamente evidente depois que o paciente chega ao estágio 4 da DRC, embora anormalidades eletrofisiológicas e histológicas apareçam nas fases mais precoces. Inicialmente, os nervos sensitivos são mais acometidos do que os motores, os membros inferiores mais do que os superiores e os segmentos distais dos membros mais do que os proximais. A "síndrome das pernas inquietas" caracteriza-se por sensações maldefinidas de desconforto ocasionalmente incapacitante nas pernas e nos pés, o qual é aliviado pelos movimentos frequentes das pernas. Indícios de neuropatia periférica na doença renal avançada sem outra causa (p. ex., diabetes melito ou deficiência de ferro) são indicações para iniciar a terapia renal substitutiva. Algumas das complicações descritas anteriormente regridem com a diálise, embora as anormalidades inespecíficas sutis possam persistir.

ANORMALIDADES GASTRINTESTINAIS E NUTRICIONAIS

O hálito urêmico (odor de urina no ar exalado) é causado pela decomposição da ureia em amônia na saliva e geralmente está associado a um paladar metálico desagradável (disgeusia). Gastrite, doença péptica e ulceração em mucosas em qualquer nível do trato GI ocorrem nos pacientes urêmicos e podem causar dor abdominal, náuseas e vômitos e hemorragia GI. Esses pacientes também são suscetíveis à constipação, que pode ser agravada pela administração dos suplementos de cálcio e ferro. A retenção de toxinas urêmicas também causa anorexia, náuseas e vômitos.

A restrição proteica pode ajudar a atenuar as náuseas e os vômitos, mas também pode colocar o paciente sob risco de desnutrição e, se for possível, deve ser implementada em colaboração com um nutricionista habilitado e especializado em pacientes com DRC. A perda de peso e a desnutrição proteico-energética, consequências da baixa ingestão de proteínas e calorias, são comuns na DRC avançada e, frequentemente, são uma indicação para o início da terapia renal substitutiva. A acidose metabólica e a ativação de citocinas inflamatórias podem promover o catabolismo proteico. Entre os índices que são úteis na avaliação nutricional, estão a história da dieta, incluindo um diário alimentar e avaliação global subjetiva; o peso corporal sem edema; e a determinação do nitrogênio proteico urinário. A análise de bioimpedância por absorciometria de raios X de dupla energia é agora amplamente utilizada para estimar a massa corporal magra *versus* o peso do líquido. As diretrizes nutricionais para pacientes com DRC estão resumidas na seção "Tratamento".

DISTÚRBIOS ENDÓCRINO-METABÓLICOS

Na DRC, o metabolismo da glicose está comprometido. No entanto, a glicose sanguínea em jejum costuma estar normal ou ligeiramente elevada, e a intolerância leve à glicose não requer tratamento específico. Como os rins contribuem para a remoção da insulina da circulação, os níveis plasmáticos desse hormônio ficam ligeira ou moderadamente elevados na maioria dos pacientes urêmicos, tanto em jejum quanto no estado pós-prandial. Em vista dessa redução da degradação renal da insulina, os pacientes tratados com esse hormônio podem necessitar de reduções progressivas da dose, à medida que sua função renal deteriora. Muitos agentes hipoglicemiantes, incluindo as gliptinas, exigem redução de dose na insuficiência renal, enquanto outros (p. ex., metformina, sulfonilureias) estão contraindicados quando a TFG está menor que a metade do normal. As gliflozinas, discutidas anteriormente, que inibem o transporte de sódio-glicose nos túbulos proximais, resultam em redução da glicose, acompanhada por reduções acentuadas no declínio da função renal e em eventos cardiovasculares. A estabilização da TFG alcançada por muitos pacientes com essa intervenção terapêutica representa um importante efeito benéfico adicional desses fármacos. Seu efeito estabilizador prolongado sobre a TFG e a excreção urinária de albumina parece resultar da correção precoce da hiperfiltração no diabetes melito tipo 2, por meio da reativação da alça de feedback tubuloglomerular. Isso representa uma feliz convergência da fisiopatologia da hiperfiltração glomerular no diabetes, com a descoberta farmacológica. Um efeito semelhante na hiperfiltração por néfrons residuais em certas formas não diabéticas de DRC pode explicar o benefício dessa classe de medicamentos mais amplamente na DRC. Outros estudos também apontaram para um efeito mais direto nas vias metabólicas nos túbulos proximais que aliviam a lesão celular.

Nas mulheres com DRC, os níveis de estrogênio são baixos e é comum observar anormalidades menstruais, infertilidade e incapacidade de levar as gestações ao termo. Quando a TFG cai a cerca de 40 mL/min, a gestação está associada a índices elevados de abortamento espontâneo, com apenas cerca de 20% das gestantes dando à luz a bebês vivos; além disso, a gravidez pode acelerar a progressão da própria doença renal. As mulheres com DRC que pretendem engravidar devem primeiramente consultar um nefrologista e um obstetra especializado em gestação de alto risco. Os homens com DRC têm concentrações plasmáticas baixas de testosterona e podem ter disfunção sexual e oligospermia. A maturação sexual pode ser retardada ou prejudicada nos adolescentes com DRC, mesmo que estejam sendo tratados com diálise. Muitas dessas anormalidades melhoram ou desaparecem com diálise intensiva ou transplante renal bem-sucedido.

ANORMALIDADES DERMATOLÓGICAS

As anormalidades cutâneas são prevalentes com a DRC progressiva. O prurido é muito comum e é uma das queixas mais incômodas associadas à uremia. Na DRC avançada, mesmo em diálise, os pacientes podem se tornar mais pigmentados e isso parece refletir a deposição de metabólitos pigmentados retidos (ou urocromos). Embora algumas dessas anormalidades cutâneas melhorem com a diálise, o prurido geralmente é persistente. As primeiras intervenções terapêuticas são excluir a hipótese de outros distúrbios cutâneos não relacionados, como escabiose, e tratar a hiperfosfatemia, que pode causar prurido. Agentes umectantes locais, glicocorticoides tópicos leves, anti-histamínicos orais e radiação ultravioleta mostraram-se benéficos nesses casos. Recentemente, os agonistas dos receptores opioides kappa se mostraram promissores na redução de prurido em pacientes em hemodiálise.

Nos pacientes com DRC, um distúrbio cutâneo singular é a dermopatia fibrosante nefrogênica, que consiste em enduração subcutânea progressiva, sobretudo nos braços e nas pernas. Essa condição é raramente vista em pacientes com DRC expostos ao gadolínio, contraste utilizado na ressonância magnética. As recomendações atuais são de que os pacientes com DRC estágio 3 (TFG entre 30-59 mL/min) devem minimizar a exposição ao gadolínio, enquanto os pacientes com doença nos estágios 4 a 5 (TFG < 30 mL/min) devem evitar o uso do gadolínio, a menos que haja alguma indicação clínica importante. Contudo, nenhum paciente deve deixar de fazer um exame de imagem considerado fundamental e, nesses casos, a remoção rápida do gadolínio por hemodiálise (mesmo nos pacientes que ainda não fazem terapia renal substitutiva) logo após o exame pode atenuar essa complicação devastadora em alguns casos.

AVALIAÇÃO E MANEJO DE PACIENTES COM DRC

ABORDAGEM INICIAL

Anamnese e exame físico Os sinais e sintomas francos de doença renal são frequentemente sutis ou estão ausentes, até que o paciente atinja estados mais avançados da DRC. Por essa razão, o diagnóstico da doença renal costuma surpreender os pacientes e pode gerar ceticismo e negação. Os elementos específicos da história clínica que sugerem doença renal incluem relatos de hipertensão (que pode causar DRC ou, mais comumente, ser uma consequência da doença), diabetes melito, anormalidades do exame de urina e distúrbios gestacionais como pré-eclâmpsia ou abortamento precoce. É necessário obter uma história farmacológica detalhada. Os fármacos a serem considerados incluem anti-inflamatórios não esteroides (AINEs), inibidores da ciclo-oxigenase-2 (COX-2), antimicrobianos, quimioterápicos, antirretrovirais, inibidores da bomba de próton, laxantes contendo fosfato, e lítio. Durante a avaliação da síndrome urêmica, as perguntas sobre apetite, perda de peso, náuseas, soluços, edema periférico, cãibras musculares, prurido e pernas inquietas são particularmente úteis. A história familiar detalhada de doença renal aliada à avaliação das manifestações em outros sistemas, como o auditivo, o visual e o tegumentar, podem levar ao diagnóstico de uma forma hereditária de DRC (p. ex., doença de Alport ou de Fabry, cistinose) ou exposição ambiental coletiva a agentes nefrotóxicos (p. ex., metais pesados, ácido aristolóquico). Deve-se notar que casos agrupados de DRC, algumas vezes de diferentes etiologias, podem ser observados em certas famílias.

O exame físico deve concentrar-se na pressão arterial e nas lesões dos órgãos-alvo secundárias à hipertensão. Portanto, é necessário realizar exames de fundo de olho. O exame do fundo de olho é especialmente importante no paciente diabético para detectar evidências de retinopatia diabética, que está associada à nefropatia diabética. Outras manifestações de DRC ao exame físico dos pacientes são edema e polineuropatia sensitiva. A detecção de asteríxis ou atrito pericárdico que não possa ser atribuído a outras causas geralmente indica a existência de síndrome urêmica.

Investigação laboratorial Os exames laboratoriais devem enfatizar a busca por indícios de um processo patológico desencadeante ou agravante subjacente, bem como a avaliação do grau de disfunção renal e suas consequências. A eletroforese das proteínas séricas e urinárias à procura de mieloma múltiplo deve ser realizada em todos os pacientes com mais de 35 anos e DRC inexplicável, principalmente se houver anemia associada e níveis séricos altos ou inapropriadamente normais de cálcio em presença de disfunção renal. Nos pacientes com glomerulonefrite, as doenças autoimunes (p. ex., lúpus) e as etiologias infecciosas (p. ex., hepatites B e C e infecção por HIV) subjacentes devem ser investigadas. Determinações seriadas da função renal devem ser realizadas para avaliar a velocidade de deterioração renal e confirmar que a doença é, de fato, crônica, em vez de aguda ou subaguda e que seriam, portanto, potencialmente reversíveis. As concentrações séricas do cálcio, do fósforo, da vitamina D e do PTH devem ser determinadas para avaliar doença óssea metabólica. A concentração de hemoglobina e os níveis de ferro, vitamina B_{12} e folato também devem ser dosados. A coleta de urina de 24 horas pode ser útil uma vez que uma excreção de proteína > 300 mg pode ser uma indicação para terapia com inibidores da ECA ou BRAs, estando também associada com maior risco de progressão.

Exames de imagem A ultrassonografia do aparelho urinário é o exame de imagem mais útil porque permite verificar a presença dos dois rins, determinar se são simétricos, obter uma estimativa das dimensões renais e excluir a existência de massas renais e evidências de obstrução. Como é necessário algum tempo para que os rins diminuam de tamanho em razão da doença crônica, a detecção de rins pequenos bilateralmente reforça o diagnóstico de DRC estabelecida. Se as dimensões dos rins forem normais, é possível que a doença renal seja aguda ou subaguda. As exceções a essa regra são nefropatia diabética (na qual as dimensões renais estão aumentadas no início, antes que haja DRC), amiloidose e nefropatia associada ao HIV (nas quais as dimensões dos rins podem ser normais apesar da DRC). A doença renal policística com algum grau de insuficiência renal quase sempre se evidencia por rins aumentados com múltiplos cistos **(Cap. 315)**. A assimetria > 1 cm na medida do diâmetro longitudinal dos rins sugere uma anomalia do desenvolvimento unilateral ou doença renovascular com insuficiência arterial acometendo mais um rim que o outro. O diagnóstico da doença renovascular pode ser estabelecido por diferentes técnicas, inclusive ultrassonografia com Doppler, exames de medicina nuclear ou TC e RM. Se houver suspeita de nefropatia por refluxo (infecções urinárias recidivantes na infância, rins com dimensões assimétricas e cicatrizes renais), pode-se indicar uma uretrocistografia miccional. Entretanto, na maioria dos casos, no momento em que o paciente apresenta DRC, o refluxo já terá se resolvido e, ainda que esteja presente, sua correção não melhora a função renal. Os exames radiográficos contrastados não são particularmente úteis à investigação da DRC. Sempre que possível, a administração intravenosa ou intra-arterial de contraste deve ser evitada nos pacientes com DRC, especialmente com nefropatia diabética, tendo em vista o risco de provocar injúria renal aguda induzida pelos contrastes radiográficos. Quando esses exames são inevitáveis, as medidas profiláticas apropriadas devem incluir evitar hipovolemia durante a exposição ao contraste, minimizar o volume de contraste injetado e escolher contrastes radiográficos com menor potencial nefrotóxico. Medidas adicionais que parecem atenuar o agravamento da disfunção renal induzida pelo contraste incluem a administração cuidadosa de soluções contendo bicarbonato de sódio e N-acetilcisteína, embora esses agentes possam não ser tão eficazes quanto se pensava anteriormente.

Biópsia renal Nos pacientes com rins pequenos bilateralmente, a biópsia renal não é recomendável porque (1) é tecnicamente difícil e tem maior tendência a provocar sangramento e outras consequências desfavoráveis; (2) costuma haver tanta fibrose que a doença primária não pode ser definida; e (3) a janela de tratamento para a doença específica já passou. Outras contraindicações à biópsia renal são hipertensão descontrolada, infecção urinária em atividade, diátese hemorrágica (inclusive sob tratamento anticoagulante) e obesidade grave. A biópsia percutânea orientada pela ultrassonografia é a abordagem preferível, mas a técnica cirúrgica ou laparoscópica pode ser considerada, especialmente nos pacientes com rim único, nos quais a visualização direta e o controle do sangramento são cruciais. Em pacientes com DRC para os quais a biópsia renal é indicada (p. ex., suspeita de processo concomitante ou superposto em atividade, como nefrite intersticial, ou nos casos de perda acelerada da TFG), o tempo de sangramento precisa ser determinado e, se estiver aumentado, deve-se administrar desmopressina imediatamente antes do procedimento.

Um ciclo breve de hemodiálise (sem heparina) também pode ser considerado antes da biópsia renal para normalizar o tempo de sangramento.

ESTABELECIMENTO DO DIAGNÓSTICO E ETIOLOGIA DA DRC

A etapa diagnóstica inicial mais importante é diferenciar entre DRC recém-diagnosticada e injúria renal aguda ou subaguda, tendo em vista que estas duas últimas condições podem responder ao tratamento específico. Nesse sentido, as dosagens prévias da concentração sérica de creatinina são particularmente úteis. Valores normais nos últimos meses ou até anos sugerem que a extensão atual da disfunção renal possa ser mais aguda e, como consequência, potencialmente reversível. Por outro lado, elevações da creatinina sérica no passado indicam que a doença renal representa um processo crônico. Mesmo que haja evidências de cronicidade, existe a possibilidade de um processo agudo superposto (p. ex., depleção do VLEC, infecção ou obstrução urinária ou exposição a um nefrotóxico) agravando a condição crônica do paciente. Se a história sugerir várias manifestações sistêmicas de início recente (p. ex., febre, poliartrite e erupção cutânea), deve-se supor que a disfunção renal é parte de um processo agudo sistêmico.

Embora a biópsia renal geralmente possa ser realizada nos estágios iniciais (1-3) da DRC, esse procedimento nem sempre é indicado. Por exemplo, nos pacientes com história de diabetes tipo 1 há 15 a 20 anos e retinopatia, proteinúria na faixa nefrótica e ausência de hematúria, o diagnóstico de nefropatia diabética é muito provável e a biópsia, em geral, é desnecessária. Contudo, se houver outra anormalidade que não for típica da nefropatia diabética, como hematúria, cilindros leucocitários ou ausência de retinopatia diabética, pode haver alguma outra doença e a biópsia deverá ser considerada.

Sem o diagnóstico clínico, a biópsia renal pode ser o único recurso para determinar a etiologia da DRC em estágio inicial. Contudo, como já foi salientado, quando a DRC está avançada e os rins são pequenos e retraídos, há pouca utilidade e risco significativo em tentar chegar a um diagnóstico específico. Testes genéticos usando uma combinação de microarranjo cromossômico e sequenciamento de todo o exoma estão cada vez mais entrando no repertório de testes diagnósticos, uma vez que os padrões de lesão e anormalidades morfológicas renais geralmente refletem mecanismos causais sobrepostos, cujas origens às vezes podem ser atribuídas a uma predisposição ou causa genética (Tab. 311-2).

TRATAMENTO
Doença renal crônica

Os tratamentos dirigidos às causas específicas da DRC estão descritos em outros capítulos. Dois desenvolvimentos recentes na terapia da DRC dirigida à etiologia incluem o papel agora comprovado das gliflozinas na doença renal diabética e o surgimento de terapias específicas do genoma agora estabelecidas para certos pacientes com DRPAD (Cap. 315), que estão no estágio de ensaio clínico para doença renal mediada por APOL-1 e certas formas de hiperoxalúria. Em geral, a ocasião ideal para iniciar o tratamento, específico e inespecífico, é muito antes que haja declínio detectável da TFG e certamente antes que a DRC esteja estabelecida. Em todos os pacientes, é útil medir sequencialmente a TFG e representar os resultados em um gráfico que expresse a velocidade de declínio. Qualquer aceleração na velocidade de declínio deve levar a uma busca de algum processo agudo ou subagudo sobreposto, o qual pode ser reversível. Isso inclui depleção do VLEC, hipertensão descontrolada, infecção do trato urinário, uropatia obstrutiva de início recente, exposição a fármacos nefrotóxicos (como AINEs ou contraste radiográfico) e reativação ou agravamento da doença de base (p. ex., lúpus ou vasculite).

REDUZINDO A PROGRESSÃO DA DRC

A velocidade de declínio da TFG varia nos diferentes pacientes com DRC. Entretanto, na tentativa de estabilizar ou retardar o declínio da função renal, devem ser consideradas as intervenções descritas adiante.

Redução da hipertensão intraglomerular e da proteinúria As pressões de filtração intraglomerular elevadas e a hipertrofia dos glomérulos desenvolvem-se em resposta à perda quantitativa dos néfrons. Essa resposta é maladaptativa porque estimula o declínio persistente da função renal, mesmo que o processo desencadeante tenha sido tratado ou tenha regredido espontaneamente. O controle da hipertensão glomerular é importante para retardar a progressão da DRC. Além disso, a pressão arterial elevada agrava a proteinúria, porque aumenta o fluxo através dos capilares glomerulares. Por outro lado, o efeito nefroprotetor dos agentes anti-hipertensivos é avaliado pela redução subsequente da proteinúria. Desse modo, quanto mais efetivo for determinado tratamento na redução da excreção proteica, maior é o impacto subsequente na proteção contra o declínio da TFG. Essa observação constitui a base das diretrizes terapêuticas que estabelecem o nível de 130/80 mmHg como meta de pressão arterial para pacientes com DRC proteinúrica.

Vários estudos controlados demonstraram que os inibidores de ECA e os BRAs são efetivos para retardar a progressão da insuficiência renal em pacientes que estão nos estágios avançados da DRC, seja diabética ou não diabética. Essa efetividade se deve, em grande parte, aos efeitos desses agentes sobre a vasodilatação eferente e o subsequente declínio da hipertensão glomerular. Quando não há resposta antiproteinúrica com a utilização isolada de um desses fármacos, pode-se tentar o tratamento combinado com inibidores de ECA e BRAs. Essa combinação está associada à redução mais expressiva da proteinúria, quando comparada com o uso isolado de um desses fármacos. Embora a redução da proteinúria seja um indicador substituto de melhora do desfecho renal, a combinação poderia ser vantajosa. No entanto, há uma incidência maior de IRA e complicações cardíacas com esse tratamento combinado. Ao pesar essas informações, porém, a terapia combinada com inibidor de ECA e BRA deve ser evitada. O aumento progressivo da concentração sérica de creatinina com o uso desses fármacos pode sugerir a existência de doença renovascular nas artérias de pequeno ou grande calibre.

Entre os bloqueadores dos canais de cálcio, o diltiazem e o verapamil produzem efeitos antiproteinúricos e nefroprotetores mais eficazes, quando comparados às di-hidropiridinas. Duas situações clínicas podem ser observadas: em uma, a progressão da DRC está fortemente associada à hipertensão arterial sistêmica e intraglomerular, bem como à proteinúria (p. ex., nefropatia diabética, doenças glomerulares) e nas quais os inibidores da ECA e os BRAs são opções recomendadas; em outra, a proteinúria é leve ou indetectável nos estágios iniciais (p. ex., DRPAD e outras doenças tubulointersticiais) nas quais a contribuição da hipertensão intraglomerular é menos proeminente; neste último grupo, os outros agentes anti-hipertensivos podem ser úteis para controlar a hipertensão arterial sistêmica.

MANEJO DE OUTRAS COMPLICAÇÕES DA DRC

Ajuste de dose de medicação Embora a dose de ataque da maioria dos fármacos não seja afetada pela DRC, porque a eliminação renal não entra nos seus cálculos, as doses de manutenção de muitos fármacos precisam ser ajustadas. Para os fármacos cujas doses são excretadas por vias não renais em mais de 70%, como na eliminação hepática, os ajustes de dose podem ser dispensados. Alguns fármacos que devem ser evitados incluem metformina, meperidina e hipoglicemiantes orais eliminados por via renal. Os AINEs devem ser evitados em vista do risco de deterioração da função renal. Muitos antibióticos, anti-hipertensivos e antiarrítmicos podem exigir reduções da dose ou alteração dos intervalos entre as doses. Existem vários bancos de dados *on-line* disponíveis para ajustar as doses dos fármacos de acordo com o estágio da DRC ou a TFGe (p. ex., *http://www.globalrph.com/index_renal.htm*). Como mencionado anteriormente, os contrastes radiológicos e o gadolínio devem ser evitados ou utilizados de acordo com diretrizes estritas, conforme a necessidade médica.

PREPARAÇÃO PARA A TERAPIA RENAL SUBSTITUTIVA

(Ver também Cap. 313) Em alguns casos, o alívio transitório dos sinais e dos sintomas da uremia iminente, como anorexia, náuseas, vômitos, fraqueza e prurido, pode ser conseguido com a restrição da ingesta proteica. Entretanto, essa dieta acarreta risco significativo de desnutrição: desse modo, devem ser planejadas medidas terapêuticas de longo prazo.

A diálise de manutenção e o transplante renal prolongaram a vida de centenas de milhares de pacientes com DRC em todo o mundo. As indicações inequívocas para a instituição da terapia renal substitutiva em pacientes com DRC são anorexia e náuseas não atribuíveis a causas reversíveis (p. ex., doença ulcerosa péptica), indícios de desnutrição e distúrbios hidreletrolíticos (principalmente hiperpotassemia ou sobrecarga de VLEC) refratários a outras medidas. Encefalopatia e pericardite são complicações muito tardias, de modo que atualmente é raro que elas representem indicação para início de terapia renal substitutiva.

Recomendações para o momento ideal do início da terapia renal substitutiva

Em vista da variabilidade individual na gravidade dos sintomas urêmicos e da função renal, não é recomendável atribuir um valor arbitrário de ureia ou creatinina para começar a diálise. Além disso, os pacientes podem ficar acostumados à uremia crônica e negar seus sintomas, embora logo descubram que se sentem melhor com a diálise e percebam retrospectivamente como se sentiam mal antes de iniciar o tratamento.

Estudos prévios sugeriram que o início da diálise antes do aparecimento de sinais e sintomas graves de uremia estava associado ao prolongamento da sobrevida. Isso originou o conceito de "início saudável" e é compatível com a filosofia de que é melhor manter o paciente sempre se sentindo bem, em vez de deixar que adoeça em razão da uremia para, então, tentar melhorar suas condições de saúde com diálise ou transplante. Embora estudos recentes não tenham confirmado uma correlação entre diálise precoce e aumento da sobrevida dos pacientes, essa abordagem pode ter méritos para alguns indivíduos. Na prática, a preparação antecipada pode ajudar a evitar problemas com o próprio processo de diálise (p. ex., uma fístula que não funciona adequadamente para a hemodiálise ou um cateter peritoneal malfuncionante) e, desse modo, impedir a morbidade associada à necessidade de um acesso temporário para a hemodiálise com seus riscos inerentes de sepse, sangramento, trombose e associação com aumento da mortalidade.

Orientação ao paciente
As preparações social, psicológica e física da transição para a terapia renal substitutiva, bem como a escolha da modalidade inicial ideal, são mais eficazes quando se adota uma abordagem gradual por uma equipe multiprofissional. Além das medidas conservadoras descritas nas seções precedentes, é importante preparar os pacientes com um programa educativo intensivo que explique a probabilidade e a ocasião do início da terapia renal substitutiva, bem como as diversas modalidades disponíveis e a opção de tratamento conservador sem diálise. Quanto mais conscientes os pacientes estiverem sobre a hemodiálise (tanto hospitalar quanto domiciliar), a diálise peritoneal e o transplante renal, mais fáceis e apropriadas serão suas decisões. Os pacientes incluídos em programas educativos têm mais chances de escolher o tratamento dialítico domiciliar. Essa abordagem tem um benefício social porque a terapia domiciliar é menos dispendiosa na maioria dos locais e está associada com melhor qualidade de vida. Os programas educativos devem ser iniciados até o estágio 4 da DRC, de modo que o paciente tenha tempo e função cognitiva suficientes para aprender conceitos importantes, fazer escolhas conscientes e adotar as medidas preparatórias para a terapia renal substitutiva.

Explorar o suporte social também é importante. A instrução precoce dos familiares para escolher e preparar um cuidador para a diálise domiciliar ou um doador aparentado, biológica ou emocionalmente apto ao transplante renal deve ocorrer antes do aparecimento da insuficiência renal sintomática.

O transplante renal **(Cap. 313)** oferece as melhores chances de reabilitação completa, pois a diálise substitui apenas uma pequena parte da função de filtração renal e não repõe qualquer outra função renal, inclusive os efeitos endócrinos e anti-inflamatórios. Em geral, o transplante de rim ocorre após um período em diálise, embora o transplante preemptivo (em geral, de um doador vivo) possa ser realizado quando não restam dúvidas de que a insuficiência renal é irreversível.

IMPLICAÇÕES PARA A SAÚDE GLOBAL

Ao contrário do declínio natural e da erradicação eficaz de muitas doenças infecciosas devastadoras, a prevalência das doenças metabólicas e vasculares cresce rapidamente nos países em desenvolvimento. O diabetes melito torna-se cada vez mais prevalente nesses países, talvez parcialmente em razão da alteração dos hábitos alimentares, da redução da atividade física e do ganho de peso. Por essa razão, espera-se que haja um aumento proporcional das doenças vasculares e renais. As agências de saúde desses países devem desenvolver métodos mais eficazes de rastreamento de indivíduos de alto risco, para assegurar execução dos programas de diagnóstico, profilaxia e tratamento precoces, e começar a considerar opções para ampliar a oferta das modalidades de terapia renal substitutiva.

Do mesmo modo, um número crescente de nefropatias endêmicas tem sido reconhecido em países em desenvolvimento, tendo como alvo particularmente homens jovens que trabalham na agricultura. A extensão da morbidade e da mortalidade associadas a essas nefropatias ainda está apenas começando a ser analisada. Sua causa é desconhecida, porém foi sugerido que o risco genético populacional, as nefrotoxinas endêmicas, a exposição a pesticidas, o uso de AINEs e a depleção crônica de volume possam contribuir.

LEITURAS ADICIONAIS

Carney EF: The impact of chronic kidney disease on global health. Nat Rev Nephrol 16:251, 2020.
Heerspink HJL et al: Dapagliflozin in patients with chronic kidney disease. N Engl J Med 383:1436, 2020.
Pollak MR, Friedman DJ: The genetic architecture of kidney diseases. Clin J Am Soc Nephrol 15:268, 2020.
Sato Y, Yanagita M: Immune cells and inflammation in AKI to CKD progression. Am J Physiol Renal Physiol 315:F1501, 2018.
Tangri N et al: Multinational assessment of accuracy of equations for predicting risk of kidney failure: A meta-analysis. JAMA 315:164, 2016.
Zelniker TA et al: SGLT2 inhibitors for primary and secondary prevention of cardiovascular and renal outcomes in type 2 diabetes: A systematic review and meta-analysis of cardiovascular outcome trials. Lancet 393:31, 2019.

312 Diálise no tratamento da insuficiência renal
Kathleen D. Liu, Glenn M. Chertow

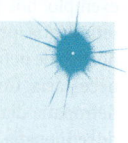

A diálise pode ser necessária para o tratamento de injúria renal aguda (IRA) ou da doença renal crônica (DRC). O uso de terapia renal substitutiva contínua (TRSCs) e de terapia renal substitutiva intermitente prolongada (TRSIP)/diálise prolongada de baixa eficiência (DPBE) é específico para o tratamento de insuficiência renal aguda, sendo discutido no **Capítulo 310**. Essas modalidades são realizadas de maneira contínua (TRSC) ou durante 6 a 12 horas por sessão (TRSIP/DPBE), ao contrário das 3 a 4 horas de uma sessão intermitente de hemodiálise. As vantagens e desvantagens da TRSC e da TRSIP/DPBE são discutidas no **Capítulo 310**.

A diálise peritoneal raramente é usada nos países desenvolvidos para o tratamento da IRA, devido ao risco aumentado de infecção e (como será discutido em mais detalhes adiante) à depuração menos eficiente por unidade de tempo. O enfoque deste capítulo será o uso da diálise peritoneal e da hemodiálise para doença renal em estágio terminal (DRET).

Com a ampliação da disponibilidade da diálise, as vidas de centenas de milhares de pacientes com DRET foram prolongadas. Apenas nos Estados Unidos, há hoje cerca de 750 mil pacientes com DRET necessitando de diálise ou transplante. Desde 2000, a prevalência da DRET tratada aumentou em 65% e esse aumento reflete tanto uma pequena elevação na incidência como um aumento discreto na sobrevida dos pacientes submetidos ao tratamento dialítico. Nos Estados Unidos, a incidência de DRET tratada é de 370 casos por milhão de indivíduos da população a cada ano; a DRET é desproporcionalmente mais frequente em afro-americanos em comparação com americanos brancos. Nos Estados Unidos, a principal causa de DRET é o diabetes melito, que atualmente é responsável por aproximadamente 45% dos novos casos de DRET. Em torno de 30% dos pacientes têm DRET atribuída à hipertensão, embora não esteja claro se nesses casos a hipertensão é a causa ou a consequência da insuficiência renal. Outras causas prevalentes de DRET incluem glomerulonefrite, doença renal policística e uropatia obstrutiva. Uma parcela da excessiva incidência de DRET em afro-americanos provavelmente está relacionada à transmissão de alelos de alto risco do gene *APOL1*.

Globalmente, as taxas de mortalidade de pacientes com DRET são mais baixas na Europa e no Japão, mas muito altas nos países em desenvolvimento, devido à disponibilidade limitada de diálise. Nos Estados Unidos, a taxa de mortalidade de pacientes em diálise diminuiu, mas permanece extremamente elevada, com taxa de mortalidade de 167 por 1.000 pacientes-anos para pacientes em hemodiálise e 156 por 1.000 pacientes-anos para pacientes em diálise peritoneal. A mortalidade nesta população está ligada principalmente a doenças cardiovasculares e infecções. Idade avançada, sexo masculino, etnia não negra, diabetes melito, desnutrição e cardiopatia subjacente são preditores importantes de morte.

OPÇÕES DE TRATAMENTO PARA PACIENTES COM DRET

Os critérios comumente aceitos para iniciar a diálise crônica nos pacientes são a presença de sintomas urêmicos e de hiperpotassemia refratária a medidas conservadoras, hipervolemia não controlada com terapia diurética, acidose refratária à terapia clínica, diátese hemorrágica e uma depuração de creatinina ou taxa de filtração glomerular (TFG) estimada abaixo de 10 mL/min por 1,73 m² (ver Cap. 311 para equações de estimativas). O encaminhamento precoce ao nefrologista para planejamento terapêutico e criação de acesso para diálise, a orientação sobre opções de tratamento de DRET e o tratamento de complicações de DRC avançada, como hipertensão, anemia, acidose e hiperparatireoidismo secundário, são aconselháveis. Dados recentes sugeriram que uma fração considerável de casos de DRET ocorre após episódios de injúria renal aguda, particularmente entre pessoas com DRC subjacente. Além disso, não há nenhum benefício em iniciar diálise preemptivamente a uma TFG de 10 a 14 mL/min por 1,73 m² em comparação com o início da diálise na presença de sintomas de uremia.

Na DRET, as opções de tratamento são hemodiálise (em um centro ou domiciliar); diálise peritoneal, seja como diálise peritoneal ambulatorial contínua (DPAC) ou diálise peritoneal cíclica contínua (DPCC); ou transplante (Cap. 313). Apesar de haver variações geográficas significativas e diferenças nos padrões da prática, a hemodiálise realizada em centro ainda é a modalidade terapêutica mais comum para DRET (mais de 85% dos pacientes) nos Estados Unidos. Ao contrário da hemodiálise, a diálise peritoneal é contínua, porém menos eficiente em termos de depuração de soluto. Embora não tenha sido demonstrado em nenhum ensaio clínico de larga escala a comparação dos desfechos entre pacientes randomizados para hemodiálise ou diálise peritoneal, os desfechos associados a ambas as terapias são semelhantes na maioria dos relatos, e a decisão de qual modalidade selecionar frequentemente se baseia nas preferências pessoais e considerações da qualidade de vida.

HEMODIÁLISE

A hemodiálise baseia-se nos princípios de difusão de soluto através de uma membrana semipermeável. O movimento dos resíduos metabólicos ocorre ao longo de um gradiente de concentração a partir da circulação até o dialisato. A taxa de transporte por difusão aumenta devido a vários fatores, incluindo a magnitude do gradiente de concentração, a área de superfície da membrana e o coeficiente de transferência de massa da membrana. Esse último é relacionado à porosidade e à espessura da membrana, ao tamanho da molécula de soluto e às condições do fluxo nos dois lados da membrana.

De acordo com as leis de difusão, quanto maior a molécula, mais lenta é sua velocidade de transferência através da membrana. Uma molécula pequena, como a ureia (60 Da), é removida mais facilmente, enquanto uma molécula maior, como a creatinina (113 Da), é depurada de maneira menos eficiente. Além da depuração por difusão, o movimento dos produtos residuais a partir da circulação para o dialisato pode ocorrer como resultado de ultrafiltração. A depuração convectiva ocorre devido ao arraste do solvente, sendo os solutos levados juntamente com a água através da membrana semipermeável da diálise.

O DIALISADOR

Há três componentes essenciais para a hemodiálise: o dialisador, a composição e distribuição do dialisato e o sistema de distribuição do sangue (Fig. 312-1). O dialisador consiste em uma câmara plástica com capacidade de perfundir compartimentos do sangue e do dialisato simultaneamente com fluxos muito altos. O dialisador de fibra oca é o mais comumente usado nos Estados Unidos. Esses dialisadores são compostos de feixes de tubos capilares através dos quais o sangue circula enquanto o dialisato passa pela parte externa do feixe de fibras. Quase todos os dialisadores atualmente fabricados nos Estados Unidos são de membranas sintéticas "biocompatíveis" derivadas de compostos de polissulfona ou afins (*versus* membranas mais antigas de celulose "bioincompatíveis" que ativavam a cascata do complemento). A frequência de reuso dos hemodialisadores e linhas sanguíneas varia em todo o mundo. Em geral, como o custo de suprimentos descartáveis diminuiu, seu uso aumentou. Nos Estados Unidos, o reuso de dialisadores atualmente é uma prática muito rara. Formaldeído, ácido peracético-peróxido de hidrogênio, glutaraldeído e água sanitária têm sido usados como agentes de reprocessamento.

DIALISATO

A concentração de potássio do dialisato pode variar de 0 a 4 mmol/L, dependendo da concentração sérica de potássio antes da diálise. O uso de 0 ou 1 mmol/L de dialisato de potássio está caindo em desuso, em consequência de dados sugerindo que pacientes submetidos a tratamentos com dialisato contendo pouquíssimo potássio apresentam risco aumentado de morte súbita, talvez devido a arritmias no contexto de transferência de potássio. A concentração habitual de cálcio no dialisato é de 1,25 mmol/L (2,5 mEq/L), embora possam ser necessárias adaptações em situações selecionadas (p. ex., concentrações mais altas de cálcio no dialisato podem ser usadas em pacientes com hipocalcemia associada ao hiperparatireoidismo secundário ou com a "síndrome do osso faminto" subsequentemente a paratireoidectomia). A concentração habitual de sódio do dialisato é de 136-140 mmol/L. Em pacientes que frequentemente desenvolvem hipotensão em suas sessões de diálise, em geral pode ser empregada a "modelagem do sódio" para contrabalançar gradientes osmolares relacionados com a ureia. Com a modelagem do sódio, a concentração de sódio do dialisato é gradualmente reduzida da faixa de 145 a 155 mmol/L para concentrações isotônicas (136-140 mmol/L) próximo do término do tratamento de diálise essa redução ocorre em etapas, de modo linear ou exponencial. Entretanto, concentrações maiores de sódio do dialisato e modelagem do sódio podem predispor os pacientes a um balanço positivo de sódio e aumento da sede; assim, essas estratégias para melhorar a hipotensão intradialítica podem ser indesejáveis nos pacientes hipertensos ou nos pacientes com ganhos de peso interdialíticos. Pelo fato de os pacientes estarem expostos a aproximadamente 120 L de água durante cada tratamento de diálise, a água usada para o dialisato é submetida à filtração, abrandamento, desionização e, por fim, osmose reversa para remover contaminantes microbiológicos e íons dissolvidos.

SISTEMA DE DISTRIBUIÇÃO DO SANGUE

O sistema de distribuição do sangue é composto do circuito extracorpóreo e do acesso vascular à diálise. A máquina de diálise consiste em uma bomba de sangue, um sistema de distribuição de solução de diálise e vários monitores de segurança. A bomba de sangue move o sangue do acesso, através do dialisador e de volta ao paciente. A velocidade do fluxo sanguíneo normalmente varia entre 250 a 450 mL/min, dependendo do tipo e da integridade do acesso vascular. A pressão hidrostática negativa no lado do dialisato pode ser manipulada para atingir a remoção desejada de líquido ou *ultrafiltração*.

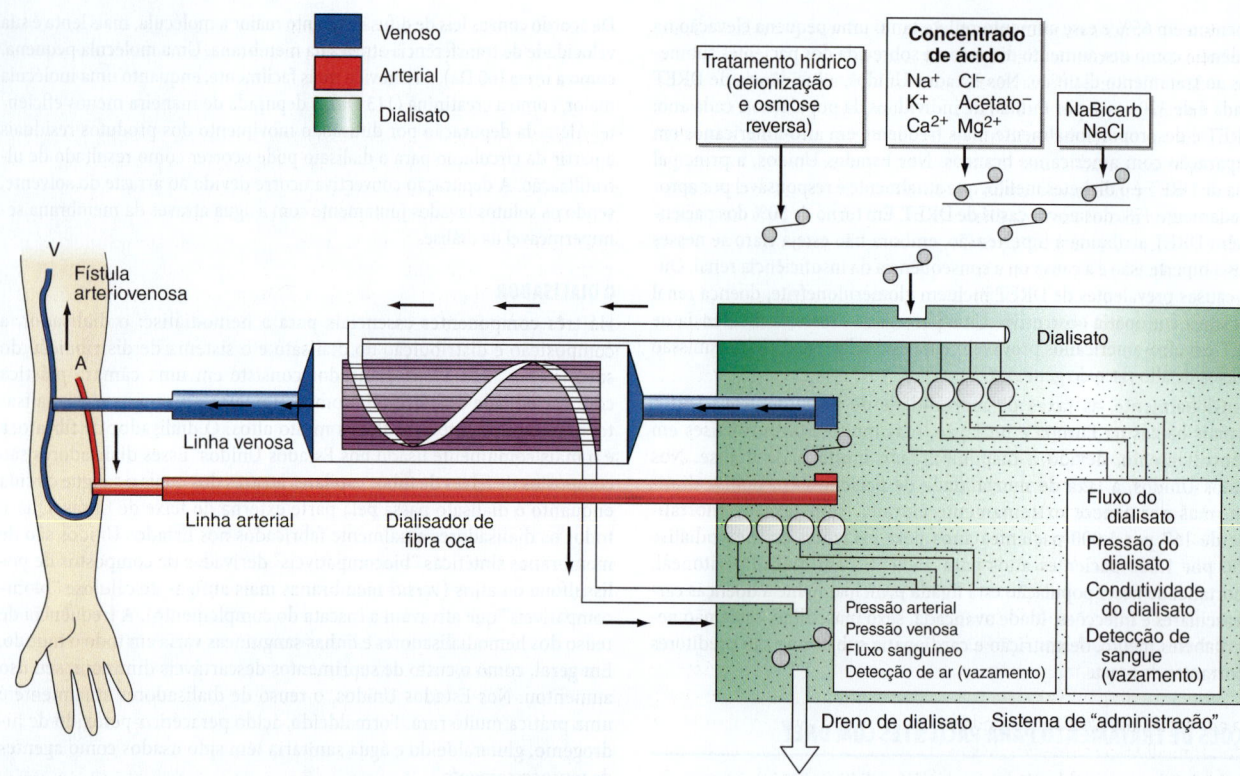

FIGURA 312-1 Esquema da hemodiálise.

As membranas de diálise apresentam coeficientes de ultrafiltração diferentes (i.e., mL removido/min por mmHg) de forma que, juntamente com as mudanças hidrostáticas, a remoção de líquido pode ser variada. O sistema de distribuição da solução de diálise dilui o dialisato concentrado com água e monitora temperatura, condutividade e fluxo do dialisato.

ACESSO À DIÁLISE

A fístula arteriovenosa, enxerto ou cateter venoso central por meio do qual o sangue é obtido para hemodiálise frequentemente é chamado *acesso vascular à diálise*. Uma fístula nativa criada por anastomose de uma artéria com uma veia (p. ex., fístula de Brescia-Cimino, na qual a veia cefálica é anastomosada, pela técnica terminolateral, à artéria radial) resulta em arterialização da veia. Isso facilita seu uso subsequente na colocação de agulhas de grosso calibre (tipicamente 15 G) para ter acesso à circulação. As fístulas arteriovenosas exibem a maior taxa de patência em longo prazo entre todas as opções de acesso vascular de hemodiálise. Para pacientes nos quais as fístulas falham em amadurecer ou em pacientes cuja vasculatura impede a criação de uma fístula bem-sucedida (i.e., fluxo de entrada arterial precário ou veias receptoras de calibre inadequado), pode-se optar pela colocação de um enxerto arteriovenoso (i.e., interposição de material protético, em geral politetrafluoroetileno, entre uma artéria e uma veia) ou de um cateter venoso central tunelizado. Recentemente, nefrologistas, cirurgiões vasculares e elaboradores de políticas de assistência à saúde nos Estados Unidos têm estimulado a criação de fístulas arteriovenosas em uma parcela maior de pacientes (a iniciativa "*fistula first*"). Infelizmente, mesmo quando criadas, as fístulas arteriovenosas podem não amadurecer o suficiente para promover fluxo sanguíneo necessário ou podem sofrer trombose precoce no seu desenvolvimento.

A complicação mais importante dos enxertos arteriovenosos é a trombose e a insuficiência do enxerto, devido principalmente à hiperplasia da íntima na anastomose entre o enxerto e a veia do receptor. Quando os enxertos (ou fístulas) falham, a angioplastia guiada por cateter pode ser usada para dilatar a estenose; o monitoramento das pressões venosas na diálise e do fluxo de acesso, embora não realizado de forma universal, pode ajudar no reconhecimento precoce da falha iminente do acesso vascular. Além de uma taxa maior de ineficiência, os enxertos e (em particular) cateteres estão associados a taxas muito mais altas de infecção, se comparados com as fístulas.

Os cateteres intravenosos de grosso calibre frequentemente são usados nos pacientes com injúria renal aguda (IRA) e DRC. Para os pacientes em hemodiálise crônica, os cateteres tunelizados (sejam dois cateteres separados, seja um único cateter de duplo-lúmen) em geral são utilizados quando fístulas e enxertos arteriovenosos falham ou são inviáveis por razões anatômicas. Esses cateteres são tunelizados sob a pele; o túnel reduz a translocação bacteriana a partir da pele, resultando em uma taxa mais baixa de infecção do que a observada com cateteres temporários não tunelizados. A maioria dos cateteres tunelizados é colocada nas veias jugulares internas; as veias jugulares externas, femorais e subclávias também podem ser usadas. Infecção, trombose venosa e estenose venosa resultando em edema da extremidade ou síndrome da veia cava superior são complicações evitadas pela limitação do tempo de utilização dos cateteres.

Os nefrologistas, radiologistas intervencionistas e cirurgiões vasculares geralmente preferem evitar a colocação de cateteres nas veias subclávias; embora as taxas de fluxo comumente sejam excelentes, a estenose subclávia é uma complicação frequente e, se presente, tende a impedir o acesso vascular permanente (p ex., fístula ou enxerto) na extremidade ipsilateral. As taxas de infecção podem ser mais altas com cateteres femorais. Para pacientes com múltiplas complicações do acesso vascular e nenhuma outra opção para acesso vascular permanente, os cateteres tunelizados podem ser a última "linha da vida" para hemodiálise. As abordagens translombares ou trans-hepáticas para a veia cava inferior podem ser necessárias, caso a veia cava superior ou outras veias centrais que drenam as extremidades superiores apresentem estenose ou trombose.

OBJETIVOS DA DIÁLISE

O procedimento de hemodiálise consiste em bombear sangue heparinizado através do dialisador a um fluxo de 250 a 450 mL/min, enquanto o dialisato flui em uma direção oposta em *contracorrente* a 500 a 800 mL/min. A eficiência da diálise é determinada pelo fluxo sanguíneo e fluxo de dialisato através do dialisador, assim como pelas características do dialisador (i.e., sua eficiência em remover soluto). A *dose* de diálise, atualmente definida como uma derivação da depuração fracional de ureia durante um único tratamento, é ainda orientada pelo tamanho do paciente, função renal residual, ingesta dietética de proteína, grau de anabolismo ou de catabolismo e presença de comorbidades.

Desde os estudos de referência de Sargent e Gotch que relacionaram a quantificação da dose de diálise usando concentrações de ureia com a morbidade no National Cooperative Dialysis Study, a dose *administrada* de diálise tem sido medida e considerada como uma ferramenta de avaliação da qualidade. Embora a remoção fracionada do nitrogênio ureico e suas derivações seja considerada o método-padrão pelo qual se mede a "adequação da diálise", um grande ensaio clínico multicêntrico randomizado (o estudo HEMO) falhou em mostrar uma diferença na mortalidade associada a uma grande diferença na depuração de ureia por sessão. As metas atuais incluem taxa de redução do índice de ureia (a redução fracionada de nitrogênio ureico sanguíneo por sessão de hemodiálise) em mais de 65 a 70% e um produto de depuração corporal água-indexada × tempo (Kt/V) > 1,2 ou 1,05, dependendo de as concentrações de ureia estarem "equilibradas". Para a maioria dos pacientes com DRET, são necessárias entre 9 e 12 horas de diálise a cada semana, em geral divididas em três sessões iguais. Vários estudos sugeriram que sessões de hemodiálise mais longas podem ser benéficas (independentemente da depuração de ureia), embora esses estudos sejam confusos devido a uma variedade de características do paciente, como tamanho do corpo e estado nutricional. A "dose" de hemodiálise deve ser individualizada, e outros fatores além do nitrogênio ureico devem ser considerados, incluindo a adequação de ultrafiltração ou remoção de líquidos e controle da hiperpotassemia, hiperfosfatemia e acidose metabólica. Um estudo clínico randomizado comparando frequências de hemodiálise de 6 *versus* 3 vezes por semana (Frequent Hemodialysis Network Daily Trial) demonstrou que a diálise mais frequente melhorou o controle da hipertensão e da hiperfosfatemia, diminuiu a massa ventricular esquerda e melhorou a saúde física autorrelatada. Análises secundárias também demonstraram melhora em outras medidas de qualidade de vida relacionadas à saúde, incluindo melhora da condição de saúde geral autorrelatada e diminuição do "tempo de recuperação" (tempo decorrido até que as atividades habituais possam ser retomadas) entre pacientes randomizados para hemodiálise mais frequente. Um estudo em que a hemodiálise noturna frequente foi comparada à hemodiálise convencional em domicílio não mostrou efeito significativo na massa ventricular esquerda nem na saúde física autorrelatada. Finalmente, uma avaliação do registro do U.S. Renal Data System mostrou um aumento significativo da mortalidade e de hospitalização por insuficiência cardíaca após intervalos interdialíticos mais longos que ocorrem durante o "fim de semana" sem diálise.

COMPLICAÇÕES DURANTE A HEMODIÁLISE

A hipotensão é a complicação aguda mais comum da hemodiálise, particularmente entre pacientes com diabetes melito. Vários fatores parecem aumentar o risco de hipotensão, como ultrafiltração excessiva com enchimento vascular compensatório inadequado, respostas vasoativas ou autonômicas deficientes, trocas osmolares, uso exagerado de agentes anti-hipertensivos e reserva cardíaca reduzida. Os pacientes com fístulas arteriovenosas e enxertos podem desenvolver insuficiência cardíaca de alto débito devido a *shunt* do sangue através do acesso da diálise; raramente, isso pode exigir ligação da fístula ou enxerto. O manejo da hipotensão durante a diálise consiste em descontinuação da ultrafiltração, administração de 100-250 mL de solução salina isotônica, ou administração de albumina pobre em sódio, embora este último geralmente esteja indisponível em ambiente extra-hospitalar. Muitas vezes, a hipotensão durante a diálise pode ser evitada por avaliação cuidadosa do peso seco e por modelagem da ultrafiltração, de forma que mais líquido seja removido no começo do que no final do procedimento de diálise. A remoção de líquido exageradamente rápida (> 13 mL/kg/h) deve ser evitada, porque foi associada a desfechos adversos, como mortes por eventos cardiovasculares. Os cuidados adicionais para prevenção da hipotensão intradialítica incluem a ultrafiltração sequencial seguida de diálise; o resfriamento do dialisato durante tratamento de diálise; e evitar refeições pesadas durante a diálise. A midodrina, um agente adrenérgico α1-seletivo oral, foi defendida por alguns profissionais, embora não haja evidências suficientes de sua segurança e eficácia para sustentar seu uso rotineiro.

As cãibras musculares durante a diálise também são uma complicação comum. A etiologia das cãibras associadas à diálise continua obscura. Alterações na perfusão muscular devido à remoção de volume excessivamente rápida ou à remoção com objetivo abaixo do peso estimado seco do paciente costumam precipitar cãibras associadas à diálise. Estratégias que podem ser usadas para evitar cãibras incluem minimizar a remoção do volume durante a diálise; perfil de ultrafiltração; e uso de modelagem de sódio (ver anteriormente).

As reações anafilactoides ao dialisador, sobretudo em seu primeiro uso, foram relatadas mais frequentemente com as membranas bioincompatíveis de celulose. As reações do dialisador podem ser divididas em dois tipos, A e B. As reações tipo A são atribuídas a uma reação de hipersensibilidade intermediária mediada por IgE ao óxido de etileno usado na esterilização dos novos dialisadores. Essa reação ocorre logo após o início de um tratamento (nos primeiros minutos) e pode progredir para anafilaxia completa, caso a terapia não seja imediatamente descontinuada. O tratamento com esteroides ou epinefrina pode ser necessário caso os sintomas sejam graves. A reação tipo B consiste em um complexo de sintomas inespecíficos de dor nas costas e no tórax, o qual parece resultar de ativação do complemento e liberação de citocina. Esses sintomas ocorrem vários minutos após o início da sessão de diálise e desaparecem com o tempo, no decorrer da diálise contínua.

DIÁLISE PERITONEAL

Na diálise peritoneal, são infundidos 1,5 a 3 L de uma solução contendo dextrose na cavidade peritoneal, com permanência do líquido neste local por um período determinado de tempo, em geral 2 a 4 horas. Assim como na hemodiálise, os subprodutos metabólicos são removidos por meio de uma combinação de depuração convectiva gerada pela ultrafiltração e depuração por difusão em direção ao gradiente de concentração. A depuração de solutos e água durante a troca na diálise peritoneal depende do equilíbrio entre o movimento de soluto e água na cavidade peritoneal *versus* a absorção a partir da cavidade peritoneal. A velocidade de difusão diminui com o tempo e, subsequentemente, cessa quando o equilíbrio entre plasma e dialisato é atingido. A absorção de solutos e água a partir da cavidade peritoneal ocorre através da membrana peritoneal para a circulação capilar peritoneal, e por meio dos vasos linfáticos peritoneais para a circulação linfática. A velocidade de transporte de soluto peritoneal varia de paciente para paciente e pode ser alterada pela presença de infecção (peritonite), fármacos e fatores físicos como posição e exercício.

FORMAS DE DIÁLISE PERITONEAL

A diálise peritoneal pode ser realizada como DPAC, DPCC ou uma combinação de ambas. Na DPAC, o dialisato é infundido manualmente na cavidade peritoneal e trocado 3 a 5 vezes durante o dia. Um dialisato noturno costuma ser instilado na hora de dormir e fica na cavidade peritoneal durante a noite. Na DPCC, as trocas são realizadas de modo automatizado, em geral à noite; o paciente é conectado a um ciclador automatizado que realiza uma série de ciclos de troca enquanto o paciente dorme. O número de ciclos de troca necessários para otimizar a depuração de soluto peritoneal varia de acordo com as características da membrana peritoneal; assim como com a hemodiálise, a depuração de soluto deve ser acompanhada para assegurar a "adequação" da diálise.

As soluções de diálise peritoneal são disponibilizadas em volumes que geralmente variam de 1,5 a 3 L. A maior diferença entre o dialisato usado para diálise peritoneal e aquele usado na hemodiálise é que a hipertonicidade das soluções de diálise peritoneal leva à remoção de soluto e líquido, enquanto a remoção de soluto na hemodiálise depende dos gradientes de concentração, e a remoção de líquido requer pressão transmembrana. Normalmente, a dextrose em concentrações variadas contribui para a hipertonicidade do dialisato peritoneal. A icodextrina é um carboidrato não absorvível que pode ser usado no lugar da dextrose. Estudos demonstraram ultrafiltração mais eficiente com icodextrina do que com soluções que contêm dextrose. A icodextrina é usada como a "última tentativa" para pacientes sob DPCC ou no banho de mais longa permanência em pacientes com DPAC. Os aditivos mais comuns às soluções de diálise peritoneal são a heparina, para evitar obstrução por fibrina do lúmen do cateter da diálise, e antibióticos durante um episódio de peritonite aguda. A insulina também pode ser adicionada para pacientes com diabetes melito.

ACESSO À CAVIDADE PERITONEAL

O acesso à cavidade peritoneal é obtido por meio de um cateter peritoneal. Os cateteres usados para diálise peritoneal crônica são flexíveis, feitos de borracha de silicone e com numerosos orifícios laterais na extremidade distal. Esses cateteres, em geral, têm dois manguitos de Dacron. A cicatrização que ocorre ao redor dos manguitos fixa o cateter e isola-o de bactérias que se deslocam da superfície da pele para a cavidade peritoneal; também evita o vazamento externo do líquido proveniente da cavidade peritoneal. Os manguitos são colocados no plano pré-peritoneal e a aproximadamente 2 cm da superfície da pele.

O *teste de equilíbrio peritoneal* é uma avaliação formal das características da membrana peritoneal, que mensura as taxas de transferência de creatinina e glicose através da membrana peritoneal. Os pacientes são classificados como "transportadores" baixos, médio-baixos, médio-altos e altos. Os pacientes com equilíbrio rápido (i.e., transportadores altos) tendem a absorver mais glicose e perder a eficiência de ultrafiltração com permanência longa durante o dia. Os transportadores altos também tendem a perder quantidades maiores de albumina e outras proteínas através da membrana peritoneal. Em geral, os pacientes com características de transporte rápido requerem trocas do líquido mais frequentes e de menor tempo de permanência, quase sempre demandando o uso de um ciclador. Os transportadores mais lentos (baixos e médio-baixos) tendem a ficar estáveis com menos trocas. A eficiência da depuração de soluto também depende do volume de dialisato infundido. Volumes maiores possibilitam maior depuração de soluto, particularmente com DPAC em pacientes com características de transporte baixo e médio-baixo.

Assim como com a hemodiálise, a dose ideal de diálise peritoneal é desconhecida. Vários estudos observacionais sugeriram que taxas mais altas de depuração de ureia e creatinina (esta última medida em litros por semana) estão associadas a menores taxas de mortalidade e menos complicações urêmicas. Entretanto, um ensaio clínico randomizado (Adequacy of Peritoneal Dialysis in Mexico [ADEMEX]) não mostrou redução significativa da mortalidade ou das complicações com um aumento relativamente grande de depuração de ureia. Em geral, os pacientes sob diálise peritoneal são beneficiados enquanto possuem função renal residual. As taxas de falha técnica aumentam com os anos na diálise e foram mais extensivamente correlacionadas com a perda da função renal residual do que com a perda de capacidade da membrana peritoneal. Para alguns pacientes nos quais a DPCC não fornece depuração suficiente de soluto, pode ser adotada uma abordagem híbrida em que uma ou mais trocas durante o dia são adicionadas ao esquema de DPCC. Embora tal abordagem possa aumentar a depuração de soluto e prolongar a capacidade do paciente de continuar na diálise peritoneal, a carga da abordagem híbrida pode ser laboriosa para alguns.

COMPLICAÇÕES DURANTE A DIÁLISE PERITONEAL

As principais complicações da diálise peritoneal são peritonite, infecções associadas ao cateter (sem peritonite), ganho de peso e outros distúrbios metabólicos, bem como a permanência de sintomas urêmicos (especialmente entre pacientes sem função renal residual).

A peritonite desenvolve-se quando há uma falha na técnica estéril durante um ou mais dos procedimentos de troca. A peritonite geralmente é definida por uma elevada contagem de leucócitos no líquido peritoneal (100/mm3, dos quais pelo menos 50% são neutrófilos polimorfonucleares); esses pontos de corte são menores do que na peritonite bacteriana espontânea devido à presença de dextrose nas soluções de diálise peritoneal e à proliferação bacteriana rápida nesse ambiente sem antibioticoterapia. A apresentação clínica normalmente consiste em dor abdominal e dialisato turvo, em geral com febre e outros sintomas constitucionais. Os microrganismos causadores mais comuns são cocos Gram-positivos, como *Staphylococcus*, refletindo a origem a partir da pele. As infecções por bacilos Gram-negativos são menos comuns; infecções fúngicas e micobacterianas podem ser observadas em alguns pacientes, particularmente após terapia antibacteriana. A maioria dos casos de peritonite pode ser tratada com antibióticos intraperitoneais ou orais, dependendo do microrganismo; muitos pacientes com peritonite não precisam de hospitalização. Nos casos em que a peritonite é causada por bacilos Gram-negativos hidrofílicos (p. ex., *Pseudomonas* sp.) ou leveduras, a terapia antimicrobiana em geral não é suficiente, e a remoção do cateter é necessária para assegurar a erradicação completa da infecção. As infecções associadas ao cateter sem peritonite (em geral, chamadas *infecções do túnel*) variam amplamente de gravidade. Alguns casos podem ser tratados com administração local de antibióticos ou nitrato de prata, enquanto outros são graves o suficiente para exigir antibioticoterapia parenteral e remoção do cateter.

A diálise peritoneal está associada a várias complicações metabólicas. Albumina e outras proteínas podem ser perdidas através da membrana peritoneal juntamente com a perda dos resíduos metabólicos. A hipoproteinemia obriga a uma ingesta dietética mais alta de proteínas, a fim de manter o balanço nitrogenado. A hiperglicemia e o ganho de peso também são complicações comuns da diálise peritoneal. Várias centenas de calorias na forma de dextrose são absorvidas a cada dia, dependendo da concentração empregada. Os pacientes em diálise peritoneal, particularmente aqueles com diabetes melito, são propensos a outras complicações de resistência à insulina, incluindo a hipertrigliceridemia. No lado positivo, a natureza contínua da diálise peritoneal em geral possibilita uma dieta mais liberal, devido à remoção contínua do potássio e fósforo – dois componentes dietéticos principais cujo acúmulo pode ser prejudicial na DRET.

DESFECHOS EM LONGO PRAZO NA DRET

A doença cardiovascular constitui a principal causa de morte em pacientes com DRET. As taxas de mortalidade e de eventos cardiovasculares são maiores em pacientes sob diálise do que em pacientes após transplante, embora as taxas sejam extraordinariamente altas em ambas as populações. A causa subjacente de doença cardiovascular é desconhecida, mas pode estar relacionada com fatores de risco em comum (p. ex., diabetes melito, doença vascular aterosclerótica e arteriosclerótica), inflamação crônica, variações maciças no volume extracelular (especialmente ganhos de peso interdialíticos altos), tratamento inadequado da hipertensão, dislipidemia, anemia, calcificação (vascular) distrófica e, talvez, alterações da dinâmica cardiovascular durante o tratamento de diálise. Poucos estudos tiveram como meta a redução do risco cardiovascular nos pacientes com DRET; nenhum demonstrou benefício consistente. Dois ensaios clínicos com estatina na DRET demonstraram reduções significativas nas concentrações de colesterol de lipoproteína de baixa densidade (LDL), porém sem reduções significativas no número de mortes ou eventos cardiovasculares (Die Deuthsche Diabetes Dialyse Studie [4D] e AURORA). O Study of Heart and Renal Protection (SHARP), que incluiu pacientes em diálise e outros com DRC em tratamento conservador, mostrou uma redução de 17% na taxa de eventos cardiovasculares maiores ou morte cardiovascular com tratamento com sinvastatina-ezetimiba. A maioria dos especialistas recomenda estratégias cardioprotetoras convencionais (p. ex., agentes hipolipemiantes, ácido acetilsalicílico, inibidores do sistema renina-angiotensina-aldosterona e antagonistas β-adrenérgicos) para pacientes em diálise, com base no perfil de risco cardiovascular, o qual parece ser mais elevado em relação às pessoas não atingidas pela doença renal. Outras complicações da DRET incluem alta incidência de infecção, fragilidade progressiva, desnutrição calórico-proteica e comprometimento da função cognitiva.

CONSIDERAÇÕES GLOBAIS

A incidência de DRET está aumentando em todo o mundo, com expectativas de vida mais longas e melhora do cuidado das doenças infecciosas e cardiovasculares. O tratamento da DRET varia amplamente dependendo do país e, dentro do país, de região para região, sendo influenciado por fatores econômicos e outros fatores maiores. Em geral, a diálise peritoneal é mais comumente realizada em países mais pobres, devido ao seu custo mais baixo e ao alto custo do estabelecimento de unidades de hemodiálise nos centros hospitalares.

LEITURAS ADICIONAIS

Cooper BA et al: A randomized, controlled trial of early versus late initiation of dialysis. N Engl J Med 363:609, 2010.
Correa-Rotter R et al: Peritoneal dialysis, in *Brenner and Rector's The Kidney*, 9th ed, MW Taal et al (eds). Philadelphia, Elsevier, 2011.
Fellstrom BC et al: Rosuvastatin and cardiovascular events in patients undergoing hemodialysis. N Engl J Med 360:1395, 2009.
Flythe JE et al: Rapid fluid removal during dialysis is associated with cardiovascular morbidity and mortality. Kidney Int 79:250, 2011.
Foley RN et al: Long interdialytic interval and mortality among patients receiving hemodialysis. N Engl J Med 365:1099, 2011.
Frequent Hemodialysis Network Trial Group: In-center hemodialysis six times per week versus three times per week. N Engl J Med 363:2287, 2010.
National Kidney Foundation: Kidney disease quality initiative clinical practice guidelines: Hemodialysis and peritoneal dialysis adequacy, 2006. Available online: http://www.kidney.org/professionals/kdoqi/guidelines.cfm.

Rocco MV et al: The effects of frequent nocturnal home hemodialysis: The frequent hemodialysis network nocturnal trial. Kidney Int 80:1080, 2011.

U.S. Renal Data System: USRDS 2019 Annual Data Report: Atlas of End-Stage Renal Disease in the United States. Bethesda, National Institutes of Health, National Institute of Diabetes and Digestive and Kidney Disease, 2019.

313 Transplante no tratamento da insuficiência renal

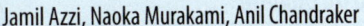

Jamil Azzi, Naoka Murakami, Anil Chandraker

O transplante renal é o tratamento de escolha para pacientes com doença renal em estágio terminal (DRET). Em todo o mundo, já foram realizados dezenas de milhares de transplantes renais, e hoje, nos Estados Unidos, mais de 220 mil pacientes vivem com transplantes renais funcionantes. O primeiro transplante renal bem-sucedido foi realizado em Boston em 1954 entre gêmeos idênticos sem necessidade de imunossupressão. A introdução de terapias imunossupressoras como a azatioprina e a prednisona nos anos 1960 estabeleceu o transplante entre indivíduos não idênticos (aloenxertos). Todavia, os resultados com doadores familiares pareados adequadamente permanecem substancialmente superiores em relação ao transplante de órgãos de doadores falecidos. Durante os anos 1970 e 1980, a taxa de sucesso após 1 ano dos aloenxertos de doadores falecidos se elevou progressivamente após a introdução dos inibidores da calcineurina. Atualmente, nos Estados Unidos, as taxas de sobrevida em 1 ano para aloenxertos de doadores vivos e de doadores falecidos são de 98% e 93%, respectivamente. Contudo, a sobrevida em longo prazo não melhorou tanto ao longo do tempo, sendo, em média, de 14 e 10 anos para doadores vivos e doadores falecidos, respectivamente.

As taxas de mortalidade relacionadas com a idade após o transplante são maiores no primeiro ano devido aos riscos cirúrgicos: 2% entre 18 e 34 anos de idade; 3% na faixa de 35 a 49 anos; e 6,8% acima de 50 a 60 anos. Apesar dessas estatísticas, o benefício real de sobrevida do transplante em comparação com a diálise crônica torna-se aparente dentro de dias a meses após o transplante, mesmo após ajustes de risco para idade, diabetes e estado cardiovascular. Embora a perda do transplante renal devido à rejeição aguda seja, atualmente, um evento raro, muitos aloenxertos se degradam progressivamente em um processo crônico que engloba fibrose intersticial, atrofia tubular, vasculopatia e glomerulopatia, cuja patogênese resulta de uma combinação de fatores, como resposta aloimune, toxicidade de drogas e outros insultos. De modo geral, o transplante resulta em uma melhora na expectativa de vida com melhor qualidade de vida comparado com pacientes que permanecem em diálise.

ATIVIDADE E RESULTADOS RECENTES

Em 2019, mais de 16 mil transplantes de rins de doadores falecidos e 6.800 transplantes de doadores vivos foram realizados nos Estados Unidos, com uma razão estável entre doadores falecidos e doadores vivos nestes últimos anos. À medida que o número de pacientes com DRET aumenta, o número de pacientes na lista de espera de transplantes também aumenta, e a carência de doadores permanece sendo um desafio. Em 2019, havia quase 59 mil candidatos adultos ativos na lista de espera, e menos de 23 mil pacientes recebendo transplantes anualmente. Esse desequilíbrio está fadado a se agravar nos próximos anos com o esperado aumento nas taxas de insuficiência renal associada à obesidade e ao diabetes no mundo inteiro. Em uma tentativa de aumentar a utilização de rins marginais e distribuir órgãos de forma equitativa, um novo sistema de alocação foi implementado nos Estados Unidos em 2014. Os princípios orientadores das mudanças foram oferecer uma oportunidade de transplante para pacientes altamente sensibilizados e, portanto, menos propensos a encontrar um doador adequado, e ao mesmo tempo permitir que os pacientes com expectativa de sobrevida por mais tempo recebam órgãos de melhor qualidade de doadores falecidos. Foi introduzida a pontuação do Kidney Donor Profile Index (KDPI), que vai de 0 a 100%, para quantificar o potencial risco de falha do enxerto subsequente ao transplante renal, com base em 10 fatores do doador. Valores menores de KDPI estão associados a expectativas maiores de

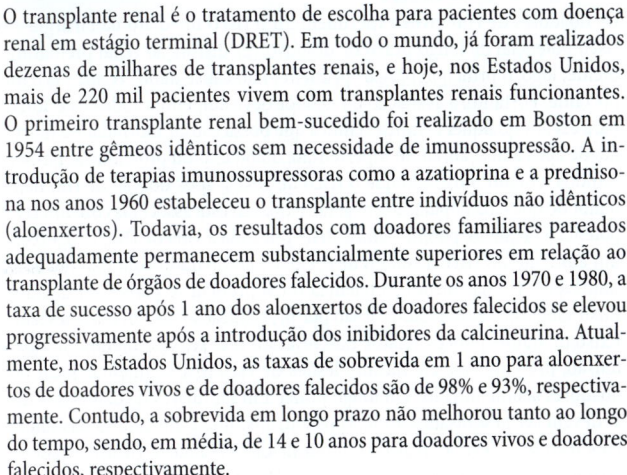

TABELA 313-1 ■ Definição de doador sem batimento cardíaco (doação pós-morte cardíaca[a] [DPMC])

I. Óbito pré-hospitalar
II. Reanimação sem sucesso
III. Aguardando parada cardíaca
IV. Parada cardíaca após morte encefálica
V. Parada cardíaca em paciente hospitalizado

[a]Os rins podem ser utilizados para transplante nas categorias II a V, porém são comumente usados apenas nas categorias III e IV. Não foi demonstrado se a sobrevida desses rins é inferior à de rins de doadores falecidos.

Nota: Os rins podem ter uma pontuação no Índice do Perfil do Doador de Rim (KDPI) > 85% e ser DPMC. Foi constatado que os rins com KDPI alto apresentam uma sobrevida mais precária, e existe uma lista de espera mais curta separada para esses rins. Em geral, são utilizados para pacientes nos quais os benefícios de um transplante mais precoce superam os riscos associados ao uso de um rim de menor qualidade.

sobrevida pós-transplante. Sendo assim, rins com KDPI < 20% são alocados aos 20% de potenciais receptores com maior expectativa de sobrevida pós-transplante. Rins com um KDPI > 85% (anteriormente chamados de rins de doador de critérios expandidos [ECD, do inglês *expanded criteria donor*]) são direcionados para pacientes que se espera que se saiam pior em diálise e se beneficiariam de serem transplantados mais cedo, mesmo que isso signifique aceitar um órgão de qualidade inferior. Uma variedade de outros meios de aumentar a quantidade de doadores e a equidade em termos da lista de espera para um transplante também se tornaram mais populares. Rins de doadores pós-morte cardíaca (DPMC) são cada vez mais usados para atender à demanda por órgãos **(Tab. 313-1)**. Além disso, com o avanço das terapias antivirais de ação direta para o vírus da hepatite C (HCV, do inglês *hepatitis C virus*), o transplante de doadores HCV-positivos para receptores HCV-positivos ou HCV-negativos vem sendo realizado desde 2017 com o objetivo de aumentar o *pool* de doadores. Agora essa prática está incorporada em vários centros nos Estados Unidos. Recentemente, a Lei HOPE (Human Immunodeficiency Virus [HIV] Organ Policy Equity) autorizou a doação de órgãos de candidatos HIV-positivos, e > 100 transplantes foram realizados. Finalmente, no novo sistema de alocação de rim, os candidatos do tipo sanguíneo B que têm baixo título de anti-A são elegíveis para um aloenxerto de doadores do tipo sanguíneo A. Isso ajuda a melhorar o acesso e reduzir as disparidades no tempo de espera para as minorias, especialmente para a população afro-americana com DRET, na qual o tipo sanguíneo B é mais comum do que em outras etnias.

Os resultados globais dos transplantes são apresentados na **Tabela 313-2**. Após 1 ano, a sobrevida do aloenxerto é maior para receptores de órgãos de doadores vivos. Isso está mais provavelmente relacionado com redução de dano ao órgão por menor lesão isquêmica. A introdução de fármacos mais efetivos e pareamentos mais sensíveis entre receptores e doadores quase equalizou o risco de rejeição ao enxerto na maioria dos pacientes dentro do primeiro ano. Em um acompanhamento de 5 e 10 anos, contudo, permanece um declínio mais acentuado na sobrevida daqueles que receberam órgãos de doadores falecidos.

AVALIAÇÃO DO RECEPTOR

Praticamente todos os pacientes com DRET se beneficiam de transplante com uma maior expectativa de vida e uma melhor qualidade de vida. Embora a taxa de mortalidade após o transplante seja maior no primeiro ano devido a complicações perioperatórias, a avaliação do receptor é fundamental para identificar pacientes em risco. Ela envolve uma abordagem multidisciplinar que requer avaliações médicas, cirúrgicas, sociais e psicossociais completas para identificar os fatores de risco que proíbem o transplante ou obrigam o tratamento antes do previsto, além de garantir o uso adequado de órgãos limitados.

Existem algumas contraindicações absolutas ao transplante renal: doença crônica que limita a sobrevida prevista para < 2 anos, doença maligna ativa, infecção ativa, problemas psicossociais que afetam a adesão aos cuidados médicos e abuso de substâncias ativas. Outro fator criticamente importante a ser considerado é o risco cardiovascular durante os períodos perioperatório e pós-operatório. Pacientes com DRET têm maior

TABELA 313-2 ■ Taxas médias de sobrevida de enxerto e de paciente para rins transplantados nos Estados Unidos, no período de 1999 a 2015[a]

	Acompanhamento de 1 ano		Acompanhamento de 5 anos		Acompanhamento de 10 anos	
	Enxertos, %	Pacientes, %	Enxertos, %	Pacientes, %	Enxertos, %	Pacientes, %
Doador falecido	93	96	75	85	48	64
Doador vivo	98	99	85	92	65	79

[a]Todos os pacientes transplantados estão incluídos, e os dados de sobrevida não ajustados do acompanhamento de 1, 5 e 10 anos são apresentados para mostrar as taxas de atrito com o tempo entre os dois tipos de doadores de órgãos.

Fonte: Dados do Summary Tables, 2018 Annual Reports, Scientific Registry of Transplant Recipients.

risco de morte cardiovascular, e a avaliação cardiológica ampla e completa para doença coronariana, doenças valvulares e insuficiência cardíaca é essencial.

Na maioria dos centros, não há limite de idade oficial para transplante, e mais de 20% dos candidatos na lista de espera atualmente com mais de 65 anos. Contudo, há necessidade de avaliação minuciosa da função cognitiva e física dos candidatos a transplante. Embora a história de malignidade em si não seja uma contraindicação para o transplante renal, os potenciais receptores devem ser tratados e curados com um tempo de espera de 2 a 5 anos, dependendo do tipo de malignidade, para diminuir o risco de recorrência da doença. A infecção latente ou indolente (HIV, hepatite B ou C, tuberculose) deve ser parte da rotina de investigação dos candidatos. Embora historicamente os centros de transplante considerassem a síndrome da imunodeficiência adquirida (Aids, do inglês *acquired immunodeficiency virus*) evidente e a hepatite ativa contraindicações absolutas ao transplante devido ao alto risco de infecção oportunista, com a introdução de esquemas antivirais potentes, muitos centros agora estão transplantando indivíduos com hepatite e infecção pelo HIV sob protocolos rigorosos.

Uma das poucas contraindicações "imunológicas" para a realização de transplante é a presença de anticorpos contra o rim do doador por ocasião do transplante programado, passíveis de causar rejeição hiperaguda. Os anticorpos prejudiciais incluem anticorpos naturais contra os antígenos do grupo sanguíneo ABO e anticorpos contra os antígenos leucocitários humanos (HLAs, do inglês *human leukocyte antigens*) da classe I (A, B, C) ou da classe II (DR, DQ, DP). Esses anticorpos são rotineiramente excluídos por meio de rastreamento apropriado da compatibilidade ABO do candidato e prova cruzada citotóxica direta do soro do candidato com os linfócitos do doador. A remoção desses anticorpos dirigidos ao tecido do doador, por meio de uma variedade de estratégias (dessensibilização), é realizada atualmente de forma rotineira com graus variáveis de sucesso.

TIPAGEM TECIDUAL E IMUNOGENÉTICA CLÍNICA

A compatibilidade para antígenos do complexo de histocompatibilidade principal HLA (Cap. 350) é um importante critério para a seleção de doadores. Cada espécie de mamífero tem uma única região cromossômica que codifica os antígenos de transplante principais, e essa região no cromossomo humano 6 codifica os genes HLA. O HLA é altamente polimórfico, logo ele pode ser um alvo imunológico de rejeição ao órgão quando não há compatibilidade entre o doador e o receptor. Historicamente, os antígenos HLA foram definidos por técnicas sorológicas adicionando o soro de um receptor (potencialmente contendo anticorpos anti-HLA) com uma "biblioteca" de leucócitos com sorotipos conhecidos. Todavia, atualmente, a tipagem molecular do HLA por sequenciamento genômico é usada quase universalmente. Outros antígenos "menores" não HLA também podem produzir uma resposta aloimune em adição aos antígenos ABH(O) e antígenos endoteliais que não são expressos nos linfócitos. O número de incompatibilidades em antígenos HLA em *loci* A, B e DR se correlaciona com a sobrevida do aloenxerto; quanto mais incompatibilidades, maior o risco de rejeição ao aloenxerto. No entanto, alguns dos aloenxertos renais HLA-idênticos são rejeitados, em geral nas primeiras semanas após o transplante. Essas rejeições podem ser decorrentes dos estados de sensibilização prévia a antígenos não HLA. Os antígenos "menores" não HLA são relativamente fracos quando encontrados inicialmente e, portanto, podem ser suprimidos pelo tratamento imunossupressor convencional. Se tiver ocorrido exposição prévia ao antígeno e sensibilização do sistema imunológico do receptor, a exposição secundária no momento do transplante pode levar a uma resposta imunológica refratária ao tratamento.

AVALIAÇÃO DO DOADOR

AVALIAÇÃO DE DOADOR VIVO

Os doadores de rim vivos experimentam o risco imediato da cirurgia e o risco potencial de longo prazo de desenvolver disfunção renal prematuramente; logo, o princípio básico "primeiro, não cause dano" (Cap. 11) é importante. Portanto, a avaliação do doador deve empenhar todos os esforços para excluir qualquer condição clínica que possa causar morbidade e mortalidade após a doação, como hipertensão, diabetes e/ou proteinúria. Embora estudos tenham mostrado que o risco de DRET após doação de rim não é maior do que o da população em geral, a doação está associada com um risco potencial pequeno, porém significativo, por toda a vida de DRET (0,3-0,4%; um aumento no risco absoluto de 0,2-0,3% comparado com não doadores saudáveis). O mecanismo da falência renal prematura parece ser devido a fluxo sanguíneo aumentado e lesão por hiperfiltração no rim remanescente. Existem alguns poucos relatos descrevendo o desenvolvimento de hipertensão, proteinúria e até mesmo lesões de esclerose segmentar focal nos doadores acompanhados em longo prazo. Em familiares de diabéticos tipo 1, devem ser pesquisados anticorpos anti-insulina e anticélulas das ilhotas pancreáticas e deve ser realizado um teste de tolerância à glicose. Doadores afro-americanos têm um maior risco de DRET após a doação (juntamente com seu maior risco de falência renal em geral), e o rastreamento genético para alelos de risco *APOL1* pode ser apropriado (Cap. 314). A partir de uma perspectiva cirúrgica, a arteriografia renal seletiva é essencial para revelar qualquer anomalia anatômica e avaliar a desproporção e lateralidade dos rins do doador. Na maioria dos casos, a nefrectomia do doador é realizada por via laparoscópica para minimizar a cicatriz cirúrgica e acelerar a recuperação pós-cirúrgica. Por fim, embora sejam terminantemente proibidos conflitos de interesses financeiros ou não financeiros entre doadores e receptores renais, a remoção de desincentivos financeiros é cada vez mais aceita como meio de reduzir as barreiras da doação por pessoas vivas (Cap. 11).

AVALIAÇÃO DO DOADOR FALECIDO

Os doadores falecidos não devem apresentar doença neoplásica maligna, hepatite e HIV, devido à possibilidade de transmissão ao receptor, embora, sob certas circunstâncias, os órgãos positivos para HCV e HIV possam ser usados. Existe um risco aumentado de falência do enxerto quando o doador é idoso ou apresenta injúria renal aguda, ou quando o rim passou por um período prolongado de isquemia.

Nos Estados Unidos, há um sistema nacional que regulamenta, aloca recursos e realiza análises dos resultados dos transplantes renais. Esse sistema é conhecido como Organ Procurement Transplant Network. Estudos têm mostrado que é possível remover os rins de doadores falecidos e mantê-los por até 48 horas em perfusão pulsátil a frio ou com simples perfusão e resfriamento, mas essas práticas ainda não são parte dos cuidados clínicos. De modo geral, é preferível um tempo de isquemia < 24 horas: essa abordagem proporciona tempo suficiente para a realização das tipagens e provas cruzadas, transporte e resolução dos problemas de seleção.

PRÉ-SENSIBILIZAÇÃO

A presença de anticorpos contra antígenos do doador, seja HLA ou não HLA, pode ser uma causa potencial de lesão do aloenxerto após o transplante, e, portanto, é importante executar provas cruzadas antes do transplante. Com o objetivo de realizar provas de reação cruzada, linfócitos T do doador, que expressam HLA classe I, mas não classe II, são usados como alvos substitutos para detecção de anticorpos anticlasse I circulantes (HLA-A e HLA-B) no receptor. Observe que as células T são usadas como células substitutas para a detecção de HLA classe I por conveniência e isso não se relaciona com o risco de rejeição mediada por células T. Uma prova cruzada citotóxica positiva entre o soro do receptor e os linfócitos T do doador indica a presença de anticorpos anti-HLA classe I pré-formados específicos do doador e costuma ser preditiva de um evento de vasculite aguda, denominado *rejeição hiperaguda*. Esse achado representa a única contraindicação absoluta amplamente aceita para transplante renal. Recentemente, um número crescente de laboratórios de tipagem tecidual mudou para um ensaio de compatibilidade mais sensível baseado em fluxo citométrico, que detecta a presença de anticorpos anti-HLA que não são detectados, necessariamente, em um ensaio de compatibilidade citotóxico e podem não ser uma contraindicação absoluta ao transplante. As fontes conhecidas de sensibilização são transfusão sanguínea, transplante anterior, gravidez e, menos comumente, vacinação/infecção.

Os anticorpos pré-formados anticlasse II (HLA-DR e HLA-DQ) contra o doador também estão associados a um maior risco de perda do enxerto, particularmente nos receptores que já tiveram perda precoce de um rim transplantado no passado. Os linfócitos B (também usados por conveniência), que expressam HLA classe I e classe II, são usados como alvo substituto nesses ensaios. Foram descritos alguns antígenos não HLA com expressão restrita ao endotélio e aos monócitos, porém a sua importância clínica não está bem estabelecida. Vários antígenos de histocompatibilidade menores não estimulam a produção de anticorpos, e a sensibilização a esses antígenos é detectável apenas pelas células T citotóxicas, um ensaio trabalhoso demais para ser aplicado na prática rotineira.

A dessensibilização antes do transplante pela redução dos anticorpos antidoador utilizando plasmaférese e/ou a administração de imunoglobulina (imunoglobulina IV [IGIV]) tem sido útil na redução do risco de rejeição hiperaguda após o transplante.

IMUNOLOGIA DA REJEIÇÃO

Ambos os mecanismos efetores, mediados por células T e por anticorpos, podem ter participação na rejeição do rim transplantado.

A rejeição mediada por células T é causada por linfócitos T do receptor que respondem aos antígenos HLA do doador expressos no órgão. Os linfócitos CD4+ respondem à incompatibilidade da classe II (HLA-DR), proliferando e liberando citocinas pró-inflamatórias que intensificam a resposta proliferativa do sistema imune. Os linfócitos citotóxicos CD8+ respondem principalmente aos antígenos da classe I (HLA-A, HLA-B) e amadurecem em células efetoras citotóxicas, causadoras de dano ao órgão via contato direto e pela lise das células-alvo do doador. A ativação completa das células T exige não apenas a ligação do receptor de células T aos aloantígenos apresentados pelas moléculas HLA próprias ou do doador (chamadas de apresentação indireta e direta, respectivamente), mas também a atuação de moléculas coestimuladoras, como CD28 sobre as células T e ligantes CD80 e CD86 sobre as células apresentadoras de antígenos **(Fig. 313-1)**. A sinalização por ambas as vias induz a ativação da atividade de cinase da calcineurina que, por sua vez, ativa fatores de transcrição, levando à suprarregulação de múltiplos genes, incluindo os da interleucina (IL) 2 e do γ-interferon. A IL-2 sinaliza por meio do alvo da rapamicina (TOR, do inglês *target of rapamycin*), induzindo a proliferação celular de modo autócrino. Existem evidências de que os antígenos não HLA também podem desempenhar um papel importante nos episódios de rejeição do transplante renal. Os receptores que recebem um rim de um irmão HLA-idêntico ainda podem ter episódios de rejeição e necessitar de imunossupressão de manutenção, enquanto transplante entre gêmeos idênticos verdadeiros não requer imunossupressão. Existem antígenos não HLA documentados, como o sistema de antígenos específicos do endotélio com polimorfismo limitado e um antígeno tubular, que podem atuar como alvos das respostas de rejeição humoral ou celular, respectivamente.

A rejeição mediada por anticorpos é causada por anticorpos circulantes contra antígenos do doador. Após o transplante, antígenos derivados do doador são levados aos linfonodos de drenagem do receptor e ativam a resposta aloimune. Um subgrupo de células T CD4+ chamadas células T auxiliares foliculares (Tfh) é ativado e promove diferenciação das células B em células plasmáticas secretoras de anticorpos. As células plasmáticas produzem anticorpos direcionados ao doador contra antígenos HLA e não HLA, que podem se depositar no aloenxerto renal e causar lesão por mecanismos dependentes ou não do complemento. A deposição de C4d nos capilares peritubulares e na membrana basal glomerular é uma marca da ativação do complemento e é um dos critérios diagnósticos de rejeição mediada por anticorpos, junto com a presença de anticorpos circulantes específicos do doador.

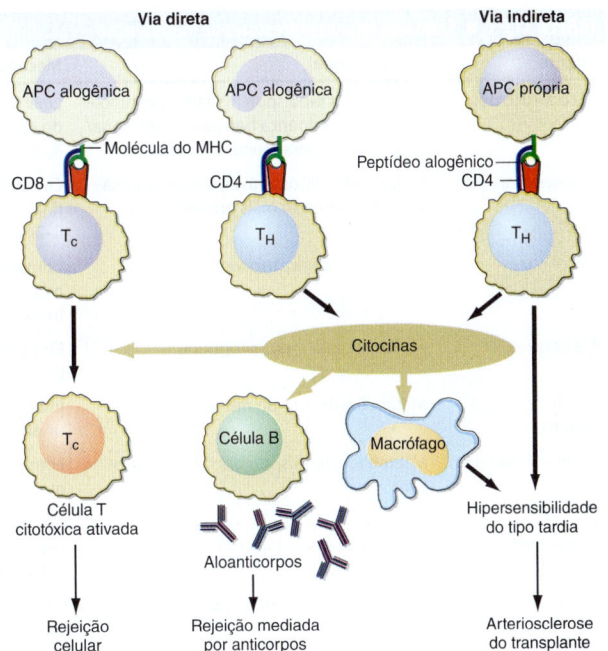

FIGURA 313-1 **Vias de reconhecimento para antígenos do complexo de histocompatibilidade principal (MHC).** A rejeição do enxerto é iniciada pelos linfócitos T auxiliares (T$_H$) CD4. Esses linfócitos têm receptores de antígeno que se ligam aos complexos peptídicos específicos e às moléculas do MHC classe II nas células apresentadoras de antígeno (APCs). No transplante, ao contrário de outras respostas imunológicas, há dois grupos de clones de células T envolvidos na rejeição. Na via direta, o MHC classe II das APCs alogênicas do doador é reconhecido pelas células T$_H$ CD4, que se ligam à molécula íntegra de MHC, enquanto as células alogênicas do MHC classe I são reconhecidas pelas células T CD8. Estas últimas geralmente proliferam em células citotóxicas (T$_C$). Na via indireta, as moléculas MHC incompatíveis são processadas em peptídeos, que são apresentados pelas APCs próprias do receptor. A via indireta, mas não a direta, é o processo fisiológico normal no reconhecimento de antígenos estranhos pelas células T. Ao serem ativadas, as células T$_H$ proliferam e, por meio da secreção de citocinas e do contato direto, exercem fortes efeitos auxiliares sobre os macrófagos, as células TC e as células B. (*De MH Sayegh: The role of T-cell costimulatory activation pathways in transplant rejection. N Engl J Med 338:1813, 1998. © Copyright 1998, Massachusetts Medical Society. Reimpressa com autorização da Massachusetts Medical Society.*)

TRATAMENTO IMUNOSSUPRESSOR

Receptores de transplante renal precisam fazer uso de fármacos imunossupressores por toda a vida, exceto gêmeos idênticos e receptores de transplantes renal e de medula óssea simultâneos. O tratamento imunossupressor atualmente disponível suprime todas as respostas imunes de forma inespecífica, incluindo aquelas às bactérias, aos fungos e até mesmo aos tumores malignos. Em geral, todos os fármacos disponíveis na prática clínica são mais seletivos para as respostas imunes primárias do que para as respostas imunes de memória. Os agentes para supressão da resposta imunológica são divididos em agentes de indução e agentes de manutenção. Os fármacos atualmente em uso clínico estão listados na **Tabela 313-3**.

TERAPIA DE INDUÇÃO

A terapia de indução é administrada à maioria dos receptores de transplante renal nos Estados Unidos, por ocasião do transplante, com o objetivo de reduzir o risco de rejeição aguda precoce e minimizar ou eliminar o uso de esteroides ou inibidores da calcineurina e suas toxicidades associadas. A terapia de indução consiste em anticorpos que podem ser monoclonais ou policlonais, e que podem causar depleção ou não.

Agentes causadores de depleção A globulina antitimócito (ATG, do inglês *antithymocyte globulin*) é um agente que causa depleção de linfócitos. Linfócitos humanos periféricos, timócitos ou linfócitos oriundos do baço ou de fístulas do ducto torácico são injetados em cavalos ou coelhos para produzir soro antilinfócito, a partir do qual é separada a fração imunoglobulínica. Esses anticorpos policlonais induzem depleção de linfócitos, e a recuperação completa do sistema imune pode demorar vários meses ou até anos.

TABELA 313-3 ■ Fármacos imunossupressores de manutenção

Agente	Farmacologia	Mecanismos	Efeitos colaterais
Glicocorticoides	Aumento da biodisponibilidade com hipoalbuminemia e doença hepática; prednisona/prednisolona geralmente utilizadas	Ligam-se aos receptores citosólicos e proteínas do choque térmico; bloqueiam a transcrição de IL-1, IL-2, IL-3, IL-6, TNF-α e IFN-γ	Hipertensão, intolerância à glicose, dislipidemia, osteoporose
Ciclosporina (CsA)	Polipeptídeo lipossolúvel, absorção variável, microemulsão mais previsível	Complexo trimolecular com ciclofilina e calcineurina → bloqueio na produção de citocinas (p. ex., IL-2); entretanto, estimula produção de TGF-β	Nefrotoxicidade, hipertensão, dislipidemia, intolerância à glicose, hirsutismo/hiperplasia gengival
Tacrolimo	Macrolídeo, bem absorvido	Complexo trimolecular com FKBP-12 e calcineurina → bloqueio na produção de citocinas (p. ex., IL-2); pode estimular a produção de TGF-β	Semelhante à CsA, porém com hirsutismo/hiperplasia gengival incomuns e diabetes mais provável
Azatioprina	Profármaco da mercaptopurina	Metabólitos hepáticos inibem a síntese de purina	Mielossupressão (leucócitos > eritrócitos > plaquetas)
Micofenolato de mofetila/sódio	Metabolizado a ácido micofenólico	Inibe a síntese de purina por meio de inosina-monofosfato-desidrogenase	Diarreia/cólicas; a supressão medular e hepática relacionada com a dose é incomum
Sirolimo/everolimo	Macrolídeo, biodisponibilidade oral precária	Forma complexos com FKBP-12 e depois bloqueia p70 S6-cinase na via do receptor de IL-2 para proliferação	Hiperlipidemia, trombocitopenia
Belatacepte	Proteína de fusão, injeções intravenosas	Liga-se a CD80 e CD86, impede a ligação de CD28 e a ativação das células T	Doença linfoproliferativa pós-transplante (DLPT)

Siglas: FKBP-12, proteína de ligação a FK506 12; IFN, interferon; IL, interleucina; TGF, fator de crescimento transformador; TNF, fator de necrose tumoral.

Os anticorpos monoclonais contra subpopulações de linfócitos definidas constituem uma abordagem terapêutica mais precisa e padronizada. O alentuzumabe é dirigido a CD52, amplamente expresso nas células imunes como as células B e T, células *natural killer*, macrófagos e alguns granulócitos.

Agentes não causadores de depleção Outra abordagem mais seletiva é ter como alvo a cadeia alfa de 55 kDa do receptor de IL-2, que é expressa apenas em células T ativadas. Essa abordagem é usada como profilaxia para (mas não tratamento de) rejeição aguda no período pós-transplante imediato e é eficaz em diminuir a taxa de rejeição aguda precoce com poucos efeitos colaterais adversos.

TERAPIA DE MANUTENÇÃO

A combinação usada com mais frequência é um inibidor da calcineurina (ICN), geralmente o tacrolimo, e um antimetabólito, em geral o ácido micofenólico, com ou sem a retirada precoce do esteroide. Mais recentemente, a Food and Drug Administration (FDA) aprovou um novo anticorpo bloqueador coestimulador, o belatacepte, como nova estratégia para evitar a toxicidade de longo prazo dos inibidores da calcineurina. Os inibidores mTOR sirolimo e everolimo raramente são usados como imunossupressão de manutenção de primeira linha.

Antimetabólitos A *azatioprina* é um profármaco que precisa primeiro ser ativado para formar nucleotídeos de tioguanina. A tiopurina-*S*-metiltransferase (TPMT) inativa a azatioprina. Pacientes com dois alelos TPMT não funcionais apresentam mielossupressão com risco à vida quando tratados com azatioprina, e aqueles que carregam um alelo TPMT não funcional também podem ter efeitos colaterais significativos; portanto, a FDA recomenda a genotipagem ou fenotipagem de TPMT antes de iniciar o tratamento com azatioprina. A azatioprina, que inibe a síntese de DNA e RNA e, portanto, inibe a proliferação de células T, foi a pedra angular da terapia imunossupressora em receptores de transplante renal até a década de 1990, mas foi substituída por agentes mais eficazes. O uso concomitante de alopurinol deve ser evitado, devido à inibição da xantina-oxidase.

O *micofenolato de mofetila* e o *micofenolato de sódio*, ambos metabolizados em ácido micofenólico, são agora usados no lugar da azatioprina com base na eficácia superior. O ácido micofenólico tem um modo de ação similar à azatioprina e está associado com um grau leve de toxicidade gastrintestinal porém menos supressão da medula óssea.

Esteroides Os *glicocorticoides* são adjuntos importantes para terapia imunossupressora e são usados tanto como terapia de indução quanto de manutenção. De modo geral, a metilprednisolona, 250 a 500 mg, é administrada imediatamente antes ou no momento do transplante, e a dose é reduzida gradualmente para 20 mg dentro de 1 semana. Os efeitos colaterais dos glicocorticoides, principalmente a demora da cicatrização das feridas e a predisposição às infecções, tornam recomendável a redução de doses o mais rápido possível no período pós-operatório imediato. Evitar ou descontinuar precocemente o uso de esteroides é comum para prevenir efeitos adversos de longo prazo nos ossos, na pele e no metabolismo da glicose. A maioria dos pacientes cuja função renal esteja estável depois de 6 meses ou 1 ano não precisa usar doses altas de prednisona e em geral é tratada com doses de manutenção de 5 a 10 mg/dia. Um importante efeito dos esteroides consiste em impedir a liberação de IL-6 e IL-1 pelos monócitos-macrófagos.

Inibidores da calcineurina A *ciclosporina* é um peptídeo fúngico com atividade imunossupressora potente. Ela atua na via da calcineurina para inibir a transcrição da IL-2 e de outras citocinas pró-inflamatórias, inibindo, assim, a proliferação das células T. Ela atua de forma sinérgica com glicocorticoides e micofenolato. Entre seus efeitos tóxicos (nefrotoxicidade, hepatotoxicidade, hirsutismo, tremor, hiperplasia gengival, diabetes), a nefrotoxicidade representa um sério problema de manejo e é discutida com mais detalhes adiante.

O *tacrolimo* (FK506) é um macrolídeo fúngico que tem o mesmo modo de ação da ciclosporina, bem como um perfil de efeitos colaterais semelhante; não produz, entretanto, hirsutismo ou hiperplasia gengival; em contrapartida, pode estar associado à queda de cabelo. Diabetes melito *de novo* após transplante ocorre mais comumente com tacrolimo. Hoje, está disponível uma formulação de liberação estendida do tacrolimo que é administrada 1 ×/dia. Devido à sua nefrotoxicidade e à estreita janela terapêutica, o nível farmacológico sérico de ICNs deve ser monitorado e as interações medicamentosas devem ser cuidadosamente examinadas. Antibióticos e antifúngicos (p. ex., eritromicina, cetoconazol, fluconazol) e os bloqueadores dos canais de cálcio não di-hidropiridínicos (p. ex., diltiazem, verapamil) inibem a atividade da enzima C3A do citocromo P450 e causam níveis elevados de ICNs. Por outro lado, antiepilépticos, como a fenitoína e a carbamazepina, aumentam o metabolismo, resultando em níveis menores.

Inibidores mTOR O *sirolimo* (antes conhecido como rapamicina) é outro macrolídeo fúngico, mas seu mecanismo de ação é diferente do tacrolimo e consiste na inibição das vias de sinalização dos fatores de crescimento dos linfócitos T, impedindo a resposta à IL-2 e a outras citocinas. O sirolimo pode ser usado em associação com ciclosporina ou tacrolimo; ou com ácido micofenólico, para evitar a administração de ICNs.

O *everolimo* é outro inibidor mTOR com mecanismo de ação similar ao *sirolimo* mas com melhor biodisponibilidade. Os inibidores mTOR são tolerados de forma modesta e estão associados com distúrbios gastrintestinais, estomatite, mucosite e pneumonite. Devido ao seu efeito negativo sobre a cicatrização com inibidores mTOR, ele é um agente menos favorável durante o período pericirúrgico. Embora o PI3K-mTOR seja a via celular mais comumente mutada em células malignas, os inibidores de mTOR têm sido usados com mais frequência em pacientes transplantados que desenvolvem câncer, em particular câncer de pele recorrente.

Belatacepte O *belatacepte* é uma proteína de fusão composta pelo fragmento Fc da imunoglobulina humana IgC1 e pelo domínio extracelular da proteína 4 associada a linfócitos T citotóxicos (CTLA-4, do inglês *cytotoxic T-lymphocyte associated protein 4*). O belatacepte se liga a ligantes coestimuladores (CD80 e CD86) encontrados em células apresentadoras de antígeno, interrompendo sua ligação ao CD28 nas células T. Essa inibição leva à anergia e à apoptose das células T. O belatacepte foi aprovado pela FDA para receptores de transplante renal e é administrado mensalmente na forma de infusão intravenosa. O acompanhamento de 7 anos do Belatacept Evaluation of Nephroprotection and Efficacy as First-Line Immunosupression Trial (BENEFIT) mostrou melhora na sobrevida do paciente e do enxerto para o grupo tratado com belatacepte em comparação com pacientes tratados com ciclosporina, apesar dos riscos em curto prazo de maiores taxas de rejeição aguda.

EVOLUÇÃO CLÍNICA E TRATAMENTO DO RECEPTOR

Uma sessão de hemodiálise adequada deve ser realizada dentro de 48 horas após a cirurgia, conforme necessário, para controlar o potássio sérico e prevenir arritmias cardíacas. Durante a cirurgia de transplante, o aloenxerto renal geralmente é colocado na fossa ilíaca do receptor usando uma abordagem retroperitoneal. Uma anastomose é feita entre a artéria renal do doador e a artéria ilíaca externa do receptor, e a veia renal do doador com a veia ilíaca externa do receptor. O ureter do doador é anastomosado à mucosa vesical do receptor. A nefrectomia do rim nativo raramente é realizada exceto em casos de rim policístico extremamente aumentado ou pielonefrite crônica. Em muitos casos, especialmente após o transplante renal intervivos, o aloenxerto começa a produzir urina imediatamente após a anastomose. O aloenxerto frequentemente tem algum grau de lesão tubular aguda devido à isquemia, que é responsável pela diurese pós-operatória. Grandes quantidades de sódio, potássio e água podem ser perdidas no pós-operatório, o que requer monitoração e reposição cautelosa. A creatinina sérica do receptor deve começar a cair à medida que o aloenxerto começa a funcionar, e a recuperação geralmente ocorre dentro de 2 semanas, embora períodos de até 6 semanas tenham sido relatados. A recuperação lenta ou a presença de oligúria deve levar a uma biópsia de aloenxerto, porque a sobreposição de rejeição à lesão tubular aguda é comum e difícil de distinguir sem estudo histopatológico. A terapia de imunossupressão de indução e os esteroides e antimetabólitos de manutenção começam no dia da cirurgia, e geralmente é seguro retardar a introdução de um ICN por alguns dias se um agente de indução depletor de linfócitos for usado. A **Figura 313-2** ilustra um algoritmo típico seguido por centros de transplante para o manejo inicial pós-transplante de receptores com risco alto ou baixo de disfunção renal precoce.

MANEJO DA REJEIÇÃO

O diagnóstico precoce de rejeição possibilita a instituição imediata do tratamento visando preservar a função renal e evitar a lesão irreversível. A evidência clínica de rejeição raramente se caracteriza por febre, edema e hipersensibilidade na região do aloenxerto. A rejeição pode apresentar-se apenas com elevação da creatinina sérica, com ou sem redução do volume

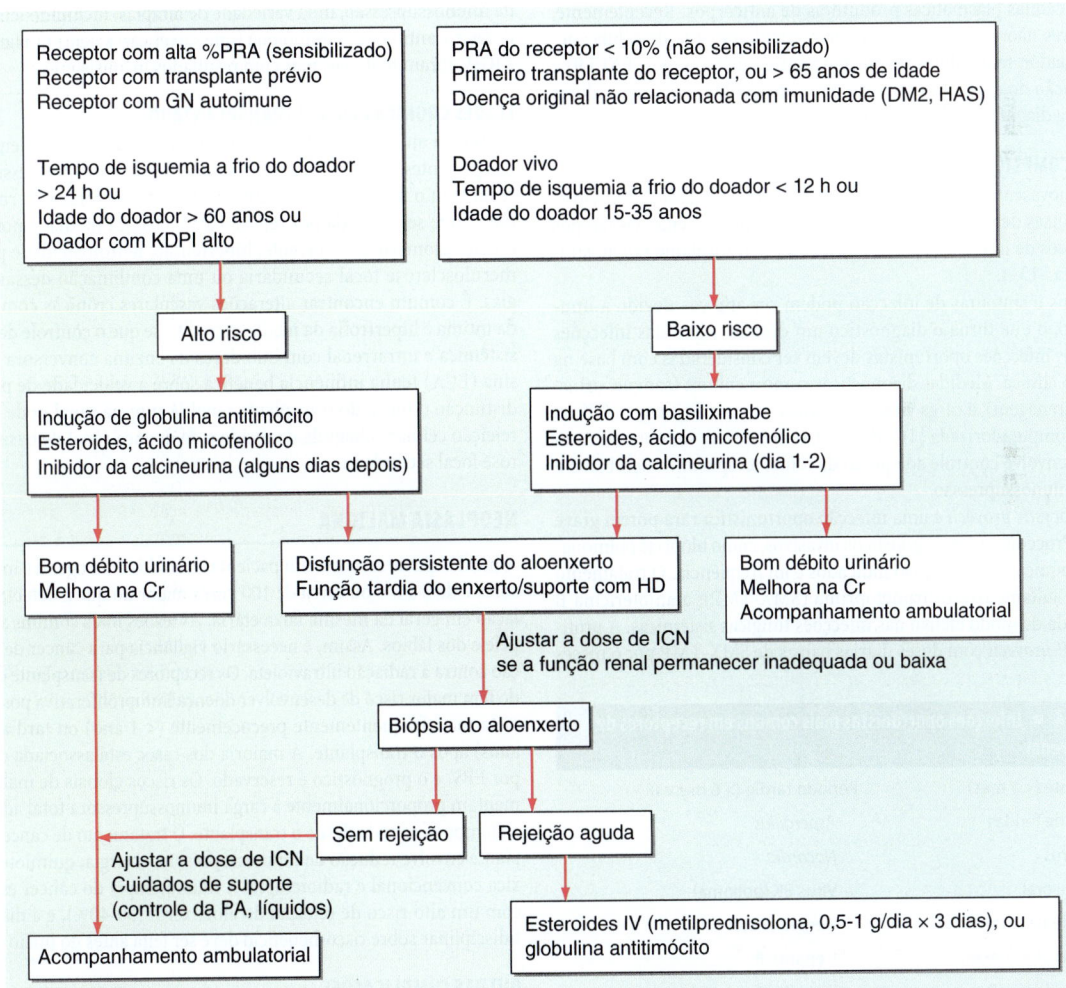

FIGURA 313-2 Algoritmo típico para cuidados iniciais pós-transplante de um receptor de rim. Se existir qualquer um dos fatores de "alto risco" para receptor ou doador, deve-se aplicar um tratamento mais agressivo. Pacientes de baixo risco podem ser tratados com um esquema imunossupressor padrão com nenhuma terapia de indução ou com terapia menos potente (p. ex. basiliximabe). Os pacientes com risco maior de rejeição ou disfunção isquêmica precoce do transplante frequentemente são induzidos com uma globulina antilinfocitária para fornecer imunossupressão precoce mais potente ou evitar o uso da calcineurina no período pós-transplante imediato. *Quando há disfunção precoce do enxerto, causas pré-renais, obstrutivas e vasculares devem ser excluídas por exame de ultrassonografia. O painel de reatividade de anticorpos (PRA) é uma avaliação da quantidade de anticorpos presentes em um candidato contra um painel de células que representam a distribuição dos antígenos no *pool* doador. Cr, creatinina; DM2, diabetes tipo 2; GN, glomerulonefrite; HAS, hipertensão arterial sistêmica; HD, hemodiálise; ICN, inibidor da calcineurina; KDPI, Kidney Donor Profile Index; PA, pressão arterial.

urinário. O foco deve ser descartar outras causas de deterioração funcional, como lesão tubular aguda, toxicidade por calcineurina, nefropatia por BK e doenças glomerulares recorrentes.

A ultrassonografia (US) com Doppler é útil para avaliar alterações na vascularização renal e no fluxo sanguíneo renal. A trombose da veia renal é uma complicação rara e pode ser revertida, se for causada por problemas técnicos e se a intervenção for imediata. A US diagnóstica também é útil para identificar obstrução urinária ou a presença de coleções perirrenais de urina (urinoma), sangue (hematoma) ou linfa (linfocele).

A biópsia do aloenxerto é o padrão-ouro para o diagnóstico de rejeição aguda mediada por células T e mediada por anticorpos. A rejeição aguda mediada por células T é diagnosticada pela presença de infiltração de células imunes nos compartimentos intersticial, tubular ou vascular, de acordo com a classificação de Banff. O tratamento envolve uma alta dose de esteroide, por exemplo, administração de metilprednisolona, 500 a 1.000 mg, intravenoso (IV), diariamente por 3 dias. A ausência de resposta é uma indicação para tratamento com anticorpos, em geral com ATG.

A evidência de rejeição mediada por anticorpos está presente quando é detectada lesão endotelial e deposição do componente do complemento C4d nos capilares peritubulares. Isso geralmente é acompanhado por detecção de anticorpos circulantes específicos do doador no sangue do receptor. O tratamento da rejeição mediada por anticorpos continua sendo um desafio, e é indicado o uso agressivo de plasmaférese, IGIV, anticorpo monoclonal anti-CD20 (rituximabe) para atingir linfócitos B e bortezomibe para atingir células plasmáticas produtoras de anticorpos. Recentemente, biomarcadores não invasivos como o DNA circulante livre de células derivado do doador, marcadores de quimiocinas da urina (p. ex., CXCL9) e a caracterização do exossomo urinário têm sido usados como marcadores adjuntos para diagnóstico de rejeição.

MANEJO DE COMPLICAÇÕES CRÔNICAS

Eventos cardiovasculares (29%), infecção (18%) e malignidade (17%) são as principais causas de morte em receptores de transplante renal. Os tempos de curso típicos de infecções oportunísticas após o transplante são mostrados na Tabela 313-4.

Os sinais e sintomas de infecção podem ser atípicos devido à imunossupressão, o que torna o diagnóstico um desafio. Além das infecções comensais, as infecções oportunistas devem ser consideradas com base na apresentação clínica. Medidas diagnósticas como a cultura (sangue, urina, líquidos de drenagem), a carga viral no plasma e exames de imagem (US ou tomografia computadorizada [TC] do aloenxerto) devem ser obtidas. A terapia global envolve controle adequado da fonte, terapia antimicrobiana e redução da imunossupressão.

Pneumocystis jirovecii é uma infecção oportunística rara porém grave (Cap. 220). Procedimentos diagnósticos invasivos, como biópsias pulmonares transbrônquicas e abertas, são indicados com frequência. O tratamento de escolha é sulfametoxazol-trimetoprima (SMX-TMP); a anfotericina B tem sido usada de modo efetivo nas infecções fúngicas sistêmicas. A profilaxia contra *P. jirovecii* com doses diárias baixas de SMX-TMP por 6 meses é eficaz. O comprometimento da orofaringe por *Candida* (Cap. 216) pode ser tratado com nistatina local. As infecções fúngicas invasivas nos tecidos requerem tratamento com agentes sistêmicos, como fluconazol ou um dos agentes antifúngicos mais recentes. Podem ocorrer também infecções por *Aspergillus* (Cap. 217), *Nocardia* (Cap. 174) e particularmente citomegalovírus (CMV) (Cap. 195).

A infecção por CMV é uma grave complicação após o transplante renal, associada com maior morbidade e mortalidade. Embora os receptores soronegativos de doadores soropositivos estejam em maior risco, a apresentação varia de viremia assintomática por CMV a uma síndrome sistêmica (febre, leucopenia) e manifestação específica do tecido (hepatite, gastroenterite e retinopatia). A carga viral do plasma e uma elevação dos anticorpos IgM para CMV são diagnósticos. O valganciclovir se mostrou eficaz na profilaxia e no tratamento da doença por CMV. O aciclovir é um tratamento efetivo para infecções pelo herpes-vírus simples.

O vírus BK é um poliomavírus latente que fica adormecido no rim e no trato urotelial e pode ser ativado diante da imunossupressão. A reativação de BK, se não for tratada, leva à fibrose progressiva e à perda do enxerto dentro de 1 ano, na maioria dos casos. No entanto, como o risco de reativação da infecção por BK está associado à intensidade da imunossupressão, na maioria dos casos, a infecção por BK pode ser controlada por testes regulares da carga viral de BK e redução criteriosa da imunossupressão de manutenção. A biópsia renal pode ser útil para examinar a presença de nefrite intersticial, alterações citopáticas tubulares da nefropatia por BK e antígenos virais no aloenxerto. Em casos difíceis de tratar além da redução da imunossupressão, uma variedade de terapias, incluindo leflunomida, cidofovir e antibióticos quinolona (que são eficazes contra polioma-helicase) e IGIV, foram tentadas, mas com resultados inconsistentes.

LESÕES CRÔNICAS DO RIM TRANSPLANTADO

Embora a atual sobrevida do enxerto após 1 ano seja excelente, a maioria dos pacientes submetidos a transplante sofre declínio progressivo da função renal com o transcorrer do tempo. A disfunção crônica do rim transplantado pode ser causada por rejeição ativa crônica mediada por anticorpos, doença glomerular recorrente, hipertensão, nefrotoxicidade por ICN, glomerulosclerose focal secundária ou uma combinação dessas fisiopatologias. É comum encontrar alterações vasculares crônicas com proliferação da íntima e hipertrofia da média. Acredita-se que o controle da hipertensão sistêmica e intrarrenal com inibidores da enzima conversora de angiotensina (ECA) tenha influência benéfica sobre a velocidade de progressão da disfunção crônica do transplante renal. A biópsia renal pode diferenciar a rejeição celular subaguda da recidiva da doença renal de base ou da esclerose focal secundária.

NEOPLASIA MALIGNA

A incidência de tumores em pacientes tratados com agentes imunossupressores é de 5 a 6% ou cerca de 100 vezes maior do que a detectada na população em geral da mesma faixa etária. As lesões mais comuns são câncer de pele e dos lábios. Assim, é necessário vigilância para câncer de pele e proteção contra a radiação ultravioleta. Os receptores de transplante de órgão sólido têm maior risco de desenvolver doença linfoproliferativa pós-transplante, vista mais frequentemente precocemente (< 1 ano) ou tardiamente (7-10 anos) após o transplante. A maioria dos casos está associada com infecção por EBV, e o prognóstico é reservado. Os riscos globais de malignidade aumentam proporcionalmente à carga imunossupressora total administrada e ao tempo decorrido desde o transplante. O tratamento de câncer após transplante envolve redução de imunossupressão, cirurgia, quimioterapia citotóxica convencional e radioterapia. A imunoterapia do câncer está associada com um alto risco de rejeição do aloenxerto (30-40%), e a discussão multidisciplinar sobre risco-benefício deve ser feita antes do início da terapia.

OUTRAS COMPLICAÇÕES

Tanto pacientes em diálise crônica quanto indivíduos submetidos ao transplante renal apresentam maior incidência de morte por infarto agudo do miocárdio e acidentes vasculares cerebrais do que a população em geral, e isso é particularmente verdadeiro para os pacientes diabéticos. Os fatores contribuintes incluem o uso de glicocorticoides e sirolimo e a presença de hipertensão. Os receptores de transplantes renais têm prevalência elevada de doença arterial coronariana e doenças vasculares periféricas.

TABELA 313-4 ■ Infecções oportunistas mais comuns em receptores de transplante renal

Peritransplante (< 1 mês)	Período tardio (> 6 meses)
Infecções de feridas	*Aspergillus*
Herpes-vírus	*Nocardia*
Candidíase oral	Vírus BK (polioma)
Infecção do trato urinário	Herpes-zóster
Período inicial (1-6 meses)	Hepatite B
Pneumocystis carinii	Hepatite C
Citomegalovírus	
Legionella	
Listeria	
Hepatite B	
Hepatite C	

A porcentagem das mortes por essas causas tem aumentado lentamente, à medida que aumenta o número de pacientes diabéticos transplantados e a idade média dos receptores. Mais de 30% da mortalidade de indivíduos submetidos a transplantes renais é atribuível às doenças cardiovasculares. O controle rígido da pressão arterial e da glicemia e dos níveis de lipídeos é essencial nessa população.

A *hipertensão* pode ser causada por (1) doença do rim nativo, (2) atividade de rejeição no transplante, (3) estenose da artéria renal nos casos em que foi construída uma anastomose terminoterminal com um ramo da artéria ilíaca, e (4) toxicidade renal dos ICNs, que pode melhorar com a redução da dose. Embora os inibidores da ECA possam ser úteis no longo prazo, os bloqueadores do canal de cálcio são mais usados nos estágios iniciais. Para todos os pacientes, a meta deve consistir em redução da hipertensão para a faixa de 120 a 130/70 a 80 mmHg.

A *hipercalcemia* após o transplante pode indicar falha de regressão da hiperplasia das glândulas paratireoides. A necrose asséptica da cabeça do fêmur, quando ocorre, provavelmente é consequência de hiperparatireoidismo preexistente agravado pelo tratamento com glicocorticoides. Com o controle mais rigoroso do metabolismo de cálcio e fósforo pela diálise crônica, a incidência das complicações relacionadas com as paratireoides diminuiu drasticamente. Hiperparatireoidismo persistente pode exigir paratireoidectomia subtotal.

Embora a maioria dos pacientes submetidos a transplante tenha uma robusta produção de eritropoietina e normalização do nível de hemoglobina, a *anemia* é comum no período pós-transplante. Em geral, essa anemia é atribuída a medicações imunossupressoras que deprimem a medula óssea, principalmente azatioprina, ácido micofenólico e inibidores de mTOR. A hemorragia digestiva é um efeito colateral comum do tratamento prolongado com esteroides em doses altas. Muitos pacientes submetidos a transplante apresentam uma depuração da creatinina de 30 a 50 mL/min e podem ser considerados como tendo doença renal crônica quanto ao tratamento da anemia, incluindo eritropoietina suplementar.

A *hepatite crônica*, sobretudo quando decorre do vírus da hepatite B, pode ser uma doença progressiva e fatal depois de uma década ou mais. Os pacientes com positividade persistente para antígeno de superfície da hepatite B correm maior risco, de acordo com alguns estudos. Todavia, a presença do HCV também é preocupante quando se inicia um ciclo de imunossupressão em um receptor de transplante. No entanto, a introdução de medicações antivirais de ação direta contra o HCV, altamente efetivas, reduziu significativamente esse risco.

Em conclusão, embora o transplante renal tenha progredido significativamente em direção aos objetivos de maior sobrevida do paciente e melhor qualidade de vida, o campo ainda apresenta desafios significativos e necessidades não atendidas. Estudos imunológicos e genéticos avançados têm levado, e continuarão a nos levar, a uma ampla compreensão da aloimunidade em nível molecular. Biomarcadores não invasivos para monitoração e diagnóstico de rejeição e novos alvos terapêuticos continuam a evoluir. É necessário maior esforço no sentido de obter equidade e melhorar os cuidados personalizados de receptores de transplante renal.

LEITURAS ADICIONAIS

Allen PJ et al: Recurrent glomerulonephritis after kidney transplantation: Risk factors and allograft outcomes. Kidney Int 92:461, 2017.
Chadban SJ et al: Summary of the Kidney Disease: Improving Global Outcomes (KDIGO) clinical practice guideline on the evaluation and management of candidates for kidney transplantation. Transplantation 104:708, 2020.
Chapman JR et al: Cancer in the transplant recipient. Cold Spring Harb Perspect Med 3:pii:a015677, 2013.
Euvrard S et al: Sirolimus and secondary skin-cancer prevention in kidney transplantation. N Engl J Med 367:329, 2012.
Grams ME et al: Kidney-failure risk projection for the living kidney-donor candidate. N Engl J Med 374:411, 2016.
Hart A et al: OPTN/SRTR 2018 annual data report: Kidney. Am J Transplant 20(suppl 1):20, 2020.
Hirsh HH et al: BK polyomavirus in solid organ transplantation: Guidelines from the American Society of Transplantation Infectious Diseases Community of Practice. Clin Transplant 33:e13528, 2019.
Kotton CN et al: The third international consensus guidelines on the management of cytomegalovirus in solid-organ transplantation. Transplantation 102:900, 2018.
Loupy A et al: Complement-binding anti-HLA antibodies and kidney-allograft survival. N Engl J Med 369:1215, 2013.
Orandi BJ et al: Survival benefit with kidney transplants from HLA-incompatible live donors. N Engl J Med 374:940, 2016.
Reese P et al: Twelve-month outcomes after transplant of hepatitis C-infected kidneys into uninfected recipients. Ann Intern Med 169:273, 2018.
Riella LV, Sheridan AM: Testing for high-risk APOL1 alleles in potential living kidney donors. Am J Kidney Dis 66:396, 2015.
Stegall MD: Clinical management of renal transplant patients with donor-specific alloantibody: The state of the art. Clin Transpl 307, 2010.
Stewart DE et al: Changes in deceased donor kidney transplantation one year after KAS implementation. Am J Transplant 16:1834, 2016.
Vincenti F et al: Belatacept and long-term outcomes in kidney transplantation. N Engl J Med 374:333, 2016.
Wang LW et al: Cardiac testing for coronary artery disease in potential kidney transplant recipients. Cochrane Database Syst Rev 12:CD008691, 2011.

314 Doenças glomerulares
Julia B. Lewis, Eric G. Neilson

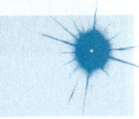

Os dois rins humanos contêm cerca de 1,8 milhão de tufos de capilares glomerulares. Cada tufo glomerular está localizado dentro do espaço de Bowman. A cápsula que circunscreve esse espaço é revestida por células epiteliais parietais, as quais realizam a transição para os epitélios tubulares, formando o néfron proximal, ou migram até o tufo para a reposição dos podócitos. O tufo de capilares glomerulares deriva de uma arteríola aferente que forma um leito capilar ramificado adentrando a matriz mesangial **(Fig. 314-1)**. Essa rede capilar deságua em uma arteríola eferente, que transfere o sangue filtrado para dentro dos capilares peritubulares corticais ou dos *vasa recta* medulares responsáveis pela irrigação e pela troca com a arquitetura dos túbulos contorcidos. Essa é a razão pela qual o tufo de capilares glomerulares, alimentado e drenado por arteríolas, representa um sistema portal arteriolar. Células endoteliais fenestradas apoiadas sobre a membrana basal glomerular (MBG) revestem os capilares glomerulares. Delicados pedicelos que se estendem a partir de podócitos epiteliais envolvem a superfície externa desses capilares, com os podócitos adjacentes interconectados entre si pelos poros em fenda da membrana formando uma barreira de filtração seletiva.

Os capilares glomerulares filtram 120 a 180 L/dia de água plasmática contendo vários solutos que deverão ser recuperados ou expelidos pelos túbulos a jusante. A maioria das proteínas de grande tamanho e todas as células são excluídas da filtração por uma barreira físico-química determinada pelo tamanho dos poros e pela carga eletrostática negativa. A mecânica da filtração e da recuperação é bastante complicada para muitos solutos **(Cap. 309)**. Por exemplo, no caso da albumina sérica, o glomérulo é uma barreira imperfeita. Apesar de a albumina ter uma carga negativa, que tenderia a repelir a MBG carregada negativamente, seu raio físico mede apenas 3,6 nm, enquanto os poros da MBG e os poros da membrana fenestrada têm raio de 4 nm. Como consequência, quantidades variáveis de albumina atravessam inevitavelmente a barreira de filtração para serem recuperadas pelos receptores da megalina e da cubilina ao longo do túbulo proximal. De modo notável, seres humanos com néfrons normais excretam, em média, 8 a 10 mg de albumina na urina eliminada a cada dia, o que corresponde a cerca de 20 a 60% da proteína total excretada. Essa quantidade de albumina, bem como a de outras proteínas, pode aumentar e alcançar a ordem de gramas após uma lesão glomerular.

A gama de doenças que acometem o glomérulo é extensa, visto que o microambiente que suporta os capilares glomerulares pode ser lesionado de várias maneiras, culminando em lesões bastante distintas. Para ordenar esse tópico tão extenso, agrupa-se as doenças em um menor número de síndromes clínicas.

PATOGÊNESE DA DOENÇA GLOMERULAR

Existem muitas formas de doença glomerular com patogêneses que se relacionam de maneira variável com a presença de mutações genéticas, infecções, exposições a toxinas, autoimunidade, aterosclerose, hipertensão, embolia, trombose ou diabetes melito. Entretanto, mesmo após uma investigação minuciosa, a causa frequentemente continua desconhecida, e a lesão recebe a designação de *idiopática*. As características específicas ou singulares da patogênese são mencionadas com a descrição de cada uma das doenças glomerulares, mais adiante neste capítulo.

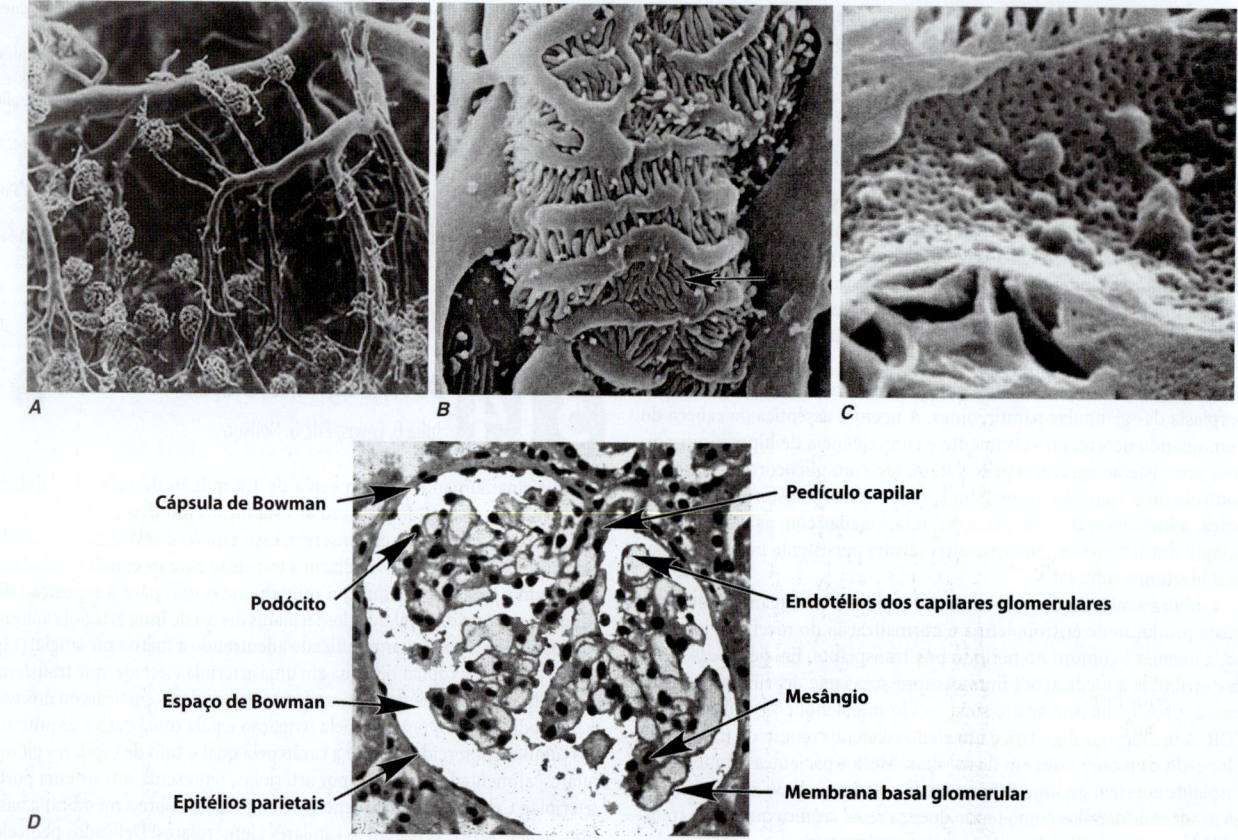

FIGURA 314-1   Arquitetura glomerular. A. Os capilares glomerulares são formados a partir de uma rede ramificada de artérias renais, arteríolas que levam a uma arteríola aferente, um leito capilar glomerular (tufo) e uma arteríola eferente de drenagem. *(De VH Gattone II et al: Hypertension 5:8, 1983.)* **B.** Eletromicrografia de varredura dos podócitos que revestem a superfície externa dos capilares glomerulares (a *seta* mostra um pedicelo). **C.** Eletromicrografia de varredura dos endotélios fenestrados que revestem o capilar glomerular. **D.** As várias regiões normais do glomérulo na microscopia óptica. *(A-C: Cortesia do Dr. Vincent Gattone, Indiana University; com autorização.)*

Algumas doenças glomerulares resultam de mutações genéticas que produzem doenças familiares ou um efeito fundador: a síndrome nefrótica congênita por mutações em *NPHS1* (nefrina) e *NPHS2* (podocina) afeta a membrana fenestrada ao nascer, e mutações no canal de cátions *TRPC6* produzem *glomerulosclerose segmentar focal* (GESF) na idade adulta; os polimorfismos na codificação genética da apolipoproteína L1, *APOL1*, são um grande fator de risco para 70% dos afro-americanos com doença renal em estágio terminal (DRET) não diabética, particularmente GESF; as causas monogênicas de GESF estão cada vez mais ligadas à instalação nos primeiros anos de vida e a genes que codificam o colágeno tipo IV em adultos mais velhos, sugerindo que muitos casos de GESF podem ser hereditários; as mutações no controle da via do complemento cada vez mais se associam com várias formas de *glomerulonefrite membranoproliferativa* (GNMP) e glomerulopatias por C$_3$ incluindo doença de depósito denso, ou *síndrome hemolítico-urêmica atípica* (SHUa); a lipodistrofia parcial tipo II por mutações em genes que codificam a lâmina A/C ou PPARγ causam uma síndrome metabólica associada com GNMP; a síndrome de Alport, por mutações nos genes que codificam para as cadeias α3, α4, ou α5 do colágeno tipo IV, produz *membranas basais descontínuas* com *glomerulosclerose*; e as doenças de armazenamento lisossomal, como a deficiência de α-galactosidase A causando doença de Fabry e deficiência da hidrolase do ácido *N*-acetilneuramínico causando nefrossialidose, produzem GESF.

A hipertensão sistêmica e a aterosclerose podem produzir estresse tensional, isquemia ou oxidantes lipídicos que dão origem a uma *glomerulosclerose crônica*. A *hipertensão maligna* pode complicar rapidamente a glomerulosclerose com necrose fibrinoide das arteríolas e dos glomérulos, microangiopatia trombótica e injúria renal aguda. A *nefropatia diabética* é uma lesão esclerótica adquirida, associada ao espessamento da MBG secundário aos efeitos de longa duração da hiperglicemia, dos produtos finais da glicosilação avançada e das espécies reativas do oxigênio.

A inflamação dos capilares glomerulares é denominada *glomerulonefrite*. A maioria dos antígenos glomerulares envolvidos na *glomerulonefrite imunomediada* é desconhecida (Fig. 314-2). As células epiteliais ou mesangiais glomerulares podem descamar ou expressar epítopos que simulam outras proteínas imunogênicas produzidas em outros locais no corpo. Bactérias, fungos e vírus podem infectar diretamente os rins, produzindo seus próprios antígenos. Doenças autoimunes como a *glomerulonefrite membranosa* (GNM) idiopática ou a GNMP são limitadas ao rim, enquanto doenças inflamatórias sistêmicas, como a *nefrite lúpica* ou a *granulomatose com poliangeíte*, propagam-se para o rim e causam lesão glomerular secundária. A *doença antimembrana basal glomerular* que produz a síndrome de Goodpasture lesiona primariamente tanto o pulmão quanto o rim, devido à estreita distribuição do domínio α3 NC1 do colágeno tipo IV que é o antígeno-alvo.

A ativação local de receptores semelhantes ao Toll nas células glomerulares, a deposição de imunocomplexos ou a lesão infligida pelo complemento às estruturas glomerulares induz a infiltração de células mononucleares, que subsequentemente produz uma resposta imune adaptativa atraída ao rim pela liberação local de quimiocinas. Neutrófilos, macrófagos e células T são atraídos pelas quimiocinas para o interior do tufo glomerular, onde reagem com antígenos e epítopos sobre ou próximo às células somáticas ou suas estruturas, produzindo mais citocinas e proteases que lesionam o mesângio, os capilares e/ou a MBG. Enquanto a resposta imune adaptativa assemelha-se à de outros tecidos, a ativação precoce das células T desempenha um papel importante no mecanismo da glomerulonefrite. Os antígenos apresentados pelas moléculas do complexo principal de histocompatibilidade (MHC, do inglês *major histocompatibility complex*) de classe II nos macrófagos e nas células dendríticas em combinação com moléculas de reconhecimento associativo participam do repertório das células T CD4/8.

As células mononucleares, por si só, podem lesionar o rim, porém os eventos autoimunes que lesionam os glomérulos produzem classicamente uma resposta imune humoral. Em geral, *glomerulonefrite pós-estreptocócica*, *nefrite lúpica* e *nefrite membranosa* idiopática estão associadas aos imunodepósitos ao longo da MBG, enquanto anticorpos anti-MBG depositam-se linearmente, característica da doença anti-MBG. Os imunocomplexos circulantes pré-formados podem sofrer precipitação ao longo do lado subendotelial da MBG, enquanto outros imunodepósitos são formados *in situ* sobre o

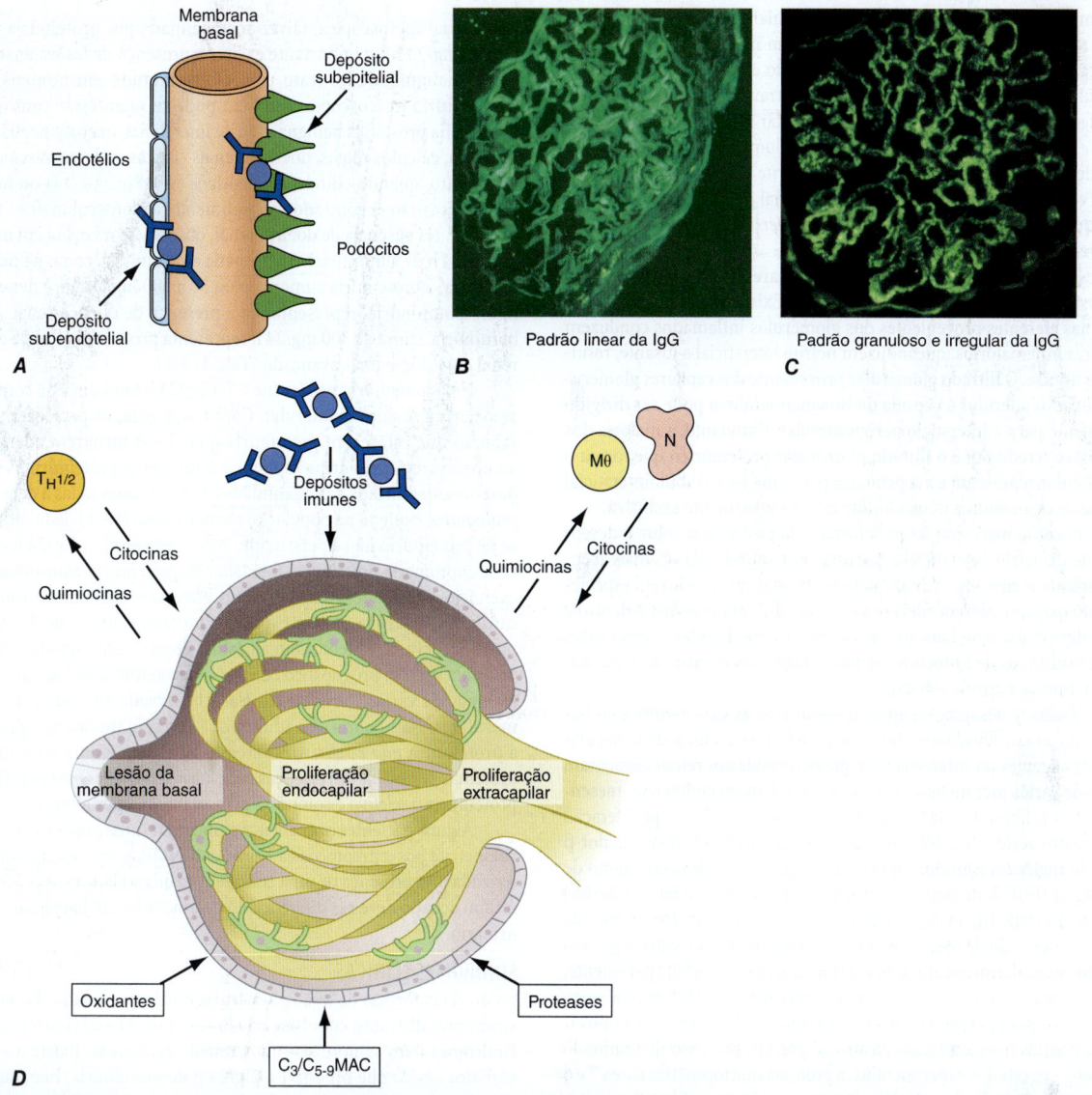

FIGURA 314-2 O glomérulo é lesionado por vários mecanismos. A. Os imunodepósitos pré-formados podem se precipitar a partir da circulação e se acumular ao longo da membrana basal glomerular (MBG), no espaço subendotelial, ou podem formar-se *in situ*, ao longo do espaço subepitelial. **B.** Imunofluorescência dos glomérulos com anti-IgG marcada, demonstrando um padrão linear de um paciente com doença anti-MBG ou imunodepósitos de um paciente com glomerulonefrite membranosa. **C.** Os mecanismos de lesão glomerular têm patogênese complicada. Os imunodepósitos e a deposição do complemento classicamente atraem os macrófagos e os neutrófilos para dentro do glomérulo. Os linfócitos T podem acompanhar esse processo, participando também do padrão da lesão. **D.** Mediadores de amplificação, na forma de oxidantes e proteases derivados localmente, expandem essa inflamação e, dependendo da localização do antígeno-alvo e dos polimorfismos genéticos do hospedeiro, as membranas basais são lesionadas com proliferação endocapilar ou extracapilar.

lado subepitelial. Estes últimos depósitos se acumulam quando os autoanticorpos circulantes encontram seu antígeno encarcerado ao longo da borda subepitelial da MBG. Os imunodepósitos no mesângio glomerular podem resultar da deposição de complexos circulantes pré-formados ou de interações antígeno-anticorpo *in situ*. Os imunodepósitos estimulam a liberação de proteases locais e ativam a cascata do complemento, produzindo complexos de ataque C_{5-9}. Além disso, os oxidantes locais lesam as estruturas glomerulares, produzindo proteinúria e apagamento dos podócitos. Etiologias ou mecanismos fisiopatológicos superpostos podem produzir lesões glomerulares semelhantes, sugerindo que diferentes respostas moleculares e celulares sequenciais frequentemente convergem para padrões comuns de lesão.

PROGRESSÃO DA DOENÇA GLOMERULAR

A glomerulonefrite persistente que agrava a função renal é sempre acompanhada de nefrite intersticial, fibrose renal e atrofia tubular **(ver Fig. A4-27)**. Entretanto, o que não é tão evidente é o fato de que a disfunção renal na glomerulonefrite apresenta uma melhor correlação histológica com o aspecto da nefrite tubulointersticial do que com o tipo de lesão glomerular desencadeante.

A perda de função renal devida ao dano intersticial é explicada hipoteticamente por vários mecanismos. A explicação mais simples é que o fluxo de urina é dificultado pela obstrução tubular resultante da inflamação intersticial e da fibrose. Assim sendo, a obstrução dos túbulos com detritos ou pela compressão extrínseca resulta funcionalmente em néfrons aglomerulares. Um segundo mecanismo sugere que as alterações intersticiais, incluindo o edema intersticial ou a fibrose, alteram a arquitetura vascular e tubular e, dessa forma, comprometem o transporte tubular normal de solutos e de água do lúmen tubular para o espaço vascular. Essa disfunção faz aumentar o conteúdo de solutos e de água do líquido tubular, resultando em isostenúria e poliúria. Os mecanismos adaptativos relacionados com o *feedback* tubuloglomerular também falham, resultando em uma redução na produção de renina pelo aparelho justaglomerular afetado pela inflamação intersticial. Consequentemente, a influência vasoconstritora local da angiotensina II sobre as arteríolas glomerulares diminui, e a filtração cai em razão de uma diminuição generalizada do tônus arteriolar. Um terceiro mecanismo envolve mudanças na resistência vascular devido à lesão dos capilares peritubulares. O volume transversal desses capilares torna-se reduzido pela inflamação intersticial, edema ou fibrose. Essas alterações estruturais na resistência vascular afetam a função renal por meio de dois mecanismos. Em primeiro lugar, as células tubulares são metabolicamente muito ativas, e, como resultado, uma redução na perfusão leva à lesão isquêmica. Em segundo, o comprometimento do efluxo arteriolar glomerular resulta em agravamento da hipertensão intravascular nos glomérulos menos afetados. Essa hipertensão intraglomerular seletiva agrava e amplia a *esclerose mesangial* e a *glomerulosclerose* nos glomérulos menos afetados. Independentemente do mecanismo exato, a *nefrite tubulointersticial aguda* precoce (ver Fig. A4-27) sugere uma função renal potencialmente recuperável, enquanto o desenvolvimento de *fibrose intersticial crônica* prognostica uma perda permanente (ver Fig. A4-30).

A lesão persistente dos capilares glomerulares propaga-se para o tubulointerstício em associação com proteinúria. Existe uma hipótese de que as arteríolas eferentes provenientes dos glomérulos inflamados conduzem mediadores inflamatórios, que induzem nefrite intersticial a jusante, resultando em fibrose. O filtrado glomerular proveniente dos capilares glomerulares lesionados aderidos à cápsula de Bowman também pode ser dirigido erroneamente para o interstício periglomerular. Entretanto, a maioria dos nefrologistas acredita que o filtrado glomerular proteinúrico que forma o líquido tubular representa a via primária para uma lesão tubulointersticial distal, apesar de nenhuma dessas hipóteses ser mutuamente exclusiva.

A explicação mais simples para o efeito da proteinúria sobre o desenvolvimento da nefrite intersticial é que uma proteinúria cada vez mais acentuada, carreando citocinas e lipoproteínas ativadas que produzem espécies reativas do oxigênio, desencadeia uma cascata inflamatória distal dentro e ao redor das células epiteliais que revestem o néfron tubular. Esses efeitos induzem infiltrados de linfócitos T e macrófagos nos espaços intersticiais, junto com fibrose e atrofia tubular.

Os túbulos se desagregam após danos diretos às suas membranas basais, levando a mais fibroblastos intersticiais e fibrose no local da lesão; evidências abrangentes recentes sugerem que os fibroblastos renais aumentam por meio de vários mecanismos: transições epiteliais ou endoteliais-mesenquimais (15%), fibrócitos derivados da medula óssea (35%) e proliferação de fibroblastos residentes (50%). O fator de crescimento transformador β (TGF-β, do inglês *transforming growth factor* β), o fator de crescimento de fibroblastos 2 (FGF-2, do inglês *fibroblast growth factor 2*), o fator induzível por hipoxia 1α (HIF-1α, do inglês *hypoxemia-inducible factor 1α*) e o fator de crescimento derivado de plaquetas (PDGF, do inglês *platelet-derived growth factor*) são particularmente ativos nessa transição. Com a nefrite persistente, os fibroblastos se multiplicam e depositam tenascina, além de um arcabouço de fibronectina para polimerização de novo colágeno intersticial dos tipos I/III. Esses eventos formam tecido cicatricial por um processo denominado fibrogênese. Em estudos experimentais, a proteína morfogenética óssea 7 e o fator de crescimento dos hepatócitos conseguem reverter a fibrogênese inicial e preservar a arquitetura tubular. Quando os fibroblastos se distanciam de seus fatores de sobrevivência, ocorre apoptose e a cicatriz renal permanente torna-se acelular, resultando em disfunção renal irreversível.

ABORDAGEM AO PACIENTE
Doença glomerular

HEMATÚRIA, PROTEINÚRIA E PIÚRIA
Os pacientes com doença glomerular costumam apresentar alguma hematúria, com graus variáveis de proteinúria. Em geral, a hematúria é assintomática. Deve-se considerar suspeita a presença de quantidades tão pequenas quanto 3 a 5 hemácias no sedimento centrifugado da primeira urina eliminada pela manhã. O diagnóstico de lesão glomerular pode ser atrasado porque os pacientes não percebem a *hematúria microscópica* e, apenas em raros casos, com exceção da nefropatia por IgA e da anemia falciforme, existe *hematúria macroscópica*. Ao avaliar uma hematúria microscópica, talvez acompanhada por proteinúria mínima (< 500 mg/24 h), é importante excluir a presença de lesões anatômicas, como malignidade do trato urinário, sobretudo em homens idosos. A hematúria microscópica também pode se manifestar com início de hipertrofia prostática benigna, nefrite intersticial, necrose papilar, hipercalciúria, cálculos renais, doenças renais císticas ou lesão vascular renal. Entretanto, quando cilindros hemáticos (ver Fig. A4-34) ou hemácias dismórficas são encontrados no sedimento, a glomerulonefrite torna-se provável. Na ausência de doença renal, observa-se na urina em média 8 a 10 mg/24 h de albumina. Na nefropatia ainda inicial, como na nefropatia diabética, a proteinúria aumenta para 30 a 300 mg/24 h e é denominada microalbuminúria, representando a presença de doença renal. Uma albuminúria acima de 300 mg/24 h representa proteinúria franca e doença renal em estágio mais avançado (Tab. 314-1).

Uma *proteinúria persistente* > 1 a 2 g/24 h também está comumente associada à doença glomerular. Com frequência, os pacientes somente saberão que estão com proteinúria quando se tornarem edemaciados ou observarem uma urina espumosa à micção. A *proteinúria persistente* deve ser diferenciada das quantidades menores associadas à denominada *proteinúria benigna* na população normal (Tab. 314-1). Esta última classe de proteinúria não é persistente, sendo, em geral, < 1 g/24 h e por vezes denominada *proteinúria funcional* ou *proteinúria transitória*. Febre, exercício, obesidade, apneia do sono, estresse emocional e insuficiência cardíaca congestiva podem explicar a proteinúria transitória. A proteinúria observada somente com a postura ereta é denominada *proteinúria ortostática* e tem prognóstico benigno. A proteinúria isolada que persiste ao longo de várias consultas clínicas é observada em muitas lesões glomerulares. Na maioria dos adultos que apresentam doença glomerular, a proteinúria *não é seletiva*, contendo albumina e uma série de outras proteínas séricas. Já em crianças com *doença de lesões mínimas* (DLM), a proteinúria é *seletiva* e composta principalmente por albumina.

Alguns pacientes com doença glomerular inflamatória, como glomerulonefrite pós-estreptocócica aguda ou GNMP, apresentam *piúria* caracterizada pela presença de uma considerável quantidade de leucócitos. Este último achado deve ser diferenciado de uma infecção bacteriana do trato urinário.

SÍNDROMES CLÍNICAS
As diversas formas de lesão glomerular podem ser analisadas em várias síndromes distintas, com base na clínica (Tab. 314-2). Entretanto, essas síndromes nem sempre são mutuamente exclusivas. Existe a *síndrome nefrítica aguda* que produz 1 a 2 g/24 h de proteinúria, hematúria com cilindros hemáticos, piúria, hipertensão, retenção hídrica e elevação da creatinina sérica associada a uma redução da filtração glomerular. Quando a inflamação glomerular se instala lentamente, a creatinina sérica sobe de modo gradual ao longo de várias semanas. Entretanto, quando a creatinina sérica sobe rapidamente, em particular no decorrer de poucos dias, a nefrite aguda às vezes é denominada *glomerulonefrite rapidamente progressiva* (GNRP). O termo histopatológico *glomerulonefrite crescêntica* é o equivalente patológico da manifestação clínica da GNRP. Quando os pacientes com GNRP apresentam hemorragia pulmonar secundária à síndrome de Goodpasture, vasculite de pequenos vasos associada a anticorpo anticitoplasma de neutrófilo (ANCA, do inglês *antineutrophil cytoplasmic antibody*), lúpus eritematoso ou crioglobulinemia, frequentemente são diagnosticados como portadores de *síndrome pulmão-rim*. A *síndrome nefrótica* descreve o início de uma proteinúria maciça (> 3 g/24 h), hipertensão, hipercolesterolemia, hipoalbuminemia, edema/anasarca e hematúria microscópica; se estiverem presentes apenas grandes quantidades de proteinúria sem manifestações clínicas, a condição algumas vezes é denominada *proteinúria na faixa nefrótica*.

TABELA 314-1 ■ Ensaios para albuminúria/proteinúria				
	Albumina de 24 h[a] (mg/24 h)	Razão albumina[a]/creatinina (mg/g)	Proteinúria por fita reagente	Proteína[b] na urina de 24 horas (mg/24 h)
Normal	8-10	< 30	–	< 150
Microalbuminúria	30-300	30-300	–/Traços/1+	–/> 150
Proteinúria	> 300	> 300	Traços–3+	> 150

[a]Albumina identificada com radioimunoensaio. [b]A albumina representa 20-60% da proteína total excretada na urina.

TABELA 314-2 ■ Padrões de glomerulonefrite clínica

Síndromes glomerulares	Proteinúria	Hematúria	Lesão vascular
Síndromes nefríticas agudas			
Glomerulonefrite pós-estreptocócica[a]	+/++	++/+++	–
Endocardite bacteriana subaguda[a]	+/++	++	–
Nefrite lúpica[a]	+/++	++/+++	+
Doença antimembrana basal glomerular[a]	++	++/+++	–
Nefropatia por IgA[a]	+/++	+++[c]	–
Vasculite de pequenos vasos induzida por ANCA[a]			
Granulomatose com poliangeíte (de Wegener)	+/++	++/+++	++++
Poliangeíte microscópica	+/++	++/+++	++++
Síndrome de Churg-Strauss	+/++	++/+++	++++
Púrpura de Henoch-Schönlein[a]	+/++	++/+++[c]	++++
Crioglobulinemia[a]	+/++	++/+++	++++
Glomerulonefrite membranoproliferativa[a]	++	++/+++	–
C_3-glomerulopatias	++	++/+++	–
Glomerulonefrite mesangioproliferativa	+	+/++	–
Síndromes pulmão-rim			
Síndrome de Goodpasture[a]	++	++/+++	–
Vasculite de pequenos vasos induzida por ANCA[a]			
Granulomatose com poliangeíte (de Wegener)	+/++	++/+++	++++
Poliangeíte microscópica	+/++	++/+++	++++
Síndrome de Churg-Strauss	+/++	++/+++	++++
Púrpura de Henoch-Schönlein[a]	+/++	++/+++[c]	++++
Crioglobulinemia[a]	+/++	++/+++	++++
Síndromes nefróticas			
Doença de lesões mínimas	++++	–	–
Glomerulosclerose segmentar focal	+++/++++	+	–
Glomerulonefrite membranosa	++++	+	–
Nefropatia diabética	++/++++	–/+	–
Amiloidose AL e AA	+++/++++	+	+/++
Doença de depósito de cadeias leves	+++	+	–
Doença fibrilar-imunotactoide	+++/++++	+	+
Doença de Fabry	+	+	–
Síndromes da membrana basal			
Doença anti-MBG[a]	++	++/+++	–
Síndrome de Alport	++	++	–
Doença da membrana basal fina	+	++	–
Síndrome de unha-patela	++/+++	++	–
Síndromes vasculares glomerulares			
Nefropatia aterosclerótica	+	+	+++
Nefropatia hipertensiva[b]	+/++	+/++	++
Ateroembolismo	+/++	++	+++
Anemia falciforme	+/++	+++[c]	+++
Microangiopatias trombóticas	++	++	+++
Síndrome antifosfolipídeo	++	++	+++
Vasculite de pequenos vasos induzida por ANCA[a]			
Granulomatose com poliangeíte (de Wegener)	+/++	++/+++	++++
Poliangeíte microscópica	+/++	++/+++	++++
Síndrome de Churg-Strauss	+++	++/+++	++++
Púrpura de Henoch-Schönlein[a]	+/++	++/+++[c]	++++
Crioglobulinemia[a]	+/++	++/+++	++++
Amiloidose AL e AA	+++/++++	+	+/++
Síndromes associadas a doenças infecciosas			
Glomerulonefrite pós-estreptocócica[a]	+/++	++/+++	–
Endocardite bacteriana subaguda[a]	+/++	++	–
HIV	+++	+/++	–

(Continua)

TABELA 314-2 ■ Padrões de glomerulonefrite clínica *(Continuação)*

Síndromes glomerulares	Proteinúria	Hematúria	Lesão vascular
Hepatites B e C	+++	+/++	–
Sífilis	+++	+	–
Hanseníase	+++	+	–
Malária	+++	+/++	–
Esquistossomose	+++	+/++	–

[a]Pode manifestar-se como glomerulonefrite rapidamente progressiva (GNRP); às vezes, denominada glomerulonefrite crescêntica. [b]Pode manifestar-se como crise hipertensiva maligna que produz necrose fibrinoide agressiva nas arteríolas e pequenas artérias com anemia hemolítica microangiopática. [c]Pode manifestar-se com hematúria macroscópica.
Siglas: AA, amiloide A; AL, amiloide L; ANCA, anticorpo anticitoplasma de neutrófilo; MBG, membrana basal glomerular.

Inicialmente, a taxa de filtração glomerular (TFG) nesses pacientes pode ser normal ou, em casos raros, acima do normal. Entretanto, diante de uma hiperfiltração persistente e da perda contínua de néfrons, a TFG declina ao longo de meses a anos. Os pacientes com *síndrome da membrana basal* têm membranas basais geneticamente anormais (síndrome de Alport) ou desenvolvem uma resposta autoimune ao colágeno IV da membrana basal (síndrome de Goodpasture) associada com hematúria microscópica, proteinúria leve a maciça e hipertensão com elevações variáveis da creatinina sérica. A *síndrome glomerular-vascular* descreve os pacientes com lesão vascular causadora de hematúria e proteinúria moderada. Os indivíduos afetados podem ter vasculite, microangiopatia trombótica, síndrome antifosfolipídeo ou, mais comumente, uma doença sistêmica do tipo aterosclerose, ateroembolismo, hipertensão, anemia falciforme e patologias autoimunes. A *síndrome associada à doença infecciosa* é mais importante quando se assume uma perspectiva global. Com exceção da endocardite bacteriana subaguda (EBSA) no Hemisfério Ocidental, a malária e a esquistossomose podem ser as causas mais comuns de glomerulonefrite em todo o mundo, seguidas pela infecção por vírus da imunodeficiência humana (HIV, do inglês *human immunodeficiency virus*) e pelas hepatites B e C crônicas. Essas doenças infecciosas produzem uma ampla variedade de reações inflamatórias nos capilares glomerulares, oscilando de síndrome nefrótica a lesão nefrítica aguda, com exames de urina que demonstram uma combinação de hematúria e proteinúria.

Essas seis categorias gerais de síndromes são habitualmente determinadas à beira do leito, com a ajuda de anamnese e exame físico, bioquímica sanguínea, ultrassonografia (US) dos rins e exame de urina. Esses exames iniciais ajudam a enquadrar uma pesquisa diagnóstica adicional que comumente envolve testes séricos para presença de várias proteínas (antígenos do HIV e das hepatites B e C), anticorpos (anti-MBG, antifosfolipídeo, antiestreptolisina O [ASLO], PLA2R, THSD7A, anti-DNAse, anti-hialuronidase, ANCA, anti-DNA, crioglobulinas, anti-HIV e anticorpos anti-hepatites B e C) ou a depleção de componentes do complemento (C_3 e C_4). A anamnese obtida à beira do leito e o exame físico também podem ajudar a determinar se a glomerulonefrite se limita ao rim (*glomerulonefrite primária*) ou se faz parte de uma doença sistêmica (*glomerulonefrite secundária*).

Ao deparar-se com um exame de urina anormal e uma creatinina sérica elevada, com ou sem edema ou insuficiência cardíaca congestiva, deve ser esclarecido se a glomerulonefrite é *aguda* ou *crônica*. Essa determinação é feita especialmente por meio de uma anamnese minuciosa (último exame de urina conhecido ou creatinina sérica determinada durante a gestação ou em exame médico de rotina; evidência de infecção; ou uso de medicação ou substâncias recreativas), pela medida do tamanho dos rins na ultrassonografia; e pela avaliação sintomática do paciente na apresentação do quadro. Com frequência, a doença glomerular crônica se manifesta com redução do tamanho dos rins. Os pacientes que desenvolvem rapidamente disfunção renal apresentam fadiga e fraqueza e, com frequência, apresentam sintomas urêmicos associados, como náusea, vômitos, retenção hídrica e sonolência. Por outro lado, a glomerulonefrite primária que se apresenta com disfunção renal que progrediu de forma lenta pode ser assintomática, assim como os pacientes com glomerulonefrite aguda sem muita perda da função renal. Após a obtenção dessa informação inicial, os pacientes selecionados que estão clinicamente estáveis, com parâmetros da coagulação sanguínea adequados e que têm indicação e desejo de receber tratamento são encorajados a fazer uma biópsia renal.

PATOLOGIA RENAL

Uma biópsia renal na vigência de glomerulonefrite identifica rapidamente o tipo de lesão glomerular e frequentemente orienta a escolha do tratamento. A biópsia é processada para microscopia óptica utilizando colorações com *hematoxilina e eosina* (*H&E*) para determinar a celularidade e a arquitetura; com *ácido periódico de Schiff* (*PAS*, do inglês *periodic acid-Schiff*) para corar os componentes de carboidratos nas membranas do tufo glomerular e dos túbulos; prata *metenamina de Jones* para realçar a estrutura da membrana basal; *vermelho Congo* para os depósitos de amiloide; e coloração *tricrômica de Masson* para identificar a deposição de colágeno e determinar o grau de glomerulosclerose e de fibrose intersticial. As biópsias também são processadas para imunofluorescência direta utilizando anticorpos conjugados contra IgG, IgM e IgA, a fim de detectar a presença de imunodepósitos "granulosos e irregulares" ou de anticorpos IgG ou IgA "lineares" ligados à MBG, anticorpos contra proteínas do complemento retidas (C_3 e C_4) ou anticorpos específicos contra algum antígeno relevante (PLA2R, THSD7A e DNAJB9). A microscopia eletrônica de alta resolução consegue esclarecer a localização principal dos imunodepósitos, assim como o estado da membrana basal.

Cada região em uma biópsia renal é avaliada separadamente. Pela microscopia óptica, os glomérulos (de modo ideal, 20) são inspecionados individualmente quanto à presença de lesões discretas; um envolvimento < 50% dos glomérulos é considerado *focal*, e um envolvimento > 50% é *difuso*. A lesão em cada tufo glomerular pode ser *segmentar*, envolvendo uma porção do tufo, ou *global*, envolvendo a maior parte do glomérulo. Os glomérulos que exibem características *proliferativas* mostram celularidade aumentada. Quando as células do tufo capilar proliferam, o processo é denominado *endocapilar*, e quando a proliferação celular se estende para o interior do espaço de Bowman, é denominada *extracapilar*. As *sinéquias* são formadas quando podócitos epiteliais se prendem à cápsula de Bowman na presença de lesão glomerular; as *crescentes*, que em alguns casos podem ser extensões de sinéquias, surgem quando os acúmulos fibrocelulares/de fibrina preenchem todo ou parte do espaço de Bowman; e os glomérulos *escleróticos* mostram acúmulos amorfos acelulares de material proteináceo em todo o tufo, com perda de capilares funcionais e do mesângio normal. Já que a *glomerulosclerose associada à idade* é comum em adultos, é possível estimar o percentual básico de esclerose dividindo a idade do paciente por 2 e subtraindo 10. A imunofluorescência e a microscopia eletrônica permitem identificar a presença e a localização de imunodepósitos *subepiteliais*, *subendoteliais* ou *mesangiais*, ou ainda a *duplicação* ou a *clivagem* da membrana basal. Nas outras regiões da biópsia, a vasculatura que circunda os glomérulos e os túbulos pode mostrar *angiopatia*, *vasculite*, presença de *fibrilas* ou *trombos*. Os túbulos podem ser avaliados quanto à proximidade uns dos outros; a separação dos túbulos pode resultar de edema, desarranjo tubular ou deposição de colágeno decorrente de fibrose intersticial. Esta última é um sinal de irreversibilidade e de progressão para doença renal crônica.

SÍNDROMES NEFRÍTICAS AGUDAS

As *síndromes nefríticas agudas* se manifestam classicamente com hipertensão, hematúria, cilindros hemáticos, piúria e proteinúria leve a moderada. O dano inflamatório extenso dos glomérulos causa uma queda da TFG e, por fim, produz sintomas urêmicos, com retenção de sal e água, resultando em edema e hipertensão.

GLOMERULONEFRITE PÓS-ESTREPTOCÓCICA

A glomerulonefrite pós-estreptocócica é o protótipo para a *glomerulonefrite proliferativa endocapilar aguda*. A incidência de glomerulonefrite pós-estreptocócica diminuiu drasticamente nos países desenvolvidos, onde costuma ser esporádica. A nefrite aguda nos países subdesenvolvidos é epidêmica e geralmente afeta crianças entre as idades de 2 e 14 anos. Em países desenvolvidos, é mais comum em idosos, especialmente em associação com condições debilitantes. É mais comum no sexo masculino, e a incidência em familiares ou coabitantes pode chegar a 40%. As infecções cutâneas e, mais comumente, faringites por tipos M de estreptococos (cepas nefritogênicas) antecedem a doença glomerular. A terapia antibiótica não reduz a ocorrência de nefrite. A glomerulonefrite pós-estreptocócica devido à faringite se desenvolve 1 a 3 semanas após a infecção e surge 2 a 6 semanas após ocorrência de impetigo.

A biópsia renal na glomerulonefrite pós-estreptocócica demonstra hipercelularidade das células mesangiais e endoteliais; infiltrados glomerulares de leucócitos polimorfonucleares; imunodepósitos subendoteliais granulosos de IgG, IgM, C_3, C_4 e C_{5-9}; e depósitos subepiteliais (que aparecem como "corcovas") **(ver Fig. A4-6). (Ver Esquema glomerular 1.)** A glomerulonefrite pós-estreptocócica é uma doença imunomediada que envolve supostos antígenos estreptocócicos, imunocomplexos circulantes e ativação do complemento em associação com a lesão mediada por células. Foram propostos muitos antígenos candidatos ao longo dos anos. Os candidatos de estreptococos nefritogênicos são uma proteinase catiônica da cisteína, conhecida como exotoxina pirogênica estreptocócica B (SPEB, do inglês *streptococcal pyrogenic exotoxin B*) e o NAPlr, o receptor de plasmina associado à nefrite. O antígeno nefritogênico SPEB foi demonstrado no interior das "corcovas" (*humps*) subepiteliais na biópsia.

A manifestação clássica é um quadro nefrítico agudo com hematúria, piúria, cilindros hemáticos, edema, hipertensão e insuficiência renal oligúrica, que pode ser grave o suficiente a ponto de se assemelhar à GNRP. Sintomas sistêmicos de cefaleia, mal-estar, anorexia e dor no flanco (devido ao edema da cápsula renal) são relatados em até 50% dos casos. Cerca de 5% das crianças e 20% dos adultos têm proteinúria na faixa nefrótica. Na primeira semana dos sintomas, há redução dos níveis de CH_{50} em 90% dos pacientes, bem como baixos níveis de C_3 e níveis normais de C_4. São relatados também fator reumatoide positivo (30-40%), crioglobulinas, imunocomplexos circulantes (60-70%) e ANCA contra a mieloperoxidase (10%). As culturas positivas para infecção estreptocócica estão presentes de forma inconsistente (10-70%), porém os títulos aumentados de ASLO (30%), anti-DNAse (70%) ou anticorpos anti-hialuronidase (40%) podem ajudar a confirmar o diagnóstico. Como consequência, o diagnóstico de glomerulonefrite pós-estreptocócica raramente demanda uma biópsia renal. Em algumas séries, há relatos de uma doença subclínica 4 a 5 vezes mais comum do que a nefrite clínica, sendo caracterizada por hematúria microscópica assintomática e baixos níveis séricos de C_3 do complemento.

O tratamento consiste em medidas de suporte, com controle da hipertensão e do edema, além da realização de diálise, quando necessária. Os pacientes, assim como seus coabitantes, devem receber tratamento antibiótico para a infecção estreptocócica ativa. Não há lugar para terapia imunossupressora, nem mesmo na vigência de crescentes. A glomerulonefrite pós-estreptocócica recorrente é rara, apesar de infecções estreptocócicas repetidas. A morte é rara em crianças, mas ocorre nos idosos. A resolução completa da azotemia, da hematúria e da proteinúria na maioria das crianças ocorre dentro de 3 a 6 semanas após o início da nefrite, porém 3 a 10% das crianças podem apresentar hematúria microscópica persistente, proteinúria não nefrótica ou hipertensão. De modo geral, o prognóstico é bom, com a DRET sendo muito rara em crianças e adultos. Nos pacientes idosos, o prognóstico é pior, com elevada incidência de azotemia (até 60%), proteinúria na faixa nefrótica e DRET.

ENDOCARDITE BACTERIANA SUBAGUDA

A *glomerulonefrite associada à endocardite* é uma complicação da endocardite bacteriana subaguda (EBSA), particularmente em pacientes que permanecem sem tratamento por período prolongado, naqueles com hemoculturas negativas ou que apresentam endocardite de câmaras direitas. As comorbidades comumente observadas são valvopatias, uso de fármacos intravenosos, hepatite C e diabetes melito. A glomerulonefrite é incomum na endocardite bacteriana aguda, considerando a demora de 10 a 14 dias para o desenvolvimento de uma lesão mediada por imunocomplexos, período no qual o paciente já terá sido tratado, muitas vezes com uma cirurgia de emergência. Macroscopicamente, na EBSA os rins evidenciam hemorragias subcapsulares com aspecto de "picada de pulga", e a microscopia da biópsia renal revela proliferação focal ao redor de focos de necrose associados a abundantes imunodepósitos mesangiais, subendoteliais e subepiteliais de IgG, IgM e C_3. Frequentemente os pacientes apresentam quadro clínico de GNRP, com crescentes na biópsia. Também pode haver infartos embólicos ou abscessos sépticos. A patogênese tem como base a deposição de imunocomplexos circulantes no rim, com ativação do complemento. Os pacientes apresentam hematúria macroscópica ou microscópica, piúria e proteinúria leve, injúria renal aguda ou GNRP com perda rápida da função renal. Pode-se observar a presença de anemia normocítica, velocidade de hemossedimentação elevada, hipocomplementemia, altos títulos do fator reumatoide, crioglobulinas tipo III, imunocomplexos circulantes e ANCA. Os níveis séricos de creatinina também podem estar elevados na ocasião do diagnóstico; porém, graças à terapia moderna, há pouca progressão para doença renal crônica. O tratamento primário consiste na erradicação da infecção com 4 a 6 semanas de antibióticos e, se isso for feito com eficiência, o prognóstico para a recuperação renal é bom. Algumas vezes, a vasculite associada ao ANCA acompanha ou é confundida com a EBSA, sendo então necessário descartar essa hipótese, visto que o tratamento é diferente.

Como variantes da infecção bacteriana persistente na glomerulonefrite hematogênica, podem ocorrer glomerulonefrite pós-infecciosa em pacientes com derivações (*shunts*) ventriculoatriais e ventriculoperitoneais, infecções pulmonares, intra-abdominais, pélvicas ou cutâneas, e próteses vasculares infectadas. Nos países desenvolvidos, uma proporção significativa de casos acomete adultos, em particular indivíduos imunocomprometidos, e o microrganismo predominante é *Staphylococcus*. A manifestação clínica dessas condições é variável e inclui proteinúria, hematúria microscópica, injúria renal aguda e hipertensão. Os níveis séricos do complemento estão baixos e pode haver níveis elevados de proteína C-reativa, fator reumatoide, fatores antinucleares e crioglobulinas. As lesões renais incluem a glomerulonefrite membranoproliferativa (GNMP), a glomerulonefrite exsudativa e proliferativa difusa (GNPD) ou a glomerulonefrite mesangioproliferativa, resultando ocasionalmente em GNRP. O tratamento concentra-se em erradicar a infecção, e a maioria dos pacientes são tratados como se tivessem endocardite. O prognóstico é reservado.

NEFRITE LÚPICA

A nefrite lúpica é uma complicação grave e comum do lúpus eritematoso sistêmico (LES). As manifestações clínicas da doença renal estão presentes em 30% dos pacientes no momento do diagnóstico, e a maioria dos pacientes desenvolverá anormalidades renais no curso da doença, que é mais comum em negros, asiáticos e hispânicos do que em brancos. A nefrite lúpica resulta do depósito de imunocomplexos circulantes constituídos principalmente por DNA e anti-DNA que ativam a cascata do complemento, levando à lesão mediada pelo complemento, infiltração de leucócitos, ativação de fatores pró-coagulantes e liberação de várias citocinas. A formação de imunocomplexos *in situ* também desempenha um papel na lesão renal. Esses depósitos imunes podem ocorrer nos espaços mesangiais, subendoteliais e/ou subepiteliais.

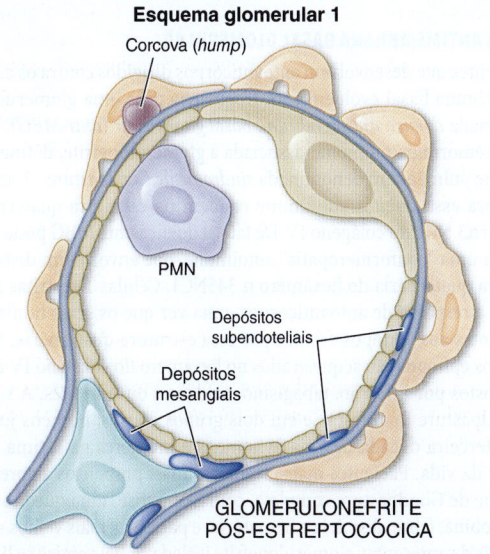

Esquema glomerular 1
Corcova (*hump*)
PMN
Depósitos subendoteliais
Depósitos mesangiais
GLOMERULONEFRITE PÓS-ESTREPTOCÓCICA

As manifestações clínicas, a evolução da doença e o tratamento da nefrite lúpica estão intimamente relacionados com a patologia renal. O sinal clínico mais comum de doença renal é a proteinúria, contudo é possível observar a presença de hematúria, hipertensão, graus variáveis de disfunção renal e sedimento urinário ativo com cilindros hemáticos. Os anticorpos anti-DNAds que fixam o complemento se correlacionam melhor com a presença de doença renal. A hipocomplementemia é comum nos pacientes com nefrite lúpica aguda (70-90%), e um declínio nos níveis de complemento pode prenunciar uma recaída da doença. Uma biópsia renal deve ser realizada na maioria dos pacientes com envolvimento renal para estabelecer o subtipo histológico, o que orienta a terapia.

O seminário da Organização Mundial da Saúde (OMS) realizado em 1974 esboçou, pela primeira vez, vários padrões distintos de lesão glomerular relacionada com o lúpus, e essa classificação foi modificada em 2004. Esta última versão das lesões observadas na biópsia (Tab. 314-3) constitui a base para as recomendações terapêuticas modernas. A nefrite de classe I descreve uma histologia glomerular normal pela microscopia óptica convencional, com depósitos mesangiais mínimos evidenciados por imunofluorescência ou microscopia eletrônica. A classe II designa os imunocomplexos mesangiais com *proliferação mesangial*. As lesões tanto de classe I quanto de classe II geralmente estão associadas a manifestações renais mínimas e função renal normal; a síndrome nefrótica é rara. Os pacientes com lesões limitadas ao mesângio renal têm um excelente prognóstico e, em geral, não necessitam de terapia para nefrite lúpica.

O tema da nefrite lúpica é apresentado no tópico das síndromes nefríticas agudas, em função das lesões proliferativas agressivas e importantes observadas na doença renal de classes III a V. A classe III descreve *lesões focais envolvendo < 50% dos glomérulos com proliferação ou fibrose*, frequentemente envolvendo apenas um segmento do glomérulo (ver Fig. A4-12). As lesões de classe III exibem a evolução mais variável. Hematúria e proteinúria estão presentes, e alguns pacientes também têm um sedimento urinário ativo, síndrome nefrótica, hipertensão e redução da TFG. Os pacientes com proliferação leve que acomete um pequeno percentual dos glomérulos respondem muito bem à terapia apenas com corticosteroides, e menos de 5% progridem para doença renal crônica no transcorrer de 5 anos. Os pacientes com proliferação mais acentuada envolvendo um percentual maior de glomérulos têm prognóstico muito pior e apresentam taxas de remissão mais baixas. O tratamento desses pacientes é o mesmo adotado para as lesões de classe IV. A classe IV descreve *lesões difusas com > 50% dos glomérulos envolvidos e lesões proliferativas endocapilares com ou sem lesões extracapilares que podem ser segmentares (IV-S), envolvendo < 50% do tufo glomerular, ou globais (IV-G), envolvendo > 50%*. Os pacientes com lesões de classe IV costumam ter altos títulos de anticorpos anti-DNA, baixos níveis de complemento sérico, hematúria, cilindros hemáticos, proteinúria, hipertensão e função renal reduzida; 50% dos pacientes apresentam proteinúria na faixa nefrótica. Os pacientes com crescentes na biópsia muitas vezes exibem um declínio rapidamente progressivo da função renal (ver Fig. A4-12). Sem tratamento, essa lesão com características agressivas tem o pior prognóstico renal, sendo a classe IV-S pior do que a classe IV-G. Contudo, se for obtida uma remissão com o tratamento – definida como um retorno a uma função renal quase normal e proteinúria ≤ 330 mg/dL por dia – os desfechos renais são excelentes. Evidências atuais sugerem que a indução de uma remissão com administração de corticosteroides em altas doses e de ciclofosfamida ou micofenolato de mofetila por 2 a 6 meses, seguida por terapia de manutenção com doses menores de corticosteroides e de micofenolato de mofetila ou azatioprina, estabelece um melhor equilíbrio entre uma remissão bem-sucedida e os efeitos colaterais da terapia. Não existe consenso acerca do uso de metilprednisolona intravenosa em altas doses *versus* prednisona oral, de ciclofosfamida intravenosa mensal *versus* ciclofosfamida oral diária, ou de outros imunossupressores, como ciclosporina, tacrolimo ou rituximabe. Os nefrologistas tendem a evitar o uso prolongado de ciclofosfamida em pacientes em idade fértil que não tenham feito congelação prévia de óvulos ou espermatozoides em bancos apropriados.

A lesão de classe V descreve imunodepósitos subepiteliais que produzem um *padrão membranoso*; uma subcategoria de lesões de classe V está associada a lesões proliferativas e, algumas vezes, é denominada *doença membranosa e proliferativa mista* (ver Fig. A4-11); essa categoria de lesão é tratada como a glomerulonefrite de classe IV. Cerca de 60% dos pacientes apresentam síndrome nefrótica ou proteinúria em quantidades menores. Os pacientes com nefrite lúpica de classe V, assim como aqueles com *nefropatia membranosa idiopática* (NMI), são predispostos à trombose de veia renal e a outras complicações trombóticas. Uma minoria dos pacientes na categoria de classe V apresentará hipertensão e disfunção renal. Existem dados conflitantes acerca do curso clínico, do prognóstico e da terapia apropriada para os pacientes com doença de classe V, o que pode refletir a heterogeneidade desse grupo de pacientes. Os pacientes com síndrome nefrótica grave, creatinina sérica elevada e uma evolução clínica progressiva poderão ser beneficiados pela terapia com corticosteroides combinada com outros agentes imunossupressores. A terapia com inibidores do sistema renina-angiotensina também pode atenuar a proteinúria. Anticorpos antifosfolipídeos presentes no lúpus podem resultar em microtromboses glomerulares e microangiopatia trombótica. O prognóstico renal é pior, a despeito da terapia anticoagulante.

Qualquer uma das lesões citadas também pode transformar-se em outras lesões; assim, com frequência, os pacientes devem ser reavaliados, incluindo uma repetição da biópsia renal. Os pacientes lúpicos com lesões de classe VI têm mais de 90% de *glomérulos esclerosados* e DRET com fibrose intersticial. Até cerca de 20% dos pacientes com nefrite lúpica evoluirão para doença terminal, exigindo diálise ou transplante. Pacientes com nefrite lúpica exibem acentuado aumento na taxa de mortalidade, em comparação com a população geral. O transplante renal na doença renal crônica devida ao lúpus, realizado habitualmente após cerca de 6 meses de doença inativa, resulta em taxas de sobrevida do aloenxerto comparáveis às dos pacientes transplantados por outras razões.

DOENÇA ANTIMEMBRANA BASAL GLOMERULAR

Os pacientes que desenvolvem autoanticorpos dirigidos contra os antígenos da membrana basal evoluem com frequência para uma glomerulonefrite denominada *doença antimembrana basal glomerular* (anti-MBG). Quando ocorre hemorragia pulmonar associada à glomerulonefrite, define-se uma síndrome pulmão-rim denominada *síndrome de Goodpasture*. Os epítopos-alvo para essa doença autoimune residem na estrutura quaternária do domínio α3 NC1 do colágeno IV. De fato, a doença anti-MBG pode ser considerada uma "conformeropatia" autoimune, que envolve um distúrbio da estrutura quaternária do hexâmero α 345NC1. Células T restritas ao MHC iniciam a resposta de autoanticorpos, uma vez que os seres humanos são intolerantes aos epítopos criados por essa estrutura quaternária. Normalmente, os epítopos são sequestrados no hexâmero do colágeno IV e podem ser expostos por infecção, tabagismo, oxidantes ou solventes. A síndrome de Goodpasture manifesta-se em dois grupos etários: homens jovens no fim da terceira década de vida, e homens e mulheres na sétima e oitava décadas da vida. Pacientes mais jovens são mais propensos a apresentar a síndrome de Goodpasture completa, com hemoptise, uma queda súbita na hemoglobina, febre, dispneia e hematúria, e pacientes mais velhos são mais prováveis de apresentar glomerulonefrite isolada. A hemoptise se limita em

TABELA 314-3	Classificação da nefrite lúpica	
Classe I	Mesangial mínima	Histologia normal com depósitos mesangiais
Classe II	Proliferação mesangial	Hipercelularidade mesangial com expansão da matriz mesangial
Classe III	Nefrite focal	Proliferação focal endocapilar ± extracapilar com imunodepósitos subendoteliais focais e expansão mesangial leve
Classe IV	Nefrite difusa	Proliferação difusa endocapilar ± extracapilar com imunodepósitos subendoteliais difusos e alterações mesangiais
Classe V	Nefrite membranosa	Espessamento das membranas basais com imunodepósitos subepiteliais difusos; pode ocorrer com lesões de classes III ou IV e, algumas vezes, é denominada nefrite membranosa e proliferativa mista
Classe VI	Nefrite esclerótica	Esclerose global de quase todos os capilares glomerulares

Nota: Revisada em 2004 pela International Society of Nephrology-Renal Pathology Society Study Group.

grande parte aos fumantes, e aqueles que se apresentam com hemorragia pulmonar demonstram melhor evolução do que as populações mais idosas que sofrem lesão renal assintomática prolongada; a apresentação com oligúria costuma estar associada a um prognóstico particularmente desfavorável. A realização de uma biópsia renal urgente é importante nos casos com suspeita de síndrome de Goodpasture, para confirmar o diagnóstico e determinar o prognóstico. As biópsias renais costumam mostrar a presença de *necrose focal ou segmentar* que, posteriormente, com a destruição agressiva dos capilares pela proliferação celular, evolui para a formação de crescentes nos espaços de Bowman (ver Fig. A4-14). Com a progressão dessas lesões, ocorre nefrite intersticial concomitante com fibrose e atrofia tubular.

A presença de anticorpos anti-MBG e complemento é reconhecida na biópsia por coloração imunofluorescente de padrão linear para IgG (raramente IgA). Ao testar o soro quanto à presença de anticorpos anti-MBG, é essencial que o domínio α3 NC1 do colágeno IV isolado seja usado como alvo. Isso ocorre porque os anticorpos não nefríticos dirigidos contra o domínio α1 NC1 são vistos em síndromes paraneoplásicas e não podem ser discernidos a partir dos ensaios que empregam fragmentos de membrana basal integral como alvo de ligação. Entre 10 e 15% dos soros de pacientes com síndrome de Goodpasture também contêm ANCAs contra a mieloperoxidase. O prognóstico na apresentação é pior se houver > 50% de crescentes na biópsia renal com fibrose em fase avançada, se a creatinina sérica for > 5 a 6 mg/dL, se houver oligúria ou se houver necessidade de recorrer à diálise aguda. Os pacientes que apresentam hemoptise devem receber tratamento para a hemorragia pulmonar, pois esta responde à plasmaférese. Os pacientes tratados com doença menos grave, em geral, respondem a 8 a 10 sessões de plasmaférese acompanhadas por prednisona oral e ciclofosfamida. A terapia de manutenção com baixa dose de imunossupressores deve ser considerada até que os títulos de anticorpos sejam negativos. Há poucos dados sobre o uso alternativo de rituximabe, azatioprina ou micofenolato de mofetila. O transplante de rim deve ser retardado por 6 meses e até que anticorpos séricos não sejam mais detectados.

NEFROPATIA POR IGA

Berger descreveu, pela primeira vez, a glomerulonefrite atualmente denominada *nefropatia por IgA*. Caracteriza-se classicamente por hematúria episódica associada ao depósito de IgA no mesângio. A nefropatia por IgA é uma das formas mais comuns de glomerulonefrite em todo o mundo. Existe uma predominância masculina, uma incidência máxima na segunda e na terceira décadas de vida e raros *clusters* familiares. Existem diferenças geográficas na prevalência de nefropatia por IgA, com prevalência de 30% ao longo da costa asiática e do Pacífico e 20% no sul da Europa, em comparação com uma prevalência muito mais baixa no norte da Europa e na América do Norte. Isso pode se refletir na variação na detecção ou em uma variação real entre grupos raciais e étnicos.

A nefropatia por IgA é predominantemente uma doença esporádica; porém, foi constatado, de maneira infrequente, que a suscetibilidade a essa doença tem um componente genético, dependendo da geografia e da existência de "efeitos fundadores". As formas familiares de nefropatia por IgA são mais comuns no norte da Itália e no leste do Estado de Kentucky, nos Estados Unidos. Não foi identificado nenhum gene causal único. As evidências clínicas e laboratoriais sugerem grandes semelhanças entre a púrpura de Henoch-Schönlein e a nefropatia por IgA. A púrpura de Henoch-Schönlein é diferenciada clinicamente da nefropatia por IgA pelos sintomas sistêmicos proeminentes, ocorrência em idade mais jovem (< 20 anos), infecção precedente e queixas abdominais. Depósitos de IgA também são encontrados no mesângio glomerular em uma variedade de doenças sistêmicas, incluindo doença hepática crônica, doença de Crohn, doença celíaca, bronquiectasia crônica, pneumonia intersticial idiopática, dermatite herpetiforme, micose fungoide, espondilite anquilosante, infecção por HIV e síndrome de Sjögren. O depósito de IgA nessas entidades em geral não está associado com doença renal clinicamente significativa. A glomerulonefrite pós-infecciosa associada a *Staphylococcus* com deposição de IgA está associada à doença renal clinicamente significativa.

Os achados patognomônicos na biópsia renal são depósitos de IgA mesangial dominantes ou codominantes, isolados ou acompanhados de IgG, IgM ou C_3. (Ver Esquema glomerular 2.) Os depósitos de IgA são, em geral, IgA polimérica contendo cadeias J. Foram descritas anormalidades na produção de IgA pelos plasmócitos, na depuração de IgA pelo fígado, na depuração mesangial de IgA e nos receptores para IgA. Na atualidade, entretanto, a ocorrência de anormalidades na O-glicosilação da região da dobradiça da IgA primariamente polimérica parece explicar melhor a patogênese da

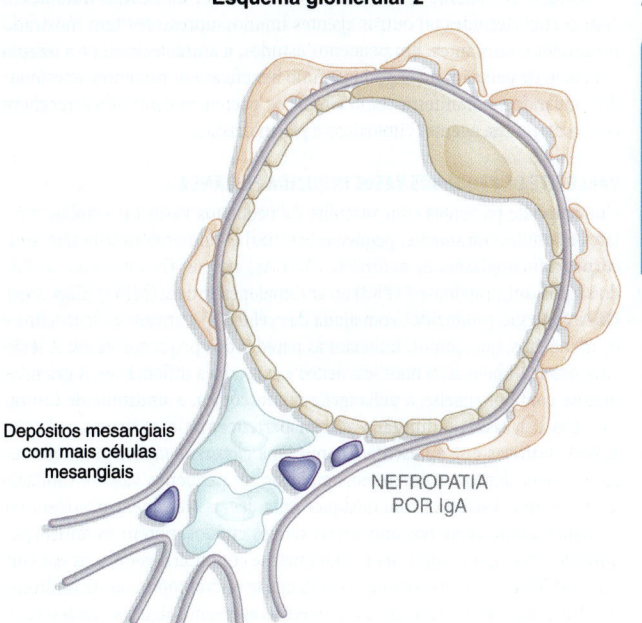

Esquema glomerular 2

Depósitos mesangiais com mais células mesangiais

NEFROPATIA POR IgA

nefropatia por IgA esporádica. A síntese de IgA1 subglicosilada resulta na exposição de *N*-acetilgalactosamina nas regiões de dobradiça da IgA1 truncada. A *N*-acetilgalactosamina é reconhecida por anticorpos IgG ou IgA1, e isso leva à formação de imunocomplexos na circulação ou *in situ* após a deposição glomerular de IgA1 galactose-deficiente. Um segundo efeito, como uma exposição viral ou a outro antígeno, ou defeitos hereditários em proteínas alternativas da via do complemento podem afetar a manifestação da doença. Apesar da presença de níveis séricos elevados de IgA em 20 a 50% dos pacientes e da deposição de IgA nas biópsias de pele em 15 a 55% dos pacientes, é necessária uma biópsia renal para confirmar o diagnóstico. Embora o depósito de IgA visualizado à imunofluorescência na biópsia renal defina a nefropatia por IgA no contexto clínico apropriado, uma variedade de lesões histológicas pode ser observada à microscopia óptica (ver Fig. A4-8), incluindo GNPD; *esclerose segmentar*; e, raramente, *necrose segmentar com formação de crescentes celulares*, que geralmente se manifesta como GNRP.

As duas apresentações mais comuns de nefropatia por IgA são os episódios recorrentes de hematúria macroscópica durante ou imediatamente após uma infecção do trato respiratório superior, muitas vezes acompanhados de proteinúria, e a hematúria microscópica assintomática persistente. A síndrome nefrótica é incomum. A proteinúria também pode aparecer pela primeira vez em uma fase tardia da evolução da doença. Raras vezes, os pacientes apresentam injúria renal aguda e um quadro clínico rapidamente progressivo. A nefropatia por IgA é uma doença benigna para a maioria dos pacientes. Pode haver remissão completa em 5 a 30% dos pacientes, enquanto em outros persiste a hematúria, porém com função renal bem-preservada. Na minoria de pacientes que desenvolvem doença progressiva, a evolução é lenta, com a insuficiência renal sendo observada em apenas 25 a 30% dos pacientes com nefropatia por IgA, durante um período de 20 a 25 anos. Esse risco varia de modo considerável entre as populações. Os fatores de risco cumulativos para a perda de função renal identificados até o momento respondem por menos de 50% da variação no desfecho observado, e incluem a presença de hipertensão ou proteinúria, a ausência de episódios de hematúria macroscópica, sexo masculino e idade mais avançada ao diagnóstico. Hipercelularidade mesangial (M), hipercelularidade endocapilar (E), glomerulosclerose segmentar (S), fibrose intersticial tubular (T) e crescentes (C) têm valor preditivo como estabelecido pela Oxford Classification e pelo escore MEST-C. Várias análises em grandes populações de pacientes verificaram que a proteinúria persistente durante 6 meses ou mais tem o maior valor preditivo para desfechos renais adversos.

Não existe concordância quanto ao tratamento ideal. Tanto estudos de grande porte, que incluem pacientes com múltiplas doenças glomerulares, quanto pequenos estudos de pacientes com nefropatia por IgA apoiam o uso dos inibidores da enzima conversora de angiotensina (ECA) nos pacientes com proteinúria ou declínio da função renal. Em pacientes com proteinúria persistente após a terapia com inibidor da ECA, o tratamento com corticosteroides ou outros agentes imunossupressores tem mostrado resultados conflitantes. Em pequenos estudos, a amidalectomia e a terapia com óleo de peixe foram sugeridas como benéficas em pacientes selecionados. Quando se manifesta como GNRP, os pacientes geralmente recebem corticosteroides, agentes citotóxicos e plasmaférese.

VASCULITE DE PEQUENOS VASOS INDUZIDA POR ANCA

Um grupo de pacientes com vasculite de pequenos vasos (arteríolas, capilares e vênulas; raramente, pequenas artérias) e glomerulonefrite têm anticorpos anticitoplasma de neutrófilo (ANCAs) séricos. Os anticorpos são de dois tipos: antiproteinase 3 (PR3) ou antimieloperoxidase (MPO) **(Cap. 363)**. Os ANCAs são produzidos com ajuda das células T e ativam os leucócitos e os monócitos, que, juntos, lesionam as paredes dos pequenos vasos. A lesão endotelial também atrai mais leucócitos e exacerba a inflamação. A granulomatose com poliangeíte, a poliangeíte microscópica, a síndrome de Churg-Strauss e a vasculite limitada ao rim pertencem a esse grupo, pois são ANCA-positivas e se apresentam como uma *glomerulonefrite pauci-imune*, com poucos depósitos de imunocomplexos em pequenos vasos e capilares glomerulares. Pacientes com qualquer uma dessas três doenças podem ter qualquer combinação dos anticorpos séricos citados, porém os anticorpos anti-PR3 são mais comuns na granulomatose com poliangeíte, e os anticorpos anti-MPO são mais comuns na poliangeíte microscópica ou na síndrome de Churg-Strauss. Cada uma dessas doenças apresenta algumas características clínicas próprias, mas a maioria delas não permite prever a recidiva nem a progressão e, como um grupo, em geral são tratadas da mesma maneira. Uma vez estabelecido o diagnóstico, o monitoramento de ANCA tem utilidade limitada. Entretanto, a determinação dos níveis de ANCA pode ser útil em caso de suspeita clínica de recidiva. Como a taxa de mortalidade apresenta-se alta sem tratamento, quase todos os pacientes recebem tratamento de urgência. A terapia de indução geralmente inclui glicocorticoides e ciclofosfamida ou rituximabe. A plasmaférese é recomendada em casos de disfunção renal de progressão rápida ou hemorragia pulmonar. A remissão é induzida em 85 a 90% dos pacientes, mas a recaída é comum. Os corticosteroides são reduzidos de forma gradual logo que a inflamação aguda retrocede. A terapia de manutenção inclui corticosteroides em doses baixas e ciclofosfamida ou agentes menos tóxicos como a azatioprina, o metotrexato ou o rituximabe por até 1 ano para minimizar o risco de recaída.

Granulomatose com poliangeíte Os pacientes com essa doença apresentam classicamente febre, rinorreia purulenta, úlceras nasais, dor nos seios da face, poliartralgias/artrites, tosse, hemoptise, dispneia, hematúria e proteinúria subnefrótica; ocasionalmente, pode haver púrpura cutânea e mononeurite múltipla. Os pacientes podem não apresentar envolvimento renal, embora a maioria desses pacientes venha a desenvolver lesão renal tardiamente. A radiografia de tórax costuma revelar nódulos e infiltrados persistentes, às vezes com cavitações. A biópsia do tecido acometido mostrará uma vasculite de pequenos vasos e granulomas não caseosos adjacentes. As biópsias renais obtidas durante a doença ativa mostram *glomerulonefrite necrosante segmentar* sem deposição de imunocomplexos, tendo sido classificadas como focais, mistas, crescênticas ou escleróticas **(ver Fig. A4-13)**. A doença é mais comum em pacientes com exposição ao pó de sílica e naqueles com deficiência de α_1-antitripsina, que é um inibidor de PR3. A recidiva pós-remissão é comum e ocorre com mais frequência em pacientes portadores de granulomatose com poliangeíte do que em outras vasculites associadas ao ANCA, exigindo acompanhamento cuidadoso. Apesar de sua associação a uma taxa de mortalidade inaceitavelmente alta na ausência de tratamento, a maior ameaça aos pacientes, sobretudo pacientes idosos no primeiro ano de tratamento, provém dos eventos adversos que, em geral, são secundários ao tratamento e não à vasculite ativa. Os pacientes também devem ser monitorados em longo prazo quanto ao aparecimento de malignidade após a terapia imunossupressora.

Poliangeíte microscópica Clinicamente, esses pacientes têm um aspecto bastante semelhante ao dos indivíduos com granulomatose com poliangeíte, exceto pelo fato de raramente terem doença pulmonar significativa ou sinusite destrutiva. A distinção é feita pela biópsia, na qual a vasculite da poliangeíte microscópica é isenta de granulomas. Alguns pacientes também terão uma lesão limitada aos capilares e às vênulas.

Síndrome de Churg-Strauss Quando a vasculite de pequenos vasos está associada à eosinofilia periférica, à púrpura cutânea, à mononeurite, à asma e à rinite alérgica, deve ser considerado o diagnóstico de síndrome de Churg-Strauss (granulomatose eosinofílica com poliangeíte [GEPA]). Hipergamaglobulinemia, níveis séricos elevados de IgE ou presença do fator reumatoide acompanham ocasionalmente o quadro sistêmico alérgico. A inflamação pulmonar, incluindo tosse passageira e infiltrados pulmonares, costuma preceder as manifestações sistêmicas da doença em alguns anos; a ausência de manifestações pulmonares é rara. Um terço dos pacientes podem ter derrames pleurais exsudativos associados a eosinófilos. A vasculite de pequenos vasos e a *glomerulonefrite necrosante segmentar focal* sem imunodepósitos podem ser observadas na biópsia renal, habitualmente com ausência de eosinófilos ou de granulomas. A causa da síndrome de Churg-Strauss é autoimune, porém os fatores desencadeantes são desconhecidos.

C$_3$-GLOMERULOPATIAS

A C$_3$-glomerulopatia é uma classificação de doença recente definida pelo acúmulo glomerular de C$_3$ com pouca ou nenhuma imunoglobulina, abrangendo a doença de depósito denso (DDD), antiga GNMP tipo II (ver adiante) e C$_3$-glomerulonefrite (C$_3$GN) **(Tab. 314-4)**. A DDD é definida morfologicamente por depósitos densos que formam faixas na MBG. Na ausência dessa morfologia específica, a entidade é classificada como C$_3$GN. Ambas estão associadas à presença de mutação no complemento, considerada causadora da patologia renal, incluindo mutações em genes codificadores da proteína reguladora de fator H do complemento (CFHR, do inglês *complement factor H regulatory*). A DDD é primariamente uma doença de crianças e adultos jovens, enquanto as outras C$_3$-glomerulopatias são relatadas em uma população de indivíduos de idade mais avançada (média da idade de 30 anos). Por definição, os rins com C$_3$-glomerulopatia exibem uma imunofluorescência com depósito único ou dominante de C$_3$, mas podem ter microscopia óptica variável, sendo comuns os padrões membranoproliferativos ou proliferativos mesangiais. Do ponto de vista morfológico, muitos casos são indistinguíveis da glomerulonefrite pós-infecciosa em recuperação. Os pacientes com DDD apresentam proteinúria, que pode estar na faixa nefrótica, e/ou hematúria, que pode ser macroscópica ou microscópica. Também pode haver lipodistrofia parcial e corpúsculos de Drusen na retina. O prognóstico é desfavorável, com 50% dos pacientes evoluindo para DRET. Pacientes com C$_3$GN são clinicamente menos bem definidos, porém cerca de dois terços têm hematúria e um terço apresenta proteinúria. Os níveis de C$_3$ são baixos com C$_4$ normal, e o fator nefrítico C$_3$ está presente na maioria dos pacientes com DDD e, menos comumente, na C$_3$GN. Anormalidades no fator H, C5b-9 solúvel, detecção de paraproteína e mutações genéticas específicas de CFHR também devem ser avaliadas. Pode haver indicação de rastreamento entre os membros da família. As terapias ideais permanecem

---

TABELA 314-4 ■ Glomerulonefrite membranoproliferativa: imunoglobulina-mediada

Doença tipo I – mais comum

Idiopática

Infecção: endocardite bacteriana subaguda, hepatites B e C, infecções parasitárias e fúngicas

Doenças autoimunes: lúpus eritematoso sistêmico, crioglobulinemia, síndrome de Sjögren

Gamopatias monoclonais: gamopatias monoclonais de significado indeterminado, mieloma, gamopatias monoclonais de significado renal

Câncer: pulmonar, mama e ovário (germinativo)

Doença tipo II

Idiopática

Doença por depósito denso (mediada por imunoglobulina)

Doença tipo III

Idiopática

C$_3$-glomerulopatia: C$_3$-dominante, não mediada por imunoglobulina

Doença por depósito denso (C$_3$-dominante)

Idiopática

Mutações genéticas específicas e/ou autoanticorpos contra fatores da via alternativa do complemento ou contra fatores reguladores dessa via

C$_3$-glomerulonefrite

Mutações genéticas específicas e/ou autoanticorpos contra fatores da via alternativa do complemento ou contra fatores reguladores dessa via

indefinidas, mas incluem inibição do sistema renina-angiotensina, redução de lipídeos, corticosteroides e outros imunossupressores. Evidências sugerem benefício da terapia com eculizumabe, um anticorpo monoclonal dirigido contra C_5, que é ativado por C_3.

GLOMERULONEFRITE MEMBRANOPROLIFERATIVA

A GNMP é caracterizada por espessamento da MBG com alterações mesangioproliferativas que, com frequência, levam a um aspecto lobulado no tufo glomerular; 70% dos pacientes têm hipocomplementenemia. A GNMP é rara em negros, e a doença idiopática se manifesta em geral na infância ou no início da vida adulta. A GNMP foi subdividida, com base na histologia, em doença do tipo I, do tipo II e do tipo III. A *GNMP tipo I* é mediada por imunocomplexos e está associada comumente com hepatite B e C persistente, infecções fúngicas e parasitárias, endocardite bacteriana subaguda, doenças autoimunes como lúpus ou crioglobulinemia, ou gamopatias monoclonais, incluindo a gamopatia monoclonal de significância renal (GMSR), em que as únicas manifestações clinicamente aparentes estão no rim (Tab. 314-4). As *GNMPs tipos II e III* podem ser doenças idiopáticas e mediadas por imunoglobulina (dirigida pela via clássica do complemento), porém a grande maioria dos casos anteriormente definidos como GNMPs tipos II ou III não são imunomediados, mas sim relacionados à ativação da via alternativa do complemento.

A GNMP tipo I, que é a mais proliferativa dos três tipos, mostra proliferação mesangial com segmentação lobular na biópsia renal e interposição mesangial entre a membrana basal dos capilares e as células endoteliais, produzindo um duplo contorno algumas vezes denominado *trilhos de trem* (ver Fig. A4-9). (Ver Esquema glomerular 3.) Os depósitos subendoteliais e baixos níveis séricos de C_3 são típicos, apesar de 50% dos pacientes apresentarem níveis normais de C_3 e depósitos intramesangiais ocasionais. Os baixos níveis séricos de C_3 e um espessamento denso da MBG contendo faixas de depósito denso e C_3 caracterizam a GNMP tipo II, a *doença de depósito denso* (ver Fig. A4-10). Classicamente, o tufo glomerular possui um aspecto lobular; os depósitos intramesangiais estão presentes apenas raras vezes, e os depósitos subendoteliais em geral estão ausentes. A presença de proliferação na GNMP tipo III é menos comum do que nos outros dois tipos e, frequentemente, é focal; a interposição mesangial é rara e os depósitos subepiteliais, bem como os subendoteliais, podem ocorrer ao longo de segmentos alargados da MBG que aparece laminada e interrompida.

A GNMP clássica tipo I é secundária à deposição glomerular de imunocomplexos circulantes ou à sua formação *in situ*. Os pacientes com GNMP se apresentam com proteinúria, hematúria e piúria (30%); sintomas sistêmicos de fadiga e mal-estar são mais comuns em crianças ou um quadro nefrítico agudo com GNRP e deterioração acelerada da função renal em até 25% dos casos. É comum a presença de baixos níveis séricos de C_3. Cerca de 50% dos pacientes com GNMP desenvolvem DRET decorridos 10 anos do diagnóstico, e 90% têm algum grau de disfunção renal após 20 anos. Síndrome nefrótica, hipertensão e disfunção renal são preditoras de desfechos desfavoráveis. Na presença de proteinúria, é prudente o tratamento com inibidores do sistema renina-angiotensina. Evidências suportam a eficácia do tratamento da *GNMP primária* com corticosteroides, particularmente em crianças. Há relatos de eficácia com outros fármacos imunossupressores.

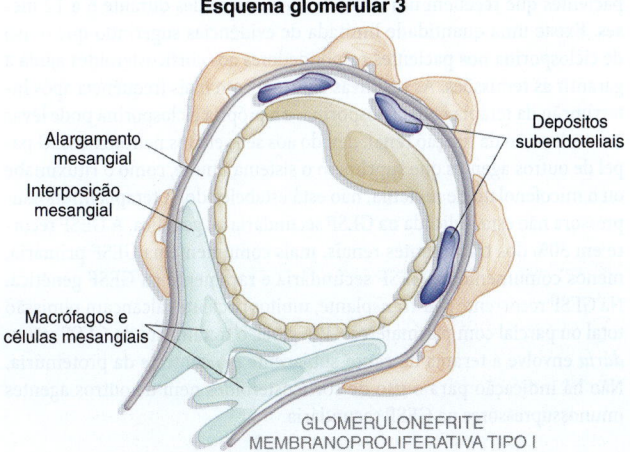

Esquema glomerular 3

GLOMERULONEFRITE MEMBRANOPROLIFERATIVA TIPO I

Alargamento mesangial
Interposição mesangial
Macrófagos e células mesangiais
Depósitos subendoteliais

Se forem encontradas alterações na via do complemento, o tratamento com eculizumabe é benéfico. Na *GNMP secundária*, o tratamento da infecção, doença autoimune ou de neoplasias associadas traz benefício. Sabe-se que os pacientes com GNMP primária apresentam risco não apenas de recorrência histológica no rim transplantado, mas também de recorrência clinicamente significativa com perda da função do enxerto.

GLOMERULONEFRITE MESANGIOPROLIFERATIVA

A glomerulonefrite mesangioproliferativa caracteriza-se pela expansão do mesângio, às vezes associada a uma hipercelularidade mesangial; paredes capilares de contorno único e finas; e imunodepósitos mesangiais. A patologia mesangioproliferativa pode ser observada na nefropatia por IgA, na malária por *Plasmodium falciparum*, na glomerulonefrite pós-infecciosa em fase de resolução e na nefrite lúpica de classe II. Todas essas condições podem ter aspecto histológico semelhante. Com essas entidades secundárias excluídas, o diagnóstico de *glomerulonefrite mesangioproliferativa primária* é feito em menos de 15% das biópsias renais.

SÍNDROME NEFRÓTICA

A síndrome nefrótica se manifesta classicamente com proteinúria maciça, hematúria mínima, hipoalbuminemia, hipercolesterolemia, edema e hipertensão. Se não for estabelecido o diagnóstico ou se não for instituído tratamento, algumas dessas síndromes lesarão progressivamente um número de glomérulos suficiente para causar uma queda na TFG, levando à disfunção renal. Diversos estudos observaram que quanto mais alta a excreção de proteína na urina de 24 horas, mais rápido será o declínio da TFG.

As terapias para várias causas de síndrome nefrótica são assinaladas adiante dentro da seção de cada doença. Em geral, todos os pacientes com hipercolesterolemia secundária à síndrome nefrótica devem ser tratados com agentes redutores dos lipídeos, visto que correm maior risco de doença cardiovascular. O edema secundário à retenção de sal e água pode ser controlado com o uso de diuréticos, evitando-se a depleção do volume intravascular. As complicações venosas secundárias ao estado de hipercoagulabilidade associado à síndrome nefrótica podem ser tratadas com anticoagulantes. As perdas de várias proteínas séricas de ligação, como a globulina de ligação à tiroxina, são responsáveis por alterações laboratoriais. Por último, foi considerada a hipótese de que a própria proteinúria é nefrotóxica, e que o seu tratamento com inibidores do sistema renina-angiotensina pode reduzir a excreção urinária de proteína.

DOENÇA DE LESÕES MÍNIMAS

A doença de lesões mínimas (DLM), algumas vezes conhecida como *nil lesion* (lesão nula), causa 70 a 90% dos casos de síndrome nefrótica na infância, porém apenas 10 a 15% em adultos. A DLM geralmente se apresenta como uma doença renal primária, mas pode estar associada com várias condições, incluindo a doença de Hodgkin, alergias, uso de agentes anti-inflamatórios não esteroides ou lítio, infecções e outras doenças glomerulares. Na biópsia renal, a DLM não demonstra lesão glomerular à microscopia óptica, e é negativa para depósitos à imunofluorescência ou, ocasionalmente, revela pequenas quantidades de IgM no mesângio (ver Fig. A4-1). (Ver Esquema glomerular 4.) Entretanto, a microscopia eletrônica demonstra consistentemente um apagamento dos pedicelos que sustentam os podócitos epiteliais com enfraquecimento das membranas fenestradas. A patogênese dessa lesão não está clara. A maioria dos especialistas concorda que há um distúrbio relacionado a respostas das células T, ou expressão de CD80 ou CD40/40L que pode alterar a carga do capilar e a integridade do podócito; é interessante observar que o uso de inibidores de *checkpoint* imune como quimioterapia está associado com DLM. Também há algumas evidências circunstanciais da presença de alergias precedentes, imunidade celular alterada durante infecções virais e uma elevada frequência de remissões com o uso de corticosteroides.

A DLM manifesta-se clinicamente com o aparecimento súbito de edema e síndrome nefrótica acompanhada por um sedimento urinário acelular. A excreção urinária média de proteína em 24 horas é de 10 g, com hipoalbuminemia grave. Características clínicas menos comuns incluem hipertensão (30% em crianças, 50% em adultos), hematúria microscópica (20% em crianças, 33% em adultos), atopia ou sintomas alérgicos (40% em crianças, 30% em adultos) e diminuição da função renal (25-40%), que muitas vezes volta ao normal após a remissão da síndrome nefrótica. O aparecimento de insuficiência renal aguda

Esquema glomerular 4

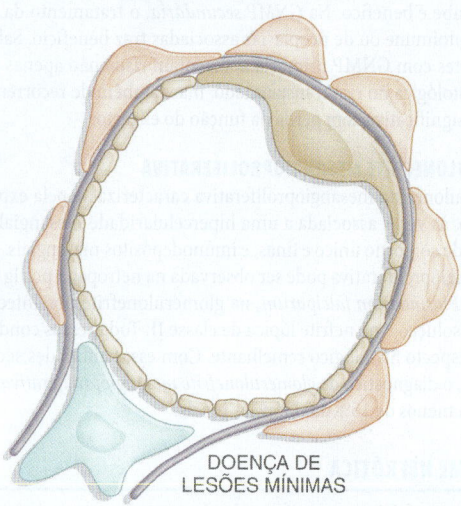

DOENÇA DE LESÕES MÍNIMAS

em adultos é mais frequentemente observado em pacientes com baixos níveis séricos de albumina e edema intrarrenal (nefrosarca), que responde a diuréticos. Essa manifestação deve ser diferenciada da insuficiência renal aguda secundária à hipovolemia. Foi relatada também a ocorrência de necrose tubular aguda e inflamação intersticial. Em crianças, a urina contém principalmente albumina com quantidades mínimas de proteínas de peso molecular mais alto e, às vezes, recebe a designação de *proteinúria seletiva*. Até 30% das crianças alcançam remissão espontânea, porém, atualmente, a maioria das crianças é tratada com corticosteroides. Dessa forma, apenas as crianças que não respondem são biopsiadas. Respondedores primários são pacientes que têm uma remissão completa (< 0,2 mg/24 h de proteinúria), muitas vezes repentinamente após um único ciclo de prednisona; os pacientes dependentes de corticosteroides sofrem recidiva quando a dose de esteroides é reduzida. São considerados pacientes com recidivas frequentes aqueles que apresentam duas ou mais recaídas nos 6 meses subsequentes à redução da dose, e considerados pacientes resistentes aos corticosteroides aqueles que não respondem a essa terapia. Os adultos não são considerados resistentes aos corticosteroides pelo menos até 4 meses de tratamento. Entre 90 e 95% das crianças desenvolverão remissão completa após 8 semanas de terapia com corticosteroides, e 80 a 85% dos adultos alcançarão remissão completa, porém somente após um ciclo mais longo de 20 a 24 semanas. Os pacientes com resistência aos corticosteroides podem apresentar GESF à biópsia renal. Se a primeira biópsia renal não contiver uma amostra adequada, com número suficiente de glomérulos corticomedulares profundos, o diagnóstico de GESF pode passar despercebido.

Ocorrem recidivas em 70 a 75% das crianças após a primeira remissão, e uma recidiva precoce permite predizer diversas recidivas subsequentes, assim como níveis elevados de proteinúria basal. A frequência das recidivas diminui após a puberdade. Existe um maior risco de recidiva após uma redução rápida dos corticosteroides em todos os grupos. As recidivas são menos comuns em adultos, porém são mais resistentes à terapia subsequente. A prednisona é a terapia de primeira linha, administrada diariamente ou em dias alternados. Outros agentes imunossupressores, como ciclofosfamida, clorambucila e micofenolato de mofetila, são reservados para os que sofrem recidivas frequentes, para os dependentes ou resistentes aos corticosteroides. A ciclosporina pode induzir remissão, mas também é comum ocorrer recidiva com a suspensão desse fármaco. O prognóstico em longo prazo em adultos é menos favorável quando ocorre insuficiência renal aguda ou resistência aos corticosteroides.

GLOMERULOSCLEROSE SEGMENTAR FOCAL

A glomerulosclerose segmentar focal (GESF) refere-se a um padrão de lesão renal caracterizado por cicatrizes glomerulares segmentares envolvendo apenas alguns glomérulos (focal). Os achados clínicos da GESF se manifestam, em grande parte, com proteinúria. Quando as causas secundárias e genéticas de GESF são eliminadas (Tab. 314-5), os pacientes restantes são considerados portadores de GESF primária. A incidência dessa doença está aumentando e representa agora até um terço dos casos de síndrome nefrótica em adultos e 50% dos casos dessa síndrome em negros. A patogênese da

TABELA 314-5 ■ Glomerulosclerose segmentar focal

Glomerulosclerose segmentar focal primária
Glomerulosclerose segmentar focal secundária
Resposta adaptativa à hiperfiltração/massa renal reduzida, obesidade
Vírus: HIV/hepatite B/parvovírus
Nefropatia hipertensiva
Nefropatia de refluxo
Ateroembolismo
Medicamentos e substâncias: heroína/analgésicos/bisfosfonatos/*ecstasy*
Oligomeganefronia
Anemia falciforme
Nefrite por irradiação
Podocitopatias familiares
    Mutação *NPHS1*/nefrina
    Mutação *NPHS2*/podocina
    Mutação *PLCE1*/fosfolipase Cε1
    Mutação *INF2*/formina 2 invertida
    Mutação *WT1*/tumor de Wilms
    Mutação *TRPC6*/canal catiônico
    Mutação *ACTN4*/actinina
Deficiência de α-galactosidase A/doença de Fabry
Deficiência de hidrolase do ácido *N*-acetilneuramínico/nefrossialidose

GESF tem múltiplos mecanismos possíveis, incluindo um fator de permeabilidade circulante, uma resposta adaptativa à hipertrofia glomerular ou à hiperfiltração, e anormalidades dos podócitos associadas com lesão tóxica direta ou mutações genéticas. Os polimorfismos de risco no *locus APOL1* expressos nos podócitos explicam substancialmente a presença aumentada da GESF entre negros.

As alterações patológicas da GESF são mais proeminentes nos glomérulos localizados na junção corticomedular (ver Fig. A4-2), de modo que, se a amostra de biópsia renal for de tecido superficial, as lesões podem passar despercebidas, o que leva algumas vezes a um diagnóstico errôneo de DLM. Além da fibrose focal e segmentar, foram descritas outras variantes, incluindo lesões celulares com *hipercelularidade endocapilar* e proteinúria maciça; *glomerulopatia colapsante* (ver Fig. A4-3) com colapso glomerular segmentar ou global e rápido declínio na função renal; lesão do peri-hilar (ver Fig. A4-4); ou *lesão apical glomerular* (*glomerular tip lesion*) (ver Fig. A4-5), que pode ter um melhor prognóstico. (Ver Esquema glomerular 5.).

A GESF pode manifestar-se com hematúria, hipertensão, qualquer nível de proteinúria e disfunção renal. A proteinúria na faixa nefrótica, a etnia negra e a perda de função renal estão associadas a um prognóstico pior, com 50% dos pacientes evoluindo para insuficiência renal em 6 a 8 anos. A GESF raramente sofre remissão espontânea, porém a remissão da proteinúria induzida pelo tratamento melhora muito o prognóstico. O tratamento dos pacientes com GESF deve incluir os inibidores do sistema renina-angiotensina. Os pacientes com GESF primária com proteinúria na faixa nefrótica podem ser tratados com corticosteroides, mas respondem menos ao tratamento e depois de um ciclo mais longo de terapia do que os pacientes com DLM. A proteinúria regride apenas em 20 a 45% dos pacientes que recebem um ciclo de corticosteroides durante 6 a 12 meses. Existe uma quantidade limitada de evidências sugerindo que o uso de ciclosporina nos pacientes respondedores aos corticosteroides ajuda a garantir as remissões. As recidivas ocorrem com mais frequência após interrupção da terapia com ciclosporina, e a própria ciclosporina pode levar à deterioração da função renal, devido aos seus efeitos nefrotóxicos. O papel de outros agentes que suprimem o sistema imune, como o rituximabe ou o micofenolato de mofetila, não está estabelecido. A terapia imunossupressora não está indicada na GESF secundária ou genética. A GESF recorre em 30% dos transplantes renais, mais comumente na GESF primária, menos comumente na GESF secundária e raramente na GESF genética. Na GESF recorrente pós-transplante, muitos pacientes alcançam remissão total ou parcial com plasmaférese. Em geral, o tratamento da *GESF secundária* envolve a terapia da causa subjacente e o controle da proteinúria. Não há indicação para o uso de corticosteroides nem de outros agentes imunossupressores na GESF secundária.

Esquema glomerular 5

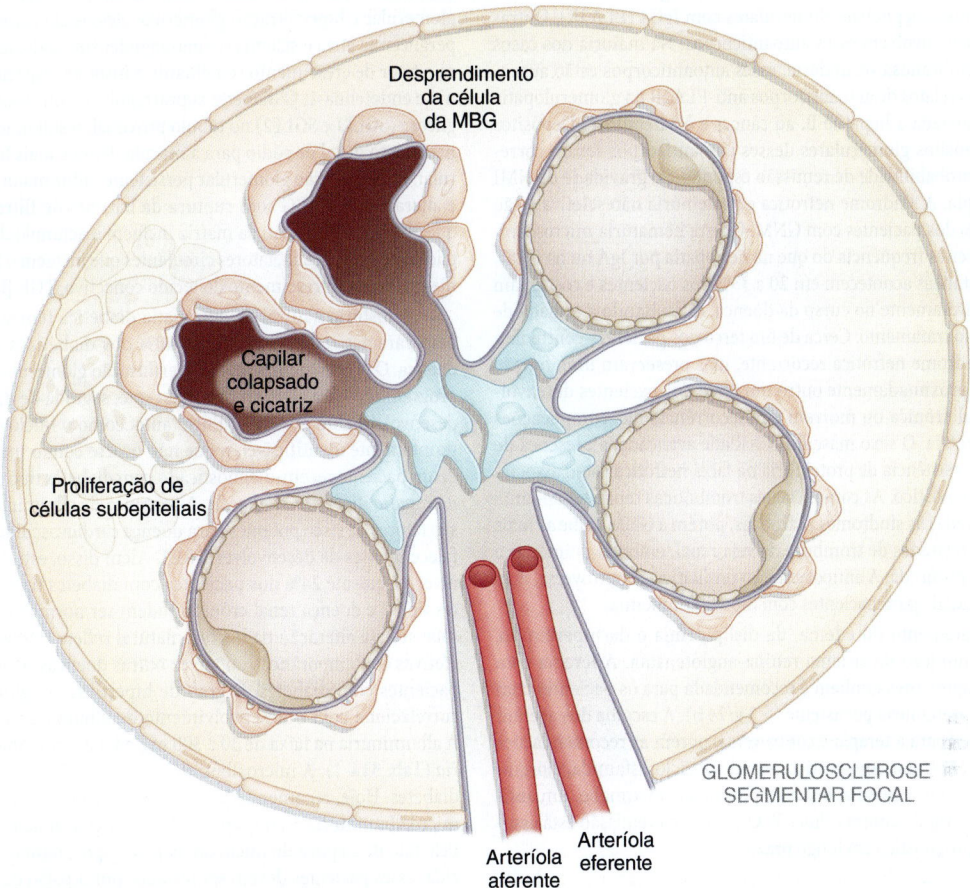

GLOMERULONEFRITE MEMBRANOSA

A GNM, ou *nefropatia membranosa*, como é denominada ocasionalmente, responde por cerca de 25% dos casos de síndrome nefrótica em adultos, com um pico de incidência máxima entre os 30 e os 50 anos de idade e uma razão entre homens e mulheres de 2:1. A nefropatia membranosa idiopática (NMI) é rara na infância e constitui a causa mais comum de síndrome nefrótica nos idosos. Em 20 a 30% dos casos, a GNM é secundária e está associada a uma neoplasia maligna (tumores sólidos de mama, pulmão, cólon), infecção (hepatite B, sífilis, malária, esquistossomose), doenças reumatológicas, como lúpus ou artrite reumatoide, doenças de IgG4, ou exposição a medicamentos e substâncias (Tab. 314-6).

O espessamento uniforme da membrana basal ao longo das alças capilares periféricas é observado na microscopia óptica do material de biópsia renal (ver Fig. A4-7); esse espessamento deve ser diferenciado daquele observado no diabetes e na amiloidose. (Ver Esquema glomerular 6.) A imunofluorescência demonstra depósitos granulosos difusos de IgG e C_3, enquanto a microscopia eletrônica geralmente revela depósitos subepiteliais eletrodensos. Apesar de terem sido descritos estágios diferentes (I-V) de lesões membranosas progressivas, algumas evidências indicam que o grau de atrofia tubular ou fibrose intersticial é mais preditivo de evolução do que o estágio da doença glomerular. A presença de depósitos subendoteliais ou de inclusões tubulorreticulares aponta enfaticamente para um diagnóstico de nefrite lúpica membranosa que pode preceder as manifestações extrarrenais do lúpus. Em 70% dos casos de NMI, autoanticorpos dirigidos contra o receptor de fosfolipase A_2 tipo M circulam e ligam-se a um epítopo conformacional presente no PLA2R em podócitos humanos, produzindo depósitos *in situ* característicos. Cerca de 3 a 10% dos pacientes com NMI

TABELA 314-6 ■ Glomerulonefrite membranosa

Glomerulonefrite membranosa primária/idiopática

Glomerulonefrite membranosa secundária

Infecção: hepatites B e C, sífilis, malária, esquistossomose, hanseníase, filariose

Câncer: mama, cólon, pulmão, estômago, rim, esôfago, neuroblastoma

Medicamentos e substâncias: ouro, mercúrio, penicilamina, anti-inflamatórios não esteroides, probenecida, agentes antifator de necrose tumoral

Doenças autoimunes: lúpus eritematoso sistêmico, artrite reumatoide, cirrose biliar primária, dermatite herpetiforme, penfigoide bolhoso, miastenia *gravis*, síndrome de Sjögren, tireoidite de Hashimoto

Outras doenças sistêmicas: síndrome de Fanconi, anemia falciforme, diabetes, doença de Crohn, sarcoidose, síndrome de Guillain-Barré, doença de Weber-Christian, hiperplasia angiofolicular dos linfonodos, doença relacionada ao IgG4

Esquema glomerular 6

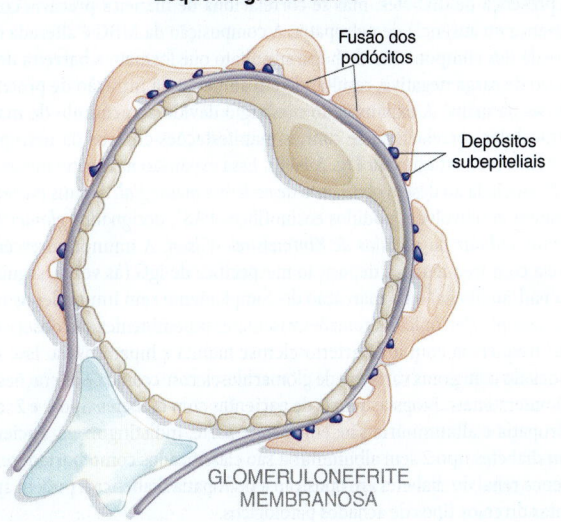

têm, alternativamente, autoanticorpos contra o domínio da trombospondina tipo 1 contendo 7A (THSD7A). Ambos os antígenos estão colocalizados em depósitos subepiteliais glomerulares com IgG4 (PLA2R). Outras doenças renais não envolvem esses autoanticorpos. Na maioria dos casos de nefropatia membranosa secundária, esses autoanticorpos estão ausentes, havendo raros relatos de autoanticorpos anti-PLA2R na glomerulopatia membranosa associada à hepatite B, ao câncer e à sarcoidose. Depósitos circulantes e depósitos glomerulares desses autoanticorpos foram correlacionados com probabilidade de remissão espontânea, gravidade da NMI e resposta à terapia. A síndrome nefrótica e proteinúria não seletiva estão presentes em 80% dos pacientes com GNM. Ocorre hematúria microscópica, porém com menos frequência do que na nefropatia por IgA ou na GESF. Remissões espontâneas acontecem em 20 a 33% dos pacientes e costumam ser observadas tardiamente no curso da doença, dificultando a tomada de decisões quanto ao tratamento. Cerca de um terço dos pacientes continuam apresentando síndrome nefrótica recorrente, mas preservam uma função renal normal, e aproximadamente outro um terço dos pacientes desenvolvem doença renal crônica ou morrem em decorrência das complicações da síndrome nefrótica. O sexo masculino, a idade avançada, a presença de hipertensão e a persistência de proteinúria na faixa nefrótica estão associados a um pior prognóstico. As complicações trombóticas representam uma característica de todas as síndromes nefróticas, porém a GNM exibe as mais altas incidências relatadas de trombose da veia renal, embolia pulmonar e trombose venosa profunda. A anticoagulação profilática é controversa, mas tem sido recomendada para pacientes com hipoalbuminemia.

Além do tratamento do edema, da dislipidemia e da hipertensão, recomenda-se a inibição do sistema renina-angiotensina. A terapia com agentes imunossupressores também é recomendada para os pacientes com GNM primária e proteinúria persistente (> 3 g/24 h). A escolha dos agentes imunossupressores para a terapia é controversa, porém as recomendações atuais consistem em tratar com corticosteroides e ciclofosfamida, clorambucila, micofenolato de mofetila, ou ciclosporina ou rituximabe, um anticorpo anti-CD20 dirigido contra células B. O alcance da remissão está associado a um bom prognóstico em longo prazo.

NEFROPATIA DIABÉTICA

A nefropatia diabética é a causa isolada mais comum de insuficiência renal crônica nos Estados Unidos e no mundo. O aumento dramático do número de pacientes com nefropatia diabética reflete o aumento epidêmico da obesidade e do diabetes melito tipo 2. Cerca de 40% dos pacientes com diabetes desenvolvem nefropatia, mas, em função da prevalência mais alta do diabetes tipo 2 (90%) em comparação com o tipo 1 (10%), a maioria dos pacientes com nefropatia diabética tem diabetes tipo 2. As lesões renais são mais comuns nas populações negras, indígenas norteamericanas, polinésias e maori. Os fatores de risco para o desenvolvimento de nefropatia diabética incluem hiperglicemia, hipertensão, dislipidemia, tabagismo, história familiar de nefropatia diabética e polimorfismos gênicos.

Dentro de 1 a 2 anos após o início do diabetes clínico, surgem alterações morfológicas no rim. O espessamento da MBG é um indicador sensível da presença de diabetes, mas se correlaciona de maneira precária com a presença ou ausência de nefropatia. A composição da MBG é alterada com a perda dos componentes do heparan sulfato que formam a barreira de filtração de carga negativa, resultando em aumento da filtração de proteínas séricas na urina. A expansão do mesângio devido ao acúmulo de matriz extracelular correlaciona-se com as manifestações clínicas da nefropatia diabética (ver estágios na Fig. A4-20). Essa expansão na matriz mesangial está associada ao desenvolvimento de *esclerose mesangial*. Alguns pacientes também desenvolvem nódulos eosinofílicos PAS+, designados *glomerulosclerose nodular* ou *nódulos de Kimmelstiel-Wilson*. A imunofluorescência revela com frequência a deposição inespecífica de IgG (às vezes, seguindo um padrão linear) ou a marcação do complemento sem imunodepósitos à microscopia eletrônica. Alterações vasculares proeminentes são observadas com frequência com uma arteriosclerose hialina e hipertensiva. Isso está associado com graus variáveis de glomerulosclerose crônica e alterações tubulointersticiais. Biópsias renais de pacientes com diabetes tipo 1 e 2, com nefropatia e albuminúria são, em grande parte, indistinguíveis. Pacientes com diabetes tipo 2 sem albuminúria são classificados como portadores de doença renal do diabetes em oposição à nefropatia diabética e podem apresentar diversos tipos de achados patológicos.

Várias linhas de evidência apoiam um papel importante para as alterações na hemodinâmica glomerular, incluindo aumentos na pressão capilar glomerular e hiperfiltração glomerular nessas alterações patológicas. A hiperglicemia ativa o sistema renina-angiotensina-aldosterona e também altera o fator de crescimento semelhante à insulina, espécies reativas de oxigênio e endotelina-1. O diabetes suprarregula os cotransportadores de sódio e glicose (SGLT1 e SGLT2) no túbulo proximal, resultando em redução do fornecimento distal de sódio para a mácula densa e mais hiperfiltração glomerular. A hipertensão glomerular persistente induz maior produção da matriz e alterações na MBG com ruptura da barreira de filtração. Outros fatores que alteram a produção da matriz incluem o acúmulo de produtos finais da glicosilação avançada, fatores circulantes que incluem o hormônio do crescimento, fator de crescimento do tecido conectivo, TGF-β e dislipidemia.

A história natural da nefropatia diabética tem sido, historicamente, bem caracterizada nos cerca de 40% dos diabéticos que desenvolvem a doença. O processo inicia com hiperfiltração glomerular e hipertrofia renal, progredindo para albuminúria crescente, seguida de diminuição da TFG e desenvolvimento de DRET. Entretanto, como o início do diabetes tipo 1 é prontamente identificável, o que não ocorre com o início do diabetes tipo 2, um paciente recém-diagnosticado com diabetes tipo 2 pode já apresentar *nefropatia diabética avançada*. A presença de albuminúria e TFG reduzida são fatores de risco potentes para doença cardiovascular, e alguns pacientes falecem antes de desenvolver DRET. Além disso, estudos contemporâneos revelam que até 24% dos pacientes com diabetes tipo 1 e 50% com diabetes tipo 2 e doença renal crônica podem ser normoalbuminúricos. Não se sabe se essa alteração na história natural reflete intervenções terapêuticas efetivas contemporâneas ou talvez outras doenças renais que ocorrem em pacientes com diabetes. O grau de hiperfiltração glomerular precoce se correlaciona com o desenvolvimento de albuminúria e declínio da TFG. A albuminúria na faixa de 30 a 300 mg/24 h é denominada *microalbuminúria* (Tab. 314-1). A microalbuminúria aparece 5 a 10 anos após o início do diabetes. Hoje, recomenda-se testar os pacientes com diabetes tipo 1 para microalbuminúria 5 anos após o diagnóstico e anualmente daí em diante. Pelo fato de a época do início do diabetes tipo 2 muitas vezes ser desconhecida, esses pacientes devem ser testados por ocasião do diagnóstico e, subsequentemente, a cada ano. A microalbuminúria progride, classicamente, ao longo de 5 a 10 anos para proteinúria e declínio da TFG; porém, em estudos contemporâneos, é relatada maior heterogeneidade evolutiva, inclusive com regressão para normoalbuminúria; todavia, a albuminúria permanece o preditor isolado mais importante de um declínio mais rápido da TFG. A regressão da albuminúria com a intervenção terapêutica é um sinal de bom prognóstico. A proteinúria na nefropatia diabética pode ser variável, indo de 500 mg a 25 g/24 h. Mais de 90% dos pacientes com diabetes tipo 1 e nefropatia têm retinopatia diabética, de modo que a ausência de retinopatia em pacientes do tipo 1 com proteinúria demanda consideração de um diagnóstico que não a nefropatia diabética; apenas 60% dos pacientes com diabetes tipo 2 e nefropatia têm retinopatia diabética. Existe uma correlação significativa entre a presença de retinopatia e a presença de nódulos de Kimmelstiel-Wilson (ver Fig. A4-20). Mesmo com doença renal crônica avançada, pacientes com nefropatia diabética apresentam rins de tamanho aumentado. Utilizando os dados recém-apresentados, e na ausência de outros dados clínicos ou sorológicos sugestivos de outra doença, a nefropatia diabética costuma ser diagnosticada sem a necessidade de biópsia renal. O risco de progressão de DRET é influenciado pelo tratamento e por outros fatores de risco, e os relatos de declínios variáveis de 1,8 a 14 mL/min por ano. A sobrevida em diálise é pior para pacientes com diabetes. O transplante renal resulta em melhor sobrevida do que a diálise.

Boas evidências apoiam os benefícios do controle da glicemia e da pressão arterial, além do uso de inibidores do sistema renina-angiotensina-aldosterona (SRAA) e dos inibidores de SGLT2 em retardar a progressão da nefropatia diabética. Nos pacientes com diabetes tipo 1, o controle intensivo da glicemia previne claramente o desenvolvimento ou a progressão da nefropatia diabética. As evidências quanto ao benefício do controle intensivo da glicemia em pacientes com diabetes tipo 2 são menos seguras, e os estudos atuais relatam resultados divergentes.

O controle da pressão arterial sistêmica reduz os eventos adversos renais e cardiovasculares nessa população de alto risco. A vasta maioria de pacientes com nefropatia diabética necessita de três ou mais agentes anti-hipertensivos para alcançar esse objetivo. Os fármacos que inibem o SRAA (inibidores da ECA, bloqueadores do receptor da angiotensina [BRAs]), independentemente dos seus efeitos na pressão arterial sistêmica, mostraram, em grandes ensaios clínicos, reduzir a progressão da nefropatia diabética nos estágios iniciais (microalbuminúria) e tardios (proteinúria com filtração glomerular reduzida). Evidências sugerem um maior risco de eventos cardiovasculares adversos, sem aumento da eficácia nos pacientes, com a combinação de dois fármacos (inibidores da ECA, BRAs ou inibidores da renina) que suprimem vários componentes do SRAA. Em pacientes com diabetes tipo 2 e doença renal com albuminúria, o risco de insuficiência renal e eventos cardiovasculares foi menor naqueles que receberam SGLT2 juntamente com inibidores do SRAA. Estudos em andamento estão investigando a hipótese de que outros agentes possam ser benéficos, entre os quais os antagonistas de endotelina e os antagonistas de aldosterona.

DOENÇAS POR DEPÓSITO GLOMERULAR

As discrasias plasmocitárias que produzem um excesso de imunoglobulina de cadeia leve às vezes ocasionam formação de depósitos glomerulares e tubulares que causam proteinúria maciça e disfunção renal; isso também é válido para o acúmulo de fragmentos proteicos séricos de amiloide A observado em várias doenças inflamatórias. Essa grande população de pacientes proteinúricos sofre de *doença por depósito glomerular*.

Doença por depósito de cadeias leves

As características bioquímicas nefrotóxicas das cadeias leves produzidas em pacientes com malignidades a elas relacionadas geram lesão renal. Essa lesão pode ocorrer na forma de nefropatia por cilindros (ver Fig. A4-17), que causa insuficiência renal, mas não proteinúria maciça ou amiloidose, ou na forma de doença de depósito de cadeia leve (DDCL) (ver Fig. A4-16), que produz proteinúria com insuficiência renal. Nessa última condição, os pacientes pacientes produzem cadeias leves kappa que não têm as características bioquímicas necessárias para a formação de fibrilas amiloides. Pelo contrário, essas cadeias sofrem autoagregação e formam depósitos granulosos ao longo do capilar glomerular e do mesângio ou, mais comumente, na membrana basal tubular e na cápsula de Bowman. Os depósitos de cadeias leves não são fibrilares e não são corados pelo vermelho Congo, porém são facilmente identificados com o anticorpo anticadeias leves. Uma combinação de rearranjo das cadeias leves, propriedades de autoagregação em pH neutro e metabolismo anormal provavelmente contribui para a formação desses depósitos.

Distúrbios de plasmócitos monoclonais

Mieloma múltiplo, macroglobulinemia de Waldenström ou linfoma podem estar presentes, bem como o envolvimento cardíaco, hepático e pulmonar. A proteína monoclonal pode ser encontrada por meio da eletroforese sérica ou pela análise para cadeias leves livres no soro. A síndrome nefrótica pode se desenvolver e cerca de 70% dos pacientes progridem para diálise. O tratamento da doença de depósito de cadeias leves consiste no tratamento da doença primária e, se possível, em transplante de células-tronco autólogas. Raramente, cadeias pesadas truncadas causam depósitos não amiloides de forma similar.

Amiloidose renal

A maioria dos casos de *amiloidose renal* representa o resultado de depósitos fibrilares primários de cadeias leves de imunoglobulina conhecidas como amiloide L (AL) ou são secundários aos depósitos fibrilares dos fragmentos proteicos séricos de amiloide A (AA) (Cap. 112). Apesar de ambas as formas ocorrerem por motivos diferentes, sua fisiopatologia clínica é bastante semelhante. O amiloide infiltra o fígado, o coração, os nervos periféricos, o túnel do carpo, a parte superior da faringe e os rins, produzindo miocardiopatia restritiva, hepatomegalia, macroglossia e proteinúria maciça, às vezes associada à trombose da veia renal. Em contrapartida à DDCL, os depósitos de amiloide renal são fibrilares, coram pelo vermelho Congo e contêm, predominantemente, a região variável das cadeias lambda (ver Fig. A4-15). Na amiloidose AL sistêmica, também denominada *amiloidose primária*, as cadeias leves produzidas em excesso pelas discrasias de plasmócitos clonais são transformadas em fragmentos pelos macrófagos, para que possam autoagregar-se em pH ácido. Aproximadamente 10% dos pacientes têm mieloma evidente como definido pelo acrônimo CARB (hiperCalcemia, Anemia, insuficiência Renal e lesões ósseas [*Bone*] líticas). A ocorrência de síndrome nefrótica é comum, e cerca de 20% dos pacientes progride para diálise. Algumas vezes, a amiloidose AA é denominada *amiloidose secundária* e também se manifesta na forma de síndrome nefrótica. Ela ocorre por deposição de lâminas β-preguedas de proteína amiloide A sérica, um reagente de fase aguda. Pacientes com amiloide AA têm doenças inflamatórias associadas, incluindo artrite reumatoide, espondilite anquilosante, artrite psoriática, artrite inflamatória juvenil e febre familiar do Mediterrâneo. Uma proporção crescente de pacientes tem inflamação crônica de causa não identificada; isso pode refletir melhores tratamentos para as doenças previamente citadas ou uma elevação na inflamação crônica devido à obesidade. Os fragmentos da proteína sérica do amiloide A aumentam e se autoagregam, conectando-se aos receptores para os produtos finais da glicação avançada no ambiente extracelular; a síndrome nefrótica é comum, e cerca de 40 a 60% dos pacientes progridem para diálise. A pesquisa de cadeias leves livres no soro é útil no diagnóstico inicial e no acompanhamento da progressão da doença. A biópsia do fígado ou dos rins afetados é diagnóstica em 90% das vezes quando a probabilidade pré-teste é alta; os aspirados do panículo adiposo abdominal são positivos em cerca de 70% das vezes, porém aparentemente com menor frequência quando está sendo procurado o amiloide AA. Os depósitos amiloides se distribuem ao longo dos vasos sanguíneos e nas regiões mesangiais dos rins. O tratamento para amiloidose primária, a melfalana e o transplante autólogo de células-tronco hematopoiéticas (TCH) podem retardar o curso da doença. Pacientes que não são candidatos a TCH frequentemente recebem tratamento com esquemas à base de bortezomibe. A evolução da amiloidose secundária também é inexorável, a menos que a doença primária possa ser controlada. Alguns fármacos novos em desenvolvimento que interrompem a formação de fibrilas poderão se tornar disponíveis no futuro.

Glomerulopatias fibrilares e imunotactoides

As glomerulopatias fibrilares e imunotactoides são raras (< 1% das biópsias renais), e são condições de definição morfológica caracterizadas pelo acúmulo glomerular de fibrilas não ramificadas dispostas aleatoriamente que não coram pelo vermelho Congo. A glomerulopatia fibrilar é responsável por 85 a 90% dos casos e é identificada pela presença da proteína DnaJ da família de proteína de choque térmico B9 (DNAJB9) nos glomérulos, que está ausente na mais rara glomerulopatia imunotactoide. Em ambas, os depósitos glomerulares e mesangiais contêm imunoglobulinas oligoclonais ou oligotípicas e complemento, com fibrilas de 12 a 24 nm na glomerulopatia fibrilar e fibrilas > 30 nm organizadas em microtúbulos na glomerulopatia imunotactoide. A causa dessa glomerulopatia "não amiloide" é predominantemente idiopática; relatos de glomerulonefrite fibrilar descrevem associações com malignidade, doença autoimune e gamopatia monoclonal, e a glomerulopatia imunotactoide tem sido associada a linfoma ou distúrbios plasmocitários. Ambos os distúrbios aparecem em adultos entre 40 e 80 anos, com proteinúria moderada a maciça (100%), hematúria (70%), disfunção renal (50%) e uma ampla variedade de lesões histológicas, incluindo GNPD, GNMP, GNM ou glomerulonefrite mesangioproliferativa. A maioria dos pacientes tem doença limitada aos rins. Os pacientes devem ser rastreados para distúrbios associados. Metade dos pacientes desenvolve insuficiência renal no transcorrer de poucos anos. Não há consenso a respeito do tratamento desse distúrbio incomum, embora o rituximabe tenha sido associado com a remissão da proteinúria. Essas doenças podem recorrer no transplante renal.

DOENÇA DE FABRY

A doença de Fabry é um erro inato ligado ao X do metabolismo da globotriaosilceramida, secundário a uma atividade deficiente de α-galactosidase A (alfa-Gal A) lisossomal, resultando em armazenamento intracelular excessivo de globotriaosilceramida. Os órgãos afetados incluem o endotélio vascular, o coração, o cérebro e os rins. Classicamente, a doença de Fabry se apresenta na infância em crianças do sexo masculino com acroparestesias, angioceratoma, córnea verticilata e hipoidrose. Com o decorrer do tempo, os pacientes de sexo masculino desenvolvem miocardiopatia, doença cerebrovascular e lesão renal, evoluindo a óbito por volta dos 50 anos de idade, em média. Os hemizigotos com mutações hipomórficas às vezes se apresentam entre a quarta e a sexta décadas com acometimento de um único órgão. Raramente, mutações dominantes negativas de α-galactosidase A ou os heterozigotos femininos com inativação X desfavorável se apresentam com leve acometimento de um único órgão. Raras pacientes do sexo feminino desenvolvem manifestações graves, incluindo disfunção renal, porém isso ocorre em uma fase mais avançada da vida do que nos homens. A biópsia renal revela células epiteliais viscerais glomerulares aumentadas em volume e acondicionadas com pequenos vacúolos claros contendo globotriaosilceramida; os vacúolos também podem ser encontrados nos epitélios parietal e tubular (ver Fig. A4-18). Esses vacúolos de materiais eletrodensos dispostos em arranjos paralelos (corpos de inclusão de zebra) são facilmente visualizados por microscopia eletrônica. Em última instância, a biópsia renal revela GESF. A nefropatia da doença de Fabry se manifesta na terceira década de vida como uma proteinúria de leve a moderada, às vezes com hematúria microscópica ou síndrome nefrótica. O exame de urina pode revelar corpúsculos adiposos ovais e glóbulos de glicolipídeos birrefringentes sob luz polarizada (em cruz de malta). A medida da atividade da alfa-Gal A e a análise mutacional do gene é diagnóstica, com as biópsias renais sendo úteis algumas vezes. A progressão para falência renal ocorre por volta da quarta ou da quinta décadas. Recomenda-se o tratamento com inibidores do sistema renina-angiotensina. O tratamento com alfa-Gal A recombinante ou migalastate, uma chaperona que facilita o tráfego de alfa-Gal A, elimina os depósitos endoteliais microvasculares de globotriaosilceramida dos rins, do coração e da pele. Nos pacientes com comprometimento orgânico avançado, incluindo doença renal crônica, a doença progride mesmo com terapia de reposição enzimática. As respostas variáveis à terapia enzimática podem ser devidas à ocorrência de anticorpos neutralizantes ou a diferenças na captação da enzima. A sobrevida do enxerto e do paciente após transplante renal em pacientes com doença de Fabry assemelha-se à de outras causas de DRET.

SÍNDROMES PULMÃO-RIM

Diversas doenças podem manifestar-se com hemoptise catastrófica e glomerulonefrite associada a graus variáveis de insuficiência renal. As causas habituais incluem síndrome de Goodpasture, granulomatose com poliangeíte, poliangeíte microscópica, vasculite de Churg-Strauss e, raramente, púrpura de Henoch-Schönlein ou crioglobulinemia. Cada uma dessas doenças também pode manifestar-se sem hemoptise, sendo discutidas em detalhes em "Síndromes nefríticas agudas", anteriormente. (Ver Esquema glomerular 7.) Nessas circunstâncias, o sangramento pulmonar pode ameaçar a vida e, com frequência, leva à intubação orotraqueal, enquanto a injúria renal aguda leva à necessidade de diálise. Inicialmente, o diagnóstico é difícil porque as biópsias e os testes sorológicos são demorados. O tratamento com plasmaférese e metilprednisolona costuma ser empírico e contemporizador até estarem disponíveis os resultados dos testes.

SÍNDROMES DA MEMBRANA BASAL

Todos os epitélios renais, incluindo os podócitos, estão apoiados sobre membranas basais produzidas em uma superfície plana por meio do entrelaçamento do colágeno IV com lamininas, nidogênio e proteoglicanas sulfatadas. As anormalidades estruturais nas MBGs associadas à hematúria são características de vários distúrbios familiares relacionados com a expressão dos genes para colágeno IV. A ampla família do colágeno IV contém seis cadeias, que se expressam em diferentes tecidos em diferentes estágios do desenvolvimento embrionário. Todas as membranas basais epiteliais no início do desenvolvimento humano são formadas por protômeros de hélices tríplices interligados ricos em colágeno α1.α1.α2(IV). Alguns tecidos especializados sofrem um desvio de desenvolvimento, de modo que os protômeros α1.α1.α2(IV) são substituídos por uma rede de colágeno α3.α4.α5(IV); essa troca ocorre no rim (membrana basal glomerular e tubular), no pulmão, no testículo, na cóclea e no olho, enquanto uma rede α5.α5.α6(IV) aparece na pele, no músculo liso e no esôfago, assim como ao longo da cápsula de Bowman no rim. Essa troca ocorre provavelmente porque a rede α3.α4.α5(IV) é mais resistente às proteases e garante a longevidade estrutural dos tecidos críticos. Quando as membranas basais constituem o alvo de doença glomerular, ocorre proteinúria moderada, alguma hematúria e disfunção renal progressiva.

DOENÇA ANTI-MBG

A doença autoimune na qual anticorpos são dirigidos contra o domínio α3 NC1 do colágeno IV produz uma *doença anti-MBG* associada frequentemente com GNRP e/ou uma síndrome pulmão-rim denominada *síndrome de Goodpasture*. A discussão dessa doença foi abordada em "Síndromes nefríticas agudas".

SÍNDROME DE ALPORT

Classicamente, os pacientes com síndrome de Alport desenvolvem hematúria, adelgaçamento e clivagem das MBGs e proteinúria leve (< 1-2 g/24 h), que aparece tardiamente no curso, seguida de glomerulosclerose crônica, resultando em doença renal crônica associada com surdez neurossensorial. Alguns pacientes desenvolvem lenticone da cápsula anterior do cristalino, retinopatia em ponto-mancha e, em casos raros, leiomiomatose. Cerca de

Esquema glomerular 7

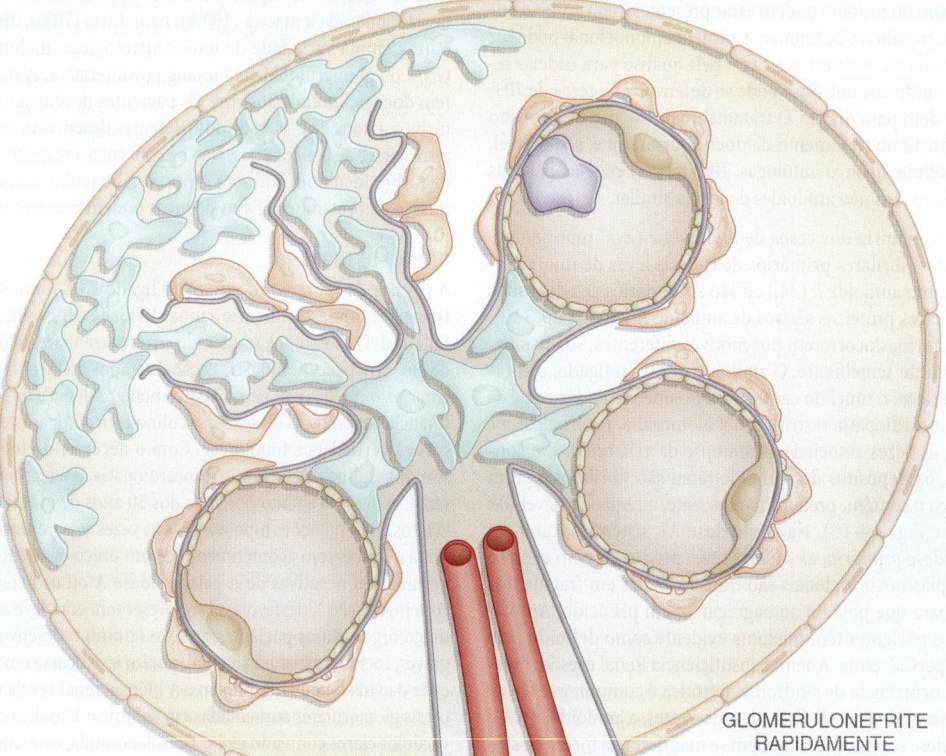

GLOMERULONEFRITE RAPIDAMENTE PROGRESSIVA

85% dos pacientes com síndrome de Alport têm herança ligada ao X de mutações na cadeia do colágeno α5(IV) no cromossomo Xq22-24. As mulheres portadoras têm penetrância variável dependente do tipo de mutação ou do grau de mosaicismo criado pela inativação do X. Cerca de 15% dos pacientes têm doença autossômica recessiva das cadeias α3(IV) ou α4(IV) no cromossomo 2q35-37. Raramente, algumas famílias exibem uma herança autossômica dominante de mutações dominantes negativas nas cadeias α3(IV) ou α4(IV).

As linhagens com a síndrome ligada ao X são bastante variáveis em seu ritmo e frequência de dano tecidual que evolui para falência orgânica. Cerca de 70% dos pacientes apresentam a forma juvenil com mutações *nonsense* ou *missense*, alterações no quadro de leitura ou grandes deleções e, em geral, desenvolvem doença renal crônica e surdez neurossensorial por volta dos 30 anos de idade. Os pacientes com variantes de *splicing*, saltos de éxons ou mutações *missense* de glicinas α-helicoidais em geral sofrem deterioração após os 30 anos de idade (forma adulta), com surdez leve ou tardia. A surdez grave precoce, o lenticone ou a proteinúria sugerem um prognóstico mais desfavorável. Em geral, indivíduos do sexo feminino de linhagens ligadas ao X apresentam apenas hematúria microscópica, porém foi relatado que até 25% dos portadores do sexo feminino têm manifestações renais mais graves. As linhagens com a forma autossômica recessiva da doença exibem doença inicial grave em indivíduos de ambos os sexos com pais assintomáticos.

A avaliação clínica deve incluir um cuidadoso exame oftalmológico e testes audiométricos. Entretanto, a ausência de sintomas extrarrenais não afasta o diagnóstico. Devido à expressão do colágeno α5(IV) na pele, alguns pacientes com síndrome de Alport ligada ao X podem ser diagnosticados com uma biópsia de pele que mostre ausência da cadeia de colágeno α5(IV) na análise com imunofluorescência. Pacientes com mutações em α3(IV) ou α4(IV) têm indicação de biópsia renal. Pode-se efetuar um teste genético para o diagnóstico de síndrome de Alport e a demonstração do seu padrão de herança. No início da doença, os pacientes costumam apresentar membranas basais finas na biópsia renal (ver Fig. A4-19), as quais se tornam espessas com o passar do tempo e se transformam em multilamelas circundando áreas translúcidas que muitas vezes contêm grânulos de densidade variável – a denominada membrana basal dividida. Em qualquer rim de Alport existem áreas de adelgaçamento misturadas com clivagem da MBG. Os túbulos desaparecem, os glomérulos sofrem um processo de fibrose e o rim acaba sucumbindo à fibrose intersticial. Todos os membros afetados de uma família com síndrome de Alport ligada ao X devem ser identificados e acompanhados, incluindo as mães de indivíduos do sexo masculino acometidos. O tratamento primário consiste no controle da hipertensão sistêmica e no uso de inibidores da ECA para desacelerar a progressão do dano renal. Embora os pacientes que recebem aloenxertos renais geralmente desenvolvam anticorpos anti-MBG dirigidos contra os epítopos de colágeno ausentes no rim nativo, a síndrome de Goodpasture clinicamente manifesta é rara e a sobrevida do enxerto é boa.

DOENÇA DA MEMBRANA BASAL FINA

A doença da membrana basal fina (DMBF), um distúrbio relativamente comum caracterizado por hematúria persistente ou intermitente, assintomática, geralmente microscópica e raramente hematúria macroscópica com dor no flanco, em geral não está associada à proteinúria, à hipertensão ou à perda da função renal ou doença extrarrenal. A DMBF geralmente é familiar, com as linhagens exibindo um padrão autossômico dominante. Em geral, a doença se manifesta na infância em múltiplos membros familiares e também é chamada *hematúria familiar benigna*. Muitos casos de DMBF envolvem defeitos genéticos no colágeno tipo IV; todavia, diferentemente da síndrome de Alport, a doença se comporta como um distúrbio autossômico dominante que, em cerca de 40% das famílias, segrega com os *loci COL(IV)* α3/*COL(IV)* α4. A ocorrência de mutações nesses *loci* pode resultar em um espectro de doença que vai desde a DMBF até a síndrome de Alport dominante ou recessiva. A MBG exibe adelgaçamento difuso em comparação com os valores normais para a idade do paciente em biópsias normais sob os demais aspectos (ver Fig. A4-19). A grande maioria dos pacientes segue uma evolução benigna.

SÍNDROME DA UNHA-PATELA

Os pacientes com a síndrome da unha-patela desenvolvem cornos ilíacos na pelve e displasia das superfícies dorsais dos membros envolvendo a patela, os cotovelos e as unhas, associadas variavelmente a uma deficiência auditiva neurossensorial, glaucoma e anormalidades da MBG e dos podócitos, evoluindo para hematúria, proteinúria e GESF. A síndrome é autossômica dominante, com haploinsuficiência para LMX1B, o fator de transcrição do homeodomínio LIM. As linhagens são extremamente variáveis quanto à penetração para todas as características da doença. LMX1B regula a expressão dos genes codificadores das cadeias α3 e α4 do colágeno IV, colágeno intersticial tipo III, podocina e CD2AP, que ajudam a formar as membranas fenestradas que conectam os podócitos. Mutações na região do domínio LIM de *LMX1B* estão associadas com glomerulopatia em 30 a 40% dos pacientes e raramente progridem para falência renal. A proteinúria ou hematúria isolada é descoberta em qualquer fase da vida, mais frequentemente na terceira década de vida. Na biópsia renal, são encontradas rarefações patognomônicas contendo aglomerados de fibrilas de colágeno dentro da lâmina densa da MBG, e GESF pode estar presente. O tratamento é inespecífico, mas a inibição do sistema renina-angiotensina é recomendada. Os pacientes com DRET evoluem muito bem com um transplante.

SÍNDROMES GLOMERULARES-VASCULARES

Uma ampla variedade de doenças resulta em lesão vascular clássica dos capilares glomerulares. A maioria desses processos também lesiona vasos sanguíneos em outros locais do corpo. O grupo de doenças abordadas aqui resulta em vasculite, lesão do endotélio renal, trombose, isquemia e/ou oclusões com lipídeos.

NEFROPATIA ATEROSCLERÓTICA

O envelhecimento no mundo desenvolvido está comumente associado à oclusão dos vasos sanguíneos coronarianos e sistêmicos. As razões para isso incluem obesidade, resistência à insulina, tabagismo, hipertensão e dietas ricas em lipídeos que se depositam na circulação arterial e arteriolar, produzindo inflamação local e fibrose de pequenos vasos sanguíneos. Com o acometimento da circulação arterial renal, a microcirculação glomerular é lesada, resultando em *nefrosclerose crônica*. Os pacientes com TFG < 60 mL/min sofrem mais eventos cardiovasculares e são hospitalizados com maior frequência do que aqueles com taxa de filtração mais alta. Vários distúrbios lipídicos agressivos podem acelerar esse processo, porém, na maioria das vezes, a progressão aterosclerótica para nefrosclerose crônica está associada a uma hipertensão com controle inadequado. Cerca de 10% dos glomérulos normalmente são escleróticos por volta dos 40 anos de idade. Esse percentual sobe para 20% aos 60 anos e para 30% aos 80 anos. Em humanos, os perfis dos lipídeos séricos são profundamente afetados pelos polimorfismos da *apolipoproteína E*; o alelo E4 é acompanhado por aumentos do colesterol sérico e está mais intimamente associado aos perfis aterogênicos nos pacientes com doença renal crônica. As mutações nos alelos E2, sobretudo em pacientes japoneses, produzem uma anormalidade renal específica, denominada *glomerulopatia lipoproteica* associada a trombos lipoproteicos glomerulares e dilatação capilar.

NEFROSCLEROSE HIPERTENSIVA

A hipertensão sistêmica não controlada causa dano permanente ao rim de cerca de 6% dos pacientes hipertensos. Até 27% dos pacientes com doença renal em estágio terminal têm hipertensão como causa primária; a hipertensão é a segunda causa mais comum de DRET depois da nefropatia diabética. A *nefrosclerose hipertensiva* é cinco vezes mais frequente em negros do que em brancos. Os alelos de risco associados ao *APOL1*, um gene funcional para a apolipoproteína L1 expressa nos podócitos, explicam substancialmente a frequência aumentada da DRET entre os negros. Os fatores de risco associados de progressão para DRET incluem idade avançada, sexo masculino, raça, tabagismo, hipercolesterolemia, duração da hipertensão, baixo peso ao nascer e lesão renal preexistente. As biópsias renais dos pacientes com hipertensão, hematúria microscópica e proteinúria moderada demonstram arteriolosclerose, nefrosclerose crônica e fibrose intersticial e ausência de imunodepósitos (ver Fig. A4-21). Com base em uma anamnese minuciosa, exame físico, exame de urina e alguns testes sorológicos, o diagnóstico de nefrosclerose crônica costuma ser inferido sem necessidade de biópsia. Estudos recentes sugerem que, na ausência de diabetes, adultos com hipertensão e fatores de risco cardiovascular são beneficiados quando alcançam uma pressão arterial sistólica < 120 mmHg, em comparação à pressão arterial < 140 mmHg. Na presença de doença renal, a terapia é iniciada na maioria dos casos com dois fármacos, classicamente um diurético tiazídico e um inibidor da ECA; a maioria dos pacientes necessitará de três fármacos. Existe evidência concreta em negros com nefrosclerose hipertensiva de que a terapia iniciada com um inibidor da ECA pode retardar o ritmo de declínio da função renal, independentemente dos efeitos sobre a pressão arterial sistêmica. A hipertensão acelerada maligna complica a evolução da nefrosclerose crônica, em particular na vigência de esclerodermia ou uso de cocaína (ver Fig. A4-24). O estresse hemodinâmico da hipertensão maligna acarreta necrose fibrinoide dos pequenos vasos sanguíneos, microangiopatia trombótica, um exame de urina de padrão nefrítico e injúria renal aguda. Na vigência de lesão renal, dor torácica ou papiledema, a condição deve ser tratada como uma emergência hipertensiva.

ATEROEMBOLISMO

Os pacientes mais idosos com complicações clínicas da aterosclerose às vezes lançam na circulação cristais de colesterol, de modo espontâneo ou, mais comumente, após um procedimento endovascular com manipulação da aorta ou com o uso de anticoagulação sistêmica. Os êmbolos espontâneos podem ser lançados de forma aguda ou subaguda e de maneira um pouco mais silenciosa. Os êmbolos irregulares presos na microcirculação produzem dano isquêmico que induz uma reação inflamatória. Dependendo da localização das placas ateroscleróticas que liberam esses fragmentos de colesterol, poderão ser observados ataques isquêmicos cerebrais transitórios; livedo reticular nos membros inferiores; placas de Hollenhorst na retina com cortes de campo visual; necrose dos dedos dos pés; e lesão aguda dos capilares glomerulares resultando em glomerulosclerose segmentar focal algumas vezes associada à hematúria, à proteinúria leve e à perda da função renal, que progride no transcorrer de poucos anos. Alguns pacientes apresentam febre, eosinofilia ou eosinofilúria. A biópsia da pele de uma área afetada pode ser diagnóstica. Como a fixação dos tecidos dissolve o colesterol, observam-se, em geral, apenas fendas biconvexas residuais nos vasos acometidos (ver Fig. A4-22). Não existe terapia capaz de reverter as oclusões embólicas, e os corticosteroides não ajudam. O controle da pressão arterial e dos lipídeos e a cessação do tabagismo são habitualmente recomendados para a prevenção.

ANEMIA FALCIFORME

Os indivíduos com hemoglobina SA em geral são assintomáticos, porém a maioria desenvolve, gradualmente, hipostenúria decorrente de infartos subclínicos da medula renal, predispondo, assim, à depleção de volume. Existe uma prevalência inesperadamente alta de traço falciforme entre pacientes negros em programas de diálise. Os pacientes com anemia falciforme SS homozigota, e alguns pacientes com hemoglobinopatia SC, desenvolvem doença vasoclusiva crônica em muitos órgãos. Os polímeros da hemoglobina SS desoxigenada distorcem o formato das hemácias. Essas células aderem aos endotélios e obstruem os pequenos vasos sanguíneos, produzindo, ao longo do tempo, crises falciformes álgicas frequentes. As alterações precoces no rim incluem hiperfiltração glomerular, hipostenúria, hematúria micro ou macroscópica e microalbuminúria. As alterações tardias podem incluir necrose papilar, infarto renal e proteinúria e, mais comumente, GESF na biópsia renal; raramente ocorre GNMP. As oclusões vasculares no rim produzem hipertensão glomerular, GESF, nefrite intersticial e infarto renal associado com hipostenúria, hematúria microscópica e até mesmo macroscópica; alguns pacientes também se apresentam com GNMP. A função renal pode ser superestimada, devido à secreção tubular aumentada de creatinina observada em muitos pacientes com hemoglobina SS. Por volta da segunda ou da terceira década da vida, a doença vasoclusiva persistente no rim acarreta graus variáveis de disfunção renal. O prognóstico dos pacientes em diálise é desfavorável e o tratamento da anemia com agentes estimuladores de eritropoiese é complicado. Os objetivos do tratamento são reduzir a frequência das crises álgicas e administrar inibidores da ECA e hidroxiureia na esperança de retardar um declínio progressivo da função renal. Em pacientes com anemia falciforme submetidos ao transplante renal, a sobrevida do enxerto renal é comparável àquela de negros na população geral de transplantados.

MICROANGIOPATIAS TROMBÓTICAS

A *púrpura trombocitopênica trombótica* (PTT), a *síndrome hemolítico-urêmica* (SHU) mediada pela toxina Shiga e a SHU mediada pelo complemento representam um espectro de microangiopatias trombóticas (MATs). A PTT e a SHU compartilham as características gerais de púrpura trombocitopênica idiopática, anemia hemolítica, febre, disfunção renal e distúrbios neurológicos. Clinicamente, quando os pacientes, particularmente crianças, têm evidência de lesão renal, suspeita-se de SHU e, em adultos com doença neurológica, suspeita-se de PTT. Ao exame do tecido renal, há evidências de *endoteliose capilar glomerular* associada a trombos plaquetários, dano da parede capilar e formação de material de fibrina dentro e ao redor dos glomérulos (ver Fig. A4-23). Esses achados teciduais são semelhantes aos observados na pré-eclâmpsia/HELLP (do inglês *hemolysis, elevated liver enzymes, and low platelet count syndrome* [síndrome de hemólise, enzimas hepáticas elevadas e plaquetas baixas]), na hipertensão maligna e na síndrome antifosfolipídeo. A MAT também é vista no período pós-parto (e pode ser mediada pelo complemento); com o uso de anticoncepcionais orais ou quinina; em pacientes de transplante renal que receberam OKT3 para rejeição; em pacientes em uso dos agentes antiplaquetários ticlopidina e clopidogrel; e após infecção por HIV. O fármaco implicado deve ser descontinuado.

A SHU mediada pela toxina Shiga é causada por uma toxina liberada por *Escherichia coli* 0157:H7 e, ocasionalmente, por *Shigella dysenteriae*. Essa toxina Shiga (verotoxina) lesiona diretamente os endotélios, os enterócitos e as células renais, causando apoptose, aglomerados de plaquetas e hemólise intravascular pela ligação aos receptores dos glicolipídeos (Gb3). Esses receptores são mais abundantes ao longo dos endotélios de crianças, em comparação com adultos. A toxina Shiga também inibe a produção endotelial de ADAMTS13. Nos casos familiares de PTT em adultos, existe uma deficiência genética da metaloprotease ADAMTS13, que cliva os grandes multímeros do fator de von Willebrand. Na ausência de ADAMTS13, esses grandes multímeros causam aglomeração das plaquetas e hemólise intravascular. Um anticorpo contra ADAMTS13 é encontrado em muitos casos esporádicos de PTT de adultos. É possível testar os pacientes para atividade de ADAMTS13. Se a atividade for baixa, a presença de anticorpos contra ADAMTS13 distingue entre deficiência e doença imunomediada. A MAT/SHU mediada pelo complemento é uma deficiência hereditária rara de uma das proteínas reguladoras que restringem a ativação da via alternativa do complemento e pode se apresentar em crianças ou adultos frequentemente precedida por uma infecção. O tratamento de adultos com PTT com anticorpos contra ADAMTS13 consiste em plasmaférese diária, que pode salvar a vida do paciente. A plasmaférese com plasma fresco congelado é realizada até observar-se uma elevação na contagem de plaquetas, porém costuma ser mantida nos pacientes que sofrem recidivas, mesmo após a melhora das contagens plaquetárias. Há um papel anedótico em pacientes recidivantes para a realização de esplenectomia, e para o uso de corticosteroides, fármacos imunossupressores, bortezomibe ou rituximabe. Pacientes sem anticorpos e uma deficiência genética na produção de ADAMTS13 podem ser tratados apenas com plasma fresco congelado. Pacientes com SHU mediada por toxina Shiga não são tratados com antibióticos e recebem tratamento suportivo; parece que os antibióticos aceleram a liberação da toxina e a diarreia geralmente é autolimitada. Pacientes com MAT/SHU mediada pelo complemento são tratados com eculizumabe, uma terapia anticomplemento.

SÍNDROME ANTIFOSFOLIPÍDEO (VER CAP. 357)

CONSIDERAÇÕES GLOBAIS

SÍNDROMES ASSOCIADAS A DOENÇAS INFECCIOSAS

Várias doenças infecciosas lesionam os capilares glomerulares como parte de uma reação sistêmica produtora de resposta imune ou em razão da infecção direta do tecido renal. A evidência dessa resposta imune é encontrada nos glomérulos na forma de imunodepósitos que lesionam o rim, produzindo proteinúria e hematúria moderadas. Uma alta prevalência de muitas dessas doenças infecciosas nos países em desenvolvimento torna a doença renal associada à infecção a causa mais comum de glomerulonefrite em diversas partes do mundo.

Glomerulonefrite pós-estreptocócica   Essa forma de glomerulonefrite é uma das complicações clássicas da infecção estreptocócica. A discussão dessa doença pode ser encontrada na seção "Síndromes nefríticas agudas".

Endocardite bacteriana subaguda   A lesão renal devido a uma bacteremia persistente, excluindo-se a presença contínua de um corpo estranho e independentemente da causa, é tratada presuntivamente como se o paciente tivesse endocardite. A discussão dessa doença pode ser encontrada na seção "Síndromes nefríticas agudas".

Vírus da imunodeficiência humana   A doença renal é uma complicação importante da doença pelo HIV. O risco de desenvolvimento de DRET é muito maior em negros infectados pelo HIV do que em brancos. Cerca de 50% dos pacientes infectados por HIV portadores de doença renal apresentam nefropatia associada ao HIV (HIVAN, de *HIV-associated nephropathy*) na biópsia. A lesão observada na HIVAN é a GESF, revelando característicamente uma glomerulonefrite colapsante (ver Fig. A4-3), com edema de células epiteliais viscerais, dilatação microcística dos túbulos renais e inclusão tubulorreticular. As células epiteliais renais expressam o HIV em replicação, porém as respostas imunes do hospedeiro também atuam na patogênese. A HIVAN se desenvolve quase exclusivamente em pacientes de raça negra, ligada aos polimorfismos de *APOL1*. A doença renal por imunocomplexo por HIV (HIVICK, do inglês *HIV immune complex kidney disease*) é um grupo de lesões glomerulares mediadas por imunocomplexos encontradas em pacientes infectados por HIV. Ao exame de biópsia, a HIVICK se mostra como um conjunto de outras lesões glomerulares, incluindo glomerulonefrite pós-infecciosa, GNM, GNMP, GNDP, DLM e nefropatia por IgA. O fenômeno da HIVICK é uma complicação da viremia aguda por HIV.

Os pacientes com HIV e GESF se apresentam com proteinúria na faixa nefrótica e hipoalbuminemia, mas, diferentemente dos pacientes com outras etiologias para a síndrome nefrótica, é incomum haver hipertensão, edema ou hiperlipidemia. A ultrassonografia dos rins também revela grandes rins ecogênicos, apesar do declínio rápido da função renal em alguns pacientes. O tratamento com inibidores do sistema renina-angiotensina reduz a proteinúria. A terapia antirretroviral efetiva beneficia o paciente e os rins e melhora a sobrevida do paciente infectado por HIV com HIVAN e, em alguns casos, com doença renal crônica ou DRET associadas à HIVICK. Nos pacientes infectados pelo HIV que ainda não estão sendo tratados, a presença de HIVAN é uma indicação para iniciar a terapia. Após a introdução da terapia antirretroviral, a sobrevida dos pacientes infectados pelo HIV em programa de diálise melhorou expressivamente. Os transplantes renais em pacientes infectados pelo HIV com carga viral indetectável ou sem história de infecções oportunistas proporcionam maior sobrevida em comparação com a diálise. Após o transplante, a sobrevida do paciente e a sobrevida do enxerto assemelham-se às da população geral de transplantados, apesar das rejeições frequentes.

Hepatites B e C Os pacientes infectados tipicamente apresentam hematúria microscópica, proteinúria na faixa nefrótica ou não nefrótica e hipertensão. Existe uma estreita associação entre a infecção da hepatite B e a poliarterite nodosa, com aparecimento de vasculite geralmente nos primeiros 6 meses após a infecção. As manifestações renais consistem em aneurismas da artéria renal, infarto renal e cicatrizes isquêmicas. Alternativamente, o estado de portador de hepatite B pode produzir uma GNM com deposição predominante de IgG1 que é mais comum em crianças do que em adultos ou uma GNMP que é mais comum em adultos do que em crianças. A histologia renal é indistinguível da GNM idiopática ou da GNMP. Antígenos virais, mais comumente HBeAg, são encontrados nos depósitos renais. Também há relatos de glomerulonefrite crioglobulinêmica. O tratamento é feito com agentes antivirais. As crianças têm um melhor prognóstico do que os adultos.

Até 30% dos pacientes com infecção crônica de hepatite C exibem algumas manifestações renais. Com frequência, os pacientes se apresentam com crioglobulinemia mista tipo II, síndrome nefrótica, hematúria microscópica, provas de função hepática anormais, níveis reduzidos de C_3, anticorpos antivírus da hepatite C (HCV) e RNA viral no sangue. As lesões renais vistas mais comumente, em ordem decrescente de frequência, são glomerulonefrite crioglobulinêmica, GNM e GNMP, mas também foram relatadas poliarterite nodosa (PAN), nefropatia por IgA e GESF. Com a disponibilização dos agentes antivirais de ação direta, que conseguem promover remissões virais em mais de 95% dos pacientes, a prevalência da doença glomerular em pacientes com HCV deverá cair. Esses fármacos atualmente são o tratamento de escolha para pacientes com PAN ou GNMP associado ao HCV.

Outros vírus Outras infecções virais estão associadas ocasionalmente a lesões glomerulares, porém ainda não foi estabelecida uma relação de causa e efeito. Essas infecções virais e suas respectivas lesões glomerulares incluem citomegalovírus ocasionando GNMP ou GESF; *influenza* e doença anti-MBG; glomerulonefrite proliferativa endocapilar associada ao sarampo, com antígeno do sarampo nas alças capilares e no mesângio; parvovírus causando glomerulonefrite proliferativa ou mesangioproliferativa leve ou GESF; caxumba e glomerulonefrite mesangioproliferativa; vírus Epstein-Barr gerando GNMP, nefrite proliferativa difusa ou nefropatia por IgA; febre hemorrágica da dengue causando glomerulonefrite proliferativa endocapilar; hantavírus e glomerulonefrite proliferativa mesangial; e vírus Coxsackie ocasionando *glomerulonefrite focal* ou GNPD.

Sífilis A sífilis secundária, com erupção cutânea e sintomas constitucionais, instala-se semanas a meses depois que o cancro aparece pela primeira vez e, ocasionalmente, manifesta-se com a síndrome nefrótica por GNM causada por imunodepósitos subepiteliais contendo antígenos treponêmicos. Outras lesões também foram descritas em raras ocasiões, incluindo nefrite sifilítica intersticial. O diagnóstico é confirmado com testes não treponêmicos e treponêmicos para *Treponema pallidum*. A lesão renal responde ao tratamento com penicilina ou com um fármaco alternativo, se o paciente for alérgico. Os testes adicionais para outras infecções sexualmente transmissíveis constituem uma parte importante do manejo da doença.

Hanseníase Apesar dos agressivos programas de erradicação, novos casos de hanseníase aparecem principalmente em países em desenvolvimento. O diagnóstico é feito principalmente em pacientes com múltiplas lesões cutâneas acompanhadas de perda sensorial nas áreas afetadas, utilizando esfregaços de pele que mostram infecção paucibacilar ou multibacilar (critérios da OMS). A hanseníase é causada pela infecção por *Mycobacterium leprae* e pode ser classificada pelos critérios de Ridley-Jopling em vários tipos: tuberculoide, *borderline* tuberculoide, *borderline*, *borderline* lepromatosa e lepromatosa. O comprometimento renal na hanseníase está relacionado à quantidade de bacilos no corpo, e os rins constituem um dos órgãos-alvo no acometimento visceral. Em algumas séries, todos os casos de hanseníase de tipo lepromatosa e *borderline* lepromatosa apresentam várias formas de comprometimento renal, incluindo GESF, glomerulonefrite mesangioproliferativa ou amiloidose renal; muito menos comuns são as lesões renais da GNPD e GNMP. O tratamento da infecção com poliquimioterapia pode diminuir a incidência ou promover remissão da doença renal.

Malária Ocorrem 300 a 500 milhões de casos incidentes de malária a cada ano em âmbito mundial, e o rim é comumente acometido. A glomerulonefrite se deve aos imunocomplexos contendo antígenos maláricos que se depositam no glomérulo. Na malária por *P. falciparum*, uma proteinúria leve está associada a depósitos subendoteliais, depósitos mesangiais e glomerulonefrite mesangioproliferativa que costuma regredir com o tratamento. Na malária quartã decorrente da infecção por *Plasmodium malariae*, as crianças são mais afetadas e o acometimento renal é mais grave. A proteinúria e a hematúria microscópica transitórias podem regredir com o tratamento da infecção. Entretanto, a síndrome nefrótica resistente com progressão para doença renal crônica em um período de 3 a 5 anos pode ocorrer, já que < 50% dos pacientes respondem à terapia com corticosteroides. Os pacientes afetados pela síndrome nefrótica exibem espessamento das paredes dos capilares glomerulares, com depósitos subendoteliais de IgG, IgM e C_3 associados a uma lesão membranoproliferativa esparsa. A rara glomerulonefrite mesangioproliferativa relatada com *Plasmodium vivax* ou *Plasmodium ovale* costuma apresentar uma evolução benigna. A injúria renal aguda frequentemente pode agravar essas glomerulopatias.

Esquistossomose A esquistossomose afeta mais de 300 milhões de pessoas em todo o mundo e acomete principalmente os tratos urinário e gastrintestinal. O envolvimento glomerular varia com a cepa específica da esquistossomose; *Schistosoma mansoni* é mais comumente associado à doença renal clínica, e as lesões glomerulares podem ser classificadas da seguinte forma: a classe I é uma *glomerulonefrite mesangioproliferativa*; a classe II é uma *glomerulonefrite proliferativa extracapilar*; a classe III é uma *glomerulonefrite membranoproliferativa*; a classe IV é uma *glomerulonefrite segmentar focal*; e a classe V é *amiloidose*. Com frequência, as classes I e II regridem com o tratamento da infecção, enquanto as lesões das classes III e IV estão associadas a imunodepósitos de IgA e progridem mesmo com terapia antiparasitária e/ou imunossupressora.

Outros parasitas O acometimento renal em infecções por toxoplasmose é raro. Quando ocorre, os pacientes se apresentam com síndrome nefrótica e apresentam um quadro histológico de GNMP. Dos pacientes com leishmaniose, 50% terão proteinúria leve a moderada e hematúria microscópica, porém a evolução para doença renal crônica é rara. GNPD aguda, GNM e glomerulonefrite mesangioproliferativa foram observadas em biópsias. A filariose e a triquinose são causadas por nematódeos e estão algumas vezes associadas a uma lesão glomerular que se manifesta com proteinúria, hematúria e uma grande variedade de lesões histológicas que, em geral, regridem com a erradicação da infecção.

LEITURAS ADICIONAIS

DeVriese AS et al: Differentiating primary, genetic, and secondary FSGS in adults: A clinicopathologic approach. J Am Soc Nephrol 29:759, 2018.
Kupin WL: Viral-associated GN: Hepatitis C and HIV. Clin J Am Soc Nephrol 12:1337, 2017.
Papazachariou L et al: Frequent COL4 mutations in familial microheamaturia accompanied by later-onset/alport nephropathy due to focal segmental glomerulosclerosis. Clin Genet 92:517, 2017.
Pickering MC et al: C_3 glomerulopathy: Consensus report. Kidney Int 84:1079, 2013.
Ronco P, Debiec H: Membranous nephropathy: A fairy tale for immunopathologists, nephrologists and patients. Mol Immunol 68:57, 2015.
Sethi S et al: Mayo Clinic/Renal Pathology Society consensus report on pathologic classification, diagnosis, and reporting of GN. J Am Soc Nephrol 27:1278, 2016.

315 Doença renal policística e outros distúrbios hereditários do crescimento e desenvolvimento tubular

Jing Zhou, Martin R. Pollak

As doenças renais policísticas são um grupo de distúrbios geneticamente heterogêneos e uma das principais causas de insuficiência renal. A doença renal policística autossômica dominante (DRPAD) é a mais comum doença monogênica ameaçadora à vida, afetando 12 milhões de pessoas no mundo todo. A doença renal policística autossômica recessiva (DRPAR) é mais rara, porém afeta a população pediátrica. Os cistos renais costumam ser vistos em uma ampla gama de doenças sindrômicas. Estudos recentes mostraram que defeitos na estrutura ou função dos cílios primários podem estar na base desse grupo de doenças genéticas chamado coletivamente *ciliopatias* (Tab. 315-1).

DOENÇA RENAL POLICÍSTICA AUTOSSÔMICA DOMINANTE

Etiologia e patogênese (Fig. 315-1) A DRPAD se caracteriza pela formação progressiva de cistos com revestimento epitelial nos rins. Embora os cistos ocorram em apenas 5% dos túbulos renais, o enorme crescimento desses cistos acaba levando à perda dos tecidos normais adjacentes e da função renal. Os defeitos celulares na DRPAD que são conhecidos há muito tempo são o aumento da proliferação celular e da secreção de fluidos, a redução da diferenciação celular e anormalidades na matriz extracelular. A DRPAD é causada por mutações em *PKD1* e *PKD2*, que codificam a policistina-1 (PC1) e a policistina-2 (PC2), respectivamente. A PC1 é uma grande proteína transmembrana-11 que funciona como receptor acoplado à proteína G. A PC2 é uma proteína transmembrana-6 permeável ao cálcio, que pertence estruturalmente à família dos canais de cátions do receptor de potencial transitório (TRP). PC1 e PC2 são amplamente expressas em quase todos os tecidos e órgãos. A expressão de PC1 é alta durante o desenvolvimento e baixa no indivíduo adulto, enquanto a expressão de PC2 é relativamente constante. PC1 e PC2 são encontradas no cílio primário, uma estrutura capilariforme que está presente na membrana apical celular, além das membranas celulares e das junções intercelulares do epitélio tubular. Os defeitos nos cílios primários estão ligados a um amplo espectro de doenças humanas, denominadas coletivamente de *ciliopatias*. O fenótipo mais comum compartilhado por muitas ciliopatias é o de cistos renais. PC1 e PC2 se ligam entre si por meio de suas respectivas caudas C-terminais para formar um complexo receptor-canal e regular a função uma da outra. Evidência recente sugere uma estoiquiometria de 1:3 para PC1:PC2 no complexo do canal PC1/2. O complexo proteico PC1/2 serve como sensor mecânico ou químico, regulando a sinalização de cálcio e proteína-G. O complexo proteico PC1/2 também pode regular diretamente várias funções celulares, incluindo o ciclo celular, o citoesqueleto de actina, a polaridade celular planar (PCP) e a migração celular. Esse complexo proteico também foi implicado na regulação de várias vias de sinalização, incluindo Wnt, alvo da rapamicina em mamíferos (mTOR), STAT3, cMET, fosfoinositídeo-3-cinase (PI3K)/Akt, receptores acoplados à proteína-G (GPCR) e receptor do fator de crescimento epidérmico (EGFR), bem como na localização e atividade do regulador da condutância transmembrana da fibrose cística (CFTR). Uma hipótese é de que a perda da função ciliar de PC1 e PC2 leve a uma sinalização aberrante de cálcio e a um aumento subsequente na atividade da adenililciclase, bem como à redução da atividade da fosfodiesterase e consequente aumento do AMP cíclico (AMPc) celular. O aumento do AMPc promove a atividade da proteína-cinase A, entre outros efetores e, por sua vez, leva ao crescimento de cistos pela promoção da proliferação e secreção de fluido das células do revestimento dos cistos através dos canais de cloreto e de aquaporina em rins de pacientes com DRPAD.

A DRPAD é herdada como um traço autossômico dominante com penetrância completa, porém expressividade variável. A doença afeta todos os grupos étnicos ao redor do mundo, com prevalência estimada de 1:1.000 a 1:400. Apenas metade dos pacientes com DRPAD são diagnosticados clinicamente durante a vida. A DRPAD é geneticamente heterogênea. O primeiro gene da doença (*PKD1*) foi localizado na região do gene da α-globina no cromossomo 16p13, em 1985; e um segundo locus do gene da doença (*PKD2*) foi mapeado no cromossomo 4q21-q23, em 1993. Mutações em *PKD1* e *PKD2* são responsáveis por cerca de 85 e 15% dos casos de DRPAD, respectivamente. Porém, é possível que pacientes com mutações em *PKD2* representem mais do que 15% dos casos, porque tendem a desenvolver doença clínica mais leve, e como resultado, podem não ser diagnosticados. A letalidade embriônica de camundongos *knockout* geneticamente modificados com inativação de *Pkd1* e *Pkd2* sugere que a forma homozigota em humanos pode ser letal e, assim, não ser clinicamente reconhecida.

PKD1 é formado por 46 éxons que ocupam aproximadamente 52 kb de DNA genômico. Produz uma transcrição de aproximadamente 14 kb que codifica a policistina-1 (PC1), uma proteína contendo cerca de 4.300 aminoácidos. Uma característica do gene *PKD1* é que três quartos de sua extremidade 5′ foram duplicados em seis outros sítios no cromossomo 16p, muitos dos quais produzem transcrições de mRNA dificultando bastante a análise genética da região duplicada. *PKD2* é um gene de cópia simples com 15 éxons que produzem transcrição de cerca de 5,3 kb de mRNA codificador de policistina-2 (PC2), uma proteína de 968 aminoácidos. Dois genes adicionais, *GANAB* e *DNAJB11*, foram encontrados em pacientes com a forma autossômica dominante da doença renal policística. O gene *GANAB* codifica a subunidade IIa da glicosidase e o gene *DNAJB11* produz um cofator de BiP, uma chaperona essencial no retículo endoplásmico que controla o enovelamento, o tráfego e a degradação de proteínas secretadas e de membrana. Ambas as proteínas parecem afetar o tráfego de PC1. Todavia, essas mutações só foram encontradas em um número muito pequeno de famílias.

Em pacientes com DRPAD, cada célula carrega um alelo mutante da linha germinativa de *PKD1* ou *PKD2*. Porém, há desenvolvimento de cistos apenas em uma fração pequena dos néfrons. Acredita-se que os cistos se originem do crescimento clonal de células isoladas que receberam um "segundo golpe" de mutação somática no alelo "normal" do gene *PKD1* ou *PKD2*. Evidências crescentes de modelos murinos mostram que a perda parcial do segundo alelo de *Pkd1* em um ambiente proliferativo é suficiente para a cistogênese, sugerindo que uma quantidade crítica de *PKD1* é necessária em uma célula. A inativação somática do segundo alelo de *Pkd1* em camundongos adultos resulta no início muito lento de desenvolvimento de cistos no rim. Contudo, a rápida formação de cistos pode ser promovida por um "terceiro golpe", como um novo evento genético ou epigenético, a inativação de genes supressores do crescimento, a ativação de genes promotores do crescimento ou um evento como a lesão renal que ativa o programa de desenvolvimento.

Manifestações clínicas A DRPAD se caracteriza pela progressiva formação de cistos renais bilaterais. Cistos renais focais costumam ser detectados nas pessoas acometidas antes dos 30 anos de idade. Centenas a milhares de cistos costumam estar presentes nos rins da maioria dos pacientes na quinta década de vida (Fig. 315-2). O aumento de tamanho dos rins pode chegar a 4 vezes em comprimento, com peso até 20 vezes maior que o normal. As apresentações clínicas da DRPAD são altamente variáveis. Embora muitos pacientes sejam assintomáticos até a quarta ou quinta décadas de vida e sejam diagnosticados pela descoberta incidental de hipertensão ou massas abdominais, a dor lombar ou no flanco é um sintoma frequente em cerca de 60% dos pacientes com DRPAD. A dor pode ser decorrente de infecção em cistos renais, hemorragia ou nefrolitíase. A hematúria macroscópica resultante da ruptura de cistos ocorre em

TABELA 315-1 ■ Doenças hereditárias comumente associadas com fenótipo cístico				
Doença	Padrão de transmissão	Anormalidades renais	Outras características clínicas	Genes
Doença renal policística autossômica dominante	AD	Rins aumentados bilateralmente com cistos corticais e medulares	Cistos hepáticos, pancreáticos, hipertensão, hemorragia subaracnóidea	PKD1, PKD2
Doença renal do tipo policística autossômica dominante	AD	Rins de tamanho normal ou diminuído com menos cistos corticais e medulares	Cistos hepáticos em graus variáveis (de ausente à grave)	GANAB, DNAJB11
Doença renal policística autossômica recessiva	AR	Cistos nos túbulos distais e nos ductos coletores	Oligoidrâmnio em casos graves, hipertensão, colangite, fibrose hepática	PKHD1
Doença renal tubulointersticial autossômica dominante	AD	Rins fibróticos e pequenos; cistos medulares	Em adultos, gota	UMOD, MUC1, REN, HNF1β, SEC61A1
Síndrome de cistos renais e diabetes	AD	Cistos renais, nefrogênese aberrante, sistemas coletores irregulares, cálices renais anormais, nefropatia hiperuricêmica; altamente variável	Diabetes	HNF1B
Nefronoftise	AR	Rins fibróticos e pequenos; cistos medulares	Retardo no crescimento, anemia (Nas formas sindrômicas: perda visual, fibrose hepática, ataxia cerebelar, outro)	NPHP1-20, IQCB1, CEP290, GLIS2, RPGRIP1L, NEK8, SDCCAG8, TMEM67, TTC21B
Síndrome de Senior-Loken	AR	Cistos renais	Nefronoftise juvenil, amaurose de Leber	NPHP1-6, SDCCAG8
Amaurose congênita de Leber	AR	Cistos renais	Déficit visual no primeiro ano de vida; retinopatia pigmentar	GUCY2D, RPE65, LCA3-14
Síndrome de Meckel-Gruber	AR	Cistos corticais e medulares	Anomalias do SNC, polidactilia, defeitos cardíacos congênitos	MKS1, TMEM216, TMEM67, TMEM231, TMEM107, CEP290, RPGRIP1L, CC2D2A, TCTN2, B9D1, B9D2, NPHP3, KIF14
Síndrome de Bardet-Biedl	AR	Cistos renais	Obesidade, polidactilia, retinite pigmentosa, anosmia, defeitos cardíacos congênitos, retardo mental	BBS1, 2, ARL6, BBS4,5, MKKS, BBS7, TTC8, BBS9, 10, TRIM32, BBS12, MKS1, CEP290, C2ORF86
Síndrome oral-facial-digital tipo I	Dominante ligada ao X	Cistos renais	Anomalias em cavidade oral, face e dedos; anormalidades do SNC; doença renal cística; discinesia ciliar primária; letalidade em homens	OFD1
Esclerose tuberosa	AD	Cistos renais	Angiomiolipomas; carcinoma de células renais. Angiofibromas faciais; hamartomas do SNC	TSC1, TSC2
Doença de von Hippel-Lindau	AD	Cistos renais	Carcinoma de células renais, angiomas retinianos; hemangioblastomas do SNC; feocromocitomas	VHL

Siglas: AD, autossômica dominante; AR, autossômica recessiva; SNC, sistema nervoso central.

aproximadamente 40% dos pacientes durante o curso da doença, e muitos têm episódios recorrentes. Dor no flanco e hematúria podem coexistir se houver conexão entre cisto rompido e sistema coletor. A proteinúria costuma ser um achado menor na DRPAD. A infecção é a segunda causa mais comum de morte em pacientes com DRPAD. Até metade dos pacientes com DRPAD terão um ou mais episódios de infecção renal durante a vida. Cistos infectados ou pielonefrites agudas são as infecções renais mais comuns, em geral causadas por bactérias Gram-negativas, havendo associação com febre e dor no flanco, com ou sem bacteremia. Essas complicações e a disfunção renal costumam estar relacionadas com as anormalidades estruturais do parênquima renal. Mutações nos genes *GANAB* e *DNAJB11* resultam em doença renal cística mais leve do que na DRPAD clássica, com cistos renais pequenos e rins de tamanho normal. Às vezes, pacientes com mutações em *GANAB* apresentam um fenótipo similar à DRPAD. Pacientes com *DNAJB11* desenvolvem fibrose renal, característica de doença tubulointersticial autossômica dominante, discutida adiante. Cálculos renais ocorrem em cerca de 20% dos pacientes com DRPAD. Diferentemente da população geral, mais da metade dos cálculos em pacientes com DRPAD são compostos por ácido úrico, com o restante sendo causado por oxalato de cálcio. Defeitos na acidificação distal, transporte anormal de amônio, pH urinário baixo e hipocitratúria podem ser importantes na patogênese dos cálculos renais na DRPAD. O carcinoma de células renais é uma complicação rara da DRPAD sem aumento aparente na frequência em comparação com a população em geral. Porém, na DRPAD, esses tumores são mais comumente bilaterais na sua apresentação, multicêntricos e de tipo sarcomatoide. Os exames de imagem não costumam ser úteis para diferenciar entre infecção de cisto e hemorragia de cisto devido à sua complexidade. As imagens de tomografia computadorizada (TC) e RM costumam ser úteis para distinguir um câncer de um cisto complexo. As complicações cardiovasculares são a principal causa de morte em pacientes com DRPAD. A hipertensão é comum e, em geral, ocorre antes de qualquer redução na taxa de filtração glomerular (TFG). A hipertensão é um fator de risco para a progressão de doença cardiovascular e renal na DRPAD. Curiosamente, alguns pacientes normotensos com DRPAD também podem ter hipertrofia ventricular esquerda. A hipertensão na DRPAD pode resultar de aumento na ativação do sistema renina-angiotensina-aldosterona, aumento da atividade nervosa simpática e déficit no relaxamento endotelial dependente da função ciliar em pequenos vasos sanguíneos resistentes.

A progressão da DRPAD tem grande variabilidade inter e intrafamiliar. A doença pode se manifestar já na fase intrauterina, contudo a doença renal em estágio terminal (DRET) costuma ocorrer na meia-idade tardia. Os fatores de risco incluem diagnóstico precoce de DRPAD, hipertensão, hematúria macroscópica, gestações múltiplas e rins de tamanho aumentado. Cistos hepáticos derivados do epitélio biliar são a complicação extrarrenal mais comum. O fígado policístico associado à DRPAD é diferente da doença hepática policística autossômica dominante (DHPAD), a qual é causada por mutações em pelo menos dois genes distintos (*PRKCSH* e *SEC63*) e não progride para disfunção renal. A doença hepática policística maciça ocorre quase

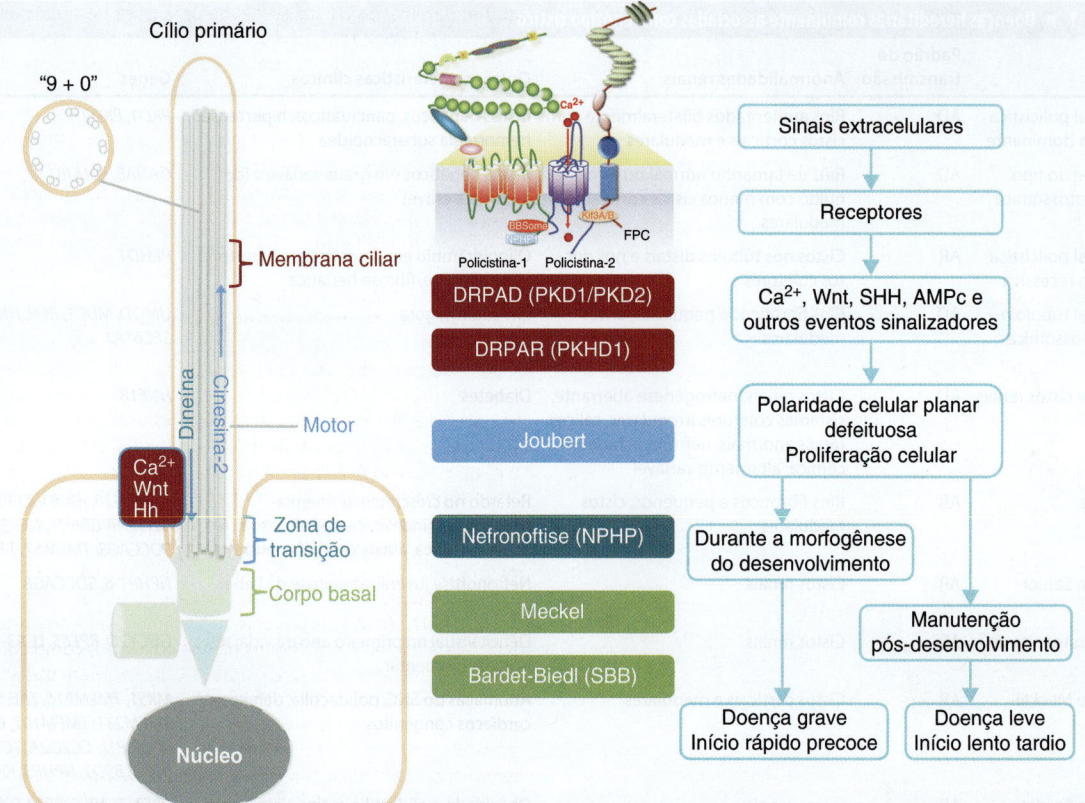

FIGURA 315-1 Esquema das proteínas da doença renal cística e do cílio primário. *Esquerda:* Esquema de cílio primário. Os cílios primários compartilham uma organização "9+0" de duplas de microtúbulos. As proteínas são transportadas para dentro do cílio pela proteína motora cinesina 2 e transportadas para fora do cílio pela dineína. O cílio é conectado ao corpo basal pela zona de transição. *Meio:* É mostrada a topologia de proteínas de doença renal policística autossômica dominante (DRPAD) e de doença renal policística autossômica recessiva (DRPAR) policistina 1, policistina 2 e fibrocistina/poliductina (FPC). A localização das proteínas da doença no cílio, na zona de transição e no corpo basal é codificada por cores. *Direita:* Mecanismos potenciais de doença devido a eventos de sinalização mediados por cílios. AMPc, monofosfato de adenosina cíclico.

exclusivamente em mulheres com DRPAD, em particular aquelas com múltiplas gestações. As variantes heterozigotas de perda de função em *PKHD1*, *ALG8*, *GANAB* e *SEC61B* atualmente são encontradas na DHPAD. *ALG8*, *GANAB* e *SEC61B* codificam proteínas do retículo endoplasmático envolvidas na mesma via que GIIβ e SEC63, e cada um parece afetar a biogênese de PC1.

Aneurismas intracranianos (AIC) ocorrem 4 a 5 vezes mais frequentemente em pacientes com DRPAD do que na população em geral, e causam elevada mortalidade. Os produtos do gene da doença PC1 e PC2 podem ser diretamente responsáveis por defeitos nas células da musculatura lisa arterial e em miofibroblastos. A natureza focal e a história natural do AIC na DRPAD não são claras. Uma história familiar de AIC é um fator de risco para ruptura de aneurisma na DRPAD, mas não está claro se a hipertensão e o tabagismo são fatores de risco independentes. Cerca de 20-50% dos pacientes podem experimentar "cefaleias sentinelas" precedendo o primeiro episódio de hemorragia subaracnóidea por ruptura de AIC. Geralmente, uma TC é usada como primeiro exame diagnóstico. Uma punção lombar pode ser usada para confirmar o diagnóstico. O papel do rastreamento radiológico para AIC em pacientes assintomáticos com DRPAD ainda é indeterminado. Os pacientes de DRPAD com história familiar positiva para AIC podem ser submetidos a rastreamento pré-sintomático de AICs por angiorressonância magnética. Outras anormalidades vasculares em pacientes com DRPAD incluem dolicoectasias arteriais difusas da circulação cerebral anterior e posterior, as quais podem predispor à dissecção arterial e acidente vascular cerebral (AVC). O prolapso de valva mitral ocorre em até 30% dos pacientes com DRPAD; o prolapso de valva tricúspide é menos comum. Outras anormalidades valvares que ocorrem com frequência aumentada em pacientes com DRPAD incluem a insuficiência das valvas mitral, aórtica e tricúspide. A maioria dos pacientes é assintomática, mas alguns podem progredir e necessitar de substituição valvar. A prevalência de divertículos colônicos e hérnias de parede abdominal também está aumentada em pacientes com DRPAD.

Diagnóstico O diagnóstico é feito a partir de uma história familiar positiva consistente com herança autossômica dominante e múltiplos cistos renais bilaterais. A ultrassonografia renal costuma ser usada para rastreamento pré-sintomático de pessoas em risco e para avaliação de potenciais doadores vivos de rim entre familiares de pacientes com DRPAD. A presença de *pelo menos dois cistos renais* (*unilateral* ou *bilateral*) é suficiente para o diagnóstico de pessoas em risco com idade entre 15 e 29 anos, com uma sensibilidade de 96% e uma especificidade de 100%. A presença de *pelo menos dois cistos em cada rim* e de *pelo menos quatro cistos em cada rim* são condições necessárias ao diagnóstico de pessoas em risco com idade entre 30 e 59 anos e com mais de 60 anos, respectivamente, com uma sensibilidade de 100% e uma especificidade de 100%. Isso ocorre devido ao aumento na frequência de cistos renais simples com o envelhecimento. Por outro lado, em pessoas com idade entre 30 e 59 anos, a ausência de *pelo menos dois cistos em cada rim* (associada a uma taxa de falso-negativos de 0%) pode ser usada para exclusão da doença. Esses critérios têm sensibilidade mais baixa em pacientes portadores de uma mutação *PKD2*, devido ao início tardio da DRPAD2. A TC e a RM ponderada em T2, com e sem contraste, são mais sensíveis que a ultrassonografia e podem detectar cistos de menor tamanho. Porém, uma TC expõe o paciente à radiação e ao contraste radiológico, o qual pode causar graves reações alérgicas e nefrotoxicidade em pacientes com disfunção renal. A RM ponderada em T2 contrastada com gadolínio tem mínima toxicidade renal e consegue detectar cistos de apenas 2-3 mm de diâmetro. Porém, uma grande maioria dos cistos ainda pode estar abaixo do limite de detecção. Há testes genéticos por análise de ligação e análises mutacionais disponíveis para os casos duvidosos. Devido ao tamanho grande do gene *PKD1* e à presença de múltiplos pseudogenes altamente homólogos, a análise mutacional do gene *PKD1* é difícil e dispendiosa. A aplicação de novas tecnologias, como o sequenciamento de extremidades pareadas de futura geração com bibliotecas de PCR multiplex de longo alcance individualmente codificadas por barras, pode reduzir os custos e melhorar a sensibilidade da testagem genética clínica.

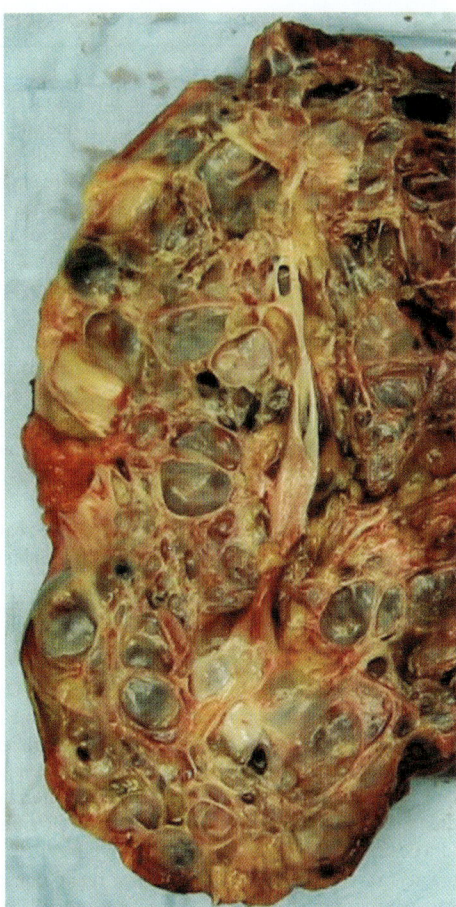

FIGURA 315-2 Fotografia mostrando o rim de um paciente com doença renal policística autossômica dominante. O rim foi aberto para mostrar o parênquima e os aspectos internos dos cistos.

TRATAMENTO
Doença renal policística autossômica dominante

Nenhum tratamento específico para evitar o crescimento dos cistos ou o declínio na função renal foi aprovado pela Food and Drug Administration dos Estados Unidos. O controle da pressão arterial com um alvo de 140/90 mmHg é recomendado conforme as diretrizes do oitavo relatório do Joint National Committee on Prevention, Detection, Evaluation, and Treatment of High Blood Pressure (JNC VIII report), para a redução de complicações cardiovasculares na DRPAD e da progressão da doença renal. O controle mais rigoroso da pressão arterial não confere maiores benefícios clínicos. A manutenção de um alvo de pressão arterial sistólica de 110 mmHg em pacientes com doença moderada ou avançada pode aumentar o risco de progressão da doença renal pela redução do fluxo sanguíneo renal. Os antibióticos lipossolúveis contra microrganismos entéricos Gram-negativos comuns, como sulfametoxazol-trimetoprima, quinolonas e cloranfenicol, são preferidos para a infecção de cistos porque a maioria dos cistos renais não tem conexão com a filtração glomerular e os antibióticos capazes de penetrar nas paredes dos cistos parecem ser mais efetivos. Em geral, o tratamento é feito por 4-6 semanas. O tratamento de cálculos renais na DRPAD inclui medidas padronizadas como analgésicos para alívio da dor e hidratação para garantir um fluxo adequado de urina. O manejo da dor crônica no flanco, região lombar ou abdome decorrente do aumento de volume renal pode incluir medidas farmacológicas (analgésicos não opioides e opioides) e não farmacológicas (estimulação elétrica nervosa transcutânea, acupuntura e biofeedback). Algumas vezes, pode haver necessidade de descompressão cirúrgica dos cistos. Mais da metade dos pacientes com DRPAD acaba necessitando de diálise peritoneal, hemodiálise ou transplante renal. A diálise peritoneal pode ser inadequada para alguns pacientes com rins policísticos maciçamente aumentados, devido ao pequeno espaço intra-abdominal para a realização de uma troca peritoneal eficiente de líquidos e solutos, bem como à chance aumentada de hérnia abdominal e dor lombar. Os pacientes com rins policísticos muito grandes e infecção recorrente em cistos renais podem necessitar de nefrectomia uni ou bilateral pré-transplante, para acomodar o aloenxerto e reduzir a dor.

As estratégias específicas de tratamento para a DRPAD têm se concentrado na redução da progressão da doença renal e na diminuição do risco cardiovascular. Nesse último caso, a principal abordagem é o controle da pressão arterial pela inibição do sistema renina-angiotensina-aldosterona. O estudo HALT PKD foi criado para avaliar o impacto do bloqueio intensivo do sistema renina-angiotensina-aldosterona e do controle da pressão arterial na progressão da doença renal. Este estudo constatou que o controle rigoroso da pressão arterial pode desacelerar o crescimento dos cistos. Muitas abordagens têm como alvo retardar a progressão da doença renal por meio da inibição da proliferação celular e da secreção de fluidos. Foram conduzidos diversos ensaios clínicos visando à inibição da proliferação celular, incluindo estudos com sirolimo e everolimo, inibidores da via mTOR; OPC31260 e tolvaptana, os quais inibem as vias do AMPc por antagonismo da ativação do receptor de vasopressina V2 (V2R) nos ductos coletores, reduzindo a proliferação celular pela diminuição dos níveis renais de AMPc; e análogos da somatostatina, os quais reduzem os níveis de AMPc pela ligação a vários receptores acoplados à proteína G. Os estudos TAMPO e ALADIN demonstraram que os antagonistas de V2R e os análogos de somatostatina (grupo da octreotida de liberação prolongada), respectivamente, retardaram o declínio da função renal. Alguns efeitos colaterais, como comprometimento da função hepática, polidipsia e diarreia, foram observados com o uso de tolvaptana, e colecistite foi observada com octreotida de liberação prolongada. Um relato recente também mostrou que a tolvaptana reduz a dor renal. O DIPAK, um pequeno estudo europeu multicêntrico, demonstrou que um bloqueio nervoso pode ser usado para aliviar a dor em pacientes com DRPAD que estejam sofrendo de dor crônica refratária. Uma combinação de diferentes inibidores do crescimento pode aumentar a eficácia e reduzir os efeitos colaterais. Notavelmente, os tratamentos podem variar dependendo da população de pacientes. Por exemplo, a FDA indicou o tolvaptana apenas para pacientes em risco de doença rapidamente progressiva. A combinação de informação do genótipo e de exames de imagem pode prever as taxas de crescimento renal e ajudar a selecionar essa população de pacientes.

Estudos pré-clínicos adicionais em modelos animais incluem o uso de inibidores da tirosina-cinase não receptora Src, B-raf, cinase dependente de ciclina (CDK), fatores de transcrição STAT3 e STAT6 (pirimetamina e leflunomida), receptores purinérgicos, receptor do fator de crescimento de hepatócitos, glicosilceramida, agonistas de receptores gama ativados por proliferadores de peroxissomo (PPARγ) (tiazolidinedionas) e direcionados a micro-RNAs. A reprogramação da via metabólica através de estudos de superestimuladores de reguladores de transcrição, bem como o controle dietético, incluindo alimentação com restrição de tempo, foi mostrado em modelos murinos para reduzir a área do cisto, fibrose renal, inflamação e lesão. Aminoácidos de cadeia ramificada aparentemente intensificam o desenvolvimento cístico em modelos murinos.

DOENÇA RENAL POLICÍSTICA AUTOSSÔMICA RECESSIVA

Considerações genéticas A DRPAR é uma doença renal hereditária significativa na infância, com prevalência estimada de 1 em 20 mil nascidos vivos. Foi relatada uma frequência de carreadores de até 1:70. Mutações em um único gene, *PKHD1*, são responsáveis por todas as apresentações clínicas da DRPAR. *PKHD1*, localizado na região do cromossomo humano 6p21.1-6p12.2, é um dos maiores genes no genoma, ocupando cerca de 450 kb de DNA e contendo pelo menos 86 éxons. Esse gene produz múltiplas transcrições com splicing alternativo. A maior transcrição codifica a fibrocistina/poliductina (FPC), a qual é uma grande proteína integral de membrana tipo receptor contendo 4.074 aminoácidos. A FPC tem uma transmembrana única, uma grande região N-terminal extracelular e um curto domínio citoplasmático intracelular. A FPC está localizada nos cílios primários de células epiteliais de ductos coletores corticais e medulares, e em colangiócitos de ductos biliares, semelhantes às policistinas e várias outras proteínas de ciliopatias. A FPC também é expressa no corpo basal e na membrana plasmática. Acredita-se que o grande domínio extracelular da FPC se ligue a ligandina(s) ainda desconhecida(s), estando envolvido nas interações intercelulares e entre célula e matriz. A FPC interage com a proteína PC2 da DRPAD e também pode participar na regulação da função mecanossensitiva dos cílios primários, na sinalização de cálcio e na polaridade celular planar, sugerindo um mecanismo comum subjacente à cistogênese entre a DRPAD e a DRPAR. A FPC também é encontrada nos centrossomos e no fuso mitótico, podendo regular a duplicação dos centrossomos e a montagem do fuso mitótico durante a divisão celular. Várias mutações diferentes foram identificadas nas diversas regiões do *PKHD1*, as quais são específicas para cada família acometida. A maioria dos pacientes é de heterozigotos compostos para mutações de *PKHD1*. Os pacientes com duas mutações truncadas parecem ter um início mais precoce da doença.

Manifestações clínicas A DRPAR clássica geralmente é diagnosticada durante a gestação ou no período neonatal, sendo caracterizada por rins ecogênicos de tamanho muito aumentado nos fetos com a doença. A produção urinária fetal reduzida pode contribuir para oligoidrâmnio e hipoplasia pulmonar. Cerca de 30% dos neonatos afetados morrem logo após o nascimento devido à insuficiência respiratória. A mortalidade chega a quase 60% no primeiro mês de vida. No grupo clássico, a maioria dos pacientes nasce com disfunção renal e doença renal em estágio terminal (DRET). Porém, os lactentes costumam ter uma melhora transitória na TFG; a morte por disfunção renal nesse estágio é rara. Alguns pacientes são diagnosticados após o estágio neonatal e formam o grupo mais velho. A morbidade e a mortalidade nesse grupo costumam envolver hipertensão sistêmica, disfunção renal progressiva e manifestações hepáticas. As principais características da doença hepática na DPRAR são a disgenesia biliar decorrente da malformação da placa ductal primária com fibrose periportal associada, chamada fibrose hepática congênita (FHC), e dilatação de ductos biliares intra-hepáticos (doença de Caroli). A FHC e a doença de Caroli podem causar hipertensão portal com hepatoesplenomegalia, sangramento de varizes e colangite. Alguns pacientes com diagnóstico de DRPAR apresentando nefromegalia no primeiro ano de vida sofrem declínio lento da função renal ao longo de 20 anos, com os rins apenas minimamente aumentados na DRET e rins marcadamente atróficos após transplante renal. A progressão lenta da doença renal provavelmente se deve ao aumento da fibrose, em vez do desenvolvimento dos cistos. A hipertensão sistêmica é comum em todos os pacientes com DRPAR, mesmo naqueles com função renal normal.

Diagnóstico Ultrassonografia, TC e RM podem ser usadas para o diagnóstico. A ultrassonografia revela rins grandes e ecogênicos com pouca diferenciação corticomedular. O diagnóstico pode ser feito após 24 semanas de gestação nos casos graves. Em geral, os macrocistos não são comuns ao nascimento nos pacientes com DRPAR. A ausência de cistos renais em um dos pais na ultrassonografia, particularmente se o progenitor tiver mais de 40 anos de idade, ajuda a diferenciar entre DRPAR e DRPAD nos pacientes mais velhos. Evidências clínicas, laboratoriais ou radiográficas de fibrose hepática, patologia hepática demonstrando anormalidades características na placa ductal, história familiar de irmãos acometidos ou consanguinidade dos pais sugestiva de herança autossômica recessiva são úteis. A falta de *hot spots* de mutação e a estrutura genômica grande e complexa de *PKHD1* dificultam o diagnóstico molecular; porém, o rastreamento pré-sintomático de outros familiares sob risco com mutações já identificadas para DRPAR é fácil e de baixo custo.

TRATAMENTO
Doença renal policística autossômica recessiva

A DRPAR não tem tratamento específico. A terapia intensiva neonatal adequada, o controle da pressão arterial, a diálise e o transplante renal aumentam a sobrevida até a vida adulta. As complicações da fibrose hepática podem exigir transplante hepático. Os pacientes com doença de Caroli grave podem necessitar de derivação portossistêmica. As terapias em desenvolvimento podem ter como alvo os mecanismos anormais da sinalização celular, conforme descrito antes para a DRPAD.

OUTRAS DOENÇAS CARACTERIZADAS POR CISTOS RENAIS GRANDES

ESCLEROSE TUBEROSA

A esclerose tuberosa (ET) é uma rara síndrome autossômica dominante causada por mutações em um de dois genes: *TSC1*, que codifica a hamartina, ou *TSC2*, que codifica a tuberina. As estimativas de prevalência publicadas variam muito, mas a doença certamente ocorre em menos de 1:5.000 nascimentos. Os cistos renais são uma característica frequente dessa doença, assim como duas outras anormalidades do crescimento renal, carcinoma de células renais e angiomiolipomas renais. A ET é uma síndrome que afeta múltiplos sistemas orgânicos. Outras características da ET incluem tumores benignos no sistema nervoso central, olhos, coração, pulmões, fígado e pele. Essencialmente todos os pacientes com ET têm lesões cutâneas associadas, e uma grande proporção de pacientes tem manifestações neurológicas e cognitivas. O gene *TSC2* fica adjacente ao *PKD1* no genoma humano. Alguns pacientes têm deleções em seu DNA genômico que inativam esses dois genes. Esses indivíduos podem ter manifestações de DRPAD e ET. A maioria das mutações causadoras de ET são encontradas em TSC2.

Cistos renais são observados em cerca de 20-30% das pessoas com ET. O achado renal mais comum na ET é a presença de angiomiolipomas. Esses tumores tendem a ser múltiplos e bilaterais. Embora geralmente sejam benignos, podem causar sangramento. A remoção cirúrgica muitas vezes é recomendada como medida profilática em portadores de angiomiolipomas com diâmetros > 4 cm. Os cistos na ET são radiologicamente semelhantes àqueles da DRPAD. Ao contrário da DRPAD, há um risco claramente aumentado de carcinoma de células renais em pacientes com ET. É recomendada a realização de exames de imagem regulares em pacientes com ET e envolvimento renal para rastreamento de carcinoma de células renais. Em casos raros, esses cistos podem se tornar grandes e hemorrágicos, por vezes requerendo nefrectomia quando não for possível realizar uma cirurgia poupadora de néfrons.

Embora seja raro, a ET pode causar doença renal crônica (DRC) significativa com progressão para DRET. Os pacientes com ET e DRC em geral têm sedimento urinário inexpressivo e apenas proteinúria mínima a leve.

Do ponto de vista mecanístico, os produtos dos genes *TSC1* e *TSC2*, tuberina e hamartina, interagem fisicamente. Esse complexo proteico se localiza na base dos cílios e inibe os processos de sinalização intracelulares mediados por mTOR (alvo da rapamicina em mamíferos), levando ao crescimento anormal em vários tecidos. O everolimo, um inibidor de mTOR, foi aprovado nos Estados Unidos para o tratamento de tumores renais associados a TSC, bem como para manifestações não renais da ET. A vigilância regular é, talvez, o componente mais importante do manejo clínico das manifestações renais da ET.

DOENÇA DE VON HIPPEL-LINDAU

A doença de von Hippel-Lindau (VHL) é uma síndrome de câncer hereditário com manifestações renais. VHL é uma condição autossômica dominante causada por mutações no gene de supressão tumoral VHL. A proteína VHL desempenha um papel crítico na regulação das vias de hipoxia e na detecção de oxigênio através do fator de transcrição do fator induzível por hipoxia (HIF). Assim como muitas outras síndromes de câncer autossômicas dominantes, a doença de VHL é recessiva em nível celular: uma mutação somática no segundo alelo VHL leva à perda de VHL na célula e ao seu crescimento anormal. As manifestações renais da VHL incluem múltiplos cistos renais bilaterais e carcinomas de células renais. Cistos e carcinomas renais afetam a maioria dos pacientes com VHL. As características não renais da doença de VHL incluem feocromocitomas, hemangioblastomas cerebelares e hemangiomas retinianos. Embora seja muito mais rara do que a DRPAD, a VHL é uma entidade que deve ser considerada no diagnóstico diferencial de um indivíduo com cistos renais recém-identificados.

Nesses pacientes, o rastreamento anual dos rins com exame de TC ou RM é recomendado para a detecção precoce de carcinoma de células renais. Cada vez mais são usadas abordagens cirúrgicas poupadoras de néfrons para a remoção de lesões cancerosas, a fim de preservar a função renal.

OUTRAS DOENÇAS HEREDITÁRIAS DO CRESCIMENTO E DESENVOLVIMENTO TUBULAR

A DRPAD é de longe a forma mais comum de doença renal monogênica de início na idade adulta. Os grandes cistos que algumas vezes são vistos na doença de VHL e na ET têm aspecto semelhante aos cistos da DRPAD. Vários outros distúrbios hereditários que afetam primariamente as funções tubular e intersticial renais podem causar DRC e posteriormente DRET na ausência de grandes cistos derivados de túbulos.

Doenças hereditárias que afetam o compartimento tubulointersticial do rim podem causar estresse glomerular secundário e glomerulosclerose com algum grau de proteinúria concomitante. Da mesma forma, os distúrbios da função glomerular irão tipicamente levar à fibrose intersticial secundária e à atrofia tubular. Sendo assim, de uma perspectiva clínica, a distinção entre doença genética dos túbulos renais e doença dos glomérulos pode não ser fácil, especialmente na ausência de um fenótipo evidente, como a presença de grandes cistos renais.

DOENÇA RENAL TÚBULO-INTERSTICIAL AUTOSSÔMICA DOMINANTE (DOENÇA RENAL CÍSTICA MEDULAR)

O termo *doença renal tubulointersticial autossômica dominante* (DRTAD) substituiu o termo *doença renal cística medular* (DRCM) como a designação preferida para um grupo de doenças autossômicas dominantes caracterizadas por insuficiência renal progressiva e sedimento urinário benigno. Apesar da antiga nomenclatura, os cistos renais nem sempre estão presentes. A literatura mais antiga costumava agrupar as DRCM com os distúrbios de início na infância conhecidos como nefronoftises, mas elas são entidades clínicas e genéticas distintas.

DRTAD-MUC1 Os pacientes com doença renal cística medular tipo I (DRCM I) têm mutações no gene da mucina 1 *MUC1*. Ao contrário dos pacientes com DRCM tipo II (DRCM II), aqueles com DRCM I não têm níveis séricos elevados de ácido úrico. As mutações em *MUC1* causadoras de doenças que foram relatadas modificam uma região altamente repetitiva dentro do gene *MUC1*. Isso leva à produção de um grande fragmento de "neoproteína" que tem efeitos tóxicos sobre os túbulos renais.

Clinicamente, os pacientes com DRCM I exibem DRC lentamente progressiva na idade adulta, com proteinúria mínima e alguns cistos renais ocasionais vistos no exame de ultrassonografia. A histologia renal mostra fibrose tubulointersticial e atrofia tubular. Não há recidiva da doença em rins transplantados.

DRTAD-UMOD A DRTAD-UMOD (também chamada DRCM II) é causada por mutações no gene *UMOD*, codificador da proteína uromodulina, também conhecida como proteína de Tamm-Horsfall. A uromodulina também é encontrada no centrossomo, fuso mitótico e nos cílios primários; está localizada junto à nefrocistina-1 e à KIF3A nos cílios. As mutações em *UMOD* também causam as condições denominadas nefropatia hiperuricêmica juvenil familiar (NHJF1) e doença renal glomerulocística (DRGC), embora não esteja claro se esses nomes diferentes representam distúrbios claramente distintos. O termo *doença renal associada à uromodulina* (DRAU) foi sugerido como nome mais adequado para designar a DRCM II e as várias outras doenças associadas ao *UMOD*. Apesar do nome, os cistos renais não são uma característica comum na DRCM II. A DRCM II deve ser suspeitada clinicamente em pacientes com história familiar de doença renal de início tardio, sedimento urinário benigno, ausência de proteinúria significativa e presença de hiperuricemia. Estudos de associação genômica ampla sugeriram que certas variantes comuns da sequência não codificadoras em *UMOD* estão associadas com um risco moderadamente aumentado de DRC na população geral. A doença associada a *UMOD* frequentemente está associada à gota.

Outras formas de doença renal tubulointersticial familiar Um pequeno número de famílias foi identificado com doença renal tubulointersticial autossômica dominante e hiperuricemia, mas sem mutações em *UMOD*. Algumas dessas famílias carregam mutações segregadoras de doença no gene da renina *REN* (designação da doença DRTAD-REN). Pacientes com DRTAD-REN demonstram hiporreninemia com hiperpotassemia leve e frequentemente têm hiperuricemia e gota. Mutações em HNF1β e SEC61A1 são causas ainda mais raras de DRTAD.

Biópsias renais em pacientes com quaisquer das várias formas de DRTAD, em geral, mostram fibrose intersticial. Essas características histológicas não são diagnósticas de nenhuma entidade genética em particular, e o diagnóstico específico deve ser feito de outra maneira. Os testes genéticos para alterações em genes específicos e em grandes painéis de genes de doença renal estão clinicamente disponíveis. O alto custo e a complexidade na interpretação são as principais barreiras ao uso destes testes.

Os pacientes com doença renal intersticial autossômica dominante, mutações em *UMOD* ou *REN*, com hiperuricemia e gota devem ser tratados da mesma forma que outros pacientes com esses achados, usando agentes hipouricemiantes como alopurinol ou febuxostate.

NEFRONOFTISE

Um grande e crescente número de distúrbios autossômicos recessivos geneticamente distintos mas relacionados são chamados de nefronoftises, ou ciliopatias relacionadas a nefronoftises. As nefronoftises não devem ser confundidas com as doenças renais císticas medulares autossômicas dominantes de aparecimento no adulto anteriormente discutidas, apesar da nomenclatura, muitas vezes confusa, vista na literatura médica mais antiga. Cada uma das formas individuais de nefronoftise é muito rara, mas conjuntamente esta categoria constitui a forma hereditária infantil mais comum de doença renal que demanda terapia substitutiva renal.

Como a DRPAD e a DRPAR, as diversas entidades geneticamente heterogêneas nessa categoria de nefronoftises (NPHP, de *nephronophtisis*) são distúrbios da função ciliar. Foram identificadas mutações em > 90 genes que levam à NPHP com padrão de herança autossômica recessiva. Alguns desses defeitos genéticos causam doença renal limitada, enquanto muitos causam ciliopatias caracterizadas pelo envolvimento de múltiplos órgãos. As várias formas de NPHP compartilham características comuns, incluindo fibrose tubulointersticial, cistos corticomedulares e DRC progressiva levando à falência renal. A proteinúria é ausente ou leve e o sedimento urinário não é ativo.

A NPHP costuma ser dividida nas formas infantil, juvenil e adolescente. A forma juvenil é a mais frequente e, em geral, é causada por mutações no gene *NPHP2*. A forma infantil, geralmente causada por mutações em *NPHP2*, está associada à DRET no início da infância. Os pacientes com a forma adolescente de NPHP costumam desenvolver doença renal em estágio terminal no início da idade adulta. A hipertensão, quando presente, tende a ser um achado tardio no curso das NPHPs. Os produtos dos genes NPHP são chamados de nefrocistinas. Foram relatadas *NPHP1* até *NPHP20*; algumas também são chamadas por outros nomes.

A NPHP pode estar presente como achado isolado ou como parte de várias síndromes multiorgânicas. Anormalidades neurológicas estão presentes em um número significativo de pacientes. Alterações ósseas e hepáticas são vistas em alguns pacientes com NPHP. A síndrome de Senior-Loken é identificada pela presença de NPHP com retinite pigmentosa. A síndrome de Joubert é definida por múltiplos achados neurológicos, incluindo hipoplasia do vermis cerebelar. Algumas formas dessa síndrome geneticamente heterogênea incluem NPHP como um componente.

A doença multissistêmica conhecida como síndrome de Bardet-Biedl (SBB) é definida clinicamente por um espectro de características que incluem obesidade central, déficit cognitivo, distrofia retiniana, polidactilia, anormalidades do desenvolvimento urogenital e cistos renais. O fenótipo renal é semelhante ao da NPHP, com pequenos cistos derivados de túbulos e doença tubulointersticial e, muitas vezes, glomerular secundária, além de defeitos na concentração da urina. Até o momento, foram identificados 21 genes da SBB. A SBB segue um padrão de herança autossômica recessiva. Como a DRPAD, a DRPAR e a NPHP, a SBB é uma doença de função ciliar anormal.

Os múltiplos genes e produtos de genes (nefrocistinas) responsáveis pela NPHP são expressos nos cílios, corpúsculos basais e centrossomos das células tubulares renais. Foi levantada a hipótese de que todos os defeitos genéticos da NPHP levem a um fenótipo clínico pela interferência com a regulação da polaridade celular planar.

Não há exames clínicos específicos para definir a NPHP. O diagnóstico genético é possível, complicado devido ao grande número de genes que podem ser responsáveis, mas agora bastante viável devido às novas tecnologias de sequenciamento de DNA. Não há terapias específicas para a NPHP.

Em vez disso, a terapia tem o objetivo de tratar os sinais dessas doenças, bem como as anormalidades sistêmicas vistas em todas as DRCs. Diálise crônica ou transplante renal acabarão sendo necessários para pessoas acometidas por NPHP.

NEFRITE TUBULOINTERSTICIAL CARIOMEGÁLICA

A nefrite tubulointersticial cariomegálica é uma forma excepcionalmente rara de doença renal com disfunção renal progressiva de início na idade adulta. A biópsia renal mostra nefrite tubulointersticial crônica e fibrose intersticial. Esse é um distúrbio recessivo causado por herança de duas cópias mutantes do gene FAN1. FAN1 codifica um componente de um complexo maquinário de reparo do DNA. Portadores de dois genes mutantes FAN1 são geneticamente sensíveis aos efeitos do dano ao DNA. A histologia renal mostra cariomegalia além dos achados inespecíficos de fibrose intersticial e atrofia tubular.

RIM ESPONJOSO MEDULAR

O rim esponjoso medular (REM) costuma ser agrupado com os distúrbios hereditários do rim que afetam o crescimento e desenvolvimento tubular, embora seja, em geral, um achado esporádico, em vez de um fenótipo hereditário. O REM é causado por malformação no desenvolvimento e dilatação cística dos ductos coletores renais. Os cistos medulares vistos nessa entidade podem variar muito de tamanho.

O REM é geralmente uma entidade benigna. O diagnóstico de REM costuma ser incidental. No passado, o diagnóstico de REM costumava ser feito por pielografia intravenosa (PIV). A urografia por TC, que substituiu a PIV na maior parte dos exames de rotina renais, não é tão sensível.

O REM está associado com frequência aumentada de cálculos renais de fosfato de cálcio e de oxalato de cálcio. As características de fluxo alteradas nos túbulos renais podem levar ao desenvolvimento de um nicho para a formação de cálculos. Os cálculos renais nesse grupo são tratados da mesma maneira que os cálculos renais na população geral. Os pacientes com REM também costumam exibir redução na capacidade de concentrar a urina e frequência aumentada de infecções do trato urinário.

ANORMALIDADES CONGÊNITAS DO RIM E DO TRATO URINÁRIO

As anormalidades estruturais conhecidas como anormalidades congênitas dos rins e trato urinário (CAKUT, de *congenital abnormalities of the kidney and urinary tract*) formam um grupo de distúrbios etiológica e fenotipicamente heterogêneos. Estima-se que ocorra alguma forma de CAKUT em até 1 a cada 500 nascidos vivos. As anormalidades específicas classificadas como parte do espectro CAKUT incluem hipoplasia renal, agenesia renal, obstrução da junção ureteropélvica e refluxo vesicoureteral.

As CAKUT podem ser causa de problemas clinicamente significativos em adultos e crianças. Porém, as CAKUT podem ser um fator importante para a doença renal crônica em crianças, sendo responsável por mais de um terço dos casos de DRET nesse grupo.

As CAKUT costumam ser um achado esporádico, mas também podem aparecer em *clusters* familiares. As formas familiares podem ser observadas como parte de síndromes do desenvolvimento de múltiplos sistemas. Foi identificada uma lista crescente de genes específicos que, quando mutados, causam as formas sindrômica e não sindrômica de CAKUT. Por exemplo, a síndrome brânquio-otorrenal, caracterizada por anormalidades de desenvolvimento no pescoço, orelhas e rins, pode ser causada por mutações nos genes *EYA1* e *SIX1*. Mutações no gene do fator de transcrição *PAX2* podem causar a síndrome coloboma renal autossômica dominante, caracterizada por malformações de nervo óptico e rins hipoplásicos. Uma fração considerável de crianças com DRC apresenta alteração genômica desconhecida, frequentemente desorganizando genes de relevância comprovada para as CAKUT e para o desenvolvimento renal. Não é incomum esse tipo de lesão genética afetar tanto os rins quanto a função neurocognitiva.

Em muitas situações, as CAKUT são causadas por influências ambientais, em vez de alterações genéticas. Por exemplo, a disgenesia tubular renal, definida por desenvolvimento tubular alterado, pode ser causada pela exposição pré-natal a inibidores da enzima conversora de angiotensina ou a bloqueadores do receptor de angiotensina.

DOENÇA MITOCONDRIAL

Os distúrbios hereditários do genoma mitocondrial (discutidos em outro local deste livro [ver também Cap. 468]) em geral afetam a função renal. Treze dos genes envolvidos na codificação de componentes da cadeia respiratória mitocondrial se localizam no genoma mitocondrial herdado da mãe. O restante desses componentes é codificado pelo genoma nuclear. Esses defeitos da fosforilação oxidativa podem afetar múltiplos órgãos e tecidos.

A doença neuromuscular é a parte mais conhecida desse fenótipo complexo. A doença renal também é reconhecida atualmente como um componente comum. A doença tubulointersticial pode ser vista na biópsia renal, podendo ocorrer progressão para doença renal crônica. Também pode haver envolvimento glomerular, manifestado como proteinúria e glomerulosclerose. Alterações na atividade do túbulo proximal são o fenótipo renal mais comum. Os pacientes podem apresentar vários defeitos no transporte do túbulo proximal, incluindo a síndrome de Fanconi. Alguns pacientes também podem ter acidose, raquitismo hipofosfatêmico, hipercalciúria, glicosúria e proteinúria tubular. É comum haver redução na capacidade de concentração da urina.

CONSIDERAÇÕES DIAGNÓSTICAS

Estudos recentes usando novas tecnologias de sequenciamento de DNA sugerem que variantes mendelianas de genes associados à doença renal contribuem para uma fração não trivial de casos de DRC, mesmo quando falta um fenótipo claro de doença mendeliana ou histórico familiar de doença. Muitos estudos também levaram à conclusão de que várias doenças renais raras mediadas geneticamente são difíceis de classificar apenas pelo fenótipo. Essas doenças podem imitar umas às outras, o que é um argumento para o uso de painéis bastante grandes (ou todo o genoma) em testes genéticos no cenário de doenças renais. Espera-se que a nomenclatura antiga e complicada usada para descrever as doenças renais humanas continue a ser substituída por classificações mais novas, definidas geneticamente.

CONSIDERAÇÕES GLOBAIS

Todos os distúrbios discutidos até aqui são encontrados no mundo inteiro. Além disso, uma doença renal epidêmica não reconhecida previamente está levando a taxas muito altas de doença renal crônica na costa Oeste da América Central e arredores. Essa nefropatia mesoamericana é particularmente comum na Nicarágua e em El Salvador. Os pacientes com a nefropatia mesoamericana não têm proteinúria significativa, sugerindo que seja uma doença dos túbulos e interstício do rim. A causa é desconhecida, mas alguns autores sugeriram que uma combinação de fatores ambientais tóxicos e exposição ao calor estejam por trás do desenvolvimento dessa doença renal, que tem forte predominância em homens. Porém, o fato de que em muitas famílias uma grande proporção dos homens tenha doença renal sugere que um componente genético forte também esteja envolvido.

LEITURAS ADICIONAIS

Arts HH, Knoers NV: Current insights into renal ciliopathies: What can genetics teach us? Pediatr Nephrol 28:863, 2013.
Cornec-Le Gall E et al: Autosomal dominant polycystic kidney disease. Lancet 393:919, 2019.
Devuyst O et al: Autosomal dominant tubulointerstitial kidney disease. Nat Rev Dis Primers 5:60, 2019.
Grantham JJ et al: Detected renal cysts are tips of the iceberg in adults with ADPKD. Clin J Am Soc Nephrol 7:1087, 2012.
Hays T et al: Genetic testing for kidney disease of unknown etiology. Kidney Int 98:590, 2020.
Lam HC et al: Renal disease in tuberous sclerosis complex: Pathogenesis and therapy. Nat Rev Nephrol 14:704, 2018.
LaRiviere WB et al: Novel therapeutic approaches to autosomal dominant polycystic kidney disease. Transl Res 165:488, 2015.
Ong AC, Harris PC: A polycystin-centric view of cyst formation and disease: The polycystins revisited. Kidney Int 88:699, 2015.
Porath B et al: Mutations in GANAB, encoding the glucosidase IIalpha subunit, cause autosomal-dominant polycystic kidney and liver disease. Am J Hum Genet 98:1193, 2016.
Reddy BV, Chapman AB: The spectrum of autosomal dominant polycystic kidney disease in children and adolescents. Pediatr Nephrol 32:31, 2017.
Vivante A, Hildebrandt F: Exploring the genetic basis of early-onset chronic kidney disease. Nat Rev Nephrol 12:133, 2016.
Zhou J: Polycystins and primary cilia: primers for cell cycle progression. Ann Rev Physiol 71:83, 2009.

316 Doenças tubulointersticiais do rim

Laurence H. Beck Jr., David J. Salant

A inflamação ou fibrose do interstício renal e a atrofia do compartimento tubular são consequências comuns de doenças que acometem os glomérulos ou a vasculatura renal. Entretanto, diferentemente desses fenômenos secundários, existe um grupo de distúrbios que afetam primariamente os túbulos e o interstício, com preservação relativa dos glomérulos e dos vasos renais. Esses distúrbios são convenientemente divididos em nefrite tubulointersticial (NTI) aguda e crônica (Tab. 316-1).

A NTI aguda manifesta-se frequentemente na forma de injúria renal aguda (Cap. 310). A natureza aguda desse grupo de distúrbios pode ser causada por infiltrados inflamatórios agressivos, que levam ao edema tecidual, à lesão das células tubulares e ao comprometimento do fluxo tubular, ou por obstrução franca dos túbulos com cilindros, debris celulares ou cristais. Algumas vezes, ocorre dor no flanco devido à distensão da cápsula renal. O sedimento urinário frequentemente é ativo, com leucócitos e cilindros celulares, porém depende da natureza exata do distúrbio em questão.

As manifestações clínicas da NTI crônica são mais indolentes e podem manifestar-se com distúrbios da função tubular, incluindo poliúria em razão da capacidade reduzida de concentração (diabetes insípido nefrogênico), reabsorção tubular proximal deficiente resultando em manifestações da síndrome de Fanconi (glicosúria, fosfatúria, aminoacidúria, hipopotassemia e acidose tubular renal [ATR] tipo II devido à bicarbonatúria) ou acidose metabólica sem ânion *gap* elevado e hiperpotassemia (ATR tipo IV), devido ao comprometimento da amoniagênese, bem como azotemia progressiva (elevação dos níveis de creatinina e ureia sanguínea). Com frequência, ocorre proteinúria modesta (raramente > 2 g/dia), atribuível à diminuição da reabsorção tubular das proteínas filtradas; todavia, em algumas condições, pode ocorrer albuminúria na faixa nefrótica devido à progressão para um quadro de glomerulosclerose segmentar focal (GESF) secundária. A ultrassonografia (US) renal pode revelar alterações de "doença renal clínica", como aumento da ecogenicidade do parênquima renal, com perda da diferenciação corticomedular, proeminência das pirâmides renais e cicatrizes corticais em algumas condições. Os achados patológicos predominantes na NTI crônica consistem em fibrose intersticial com infiltração irregular de células mononucleares e atrofia tubular difusa, dilatação luminal e espessamento da membrana basal tubular. Tendo em vista a natureza inespecífica da histopatologia, as amostras de biópsia raramente fornecem um diagnóstico específico. Por conseguinte, o diagnóstico baseia-se na análise cuidadosa da anamnese, exposição a fármacos ou toxinas, sintomas associados e exames de imagem.

NEFRITE INTERSTICIAL AGUDA

Em 1897, Councilman relatou 8 casos de nefrite intersticial aguda (NIA) no Medical and Surgical Reports do Boston City Hospital, 3 como complicação pós-infecciosa da escarlatina e 2 em consequência de difteria. Posteriormente, ele descreveu a lesão como "uma inflamação aguda do rim, caracterizada por exsudação celular e de líquido no tecido intersticial, acompanhada porém não dependente de degeneração do epitélio, a exsudação não é de natureza purulenta, e as lesões podem ser tanto difusas quanto focais". Hoje, a NIA é encontrada com muito mais frequência como reação alérgica a um fármaco (Tab. 316-1). A NIA imunomediada também pode ocorrer como parte de uma síndrome autoimune conhecida; todavia, em alguns casos, não existe nenhuma causa identificável, apesar das manifestações sugestivas de uma etiologia imunológica (Tab. 316-1).

NEFRITE INTERSTICIAL ALÉRGICA

Embora a NIA comprovada por biópsia responda por não mais do que cerca de 15% dos casos de injúria renal aguda inexplicada, isso provavelmente subestima sua verdadeira incidência. Isso se deve ao fato de que os medicamentos potencialmente agressores são identificados com mais frequência e suspensos empiricamente em um paciente no qual se observa uma elevação do nível sérico de creatinina, sem o suporte de uma biópsia renal para estabelecer o diagnóstico de NIA.

Manifestações clínicas A apresentação clássica da NIA, isto é, febre, exantema, eosinofilia periférica e injúria renal aguda oligúrica, que ocorre

TABELA 316-1 ■ Classificação das causas de doenças tubulointersticiais do rim

Distúrbios tubulointersticiais agudos
Nefrite intersticial aguda
Agentes terapêuticos
- Antibióticos (β-lactâmicos, sulfonamidas, quinolonas, vancomicina, eritromicina, linezolida, minociclina, rifampicina, etambutol, aciclovir)
- Anti-inflamatórios não esteroides, inibidores da COX-2
- Diuréticos (raramente tiazídicos, diuréticos de alça, triantereno)
- Anticonvulsivantes (fenitoína, valproato, carbamazepina, fenobarbital)
- Diversos (inibidores da bomba de próton, bloqueadores H_2, captopril, mesalazina, indinavir, alopurinol, lenalidomida)

Infecção
- Bactérias (*Streptococcus, Staphylococcus, Legionella, Salmonella, Brucella, Yersinia, Corynebacterium diphtheriae*)
- Vírus (EBV, CMV, hantavírus, poliomavírus, HIV)
- Diversas (*Leptospira, Rickettsia, Mycoplasma, Histoplasma*)

Autoimunes
- Nefrite tubulointersticial com uveíte (TINU)
- Síndrome de Sjögren
- Lúpus eritematoso sistêmico
- Nefrite intersticial granulomatosa
- Doença sistêmica relacionada com IgG4
- Doença tubulointersticial relacionada com inibidores de *checkpoint*
- Doença antiborda da escova (nefropatia anti-LRP2)
- Nefrite intersticial autoimune idiopática

Distúrbios obstrutivos agudos
- Nefropatia por depósitos de cadeias leves ("rim do mieloma")
- Nefropatia aguda por fosfato
- Nefropatia aguda por urato

Distúrbios tubulointersticiais crônicos
- Refluxo vesicoureteral/nefropatia por refluxo
- Anemia falciforme
- Exposição crônica a toxinas ou agentes terapêuticos
- Analgésicos, particularmente os que contêm fenacetina
- Lítio
- Metais pesados (chumbo, cádmio)
- Ácido aristolóquico (nefropatias por ervas medicinais chinesas e endêmica dos Bálcãs)
- Inibidores da calcineurina (ciclosporina, tacrolimo)
- Nefrite intersticial crônica em comunidades agrícolas

Distúrbios metabólicos
- Hipercalcemia e/ou nefrocalcinose
- Hiperuricemia
- Hipopotassemia prolongada
- Hiperoxalúria
- Cistinose (ver Cap. 315)

Distúrbios císticos e hereditários (ver Cap. 315)
- Doença renal policística
- Nefronoftise
- Doença renal tubulointersticial autossômica dominante (doença cística medular do rim)
- Rim esponjoso medular

Diversas
- Envelhecimento
- Glomerulonefrite crônica
- Obstrução crônica do trato urinário
- Isquemia e doença vascular
- Nefrite por irradiação (rara)

Siglas: CMV, citomegalovírus; COX, cicloxigenase; EBV, vírus Epstein-Barr; HIV, vírus da imunodeficiência humana.

dentro de 7 a 10 dias após tratamento com meticilina ou outro antibiótico β-lactâmico, constitui mais a exceção do que a regra. Mais frequentemente, os pacientes apresentam níveis séricos crescentes de creatinina detectados de modo incidental ou sintomas atribuíveis à injúria renal aguda (Cap. 310). Podem ocorrer reações atípicas, mais notavelmente com NIA induzida por anti-inflamatórios não esteroides (AINEs), em que a febre, o exantema e a eosinofilia são raros, enquanto a injúria renal aguda com proteinúria maciça é comum. Pode ocorrer NIA de início rápido e particularmente grave com a reintrodução da rifampicina depois de um período sem o fármaco. As reações mais insidiosas aos agentes listados na Tabela 316-1 podem levar à lesão tubulointersticial progressiva. Entre os exemplos, destacam-se os inibidores da bomba de prótons e, raras vezes, derivados da sulfonamida e 5-aminossalicilato (mesalazina e sulfassalazina) e agentes antirretrovirais. Não está claro se a recente associação entre inibidores de bomba de próton e a incidência de doença renal crônica envolve uma etapa intermediária de nefrite intersticial subclínica prolongada.

Diagnóstico O achado de lesão renal inexplicada, com ou sem oligúria, e de exposição a um agente potencialmente agressor costuma favorecer o diagnóstico. A eosinofilia periférica contribui para corroborar as evidências, porém está presente em apenas uma minoria de pacientes. O exame de urina revela piúria com cilindros leucocitários e hematúria. Os eosinófilos na urina não são sensíveis nem específicos da NIA; portanto, a sua pesquisa não é recomendada. Em geral, a biópsia renal não é necessária para o diagnóstico, porém, quando realizada, revela uma extensa infiltração intersticial e tubular de leucócitos, incluindo eosinófilos.

TRATAMENTO

Nefrite intersticial alérgica

A interrupção do agente agressor em geral leva à reversão da injúria renal. Entretanto, dependendo da duração da exposição e do grau de atrofia tubular e fibrose intersticial, pode não haver reversão completa. A terapia com glicocorticoides pode acelerar a recuperação renal, mas não parece ter impacto sobre a sobrevida renal de longo prazo. É reservada para os casos com disfunção renal grave, em que a necessidade de diálise é iminente, ou se a função renal continuar piorando, apesar da interrupção do fármaco agressor (Fig. 316-1 e Tab. 316-2).

TABELA 316-2 ■ Indicações para corticosteroides e agentes imunossupressores na nefrite intersticial

Indicações absolutas
- Síndrome de Sjögren
- Sarcoidose
- Nefrite intersticial do LES
- Adultos com TINU
- Nefrite intersticial por doença relacionada à IgG4
- Nefrite intersticial idiopática e outra nefrite intersticial granulomatosa

Indicações relativas
- NIA induzida por fármacos ou idiopática com:
  Rápida progressão da perda de função renal
  Infiltrados difusos na biópsia
  Necessidade iminente de diálise
  Recuperação lenta
- Crianças com TINU
- NIA pós-infecciosa com recuperação lenta (?)

Siglas: LES, lúpus eritematoso sistêmico; NIA, nefrite intersticial aguda; TINU, nefrite tubulointersticial com uveíte.
Fonte: Treatment of acute interstitial nephritis, S Reddy & DJ Salant: Renal Failure, 07 Jul 2009, Taylor and Francis. Reimpressa com autorização do editor (Taylor and Francis Ltd, http://www.tandfonline.com).

SÍNDROME DE SJÖGREN

A síndrome de Sjögren é um distúrbio autoimune sistêmico que acomete principalmente as glândulas exócrinas, em particular as glândulas lacrimais e salivares, e, portanto, resulta em sintomas, como ressecamento dos olhos e da boca, que constituem a "síndrome *sicca*" (ou seca) (Cap. 361). A nefrite tubulointersticial com infiltrado predominantemente linfocítico é a manifestação renal mais comum da síndrome de Sjögren e pode estar associada com comprometimento da função renal, ATR distal e diabetes insípido nefrogênico. O diagnóstico é fortemente sustentado por um teste sorológico positivo para anticorpos anti-Ro (SS-A) e anti-La (SS-B). Uma grande proporção de pacientes com síndrome de Sjögren também apresenta hipergamaglobulinemia policlonal. O tratamento consiste inicialmente em glicocorticoides, embora os pacientes possam necessitar de terapia de manutenção com azatioprina e micofenolato de mofetila para evitar recidivas (Fig. 316-1 e Tab. 316-2).

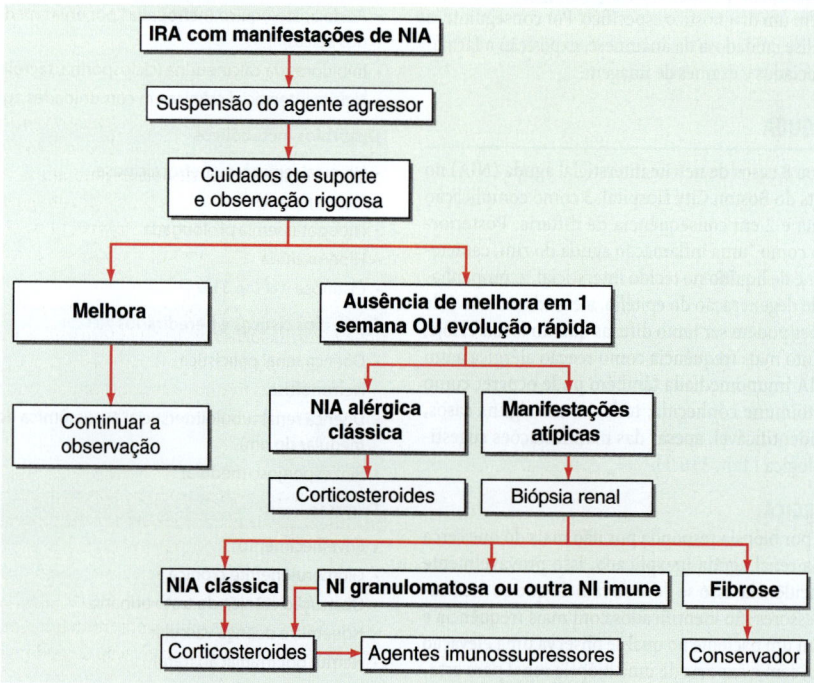

FIGURA 316-1 Algoritmo para o tratamento da nefrite intersticial aguda (NIA) alérgica ou outra NIA imunomediada. IRA, injúria renal aguda; NI, nefrite intersticial. Ver, no texto, material sobre os agentes imunossupressores utilizados para NIA refratária ou recidivante. (*De Treatment of acute interstitial nephritis, S Reddy & DJ Salant: Renal Failure, 07 Jul 2009, Taylor and Francis. Reimpressa com autorização do editor [Taylor and Francis Ltd, http://www.tandfonline.com].*)

NEFRITE TUBULOINTERSTICIAL COM UVEÍTE

A nefrite tubulointersticial com uveíte (TINU, do inglês *tubulointerstitial nephritis with uveitis*) é uma doença autoimune sistêmica de etiologia desconhecida. É responsável por menos de 5% de todos os casos de NIA, afeta as mulheres 3 vezes mais do que os homens e tem uma idade mediana de início aos 15 anos. Além da nefrite intersticial com predomínio linfocítico (Fig. 316-2), sua característica fundamental é a uveíte anterior dolorosa, que é frequentemente bilateral e acompanhada de visão embaçada e fotofobia. Muitas vezes, o diagnóstico é confundido pelo fato de que os sintomas oculares precedem ou acompanham a doença renal em apenas cerca de um terço dos casos. Outras manifestações extrarrenais incluem febre, anorexia, perda de peso, dor abdominal e artralgia. A presença desses sintomas, bem como níveis elevados de creatinina, piúria estéril, proteinúria leve, manifestações da síndrome de Fanconi e aumento da velocidade de hemossedimentação, deve levantar a suspeita desse distúrbio. As sorologias que sugerem as doenças autoimunes mais comuns costumam ser negativas, e, com frequência, a TINU é um diagnóstico de exclusão após ter sido considerada a possibilidade de outras causas de uveíte e doença renal, como síndrome de Sjögren, doença de Behçet, sarcoidose e lúpus eritematoso sistêmico. Os sintomas clínicos são autolimitados nas crianças, porém têm maior tendência a seguir uma evolução recidivante nos adultos. Em geral, as manifestações renais e oculares respondem de modo satisfatório aos glicocorticoides orais, embora a terapia de manutenção com agentes como o metotrexato, a azatioprina e o micofenolato possa ser necessária para evitar as recidivas (Fig. 316-1 e Tab. 316-2).

LÚPUS ERITEMATOSO SISTÊMICO

Na maioria dos casos de nefrite lúpica das classes III ou IV, a lesão glomerular é acompanhada frequentemente de uma reação inflamatória intersticial por células mononucleares (Cap. 314), e podem ser identificados depósitos de imunocomplexos nas membranas basais tubulares em cerca de 50% dos casos. Todavia, em certas ocasiões, a inflamação tubulointersticial predomina e pode manifestar-se na forma de azotemia e ATR tipo IV, no lugar das manifestações de glomerulonefrite.

NEFRITE INTERSTICIAL GRANULOMATOSA

Alguns pacientes podem apresentar características de NIA, porém seguem uma evolução prolongada e recidivante. Nesses pacientes, a biópsia renal revela um infiltrado inflamatório mais crônico, com granulomas e células gigantes multinucleadas. Frequentemente, nenhuma doença associada ou causa é encontrada; todavia, alguns desses casos podem apresentar ou desenvolver subsequentemente manifestações pulmonares, cutâneas ou outras manifestações sistêmicas de *sarcoidose*, como a hipercalcemia. A maioria dos pacientes apresenta alguma melhora da função renal quando tratados precocemente com glicocorticoides, antes do desenvolvimento de fibrose intersticial e atrofia tubular significativas (Tab. 316-2). Podem ser necessários outros agentes imunossupressores para aqueles que sofrem recidivas frequentes durante a retirada dos esteroides (Fig. 316-1). A possibilidade de tuberculose deve ser descartada antes do início do tratamento, visto que também constitui uma causa rara de nefrite intersticial granulomatosa.

DOENÇA SISTÊMICA RELACIONADA COM IgG4

Uma forma de NIA caracterizada por infiltrado inflamatório denso contendo plasmócitos que expressam IgG4 pode ocorrer como parte de uma síndrome conhecida como doença sistêmica relacionada com IgG4 (Cap. 368). Além disso, pode-se observar a presença variável de pancreatite autoimune, colangite esclerosante, fibrose retroperitoneal e sialadenite esclerosante crônica (simulando a síndrome de Sjögren). Em pouco tempo, os infiltrados inflamatórios iniciais são substituídos por lesões fibróticas que formam pseudotumores nos órgãos afetados, levando frequentemente à sua biópsia ou à excisão pelo receio de representarem uma neoplasia. Embora a participação da IgG4 na patogênese não esteja elucidada, os glicocorticoides foram utilizados com sucesso como tratamento de primeira linha para esse grupo de distúrbios, uma vez que sejam corretamente diagnosticados.

NIA ASSOCIADA AO USO DE INIBIDORES DE *CHECKPOINT* IMUNOLÓGICO

O uso de inibidores de *checkpoint* imunológico tem tido grande impacto nos cuidados das doenças malignas por interferirem nos mecanismos pelos quais as células tumorais enganam os sistemas de vigilância imunológica corporal. Todavia, esse sucesso ocorre à custa do aumento da incidência de fenômenos autoimunes. Embora as manifestações dermatológicas, gastrintestinais e endócrinas prevaleçam, o rim é impactado em 2% dos casos de monoterapia e em até 5% quando é usada terapia dupla com inibidores de *checkpoint*. Uma elevação aguda na creatinina sérica geralmente é observada dentro de 15 semanas do início da terapia, embora possa ocorrer mais tardiamente durante a terapia ou até 2 meses após a última dose. A biópsia, quando realizada, geralmente mostra inflamação intersticial aguda, embora também possam ser encontradas alterações glomerulares. Em geral, os pacientes estão em uso de medicações que sabidamente causam NTI aguda associada a medicamentos, como os inibidores da bomba de próton ou AINEs. O tratamento das lesões renais agudas graves inclui corticosteroides, a descontinuação de medicações potencialmente causadoras do quadro e evitar doses adicionais de inibidores de *checkpoint* até que a função renal seja recuperada.

NIA IDIOPÁTICA

Alguns pacientes apresentam características clínicas e histológicas típicas de NIA, porém não têm evidências de exposição a fármacos ou manifestações clínicas ou sorológicas de doença autoimune. A presença, em alguns casos, de autoanticorpos dirigidos contra um antígeno tubular, semelhante àquele identificado em ratos com uma forma induzida de nefrite intersticial, sugere que uma resposta autoimune pode estar envolvida. À semelhança da TINU e da nefrite intersticial granulomatosa, a NIA idiopática responde à terapia com glicocorticoides, porém pode seguir uma evolução recidivante, exigindo tratamento de manutenção com outro agente imunossupressor (Fig. 316-1 e Tab. 316-2). Recentemente, foram identificados casos em que autoanticorpos que podem ser relevantes na patogênese da doença tinham como alvo antígenos expressos no ducto coletor ou na borda em escova do túbulo proximal.

NIA ASSOCIADA À INFECÇÃO

A NIA também pode ocorrer como reação inflamatória local a uma infecção microbiana (Tab. 316-1) e deve ser diferenciada da pielonefrite bacteriana aguda (Cap. 135). Em geral, a pielonefrite bacteriana aguda não causa injúria renal aguda, a não ser que acometa ambos os rins ou evolua para choque séptico. Atualmente, a NIA associada à infecção é observada com mais frequência em pacientes imunocomprometidos, particularmente em receptores de transplante renal com reativação do poliomavírus BK (Caps. 143 e 313).

DISTÚRBIOS POR DEPÓSITO DE CRISTAIS E TUBULOPATIAS OBSTRUTIVAS

Pode ocorrer injúria renal aguda quando cristais de vários tipos se depositam nas células tubulares e no interstício ou quando causam obstrução dos túbulos. Pode-se observar a presença de comprometimento da função

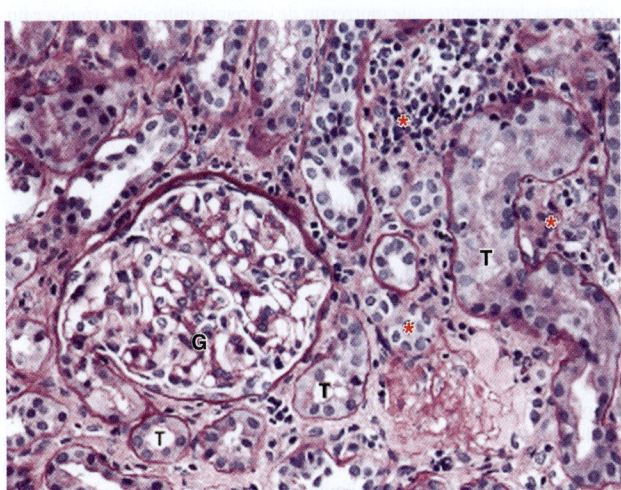

FIGURA 316-2 **Nefrite intersticial aguda (NIA) em um paciente** que apresentou iríite aguda, febre baixa, velocidade de hemossedimentação = 103, piúria e cilindros celulares no exame de urina, e elevação recente da creatinina sérica de 2,4 mg/dL. Tanto a iríite quanto a NIA melhoraram após a administração de metilprednisolona por via intravenosa. Essa biópsia renal corada por PAS mostra um infiltrado intersticial de células mononucleares (*asteriscos*) e edema, separando os túbulos (T) e um glomérulo (G) normal. Alguns dos túbulos contêm restos celulares e infiltração de células inflamatórias. Os achados nesta biópsia são indistinguíveis daqueles que seriam observados em um caso de NIA induzida por fármacos. PAS, ácido periódico de Schiff.

renal, em geral acompanhada de dor no flanco em consequência de obstrução tubular, em pacientes tratados com sulfadiazina para toxoplasmose, com indinavir e atazanavir para vírus da imunodeficiência humana (HIV), e com aciclovir intravenoso para infecções graves por herpes-vírus. O exame de urina revela cristais de sulfonamida "em feixes de trigo", agrupamentos individuais ou paralelos de cristais de indinavir, ou cristais de aciclovir birrefringentes vermelho-esverdeados em formato de agulha. Esse efeito adverso é geralmente precipitado por hipovolemia, sendo reversível com restabelecimento da volemia com solução salina e suspensão do fármaco. Também foi relatada uma NIA franca causada pelo depósito de cristais de indinavir, distinta da doença obstrutiva.

A obstrução tubular aguda também é a causa de injúria renal aguda oligúrica em pacientes com *nefropatia aguda por urato*. Em geral, resulta da hiperuricemia grave em consequência de síndrome de lise tumoral em pacientes com distúrbios linfo ou mieloproliferativos tratados com agentes citotóxicos, porém também pode ocorrer de modo espontâneo antes do início do tratamento (Cap. 75). A cristalização do ácido úrico nos túbulos e no sistema coletor leva à obstrução parcial ou completa dos ductos coletores, da pelve renal ou do ureter. Pode-se detectar um precipitado denso de cristais de ácido úrico birrefringentes na urina, em geral associado com hematúria microscópica ou macroscópica. O alopurinol profilático diminui o risco de nefropatia por ácido úrico, mas não propicia nenhum benefício após a ocorrência da lise tumoral. Uma vez estabelecida a oligúria, tentativas de aumentar o fluxo tubular e a solubilidade do ácido úrico com diurese alcalina podem ter algum benefício; entretanto, o tratamento de emergência com hemodiálise ou rasburicase, uma urato-oxidase recombinante, costuma ser necessário para abaixar rapidamente os níveis de ácido úrico e restaurar a função renal.

O depósito de cristais de oxalato de cálcio nas células tubulares e no interstício pode resultar em disfunção renal permanente em pacientes que sobrevivem à intoxicação por etilenoglicol, em pacientes com hiperoxalúria entérica após ressecção ileal ou cirurgia de derivação do intestino delgado, e naqueles com hiperoxalúria hereditária (Cap. 318). A *nefropatia aguda por fosfato* é uma complicação incomum, porém grave, do uso de fosfosoda oral como laxativo ou como preparo colônico para colonoscopia. Resulta do depósito de cristais de fosfato de cálcio nos túbulos e no interstício, ocorrendo principalmente em indivíduos com disfunção renal prévia e hipovolemia. Por esse motivo, a fosfosoda deve ser evitada em pacientes com doença renal crônica.

NEFROPATIA POR CILINDROS DE CADEIAS LEVES

Os pacientes com mieloma múltiplo podem desenvolver injúria renal aguda na presença de hipovolemia, infecção ou hipercalcemia, ou após exposição a AINEs ou a meios de contraste radiográficos. O diagnóstico de nefropatia por cilindros de cadeias leves (NCCL) – comumente conhecida como *rim do mieloma* – deve ser considerado em pacientes que não conseguem se recuperar quando o fator precipitante é corrigido, ou em qualquer paciente idoso com injúria renal aguda sem outra explicação.

Nesse distúrbio, as cadeias leves de imunoglobulinas monoclonais (proteínas de Bence-Jones) filtradas formam agregados intratubulares com a proteína de Tamm-Horsfall secretada no túbulo distal. Os cilindros, além de obstruir o fluxo tubular nos néfrons acometidos, desencadeiam uma reação de células gigantes ou de corpo estranho e podem levar à ruptura tubular, resultando em fibrose intersticial (Fig. 316-3). Embora a NCCL ocorra geralmente em pacientes com mieloma múltiplo diagnosticado e na presença de um grande volume de plasmócitos, o distúrbio também deve ser considerado como diagnóstico possível em pacientes com gamopatia monoclonal diagnosticada, mesmo na ausência de mieloma franco. As cadeias leves monoclonais filtradas também podem causar manifestações renais menos pronunciadas na ausência de obstrução, devido à sua toxicidade direta para as células tubulares proximais e à formação de cristais intracelulares. Isso pode resultar em distúrbios tubulares isolados como ATR ou síndrome de Fanconi completa.

Diagnóstico Os indícios clínicos para o diagnóstico consistem em anemia, dor óssea, hipercalcemia e ânion gap anormalmente estreito devido à hipoalbuminemia e à hipergamaglobulinemia. As tiras reagentes de exames de urina detectam a presença de albumina, mas não as cadeias leves de imunoglobulinas; entretanto, a detecção laboratorial de quantidades aumentadas de proteína em uma amostra de urina e a obtenção de resultado negativo no teste de fita reagente são altamente sugestivas da presença de proteína de

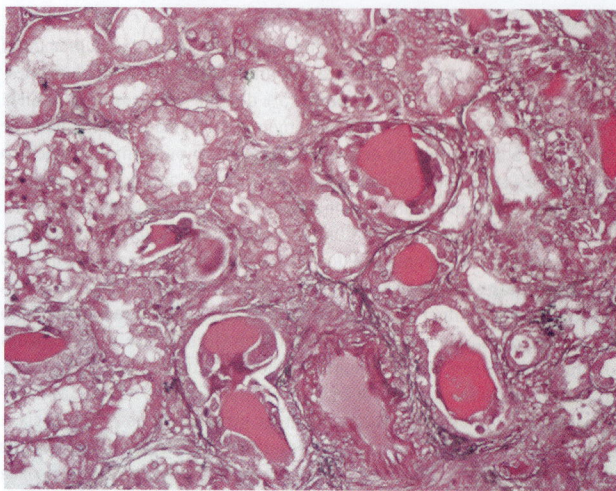

FIGURA 316-3 Aspecto histológico da nefropatia com cilindros do mieloma. Uma biópsia renal corada por hematoxilina-eosina revela muitos túbulos atróficos repletos de cilindros eosinofílicos (que consistem em proteína de Bence-Jones), circundados por reações de células gigantes. *(Cortesia do Dr. Michael N. Koss, University of Southern California Keck School of Medicine; com autorização.)*

Bence-Jones na urina. Amostras de soro e de urina devem ser enviadas para eletroforese de proteínas com imunofixação, para a detecção e a identificação de uma possível banda monoclonal. A pesquisa de cadeias leves livres na urina e no soro é um método sensível.

TRATAMENTO
Nefropatia por cilindros de cadeias leves

O tratamento tem por objetivo corrigir os fatores precipitantes, como hipovolemia e hipercalcemia, interromper os agentes nefrotóxicos potenciais e tratar a discrasia plasmocitária subjacente (Cap. 111); a plasmaférese para remover as cadeias leves tem valor questionável na NCCL.

INFILTRAÇÃO LINFOMATOSA DO RIM

A infiltração intersticial por linfócitos B malignos é um achado comum na necropsia de pacientes que morreram de leucemia linfocítica crônica e linfoma não Hodgkin; entretanto, trata-se, em geral, de um achado incidental. Raramente, esses infiltrados podem causar aumento maciço dos rins e injúria renal aguda oligúrica. Embora os glicocorticoides em altas doses e a quimioterapia subsequente resultem frequentemente na recuperação da função renal, o prognóstico costuma ser reservado nesses casos.

DOENÇAS TUBULOINTERSTICIAIS CRÔNICAS

Os progressos nas medidas de saúde ocupacional e pública, aliados à proibição dos analgésicos de venda livre contendo fenacetina, levaram a um notável declínio da incidência de nefrite intersticial crônica (NIC) por exposição a metais pesados – em particular chumbo e cádmio – e da nefropatia por analgésicos na América do Norte. Hoje, a NIC mais frequentemente é resultado de isquemia renal ou ocorre em consequência de doença glomerular primária (Cap. 314). Outras formas importantes de NIC resultam de anomalias do desenvolvimento ou de doenças hereditárias, como a nefropatia de refluxo ou a nefropatia falciforme, e podem não ser reconhecidas até a adolescência ou a idade adulta. Embora seja impossível reverter a lesão que já ocorreu, pode-se evitar uma deterioração maior ou pode-se, pelo menos, diminuir a sua progressão nesses casos por meio do tratamento da hipertensão glomerular, um denominador comum no desenvolvimento da GESF secundária e perda progressiva dos néfrons funcionais. Como consequência, o reconhecimento e a detecção precoce dos pacientes sob risco podem diminuir a sua progressão para doença renal em estágio terminal (DRET).

REFLUXO VESICOURETERAL E NEFROPATIA POR REFLUXO

A nefropatia por refluxo é a consequência do refluxo vesicoureteral (RVU) ou de outras anomalias urológicas no início da infância. Antigamente, era

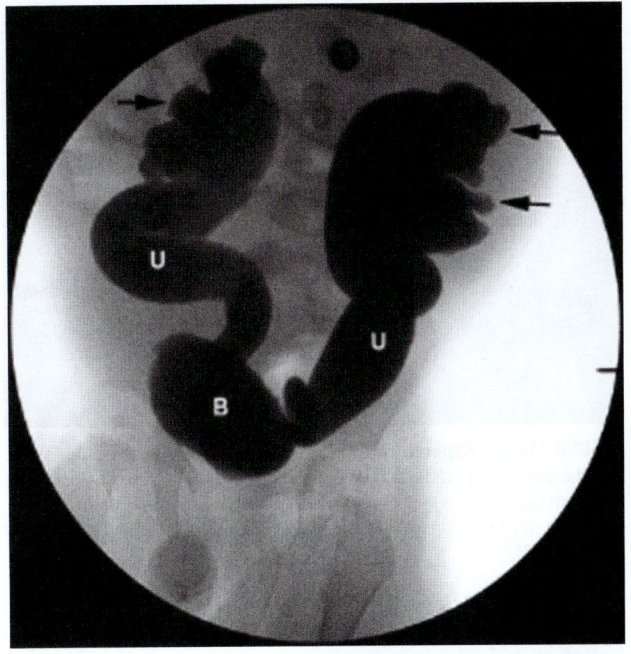
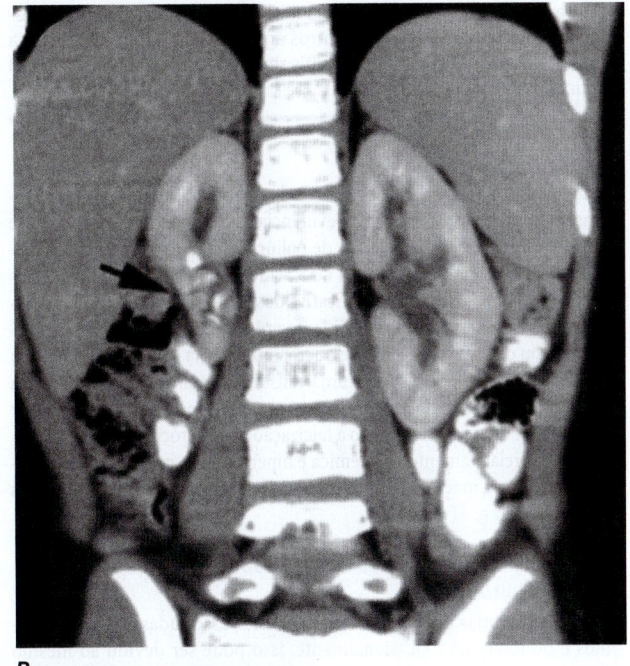
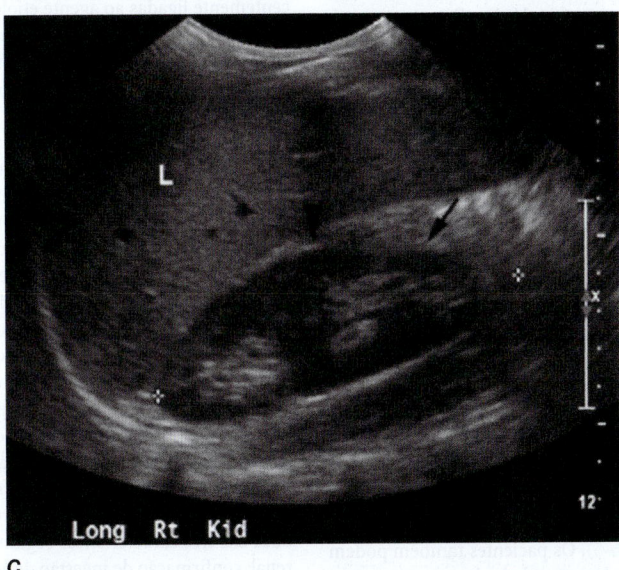

FIGURA 316-4 **Imagens de refluxo vesicoureteral (RVU) e nefropatia por refluxo. A.** Uretrocistografia de esvaziamento em bebê de 7 meses com RVU de alto grau bilateral, evidenciado por cálices unidos (*setas*) e ureteres (U) tortuosos dilatados entrando na bexiga (B). **B.** Tomografia computadorizada do abdome (reconstrução de plano coronal) em uma criança, mostrando a presença de cicatriz pronunciada da porção inferior do rim direito (*seta*). **C.** Ultrassonografia do rim direito, mostrando a perda de parênquima no polo inferior, devido a cicatrizes (*seta*) e à hipertrofia da região média (*ponta de seta*). *(Cortesia do Dr. George Gross, University of Maryland Medical Center; com autorização.)*

denominada *pielonefrite crônica*, pois se acreditava que fosse o resultado de infecções do trato urinário (ITUs) recorrentes na infância. O RVU origina-se de um fluxo urinário retrógrado anormal da bexiga para um ou ambos os ureteres e os rins, devido a válvulas ureterovesicais de localização incorreta e incompetentes (Fig. 316-4). Embora o refluxo estéril de alta pressão possa comprometer o crescimento normal dos rins, quando ele ocorre associado a ITUs recorrentes no início da infância, resulta em cicatrizes intersticiais focais e atrofia tubular. A perda de néfrons funcionantes leva à hipertrofia dos glomérulos remanescentes e, eventualmente, GESF secundária. Com frequência, a nefropatia por refluxo só é percebida no início da vida adulta, quando se detecta a presença de doença renal crônica durante uma avaliação de rotina ou durante a gravidez. Os adultos afetados são frequentemente assintomáticos, mas podem fornecer uma história de enurese prolongada ou ITUs recorrentes durante a infância e podem apresentar disfunção renal variável, bem como hipertensão, proteinúria leve a moderada e alterações discretas do sedimento urinário. Quando ambos os rins são afetados, a doença costuma evoluir de modo inexorável para DRET no decorrer de vários anos, apesar da ausência de infecções urinárias ou refluxo ativo. A presença de um único rim acometido pode não ser detectada, exceto pela ocorrência de hipertensão. A US dos rins em adultos costuma revelar rins pequenos e assimétricos com contornos irregulares, córtices delgados e regiões de hipertrofia compensatória (Fig. 316-4).

TRATAMENTO
Refluxo vesicoureteral e nefropatia por refluxo

Foi constatado que a manutenção de uma urina estéril na infância limita a ocorrência de cicatrização renal. A reimplantação cirúrgica dos ureteres na bexiga para restaurar a competência está indicada para crianças pequenas com refluxo de alto grau persistente, porém é inefetiva e não está indicada em adolescentes ou adultos após a ocorrência de sequelas. O controle agressivo da pressão arterial com inibidor da enzima conversora de angiotensina (IECA) ou com bloqueador do receptor de angiotensina (BRA) e outros agentes é efetivo para reduzir a proteinúria e pode impedir significativamente a deterioração adicional da função renal.

NEFROPATIA FALCIFORME

A patogênese e as manifestações clínicas da nefropatia falciforme estão descritas no Capítulo 317. Pode haver evidências de lesão tubular na infância e no início da adolescência na forma de poliúria, devido à diminuição da capacidade de concentração urinária ou à acidose tubular renal tipo IV, anos antes da ocorrência de perda significativa dos néfrons e de proteinúria devido à GESF secundária. O reconhecimento precoce dessas anormalidades renais sutis ou o desenvolvimento de microalbuminúria em uma criança com anemia falciforme pode justificar uma consulta com um nefrologista e/ou a instituição de um tratamento com IECA em baixas doses. A necrose papilar pode resultar de isquemia, devido à falcização dos eritrócitos na rede vascular medular relativamente hipoxêmica e hipertônica, e manifesta-se na forma de hematúria macroscópica e obstrução ureteral por papilas isquêmicas descamadas (Tab. 316-3).

ANORMALIDADES TUBULOINTERSTICIAIS ASSOCIADAS COM GLOMERULONEFRITE

As glomerulopatias primárias costumam estar associadas à lesão dos túbulos e do interstício. Ocasionalmente, isso pode ser devido ao mesmo processo patológico que afeta o glomérulo e o tubulointerstício, como no caso do depósito de imunocomplexos na nefrite lúpica. Entretanto, mais frequentemente, as alterações tubulointersticiais crônicas ocorrem como consequência secundária da disfunção glomerular prolongada. Os mecanismos potenciais pelos quais a doença glomerular pode causar lesão tubulointersticial incluem lesão das células epiteliais mediada por proteinúria, ativação das células tubulares por citocinas e pelo complemento, ou redução do fluxo sanguíneo peritubular, resultando em isquemia tubulointersticial distal, em particular no caso de glomérulos que estão globalmente esclerosados devido à glomerulonefrite grave. Com frequência, é difícil identificar a causa inicial da lesão por biópsia renal em um paciente que apresenta doença renal avançada nesse contexto.

NEFROPATIA POR ANALGÉSICOS

A nefropatia por analgésicos resulta do uso prolongado de compostos analgésicos que contêm fenacetina (proibida nos Estados Unidos desde 1983), ácido acetilsalicílico e cafeína. Em sua forma clássica, a nefropatia por analgésicos caracteriza-se por disfunção renal, necrose papilar (Tab. 316-3) atribuível à presumida concentração do fármaco em níveis tóxicos na medula interna, e constelação radiográfica de pequenos rins fibróticos com calcificações papilares, que são mais bem identificadas por tomografia computadorizada (Fig. 316-5). Os pacientes também podem apresentar poliúria devido à redução da capacidade de concentração e acidose metabólica sem ânion *gap* aumentado em razão da lesão tubular. A eliminação de uma papila necrótica descamada pode causar hematúria macroscópica e cólica ureteral devido à obstrução ureteral. Os indivíduos com DRET em consequência de nefropatia por analgésicos correm risco maior de neoplasia maligna urotelial em comparação com pacientes com outras causas de doença renal. Os estudos de coorte recentes em indivíduos com função renal basal normal sugerem que o uso crônico moderado de preparações de analgésicos atualmente disponíveis nos Estados Unidos, incluindo paracetamol e AINEs, não parece causar a constelação de achados conhecida como nefropatia analgésica, embora os indivíduos com depleção de volume e aqueles com doença renal crônica tenham maior risco de toxicidade renal relacionada ao uso de AINEs. Todavia, recomenda-se que os usuários frequentes de paracetamol e AINEs sejam submetidos a rastreamento para evidências de doença renal.

TABELA 316-3 ■ Principais causas de necrose papilar
Nefropatia por analgésicos
Nefropatia falciforme
Diabetes com infecção do trato urinário
Uso prolongado de AINE (raro)

Sigla: AINE, anti-inflamatório não esteroide.

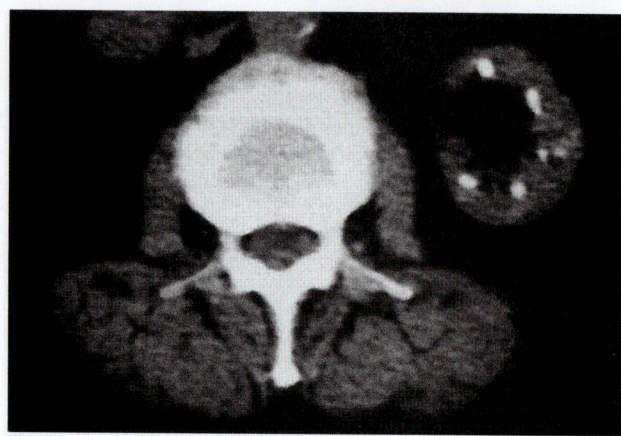

FIGURA 316-5 Aspecto radiológico da nefropatia por analgésicos. A tomografia computadorizada sem contraste mostra um rim esquerdo atrófico com calcificações papilares em padrão de grinalda. *(Reimpressa, com autorização, de Macmillan Publishers, Ltd., MM Elseviers et al: Kidney International 48:1316, 1995.)*

NEFROPATIA POR ÁCIDO ARISTOLÓQUICO

Duas formas aparentemente não relacionadas de NIC, a nefropatia por ervas medicinais chinesas e a nefropatia endêmica dos Bálcãs, foram recentemente ligadas ao agente etiológico subjacente, o ácido aristolóquico, e, hoje, são coletivamente designadas como nefropatia por ácido aristolóquico (NAA). Na nefropatia por ervas medicinais chinesas, descrita pela primeira vez no início da década de 1990 em mulheres jovens que usavam preparações de ervas medicinais chinesas tradicionais como parte de um regime de emagrecimento, um dos agentes agressores foi identificado como ácido aristolóquico, um carcinógeno conhecido da planta *Aristolochia*. Várias espécies de *Aristolochia* têm sido usadas em fitoterápicos tradicionais há séculos e continuam disponíveis, apesar das proibições oficiais de seu uso em muitos países. Evidências moleculares também implicaram o ácido aristolóquico na nefropatia endêmica dos Bálcãs, uma nefrite tubulointersticial crônica observada principalmente em cidades localizadas ao longo dos afluentes do Rio Danúbio e descrita pela primeira vez na década de 1950. Embora a via de exposição exata não seja conhecida com certeza, a contaminação de preparações de cereais locais com sementes de espécies de *Aristolochia* parece mais provável. O ácido aristolóquico, após exposição prolongada, produz fibrose intersticial renal, com relativa escassez de infiltrados celulares. O sedimento urinário é inexpressivo, com raros leucócitos e proteinúria leve. A anemia pode ser desproporcionalmente grave em relação ao nível de disfunção renal. O diagnóstico definitivo de NAA exige duas das três características seguintes: histologia característica na biópsia renal; confirmação de ingestão de ácido aristolóquico; e detecção de adutos de aristolactama-DNA no rim ou no tecido do trato urinário. Estas últimas lesões representam uma assinatura molecular do dano ao DNA derivado do ácido aristolóquico e, com frequência, consistem em transversões A:T para T:A características. Em função dessa atividade mutagênica, a NAA está associada a uma incidência muito alta de neoplasias uroteliais do trato urinário superior, com risco relacionado à dose cumulativa. Justifica-se uma vigilância com tomografia computadorizada, ureteroscopia e citologia da urina, e deve-se considerar a realização de nefroureterectomia bilateral quando um paciente alcança o estágio de DRET.

NEFRITE INTERSTICIAL CARIOMEGÁLICA

A nefrite intersticial cariomegálica é uma forma incomum de doença renal crônica lentamente progressiva com proteinúria leve, fibrose intersticial, atrofia tubular e núcleos curiosamente aumentados das células epiteliais tubulares proximais. O distúrbio foi ligado a mutações em *FAN1*, uma nuclease envolvida no reparo do DNA, que podem tornar os portadores da mutação suscetíveis a agentes ambientais que danificam o DNA.

NEFROPATIA ASSOCIADA AO LÍTIO

O uso de sais de lítio no tratamento do transtorno de humor bipolar pode ter várias sequelas renais, das quais a mais comum é o diabetes insípido nefrogênico, que se manifesta na forma de poliúria e polidipsia. O lítio acumula-se nas células principais do ducto coletor ao entrar pelos canais epiteliais de sódio (CENa), onde inibe a glicogênio-sintase-cinase 3β e inibe os canais de água de aquaporina regulados pela vasopressina. Com menor frequência, ocorre desenvolvimento de nefrite tubulointersticial crônica após uso prolongado de lítio (> 10-20 anos), a qual mais provavelmente acomete pacientes que sofreram episódios repetidos de níveis tóxicos de lítio. Os achados na biópsia renal incluem fibrose intersticial e atrofia tubular que são desproporcionais ao grau de glomerulosclerose ou de doença vascular, infiltrado linfocítico esparso e pequenos cistos ou dilatação do túbulo distal e ducto coletor, altamente característicos desse distúrbio. O grau de fibrose intersticial correlaciona-se com a duração e a dose cumulativa de lítio. Os indivíduos com nefropatia associada ao lítio costumam ser assintomáticos, com proteinúria mínima, poucos leucócitos urinários e pressão arterial normal. Alguns pacientes desenvolvem proteinúria mais grave, devido à GESF secundária, o que pode contribuir para perda adicional da função renal.

TRATAMENTO

Nefropatia associada ao lítio

A função renal deve ser acompanhada regularmente nos pacientes que tomam lítio, e deve-se ter cautela em pacientes com doença renal subjacente. O uso de amilorida para inibir a entrada do lítio através do CENa é efetivo para evitar e tratar o diabetes insípido nefrogênico, porém ainda não foi esclarecido se esse fármaco previne a NIC induzida pelo lítio. Uma vez detectada, a suspensão da medicação na tentativa de evitar qualquer deterioração renal adicional pode ser problemática, pois o lítio é um estabilizador do humor efetivo que, com frequência, não é totalmente substituído por outros agentes. Além disso, apesar da interrupção do lítio, a doença renal crônica nesses pacientes é, com frequência, irreversível e pode evoluir lentamente para DRET. A abordagem mais prudente consiste em monitorar frequentemente os níveis de lítio e ajustar a sua dose para evitar níveis tóxicos (de preferência, < 1 mEq/L). Essa conduta é de particular importância, visto que a depuração do lítio é menos efetiva com o declínio da função renal.

NEFROTOXICIDADE DOS INIBIDORES DA CALCINEURINA

Os agentes imunossupressores inibidores da calcineurina (ICN), a ciclosporina e o tacrolimo, podem causar lesão renal, tanto aguda quanto crônica. As formas agudas podem resultar de causas vasculares, como vasoconstrição ou desenvolvimento de microangiopatia trombótica, ou podem ser devidas a uma tubulopatia tóxica. A lesão renal crônica induzida por ICN é observada em receptores de transplante de órgãos sólidos (incluindo coração-pulmão e fígado) e manifesta-se com uma redução lenta, porém irreversível, da taxa de filtração glomerular, com proteinúria leve e hipertensão arterial. A hiperpotassemia é uma complicação relativamente comum causada, em parte, pela resistência tubular à aldosterona. As alterações histológicas no tecido renal incluem fibrose intersticial focal e atrofia tubular, frequentemente em um padrão "listrado". Além disso, a vasculatura intrarrenal costuma demonstrar a presença de hialinose, e pode haver também glomerulosclerose focal. Podem ocorrer alterações semelhantes em pacientes que recebem ICN para doenças autoimunes, embora as doses sejam, em geral, mais baixas do que aquelas usadas para transplante de órgãos. Reduzir dose ou evitar o uso de ICN parece atenuar as alterações tubulointersticiais crônicas, mas pode aumentar o risco de rejeição e de perda do enxerto.

NEFROPATIA POR METAIS PESADOS (CHUMBO)

Os metais pesados, como o chumbo ou o cádmio, podem levar a um processo tubulointersticial crônico após exposição prolongada. A doença como entidade não é mais diagnosticada com frequência, visto que essa exposição a metais pesados foi acentuadamente reduzida devido ao reconhecimento dos riscos do chumbo para a saúde e à sua consequente remoção da maioria dos produtos comerciais e combustíveis. Todavia, a exposição ocupacional é possível em pessoas que trabalham na fabricação ou na destruição de baterias, na remoção de tintas à base de chumbo ou na fabricação de ligas e equipamento elétrico (cádmio) em países onde a regulação industrial é menos rigorosa. Além disso, a ingestão de uísque destilado ilegalmente em recipientes contaminados com chumbo tem sido uma das fontes mais frequentes.

Os sinais iniciais da intoxicação crônica pelo chumbo são atribuíveis à disfunção tubular proximal, em particular hiperuricemia em consequência da secreção diminuída de urato. A tríade de "gota saturnina", hipertensão e comprometimento da função renal deve alertar o médico para investigar especificamente a exposição ao chumbo. Infelizmente, avaliar o excesso de chumbo não consiste apenas em solicitar um exame de sangue; os métodos preferenciais consistem em determinar o chumbo urinário após a infusão de um agente quelante ou por meio de fluoroscopia radiográfica do osso. Vários estudos recentes mostraram a existência de uma associação entre a exposição crônica a baixos níveis de chumbo e a diminuição da função renal, embora qualquer um desses dois fatores possa ter sido o evento primário. Nos pacientes que apresentam NIC de origem incerta e carga de chumbo corporal total elevada, foi constatado que os tratamentos repetidos com quelação do chumbo retardam o declínio da função renal.

DISTÚRBIOS METABÓLICOS

Os distúrbios que levam a níveis excessivamente altos ou baixos de certos eletrólitos e produtos do metabolismo também podem resultar em doença renal crônica, se não forem tratados.

NEFROPATIA CRÔNICA POR ÁCIDO ÚRICO

A constelação de achados patológicos observados na *nefropatia gotosa* é muito rara hoje e tem mais relevância histórica do que importância clínica, visto que, em geral, a gota é bem controlada com alopurinol e outros agentes. Entretanto, há evidências emergentes de que a hiperuricemia é um fator de risco independente para o desenvolvimento de doença renal crônica, talvez por meio de lesão endotelial. As interações complexas de hiperuricemia, hipertensão e lesão renal ainda não estão totalmente elucidadas.

Na atualidade, a nefropatia gotosa tende a ser observada com mais frequência em pacientes com gota tofácea grave e hiperuricemia prolongada, devido a um distúrbio hereditário do metabolismo das purinas (Cap. 417). Essa condição deve ser diferenciada da nefropatia hiperuricêmica juvenil, uma forma de doença renal cística medular causada por mutações na uromodulina (UMOD) (Cap. 315) e atualmente agrupada na categoria mais ampla de doença renal tubulointersticial autossômica dominante. Ao exame histológico, o aspecto característico da nefropatia gotosa consiste na presença de depósitos cristalinos de ácido úrico e sais de urato monossódico no parênquima renal. Esses depósitos não apenas causam obstrução intrarrenal, como também desencadeiam uma resposta inflamatória, resultando em infiltração linfocítica, reação de células gigantes do tipo corpo estranho e, por fim, fibrose, sobretudo nas regiões medulares e papilares do rim. Tendo em vista que os pacientes com gota muitas vezes apresentam hipertensão e hiperlipidemia, as alterações degenerativas das arteríolas renais podem constituir uma característica notável da anormalidade histológica, desproporcional aos outros achados morfológicos. Clinicamente, a nefropatia gotosa é uma causa insidiosa de doença renal crônica. No início de sua evolução, a taxa de filtração glomerular pode ser quase normal, apesar das alterações morfológicas no interstício medular e cortical, proteinúria e diminuição da capacidade de concentração urinária. O tratamento com alopurinol e alcalinização da urina costuma ser efetivo para prevenir a nefrolitíase por ácido úrico e as consequências dos cálculos renais recorrentes. Entretanto, a nefropatia gotosa pode não ser tratada com essas medidas. Além disso, não foi demonstrado, de maneira consistente, que o uso de alopurinol na hiperuricemia assintomática melhore a função renal.

NEFROPATIA HIPERCALCÊMICA

(Ver também Cap. 410) A hipercalcemia crônica, como a que ocorre no hiperparatireoidismo primário, na sarcoidose, no mieloma múltiplo, na intoxicação por vitamina D ou na doença óssea metastática, pode causar doença tubulointersticial e disfunção renal progressiva. A lesão mais precoce consiste em uma alteração degenerativa focal nos epitélios renais, principalmente nos ductos coletores, nos túbulos distais e nas alças de Henle. A necrose das células tubulares resulta em obstrução dos néfrons e estase da urina intrarrenal, favorecendo a precipitação local de sais de cálcio e a ocorrência de infecção. Por fim, ocorrem dilatação e atrofia dos túbulos, bem como fibrose intersticial, infiltração de leucócitos mononucleares e depósito intersticial de cálcio (nefrocalcinose). O depósito de cálcio também pode ocorrer nos glomérulos e nas paredes das arteríolas renais.

Clinicamente, a disfunção mais notável consiste na incapacidade de concentração máxima da urina devido à redução da responsividade dos ductos coletores à arginina-vasopressina e ao transporte deficiente de sódio e cloreto na alça de Henle. Também ocorrem reduções na TFG e do fluxo sanguíneo renal na hipercalcemia, tanto aguda quanto prolongada. Por fim, a hipercalcemia não controlada resulta em lesão tubulointersticial grave e disfunção renal franca. As radiografias de abdome podem demonstrar nefrocalcinose, bem como nefrolitíase, sendo esta última devida à hipercalciúria que frequentemente acompanha a hipercalcemia.

O tratamento consiste em reduzir a concentração sérica de cálcio para valores normais e corrigir a anormalidade primária do metabolismo do cálcio (Cap. 410). A injúria renal aguda por hipercalcemia aguda pode ser revertida completamente. Contudo, a disfunção renal progressiva gradual relacionada com a hipercalcemia crônica pode não melhorar mesmo com a correção do distúrbio do cálcio.

NEFROPATIA HIPOPOTASSÊMICA

Os pacientes com hipopotassemia prolongada e grave em consequência do abuso crônico de laxativos ou diuréticos, vômitos de repetição ou hiperaldosteronismo primário podem desenvolver uma lesão tubular reversível, caracterizada pela degeneração vacuolar das células tubulares proximais e distais. Por fim, podem ocorrer atrofia tubular e dilatação cística acompanhadas de fibrose intersticial, levando à doença renal crônica irreversível. A correção da hipopotassemia no momento oportuno impedirá a progressão, porém a hipopotassemia persistente pode causar DRET.

CONSIDERAÇÕES GLOBAIS

As causas da nefrite intersticial aguda e crônica variam amplamente no mundo. A nefropatia por analgésicos continua sendo observada em países onde preparações combinadas de analgésicos contendo fenacetina são facilmente disponibilizadas. Os adulterantes em ervas medicinais e medicamentos tradicionais não regulamentados representam uma ameaça em termos de nefrite intersticial tóxica, conforme exemplificado pela contaminação de preparados de ervas medicinais para emagrecimento com ácido aristolóquico. A contaminação de fontes alimentares com toxinas, como o surto de nefrolitíase e injúria renal aguda devido à contaminação de fórmulas lácteas para lactentes com melamina, representa um risco contínuo. A exposição em larga escala ao ácido aristolóquico continua prevalente em muitos países asiáticos, onde o uso tradicional de ervas medicinais é comum. Embora a exposição industrial ao chumbo e ao cádmio tenha desaparecido, em grande parte, como causa de NIC nos países desenvolvidos, continua sendo um risco de nefrotoxicidade nos países onde essa exposição não está tão bem controlada.

Novas formas endêmicas de doença renal crônica continuam sendo descritas. Em particular, nefropatias com características de NIC estão crescendo em prevalência entre os trabalhadores agrícolas na costa do Pacífico na América Central (nefropatia mesoamericana), Sri Lanka (nefropatia do Sri Lanka) e sul da Índia (nefropatia de Uddanam). Juntos, esses distúrbios foram chamados de nefrite intersticial crônica das comunidades agrícolas (NICCA) e podem estar relacionados com episódios repetidos de exposição ao calor, desidratação e depleção de volume nos trabalhadores do campo. Todavia, toxinas, pesticidas e agentes infecciosos também permanecem como possíveis agentes etiológicos. O aquecimento global e a variabilidade regional da temperatura foram propostos como contribuintes para essas formas recém-descritas de doença renal, e dezenas de milhares de vidas foram perdidas devido à DRT nessas áreas com poucos recursos, nas quais a terapia renal substitutiva geralmente não é uma opção.

LEITURAS ADICIONAIS

Eckardt KU et al: Autosomal dominant tubulointerstitial kidney disease: Diagnosis, classification, and management: A KDIGO consensus report. Kidney Int 88:676, 2015.

Johnson RJ et al: Chronic kidney disease of unknown cause in agricultural communities. N Engl J Med 380:1843, 2019.

Moledina DG, Perazella MA: Drug-induced acute interstitial nephritis. Clin J Am Soc Nephrol 12:2046, 2017.

Praga M et al: Changes in the aetiology, clinical presentation and management of acute interstitial nephritis, an increasingly common cause of acute kidney injury. Nephrol Dial Transplant 30:1472, 2015.

Seethapathy H et al: The incidence, causes, and risk factors of acute kidney injury in patients receiving immune checkpoint inhibitors. Clin J Am Soc Nephrol 14:1692, 2019.

317 Lesão vascular do rim

Ronald S. Go, Nelson Leung

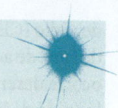

A circulação renal é complexa e caracteriza-se por uma rede arteriolar altamente perfundida, que alcança as estruturas glomerulares corticais adjacentes aos vasos retos de fluxo mais lento, que descem para os segmentos medulares. Os distúrbios dos vasos de maior calibre, incluindo estenose da artéria renal e doença ateroembólica, são discutidos em outra parte do livro (Cap. 278). O presente capítulo examina os distúrbios primários dos microvasos renais, muitos dos quais estão associados à trombose e à hemólise.

MICROANGIOPATIA TROMBÓTICA

A microangiopatia trombótica (MAT) é uma lesão patológica caracterizada por lesão celular endotelial nas arteríolas e capilares terminais. Os trombos plaquetários e hialinos que causam oclusão parcial ou completa fazem parte da histopatologia da MAT. Em geral, a MAT é acompanhada, embora nem sempre, de anemia hemolítica microangiopática (AHMA), com suas características típicas de trombocitopenia e presença de esquistócitos. No rim, a MAT caracteriza-se por edema das células endocapilares (endoteliose), trombos de fibrina, tampões plaquetários, fibrose da íntima arterial e um padrão membranoproliferativo no glomérulo. Os trombos de fibrina podem estender-se para o interior do polo vascular arteriolar, produzindo colapso glomerular e, algumas vezes, necrose cortical. Nos rins que se recuperam de MAT aguda, pode haver desenvolvimento de glomerulosclerose segmentar focal secundária. As doenças associadas a essa lesão incluem púrpura trombocitopênica trombótica (PTT), síndrome hemolítico-urêmica (SHU), hipertensão maligna, crise renal esclerodérmica, síndrome antifosfolipídeo, pré-eclâmpsia/síndrome de HELLP (hemólise, enzimas hepáticas elevadas e plaquetas baixas), infecção pelo HIV e nefropatia por irradiação. A MAT também pode ser observada na glomerulopatia relacionada à neoplasia mieloproliferativa (NMP) e na síndrome POEMS (polineuropatia, organomegalia, endocrinopatia, gamopatia monoclonal e alterações cutâneas), as quais não estão associadas à AHMA.

SÍNDROME HEMOLÍTICO-URÊMICA/PÚRPURA TROMBOCITOPÊNICA TROMBÓTICA

A SHU e a PTT são os protótipos da AHMA. Historicamente, a SHU e a PTT foram diferenciadas sobretudo por suas diferenças clínicas e epidemiológicas. A PTT se desenvolve mais comumente em adultos e supunha-se ser uma condição que envolvia mais complicações neurológicas, enquanto a SHU é mais frequente em crianças, particularmente quando associada com diarreia hemorrágica. Todavia, a SHU atípica (SHUa) pode aparecer pela primeira vez na vida adulta, e o comprometimento neurológico pode ser tão comum na SHU quanto na PTT. Por conseguinte, a SHU e a PTT atualmente devem ser diferenciadas e tratadas com base nas suas características fisiopatológicas específicas.

Síndrome hemolítico-urêmica A SHU é definida, em termos gerais, pela presença de AHMA e comprometimento renal. São reconhecidas pelo menos quatro variantes. A mais comum é a SHU por *Escherichia coli* produtora de toxina Shiga (STEC), também conhecida como SHU D^+ (associada à diarreia) ou SHU por *E. coli* êntero-hemorrágica (EHEC). A maioria dos casos envolve crianças com < 5 anos de idade, porém os adultos também são suscetíveis, conforme evidenciado por um surto ocorrido em 2011 na Europa Setentrional. Em > 80% dos casos, a diarreia, que é frequentemente sanguinolenta, precede a AHMA em 1 semana. É frequente a ocorrência de dor abdominal, cólica e vômitos, enquanto a febre costuma estar ausente. Com frequência, observa-se o desenvolvimento de sintomas neurológicos, incluindo disfasia, hiperreflexia, visão turva, déficits de memória, encefalopatia, perseveração e agrafia, em particular nos adultos. Nos casos graves, podem ocorrer convulsões e isquemia cerebral. A SHU por STEC é causada pelas toxinas Shiga (Stx1 e Stx2), também designadas *verotoxinas*. Essas toxinas são produzidas por determinadas cepas de *E. coli* e *Shigella dysenteriae*. Nos Estados Unidos e na Europa, a cepa de STEC mais comum é O157:H7, porém já foi relatada SHU com outras cepas (O157:H−, O111:H−, O26:H11/H−, O145:H28 e O104:H4). Após entrar na circulação, a toxina Shiga liga-se ao glicolipídeo receptor de superfície globotriaosilceramida (Gb3), que é ricamente expresso nas células da microvasculatura renal. Por meio de sua ligação, a toxina entra nas células, induzindo as citocinas inflamatórias (interleucina 8 [IL-8], proteína quimiotática dos monócitos 1 [MCP-1] e fator derivado das células estromais 1 [SDF-1]) e receptores de quimiocinas (CXCR4 e CXCR7); essa ação resulta na agregação plaquetária e no processo microangiopático. *Streptococcus pneumoniae* também pode causar SHU. Determinadas cepas produzem uma neuraminidase que cliva os componentes do ácido *N*-acetilneuramínico que normalmente cobrem o antígeno de Thomsen-Friedenreich nas plaquetas e células endoteliais. A exposição desse antígeno críptico à IgM pré-formada resulta em AHMA grave.

A SHUa ou a SHU mediada por complemento resulta de desregulação do sistema do complemento. A desregulação do sistema do complemento pode ser congênita ou adquirida. Os pacientes afetados com frequência apresentam baixos níveis de C3 e níveis normais de C4, característicos da ativação da via alternativa. A deficiência de fator H, que constitui o defeito mais comum, tem sido identificada em famílias com SHUa. O fator H compete com o fator B para impedir a formação de C3bBb e atua como cofator do fator I, que degrada de modo proteolítico o C3b. Foram identificadas mais de 70 mutações do gene do fator H. A maioria consiste em mutações missense que produzem anormalidades na região C-terminal, afetando a sua ligação ao C3b, mas não sua concentração. Outras mutações resultam em baixos níveis ou ausência completa da proteína. Também há relatos de deficiências em outras proteínas reguladoras do complemento, como fator I, fator B, proteína cofator da membrana (CD46), C3, proteína relacionada ao fator H do complemento 1 (CFHR1), CFHR3, CFHR5 e trombomodulina. Por fim, uma variante autoimune de SHUa, DEAP-SHU (deficiência de proteínas plasmáticas CFHR [relacionadas ao fator H do fator do complemento] e autoanticorpo CFH positivo) ocorre quando é formado um autoanticorpo contra o fator H. A DEAP-SHU está frequentemente associada a uma deleção de um fragmento de 84 kb do cromossomo que codifica o CFHR1 e CFHR3. O autoanticorpo bloqueia a ligação do fator H ao C3b e à C3-convertase ligada à superfície. A lesão renal costuma ser grave, resultando em doença renal em estágio terminal (DRET). A gravidade da lesão renal e a recidiva subsequente ao transplante renal dependem da proteína reguladora do complemento.

Púrpura trombocitopênica trombótica Tradicionalmente, a PTT é caracterizada pela pentade de AHMA, trombocitopenia, sintomas neurológicos, febre e falência renal. A fisiopatologia da PTT envolve o acúmulo de multímeros ultragrandes do fator de von Willebrand devido à ausência ou acentuada redução da atividade da protease plasmática ADAMTS13, uma disintegrina e metaloproteinase com uma trombospondina tipo 1 motif, membro 13. A PTT atualmente é definida como AHMA associada à atividade < 5 a 10% da de ADAMTS13. Esses multímeros ultragrandes formam coágulos e destroem eritrócitos, resultando em AHMA. Entretanto, a ausência de ADAMTS13 por si só pode não produzir PTT. Com frequência, é necessário um fator inflamatório desencadeante adicional (como infecção, cirurgia, pancreatite ou gravidez) para iniciar a PTT clínica. Isso pode ser mediado por peptídeos neutrofílicos humanos que inibem a clivagem do fator de von Willebrand pela ADAMTS13. A PTT pode ocorrer devido à uma mutação congênita de ADAMTS13 (PTTc) ou adquirida por autoanticorpo contra a proteína ADAMTS13 (PTTi).

A PTTc, também conhecida como síndrome de Upshaw-Schülman, é caracterizada por deficiências congênitas de ADAMTS13. A PTTc pode se instalar desde as primeiras semanas de vida mas, em algumas ocasiões, pode não se manifestar até a idade adulta, especialmente durante a gravidez. Acredita-se que fatores tanto ambientais quanto genéticos influenciem o desenvolvimento da PTTc. A transfusão de plasma é uma estratégia efetiva para a prevenção e o tratamento. Na PTTi, o autoanticorpo dirigido contra a ADAMTS13 (IgG ou IgM) aumenta a sua depuração ou inibe a sua atividade. Dados do Oklahoma TTP/HUS Registry sugerem uma taxa de incidência de PTTi de 2,9 casos/10^6 pacientes nos Estados Unidos. A idade mediana de início da doença é de 40 anos. A incidência é mais de nove vezes mais alta entre os negros, em comparação com indivíduos não negros. À semelhança da incidência do lúpus eritematoso sistêmico, a incidência da PTTi é quase três vezes maior nas mulheres do que nos homens. Sem tratamento, a PTTi apresenta uma taxa de mortalidade que ultrapassa 90%. Mesmo com a terapia moderna, 20% dos pacientes morrem no primeiro mês em consequência de complicações da trombose microvascular.

A MAT induzida por fármacos constitui uma complicação reconhecida do tratamento com alguns quimioterápicos, agentes imunossupressores e quinina. Atualmente, há dois mecanismos distintos reconhecidos. A lesão tóxica ou endotelial (patologicamente similar à da SHU) é a principal causa de MAT associada aos agentes quimioterápicos (por ex., inibidores do proteassomo [bortezomibe, carfilzomibe e ixazomibe], mitocina C e gemcitabina) e agentes imunossupressores (ciclosporina, interferona, sirolimo e tacrolimo). Esse processo costuma ser dose-dependente. De modo alternativo, pode haver desenvolvimento de MAT em consequência de autoanticorpos induzidos por fármacos. Essa forma tende a ser menos relacionada à dose do medicamento e pode, de fato, ocorrer após a aplicação de uma única dose em pacientes com exposição prévia (quinina). A deficiência de ADAMTS13 é encontrada em menos da metade dos pacientes com PTT associada ao clopidogrel. A quinina parece induzir autoanticorpos contra granulócitos, linfócitos, células endoteliais e complexos de glicoproteínas plaquetárias Ib/IX ou IIb/IIIa, mas não contra a ADAMTS13. A PTT associada à quinina é mais comum em mulheres. Também foi relatada a ocorrência de MAT com fármacos que inibem o fator de crescimento endotelial vascular, como o bevacizumabe; o mecanismo envolvido não está totalmente elucidado.

TRATAMENTO

Síndrome hemolítico-urêmica/púrpura trombocitopênica trombótica

O tratamento deve se basear na fisiopatologia. A PTTi e DEAP-SHU respondem à combinação de plasmaférese e prednisona. Além de remover os autoanticorpos, a plasmaférese com uso de plasma fresco congelado repõe a ADAMTS13. Nos casos refratários, a plasmaférese duas vezes ao dia associada à administração de rituximabe pode ser efetiva. O uso de caplacizumabe, um fragmento de anticorpo monoclonal que se liga ao domínio A1 do fator de von Willebrand, bloqueando sua interação com as plaquetas, demonstrou recentemente melhorar a recuperação da contagem de plaquetas e reduzir o risco composto de morte, exacerbação da doença e eventos tromboembólicos. Esse fármaco é atualmente aprovado para uso da PTTi em conjunto com plasmaférese e terapia imunossupressora. A infusão de plasma costuma ser suficiente para a reposição da ADAMTS13 na PTTc. Deve-se considerar a plasmaférese se houver necessidade de grandes volumes.

A infusão/troca de plasma é eficaz em certos tipos de SHUa, porque repõe as proteínas reguladoras do complemento. Eculizumabe e ravulizumabe, anticorpos monoclonais anti-C5, são aprovados para uso em SHUa e são capazes de abortar a AHMA e melhorar a função renal. Antibióticos e hemácias lavadas devem ser administrados na SHU associada à neuraminidase, e a plasmaférese pode ser útil; contudo, a transfusão de plasma e de sangue total deve ser evitada uma vez que esses produtos contém IgM, que pode exacerbar a AHMA. Foi relatada uma deficiência combinada de fator H e ADAMTS13. Os pacientes afetados geralmente respondem menos à infusão de plasma, o que ilustra a complexidade do manejo desses casos.

A MAT induzida por fármacos secundária a lesão endotelial geralmente não responde à plasmaférese e é tratada primariamente com a suspensão do uso deste agente e, se refratária, um teste com inibidores de C5. De forma similar, a SHU-STEC deve ser tratada com medidas de suporte, uma vez que a plasmaférese não se mostrou efetiva. Os agentes antidiarreicos e os antibióticos aumentam a incidência de SHU entre crianças; todavia, a azitromicina pode diminuir a duração da eliminação das bactérias em adultos.

MICROANGIOPATIA TROMBÓTICA ASSOCIADA AO TRANSPLANTE DE CÉLULAS-TRONCO HEMATOPOIÉTICAS

A MAT associada a transplante de células tronco hematopoiéticas (TCTH) se desenvolve após o TCTH alogênico, com uma incidência de cerca de 8%. Os fatores etiológicos incluem esquemas de condicionamento, imunossupressão, infecções e doença do enxerto *versus* hospedeiro. Outros fatores de risco incluem sexo feminino e enxertos de doadores incompatíveis para o antígeno leucocitário humano (HLA). Em geral, a MAT-TCTH surge no decorrer dos primeiros 100 dias após o TCTH. A Tabela 317-1 fornece uma lista das definições de MAT-TCTH atualmente empregadas para ensaios clínicos. Pode ser difícil estabelecer o diagnóstico, visto que a trombocitopenia, a anemia e a disfunção renal são comuns após o TCTH. A MAT-TCTH

TABELA 317-1 ■ Critérios para o estabelecimento de lesão renal microangiopática associada ao transplante de células-tronco hematopoiéticas

International Working Group	Blood and Marrow Transplant Clinical Trials Network Toxicity Committee
> 4% de esquistócitos no sangue	Fragmentação dos eritrócitos e pelo menos 2 esquistócitos por campo de grande aumento
Trombocitopenia de novo, prolongada ou progressiva	Aumento concomitante de LDH acima do valor basal
Aumento súbito e persistente de LDH	Teste de Coombs direto e indireto negativos
Diminuição de hemoglobina ou aumento na necessidade de transfusão de hemácias	Disfunção renal e/ou neurológica concomitante sem outras explicações
Diminuição da concentração de haptoglobina	

Sigla: LDH, lactato-desidrogenase.

está associada a uma elevada taxa de mortalidade (75% dentro de 3 meses). A maioria dos pacientes apresenta > 10% de atividade da ADAMTS13, e a plasmaférese mostra-se benéfica em < 25% dos pacientes. É recomendada a descontinuação dos inibidores de calcineurina e o tratamento de infecções ou da síndrome de obstrução sinusoidal (quando presente). Há relatos crescentes de uso bem-sucedido de eculizumabe, mas faltam dados de ensaios clínicos.

MICROANGIOPATIA TROMBÓTICA RELACIONADA AO HIV

A MAT relacionada ao HIV é uma complicação que era observada principalmente antes do uso disseminado da terapia antirretroviral altamente ativa. É vista em pacientes com Aids avançada e baixas contagens de células T CD4+, embora possa constituir a primeira manifestação da infecção pelo HIV. A presença de AHMA, trombocitopenia e disfunção renal é sugestiva, porém a biópsia renal é necessária para o diagnóstico, já que outras doenças renais também estão associadas à infecção pelo HIV. A trombocitopenia pode impedir a realização de biópsia renal em alguns pacientes. O mecanismo da lesão não está bem definido, embora o HIV possa induzir apoptose das células endoteliais. A atividade da ADAMTS13 não está reduzida nesses pacientes. A coinfecção pelo citomegalovírus também pode ser um fator de risco. A terapia antiviral efetiva é essencial, enquanto a plasmaférese deve limitar-se a pacientes que apresentam evidências de PTT.

NEFROPATIA POR IRRADIAÇÃO

A irradiação local ou corporal total pode produzir lesão microangiopática. O rim é um dos órgãos mais radiossensíveis, e pode ocorrer lesão com apenas 4-5 Gy. Essa lesão caracteriza-se por disfunção renal, proteinúria e hipertensão, que costumam surgir 6 meses após exposição à radiação. A biópsia renal revela MAT clássica, com lesão das células glomerulares, tubulares e vasculares, porém a evidência sistêmica de AHMA é incomum. Em razão de sua alta incidência após TCTH alogênico, a nefropatia por irradiação é frequentemente designada como *nefropatia do transplante de medula óssea*. Não há nenhuma terapia específica, embora evidências observacionais indiquem bloqueio do sistema renina-angiotensina.

ESCLERODERMIA (ESCLEROSE SISTÊMICA PROGRESSIVA)

O comprometimento renal é comum (até 52%) em pacientes com esclerodermia disseminada, e 20% dos casos resultam diretamente de crise renal esclerodérmica. Outras manifestações renais na esclerodermia incluem injúria renal aguda transitória (pré-renal) ou relacionadas a medicamentos (p. ex., associada à D-penicilamina, anti-inflamatórios não esteroides ou ciclosporina). A crise renal esclerodérmica ocorre em 12% dos pacientes com esclerose sistêmica difusa, porém em apenas 2% daqueles com esclerose sistêmica limitada. A crise renal da esclerodermia é a manifestação mais grave de comprometimento renal e caracteriza-se por hipertensão acelerada, rápido declínio da função renal, proteinúria nefrótica e hematúria. A hipertensão pode ser acompanhada de retinopatia e encefalopatia. A retenção de sal e de água com lesão microvascular pode levar ao edema pulmonar. As manifestações cardíacas, incluindo miocardite, pericardite e arritmias, indicam um prognóstico ruim. Apesar da presença de AHMA em mais da metade dos pacientes, a coagulopatia é rara.

A lesão renal na crise renal esclerodérmica caracteriza-se pela proliferação das túnicas média e íntima da artéria arqueada, com estreitamento de seu lúmen. Essa lesão é descrita como "casca de cebola" e pode ser acompanhada de colapso glomerular, devido à redução do fluxo sanguíneo. Histologicamente, a crise renal esclerodérmica é indistinguível da hipertensão maligna, com a qual pode coexistir. É comum a ocorrência de necrose fibrinoide e trombose. Antes da disponibilidade dos inibidores da enzima conversora de angiotensina (ECA), a taxa de mortalidade era > 90% em 1 mês. A introdução do bloqueio do sistema renina-angiotensina diminuiu a taxa de mortalidade para 30% em 3 anos. Quase dois terços dos pacientes com crise renal esclerodérmica podem necessitar de suporte dialítico, com recuperação da função renal em 50% (tempo médio de 1 ano). Também foi descrita a ocorrência de glomerulonefrite e vasculite associada a anticorpos anticitoplasma de neutrófilo, e de lúpus eritematoso sistêmico em pacientes com esclerodermia. Foi encontrada uma associação com um padrão salpicado de fatores antinucleares e com anticorpos dirigidos contra as RNA-polimerases I e III. O anti-U3-RNP pode identificar pacientes jovens sob risco de desenvolver crise renal esclerodérmica. Por outro lado, o anticorpo anticentrômero é um preditor negativo desse distúrbio. Devido à sobreposição entre a crise renal esclerodérmica e outros distúrbios autoimunes, recomenda-se uma biópsia renal para pacientes com comprometimento renal atípico, particularmente naqueles em que a hipertensão está ausente.

O tratamento com inibição da ECA é a terapia de primeira linha, a não ser que exista alguma contraindicação. A meta do tratamento consiste em reduzir a pressão arterial sistólica e diastólica em 20 mmHg e 10 mmHg, respectivamente, a cada 24 horas, até a normalização da pressão arterial. Terapia anti-hipertensiva adicional pode ser prescrita após maximizar a dose do fármaco para inibição da ECA. Os antagonistas do receptor da angiotensina II são menos efetivos para a prevenção de insuficiência renal; assim, eles apenas são recomendados se o paciente for intolerante aos inibidores ECA. A inibição da ECA isoladamente não impede a ocorrência de crise renal esclerodérmica, porém diminui o impacto da hipertensão. Além disso, tem sido observado que pacientes em uso de inibidores ECA têm uma maior taxa de recuperação renal após o início da diálise e assim, os inibidores ECA são continuados mesmo após o início da diálise. A iloprosta por via intravenosa tem sido usada na Europa para o controle da pressão arterial e a melhora da perfusão renal. Não é recomendado o transplante renal por 2 anos após o início da diálise, visto que pode ocorrer recuperação tardia. A bosentana (antagonista da endotelina-1) e o eculizumabe têm sido investigados para uso nessa doença.

SÍNDROME ANTIFOSFOLIPÍDEO

A síndrome antifosfolipídeo (Cap. 357) pode ser primária ou secundária ao lúpus eritematoso sistêmico. Caracteriza-se por uma predisposição à trombose sistêmica (arterial e venosa) e morbidade fetal mediada por anticorpos antifosfolipídeos – principalmente anticorpos anticardiolipina (IgG, IgM ou IgA), anticoagulante lúpico ou anticorpos anti-β2-glicoproteína I (antiβ2GPI). Os pacientes com anticorpos anticardiolipina e antiβ2GPI parecem correr maior risco de trombose. O compartimento microvascular dentro do rim constitui o principal local de comprometimento renal. É comum a ocorrência de arteriosclerose nas artérias arqueadas e intralobulares. Nas artérias intralobulares, a hiperplasia fibrosa da camada íntima, caracterizada por espessamento da íntima em consequência de intensa proliferação celular miofibroblástica com depósito de matriz extracelular, sendo frequentemente observada junto à lesão em "casca de cebola". Verifica-se a presença de oclusões fibrosas e fibrocelulares das artérias e arteríolas em mais de dois terços das amostras de biópsia. A necrose cortical e a atrofia cortical focal podem resultar de oclusões vasculares. É comum a presença de MAT nas biópsias renais, embora, em geral, não existam sinais de AHMA nem consumo de plaquetas. A MAT é especialmente comum na variante catastrófica da síndrome antifosfolipídeo, uma condição cuja fisiopatologia foi recentemente associada à ativação descontrolada do complemento. Em pacientes com síndrome antifosfolipídeo secundária, pode-se observar a presença de outras glomerulopatias, incluindo nefropatia membranosa, doença de lesões mínimas, glomerulosclerose segmentar focal e glomerulonefrite crescêntica pauci-imune.

Os grandes vasos podem estar envolvidos na síndrome antifosfolipídeo e podem consituir um foco proximal para trombose da artéria renal. Pode ocorrer trombose da veia renal, e deve-se suspeitar de sua presença em pacientes com anticoagulante lúpico positivo que desenvolvem proteinúria na faixa nefrótica. Pode ocorrer progressão para DRET, e pode haver formação de trombos no acesso vascular e nos enxertos renais. A hipertensão é comum. O tratamento envolve anticoagulação por toda a vida; no entanto, nem a segurança nem a eficácia dos novos anticoagulantes orais foram estabelecidas. Os glicocorticoides podem ser benéficos na hipertensão acelerada. A imunossupressão e a plasmaférese podem ser úteis para os episódios de síndrome antifosfolípideo catastrófica, porém não reduzem a recorrência de trombose. Mais recentemente, a eficácia do rituximabe foi relatada em vários casos. Um estudo piloto de fase 1/2 mostrou que o rituximabe é seguro nesses pacientes. Da mesma forma, o eculizumabe demonstrou ser eficaz na reversão da injúria renal aguda em vários casos, inclusive em pacientes com síndrome antifosfolípideo catastrófica. Alguns desses pacientes foram refratários ao rituximabe. Estudos adicionais são necessários para ambas as medicações.

SÍNDROME HELLP

A síndrome HELLP (hemólise, enzimas hepáticas elevadas e plaquetas baixas) é uma complicação perigosa da gravidez, associada a lesão microvascular. Essa síndrome, que ocorre em 0,2 a 0,9% de todas as gestações e em 10 a 20% das mulheres com pré-eclâmpsia grave, apresenta uma taxa de mortalidade de 7,4 a 34%. É mais frequentemente observada no terceiro trimestre, porém 10% dos casos ocorrem antes de 27 semanas de gestação e 30%, depois do parto. Embora exista uma forte associação entre a síndrome HELLP e a pré-eclâmpsia, quase 20% dos casos não são precedidos de pré-eclâmpsia reconhecida. Os fatores de risco incluem implantação anormal da placenta, história familiar e níveis elevados de mRNA fetal para FLT1 (receptor do fator de crescimento endotelial vascular I) e endoglina. Pacientes com síndrome HELLP apresentam níveis mais elevados de marcadores inflamatórios (proteína C-reativa, IL-1Ra e IL-6) e HLA-DR solúvel do que pacientes com pré-eclâmpsia isoladamente.

Ocorre lesão renal em metade das pacientes com síndrome HELLP, embora a etiologia não esteja bem esclarecida. Dados limitados sugerem que a lesão renal resulta da pré-eclâmpsia e de necrose tubular aguda. Os achados histológicos renais são os da MAT, com edema das células endoteliais e oclusão dos lúmens capilares, porém os trombos luminais costumam estar ausentes. Entretanto, os trombos são mais comuns na eclâmpsia grave e na síndrome HELLP. Embora a lesão renal seja comum, o órgão que define essa síndrome é o fígado. Hematomas hepáticos subcapsulares produzem algumas vezes ruptura espontânea do fígado e podem ser fatais. As complicações neurológicas, como isquemia cerebral, hemorragia cerebral e do tronco encefálico e edema cerebral, são outras complicações potencialmente fatais. As complicações não fatais consistem em descolamento prematuro da placenta, perda permanente da visão devido à lesão semelhante à retinopatia de Purtscher (vasculopatia hemorrágica e vasoclusiva), edema pulmonar, sangramento e morte fetal.

A síndrome HELLP compartilha muitas características com a AHMA. O diagnóstico da síndrome HELLP é complicado pelo fato de que a SHUa e PTT também podem ser desencadeadas pela gravidez; além disso, as mutações do gene do complemento e a disfunção da via do complemento são comuns (30-40%) entre os pacientes com síndrome HELLP. As pacientes com síndrome antifosfolipídeo também correm maior risco de síndrome HELLP. Uma história de AHMA antes da gravidez tem valor diagnóstico. Os níveis séricos de atividade da ADAMTS13 estão reduzidos (em 30-60%) na síndrome HELLP, porém não alcançam a magnitude observada na PTT (< 10%). A determinação da razão lactato-desidrogenase:aspartato-aminotransferase pode ser útil. Essa razão é de 13:1 em pacientes com síndrome HELLP e pré-eclâmpsia, em contraste com uma razão de 29:1 em pacientes sem pré-eclâmpsia. Outros marcadores, como a antitrombina III (que está diminuída na síndrome HELLP, mas não na PTT) e os dímeros D (elevados na síndrome HELLP, mas não na PTT), também podem ser úteis. A síndrome HELLP em geral tem resolução espontânea após o parto, embora uma pequena porcentagem ocorra após o parto. Os glicocorticoides podem diminuir os marcadores inflamatórios, embora dois ensaios clínicos controlados e randomizados não tenham demonstrado muito benefício. Deve-se considerar a plasmaférese se a hemólise for refratária aos glicocorticoides e/ou ao parto, particularmente quando não se descarta a possibilidade de PTT. O eculizumabe se mostrou efetivo em um pequeno número de casos, mas a dose, a eficácia e as indicações ainda não foram determinadas.

Glomerulopatia relacionada à neoplasia mieloproliferativa Embora a AHMA muitas vezes esteja presente na MAT, o mesmo não ocorre com todas as condições. Atualmente, sabe-se que duas condições se manifestam com MAT renal sem evidência de AHMA sistêmica. A primeira condição é a glomerulopatia relacionada a neoplasia mieloproliferativa (NMP). A NMP representa um grupo de distúrbios clonais que inclui a leucemia mieloide crônica (LMC), policitemia vera (PV), trombocitemia essencial (TE), mielofibrose primária (MFP), leucemia eosinofílica crônica não especificada, leucemia neutrofílica crônica e NMP não classificável. Esses pacientes apresentam comprometimento renal e proteinúria na faixa nefrótica. A glomerulopatia relacionada à NMP em geral ocorre tardiamente no curso da doença hematológica, uma vez que o tempo médio desde o diagnóstico de NMP até a glomerulopatia é de aproximadamente 7,2 anos. A biópsia renal mostra expansão mesangial, hipercelularidade, esclerose mesangial e segmentar, hialinose luminal, perda dos podócitos sobrejacentes e aderências à cápsula de Bowman, além de duplicação das membranas basais glomerulares (MBGs). O apagamento dos pedicelos varia de 30 a 95%. É comum haver arteriosclerose, que varia de leve a grave. A hialinose arteriolar também pode ser observada. Em alguns casos, é possível observar hematopoiese extramedular, especialmente em pacientes com mielofibrose. Pode ocorrer glomerulonefrite membranoproliferativa enquanto os pacientes estão sob tratamento com hidroxiureia e inibidores de JAK2. Não há tratamento padrão disponível. Tentativas com bloqueio do sistema renina-angiotensina e corticosteroides alcançaram resultados inconclusivos.

Síndrome POEMS A síndrome POEMS é uma doença sistêmica caracterizada por polineuropatia, organomegalia, endocrinopatia, gamopatia monoclonal e alterações cutâneas. A neuropatia periférica com déficit sensitivo-motor grave é a principal característica da doença. Os pacientes comumente apresentam elevação de IL-6 e do fator de crescimento do endotélio vascular no momento do diagnóstico. Outra característica é que > 95% das cadeias leves monoclonais são do isotipo lambda. A IgA também constitui cerca de 50% das proteínas monoclonais envolvidas. A organomegalia pode envolver qualquer órgão e frequentemente se manifesta como linfadenopatia. No rim, a hipertrofia costuma ser unilateral. Um estudo sugere que a diferença de tamanho dos rins seja resultante da contração de um deles; entretanto, um estudo volumétrico mostrou que a diferença de tamanho do rim se deve ao aumento de um dos rins em alguns pacientes. A glomerulomegalia não é incomum. A aparência lobular, a tumefação celular endotelial, a hipercelularidade, a mesangiólise, os microaneurismas e o aumento do tamanho glomerular lembram a glomerulonefrite membranoproliferativa. A maioria dos pacientes apresenta comprometimento renal leve a moderado, e proteinúria leve. A progressão para DRET é rara.

NEFROPATIA FALCIFORME

As complicações renais na doença falciforme resultam da oclusão de vasa recta na medula renal. A baixa pressão parcial de oxigênio e a osmolaridade elevada predispõem à polimerização da hemoglobina e à falcização dos eritrócitos. As sequelas consistem em hipostenúria, hematúria e necrose papilar (que também pode ocorrer no traço falciforme). O rim responde com aumento do fluxo sanguíneo e da taxa de filtração glomerular mediados por prostaglandinas. Essa dependência das prostaglandinas pode explicar a maior queda da taxa de filtração glomerular induzida por anti-inflamatórios não esteroides nesses pacientes, em comparação com outros pacientes. Em geral, os glomérulos estão aumentados. Acredita-se que a fragmentação intracapilar e a fagocitose dos eritrócitos falciformes sejam responsáveis pela lesão semelhante à glomerulonefrite membranoproliferativa; observa-se a presença de glomeruloesclerose segmentar focal nos casos mais avançados. Ocorre proteinúria em 20 a 30% dos casos, e a faixa nefrótica está associada a uma progressão para doença renal crônica. Os inibidores da ECA reduzem a proteinúria, embora não haja dados sobre a prevenção da doença renal crônica. Os pacientes com anemia falciforme também exibem mais propensão à injúria renal aguda. Acredita-se que a causa seja associada a oclusão microvascular associada à rabdomiólise não traumática, febre elevada, infecção e falcização generalizada. A doença renal crônica é vista em 12 a 20% dos pacientes. Apesar da frequência da doença renal, a hipertensão é incomum em pacientes com anemia falciforme. A terapia de edição do gene CRISP foi usada pela primeira vez em uma paciente com anemia falciforme em 2019; os resultados em longo prazo com essa terapia estão em avaliação.

TROMBOSE DA VEIA RENAL

A trombose da veia renal pode se manifestar com dor no flanco, sensibilidade ao toque, hematúria, rápido declínio da função renal e proteinúria, ou pode ser silenciosa. Em certas ocasiões, a trombose da veia renal é identificada durante uma investigação para embolia pulmonar. A veia renal esquerda é mais comumente acometida, e dois terços dos casos são bilaterais. A etiologia pode ser dividida em três grandes categorias: lesão endotelial, estase venosa e hipercoagulabilidade. Homocistinúria, intervenção endovascular e cirurgia podem produzir lesão endotelial vascular. A desidratação, mais comum no sexo masculino, constitui uma causa frequente de estase na população pediátrica. A estase também pode resultar de compressão e torção das veias renais em consequência de processos retroperitoneais, como fibrose retroperitoneal e neoplasias abdominais. Na síndrome antifosfolipídeo, pode ocorrer trombose em toda a circulação renal, incluindo as veias renais. A trombose da veia renal também pode ser secundária à síndrome nefrótica, particularmente na nefropatia membranosa. Outros estados de hipercoagulabilidade menos frequentemente associados incluem deficiência de proteínas C e S, deficiência de antitrombina, fator V de Leiden, neoplasia maligna disseminada e contraceptivos orais. A síndrome nefrótica grave também pode predispor os pacientes à trombose da veia renal.

O diagnóstico pode ser realizado com ultrassonografia Doppler, que é mais sensível do que a ultrassonografia comum. A angiotomografia computadorizada tem sensibilidade de aproximadamente 100%. A angiorressonância magnética é outra opção, porém de custo mais elevado. O tratamento da trombose da veia renal consiste em anticoagulação e terapia para causa subjacente. Pode-se considerar a trombólise endovascular nos casos graves. Em certas ocasiões, a nefrectomia pode ser realizada devido a complicações com risco de vida. Com frequência, são utilizados filtros de veia cava para impedir a migração dos trombos.

LEITURAS ADICIONAIS

AL-NOURI ZL et al: Drug-induced thrombotic microangiopathy: A systematic review of published reports. Blood 125:616, 2015.
BROCKLEBANK V et al: Thrombotic microangiopathy and the kidney. Clin J Am Soc Nephrol 13:300, 2018.
FAKHOURI F et al: Haemolytic uraemic syndrome. Lancet 390:681, 2017.
GEORGE JN, NESTER CM: Syndromes of thrombotic microangiopathy. N Engl J Med 371:1847, 2014.
GO RS et al: Thrombotic microangiopathy care pathway: A consensus statement for the Mayo Clinic Complement Alternative Pathway-Thrombotic Microangiopathy (CAP-TMA) Disease-Oriented Group. Mayo Clin Proc 91:1189, 2016.
ZABATTA E et al: Therapy of scleroderma renal crisis: State of the art. Autoimmun Rev 17:882, 2018.

318 Nefrolitíase
Gary C. Curhan

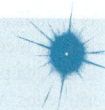

A nefrolitíase, ou doença calculosa renal, é uma condição comum, dolorosa e de alto custo. A cada ano, bilhões de dólares são gastos no manejo da nefrolitíase, e a maior parte do gasto resulta do tratamento cirúrgico dos cálculos. Enquanto um cálculo se forma em consequência da cristalização de fatores litogênicos no trato urinário superior, subsequentemente ele pode se deslocar para o ureter e causar cólica renal. Embora a nefrolitíase raramente seja fatal, os pacientes que tiveram cólica renal relatam que se trata da pior dor já experimentada. As evidências sobre as quais se baseiam as recomendações clínicas não são tão fortes quanto o desejado; entretanto, a maioria dos especialistas concorda com o fato de que a recidiva da maioria dos tipos de cálculos, se não a sua totalidade, pode ser evitada por meio de cuidadosa avaliação e recomendações direcionadas. O tratamento preventivo pode estender-se por toda a vida; logo, a compreensão profunda dessa condição precisa definir a implementação de intervenções personalizadas que sejam mais apropriadas e aceitáveis para o paciente.

Existem vários tipos de cálculos renais. É clinicamente importante identificar o tipo de cálculo, que fornece o prognóstico e possibilita a seleção do esquema preventivo ideal. Os cálculos de oxalato de cálcio são os mais comuns (cerca de 75%); seguem-se, por ordem decrescente, os cálculos de fosfato de cálcio (cerca de 15%), ácido úrico (cerca de 8%), estruvita (cerca de 1%) e cistina (< 1%). Muitos cálculos consistem em uma mistura de tipos de cristais (p. ex., oxalato e fosfato de cálcio) e também contêm proteína na matriz do cálculo. Raramente, os cálculos são compostos de medicamentos, como aciclovir, atazanavir e trianteren. Os cálculos resultantes de infecção no trato superior, quando não tratados de forma adequada, podem ter consequências devastadoras e levar à doença renal em estágio terminal (DRET). É preciso considerar o ensino de estratégias aos médicos para prevenir a recidiva de todos os tipos de cálculos e a morbidade associada.

EPIDEMIOLOGIA

A nefrolitíase é uma doença global. Dados sugerem uma prevalência crescente, provavelmente como resultado da ocidentalização dos hábitos de estilo de vida (p. ex., mudanças dietéticas, aumento do índice de massa corporal). Os dados do National Health and Nutrition Examination Survey de 2007-2010 indicam que até 19% dos homens e 9% das mulheres irão desenvolver pelo menos um cálculo durante a sua vida. A prevalência é cerca de 50% menor em indivíduos negros, em comparação aos brancos. A incidência da nefrolitíase (i.e., a taxa com que indivíduos previamente não afetados desenvolvem o primeiro cálculo) também varia de acordo com a idade, o sexo e a raça. Entre homens brancos, a incidência anual máxima é de cerca de 3,5 casos/1.000 aos 40 anos de idade, com declínio para cerca de 2 casos/1.000 aos 70 anos. Entre mulheres brancas na quarta década de vida, a incidência anual é de cerca de 2,5 casos/1.000, com declínio para cerca de 1,5/1.000 a partir dos 50 anos. Além dos custos médicos associados à nefrolitíase, essa condição também apresenta impacto econômico substancial, visto que os indivíduos acometidos frequentemente estão em idade economicamente ativa. Quando um indivíduo desenvolve um cálculo, a prevenção da recidiva é essencial. As taxas de recidiva publicadas variam de acordo com as definições e os métodos diagnósticos empregados. Alguns relatos baseiam-se em eventos sintomáticos, enquanto outros baseiam-se em exames de imagem. A maioria dos especialistas concorda que a evidência radiográfica de um segundo cálculo deve ser considerada como recidiva, mesmo que o cálculo ainda não tenha produzido sintomas.

CONDIÇÕES CLÍNICAS ASSOCIADAS

A nefrolitíase é um distúrbio sistêmico. Várias condições predispõem à formação de cálculos, incluindo má absorção gastrintestinal (p. ex., doença de Crohn, cirurgia de *bypass* gástrico), hiperparatireoidismo primário, obesidade, diabetes melito tipo II e acidose tubular renal distal. Diversas outras condições clínicas tendem a estarem mais presentes em indivíduos com história de nefrolitíase, incluindo hipertensão, gota, doença cardiovascular, colelitíase, diminuição da densidade mineral óssea e doença renal crônica.

Embora a nefrolitíase não provoque diretamente infecções do trato urinário (ITUs) superior, a ocorrência de ITU na presença de cálculo obstrutivo constitui uma emergência urológica ("pus sob pressão") e exige intervenção urgente para desobstrução urinária.

PATOGÊNESE

Na análise dos processos envolvidos na formação de cristais, é conveniente considerar a urina como uma solução complexa. Um conceito clinicamente útil é o de *supersaturação* (o ponto a partir do qual a concentração do produto ultrapassa sua solubilidade). Entretanto, embora a urina na maioria dos indivíduos esteja supersaturada com um ou mais tipos de cristais, a presença de inibidores da cristalização impede a formação contínua de cálculos na maior parte da população. O inibidor de cálculos formados por cálcio de maior relevância clínica é o citrato urinário. Embora o valor de supersaturação calculado não possa prever perfeitamente a formação de cálculos, ele é um guia útil por integrar os múltiplos fatores medidos em uma coleta de urina de 24 horas.

Estudos recentes modificaram o paradigma relacionado com o local de início da formação de cálculos. As biópsias renais de indivíduos formadores de cálculos revelaram a presença de fosfato de cálcio no interstício renal. Foi formulada a hipótese de que esse fosfato de cálcio se deposita no ramo delgado da alça de Henle e, então, estende-se até a papila e provoca erosão do epitélio papilar, onde fornece um local de deposição de cristais de oxalato de cálcio e de fosfato de cálcio. A maioria dos cálculos de oxalato de cálcio cresce sobre o fosfato de cálcio na extremidade da papila renal (*placa de Randall*). Os tampões tubulares de fosfato de cálcio podem ser o evento inicial no desenvolvimento de cálculos de fosfato de cálcio. Por conseguinte, o processo de formação de cálculos pode começar vários anos antes da identificação de um cálculo clinicamente detectável. Os processos envolvidos na deposição intersticial estão sendo ativamente pesquisados.

FATORES DE RISCO

Os fatores de risco de nefrolitíase podem ser classificados como dietéticos, não dietéticos ou urinários. Esses fatores de risco variam de acordo com o tipo de cálculo e com as características clínicas.

Fatores de risco dietéticos

Os pacientes que desenvolvem cálculos muitas vezes modificam a sua dieta; como consequência, os estudos que avaliam retrospectivamente a dieta podem ser dificultados por viés de memória. Alguns estudos examinaram a relação entre a dieta e mudanças na composição litogênica da urina, utilizando frequentemente a supersaturação calculada. Todavia, a composição da urina não fornece uma previsão perfeita do risco, e nem todos os componentes que modificam o risco estão incluídos no cálculo da supersaturação. Por esse motivo, as associações dietéticas são mais bem investigadas por estudos prospectivos que examinam a formação efetiva de cálculos como desfecho. Os fatores dietéticos que estão associados a um risco aumentado de nefrolitíase incluem proteína animal, oxalato, sódio, sacarose e frutose. Os fatores dietéticos associados à redução do risco incluem cálcio, potássio e fitato.

CÁLCIO O papel do cálcio dietético merece atenção especial. Embora no passado distante houvesse a suspeita de que o cálcio dietético aumentava o risco de doença calculosa, vários estudos observacionais prospectivos e um ensaio clínico controlado randomizado demonstraram que um maior aporte nutricional de cálcio está relacionado com um *menor* risco de formação de cálculos. A redução do risco associada a um maior aporte de cálcio pode ser devida a uma diminuição da absorção intestinal de oxalato da dieta, resultando em nível urinário mais baixo de oxalato. Uma baixa ingesta de cálcio está contraindicada, visto que aumenta o risco de formação de cálculos e pode contribuir para uma menor densidade óssea nos indivíduos formadores de cálculos.

Apesar de sua biodisponibilidade semelhante, o cálcio suplementar pode aumentar o risco de formação de cálculos. A discrepância entre o risco do cálcio dietético e o risco dos suplementos de cálcio pode se dever ao momento de ingesta de cálcio suplementar ou a um maior consumo de cálcio total, resultando em excreção urinária mais alta de cálcio.

OXALATO O oxalato urinário origina-se da produção endógena e da absorção do oxalato dietético. Em razão de sua biodisponibilidade baixa e muitas vezes variável, grande parte do oxalato nos alimentos pode não ser prontamente absorvida. Todavia, a absorção pode ser maior em indivíduos formadores de cálculos. Embora os estudos observacionais tenham demonstrado que o oxalato dietético é apenas um fator de risco menor para a formação de cálculos, o oxalato urinário representa um forte fator de risco para a formação de cálculos de oxalato de cálcio, e os esforços para evitar uma alta ingesta de oxalato podem ser, portanto, benéficos.

OUTROS NUTRIENTES Vários outros nutrientes foram estudados e implicados na formação de cálculos. Uma ingesta mais elevada de proteína animal pode levar à excreção aumentada de cálcio e ácido úrico, bem como a uma diminuição na excreção urinária de citrato, que aumentam o risco de formação de cálculos. Uma ingesta maior de sódio e de sacarose aumenta a excreção de cálcio, independentemente de seu aporte. Uma ingesta mais alta de potássio também diminui a excreção de cálcio, e muitos alimentos ricos em potássio aumentam a excreção urinária de citrato, em razão de seu conteúdo alcalino. Outros fatores dietéticos que foram associados de modo inconsistente a um menor risco de formação de cálculos incluem magnésio e fitato.

Os suplementos de vitamina C estão associados a um risco aumentado de formação de cálculos de oxalato de cálcio em homens, possivelmente devido aos níveis elevados de oxalato na urina. Por conseguinte, os indivíduos do sexo masculino que formam cálculos de oxalato de cálcio devem ser aconselhados a evitar o uso de suplementos de vitamina C. Embora suplementos de vitamina B_6 em altas doses possam ser benéficos em pacientes selecionados com hiperoxalúria primária do tipo 1, o risco não é reduzido em outros pacientes.

LÍQUIDOS E BEBIDAS O risco de formação de cálculos aumenta à medida que o volume de urina diminui. Quando o débito urinário é inferior a 1 L/dia, esse risco aumenta em mais de duas vezes. A ingesta de líquidos constitui o principal determinante do volume de urina, e a importância da ingesta de líquidos na prevenção da formação de cálculos foi demonstrada em estudos observacionais e em um ensaio clínico controlado randomizado. Estudos observacionais constataram que o café, o chá, a cerveja, o vinho e o suco de laranja estão associados a um risco reduzido de formação de cálculos. O consumo de refrigerantes açucarados pode aumentar o risco.

Fatores de risco não dietéticos

A idade, a raça, o tamanho corporal e o ambiente constituem fatores de risco importantes para a nefrolitíase. A incidência de doença calculosa é maior em homens brancos de meia-idade, mas pode ocorrer formação de cálculos tanto em lactentes quanto nos idosos. Existe uma variabilidade geográfica, com maior prevalência observada no Sudeste dos Estados Unidos. O ganho de peso aumenta o risco de formação de cálculos, e a prevalência crescente da nefrolitíase nos Estados Unidos pode resultar, em parte, da prevalência crescente da obesidade. As influências ambientais e ocupacionais que podem levar a uma redução do volume de urina, como trabalhar em ambiente quente ou não ter um fácil acesso à água ou a um banheiro, constituem considerações importantes.

Fatores de risco urinários

VOLUME DE URINA Conforme assinalado antes, um baixo volume urinário resulta em maiores concentrações de fatores litogênicos e representa um fator de risco comum e prontamente modificável. Um ensaio clínico randomizado demonstrou a efetividade de um incremento no aporte de líquidos para aumentar o volume de urina e diminuir o risco de recidiva de cálculos.

CÁLCIO URINÁRIO Uma excreção maior de cálcio urinário aumenta a probabilidade de formação de cálculos de oxalato de cálcio e de fosfato de cálcio. Embora o termo *hipercalciúria* seja bastante empregado, não existe nenhum ponto de corte amplamente aceito que diferencie entre excreção urinária normal e anormal de cálcio. De fato, a relação entre o cálcio urinário e o risco de formação de cálculos parece ser contínua; por esse motivo, deve-se evitar o uso de um limiar arbitrário. Os níveis urinários de cálcio são mais elevados em indivíduos com história de nefrolitíase; entretanto, os mecanismos envolvidos estão pouco elucidados. Uma absorção gastrintestinal maior de cálcio constitui um fator contribuinte importante, e outro possível fator pode ser uma maior renovação óssea (com consequente redução na densidade mineral óssea). A perda renal primária de cálcio, com concentrações séricas mais baixas de cálcio e níveis séricos elevados de paratormônio (PTH) (e nível normal de 25-hidroxivitamina D), é rara.

OXALATO URINÁRIO A excreção urinária mais elevada de oxalato aumenta a probabilidade de formação de cálculos de oxalato de cálcio. Como ocorre com o cálcio urinário, nenhuma definição de excreção urinária "anormal" de oxalato é amplamente aceita. Como a relação entre o oxalato urinário e o risco de formação de cálculos é contínua, uma dicotomização simples da excreção urinária de oxalato não é útil na avaliação dos riscos. As duas fontes de oxalato urinário consistem na sua produção endógena e no aporte dietético. O oxalato da dieta é o principal fator contribuinte e constitui a fonte passível de ser modificada. De modo notável, uma ingesta maior de cálcio dietético diminui a absorção gastrintestinal de oxalato e, portanto, reduz o oxalato urinário.

CITRATO URINÁRIO O citrato urinário é um inibidor natural dos cálculos que contêm cálcio; portanto, uma menor excreção de citrato urinário aumenta o risco de formação de cálculos. A reabsorção do citrato é influenciada pelo pH intracelular das células tubulares proximais. A acidose metabólica, incluindo aquela decorrente da ingesta aumentada de carne, levará a uma redução da excreção de citrato pelo aumento da reabsorção de citrato filtrado. Todavia, uma proporção significativa de pacientes apresenta níveis urinários mais baixos de citrato por motivos ainda não esclarecidos.

ÁCIDO ÚRICO URINÁRIO São encontrados níveis urinários mais elevados de ácido úrico – um fator de risco para a formação de cálculos de ácido úrico – em indivíduos com consumo excessivo de purinas e condições genéticas raras que levam à superprodução de ácido úrico. Essa característica não parece estar associada ao risco de formação de cálculos de oxalato de cálcio.

PH URINÁRIO O pH urinário influencia a solubilidade de alguns tipos de cristais. Os cálculos de ácido úrico só se formam quando o pH da urina é consistentemente ≤ 5,5, enquanto os cálculos de fosfato de cálcio tendem mais a se formar quando o pH da urina é ≥ 6,5. A cistina é mais solúvel em pH urinário mais elevado. Os cálculos de oxalato de cálcio não são influenciados pelo pH urinário.

Fatores de risco genéticos O risco de nefrolitíase é mais de duas vezes maior em indivíduos com história familiar de doença calculosa. Essa associação deve-se, provavelmente, a uma combinação de predisposição genética e exposições ambientais semelhantes. Embora vários distúrbios monogênicos raros causem nefrolitíase, os fatores genéticos contribuintes para formas comuns de doença calculosa ainda não foram determinados.

Os dois distúrbios monogênicos raros mais comuns e bem caracterizados que levam à formação de cálculos são a hiperoxalúria primária e a cistinúria. A *hiperoxalúria primária* é um distúrbio autossômico recessivo que causa produção endógena excessiva de oxalato pelo fígado, com consequente formação de cálculos de oxalato de cálcio e depósito de cristais nos órgãos. O depósito intraparenquimatoso de oxalato de cálcio no rim pode, às vezes, levar à perda de função renal. A *cistinúria* é um distúrbio autossômico recessivo que causa reabsorção anormal de aminoácidos básicos filtrados. A excreção urinária excessiva de cistina, que é pouco solúvel, leva à formação de cálculos de cistina. Os cálculos de cistina são visíveis em radiografias simples e, com frequência, manifestam-se como cálculos coraliformes ou múltiplos cálculos bilaterais. Episódios repetidos de obstrução e instrumentação podem causar diminuição na taxa de filtração glomerular (TFG).

ABORDAGEM AO PACIENTE
Nefrolitíase

Têm sido publicadas diretrizes baseadas em evidência para avaliação e tratamento da nefrolitíase. Apesar das evidências limitadas para diversos aspectos, há abordagens padronizadas para pacientes com apresentações agudas e crônicas, as quais podem orientar adequadamente a avaliação clínica.

Em geral, é necessário um período de várias semanas a meses (e, com frequência, muito mais tempo) para que um cálculo renal cresça e alcance um tamanho clinicamente detectável. Embora o deslocamento de um cálculo seja um evento dramático, a formação e o crescimento de cálculos caracterizam-se por serem clinicamente silenciosos. Assim, um cálculo pode permanecer assintomático no rim durante anos ou até mesmo décadas antes do aparecimento de sinais (p. ex., hematúria) ou sintomas (p. ex., dor). Por conseguinte, é importante lembrar que o início dos sintomas, geralmente atribuível ao deslocamento de um cálculo para o ureter, não fornece dados sobre o momento em que ocorreu efetivamente a formação do cálculo. Os fatores que levam ao deslocamento dos cálculos não são conhecidos.

APRESENTAÇÃO CLÍNICA E DIAGNÓSTICO DIFERENCIAL
São observadas duas apresentações comuns nos indivíduos com episódio agudo de cálculos: cólica renal e hematúria macroscópica indolor. O termo *cólica renal* é inadequado, visto que em geral a dor não desaparece por completo; na verdade, sua intensidade é variável. Quando um cálculo se desloca para o ureter, o desconforto costuma começar com o aparecimento súbito de dor unilateral no flanco.

A intensidade da dor pode aumentar rapidamente, e não existem fatores que produzam alívio. Essa dor, que muitas vezes é acompanhada de náusea e, em certas ocasiões, vômitos, pode irradiar-se, dependendo da localização do cálculo. Quando o cálculo se aloja na parte superior do ureter, a dor pode irradiar-se anteriormente; se o cálculo estiver na parte inferior do ureter, a dor pode irradiar-se para o testículo ipsilateral dos homens ou para o grande lábio ipsilateral nas mulheres. Às vezes, um paciente pode apresentar hematúria macroscópica indolor.

Outros diagnósticos podem ser confundidos com cólica renal aguda. Se o cálculo estiver alojado na junção ureteropélvica direita, os sintomas podem simular os da colecistite aguda. Se o cálculo bloquear o ureter ao cruzar a borda direita da pelve, os sintomas podem simular a apendicite aguda, enquanto o bloqueio na borda esquerda da pelve pode ser confundido com diverticulite aguda. Quando o cálculo se aloja no ureter, na junção ureterovesical, o paciente pode apresentar urgência miccional e polaciúria. Nas mulheres, esses últimos sintomas podem levar a um diagnóstico incorreto de cistite bacteriana; a urina irá conter hemácias e leucócitos, porém a sua cultura será negativa. Um cálculo que causa obstrução com infecção proximal pode se manifestar como pielonefrite aguda. A ITU na presença de obstrução ureteral é uma emergência médica que exige restabelecimento imediato da drenagem do trato urinário por meio de um *stent* ureteral ou nefrostomia percutânea. Outras condições a considerar no diagnóstico diferencial incluem dor muscular ou esquelética, herpes-zóster, úlcera duodenal, aneurisma da aorta abdominal, condições ginecológicas, estenose ureteral e obstrução ureteral por outra causa, como coágulo sanguíneo ou papila necrosada. Os processos extraluminais podem levar à compressão e obstrução ureterais; todavia, em função de seu início gradual, essas condições, em geral, não se manifestam com cólica renal.

DIAGNÓSTICO E INTERVENÇÃO
Os achados da bioquímica sérica costumam ser normais, porém a contagem de leucócitos pode estar elevada. O exame do sedimento urinário, em geral, revela a presença de hemácias e leucócitos e, em certas ocasiões, cristais **(Fig. 318-1)**. A ausência de hematúria não descarta a possibilidade de cálculo, sobretudo quando o fluxo urinário está totalmente obstruído por um cálculo.

O diagnóstico costuma ser estabelecido com base na anamnese, no exame físico e no exame de urina. Logo, pode não ser necessário aguardar uma confirmação radiográfica para tratar os sintomas. O diagnóstico é confirmado por um exame de imagem apropriado – de preferência, tomografia computadorizada (TC) helicoidal, que é altamente sensível, possibilita a visualização de cálculos de ácido úrico (tradicionalmente considerados "radiotransparentes") e dispensa o uso de radiocontraste **(Fig. 318-2)**. A TC helicoidal detecta cálculos pequenos, de apenas 1 mm, que podem passar despercebidos por outras modalidades de imagem.

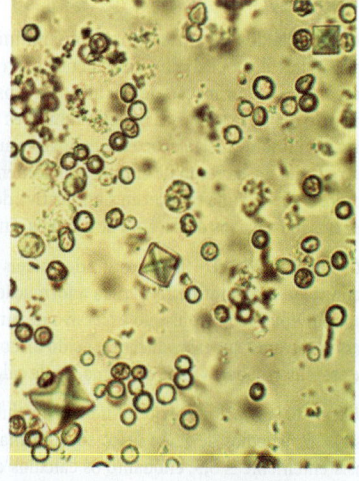 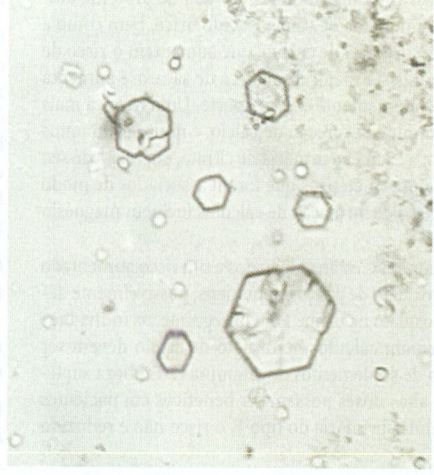

FIGURA 318-1 Sedimento urinário de um paciente com cálculos de oxalato de cálcio (*esquerda*) e de um paciente com cálculos cistinos (*direita*). Os cristais de oxalato de cálcio di-hidratados têm forma piramidal e os cristais cistinos são hexagonais. *(Imagem do painel esquerdo cortesia do Dr. Mark Perazella, Yale School of Medicine; imagem do painel direito cortesia do Dr. John Lieske, Mayo Clinic.)*

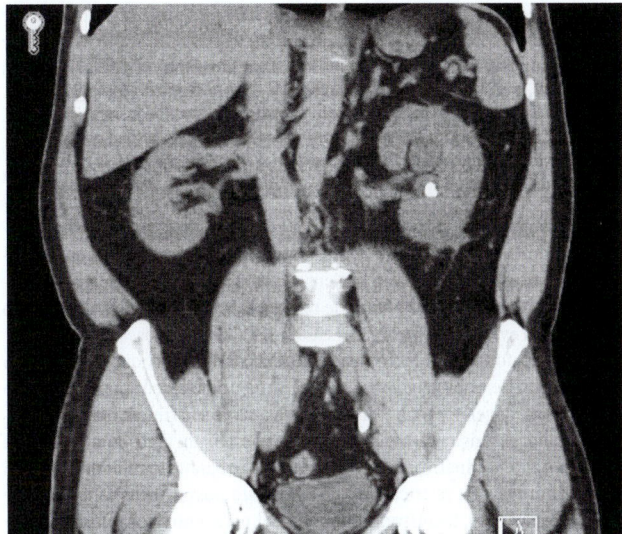

FIGURA 318-2 **Imagem coronal de TC sem contraste de um paciente que apresentou cólica renal do lado esquerdo.** Um cálculo que causou obstrução encontra-se na parte distal do ureter esquerdo, em nível de S1, e mede 10 mm em sua dimensão máxima. Há hidroureteronefrose esquerda grave e densificação da gordura perinefrética esquerda associada. Além disso, existe um cálculo renal não obstrutivo à esquerda, medindo 6 mm, na região interpolar. *(Cortesia do Dr. Stuart Silverman, Brigham and Women's Hospital.)*

A TC helicoidal costuma revelar a presença de cálculo ureteral ou evidência de passagem recente (p. ex., adensamento perinéfrico ou hidronefrose), enquanto uma radiografia simples de abdome (rim/ureter/bexiga [RUB]) pode não detectar a presença de cálculo no ureter ou no rim, mesmo se for radiopaco, e não fornece informações sobre uma possível obstrução. A ultrassonografia do abdome oferece a vantagem de evitar a radiação e fornece informações sobre a presença de hidronefrose, porém não é tão sensível quanto a TC e proporciona apenas uma imagem dos rins e, possivelmente, do segmento proximal do ureter; por conseguinte, a maioria dos cálculos ureterais não é detectada pela ultrassonografia.

Muitos pacientes que apresentam o seu primeiro episódio de cólica procuram assistência médica de emergência. Ensaios clínicos randomizados demonstraram que os anti-inflamatórios não esteroides (como o cetorolaco) administrados por via parenteral são tão efetivos quanto os opioides no alívio dos sintomas e apresentam menos efeitos colaterais. A administração de líquido em excesso não demonstrou ser benéfica; portanto, a meta deve ser manter a euvolemia. Se a dor for adequadamente controlada e o paciente for capaz de ingerir líquidos por via oral, pode-se evitar a hospitalização. O uso de um bloqueador alfa pode aumentar a taxa de passagem espontânea do cálculo.

A intervenção urológica deve ser adiada, a não ser que existam evidências de ITU, baixa probabilidade de passagem espontânea do cálculo (p. ex., cálculo ≥ 6 mm ou presença de anormalidade anatômica) ou dor refratária. Pode-se colocar um *stent* ureteral por meio de cistoscópio, porém esse procedimento exige anestesia geral, e o *stent* pode ser bastante desconfortável, podendo provocar hematúria macroscópica e aumentar o risco de ITU.

Se for indicada alguma intervenção, a seleção da intervenção mais apropriada é determinada pelo tamanho, localização e composição do cálculo; pela anatomia do trato urinário; e pela experiência do urologista. A litotripsia extracorpórea por ondas de choque (LEOC), que é a opção menos invasiva, utiliza ondas de choque geradas fora do corpo para fragmentar o cálculo. Esse procedimento, contudo, está sendo usado com menos frequência. Uma abordagem endourológica, hoje mais usada do que a LEOC, pode remover um cálculo por cateter extrator com cesta ou fragmentação a *laser*. Para os grandes cálculos no trato superior, a nefrostolitotomia percutânea tem maior probabilidade de eliminar os cálculos do paciente. Os avanços nas abordagens e instrumentos urológicos quase eliminaram a necessidade de procedimentos cirúrgicos abertos, como a ureterolitotomia ou pielolitotomia.

AVALIAÇÃO PARA PREVENÇÃO DE CÁLCULOS

Mais da metade dos indivíduos que apresentam cálculos pela primeira vez sofre recidiva dentro de 10 anos. Indica-se uma avaliação cuidadosa para identificar os fatores predisponentes, os quais podem ser, então, modificados para reduzir o risco de formação de novos cálculos. Havendo interesse da parte do paciente, é apropriado proceder a uma avaliação mesmo após o primeiro cálculo, visto que as recidivas são comuns e habitualmente passíveis de prevenção com modificações no estilo de vida ou outros tratamentos de baixo custo.

HISTÓRIA

Uma anamnese detalhada, obtida do paciente e a partir de uma revisão cuidadosa dos registros médicos, deve incluir o número e a frequência de episódios (distinguindo entre passagem de cálculos e formação de cálculos), bem como exames de imagem, intervenções, avaliações e tratamentos anteriores. As perguntas sobre o histórico médico do paciente devem abranger ITUs, cirurgia de bypass gástrico e outras condições que provoquem má absorção, gota, hipertensão e diabetes melito. Uma história familiar de doença calculosa pode revelar uma predisposição genética. É essencial obter uma lista completa dos medicamentos em uso adquiridos com prescrição e de venda livre, bem como dos suplementos vitamínicos e minerais. A revisão dos sistemas deve concentrar-se na identificação de possíveis fatores etiológicos relacionados com um baixo volume urinário (p. ex., perdas insensíveis excessivas) e má absorção gastrintestinal, bem como averiguar a frequência de micção do paciente durante o dia e a noite.

Numerosas evidências convincentes demonstraram o papel importante da dieta na doença calculosa. Portanto, a história dietética deve incluir informações sobre hábitos dietéticos usuais (refeições e lanches), aporte de cálcio, consumo de alimentos ricos em oxalato (espinafre, ruibarbo, batatas) e ingesta de líquidos (incluindo a quantidade de bebidas específicas geralmente consumidas). A quantidade e a frequência do uso de suplementos vitamínicos e minerais deve ser cuidadosamente avaliada.

EXAME FÍSICO

O exame físico deve avaliar o peso, a pressão arterial, a presença de sensibilidade no ângulo costovertebral e a ocorrência de edema nos membros inferiores, bem como sinais de outras condições sistêmicas, como hiperparatireoidismo primário e gota.

AVALIAÇÃO LABORATORIAL

Caso não tenham sido obtidos recentemente, os seguintes níveis séricos devem ser determinados: eletrólitos (para detectar a presença de hipopotassemia ou acidose tubular renal), creatinina, cálcio e ácido úrico. O nível de PTH deve ser medido, quando indicado, na presença de concentrações séricas e urinárias normais altas ou elevadas de cálcio. A 25-hidroxivitamina D deve ser determinada junto com o PTH para investigar o possível papel de uma elevação secundária dos níveis de PTH na presença de deficiência de vitamina D.

O exame de urina, incluindo o exame do sedimento, pode fornecer informações úteis. Nos indivíduos com cálculos renais residuais assintomáticos, observa-se com frequência a presença de hemácias e leucócitos na urina. Se houver preocupação quanto à possibilidade de infecção, deve-se realizar uma urocultura. O sedimento também pode revelar cristais **(Fig. 318-1)**, que podem ajudar a identificar o tipo de cálculo e também fornecer informações sobre o prognóstico, visto que a cristalúria constitui um significativo fator de risco de formação de novos cálculos.

Os resultados das coletas de urina de 24 horas servem de base para as recomendações terapêuticas. As recomendações quanto à necessidade de modificação do estilo de vida devem ser adiadas até que a coleta de urina esteja completa. Como avaliação basal, o paciente deve coletar pelo menos duas amostras de urina de 24 horas enquanto consome a sua dieta usual e volume habitual de líquidos. Os seguintes fatores devem ser determinados: volume total, cálcio, oxalato, citrato, ácido úrico, sódio, potássio, fósforo, pH e creatinina. Quando disponível, a supersaturação calculada também fornece informações. Há uma variabilidade substancial de um dia para outro na excreção de muitos fatores relevantes na urina de 24 horas; portanto, é importante obter os valores de duas coletas antes de tomar qualquer decisão quanto a mudanças a longo prazo no estilo de vida do paciente ou no uso de medicamentos. A interpretação dos resultados obtidos na urina de 24 horas deve levar em consideração que essas coletas costumam ser realizadas no fim de semana, quando o paciente está em casa; os hábitos de um indivíduo podem diferir acentuadamente (de modo benéfico ou prejudicial) no trabalho ou fora de casa. Não se recomenda a realização de testes especializados, como carga ou restrição de cálcio, visto que os resultados não influenciam as recomendações clínicas.

A análise da composição dos cálculos é essencial se houver disponibilidade de um cálculo ou fragmento; os pacientes devem ser incentivados a recuperar os cálculos eliminados. O tipo de cálculo não pode ser determinado com certeza a partir dos resultados obtidos em uma urina de 24 horas, mas os cálculos de ácido úrico puros podem ser identificados por baixas unidades de Hounsfield na TC.

EXAMES DE IMAGEM

O exame complementar padrão-ouro é a TC helicoidal sem contraste. Se ainda não tiver sido realizada durante um episódio agudo, uma TC renal de baixa dose deve ser considerada para estabelecer definitivamente a carga basal de cálculos. Um exame de imagem não ideal pode falhar em detectar um cálculo residual que, se for eliminado mais tarde, pode ser confundido com um novo cálculo. Nesse caso, as condutas clínicas de prevenção podem ser desnecessariamente modificadas em consequência de um cálculo preexistente.

As recomendações para exame de imagem de acompanhamento devem ser individualizadas. Embora a TC forneça as melhores informações, a dose de radiação é mais alta do que a de outras modalidades; por conseguinte, a TC só deve ser realizada se os resultados levarem a uma mudança nas recomendações clínicas. Embora sejam menos sensíveis, a ultrassonografia renal costuma ser usada para reduzir a exposição à radiação, tendo em mente suas limitações.

PREVENÇÃO DA FORMAÇÃO DE NOVOS CÁLCULOS

As recomendações para a prevenção da formação de cálculos dependem do tipo de cálculo e dos resultados da avaliação metabólica. Uma vez descartadas as causas secundárias remediáveis da formação de cálculos (p. ex., hiperparatireoidismo primário), o foco deve ser direcionado para a modificação da composição da urina, a fim de reduzir o risco de formação de novos cálculos. Os constituintes da urina e a supersaturação urinária calculada são variáveis contínuas, e o risco associado também é contínuo; assim, não há limites definitivos. A dicotomização em "normal" e "anormal" pode ser enganosa e deve ser evitada.

Para todos os tipos de cálculos, a urina consistentemente diluída minimiza a probabilidade de formação de cristais. O volume de urina deve ser de pelo menos 2 L/dia. Devido a diferenças nas perdas de líquidos insensíveis e no aporte de líquidos de fontes alimentares, a ingesta total de líquido necessária irá variar de indivíduo para indivíduo. Em vez de especificar a quantidade de líquidos ingerida, é mais útil orientar os pacientes sobre a quantidade *adicional* que eles precisam ingerir, tendo em vista o seu volume de urina de 24 horas. Por exemplo, se o volume urinário diário for de 1,5 L, o paciente deve ser orientado a ingerir pelo menos uma quantidade adicional de 0,5 L por dia para aumentar o volume urinário até o valor desejado de 2 L/dia.

RECOMENDAÇÕES PARA TIPOS DE CÁLCULOS ESPECÍFICOS

Oxalato de cálcio Os fatores de risco para cálculos de oxalato de cálcio incluem níveis mais elevados de cálcio e oxalato na urina, e níveis menores de citrato na urina. Esse tipo de cálculo é insensível ao pH dentro da faixa fisiológica.

Os indivíduos com excreção urinária mais elevada de cálcio tendem a absorver uma porcentagem maior do cálcio ingerido. Entretanto, a restrição dietética de cálcio não é benéfica e, na verdade, tende a ser prejudicial (ver "Fatores de Risco Dietéticos", anteriormente). Em um ensaio clínico randomizado envolvendo homens com cálcio urinário elevado e cálculos recorrentes de oxalato de cálcio, uma dieta contendo 1.200 mg de cálcio e uma baixa ingesta de sódio e de proteína animal reduziu de forma significativa a subsequente formação de cálculos, em comparação com uma dieta pobre em cálcio (400 mg/dia). Deve-se evitar um aporte excessivo de cálcio (> 1.200 mg/dia).

Um diurético tiazídico, em doses acima daquelas usadas para o tratamento da hipertensão arterial, pode diminuir substancialmente a excreção urinária de cálcio. Vários ensaios clínicos controlados e randomizados demonstraram que os diuréticos tiazídicos, com mais frequência a clortalidona, podem diminuir a recidiva dos cálculos de oxalato de cálcio em cerca de 50%. Quando se prescreve um diurético tiazídico, é fundamental restringir o sódio da dieta, a fim de obter a redução desejada na excreção urinária de cálcio e minimizar as perdas de potássio na urina. Embora os bisfosfonatos possam reduzir a excreção urinária de cálcio em alguns indivíduos, existem apenas dados observacionais sugerindo a capacidade dessa classe de fármacos de reduzir a formação de cálculos; por conseguinte, no momento atual, não se pode recomendar o uso de bisfosfonatos exclusivamente para a prevenção de cálculos, mas é possível usá-los no tratamento de indivíduos com densidade óssea baixa.

Por sua vez, uma redução do oxalato urinário irá reduzir a supersaturação de oxalato de cálcio. Em pacientes com a forma comum de nefrolitíase, a única estratégia conhecida que reduz a produção endógena de oxalato consiste em evitar suplementos de vitamina C em altas doses.

O oxalato é um produto metabólico final; portanto, qualquer oxalato dietético que seja absorvido será excretado na urina. A redução da absorção do oxalato exógeno envolve duas abordagens. Em primeiro lugar, é prudente evitar o consumo de alimentos que contenham altas quantidades de oxalato, como espinafre, ruibarbo, amêndoas e batatas. Entretanto, não foi demonstrado que a restrição severa de oxalato possa reduzir a recidiva de cálculos, podendo, inclusive, ser prejudicial para a saúde global, tendo em vista outros benefícios proporcionados à saúde por muitos alimentos erroneamente considerados alimentos ricos em oxalato. Há controvérsias sobre a medida clinicamente mais relevante do conteúdo de oxalato dos alimentos (p. ex., biodisponibilidade). Em segundo lugar, a absorção de oxalato é reduzida por uma ingesta maior de cálcio; dessa forma, os indivíduos com nível urinário de oxalato mais alto do que o desejado devem ser aconselhados a consumir quantidades adequadas de cálcio. A absorção de oxalato pode ser influenciada pela microbiota intestinal, dependendo da presença de bactérias que degradam o oxalato. Entretanto, no momento atual, não existe nenhuma terapia disponível para alterar a microbiota que possa afetar de modo benéfico a excreção urinária de oxalato em longo prazo.

O citrato é um inibidor natural dos cálculos de oxalato de cálcio e de fosfato de cálcio. Um maior consumo de alimentos ricos em álcalis (i.e., frutas e vegetais) pode aumentar o citrato urinário. Para pacientes com nível baixo de citrato urinário, nos quais a modificação da dieta não aumenta adequadamente o citrato urinário, a adição de álcali suplementar (em geral, citrato de potássio ou bicarbonato) irá levar a um aumento na excreção urinária de citrato. Os sais de sódio, como o bicarbonato de sódio, embora sejam capazes de elevar o citrato urinário, geralmente devem ser evitados em razão dos efeitos adversos do sódio sobre a excreção urinária de cálcio. O pH da urina na faixa fisiológica não influencia a formação de cálculos de oxalato de cálcio.

Relatos anteriores sugeriram que os níveis mais elevados de ácido úrico na urina podem aumentar o risco de cálculos de oxalato de cálcio; no entanto, estudos mais recentes não sustentam tal associação. Todavia, o alopurinol reduziu a recidiva de cálculos em um ensaio clínico randomizado, em pacientes com cálculos de oxalato de cálcio e níveis urinários elevados de ácido úrico. A falta de associação entre o nível urinário de ácido úrico e os cálculos de oxalato de cálcio sugere um mecanismo diferente subjacente ao efeito benéfico observado do alopurinol.

Outras modificações dietéticas podem ser benéficas na redução da recidiva dos cálculos. A restrição de proteína animal não láctea (p. ex., carne, frango, frutos do mar) é uma abordagem razoável que pode resultar em maior excreção de citrato e menor excreção de cálcio. Além disso, a redução da ingesta de sódio para < 2,5 g/dia pode diminuir a excreção urinária de cálcio. A ingesta de sacarose e frutose deve ser reduzida ao máximo.

Para uma adesão a um padrão dietético que seja mais viável para os pacientes, em vez da manipulação de nutrientes individuais, a dieta DASH (Dietary Approaches to Stop Hypertension) fornece uma opção apropriada e facilmente disponível. Os ensaios clínicos randomizados demonstraram de modo conclusivo que a dieta DASH reduz a pressão arterial. Atualmente, dispõe-se apenas de dados de estudos observacionais, porém estes demonstram uma forte associação inversa e consistente entre a dieta DASH e o risco de formação de cálculos.

Fosfato de cálcio Os cálculos de fosfato de cálcio compartilham fatores de risco com os cálculos de oxalato de cálcio, incluindo concentrações maiores de cálcio urinário e menores concentrações urinárias de citrato, porém outros fatores merecem atenção. Os níveis urinários mais elevados de fosfato e um pH urinário mais alto (em geral, ≥ 6,5) estão associados a uma probabilidade maior de formação de cálculos de fosfato de cálcio. Os cálculos de fosfato de cálcio são mais comuns em pacientes com acidose tubular renal distal e hiperparatireoidismo primário.

Não existem ensaios clínicos randomizados para orientar as recomendações preventivas para indivíduos formadores de cálculos de fosfato de cálcio, de modo que as intervenções devem se concentrar na modificação dos fatores de risco reconhecidos. Os diuréticos tiazídicos (associados à restrição de sódio) podem ser usados para diminuir o cálcio urinário, conforme já descrito para os cálculos de oxalato de cálcio. Em pacientes com baixos níveis de citrato urinário, suplementos de álcalis (por ex., citrato ou bicarbonato de potássio) podem ser usados para aumentar o citrato na urina. Todavia, o pH urinário desses pacientes deve ser monitorado inicialmente, visto que o álcali suplementar pode elevar o pH da urina, aumentando potencialmente o risco de formação de cálculos. Como esses pacientes tendem a mostrar defeito de acidificação urinária, reduzir o pH da urina não é uma opção. A redução do fosfato dietético pode ser benéfica ao diminuir a excreção urinária de fosfato.

Ácido úrico Os dois principais fatores de risco para a formação de cálculos de ácido úrico consistem em um pH da urina persistentemente baixo e uma excreção aumentada de ácido úrico. O pH urinário é a influência predominante na solubilidade do ácido úrico; por conseguinte, a base da prevenção da formação de cálculos de ácido úrico é aumentar o pH da urina. É possível alcalinizar prontamente a urina aumentando a ingesta de alimentos ricos em álcali (p. ex., frutas e vegetais) e reduzindo a ingesta de alimentos que produzem ácido (p. ex., carne). Quando necessário, pode-se usar uma suplementação com sais de bicarbonato ou citrato (de preferência, com base em potássio) para alcançar o valor recomendado de pH (6,5) durante o dia e a noite.

A excreção de ácido úrico na urina é determinada pela sua produção. O ácido úrico é o produto final do metabolismo das purinas; portanto, uma redução no consumo de alimentos que contêm purinas pode diminuir a excreção urinária de ácido úrico. Convém ressaltar que o nível sérico de ácido úrico depende da excreção fracional de ácido úrico e, portanto, não fornece informações sobre a excreção urinária de ácido úrico. Por exemplo, um indivíduo com alta produção de ácido úrico e concomitante excreção fracional de ácido úrico elevada irá apresentar uma excreção urinária elevada de ácido úrico, com nível sérico normal (ou até mesmo baixo) de ácido úrico. Se a alcalinização da urina por si só não for bem-sucedida e as modificações da dieta não reduzirem suficientemente o ácido úrico na urina, o uso de um inibidor da xantina-oxidase, como alopurinol ou febuxostate, pode reduzir a excreção urinária de ácido úrico em 40-50%.

Cistina A excreção de cistina não é facilmente modificada. A restrição prolongada da cistina dietética não é viável e tem pouca probabilidade de ser bem-sucedida; por conseguinte, o enfoque para a prevenção dos cálculos de cistina consiste em aumentar sua solubilidade. Essa meta pode ser alcançada com o uso de medicamentos que se ligam de modo covalente à cistina (tiopronina e penicilamina) e um medicamento que eleve o pH da urina. A tiopronina é o fármaco de escolha, em virtude de seu melhor perfil de efeitos adversos. O agente alcalinizante preferido para obter um pH urinário de 7,5 é o citrato ou o bicarbonato de potássio, visto que os sais de sódio podem aumentar a excreção de cistina. À semelhança de todos os tipos de cálculos, e particularmente em pacientes com cistinúria, a manutenção de um alto volume de urina constitui um componente essencial do esquema de prevenção.

Estruvita Os cálculos de estruvita, também conhecidos como *cálculos de infecção* ou *cálculos de fosfato triplo*, formam-se apenas quando o trato urinário superior é infectado por bactérias produtoras de urease, como *Proteus mirabilis*, *Klebsiella pneumoniae* ou espécies de *Providencia*. A urease produzida por essas bactérias hidrolisa a ureia e pode elevar o pH da urina para um nível suprafisiológico (> 8,0). Os cálculos de estruvita podem crescer rapidamente e preencher a pelve renal (cálculos coraliformes).

Os cálculos de estruvita exigem remoção completa por um urologista. Pode-se evitar a formação de novos cálculos pela prevenção de ITUs. Em pacientes com ITU superior recorrente (p. ex., alguns indivíduos com drenagem urinária cirurgicamente alterada ou lesão da medula espinal), pode-se considerar o uso do inibidor da urease, o ácido aceto-hidroxâmico; todavia, esse agente deve ser utilizado com cautela, devido aos efeitos colaterais potenciais.

ACOMPANHAMENTO EM LONGO PRAZO
Em geral, os esquemas preventivos antes descritos não curam o processo fisiopatológico subjacente. Portanto, costuma ser necessário que o paciente siga essas recomendações durante toda a vida, sendo fundamental individualizar tais recomendações de modo que sejam aceitáveis para o paciente. Como a memória de um episódio agudo de cálculo apaga-se com o tempo, e os pacientes frequentemente retomam seus antigos hábitos (p. ex., ingestão insuficiente de líquidos), o acompanhamento em longo prazo (incluindo a repetição das coletas de urina em 24 horas), geralmente a cada ano, é importante para assegurar que o esquema preventivo seja implementado e possa resultar na redução desejada do risco de formação de novos cálculos.

Os exames de imagem de acompanhamento devem ser planejados com cuidado. Muitos pacientes com episódios recorrentes de cólica renal que procuram a emergência são frequentemente submetidos a exames repetidos de TC. Embora a TC possa fornecer a melhor informação, a dose de radiação é substancialmente mais alta do que a da radiografia simples de abdome (RUB). Os cálculos pequenos podem passar despercebidos na RUB, e a ultrassonografia tem uma capacidade limitada de determinar o tamanho e o número de cálculos. A minimização da exposição à radiação deve ser uma das metas no plano de acompanhamento de longo prazo, e precisa ser ponderada em relação à obtenção de informações diagnósticas.

LEITURAS ADICIONAIS
Pearle MS et al: Medical management of kidney stones: AUA guideline. J Urol 192:316, 2014.
Prochaska ML et al: Insights into nephrolithiasis from the Nurses' Health Studies. Am J Public Health 106:1638, 2016.

319 Obstrução do trato urinário
Julian L. Seifter

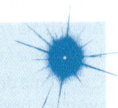

A obstrução ao fluxo de urina, com estase concomitante e elevação da pressão no trato urinário, compromete a função do rim e dos condutos urinários e é uma causa comum de doença renal aguda e crônica (nefropatia obstrutiva). O reconhecimento e tratamento precoces da obstrução do trato urinário (OTU) podem prevenir ou reverter os efeitos devastadores sobre a estrutura e a função renais, bem como diminuir a suscetibilidade à hipertensão, infecção e formação de cálculo. A obstrução crônica pode levar à perda permanente de massa renal (atrofia renal) e da sua capacidade de excreção. Como a doença obstrutiva pode ser secundária a uma doença inflamatória, vascular ou neoplásica grave subjacente, a familiaridade com os achados clínicos, os exames diagnósticos apropriados e a abordagem terapêutica é de grande importância para o clínico.

ETIOLOGIA
A obstrução ao fluxo de urina pode resultar de um *bloqueio mecânico intrínseco* ou *extrínseco*, assim como de *defeitos funcionais* não associados a uma oclusão fixa do sistema de drenagem urinária. A obstrução mecânica pode ocorrer em qualquer nível do trato urinário, desde os túbulos, ou os cálices renais, até o meato externo da uretra (uropatia obstrutiva). Os pontos de estreitamento normais, como as junções ureteropélvica e ureterovesical, o colo da bexiga e o meato da uretra, são locais comuns de obstrução. Quando a obstrução do trato urinário baixo está acima do nível da bexiga, ocorre dilatação unilateral do ureter (*hidroureter*) e do sistema pielocalicial renal (*hidronefrose*); as lesões na bexiga ou abaixo de seu nível causam envolvimento bilateral.

As formas comuns de obstrução estão listadas na Tabela 319-1. As causas na infância incluem *malformações congênitas*, como estenose da junção ureteropélvica (JUP) e inserção anormal do ureter na bexiga, que constitui a causa mais comum. O refluxo vesicoureteral na ausência de infecção do trato urinário ou de obstrução do colo da bexiga frequentemente é resolvido com a idade. A reinserção do ureter na bexiga está indicada se o refluxo for intenso e se não houver probabilidade de melhora espontânea, se houver deterioração da função renal ou infecções recorrentes do trato urinário, apesar da terapia antimicrobiana crônica. O refluxo vesicoureteral pode causar hidronefrose pré-natal e, se for significativo, resultar em infecções urinárias recorrentes, hipertensão e fibrose renal na infância. As valvas uretrais posteriores são a causa mais comum de hidronefrose bilateral em meninos. Nos adultos, a OTU é decorrente principalmente de *defeitos adquiridos*. Predominam como causas os tumores pélvicos, os cálculos e a estenose uretral. A ligadura do ureter ou a sua lesão durante uma cirurgia pélvica ou colônica podem levar à hidronefrose que, se for unilateral, pode

TABELA 319-1 ■ Causas mecânicas comuns de obstrução do trato urinário		
Ureter	**Via de saída vesical**	**Uretra**
Congênita		
Estenose ou obstrução da junção ureteropélvica	Obstrução do colo da bexiga	Valvas uretrais posteriores
Estenose ou obstrução da junção ureterovesical e refluxo	Ureterocele	Valvas uretrais anteriores
Ureterocele		Estreitamento
Ureter retrocaval		Estenose meatal
		Fimose
Defeitos intrínsecos adquiridos		
Cálculos	Hiperplasia prostática benigna	Estreitamento
Inflamação		Tumor
Infecção	Câncer de próstata	Cálculos
Traumatismo	Câncer de bexiga	Traumatismo
Papilas desprendidas	Cálculos	Fimose
Tumor	Neuropatia diabética	
Coágulos sanguíneos	Doença da medula espinal	
	Fármacos anticolinérgicos e agonistas α-adrenérgicos	
Defeitos extrínsecos adquiridos		
Útero gravídico	Carcinoma de colo do útero, cólon	Traumatismo
Fibrose retroperitoneal		
Aneurisma aórtico	Traumatismo	
Leiomiomas uterinos		
Carcinoma de útero, próstata, bexiga, cólon, reto		
Linfoma		
Doença inflamatória pélvica, endometriose		
Ligadura cirúrgica acidental		

permanecer sem ser detectada. A uropatia obstrutiva também pode resultar de distúrbios neoplásicos extrínsecos (carcinoma do colo do útero ou do cólon) ou de doenças inflamatórias. Linfomas, particularmente o subtipo folicular, e neoplasias pélvicas ou colônicas com envolvimento retroperitoneal são causas de obstrução ureteral. Até 50% dos homens com mais de 40 anos de idade podem apresentar sintomas do trato urinário inferior associados à hipertrofia prostática benigna, porém esses sintomas podem ser observados sem obstrução da via de saída da bexiga.

O *comprometimento funcional do fluxo de urina* ocorre quando a micção é alterada por alguma anormalidade dos centros pontino ou sacral de controle da micção. Pode ser assintomático ou pode estar associado a sintomas do trato urinário inferior, como polaciúria, urgência e incontinência pós-miccional, noctúria, esforço miccional, jato fraco, hesitação ou sensação de esvaziamento vesical incompleto. Deve-se investigar história de traumatismo, trauma lombar, cirurgia, diabetes, condições neurológicas ou psiquiátricas e uso de medicamentos. As causas incluem bexiga neurogênica, frequentemente com ureter adinâmico, e refluxo vesicoureteral. O refluxo em crianças pode resultar em hidroureter e hidronefrose unilaterais ou bilaterais graves. A incontinência urinária por transbordamento combinada com incontinência fecal de início súbito, dor lombar intensa e anestesia em sela requer avaliação de emergência para possível síndrome da cauda equina. A retenção urinária pode ser a consequência da administração de agentes α-adrenérgicos e anticolinérgicos, bem como opiáceos. A hidronefrose durante a gravidez se deve aos efeitos de relaxamento do músculo liso da pelve renal pela progesterona, bem como por compressão ureteral pelo útero aumentado, mais frequentemente no lado direito.

As ferramentas diagnósticas usadas para a identificação de obstrução anatômica incluem quantificação do débito urinário e do resíduo pós-miccional. O volume da bexiga pode ser avaliado de forma confiável com ultrassonografia à beira do leito. A cistouretroscopia e os exames urodinâmicos podem ser reservados para o paciente sintomático, a fim de avaliar a fase de enchimento (cistometria), a relação pressão-volume da bexiga, bem como a complacência e a capacidade vesical. A análise de pressão-fluxo avalia a contratilidade vesical e a resistência da via de saída da bexiga durante a micção. Nas mulheres, obstrução vesical caracteriza-se por altas pressões, enquanto nos homens um diagnóstico de obstrução da via de saída da bexiga baseia-se na taxa de fluxo e pressões de micção. A uretrocistografia miccional pode ser útil na avaliação de esvaziamento incompleto e de patologia do colo da bexiga e da uretra.

MANIFESTAÇÕES CLÍNICAS E FISIOPATOLOGIA

A fisiopatologia e as manifestações clínicas da OTU estão resumidas na Tabela 319-2. A dor no flanco, sintoma que mais leva à procura por assistência médica, se deve à distensão do sistema coletor ou da cápsula renal. A intensidade da dor é influenciada mais pela velocidade de desenvolvimento da distensão do que pelo grau da própria distensão. A obstrução supravesical aguda, como aquela provocada por um cálculo alojado em um ureter (Cap. 318), está associada a uma dor excruciante, por vezes intermitente, conhecida como *cólica renal*. Essa dor irradia-se frequentemente para o abdome inferior, os testículos ou os grandes lábios. Em contrapartida, as causas mais insidiosas de obstrução, como a estenose crônica da JUP, podem produzir pouca ou nenhuma dor e, mesmo assim, resultar em destruição total do rim acometido. A dor no flanco que ocorre apenas durante a micção é patognomônica do refluxo vesicoureteral.

A obstrução ao fluxo de urina resulta em elevação das pressões hidrostáticas nas proximidades do local de obstrução. É esse acúmulo de pressão que leva à dor associada, distensão do sistema coletor do rim e pressões intratubulares elevadas que iniciam a disfunção tubular. Nos primeiros dias de obstrução, a dilatação do sistema coletor (pouco complacente) pode ser mínima. Com a elevação da pressão hidrostática se manifestando no espaço urinário dos glomérulos, a filtração diminui ou cessa por completo.

A *azotemia* se instala quando a função excretória global é prejudicada, frequentemente na presença de obstrução da via de saída vesical, obstrução bilateral das pelves renais ou dos ureteres, ou doença unilateral em um paciente com um rim único funcional. Deve-se suspeitar de obstrução bilateral completa quando a injúria renal aguda é acompanhada de anúria. Qualquer paciente com perda de função renal de causa inexplicável ou com história de nefrolitíase, hematúria, diabetes melito, aumento da próstata, cirurgia pélvica, traumatismo ou tumor deve ser avaliado para OTU.

Em situação aguda, a obstrução bilateral parcial pode simular azotemia pré-renal, com proporção ureia:creatinina elevada no sangue, urina concentrada e retenção de sódio. A resistência vascular renal pode estar

TABELA 319-2 ■ Fisiopatologia da obstrução ureteral bilateral		
Efeitos hemodinâmicos	**Efeitos tubulares**	**Manifestações clínicas**
Agudos		
↑ Fluxo sanguíneo renal	↑ Pressões ureterais e tubulares	Dor (distensão da cápsula)
↓ TFG		
↓ Fluxo sanguíneo medular	↑ Reabsorção de Na^+, ureia, água	Azotemia, oligúria ou anúria
↑ Prostaglandinas vasodilatadoras, óxido nítrico		
Crônicos		
↓ Fluxo sanguíneo renal	↓ Osmolaridade medular	Azotemia
↓↓ TFG		Hipertensão
↑ Prostaglandinas vasoconstritoras	↓ Capacidade de concentração	Poliúria insensível à AVP
↑ Produção de renina-angiotensina	Dano estrutural; atrofia parenquimatosa	Natriurese
	↓ Funções de transporte para Na^+, K^+, H^+	Acidose hiperpotassêmica hiperclorêmica
Alívio da obstrução		
↑ Lento na TFG (variável)	↓ Pressão tubular	Diurese pós-obstrutiva
	↑ Carga de soluto para cada néfron (ureia, NaCl)	Potencial para depleção volêmica e desequilíbrio eletrolítico em razão das perdas de Na^+, K^+, PO_4^{2-}, Mg^{2+} e água
	Fatores natriuréticos presentes	

Siglas: AVP, arginina-vasopressina; TFG, taxa de filtração glomerular.

aumentada. Entretanto, na presença de obstrução mais prolongada, a OTU parcial comumente é acompanhada de sintomas de *poliúria* e *noctúria*, resultantes da perda de hipertonicidade medular com diminuição da capacidade de concentração renal. A falha em produzir urina livre de solutos (natriurese) se deve à redução da capacidade de reabsorção de sal no túbulo proximal e do transporte de proteínas, incluindo Na^+, K^+ adenosina-trifosfatase (ATPase), cotransportador de Na:K:2Cl (NKCC2) no ramo ascendente espesso e canal epitelial de Na^+ (CENa) nas células do ducto coletor. Além dos efeitos diretos sobre os mecanismos de transporte renal, os aumentos da prostaglandina E_2 (PGE_2) (devido à indução da cicloxigenase 2 [COX-2]), da angiotensina II (com a sua infrarregulação dos transportadores de Na^+) e dos peptídeos natriuréticos atrial ou do tipo B (ANP ou BNP), devido à expansão do volume no paciente com azotemia, contribuem para diminuição da reabsorção de sal ao longo do néfron. A óxido nítrico-sintase (NOS) no músculo liso ureteral e tecidos uroteliais faz oposição à elevada pressão ureteral na obstrução unilateral.

A desregulação dos canais de água de aquaporina-2 no ducto coletor contribui para a poliúria. O defeito em geral não melhora com a administração de vasopressina e, portanto, constitui uma forma adquirida de diabetes insípido nefrogênico.

A ocorrência de flutuações significativas do débito urinário em um paciente com azotemia deve sempre apontar para a possibilidade de OTU intermitente ou parcial. Se a ingestão de líquidos for inadequada, pode haver desenvolvimento de desidratação grave e hipernatremia. Entretanto, à semelhança de outras causas de deterioração da função renal, o excesso no aporte de sal e de água pode resultar em edema e hiponatremia.

A OTU bilateral parcial resulta frequentemente em *acidose tubular renal distal adquirida*, hiperpotassemia e *perda renal de sal*. A H^+-ATPase, situada na membrana apical das células intercaladas do ducto coletor, é fundamental para a secreção de H^+ distal. A transferência das bombas de H^+ intracelulares do citoplasma para a membrana celular é interrompida na OTU. A redução de funcionamento da CENa, na membrana apical das células principais do ducto coletor, contribui para a diminuição da reabsorção de Na^+ (perda de sal) e, portanto, para a reduzida secreção de K^+ via canais de K^+. A excreção de amônia (NH_4^+), importante para a eliminação de H^+, está comprometida. Esses defeitos na função tubular costumam ser acompanhados de lesão tubulointersticial renal. A azotemia com hiperpotassemia e acidose metabólica deve levar à imediata consideração de OTU.

Nos estágios iniciais da OTU, o interstício renal torna-se edematoso e infiltrado com células inflamatórias mononucleares. Posteriormente, ocorre fibrose intersticial e atrofia das papilas e da medula, que precedem esses processos no córtex. O aumento da angiotensina II observado na OTU contribui para a resposta inflamatória e para o acúmulo de fibroblastos por meio de mecanismos que envolvem citocinas pró-fibróticas. Com o passar do tempo, esse processo leva à lesão renal crônica.

A OTU deve ser sempre considerada em pacientes com infecções do trato urinário ou urolitíase. A estase urinária favorece o crescimento de microrganismos. As bactérias produtoras de urease estão associadas a cálculos de fosfato de amônio e magnésio (estruvita) que podem assumir aspecto coraliforme. A *hipertensão* é frequente na obstrução unilateral aguda e subaguda e, em geral, representa uma consequência da liberação aumentada de renina pelo rim acometido. A doença renal crônica em consequência de OTU bilateral, frequentemente associada a uma expansão do volume extracelular, pode resultar em hipertensão significativa. A *eritrocitose*, uma complicação rara da uropatia obstrutiva, é secundária à produção aumentada de eritropoietina.

DIAGNÓSTICO

Uma história de dificuldade na micção, dor, infecção ou alteração do volume urinário é comum. Com frequência, pode-se obter evidência de distensão do rim ou da bexiga pela palpação e percussão do abdome. Um exame retal e genital minucioso pode revelar aumento de tamanho ou nodularidade da próstata, anormalidade do tônus do esfincter retal ou presença de massa retal ou pélvica.

O exame de urina pode revelar hematúria, piúria e bacteriúria. O sedimento urinário frequentemente está normal, mesmo quando a obstrução leva ao desenvolvimento de azotemia pronunciada e lesão estrutural extensa. Uma radiografia do abdome, ainda que pouco sensível, pode detectar a existência de nefrocalcinose ou cálculo radiopaco. Conforme indicado na Figura 319-1, se houver suspeita de OTU, deve-se inserir um cateter vesical. Deve-se efetuar uma ultrassonografia abdominal para avaliar o tamanho dos rins e da bexiga, bem como o contorno pielocalicial. A ultrassonografia tem uma especificidade e sensibilidade de cerca de 90% para a detecção de hidronefrose. Os resultados falso-positivos estão associados a diurese, cistos renais ou presença de pelve extrarrenal, que é uma variante congênita normal. A obstrução congênita da JUP pode ser confundida com doença cística renal. A hidronefrose pode estar ausente na ultrassonografia quando a obstrução tem menos de 48 horas de duração ou está associada à contração do volume, cálculos coraliformes, fibrose retroperitoneal ou doença renal infiltrativa. A ultrassonografia com Doppler duplex pode detectar um índice de resistência aumentado na obstrução urinária.

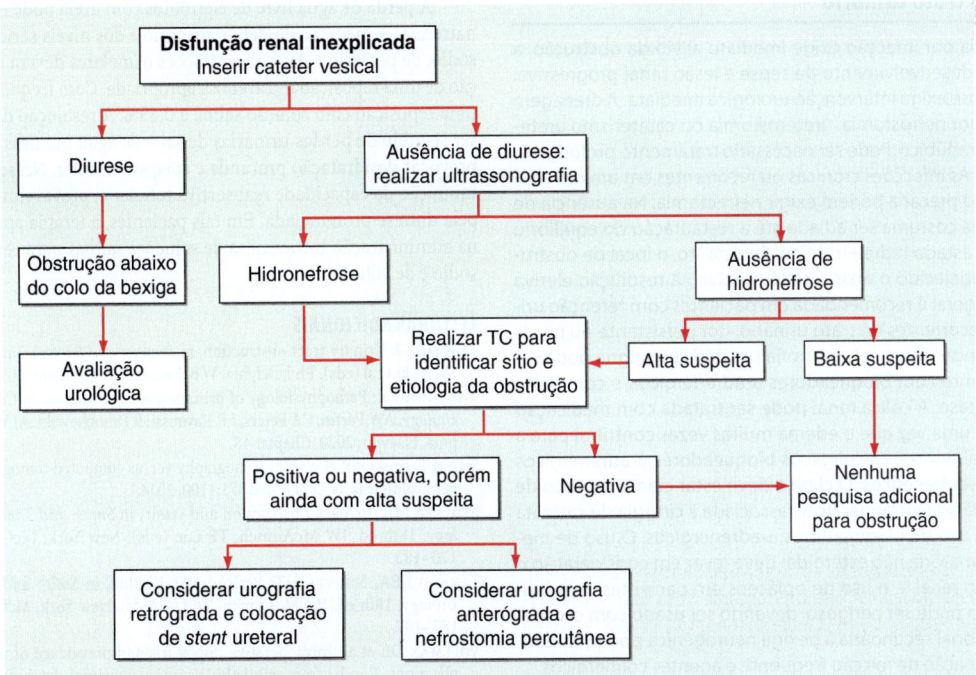

FIGURA 319-1 **Abordagem diagnóstica à obstrução do trato urinário na disfunção renal inexplicada.** TC, tomografia computadorizada.

Os recentes progressos tecnológicos levaram a alternativas e substituíram a urografia intravenosa, outrora padrão, na avaliação complementar da OTU. A tomografia computadorizada (TC) com multidetectores de alta resolução, em particular, tem a vantagem de visualizar o retroperitônio, bem como identificar os locais de obstrução intrínsecos e extrínsecos. A TC sem contraste melhora a visualização do trato urinário no paciente com comprometimento renal e mostra-se mais segura para aqueles sob risco de nefropatia induzida pelo contraste. A urorressonância magnética não é, nesse momento, superior à TC; e certos agentes com gadolínio trazem um risco de esclerose sistêmica nefrogênica em pacientes com insuficiência renal. Recentemente, surgiram alternativas promissoras ao gadolínio. A imagem por TC pode definir o local de obstrução, identificar e caracterizar cálculos renais e demonstrar a dilatação dos cálices, da pelve renal e do ureter acima da obstrução. O ureter pode ser tortuoso na obstrução crônica. Embora os exames de radionuclídeos forneçam menos detalhes anatômicos do que os exames de TC, eles são capazes de fornecer a função renal diferencial. No caso de função renal assimétrica, o médico pode decidir sobre qual rim deve ser descomprimido no caso de obstrução bilateral. A furosemida às vezes é administrada para intensificar a detecção por imagem, bem como para distinguir entre obstrução funcional e obstrução anatômica. O aumento no fluxo urinário pode levar ao aparecimento de dor decorrente de um processo obstrutivo agudo.

Para facilitar a visualização de uma lesão suspeita em um ureter ou pelve renal, deve-se tentar a *urografia retrógrada* ou *anterógrada*. Esses procedimentos não estão associados ao risco de injúria renal aguda induzida pelo contraste em pacientes com disfunção renal já presente. A abordagem retrógrada envolve o cateterismo do ureter acometido sob controle cistoscópico, enquanto a técnica anterógrada requer a colocação percutânea de um cateter na pelve renal. Embora a abordagem anterógrada possa proporcionar uma descompressão imediata de lesão obstrutiva unilateral, muitos urologistas tentam inicialmente a abordagem retrógrada, exceto em caso de falha do cateterismo.

A uretrocistografia miccional é valiosa no diagnóstico do refluxo vesicoureteral e nas obstruções do colo da bexiga e da uretra. As imagens pós-miccionais revelam a presença de resíduo urinário. A visualização endoscópica pelo urologista, em geral, possibilita a identificação precisa das lesões que acometem a uretra, a próstata, a bexiga e os óstios ureterais.

TRATAMENTO
Obstrução do trato urinário

A OTU complicada por infecção exige imediato alívio da obstrução, a fim de impedir o desenvolvimento de sepse e lesão renal progressiva. A presença de sepse exige intervenção urológica imediata. A drenagem pode ser obtida por nefrostomia, ureterostomia ou cateterismo ureteral, uretral ou suprapúbico. Pode ser necessário tratamento prolongado com antibióticos. As infecções crônicas ou recorrentes em um rim obstruído com função precária podem exigir nefrectomia. Na ausência de infecção, a cirurgia costuma ser adiada até a restauração do equilíbrio acidobásico e do estado hidreletrolítico. Entretanto, o local de obstrução deve ser estabelecido o mais rápido possível. A resolução eletiva da obstrução em geral é recomendada em pacientes com retenção urinária, infecções recorrentes do trato urinário, dor persistente ou perda progressiva da função renal. A hipertrofia prostática benigna pode ser tratada clinicamente com bloqueadores α-adrenérgicos e com inibidores da 5α-redutase. A cólica renal pode ser tratada com medicação anti-inflamatória, uma vez que o edema muitas vezes contribui para a obstrução ureteral por um cálculo, e os bloqueadores α-adrenérgicos também podem ser benéficos. O clínico deve estar ciente do risco de síndrome da íris flácida intraoperatória associada à cirurgia de catarata em pacientes em uso de bloqueadores α-adrenérgicos. O uso de medicação anti-inflamatória não esteroidal deve levar em consideração o potencial de dano renal, e o uso de opiáceos em pacientes com função renal reduzida pode ser perigoso, devendo ser usado com cautela. A obstrução funcional secundária à bexiga neurogênica pode ser reduzida com a combinação de micção frequente e agentes colinérgicos.

PROGNÓSTICO

Com a resolução da obstrução, o prognóstico acerca do retorno da função renal depende amplamente da ocorrência de dano renal irreversível. Quando a obstrução não é resolvida, a evolução dependerá principalmente de a obstrução ser completa ou incompleta, bilateral ou unilateral, assim como da presença ou ausência de infecção do trato urinário. A obstrução completa com infecção pode resultar em destruição total do rim em poucos dias. O retorno parcial da taxa de filtração glomerular pode acompanhar a resolução de uma obstrução completa com duração de 1 e 2 semanas; porém, após 8 semanas de obstrução, a recuperação torna-se improvável. Na ausência de evidência definitiva de irreversibilidade, devem ser empregados todos os esforços para realizar a desobstrução na esperança de restaurar a função renal pelo menos parcialmente. Uma cintilografia renal com radionuclídeos, realizada um longo período após a desobstrução, pode ser utilizada para predizer a reversibilidade da disfunção renal.

DIURESE PÓS-OBSTRUTIVA

A resolução de uma obstrução completa bilateral, porém não daquela unilateral, resulta comumente em poliúria, que pode ser maciça. Em geral, a urina é hipotônica e pode conter grandes quantidades de cloreto de sódio, potássio, fosfato e magnésio. A natriurese se deve, em parte, à correção da expansão do volume extracelular, ao aumento de fatores natriuréticos acumulados durante o período da disfunção renal e à reabsorção diminuída de sal e de água quando o fluxo de urina é restabelecido. A ureia retida é excretada com a melhora da TFG, resultando em diurese osmótica que aumenta o volume de urina de água livre de eletrólitos. A excreção de água livre de eletrólitos (urina hipotônica) é reconhecida quando a soma das concentrações urinárias de sódio e potássio é menor do que a concentração sérica de sódio. As causas incluem a supressão do hormônio antidiurético nos barorreceptores arteriais ou elevação dos peptídeos atriais, e diabete insípido nefrogênico por lesão tubular obstrutiva. Na maioria dos pacientes, essa diurese resulta em uma excreção *apropriada* do excesso de sal e de água retidos. Quando o volume e a composição do líquido extracelular normalizam, a diurese costuma regredir de modo espontâneo. Em certas ocasiões, a expansão iatrogênica do volume extracelular é responsável pela ocorrência ou manutenção da diurese observada no período pós-obstrutivo. A reposição com líquidos intravenosos em quantidades menores do que as perdas urinárias em geral evita essa complicação. É necessária uma administração mais agressiva de líquidos no contexto da hipovolemia, hipotensão ou distúrbios nas concentrações dos eletrólitos séricos.

A perda de água livre de eletrólitos com ureia pode resultar em hipernatremia. A medição do débito urinário e dos níveis séricos e urinários de sódio, de potássio e das concentrações osmolares devem orientar a utilização de uma reposição intravenosa apropriada. Com frequência, é necessária uma reposição com solução salina a 0,45%. A resolução da obstrução pode ser seguido de perdas urinárias de sal e de água intensas o suficiente para provocar desidratação profunda e colapso vascular. Nesses pacientes, a diminuição da capacidade reabsortiva tubular é, provavelmente, responsável pela diurese pronunciada. Em tais pacientes, a terapia apropriada consiste na administração intravenosa de soluções salinas para repor os déficits de sódio e de volume.

LEITURAS ADICIONAIS

Frokiaer J: Urinary tract obstruction, in *Brenner and Rector's The Kidney*, 10th ed. K Skorecki et al (eds). Philadelphia, W.B. Saunders & Company, 2016, pp 1257–1282.

Meldrum KK: Pathophysiology of urinary tract obstruction, in *Campbell Walsh Wein Urology*, AW Partin, CA Peters, LR Kavoussi, R Dmochowski, AJ Wein (eds). Philadelphia, Elsevier; 2020, Chapter 48.

Smith-Bindman R et al: Ultrasonography versus computed tomography for suspected nephrolithiasis. N Engl J Med 371:1100, 2014.

Stoller ML: Urinary obstruction and stasis, in *Smith and Tanagho's General Urology*, 18th ed. JW McAninch, TF Lue (eds). New York, McGraw-Hill, 2013, pp 170–182.

Tanagho EA, Nguyen HT: Vesicoureteral reflux, in *Smith and Tanagho's General Urology*, 18th ed. WJ McAninch, TF Lue (eds). New York, McGraw-Hill, 2013, pp 182–197.

Vollman DE et al: Intraoperative floppy iris and prevalence of intraoperative complications: Results from ophthalmic surgery outcomes database. Am J Ophthalmol 157:1130, 2014.

320 Nefrologia intervencionista
Dirk M. Hentschel

A nefrologia intervencionista é uma subespecialidade que trata de procedimentos com foco em acesso à diálise peritoneal e à hemodiálise, geralmente realizados sob fluoroscopia. A avaliação por ultrassonografia do acesso à diálise é comum, e alguns médicos também realizam a avaliação dos rins e das artérias renais, assim como biópsias renais. A criação endovascular de fístulas arteriovenosas (FAVs) é uma adição recente ao espectro dos procedimentos; a criação de acesso vascular cirúrgico (aberto) pelos nefrologistas é limitada a muitos poucos centros nos Estados Unidos, embora seja comum na China, na Alemanha, na Índia e na Itália.

Os nefrologistas intervencionistas (NIs) geralmente fornecem cuidados ao paciente em equipes multidisciplinares que incluem nefrologistas clínicos; cirurgiões com experiência em cirurgia vascular, cirurgia de transplante e cirurgia geral; outros médicos intervencionistas (com treinamento em radiologia ou cardiologia); além de coordenadores de acesso vascular em unidades de diálise, enfermeiras e técnicos envolvidos na colocação de agulhas. A preservação em longo prazo de opções de acesso vascular venoso e arterial é um dos princípios dos cuidados na doença renal crônica (DRC), levando os NIs a advogar opções específicas de acesso vascular (cateteres de pequeno diâmetro em relação a cateteres centrais inseridos perifericamente [PICCs, do inglês *peripherally inserted central catheters*]) e dispositivos cardíacos (passagem de cabo epicárdico em vez de endovascular).

HISTÓRIA
A história do acesso vascular para hemodiálise é ligada à história da própria diálise. Os primeiros tratamentos com hemodiálise em humanos foram realizados em 1924 usando agulhas de vidro para acessar a artéria radial e devolver o sangue na veia cubital. Em 1943, um "rim com tambor rotativo" foi usado para dialisar uma dona de casa de 29 anos com DRC com exposição cirúrgica de diferentes artérias, até que ela esgotou os locais de acesso após 12 sessões de tratamento. O desafio de realizar acessos vasculares de forma repetitiva impediu que a diálise se tornasse um método rotineiro de tratamento da DRC até o desenvolvimento de um *shunt* arteriovenoso de Teflon e posteriormente o desenvolvimento de um acesso arterial-venoso autógeno (fístula arteriovenosa [FAV]) por anastomose laterolateral entre a artéria radial e a veia cefálica no punho (fístula Cimino). As abordagens por cateter para terapia renal substitutiva (TRS) crônica foram desenvolvidas inicialmente em 1961 para hemodiálise e em 1968 para diálise peritoneal, ambas usando manguitos de feltro Dacron para proteger contra infecções.

O desenvolvimento técnico e material continuou a evoluir, com a confecção de enxertos para acesso de hemodiálise. Um enxerto biológico usando uma artéria carótida bovina modificada foi introduzido em 1972, seguido pelo uso de enxertos de politetrafluoroetileno (ePTFE) em 1976 e, mais recentemente, em 2016, vasos sanguíneos projetados a partir de tecidos de fibroblastos humanos e células endoteliais. Alguns enxertos ePTFE são modificados com uma camada de silicone para permitir a canulação precoce dentro de alguns dias da inserção. Balões de angioplastia de pressão ultra-alta (até 40 atm) são um dos pilares da terapia venosa periférica e central, e os *stents* autoexpansíveis de nitinol e os *stents* de enxertos são ferramentas de resgate para angioplastia malsucedida, bem como para ruptura do vaso com extravasamento.

FISIOLOGIA E FISIOPATOLOGIA DO ACESSO DE DIÁLISE
Diálise peritoneal Os cateteres de diálise peritoneal (DP) podem ser colocados por meio de fluoroscopia, peritoneoscopia, laparoscopia ou cirurgia aberta. O sucesso do procedimento está relacionado com a experiência do profissional e o planejamento do procedimento, de modo a otimizar o posicionamento da mola do cateter de DP, uma vez que isso melhora o funcionamento e reduz a dor da drenagem e outras complicações. O manguito interno é colocado dentro da bainha do reto abdominal, lateralmente à linha alba, enquanto o manguito externo do cateter de DP deve ser localizado 2 a 4 cm do local de saída na pele. A fixação de ambos os manguitos garante o posicionamento seguro do cateter e permite a emersão da água. Com o tempo, o cateter peritoneal pode ficar envolto em uma bainha fibrosa, que, se limitar o fluxo de fluido durante as trocas, pode ser corrigida por manipulação com guia metálico. O aprisionamento omental do cateter geralmente requer intervenção laparoscópica; a omentopexia no momento da colocação do cateter de DP pode prevenir aprisionamento posterior. Infecções repetidas afetam a permeabilidade da membrana peritoneal, assim como ocorre na exposição prolongada a soluções de troca contendo glicose. A esclerose peritoneal encapsulada é uma complicação tardia da DP que se acredita ser desencadeada por peritonite repetida.

Cateteres de hemodiálise Os cateteres de diálise geralmente são feitos de poliuretano que amolecem à temperatura corporal, mas são suficientemente fortes para permitir taxas de fluxo sanguíneo de 400 a 500 mL/min em cada um dos dois canais com diâmetro entre 14,5-16 French, sem colapsar o lúmen do cateter. Os cateteres tunelizados têm um *cuff* que cria uma barreira entre a flora cutânea no local de saída e o túnel estéril do cateter que conduz a bainha fibrosa que o recobre desde o ponto de inserção no vaso até sua ponta. A bainha fibrosa pode se estender mais do que o necessário, impedindo o fluxo no cateter e requerendo a troca do cateter com sua ruptura por meio de angioplastia com balão. A bacteremia relacionada ao cateter é mais bem tratada com a troca do cateter e a ruptura de qualquer bainha fibrosa, embora a remoção do cateter e sua reinserção apenas após vários dias também seja bem-sucedida. Todavia, a oclusão trombótica e a cicatrização esclerótica tardia da veia nos locais de inserção do cateter são comuns, e a remoção do cateter pode levar à perda desse local de acesso. Acredita-se que os pontos de contato da parede do cateter levem à estenose da veia central, que é observada mais comumente em pacientes com tempos de contato do cateter de maior duração (> 3 meses). A posição da ponta do cateter nas grandes veias centrais em vez do átrio direito causa lesão adicional devido ao movimento dinâmico do sangue durante os tratamentos de diálise e deve ser corrigida. Comumente, um trombo pode ser encontrado preso ao cateter, muitas vezes prendendo o cateter à parede do vaso e ao átrio direito. Enquanto alguns trombos são móveis e se dissolvem com anticoagulação, um trombo preso à parede geralmente é bem organizado, com componentes celulares e bastante resistente à lise farmacológica. A embolia pulmonar clinicamente significativa ocasionada por trombo associado ao cateter é rara, e possivelmente apenas trombos intra-atriais > 2 cm de diâmetro mereçam intervenção ativa.

ENXERTOS E FÍSTULAS ARTERIOVENOSAS
Durante as primeiras décadas de incorporação da hemodiálise como tratamento da insuficiência renal, os pacientes eram relativamente jovens e sem doença vascular sistêmica crônica. A criação de FAVs de Cimino no antebraço era comum, e a falência do acesso geralmente levava à criação de uma segunda FAV em uma localização um pouco mais acima no antebraço. À medida que o diabetes e a hipertensão arterial sistêmica (HAS) com doença vascular sistêmica arterial e venosa associada se tornaram mais prevalentes na população com DRC, a colocação de acessos não autógenos (enxertos arteriovenosos [EAVs]) aumentou. Em meados dos anos 1990, 65% dos pacientes em diálise usavam EAV para acesso. Os Estados Unidos foram uma exceção internacional a esse respeito, e estudos associaram o aumento da mortalidade em pacientes em diálise nos Estados Unidos com a menor prevalência de FAV. No contexto das campanhas "*Fistula First* [Fístula primeiro]" e depois "*Fistula First, Catheter Last* [Fístula primeiro, cateter depois]", a prevalência de EAVs diminuiu para seu valor atual de menos de 20%, enquanto as FAVs aumentaram para quase 65%. No entanto, a maioria dos centros ainda luta com as condições desfavoráveis das artérias e veias nesses pacientes, necessitando que 75% das FAVs sejam criadas na parte superior do braço, onde as veias *a priori* são maiores em diâmetro e as artérias podem fornecer taxas de fluxo sanguíneo mais altas devido ao seu maior diâmetro (ver Fig. 320-1).

Para prover uma diálise bem-sucedida, uma FAV ou EAV tem que fornecer pelo menos a velocidade da bomba sanguínea desejada (ver Cap. 312) mais 100 a 200 mL/min para minimizar a recirculação e prevenir o colapso do acesso. Nos Estados Unidos, isso geralmente significa um fluxo na faixa de 600 a 800 mL/min. Após a criação da anastomose arteriovenosa (ou a inserção do EAV), o fluxo sanguíneo aumenta significativamente: o fluxo na artéria braquial em repouso geralmente é < 50 mL/min, mas após a criação do acesso o volume de fluxo nas FAVs aumenta em semanas para 800 mL/min, enquanto o volume de fluxo nos EAVs aumenta em minutos para 1.000 mL/min. O aumento do fluxo altera o perfil de estresse de cisalhamento arterial e leva ao alargamento da artéria ao longo do tempo. Nos EAVs, esse processo é limitado pelo próprio enxerto, que geralmente tem 6

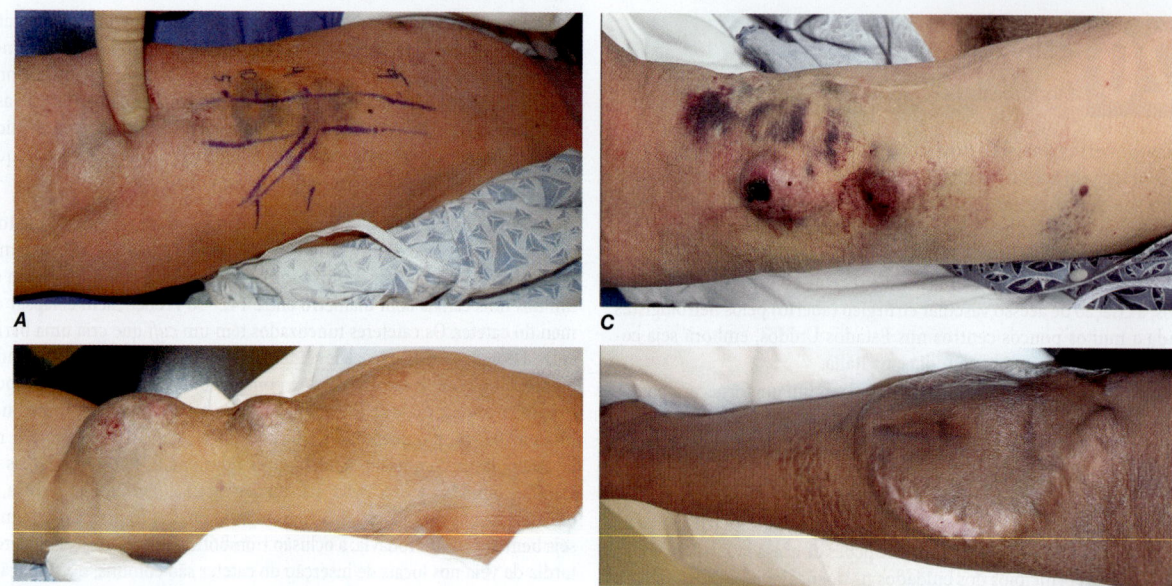

FIGURA 320-1 **A manutenção adequada do acesso de diálise depende de pressões intra-acesso e inserções de agulha. A.** Uma fístula arteriovenosa (FAV) braquiocefálica no braço direito com duas recorrências de estenose de entrada clinicamente relevante em 4 anos tem uma pressão intra-acesso baixa-normal antes e após a angioplastia; há apenas um alargamento mínimo do local de inserção da agulha. **B.** Em contrapartida, nesta figura há uma FAV braquiocefálica do braço direito com sete recorrências de estenose da via de saída do arco cefálico em ciclos de 4 anos entre estados de pressões alta-normal a alta, com notável alargamento do local de inserção da agulha. **C.** Inserções focais de agulhas, apesar dos segmentos de enxerto disponíveis, levaram a úlceras cutâneas penetrantes ao longo de 3 anos. **D.** A rotação segmentar da agulha preserva a integridade da pele mesmo após 7 anos de uso do enxerto arteriovenoso (EAV).

mm de diâmetro e 35 a 40 cm de comprimento, e fluxos entre 1.200 a 1.800 mL/min. A veia de acesso nas FAVs no ambiente de estresse de cisalhamento aumenta com o tempo, frequentemente para > 10 mm de diâmetro no braço, de modo que a artéria continua a aumentar até que um segmento estreito no conduto venoso passa a limitar o fluxo. Os volumes de fluxo nessas FAVs maduras do braço são geralmente de 1.400 a 1.800 mL/min, mas após alguns anos podem chegar a 2.000 a 4.000 mL/min. As FAVs do antebraço geralmente têm volumes de fluxo mais baixos (600-800 mL/min), pois a artéria radial é de diâmetro menor e, no contexto de doença vascular sistêmica nos Estados Unidos, só aumenta de diâmetro ao longo de muitos anos.

Os fluxos e pressões aumentadas no segmento venoso do circuito de acesso se combinam para levar a uma "doença do acesso de diálise crônica" que se manifesta de forma diferente para cada tipo dos acessos de longa duração. Isso ocorre segmentos predeterminados particularmente propensos ao estresse de cisalhamento e à lesão relacionada à inserção da agulha. Os EAVs desenvolvem estenoses venosas anastomóticas que voltam a ocorrer em curtos intervalos de tempo entre 3 a 4 meses. Os enxertos com *stent* podem ser implantados de forma efetiva para estender a patência local por cerca de 1 ano; após, o acúmulo de depósitos fibrosos paucicelulares nas bordas do *stent* requer reangioplastia 1 a 3 vezes por ano. Os acessos autógenos radial-cefálicos do antebraço são mais propensos a baixo fluxo devido a estenoses justa-anastomóticas. Com o tempo, essas estenoses podem estabilizar, e, com o aumento do influxo da artéria, elas fornecem proteção contra o fluxo excessivo e suas sequelas. Os acessos autógenos braquiocefálicos do braço geralmente desenvolvem estenoses no arco cefálico, que recorrem de forma acelerada após cada angioplastia. As endopróteses flexíveis no arco cefálico estendem os intervalos interprocedimentos geralmente de 9 a 12 meses. Os acessos autógenos braquiobasílicos transpostos do braço desenvolvem estenoses no ponto em que a veia basílica é curvada para proporcionar uma localização mais lateral e mais próxima da pele de modo a facilitar a canulação imediata. As abordagens de angioplastia e colocação de *stents* estendem a permeabilidade. Ambos os tipos de acessos no braço frequentemente são submetidos a períodos prolongados com aumento das pressões intra-acesso devido a estenoses de saída, que levam ao aumento do aneurisma no local de inserção da agulha à medida que a pele cicatriza sob pressão e estirada. O uso continuado de acessos pressurizados leva ao alargamento dos locais de inserção das agulhas, seguido de afinamento da pele, formação de crostas e, por fim, ulceração com eventos hemorrágicos muitas vezes significativos.

O reconhecimento precoce da ocorrência de estenoses de saída é uma habilidade importante para enfermeiros e técnicos em enfermagem que trabalham em unidades de diálise a fim de evitar a perda irreversível da cobertura da pele, que pode resultar na perda do acesso.

O alto fluxo do acesso pode levar a complicações sistêmicas, como insuficiência cardíaca e hipertensão pulmonar. O fluxo de entrada da fístula maior que a capacidade de saída leva à formação acelerada de aneurismas e à quebra da cobertura da pele, pois as pressões intra-acesso estão acima da pressão ideal de 20 a 35 mmHg. Altos fluxos do acesso também estão associados à síndrome do roubo, em geral isquemia da mão. Alguns procedimentos foram desenvolvidos para reduzir o fluxo do acesso vascular, dos quais o mais comum é o "*banding* [bandagem]", em que uma constrição da anastomose é produzida com uma ou duas voltas de Prolene 2=0 de forma a preservar confortavelmente 3 ou 4 mm do lúmen.

ABORDAGEM AO PACIENTE
Exame físico do acesso da diálise

As diretrizes sobre acesso vascular do KDOQI de 2019 foram desenvolvidas sob o dogma "o acesso certo, para o paciente certo, no momento certo". A progressão da DRC é altamente variável, muitos pacientes morrem por outras causas antes de chegar à doença renal em estágio terminal (DRET) e algumas FAVs precisam de 6 a 12 meses para amadurecer até ser possível usá-las em pacientes com HAS e diabetes, levando a incertezas sobre o momento de criar as FAVs. A necessidade mais comum de acessos no braço para intervenções de modo a manter a patência favorece a criação de acessos no antebraço durante o período pré-DRET. Os processos de atendimento, desde o mapeamento das veias, cirurgia, visitas de acompanhamento após a criação do acesso, até a disponibilidade e o momento de intervenções cirúrgicas abertas ou endovasculares, têm efeitos profundos na taxa de sucesso geral necessária para alcançar acessos maduros e utilizáveis e parecem ser um fator-chave com resultados altamente variáveis nos Estados Unidos.

Uma habilidade essencial na avaliação do acesso dialítico é o exame físico. Cinco fatores capturam todos os aspectos de possíveis alterações. A pulsatilidade reflete a força de expansão do acesso durante a sístole e o grau de relaxamento durante a diástole. Pressões sanguíneas muito altas sugerem aumento da pulsatilidade, mas com relaxamento adequado durante a diástole. Uma estenose de saída levará ao aumento da pulsatilidade e redução do relaxamento durante a diástole. Uma estenose de influxo se atenuará com o componente sistólico e criará a impressão de um acesso "vazio" durante a diástole, a menos que haja uma estenose de saída coexistente. O sopro e o fluxo audível podem ser caracterizados pelo tom e pela continuidade (Vídeo 320-1). Uma alteração no tom em direção a uma frequência mais alta é típica no local de uma estenose devido à maior velocidade de fluxo nesse local. Um sopro de fluxo descontinuado indica que durante a diástole o fluxo é tão baixo que nenhuma força de cisalhamento audível é criada; sendo este um sinal de uma estenose grave de entrada ou saída. Normalmente, o sopro da estenose de entrada é fraco (como um apito), enquanto o sopro da estenose de saída pode ser áspero e alto (semelhante a um serrote) (Vídeo 320-2). Um **frêmito** é palpável através da pele quando o vaso está próximo o suficiente da superfície e o fluxo é alto o suficiente em relação ao diâmetro do vaso para criar vibração em sua parede. Um frêmito contínuo pode ser sinal de um acesso bem-desenvolvido, geralmente no segmento de entrada, dissipando-se à medida que o vaso de acesso se ramifica e toma um curso mais profundo. Em contrapartida, um frêmito descontínuo é encontrado em estenoses graves. Um frêmito isolado também pode ser encontrado focalmente, imediatamente após uma estenose. A diferenciação de um frêmito "saudável" pode ser feita documentando uma mudança na pulsatilidade no local do frêmito focal, aumento retrógrado (influxo) e diminuição anterógrada (efluxo). A **aumentação** é o ingurgitamento do corpo do acesso (onde as agulhas são inseridas) e pode ser produzido para punções de agulhas com êxito e segurança. Uma estenose de influxo pode minimizar a eficácia dessa manobra, assim como os ramos laterais e colaterais entre a pressão digital/torniquete oclusor e o influxo também podem ser prejudiciais. A localização dos ramos laterais pode ser elucidada aproximando a pressão digital oclusora em direção à anastomose até que o ingurgitamento seja alcançado. Com vários colaterais, isso pode ser um fenômeno em etapas. O **colapso do acesso** com elevação do braço (contra a gravidade) é uma medida da compatibilidade ou incompatibilidade das capacidades de entrada e saída. Um acesso do antebraço normalmente exibe colapso completo, enquanto os acessos do braço superior normalmente mostram apenas colapso parcial. Uma estenose de saída ou um fluxo de entrada muito alto diminuirá o grau de colapso; a bandagem de um acesso do braço ou uma estenose natural limitante do fluxo pode levar ao colapso completo de um acesso de braço.

Os locais de inserção da agulha aumentados (e quaisquer locais de suspeita de afinamento da pele) são mais bem examinados enquanto o influxo é ocluído: o acesso completamente vazio permite a palpação de um trombo firme e em camadas dentro dos aneurismas, bem como uma melhor avaliação da espessura da pele sobrejacente ao rolá-la entre o polegar e o dedo indicador. A parede torácica e o pescoço devem ser inspecionados quanto à presença de veias cutâneas e distensão venosa, que estão associadas a estenose ou oclusão venosa central, assim como edema do braço ipsilateral.

PRESERVAÇÃO DO "ESTADO REAL" VENOSO

A preservação do acesso é um componente essencial do cuidado com o paciente com DRC avançada. Aproximadamente 8 a 10% dessa população tem necessidade de dispositivos de controle de ritmo cardíaco que podem levar à perda da veia cefálica do braço, bem como estenoses venosas centrais e oclusões ao redor dos eletrodos do dispositivo. O planejamento sobre qual lado deve ser usado para futuro acesso autógeno e onde o dispositivo está localizado é recomendado em todos os casos. Pacientes com DRC também apresentam maior frequência de hospitalizações, algumas das quais requerem acesso intravenoso para antibióticos, suporte nutricional ou hidratação. Evitar PICCs em um paciente com DRC estágio 3 ou 3b e, em vez disso, usar cateteres de pequeno diâmetro tunelizados na veia jugular interna (ou externa) preserva as veias do braço para a criação de acesso de longo prazo. Os pontos de acesso arterial para procedimentos cardíacos devem ser escolhidos tendo em mente a criação da FAV.

A abordagem ao acesso de diálise de pacientes com transplante renal depende da função do rim transplantado, do risco de recorrência da doença renal no transplante, da capacidade de limitar o fluxo de acesso ao longo do tempo, mantendo a permeabilidade, bem como do benefício potencial da FAV para controle da pressão arterial.

LEITURAS ADICIONAIS

Hentschel DM et al: Hemodialysis access interventions, in *Vascular Imaging and Intervention*, 2nd ed. D Kim et al (eds). India, Jaypee Brothers Medical Publishers, 2020, pp 1655–1686.
Hentschel DM: Hemodialysis access maintenance and salvage, in *Mastery of Surgery: Vascular Surgery: Hybrid, Venous, Dialysis Access, Thoracic Outlet, and Lower Extremity Procedures*, Philadelphia, Wolters Kluwer, 2015, pp 191–205.
Hoggard J et al: Guidelines for venous access in patients with chronic kidney disease. Semin Dial 21:186, 2008.
Lok CK et al: KDOQI clinical practice guideline for vascular access: 2019 update. Am J Kidney Dis 75 (4 Suppl 2):S1, 2020.
Ozaki CK et al: Non-maturing autogenous arteriovenous fistula, in *Vascular Decision Making*. Philadelphia, Wolters Kluwer, 2020.

VÍDEO 320-1 **Sopro de fluxo de acesso autógeno braquiocefálico (FAV) do braço com estenose justa-anastomótica.** O som é descontinuado, pois a estenose é grave o suficiente, de modo que apenas durante a sístole o volume de fluxo é alto o suficiente para criar turbulência audível. Também há um componente de tom alto do sopro devido à alta velocidade de fluxo durante o pico do ciclo de fluxo.

VÍDEO 320-2 **Sopro de fluxo de acesso autógeno braquiocefálico (FAV) do braço com estenose justa-anastomótica após angioplastia.** O som agora é contínuo com modulação sistólico-diastólica. Há um tom uniforme, em geral mais baixo do que o tom associado ao pico de fluxo diante de uma estenose não tratada.

PARTE 10 Distúrbios do sistema gastrintestinal

Seção 1 Distúrbios do trato alimentar

321 Abordagem ao paciente com doença gastrintestinal
William L. Hasler, Chung Owyang

ASPECTOS ANATÔMICOS

O trato gastrintestinal (GI) estende-se da boca ao ânus e é formado por órgãos com funções distintas. Esfíncteres contribuem para a compartimentalização do intestino e a separação dos órgãos. A parede intestinal está organizada em camadas bem definidas, que contribuem para suas atividades em cada segmento. A mucosa é uma barreira que impede o acesso do conteúdo intraluminal ou uma estrutura para a transferência de líquidos e nutrientes. A musculatura lisa associada ao sistema nervoso entérico medeia a propulsão de uma região para a próxima. Alguns órgãos do trato GI têm uma camada serosa que desempenha função de sustentação e permite o acesso de estímulos externos.

As interações com outros sistemas atendem às necessidades do trato GI e do corpo em geral. Canais pancreatobiliares conduzem a bile e as enzimas para o interior do duodeno. A irrigação sanguínea é modulada pela atividade dos órgãos do trato GI. Os canais linfáticos ajudam nas atividades imunes do intestino. Nervos intrínsecos fornecem os controles da propulsão e da regulação dos líquidos. A estimulação neural extrínseca possibilita o controle voluntário ou involuntário de cada região do trato digestivo.

FUNÇÕES DO TRATO GASTRINTESTINAL

O trato GI desempenha duas funções principais: assimilação de nutrientes e eliminação de detritos metabólicos. Na boca, o alimento é processado, misturado com a amilase salivar e liberado no lúmen do trato GI. O esôfago impulsiona o bolo alimentar até o estômago, e o esfincter esofágico inferior impede o refluxo oral do conteúdo gástrico. A mucosa escamosa do esôfago protege contra difusão ou absorção significativa. Durante a deglutição, as contrações esofágicas aborais são coordenadas com o relaxamento dos esfíncteres esofágicos superior e inferior.

O estômago tritura e mistura o bolo alimentar com pepsina e ácido. O ácido gástrico esteriliza também o intestino proximal. O estômago proximal desempenha a função de armazenamento e relaxa para acomodar o bolo alimentar. Contrações fásicas do segmento distal do estômago empurram o resíduo alimentar contra o piloro, onde ele é macerado e empurrado em direção proximal para mistura adicional antes de ser esvaziado no duodeno. O estômago secreta fator intrínseco para a absorção de vitamina B_{12}.

A maior parte da absorção dos nutrientes ocorre no intestino delgado. A arquitetura das vilosidades da mucosa confere superfície máxima para a absorção e está equipada com enzimas transportadoras especializadas. No duodeno, o alimento triturado proveniente do estômago mistura-se com o suco pancreático e a bile. O suco pancreático contém enzimas para a digestão dos nutrientes e bicarbonato para otimizar o pH para a ativação das enzimas. A bile secretada pelo fígado e armazenada na vesícula biliar é essencial à digestão intestinal dos lipídeos. O intestino proximal apresenta as condições ideais para a absorção rápida da maioria dos nutrientes e sais minerais, enquanto o íleo é mais apropriado à absorção da vitamina B_{12} e dos ácidos biliares. A bile contém subprodutos da decomposição das hemácias, toxinas, fármacos e colesterol prontos para a eliminação fecal. A função motora intestinal leva os resíduos indigeríveis para o interior do cólon para processamento adicional. A junção ileocecal é um esfíncter que impede o refluxo coloileal, reduzindo a densidade microbiana do intestino delgado.

O cólon prepara as escórias metabólicas para eliminação. A mucosa desidrata as fezes e reduz os volumes ileais diários de 1.000 a 1.500 mL para 100 a 200 mL eliminados pelo reto. O cólon tem colonização bacteriana profusa, que fermenta os carboidratos e os ácidos graxos de cadeia curta que não foram digeridos antes. O microbioma intestinal também modula a atividade imune e fisiológica. O trânsito esofágico demora alguns segundos, e os tempos de trânsito no estômago e no intestino delgado variam de alguns minutos a horas, mas a propagação ao longo do cólon requer mais de 1 dia na maioria dos indivíduos. As contrações do cólon demonstram um padrão "para a frente e para trás" que facilita a desidratação das fezes. O segmento proximal do cólon mistura e absorve líquidos, enquanto o segmento distal tem contrações peristálticas e movimentos em massa para expelir as fezes. O cólon termina no ânus, que está sob controle voluntário e involuntário para permitir a retenção das fezes até que possam ser eliminadas em condições apropriadas.

MODULAÇÃO EXTRÍNSECA DA FUNÇÃO INTESTINAL

A função GI é modificada por estímulos originados fora do intestino. Ao contrário dos outros órgãos, o trato intestinal está em continuidade com o ambiente exterior. Mecanismos de proteção impedem que haja danos causados por alimentos, fármacos, toxinas e microrganismos. Os mecanismos imunes da mucosa intestinal incluem populações de linfócitos e plasmócitos da lâmina própria e do epitélio complementadas por cadeias de linfonodos para impedir que agentes nocivos entrem na circulação. Peptídeos antimicrobianos secretados pelas células de Paneth defendem contra patógenos. Os fármacos e as toxinas absorvidos para a corrente sanguínea são filtrados e detoxificados no fígado por meio da circulação venosa portal. Embora os nervos intrínsecos controlem a maioria das atividades intestinais básicas, os estímulos neurais extrínsecos modulam algumas funções. Muitos reflexos GIs envolvem as vias neurais extrínsecas dos nervos vago ou esplâncnicos. O eixo cérebro-intestino também altera a função das regiões que não estão sob regulação voluntária. O estresse pode perturbar as funções motora, secretora e sensitiva do intestino.

VISÃO GERAL DAS DOENÇAS GASTRINTESTINAIS

As doenças GIs desenvolvem-se como resultado de anormalidades dentro ou fora do intestino, e sua gravidade varia dos distúrbios que causam sintomas leves e nenhuma morbidade em longo prazo até aqueles com sintomas incontroláveis ou prognósticos desfavoráveis. As doenças podem estar localizadas em um único órgão ou exibir acometimento difuso de várias estruturas.

CLASSIFICAÇÃO DAS DOENÇAS GASTRINTESTINAIS

As doenças GIs são manifestações de alterações na assimilação dos nutrientes, na eliminação dos restos alimentares ou nas atividades que sustentam essas funções básicas.

Distúrbios da digestão e da absorção   Doenças do estômago, do intestino, da árvore biliar e do pâncreas podem afetar a digestão e a absorção. A síndrome de má digestão mais comum – intolerância à lactose por deficiência de lactase – causa flatulência e diarreia depois da ingestão de laticínios, mas não apresenta efeitos adversos. Outras deficiências de enzimas intestinais causam sintomas semelhantes depois do consumo de outros açúcares simples. A doença celíaca, o supercrescimento bacteriano primário no intestino delgado, a enterite infecciosa, a doença de Crohn e a enterite actínica – que afetam a digestão e/ou a absorção de maneira mais difusa – causam anemia, desidratação, distúrbios eletrolíticos ou desnutrição. Os distúrbios caracterizados pelo aumento da secreção gástrica, incluindo o gastrinoma, comprometem a ativação das enzimas pancreáticas e aceleram o trânsito em consequência da acidez gástrica excessiva. As obstruções biliares benignas ou neoplásicas prejudicam a digestão de gorduras. Na pancreatite crônica ou no câncer de pâncreas, a redução da secreção das enzimas pancreáticas diminui a digestão intraluminal e pode causar desnutrição.

Secreção alterada   Algumas doenças GIs resultam da desregulação da secreção intestinal. A hipersecreção de ácido gástrico ocorre no gastrinoma, na hiperplasia das células G, na síndrome do antro retido e em alguns pacientes com úlceras duodenais. O ácido gástrico está reduzido na gastrite atrófica e na anemia perniciosa. As doenças inflamatórias e infecciosas do intestino delgado e do cólon acarretam perda de líquidos em razão da absorção prejudicada ou da secreção aumentada. Os distúrbios de hipersecreção comuns que causam diarreia incluem infecções bacterianas ou virais agudas, infecções crônicas por *Giardia* ou *Cryptosporidium*, supercrescimento bacteriano primário no intestino delgado, diarreia devido aos sais biliares, colite microscópica e diarreia secundária a diabetes. Causas menos comuns incluem grandes adenomas vilosos colônicos e neoplasias endócrinas com produção excessiva de transmissores secretagogos pelo tumor, como o polipeptídeo intestinal vasoativo.

Trânsito intestinal alterado A alteração do trânsito intestinal pode resultar de obstrução mecânica. Na maioria dos casos, a obstrução do esôfago é causada por estenoses (secundárias à exposição ácida ou à esofagite eosinofílica) ou tumores malignos. A obstrução do estômago é causada por doença ulcerosa péptica ou câncer gástrico. A obstrução do intestino delgado resulta com mais frequência de aderências, mas ocorre também com doença de Crohn, estenoses actínicas ou fármacos e, menos provavelmente, câncer. A causa mais comum da obstrução do cólon é o câncer colorretal, mas estenoses inflamatórias ocorrem nos pacientes com doença inflamatória intestinal (DII), depois de certas infecções (p. ex., diverticulite) ou com alguns fármacos.

O retardo da propulsão pode ocorrer por alteração da função motora. A acalasia caracteriza-se por redução da peristalse do corpo do esôfago e relaxamento incompleto do esfíncter esofágico inferior. Gastroparesia é o atraso do esvaziamento gástrico das refeições em consequência da motilidade gástrica prejudicada. A pseudo-obstrução intestinal é a perturbação da contratilidade do intestino delgado em razão de lesão de nervo entérico ou do músculo liso intestinal. A constipação com trânsito lento é causada por uma alteração difusa da propulsão colônica. A constipação também é causada por anormalidades dos segmentos do trato de saída do intestino, incluindo prolapso retal, intussuscepção ou dissinergia, ou seja, incapacidade de relaxar o músculo puborretal quando o indivíduo tenta evacuar.

Os distúrbios caracterizados por propulsão rápida são menos comuns que os secundários ao trânsito lento. O esvaziamento gástrico rápido ocorre na síndrome do *dumping* pós-vagotomia, na hipersecreção gástrica e em alguns casos de dispepsia funcional e síndrome de vômitos cíclicos. Os padrões motores intestinais e colônicos exagerados podem ser responsáveis pela diarreia da síndrome do intestino irritável (SII). Trânsito acelerado com evacuações aumentadas é observado no hipertireoidismo.

Alterações imunes Alguns distúrbios GIs inflamatórios são causados pelas anormalidades da função imune do intestino. A inflamação da mucosa associada à doença celíaca resulta da ingestão dietética de grãos que contêm glúten. Alguns pacientes com alergia alimentar também têm alterações dos subtipos de células imunes. A esofagite e a gastrenterite eosinofílicas são distúrbios inflamatórios com proeminência de infiltração de eosinófilos na mucosa. A retocolite ulcerativa e a doença de Crohn são distúrbios que produzem lesão da mucosa, principalmente nos segmentos intestinais mais distais (cólon na retocolite e delgado ou cólon na doença de Crohn). As colites microscópicas, representadas pelas colites linfocítica e colagenosa, causam infiltrados subepiteliais no cólon, sem dano visível à mucosa. Bactérias, vírus e protozoários podem causar ileíte ou colite em determinados pacientes. Foi proposto que alterações no microbioma intestinal (chamadas de disbiose) desencadeiam a DII, a doença celíaca e as agudizações de SII, podendo ser um fator de oncogênese em alguns casos de câncer de pâncreas.

Fluxo sanguíneo intestinal anormal As diferentes regiões do trato GI têm riscos variáveis de lesão isquêmica em consequência da redução da circulação sanguínea. Casos raros de gastroparesia resultam da obstrução das artérias celíaca e mesentérica superior. As apresentações mais comuns são de isquemia intestinal e colônica, que são causadas por embolia arterial, trombose arterial, trombose venosa ou hipoperfusão secundária a desidratação, sepse, hemorragia ou diminuição do débito cardíaco. Essas condições podem causar lesão da mucosa, hemorragia ou mesmo perfuração. A isquemia crônica pode resultar em estenose intestinal. Alguns casos de enterocolite actínica têm redução do fluxo sanguíneo da mucosa.

Degeneração neoplásica Todas as regiões do trato GI são suscetíveis à degeneração maligna. Nos Estados Unidos, o câncer colorretal é mais comum e geralmente se apresenta depois dos 45 anos de vida. Mundialmente, o câncer de estômago é comum, sobretudo em determinadas populações da Ásia. O câncer de esôfago está associado ao refluxo crônico das secreções ácidas ou ocorre nos indivíduos com uso excessivo de álcool ou tabaco. As neoplasias do intestino delgado são raras, mas estão associadas a doenças inflamatórias subjacentes. Os cânceres anais desenvolvem-se após infecção ou inflamação. Os carcinomas do pâncreas e das vias biliares causam dor intensa, emagrecimento e icterícia, e seu prognóstico é desfavorável. Em geral, o carcinoma hepatocelular está associado à hepatite viral crônica ou à cirrose secundária a outras causas. A maioria dos cânceres GIs tem histologia de carcinoma; contudo, linfomas e outros tipos celulares também são observados.

Distúrbios sem anormalidades orgânicas evidentes Os distúrbios GIs mais prevalentes não apresentam anormalidades nos exames bioquímicos ou nas análises estruturais e incluem SII, dispepsia funcional e pirose funcional. Esses distúrbios evidenciam-se por alterações da função motora intestinal; contudo, a relevância patogênica dessas anormalidades não está definida. Com esses distúrbios, a resposta sensitiva visceral exagerada aos estímulos nocivos pode causar desconforto. Em outros casos, os sintomas são causados pelo processamento anormal dos estímulos dolorosos viscerais no sistema nervoso central. Os pacientes com distúrbios funcionais intestinais e sintomas graves podem ter transtornos emocionais significativos evidenciados nos testes psicométricos. Anormalidades imunológicas sutis também podem contribuir para os sintomas funcionais.

Influências genéticas Embora muitas doenças GIs resultem de fatores ambientais, outras têm componentes hereditários. Os familiares dos pacientes com DII mostram predisposição genética ao desenvolvimento da doença. Neoplasias malignas do cólon, do esôfago e do pâncreas estão associadas a determinadas doenças hereditárias. Também foram descritas síndromes raras evidenciadas por distúrbios da motilidade. O aumento dos casos de distúrbios funcionais intestinais na mesma família também foi evidenciado, embora isso possa ser mais atribuído a um comportamento familiar aprendido do que a algum fator realmente hereditário.

SINTOMAS DE DOENÇA GASTRINTESTINAL

Os sintomas de doença GI incluem dor abdominal, pirose, náusea e vômitos, alterações dos hábitos intestinais, hemorragia digestiva, icterícia e outras queixas (Tab. 321-1).

Dor abdominal A dor abdominal é causada por doenças GIs e distúrbios extraintestinais que afetam o trato geniturinário, a parede abdominal, o tórax ou a coluna vertebral. Em geral, a dor visceral localiza-se na linha média e é difusa, enquanto a dor parietal é bem delimitada e descrita com precisão. As doenças inflamatórias dolorosas são úlcera péptica, apendicite, diverticulite, DII, pancreatite, colecistite e enterocolite infecciosa. As causas viscerais não inflamatórias são cólicas biliares, isquemia mesentérica e tumores malignos. As causas mais comuns de dor abdominal são SII e dispepsia funcional.

TABELA 321-1 ■ Causas comuns dos sintomas gastrintestinais (GIs) mais frequentes				
Dor abdominal	**Náuseas e vômitos**	**Diarreia**	**Hemorragia digestiva**	**Icterícia obstrutiva**
Apendicite	Medicamentos	Infecção	Doença ulcerosa	Cálculos dos ductos biliares
Litíase biliar	Obstrução GI	Má-absorção de açúcares	Esofagite	Colangiocarcinoma
Pancreatite	Distúrbios motores	Doença inflamatória intestinal	Varizes	Colangite
Diverticulite	Distúrbio funcional GI	Colite microscópica	Lesões vasculares	Colangite esclerosante
Doença ulcerosa	Síndrome dos vômitos cíclicos	Distúrbio funcional GI	Neoplasia	Estenose ampular
Esofagite	Síndrome da hiperêmese canabinoide	Doença celíaca	Divertículos	Carcinoma ampular
Obstrução GI	Infecção entérica	Insuficiência pancreática	Hemorroidas	Pancreatite
Doença inflamatória intestinal	Gestação	Hipertireoidismo	Fissuras	Tumor de pâncreas
Distúrbio funcional GI	Doença endócrina	Isquemia	Doença inflamatória intestinal	
Doença vascular	Cinetose	Tumor endócrino	Colite infecciosa	
Causas ginecológicas	Doença do sistema nervoso central			
Cálculo renal				

Pirose   Cerca de 40% da população geral refere pirose intermitente – uma sensação de ardência retroesternal. Nos casos clássicos, a pirose é causada pelo refluxo ácido gastresofágico excessivo, mas alguns pacientes têm exposição esofágica normal à acidez e suas queixas são causadas pelo refluxo de material não ácido ou pela hipersensibilidade dos nervos esofágicos.

Náuseas e vômitos   Náuseas e vômitos são causados por doenças GIs, fármacos, toxinas, infecções, doenças endócrinas, distúrbios do labirinto e doenças do sistema nervoso central. Obstruções mecânicas do trato gastrintestinal proximal frequentemente são excluídas como causas de náusea e vômitos crônicos, mas os distúrbios da propulsão (p. ex., gastroparesia e pseudo-obstrução intestinal) causam sintomas semelhantes. Náusea e vômitos também são queixas comuns dos pacientes com SII e distúrbios funcionais do trato GI alto (inclusive síndrome de náusea e vômitos crônicos, síndrome dos vômitos cíclicos e síndrome da hiperêmese canabinoide).

Hábito intestinal alterado   Alterações do hábito intestinal são queixas comuns na doença GI. A constipação pode ser referida como evacuações infrequentes, esforço para evacuar, eliminação de fezes duras ou sensação de evacuação incompleta e é causada por obstrução, distúrbios motores, fármacos e doenças endócrinas, como hipotireoidismo e hiperparatireoidismo. A diarreia pode ser referida como evacuações frequentes, eliminação de fezes moles ou líquidas, urgência para evacuar ou sensação semelhante de evacuação incompleta. O diagnóstico diferencial da diarreia inclui infecções, doenças inflamatórias, má-absorção e fármacos. A SII causa constipação, diarreia ou um hábito intestinal alternante (padrão misto). A presença de muco nas fezes é comum nos pacientes com SII, enquanto pus e sangue caracterizam a DII. Os pacientes com má-absorção desenvolvem esteatorreia.

Hemorragia digestiva   A hemorragia pode se originar de qualquer órgão intestinal. A hemorragia digestiva alta causa melena ou hematêmese, enquanto a hemorragia digestiva baixa resulta na eliminação de fezes vermelho-vivo ou cor de vinho. Contudo, os focos de sangramento profuso em sítios altos podem causar hemorragias retais volumosas com sangue vermelho-vivo, enquanto as áreas de sangramento lento no cólon ascendente podem produzir melena. Hemorragia digestiva crônica oculta pode causar anemia ferropriva. As causas de hemorragia digestiva alta são doença ulcerosa, gastroduodenite, esofagite, hipertensão portal, distúrbios hipertensivos da circulação portal, cânceres, lacerações da junção gastresofágica e lesões vasculares. As causas de hemorragia digestiva baixa são hemorroidas, fissuras anais, divertículos, colite isquêmica, câncer, DII, colite infecciosa ou farmacogênica, malformações arteriovenosas e outras lesões vasculares.

Icterícia   A icterícia é causada por doença pré-hepática, intra-hepática ou pós-hepática. As causas pós-hepáticas de icterícia incluem doenças biliares como coledocolitíase, colangite aguda, colangite esclerosante primária, outras estenoses e tumores malignos e doenças pancreáticas (p. ex., pancreatites aguda e crônica, estenoses e câncer).

Outros sintomas   Outros sintomas podem ser indícios de doença GI. Disfagia, odinofagia e dor torácica inexplicável sugerem doença do esôfago. A sensação de um globo na garganta é referida pelos pacientes com distúrbios faringoesofágicos, mas também ocorre nos distúrbios funcionais GIs. Emagrecimento, anorexia e fadiga ocorrem com doenças neoplásicas, inflamatórias ou pancreáticas, distúrbios da motilidade ou transtornos psiquiátricos. A DII está associada a disfunção hepatobiliar, lesões cutâneas e oculares e artrite. A doença celíaca pode se evidenciar por dermatite herpetiforme. A icterícia pode causar prurido. Por outro lado, doenças sistêmicas podem ter consequências GIs. O lúpus sistêmico pode causar isquemia intestinal, que se evidencia por dor ou sangramento. Queimaduras graves podem levar à formação de úlceras gástricas.

AVALIAÇÃO DO PACIENTE COM DOENÇA GASTRINTESTINAL

A avaliação do paciente com doença GI começa com a anamnese e o exame físico detalhados. Em casos selecionados, devem ser realizados exames adicionais para avaliar a estrutura e a função do trato digestivo e o conteúdo do lúmen intestinal. Nos pacientes com resultados normais dos exames diagnósticos, os perfis sintomáticos validados são usados para diagnosticar distúrbios funcionais GIs de maneira confiável.

ANAMNESE
Nos casos de doença GI suspeita, a história clínica tem vários elementos. Os horários preferenciais, os padrões e a duração dos sintomas sugerem causas específicas. Em geral, sintomas de curta duração resultam de infecções ou inflamação agudas, exposição a toxinas ou isquemia. Sintomas de longa duração indicam inflamação crônica, neoplasia maligna ou distúrbios funcionais GIs. A obstrução luminal pode se apresentar com disfagia, náuseas e vômitos, meteorismo e distensão ou constipação dependendo do sítio de bloqueio. Os sintomas causados por obstrução mecânica, isquemia, DII e distúrbios funcionais GIs são agravados pelas refeições, enquanto os sintomas ulcerosos podem ser aliviados pela ingestão de alimentos ou antiácidos. A dor da úlcera é intermitente ao longo de semanas ou meses, enquanto a cólica biliar tem início súbito e estende-se por até várias horas. A dor da pancreatite aguda é grave e persiste por dias a semanas. As refeições provocam diarreia, enquanto a evacuação atenua o desconforto de alguns pacientes com DII e SII. Os distúrbios funcionais GIs são agravados pelo estresse. O despertar súbito de um sono tranquilo em razão da dor sugere doença orgânica em vez de funcional. Em geral, a diarreia causada por má-absorção melhora com o jejum, enquanto a diarreia secretora persiste mesmo quando não há ingestão oral.

A relação dos sintomas com outros fatores reduz a lista de possibilidades diagnósticas. Sintomas obstrutivos com histórico de cirurgia abdominal sugerem a possibilidade de aderências. Fezes moles depois de gastrectomia ou colecistectomia indicam síndrome de *dumping* ou diarreia pós-colecistectomia, respectivamente. O início dos sintomas depois de uma viagem deve levar à consideração de infecções. Fármacos podem causar dor, alterações dos hábitos intestinais ou hemorragia digestiva. A doença celíaca é comum nas populações descendentes do norte da Europa, enquanto a DII é mais frequente nas populações de origem judaica. A história sexual pode sugerir a possibilidade de infecção ou imunodeficiência.

Grupos de trabalho desenvolveram critérios sintomáticos para facilitar o diagnóstico dos distúrbios funcionais GI e reduzir o número de exames diagnósticos desnecessários. Os critérios baseados em sintomas mais aceitos são os critérios de Roma, os quais exibem sensibilidade e especificidade de apenas 55 a 75% quando testados contra achados estruturais na SII e na dispepsia funcional, indicando a necessidade de seleção cuidadosa dos testes nos pacientes sob risco de doença orgânica.

EXAME FÍSICO
O exame físico complementa as informações obtidas pela anamnese. Os sinais vitais anormais fornecem indícios diagnósticos e determinam a necessidade de realizar uma intervenção imediata. Febre sugere inflamação ou neoplasia. A hipotensão ortostática é causada por sangramento significativo, desidratação, sepse ou neuropatia autonômica. Anormalidades cutâneas, oculares ou articulares podem sugerir diagnósticos específicos. O exame do pescoço com uma avaliação da deglutição investiga a possibilidade de disfagia. Os exames dos pulmões e do coração avaliam doenças cardiorrespiratórias como causa da dor abdominal ou da náusea. O exame pélvico avalia se a dor abdominal tem etiologia ginecológica. O toque retal pode detectar sangue, que sugere lesão da mucosa ou neoplasia, ou uma massa inflamatória palpável nos casos de apendicite. Os distúrbios metabólicos e da função motora do intestino estão associados à neuropatia periférica.

A inspeção do abdome pode detectar distensão causada por obstrução, tumor ou ascite, ou anormalidades vasculares relacionadas com doença hepática. A pancreatite grave causa equimoses. A ausculta detecta sopros ou atritos causados por doença vascular ou tumores hepáticos. O desaparecimento dos ruídos peristálticos indica íleo paralítico, enquanto os sons hiperativos agudos caracterizam obstrução intestinal. A percussão avalia as dimensões do fígado e detecta macicez móvel associada à ascite. A palpação detecta hepatoesplenomegalia e massas inflamatórias ou neoplásicas. A isquemia intestinal causa dor intensa, mas pouca dor à palpação. Os pacientes com dor visceral podem referir desconforto generalizado, enquanto os indivíduos com dor parietal ou peritonite relatam dor bem-delimitada, a maioria das vezes com defesa muscular involuntária, rigidez ou rebote. Os pacientes com dor musculoesquelética na parede abdominal podem referir hipersensibilidade exacerbada pelas manobras de Valsalva ou de elevação da perna estendida.

RECURSOS COMPLEMENTARES PARA A AVALIAÇÃO DO PACIENTE
Os exames laboratoriais, radiográficos e funcionais podem ajudar a estabelecer o diagnóstico quando há suspeita de doença GI. O trato GI também pode ser avaliado por uma abordagem interna usando endoscopia e análises do conteúdo intraluminal. Exames histopatológicos dos tecidos do trato GI complementam esses testes.

Exames laboratoriais Os exames laboratoriais facilitam o diagnóstico das doenças GI. Anemia ferropriva sugere sangramento originado da mucosa, enquanto deficiência de vitamina B_{12} indica doença intestinal, gástrica ou pancreática. Essas duas anormalidades podem ser causadas por ingestão oral inadequada. Leucocitose e aumentos da velocidade de hemossedimentação e da proteína C-reativa estão associados à inflamação, enquanto leucopenia sugere infecções virais. Vômitos e diarreia graves causam distúrbios eletrolíticos, distúrbios acidobásicos e elevação da ureia sérica. Doença pancreatobiliar ou hepática aumenta os níveis dos exames bioquímicos do pâncreas ou do fígado. Exames bioquímicos da tireoide, cortisol e níveis de cálcio aumentam quando os sintomas são causados por doenças endócrinas. O teste de gravidez deve ser considerado para mulheres com náuseas inexplicáveis. Testes sorológicos são usados na triagem para doença celíaca, DII, doenças do tecido conectivo e síndromes paraneoplásicas da motilidade intestinal. Os níveis hormonais devem ser dosados quando há suspeita de neoplasia endócrina. As neoplasias malignas intra-abdominais produzem outros marcadores tumorais, incluindo antígeno carcinoembrionário, CA 19-9 e α-fetoproteína. Testes hematológicos também monitoram o tratamento com alguns fármacos, por exemplo, níveis do metabólito tiopurina nos casos de DII. Técnicas de farmacogenética têm sido adotadas para selecionar as populações de pacientes ideais para tratamento com fármacos GIs. Em condições como a DII, pesquisas com novos biomarcadores são realizadas para prever a evolução longitudinal e a resposta ao tratamento. Outros líquidos corporais são analisados em algumas situações específicas. O líquido ascítico é analisado quando há suspeita de infecção, câncer ou anormalidades causadas pela hipertensão portal. As amostras de urina são úteis para a triagem de tumor carcinoide, porfiria e intoxicação por metais pesados.

Conteúdo intraluminal O conteúdo intraluminal pode fornecer indícios diagnósticos. As amostras de fezes são cultivadas para patógenos bacterianos, examinadas quanto à presença de leucócitos e parasitas ou testadas para o antígeno da *Giardia*. Os aspirados duodenais podem ser analisados quantitativamente para avaliar supercrescimento bacteriano do intestino delgado. A gordura fecal é quantificada quando há possibilidade de má-absorção. A elastase fecal pode estar diminuída com a insuficiência exócrina pancreática. Elevações dos níveis de calprotectina ou lactoferrina nas fezes são encontradas em distúrbios inflamatórios, como a DII. Os eletrólitos fecais podem ser dosados nos pacientes com síndromes diarreicas. Rastreamentos para uso de laxantes são realizados nos casos suspeitos de uso abusivo desses fármacos. Testes imunoquímicos fecais e análise do DNA têm conquistado importância no rastreamento de câncer colorretal nas populações de baixo risco. A acidez gástrica é quantificada para excluir gastrinoma. O teste de pH/impedância esofágica é realizado para sintomas refratários de refluxo gastroesofágico.

Endoscopia O trato GI está acessível à endoscopia, que pode diagnosticar causas de sangramento, dor, náuseas e vômitos, perda de peso, distúrbios da função intestinal e febre. A Tabela 321-2 descreve as indicações comuns dos procedimentos endoscópicos. A endoscopia digestiva alta avalia o esôfago, o estômago e o duodeno, enquanto a colonoscopia avalia o cólon e o íleo distal. A endoscopia digestiva alta é recomendada como primeiro exame a ser realizado nos casos suspeitos de doença ulcerosa, esofagite, câncer, má-absorção e esôfago de Barrett em razão da possibilidade de examinar visualmente e biopsiar qualquer anormalidade detectada. A colonoscopia é o procedimento preferido para rastreamento do câncer colorretal e vigilância com biópsia das colites ou ileítes secundárias a DII, infecções, isquemia e pós-radioterapia. A sigmoidoscopia examina o cólon até a flexura esplênica e exclui causas de sangramento, inflamação ou obstrução distais nos pacientes jovens que não têm risco significativo de câncer colorretal. Nos casos de hemorragia digestiva intermitente devido a malformações arteriovenosas ou úlceras superficiais, o exame do intestino delgado deve ser feito com enteroscopia de propulsão, cápsula endoscópica ou enteroscopia com balão duplo. A cápsula endoscópica também permite examinar o intestino delgado para detectar doença de Crohn nos pacientes com exames radiográficos negativos. A ultrassonografia endoscópica (USE) permite diagnosticar tumores malignos do trato GI, exclui coledocolitíase, investiga pancreatite e avalia a continuidade anal. A colangiopancreatografia retrógrada endoscópica (CPRE) estabelece os diagnósticos das doenças pancreáticas e biliares.

O desenvolvimento de novos protocolos de exame por imagens permite biópsias ópticas para definir a histologia da mucosa e detectar displasia em determinados contextos. Os métodos usados incluem cromoendoscopia virtual, endomicroscopia a *laser* confocal e tomografia de coerência óptica na colite, no esôfago de Barrett e na vigilância do câncer gástrico.

TABELA 321-2 ■ Indicações comuns dos procedimentos endoscópicos

Endoscopia digestiva alta	Colonoscopia	Colangiopancreatografia retrógrada endoscópica (CPRE)	Ultrassonografia endoscópica	Cápsula endoscópica	Enteroscopia com balão duplo
Dispepsia que persiste apesar do tratamento	Rastreamento de câncer	Icterícia	Estadiamento de neoplasia maligna	Sangramento oculto	Ablação de lesões hemorrágicas do intestino delgado
Dispepsia com sinais de doença orgânica	Hemorragia digestiva baixa	Queixas após cirurgias biliares	Caracterização e biópsia de massas da submucosa	Suspeita de doença de Crohn do intestino delgado	Biópsia de massas/úlceras suspeitas do intestino delgado
Vômitos refratários	Anemia	Colangite	Cálculos dos ductos biliares		
Disfagia	Diarreia	Pancreatite biliar	Pancreatite crônica		
Hemorragia digestiva alta	Polipectomia	Tumor de pâncreas/vias biliares/ampola	Drenagem de pseudocistos		
Anemia	Obstrução	Pancreatite de causa indefinida	Avaliação da continuidade anal		
Perda de peso	Biópsia de uma anormalidade detectada em um exame de imagem	Pancreatite com dor persistente	Colocação direta de *stents*		
Má-absorção		Fístulas			
Biópsia de uma anormalidade detectada em um exame de imagem	Vigilância do câncer: história familiar de pólipo/câncer ou colite	Biópsia de uma anormalidade detectada em um exame de imagem			
Polipectomia	Tratamento paliativo do câncer	Drenagem pancreatobiliar			
Realização de gastrostomia	Remoção de corpo estranho	Coleta de amostra de bile			
Vigilância da doença de Barrett	Colocação de *stents* em estenoses	Manometria do esfíncter de Oddi			
Tratamento paliativo do câncer					
Obtenção de amostras de tecidos/líquidos do duodeno					
Remoção de corpo estranho					
Ressecção endoscópica da mucosa ou dissecção endoscópica submucosa para displasia ou câncer precoce					
Colocação de *stents* em estenoses					
Miotomia endoscópica para acalásia ou gastroparesia					
Procedimentos bariátricos endoscópicos					

A inteligência artificial com o uso de técnicas de aprendizagem de máquina se mostra promissora na detecção de displasia e de câncer inicial em imagens estáticas de tecidos de biópsias.

Radiografia/medicina nuclear Os exames radiográficos avaliam doenças GIs e estenoses extraluminais. A radiografia contrastada com bário permite a definição da mucosa e pode avaliar o trânsito intestinal e a disfunção do assoalho pélvico. O esofagograma é o procedimento inicial para excluir pequenos anéis, estenoses ou acalasia como causa de disfagia, enquanto as radiografias contrastadas do intestino delgado detectam tumores, estenoses e fístulas intestinais, além de poderem estimar o trânsito intestinal. Os enemas contrastados são realizados quando a colonoscopia não é bem-sucedida ou está contraindicada. A ultrassonografia e a tomografia computadorizada (TC) avaliam regiões que não estão acessíveis à endoscopia ou aos exames contrastados, incluindo fígado, pâncreas, vesícula biliar, rins e retroperitônio, e são úteis para diagnosticar lesões expansivas, coleções de líquidos, crescimento de órgãos e cálculos biliares (no caso da ultrassonografia). As colonografias por TC e ressonância magnética (RM) são consideradas técnicas alternativas à colonoscopia no rastreamento do câncer colorretal, mas não têm sido amplamente adotadas. Técnicas de RM permitem obter imagens dos ductos pancreatobiliares para excluir neoplasias malignas, cálculos e colangite esclerosante, mas também do fígado para caracterizar tumores benignos e malignos. A enterotomografia computadorizada e a enterorressonância magnética permitem avaliar a gravidade da DII. A angiografia exclui isquemia mesentérica e detecta disseminação de uma neoplasia maligna. As técnicas angiográficas permitem acessar também a árvore biliar dos pacientes com icterícia obstrutiva. As técnicas de TC e RM permitem triar obstrução vascular mesentérica e, desse modo, limitam a exposição aos contrastes angiográficos. A tomografia computadorizada por emissão de pósitrons (PET-TC) pode diferenciar doenças benignas e malignas em vários sistemas de órgãos. A aquisição de imagens com DOTA-octreotato e agentes relacionados tem melhorado a detecção de tumores neuroendócrinos com a técnica combinada PET-TC.

A cintilografia detecta anormalidades estruturais e quantifica o trânsito luminal. A cintilografia com radionuclídeos localiza focos de sangramento dos pacientes com hemorragia profusa e permite direcionar o tratamento por endoscopia, angiografia ou cirurgia. A cintilografia com leucócitos marcados radioativamente investiga abscessos intra-abdominais que não são demonstrados à TC. A cintilografia biliar complementa a ultrassonografia na avaliação de colecistite. A cintilografia realizada para quantificar o esvaziamento gastresofágico está bem estabelecida, mas as técnicas para medir o trânsito do intestino delgado e do cólon são menos utilizadas.

Histopatologia As biópsias endoscópicas da mucosa do trato GI avaliam doenças inflamatórias, infecciosas e neoplásicas. As biópsias retais profundas facilitam o diagnóstico da doença de Hirschsprung ou da amiloidose. A biópsia hepática é realizada em casos de anormalidades bioquímicas hepáticas, icterícia inexplicada e em alguns casos de hepatite viral, e também após transplante hepático para exclusão da rejeição. As biópsias obtidas durante a TC ou ultrassonografia investigam distúrbios intraluminais que não são acessíveis por endoscopia.

Testes funcionais Os testes da função intestinal fornecem dados importantes quando os exames estruturais não são diagnósticos. Os testes funcionais da atividade motora são obtidos com as técnicas manométricas mais modernas de alta resolução. A manometria esofágica é útil quando há suspeita de acalasia, enquanto a manometria do intestino delgado avalia a possibilidade de pseudo-obstrução e a manometria do cólon investiga inércia colônica. Uma cápsula de motilidade sem fio mede o trânsito e a atividade contrátil do estômago, do intestino delgado e do cólon no mesmo exame. A manometria anorretal com teste de expulsão do balão é utilizada para avaliar incontinência inexplicável ou constipação secundária à disfunção dos segmentos distais. A manometria biliar avalia a existência de disfunção do esfíncter de Oddi nos casos de dor biliar inexplicável. A sonda para imagens endoluminais funcionais pode mensurar a redução da distensibilidade no esfíncter esofágico inferior na acalasia, no piloro em casos de gastroparesia e no ânus em distúrbios da defecação. As dosagens do hidrogênio expirado em jejum e depois da ingestão de monossacarídeo ou oligossacarídeo podem detectar intolerância aos carboidratos e supercrescimento bacteriano primário no intestino delgado. O teste da ureia expirada avalia a persistência da infecção por *Helicobacter pylori*, enquanto um teste expiratório do esvaziamento gástrico é uma alternativa à cintilografia recomendada para diagnosticar gastroparesia.

TRATAMENTO

Doença gastrintestinal

As opções terapêuticas para doença do trato GI dependem da causa dos sintomas. Entre as opções disponíveis, estão modificações da dieta, fármacos, correção da disbiose intestinal, intubação luminal, técnicas de radiologia ou endoscopia intervencionista, intervenção cirúrgica, abordagens psicológicas e fisioterapia. Em vista da predisposição hereditária de algumas doenças do trato GI, testes genéticos podem estar indicados em alguns casos. Aplicativos melhorados de *smartphones* estão sendo adotados com propósitos diversos que variam desde a provisão de instruções para o preparo de endoscopia até a educação e promoção da adesão a restrições dietéticas em vários distúrbios.

TERAPIA NUTRICIONAL

As modificações dietéticas recomendadas para tratar doenças do trato GI incluem aquelas que apenas atenuam os sintomas, que corrigem as anormalidades patológicas ou que substituem a ingestão alimentar normal por fórmulas enterais ou parenterais. Entre as alterações que atenuam os sintomas, mas não revertem as anormalidades orgânicas, estão restrição de lactose nos casos de intolerância à lactose, refeições líquidas para gastroparesia, restrições dos carboidratos para síndrome de *dumping* e dietas com pouco FODMAP (oligossacarídeos, dissacarídeos, monossacarídeos e polióis fermentáveis) para SII. A dieta sem glúten para doença celíaca é um exemplo de tratamento primário para reduzir a inflamação da mucosa. Do mesmo modo, as dietas de eliminação podem melhorar a histologia e os sintomas de alguns casos da esofagite eosinofílica. A administração enteral de triglicerídeos de cadeia média repõe as gorduras normais nos casos de síndrome do intestino curto ou doença ileal grave. Para os pacientes que não conseguem engolir sem riscos de aspiração pulmonar, pode-se perfundir refeições líquidas por meio de uma gastrostomia. A alimentação enteral por jejunostomia está indicada para tratar síndromes de dismotilidade gástrica que impedem a alimentação por via gástrica. A hiperalimentação parenteral é usada para tratar disfunção intestinal generalizada, que não permite a nutrição enteral.

TRATAMENTO FARMACOLÓGICO

Vários fármacos podem tratar as doenças do trato GI. Recursos financeiros consideráveis são despendidos com remédios comercializados sem prescrição. Algumas classes de fármacos estão disponíveis para tratamento de curto ou longo prazo das doenças GIs. Os tratamentos alternativos são populares nos distúrbios em que os tratamentos convencionais oferecem alívio parcial.

Fármacos vendidos sem prescrição médica Os fármacos comercializados sem prescrição devem ser usados apenas para tratar sintomas GIs leves. Antiácidos, antagonistas dos receptores de histamina H_2 e inibidores da bomba de prótons (IBPs) atenuam os sintomas da doença do refluxo gastresofágico (DRGE) e da dispepsia. Suplementos de fibras, emolientes fecais, enemas e laxantes são usados para tratar constipação. Os laxantes são classificados como catárticos, agentes osmóticos (inclusive preparações isotônicas que contêm polietilenoglicol) e açúcares malabsorvidos. Os agentes antidiarreicos incluem o subsalicilato de bismuto, combinações de caolina-pectina e loperamida, enquanto as pílulas da enzima lactase são usadas na intolerância à lactose. Os sintomas de meteorismo podem ser reduzidos com α-galactosidase bacteriana, antiflatulentos e adsorventes. Em geral, o uso de uma preparação que possa ser obtida sem prescrição médica por um período curto para atenuar sintomas crônicos persistentes deve ser supervisionado por um profissional de saúde.

Fármacos vendidos com prescrição Existem fármacos vendidos com prescrição para diversos tipos de doenças GIs. Os IBPs em doses mais altas vendidos com prescrição são recomendados para tratar DRGE quando as preparações vendidas sem prescrição não são adequadas. Também há fármacos citoprotetores disponíveis para tratar úlceras do trato GI alto, mas eles são prescritos com menos frequência. Os fármacos procinéticos estimulam a propulsão nos casos de gastroparesia, pseudo-obstrução e constipação por trânsito lento. Os fármacos secretagogos são prescritos para tratar constipação refratária aos outros agentes, enquanto os antagonistas opioides periféricos são oferecidos para tratar constipação causada por opioides. Os antidiarreicos vendidos com prescrição incluem opiáceos, anticolinérgicos, antiespasmódicos, tricíclicos, captadores de sais biliares e antagonistas da serotonina. Os antiespasmódicos e os antidepressivos também são usados para tratar dor abdominal funcional, enquanto os narcóticos são recomendados para controlar a dor dos distúrbios orgânicos como câncer e pancreatite crônica. Os antieméticos atenuam a náusea e os vômitos. As enzimas pancreáticas potentes atenuam a má-absorção e a dor associadas à doença pancreática. Os agentes antissecretórios, como o análogo da somatostatina (octreotida), tratam os distúrbios caracterizados por hipersecreção. Alguns distúrbios funcionais GIs necessitam do uso de neuromoduladores, incluindo antidepressivos tricíclicos, para o controle da dor, da diarreia e da náusea. Antibióticos tratam úlceras induzidas por *H. pylori*, diarreias infecciosas, diverticulite, supercrescimento bacteriano do intestino delgado e doença de Crohn. Fármacos anti-inflamatórios e imunomoduladores são usados para tratar DII, colites microscópicas, doença celíaca refratária, pancreatite autoimune e vasculites intestinais. Na última década, vários novos agentes biológicos, incluindo agentes que inibem a atividade do fator de necrose tumoral, outras citocinas inflamatórias e a sinalização da Janus-cinase, ou que servem como moléculas antiadesão, tiveram dramático impacto na doença de Crohn e na retocolite ulcerativa. Os biológicos que depletam os eosinófilos ou que inibem os mastócitos são promissores nos distúrbios eosinofílicos intestinais. Quimioterapia com ou sem radioterapia é usada para tratar neoplasias malignas do trato GI. A maioria dos carcinomas GIs não responde satisfatoriamente a esse tratamento, enquanto os linfomas podem ser curados com essa intervenção.

Medicina complementar e alternativa Tratamentos alternativos são comercializados para tratar determinados sintomas GIs. Gengibre, acupressão e acustimulação (técnica da acupuntura) foram recomendados para tratar náuseas, enquanto a piridoxina foi investigada para controlar náuseas do primeiro trimestre de gestação. O óleo de hortelã-pimenta, o óleo de sementes de cominho e preparações fitoterápicas como o STW 5 (uma mistura de nove ervas) são úteis em casos de dispepsia funcional e SII. As preparações de enzimas pancreáticas de baixa potência são comercializadas como coadjuvantes digestivos gerais, mas existem poucas evidências que sustentem sua eficácia.

TRATAMENTOS PARA DISBIOSE INTESTINAL

Alguns casos de SII com predomínio de diarreia melhoram com o uso de antibióticos inabsorvíveis. Os antibióticos orais também são fundamentais ao tratamento do supercrescimento bacteriano do intestino delgado. Probióticos contendo culturas bacterianas ativas e prebióticos que nutrem seletivamente bactérias comensais não patogênicas são usados como adjuvantes em alguns casos de diarreia infecciosa e SII, com evidências limitadas de eficácia. O transplante de microbiota fecal de doadores para o cólon por meio de colonoscopia ou enema é um tratamento efetivo para a colite recorrente e refratária por *Clostridioides difficile*, e vários estudos estão sendo conduzidos para avaliar a utilidade dessa técnica na SII, na DII e na doença hepática.

ASPIRAÇÃO E LAVAGEM LUMINAL

A aspiração por sonda nasogástrica (SNG) descomprime o trato GI superior nos casos de íleo paralítico ou obstrução mecânica. No paciente com hemorragia digestiva alta, a lavagem com auxílio de SNG com solução salina ou água permite avaliar a velocidade do sangramento e ajuda a remover sangue antes da endoscopia. A alimentação enteral pode ser administrada por SNG ou sonda nasoentérica. Os enemas aliviam a impacção fecal ou facilitam a evacuação dos gases na pseudo-obstrução colônica aguda. Uma sonda retal pode ser deixada no local para drenar o cólon distal na pseudo-obstrução colônica e em outros distúrbios com distensão desse segmento intestinal.

ENDOSCOPIA E RADIOLOGIA INTERVENCIONISTA

Além de sua utilidade diagnóstica, a endoscopia oferece várias possibilidades terapêuticas. Técnicas de cauterização e injeção de substâncias vasoconstritoras podem interromper sangramentos de úlceras e malformações vasculares. A cerclagem endoscópica das varizes e das hemorroidas com bandas elásticas interrompe a hemorragia proveniente dessas estruturas, enquanto os clipes colocados endoscopicamente podem obstruir os locais de sangramento arterial. *Sprays* de pó hemostáticos administrados por endoscopia estão aprovados para interromper o sangramento GI intenso. A endoscopia consegue remover pólipos ou reduzir tumores malignos que obstruem o lúmen do trato GI. A colonoscopia consegue remover o excesso de gases do lúmen intestinal de alguns pacientes com pseudo-obstrução colônica aguda. Ressecção da mucosa, dissecção da submucosa e técnicas de radiofrequência aplicadas por via endoscópica podem erradicar alguns casos de esôfago de Barrett com displasia ou câncer precoce e outras neoplasias gástricas em estágio inicial. Obstruções do lúmen intestinal e da árvore pancreatobiliar podem ser eliminadas por dilatação endoscópica ou colocação de *stents* plásticos ou metálicos autoexpansíveis. A esfincterotomia da ampola de Vater atenua os sintomas da coledocolitíase. A colangioscopia pode facilitar a litotripsia de cálculos situados no ducto colédoco, a ablação de tumores ductais pequenos e a colocação de *stents* na vesícula biliar para facilitar a drenagem dos pacientes que não estão aptos a uma intervenção cirúrgica. Foram desenvolvidos métodos que utilizam a USE intervencionista para fazer gastrostomia de cistos pancreáticos usando *stents* metálicos para aposição de lumens, necrosectomia do pâncreas e aplicação de marcadores para direcionar a radioterapia pancreática e retal. A USE também tem sido usada para facilitar o acesso endoscópico ao estômago distal excluído em pacientes submetidos à cirurgia bariátrica de *bypass* gástrico usando *stents* semelhantes, de modo que possa ser realizada a CPRE para doenças pancreaticobiliares. Da mesma forma, a colocação de *stent* orientada por USE pode manejar as estenoses pós-operatórias após a ressecção pancreática. A endoscopia é usada algumas vezes para colocar tubos de alimentação gástrica. A miotomia endoscópica peroral do esfincter esofágico inferior é realizada com fins terapêuticos em pacientes com acalásia e do piloro em indivíduos com gastroparesia. Foram desenvolvidos tratamentos endoscópicos para refluxo ácido, incluindo tratamento por radiofrequência, fundoplicatura transoral, aplicação de clipes por via endoscópica e mucosectomia antirrefluxo, mas a utilidade de muitos deles ainda não foi comprovada. Foram introduzidos métodos bariátricos endoscópicos, incluindo os balões intragástricos, a gastroplastia *sleeve* endoscópica e a repavimentação e derivação duodenal.

As intervenções radiológicas também são úteis ao tratamento das doenças GIs. A embolização ou vasoconstrição angiográfica reduz o sangramento proveniente de locais inacessíveis à intervenção endoscópica. A dilatação ou colocação de *stent* sob visão radioscópica alivia as estenoses luminais. Os enemas contrastados conseguem reduzir volvo e remover ar nos casos de pseudo-obstrução colônica aguda. A TC e a ultrassonografia ajudam a drenar as coleções líquidas abdominais e, em muitos casos, evitam a necessidade de cirurgia. A colangiografia trans-hepática percutânea alivia a obstrução biliar quando a CPRE está contraindicada. Os *shunts* portossistêmicos intra-hepáticos transjugulares são colocados frequentemente por radiologistas intervencionistas para controlar hemorragia varicosa não passível de tratamento endoscópico. A litotripsia consegue fragmentar os cálculos biliares dos pacientes que não são candidatos à cirurgia. As abordagens radiológicas costumam ser preferidas em relação à endoscopia para a colocação de gastroenterostomia. Por fim, os cateteres venosos centrais para nutrição parenteral podem ser colocados utilizando-se técnicas radiográficas.

TRATAMENTO CIRÚRGICO

O tratamento cirúrgico está indicado para curar doenças GIs, controlar os sintomas, preservar a nutrição ou proporcionar paliação das neoplasias inoperáveis. A cirurgia pode curar a retocolite ulcerativa não responsiva aos medicamentos, a diverticulite, a colecistite, a apendicite e o abscesso intra-abdominal, mas só consegue reduzir os sintomas e tratar as complicações da doença de Crohn. A intervenção cirúrgica é obrigatória para as complicações de úlceras, como sangramento, obstrução ou perfuração e obstruções intestinais que persistem apesar do tratamento conservador. A fundoplicatura gastresofágica é realizada nos casos de esofagite ulcerativa grave e refluxo ácido sintomático refratário ao tratamento farmacológico. A acalásia melhora com as cirurgias para reduzir o tônus do esfincter esofágico inferior. As técnicas cirúrgicas para tratar distúrbios da motilidade incluem estimuladores elétricos implantáveis para gastroparesia e dispositivos elétricos e esfincteres artificiais para incontinência fecal. A intervenção cirúrgica pode ser necessária para fazer jejunostomia para alimentação enteral prolongada.

ABORDAGENS PSICOLÓGICAS E FISIOTERAPIA

Terapias psicológicas, incluindo psicoterapia, terapia cognitivo-comportamental e hipnose, mostraram-se eficazes nos distúrbios funcionais GIs. Os pacientes com transtorno psicológico significativo e os que apresentam resposta inadequada aos tratamentos que têm como alvo o trato GI podem ser beneficiados por esse tipo de terapia. As técnicas de *biofeedback* aplicadas por fisioterapeutas são aceitas como tratamento da incontinência fecal refratária ou da constipação secundária à dissinergia.

LEITURAS ADICIONAIS

Aslanian HR et al: AGA Clinical Practice Update on pancreas cancer screening in high-risk individuals: An expert review. Gastroenterology 159:358, 2020.

Bajaj JS et al: Major trends in gastroenterology and hepatology between 2010 and 2019: An overview of advances from the past decade selected by the editorial board of the American Journal of Gastroenterology. Am J Gastroenterol 115:1007, 2020.

Gupta S et al: Recommendations for follow-up after colonoscopy and polypectomy: A consensus update by the US Multi-Society Task Force on Colorectal Cancer. Gastroenterology 158:1131, 2020.

Keefer L et al: Best practice update: Incorporating psychogastroenterology into management of digestive disorders. Gastroenterology 154:1249, 2018.

Lamb CA et al: British Society of Gastroenterology consensus guidelines on the management of inflammatory bowel disease in adults. Gut 68:s1, 2019.

Osadchiy V et al: The gut-brain axis and the microbiome: Mechanisms and clinical implications. Clin Gastroenterol Hepatol 17:322, 2019.

322 Endoscopia gastrintestinal
Louis Michel Wong Kee Song, Mark Topazian

As primeiras tentativas de endoscopia gastrintestinal datam de mais de 200 anos atrás, mas foi a introdução dos gastroscópios semirrígidos e flexíveis na metade do século XX que marcou o início da fase moderna da endoscopia. Desde então, os avanços rápidos da tecnologia endoscópica resultaram em mudanças significativas no diagnóstico e no tratamento de muitas doenças digestivas. Os dispositivos endoscópicos inovadores e as novas modalidades de tratamento endoscópico continuam ampliando a utilização da endoscopia no cuidado aos pacientes.

Os endoscópios flexíveis atuais fornecem uma imagem em vídeo gerada por um dispositivo de carga acoplada (CCD, de *charge-coupled device*) ou um chipe semicondutor de óxido de metal complementar (CMOS, de *complementary metal oxide semiconductor*) na ponta do endoscópio. Os controles disponíveis ao operador permitem realizar deflexões da ponta do endoscópio; os feixes de fibra óptica ou diodos emissores de luz asseguram iluminação na ponta do endoscópio; e os canais de trabalho permitem lavar, aspirar e introduzir instrumentos (Fig. 322-1). As alterações progressivas no diâmetro e na rigidez dos endoscópios aumentaram o conforto e a tolerância da endoscopia pelos pacientes. Endoscópios de alta resolução e alta definição equipados com capacidade de ampliação óptica e eletrônica permitem a aquisição de imagens com elevado nível de detalhe. As técnicas de imagem avançadas, incluindo cromoendoscopia virtual (Fig. 322-2) e algoritmos para o processamento de imagens em tempo real, auxiliam na caracterização ou diferenciação dos tecidos.

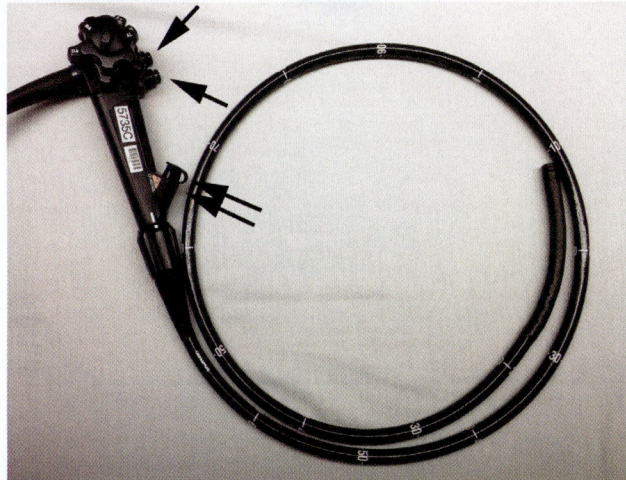

FIGURA 322-1 Endoscópio gastrintestinal. Esta figura ilustra um colonoscópio convencional com botões de controle para deflexão da ponta, botões de apertar para aspirar e insuflar ar (*setas simples*) e um canal de trabalho para introduzir acessórios (*setas duplas*).

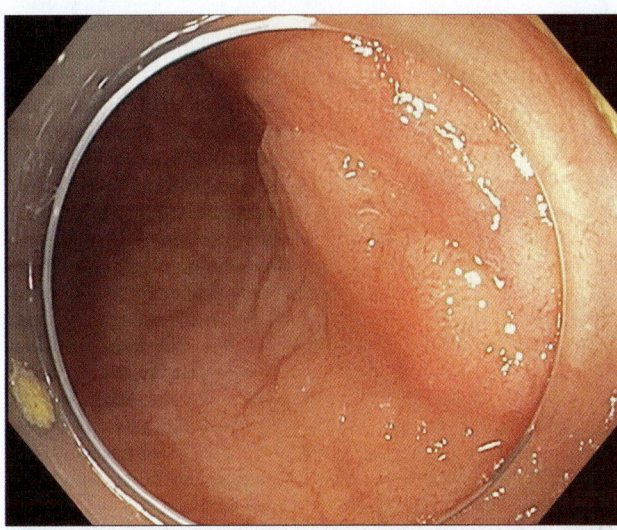

A

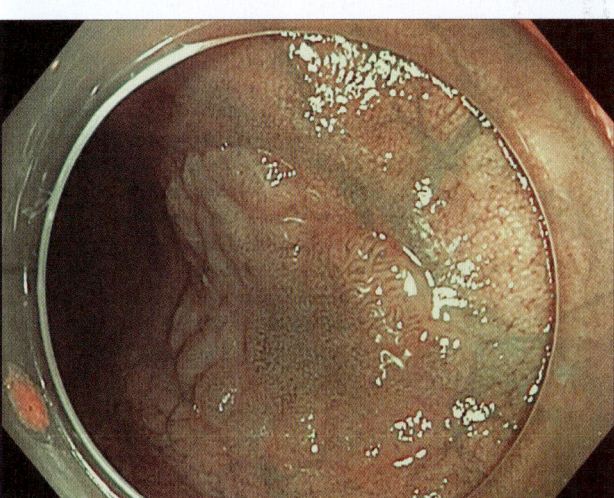

B

FIGURA 322-2 Pólipo colônico plano. A. Imagem com luz branca. **B.** A cromoendoscopia virtual correspondente salienta as características da mucosa e o delineamento da lesão.

PROCEDIMENTOS ENDOSCÓPICOS

ENDOSCOPIA DIGESTIVA ALTA

A endoscopia digestiva alta (EDA), também conhecida como esofagogastroduodenoscopia (EGD), consiste em introduzir um endoscópio flexível pela boca até o esôfago, estômago e duodeno. Esse procedimento é o melhor método para examinar a mucosa do trato gastrintestinal superior (Fig. 322-3). Embora a seriografia gastrintestinal alta tenha precisão semelhante no diagnóstico da úlcera duodenal (Fig. 322-4), a EDA é melhor para detectar úlceras gástricas (Fig. 322-5) e lesões mucosas planas, como esôfago de Barrett (Fig. 322-6), além de permitir a realização de biópsia e tratamentos endoscópicos dirigidos. Nos Estados Unidos, a sedação intravenosa é administrada à maioria dos pacientes para reduzir a ansiedade e o desconforto do procedimento, mas em muitos países a EDA é realizada rotineiramente apenas com anestesia tópica da faringe. A tolerância do paciente à EDA sem sedação aumenta com a utilização de um endoscópio ultrafino de 5 mm de diâmetro, o qual pode ser introduzido por via transoral ou transnasal.

COLONOSCOPIA

A colonoscopia é realizada mediante introdução de um colonoscópio flexível pelo canal anal até chegar ao reto e ao cólon. O ceco é alcançado em > 95% dos pacientes, e o íleo terminal (Fig. 322-7) geralmente também pode ser examinado. A colonoscopia é o padrão de referência dos exames de imagem

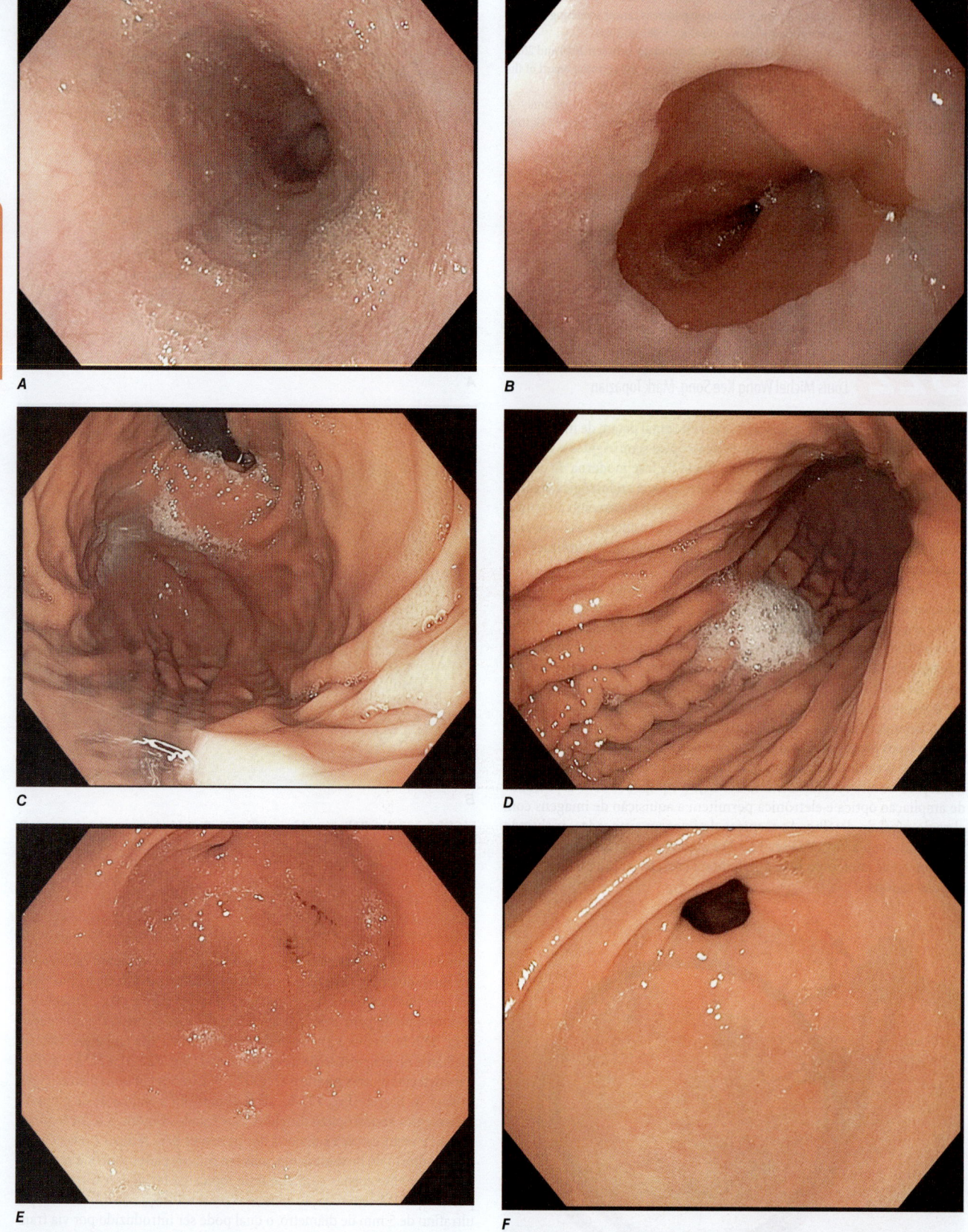

FIGURA 322-3 Exame de endoscopia digestiva alta normal. **A.** Esôfago. **B.** Junção gastresofágica. **C.** Fundo gástrico. **D.** Corpo gástrico. **E.** Antro gástrico. **F.** Piloro. **G.** Bulbo duodenal. **H.** Segunda porção do duodeno.

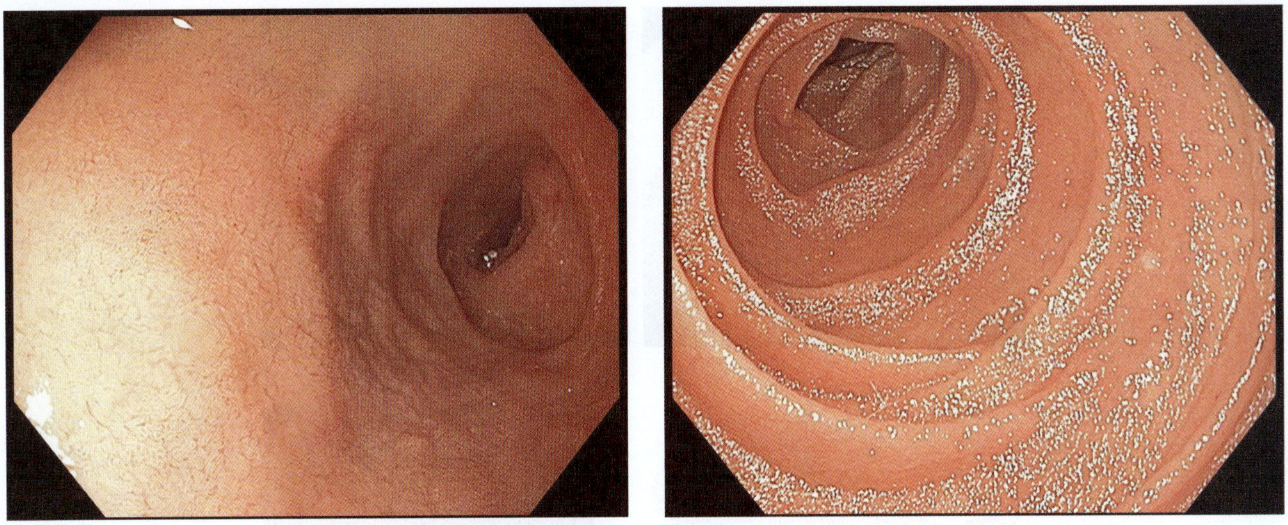

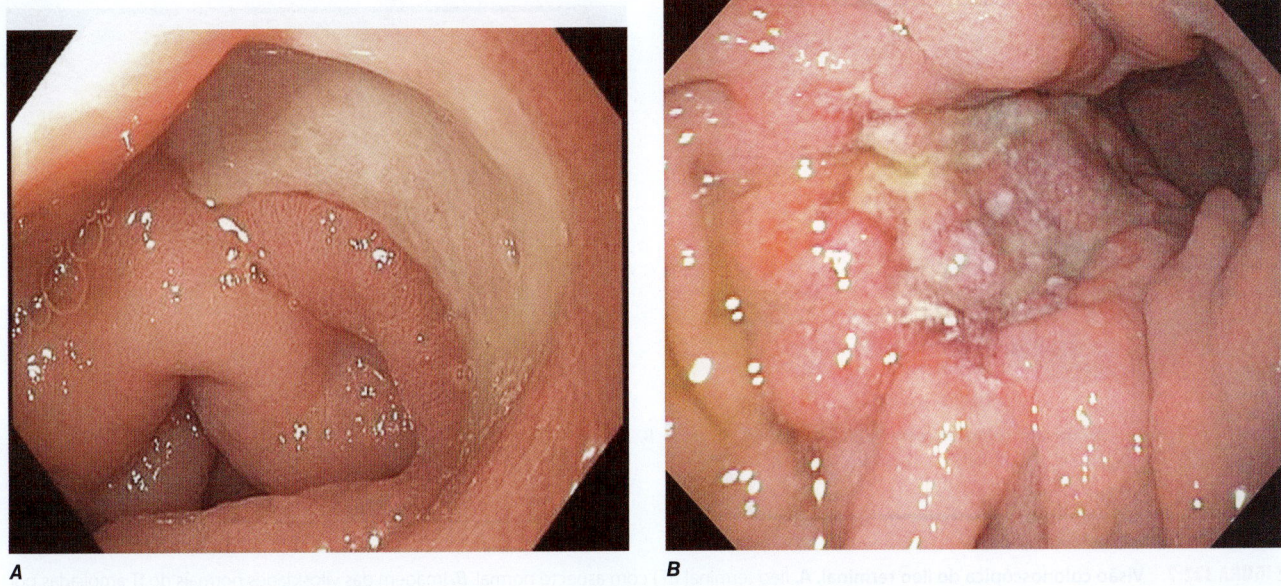

FIGURA 322-3 (*Continuação*)

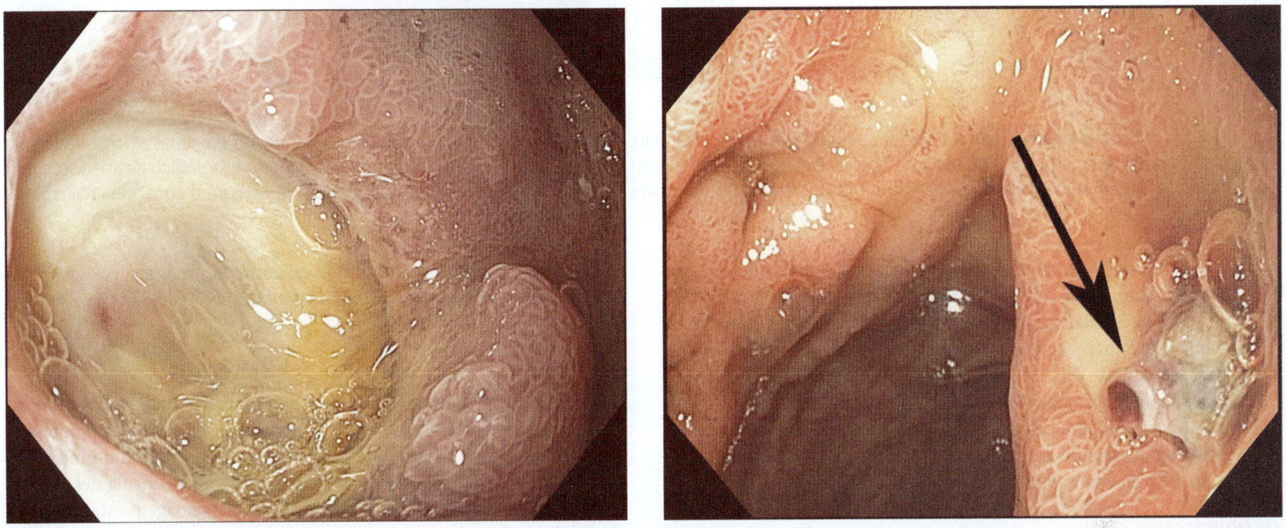

FIGURA 322-4 Úlceras duodenais. **A.** Úlcera com um pequeno ponto plano e hematina na base. **B.** Úlcera com vaso visível (*seta*) em um paciente com hemorragia recente.

FIGURA 322-5 Úlceras gástricas. **A.** Úlcera gástrica benigna no antro. **B.** Úlcera gástrica maligna envolvendo a grande curvatura do estômago.

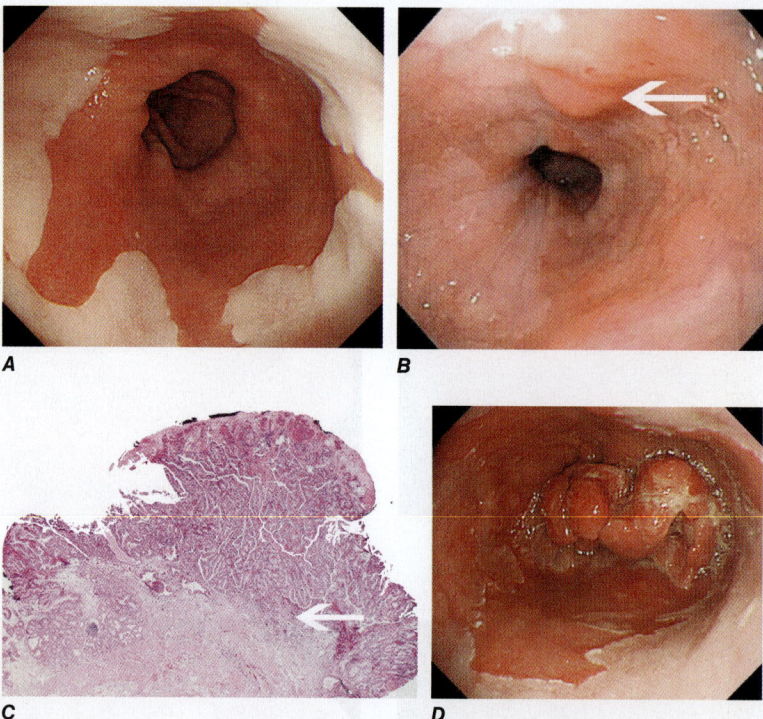

FIGURA 322-6 **Esôfago de Barrett. A.** Projeções digitiformes cor de salmão de mucosa de Barrett estendem-se em direção proximal a partir da junção esofagogástrica. **B.** Esôfago de Barrett com um nódulo suspeito (*seta*) identificado durante a endoscopia de controle. **C.** Achado histológico de adenocarcinoma intramucoso no nódulo removido por endoscopia. O tumor estendia-se até a submucosa do esôfago (*seta*). **D.** Esôfago de Barrett com adenocarcinoma localmente avançado.

da mucosa colônica (Fig. 322-8). Ela tem maior sensibilidade que o enema baritado para diagnosticar colite (Fig. 322-9), pólipos (Fig. 322-10) e câncer (Fig. 322-11). A colonografia virtual por tomografia computadorizada (CTC) equipara-se em precisão à colonoscopia para detectar alguns pólipos e cânceres, embora não seja tão sensível para demonstrar lesões planas, incluindo os pólipos serrilhados (Fig. 322-12). Em geral, nos Estados Unidos, utiliza-se sedação moderada antes da colonoscopia, embora um paciente cooperativo e um examinador habilidoso consigam completar o procedimento sem sedação em muitos casos.

SIGMOIDOSCOPIA FLEXÍVEL

A sigmoidoscopia flexível é semelhante à colonoscopia, mas permite examinar apenas o reto e uma porção variável do cólon esquerdo, geralmente até 60 cm da borda anal. Esse procedimento causa cólicas abdominais suaves, mas é rápido e costuma ser realizado sem sedação. A sigmoidoscopia flexível é usada principalmente para avaliação de diarreia e sangramento retal.

ENDOSCOPIA DO INTESTINO DELGADO

Hoje existem três técnicas endoscópicas utilizadas para avaliar o intestino delgado, na maioria das vezes em pacientes que se apresentam com sangramento presumivelmente originado desse segmento do intestino. Com a *cápsula endoscópica*, o paciente deglute uma cápsula descartável que contém uma câmera com um chipe CMOS. As imagens estáticas coloridas (Fig. 322-13) são transmitidas sem fio para um receptor externo por vários quadros por segundo, até que a bateria da cápsula acabe ou que ela tenha sido eliminada no vaso sanitário. A cápsula endoscópica permite a visualização da mucosa do intestino delgado além do que é possível com

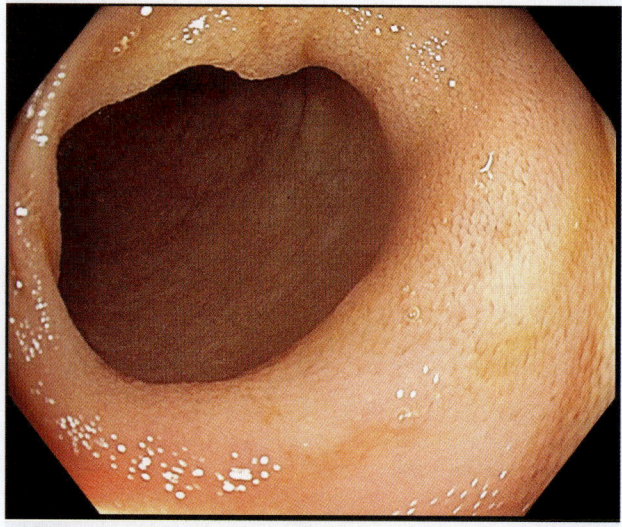
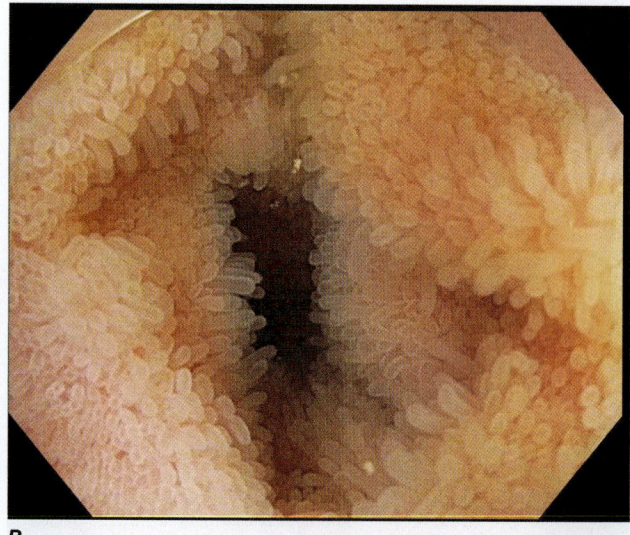

FIGURA 322-7 **Visão colonoscópica do íleo terminal. A.** Íleo terminal (IT) com aspecto normal. **B.** Imagem das vilosidades normais do IT ampliadas por exame sob imersão em água.

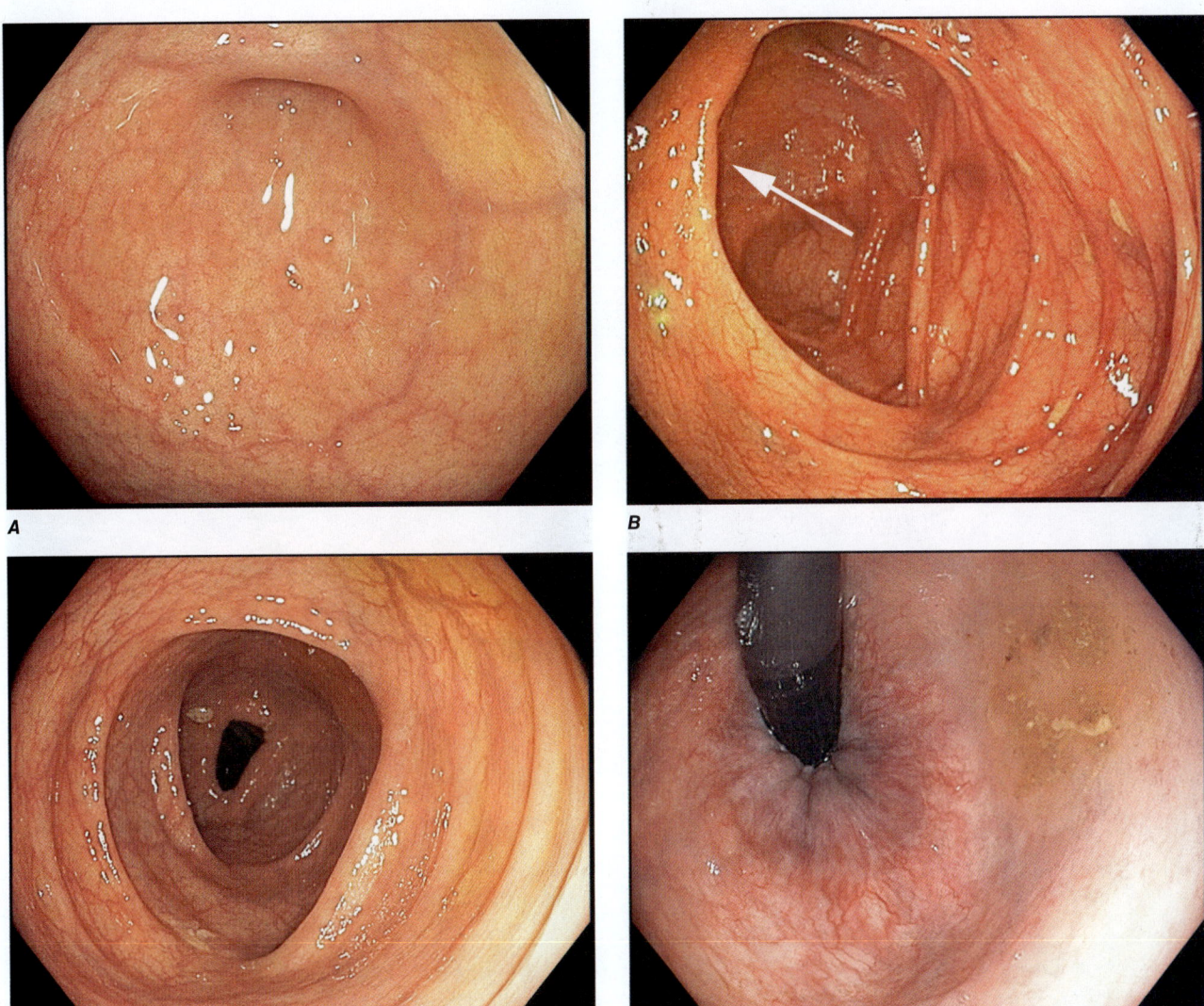

FIGURA 322-8   Exame colonoscópico normal. A. Ceco com demonstração do orifício do apêndice. **B.** Válvula ileocecal. **C.** Cólon de aspecto normal. **D.** Reto (visão retrofletida).

endoscópio convencional e, atualmente, é apenas um procedimento diagnóstico. Pacientes com história de cirurgia intestinal pregressa ou doença de Crohn estão sujeitos à retenção da cápsula na área de uma estenose de intestino delgado inaparente ao exame clínico; a ingestão de uma "cápsula de patência" composta por material biodegradável radiologicamente opaco pode estar indicada antes da realização de exame de cápsula endoscópica nesses pacientes.

A *enteroscopia de propulsão* costuma ser realizada com o uso de um colonoscópio pediátrico ou adulto de rigidez variável ou com um enteroscópio dedicado com ou sem a assistência de um sobretubo de sustentação que se estende da boca até o intestino delgado. Em geral, é possível alcançar o segmento proximal ou intermediário do jejuno, e o canal de trabalho do endoscópio permite a realização de biópsias ou tratamentos endoscópicos.

A inserção mais profunda dentro do intestino delgado pode ser obtida por *enteroscopia assistida por dispositivo*, que pode utilizar balões infláveis na ponta do endoscópio e/ou um sobretubo (*enteroscopia com balão simples ou duplo*), ou um sobretubo giratório semelhante a um saca-rolhas (*enteroscopia helicoidal motorizada*) para preguear o intestino delgado dentro do endoscópio **(Fig. 322-14, Vídeo V5-1)**. Com a enteroscopia assistida por dispositivo, pode-se examinar todo o intestino delgado de alguns pacientes quando as vias de inserção oral e anal são utilizadas. Biópsias e tratamentos endoscópicos podem ser realizados em toda a extensão do intestino delgado visualizado **(Fig. 322-15)**.

COLANGIOPANCREATOGRAFIA RETRÓGRADA ENDOSCÓPICA (CPRE)

Durante a CPRE, um endoscópio com visor lateral é introduzido pela boca até o duodeno, a ampola de Vater é identificada e cateterizada com um cateter plástico fino e o contraste radiográfico é injetado no ducto biliar e no ducto pancreático sob visão radioscópica **(Fig. 322-16)**. Quando há necessidade, a papila principal pode ser incisada utilizando a técnica de esfincterotomia endoscópica **(Fig. 322-17)**. Com esse procedimento, o operador pode remover cálculos dos ductos, realizar biópsias, dilatar e/ou colocar *stents* em estenoses **(Fig. 322-18)** e fístulas biliares e pancreáticas **(Fig. 322-19)**. Em geral, a CPRE é realizada com finalidades terapêuticas, mas também tem indicações diagnósticas importantes e facilita a coleta de tecidos de estenoses dos ductos biliares ou pancreáticos.

ULTRASSONOGRAFIA ENDOSCÓPICA

A ultrassonografia endoscópica (USE) utiliza transdutores de ultrassom incorporados à ponta de um endoscópio flexível. As imagens de ultrassonografia são obtidas da parede intestinal e dos órgãos, vasos sanguíneos, linfonodos e outras estruturas adjacentes. Imagens de alta resolução podem ser obtidas colocando-se um transdutor de ultrassom de alta frequência perto da área a ser examinada por meio do endoscópio. A USE permite o estadiamento local pré-operatório mais preciso das neoplasias malignas do esôfago, do pâncreas e do reto **(Fig. 322-20)**, mas não detecta metástases mais distantes. A USE também é útil para diagnosticar cálculos do ducto biliar, doença da vesícula biliar, lesões gastrintestinais subepiteliais e

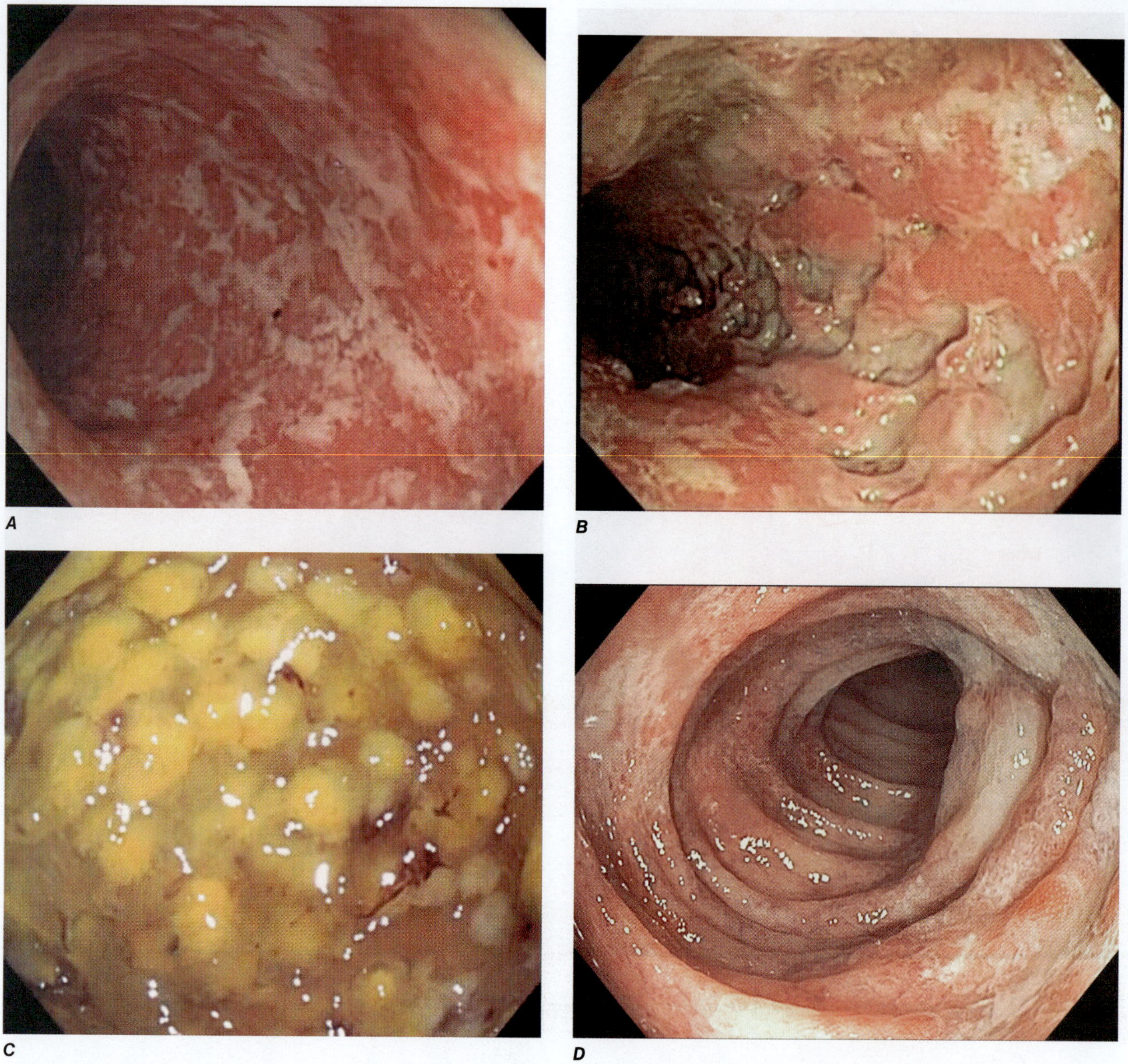

FIGURA 322-9 **Causas de colite. A.** Colite ulcerativa crônica com exsudato e ulcerações difusas. **B.** Colite de Crohn grave com úlceras profundas. **C.** Colite pseudomembranosa com pseudomembranas amareladas aderentes. **D.** Colite isquêmica com edema mucoso desigual, hemorragia subepitelial e cianose.

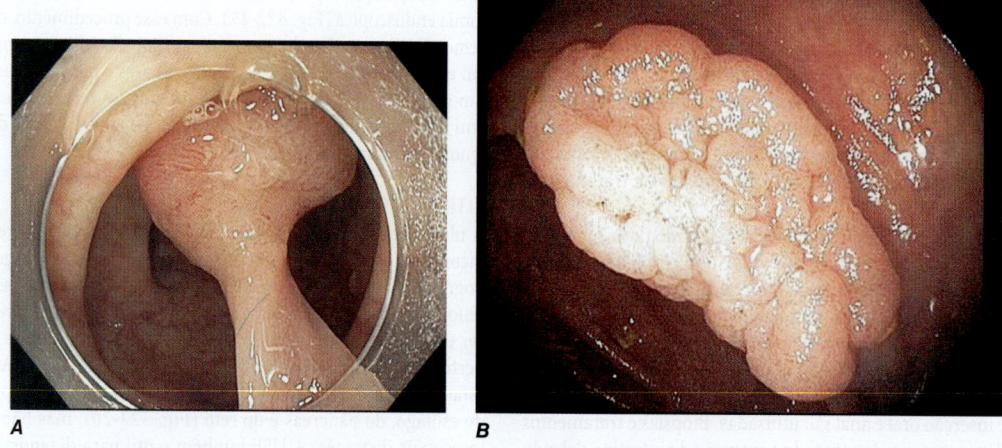

FIGURA 322-10 **Pólipos colônicos. A.** Pólipo pediculado com pedículo. **B.** Pólipo séssil.

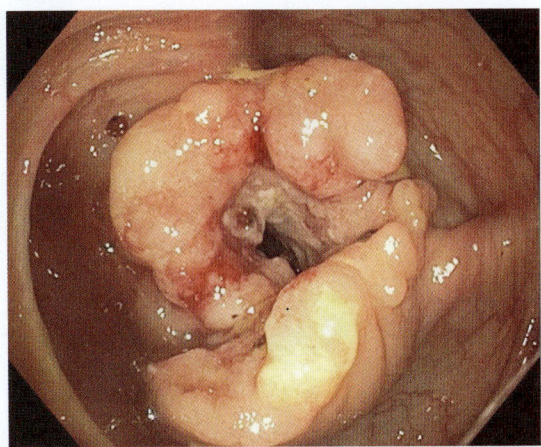

FIGURA 322-11 **Adenocarcinoma de cólon ulcerado** estreitando o lúmen colônico.

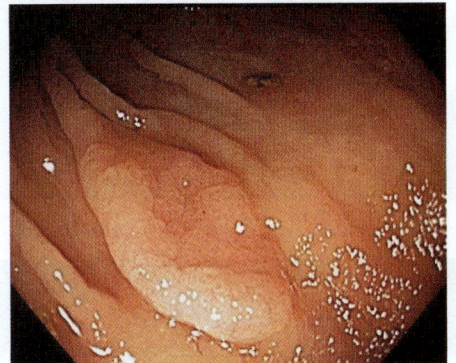

A

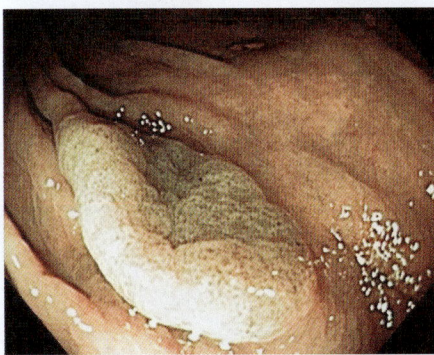

B

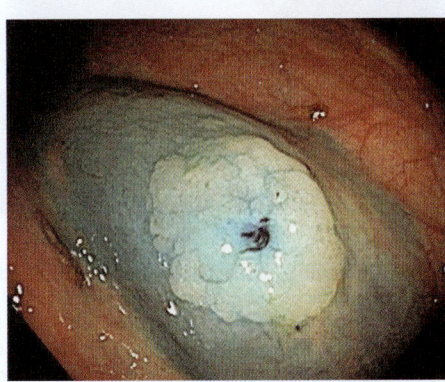

C

FIGURA 322-12 **Pólipo serrilhado plano no ceco. A.** Aspecto da lesão ao exame por luz convencional branca. **B.** Padrões da mucosa e limites da lesão reforçados por cromoendoscopia virtual. **C.** Elevação submucosa da lesão com injeção de contraste (azul de metileno) antes da ressecção.

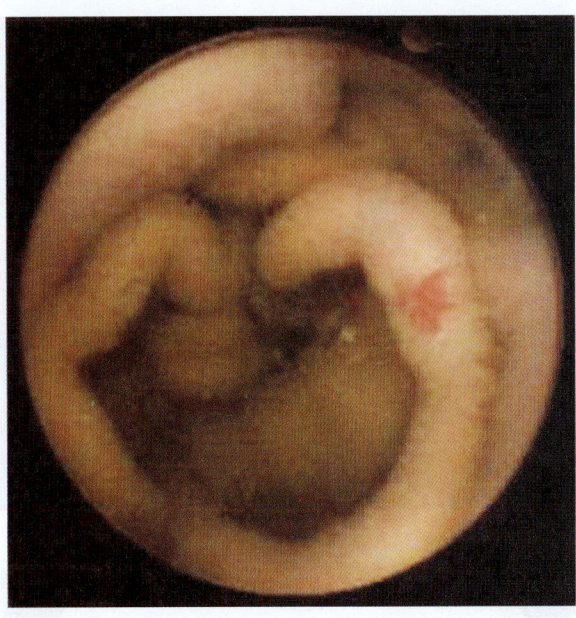

FIGURA 322-13 **Endoscopia capsular.** Imagem de uma ectasia vascular de jejuno.

pancreatite crônica. A punção por agulha fina e as biópsias com agulha oca de órgãos, massas e linfonodos no mediastino posterior, no abdome, no retroperitônio e na pelve podem ser realizadas sob a orientação da USE **(Fig. 322-21)**. Os procedimentos terapêuticos guiados por USE são cada vez mais realizados, incluindo drenagem de abscessos, pseudocistos e necrose pancreática para dentro do lúmen intestinal **(Vídeo V5-2)**; neurólise do plexo celíaco para tratamento de dor pancreática; ablação com etanol de tumores neuroendócrinos do pâncreas; tratamento de hemorragia gastrintestinal; e drenagem de ductos biliares e pancreáticos obstruídos.

CIRURGIA ENDOSCÓPICA TRANSLUMINAL POR ORIFÍCIO NATURAL

A cirurgia endoscópica transluminal por orifício natural (NOTES, de *natural orifice transluminal endoscopic surgery*) consiste em um conjunto de técnicas endoscópicas em aperfeiçoamento que permitem a passagem de um endoscópio ou seus acessórios pela parede do trato gastrintestinal para realizar intervenções diagnósticas ou terapêuticas. Alguns procedimentos

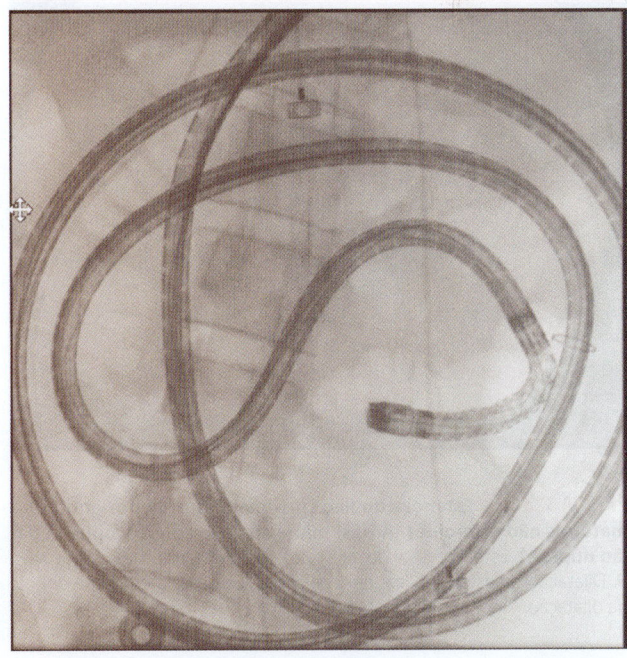

FIGURA 322-14 **Enteroscopia por balão duplo.** Radiografia do instrumento inserido por via oral profundamente no intestino delgado.

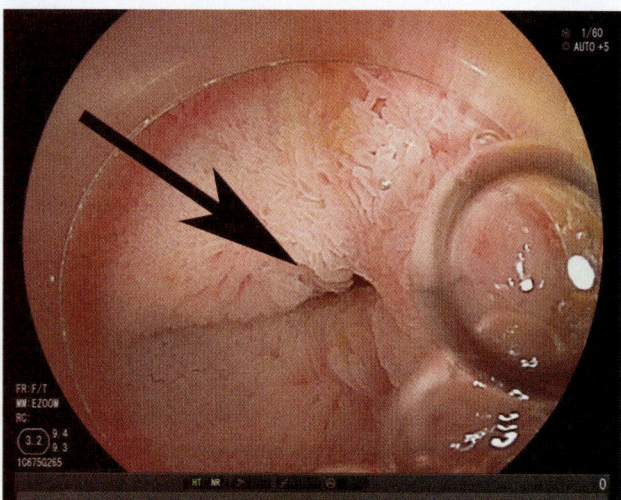

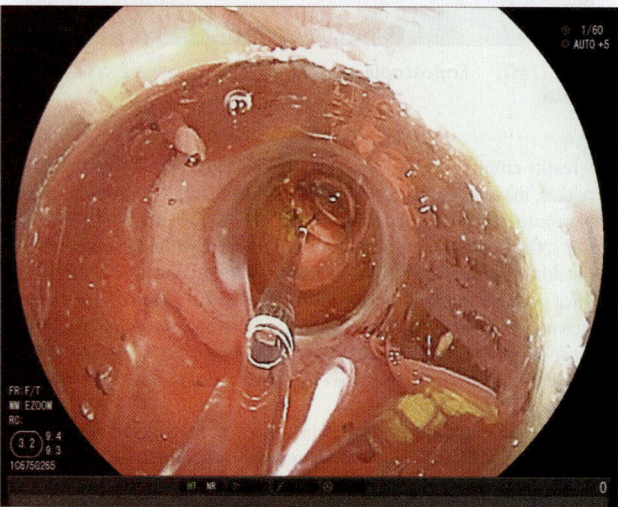

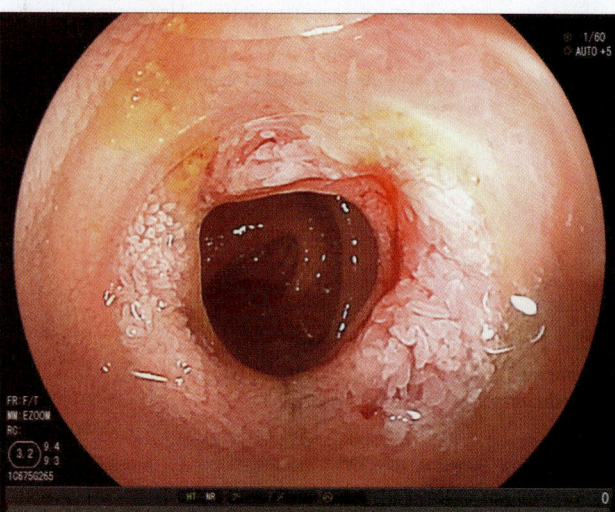

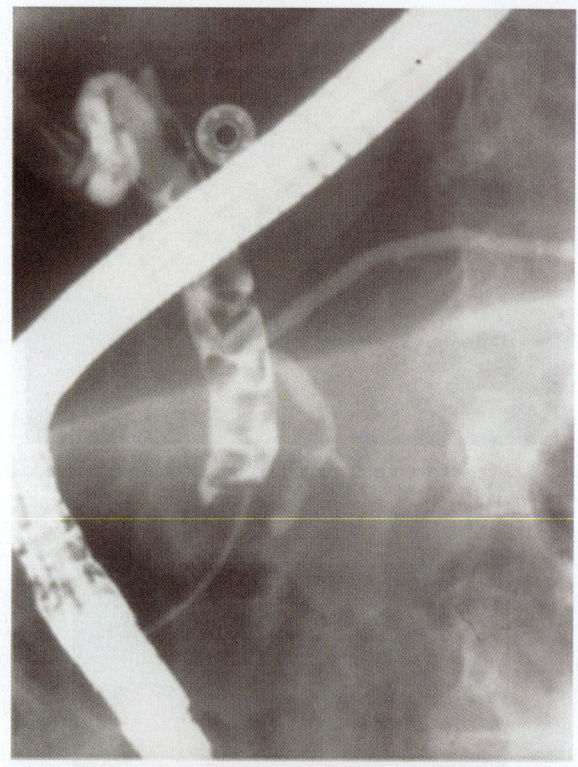

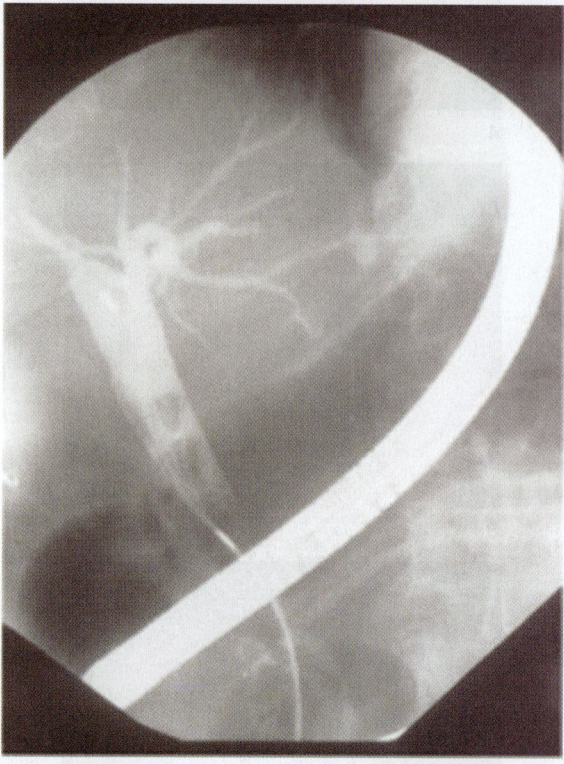

FIGURA 322-15 Estenose do íleo proximal induzida por anti-inflamatórios não esteroides (AINEs) manejada por enteroscopia de balão duplo. **A.** Estenose ileal de alto grau causando sintomas obstrutivos. **B.** Dilatação da estenose ileal pelo balão. **C.** Aspecto da estenose depois da dilatação.

FIGURA 322-16 Colangiopancreatografia retrógrada endoscópica (CPRE) para coledocolitíase com colangite. **A.** Os cálculos biliares facetados do ducto biliar são demonstrados no ducto colédoco. **B.** Depois da esfincterotomia endoscópica, os cálculos foram extraídos com uma cesta de Dormia. Um pequeno abscesso comunicava-se com o ducto hepático esquerdo.

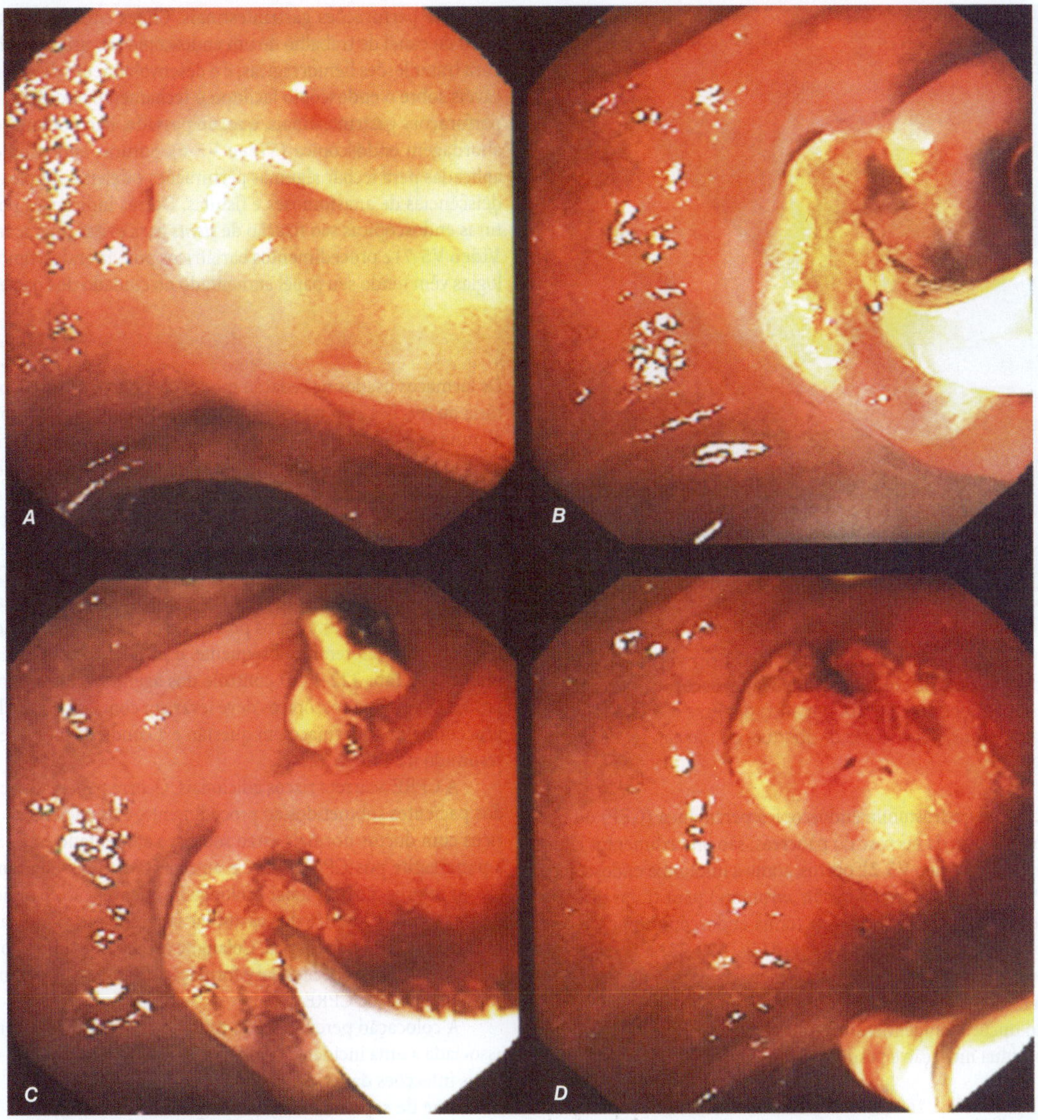

FIGURA 322-17 **Esfincterotomia endoscópica. A.** Ampola de Vater com aspecto normal. **B.** Esfincterotomia realizada por eletrocirurgia. **C.** Os cálculos do ducto biliar são extraídos por um cateter-balão. **D.** Aspecto final da esfincterotomia.

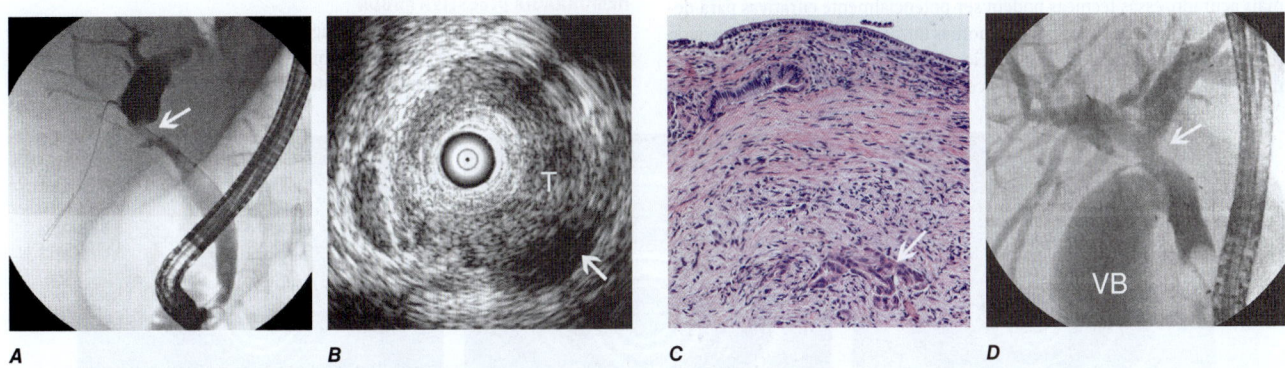

FIGURA 322-18 **Diagnóstico, estadiamento e tratamento paliativo de um colangiocarcinoma hilar por endoscopia. A.** A colangiopancreatografia retrógrada endoscópica (CPRE) de um paciente com icterícia obstrutiva demonstrou estenose com aspecto maligno na confluência biliar, que se estendia aos ductos intra-hepáticos esquerdo e direito. **B.** A ultrassonografia intraductal da estenose biliar demonstrou espessamento acentuado da parede dos ductos devido ao tumor (T) com envolvimento parcial da artéria hepática (seta). **C.** A biópsia intraductal realizada durante a CPRE demonstrou células malignas que infiltravam a submucosa da parede do ducto biliar (seta). **D.** A colocação endoscópica bilateral de stents metálicos autoexpansíveis (seta) aliviou a obstrução biliar. VB, vesícula biliar. *(Imagem C cedida por cortesia do Dr. Thomas Smyrk.)*

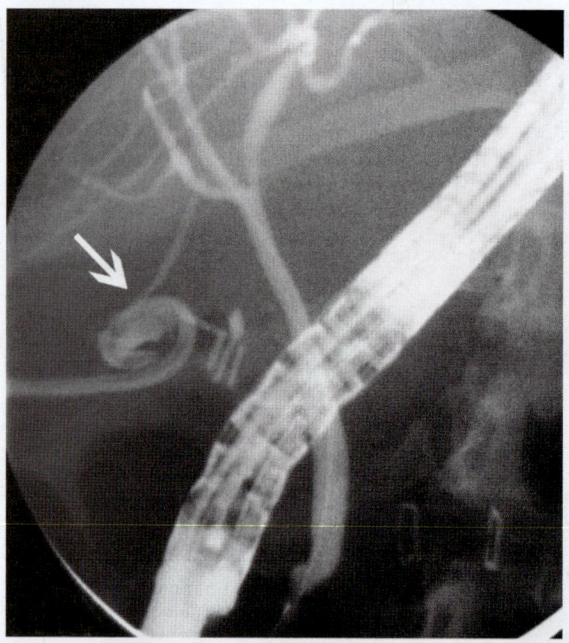

FIGURA 322-19 Extravasamento de bile (*seta*) proveniente de um ducto de Luschka depois de colecistectomia laparoscópica. O contraste extravasa de um pequeno ducto intra-hepático direito e penetra na fossa vesicular, fluindo, a seguir, para dentro da abertura de um cateter de drenagem percutâneo.

de NOTES, incluindo gastrostomia endoscópica percutânea (GEP) ou necrosectomia endoscópica da necrose do pâncreas, são procedimentos clínicos bem estabelecidos (Vídeo V5-2); outros, como a miotomia endoscópica por via oral (POEM, de *peroral endoscopic myotomy*) para tratar acalasia (Fig. 322-22) e a gastroparesia, a tumorectomia endoscópica por via oral (POET, de *peroral endoscopic tumorectomy*) (Fig. 322-23) e a ressecção endoscópica de espessura total (REET) das lesões da parede do trato gastrintestinal (Fig. 322-24, Vídeo V5-3), são técnicas em desenvolvimento utilizadas como opções terapêuticas minimamente invasivas. A NOTES é uma área de contínua inovação e pesquisa endoscópica.

RESSECÇÃO ENDOSCÓPICA E TÉCNICAS DE FECHAMENTO

A ressecção endoscópica de mucosa (REM) (Fig. 322-25, Vídeo V5-4) e a dissecção endoscópica de submucosa (DES) (Fig. 322-26, Vídeo V5-5) são as duas técnicas utilizadas mais comumente para remover neoplasias gastrintestinais benignas e malignas (estas últimas em estágio inicial). Além de fornecer amostras maiores para avaliação e diagnóstico histopatológico mais acurado, essas técnicas podem ser potencialmente curativas para determinadas lesões displásicas e carcinomas intramucosos focais envolvendo o esôfago, o estômago e o cólon. Vários dispositivos também estão disponíveis para fechamento de defeitos causados por REM e DES, bem como fístulas e perfurações gastrintestinais. Clipes endoscópicos aplicados por meio do canal de trabalho de um endoscópio são utilizados há muitos anos para tratar lesões hemorrágicas, e o desenvolvimento de clipes maiores aplicáveis sobre o endoscópio facilitou o fechamento endoscópico de fístulas e perfurações gastrintestinais, que, no passado, não podiam ser tratadas por abordagem endoscópica (Vídeo V5-6). Suturas endoscópicas podem ser aplicadas para fechar algumas perfurações e defeitos amplos (Fig. 322-27), deiscências de anastomoses e fístulas. Outras indicações possíveis das suturas endoscópicas são fixação de *stents* para evitar migração (Fig. 322-28, Vídeo V5-7) e procedimentos bariátricos por via endoscópica. Essas tecnologias vêm tendo seu papel aumentado no cuidado dos pacientes.

RISCOS DA ENDOSCOPIA

Os fármacos usados na sedação moderada podem causar depressão respiratória ou reações alérgicas. Todos os procedimentos endoscópicos acarretam algum risco de sangramento e perfuração gastrintestinal. O risco é pequeno com EDA, sigmoidoscopia flexível e colonoscopia diagnósticas (< 1:1.000 procedimentos), mas oscila na faixa de 0,5 a 5% quando são realizados procedimentos terapêuticos como polipectomia, REM, DES, controle de sangramentos ou dilatação de estenoses. O risco de eventos adversos com a USE diagnóstica (sem aspiração por agulha) é semelhante ao da EDA diagnóstica.

As complicações infecciosas são incomuns na maioria dos procedimentos endoscópicos. Alguns procedimentos estão associados à incidência mais alta de bacteremia subsequente, e antibióticos profiláticos podem ser indicados (Tab. 322-1). O controle dos agentes antitrombóticos antes de procedimentos endoscópicos deve levar em conta o risco de hemorragia do procedimento, o fármaco em questão e a condição do paciente, conforme resumido na Tabela 322-2.

A CPRE acarreta riscos adicionais. Ocorre pancreatite em cerca de 5% dos pacientes submetidos ao procedimento, e os pacientes jovens e anictéricos com ductos normais estão sob risco aumentado (até 25%). Em geral, a pancreatite pós-CPRE é leve e autolimitada, mas quando é grave pode causar internação hospitalar prolongada, intervenção cirúrgica, diabetes ou morte. Em cerca de 1% dos casos, há sangramento significativo depois da esfincterotomia endoscópica. Colangite ascendente, infecção de pseudocisto, perfuração retroperitoneal e formação de abscesso podem ocorrer como consequências da CPRE.

A colocação percutânea do tubo de gastrostomia durante a EDA está associada a uma incidência de 10 a 15% de eventos adversos, na maioria das vezes infecções da ferida. Fascite, pneumonia, sangramento (Fig. 322-29), síndrome de sepultamento do anteparo interno (Fig. 322-30) e lesão do cólon podem ser consequências da colocação de um tubo de gastrostomia endoscópica percutânea.

ENDOSCOPIA DE URGÊNCIA

HEMORRAGIA DIGESTIVA AGUDA

Endoscopia é a principal técnica diagnóstica e terapêutica para pacientes com hemorragia digestiva aguda. Embora a maioria dos casos de hemorragia digestiva cesse espontaneamente, alguns pacientes têm sangramento

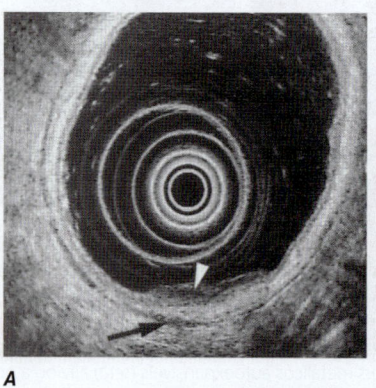
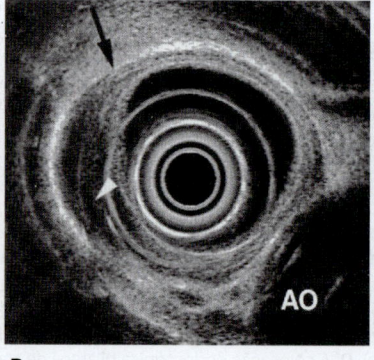
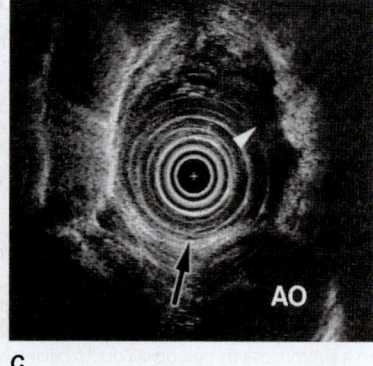

A   *B*   *C*

FIGURA 322-20 Estadiamento local dos cânceres gastrintestinais por ultrassonografia endoscópica. Em cada exemplo, a *ponta de seta branca* marca o tumor primário e a *seta preta* indica a muscular própria da parede intestinal. **A.** Câncer gástrico T1. O tumor não invade a muscular própria. **B.** Câncer esofágico T2. O tumor invade a muscular própria. **C.** Câncer esofágico T3. O tumor estende-se para dentro da muscular própria e alcança os tecidos adjacentes com compressão focal da aorta (AO).

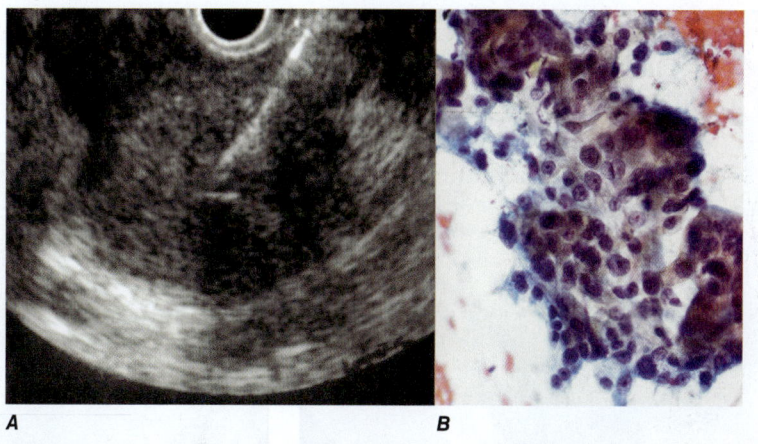

FIGURA 322-21 **Punção por agulha fina (PAF) orientada por ultrassonografia endoscópica (USE). A.** Imagem ultrassonográfica de uma agulha calibre 22 introduzida através da parede duodenal e posicionada em uma massa hipoecoica da cabeça do pâncreas. **B.** Micrografia das células malignas aspiradas. *(Imagem B cedida por cortesia do Dr. Michael R. Henry.)*

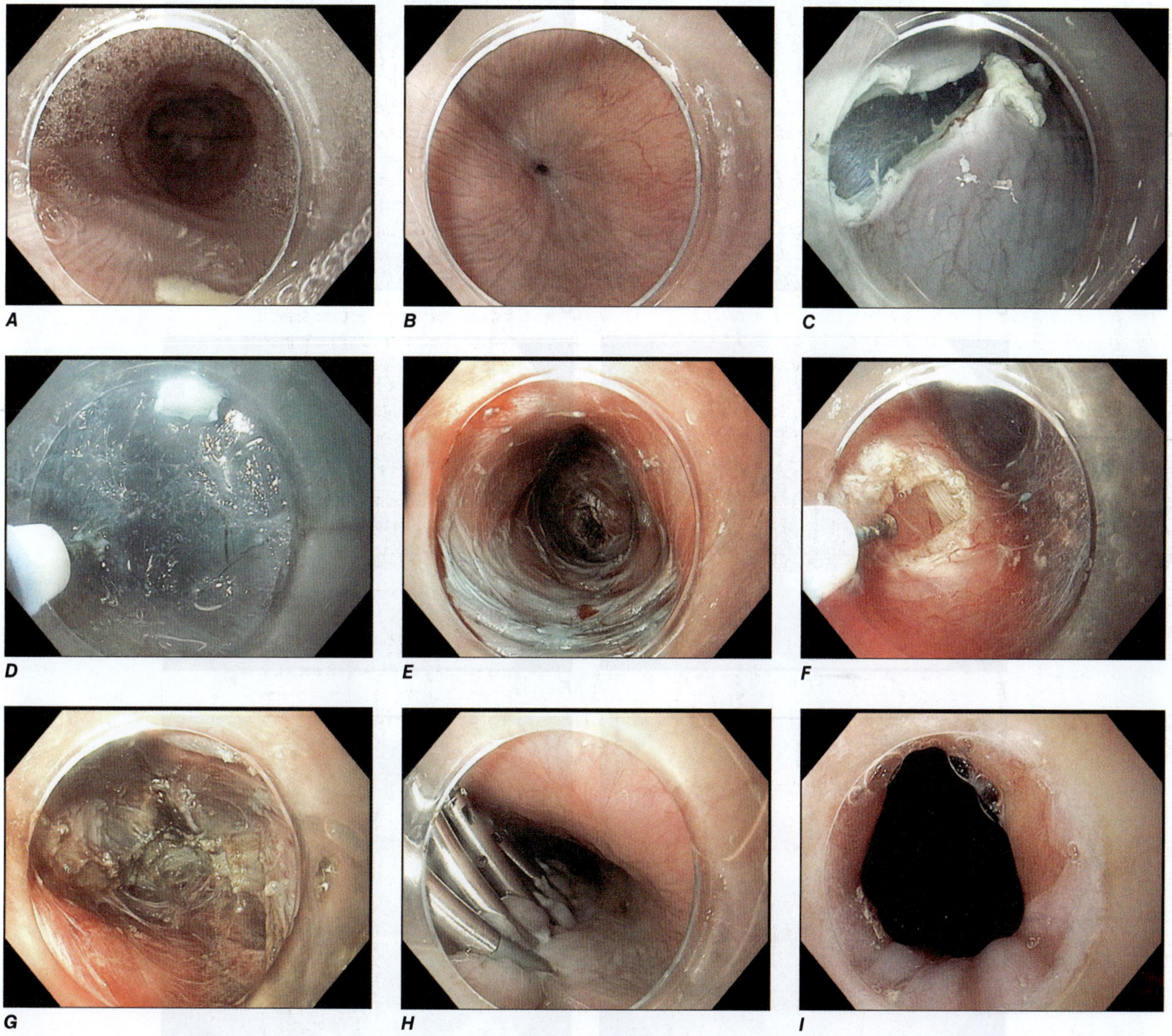

FIGURA 322-22 **Miotomia endoscópica por via oral (POEM) para acalásia. A.** Esôfago aperistáltico dilatado com secreções retidas. **B.** Região do esfincter esofágico inferior (EEI) hipertônico. **C.** Incisão da mucosa (mucosotomia) 10 cm antes do EEI. **D.** Dissecção da submucosa utilizando um bisturi eletrocirúrgico depois da introdução do endoscópio pela área de mucosotomia dentro do espaço submucoso. **E.** Finalização do túnel submucoso até a cárdia. **F.** Início da miotomia da muscular própria distal à área da mucosotomia. **G.** Finalização da miotomia até a cárdia. **H.** Fechamento da área de mucosotomia com clipes. **I.** Junção esofagogástrica patente depois da miotomia.

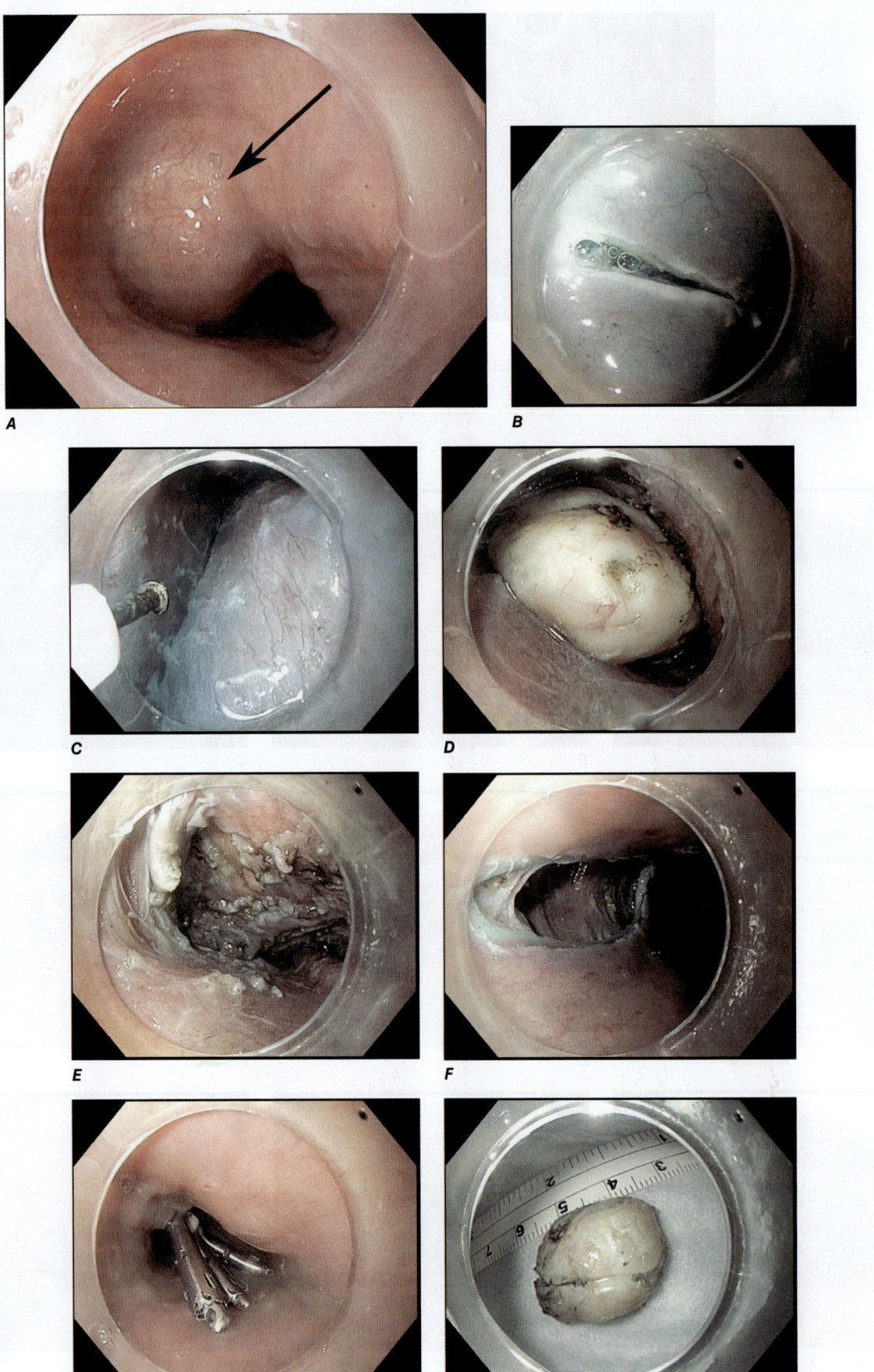

FIGURA 322-23 **Tumorectomia endoscópica por via oral (POET). A.** Lesão subepitelial no esôfago médio (*seta*). **B.** Incisão da mucosa (mucosotomia) 5 cm antes da lesão. **C.** Dissecção da submucosa e criação de um túnel até o local da lesão. **D.** Dissecção da lesão a partir de sua inserção na muscular própria. **E.** Defeito da muscular própria depois da ressecção. **F.** Área de mucosotomia. **G.** Fechamento da área de mucosotomia com clipes. **H.** Espécime retirado (leiomioma).

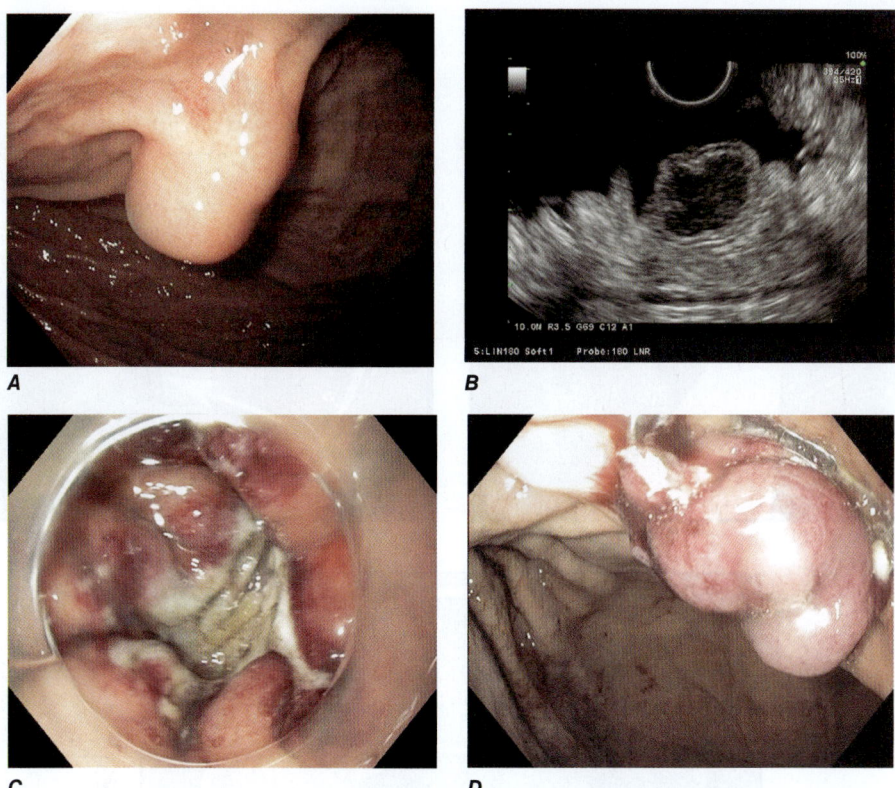

FIGURA 322-24 **Ressecção endoscópica de espessura total (REET) de um tumor do estroma gastrintestinal. A.** Lesão subepitelial no estômago proximal. **B.** Lesão hipoecoica originada da quarta camada (muscular própria) na ultrassonografia endoscópica. **C.** Defeito formado pela ressecção de toda a espessura. **D.** Fechamento do defeito com aplicação de um clipe sobre o endoscópio.

persistente ou recidivante com risco potencial à vida. Os preditores clínicos de recidiva da hemorragia ajudam a definir os pacientes que têm mais chances de serem beneficiados pela endoscopia de urgência e pela hemostasia endoscópica, angiográfica ou cirúrgica.

Avaliação inicial A avaliação inicial do paciente com sangramento enfatiza a gravidade da hemorragia evidenciada pela existência de hipotensão ou taquicardia na posição supina, alterações posturais dos sinais vitais e frequência de hematêmese ou melena. Reduções do hematócrito e da hemoglobina são observadas mais tardiamente durante a evolução clínica e não são indicadores confiáveis da magnitude da hemorragia aguda. A aspiração e lavagem por sonda nasogástrica também podem ser usadas para avaliar a gravidade do sangramento, mas esses procedimentos não são mais realizados rotineiramente com essa finalidade. Essa avaliação inicial à beira do leito, concluída bem antes de a origem da hemorragia ter sido identificada com segurança, determina as medidas de suporte imediatas ao paciente, faz a triagem para enfermaria ou unidade de terapia intensiva e ajuda a escolher o momento mais apropriado para a realização da endoscopia. A gravidade da hemorragia inicial é a indicação mais importante para endoscopia de urgência, porque um sangramento inicial profuso aumenta as chances de ocorrer hemorragia persistente ou recidivante. Os pacientes com hipotensão em repouso ou alterações ortostáticas dos sinais vitais, hematêmese repetida ou aspirado nasogástrico

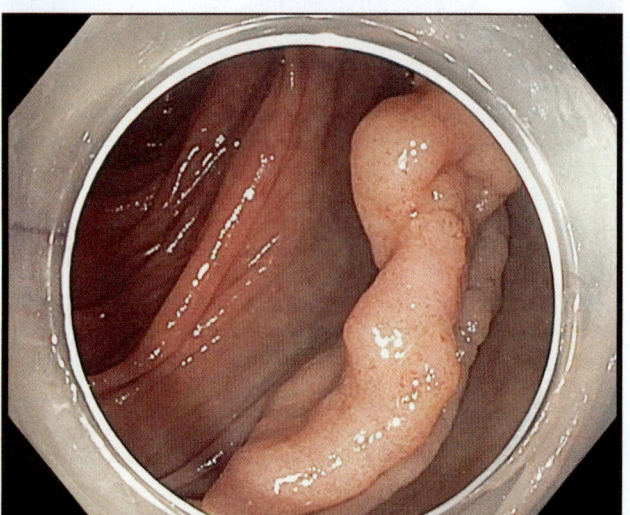
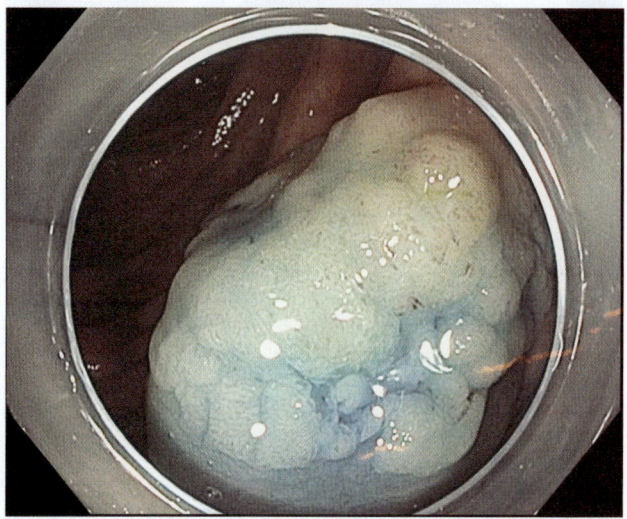

FIGURA 322-25 **Ressecção endoscópica de mucosa (REM). A.** Grande prega polipoide séssil no cólon transverso. **B.** Elevação da lesão após a injeção submucosa de líquido. **C.** Ressecção gradual com alça diatérmica. **D.** Sítio de ressecção inicial. **E.** Defeito de ressecção após o término da REM gradual.

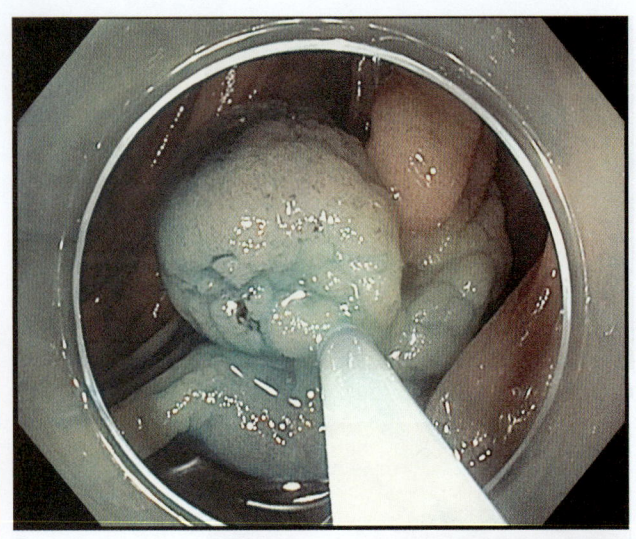
C

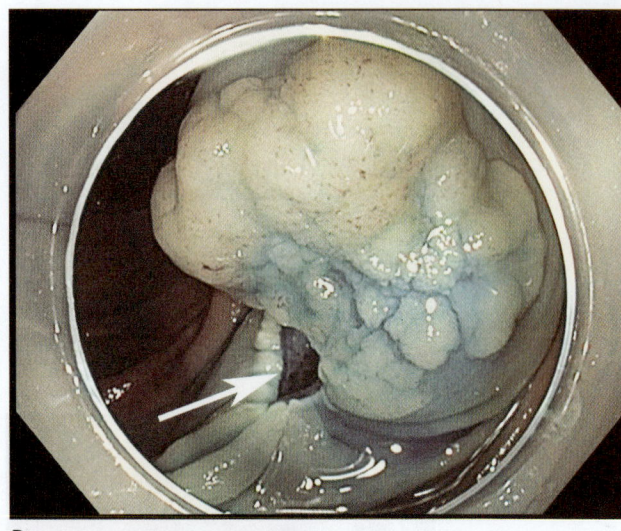
D

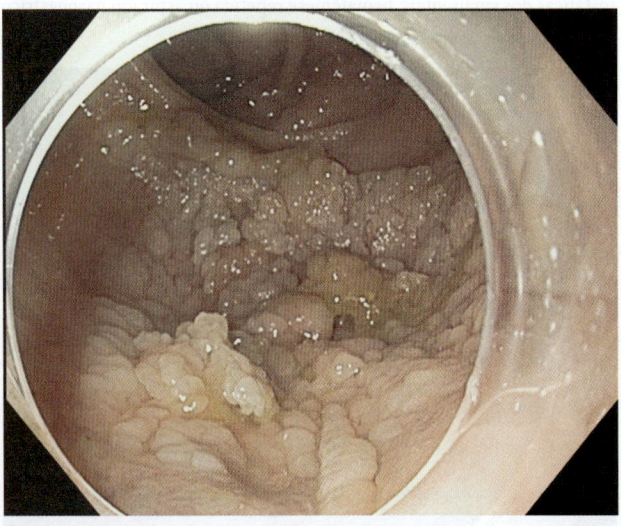
A

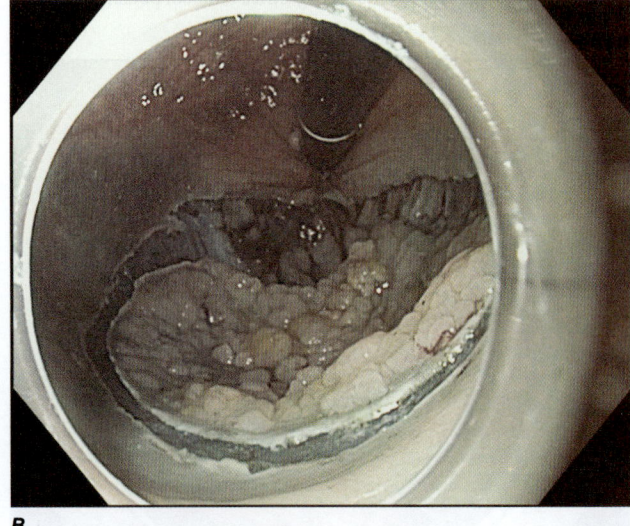
B

FIGURA 322-25 *(Continuação)*

FIGURA 322-26 **Dissecção endoscópica de submucosa (DES). *A.*** Grande adenoma retal plano distal. ***B.*** Incisão circunferencial após injeção submucosa de líquido na periferia da lesão. ***C.*** DES usando bisturi eletrocirúrgico. ***D.*** Defeito retal depois da DES. ***E.*** Material ressecado em bloco.

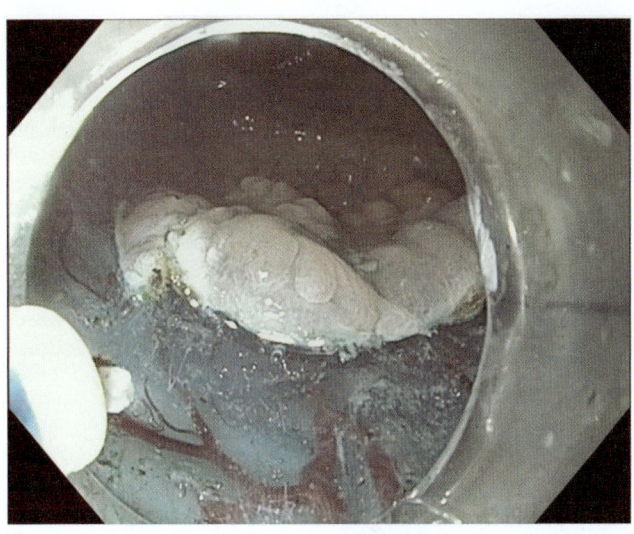
C

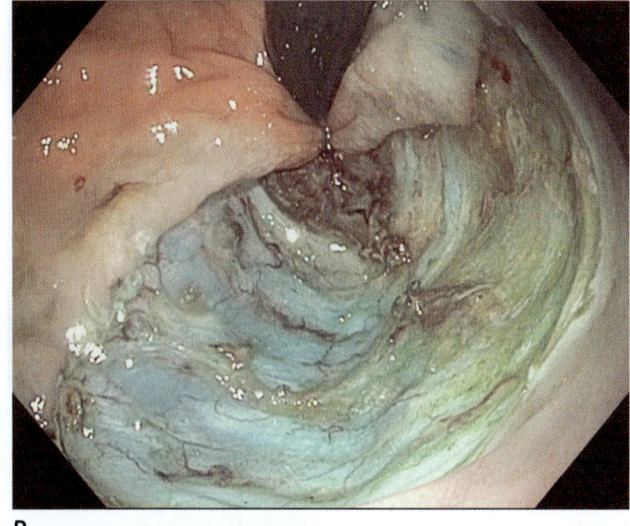
D

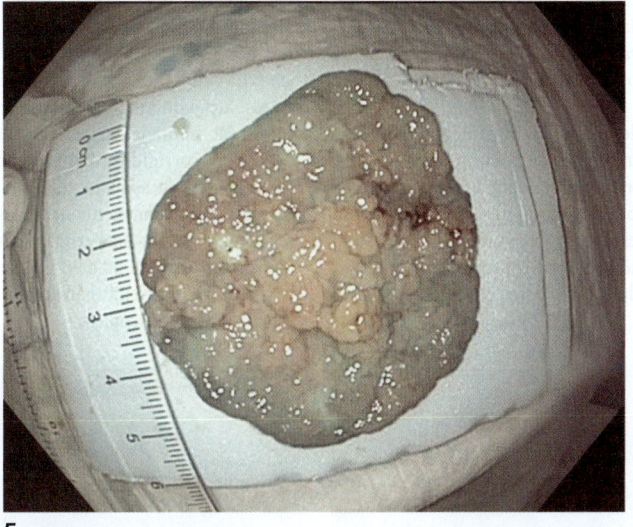
E

FIGURA 322-26 (*Continuação*)

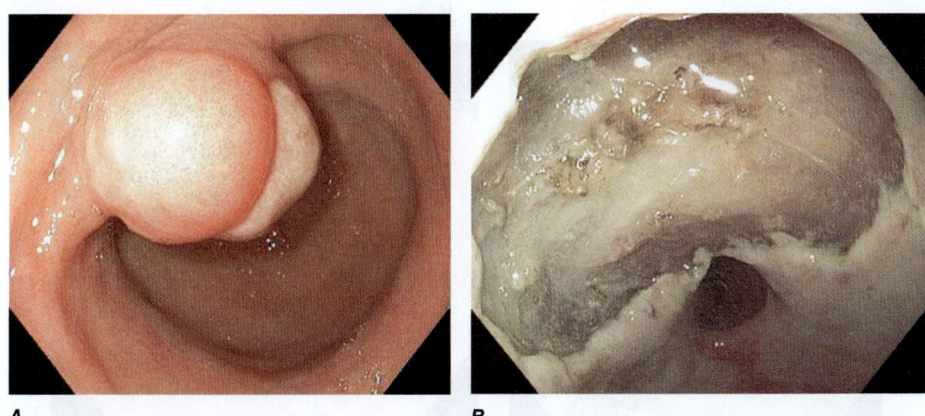
A   B

FIGURA 322-27 **Fechamento de um defeito grande com uso de dispositivo de sutura endoscópica. A.** Pólipo inflamatório fibroide ulcerado no antro. **B.** Falha ampla depois da dissecção endoscópica submucosa da lesão. **C.** Fechamento do defeito usando suturas endoscópicas (*setas*). **D.** Espécime retirado.

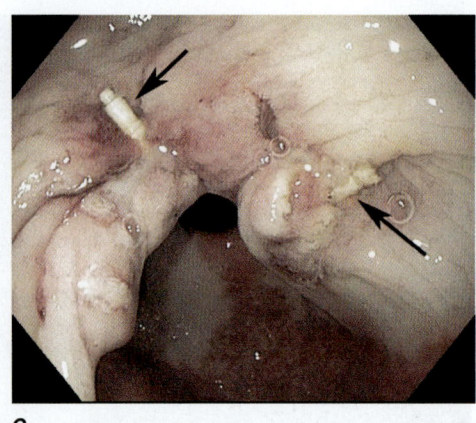
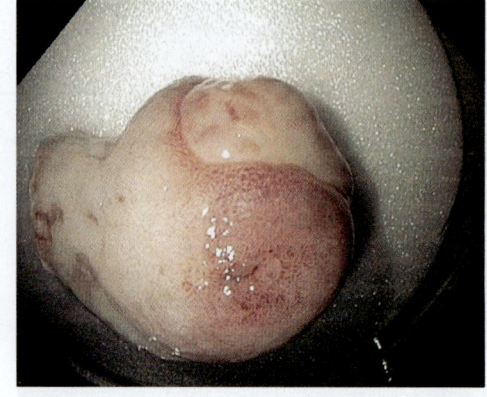

FIGURA 322-27 *(Continuação)*

sanguinolento que não fica claro com lavagem usando grande volume de líquido, ou os que necessitam de transfusões de sangue, devem ser considerados para endoscopia de urgência. Além disso, pacientes com cirrose, coagulopatia, insuficiência respiratória ou renal e idosos com mais de 70 anos estão mais sujeitos a ter recidivas significativas do sangramento e têm evoluções mais favoráveis quando a avaliação e o tratamento são instituídos imediatamente.

A avaliação realizada à beira do leito também sugere uma fonte gastrintestinal alta ou baixa para os sangramentos da maioria dos pacientes. Mais de 90% dos pacientes com melena sangram acima do ligamento de Treitz e cerca de 85% dos pacientes com hematoquezia têm sangramento originado do cólon. A melena pode resultar de sangramento do intestino delgado ou do cólon direito, especialmente nos pacientes idosos com trânsito colônico lento. Por outro lado, alguns pacientes com hematoquezia maciça podem ter uma fonte gastrintestinal alta para o sangramento, com trânsito intestinal rápido. A EDA deve ser considerada nesses pacientes.

A endoscopia deve ser realizada depois que o paciente tiver sido estabilizado com líquidos intravenosos e transfusões, conforme forem necessários. Em geral, a coagulopatia ou a trombocitopenia significativa é tratada antes da endoscopia, porque a correção dessas anormalidades pode resultar na resolução do sangramento e porque as técnicas para hemostasia endoscópica são limitadas nesses pacientes. Os distúrbios metabólicos também devem ser corrigidos. A intubação traqueal para proteger as vias aéreas deve ser considerada antes da EDA dos pacientes com hematêmese recente repetida, particularmente naqueles com suspeita de hemorragia por varizes. Uma dose única de eritromicina (3-4 mg/kg ou 250 mg) administrada por via intravenosa 30 a 90 minutos antes da EDA acelera o esvaziamento gástrico e pode eliminar sangue e coágulos do estômago para facilitar a visualização endoscópica.

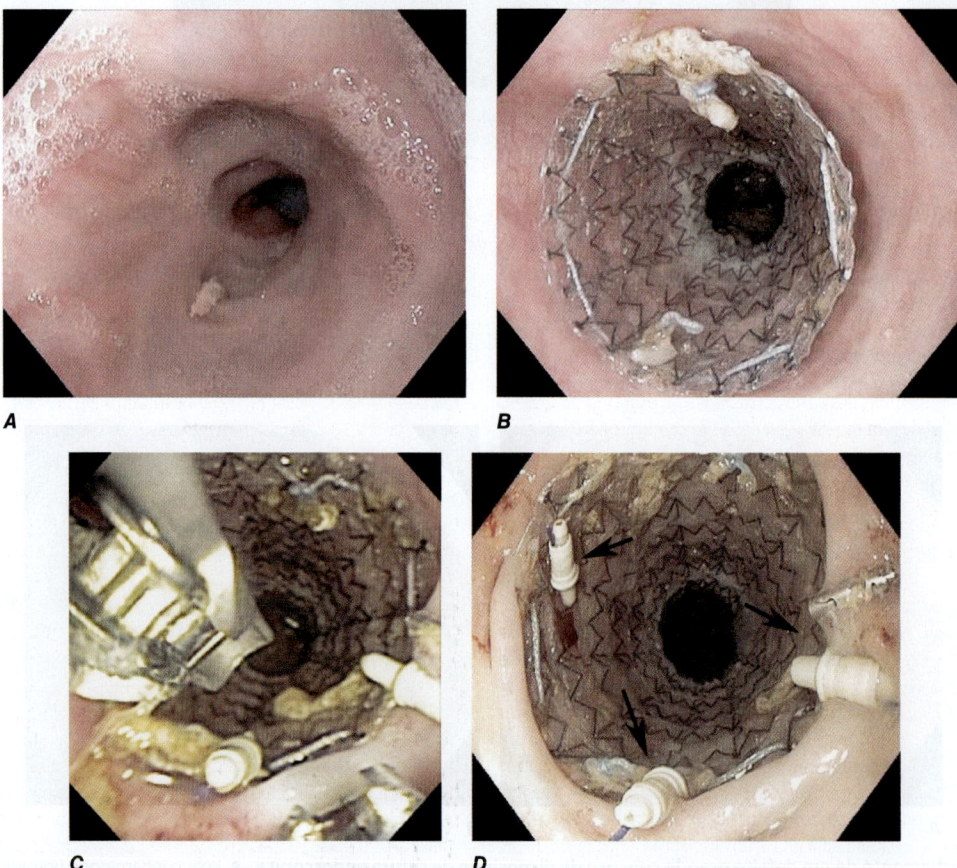

FIGURA 322-28 Prevenção da migração de *stent* usando suturas endoscópicas. *A.* Estenose anastomótica esofagogástrica refratária à dilatação por balão. *B.* Colocação temporária de um *stent* esofágico coberto. *C.* Dispositivo de sutura endoscópica para fixar o *stent* à parede do esôfago. *D.* Fixação do *stent* por suturas endoscópicas (*setas*).

TABELA 322-1 ■ Profilaxia antibiótica para procedimentos endoscópicos

Condição do paciente	Procedimento planejado	Objetivo da profilaxia	Profilaxia antibiótica periprocedimento
Qualquer doença cardíaca	Qualquer procedimento endoscópico	Profilaxia da endocardite infecciosa	Não indicada
Obstrução do ducto biliar sem colangite	CPRE com drenagem completa	Profilaxia da colangite	Não recomendada
Obstrução do ducto biliar sem colangite	CPRE com drenagem incompleta esperada (p. ex., colangite esclerosante, estenoses hilares)	Profilaxia da colangite	Recomendada; manter os antibióticos após o procedimento
Coleção de líquido pancreático estéril (p. ex., pseudocisto, necrose) em comunicação com o ducto pancreático	CPRE	Profilaxia da infecção de cisto	Recomendada; manter os antibióticos após o procedimento
Coleção de líquido pancreático estéril	Drenagem transmural	Profilaxia da infecção de cisto	Recomendada
Lesão sólida no trato GI alto	USE-PAF	Profilaxia da infecção local	Não recomendada[a]
Lesão sólida no trato GI baixo	USE-PAF	Profilaxia da infecção local	Não recomendada[a]
Lesões císticas ao longo do trato GI (incluindo mediastino e pâncreas)	USE-PAF	Profilaxia da infecção de cisto	Recomendada
Todos os pacientes	Colocação endoscópica percutânea de tubo para alimentação	Profilaxia de infecção periostomal	Recomendada[b]
Cirrose com hemorragia digestiva aguda	Necessário para todos os pacientes, independentemente dos procedimentos endoscópicos	Profilaxia de complicações infecciosas e redução da mortalidade	Recomendada, na hospitalização[c]
Diálise peritoneal contínua	Endoscopia do trato GI baixo	Profilaxia da peritonite bacteriana	Recomendada
Enxerto vascular sintético e outros dispositivos cardiovasculares não valvares	Qualquer procedimento endoscópico	Profilaxia da infecção do enxerto ou do dispositivo	Não recomendada[d]
Próteses articulares	Qualquer procedimento endoscópico	Profilaxia da artrite séptica	Não recomendada[d]

[a]Baixas taxas de bacteremia e infecção local. [b]Cefazolina ou um antibiótico com cobertura equivalente para flora oral e cutânea. [c]O risco de infecção bacteriana associada a cirrose e sangramento digestivo está bem estabelecido; recomenda-se usar ceftriaxona ou uma quinolona. [d]Risco de infecção muito baixo.
Siglas: CPRE, colangiopancreatografia retrógrada endoscópica; GI, gastrintestinal; USE-PAF, ultrassonografia endoscópica-punção por agulha fina.
Fonte: Reproduzida, com permissão, de MA Kashab et al: Antibiotic prophylaxis for GI endoscopy. Gastrointest Endosc 81:81, 2015.

A maioria dos pacientes com hematoquezia, mas que estejam estáveis, pode fazer colonoscopia semieletiva. Estudos controlados não demonstraram qualquer efeito benéfico da colonoscopia de urgência para pacientes hospitalizados com hematoquezia, mas alguns pacientes com episódios de hematoquezia profusa, recidivante ou volumosa devem provavelmente fazer colonoscopia de urgência depois da purgação intestinal rápida com uma solução oral de polietilenoglicol. A colonoscopia tem positividade diagnóstica mais alta que a cintilografia radionuclídica ou a angiografia nos casos de hemorragia digestiva baixa, podendo o tratamento endoscópico ser realizado em alguns casos. A colonoscopia de urgência pode ser dificultada pela visualização precária em consequência do sangramento profuso persistente com recidiva da instabilidade hemodinâmica, e outras técnicas (p. ex., angiografia ou até mesmo colectomia subtotal de emergência) devem ser utilizadas. Nesses pacientes, o sangramento profuso originado de uma fonte gastrintestinal alta também deve ser considerado e excluído pela EDA. As mucosas anal e retal devem ser visualizadas endoscopicamente no início da evolução do sangramento retal profuso, porque podem ser identificadas lesões sangrantes dentro ou próximo do canal anal que são passíveis de tratamento por técnicas hemostáticas transanais endoscópicas ou cirúrgicas.

Úlcera péptica O aspecto endoscópico das úlceras pépticas proporciona informação prognóstica útil e determina a necessidade de realizar tratamento endoscópico dos pacientes com hemorragia aguda (Fig. 322-31). Uma úlcera com base limpa está associada a um risco baixo (3-5%) de voltar a sangrar; os pacientes com melena e úlcera com base limpa em geral podem receber alta do setor de emergência ou da sala de endoscopia e voltar para casa quando são jovens, confiáveis, saudáveis sob outros aspectos e capazes de retornar em caso de necessidade. Manchas pigmentadas planas (hematinas na base) e coágulos aderentes recobrindo a base da úlcera acarretam risco de recidiva do sangramento em 10 e 20% dos casos, respectivamente. Manchas pigmentadas planas não necessitam de tratamento, mas a terapia endoscópica costuma ser aplicada a úlceras com um coágulo aderido. Quando se observa um tampão de fibrina saindo da parede de um vaso na base da úlcera (o chamado trombo-sentinela ou vaso visível), o risco de recidiva do sangramento da úlcera é de cerca de 40%. Em geral, a detecção desse sinal indica a necessidade de realizar tratamento endoscópico para reduzir o risco de recidiva da hemorragia. Quando o endoscopista detecta sangramento jorrando de uma úlcera (sangramento em jato), o risco de a hemorragia persistir se a lesão não for tratada endoscópica ou cirurgicamente é de 90%.

O tratamento endoscópico das úlceras com estigmas de alto risco geralmente reduz o risco de recidiva do sangramento para 5 a 10%. Existem várias técnicas hemostáticas disponíveis, incluindo injeção de epinefrina ou um agente esclerosante dentro ou ao redor do vaso (Fig. 322-32), "coagulação de contato" do vaso na base da úlcera usando uma sonda térmica pressionada contra o local de sangramento (Fig. 322-33), aplicação de clipes por meio do endoscópio (Fig. 322-34) ou de clipes sobre o endoscópio (Fig. 322-35), ou uma combinação dessas modalidades (Vídeo V5-8). A injeção de epinefrina pode reduzir ou interromper o sangramento ativo, mas não é suficiente como técnica isolada para a hemostasia definitiva. Em combinação com o tratamento endoscópico, a administração de um inibidor da bomba de prótons reduz o risco de recidiva do sangramento e melhora o prognóstico dos pacientes.

Varizes Duas estratégias complementares orientam o tratamento das varizes sangrantes: tratamento local das varizes e controle da hipertensão portal subjacente. Os tratamentos locais, como ligadura elástica endoscópica das varizes, escleroterapia endoscópica de varizes e tamponamento com balão de Sengstaken-Blakemore, controlam, de maneira eficaz, as hemorragias agudas da maioria dos pacientes, enquanto os tratamentos que reduzem a pressão portal (fármacos, *shunts* cirúrgicos ou *shunts* portossistêmicos intra-hepáticos introduzidos por abordagens radiológicas) também desempenham funções importantes.

A ligadura endoscópica de varizes (LEV) está indicada como profilaxia de um sangramento primário (profilaxia primária) de varizes esofágicas volumosas (Fig. 322-36), principalmente nos pacientes nos quais o uso de betabloqueadores não seletivos está contraindicado ou não é tolerado. A LEV também é o tratamento endoscópico preferido para o controle de sangramentos ativos das varizes esofágicas e para a erradicação subsequente dessas varizes (profilaxia secundária). Durante a LEV, a variz é aspirada para dentro de um cilindro acoplado à ponta do endoscópio e uma banda de borracha é liberada pelo cilindro de forma a ligar o vaso (Fig. 322-37, Vídeo V5-9). A LEV controla as hemorragias agudas de até 90% dos pacientes.

TABELA 322-2 ■ Manejo de agentes antitrombóticos antes dos procedimentos endoscópicos

Fármaco	Risco de sangramento do procedimento	Manejo	Intervalo entre a última dose e o procedimento	Comentários
Varfarina	Baixo[a]	Manter	N/A	Garantir que a INR não fique acima da faixa terapêutica
	Alto[b]	Suspender	3-7 dias (geralmente 5); a INR deve estar ≤ 1,5 para o procedimento	Considerar um tratamento de transição com heparina;[c] em geral, é seguro reiniciar o uso de varfarina no mesmo dia ou no dia seguinte No caso de hemorragia GI potencialmente fatal, considerar a reversão com concentrado de complexo de protrombina não ativado
Dabigatrana, rivaroxabana, apixabana, edoxabana	Baixo[a]	Manter ou suspender a dose matinal no dia do procedimento	N/A	
Dabigatrana	Alto[b]	Suspender	2-3 dias se a TFG for ≥ 50 mL/min, 3-4 dias se a TFG estiver entre 30-49 mL/min	Um tratamento de transição não é recomendado; reiniciar o uso do fármaco quando o risco de sangramento for pequeno No caso de hemorragia GI potencialmente fatal, considerar o uso de um agente de reversão
Rivaroxabana, apixabana, edoxabana	Alto[a]	Suspender	2 dias se a TFG for ≥ 60 mL/min, 3 dias se a TFG estiver entre 30-59 mL/min, 4 dias se a TFG for < 30 mL/min	Um tratamento de transição não é recomendado; reiniciar o uso do fármaco quando o risco de sangramento for pequeno No caso de hemorragia GI potencialmente fatal, considerar o uso de um agente de reversão
Heparina	Baixo[a]	Manter	N/A	
	Alto[b]	Suspender	4-6 horas para heparina não fracionada	Pular 1 dose se estiver usando heparina de baixo peso molecular
Ácido acetilsalicílico	Qualquer	Manter	N/A	O ácido acetilsalicílico em dose baixa não aumenta substancialmente o risco de procedimentos endoscópicos
Ácido acetilsalicílico com dipiridamol	Baixo[a]	Manter	N/A	
	Alto[b]	Suspender	2-7 dias	Considerar a manutenção do tratamento apenas com ácido acetilsalicílico
Antagonistas do receptor P2Y$_{12}$ (clopidogrel, prasugrel, ticlopidina, ticagrelor, cangrelor)	Baixo[a]	Manter	N/A	
	Alto[b]	*Stent* coronariano colocado previamente: conversar com o cardiologista Sem *stent* coronariano: suspender, considerar a substituição por ácido acetilsalicílico	5 dias (clopidogrel ou ticagrelor), 7 dias (prasugrel), 10-14 dias (ticlopidina)	Risco de trombose do *stent* por pelo menos 12 meses depois da colocação de um *stent* coronariano farmacológico, ou 1 mês depois da colocação de um *stent* coronariano metálico

[a]Os procedimentos endoscópicos de baixo risco incluem endoscopia digestiva alta (EDA) ou colonoscopia com ou sem biópsia, ultrassonografia endoscópica (USE) sem punção aspirativa por agulha fina (PAAF) e colangiopancreatografia retrógrada endoscópica (CPRE) com troca de *stent*. [b]Os procedimentos endoscópicos de alto risco incluem EDA ou colonoscopia com dilatação, polipectomia ou ablação térmica; gastrostomia endoscópica percutânea (GEP); USE com PAAF; e CPRE com esfincterotomia ou drenagem de pseudocisto. [c]A ponte terapêutica com heparina de baixo peso molecular deve ser considerada em pacientes que suspenderão a varfarina e que estejam sob alto risco para tromboembolismo, incluindo aqueles com (1) fibrilação atrial com escore CHA$_2$DS$_2$-VASc ≥ 3, valvas mecânicas ou história de acidente vascular cerebral ou ataque isquêmico transitório; (2) valva mitral mecânica; (3) valva aórtica mecânica com outros fatores de risco tromboembólico ou valva aórtica mecânica de geração mais antiga; ou (4) tromboembolismo venoso nos últimos 3 meses.
Siglas: GI, gastrintestinal; INR, razão normalizada internacional; N/A, não aplicável; TFG, taxa de filtração glomerular.
Fonte: Adaptada de RD Acosta et al: Gastrointest Endosc 83:3, 2016; e AM Veitch et al: Gut 65:374, 2016.

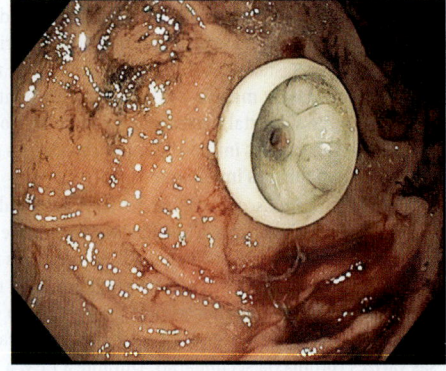 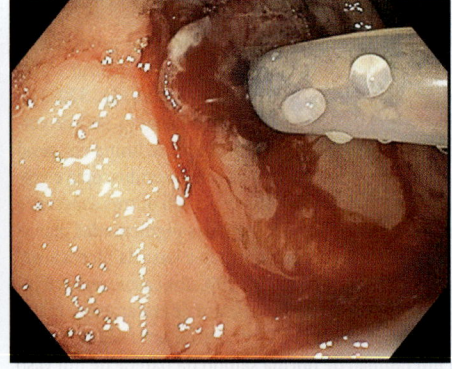

FIGURA 322-29 Sangramento depois da colocação de um tubo de gastrostomia endoscópica percutânea (GEP). **A.** Paciente com melena de um tubo de GEP colocado recentemente. **B.** O afrouxamento do retentor discal interno do tubo de GEP mostrou sangramento ativo de dentro do trajeto da GEP.

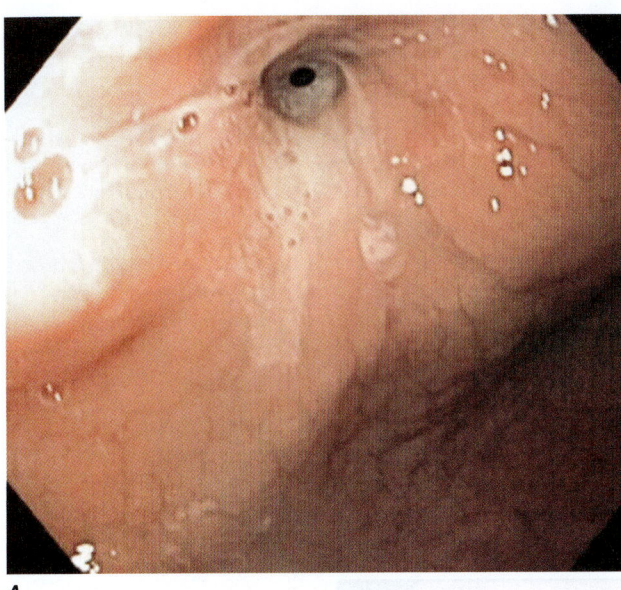 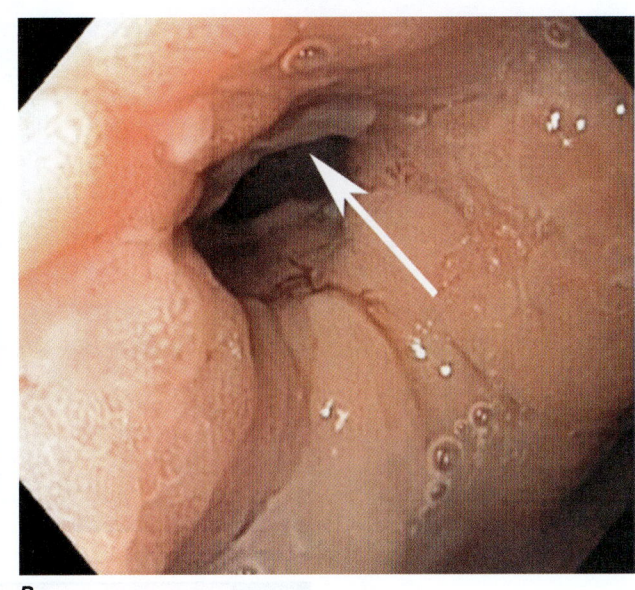

FIGURA 322-30 **Síndrome do sepultamento do retentor interno. A.** Migração do disco retentor interno de um tubo de gastrostomia endoscópica percutânea (GEP) através da parede gástrica. **B.** Visão ampliada do disco retentor (*seta*) sepultado na parede gástrica.

As complicações desse procedimento, como sangramento após aplicação de bandas elásticas e estenose do esôfago, não são comuns. A escleroterapia endoscópica de varizes (EEV) consiste em injetar uma solução trombogênica esclerosante dentro ou perto das varizes hemorrágicas. A EEV também controla sangramentos agudos da maioria dos pacientes, mas geralmente é utilizada como tratamento definitivo quando a ligadura elástica é ineficaz, tendo em vista seu índice mais alto de complicações. A hemorragia originada de varizes volumosas do fundo gástrico (Fig. 322-38) é mais bem tratada por injeção endoscópica de cianoacrilato ("cola") (Vídeo V5-10), porque a LEV e a EEV desses vasos estão associadas a um índice elevado de recidivas. As complicações da injeção de cianoacrilato incluem infecção e embolia da cola para outros órgãos, incluindo pulmões, cérebro e baço.

Depois do tratamento da hemorragia aguda, pode-se realizar sessões eletivas de tratamento endoscópico com o objetivo de erradicar as varizes esofágicas e evitar recidiva do sangramento por meses ou anos. Contudo, esse tratamento crônico não é tão eficaz e, em longo prazo, evita recidivas do sangramento em cerca de 50% dos pacientes. As terapias farmacológicas que reduzem a pressão portal têm eficácia semelhante. Porém, a estratégia preferida para a profilaxia secundária do sangramento por varizes é a combinação de LEV com betabloqueadores não seletivos.

Lesão de Dieulafoy Essa lesão, também denominada artéria de calibre persistente, é uma arteríola de grande calibre que está localizada imediatamente abaixo da mucosa gastrintestinal e sangra por uma erosão puntiforme da mucosa (Fig. 322-39). A lesão de Dieulafoy comumente envolve a pequena curvatura do estômago proximal, causa hemorragia arterial volumosa e pode ser difícil de diagnosticar quando não tem sangramento em atividade; em geral, essa lesão é diagnosticada apenas depois da endoscopia repetida nos casos de sangramento recidivante. O tratamento endoscópico (p. ex., coagulação térmica, ligadura elástica, colocação de clipe ou sutura endoscópica) geralmente é eficaz no controle do sangramento e na selagem do vaso subjacente depois da identificação da lesão (Vídeo V5-11). Os tratamentos de resgate, como embolização angiográfica ou sutura cirúrgica, são considerados para os casos nos quais o tratamento endoscópico falha.

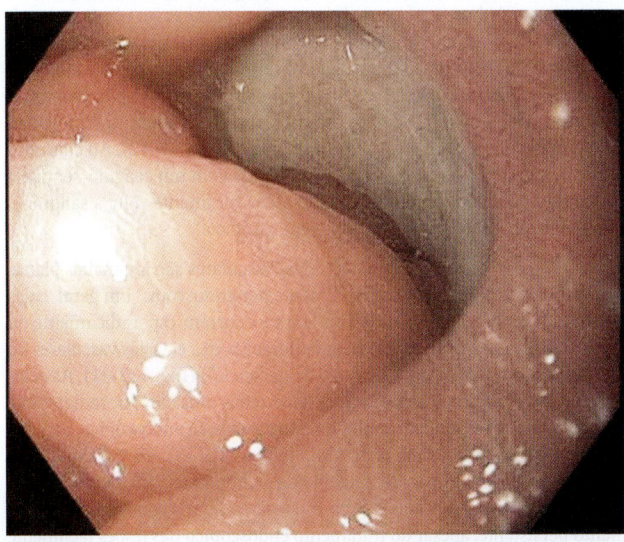 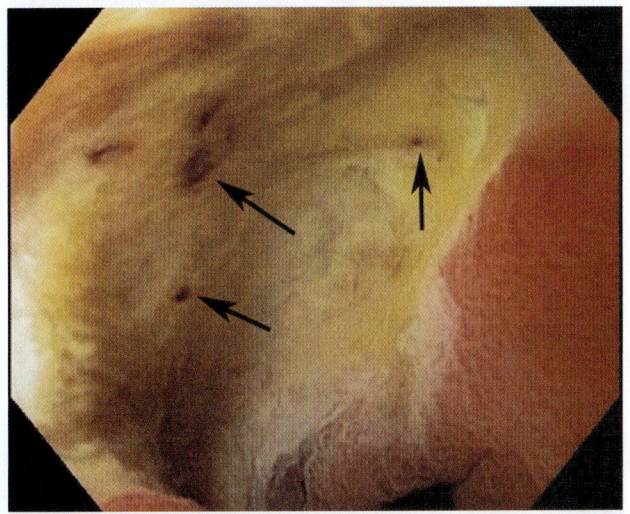

FIGURA 322-31 **Sinais de hemorragia de úlceras pépticas. A.** Úlcera do antro gástrico com base limpa. **B.** Úlcera duodenal com manchas pigmentadas planas (*setas*). **C.** Úlcera duodenal com coágulo denso aderido. **D.** Úlcera gástrica com um vaso pigmentado proeminente/visível. **E.** Úlcera duodenal com sangramento ativo em jato (*seta*).

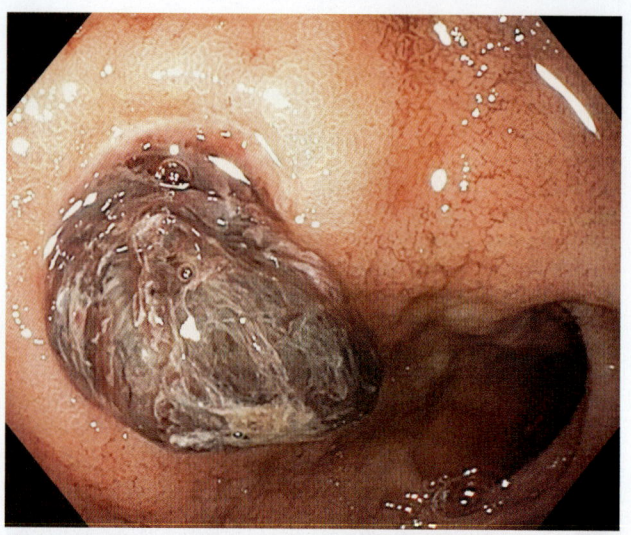
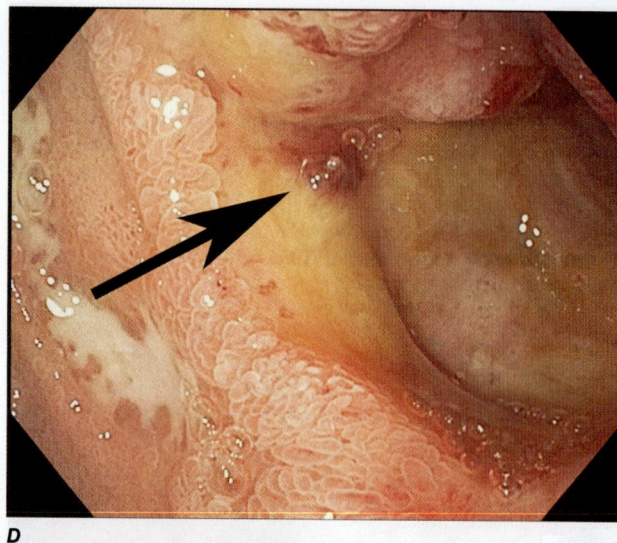
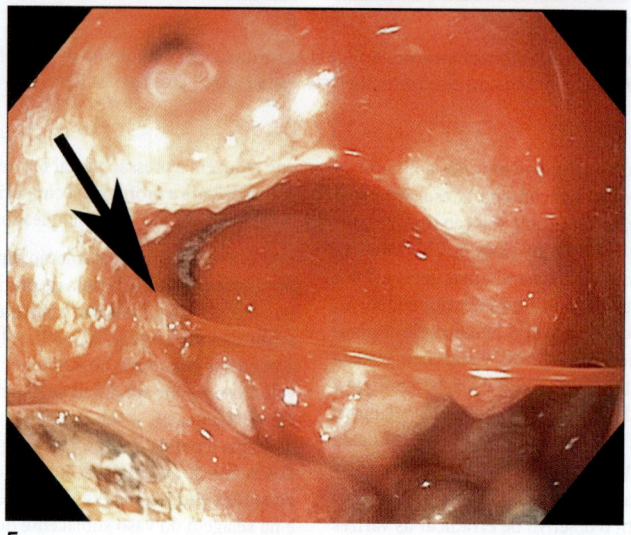

FIGURA 322-31 *(Continuação)*

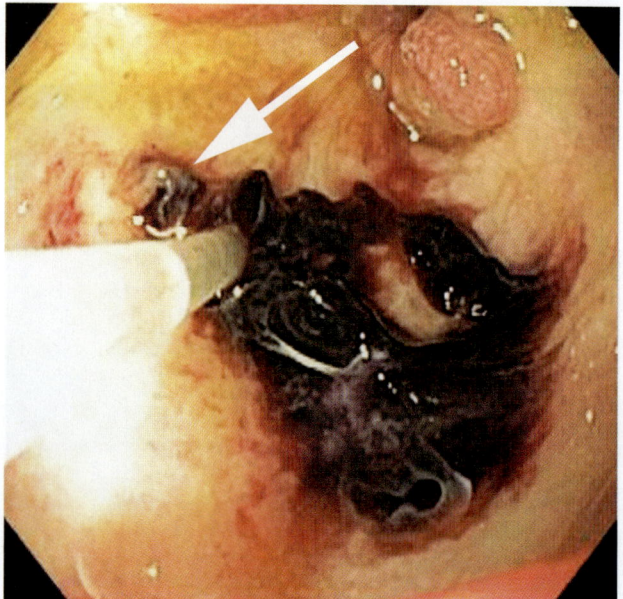

FIGURA 322-32 **Terapia injetável para a hemostasia de úlceras.** Injeção de epinefrina em uma úlcera duodenal com vaso visível (*seta*) e coágulo aderido.

Laceração de Mallory-Weiss A laceração de Mallory-Weiss é uma ruptura linear da mucosa nas proximidades ou na própria junção esofagogástrica, em geral associada aos esforços vigorosos para vomitar ou vômitos repetidos **(Fig. 322-40)**. Quando a laceração rompe uma arteríola da submucosa, o resultado pode ser uma hemorragia volumosa. A endoscopia é a melhor técnica diagnóstica, e uma laceração com sangramento ativo pode ser tratada por via endoscópica com coagulação de contato, ligadura elástica ou hemoclipes com ou sem a injeção de epinefrina **(Vídeo V5-12)**. Ao contrário da úlcera péptica, a laceração de Mallory-Weiss com um coágulo-sentinela que, na sua base, não tem sangramento ativo, raramente volta a sangrar e, por essa razão, não requer tratamento endoscópico.

Ectasias vasculares Dilatações (ectasias) vasculares são anomalias planas da mucosa diagnosticadas mais facilmente por endoscopia. Em geral, essas lesões causam hemorragia digestiva lenta e ocorrem esporadicamente ou com um padrão de distribuição bem definido (p. ex., ectasias vasculares do antro gástrico [EVAGs] ou "estômago de melancia") **(Fig. 322-41)**. As ectasias vasculares do ceco, a EVAG e as ectasias retais causadas por radioterapia frequentemente respondem ao tratamento de ablação endoscópica, incluindo coagulação com plasma de argônio **(Vídeo V5-13)**. Os pacientes com ectasias vasculares difusas do intestino delgado (associadas à insuficiência renal crônica e à telangiectasia hemorrágica hereditária) podem ter sangramento persistente, apesar do tratamento endoscópico das lesões facilmente acessíveis à endoscopia convencional. Esses pacientes podem se beneficiar com a enteroscopia assistida por dispositivo com hemostasia endoscópica ou terapia farmacológica, como a octreotida ou dose baixa de talidomida, nos casos com sangramento continuado apesar da terapia endoscópica.

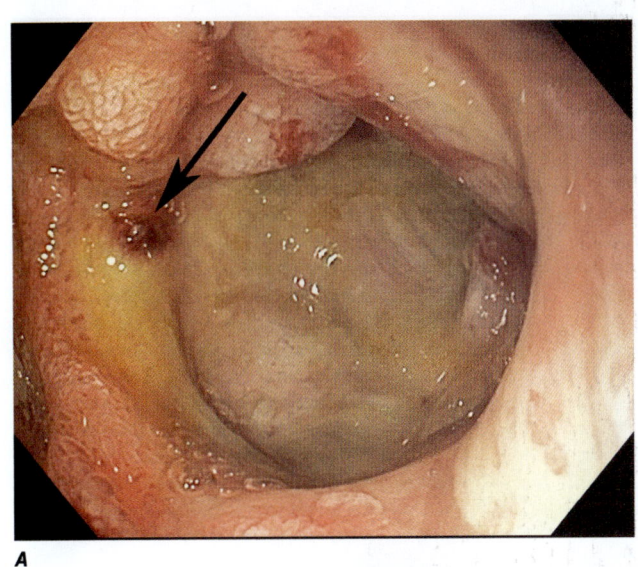
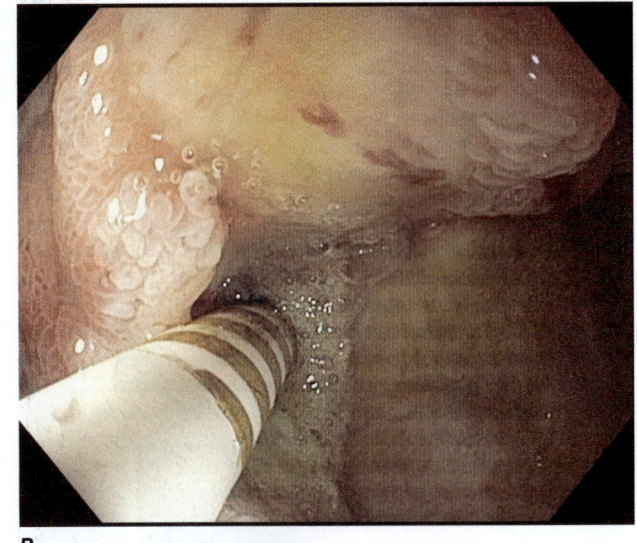
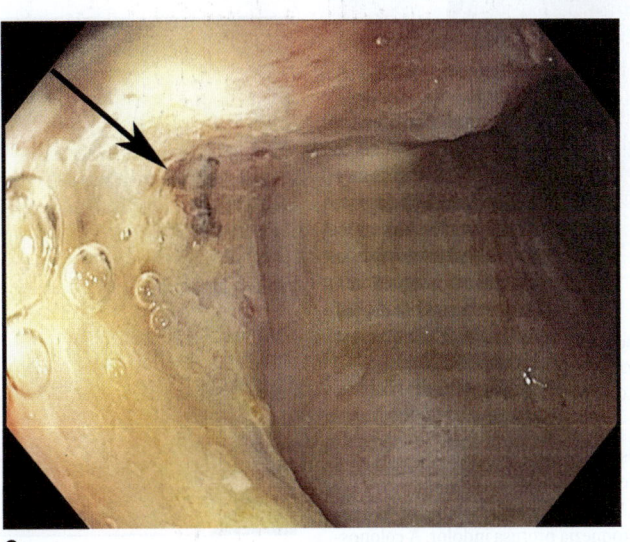

FIGURA 322-33 **Coagulação de contato para hemostasia de úlcera. A.** Úlcera duodenal superficial com vaso visível (*seta*). **B.** Coagulação do vaso com sonda térmica de contato. **C.** Obliteração do vaso tratado (*seta*).

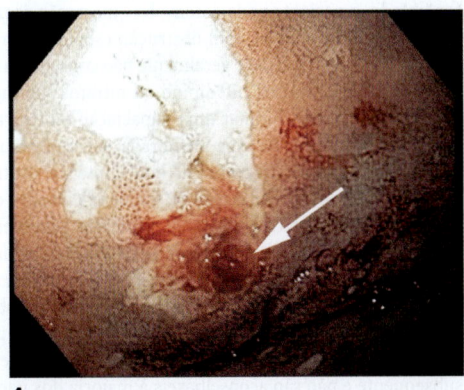
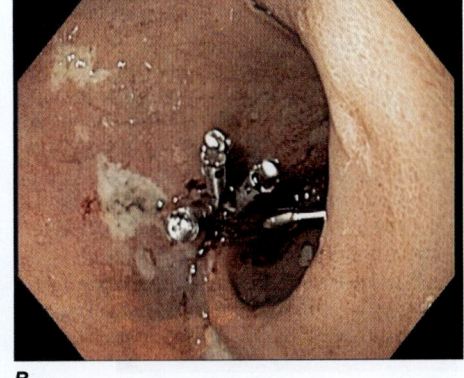

FIGURA 322-34 **Colocação de clipe através do endoscópio para hemostasia de úlcera. A.** Úlcera duodenal superficial com vaso visível (*seta*). **B.** Hemostasia alcançada depois da aplicação de vários clipes através do endoscópio.

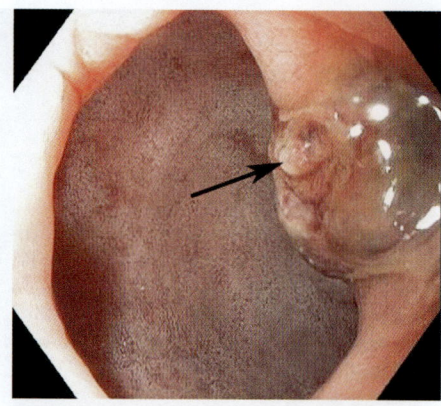

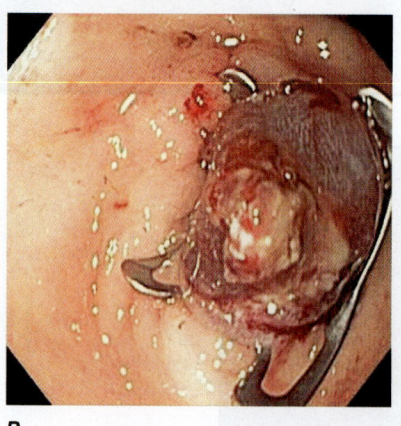

FIGURA 322-35 **Colocação de clipe sobre o endoscópio para hemostasia de úlcera. A.** Úlcera do canal pilórico com vaso visível (*seta*). **B.** Hemostasia obtida após colocação de um clipe sobre o endoscópio.

Divertículos colônicos Os divertículos formam-se nos pontos em que as artérias nutrientes penetram na parede muscular do cólon em seu trajeto para a mucosa colônica (Fig. 322-42). A artéria encontrada na base de um divertículo pode sangrar e causar hematoquezia profusa indolor. A colonoscopia está indicada para os pacientes com hematoquezia e suspeita de hemorragia diverticular, porque é necessário excluir outras causas de sangramento (inclusive ectasias vasculares, colite e câncer colorretal). Além disso, o procedimento pode demonstrar e tratar um divertículo com sangramento ativo (Fig. 322-43, Vídeo V5-14).

OBSTRUÇÃO E PSEUDO-OBSTRUÇÃO GASTRINTESTINAL

A endoscopia é útil à avaliação e ao tratamento de algumas causas de obstrução gastrintestinal. Uma exceção importante é a obstrução do intestino delgado decorrente de aderências cirúrgicas, que, em geral, não são

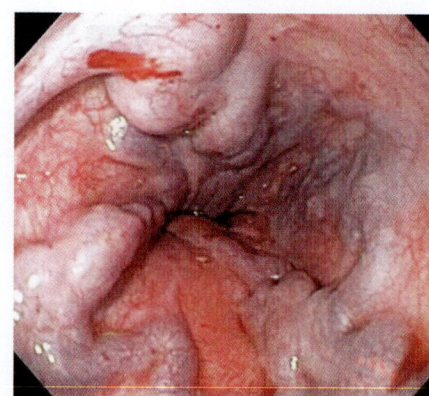

FIGURA 322-36 Varizes esofágicas.

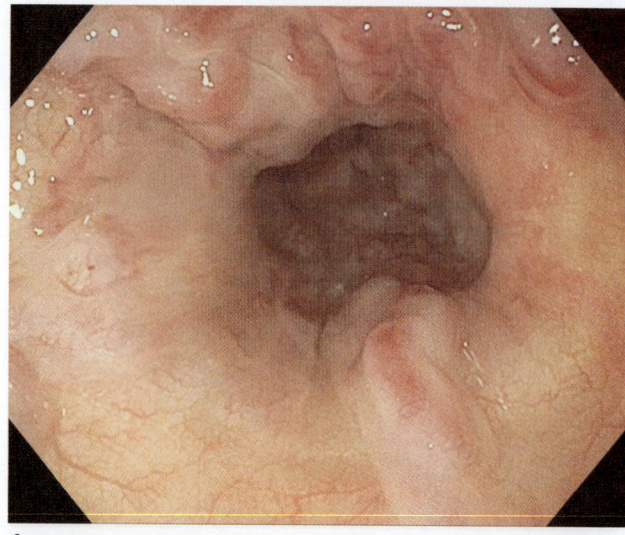

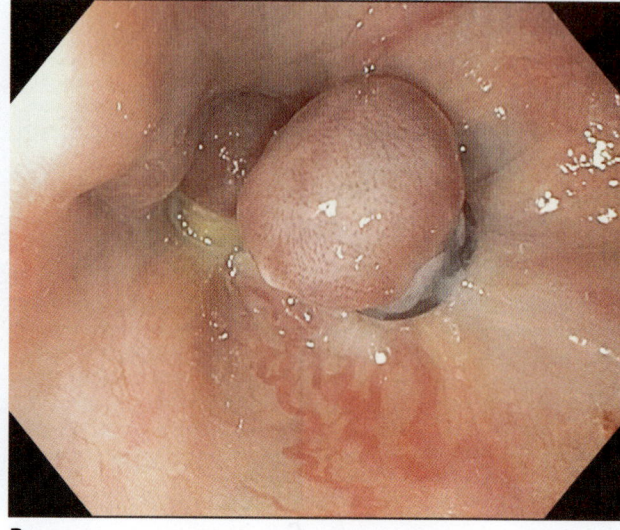

FIGURA 322-37 **Ligadura endoscópica de varizes. A.** Varizes esofágicas com sinais vermelhos de superfície. **B.** Ligadura elástica de varizes.

diagnosticadas ou tratadas por endoscopia. As obstruções esofágicas, gastroduodenais e colônicas ou pseudo-obstruções intestinais podem ser diagnosticadas e, com frequência, tratadas endoscopicamente.

Obstrução esofágica aguda Obstrução do esôfago por alimentos impactados (Fig. 322-44) ou um corpo estranho ingerido (Fig. 322-45) é uma condição potencialmente fatal e constitui uma emergência endoscópica. Se não for tratado, o paciente pode desenvolver ulceração, isquemia e perfuração do esôfago. Os pacientes com obstrução esofágica persistente frequentemente têm hipersalivação e geralmente não conseguem engolir água. Goles de bebidas gaseificadas, nifedipino ou nitratos sublinguais, ou glucagon intravenoso podem eliminar uma impactação esofágica de alimento, mas, em muitos pacientes, há uma membrana, um anel ou uma estenose subjacente, e a remoção endoscópica do bolo alimentar obstrutivo é necessária. Em geral, a endoscopia é o melhor exame inicial para esses casos, porque a remoção endoscópica do material obstrutivo geralmente é possível e, em muitos casos, é possível demonstrar a existência de alguma patologia esofágica subjacente. Radiografias de tórax e pescoço devem ser aventadas antes da realização da endoscopia nos pacientes com febre, obstrução com duração ≥ 24 horas ou ingestão de um objeto perfurante (p. ex., uma espinha de peixe). Os exames radiográficos contrastados interferem na endoscopia subsequente e não são aconselháveis à maioria dos pacientes com quadro clínico de obstrução esofágica.

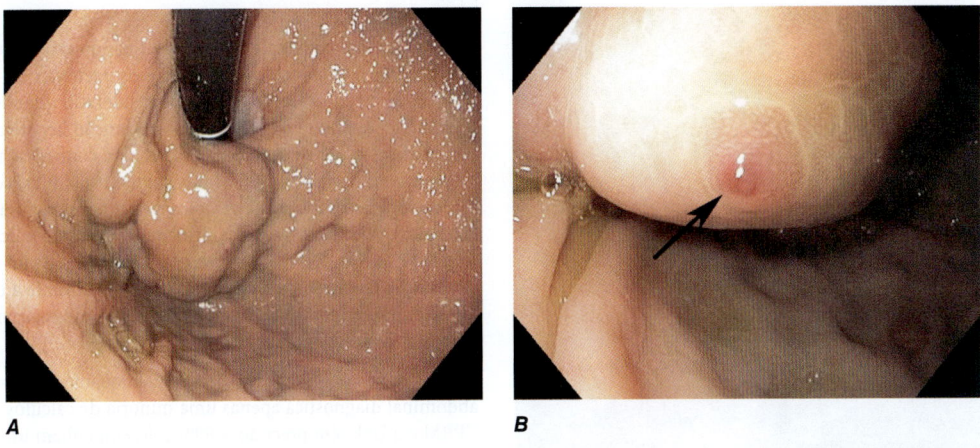

FIGURA 322-38 **Varizes gástricas. A.** Varizes grandes do fundo gástrico. **B.** Sinal de sangramento da mesma variz gástrica (*seta*).

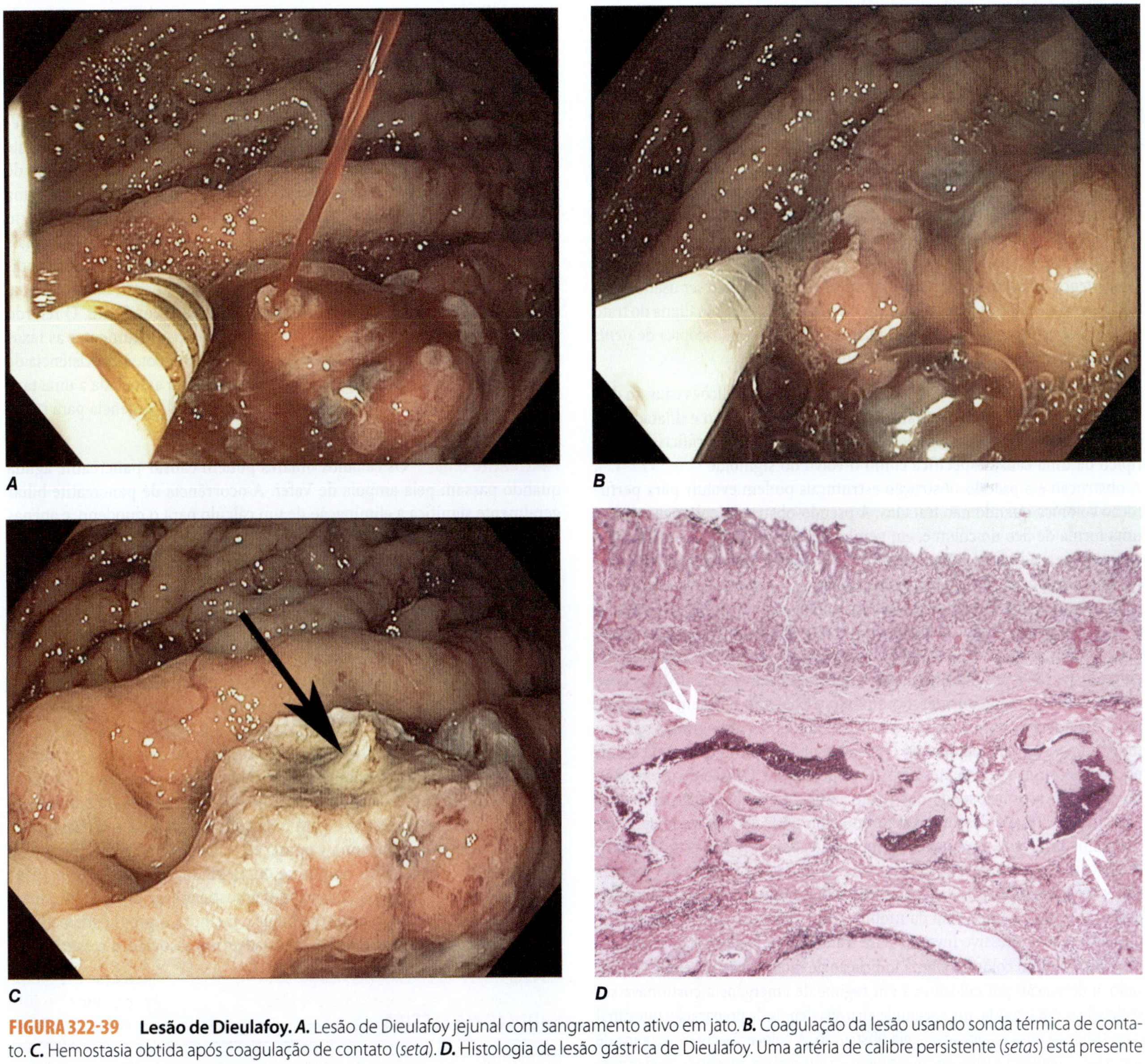

FIGURA 322-39 **Lesão de Dieulafoy. A.** Lesão de Dieulafoy jejunal com sangramento ativo em jato. **B.** Coagulação da lesão usando sonda térmica de contato. **C.** Hemostasia obtida após coagulação de contato (*seta*). **D.** Histologia de lesão gástrica de Dieulafoy. Uma artéria de calibre persistente (*setas*) está presente na submucosa gástrica, imediatamente abaixo da mucosa.

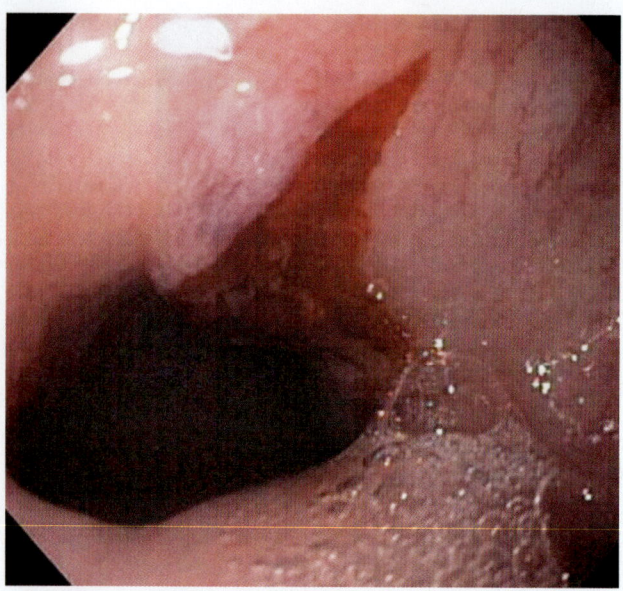

FIGURA 322-40 Laceração de Mallory-Weiss na junção esofagogástrica.

Obstrução do trato de saída do estômago A obstrução da saída gástrica é geralmente causada por um tumor maligno do estômago, do duodeno ou do pâncreas, ou por uma úlcera péptica crônica com estenose pilórica (Fig. 322-46). Os pacientes vomitam alimento parcialmente digerido muitas horas após sua ingestão. A descompressão gástrica com uma sonda nasogástrica e a lavagem subsequente para remover o material retido constituem a primeira etapa do tratamento. A endoscopia é útil ao diagnóstico e ao tratamento. Os pacientes com estenose pilórica benigna podem ser tratados por dilatação endoscópica do piloro com um balão, e uma sequência de dilatações endoscópicas resulta em alívio prolongado dos sintomas em cerca de 50% dos pacientes. *Stents* metálicos com lúmen aposto (LAMS, de *lumen-apposing metal stents*) removíveis totalmente cobertos também podem ser usados para tratar estenose pilórica benigna (Vídeo V5-15). A obstrução maligna do trato de saída do estômago pode ser aliviada pela colocação endoscópica de *stents* expansíveis nos pacientes com tumores inoperáveis (Vídeo V5-16).

Obstrução e pseudo-obstrução colônica Essas duas condições causam distensão e desconforto abdominais, timpanismo à percussão e dilatação do cólon nas radiografias simples do abdome. O aspecto radiográfico pode ser típico de uma causa específica como o volvo do sigmoide (Fig. 322-47). A obstrução e a pseudo-obstrução estruturais podem evoluir para perfuração colônica quando não tratadas. A pseudo-obstrução colônica aguda é uma forma de íleo do cólon e, em geral, pode ser atribuída aos distúrbios eletrolíticos, à administração de narcóticos e anticolinérgicos, à imobilidade (p. ex., pós-operatório) e à hemorragia ou às massas retroperitoneais. Geralmente, os pacientes têm vários fatores etiológicos coexistentes. Colonoscopia, enema com contraste hidrossolúvel ou tomografia computadorizada (TC) podem ser realizados para avaliar uma lesão obstrutiva e diferenciar entre obstrução e pseudo-obstrução. Um desses exames diagnósticos deve ser cuidadosamente considerado quando o paciente não tem fatores de risco inequívocos para pseudo-obstrução, quando as radiografias não demonstram ar no reto, ou quando o paciente não melhorar depois da eliminação das causas coexistentes de pseudo-obstrução. O risco de perfuração do ceco nos casos de pseudo-obstrução aumenta quando o diâmetro cecal passa de 12 cm, e a descompressão do cólon pode ser realizada com neostigmina intravenosa ou por descompressão colonoscópica (Fig. 322-48). A maioria dos pacientes deve fazer uma tentativa de tratamento conservador (com correção dos distúrbios eletrolíticos, interrupção dos fármacos desencadeantes e ampliação da mobilização) antes de realizar um procedimento descompressivo invasivo para tratar a pseudo-obstrução colônica.

A obstrução colônica é uma indicação de intervenção urgente. No passado, a derivação por colostomia em regime de emergência costumava ser realizada e, em seguida, uma segunda cirurgia depois da preparação intestinal para tratar a causa responsável pela obstrução. A colocação colonoscópica de um *stent* expansível é uma opção terapêutica alternativa, que pode aliviar obstruções colônicas malignas sem emergência e permitir a preparação intestinal para uma operação eletiva em estágio único (Fig. 322-49, Vídeo V5-17).

OBSTRUÇÃO BILIAR AGUDA

A dor intensa e constante que ocorre quando um cálculo biliar obstrui subitamente o colédoco costuma levar os pacientes ao hospital. O diagnóstico de coledocolitíase deve ser considerado quando o paciente tem icterícia ou quando os testes séricos de função hepática ou das enzimas pancreáticas estão elevados; essa hipótese é confirmada por USE, colangiopancreatografia por ressonância magnética (CPRM) ou colangiografia direta (realizada por via endoscópica, percutânea ou durante a intervenção cirúrgica). A CPRE é a técnica principal para tratar cálculos do colédoco (Figs. 322-16 e 322-17), embora eles também possam ser retirados por exploração laparoscópica dos ductos biliares durante a operação de colecistectomia. Em alguns casos, pode ser necessário realizar drenagem biliar percutânea radiológica.

Exames de imagem dos ductos biliares Enquanto a ultrassonografia transabdominal diagnostica apenas uma minoria de cálculos do ducto biliar, a CPRM e a USE têm precisão > 90% e desempenham um papel importante no diagnóstico. A Figura 322-50 ilustra exemplos dessas modalidades diagnósticas.

Quando a suspeita de coledocolitíase é alta e o tratamento de urgência é necessário (p. ex., paciente com icterícia obstrutiva e sepse biliar), a CPRE é o procedimento preferido porque ainda é o padrão de referência para o diagnóstico e possibilita o tratamento imediato do paciente (Vídeo V5-18). Se houver relativamente pouca chance de cálculo persistente em ductos biliares (como em um paciente com pancreatite biliar), a CPRE pode ser substituída por técnicas de imagem menos invasivas, como USE, CPRM ou colangiografia intraoperatória realizada durante a colecistectomia, poupando alguns pacientes do risco e do desconforto da CPRE.

Colangite ascendente A tríade de Charcot – icterícia, dor abdominal e febre – está presente em cerca de 70% dos pacientes com colangite ascendente e sepse biliar. Esses pacientes são tratados inicialmente com reposição de líquidos e antibióticos intravenosos. A ultrassonografia abdominal costuma ser realizada para avaliar se há cálculos na vesícula e dilatação do ducto biliar. Contudo, o ducto biliar pode não estar dilatado nos estágios iniciais da obstrução biliar aguda. Em geral, o tratamento clínico melhora as condições do paciente e oferece um intervalo de cerca de 24 horas, durante o qual a drenagem biliar deve ser estabelecida, geralmente por CPRE. O retardo desnecessário pode resultar no agravamento da sepse e aumentar as taxas de morbidade e mortalidade. Além da tríade de Charcot, a coexistência de choque e confusão mental (pêntade de Reynold) está associada a uma taxa de mortalidade alta e deve levar a uma intervenção de urgência para restabelecer a drenagem biliar.

Pancreatite biliar Os cálculos biliares podem causar pancreatite aguda quando passam pela ampola de Vater. A ocorrência de pancreatite biliar geralmente significa a eliminação de um cálculo para o duodeno, e apenas cerca de 20% dos pacientes têm cálculos persistentes na ampola ou no colédoco. Os cálculos retidos são mais frequentes nos pacientes com icterícia, níveis crescentes das provas de função hepática após internação hospitalar, pancreatite grave ou colangite ascendente sobreposta.

A CPRE de urgência reduz a taxa de morbidade da pancreatite biliar em um subgrupo de pacientes com cálculos retidos no ducto biliar. Ainda não está claro se o efeito benéfico da CPRE é atribuível principalmente ao tratamento e à profilaxia da colangite ascendente ou ao alívio da obstrução do ducto pancreático. A CPRE está indicada em uma fase precoce da evolução da pancreatite biliar quando há suspeita de colangite ascendente, sobretudo quando o paciente tem icterícia. A CPRE de urgência também pode ser benéfica aos pacientes considerados portadores de pancreatite grave com base na utilização de um indicador clínico de gravidade (p. ex., escala de Glasgow ou Ranson). Como o efeito benéfico da CPRE limita-se aos pacientes com cálculos retidos no ducto biliar, a estratégia de realizar inicialmente a CPRM ou a USE para diagnosticar esse problema reduz a utilização da CPRE na pancreatite biliar e melhora o prognóstico clínico porque reduz a ocorrência dos eventos adversos associados a este último procedimento.

ENDOSCOPIA ELETIVA

DISPEPSIA

Dispepsia é um desconforto ou dor em ardência crônica ou recidivante no abdome superior que pode ser causada por diversos processos, como

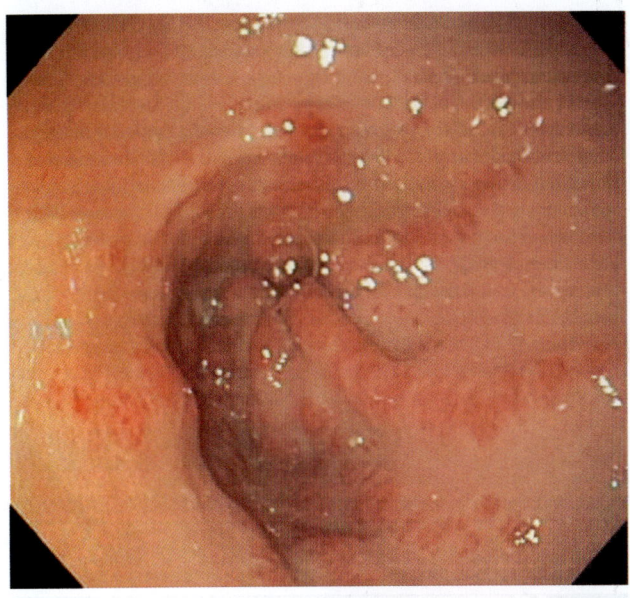
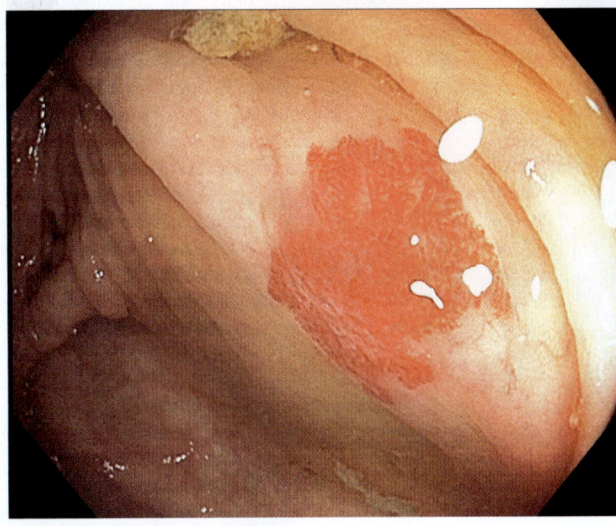
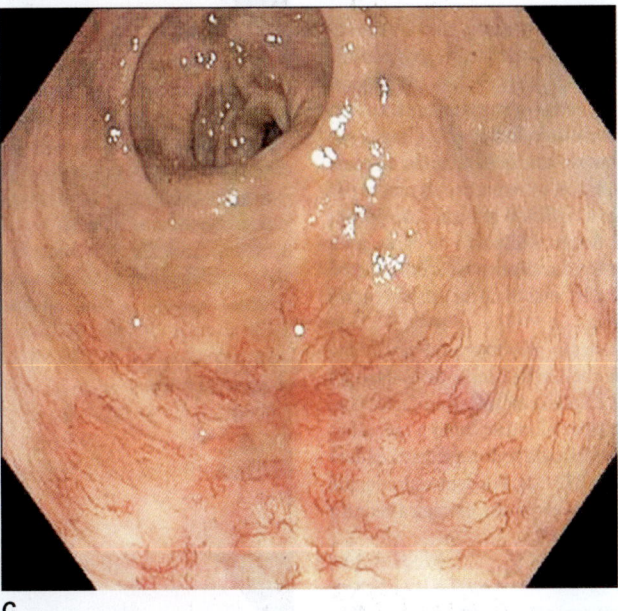

FIGURA 322-41 Ectasias vasculares gastrintestinais. A. Ectasias vasculares do antro gástrico ("estômago de melancia") caracterizadas por estrias angiectásicas achatadas e proeminentes. **B.** Angiectasia no ceco. **C.** Ectasias vasculares induzidas por radioterapia do reto de um paciente tratado no passado para câncer de próstata.

refluxo gastresofágico, doença ulcerosa péptica e "dispepsia não ulcerosa" (uma categoria heterogênea que inclui distúrbios da motilidade, sensibilidade e somatização). As neoplasias malignas gástricas e esofágicas são causas menos comuns de dispepsia. A anamnese minuciosa possibilita fazer o diagnóstico diferencial preciso da dispepsia apenas em cerca da metade dos pacientes. Nos casos restantes, a endoscopia pode ser um recurso diagnóstico útil, especialmente nos pacientes cujos sintomas não melhoram depois do tratamento para erradicação do *Helicobacter pylori* ou de um teste terapêutico empírico com inibidores de secreção ácida. A endoscopia deve ser realizada desde o início nos pacientes com dispepsia e sinais de alarme, incluindo perda de peso, sintomas obstrutivos e anemia ferropriva.

DOENÇA DO REFLUXO GASTRESOFÁGICO

Quando há sintomas clássicos de refluxo gastresofágico, como eructações ácidas e pirose subesternal, o diagnóstico presuntivo e o tratamento empírico geralmente são suficientes. A endoscopia é um exame sensível para o diagnóstico de esofagite (Fig. 322-51), mas pode deixar de identificar casos de doença por refluxo não erosiva (DRNE), porque alguns pacientes têm refluxo sintomático sem esofagite. O exame mais sensível para o diagnóstico

da doença do refluxo gastresofágixo (DRGE) é a monitoração ambulatorial do pH durante um período de 24 horas. A endoscopia está indicada para os pacientes com sintomas de refluxo refratários ao tratamento de bloqueio da secreção ácida; para os indivíduos com sinais e sintomas de alarme, incluindo disfagia, emagrecimento ou hemorragia digestiva; e para os pacientes com dispepsia recidivante após o tratamento que não possa ser claramente atribuída ao refluxo unicamente com base nos sinais clínicos. A endoscopia deve ser considerada para os pacientes com DRGE de longa duração (≥ 10 anos) porque o risco de serem portadores de esôfago de Barrett é seis vezes maior em comparação com os indivíduos com sintomas de refluxo há < 1 ano.

Esôfago de Barrett e displasia escamosa esofágica O esôfago de Barrett consiste em uma metaplasia colunar especializada que substitui a mucosa escamosa normal do esôfago distal de alguns pacientes com DRGE. O epitélio de Barrett é um fator de risco importante para adenocarcinoma do esôfago e é facilmente detectado pelo exame endoscópico, tendo em vista o deslocamento proximal da junção escamocolunar (Fig. 322-6). Uma EDA de triagem para diagnosticar esôfago de Barrett deve ser considerada para os pacientes com história prolongada (≥ 10 anos) de sintomas

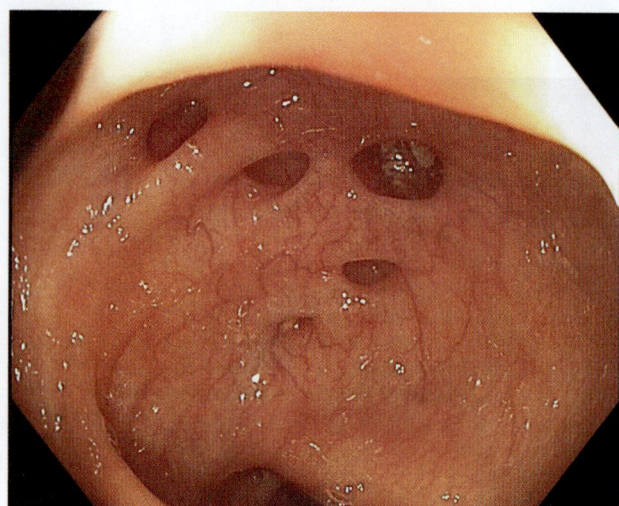

FIGURA 322-42 Divertículos colônicos.

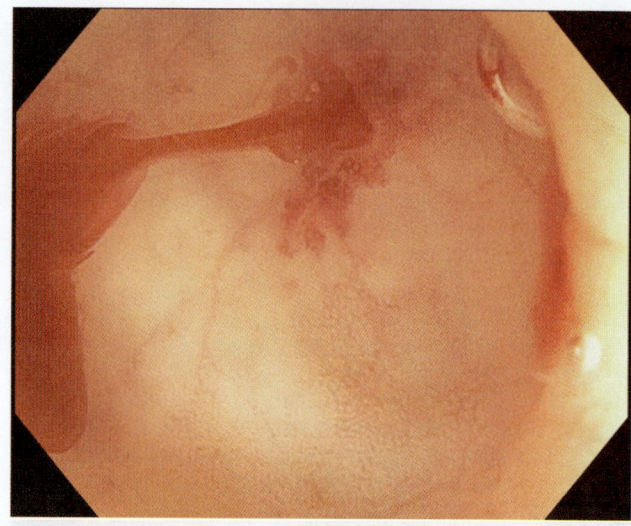

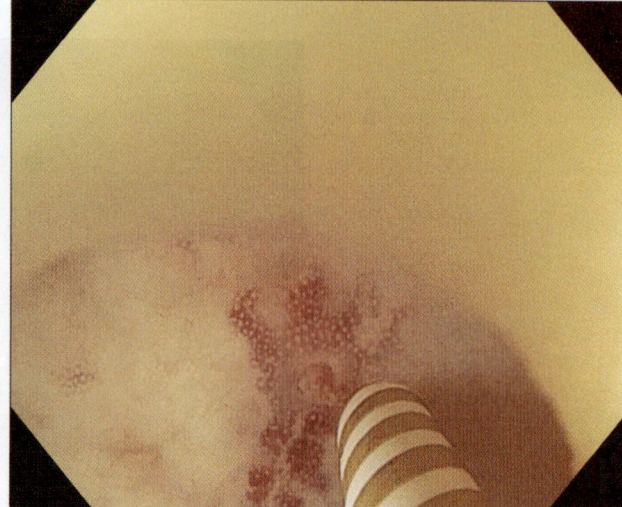

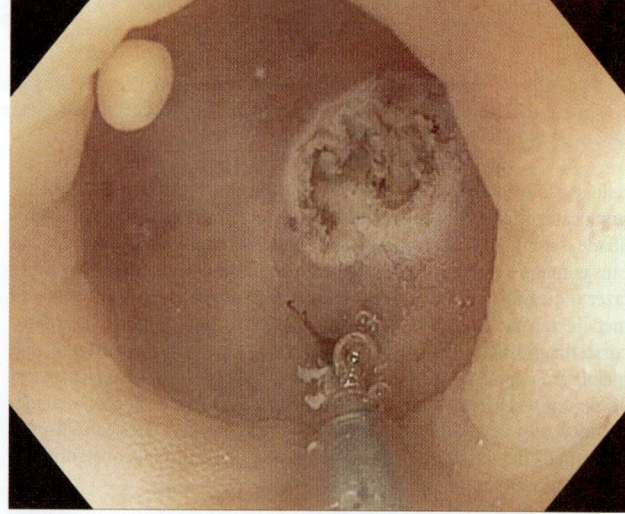

FIGURA 322-43 Hemorragia diverticular. A. Sangramento ativo de um divertículo do sigmoide. **B.** Tratamento do vaso sangrante no topo do divertículo com sonda térmica de contato. **C.** Hemostasia obtida após coagulação de contato com injeção de tinta nanquim para auxiliar na localização futura.

de DRGE. A biópsia endoscópica é o padrão de referência para confirmar a existência do esôfago de Barrett e da displasia ou câncer originados da mucosa de Barrett.

A realização periódica de EDAs com biópsias é recomendada ao acompanhamento clínico dos pacientes com esôfago de Barrett. A ressecção (REM ou DES) e/ou ablação endoscópicas são realizadas quando o exame demonstra displasia de grau avançado ou câncer intramucoso na mucosa de Barrett. Tanto a terapia endoscópica como a vigilância periódica são opções aceitáveis em pacientes com esôfago de Barrett e displasia de baixo grau. A ablação por radiofrequência (ARF) é a técnica ablativa mais utilizada no tratamento endoscópico do esôfago de Barrett, mas também existem outras modalidades disponíveis (p. ex., crioterapia).

A displasia escamosa esofágica é a lesão precursora do carcinoma escamoso do esôfago (CEE), o tipo mais comum de câncer de esôfago no mundo todo. A detecção endoscópica de displasia escamosa esofágica costuma necessitar de métodos de imagem especializados, como a cromoendoscopia com solução de lugol. Após a detecção, ela pode ser tratada endoscopicamente com REM, DES ou ARF (Fig. 322-52). Foi demonstrado que o rastreamento populacional para a displasia escamosa esofágica reduz a ocorrência de CEE em regiões de alta incidência.

ÚLCERA PÉPTICA

Nos casos clássicos, a úlcera péptica causa sensação de corrosão ou ardência epigástrica, que ocorre com mais frequência à noite e é aliviada prontamente pela ingestão de alimentos ou antiácidos. Embora a endoscopia seja o exame diagnóstico mais sensível para úlcera péptica, ela não representa uma estratégia com boa relação custo-benefício para pacientes jovens com sintomas dispépticos sugestivos de úlcera, a menos que a endoscopia esteja disponível a um custo reduzido. Pacientes sob suspeita de úlcera péptica devem ser avaliados quanto à coexistência de infecção por *H. pylori*. Sorologia (infecção pregressa ou atual), teste de ureia no ar expirado (infecção atual) e testes fecais não são invasivos e são menos dispendiosos que a endoscopia com biópsia. Pacientes com > 50 anos e indivíduos com sintomas de alarme ou queixas persistentes apesar do tratamento devem fazer endoscopia para excluir neoplasia maligna.

DISPEPSIA NÃO ULCEROSA

A dispepsia não ulcerosa pode estar associada à distensão abdominal e, ao contrário da úlcera péptica, não tende a regredir e recidivar. A maioria dos pacientes refere sintomas persistentes apesar do tratamento com redutores de acidez, procinéticos ou antibióticos para *Helicobacter* e deve ser encaminhada para endoscopia com a finalidade de excluir uma úlcera refratária e investigar outras causas. Embora a endoscopia ajude a excluir outras causas, seu impacto no tratamento dos pacientes com dispepsia não ulcerosa é limitado.

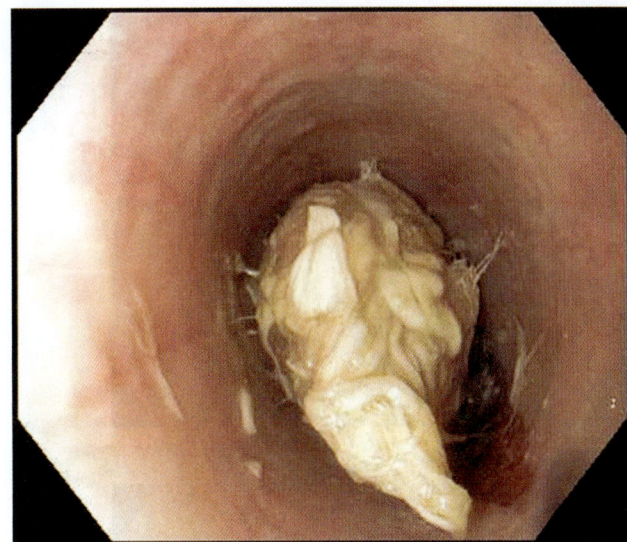

FIGURA 322-44 Impactação de alimento no esôfago. Bolo de carne impactado no esôfago distal.

DISFAGIA

Cerca de 50% dos pacientes que se apresentam com dificuldade de deglutir têm obstrução mecânica; os demais têm distúrbios da motilidade, como acalásia ou espasmo esofágico difuso. A anamnese minuciosa geralmente sugere o diagnóstico e orienta a utilização apropriada dos exames diagnósticos. Nos casos típicos, as estenoses esofágicas **(Fig. 322-53)** causam disfagia progressiva, primeiro aos sólidos e, a seguir, aos líquidos; os distúrbios da motilidade geralmente causam disfagia intermitente tanto aos sólidos quanto aos líquidos. Alguns distúrbios subjacentes têm manifestações típicas evidenciadas pela anamnese: o anel de Schatzki **(Fig. 322-54)** causa disfagia transitória aos sólidos, em geral no início de uma refeição; os distúrbios da motilidade orofaríngea costumam se evidenciar por dificuldade de iniciar a deglutição (*disfagia de transferência*) e refluxo nasal ou tosse ao engolir; e a acalásia pode causar regurgitação noturna do alimento não digerido.

Quando se suspeita de obstrução mecânica, a endoscopia é um exame diagnóstico inicial útil porque permite realizar biópsia e/ou dilatação imediata de estenoses, massas ou anéis. A presença de estrias lineares e vários anéis corrugados em toda a extensão do esôfago estreitado deve sugerir a possibilidade de esofagite eosinofílica, que é uma causa de disfagia e impactação alimentar recidivantes reconhecida com frequência crescente **(Fig. 322-55)**. A introdução forçada ou às cegas do endoscópio pode causar

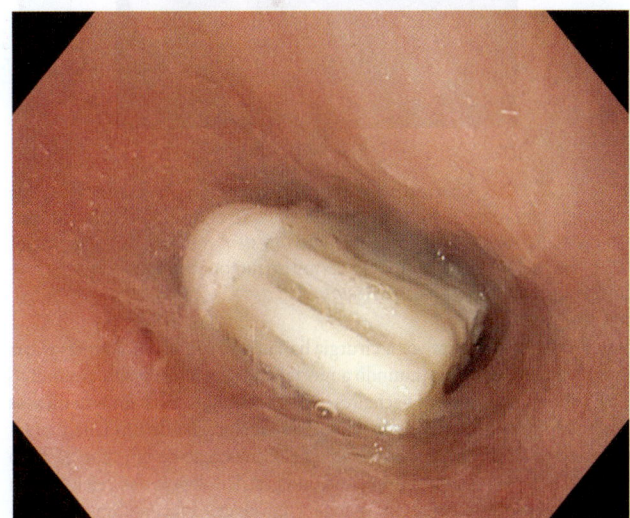

FIGURA 322-45 Corpo estranho esofágico. Escova de dentes intencionalmente ingerida na luz esofágica.

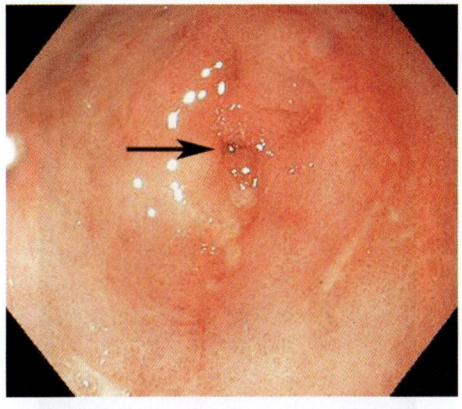

A

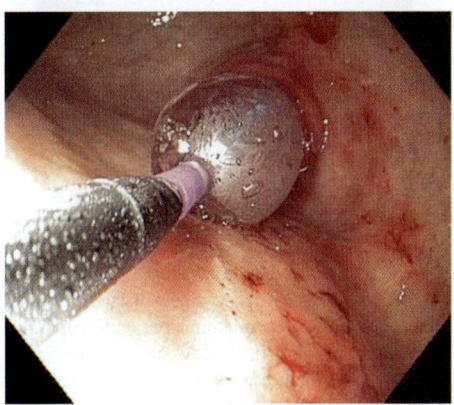

B

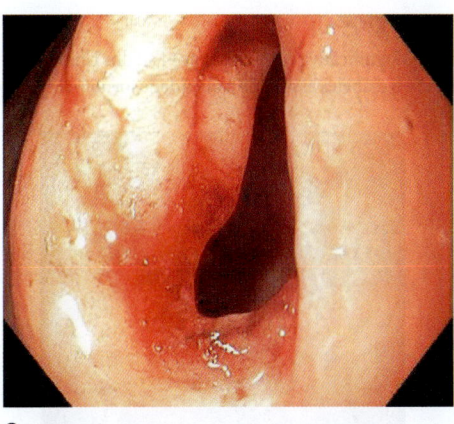

C

FIGURA 322-46 Obstrução do trato de saída gástrica por estenose pilórica. A. Doença ulcerosa induzida por anti-inflamatório não esteroide com estenose grave do piloro (*seta*). **B.** Dilatação da estenose com um balão. **C.** Aspecto do canal pilórico depois da dilatação.

perfuração no paciente com estenose do esôfago cervical ou divertículo de Zenker **(Fig. 322-56)**, mas a introdução suave do endoscópio sob visão direta é relativamente segura. A endoscopia pode não detectar uma estenose ou um anel sutil em alguns pacientes.

Quando há indícios de disfagia de transferência ou suspeita de um distúrbio da motilidade, a radiografia do esôfago e/ou o estudo da deglutição por vídeo são os exames diagnósticos iniciais mais apropriados. O mecanismo de deglutição orofaríngea, a peristalse esofágica e o esfincter esofágico inferior podem ser avaliados. Em alguns distúrbios, a manometria esofágica subsequente é necessária para o diagnóstico.

Várias causas de disfagia podem ser tratadas endoscopicamente. Estenoses, anéis e membranas benignas podem ser dilatados por um balão introduzido pelo endoscópio **(Fig. 322-57)** ou por um dilatador de polivinil

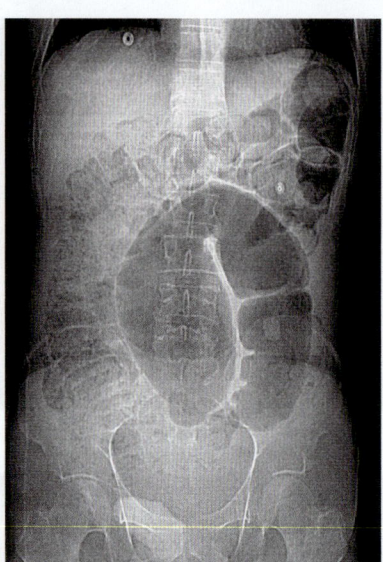

FIGURA 322-47   Volvo do sigmoide com aspecto radiológico característico de um "tubo dobrado para dentro".

introduzido por um fio-guia. Em alguns casos, estenoses fibróticas podem melhorar com a incisão por agulha ou bisturi elétrico (Fig. 322-58) nos pacientes que não respondem à dilatação. *Stents* esofágicos autoexpansíveis podem ser usados como medida paliativa para disfagia causada por obstruções malignas (Fig. 322-59), e a miotomia por endoscópio flexível é uma opção de tratamento para divertículo de Zenker (Vídeo V5-19). Avanços recentes da endoscopia submucosa permitiram o desenvolvimento de procedimentos como POEM (Vídeo V5-20) e POET (Vídeo V5-21) para tratar acalásia e alguns tumores esofágicos subepiteliais, respectivamente.

TRATAMENTO ENDOSCÓPICO DA OBESIDADE

Uma proporção significativa das pessoas nos Estados Unidos tem sobrepeso ou obesidade, e o diabetes associado à obesidade tornou-se um problema de

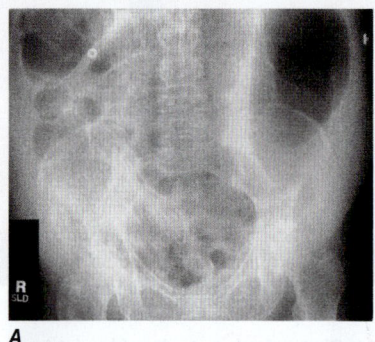

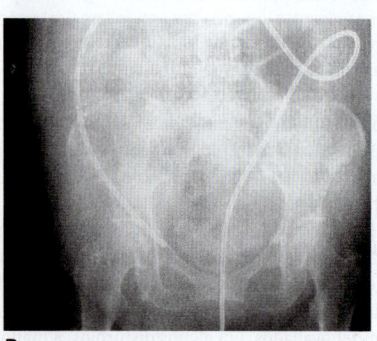

FIGURA 322-48   Pseudo-obstrução colônica aguda. A. Dilatação aguda do cólon de um paciente depois de uma cirurgia de joelho. **B.** Colocação de um tubo de descompressão por colonoscopia com melhora acentuada da dilatação do cólon.

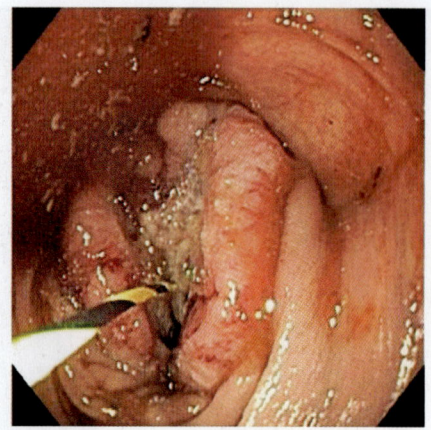

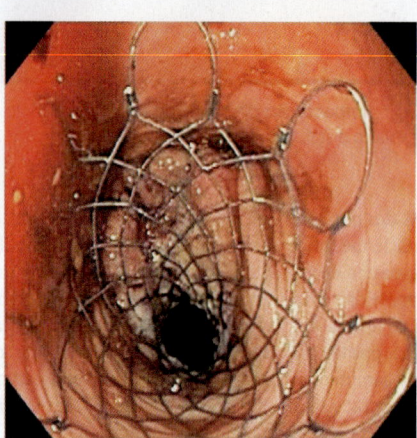

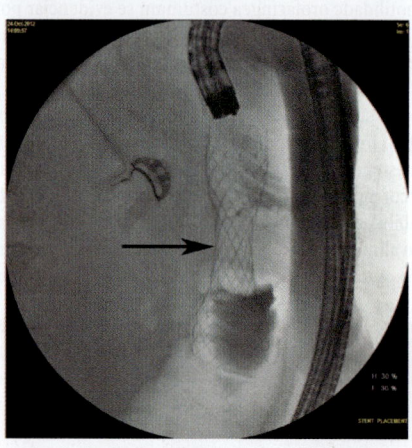

FIGURA 322-49   Carcinoma obstrutivo do cólon. A. Adenocarcinoma colônico causando estreitamento luminar acentuado do cólon transverso distal. **B.** Colocação endoscópica de um *stent* metálico autoexpansível. **C.** Radiografia do *stent* expandido dentro do tumor obstrutivo com uma parte central mais estreita residual (*seta*).

saúde pública significativo. A cirurgia bariátrica é a intervenção mais eficaz para reduzir o peso, diminuindo a mortalidade em longo prazo nos indivíduos obesos, mas muitos pacientes não são operados. Existem tratamentos endoscópicos para obesidade, incluindo a colocação de um balão intragástrico ou de um *bypass* duodenojejunal; colocação de um tubo gástrico percutâneo para aspiração do conteúdo gástrico depois das refeições; ou gastroplastia endoscópica em "manga" (*sleeve*), que aplica suturas endoscópicas para estreitar o lúmen do corpo gástrico (Vídeo V5-22). Estudos prospectivos demonstraram que esses tratamentos acarretam emagrecimento total de 7 a 20% e fornecem graus variados de controle da glicemia. Outras

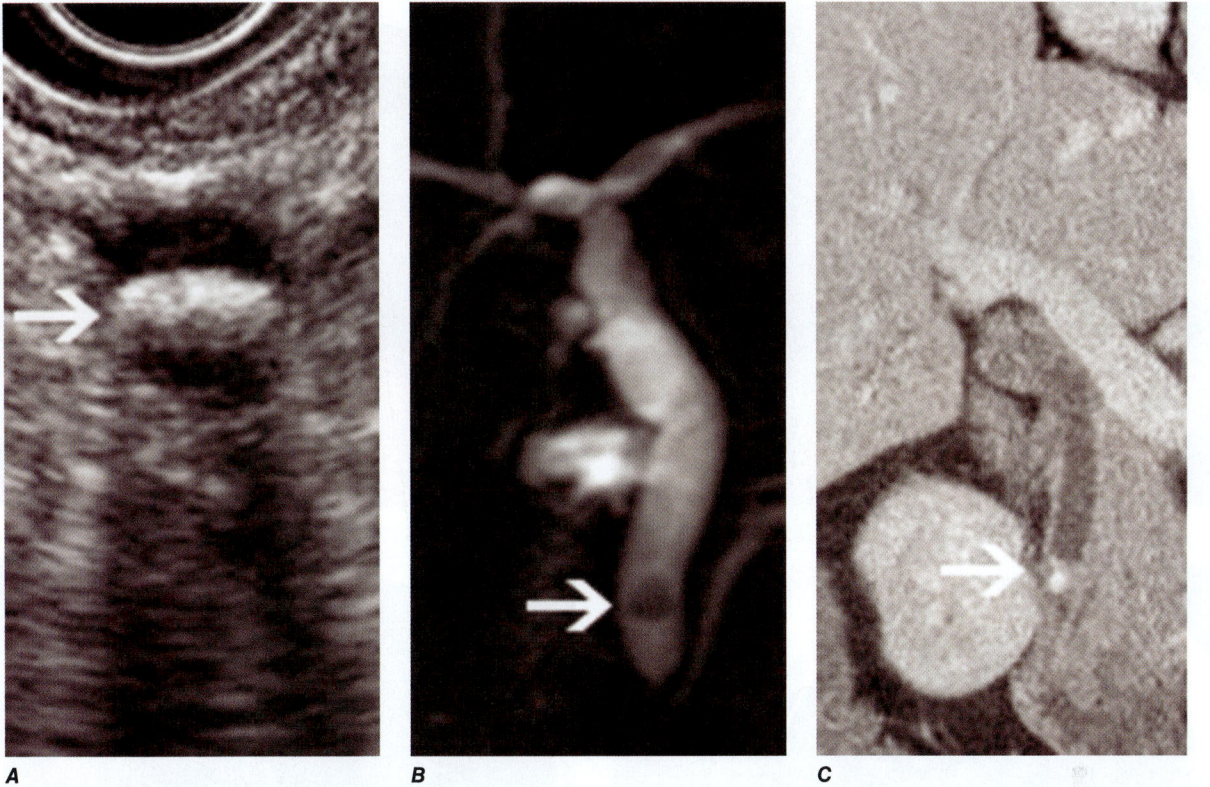

FIGURA 322-50 **Métodos de exame de imagem dos ductos biliares.** As *setas* assinalam os cálculos nos ductos biliares. **A.** Ultrassonografia endoscópica (USE). **B.** Colangiopancreatografia por ressonância magnética (CPRM). **C.** Tomografia computadorizada (TC) helicoidal.

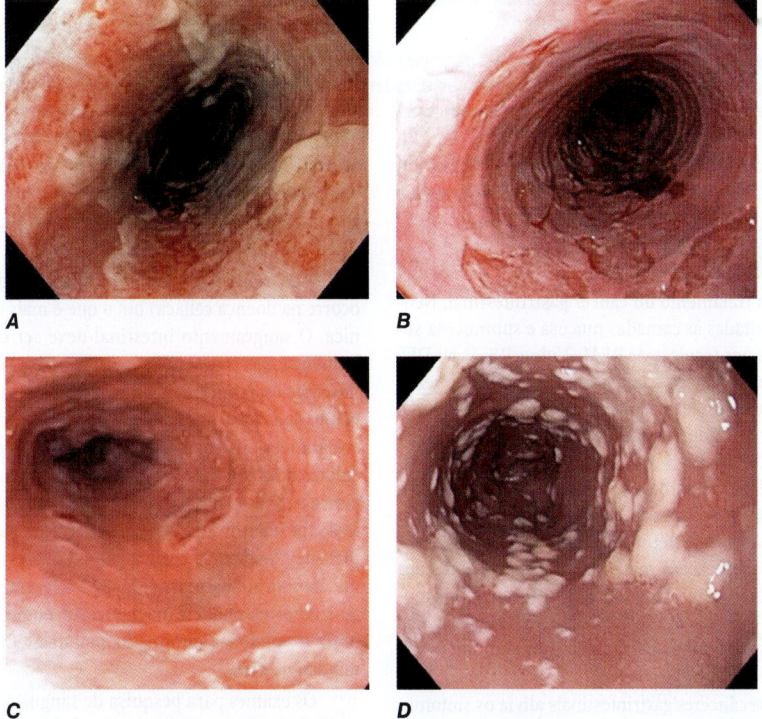

FIGURA 322-51 **Causas de esofagite. A.** Esofagite de refluxo grave com ulceração e friabilidade da mucosa. **B.** Esofagite por citomegalovírus. **C.** Esofagite por herpes-vírus simples com inúmeras úlceras superficiais semelhantes a alvos. **D.** Esofagite por *Candida* com placas brancas aderidas à mucosa esofágica.

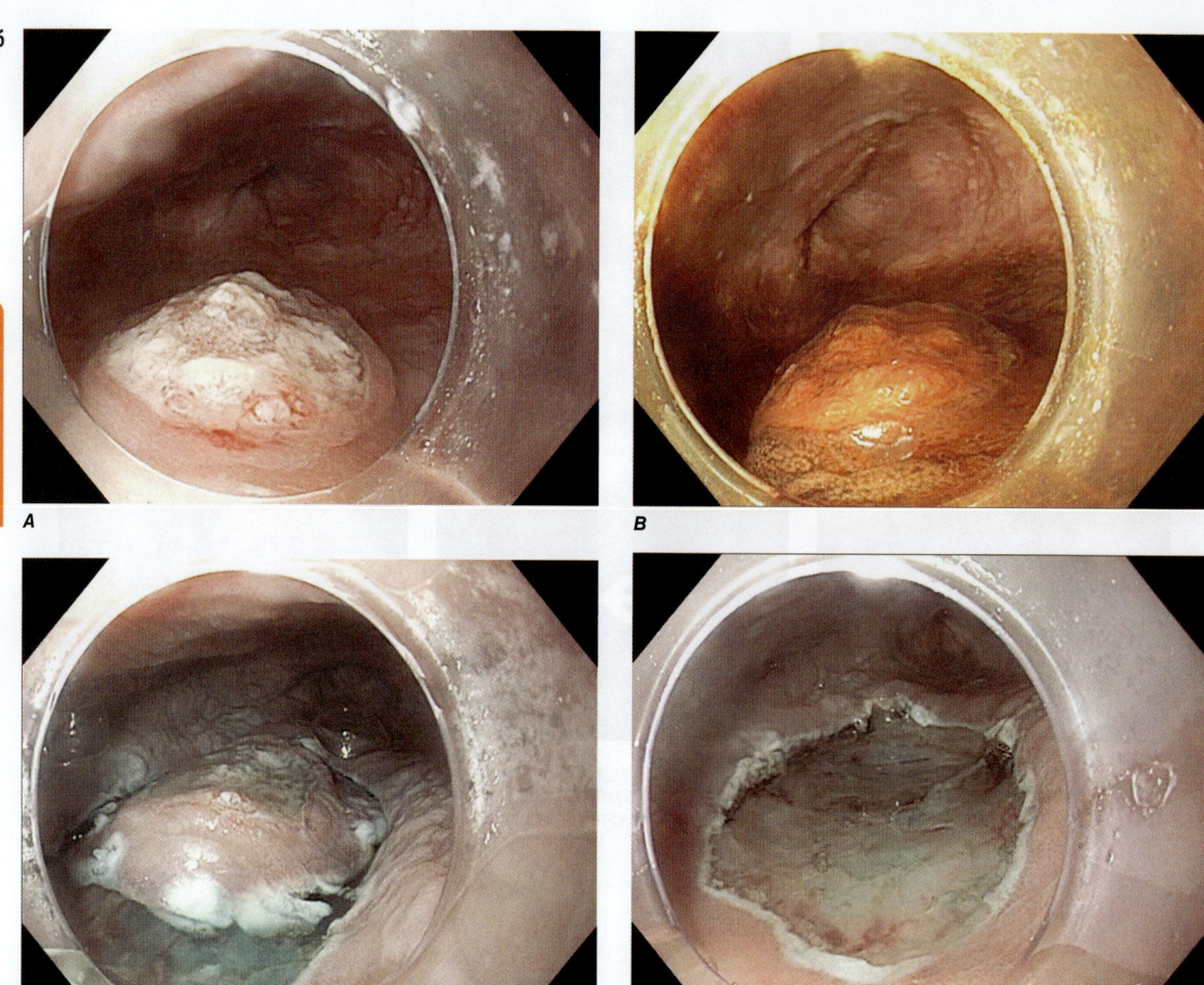

FIGURA 322-52 Carcinoma escamoso do esôfago. A. Nodularidade no esôfago distal devido a um carcinoma escamoso do esôfago T1. **B.** A lesão não se cora com a solução de lugol à cromoendoscopia sem outras áreas não coradas. **C.** Incisão mucosa circunferencial ao redor da lesão. **D.** Defeito da ressecção após a remoção em bloco da lesão por dissecção endoscópica submucosa.

modalidades endoscópicas estão em fase de estudos clínicos. A eficácia em longo prazo do tratamento bariátrico endoscópico em comparação com a cirurgia é desconhecida.

TRATAMENTO DE NEOPLASIAS MALIGNAS

A endoscopia é importante no tratamento do câncer gastrintestinal. Neoplasias em estágios iniciais limitadas às camadas mucosa e submucosa superficial podem ser removidas por técnicas de REM (Vídeo V5-4) ou DES (Vídeo V5-5). A ARF e a crioterapia são técnicas eficazes de tratamento ablativo da displasia de grau avançado e do câncer intramucoso do esôfago de Barrett (Vídeo V5-23). Tumores do estroma gastrintestinal podem ser removidos em bloco por REET (Vídeo V5-3). Em geral, as técnicas endoscópicas oferecem a vantagem de uma abordagem terapêutica minimamente invasiva, mas dependem de outras técnicas de imagem (como tomografia computadorizada [TC], ressonância magnética [RM], tomografia por emissão de pósitrons [PET] e USE) para excluir metástases distantes ou doença localmente avançada, que são mais bem tratadas por cirurgia ou outras modalidades. A decisão de tratar um câncer gastrintestinal em estágio inicial por via endoscópica geralmente é tomada em colaboração com um cirurgião e/ou oncologista.

A paliação endoscópica de cânceres gastrintestinais alivia os sintomas e, em muitos casos, prolonga a sobrevida. A obstrução maligna pode ser aliviada pela colocação endoscópica de *stents* (Figs. 322-18, 322-49, 322-59 e 322-60; Vídeos V5-16, V5-17), e hemorragias digestivas associadas a tumores malignos geralmente também podem ser tratadas paliativamente por via endoscópica. A neurólise do plexo celíaco guiada por USE pode aliviar a dor do câncer de pâncreas.

ANEMIA E SANGUE OCULTO NAS FEZES

A anemia ferropriva pode ser atribuída à absorção precária de ferro (como ocorre na doença celíaca) ou, o que é mais comum, à perda sanguínea crônica. O sangramento intestinal deve ser considerado enfaticamente nos homens e nas mulheres pós-menopausa com anemia ferropriva e a colonoscopia está indicada para esses pacientes, mesmo na ausência de sangue oculto detectável nas fezes. Cerca de 30% dos pacientes têm pólipos colônicos grandes ou câncer colorretal e outros poucos pacientes têm lesões vasculares do cólon. Quando não se encontra no cólon uma razão convincente para a perda sanguínea, deve ser aventada a realização de EDA; se nenhuma lesão for identificada, devem ser obtidas biópsias duodenais para excluir a presença de doença celíaca (Fig. 322-61). O estudo do intestino delgado por cápsula endoscópica (Fig. 322-62), enterotomografia computadorizada ou enterorressonância magnética, ou enteroscopia complementada por dispositivos pode ser apropriado quando a EDA e a colonoscopia não definem um diagnóstico.

Os exames para pesquisa de sangue oculto nas fezes detectam hemoglobina ou componente heme e são extremamente sensíveis para perda sanguínea colônica, porém também detectam quantidades maiores de hemorragia digestiva alta. Pacientes com sangue oculto nas fezes devem fazer colonoscopia para excluir neoplasia colorretal, especialmente se tiverem

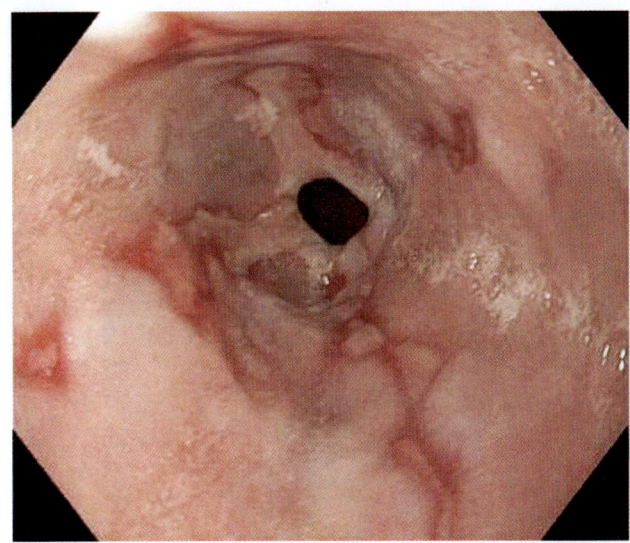

FIGURA 322-53 **Estenose péptica do esôfago** com esofagite associada.

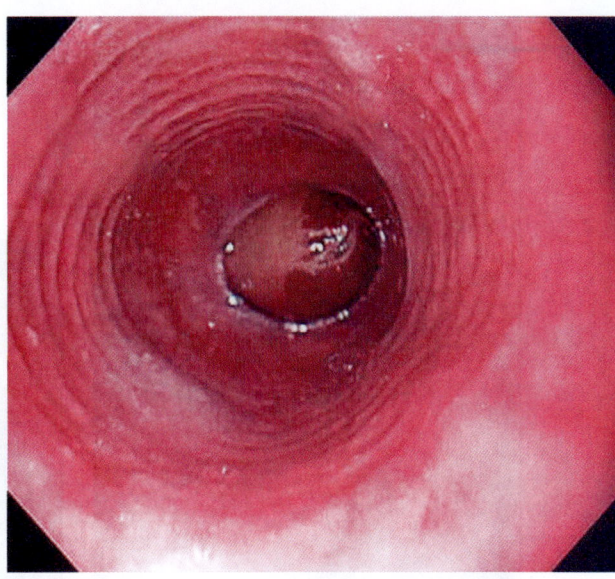

FIGURA 322-55 **Esofagite eosinofílica.** Vários anéis circulares do esôfago que produzem um aspecto corrugado (traqueização), e uma uva impactada na junção esofagogástrica estreitada. Para confirmar o diagnóstico, é necessária uma biópsia com demonstração histológica de > 15-20 eosinófilos/ campo de grande aumento.

mais de 50 anos ou referirem história familiar de neoplasia colônica. A indicação concomitante da EDA depende dos sintomas do paciente.

O intestino delgado pode ser a fonte do sangramento intestinal crônico, especialmente quando a colonoscopia e a EDA não são diagnósticas. A utilidade da avaliação do intestino delgado varia de acordo com a situação clínica e é mais importante naqueles pacientes nos quais o sangramento causa anemia crônica ou recidivante. Ao contrário da positividade diagnóstica baixa das radiografias do intestino delgado, a cápsula endoscópica detecta resultados positivos em 50 a 70% dos pacientes com suspeita de sangramento originado no intestino delgado. As anormalidades detectadas com mais frequência são dilatações (ectasias) dos vasos sanguíneos da mucosa. A enterotomografia computadorizada ou enterorressonância magnética detecta, de maneira confiável, massas no intestino delgado e doença de Crohn, sendo útil para a avaliação inicial do intestino delgado. A enteroscopia profunda pode ser realizada depois da cápsula endoscópica para biopsiar as lesões ou realizar tratamento específico, incluindo a coagulação com plasma de argônio das ectasias vasculares (Fig. 322-63).

RASTREAMENTO DE CÂNCER COLORRETAL

A maioria dos cânceres colorretais origina-se de adenomas colônicos preexistentes e o câncer colorretal pode ser evitado em grande parte pela detecção e remoção dos pólipos adenomatosos (Vídeo V5-24). A escolha da estratégia de triagem para um indivíduo assintomático depende de sua história pessoal e familiar. Os indivíduos com doença inflamatória intestinal, história de pólipos colorretais, membros da família com pólipos adenomatosos ou câncer, ou certas síndromes neoplásicas familiares (Fig. 322-64) estão mais sujeitos a desenvolver câncer colorretal. O indivíduo sem esses fatores geralmente é considerado sob risco mediano.

As estratégias de triagem estão resumidas na Tabela 322-3. Embora tenha sido demonstrado que os testes imunoquímicos fecais (FIT, de *fecal immunochemical tests*) para heme e os testes fecais para sangue oculto reduzam a taxa de mortalidade por câncer colorretal, eles não detectam alguns cânceres e muitos pólipos. Os testes FIT-DNA para DNA fecal com múltiplos alvos parecem ser mais sensíveis, mas a visualização direta do cólon é o padrão-ouro para a detecção de pólipos e cânceres, permanecendo como a estratégia de rastreamento preferida. A sigmoidoscopia também é usada para o rastreamento de câncer colorretal. Contudo, a distribuição dos cânceres colorretais modificou-se nos Estados Unidos ao longo do tempo, e o número de cânceres do cólon esquerdo e do reto é proporcionalmente menor do que no passado. Estudos de grande porte nos Estados Unidos sobre colonoscopia como método de triagem para indivíduos de risco mediano demonstraram que os cânceres tinham distribuição praticamente homogênea entre os cólons direito e esquerdo e que metade dos pacientes com lesões do cólon direito não tinha pólipos no lado esquerdo. Desse modo, o exame visual de todo o cólon parece ser a estratégia ideal para rastreamento e prevenção do câncer colorretal.

A *colonografia virtual por tomografia computadorizada* (CTC) é uma técnica radiológica que fornece imagens do cólon por TC depois da insuflação retal do lúmen colônico. A formatação computadorizada das imagens da TC fornece uma imagem eletrônica do "percurso" virtual ao longo do lúmen colônico, simulando a colonoscopia (Fig. 322-65). Em muitos casos, as alterações detectadas à CTC requerem uma colonoscopia convencional subsequente para confirmar o diagnóstico e iniciar o tratamento.

DIARREIA

A maioria dos casos de diarreia é aguda, autolimitada e decorrente de infecções ou fármacos. A diarreia crônica (com duração > 6 semanas) é causada mais frequentemente por distúrbios inflamatórios primários, má-absorção ou distúrbios da motilidade; sua regressão espontânea é menos provável; e, em geral, requer uma avaliação diagnóstica. Os pacientes com diarreia crônica ou diarreia aguda grave e inexplicável são submetidos com frequência à endoscopia quando os exames de fezes realizados para detectar patógenos nada revelam. A indicação de endoscopia depende da situação clínica.

Os pacientes com sintomas colônicos e sinais como diarreia sanguinolenta, tenesmo, febre ou leucócitos nas fezes geralmente são submetidos à sigmoidoscopia ou à colonoscopia para investigar colite (Fig. 322-9). A sigmoidoscopia é um exame inicial apropriado na maioria dos casos.

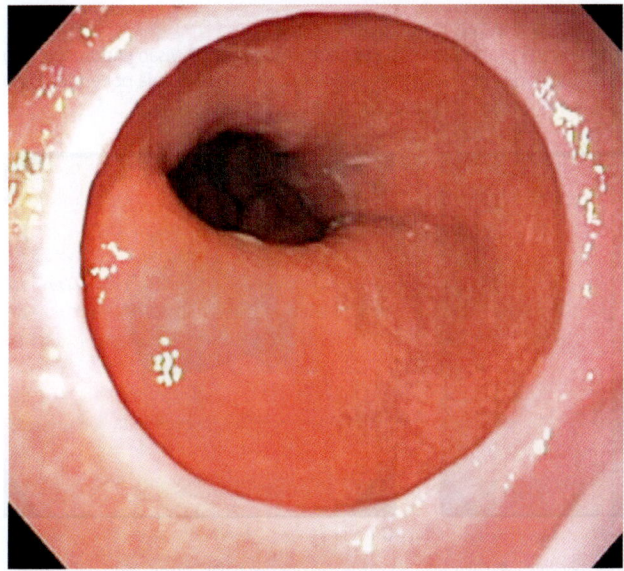

FIGURA 322-54 **Anel de Schatzki** na junção esofagogástrica.

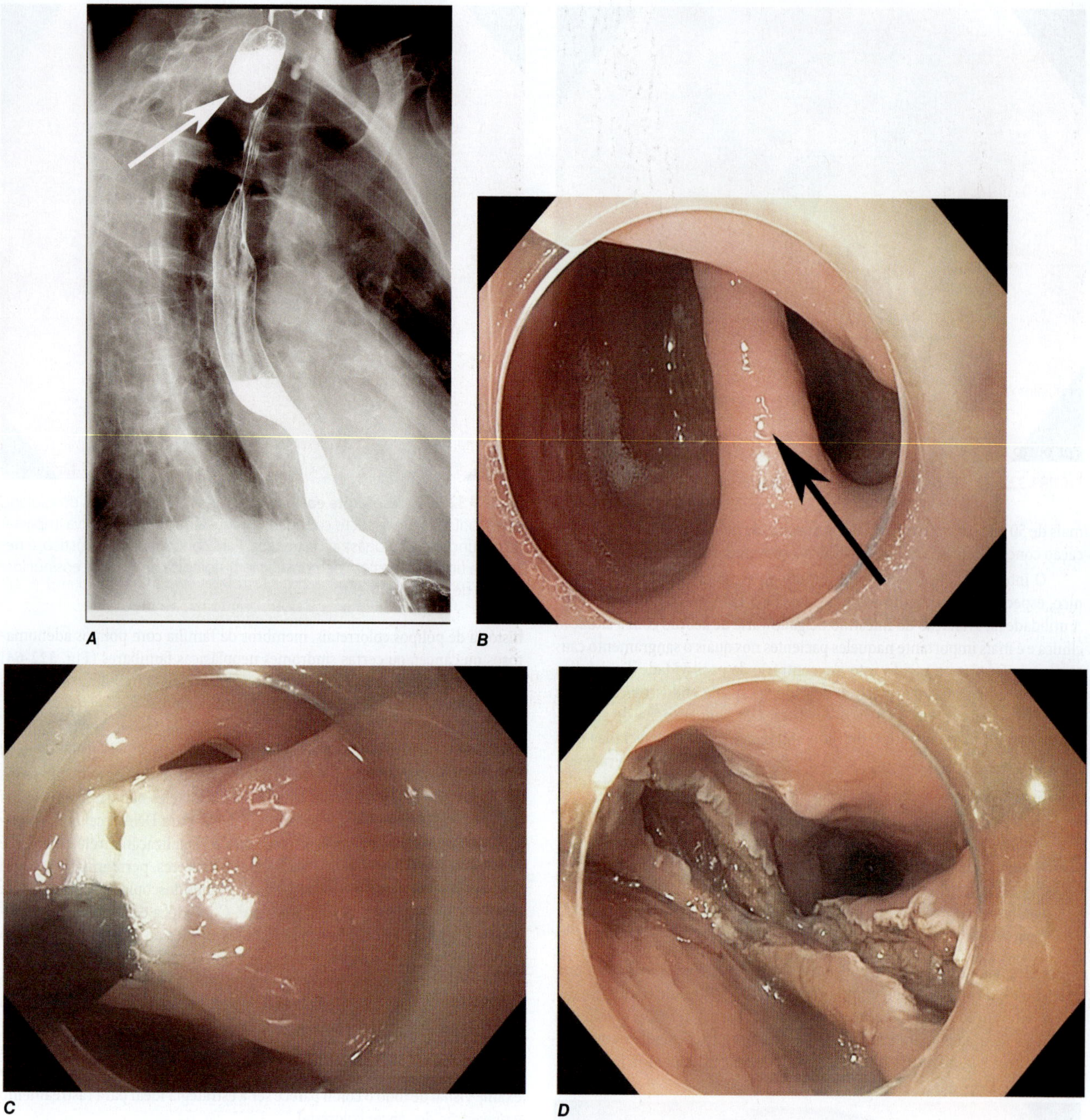

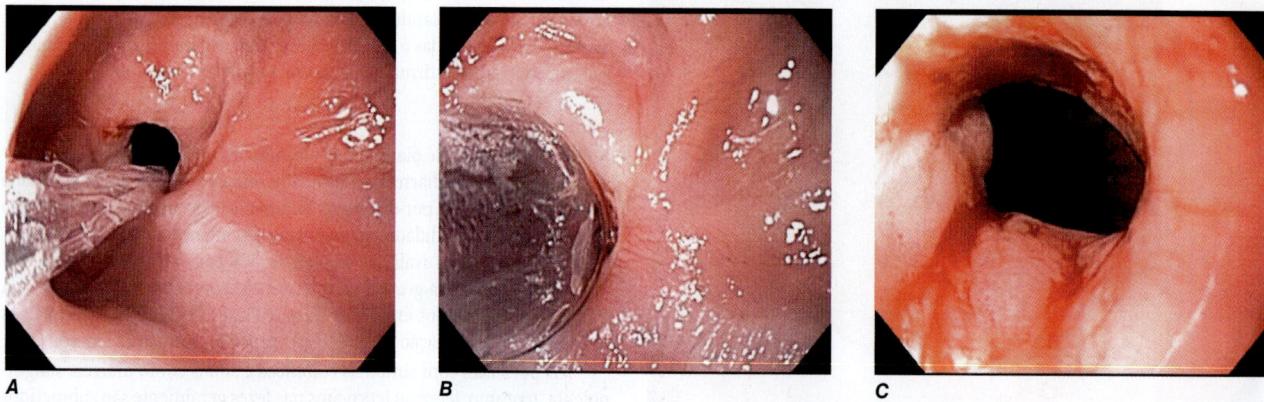

FIGURA 322-56   Divertículo de Zenker. A. A esofagografia contrastada mostra um divertículo de Zenker de tamanho moderado. **B.** Visão endoscópica do divertículo de Zenker (*à esquerda*) em relação à luz verdadeira do esôfago (*à direita*) separados pelo septo diverticular. **C.** Diverticulotomia por endoscópio flexível usando bisturi eletrocirúrgico. **D.** Aspecto após a diverticulotomia.

FIGURA 322-57   Tratamento endoscópico de uma estenose péptica. A. Estenose péptica. **B.** Dilatação da estenose por um balão introduzido pelo endoscópio. **C.** Aumento do diâmetro intraluminal depois da dilatação.

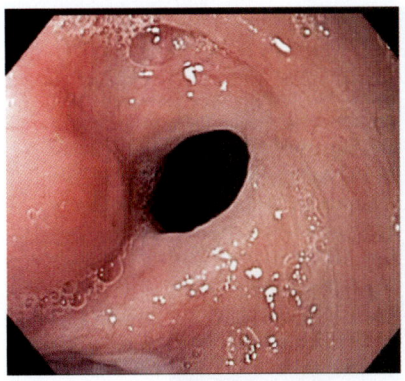 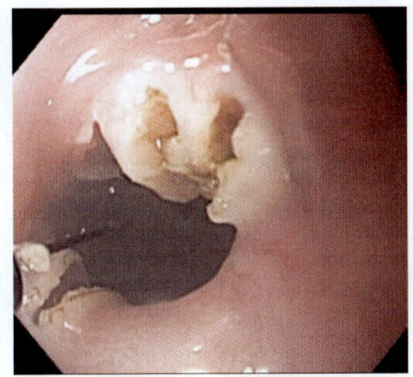 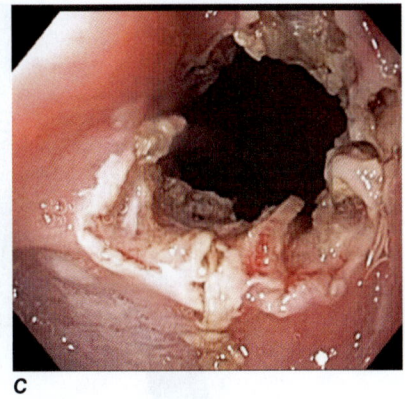

FIGURA 322-58 Tratamento endoscópico de uma estenose da anastomose esofagogástrica. **A.** Recidiva da estenose anastomótica, apesar da dilatação periódica com balão. **B.** Incisão da estenose com agulha-bisturi elétrico. **C.** Ampliação do lúmen depois do tratamento.

Por outro lado, os pacientes com sintomas e sinais sugestivos de doença do intestino delgado, incluindo fezes líquidas e volumosas, emagrecimento considerável e má-absorção de ferro, cálcio ou gorduras, podem fazer EDA com aspiração duodenal para investigar a possibilidade de supercrescimento bacteriano do intestino delgado e biópsias para avaliar doenças da mucosa (p. ex., doença celíaca).

Muitos pacientes com diarreia crônica não se enquadram nesses padrões. Quando há história de longa duração de alternância de constipação e diarreia que remonta ao início da vida adulta, sem presença de sangue nas fezes ou anemia, o diagnóstico da síndrome do cólon irritável pode ser estabelecido sem necessidade de visualização direta do intestino. Esteatorreia e dor abdominal alta podem justificar a investigação imediata do pâncreas em vez do intestino. Os pacientes cuja diarreia crônica não pode ser facilmente classificada frequentemente fazem colonoscopia inicial para examinar todo o cólon e o íleo terminal em busca de doença inflamatória ou neoplásica (Fig. 322-66).

HEMATOQUEZIA LEVE

A eliminação de sangue vermelho-brilhante junto ou sobre fezes marrons bem formadas costuma ter origem anal, retal ou sigmoídea (Fig. 322-67). Mesmo quantidades triviais de hematoquezia devem ser investigadas por colonoscopia e/ou sigmoidoscopia flexível junto com anuscopia para a exclusão de pólipos ou cânceres, especialmente em pacientes > 40 anos e naqueles com história pessoal ou familiar de pólipos ou câncer colorretais. Os pacientes que referem sangue vermelho-vivo apenas no papel higiênico, ou seja, sem sangue no vaso sanitário ou nas fezes, geralmente sangram a partir de uma lesão situada no canal anal; inspeção exterior cuidadosa, toque retal e sigmoidoscopia com anuscopia podem ser suficientes para estabelecer o diagnóstico nesses casos.

PANCREATITE

Cerca de 20% dos pacientes com pancreatite não têm qualquer causa detectável depois de uma investigação clínica rotineira (incluindo revisão dos fármacos usados e da ingestão de álcool, dosagens dos níveis séricos de triglicerídeos, cálcio e imunoglobulina G subclasse 4, ultrassonografia e TC ou RM do abdome). A avaliação endoscópica estabelece o diagnóstico específico na maioria desses casos e, em geral, altera seu tratamento clínico. A avaliação endoscópica é particularmente apropriada quando o paciente já apresentou mais de um episódio de pancreatite.

Microlitíase (ou presença de cristais microscópicos na bile) é uma causa importante de pancreatite aguda previamente inexplicável e, em alguns casos, é detectada à ultrassonografia abdominal como depósitos de sedimentos ou pontilhados de material ecogênico flutuando na vesícula biliar. A USE pode detectar casos de microlitíase não diagnosticados anteriormente.

A CPRE ou a USE podem diagnosticar pancreatite crônica, câncer de pâncreas ou pâncreas *divisum* até então não detectados. A pancreatite autoimune é geralmente considerada com base nos resultados de TC, RM ou testes sorológicos, mas pode ser detectada primeiramente durante uma USE e seu diagnóstico histológico pode requerer uma biópsia de pâncreas dirigida por USE.

A pancreatite grave com frequência resulta em coleções líquidas do pâncreas. Os pseudocistos e as áreas de necrose pancreática delimitada podem ser drenados para o estômago ou duodeno por via endoscópica utilizando as técnicas endoscópicas transpapilar e transmural. A necrose pancreática pode ser desbridada por necrosectomia endoscópica direta (Vídeo V5-2) por um canal de drenagem transmural estabelecido por via endoscópica.

ESTADIAMENTO DO CÂNCER

O estadiamento local dos cânceres de esôfago, estômago, pâncreas, ducto biliar e reto pode ser realizado por USE (Fig. 322-20). Atualmente, a USE com punção por agulha fina (Fig. 322-21) possibilita a avaliação pré-operatória mais precisa do tumor local e o estadiamento dos linfonodos, mas não detecta a maioria das metástases distantes. Os detalhes do estágio do tumor podem orientar as decisões terapêuticas, inclusive operabilidade e necessidade de tratamento neoadjuvante. A USE com biópsia por agulha transesofágica também pode ser usada para investigar a existência de câncer pulmonar não pequenas células nos linfonodos mediastinais.

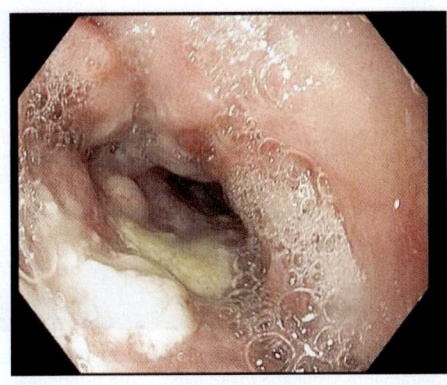 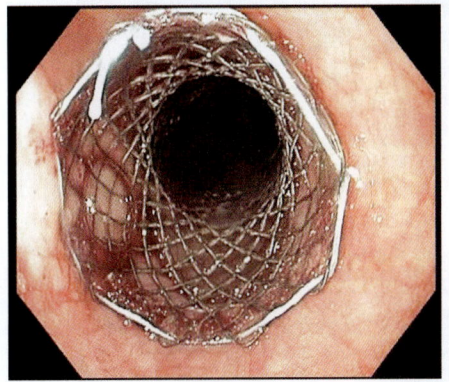

FIGURA 322-59 Tratamento paliativo da disfagia maligna. **A.** Obstrução causada por um câncer do esôfago distal. **B.** Colocação de um *stent* paliativo.

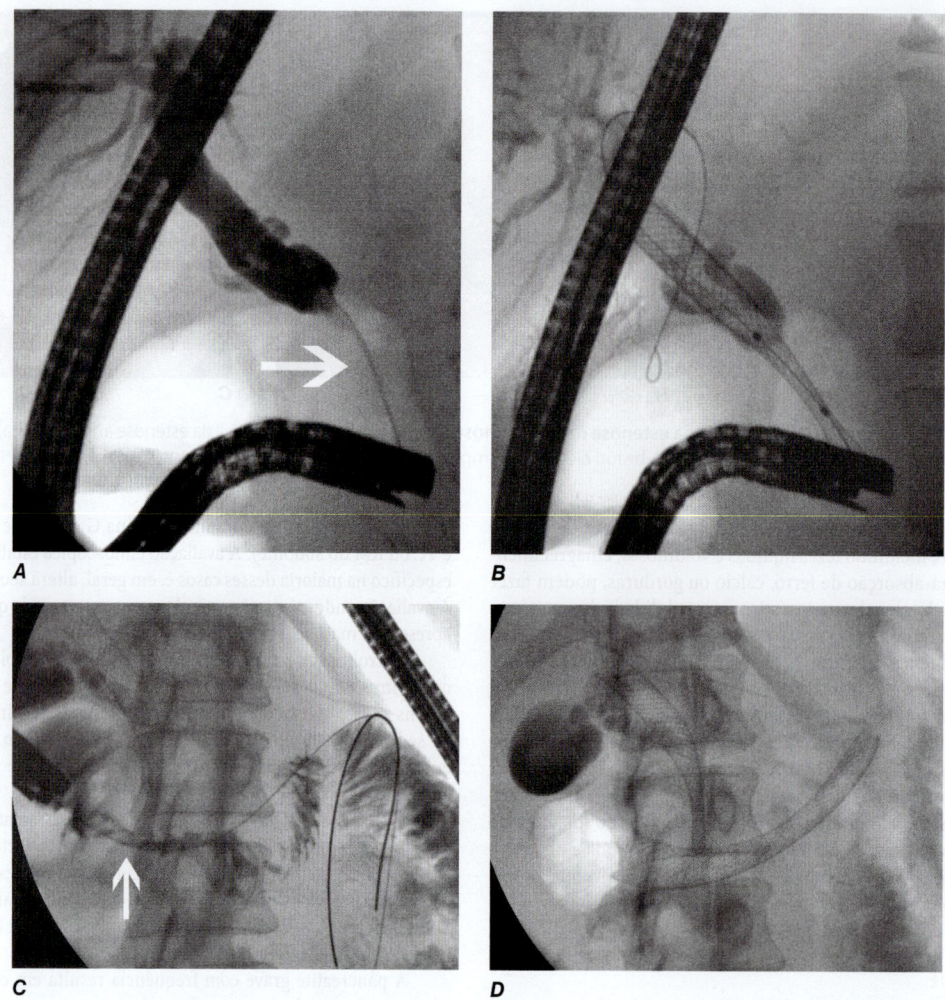

FIGURA 322-60 Colocação de *stents* metálicos autoexpansíveis (SMAEs) no duodeno e nas vias biliares para obstrução causada por câncer do pâncreas. **A.** A colangiopancreatografia retrógrada endoscópica (CPRE) demonstrou uma estenose do colédoco distal (*seta*). **B.** SMAE biliar colocado. **C.** A injeção de contraste demonstrou uma estenose do duodeno (*seta*). **D.** SMAEs biliar e duodenal colocados.

ENDOSCOPIA DE LIVRE ACESSO

O agendamento direto dos procedimentos endoscópicos pelos médicos da atenção básica, sem necessidade de uma consulta prévia com gastrenterologista (procedimento também conhecido como *endoscopia de livre acesso*), é comum. Quando as indicações para a realização da endoscopia são inequívocas e apropriadas, os riscos associados ao procedimento são pequenos e o paciente sabe o que esperar; a endoscopia de livre acesso facilita a assistência prestada ao paciente e reduz os custos.

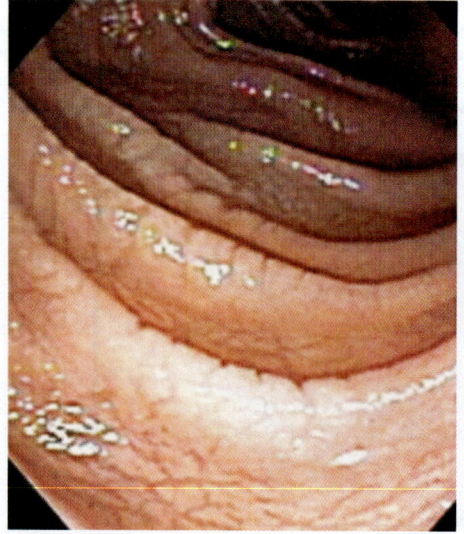

FIGURA 322-61 **Doença celíaca.** Pregas duodenais serrilhadas de um paciente com doença celíaca.

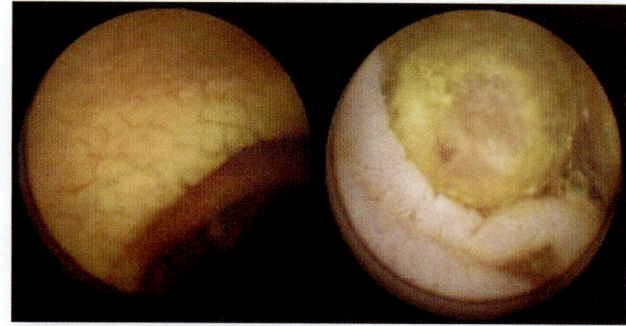

FIGURA 322-62 **Cápsula endoscópica.** Imagens de uma prega jejunal ligeiramente serrilhada (*à esquerda*) e um tumor ileal (*à direita*) em um paciente com doença celíaca. *(Imagens cortesia da Dra. Elizabeth Rajan; com permissão.)*

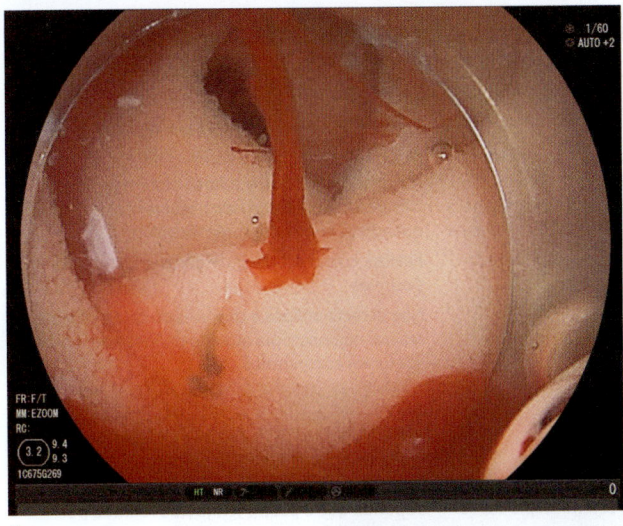
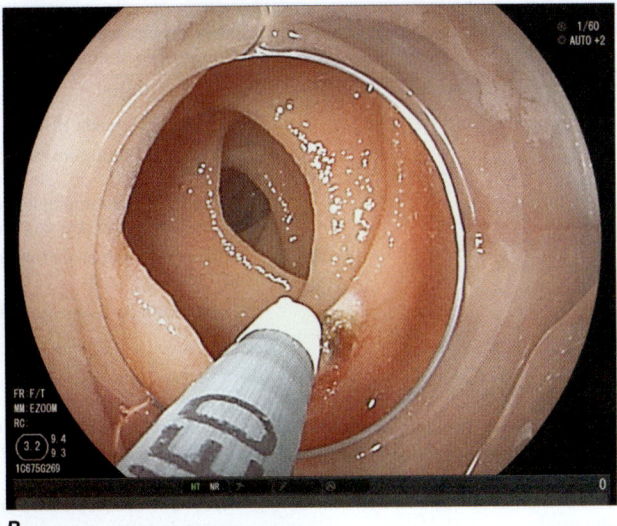

FIGURA 322-63   Angiectasia de intestino delgado. A. Angiectasia agudamente sangrante no terço médio do jejuno diagnosticada por enteroscopia com balão duplo. **B.** Ablação da angiectasia por coagulação com plasma de argônio (CPA). **C.** Hemostasia obtida após a CPA.

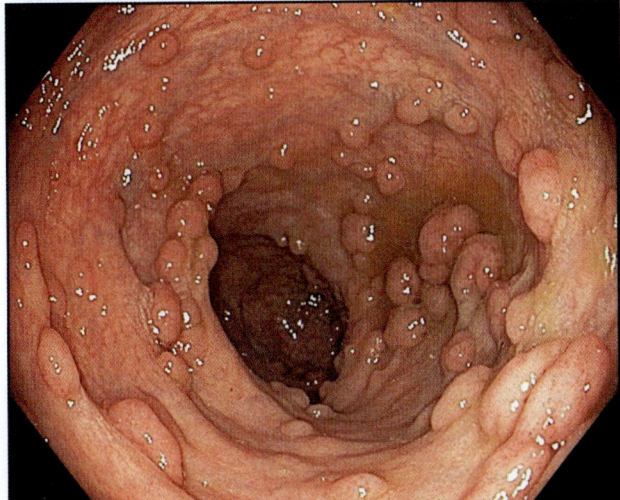

FIGURA 322-64   Polipose adenomatosa familiar. Inúmeros pólipos colônicos em um paciente com síndrome de polipose adenomatosa familiar.

Os pacientes encaminhados para a endoscopia de livre acesso devem ter a história recente, exame físico e lista de medicamentos disponíveis para revisão quando o paciente chegar ao setor de endoscopia. Os pacientes com distúrbios cardiovasculares ou respiratórios instáveis ou sintomáticos não devem ser encaminhados diretamente para endoscopia de livre acesso. Os pacientes com determinadas doenças e submetidos a certos procedimentos devem receber antibióticos profiláticos antes da endoscopia (Tab. 322-1). Além disso, os pacientes que usam anticoagulantes e/ou antiplaquetários podem precisar ajustar as doses desses fármacos antes da endoscopia, dependendo do risco de sangramento do procedimento e do risco de acidente tromboembólico associado à doença (Tab. 322-2).

As indicações comuns da EDA de livre acesso incluem dispepsia resistente a um teste terapêutico apropriado; disfagia; hemorragia digestiva; e anorexia ou saciedade precoce persistente. Em geral, a colonoscopia de livre acesso é solicitada para homens ou mulheres na pós-menopausa com anemia ferropriva; pacientes com hematoquezia ou sangue oculto nas fezes; indivíduos com história pregressa de pólipos adenomatosos ou câncer colorretal; e como rastreamento do câncer colorretal. A sigmoidoscopia flexível com frequência é realizada como procedimento de livre acesso.

TABELA 322-3 ■ Estratégias de rastreamento de câncer colorretal (CCR)

	Opções/recomendações	Comentários
Pacientes de risco médio		
Pessoas assintomáticas ≥ 45 anos	Colonoscopia a cada 10 anos[a]	Estratégia preferida para prevenção do câncer
	Teste do DNA fecal com múltiplos alvos a cada 3 anos	Menos sensível que a colonoscopia; realizar colonoscopia quando os resultados forem positivos
	FIT ou PSOF anual, múltiplos cartões para amostragem domiciliar com ou sem sigmoidoscopia a cada 5-10 anos	Não detecta muitos pólipos; realizar colonoscopia quando os resultados forem positivos
	Colonografia virtual por tomografia computadorizada (CTC) a cada 5 anos	Realizar colonoscopia quando os resultados forem positivos
	Sigmoidoscopia flexível a cada 5 anos	Não detecta pólipos e cânceres do cólon proximal; realizar colonoscopia quando pólipos adenomatosos forem encontrados
História pessoal de pólipos ou CCR		
1-2 adenomas pequenos (< 1 cm) com displasia de grau baixo	Repetir a colonoscopia em 5-10 anos[a]	Supondo que o pólipo tenha sido retirado por inteiro; o intervalo pode variar, dependendo da história pessoal pregressa ou familiar
3-10 adenomas ou qualquer adenoma de alto risco[b]	Repetir a colonoscopia em 3 anos;[a] colonoscopia subsequente de acordo com os resultados	Supondo que o pólipo tenha sido retirado por inteiro
> 10 adenomas	Repetir a colonoscopia em < 3 anos de acordo com o juízo clínico[a]	Considerar investigação para PAF ou HNPCC; ver recomendações adiante
Remoção de um pólipo séssil em fragmentos	Exame em 2-6 meses para confirmar a ressecção completa	
Pólipos hiperplásicos pequenos (< 1 cm) do sigmoide e do reto	Repetir colonoscopia em 10 anos[a]	Os pacientes com síndrome da polipose hiperplásica merecem acompanhamento mais frequente
Adenoma/pólipo serrilhado séssil < 10 mm, sem displasia	Repetir colonoscopia em 5 anos[a]	
Adenoma/pólipo serrilhado séssil ≥ 10 mm ou com displasia, ou ≥ 2 pólipos serrilhados	Repetir colonoscopia em 3 anos[a]	A síndrome da polipose serrilhada merece acompanhamento mais frequente
Pólipo serrilhado com ≥ 1 cm removido parcialmente	Exame em 2-6 meses para confirmar a ressecção completa	
Câncer colorretal	Examinar todo o cólon por ocasião da ressecção e repetir a colonoscopia em 1 ano[a]	Colonoscopia subsequente em 3 anos se o exame em 1 ano for normal
Doença inflamatória intestinal		
Pancolite ulcerativa ou colite de Crohn de longa duração (> 8 anos), ou retocolite ulcerativa do lado esquerdo com duração > 15 anos	Colonoscopia com biópsias a cada 1-2 anos	Considerar cromoendoscopia ou outras técnicas avançadas de exame de imagem para detectar displasia plana durante a colonoscopia
História familiar de pólipos ou CCR		
Parentes de primeiro grau apenas com adenomas tubulares pequenos	Igual ao grupo de risco médio	
Um único parente de primeiro grau com CCR ou adenoma avançado a partir dos 60 anos	Colonoscopia a cada 10 anos começando aos 40 anos	
Um único parente de primeiro grau com CCR ou adenoma avançado antes dos 60 anos, ou dois parentes de primeiro grau com CCR ou adenoma avançado em qualquer idade	Colonoscopia a cada 5 anos a partir dos 40 anos, ou 10 anos antes da idade do diagnóstico do parente mais jovem afetado – o que vier antes	
Polipose adenomatosa familiar (PAF)	Sigmoidoscopia ou colonoscopia anual a partir dos 10-12 anos	Considerar o aconselhamento e a testagem genética; considerar o rastreamento de familiares
Câncer de cólon hereditário sem polipose (HNPCC; síndrome de Lynch)	Colonoscopia a cada 2 anos a partir dos 20-25 anos (ou 10 anos menos que o parente de primeiro grau mais jovem afetado por CCR) até os 40 anos e, depois, anualmente	Considerar exame histológico para instabilidade de microssatélite nos espécimes do tumor dos pacientes que preenchem os critérios de Bethesda; considerar aconselhamento e testes genéticos, considerar o rastreamento de familiares
Síndrome da polipose serrilhada (SPS)	Colonoscopia aos 40 anos (ou na mesma idade em que o parente de primeiro grau mais jovem foi diagnosticado com SPS ou 10 anos antes do parente de primeiro grau mais jovem quando diagnosticado com CCR), e depois a cada 1-2 anos	Considerar o rastreamento de familiares, mesmo para pacientes com múltiplos pólipos serrilhados que não preenchem critérios para SPS

[a]Supõe uma boa preparação colônica e o exame completo até o ceco. [b]Adenoma de alto risco: qualquer adenoma ≥ 1 cm ou que contenha displasia de alto grau ou características vilosas.
Siglas: FIT, teste imunoquímico fecal; PSOF, pesquisa de sangue oculto nas fezes.
Fontes: Adaptada das diretrizes da U.S. Preventive Services Task Force publicadas em 2020 (*https://uspreventiveservicestaskforce.org/uspstf/draft-recommendation/colorectal-cancer-screening*) e das diretrizes da American Cancer Society (*https://www.cancer.org/cancer/colon-rectal-cancer/detection-diagnosis-staging/acs-recommendations.html*), ambas acessadas em 12 de dezembro de 2020. Ver também G Mankaney et al: Serrated polyposis syndrome. Clin Gastroenterol Hepatol 18:777, 2020.

Quando os pacientes são encaminhados para fazer colonoscopia de livre acesso, o médico da atenção básica pode precisar optar por uma preparação do cólon. As preparações orais usadas comumente incluem solução para lavagem de polietilenoglicol com ou sem ácido cítrico. O esquema de "dose fracionada" melhora a qualidade da preparação do cólon. Os purgantes osmóticos (como o fosfato de sódio) também são efetivos, mas podem causar distúrbios hidreletrolíticos e toxicidade renal, sobretudo nos pacientes com disfunção renal ou insuficiência cardíaca congestiva e nos indivíduos com > 70 anos.

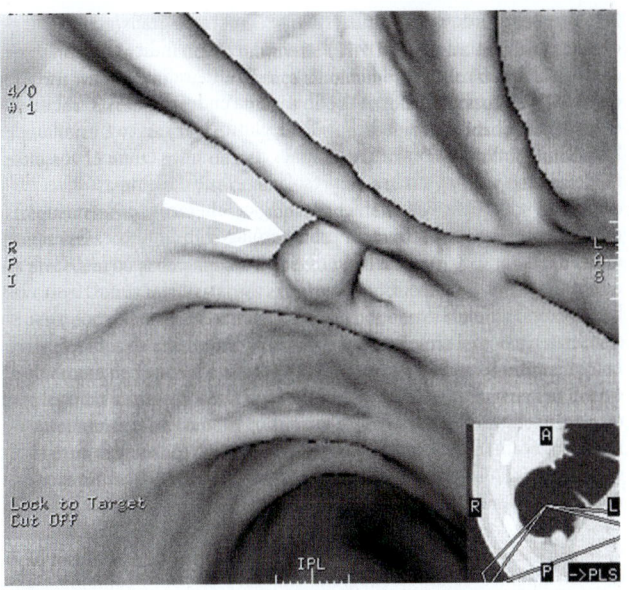

FIGURA 322-65 Imagem de colonoscopia virtual de um pólipo colônico (*seta*). *(Imagem cortesia do Dr. Jeff Fidler; com permissão.)*

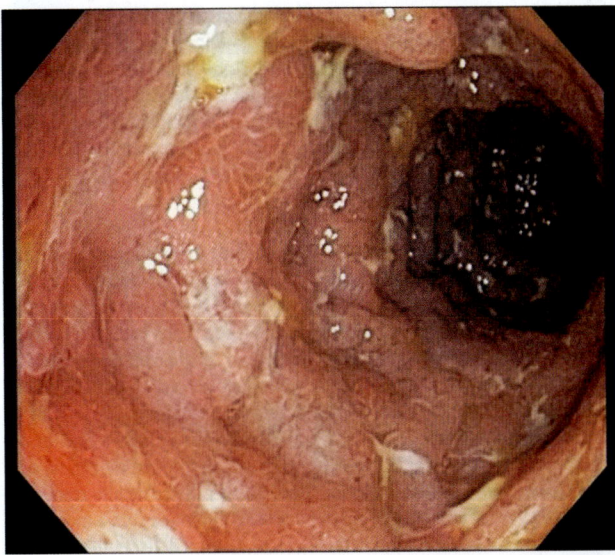

FIGURA 322-66 **Ileíte de Crohn.** Edema, eritema, úlceras e exsudatos envolvendo o íleo terminal.

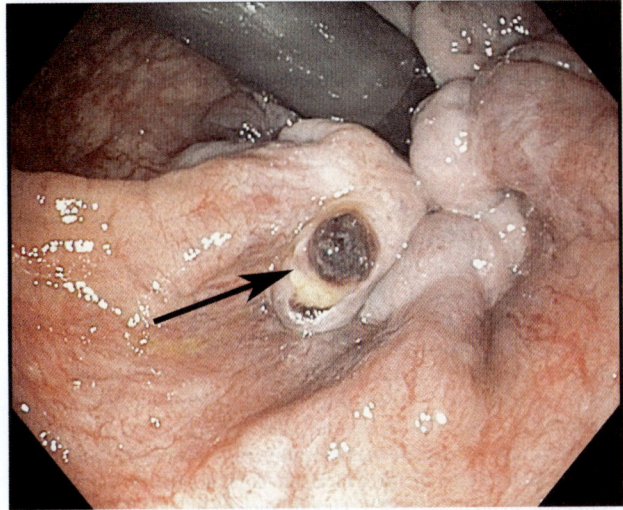

FIGURA 322-67 **Hemorroidas internas com estigma de sangramento** (*seta*) detectadas em uma imagem retrofletida no reto.

LEITURAS ADICIONAIS

ASGE STANDARDS OF PRACTICE COMMITTEE et al: Antibiotic prophylaxis for GI endoscopy. Gastrointest Endosc 81:81, 2015.
ASGE STANDARDS OF PRACTICE COMMITTEE et al: Open-access endoscopy. Gastrointest Endosc 81:1326, 2015.
BARKUN AN et al: Management of nonvariceal upper gastrointestinal bleeding: Guideline recommendations from the international consensus group. Ann Intern Med 171:805, 2019.
GARCIA-TSAO G et al: Portal hypertensive bleeding in cirrhosis: Risk stratification, diagnosis, and management: 2016 practice guidance by the American Association for the Study of Liver Diseases. Hepatology 65:310, 2017.
REX DK et al: Colorectal cancer screening: Recommendations for physicians and patients from the U.S. Multi-Society Task Force on Colorectal Cancer. Gastroenterology 153:307, 2017.
SHAHEEN NJ et al: ACG clinical guideline: Diagnosis and management of Barrett's esophagus. Am J Gastroenterol 111:30, 2016.
STRATE LL et al: ACG clinical guideline: Management of patients with acute lower gastrointestinal bleeding. Am J Gastroenterol 111:459, 2016.

323 Doenças do esôfago
Peter J. Kahrilas, Ikuo Hirano

ESTRUTURA E FUNÇÃO DO ESÔFAGO

O esôfago é um tubo muscular oco que atravessa o mediastino posterior e interliga a hipofaringe ao estômago com um esfincter em cada extremidade. A função do esôfago é transportar alimentos e líquidos entre essas duas extremidades; o órgão permanece vazio nas demais situações. A fisiologia da deglutição, da motilidade esofágica e da disfagia orofaríngea está descrita no Capítulo 44. As doenças esofágicas podem ser evidenciadas por disfunção ou dor. Os principais distúrbios funcionais são problemas da deglutição e refluxo gastresofágico excessivo. A dor, algumas vezes indistinguível da dor torácica de origem cardíaca, pode ser causada por inflamação, infecção, distúrbios da motilidade ou neoplasia.

SINTOMAS DE DOENÇA ESOFÁGICA

A história clínica ainda é essencial à investigação dos sintomas esofágicos. Uma anamnese clínica completa geralmente acelera o tratamento. Detalhes importantes são aumento ou redução do peso, hemorragia digestiva, hábitos dietéticos (inclusive horários das refeições), tabagismo e ingestão de álcool. Os principais sintomas esofágicos são pirose, regurgitação, dor torácica, disfagia, odinofagia e sensação de globo.

A *pirose* – sintoma esofágico mais comum – caracteriza-se por sensação de desconforto ou ardência retrosternal, que começa no epigástrio e pode irradiar-se na direção do pescoço. Pirose é um sintoma intermitente percebido geralmente depois da ingestão de alimentos, durante a realização de exercícios físicos e enquanto o paciente está deitado. O desconforto é aliviado pela ingestão de água ou antiácido, mas pode ocorrer com bastante frequência e interferir nas atividades habituais, inclusive no sono. A associação entre pirose e doença do refluxo gastresofágico (DRGE) é tão evidente que o tratamento empírico da DRGE se tornou a abordagem mais aceita. Contudo, o termo *azia* costuma ser usado de forma inadequada e/ou utilizado como sinônimo de outros termos, como *indigestão* ou *regurgitação*, razão pela qual é importante esclarecer o significado pretendido.

Regurgitação é o retorno involuntário de alimentos ou líquidos para a faringe sem náuseas ou ânsia de vômito. Os pacientes referem a presença de líquido amargo ou ardente na garganta ou na boca, que também pode conter partículas alimentares não digeridas. A regurgitação pode ser provocada por atividades como se abaixar, arrotar ou outras manobras que aumentem a pressão intra-abdominal. O médico deve diferenciar entre regurgitação, vômitos e ruminação. O *vômito* é precedido de náuseas e acompanhado de arcada. A *ruminação* é um comportamento no qual o alimento recém-deglutido é regurgitado e, em seguida, novamente deglutido repetidas vezes por até 1 hora. Embora exista alguma relação entre ruminação e déficits cognitivos, esse comportamento também é demonstrado por indivíduos sem transtorno mental.

A *dor torácica* é um sintoma esofágico comum e tem características semelhantes à dor de origem cardíaca, o que dificulta sua diferenciação em alguns casos. Em geral, a dor esofágica é percebida como um tipo de sensação de pressão na região intermediária do tórax com irradiação para a região dorsal, para os braços ou para as mandíbulas. A semelhança com a dor de origem cardíaca é provável porque o coração e o esôfago compartilham do mesmo plexo nervoso e as terminações nervosas da parede esofágica têm pouca capacidade de discriminar estímulos. A distensão ou mesmo a estimulação química (p. ex., com ácido) do esôfago frequentemente é percebida como dor torácica. Refluxo gastresofágico é a causa mais comum de dor torácica esofágica.

A *disfagia* esofágica (Cap. 44) costuma ser descrita como uma sensação de que o alimento "agarra" ou até mesmo fica retido no tórax. É importante diferenciar entre a disfagia unicamente para alimentos sólidos e a disfagia para sólidos e líquidos; disfagia intermitente *versus* constante; e disfagia progressiva *versus* estável. Quando a disfagia ocorre com líquidos e alimentos sólidos, sugere um distúrbio da motilidade, como acalásia. Por outro lado, a disfagia unicamente para alimentos sólidos sugere estenose, anel ou tumor. É importante salientar que a localização da retenção do alimento no esôfago pelo paciente é notoriamente imprecisa. Cerca de 30% das obstruções esofágicas distais são percebidas como disfagia cervical. Nesses casos, a inexistência de outros sintomas, em geral associados à disfagia orofaríngea, inclusive aspiração, regurgitação nasofaríngea, tosse, ato de babar ou disfunção neuromuscular evidente, deve sugerir uma etiologia esofágica.

A *odinofagia* é uma dor causada ou agravada pela deglutição. Embora seja normalmente considerada diferente da disfagia, a odinofagia pode se manifestar junto com a disfagia. A odinofagia é mais comum com a esofagite causada por fármacos ou de causa infecciosa do que com a esofagite de refluxo e deve suscitar uma investigação imediata para confirmar esses distúrbios. Quando o paciente com DRGE tem odinofagia, esse sintoma provavelmente está relacionado com uma úlcera ou erosões profundas no esôfago.

A *sensação de globo*, também conhecida como globo faríngeo, é percebida como uma massa ou plenitude na garganta mesmo quando o indivíduo não está engolindo. Embora esses pacientes sejam geralmente encaminhados para investigar disfagia, a sensação de globo costuma ser aliviada pela deglutição. Como seu próprio nome alternativo sugere ("globo histérico"), a sensação de globo ocorre muitas vezes nos indivíduos com transtornos de ansiedade ou obsessivo-compulsivo. A experiência clínica ensina que esse sintoma é comumente atribuível à DRGE.

A *hipersalivação* é a salivação excessiva resultante de um reflexo vagal ativado pela acidificação da mucosa esofágica. Esse sintoma não é comum. Os indivíduos afetados descrevem a sensação desagradável de que a boca se enche rapidamente com um líquido fino e salgado, em geral na presença de pirose associada.

EXAMES DIAGNÓSTICOS

ENDOSCOPIA
A endoscopia, também conhecida como endoscopia digestiva alta (EDA), é o melhor exame para investigar o trato gastrintestinal proximal. Os instrumentos modernos geram imagens coloridas e de excelente qualidade do interior do esôfago, do estômago e do duodeno. Os endoscópios também têm canais de trabalho por meio dos quais podem ser utilizados pinças de biópsia, cateteres de injeção para administração local de agentes terapêuticos, dilatadores de balão ou dispositivos hemostáticos ou pode ser feita a remoção de lesões mucosas. As principais vantagens da endoscopia em comparação com as radiografias contrastadas com bário são: (1) sensibilidade maior para detectar lesões da mucosa; (2) sensibilidade extremamente maior para detectar anormalidades identificáveis sobretudo por cores, inclusive metaplasia de Barrett ou lesões vasculares; (3) possibilidade de obter espécimes de biópsia para exame histológico das anormalidades suspeitas; e (4) possibilidade de dilatar estenoses durante o exame. A endoscopia submucosa tem surgido como modalidade diagnóstica para a avaliação de lesões subepiteliais e a terapia de distúrbios da motilidade esofágica. As desvantagens principais da endoscopia são sensibilidade baixa para detectar estenoses esofágicas difusas (não focais), custo mais alto e necessidade de usar sedativos ou anestésicos.

RADIOGRAFIA
As radiografias contrastadas do esôfago, do estômago e do duodeno podem demonstrar refluxo do contraste, hérnia de hiato, granulações da mucosa, erosões, úlceras e estenoses. Em comparação com a endoscopia, a sensibilidade da radiografia para detectar esofagite de refluxo varia entre 22 e 95% de acordo com alguns estudos, embora os graus mais avançados de esofagite (i.e., ulceração ou estenose) tenham índices mais altos de detecção. Por outro lado, a sensibilidade da radiografia contrastada para detectar estenoses do esôfago é maior que a da endoscopia, especialmente quando o exame é realizado depois da deglutição de um comprimido de bário com 13 mm de diâmetro. Os exames contrastados também possibilitam avaliar a função e a morfologia esofágicas, que podem passar despercebidas à endoscopia. Fístula traqueoesofágica, alterações pós-operatórias da anatomia e compressão extrínseca do esôfago são condições em que os exames radiográficos complementam a avaliação endoscópica. As doenças da hipofaringe e os distúrbios do músculo cricofaríngeo são mais bem avaliados pelas radiografias do que pela endoscopia, principalmente quando se utiliza registro de sequência rápida ou videofluoroscopia. O principal inconveniente da radiografia contrastada com bário é que ela raramente evita a necessidade de realizar endoscopia. Em geral, os exames positivos ou negativos são seguidos da avaliação endoscópica para obter biópsias, realizar tratamento ou esclarecer os resultados (quando as radiografias são positivas) ou aumentar o grau de certeza dos resultados (quando as radiografias são negativas).

ULTRASSONOGRAFIA ENDOSCÓPICA
Os instrumentos de ultrassonografia endoscópica (USE) combinam um endoscópio com um transdutor ultrassônico para gerar imagens transparietais dos tecidos localizados ao redor da ponta do endoscópio. A principal vantagem da USE, quando comparada com as técnicas radiológicas alternativas, é a resolução muito maior atribuível à proximidade do transdutor ultrassônico com a área a ser examinada. Os aparelhos hoje disponíveis podem gerar imagens radiais (360 graus, corte transversal) ou uma imagem setorial curva que pode orientar a punção por agulha fina das estruturas representadas (p. ex., linfonodos ou tumores). As principais aplicações esofágicas da USE são o estadiamento do câncer de esôfago, a avaliação da displasia do esôfago de Barrett e a investigação de lesões submucosas.

MANOMETRIA ESOFÁGICA
A manometria esofágica (ou estudo da motilidade do esôfago) consiste em posicionar um cateter com sensores de pressão dentro do esôfago e, em seguida, observar a contratilidade depois da deglutição. Os esfíncteres esofágicos superior (EES) e inferior (EEI) aparecem como zonas de alta pressão que relaxam durante a deglutição, enquanto o esôfago interesfinctérico apresenta contrações peristálticas. A manometria é usada para diagnosticar distúrbios da motilidade (acalásia, espasmo esofágico difuso [EED]) e avaliar a integridade peristáltica antes de uma cirurgia para doença do refluxo. Avanços tecnológicos melhoraram a manometria esofágica, que passou a ser chamada de topografia de pressão esofágica de alta resolução (Fig. 323-1). A manometria também pode ser combinada com a monitoração da impedância intraluminal. Os registros de impedância utilizam uma série de eletrodos pareados acrescentados ao cateter de manometria. O conteúdo do lúmen esofágico em contato com os eletrodos diminui (líquido) ou aumenta (ar) a impedância do sinal, permitindo o estudo do trânsito anterógrado ou retrógrado do bolo esofágico.

TESTE DE REFLUXO
A DRGE é diagnosticada com frequência em pacientes sem sinais de esofagite detectável endoscopicamente, que, nos demais casos, seriam utilizados para definir a doença. Isso ocorre nos pacientes com doença parcialmente tratada, mucosa esofágica anormalmente sensível ou, mais comumente, na doença do refluxo não erosiva. Nesses casos, os testes de refluxo podem demonstrar a exposição excessiva do esôfago ao fluido gástrico refluído, que é a anormalidade fisiológica da DRGE. Isso pode ser conseguido com o registro ambulatorial do pH esofágico por 24 a 96 horas utilizando um transmissor sem fio sensível ao pH que é fixado à mucosa esofágica, ou com um eletrodo com fio posicionado por via transnasal, cuja ponta é estacionada no esôfago distal. De qualquer forma, o resultado é expresso como porcentagem do dia no qual o pH esteve < 4 (indicando refluxo ácido recente) – valores acima de 5% indicam DRGE. O teste de refluxo facilita a investigação dos pacientes que se queixam de sintomas atípicos ou que, inexplicavelmente, têm resposta insatisfatória ao tratamento. A monitoração da impedância intraluminal pode ser acrescentada à monitoração do pH para detectar episódios de refluxo, independentemente de se o material refluído é ácido ou não, aumentando potencialmente a sensibilidade do exame.

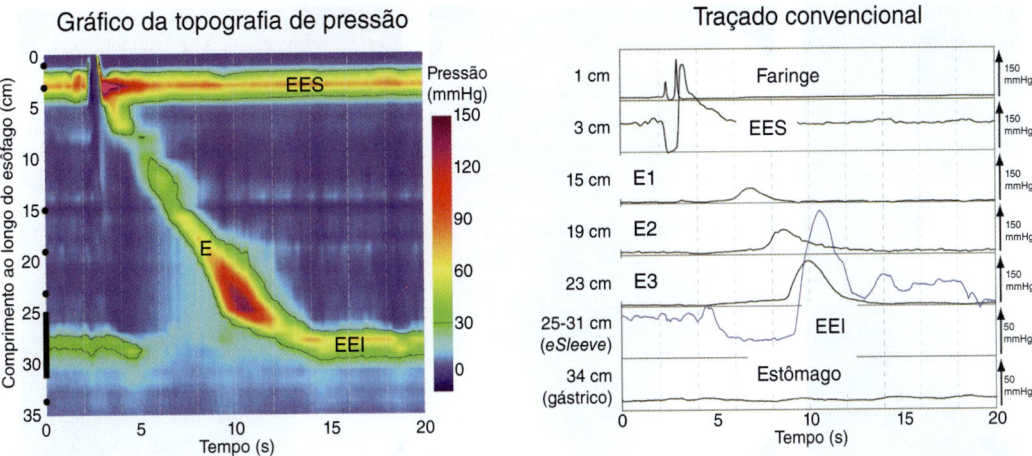

FIGURA 323-1 Deglutição normal demonstrada na topografia de pressão esofágica de alta resolução (*à direita*) e manometria convencional (*à esquerda*). E, esôfago; EEI, esfíncter esofágico inferior; EES, esfíncter esofágico superior.

DISTÚRBIOS ESTRUTURAIS

HÉRNIA DE HIATO

Hérnia de hiato é uma herniação das vísceras (do estômago, na maioria dos casos) para dentro do mediastino através do hiato esofágico do diafragma. Existem quatro tipos de hérnia de hiato, mas o tipo I (hérnia de hiato por deslizamento) representa no mínimo 95% de todos os casos. A hérnia de hiato por deslizamento é aquela na qual a junção esofagogástrica e a cárdia do estômago sofrem translocação cefálica em consequência do enfraquecimento do ligamento frenesofágico que fixa a junção esofagogástrica ao hiato diafragmático e da dilatação do hiato diafragmático. A incidência da hérnia por deslizamento aumenta com a idade. Como o próprio nome indica, as hérnias por deslizamento aumentam com a elevação da pressão intra-abdominal, a deglutição e a respiração. Conceitualmente, as hérnias de hiato resultam do desgaste e da distensão: elevação da pressão intra-abdominal secundária a obesidade abdominal, gestação etc., junto com fatores hereditários que predispõem a essa condição. O principal significado das hérnias de hiato por deslizamento é que os indivíduos acometidos estão mais propensos à DRGE.

As hérnias de hiato dos tipos II, III e IV representam subtipos da hérnia paraesofágica, na qual a herniação para dentro do mediastino inclui outra estrutura visceral diferente da cárdia gástrica. Com as hérnias paraesofágicas dos tipos II e III, o fundo gástrico também sofre herniação, com a diferença de que no tipo II a junção esofagogástrica permanece fixada ao hiato, enquanto no tipo III há uma hérnia mista (paraesofágica e por deslizamento). Com as hérnias do tipo IV, outras vísceras além do estômago sofrem herniação para dentro do mediastino, geralmente o cólon. Com as hérnias paraesofágicas dos tipos II e III, o estômago pode sofrer uma torção à medida que sofre herniação, e as hérnias paraesofágicas volumosas podem causar "inversão completa do estômago", volvo gástrico e até mesmo estrangulamento do estômago. Em vista desse risco, a reparação cirúrgica é recomendada frequentemente como tratamento das hérnias paraesofágicas, principalmente quando causam sintomas.

ANÉIS E MEMBRANAS

O anel mucoso esofágico inferior, também conhecido como *anel B*, é um estreitamento membranoso fino localizado na junção escamocolunar da mucosa (Fig. 323-2). Sua causa é desconhecida, mas os anéis B são detectáveis em cerca de 10 a 15% da população geral e costumam ser assintomáticos. Quando o diâmetro intraluminal é < 13 mm, os anéis distais geralmente estão associados a episódios de disfagia para alimentos sólidos e são descritos como *anéis de Schatzki*. Nos casos típicos, os pacientes têm mais de 40 anos, o que é compatível com uma etiologia adquirida em vez de congênita. O anel de Schatzki é uma das causas mais comuns de impactação alimentar intermitente, também conhecida como "síndrome da churrascaria", porque carne é um alimento frequentemente desencadeante. Os anéis sintomáticos são tratados facilmente por dilatação.

As constrições membranosas situadas nos segmentos mais proximais do esôfago podem ser congênitas ou inflamatórias. As membranas esofágicas cervicais assintomáticas são detectadas em cerca de 10% dos indivíduos e, nos casos típicos, originam-se da superfície anterior do esôfago. Dependendo do grau de compressão, elas podem causar disfagia intermitente aos alimentos sólidos, semelhante ao que ocorre com os anéis de Schatzki; o tratamento também é por dilatação. A combinação de membranas esofágicas proximais sintomáticas com anemia ferropriva nas mulheres de meia-idade constitui a síndrome de Plummer-Vinson ou de Paterson-Kelly.

DIVERTÍCULOS

Os divertículos esofágicos são classificados com base em sua localização e os mais comuns são epifrênicos, hipofaríngeos (divertículo de Zenker) e mesoesofágicos. Os divertículos epifrênico e de Zenker são pseudodivertículos e consistem na herniação da mucosa e da submucosa através da camada muscular do esôfago. Essas lesões resultam da elevação da pressão intraluminal associada à obstrução distal. No caso do divertículo de Zenker, a causa da obstrução é um músculo cricofaríngeo (EES) estenótico e a ocorrência de herniação hipofaríngea é mais comum em uma área de fraqueza natural proximal ao músculo cricofaríngeo, conhecida como *triângulo de Killian* (Fig. 323-3). Os divertículos de Zenker pequenos costumam ser assintomáticos, mas, quando crescem a ponto de reter alimentos e saliva, podem causar disfagia, halitose e aspiração. O tratamento é feito por diverticulectomia cirúrgica, miotomia cricofaríngea ou marsupialização transoral endoscópica.

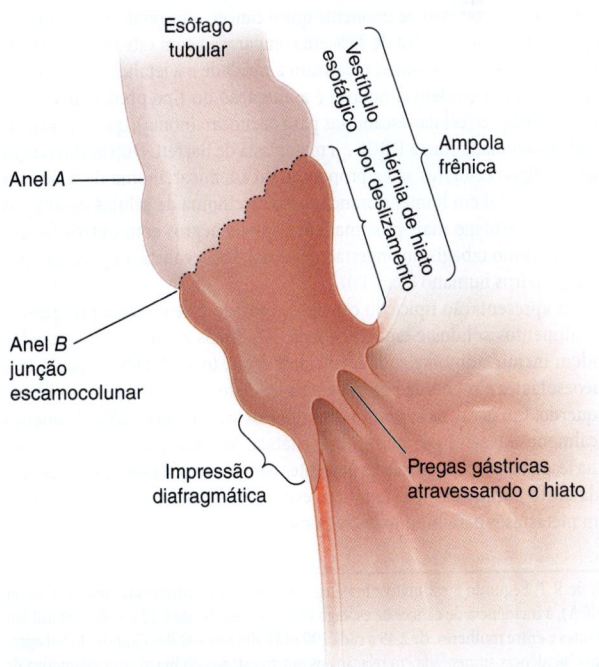

FIGURA 323-2 Anatomia radiográfica da junção esofagogástrica.

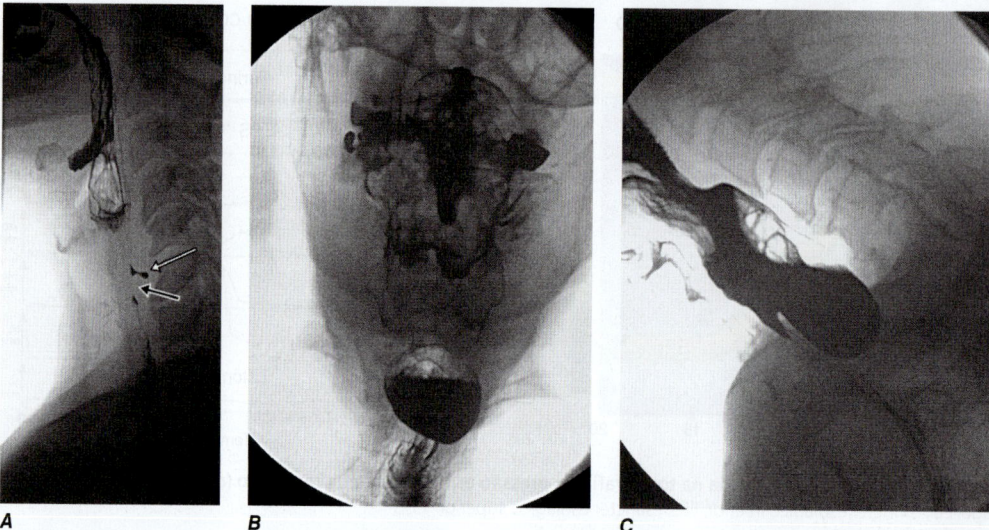

FIGURA 323-3 Exemplos de divertículos de Zenker pequenos (*A*) e grandes (*B, C*) originados do triângulo de Killian na hipofaringe distal. Os divertículos menores ficam aparentes apenas durante a deglutição, enquanto os grandes retêm alimentos e líquidos.

Os divertículos epifrênicos são frequentemente associados a acalasia, distúrbios do esôfago hipercontrátil ou estenose esofágica distal. Os divertículos mesoesofágicos podem ser causados pela tração produzida por uma inflamação adjacente (tuberculose, histoplasmose) e, nesses casos, são divertículos verdadeiros, porque incluem todas as camadas da parede esofágica; outro mecanismo é a pulsão associada aos distúrbios motores do esôfago. Os divertículos mesoesofágicos e epifrênicos geralmente são assintomáticos até crescerem a ponto de reter alimentos e causar disfagia e regurgitação. Os sinais e sintomas atribuíveis aos divertículos tendem a correlacionar-se mais com o distúrbio esofágico coexistente do que com as dimensões dos divertículos. Os divertículos volumosos podem ser removidos cirurgicamente, em geral simultaneamente a uma miotomia quando há um distúrbio da motilidade coexistente. Pseudodiverticulose esofágica intraparietal difusa é um distúrbio raro resultante da dilatação dos ductos excretores das glândulas esofágicas submucosas (Fig. 323-4). Candidíase esofágica e estenoses esofágicas proximais estão normalmente associadas a esse distúrbio.

TUMORES

Nos Estados Unidos, o câncer de esôfago ocorre em cerca de 4,5:100.000 habitantes,* com a mortalidade sendo de 3,9:100.000. Esse tipo de câncer é cerca de 10 vezes menos frequente que o câncer colorretal, mas a porcentagem de óbitos é de cerca de 25% em comparação com este último tipo de carcinoma. Essas estatísticas enfatizam a raridade e a letalidade do câncer esofágico. Uma tendência notável é a alteração do tipo predominante de câncer esofágico (células escamosas para adenocarcinoma), que está diretamente relacionada com a DRGE e a metaplasia de Barrett. Outras diferenças entre os tipos celulares são a propensão do adenocarcinoma de acometer o esôfago distal em homens brancos e do carcinoma de células escamosas de afetar o esôfago mais proximal em homens negros com outros fatores de risco, como tabagismo, ingestão de álcool, lesão cáustica e infecção por papilomavírus humano (Cap. 80).

A apresentação típica do câncer de esôfago é de disfagia progressiva aos alimentos sólidos e emagrecimento. Os sinais e sintomas associados podem incluir odinofagia, deficiência de ferro, tosse devido a fístula traqueoesofágica e rouquidão causada pela lesão do nervo laríngeo recorrente esquerdo. Em geral, os sintomas respiratórios são manifestações de doença localmente invasiva ou mesmo metastática. Mesmo quando é detectada uma lesão tumoral pequena, os pacientes com câncer de esôfago têm sobrevida curta porque existem linfáticos esofágicos abundantes, que possibilitam metástases para linfonodos regionais.

Os tumores esofágicos benignos não são comuns e, em geral, são detectados acidentalmente. Eles incluem tumores estromais gastrintestinais, leiomiomas, pólipos fibrovasculares, papilomas escamosos, tumores de células granulares, lipomas, neoplasias mesenquimais e pólipos fibroides inflamatórios.

ANOMALIAS CONGÊNITAS

Atresia esofágica é a anomalia congênita mais comum desse órgão e ocorre em cerca de 1 a cada 5 mil nascidos vivos. A atresia pode ocorrer em

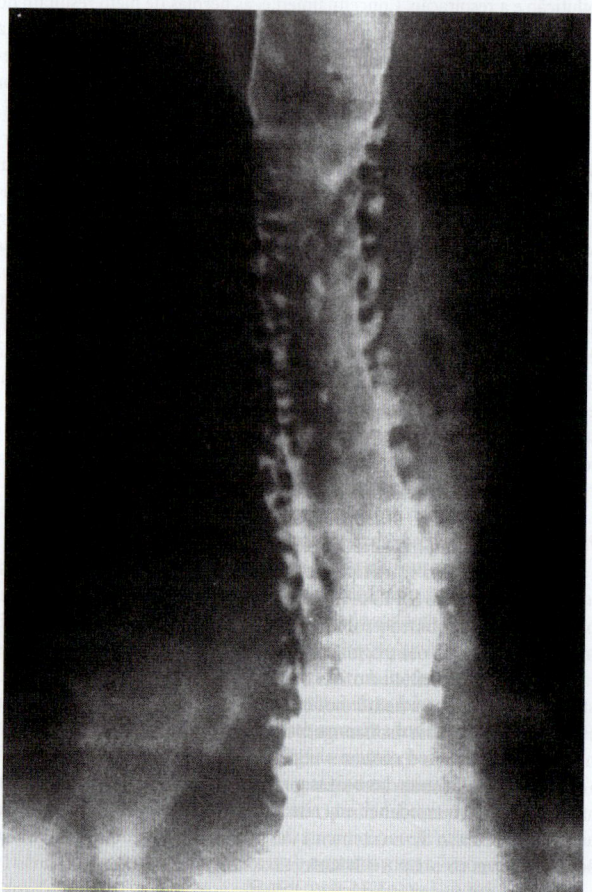

FIGURA 323-4 Pseudodiverticulose esofágica intramural associada à obstrução crônica. As invaginações do contraste na parede esofágica delineiam glândulas esofágicas profundas.

---

*N. de R.T. Segundo a estimativa brasileira de 2020 do Instituto Nacional de Câncer (INCA), a incidência de câncer de esôfago entre homens foi de 8,32 a cada 100 mil habitantes e entre mulheres, de 2,49 a cada 100 mil habitantes. O Rio Grande do Sul apresenta incidência aumentada em relação aos outros estados do Brasil com estimativa de 16,98 a cada 100 mil habitantes entre os homens e 5,9 a cada 100 mil habitantes entre as mulheres. No Brasil, o tipo histológico predominante persiste o carcinoma escamoso.

diversas variações, mas o denominador comum é uma falha de desenvolvimento durante a fusão entre os esôfagos proximal e distal associada a uma fístula traqueoesofágica, geralmente com segmento distal excluído. Em outros casos, pode haver uma configuração do tipo "H", na qual a fusão esofágica ocorreu, mas há uma fístula traqueoesofágica. Em geral, a atresia esofágica é diagnosticada e corrigida cirurgicamente nos primeiros dias de vida. As complicações mais tardias incluem disfagia causada pelas estenoses anastomóticas ou ausência de peristalse com refluxo, que podem ser graves. As anomalias do desenvolvimento menos comuns incluem estenose esofágica congênita, membranas e duplicações.

A disfagia também pode ser causada por anormalidades congênitas que causam compressão extrínseca do esôfago. Com a disfagia lusória, o esôfago é comprimido por uma artéria subclávia direita anômala que se origina do segmento descendente da aorta e passa por trás do esôfago. Em outros casos, anéis vasculares podem circundar e comprimir o esôfago.

A mucosa gástrica heterotópica, também conhecida como placa da entrada esofágica, é um foco de epitélio gástrico situado no esôfago cervical proximal com prevalência estimada entre 4 e 5%. Essa placa parece resultar da substituição incompleta do epitélio colunar embrionário pelo epitélio escamoso. A maioria das placas é assintomática, mas a secreção de ácido pode ocorrer porque a maioria delas contém epitélio típico do fundo gástrico com células parietais.

DISTÚRBIOS DA MOTILIDADE ESOFÁGICA

Os distúrbios da motilidade esofágica são doenças atribuíveis à disfunção neuromuscular do esôfago e, em geral, causam disfagia, dor torácica ou pirose. As principais entidades são acalásia, EED, esôfago hipercontrátil e DRGE. Os distúrbios da motilidade também podem ser secundários a doenças sistêmicas, como pseudoacalásia, doença de Chagas e esclerodermia. Nessa descrição, não estão incluídas as doenças que afetam a faringe e o esôfago proximal, nos quais a disfunção quase sempre faz parte de um processo patológico neuromuscular mais generalizado.

ACALÁSIA

A acalásia é uma doença rara causada pela destruição das células ganglionares localizadas no plexo mioentérico do esôfago; sua incidência populacional foi estimada em 1 a 3:100.000, geralmente ocorrendo entre as idades de 25 e 60 anos. Nos casos de doença crônica de longa duração, observa-se aganglionose. A doença afeta os neurônios ganglionares excitatórios (colinérgicos) e inibitórios (óxido nítrico). Fisiologicamente, os neurônios inibitórios medeiam o relaxamento do EEI durante a deglutição e a propagação sequencial da peristalse. A ausência desses neurônios é responsável pela incapacidade de relaxar o EEI durante a deglutição e pela ausência de peristalse. Evidências crescentes sugerem que a causa básica da degeneração das células ganglionares dos pacientes com acalásia seja um processo autoimune atribuível a uma infecção latente pelo herpes-vírus humano tipo 1 nos indivíduos geneticamente predispostos.

A acalásia de longa data caracteriza-se por dilatação progressiva e sigmoidização do esôfago com hipertrofia do EEI. As manifestações clínicas podem incluir disfagia, regurgitação, dor torácica e emagrecimento. A maioria dos pacientes refere disfagia aos alimentos sólidos e aos líquidos. A regurgitação ocorre quando alimentos, líquidos e secreções ficam retidos no esôfago dilatado. Os pacientes com acalásia avançada podem desenvolver bronquite, pneumonia ou abscesso pulmonar secundário a regurgitação e aspiração crônicas. Pode haver dor torácica no início da evolução da doença. Os pacientes queixam-se de dor retroesternal opressiva e em aperto, algumas vezes com irradiação para pescoço, braços, mandíbula e dorso. Paradoxalmente, alguns pacientes queixam-se de pirose, que pode ser um equivalente da dor torácica. O tratamento da acalásia é menos eficaz para aliviar a dor torácica do que para melhorar a disfagia ou a regurgitação.

O diagnóstico diferencial da acalásia inclui esôfago hipercontrátil, EED, doença de Chagas, dismotilidade esofágica induzida por opioides e pseudoacalásia. A doença de Chagas é endêmica nas regiões centrais do Brasil, na Venezuela e no norte da Argentina, sendo propagada pela picada do reduvídeo (barbeiro), que transmite o protozoário *Trypanosoma cruzi*. A fase crônica da doença de Chagas começa vários anos após a infecção e resulta da destruição das células ganglionares autonômicas de todo o corpo, inclusive coração, intestino, trato urinário e vias aéreas. As características manométricas da acalásia foram descritas em pacientes que fazem uso crônico de opioides, podendo ser confundidas com a acalásia primária. A infiltração tumoral, geralmente

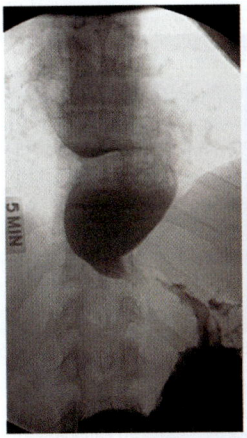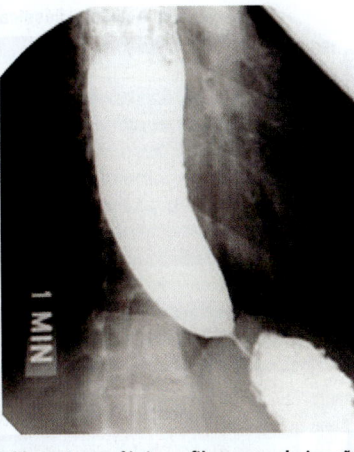

FIGURA 323-5 Acalásia com dilatação esofágica, afilamento da junção esofagogástrica e nível hidroaéreo dentro do esôfago. A imagem *à esquerda* demonstra uma sigmoidização do esôfago com doença muito avançada.

por adenocarcinoma do fundo gástrico ou do esôfago distal, também pode simular acalásia primária. A "pseudoacalásia" resultante é responsável por até 5% dos casos suspeitos e é mais provável nos indivíduos idosos; os sintomas começam repentinamente (< 1 ano) e há emagrecimento. Por essa razão, a endoscopia deve fazer parte da investigação de acalásia. Quando a suspeita de pseudoacalásia é grande e a endoscopia não confirma o diagnóstico, a tomografia computadorizada (TC) ou a USE podem ser úteis. Em casos raros, a pseudoacalásia pode ser causada por uma síndrome paraneoplásica evidenciada por anticorpos antineuronais circulantes.

A acalásia é diagnosticada por radiografia com bário deglutido e/ou manometria esofágica. A endoscopia exclui tumores ou estenoses mecânicas benignas da junção esofagogástrica. Nas radiografias contrastadas da deglutição com bário, o aspecto é de dilatação do esôfago com esvaziamento incompleto, nível hidroaéreo e afilamento na região do EEI, resultando no aspecto semelhante ao de um bico de pássaro (Fig. 323-5). Em alguns casos, observa-se um divertículo epifrênico. Nos casos de acalásia de longa data, o esôfago pode adquirir uma configuração sigmóidea. Com a manometria esofágica, os critérios diagnósticos de acalásia incluem relaxamento incompleto do EEI e aperistalse do corpo esofágico. A manometria de alta resolução facilitou, de certa forma, esse diagnóstico; três subtipos de acalásia podem ser diferenciados com base no padrão de pressurização do esôfago aperistáltico (Fig. 323-6). Como a manometria detecta a doença em uma fase precoce, antes que haja dilatação do esôfago e retenção de alimentos, ela é o exame diagnóstico mais sensível.

Não se conhece nenhum método de "cura" ou prevenção da acalásia. Assim, o tratamento tem como objetivo reduzir a pressão do EEI, de forma que a gravidade e a pressurização esofágica permitam o esvaziamento do esôfago. Embora, em muitos casos, a peristalse não seja recuperada, resquícios de peristalse obscurecidos pela pressurização e dilatação esofágica antes do tratamento podem ser demonstráveis depois do tratamento efetivo. A pressão do EEI pode ser reduzida por tratamento farmacológico, dilatação com balão pneumático ou miotomia do EEI por endoscopia submucosa ou cirurgia laparoscópica. Os tratamentos farmacológicos são relativamente ineficazes, mas em geral podem ser oferecidos como medida temporizadora. Os nitratos ou os bloqueadores dos canais de cálcio são administrados antes das refeições, mas devem ser usados com cautela em razão dos seus efeitos na pressão arterial. A toxina botulínica injetada no EEI durante a endoscopia inibe a liberação de acetilcolina pelas terminações nervosas e melhora a disfagia em cerca de dois terços dos casos por pelo menos 6 meses. A sildenafila ou outros inibidores da fosfodiesterase reduzem eficazmente a pressão do EEI, mas questões práticas limitam sua eficácia clínica na acalásia.

Os únicos tratamentos duradouros para acalásia são dilatação pneumática e miotomia do EEI. A dilatação pneumática, cuja eficácia relatada varia de 32 a 98%, é uma técnica endoscópica que utiliza um balão dilatador cilíndrico não complacente, que é posicionado através do EEI e inflado até um diâmetro entre 3 e 4 cm. A principal complicação é perfuração, com incidência relatada de 0,5 a 5%. O procedimento cirúrgico mais realizado nos pacientes com acalásia é a miotomia laparoscópica de Heller, em geral combinada com uma operação antirrefluxo (fundoplicatura parcial); resultados bons a excelentes são relatados em 62 a 100% dos casos. Um ensaio controlado e randomizado europeu demonstrou um índice de resposta equivalente

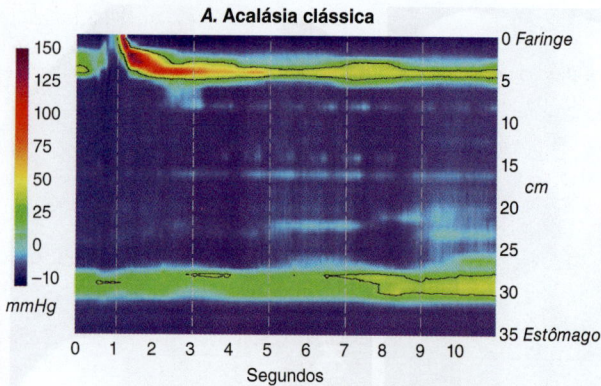
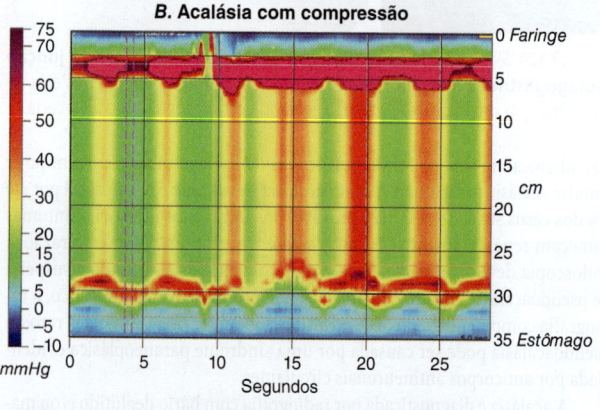
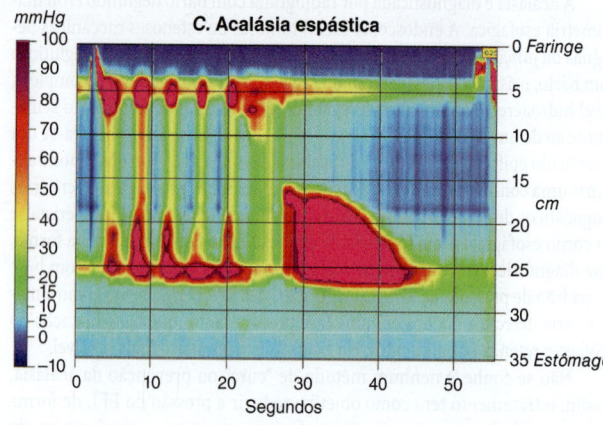

FIGURA 323-6 **Três subtipos de acalásia: clássica (A), com compressão esofágica (B) e espástica (C) demonstradas por topografia de pressão.** Todas as três caracterizam-se pela redução do relaxamento do esfincter esofágico inferior (EEI) e pela ausência de peristalse. Entretanto, a acalásia clássica evidencia-se por pressurização mínima do corpo esofágico (tipo I); há pressurização líquida significativa na acalásia com compressão esofágica (tipo II); e a acalásia espástica caracteriza-se pelas contrações espásticas do esôfago (tipo III).

de cerca de 90% com a dilatação pneumática e a miotomia laparoscópica de Heller ao longo de 5 anos de acompanhamento dos pacientes. Ocasionalmente, os pacientes com doença avançada não respondem à dilatação pneumática nem à miotomia de Heller ou podem apresentar recidiva anos após a resposta à terapia primária. Nesses casos refratários, a ressecção do esôfago com tração do estômago ou interposição de um segmento do cólon transverso pode ser a única opção antes da alimentação por gastrostomia.

Está cada vez mais disponível uma abordagem endoscópica à miotomia do EEI, chamada de miotomia esofágica por via oral (POEM, de *peroral esophageal myotomy*). Essa técnica envolve a criação de um túnel na submucosa esofágica, por meio do qual é feita a transecção do músculo circular do EEI e do esôfago distal com eletrocautério. Conforme esperado, a DRGE é comum após POEM, mas pode ser manejada de forma efetiva com medicamentos. As vantagens potenciais em relação à abordagem laparoscópica convencional incluem evitação da ruptura cirúrgica do hiato diafragmático

e recuperação mais rápida. Um ensaio clínico randomizado multicêntrico internacional da POEM e da dilatação pneumática demonstrou maior alívio dos sintomas com a POEM em comparação com a dilatação em 2 anos. Um ensaio clínico randomizado multicêntrico europeu da POEM e da miotomia de Heller relatou eficácia semelhante para alívio dos sintomas, a qual excedeu 80% com ambas as modalidades.

Nos pacientes que fazem tratamento inadequado ou não são tratados, a dilatação do esôfago predispõe à esofagite de estase. A esofagite de estase prolongada é a explicação provável da associação entre acalásia e carcinoma de células escamosas do esôfago. Tumores desenvolvem-se em indivíduos com acalásia de longa data, geralmente nos casos de dilatação esofágica extrema, nos quais o risco global de desenvolver carcinoma de células escamosas é cerca de 17 vezes maior em comparação com os controles.

ESPASMO ESOFÁGICO DIFUSO

O EED evidencia-se por episódios de disfagia e dor torácica atribuível às contrações esofágicas anormais com relaxamento normal do EEI durante a deglutição. A fisiopatologia e a história natural do EED não estão bem definidas. Radiograficamente, o EED caracteriza-se por contrações terciárias ou "esôfago em saca-rolhas" (Fig. 323-7), mas, em muitos casos, essas anormalidades na verdade indicam acalásia. Do ponto de vista da manometria, alguns autores sugeriram várias características definidoras, inclusive atividade descoordenada ("espástica") do esôfago distal; contrações espontâneas e repetitivas; ou contrações prolongadas de amplitude alta. A manometria de alta resolução define o EED como a ocorrência de contrações no esôfago distal com latência curta em relação ao tempo de contração faríngea, uma disfunção indicativa de déficit dos neurônios inibitórios no plexo mioentérico. Quando definido por este critério restritivo (Fig. 323-8), o EED é substancialmente menos comum que a acalásia.

A dor torácica de origem esofágica é muito semelhante à angina de peito. Os indícios sugestivos de dor esofágica incluem dor prolongada, sem relação com esforço, relacionada com as refeições, é aliviada por antiácidos e acompanha-se de pirose, disfagia ou regurgitação, além de interromper o sono. Contudo, todas essas características podem também sobrepor-se à dor cardíaca, a qual sempre deve ser a primeira hipótese diagnóstica a ser excluída. Além disso, mesmo dentro do espectro das doenças esofágicas, a dor torácica e a disfagia também são típicas da esofagite péptica ou infecciosa. O diagnóstico do EED deve ser firmado apenas após a exclusão desses distúrbios clínicos mais comuns por investigação diagnóstica e/ou tratamento.

Embora o EED seja diagnosticado por manometria, a endoscopia ajuda a detectar outras lesões estruturais e inflamatórias que podem causar dor torácica. Ao exame radiográfico, os indícios de EED incluem "esôfago em saca-rolhas", "esôfago em conta de rosário", pseudodivertículos ou ondulações do esôfago, mas todas essas configurações também podem ser encontradas na acalásia espástica. Em vista dessas imprecisões na definição do EED e da

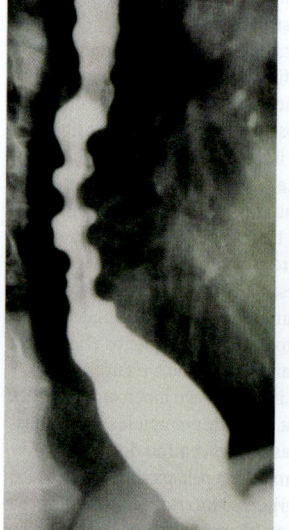
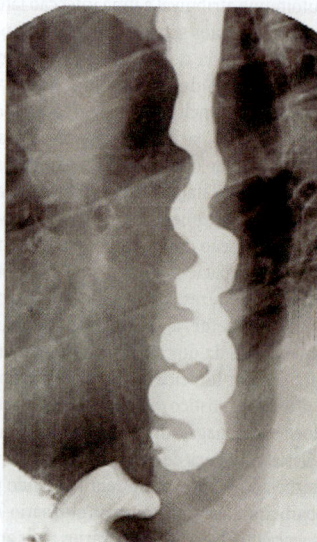

FIGURA 323-7 **Espasmo esofágico difuso.** O esôfago típico em "saca-rolha" é resultado da contração espástica da musculatura circular da parede esofágica; na verdade, essa musculatura é formada por músculos em disposição helicoidal. Essas anormalidades também são encontradas na acalásia espástica.

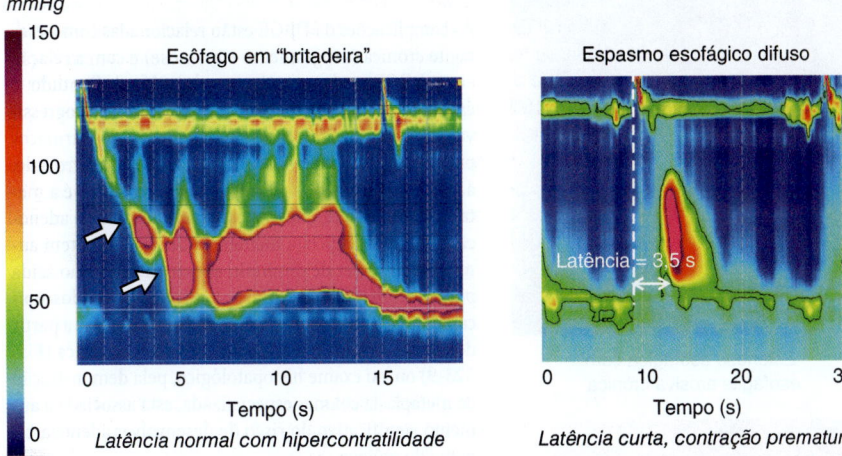

FIGURA 323-8 Topografia das pressões esofágicas com as duas variantes principais de espasmo esofágico: esôfago hipercontrátil (*à esquerda*) e espasmo esofágico difuso (*à direita*). O esôfago hipercontrátil é definido por contrações repetitivas e extraordinariamente vigorosas com início normal da peristalse e latência normal da contração. O espasmo esofágico difuso é semelhante, mas é definido basicamente por uma contração de latência curta (prematura).

heterogeneidade resultante dos pacientes selecionados para inclusão em testes terapêuticos, não surpreende que os resultados das pesquisas sejam desapontadores. Existem apenas estudos não controlados de pequeno porte que demonstraram melhora com nitratos, bloqueadores dos canais de cálcio, hidralazina, toxina botulínica e ansiolíticos. A POEM com miotomia esofágica distal ou a miotomia cirúrgica deve ser considerada apenas quando há emagrecimento extremo ou dor intratável. Essas indicações são extremamente raras.

ACHADOS MANOMÉTRICOS INESPECÍFICOS

Os exames manométricos realizados para investigar dor torácica e/ou disfagia geralmente detectam anormalidades leves (p. ex., peristalse hipertensiva ou hipotensiva, EEI hipertensivo), que não são suficientes para diagnosticar acalásia ou EED. O significado dessas anormalidades não está esclarecido. Refluxo e transtornos psiquiátricos (sobretudo ansiedade e depressão) são comuns entre esses pacientes. Um limiar mais baixo para dor visceral e sintomas da síndrome do intestino irritável são detectados em mais de metade desses pacientes. Consequentemente, a terapia para essas pessoas deve ter como alvo o distúrbio esofágico mais comum, a DRGE ou os distúrbios cognitivos que podem estar presentes.

DOENÇA DO REFLUXO GASTRESOFÁGICO

A definição atual de DRGE engloba um conjunto de distúrbios que têm em comum o fato de que são causados pelo refluxo gastresofágico, que acarreta sintomas incômodos ou diversas manifestações esofágicas e extraesofágicas potenciais. Algumas estimativas sugeriram que 10 a 15% dos adultos sejam afetados pela DRGE nos Estados Unidos, embora essas estimativas tenham sido baseadas unicamente em estudos populacionais sobre pirose crônica autorreferida. Com relação ao esôfago, o espectro das lesões inclui esofagite, estenose, esôfago de Barrett e adenocarcinoma **(Fig. 323-9)**. Um fator particularmente preocupante é a incidência crescente do adenocarcinoma de esôfago, representando uma tendência epidemiológica compatível com a incidência crescente da DRGE. Nos Estados Unidos, no ano de 2020, foram observados cerca de 9.200 novos casos de adenocarcinoma de esôfago (estimados como a metade de todos os cânceres do esôfago); a carga da doença aumentou em 2 a 6 vezes nos últimos 20 anos.

FISIOPATOLOGIA

O subgrupo mais bem definido de pacientes com DRGE, embora represente a minoria dos casos totais, tem esofagite. A esofagite ocorre quando o ácido gástrico e a pepsina refluídos causam inflamação da mucosa esofágica levando a lesão microscópica e erosões e úlceras macroscópicas. Evidências experimentais sustentam uma via inflamatória mediada por citocinas em vez de lesão cáustica direta do epitélio esofágico. É importante salientar que é normal encontrar algum grau de refluxo gastresofágico, que fisiologicamente está associado ao mecanismo da eructação (relaxamento transitório do EEI), mas a esofagite resulta do refluxo excessivo, em geral acompanhado de eliminação reduzida do suco gástrico refluído. A limitação do refluxo a um nível fisiologicamente desejável depende da integridade anatômica e fisiológica da junção esofagogástrica – um esfíncter complexo formado pelo EEI e pelo diafragma circundante. Foram descritos três mecanismos principais responsáveis pela incompetência da junção esofagogástrica: (1) relaxamentos transitórios do EEI (reflexo vasovagal, no qual o relaxamento do EEI é estimulado pela distensão do estômago); (2) hipotensão do EEI; ou (3) distorção anatômica da junção esofagogástrica, inclusive por hérnia de hiato. É importante ressaltar que o terceiro fator – distorção anatômica da junção esofagogástrica – é significativo por si mesmo e porque interage com os dois primeiros mecanismos. Os relaxamentos transitórios do EEI são responsáveis por cerca de 90% do refluxo dos indivíduos normais ou dos pacientes com DRGE sem hérnia de hiato, mas os pacientes com hérnias de hiato têm um perfil mecanístico mais heterogêneo. Entre os fatores que tendem a agravar o refluxo, independentemente do seu mecanismo, estão obesidade abdominal, gravidez, estados de hipersecreção gástrica, retardo do esvaziamento gástrico, supressão da peristalse esofágica e glutonaria.

Depois do refluxo ácido, a peristalse devolve o líquido refluído ao estômago e sua eliminação é concluída com a neutralização do ácido residual pelo bicarbonato existente na saliva deglutida. Desse modo, duas causas de eliminação ácida mais lenta são peristalse anormal e salivação reduzida. O esvaziamento peristáltico reduzido pode ser atribuído à peristalse anormal ou ao refluxo coexistente associado a uma hérnia de hiato. Quando há refluxo coexistente, o líquido retido dentro de uma hérnia de hiato por deslizamento reflui de volta para o esôfago durante o relaxamento do EEI induzido pela deglutição, um fenômeno que não ocorre normalmente.

Um elemento intrínseco ao modelo fisiopatológico da DRGE é que o suco gástrico é deletério ao epitélio do esôfago. Contudo, a hipersecreção de ácido gástrico em geral não é o fator predominante da patogênese da esofagite. Uma exceção evidente é a síndrome de Zollinger-Ellison, que está associada à esofagite grave em cerca de 50% dos pacientes. Outra exceção é a gastrite crônica causada por *Helicobacter pylori*, que pode conferir um efeito protetor ao induzir gastrite atrófica com hipoacidez associada. A pepsina, a bile e as enzimas pancreáticas junto com as secreções gástricas também podem lesar o epitélio esofágico, mas suas propriedades deletérias são atenuadas sem o meio ácido ou dependem da acidez para serem ativadas. A bile requer atenção, porque persiste no material refluído apesar do uso dos agentes supressores da acidez gástrica. Ela pode atravessar a membrana celular e causar lesão celular grave em um meio pouco ácido e foi implicada como cofator da patogênese da metaplasia de Barrett e do adenocarcinoma. Por essa razão, a causticidade do material gástrico refluído é atribuída a outros fatores além do ácido clorídrico.

SINTOMAS

Pirose e regurgitação são os sintomas típicos da DRGE. Disfagia e dor torácica são manifestações clínicas um pouco menos comuns. Em cada caso, vários mecanismos potenciais atuam de forma a produzir os sintomas e estendem-se muito além dos conceitos básicos de erosão da mucosa e ativação dos nervos sensitivos aferentes. Especificamente, a sensibilidade visceral é cada vez mais reconhecida como cofator. No entanto, a abordagem clínica predominante é o tratamento empírico com inibidores da acidez, reservando-se os exames complementares aos casos que não respondem. Exceções importantes a essa regra são os pacientes com dor torácica ou disfagia persistente, que podem indicar a existência de distúrbios mais graves de DRGE ou de diagnósticos alternativos. Quando há dor torácica, é importante considerar cuidadosamente a existência de doença cardíaca. No caso da disfagia, o refluxo crônico pode resultar no desenvolvimento de estenose péptica, esofagite eosinofílica (EE) ou adenocarcinoma, que têm prognósticos melhores quando são diagnosticados precocemente e/ou tratados especificamente.

As síndromes extraesofágicas comprovadamente associadas à DRGE incluem tosse crônica, laringite, asma e erosões dentárias. Vários outros

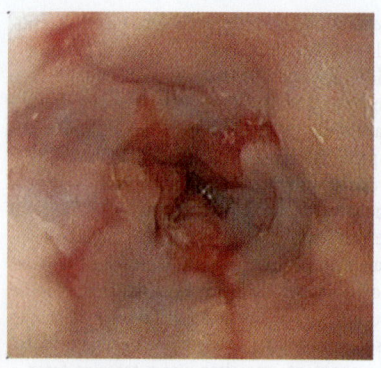
A Esofagite erosiva

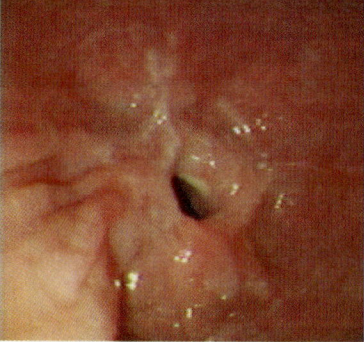
B Estenose esofágica com esofagite erosiva crônica

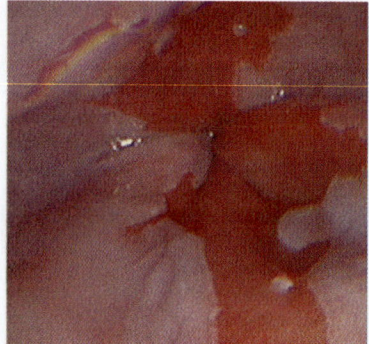
C Esôfago de Barrett

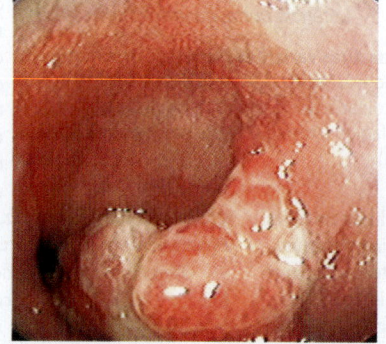
D Adenocarcinoma esofágico com esôfago de Barrett

FIGURA 323-9 Aspectos endoscópicos de (**A**) esofagite péptica, (**B**) estenose péptica, (**C**) metaplasia de Barrett e (**D**) adenocarcinoma em desenvolvimento dentro de uma área com esôfago de Barrett.

distúrbios, inclusive faringite, bronquite crônica, fibrose pulmonar, rinossinusite crônica, arritmias cardíacas, apneia do sono e pneumonia de aspiração repetida, também foram supostamente associados à DRGE. Entretanto, nos dois casos é importante enfatizar o termo *associação* em vez de *causalidade*. Em muitos casos, os distúrbios provavelmente coexistem porque os mecanismos patogênicos são semelhantes, embora não haja uma relação causal estrita. Os mecanismos potenciais das manifestações extraesofágicas da DRGE são regurgitação com contato direto entre o material refluído e as estruturas supraesofágicas, ou um reflexo vasovagal por meio do qual a ativação dos nervos aferentes esofágicos pelo refluxo desencadeia reflexos vagais eferentes, inclusive broncospasmo, tosse e arritmias.

DIAGNÓSTICO DIFERENCIAL

Embora geralmente sejam muito característicos, os sinais e os sintomas causados pela DRGE devem ser diferenciados dos sintomas associados a esofagite infecciosa ou farmacogênica, EE, doença ulcerosa péptica, dispepsia, cólica biliar, doença arterial coronariana e distúrbios da motilidade esofágica. É de especial importância que a primeira consideração seja excluir doença arterial coronariana, em vista de suas implicações potencialmente fatais. As outras possibilidades do diagnóstico diferencial podem ser investigadas por endoscopia, exames radiográficos contrastados do trato gastrintestinal superior ou manometria, conforme o caso. Esofagite erosiva da junção esofagogástrica é a alteração típica evidenciada à endoscopia dos pacientes com DRGE, mas é detectada em apenas um terço desses casos. A diferenciação das causas de esofagite é conseguida facilmente com base no aspecto endoscópico, mas as biópsias da mucosa podem ajudar a investigar inflamação infecciosa ou eosinofílica. Quanto ao aspecto endoscópico, as úlceras detectadas nos casos de esofagite péptica geralmente são poucas e distais, enquanto as úlceras infecciosas são numerosas, puntiformes e difusas. Nos casos típicos, a EE tem vários anéis esofágicos, depressões lineares, exsudato puntiforme branco e etenoses. As úlceras esofágicas causadas por fármacos geralmente são isoladas e profundas nos pontos de estreitamento do lúmen esofágico, sobretudo nas proximidades da carina, com preservação do esôfago distal.

COMPLICAÇÕES

As complicações da DRGE estão relacionadas com a esofagite crônica (sangramento e estenose) e com a relação entre DRGE e adenocarcinoma do esôfago. Contudo, a esofagite e as estenoses pépticas tornaram-se progressivamente mais raras depois da introdução dos fármacos potentes que bloqueiam a secreção ácida. Por outro lado, a consequência histológica mais grave da DRGE é a metaplasia de Barrett, que está associada ao risco de adenocarcinoma esofágico; a incidência dessas lesões tem aumentado, em vez de diminuir, apesar da supressão ácida potente. A metaplasia de Barrett, reconhecida endoscopicamente por mucosa avermelhada estendendo-se a partir dos segmentos proximais da junção esofagogástrica (Fig. 323-9) ou, ao exame histopatológico, pela demonstração de metaplasia colunar especializada, está associada a aumento significativo do risco de desenvolver adenocarcinoma do esôfago.

A metaplasia de Barrett pode evoluir para adenocarcinoma passando pelos estágios intermediários de displasia de graus baixo e alto (Fig. 323-10). Em vista desse risco, as áreas com metaplasia de Barrett e, em especial, quaisquer áreas incluídas de irregularidade devem ser examinadas cuidadosamente e biopsiadas com precisão. O índice de malignização foi estimado em 0,1 a 0,3% ao ano, mas as variações da definição e da extensão da metaplasia de Barrett necessárias para firmar esse diagnóstico têm contribuído para a variabilidade e a inconsistência dessa estimativa de risco. O grupo sob risco mais alto é formado por homens brancos obesos em sua sexta década de vida. Entretanto, a despeito de ser uma prática comum, a utilidade da triagem endoscópica e dos programas de vigilância implantados para controlar o risco de desenvolver adenocarcinoma não está comprovada. Também é importante observar que, embora um grande estudo controlado e randomizado de quimioprevenção em pacientes com esôfago de Barrett a terapia com inibidores da bomba de prótons junto com ácido acetilsalicílico tenha sido significativamente melhor para atingir o desfecho composto primário de retardar a mortalidade por todas as causas, o desenvolvimento de adenocarcinoma esofágico e a progressão para displasia de alto grau, o efeito derivou principalmente da melhora da sobrevida global em vez da redução da progressão do esôfago de Barrett ou do desenvolvimento de adenocarcinoma esofágico.

Embora ainda existam controvérsias quanto ao tratamento dos pacientes com esôfago de Barrett, a demonstração de displasia (principalmente de grau avançado) requer alguma intervenção adicional. Além do índice elevado de progressão para adenocarcinoma, também há prevalência alta de câncer coexistente não diagnosticado com displasia avançada. As recomendações terapêuticas para pacientes com esôfago de Barrett e displasia de grau avançado foram modificadas nos últimos anos. No passado, a esofagectomia era o tratamento padronizado para a displasia de grau avançado. Porém, a esofagectomia tem mortalidade que varia de 3 a 10%, além de morbidade substancial. Estudos prospectivos demonstraram a eficácia da terapia ablativa endoscópica da mucosa com substancialmente menos morbidade e essencialmente sem mortalidade. Por essa razão, as diretrizes atuais das sociedades de especialistas endossam os tratamentos de ablação endoscópica como medida de controle da displasia de grau avançado.

TRATAMENTO
Doença do refluxo gastresofágico

Modificações do estilo de vida são recomendadas rotineiramente como tratamento para a DRGE. De modo geral, essas alterações podem ser classificadas em três grupos: (1) evitar alimentos que reduzem a pressão do EEI, tornando-os "refluxogênicos" (em geral, inclui alimentos gordurosos, álcool, hortelã, pimenta e, possivelmente, chá e café); (2) evitar alimentos ácidos, que intrinsecamente são irritativos (frutas cítricas e alimentos à base de tomate); e (3) adotar comportamentos que atenuem o refluxo

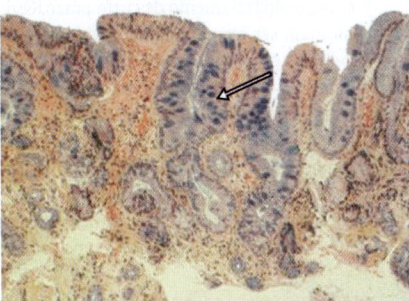
Metaplasia de Barrett
Coloração com azul de alcian

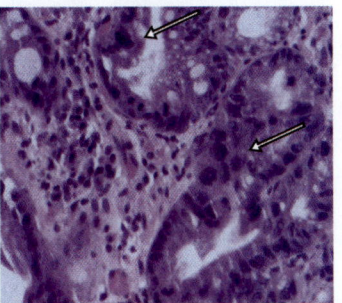
Displasia de grau avançado
Coloração H&E

FIGURA 323-10 **Histopatologia da metaplasia de Barrett e da metaplasia de Barrett com displasia de alto grau.** H&E, hematoxilina e eosina.

e/ou a pirose. Em geral, existem evidências mínimas quanto à eficácia dessas medidas. Contudo, a experiência clínica demonstra que alguns subgrupos de pacientes são beneficiados por certas recomendações específicas, dependendo da sua história singular e do seu perfil sintomatológico. Um paciente com distúrbio do sono causado por episódios de pirose noturna teria mais chances de melhorar com a elevação da cabeceira do leito e ao evitar ingerir alimentos antes de deitar. A recomendação mais amplamente aplicável é reduzir o peso. Ainda que não seja possível confirmar seu efeito benéfico no refluxo, há uma relação epidemiológica clara entre índice de massa corporal e DRGE; além disso, os benefícios secundários à saúde advindos da redução do peso são inquestionáveis.

A abordagem farmacológica principal para o tratamento da DRGE é a utilização dos inibidores da secreção ácida gástrica e existem dados abundantes demonstrando sua eficácia. A redução farmacológica da acidez do suco gástrico não impede o refluxo, mas atenua os sintomas causados pelo refluxo e possibilita a cicatrização da esofagite. A hierarquia de eficácia entre os diversos fármacos corresponde à sua potência como antissecretores. Os inibidores da bomba de prótons (IBPs) são mais eficazes que os antagonistas do receptor de histamina 2 (ARH_2) e ambos são superiores a um placebo. Não existem diferenças entre os IBPs, e o aumento das doses produz apenas benefícios modestos.

Paradoxalmente, a frequência e a gravidade percebidas da pirose não se correlacionam diretamente com a presença ou a gravidade da esofagite. Quando os tratamentos para DRGE são avaliados em termos de controle da pirose, a eficácia e as diferenças entre os fármacos são menos evidentes em comparação com o objetivo de cicatrizar a esofagite. Embora a mesma hierarquia geral de eficácia seja aplicável, os índices de eficácia observados são menores e variam muito, e isso provavelmente reflete a heterogeneidade dos pacientes tratados.

Os sintomas do refluxo tendem a ser crônicos, independentemente da esofagite. Desse modo, uma abordagem terapêutica comum é recomendar tratamento por tempo indefinido com IBP ou ARH_2, conforme a necessidade, de forma a controlar os sintomas. Os efeitos colaterais do tratamento com IBPs geralmente são mínimos. Existem relatos de casos raros de nefrite intersticial e hipomagnesemia grave reversível. A absorção de vitamina B_{12} e ferro pode ser comprometida e a suscetibilidade às infecções entéricas (principalmente colite por *Clostridioides difficile*) aumenta com o tratamento. Observações empíricas também detectaram uma relação entre exposição aos IBPs e doença renal, demência e distúrbios cardiovasculares, mas as razões de risco relatadas nesses estudos eram pequenas e a possibilidade de um viés confundidor residual despercebido era considerável. Estudos populacionais também sugeriram uma discreta elevação do risco de fratura óssea com o uso crônico de IBP, sugerindo uma redução da absorção de cálcio, mas estudos prospectivos não corroboraram essa hipótese. Contudo, como com qualquer outro fármaco, a dose do IBP deve ser a mínima necessária para a indicação clínica.

A fundoplicatura laparoscópica de Nissen, na qual o estômago proximal é envolvido em torno do esôfago distal de maneira a formar uma barreira antirrefluxo, é uma alternativa cirúrgica para o tratamento da DRGE crônica. Assim como ocorre com o tratamento à base de IBP, as evidências quanto à utilidade da fundoplicatura são mais claras para o tratamento da esofagite, e estudos controlados sugeriram que sua eficácia seja semelhante à do tratamento com IBP. Entretanto, os efeitos benéficos da fundoplicatura devem ser contrapostos aos efeitos deletérios potenciais, incluindo morbidade e mortalidade operatórias, disfagia pós-operatória, insucesso ou recidiva com necessidade de uma segunda intervenção, incapacidade de eructar e acentuação da distensão, flatulência e queixas intestinais após a cirurgia.

ESOFAGITE EOSINOFÍLICA

Em todo o mundo, a EE é uma causa detectada com frequência crescente nas crianças e nos adultos. As estimativas atuais de prevalência nos Estados Unidos calcularam 4 a 8:10.000 casos, com predomínio nos homens brancos com idades entre 30 e 40 anos. A prevalência crescente da EE é atribuível a uma combinação dos aumentos da incidência e do reconhecimento desse problema. Também existe uma interação parcialmente explicada, embora importante, entre EE e DRGE, que pode dificultar o diagnóstico dessa primeira doença. Estudos de análises genômicas amplas demonstraram elementos de suscetibilidade em 5q22 (linfopoietina estromal tímica) e 2p23 (CAPN14) na EE.

A EE é diagnosticada com base na combinação de sintomas esofágicos e biópsias da mucosa esofágica demonstrando inflamação do esôfago com predomínio de eosinófilos. Outras causas de EE são DRGE, hipersensibilidade a alguns fármacos, doenças do tecido conectivo, síndrome de hipereosinofilia, doença de Crohn, gastrenterite eosinofílica e infecção. A EE é um distúrbio imunológico induzido pela sensibilização antigênica dos indivíduos suscetíveis. Alérgenos alimentares são os principais desencadeantes, embora aeroalérgenos também possam contribuir. A história natural da EE não é bem compreendida, mas foi observado um risco aumentado de estenose esofágica conforme a duração da doença não tratada.

A EE deve ser fortemente considerada em crianças e adultos com disfagia e impactação de alimento no esôfago. Nos pré-adolescentes, a apresentação dos sintomas de EE inclui dor torácica ou abdominal, náuseas, vômitos e aversão a alimentos. Outros sintomas em adultos podem incluir dor torácica atípica e pirose. A maioria dos pacientes tem história de atopia, incluindo alergia alimentar mediada por IgE, asma, eczema e/ou rinite alérgica. A eosinofilia no sangue periférico é demonstrável em até 25 a 50% dos pacientes, mas a especificidade desse achado é problemática nos casos de atopia concomitante. As anormalidades típicas evidenciadas à endoscopia são desaparecimento das tramas vasculares (edema), vários anéis esofágicos, depressões orientadas longitudinalmente e exsudato esbranquiçado (**Fig. 323-11**). A confirmação histológica é obtida com a demonstração de eosinofilia na mucosa esofágica (pico de densidade ≥ 15 eosinófilos por campo de grande aumento) (**Fig. 323-12**). As complicações da EE incluem impactação de alimentos, estenose esofágica, esôfago de calibre reduzido e, raramente, perfuração esofágica.

Os objetivos do tratamento da EE são o controle dos sintomas e a prevenção das complicações. A terapia primária costuma iniciar com os IBPs, os quais são efetivos na melhora da inflamação eosinofílica em 30 a 50% dos pacientes. Outras terapias de primeira linha incluem dietas de eliminação ou glicocorticoides tópicos deglutidos. As dietas de fórmulas elementares sem proteínas alergênicas são altamente eficazes, mas sua palatabilidade é pequena. É importante observar que os testes de alergia, como dosagem de IgE sérica ou testes cutâneos, demonstraram pouca sensibilidade e especificidade na identificação dos alimentos responsáveis pela EE no paciente individual. A eliminação empírica de alergias alimentares comuns (leite,

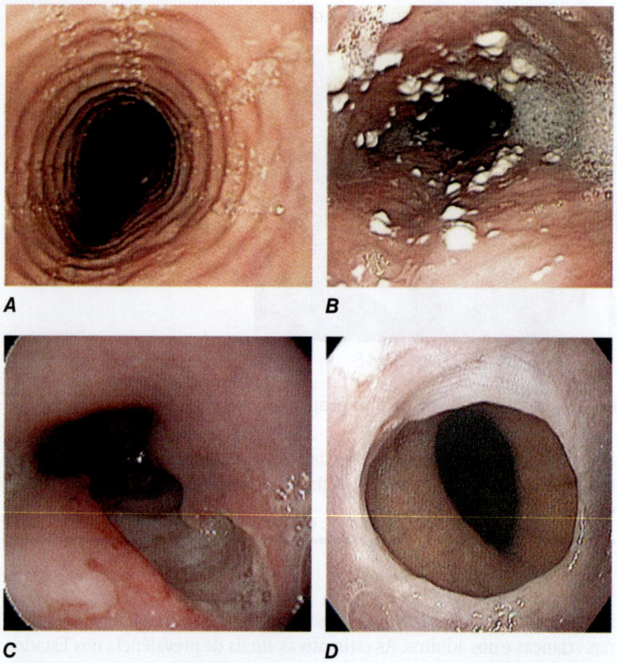

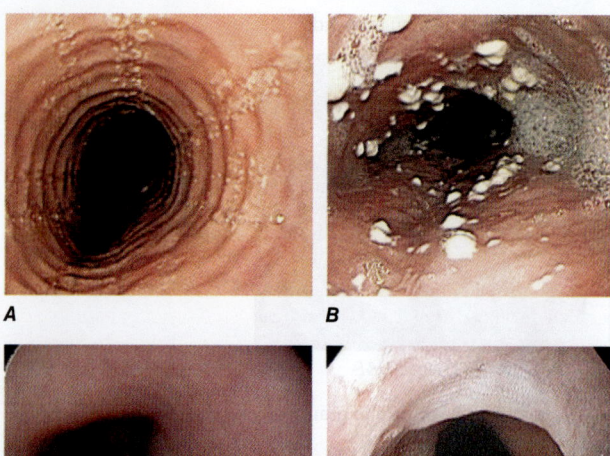

FIGURA 323-11 Aspectos endoscópicos de (**A**) esofagite eosinofílica (EE), (**B**) esofagite por *Candida*, (**C**) úlcera gigante associada ao HIV e (**D**) anel de Schatzki.

trigo, ovos, soja, nozes e frutos do mar) seguida pela reintrodução sistemática é uma abordagem dietética eficaz nas crianças e nos adultos com EE. A finalidade da abordagem dietética de eliminação é identificar os alimentos específicos que desencadeiam o problema. Os glicocorticoides tópicos deglutidos (p. ex., propionato de fluticasona ou budesonida) são eficazes em 50 a 80% dos casos, mas a recidiva da doença é comum depois da interrupção do tratamento de curto prazo. Os glicocorticoides sistêmicos não costumam ser recomendados devido aos efeitos colaterais e à ausência de benefícios comprovados além daqueles alcançados pelos glicocorticoides tópicos. As terapias biológicas visando mediadores de citocinas da alergia, incluindo interleucina (IL) 4, IL-5 e IL-13, se mostraram promissoras em estudos iniciais. A dilatação esofágica é altamente efetiva para aliviar a disfagia em pacientes com fibroestenose, mas não aborda o processo inflamatório subjacente. A dilatação deve ser realizada conservadoramente em razão do risco de laceração profunda da parede esofágica ou perfuração do esôfago de paredes rígidas, que é uma característica da doença.

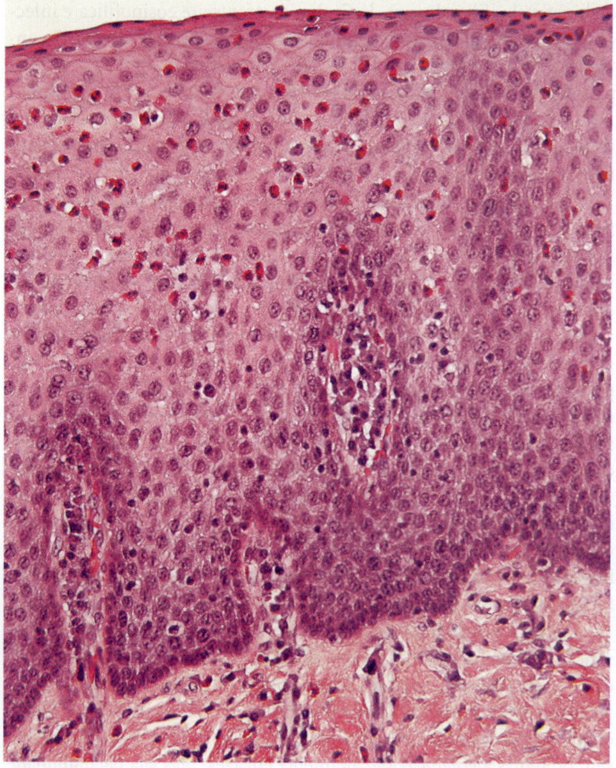

ESOFAGITE INFECCIOSA

Como resultado da utilização crescente de imunossupressão para transplantes de órgãos e doenças inflamatórias crônicas e de quimioterapia, além da epidemia de Aids, as infecções por espécies de *Candida*, herpes-vírus e citomegalovírus (CMV) tornaram-se relativamente comuns. Embora seja rara, a esofagite infecciosa também acomete pacientes imunologicamente competentes, nos quais os patógenos mais comuns são herpes simples e *Candida albicans*. Entre os pacientes com Aids, a esofagite infecciosa torna-se mais comum à medida que a contagem de células CD4 declina; essa condição é rara quando a contagem de CD4 é > 200, mas é comum quando a contagem é < 100. O próprio HIV também pode estar associado a uma síndrome autolimitada de ulceração esofágica aguda com úlceras orais e erupção cutânea maculopapulosa por ocasião da soroconversão. Além disso, alguns pacientes com doença avançada têm úlceras esofágicas profundas e persistentes durante o tratamento com glicocorticoides orais ou talidomida. Entretanto, com o uso generalizado dos agentes antivirais altamente eficazes, houve redução dessas complicações do HIV.

Independentemente do agente infeccioso, odinofagia é um sintoma típico da esofagite infecciosa, embora também seja comum encontrar disfagia, dor torácica e hemorragia. A odinofagia não é comum com esofagite de refluxo e, por essa razão, sua ocorrência sempre deve sugerir a possibilidade de outra etiologia.

ESOFAGITE POR *CANDIDA*

Candida é encontrado normalmente na faringe, mas pode tornar-se patogênico e causar esofagite nos indivíduos imunossuprimidos; a espécie mais comum é *C. albicans*. A esofagite por *Candida* também ocorre quando há estase esofágica secundária aos distúrbios da motilidade esofágica e aos divertículos. Os pacientes queixam-se de odinofagia e disfagia. Quando há candidíase oral, o tratamento empírico é suficiente, mas é comum ocorrer coinfecção, e a persistência dos sintomas deve indicar a necessidade de endoscopia imediata com biópsia, que é o exame diagnóstico mais útil. A esofagite por *Candida* tem aspecto característico de placas brancas ou exsudato com friabilidade. O fluconazol por via oral (VO) (400 mg no primeiro dia e, em seguida, 200 mg/dia), por 14 a 21 dias, é o tratamento preferido. Os pacientes que não melhoram com fluconazol podem responder ao voriconazol ou ao posaconazol. Como alternativa, os pacientes que não apresentam melhora satisfatória ou que não conseguem deglutir fármacos podem ser tratados com equinocandina intravenosa (IV).

ESOFAGITE HERPÉTICA

O herpes-vírus simples tipo 1 ou 2 pode causar esofagite. Vesículas no nariz e nos lábios podem coexistir, o que sugere uma etiologia herpética. O vírus varicela-zóster também pode causar esofagite nas crianças infectadas por varicela ou nos adultos com herpes-zóster. As anormalidades endoscópicas características incluem vesículas e pequenas úlceras superficiais. Como as infecções causadas pelo herpes-vírus simples limitam-se ao epitélio escamoso, as biópsias retiradas das bordas das úlceras quase certamente demonstram os típicos núcleos em vidro fosco, corpúsculos de inclusão eosinofílica do tipo A de Cowdry e células gigantes. A cultura ou a reação em cadeia da polimerase (PCR, de *polymerase chain reaction*) ajuda a detectar cepas resistentes ao aciclovir. O aciclovir (200 mg VO, 5 vezes/dia por 7-10 dias) pode ser usado para tratar pacientes imunocompetentes, embora a doença seja geralmente autolimitada após um período de 1 a 2 semanas nesses casos. Os pacientes imunossuprimidos são tratados com aciclovir (400 mg VO, 5 vezes/dia por 14-21 dias), fanciclovir (500 mg VO, 3 vezes/dia) ou valaciclovir (1 g VO, 3 vezes/dia). Para os pacientes com odinofagia grave, o aciclovir IV (5 mg/kg a cada 8 horas, por 7-14 dias) reduz essa morbidade.

FIGURA 323-12 Histopatologia da esofagite eosinofílica (EE) demonstrando infiltração densa do epitélio escamoso do esôfago por eosinófilos. Também há outras características de hiperplasia de células basais e fibrose da lâmina própria. A inflamação eosinofílica também pode ser vista na doença do refluxo gastresofágico.

CITOMEGALOVÍRUS

A esofagite por CMV ocorre primariamente em pacientes imunocomprometidos, em especial naqueles com HIV, câncer e receptores de transplantes de medula óssea ou órgãos sólidos. O CMV geralmente é ativado de seu estado de latência. Ao exame endoscópico, as lesões desse tipo de esofagite evidenciam-se por grandes úlceras serpiginosas sobre mucosa oral normal sob outros aspectos, principalmente no esôfago distal. As biópsias das bases das úlceras têm positividade diagnóstica mais alta porque demonstram os corpúsculos de inclusão nucleares ou citoplasmáticos grandes, que são patognomônicos da doença. A imuno-histologia com anticorpos monoclonais contra CMV e os testes de hibridização in situ são úteis à confirmação precoce do diagnóstico. Os dados sobre o tratamento da esofagite por CMV são limitados. Os estudos sobre tratamento da doença gastrintestinal causada por CMV demonstraram a eficácia do ganciclovir (5 mg/kg, IV, a cada 12 horas) e do valganciclovir (900 mg VO a cada 12 horas). O tratamento deve ser mantido até que haja cicatrização, o que pode demorar 3 a 6 semanas. O tratamento de manutenção pode ser necessário aos pacientes com doença recidivante.

TRAUMATISMO MECÂNICO E LESÃO IATROGÊNICA

PERFURAÇÃO ESOFÁGICA

A maioria dos casos de perfuração esofágica é causada por instrumentação ou traumatismo. Em outros casos, vômitos violentos ou ânsia de vômito podem causar ruptura espontânea na junção esofagogástrica (síndrome de Boerhaave). Em casos mais raros, a perfuração é causada por esofagite corrosiva ou neoplasias malignas. A perfuração por instrumentação durante a endoscopia ou a colocação de tubos nasogástricos geralmente ocorre na hipofaringe ou na junção esofagogástrica. A perfuração também pode ocorrer em uma área de estenose durante a dissolução endoscópica de impactação alimentar ou durante a dilatação do esôfago. A perfuração esofágica causa dor retrosternal pleurítica, que pode estar associada a pneumomediastino e enfisema subcutâneo. Mediastinite é uma complicação significativa da perfuração esofágica e seu reconhecimento imediato é essencial à melhora do prognóstico. A TC do tórax é mais sensível para detectar ar no mediastino. A perfuração esofágica é confirmada por um exame contrastado da deglutição; em geral, o contraste Gastrografin é administrado antes da solução diluída de bário. O tratamento consiste em aspiração nasogástrica e antibióticos parenterais de amplo espectro com drenagem e reparo cirúrgico imediatos quando os extravasamentos não estão contidos. O tratamento conservador com nada por via oral e antibióticos (sem intervenção cirúrgica) pode ser suficiente nos casos de perfuração contida detectada precocemente. A aplicação endoscópica de grampos ou a colocação de um stent podem ser indicadas para as perfurações iatrogênicas ou para pacientes inoperáveis (p. ex., tumores perfurados).

LACERAÇÃO DE MALLORY-WEISS

Vômitos, esforço repetido para vomitar ou tosse vigorosa podem provocar uma laceração parcial da junção esofagogástrica, que é uma causa comum de hemorragia digestiva alta. A maioria dos pacientes apresenta hematêmese. História pregressa de vômitos é a norma, mas nem sempre é evidente. Em geral, o sangramento regride espontaneamente, mas os casos persistentes podem melhorar com aplicação tópica de epinefrina ou cauterização, aplicação endoscópica de grampos ou embolização angiográfica. Raramente é necessária intervenção cirúrgica.

ESOFAGITE PÓS-IRRADIAÇÃO

A esofagite pós-irradiação pode complicar o tratamento dos cânceres torácicos, principalmente de mama e pulmão, e o risco é proporcional à dose de radiação. Os fármacos radiossensibilizantes, como doxorrubicina, bleomicina, ciclofosfamida e cisplatina, também aumentam o risco. A disfagia e a odinofagia podem persistir por semanas ou meses após o tratamento. A mucosa esofágica torna-se eritematosa, edemaciada e friável. Fibrose submucosa e alterações teciduais degenerativas com formação de estenoses podem ocorrer anos depois da exposição à radiação. A exposição a doses de radiação acima de 5.000 cGy foi associada a risco mais elevado de estenose esofágica. O tratamento da esofagite aguda pós-irradiação consiste em medidas de suporte. As estenoses crônicas são tratadas com dilatação esofágica.

ESOFAGITE CORROSIVA

A lesão cáustica do esôfago depois da ingestão de álcalis ou, menos comumente, de ácidos pode ser acidental ou intencional (como tentativa de suicídio). A inexistência de lesões orais não exclui a possibilidade de acometimento do esôfago. Desse modo, o exame endoscópico imediato é recomendável para avaliar e graduar a lesão da mucosa esofágica. A lesão corrosiva grave pode causar perfuração do esôfago, sangramento, estenose e morte. Nenhum estudo demonstrou que os glicocorticoides melhorem o prognóstico clínico da esofagite corrosiva aguda, não sendo recomendados. A cicatrização das lesões cáusticas mais graves geralmente está associada à formação de estenoses graves, que em geral requerem dilatações repetidas.

ESOFAGITE CAUSADA POR INGESTÃO DE COMPRIMIDOS

A esofagite causada por ingestão de comprimidos ocorre quando um comprimido deglutido não consegue atravessar todo o esôfago e aloja-se em seu interior. Em geral, essa condição é atribuída aos hábitos inadequados de ingestão de comprimidos: beber pouco líquido com o comprimido ou deitar-se logo após ingerir um comprimido. A localização mais comum de retenção do comprimido é o terço médio do esôfago nas proximidades do cruzamento da aorta ou da carina. A compressão extrínseca causada por essas estruturas impede a passagem do comprimido ou da cápsula. Descrita inicialmente na década de 1970, já foram relatados mais de 1.000 casos de esofagite causada por comprimidos, sugerindo que essa ocorrência seja comum. Vários fármacos foram implicados, porém os mais comuns são doxiciclina, tetraciclina, quinidina, fenitoína, cloreto de potássio, sulfato ferroso, anti-inflamatórios não esteroides (AINEs) e bisfosfonatos.

Os sintomas típicos da esofagite causada por comprimidos são dor torácica e odinofagia de início súbito. Nos casos típicos, a dor começa algumas horas depois da ingestão ou desperta o indivíduo que dorme. A história clássica de ingestão de comprimidos dos fármacos reconhecidamente causadores desse problema evita a necessidade de realizar exames diagnósticos na maioria dos casos. Quando a endoscopia é realizada, evidencia-se ulceração ou inflamação localizada. Ao exame histológico, o quadro típico é de inflamação aguda. Em alguns casos, a TC do tórax demonstra espessamento do esôfago compatível com inflamação transmural. Embora esse tipo de esofagite costume regredir depois de alguns dias ou semanas, os sintomas podem persistir por meses, e estenoses podem se formar nos casos graves. Nenhum tratamento específico acelera comprovadamente o processo de cicatrização, mas os fármacos que bloqueiam a secreção ácida do estômago frequentemente são prescritos para aliviar o refluxo coexistente, que é um fator agravante. Quando a cicatrização resulta na formação de estenoses, a dilatação está indicada.

CORPO ESTRANHO E IMPACTAÇÃO DE ALIMENTOS

Alimentos ou corpos estranhos podem se alojar no esôfago e causar obstrução total, que, por sua vez, resulta em incapacidade de eliminar as secreções (espuma na boca) e dor torácica grave. A impactação dos alimentos pode ser atribuída a estenose péptica, carcinoma, anel de Schatzki, EE ou simplesmente à ingestão alimentar desatenta. Quando a impactação não regride espontaneamente, o alimento impactado deve ser removido por endoscopia. A administração de enzimas amaciantes de carne para facilitar a eliminação do bolo alimentar não é recomendável, porque pode causar lesão do esôfago. Em alguns casos, o glucagon (1 mg IV) pode ser administrado antes da realização da desobstrução endoscópica. Depois do tratamento de emergência, os pacientes devem ser avaliados quanto às possíveis causas de impactação e tratados conforme a indicação.

MANIFESTAÇÕES ESOFÁGICAS DE DOENÇA SISTÊMICA

ESCLERODERMIA E DOENÇAS DO TECIDO CONECTIVO

A esofagite esclerodérmica (hipotensão do EEI e contratilidade esofágica ausente) foi descrita inicialmente como manifestação clínica de esclerodermia ou outras doenças do colágeno vascular e parecia ser específica desses distúrbios. Entretanto, mais tarde o termo foi descartado porque cerca de metade dos pacientes não tinha doença reumatológica detectável e, em geral, doença do refluxo gastresofágico era a única associação demonstrável. Quando a esofagite esclerodérmica ocorre como manifestação de uma doença do tecido conectivo, as anormalidades histopatológicas consistem em infiltração e destruição da muscular própria do esôfago com deposição de colágeno e fibrose, além da redução no número de células intersticiais de Cajal. A patogênese da peristalse suprimida e da hipotensão do EEI quando não há uma doença do tecido conectivo não está definida. Independentemente da causa subjacente, as anormalidades manométricas predispõem os pacientes à DRGE grave em consequência da disfunção da barreira formada pelo EEI e da eliminação dificultada do ácido refluído para o esôfago. Também pode haver disfagia, mas essa queixa geralmente é leve e atenuada pela ingestão de alimentos na posição ereta e pelo uso de líquidos para facilitar a passagem dos alimentos.

DOENÇAS DERMATOLÓGICAS

Vários distúrbios dermatológicos (líquen plano, pênfigo vulgar, penfigoide bolhoso, penfigoide cicatricial, síndrome de Behçet e epidermólise bolhosa) podem afetar a orofaringe e o esôfago, principalmente o terço proximal, com formação de vesículas, bolhas, ulcerações, membranas e estenoses. A terapia anti-inflamatória tópica ou sistêmica é efetiva para a cicatrização da mucosa. A síndrome de Stevens-Johnson e a doença do enxerto *versus* o hospedeiro também podem afetar o esôfago. A dilatação do esôfago pode ser necessária para tratar as estenoses.

LEITURAS ADICIONAIS

Furuta GT, Katzka DA: Eosinophilic esophagitis. N Engl J Med 373:1640, 2015.
Hirano I et al: American Gastroenterological Institute and the joint task force on allergy-immunology practice parameters clinical guidelines for the management of eosinophilic esophagitis. Gastroenterology 158:1776, 2020.
Kahrilas PJ, Boeckxstaens G: The spectrum of achalasia: Lessons from studies of pathophysiology and high-resolution manometry. Gastroenterology 145:954, 2013.
Kahrilas PJ et al: American Gastroenterological Association Institute technical review on the management of gastroesophageal reflux disease. Gastroenterology 135:1392, 2008.
Katzka DA et al: Phenotypes of gastroesophageal reflux disease: where Rome, Lyon, and Montreal meet. Clin Gastroenterol Hepatol 18:767, 2020.
Pandolfino JE, Gawron AJ: Achalasia: A systematic review. JAMA 313:1841, 2015.
Shaheen NJ et al: Diagnosis and management of Barrett's esophagus. Am J Gastroenterol 111:30, 2016.
Spechler SJ, Souza RF: Barrett's esophagus. N Engl J Med 371:836, 2014.

324 Doença ulcerosa péptica e distúrbios relacionados

John Del Valle

DOENÇA ULCEROSA PÉPTICA

A *úlcera péptica* é definida como perda da integridade da mucosa do estômago e/ou do duodeno, que resulta em uma solução de continuidade da mucosa e submucosa local em razão de inflamação ativa. Embora dor epigástrica em queimação agravada pelo jejum e atenuada pelas refeições seja uma síndrome clínica associada à doença ulcerosa péptica (DUP), hoje está claro que > 90% dos pacientes com essa síndrome (dispepsia) não têm úlceras e que a maioria dos indivíduos com úlceras pépticas é assintomática. As úlceras ocorrem dentro do estômago e/ou do duodeno e, com frequência, são de natureza crônica. Os distúrbios acidopépticos são muito comuns nos Estados Unidos, e 4 milhões de indivíduos (entre casos novos e recidivas) são acometidos todos os anos. A prevalência de DUP ao longo da vida nos Estados Unidos é de cerca de 8,4%, com prevalência discretamente maior em homens. A DUP compromete significativamente a qualidade de vida, visto que prejudica o bem-estar geral do paciente e contribui substancialmente para o absenteísmo ao trabalho. Além disso, ocorrem cerca de 15 mil mortes por ano em consequência das complicações da DUP. O impacto financeiro desses distúrbios comuns é substancial e, nos Estados Unidos, calcula-se que os gastos anuais diretos e indiretos com assistência à saúde sejam de cerca de 6 bilhões de dólares, sendo 3 bilhões com internações hospitalares, 2 bilhões com consultas médicas e 1 bilhão com perda de produtividade e dias ausentes no trabalho.

FISIOLOGIA GÁSTRICA

Anatomia gástrica O revestimento epitelial do estômago consiste em pregas que contêm fovéolas gástricas microscópicas, cada uma das quais se ramifica em quatro ou cinco glândulas gástricas constituídas por células epiteliais altamente especializadas. A composição das glândulas gástricas varia de acordo com a sua localização anatômica. As glândulas situadas dentro da cárdia compreendem < 5% da área glandular gástrica e contêm células mucosas e endócrinas. Cerca de 75% das glândulas gástricas são encontradas dentro da mucosa oxíntica e contêm células mucosas do colo, células parietais e principais, células endócrinas e enterocromafínicas e células tipo enterocromafim (ECL, de *enterochromaffin-like*) (Fig. 324-1). Células pilosas altamente especializadas se localizam na região do colo da glândula gástrica. Acredita-se que essas células especializadas analisem o conteúdo luminal, o que pode ser importante na regulação da secreção ácida gástrica. As glândulas pilóricas contêm células mucosas e endócrinas (incluindo as células produtoras de gastrina) e são encontradas no antro.

A célula parietal, também conhecida como célula oxíntica, geralmente é encontrada no colo, no istmo ou na glândula oxíntica. A célula parietal em repouso (não exposta a estímulos) tem tubulovesículas citoplasmáticas proeminentes e canalículos intracelulares que contêm microvilosidades curtas ao longo de sua superfície apical (Fig. 324-2). A H^+,K^+-adenosina-trifosfatase (ATPase) é expressa na membrana tubulovesicular; com a estimulação da célula, essa membrana, junto com as membranas apicais, transforma-se em uma densa rede de canalículos intracelulares apicais que contêm microvilosidades longas. A secreção ácida – um processo que necessita de alta quantidade de energia – ocorre na superfície canalicular apical. Numerosas mitocôndrias (30-40% do volume celular total) geram a energia necessária para a secreção.

Defesa da mucosa gastroduodenal O epitélio gástrico é constantemente agredido por uma série de fatores nocivos endógenos, inclusive ácido clorídrico (HCl), pepsinogênio/pepsina e sais biliares. Além disso, um fluxo constante de substâncias exógenas (p. ex., fármacos, álcool e bactérias) alcança a mucosa gástrica. Um sistema biológico altamente complexo atua para proporcionar a defesa necessária contra lesão da mucosa e reparar qualquer dano que possa ocorrer.

O sistema de defesa da mucosa pode ser entendido como uma barreira de três níveis, constituída por elementos pré-epiteliais, epiteliais e subepiteliais (Fig. 324-3). A primeira linha de defesa é uma camada de muco e bicarbonato, que funciona como uma barreira físico-química para inúmeras moléculas, incluindo íons hidrogênio. O muco é secretado de maneira regulada pelas células epiteliais da superfície gastroduodenal. Consiste principalmente em água (95%) e em uma mistura de fosfolipídeos e glicoproteínas (mucina). O gel mucoso funciona como uma camada hídrica imóvel

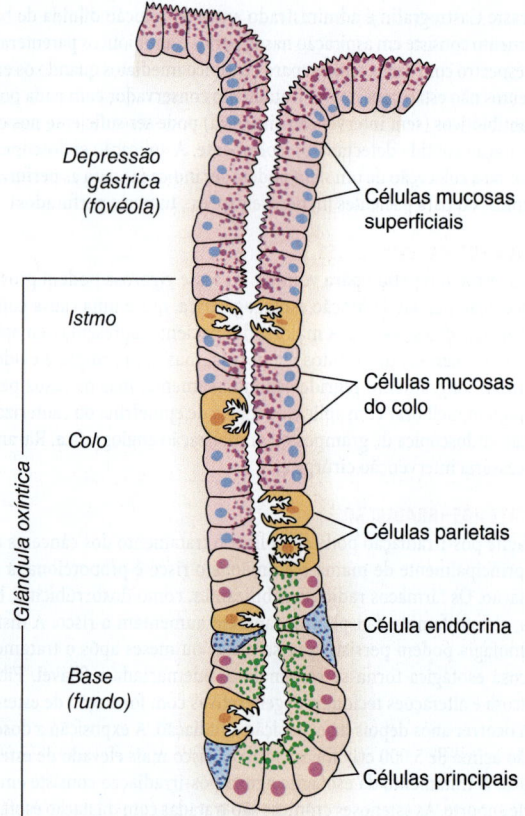

FIGURA 324-1 Representação esquemática da glândula gástrica oxíntica. (*Reproduzida, com permissão, de S Ito, RJ Winchester: The Fine Structure of the Gastric Mucosa in the Bat. J Cell Biol 16:541, 1963.*)

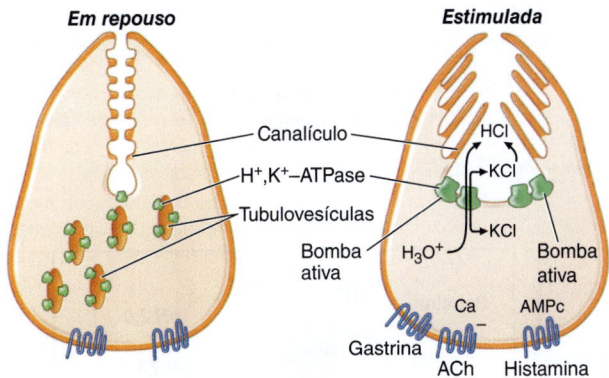

FIGURA 324-2 **Célula parietal gástrica** em processo de transformação depois da estimulação mediada por secretagogos. *(Reproduzida, com permissão, de SJ Hersey, G Sachs: Gastric acid secretion. Am Physiol Soc 75:155, 1995.)*

que dificulta a difusão de íons e moléculas, como a pepsina. O bicarbonato, que é secretado de maneira regulada pelas células epiteliais superficiais da mucosa gastroduodenal e liberado no gel mucoso, forma um gradiente de pH que varia de 1 a 2 na superfície luminal gástrica e alcança 6 a 7 ao longo da superfície das células epiteliais.

As células epiteliais superficiais proporcionam a próxima linha de defesa por intermédio de vários fatores, incluindo produção de muco, transportadores iônicos das células epiteliais que mantêm o pH intracelular e a produção de bicarbonato, bem como junções intracelulares estreitas. As células epiteliais superficiais produzem proteínas do choque térmico, que impedem a desnaturação das proteínas e protegem as células de certos fatores, como aumento da temperatura, agentes citotóxicos ou estresse oxidativo. As células epiteliais também produzem peptídeos da família do fator trevo e catelicidinas, que também desempenham um papel na proteção e na regeneração das células de superfície. Quando a barreira pré-epitelial é violada, as células epiteliais gástricas que delimitam uma lesão local podem migrar a fim de restaurar a região danificada (*restituição*). Esse processo ocorre independentemente da divisão celular e requer um fluxo sanguíneo ininterrupto, bem como um pH alcalino no ambiente circundante. Vários fatores de crescimento, incluindo o fator de crescimento epidérmico (EGF, de *epidermal growth factor*), o fator de crescimento transformador α (TGF-α, de *transforming growth factor*) e o fator de crescimento do fibroblasto (FGF, de *fibroblast growth factor*) básico, modulam o processo de restituição. As falhas mais extensivas que não são reparadas eficazmente pelo processo de restituição tornam necessária a proliferação celular. A regeneração das células epiteliais é regulada por prostaglandinas e fatores do crescimento, como EGF e TGF-α. Em paralelo à renovação das células epiteliais, há formação de novos vasos (*angiogênese*) no leito microvascular danificado. Tanto o EGF quanto o fator de crescimento do endotélio vascular (VEGF, de *vascular endothelial growth factor*) são importantes para a regulação da angiogênese da mucosa gástrica. Além disso, estudos recentes demonstraram que o peptídeo gástrico conhecido como gastrina (ver adiante) estimula a proliferação, migração, invasão, angiogênese e autofagia celulares. Por fim, as células parietais gástricas (ver adiante) expressam a *sonic hedgehog*, uma família de proteínas que é importante na regulação da linhagem celular em múltiplos órgãos. Este último achado sugere que as células parietais podem também ter a capacidade de regular as células-tronco gástricas.

Um sistema microvascular elaborado dentro da camada submucosa gástrica constitui o componente-chave do sistema de defesa/reparo subepitelial, proporcionando HCO_3^- para neutralizar o ácido produzido pela célula parietal. Além disso, esse leito microcirculatório fornece um suprimento adequado de nutrientes e oxigênio, enquanto remove os subprodutos metabólicos tóxicos. Vários fatores produzidos localmente, incluindo óxido nítrico (NO; ver adiante), sulfeto de hidrogênio e prostaciclina, contribuem para os processos protetores vasculares por meio da vasodilatação da microcirculação.

As prostaglandinas desempenham um papel central na defesa/reparo do epitélio gástrico **(Fig. 324-4)**. A mucosa gástrica contém níveis altos de prostaglandinas que regulam a liberação de muco e bicarbonato pela mucosa, inibem a secreção das células parietais e são importantes para a manutenção do fluxo sanguíneo da mucosa e para a restituição das células

epiteliais. As prostaglandinas derivam do ácido araquidônico esterificado, que é formado a partir de fosfolipídeos (membrana celular) pela ação da fosfolipase A_2. Uma enzima-chave que controla a etapa responsável pela limitação da velocidade da síntese das prostaglandinas é a ciclo-oxigenase (COX), que está presente em duas isoformas (COX-1, COX-2), cada qual com características distintas em relação a estrutura, distribuição tecidual e expressão. A COX-1 é expressa em inúmeros tecidos, incluindo estômago, plaquetas, rins e células endoteliais. Essa isoforma é expressa de maneira constitutiva e desempenha um importante papel na manutenção da integridade da função renal, na agregação plaquetária e na integridade da mucosa gastrintestinal (GI). Em contrapartida, a expressão da COX-2 é induzida por estímulos inflamatórios e ocorre em macrófagos, leucócitos, fibroblastos e células sinoviais. Os efeitos benéficos dos anti-inflamatórios não esteroides (AINEs) na inflamação tecidual são decorrentes da inibição da COX-2, e a toxicidade desses fármacos (p. ex., ulceração da mucosa GI e disfunção renal) está relacionada com a inibição da isoforma COX-1. Os AINEs altamente seletivos para COX-2 podem oferecer os efeitos benéficos de reduzir a inflamação tecidual, enquanto minimizam a toxicidade no trato GI. Os inibidores seletivos da COX-2 causam efeitos adversos no sistema circulatório e aumentam o risco de infarto agudo do miocárdio. Por esse motivo, a Food and Drug Administration (FDA) dos Estados Unidos retirou do mercado dois desses agentes (valdecoxibe e rofecoxibe) (ver adiante).

O NO é importante para a manutenção da integridade da mucosa gástrica. A enzima-chave NO-sintase é expressa constitutivamente na mucosa e contribui para a citoproteção, uma vez que estimula a produção de muco gástrico, aumenta o fluxo sanguíneo da mucosa e mantém a função de barreira das células epiteliais. O sistema nervoso central (SNC) e os fatores hormonais também desempenham um papel na regulação da defesa da mucosa por meio de vários processos **(Fig. 324-3)**.

Com a descoberta do *Helicobacter pylori* e do seu impacto nas doenças gástricas, tornou-se evidente que o estômago dispõe de um sistema imunológico ativo intrínseco e sofisticado. Embora uma descrição detalhada do sistema imune gástrico esteja além dos objetivos deste capítulo, é importante ressaltar algumas considerações. A reação imune do estômago a determinados patógenos, incluindo *H. pylori* (ver adiante), depende de uma inter-relação ampla entre os componentes inato (célula dendrítica, células epiteliais, neutrófilos e macrófagos) e adaptativo (linfócitos B e T). Os linfócitos T auxiliares (células T_H e T_H reguladoras) foram detalhadamente estudados e parecem desempenhar um papel importante em diversos processos fisiológicos do estômago, desde a secreção gástrica até o *turnover* das células epiteliais por meio da síntese de algumas citocinas.

A descoberta de *H. pylori* também levou ao entendimento de que o estômago, antes considerado destituído de microrganismos em razão de seu ambiente extremamente adverso (ácido e pepsina), pode atuar como abrigo de diversas populações microbianas, que se evidenciam por centenas de filotipos, também conhecidos como microbiota gástrica. A estrutura conceitual do microbioma tem recebido muita atenção em vista de sua importância para a saúde e a doença dos seres humanos. A relevância global do microbioma gástrico e o seu impacto nas doenças do estômago ainda não estão definidos, mas é provável que a alteração da homeostasia microbiana desempenhe um papel importante nos fatores associados a certas doenças como DUP, gastrite e câncer de estômago.

Fisiologia da secreção gástrica HCl e pepsinogênio são os dois produtos secretórios gástricos principais capazes de causar danos à mucosa. O ácido gástrico e o pepsinogênio desempenham um papel fisiológico na digestão das proteínas; na absorção de ferro, cálcio, magnésio e vitamina B_{12}; e na destruição das bactérias ingeridas. A secreção ácida deve ser considerada em condições basais e estimuladas. A produção ácida basal ocorre segundo um padrão circadiano, com níveis mais altos durante a noite e mais baixos durante a manhã. O estímulo colinérgico por meio do nervo vago e o estímulo histaminérgico proveniente de fontes gástricas locais constituem os principais elementos que contribuem para a secreção ácida basal. A secreção ácida gástrica estimulada ocorre principalmente em três fases, com base no local de origem do sinal (cefálica, gástrica e intestinal). A visão, o olfato e o sabor do alimento são os componentes da fase cefálica, que estimulam a secreção gástrica por meio do nervo vago. A fase gástrica é ativada depois que o alimento entra no estômago. Esse componente da secreção ácida é ativado por nutrientes (aminoácidos e aminas), que estimulam direta (por meio de receptores de peptona e aminoácidos) e

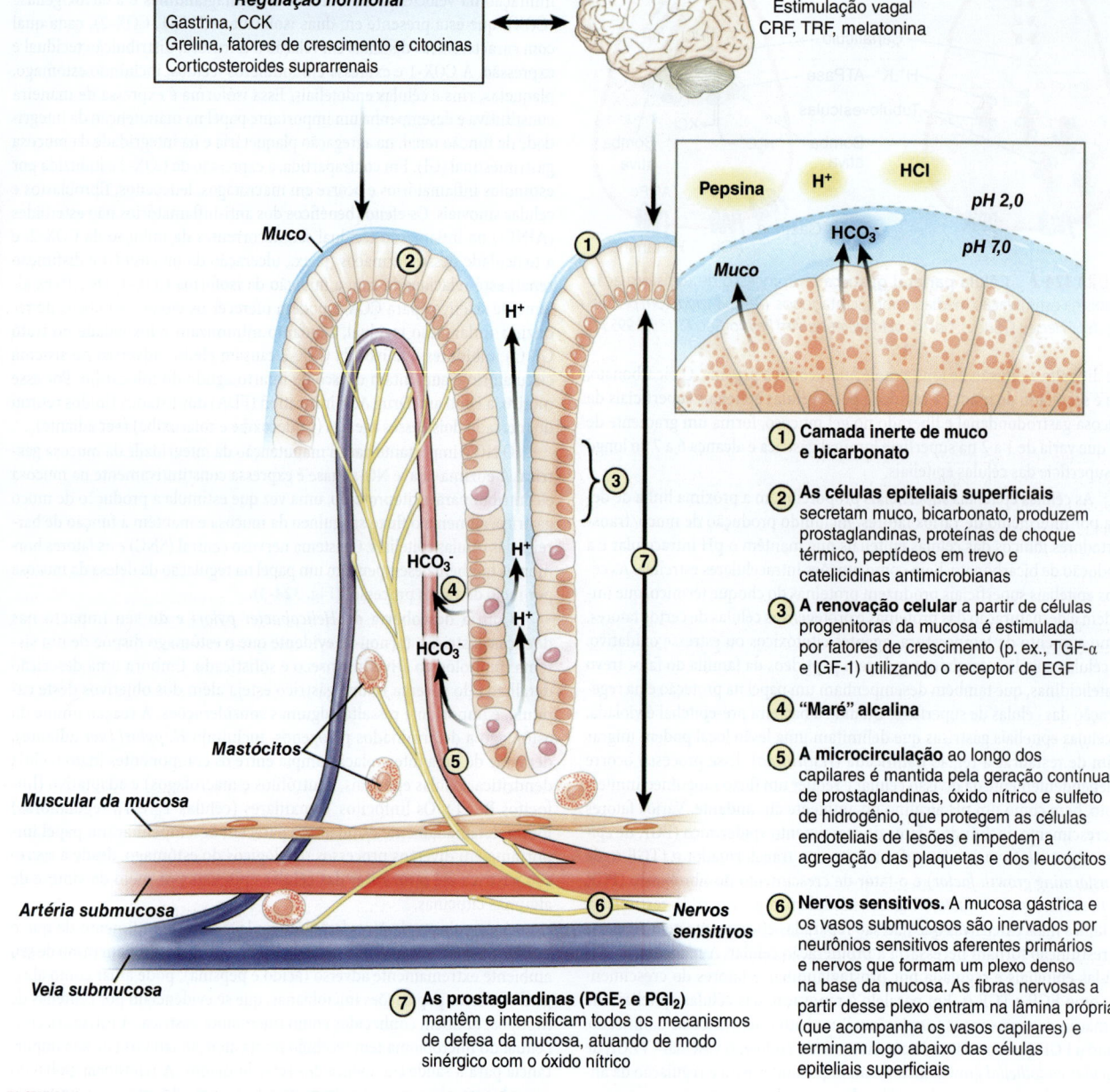

FIGURA 324-3 Componentes envolvidos no processo de defesa e reparo da mucosa gastroduodenal. CCK, colecistocinina; CRF, fator liberador da corticotrofina; EGF, fator de crescimento epidérmico; HCl, ácido clorídrico; IGF, fator de crescimento semelhante à insulina; SNC, sistema nervoso central; TGF-α, fator de crescimento transformador α; TRF, fator liberador da tirotrofina. *(Reimpressa, com permissão, de John Wiley and Son's Inc, from Bioregulation and Its Disorders in the Gastrointestinal Tract, T Yoshikawa, T Arakawa [eds]: 1998; permissão concedida por Copyright Clearance Center, Inc.)*

indiretamente (por meio da estimulação dos neurônios intramurais que liberam o peptídeo gastrina) as células G a liberarem gastrina, que, por sua vez, ativa as células parietais por mecanismos diretos e indiretos. A distensão do estômago também resulta em liberação de gastrina e produção de ácido. A última fase da secreção ácida gástrica é iniciada quando o alimento entra no intestino e é mediada pela distensão luminal e pela assimilação dos nutrientes. Uma série de vias que inibem a produção de ácido gástrico também entra em ação durante essas fases. O hormônio GI somatostatina é liberado pelas células endócrinas existentes na mucosa gástrica (células D) em resposta ao HCl. A somatostatina pode inibir a produção ácida por mecanismos diretos (células parietais) e indiretos (redução da secreção de histamina pelas células ECL, secreção de grelina pelas células Gr e liberação de gastrina pelas células G). Outros fatores neurais (centrais e periféricos) e humorais (amilina, peptídeo natriurético atrial [ANP, de *atrial natriuretic peptide*], colecistocinina, grelina, interleucina 11 [IL-11], obestatina, secretina e serotonina) desempenham um papel ao contrabalançar a secreção ácida. Em condições fisiológicas, essas fases ocorrem simultaneamente. A grelina (hormônio regulador do apetite expresso nas células Gr do estômago) e seu peptídeo relacionado motilina (secretado no duodeno) podem aumentar a secreção ácida do estômago por estimulação da liberação de histamina pelas células ECL, mas isso ainda não está confirmado.

A célula parietal secretora de ácido está localizada na glândula oxíntica, adjacente a outros elementos celulares (célula ECL, célula D) importantes no processo secretório gástrico **(Fig. 324-5)**. Essa célula singular também secreta fator intrínseco (FI) e IL-11. A célula parietal expressa receptores para vários estimulantes da secreção ácida, incluindo histamina (H_2), gastrina (colecistocinina 2/receptor de gastrina) e acetilcolina (muscarínico, M_3). A ligação da histamina ao receptor H_2 resulta na ativação da adenilatociclase e das vias do fosfoinositol, que, por sua vez, aumentam os níveis do monofosfato de adenosina (AMP, de *adenosine monophosphate*) cíclico e do cálcio intracelular, respectivamente. A ativação da gastrina e

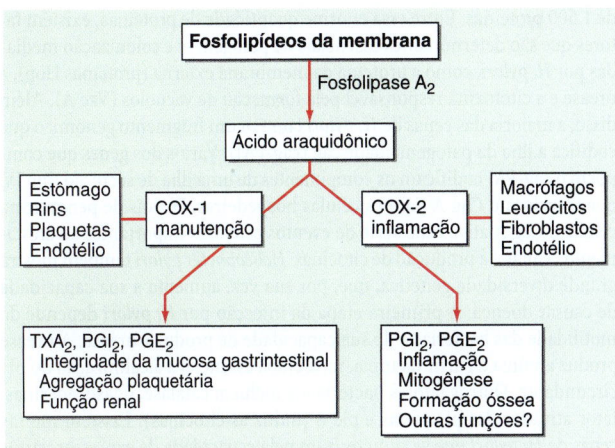

FIGURA 324-4 Ilustração esquemática das etapas envolvidas na síntese da prostaglandina E_2 (PGE$_2$) e da prostaciclina (PGI$_2$). A figura também ilustra as características e a distribuição das enzimas cicloxigenase (COX) 1 e 2. TXA$_2$, tromboxano A$_2$.

dos receptores muscarínicos resulta em ativação da via de sinalização da proteína-cinase C/fosfoinositídeo. Por sua vez, cada uma dessas vias de sinalização regula uma série de cascatas de cinases distais que controlam a bomba secretora de ácido H$^+$,K$^+$-ATPase. A descoberta de que diferentes ligantes e seus receptores correspondentes resultam em ativação de diferentes vias sinalizadoras explica a potencialização da secreção ácida que ocorre quando a histamina e a gastrina ou a acetilcolina se combinam. Ainda mais importante, essa observação explica por que o bloqueio de um tipo de receptor (H$_2$) diminui a secreção ácida estimulada por agentes que ativam uma via diferente (gastrina, acetilcolina). As células parietais também expressam receptores para ligantes que inibem a produção ácida (peptídeo 1 semelhante ao glucagon, prostaglandinas, somatostatina, EGF, neurotensina e urocortina). A histamina também estimula a secreção de ácido gástrico indiretamente por meio da ativação do receptor de histamina H$_3$ nas células D, inibindo a liberação de somatostatina.

A enzima H$^+$,K$^+$-ATPase é responsável pela geração da alta concentração de H$^+$. Essa enzima é uma proteína ligada à membrana e consiste em duas subunidades (α e β). O sítio catalítico ativo fica dentro da subunidade α; a função da subunidade β é obscura. Essa enzima utiliza a energia química do trifosfato de adenosina (ATP, de *adenosine triphosphate*) para transferir íons H$^+$ do citoplasma da célula parietal para os canalículos secretores em troca de K$^+$. A H$^+$,K$^+$-ATPase está localizada dentro do canalículo secretor e em tubulovesículas citoplasmáticas não secretoras.

As tubulovesículas são impermeáveis ao K$^+$, resultando em uma bomba inativa nessa localização. A distribuição das bombas entre as vesículas não secretoras e o canalículo secretor varia em conformidade com a atividade da célula parietal (Fig. 324-2). As bombas de prótons são recicladas de volta ao estado inativo nas vesículas citoplasmáticas, depois da cessação da ativação da célula parietal. Alguns estudos sugeriram que a ezrina (uma proteína de ligação da actina), a actina, a miosina, os receptores da proteína de fixação do fator sensível à N-etilmaleimidina solúveis (SNAREs), as proteínas G pequenas da família Rab e as proteínas de membrana carreadoras secretoras (SCAMPSs) participem da translocação na membrana da célula parietal. Além disso, a secreção de ácido requer vários canais de cloreto e potássio apicais e basolaterais na membrana da célula parietal. As células parietais também expressam membros da família de proteínas *sonic hedgehog* (Shh), as quais têm papel importante na regulação dos tipos celulares em múltiplos órgãos. Essa família de proteínas pode também regular a diferenciação celular além da restituição da defesa da mucosa no epitélio gástrico.

A célula parietal, que é encontrada principalmente no fundo gástrico, sintetiza e secreta pepsinogênio, que é o precursor inativo da enzima proteolítica pepsina. O ambiente ácido dentro do estômago induz a clivagem do precursor inativo em pepsina e proporciona o pH baixo (< 2) necessário para a atividade da pepsina. A atividade da pepsina diminui significativamente no pH de 4 e é inativada irreversivelmente e desnaturada em pH ≥ 7. Muitos dos secretagogos que aumentam a secreção ácida também estimulam a liberação de pepsinogênio. O papel exato da pepsina na patogênese da DUP ainda não foi estabelecido.

BASE FISIOPATOLÓGICA DA DUP

A DUP inclui úlceras gástricas (UGs) e duodenais (UDs). As *úlceras* são definidas como solução de continuidade da superfície mucosa com tamanho > 5 mm e profundidade que se estende até a submucosa. As UDs e as UGs têm algumas características em comum no que se refere à patogênese, ao diagnóstico e ao tratamento, mas diversos fatores as diferenciam uma da outra. *Helicobacter pylori* e os AINEs constituem os fatores de risco mais comuns para DUP, com razões de chances estimadas nos Estados Unidos de 3,7 e 3,3, respectivamente. Outros fatores de risco (razão de chances) incluem doença pulmonar obstrutiva crônica (2,34), insuficiência renal crônica (2,29), tabagismo em atividade (1,99), tabagismo no passado (1,55), idade avançada (1,67), três ou mais consultas médicas em 1 ano (1,49), coronariopatia (1,46), uso pregresso de álcool (1,29), etnia africana (1,20), obesidade (1,18) e diabetes melito (1,13). Inibidores seletivos da recaptação de serotonina (ISRSs) e cirurgia de *bypass* gástrico também estão associados a incidência aumentada de DUP. Também foi observada uma elevação na incidência de DUP idiopática. Os mecanismos pelos quais alguns desses fatores de risco levam à doença ulcerosa estão descritos com mais detalhes adiante.

Epidemiologia • ÚLCERAS DUODENAIS A incidência das UDs foi estimada entre 6 e 15% da população ocidental. A incidência dessas úlceras diminuiu uniformemente entre 1960 e 1980 e manteve-se estável desde então. As taxas de mortalidade, a necessidade de realizar uma intervenção cirúrgica e as consultas médicas diminuíram em > 50% ao longo dos últimos 30 anos. É provável que as razões para a redução na frequência de UDs estejam relacionadas a reduções na frequência de *H. pylori* devido a melhores condições sanitárias gerais no mundo todo. Antes da descoberta de *H. pylori*, a história natural das UDs caracterizava-se por recidivas frequentes depois do tratamento inicial. A erradicação de *H. pylori* reduziu os índices de recidiva em > 80%.

ÚLCERAS GÁSTRICAS As UGs tendem a ocorrer em idades mais avançadas do que as lesões duodenais, com o pico de incidência relatada na sexta década. Mais de 50% das UGs ocorrem em homens e são menos comuns que as UDs, talvez em função da maior probabilidade de as UGs serem

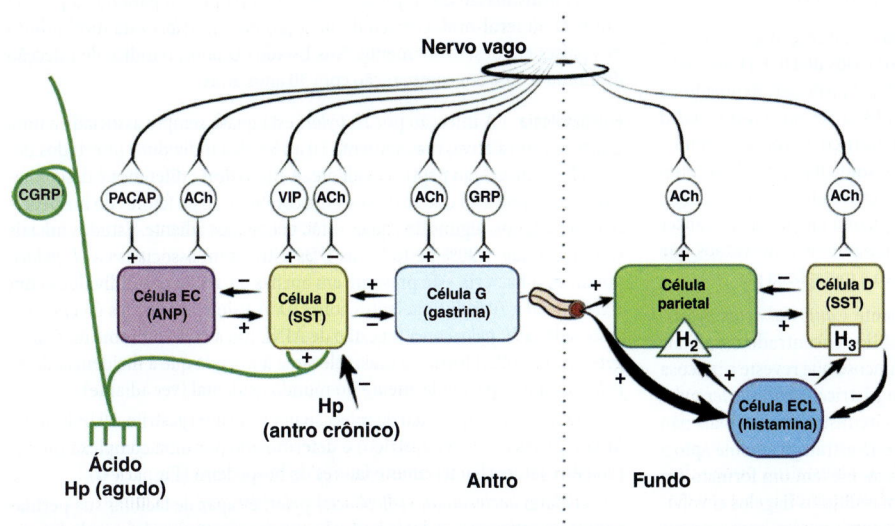

FIGURA 324-5 Regulação da secreção de ácido gástrico em nível celular. ACh, acetilcolina; ANP, peptídeo natriurético atrial; CGRP, peptídeo relacionado com o gene da calcitonina; EC, enterocromafim; ECL, tipo enterocromafim; GRP, peptídeo liberador de gastrina; Hp, *H. pylori*; PACAP, peptídeo hipofisário ativador da adenilatociclase; SST, somatostatina; VIP, peptídeo intestinal vasoativo.

silenciosas e se manifestarem somente após a ocorrência de complicações. Estudos de necrópsia sugerem uma incidência semelhante de UD e UG.

Patologia • ÚLCERAS DUODENAIS
As UDs ocorrem com mais frequência na primeira porção do duodeno (> 95%), e cerca de 90% localizam-se a uma distância de até 3 cm do piloro. Em geral têm ≤ 1 cm de diâmetro, mas podem alcançar 3 a 6 cm (úlcera gigante). As úlceras são nitidamente demarcadas, às vezes com uma profundidade que alcança a muscular própria. Na maioria das vezes, a base da úlcera consiste em uma zona de necrose eosinofílica com fibrose circundante. As UDs malignas são extremamente raras.

ÚLCERAS GÁSTRICAS
Ao contrário das UDs, as UGs podem abrigar uma neoplasia maligna e devem ser biopsiadas quando são diagnosticadas. As UGs benignas são mais frequentemente distais à junção entre o antro e o corpo. As UGs benignas são muito raras no fundo gástrico e histologicamente são semelhantes às UDs. As UGs benignas associadas a *H. pylori* também estão associadas à gastrite antral. Em contrapartida, as UGs relacionadas com os AINEs não são acompanhadas de gastrite ativa crônica, mas podem mostrar evidência de gastropatia química representada por hiperplasia foveolar, edema da lâmina própria e regeneração epitelial na ausência de *H. pylori*. Também pode haver extensão das fibras musculares lisas para dentro das porções superiores da mucosa, onde não costumam ser encontradas.

Fisiopatologia • ÚLCERAS DUODENAIS
Helicobacter pylori e lesões causadas por AINEs são responsáveis pela maioria das UDs. Muitas anormalidades da secreção ácida foram descritas nos pacientes com UD. Dentre estas, as taxas de secreção ácida gástrica basal média e noturna parecem estar aumentadas nos pacientes com UD em comparação com os controles; todavia o grau de superposição entre os pacientes com UD e controles é substancial. A razão desse processo secretório alterado é obscura, porém a infecção por *H. pylori* pode contribuir. A secreção de bicarbonato está significativamente reduzida no bulbo duodenal de pacientes com UD em atividade em comparação com os controles. A infecção por *H. pylori* também pode desempenhar um papel nesse processo (ver adiante).

ÚLCERAS GÁSTRICAS
Assim como acontece com as UDs, a maioria das UGs pode ser atribuída tanto a *H. pylori* quanto às lesões da mucosa induzidas por AINEs. As UGs pré-pilóricas ou que se localizam no corpo gástrico e estão associadas a uma UD ou uma cicatriz duodenal têm patogênese semelhante à das UDs. A produção ácida do estômago (basal e estimulada) tende a ser normal ou reduzida nos pacientes com UG. Quando as UGs se desenvolvem em presença de níveis mínimos de ácido, pode haver uma deficiência nos fatores de defesa da mucosa. As UGs foram classificadas com base em sua localização: as UGs do tipo I ocorrem no corpo gástrico e tendem a estar associadas a uma baixa produção de ácido gástrico; as do tipo II localizam-se no antro e a produção de ácido gástrico pode variar de baixa a normal; as do tipo III ocorrem a uma distância de 3 cm do piloro e são comumente acompanhadas de UDs e produção normal ou elevada de ácido gástrico; e as do tipo IV são encontradas na cárdia e estão associadas à produção baixa de ácido gástrico.

HELICOBACTER PYLORI E DISTÚRBIOS ACIDOPÉPTICOS
A infecção gástrica pela bactéria *H. pylori* é responsável pela maioria dos casos de DUP (Cap. 163). Esse microrganismo desempenha também um papel no desenvolvimento do linfoma do tecido linfoide associado à mucosa (MALT, de *mucosa-associated lymphoid tissue*) gástrica e do adenocarcinoma gástrico. Embora o genoma de *H. pylori* esteja completamente sequenciado, ainda não está claro como esse microrganismo – que habita o estômago – causa ulceração duodenal. Os esforços para erradicar o *H. pylori* podem reduzir a incidência de câncer gástrico nas populações de risco alto, principalmente nos indivíduos que ainda não desenvolveram gastrite atrófica crônica e metaplasia gástrica.

A bactéria
A bactéria (denominada inicialmente *Campylobacter pyloridis*) é um bastonete Gram-negativo microaerofílico encontrado com mais frequência nas porções mais profundas do gel mucoso que reveste a mucosa gástrica, ou entre a camada mucosa e o epitélio gástrico. *Helicobacter pylori* pode fixar-se ao epitélio gástrico, porém em circunstâncias normais não parece invadir as células. Esse microrganismo está estrategicamente apto a sobreviver no ambiente desfavorável do estômago. Ele tem um formato em S (cerca de 0,5-3 μm de comprimento) e contém múltiplos flagelos envolvidos por bainha. Inicialmente, *H. pylori* reside no antro, porém, com o passar do tempo, migra para os segmentos mais proximais do estômago. O microrganismo é capaz de transformar-se em uma forma cocoide, que representa um estado adormecido que pode facilitar a sobrevivência em condições adversas. O genoma de *H. pylori* (1,65 milhão de pares de bases) codifica cerca de 1.500 proteínas. Entre essa enorme quantidade de proteínas, existem fatores que são determinantes essenciais da patogênese e colonização mediadas por *H. pylori*, como a proteína da membrana externa (proteínas Hop), a urease e a citotoxina responsável pela formação de vacúolos (Vac A). Além disso, a maioria das cepas de *H. pylori* contém um fragmento genômico que codifica a ilha da patogenicidade cag (cag-PAI). Vários dos genes que compõem o cag-PAI codificam os componentes de uma ilha de secreção tipo IV, que transloca o Cag A para as células hospedeiras. Depois de penetrar na célula, o Cag A ativa uma série de eventos celulares importantes ao crescimento celular e à produção de citocinas. *Helicobacter pylori* também mostra grande diversidade genética, que, por sua vez, aumenta a sua capacidade de causar doença. A primeira etapa da infecção por *H. pylori* depende da motilidade das bactérias e de sua capacidade de produzir urease. A urease produz amônia a partir da ureia, uma etapa essencial à alcalinização do pH circundante. Outros fatores bacterianos incluem catalase, lipase, adesinas, fator ativador das plaquetas e pic B (induz as citocinas). Existem muitas cepas de *H. pylori* que se caracterizam pela capacidade de expressar vários desses fatores (Cag A, Vac A, etc.). É possível que as diferentes doenças relacionadas com a infecção por *H. pylori* possam ser atribuídas às diversas cepas do microrganismo com características patogênicas distintas.

Epidemiologia
A prevalência de *H. pylori* varia em todo o mundo e depende, em grande parte, das condições gerais de vida em cada região. Nas áreas em desenvolvimento do planeta, 80% dos indivíduos podem estar infectados aos 20 anos de idade, enquanto a prevalência é de 20 a 50% nos países industrializados. Em contrapartida, nos Estados Unidos esse microrganismo é raro na infância. A prevalência global de *H. pylori* nos Estados Unidos é de cerca de 30%, evidenciando uma taxa mais alta de infecção nos indivíduos nascidos antes de 1950 do que naqueles nascidos em épocas subsequentes. Cerca de 10% dos norte-americanos com < 30 anos de idade são colonizados pela bactéria. A taxa de infecção por *H. pylori* nos países industrializados diminuiu substancialmente nas últimas décadas. O crescimento contínuo da prevalência de *H. pylori* observado à medida que a idade aumenta deve-se principalmente a um efeito de coorte, refletindo a transmissão mais alta durante um período no qual as coortes precedentes eram crianças. Com base em modelos matemáticos, pesquisadores calcularam que a melhoria do saneamento durante a segunda metade do século XIX reduziu drasticamente a transmissão de *H. pylori*. Além disso, com o atual ritmo de intervenção, o microrganismo acabará por ser erradicado nos Estados Unidos. Dois fatores que predispõem a taxas de colonização mais altas são condição socioeconômica precária e baixo nível de instrução. Esses fatores, e não a etnia, explicam por que a taxa de infecção por *H. pylori* entre negros e hispano-americanos é o dobro daquela observada em brancos de idade comparável. Outros fatores de risco para infecção por *H. pylori* são: (1) nascimento ou residência em um país em desenvolvimento, (2) aglomeração doméstica, (3) condições sanitárias precárias, (4) alimentos ou água contaminados e (5) exposição ao conteúdo gástrico de um indivíduo infectado.

A transmissão de *H. pylori* ocorre de uma pessoa para outra por via oro-oral ou fecal-oral. O risco de infecção por *H. pylori* está diminuindo nos países em desenvolvimento. Nos Estados Unidos, o índice de infecção diminuiu > 50% em comparação com 30 anos atrás.

Fisiopatologia
A infecção por *H. pylori* está quase sempre associada a uma gastrite crônica ativa, mas somente 10 a 15% dos indivíduos infectados desenvolvem ulceração péptica evidente. A razão dessa diferença é desconhecida, mas é provável que se deva a uma combinação de fatores do hospedeiro e bacterianos, alguns dos quais estão delineados adiante. Estudos iniciais sugeriram que > 90% de todas as UDs estivessem associadas a *H. pylori*, porém essa bactéria está presente em apenas 30 a 60% dos indivíduos com UG e em 50 a 70% dos pacientes com UD. A fisiopatologia das úlceras não associadas a *H. pylori* ou à ingestão de AINE (ou à rara síndrome de Zollinger-Ellison [SZE]) torna-se mais relevante à medida que a incidência de *H. pylori* diminui, particularmente no mundo ocidental (ver adiante).

O resultado específico da infecção por *H. pylori* (gastrite, DUP, linfoma MALT gástrico, câncer gástrico) é determinado por uma complexa interação entre fatores bacterianos e fatores do hospedeiro (Fig. 324-6).

Fatores bacterianos: *Helicobacter pylori* é capaz de facilitar sua permanência no estômago, induzir lesão da mucosa e evitar as defesas do hospedeiro. Cepas diferentes de *H. pylori* produzem diversos fatores de virulência, inclusive γ-glutamiltranspeptidase (GGT), produto do gene A associado às citotoxinas (Cag A) e toxina vacuolizante dos componentes de virulência (Vac A), além dos padrões moleculares associados ao patógeno (PAMPs, de

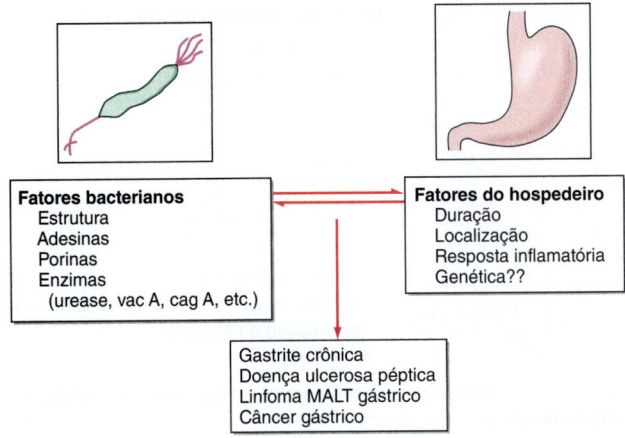

FIGURA 324-6 **Relação dos fatores bacterianos e do hospedeiro** importantes na determinação da doença gastrintestinal induzida por *Helicobacter pylori*. MALT, tecido linfoide associado à mucosa.

pathogen-associated molecular patterns), como flagelos e lipopolissacarídeo (LPS). Uma região específica do genoma bacteriano – a ilha de patogenicidade (cag-PAI) – codifica os fatores de virulência Cag A e pic B. O Vac A também contribui para a patogenicidade, apesar de não ser codificado dentro da ilha de patogenicidade. Esses fatores de virulência, junto com outros componentes bacterianos, podem causar lesão da mucosa, em parte por meio de sua capacidade de atuar sobre as células imunes do hospedeiro. Por exemplo, o Vac A tem como alvo as células T CD4, inibindo a sua proliferação; além disso, ele pode afetar a função normal de linfócitos B, linfócitos T CD8, macrófagos e mastócitos. Diversos estudos demonstraram que as cepas de *H. pylori* que são positivas para cag-PAI estão associadas a um risco mais elevado de DUP, lesões gástricas pré-malignas e câncer gástrico do que as cepas que carecem de cag-PAI. Além disso, *H. pylori* pode inibir diretamente a atividade da H^+,K^+-ATPase das células parietais por meio de um mecanismo dependente de Cag A, resultando, em parte, na baixa produção de ácido observada após a infecção aguda por esse microrganismo. A urease, que possibilita a residência das bactérias no estômago ácido, gera NH_3, que pode danificar as células epiteliais. As bactérias produzem fatores de superfície que são quimiotáxicos para neutrófilos e monócitos, que, por sua vez, contribuem para a lesão das células epiteliais (ver adiante). *Helicobacter pylori* produz proteases e fosfolipases que desintegram o complexo glicoproteína-lipídeo do gel mucoso, reduzindo a eficácia dessa primeira linha de defesa da mucosa. *Helicobacter pylori* expressa adesinas (proteínas da membrana externa [PMEs], como BabA), que facilitam a fixação das bactérias às células epiteliais do estômago. Embora o LPS das bactérias Gram-negativas frequentemente desempenhe um papel importante na infecção, o LPS de *H. pylori* tem pouca atividade imunológica em comparação com o de outros microrganismos. Isso pode promover uma inflamação crônica indolente.

Fatores associados ao hospedeiro: Estudos com gêmeos sugeriram que possa haver predisposição genética à infecção por *H. pylori*. A resposta inflamatória a *H. pylori* inclui o recrutamento de neutrófilos, linfócitos (T e B), macrófagos e plasmócitos. O patógeno produz uma lesão local por meio de sua ligação às moléculas do complexo de histocompatibilidade principal (MHC, de *major histocompatibility complex*) de classe II, que se expressam nas células epiteliais gástricas, induzindo morte celular (*apoptose*). Além disso, as cepas bacterianas que codificam cag-PAI podem introduzir o Cag A nas células hospedeiras, resultando em maior lesão celular e ativação das vias celulares envolvidas na produção de citocinas e na repressão dos genes supressores tumorais. Concentrações elevadas de várias citocinas são encontradas no epitélio gástrico dos indivíduos infectados por *H. pylori*, incluindo IL-1α/β, IL-2, IL-6, IL-8, fator de necrose tumoral (TNF, de *tumor necrosis factor*) α e interferona gama (IFN-γ). A infecção por *H. pylori* induz também reações humorais locais (mucosa) e sistêmicas, que não acarretam a erradicação das bactérias, mas complicam ainda mais a lesão das células epiteliais. Outros mecanismos pelos quais *H. pylori* pode causar lesão das células epiteliais são (1) produção mediada por neutrófilos ativados de espécies reativas do oxigênio ou de nitrogênio e *turnover* acelerado das células epiteliais e (2) apoptose relacionada com a interação com linfócitos T (células T auxiliares 1 [T_H1]) e IFN-γ. Por fim, o estômago humano é colonizado por inúmeros microrganismos comensais que podem afetar a suscetibilidade à infecção e à lesão subsequente da mucosa causada por *H. pylori*. Além disso, a colonização do estômago por *H. pylori* provavelmente altera a microbiota gástrica. O impacto desta última alteração na fisiopatologia gástrica ainda é desconhecido. *Helicobacter pylori* também parece regular a produção de NO por diversos mecanismos, que, por sua vez, podem contribuir para os efeitos citotóxicos do microrganismo. Por exemplo, fatores derivados de *H. pylori* (inclusive urease) ou a própria bactéria estimulam a expressão da NO-sintase (NOS2) dos macrófagos e das células do epitélio gástrico, resultando na liberação de NO e em um efeito citotóxico subsequente nas células circundantes. *Helicobacter pylori* também estimula a produção de 8-nitroguanina (8-NO2-Gua), que, em conjunto com a oncoproteína Cag A, pode contribuir para a patogênese do câncer gástrico.

Ainda não foi esclarecida a razão da ulceração duodenal mediada por *H. pylori*. Os estudos realizados sugerem que *H. pylori* associado à ulceração duodenal possa ser mais virulento. Além disso, determinados fatores bacterianos específicos, como o gene A promotor de UD (*dupA*), podem estar associados ao desenvolvimento de UDs. Outro fator que pode contribuir é a metaplasia gástrica do duodeno dos pacientes com UD, que pode ser causada pela exposição à acidez intensa (ver adiante), permite que *H. pylori* consiga fixar-se ao duodeno e provoca uma lesão secundária à reação do hospedeiro. Outra hipótese é que a infecção do antro gástrico por *H. pylori* possa acarretar maior produção de ácido, aumento da quantidade de ácido no duodeno e lesão da mucosa. A liberação de gastrina em condições basal e estimulada (refeição, peptídeo liberador de gastrina [GRP, de *gastrin-releasing peptide*]) aumenta nos indivíduos infectados por *H. pylori*, e pode haver diminuição do número de células D secretoras de somatostatina. A infecção por *H. pylori* pode aumentar a secreção ácida por meio de ações tanto diretas quanto indiretas do microrganismo e das citocinas pró-inflamatórias (IL-8, TNF e IL-1) sobre as células G, D e parietais (Fig. 324-7). Por outro lado, as UGs estão associadas à pangastrite induzida por *H. pylori* e à secreção normal ou reduzida de ácido gástrico. A redução da secreção gástrica de ácido mediada por *H. pylori* após a infecção por longo prazo pode ser causada pela capacidade da bactéria para inibir a expressão da H^+,K^+-ATPase. A infecção por *H. pylori* também foi associada à redução da produção de bicarbonato na mucosa duodenal. Existem dados que corroboram e refutam cada uma dessas teorias interessantes. Por conseguinte, ainda não foi estabelecido o mecanismo pelo qual a infecção do estômago por *H. pylori* leva à formação de UD. O desenvolvimento *in vitro* de organoides, uma ferramenta singular que replica parcialmente a estrutura multicelular do órgão intacto, oferece um modelo mais fisiológico para a experimentação em um sistema *in vitro*. Além disso, o desenvolvimento de técnicas de imagem avançada para microscopia óptica levará a uma maior compreensão da adaptação das células parietais à infecção por *H. pylori*.

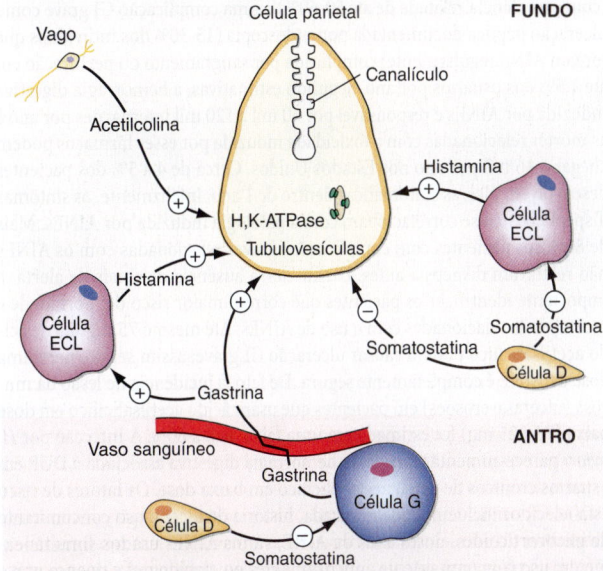

FIGURA 324-7 **Resumo dos mecanismos potenciais por meio dos quais *Helicobacter pylori* pode causar anormalidades da secreção gástrica.** D, célula de somatostatina; ECL, tipo enterocromafim; G, célula G. (*Reproduzida, com permissão, de J Calam et al: How does Helicobacter pylori cause mucosal damage? Its effect on acid and gastrin physiology. Gastroenterology 113:543, 1997.*)

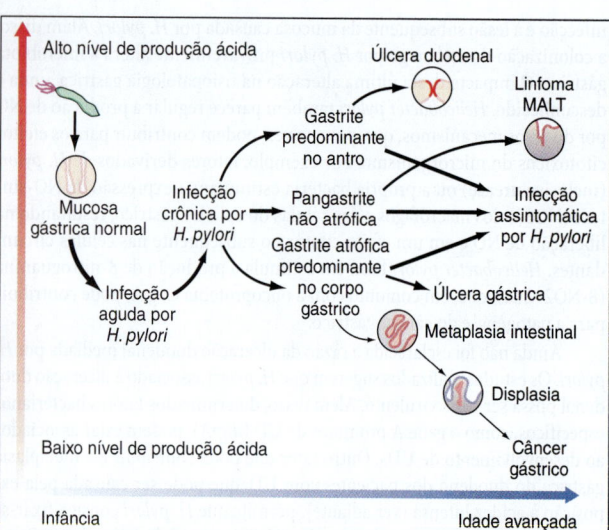

FIGURA 324-8 História natural da infecção por *Helicobacter pylori*. MALT, tecido linfoide associado à mucosa. (*De S Suerbaum, P Michetti: Helicobacter pylori infection. N Engl J Med 347:1175, 2002. Copyright © 2002 Massachusetts Medical Society. Reimpressa, com permissão, de Massachusetts Medical Society.*)

Em resumo, o efeito final de *H. pylori* no trato GI é variável e determinado por fatores microbianos e relacionados com o hospedeiro. O tipo e a distribuição da gastrite correlacionam-se com a patologia gástrica e duodenal final observada. Mais especificamente, a existência de gastrite predominantemente antral está associada à formação de UD; a gastrite que envolve sobretudo o corpo predispõe ao surgimento de UGs, atrofia gástrica e, por fim, carcinoma gástrico (Fig. 324-8).

DOENÇA INDUZIDA POR AINEs

Epidemiologia Os AINEs estão entre os fármacos que mais são utilizados no mundo e nos Estados Unidos. Estima-se que 7 bilhões de dólares sejam gastos anualmente em AINEs no mundo todo, com > 30 bilhões de comprimidos vendidos sem receita médica. Mais de 30 milhões de pessoas usam AINEs, com > 100 milhões de prescrições anuais apenas nos Estados Unidos. De fato, depois da introdução dos inibidores de COX-2 em 2000, o número de prescrições de AINEs foi > 111 milhões, a um custo de 4,8 bilhões de dólares. Os efeitos colaterais e as complicações atribuídos aos AINEs são considerados as reações tóxicas farmacogênicas mais comuns nos Estados Unidos. O espectro de morbidade induzida pelos AINEs varia de náuseas e dispepsia (com prevalência relatada de até 50-60%) a uma complicação GI grave como ulceração péptica documentada por endoscopia (15-30% dos indivíduos que tomam AINE regularmente) complicada por sangramento ou perfuração em até 1,5% dos usuários por ano. Segundo estimativas, a hemorragia digestiva induzida por AINEs é responsável por 60 mil a 120 mil internações por ano e as mortes relacionadas com a toxicidade induzida por esses fármacos podem chegar a 16 mil por ano nos Estados Unidos. Cerca de 4 a 5% dos pacientes desenvolvem úlceras sintomáticas dentro de 1 ano. Infelizmente, os sintomas dispépticos não se correlacionam com a patologia induzida por AINEs. Mais de 80% dos pacientes com complicações graves relacionadas com os AINEs não relatavam dispepsia antes. Diante dessa ausência de sinais de alerta, é importante identificar os pacientes que correm maior risco de morbidade e mortalidade relacionadas com o uso de AINEs. Até mesmo 75 mg/dia de ácido acetilsalicílico podem causar ulceração GI grave; assim sendo, nenhuma dose de AINE é completamente segura. De fato, a incidência de lesão da mucosa (úlceras e erosões) em pacientes que usam ácido acetilsalicílico em dose baixa (75-325 mg) foi estimada em uma faixa de 8 a 60%. A infecção por *H. pylori* parece aumentar o risco de hemorragia digestiva associada à DUP em usuários crônicos de ácido acetilsalicílico em baixa dose. Os fatores de risco estabelecidos incluem idade avançada, história de úlcera, uso concomitante de glicocorticoides, doses altas de AINE, vários AINEs usados simultaneamente, uso concomitante de anticoagulantes ou clopidogrel e doença grave ou de vários sistemas. Os fatores de risco possíveis são infecção coexistente por *H. pylori*, tabagismo e consumo de álcool. Os ISRSs têm um efeito sinérgico sobre a indução de sangramento GI, o que parece dever-se, em parte, à capacidade deste agente para diminuir a agregação plaquetária ao reduzir o conteúdo de serotonina nas plaquetas.

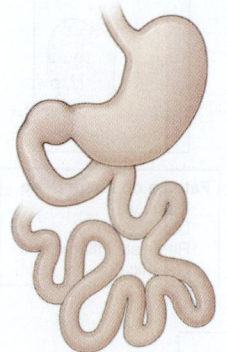

Lesão da mucosa gastrintestinal
↑ Desacoplamento mitocondrial
↑ Pró-oxidantes reativos
↑ MOS
↓ ATP
↓ ΔΨm
↑ Fissão mitocondrial
↓ PGHS-1 na mucosa
↓ PGE_2
↓ Defesa da mucosa
↓ Função de barreira da mucosa intestinal
↑ Inflamação da mucosa
↑ Apoptose

FIGURA 324-9 Efeito de anti-inflamatórios não esteroides (AINEs) em diferentes órgãos. A ação dos AINEs sobre os principais órgãos, incluindo estômago, intestino delgado, coração, fígado, rins, trato respiratório e cérebro, é principalmente mediada por alteração da integridade funcional mitocondrial e modulação de prostanoides dependentes de prostaglandina-endoperóxido sintase (PGHS) levando a geração de estresse oxidativo mitocondrial (MOS), despolarização do potencial transmembrana mitocondrial (Δψm) e consequente morte celular. Porém, no coração, o ácido acetilsalicílico em dose baixa oferece cardioproteção por meio de efeito antitrombótico. *Setas apontando para cima* indicam suprarregulação/elevação; *setas apontando para baixo* indicam infrarregulação/depleção. (*De S Bindu et al: Non-steroidal anti-inflammatory drugs (NSAIDs) and organ damage: A current perspective. Biochem Pharmacol 180:114147, 2020.*)

Fisiopatologia As prostaglandinas desempenham importante papel na manutenção da integridade e na reparação da mucosa gastroduodenal. Portanto, depreende-se que a interrupção da síntese das prostaglandinas pode prejudicar a defesa e a reparação da mucosa, facilitando, assim, a lesão da mucosa por meio de um mecanismo sistêmico. Estudos realizados em animais demonstraram que a aderência dos neutrófilos à microcirculação gástrica desempenha um papel essencial no processo de iniciação da lesão da mucosa induzida por AINE. A Figura 324-9 apresenta um resumo das vias patogênicas pelas quais os AINEs administrados sistemicamente podem causar lesão da mucosa. Foram encontrados polimorfismos de nucleotídeo único (SNPs, de *single nucleotide polymorphisms*) em vários genes, incluindo os que codificam determinados subtipos de citocromo P450 (ver adiante), IL-1β (*IL-1β*), angiotensinogênio (*AGT*) e um polipeptídeo de transporte de íons orgânicos (*SLCO1B1*); todavia, esses achados precisam ser confirmados em estudos de maior escala.

A mucosa também é danificada por exposição tópica aos AINEs, que aumentam a permeabilidade da superfície epitelial. O ácido acetilsalicílico e muitos AINEs são ácidos fracos que permanecem em uma forma lipofílica não ionizada quando se encontram no ambiente ácido do estômago. Nessas condições, os AINEs migram através da membrana lipídica das células epiteliais e causam lesão celular quando encarcerados dentro da célula em uma forma ionizada. Os AINEs tópicos também podem alterar a camada mucosa superficial, possibilitando a difusão retrógrada de H^+ e de pepsina e resultando em danos adicionais às células epiteliais. Além disso, as formulações de revestimento entérico ou tamponadas também estão associadas ao risco de ulceração péptica. Os AINEs também podem causar danos à mucosa por meio da produção de outros mediadores pró-inflamatórios como TNF e leucotrienos em consequência da ativação simultânea da via da lipoxigenase.

A interação entre *H. pylori* e os AINEs na patogênese da DUP é complexa. As metanálises confirmaram a conclusão de que cada um desses fatores agressivos são fatores de risco independentes e sinérgicos para DUP e suas complicações, como hemorragia digestiva. Por exemplo, a erradicação de *H. pylori* diminui a probabilidade de complicações GI em indivíduos de alto risco a níveis observados nos indivíduos com risco médio de complicações induzidas por AINE.

Em resumo, a lesão mucosa induzida por AINEs é um processo multifacetado que envolve a interação de múltiplos processos fisiopatológicos muitas vezes sinérgicos no epitélio e interfaces adjacentes.

FATORES PATOGÊNICOS NÃO RELACIONADOS COM *HELICOBACTER PYLORI* OU USO DE AINEs NA DOENÇA ACIDOPÉPTICA

O tabagismo foi implicado na patogênese da DUP. Estudos demonstraram que os fumantes desenvolvem úlceras mais frequentemente que os não fumantes e, além disso, parece que o fumo reduz as taxas de cicatrização, prejudica a resposta ao tratamento e aumenta as complicações relacionadas com úlcera, como perfuração. O mecanismo responsável pelo agravamento da diátese ulcerosa nos fumantes é desconhecido. As teorias incluíram esvaziamento gástrico alterado, menor produção de bicarbonato pelo duodeno proximal, maior risco de infecção por *H. pylori* e geração – induzida por cigarro – de radicais livres nocivos à mucosa. A predisposição genética pode desempenhar algum papel no desenvolvimento da úlcera. Parentes de primeiro grau dos pacientes com UD têm probabilidade três vezes maior de desenvolver úlcera; no entanto, o possível papel da infecção por *H. pylori* nos contatos é uma consideração significativa. A maior frequência do grupo sanguíneo O e do estado não secretor também foi implicada como fator de risco genético para a diátese péptica. Contudo, *H. pylori* fixa-se preferencialmente aos antígenos do grupo O. Foram postulados outros fatores genéticos capazes de predispor certos indivíduos ao desenvolvimento de DUP e/ou hemorragia digestiva alta. Em particular, os genes que codificam as enzimas metabolizadoras dos AINEs, como os citocromos P450 2C9 e 2C8 (CYP2C9 e CYP2C8), são genes de suscetibilidade potenciais para a DUP induzida por AINE; todavia, infelizmente, os estudos realizados não foram consistentes na demonstração dessa associação. Em um estudo conduzido no Reino Unido, o polimorfismo com ganho de função do gene *CYP2C19*17* foi associado à DUP em uma coorte de indivíduos brancos, independentemente da etiologia da úlcera. Esses resultados precisam ser confirmados por estudos em maior escala. O estresse psicológico parecia contribuir para a DUP, porém os estudos que examinaram o papel dos fatores psicológicos em sua patogênese geraram resultados conflitantes. A DUP está associada a certos traços da personalidade (neuroticismo), mas esses mesmos traços estão presentes também nos indivíduos com dispepsia sem úlcera (DSU) e outros distúrbios funcionais e orgânicos.

Também se acreditava que a dieta desempenhasse um papel importante nas doenças pépticas. Certos alimentos e bebidas podem causar dispepsia, porém nenhum estudo convincente indicou uma associação entre a formação de úlcera e uma dieta específica. Foi demonstrado que distúrbios crônicos específicos estão diretamente associados à DUP: (1) idade avançada, (2) doença pulmonar crônica, (3) insuficiência renal crônica, (4) cirrose, (5) nefrolitíase, (6) deficiência de α₁-antitripsina e (7) mastocitose sistêmica. Os distúrbios com condições potencialmente associadas são: (1) hiperparatireoidismo, (2) doença arterial coronariana, (3) policitemia vera, (4) pancreatite crônica, (5) abuso do consumo de álcool no passado, (6) obesidade, (7) afrodescendência e (8) três ou mais consultas médicas em 1 ano.

Vários fatores desempenham algum papel na patogênese da DUP. As duas causas predominantes são infecção por *H. pylori* e ingestão de AINE. A incidência de DUP sem qualquer relação com *H. pylori* ou AINE está aumentando. Outras causas menos comuns de DUP estão descritas na Tabela 324-1. Esses agentes etiológicos devem ser considerados porque a incidência de *H. pylori* está diminuindo. Independentemente do agente desencadeante ou lesivo, as úlceras pépticas ocorrem devido a um desequilíbrio entre os fatores de proteção/reparação da mucosa e os fatores deletérios. O ácido gástrico desempenha um importante papel na lesão da mucosa.

MANIFESTAÇÕES CLÍNICAS

História Dor abdominal é comum em muitos distúrbios GIs, incluindo UD e UG, mas tem um valor preditivo baixo, seja para a presença de UD ou de UG. Cerca de dois terços dos pacientes com DUP não apresentam dor abdominal, e até 87% dos pacientes com doença mucosa induzida por AINEs podem apresentar-se com uma complicação (sangramento, perfuração e obstrução) sem sintomas antecedentes. Apesar dessa correlação fraca, uma anamnese cuidadosa e um exame físico detalhado constituem componentes essenciais da abordagem a um paciente sob suspeita de úlcera péptica.

A dor epigástrica descrita como desconforto em queimação ou corrosivo pode estar presente tanto na UD quanto na UG. O desconforto também é descrito como uma sensação incômoda mal definida ou como dor de fome. O padrão típico de dor da UD ocorre entre 90 minutos e 3 horas depois de uma refeição e frequentemente é aliviado pela ingestão de antiácidos ou alimentos. A dor que desperta o paciente do sono (entre meia-noite e 3 horas da madrugada) constitui o sintoma mais discriminativo, e dois terços dos pacientes com UD apresentam essa queixa. Infelizmente, esse sintoma também é observado em um terço dos pacientes com DSU (ver adiante). Os pacientes idosos têm menos tendência a apresentar dor abdominal como manifestação de DUP e podem, na realidade, desenvolver uma complicação como sangramento ou perfuração da úlcera. O padrão da dor dos pacientes com UG pode ser diferente do que é observado nos pacientes com UD, no qual o desconforto pode, na verdade, ser desencadeado pelo alimento. Náuseas e perda de

TABELA 324-1 ■ Causas de úlceras não associadas a *Helicobacter pylori* e aos AINEs

Patogênese da doença ulcerosa não associadas a Hp e AINEs

Infecção
   Infecção por citomegalovírus
   Herpes-vírus simples
   Helicobacter heilmannii

Fármaco/droga/toxina
   Bisfosfonatos
   Quimioterapia
   Clopidogrel
   Crack
   Glicocorticoides (quando combinados com AINEs)
   Micofenolato de mofetila
   Cloreto de potássio

Outras
   Basofilia com doença mieloproliferativa
   Obstrução duodenal (p. ex., pâncreas anular)
   Doença infiltrativa
   Isquemia
   Radioterapia
   Infiltração eosinofílica
   Sarcoidose
   Doença de Crohn
   Estado hipersecretório idiopático

Siglas: AINEs, anti-inflamatórios não esteroides; Hp, *Helicobacter pylori*.

peso ocorrem mais comumente nos pacientes com UG. A endoscopia detecta úlceras em < 30% dos pacientes que apresentam dispepsia.

O mecanismo de desenvolvimento da dor abdominal dos pacientes com úlcera ainda não está definido. Várias explicações possíveis incluem ativação, induzida pelo ácido, dos receptores químicos no duodeno, maior sensibilidade duodenal aos ácidos biliares e à pepsina e alteração da motilidade gastroduodenal.

A variação da intensidade ou da distribuição da dor abdominal, assim como o início dos sintomas associados (p. ex., náuseas e/ou vômitos), pode ser indicativa de uma complicação da úlcera. A dispepsia que se torna constante, que não é mais aliviada por alimentos nem por antiácidos ou que irradia para o dorso pode indicar uma úlcera penetrante (para o pâncreas). O início súbito de dor abdominal generalizada intensa pode indicar perfuração. Dor que piora com as refeições, náuseas e vômitos de alimento não digerido sugerem obstrução da saída gástrica. Fezes pretas ou vômitos em borra de café indicam sangramento.

Exame físico Dor à palpação epigástrica é o achado mais frequente nos pacientes com UG ou UD. A dor pode ser observada à direita da linha média em 20% dos pacientes. Infelizmente, o valor preditivo desse sintoma é baixo. O exame físico é extremamente importante para descobrir a evidência de uma complicação da úlcera. Taquicardia e hipotensão ortostática sugerem desidratação secundária aos vômitos ou perda sanguínea GI ativa. Um abdome acentuadamente doloroso à palpação e rígido ("abdome em tábua") sugere perfuração. A presença de som de líquido chacoalhando na ausculta do epigástrio enquanto o paciente é movimentado gentilmente de lado a lado (sinal do vascolejo) indica líquido retido no estômago, sugerindo obstrução pilórica.

Complicações relacionadas com DUP

HEMORRAGIA DIGESTIVA Hemorragia digestiva é a complicação mais comumente observada nos pacientes com DUP. Estima-se que ocorra sangramento em 19,4 a 57:100.000 indivíduos na população geral, ou em aproximadamente 15% dos pacientes. O sangramento e as complicações da doença ulcerosa ocorrem mais frequentemente em indivíduos com > 60 anos de idade. A taxa de mortalidade em 30 dias pode ser de até 2,5 a 10%. A incidência mais alta em idosos provavelmente se deve ao uso mais frequente de AINEs nesse grupo. Além disso, até 80% da taxa de mortalidade dos pacientes com sangramento relacionado com DUP se devem a causas não hemorrágicas, como falência múltipla de órgãos (24%), complicações pulmonares (24%) e neoplasias malignas (34%).

Mais de 50% dos pacientes com hemorragia associada às úlceras sangram sem quaisquer sinais ou sintomas premonitórios.

PERFURAÇÃO A segunda complicação mais comum relacionada com úlcera é perfuração, que é relatada em até 6 a 7% dos pacientes com DUP e tem taxa de mortalidade estimada em 30 dias > 20%. Dor abdominal aguda, taquicardia e "abdome em tábua" compõem a tríade clássica associada a essa complicação. É fundamental lembrar que idosos ou pessoas imunocomprometidas podem não ter essa apresentação clássica. Como no caso do sangramento, a incidência de perfuração parece ser mais alta nos idosos em função do uso mais frequente de AINEs. As perfurações causadas por UDs tornaram-se menos comuns em razão dos índices altos de erradicação de *H. pylori*, enquanto as perfurações associadas às UGs induzidas por AINEs são mais comuns. *Penetração* é uma forma de perfuração na qual o leito da úlcera forma um túnel e penetra em um órgão adjacente. As UDs tendem a penetrar posteriormente no pâncreas e causar pancreatite, enquanto as UGs tendem a penetrar no lobo hepático esquerdo. Também foram descritas fístulas gastrocólicas associadas às UGs. A mortalidade para essa complicação pode ser > 20% dentro de 30 dias.

OBSTRUÇÃO PILÓRICA A obstrução pilórica é a complicação menos comum da úlcera e ocorre em 1 a 2% dos pacientes. Um paciente pode ter obstrução relativa em consequência de inflamação e edema relacionados com a úlcera na região peripilórica e duodenal. Esse processo costuma regredir com a cicatrização da úlcera. Uma obstrução mecânica fixa secundária à cicatrização nas áreas peripilóricas também é possível. Esta última exige intervenção endoscópica (dilatação com balão com ou sem a colocação de um *stent* biodegradável) ou cirúrgica com plastia da estenose ou gastrojejunostomia. Sinais e sintomas relativos a uma obstrução mecânica podem se desenvolver insidiosamente. O início recente de saciedade precoce, náuseas, vômitos, aumento da dor abdominal pós-prandial e perda de peso sugere a possibilidade diagnóstica de obstrução pilórica.

Diagnóstico diferencial A lista de distúrbios GIs e não GIs que podem simular ulceração do estômago ou do duodeno é bastante extensa. O diagnóstico encontrado mais comumente entre os pacientes atendidos em razão do quadro de desconforto abdominal alto é dispepsia funcional (DF), ou *dispepsia não ulcerosa*, termo que se refere a um grupo de distúrbios heterogêneos caracterizados por dor abdominal alta sem úlcera péptica associada. Os sinais e sintomas podem variar de plenitude pós-prandial e saciedade precoce até casos de dor epigástrica em queimação. A dicotomia desse complexo sintomático resultou na identificação de dois subtipos de DF: síndrome do desconforto pós-prandial (SDP) e síndrome de dor epigástrica (SDE). A ocorrência de dispepsia foi relatada em até 30% da população dos Estados Unidos. Até 80% dos pacientes que procuram assistência médica para dispepsia acabam concluindo uma avaliação diagnóstica negativa. A etiologia da DF não está definida, mas estudos recentes sugeriram que estados pós-infecciosos, alguns alimentos e infecção por *H. pylori* possam contribuir para a patogênese desse distúrbio comum.

Vários outros processos patológicos que podem se manifestar com sintomas "semelhantes aos da úlcera" incluem tumores GIs proximais, refluxo gastresofágico, doença vascular, doença pancreatobiliar (cólica biliar, pancreatite crônica) e doença de Crohn gastroduodenal.

Avaliação diagnóstica Tendo em vista o valor preditivo baixo da dor abdominal quanto à possível presença de úlcera gastroduodenal e os inúmeros processos patológicos que podem simular essa doença, o clínico depara-se frequentemente com a necessidade de pesquisar a presença de uma úlcera. A documentação de uma úlcera requer um procedimento radiográfico (exame contrastado, raramente realizado na atualidade) ou endoscópico. Todavia, uma porcentagem alta dos pacientes com sintomas sugestivos de úlcera apresenta DSU; a realização de um teste para *H. pylori* e a antibioticoterapia (ver adiante) são apropriados, antes de iniciar a investigação diagnóstica invasiva, para indivíduos saudáveis nos demais aspectos e com idade < 45 anos **(Cap. 45)**.

Os exames contrastados do trato GI proximal raramente são realizados como primeira etapa para confirmar a existência de uma úlcera. A sensibilidade diagnóstica dos exames mais antigos com ingestão de um contraste simples de bário para detecção de UD chega a 80%, enquanto o uso de duplo contraste alcança índices de detecção de até 90%. A sensibilidade da detecção diminui nas úlceras pequenas (< 0,5 cm), em presença de fibrose pregressa ou nos pacientes pós-operatórios. A UD aparece como uma cratera bem demarcada detectada com mais frequência no bulbo **(Fig. 324-10A)**. A UG pode se apresentar como doença benigna ou maligna. Em geral, a UG benigna também pode formar uma cratera bem demarcada com pregas mucosas que se irradiam a partir da borda da úlcera **(Fig. 324-10B)**. As úlceras de tamanho > 3 cm ou que estão associadas a uma massa são mais frequentemente malignas. Infelizmente, até 8% das UGs que parecem ser benignas com base no seu aspecto radiológico são malignas à endoscopia ou cirurgia. Os exames radiográficos que demonstram a presença de UG devem ser seguidos de endoscopia e biópsia.

Endoscopia digestiva alta é a abordagem mais sensível e específica para examinar o trato GI superior **(Fig. 324-11)**. Além de possibilitar o exame direto da mucosa, a endoscopia facilita a documentação fotográfica de uma solução de continuidade da mucosa, assim como a obtenção de uma biópsia tecidual que possibilite excluir a existência de câncer (UG) ou *H. pylori*. O exame endoscópico é particularmente útil para identificar lesões muito pequenas para serem detectadas ao exame radiográfico, para avaliar a presença de anormalidades radiográficas atípicas ou para determinar se uma úlcera constitui uma fonte de sangramento.

Embora os métodos usados para diagnosticar infecção por *H. pylori* estejam descritos no **Capítulo 163**, aqui apresentaremos um breve resumo **(Tab. 324-2)**. Foram desenvolvidos vários testes de urease com biópsia (PyloriTek, CLOtest, Hpfast, Pronto Dry) que têm sensibilidade e especificidade > 90 a 95%. Também existem vários métodos não invasivos para detectar esse microrganismo. Os três tipos de exame usados rotineiramente são testes sorológicos, teste de ureia marcada com C^{13} ou C^{14} no ar expirado e teste do antígeno fecal do *H. pylori* (Hp) (teste de anticorpo monoclonal). Um teste urinário para antígeno do Hp e um teste respiratório domiciliar parecem promissores.

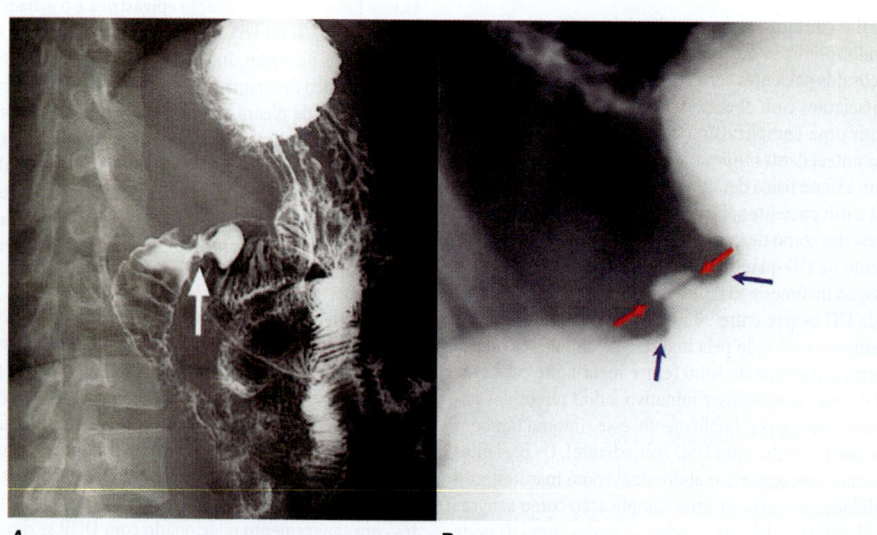

FIGURA 324-10 Exame contrastado mostrando (**A**) uma úlcera duodenal benigna e (**B**) uma úlcera gástrica benigna.

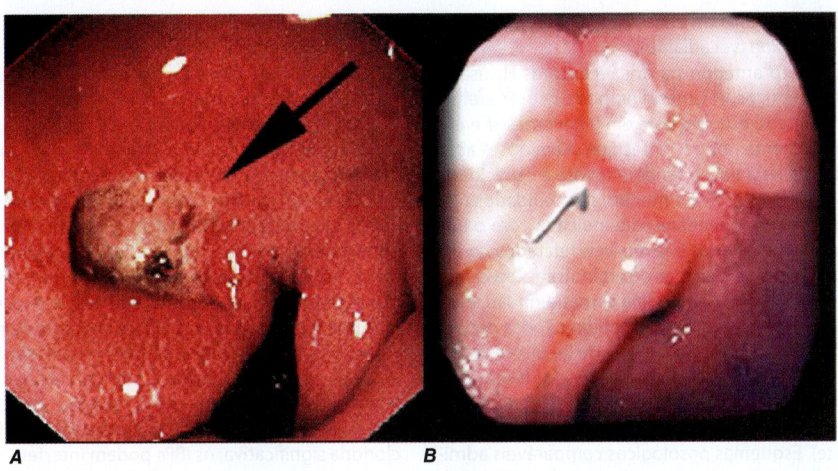

FIGURA 324-11 Endoscopia mostrando (A) uma úlcera duodenal benigna e **(B)** uma úlcera gástrica benigna.

Ocasionalmente, testes especializados como as dosagens da gastrina sérica e a análise do ácido gástrico podem ser necessários em indivíduos com DUP complicada ou refratária (ver "Síndrome de Zollinger-Ellison", adiante). O rastreamento de ácido acetilsalicílico ou AINE (no sangue ou na urina) também pode ser necessário nos pacientes com DUP refratária e resultados negativos para *H. pylori*.

TRATAMENTO
Doença ulcerosa péptica

Antes da descoberta de *H. pylori*, o tratamento da DUP concentrava-se no ditado de Schwartz: "sem ácido, não há úlcera". Apesar de a secreção ácida ainda ser importante na patogênese da DUP, a erradicação de *H. pylori* e o tratamento/profilaxia da doença induzida por AINE constituem a base do tratamento. A Tabela 324-3 apresenta um resumo dos fármacos comumente utilizados no tratamento dos distúrbios acidopépticos.

FÁRMACOS NEUTRALIZADORES/INIBIDORES DA ACIDEZ

Antiácidos Antes de compreendermos o importante papel da histamina no sentido de estimular a atividade das células parietais, a neutralização do ácido secretado com antiácidos era o tratamento principal para úlceras pépticas. Hoje, esses fármacos raramente ou nunca são usados como agentes terapêuticos principais, porém são administrados com frequência aos pacientes para aliviar os sintomas dispépticos. Os compostos mais usados são misturas de hidróxido de alumínio e hidróxido de magnésio. O hidróxido de alumínio pode causar constipação intestinal e depleção de fosfato; o hidróxido de magnésio pode produzir fezes moles. Muitos dos antiácidos comumente utilizados contêm uma combinação dos hidróxidos de alumínio e magnésio com a finalidade de evitar esses efeitos colaterais. A preparação contendo magnésio não deve ser usada por pacientes com insuficiência renal crônica devido à possível hipermagnesemia, e o alumínio pode causar neurotoxicidade crônica nesses pacientes.

O carbonato de cálcio e o bicarbonato de sódio são antiácidos potentes com níveis variáveis de problemas potenciais. O uso prolongado do carbonato de cálcio (que é transformado em cloreto de cálcio no estômago) pode causar a síndrome leite-álcali (hipercalcemia, hiperfosfatemia com possível calcinose renal e progressão para insuficiência renal). O bicarbonato de sódio pode induzir alcalose sistêmica.

Antagonistas do receptor H_2 Hoje em dia, estão disponíveis quatro fármacos dessa classe (cimetidina, ranitidina, famotidina e nizatidina) e suas estruturas compartilham homologia com a histamina. Embora cada um desses fármacos tenha potência diferente, todos inibem a secreção ácida basal e estimulada em níveis comparáveis quando são usados em doses terapêuticas. Além disso, índices semelhantes de cicatrização das úlceras são conseguidos com cada fármaco quando usados na posologia correta. Atualmente, essa classe de fármacos é usada com frequência no

TABELA 324-2 ■ Testes para detectar *Helicobacter pylori*

Testes	Sensibilidade/ especificidade, %	Comentários
Invasivos (necessidade de endoscopia/biópsia)		
Teste rápido da urease	80-95/95-100	Simples, resultado falso-negativo com o uso recente de IBPs, antibióticos ou compostos de bismuto
Histologia	80-90/> 95	Requer processamento de patologia e coloração; fornece informação histológica
Cultura	–/–	Muito demorada, dispendiosa, depende da experiência; possibilita determinar a sensibilidade aos antibióticos
Não invasivos		
Sorologia	> 80/> 90	Custo reduzido, conveniente; não é útil para o acompanhamento inicial
Teste respiratório de ureia	> 90/> 90	Simples, rápido; útil para o acompanhamento inicial; resultados falso-negativos com tratamento recente (ver teste rápido da urease); exposição a doses pequenas da radiação com o teste à base de C^{14}
Antígeno fecal	> 90/> 90	Custo reduzido, conveniente

Sigla: IBPs, inibidores da bomba de prótons.

TABELA 324-3 ■ Fármacos usados para tratar doença ulcerosa péptica

Tipo de fármaco/ mecanismo	Exemplos	Dose
Supressores do ácido gástrico		
Antiácidos	Várias formulações	100-140 mEq/L, 1 e 3 h após as refeições e ao deitar
Antagonistas dos receptores H_2	Cimetidina	400 mg, 2×/dia
	Ranitidina	300 mg ao deitar
	Famotidina	40 mg ao deitar
	Nizatidina	300 mg ao deitar
IBPs	Omeprazol	20 mg/dia
	Lansoprazol	30 mg/dia
	Rabeprazol	20 mg/dia
	Pantoprazol	40 mg/dia
	Esomeprazol	20 mg/dia
	Dexlansoprazol	30 mg/dia
Protetores da mucosa gástrica		
Sucralfato	Sucralfato	1 g, 4×/dia
Análogo da prostaglandina	Misoprostol	200 µg, 4×/dia
Compostos contendo bismuto	Subsalicilato de bismuto	Ver esquemas para erradicação de *H. pylori* (Tab. 324-4)

Sigla: IBPs, inibidores da bomba de prótons.

tratamento de úlceras ativas (4-6 semanas) em combinação com antibióticos destinados a erradicar *H. pylori* (ver adiante).

A cimetidina foi o primeiro antagonista dos receptores H_2 usado para tratar distúrbios acidopépticos. A cimetidina pode causar efeitos colaterais antiandrogênicos fracos, que resultam em ginecomastia e impotência reversíveis, principalmente nos pacientes que usam doses altas por períodos prolongados (meses a anos). Tendo em vista a capacidade da cimetidina de inibir o citocromo P450, a monitoração cuidadosa de fármacos como varfarina, fenitoína e teofilina está indicada com o uso prolongado. Outros efeitos adversos raros e reversíveis relatados com a cimetidina incluem confusão e níveis elevados de aminotransferases séricas, creatinina e prolactina. Ranitidina, famotidina e nizatidina são antagonistas dos receptores H_2 mais potentes que a cimetidina. Todas podem ser usadas uma única vez ao dia ao deitar para profilaxia de úlcera, o que era feito comumente antes da descoberta de *H. pylori* e do desenvolvimento dos inibidores da bomba de prótons (IBPs). Os pacientes podem desenvolver tolerância aos bloqueadores H_2, fato que raramente acontece com os IBPs (ver adiante). Esquemas posológicos comparáveis administrados à hora de deitar são cimetidina (800 mg), ranitidina (300 mg), famotidina (40 mg) e nizatidina (300 mg).

Outros efeitos tóxicos sistêmicos raros e reversíveis relatados com os antagonistas dos receptores H_2 incluem pancitopenia, neutropenia, anemia e trombocitopenia com uma taxa de prevalência que varia de 0,01 a 0,2%. A cimetidina e a ranitidina (em menor grau) podem se ligar ao citocromo P450 hepático, o que não ocorre com a famotidina e a nizatidina. Ranitidina e nizatidina foram retiradas do mercado devido à contaminação dos fármacos com *N*-nitrosodimetilamina (NDMA), um carcinógeno conhecido.

Inibidores da bomba de prótons (H^+,K^+-ATPase)

Omeprazol, esomeprazol, lansoprazol, rabeprazol e pantoprazol são derivados benzimidazólicos substituídos que se ligam covalentemente à H^+,K^+-ATPase e causam sua inibição irreversível. O esomeprazol é o S-enantiômero do omeprazol, que é uma mistura racêmica dos isômeros ópticos S e R. O isômero R do lansoprazol (dexlansoprazol) é o mais novo IBP aprovado para uso clínico. Sua vantagem consiste em um duplo sistema de liberação prolongada com a finalidade de melhorar o tratamento da doença do refluxo gastroesofágico (DRGE). Esses fármacos são os inibidores mais potentes da acidez disponíveis. O omeprazol e o lansoprazol são os IBPs que foram usados por mais tempo. Ambos são acidolábeis e administrados na forma de grânulos com revestimento entérico em uma cápsula de liberação contínua que se dissolve no intestino delgado com um pH de 6. O lansoprazol está disponível como comprimido de desintegração oral que pode ser tomado com ou sem água, o que representa uma vantagem para os indivíduos que sofrem de disfagia significativa. A cinética de absorção é semelhante à da cápsula. Além disso, uma preparação combinada de lansoprazol-naproxeno está disponível para reduzir as lesões do trato GI associadas ao uso dos AINEs (ver adiante). O omeprazol está disponível na forma de grânulos sem revestimento entérico misturados com bicarbonato de sódio em pó que pode ser administrado por via oral (VO) ou sonda gástrica. O bicarbonato de sódio tem duas finalidades: proteger o omeprazol da degradação ácida e promover a alcalinização gástrica rápida e subsequente ativação da bomba de prótons, o que facilita a ação rápida do IBP. O pantoprazol e o rabeprazol estão disponíveis como comprimidos com revestimento entérico. O pantoprazol está disponível também em preparação parenteral para administração intravenosa (IV). Esses fármacos são compostos lipofílicos que, depois de penetrarem na célula parietal, são protonados e ficam retidos no ambiente ácido dos sistemas tubulovesicular e canalicular e inibem poderosamente todas as fases da secreção ácida gástrica. O início de ação é rápido, com efeito inibidor de ácido máximo entre 2 e 6 horas após a administração e duração da inibição de até 72 a 96 horas. Com doses diárias repetidas, são observados efeitos inibitórios progressivos do ácido, com inibição da produção ácida basal e estimulada por secretagogos de > 95% após 1 semana de tratamento. A meia-vida dos IBPs varia em torno de 18 horas; assim sendo, pode levar entre 2 e 5 dias para que a secreção ácida gástrica retorne aos níveis normais após a interrupção do uso desses fármacos. Levando em conta que as bombas devem estar ativadas para que esses fármacos sejam eficazes, sua eficácia é maximizada quando eles são administrados antes de uma refeição (exceto a preparação de liberação imediata do omeprazol) (p. ex., pela manhã antes do desjejum). Nos pacientes tratados com esses fármacos, observou-se hipergastrinemia leve a moderada. Alguns animais que receberam esses fármacos em ensaios pré-clínicos desenvolveram tumores carcinoides; no entanto, uma extensa experiência não conseguiu demonstrar o desenvolvimento de tumores carcinoides gástricos nos seres humanos. Os níveis séricos de gastrina retornam aos níveis normais dentro de 1 a 2 semanas depois da interrupção do uso do fármaco. Também há relato de hipersecreção de ácido gástrico de rebote (rebote ácido) nos indivíduos *H. pylori*-negativos depois da interrupção do tratamento com IBPs. Isso ocorre mesmo depois do uso relativamente breve (2 meses) e pode durar até 2 meses depois da interrupção do IBP. O mecanismo responsável é a hiperplasia e hipertrofia induzidas pela gastrina das células ECL secretoras de histamina. A importância clínica dessa observação é que os indivíduos podem apresentar agravamento dos sintomas da DRGE ou dispepsia com a interrupção do IBP. A redução gradativa do IBP e a sua substituição por um antagonista dos receptores H_2 podem impedir essa complicação. A inflamação induzida por *H. pylori* e a redução concomitante da produção de ácido podem explicar por que isso não ocorre nos pacientes positivos para *H. pylori*. A produção de FI também é inibida, mas a anemia por deficiência de vitamina B_{12} é incomum, provavelmente em razão das grandes reservas dessa vitamina. Como acontece com qualquer fármaco que produz hipocloridria significativa, os IBPs podem interferir na absorção dos fármacos como cetoconazol, ampicilina, ferro e digoxina. O citocromo P450 hepático pode ser inibido pelos IBPs mais antigos (omeprazol, lansoprazol). O rabeprazol, o pantoprazol e o esomeprazol não parecem interagir de maneira significativa com os fármacos metabolizados pelo sistema do citocromo P450. O significado clínico geral dessa observação ainda não foi estabelecido de modo definitivo. Convém ter cautela ao utilizar teofilina, varfarina, diazepam, atazanavir e fenitoína junto com IBPs.

A lista dos efeitos colaterais potenciais associados ao uso prolongado dos IBPs tem aumentado continuamente ao longo dos anos. Esses fármacos são utilizados comumente porque diversas preparações estão disponíveis para venda sem prescrição médica. Além disso, até 70% das prescrições atuais para IBPs de longo prazo podem ser desnecessárias, e entre 35 e 60% do uso hospitalar de IBPs pode ser inadequado. A interpretação dos diversos estudos publicados deve levar em consideração que a grande maioria consiste em estudos observacionais retrospectivos, nos quais os fatores de confusão podem não ter sido detalhadamente considerados.

A supressão ácida de longo prazo, sobretudo quando conseguida com os IBPs, foi associada à incidência mais alta de pneumonia adquirida na comunidade, bem como de doença associada a *Clostridioides difficile* adquirida na comunidade e no hospital. Uma metanálise demonstrou aumento de 74% no risco de infecção por *C. difficile* e risco 2,5 vezes maior de reinfecção em comparação com os indivíduos que não utilizavam esses fármacos. Em vista dessas preocupações, a FDA publicou um alerta de segurança referente à associação entre infecção por *C. difficile* e uso dos IBPs. Embora o risco de peritonite bacteriana espontânea pareça maior nos pacientes cirróticos, os dados nesse sentido são menos conclusivos. Pesquisadores sugeriram que as alterações induzidas pelos IBPs no microbioma do hospedeiro podem ter um impacto no risco mais alto de infecção, mas essa teoria precisa ser confirmada. Embora essas observações ainda não estejam confirmadas, elas devem alertar o médico quanto à necessidade de cautela ao recomendar o uso prolongado desses fármacos, particularmente aos pacientes idosos que correm risco de desenvolver pneumonia ou infecção por *C. difficile*.

A diarreia também está associada ao uso de IBP, o que tem sido algumas vezes associado ao desenvolvimento de colite colagenosa (razão de risco de 4,5), particularmente com o lansoprazol. O mecanismo para a colite colagenosa induzida por IBP não está claro, mas estudos *in vitro* demonstram que os IBPs podem induzir à expressão de genes do colágeno. A colite costuma melhorar com a cessação do IBP.

Um estudo populacional revelou que o uso prolongado dos IBPs estava associado à ocorrência de fraturas do quadril nas mulheres idosas. O risco absoluto de fratura ainda era pequeno e pode ser nulo, apesar do aumento observado em associação à dose e à duração da supressão ácida. O mecanismo envolvido não está bem esclarecido e essa observação precisa ser confirmada antes de fazer recomendações gerais relativas à interrupção desses fármacos nos pacientes que se beneficiam de seu uso. O uso prolongado dos IBPs também foi implicado no desenvolvimento das deficiências de ferro, vitamina B_{12} e magnésio. Uma metanálise de nove estudos de observação detectou um aumento de 40% na incidência de hipomagnesemia entre os usuários de IBPs em comparação com os indivíduos que não os utilizavam. Uma recomendação plausível para os pacientes que necessitam usar IBPs por períodos longos é obter um hemograma completo para detectar evidências de anemia por deficiência de ferro ou vitamina B_{12} e uma dosagem dos níveis de magnésio e vitamina B_{12} depois de 1 a 2 anos em tratamento com esses fármacos; contudo, essas recomendações não estão baseadas em evidência, nem estão embasadas na opinião dos especialistas. Os IBPs podem ter um efeito negativo no efeito antiplaquetário do clopidogrel. Embora as evidências sejam variadas e inconclusivas, foi observado um pequeno aumento das taxas de mortalidade e de reinternação por eventos coronarianos entre os pacientes tratados com IBP enquanto estavam recebendo clopidogrel. Posteriormente, três metanálises relataram uma correlação inversa entre clopidogrel e o uso de IBP; por conseguinte, a influência dessa interação farmacológica sobre a mortalidade não está claramente estabelecida. O mecanismo envolve a competição do IBP e do clopidogrel pelo mesmo citocromo P450 (CYP2C19). Ainda não está claro se isso representa um efeito de classe dos IBPs; parece haver pelo menos uma vantagem teórica do pantoprazol sobre os outros fármacos desse grupo, porém isso não foi confirmado. Essa interação farmacológica é particularmente relevante, tendo-se em vista o uso comum do ácido acetilsalicílico e do clopidogrel na profilaxia de eventos coronarianos e a eficácia dos IBPs como profilaxia de hemorragia digestiva nesses pacientes. A FDA publicou várias recomendações enquanto aguarda outras evidências para esclarecer o impacto do tratamento com IBP sobre o uso do clopidogrel. Os profissionais de saúde devem continuar prescrevendo clopidogrel aos pacientes que necessitam e devem reavaliar a necessidade de iniciar ou de prosseguir o tratamento com um IBP. Do ponto de vista prático, outras recomendações a considerar são apresentadas a seguir. Os pacientes em uso de clopidogrel com ácido acetilsalicílico, particularmente com outros fatores de risco de hemorragia digestiva, devem receber um fármaco protetor do trato GI. Embora os bloqueadores H_2 em altas doses tenham sido considerados como opção, esses fármacos não parecem ser tão eficazes quanto os IBPs. Quando há necessidade de administrar IBP, alguns especialistas recomendam um intervalo de 12 horas entre a administração do IBP e o clopidogrel para reduzir ao máximo a competição dos fármacos pelo citocromo P450 envolvido. Uma opção consiste em administrar o IBP 30 minutos antes do desjejum e o clopidogrel ao deitar. Existem poucos dados para recomendar firmemente um IBP específico em substituição a outro. Outros efeitos colaterais preocupantes associados ao uso prolongado dos IBPs são riscos cardíacos mais altos independentes do uso de clopidogrel, demência e doenças renais aguda e crônica. Também nesses casos, os dados frequentemente são retrospectivos e os fatores de confusão nem sempre foram eliminados, dificultando a demonstração de uma associação definitiva entre os IBPs e os efeitos tóxicos descritos. A **Figura 324-12** contém um resumo dos efeitos colaterais com seus riscos relativos correspondentes. Por fim, é extremamente importante ampliar a percepção quanto ao uso inadequado dos IBPs. Pacientes com idade ≥ 65 anos têm riscos mais altos de desenvolver alguns dos efeitos colaterais do uso prolongado dos IBPs citados antes, em parte devido à prevalência mais alta de outras doenças crônicas coexistentes. Portanto, é importante proceder a uma cuidadosa seleção dos indivíduos, em particular entre idosos que requerem tratamento prolongado com IBPs, que devem ser interrompidos quando não são necessários. A suspensão abrupta de um IBP em alguém que faz uso dele por longo prazo pode resultar em um componente de rebote ácido; assim, esse agente deve ter a dose gradualmente reduzida ao longo de 1 a 2 semanas com a possível transição para um bloqueador H_2 por um curto período.

O desenvolvimento de novos inibidores do ácido gástrico continua na tentativa de atender especificamente à necessidade de dispor de fármacos mais eficazes para tratar DRGE. Por exemplo, hoje existem estudos com bloqueadores H_2 modificados com potência mais alta e duração mais longa, assim como de IBPs novos e mais potentes com meias-vidas mais longas. Nesse sentido, o tenatoprazol é um IBP que contém um anel de imidazopiridina em vez de um anel de benzimidazol, que amplia a inibição irreversível da bomba de prótons. Esse fármaco tem meia-vida mais longa que os outros IBPs e pode ser benéfico na inibição da secreção ácida noturna, o que tem uma relevância significativa na DRGE. Outros IBPs com meias-vidas mais longas e combinações com outros fármacos também estão em fase de estudos, mas os detalhes estão além dos propósitos deste capítulo. Outra classe farmacológica nova é a dos antagonistas da bomba de ácido competitivos com potássio (ABAC-P). Esses compostos inibem a secreção de ácido gástrico por meio da ligação competitiva da H^+,K^+-ATPase pelo potássio. Revaprazana, vonoprazana e tegoprazana são os agentes aprovados para uso na Coreia e no Japão. A vonoprazana pode ser superior aos IBPs em combinação com antibióticos para tratamento de *H. pylori*, e esse novo agente recebeu aprovação acelerada da FDA para tratamento de *H. pylori* em combinação com amoxicilina e claritromicina, além da amoxicilina isoladamente.

AGENTES CITOPROTETORES

Sucralfato Sucralfato é um sal de sacarose complexo, no qual os grupos hidroxila foram substituídos por hidróxido e sulfato de alumínio. Esse composto é insolúvel em água e transforma-se em uma pasta viscosa dentro do estômago e do duodeno, fixando-se principalmente aos locais de ulceração ativa. O sucralfato pode atuar por vários mecanismos: formação de uma barreira físico-química, promoção de uma ação trófica pela sua ligação aos fatores de crescimento (p. ex., EGF), aceleração da síntese das prostaglandinas, estimulação da secreção de muco e de bicarbonato e, por fim, melhora da defesa e reparação da mucosa. Os efeitos tóxicos desse fármaco são raros, mas constipação é o mais comum (2-3% dos casos). O sucralfato deve ser evitado nos pacientes com insuficiência renal crônica para evitar neurotoxicidade induzida pelo alumínio. Hipofosfatemia e formação de bezoares gástricos foram relatadas raramente. A posologia padronizada do sucralfato é de 1 g, 4 vezes/dia.

Preparações à base de bismuto Sir William Osler considerava os compostos que contêm bismuto os fármacos preferíveis para o tratamento da DUP. O ressurgimento da utilização desses agentes deve-se aos seus efeitos contra *H. pylori*. O subcitrato de bismuto coloidal (CBS, de *colloidal bismuth subcitrate*) e o subsalicilato de bismuto (BSS, de *bismuth subsalicylate*) são as preparações utilizadas mais amplamente. O mecanismo pelo qual esses agentes induzem a cicatrização da úlcera ainda é desconhecido. Os efeitos adversos da administração de curto prazo incluem fezes escuras, constipação intestinal e escurecimento da língua. O uso prolongado de doses altas, sobretudo com o CBS absorvido avidamente, pode resultar em neurotoxicidade. Esses compostos são usados comumente como um dos fármacos de um esquema anti-*H. pylori* (ver adiante).

Análogos das prostaglandinas Em função de seu papel fundamental na manutenção da integridade da mucosa e de sua reparação, foram desenvolvidos análogos estáveis das prostaglandinas para tratar DUP. O mecanismo pelo qual esses fármacos rapidamente absorvidos produzem seu efeito terapêutico é por meio da promoção da defesa e da reparação da mucosa. Diarreia é o efeito tóxico observado mais comumente com o uso desse fármaco (incidência de 10-30%). Outros efeitos tóxicos significativos são contrações e sangramento uterinos; o misoprostol está contraindicado para mulheres grávidas, e as mulheres em idade fértil devem estar claramente cientes dessa toxicidade medicamentosa potencial. A dose terapêutica padronizada é de 200 μg, 4 vezes/dia.

Outros fármacos Diversos fármacos, incluindo agentes anticolinérgicos e antidepressivos tricíclicos, foram usados no tratamento de distúrbios acidopépticos, mas tendo em vista sua toxicidade e o desenvolvimento de agentes antissecretores potentes hoje eles raramente ou nunca são usados. Novos agentes, como a teprenona, um composto poli-isoprenoide acíclico usado como protetor da mucosa gástrica no tratamento da gastrite e UG fora dos Estados Unidos, fitoterapias e antagonistas do receptor CCK2 são terapias interessantes, mas que necessitam de mais avaliação.

TRATAMENTO DE *HELICOBACTER PYLORI*

No tratamento da DUP, o médico tem como metas aliviar os sintomas (dor ou dispepsia), promover a cicatrização da úlcera e, finalmente, evitar sua recidiva e complicações. O maior impacto do esclarecimento do papel de *H. pylori* na doença péptica foi a capacidade de evitar recidivas. A erradicação documentada de *H. pylori* nos pacientes com DUP está associada

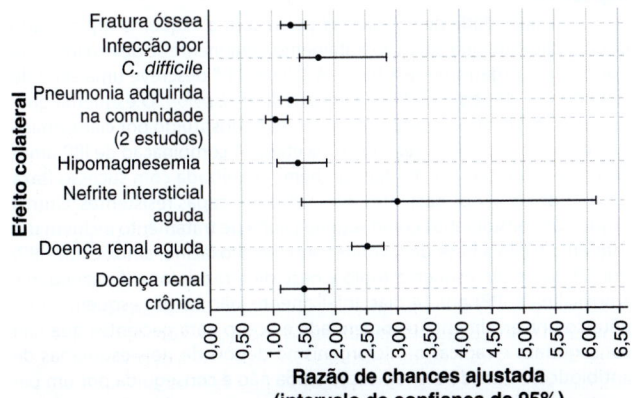

FIGURA 324-12 Evidências dos efeitos adversos potenciais dos inibidores da bomba de prótons. *(Adaptada de AJ Schoenfeld, D Grady: Adverse effects associated with proton pump inhibitors. JAMA Intern Med 176:172, 2016.)*

a uma redução drástica na recidiva da úlcera para < 10 a 20% em comparação com 59% dos pacientes com UG e 67% dos pacientes com UD quando o microrganismo não é eliminado. A erradicação do microrganismo pode resultar em diminuição do sangramento recorrente por úlcera péptica. O efeito de sua erradicação sobre a perfuração da úlcera não está bem esclarecido.

Foram feitos grandes esforços para determinar quem, dentre os muitos indivíduos com infecção por H. pylori, deve ser tratado. A conclusão comum a que se chegou em várias conferências de consenso em todo o mundo estabeleceu que H. pylori deve ser erradicado nos pacientes com DUP documentada. Isso é válido independentemente do momento da apresentação (primeiro episódio ou não), da gravidade dos sintomas, da presença de fatores intercorrentes como a ingestão de AINE, ou se a úlcera está ou não em remissão. Alguns aconselharam o tratamento dos pacientes com história de DUP documentada nos quais a sorologia ou o teste respiratório revelam que são H. pylori-positivos. Entre 60 e 90% dos pacientes com linfoma MALT gástrico têm remissão completa do tumor em resposta à erradicação de H. pylori. O Maastricht IV/Florence Consensus Report recomendou uma abordagem de testar e tratar pacientes com dispepsia não avaliada quando a incidência local de H. pylori for > 20%. As diretrizes clínicas do American College of Gastroenterology (ACG) (elaboradas para os Estados Unidos) recomendam que os indivíduos com idade < 60 anos e dispepsia não investigada sejam testados e tratados para erradicação de H. pylori. Além disso, as recomendações baseadas nesse relatório consensual e nas diretrizes clínicas do ACG incluem testar e oferecer a erradicação de H. pylori aos pacientes que estejam em tratamento com AINE (inclusive ácido acetilsalicílico em doses baixas) por tempo prolongado, especialmente quando há história de DUP. Esses pacientes precisam de tratamento contínuo com IBP, bem como tratamento para erradicação, visto que a erradicação do microrganismo isoladamente não elimina o risco de úlceras gastroduodenais dos pacientes que já estejam recebendo AINE em longo prazo. Ainda existem controvérsias quanto ao tratamento dos pacientes com DSU para evitar câncer gástrico, ou dos pacientes com DRGE que necessitam de supressão ácida em longo prazo. As diretrizes do ACG sugerem erradicação de H. pylori dos pacientes submetidos à ressecção do câncer gástrico em estágio inicial. O Maastricht IV/Florence Consensus Report também avaliou o tratamento de H. pylori como profilaxia do câncer gástrico e recomendou que a erradicação seja considerada nas seguintes situações: parentes de primeiro grau dos familiares com câncer gástrico; pacientes com neoplasia gástrica prévia tratados por meio de ressecção endoscópica ou subtotal; indivíduos com risco de gastrite (pangastrite grave ou gastrite predominante no corpo gástrico) ou atrofia grave; pacientes com inibição do ácido gástrico há > 1 ano; indivíduos com fatores de risco ambientais fortes para câncer gástrico (tabagismo intenso; alta exposição a poeira, carvão, quartzo ou cimento; e/ou trabalho em pedreiras); e pacientes positivos para H. pylori preocupados com a possibilidade de câncer gástrico. Por fim, as diretrizes clínicas do ACG recomendam a testagem e o oferecimento da erradicação de H. pylori aos pacientes com anemia ferropriva sem causa determinada e púrpura trombocitopênica idiopática. Apesar disso, surgiram preocupações quanto ao uso disseminado de antibióticos para a terapia de todos os casos positivos para H. pylori, incluindo o potencial para aumento das taxas de resistência bacteriana, relatos de ganho ponderal e alteração do microbioma.

Vários fármacos foram avaliados para tratar H. pylori. Isoladamente, nenhum deles mostrou-se eficaz na erradicação desse microrganismo. O tratamento combinado por 14 dias assegura maior eficácia, embora esquemas baseados na administração sequencial de antibióticos também pareçam ser promissores (ver adiante). Um ciclo mais curto de administração (7-10 dias), apesar de ser atraente, não demonstrou ser tão bem-sucedido quanto os esquemas de 14 dias. Os fármacos usados com mais frequência incluem amoxicilina, metronidazol, tetraciclina, claritromicina e compostos de bismuto.

Os esquemas de tratamentos sugeridos para H. pylori são descritos na Tabela 324-4. A escolha de determinado esquema é influenciada por vários fatores, inclusive eficácia, tolerância do paciente, resistência preexistente aos antibióticos, uso pregresso de antibióticos e custo dos fármacos. A meta para as taxas iniciais de erradicação deve ser de 85 a 90%. O tratamento duplo (IBP mais amoxicilina, IBP mais claritromicina, citrato de bismuto e ranitidina mais claritromicina) não é recomendado com base nos estudos que mostraram taxas de erradicação < 80 a 85%. A combinação de bismuto, metronidazol e tetraciclina foi o primeiro esquema triplo que se revelou eficaz contra H. pylori. A combinação de dois antibióticos mais um IBP, bloqueador H_2 ou composto de bismuto apresenta taxas de sucesso comparáveis. O acréscimo dos supressores da acidez ajuda a proporcionar alívio imediato dos sintomas e acelera a erradicação das bactérias.

Embora seja eficaz, o tratamento triplo tem vários inconvenientes, incluindo a possibilidade de adesão baixa do paciente e de efeitos colaterais induzidos pelos fármacos. A adesão é assegurada com a simplificação dos esquemas, de forma que os pacientes possam tomar os fármacos 2 vezes ao dia. Os esquemas mais simples (tratamento duplo) e mais curtos (7 e 10 dias) não são tão eficazes quanto o tratamento triplo por 14 dias. Dois esquemas anti-H. pylori estão disponíveis em uma formulação pré-embalada: (1) lansoprazol, claritromicina e amoxicilina e (2) BSS, tetraciclina e metronidazol. Os componentes do primeiro devem ser tomados 2 vezes ao dia, durante 14 dias, enquanto os componentes do segundo são administrados 4 vezes ao dia com um agente antissecretor (IBP ou bloqueador H_2), também por um período de pelo menos 14 dias. O tratamento triplo à base de claritromicina deve ser evitado nos contextos em que a resistência de H. pylori a esse antibiótico ultrapasse 15%.

Foram relatados efeitos colaterais em até 20 a 30% dos pacientes que usam um esquema triplo. O bismuto pode conferir às fezes uma coloração escura, produzir constipação intestinal ou escurecimento da língua. A complicação mais temida com o uso de amoxicilina é colite pseudomembranosa, que ocorre em < 1 a 2% dos pacientes. A amoxicilina também pode causar diarreia associada aos antibióticos, náuseas, vômitos, erupção cutânea e reação alérgica. O uso concomitante de probióticos pode atenuar alguns dos efeitos colaterais dos antibióticos (ver adiante). Foi relatado que a tetraciclina provoca erupções cutâneas e, raramente, hepatotoxicidade e anafilaxia.

Uma preocupação importante quando se tratam pacientes que poderiam não necessitar desse tratamento é o potencial de desenvolver cepas resistentes aos antibióticos. A incidência e o tipo de cepas de H. pylori resistentes aos antibióticos variam em todo o mundo. Cepas resistentes ao metronidazol, à claritromicina, à amoxicilina e à tetraciclina já foram descritas, mas as duas últimas são incomuns. As cepas resistentes aos antibióticos constituem a causa mais comum de insucesso do tratamento dos pacientes que aderem ao tratamento. Infelizmente, a resistência in vitro não permite prever o resultado dos pacientes. A cultura e o teste de sensibilidade para H. pylori não são realizados como rotina. Embora a resistência ao metronidazol tenha sido observada em até 30% das cepas isoladas nos Estados Unidos e em 80% nos países em desenvolvimento, o esquema triplo é eficaz para erradicar o microrganismo em > 50% dos pacientes infectados por uma cepa resistente. Nos Estados Unidos, a resistência à claritromicina é observada em 13 a 16% dos indivíduos, enquanto ocorre resistência à amoxicilina em < 1%; a resistência tanto ao metronidazol quanto à claritromicina fica na faixa de 5%. Também nesse país, a resistência à tetraciclina e à rifabutina (ver adiante) foi relatada em < 2% dos casos. Em vista da escassez de dados em tempo real quanto à resistência de H. pylori aos antibióticos, perguntas ao paciente sobre exposição pregressa aos antibióticos devem ser incluídas no processo de decisão e devem ser usadas como indicativo de resistência potencial, especialmente quando se trata do uso pregresso de macrolídeos. O uso de claritromicina deve ser evitado em pacientes com uso prévio de macrolídeos. A diretriz clínica do ACG inclui uma abordagem à seleção dos antibióticos para erradicar H. pylori (Fig. 324-13).

A incapacidade de erradicar H. pylori com o esquema triplo usado por um paciente que adere ao tratamento geralmente se deve à infecção por um microrganismo resistente. A Tabela 324-5 descreve uma série de tratamentos de segunda linha para erradicar H. pylori. O esquema quádruplo (Tab. 324-4), no qual o metronidazol é substituído por claritromicina (ou vice-versa), deve ser a próxima etapa. A combinação de IBP, amoxicilina e rifabutina por 10 dias também foi utilizada com sucesso (taxa de cura de 86%) nos pacientes infectados por cepas resistentes. Outros esquemas considerados como segunda linha de tratamento incluem um esquema triplo à base de levofloxacino (levofloxacino, amoxicilina, IBP) por 10 dias e um esquema triplo à base de furazolidona (furazolidona, amoxicilina e IBP) por 14 dias. Infelizmente, não há um esquema terapêutico universalmente recomendado e aceito para pacientes que não conseguiram erradicar o microrganismo depois de dois esquemas de antibióticos. Quando a erradicação ainda não é conseguida por um paciente que adere ao tratamento, deve-se pensar na realização de culturas e teste de sensibilidade para o microrganismo. Uma dificuldade dessa abordagem é que a cultura e o teste de sensibilidade são trabalhosos e

TABELA 324-4 ■ Terapias de primeira linha recomendadas para erradicar a infecção por *Helicobacter pylori*

Esquema	Fármacos (doses)	Frequência das doses	Duração (dias)	Aprovação da FDA
Claritromicina, esquema triplo	IBP (dose convencional ou dupla)	2×/dia	14	Sim[a]
	Claritromicina (500 mg)			
	Amoxicilina (1 g) ou metronidazol (500 mg, 3×/dia)			
Bismuto, esquema quádruplo	IBP (dose convencional)	2×/dia	10-14	Não[b]
	Subcitrato de bismuto (120-300 mg) ou subsalicilato de bismuto (300 mg)	4×/dia		
	Tetraciclina (500 mg)	4×/dia		
	Metronidazol (250-500 mg)	4×/dia (250 mg) 3×/dia a 4×/dia (500 mg)		
Concomitante	IBP (dose convencional)	2×/dia	10-14	Não
	Claritromicina (500 mg)			
	Amoxicilina (1 g)			
	Nitroimidazol (500 mg)[c]			
Sequencial	IBP (dose convencional)	2×/dia	5-7	Não
	IBP, claritromicina (500 mg) + nitroimidazol (500 mg)[c]	2×/dia	5-7	
Híbrido	IBP (dose convencional) + amoxicilina (1 g)	2×/dia	7	Não
	IBP, amoxicilina, claritromicina (500 mg), nitroimidazol (500 mg)[c]	2×/dia	7	
Levofloxacino, esquema triplo	IBP (dose convencional ou dupla)	2×/dia	5-7	Não
	Levofloxacino (500 mg)	1×/dia		
	Amoxicilina (1 g)	2×/dia		
Levofloxacino, sequencial	IBP (dose convencional ou dupla) + amoxicilina (1 g)	2×/dia	5-7	Não
	IBP, amoxicilina, levofloxacino (500 mg, 1×/dia), nitroimidazol (500 mg)[c]	2×/dia	5-7	
Esquema LOAD	Levofloxacino (250 mg)	1×/dia	7-10	Não
	IBP (dose dupla)	1×/dia		
	Nitazoxanida (500 mg)	2×/dia		
	Doxiciclina (100 mg)	1×/dia		

[a]Várias combinações de IBP, claritromicina e amoxicilina foram aprovadas pela FDA. O esquema de IBP, claritromicina e metronidazol não foi aprovado pela FDA. [b]O esquema de IBP, bismuto, tetraciclina e metronidazol combinados com um IBP por 10 dias é um esquema aprovado pela FDA. [c]Metronidazol ou tinidazol.
Siglas: FDA, Food and Drug Administration; IBP, inibidor da bomba de prótons; LOAD, levofloxacino, omeprazol, nitazoxamida e doxiciclina.
Fonte: Reproduzida, com permissão, de WD Chey et al: ACG clinical guideline: Treatment of *Helicobacter pylori* infection. Am J Gastroenterol 112:212, 2017.

não estão amplamente disponíveis e, por essa razão, os dados quanto à resistência de *H. pylori* nas comunidades específicas geralmente não estão disponíveis. Também há abordagens que prescindem de cultura e utilizam marcadores moleculares para determinar o potencial de resistência por meio de testes fecais, mas elas não estão amplamente disponíveis. Outros fatores que podem reduzir as taxas de erradicação incluem o país de origem do paciente (ocorrência mais alta no nordeste da Ásia do que em outras partes desse continente ou da Europa) e o tabagismo. Além disso, uma metanálise sugeriu que até mesmo os esquemas mais eficazes (tratamento quádruplo incluindo IBP, bismuto, tetraciclina e metronidazol; e esquema triplo incluindo IBP, claritromicina e amoxicilina) possam ter taxas insatisfatórias de erradicação (< 80%), demonstrando a necessidade de desenvolver tratamentos mais eficazes.

Diante da observação de que 15 a 25% dos pacientes tratados com esquemas de primeira linha ainda podem continuar infectados por esse microrganismo, foram exploradas novas abordagens ao tratamento. O tratamento sequencial é uma abordagem promissora. Os esquemas examinados consistem em 5 dias de amoxicilina e IBP, seguidos de 5 dias adicionais de IBP mais tinidazol e claritromicina ou levofloxacino. Um esquema promissor que tem a vantagem de ser mais curto, mais fácil de tomar e de menor custo consiste em 5 dias de tratamento concomitante (IBP, 2 vezes/dia; amoxicilina, 1 g, 2 vezes/dia; levofloxacino, 500 mg, 2 vezes/dia; e tinidazol, 500 mg, 2 vezes/dia). Estudos iniciais mostraram taxas de erradicação > 90% com boa tolerância por parte dos pacientes. É necessário obter uma confirmação desses achados e da aplicabilidade dessa abordagem, embora alguns especialistas nos Estados Unidos recomendem substituir o tratamento triplo à base de claritromicina pelo esquema concomitante ou pelos tratamentos sequenciais alternativos mencionados anteriormente.

Foram exploradas abordagens inovadoras não mediadas por antibióticos no esforço de melhorar as taxas de erradicação de *H. pylori*. Pesquisadores avaliaram o pré-tratamento dos pacientes com *N*-acetilcisteína como agente mucolítico para destruir a biopelícula de *H. pylori* e, portanto, reduzir a resistência aos antibióticos; entretanto, são necessários mais estudos para confirmar a aplicabilidade dessa abordagem. Estudos *in vitro* sugeriram que determinados probióticos, como *Lactobacillus* ou seus metabólitos, possam inibir *H. pylori*. A administração de probióticos foi tentada em vários estudos clínicos na tentativa de maximizar a erradicação dos microrganismos mediada por antibióticos, mas os resultados variaram. Em termos gerais, o uso de determinados probióticos (p. ex., espécies de *Lactobacillus*, de *Saccharomyces*, de *Bifidobacterium* e *Bacillus clausii*) parece não alterar as taxas de erradicação, porém houve redução dos efeitos colaterais associados aos antibióticos, incluindo náuseas, disgeusia, diarreia e desconforto/dor abdominal, resultando em aumento da tolerabilidade dos pacientes aos tratamentos para *H. pylori*. São necessários estudos adicionais para confirmar os benefícios potenciais dos probióticos nessa situação. As estatinas, especificamente a atorvastatina, têm sido usadas com algum sucesso como adjunto da terapia quádrupla em pacientes com DSU.

A reinfecção depois da erradicação bem-sucedida de *H. pylori* é rara nos Estados Unidos (< 1% por ano). Quando há recidiva da infecção no decorrer dos primeiros 6 meses depois de completar o tratamento, a explicação mais provável é uma reativação da infecção preexistente, e não uma reinfecção.

TRATAMENTO DA LESÃO GÁSTRICA OU DUODENAL RELACIONADA COM O USO DE AINE

A intervenção médica para lesão da mucosa relacionada com o uso de AINE inclui o tratamento de uma úlcera ativa e a profilaxia primária de lesão futura. As recomendações para o tratamento e a profilaxia primária da lesão da mucosa relacionada com AINE estão relacionadas na **Tabela 324-6**. Em condições ideais, o uso do fármaco que causa a lesão deve ser interrompido como primeira etapa do tratamento de uma úlcera ativa

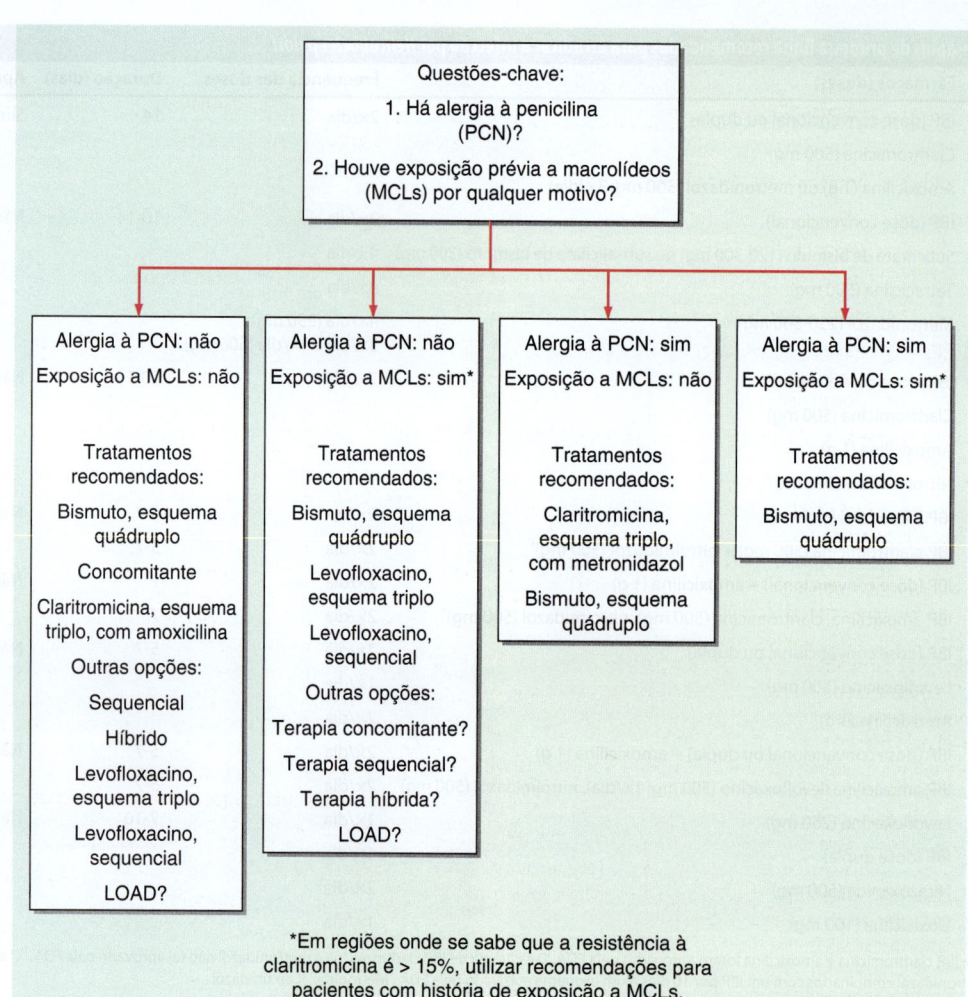

FIGURA 324-13 Abordagem à escolha dos antibióticos para pacientes infectados por *Helicobacter pylori*. LOAD, levofloxacino, omeprazol, nitazoxamida e doxiciclina. *(Reproduzida, com permissão, de WD Chey et al: ACG clinical guideline: Treatment of* Helicobacter pylori *infection. Am J Gastroenterol 112:212, 2017.)*

TABELA 324-5 ■ Terapias de segunda linha para erradicar a infecção por *Helicobacter pylori*				
Esquema	**Fármacos (doses)**	**Frequência das doses**	**Duração (dias)**	**Aprovação da FDA**
Bismuto, esquema quádruplo	IBP (dose convencional)	2×/dia	14	Não[a]
	Subcitrato de bismuto (120-300 mg) ou subsalicilato de bismuto (300 mg)	4×/dia		
	Tetraciclina (500 mg)	4×/dia		
	Metronidazol (500 mg)	3 ou 4×/dia		
Levofloxacino, esquema triplo	IBP (dose convencional)	2×/dia	14	Não
	Levofloxacino (500 mg)	1×/dia		
	Amoxicilina (1 g)	2×/dia		
Concomitante	IBP (dose convencional)	2×/dia	10-14	Não
	Claritromicina (500 mg)	2×/dia		
	Amoxicilina (1 g)	2×/dia		
	Nitroimidazol (500 mg)	2 ou 3×/dia		
Rifabutina, esquema triplo	IBP (dose convencional)	2×/dia	10	Não
	Rifabutina (300 mg)	1×/dia		
	Amoxicilina (1 g)	2×/dia		
Esquema duplo em dose alta	IBP (dose convencional ou dupla)	3 ou 4×/dia	14	Não
	Amoxicilina (1 g 3×/dia, ou 750 mg 4×/dia)	3 ou 4×/dia		

[a]IBP, bismuto, tetraciclina e metronidazol prescritos separadamente não é um esquema de tratamento aprovado pela FDA. Entretanto, um composto contendo uma combinação de subcitrato de bismuto, tetraciclina e metronidazol combinados com um IBP por 10 dias foi aprovado pela FDA.
Siglas: FDA, Food and Drug Administration; IBP, inibidor da bomba de prótons.
Fonte: Reproduzida, com permissão, de WD Chey et al: ACG clinical guideline: Treatment of *Helicobacter pylori* infection. Am J Gastroenterol 112:212, 2017.

TABELA 324-6 ■ Recomendações para o tratamento da lesão da mucosa relacionada com o uso de AINE

Condição clínica	Recomendação
Úlcera em atividade	
AINE, uso interrompido	Antagonista dos receptores H_2 ou IBP
AINE, uso continuado	IBP
Profilaxia	Misoprostol
	IBP
	Inibidor seletivo da COX-2
Infecção por *Helicobacter pylori*	Erradicação se estiver presente uma úlcera ativa ou se houver história anterior de doença ulcerosa péptica

Siglas: AINE, anti-inflamatório não esteroide; COX-2, isoenzima da ciclo-oxigenase; IBP, inibidor da bomba de prótons.

TABELA 324-7 ■ Guia para orientar o tratamento com AINE

	Risco GI nulo/baixo com o uso de AINE	Risco GI com o uso de AINE
Nenhum risco CV (sem ácido acetilsalicílico)	AINE tradicional	Coxibe *ou* AINE tradicional + IBP *ou* misoprostol Considerar tratamento sem AINE
Risco CV (considerar o uso de ácido acetilsalicílico)	AINE tradicional + IBP *ou* misoprostol quando o risco GI justificar proteção gástrica Considerar tratamento sem AINE	Deve-se acrescentar um agente gastroprotetor se for prescrito um AINE tradicional Considerar tratamento sem AINE

Siglas: AINE, anti-inflamatório não esteroide; CV, cardiovascular; GI, gastrintestinal; IBP, inibidor da bomba de prótons.
Fonte: Reimpressa, com permissão, de MJH Life Sciences, LLC, from COX-2 inhibitor use after Vioxx: careful balance orend of the rope?, Fendrick AM, 10(11 Pt 1): 2004; permissão concedida por Copyright Clearance Center, Inc.

induzida por AINEs. Quando isso é possível, indica-se, então, o tratamento com um dos fármacos inibidores de ácido (bloqueadores H_2, IBPs). A suspensão do uso dos AINEs nem sempre é possível, por causa da doença grave subjacente do paciente. Apenas os IBPs são capazes de cicatrizar UGs ou UDs independentemente da interrupção ou não dos AINEs.

O uso generalizado dos AINEs tem gerado algumas preocupações em razão da probabilidade crescente de ocorrerem efeitos colaterais GIs e cardiovasculares (CVs) associados a alguns desses fármacos. A abordagem à profilaxia primária consiste em evitar o uso desses fármacos, usar a menor dose possível pelo menor tempo possível, administrar AINEs que (teoricamente) sejam menos deletérios, utilizar preparações tópicas mais novas dos AINEs e/ou administrar tratamento clínico concomitante para evitar lesões induzidas por esse grupo de fármacos. Dois AINEs não seletivos associados à probabilidade mais baixa de efeitos tóxicos GIs e CVs são naproxeno e ibuprofeno, embora esse efeito benéfico possa ser anulado quando se utilizam doses mais altas desses fármacos. A prevenção primária da ulceração induzida por AINEs pode ser obtida por um IBP e, se isso não for tolerado, por misoprostol (200 µg, 4 vezes/dia). Os bloqueadores H_2 em altas doses (famotidina, 40 mg, 2 vezes/dia) também se mostraram promissores para evitar úlceras documentadas por endoscopia, embora os IBPs sejam mais eficazes. Os inibidores de COX-2 altamente seletivos – celecoxibe e rofecoxibe – são inibidores 100 vezes mais seletivos da COX-2 que os AINEs tradicionais, resultando em lesão da mucosa gástrica ou duodenal comparável à do placebo; sua utilização aumentou a incidência de eventos CVs, e esses fármacos foram retirados do mercado. Foi gerado um alerta adicional quando o estudo CLASS mostrou que a vantagem do celecoxibe na profilaxia de complicações GIs era eliminada quando se utilizava simultaneamente uma pequena dose de ácido acetilsalicílico. Portanto, é necessário usar proteção gástrica nos indivíduos que tomam inibidores de COX-2 e fazem profilaxia com ácido acetilsalicílico. Por fim, grande parte do trabalho para demonstrar o benefício dos inibidores da COX-2 e dos IBPs na lesão GI foi realizada em indivíduos de risco mediano; não ficou claro se o mesmo nível de benefício seria conseguido nos pacientes de alto risco. Por exemplo, o uso concomitante de varfarina e um inibidor da COX-2 estava associado a taxas de hemorragia digestiva semelhantes às observadas nos pacientes que usavam AINEs não seletivos. Uma combinação de fatores – incluindo a retirada do mercado da maioria dos inibidores da COX-2, a observação de que o ácido acetilsalicílico em pequenas doses parece reduzir o efeito benéfico dos inibidores seletivos da COX-2 e a utilização cada vez maior de ácido acetilsalicílico como profilaxia dos eventos CVs – alterou significativamente a abordagem do tratamento de proteção gástrica durante a utilização de AINE. A Tabela 324-7 descreve um conjunto de diretrizes publicadas pelo ACG como abordagem ao uso dos AINEs. Os indivíduos que não correm risco de eventos CVs, não utilizam ácido acetilsalicílico e não têm qualquer risco de complicações GIs podem usar AINEs não seletivos sem proteção gástrica. Nos indivíduos sem fatores de risco CV, porém com alto risco potencial (hemorragia digestiva pregressa ou múltiplos fatores de risco GI) de efeitos tóxicos GIs induzidos pelos AINEs, recomenda-se o uso cauteloso de um inibidor seletivo da COX-2 e tratamento simultâneo com dose alta de IBP ou misoprostol. Os indivíduos com risco GI moderado, mas sem fatores de risco cardíacos, podem ser tratados com um inibidor da COX-2 isoladamente ou com um AINE não seletivo junto com IBP ou misoprostol. Os indivíduos com fatores de risco CV, que necessitem de ácido acetilsalicílico em doses baixas e tenham potencial baixo de efeitos tóxicos induzidos pelos AINEs devem ser avaliados quanto à possibilidade de usar um AINE não seletivo tradicional (p. ex., naproxeno, que causa menos efeitos colaterais CVs) em combinação com um protetor gástrico, se houver indicação. Por fim, os indivíduos com riscos CVs e GIs que necessitem de ácido acetilsalicílico não devem ser considerados para tratamento com AINE; todavia, se esta não for uma opção apropriada, deve-se pensar então em proteção gástrica com qualquer tipo de AINE. Qualquer paciente, independentemente do tipo de risco, que esteja sendo considerado para tratamento prolongado com um AINE tradicional, também deve ser considerado para a realização de um teste para *H. pylori* e para a sua erradicação (se o resultado for positivo). É difícil garantir o uso de agentes protetores GIs com AINE, até mesmo em pacientes de alto risco. Em parte, isso se deve à prescrição insuficiente do fármaco protetor apropriado; em outros casos, a dificuldade está relacionada com a adesão do paciente ao tratamento recomendado. Esta última situação pode se dever ao esquecimento do paciente de tomar vários comprimidos ou à sua preferência em não tomar o comprimido extra, em particular quando o indivíduo não tem sintomas GIs. Atualmente, estão comercialmente disponíveis várias associações contendo AINE e um agente gastroprotetor, incluindo famotidina em dose dupla com ibuprofeno, diclofenaco com misoprostol e naproxeno com esomeprazol. Embora os estudos iniciais tenham sugerido uma melhor adesão ao tratamento e uma vantagem de custo quando se prescrevem essas associações de fármacos, o seu benefício clínico em relação ao uso de comprimidos separados ainda não foi estabelecido. Outra preocupação relacionada com as complicações GIs induzidas pelos AINEs é o índice relativamente pequeno de adesão dos médicos da atenção básica às diretrizes estabelecidas quanto às medidas profiláticas. Uma intervenção incluindo educação profissional, informática para facilitar as revisões e incentivos financeiros às práticas de revisar os prontuários dos pacientes para avaliar a conveniência do tratamento conseguiu reduzir o índice de prescrições perigosas de fármacos antiplaquetários e AINEs, com uma tendência no sentido da melhora dos resultados clínicos. Os esforços para desenvolver AINEs mais seguros continuam, incluindo AINEs tópicos, preparações de AINEs rapidamente absorvidas (diclofenaco de potássio em pó misturado com um agente tamponante), AINEs que liberam NO ou sulfito de hidrogênio, inibidores duplos de COX/LOX-5, profármacos dos AINEs ou compostos que sequestram eficazmente os AINEs livres sem interferir em sua eficácia.

ABORDAGEM E TRATAMENTO: RESUMO

Ainda há controvérsia quanto à melhor abordagem ao paciente que se apresenta com dispepsia (Cap. 45). A descoberta de *H. pylori* e seu papel na patogênese das úlceras acrescentou uma nova variável a essa equação. No passado, se um paciente com idade < 50 anos se apresentasse com dispepsia sem sinais e sintomas de alarme sugestivos de uma complicação da úlcera ou de neoplasia maligna, comumente se recomendava um teste terapêutico empírico com supressão ácida. Embora essa abordagem seja adotada ainda hoje por alguns profissionais, a Figura 324-14 ilustra uma abordagem cada vez mais aceita para o tratamento dos pacientes dispépticos. O encaminhamento a um gastrenterologista visa avaliar a necessidade potencial de endoscopia ou de investigação e tratamento subsequentes quando a endoscopia for negativa.

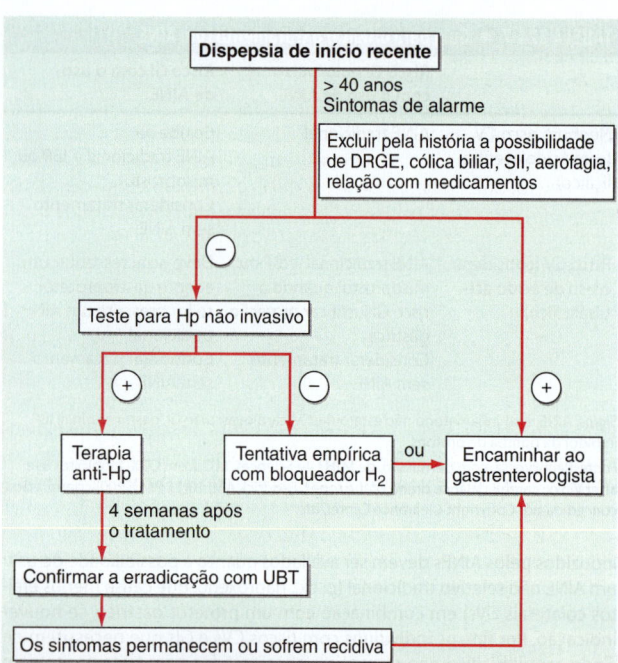

FIGURA 324-14 Abordagem à dispepsia de início recente. DRGE, doença do refluxo gastresofágico; Hp, *Helicobacter pylori*; SII, síndrome do intestino irritável; UBT, teste respiratório com ureia. *(Reproduzida, com permissão, de BS Anand, DY Graham: State-of-the-Art: Ulcer and Gastritis, Endoscopy 31:215, 1999. © Georg Thieme Verlag KG.)*

Depois que uma úlcera péptica (UG ou UD) é documentada, a questão principal é se o responsável é *H. pylori* ou um AINE. Com *H. pylori* presente, independentemente de se o paciente está usando um AINE, o tratamento triplo está recomendado por 14 dias e, em seguida, ele deve usar fármacos supressores de acidez (antagonista dos receptores H_2 ou IBPs) até completar 4 a 6 semanas. A erradicação de *H. pylori* deve ser confirmada 4 semanas depois de concluir o tratamento com antibióticos. O exame preferido para documentar a erradicação é a pesquisa de antígeno fecal com anticorpo monoclonal validada no laboratório ou o teste respiratório com ureia (UBT, de *urea breath test*). O paciente não deve tomar fármacos antissecretórios por pelo menos 7 dias antes de realizar o UBT ou a pesquisa de antígeno fecal para avaliar a erradicação de *H. pylori*. Os testes sorológicos não são úteis para documentar a erradicação, pois os títulos dos anticorpos caem lentamente e, com frequência, não alcançam níveis indetectáveis. Há quem recomende que os pacientes com doença ulcerosa complicada ou que são muito frágeis devem ser tratados com supressão ácida prolongada; isso torna a erradicação de *H. pylori* um ponto controverso. Tendo em vista a discrepância na prática, seria preferível discutir com o paciente as diferentes opções disponíveis.

Vários tópicos diferenciam a abordagem a uma UG ou a uma UD. As UGs, sobretudo as que se localizam no corpo e no fundo, podem ser malignas. Inicialmente, devem-se obter várias biópsias de uma UG; até mesmo quando estas são negativas para neoplasia, deve-se repetir a endoscopia para documentar a cicatrização dentro de 8 a 12 semanas, com uma nova biópsia se a úlcera ainda estiver presente. Cerca de 70% das UGs por fim consideradas malignas têm cicatrização significativa (geralmente parcial). A repetição da endoscopia está indicada aos pacientes com UD quando os sintomas persistirem apesar do tratamento clínico ou quando houver suspeita de complicação.

A maioria (> 90%) das UGs e das UDs cicatrizam com o tratamento convencional descrito anteriormente. A UG que não cicatriza após 12 semanas e a UD que não cicatriza após 8 semanas de tratamento devem ser consideradas refratárias. Depois de excluir problemas de adesão e persistência da infecção por *H. pylori*, deve-se excluir o uso de AINEs, seja inadvertida ou dissimuladamente. Além disso, o tabagismo deve ser eliminado. Para uma UG, deve-se excluir meticulosamente a possibilidade de neoplasia maligna. Em seguida, deve-se pensar em um estado com hipersecreção de ácido gástrico, como SZE (ver "Síndrome de Zollinger-Ellison", adiante) ou a forma idiopática, que pode ser excluída com a análise do ácido gástrico. Um subgrupo de pacientes tem hipersecreção ácida gástrica de etiologia obscura como fator que contribui para úlceras mais refratárias, mas a SZE deve ser excluída por um teste de estimulação com gastrina ou secretina em jejum (ver adiante). Mais de 90% das úlceras refratárias (tanto UD quanto UG) cicatrizam após 8 semanas de tratamento com doses mais altas de IBP (omeprazol, 40 mg/dia; lansoprazol, 30-60 mg/dia). Essa dose mais alta é eficaz também para a manutenção da remissão. A intervenção cirúrgica pode ser considerada nesse ponto; no entanto, outras causas raras de úlceras refratárias devem ser excluídas antes de se recomendar cirurgia. Causas raras de úlceras refratárias que podem ser diagnosticadas por biópsias gástricas ou duodenais incluem isquemia, doença de Crohn, amiloidose, sarcoidose, linfoma, gastrenterite eosinofílica, fumo de *crack* ou infecções (citomegalovírus [CMV], tuberculose ou sífilis).

TRATAMENTO CIRÚRGICO

A intervenção cirúrgica para DUP pode ser classificada como eletiva, tratamento de doença clinicamente refratária ou intervenção de urgência/emergência para uma complicação associada à úlcera. O desenvolvimento de abordagens farmacológicas e endoscópicas para o tratamento da doença péptica e suas complicações resultou em redução expressiva do número de cirurgias necessárias para esse distúrbio, com queda de mais de 90% da cirurgia de úlcera eletiva nas últimas quatro décadas. As úlceras refratárias representam uma ocorrência extremamente rara. Com mais frequência, a cirurgia é necessária para tratar uma complicação relacionada com a úlcera.

Hemorragia é a complicação mais comum de uma úlcera, ocorrendo em cerca de 15 a 25% dos pacientes. O sangramento pode ocorrer em qualquer faixa etária, mas é observado com mais frequência nos pacientes mais idosos (sexta década ou mais). Na maioria dos pacientes, o sangramento cessa espontaneamente, porém há necessidade de tratamento endoscópico **(Cap. 322)** em alguns casos. Os IBPs parenterais e orais também reduzem o risco de um novo sangramento da úlcera nos pacientes que foram submetidos ao tratamento endoscópico. Os pacientes que não melhoram ou são resistentes à intervenção endoscópica devem fazer intervenção angiográfica ou cirúrgica (cerca de 5% dos pacientes que requerem transfusões).

A perfuração peritoneal livre ocorre em cerca de 2 a 3% dos pacientes com UD, mas as perfurações são mais comuns com as UGs induzidas por AINEs. A apresentação clássica de uma perfuração de víscera oca é de dor abdominal com início súbito e sinais de irritação peritoneal e indícios de pneumoperitônio nos exames de imagem do abdome, mas esse quadro clínico ocorre em apenas dois terços dos casos. Os casos assintomáticos são especialmente comuns em pacientes idosos (idade > 70 anos), indivíduos obesos e pacientes imunossuprimidos. É importante ter em mente que, assim como ocorre com a hemorragia digestiva, até 10% desses pacientes não têm antecedentes de sintomas atribuíveis às úlceras. O retardo do diagnóstico certamente aumenta a mortalidade e, por essa razão, a suspeita e a intervenção imediatas com aspiração nasogástrica, IBP intravenoso, antibióticos e parecer de um cirurgião são essenciais. O sangramento concomitante pode ocorrer em até 10% dos pacientes com perfuração, e a mortalidade associada aumenta consideravelmente. A úlcera péptica também pode penetrar em órgãos adjacentes, particularmente no caso da UD posterior, que pode penetrar no pâncreas, no cólon, no fígado ou na árvore biliar.

As úlceras do canal pilórico ou as UDs podem causar obstrução pilórica em cerca de 2 a 3% dos pacientes. Isso pode ser causado pela fibrose crônica ou pelo distúrbio da motilidade devido à inflamação e/ou edema com pilorospasmo. Os pacientes podem se apresentar com saciedade precoce, náuseas, vômitos de alimento não digerido e emagrecimento. A conduta conservadora com aspiração nasogástrica, hidratação/nutrição intravenosa e agentes antissecretórios está indicada por um período de 7 a 10 dias com a esperança de que a obstrução funcional possa regredir. Quando a obstrução mecânica persiste, a intervenção endoscópica com dilatação por balão pode ser eficaz. A intervenção cirúrgica deve ser considerada quando todas as demais medidas falharem.

Cirurgias específicas para UDs O tratamento cirúrgico era originalmente destinado a diminuir a secreção de ácido gástrico. As cirurgias realizadas mais comumente são: (1) vagotomia e drenagem (por piloroplastia, gastroduodenostomia ou gastrojejunostomia); (2) vagotomia altamente seletiva (que não requer um procedimento de drenagem); e (3) vagotomia com antrectomia. O procedimento específico realizado é determinado pelas circunstâncias subjacentes: eletiva *versus* emergencial, grau e extensão da ulceração duodenal, etiologia da úlcera (*H. pylori*, AINE, neoplasia maligna) e experiência do cirurgião. Além disso, a tendência observada tem sido uma redução notável da necessidade de cirurgia para tratar DUP refratária e, quando necessário, são preferidas as operações minimamente invasivas com preservação da anatomia.

A vagotomia é um componente de todos esses procedimentos e destina-se a reduzir a secreção ácida por meio da ablação do estímulo colinérgico dirigido ao estômago. Infelizmente, a vagotomia tanto troncular quanto seletiva (preservando os ramos celíacos e hepáticos) resulta em atonia gástrica, apesar da redução bem-sucedida tanto do débito ácido basal (DAB; reduzido em 85%) quanto do débito ácido máximo (DAM; reduzido em 50%). A drenagem por piloroplastia ou gastroduodenostomia é necessária na tentativa de compensar o distúrbio da motilidade gástrica induzido por vagotomia. Esse procedimento tem uma taxa de complicação intermediária e uma taxa de recidiva da úlcera de 10%. Para reduzir ao máximo o distúrbio da motilidade gástrica, foi desenvolvida a vagotomia altamente seletiva (também conhecida como vagotomia de células parietais, superseletiva ou proximal). Apenas as fibras vagais que inervam a porção do estômago que contém as células parietais são seccionadas, preservando as fibras importantes para regular a motilidade gástrica normal. Esse procedimento possibilita redução imediata tanto do DAB quanto da secreção ácida estimulada, porém a secreção ácida recupera-se com o passar do tempo. No final do primeiro ano depois da cirurgia, as secreções ácidas basal e estimulada são de cerca de 30 e 50%, respectivamente, dos níveis pré-operatórios. As taxas de recidiva da úlcera são mais altas com a vagotomia altamente seletiva (≥ 10%), embora as taxas de complicações globais sejam as menores dos três procedimentos.

O procedimento que oferece as taxas mais baixas de recidiva da úlcera (1%), mas tem a taxa de complicação mais alta, é a vagotomia (troncular ou seletiva) junto com antrectomia. A antrectomia destina-se a eliminar um estímulo adicional da secreção ácida gástrica – a gastrina. Dois tipos principais de reanastomoses são usados depois da antrectomia: gastroduodenostomia (Billroth I) ou gastrojejunostomia (Billroth II) **(Fig. 324-15)**. Apesar de Billroth I ser com frequência preferido a Billroth II, inflamação ou fibrose duodenal acentuadas podem impedir sua execução. Estudos randomizados prospectivos confirmaram que a gastrectomia parcial seguida de reconstrução em Y de Roux leva a um resultado clínico, endoscópico e histológico significativamente superior ao da reconstrução de Billroth II.

Desses procedimentos, a vagotomia altamente seletiva pode ser preferível em situação eletiva, exceto nas situações em que as taxas de recidiva da úlcera são altas (úlceras pré-pilóricas e refratárias ao tratamento clínico). A escolha de vagotomia com antrectomia pode ser mais apropriada nessas circunstâncias.

Tradicionalmente, esses procedimentos eram realizados por meio de uma laparotomia convencional. O advento da cirurgia laparoscópica fez várias equipes cirúrgicas terem sucesso na realização da vagotomia altamente seletiva, da vagotomia troncular/piloroplastia e da vagotomia troncular/antrectomia por meio dessa abordagem. Houve um aumento do número de procedimentos laparoscópicos para tratar DUP. A reparação laparoscópica de úlceras pépticas perfuradas é segura, exequível para o cirurgião experiente e está associada à redução da dor pós-operatória, embora leve mais tempo que uma cirurgia aberta. Além disso, não foi constatada qualquer diferença entre as duas abordagens no que se refere às complicações pós-operatórias ou ao tempo de internação hospitalar.

Cirurgias específicas para UGs A localização e a presença de uma UD concomitante determinam o procedimento cirúrgico a ser realizado para uma UG. A antrectomia (com inclusão da úlcera) com uma anastomose de Billroth I é o tratamento de escolha para uma úlcera do antro gástrico. A vagotomia é realizada somente quando existe uma UD. Alguns autores sugeriram a excisão da úlcera com vagotomia e um procedimento de drenagem, mas a incidência mais alta de recidiva da úlcera torna essa abordagem menos desejável. As úlceras localizadas perto da junção esofagogástrica podem exigir uma abordagem mais radical – uma gastrectomia subtotal com esofagogastrojejunostomia em Y de Roux (operação de Csendes). Uma abordagem menos agressiva, que inclui antrectomia, biópsia intraoperatória da úlcera e vagotomia (operação de Kelling-Madlener), pode estar indicada para pacientes frágeis com UG alta. O índice de recidiva da úlcera fica em torno de 30% com esse procedimento.

Complicações relacionadas com a cirurgia As complicações observadas depois de uma cirurgia para DUP estão relacionadas principalmente com a extensão da modificação anatômica realizada. Uma alteração mínima (vagotomia altamente seletiva) está associada a taxas mais altas de recidiva da úlcera e a menos distúrbios GIs. Os procedimentos cirúrgicos mais agressivos apresentam uma taxa de recidiva da úlcera mais baixa, porém uma incidência maior de disfunção GI. Em termos gerais, a morbidade e a mortalidade relacionadas com esses procedimentos são muito pequenas. A morbidade associada a vagotomia e antrectomia ou piloroplastia é ≤ 5%, com taxa de mortalidade de cerca de 1%. A vagotomia altamente seletiva apresenta taxas mais baixas de morbidade e de mortalidade (1 e 0,3%, respectivamente).

Além das possíveis consequências iniciais de qualquer procedimento intra-abdominal (sangramento, infecção, tromboembolismo), podem ocorrer gastroparesia, deiscência do coto duodenal e obstrução da alça eferente.

Úlceras recidivantes O risco de recidiva da úlcera está relacionado diretamente com o procedimento realizado. As úlceras que recidivam depois da ressecção gástrica parcial tendem a localizar-se na altura da anastomose (úlcera estomal ou marginal). Dor abdominal epigástrica é a queixa inicial mais frequente (> 90%). A intensidade e a duração da dor tendem a ser mais progressivas que as observadas com as UDs antes do tratamento cirúrgico.

As úlceras podem recidivar por várias razões, incluindo vagotomia parcial, drenagem inadequada, antro retido e, menos provavelmente, infecção persistente ou recorrente por *H. pylori*. A SZE deve ser excluída no pré-operatório. O uso dissimulado de AINE é uma razão importante das úlceras que recidivam depois da cirurgia, sobretudo quando o procedimento inicial havia sido realizado para uma úlcera induzida por AINE. Depois de excluir *H. pylori* e AINEs como possíveis fatores etiológicos, deve ser explorada a questão de uma vagotomia parcial ou de antro gástrico retido. Para este último, devem-se determinar os níveis plasmáticos de gastrina em jejum. Se estiverem elevados, deve-se considerar a possibilidade de antro retido ou SZE (ver adiante). A vagotomia parcial pode ser excluída pela análise do ácido gástrico juntamente com uma refeição simulada. Nesse teste, a produção de ácido gástrico é medida enquanto o paciente olha, cheira e mastiga uma refeição (sem degluti-la). Com esse exame, avalia-se a fase cefálica da secreção gástrica, que é mediada pelo vago. Um aumento da produção de ácido gástrico em resposta a uma refeição simulada constitui evidência de que o nervo vago está intacto. Uma elevação dos níveis séricos do polipeptídeo pancreático > 50% dentro de 30 minutos depois de uma refeição simulada também sugere integridade do nervo vago.

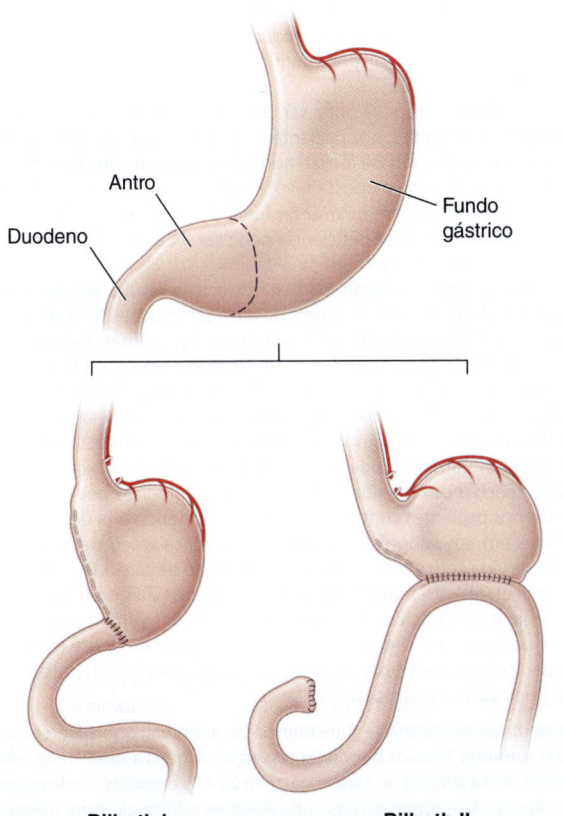

FIGURA 324-15 Ilustração esquemática dos procedimentos Billroth I e II.

O tratamento clínico com bloqueadores H$_2$ cicatriza a ulceração pós-operatória em 70 a 90% dos pacientes. A eficácia dos IBPs não foi avaliada plenamente nesse grupo, mas é possível prever taxas mais altas de cicatrização da úlcera em comparação com as que são obtidas com bloqueadores H$_2$. A repetição da cirurgia (vagotomia completa, gastrectomia parcial) pode ser necessária em um pequeno subgrupo de pacientes que não responderam ao tratamento clínico vigoroso.

Síndromes da alça aferente Embora hoje raramente ocorram, como resultado de uma diminuição na realização da anastomose Billroth II, podem ser observados dois tipos de síndrome da alça aferente em pacientes que foram submetidos a esse tipo de ressecção gástrica parcial. O mais comum dos dois é a proliferação bacteriana excessiva na alça aferente em consequência da estase. Os pacientes podem apresentar dor abdominal pós-prandial, distensão abdominal e diarreia com má-absorção concomitante de gorduras e vitamina B$_{12}$. Os casos refratários aos antibióticos podem tornar necessária a revisão cirúrgica da alça. A síndrome da alça aferente menos comum pode se manifestar com dor abdominal intensa e distensão, que surgem dentro de 20 a 60 minutos depois das refeições. A dor frequentemente está acompanhada de náuseas e vômitos biliosos. A dor e a distensão podem melhorar com os vômitos. Teoricamente, admite-se que a causa desse quadro clínico seja a drenagem incompleta da bile e das secreções pancreáticas de uma alça aferente parcialmente obstruída. Os casos refratários às medidas dietéticas podem exigir revisão cirúrgica ou conversão da anastomose Billroth II para uma gastrojejunostomia em Y de Roux.

Síndrome de **dumping** A síndrome de esvaziamento rápido (*dumping*) consiste em uma série de sinais e sintomas vasomotores e GIs que ocorrem nos pacientes que foram submetidos à vagotomia com drenagem (em especial os procedimentos de Billroth). Podem ocorrer duas fases de esvaziamento rápido: precoce e tardio. O esvaziamento rápido precoce manifesta-se 15 a 30 minutos depois das refeições e consiste em desconforto abdominal em cólica, náuseas, diarreia, eructações, taquicardia, palpitações, transpiração, tontura e, raramente, síncope. Esses sinais e sintomas são decorrentes do esvaziamento rápido do conteúdo gástrico hiperosmolar e da sua penetração no intestino delgado, resultando em um desvio de líquidos para dentro do lúmen do trato GI com contração do volume plasmático e distensão intestinal aguda. Foi também sugerido teoricamente que a liberação de hormônios GIs vasoativos (polipeptídeo intestinal vasoativo, neurotensina, motilina) possa desempenhar um papel no esvaziamento rápido precoce.

A fase tardia do esvaziamento rápido ocorre 90 minutos a 3 horas depois de uma refeição. Os sintomas vasomotores (tontura, transpiração, palpitações, taquicardia e síncope) predominam durante essa fase. Acredita-se que esse componente do esvaziamento rápido seja secundário à hipoglicemia decorrente da liberação excessiva de insulina.

A síndrome de *dumping* é mais perceptível depois de refeições ricas em carboidratos simples (especialmente sacarose) com osmolaridade alta. A ingestão de grandes quantidades de líquidos também pode contribuir. Após a vagotomia e drenagem, até 50% dos pacientes experimentarão a síndrome de *dumping* inicialmente em alguma medida. Com frequência, os sinais e os sintomas melhoram com o passar do tempo, porém pode ocorrer um quadro grave e prolongado em até 1% dos casos.

Modificação dietética é a base do tratamento dos pacientes com síndrome de *dumping*. É importante ingerir várias (6) refeições pequenas sem carboidratos simples, e eliminar os líquidos às refeições. Os fármacos antidiarreicos e anticolinérgicos funcionam como elementos complementares para a dieta. A goma guar e a pectina, que aumentam a viscosidade do conteúdo intraluminal, podem ser benéficas na maioria dos indivíduos sintomáticos. A acarbose – um inibidor de α-glicosidase que retarda a digestão dos carboidratos ingeridos – também se revelou benéfica no tratamento das fases tardias do esvaziamento rápido. A octreotida – um análogo da somatostatina – foi eficaz nos casos refratários à dieta. Esse fármaco é administrado por via subcutânea (50 μg, 3 vezes/dia), com doses tituladas de acordo com a resposta clínica. A preparação de depósito de ação prolongada da octreotida pode ser administrada 1 vez a cada 28 dias e proporciona alívio sintomático comparável ao do fármaco de ação rápida. Além disso, o ganho de peso e a qualidade de vida do paciente parecem ser superiores com a preparação de ação prolongada.

Diarreia pós-vagotomia Até 10% dos pacientes podem procurar atendimento médico para tratar diarreia pós-vagotomia. Essa complicação é mais frequentemente observada depois da vagotomia troncular, que raramente é realizada hoje em dia. Os pacientes podem se queixar de diarreia intermitente, que geralmente ocorre 1 a 2 horas depois das refeições.

Em alguns casos, os sintomas podem ser graves e inexoráveis. Isso se deve a um distúrbio da motilidade em consequência da interrupção das fibras vagais que inervam o intestino delgado e o cólon. Outros fatores contribuintes podem ser a absorção reduzida de nutrientes (ver adiante), a excreção aumentada de ácidos biliares e a liberação de fatores luminais que promovem a secreção. O difenoxilato ou a loperamida frequentemente são úteis ao controle sintomático. A colestiramina (um quelante dos sais biliares) pode ser eficaz nos casos graves. A reversão cirúrgica de um segmento de jejuno de 10 cm pode produzir melhora substancial na frequência das evacuações em um subgrupo de pacientes.

Gastropatia secundária ao refluxo biliar Um subgrupo de pacientes pós-gastrectomia parcial que se apresentam com dor abdominal, saciedade precoce, náuseas e vômitos terá o eritema da mucosa do estômago remanescente como único achado. O exame histológico da mucosa gástrica revela inflamação mínima além da presença de lesão das células epiteliais. Esse quadro clínico é classificado como gastropatia/gastrite devido a refluxo biliar ou alcalino. Apesar de o refluxo biliar ser implicado como causa desse distúrbio, o mecanismo é desconhecido. Os agentes procinéticos, a colestiramina e o sucralfato representam tratamentos bastante efetivos. Os sintomas refratários graves podem necessitar do uso de cintilografia com Tc^{99m}-HIDA para documentar o refluxo. O desvio cirúrgico das secreções pancreotobiliares para fora do remanescente gástrico por uma gastrojejunostomia em Y de Roux, que consiste em uma longa alça de Roux (50-60 cm), tem sido usado nos casos graves. O vômito bilioso melhora, porém a saciedade precoce e a distensão abdominal podem persistir em até 50% dos pacientes.

Má digestão e má-absorção Depois da ressecção gástrica parcial, pode haver emagrecimento em até 60% dos casos. Os pacientes podem apresentar perda de 10% do peso, que se estabiliza no terceiro mês pós-operatório. Um componente significativo dessa redução ponderal é decorrente da ingestão oral reduzida. Entretanto, pode-se manifestar também uma ligeira esteatorreia. Os motivos da má digestão/má-absorção incluem produção diminuída de ácido gástrico, esvaziamento gástrico rápido, menor dispersão dos alimentos no estômago, concentração luminal reduzida de bile, diminuição da resposta secretora pancreática aos alimentos e trânsito intestinal rápido.

Podem ser observados níveis séricos diminuídos de vitamina B$_{12}$ depois da gastrectomia parcial. Em geral, isso não se deve à deficiência de FI, porque a quantidade de células parietais (que produzem FI) durante a antrectomia é mínima. Os níveis reduzidos de vitamina B$_{12}$ podem se dever ao consumo dessa vitamina secundário ao supercrescimento bacteriano, ou à incapacidade de clivar a vitamina de sua fonte ligada à proteína em razão da hipocloridria.

A anemia ferropriva pode ser uma consequência da absorção reduzida do ferro dietético nos pacientes com gastrojejunostomia de Billroth II. A absorção dos sais de ferro é normal nesses indivíduos; assim sendo, pode-se prever uma resposta favorável à suplementação oral de ferro. Nesses pacientes, pode ocorrer também deficiência de folato com anemia concomitante. Essa deficiência pode ser secundária à diminuição da absorção ou da ingestão oral.

Má-absorção de vitamina D e cálcio, que resulta em osteoporose e osteomalácia, é comum depois da gastrectomia parcial e da gastrojejunostomia (Billroth II). Até 25% dos pacientes submetidos à gastrectomia parcial podem desenvolver osteomalácia como complicação tardia. As fraturas ósseas são duas vezes mais comuns nos homens submetidos a alguma operação gástrica em comparação com a população de controle. Podem ser necessários vários anos até que os achados radiográficos demonstrem uma densidade óssea reduzida. Fosfatase alcalina elevada, cálcio sérico reduzido, dor óssea e fraturas patológicas podem ser observados nos pacientes com osteomalácia. A incidência alta dessas anormalidades em um subgrupo de pacientes justifica o seu tratamento pelo resto da vida com vitamina D e suplementação de cálcio. Esse tratamento é particularmente importante para as mulheres. Também foi relatada a ocorrência de deficiência de cobre nos pacientes submetidos às operações de *bypass* do duodeno, onde a maior parte do cobre é absorvida. Os pacientes podem apresentar uma síndrome rara caracterizada por ataxia, mielopatia e neuropatia periférica.

Adenocarcinoma gástrico A incidência de adenocarcinoma do coto gástrico aumenta 15 anos depois da ressecção. Alguns autores relataram aumento de 4 a 5 vezes no câncer gástrico 20 a 25 anos depois da ressecção. A patogênese é obscura, mas pode envolver refluxo alcalino, supercrescimento bacteriano ou hipocloridria. O papel do rastreamento endoscópico não está claro e a maioria das diretrizes não apoia sua utilização.

Outras complicações Existem relatos de esofagite de refluxo e incidência mais alta de cálculos biliares e colecistite nos pacientes submetidos à gastrectomia subtotal. Acredita-se que isso se deva à diminuição da contratilidade da vesícula biliar associada a vagotomia e *bypass* do duodeno, resultando em diminuição da liberação pós-prandial de colecistocinina.

DISTÚRBIOS RELACIONADOS
SÍNDROME DE ZOLLINGER-ELLISON

Os componentes que definem a SZE são diátese ulcerosa péptica grave secundária à hipersecreção de ácido gástrico em consequência da secreção desregulada de gastrina por um tumor neuroendócrino (TNE) de células não β, geralmente bem diferenciado (gastrinoma). Inicialmente, a SZE era caracterizada por ulceração agressiva e refratária, na qual a gastrectomia total proporcionava a única possibilidade de prolongar a sobrevida. Atualmente, ela pode ser curada por ressecção cirúrgica em até 40% dos pacientes com a forma esporádica da doença (ver adiante).

Epidemiologia A incidência real da SZE é desconhecida, mas algumas estimativas sugeriram que varie de 0,1 a 1% dos pacientes com DUP e que, anualmente, cerca de 0,1 a 3 pessoas recebam esse diagnóstico raro. Outros estimaram uma incidência de 0,5 a 3 a cada 1 milhão de pessoas. As mulheres são acometidas com frequência ligeiramente maior que os homens e a maioria dos pacientes é diagnosticada na faixa etária de 30 a 50 anos. Os gastrinomas são classificados como tumores esporádicos (80%) e tumores associados à neoplasia endócrina múltipla (NEM) tipo 1 (ver adiante). A ampla disponibilidade e o uso dos IBPs levaram a reduções dos encaminhamentos de pacientes para avaliação de gastrinoma, demora em estabelecer o diagnóstico e aumento dos diagnósticos falso-positivos da SZE. Na verdade, o diagnóstico pode ser retardado por ≥ 6 anos depois do início dos sintomas compatíveis com a SZE.

Fisiopatologia A hipergastrinemia originada de uma neoplasia autonômica é o mecanismo básico responsável pelas manifestações clínicas da SZE. A gastrina estimula a secreção ácida por meio de seus receptores existentes nas células parietais e pela indução da liberação de histamina por parte das células ECL. A gastrina exerce também uma ação trófica nas células epiteliais. A hipergastrinemia de longa duração acarreta secreção extremamente aumentada de ácido gástrico, tanto por meio da estimulação das células parietais quanto do aumento da massa dessas células. A secreção aumentada de ácido gástrico resulta em diátese ulcerosa péptica, esofagite erosiva e diarreia.

Distribuição dos tumores Os primeiros estudos sugeriram que a grande maioria dos gastrinomas ocorresse dentro do pâncreas, mas um número significativo dessas lesões é extrapancreático. Entre 60 e 90% desses tumores são encontrados dentro do hipotético triângulo dos gastrinomas (confluência do canal cístico com o colédoco superiormente, junção da segunda com a terceira porção do duodeno inferiormente e junção do colo com o corpo do pâncreas medialmente). Os tumores duodenais constituem a lesão não pancreática mais comum; entre 60 e 100% dos gastrinomas são encontrados nessa localização. Os tumores duodenais são menores, têm crescimento mais lento e mostram menor probabilidade de metastatizar do que as lesões pancreáticas. As localizações extrapancreáticas menos comuns incluem estômago, ossos, ovários, coração, fígado e linfonodos. Mais de 60% dos tumores são considerados malignos e até 30 a 50% dos pacientes têm inúmeras lesões ou doença metastática por ocasião da apresentação. Ao exame histológico, as células produtoras de gastrina parecem bem diferenciadas (grau 1 ou 2, histologicamente), expressando marcadores habitualmente encontrados em neoplasias endócrinas (cromogranina, enolase específica dos neurônios). Embora não esteja claramente estabelecido entre os gastrinomas, a graduação histológica em TNEs pancreáticos costuma ser um preditor importante de sobrevida nessas neoplasias raras (Cap. 84).

Manifestações clínicas A hipersecreção de ácido gástrico é responsável pelos sinais e sintomas observados nos pacientes com SZE. A apresentação clínica mais comum para os pacientes com gastrinoma é a dor abdominal na presença de distúrbios acidopépticos. Úlcera péptica é a manifestação clínica mais comum e ocorre em > 90% dos pacientes com gastrinoma. A apresentação inicial e a localização da úlcera (bulbo duodenal) podem ser indiferenciáveis das que estão associadas à DUP comum. Os indícios clínicos que podem gerar suspeita acerca de um possível gastrinoma são úlceras em localizações incomuns (segunda parte do duodeno e além), úlceras refratárias ao tratamento clínico padronizado, recidiva da úlcera depois de uma cirurgia redutora de ácido, úlceras que se manifestam com complicações óbvias (sangramento, obstrução e perfuração) ou úlceras na ausência de *H. pylori* ou de ingestão de AINE. Sintomas de origem esofágica ocorrem em até dois terços dos pacientes com SZE, cujo espectro varia de esofagite leve até ulceração inequívoca com estenose e esôfago de Barrett.

Diarreia, a segunda manifestação clínica mais comum, é observada em até 70% dos pacientes. Embora a diarreia esteja associada frequentemente à doença acidopéptica, ela também pode ocorrer independentemente de uma úlcera e classicamente irá melhorar com a terapia com IBP. A etiologia da diarreia é multifatorial, resultando de uma acentuada sobrecarga de volume imposta ao intestino delgado, da inativação das enzimas pancreáticas pelo ácido e do dano à superfície do epitélio intestinal induzido pelo ácido. O dano epitelial pode causar grau leve de má digestão e má-absorção dos nutrientes. A diarreia pode ter também um componente secretório devido ao efeito estimulante direto da gastrina sobre os enterócitos, ou à secreção concomitante de outros hormônios pelo tumor (p. ex., peptídeo intestinal vasoativo).

Os gastrinomas podem estar associados à síndrome de NEM tipo 1 (Caps. 84 e 388) em cerca de 25% dos casos. Esse distúrbio autossômico dominante acomete principalmente três órgãos: glândulas paratireoides (80-90%), pâncreas (40-80%) e hipófise (30-60%). A síndrome é causada por mutações inativadoras do gene supressor tumoral *MEN1*, encontrado no braço longo do cromossomo 11q13. O gene codifica a proteína *menin*, que desempenha um importante papel na regulação da replicação e transcrição do DNA. O diagnóstico genético é confirmado pelo sequenciamento do gene *MEN1*, que pode revelar mutações em 70 a 90% dos casos típicos de NEM 1. Uma família pode apresentar uma mutação desconhecida, tornando impossível estabelecer um diagnóstico genético, de modo que certos indivíduos necessitam de um diagnóstico clínico, que é determinado pela presença de tumores em dois dos três órgãos endócrinos (paratireoides, pâncreas/duodeno ou hipófise) ou pela história familiar de NEM 1 mais um dos tumores endócrinos. Em vista do efeito estimulante do cálcio sobre a secreção gástrica, o hiperparatireoidismo e a hipercalcemia observados nos pacientes com NEM 1 podem exercer um efeito direto sobre a doença ulcerosa. O tratamento da hipercalcemia por paratireoidectomia reduz a produção de gastrina e de ácido gástrico nos pacientes com gastrinomas. Outra característica diferencial entre os pacientes com SZE associada à NEM 1 é a maior incidência de tumores carcinoides gástricos em comparação com os pacientes com gastrinomas esporádicos. A SZE manifesta-se e é diagnosticada mais precocemente nos pacientes com NEM 1 e esses casos têm evolução mais indolente em comparação com pacientes portadores de gastrinoma esporádico. Os gastrinomas tendem a ser menores, múltiplos e localizados na parede duodenal com mais frequência do que nos pacientes com SZE esporádica. O estabelecimento do diagnóstico de NEM 1 é de importância crítica para fornecer um aconselhamento genético ao paciente e à sua família e para determinar a abordagem cirúrgica recomendada. Por essa razão, os pacientes com gastrinoma devem fazer uma triagem para NEM 1, que consiste em anamnese detalhada e dosagens dos níveis de vários marcadores séricos, inclusive cálcio, hormônio paratireóideo, prolactina e polipeptídeo pancreático.

Diagnóstico O estabelecimento de um diagnóstico precoce é importante para minimizar as sequelas em longo prazo da hipersecreção de ácido gástrico, prevenir a doença metastática e aconselhar os familiares se o diagnóstico de NEM 1 for estabelecido. As determinações bioquímicas da gastrina e da secreção ácida dos pacientes com suspeita de SZE desempenham um importante papel no estabelecimento desse diagnóstico raro. Com frequência, pacientes sob suspeita de SZE são tratados com IBP na tentativa de melhorar os sintomas e diminuir a probabilidade de possíveis complicações relacionadas com a acidez. A presença do IBP, que diminui a secreção ácida e eleva potencialmente os níveis de gastrina em jejum de indivíduos normais, dificulta, de certo modo, a abordagem diagnóstica nesses indivíduos. Alguns autores descreveram morbidade significativa relacionada com a diátese péptica quando os pacientes pararam de usar IBPs; por essa razão, recomenda-se uma abordagem sistemática antes de interromper esses fármacos (ver adiante). A primeira etapa da avaliação de um paciente sob suspeita de SZE consiste em dosar o nível de gastrina em jejum. A Tabela 324-8 contém uma relação das condições clínicas que devem levantar suspeita quanto a esse diagnóstico. Os níveis de gastrina em jejum obtidos durante um ensaio confiável são habitualmente < 150 pg/mL. A obtenção de um nível normal de gastrina

TABELA 324-8 ■ Quando dosar o nível de gastrina sérica em jejum

Úlceras múltiplas

Úlceras em localizações incomuns; associadas à esofagite grave; resistentes ao tratamento com recidivas frequentes; na ausência de ingestão de anti-inflamatórios não esteroides ou de infecção por *Helicobacter pylori*

Pacientes com úlcera à espera de cirurgia

História familiar extensiva de doença ulcerosa péptica

Recidiva pós-operatória da úlcera

Hipercloridria basal

Diarreia ou esteatorreia inexplicáveis

Hipercalcemia

História familiar de tumor das ilhotas pancreáticas, da hipófise ou das paratireoides

Pregas gástricas ou duodenais proeminentes

---

em jejum em duas ocasiões separadas, em particular quando o paciente está fazendo uso de IBP, praticamente descarta a possibilidade desse diagnóstico. Quase todos os pacientes com gastrinoma têm nível de gastrina > 150 a 200 pg/mL. É necessário repetir a dosagem da gastrina em jejum para confirmar a suspeita clínica. Alguns dos ensaios bioquímicos comerciais usados para medir o nível sérico de gastrina podem não ser exatos. A especificidade variável dos anticorpos empregados levou à obtenção de resultados falso-positivos e falso-negativos dos níveis de gastrina em jejum, comprometendo a capacidade de estabelecer um diagnóstico preciso da SZE.

Vários processos podem causar elevação do nível de gastrina em jejum, dentre os quais os mais frequentes são hipocloridria e acloridria gástricas, com ou sem anemia perniciosa. O ácido gástrico inibe a secreção de gastrina por *feedback*. Dessa forma, a redução da produção de ácido resulta na supressão da via inibitória por *feedback* e causa hipergastrinemia. Por essa razão, os níveis de gastrina estão altos nos pacientes que utilizam fármacos antissecretórios para tratar distúrbios acidopépticos e dispepsia. A infecção por *H. pylori* também pode causar hipergastrinemia. Outras causas de elevação dos níveis de gastrina incluem antro gástrico retido; hiperplasia de células G; obstrução pilórica; insuficiência renal; obstrução maciça do intestino delgado; e condições como artrite reumatoide, vitiligo, diabetes melito e feocromocitoma. Embora um nível de gastrina em jejum > 10 vezes o normal seja altamente sugestivo de SZE, dois terços dos pacientes têm níveis de gastrina em jejum que se sobrepõem aos níveis encontrados nos distúrbios mais comuns delineados anteriormente, em particular se o paciente estiver tomando IBP. O efeito do IBP sobre os níveis de gastrina e a secreção ácida prolonga-se por vários dias depois da sua interrupção; por esse motivo, o IBP deve ser suspenso por um período mínimo de 7 dias antes da realização do teste. Durante esse período, o paciente deve receber um antagonista da histamina H$_2$ (p. ex., famotidina, 2-3 vezes ao dia). Embora esse tipo de fármaco tenha um efeito curto sobre a gastrina e a secreção ácida, ele só precisa ser interrompido 24 horas antes de repetir os níveis de gastrina em jejum ou de realizar alguns dos exames descritos adiante. O paciente pode tomar antiácidos até o último dia, interrompendo-os cerca de 12 horas antes da realização do exame. É de suma importância ter uma percepção maior das complicações relacionadas com a hipersecreção de ácido gástrico durante o período de interrupção do IBP.

O próximo passo necessário em alguns casos para estabelecer o diagnóstico bioquímico de um gastrinoma é avaliar a secreção ácida. Nenhuma outra medida é necessária se for observada redução da secreção ácida na ausência de um IBP. O pH do líquido gástrico pode ser medido durante a endoscopia ou por meio de aspiração nasogástrica; pH < 3 é sugestivo de gastrinoma, mas pH > 3 não é útil para descartar a possibilidade do diagnóstico. Nas situações em que o pH é > 3, deve-se realizar uma análise tradicional do ácido gástrico, quando disponível. O DAB normal dos pacientes que não passaram por cirurgia gástrica geralmente é < 5 mEq/hora. Um DAB > 15 mEq/hora em presença de hipergastrinemia é considerado patognomônico da SZE, porém até 12% dos pacientes com DUP comum podem ter um grau menor de DAB elevada, que pode se sobrepor aos níveis observados em pacientes com SZE. Em um esforço para aumentar a sensibilidade e a especificidade das análises da secreção gástrica, pesquisadores definiram uma razão entre DAB/DAM usando a infusão de pentagastrina como forma de estimular ao máximo a produção de ácido: razões DAB/DAM > 0,6 são altamente sugestivas da SZE. A pentagastrina não está mais disponível nos Estados Unidos, o que torna quase impossível a mensuração do DAM. Pesquisadores também desenvolveram um método endoscópico para medir a produção de ácido gástrico, mas ele ainda depende de uma validação adicional.

Foram desenvolvidos testes de estimulação com gastrina na tentativa de estabelecer a diferença entre as causas de hipergastrinemia, que é particularmente útil nos pacientes com avaliações indeterminadas da secreção ácida. Os testes são o teste de estimulação da secretina e o estudo da infusão de cálcio; este último é raramente, ou nunca, utilizado na prática atual devido à natureza trabalhosa do teste e sua menor sensibilidade e especificidade em relação à estimulação da secretina. O teste de estimulação com gastrina mais sensível e específico ao diagnóstico de gastrinoma é o estudo da secretina. Um aumento do nível de gastrina ≥ 120 pg dentro de 15 minutos depois da injeção de secretina tem sensibilidade e especificidade > 90% para SZE. A hipocloridria ou acloridria induzidas pelo IBP podem levar a um resultado falso-positivo com o teste de secretina; por conseguinte, esse fármaco deve ser interrompido 1 semana antes da realização do teste.

Considerando-se a disponibilidade limitada dos exames bioquímicos descritos anteriormente, a maioria dos estudos faz o diagnóstico de gastrinoma com base na presença de gastrina elevada e pH gástrico reduzido no cenário clínico adequado em conjunto com os testes de localização tumoral descritos adiante e a histologia positiva na biópsia (difícil de obter). Estão sendo consideradas diretrizes revisadas para a melhor abordagem no estabelecimento do diagnóstico de gastrinoma considerando as limitações supradescritas, mas nenhuma delas substituiu as diretrizes estabelecidas descritas anteriormente nesta seção.

Localização do tumor Depois de confirmar o diagnóstico bioquímico de um gastrinoma (quando possível), o tumor deve ser localizado. Vários exames de imagem foram utilizados na tentativa de melhorar a localização do tumor (Tab. 324-9). A faixa ampla de sensibilidades é decorrente das taxas de sucesso variáveis alcançadas pelos diferentes grupos de pesquisa. A ultrassonografia endoscópica (USE) permite obter imagens do pâncreas com alto grau de resolução (< 5 mm). Essa modalidade é particularmente útil para descartar a possibilidade de pequenas neoplasias dentro do pâncreas, assim como para avaliar a presença de linfonodos circundantes e de acometimento vascular, mas não é muito sensível (43%) para detectar lesões duodenais. Esta última observação levou alguns autores a não incluírem a USE na avaliação pré-operatória de rotina de pacientes com suspeita de gastrinoma. Vários tipos de tumores endócrinos expressam receptores de superfície celular para a somatostatina, principalmente o subtipo 2 (SSTR2). Isso permite localizar, estadiar e prever a resposta terapêutica dos gastrinomas aos análogos da somatostatina (ver adiante). O exame cintilográfico funcional desenvolvido originalmente para medir a captação do análogo da somatostatina estável pentetreotídeo marcado por In^{111} (OctreoScan) tem sensibilidade e especificidade demonstradas > 80%. Mais recentemente, a tomografia por emissão de pósitrons-tomografia computadorizada (PET-TC) com Ga^{68}-DOTATATE foi desenvolvida e é mais sensível que a OctreoScan para investigar a presença de um tumor nos pacientes com TNEs bem diferenciados (p. ex., gastrinomas), com sensibilidade e especificidade > 90%, tornando-o o exame de imageamento funcional preferível (se

TABELA 324-9 ■ Sensibilidade dos exames de imagem na síndrome de Zollinger-Ellison

	Sensibilidade, %	
Exame	Gastrinoma primário	Gastrinoma metastático
Ultrassonografia	21-28	14
TC	55-70	> 85
Angiografia seletiva	35-68	33-86
Amostragem de sangue venoso portal	70-90	N/A
SASI	55-78	41
RM	55-70	> 85
OctreoScan	67-86	80-100
USE	80-100	N/A

Siglas: N/A, não aplicável; OctreoScan, exame de imagem com pentetreotídeo-In^{111}; RM, ressonância magnética; SASI, injeção arterial seletiva de secretina; TC, tomografia computadorizada; USE, ultrassonografia endoscópica.

estiver disponível). Foi demonstrado que a PET com F^{18}-fluorodesoxiglicose (F^{18}-FDG) é útil no caso de TNEs pancreáticos, incluindo os gastrinomas, particularmente como marcador prognóstico.

Até 50% dos pacientes têm doença metastática quando se estabelece o diagnóstico. O sucesso do controle da hipersecreção de ácido gástrico desviou a ênfase do tratamento para a obtenção da cura cirúrgica. A identificação do tumor primário e a exclusão da doença metastática são de primordial importância em vista dessa mudança de paradigma. Depois de confirmar o diagnóstico bioquímico, o paciente deve primeiramente fazer uma TC ou RM do abdome ou uma OctreoScan/PET-TC com Ga^{68}-DOTATATE (se estiver disponível) para excluir doença metastática. Depois de excluir doença metastática, um cirurgião endocrinológico experiente pode optar pela laparotomia exploradora com ultrassonografia ou transiluminação intraoperatória. Em outros centros, o exame minucioso da área peripancreática com USE, acompanhado de exploração endoscópica do duodeno para possíveis tumores primários, é realizado antes da cirurgia. A injeção arterial seletiva de secretina pode ser um exame adjuvante útil para localizar tumores em um subgrupo de pacientes. A extensão da abordagem diagnóstica e cirúrgica precisa ser cuidadosamente ponderada, levando-se em conta a condição fisiológica geral do paciente e a história natural de um gastrinoma de crescimento lento.

TRATAMENTO
Síndrome de Zollinger-Ellison

O tratamento dos tumores endócrinos funcionais tem como objetivos diminuir os sinais e sintomas relacionados com o aumento da produção hormonal, alcançar a cura cirúrgica da neoplasia e tentar controlar o crescimento tumoral dos pacientes com doença metastática.

Os IBPs constituem o tratamento de escolha e reduziram a necessidade de gastrectomia total. As doses iniciais dos IBPs costumam ser mais altas do que as utilizadas para o tratamento da DRGE ou da DUP. A dose inicial de omeprazol, lansoprazol, rabeprazol ou esomeprazol deve ficar na ordem de 60 mg com doses fracionadas durante um período de 24 horas. Quando a análise de ácido gástrico era mais amplamente disponível, o esquema posológico era ajustado de modo a conseguir um DAB < 10 mEq/hora (com a quantidade mínima do fármaco) nos pacientes que não eram operados e < 5 mEq/hora nos indivíduos que eram submetidos a uma cirurgia redutora de ácido. É fundamental o monitoramento cuidadoso dos sintomas clínicos ao iniciar os IBPs e aumentar sua dose. Apesar de o análogo da somatostatina ter efeitos inibitórios sobre a liberação de gastrina por tumores que têm receptores e inibir, até certo ponto, a secreção de ácido gástrico, os IBPs têm a vantagem de reduzir em maior grau a atividade das células parietais. Apesar disso, a octreotida pode ser considerada como tratamento adjuvante ao IBP nos pacientes com tumores que expressam receptores de somatostatina e que apresentam sintomas pépticos de difícil controle com IBP em altas doses.

O objetivo final da cirurgia é alcançar a cura definitiva. A melhor compreensão da distribuição dos tumores resultou em índices altos de cura (até 33%) com um intervalo livre de doença em 10 anos em até 95% dos pacientes com gastrinoma esporádico submetidos ao tratamento cirúrgico. O prognóstico favorável depende essencialmente da experiência da equipe cirúrgica responsável pelo tratamento desses tumores raros. O tratamento cirúrgico dos pacientes com gastrinoma e NEM 1 ainda é controverso devido à dificuldade em tornar esses pacientes livres da doença apenas com a cirurgia. Ao contrário dos animadores resultados pós-operatórios observados nos pacientes com doença esporádica, menos de 5% dos pacientes com NEM 1 estão livres da doença 5 anos depois da cirurgia. Além disso, diferentemente dos pacientes com SZE esporádica, a evolução clínica dos pacientes com NEM 1 tende a ser benigna e raras vezes leva à morte relacionada com a doença, recomendando que a cirurgia precoce seja adiada. Alguns grupos sugeriram a realização da cirurgia somente quando uma lesão não metastática claramente identificável e documentada pelos estudos estruturais. Outros defendem uma abordagem mais agressiva, pela qual todos os pacientes livres de metástase hepática são explorados e todos os tumores identificados no duodeno são retirados; em seguida, realiza-se a enucleação das lesões da cabeça do pâncreas, que pode ser acompanhada de pancreatectomia distal. O resultado das duas abordagens não foi definido claramente. As intervenções cirúrgicas laparoscópicas podem oferecer uma abordagem interessante no futuro; todavia, no momento atual, essas intervenções parecem ter benefício limitado em pacientes com gastrinoma, visto que uma porcentagem significativa dos tumores pode ter localização extrapancreática, dificultando sua identificação por abordagem laparoscópica. Por fim, os pacientes selecionados para tratamento cirúrgico devem ser indivíduos cujo estado de saúde possibilite tolerar um procedimento mais agressivo e obter os efeitos benéficos de longo prazo dessa cirurgia agressiva, que geralmente se evidenciam depois de 10 anos.

O tratamento dos tumores endócrinos metastáticos em geral ainda não alcançou um padrão ideal; os gastrinomas não são exceção. Tendo como base a observação de que, em muitos casos, o crescimento do tumor é indolente e que muitos indivíduos com doença metastática permanecem relativamente estáveis por períodos significativos, alguns autores recomendaram não instituir tratamento sistêmico contra o tumor até que haja evidências de progressão do tumor ou sejam detectados sintomas refratários não controlados com IBP. As abordagens clínicas, inclusive tratamento com agentes biológicos (IFN-α, análogos da somatostatina de ação longa e radionuclídeos receptores de peptídeos), quimioterapia sistêmica (estreptozotocina, 5-fluoruracila e doxorrubicina) e embolização da artéria hepática, podem causar efeitos tóxicos consideráveis sem aumento expressivo da sobrevida geral. Estudos demonstraram que o tratamento com temozolomida e capecitabina conseguiu regressão radiográfica e sobrevida sem progressão da doença nos pacientes com TNEs bem diferenciados na faixa de 70% e 18 meses, respectivamente. O tratamento sistêmico com análogos da somatostatina marcados radioativamente (radioterapia com receptor de peptídeos [RTRP]) foi usado nos pacientes com TNEs metastáticos e parece ser promissor em termos de regressão radiográfica, melhora sintomática e sobrevida sem progressão, mas são necessários estudos adicionais. Vários tratamentos promissores estão em fase de investigação, inclusive ablação por radiofrequência ou crioablação das lesões hepáticas e uso de agentes que bloqueiam a via do receptor do VEGF (sunitinibe), o alvo da rapamicina em mamíferos e os inibidores do *checkpoint* (ponto de checagem) imune **(Cap. 87)**.

As abordagens cirúrgicas, inclusive cirurgia de citorredução e transplante de fígado para metástases hepáticas, também proporcionaram benefício limitado.

Os índices de sobrevida geral em 5 e 10 anos dos pacientes com gastrinoma são de 62 a 75% e de 47 a 53%, respectivamente. Os indivíduos cujo tumor foi totalmente retirado ou que tiveram laparotomia negativa têm índices de sobrevida em 5 e 10 anos > 90%. Os pacientes com tumores removidos parcialmente têm índices de sobrevida em 5 e 10 anos de 43 e 25%, respectivamente. O índice de sobrevida em 5 anos dos pacientes com metástase hepática é < 20%. Os indicadores de prognóstico favorável incluem tumores primários da parede duodenal, tumor isolado de linfonodo, presença de NEM 1 e tumor indetectável na exploração cirúrgica. O prognóstico é ruim para os pacientes com duração mais curta da doença; sexo feminino; idade mais avançada ao diagnóstico; níveis mais altos de gastrina (> 10.000 pg/mL); pouca diferenciação histológica; alto índice de proliferação; grandes tumores pancreáticos primários (> 3 cm); doença metastática para linfonodos, fígado e osso; e síndrome de Cushing. O crescimento rápido das metástases hepáticas também prevê prognóstico desfavorável.

LESÃO DA MUCOSA RELACIONADA COM ESTRESSE

Os pacientes vítimas de choque, sepse, queimaduras extensas, traumatismo grave ou lesão craniencefálica podem desenvolver alterações erosivas agudas da mucosa gástrica ou ulceração franca com sangramento. Classificada como gastrite ou úlcera induzida por estresse, a lesão é mais observada nas regiões do estômago produtoras de ácido (fundo e corpo). A manifestação clínica mais comum é hemorragia digestiva alta, que geralmente é mínima, mas ocasionalmente pode representar risco à vida. Insuficiência respiratória que exige ventilação mecânica e coagulopatia subjacente são fatores de risco para sangramento, que tende a ocorrer dentro de 48 a 72 horas depois da lesão ou doença aguda.

Ao exame histológico, a lesão por estresse não apresenta inflamação nem *H. pylori*; por essa razão, "gastrite" é uma designação incorreta. Embora a secreção elevada de ácido gástrico possa ser observada em pacientes com ulceração por estresse depois de traumatismo craniencefálico (úlcera de Cushing) e queimaduras extensas (úlcera de Curling), a isquemia da mucosa, a desintegração das barreiras protetoras normais do estômago, liberação sistêmica de citocinas, a motilidade GI deficiente e o estresse oxidativo também desempenham um importante papel na patogênese. O ácido deve contribuir para a lesão, tendo em vista a queda significativa observada no sangramento quando são usados inibidores da secreção ácida como profilaxia da gastrite de estresse.

A melhora dos cuidados gerais aos pacientes internados em unidades de terapia intensiva reduziu significativamente a incidência de hemorragia digestiva causada por úlceras de estresse. A redução estimada no sangramento variou de 20 a 30% para < 5%. Essa melhora levou alguns autores a questionar a necessidade da profilaxia. A mortalidade alta associada à hemorragia digestiva clinicamente importante (> 40%) induzida por estresse e o benefício limitado do tratamento clínico (endoscópico, angiográfico) e cirúrgico de um paciente com sangramento causando instabilidade hemodinâmica associado a uma úlcera/gastrite de estresse sustentam o uso de medidas profiláticas para os pacientes de alto risco (com ventilação mecânica, coagulopatia, falência múltipla de órgãos ou queimaduras graves). Uma metanálise que comparou bloqueadores H_2 com IBPs como profilaxia para hemorragia digestiva alta evidente e clinicamente importante associada ao estresse demonstrou a superioridade destes últimos fármacos, sem aumentar o risco de infecções hospitalares e a taxa de mortalidade, nem prolongar o tempo de permanência na unidade de terapia intensiva. Por conseguinte, os IBPs constituem o tratamento de escolha para profilaxia da lesão por estresse. Os IBPs orais são as melhores opções quando o paciente consegue tolerar administração enteral. O pantoprazol está disponível em uma formulação intravenosa para os indivíduos nos quais a administração enteral não é possível. Caso ocorra sangramento apesar dessas medidas, as opções consistem em endoscopia, administração de vasopressina intra-arterial e embolização. Se todas as medidas falharem, deve-se considerar a cirurgia. Embora a vagotomia e a antrectomia possam ser realizadas, a melhor abordagem consiste em gastrectomia total, que tem taxa de mortalidade extremamente alta nessa situação. Preocupações quanto ao efeito dos IBPs sobre o sistema imune, além do elevado custo desses agentes, levaram a vários estudos comparativos entre IBPs e antagonistas do receptor H_2 para a profilaxia da lesão por estresse em pacientes que necessitavam de ventilação mecânica. Embora o estudo PEPTIC tenha demonstrado eficácia comparável entre os dois agentes em relação à mortalidade, aspectos técnicos do estudo levaram a algumas limitações na interpretação final dos resultados.

GASTRITE

O termo *gastrite* deve ficar reservado à inflamação da mucosa gástrica documentada histologicamente. Gastrite não é o mesmo que o enantema da mucosa observado durante a endoscopia e não é sinônimo de "dispepsia". Os fatores etiológicos que resultam em gastrite são amplos e heterogêneos. A gastrite tem sido classificada com base na sua evolução temporal (aguda vs. crônica), nas características histológicas e na distribuição anatômica ou mecanismo patogênico proposto (Tab. 324-10).

A correlação entre os achados histológicos de gastrite, o quadro clínico de dor abdominal ou dispepsia e os achados endoscópicos assinalados pela inspeção macroscópica da mucosa gástrica é precária. Portanto, não existe manifestação clínica típica de gastrite.

Gastrite aguda
As causas mais comuns de gastrite aguda são infecciosas. A infecção aguda por *H. pylori* causa gastrite. Entretanto, a gastrite aguda de *H. pylori* não foi estudada detalhadamente. Essa gastrite é descrita como manifestação de início súbito de dor epigástrica, náuseas e vômitos, e alguns estudos histológicos da mucosa, embora limitados, mostraram um acentuado infiltrado de neutrófilos com edema e hiperemia. Quando não tratado, esse quadro evolui para gastrite crônica. A infecção aguda por *H. pylori* pode ser seguida de hipocloridria com duração de até 1 ano.

A infecção bacteriana do estômago (ou gastrite flegmonosa) é um distúrbio raro e potencialmente ameaçador caracterizado por infiltrados inflamatórios agudos marcantes e difusos em toda a parede gástrica, às vezes acompanhados de necrose. Os indivíduos idosos, alcoolistas ou com Aids podem ser afetados. As causas iatrogênicas potenciais incluem polipectomia e injeção da mucosa com tinta nanquim. Os microrganismos associados a essa doença são estreptococos, estafilococos, *Escherichia coli*, *Proteus* e espécies de *Haemophilus*. O insucesso das medidas de suporte e dos antibióticos pode levar à necessidade de gastrectomia.

Outros tipos de gastrite infecciosa podem ocorrer nos indivíduos imunossuprimidos, como ocorre nos pacientes com Aids. Exemplos incluem gastrite herpética (herpes simples) ou induzida pelo CMV. Neste último caso, deve-se observar o achado histológico de inclusões intranucleares.

Gastrite crônica
A gastrite crônica caracteriza-se histologicamente por um infiltrado de células inflamatórias que consiste principalmente em linfócitos e plasmócitos, com participação muito escassa de neutrófilos. A distribuição da inflamação pode ser desigual e irregular, acometendo inicialmente as áreas superficiais e glandulares da mucosa gástrica. Esse quadro pode progredir para destruição glandular mais acentuada com atrofia e metaplasia. A gastrite crônica é classificada com base em suas características histológicas. Isso inclui alterações atróficas superficiais e atrofia gástrica. A associação da gastrite atrófica com o desenvolvimento de câncer gástrico levou ao desenvolvimento de marcadores endoscópicos e sorológicos de gravidade. Alguns desses marcadores são exame macroscópico e classificação das anormalidades da mucosa durante a endoscopia convencional, a endoscopia com magnificação, a cromoendoscopia virtual e/ou imagem de autofluorescência e a determinação de vários biomarcadores séricos, incluindo níveis de pepsinogênio I e II, gastrina-17 e sorologia anti-*H. pylori*. A utilidade clínica desses recursos diagnósticos está sendo investigada atualmente.

A fase inicial da gastrite crônica é representada por uma *gastrite superficial*. As alterações inflamatórias limitam-se à lâmina própria da mucosa superficial, com edema e infiltrados celulares separando as glândulas gástricas intactas. O estágio seguinte é *gastrite atrófica*. O infiltrado inflamatório estende-se mais profundamente dentro da mucosa, com distorção e destruição progressivas das glândulas. A fase final da gastrite crônica é representada por uma *atrofia gástrica*. As estruturas glandulares são perdidas e há poucos infiltrados inflamatórios. À endoscopia, a mucosa pode estar substancialmente fina, possibilitando uma visualização clara dos vasos sanguíneos subjacentes.

As glândulas gástricas podem sofrer transformação morfológica na gastrite crônica. Metaplasia intestinal indica transformação das glândulas gástricas a um fenótipo próprio do intestino delgado com glândulas mucosas intestinais contendo células caliciformes. A distribuição das alterações metaplásicas pode variar de acometimento gástrico desigual e irregular a razoavelmente difuso. A metaplasia intestinal é um fator predisponente importante para câncer gástrico (Cap. 80).

A gastrite crônica também é classificada de acordo com o local predominante de acometimento. O tipo A se refere à forma que predomina no corpo do estômago (autoimune), e o tipo B, à forma que predomina no antro gástrico (relacionada com *H. pylori*). Essa classificação é artificial em vista da dificuldade de diferenciar essas duas entidades. O termo *gastrite AB* tem sido usado para referir-se a um quadro misto de antro/corpo gástrico.

GASTRITE TIPO A A menos comum das duas formas acomete sobretudo o fundo e o corpo, com preservação do antro gástrico. Tradicionalmente, essa forma de gastrite tem sido associada à anemia perniciosa (Cap. 95) em presença de anticorpos circulantes contra células parietais e FI; por conseguinte, também é conhecida como *gastrite autoimune*. A infecção por *H. pylori* pode levar a uma distribuição semelhante da gastrite. As características de um quadro autoimune nem sempre estão presentes.

TABELA 324-10 ■ Classificação da gastrite

I. Gastrite aguda
   A. Infecção aguda por *Helicobacter pylori*
   B. Outras gastrites infecciosas agudas
      1. Bacteriana (exceto *H. pylori*)
      2. *Helicobacter heilmannii*
      3. Flegmonosa
      4. Micobacterianas
      5. Sifilítica
      6. Virais
      7. Parasitárias
      8. Fúngicas
II. Gastrite atrófica crônica
   A. Tipo A: autoimune, predominante no corpo gástrico
   B. Tipo B: relacionada com *H. pylori*, predominante no antro pilórico
   C. Indeterminada
III. Formas incomuns de gastrite
   A. Linfocítica
   B. Eosinofílica
   C. Doença de Crohn
   D. Sarcoidose
   E. Gastrite granulomatosa isolada
   F. Gastrite com corpúsculos de Russell

Foram detectados anticorpos contra células parietais em > 90% dos pacientes com anemia perniciosa e em até 50% dos pacientes com gastrite tipo A. O anticorpo anticélulas parietais é dirigido contra a H^+,K^+-ATPase. As células T também estão implicadas no padrão de lesão dessa forma de gastrite. Um subgrupo de pacientes infectados por *H. pylori* desenvolve anticorpos dirigidos contra a H^+,K^+-ATPase, levando potencialmente ao padrão de gastrite atrófica observado em alguns pacientes infectados por esse microrganismo. Acredita-se que o mecanismo envolva um mimetismo molecular entre o LPS de *H. pylori* e a H^+,K^+-ATPase.

Nos familiares dos pacientes com anemia perniciosa, são encontrados anticorpos contra células parietais e gastrite atrófica. Esses anticorpos são detectados em até 20% dos indivíduos com > 60 anos e em cerca de 20% dos pacientes com vitiligo e doença de Addison. Cerca de 50% dos pacientes com anemia perniciosa têm anticorpos contra antígenos tireóideos e cerca de 30% dos que têm doença da tireoide apresentam anticorpos circulantes anticélula parietal. Os anticorpos anti-FI são mais específicos da gastrite tipo A que os anticorpos contra células parietais, e a sua presença é observada em cerca de 40% dos pacientes com anemia perniciosa. Outro parâmetro condizente com essa forma de gastrite de origem autoimune é a maior incidência de haplótipos de histocompatibilidade familiares específicos, como HLA-B8 e HLA-DR3. Níveis baixos de pepsinogênio também foram observados; assim, esse marcador tem sido usado como ferramenta diagnóstica adicional na gastrite autoimune.

A glândula gástrica que contém células parietais representa o alvo preferencial nessa forma de gastrite, resultando em acloridria. As células parietais constituem a fonte de FI, cuja ausência leva à deficiência de vitamina B_{12} e suas sequelas (anemia megaloblástica, disfunção neurológica).

O ácido gástrico desempenha um importante papel na inibição da liberação de gastrina das células G por *feedback*. A acloridria, quando associada à preservação relativa da mucosa antral (local das células G), resulta em hipergastrinemia. Os níveis de gastrina podem estar acentuadamente elevados (> 500 pg/mL) nos pacientes com anemia perniciosa. A hiperplasia das células ECL com desenvolvimento franco de tumores carcinoides gástricos pode resultar dos efeitos tróficos da gastrina. Hipergastrinemia e acloridria também podem ser observadas na gastrite tipo A não associada à anemia perniciosa.

GASTRITE TIPO B A gastrite tipo B, ou com predomínio antral, é a forma mais comum de gastrite crônica. Infecção por *H. pylori* é a causa dessa doença. Apesar de ser descrita como "predominantemente antral", é provável que essa seja uma designação incorreta em vista dos estudos que documentaram a progressão do processo inflamatório na direção do corpo e do fundo dos indivíduos infectados. A conversão em pangastrite depende do tempo e estima-se que demore de 15 a 20 anos. Esse tipo de gastrite aumenta com a idade e está presente em até 100% dos indivíduos com idades > 70 anos. A histologia melhora depois da erradicação de *H. pylori*. As contagens de microrganismos de *H. pylori* diminuem drasticamente com a progressão para atrofia gástrica, e o grau de inflamação correlaciona-se com o número de microrganismos. No início, com anormalidades localizadas predominantemente no antro, a quantidade de *H. pylori* é maior e observa-se infiltrado inflamatório crônico e denso da lâmina própria, acompanhado de infiltração das células epiteliais com leucócitos polimorfonucleares **(Fig. 324-16)**.

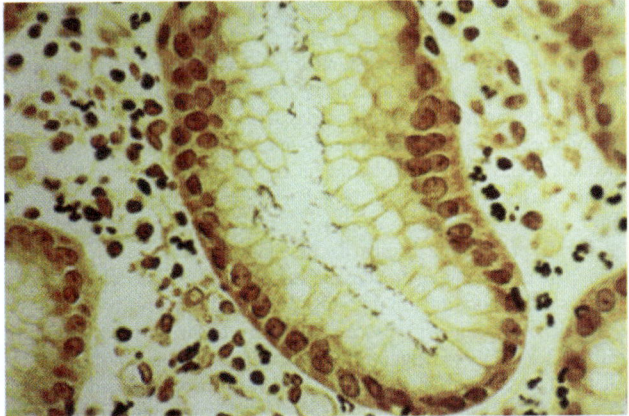

FIGURA 324-16 Gastrite crônica e microrganismos de *Helicobacter pylori*. Coloração por prata de Steiner da mucosa gástrica superficial mostrando abundantes microrganismos de coloração escura formando camadas sobre a porção apical do epitélio superficial. Observe que não há invasão tecidual.

Nos casos de gastrite crônica causada por *H. pylori*, as anormalidades detectadas são gastrite atrófica e atrofia gástrica com metaplasia intestinal subsequente. Isso pode evoluir até o desenvolvimento de adenocarcinoma gástrico **(Fig. 324-8; Cap. 80)**. Hoje em dia, a infecção por *H. pylori* é considerada um fator de risco independente para câncer gástrico. Estudos epidemiológicos em âmbito mundial documentaram incidência mais alta de infecção por *H. pylori* nos pacientes com adenocarcinoma do estômago, em comparação com os indivíduos de controle. A soropositividade para *H. pylori* está associada a um risco 3 a 6 vezes maior de câncer gástrico. Esse risco pode ser até 9 vezes maior depois das correções com base na imprecisão dos testes sorológicos nos idosos. O mecanismo pelo qual a infecção por *H. pylori* resulta em câncer está desconhecido, mas parece estar relacionado com a inflamação crônica induzida pelo microrganismo. A erradicação de *H. pylori* como medida preventiva geral para o câncer gástrico está sendo avaliada, porém ainda não é recomendada.

A infecção por *H. pylori* também está associada ao desenvolvimento de linfoma de células B de baixo grau, ou linfoma MALT gástrico **(Cap. 108)**. A estimulação crônica das células T causada pela infecção leva à produção de citocinas que promovem o desenvolvimento do tumor de células B. O estadiamento inicial do tumor deve ser realizado com base na TC do abdome e na USE. O crescimento do tumor continua dependendo da presença de *H. pylori*, e sua erradicação está comumente associada à regressão completa do tumor. O tumor pode levar mais de 1 ano para regredir depois da erradicação da infecção. Esses pacientes devem ser acompanhados por USE a cada 2 a 3 meses. Quando o tumor estiver estabilizado ou diminuindo de tamanho, nenhum outro tratamento é necessário. Quando o tumor cresce, ele pode se transformar em linfoma de células B de alto grau. Quando o tumor se transforma histologicamente em linfoma agressivo de alto grau, ele perde a sua sensibilidade à erradicação de *H. pylori*.

TRATAMENTO
Gastrite crônica

O tratamento na gastrite crônica é dirigido às sequelas e não à inflamação subjacente. Os pacientes com anemia perniciosa necessitam de suplementação parenteral de vitamina B_{12} em longo prazo. Com frequência, recomenda-se a erradicação de *H. pylori*, mesmo na ausência de DUP ou de linfoma MALT de baixo grau. A opinião de especialistas sugere que os pacientes com gastrite atrófica complicada por metaplasia intestinal sem displasia sejam submetidos à monitoração endoscópica realizada a cada 3 anos.

Outras formas de gastrite A *gastrite linfocítica* caracteriza-se histologicamente por intensa infiltração do epitélio superficial com linfócitos. O processo infiltrativo localiza-se principalmente no corpo do estômago e consiste em células T maduras e plasmócitos. A etiologia dessa forma de gastrite crônica não é conhecida. Foi descrita em pacientes com espru celíaco, porém não se sabe se existe algum fator comum associado a essas duas doenças. Não existem sintomas específicos sugestivos de gastrite linfocítica. Um subgrupo de pacientes tem pregas espessadas detectáveis à endoscopia. Em muitos casos, essas pregas são recobertas por nódulos pequenos contendo uma depressão ou erosão central; esse tipo de doença é conhecido como *gastrite varioliforme*. Provavelmente, *H. pylori* não desempenha qualquer papel significativo na gastrite linfocítica. O tratamento com glicocorticoides ou cromoglicato sódico obteve resultados duvidosos.

Uma acentuada infiltração eosinofílica envolvendo qualquer camada do estômago (mucosa, muscular própria e serosa) é característica de *gastrite eosinofílica*. Com frequência, os indivíduos afetados têm eosinofilia no sangue circulante com manifestações clínicas de alergia sistêmica. O acometimento pode variar de doença gástrica isolada até casos de gastrenterite eosinofílica difusa. O acometimento antral predomina e a endoscopia evidencia pregas proeminentes edemaciadas. Essas pregas antrais proeminentes podem causar obstrução gástrica. Os pacientes podem apresentar desconforto epigástrico, náuseas e vômitos. O tratamento com glicocorticoides tem sido bem-sucedido.

Vários distúrbios sistêmicos podem estar associados à *gastrite granulomatosa*. O acometimento gástrico foi observado na doença de Crohn. O acometimento pode variar desde infiltrados granulomatosos observados somente nas biópsias gástricas até ulceração franca e formação de estreitamento. A doença de Crohn gástrica em geral ocorre na presença de doença no intestino delgado. Vários processos infecciosos raros podem causar gastrite granulomatosa, incluindo histoplasmose, candidíase, sífilis e tuberculose. Outras causas incomuns dessa forma de gastrite incluem sarcoidose, gastrite granulomatosa idiopática e granulomas eosinofílicos que acometem o estômago. A determinação do agente etiológico específico dessa forma de gastrite pode ser difícil e às vezes torna necessário repetir a endoscopia com biópsia e citologia. Em alguns casos, pode ser necessária uma biópsia do estômago em toda a sua espessura obtida cirurgicamente para descartar a possibilidade de neoplasia maligna.

A gastrite com corpúsculos de Russell (GCR) é uma lesão da mucosa de etiologia desconhecida que apresenta um aspecto pseudotumoral à endoscopia. Histologicamente, essa doença é definida pela presença de numerosos plasmócitos contendo corpúsculos de Russell (CRs), que expressam cadeias leves kappa e lambda. Foram relatados apenas 10 casos, dos quais 7 estavam associados à infecção por *H. pylori*. A lesão pode ser confundida com um processo neoplásico, porém é de natureza benigna, e a história natural da lesão não é conhecida. Houve casos de regressão da lesão com a erradicação de *H. pylori*.

Enterocolite e gastrite induzidas por inibidores do *checkpoint* imune são sequelas reconhecidas dessas terapias oncológicas. Em geral, a gastrite ocorre mais tardiamente na evolução da doença. O diagnóstico é feito pelos achados histológicos nas biópsias da mucosa gástrica obtidas por endoscopia. Este é um diagnóstico importante, pois haverá necessidade de terapia com glicocorticoides e, talvez, com bloqueadores do receptor de IL-6. Além disso, esse efeito colateral terá efeitos sobre a terapia oncológica prescrita.

DOENÇA DE MÉNÉTRIER

Doença de Ménétrier (DM) é uma gastropatia muito rara caracterizada por grandes pregas sinuosas da mucosa. A média de idade do início da DM é de 40 a 60 anos, com predomínio do sexo masculino. O diagnóstico diferencial das pregas gástricas exuberantes inclui SZE, neoplasia maligna (linfoma, carcinoma infiltrativo), etiologias infecciosas (CMV, histoplasmose, sífilis, tuberculose), gastrite polipose profunda e distúrbios infiltrativos como sarcoidose. A DM é mais comumente confundida com pólipos gástricos grandes ou múltiplos (uso prolongado de IBP) ou síndromes de polipose familiar. As pregas da mucosa na DM costumam ser mais proeminentes no corpo e no fundo gástrico, com preservação do antro. Ao exame histológico, observa-se a presença de hiperplasia foveolar maciça (hiperplasia das células mucosas superficiais e glandulares) e uma acentuada redução das glândulas oxínticas e das células parietais e principais. Essa hiperplasia produz as pregas proeminentes observadas. As fovéolas das glândulas gástricas alongam-se e podem se tornar extremamente dilatadas e sinuosas. Embora a lâmina própria possa conter um infiltrado inflamatório crônico discreto, incluindo eosinófilos e plasmócitos, a DM não é considerada uma forma de gastrite. A causa desse quadro clínico incomum nas crianças geralmente é infecção por CMV, mas a etiologia não foi definida nos adultos. A hiperexpressão do TGF-α foi demonstrada em pacientes com DM. Por sua vez, a hiperexpressão do TGF-α resulta em estimulação excessiva da via do receptor do fator de crescimento epidérmico (EGFR, de *epidermal growth factor receptor*) e proliferação aumentada de células da mucosa, resultando na hiperplasia foveolar observada.

Nos adultos, a apresentação clínica é habitualmente insidiosa e progressiva. Dor epigástrica, náuseas, vômitos, anorexia, edema periférico e perda de peso são sinais e sintomas observados nos pacientes com DM. Pode ocorrer hemorragia digestiva oculta, porém o sangramento franco é incomum e, quando presente, decorre de erosões mucosas superficiais. De fato, o sangramento é observado com mais frequência em uma das condições que comumente simulam a DM – a polipose gástrica. Entre 20 e 100% dos pacientes (dependendo do momento da apresentação) desenvolvem gastropatia com perda de proteínas devido à hipersecreção de muco gástrico acompanhada de hipoalbuminemia e edema. Em geral, a secreção de ácido gástrico está reduzida ou ausente, devido à diminuição das células parietais. As pregas gástricas volumosas podem ser prontamente identificadas por métodos tanto radiográficos (radiografia contrastada com bário) quanto endoscópicos. A endoscopia com biópsia profunda da mucosa, de preferência em sua espessura total com alça, é necessária para estabelecer o diagnóstico e descartar a possibilidade de outras doenças que podem se manifestar da mesma forma. Uma biópsia não diagnóstica pode levar à necessidade de biópsia cirúrgica de espessura total para excluir a possibilidade de neoplasia maligna. Embora a DM seja considerada pré-maligna por alguns especialistas, o risco de progressão neoplásica não está definido. Como parte da avaliação inicial de pacientes com pregas gástricas volumosas, deve-se obter um hemograma completo, níveis séricos de gastrina e albumina, sorologias para CMV e *H. pylori* e teste de pH do aspirado gástrico durante a endoscopia.

TRATAMENTO
Doença de Ménétrier

O tratamento clínico com anticolinérgicos, prostaglandinas, IBPs, prednisona, análogos da somatostatina (octreotida) e antagonistas dos receptores H_2 produz resultados variáveis. As úlceras devem ser tratadas com abordagem-padrão. A descoberta de que a DM está associada à estimulação excessiva da via do EGFR levou ao uso bem-sucedido do anticorpo inibidor do EGF (cetuximabe) nesses pacientes. Especificamente, 4 de 7 pacientes que completaram um teste terapêutico de 1 mês com esse agente demonstraram remissão histológica quase completa e melhora dos sintomas. Atualmente, o cetuximabe é considerado o tratamento de primeira linha para DM, reservando-se a gastrectomia total para doença grave com perda persistente e substancial de proteínas apesar do tratamento com esse fármaco.

LEITURAS ADICIONAIS

Bindu S et al: Non-steroidal anti-inflammatory drugs (NSAIDs) and organ damage: A current perspective. Biochem Pharmacol 180:114147, 2020.
Bjarnason I et al: Mechanisms of damage to the gastrointestinal tract from nonsteroidal anti-inflammatory drugs. Gastroenterology 154:500, 2018.
Brandi ML et al: Multiple endocrine neoplasia type 1: Latest insights. Endocr Rev 42:133, 2021.
Chey WD et al: ACG clinical guideline: Treatment of *Helicobacter pylori* infection. Am J Gastroenterol 112:212, 2017.
Engevik AC et al: The physiology of the gastric parietal cell. Physiol Rev 100:573, 2019.
Jensen RT, Ito T: Gastrinoma; Endotext [internet]. South Dartmouth, MA, 2020. https://europepmc.org/article/NBK/nbk279075.
Kavitt RT et al: Diagnosis and treatment of peptic ulcer disease. Am J Med 132:447, 2019.
Pennelli G et al: Gastritis: Update on etiological features and histological practice approach. Pathologica 112:153, 2020.
Savarino V et al: Proton pump inhibitors: Use and misuse in the clinical setting. Expert Rev Clin Pharmacol 11:1123, 2018.
Yao X, Smolka AJ: Gastric parietal cell physiology and *Helicobacter pylori*-induced disease. Gastroenterology 156:2158, 2019.

325 Distúrbios da absorção
Deborah C. Rubin

Uma ampla gama de doenças afeta a função absortiva gastrintestinal (GI) e pode resultar em síndromes de má-absorção. Esses distúrbios afetam uma ou mais das três fases do processamento enteral de nutrientes. A **digestão luminal** é iniciada pela lipase lingual e gástrica e pela pepsina gástrica, continuando no intestino delgado pelas ações das enzimas pancreáticas e sais biliares. A **digestão** e a **absorção mucosa do intestino delgado** são mediadas pelas enzimas da borda em escova dos enterócitos, incluindo dissacaridases, enterocinases e peptidases, as quais digerem nutrientes ao entrar em contato com eles, e por micelas mistas contendo lipídeos e sais biliares. Os produtos da digestão das proteínas e carboidratos são transportados para dentro dos enterócitos por carregadores e transportadores, e os lipídeos entram por difusão mediada por micelas. Uma vez no enterócito, os nutrientes podem ser reprocessados para a **absorção pós-mucosa** e a entrada nos linfáticos (triglicerídeos de cadeia longa como parte de quilomícrons) ou são transportados para a corrente sanguínea. As doenças ou síndromes mal absortivas podem ser classificadas conforme seus efeitos em uma ou mais dessas três fases da absorção (Tab. 325-1).

Os distúrbios da absorção também têm apresentações clínicas diversas. Por exemplo, a deficiência de uma única proteína da membrana da borda em escova, como a lactase, causa sintomas de diarreia por afetar a absorção

TABELA 325-1 ■ Classificação das síndromes de má-absorção

Digestão inadequada
- Pós-gastrectomia[a]
- Deficiência ou inativação da lipase pancreática
  - Insuficiência pancreática exócrina
    - Pancreatite crônica
    - Carcinoma do pâncreas
    - Fibrose cística
    - Insuficiência pancreática – congênita ou adquirida
  - Gastrinoma – inativação da lipase por ácidos
  - Fármacos – orlistate

Concentração intraduodenal reduzida de ácidos biliares/formação prejudicada de micelas
- Doença hepática
  - Doença hepática parenquimatosa
  - Doença hepática colestática
- Supercrescimento bacteriano no intestino delgado

Estase anatômica	Estase funcional
Alça aferente	Diabetes[a]
Estase/alça cega	Esclerodermia[a]
Alça/estenose/fístulas	Pseudo-obstrução intestinal

- Circulação êntero-hepática interrompida de ácidos biliares
  - Ressecção ileal
  - Doença de Crohn
- Fármacos (ligação ou precipitação dos ácidos biliares) – neomicina, colestiramina, carbonato de cálcio

Absorção mucosa prejudicada/destruição ou anormalidade da mucosa
- Ressecção ou *bypass* intestinal[a]
- Inflamação, infiltração ou infecção

Doença de Crohn[a]	Doença celíaca
Amiloidose	Espru colagenoso
Esclerodermia[a]	Doença de Whipple[a]
Linfoma[a]	Enterite actínica (pós-radioterapia)[a]
Enterite eosinofílica	Deficiências de folato e vitamina B_{12}
Mastocitose	Infecções – giardíase
Espru tropical	Doença do enxerto contra o hospedeiro

- Distúrbios genéticos
  - Deficiência de dissacaridase
  - Agamaglobulinemia
  - Abetalipoproteinemia
  - Doença de Hartnup
  - Cistinúria

Redução da liberação de nutrientes para e/ou do intestino:

Obstrução linfática	Distúrbios circulatórios
Linfoma[a]	Insuficiência cardíaca congestiva
Linfangiectasia	Pericardite constritiva
	Aterosclerose da artéria mesentérica
	Vasculite

Distúrbios endócrinos e metabólicos
- Diabetes[a]
- Hipoparatireoidismo
- Insuficiência suprarrenal
- Hipertireoidismo
- Síndrome carcinoide

[a]Má-absorção causada por mais de um mecanismo.

---

de um nutriente: a lactose. A doença celíaca pode estar localizada no duodeno e apresentar-se como deficiência isolada de ferro ou pode causar doença difusa da mucosa intestinal, afetando a absorção de múltiplos nutrientes e causando uma constelação de sintomas e apresentações clínicas.

Definição de diarreia A diarreia é o sintoma mais comum em associação com os distúrbios da absorção. Na maioria dos pacientes, a diarreia como sintoma é definida como aumento no número ou frequência das evacuações ou uma mudança na consistência. Como o padrão normal de evacuações pode variar desde duas a quatro evacuações diárias até uma única evacuação por semana, é fundamental usar uma medida objetiva para a diarreia a fim de ajudar na avaliação direta. Em condições de saúde, o volume ou peso das fezes é de < 200 mL ou < 200 g, respectivamente, em 24 horas. A coleta de fezes para a determinação de peso/volume é uma das ferramentas mais úteis para a avaliação de diarreia. Em particular, uma coleta de 72 horas para peso/volume e a determinação da gordura fecal é o padrão-ouro para documentar a presença de esteatorreia ou fezes gordurosas. A esteatorreia, definida como o aumento da excreção fecal de gordura para > 7% da gordura ingerida, é uma manifestação comum da má-absorção. A esteatorreia costuma resultar em fezes grandes, volumosas e malcheirosas. A má-absorção de nutrientes isolados, como a lactose, pode resultar em diarreia osmótica, na qual nutrientes osmoticamente ativos não absorvidos atraem fluidos para a luz do trato GI. A diarreia por má-absorção frequentemente é precipitada pela alimentação e desaparece ou melhora muito à noite, devido ao jejum, podendo ser diferenciada das diarreias secretoras, como aquelas de causas infecciosas como a bactéria *Escherichia coli* enterotoxigênica. Nessa circunstância, a secreção intestinal de fluidos e eletrólitos é estimulada por enterotoxinas e continuarão mesmo durante o jejum.

VISÃO GERAL: DIGESTÃO E ABSORÇÃO DOS NUTRIENTES

Os processos digestivos luminais começam na boca e continuam ao longo do trato GI, mediados por amilase salivar, lipases linguais e gástricas, ácido gástrico, enzimas pancreáticas e sais biliares. À medida que os nutrientes são digeridos na luz do trato GI proximal, eles também são processados pelas enzimas na borda em escova de enterócitos, incluindo as dissacaridases como a lactase e a sucrase-isomaltase, as quais produzem monossacarídeos, e as peptidases, as quais hidrolisam polipeptídeos até a forma de tripeptídeos, dipeptídeos e aminoácidos. Os lipídeos em micelas mistas são, então, absorvidos pelos enterócitos.

A área de superfície do intestino delgado, o qual costuma ter comprimento de 2 a 4 metros, aumenta ainda mais devido às pregas circulares, vilosidades e microvilosidades. Após a captação pelos enterócitos, os nutrientes são processados e transportados até os linfáticos ou até a circulação portal para serem usados por outras células pelo corpo todo. O intestino também recebe 7 a 9 L de líquido por dia, um volume que inclui a ingestão de líquidos (1-2 L/dia) e os líquidos salivar, gástrico, pancreático, biliar e intestinal (6-7 L/dia). Em um indivíduo saudável, quase todo esse líquido é reabsorvido pelo intestino delgado e cólon, resultando em um volume fecal normal < 200 mL ou peso fecal < 200 g.

NUTRIENTES ESPECÍFICOS

Lipídeos A absorção de lipídeos é um processo complexo que exige a hidrólise pelas enzimas pancreáticas e sais biliares para a dispersão físico-química das gorduras, seguida pela absorção dos nutrientes lipídicos processados dispersados em micelas misturadas com sais biliares ao longo do epitélio intestinal. Os ácidos biliares são sintetizados no fígado, secretados para a luz intestinal e constantemente recirculam por absorção no íleo. O íleo expressa o fator de crescimento de fibroblastos 19 (FGF19), o qual é um sensor fisiológico de ácidos biliares. O FGF19 é secretado pelo íleo para a corrente sanguínea em resposta ao fluxo de ácidos biliares, regulando negativamente a síntese hepática de ácidos biliares ao afetar a transcrição do CYP7A1 hepático.

Assim, a assimilação dos lipídeos da dieta exige três processos integrados: uma fase intraluminal ou digestiva, uma fase mucosa ou absortiva e uma fase de oferta ou pós-absortiva **(Tab. 325-2)**.

As lipases gástricas começam o processo lipolítico. Após a entrada no intestino delgado, os triglicerídeos de cadeia longa, com comprimentos de carbono > 12 e que são os principais componentes de um lipídeo da dieta, são hidrolisados pelas lipases pancreáticas até a forma de ácidos graxos e monoglicerídeos durante um processo chamado de *lipólise* **(Fig. 325-1)**. Os ácidos graxos livres de cadeia longa são dispersos pelos sais biliares na

TABELA 325-2 ■ Anormalidades da digestão e da absorção de lipídeos na esteatorreia

Fase, processo	Anormalidade fisiopatológica	Exemplo de doença
Digestiva		
Formação de lipólise	Diminuição da secreção de lipase	Pancreatite crônica
Formação de micelas	Redução dos ácidos biliares intraduodenais	
Absortiva		
Captação pela mucosa e reesterificação	Disfunção da mucosa	Doença celíaca
Pós-absortiva		
Formação de quilomícrons	β-Lipoproteínas ausentes	Abetalipoproteinemia
Liberação pelo intestino	Linfáticos anormais	Linfangiectasia intestinal

forma de micelas, as quais entram em contato com a borda em escova, o que permite a absorção de ácidos graxos pelos enterócitos através desta membrana apical especializada. Os outros dois tipos de ácidos graxos que compõem as gorduras (os ácidos graxos de cadeias médias e curtas) são solúveis na camada imóvel de água. Os triglicerídeos de cadeia média com comprimento da cadeia de carbono de 8 a 12 são encontrados no óleo de coco. Os ácidos graxos de cadeia longa são reesterificados até a forma de triglicerídeos nos enterócitos, empacotados em quilomícrons que contêm apolipoproteínas na superfície, sendo subsequentemente secretados no espaço extracelular – e, devido ao seu tamanho, excluídos dos capilares – e entram nos linfáticos. Os triglicerídeos de cadeia média não exigem a formação de micelas nem de lipólise pancreática, pois eles são diretamente absorvidos na forma intacta desde o intestino delgado até a corrente sanguínea, sendo que os ácidos graxos de cadeia curta (comprimento de carbono < 8) são produzidos e absorvidos no cólon.

Carboidratos Os carboidratos da dieta consistem em amido, sucrose, lactose, maltose e monossacarídeos como a glicose e a frutose. O amido é digerido na boca pela α-amilase salivar, seguida pela amilase pancreática. Os principais produtos incluem maltotriose, maltose e α-dextrinas. Estas ainda são digeridas na membrana da borda em escova por dissacaridases como a glicoamilase e a sucrase-isomaltase. A lactose da dieta é digerida pela lactase da borda em escova; a sucrose, pela sucrase; e a trealose, pela trealase. Os produtos finais da digestão são glicose, frutose e galactose, os quais são transportados até o enterócito por transportadores como o SLCA5 (anteriormente chamado de SGLT-1), o qual transporta glicose ou galactose de uma forma dependente de sódio, e o GLUT-5, o qual transporta frutose por difusão facilitada. Glicose, galactose e frutose deixam a célula via GLUT-2.

Proteínas A digestão das proteínas da dieta começa no estômago pela pepsina. As proteases pancreáticas, incluindo endopeptidases, exopeptidases e tripsina, são ativadas na luz do intestino delgado. O tripsinogênio é ativado pela enterocinase na borda em escova para gerar a tripsina ativa. A tripsina, por sua vez, ativa o quimotripsinogênio como quimotripsina, a proelastase como elastase e as procarboxipeptidases como carboxipeptidases A e B. Essas enzimas digerem as proteínas até a forma de dipeptídeos, tripeptídeos, polipeptídeos maiores ou aminoácidos livres. Na borda em escova, as peptidases digerem peptídeos maiores até a forma de dipeptídeos e tripeptídeos ou aminoácidos livres, os quais entram nos enterócitos via carregadores especializados. A maioria dos dipeptídeos e tripeptídeos é, ainda, metabolizada intracelularmente pela peptidase citoplasmática até a forma de aminoácidos, os quais entram diretamente na corrente sanguínea via carregadores na membrana basolateral. Pequenas quantidades de dipeptídeos e tripeptídeos também podem entrar na corrente sanguínea.

FASE LUMINAL DA DIGESTÃO

A fase luminal da digestão começa na boca com a mastigação e a secreção de lipase pela língua e glândulas salivares. O estômago continua o processo digestivo luminal por meio da secreção de ácido gástrico, lipase gástrica e pepsina, além da trituração mecânica do conteúdo. Na luz do intestino delgado, as enzimas pancreáticas (amilase, lipases, carboxipeptidase, tripsina e outras endopeptidases) contribuem, respectivamente, para a digestão de carboidratos, lipídeos e proteínas. Os sais biliares produzidos pelo fígado são secretados até a luz intestinal (e reabsorvidos no íleo pela circulação êntero-hepática), sendo necessários para a absorção eficiente de lipídeos.

Distúrbios que afetam a fase luminal da digestão A fase luminal pode ser perturbada por **distúrbios da motilidade gástrica e intestinal**, incluindo as sequelas de cirurgia gástrica, doenças sistêmicas como a esclerose sistêmica progressiva ou distúrbios endócrinos como o diabetes melito, **doenças pancreáticas** que levam à insuficiência pancreática com redução da secreção de enzimas pancreáticas ou **deficiência de sais biliares luminais** causada por doença hepatobiliar, doença ileal ou supercrescimento bacteriano no intestino delgado.

Ressecção gástrica Os procedimentos que removem ou criam um desvio de parte do estômago ou bulbo duodenal, como o *bypass* gástrico em Y de Roux para perda ponderal e a ressecção do antro gástrico e bulbo duodenal com criação de uma anastomose tipo Billroth II para tratamento de úlcera péptica, resultam em esvaziamento gástrico rápido até o jejuno, o que causa diarreia e perda ponderal devido à mistura inadequada de nutrientes luminais com a bile e as secreções pancreáticas.

Distúrbios da motilidade intestinal O hipertireoidismo pode causar diarreia e má-absorção devido ao aumento da motilidade intestinal com trânsito rápido, também resultando na mistura inadequada de nutrientes com as secreções pancreaticobiliares. O diabetes melito de longa evolução pode resultar em dano ao sistema nervoso entérico e consequente aumento da motilidade e diarreia ou redução da motilidade e constipação. Os distúrbios que afetam a musculatura lisa intestinal, como os distúrbios do tecido conectivo, incluindo a esclerose sistêmica progressiva, podem ter efeitos profundos sobre a motilidade GI.

Distúrbios pancreáticos A pancreatite crônica (ver Cap. 348) pode resultar em redução marcada da secreção de enzimas pancreáticas e insuficiência pancreática, com a subsequente má-absorção de lipídeos, proteínas e carboidratos. Os pacientes com pancreatite crônica apresentam **esteatorreia**, ou fezes gordurosas, as quais costumam ser grandes, volumosas e malcheirosas. Os pacientes com esteatorreia também desenvolvem deficiência de vitaminas lipossolúveis, incluindo a vitamina A, a vitamina E e, mais comumente, as vitaminas D e K, as quais dependem dos mesmos mecanismos de absorção lipídica e, assim, são mal absorvidas junto com as gorduras da dieta. A perda de peso é comum. **Para uma discussão sobre as causas de pancreatite aguda e crônica, ver o Capítulo 348.**

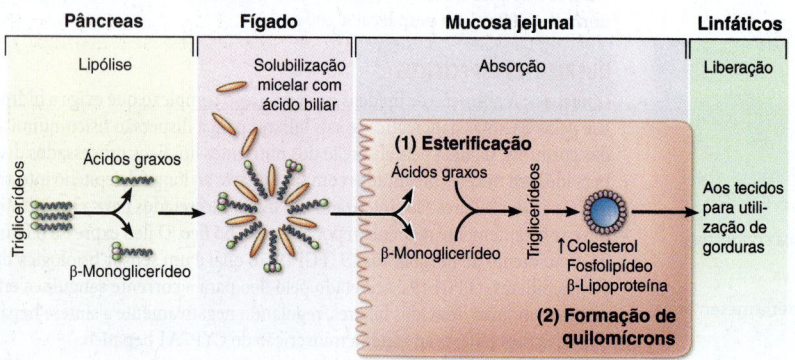

FIGURA 325-1 Representação esquemática da digestão e da absorção dos lipídeos. O lipídeo da dieta encontra-se na forma de triglicerídeos de cadeia longa. O processo global pode ser dividido em três etapas: (1) uma fase digestiva que inclui tanto a lipólise quanto a formação de micelas e que depende da lipase pancreática e dos ácidos biliares conjugados, respectivamente, no duodeno; (2) uma fase absortiva para captação mucosa e reesterificação; e (3) uma fase pós-absortiva que inclui a formação de quilomícrons e a saída da célula epitelial intestinal via linfáticos. (Cortesia de John M. Dietschy, MD; com permissão.)

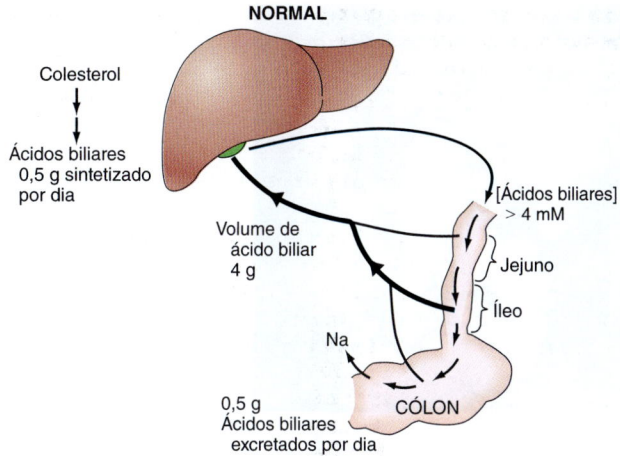

FIGURA 325-2 Representação esquemática da circulação êntero-hepática de ácidos biliares. A síntese de ácidos biliares inclui o catabolismo do colesterol e ocorre no fígado. Os ácidos biliares são secretados na bile e armazenados na vesícula biliar entre as refeições e durante a noite. O alimento no duodeno induz a liberação de colecistocinina, que é um poderoso estímulo para a contração da vesícula biliar, resultando na entrada de ácidos biliares no duodeno. Os ácidos biliares são absorvidos principalmente por um processo de transporte dependente de sódio localizado apenas no íleo. Uma quantidade relativamente pequena de ácidos biliares (cerca de 500 mg) não é absorvida em um período de 24 horas, sendo eliminada nas fezes. As perdas fecais de ácidos biliares são igualadas pela síntese de ácidos biliares. O reservatório de ácidos biliares (a quantidade total de ácidos biliares no corpo), que é de cerca de 4 g, circula duas vezes durante cada refeição ou seis a oito vezes em um período de 24 horas.

Distúrbios que resultam na deficiência de sais biliares luminais Síntese de ácidos biliares e circulação êntero-hepática (Fig. 325-2): os ácidos biliares são sintetizados no fígado a partir do colesterol. Os dois ácidos biliares primários são o ácido cólico e o ácido quenodesoxicólico. Eles são conjugados no fígado como taurina e glicina, sendo secretados nos ductos biliares, armazenados na vesícula biliar e depois liberados na luz intestinal. A conjugação evita a difusão passiva dos ácidos biliares na luz do intestino delgado, mantendo as concentrações de ácidos biliares necessárias para a absorção de lipídeos. Os ácidos biliares emulsificam as gorduras e as vitaminas lipossolúveis para facilitar sua absorção. Os ácidos biliares são eficientemente reabsorvidos no íleo para a circulação portal, sendo extraídos pelo fígado em um processo chamado de *circulação êntero-hepática* (Fig. 325-2). Pequenas quantidades são desconjugadas no íleo por bactérias ou passam para o cólon sendo desconjugadas e metabolizadas por bactérias colônicas para se tornarem ácidos biliares secundários. Os dois principais ácidos biliares secundários são o ácido litocólico e o ácido desoxicólico.

Os processos que afetam quaisquer das vias anteriormente citadas podem resultar em deficiência de sais biliares luminais e má-absorção. Assim, as doenças hepatobiliares, a ressecção ileal, as doenças extensas como a doença de Crohn e o supercrescimento bacteriano no intestino delgado podem resultar em deficiência de sais biliares luminais e em má-absorção (Tab. 325-3).

Doença hepatobiliar Os distúrbios hepáticos que resultam em redução da síntese de ácidos biliares devido à disfunção de hepatócitos ou à secreção reduzida de bile para a luz intestinal causada por doenças dos ductos biliares, como a colangite esclerosante e a colangite biliar primária, podem resultar em deficiência luminal de sais biliares e má-absorção. Eles são discutidos no Capítulo 346.

Ressecção ileal ou doença ileal As doenças que envolvem a mucosa ileal ou que resultam em ressecção ileal podem levar a uma menor reciclagem de ácidos biliares pela circulação êntero-hepática e a uma maior entrada e concentração de ácidos biliares no cólon, o que produz uma diarreia secretora, além da má-absorção devido a concentrações inadequadas de ácidos biliares na luz do intestino delgado. Em geral, a ressecção ou doença que envolva < 100 cm de íleo resulta em derramamento de ácidos biliares no cólon; ressecções > 100 cm resultam em perda de ácidos biliares que excede a capacidade de síntese hepática, e a má-absorção se torna o mecanismo fisiopatológico dominante da diarreia por causa da deficiência de ácidos biliares (Tab. 325-4). O distúrbio do trato GI que mais comumente acomete o íleo é a doença de Crohn (Cap. 326), a qual é um distúrbio inflamatório crônico que pode envolver todo o trato GI, mas que mais comumente envolve o íleo e o cólon. Quando grave ou refratária ao tratamento, a doença de Crohn pode levar a inflamação crônica, marcada disfunção epitelial e reorganização estrutural e fibrose, podendo haver necessidade de ressecção cirúrgica para tratamento de obstrução ou doença refratária de intestino delgado.

Diarreia induzida por ácidos biliares Foi recentemente demonstrado que um subgrupo de pacientes com diarreia funcional ou síndrome do intestino irritável com diarreia apresenta má-absorção de ácidos biliares. Embora os mecanismos ainda não tenham sido elucidados, foi observada uma secreção reduzida de FGF19 pelos enterócitos ileais. O FGF19 regula os níveis séricos de 7alfa-hidroxi-4-colesten-3-ona (C4); reduções na circulação de FGF19 levam a aumento da síntese hepática de ácidos biliares via expressão aumentada de C4. A diarreia crônica é resultado do maior derramamento de ácidos biliares no cólon, o que induz a uma diarreia secretora.

Tratamento Os quelantes de ácidos biliares são efetivos na redução da diarreia por meio da ligação a ácidos biliares a fim de evitar o derramamento para o cólon. A síntese hepática de ácidos biliares é suficiente para manter as concentrações intraluminais adequadas para a absorção de gordura.

Supercrescimento bacteriano no intestino delgado O intestino contém um rico microbioma. A quantidade de bactérias aumenta ao longo do eixo horizontal do intestino desde o duodeno até o íleo. Porém, os distúrbios intestinais que afetam a motilidade ou que causam estase do conteúdo intestinal podem levar ao supercrescimento de bactérias no intestino delgado. Isso inclui a doença intestinal da esclerose sistêmica progressiva, a pseudo-obstrução intestinal crônica, a criação de alças cirúrgicas cegas como a anastomose em Billroth II, as estenoses de intestino delgado e a fibrose causada por distúrbios inflamatórios como a doença de Crohn, além da diverticulose difusa (Fig. 325-3). A ressecção cirúrgica da valva ileocecal aumenta as contagens bacterianas a partir do cólon. O supercrescimento bacteriano leva à desconjugação dos ácidos biliares, o que facilita sua absorção no intestino proximal e resulta em deficiência luminal de ácidos biliares, o que, por sua vez, causa diarreia malabsortiva e esteatorreia. O supercrescimento bacteriano também pode prejudicar a borda em escova e resulta em má digestão de carboidratos e em produção de ácidos graxos de cadeia curta no cólon, com o surgimento de diarreia e meteorismo. Esses pacientes também

TABELA 325-4 ■ Comparação entre diarreia induzida por ácidos biliares e diarreia induzida por ácidos graxos

	Diarreia induzida por ácidos biliares	Diarreia induzida por ácidos graxos
Extensão da doença ileal	Limitada	Extensa
Absorção ileal de ácidos biliares	Reduzida	Reduzida
Excreção fecal de ácidos biliares	Aumentada	Aumentada
Perda fecal de ácidos biliares compensada pela síntese hepática	Sim	Não
Volume do reservatório de ácidos biliares	Normal	Reduzido
Intraduodenal (ácido biliar)	Normal	Reduzido
Esteatorreia	Ausente ou leve	> 20 g
Resposta à colestiramina	Sim	Não
Resposta a uma dieta pobre em gordura	Não	Sim

TABELA 325-3 ■ Anormalidades da circulação êntero-hepática de ácidos biliares

Processo	Anormalidade fisiopatológica	Exemplo de doença
Síntese	Função hepática reduzida	Cirrose
Secreção biliar	Função canalicular alterada	Colangite biliar primária
Manutenção dos ácidos biliares conjugados	Supercrescimento bacteriano no intestino delgado	Diverticulose jejunal
Reabsorção	Função ileal anormal	Doença de Crohn

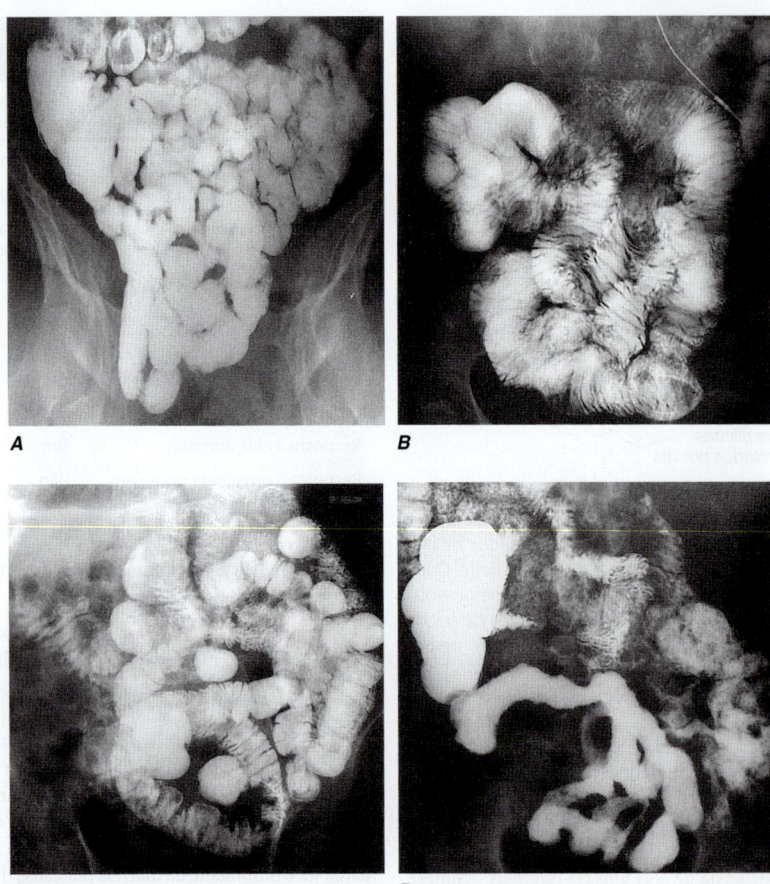

FIGURA 325-3 **Exames radiográficos contrastados do intestino delgado. A.** Indivíduo normal. **B.** Doença celíaca. **C.** Diverticulose jejunal. **D.** Doença de Crohn. *(Cortesia de Morton Burrell, MD, Yale University; com permissão.)*

estão sob risco de deficiência de vitamina B_{12} devido ao metabolismo bacteriano dessa vitamina resultando em anemia macrocítica e neuropatia periférica. Por outro lado, níveis séricos elevados de folato também podem ser observados, derivados da síntese bacteriana de folato.

O supercrescimento bacteriano no intestino delgado também foi observado em pacientes com síndrome do intestino irritável com diarreia predominante. Os mecanismos subjacentes não estão claros, mas o tratamento do supercrescimento bacteriano leva à resolução dos sintomas em um subgrupo de pacientes com síndrome do intestino irritável.

Diagnóstico O aspirado duodenal para quantificar os níveis de bactérias é o padrão-ouro, mas não costuma estar disponível para a maioria dos profissionais. O teste respiratório do hidrogênio com a administração de lactose, um dissacarídeo não digerível, está amplamente disponível, mas deve ser interpretado com cautela para evitar resultados falso-positivos. Muitos médicos optam por tratar empiricamente com antibióticos (ver "Tratamento") e observar a possível resolução dos sintomas.

Tratamento Quando possível, pode ser tentada a correção cirúrgica de alças cegas, o tratamento endoscópico ou cirúrgico das estenoses ou a remoção de grandes divertículos como terapia definitiva, além do tratamento dos distúrbios subjacentes, como a doença de Crohn, para evitar a formação de estenoses recorrentes ou de fibrose. Outros distúrbios, como a esclerose sistêmica progressiva e outros distúrbios difusos da motilidade, podem ser difíceis de tratar. Nessas situações, costuma ser tentado o tratamento com o antibiótico não absorvível rifaximina ou com outros antibióticos, como metronidazol, doxiciclina, amoxicilina-ácido clavulânico ou cefalosporinas, por várias semanas. Os pacientes podem necessitar de repetições do tratamento ou mesmo de terapia crônica com rotação de antibióticos, dependendo da gravidade dos sintomas.

FASE MUCOSA DE DIGESTÃO E ABSORÇÃO

O epitélio intestinal (também chamado de mucosa) desempenha papel fundamental na digestão continuada de nutrientes e na absorção a partir da luz intestinal para a corrente sanguínea e os linfáticos.

A fase digestiva e absortiva da mucosa ou epitélio do intestino delgado é mediada por enzimas da borda em escova dos enterócitos, incluindo peptidases e hidrolases. A enterocinase da borda em escova é necessária para a conversão do tripsinogênio pancreático em tripsina, a qual ainda ativa o tripsinogênio e outras proenzimas da protease pancreática. A membrana da borda em escova do epitélio do intestino delgado expressa uma ampla variedade de dissacaridases, peptidases e outras hidrolases que continuam o processo digestivo de carboidratos e proteínas, com a digestão enzimática de dissacarídeos em monossacarídeos e de dipeptidases em aminoácidos, os quais acabam sendo absorvidos por transportadores específicos. Os ácidos graxos de cadeia longa são reesterificados como triglicerídeos nos enterócitos, empacotados como quilomícrons com apolipoproteínas na superfície, sendo subsequentemente secretados no espaço extracelular e, devido ao seu tamanho, sendo excluídos dos capilares e entrando nos linfáticos.

DISTÚRBIOS DA MUCOSA INTESTINAL

DISTÚRBIOS DOS TRANSPORTADORES DE CARBOIDRATOS NOS ENTERÓCITOS E DEFICIÊNCIAS ENZIMÁTICAS

Intolerância à lactose devido à deficiência de lactase Esta é a deficiência de dissacaridase mais comum na borda em escova, sendo uma causa frequente de diarreia, dor abdominal, meteorismo e distensão. A lactose está presente em muitos produtos lácteos, mas também é um componente "oculto" de um grande número de alimentos processados.

A má-absorção de lactose pode ser resultado da deficiência de lactase, a qual é regulada por mecanismos genéticos primários (hipolactasia do tipo adulto) ou secundários devido a dano ao revestimento epitelial (mucoso) do intestino por infecções (virais, bacterianas ou parasitárias) ou a doenças da mucosa intestinal. A deficiência congênita de lactase é muito rara, sendo um distúrbio autossômico recessivo. A hipolactasia em adultos é muito comum no mundo todo, sendo considerada como genética do tipo selvagem; a persistência da lactase resulta de uma mutação C para T (LACTASE LCT-13910CT e LCT-13910TT), e os adultos com hipolactasia têm ausência desse alelo "persistente". A lactose é metabolizada pela lactase em glicose e galactose, as quais são absorvidas por transportadores na superfície dos enterócitos. Os pacientes com deficiência de lactase apresentam níveis luminais elevados de lactose após a ingestão de lactose. O mecanismo para a diarreia na deficiência de lactase é complexo. A lactose não digerida atua como substância osmótica, atraindo líquido para a luz do intestino delgado. Além disso, quando a lactose não absorvida entra no cólon, as bactérias luminais fermentam a lactose, produzindo gás intestinal (hidrogênio, dióxido de carbono e metano), distensão e dor abdominal. A lactose luminal é metabolizada por bactérias até a forma de ácidos graxos de cadeia curta que podem ser absorvidos pelo cólon, mas pode ocorrer diarreia aquosa quando uma carga grande de lactose excede a capacidade de absorção do cólon.

Diagnóstico Quando há suspeita de intolerância à lactose, uma abordagem inicial comum é instituir uma dieta de exclusão da lactose e avaliar a resolução dos sintomas. Este é um método diagnóstico e terapêutico rápido e geralmente efetivo. Os pacientes devem receber uma lista de alimentos que contêm lactose e de alternativas sem lactose. Os pacientes também devem ser aconselhados sobre fontes alternativas de cálcio, pois os alimentos lácteos são uma grande fonte de cálcio na dieta, o que é importante para a prevenção de osteoporose.

Se os resultados da exclusão dietética forem duvidosos, pode ser útil a realização de um teste de tolerância à lactose ou de um teste de hidrogênio respiratório. No caso do teste de tolerância à lactose, os pacientes ingerem uma solução líquida padronizada de lactose (geralmente 50 g de lactose) seguida por mensurações seriadas da glicose sérica durante 90 minutos. Se a digestão da lactose for normal, os níveis de glicose devem aumentar > 20 mg/L. Uma elevação < 20 mg/L na glicemia mais a presença de sintomas de intolerância à lactose (desconforto abdominal, distensão gasosa e diarreia) é considerada como teste positivo. Um teste de hidrogênio respiratório é realizado medindo-se os níveis de hidrogênio na respiração após a ingestão de uma carga padronizada de lactose. Os níveis de hidrogênio respiratório não devem exceder > 20 ppm acima do nível basal de jejum. Em geral, o pico ocorre entre 2 e 4 horas. Ambos os métodos podem ser imprecisos se o paciente tiver esvaziamento gástrico ou trânsito intestinal anormais. As mensurações de hidrogênio respiratório podem ser anormais em casos de supercrescimento bacteriano, o que pode causar sintomas muito parecidos.

Tratamento Os pacientes podem optar pela eliminação completa da lactose de suas dietas. É muito importante considerar a suplementação de cálcio e vitamina D, pois a eliminação de leite e de queijos moles remove importantes fontes dietéticas desses nutrientes. Os pacientes também precisam consultar um nutricionista para orientações sobre lactose oculta em alimentos processados ou de outros tipos. Uma alternativa é considerar o uso da suplementação de lactase, a qual está disponível sem receita médica, mas que pode precisar ser titulada para evitar os sintomas.

Má-absorção de glicose e galactose Este raro distúrbio congênito é uma doença autossômica recessiva na qual ocorrem mutações no gene *SLC5A1* (também chamado de *SGLT1*). SLC5A1 é uma proteína da borda em escova e membro da família de transportadores de glicose dependentes de sódio; as mutações nesse gene resultam em má-absorção de glicose e galactose. O sequenciamento genético mostrou que a maioria dos pacientes apresenta variações com perda de função de nucleotídeos únicos. SLC5A1 transporta ativamente glicose ou galactose acopladas ao cotransporte de sódio; os pacientes homozigotos para essas variantes com perda de função apresentam diarreia congênita grave e morte se o problema não for reconhecido. O tratamento se concentra na eliminação de alimentos que contêm glicose e galactose e na sua substituição por alimentos que contêm frutose. A frutose é absorvida pelo transportador GLUT5 na borda em escova por difusão facilitada, não dependendo de SLC5A1.

Abetalipoproteinemia A abetalipoproteinemia é um distúrbio raro do metabolismo lipídico associado a eritrócitos anormais (acantócitos), sintomas neurológicos e esteatorreia **(ver Cap. 407)**. A lipólise, a formação de micelas e a captação de lipídeos são normais nos pacientes com abetalipoproteinemia, porém o triglicerídeo reesterificado não consegue sair da célula epitelial por causa da incapacidade de produzir quilomícrons. Esse distúrbio resulta de mutação da proteína microssomal de transferência de triglicerídeos, a qual catalisa a transferência de triglicerídeos para as partículas nascentes contendo apolipoproteína B. Mutações em MTP reduzem essa transferência e diminuem a formação de quilomícrons. As amostras de biópsia do intestino delgado desses raros pacientes no estado pós-prandial revelam células epiteliais do intestino delgado repletas de lipídeos, as quais adquirem uma aparência normal após um jejum de 72 a 96 horas.

DISTÚRBIOS DA MUCOSA INTESTINAL QUE RESULTAM EM MÁ-ABSORÇÃO DE MÚLTIPLOS NUTRIENTES

Doença celíaca A doença celíaca, também chamada de espru celíaco ou enteropatia sensível ao glúten, é uma enteropatia do intestino delgado que resulta da resposta imune à ingestão de glúten e se caracteriza por autoanticorpos contra a transglutaminase tecidual. O glúten é encontrado em alimentos produzidos a partir de trigo, centeio, cevada e algumas variedades de aveia, sendo um aditivo comum de alimentos e medicamentos manipulados. A transglutaminase tecidual está envolvida na patogênese desse distúrbio, pois ela faz a desamidação de resíduos de glutamina de peptídeos derivados de glutamina, facilitando sua apresentação pelas células apresentadoras de antígenos.

Epidemiologia e genética A incidência e a prevalência de doença celíaca têm aumentado no mundo todo. Uma maior conscientização entre os médicos e os pacientes levou a aumento na detecção, mas há evidências de que a verdadeira incidência também pareça estar aumentando. A prevalência global foi calculada como 1,4%. Nos Estados Unidos, dados da National Health and Nutrition Examination Survey demonstraram soroprevalência de 0,2% em populações negras não hispânicas, de 0,3% em pessoas hispânicas e de 1% em populações brancas.

A prevalência de doença celíaca é de 10 a 15%% em parentes de primeiro grau. Os fatores genéticos do hospedeiro incluem antígenos do *locus* de histocompatibilidade HLADQ2 e DQ8; a presença de um desses dois haplótipos é necessária, mas não suficiente, para o desenvolvimento de doença celíaca. HLADQ2 e DQ8 são encontrados em 25 a 35%% da população geral; como a maioria dos portadores nunca desenvolve doença celíaca, a detecção desses alelos não é útil para o diagnóstico. Porém, um teste negativo é muito útil para descartar a doença celíaca, com um valor preditivo negativo > 99%. Isso é particularmente útil em pacientes que descontinuaram por conta própria a ingestão de glúten antes da testagem sorológica ou endoscópica.

Apresentação Os pacientes com doença celíaca apresentam uma ampla gama de manifestações da doença, variando desde assintomáticos até anemia ferropriva isolada por doença duodenal, diarreia importante, perda ponderal e má-absorção de múltiplos nutrientes com doença mais difusa. A doença celíaca afeta primariamente o intestino delgado proximal; ela pode envolver apenas o duodeno ou pode causar doença jejunal mais disseminada, resultando em sintomas intensos.

Diarreia, perda ponderal e crescimento insuficiente são queixas comuns na apresentação de crianças, mas outros sinais e sintomas foram cada vez mais reconhecidos como associados à doença celíaca, incluindo distensão abdominal e evacuações irregulares, enxaquecas e ataxia. Além disso, os pacientes podem ser identificados após a apresentação com osteoporose, anemia ferropriva ou anormalidades de enzimas hepáticas.

Mecanismo da diarreia Os pacientes com doença celíaca apresentam atrofia de vilosidades no intestino delgado proximal e, assim, desenvolvem esteatorreia por má-absorção mucosa, podendo haver deficiência secundária de lactase. Porém, eles também desenvolvem um componente secretor devido a hiperplasia de criptas e hipersecreção de fluidos a partir do epitélio das criptas.

Doenças associadas Os pacientes com doença celíaca têm maior incidência de outros distúrbios autoimunes como diabetes melito tipo 1 e doença autoimune da tireoide. A dermatite herpetiforme é um distúrbio cutâneo altamente associado com a doença celíaca, caracterizando-se por erupção vesicular mediada por depósitos de IgA na pele. Os pacientes com síndrome de Down e síndrome de Turner também têm risco aumentado de doença celíaca.

Diagnóstico Os pacientes são triados para doença celíaca primeiramente pela testagem para anticorpos séricos, incluindo anticorpos IgA antitransglutaminase tecidual, antiendomísio e antigliadina desamidada. Os níveis séricos de IgA são medidos para a detecção de resultados falso-negativos por deficiência de IgA. Os anticorpos IgG antigliadina desamidada ou os anticorpos IgG antitransglutaminase tecidual são detectáveis e diagnósticos nos pacientes com deficiência de IgA. O diagnóstico em adultos com níveis de anticorpos positivos é confirmado por endoscopia digestiva alta e biópsia de intestino delgado. As biópsias geralmente mostram a característica atrofia das vilosidades, hiperplasia de criptas e inflamação, incluindo o aumento dos linfócitos intraepiteliais. A classificação de Marsh classifica os diferentes tipos de lesões relacionadas à doença celíaca, sendo atualmente usada para quantificar a gravidade do envolvimento pela doença.

Os familiares de pacientes com doença celíaca devem ser triados se houver sintomas; as recomendações relativas ao rastreamento de familiares assintomáticos ainda são controversas.

Complicações As complicações da doença celíaca incluem doença celíaca refratária, linfoma de células T associado à enteropatia, hipoesplenismo e adenocarcinoma de intestino delgado.

Doença celíaca refratária Esta complicação é mais comum em pacientes com doença celíaca atualmente ativa, sendo encontrada em cerca de 10% dos pacientes com doença ativa persistente. Os pacientes apresentam diarreia continuada e perda ponderal com atrofia persistente de vilosidades na biópsia após 1 ano de dieta estrita sem glúten. Esses pacientes também apresentam sorologia celíaca negativa, confirmando sua adesão à dieta sem glúten. A doença celíaca refratária tipo 1 apresenta população normal de linfócitos intraepiteliais, enquanto a doença tipo 2 tem expansão clonal de linfócitos CD3+ intraepiteliais que também contêm um rearranjo monoclonal da cadeia gama do receptor de células T. A doença celíaca refratária tipo 2 tem prognóstico pior devido à sua associação com o linfoma de células T, o qual ocorre em 33 a 50% dos casos após 5 anos. A terapia do linfoma relacionado à doença celíaca é intensa e inclui quimioterapia em altas doses e, algumas vezes, transplante de células-tronco.

O adenocarcinoma de intestino delgado é um câncer muito raro na população geral, mas tem incidência aumentada em pacientes com doença celíaca.

Terapia e seguimento A base do tratamento da doença celíaca é a instituição de uma dieta estrita sem glúten. Isso é difícil para os pacientes devido à presença disseminada do glúten em alimentos crus e processados, à rotulagem inadequada dos alimentos e à contaminação cruzada durante o preparo dos alimentos. Os pacientes devem receber instruções dietéticas rigorosas de um nutricionista e aderir a uma dieta sem glúten pela vida toda.

Para aqueles pacientes cujos sintomas melhoram, geralmente se recomenda o seguimento sorológico para confirmar a adesão à dieta sem glúten. Costuma ser recomendada uma biópsia de seguimento para a documentação da completa cicatrização da atrofia vilosa. Porém, não são recomendadas biópsias subsequentes a menos que os sintomas recorram. Para os pacientes sem resolução dos sintomas, há necessidade de biópsia para determinar o grau da atividade da doença e para descartar outras causas de diarreia persistente e complicações como doença celíaca refratária ou linfoma de células T. A causa mais comum de atividade residual da doença é a falta de adesão à dieta ou a exposição inadvertida ao glúten. Esses pacientes devem repetir a consulta com um nutricionista e tentar reduzir as refeições em restaurantes e outras exposições fora de casa ou a contaminação cruzada em casa. Se as biópsias forem negativas e os sintomas persistirem, outras causas de dor abdominal e diarreia associadas à doença celíaca devem ser consideradas, incluindo a síndrome do intestino irritável, a colite microscópica, o supercrescimento bacteriano no intestino delgado e a intolerância a lactose ou frutose.

Sensibilidade ao glúten não celíaca Recentemente, foi descrito um grupo de pacientes com sintomas consistentes com doença celíaca, mas com sorologia e biópsia negativas. Após a suspensão do glúten, eles apresentam alívio da dor abdominal, diarreia, cefaleia/enxaqueca e outros sintomas tipo doença celíaca. A etiologia desse distúrbio não é conhecida.

DOENÇA DE WHIPPLE

A doença de Whipple é uma doença crônica de múltiplos órgãos causada por *Tropheryma whipplei*, um bastonete Gram-positivo não álcool-acidorresistente e positivo para o ácido periódico de Schiff (PAS, de *periodic acid-Schiff*), o qual é onipresente no ambiente. A doença de Whipple ocorre mais comumente em homens de meia-idade. A doença de Whipple clássica é definida pela presença de artralgias, perda ponderal, diarreia e dor abdominal. Outras manifestações, incluindo o envolvimento do sistema nervoso central (SNC) e do sistema circulatório, são comuns e ocorrem mais tarde na evolução da doença. *Tropheryma whipplei* pode ser detectado por reação em cadeia da polimerase nos tecidos envolvidos, sendo dificilmente detectado na corrente sanguínea. A lesão intestinal também se caracteriza por macrófagos PAS-positivos.

Apresentação clínica Artralgias e artrite estão presentes por uma média de 6 anos antes do início dos sintomas GI, o que é consistente com um persistente e substancial atraso no diagnóstico, o que ainda é um problema atualmente. A doença articular está presente em > 80% dos pacientes. As manifestações GI incluem diarreia, dor abdominal e perda ponderal por má-absorção. O envolvimento do SNC é comum e pode incluir sintomas como manifestações psiquiátricas ou problemas de memória. Podem ocorrer demência e encefalite em estágios mais tardios. O envolvimento cardíaco pode incluir endocardite, pericardite e miocardite.

Diagnóstico Para os pacientes com manifestações GI, a endoscopia digestiva alta (EDA) com biópsias deve ser realizada, sendo os tecidos testados para *T. whipplei* por reação em cadeia da polimerase. Os tecidos também devem ser corados para a pesquisa de macrófagos PAS-positivos, e a imuno-histoquímica também pode ser realizada para a detecção de *T. whipplei*.

Tratamento São recomendados antibióticos por tempo prolongado, embora o esquema ideal ainda não esteja bem definido. É comum haver recaídas, e elas costumam estar associadas com as primeiras manifestações de envolvimento do SNC.

ESPRU TROPICAL

O *espru tropical* é uma síndrome pouco compreendida que se manifesta por diarreia crônica, esteatorreia, perda ponderal e deficiências nutricionais, incluindo folato e vitamina B_{12}. Há necessidade de má-absorção de duas substâncias não relacionadas para fazer o diagnóstico. Essa doença ocorre em 8 a 20% das pessoas que sofreram uma crise de gastrenterite infecciosa na Índia, sendo considerada por alguns autores como uma complicação pós-infecciosa. Ela é prevalente em algumas regiões tropicais, mas não em todas, incluindo sul da Índia, Paquistão, Filipinas, Porto Rico, Haiti e Cuba. Ela ocorre tanto em moradores como em pessoas que visitam essas regiões.

A diarreia crônica em um ambiente tropical é mais frequentemente causada por agentes infecciosos, incluindo *Giardia lamblia*, *Yersinia enterocolitica*, *Entamoeba histolytica*, *Clostridioides difficile*, *Cryptosporidium parvum*, *Isospora belli*, *Strongyloides stercoralis* e *Cyclospora cayetanensis*. O espru tropical não deve ser cogitado como possível diagnóstico até que a presença de cistos e trofozoítos tenha sido excluída em três amostras fecais. **As infecções crônicas do trato GI e a diarreia estão descritas nos Capítulos 46, 133, 134, 163 a 168 e 223.**

Nos últimos anos, pesquisadores introduziram o termo *enteropatia ambiental* para diagnosticar alguns pacientes (especialmente lactentes e crianças) que, no passado, eram diagnosticados como portadores de espru tropical. Contudo, ainda não é possível definir com precisão essa condição recém-designada.

Etiologia Como o espru tropical responde aos antibióticos, o consenso estabelece que essa doença pode ser causada por um ou mais agentes infecciosos. Não obstante, a etiologia e a patogenia do espru tropical são obscuras. Em primeiro lugar, sua ocorrência não é regularmente distribuída em todas as regiões tropicais; ela raramente é observada na África, na Jamaica ou no Sudeste Asiático. Em segundo lugar, alguns indivíduos desenvolvem sintomas de espru tropical somente muito tempo depois de terem deixado uma área endêmica. Por esse motivo, a doença celíaca (com frequência designada como espru celíaco) foi originalmente denominada *espru não tropical* para diferenciá-la do espru tropical. Em terceiro lugar, vários microrganismos foram identificados no aspirado jejunal com relativamente pouca consistência entre os estudos. *Klebsiella pneumoniae*, *Enterobacter cloacae* e *Escherichia coli* foram implicados em alguns estudos de espru tropical, enquanto outros estudos apontaram para um possível papel de uma toxina produzida por uma ou mais dessas bactérias. Em quarto lugar, a incidência do espru tropical parece ter diminuído de modo substancial durante as últimas duas ou três décadas, talvez como consequência de melhores condições de saneamento em muitos países tropicais durante esse período. Alguns especialistas especularam que a ocorrência reduzida possa ser atribuída ao uso mais extensivo de antibióticos para tratar diarreia aguda, em particular nas pessoas de países temperados que viajam para áreas tropicais. Por fim, o papel da deficiência de ácido fólico na patogênese do espru tropical deve ser esclarecido. O ácido fólico é absorvido exclusivamente no duodeno e no jejuno proximal, e a maioria dos pacientes com espru tropical tem evidências de má-absorção e depleção de folato. Embora a deficiência de folato possa causar alterações na mucosa do intestino delgado que são corrigidas com reposição de folato, vários estudos anteriores relatando uma possível cura do espru tropical com ácido fólico não forneceram qualquer explicação para a "agressão" inicialmente responsável pela má-absorção de folato.

O padrão clínico do espru tropical varia nas diferentes áreas do mundo (p. ex., Índia vs. Porto Rico). Com certa frequência, os indivíduos do sul da Índia relatam inicialmente a ocorrência de enterite aguda antes do aparecimento de esteatorreia e má-absorção. Em contrapartida, em Porto Rico

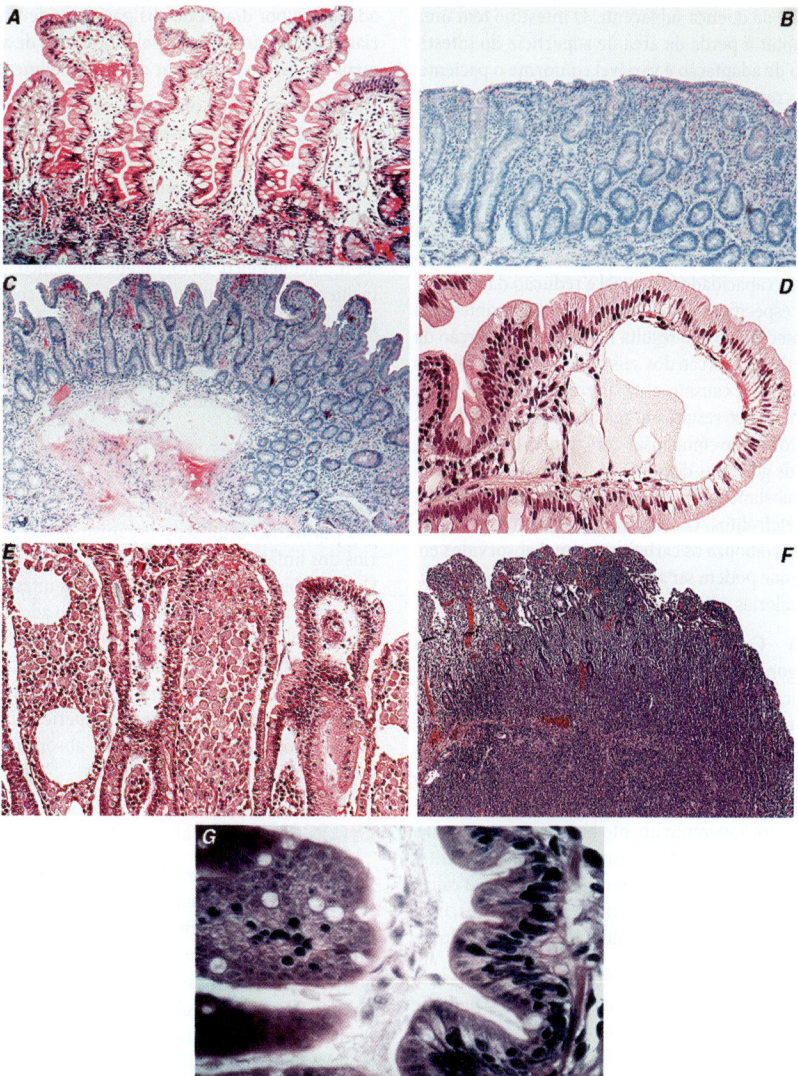

FIGURA 325-4 **Biópsias de mucosas do intestino delgado. A.** Indivíduo normal. **B.** Doença celíaca não tratada. **C.** Doença celíaca tratada. **D.** Linfangiectasia intestinal. **E.** Doença de Whipple. **F.** Linfoma. **G.** Giardíase. *(Cortesia de Marie Robert, MD, Yale University; com permissão.)*

observa-se um início mais insidioso dos sintomas, bem como uma resposta mais notável aos antibióticos, em comparação com algumas outras áreas. O espru tropical em diferentes áreas do mundo pode não ser a mesma doença, e distúrbios clínicos semelhantes podem apresentar etiologias diferentes.

Diagnóstico O diagnóstico do espru tropical baseia-se em uma biópsia anormal da mucosa do intestino delgado de um indivíduo com diarreia crônica e evidências de má-absorção que esteja residindo ou tenha vivido recentemente em um país tropical. A biópsia do intestino delgado no espru tropical não apresenta características patognomônicas, porém é semelhante e, com frequência, pode ser indiferenciável da biópsia observada na doença celíaca (Fig. 325-4). A amostra de biópsia do espru tropical revela uma menor alteração da arquitetura vilosa e um maior infiltrado de células mononucleares na lâmina própria. Ao contrário da doença celíaca, as anormalidades histológicas do espru tropical manifestam-se com grau semelhante de intensidade ao longo de todo o intestino delgado, e a instituição de uma dieta sem glúten não resulta em melhora clínica ou histológica no espru tropical.

TRATAMENTO

Espru tropical

Os antibióticos de amplo espectro e o ácido fólico com frequência possibilitam a cura, sobretudo quando o paciente deixa a área tropical e não retorna. As tetraciclinas devem ser usadas por até 6 meses e podem estar associadas a uma melhora em 1 a 2 semanas. O ácido fólico isoladamente induz remissão hematológica, bem como melhora do apetite, ganho de peso e algumas alterações morfológicas na biópsia do intestino delgado. Em razão da acentuada deficiência de folato, o ácido fólico é frequentemente administrado com antibióticos.

SÍNDROME DO INTESTINO CURTO

VISÃO GERAL

A síndrome do intestino curto resulta da ressecção intestinal para o tratamento de diversos distúrbios, incluindo doença de Crohn, doenças vasculares como trombose arterial ou venosa mesentérica resultando em isquemia intestinal, volvo, trauma, herniação interna, enterite actínica e carcinoma difuso, entre outros. Nas crianças, as causas mais comuns da síndrome do intestino curto são a enterocolite necrotizante, as atresias intestinais, o volvo e a má rotação. A síndrome do intestino curto é definida como a remoção extensa do intestino delgado que resulta em < 200 cm de intestino delgado remanescente. A insuficiência intestinal é funcionalmente definida como a dependência persistente da nutrição parenteral, a qual geralmente ocorre em pacientes com < 100 cm de intestino delgado remanescente e sem cólon residual em continuidade.

Manifestações clínicas A perda de área de superfície do intestino delgado na síndrome do intestino curto resulta em diarreia intensa, perda ponderal e má-absorção de múltiplos nutrientes, incluindo gorduras, proteínas e carboidratos. A gravidade dos sintomas e a consequente dependência da nutrição parenteral costumam estar relacionadas com a extensão da ressecção, a presença ou ausência de cólon residual em continuidade, a retenção da valva ileocecal e a gravidade da doença subjacente. O intestino tem uma grande capacidade de se adaptar à perda da área de superfície do intestino delgado, mas seu processo de adaptação é variável conforme o paciente. Após a ressecção, o intestino residual em adaptação demonstra aumento da proliferação celular nas criptas, o que resulta em hiperplasia epitelial. O processo de adaptação geralmente continua por até 2 anos após a ressecção, mas foram relatadas melhoras na capacidade de absorção de nutrientes, fluidos e eletrólitos até 3 a 5 anos após a cirurgia. A diarreia maciça costuma ocorrer nos primeiros 3 meses após a cirurgia, em associação com aumento da secreção ácida gástrica e má-absorção. De maneira gradual, os pacientes mostram melhora da capacidade funcional e redução da diarreia. As deficiências de nutrientes específicos dependem do segmento intestinal removido. Por exemplo, a ressecção do íleo resulta na perda de absorção da vitamina B_{12} e da capacidade de reabsorção dos sais biliares. Os sais biliares mal absorvidos alcançam o cólon e causam uma diarreia secretora. Além disso, a ressecção de > 100 cm de íleo resulta em má-absorção grave de sais biliares, a qual o fígado não consegue compensar com aumento da síntese, precipitando a má-absorção de gorduras devido à insuficiência/deficiência de sais biliares. A ressecção substancial do cólon também resulta em perda e desequilíbrio de fluidos e eletrólitos. O cólon também é importante na absorção de nutrientes, pois metaboliza os carboidratos mal absorvidos em ácidos graxos de cadeia curta que podem ser absorvidos pelo cólon e contribuir com várias centenas de calorias adicionais por dia.

Complicações em longo prazo   Como a ressecção maciça costuma levar a uma grave má-absorção de gorduras, é comum haver deficiência de vitaminas lipossolúveis, e a deficiência de vitamina D pode ser muito difícil de tratar mesmo com a suplementação de altas doses de vitamina D oral, o que resulta em risco aumentado de osteoporose. Os pacientes com história de múltiplas cirurgias costumam ter aderências extensas, e o intestino residual pode apresentar motilidade marcadamente anormal ou áreas de fibrose e estenose, o que resulta em supercrescimento bacteriano recorrente. A frequência de cálculos renais de oxalato de cálcio aumenta nos pacientes com intestino delgado curto e com cólon intacto em continuidade; o cálcio é saponificado no conteúdo da luz intestinal que contém ácidos graxos, liberando o oxalato para ser absorvido no cólon e resultando em hiperoxalúria.

Tratamento   O principal foco do tratamento da síndrome do intestino curto é o controle da diarreia e a normalização da absorção de nutrientes, fluidos e eletrólitos, de maneira que os pacientes possam manter o peso e um estado nutricional saudável sem o suporte da nutrição parenteral. Os medicamentos incluem opioides e derivados como a loperamida e o difenoxilato-atropina, os quais reduzem a motilidade intestinal e permitem mais tempo de contato entre os nutrientes luminais e a superfície mucosa do intestino delgado. No primeiro ano após a ressecção, os medicamentos que bloqueiam a produção ácida são usados para tratar a hipersecreção gástrica, incluindo inibidores da bomba de prótons ou antagonistas do receptor de histamina 2 (H_2). O supercrescimento bacteriano no intestino delgado é comum, sendo tratado com antibióticos quando houver suspeita. O único medicamento específico para a síndrome do intestino curto, mas limitado para uso em pacientes dependentes de nutrição parenteral e fluidos intravenosos, é a teduglutida, um análogo peptídeo semelhante ao glucagon 2 (GLP-2) que aumenta a proliferação celular nas criptas e a hiperplasia das vilosidades, aumentando a absorção de nutrientes, fluidos e eletrólitos. Os pacientes tratados com teduglutida apresentam uma redução média de 20% em sua necessidade de nutrição parenteral. Uma eficácia maior foi observada em pacientes sem cólon residual, provavelmente devido a níveis menores de GLP-2 endógeno circulante em comparação com pacientes com o cólon em continuidade.

Terapia nutricional   Os pacientes com síndrome do intestino curto devem consumir 3 a 4 vezes sua ingesta calórica normal para manter o peso. A presença de nutrientes luminais é necessária para que ocorra o processo de adaptação, de modo que é recomendada a alimentação precoce, mesmo que também haja necessidade de nutrição parenteral. Esses efeitos são mais provavelmente mediados por contato direto com a mucosa além da estimulação da secreção de hormônios intestinais como o semelhante ao glucagon 2.

Se o paciente tiver todo ou parte do cólon remanescente em continuidade, uma dieta hipolipídica deve ser instituída para reduzir a concentração de ácidos graxos mal absorvidos que induzem uma diarreia secretora. É estimulada a ingesta aumentada de carboidratos complexos, pois, quando mal absorvidos e presentes no cólon, eles são convertidos em ácidos graxos de cadeia curta e absorvidos, contribuindo com várias centenas de calorias adicionais por dia. Todos os pacientes devem ser orientados a tomar diariamente um suplemento polivitamínico de alta potência. Os pacientes nos quais a nutrição oral falhar devem ser alimentados por via parenteral.

Monitoramento   Os pacientes com a síndrome do intestino curto estão sob risco para osteoporose devido à má-absorção de cálcio e vitamina D da dieta, de modo que devem ser periodicamente monitorados para deficiência de vitamina D e níveis de cálcio com densitometrias para avaliar a densidade mineral óssea. A má-absorção de vitaminas e minerais é comum; assim, há necessidade de monitoramento periódico de vitaminas lipossolúveis, vitamina B_{12}, ácido fólico, ferro, magnésio e zinco. As deficiências menos comuns incluem cobre, selênio e cromo, mas isso costuma ocorrer em pacientes dependentes da nutrição parenteral, podendo ser corrigidas pelo ajuste da dose intravenosa diária. Os sinais e sintomas da deficiência de vitaminas e minerais também devem ser cuidadosamente monitorados (alopecia, alterações de pele e unhas, sintomas neurológicos como neuropatia periférica etc.).

DISTÚRBIOS DA ABSORÇÃO PÓS-MUCOSA

Após a captação pelos enterócitos, os nutrientes ainda são processados e transportados até os linfáticos ou para a circulação portal para serem usados por outras células do organismo. Os distúrbios primários e secundários dos linfáticos podem resultar em significativa diarreia e má-absorção. Os distúrbios primários dos linfáticos intestinais incluem a linfangiectasia intestinal, a qual pode ser congênita ou adquirida. As causas secundárias de dano ou bloqueio linfático intestinal incluem fibrose retroperitoneal, mesenterite fibrosante e linfoma. As causas circulatórias de comprometimento da oferta de nutrientes a partir do intestino incluem fisiologia de Fontan, insuficiência cardíaca congestiva e pericardite constritiva. O resultado final do dano aos canais linfáticos é má-absorção e diarreia com a concomitante enteropatia perdedora de proteínas.

ENTEROPATIA PERDEDORA DE PROTEÍNAS

A enteropatia perdedora de proteínas se refere a um grande grupo de distúrbios GI e não GI caracterizados por hipoproteinemia e edema na ausência de doença hepática com redução da síntese proteica ou de doença renal com proteinúria. Essas doenças caracterizam-se por perda excessiva de proteínas no trato GI. As doenças que podem resultar em aumento da perda proteica no trato GI podem ser classificadas em três grupos: (1) ulceração da mucosa, de modo que a perda de proteína representa principalmente uma exsudação através da mucosa danificada (p. ex., retocolite ulcerativa, carcinomas GI); (2) mucosa não ulcerada, porém com evidência de dano, de modo que a perda de proteínas representa o escape através dos epitélios com permeabilidade alterada (p. ex., doença celíaca no intestino delgado e doença de Ménétrier [gastropatia hipertrófica] no estômago e no intestino delgado, respectivamente); e (3) disfunção linfática, que representa uma doença linfática primária ou secundária a uma obstrução linfática parcial, que pode ocorrer como resultado de linfonodos aumentados ou doença cardíaca. Isso resulta em aumento da pressão linfática causando exsudação de proteínas para dentro da luz do trato GI.

Diagnóstico   O diagnóstico da enteropatia perdedora de proteínas é sugerido pela presença de diarreia, edema periférico e baixos níveis séricos de albumina e globulina na ausência de doença renal e hepática. Em casos raros, um indivíduo com enteropatia perdedora de proteínas tem perda seletiva *somente* de albumina ou *somente* de globulina. Assim, a redução marcada na albumina sérica com globulinas séricas normais deve sugerir doença renal e/ou hepática. Da mesma forma, globulinas séricas reduzidas com níveis séricos normais de albumina resultam mais provavelmente de uma síntese reduzida de globulinas do que de maior perda de globulinas para dentro do intestino. A alfa-1 antitripsina, uma proteína responsável por cerca de 4% das proteínas séricas totais e resistente à proteólise, pode ser usada para detectar as taxas aumentadas de perda de proteínas séricas pelo trato intestinal, mas não pode ser usada para avaliar a perda gástrica de proteínas devido à sua degradação em meio ácido. A alfa-1 antitripsina pode ser medida em amostra ou em coleta de 24 horas e, no caso de elevação, confirma o diagnóstico. Uma determinação mais precisa é a depuração de alfa-1 antitripsina, medida pela determinação do volume fecal e das concentrações fecal e plasmática de alfa-1 antitripsina. Além da perda de proteínas pelos linfáticos anormais e distendidos, os linfócitos periféricos também podem ser perdidos via linfáticos, com consequente desenvolvimento de linfopenia relativa e de perda específica de linfócitos T CD3+. Portanto, linfopenia em um paciente com hipoproteinemia indica perda aumentada de proteínas pelo trato GI.

Os pacientes com perda proteica aumentada pelo trato GI em razão de obstrução linfática exibem, com frequência, esteatorreia e diarreia. A esteatorreia resulta de um fluxo linfático alterado, pois os quilomícrons que contêm lipídeos saem das células epiteliais intestinais via linfáticos intestinais (Tab. 325-2; Fig. 325-4). Na ausência de obstrução linfática anatômica ou mecânica, a disfunção linfática intestinal intrínseca – com ou sem disfunção linfática nas extremidades periféricas – foi designada como *linfangiectasia intestinal*. De modo semelhante, cerca de 50% dos indivíduos com doença linfática periférica intrínseca (doença de Milroy) também apresentam linfangiectasia intestinal e hipoproteinemia. Além da esteatorreia e da perda aumentada de proteínas no trato GI, todos os outros aspectos da função de absorção intestinal estão normais na linfangiectasia intestinal.

Endoscopia e exames de imagem A endoscopia com biópsia e a cápsula endoscópica podem ser realizadas para descartar doenças da mucosa. A enterografia por ressonância magnética pode ser útil em crianças com linfangiectasia.

Outras causas Os pacientes com enteropatia perdedora de proteínas idiopática e sem evidências de doença GI devem ser investigados para doença cardíaca. À medida que mais pacientes com cardiopatia congênita chegam à idade adulta, a fisiologia de Fontan tem se tornado uma causa mais comum de enteropatia com perda de proteínas. Outras causas cardíacas incluem doença valvar do lado direito e pericardite crônica (Caps. 268 e 270). A doença de Ménétrier (também denominada *gastropatia hipertrófica*) é uma entidade rara que acomete o corpo e o fundo do estômago e se caracteriza por pregas gástricas volumosas, secreção reduzida de ácido gástrico e, algumas vezes, perda aumentada de proteínas no estômago.

TRATAMENTO
Enteropatia perdedora de proteínas

Levando-se em conta que a perda excessiva de proteínas pelo trato GI é mais frequentemente secundária a uma doença específica, o tratamento deve ser dirigido sobretudo ao processo patológico subjacente, e não à hipoproteinemia. Quando a perda proteica aumentada é secundária a uma obstrução linfática, é fundamental estabelecer a natureza dessa obstrução. A identificação de linfonodos mesentéricos ou de um linfoma pode ser possível por meio dos exames de imagem. De modo semelhante, é importante descartar a possibilidade de doença cardíaca como causa da enteropatia perdedora de proteínas. Os pacientes com cardiopatia congênita podem ser avaliados por linfangiografia intranodal ou por linfangiografia por ressonância magnética sem contraste, podendo ser submetidos a intervenções cirúrgicas linfáticas para a descompressão do sistema linfático ou visando excluir os canais linfáticos anormais.

A perda proteica aumentada que ocorre na linfangiectasia intestinal representa o resultado de linfáticos distendidos associados à má-absorção lipídica. O tratamento da hipoproteinemia consiste em dieta pobre em gorduras e rica em proteínas com a administração de triglicerídeos de cadeia média (TCMs), que não saem das células epiteliais intestinais via linfáticos, mas são distribuídos no corpo pela veia porta. Outros tratamentos clínicos, incluindo a octreotida, um análogo da somatostatina, a heparina intravenosa e a budesonida, foram estudados, mas, em geral, se mostraram ineficazes.

ABORDAGEM AO PACIENTE
Avaliação do paciente com suspeita de má-absorção

A avaliação de pacientes com má-absorção costuma ser difícil devido ao grande número de distúrbios subjacentes e à ampla gama de testes disponíveis. Assim, uma anamnese abrangente e um exame físico cuidadoso são fundamentais para desenvolver um diagnóstico diferencial mais limitado e, assim, evitar exames extensos e desnecessários.

ANAMNESE
Uma anamnese cuidadosa deve incluir perguntas sobre os sintomas, incluindo dor abdominal, diarreia, perda ponderal, distensão, sinais ou sintomas de deficiências de nutrientes seletivos como anemia ferropriva, fraturas ósseas ou osteoporose sugerindo deficiência de vitamina D e/ou cálcio, neuropatia periférica resultante da deficiência de vitamina B_{12}, alopecia que pode resultar da deficiência generalizada de proteínas, distúrbios predisponentes como pancreatite crônica ou doença hepática particularmente envolvendo os ductos biliares como a colangite biliar primária ou a colangite esclerosante primária, história de ressecção do intestino delgado (devido a doença de Crohn, trauma, doença intestinal isquêmica etc.) e histórico de viagens. Vários sintomas inespecíficos como fadiga e fraqueza também podem ser relatados. As manifestações variadas da má-absorção e a fisiologia subjacente das manifestações clínicas estão resumidas na Tabela 325-5.

EXAME FÍSICO
Um exame físico cuidadoso pode oferecer indícios para as deficiências nutricionais subjacentes e ajudar a avaliar a gravidade do processo de má-absorção. Por exemplo, evidências de perda ponderal significativa podem ser detectadas por atrofia bitemporal e redução da circunferência do braço, a deficiência de ferro pode causar unhas em formato de colher, e a deficiência de vitamina B_{12} pode resultar em neuropatia periférica significativa ocasionando redução sensorial com parestesias e formigamentos.

EXAMES LABORATORIAIS (TAB. 325-6)
As doenças que afetam exclusivamente o intestino delgado proximal (p. ex., doença celíaca limitada ao duodeno) podem resultar em anemia ferropriva. A ressecção ou doença do íleo terminal resulta em deficiência de vitamina B_{12}, pois a absorção dessa vitamina ocorre exclusivamente no íleo, causando anemia macrocítica. Os distúrbios que causam esteatorreia estão quase invariavelmente associados com a deficiência de vitaminas lipossolúveis, especificamente a vitamina D (muito comum), a vitamina E, a vitamina A e a vitamina K. O resultado funcional da deficiência de vitamina K é o aumento do tempo de protrombina/razão normalizada internacional (INR, de *international normalized ratio*), de modo que esse exame de sangue é frequentemente medido em lugar dos níveis de vitamina K. Os níveis séricos de caroteno podem sugerir a má-absorção de gorduras, mas eles podem diminuir simplesmente devido ao consumo dietético inadequado de vegetais folhosos.

Para o diagnóstico da esteatorreia, pode-se usar uma amostra de fezes para coloração Sudan III, a qual é específica para gordura fecal. Este é um teste qualitativo útil, mas não é quantitativo. A pesquisa de elastase fecal é útil para o diagnóstico de insuficiência pancreática. Uma avaliação de 24 horas para volume/peso fecal pode ser útil no estabelecimento da presença de diarreia absortiva ou secretora clinicamente significativa *versus* diarreia por outras causas como a proctite, a qual causa fezes pequenas e frequentes de pouco volume. O padrão-ouro para a documentação de esteatorreia é a coleta de gordura fecal de 72 horas, a qual é realizada em conjunto com um consumo de 100 g de gordura na dieta. Esse teste é altamente acurado, mas é difícil de obter devido à relutância do paciente em coletar as fezes. Os pacientes com má-absorção de gorduras também toleram mal a dieta com 100 g de gordura. Em vez disso, pode-se usar uma dieta com a quantidade de gorduras estritamente quantificada, mas reduzida. Por fim, o cálculo do intervalo (*gap*) aniônico fecal é uma maneira muito útil e fácil de diagnosticar uma diarreia osmótica. Uma amostra de fezes é enviada ao laboratório para a quantificação das concentrações fecais de sódio e potássio. Embora a osmolalidade fecal também possa ser mensurada no laboratório, as medidas costumam ser imprecisas devido à degradação bacteriana dos carboidratos não absorvidos à medida que as fezes descansam antes do exame. Como a osmolalidade fecal normal reflete a osmolalidade sérica de 290 mOsm/kg H_2O, o intervalo aniônico pode ser calculado da seguinte forma:

$$290 - 2\,([Na+]\,fecal + [K+]\,fecal).$$

Se o resultado for > 50-100, existe intervalo aniônico fecal, indicando a presença de osmóis não mensurados (p. ex., lactose mal absorvida), e a diarreia osmótica pode ser diagnosticada. Se o resultado for < 50, pode-se supor um componente secretor. É importante observar que os ácidos graxos mal absorvidos também podem causar uma diarreia secretora ao induzirem secreção no cólon, de modo que uma diarreia por má-absorção pode ter componentes osmótico e secretor. A doença celíaca extensa pode causar tanto a diarreia osmótica devido a carboidratos mal absorvidos como a diarreia secretora devido à hiperplasia de criptas.

Teste de D-xilose urinária O teste de D-xilose urinária para absorção de carboidratos possibilita a medida da função absortiva do intestino

TABELA 325-5 ■ Fisiopatologia das manifestações clínicas dos distúrbios de má-absorção

Sinal ou sintoma	Mecanismo
Perda de peso/má nutrição	Anorexia, má-absorção de nutrientes
Diarreia	Absorção ou secreção prejudicada de água e eletrólitos; secreção colônica de líquidos secundária a ácidos biliares e ácidos graxos di-hidroxílicos não absorvidos
Flatulência	Fermentação bacteriana dos carboidratos não absorvidos
Glossite, queilite, estomatite	Deficiência de ferro, vitamina B_{12}, folato e vitamina A
Dor abdominal	Distensão ou inflamação intestinal, pancreatite
Dor óssea	Má-absorção de cálcio e de vitamina D, deficiência de proteínas, osteoporose
Tetania, parestesia	Má-absorção de cálcio e de magnésio
Fraqueza	Anemia, depleção de eletrólitos (particularmente K^+)
Azotemia, hipotensão	Depleção hidreletrolítica
Amenorreia, redução da libido	Depleção proteica, calorias reduzidas, hipopituitarismo secundário
Anemia	Absorção reduzida de ferro, folato, vitamina B_{12}
Sangramento	Má-absorção de vitamina K, hipoprotrombinemia
Cegueira noturna/xeroftalmia	Má-absorção de vitamina A
Neuropatia periférica	Deficiência de vitamina B_{12} e tiamina
Dermatite	Deficiência de vitamina A, zinco e ácidos graxos essenciais

delgado proximal. A D-xilose (uma pentose) é absorvida quase exclusivamente nos segmentos proximais do intestino delgado, sendo excretada na urina. Em geral, o teste de D-xilose consiste na administração de 25 g de D-xilose e na coleta de urina por um período de 5 horas. A obtenção de um resultado anormal (excreção < 4,5 g) reflete sobretudo a presença de doença da mucosa duodenal/jejunal. O teste de D-xilose também pode ser anormal nos pacientes com retardo do esvaziamento gástrico, função renal prejudicada e sequestro em pacientes com grandes acúmulos de líquido no terceiro espaço (i.e., ascite, líquido pleural). A facilidade de se obter uma biópsia da mucosa do intestino delgado por endoscopia e a taxa de resultados falso-negativos do teste da D-xilose reduziram expressivamente o uso deste último exame. Quando há suspeita de doença da mucosa do intestino delgado, deve-se efetuar uma biópsia dessa mucosa.

Exame radiológico Um exame contrastado do intestino delgado pode ser muito útil para a detecção de evidências de doença do intestino delgado, como doença celíaca, diverticulose jejunal (que predispõe ao supercrescimento bacteriano no intestino delgado) ou doença de Crohn (Fig. 325-3). A enterografia por ressonância magnética e a enterografia por tomografia computadorizada são comumente usadas para o diagnóstico e manejo de distúrbios inflamatórios e estenosantes como a doença de Crohn e como avaliação inicial de má-absorção, oferecendo uma maneira de visualizar toda a luz do trato GI além da árvore hepatobiliar e do pâncreas.

Avaliação endoscópica e biópsias do intestino delgado A endoscopia com biópsias do intestino delgado é fundamental na avaliação de pacientes com esteatorreia documentada ou com diarreia crônica, além de avaliar anormalidades detectadas por exames radiológicos ou por cápsula endoscópica. Em pacientes com esteatorreia documentada e sem evidências de doença pancreática ou hepatobiliar, uma endoscopia alta e uma possível enteroscopia de intestino delgado são necessárias para examinar a mucosa do intestino delgado e coletar biópsias para análise. Uma EDA irá visualizar o estômago e o duodeno; o alcance máximo de um aparelho típico de EDA é o ligamento de Treitz. A enteroscopia de intestino delgado com o uso de um aparelho mais longo, como o colonoscópio pediátrico, pode ser usada para a visualização do jejuno. A enteroscopia com balão simples ou duplo oferece uma maneira de examinar uma porção muito maior do jejuno e, se bem-sucedida, alcançará o íleo. A cápsula endoscópica oferece outra maneira de visualização de todo o intestino delgado. A colonoscopia pode ser usada para uma visualização retrógrada e para biópsias do íleo terminal.

Análise de biópsias A patologia do intestino delgado pode ser dividida em três grupos (Tab. 325-7), descritos adiante.

1. **Achados histopatológicos difusos** que envolvem toda ou a maior parte da mucosa e são específicos de uma determinada entidade patológica; isso inclui doença de Whipple, agamaglobulinemia (p. ex., imunodeficiência comum variável) e abetalipoproteinemia. A doença de Whipple exibe macrófagos PAS-positivos, e a análise imuno-histoquímica pode detectar o microrganismo patogênico. A deficiência de imunoglobulina está associada a diversas alterações histopatológicas na biópsia de mucosa do intestino delgado. O elemento característico é a ausência ou redução substancial no número de plasmócitos na lâmina própria; a arquitetura da mucosa pode ser perfeitamente normal ou plana (i.e., atrofia vilosa). A abetalipoproteinemia caracteriza-se por um aspecto normal da mucosa, exceto pela presença de células absortivas mucosas que contêm lipídeos no período pós-prandial e desaparecem após um período prolongado de jejum ou de dieta isenta de gordura.

2. **As lesões esparsas que são específicas de uma entidade patológica** incluem, por exemplo, linfoma intestinal e linfangiectasia intestinal. Várias doenças apresentam uma mucosa anormal do intestino delgado com distribuição esparsa. Em consequência, as amostras de biópsia obtidas de modo aleatório ou na ausência de anormalidades visualizadas por endoscopia podem não revelar características diagnósticas. Em alguns casos, o linfoma intestinal pode ser diagnosticado a partir de uma biópsia de mucosa pela identificação de células do linfoma maligno na lâmina própria e na submucosa (Cap. 108). A presença de vasos linfáticos dilatados na submucosa e, algumas vezes, na lâmina própria indica linfangiectasia associada à hipoproteinemia secundária à perda de proteínas no intestino. A gastrenterite eosinofílica engloba um grupo heterogêneo de distúrbios com um espectro de apresentações e sintomas com infiltrado eosinofílico da lâmina própria, com ou sem eosinofilia no sangue periférico. A distribuição esparsa do infiltrado e sua presença na submucosa geralmente explicam a ausência de anormalidades histopatológicas na biópsia de mucosa. Como o comprometimento do duodeno na doença de Crohn também é submucoso e não necessariamente contínuo, as biópsias de mucosa não constituem a abordagem mais direta para o diagnóstico de doença de Crohn

TABELA 325-6 ■ Comparação dos diferentes tipos de ácidos graxos

	Cadeia longa	Cadeia média	Cadeia curta
Comprimento da cadeia de carbono	> 12	8-12	< 8
Presentes na dieta	Em grandes quantidades	Em pequenas quantidades	Não
Origem	Da dieta, como triglicerídeos	Apenas em pequenas quantidades da dieta, como triglicerídeos	Degradação bacteriana dos carboidratos não absorvidos formando ácidos graxos no cólon
Local primário da absorção	Intestino delgado	Intestino delgado	Cólon
Depende da lipólise pancreática	Sim	Não	Não
Depende da formação de micelas	Sim	Não	Não
Presença nas fezes	Mínima	Não	Significativa

TABELA 325-7 ■ Doenças que podem ser diagnosticadas por biópsias da mucosa do intestino delgado

Lesões	Achados patológicos
Específicas e difusas	
Doença de Whipple	A lâmina própria apresenta macrófagos contendo material positivo na coloração pelo ácido periódico de Schiff
Agamaglobulinemia	Ausência de plasmócitos; vilosidades normais ou ausentes ("mucosa plana")
Abetalipoproteinemia	Vilosidades normais; células epiteliais vacuoladas com gordura no período pós-prandial
Específicas e esparsas	
Linfoma intestinal	Células malignas na lâmina própria e na submucosa
Linfangiectasia intestinal	Linfáticos dilatados; vilosidades claviformes
Gastrenterite eosinofílica	Infiltração eosinofílica da lâmina própria e da mucosa
Amiloidose	Depósito de amiloide
Doença de Crohn	Granulomas não caseosos
Infecção por um ou mais microrganismos (ver texto)	Microrganismos específicos
Mastocitose	Infiltração da lâmina própria por mastócitos
Inespecíficas e difusas	
Doença celíaca	Vilosidades curtas ou ausentes; infiltrado mononuclear; destruição das células epiteliais; hipertrofia das criptas
Espru tropical	Semelhante à doença celíaca
Supercrescimento bacteriano no intestino delgado	Destruição variegada das vilosidades; infiltrados de linfócitos
Deficiência de folato	Vilosidades curtas; mitose reduzida nas criptas; megalocitose
Deficiência de vitamina B_{12}	Semelhante à deficiência de folato
Enterite actínica	Semelhante à deficiência de folato
Síndrome de Zollinger-Ellison	Ulceração mucosa e erosão induzida por ácido
Desnutrição proteico-calórica	Atrofia vilosa; supercrescimento bacteriano secundário
Enterite induzida por fármacos	Histologia variável

duodenal (Cap. 326). A deposição de amiloide pode ser identificada pela coloração com vermelho Congo em alguns pacientes com amiloidose que acomete o duodeno (Cap. 112).

3. **As lesões inespecíficas difusas** podem ser encontradas em mais de um distúrbio. Por exemplo, a atrofia/ausência de vilosidades pode ser encontrada na doença celíaca, no espru tropical ou no supercrescimento bacteriano, entre outros distúrbios. Vários microrganismos podem ser identificados nas amostras de biópsia do intestino delgado, estabelecendo um diagnóstico correto. Algumas vezes, a biópsia é realizada especificamente para diagnosticar infecção (p. ex., doença de Whipple ou giardíase). Na maioria das outras circunstâncias, a infecção é detectada de modo incidental durante a investigação de diarreia ou outros sintomas abdominais. Muitas dessas infecções ocorrem nos pacientes imunossuprimidos com diarreia; os agentes etiológicos são *Cryptosporidium*, *Isospora belli*, microsporídeos, *Cyclospora*, *Toxoplasma*, citomegalovírus, adenovírus, *Mycobacterium avium-intracellulare* e *G. lamblia*. Nos pacientes imunossuprimidos, quando são observados microrganismos dos gêneros *Candida*, *Aspergillus*, *Cryptococcus* ou *Histoplasma* na biópsia duodenal, sua presença costuma refletir uma infecção sistêmica. Além da doença de Whipple e das infecções no paciente imunossuprimido, a biópsia do intestino delgado raramente é realizada como principal forma de estabelecer o diagnóstico de infecção. Mesmo a giardíase é diagnosticada mais facilmente pela pesquisa do antígeno nas fezes e/ou do aspirado duodenal, e não pela biópsia duodenal.

RESUMO

A avaliação e o manejo dos pacientes com distúrbios da absorção são difíceis devido à complexidade da fisiopatologia subjacente e ao grande número de doenças associadas. Uma abordagem diagnóstica baseada nas informações resumidas nas Tabelas 325-1 e 325-5 pode ser útil para orientar os cuidados desses pacientes complexos.

Agradecimento *Henry Binder escreveu este capítulo em edições anteriores, e parte deste material foi mantida aqui.*

LEITURAS ADICIONAIS

BOUTTE HJ, RUBIN DC: Short bowel syndrome, in *Gastrointestinal Motility Disorders: A Point-of-Care Clinical Guide*. E Bardan, R Shaker (eds). Cham, Switzerland, Springer International Publishing, 2017.
BUSHYHEAD D, QUIGLEY EM: Small intestinal bacterial overgrowth. Gastroenterol Clin North Am 50:463, 2021.
CAIO G et al: Celiac disease: A comprehensive current review. BMC Med 17:142, 2019.
CAMILLERI M, VIJAYVARGIYA P: The role of bile acids in chronic diarrhea. Am J Gastroenterol 115:1596, 2020.
ELLI L et al: Protein-losing enteropathy. Curr Opin Gastroenterol 36:238, 2020.
JOHNSON LR: Digestion and absorption of nutrients, in *Gastrointestinal Physiology*, 9th ed. LR Johnson. Philadelphia, Elsevier, 2019, pp 102-120.
LAGIER JC, RAOULT D: Whipple's disease and *Tropheryma whipplei* infections: When to suspect them and how to diagnose and treat them. Curr Opin Infect Dis 31:463, 2018.
LEBWOHL B, RUBIO-TAPA A: Epidemiology, presentation and diagnosis of celiac disease. Gastroenterology 160:63, 2021.
LEVITT DG, LEVITT MD: Protein losing enteropathy: comprehensive review of the mechanistic association with clinical and subclinical disease states. Clin Exper Gastro 10:247, 2017.
MISSELWITZ B et al: Update on lactose malabsorption and intolerance: pathogenesis, diagnosis and clinical management. Gut 68: 2080, 2019.

326 Doença inflamatória intestinal
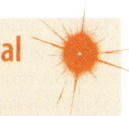
Sonia Friedman, Richard S. Blumberg

A doença inflamatória intestinal (DII) é uma doença inflamatória crônica idiopática do trato gastrintestinal (GI). Retocolite ulcerativa (RCU) e doença de Crohn (DC) são os dois tipos principais de DII.

CONSIDERAÇÕES GLOBAIS: EPIDEMIOLOGIA

A RCU e a DC surgiram como doenças globais no século XXI. Elas afetam > 2 milhões de pessoas na América do Norte, 3,2 milhões na Europa e outros milhões no mundo todo. Desde o final da década de 1990, a maioria dos estudos sobre DC e RCU mostra incidência estável ou em queda no mundo ocidental. O ônus da doença continua alto, com uma prevalência > 0,3% na América do Norte, na Oceania e na maioria dos países europeus. Em países recentemente industrializados na África, na Ásia e na América do Sul, onde existe aumento da urbanização e ocidentalização, a incidência de DII tem aumentado e reflete o aumento anterior da DII no mundo ocidental durante o século XX. Por exemplo, no Brasil, a mudança de porcentagem anual é +11,1% (intervalo de confiança [IC] de 95%, 4,8-17,8%) para a DC e +14,9% (IC de 95%, 10,4-19,6%) para a RCU, enquanto em Taiwan, a mudança de porcentagem anual é +4% (IC de 95%, 1-7,1%) para a DC e +4,8% (IC de 95%, 1,8-8%) para a RCU. Em um estudo de casos recém-diagnosticados de DII entre 2011 e 2013 em 13 países no Pacífico Asiático, a incidência média anual de DII a cada 100 mil foi de 1,50 (IC de 95%, 1,43-1,57). Índia (9,31; IC de 95%, 8,38-10,31) e China (3,64; IC de 95%, 2,97-4,42) apresentaram as maiores incidências de DII na Ásia. Os maiores valores de prevalência relatados foram na Europa (RCU, 505 a cada 100.000 na Noruega; DC, 322 a cada 100.000 na Alemanha) e na América do Norte (RCU, 286 a cada 100.000 nos Estados Unidos; DC, 319 a cada 100.000 no Canadá). Os fatores mais prováveis para explicar a variabilidade geográfica nas taxas de DII, especialmente a incidência crescente em áreas urbanas e países em desenvolvimento, são variáveis ambientais que incluem mudanças na dieta (com efeitos posteriores sobre a microbiota intestinal), diferenças de exposição à luz solar ou à temperatura e condições socioeconômicas e de higiene (Tab. 326-1).

A crescente imigração para sociedades ocidentais também tem impacto na incidência e prevalência da DII. A prevalência da RCU entre os

TABELA 326-1 ■ Epidemiologia da doença inflamatória intestinal (DII)		
	Retocolite ulcerativa	Doença de Crohn
Idade de início	Segunda a quarta décadas e sétima a nona décadas	Segunda a quarta décadas e sétima a nona décadas
Etnia	Judeu > branco não judeu > negro > latino > asiático	
Relação mulheres/homens	0,51-1,58	0,34-1,65
Tabagismo	Pode prevenir a doença (razão de chance de 0,58)	Pode causar a doença (razão de chance de 1,76)
Contraceptivos orais	Nenhum aumento do risco	Razão de risco de 2,82
Apendicectomia	Efeito protetor (redução do risco em 13-26%)	Nenhuma proteção
Gêmeos monozigóticos	Concordância de 6-18%	Concordância de 38-58%
Gêmeos dizigóticos	Concordância de 0-2%	Concordância de 4%
Infecções no primeiro ano de vida	1,6 e 3 vezes o risco de desenvolver DII aos 10 e 20 anos	

habitantes do sul da Ásia que imigraram para o Reino Unido foi maior em comparação com a população europeia do Reino Unido (17 casos a cada 100.000 pessoas vs. 7 a cada 100.000). Pacientes espanhóis que emigraram dentro da Europa, mas não os que imigraram para a América Latina, desenvolveram DII com maior frequência que os controles. As pessoas que imigraram para países ocidentalizados e depois retornaram para seu país natal também continuavam a demonstrar aumento do risco de desenvolver DII.

O pico de incidência de RCU e DC está entre a segunda e a quarta décadas de vida, com 78% dos estudos de DC e 51% dos estudos de RCU relatando incidência mais alta na faixa etária de 20 a 29 anos. Uma segunda elevação modesta da incidência ocorre entre a sétima e a nona décadas de vida. A razão entre os sexos feminino e masculino varia de 0,51 a 1,58 nos estudos sobre RCU e de 0,34 a 1,65 nos estudos sobre DC, sugerindo que o diagnóstico de DII não seja específico para sexos. A DII pediátrica (pacientes com idade < 17 anos) representa cerca de 20 a 25% de todos os pacientes com DII, e cerca de 5% de todos os casos de DII têm idade < 10 anos. As crianças com DII também são agrupadas como aquelas de início precoce (DIIP) (pacientes < 10 anos), DII de início muito precoce (DIIMP) (pacientes < 6 anos) e DII do lactente (DIIL) (pacientes < 2 anos). A DIIMP e a DIIL acometem principalmente o cólon, são resistentes aos fármacos convencionais e frequentemente têm história familiar clara de DII, ao menos em um parente de primeiro grau com a doença. Na DIIL ou na DIIMP, foram identificadas várias mutações genéticas singulares como a base para a suscetibilidade em até 10% dos pacientes, sugerindo uma origem mendeliana simples para a doença nesses casos.

A maior incidência de DII ocorre entre brancos e judeus, mas a incidência de DII em latinos e asiáticos está aumentando, conforme descrito anteriormente. As áreas urbanas apresentam maior prevalência de DII que as áreas rurais, e as classes socioeconômicas mais altas apresentam prevalência mais elevada que as classes socioeconômicas mais baixas.

Estudos epidemiológicos identificaram vários fatores ambientais potencialmente associados ao risco da doença (Fig. 326-1). Entre populações brancas, o tabagismo é um fator de risco importante para DII com efeitos opostos na RCU (razão de chance [OR, de *odds ratio*] de 0,58) e na DC (OR de 1,76), ao passo que, em outros grupos étnicos com suscetibilidades genéticas diferentes, o tabagismo pode ser menos importante. Principalmente nas faixas etárias jovens, a apendicectomia prévia em casos de apendicite confirmada tem um efeito protetor contra o desenvolvimento de RCU (redução de 13-26%) em populações e regiões geográficas diferentes. Também há uma associação modesta da apendicectomia com o desenvolvimento da DC, mas isso pode ser atribuído a um viés diagnóstico. O uso de anticoncepcionais orais está associado ao risco de desenvolver DC, com razões de risco de até 2,82 entre as usuárias atuais e 1,39 entre as mulheres que usaram no passado. A associação entre o uso de anticoncepcionais orais e RCU limita-se às mulheres com história de tabagismo. As infecções no primeiro ano de vida estão associadas ao desenvolvimento de DII, especialmente antes das idades de 10 e 20 anos. A amamentação também pode proteger contra o desenvolvimento de DII. Gastrenterites infecciosas (p. ex., *Salmonella*, *Shigella*, espécies de *Campylobacter*, *Clostridioides difficile*) aumentam o risco de DII em 2 a 3 vezes. As dietas ricas em proteínas animais, açúcares, doces, óleos, peixes, frutos do mar e gorduras, em particular os ácidos graxos ω-6, assim como as dietas pobres em ácidos graxos ω-3, foram implicadas no aumento do risco de DII. Também existem relatos indicando que a vitamina D tenha um efeito protetor no risco de desenvolver DC.

A DII é uma doença familiar em 5 a 10% dos pacientes (Fig. 326-2), e o principal fator de risco para o desenvolvimento de DII é um parente de primeiro grau com a doença. Os filhos de mães e pais com RCU têm aumento de cerca de 4 vezes no risco de RCU, e os filhos de mães e pais com DC têm aumento de quase 8 vezes no risco de DC. Em alguns desses pacientes, pode haver início precoce da doença durante a primeira década de vida, e, na DC, observa-se concordância dos locais anatômicos e tipos clínicos dentro das famílias. Em estudos de gêmeos, 38 a 58% dos gêmeos monozigóticos são concordantes para a DC e 6 a 18% para a RCU, ao passo que 4% dos gêmeos dizigóticos são concordantes para a DC e 0 a 2% são concordantes para a RCU em coortes da Suécia e da Dinamarca. Nos demais pacientes, a DII é diagnosticada sem história familiar (i.e., doença esporádica).

CONSIDERAÇÕES GLOBAIS: FENÓTIPOS DA DII

Existem diferenças raciais na localização e no comportamento da DII que podem refletir variações genéticas subjacentes e ter implicações importantes para o diagnóstico e o tratamento da doença. Os negros e os latinos tendem a demonstrar distribuição ileocolônica da DC. Dados relativos ao Leste Asiático demonstram que a DC ileocolônica é o fenótipo mais comum (50,5-71%), ao passo que a doença perianal é mais frequente nos pacientes do Leste Asiático (30,3-58,8%) do que nos brancos (25,1-29,6%). A doença pancolônica é mais comum que a colite esquerda ou proctite entre os negros, latinos e asiáticos com RCU. Pacientes asiáticos mais idosos (idade > 60 anos) com RCU tendem a mostrar evolução mais agressiva da doença. Entre os negros, o acometimento articular é a manifestação extraintestinal (MEI) predominante, relatada em 15,7 a 29,6% dos casos. O acometimento ocular também é comum nos negros e varia de 7,1 a 13% dos casos. As MEIs mais descritas entre os latinos são as dermatológicas (10-13%). Há poucos dados sobre todos os aspectos da doença nos latinos e sobre a incidência e a prevalência de DII nos negros e nos asiáticos com DII que vivem fora da Ásia. Essas variações étnicas indicam a importância de diferentes fatores genéticos e/ou ambientais na patogênese do distúrbio.

ETIOLOGIA E PATOGÊNESE

Em condições fisiológicas, normalmente existe homeostase entre a microbiota comensal, as células epiteliais que recobrem o interior dos intestinos (células epiteliais intestinais [CEIs]) e as células imunes dentro dos tecidos (Fig. 326-1). Uma hipótese consensual é de que todos esses três compartimentos principais do hospedeiro – que funcionam como um "supraorganismo" integrado (microbiota, CEIs e células imunes) – sejam afetados por fatores ambientais (p. ex., tabagismo, antibióticos, patógenos entéricos) e genéticos específicos que, nos indivíduos suscetíveis, rompem cumulativa e interativamente a homeostase durante a vida do indivíduo; desse modo, o resultado é um estado crônico de inflamação descontrolada – isto é, DII. Embora a ativação crônica do sistema imune da mucosa possa representar uma resposta apropriada a um agente infeccioso, a busca por esse agente não foi frutífera até agora nos casos de DII. Assim, a DII é atualmente considerada uma resposta imune inapropriada à microbiota comensal endógena (autóctone) do intestino, com ou sem algum componente de autoimunidade. Ainda mais importante, o intestino normal não inflamado contém um grande número de células imunes em estado único de ativação, no qual o intestino é impedido de elaborar respostas imunológicas completas à microbiota comensal e antígenos da dieta por meio de vias reguladoras muito potentes, que atuam dentro do sistema imune (p. ex., células T reguladoras que expressam o fator de transcrição FoxP3 e suprimem a inflamação). A manutenção da homeostasia também envolve a supervisão pelas células parenquimatosas locais, incluindo células

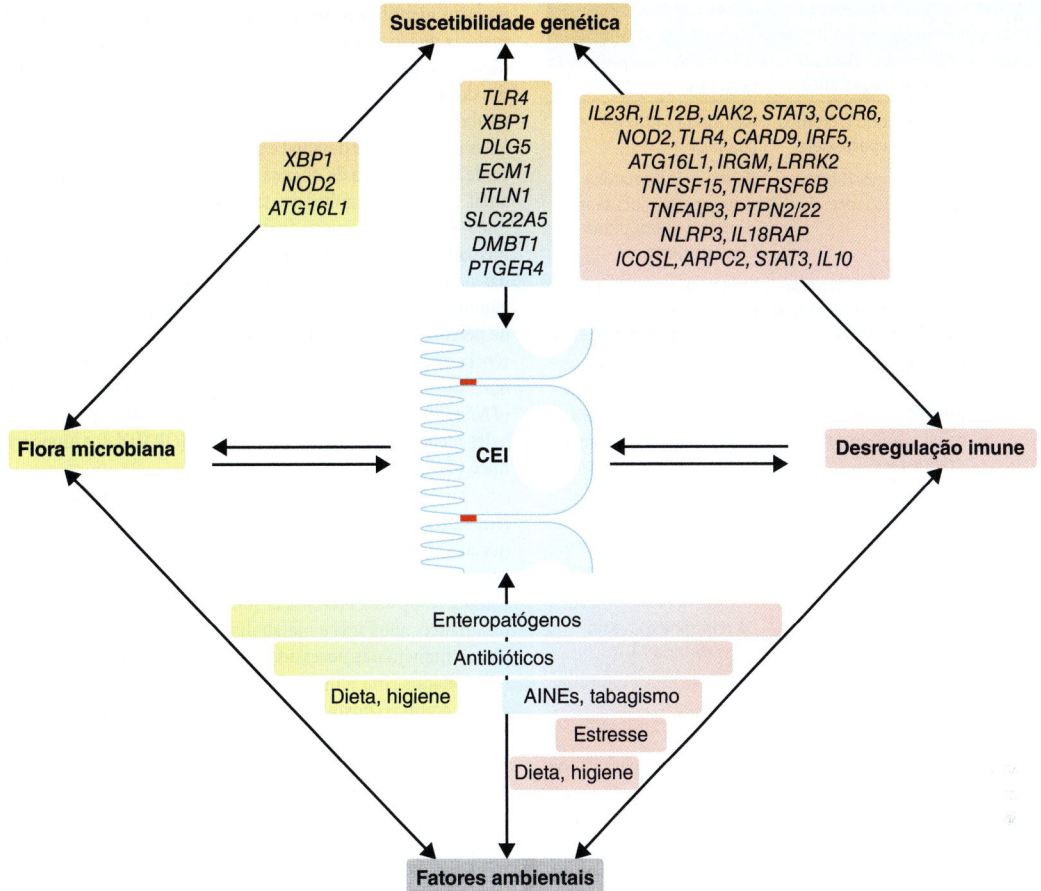

FIGURA 326-1 Patogênese da doença inflamatória intestinal (DII). Na DII, a relação tridimensional entre a flora comensal (microbiota), as células epiteliais intestinais (CEI) e o sistema imune da mucosa está desregulada, levando à inflamação crônica. Cada um desses três fatores é afetado por fatores genéticos e ambientais que determinam o risco da doença. AINEs, anti-inflamatórios não esteroides. *(Reimpressa, com permissão, de Annual Review of Immunology from Inflammatory Bowel Disease, A Kaser et al: 28:573, 2010. Permissão concedida por Copyright Clearance Center, Inc.)*

nervosas, endoteliais e estromais, além da microbiota comensal que oferece fatores benéficos essenciais para a saúde e serve como alvo da resposta imune. Durante a evolução das infecções ou outros estímulos ambientais do hospedeiro normal, há ativação completa dos tecidos linfoides do intestino, mas ela é rapidamente controlada pelo arrefecimento da reação imune e pela reparação dos tecidos. Na DII, esses processos podem não estar normalmente regulados.

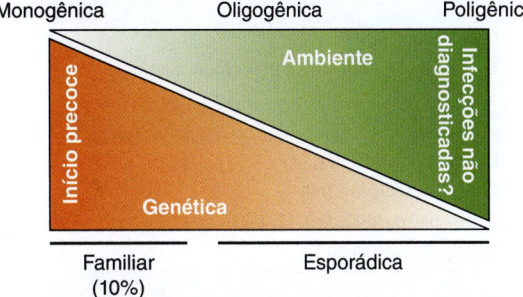

FIGURA 326-2 Um modelo da natureza sindrômica da doença inflamatória intestinal (DII). Fatores genéticos e ambientais influenciam de maneira variável o desenvolvimento e as manifestações fenotípicas da DII. Em um extremo, a DII é exemplificada como um distúrbio mendeliano simples, como observado na DII de início precoce, que seria atribuída às anomalias isoladas dos genes *IL10, IL10RA* e *IL10RB*; em outro extremo, a DII pode ser exemplificada como uma doença infecciosa emergente ainda por definir. *(Reproduzida, com permissão, de A Kaser et al: Genes and environment: how will our concepts on the pathophysiology of IBD develop in the future?, Dig Dis 28:395, 2010.)*

CONSIDERAÇÕES GENÉTICAS

A genética subjacente à DII é conhecida por sua concordância em gêmeos idênticos, por sua ocorrência no contexto de várias síndromes genéticas e pelo desenvolvimento de DII grave e refratária precocemente em casos de anomalias de genes isolados que afetam o sistema imune (Tab. 326-2). Foram identificados mais de 60 defeitos genéticos diferentes em pacientes com DIIMP por meio do sequenciamento total do exoma (WES, de *whole exome sequencing*), nos quais a maioria das mutações monogênicas foram descobertas. Isso inclui mutações dos genes que codificam, por exemplo, a interleucina 10 (IL-10), o receptor de IL-10 (IL-10R), a proteína 4 associada aos linfócitos T citotóxicos (*CTLA4*), a proteína do fator 2 citosólico dos neutrófilos (*NCF2*), o inibidor ligado ao X da proteína de apoptose (*XIAP*), a proteína âncora *beige-like* sensível aos polissacarídeos (*LRBA*) e a proteína do domínio 7A de repetição do tetratricopeptídeo (*TTC7*), entre muitos outros genes envolvidos nas interações entre hospedeiro e flora comensal. Uma etiologia monogênica também pode ser possível em um pequeno subgrupo de pacientes adultos com DII. Além disso, a DII tem origem familiar em pelo menos 10% dos pacientes afetados, o que é consistente com uma base hereditária para essa doença (Fig. 326-2). Porém, a maioria dos casos de DII pediátrica (não DIIMP) e adulta tem origem multigênica (ou poligênica), sugerindo uma natureza sindrômica para essa doença que gera múltiplos subgrupos clínicos além da classificação simplificada como RCU e DC. A natureza poligênica da doença foi elucidada através de várias abordagens genéticas, incluindo estudos de genes candidatos, análise de ligação genética e estudos de associação genômica ampla (GWAS, de *genome-wide association studies*) que se concentram na identificação de polimorfismos de nucleotídeo único (SNPs, de *single nucleotide polymorphisms*) associados à doença dentro do genoma humano, além de WES e sequenciamento total do genoma para elucidar as mutações específicas potencialmente envolvidas. Os GWAS identificaram cerca de 240 *loci* genéticos, e dois terços deles estão associados a ambos

TABELA 326-2 ■ Distúrbios genéticos primários associados à doença inflamatória intestinal (DII)

Nome	Associação genética	Fenótipo
Síndrome de Turner	Perda de todo o cromossomo X ou parte dele	Associada à RCU e à DC colônica
Síndrome de Hermansky-Pudlak	Cromossomo 10q23 autossômico recessivo	Colite granulomatosa, albinismo oculocutâneo, disfunção plaquetária, fibrose pulmonar
Síndrome de Wiskott-Aldrich (WAS)	Distúrbio recessivo ligado ao X, perda da função da proteína WAS	Colite, imunodeficiência, plaquetas com grave disfunção e trombocitopenia
Doença do depósito de glicogênio tipo B1	Distúrbio autossômico recessivo de *SLC37A4* resultando em deficiência da glicose-6-fosfato-translocase	Colite granulomatosa, manifestada no lactente com hipoglicemia, parada de crescimento, hepatomegalia e neutropenia
Poliendocrinopatia, desregulação imune, enteropatia ligada ao X (IPEX)	Perda do fator de transcrição FoxP3 e da função da célula T reguladora	Enteropatia autoimune semelhante à RCU, com endocrinopatia (diabetes neonatal tipo 1 ou tireoidite), dermatite
DII de início precoce	Deficiência de IL-10 e da função do receptor de IL-10	DII refratária grave no início da vida

Siglas: DC, doença de Crohn; IL, interleucina; RCU, retocolite ulcerativa.

os fenótipos da doença, ao passo que os restantes são específicos para DC ou RCU (Tab. 326-3). Essas semelhanças genéticas são responsáveis pela superposição da imunopatogênese e, como consequência, pelas observações epidemiológicas de ambas as doenças nas mesmas famílias e semelhanças nas respostas aos tratamentos. Como as variantes causais específicas de cada gene ou *locus* identificado são praticamente desconhecidas, na medida em que a maioria dos *loci* de risco está contida nas regiões reguladoras (não codificadoras) dos genes associados, ainda não está claro se as semelhanças observadas dos fatores de risco genético associados à DC e à RCU são compartilhadas também no nível estrutural ou funcional. O risco conferido por cada gene ou *locus* identificado é desigual e geralmente pequeno, de forma que apenas cerca de 20% do risco da doença pode ser explicado pela informação genética atual. Além disso, muitos dos fatores de risco genéticos identificados também estão associados ao risco de desenvolver outras doenças imunologicamente mediadas, sugerindo que vias imunogenéticas relacionadas estejam envolvidas na patogênese de vários distúrbios diferentes, explicando a reatividade comum a tipos semelhantes de agentes biológicos (p. ex., tratamento antifator de necrose tumoral [TNF, de *tumor necrosis factor*]) e, possivelmente, a ocorrência simultânea desses distúrbios. As doenças e os fatores de risco genéticos que são compartilhados com a DII incluem, por exemplo, artrite reumatoide (*TNFAIP3*), psoríase (*IL23R, IL12B*), espondilite anquilosante (*IL23R*), diabetes melito tipo 1 (*IL10, PTPN2*), asma (*ORMDL3*) e lúpus eritematoso sistêmico (*TNFAIP3, IL10*), entre outras.

Os fatores genéticos que reconhecidamente medeiam o risco de DII têm salientado a importância de mecanismos de doença compartilhados que afetam de maneira variável a DC e/ou a RCU (Tab. 326-3). Isso inclui: genes que estão associados a processos biológicos celulares fundamentais como a resposta à proteína desdobrada devido a estresse do retículo endoplasmático, autofagia e metabolismo que regulam a capacidade das células para o manejo das necessidades fisiológicas do ambiente intestinal; genes relacionados com a imunidade inata associada a células não linfoides que atuam como resposta e controle de micróbios; genes associados à regulação da imunidade adaptativa que controla o equilíbrio entre vias celulares inflamatórias e anti-inflamatórias relacionada com linfócitos; e, por fim, genes envolvidos no desenvolvimento e resolução da inflamação associada à cicatrização e que controlam o recrutamento de leucócitos e a produção de mediadores inflamatórios. Cada uma dessas suscetibilidades genéticas contribui de maneira adicional para o risco de DII, afeta de maneira variável

TABELA 326-3 ■ Alguns *loci* genéticos associados à doença de Crohn (DC) e/ou à retocolite ulcerativa (RCU)

Cromossomo	Gene suposto	Nome do gene	Função da proteína	DC	RCU
Resposta à proteína desdobrada, autofagia e metabolismo					
2q37	ATG16L1	ATG16 semelhante ao 16 relacionado com autofagia 1	Autofagia	+	
5q31	SLC22A5	Família 22 de transportador de solutos, membro 5	Transportador de carnitina β	+	
5q33	IRGM	Família da GTPase relacionada com imunidade, M	Autofagia	+	
7p21	AGR2	Gradiente anterior 2	Reação à proteína desdobrada	+	+
12q12	LRRK2	Cinase repetida 2 rica em leucina	Autofagia	+	
13q14	C13orf1	FAMIN/LACC1	Regulador imunometabólico	+	
17q21	ORMDL3	Membro 3 semelhante ao membro 1 relacionado com orosomucoide	Reação à proteína desdobrada e síntese de lipídeos	+	+
22q12	XBP1	Proteína de ligação de box X 1	Reação à proteína desdobrada	+	+
Imunidade inata					
1q23	ITLN1	Intelectina 1	Ligação bacteriana	+	
16q12	NOD2	Domínio de oligomerização de ligação de nucleotídeo contendo 2	Sensibilização bacteriana e ativação da autofagia	+	
Imunidade adaptativa					
1p31	IL23R	Receptor de IL-23	Estimulação de células T_H17	+	+
1q32	IL10	IL-10	Citocina associada à Treg		+
5q33	IL12B	IL-12B	Cadeia p40 de IL-12 da IL-12/IL-23	+	+
18p11	PTPN2	Proteína tirosina-fosfatase, não receptor tipo 2	Regulação das células T	+	
Inflamação e cicatrização					
3p21	MST1	Estimulador de macrófago 1	Ativação do macrófago	+	+
5p13	PTGER4	Receptor de prostaglandina E 4	Receptor de PGE_2	+	+
6q23	TNFAIP3	Proteína 3 induzida por fator de necrose tumoral α (A20)	Regulador do receptor semelhante ao Toll	+	
6q27	CCR6	Receptor de quimiocina (motivo C-C) 6	Migração das células dendríticas	+	
9p24	JAK2	Janus-cinase 2	Sinalização IL-6R e IL-23R	+	+
17q21	STAT3	Transdutor de sinal e ativador da transcrição 3	Sinalização IL-6R, IL-23R e IL-10R	+	+

Siglas: GTPase, guanosina-trifosfatase; IL, interleucina; PGE_2, prostaglandina E_2; Treg, célula T reguladora.
Fonte: Adaptada de A Kaser et al: Ann Rev Immunol 28:573, 2010; Graham DB and Xavier RJ: Nature 578:527, 2020.

as atividades de praticamente todos os subtipos de células imunes e não imunes dentro dos intestinos e codifica mutações (polimorfismos) que protegem contra a DII ou a promovem. Alguns desses *loci* estão associados a subtipos específicos de doença, como a associação entre polimorfismos do gene *NOD2* e DC fibroestenosante ou do gene *ATG16L1* e doença fistulizante, em particular no íleo. Todavia, a utilidade clínica desses fatores de risco genéticos para o diagnóstico ou a determinação do prognóstico e das respostas terapêuticas ainda não foi definida.

MICROBIOTA COMENSAL E DII

A microbiota comensal endógena dos intestinos desempenha um papel central na patogênese da DII. Os seres humanos nascem com intestinos estéreis e adquirem sua microbiota comensal inicialmente da mãe durante a passagem pelo canal do parto e, mais tarde, de fontes ambientais. Uma configuração estável de até 1.000 espécies de bactérias que alcançam uma biomassa de cerca de 10^{12} unidades formadoras de colônias por grama de fezes é alcançada aos 3 anos de idade e provavelmente persiste na idade adulta, com cada indivíduo possuindo uma combinação exclusiva de espécies. Além disso, os intestinos contêm outras formas de vida microbiana, incluindo fungos, arqueias, vírus e protistas. Assim, a microbiota é considerada um componente fundamental e sustentador do organismo. O estabelecimento e a manutenção da composição e da função da microbiota intestinal estão sob controle do hospedeiro (p. ex., respostas imunes e epiteliais), do ambiente (p. ex., dieta e antibióticos) e, provavelmente, de fatores genéticos (p. ex., *NOD2*) **(Fig. 326-1)**. Por sua vez, a microbiota, mediante seus componentes estruturais e sua atividade metabólica, tem influências importantes sobre a função epitelial e imune do hospedeiro, as quais, por meio de efeitos epigenéticos, podem ter consequências duradouras. Durante o início da vida, quando a microbiota comensal está sendo estabelecida, esses efeitos microbianos sobre o hospedeiro podem ser particularmente importantes na determinação do risco posterior de DII. Componentes específicos da microbiota podem promover ou proteger contra a doença. A microbiota comensal dos pacientes com RCU e DC é sabidamente diferente daquela de pessoas não acometidas, um estado de disbiose, que sugere a presença de microrganismos que desencadeiam a doença (p. ex., proteobactérias, como microrganismos de *Escherichia coli* enteroinvasivos e aderentes) e para os quais a resposta imune é direcionada e/ou a ausência de microrganismos que reduzem a inflamação (p. ex., Firmicutes, como *Faecalibacterium prausnitzii*). Muitas das alterações da microbiota comensal ocorrem como consequência da inflamação e, assim, são possíveis desencadeadores secundários da doença. Além disso, os agentes que alteram a microbiota intestinal (p. ex., metronidazol, ciprofloxacino e dietas elementares) podem melhorar a DC. A DC também responde ao desvio fecal, demonstrando a capacidade do conteúdo luminal de exacerbar a doença.

DISTÚRBIOS DA REGULAÇÃO IMUNE NA DII

Normalmente, o sistema imune da mucosa não desencadeia uma reação imune inflamatória ao conteúdo intraluminal em razão da tolerância oral (ou tolerância da mucosa). A administração de antígenos solúveis por via oral, em vez de subcutânea ou intramuscular, resulta no controle antígeno-específico da reação e da capacidade do hospedeiro de tolerar o antígeno. Vários mecanismos estão envolvidos na indução da tolerância oral e incluem deleção ou anergia (não responsividade) das células T reativas aos antígenos ou indução de células T CD4+ que suprimem a inflamação intestinal (p. ex., células T reguladoras que expressam o fator de transcrição FoxP3) e secretam citocinas anti-inflamatórias, como a IL-10, a IL-35 e o fator de crescimento transformador β (TGF-β, de *transforming growth factor β*). A tolerância oral pode ser responsável pela falta de reatividade imune aos antígenos dietéticos e à microbiota comensal do lúmen intestinal. Na DII, essa supressão da inflamação é alterada, resultando em inflamação descontrolada. Os mecanismos dessa supressão imune regulada não estão totalmente elucidados.

Os modelos de DII em camundongos com *knockout* gênico ($^{-/-}$) ou transgênicos (Tg), incluindo aqueles direcionados para genes associados com risco de doença em seres humanos, revelaram que a deleção de citocinas específicas (p. ex., IL-2, IL-10, TGF-β) ou de seus receptores, a deleção de moléculas associadas ao reconhecimento de antígenos das células T (p. ex., receptores de antígenos das células T) ou a interferência na função de barreira das CEIs e a regulação das respostas a bactérias comensais (p. ex., XBP1, glicoproteína do muco ou fator nuclear κB [NFκB]) levam a colite ou enterite espontâneas. Na maioria das circunstâncias, a inflamação intestinal desses animais exige a presença da microbiota comensal. Entretanto, em alguns casos, a ativação de certos elementos do sistema imune intestinal pode ser exacerbada pela ausência de bactérias, resultando em colite grave, enfatizando a existência de propriedades protetoras na microbiota comensal. Desse modo, várias alterações específicas – seja da microbiota ou do hospedeiro – podem causar ativação imune descontrolada e inflamação dirigida contra os intestinos dos camundongos. Ainda não foi definido como esses processos estão relacionados com a DII humana, porém eles são compatíveis com respostas inapropriadas do hospedeiro geneticamente suscetível à microbiota comensal.

A CASCATA INFLAMATÓRIA NA DII

Tanto na RCU quanto na DC, a inflamação provavelmente se origina da predisposição genética do hospedeiro no contexto de fatores ambientais ainda desconhecidos. Depois de ser iniciada na DII pela sensibilidade imune anormal das células parenquimatosas (p. ex., CEIs) e hematopoiéticas (p. ex., células dendríticas) às bactérias, a resposta inflamatória imune é perpetuada pela ativação dos linfócitos T quando está associada às vias reguladoras anormais. Uma cascata sequencial de mediadores inflamatórios amplia a resposta, e isso torna cada etapa um alvo terapêutico em potencial. As citocinas inflamatórias liberadas pelas células imunes inatas (p. ex., IL-1, IL-6, IL-12, IL-23 e TNF) têm efeitos diversos nos tecidos. Elas promovem a fibrogênese, produção de colágeno, ativação das metaloproteinases teciduais e produção de outros mediadores inflamatórios; ativam também a cascata da coagulação nos vasos sanguíneos locais (p. ex., produção aumentada do fator de von Willebrand). Essas citocinas são normalmente produzidas em resposta à infecção, porém costumam ser eliminadas ou inibidas por citocinas como IL-10 ou TGF-β no momento apropriado para limitar a lesão tecidual. Na DII, sua atividade não é regulada, resultando em um desequilíbrio entre os mediadores pró-inflamatórios e anti-inflamatórios. Algumas citocinas ativam outras células inflamatórias (macrófagos e células B) e outras atuam indiretamente, recrutando outros linfócitos, leucócitos inflamatórios e células mononucleares da corrente sanguínea para o intestino, por meio de interações entre receptores de direcionamento (*homing*) dos leucócitos (p. ex., integrina α4β7) e adressinas do endotélio vascular (p. ex., MadCAM1). Existem três tipos principais de linfócitos T auxiliares (T_H) CD4+ que promovem a inflamação, e todos eles podem estar associados à colite em modelos animais e, possivelmente, também nos seres humanos: células T_H1 (secretam interferon-γ [IFN-γ]), células T_H2 (secretam IL-4, IL-5, IL-13) e células T_H17 (secretam IL-17, IL-21, IL-22). Contudo, as células T_H17 também podem desempenhar funções protetoras. Células semelhantes às do sistema imune inato, que não têm receptores de células T, também estão presentes no intestino, polarizam-se para os mesmos destinos funcionais e também podem participar da patogênese da DII. As células T_H1 induzem inflamação granulomatosa transmural que lembra a DC; as células T_H2 e as células T *natural killer* relacionadas que secretam IL-4, IL-5, e IL-13 induzem inflamação mucosa superficial que lembra RCU em modelos animais; e as células T_H17 podem ser responsáveis pelo recrutamento dos neutrófilos. No entanto, a neutralização das citocinas produzidas por essas células (p. ex., IFN-γ ou IL-17) ainda não demonstrou eficácia em estudos terapêuticos. Cada um desses subgrupos de células T exerce uma regulação cruzada entre elas. A via da citocina T_H1 é iniciada pela IL-12, uma citocina essencial à patogênese dos modelos experimentais de inflamação mucosa. IL-4 e IL-23, junto com IL-6 e TGF-β, induzem as células T_H2 e T_H17, respectivamente, ao passo que a IL-23 inibe a função supressora das células T reguladoras. Os macrófagos ativados secretam TNF e IL-6.

Essas características da resposta imune na DII explicam os efeitos terapêuticos benéficos dos anticorpos que bloqueiam as citocinas pró-inflamatórias ou a sinalização por meio de seus receptores (p. ex., anti-TNF, anti-IL-12, anti-IL-23, anti-IL-6 ou inibidores da Janus-cinase [JAK]), ou moléculas associadas ao recrutamento dos leucócitos (p. ex., anti-α4β7). Elas também realçam a utilidade potencial das citocinas que inibem a inflamação e promovem a atividade das células T reguladoras ou melhoram a função de barreira intestinal (p. ex., IL-10) como tratamento para DII. Certos tratamentos, como os compostos de ácido 5-aminossalicílico (5-ASA) e corticoides, são potentes inibidores desses mediadores inflamatórios, por meio da inibição de fatores de transcrição (p. ex., NFκB) que regulam a sua expressão.

PATOLOGIA

RETOCOLITE ULCERATIVA: CARACTERÍSTICAS MACROSCÓPICAS

A RCU é uma doença da mucosa que geralmente acomete o reto e se estende proximalmente até atingir parte do cólon ou a sua totalidade. Cerca de 40 a 50% dos pacientes apresentam doença limitada ao reto e ao retossigmoide, 30 a 40% têm doença que se estende além do sigmoide (mas sem comprometer todo o cólon) e 20% têm pancolite. A disseminação proximal ocorre em continuidade, sem qualquer área de mucosa preservada. Quando todo o cólon é acometido, a inflamação estende-se por 2 a 3 cm para dentro do íleo terminal em 10 a 20% dos pacientes. As alterações endoscópicas da *ileíte de refluxo* são superficiais e discretas e têm pouco significado clínico. Embora as variações na atividade macroscópica possam sugerir áreas preservadas, as biópsias da mucosa de aspecto normal em geral são anormais. Por conseguinte, é importante obter múltiplas biópsias da mucosa aparentemente não acometida, tanto proximal quanto distal, durante a endoscopia. Uma ressalva é o fato de que o tratamento clínico eficaz pode modificar o aspecto da mucosa, de modo que áreas preservadas ou até mesmo todo o cólon podem ter aspecto microscópico normal.

Com inflamação leve, a mucosa fica eritematosa e tem superfície delicadamente granulosa, que se assemelha a uma lixa. Com doença mais grave, a mucosa é hemorrágica, edematosa e ulcerada (Fig. 326-3). Na doença de longa evolução, pólipos inflamatórios (pseudopólipos) podem estar presentes como resultado de regeneração epitelial. Em remissão, a mucosa pode evidenciar um aspecto normal – porém, nos pacientes com muitos anos de doença, tem um aspecto atrófico e sem haustrações e todo o cólon fica estreitado e encurtado. Os pacientes com doença fulminante podem desenvolver colite tóxica ou megacólon, quando a parede intestinal se torna mais afilada e a mucosa se apresenta extremamente ulcerada, o que pode resultar em perfuração.

RETOCOLITE ULCERATIVA: CARACTERÍSTICAS MICROSCÓPICAS

Os achados histológicos se correlacionam muito bem com o aspecto endoscópico e a evolução clínica da RCU. O processo fica limitado à mucosa e à submucosa superficial, sem acometimento das camadas mais profundas, exceto na doença fulminante. Na RCU, duas características histológicas principais sugerem cronicidade e ajudam a diferenciá-la da colite infecciosa ou autolimitada aguda. Primeiro, a arquitetura das criptas do cólon é distorcida; as criptas podem ser bífidas e seu número reduzido, na maioria das vezes com uma lacuna entre as bases das criptas e a muscular da mucosa. Segundo, alguns pacientes têm plasmócitos basais e múltiplos agregados linfoides basais. Pode haver congestão vascular da mucosa com edema e hemorragia focais, bem como infiltrado de células inflamatórias de neutrófilos, linfócitos, plasmócitos e macrófagos. Os neutrófilos invadem o epitélio, em geral nas criptas, dando origem a uma criptite e, por fim, evoluindo para abscessos das criptas (Fig. 326-4). As alterações ileais dos pacientes com ileíte de refluxo incluem atrofia das vilosidades e regeneração das criptas com inflamação aumentada, aumento da inflamação por neutrófilos e mononucleares na lâmina própria, criptite focal e abscessos das criptas.

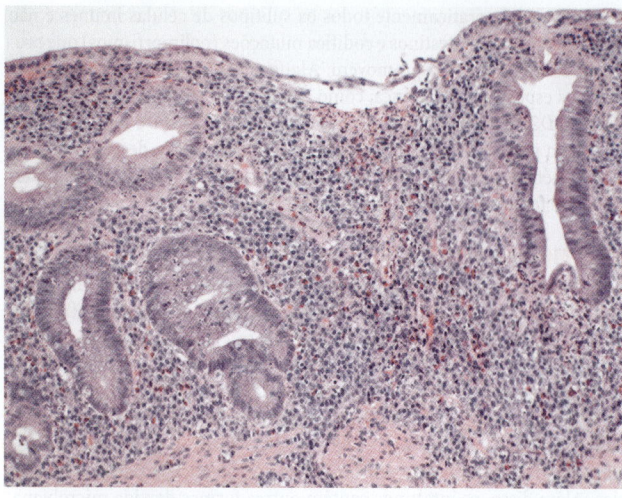

FIGURA 326-4 Visão da mucosa colônica na retocolite ulcerativa em **médio aumento** mostrando inflamação mista difusa, linfoplasmocitose basal, atrofia das criptas e irregularidade com erosão superficial. Essas anormalidades são típicas da retocolite ulcerativa ativa crônica. (*Cortesia do Dr. R. Odze, Division of Gastrointestinal Pathology, Department of Pathology, Brigham and Women's Hospital, Boston, Massachusetts; com permissão.*)

DOENÇA DE CROHN: CARACTERÍSTICAS MACROSCÓPICAS

A DC pode afetar qualquer parte do trato GI, desde a boca até o ânus. Cerca de 30 a 40% dos pacientes têm apenas doença do intestino delgado, 40 a 55% sofrem de doença com acometimento dos intestinos delgado e grosso e 15 a 25% apresentam apenas colite. Nos 75% dos pacientes com doença do intestino delgado, o íleo terminal é acometido em 90% dos casos. Ao contrário da RCU, que acomete quase sempre o reto, esse segmento frequentemente é poupado na DC. A DC costuma ser segmentar, com áreas preservadas intercaladas pelo intestino doente (Fig. 326-5). Doença perianal, manifestando-se como fístulas perirretais, fissuras, abscessos e estenose anal, está presente em um terço dos pacientes com DC, sobretudo quando há acometimento do cólon. Embora ocorra raramente, a DC pode acometer também o fígado e o pâncreas.

Diferentemente da RCU, a DC é um processo transmural. Ao exame endoscópico, ulcerações aftosas ou pequenas e superficiais caracterizam a doença leve; na doença mais ativa, ulcerações estreladas se fundem longitudinal e transversalmente, a fim de demarcar ilhas de mucosa, com bastante frequência histologicamente normais. Esse aspecto de "pedras de calçamento"

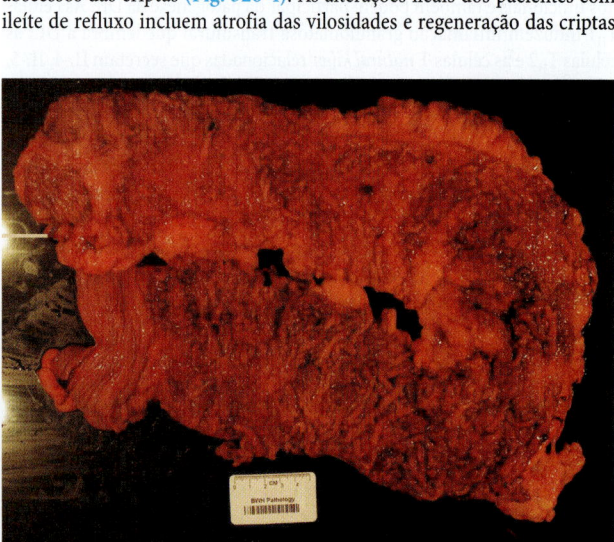

FIGURA 326-3 **Retocolite ulcerativa.** Doença difusa (não segmentar) da mucosa com amplas áreas de ulceração. Não há espessamento da parede intestinal nem aspecto de "pedras de calçamento". (*Cortesia do Dr. R. Odze, Division of Gastrointestinal Pathology, Department of Pathology, Brigham and Women's Hospital, Boston, Massachusetts; com permissão.*)

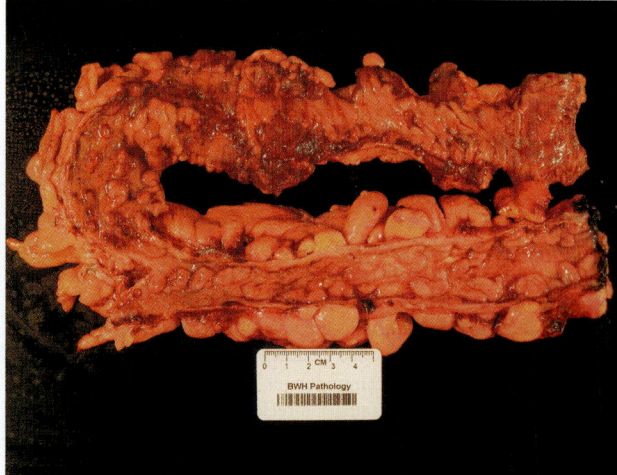

FIGURA 326-5 **Doença de Crohn do cólon** mostrando espessamento da parede com estenose, úlceras serpiginosas lineares e aspecto de "pedras de calçamento" da mucosa. (*Cortesia do Dr. R. Odze, Division of Gastrointestinal Pathology, Department of Pathology, Brigham and Women's Hospital, Boston, Massachusetts; com permissão.*)

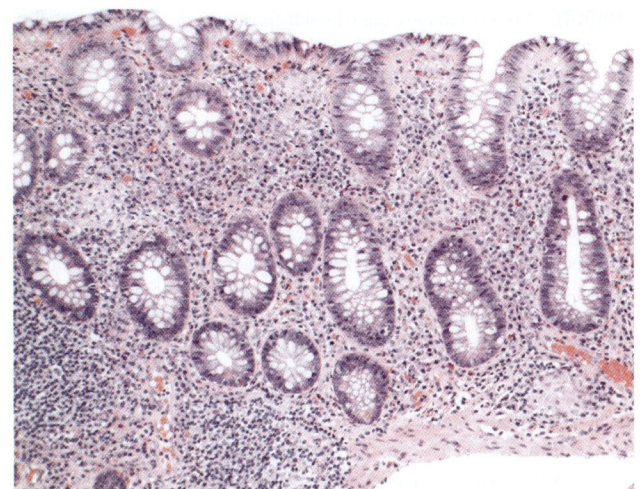

FIGURA 326-6 Visão da colite de Crohn em médio aumento mostrando inflamação mista aguda e crônica, atrofia das criptas e múltiplos pequenos granulomas epitelioides na mucosa. *(Cortesia do Dr. R. Odze, Division of Gastrointestinal Pathology, Department of Pathology, Brigham and Women's Hospital, Boston, Massachusetts; com permissão.)*

é característico da DC tanto ao exame endoscópico quanto no clister opaco. Como acontece na RCU, podem formar-se pseudopólipos na DC.

A DC ativa caracteriza-se por inflamação focal e formação de trajetos fistulosos que desaparecem devido à fibrose e ao estreitamento do intestino. A parede intestinal sofre espessamento e torna-se estreitada e fibrótica, resultando em obstruções intestinais crônicas e recorrentes. As projeções do mesentério espessado, conhecidas como "gordura rastejante", englobam o intestino, e a inflamação serosa e mesentérica facilita o surgimento de aderências e a formação de fístulas.

DOENÇA DE CROHN: CARACTERÍSTICAS MICROSCÓPICAS

As lesões mais precoces são ulcerações aftoides e abscessos das criptas focais com agregados indefinidos de macrófagos, que formam granulomas não caseosos em todas as camadas da parede intestinal (Fig. 326-6). Os granulomas são característicos da DC e são menos comumente encontrados nas biópsias da mucosa do que nos espécimes obtidos por ressecção cirúrgica. Outras características histológicas da DC incluem agregados linfoides submucosos ou subserosos, em particular longe das áreas de ulceração; áreas preservadas macroscópicas e microscópicas; e inflamação transmural acompanhada de fissuras que penetram profundamente na parede intestinal e, às vezes, formam trajetos fistulosos ou abscessos locais.

MANIFESTAÇÕES CLÍNICAS

RETOCOLITE ULCERATIVA

Sinais e sintomas Os principais sintomas de RCU são diarreia, sangramento retal, tenesmo, eliminação de muco e dor abdominal em cólica. A intensidade dos sintomas se correlaciona com a extensão da doença. A RCU pode manifestar-se agudamente, mas, em geral, os sintomas já estão presentes por semanas a meses.

Os pacientes com proctite geralmente costumam eliminar sangue vivo ou secreção mucossanguinolenta, tanto misturada com fezes quanto formando estrias sobre a superfície de fezes normais ou duras. Relatam também tenesmo ou urgência com sensação de evacuação incompleta, porém apenas raras vezes referem dor abdominal. Com a proctite ou proctossigmoidite, o trânsito proximal torna-se mais lento, o que pode ser responsável pela constipação observada comumente nos pacientes com doença distal.

Quando a doença se estende para além do reto, o sangue costuma estar misturado com as fezes ou pode ser observada diarreia macroscopicamente sanguinolenta. A motilidade colônica é alterada pela inflamação com trânsito rápido pelo intestino inflamado. Quando a doença é grave, os pacientes eliminam fezes líquidas que contêm sangue, pus e material fecal. Com frequência, a diarreia é noturna e/ou pós-prandial. Apesar de a dor intensa não ser um sintoma proeminente, alguns pacientes com doença ativa podem experimentar desconforto vago no baixo ventre ou ligeira cólica abdominal central. Cólica e dor abdominais intensas podem ocorrer nas crises mais graves da doença. Outros sintomas na doença moderada a grave incluem anorexia, náuseas, vômitos, febre e perda ponderal.

Os sinais físicos de proctite são canal anal hipersensível e presença de sangue ao toque retal. Na doença mais extensa, os pacientes têm dor à palpação na topografia do cólon. Os pacientes com colite tóxica relatam dor intensa e sangramento, ao passo que os casos de megacólon apresentam timpanismo hepático. Ambos podem ter sinais de peritonite caso tenha ocorrido perfuração. A classificação da atividade da doença é mostrada na Tabela 326-4.

Anormalidades laboratoriais, endoscópicas e radiográficas A doença ativa pode estar associada a uma elevação nos reagentes da fase aguda (proteína C-reativa, contagem de plaquetas, velocidade de hemossedimentação [VHS]), assim como a uma redução da hemoglobina. A lactoferrina fecal – uma glicoproteína presente nos neutrófilos ativados – é um marcador altamente sensível e específico para detectar inflamação intestinal. A calprotectina fecal está presente nos neutrófilos e monócitos, e seus níveis correlacionam-se diretamente com inflamação histológica, preveem recidivas e detectam inflamação da bolsa ileal pós-anastomótica. A lactoferrina e a calprotectina fecais estão se tornando parte integral do controle da DII e são frequentemente usadas para descartar inflamação ativa *versus* sintomas de intestino irritável ou supercrescimento bacteriano. Nos pacientes gravemente enfermos, o nível sérico de albumina diminui muito rapidamente. Pode haver leucocitose, porém este não é um indicador específico de atividade da doença. Proctite ou proctossigmoidite apenas raramente causa elevação da proteína C-reativa. O diagnóstico baseia-se na história (anamnese) do paciente; nos sintomas clínicos; no exame de fezes e/ou de tecidos negativo para bactérias, toxina de *C. difficile*, ovos e parasitas e vírus, dependendo das considerações epidemiológicas e da apresentação clínica; no aspecto sigmoidoscópico (ver Fig. 322-4A); e na histologia das amostras de biópsia retal ou colônica.

A sigmoidoscopia é utilizada para determinar a atividade da doença, sendo, em geral, realizada antes do tratamento. Quando o paciente não tem exacerbação aguda, a colonoscopia é usada para determinar a extensão e a atividade da doença (Fig. 326-7). A doença leve ao exame endoscópico caracteriza-se por eritema, diminuição do padrão vascular e friabilidade discreta; a doença moderada caracteriza-se por eritema acentuado, ausência de padrão vascular, friabilidade e erosões; e a doença grave se caracteriza por sangramento espontâneo e ulcerações. As características histológicas se modificam mais lentamente que as clínicas, porém também podem ser usadas para classificar a atividade da doença.

Complicações Apenas 15% dos pacientes com RCU se apresentam inicialmente com doença grave. A hemorragia maciça ocorre em 1% dos pacientes, e o tratamento da doença costuma interromper o sangramento. O *megacólon tóxico* é definido como cólon transverso ou direito com diâmetro > 6 cm,

TABELA 326-4 ■ Classificação de Montreal para a extensão e gravidade da retocolite ulcerativa (RCU)

Extensão	Anatomia
E1: Proctite ulcerativa	Envolvimento limitado ao reto
E2: RCU do lado esquerdo (RCU distal)	Envolvimento limitado ao reto e cólon distal à flexura esplênica
E3: RCU extensa (pancolite)	Envolvimento se estendendo proximalmente à flexura esplênica
Gravidade	**Definição**
S0: Remissão clínica	Ausência de sintomas
S1: Leve atividade da doença	≤ 4 evacuações/dia (com ou sem sangue), ausência de doença sistêmica, marcadores inflamatórios (VHS) normais
S2: Moderada atividade da doença	≥ 4 evacuações/dia, mas com sinais mínimos de toxicidade sistêmica
S3: Intensa atividade da doença	≥ 6 evacuações sanguinolentas/dia, pulso ≥ 90 batimentos/min, temperatura ≥ 37,5 °C, hemoglobina < 10,5 g/100 mL e VHS ≥ 30 mm/h

Sigla: VHS, velocidade de hemossedimentação.
Fonte: C Gasche et al: A simple classification of Crohn's disease: Report of the Working Party for the World Congresses of Gastroenterology, Vienna 1998. Inflamm Bowel Dis 6:8, 2000; e J Satsangi et al: The Montreal classification of inflammatory bowel disease: Controversies, consensus, and implications. Gut 55:749, 2006.

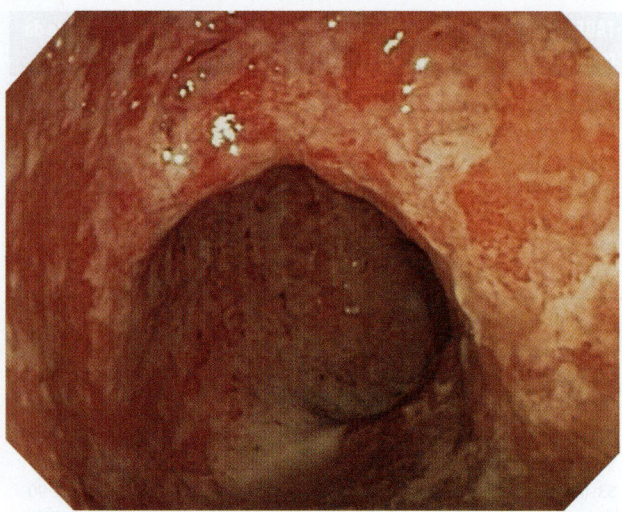

FIGURA 326-7 Colonoscopia com retocolite ulcerativa aguda: inflamação grave do cólon com eritema, friabilidade e exsudatos. *(Cortesia do Dr. M. Hamilton, Gastroenterology Division, Department of Medicine, Brigham and Women's Hospital, Boston, Massachusetts; com permissão.)*

com desaparecimento das haustrações nos pacientes com episódios graves de RCU. Isso ocorre raramente e pode ser induzido por anormalidades eletrolíticas e narcóticos. Cerca de 50% das dilatações agudas desaparecem apenas com o manejo conservador, mas a colectomia urgente é necessária nos casos que não melhoram. A perfuração é a mais perigosa das complicações locais, e os sinais físicos de peritonite podem não ser óbvios, sobremaneira se o paciente estiver recebendo corticoides. Apesar de a perfuração ser rara, a taxa de mortalidade para as perfurações que complicam um megacólon tóxico é de aproximadamente 15%. Além disso, os pacientes podem desenvolver colite tóxica e ulcerações tão extensas que o intestino pode perfurar sem que tenha ocorrido primeiro qualquer dilatação.

As estenoses ocorrem em 5 a 10% dos pacientes e representam sempre uma preocupação na RCU devido à possibilidade de neoplasia subjacente. Os estreitamentos benignos podem formar-se a partir da inflamação e fibrose da RCU, porém os estreitamentos que não podem ser ultrapassados pelo endoscópio devem ser considerados malignos até que se prove o contrário. Um estreitamento que impede a introdução do colonoscópio constitui indicação para cirurgia. Ocasionalmente, os pacientes com RCU desenvolvem fissuras anais, abscessos perianais ou hemorroidas, porém a ocorrência de lesões perianais extensas deve sugerir DC.

DOENÇA DE CROHN

Sinais e sintomas Embora a DC se manifeste geralmente como inflamação intestinal aguda ou crônica, o processo inflamatório evolui para um dos dois padrões da doença: um padrão fibroestenótico obstrutivo ou um padrão penetrante-fistuloso, cada qual com tratamentos e prognósticos diferentes. O local da doença influencia as manifestações clínicas **(Tab. 326-5)**.

TABELA 326-5 ■ Classificações de Viena e Montreal para a doença de Crohn		
	Viena	Montreal
Idade ao diagnóstico	A1: < 40 anos A2: > 40 anos	A1: < 16 anos A2: Entre 17 e 40 anos A3: > 40 anos
Localização	L1: Ileal L2: Colônica L3: Ileocolônica L4: Superior	L1: Ileal L2: Colônica L3: Ileocolônica L4: Doença superior isolada[a]
Comportamento	B1: Não estenosante, não penetrante B2: Estenosante B3: Penetrante	B1: Não estenosante, não penetrante B2: Estenosante B3: Penetrante p: Modificador de doença perianal[b]

[a]L4 é um modificador e pode ser acrescentado a L1-L3 quando houver doença concomitante em trato superior.
[b]p deve ser acrescentado a B1-B3 quando houver doença perianal concomitante.

ILEOCOLITE Considerando-se que o local mais comum de inflamação é o íleo terminal, a manifestação habitual da ileocolite é uma história crônica de episódios recorrentes de dor no quadrante inferior direito e diarreia. Às vezes, a manifestação inicial simula apendicite aguda com dor acentuada no quadrante inferior direito, massa palpável, febre e leucocitose. Em geral, a dor manifesta-se como cólica; ela precede e é aliviada pela defecação. Costuma ser observada uma febrícula. Os altos picos de febre sugerem a formação de um abscesso intra-abdominal. A perda de peso é comum – 10 a 20% do peso corporal – e manifesta-se como consequência de diarreia, anorexia e medo de comer.

Pode ser palpada massa inflamatória no quadrante inferior direito do abdome. Essa massa é formada de intestino inflamado, induração do mesentério e linfonodos abdominais aumentados. O "sinal do cordão" nos exames radiográficos contrastados é atribuído ao estreitamento grave da alça intestinal, que torna o lúmen semelhante a um cordão de algodão esfarrapado. Esse sinal é causado pelo preenchimento incompleto do lúmen em consequência do edema, irritabilidade e espasmos associados à inflamação e às úlceras. O sinal pode ser demonstrado nas fases não estenótica e estenótica da doença.

A obstrução intestinal pode assumir várias formas. Nos estágios mais precoces da doença, o edema e o espasmo da parede intestinal produzem manifestações obstrutivas intermitentes, bem como agravamento dos sintomas de dor pós-prandial. Ao longo de vários anos, a inflamação persistente progride gradualmente para estreitamento fibroestenótico e estenose circunscrita. A diarreia diminui e é substituída por obstrução intestinal crônica. Os episódios agudos de obstrução também ocorrem, sendo desencadeados por inflamação e espasmo intestinais ou, ocasionalmente, pela impactação de alimento não digerido ou fármacos. Esses episódios costumam melhorar com líquidos intravenosos e descompressão gástrica.

A inflamação mais acentuada da região ileocecal pode evoluir para espessamento parietal localizado, com microperfuração e formação de fístula para o intestino adjacente, pele ou bexiga, ou para a cavidade de abscesso no mesentério. As fístulas enterovesicais se manifestam como disúria ou infecções vesicais recorrentes ou, o que é menos comum, como pneumatúria ou fecalúria. As fístulas enterocutâneas seguem os planos teciduais de menor resistência, drenando, em geral, através de cicatrizes cirúrgicas abdominais. As fístulas enterovaginais são raras e se manifestam como dispareunia ou na forma de corrimento vaginal feculento ou de odor pútrido, normalmente doloroso. Seu surgimento é improvável sem uma histerectomia prévia.

JEJUNOILEÍTE A doença inflamatória extensa está associada à perda da superfície digestiva e absortiva, resultando em má-absorção e esteatorreia. As deficiências nutricionais também podem resultar de ingestão precária, bem como de perdas entéricas de proteínas e outros nutrientes. A má-absorção intestinal pode causar anemia, hipoalbuminemia, hipocalcemia, hipomagnesemia, coagulopatia e hiperoxalúria com nefrolitíase nos pacientes com cólon preservado. Muitos pacientes necessitam de ferro intravenoso, pois o ferro oral é pouco tolerado e costuma ser ineficaz. As fraturas vertebrais são causadas por uma combinação de deficiência de vitamina D, hipocalcemia e uso prolongado de corticoides. A pelagra secundária à deficiência de niacina pode ocorrer nos pacientes com doença extensa do intestino delgado, e a má-absorção de vitamina B_{12} pode resultar em anemia megaloblástica e sintomas neurológicos. Outros nutrientes importantes que devem ser dosados e repostos se estiverem em baixos níveis são folato e vitaminas A, E e K. Com frequência, os níveis de minerais como zinco, selênio, cobre e magnésio estão baixos nos pacientes com inflamação ou ressecções extensas do intestino delgado, de modo que eles também necessitam de reposição. A maioria dos pacientes deve tomar polivitamínicos e suplementos de cálcio e vitamina D diariamente.

A diarreia é característica da doença ativa; suas causas incluem (1) supercrescimento bacteriano em área de estase por obstrução ou fistulização; (2) má-absorção dos ácidos biliares em razão da doença no íleo terminal ou depois de sua ressecção; (3) inflamação intestinal com menor absorção de água e maior secreção de eletrólitos; e (4) fístulas enteroentéricas.

COLITE E DOENÇA PERIANAL Os pacientes com colite apresentam febre baixa, mal-estar, diarreia, dor abdominal em cólica e, às vezes, hematoquezia. O sangramento macroscópico não é tão comum quanto na RCU e ocorre em cerca de metade dos pacientes com doença limitada exclusivamente ao cólon. Apenas 1 a 2% têm sangramento profuso. A dor é causada pela passagem do material fecal pelos segmentos estreitados e inflamados do intestino grosso. Complacência retal diminuída é outra causa da diarreia dos pacientes com colite de Crohn.

O estreitamento pode ocorrer no cólon de 4 a 16% dos pacientes e causa sintomas de obstrução intestinal. Quando o endoscopista não consegue ultrapassar um estreitamento causado pela colite de Crohn, a ressecção cirúrgica deve ser considerada, principalmente se o paciente apresentar sintomas de obstrução crônica. A doença colônica pode fistulizar para dentro do estômago ou do duodeno, acarretando vômitos fecaloides, ou para o intestino delgado proximal ou médio, causando má-absorção em decorrência da presença de "curtos-circuitos" na superfície absortiva e do supercrescimento bacteriano. Entre as mulheres com colite de Crohn, 10% têm fístula retovaginal.

A doença perianal afeta cerca de um terço dos pacientes com colite de Crohn e manifesta-se por incontinência, grandes dilatações hemorroidárias, estreitamentos anais, fístulas anorretais e abscessos perirretais. Nem todos os pacientes com fístula perianal têm evidência endoscópica de inflamação do cólon.

DOENÇA GASTRODUODENAL Os sinais e sintomas de doença do trato GI superior consistem em náuseas, vômitos e dor epigástrica. Os pacientes geralmente têm gastrite com teste negativo para *Helicobacter pylori*. A segunda porção do duodeno é mais acometida que o bulbo. As fístulas que acometem o estômago ou o duodeno têm origem no intestino delgado ou grosso e não significam necessariamente a presença de acometimentos do trato GI superior. Os pacientes com DC gastroduodenal avançada podem desenvolver obstrução crônica do piloro. Cerca de 30% das crianças com diagnóstico de DC têm acometimento esofagogastroduodenal. A classificação da atividade da doença é mostrada na Tabela 326-5.

Anormalidades laboratoriais, endoscópicas e radiográficas

As anormalidades laboratoriais incluem VHS e proteína C-reativa elevadas. Com doença mais grave, as anormalidades consistem em hipoalbuminemia, anemia e leucocitose. Os níveis fecais de calprotectina e lactoferrina são usados para diferenciar entre DII e síndrome do intestino irritável (SII), avaliar se a DC está em atividade e detectar recidiva pós-operatória da DC. A calprotectina fecal é um marcador mais sensível para inflamação ileocolônica ou colônica do que para inflamação ileal isolada.

As características endoscópicas da DC incluem preservação retal, ulcerações aftosas e lesões intercaladas com áreas normais. A colonoscopia possibilita o exame e a biópsia de lesões expansivas ou estenoses e a biópsia do íleo terminal. A endoscopia digestiva alta (EDA) é útil para diagnosticar comprometimento gastroduodenal em pacientes com sintomas do trato superior. Os estreitamentos ileais ou colônicos podem ser dilatados com balões introduzidos pelo colonoscópio. Estenoses com comprimentos ≤ 4 cm e as que se localizam em áreas anastomóticas respondem mais favoravelmente à dilatação endoscópica. A taxa de perfuração é de até 10%. A maioria dos endoscopistas dilata apenas as estenoses fibróticas, mas não as que estão associadas à inflamação ativa. A cápsula endoscópica sem fio (WCE, de *wireless capsule endoscopy*) possibilita a visualização direta de toda a mucosa do intestino delgado (Fig. 326-8). A precisão diagnóstica na identificação das lesões sugestivas de DC ativa é mais alta com a WCE do que com a enterografia por tomografia computadorizada (ETC) ou com a enterografia por ressonância magnética (ERM). A WCE não pode ser usada na vigência de estenoses do intestino delgado. A retenção da cápsula ocorre em < 1% dos pacientes com suspeita de DC, porém taxas de retenção de 4 a 6% são observadas em pacientes com DC já estabelecida. É útil administrar aos pacientes com DC uma cápsula de patência, que é feita de bário e começa a se dissolver 30 horas depois da ingestão. Pode ser realizada uma radiografia abdominal por volta de 30 horas depois da ingestão para ver se a cápsula ainda está presente no intestino delgado, o que indicaria uma estenose.

Na DC, as anormalidades radiográficas iniciais do intestino delgado incluem pregas espessadas e ulcerações aftosas. O aspecto de "pedras de calçamento", induzido por ulcerações longitudinais e transversais, envolve mais frequentemente o intestino delgado. Com doença mais avançada, podem ser detectados estenoses, fístulas, massas inflamatórias e abscessos. As anormalidades macroscópicas mais precoces da DC colônica são úlceras aftosas. Essas úlceras pequenas frequentemente são múltiplas e separadas por mucosa interposta normal. Com a progressão da doença, as úlceras aftosas tornam-se mais extensas, mais profundas e, às vezes, interligam-se umas às outras, formando úlceras estreladas longitudinais, serpiginosas e lineares (ver Fig. 322-4*B*).

A inflamação transmural associada à DC causa redução do diâmetro intraluminal e limitação da distensibilidade. À medida que as úlceras se tornam mais profundas, podem resultar na formação de fístulas. A natureza

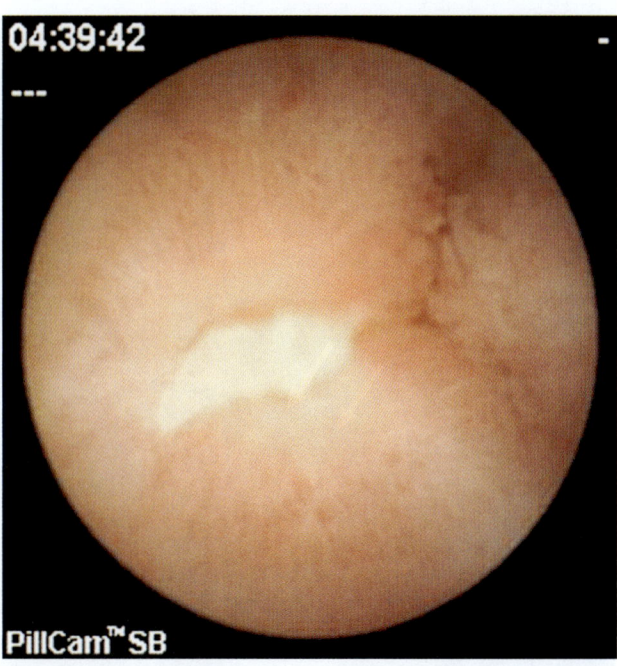

FIGURA 326-8 Imagem de cápsula endoscópica sem fio de um paciente com doença de Crohn do íleo mostrando ulcerações e estreitamento do lúmen intestinal. *(Cortesia do Dr. S Reddy, Gastroenterology Division, Department of Medicine, Brigham and Women's Hospital, Boston, Massachusetts; com permissão.)*

segmentar da DC resulta em extensas lacunas de intestino normal ou dilatado entre os segmentos afetados.

Foi demonstrado que a ETC e a ERM são igualmente acuradas na identificação de inflamação ativa do intestino delgado. Entretanto, acredita-se que a ressonância magnética (RM) ofereça melhor definição de tecidos moles e tenha a vantagem de evitar as alterações causadas pela exposição à radiação (Figs. 326-9 e 326-10). A ausência da radiação ionizante é particularmente adequada para pacientes mais jovens e durante a monitoração da resposta ao tratamento por exames de imagens sequenciais. A RM pélvica é superior à tomografia computadorizada (TC) pélvica para demonstrar lesões pélvicas como abscessos isquiorretais e fístulas perianais (Fig. 326-11). Um recurso subutilizado para a avaliação de DC de intestino delgado é a ultrassonografia de intestino delgado (USID). A USID é pelo menos tão sensível como a ERM ou a ETC para a detecção de DC do intestino delgado, com sensibilidade de 94%, especificidade de 97%, valor preditivo positivo de 97% e valor preditivo negativo de 94%. O uso de meio de contraste pode aumentar para 100% a sensibilidade e a especificidade para a detecção de lesões do intestino delgado. A USID é mais adequada para a avaliação do intestino delgado distal, pois a sensibilidade para a detecção de lesões no duodeno e jejuno proximal pode ser menor devido ao posicionamento anatômico. As limitações da USID incluem a disponibilidade e a dependência do operador.

Complicações Como a DC é um processo transmural, formam-se aderências serosas que proporcionam vias diretas para a formação de fístulas e reduzem a incidência de perfuração livre. A perfuração ocorre em 1 a 2% dos pacientes, em geral no íleo, porém ocasionalmente no jejuno ou então como complicação do megacólon tóxico. A peritonite secundária à perfuração livre, sobretudo colônica, pode ser fatal. Os abscessos intra-abdominais e pélvicos ocorrem em 10 a 30% dos pacientes com DC em alguma época durante a evolução de sua enfermidade. O tratamento padronizado consiste em drenagem percutânea do abscesso orientada por TC. Mesmo com a drenagem adequada, a maioria dos pacientes necessita de ressecção do segmento intestinal afetado. A drenagem percutânea apresenta taxa de insucesso especialmente alta nos abscessos da parede abdominal. O tratamento com corticoides sistêmicos aumenta o risco de abscessos intra-abdominais e pélvicos nos pacientes com DC que nunca foram submetidos à cirurgia. Outras complicações incluem obstrução intestinal em 40%, hemorragia maciça, má-absorção e doença perianal grave.

Marcadores sorológicos Os pacientes com RCU e DC mostram ampla variação quanto ao modo de apresentação e evolução com o passar do tempo. Alguns pacientes apresentam doença de atividade leve e permanecem bem com

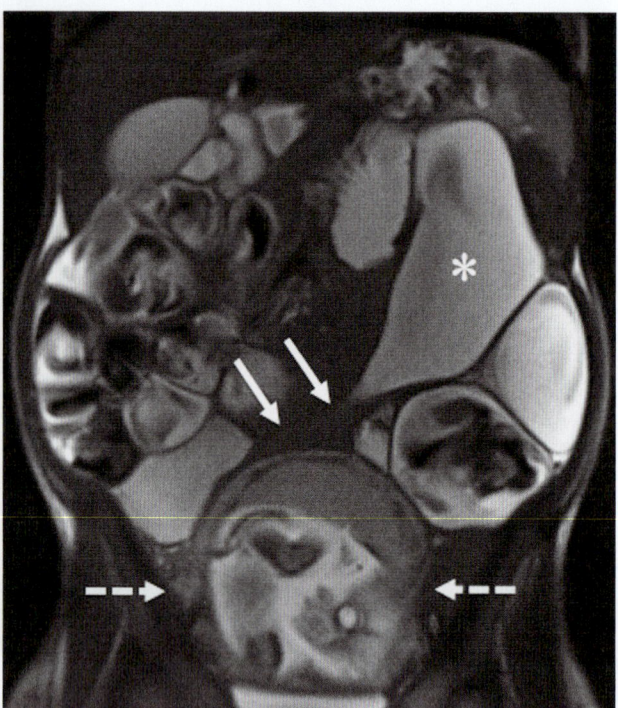

FIGURA 326-9 Ressonância magnética coronal obtida usando a técnica HFSS (*half Fourier single-shot*) ponderada em T2 com saturação de gordura em uma gestante de 27 anos (23 semanas de gestação). A paciente tinha doença de Crohn e foi mantida em tratamento com mercaptopurina e prednisona. Ela tinha dor abdominal, distensão, vômitos e obstrução do intestino delgado. A imagem revelou uma estenose longa de 7 a 10 cm no íleo terminal (*setas brancas*), causando obstrução e dilatação significativa do intestino delgado proximal (*asterisco branco*). A imagem também mostra o feto dentro do útero (*setas brancas tracejadas*). (*Cortesia dos Drs. J. F. B. Chick e P. B. Shyn, Abdominal Imaging and Intervention, Department of Radiology, Brigham and Women's Hospital, Harvard Medical School, Boston, Massachusetts; com permissão.*)

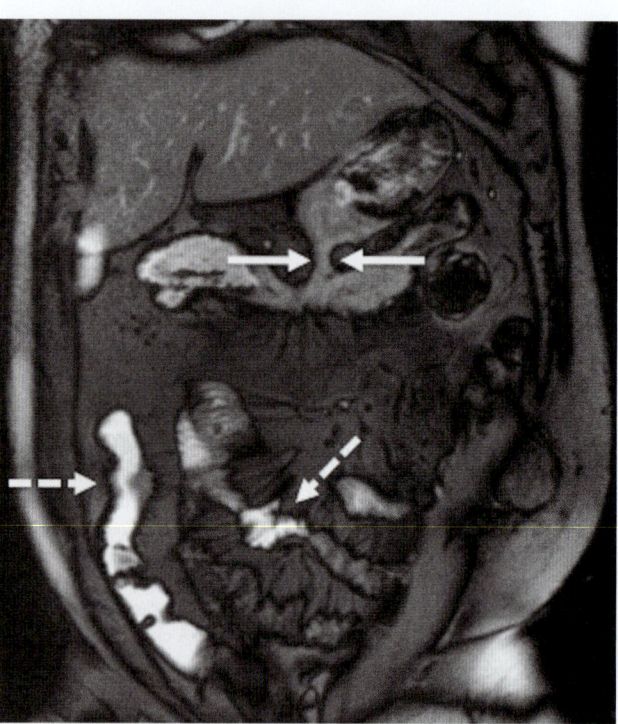

FIGURA 326-10 Esta imagem coronal ponderada em T2 com a técnica SSFP (*steady-state, free precession*) com saturação de gordura foi obtida de um homem de 32 anos com doença de Crohn e episódios pregressos de obstrução intestinal, fístulas e abscessos. Ele estava sendo tratado com mercaptopurina e apresentou distensão abdominal e diarreia. A imagem demonstrou fístula gastrocólica nova (*setas brancas sólidas*). Também havia acometimento multifocal do intestino delgado e do íleo terminal (*setas brancas tracejadas*). (*Cortesia dos Drs. J. F. B. Chick e P. B. Shyn, Abdominal Imaging and Intervention, Department of Radiology, Brigham and Women's Hospital, Harvard Medical School, Boston, Massachusetts; com permissão.*)

o uso de fármacos geralmente seguros e pouco agressivos; entretanto, muitos outros têm doença mais grave e podem desenvolver complicações graves, exigindo a realização de cirurgia. Os tratamentos experimentais e estabelecidos com agentes biológicos atuais podem ajudar a interromper a progressão da doença e proporcionam melhor qualidade de vida aos pacientes com RCU e DC moderada a grave. Os tratamentos com agentes biológicos estão associados a riscos potenciais, como infecção e neoplasia maligna, e seria muito bom determinar por ocasião do diagnóstico – por meio de marcadores genéticos ou sorológicos – quais pacientes necessitam de tratamento clínico mais rigoroso.

De forma a assegurar o sucesso do diagnóstico da DII e diferenciar entre DC e RCU, a eficácia desses testes sorológicos depende da prevalência dessas doenças em determinada população. Títulos altos dos anticorpos anti--*Saccharomyces cerevisiae* (ASCA) foram associados à DC, ao passo que títulos elevados de anticorpos anticitoplasma de neutrófilo perinuclear (p-ANCAs) são detectados mais comumente nos pacientes com RCU. Entretanto, quando foram avaliadas em uma metanálise de 60 estudos, a sensibilidade e a especificidade do padrão ASCA+/p-ANCA– para diagnosticar DC foram de 55 e 93%, respectivamente. Além do ASCA, vários outros anticorpos contra proteínas bacterianas (Omp-C e I2), flagelina (CBir1) e carboidratos bacterianos foram estudados e associados à DC. Esses marcadores biológicos tendem a ter sensibilidade e especificidade baixas e podem estar elevados devido a outras doenças autoimunes, infecções e inflamação situada fora do trato GI. O teste sanguíneo Prometheus IBD SGI Diagnostic mede um painel de biomarcadores sorológicos (S), genéticos (G) e inflamatórios (I), mas seu custo é elevado e a confiabilidade dos resultados se baseia na probabilidade pré-teste de que o paciente tenha DII. O PROSPECT é uma ferramenta validada baseada na internet que mostra os desfechos individuais da DC e considera múltiplas variáveis, incluindo a localização da doença (intestino grosso ou delgado, perianal), sorologias (ASCA, Cbir1, ANCA) e genética (mutação *frameshift NOD2*).

Os fatores clínicos detectados por ocasião do diagnóstico são mais úteis que a sorologia para prever a história natural da DII. Exceto em circunstâncias especiais (p. ex., antes de considerar uma anastomose com

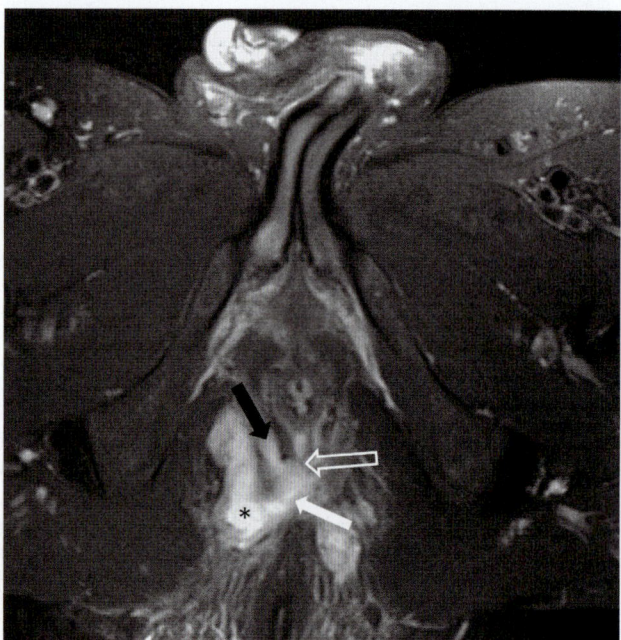

FIGURA 326-11 Imagem axial ponderada em T2 com saturação de gordura obtida de um homem de 39 anos com doença de Crohn, mostrando uma falha no esfíncter interno do canal anal na posição de 6 horas (*seta branca vazada*), que se comunicava com uma coleção interesfinctérica de 1,1 cm (*seta preta*). A falha ampla do esfíncter externo na posição de 7 horas (*seta branca sólida*) comunicava-se com um abscesso perianal de dimensões moderadas na fossa isquioanal (*asterisco*). (*Cortesia dos Drs. J.S. Quon e P.B. Shyn, Abdominal Imaging and Intervention, Department of Radiology, Brigham and Women's Hospital, Harvard Medical School, Boston, Massachusetts; com permissão.*)

bolsa ileoanal [ABIA] em um paciente com colite indeterminada), os marcadores sorológicos têm utilidade clínica apenas mínima.

DIAGNÓSTICO DIFERENCIAL DA RCU E DA DC

Uma vez estabelecido o diagnóstico de DII, a diferenciação entre RCU e DC é inicialmente impossível em até 15% dos casos. Esses casos são denominados *colite indeterminada*. Felizmente, na maioria das vezes, a verdadeira natureza da colite subjacente torna-se, mais tarde, evidente na evolução da doença do paciente. Em cerca de 5% (variação de 1-20%) das amostras de ressecção do cólon, é difícil classificar a doença como RCU ou DC, visto que ambas apresentam anormalidades histológicas semelhantes.

DOENÇAS INFECCIOSAS

Infecções do intestino delgado e do cólon podem simular DC e RCU. Essas infecções podem ser bacterianas, fúngicas, virais ou causadas por protozoários (Tab. 326-6). A colite induzida por *Campylobacter* pode reproduzir o aspecto endoscópico da RCU grave e acarretar uma recidiva da doença preexistente. *Salmonella* pode causar diarreia líquida ou sanguinolenta, náuseas e vômitos. A shigelose causa diarreia líquida, dor abdominal e febre, seguidas de tenesmo retal com eliminação de sangue e muco pelo reto. Em geral, essas três infecções são autolimitadas, mas 1% dos pacientes infectados com *Salmonella* tornam-se portadores assintomáticos. A infecção por *Yersinia enterocolitica* ocorre principalmente no íleo terminal e acarreta ulceração mucosa, invasão de neutrófilos e espessamento da parede ileal. Outras infecções bacterianas que podem simular DII incluem *C. difficile*, que se apresenta com diarreia, tenesmo, náuseas e vômitos; e *E. coli*, da qual três subclasses podem causar colite. Os subtipos são *E. coli* êntero-hemorrágico, enteroinvasivo e enteroaderente, e todos podem causar diarreia sanguinolenta e dor abdominal. Gonorreia, clamídia e sífilis também podem causar proctite.

O acometimento GI por infecção micobacteriana ocorre principalmente no paciente imunossuprimido, mas pode ocorrer em pacientes com imunidade normal. O acometimento do íleo distal e ceco predomina, e os pacientes apresentam sintomas de obstrução do intestino delgado e massa abdominal dolorosa. O diagnóstico é confirmado por colonoscopia com biópsia e cultura. A maioria dos pacientes com colite viral é imunocomprometida, porém colite por citomegalovírus (CMV) e herpes simples pode ocorrer em indivíduos imunocompetentes. A infecção por CMV ocorre mais comumente no esôfago, cólon e reto, mas pode acometer também o intestino delgado. Os sintomas incluem dor abdominal, diarreia sanguinolenta, febre e perda de peso. Com a doença grave, podem ocorrer necrose e perfuração. O diagnóstico é feito por biópsia com identificação de inclusões intranucleares características nas células mucosas. A infecção por herpes simples do trato GI se limita à orofaringe, bem como às áreas anorretais e perianais. Os sinais e sintomas incluem dor anorretal, tenesmo, constipação, linfadenopatia inguinal, dificuldade miccional e parestesias sacrais. O diagnóstico é confirmado pela biópsia retal com identificação de inclusões celulares características e por cultura viral. O próprio vírus da imunodeficiência humana (HIV) pode causar diarreia, náuseas, vômitos e anorexia. As biópsias do intestino delgado mostram atrofia parcial das vilosidades; também pode haver supercrescimento bacteriano no intestino delgado e má-absorção de gorduras.

Os parasitas protozoários incluem *Isospora belli*, que pode causar infecção autolimitada em hospedeiros sadios, mas acarreta diarreia aquosa crônica e profusa, bem como perda de peso nos pacientes com Aids. *Entamoeba histolytica* ou espécies relacionadas infectam cerca de 10% da população mundial; os sintomas incluem dor abdominal, tenesmo, evacuações moles e frequentes com fezes que contêm sangue e muco, bem como hipersensibilidade abdominal. A colonoscopia revela úlceras puntiformes focais com mucosa de permeio normal; o diagnóstico é confirmado pela biópsia ou pelos anticorpos amebianos séricos. A colite amebiana fulminante é rara, porém tem uma taxa de mortalidade > 50%.

Outras infecções parasitárias que podem simular DII incluem ancilostomídeos (*Necator americanus*), nematódeos (*Trichuris trichiura*) e *Strongyloides stercoralis*. Nos pacientes profundamente imunossuprimidos, *Candida* ou *Aspergillus* podem ser identificados na submucosa. A histoplasmose disseminada pode envolver a área ileocecal.

DOENÇAS NÃO INFECCIOSAS

A diverticulite pode ser confundida com DC, clínica e radiograficamente. Ambas as doenças causam febre, dor abdominal, massa abdominal dolorosa, leucocitose, VHS elevada, obstrução parcial e fístulas. Tanto a doença perianal quanto a ileíte em uma seriografia do intestino delgado falam a favor do diagnóstico de DC. Anormalidades endoscópicas significativas da mucosa são mais prováveis na DC do que na diverticulite. A recidiva endoscópica ou clínica depois da ressecção segmentar favorece a DC. A colite associada à doença diverticular é semelhante à DC, porém as anormalidades da mucosa estão limitadas ao sigmoide e ao cólon descendente.

A colite isquêmica é comumente confundida com DII. O processo isquêmico pode ser crônico e difuso, como acontece na RCU, ou segmentar, como na DC. A inflamação do cólon decorrente da isquemia pode regredir rapidamente ou persistir e resultar em fibrose transmural, bem como formação de estenose. A doença intestinal isquêmica deve ser considerada no idoso depois de reparo de aneurisma aórtico abdominal ou quando o paciente apresenta um estado de hipercoagulabilidade ou distúrbio cardíaco ou vascular periférico grave. Os pacientes normalmente se apresentam com dor de início súbito no quadrante inferior esquerdo, urgência para defecar e eliminação de sangue vermelho-vivo pelo reto. O exame endoscópico frequentemente demonstra reto de aspecto normal e transição nítida para área de inflamação no cólon descendente e flexura esplênica do cólon.

Os efeitos da radioterapia no trato GI podem ser difíceis de distinguir da DII. Os sintomas agudos podem ocorrer 1 a 2 semanas depois do início da radioterapia. Quando o reto e o sigmoide são irradiados, os pacientes desenvolvem diarreia mucossanguinolenta e tenesmo, como acontece na RCU distal. Com o acometimento do intestino delgado, diarreia é comum. Os sintomas tardios consistem em má-absorção e perda de peso. Pode ocorrer formação de estenose com obstrução e supercrescimento bacteriano. As fístulas podem penetrar na bexiga, vagina ou parede abdominal. A sigmoidoscopia flexível revela granularidade mucosa, friabilidade, numerosas telangiectasias e, ocasionalmente, ulcerações bem demarcadas. A biópsia pode confirmar o diagnóstico.

A síndrome da úlcera retal solitária é incomum, mas pode ser confundida com DII. Isso ocorre em indivíduos de todas as idades e pode ser causado por evacuação difícil, bem como incapacidade de relaxamento do músculo puborretal. As ulcerações únicas ou múltiplas podem resultar da hiperatividade do esfíncter anal, de pressões intrarretais mais altas durante

TABELA 326-6 ■ Doenças que simulam a doença inflamatória intestinal

Etiologias infecciosas

Bacterianas	Micobacterianas	Virais
Salmonella	Tuberculose	Citomegalovírus
Shigella	*Mycobacterium avium*	Herpes simples
Escherichia coli enterotoxigênico	**Parasitárias**	HIV
Campylobacter	Amebíase	**Fúngicas**
Yersinia	Isospora	Histoplasmose
Clostridioides difficile	Trichuris trichiura	Candida
Gonorreia	Ancilostomose	Aspergillus
Chlamydia trachomatis	Strongyloides	

Etiologias não infecciosas

Inflamatórias	Neoplasias	Fármacos/produtos químicos/drogas
Apendicite	Linfoma	Anti-inflamatórios não esteroides
Diverticulite	Doença metastática	Fosfosoda
Colite pós-derivação intestinal	Carcinoma	Cólon catártico
Colite colagenosa/linfocítica	Carcinoma do íleo	Ouro
Colite isquêmica	Carcinoide	Contraceptivos orais
Colite/enterite actínica	Polipose familiar	Cocaína
Síndrome da úlcera retal solitária		Colite por inibidores do *checkpoint* imune
Gastrenterite eosinofílica		Micofenolato de mofetila
Colite neutropênica		
Síndrome de Behçet		
Doença do enxerto *versus* hospedeiro		

Sigla: HIV, vírus da imunodeficiência humana.

a defecação e da remoção digital de fezes. Os pacientes queixam-se de constipação com esforço exagerado para defecar, bem como eliminam sangue e muco pelo reto. Outros sintomas incluem dor abdominal, diarreia, tenesmo e dor perineal. Em geral, a úlcera (que pode medir até 5 cm de diâmetro) tem localização anterior ou anterolateral entre 3 e 15 cm do orifício anal. As biópsias podem confirmar o diagnóstico.

Vários tipos de colite estão associados aos anti-inflamatórios não esteroides (AINEs), como a colite *de novo*, a reativação da DII e a proctite causada pelo uso de supositórios. A maioria dos pacientes com colite relacionada com AINEs tem diarreia e dor abdominal, e as complicações incluem estenose, sangramento, obstrução, perfuração e fistulização. A interrupção do uso desses fármacos é fundamental, e, nos casos de DII reativada, estão indicados tratamentos padronizados.

A colite secundária aos inibidores do *checkpoint* imune (ICIs), a chamada colite relacionada a ICIs, surgiu quando esses agentes passaram a ser usados em uma ampla variedade de cânceres. As proteínas do *checkpoint* imune, como a proteína 4 associada a linfócitos T citotóxicos (CTLA-4) e a proteína 1 de morte celular programada (PD-1, de *programmed cell death protein 1*), são receptores expressos na superfície de células T efetoras que interagem com seus ligantes CD80/CD86 (CTLA-4) e ligante 1 de morte programada (PD-1) em células de apresentação de antígenos e geralmente atuam como inibidores das respostas imunes. Os ICIs bloqueiam as vias inibitórias e promovem a ativação e proliferação da resposta adaptativa de células T nativas contra células malignas como mecanismo de atividade antitumoral. Embora sejam muito efetivos como reforço da atividade antitumoral de células T, os ICIs também ativam as respostas globais de células T que induzem vários eventos adversos relacionados à autoimunidade. Apesar de esses eventos adversos dos ICIs relacionados à imunidade ocorrerem em múltiplos sistemas orgânicos, o trato GI é afetado em 21 a 44% dos pacientes. A apresentação clínica mais comum é a diarreia autolimitada que pode estar associada à colite franca e que pode levar à morbimortalidade significativa se não for manejada adequadamente. O tratamento costuma se basear na gravidade dos sintomas. Os sintomas moderados a graves geralmente necessitam de glicocorticoides, enquanto os biológicos como os agentes anti-TNF e os inibidores da integrina são usados nos casos refratários a esteroides.

COLITES ATÍPICAS

Duas colites atípicas – colite colagenosa e colite linfocítica – têm aspectos endoscópicos completamente normais. A colite colagenosa tem dois componentes histopatológicos principais: aumento da deposição de colágeno na camada subepitelial e colite com quantidas aumentadas de linfócitos intraepiteliais. A relação entre os sexos feminino e masculino é de 9:1, e a maioria dos pacientes apresenta-se na sexta ou sétima décadas de vida. O principal sintoma é diarreia líquida crônica. Os fatores de risco incluem tabagismo; uso de AINEs, inibidores da bomba de prótons ou betabloqueadores; e história de doença autoimune.

A colite linfocítica tem características semelhantes às da colite colagenosa, como a idade por ocasião do início e a apresentação clínica, porém com uma incidência quase igual em homens e mulheres e sem deposição subepitelial de colágeno do corte patológico. Entretanto, a quantidade de linfócitos intraepiteliais está aumentada. O uso de sertralina (mas não de betabloqueadores) é um fator de risco adicional. A frequência de doença celíaca aumenta na colite linfocítica e oscila de 9 a 27%. A doença celíaca deve ser excluída em todos os pacientes com colite linfocítica, particularmente quando a diarreia não melhora com tratamento convencional. Os tratamentos das colites microscópicas variam conforme a gravidade dos sintomas e incluem antidiarreicos (p. ex., loperamida e difenoxilato), bismuto, aminossalicilatos, budesonida, glicocorticoides sistêmicos e biológicos para a doença refratária.

A colite associada à derivação intestinal é um processo inflamatório que se instala nos segmentos do intestino grosso que não estão em continuidade com a corrente fecal. Isso geralmente ocorre nos pacientes com ileostomia ou colostomia, depois da formação de uma fístula mucosa ou bolsa de Hartmann. Clinicamente, os pacientes têm eliminação de secreção mucosa ou sanguinolenta pelo reto. Eritema, granularidade, friabilidade e, nos casos mais graves, ulceração podem ser observados na endoscopia. A histopatologia mostra áreas de inflamação ativa com focos de criptite e abscesso das criptas. A arquitetura das criptas é normal, o que serve para diferenciá-la da RCU, mas não necessariamente da DC. Os enemas com ácidos graxos de cadeia curta podem ajudar a controlar a colite associada à derivação intestinal, mas o tratamento definitivo consiste em reanastomose cirúrgica.

MANIFESTAÇÕES EXTRAINTESTINAIS

Até um terço dos pacientes com DII apresentam pelo menos uma MEI da doença. Ver a Tabela 326-7 para um resumo das MEIs da DII.

DERMATOLÓGICAS

O eritema nodoso (EN) ocorre em até 15% dos pacientes com DC e 10% dos pacientes com RCU. As crises se correlacionam habitualmente com a atividade intestinal; as lesões cutâneas surgem após o início dos sintomas intestinais, e os pacientes sofrem, com frequência, de artrite periférica ativa concomitante. As lesões do EN são nódulos quentes, vermelhos e dolorosos que medem 1 a 5 cm de diâmetro, sendo encontrados na superfície anterior das pernas, nos tornozelos, nas panturrilhas, nas coxas e nos braços. O tratamento tem como objetivo controlar a doença intestinal subjacente.

O pioderma gangrenoso (PG) é observado em 1 a 12% dos pacientes com RCU e menos frequentemente na colite de Crohn. Embora geralmente seja detectado depois do diagnóstico da DII, o PG pode ocorrer anos antes do início dos sintomas, ter evolução independente da doença intestinal, responder pouco à colectomia e até se manifestar anos depois da proctocolectomia. Em geral, o PG está associado à doença grave. As lesões geralmente são encontradas na superfície dorsal dos pés e das pernas, porém podem ocorrer nos braços, no tórax, no estoma e até mesmo na face. O PG começa geralmente como uma pústula e, a seguir, espalha-se concentricamente, com acometimento rápido da pele normal. Em seguida, as lesões ulceram e formam bordas violáceas circundadas por margem de eritema. Na parte central, elas contêm tecido necrótico com sangue e exsudato. As lesões podem ser únicas ou múltiplas e chegam a medir 30 cm de diâmetro. Em alguns casos, as lesões são muito difíceis de tratar e frequentemente é preciso usar antibióticos e corticoides intravenosos (IV), dapsona, azatioprina, talidomida, ciclosporina (CSA) IV, infliximabe ou adalimumabe.

Outras manifestações dermatológicas consistem em piodermite vegetante, que ocorre nas áreas intertriginosas; piostomatite vegetante, que acomete as membranas mucosas; síndrome de Sweet, uma dermatose neutrofílica; e DC metastática, um distúrbio raro definido pela formação de granulomas cutâneos. A psoríase afeta 5 a 10% dos pacientes com DII e não está relacionada com a atividade intestinal; isso é compatível com a suposta base imunogenética compartilhada por essas duas doenças. Plicomas anais são encontrados em 75 a 80% dos pacientes com DC, sobretudo nos que têm acometimento do cólon. As lesões da mucosa oral observadas com frequência na DC e apenas raramente na RCU incluem estomatite aftosa e lesões com aspecto de "pedras de calçamento" na mucosa bucal.

REUMATOLÓGICAS

A artrite periférica desenvolve-se em 15 a 20% dos pacientes com DII, é mais comum na DC e piora com as exacerbações da atividade intestinal. A artrite é assimétrica, poliarticular e migratória, além de afetar frequentemente as grandes articulações dos membros superiores e inferiores. O tratamento visa reduzir a inflamação intestinal. Na RCU grave, a colectomia muitas vezes cura a artrite.

A espondilite anquilosante (EA) ocorre em cerca de 10% dos pacientes com DII e é mais comum na DC do que na RCU. Cerca de dois terços dos pacientes com DII e EA expressam o antígeno HLA-B27. A atividade da EA não está relacionada com a atividade intestinal e não melhora com os corticoides ou a colectomia. Ela afeta mais comumente a coluna vertebral e a pelve, produzindo sintomas de lombalgia difusa, dor nas nádegas e rigidez matinal. A evolução é contínua e progressiva, resultando em lesões esqueléticas e deformidades irreversíveis. O tratamento com anti-TNF reduz a inflamação da coluna vertebral e melhora o estado funcional e a qualidade de vida.

A sacroileíte é simétrica, ocorre igualmente na RCU e na DC, comumente é assintomática, não se correlaciona com a atividade intestinal e nem sempre progride para EA. Outras manifestações reumáticas incluem osteoartropatia hipertrófica, osteomielite pélvica/femoral e policondrite recorrente.

OCULARES

A incidência de complicações oculares nos pacientes com DII é de 1 a 10%. As mais comuns são conjuntivite, uveíte anterior/irite e episclerite. A uveíte está associada tanto à RCU quanto à colite de Crohn, pode ser encontrada durante os períodos de remissão e pode acometer pacientes depois da ressecção intestinal. Os sinais e sintomas são dor ocular, fotofobia, borramento visual e cefaleia. A intervenção imediata, às vezes com corticoides sistêmicos, é necessária para evitar a formação de tecido cicatricial e deterioração

TABELA 326-7 ■ Manifestações extraintestinais

Categoria	Evolução clínica	Tratamento
Distúrbios reumatológicos (5-20%)		
Artrite periférica	Assimétrica, migratória Tem relação com a atividade da doença intestinal	Reduzir a inflamação intestinal
Sacroileíte	Simétrica: articulações de coluna e quadril Independente da atividade intestinal	Corticosteroides, infiltrações, metotrexato, anti-TNF
Espondilite anquilosante	Fusão gradual da coluna Independente da atividade intestinal Dois terços apresentam o antígeno HLA-B27	Fisioterapia, corticosteroides, infiltrações, metotrexato, anti-TNF, inibidores de IL-17, tofacitinibe
Distúrbios ósseos metabólicos (até 40% dos pacientes)		
Osteoporose	Risco aumentado por corticosteroides, ciclosporina, metotrexato, nutrição parenteral total, má-absorção e inflamação Taxas de fraturas maiores em idosos (idade > 60 anos)	Rastreamento com densitometria óssea, verificar níveis de vitamina D, tratar se houver osteoporose ou osteopenia sob corticoterapia de longo prazo
Osteonecrose	Morte de osteócitos e adipócitos evoluindo para colapso ósseo; afeta mais os quadris que os joelhos ou ombros; o uso de corticosteroides é fator de risco	Analgesia, infiltrações, substituição da articulação
Distúrbios dermatológicos (10-20%)		
Eritema nodoso	Nódulos quentes, vermelhos e dolorosos em extremidades Tem relação com a atividade intestinal	Reduzir a inflamação intestinal
Pioderma gangrenoso	Lesões necróticas e ulceradas em extremidades, tronco, face e estomas Independente da atividade intestinal	Antibióticos, corticosteroides, ciclosporina, infliximabe, dapsona, azatioprina, corticosteroides intralesionais; nem desbridamento nem colectomia
Psoríase	Sem relação com a atividade intestinal	Corticosteroides tópicos, fototerapia, metotrexato, infliximabe, adalimumabe, ustequinumabe
Pioderma vegetante	Áreas intertriginosas Tem relação com a atividade intestinal	Evanescente; desaparece sem progressão
Piostomatite vegetante	Membranas mucosas Tem relação com a atividade intestinal	Evanescente; desaparece sem progressão
Doença de Crohn (DC) metastática	DC da pele Tem relação com a atividade intestinal	Reduzir a inflamação intestinal
Síndrome de Sweet	Dermatose neutrofílica Tem relação com a atividade intestinal	Reduzir a inflamação intestinal
Estomatite aftosa	Ulcerações orais Tem relação com a atividade intestinal	Reduzir a inflamação intestinal/terapia tópica
Distúrbios oculares (1-11%)		
Uveíte	Dor ocular, fotofobia, borramento visual, cefaleia Independente da atividade intestinal	Corticosteroides tópicos ou sistêmicos
Episclerite	Leve ardência ocular Tem relação com a atividade intestinal	Corticosteroides tópicos
Distúrbios hepatobiliares (10-35%)		
Esteatose hepática	Secundária a doença crônica, desnutrição, terapia com corticosteroides	Melhorar a nutrição, reduzir os corticosteroides
Colelitíase	Pacientes com ileíte ou ressecção ileal Má-absorção de ácidos biliares, depleção dos depósitos de sais biliares, secreção de bile litogênica	Reduzir a inflamação intestinal; colecistectomia em pacientes sintomáticos
Colangite esclerosante primária (CEP)	Intra-hepática e extra-hepática Inflamação e fibrose levando a cirrose biliar e insuficiência hepática Colangiocarcinoma em 7-10% dos casos A CEP de pequenos ductos envolve ductos biliares de pequeno calibre e tem prognóstico melhor	A CPRE/ácido ursodesoxicólico em altas doses reduz o risco de neoplasia colônica; colecistectomia em pacientes com pólipos de vesícula biliar devido à elevada incidência de câncer
Distúrbio urológico		
Nefrolitíase (10-20%)	Pacientes com DC após ressecção de intestino delgado; os cálculos de oxalato de cálcio são mais comuns	Dieta pobre em oxalato; controle da inflamação intestinal; intervenção cirúrgica
Manifestações extraintestinais menos comuns		
Distúrbios tromboembólicos	Risco aumentado de trombose venosa e arterial; os fatores responsáveis incluem anormalidades da interação plaquetário-endotelial, hiper-homocisteinemia, alterações da cascata da coagulação, fibrinólise reduzida, acometimento das microvesículas que transportam o fator tecidual, distúrbios do sistema normal da coagulação pelos autoanticorpos e predisposição genética	Anticoagulação; controle da inflamação
Cardiopulmonares	Endocardite, miocardite, pleuropericardite, doença pulmonar intersticial	O tratamento é variável; suspender o 5-ASA, pois ele pode raramente causar doença pulmonar intersticial
Amiloidose sistêmica	Secundária (reativa) na DII de longa duração (especialmente a DC)	Colchicina
Pancreatite	Fístulas duodenais, DC ampular, colelitíase, CEP, fármacos (MP, azatioprina, 5-ASA), autoimune, DC primária do pâncreas	O tratamento é variável; suspender os medicamentos causadores; diagnosticar e tratar com CPRE e/ou colecistectomia

Siglas: 5-ASA, ácido aminossalicílico; CPRE, colangiopancreatografia retrógrada endoscópica; DII, doença inflamatória intestinal; IL, interleucina; MP, mercaptopurina; TNF, fator de necrose tumoral.

visual. Episclerite é um distúrbio benigno que se manifesta com queixas de ardência ocular leve. Isso corre em 3 a 4% dos pacientes com DII, mais comumente na colite de Crohn, e é tratado com corticoides tópicos.

HEPATOBILIARES

Nos pacientes com DC e RCU, a esteatose hepática pode ser diagnosticada em cerca de metade das biópsias hepáticas anormais; os pacientes geralmente têm hepatomegalia. Em geral, a esteatose hepática resulta de uma combinação de enfermidade debilitante crônica, desnutrição e tratamento com corticosteroides. A colelitíase ocorre em 10 a 35% dos pacientes portadores de DC com ileíte ou ressecção ileal. A formação de cálculos biliares é causada pela má-absorção de ácidos biliares, resultando em depleção do reservatório de sais biliares e secreção de bile litogênica.

Colangite esclerosante primária (CEP) é um distúrbio caracterizado por inflamação dos ductos intra-hepáticos e extra-hepáticos e fibrose, levando frequentemente ao desenvolvimento de cirrose biliar e de insuficiência hepática; cerca de 5% dos pacientes com RCU apresentam CEP, porém 50 a 75% dos pacientes com CEP têm DII. A CEP ocorre com menos frequência nos pacientes com DC. Embora possa ser detectada depois do diagnóstico da DII, a CEP pode ser diagnosticada antes ou até alguns anos depois da proctocolectomia. De acordo com essas observações, a base imunogenética da CEP parece sobrepor-se à da RCU (embora seja diferente com base em GWAS), ainda que a DII e a CEP comumente tenham teste positivo para p-ANCA. A maioria dos pacientes não apresenta sintomas por ocasião do diagnóstico; quando presentes, consistem em fadiga, icterícia, dor abdominal, febre, anorexia e mal-estar. O exame diagnóstico tradicional considerado padrão de referência é a colangiopancreatografia retrógrada endoscópica (CPRE), mas a colangiopancreatografia por ressonância magnética (CPRM) é sensível, específica e mais segura. A CPRM é uma opção razoável como exame complementar inicial das crianças e dos adultos e pode mostrar irregularidades, estenoses multifocais e dilatações em todos os níveis da árvore biliar. Nos pacientes com CEP, a CPRE e a CPRM demonstram múltiplas estenoses dos ductos biliares alternando-se com segmentos relativamente normais.

Os pólipos da vesícula biliar dos pacientes com CEP mostram incidência alta de transformação maligna, e a colecistectomia é recomendável, mesmo que a lesão polipoide tenha < 1 cm de diâmetro. A monitoração da vesícula biliar por ultrassonografia deve ser realizada anualmente. A colocação de *stent* endoscópico pode ser paliativa para a colestase secundária à obstrução dos ductos biliares. Os pacientes com doença sintomática desenvolvem cirrose e insuficiência hepática no decorrer de 5 a 10 anos e, por fim, necessitam de transplante hepático. Os pacientes com CEP apresentam risco de 10 a 15% de desenvolver colangiocarcinoma ao longo da vida e, quando desenvolvem essa neoplasia, não podem ser transplantados. Os pacientes com DII e CEP estão mais sujeitos a desenvolver câncer colorretal e devem ser avaliados anualmente por colonoscopia e biópsia.

Além disso, a colangiografia é normal em uma pequena porcentagem dos pacientes que apresentam uma variante de CEP conhecida como *colangite esclerosante primária de pequenos ductos*. Essa variante (algumas vezes designada como "pericolangite") constitui, provavelmente, uma forma de CEP que acomete os ductos biliares de pequeno calibre. Suas características bioquímicas e histológicas são semelhantes às da CEP clássica. Essa variante tem prognóstico significativamente melhor que a CEP clássica, embora possa evoluir para esta última doença. Hepatite granulomatosa e amiloidose hepática são MEIs muito mais raras da DII.

UROLÓGICAS

As complicações urogenitais mais frequentes são cálculos, obstrução ureteral e fístulas vesicoileais. A frequência mais alta de nefrolitíase (10-20%) ocorre nos pacientes com DC depois da ressecção do intestino delgado. Os cálculos de oxalato de cálcio são secundários à hiperoxalúria, que resulta do aumento da absorção de oxalato dietético. Normalmente, o cálcio dietético combina-se com o oxalato luminal para formar oxalato de cálcio insolúvel, que é eliminado nas fezes. No entanto, nos pacientes com disfunção ileal, os ácidos graxos não absorvidos se ligam ao cálcio e deixam livre o oxalato. O oxalato livre é levado, a seguir, até o cólon, onde é absorvido prontamente, sobretudo na presença de inflamação.

DISTÚRBIOS ÓSSEOS METABÓLICOS

Cerca de 14 a 42% dos pacientes com DII têm massa óssea reduzida. O risco aumenta durante o tratamento com corticosteroides, CSA, metotrexato (MTX) e nutrição parenteral total (NPT). Má-absorção e inflamação mediada por IL-1, IL-6, TNF e outros mediadores inflamatórios também contribuem para a densidade óssea mais baixa. Foi observada maior incidência de fraturas do quadril, da coluna vertebral, do punho e das costelas: 36% na DC e 45% na RCU. O risco absoluto de fratura osteoporótica é de cerca de 1% por paciente-ano. As taxas de fratura, particularmente da coluna vertebral e do quadril, são mais altas entre os idosos (idade > 60 anos). Um estudo observou razão de chance (OR, de *odds ratio*) de 1,72 para fratura vertebral e OR de 1,59 para fratura de quadril. A gravidade da doença permitia prever o risco de ter uma fratura. Apenas 13% dos pacientes com DII que tiveram fraturas usavam algum tipo de tratamento para evitá-las. Até 20% da massa óssea pode ser perdida a cada ano com o uso crônico de corticosteroides. O efeito depende da dose. A budesonida também pode suprimir o eixo hipofisário-suprarrenal e, em virtude disso, apresenta alto risco de causar osteoporose.

A osteonecrose caracteriza-se por destruição dos osteócitos e adipócitos e, por fim, colapso ósseo. A dor é agravada por movimentos e inflamação das articulações. Essa complicação afeta os quadris mais que os joelhos e ombros, e, em uma série, 4,3% dos pacientes desenvolveram osteonecrose 6 meses depois de iniciar o tratamento com corticosteroides. O diagnóstico é estabelecido por cintilografia óssea ou RM, e o tratamento consiste em controle da dor, descompressão da medula espinal, osteotomia e artroplastia.

DISTÚRBIOS TROMBOEMBÓLICOS

Os pacientes com DII correm maior risco de tromboses venosa e arterial, mesmo quando a doença não está em atividade. Os fatores responsáveis pelo estado hipercoagulável incluem anormalidades da interação plaquetário-endotelial, hiper-homocisteinemia, alterações da cascata da coagulação, fibrinólise reduzida, acometimento das microvesículas que transportam o fator tecidual, distúrbios do sistema normal da coagulação pelos autoanticorpos e predisposição genética. Foi também observado amplo espectro de vasculites envolvendo vasos de pequeno, médio e grande calibres.

OUTROS DISTÚRBIOS

As manifestações cardiopulmonares mais comuns incluem endocardite, miocardite, pleuropericardite e doença pulmonar intersticial. A amiloidose secundária ou reativa pode ocorrer nos pacientes com DII de longa duração, em particular naqueles com DC. O material amiloide é depositado sistemicamente e pode causar diarreia, constipação e insuficiência renal. O tratamento da doença renal com colchicina pode ser eficaz. Pancreatite é uma MEI rara da DII e resulta de fístulas duodenais; DC ampular; cálculos biliares; CEP; fármacos como mercaptopurina, azatioprina ou, muito raramente, compostos à base de ácido 5-aminossalicílico (5-ASA); pancreatite autoimune; e DC primária do pâncreas.

TRATAMENTO
Doença inflamatória intestinal

COMPOSTOS À BASE DE 5-ASA

Esses fármacos são eficazes para induzir e manter remissão da RCU. O receptor ativado do proliferador dos peroxissomos tipo γ (PPARγ, de *peroxisome proliferator-activated receptor γ*) pode mediar a ação terapêutica de 5-ASA ao diminuir a localização nuclear do NFκB. As formulações de aminossalicilatos livres de sulfa incluem transportadores alternativos ligados ao azo, dímeros de 5-ASA e preparações de liberação tardia e liberação controlada. Todas têm a mesma eficácia da sulfassalazina quando são utilizadas concentrações equimolares.

A *sulfassalazina* é um tratamento eficaz para RCU leve a moderada, mas a incidência alta de seus efeitos colaterais limita seu uso. Apesar de a sulfassalazina ser mais eficaz em doses mais altas (6 ou 8 g/dia), até 30% dos pacientes têm reações alérgicas ou efeitos colaterais intoleráveis, como cefaleia, anorexia, náuseas e vômitos, que podem ser atribuídos ao componente sulfapiridina. As reações de hipersensibilidade, que independem dos níveis de sulfapiridina, consistem em erupção cutânea, febre, hepatite, agranulocitose, pneumonite de hipersensibilidade, pancreatite, agravamento da colite e anormalidades reversíveis dos espermatozoides. A sulfassalazina pode prejudicar também a absorção de folato, razão pela qual os pacientes devem receber suplementos de ácido fólico.

A *balsalazida* contém uma ligação azo que une a mesalazina à molécula carreadora 4-aminobenzoil-β-alanina; esse fármaco é eficaz no cólon.

Delzicol e *Asacol HD* (dose alta) também são preparações de mesalazina com revestimento entérico, cuja molécula de 5-ASA é liberada em pH > 7. A sua desintegração ocorre com a dissolução completa do comprimido em muitas áreas diferentes do trato GI, desde o intestino delgado até a flexura esquerda (ângulo esplênico); essas preparações têm permanência mais longa no estômago quando ingeridas com uma refeição. *Lialda* é uma formulação de mesalazina administrada 1 ×/dia (Multi-Matrix System [MMX]), planejada para liberar o fármaco no cólon. A tecnologia MMX incorpora a mesalazina em uma matriz lipofílica dentro de uma matriz hidrofílica encapsulada em um polímero resistente à degradação em pH baixo (< 7) para retardar a sua liberação no cólon. O perfil de segurança parece ser comparável ao de outras formulações de 5-ASA.

Apriso é uma formulação contendo grânulos encapsulados de mesalazina, que a liberam no íleo terminal e no cólon por um mecanismo de liberação prolongada com patente registrada (Intellicor). O revestimento externo desse fármaco (Eudragit L) dissolve-se em pH > 6. Além disso, há um núcleo de matriz de polímero que auxilia a liberação prolongada em todo o cólon. Como Lialda e Apriso são administrados 1 ×/dia, um benefício antecipado é o aumento da adesão dos pacientes ao tratamento, em comparação com a necessidade de usar 2 a 4 doses/dia com as outras preparações de mesalazina.

Pentasa é outra formulação de mesalazina, a qual utiliza um revestimento de etilcelulose para tornar possível a absorção da água para dentro de microesferas que contêm a mesalazina. A água dissolve o 5-ASA, que, a seguir, difunde-se para fora da gota e penetra no lúmen. A desintegração da cápsula ocorre no estômago. Em seguida, as microesferas dispersam por todo o trato GI, desde o intestino delgado até o cólon distal, tanto em jejum quanto no estado pós-prandial.

Salofalk® Granu-Stix, uma versão não encapsulada de mesalazina, foi utilizado na Europa para indução e manutenção da remissão por vários anos.

As doses apropriadas dos compostos de 5-ASA são fornecidas na **Tabela 326-8**. Cerca de 50 a 75% dos pacientes com RCU leve a moderada melhoram quando são tratados com doses de 5-ASA equivalentes a 2 g/dia de mesalazina; a resposta à dose continua até pelo menos 4,8 g/dia.

Os efeitos colaterais mais comuns dos fármacos à base de 5-ASA incluem cefaleia, náuseas, alopecia e dor abdominal. Os efeitos colaterais raros dos fármacos à base de 5-ASA incluem lesão renal, hematúria, pancreatite e piora paradoxal da colite. Os exames de função renal e de urina devem ser verificados anualmente.

Os enemas tópicos *Rowasa* são compostos de mesalazina eficazes para tratar RCU distal leve a moderada. O tratamento combinado com mesalazina na forma oral e enema é mais eficaz que qualquer tratamento isoladamente para a RCU distal ou extensa.

Os supositórios *Canasa* compostos de mesalazina são eficazes para tratar proctite.

CORTICOSTEROIDES

A maioria dos pacientes com RCU moderada a grave melhora com corticosteroides orais ou parenterais. Em geral, a prednisona é iniciada com doses de 40 a 60 mg/dia para RCU ativa que não responda ao tratamento com 5-ASA. Os corticosteroides parenterais podem ser administrados, como a hidrocortisona (300 mg/dia) ou a metilprednisolona (40-60 mg/dia). A budesonida – um corticosteroide mais novo usado para tratar RCU – é completamente liberada no cólon e tem pouco ou nenhum dos efeitos colaterais dos corticosteroides. A dose é de 9 mg/dia por 8 semanas, e não há necessidade de redução gradativa da dose. A aplicação tópica de corticosteroides (enemas de hidrocortisona ou espuma de budesonida) também se revelou eficaz para a colite distal e pode funcionar como um adjuvante nos indivíduos com acometimento retal além de doença mais proximal. Os enemas de hidrocortisona têm significativa absorção a partir do reto e podem resultar em supressão suprarrenal com a administração prolongada. O tratamento tópico com 5-ASA é mais eficaz que o tratamento com corticosteroides tópicos para pacientes com RCU distal.

Os corticosteroides também são eficazes no tratamento da DC moderada a grave e induzem uma taxa de remissão de 60 a 70%, em comparação com 30% de resposta a um placebo. Os efeitos sistêmicos das formulações padronizadas de corticoides deram origem ao desenvolvimento de formulações que sofrem menor absorção e exibem maior metabolismo durante a primeira passagem. A budesonida de liberação ileal controlada foi praticamente igual à prednisona para tratar DC ileocólica, mas com menos efeitos colaterais que os corticoides. Esse fármaco é usado por 2 a 3 meses na dose de 9 mg/dia, que, a seguir, deve ser reduzida progressivamente. Os corticosteroides não desempenham qualquer papel no tratamento de manutenção da RCU ou da DC. Depois da remissão clínica, sua posologia deve ser reduzida progressivamente em conformidade com a atividade clínica, normalmente a uma taxa nunca superior a 5 a 10 mg/semana. Os efeitos colaterais são diversos, incluindo retenção hídrica, estrias abdominais, redistribuição da gordura, hiperglicemia, catarata subcapsular, osteonecrose, osteoporose, miopatia, distúrbios emocionais e sintomas de abstinência. A maioria desses efeitos colaterais, com exceção da osteonecrose, está relacionada com a dose e a duração do tratamento.

ANTIBIÓTICOS

Os antibióticos não desempenham qualquer papel no tratamento da RCU ativa ou quiescente. Entretanto, a inflamação da bolsa ileal pós-anastomótica – que ocorre em cerca de 30 a 50% dos pacientes com RCU tratados por colectomia e ABIA – geralmente melhora com o tratamento com vários antibióticos, incluindo o metronidazol e o ciprofloxacino. Alguns pacientes necessitam de tratamento de longo prazo com antibióticos para a pouchite crônica.

AZATIOPRINA E MERCAPTOPURINA

Azatioprina e mercaptopurina (MP) são análogos da purina usados simultaneamente com agentes biológicos ou, menos comumente, como imunossupressores administrados isoladamente. A azatioprina é rapidamente absorvida e convertida em MP, que é, então, metabolizada ao produto final ativo – ácido tioinosínico, um inibidor da síntese de ribonucleotídeos de purinas e da proliferação celular. A eficácia pode ser observada dentro de apenas 3 a 4 semanas, mas pode levar até 4 a 6 meses. A adesão ao tratamento pode ser monitorada pela determinação dos níveis de 6-tioguanina e de 6-metilmercaptopurina, os produtos finais do metabolismo da MP. As doses usadas variam na faixa de 2 a 3 mg/kg/dia de azatioprina e 1 a 1,5 mg/kg/dia de MP.

A azatioprina e a MP geralmente são seguras, porém ocorre pancreatite em 3 a 4% dos pacientes, a qual costuma se manifestar ao longo das primeiras semanas de tratamento e é totalmente reversível quando o fármaco é suspenso. Outros efeitos colaterais incluem náuseas,

TABELA 326-8 ■ Preparações orais de ácido 5-aminossalicílico (5-ASA)			
Preparação	Formulação	Liberação	Dose diária
Ligação azo			
Sulfassalazina (500 mg)	Sulfapiridina/5-ASA	Cólon	3-6 g (aguda) 2-4 g (manutenção)
Balsalazida (750 mg)	Aminobenzoilalanina/5-ASA	Cólon	6,75-9 g
Liberação retardada			
Mesalazina (400, 800 mg)	Eudragit S (pH 7)	Íleo distal-cólon	2,4-4,8 g (aguda) 1,6-4,8 g (manutenção)
Mesalazina (1,2 g)	Mesalazina MMX (SPD476)	Íleo-cólon	2,4-4,8 g
Liberação controlada			
Mesalazina (250, 500, 1.000 mg)	Microgrânulos de etilcelulose	Estômago-cólon	2-4 g (aguda) 1,5-4 g (manutenção)
Liberação retardada e prolongada			
Mesalazina (0,375 g)	Mecanismo de liberação prolongada Intellicor	Íleo-cólon	1,5 g (manutenção)

Sigla: MMX, Multi-Matrix System.

febre, erupção cutânea e hepatite. A supressão da medula óssea (particularmente leucopenia) está relacionada com a dose e, às vezes, constitui um fenômeno mais tardio, que torna necessária a monitoração periódica com hemograma completo. Além disso, 1 a cada 300 indivíduos não tem tiopurina-metiltransferase, que é a enzima responsável pelo metabolismo desses fármacos para a inativação dos produtos finais (6-metilmercaptopurina); outros 11% da população são heterozigotos com atividade enzimática intermediária. Em ambos os casos, há maior risco de toxicidade devido ao maior acúmulo dos metabólitos da tioguanina. Os níveis de 6-tioguanina e 6-metilmercaptopurina podem ser acompanhados com a finalidade de determinar a posologia correta dos medicamentos e reduzir a toxicidade, porém a posologia baseada no peso constitui uma alternativa igualmente aceitável. Os hemogramas completos e as provas da função hepática devem ser monitorados com frequência, seja qual for a estratégia posológica.

Uma metanálise demonstrou um risco 4 vezes maior de linfoma em pacientes com DII que recebem azatioprina e MP. O risco maior de linfoma associado ao uso das tiopurinas aplica-se aos pacientes com mais de 65 anos em tratamento ativo (taxa de incidência anual de 5,41/1.000 pacientes), com risco moderado para os indivíduos da faixa etária entre 50 e 65 anos (taxa de incidência de 2,58, em comparação com a taxa correspondente de 0,37 para a faixa etária < 50 anos). Os pacientes que utilizam tiopurinas também têm risco 2 a 3 vezes maior de cânceres de pele não melanoma.

METOTREXATO

O MTX inibe a di-hidrofolato-redutase e bloqueia a síntese de DNA. Outras propriedades anti-inflamatórias podem estar relacionadas com a síntese reduzida de IL-1. Na maioria dos casos, esse fármaco é usado simultaneamente com agentes biológicos para reduzir a produção de anticorpos e melhorar a resposta ao tratamento. As doses intramusculares (IM) ou subcutâneas (SC) variam de 15 a 25 mg/semana. Os efeitos tóxicos potenciais incluem leucopenia e fibrose hepática, tornando necessária uma avaliação periódica dos hemogramas completos e das enzimas hepáticas. O papel da biópsia hepática nos pacientes tratados com MTX por períodos prolongados é duvidoso, porém limita-se provavelmente àqueles com aumento das enzimas hepáticas. Pneumonite de hipersensibilidade é uma complicação rara do tratamento, mas é grave.

CICLOSPORINA

A CSA é um peptídeo lipofílico com efeitos inibitórios nos sistemas imunes celular e humoral. A CSA bloqueia a produção de IL-2 pelos linfócitos T auxiliares. O fármaco liga-se à ciclofilina, e esse complexo inibe a calcineurina – uma enzima fosfatase citoplasmática que participa da ativação das células T. A CSA também inibe indiretamente a função das células B por bloqueio dos linfócitos T auxiliares. O início de sua ação é mais rápido que o da MP e da azatioprina.

A CSA é mais eficaz quando é administrada na posologia de 2 a 4 mg/kg/dia, IV, para RCU grave refratária aos corticoides IV, com 82% dos pacientes respondendo a esse fármaco. A CSA pode ser uma alternativa à colectomia. O sucesso de longo prazo da CSA oral não é tão significativo, mas, quando os pacientes começam a tomar MP ou azatioprina por ocasião da alta hospitalar, a remissão pode ser mantida. Os níveis medidos por radioimunoensaio monoclonal ou ensaio de cromatografia líquida de alto desempenho devem ser mantidos entre 150 e 350 ng/mL.

A CSA pode acarretar efeitos tóxicos significativos. A função renal deve ser monitorada com frequência. Hipertensão, hiperplasia gengival, hipertricose, parestesias, tremores, cefaleias e anormalidades eletrolíticas são efeitos colaterais comuns. A elevação da creatinina requer redução da dose ou interrupção do tratamento. Crises convulsivas também podem complicar o tratamento, sobretudo quando o paciente tem hipomagnesemia ou os níveis séricos de colesterol são < 3,1 mmol/L (< 120 mg/dL). As infecções oportunistas, mais notavelmente a pneumonia por *Pneumocystis jirovecii*, podem ocorrer com o tratamento imunossupressor combinado, razão pela qual deve ser usada profilaxia.

Para comparar a CSA IV com o infliximabe, um grande estudo foi conduzido na Europa pelo grupo GETAID (*Group d'Etudes Thérapeutiques des Affections Inflammatoires Digestives*). Os resultados indicaram taxas de resposta em 7 dias idênticas com 2 mg/kg de CSA (com doses ajustadas para níveis de 150-250 ng/mL) e 5 mg/kg de infliximabe – os dois grupos alcançaram índices de resposta de 85%. Infecções graves ocorreram em 5 de 55 pacientes do grupo da CSA e em 4 de 56 pacientes do grupo do infliximabe. Os índices de resposta foram semelhantes no 98º dia de tratamento dos pacientes com CSA oral *versus* infliximabe com a dose de indução habitual e o esquema posológico de manutenção (40 e 46%, respectivamente). Considerando os dados mostrando eficácia igual da CSA e do infliximabe na RCU grave, mais médicos estão utilizando o infliximabe em vez da CSA nesses pacientes.

TACROLIMO

O tacrolimo é um antibiótico macrolídeo com propriedades imunomoduladoras semelhantes àquelas da CSA, mas 100 vezes mais potentes e sem depender da bile ou da integridade da mucosa para a absorção. Assim, o tacrolimo apresenta boa absorção oral, apesar do comprometimento do intestino delgado proximal pela DC. O tacrolimo é efetivo em crianças com DII refratária e nos adultos com comprometimento extenso do intestino delgado. O tacrolimo também é eficaz nos adultos com RCU e DC dependentes de corticoides ou refratárias ao tratamento, bem como na DC com fistulização refratária.

TRATAMENTO COM AGENTES BIOLÓGICOS

Atualmente, o tratamento com agentes biológicos costuma ser administrado como primeira opção terapêutica para pacientes com DC e RCU moderada a grave para evitar futuras complicações da DII. Os pacientes de alto risco com RCU que têm mais chances de necessitar de biológicos incluem aqueles com doença moderada a grave, com doença dependente de corticosteroides ou refratária a corticosteroides e com pouchite refratária. Os pacientes de alto risco com DC que têm mais chances de necessitar de biológicos incluem aqueles com < 30 anos de idade, com doença extensa, com doença perianal ou retal grave e/ou ulcerações profundas no cólon e no caso de comportamento estenosante ou penetrante da doença. O objetivo atual do tratamento da DII é tratar precocemente durante a evolução da doença, tratar de forma vigorosa com biológicos, verificar os níveis dos fármacos e de seus metabólitos, administrar terapia dupla com imunomoduladores e biológicos em pacientes adequados e visar à remissão profunda (remissão endoscópica e histológica). Os pacientes que respondem ao tratamento com agentes biológicos têm melhora dos sintomas clínicos, melhora da qualidade de vida, menos incapacidade, fadiga e depressão e menor número de cirurgias e hospitalizações.

Fármacos anti-TNF O TNF é uma citocina pró-inflamatória que regula as células imunes para a coordenação de uma resposta imune sistêmica. A desregulação da produção de TNF tem sido associada a distúrbios imunomediados como a DII, e a inibição da sinalização de TNF é usada no tratamento da DII. Há quatro inibidores de TNF atualmente aprovados para tratamento da DII: infliximabe, adalimumabe, certolizumabe pegol e golimumabe. O *infliximabe*, um anticorpo quimérico IgG1 contra TNF-α, foi a primeira terapia biológica aprovada para DC e RCU com atividade inflamatória moderada a grave e fistulizante.

O ensaio clínico SONIC (*Study of Biologic and Immunomodulator-Naive Patients with Crohn's Disease*) comparou infliximabe mais azatioprina, infliximabe isoladamente e azatioprina também isoladamente em pacientes portadores de DC moderada a grave que antes não tinham usado imunomoduladores e agentes biológicos. Em 1 ano, o grupo do infliximabe mais azatioprina apresentou índice de remissão livre de corticoides de 46%, em comparação com 35% (infliximabe isoladamente) e 24% (azatioprina isoladamente). Foi observada a cicatrização completa da mucosa em mais pacientes na semana 26 com a abordagem combinada em comparação com o infliximabe ou a azatioprina isoladamente (44% vs. 30% vs. 17%). Os eventos adversos foram iguais entre os grupos.

Um estudo semelhante em pacientes com RCU moderada a grave mostrou que, após 16 semanas de tratamento, os pacientes com RCU que receberam azatioprina mais infliximabe exibiram uma taxa de remissão livre de corticosteroides de 40% em comparação com taxas de 24 e 22% naqueles que receberam, respectivamente, azatioprina ou infliximabe de forma isolada. Em conjunto, esses estudos sustentam uma terapia mais intensiva para os casos moderados a graves de DC e RCU. Os níveis basais de infliximabe podem ser verificados, e, quando baixos, a dose pode ser aumentada ou o intervalo pode ser reduzido.

Os pacientes hospitalizados com RCU aguda grave refratária aos corticosteroides apresentam uma alta carga inflamatória e podem desenvolver uma enteropatia com perda de proteínas, levando a um consumo acelerado, perdas fecais excessivas e baixas concentrações séricas de infliximabe. Considerando a clara relação entre exposição e resposta para o infliximabe nos pacientes com DII, têm sido usados esquemas de dosagem intensiva do infliximabe nesses pacientes.

O *adalimumabe* (ADA) é um anticorpo IgG1 monoclonal humano recombinante, contendo apenas sequências peptídicas humanas, injetado por via SC. O ADA liga-se ao TNF e neutraliza sua função, bloqueando a interação entre o TNF e seu receptor de superfície celular. Por conseguinte, esse fármaco parece ter um mecanismo de ação semelhante ao do infliximabe, porém com menos imunogenicidade. O ADA está aprovado para tratar DC e RCU moderada a grave. O ensaio clínico CHARM (*Crohn's Trial of the Fully Human Adalimumab for Remission Maintenance*) é um estudo de manutenção com ADA, conduzido em pacientes que responderam ao tratamento de indução com ADA. Nesse ensaio clínico, cerca de 50% dos pacientes tinham sido previamente tratados com infliximabe. Os índices de remissão variaram de 42 a 48% dos pacientes sem tratamento prévio com infliximabe dentro de 1 ano, em comparação com os índices de remissão de 31 a 34% nos pacientes que anteriormente receberam o fármaco. Os resultados obtidos nos pacientes com RCU foram semelhantes: índice de remissão continuada por 1 ano de 22% (12,4% com placebo) entre os pacientes que não tinham usado agentes anti-TNF, bem como índice de remissão sustentada por 1 ano de 10,2% (3% com placebo) entre os pacientes que já tinham sido tratados com fármacos anti-TNF. Na prática clínica, o índice de remissão alcançado pelos pacientes com DC e RCU tratados com ADA aumenta com a dose mais alta de 40 mg/semana, em vez de cada 2 semanas.

O *certolizumabe pegol* é uma forma peguilada da porção Fab de um anticorpo anti-TNF administrado por via SC 1 x/mês. O certolizumabe pegol por via SC foi eficaz para induzir a resposta clínica em pacientes com DC inflamatória ativa.

O *golimumabe* é outro anticorpo IgG1 totalmente humano contra o TNF-α e está atualmente aprovado para o tratamento de RCU com atividade moderada a grave. Assim como o ADA e o certolizumabe, o golimumabe é injetado pela via SC.

Efeitos colaterais das terapias anti-TNF

Desenvolvimento de anticorpos e níveis séricos O desenvolvimento de anticorpos contra o infliximabe está associado a um risco aumentado de reações à infusão e a uma resposta diminuída ao tratamento. A prática atual não inclui a administração de infusões episódicas ou quando necessárias, em vez de infusões periódicas regulares, visto que os pacientes têm mais tendência a desenvolver anticorpos. Em geral, os anticorpos contra infliximabe estão presentes quando a qualidade ou a duração da resposta à infusão de infliximabe diminui. Existem no comércio testes para anticorpos contra infliximabe e ADA, assim como para medir os níveis basais necessários ao ajuste da dose ideal. Quando um paciente apresenta níveis altos de anticorpos e nível basal baixo de infliximabe, é melhor substituí-lo por outro fármaco anti-TNF. Se um paciente apresentar nível anti-TNF terapêutico e sintomas inflamatórios ativos, o fármaco deve ser trocado por uma classe diferente de biológicos. A maioria das reações agudas à infusão e à doença do soro pode ser controlada com corticosteroides e anti-histamínicos. Algumas reações podem ser graves e impõem a necessidade de alterar o tratamento, principalmente quando o paciente tem anticorpos anti-infliximabe. Hoje em dia, a prática corrente é acrescentar um imunomodulador (p. ex., azatioprina, MP ou MTX) ao tratamento anti-TNF, de forma a impedir a formação de anticorpos.

Linfoma não Hodgkin (LNH) Entre os pacientes com DC, o risco basal de LNH é de 2:10.000, ligeiramente maior que o da população em geral. A azatioprina e/ou a MP aumentam o risco para cerca de 4:10.000. É difícil saber se os fármacos anti-TNF estão associados ao linfoma, uma vez que a maioria dos pacientes também usa tiopurinas. Depois dos ajustes para outros tratamentos simultâneos, um estudo dinamarquês recente, incluindo uma coorte de pacientes com DII expostos aos fármacos anti-TNF, não demonstrou risco em excesso.

Linfoma de células T hepatoesplênico (LCTH) O LCTH é um linfoma quase sempre fatal nos pacientes com ou sem DC. Nos pacientes com DC, foi relatado um total de 37 casos isolados. Oitenta e seis por cento dos pacientes eram do sexo masculino, com média de idade de 26 anos. Em média, os pacientes tinham DC há 10 anos, antes de ter o diagnóstico de LCTH. Trinta e seis casos tinham usado MP ou azatioprina, e 28 casos tinham usado infliximabe.

Lesões cutâneas Ocorrem lesões cutâneas tipo psoríase de início recente em quase 5% dos pacientes com DII tratados com fármacos anti-TNF. Na maioria dos casos, elas podem ser tratadas topicamente, e, raras vezes, o fármaco anti-TNF deve ser reduzido, substituído ou interrompido. Os pacientes com DII podem ter risco intrínseco ligeiramente maior e inexplicável de desenvolver melanoma. O risco de melanoma é quase duas vezes maior com fármacos anti-TNF, mas não com o uso de tiopurinas. O risco de cânceres de pele não melanoma aumenta com o uso de tiopurinas e agentes biológicos, principalmente com 1 ou mais anos de acompanhamento. Os pacientes que recebem esses medicamentos devem ser submetidos a um exame completo da pele ao menos 1 vez por ano.

Infecções Todos os fármacos anti-TNF estão associados a um risco aumentado de infecções, particularmente reativação da tuberculose latente e infecções fúngicas oportunistas, incluindo histoplasmose disseminada e coccidioidomicose. Os pacientes devem realizar um teste com derivado proteico purificado (PPD, de *purified protein derivative*) ou um teste QuantiFERON-TB Gold antes de iniciarem o tratamento com anti-TNF. Pacientes com > 65 anos têm índices mais altos de infecções e morte quando usam infliximabe ou ADA em comparação com a faixa etária < 65 anos.

Outros Foi relatada lesão hepática aguda devido à reativação do vírus da hepatite B e efeitos autoimunes ou colestase. Raramente, o infliximabe e outros fármacos anti-TNF foram associados a neurite óptica, convulsões, início recente ou exacerbação de sintomas clínicos e evidências radiográficas de distúrbios desmielinizantes do sistema nervoso central, incluindo esclerose múltipla. Esses fármacos podem exacerbar os sintomas dos pacientes com insuficiência cardíaca da classe funcional III/IV da New York Heart Association.

ANTI-INTEGRINAS

As integrinas são expressas na superfície celular dos leucócitos e servem como mediadores da adesão leucocitária ao endotélio vascular. A integrina α4 e sua subunidade β1 ou β7 interagem com ligantes do endotélio, chamados de moléculas de adesão. A interação entre α4β7 e a molécula de adesão celular da adressina 1 da mucosa (MAdCAM-1) é importante para a migração dos linfócitos até a mucosa intestinal.

O *natalizumabe* é um anticorpo IgG4 humanizado recombinante contra a integrina α4 que é efetivo na indução e na manutenção de pacientes com DC. Os índices de resposta e remissão em 3 meses são de cerca de 60 e 40%, respectivamente, com índice de remissão sustentada de cerca de 40% em 36 semanas. O natalizumabe não é mais utilizado amplamente para tratar DC, em vista do risco de causar leucoencefalopatia multifocal progressiva (LEMP).

O *vedolizumabe* (VDZ) – outro inibidor do trânsito leucocitário – é um anticorpo monoclonal dirigido especificamente contra a integrina α4β7 e pode causar imunossupressão seletiva intestinal. Ao contrário do natalizumabe, ele inibe a adesão de um subgrupo bem-definido de linfócitos T intestinais à MAdCAM-1, mas não à molécula 1 de adesão vascular. O VDZ reduz a inflamação GI sem inibir as respostas imunes sistêmicas ou alterar o trânsito de células T ao sistema nervoso central. Ele pode ser prescrito como biológico de primeira linha ou após a falha de um antagonista de TNF em pacientes com DC ou RCU. O estudo VARSITY, um estudo randomizado e duplo-cego com duplo placebo e controle ativo, de fase 3B, avaliou os desfechos em pacientes com RCU que receberam VDZ ou ADA. Os resultados mostraram que, na semana 52, os pacientes tratados com VDZ tinham chance significativamente maior de estar em remissão clínica (31,3% com VDZ vs. 22,5% com ADA) e de mostrar melhora endoscópica (39,7% com VDZ vs. 27,7% com ADA). Foram observadas remissões clínicas livres de corticosteroides em 12,6% do grupo VDZ e em 21,8% dos pacientes que receberam ADA, mas a diferença não foi estatisticamente significativa. Esse estudo sugere que, entre os pacientes com RCU, o VDZ deve ser considerado como terapia de primeira linha e antes do tratamento com ADA.

O *ustequinumabe*, um anticorpo monoclonal IgG1 completamente humano, bloqueia a atividade biológica da IL-12 e da IL-23 por meio de sua subunidade comum p40, inibindo a interação dessas citocinas com seus receptores das células T, células *natural killer* e células de apresentação de antígenos. No estudo UNITI, a taxa de remissão para a dose de indução maior de 6 mg/kg IV seguida por uma dose de 90 mg a cada 8 semanas foi de 41,7%, em comparação com 27,4% para o placebo em 22 semanas nos pacientes com DC que não respondia mais à terapia anti-TNF.

Da mesma forma, o estudo UNIFI avaliou o ustequinumabe como indução de 8 semanas e terapia de manutenção de 44 semanas na RCU moderada a grave. As taxas de indução em 8 semanas foram de 15,6% no grupo do ustequinumabe em comparação com 5,3% no grupo do placebo, e as taxas de manutenção em 44 semanas foram de 43,8% no grupo do ustequinumabe em comparação com 24% no grupo placebo. As taxas de eventos adversos graves foram semelhantes para o ustequinumabe e o placebo nos estudos UNITI e UNIFI. Assim, o ustequinumabe é outra opção para o tratamento de DC ou RCU moderada a grave, sendo particularmente adequado para uso em pacientes com artrite psoriática concomitante.

MOLÉCULAS PEQUENAS

As moléculas pequenas (fármacos com peso molecular < 1 kDa) são uma nova classe de medicamentos administrados por via oral desenvolvidos para a DII e que não apresentam a imunogenicidade associada aos anticorpos monoclonais. A vantagem das moléculas pequenas é sua capacidade de se difundir através das membranas celulares até o espaço intracelular e alterar as vias de sinalização das citocinas. Esse mecanismo de ação pode ser mais eficaz em comparação com os anticorpos monoclonais que inibem alvos específicos, pois várias vias de citocinas estão envolvidas na patogênese da DII e a inibição de diversas citocinas pode ser sinérgica. Uma via regulatória fundamental é a via JAK/STAT, que ativa a transcrição e a tradução de proteínas que medeiam a resposta imune. A JAK é uma família de tirosina-cinases intracelulares não receptoras que regulam a sinalização de citocinas por meio da via JAK/STAT, terminando por suprimir a resposta imune e a inflamação. Os membros da família JAK incluem JAK1, JAK2, JAK3 e tirosina-cinase 2 (TYK2).

O *tofacitinibe* é um inibidor reversível e competitivo da JAK usado no tratamento da RCU moderada a grave refratária ao tratamento convencional. Ele compete com o ATP para se ligar ao local de ancoragem do ATP do domínio cinase da JAK. Ao competir com o ATP, o tofacitinibe inibe a fosforilação e ativação da JAK levando à redução a jusante da produção de citocinas e à alteração da resposta imune. Embora o tofacitinibe seja um pan-inibidor da JAK, ele tem maior especificidade por JAK1 e JAK3 do que por JAK2 e TYK2. A pan-inibição de JAK preocupa em relação a eventos adversos e segurança geral.

A eficácia do tofacitinibe como terapia de indução e manutenção, além de seu perfil de segurança, foi avaliada em três estudos randomizados, duplo-cegos, de fase 3 e controlados com placebo em adultos com RCU moderada a grave refratária ao tratamento convencional, incluindo anti-TNFs. Os pacientes que responderam à terapia de indução eram elegíveis para o estudo OCTAVE Sustain, um ensaio clínico de manutenção com tofacitinibe 5 mg *versus* 10 mg *versus* placebo, o qual continuou até 52 semanas, com o desfecho primário de remissão clínica em 52 semanas. As taxas de remissão em 8 semanas nos estudos OCTAVE Induction 1 e 2 foram de 18,5 e 16,6% nos grupos do tofacitinibe, em comparação com 8,2 e 3,6% nos grupos do placebo, respectivamente. No estudo OCTAVE Sustain, as taxas de remissão em 52 semanas foram de 34,3% com 5 mg e 40,6% com 10 mg de tofacitinibe, em comparação com 11,1% com o placebo. Uma revisão recente da Food and Drug Administration concluiu que há um risco aumentado de eventos adversos graves, incluindo infarto agudo do miocárdio, acidente vascular cerebral, câncer, coágulos sanguíneos e morte em pacientes com RCU e artrite reumatoide que recebem tofacitinibe. Os pacientes sob risco de doença cardiovascular, que são fumantes prévios ou atuais e/ou que têm mais de 50 anos devem considerar terapias alternativas.

OZANIMODE

O ozanimode é um potente modulador do receptor de esfingosina-1--fosfato (S1P1) que se liga seletivamente com alta afinidade ao receptor S1P dos subtipos S1P1 e S1P5, ambos envolvidos na regulação imune. Ao impedir o trânsito de linfócitos exacerbadores da doença até o intestino, o ozanimode pode oferecer efeitos imunomoduladores e moderar os processos da doença.

O ozanimode foi muito recentemente aprovado para o tratamento de RCU moderada a grave. Ele é administrado como uma cápsula diária.

As terapias biológicas e as moléculas pequenas usadas na prática diária estão detalhadas na Tabela 326-9.

TRATAMENTOS NUTRICIONAIS

Acredita-se há muito tempo que a dieta contribua para a patogênese da DII e também possa representar uma forma de manejar a atividade da doença. A dieta tem papel significativo para moldar o microbioma intestinal, e os componentes da dieta podem interagir com o microbioma e estimular uma resposta imune da mucosa. Na verdade, a DC ativa responde à nutrição enteral exclusiva (NEE) ou ao repouso intestinal com NPT, intervenções tão efetivas como os corticosteroides para induzir a remissão, mas não tão efetivas para a terapia de manutenção. Em contrapartida à DC, a RCU ativa não é efetivamente tratada por dietas elementares ou NPT.

As abordagens dietéticas para a terapia de manutenção na DC foram, em grande medida, adaptadas de estudos epidemiológicos; porém, observa-se heterogeneidade significativa entre os resultados das pesquisas. Em geral, dietas pobres em fibras, mas com carboidratos refinados (especialmente bebidas adoçadas), gorduras animais, carne vermelha e carnes processadas têm sido associadas com o início da DII. Assim, a abordagem dietética geral é a maximização da ingesta de fibras, particularmente de frutas e vegetais, além da limitação do consumo dos alimentos de maior risco. Várias dietas definidas aderem a esses princípios com algumas variações, incluindo o padrão de dieta mediterrânea, dieta com carboidratos específicos, dieta semivegetariana e dieta anti-inflamatória para DII (DAI-DII). Porém, ainda não está claro se os estudos sobre as dietas acabarão levando a diretrizes nutricionais baseadas em evidências.

O tratamento clínico padronizado para RCU e DC está descrito na Figura 326-12.

TRATAMENTO CIRÚRGICO

Retocolite ulcerativa   Quase metade dos pacientes com RCU crônica extensa é submetida a um procedimento cirúrgico no transcorrer dos 10 primeiros anos de sua enfermidade. As indicações para a cirurgia são enumeradas na Tabela 326-10. A morbidade é de aproximadamente 20% com as proctocolectomias eletivas, 30% com as operações de urgência e 40% com as intervenções de emergência. Os riscos consistem em hemorragia primária, contaminação e sepse, bem como lesão neural. A operação preferida é uma ABIA.

Como a RCU é uma doença da mucosa, a mucosa retal pode ser dissecada e removida até a linha pectínea do ânus ou cerca de 2 cm acima desse limite. O íleo é confeccionado em uma bolsa que funciona como um neorreto. A seguir, essa bolsa ileal é suturada circunferencialmente ao ânus pela técnica terminoterminal. Se for realizada com os devidos cuidados, essa cirurgia preserva o esfincter anal e mantém a continência. A morbidade operatória global é de 10%, e a principal complicação é a obstrução intestinal. A falência da bolsa, que torna necessária a conversão em uma ileostomia, ocorre em 5 a 10% dos pacientes. Parte da mucosa retal inflamada costuma ser deixada no local, e, assim, a vigilância endoscópica torna-se indispensável. A displasia primária da mucosa ileal da bolsa ocorre apenas raramente.

Os pacientes com ABIA, em geral, apresentam cerca de 6 a 10 evacuações diárias. Com base nos índices validados de qualidade de vida, os pacientes referem melhor desempenho nos esportes e nas atividades sexuais que os pacientes com ileostomia. A complicação mais frequente da ABIA é a inflamação da bolsa ileal, que ocorre em cerca de 30 a 50% dos pacientes com RCU. Essa síndrome consiste em aumento da frequência das evacuações, fezes líquidas, cólicas, urgência, escape noturno de fezes, artralgia, mal-estar e febre. As biópsias da bolsa podem distinguir entre inflamação verdadeira da bolsa ileal e DC subjacente. Embora a inflamação da bolsa ileal (pouchite) geralmente melhore com antibióticos, 3 a 5% dos pacientes continuam sintomáticos e precisam usar corticoides, imunomoduladores ou agentes biológicos ou mesmo remover a bolsa em definitivo.

Doença de Crohn   A maioria dos pacientes com DC irá precisar de pelo menos um procedimento cirúrgico no transcorrer de sua vida. A necessidade de realizar uma cirurgia está relacionada com a duração da doença e o local de acometimento. Os pacientes com doença do intestino delgado têm 80% de chance de precisar de cirurgia. Os casos de colite isolada têm probabilidade de 50%. A intervenção cirúrgica é uma opção viável apenas quando o tratamento clínico é ineficaz ou quando as complicações impõem um procedimento cirúrgico. As indicações para cirurgia estão descritas na Tabela 326-10.

Doença do intestino delgado   Como a DC é uma enfermidade crônica recorrente sem cura cirúrgica óbvia, deve ser ressecada a menor quantidade possível de intestino. As atuais alternativas cirúrgicas para o tratamento da DC obstrutiva incluem ressecção do segmento afetado e correção cirúrgica das estenoses. Ressecção cirúrgica do segmento afetado é o procedimento mais realizado, e, na maioria dos casos, pode ser realizada anastomose primária para restaurar a continuidade. Uma anastomose terminoterminal pode oferecer a melhor oportunidade para um desfecho funcional ideal em comparação com uma anastomose laterolateral antiperistáltica, a qual produz um bloqueio funcional à motilidade que leva a distensão e dor no local da anastomose em um subgrupo de pacientes. Se já foi ressecada uma grande parte do intestino delgado e as estenoses são curtas com áreas interpostas de mucosa normal, os reparos das estenoses devem ser realizados para evitar que o comprimento do

TABELA 326-9 ■ Agentes biológicos no tratamento da doença inflamatória intestinal

Medicamento	Dose	Indicações	Toxicidades graves	Outros efeitos colaterais comuns	Testes
Infliximabe	5 mg/kg nas semanas 0, 2 e 6, depois a cada 8 semanas; pode-se aumentar a dose para 10 mg/kg a cada 4 semanas dependendo do nível sérico. Dosagem intensiva para pacientes hospitalizados refratários aos corticosteroides	DC e RCU moderada a grave DC fistulizante	Risco aumentado de infecções (bacterianas e fúngicas), reativação de TB, reativação de hepatite B, linfoma (controverso), psoríase, cânceres de pele melanoma e não melanoma, lúpus induzido por fármacos. Contraindicado na esclerose múltipla e na insuficiência cardíaca congestiva classe III/IV	Reações infusionais	Antes da infusão: Testagem para TB. Testagem para hepatite B (anti-HBs, HBsAg, anti-HBc). Manutenção: Verificação anual da pele. Vacinas contra *influenza*, vacina pneumocócica 23-valente (polissacarídica) e vacina pneumocócica 13-valente (conjugada). Vacina para hepatite B se não estiver imunizado
Adalimumabe	160 mg no dia 0, 80 mg no dia 14 e depois 40 mg a cada 14 dias; pode-se aumentar para 40 mg a cada 7 dias dependendo do nível sérico	DC e RCU moderada a grave DC fistulizante	Conforme citado anteriormente	Reações no local da injeção (melhor com a preparação sem citrato)	Conforme citado anteriormente
Certolizumabe	400 mg nos dias 0 e 14, depois 400 mg a cada 28 dias	DC moderada a grave	Conforme citado anteriormente	Conforme citado anteriormente	Conforme citado anteriormente
Golimumabe	200 mg no dia 0, 100 mg no dia 14, depois 100 mg a cada 28 dias	RCU moderada a grave	Conforme citado anteriormente	Conforme citado anteriormente	Conforme citado anteriormente
Vedolizumabe	300 mg nas semanas 0, 2 e 6, depois a cada 8 semanas; pode-se aumentar a dose para 300 mg a cada 4 semanas	RCU moderada a grave (mais efetivo que o adalimumabe como terapia de primeira linha em um estudo)	Sem risco aumentado de infecções oportunistas ou sistêmicas graves. Sem risco aumentado de câncer	Nasofaringite, cefaleia, artralgias, náuseas	Antes da infusão: Testagem para TB. Testagem para hepatite B (anti-HBs, HBsAg, anti-HBc). Manutenção: Vacinas contra *influenza*, vacina pneumocócica 23-valente (polissacarídica) e vacina pneumocócica 13-valente (conjugada). Vacina para hepatite B se não estiver imunizado
Natalizumabe	300 mg IV a cada 4 semanas	DC moderada a grave (não deve ser usado em combinação com outros medicamentos imunossupressores)	Leucoencefalopatia multifocal progressiva (monitorar os anticorpos anti-JCV a cada 6 meses e suspender se positivos)	Cefaleia, fadiga, reações infusionais, infecções do trato urinário, artralgia, dor nas extremidades, erupção cutânea, gastrenterite, vaginite	Antes da infusão: Anticorpo anti-JCV, testagem para TB. Testagem para hepatite B (anti-HBs, HBsAg, anti-HBc). Manutenção: Vacinas contra *influenza*, vacina pneumocócica 23-valente (polissacarídica) e vacina pneumocócica 13-valente (conjugada). Vacina para hepatite B se não estiver imunizado
Ustequinumabe	6 mg/kg IV, depois 90 mg a cada 8 semanas; pode-se aumentar a dose para 90 mg a cada 4 semanas	DC e RCU moderada a grave	Síndrome de leucoencefalopatia posterior reversível (apresenta-se com cefaleia, convulsões, confusão e distúrbios visuais), anafilaxia e angioedema	Nasofaringite, infecção do trato respiratório superior, fadiga, cefaleia	Antes da infusão: Testagem para TB. Testagem para hepatite B (anti-HBs, HBsAg, anti-HBc). Manutenção: Vacinas contra *influenza*, vacina pneumocócica 23-valente (polissacarídica) e vacina pneumocócica 13-valente (conjugada). Vacina para hepatite B se não estiver imunizado
Tofacitinibe	10 mg 2 ×/dia; pode-se reduzir para 5 mg 2 ×/dia quando o paciente estiver em remissão	RCU moderada a grave	Risco aumentado de infarto agudo do miocárdio, acidente vascular cerebral, câncer, coágulos sanguíneos e morte em pacientes com RCU e artrite reumatoide; os pacientes com risco de doença cardiovascular, que são fumantes atuais ou prévios e/ou com mais de 50 anos devem considerar tratamentos alternativos. Risco aumentado de infecções virais, incluindo herpes-zóster, além de infecções bacterianas e fúngicas invasivas	Elevação de lipídeos, neutropenia, anemia, elevação de enzimas hepáticas	Antes da infusão: Recomenda-se a primeira dose de vacina contra herpes-zóster inativada recombinante, testagem para TB. Testagem para hepatite B (anti-HBs, HBsAg, anti-HBc). Manutenção: Vacinas contra *influenza*, vacina pneumocócica 23-valente (polissacarídica) e vacina pneumocócica 13-valente (conjugada). Vacina para hepatite B se não estiver imunizado

Siglas: DC, doença de Crohn; IV, intravenoso; JCV, vírus JC; RCU, retocolite ulcerativa; TB, tuberculose.

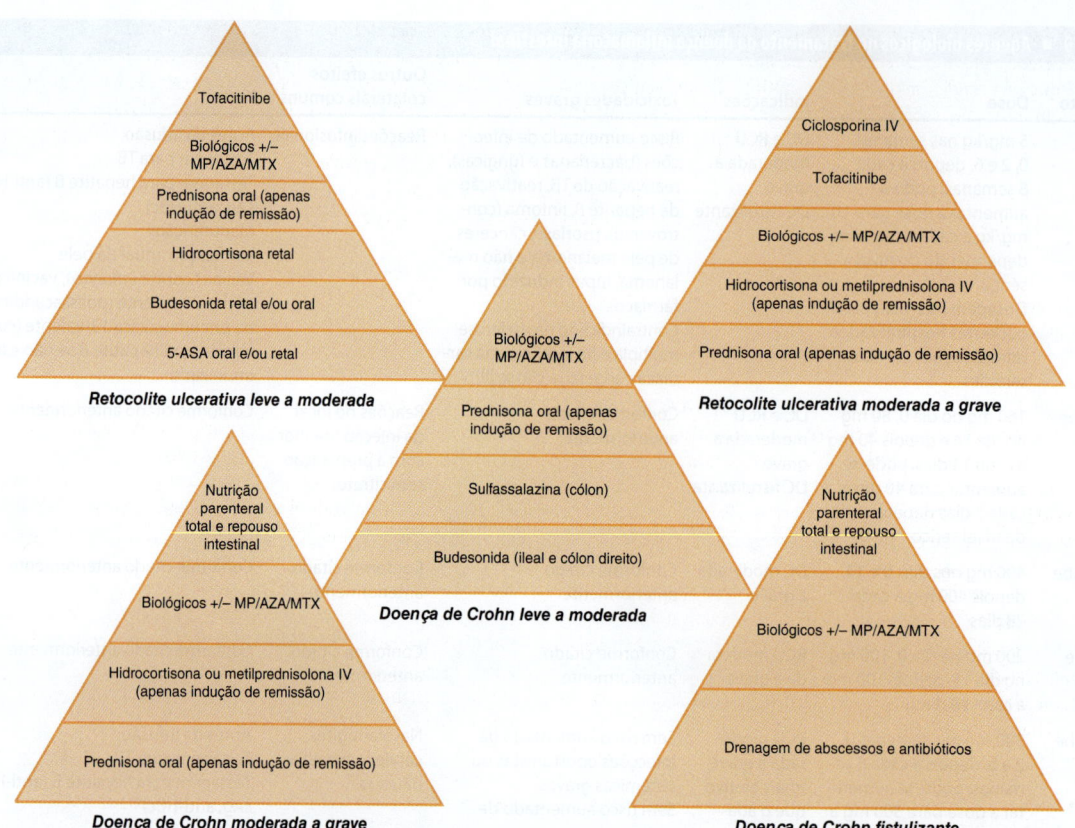

FIGURA 326-12 Tratamento clínico da doença inflamatória intestinal. 5-ASA, ácido 5-aminossalicílico; AZA, azatioprina; IV, intravenosa; MP, mercaptopurina; MTX, metotrexato.

intestino fique funcionalmente insuficiente. A área de estenose do intestino é submetida à incisão longitudinal e suturada transversalmente, ampliando, assim, a área estreitada. As complicações da reparação de estenoses incluem íleo paralítico prolongado, hemorragia, fístulas, abscesso, vazamento e recidiva da estenose.

Os fatores de risco para recidiva precoce da doença incluem tabagismo, doença penetrante (fístulas internas, abscessos e outras evidências de penetração através da parede intestinal), recidiva precoce depois de uma cirurgia pregressa, múltiplas cirurgias ou idade jovem por ocasião da primeira cirurgia. Deve-se considerar o tratamento pós-operatório vigoroso com agentes biológicos para esse grupo de pacientes. Recomenda-se também avaliar a possibilidade de recidiva endoscópica da DC por colonoscopia, se possível, dentro de 3 a 6 meses depois da intervenção cirúrgica.

Doença colorretal Uma porcentagem maior dos pacientes com colite de Crohn necessita de cirurgia por refratariedade, doença fulminante e doença anorretal. Existem várias alternativas disponíveis, desde uma ileostomia em alça temporária até a ressecção dos segmentos do cólon afetados ou mesmo de todo o cólon e o reto. Para os pacientes com acometimento segmentar, pode-se realizar uma ressecção segmentar do cólon com anastomose primária. Em 20 a 25% dos pacientes com colite extensa, o reto pode estar suficientemente preservado para considerar a preservação retal. A maioria dos cirurgiões acredita que uma ABIA esteja contraindicada na DC devido à alta incidência de falência da bolsa ileal. Uma colostomia com desvio do trânsito pode ajudar na cicatrização da doença perianal grave ou das fístulas retovaginais, porém a doença quase sempre recidiva depois da reanastomose. Esses pacientes frequentemente necessitam de proctocolectomia total e ileostomia.

DII E GRAVIDEZ

As pacientes com RCU e DC em remissão apresentam taxas de fertilidade normais; as tubas uterinas podem ser fibrosadas em função do processo inflamatório da DC, principalmente no lado direito, devido à proximidade com o íleo terminal. Além disso, os abscessos e as fístulas perirretais, perineais e retovaginais, além das cirurgias pélvicas, podem resultar em dispareunia. A infertilidade masculina pode ser causada pela sulfassalazina, porém reverte quando o tratamento é interrompido. As mulheres com ABIA apresentam redução da fertilidade devido a fibrose ou oclusão das tubas uterinas secundariamente à inflamação pélvica e aderências, embora estudos tenham mostrado que a fertilidade melhore com a ABIA laparoscópica *versus* aberta.

A RCU ou DC leve ou quiescente não tem efeito sobre os desfechos gestacionais. As evoluções da DC e da RCU durante a gestação correlacionam-se principalmente com a atividade da doença no momento da concepção. As pacientes devem estar em remissão há 6 meses antes de engravidar. A maioria das pacientes com DC pode ter parto vaginal, porém a cesariana é o método preferível de parto para as pacientes com abscessos e fístulas anorretais e perirretais, a fim de reduzir a probabilidade do surgimento ou prolongamento das fístulas para dentro da cicatriz da episiotomia. A menos que desejem ter vários filhos, as pacientes com RCU portadoras de ABIA podem considerar uma cesariana devido ao risco aumentado de incontinência fecal no futuro.

A sulfassalazina e todas as mesalazinas são seguras para uso durante a gestação e a amamentação, tomando-se o cuidado de administrar a suplementação de folato junto com a sulfassalazina. Os fármacos tópicos à base de 5-ASA são seguros na gravidez e na lactação. Em geral, a administração

TABELA 326-10 Indicações para cirurgia	
Retocolite ulcerativa	**Doença de Crohn**
Doença intratável	Intestino delgado
Doença fulminante	Estenose e obstrução
Megacólon tóxico	sem resposta ao tratamento clínico
Perfuração do cólon	Hemorragia volumosa
Hemorragia volumosa do cólon	Fístula refratária
Doença extracolônica	Abscesso
Obstrução colônica	Cólon e reto
Profilaxia do câncer colorretal	Doença intratável
Displasia ou câncer colorretal	Doença fulminante
	Doença perianal que não responde ao tratamento clínico
	Fístula refratária
	Obstrução colônica
	Profilaxia do câncer
	Displasia ou câncer colorretal

de corticoides é segura durante a gestação, sendo indicada às pacientes com atividade moderada a grave da doença. A quantidade de corticoides recebida pelo bebê que está sendo amamentado é mínima. Os antibióticos mais seguros a serem utilizados para a DC na gravidez por curto período (semanas, porém não meses) são ampicilina e cefalosporinas. O metronidazol pode ser administrado no segundo ou terceiro trimestre. O ciprofloxacino causa lesões cartilaginosas em animais imaturos e deve ser evitado, uma vez que não existem dados referentes aos seus efeitos no crescimento e desenvolvimento humanos.

A MP e a azatioprina acarretam risco mínimo ou nulo durante a gestação. Foi demonstrado que o leite materno contém níveis insignificantes de MP/azatioprina quando medido em um número limitado de pacientes.

O MTX é teratogênico e deve ser suspenso pelo menos 3 meses antes da concepção.

Em um estudo prospectivo de grande porte e em vários estudos retrospectivos, não se observou aumento do risco de natimorto, perda fetal ou abortos espontâneos com infliximabe, ADA ou certolizumabe. Infliximabe e ADA são anticorpos IgG1 e são ativamente transportados através da placenta no final do segundo e no terceiro trimestres. Os lactentes podem ter níveis séricos de infliximabe e ADA até os 12 meses de idade, e as vacinas com vírus vivo devem ser evitadas nesse período. O certolizumabe atravessa a placenta por difusão passiva, e os níveis séricos e no sangue do cordão do lactente são mínimos. Os fármacos anti-TNF são relativamente seguros durante a amamentação. Níveis mínimos de infliximabe, ADA e certolizumabe foram detectados no leite materno. Esses níveis não têm significado clínico. Recomenda-se que os fármacos não sejam trocados durante a gestação a menos que seja necessário pela condição clínica da DII. O VDZ e o ustequinumabe parecem ser seguros durante a gravidez, embora existam poucos dados a respeito. O tofacitinibe não deve ser usado durante a gestação. Estudos em animais mostram efeitos teratogênicos com o tofacitinibe, e os dados em humanos são limitados. Recomenda-se um período de pelo menos 1 semana sem o medicamento antes da concepção. A cirurgia para RCU deve ser realizada somente nas indicações emergenciais, como hemorragia significativa, perfuração e megacólon refratário ao tratamento clínico. A colectomia total com ileostomia apresenta um risco de 50% de aborto espontâneo pós-operatório. O melhor momento para a realização da cirurgia, se ela for necessária, é o segundo trimestre da gestação. Pacientes com uma ABIA demonstram maior frequência de evacuações noturnas durante a gestação, mas isso regride depois do parto. A obstrução transitória do intestino delgado, ou íleo paralítico, foi observada em até 8% das pacientes com ileostomia.

CÂNCER NA DII

RETOCOLITE ULCERATIVA

Os pacientes com diagnóstico de longa data de RCU correm maior risco de desenvolver displasia e adenocarcinoma colônicos (Fig. 326-13).

O risco de neoplasia na RCU crônica aumenta com a duração e a extensão da doença. Em contrapartida ao risco relativamente alto demonstrado por uma metanálise de grande porte (2% depois de 10 anos, 8% em 20 anos e 18% dentro de 30 anos depois do início da doença), houve redução do risco de câncer colorretal ao longo dos últimos anos, possivelmente em razão do controle mais eficaz da inflamação e da vigilância colonoscópica. Os índices de câncer colorretal ainda são cerca de 1,5 a 2 vezes maiores que os da população geral, e a vigilância colonoscópica é uma medida padronizada de controle.

A colonoscopia anual ou bianual com múltiplas biópsias é recomendada para pacientes com > 8 a 10 anos de colite extensa (mais de um terço do cólon envolvido) ou com 12 a 15 anos de proctossigmoidite (menos de um terço, porém mais que apenas o reto); esse exame tem sido amplamente utilizado como triagem para displasia e carcinoma subsequentes. As diretrizes das sociedades internacionais têm recomendado a cromoendoscopia para a vigilância de displasia na DII. A cromoendoscopia melhora a visualização da superfície e do padrão das cavidades das mucosas, além das margens das lesões, a fim de definir melhor as áreas de displasia em comparação com a definição-padrão da endoscopia óptica. As evidências relativas à cromoendoscopia são controversas. Uma revisão sistemática de estudos controlados e randomizados mostrou que a cromoendoscopia tinha maior probabilidade de detectar displasia em comparação com a endoscopia-padrão com luz branca, com um risco relativo de 2,12. Por outro lado, um estudo retrospectivo não encontrou diferença significativa nas taxas de detecção de displasia entre a cromoendoscopia e a endoscopia com definição-padrão por luz branca. Na vida real, a prática tem sido o uso da endoscopia com definição-padrão de luz branca com biópsias de vigilância em pacientes com colite crônica de risco médio e da cromoendoscopia em pacientes de maior risco, incluindo aqueles com história de displasia, CEP ou história familiar de câncer colorretal.

Os fatores de risco para câncer na RCU incluem doença de longa duração, doença extensa, história familiar de câncer colorretal, CEP, estenose do cólon e presença de pseudopólipos pós-inflamatórios na colonoscopia.

DOENÇA DE CROHN

Os fatores de risco para o desenvolvimento de câncer na colite de Crohn são doença extensa e de longa duração, derivações de segmentos do cólon, estenoses colônicas, CEP e história familiar de câncer de cólon. Os riscos de câncer na DC e na RCU provavelmente são equivalentes e dependem da extensão e da duração semelhantes da doença. No estudo CESAME, uma coorte observacional prospectiva de pacientes com DII na França, as taxas de incidência padronizadas de câncer colorretal foram de 2,2 para todos os pacientes com DII (intervalo de confiança [IC] de 95%, 1,5-3; $p < 0,001$) e de 7 para pacientes com colite extensa de longa duração (DC e RCU) (IC de 95%, 4,4-10,5; $p < 0,001$). Assim, a mesma estratégia de vigilância endoscópica utilizada para a RCU é recomendada aos pacientes com colite de Crohn crônica. Um colonoscópio pediátrico pode ser usado para ultrapassar as estenoses mais significativas dos pacientes com DC, porém a cirurgia deve ser considerada nos pacientes sintomáticos com estenoses intransponíveis.

TRATAMENTO DA DISPLASIA E DO CÂNCER

A displasia pode ser plana ou polipoide. Se for encontrada uma displasia plana de alto grau pela vigilância colonoscópica, o tratamento habitual para RCU é colectomia e, para a DC, colectomia ou ressecção segmentar. Se for encontrada uma displasia plana de baixo grau (Fig. 326-13), a maioria dos pesquisadores recomenda colectomia imediata. Os adenomas podem ocorrer simultaneamente nos pacientes com RCU e DC com colite crônica e podem ser removidos por via endoscópica, desde que as biópsias da mucosa circundante estejam livres de displasia.

Os pacientes com DII também apresentam maior risco de outras doenças malignas. Pacientes com DC podem ter risco mais alto de LNH, leucemia e síndromes mielodisplásicas. A doença perianal grave, crônica e complicada dos pacientes com DC pode ser associada a maior risco de câncer no segmento inferior do reto e no canal anal (cânceres de células escamosas). Apesar de o risco absoluto de adenocarcinoma do intestino delgado na DC ser baixo (2,2% em 25 anos, de acordo com um estudo), deve-se considerar a triagem dos pacientes com doença extensa e de duração prolongada do intestino delgado.

COVID-19 E DII

A Covid-19, causada pelo SARS-CoV-2, foi relatada pela primeira vez em dezembro de 2019, e espalhou-se rapidamente pelo mundo todo, levando

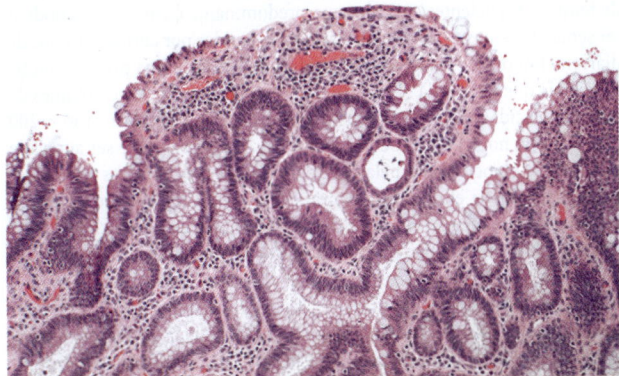

FIGURA 326-13 Visão de displasia de baixo grau em médio aumento em um paciente com retocolite ulcerativa crônica. As criptas com displasia de baixo grau estão espalhadas entre as criptas em processo de regeneração. (Cortesia do Dr. R. Odze, Division of Gastrointestinal Pathology, Department of Pathology, Brigham and Women's Hospital, Boston, Massachusetts; com permissão.)

a uma pandemia. Corticosteroides, imunomoduladores (tiopurinas, MTX), biológicos e inibidores da JAK, comumente usados para tratar a DII, estão associados a maiores taxas de infecções virais e bacterianas graves, e os pacientes com DII que utilizam esses medicamentos estão possivelmente sob risco aumentado de infecção grave por Covid-19. Ainda assim, também é possível que algumas formas de imunossupressão possam atenuar a resposta imune excessiva/tempestade de citocinas característica da infecção grave por Covid-19 e, consequentemente, reduzir a mortalidade. Com o uso dos dados da *Surveillance Epidemiology of Coronavirus Under Research Exclusion for Inflammatory Bowel Disease*, foi concluído que a idade avançada (OR ajustada 1,04; IC de 95%, 1,01–1,02), duas ou mais comorbidades (OR ajustada 2,9; IC de 95%, 1,1-7,8) e corticosteroides sistêmicos (OR ajustada 6,9; IC de 95%, 2,3-20,5) estão associados à Covid-19 grave em pacientes com DII. O tratamento anti-TNF não foi associado à Covid-19 grave (OR ajustada 0,9; IC de 95%, 0,4-2,2).

LEITURAS ADICIONAIS

Alexandersson B et al: High-definition chromoendoscopy superior to high-definition white-light endoscopy in surveillance of inflammatory bowel diseases in a randomized trial. Clin Gastroenterol Hepatol 18:2101, 2020.

Ananthakrishnan A et al: Changing global epidemiology of inflammatory bowel disease: Sustaining health care delivery into the 21st century. Clin Gastroenterol Hepatol. 2020;18(6):1252-1260. Bellaguarda E, Hanauer ST: Checkpoint-inhibitor-induced colitis. Am J Gastroenterol 115:202, 2020.

Bernstein CM et al: Events within the first year of life, but not the neonatal period, affect risk for later development of inflammatory bowel diseases. Gastroenterology 156:2190, 2019.

Brenner E et al: Corticosteroids, but not TNF antagonists, are associated with adverse COVID-19 outcomes in patients with inflammatory bowel diseases: Results from an international registry. Gastroenterology 159:481, 2020.

Graham DB, Xavier RJ: Pathway paradigms revealed from the genetics of inflammatory bowel disease. Nature 578:527, 2020.

Levine A et al: Crohn's disease exclusion diet plus partial enteral nutrition induces sustained remission in a randomized controlled trial. Gastroenterology 157:440, 2019.

Mahadevan U et al: Pregnancy and neonatal outcomes after fetal exposure to biologics and thiopurines among women with inflammatory bowel disease. Gastroenterology 160:1131, 2021.

Moller FT et al: Familial risk of inflammatory bowel disease: A population-based cohort study 1977-2011. Am J Gastroenterol 110:564, 2015.

Ng SC et al: Worldwide incidence and prevalence of inflammatory bowel disease in the 21st century: A systematic review of population-based studies. Lancet 390:2769, 2018.

Sands BE et al: UNIFI Study Group. Ustekinumab as induction and maintenance therapy for ulcerative colitis. N Engl J Med 381:1201, 2019.

Sands BE et al: VARSITY Study Group. Vedolizumab versus adalimumab for moderate-to-severe ulcerative colitis. N Engl J Med 381:1215, 2019.

Singh S et al: AGA technical review on the management of moderate to severe ulcerative colitis. Gastroenterology 158:1465, 2020.

327 Síndrome do intestino irritável
Chung Owyang

A síndrome do intestino irritável (SII) é um distúrbio intestinal funcional caracterizado por dor ou desconforto abdominal e alterações do hábito intestinal na ausência de anormalidades estruturais identificáveis. Não existe um marcador diagnóstico específico para a SII, razão pela qual o diagnóstico do distúrbio baseia-se na manifestação clínica. Em 2016, os critérios de Roma III para diagnosticar a SII foram atualizados para Roma IV (Tab. 327-1). No mundo todo, cerca de 10 a 20% dos adultos e adolescentes apresentam sintomas compatíveis com SII. Os sintomas da SII tendem a aparecer e desaparecer ao longo do tempo e, com frequência, sobrepõem-se aos de outros distúrbios funcionais, como fibromialgia, cefaleia, lombalgia e sintomas urogenitais. A intensidade dos sintomas varia e pode afetar acentuadamente a qualidade de vida, resultando em altos custos para a assistência à saúde. Motilidade gastrintestinal (GI) alterada, hiperalgesia visceral, distúrbio da interação cérebro-intestinal, processamento central anormal, processos autonômicos e hormonais, fatores genéticos e ambientais e transtornos psicossociais estão envolvidos de maneira variável, dependendo de cada indivíduo. Esse progresso pode resultar em melhores métodos de tratamento.

TABELA 327-1 ■ Critérios diagnósticos de Roma IV para a síndrome do intestino irritável[a]

Dor abdominal recidivante, em média ao menos 1 vez por semana nos 3 últimos meses, associada a ≥ 2 dos seguintes critérios:
1. Relacionada com as evacuações
2. Associada à mudança da frequência das evacuações
3. Associada à mudança da forma (aspecto) das fezes

[a]Critérios preenchidos nos últimos 3 meses, com início dos sintomas pelo menos 6 meses antes do diagnóstico.

MANIFESTAÇÕES CLÍNICAS

A SII é um distúrbio que acomete indivíduos de todas as idades, apesar de a maioria dos pacientes ter seus primeiros sintomas antes dos 45 anos. As mulheres são diagnosticadas com SII 2 a 3 vezes mais frequentemente que os homens e representam 80% da população com SII grave. Como se pode observar na Tabela 327-1, dor é um sintoma fundamental ao diagnóstico. Esse sintoma deve estar associado à evacuação e/ou ter seu início relacionado com alguma mudança da frequência ou do aspecto das fezes. Em comparação com os critérios de Roma III, os critérios atualizados (Roma IV) são mais estritos, visto que exigem que a dor abdominal ocorra ao menos 1 vez por semana e eliminaram "desconforto" como um dos critérios. Diarreia ou constipação indolor não satisfazem os critérios diagnósticos para serem classificadas como SII. Os sintomas confirmatórios, que não fazem parte dos critérios diagnósticos, incluem esforço para evacuar, urgência ou sensação de evacuação incompleta, eliminação de muco e distensão abdominal.

Dor abdominal De acordo com os critérios diagnósticos atualizados da SII, dor abdominal é uma manifestação clínica necessária para caracterizar essa síndrome. A dor abdominal da SII é altamente variável em termos de intensidade e localização. A dor costuma ser transitória e do tipo em cólica, mas pode sobrepor-se a um quadro precedente de sensação desconfortável constante. A dor pode ser suficientemente leve a ponto de ser ignorada ou pode até mesmo interferir nas atividades da vida diária. Apesar disso, a desnutrição secundária à ingestão calórica inadequada é extremamente rara na SII. A privação de sono também é incomum, pois quase sempre a dor abdominal ocorre apenas enquanto os pacientes estão acordados. Na maior parte das vezes, a dor é exacerbada quando o paciente come ou por estresse emocional e melhora com a eliminação de gases ou fezes. Além disso, as mulheres com SII geralmente relatam agravação dos sintomas durante as fases pré-menstrual e menstrual.

Hábito intestinal alterado O hábito intestinal alterado é a manifestação clínica mais consistente da SII. O padrão mais comum é de alternância entre constipação e diarreia, em geral com predominância de um desses sintomas. Inicialmente, a constipação pode ser transitória, tornando-se, por fim, contínua e cada vez mais refratária ao tratamento com laxantes. Em geral, as fezes são duras e de calibre estreitado, refletindo possivelmente a desidratação excessiva causada pela retenção colônica prolongada e pelo espasmo. A maioria dos pacientes também refere sensação de evacuação incompleta, o que acaba levando a tentativas repetidas de evacuar em um curto espaço de tempo. Os pacientes cujo sintoma predominante é constipação podem ter semanas ou meses de constipação interrompidos por curtos períodos de diarreia. Em outros pacientes, diarreia pode ser o sintoma predominante. A diarreia que resulta da SII geralmente consiste em pequenos volumes de fezes amolecidas. Na maioria dos pacientes, os volumes fecais são < 200 mL. Diarreia noturna não ocorre com a SII. A diarreia pode ser agravada por estresse emocional ou pela ingestão de alimentos. As fezes podem ser acompanhadas da eliminação de grandes quantidades de muco. Sangramento não é uma manifestação clínica da SII, a menos que o paciente tenha hemorroidas; também não há má-absorção ou emagrecimento.

Os subtipos dos padrões intestinais são altamente instáveis. Em uma população de pacientes com taxas de prevalência de cerca de 33% com predominância de SII-diarreia (SII-D), com predominância de SII-constipação intestinal (SII-C) e com formas SII-mistas (SII-M), 75% dos pacientes mudaram os subtipos e 29% oscilaram entre SII-C e SII-D ao longo de 1 ano.

Gases e flatulência Os pacientes com SII frequentemente se queixam de distensão abdominal e aumentos das eructações ou flatulência – todas manifestações atribuíveis à produção aumentada de gases. Na verdade, alguns pacientes com esses sintomas podem ter quantidades maiores de gases, porém as mensurações quantitativas revelam que a maioria dos pacientes que se queixam de aumento dos gases não produz mais que a quantidade normal de gases intestinais. A maioria dos pacientes com SII apresenta alteração do trânsito e da tolerância aos volumes de gases intestinais normais. Além disso, os pacientes com SII tendem a apresentar refluxo de gás da parte distal do intestino para os segmentos mais proximais, o que pode explicar as eructações. Alguns pacientes com sensação de estufamento abdominal por gases também podem apresentar distensão visível, com aumento da circunferência abdominal.

Sintomas referidos ao trato GI superior Entre 25 e 50% dos pacientes com SII queixam-se de dispepsia, pirose, náuseas e vômitos. Isso sugere que outras áreas do trato GI, além do cólon, possam ser afetadas. Os registros ambulatoriais prolongados da motilidade do intestino delgado dos pacientes com SII mostraram incidência alta de anormalidades durante o período diurno (acordado); os padrões motores noturnos não são diferentes dos observados nos controles sadios. A sobreposição entre dispepsia e SII é grande. A prevalência da SII é maior entre pacientes com dispepsia (31,7%) do que entre os que não relatam sintomas de dispepsia (7,9%). Por outro lado, entre os pacientes com SII, 55,6% relatam sintomas de dispepsia. Além disso, os sintomas abdominais funcionais podem modificar-se com o passar do tempo. Os pacientes que têm predomínio de dispepsia ou de SII podem oscilar entre as duas. Sendo assim, pode-se supor que a dispepsia funcional e a SII sejam duas manifestações de um único distúrbio mais abrangente do sistema digestório. Além disso, os sintomas de SII são prevalentes nos pacientes com dor torácica não cardíaca, sugerindo sobreposição com outros distúrbios intestinais de natureza funcional.

FISIOPATOLOGIA

A patogênese da SII não está bem esclarecida, embora estudos tenham sugerido distúrbios das atividades sensitiva e motora do intestino, disfunção do sistema nervoso central, transtornos psicológicos, inflamação da mucosa, estresse e fatores intraluminais (p. ex., má-absorção de ácidos biliares e disbiose intestinal) **(Fig. 327-1)**.

Anormalidades motoras GIs Os estudos das atividades mioelétrica e motora do cólon em condições não estimuladas não evidenciaram anormalidades consistentes na SII. Em contrapartida, as anormalidades motoras colônicas são mais proeminentes durante estímulo na SII. Os pacientes com essa síndrome podem apresentar hiperatividade motora do retossigmoide por um período de até 3 horas depois da ingestão de alimentos. De maneira semelhante, a insuflação de balões retais nos pacientes com SII-D e SII-C acarreta atividade contrátil acentuada e prolongada desencadeada pela distensão. Registros do cólon transverso, descendente e sigmoide mostraram que o índice de motilidade e a amplitude máxima das contrações propagadas de alta amplitude (CPAAs) em pacientes com SII e propensão à diarreia eram acentuadamente aumentados em comparação com aqueles de indivíduos sadios e estavam associados a um trânsito colônico rápido, acompanhado de dor abdominal.

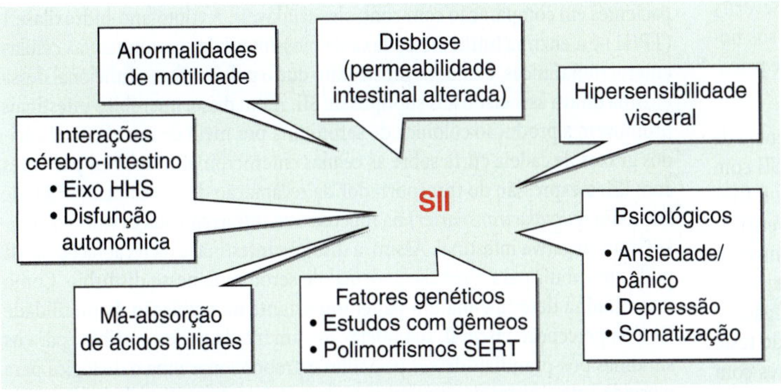

Hipersensibilidade visceral Os pacientes com SII exibem frequentemente respostas sensitivas exageradas à estimulação visceral. A frequência de percepção de intolerância ao alimento é pelo menos duas vezes mais comum do que na população geral. A dor pós-prandial mostrou uma relação temporal com a entrada do bolo alimentar no ceco em 74% dos pacientes. Por outro lado, o jejum prolongado em pacientes com SII frequentemente está associado a uma melhora significativa dos sintomas. A insuflação de balões retais produz sensações com e sem dor nos pacientes com SII com volumes menores do que nos controles sadios sem alterar a tensão retal, o que é sugestivo de uma disfunção aferente visceral na SII. Estudos semelhantes mostraram hipersensibilidade gástrica e esofágica nos pacientes com dispepsia não ulcerosa e dor torácica não cardíaca, suscitando a possibilidade de que essas condições possam ter uma base fisiopatológica semelhante. Os lipídeos reduzem os limiares para a primeira sensação de gás, desconforto e dor nos pacientes com SII. Como consequência, os sintomas pós-prandiais dos pacientes com SII podem ser explicados, em parte, por um componente sensitivo exagerado da resposta gastrocólica dependente dos nutrientes. Ao contrário da sensibilidade intestinal exacerbada, os pacientes com SII não têm hipersensibilidade em outros locais do corpo. Assim, os distúrbios da via aferente na SII parecem ser seletivos para a inervação visceral, com preservação das vias somáticas. Os mecanismos responsáveis pela hipersensibilidade visceral ainda estão sendo investigados.

Desregulação neural central A participação dos fatores relacionados com o sistema nervoso central (SNC) na patogênese da SII é sugerida enfaticamente pela associação clínica de transtornos emocionais e estresse com a exacerbação dos sintomas e pela resposta terapêutica aos fármacos que atuam nas áreas do córtex cerebral. Os exames de imagem funcionais do cérebro, como ressonância magnética (RM), mostraram que, em resposta à estimulação colônica distal, o córtex cingulado médio – uma região encefálica relacionada com os processos de atenção e seleção de resposta – mostrava ativação mais acentuada nos pacientes com SII. A modulação dessa região está associada a mudanças na sensação subjetiva não prazerosa da dor. Além disso, os pacientes com SII mostram também ativação preferencial do lobo pré-frontal, que contém uma rede de vigilância dentro do encéfalo, a qual exacerba o estado de alerta. Esses eventos podem representar um tipo de disfunção cerebral, levando a uma percepção exagerada da dor visceral.

Manifestações psicológicas anormais Manifestações psiquiátricas são detectadas em até 80% dos pacientes com SII, sobretudo nos centros de referência; entretanto, não existe predomínio de um diagnóstico psiquiátrico específico. A maioria desses pacientes demonstra sintomas exagerados em resposta à distensão visceral, e essa anormalidade persiste mesmo depois da exclusão de fatores psicológicos.

Os fatores psicológicos influenciam os limiares da dor dos pacientes com SII, pois o estresse altera os limiares sensitivos. Estudos demonstraram uma associação entre abuso sexual ou físico prévio e o desenvolvimento da SII. Estudos clínicos sugeriram que essa síndrome tem um componente forte relacionado com o desenvolvimento, que consiste em interações de fatores genéticos e epigenéticos nos primeiros anos de vida. Esses fatores podem modular as redes cerebrais relacionadas com a estimulação emocional e/ou o controle, projeção e integração somatossensitiva dos estímulos autonômicos no nível central. O abuso está associado a queixas mais frequentes de dor, transtorno psicológico e consequências negativas para a saúde. Estudos de RM funcional do cérebro mostraram ativação exagerada das regiões posterior e dorsal média do córtex cingulado, que está implicado no processamento do afeto, nos pacientes com SII que apresentam história pregressa de abuso sexual.

SII pós-infecciosa A infecção GI pode predispor um paciente à SII. Em uma investigação de 544 pacientes com gastrenterite bacteriana confirmada, 25% desenvolveram SII nos períodos subsequentes. Por outro lado, cerca de um terço dos pacientes com SII experimentaram uma enfermidade aguda "semelhante à gastrenterite" no início de sua sintomatologia crônica de SII. Esse grupo de SII "pós-infecciosa" ocorre mais nas mulheres e acomete, com mais frequência, pacientes mais jovens. Os fatores

FIGURA 327-1 Fisiopatologia da síndrome do intestino irritável (SII). A etiologia da SII provavelmente é multifatorial. Os pacientes geralmente têm indícios de hipersensibilidade visceral e distúrbios da motilidade. Alguns pacientes com SII têm ansiedade e/ou depressão acentuada, e seus sintomas frequentemente são agravados por estresse físico ou emocional, sugerindo uma interação anormal entre cérebro e intestino. Estudos genéticos sugerem que alguns pacientes com SII possam ter anomalias genéticas envolvendo o sistema de transporte da serotonina nos nervos entéricos. Até 30% dos pacientes com SII poderão ter má-absorção de ácidos biliares. Disbiose e anormalidades da permeabilidade da mucosa intestinal também foram descritas em muitos pacientes com SII. Isso pode causar inflamação subclínica da mucosa intestinal. HHS, hipotálamo-hipófise-suprarrenal; SERT, transportador da recaptação de serotonina.

de risco para o desenvolvimento da SII pós-infecciosa incluem, por ordem de importância, duração prolongada da doença inicial, toxicidade da cepa bacteriana infectante, tabagismo, marcadores inflamatórios da mucosa, sexo feminino, depressão, hipocondria e eventos adversos da vida nos 3 meses precedentes. Idade acima de 60 anos pode proteger contra a SII pós-infecciosa, ao passo que o tratamento com antibióticos foi associado a um risco mais alto. Os microrganismos envolvidos na infecção inicial são *Campylobacter*, *Salmonella* e *Shigella*. Aumentos das contagens de células enteroendócrinas e linfócitos T na mucosa retal e da permeabilidade intestinal constituem alterações agudas depois da enterite por *Campylobacter*, que pode persistir por mais de 1 ano e contribuir para a SII pós-infecciosa.

Ativação imune e inflamação da mucosa

Alguns pacientes com SII têm sinais persistentes de inflamação leve da mucosa com linfócitos ativados, mastócitos e expressão exacerbada de citocinas pró-inflamatórias. Outros estudos também indicam que as células mononucleares no sangue periférico (PBMCs, de *peripheral blood mononuclear cells*) dos pacientes com SII têm secreção anormal de citocinas pró-inflamatórias, incluindo interleucina (IL)-6, IL-1β e fator de necrose tumoral (TNF, de *tumor necrosis factor*). Essas anormalidades podem contribuir para a secreção epitelial anormal e a hipersensibilidade visceral. Localizadas na interface hospedeiro-ambiente, os mastócitos estão bastante próximos dos nervos sensoriais. É comum observar evidências eletromicroscópicas de ativação dos mastócitos na mucosa colônica de pacientes com DII. Estudos recentes mostram que a proximidade entre mastócitos ativados e fibras nervosas da submucosa está relacionada com a frequência e intensidade da dor abdominal em pacientes com SII. Outros estudos relatam que a mucosa colônica de pacientes com SII libera quantidades aumentadas de mediadores de mastócitos, incluindo histamina, proteases e prostaglandina E_2. Esses achados, em conjunto com a observação da ocorrência de excitação marcada dos nervos sensoriais viscerais do cólon após a exposição ao sobrenadante da mucosa na SII, sustentam um papel importante para os mastócitos na patogênese da hipersensibilidade visceral. Há evidências crescentes de que alguns membros da superfamília dos canais de cátions do receptor transitório de potencial (TRP, de *transient receptor potential*), como os canais de TRPV1 (vaniloides), tenham importância central no início e na persistência da hipersensibilidade visceral. A inflamação da mucosa pode levar a uma expressão aumentada do TRPV1 no sistema nervoso entérico. Estudos demonstraram expressão aumentada dos canais TRPV1 nos neurônios sensitivos do intestino dos pacientes com SII e essa expressão parece estar correlacionada com a hipersensibilidade visceral e a dor abdominal. É interessante assinalar que os estudos clínicos realizados demonstraram aumento da permeabilidade intestinal nos pacientes com SII-D. O estresse psicológico e a ansiedade podem aumentar a liberação de citocinas pró-inflamatórias, que, por sua vez, podem alterar a permeabilidade intestinal. Um estudo clínico demonstrou que 39% dos pacientes com SII-D tinham permeabilidade intestinal exagerada com base na razão entre lactulose/manitol. Esses pacientes com SII também tinham escores mais altos do *Functional Bowel Disorder Severity Index* (FBDSI) e hipersensibilidade exagerada aos estímulos dolorosos nociceptivos viscerais. Isso fornece uma ligação funcional entre estresse psicológico, ativação imune e sintomas dos pacientes com SII.

Alteração da flora intestinal

Estudos mostraram uma alta prevalência de supercrescimento bacteriano no intestino delgado de pacientes com SII com base no teste positivo do hidrogênio no ar expirado com lactulose. Entretanto, esse achado foi contestado por vários outros estudos que não verificaram qualquer aumento da incidência de supercrescimento bacteriano com base na cultura do aspirado jejunal. Um teste anormal de H_2 no ar expirado pode ocorrer em consequência do trânsito rápido do intestino delgado e pode levar a uma interpretação incorreta. Por conseguinte, o papel do teste para supercrescimento bacteriano no intestino delgado dos pacientes com SII ainda não está bem esclarecido.

Estudos utilizando abordagens independentes de cultura, como a análise baseada em genes do rRNA 16S, constataram a existência de diferenças significativas entre o perfil molecular da microbiota fecal dos pacientes com SII, em comparação com a de indivíduos saudáveis. Uma revisão de 24 estudos envolvendo 827 pacientes com SII mostrou extensa variabilidade na flora bacteriana entre os pacientes com SII e os indivíduos saudáveis. Porém, algumas observações gerais foram feitas: (1) foi observado um aumento na relação entre Firmicutes fecais e Bacteroidetes fecais na SII; (2) a diversidade da microbiota estava reduzida; e (3) essas alterações foram acompanhadas por aumento da instabilidade da flora bacteriana na SII. Apesar da falta

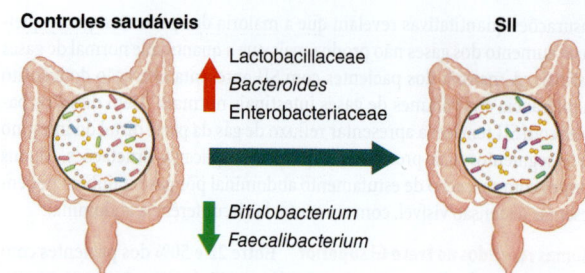

FIGURA 327-2 Alterações na microbiota intestinal em pacientes com síndrome do intestino irritável (SII). *(Adaptada de R Pittayanon et al: Gastroenterology 157:97, 2019.)*

de consenso sobre a exata diferença de microbiota entre pacientes com SII e controles, os pacientes com SII geralmente tinham proporções reduzidas dos gêneros *Bifidobacterium* e *Faecalibacterium*, com abundância maior da família Enterobacteriaceae (filo Proteobacteria), da família Lactobacillaceae e do gênero *Bacteroides* (filo Bacteroidetes) **(Fig. 327-2)**. Muitos membros do gênero *Faecalibacterium* são microrganismos produtores de butirato e anti-inflamatórios, podendo reduzir os sintomas da SII por meio da mediação da expressão de IL-17. Da mesma forma, membros do gênero *Bifidobacterium* também são microrganismos anti-inflamatórios e podem reduzir a inflamação da mucosa em pacientes com SII em ensaios clínicos. Por outro lado, os três grupos de bactérias que estavam aumentadas eram da microbiota comensal potencialmente prejudicial. A família Gram-negativa Enterobacteriaceae pode lesar o revestimento do endotélio e induzir inflamação da mucosa por meio de uma via dependente de lipopolissacarídeos. Membros do gênero *Bacteroides*, como *Bacteroides fragilis*, produzem toxinas que dissolvem glicoproteínas e induzem inflamação da mucosa. Por fim, na família Lactobacillaceae, *Lactobacillus* pode produzir gás e ácidos orgânicos a partir da fermentação de glicose e frutose, resultando em distensão e dor abdominal. É possível que a disbiose intestinal, quando atua simultaneamente com suscetibilidade genética e estímulos ambientais deletérios, possa alterar a permeabilidade da mucosa e aumentar a apresentação de antígenos às células imunes localizadas na lâmina própria. Isso pode ampliar a ativação dos mastócitos e alterar as funções dos neurônios e das células musculares lisas do trato intestinal, resultando nos sinais e sintomas da SII. Além disso, a liberação de citocinas e quimiocinas pela mucosa inflamada pode causar outros sinais e sintomas associados à SII, incluindo fadiga crônica, dor muscular e ansiedade **(Fig. 327-3)**.

Anormalidades das vias serotoninérgicas

As células enterocromafínicas que contêm serotonina (5-HT) no cólon estão aumentadas em um subgrupo de pacientes com SII-D, em comparação com os indivíduos sadios ou com os pacientes que têm retocolite ulcerativa. Além disso, os níveis plasmáticos pós-prandiais de serotonina são significativamente mais altos nesse grupo de pacientes em comparação com controles saudáveis. A triptofano-hidroxilase 1 (TPH1) é a enzima limitante da taxa de biossíntese de serotonina nas células enterocromafínicas, e estudos mostraram que o polimorfismo funcional dessa enzima estava associado aos subtipos de SII. Além disso, micróbios intestinais promovem a produção colônica de serotonina por meio de um efeito dos ácidos graxos de cadeia curta sobre as células enterocromafínicas. Nos pacientes com SII, a expressão do transportador da recaptação de serotonina (SERT, de *serotonin reuptake transporter*) na mucosa está infrarregulada devido à disbiose Gram-negativa intestinal. Assim, a disbiose intestinal e da recaptação na SII pode contribuir para a síntese anormal de serotonina nesse distúrbio. Como a serotonina desempenha um papel importante na regulação da motilidade GI e da percepção visceral, sua liberação aumentada pode contribuir para os sintomas pós-prandiais desses pacientes e proporcionar uma base lógica para o uso de antagonistas da serotonina no tratamento desse distúrbio.

ABORDAGEM AO PACIENTE
Síndrome do intestino irritável

Levando em consideração que a SII é um distúrbio para o qual ainda não foram identificadas anormalidades patognomônicas, seu diagnóstico baseia-se no reconhecimento das manifestações clínicas positivas e na exclusão de outras doenças orgânicas. Os critérios sintomatológicos foram elaborados com a finalidade de diferenciar entre os pacientes com SII e

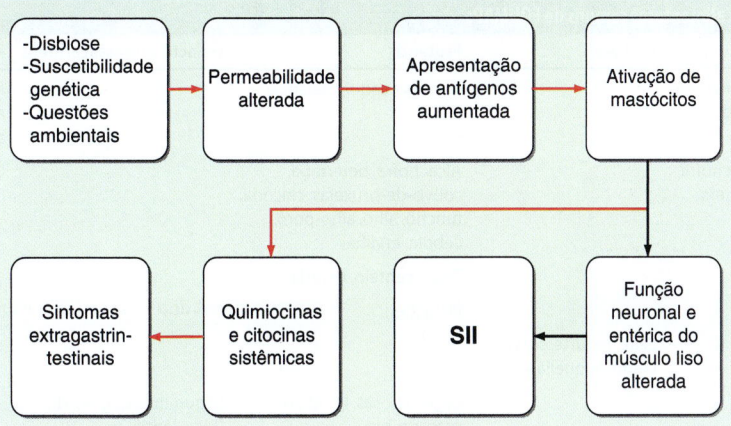

FIGURA 327-3 **Disbiose intestinal e síndrome do intestino irritável (SII).** Quando atua em combinação com fatores genéticos e ambientais, a disbiose intestinal pode alterar a permeabilidade intestinal e ampliar a apresentação de antígenos, resultando na ativação dos mastócitos. Os produtos da desgranulação dos mastócitos podem alterar as funções dos neurônios e das células musculares lisas e causar sinais e sintomas da SII. As citocinas e quimiocinas produzidas pela mucosa inflamada podem causar sintomas, como fibromialgia, fadiga crônica e oscilações do humor. *(Adaptada de NJ Talley, AA Fodor: Gastroenterology 141:1555, 2011.)*

outras doenças orgânicas. Isso inclui os critérios de Manning, Roma I, Roma II, Roma III e Roma IV. Os critérios de Roma IV para diagnosticar SII foram publicados em 2016 (Tab. 327-1) e definem a doença com base na presença de dor abdominal e nas alterações do hábito intestinal que ocorrem com frequência suficiente nos indivíduos afetados. A anamnese e o exame físico cuidadosos costumam ajudar a estabelecer o diagnóstico. As características clínicas sugestivas de SII incluem: dor abdominal baixa recorrente com alteração do hábito intestinal ao longo de um tempo sem deterioração progressiva; início dos sintomas durante os períodos de estresse ou transtorno emocional; ausência de outros sintomas sistêmicos como febre e perda de peso; e pequenos volumes fecais sem sangue.

Por outro lado, aparecimento do distúrbio pela primeira vez em idade avançada, evolução progressiva desde a época da primeira manifestação, diarreia persistente depois de um jejum de 48 horas e presença de diarreia noturna ou fezes esteatorreicas não são indícios de SII.

Levando-se em consideração que os principais sintomas de SII – alteração do hábito intestinal associado à dor e à distensão abdominais – são queixas comuns a muitos distúrbios GIs orgânicos, a lista de diagnósticos diferenciais é muito longa. A qualidade, a localização e a época de aparecimento da dor podem ajudar a sugerir distúrbios específicos. A dor devida à SII que ocorre na área epigástrica ou periumbilical deve ser diferenciada de doença do trato biliar, distúrbios relacionados com úlcera péptica, isquemia intestinal e carcinoma de estômago ou pâncreas. Quando a dor se localiza principalmente no abdome inferior, deve-se considerar a possibilidade de doença diverticular do cólon, doença inflamatória intestinal (incluindo retocolite ulcerativa e doença de Crohn) e carcinoma do cólon. Dor pós-prandial acompanhada de distensão, náuseas e vômitos sugere gastroparesia ou suboclusão intestinal. Os pacientes com supercrescimento bacteriano no intestino delgado podem apresentar dor abdominal, náuseas e distensão, e essa possibilidade deve ser descartada antes de se fazer um diagnóstico de SII. A infecção intestinal por *Giardia lamblia* ou outros parasitas pode causar sintomas semelhantes. Quando diarreia é a queixa principal, as possibilidades que precisam ser excluídas são deficiência de lactase, uso abusivo de laxantes, má-absorção, doença celíaca, hipertireoidismo, doença inflamatória intestinal e diarreia infecciosa. Por outro lado, constipação intestinal pode ser um efeito colateral de muitos fármacos diferentes, incluindo anticolinérgicos, anti-hipertensivos e antidepressivos. As endocrinopatias, como o hipotireoidismo e o hipoparatireoidismo, também devem ser consideradas no diagnóstico diferencial da constipação. Além disso, porfiria intermitente aguda e intoxicação por chumbo podem manifestar-se de maneira semelhante àquela da SII, com constipação dolorosa como queixa principal. Essas possibilidades são consideradas com base nas manifestações clínicas e são confirmadas por testes séricos e urinários apropriados.

São necessários poucos exames para os pacientes que relatam sintomas típicos de SII e nenhuma característica de alarme. Investigações desnecessárias podem ser dispendiosas e até mesmo prejudiciais. A American Gastroenterological Association delineou os fatores que devem ser levados em consideração quando se pretende determinar quão invasiva e agressiva deve ser a avaliação diagnóstica. Esses fatores incluem duração dos sintomas, alteração dos sintomas ao longo do tempo, idade e sexo do paciente, tipo de encaminhamento do paciente, exames diagnósticos prévios, história familiar de câncer colorretal e grau de disfunção psicossocial. Assim, um indivíduo mais jovem com sintomas leves requer uma avaliação diagnóstica mínima, ao passo que um paciente em idade mais avançada ou um indivíduo com sintomas rapidamente progressivos deve ser submetido a uma investigação mais abrangente para excluir doenças orgânicas. A maioria dos pacientes deve fazer um hemograma completo e um exame sigmoidoscópico; além disso, nos pacientes com diarreia, amostras de fezes devem ser examinadas quanto à possível presença de ovos e parasitas. Nos pacientes com diarreia persistente que não melhora com agentes antidiarreicos simples, deve-se efetuar uma biópsia do cólon sigmoide para descartar a possibilidade de colite microscópica. Nos pacientes com > 40 anos, deve-se realizar também um enema opaco contrastado com ar ou uma colonoscopia. Quando os principais sintomas são diarreia e quantidades aumentadas de gases, a possibilidade de deficiência de lactase deve ser excluída por um teste de hidrogênio respiratório ou uma avaliação depois da dieta isenta de lactose por 3 semanas. Formação excessiva de gases com distensão abdominal também sugere a possibilidade de supercrescimento bacteriano no intestino delgado e deve ser excluída por um teste de hidrogênio respiratório com glicose. Alguns pacientes com SII-D podem ter doença celíaca não diagnosticada. Sabendo-se que os sintomas da doença celíaca respondem a uma dieta sem glúten, os testes para essa doença podem evitar anos de morbidade, assim como os custos inerentes para os pacientes supostamente com SII. Estudos de análises decisórias mostraram que os testes sorológicos para doença celíaca em pacientes com SII-D têm custo aceitável quando sua prevalência é > 1% e constituem a estratégia dominante quando a prevalência é > 8%. Em pacientes com sintomas concomitantes de dispepsia, pode ser recomendável obter radiografias GIs altas ou endoscopia digestiva alta. Nos pacientes com dor pós-prandial no quadrante superior direito, deve-se solicitar ultrassonografia da vesícula biliar. As alterações laboratoriais que falam contra a SII incluem evidência de anemia, velocidade de hemossedimentação elevada, presença de leucócitos ou sangue nas fezes e volume fecal > 200 a 300 mL/dia. Essas anormalidades indicam a necessidade de outras considerações diagnósticas.

TRATAMENTO
Síndrome do intestino irritável

ACONSELHAMENTO DO PACIENTE E ALTERAÇÕES DIETÉTICAS
Tranquilização e uma explicação minuciosa acerca da natureza funcional do distúrbio e como evitar os desencadeantes alimentares óbvios são as primeiras etapas e as mais importantes do aconselhamento do paciente

TABELA 327-2 ■ Algumas fontes alimentares comuns de FODMAPs

Tipo de alimento	Frutose livre	Lactose	Frutanos	Galacto-oligossacarídeos	Polióis
Frutas	Maçã, cereja, manga, pera, melancia		Pêssego, caqui, melancia		Maçã, damasco, pera, abacate, amora, cereja, nectarina, ameixa, ameixa seca
Vegetais	Aspargo, alcachofra, ervilha de vagem		Alcachofra, beterraba, couve-de-bruxelas, chicória, funcho, alho, alho-poró, cebola, ervilhas		Couve-flor, cogumelos, ervilhas
Grãos e cereais			Trigo, centeio, cevada		
Nozes e sementes			Pistache		
Leite e derivados do leite		Leite, iogurte, sorvete, creme, requeijão			
Leguminosas			Leguminosas, lentilhas, grão-de-bico	Leguminosas, grão-de-bico, lentilhas	
Outros	Mel, xarope de milho rico em frutose		Suco de chicória		
Aditivos			Inulina, FOS		Sorbitol, manitol, maltitol, xilitol, isomaltose

Siglas: FODMAPs, oligossacarídeos, dissacarídeos, monossacarídeos e polióis fermentáveis; FOS, fruto-oligossacarídeos.
Fonte: Reproduzida, com permissão, de PR Gibson et al: Food choice as a key management strategy for functional gastrointestinal symptoms. Am J Gastroenterol 107:657, 2012.

e das modificações dietéticas. Ocasionalmente, uma história dietética meticulosa pode identificar substâncias (café, dissacarídeos, legumes e repolho) que agravam os sintomas. A frutose em excesso e os adoçantes artificiais (p. ex., sorbitol ou manitol) podem causar diarreia, distensão abdominal, cólicas ou flatulência. Como teste terapêutico, os pacientes devem ser incentivados a eliminar todos os gêneros alimentícios que pareçam produzir os sintomas. No entanto, os pacientes devem evitar também dietas nutricionalmente depletoras. Estudos demonstraram que uma dieta pobre em oligossacarídeos, dissacarídeos, monossacarídeos e polióis fermentáveis (FODMAPs, de *fermentable oligosaccharides, disaccharides, monosaccharides, and polyols*) (Tab. 327-2) melhora os sintomas dos pacientes com SII (ver, adiante, "Dieta com baixo teor de FODMAPs").

AGENTES AUMENTADORES DO BOLO FECAL

Dietas ricas em fibras e substâncias que podem aumentar a massa fecal, como farelo e coloide hidrofílico, são usadas com frequência no tratamento da SII. A ação das fibras que retêm água pode contribuir para o volume fecal aumentado, em virtude da capacidade das fibras de aumentar o débito fecal das bactérias. As fibras aceleram também o trânsito do cólon na maioria das pessoas. Nos pacientes propensos à diarreia, o trânsito colônico total é mais rápido que a média; entretanto, as fibras dietéticas também podem retardar o trânsito. Ademais, devido às suas propriedades hidrofílicas, os agentes capazes de aumentar a massa fecal retêm água e, dessa forma, impedem tanto a hidratação excessiva quanto a desidratação das fezes. A última observação pode explicar a experiência clínica segundo a qual uma dieta rica em fibras alivia a diarreia de alguns pacientes com SII. Estudos demonstraram que a suplementação de fibras com psílio reduz a percepção de distensão retal, indicando que as fibras possam exercer um efeito positivo na função aferente visceral.

Estudos controlados sobre fibras dietéticas em pacientes com SII produziram resultados variáveis. Isso não surpreende, pois a SII é um distúrbio heterogêneo, com alguns pacientes apresentando constipação intestinal e outros com predomínio de diarreia. A maioria dos estudos demonstrou aumento do peso das fezes, redução do tempo de trânsito colônico e melhora da constipação intestinal. Outros estudos detectaram efeitos benéficos nos pacientes com alternância de diarreia e constipação intestinal, dor e distensão abdominal. Entretanto, a maioria dos estudos não observou respostas nos pacientes cuja SII evidenciava predominância de diarreia ou de dor. Em comparação com as fibras dietéticas insolúveis, como o farelo de trigo, as fibras solúveis como as preparações de psílio tendem a produzir menos meteorismo e distensão. As fibras devem ser iniciadas em dose normal e ser lentamente aumentadas conforme a tolerância ao longo de várias semanas até uma dose-alvo de 20 a 30 g/dia de fibras totais entre a dieta e a suplementação. Mesmo quando são usadas criteriosamente, as fibras podem exacerbar a distensão, flatulência, constipação intestinal e diarreia. Os pacientes com constipação induzida por fármacos ou devida a trânsito colônico lento não costumam responder à suplementação de fibras.

ANTIESPASMÓDICOS

Os clínicos observaram que os anticolinérgicos podem proporcionar alívio temporário dos sintomas, como as cólicas relacionadas com espasmo intestinal. Ensaios clínicos controlados produziram resultados mistos, porém, em geral, a evidência confirma os efeitos benéficos dos anticolinérgicos para alívio da dor. Estudos de fisiologia mostraram que os anticolinérgicos inibem o reflexo gastrocólico; em consequência, a dor pós-prandial é controlada mais facilmente quando os antiespasmódicos são administrados 30 minutos antes das refeições, para que possam ser alcançados níveis sanguíneos eficazes imediatamente antes do início previsto da dor. A maioria dos anticolinérgicos contém alcaloides naturais da beladona, que podem causar xerostomia, tenesmo e retenção urinárias, turvação visual e sonolência. Esses fármacos devem ser usados com cautela no paciente idoso. Alguns médicos preferem utilizar anticolinérgicos sintéticos, como a dicicloverina, que causam menos efeitos nas secreções das mucosas e produzem menos efeitos colaterais indesejáveis. O óleo de hortelã-pimenta parece reduzir as cólicas abdominais por meio de algum mecanismo indefinido. Em uma metanálise de 9 estudos duplo-cegos controlados e randomizados que avaliaram 726 pacientes com SII, foi concluído que o óleo de hortelã-pimenta era significativamente superior ao placebo para a melhora global dos sintomas de SII e a redução da dor abdominal. O evento adverso mais comumente relatado foi a pirose, a qual foi leve e transitória.

AGENTES ANTIDIARREICOS

Os opioides com atuação periférica são o tratamento inicial de escolha para SII-D. Estudos de fisiologia mostraram aumento das contrações colônicas de segmentação, retardos do trânsito fecal, aumento das pressões anais e redução da percepção retal com esses fármacos. Quando a diarreia é grave, em particular com a variante diarreica indolor da SII, podem ser prescritas pequenas doses de loperamida, 2 a 4 mg, a cada 4 a 6 horas, até um máximo de 12 mg/dia. Esses fármacos produzem menos dependência que o elixir paregórico, a codeína ou a tintura de ópio. Em geral, o intestino não desenvolve tolerância ao efeito antidiarreico dos opioides, razão pela qual não é necessário aumentar as doses para preservar a potência antidiarreica. Esses fármacos são mais úteis quando ingeridos antes dos eventos estressantes previstos que sabidamente causam diarreia. Entretanto, frequentemente a administração de doses altas de loperamida pode causar cólicas devido ao aumento das contrações colônicas de segmentação. Outro antidiarreico que pode ser usado pelos pacientes com SII é a resina colestiramina (um quelante de ácidos biliares), uma vez que até 30% dos pacientes com SII-D podem ter má-absorção de ácidos biliares.

ANTIDEPRESSIVOS

Além de seus efeitos de melhora do humor, os antidepressivos têm vários efeitos fisiológicos que sugerem que possam ser benéficos aos pacientes com SII. Nos pacientes com SII-D, o antidepressivo tricíclico imipramina torna mais lenta a propagação jejunal do trânsito migratório dos complexos motores e retarda o trânsito orocecal e intestinal total, o que é indicativo de um efeito inibitório motor. Alguns estudos também sugeriram que os tricíclicos possam alterar a função neural aferente visceral.

Outros estudos indicaram que os antidepressivos tricíclicos possam ser eficazes em alguns pacientes com SII. Quando estratificada em conformidade com os sintomas predominantes, a melhora foi observada nos pacientes com SII-D, porém sem qualquer melhora nos pacientes com SII-C. Os efeitos benéficos dos compostos tricíclicos no tratamento da SII parecem ser independentes de seus efeitos antidepressivos. Os benefícios terapêuticos dos sintomas intestinais ocorrem mais rapidamente e com uma dose mais baixa. A eficácia dos antidepressivos de outras classes químicas no tratamento da SII não foi tão bem avaliada. Ao contrário dos tricíclicos, o inibidor seletivo de recaptação da serotonina (ISRS) paroxetina acelera o trânsito orocecal, sugerindo a possibilidade de que essa classe de fármacos possa ser útil aos pacientes com SII-C. O ISRS citalopram reduz a percepção de distensão retal, assim como a magnitude da resposta gastrocólica nos voluntários sadios. Um pequeno estudo controlado por placebo realizado com citalopram em pacientes com SII relatou reduções na dor. Porém, esses achados não puderam ser confirmados em outro estudo randomizado e controlado. Por conseguinte, a eficácia dos ISRSs no tratamento da SII ainda precisa ser confirmada.

TRATAMENTO DA FLATULÊNCIA

O controle do excesso de gases raramente é satisfatório, exceto quando há aerofagia óbvia ou deficiência de dissacaridase. Os pacientes devem ser aconselhados a comer lentamente e a não mascar chicletes nem beber bebidas gaseificadas. A distensão pode ser atenuada quando se consegue melhorar uma síndrome intestinal associada, como SII ou constipação intestinal. Quando a distensão abdominal está acompanhada de diarreia e piora depois da ingestão de leite e seus derivados, frutas frescas, vegetais ou sucos, pode estar indicada uma investigação adicional ou um ensaio com exclusões dietéticas. A exclusão de alimentos flatogênicos, a prática de exercícios, a redução do peso corporal excessivo e a ingestão de carvão vegetal ativado são medidas terapêuticas seguras, mas que ainda não foram comprovadas. Estudos demonstraram que uma dieta com baixo teor de FODMAPs foi muito eficaz para reduzir a formação de gases e a distensão abdominal (ver, adiante, "Dieta com baixo teor de FODMAPs"). Os dados acerca da utilização de surfactantes, como a simeticona, são conflitantes. Os antibióticos podem ser úteis em um subgrupo de pacientes com SII que apresentam distensão como sintoma predominante. Uma solução oral de β-glicosidase, vendida sem prescrição, pode reduzir a eliminação retal de gases, porém sem atenuar a distensão abdominal e a dor. As enzimas pancreáticas reduzem a distensão abdominal, a quantidade de gases e a sensação de plenitude durante e depois da ingestão de uma refeição rica em gorduras e calorias.

MODULADORES DO RECEPTOR DE SEROTONINA

Os receptores de serotonina 5-HT_3 e 5-HT_4 são encontrados ao longo de todo o trato GI. A prucaloprida, um derivado di-hidrobenzo-furancarboxamida, é um novo agonista seletivo de 5-HT_4. Em 6 de 7 estudos randomizados duplo-cegos e multicêntricos com a prucaloprida em pacientes com constipação crônica, o fármaco foi mais efetivo que o placebo. Os efeitos colaterais mais frequentemente encontrados foram cefaleia, náuseas e diarreia, os quais eram geralmente transitórios. Diferentemente do antigo agonista 5-HT_4 tegaserode, não houve efeitos colaterais cardiovasculares significativos. A prucaloprida foi aprovada pela European Medicines Agency e pela Food and Drug Administration (FDA) para tratamento da constipação crônica.

Outro agonista do receptor 5-HT_4 (tegaserode) também tem atividade pró-cinética ao estimular a peristalse. Ensaios clínicos envolvendo > 4 mil pacientes com SII-C demonstraram redução do desconforto abdominal e melhoras da constipação intestinal e distensão abdominal em comparação com o placebo. Diarreia é o único efeito colateral importante. Em 2007, o fármaco foi voluntariamente retirado do mercado após um número maior de complicações cardiovasculares ter sido observado em um banco de dados de 18 mil pacientes que receberam tegaserode (0,11 vs. 0,01% no placebo). Em 2019, a FDA revisou dados adicionais e aprovou o uso do tegaserode em mulheres com menos de 65 anos sem história de doença cardiovascular isquêmica e com não mais de um fator de risco para doença cardiovascular.

SECRETAGOGOS

Lubiprostona, linaclotida e plecanatida são secretagogos que estimulam a saída de íons e água em direção à luz intestinal e, assim, aumentam o trânsito e facilitam a defecação. Ao ativarem os canais na superfície apical (luminal) dos enterócitos, esses secretagogos aumentam a secreção intestinal de cloreto. Outros transportadores e canais iônicos secretam sódio para dentro do intestino a fim de manter a neutralidade elétrica, o que é seguido pela secreção de água. Lubiprostona é um ácido graxo bicíclico derivado da prostaglandina E_1 que ativa os canais do cloreto tipo 3 da membrana apical das células do epitélio intestinal. A lubiprostona oral foi eficaz no tratamento de pacientes com SII-C em estudos clínicos multicêntricos de grande porte, duplo-cegos controlados por placebo e randomizados de fase 3. A dose diária recomendada é de 24 mg, 2 ×/dia. Em geral, o fármaco é muito bem tolerado. Os principais efeitos colaterais são náuseas e diarreia. A linaclotida e a plecanatida são peptídeos de 14 aminoácidos agonistas da guanilato-ciclase C (GC-C), com absorção mínima, que se liga à GC-C e ativa essa enzima na superfície luminal do epitélio intestinal. O aumento subsequente no monofosfato de guanosina cíclico ativa o regulador transmembrana da fibrose cística e induz à secreção de fluidos para o trato GI. Esses fármacos são semelhantes aos peptídeos endógenos secretados pelo intestino delgado (uroguanilina) e cólon (guanilina). Em dois estudos randomizados, controlados e duplo-cegos de 12 semanas, a linaclotida (290 ou 145 μg, 1 ×/dia) reduziu a constipação e a dor. Uma dose menor (72 μg, 1 ×/dia) também foi mais efetiva que o placebo. A linaclotida foi aprovada pela FDA para tratamento da constipação em pacientes com SII-C. Também foi demonstrado que a plecanatida (doses de 3 e 6 mg) é mais efetiva que o placebo em dois estudos de fase 3. A dose de 3 mg, 1 ×/dia, foi aprovada pela FDA. O único efeito colateral significativo foi diarreia, que ocorreu em < 5% dos pacientes. Linaclotida e plecanatida têm eficácia e tolerabilidade semelhantes para o tratamento da constipação crônica. Foi demonstrado que o tenapanor, uma molécula pequena inibidora do trocador de sódio-potássio 3 no trato GI, é mais efetivo que o placebo quando administrado em doses de 50 mg, 2 ×/dia, em pacientes com SII-C.

LAXATIVOS OSMÓTICOS

Os agentes osmóticos, como os produtos baseados em citrato de potássio, os produtos baseados em fosfato de sódio e os carboidratos não absorvíveis, são compostos hipertônicos que, por meio da osmose, extraem fluidos para dentro da luz intestinal para amolecer as fezes e aumentar o trânsito intestinal. Por outro lado, a solução baseada em polietilenoglicol (PEG) é iso-osmótica e induz a evacuações por lavagem de alto volume. Os laxativos osmóticos foram melhores que o placebo na melhora dos sintomas de constipação crônica em estudos clínicos. Porém, o uso crônico de hidróxido de magnésio pode resultar em hipermagnesemia grave em pacientes com comprometimento renal. Deve ser evitada a limpeza intestinal frequente com fosfato de sódio, pois ela está associada a hiperfosfatasemia, hipocalcemia e hipopotassemia. Em 19 estudos, o PEG induziu de forma consistente mais evacuações que o placebo. Uma revisão Cochrane de 10 estudos randomizados mostrou que o PEG era superior à lactulose na melhora da frequência das evacuações e da dor abdominal. Entre os carboidratos não absorvíveis, a lactulose e o sorbitol apresentaram efeitos laxativos semelhantes. Porém, o metabolismo de carboidratos não absorvíveis pelas bactérias costuma gerar gás e dor abdominal, o que pode limitar o uso em longo prazo.

MODULAÇÃO DA FLORA INTESTINAL

Como a flora colônica alterada (disbiose intestinal) pode contribuir para a patogênese da SII, esse fato suscitou muito interesse em torno da utilização de antibióticos, prebióticos, probióticos e medidas dietéticas para tratar a SII.

Antibióticos O tratamento com antibióticos melhora um subgrupo de pacientes com SII. Em um estudo duplo-cego randomizado controlado por placebo, a neomicina na dose de 500 mg, 2 ×/dia, durante 10 dias, foi mais eficaz que um placebo para melhorar os escores dos sintomas dos pacientes com SII. O antibiótico oral não absorvível rifaximina é o antibiótico mais extensamente estudado para o tratamento da SII. Em um estudo duplo-cego controlado por placebo, os pacientes que receberam rifaximina, na dose de 550 mg, 2 ×/dia, durante 2 semanas, tiveram melhora substancial dos sintomas gerais da SII em comparação com o placebo. A rifaximina é o único antibiótico com benefício duradouro demonstrado após a interrupção do tratamento em pacientes com SII. O fármaco tem perfil de segurança e tolerabilidade favorável em comparação com os antibióticos sistêmicos. Uma revisão sistemática e uma metanálise de cinco estudos de pacientes com SII constataram que a rifaximina foi mais eficaz que o placebo para controlar os sintomas gerais e a distensão (razão de chances de 1,57) com um número necessário para tratar (NNT) de 10,2. O ganho terapêutico modesto foi semelhante àquele obtido com os outros tratamentos atuais disponíveis para SII. Todavia, hoje ainda não existem dados suficientes para recomendar o uso rotineiro desse antibiótico no tratamento da SII.

Prebióticos Prebióticos são ingredientes alimentícios indigeríveis, os quais estimulam a proliferação e/ou a atividade das bactérias no trato GI. Foram realizados quatro estudos randomizados para avaliar os efeitos dos prebióticos. Três desses estudos demonstraram que os prebióticos agravaram ou não melhoraram os sintomas da SII. Isso não é surpreendente, tendo-se em vista os efeitos adversos da dieta rica em carboidratos nos sintomas dessa doença.

Probióticos Os probióticos são definidos como microrganismos vivos que, quando administrados em quantidades adequadas, trazem benefícios à saúde do hospedeiro. Uma metanálise de 10 estudos com probióticos em pacientes com SII detectou melhora significativa da dor e da distensão com o uso das espécies *Bifidobacterium breve*, *Bifidobacterium longum* e *Lactobacillus acidophilus* em comparação com placebo. Entretanto, não houve qualquer alteração na frequência ou consistência das evacuações. São necessários estudos em larga escala com pacientes portadores de SII com fenótipo bem definido para estabelecer a eficácia desses probióticos.

Dieta com baixo teor de FODMAPs Uma dieta rica em FODMAPs frequentemente desencadeia os sintomas dos pacientes com SII. Os FODMAPs não são bem absorvidos pelo intestino delgado e são fermentados pelas bactérias do cólon, resultando na formação de gás e carboidratos osmoticamente ativos (**Fig. 327-4**). Ao mesmo tempo, quando chegam ao cólon, os FODMAPs podem funcionar como nutrientes para as bactérias colônicas e promover a proliferação das bactérias comensais Gram-negativas, que podem causar danos ao epitélio e inflamação subclínica da mucosa. A frutose e os frutanos desencadeiam sinais e sintomas da SII com um padrão dose-dependente. Por outro lado, uma dieta com baixo teor de FODMAPs atenua os sintomas da SII. Uma revisão sistemática com metanálise de sete estudos de pacientes com SII concluiu que uma dieta pobre em FODMAPs estava associada à redução global dos sintomas em comparação com as intervenções de controle. Esses estudos mostraram benefício sintomático com a restrição de FODMAPs em 50 a 80% dos pacientes com SII. Há sustentação crescente para a recomendação de uma dieta pobre em FODMAPs como terapia de primeira linha para pacientes com SII. Considerando que 20 a 50% dos pacientes não respondem a uma dieta pobre em FODMAPs, a identificação dos pacientes com mais chances de responder a uma dieta pobre em FODMAPs desde o início seria altamente benéfico. Em um pequeno estudo que comparou as pessoas que responderam a uma dieta pobre em FODMAPs com aquelas que não responderam, o perfil de ácidos orgânicos voláteis fecais na linha de base predizia, de forma acurada, a resposta em 97% dos casos. Esse achado precisa ser confirmado por estudos de coorte prospectivos grandes.

TABELA 327-3 ■ Espectro de gravidade da síndrome do intestino irritável

Manifestações clínicas	Leve	Moderada	Grave
Prevalência	70%	25%	5%
Correlações com a fisiologia intestinal	+++	++	+
Sintomas constantes	0	+	+++
Dificuldades psicossociais	0	+	+++
Problemas com os cuidados de saúde	+	++	+++
Nível de atendimento do paciente	Atenção primária	Clínicas especializadas	Centros de referência

RESUMO

A abordagem terapêutica recomendada para tratar a SII depende da gravidade do distúrbio (**Tab. 327-3**). A maioria dos pacientes com SII apresenta sintomas leves. Em geral, esses pacientes são atendidos em serviços de atenção básica, têm pouca ou nenhuma dificuldade psicossocial e geralmente não procuram atendimento médico. O tratamento geralmente consiste em educação, tranquilização e alterações da dieta e/ou do estilo de vida. Uma porcentagem menor relata sintomas moderados, que, em geral, são intermitentes e correlacionam-se com a fisiologia intestinal alterada – por exemplo, são agravados ao comer ou por estresse e aliviados pela defecação. Para pacientes com SII-D, os tratamentos incluem fármacos que atuam no intestino, como antiespasmódicos, antidiarreicos, quelantes de ácidos biliares e moduladores intestinais da serotonina mais recentes (**Tab. 327-4**). Nos pacientes com SII-C, o aumento da ingestão de

TABELA 327-4 ■ Fármacos utilizados para tratar os sintomas predominantes da síndrome do intestino irritável (SII)

Sintoma	Fármaco	Dose
Diarreia	Loperamida	2-4 mg quando necessário; máximo de 12 mg/dia
	Colestiramina	4 g com as refeições
	Alosetrona[a]	0,5-1 mg, 2 ×/dia (para SII grave, em mulheres)
Constipação	Psílio	3-4 g, 2 ×/dia, com as refeições; depois, ajustar
	Metilcelulose	2 g, 2 ×/dia, com as refeições; depois, ajustar
	Policarbofila cálcica	1 g, 1-4 ×/dia
	Lactulose	10-20 g, 2 ×/dia
	Sorbitol a 70%	15 mL, 2 ×/dia
	Polietilenoglicol 3350	17 g, em 250 mL de água, 1 ×/dia
	Lubiprostona	24 mg, 2 ×/dia
	Hidróxido de magnésio	30-60 mL, 1 ×/dia
	Linaclotida (plecanatida)	290 µg, 1 ×/dia/3 mg, 1 ×/dia
	Prucaloprida	2 mg, 1 ×/dia
Dor abdominal	Relaxante da musculatura lisa	1-4 ×/dia, antes das refeições
	Antidepressivos tricíclicos	Começar com 25-50 mg ao deitar; depois, ajustar
	ISRS	Começar com dose baixa, aumentar conforme a necessidade
Flatulência e distensão	Dieta com baixo teor de FODMAPs	
	Probióticos	1 ×/dia
	Rifaximina	550 mg, 2 ×/dia

[a]Disponível apenas nos Estados Unidos.
Siglas: FODMAPs, oligossacarídeos, dissacarídeos, monossacarídeos e polióis fermentáveis; ISRS, inibidores seletivos de recaptação da serotonina.
Fonte: Reproduzida, com permissão, de GF Longstreth et al: Functional bowel disorders. Gastroenterology 130:1480, 2006.

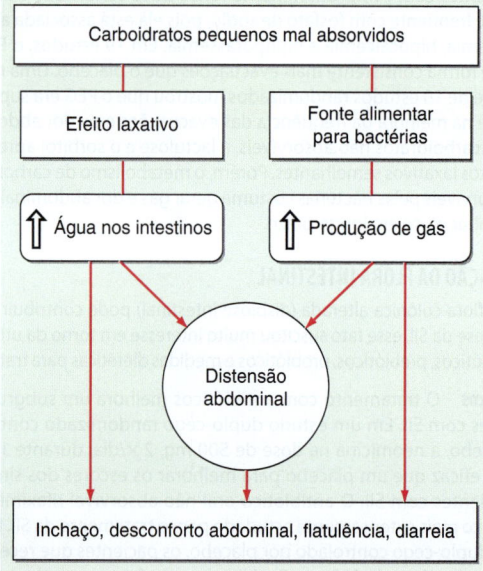

FIGURA 327-4 **Patogênese dos sintomas relacionados a FODMAPs.** Os FODMAPs não são bem absorvidos pelo intestino delgado e são fermentados pelas bactérias, que produzem gases e carboidratos osmoticamente ativos. Em conjunto, essas anormalidades são responsáveis por sintomas como distensão abdominal, flatulência e diarreia. Os FODMAPs também podem ser usados como nutrientes pelas bactérias colônicas, que podem provocar inflamação da mucosa. FODMAPs, oligossacarídeos, dissacarídeos, monossacarídeos e polióis fermentáveis. (*Figura criada usando dados de http://www.nutritiontoyou.com/wp-content/uploads/2014/06/IBS-symptoms.png.*)

fibras e o uso de agentes osmóticos (p. ex., polietilenoglicol) podem produzir resultados satisfatórios. Para pacientes com constipação intestinal mais grave, pode-se considerar o uso de um fármaco que abre os canais de cloreto (lubiprostona) ou um agonista da GC-C (linaclotida ou plecanatida). Para pacientes com SII e predomínio de flatulência e distensão abdominal, uma dieta com restrição de FODMAPs pode proporcionar alívio significativo. Alguns pacientes podem melhorar com probióticos e tratamento com rifaximina. Uma porcentagem pequena dos pacientes com SII tem sintomas graves e resistentes ao tratamento, geralmente são atendidos nos centros de referência e, com frequência, referem dor constante e problemas psicossociais. Esse grupo de pacientes deve ser tratado preferencialmente com antidepressivos e outras terapias psicológicas (Tab. 327-4). Os estudos clínicos que demonstraram o sucesso das dietas com baixo teor de FODMAPs para atenuar os sintomas da SII e melhorar a qualidade de vida dos pacientes constituem evidência clara a favor do uso dessa abordagem dietética no tratamento dessa doença. Se forem confirmadas, essas observações podem levar ao uso de dietas com baixo teor de FODMAPs como primeira opção de tratamento para pacientes com SII e sintomas moderados a graves.

LEITURAS ADICIONAIS

Bharucha AE, Lacy BE: Mechanisms, evaluation, and management of chronic constipation. Gastroenterology 158:1232, 2020.
Dionne J et al: A systematic review and meta-anaylsis evaluating the efficacy of a gluten-free diet and a low FODMAP diet in treating symptoms of irritable bowel syndrome. Am J Gastroenterol 113:1290, 2018.
Drossman DA: Functional gastrointestinal disorders: History, pathophysiology, clinical features, and Rome IV. Gastroenterology 150:1262, 2016.
Mayer EA et al: Brain-gut microbiome interactions and functional bowel disorders. Gastroenterology 146:1500; 2014.
Pittayanon R et al: Gut microbiota in patients with irritable bowel syndrome: A systematic review. Gastroenterology 157:97, 2019.
Zhou SY et al: FODMAP diet modulates visceral nociception by lipopolysaccharide-mediated intestinal barrier dysfunction and intestinal inflammation. J Clin Invest 128:267, 2018.

328 Doença diverticular e distúrbios anorretais comuns
Susan L. Gearhart

DOENÇA DIVERTICULAR

Incidência e epidemiologia Nos Estados Unidos, a diverticulose afeta um terço da população com > 60 anos de idade e, na maioria dos casos, não há sintomas associados. Porém, 10 a 25% das pessoas com diverticulose desenvolverão doença diverticular aguda. Além disso, 10 a 25% das pessoas com doença diverticular experimentarão sintomas recorrentes, com até 10% desenvolvendo complicações que levarão a cirurgias. A doença diverticular tornou-se o quinto distúrbio gastrintestinal mais dispendioso nos Estados Unidos e é a indicação principal para ressecção eletiva do cólon. A incidência de doença diverticular está aumentando, especialmente em pessoas com < 40 anos de idade. A maioria dos pacientes com doença diverticular refere menor qualidade de vida relacionada com a saúde e mais depressão, em comparação com controles pareados, o que aumenta os custos com a assistência à saúde. No passado, a doença diverticular estava restrita aos países desenvolvidos; porém, com a adoção de dietas ocidentalizadas nos países em desenvolvimento, a diverticulose está aumentando no mundo todo. As pessoas que imigram para os Estados Unidos desenvolvem doença diverticular com a mesma frequência de nativos desse país. A prevalência entre mulheres e homens é semelhante, porém os homens tendem a apresentar-se em uma idade mais jovem.

Anatomia e fisiopatologia Existem dois tipos de divertículos no intestino: verdadeiros e falsos (ou pseudodivertículos). O divertículo verdadeiro é uma herniação sacular de toda a parede intestinal, ao passo que um pseudodivertículo consiste apenas em uma protrusão da mucosa e submucosa através da muscular própria do cólon (Fig. 328-1). O tipo de divertículo mais encontrado no cólon é o pseudodivertículo. Os divertículos ocorrem no ponto onde as artérias nutrientes, ou vasos retos, penetram na muscular própria, resultando em uma falha na integridade da parede do cólon.

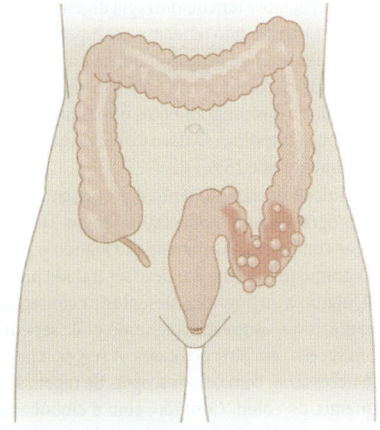
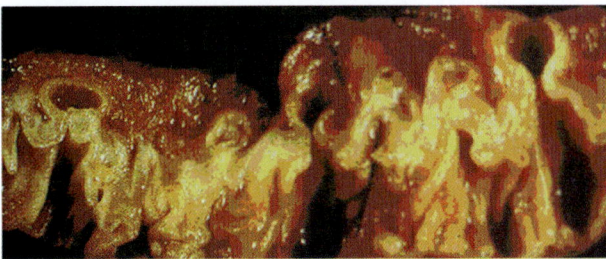
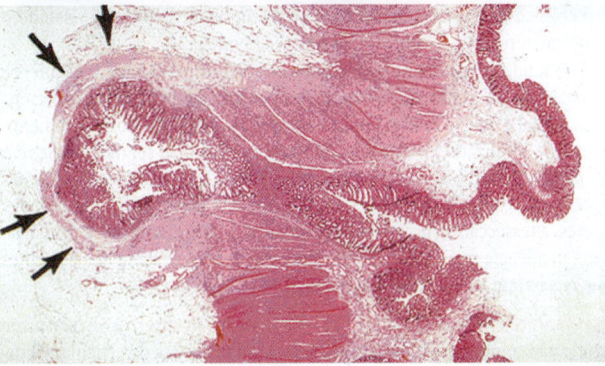

FIGURA 328-1 Visões macroscópica e microscópica da doença diverticular do sigmoide. As *setas* demarcam um divertículo inflamado com a parede diverticular constituída apenas de mucosa.

Essa falha anatômica pode resultar da zona de pressão relativamente alta dentro da camada muscular do cólon sigmoide. Assim, as contrações de maior amplitude, combinadas com as fezes endurecidas e ricas em gorduras dentro do lúmen sigmoide em uma área de fraqueza da parede colônica, resultam na formação desses divertículos. Como consequência, os vasos retos são comprimidos ou sofrem erosão, resultando em perfuração ou sangramento.

Os divertículos geralmente acometem o cólon esquerdo e o sigmoide; o reto sempre é preservado. Contudo, nas populações asiáticas, 70% dos divertículos também são detectados no cólon direito e no ceco. Yamanda e colaboradores detectaram diverticulose do cólon direito em 22% dos pacientes japoneses que fizeram colonoscopia. *Diverticulite* é a inflamação de um divertículo. A compreensão prévia da patogenia da diverticulose atribuía a culpa exclusivamente a uma dieta com baixo teor de fibras, e pensava-se que o início da diverticulite ocorreria de forma aguda quando esses divertículos fossem obstruídos. Entretanto, as evidências atuais sugerem que a patogenia seja mais complexa e multifatorial. A compreensão mais clara da microbiota intestinal sugere que a disbiose seja um aspecto importante da doença. A inflamação leve crônica parece ser importante para a degeneração neuronal, que acarreta distúrbios da motilidade e elevação da pressão intraluminal. Consequentemente, bolsas ou dilatações formam-se na parede colônica onde ela é mais fraca.

Apresentação, avaliação e tratamento do sangramento diverticular Hemorragia proveniente de um divertículo colônico é a causa mais comum de hematoquezia nos pacientes com > 60 anos de idade, mas apenas 20%

dos pacientes com diverticulose têm hemorragia digestiva. Os pacientes que correm maior risco de sangramento tendem a ser hipertensos, ter aterosclerose e utilizar regularmente terapia antitrombótica e anti-inflamatórios não esteroides. Os fatores de risco adicionais incluem obesidade e história de diabetes melito. A maioria dos sangramentos é autolimitada e cessa espontaneamente com repouso intestinal. O risco de recidiva do sangramento em alguma época subsequente é de 25%.

A localização inicial do sangramento diverticular pode incluir colonoscopia, angiotomografia computadorizada (angio-TC) multiplanar ou cintilografia nuclear com hemácias marcadas. Quando o paciente se apresenta estável, o sangramento continuado deve ser tratado preferencialmente por angiografia. Quando a angiografia mesentérica consegue identificar o local do sangramento, o vaso que está sangrando pode ser embolizado com espirais (*coils*) com sucesso em 80% dos casos. A seguir, o paciente pode ser acompanhado, se necessário, com colonoscopias de repetição, em busca de uma possível isquemia do cólon. Contudo, com a embolização altamente seletiva por espirais, a incidência de isquemia colônica é < 10%, e o risco de um novo sangramento agudo é < 25%. Os resultados em longo prazo (40 meses) indicam que, para > 50% dos pacientes com sangramentos diverticulares agudos, a angiografia altamente seletiva seja um tratamento definitivo. De modo alternativo, foi demonstrado em uma metanálise recente que a ligadura elástica colonoscópica ou a colocação de uma alça (*snare*) destacável são maneiras efetivas de obter a hemostasia quando o local do sangramento pode ser identificado. Foi demonstrado que a ligadura evita o ressangramento e a necessidade de cirurgia de emergência. Quando essas medidas não conseguem obter a hemostasia, pode ser realizada uma ressecção segmentar do cólon. Isso pode ser vantajoso em pacientes que fazem uso crônico de anticoagulantes ou imunossupressores, pois foi relatado o sangramento tardio e a perfuração nessa subpopulação.

Quando o paciente se apresenta instável ou teve um sangramento equivalente a 6 unidades de sangue no período de 24 horas, a recomendação atual é que se realize uma intervenção cirúrgica. Se o sangramento tiver sido localizado, pode ser realizada uma ressecção segmentar. Se não for possível identificar de forma definitiva o local do sangramento, pode ser necessário realizar colectomia subtotal. Nos pacientes sem comorbidades graves, a ressecção cirúrgica pode ser realizada com anastomose primária. Uma incidência mais alta de fístula anastomótica foi relatada nos pacientes que receberam > 10 unidades de sangue.

Apresentação, avaliação e estadiamento da diverticulite A diverticulite aguda não complicada (também conhecida como doença diverticular sintomática sem complicações [DDSSC]) causa febre, anorexia, dor no quadrante inferior esquerdo do abdome e constipação (Tab. 328-1). Em < 25% dos casos, os pacientes podem apresentar peritonite generalizada, que é indicativa da presença de perfuração diverticular. Se o paciente tiver formado um abscesso pericolônico, ele pode apresentar distensão abdominal e sinais de peritonite localizada. A investigação laboratorial demonstra leucocitose. Raramente, o paciente pode apresentar nível hidroaéreo no quadrante inferior esquerdo à radiografia simples do abdome. Nesse caso, trata-se de um divertículo gigante do cólon sigmoide, que deve ser tratado com ressecção a fim de evitar perfuração iminente.

O diagnóstico de diverticulite deve ser confirmado preferencialmente por tomografia computadorizada (TC) contrastada com os seguintes achados: divertículos no sigmoide, parede colônica espessada > 4 mm e inflamação da gordura pericólica, com maior ou menor quantidade de acúmulo de contraste ou líquido. Em até 20% dos casos, pode haver um abscesso

TABELA 328-1 ■ Apresentação da doença diverticular
Doença diverticular não complicada – 75%
Dor abdominal
Febre
Leucocitose
Anorexia/constipação intestinal
Doença diverticular complicada – 25%
Abscesso – 16%
Perfuração – 10%
Estenose – 5%
Fístula – 2%

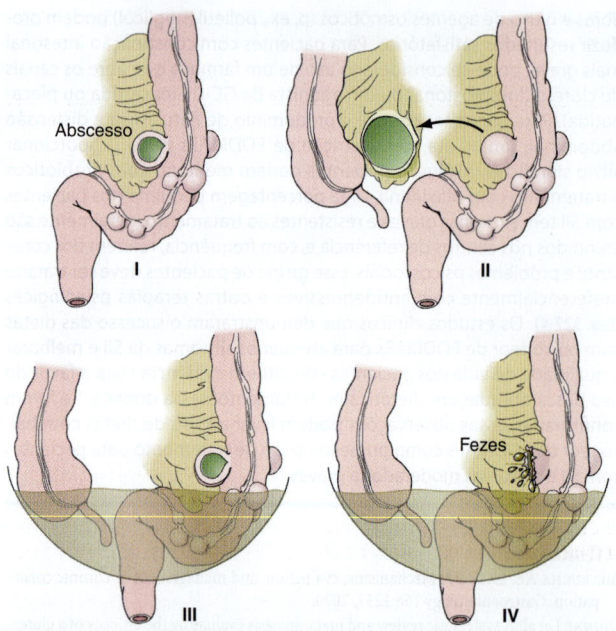

FIGURA 328-2 Classificação de Hinchey para diverticulite. **Estágio I:** diverticulite perfurada com abscesso paracólico confinado. **Estágio II:** diverticulite perfurada que fechou espontaneamente com a formação de um abscesso distante. **Estágio III:** diverticulite perfurada não comunicante com peritonite fecal (o colo do divertículo está fechado e, portanto, o contraste não é expelido livremente nas imagens radiográficas). **Estágio IV:** perfuração e comunicação livre com o peritônio, resultando em peritonite fecal.

abdominal. Sinais e sintomas da síndrome do intestino irritável (Cap. 327) podem simular o quadro clínico de diverticulite aguda. Portanto, uma suspeita de diverticulite que não atenda aos critérios tomográficos ou que não esteja associada a leucocitose ou febre não corresponde, de fato, à doença diverticular. Outras condições que podem simular doença diverticular incluem cisto ovariano, endometriose, apendicite aguda e doença inflamatória pélvica.

Embora o benefício da colonoscopia na avaliação de pacientes com doença diverticular tenha sido questionado, seu uso ainda é considerado importante na exclusão de câncer colorretal. A epidemiologia paralela do câncer colorretal e da doença diverticular constitui evidência suficiente para uma avaliação endoscópica antes do tratamento cirúrgico. Por conseguinte, deve-se realizar colonoscopia cerca de 6 semanas depois do episódio de diverticulite aguda.

A *doença diverticular complicada* é definida como doença diverticular associada a um abscesso ou perfuração e, menos comumente, a uma fístula (Tab. 328-1). A doença diverticular perfurada é estadiada com base no sistema de classificação de Hinchey (Fig. 328-2). Esse sistema de estadiamento foi desenvolvido para prever os resultados depois do tratamento cirúrgico da doença diverticular complicada. Nos últimos anos, o sistema de estadiamento de Hinchey foi modificado para incluir a formação de um flegmão ou abscesso em fase inicial (estágio Ia de Hinchey). Desse modo, o abscesso pericólico é classificado como estágio Ib de Hinchey. Na doença diverticular complicada com formação de fístula, as localizações comuns são fístulas cutâneas, vaginais ou vesicais. Essas complicações manifestam-se por eliminação de fezes através da pele ou da vagina, ou presença de ar no jato urinário (pneumatúria). As fístulas colovaginais são mais frequentes nas mulheres que já foram submetidas à histerectomia.

TRATAMENTO
Doença diverticular

TRATAMENTO CLÍNICO

A doença diverticular assintomática detectada nos exames de imagem ou por ocasião da colonoscopia é manejada mais adequadamente por alterações do estilo de vida. Embora existam poucos dados sobre riscos dietéticos e doença diverticular sintomática (Tab. 328-2), os pacientes podem

TABELA 328-2 ■ Uso de fibras no tratamento da doença diverticular (DD)

Periódico, ano do estudo	Pacientes (n)	Intervenção	Duração do estudo	Achados
Lancet, 1977	18	Trigo ou pão com farelo de trigo	3 meses	Redução significativa do escore sintomático
BMJ, 1981	58	Farelo de trigo, psílio (Plantago), placebo	16 semanas	Nenhuma diferença
J Gastroenterol, 1977	30	Metilcelulose	3 meses	Redução significativa dos sintomas
BMJ, 2011	47.033	Vegetariana versus não vegetariana	11,6 anos	Os vegetarianos tiveram redução de 31% no risco de DD
Gastroenterology, 2012	2.104	Ingestão de fibras	12 anos	A ingestão de fibras foi associada a um risco alto de DD
JAMA, 2008	47.288	Ingestão de nozes, milho e pipoca	18 anos	Nozes, milho e pipoca em quantidades aumentadas tiveram risco menor de recidiva
Ann R Coll Surg Engl, 1985	56	Ingestão de fibras	66 meses	Fibras em quantidades maiores foram associadas à redução de 19% das recidivas dos sintomas

Fonte: Modificada de A Turis et al: Review article: The pathophysiology and medical management of diverticulosis and diverticular disease of the colon. Aliment Parmacol Ther 42:664, 2015.

se beneficiar com uma dieta rica em fibras (cerca de 30 g por dia). Os suplementos de fibras disponíveis no mercado também são úteis. A ingestão de fibras reduz o tempo de trânsito colônico e, por essa razão, impede a elevação da pressão intraluminal responsável pelo desenvolvimento da diverticulose. A incidência de doença diverticular também parece ser maior nos pacientes que fumam e que são obesos. Assim, os pacientes devem ser estimulados a evitar o tabagismo e a participar de um programa de perda ponderal. A recomendação antiga de evitar a ingestão de nozes baseia-se apenas em dados informais.

A DDSSC com confirmação de inflamação e infecção do cólon deve ser tratada inicialmente por repouso intestinal. O uso rotineiro de antibióticos na doença diverticular não complicada não reduz o tempo até a resolução dos sintomas nem o risco de complicações ou recorrências. Há amplas evidências estabelecendo a segurança do tratamento da DDSSC sem antibióticos. O estudo AVOD randomizou 623 pacientes hospitalizados com diverticulite esquerda não complicada confirmada por TC para receberem apenas líquidos intravenosos ou para receberem líquidos intravenosos e antibióticos, não encontrando diferenças entre os grupos de tratamento em termos de tempo de recuperação, desenvolvimento de doença diverticular complicada e recorrências. O estudo DIABOLO do Dutch Diverticular Disease Collaborative Study Group comparou a eficácia do tratamento de pacientes com seu primeiro episódio de diverticulite de sigmoide com antibióticos ou com observação ambulatorial. O estudo randomizou um total de 528 pacientes com diverticulite não complicada comprovada por TC para um curso de 10 dias de amoxicilina-clavulanato ou para a observação em ambiente ambulatorial. Esse estudo demonstrou que os antibióticos não fizeram diferença na duração dos sintomas ou no manejo, com os resultados favorecendo a observação em relação à terapia antibiótica no caso de diverticulite não complicada (DDSSC). Atualmente, as diretrizes práticas da American Society of Colon and Rectal Surgery afirmam que "pacientes selecionados com diverticulite não complicada podem ser tratados sem antibióticos". A internação hospitalar para a diverticulite aguda é recomendada quando o paciente não consegue fazer tratamento oral, tem várias comorbidades, não melhora com o tratamento ambulatorial ou apresenta um quadro de diverticulite complicada. Cerca de 75% dos pacientes hospitalizados por diverticulite aguda respondem ao tratamento conservador (não cirúrgico) com esquema antimicrobiano apropriado. A cobertura antimicrobiana recomendada atualmente é uma cefalosporina de terceira geração ou ciprofloxacino e metronidazol para erradicar bacilos Gram-negativos e bactérias anaeróbias. Infelizmente, esses fármacos não oferecem cobertura para enterococos; recomenda-se, então, o acréscimo de ampicilina a esse esquema para os indivíduos que não melhoram. Como alternativa, o tratamento com um único antibiótico (p. ex., uma penicilina de terceira geração, como a piperacilina intravenosa [IV], ou a combinação de penicilina/ácido clavulânico oral) pode ser eficaz. A duração habitual do tratamento com antibióticos é de 7 a 10 dias, embora existam estudos em andamento para avaliar essa questão. Os pacientes devem continuar a ingerir uma dieta restritiva até a resolução da dor.

Depois da regressão do episódio agudo, a base do tratamento clínico da doença diverticular para evitar sintomas evoluiu nos últimos anos. O risco de hospitalização recorrente após um episódio de doença diverticular aguda é de 11%. Os fatores de risco confirmados para recidiva dos sintomas são idade mais jovem, formação de um abscesso diverticular, episódios mais frequentes (> 2 por ano), multimorbidade, obesidade e tabagismo. As estratégias preventivas podem incluir a cessação do tabagismo e a perda de peso. A doença diverticular é atualmente considerada um distúrbio intestinal funcional associado à inflamação leve. O uso de medicamentos anti-inflamatórios (mesalazina) em ensaios clínicos randomizados mostrou que eles são benéficos para a redução dos sintomas e de recorrências da doença nos pacientes com DDSSC. Porém, quando se consideram os sinais objetivos de inflamação, como a proteína C-reativa e a TC, não foi demonstrado benefício com o uso da mesalazina.

As abordagens terapêuticas dirigidas à disbiose associada à doença diverticular também foram avaliadas utilizando reação em cadeia da polimerase (PCR, de *polymerase chain reaction*) das amostras fecais. As amostras de fezes dos indivíduos que ingeriam dieta rica em fibras têm populações bacterianas diferentes das amostras daqueles que consomem uma dieta rica em gordura e pobre em fibras. Os probióticos têm sido prescritos com frequência crescente pelos gastrenterologistas para tratar diversas doenças intestinais e evitar recidivas da diverticulite. Em termos mais específicos, os probióticos contendo cepas de *Lactobacillus acidophilus* e *Bifidobacterium* podem ser benéficos, embora uma revisão sistemática recente não tenha conseguido demonstrar qualquer benefício associado ao uso dos probióticos isoladamente. A adição de fibras ou mesalazina aos probióticos demonstrou manter as remissões. A rifaximina (um antibiótico de espectro amplo pouco absorvido), quando comparada com o uso apenas de uma dieta rica em fibras para tratar DDSSC, foi associada a 30% menos sintomas recidivantes frequentes atribuíveis à doença diverticular não complicada.

TRATAMENTO CIRÚRGICO

Os fatores de risco pré-operatórios que influenciam as taxas de mortalidade pós-operatórias incluem classes mais altas de estado físico da American Society of Anesthesiologists (ASA) (Tab. 328-3) e falência orgânica preexistente. Nos pacientes de risco baixo (ASA P1 e P2), o tratamento cirúrgico pode estar indicado para os pacientes que não melhoram rapidamente com tratamento clínico. No caso da doença diverticular não complicada, o tratamento clínico pode ser continuado por mais dois episódios, sem aumento do risco de perfuração que requeira colostomia. Entretanto, os pacientes em tratamento imunossupressor portadores de insuficiência renal crônica ou doença vascular do colágeno têm riscos cinco vezes maiores de perfuração durante episódios recorrentes. Um estudo randomizado multicêntrico (estudo DIRECT) que comparou a cirurgia com o manejo conservador para a DDSSC recorrente demonstrou que a ressecção cirúrgica eletiva estava associada a melhor qualidade de vida e era mais custo-efetiva 5 anos após a ressecção em comparação com o manejo conservador. O tratamento cirúrgico está indicado para todos os pacientes que apresentam risco cirúrgico baixo com doença diverticular complicada.

As metas do tratamento cirúrgico da doença diverticular incluem controle da sepse, eliminação de complicações, como fístula ou obstrução, remoção do segmento colônico enfermo e restauração da continuidade intestinal. Essas metas devem ser alcançadas ao mesmo tempo que se minimiza a taxa de morbidade, a duração da hospitalização e o custo, além de maximizar a sobrevida e melhorar a qualidade de vida. A Tabela 328-4 descreve as operações indicadas geralmente com base na classificação de Hinchey e os resultados pós-operatórios previstos. As opções atuais para doença diverticular não complicada são ressecção aberta ou laparoscópica do segmento afetado com reanastomose ao retossigmoide. A preservação de segmentos do cólon sigmoide pode resultar em

TABELA 328-3 ■ Sistema de Classificação do Estado Físico da American Society of Anesthesiologists

P1	Paciente saudável normal
P2	Paciente com doença sistêmica leve
P3	Paciente com doença sistêmica grave
P4	Paciente com doença sistêmica grave com constante risco de morte
P5	Paciente moribundo sem expectativa de sobrevida sem a cirurgia
P6	Paciente com morte cerebral declarada, cujos órgãos estão sendo removidos para doação

recidiva precoce da doença. Os benefícios da ressecção laparoscópica em comparação com as técnicas cirúrgicas abertas são alta hospitalar mais precoce (em pelo menos 1 dia), menos utilização de narcóticos, menos complicações pós-operatórias e retorno mais rápido ao trabalho.

As opções de tratamento cirúrgico para doença diverticular complicada **(Fig. 328-3)** são os seguintes procedimentos cirúrgicos abertos ou laparoscópicos: (1) derivação proximal do trânsito fecal por ileostomia ou colostomia e retalho omental suturado com drenagem, (2) ressecção com colostomia e fístula mucosa ou fechamento do intestino distal com formação de uma bolsa de Hartmann, (3) ressecção com anastomose (coloproctostomia) ou (4) ressecção com anastomose e derivação (coloproctostomia com ileostomia em alça ou colostomia). (5) A técnica laparoscópica de lavagem e drenagem sem derivação foi descrita para pacientes da classe III de Hinchey; contudo, alguns autores relataram índices três vezes maiores de peritonite recidivante com necessidade de reoperar apenas com o procedimento de lavagem.

Os pacientes com doença no estágio Ia de Hinchey são tratados apenas com antibióticos, seguidos de ressecção e anastomose dentro de 6 semanas. Os pacientes com doença nos estágios Ib e II de Hinchey devem ser tratados com drenagem percutânea, seguida de ressecção e anastomose cerca de 6 semanas depois. As diretrizes atuais da American Society of Colon and Rectal Surgeons sugerem, além do tratamento antibiótico, a drenagem percutânea guiada por TC de abscessos diverticulares com > 3 cm e com paredes bem definidas. Os abscessos que medem < 5 cm podem regredir apenas com tratamento antibiótico. As contraindicações para a drenagem percutânea consistem em inexistência de uma via de acesso percutânea, presença de pneumoperitônio ou peritonite fecal. A drenagem do abscesso diverticular está associada a um índice de insucesso de 20 a 25%. A intervenção cirúrgica de urgência deve ser realizada quando a drenagem percutânea é ineficaz e os pacientes desenvolvem peritonite generalizada; a maioria precisa ser tratada por operação de Hartmann (ressecção do cólon sigmoide com colostomia distal e coto retal). Em casos selecionados, o tratamento não cirúrgico pode ser considerado. Em um estudo não randomizado, o tratamento conservador de abscessos paracólicos isolados (estágio I de Hinchey) foi associado ao índice de recidiva de apenas 20% depois de 2 anos. Mais de 80% dos pacientes com abscessos distantes (estágio II de Hinchey) necessitaram de ressecção cirúrgica para controlar sintomas recorrentes.

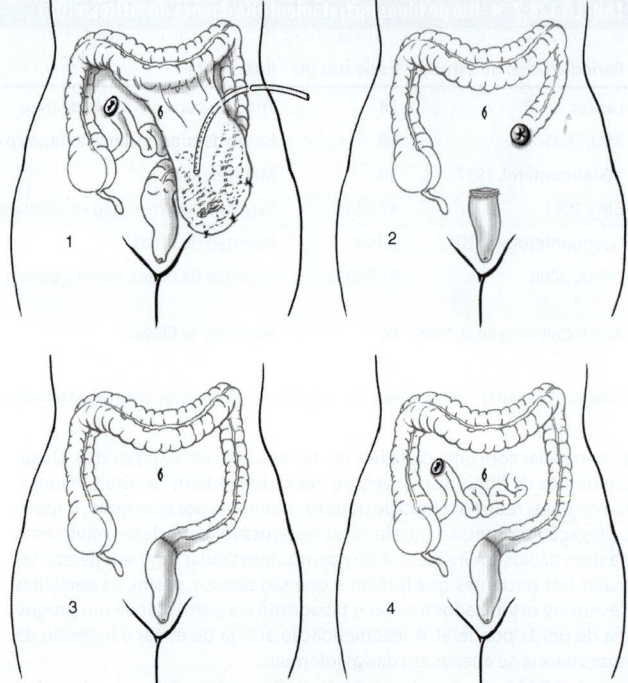

FIGURA 328-3 Métodos de tratamento cirúrgico da doença diverticular complicada. *1.* Drenagem, enxerto omental pediculado e derivação proximal. *2.* Operação de Hartmann. *3.* Ressecção do sigmoide com coloproctostomia. *4.* Ressecção do sigmoide com coloproctostomia e derivação proximal.

Existem controvérsias quanto ao tratamento dos pacientes com doença no estágio III de Hinchey. Nesse grupo de pacientes, não há peritonite fecal e presume-se que a perfuração esteja bloqueada. No passado, os pacientes com doença no estágio III de Hinchey eram tratados por operação de Hartmann ou anastomose primária com derivação proximal. Vários estudos avaliaram os resultados de curto e longo prazos da lavagem peritoneal laparoscópica para remover contaminação peritoneal e colocar cateteres de drenagem, se ainda houvesse uma comunicação com o intestino. Contudo, esse procedimento foi associado ao aumento do risco de reoperação para tratar peritonite persistente. Em termos globais, os índices de ostomia são menores com a realização da lavagem peritoneal laparoscópica. Nenhum tipo de anastomose deve ser tentado nos pacientes com doença no estágio IV de Hinchey ou presença de peritonite fecal. Uma abordagem limitada a esses pacientes está associada a uma taxa de mortalidade reduzida.

TABELA 328-4 ■ Resultados do tratamento cirúrgico da doença diverticular complicada, com base no estadiamento de Hinchey modificado

Estágio de Hinchey	Procedimento cirúrgico	Índice de deiscência anastomótica, %	Taxa de morbidade global, %
Ia (flegmão pericólico)	Ressecção aberta ou laparoscópica do cólon	43	15
Ib (abscesso pericólico)	Drenagem percutânea seguida de ressecção aberta ou laparoscópica do cólon	3	15
II	Drenagem percutânea seguida de ressecção aberta ou laparoscópica do cólon, com ou sem derivação proximal e ostomia	3	15
III	Lavagem e drenagem laparoscópicas *ou* Ressecção aberta ou laparoscópica com derivação proximal (ostomia) *ou* Operação de Hartmann	3	Risco de 30% de peritonite com necessidade de reoperar se não for realizada ressecção Morbidade global de 50% Mortalidade global de 15%
IV	Operação de Hartmann *ou* Lavagem com derivação proximal	—	Morbidade global de 50% Mortalidade global de 15%

Sintomas recorrentes Os sintomas abdominais recorrentes depois da ressecção cirúrgica para doença diverticular ocorrem em 10% dos pacientes. A doença diverticular recorrente desenvolve-se nos pacientes depois de uma ressecção cirúrgica inadequada. Um segmento restante de cólon retossigmoide afetado está associado à incidência duas vezes maior de recidiva. A síndrome do intestino irritável também pode causar recorrências dos sintomas iniciais. Os pacientes submetidos à ressecção cirúrgica de uma possível diverticulite com sintomas crônicos de cólicas abdominais e evacuações irregulares de fezes amolecidas compatíveis com síndrome do intestino irritável têm resultados funcionalmente mais precários.

DOENÇAS ANORRETAIS COMUNS

PROLAPSO RETAL (PROCIDÊNCIA)

Incidência e epidemiologia O prolapso retal é seis vezes mais comum nas mulheres do que nos homens. A incidência de prolapso retal é maior nas mulheres com > 60 anos. As mulheres com prolapso retal apresentam incidência mais alta de distúrbios associados do assoalho pélvico, incluindo incontinência urinária, retocele, cistocele e enterocele. Cerca de 20% das crianças com prolapso retal têm fibrose cística. Por isso, todas as crianças que se apresentam com prolapso devem ser submetidas a um teste de cloreto no suor. Associações menos comuns incluem síndrome de Ehlers-Danlos, síndrome da úlcera retal solitária, hipotireoidismo congênito, doença de Hirschsprung, demência, deficiência cognitiva e esquizofrenia.

Anatomia e fisiopatologia Prolapso retal (procidência) é uma protrusão circunferencial de espessura total da parede retal através do orifício anal. Em geral, essa condição está associada a um cólon sigmoide redundante, frouxidão pélvica e septo retovaginal profundo (fundo de saco de Douglas). Inicialmente, acreditava-se que o prolapso retal resultasse de uma intussuscepção retal interna inicial, que ocorre do segmento retal superior para o segmento médio. Esta era considerada a primeira etapa de uma progressão inevitável para prolapso externo de espessura total. No entanto, apenas 1 a cada 38 pacientes com prolapso interno acompanhados por um período > 5 anos desenvolveu prolapso de espessura total. Outros sugeriram que o prolapso de espessura total represente o resultado de um possível dano da inervação dos músculos do assoalho pélvico ou dos nervos pudendos em razão do estiramento repetido durante o esforço excessivo evacuatório. O dano dos nervos pudendos poderia enfraquecer os músculos do assoalho pélvico, incluindo os músculos do esfíncter anal externo. A lesão bilateral dos nervos pudendos demonstra uma associação mais significativa com prolapso e incontinência que a lesão unilateral.

Manifestações clínicas e avaliação Com o prolapso externo, a maioria dos pacientes queixa-se de massa anal, sangramento pelo reto e higiene perianal precária. O prolapso do reto geralmente ocorre depois da defecação e sofre redução espontânea ou exige que o paciente realize a redução manual do prolapso. A constipação ocorre em cerca de 30 a 67% dos pacientes. Diferentes graus de incontinência fecal ocorrem em 50 a 70% dos pacientes. Os pacientes com prolapso retal interno apresentam sintomas de constipação e incontinência. Outros achados associados incluem obstrução anal (anismo) em 30%, inércia colônica em 10% e síndrome da úlcera retal solitária em 12%.

A avaliação no consultório deve ser feita preferencialmente depois que o paciente recebeu um enema, que torna possível a protrusão do prolapso. Deve ser feita uma importante distinção entre o prolapso retal de espessura total e o prolapso isolado da mucosa associado à doença hemorroidária (Fig. 328-4). O prolapso mucoso é reconhecido muito mais pelos sulcos radiais do que pelas pregas circunferenciais ao redor do ânus e é devido à maior frouxidão do tecido conectivo entre a submucosa e o músculo subjacente do canal anal. A avaliação do prolapso inclui também a cistoproctografia e a colonoscopia. Esses exames têm por finalidade avaliar os distúrbios associados do assoalho pélvico e excluir a presença de câncer ou pólipo como ponto-guia para o prolapso. Quando o prolapso retal está associado à constipação crônica, o paciente deve realizar cinedefecografia e um estudo do trânsito colônico. Isso avalia a possível presença de anismo ou inércia colônica. O anismo é resultado de tentativas de evacuar contra o assoalho pélvico fechado e é conhecido como *falha de relaxamento puborretal*. Isso pode ser detectado quando não há alinhamento do reto na radioscopia enquanto o paciente tenta defecar. Com a inércia colônica, um estudo do

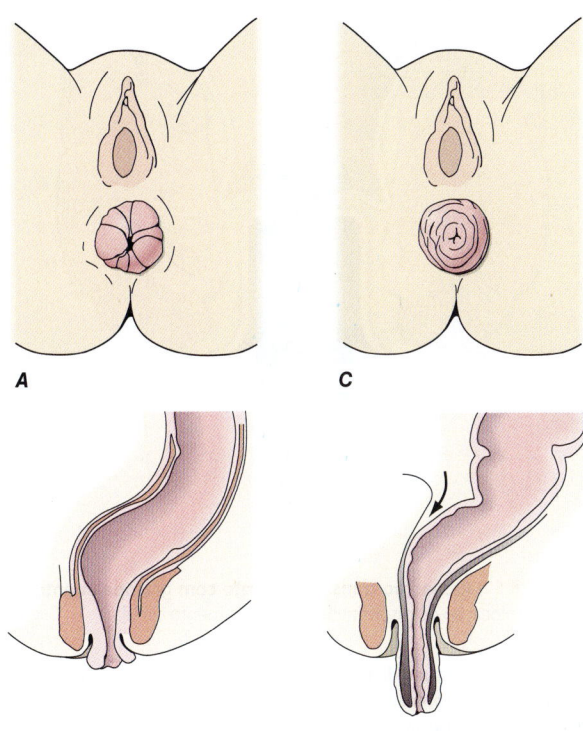

FIGURA 328-4   Graus do prolapso retal. Apenas prolapso mucoso (***A***, ***B***, visão sagital). Prolapso de espessura total associado a um retossigmoide redundante e bolsa de Douglas profunda (***C***, ***D***, visão sagital).

trânsito colônico demonstra a retenção de > 20% dos marcadores na radiografia abdominal obtida 5 dias depois da deglutição. Para os pacientes com incontinência fecal, a ultrassonografia endoanal e a manometria anorretal, incluindo os testes dos nervos pudendos dos seus músculos esfincterianos anais, podem ser realizadas antes da cirurgia para prolapso (ver "Incontinência fecal", adiante).

TRATAMENTO
Prolapso retal

A abordagem clínica ao controle do prolapso retal é limitada e inclui fármacos destinados a aumentar o bolo fecal ou suplementos de fibras para facilitar o processo da evacuação. A correção cirúrgica do prolapso retal é fundamental ao tratamento desses pacientes. Em geral, duas abordagens são consideradas: transabdominal e transperineal. As abordagens transabdominais estão associadas a índices baixos de recidiva, porém alguns pacientes com comorbidades significativas alcançam melhores resultados com uma abordagem transperineal.

As abordagens transperineais comuns incluem proctectomia transanal (operação de Altmeier), proctectomia mucosa (operação de Delorme) ou colocação de um fio metálico de Tirsch circundando o ânus. A abordagem transperineal tem como meta remover o cólon retossigmoide redundante. As abordagens transabdominais comuns incluem sutura pré-sacral ou retopexia com tela (Ripstein), com ressecção (Frykman-Goldberg) ou não do sigmoide redundante. Em geral, a ressecção do cólon fica reservada para os pacientes com constipação e bloqueio anal. A retopexia ventral é uma técnica eficaz para o reparo abdominal do prolapso de toda a espessura, que não necessite de ressecção do sigmoide (ver descrição adiante). Esse reparo pode ter melhores resultados funcionais em comparação com outros reparos abdominais. Os procedimentos transabdominais podem ser realizados eficazmente com técnicas laparoscópicas e, mais recentemente, robóticas, sem qualquer aumento na incidência de recidiva. A abordagem transabdominal tem como objetivo restaurar a anatomia normal pela remoção do intestino redundante e reinserção de tecidos de apoio ao reto na fáscia pré-sacral. A alternativa final é proctectomia abdominal com colostomia sigmóidea terminal. Quando há inércia colônica total, conforme definida por uma história de

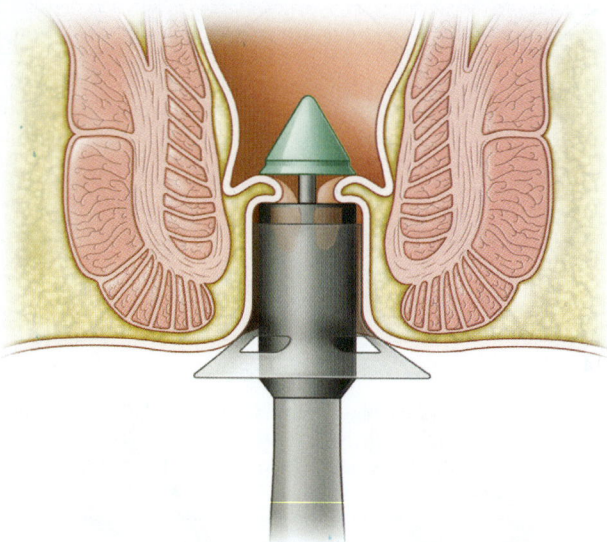

FIGURA 328-5 Ressecção transanal do reto com grampeamento. Esquema da colocação do dispositivo de grampeamento circular.

constipação e um estudo do trânsito do intestino grosso, uma colectomia subtotal com anastomose ileossigmóidea ou retal pode ser necessária por ocasião da retopexia.

No passado, a existência de prolapso retal interno identificado aos exames de imagem era considerada um distúrbio não cirúrgico e recomendava-se a técnica de *biofeedback*. Entretanto, apenas um terço dos pacientes tem resolução satisfatória dos sintomas com *biofeedback*. Dois procedimentos cirúrgicos mais eficazes que o *biofeedback* são a ressecção retal transanal grampeada (RRTAG) e a retopexia ventral laparoscópica (LVR, de *laparoscopic ventral rectopexy*). A técnica de RRTAG (Fig. 328-5) é realizada pelo ânus dos pacientes com prolapso interno. Um dispositivo de grampeamento circular é introduzido pelo ânus; o prolapso interno é identificado e ligado ao dispositivo de grampeamento. A técnica de LVR (Fig. 328-6) é realizada por abordagem abdominal. É criada uma abertura no peritônio no lado esquerdo da junção retossigmóidea e essa abertura continua para baixo anteriormente ao reto no fundo de saco de Douglas. Nenhuma mobilização do reto é realizada e, desse modo, evita-se qualquer lesão dos nervos autonômicos. A tela é fixada à porção anterior e lateral do reto, ao fundo de saco da vagina e ao promontório da base do sacro, possibilitando o fechamento do septo retovaginal e a correção do prolapso interno. Com essas duas técnicas, a recidiva dentro de 1 ano foi baixa (< 10%) e houve melhora dos sintomas em mais de 75% dos pacientes.

INCONTINÊNCIA FECAL

Incidência e epidemiologia   Incontinência fecal é a eliminação involuntária de material fecal por pelo menos 1 mês por um indivíduo com idade de desenvolvimento mínima de 4 anos. A prevalência de incontinência fecal nos Estados Unidos é de 0,5 a 11%. A maioria dos pacientes é de mulheres com idade > 65 anos. A incidência mais alta de incontinência ocorre nas mulheres que já tiveram filhos. Metade dos pacientes com incontinência fecal também tem incontinência urinária. A maioria dos casos de incontinência resulta de uma lesão obstétrica do assoalho pélvico, seja durante a gestação devido à presença do feto, seja durante o trabalho de parto. No período pós-parto, até 32% das mulheres podem desenvolver uma falha anatômica dos esfíncteres, independentemente da lesão visível do períneo. Os fatores de risco por ocasião do parto são uso de fórceps e necessidade de realizar episiotomia. Os sintomas de incontinência podem apresentar-se duas décadas ou mais depois de uma lesão obstétrica. As condições clínicas que contribuem comprovadamente para o desenvolvimento de incontinência fecal estão listadas na Tabela 328-5.

Anatomia e fisiopatologia   O esfíncter anal é constituído pelos esfíncteres anais interno e externo. O esfíncter interno é formado de músculo liso e representa uma continuação das fibras circulares da parede retal. Ele é inervado pelo plexo mioentérico intestinal e, portanto, não está sob controle voluntário. O esfíncter anal externo é formado em continuação com os

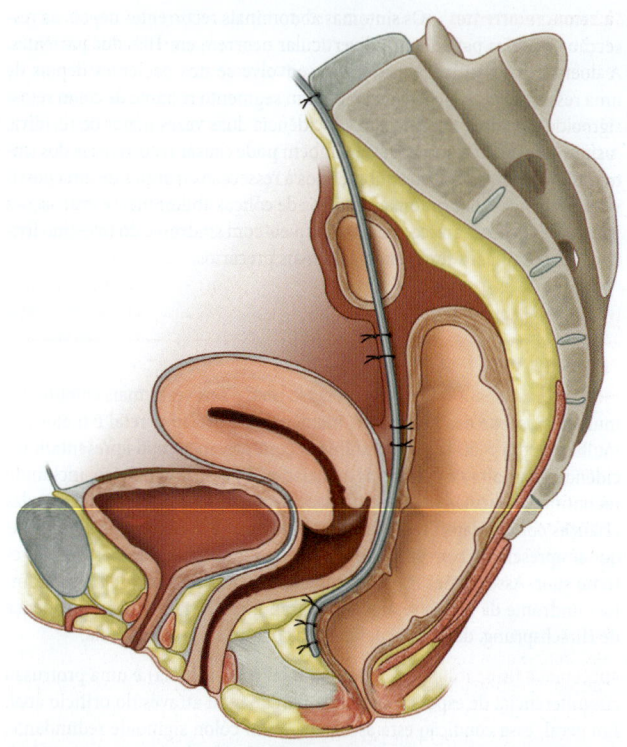

FIGURA 328-6 Retopexia ventral laparoscópica (LVR). Para reduzir o prolapso interno e fechar qualquer falha do septo retovaginal, a bolsa de Douglas é aberta e a tela é fixada à parte anterolateral do reto, ao fundo de saco vaginal e ao sacro. (*Reproduzida, com permissão, de A D'Hoore et al: Long-term outcome of laparoscopic ventral rectopexy for total rectal prolapse. B J S 91:1500, 2004.*)

músculos levantadores do ânus e está sob controle voluntário. O nervo pudendo é responsável pela inervação motora do esfíncter anal externo. Uma lesão obstétrica pode resultar em laceração das fibras musculares anteriores durante o parto. Isso resulta em uma falha anterior evidente à ultrassonografia endoanal. A lesão também pode ser o resultado do estiramento dos nervos pudendos durante a gestação ou a passagem do feto pelo canal do parto.

Manifestações clínicas e avaliação   Os pacientes podem ter graus variáveis de incontinência fecal. A incontinência leve consiste na incapacidade de reter flatos e perda ocasional de fezes líquidas. A incontinência grave é caracterizada por incapacidade frequente de controlar fezes sólidas. Como resultado da incontinência fecal, os pacientes não conseguem manter a higiene perianal adequada. Além dos problemas imediatos associados

TABELA 328-5 ■ Condições clínicas que contribuem para os sintomas de incontinência fecal
Distúrbios neurológicos
• Demência
• Tumor cerebral
• Acidente vascular cerebral
• Esclerose múltipla
• *Tabes dorsalis*
• Lesões da cauda equina
Distúrbios da musculatura esquelética
• Miastenia *gravis*
• Miopatias, distrofia muscular
Outras
• Hipotireoidismo
• Síndrome do intestino irritável
• Diabetes
• Diarreia intensa
• Esclerodermia

à incontinência fecal, esses pacientes frequentemente evitam o contato social e têm depressão. Por esse motivo, os indicadores da qualidade de vida são importantes para a avaliação dos pacientes com incontinência fecal.

A avaliação da incontinência fecal deve incluir anamnese e exame físico abrangentes, incluindo toque retal (TR). Redução do tônus esfinctérico ao TR e perda do reflexo de "constrição" anal (controle em S1) podem indicar uma disfunção neurogênica. Pode haver cicatrizes perianais em casos de lesão cirúrgica. Outros exames úteis ao diagnóstico de incontinência fecal incluem manometria anorretal (MAR), latência motora terminal do nervo pudendo (LMTNP) e ultrassonografia endoanal. Os centros que cuidam de pacientes com incontinência fecal têm um laboratório de fisiologia anorretal, que utiliza métodos padronizados para avaliar a fisiologia anorretal. A MAR mede as pressões em repouso e de compressão dentro do canal anal utilizando um cateter intraluminal perfundido com água. Os métodos atuais de MAR incluem o uso de um sistema tridimensional de alta resolução com sistema de perfusão com cateter de 12 canais, o que permite o delineamento fisiológico das anormalidades anatômicas. Os estudos dos nervos pudendos avaliam a função dos nervos que inervam o canal anal utilizando um eletrodo digital colocado nesse canal. As lesões por estiramento dos nervos resultam em resposta retardada do músculo esfincteriano a determinado estímulo, indicando a existência de uma latência prolongada. Por fim, a ultrassonografia endoanal avalia a extensão da lesão dos músculos esfincterianos antes do reparo cirúrgico. Infelizmente, todos esses exames são examinador-dependentes, e pouquíssimos estudos demonstraram que eles conseguem prever os resultados alcançáveis depois de alguma intervenção. A ressonância magnética (RM) tem sido usada, mas o seu emprego rotineiro para a avaliação de incontinência fecal não está bem estabelecido.

Em casos raros, há um distúrbio isolado do assoalho pélvico. A maioria dos pacientes com incontinência fecal tem certo grau de incontinência urinária. Da mesma forma, a incontinência fecal faz parte do espectro do prolapso dos órgãos pélvicos. Por esse motivo, os pacientes podem apresentar-se com sintomas de bloqueio evacuatório, bem como de incontinência fecal. Deve ser realizada uma avaliação minuciosa que inclua RM dinâmica e cinedefecografia para tentar evidenciar outras anormalidades coexistentes. O reparo cirúrgico da incontinência sem a devida atenção às outras anormalidades pode reduzir o sucesso do procedimento.

TRATAMENTO
Incontinência fecal

O tratamento clínico da incontinência fecal inclui estratégias para aumentar o volume fecal, o que ajuda a aumentar a sensibilidade às fezes. Isso inclui suplementação com fibras, loperamida, difenoxilato e quelantes de sais biliares. Esses fármacos deixam as fezes mais duras, diminuem a frequência das evacuações e são úteis aos pacientes com sintomas mínimos ou leves. Além disso, os pacientes podem fazer uma modalidade de fisioterapia chamada *biofeedback*. Esse tratamento ajudar a fortalecer o músculo do esfincter externo enquanto treina o paciente a relaxar na defecação, evitando esforço desnecessário e lesão adicional dos músculos esfinctéricos. O *biofeedback* alcança sucesso variável e depende da motivação do paciente. No mínimo, o *biofeedback* não acarreta riscos. A maioria dos pacientes apresenta alguma melhora. Por essa razão, ele deve ser incorporado às recomendações iniciais para todos os pacientes com incontinência fecal.

No passado, o padrão-ouro para o tratamento da incontinência fecal com uma falha esfinctérica isolada era esfincteroplastia de sobreposição. O músculo do esfincter anal externo e o tecido cicatricial, assim como qualquer músculo identificável do esfincter interno, são dissecados e separados do tecido adiposo e conectivo circundante, realizando-se, a seguir, o reparo com sobreposição na tentativa de reconstituir o anel muscular e restaurar sua função. Entretanto, os resultados em longo prazo depois da esfincteroplastia de sobreposição não são satisfatórios (índice de insucesso de 50% em 5 anos).

Os tratamentos alternativos, como a estimulação neural sacral (ENS), injeção de preenchimento à base de colágeno e anel magnético "Fenix", também são opções disponíveis. A ENS é uma adaptação de um procedimento desenvolvido para tratar incontinência urinária. A ENS é preferencialmente adequada para pacientes com esfincteres anais enfraquecidos, embora intactos. Um estimulador temporário do nervo é colocado sobre o terceiro nervo sacro. Quando há melhora dos sintomas em 50%, no mínimo, um estimulador permanente do nervo é colocado debaixo da pele. Os resultados em longo prazo com a estimulação sacral têm sido promissores, com quase 80% dos pacientes apresentando redução de pelo menos 50% nos episódios de incontinência. Essa redução tem sido sustentada em estudos de até 5 anos. As injeções de preenchimento com colágeno estão disponíveis há vários anos. Mais de 50% dos pacientes incontinentes tratados com ácido hialurônico estabilizado de origem não animal (NASHA/DX) conseguiram redução de 50% nos episódios de incontinência, e esses resultados foram mantidos por até 2 anos. Hoje em dia, esse tratamento injetável não está universalmente disponível. O Fenix é um anel magnético implantado ao redor dos músculos do esfincter anal. Os resultados em longo prazo obtidos com essa técnica ainda não foram definidos e, hoje, o Fenix está disponível apenas para uso compassivo.

Por fim, o uso de células-tronco para aumentar o volume dos músculos esfinctéricos está em fase de teste. As células-tronco podem ser obtidas a partir de músculos do próprio paciente, são cultivadas e, depois, implantadas em seu complexo esfinctérico. Questões relacionadas com o custo e a necessidade de um procedimento adicional reduziram o entusiasmo. Aguardam-se os resultados dos testes clínicos.

DOENÇA HEMORROIDÁRIA

Incidência e epidemiologia As hemorroidas sintomáticas afetam > 1 milhão de indivíduos a cada ano no Ocidente. A prevalência de doença hemorroidária não é seletiva para idade ou sexo. No entanto, sabe-se que a idade é um fator de risco. A prevalência de doença hemorroidária é menor nos países em desenvolvimento. A dieta ocidental típica pobre em fibras e rica em gorduras está associada à constipação, ao esforço excessivo para defecar e ao desenvolvimento de hemorroidas sintomáticas.

Anatomia e fisiopatologia Os plexos hemorroidários são uma parte normal do canal anal. As estruturas vasculares contidas nesse tecido ajudam na continência e impedem que o músculo esfinctérico seja danificado. Três complexos hemorroidários principais atravessam o canal anal – o lateral esquerdo, o anterior direito e o posterior direito. O ingurgitamento e o esforço excessivo para defecar levam ao prolapso desse tecido para dentro do canal anal. Com o passar do tempo, o sistema de apoio anatômico do complexo hemorroidário enfraquece, expondo esse tecido ao segmento externo do canal anal, onde é suscetível a uma possível lesão. As hemorroidas são classificadas geralmente como internas ou externas. As hemorroidas externas originam-se abaixo da linha pectínea, são cobertas por epitélio escamoso e estão associadas a um componente interno. As hemorroidas externas são dolorosas quando há trombose. As hemorroidas internas se originam acima da linha pectínea, são cobertas por mucosa e epitélio da zona de transição e são responsáveis pela maioria dos casos. A classificação padronizada da doença hemorroidária baseia-se na progressão da doença, que começa nas estruturas internas e sofre prolapso para a posição externa **(Tab. 328-6)**.

TABELA 328-6 ■ Estadiamento e tratamento das hemorroidas

Estágio	Descrição da classificação	Tratamento
I	Aumento de volume com sangramento	Suplementação com fibras Ciclos breves de tratamento com supositório de cortisona Escleroterapia Coagulação com infravermelho
II	Protrusão com redução espontânea	Suplementação com fibras Ciclos breves de tratamento com supositório de cortisona Escleroterapia Coagulação com infravermelho
III	Protrusão que torna necessária a redução manual	Suplementação com fibras Ciclos breves de tratamento com supositório de cortisona Ligadura elástica Hemorroidectomia cirúrgica
IV	Protrusão irredutível	Suplementação com fibras Supositório de cortisona Hemorroidectomia cirúrgica

Manifestações clínicas e avaliação Os pacientes geralmente procuram seu médico por duas razões: sangramento e protrusão. Dor é menos comum quando comparada às fissuras e, se estiver presente, é descrita como uma dor difusa e imprecisa devido ao ingurgitamento do tecido hemorroidário. Dor intensa pode indicar uma trombose hemorroidária. O sangramento hemorroidário é descrito como sangue vermelho-brilhante sem dor, no vaso sanitário ou no papel higiênico. Alguns pacientes podem ter sangramento significativo, que pode ser causa de anemia; contudo, a presença de uma neoplasia colônica deve ser excluída nos pacientes anêmicos. Os pacientes que se apresentam com massa proeminente se queixam de incapacidade de manter a higiene perianal e, com frequência, estão preocupados com a presença de um câncer.

O diagnóstico de doença hemorroidária é feito pelo exame físico. O médico faz a inspeção da região perianal para possível evidência de trombose ou escoriação, seguida por um exame digital minucioso. A anoscopia é realizada com a devida atenção à posição conhecida da doença hemorroidária. Durante o exame, o médico pede ao paciente que faça esforço significativo para evacuar. Se isso for difícil para o paciente, a manobra pode ser executada com o paciente sentado no vaso sanitário. O médico observa o prolapso tecidual. É importante diferenciar o aspecto circunferencial de um prolapso retal de espessura total da natureza radial das hemorroidas que sofrem prolapso (ver "Prolapso retal", anteriormente). Esse exame define o estágio e a localização dos complexos hemorroidários.

TRATAMENTO
Doença hemorroidária

O tratamento para as hemorroidas sangrantes baseia-se no estágio da doença (**Tab. 328-6**). Em todos os pacientes com sangramento, deve ser considerada a possibilidade de outras causas. Nos pacientes jovens sem história familiar de câncer colorretal, a doença hemorroidária pode ser tratada primeiro e, depois, realiza-se um exame colonoscópico caso o sangramento continue. Os pacientes de mais idade que ainda não foram submetidos a uma triagem para câncer colorretal devem fazer uma colonoscopia ou sigmoidoscopia flexível.

Com raras exceções, as tromboses hemorroidárias agudas podem ser retiradas no transcorrer das primeiras 72 horas realizando-se uma excisão elíptica. São prescritos banhos de assento, suplementos de fibras e emolientes fecais. Outros tratamentos para hemorroidas sangrantes são os procedimentos realizados no consultório, incluindo ligadura elástica, coagulação com infravermelho e escleroterapia. A sensibilidade começa na linha pectínea; por essa razão, todos os procedimentos podem ser realizados sem desconforto por via endoscópica ou no consultório. As ligaduras elásticas são colocadas ao redor do tecido ingurgitado, acarretando isquemia e fibrose. Isso ajuda a fixar o tecido proximalmente no canal anal. Os pacientes podem queixar-se de dor difusa e imprecisa durante 24 horas depois da aplicação das ligaduras elásticas. Durante a escleroterapia, 1 a 2 mL de um esclerosante (em geral, tetradecilsulfato de sódio) são injetados utilizando uma agulha calibre 25 dentro da submucosa do complexo hemorroidário. Deve-se tomar cuidado para não injetar o canal anal circunferencialmente, pois isso poderia resultar em estenose.

Para o tratamento cirúrgico da doença hemorroidária, os procedimentos de escolha são hemorroidectomia excisional com bisturi ou ligadura, desarterialização trans-hemorroidária (THD, de *transhemorrhoidal dearterialization*) ou hemorroidectomia com grampeador ("o procedimento para prolapso ou hemorroidas" [PPH]). Todos os métodos cirúrgicos são igualmente eficazes no tratamento das hemorroidas sintomáticas de terceiro e quarto graus. No entanto, levando-se em consideração que a hemorroidectomia suturada envolve a remoção do tecido redundante até a margem anal, devem ser removidos também os pólipos cutâneos anais de aspecto desagradável. A hemorroidectomia com grampeador está associada a menos desconforto; contudo, esse procedimento não remove os retalhos cutâneos do canal anal, e o uso do grampeador está associado a mais complicações. A THD é guiada por ultrassonografia para interromper o suprimento sanguíneo para o tecido anal, reduzindo o ingurgitamento hemorroidário. Nenhum procedimento nas hemorroidas deve ser realizado em pacientes imunossuprimidos ou que têm proctite em atividade. Além disso, a hemorroidectomia emergencial para hemorroidas sangrantes está associada a uma taxa de complicações mais alta.

As complicações agudas associadas ao tratamento das hemorroidas incluem dor, infecção, recidiva do sangramento e retenção urinária. Deve-se tomar cuidado em colocar as ligaduras elásticas na posição correta, assim como em evitar a hiper-hidratação dos pacientes que serão submetidos a uma hemorroidectomia cirúrgica. As complicações tardias incluem incontinência fecal como resultado da lesão do esfíncter durante a dissecção. A estenose anal pode ser devida a uma excisão excessiva com perda das pontes cutaneomucosas para a reepitelização. Finalmente, pode haver a formação de um *ectrópio* (prolapso da mucosa retal a partir do canal anal). Os pacientes com um ectrópio queixam-se de que o ânus fica "úmido" como resultado da incapacidade de evitar a eliminação de pequena quantidade de fezes depois que a mucosa retal fica exposta abaixo da linha pectínea.

ABSCESSO ANORRETAL
Incidência e epidemiologia O desenvolvimento de um abscesso perianal é mais comum nos homens do que nas mulheres (razão de 3:1). A incidência máxima é observada entre a terceira e a quinta décadas de vida. A dor perianal associada à presença de um abscesso é responsável por 15% das consultas no consultório de um cirurgião proctologista. A doença é mais prevalente em pacientes imunossuprimidos, incluindo diabéticos, pacientes com doenças hematológicas ou doença inflamatória intestinal (DII) e indivíduos HIV-positivos. Esses distúrbios devem ser considerados nos pacientes com infecções perianais recorrentes.

Anatomia e fisiopatologia O abscesso anorretal é uma cavidade anormal que contém líquido na região anorretal. Esse abscesso resulta de uma infecção que acomete as glândulas que circundam o canal anal. Em geral, essas glândulas liberam muco para dentro do canal anal, que ajuda na evacuação. Quando as fezes penetram acidentalmente nas glândulas anais, estas acabam sendo infectadas e forma-se um abscesso. Os abscessos anorretais são perianais em 40 a 50% dos pacientes, isquiorretais em 20 a 25%, interesfincterianos em 2 a 5% e supralevantadores em 2,5% (**Fig. 328-7**).

Manifestações clínicas e avaliação Dor perianal e febre são os elementos mais característicos de um abscesso. Os pacientes podem ter dificuldade de evacuar e têm sangue nas fezes. Um abscesso prostático pode manifestar-se com queixas semelhantes, incluindo disúria. Com frequência, os pacientes com abscesso prostático relatam história de infecções sexualmente transmissíveis recorrentes. Ao exame físico, geralmente é possível ver uma área volumosa com flutuação. Exames laboratoriais de rotina mostram leucocitose. Os procedimentos diagnósticos são necessários apenas raramente, a não ser quando está sendo avaliado um abscesso recorrente. TC ou RM têm precisão de 80% para demonstrar drenagem incompleta. Quando existe a possibilidade de que o paciente tenha DII, pode-se realizar uma sigmoidoscopia rígida ou flexível no momento da drenagem para avaliar a inflamação da região retossigmóidea. Uma avaliação mais detalhada para afastar doença de Crohn inclui colonoscopia completa e seriografia do intestino delgado.

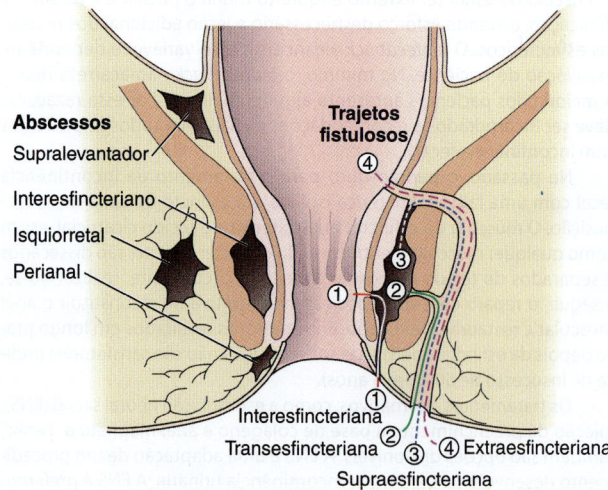

FIGURA 328-7 Localizações comuns do abscesso anorretal (*à esquerda*) e da fístula anal (*à direita*).

TRATAMENTO

Abscesso anorretal

Como em todos os abscessos, a drenagem é o padrão-ouro. A drenagem no consultório de um abscesso anorretal não complicado pode ser suficiente. O médico faz uma pequena incisão próximo da borda anal e um dreno de Mallenkot é colocado dentro da cavidade do abscesso. Para os pacientes com abscesso complicado ou que são diabéticos ou imunossuprimidos, a drenagem deve ser realizada na sala de cirurgia com anestesia. Esses pacientes correm maior risco de desenvolver fascite necrosante. A utilidade dos antibióticos no tratamento dos abscessos anorretais é limitada. Os antibióticos estão indicados apenas aos pacientes imunossuprimidos ou portadores de valvas cardíacas protéticas, próteses articulares, diabetes ou DII.

FÍSTULA ANAL

Incidência e epidemiologia A incidência e a prevalência da doença perianal com fistulização são proporcionais à incidência do abscesso anorretal, estimada em 1 a cada 10 mil pessoas. Cerca de 30 a 40% dos abscessos formam uma fístula anal. Enquanto a maioria das fístulas é de origem criptoglandular, 10% estão associadas a DII, tuberculose, câncer e radioterapia.

Anatomia e fisiopatologia A fístula anal é definida como uma comunicação da cavidade de um abscesso com uma abertura interna identificável dentro do canal anal. Essa abertura identificável geralmente está localizada mais ao nível da linha pectínea, onde as glândulas anais penetram no canal anal. Os pacientes que apresentam drenagem contínua depois do tratamento de um abscesso perianal provavelmente têm fístula anal. Essas fístulas são classificadas por sua relação com os músculos esfinctéricos anais: 70% são interesfinctéricas; 23%, transesfinctéricas; 5%, supraesfinctéricas; e 2%, extraesfinctéricas (Fig. 328-7).

Manifestações clínicas e avaliação O paciente com fístula anal queixa-se de drenagem constante proveniente da região perianal associada com uma massa de consistência firme. A drenagem pode aumentar com a defecação. É difícil manter a higiene perianal. O exame sob anestesia é a melhor maneira de avaliar a fístula. Durante o exame, a anoscopia é realizada para tentar identificar uma abertura interna. O peróxido de hidrogênio diluído ajuda na identificação. Em vez da anestesia, a RM com uma bobina endoanal também identifica os trajetos em 80% dos casos. Depois da drenagem de um abscesso com introdução de um cateter de Mallenkot, uma fistulografia através do cateter pode ser realizada na busca de um trajeto oculto da fístula. A regra de Goodsall estabelece que uma fístula externa posterior penetra no canal anal na linha média posterior, ao passo que uma fístula anterior penetra no nível da cripta mais próxima. Uma fístula que sai a uma distância > 3 cm da borda anal pode ter um prolongamento ascendente complicado e pode não obedecer à regra de Goodsall.

TRATAMENTO

Fístula anal

Uma fístula com drenagem recém-diagnosticada deve ser tratada preferencialmente com a colocação de um sedenho, uma alça vascular ou uma laçada de seda colocada através do trajeto da fístula, que mantém o trajeto aberto, além de atenuar a inflamação circundante que ocorre em função do bloqueio repetido do trajeto fistuloso. Quando a inflamação se torna menos acentuada, pode ser determinada a relação exata do trajeto da fístula com os esfincteres anais. Uma fistulotomia simples pode ser realizada para as fístulas interesfinctéricas e transesfinctéricas baixas (menos de um terço do músculo) sem comprometer a continência. Para uma fístula transesfinctérica mais alta, pode ser utilizado um retalho de avanço anorretal em combinação com um cateter de drenagem ou cola de fibrina. Os trajetos muito longos (> 2 cm) e estreitos respondem melhor à cola de fibrina que os trajetos mais curtos. A ligadura simples do trajeto fistuloso interno (procedimento LIFT) também tem sido usada com sucesso no tratamento da fístula simples.

Depois da cirurgia para fístula, os pacientes devem ser mantidos com fármacos capazes de aumentar o bolo fecal, analgésico não narcótico e banhos de assento. As complicações precoces devidas a esses procedimentos incluem retenção urinária e sangramento. As complicações tardias são raras (< 10%) e incluem incontinência temporária e permanente. A taxa de recorrência é de 0 a 18% depois da fistulotomia e 20 a 30% depois de retalho de avanço anorretal e procedimento LIFT.

A doença fistulizante do ânus é comum na doença de Crohn, e evidências recentes sugeriram que o uso da terapia com células-tronco mesenquimatosas pode melhorar as taxas de cicatrização de fístulas associadas com a doença de Crohn. O estudo ADMIRE examinou o uso de células-tronco mesenquimais derivadas de tecido adiposo alogênico expandido no tratamento de fístulas anais complexas na doença de Crohn. O estudo incluiu 212 pacientes randomizados para a terapia com células-tronco ou placebo. As taxas de remissão das fístulas em 52 semanas foram significativamente maiores com o uso da terapia com células-tronco em relação ao placebo (59% vs. 42%, respectivamente). Atualmente está sendo realizado um estudo multicêntrico internacional.

FISSURA ANAL

Incidência e epidemiologia As fissuras anais ocorrem em todas as idades, porém são mais comuns entre a terceira e a quinta décadas de vida. Fissura é a causa mais comum de sangramento retal na primeira infância. A prevalência é igual em homens e mulheres. Essa fissura está associada a constipação, diarreia, etiologias infecciosas, traumatismo perianal e doença de Crohn.

Anatomia e fisiopatologia O traumatismo do canal anal ocorre após a evacuação. Essa lesão ocorre no canal anal anterior ou, mais comumente, posterior. A irritação causada pelo traumatismo do canal anal resulta em pressão de repouso aumentada do esfincter interno. O suprimento sanguíneo para o esfincter e a mucosa anal penetra lateralmente. Portanto, o tônus aumentado do esfincter anal resulta em isquemia relativa na região da fissura e é responsável por uma cicatrização precária da lesão anal. Uma fissura cuja posição não é posterior nem anterior deve levantar a suspeita de outras causas, incluindo tuberculose, sífilis, doença de Crohn e câncer.

Manifestações clínicas e avaliação Uma fissura pode ser diagnosticada facilmente apenas pela anamnese. A queixa clássica é dor, que está fortemente associada à evacuação e é contínua. O sangramento vermelho-brilhante que pode estar associado a uma fissura é menos abundante que aquele associado às hemorroidas. Ao exame, a maioria das fissuras está localizada na posição posterior ou anterior. Uma fissura lateral é preocupante, pois pode ter natureza menos benigna, razão pela qual os distúrbios sistêmicos devem ser excluídos. Uma fissura crônica é indicada pela presença de uma papila anal hipertrofiada na extremidade proximal da fissura e um espessamento circunscrito da mucosa ou um plicoma na extremidade distal. Com frequência, as fibras circulares do esfincter interno hipertrofiado são visíveis na base da fissura. Se for realizada a manometria anal, a elevação na pressão anal de repouso e uma deformidade serrilhada com contrações paradoxais dos músculos esfinctéricos são patognomônicas.

TRATAMENTO

Fissura anal

O tratamento da fissura aguda é conservador. Emolientes fecais para os pacientes com constipação, aumento da quantidade de fibras na dieta, anestésicos tópicos, corticoides e banhos de assento são prescritos e conseguem cicatrizar 60 a 90% das fissuras. As fissuras crônicas são as que estão presentes há mais de 6 semanas. Essas fissuras podem ser tratadas com modalidades destinadas a reduzir a pressão em repouso do canal anal e incluem pomada de nifedipino aplicada 3 ×/dia e toxina botulínica tipo A (até 20 unidades), injetada no esfincter interno de cada lado da fissura. Ambos os tratamentos estão associados com uma taxa de cicatrização das fissuras > 80%. O tratamento cirúrgico inclui dilatação e esfincterotomia interna lateral. Em geral, um terço do músculo esfinctérico interno é seccionado; ele é identificado facilmente por estar hipertrofiado. Os índices de recidiva depois do tratamento clínico são mais altos, porém isso é compensado pelo risco de incontinência depois da esfincterotomia. A esfincterotomia interna lateral pode causar incontinência, mais comumente nas mulheres.

Agradecimento   *O autor agradece a Cory Sandore por fornecer algumas ilustrações para este capítulo. Gregory Bulkley, MD, contribuiu para este capítulo em uma edição anterior e parte do material foi mantida na edição atual.*

LEITURAS ADICIONAIS

Bharucha AE et al: Surgical interventions and the use of device-aided therapy for the treatment of fecal incontinence and defecatory disorders. Clin Gastroenterol Hepatol 15:1844, 2017.
Daniels L et al: Randomized clinical trial of observation versus antibiotic treatment for a first episode of CT-proven uncomplicated acute diverticulitis (DIABOLO trial). BJS 104:52, 2017.
Guttenplan M: The evaluation and office management of hemorrhoids for the gastroenterologist. Curr Gastroenterol Rep 19:30, 2017.
Panes J et al: Long-term efficacy and safety of stem cell therapy (Cx601) for complex perianal fistulas in patients with Crohn's disease. Gastroenterology 154:1334, 2018.
Prichard D, Bharucha AE: Management of pelvic floor disorders: Biofeedback and more. Curr Treat Options Gastroenterol 12:456, 2014.
Salfity HV et al: Minimally invasive incision and drainage technique in the treatment of simple subcutaneous abscess in adults. Am Surg 83:699, 2017.
Sugrue J et al: Sphincter-sparing anal fistula repair: Are we getting better? Dis Colon Rectum 60:1071, 2017.
Tursi A: Dietary pattern and colonic diverticulosis. Curr Opin Clin Nutr Metab Care 20:409, 2017.

329 Insuficiência vascular mesentérica

Maryam Ali Khan, Jaideep Das Gupta, Mahmoud Malas

ISQUEMIA INTESTINAL

INCIDÊNCIA E EPIDEMIOLOGIA

A isquemia intestinal ocorre quando a perfusão esplâncnica não consegue suprir as demandas metabólicas dos intestinos, resultando em lesão tecidual isquêmica. A isquemia mesentérica acomete 2 a 3 a cada 100 mil habitantes e tem incidência crescente na população idosa. A mortalidade no caso de apresentação aguda permanece elevada, entre 50 e 80%, e o diagnóstico precoce com intervenção rápida é fundamental para a melhora dos desfechos clínicos. A isquemia intestinal é ainda classificada como isquemia mesentérica crônica (IMC) ou isquemia mesentérica aguda (IMA). A IMC é secundária à doença oclusiva arterial de múltiplas vísceras importantes, com o envolvimento da artéria mesentérica superior (AMS) sendo o mais preocupante. A IMA está mais comumente associada com (1) isquemia mesentérica obstrutiva arterial, (2) isquemia mesentérica não obstrutiva e (3) trombose venosa mesentérica.

A IMC é a incapacidade de alcançar um fluxo sanguíneo intestinal hiperêmico normal pós-prandial. Isso ocorre devido a um desequilíbrio entre o suprimento e a demanda de metabólitos de oxigênio para o trato intestinal da mesma forma que a angina cardíaca. A IMC ocorre devido à doença aterosclerótica significativa levando a estreitamento das origens da AMS e/ou da artéria celíaca.

A IMA é a ocorrência de cessação abrupta do fluxo sanguíneo mesentérico, geralmente de natureza embólica ou trombótica. Cerca de 50% dos casos de IMA se devem a êmbolos na AMS média ou distal. A etiologia embólica inclui fibrilação atrial, infarto do miocárdio recente, placas ateroscleróticas moles, endocardite infecciosa, doença cardíaca valvar, e cateterismos cardíaco ou vascular recentes. Cerca de 25 a 30% dos casos se caracterizam por trombose crônica agudizada em pacientes com aterosclerose mesentérica preexistente. A oclusão trombótica mais comumente ocorre em áreas de estreitamento aterosclerótico grave na AMS e artéria celíaca.

A isquemia mesentérica não obstrutiva representa 20% dos casos e é secundária à isquemia intestinal em caso de instabilidade hemodinâmica aguda. Nesses pacientes, a isquemia pode ser precipitada por hipovolemia, choque e uso de agentes vasoconstritores (digoxina, agonistas α-adrenérgicos, cocaína). Essa condição é a doença gastrintestinal mais prevalente como complicação de cirurgia cardiovascular. A incidência de colite isquêmica depois do reparo aórtico eletivo é de 5 a 9% e triplica nos pacientes operados em situação de emergência.

A trombose venosa mesentérica é responsável por < 10% dos casos e é geralmente precipitada por um estado de hipercoagulabilidade devido a um distúrbio hereditário subjacente como o fator V de Leiden, mutação de protrombina, deficiência de proteína S, deficiência de proteína C, deficiência de antitrombina e síndrome antifosfolipídeo. Ela também pode ocorrer como resultado de trombofilia adquirida em cânceres, distúrbios hematológicos ou uso de contraceptivos orais.

ANATOMIA E FISIOPATOLOGIA

O suprimento sanguíneo dos intestinos é dado pela artéria celíaca, pela AMS e pela artéria mesentérica inferior (AMI) (**Fig. 329-1**). Ocorre uma extensa colateralização entre os principais troncos mesentéricos e os ramos das arcadas mesentéricas. Os vasos colaterais dentro do intestino delgado são numerosos e encontram-se no duodeno e no leito do pâncreas. Os vasos colaterais do cólon estão no ângulo esplênico e no cólon descendente/sigmoide. Essas áreas, que se encontram sob risco intrinsecamente alto de redução do fluxo sanguíneo, são conhecidas como *ponto de Griffiths* e *ponto de Sudeck*, respectivamente, e são as localizações mais comuns da isquemia colônica (**Fig. 329-1**, áreas sombreadas). A circulação esplâncnica pode receber até 30% do débito cardíaco. As respostas protetoras para evitar isquemia incluem colateralização abundante, autorregulação do fluxo sanguíneo e capacidade de ampliar a extração de oxigênio do sangue.

A isquemia obstrutiva resulta da interrupção do fluxo sanguíneo por um êmbolo ou trombose progressiva de uma artéria calibrosa que irriga o intestino. Em > 75% dos casos, os êmbolos originam-se do coração e alojam-se preferencialmente na AMS, um pouco além da origem da artéria cólica média. A trombose progressiva de tipicamente dois dos vasos calibrosos que irrigam o intestino é necessária para que ocorra angina intestinal crônica. O envolvimento da AMS é mais preocupante. A isquemia não obstrutiva caracteriza-se por vasoconstrição mesentérica desproporcional (vasoespasmo arteriolar) em resposta a um estresse fisiológico grave (p. ex., choque). Quando não é tratada, a ulceração de estresse inicial da mucosa evolui para uma lesão com envolvimento de todas as camadas da parede intestinal.

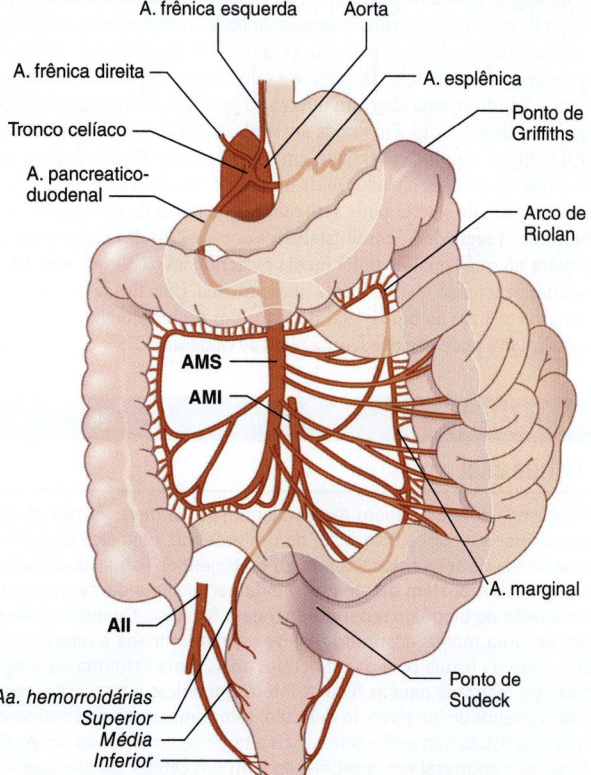

FIGURA 329-1   A irrigação sanguínea dos intestinos inclui as artérias celíaca, mesentérica superior (AMS), mesentérica inferior (AMI) e os ramos da artéria ilíaca interna (AII). Os pontos de Griffiths e de Sudeck, indicados pelas áreas sombreadas, são as regiões limítrofes da irrigação sanguínea do cólon e as localizações comuns da isquemia.

MANIFESTAÇÕES CLÍNICAS, AVALIAÇÃO E TRATAMENTO

Em geral, os pacientes com IMC apresentam sintomas de início insidioso e classicamente têm episódios recorrentes de dor epigástrica pós-prandial aguda, persistente e em cólica, a qual é chamada de "angina mesentérica". Também pode haver emagrecimento e diarreia crônica. A duração dos sintomas é geralmente de 6 a 12 meses. Em muitos casos, o exame físico revela um paciente desnutrido com outros indícios de aterosclerose.

A ultrassonografia com Doppler ganhou popularidade como ferramenta de triagem para a avaliação dos vasos mesentéricos devido à alta sensibilidade e especificidade. Um ecodoppler mesentérico demonstrando velocidade de pico elevada na circulação sanguínea da AMS está associado a um valor preditivo positivo de cerca de 80% para isquemia mesentérica. Mais importante ainda, um ecodoppler negativo praticamente exclui o diagnóstico de isquemia mesentérica. É importante realizar esse exame quando o paciente está em jejum, uma vez que a presença de gases intestinais aumentados impede a visualização adequada das anormalidades circulatórias dentro dos vasos ou resulta na ausência de uma resposta vasodilatadora à ingestão alimentar durante o exame.

O manejo da IMC inclui controle clínico da doença aterosclerótica com exercícios, cessação do tabagismo e agentes antiplaquetários e hipolipemiantes. Antes da intervenção, deve ser realizada uma avaliação completa cardíaca e vascular, assim como recomenda-se a realização de angiotomografia computadorizada (angio-TC) para avaliar o grau de doença aterosclerótica dos vasos aórticos e viscerais.

O tratamento envolve a revascularização endovascular ou cirúrgica aberta, devendo ser individualizado com base nas comorbidades e anatomia do paciente. A revascularização endovascular envolve o tratamento do vaso-alvo com *stents* viscerais, com a anatomia da AMS sendo o principal determinante. A revascularização aberta envolve o *bypass* anterógrado a partir da aorta supracelíaca ou o *bypass* retrógrado, pelas artérias ilíacas comuns, com enxerto sintético até os vasos-alvo, geralmente a AMS e/ou a artéria celíaca. Nos pacientes que necessitam de revascularização, a abordagem endovascular é recomendada como terapia de primeira linha. Ela é especialmente favorável para estenoses segmentares curtas com trombo ou calcificação mínima ou moderada. A angioplastia com colocação de *stents* endovasculares para o tratamento da IMC está associada a um índice de sucesso em longo prazo de 80%. A revascularização aberta deve ser considerada em pacientes com lesões inadequadas para o tratamento endovascular, como aquelas com calcificação severa, lesões mais longas, vasos de pequeno calibre ou quando as intervenções endovasculares falharem.

A isquemia intestinal aguda ainda é um dos diagnósticos mais desafiadores. A taxa de mortalidade da IMA é > 50%. O indicador mais significativo de sobrevivência é a realização oportuna do diagnóstico e do tratamento. A Tabela 329-1 revisa o diagnóstico e o tratamento de todos os tipos de isquemia intestinal.

A apresentação da IMA que resulta de trombose ou embolia arterial é inespecífica e exige um alto índice de suspeita para o diagnóstico. A dor abdominal aguda, severa e contínua desproporcional aos achados do exame físico é a queixa mais comum (95%). Ela pode estar associada a náuseas (44%), vômitos (35%), diarreia (35%) e evacuação de sangue (16%). Tardiamente, o exame físico detecta peritonite e choque. As características clínicas específicas podem ajudar a diferenciar a etiologia subjacente, seja ela embólica ou trombótica. Os pacientes com isquemia embólica são geralmente mais velhos e apresentam uma condição subjacente que os predispõe à embolia, como fibrilação atrial, evento embólico prévio ou endocardite infecciosa recente. A isquemia trombótica tipicamente se apresenta como oclusão aguda em pacientes com doença aterosclerótica subjacente que já podem ter sido diagnosticados com IMC.

A IMA é uma emergência cirúrgica, e a hospitalização de emergência em um leito monitorado ou na unidade de terapia intensiva é recomendada para a ressuscitação com fluidos e a administração de antibióticos de amplo espectro além da avaliação adicional. Quando se considera o diagnóstico de isquemia intestinal, é necessário solicitar o parecer da equipe de cirurgia. A decisão sobre a realização de uma intervenção cirúrgica é baseada em um alto índice de suspeição a partir da história e do exame físico, apesar de achados laboratoriais normais. Em pacientes com suspeita de IMA, a angio-TC com cortes de 1 mm ou mais finos deve ser usada para detectar a doença mesentérica arterial oclusiva mais provavelmente devido a etiologias embólica ou trombótica e é o padrão-ouro. Outras modalidades diagnósticas que podem ser úteis, mas que não devem postergar a intervenção cirúrgica, incluem eletrocardiograma (ECG), ecocardiografia e radiografias abdominais. Os pacientes com IMA devem receber heparina em *bolus* e iniciar uma infusão terapêutica de heparina. A correção das anormalidades eletrolíticas e a terapia empírica com antibióticos de amplo espectro também devem ser iniciadas imediatamente.

Se a angio-TC confirmar a oclusão embólica aguda da AMS, a exploração cirúrgica não deve demorar. A cirurgia tem como metas remover o intestino comprometido e restaurar a circulação sanguínea. Deve ser avaliado todo o comprimento dos intestinos delgado e grosso, começando no ligamento de Treitz. A AMS deve ser localizada, tipicamente no mesocólon do cólon transverso. Deve ser realizada uma arteriotomia transversa com a

TABELA 329-1 ■ Visão geral do tratamento da isquemia intestinal aguda

Condição	Elemento essencial para diagnóstico precoce	Tratamento da causa subjacente	Tratamento da lesão específica	Tratamento das consequências sistêmicas
Isquemia mesentérica arterial oclusiva 1. Embolia arterial	Angio-TC Laparotomia imediata	Anticoagulação Cardioversão Trombectomia Antibióticos de amplo espectro	Laparotomia Embolectomia Avaliar a viabilidade e remover o intestino não viável	Anticoagulação Ressuscitação volêmica Antibióticos de amplo espectro Intervenção cirúrgica de emergência Avaliação do intestino
2. Trombose arterial	Ecodoppler Angio-TC	Anticoagulação Antibióticos de amplo espectro Ressuscitação volêmica	Abordagem endovascular: trombólise, angioplastia e colocação de *stent* Endarterectomia/trombectomia ou *bypass* vascular Avaliar a viabilidade e remover o intestino não viável	Anticoagulação Ressuscitação volêmica Antibióticos de amplo espectro Intervenção cirúrgica de emergência Avaliação do intestino
Trombose venosa mesentérica Trombose venosa	TC com fase venosa	Anticoagulação Ressuscitação volêmica	Anticoagulação Avaliação para hipercoagulabilidade	Anticoagulação Ressuscitação volêmica Antibióticos de amplo espectro Preservar o débito cardíaco Evitar vasoconstritores
Isquemia mesentérica não oclusiva	Vasoespasmo: TC Hipoperfusão: TC	Ressuscitação volêmica Preservar o débito cardíaco Evitar vasoconstritores Antibióticos de amplo espectro	Vasoespasmo: vasodilatadores intra-arteriais Hipoperfusão: avaliar a viabilidade e remover o intestino não viável	Ressuscitação volêmica Antibióticos de amplo espectro Preservar o débito cardíaco Evitar vasoconstritores

Fonte: Modificada de GB Bulkley, in JL Cameron (ed): *Current Surgical Therapy*, 2nd ed. Toronto, BC Decker, 1986.
Siglas: Angio-TC, angiotomografia computadorizada; TC, tomografia computadorizada.

remoção do êmbolo com um cateter de Fogarty passado de maneira retrógrada e anterógrada para restaurar o fluxo sanguíneo. No caso de obstrução da AMS, quando o êmbolo, em geral, localiza-se um pouco acima da origem da artéria cólica média, o jejuno proximal normalmente está preservado, ao passo que o restante do intestino delgado até o cólon transverso pode ficar isquêmico. O intestino não viável deve ser ressecado. O intestino de viabilidade questionável deve passar por uma laparotomia de reavaliação (*second-look*) em 24 a 48 horas. Depois da revascularização, deve-se avaliar a peristalse e o retorno da coloração rosada da parede intestinal. A palpação das artérias mesentéricas principais pode ser realizada, assim como a fluxometria Doppler da borda antimesentérica da parede intestinal, mas nenhuma dessas técnicas indica definitivamente a viabilidade intestinal.

Na avaliação da isquemia mesentérica crônica agudizada, costuma ser identificado o envolvimento do óstio da AMS. Assim, há comprometimento de todo o intestino delgado. A revascularização com o uso de abordagem endovascular, aberta e/ou híbrida deve ser individualizada com base nas condições do paciente, comorbidades e anatomia. Deve-se considerar a colocação de *stents* endovasculares, a trombectomia por aspiração e/ou a trombólise por cateter intra-arterial. O intestino deve ser avaliado quanto à viabilidade, geralmente por uma laparotomia exploradora.

A isquemia mesentérica não obstrutiva ou vasospástica evidencia-se por dor abdominal generalizada, anorexia, fezes sanguinolentas e distensão abdominal. Com frequência, esses pacientes estão obnubilados, e os resultados do exame físico podem não ajudar a estabelecer o diagnóstico ou eles podem estar obscurecidos pela etiologia subjacente. A presença de leucocitose, acidose metabólica e/ou acidose láctica é útil para confirmar o diagnóstico de isquemia intestinal avançada; contudo, esses marcadores podem não ser indicativos nem de isquemia reversível nem de necrose franca.

A hospitalização de emergência em leito monitorado ou unidade de terapia intensiva é recomendada para a ressuscitação volêmica, antibióticos de amplo espectro e avaliação adicional. A anticoagulação não é recomendada, pois o objetivo da ressuscitação volêmica é manter a circulação adequada. Em pacientes selecionados, pode-se usar a infusão intramesentérica de vasodilatadores como a papaverina, prostaglandinas e nitroglicerina para reversão da isquemia mesentérica, mas a ressuscitação e o tratamento da patologia subjacente devem ser as prioridades.

Quando há suspeita de colite isquêmica, uma colonoscopia deve ser considerada para determinar a integridade da mucosa colônica. A isquemia da mucosa colônica é classificada como *leve* quando há eritema mínimo da mucosa ou *moderada* quando há úlceras da mucosa e indícios de aprofundamento da isquemia até a camada muscular da parede intestinal. A colite isquêmica *grave* evidencia-se por úlceras graves, que conferem à mucosa uma coloração enegrecida ou esverdeada e são compatíveis com necrose de todas as camadas da parede intestinal. A laparoscopia também pode ser usada para a avaliação. O tratamento ideal para colite isquêmica é a ressecção do intestino isquêmico e a colocação de um estoma proximal.

O início da trombose venosa mesentérica pode ser agudo ou subagudo com base na localização da trombose dentro da circulação esplâncnica. Os pacientes costumam apresentar dor abdominal vaga em associação com náuseas e vômitos. Os sinais ao exame clínico incluem distensão abdominal com dor à palpação de intensidade leve a moderada e desidratação. Os achados na TC de fase venosa incluem espessamento difuso das paredes intestinais e trombo dentro do sistema esplâncnico. Deve-se administrar anticoagulação intravenosa terapêutica, antibióticos de amplo espectro e correção das anormalidades eletrolíticas. A intervenção cirúrgica não é realizada a menos que haja evidências de peritonite e/ou perfuração intestinal. Se houver evidências de comprometimento intestinal, deve ser realizada uma laparotomia exploradora com ressecção do intestino comprometido. A laparotomia de reavaliação após 24 a 48 horas deve ser tentada, pois a anticoagulação pode ajudar a evitar a ressecção de intestino viável. Devem ser realizados testes para hipercoagulabilidade, e, se forem diagnosticados distúrbios hereditários subjacentes, está recomendada a anticoagulação pela vida toda.

Agradecimentos *Agradecemos a Cory Sandore por fornecer a ilustração para este capítulo. Susan Gearhart contribuiu para este capítulo na 18ª edição, Rizwan Ahmed contribuiu para a 19ª edição e Satinderjit Locham contribuiu para a 20ª edição.*

LEITURAS ADICIONAIS

DENG QW et al: Risk factors for postoperative acute mesenteric ischemia among adult patients undergoing cardiac surgery: A systematic review and meta-analysis. J Crit Care 42:294, 2017.
SALSANO G et al: What is the best revascularization strategy for acute occlusive arterial mesenteric ischemia: Systematic review and meta-analysis. Cardiovasc Intervent Radiol 41:27, 2018.
SISE MJ: Acute mesenteric ischemia. Surg Clin North Am 94:165, 2014.

330 Obstrução intestinal aguda
Danny O. Jacobs

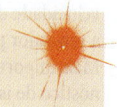

EPIDEMIOLOGIA

A morbidade e a mortalidade por obstrução intestinal aguda têm diminuído nas últimas décadas. Contudo, o diagnóstico ainda é difícil e o tipo de complicações que o paciente sofre não mudou muito. A extensão da obstrução mecânica geralmente é descrita como parcial, grau avançado ou completa – graus que geralmente se correlacionam com o risco de complicações e a urgência com que o processo subjacente deve ser abordado. A obstrução também costuma ser descrita como "simples" ou "estrangulada" quando há evidências de insuficiência vascular e isquemia intestinal.

A obstrução intestinal aguda ocorre *mecanicamente* (por bloqueio) ou por distúrbio da motilidade intestinal (quando não há bloqueio). Neste último caso, a anormalidade é descrita como *funcional*. A obstrução intestinal mecânica pode ser causada por processos extrínsecos, anormalidades intrínsecas da parede abdominal ou anormalidades intraluminais (Tab. 330-1). Dentro de cada uma dessas categorias, existem muitas doenças que podem impedir a propulsão intestinal. As doenças intrínsecas que podem causar obstrução intestinal geralmente têm origem congênita, inflamatória, neoplásica ou traumática, embora a intussuscepção e a lesão pós-radioterapia também possam ocorrer.

A obstrução intestinal aguda é responsável por cerca de 1 a 3% de todas as hospitalizações e por um quarto de todas as internações em cirurgia geral de urgência ou emergência. Cerca de 80% dos casos envolvem o intestino delgado, e em torno de um terço desses pacientes mostra evidências de isquemia significativa. A taxa de mortalidade dos pacientes com estrangulamento que são operados dentro de 24 a 30 horas do início dos sintomas é de aproximadamente 8%, mas triplica logo depois disso.

As doenças extrínsecas causam mais comumente obstrução mecânica do intestino delgado. Nos Estados Unidos e na Europa, quase todos os casos são causados por aderências pós-operatórias, carcinomatose ou herniação da parede abdominal anterior. A carcinomatose origina-se mais comumente do ovário, pâncreas, estômago ou cólon, embora metástases de órgãos distantes, como mama ou pele, possam ocorrer raramente. As aderências são responsáveis pela maioria dos casos de obstrução pós-operatória precoce com necessidade de intervenção. É importante salientar que muitos pacientes tratados eficazmente para obstrução por aderências do intestino delgado têm recidivas. Cerca de 20% dos pacientes tratados de forma conservadora e entre 5 e 30% dos pacientes tratados cirurgicamente necessitam de reinternação dentro de 10 anos.

As cirurgias do abdome inferior, incluindo apendicectomia e procedimentos colorretais ou ginecológicos, têm particular propensão a criar aderências que podem causar obstrução intestinal (Tab. 330-2). O risco de herniação interna aumenta com os procedimentos abdominais, como *bypass* em Y de Roux laparoscópico ou aberto. Embora os procedimentos laparoscópicos possam gerar menos aderências pós-operatórias em comparação com a cirurgia aberta, o risco de formação de aderências obstrutivas não é eliminado.

O volvo que ocorre quando o intestino é torcido sobre seu eixo mesentérico pode causar obstrução parcial ou completa e insuficiência vascular. O cólon sigmoide é mais comumente afetado, sendo responsável por cerca de dois terços de todos os casos de volvo e 4% de todos os casos de obstrução do intestino grosso. O ceco e o íleo terminal também podem sofrer volvo, ou apenas o ceco pode ser envolvido como uma báscula cecal. Os fatores de risco incluem institucionalização, transtornos neuropsiquiátricos que

TABELA 330-1 ■ Causas mais comuns de obstrução intestinal aguda
Doença extrínseca
Aderências (principalmente por cirurgia abdominal prévia), hérnias internas ou externas, neoplasias (incluindo carcinomatose e doenças malignas extraintestinais, mais comumente de ovário), endometriose ou abscessos intraperitoneais e esclerose idiopática
Doença intrínseca
Congênita (p. ex., má rotação, atresia, estenose, duplicação intestinal, formação de cisto e bandas congênitas de peritônio – esta última raramente em adultos)
Inflamação (p. ex., doença inflamatória intestinal, principalmente doença de Crohn, mas também diverticulite, irradiação, tuberculose, linfogranuloma venéreo e esquistossomose)
Neoplasia (nota: cânceres primários de intestino delgado são raros; o câncer de cólon obstrutivo pode simular obstrução de intestino delgado quando a válvula ileocecal é incompetente)
Traumática (p. ex., formação de hematoma, estenoses anastomóticas)
Outras, incluindo intussuscepção (quando o ponto principal em geral é um pólipo ou tumor em adultos), volvo, obstrução duodenal por síndrome do pinçamento aortomesentérico, pós-radioterapia ou lesão isquêmica e aganglionose (ou doença de Hirschsprung)
Anormalidades intraluminais
Bezoares, fezes, corpos estranhos incluindo bário espessado, cálculos biliares (entrando no lúmen por fístula colecistoentérica), enterólitos

TABELA 330-3 ■ Causas mais comuns de íleo paralítico (obstrução funcional ou pseudo-obstrução intestinal)
Procedimentos intra-abdominais, lesões espinais lombares ou procedimentos cirúrgicos em coluna lombar ou pelve
Anormalidades metabólicas ou eletrolíticas, principalmente hipopotassemia e hipomagnesemia, mas também hiponatremia, uremia e hiperglicemia grave
Fármacos como opioides, anti-histamínicos e alguns psicotrópicos (p. ex., haloperidol, antidepressivos tricíclicos), além de anticolinérgicos
Isquemia intestinal
Inflamação ou hemorragia intra-abdominal ou retroperitoneal
Pneumonias em lobos inferiores
Radioterapia intraoperatória (provavelmente por lesão muscular)
Sepse
Hiperparatireoidismo
Pseudo-obstrução (síndrome de Ogilvie)
Íleo secundário a miopatias e neuropatias viscerais hereditárias ou adquiridas, que alteram a coordenação neural miocelular
Algumas doenças vasculares do colágeno, como lúpus eritematoso ou esclerodermia

necessitem de fármacos psicotrópicos, constipação crônica e idade avançada; os pacientes costumam ser acometidos na oitava ou nona décadas de vida.

O volvo colônico é mais comum na Europa Oriental, na Rússia e na África em comparação com os Estados Unidos. É raro que aderências ou hérnias causem obstrução do cólon. O câncer de cólon descendente ou reto é responsável por cerca de dois terços de todos os casos, sendo seguido por diverticulite e volvo.

A obstrução funcional, também chamada de *íleo paralítico* e *pseudo-obstrução*, está presente quando o distúrbio da motilidade impede que o conteúdo intestinal progrida distalmente, mesmo sem bloqueio mecânico. O íleo que ocorre depois de cirurgia abdominal é a forma mais comumente identificada de obstrução intestinal funcional, embora existam muitas outras causas (Tab. 330-3). Embora o íleo pós-operatório costume ser transitório, frequentemente essa é a razão mais comum da postergação da alta hospitalar. A pseudo-obstrução colônica, também chamada de síndrome de Ogilvie, é uma doença relativamente rara. Alguns pacientes com síndrome de Ogilvie apresentam distúrbios da motilidade colônica por anormalidades em seu sistema nervoso autônomo, as quais podem ser hereditárias.

FISIOPATOLOGIA

As manifestações da obstrução intestinal aguda dependem da natureza do processo patológico subjacente, sua localização e alterações no fluxo sanguíneo (Fig. 330-1). A contratilidade intestinal aumentada, que ocorre proximal *e* distalmente à obstrução, é uma resposta característica. Subsequentemente, a peristalse intestinal diminui à medida que o intestino ou o estômago proximais ao ponto da obstrução dilatam-se e são preenchidos por secreções e ar deglutido. Embora o ar deglutido seja o principal

TABELA 330-2 ■ Incidências de obstrução aguda do intestino delgado e do cólon	
Causa	Incidência
Aderências pós-operatórias	> 50%
Neoplasias	~ 20%
Hérnias (principalmente as ventrais ou internas, quando o risco de estrangulamento aumenta)	~ 10%
Doença inflamatória intestinal, outros processos inflamatórios (a obstrução pode reverter quando a inflamação e o edema regridem)	~ 5%
Intussuscepção, volvo, outras doenças variadas	< 15%

contribuinte para a distensão intestinal, o ar intraluminal também pode se acumular por fermentação, produção local de dióxido de carbono e alteração da difusão de gases.

A dilatação do lúmen intestinal também aumenta a pressão intraluminal. Quando a pressão intraluminal excede a pressão venosa, há impedimento da drenagem venosa e linfática. Surge edema e a parede intestinal proximal ao local do bloqueio pode sofrer hipoxemia. A necrose epitelial pode ser identificada dentro de 12 horas da obstrução. Por fim, o suprimento sanguíneo arterial pode ficar tão comprometido que há isquemia de toda a espessura da parede intestinal, necrose e perfuração. A estase aumenta o conteúdo de bactérias dentro do jejuno e do íleo. Bactérias como *Escherichia coli*, *Streptococcus faecalis* e *Klebsiella* e outros patógenos podem ser isolados nas culturas de secreção intestinal, linfonodos mesentéricos, sangue circulante e outros locais.

Outras manifestações dependem do grau de hipovolemia, resposta metabólica do paciente e presença ou ausência de isquemia intestinal associada. O edema inflamatório pode aumentar a produção de espécies reativas do oxigênio e ativar neutrófilos e macrófagos, que se acumulam dentro da parede intestinal. Seu acúmulo, junto com alterações na imunidade inata, altera os processos secretórios e neuromotores. A desidratação é causada por perda da capacidade absortiva intestinal normal, bem como acúmulo de líquidos na parede gástrica ou intestinal e no espaço intraperitoneal.

Anorexia e vômitos tendem a exacerbar a depleção de volume intravascular. No pior dos cenários, que é geralmente identificado depois de obstruções distais, os vômitos levam a perdas gástricas de potássio, hidrogênio e cloreto, ao passo que a desidratação estimula a reabsorção de bicarbonato pelos túbulos renais proximais. O acúmulo intraperitoneal de líquido, sobretudo em pacientes com obstrução intestinal distal grave, pode aumentar suficientemente a pressão intra-abdominal a ponto de elevar o diafragma e restringir a respiração, impedindo também o retorno venoso sistêmico e causando instabilidade vascular. O comprometimento hemodinâmico grave pode levar a uma resposta inflamatória sistêmica e extravasamento microvascular generalizado.

A obstrução em alça fechada ocorre quando as aberturas proximal e distal de um determinado segmento intestinal estão obstruídas (p. ex., por volvo ou hérnia). Esse é o precursor mais comum do estrangulamento, mas nem toda alça fechada causa estrangulamento. O risco de insuficiência vascular, inflamação sistêmica, comprometimento hemodinâmico e isquemia intestinal irreversível é muito maior nos pacientes com obstrução em alça fechada. As alterações patológicas podem ocorrer mais rapidamente, e a intervenção deve ser realizada em caráter de emergência. A isquemia intestinal irreversível pode progredir para necrose transmural, mesmo depois que a obstrução é eliminada. Também é importante lembrar que os pacientes com obstrução distal de grau avançado do cólon com válvula ileocecal

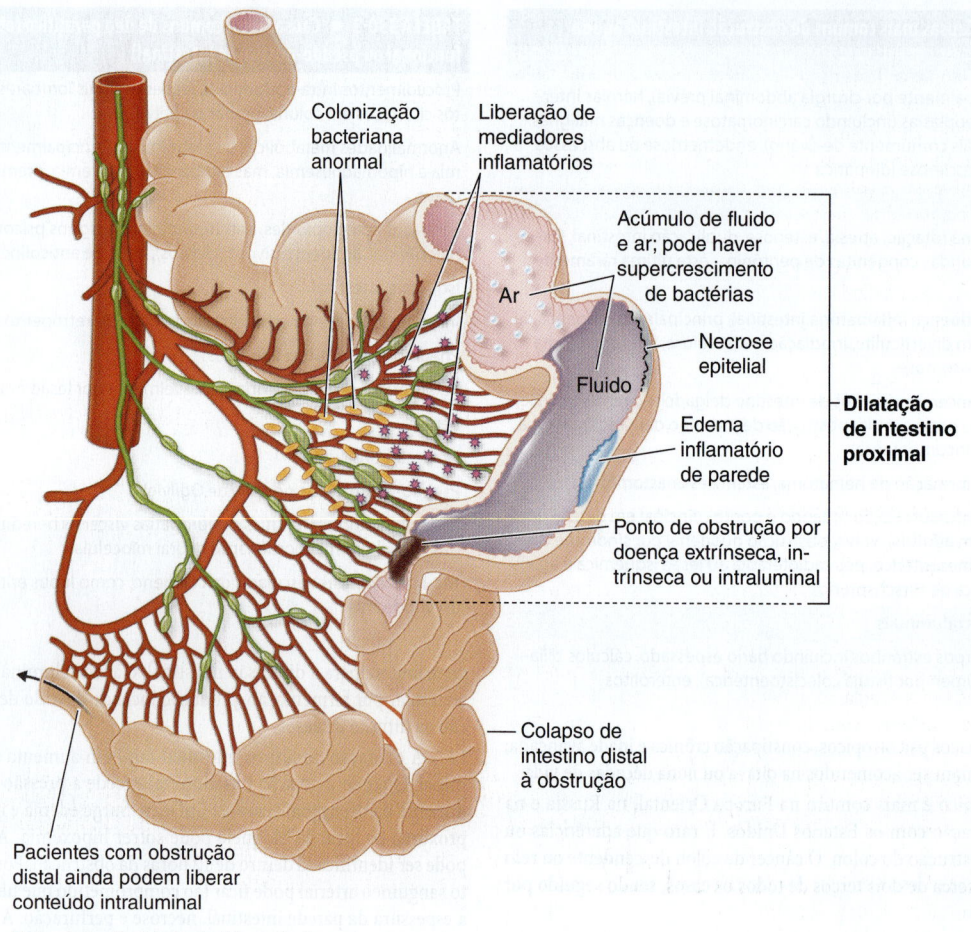

FIGURA 330-1 **Alterações fisiopatológicas** da obstrução do intestino delgado.

competente podem apresentar obstrução em alça fechada. Neste último caso, o ceco pode dilatar progressivamente, de forma que a necrose isquêmica causa perfuração, principalmente quando o diâmetro cecal passa de 10 a 12 cm, conforme seria previsto com base na lei de Laplace. Os pacientes com obstrução colônica distal cujas válvulas ileocecais são incompetentes tendem a apresentar-se mais tardiamente no curso da doença e simulam pacientes com obstrução de intestino delgado distal.

ANAMNESE E EXAME FÍSICO

Mesmo que os sinais e sintomas iniciais possam ser inespecíficos, muitos pacientes com obstrução aguda podem ser adequadamente diagnosticados depois da obtenção de uma anamnese completa e da realização de exame físico cuidadoso. Contudo, a obstrução do intestino delgado com estrangulamento pode ser particularmente difícil de diagnosticar de imediato. O reconhecimento imediato permite o tratamento mais precoce, que reduz o risco de progressão ou aumento de morbidade.

Os sinais cardinais são dor abdominal em cólica, distensão abdominal, vômitos e constipação. Há mais acúmulo de líquido intraluminal nos pacientes com obstrução distal, que geralmente causa mais distensão, desconforto e vômitos mais tardios. Esses vômitos tendem a ser fecaloides quando há proliferação excessiva de bactérias. Os pacientes com obstrução mais proximal normalmente apresentam menos distensão abdominal, mas os vômitos são mais pronunciados. Os elementos da anamnese clínica que podem ser úteis incluem qualquer história de cirurgia prévia, incluindo herniorrafia, bem como qualquer história de câncer ou doença inflamatória intestinal.

A maioria dos pacientes, mesmo com obstruções simples, apresenta-se em estado crítico. Muitos podem ter oligúria, hipotensão e taquicardia devidas à depleção grave do volume intravascular. Febre é um indício preocupante de estrangulamento ou inflamação sistêmica. Os ruídos peristálticos e a atividade funcional intestinal são notoriamente difíceis de interpretar. Classicamente, muitos pacientes com obstrução inicial do intestino delgado apresentam ruídos hidroaéreos com tonalidade aguda "musical"

e movimentos peristálticos em "rajadas", conhecidos como borborigmos. Mais tarde no curso da doença, os ruídos hidroaéreos podem estar ausentes ou hipoativos à medida que diminui a atividade peristáltica. Isso contrasta com os achados comuns dos pacientes com íleo ou pseudo-obstrução, nos quais os ruídos hidroaéreos costumam estar ausentes ou hipoativos desde o início. Por fim, os pacientes com obstrução parcial podem continuar eliminando flatos e fezes, ao passo que os pacientes com obstrução completa podem evacuar conteúdo intestinal presente além da obstrução.

Todas as incisões cirúrgicas devem ser examinadas, e a existência de uma massa dolorosa ao toque no abdome ou na virilha sugere que uma hérnia encarcerada possa ser a causa da obstrução. A presença de dor deve aumentar a suspeita da existência de complicações, como isquemia, necrose ou peritonite. Dor intensa com localização ou sinais de irritação peritoneal aumenta a suspeita de obstrução estrangulada ou em alça fechada. É importante lembrar que o desconforto pode ser desproporcional aos achados físicos, simulando as queixas de pacientes com isquemia mesentérica aguda. Os pacientes com volvo colônico apresentam as manifestações clássicas de obstrução em alça fechada: dor abdominal intensa, vômitos e constipação. Pode haver distensão abdominal assimétrica e massa timpânica.

Os pacientes com íleo paralítico ou pseudo-obstrução intestinal podem ter sinais e sintomas semelhantes aos da obstrução intestinal. Embora haja distensão abdominal, a dor abdominal em cólica costuma estar ausente, e os pacientes podem não apresentar náuseas e vômitos. A eliminação continuada de fezes ou flatos pode, às vezes, ajudar a diferenciar os pacientes com íleo daqueles com obstrução intestinal mecânica completa.

EXAMES LABORATORIAIS E DE IMAGEM

Os exames laboratoriais devem incluir hemograma completo e níveis séricos de eletrólitos e creatinina. As avaliações seriadas frequentemente são úteis. Costuma ocorrer hemoconcentração leve e elevação discreta da contagem de leucócitos depois de uma obstrução intestinal simples. Vômitos e desidratação podem causar hipopotassemia, hipocloremia, elevação da razão entre ureia e creatinina e alcalose metabólica. Os pacientes podem apresentar hiponatremia à internação em razão das tentativas de reidratação com fluidos hipotônicos. Teste do guáiaco fecal positivo e anemia ferropriva sugerem fortemente a possibilidade de câncer.

Leucocitoses mais altas com presença de formas jovens ou acidose metabólica são preocupantes quanto à depleção grave de volume ou à necrose isquêmica com sepse. Atualmente, não há exames laboratoriais especialmente úteis para a identificação da presença de obstrução simples ou estrangulada, embora elevações nos níveis séricos de D-lactato, isoenzimas BB da creatina-cinase ou proteína de captação de ácidos graxos intestinais possam ser sugestivas de estrangulamento.

Os exames de imagem recomendados para a investigação diagnóstica ainda não estão estabelecidos. Em todos os casos, o fundamental é não retardar desnecessariamente uma intervenção cirúrgica quando os sinais ou sintomas do paciente sugerem fortemente que há obstrução de grau avançado ou completa, ou que há comprometimento intestinal. As radiografias do abdome, que devem incluir incidências na posição ereta e em decúbito lateral com raios transversais, podem ser obtidas rapidamente e podem indicar a necessidade de intervenção cirúrgica de emergência nos pacientes que não estão no seu período pós-operatório imediato. Um padrão de "escadaria" com alças dilatadas de intestino delgado com ar e líquido > 2,5 cm de diâmetro, com pouco ou nenhum ar detectado no cólon, é um achado clássico em pacientes com obstrução de intestino delgado, embora os achados possam ser duvidosos em alguns pacientes com doença comprovada. Pouco gás intestinal aparece em pacientes com obstrução intestinal proximal ou cuja luz intestinal está preenchida por líquido. As radiografias abdominais na posição ereta dos pacientes com obstrução de intestino grosso costumam mostrar dilatação colônica. Níveis hidroaéreos no intestino delgado podem não ser aparentes quando a válvula ileocecal é incompetente. Embora possa ser difícil diferenciar do íleo paralítico, a obstrução do intestino delgado é mais provável quando níveis hidroaéreos são demonstrados sem distensão significativa do cólon. A presença de ar livre sugere a ocorrência de perfuração em pacientes que não tenham sido submetidos recentemente a procedimentos cirúrgicos. Uma sombra dilatada com gás em formato de "grão de café" pode ser vista em pacientes com volvo.

Exames de imagem mais sofisticados, que podem ser desnecessariamente demorados e dispendiosos, também podem ser esclarecedores quando o diagnóstico é duvidoso. Tomografia computadorizada (TC) é a modalidade de imagem mais usada. Sua sensibilidade para detectar obstrução intestinal é de cerca de 95% (78-100%) em pacientes com obstrução de grau avançado, com especificidade de 96% e precisão ≥ 95%. A precisão desse exame no diagnóstico de obstrução em alça fechada é muito menor (60%). A TC também pode fornecer informações úteis quanto à localização ou identificar circunstâncias particulares em que a intervenção cirúrgica é urgentemente necessária. Pacientes com evidência de contraste demonstrado dentro do ceco nas primeiras 4 a 24 horas depois da administração de um contraste hidrossolúvel podem melhorar, e, nesses casos, a sensibilidade e a especificidade do exame são altas (cerca de 95% cada). Por exemplo, os exames contrastados por TC podem demonstrar uma deformidade "em bico de pássaro", uma "alça em C" ou "em espiral" no local em que a torção obstrui o lúmen nos casos de volvo colônico. Embora as radiografias do abdome geralmente sejam o primeiro exame, ao contrário da TC, elas podem não diferenciar claramente entre obstrução e outros distúrbios da motilidade colônica. A Figura 330-2 ilustra alguns exemplos de imagens de TC.

As avaliações ultrassonográficas são especialmente difíceis de interpretar, mas podem ser exames sensíveis e adequados para gestantes ou para os pacientes nos quais a exposição aos raios X é considerada contraindicada ou inadequada.

A TC com contraste enteral ou intravenoso (IV) também pode identificar isquemia. A alteração do reforço de contraste na parede intestinal é o achado inicial mais específico, mas sua sensibilidade é baixa. Gás em veia mesentérica, pneumoperitônio e pneumatose intestinal são achados tardios que indicam necrose intestinal. A TC depois da administração de um enema com contraste hidrossolúvel pode ajudar a diferenciar íleo ou pseudo-obstrução de obstrução de intestino grosso distal em pacientes com evidências de distensão do intestino delgado e do cólon. A enteróclise por TC, embora raramente seja realizada, pode identificar com exatidão neoplasias como causa da obstrução intestinal. Enemas contrastados ou colonoscopia são quase sempre necessários para identificar causas de obstrução colônica aguda.

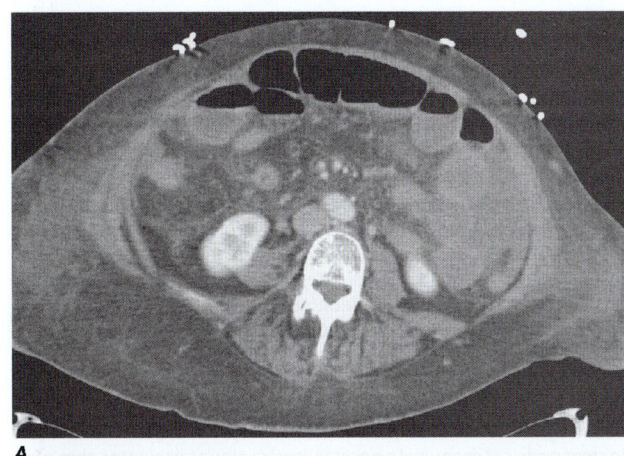

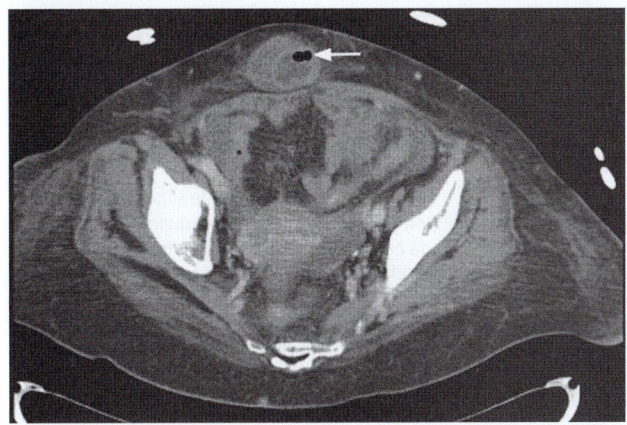

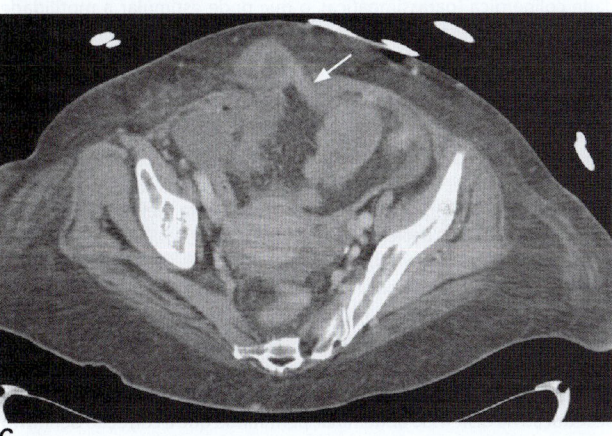

FIGURA 330-2 **Tomografia computadorizada com contrastes oral e intravenoso** demonstrando (**A**) evidência de dilatação do intestino delgado com níveis hidroaéreos compatíveis com obstrução do intestino delgado; (**B**) obstrução parcial do intestino delgado decorrente de hérnia abdominal encarcerada (*seta*); e (**C**) intestino descomprimido visualizado distalmente à hérnia (*seta*). (*Reproduzida, com permissão, de D Longo et al: Harrison's Principles of Internal Medicine, 18th ed. New York: McGraw-Hill; 2012.*)

Exames com bário estão geralmente contraindicados aos pacientes com evidência clara de obstrução intestinal de grau avançado ou completa, sobretudo com apresentação aguda. O bário nunca deve ser administrado por via oral a um paciente com possibilidade de obstrução, até que o diagnóstico tenha sido excluído. Em todos os outros casos, esses exames devem ser realizados apenas em circunstâncias excepcionais e com grande cuidado, pois os pacientes com obstrução significativa podem desenvolver concreções de bário como fonte adicional de bloqueio, e alguns que, de outro modo, teriam se recuperado, acabam necessitando de intervenção cirúrgica. A opacificação pelo bário também impede a interpretação dos exames de imagem de TC, ressonância magnética ou angiografia.

TRATAMENTO

Obstrução intestinal aguda

É provável que a compreensão mais clara da fisiopatologia da obstrução intestinal e da importância da reposição de líquidos e eletrólitos, da descompressão intestinal e do uso seletivo de antibióticos tenha contribuído para a redução da mortalidade por obstrução intestinal aguda. Todos os pacientes devem ser estabilizados o mais rapidamente possível. A aspiração por sonda nasogástrica descomprime o estômago, minimiza a distensão adicional pelo ar deglutido, melhora o conforto do paciente e reduz o risco de aspiração. O débito urinário deve ser avaliado com o uso de um cateter de Foley. Em alguns casos, como nos pacientes com doença cardíaca, as pressões venosas centrais devem ser monitoradas. O uso de antibióticos é controverso, embora a administração profilática possa estar indicada quando se planeja uma intervenção cirúrgica. A obstrução intestinal completa é uma indicação cirúrgica. A colocação de *stent* pode ser exequível e necessária para alguns pacientes com obstrução de grau avançado causada por um câncer inoperável em estágio IV. A colocação de *stent* também pode permitir a preparação mecânica eletiva do intestino antes da cirurgia. Como as opções terapêuticas são muito variadas, é útil estabelecer um diagnóstico o mais preciso possível antes da cirurgia.

ÍLEO PARALÍTICO

Os pacientes com íleo são tratados com medidas de suporte, como líquidos intravenosos e descompressão nasogástrica, enquanto se trata a patologia subjacente. Ainda não foi comprovado que o tratamento farmacológico é eficaz ou tem relação de custo-eficácia favorável. Entretanto, os antagonistas do receptor opioide μ perifericamente ativos (p. ex., alvimopan ou metilnaltrexona) podem acelerar a recuperação gastrintestinal de alguns pacientes submetidos a uma cirurgia abdominal.

PSEUDO-OBSTRUÇÃO COLÔNICA (SÍNDROME DE OGILVIE)

Neostigmina é um inibidor da acetilcolinesterase que aumenta a atividade colinérgica (parassimpática), o que pode estimular a motilidade colônica. Alguns estudos demonstraram que esse fármaco foi moderadamente eficaz para reverter a pseudo-obstrução colônica aguda. Essa é a abordagem terapêutica mais comum e pode ser usada quando está claro que não há obstrução mecânica. Há necessidade de monitoração cardíaca, e a atropina deve estar prontamente disponível. A administração IV provoca evacuação e eliminação de flatos dentro de 10 minutos na maioria dos pacientes que respondem ao tratamento. O bloqueio simpático por anestesia peridural pode ser eficaz para melhorar a pseudo-obstrução de alguns pacientes.

VOLVO

Em geral, os pacientes com volvo de sigmoide podem ser descomprimidos usando-se um tubo flexível inserido através de um proctoscópio rígido ou usando-se um sigmoidoscópio flexível. A descompressão bem-sucedida resulta na eliminação imediata de gás e líquido com evidências de redução na distensão abdominal, permitindo que a correção definitiva seja efetuada eletivamente. O volvo de ceco, em geral, demanda correção por laparotomia ou laparoscopia.

ESTRATÉGIAS INTRAOPERATÓRIAS

Cerca de 60 a 80% dos pacientes selecionados com obstrução intestinal mecânica podem ser tratados com sucesso por meio de medidas conservadoras. Na verdade, a maioria dos casos de obstrução induzida por radioterapia deve ser tratada sem cirurgia, sempre que possível. Na maioria dos casos, o parecer imediato de um cirurgião geral é prudente quando há suspeita de obstrução com estrangulamento ou outra anormalidade que exija abordagem urgente. Deterioração clínica significa necessidade de intervenção. Atualmente, a decisão quanto a se o paciente pode continuar a ser tratado sem cirurgia só pode basear-se em decisão clínica, embora, conforme descrito antes, os exames de imagem possam, às vezes, ser úteis. A frequência de complicações significativas depois de uma cirurgia varia de 12 a 47%, com risco maior atribuído às operações de ressecção e ao estado geral de saúde do paciente. O risco é maior para os pacientes com classe III ou mais na escala de estado físico da American Society of Anesthesiologists (ASA).

Durante o procedimento cirúrgico, dilatação proximal até o local de bloqueio com colapso distal é um achado definitivo de obstrução intestinal. As estratégias intraoperatórias dependem do problema subjacente e variam desde a dissolução de aderências até a ressecção com ou sem derivação por ostomia ou ressecção primária com anastomose. A ressecção é necessária quando há dúvidas quanto à viabilidade intestinal depois da eliminação do processo obstrutivo. As abordagens laparoscópicas podem ser úteis para pacientes com obstrução inicial, quando não se espera que haja aderências extensas. Alguns pacientes com obstrução de grau avançado secundária a uma doença maligna que não possa ser extirpada melhoram com as operações de derivação intestinal.

INTUSSUSCEPÇÃO EM ADULTOS E ÍLEO BILIAR

A ressecção primária é recomendável. A redução manual cuidadosa de qualquer segmento intestinal afetado pode limitar a quantidade de intestino que precisa ser removida. Pode haver necessidade de uma ostomia proximal quando há envolvimento do cólon sem preparo. O local mais comum de obstrução intestinal em pacientes com "íleo" biliar é o íleo (60% dos pacientes). O cálculo biliar costuma entrar no trato intestinal por uma fístula colecistoduodenal. Em geral, ele pode ser removido por enterolitotomia cirúrgica. O tratamento da doença da vesícula biliar não é recomendável durante uma cirurgia de urgência ou emergência.

OBSTRUÇÃO INTESTINAL PÓS-OPERATÓRIA

A obstrução intestinal mecânica do período pós-operatório imediato é a que ocorre dentro das primeiras 6 semanas depois do procedimento cirúrgico. A maioria dos casos é parcial e costuma melhorar espontaneamente. Esse tipo de obstrução tende a responder e comportar-se diferentemente da obstrução mecânica clássica e pode ser muito difícil diferenciá-la do íleo pós-operatório. Nos pacientes submetidos a procedimentos cirúrgicos laparoscópicos, deve-se manter um grau elevado de suspeita quanto ao local definitivo da obstrução. Os pacientes que apresentaram íleo e subsequentemente desenvolvem sintomas obstrutivos depois da recuperação inicial da função intestinal normal têm mais chances de apresentar obstrução pós-operatória verdadeira do intestino delgado. Quanto mais tempo demorar para os sintomas obstrutivos do paciente melhorarem depois da hospitalização, maior é a chance de que ele necessite de intervenção cirúrgica.

Agradecimento Somos muito gratos pela sabedoria e expertise do Dr. William Silen.

LEITURAS ADICIONAIS

CATENA F et al: Adhesive small bowel adhesions obstruction: Evolutions in diagnosis, management and prevention. World J Gastrointest Surg 27:222, 2016.
FERRADA P et al: Surgery or stenting for colonic obstruction: A practice management guideline from the Eastern Association for the Surgery of Trauma. J Trauma Acute Care Surg 80:659, 2016.
JAFFE T, THOMPSON WM: Large-bowel obstruction in the adults: Classic radiographic and CT findings, etiology and mimics. Radiology 275:651, 2015.
PAULSON EK, THOMPSON WM: Review of small-bowel obstruction: The diagnosis and when to worry. Radiology 275:332, 2015.
PERRY H et al: Relative accuracy of emergency CT in adults with non-traumatic abdominal pain. Brit Inst Rad 89:20150416, 2016.
TAYLOR MR, LALANI N: Adult small bowel obstruction. Acad Emerg Med 20:528, 2013.

331 Apendicite e peritonite agudas
Danny O. Jacobs

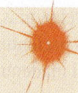

APENDICITE AGUDA

INCIDÊNCIA E EPIDEMIOLOGIA

A apendicite é mais comum nas sociedades ocidentalizadas, mas sua incidência tem diminuído por razões desconhecidas. No entanto, a apendicite aguda ainda é a emergência mais comum em cirurgia geral do abdome, com incidência estimada em cerca de 100 a cada 100 mil habitantes-ano na Europa e nos Estados Unidos, ou cerca de 11 casos a cada 10 mil habitantes anualmente. Cerca de 9% dos homens e 7% das mulheres têm um episódio de apendicite durante sua vida. A apendicite ocorre mais comumente entre 10 e 19 anos de idade; porém, a média de idade ao diagnóstico parece estar gradualmente aumentando. Em termos gerais, 70% dos pacientes têm menos de 30 anos, e a maioria é do sexo masculino.

Uma das complicações mais comuns e uma das causas mais importantes de excesso de morbidade e mortalidade é a perfuração, seja ela contida e localizada ou livre na cavidade peritoneal. A incidência de apendicite perfurada (cerca de 20 casos a cada 100.000 habitantes-ano) pode estar aumentando. A explicação para essa tendência é desconhecida. Cerca de 20% de todos os pacientes têm evidência de perfuração, mas o risco percentual é muito maior na faixa etária abaixo de 5 anos ou acima de 65 anos.

PATOGÊNESE DA APENDICITE E PERFURAÇÃO DO APÊNDICE

A apendicite foi descrita pela primeira vez em 1886 por Reginald Fitz. Sua etiologia ainda não está completamente esclarecida. Fecálitos, resíduos alimentares parcialmente digeridos, hiperplasia linfoide, fibrose intraluminal, tumores, bactérias, vírus e doença inflamatória intestinal já foram associados à inflamação do apêndice e à apendicite, com desfechos potencialmente diferentes conforme a patogênese.

Embora não haja comprovação, a obstrução do lúmen do apêndice parece ser uma etapa importante da patogênese da apendicite – ao menos em alguns casos. Nesses pacientes, a obstrução provoca supercrescimento bacteriano e distensão do lúmen intestinal com elevação da pressão intraluminal, que pode impedir os fluxos linfático e sanguíneo. Em seguida, pode ocorrer trombose vascular e necrose isquêmica com perfuração do apêndice distal. Qualquer perfuração que ocorra próximo da base do apêndice deve levantar a suspeita de outro processo patológico. A maioria dos pacientes que apresentam perfuração o fazem antes de serem avaliados por cirurgiões.

Fecálitos apendiculares (ou apendicólitos) são encontrados em cerca de 50% dos pacientes com apendicite gangrenosa com perfuração, mas raramente são identificados em pacientes com doença simples. Conforme mencionado antes, a incidência de apendicite perfurada (mas não da forma simples) parece estar aumentando. Os índices de apendicite perfurada e não perfurada estão relacionados nos homens, mas não nas mulheres. Em conjunto, essas observações sugerem que os processos fisiopatológicos subjacentes sejam diferentes e que a apendicite simples nem sempre progrida para perfuração. Aparentemente, pelo menos alguns casos de apendicite aguda simples podem regredir espontaneamente ou com tratamento antibiótico, e o risco de recidiva da doença é pequeno. O uso de antibióticos para tratar apendicite sem complicações continua sendo estudado intensamente. Alguns resultados indicam que alguns pacientes com apendicite não complicada com base nas imagens de tomografia computadorizada (TC) e que são tratados apenas com antibióticos não apresentarão recidiva da doença durante 1 ano. Esses resultados realçam a importância do processo de decisão clínica e da avaliação dos riscos antes de decidir e discutir sobre as opções terapêuticas com os pacientes supostamente portadores de apendicite simples – por exemplo, quem é um candidato apropriado ao tratamento não cirúrgico e quem não é. Esta última decisão é particularmente pertinente, considerando-se a dificuldade de determinar quais pacientes poderiam progredir para perfuração e quais não teriam essa evolução.

Cada vez mais, parece que existem duas categorias gerais de pacientes com apendicite – os que têm doença complicada com gangrena ou perfuração e os que não desenvolvem essas complicações. Quando ocorre perfuração, o extravasamento resultante pode ser contido pelo omento ou por outro tecido adjacente, formando um abscesso. A perfuração livre geralmente causa peritonite grave. Esses pacientes também podem desenvolver trombose supurativa infecciosa da veia porta e suas tributárias, bem como abscessos intra-hepáticos. O prognóstico dos pacientes desafortunados que desenvolvem essa complicação grave e temível é muito desfavorável.

MANIFESTAÇÕES CLÍNICAS

Os avanços do diagnóstico, das medidas de suporte clínico e das intervenções cirúrgicas provavelmente são responsáveis pela redução notável do risco de mortalidade associado à apendicite – atualmente < 1%. No entanto, ainda é importante identificar o mais rapidamente possível os pacientes que possam ter apendicite. Os pacientes com sinais e sintomas persistentes, que não melhoraram nas últimas 48 horas, podem ter mais chances de perfurar ou desenvolver outras complicações.

TABELA 331-1 ■ Algumas condições que simulam a apendicite

Doença de Crohn	Diverticulite de Meckel
Colecistite ou outra doença da vesícula biliar	Dor do meio do ciclo ovulatório (*Mittelschmerz*)
Diverticulite	Adenite mesentérica
Gravidez ectópica	Torção de omento
Endometriose	Pancreatite
Gastrenterite ou colite	Pneumonia de lobo inferior
Ulceração gástrica ou duodenal	Doença inflamatória pélvica
Hepatite	Cisto ovariano roto ou outra doença cística dos ovários
Doença renal, incluindo nefrolitíase	Obstrução de intestino delgado
Abscesso hepático	Infecção do trato urinário

A apendicite deve ser incluída no diagnóstico diferencial de dor abdominal em qualquer faixa etária, a menos que se tenha certeza de que o órgão já foi retirado (Tab. 331-1).

A localização anatômica do apêndice, que é variável, pode influenciar diretamente o tipo de apresentação clínica do paciente. O local onde o apêndice pode ser "encontrado" varia conforme diferenças locais na forma como o corpo e a ponta do apêndice se encontram em relação à sua ligação ao ceco (Figs. 331-1 e 331-2) e conforme a localização real do apêndice na cavidade peritoneal – por exemplo, desde a sua localização típica, no quadrante inferior direito, até a pelve, flanco direito, quadrante superior direito (como pode ser observado durante a gestação), ou mesmo no lado esquerdo do abdome dos pacientes com má rotação ou com cólon gravemente redundante.

Como o diagnóstico diferencial de apendicite é muito extenso, decidir a sua presença pode ser difícil (Tab. 331-2). Alguns pacientes podem não ter a história ou os sinais físicos descritos nos casos clássicos e outros podem não referir qualquer desconforto abdominal nos estágios iniciais da apendicite. A obtenção da anamnese confiável depende de detectar e avaliar sintomas que possam sugerir outros diagnósticos.

Qual é a história clássica? Queixas inespecíficas ocorrem inicialmente. Os pacientes podem observar alterações do hábito intestinal ou mal-estar e dor abdominal difusa, talvez intermitente ou em cólicas no epigástrio ou região periumbilical. Em seguida, a dor migra para o quadrante inferior direito em 12 a 24 horas, onde se torna mais aguda e pode ser bem localizada como inflamação transmural quando o apêndice irrita o peritônio parietal. A irritação do peritônio parietal pode estar associada à rigidez muscular local. Os pacientes com apendicite mais frequentemente observam que a náusea, quando presente, ocorre depois de começar a dor abdominal, o que pode ajudar a diferenciar dos casos, por exemplo, de gastrenterite, em que a náusea ocorre primeiro. Os vômitos, quando presentes, também ocorrem depois do início da dor e costumam ser leves e de pouco volume. Assim, o momento do início dos sintomas e as características da dor do paciente e de

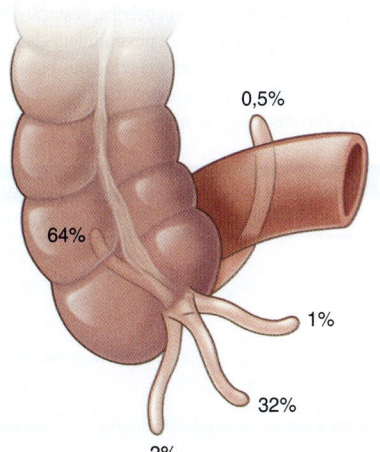

FIGURA 331-1 **Variações anatômicas regionais** do apêndice.

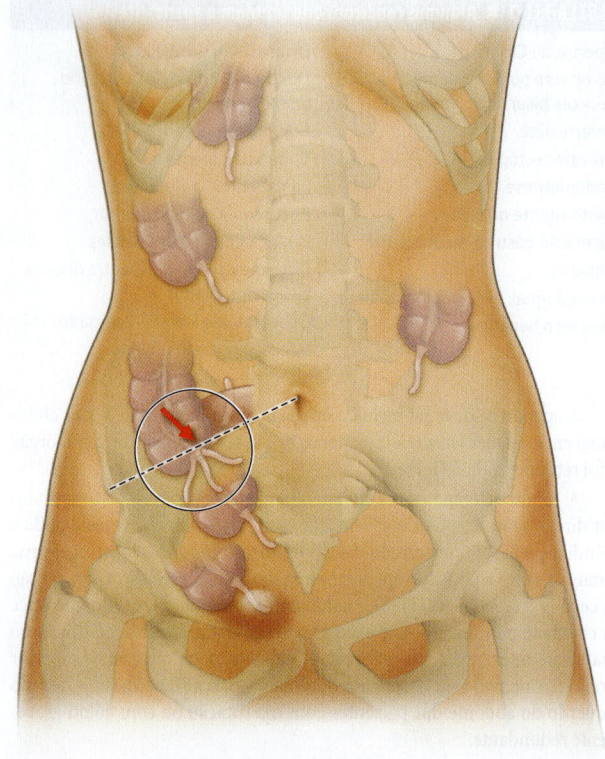

FIGURA 331-2 **Locais do apêndice** e do ceco.

qualquer achado associado devem ser rigorosamente avaliados. A anorexia é tão comum que o diagnóstico de apendicite deve ser questionado na sua ausência.

Chegar a um diagnóstico correto é ainda mais difícil quando o apêndice não está localizado no quadrante inferior direito nas mulheres em idade fértil e nos pacientes muito jovens ou idosos. Como o diagnóstico diferencial da apendicite é muito amplo, a principal questão a ser respondida prontamente é se o paciente tem apendicite ou alguma outra condição que necessite de intervenção cirúrgica imediata. Uma preocupação importante é que a probabilidade de um retardo do diagnóstico é maior quando o apêndice está situado em uma área incomum. O toque retal deve ser realizado em todos os pacientes. Um apêndice inflamado localizado atrás do ceco ou abaixo da borda pélvica pode causar pouquíssima dor na parede abdominal anterior.

Os pacientes com apendicite pélvica têm mais chance de apresentar disúria, frequência urinária, diarreia ou tenesmo. Eles podem apresentar somente dor na região suprapúbica à palpação ou ao exame retal ou pélvico. Nas mulheres, o exame pélvico é obrigatório para descartar condições que afetam os órgãos uroginecológicos e podem causar dor abdominal simulando apendicite, como doença inflamatória pélvica, gestação ectópica e torção de ovário. Ainda existe interesse quanto à possibilidade de prever apendicite ou necessidade de realizar exames de imagem com base nos sistemas de avaliação. Entretanto, nenhum dos recursos disponíveis hoje para orientar as decisões parece conseguir evitar ou impedir a necessidade de obter o parecer clínico de um especialista. A frequência relativa de alguns sinais iniciais está demonstrada na Tabela 331-3.

Os pacientes com apendicite simples costumam parecer apenas levemente enfermos, com pulso e temperatura apenas um pouco acima do normal. O profissional deve estar atento para outras doenças além de apendicite ou para a presença de complicações, como perfuração, flegmão ou formação de abscesso se a temperatura for > 38,3 °C e se houver calafrios.

Os pacientes com apendicite são encontrados deitados e imóveis, a fim de evitar a irritação peritoneal causada pelo movimento, e alguns relatam desconforto causado pelos solavancos do carro no caminho até o hospital ou consultório, por tosse, espirros ou outros movimentos que provoquem uma manobra de Valsalva. Todo o abdome deve ser examinado sistematicamente, começando pela área em que o paciente não refere desconforto, quando possível. Classicamente, quando o apêndice é identificado em sua localização mais comum, a dor máxima é identificada no quadrante inferior direito, no ponto de McBurney ou perto dele, a cerca de um terço da distância de uma linha que se origina na espinha ilíaca anterossuperior e vai até o umbigo. A compressão suave do quadrante inferior esquerdo pode desencadear dor no quadrante inferior direito quando o apêndice está localizado ali. Esse é o sinal de Rovsing (Tab. 331-4). A melhor forma de evidenciar a irritação peritoneal é desencadeá-la por percussão abdominal delicada, balançando a maca ou o leito do paciente ou batendo levemente os pés.

Apresentação e padrões de dor atípicos são comuns, sobretudo em pacientes muito idosos ou muito jovens. O diagnóstico de apendicite nas crianças pode ser especialmente difícil, pois elas tendem a responder de forma muito dramática à estimulação, e a obtenção de uma história acurada pode ser difícil. Além disso, é importante lembrar que o omento menor encontrado nas crianças tem menos chance de bloquear uma perfuração de apêndice. A observação da criança em um ambiente tranquilo pode ser útil.

Os sinais e sintomas de apendicite podem ser sutis nos idosos, que podem não reagir tão vigorosamente à apendicite quanto pacientes mais jovens. A dor, quando observada, pode ser mínima e originar-se do quadrante inferior direito ou, senão, de onde estiver localizado o apêndice. Ela pode não ocorrer ou ser intermitente, ou pode haver apenas desconforto significativo com a palpação profunda. Náuseas, anorexia e vômitos podem ser queixas proeminentes. Casos raros podem até apresentar sinais e sintomas de obstrução intestinal distal secundária à inflamação do apêndice e formação de flegmão ou abscesso.

TABELA 331-2 ■ Frequência relativa dos sintomas de apresentação comuns

Sintomas	Frequência
Dor abdominal	> 95%
Anorexia	> 70%
Constipação	4-16%
Diarreia	4-16%
Febre	10-20%
Migração da dor para o quadrante inferior direito	50-60%
Náuseas	> 65%
Vômitos	50-75%

TABELA 331-3 ■ Frequência relativa de alguns sinais de apresentação

Sinais	Frequência
Dor à palpação do abdome	> 95%
Dor no quadrante inferior direito	> 90%
Dor à descompressão	30-70%
Dor retal	30-40%
Dor à mobilização do colo uterino	30%
Rigidez	~ 10%
Sinal do psoas	3-5%
Sinal do obturador	5-10%
Sinal de Rovsing	5%
Massa palpável	< 5%

TABELA 331-4 ■ Sinais clássicos de apendicite nos pacientes com dor abdominal

Manobra	Achados
Sinal de Rovsing	A palpação do quadrante inferior esquerdo causa dor no quadrante inferior direito
Sinal do obturador	A rotação interna do quadril causa dor, sugerindo a possibilidade de um apêndice inflamado localizado na pelve
Sinal do iliopsoas	A extensão do quadril direito causa dor ao longo do dorso posterolateral e quadril, sugerindo apendicite retrocecal

EXAMES LABORATORIAIS

Os exames laboratoriais não identificam pacientes com apendicite. A contagem de leucócitos está apenas moderadamente elevada em cerca de 70% dos pacientes com apendicite simples (com leucocitose de 10.000-18.000 células/μL). Um "desvio à esquerda" no sentido das formas jovens de polimorfonucleares está presente em > 95% dos casos. Uma pesquisa de anemia falciforme pode ser recomendável aos pacientes com descendência africana, espanhola, mediterrânea ou indiana. Os níveis séricos de amilase e lipase devem ser dosados.

O exame comum de urina está indicado para excluir condições urogenitais que podem simular apendicite aguda, mas poucos eritrócitos e leucócitos podem estar presentes como um achado inespecífico. Contudo, um apêndice inflamado em contato com o ureter ou a bexiga pode causar piúria estéril ou hematúria. Todas as mulheres em idade fértil devem fazer um teste de gravidez. As culturas cervicais estão indicadas quando há suspeita de doença inflamatória pélvica. Anemia e fezes positivas no teste de guáiaco devem levantar a suspeita de outras doenças ou complicações, como câncer.

EXAMES DE IMAGEM

As radiografias simples do abdome raramente são úteis e não devem ser solicitadas como rotina, a menos que o médico esteja preocupado com outras condições, como obstrução intestinal, perfuração de víscera oca ou ureterolitíase. Menos de 5% dos pacientes apresentam um fecálito opaco no quadrante inferior direito do abdome. A presença de um fecálito não confirma o diagnóstico de apendicite, embora sua localização em uma área apropriada na qual o paciente sente dor seja sugestiva e esteja associada a uma probabilidade maior de complicações.

A eficácia da ultrassonografia como recurso diagnóstico para apendicite depende muito do examinador. Mesmo em mãos muito experientes, o apêndice pode não ser visualizado. Sua sensibilidade geral é de 0,86 com especificidade de 0,81. A ultrassonografia, principalmente com técnicas intravaginais, parece ser mais útil para a identificação de patologia pélvica das mulheres. As alterações ultrassonográficas que sugerem a presença de apendicite incluem espessamento de parede, aumento do diâmetro do apêndice e presença de líquido livre. Em muitas instituições, a prática corrente é primeiro realizar uma ultrassonografia e, depois, recorrer aos outros exames de imagem, apenas quando os resultados da primeira são inconclusivos.

A sensibilidade e a especificidade da TC são de 0,94 e 0,95, respectivamente, no mínimo. Assim, considerando-se seu valor preditivo negativo alto, a TC pode ser útil quando há dúvida quanto ao diagnóstico, embora os exames realizados no início da evolução da doença possam não mostrar os achados radiográficos típicos. Nos pacientes com diagnóstico duvidoso, postergar uma intervenção cirúrgica no momento da apresentação para realizar uma TC não parece aumentar o risco de perfuração. A TC é uma técnica mais confiável para avaliar a gravidade da apendicite aguda quando não há sinais peritoneais indicativos de perfuração, abscesso ou suspeita de uma neoplasia maligna associada.

As anormalidades sugestivas à TC incluem dilatação > 6 mm com espessamento de parede, um lúmen que não se enche com contraste entérico e espessamento de gordura ou ao redor do apêndice, sugerindo inflamação (Figs. 331-3 e 331-4). A presença de ar ou contraste no lúmen intestinal não é compatível com o diagnóstico de apendicite. Além disso, a impossibilidade de demonstrar o apêndice é um achado inespecífico, que não deve ser usado para descartar a presença de apendicite ou inflamação periapendicular.

POPULAÇÕES DE PACIENTES ESPECIAIS

Apendicite é a emergência cirúrgica geral extrauterina mais observada durante a gestação. Os sintomas iniciais de apendicite, como náuseas e anorexia, podem não ser valorizados. O diagnóstico de apendicite em gestantes pode ser especialmente difícil, pois, à medida que o útero aumenta de tamanho, ele pode empurrar o apêndice mais para cima no flanco direito ou até o quadrante superior direito, ou porque o útero gravídico pode obscurecer os sinais físicos típicos. A ultrassonografia pode facilitar o diagnóstico precoce. Há necessidade de um alto índice de suspeição devido aos efeitos da apendicite não reconhecida e não tratada sobre o feto. Por exemplo, a taxa de mortalidade fetal é quatro vezes maior (de 5 para 20%) em pacientes com perfuração.

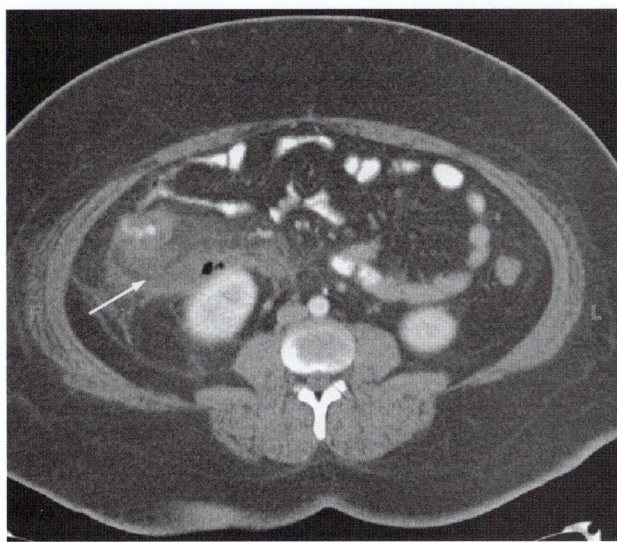

FIGURA 331-3 Tomografia computadorizada com contrastes oral e intravenoso em um paciente com apendicite aguda. A imagem demonstra espessamento da parede do apêndice e inflamação periapendicular (seta).

Os pacientes imunossuprimidos podem apresentar apenas dor leve e ter muitas outras doenças incluídas no diagnóstico diferencial, como infecções atípicas por micobactérias, citomegalovírus ou outros fungos. Enterocolite é uma preocupação e pode estar presente em pacientes com dor abdominal, febre e neutropenia devida à quimioterapia. A TC pode ser muito útil, embora seja importante não retardar a intervenção cirúrgica enquanto se aguarda a realização de exames nos pacientes sob suspeita de apendicite.

TRATAMENTO

Apendicite aguda

Quando não há contraindicações, a maioria dos pacientes com história clínica e exame físico fortemente sugestivos e anormalidades laboratoriais confirmatórias é candidata à apendicectomia. Em muitos casos, os exames de imagem não são necessários, mas são realizados frequentemente antes que seja solicitado um parecer do cirurgião. Sem dúvida, os exames de imagem e outros exames são apropriados aos pacientes cujas avaliações são sugestivas, mas não convincentes.

A TC pode indicar claramente a existência de apendicite ou outros processos intra-abdominais que necessitem de intervenção. Sempre que houver dúvidas quanto ao diagnóstico, é recomendável observar o

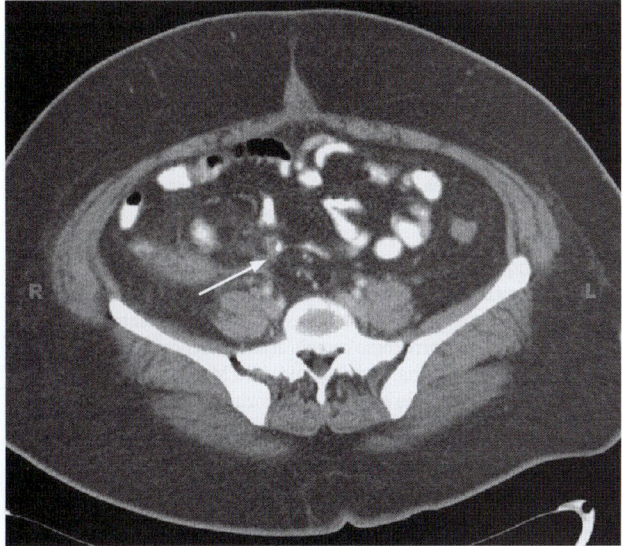

FIGURA 331-4 Fecálito apendicular (seta).

paciente e repetir o exame abdominal em 6 a 8 horas. Qualquer evidência de progressão é indicação para a cirurgia. Narcóticos podem ser administrados aos pacientes com dor intensa.

Todos os pacientes devem ser completamente preparados para a cirurgia, corrigindo-se qualquer anormalidade de líquidos e eletrólitos. A apendicectomia aberta ou laparoscópica é uma opção satisfatória para os pacientes com apendicite não complicada, embora a maioria das cirurgias seja realizada com uma técnica minimamente invasiva, beneficiando o paciente em termos de tempo de recuperação e complicações. O tratamento dos pacientes que se apresentam com uma massa causada por um flegmão ou abscesso pode ser mais difícil. Esses pacientes devem ser tratados com antibióticos de amplo espectro, drenagem, se o abscesso tiver > 3 cm de diâmetro, líquidos parenterais e repouso intestinal se parecerem responder ao tratamento conservador. O apêndice pode ser removido com mais segurança cerca 6 a 12 semanas mais tarde, depois da regressão da inflamação.

Atualmente, a apendicectomia laparoscópica é responsável pela maioria das apendicectomias realizadas nos países ocidentais e está associada a menos dor pós-operatória, internações hospitalares mais curtas, retorno mais rápido às atividades habituais e, provavelmente, menos complicações associadas à ferida operatória – embora o risco de abscesso intra-abdominal possa ser maior.

A abordagem laparoscópica também pode ser útil quando houver dúvidas quanto ao diagnóstico. Uma abordagem laparoscópica também pode facilitar a exposição nos pacientes muito obesos. Quando não há complicações, a maioria dos pacientes pode receber alta dentro de 24 a 40 horas depois da cirurgia. As complicações cirúrgicas mais comuns são febre e leucocitose. A persistência dessas anormalidades por mais de 5 dias deve levantar suspeita da presença de abscesso intra-abdominal. A taxa de mortalidade da apendicite não complicada sem perfuração é de 0,1 a 0,5%, o que se aproxima do risco da anestesia geral. A taxa de mortalidade da apendicite perfurada ou de outras doenças complicadas é muito maior, variando de 3%, em geral, até 15% na população idosa.

PERITONITE AGUDA

A origem mais comum (embora possa haver outra) da peritonite aguda, ou inflamação do peritônio visceral e parietal, é a infecciosa, resultando de perfuração de víscera oca. Isso se chama *peritonite secundária*, em contrapartida à *peritonite primária* ou *espontânea*, quando não se pode identificar uma fonte específica intra-abdominal. Em todos os casos, a inflamação pode ser localizada ou difusa.

ETIOLOGIA

Os microrganismos infecciosos podem contaminar a cavidade peritoneal depois da perfuração de uma víscera oca, por uma ferida penetrante da parede abdominal ou pela introdução de um objeto estranho, como um cateter de diálise peritoneal que se torna infectado. A peritonite secundária resulta mais comumente da perfuração do apêndice, de divertículos colônicos ou do estômago e do duodeno. Também pode ocorrer como complicação de infarto ou encarceramento intestinal, câncer, doença inflamatória intestinal e obstrução ou volvo intestinal. As condições que podem causar peritonite bacteriana secundária e o seu mecanismo estão listadas na **Tabela 331-5**. Mais de 90% dos casos de peritonite bacteriana primária ou espontânea ocorrem em pacientes com ascite ou hipoproteinemia (< 1 g/L).

A peritonite asséptica é causada com maior frequência pela presença anormal de líquidos fisiológicos, como suco gástrico, bile, enzimas pancreáticas, sangue ou urina. Ela também pode ser causada pelos efeitos de corpos estranhos normalmente estéreis, como esponjas e instrumentos cirúrgicos. Mais raramente, ela ocorre como complicação de doenças sistêmicas, como lúpus eritematoso, porfiria e febre familiar do Mediterrâneo. A irritação química causada pelo ácido gástrico e por enzimas pancreáticas ativadas é extrema e pode haver infecção bacteriana secundária.

MANIFESTAÇÕES CLÍNICAS

Os sinais e sintomas cardinais de peritonite são dor abdominal aguda geralmente intensa com dor à palpação do abdome e febre. As queixas do paciente em relação à dor dependem de sua saúde física geral e de a inflamação

TABELA 331-5 ■ Condições que causam peritonite bacteriana secundária

Perfuração intestinal	Perfuração ou extravasamento de outros órgãos
Apendicite traumática (traumatismo fechado ou penetrante)	Extravasamento de bile (p. ex., depois de biópsia hepática)
Deiscência de anastomose	Colecistite
Aderência	Sangramento intraperitoneal
Diverticulite	Pancreatite
Iatrogênica (incluindo perfuração endoscópica)	Salpingite
Ingestão de corpo estranho	Ruptura da bexiga – traumática ou de outras causas
Inflamação	**Perda da integridade peritoneal**
Intussuscepção	Quimioterapia intraperitoneal
Neoplasias	Iatrogênica (p. ex., corpo estranho pós-operatório)
Obstrução	Abscesso perirrenal
Doença ulcerosa péptica	Diálise peritoneal ou outros dispositivos de longa permanência
Hérnia estrangulada	Traumatismo
Vascular (incluindo isquemia ou embolia)	

ser difusa ou localizada. Pacientes idosos e imunossuprimidos podem não responder de maneira tão intensa à irritação. A peritonite difusa generalizada costuma ser reconhecida com dor abdominal difusa à palpação com dor à palpação local, rigidez e outras evidências de irritação peritoneal parietal. Os sinais clínicos podem ser identificados apenas em uma região específica do abdome quando o processo inflamatório intraperitoneal está limitado ou contido, como pode ocorrer na apendicite ou na diverticulite não complicada. Os ruídos hidroaéreos geralmente estão ausentes ou hipoativos.

A maioria dos pacientes apresenta taquicardia e sinais de depleção de volume com hipotensão. Os exames laboratoriais costumam revelar leucocitose significativa, e os pacientes podem ter acidose grave. Os exames radiológicos podem mostrar dilatação intestinal e edema associado da parede intestinal. A presença de pneumoperitônio ou outra evidência de extravasamento exige atenção e pode representar uma emergência cirúrgica. Nos pacientes estáveis com ascite, está indicada paracentese diagnóstica, por meio da qual o líquido é avaliado quanto às proteínas, à lactato-desidrogenase e à contagem de células.

TRATAMENTO E PROGNÓSTICO

Embora as taxas de mortalidade possam ser < 10% nos pacientes razoavelmente saudáveis com peritonite localizada relativamente não complicada, as taxas de mortalidade podem ser > 40% nos idosos e pacientes imunossuprimidos. O tratamento bem-sucedido depende de correção de quaisquer anormalidades eletrolíticas, reposição volêmica e estabilização do sistema circulatório, tratamento antibiótico apropriado e correção cirúrgica de quaisquer anormalidades subjacentes.

Agradecimento Agradecemos muito pela sabedoria e a expertise do Dr. William Silen neste capítulo atualizado sobre apendicite e peritonite agudas.

LEITURAS ADICIONAIS

Andersson RE: Short-term complications and long-term morbidity of laparoscopic and open appendicectomy in a national cohort. Br J Surg 101:1135, 2014.

Buckius MT et al: Changing epidemiology of acute appendicitis in the United States: Study period 1993–2008. J Surg Res 175:185, 2012.

CODA Collaborative: A randomized trial comparing antibiotics with appendectomy for appendicitis. N Engl J Med 383:1907, 2020.

Di Saverio S et al: Diagnosis and treatment of acute appendicitis: 2020 update of the WSES Jerusalem guidelines. World J Emerg Surg 15:27, 2020.

Drake FT et al: Time to appendectomy and risk of perforation in acute appendicitis. JAMA Surg 149:837, 2014.

Flum DR: Acute appendicitis—appendectomy of the "antibiotics first" strategy. N Engl J Med 372:1937, 2015.

Ohle R et al: The Alvarado score for predicting acute appendicitis: A systematic review. BMC Med 9:139, 2011.

Talan DA, DiSaverio S: Treatment of acute uncomplicated appendicitis. N Engl J Med 385:1116, 2021.

Vons C et al: Amoxicillin plus clavulanic acid versus appendicectomy for treatment of acute uncomplicated appendicitis: An open-label, non-inferiority, randomised controlled trial. Lancet 377:1573, 2011.

Seção 2   Nutrição

332 Necessidades de nutrientes e avaliação nutricional
Johanna T. Dwyer

Nutrientes são substâncias não sintetizadas em quantidades suficientes pelo corpo, devendo, portanto, ser fornecidas pela dieta. As necessidades nutricionais dos grupos de pessoas sadias foram determinadas experimentalmente. A falta de nutrientes essenciais causa déficits de crescimento, disfunção dos órgãos e incapacidade de manter o balanço nitrogenado ou os níveis normais de proteínas e outros nutrientes. Para ter boa saúde, precisamos de nutrientes que forneçam energia (proteínas, lipídeos e carboidratos), vitaminas, minerais e água. As necessidades de nutrientes orgânicos incluem 9 aminoácidos essenciais, vários ácidos graxos, glicose, 4 vitaminas lipossolúveis, 10 vitaminas hidrossolúveis, fibra alimentar e colina. A dieta também deve fornecer várias substâncias inorgânicas, incluindo 4 minerais, 7 oligominerais, 3 eletrólitos e oligoelementos.

As quantidades de nutrientes essenciais necessárias para cada indivíduo diferem conforme sua idade e condição fisiológica. Os nutrientes condicionalmente essenciais não precisam estar presentes na dieta, mas devem ser fornecidos a determinados indivíduos que não os sintetizam em quantidades suficientes, inclusive pacientes portadores de anomalias genéticas; determinadas patologias como infecção, doença ou traumatismo com implicações nutricionais; e lactentes com atrasos do desenvolvimento. Por exemplo, inositol, taurina, arginina e glutamina podem ser necessários aos lactentes prematuros. Muitos outros compostos orgânicos e inorgânicos presentes nos alimentos e em suplementos dietéticos (p. ex., pesticidas, chumbo, fitoquímicos, zooquímicos e produtos microbianos) também podem ter efeitos na saúde.

NECESSIDADES DE NUTRIENTES ESSENCIAIS

Energia Para manter o peso estável, a ingestão de energia deve igualar-se ao gasto de energia. Os principais componentes do gasto energético são gasto energético basal (GEB) e atividade física; componentes menos importantes incluem o gasto de energia com o metabolismo dos alimentos (efeito térmico dos alimentos ou ação dinâmica específica) e a termogênese gerada por tremores (p. ex., termogênese induzida pelo frio). Nos Estados Unidos, a ingestão média de energia é de aproximadamente 2.600 kcal/dia para os homens e em torno de 1.800 kcal/dia para as mulheres, embora essas estimativas variem de acordo com o tamanho corporal e o nível de atividade. As fórmulas para calcular o GEB aproximado são úteis à avaliação das necessidades energéticas de um indivíduo cujo peso é estável. Assim, para os homens, GEB = 900 + 10m e, para as mulheres, GEB = 700 + 7m, em que m é a massa em quilogramas. O GEB calculado é, então, ajustado para o nível de atividade física, multiplicando-se por 1,2 para indivíduos sedentários, por 1,4 para os moderadamente ativos, ou por 1,8 para os muito ativos. O resultado final – a necessidade energética estimada (EER, de *estimated energy requirement*) – fornece uma aproximação das necessidades calóricas totais no estado de equilíbrio de energia para um indivíduo de determinada idade, sexo, peso, altura e nível de atividade física. **Ver descrição mais detalhada do equilíbrio de energia na saúde e na doença no Capítulo 334.**

Proteína A proteína alimentar consiste em aminoácidos essenciais e não essenciais necessários à síntese proteica. Os nove aminoácidos essenciais são histidina, isoleucina, leucina, lisina, metionina/cisteína, fenilalanina/tirosina, treonina, triptofano e valina. Certos aminoácidos como a alanina também podem ser usados para obtenção de energia e gliconeogênese. Quando a ingestão energética é insuficiente, a ingestão proteica deve ser aumentada porque os aminoácidos são desviados para as vias de síntese e oxidação da glicose. Nos estados de privação extrema de energia, pode ocorrer desnutrição proteicocalórica **(Capítulo 334)**.

Nos adultos, a ingestão dietética recomendada (RDA, de *recommended dietary allowance*) de proteínas é de aproximadamente 0,8 g/kg de massa corporal desejável por dia, considerando que as necessidades de energia sejam apropriadas e que a proteína tenha valor biológico relativamente alto. As recomendações atuais para uma dieta saudável estimam que pelo menos 10 a 14% das calorias ingeridas sejam de proteínas. A maior parte das dietas dos Estados Unidos fornece pelo menos essas quantidades. O valor biológico tende a ser maior para as proteínas de origem animal, seguidas das proteínas das leguminosas (feijões), cereais (arroz, trigo e milho) e raízes. As combinações de proteínas vegetais que se complementam quanto aos seus perfis de aminoácidos essenciais, ou as combinações de proteínas vegetais e animais, podem aumentar o valor biológico e reduzir a ingestão proteica total necessária para que as necessidades sejam atendidas. Nos indivíduos saudáveis com alimentação adequada, o momento do consumo da proteína ao longo do dia apresenta pouco efeito.

As necessidades proteicas aumentam durante o crescimento, a gravidez, a lactação e a reabilitação depois de lesão ou desnutrição. A tolerância à proteína alimentar diminui com a insuficiência renal (com consequente uremia) e insuficiência hepática. O consumo normal de proteínas pode desencadear encefalopatia nos pacientes com cirrose hepática.

Lipídeos e carboidratos Os lipídeos são fontes de energia concentrada e representam em média 34% das calorias das dietas nos Estados Unidos. Entretanto, para ter ótima saúde, a ingestão de gordura não deve exceder 30% das calorias. A gordura saturada e a gordura *trans* devem ser limitadas a < 10% das calorias, com as gorduras poli-insaturadas representando < 10% das calorias e as gorduras monoinsaturadas o restante da ingestão de gorduras. Ao menos 45 a 55% das calorias totais devem ser derivadas dos carboidratos. O cérebro necessita de cerca de 100 g de glicose por dia como combustível; outros tecidos usam aproximadamente 50 g/dia. Alguns tecidos (p. ex., cérebro e eritrócitos) precisam da glicose de origem exógena ou fornecida a partir da proteólise muscular. Em condições hipocalóricas, com o tempo, podem ocorrer adaptações das necessidades de carboidratos. Assim como lipídeos (9 kcal/g), carboidratos (4 kcal/g) e proteínas (4 kcal/g), o álcool (etanol) fornece energia (7 kcal/g), embora não seja um nutriente.

Água Para os adultos, 1 a 1,5 mL de água por quilocaloria de energia gasta são suficientes em condições usuais para permitir variações normais da atividade física, sudorese e carga de solutos na dieta. As perdas hídricas incluem 50 a 100 mL/dia nas fezes, 500 a 1.000 mL/dia por evaporação ou expiração e, de acordo com a carga renal de solutos, ≥ 1.000 mL/dia na urina. Quando as perdas externas aumentam, a ingestão deve aumentar na mesma proporção para evitar desidratação. A febre aumenta a perda hídrica em torno de 200 mL/dia a cada 1 °C; a perda por diarreia varia, mas pode chegar a 5 L/dia na diarreia grave. Sudorese excessiva, exercício vigoroso e vômitos também aumentam a perda hídrica. Quando a função renal está normal e a ingestão de solutos é adequada, os rins podem ajustar o aumento da ingestão hídrica excretando até 18 L de água em excesso por dia **(Cap. 381)**. No entanto, a excreção urinária obrigatória pode comprometer o estado hídrico quando há ingestão inadequada ou quando as perdas aumentam com doença ou lesão renal.

Lactentes têm alta necessidade de água como consequência das razões aumentadas entre superfície e volume, sua incapacidade de informar sede e capacidade limitada de seu rins imaturos de lidar com as cargas elevadas de solutos renais. As necessidades adicionais de água durante a gravidez são de aproximadamente 30 mL/dia. Durante a lactação, a produção de leite aumenta as necessidades hídricas diárias, de modo que são necessários em torno de 1.000 mL de água adicional, ou 1 mL para cada mililitro de leite produzido. Também é importante dar atenção especial às necessidades hídricas dos idosos, que apresentam água corporal total reduzida, sensação de sede atenuada e estão mais sujeitos a usar fármacos, inclusive diuréticos.

Outros nutrientes Ver Capítulo 333 para descrições detalhadas das vitaminas e minerais.

INGESTÃO DIETÉTICA DE REFERÊNCIA E RDAs

Felizmente, a vida e o bem-estar humanos podem ser mantidos dentro de uma faixa muito ampla com a maioria das ingestões nutricionais. No entanto, a capacidade de adaptação não é ilimitada – o consumo excessivo ou deficiente de um nutriente pode ter efeitos adversos ou alterar os benefícios à saúde conferidos por outro nutriente. Por isso, criaram-se recomendações de referência em relação ao consumo de nutrientes com a finalidade de orientar a prática clínica. Essas previsões quantitativas da ingestão de nutrientes são conhecidas coletivamente nos Estados Unidos e no Canadá como ingestões dietéticas de referência (DRIs, de *dietary reference intakes*). As DRIs substituíram as RDAs – os únicos valores de referência usados nos Estados Unidos até o início dos anos 1990. As DRIs incluem uma *necessidade média estimada* (EAR, de *estimated average requirement*) de nutrientes, assim como outros valores de referência usados no planejamento dietético: RDA, *ingestão adequada* (AI, de *adequate intake*), ingesta para redução de risco em doença crônica (CDRR, de *chronic disease risk reduction*) e *nível máximo* (UL, de *upper level*) tolerável. As DRIs também incluem faixas aceitáveis de distribuição de macronutrientes (AMDRs, de *acceptable macronutrient distribution ranges*) para proteínas, lipídeos e carboidratos. As **Tabelas 332-1 e 332-2** contêm, respectivamente, as DRIs atuais para vitaminas e elementos. A **Tabela 332-3** descreve as DRIs para água e macronutrientes. **As EERs estão descritas no Capítulo 334 sobre balanço energético na saúde e na doença.**

Necessidade média estimada (EAR)
Quando as manifestações exuberantes das doenças clássicas por deficiência dietética (p. ex., raquitismo por deficiência de vitamina D e cálcio; escorbuto por deficiência de vitamina C; xeroftalmia por deficiência de vitamina A) e a desnutrição proteicocalórica eram comuns, a adequação nutricional era inferida a partir da ausência de seus sinais clínicos. Mais tarde, as alterações bioquímicas e outras anormalidades foram usadas, porque se tornavam evidentes muito tempo antes que a deficiência causasse manifestações clínicas. Em consequência, os critérios de adequação baseiam-se agora em marcadores biológicos quando estão disponíveis. A prioridade é atribuída aos testes bioquímicos, fisiológicos ou comportamentais sensíveis que demonstrem alterações precoces dos processos de regulação; manutenção das reservas corporais de nutrientes; ou, quando disponível, a quantidade de um nutriente que minimize o risco de doenças degenerativas crônicas. Os esforços atuais enfatizam essa última variável, mas não existem marcadores relevantes e os intervalos longos entre a ingestão e as consequências patológicas complicam ainda mais esse quadro.

Os tipos de evidências e critérios usados para estabelecer as necessidades nutricionais variam conforme o nutriente, a idade e o grupo fisiológico. EAR é a quantidade estimada de um nutriente considerada adequada para a metade dos indivíduos sadios, de acordo com a idade e o sexo. A EAR não é uma estimativa eficaz para a adequação nutricional dos pacientes, porque é uma necessidade mediana para um grupo; 50% dos indivíduos de um grupo ficam abaixo das necessidades e 50% ficam acima disso. Assim, uma pessoa com ingestão diária na faixa da EAR apresenta 50% de risco de consumo inadequado. Por essas razões, os outros padrões descritos a seguir são mais úteis na prática clínica.

Ingestão dietética recomendada (RDA)
A RDA – meta de ingestão de nutrientes para planejar dietas de indivíduos – representa o nível médio de ingestão dietética diária que atende às necessidades de nutrientes de quase todos os indivíduos adultos saudáveis de determinado sexo, idade, estágio de vida ou condição fisiológica (p. ex., gravidez ou lactação). É definida estatisticamente como dois desvios-padrão acima da EAR, de forma a assegurar que as necessidades de determinado indivíduo sejam atendidas. Uma ferramenta *on-line* disponível em https://www.nal.usda.gov/fnic/dri-calculator/ permite que profissionais de saúde calculem as recomendações de nutrientes diários individualizadas para o planejamento dietético com base nas DRIs. As RDAs são usadas para formular diretrizes alimentares como a usada no Plano MyPlate, do U.S. Department of Agriculture (USDA) (https://www.choosemyplate.gov/resources/MyPlatePlan), a fim de criar listas de substituição de alimentos para o planejamento de dietas terapêuticas, bem como servir de padrão para descrições do conteúdo nutricional de alimentos processados e suplementos nutricionais nos rótulos.

O risco de inadequação dietética aumenta à medida que o indivíduo fica abaixo da RDA. No entanto, a RDA é um critério excessivamente generoso para avaliar a adequação nutricional. Por exemplo, por definição, a RDA excede as necessidades reais de quase toda a população, exceto cerca de 2 a 3%. Por essa razão, algumas pessoas cujas ingestões ficam abaixo da RDA ainda ingerem quantidades suficientes deste nutriente. Nos rótulos dos alimentos, o teor nutricional de um alimento é estabelecido pelo peso ou como percentual do valor diário (VD), uma variante da RDA usada na tabela de informações nutricionais que, para um adulto, representa a RDA mais alta para uma pessoa que consome 2.000 kcal.

Ingestão adequada (AI)
Não é possível estabelecer uma RDA para alguns nutrientes que não têm EAR estabelecida. Nesses casos, a AI está baseada em aproximações observadas ou determinadas da ingestão nutricional de pessoas sadias. Com as DRIs, propõem-se as AIs no lugar das RDAs para os nutrientes consumidos por lactentes (com até 1 ano de idade) assim como cromo, flúor, manganês, sódio, potássio, ácido pantotênico, biotina, colina e água consumidos por indivíduos de todas as idades.

Níveis máximos (ULs) toleráveis
Indivíduos saudáveis não auferem quaisquer efeitos benéficos demonstráveis do consumo de quantidades de nutrientes acima da RDA ou da AI. Na verdade, a ingestão excessiva de nutrientes pode alterar as funções orgânicas e causar distúrbios agudos, progressivos ou permanentes. O UL tolerável de ingestão é o nível mais alto de ingestão nutricional crônica (geralmente diária), que tem pouca probabilidade de causar efeitos adversos sobre a saúde da maioria da população. Não se dispõe de dados sobre os efeitos adversos de grandes quantidades de diversos nutrientes, ou estes são limitados demais para estabelecer um UL. Assim, a falta de um UL *não* significa que o risco de efeitos adversos pelo consumo elevado seja inexistente. Os níveis de nutrientes dos alimentos comumente ingeridos raramente ultrapassam o UL tolerável. No entanto, alimentos e suplementos dietéticos altamente enriquecidos fornecem quantidades mais concentradas de nutrientes por dose e, em consequência, acarretam risco potencial de efeitos tóxicos. Os suplementos dietéticos são rotulados como Dados Suplementares, que expressam a quantidade de nutriente presente em unidades absolutas ou como porcentagem do VD fornecido pelo tamanho da porção recomendada. A ingesta total de nutrientes, incluindo os presentes nos alimentos, suplementos e fármacos adquiridos sem prescrição médica (p. ex., antiácidos), não deve exceder os níveis da RDA.

Ingesta para redução do risco de doença crônica (CDRR)
Este é o nível acima do qual espera-se que uma redução na ingesta reduza o risco de doenças crônicas. Por exemplo, o sódio CDRR para adultos é de 2.300 mg/dia, e este é o menor nível de ingesta para o qual há evidências suficientemente fortes para caracterizar uma CDRR. Não há CDRR para potássio ou outros nutrientes, mas a AI para o potássio foi reduzida para 2.500 mg/dia em vez do nível maior anterior. No momento, as recomendações populacionais para CDRR não estão disponíveis para outros nutrientes.

Faixas aceitáveis de distribuição de macronutrientes (AMDRs)
As AMDRs não são determinadas experimentalmente; em vez disso, representam faixas amplas do consumo de macronutrientes fornecedores de energia (proteínas, carboidratos e gorduras) que o Comitê de Nutrição e Alimento da National Academy of Medicine (antes denominado Institute of Medicine [IOM]) considera saudáveis. Esses limites variam de 10 a 35% das calorias na forma de proteínas, 20 a 35% de calorias como gordura e 45 a 65% de calorias na forma de carboidratos. O álcool, que também fornece energia, não é um nutriente; portanto, não são fornecidas recomendações.

FATORES QUE ALTERAM AS NECESSIDADES DE NUTRIENTES
As DRIs são afetadas por idade, sexo, taxa de crescimento, gravidez, lactação, nível de atividade física, doenças coexistentes, fármacos e composição da dieta. O planejamento da dieta torna-se mais difícil quando os requisitos de suficiência dos nutrientes estão próximos dos níveis que indicam excesso de um nutriente.

Fatores fisiológicos
Crescimento, atividade física extenuante, gestação e lactação aumentam a necessidade de energia e vários nutrientes essenciais. As necessidades de energia aumentam na gravidez em razão das demandas impostas pelo feto em crescimento e pelo aumento das necessidades de energia para produzir leite durante a lactação. As necessidades de energia diminuem com a perda de massa corporal magra, o principal determinante do GEB. As necessidades de energia dos indivíduos idosos, especialmente após os 70 anos, tendem a ser menores que as dos indivíduos mais jovens porque a massa magra, o nível de atividade física e a saúde comumente declinam com a idade.

Composição dietética
A composição da dieta afeta a biodisponibilidade e o uso dos nutrientes. Por exemplo, a absorção de ferro pode ser prejudicada por grandes quantidades de cálcio ou chumbo; de forma semelhante, a captação do ferro livre pode ser prejudicada pela falta de ácido ascórbico e aminoácidos na refeição. A proteína corporal pode ser reduzida quando os aminoácidos essenciais não estão presentes em quantidades suficientes

TABELA 332-1 ■ Ingestões dietéticas de referência (DRIs): ingestões dietéticas recomendadas e ingestões adequadas de vitaminas

Grupo ou estágio de vida	Vitamina A (μg/dia)[a]	Vitamina C (mg/dia)	Vitamina D (μg/dia)[b,c]	Vitamina E (mg/dia)[d]	Vitamina K (μg/dia)	TIAMINA (mg/dia)	Riboflavina (mg/dia)	Niacina (mg/dia)[e]	Vitamina B_6 (mg/dia)	Folato (μg/dia)[f]	Vitamina B_{12} (μg/dia)	Ácido pantotênico (mg/dia)	Biotina (μg/dia)	Colina (mg/dia)[g]
Lactentes														
Nascimento a 6 meses	400*	40*	10	4*	2,0*	0,2*	0,3*	2*	0,1*	65*	0,4*	1,7*	5*	125*
6-12 meses	500*	50*	10	5*	2,5*	0,3*	0,4*	4*	0,3*	80*	0,5*	1,8*	6*	150*
Crianças														
1-3 anos	300	15	15	6	30*	0,5	0,5	6	0,5	150	0,9	2*	8*	200*
4-8 anos	400	25	15	7	55*	0,6	0,6	8	0,6	200	1,2	3*	12*	250*
Homens														
9-13 anos	600	45	15	11	60*	0,9	0,9	12	1,0	300	1,8	4*	20*	375*
14-18 anos	900	75	15	15	75*	1,2	1,3	16	1,3	400	2,4	5*	25*	550*
19-30 anos	900	90	15	15	120*	1,2	1,3	16	1,3	400	2,4	5*	30*	550*
31-50 anos	900	90	15	15	120*	1,2	1,3	16	1,3	400	2,4	5*	30*	550*
51-70 anos	900	90	15	15	120*	1,2	1,3	16	1,7	400	2,4[h]	5*	30*	550*
> 70 anos	900	90	20	15	120*	1,2	1,3	16	1,7	400	2,4[h]	5*	30*	550*
Mulheres														
9-13 anos	600	45	15	11	60*	0,9	0,9	12	1,0	300	1,8	4*	20*	375*
14-18 anos	700	65	15	15	75*	1,0	1,0	14	1,2	400[i]	2,4	5*	25*	400*
19-30 anos	700	75	15	15	90*	1,1	1,1	14	1,3	400[i]	2,4	5*	30*	425*
31-50 anos	700	75	15	15	90*	1,1	1,1	14	1,3	400[i]	2,4	5*	30*	425*
51-70 anos	700	75	15	15	90*	1,1	1,1	14	1,5	400	2,4[h]	5*	30*	425*
> 70 anos	700	75	20	15	90*	1,1	1,1	14	1,5	400	2,4[h]	5*	30*	425*
Mulheres grávidas														
14-18 anos	750	80	15	15	75*	1,4	1,4	18	1,9	600[j]	2,6	6*	30*	450*
19-30 anos	770	85	15	15	90*	1,4	1,4	18	1,9	600[j]	2,6	6*	30*	450*
31-50 anos	770	85	15	15	90*	1,4	1,4	18	1,9	600[j]	2,6	6*	30*	450*
Mulheres que amamentam														
14-18 anos	1.200	115	15	19	75*	1,4	1,6	17	2,0	500	2,8	7*	35*	550*
19-30 anos	1.300	120	15	19	90*	1,4	1,6	17	2,0	500	2,8	7*	35*	550*
31-50 anos	1.300	120	15	19	90*	1,4	1,6	17	2,0	500	2,8	7*	35*	550*

Nota: Esta tabela (reproduzida com base nos relatórios das DRIs; ver *www.nap.edu*) apresenta as ingestões dietéticas recomendadas (RDAs) em **negrito** e as ingestões adequadas (AIs) em caracteres normais seguidos por um asterisco (*). Uma RDA representa o nível de ingestão alimentar diária média suficiente para atender às necessidades de nutrientes de quase todos os indivíduos saudáveis (97-98%) em um grupo. A RDA é calculada a partir de uma necessidade média estimada (EAR). Caso não haja evidências científicas suficientes para estabelecer a EAR e, portanto, para calcular uma RDA, uma AI é geralmente estabelecida. Para recém-nascidos saudáveis em amamentação, uma AI representa a ingestão média. Acredita-se que a AI de outros grupos em estágios de vida e sexo específicos atenda às necessidades de todos os indivíduos saudáveis daqueles grupos, porém a falta ou incerteza nos dados impossibilita a especificação confiável da porcentagem de indivíduos beneficiados por essa ingestão.

[a]Como equivalentes da atividade retinol (RAEs). 1 RAE = 1 μg de retinol, 12 μg de β-caroteno, 24 μg de α-caroteno ou 24 μg de β-criptoxantina. O RAE dos carotenoides da pró-vitamina A da dieta é duas vezes maior que o equivalente de retinol (RE), enquanto o RAE da vitamina A pré-formada é igual ao RE. [b]Na forma de colecalciferol. 1 μg de colecalciferol = 40 UI de vitamina D. [c]Supondo que haja exposição mínima à luz solar. [d]Na forma de α-tocoferol. O α-tocoferol inclui *RRR*-α-tocoferol, a única forma de α-tocoferol que ocorre naturalmente nos alimentos, bem como as formas 2R-estereoisoméricas do α-tocoferol (*RRR*, *RSR*, *RRS* e *RSS*-α-tocoferol), que ocorrem em alimentos reforçados e suplementos. Não inclui as formas 2S-estereoisoméricas do α-tocoferol (*SRR*, *SSR*, *SRS* e *SSS*-α-tocoferol), também encontradas em alimentos reforçados e suplementos. [e]Na forma de equivalentes de niacina (NEs). 1 mg de niacina = 60 mg de triptofano; 0-6 meses = niacina pré-formada (não é NE). [f]Na forma de equivalentes alimentares de folato (EAF). 1 EAF = 1 μg de folato na dieta = 0,6 μg de ácido fólico a partir de alimentos reforçados ou como um suplemento consumido com o alimento = 0,5 μg de um suplemento ingerido com o estômago vazio. [g]Embora as AIs tenham sido estabelecidas para colina, existem poucos dados para avaliar se um suplemento alimentar de colina seria necessário em todos os estágios da vida; é possível que a necessidade de colina seja atingida por meio da síntese endógena em alguns desses estágios. [h]Como 10-30% dos idosos podem apresentar absorção inadequada de vitamina B_{12} ligada aos alimentos, é aconselhável que os indivíduos com idade > 50 anos obtenham sua RDA principalmente por meio do consumo de alimentos reforçados com B_{12} ou de um suplemento que contenha esta vitamina. [i]Em vista das evidências que relacionam a ingestão inadequada de folato com anomalias do tubo neural do feto, recomenda-se que todas as mulheres capazes de engravidar consumam 400 μg de folato a partir de suplementos ou alimentos reforçados, além da ingesta de folato presente em uma dieta variada. [j]Supõe-se que as mulheres continuem a consumir 400 μg de suplementos ou alimentos reforçados até que a sua gravidez seja confirmada e que iniciem o acompanhamento pré-natal, o que ocorre normalmente depois do final do período periconcepcional – o período crítico para a formação do tubo neural.

Fonte: National Academies of Sciences, Engineering, and Medicine. 2019. Dietary Reference Intakes for Sodium and Potassium. https://doi.org/10.17226/25353. Adaptada e reproduzida com autorização da National Academy of Sciences, Courtesy of the National Academies.

TABELA 332-2 ■ Ingestões dietéticas de referência (DRIs): ingestões dietéticas recomendadas e ingestões adequadas de minerais

Grupo por estágio de vida	Cálcio (mg/dia)	Cromo (µg/dia)	Cobre (µg/dia)	Fluoreto (mg/dia)	Iodo (µg/dia)	Ferro (mg/dia)	Magnésio (mg/dia)	Manganês (mg/dia)	Molibdênio (µg/dia)	Fósforo (mg/dia)	Selênio (µg/dia)	Zinco (mg/dia)	Potássio (g/dia)	Sódio (g/dia)	Cloreto (g/dia)
Lactentes															
Nascimento a 6 meses	200*	0,2*	200*	0,01*	110*	0,27*	30*	0,003*	2*	100*	15*	2*	0,4*	0,12*	0,18*
6-12 meses	260*	5,5*	220*	0,5*	130*	11	75*	0,6*	3*	275*	20*	3	0,7*	0,37*	0,57*
Crianças															
1-3 anos	700	11*	340	0,7*	90	7	80	1,2*	17	460	20	3	3,0*	1,0*	1,5*
4-8 anos	1.000	15*	440	1*	90	10	130	1,5*	22	500	30	5	3,8*	1,2*	1,9*
Homens															
9-13 anos	1.300	25*	700	2*	120	8	240	1,9*	34	1.250	40	8	4,5*	1,5*	2,3*
14-18 anos	1.300	35*	890	3*	150	11	410	2,2*	43	1.250	55	11	4,7*	1,5*	2,3*
19-30 anos	1.000	35*	900	4*	150	8	400	2,3*	45	700	55	11	4,7*	1,5*	2,3*
31-50 anos	1.000	35*	900	4*	150	8	420	2,3*	45	700	55	11	4,7*	1,5*	2,3*
51-70 anos	1.000	30*	900	4*	150	8	420	2,3*	45	700	55	11	4,7*	1,3*	2,0*
> 70 anos	1.200	30*	900	4*	150	8	420	2,3*	45	700	55	11	4,7*	1,2*	1,8*
Mulheres															
9-13 anos	1.300	21*	700	2*	120	8	240	1,6*	34	1.250	40	8	4,5*	1,5*	2,3*
14-18 anos	1.300	24*	890	3*	150	15	360	1,6*	43	1.250	55	9	4,7*	1,5*	2,3*
19-30 anos	1.000	25*	900	3*	150	18	310	1,8*	45	700	55	8	4,7*	1,5*	2,3*
31-50 anos	1.000	25*	900	3*	150	18	320	1,8*	45	700	55	8	4,7*	1,5*	2,3*
51-70 anos	1.200	20*	900	3*	150	8	320	1,8*	45	700	55	8	4,7*	1,3*	2,0*
> 70 anos	1.200	20*	900	3*	150	8	320	1,8*	45	700	55	8	4,7*	1,2*	1,8*
Mulheres grávidas															
14-18 anos	1.300	29*	1.000	3*	220	27	400	2,0*	50	1.250	60	12	4,7*	1,5*	2,3*
19-30 anos	1.000	30*	1.000	3*	220	27	350	2,0*	50	700	60	11	4,7*	1,5*	2,3*
31-50 anos	1.000	30*	1.000	3*	220	27	360	2,0*	50	700	60	11	4,7*	1,5*	2,3*
Mulheres que amamentam															
14-18 anos	1.300	44*	1.300	3*	290	10	360	2,6*	50	1.250	70	13	5,1*	1,5*	2,3*
19-30 anos	1.000	45*	1.300	3*	290	9	310	2,6*	50	700	70	12	5,1*	1,5*	2,3*
31-50 anos	1.000	45*	1.300	3*	290	9	320	2,6*	50	700	70	12	5,1*	1,5*	2,3*

Nota: Esta tabela (reproduzida com base nos relatórios das DRIs; ver www.nap.edu) apresenta as ingestões dietéticas recomendadas (RDAs) em **negrito** e as ingestões adequadas (AIs) em caracteres normais seguidos por um asterisco (*). Uma RDA representa o nível de ingestão alimentar diária média suficiente para atender às necessidades de nutrientes de quase todos os indivíduos saudáveis (97-98%) em um grupo. A RDA é calculada a partir de uma necessidade média estimada (EAR). Caso não haja evidências científicas suficientes para estabelecer a EAR e, portanto, para calcular uma RDA, uma AI é geralmente estabelecida. Para recém-nascidos saudáveis em amamentação, uma AI representa a ingestão média. Acredita-se que a AI de outros grupos com estágios de vida e sexo específicos atenda às necessidades de todos os indivíduos saudáveis daqueles grupos, porém a falta ou incerteza nos dados impossibilita a especificação confiável da porcentagem de indivíduos beneficiados por essa ingestão.

Fonte: National Academies of Sciences, Engineering, and Medicine. 2019. Dietary Reference Intakes for Sodium and Potassium. https://doi.org/10.17226/25353. Adaptada e reproduzida com autorização da National Academy of Sciences, Courtesy of the National Academies.

TABELA 332-3 ■ Ingestões dietéticas de referência (DRIs): ingestões dietéticas recomendadas e ingestões adequadas de água total e macronutrientes

Grupo por estágio de vida	Água total[a] (L/dia)	Carboidrato (g/dia)	Fibra total (g/dia)	Gordura (g/dia)	Ácido linoleico (g/dia)	Ácido α-linolênico (g/dia)	Proteína[b] (g/dia)
Lactentes							
Nascimento a 6 meses	0,7*	60*	ND[c]	31*	4,4*	0,5*	9,1*
6-12 meses	0,8*	95*	ND	30*	4,6*	0,5*	11,0
Crianças							
1-3 anos	1,3*	**130**	19*	ND	7*	0,7*	**13**
4-8 anos	1,7*	**130**	25*	ND	10*	0,9*	**19**
Homens							
9-13 anos	2,4*	**130**	31*	ND	12*	1,2*	**34**
14-18 anos	3,3*	**130**	38*	ND	16*	1,6*	**52**
19-30 anos	3,7*	**130**	38*	ND	17*	1,6*	**56**
31-50 anos	3,7*	**130**	38*	ND	17*	1,6*	**56**
51-70 anos	3,7*	**130**	30*	ND	14*	1,6*	**56**
> 70 anos	3,7*	**130**	30*	ND	14*	1,6*	**56**
Mulheres							
9-13 anos	2,1*	**130**	26*	ND	10*	1,0*	**34**
14-18 anos	2,3*	**130**	26*	ND	11*	1,1*	**46**
19-30 anos	2,7*	**130**	25*	ND	12*	1,1*	**46**
31-50 anos	2,7*	**130**	25*	ND	12*	1,1*	**46**
51-70 anos	2,7*	**130**	21*	ND	11*	1,1*	**46**
> 70 anos	2,7*	**130**	21*	ND	11*	1,1*	**46**
Mulheres grávidas							
14-18 anos	3,0*	**175**	28*	ND	13*	1,4*	**71**
19-30 anos	3,0*	**175**	28*	ND	13*	1,4*	**71**
31-50 anos	3,0*	**175**	28*	ND	13*	1,4*	**71**
Mulheres que amamentam							
14-18 anos	3,8*	**210**	29*	ND	13*	1,3*	**71**
19-30 anos	3,8*	**210**	29*	ND	13*	1,3*	**71**
31-50 anos	3,8*	**210**	29*	ND	13*	1,3*	**71**

Nota: Esta tabela (reproduzida com base nos relatórios das DRIs; ver www.nap.edu) apresenta as ingestões dietéticas recomendadas (RDAs) em **negrito** e as ingestões adequadas (AIs) em caracteres normais seguidos por um asterisco (*). Uma RDA representa o nível de ingestão alimentar diária média suficiente para atender às necessidades de nutrientes de quase todos os indivíduos saudáveis (97-98%) em um grupo. A RDA é calculada a partir de uma necessidade média estimada (EAR). Caso não haja evidências científicas suficientes para estabelecer a EAR e, portanto, para calcular uma RDA, uma AI é geralmente estabelecida. Para recém-nascidos saudáveis em amamentação, uma AI representa a ingestão média. Acredita-se que a AI para outros grupos com estágios de vida e sexo específicos atenda às necessidades de todos os indivíduos saudáveis daqueles grupos, porém a falta ou incerteza dos dados impossibilita a especificação confiável da porcentagem de indivíduos beneficiados por essa ingestão.

[a]Água total inclui toda a água contida em alimentos, bebidas e água ingerida *in natura*. [b]Com base nos gramas de proteína por quilograma de peso corporal para o peso corporal de referência (p. ex., para adultos: 0,8 g/kg de peso corporal para o peso corporal de referência). [c]ND, não determinado.

Fonte: National Academies of Sciences, Engineering, and Medicine. 2019. Dietary Reference Intakes for Sodium and Potassium. https://doi.org/10.17226/25353. Adaptada e reproduzida com autorização da National Academy of Sciences, Courtesy of the National Academies.

– uma condição rara com as dietas norte-americanas. Alimentos de origem animal como leite, ovos e carne têm valores biológicos elevados, com a maioria dos aminoácidos essenciais necessários presentes em quantidades adequadas. As proteínas vegetais do milho (fubá), da soja e do trigo têm valores biológicos menores e devem ser combinadas com outras proteínas vegetais ou animais, ou enriquecidas com os aminoácidos deficientes para atender à demanda ideal do organismo.

Via de ingestão As RDAs aplicam-se apenas à ingestão oral. Quando os nutrientes são administrados por via parenteral, algumas vezes podem ser usados valores semelhantes para aminoácidos, glicose (carboidratos), gorduras, sódio, cloro, potássio e a maioria das vitaminas, porque suas taxas de absorção são de praticamente 100%. No entanto, a biodisponibilidade oral da maioria dos elementos minerais pode ser apenas a metade da obtida pela administração parenteral. No caso de alguns nutrientes não armazenados imediatamente pelo organismo ou que não podem ser armazenados em grandes quantidades, o horário da administração também pode ser importante. Por exemplo, os aminoácidos não podem ser usados para a síntese de proteínas se não forem fornecidos simultaneamente; ao contrário, são usados para a produção de energia, embora, em indivíduos saudáveis que se alimentam de maneira adequada, a distribuição da proteína ingerida ao longo do dia apresente pouco efeito sobre a saúde.

Doença As doenças decorrentes da deficiência dietética são desnutrição proteicocalórica, anemia ferropriva, bócio (devido à deficiência de iodo), raquitismo e osteomalácia (deficiência de vitamina D) e xeroftalmia (deficiência de vitamina A), anemia megaloblástica (deficiência de vitamina B_{12} ou ácido fólico), escorbuto (deficiência de vitamina C/ácido ascórbico), beri béri (deficiência de tiamina) e pelagra (deficiência de niacina e triptofano) **(Caps. 333 e 334)**. Cada doença causada por deficiência caracteriza-se por desequilíbrio em nível celular entre o suprimento de nutrientes ou energia e as necessidades nutricionais do organismo para o crescimento, a manutenção e outras funções. Desequilíbrios e excessos de ingestão de nutrientes são reconhecidos como fatores de risco para determinadas doenças degenerativas crônicas, como gordura saturada e colesterol na doença arterial coronariana; sódio na hipertensão; obesidade em cânceres dependentes de hormônios (endométrio e mama); e etanol no alcoolismo. A dieta é apenas um dentre numerosos fatores de risco, porque a etiologia e patogênese dessas doenças são multifatoriais. Por exemplo, a osteoporose está associada à deficiência de cálcio, algumas vezes secundária à deficiência de vitamina D, bem como a fatores de risco ambientais (p. ex., tabagismo, estilo de vida sedentário), fatores fisiológicos (p. ex., deficiência de estrogênio), determinantes genéticos (p. ex., anomalias do metabolismo do colágeno) e uso de determinados fármacos (p. ex., tratamento crônico com corticoides e inibidores de aromatase) **(Cap. 411)**.

AVALIAÇÃO NUTRICIONAL

A avaliação nutricional nas situações clínicas é um processo repetitivo que envolve (1) triagem para desnutrição; (2) avaliação da dieta e de outros dados para estabelecer a ausência ou presença de desnutrição e suas possíveis causas; (3) planejamento e implementação do tratamento nutricional mais apropriado; e (4) reavaliação das ingestões para certificar-se de que foram consumidas. Alguns estados patológicos afetam a biodisponibilidade, necessidades, uso e excreção de nutrientes específicos. Nessas circunstâncias, podem ser necessárias determinações específicas de vários nutrientes ou seus biomarcadores para garantir a reposição adequada (Cap. 333).

A maioria dos serviços de saúde dispõe de processos de rastreamento nutricional apropriados para identificar uma possível desnutrição após a hospitalização. O rastreamento nutricional é exigido pela Joint Commission, que confere acreditação e certifica as organizações de saúde dos Estados Unidos.* Entretanto, não existem padrões universalmente aceitos ou validados. Os fatores que costumam ser avaliados incluem relação anormal entre peso e altura, ou índice de massa corporal (IMC) (p. ex., IMC < 19 ou > 25); informação de alteração do peso (perda ou ganho involuntário de > 5 kg nos últimos 6 meses) (Cap. 47); diagnósticos com implicações nutricionais conhecidas (p. ex., doença metabólica, qualquer doença afetando o trato gastrintestinal, alcoolismo); prescrição alimentar terapêutica em curso; falta de apetite crônica; presença de problemas de mastigação e deglutição ou intolerâncias alimentares importantes; necessidade de ajuda para preparar ou comprar alimentos, alimentar-se ou outros aspectos de cuidados pessoais; e isolamento social. O estado nutricional dos pacientes hospitalizados deve ser avaliado periodicamente – ao menos 1 vez por semana.

Uma avaliação nutricional mais completa está indicada aos pacientes que apresentam risco alto de desnutrição ou desnutrição franca na triagem nutricional. O tipo de avaliação varia com o contexto clínico, a gravidade da enfermidade do paciente e a estabilidade de sua condição.

Contexto de tratamento de enfermidades agudas

Em situações de tratamento agudo, anorexia, várias outras doenças, exames diagnósticos e fármacos podem comprometer a ingestão dietética. Em determinadas condições, o objetivo é identificar e evitar ingestão inadequada e assegurar a alimentação apropriada. A avaliação dietética concentra-se na dieta que o paciente está recebendo atualmente, se é capaz e está disposto a comer e se apresenta quaisquer problemas alimentares. A avaliação da ingestão dietética baseia-se na informação da ingestão observada, prontuários médicos, anamnese, exame clínico e avaliação dos dados antropométricos, bioquímicos e funcionais. O objetivo é reunir informações suficientes para estabelecer a probabilidade de desnutrição decorrente da ingestão alimentar inadequada ou outras causas, a fim de avaliar se o tratamento nutricional é indicado (Cap. 335).

Observações simples poderão ser suficientes para sugerir uma ingestão oral inadequada. Essas observações incluem comentários por escrito de nutricionistas e enfermeiros; observação da recusa frequente do paciente em comer ou da quantidade de alimento ingerido das bandejas; realização frequente de exames e procedimentos que possam, supostamente, levar a omitir refeições; prescrições de dietas nutricionalmente inadequadas (p. ex., de líquidos claros ou líquida completa) por mais de alguns dias; ocorrência de febre, desconforto gastrintestinal, vômitos, diarreia ou estado comatoso; e presença de doenças ou uso de tratamentos que envolvam qualquer parte do trato alimentar. Os pacientes agudamente enfermos com doenças relacionadas com a dieta (p. ex., diabetes) necessitam de avaliação porque uma dieta inadequada pode exacerbar essas condições e, por outro lado, prejudicar outros tratamentos. Valores bioquímicos alterados (níveis séricos de albumina < 35 g/L [< 3,5 mg/dL] e níveis séricos de colesterol < 3,9 mmol/L [< 150 mg/dL]) são inespecíficos, mas também podem indicar a necessidade de uma avaliação nutricional mais detalhada.

A maioria das dietas terapêuticas oferecidas nos hospitais é calculada para suprir as necessidades nutricionais individuais e a RDA, *caso sejam ingeridas*. As exceções incluem dietas de líquidos claros, algumas dietas líquidas completas e dietas para exames (como aquelas empregadas na preparação para procedimentos gastrintestinais), que são inadequadas para vários nutrientes e não devem ser usadas (quando possível) por mais de 24 horas. Entretanto, como quase metade dos alimentos servidos nos hospitais não é ingerida, não se pode presumir que a ingestão dos pacientes hospitalizados seja adequada. A avaliação dietética deve comparar quanto e quais tipos de alimentos o paciente consumiu com a dieta que está sendo fornecida. Variações expressivas das ingestões de energia, proteínas, líquidos ou outros nutrientes particularmente preocupantes em vista da doença do paciente devem ser detectadas e corrigidas, especialmente nas internações de longa duração.

A monitoração nutricional é especialmente importante para pacientes muito enfermos e em hospitalização por longos períodos. Os pacientes alimentados por via enteral ou parenteral também requerem avaliação nutricional individualizada e monitoração por médicos e/ou nutricionistas com certificação em suporte nutricional (Cap. 335).

Contexto ambulatorial

O objetivo da avaliação nutricional do paciente ambulatorial é determinar se sua dieta habitual implica ou não risco à saúde, ou contribui para a existência de problemas crônicos relacionados. A avaliação dietética também fornece as bases para o planejamento de uma dieta que satisfaça as metas terapêuticas e, ao mesmo tempo, garanta a adesão do paciente. A avaliação nutricional ambulatorial deve rever a adequação do consumo alimentar atual e habitual, incluindo suplementos de vitaminas e minerais, suplementos nutricionais orais, alimentos prescritos por médicos, outros suplementos alimentares, fármacos e álcool, porque todos esses fatores podem afetar o estado nutricional do paciente. A avaliação deve enfatizar os componentes da dieta com maior probabilidade de serem envolvidos ou comprometidos por um diagnóstico específico, assim como quaisquer comorbidades presentes. A ingestão dietética de mais de um dia deve ser revisada para assegurar que seja mais representativa da dieta habitual, a partir da qual possam ser baseadas as recomendações dietéticas personalizadas.

Existem muitas formas de avaliar a adequação da dieta habitual de um paciente. Isso inclui a utilização de um guia alimentar, uma lista de substituições de alimentos, a história dietética ou um questionário para determinar a frequência de ingestão dos alimentos. Um guia de alimentos comumente usado para pessoas sadias é o programa do USDA Choose My Plate, que funciona como um guia geral para evitar ingestão inadequada de nutrientes essenciais, assim como de prováveis excessos nas quantidades de gordura (especialmente de gorduras saturadas e *trans*), sódio, açúcar e álcool (Tab. 332-4). O gráfico do Choose My Plate enfatiza o equilíbrio entre calorias e necessidades nutricionais, encorajando o aumento do consumo de frutas e vegetais, grãos integrais e leite com baixo teor de gordura aliado ao consumo reduzido de sódio e bebidas doces altamente calóricas. A versão *on-line* do guia disponibiliza uma calculadora que fornece o número de porções sugeridas para pacientes saudáveis de diferentes pesos, sexos, idades e estágios de vida para ajudá-los a encontrar suas necessidades e a evitar excessos (*https://www.myplate.gov/myplate-plan* e *www.ChooseMyPlate.gov*). Os pacientes que seguem padrões alimentares étnicos ou incomuns podem necessitar de instrução adicional sobre como os alimentos devem ser classificados e sobre as quantidades apropriadas que constituem uma porção. O processo de revisar o guia com os pacientes facilita sua transição para padrões alimentares saudáveis e identifica grupos alimentares ingeridos em excesso em relação às recomendações ou em quantidades insuficientes. Para os pacientes que seguem dietas terapêuticas, a avaliação comparativa com listas de permutas de alimentos pode ser útil. Isso inclui, por exemplo, as listas de permutas da American Diabetes Association para diabéticos e as listas de permutas da Academy of Nutrition and Dietetics para doença renal.

AVALIAÇÃO DO ESTADO NUTRICIONAL

A avaliação completa do estado nutricional é reservada aos pacientes gravemente enfermos e de alto risco nutricional, quando a causa da desnutrição ainda é incerta depois das avaliações clínica e dietética iniciais. Isso abrange várias dimensões, incluindo documentação do consumo alimentar, medidas antropométricas, estimativas bioquímicas sanguíneas e urinárias, exame clínico, obtenção da história médica e avaliação do estado funcional. As prescrições dietéticas terapêuticas e o planejamento dos cardápios para a maioria das doenças estão disponíveis na maioria dos hospitais e na Academy of Nutrition and Dietetics. **Ver informações complementares sobre avaliação nutricional no Capítulo 334.**

---

*N de R.T. No Brasil, o Ministério da Saúde tornou obrigatória a implantação de protocolos de rastreamento e avaliação nutricional nos hospitais beneficiados pelo Sistema Único de Saúde (SUS) para remuneração de terapia nutricional (Portaria SAS nº 131 de 8 de março de 2005). Além disso, hospitais brasileiros podem também candidatar-se à acreditação pela Joint Commission.

TABELA 332-4 ■ Choose My Plate: um guia para o planejamento alimentar personalizado

Fator alimentar, unidade de medida (sugestão)	Exemplos de tamanho da porção-padrão compatíveis com os níveis de energia indicados		
	Baixo: 1.600 kcal	Moderado: 2.200 kcal	Alto: 2.800 kcal
Frutas, xícaras (focar nas frutas)	1,5	2	2,5
Vegetais, xícaras (variar vegetais)	2	3	3,5
Grãos, porção de 30 g (usar pelo menos metade dos grãos na forma integral)[a]	5	7	10
Alimentos proteicos, porção de 30 g (escolher proteínas magras)[b]	5	6	7
Laticínios, xícaras ou porção de 30 g[c] (escolher alimentos ricos em cálcio)	3	3	3
Calorias "vazias", kcal[d]	120	260	400
Sódio, mg	< 2.300 em todos os níveis de energia		
Atividade física, min	Ao menos 150 min de atividade física vigorosa por semana em todos os níveis de energia		

Nota: Óleos (anteriormente listados com porções de 5, 6 e 8 colheres de chá para os níveis de energia baixo, moderado e alto, respectivamente) não são mais excluídos do Choose My Plate e estão incluídos na categoria de calorias vazias/açúcar adicionado com SOFAS (calorias provenientes de gorduras sólidas e açúcares adicionados). O limite é o número restante de calorias em cada padrão alimentar acima, depois da ingestão das quantidades recomendadas de alimentos ricos em nutrientes.

[a]Por exemplo, 1 porção equivale a 1 fatia de pão, 1 xícara de cereal pronto ou 1/2 xícara de arroz, macarrão ou cereal cozido. [b]Por exemplo, 1 porção equivale a 30 g de carne magra, ave ou peixe; 1 ovo; 1 colher de sopa de pasta de amendoim; 1/4 de xícara de feijões secos cozidos; ou 15 g de nozes ou sementes. [c]Por exemplo, 1 porção equivale a 1 xícara de leite ou iogurte; 45 g de queijo natural ou 60 g de queijo processado. [d]Antes referida como "quota calórica facultativa". As porções são calculadas em números de calorias restantes depois de levar em consideração todas as quotas acima.

Fonte: Dados do U.S. Department of Agriculture (http://www.Choosemyplate.gov).

CONSIDERAÇÕES GLOBAIS

As DRIs (p. ex., a EAR, a UL e necessidades de energia) são estimativas das necessidades fisiológicas baseadas em evidências experimentais. Supondo que sejam feitos ajustes apropriados para idade, sexo, peso corporal e nível de atividade física, essas estimativas devem ser aplicáveis aos indivíduos da maior parte das regiões do mundo. Entretanto, outros valores não são transferíveis. Entretanto, as AIs são baseadas na ingestão normal e adequada das populações norte-americana e canadense, que parecem ser compatíveis com a condição saudável, em vez de em um amplo conjunto de evidências experimentais diretas. Da mesma forma, as AMDRs representam a opinião dos especialistas a respeito das ingestas aproximadas de nutrientes que fornecem energia e são saudáveis nessas populações norte-americanas, e as CDRRs também podem variar em outras populações. Portanto, essas medidas devem ser usadas com cautela em outras situações. Os padrões baseados em nutrientes como as DRIs também foram desenvolvidos pela Organização Mundial da Saúde/Organização de Alimentos e Agricultura das Nações Unidas e estão disponíveis em https://www.who.int/activities/establishing-global-nutrient-requirements. O Painel sobre Produtos Dietéticos, Nutrição e Alergias da European Food Safety Authority (EFSA) publica regularmente suas recomendações no periódico on-line da EFSA (https://efsa.onlinelibrary.wiley.com/journal/18314732). Outros países promulgaram recomendações semelhantes. Os diferentes padrões têm diversas semelhanças em seus conceitos básicos, definições e níveis de recomendação de nutrientes, porém existem algumas diferenças quanto às DRIs como resultado dos critérios funcionais escolhidos, diferenças ambientais, periodicidade das evidências revisadas e opiniões de especialistas. Há uma tendência crescente de harmonização global para essas recomendações.

LEITURAS ADICIONAIS

Brannon PM et al: Scanning for new evidence to prioritize updates to the Dietary Reference Intakes: Case studies for thiamin and phosphorus. Am J Clin Nur 104:1366, 2016.

Forster H et al: Personalized nutrition: The role of new dietary assessment methods. Proc Nutr Soc 75:96, 2016.

Gibson RS: Principles of Nutritional Assessment, 2nd ed. Oxford, Oxford University Press, 2005.

Lewis JL, Dwyer JT: Establishing nutrient intake values, in Present Knowledge in Nutrition, Vol 2. BP Marriott, DF Birt, VA Stallings, AA Yates, eds. London, Academic Press, 2020, pp 267–289.

Marriott BP et al: Present knowledge, in Nutrition Vol 1: Basic Nutrition and Metabolism, Vol 2: Clinical and Applied Topics in Nutrition. London, Academic Press, 2020.

National Academy of Sciences, Engineering, and Medicine: Guiding Principles for Developing Dietary Reference Intakes Based on Chronic Disease. Washington DC, National Academies Press, 2017.

National Academy of Sciences, Engineering, and Medicine: Global Harmonization of Methodological Approaches to Nutrient Intake Recommendations: Proceedings of a Workshop. Washington DC, National Academies Press, 2018.

National Academy of Sciences, Engineering, and Medicine: Dietary Reference Intakes for Sodium and Potassium. Washington DC, National Academies Press, 2019.

National Academy of Sciences, Engineering, and Medicine: Advancing Nutrition and Food Science: 80th Anniversary of the Food and Nutrition Board: Proceedings of a Symposium. Washington DC, National Academics Press, 2020.

National Academy of Sciences, Engineering, and Medicine: Harmonizing the Process for Establishing Nutrient Reference Values: A Tool Kit. Washington DC, National Academies Press, 2020.

Report of the Subcommittee on Interpretation and Uses of Dietary Reference Intakes and Upper Reference Levels of Nutrients, and the Steering Committee on the Scientific Evaluation of Dietary Reference Intakes, Food and Nutrition Board: Dietary Reference Intakes: Applications in Dietary Assessment. Washington, DC, National Academies Press, 2008.

Stover PJ, King JC: More nutrition precision, better decisions for the health of our nation J Nutr 150:3058, 2020.

Yaktine A et al: Why the derivation of nutrient reference values should be harmonized and how it can be accomplished. Adv Nutr 11:1112, 2020.

Yetley EA et al: Options for basing Dietary Reference Intakes (DRIs) on chronic disease endpoints report from a joint US-/Canadian-sponsored working group. Am J Clin Nutr 105:249S, 2017.

333 Deficiência e excesso de vitaminas e oligominerais

Paolo M. Suter

As vitaminas são constituintes necessários à dieta humana, já que não são sintetizadas pelo organismo humano, ou apenas em quantidades insuficientes. São necessárias apenas pequenas quantidades dessas substâncias para realizar as reações bioquímicas essenciais (p. ex., atuando como coenzimas ou grupos prostéticos). Deficiências manifestas de vitaminas ou oligominerais são raras nos países ocidentais devido ao suprimento alimentar generoso, variado e de baixo custo, ao enriquecimento dos alimentos e ao uso de suplementos. Entretanto, diversas deficiências nutricionais podem ocorrer juntas em indivíduos com doença crônica, alcoolistas ou que vivem na pobreza. Depois da cirurgia bariátrica, os pacientes têm risco alto de desenvolver múltiplas deficiências nutricionais. Além disso, deficiências subclínicas de vitaminas e oligoelementos (geralmente designadas como "fome oculta"), diagnosticadas por exames laboratoriais, são muito comuns na população normal, especialmente entre idosos e em pessoas com privações socioeconômicas devido à falta de alimentos ricos em nutrientes. Por outro lado, devido ao uso disseminado de suplementos nutricionais e da fortificação de alimentos, os efeitos tóxicos dos nutrientes têm ganhado importância fisiopatológica e clínica.

Vítimas da fome, populações deslocadas e atingidas por catástrofes, refugiados e populações em abrigos provisórios apresentam risco aumentado de desnutrição proteicocalórica e deficiências clássicas de micronutrientes (vitamina A, ferro, zinco, iodo), assim como de deficiências manifestas de tiamina (beri béri), riboflavina, vitamina C (escorbuto) e niacina (pelagra).

As reservas corporais de vitaminas e minerais variam muito. Por exemplo, as reservas da vitamina B_{12} e da vitamina A são grandes, de modo que um adulto possivelmente só desenvolve deficiências passado ao menos 1 ano do início de uma dieta deficiente. No entanto, o folato e a tiamina podem esgotar em questão de semanas entre os indivíduos que ingerem dieta deficiente. Existem intervenções terapêuticas capazes de depletar nutrientes essenciais do organismo; a hemodiálise ou os diuréticos, por exemplo, removem vitaminas hidrossolúveis que precisam ser repostas por suplementação.

As vitaminas e os oligominerais desempenham diversos papéis nas doenças: (1) deficiências de vitaminas e minerais podem ser causadas por estados patológicos como má-absorção; (2) deficiência ou excesso de vitaminas e oligominerais podem causar doença independentemente de outros fatores (p. ex., intoxicação por vitamina A e doença hepática); e (3) vitaminas e minerais em doses altas podem ser usados como fármacos (p. ex., niacina para tratar hipercolesterolemia). Como estão descritos em outros capítulos, as vitaminas e os minerais relacionados com distúrbios hematológicos (Caps. 97 e 99) não são considerados ou são apenas mencionados de forma breve neste capítulo, assim como as vitaminas e os minerais relacionados com os ossos (vitamina D, cálcio, fósforo, magnésio; Cap. 409).

VITAMINAS

Ver também Tabela 333-1 e Figura 333-1.

TIAMINA (VITAMINA B₁)

A tiamina foi a primeira vitamina B a ser identificada e, por isso, é chamada de vitamina B_1. Atua na descarboxilação de α-cetoácidos (p. ex., piruvato-α-cetoglutarato) e de aminoácidos de cadeia ramificada, por isso é essencial para a geração de energia. Além disso, o pirofosfato de tiamina atua como coenzima na reação de transcetolase que medeia a conversão dos fosfatos de hexose e pentose. Foi proposto que a tiamina exerce um papel na condução em nervos periféricos, embora as reações químicas exatas subjacentes a essa função sejam desconhecidas.

Fontes alimentares Nos Estados Unidos, a ingestão média de tiamina contida apenas em alimentos é de 2 mg/dia. As fontes primárias de tiamina são leveduras, carnes de vísceras, carne de porco, legumes, carne de vaca, grãos integrais e nozes. O arroz moído e os grãos contêm pouca tiamina. Portanto, a deficiência de tiamina é mais comum nas culturas que consomem predominantemente dietas à base de arroz polido e moído. Determinados alimentos contêm fatores antitiamina como as tiaminases termolábeis (peixe cru, frutos do mar), as quais destroem a vitamina, ou os poli-hidroxifenóis termoestáveis (taninos; no café, chá, couve de Bruxelas e noz-de-areca), os quais inativam a vitamina. Logo, beber grandes quantidades de chá ou café pode, teoricamente, diminuir as reservas corporais de tiamina.

Deficiência A maioria das deficiências dietéticas de tiamina no mundo todo resulta de baixa ingesta dietética devido à falta de alimentos ou à dependência desproporcional de grãos altamente processados. O processamento dos alimentos remove a tiamina, e o cozimento longo e em calor alto a destrói. Em países ocidentais, as causas principais de deficiência de tiamina são alcoolismo e doenças crônicas como câncer. O álcool interfere diretamente na absorção de tiamina e na síntese de pirofosfato de tiamina e aumenta a excreção urinária. A tiamina deve sempre ser reposta quando um paciente com alcoolismo é realimentado, já que a repleção de carboidrato sem tiamina adequada pode precipitar a sua deficiência aguda com acidose láctica. Outras populações em risco são mulheres com hiperêmese prolongada durante a gravidez e anorexia; pacientes com estado nutricional geral debilitado recebendo glicose parenteral; pacientes submetidos à cirurgia bariátrica/metabólica (*Wernicke bariátrico*); e pacientes em tratamento crônico com diuréticos (p. ex., para hipertensão ou insuficiência cardíaca) em consequência da perdas urinárias aumentadas de tiamina. Diversos fármacos (p. ex., metformina, verapamil) podem inibir os transportadores intestinais de tiamina (ThTR-2), aumentando o risco de deficiência dessa vitamina. A deficiência materna de tiamina pode levar ao beri béri infantil em crianças amamentadas. A deficiência de tiamina pode ser um fator subjacente aos acidentes com veículos automotores e poderia ser negligenciada no contexto de traumatismo craniano.

A deficiência de tiamina em estágio inicial causa anorexia e sintomas inespecíficos (p. ex., irritabilidade, redução da memória recente). A deficiência prolongada de tiamina causa *beri béri*, que é tradicionalmente classificado em seco ou úmido, embora haja sobreposição considerável entre as duas categorias. Em ambas as formas de beri béri, os pacientes podem queixar-se de dor e parestesia. O *beri béri úmido* apresenta-se principalmente com sintomas cardiovasculares, que são devidos ao metabolismo anormal da energia miocárdica e à disautonomia; essa doença pode ocorrer depois de 3 meses de uma dieta deficiente em tiamina. Os pacientes

TABELA 333-1 ■ Manifestações clínicas principais das deficiências de vitaminas

Nutriente	Manifestação clínica	Nível dietético diário associado à deficiência manifesta em adultos	Fatores que contribuem para a deficiência
Tiamina	Beri béri: neuropatia, fraqueza e perda musculares, cardiomegalia, edema, oftalmoplegia, confabulação	< 0,3 mg/1.000 kcal	Alcoolismo, uso crônico de diuréticos, cirurgia bariátrica, hiperêmese, tiaminases no alimento
Riboflavina	Língua magenta, estomatite angular, seborreia, queilose, sintomas oculares e vascularização da córnea	< 0,4 mg	Alcoolismo, indivíduos que ingerem dietas pobres e poucos laticínios
Niacina	Pelagra: erupções cutâneas pigmentadas em áreas expostas ao sol, língua vermelho-brilhante, diarreia, apatia, perda de memória, desorientação	< 9,0 equivalentes de niacina	Alcoolismo, deficiência de vitamina B_6, deficiência de riboflavina, deficiência de triptofano
Vitamina B_6	Seborreia, glossite, convulsões, neuropatia, depressão, confusão, anemia microcítica	< 0,2 mg	Alcoolismo, isoniazida
Folato	Anemia megaloblástica, glossite atrófica, depressão, ↑ homocisteína	< 100 µg/dia	Alcoolismo, sulfassalazina, pirimetamina, triantereno
Vitamina B_{12}	Anemia megaloblástica, déficits de sensibilidade vibratória e postural, marcha anormal, demência, impotência, perda de controle da bexiga e intestino, ↑ homocisteína, ↑ ácido metilmalônico	< 1,0 µg/dia	Atrofia gástrica (anemia perniciosa), doença do íleo terminal, vegetarianismo estrito, fármacos antiácidos (p. ex., bloqueadores H_2), metformina
Vitamina C	Escorbuto: petéquias, equimoses, cabelos enrolados, gengivas inflamadas com sangramento, derrame articular, cicatrização deficiente de feridas, fadiga	< 10 mg/dia	Tabagismo, alcoolismo
Vitamina A	Xeroftalmia, cegueira noturna, manchas de Bitot, hiperceratose folicular, desenvolvimento embrionário anormal, disfunção imunológica	< 300 µg/dia	Absorção deficiente de gorduras, infecção, sarampo, alcoolismo, desnutrição proteicocalórica
Vitamina D	Raquitismo: deformação esquelética, rosário raquítico, pernas arqueadas; osteomalácia	< 2,0 µg/dia	Envelhecimento, falta de exposição à luz solar, absorção deficiente de gorduras, pele profundamente pigmentada
Vitamina E	Neuropatia periférica, ataxia espinocerebelar, atrofia muscular esquelética, retinopatia	Não descrita, a menos que haja um fator contribuinte	Ocorre apenas em caso de absorção deficiente de gordura ou anomalias genéticas do metabolismo/transporte de vitamina E
Vitamina K	Tempo de protrombina elevado, hemorragia	< 10 µg/dia	Absorção deficiente de gorduras, doença hepática, uso de antibióticos

apresentam cardiomegalia, taquicardia, insuficiência cardíaca congestiva de alto débito, edema periférico e neurite periférica. Os pacientes com *beri béri seco* têm neuropatia periférica simétrica dos sistemas motor e sensitivo com reflexos diminuídos. A neuropatia acomete mais acentuadamente as pernas e os pacientes têm dificuldade para se levantar de uma posição agachada.

Os pacientes alcoolistas com deficiência crônica de tiamina também podem apresentar manifestações referidas ao sistema nervoso central (SNC), conhecidas como *encefalopatia de Wernicke*, que consiste em nistagmo horizontal, oftalmoplegia (decorrente de fraqueza de um ou mais músculos extraoculares), ataxia cerebelar e deterioração mental (Cap. 453). Quando há perda de memória adicional e psicose confabulatória, a síndrome é conhecida como *síndrome de Wernicke-Korsakoff*. Apesar do quadro clínico típico e da história, a síndrome de Wernicke-Korsakoff é subdiagnosticada.

O diagnóstico laboratorial da deficiência de tiamina geralmente é confirmado por um ensaio enzimático funcional da atividade de transcetolase medida antes e depois da adição de pirofosfato de tiamina. Uma estimulação > 25% em resposta à adição de pirofosfato de tiamina (i.e., um coeficiente de atividade de 1,25) é interpretada como anormal. A tiamina ou os ésteres fosforilados de tiamina no soro ou no sangue também podem ser medidos por cromatografia líquida de alto desempenho para detectar deficiência.

Vitamina	Forma ativa do derivado ou cofator	Função principal
Tiamina (B_1) 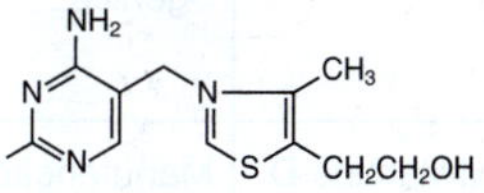	Pirofosfato de tiamina	Coenzima para clivagem da ligação carbono-carbono; metabolismo de aminoácidos e carboidratos
Riboflavina (B_2) 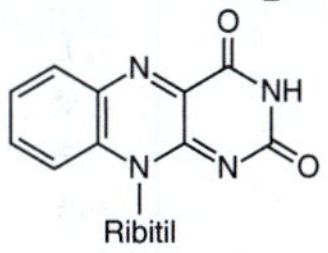	Mononucleotídeo de flavina (FMN) e flavina-adenina-dinucleotídeo (FAD)	Cofator para reações de oxidação, redução e grupos protéticos ligados covalentemente a algumas enzimas
Niacina 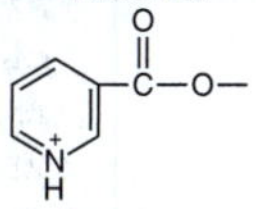	Fosfato de adenina-nicotinamida-dinucleotídeo (NADPH) e adenina-nicotinamida-dinucleotídeo (NAD)	Coenzimas para reações de oxidação e redução
Vitamina B_6 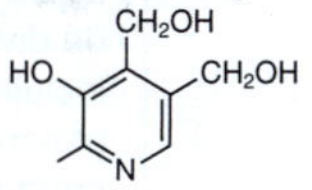	Fosfato de piridoxal	Cofator para enzimas do metabolismo dos aminoácidos
Folato 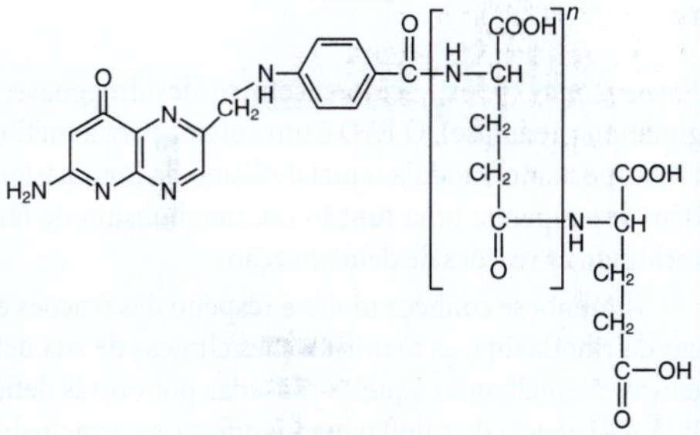	Formas poliglutamato de (5, 6, 7, 8) tetra-hidrofolato com ligações de unidades carbono	Coenzima para uma transferência de carbono no metabolismo de ácidos nucleicos e aminoácidos
Vitamina B_{12} 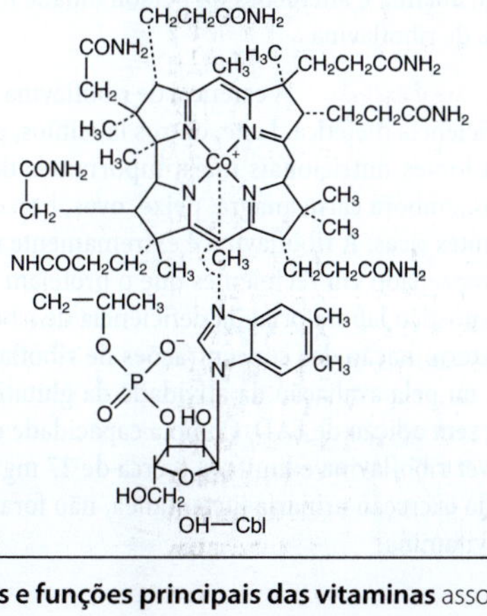	Metilcobalamina Adenosilcobalamina	Coenzima para a metionina-sintase e L-metilmalonil-CoA-mutase

FIGURA 333-1 **Estruturas e funções principais das vitaminas** associadas a distúrbios humanos.

Vitamina	Forma ativa do derivado ou cofator	Função principal
Vitamina C 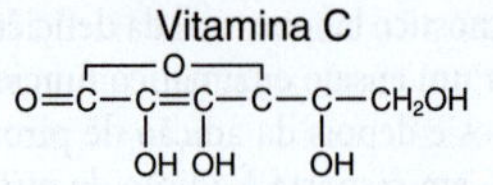	Ácido ascórbico e ácido desidroascórbico	Participação como um íon redox em diversas reações de oxidação biológica e de transferência de hidrogênio
Vitamina A 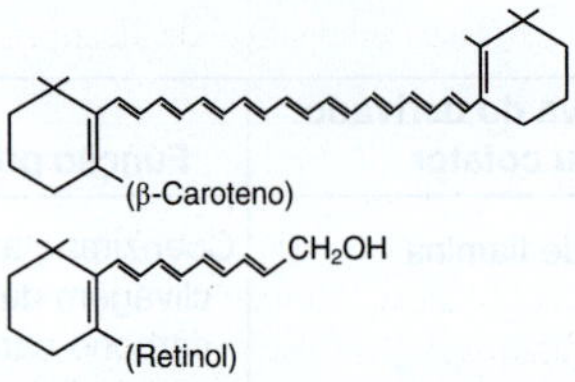 (β-Caroteno) (Retinol)	Retinol, retinaldeído e ácido retinoico	Formação de rodopsina (visão) e glicoproteínas (função da célula epitelial); também regula a transcrição gênica
Vitamina D 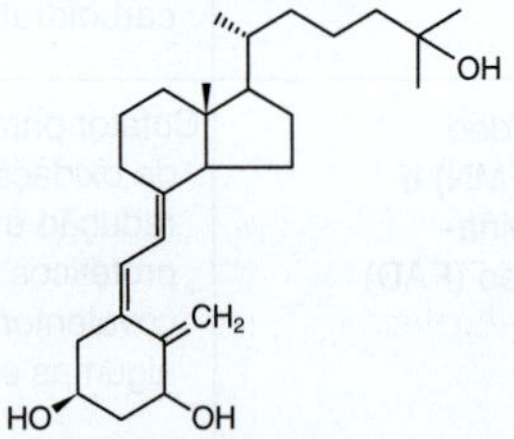	1,25-Di-hidroxivitamina D	Manutenção dos níveis sanguíneos de cálcio e fósforo; hormônio antiproliferação
Vitamina E 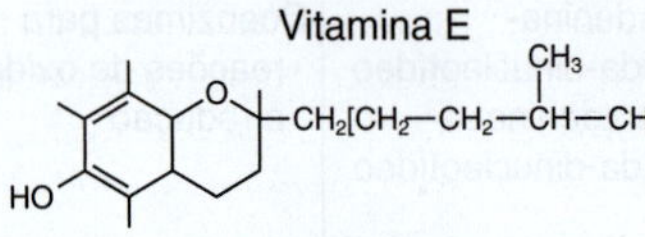	Tocoferóis e tocotrienóis	Antioxidantes
Vitamina K 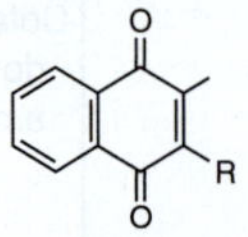	Vitamina K hidroquinona	Cofator para a carboxilação pós-traducional de diversas proteínas, incluindo fatores essenciais da coagulação

FIGURA 333-1 *(Continuação)*

TRATAMENTO
Deficiência de tiamina

Na deficiência aguda de tiamina com sinais cardiovasculares ou neurológicos, devem ser administrados 200 mg de tiamina, 3 ×/dia, por via intravenosa, até que os sintomas agudos não aumentem mais; em seguida, a tiamina oral deve ser administrada (10 mg/dia) até a recuperação completa. A melhora cardiovascular e oftalmoplégica ocorre em 24 horas. Outras manifestações melhoram gradualmente, embora a psicose da síndrome de Wernicke-Korsakoff possa ser permanente ou persistir por vários meses. Outras deficiências nutricionais devem ser corrigidas simultaneamente. Em vista da deficiência ampla e muitas vezes não reconhecida (subclínica), há necessidade de uma suplementação mais generosa dessa vitamina em ambientes de cuidados de emergência.

Efeitos tóxicos Embora tenha sido relatada hipersensibilidade/anafilaxia depois da administração intravenosa de doses altas de tiamina, não foram descritos efeitos adversos com doses elevadas fornecidas por alimentos ou suplementos.

RIBOFLAVINA (VITAMINA B$_2$)

A riboflavina é importante para o metabolismo de gorduras, carboidratos e proteínas, atuando como uma coenzima respiratória e doadora de elétrons. As enzimas que contêm flavina-adenina-dinucleotídeo (FAD) ou mononucleotídeo de flavina (FMN) como grupos protéticos são conhecidas como *flavoenzimas* (p. ex., ácido succínico-desidrogenase, monoaminoxidase, glutationa-redutase). O FAD é um cofator para a metiltetraidrofolato-redutase e, portanto, modula o metabolismo da homocisteína. A vitamina também desempenha uma função no metabolismo de fármacos e esteroides, incluindo as reações de detoxificação.

Embora se conheça muito a respeito das reações enzimáticas e químicas da riboflavina, as manifestações clínicas de sua deficiência são inespecíficas e semelhantes àquelas causadas por outras deficiências de vitamina B. A deficiência de riboflavina manifesta-se principalmente por lesões nas superfícies mucocutâneas da boca e da pele. Além disso, vascularização da córnea, anemia e alterações da personalidade foram descritas com a deficiência de riboflavina.

Deficiência e excesso A carência de riboflavina quase sempre é decorrente da deficiência dietética. Leite, outros laticínios, pães enriquecidos e cereais são as fontes nutricionais mais importantes de riboflavina nos Estados Unidos, embora carne magra, peixe, ovos, brócolis e legumes também sejam fontes ricas. A riboflavina é extremamente sensível à luz e o leite deve ser armazenado em recipientes que o protejam contra a fotodeterioração. O diagnóstico laboratorial da deficiência de riboflavina pode ser definido por determinação das concentrações de riboflavina nos eritrócitos ou na urina, ou pela avaliação da atividade da glutationa-redutase eritrocitária com e sem adição de FAD. Como a capacidade do trato gastrintestinal em absorver riboflavina é limitada (cerca de 27 mg depois de uma dose oral), além da excreção urinária instantânea, não foram descritos efeitos tóxicos dessa vitamina.

NIACINA (VITAMINA B_3)

O termo *niacina* refere-se ao ácido nicotínico e à nicotinamida e aos seus derivados biologicamente ativos. O ácido nicotínico e a nicotinamida atuam como precursores de duas coenzimas: nicotinamida-adenina-dinucleotídeo (NAD) e fosfato de NAD (NADP), que são importantes em inúmeras reações de oxidação e redução no organismo. Além disso, o NAD e NADP são ativos nas reações de transferência do difosfato de adenina-ribose envolvidas no reparo do DNA e na mobilização de cálcio.

Metabolismo e necessidades O ácido nicotínico e a nicotinamida são bem absorvidos no estômago e no intestino delgado. A biodisponibilidade da niacina nos feijões, no leite, na carne e em ovos é alta; a biodisponibilidade nos grãos dos cereais é mais baixa. Como a farinha de trigo é enriquecida com niacina "livre" (i.e., a forma não coenzimática), a biodisponibilidade é excelente. A ingestão média de niacina nos Estados Unidos excede consideravelmente a ingestão dietética recomendada (RDA, de *recommended dietary allowance*).

O aminoácido triptofano pode ser convertido em niacina com eficiência de 60:1 por peso. Portanto, a RDA da niacina é expressa em equivalentes de niacina. Com as deficiências de vitamina B_6 e/ou riboflavina e nos indivíduos tratados com isoniazida, a conversão do triptofano em niacina é reduzida. Os produtos da excreção urinária de niacina são 2-piridona e 2-metilnicotinamida, cujas dosagens são usadas no diagnóstico da deficiência de niacina.

Deficiência A deficiência de niacina causa *pelagra*, que é mais comum entre indivíduos que seguem dietas à base de milho em regiões da China, da África e da Índia. Na América do Norte, a pelagra é encontrada principalmente em alcoolistas; pacientes com distúrbios congênitos da absorção intestinal e renal de triptofano (doença de Hartnup; Cap. 420); e pacientes com síndrome carcinoide (Cap. 84), nos quais ocorre um aumento da conversão de triptofano em serotonina. O fármaco tuberculostático isoniazida é um análogo estrutural da niacina e pode precipitar a pelagra. Nas populações expostas à fome ou deslocadas, a pelagra resulta da falta absoluta de niacina, mas também da deficiência de micronutrientes necessários para a conversão do triptofano em niacina (p. ex., ferro, riboflavina e piridoxina). Os sintomas iniciais da pelagra são inapetência, fraqueza generalizada e irritabilidade, dor abdominal e vômitos. Mais tarde, o paciente tem glossite vermelho-vivo seguida de exantema típico pigmentado e descamativo, em particular em áreas da pele expostas à luz solar. Essa erupção é conhecida como *colar de Casal*, porque forma um anel em torno do pescoço; é encontrado em casos avançados. Também podem ocorrer vaginite e esofagite. Diarreia (causada em parte por proctite e em parte por má-absorção), depressão, convulsões e demência também fazem parte da síndrome da pelagra. As manifestações primárias dessa síndrome são algumas vezes chamadas de "4 Ds": *d*ermatite, *d*iarreia e *d*emência, levando à morte (*death*). O envelhecimento se caracteriza por um declínio no NAD^+ celular, parecendo plausível que a manutenção e/ou restabelecimento do NAD^+ celular possa modular de maneira favorável o risco de doenças crônicas no envelhecimento (p. ex., distúrbios metabólicos).

TRATAMENTO
Pelagra

O tratamento da pelagra consiste na suplementação oral com 100 a 200 mg de nicotinamida ou ácido nicotínico, 3 ×/dia, durante 5 dias. Doses altas de ácido nicotínico (2 g/dia com uma preparação de liberação prolongada) são usadas para tratar hipercolesterolemia e hipertrigliceridemia e/ou níveis baixos de colesterol HDL (de *high-density lipoprotein* [lipoproteína de alta densidade]); contudo, não há comprovação de prevenção da doença cardiovascular. Entretanto, o ácido nicotínico pode ser útil em pacientes com intolerância às estatinas ou com hipertrigliceridemia grave (Cap. 407).

Efeitos tóxicos O rubor mediado por prostaglandinas – devido à ligação da vitamina a um receptor acoplado à proteína G – foi observado com doses diárias de ácido nicotínico de apenas 30 mg administradas como suplemento ou tratamento para dislipidemia. Contudo, não há evidências de efeitos tóxicos da niacina derivada de fontes alimentares. O rubor sempre começa na face e pode ser acompanhado de xerostomia, prurido, parestesia e cefaleia. A ruborização está sujeita à taquifilaxia e frequentemente melhora com o transcorrer do tempo; a pré-medicação com ácido acetilsalicílico pode atenuar esses sintomas. Também ocorrem náuseas, vômitos e dor abdominal com doses semelhantes de niacina. A hepatotoxicidade é a reação tóxica mais grave causada pela niacina de liberação prolongada e pode causar icterícia com níveis elevados de aspartato-aminotransferase (AST) e alanina-aminotransferase (ALT). Foram descritos alguns casos de hepatite fulminante com necessidade de transplante hepático com doses de 3 a 9 g/dia. Outras reações tóxicas incluem intolerância à glicose, hiperuricemia, edema macular e cistos maculares. A combinação das preparações de ácido nicotínico com os inibidores da 3-hidróxi-3-metilglutaril-coenzima A (HMG-CoA)-redutase para tratar dislipidemia pode elevar o risco de rabdomiólise. O limite superior da ingestão diária (não terapêutica) de niacina foi estabelecido em 35 mg.

PIRIDOXINA (VITAMINA B_6)

A vitamina B_6 engloba um grupo de compostos como piridoxina, piridoxal, piridoxamina e seus derivados de 5′-fosfato. O 5′-fosfato de piridoxal (PLP) é um cofator de mais de 100 enzimas envolvidas no metabolismo dos aminoácidos. A vitamina B_6 também participa da síntese de heme e neurotransmissores, e do metabolismo de glicogênio, lipídeos, esteroides, bases esfingoides e diversas vitaminas, incluindo a conversão de triptofano em niacina.

Fontes alimentares Os vegetais contêm vitamina B_6 na forma de piridoxina, enquanto os tecidos animais contêm PLP e fosfato de piridoxamina. A vitamina B_6 presente nos vegetais encontra-se menos biodisponível que a contida nos tecidos animais. As fontes alimentares ricas em vitamina B_6 são legumes, nozes, farinha de trigo e carne, embora esteja presente em todos os grupos alimentares.

Deficiência Os sintomas da deficiência da vitamina B_6 incluem alterações epiteliais, como se observa com frequência nas deficiências de outras vitaminas do complexo B. Além disso, a deficiência grave de vitamina B_6 pode causar neuropatia periférica, anormalidades do eletroencefalograma e alterações de personalidade, que incluem depressão e confusão. Nos lactentes, foram relatadas diarreia, convulsões e anemia. A anemia microcítica hipocrômica é causada pela diminuição da síntese de hemoglobina, uma vez que a primeira enzima envolvida na biossíntese do heme (aminolevulinato--sintase) requer PLP como cofator (Cap. 97). Em alguns relatos de casos, também foi descrita disfunção plaquetária. Como a vitamina B_6 é essencial à conversão da homocisteína em cistationina, é possível que a deficiência leve e crônica de vitamina B_6 possa causar hiper-homocisteinemia, o que tem sido associado à disfunção vascular e ao risco aumentado de doença cardiovascular; porém, até o momento, as evidências são limitadas em termos de estudos randomizados controlados (Cap. 420). Independentemente da homocisteína, níveis baixos de vitamina B_6 circulante foram associados à inflamação e a níveis elevados da proteína C-reativa.

Certos fármacos como isoniazida, L-dopa, penicilamina e cicloserina interagem com o PLP em razão da reação com os grupos carbonila. A piridoxina deve ser administrada com isoniazida para evitar neuropatia. O aumento da razão entre AST e ALT detectado na doença hepática alcoólica reflete a dependência relativa de vitamina B_6 da ALT. As síndromes de dependência da vitamina B_6 que requerem doses farmacológicas dessa vitamina são raras; isso inclui a deficiência de cistationina β-sintase, anemias sensíveis à piridoxina (principalmente anemia sideroblástica) e atrofia circinada com degeneração coriorretiniana causada pela atividade diminuída da enzima mitocondrial ornitina-aminotransferase. Nessas situações, o tratamento requer 100 a 200 mg/dia de vitamina B_6 oral.

Náusea e vômitos graves da gravidez podem melhorar com piridoxina combinada com doxilamina. Doses altas de vitamina B_6 foram usadas para tratar síndrome do túnel do carpo, tensão pré-menstrual, esquizofrenia, autismo e neuropatia diabética, mas não foram consideradas eficazes.

O diagnóstico laboratorial da deficiência de vitamina B_6 costuma ser baseado nos valores baixos de PLP plasmático (< 20 nmol/L). O tratamento da deficiência de vitamina B_6 é com 50 mg/dia; são administradas doses mais elevadas de 100 a 200 mg/dia caso a deficiência esteja relacionada com o uso de fármacos. A vitamina B_6 não deve ser administrada com L-dopa, pois interfere na ação deste último.

Efeitos tóxicos O limite superior seguro da vitamina B_6 foi estabelecido em 100 mg/dia, embora nenhum efeito colateral tenha sido associado a ingestas altas de vitamina B_6 proveniente apenas de fontes alimentares. Quando a toxicidade ocorre, ela causa neuropatia sensorial grave, impedindo os pacientes de caminhar; porém, na maioria dos casos, isso é reversível após a cessação da ingesta aumentada. O monitoramento seguro de medicamentos sugere uma prevalência elevada de neuropatia induzida por B_6. Assim, deve ser desencorajado o uso de suplementação com altas doses de vitamina B_6 por longo prazo. Foram relatados alguns casos de fotossensibilidade e dermatite.

FOLATO (VITAMINA B_9)
Ver Capítulo 99.

VITAMINA C

O ácido ascórbico (apenas o isômero L) e seu produto oxidado, o ácido di-hidroascórbico, são biologicamente ativos. As ações da vitamina C incluem atividade antioxidante, promoção da absorção de ferro não heme, biossíntese de carnitina, conversão de dopamina em norepinefrina, catabolismo da tirosina, desmetilação de histona e DNA e síntese de diversos hormônios peptídicos. A vitamina C também é importante para o metabolismo e formação de ligações cruzadas (hidroxilação da prolina) do tecido conectivo, e é um componente de muitos sistemas enzimáticos que metabolizam fármacos, em particular dos sistemas das oxidases de função mista.

Absorção e fontes alimentares A vitamina C é quase totalmente absorvida quando são administradas menos de 100 mg em dose única; no entanto, apenas 50% ou menos são absorvidos com doses > 1 g. A degradação acentuada e a excreção fecal e urinária de vitamina C ocorrem com níveis de ingestão mais elevados.

As fontes nutricionais ricas em vitamina C são frutas cítricas, vegetais verdes (especialmente brócolis), tomates e batatas. O consumo de cinco porções de frutas e vegetais por dia fornece vitamina C além da RDA de 90 mg/dia para homens e de 75 mg/dia para mulheres. Além disso, cerca de 40% da população norte-americana consome vitamina C como suplemento alimentar, no qual as "formas naturais" da vitamina não são mais biodisponíveis do que as formas sintéticas. Tabagismo (incluindo o tabagismo "passivo"), hemodiálise, gravidez, lactação e estresse (p. ex., infecções, traumatismo) parecem aumentar as necessidades de vitamina C.

Deficiência A deficiência de vitamina C causa escorbuto. Nos Estados Unidos, essa condição é diagnosticada principalmente entre pessoas pobres e idosas, alcoolistas que consomem < 10 mg/dia de vitamina C e adultos jovens que consomem dietas muito desequilibradas. Além da fadiga generalizada, os sintomas do escorbuto refletem principalmente a formação prejudicada de tecido conectivo normal e incluem sangramento cutâneo (petéquias, equimoses, hemorragias perifoliculares); gengivas inflamadas e hemorrágicas; e manifestações de sangramento articular, cavidade peritoneal, pericárdio e glândulas suprarrenais. Nas crianças, a deficiência de vitamina C pode prejudicar o crescimento ósseo. O diagnóstico laboratorial da deficiência de vitamina C baseia-se nos níveis plasmáticos ou leucocitários baixos.

A administração de vitamina C (200 mg/dia) melhora os sintomas do escorbuto em alguns dias. A suplementação com doses altas de vitamina C (p. ex., 200 mg até vários gramas por dia) pode atenuar ligeiramente os sintomas e reduzir a duração das infecções das vias aéreas. A suplementação de vitamina C foi considerada eficaz na síndrome de Chédiak-Higashi (Cap. 64) e na osteogênese imperfeita (Cap. 413). Foi proposto que dietas ricas em vitamina C diminuem a incidência de certos cânceres, em particular os cânceres esofágico e gástrico. Se isso for confirmado, esse efeito pode ser atribuído ao fato de que a vitamina C pode impedir a conversão dos nitritos e das aminas secundárias em nitrosaminas carcinogênicas. Evidências recentes sugerem um efeito terapêutico para as doses farmacológicas parenterais intravenosas (mas *não orais*) de até 1 g/kg de peso corporal de ácido ascórbico no tratamento de cânceres (p. ex., cânceres metastáticos de pâncreas, ovário, glioblastoma e de pulmão não pequenas células). O mecanismo do tratamento farmacológico com ascorbato no câncer (como agente isolado ou com outros agentes terapêuticos) parece ser pró-oxidativo, de maneira sinérgica (p. ex., gencitabina, inibidores de PD-1, radioterapia) ou aditiva com outros agentes.

Efeitos tóxicos A ingestão de mais de 2 g de vitamina C em dose única pode causar dor abdominal, diarreia e náuseas. Como a vitamina C pode ser metabolizada a oxalato, teme-se que a suplementação crônica com altas doses de vitamina C possa aumentar a prevalência de litíase renal. Entretanto, exceto em pacientes com doença renal preexistente, essa associação não foi confirmada em diversos estudos. Apesar disso, é razoável aconselhar os pacientes com história de litíase renal (especialmente com cálculos renais de oxalato) e insuficiência renal a não tomarem altas doses de vitamina C. Também existe um risco não comprovado, porém possível, de que doses altas crônicas de vitamina C possam promover sobrecarga e toxicidade do ferro (p. ex., em pacientes com hemocromatose ou talassemia maior). Altas doses de vitamina C podem induzir hemólise nos pacientes com deficiência de glicose-6-fosfato-desidrogenase e doses > 1 g/dia podem causar reações falso-negativas ao guáiaco e interferir nos testes de glicosúria. As doses altas podem interferir na atividade de determinados fármacos e testes diagnósticos (p. ex., resultados falso-negativos para sangue oculto fecal baseado em guáiaco).

BIOTINA

Biotina (também chamada de vitamina B_7 ou vitamina H) é uma vitamina hidrossolúvel que desempenha um papel importante na expressão gênica, gliconeogênese e síntese de ácidos graxos, atuando como transportador de dióxido de carbono (CO_2) na superfície das enzimas carboxilase mitocondrial e citosólica. Essa vitamina também atua no catabolismo de aminoácidos específicos (p. ex., leucina) e regulação gênica pela biotinilação da histona. Fontes alimentares excelentes de biotina são vísceras de animais (como fígado ou rim), soja e outros feijões, leveduras e gema de ovo; contudo, a clara do ovo contém a proteína avidina, que se liga fortemente à vitamina e reduz sua biodisponibilidade.

A deficiência de biotina por ingestão dietética insuficiente é rara, mas ocorre como consequência de erros inatos do metabolismo. A deficiência de biotina foi induzida por alimentação experimental com dietas à base de clara de ovo e por nutrição parenteral sem biotina em pacientes com intestino curto. Em adultos, a deficiência de biotina causa alterações mentais (depressão, alucinações), parestesia, anorexia e náuseas. Pode ocorrer erupção descamativa seborreica e eritematosa da pele em torno dos olhos, nariz e boca, assim como nos membros. Em lactentes, a deficiência de biotina causa hipotonia, letargia e apatia. Além disso, os lactentes podem manifestar alopécia e erupção cutânea típica que inclui as orelhas. No momento, as evidências não apoiam um papel terapêutico para a biotina em altas doses na esclerose múltipla. O diagnóstico laboratorial da deficiência de biotina pode ser estabelecido com base na concentração reduzida de biotina urinária (ou de seus principais metabólitos), excreção urinária aumentada de ácido 3-hidróxi-isovalérico depois da estimulação com leucina, ou atividade reduzida de enzimas dependentes de biotina nos linfócitos (p. ex., propionil-CoA-carboxilase). O tratamento consiste em doses farmacológicas de biotina (até 10 mg/dia). A biotina não causa efeitos tóxicos conhecidos. Os suplementos com altas doses de biotina podem interferir em diferentes plataformas de imunoensaios baseados na tecnologia de estreptavidina-biotina (p. ex., imunoensaios biotinilados), resultando em falso-positivos (p. ex., T_3 ou T_4 livre) ou falso-negativos (p. ex., hormônio tireoestimulante, troponina, teste de gestação com gonadotrofina coriônica humana β).

ÁCIDO PANTOTÊNICO (VITAMINA B_5)

Ácido pantotênico é um componente da coenzima A e da fosfopanteteína, que estão envolvidas no metabolismo dos ácidos graxos e na síntese de colesterol, hormônios esteroides e todos os compostos formados a partir de unidades isoprenoides. Além disso, o ácido pantotênico participa da acetilação das proteínas. Essa vitamina é excretada na urina e o diagnóstico laboratorial da deficiência baseia-se nos baixos níveis urinários.

A vitamina B_5 está presente em todos os tipos de alimento. Fígado, levedura, gema de ovo, grãos integrais e vegetais são fontes particularmente ricas. A deficiência humana de ácido pantotênico foi demonstrada apenas experimentalmente, pelo fornecimento de dietas pobres em ácido pantotênico ou pela administração de um antagonista específico dessa vitamina. Os sintomas da deficiência de ácido pantotênico são inespecíficos e incluem distúrbios gastrintestinais, depressão, cãibras musculares, parestesia, ataxia e hipoglicemia. Acredita-se que a deficiência de ácido pantotênico tenha causado a "síndrome da queimação dos pés" observada em prisioneiros de guerra durante a Segunda Guerra Mundial. Essa vitamina não foi associada a efeitos tóxicos conhecidos.

COLINA

A colina é um precursor de acetilcolina, fosfolipídeos e betaína. A colina é essencial à integridade estrutural das membranas celulares; à neurotransmissão colinérgica; ao metabolismo de lipídeos e colesterol; ao metabolismo do grupo metila; e à sinalização transmembrana. Recentemente, determinou-se uma ingestão adequada recomendada de 550 mg/dia para homens e 425 mg/

dia para mulheres, embora certos polimorfismos genéticos possam elevar as necessidades de um indivíduo. Acredita-se que a colina seja um nutriente "condicionalmente essencial", no sentido de que a sua síntese *de novo* ocorre no fígado e gera quantidades menores que as utilizadas apenas em determinadas situações de estresse (p. ex., doença hepática alcoólica). A necessidade dietética de colina depende do estado de outros nutrientes envolvidos no metabolismo do grupo metila (folato, vitamina B_{12}, vitamina B_6 e metionina) e, portanto, varia muito. A colina está amplamente distribuída nos alimentos (p. ex., gemas de ovo, germe de trigo, vísceras, leite) na forma de lecitina (fosfatidilcolina). A deficiência de colina tem ocorrido apenas em condições experimentais ou em pacientes que recebem nutrição parenteral sem colina e, raramente, em determinados erros inatos do metabolismo da colina. Essa deficiência resulta em esteatose hepática, níveis elevados de aminotransferases e lesões do músculo esquelético com níveis altos de creatina-fosfocinase. O diagnóstico da deficiência de colina baseia-se atualmente nos baixos níveis plasmáticos, embora condições inespecíficas (p. ex., exercícios intensos) também possam suprimir os níveis plasmáticos.

A toxicidade da colina causa hipotensão, sudorese colinérgica, diarreia, salivação e odor corporal de peixe. O limite superior da ingestão de colina foi estabelecido em 3,5 g/dia. Devido à sua capacidade de reduzir os níveis de colesterol e homocisteína, o tratamento com colina foi sugerido para pacientes com demência e indivíduos que se encontram em risco de doença cardiovascular. Porém, os benefícios desse tratamento não foram adequadamente documentados; recentemente, foram relatados sinais de aumento do risco cardiovascular. As dietas com restrição de colina e betaína têm valor terapêutico na trimetilaminúria ("síndrome do odor de peixe") ou na redução da produção de trimetilamina *N*-óxido (TMAO) derivada do microbioma intestinal como potencial modulador do risco cardiovascular.

FLAVONOIDES

Os flavonoides constituem uma grande família de polifenóis, que contribuem para o aroma, o sabor e a cor das frutas e vegetais. Os principais grupos de flavonoides da dieta são antocianidinas de certas frutas; catequinas do chá verde e chocolate; flavonóis (p. ex., quercitina) do brócolis, couve, alho-poró, cebola e casca de uvas e maçãs; e as isoflavonas (p. ex., genisteína) dos legumes. As isoflavonas têm baixa biodisponibilidade e são parcialmente metabolizadas pela flora intestinal. O consumo alimentar de flavonoides é estimado em 10 a 100 mg/dia; esse valor quase certamente é subestimado em razão da falta de informações sobre suas concentrações em diversos alimentos. Vários flavonoides apresentam atividade antioxidante e afetam a sinalização celular. A partir de estudos epidemiológicos observacionais e estudos clínicos limitados (seres humanos e animais), pesquisadores sugeriram que os flavonoides atuam na prevenção de diversas doenças crônicas, incluindo doença neurodegenerativa, diabetes e osteoporose. A importância e a utilidade fundamental desses compostos contra as doenças humanas ainda não foram demonstradas. Contudo, um padrão dietético com alta ingesta de frutas, vegetais e legumes deve ser estimulado para garantir uma maior ingesta desses e de outros bioativos não nutricionais.

VITAMINA A

Em sentido estrito, a vitamina A inclui o retinol e os ésteres de retinila. No entanto, os metabólitos oxidados retinaldeído e ácido retinoico também são compostos biologicamente ativos. O termo *retinoides* inclui todas as moléculas (inclusive as moléculas sintéticas) quimicamente relacionadas com o retinol. O retinaldeído (11-*cis*) é a forma da vitamina A necessária para a visão normal, enquanto o ácido retinoico é necessário à morfogênese, ao crescimento e à diferenciação celular normais. O ácido retinoico não atua diretamente na visão e, ao contrário do retinol, não está envolvido na reprodução. A vitamina A também exerce um papel importante na utilização do ferro, imunidade humoral, imunidade mediada pelas células T, atividade das células *natural killer* e fagocitose.

A vitamina A está presente nos alimentos consumidos por seres humanos em duas formas: vitamina pré-formada (ésteres de retinila) e provitamina A (carotenoides). Existem mais de 700 carotenoides na natureza, dos quais aproximadamente 50 podem ser metabolizados em vitamina A. O β-caroteno é o principal carotenoide com atividade provitamina A nos alimentos consumidos. Nos seres humanos, frações significativas de carotenoides são absorvidas intactas e armazenadas no fígado e nas gorduras. Estima-se que, em seres humanos saudáveis, ≥ 12 μg (faixa de 4-27 μg) de all-*trans* β-caroteno alimentar sejam equivalentes a 1 μg de atividade retinol, enquanto esse valor é ≥ 24 μg para outros carotenoides da provitamina A da dieta (p. ex., β-criptoxantina, α-caroteno). A equivalência da vitamina A para um suplemento de β-caroteno em solução oleosa é de 2:1.

Metabolismo O fígado contém cerca de 90% das reservas de vitamina A e, em pessoas saudáveis, secreta essa vitamina na forma de retinol que se liga na circulação à proteína de ligação do retinol. Uma vez ocorrida a ligação, o complexo retinol-proteína de ligação interage com uma segunda proteína – a transtiretina. Esse complexo trimolecular atua impedindo que a vitamina A seja filtrada pelos glomérulos renais e, desse modo, protege o organismo contra os efeitos tóxicos do retinol, permitindo que este seja captado pelos receptores específicos da superfície celular que reconhecem a proteína de ligação ao retinol. Certa quantidade de vitamina A penetra nas células periféricas, mesmo que não esteja ligada à proteína de ligação do retinol. Depois que o retinol é interiorizado pela célula, liga-se a uma série de proteínas celulares de ligação que funcionam como agentes sequestradores e transportadores, bem como coligantes para reações enzimáticas. Certas células também contêm proteínas de ligação ao ácido retinoico que desempenham função sequestradora, além de deslocarem o ácido para o núcleo e possibilitarem o seu metabolismo.

Os metabólitos da vitamina A (retinoides), como o ácido retinoico, são potentes reguladores da transcrição gênica por meio da sinalização de receptores nucleares, sendo importantes em muitas vias celulares e metabólicas. Duas famílias de receptores (receptores do ácido retinoico [RARs] e receptores X de retinoides [RXRs]) são ativas na transcrição gênica mediada por retinoides. Os receptores de retinoides regulam a transcrição ligando-se como complexos diméricos a regiões específicas do DNA – elementos de resposta ao ácido retinoico – nos genes-alvo **(Cap. 377)**. Os receptores podem estimular e reprimir a expressão gênica em resposta aos seus ligantes. Os RARs ligam-se ao all-*trans* ácido retinoico e ao 9-*cis* ácido retinoico, enquanto os RXRs ligam-se somente ao 9-*cis* ácido retinoico.

Os receptores de retinoides exercem uma função importante no controle da proliferação e diferenciação celulares. Os RXRs formam dímeros com outros receptores nucleares, de forma a atuarem como correguladores dos genes reativos aos retinoides, mas também ao hormônio da tireoide e ao calcitriol. Os agonistas dos RXRs induzem experimentalmente a sensibilidade à insulina, talvez por serem cofatores dos receptores ativados pelo proliferador de peroxissomo, que também participam do metabolismo dos ácidos graxos e carboidratos e atuam como alvos de diversos fármacos, incluindo os compostos de tiazolidinediona (p. ex., rosiglitazona e pioglitazona) **(Cap. 404)**.

Fontes alimentares O equivalente de atividade do retinol (RAE, de *retinol activity equivalent*) é usado para expressar o valor de vitamina A do alimento: 1 RAE é definido como 1 μg de retinol (0,003491 mmol), 12 μg de β-caroteno e 24 μg de outros carotenoides da provitamina A. Na literatura mais antiga, a vitamina A era expressa comumente em unidades internacionais (UIs), com 1 μg de retinol equivalendo a 3,33 UI de retinol e 20 UI de β-caroteno. Embora essas UIs não sejam mais utilizadas na literatura científica, ainda podem ser encontradas nos relatórios da indústria alimentícia e nas intervenções de saúde pública dos países de baixa renda.

Fígado, peixe e ovos são excelentes fontes nutricionais de vitamina A pré-formada; as fontes vegetais de carotenoides da provitamina A incluem vegetais verde-escuros e frutas e vegetais de cores intensas. A cocção moderada de vegetais aumenta a liberação de carotenoides para absorção pelo intestino. A absorção de carotenoides também é facilitada pela presença de alguma gordura na refeição. O aleitamento materno exclusivo pode atender às necessidades de vitamina A dos bebês quando a mãe tem reservas normais de vitamina A e produz volumes suficientes de leite. Quando a mãe que está amamentando tem ingestão insuficiente de vitamina A, apresenta comorbidades ou seu bebê é prematuro, o leite provavelmente não tem quantidades suficientes de vitamina A para evitar deficiência. Nos países em desenvolvimento, a carência dietética crônica é a principal causa da deficiência de vitamina A e é exacerbada por infecção. No início da infância, os níveis baixos de vitamina A resultam de ingestas inadequadas de alimentos de origem animal e óleos comestíveis (ambos são caros), somadas à inacessibilidade sazonal de vegetais e frutas e à ausência de produtos alimentares industrializados enriquecidos. Os fatores que interferem no metabolismo da vitamina A também podem afetar seus níveis ou sua função. Por exemplo, a deficiência concomitante de zinco pode interferir na mobilização da vitamina A das reservas hepáticas. O álcool interfere na conversão do retinol em retinaldeído nos olhos porque compete pela álcool-(retinol)-desidrogenase. Os fármacos que interferem na absorção de vitamina A são óleo mineral, neomicina e quelantes de ácidos biliares (p. ex., colestiramina).

Deficiência A deficiência de vitamina A é endêmica nas regiões onde as dietas são cronicamente pobres, em especial nos países do sul da Ásia, África Subsaariana, algumas partes da América Latina e oeste do Pacífico, incluindo algumas regiões da China. O nível da vitamina A geralmente é avaliado dosando-se o retinol sérico (nível normal: 30-100 μg/dL), por teste de dose-resposta ou por testes de adaptação ao escuro. Para garantir a correta avaliação bioquímica do estado de vitamina A, há necessidade de uma avaliação simultânea do estado inflamatório (em analogia com a avaliação do estado do ferro); não fazer isso pode resultar em superestimativas da deficiência de vitamina A. Há fatores de correção disponíveis para ajustar os níveis plasmáticos mensurados de vitamina A e considerar a influência da proteína C-reativa e da glicoproteína α$_1$-ácida. Métodos de biópsia hepática com isótopos estáveis ou abordagem invasiva estão disponíveis para avaliar os reservatórios totais de vitamina A do organismo. Com base no nível sérico deficiente de retinol (< 20 μg/dL), a deficiência de vitamina A em todo o mundo está presente em mais de 190 milhões de crianças em idade pré-escolar, dentre as quais mais de 5 milhões apresentam manifestação ocular de deficiência chamada *xeroftalmia*. Essa condição inclui estágios mais leves de cegueira noturna e *xerose* (ressecamento) conjuntival com *manchas de Bitot* (placas brancas de epitélio queratinizado que se desenvolvem na esclera), que podem acometer 1 a 5% das crianças de populações com deficiência, assim como ulceração e necrose corneanas raras potencialmente causadoras de cegueira. A *ceratomalácia* (amolecimento da córnea) causa retrações fibróticas da córnea que levam à cegueira em pelo menos 250 mil crianças a cada ano, e está associada a uma taxa de mortalidade de 4 a 25%. Entretanto, a deficiência de vitamina A suficientemente grave para causar qualquer estágio dessa doença aumenta o risco de morte por diarreia, disenteria, sarampo, malária ou doença respiratória. Isso se deve ao fato de que a deficiência de vitamina A pode comprometer as barreiras naturais do corpo e as imunidades inata e adquirida. Nas regiões onde a deficiência é muito prevalente, a suplementação de vitamina A pode reduzir significativamente o risco de mortalidade infantil (em 23-34%, em média). Cerca de 10% das gestantes subnutridas também desenvolvem cegueira noturna (avaliada com base na história clínica) durante a última metade da gestação; esse grau moderado a grave de deficiência de vitamina A está associado ao aumento do risco de infecção e morte maternas. A deficiência materna de vitamina A também pode agravar a nutrição previamente carente dessa vitamina e os riscos relativos aos recém-nascidos. No sul da Ásia, onde a deficiência materna é prevalente, a administração aos bebês de uma dose única (50.000 UI) de vitamina A logo depois do parto reduziu a mortalidade infantil em ≥ 10%, enquanto, nos países africanos menos afetados pela deficiência materna de vitamina A, os pesquisadores não detectaram qualquer efeito; isso demonstra diferenças no risco de deficiência e nos efeitos benéficos da suplementação em cada região. Porém, a Organização Mundial da Saúde não recomenda a suplementação com altas doses em recém-nascidos.

TRATAMENTO
Deficiência de vitamina A

A vitamina A está disponível comercialmente para tratamento e profilaxia em formas esterificadas (p. ex., acetato ou palmitato), mais estáveis que as outras preparações. Qualquer estágio da xeroftalmia deve ser tratado com 60 mg (ou RAE) ou 200.000 UI de vitamina A em solução oleosa, geralmente contida em uma cápsula gelatinosa. A mesma dose é repetida no dia seguinte e 14 dias mais tarde. As doses devem ser reduzidas à metade para pacientes de 6 a 11 meses de idade. As mães com cegueira noturna ou manchas de Bitot devem ser tratadas com doses diárias de 3 mg de vitamina A oral, no mínimo por 3 meses. Esses esquemas são eficazes e muito menos dispendiosos, além de estarem mais amplamente disponíveis do que a vitamina A hidrossolúvel injetável. Uma intervenção profilática comum é administrar suplementos de vitamina A a cada 4 a 6 meses em crianças pequenas de 6 meses a 5 anos de idade (HIV-positivas e HIV-negativas) nas áreas de alto risco. Como profilaxia, os bebês de 6 a 11 meses de vida devem receber 30 mg de vitamina A; a dose correspondente para crianças de 12 a 59 meses é 60 mg. Por razões ainda desconhecidas, embora a administração neonatal precoce de vitamina A possa reduzir a mortalidade infantil, o uso dessa vitamina entre as idades de 1 e 5 meses foi ineficaz para aumentar a sobrevida nos contextos de alto risco.

A deficiência de vitamina A não complicada é rara nos países industrializados. Um grupo de alto risco – recém-nascidos com peso extremamente baixo (< 1.000 g) – provavelmente tem deficiência de vitamina A e deve receber suplemento de 1.500 μg (ou RAE) de vitamina A 3 x/semana durante 4 semanas. Em qualquer parte do mundo, o sarampo grave pode causar deficiência secundária de vitamina A. Crianças hospitalizadas com sarampo devem receber 2 doses de 60 mg de vitamina A em 2 dias consecutivos. A deficiência de vitamina A ocorre, na maioria das vezes, em pacientes com doenças de má-absorção (p. ex., doença celíaca, síndrome do intestino curto) que apresentam adaptação anormal ao escuro ou sintomas de cegueira noturna sem outras alterações oculares. Nos casos típicos, esses pacientes são diagnosticados em serviços especializados, nos quais são tratados por 1 mês com 15 mg/dia de uma preparação hidrossolúvel de vitamina A. Esse tratamento é seguido de uma dose de manutenção menor, embora a dose exata seja determinada por monitoração do retinol sérico. Outra utilidade médica do ácido retinoico é no tratamento da leucemia promielocítica **(Cap. 104)** e também é utilizado no tratamento da acne cística por inibir a queratinização, reduzir a secreção sebácea e, possivelmente, alterar a reação inflamatória **(Cap. 57)**.

A deficiência de carotenoides não causa sinais e sintomas específicos. Alguns autores sugeriram que o β-caroteno seja uma substância quimioprofilática eficaz para o câncer, porque diversos estudos epidemiológicos mostraram que as dietas ricas em β-caroteno estavam associadas à incidência baixa de câncer nos sistemas respiratório e digestório. No entanto, estudos controlados com fumantes usando doses elevadas de β-caroteno resultaram, na realidade, em maior número de cânceres pulmonares que o tratamento com placebo. Também foi sugerido que os carotenoides não relacionados com a provitamina A, como a luteína e a zeaxantina, confiram proteção contra degeneração macular e um estudo controlado de larga escala não mostrou efeito benéfico, exceto naqueles com baixos níveis de luteína. Outros estudos sugeriram o uso do carotenoide licopeno não relacionado com a provitamina A para proteger contra câncer de próstata. Entretanto, a eficácia desses compostos não foi comprovada por estudos controlados e desconhecem-se os mecanismos que fundamentam esses efeitos biológicos.

Técnicas seletivas de cultivo de vegetais que aumentam o teor de provitamina A em alimentos básicos podem reduzir a carência desse elemento nos países de poucos recursos. Além disso, um alimento geneticamente modificado desenvolvido recentemente (arroz dourado) apresenta uma melhor taxa de conversão do β-caroteno em vitamina A de aproximadamente 3:1 em crianças.

Efeitos tóxicos Os efeitos tóxicos agudos da vitamina A foram detectados primeiramente em exploradores do Ártico que comeram fígado de ursos-polares e também foram observados depois da administração de 150 mg a adultos ou 100 mg a crianças. A toxicidade aguda manifesta-se por pressão intracraniana aumentada, vertigem, diplopia, abaulamento da fontanela (em crianças), convulsões e dermatite esfoliativa; esse quadro pode ser fatal. Entre crianças que estão em tratamento para deficiência de vitamina A de acordo com os protocolos descritos anteriormente, ocorre abaulamento transitório das fontanelas em 2% dos bebês, enquanto náuseas, vômitos e cefaleias transitórios ocorrem em 5% das crianças em idade pré-escolar. A intoxicação crônica por vitamina A é especialmente preocupante nos países industrializados e é diagnosticada nos adultos saudáveis que ingerem 15 mg/dia, e nas crianças que ingerem 6 mg/dia por um período de vários meses. As manifestações são pele seca, queilose, glossite, vômitos, alopécia, desmineralização e dor óssea, hipercalcemia, aumento de linfonodos, hiperlipidemia, amenorreia e características de pseudotumor cerebral com aumento da pressão intracraniana e papiledema. Fibrose hepática com hipertensão portal também pode ser causada pela intoxicação crônica com vitamina A. A administração excessiva de vitamina A a gestantes causou abortamento espontâneo e malformações congênitas, incluindo anomalias craniofaciais e doença cardíaca valvar. Na gestação, a dose diária de vitamina A não deve exceder 3 mg. Além disso, os retinoides tópicos devem ser evitados durante a gravidez. Os derivados retinoides comercialmente disponíveis também são tóxicos, incluindo o ácido 13-*cis* retinoico, o qual foi associado a anomalias congênitas. Por conseguinte, a anticoncepção deve ser mantida por pelo menos 1 ano e possivelmente por mais tempo nas mulheres que tenham recebido ácido 13-*cis* retinoico.

Nas crianças desnutridas, os suplementos de vitamina A (30-60 mg) em quantidades calculadas em função da idade e administrados em vários ciclos durante 2 anos atuam como amplificadores dos efeitos inespecíficos de vacinas. Entretanto, por razões desconhecidas, em um país da África houve efeito negativo sobre as taxas de mortalidade de meninas parcialmente vacinadas.

Doses altas de carotenoides suplementares não causam sintomas tóxicos, mas devem ser evitadas nos fumantes devido ao risco aumentado de câncer de pulmão. Doses muito elevadas de β-caroteno (cerca de 200 mg/dia) foram utilizadas para tratar ou evitar as erupções cutâneas da protoporfiria eritropoiética. A carotenemia, que se caracteriza por cor amarelada da pele (nas dobras das palmas das mãos e plantas dos pés), mas não das escleras, pode surgir depois da ingesta > 30 mg/dia de β-caroteno. Os pacientes com hipotireoidismo são particularmente suscetíveis ao desenvolvimento de carotenemia devido ao comprometimento da degradação de caroteno em vitamina A. A redução dos carotenos da dieta leva ao desaparecimento da coloração amarelada da pele e da carotenemia em um período de 30 a 60 dias.

VITAMINA D

O metabolismo da vitamina D lipossolúvel está descrito em detalhes no Capítulo 409. Os efeitos biológicos dessa vitamina são mediados pelos receptores de vitamina D, presentes na maioria dos tecidos; a ligação da vitamina a esses receptores pode ampliar as ações da vitamina D em diversos sistemas celulares e órgãos (p. ex., células imunes, cérebro, mamas, cólon e próstata), além dos efeitos endócrinos clássicos e das ações no metabolismo do fosfato e na saúde óssea. Acredita-se que a vitamina D seja importante para a manutenção do funcionamento normal de diversos tecidos não esqueléticos como músculos (incluindo o miocárdio), da função imune e da inflamação, bem como para a proliferação e a diferenciação celulares. Estudos mais antigos mostraram que a vitamina D pode ser útil como tratamento adjuvante da tuberculose, psoríase e esclerose múltipla ou para a prevenção de certos cânceres. A insuficiência de vitamina D pode aumentar o risco de diabetes melito tipo 1, doença cardiovascular (resistência à insulina, hipertensão ou inflamação de baixo grau) ou disfunção cerebral (p. ex., depressão). Entretanto, os papéis fisiológicos exatos da vitamina D nessas doenças não relacionadas aos tecidos esqueléticos bem como sua importância ainda não foram explicados. Estudos recentes controlados com placebo não mostraram benefício terapêutico com a vitamina D para prevenção de câncer, controle de doença cardiovascular ou risco de diabetes tipo 2, depressão, infecção por tuberculose e outras infecções respiratórias. Atualmente, não se sabe se esses efeitos dos suplementos de vitamina D podem ser diferentes conforme o estado basal (normal vs. deficiência grave) dos pacientes.

A pele é a principal fonte de vitamina D, que é sintetizada mediante sua exposição à radiação ultravioleta B (UV-B; comprimento de onda de 290-320 nm). Exceto no caso dos peixes, os alimentos (a menos que sejam enriquecidos) têm quantidades apenas limitadas de vitamina D. A vitamina D_2 (ergocalciferol) é obtida a partir de vegetais e representa a forma química encontrada em alguns suplementos.

Deficiência Os níveis de vitamina D são avaliados pela determinação dos níveis séricos de 25-di-hidroxivitamina D (25[OH] vitamina D); entretanto, não há consenso a respeito de um ensaio uniforme, níveis séricos ideais ou o real benefício da triagem bioquímica. Na verdade, o nível ideal pode variar de acordo com a condição patológica que se pretende tratar. Dados epidemiológicos e experimentais indicam que um nível de 25(OH) vitamina D > 20 ng/mL (≥ 50 nmol/L; para converter ng/mL em nmol/L, multiplica-se por 2,496) seja suficiente para uma boa saúde óssea. Esta última concentração plasmática de 25(OH) vitamina D cobriria as necessidades de 97,5% da população. Entretanto, alguns especialistas defendem níveis séricos mais elevados (p. ex., > 30 ng/mL) para alcançar outros resultados desejáveis da ação da vitamina D. Existem evidências insuficientes para recomendar a suplementação combinada de cálcio e vitamina D como estratégia de profilaxia primária (em contrapartida à profilaxia secundária) para reduzir a incidência de fraturas em homens e mulheres em pré-menopausa saudáveis.

Os fatores de risco para deficiência de vitamina D são idade avançada, falta de exposição ao sol, pele escura (especialmente entre aqueles que vivem no Hemisfério Norte), má-absorção de gorduras e obesidade; a deficiência também pode ocorrer após a cirurgia de *bypass* gástrico. Além disso, nas populações africanas, a prevalência de deficiência de vitamina D pode ser alta (especialmente nas mulheres, recém-nascidos, populações urbanas e naqueles que vivem em países do norte da África). *Raquitismo* é a doença clássica causada pela deficiência de vitamina D. Os sinais de deficiência são dor muscular, fraqueza e dor óssea. Alguns desses efeitos são independentes da ingestão de cálcio. Para *prevenir* a osteoporose induzida por glicocorticoides, recomenda-se o tratamento com cálcio (1.000-1.200 mg/dia) e vitamina D (600-800 UI/dia) por meio da dieta e/ou suplementos em combinação com exercícios de sustentação de peso.

Recentemente, a U.S. National Academy of Sciences recomendou que a maioria dos norte-americanos adultos recebam 600 UI/dia de vitamina D (RDA = 15 µg/dia ou 600 UI/dia; Cap. 332). Entretanto, na faixa etária acima de 70 anos, a RDA foi estabelecida em 20 µg/dia (800 UI/dia). O consumo de alimentos enriquecidos ou fortificados, assim como a exposição solar suberitêmica, devem ser encorajados aos indivíduos que apresentam risco de deficiência da vitamina D. Quando a ingestão adequada não é possível, devem ser administrados suplementos de vitamina D, em especial durante os meses de inverno. A deficiência de vitamina D pode ser tratada com administração oral de 50.000 UI/semana durante 6 a 8 semanas, seguida da dose de manutenção de 800 UI/dia (20 µg/dia) fornecida por alimentos e suplementos, quando forem alcançados níveis plasmáticos normais. Existem dúvidas quanto à posologia terapêutica ideal (alta vs. baixa) para idosos com risco de quedas. Os efeitos fisiológicos das vitaminas D_2 e D_3 são idênticos, quando elas são ingeridas por longos períodos.

Efeitos tóxicos O limite superior de ingestão foi estabelecido em 4.000 UI/dia. Contrariando as crenças anteriores, a intoxicação aguda com vitamina D é rara e geralmente é causada pela ingestão descontrolada e exagerada de suplementos, ou por práticas inadequadas de fortificação de alimentos. Níveis plasmáticos altos de $1,25(OH)_2$ vitamina D e cálcio são indícios fundamentais de toxicidade e exigem a descontinuação dos suplementos de vitamina D e cálcio; além disso, pode ser necessário tratar a hipercalcemia.

VITAMINA E

Vitamina E é a designação coletiva de todos os estereoisômeros de tocoferóis e tocotrienóis, embora apenas os α-tocoferóis atendam às necessidades humanas. A vitamina E atua como antioxidante que rompe cadeias e varredor (*scavenger*) eficiente do radical peroxila, que protege as lipoproteínas de baixa densidade e os lipídeos poli-insaturados nas membranas contra a oxidação. Uma rede de outros antioxidantes (p. ex., vitamina C, glutationa) e enzimas mantém a vitamina E no estado reduzido. A vitamina E também inibe a síntese das prostaglandinas e as atividades da proteína-cinase C e da fosfolipase A_2.

Absorção e metabolismo Depois da absorção, a vitamina E é captada dos quilomícrons pelo fígado e uma proteína hepática de transporte de α-tocoferol medeia seu transporte intracelular e sua incorporação à lipoproteína de densidade muito baixa. A proteína transportadora tem uma afinidade particular pela forma isomérica RRR do α-tocoferol; logo, esse isômero natural apresenta a maior atividade biológica.

Necessidade A vitamina E está amplamente distribuída nos suprimentos alimentares, apresentando níveis mais elevados nos óleos de girassol, açafrão e germe de trigo; os γ-tocotrienóis estão presentes de forma notável no molho de soja e no óleo de milho. A vitamina E também é encontrada em carnes, nozes e grãos de cereais, e pequenas quantidades estão presentes em frutas e vegetais. Pílulas de vitamina E contendo doses de 50 a 1.000 mg são ingeridas por cerca de 10% da população norte-americana. A RDA da vitamina E é de 15 mg/dia (34,9 µmol ou 22,5 UI) para todos os adultos. Dietas ricas em gorduras poli-insaturadas podem exigir ingesta levemente aumentada de vitamina E.

A deficiência dietética de vitamina E não existe nos países desenvolvidos, mas pode ocorrer nos países em desenvolvimento devido à ingesta inadequada. A deficiência de vitamina E é observada apenas em estados graves e prolongados de má-absorção, como doença celíaca, doença hepática colestática crônica ou depois da ressecção do intestino delgado ou de cirurgia bariátrica. As crianças com fibrose cística ou colestase prolongada podem desenvolver deficiência de vitamina E caracterizada por arreflexia e anemia hemolítica. As crianças com abetalipoproteinemia não podem absorver ou transportar a vitamina E, por isso desenvolvem deficiência rapidamente. Também existe uma forma familiar de deficiência isolada de vitamina E, decorrente de uma anomalia da proteína de transporte do α-tocoferol. A deficiência de vitamina E causa degeneração axonal dos grandes axônios mielinizados e gera sintomas espinocerebelares e colunas posteriores. Inicialmente, a neuropatia periférica caracteriza-se por arreflexia, evoluindo para marcha atáxica e redução da sensibilidade vibratória e proprioceptiva. A deficiência de vitamina E também pode ser caracterizada por oftalmoplegia, miopatia esquelética e retinopatia pigmentada. Estudos demonstraram que as deficiências de vitamina E ou de selênio no hospedeiro aumentam determinadas mutações virais e, portanto, a virulência. O diagnóstico laboratorial da deficiência de vitamina E baseia-se nos níveis sanguíneos baixos de α-tocoferol (< 5 µg/mL ou < 0,8 mg de α-tocoferol por grama de lipídeos totais).

TRATAMENTO
Deficiência de vitamina E

A deficiência sintomática de vitamina E deve ser tratada com 800 a 1.200 mg de α-tocoferol por dia. Os pacientes com abetalipoproteinemia podem precisar de até 5.000 a 7.000 mg/dia. As crianças com sintomas de deficiência de vitamina E devem ser tratadas por via oral com ésteres hidrossolúveis (400 mg/dia); como alternativa, pode-se administrar uma dose de 2 mg/kg/dia por via intramuscular. A vitamina E em altas doses pode proteger contra fibroplasia retrolenticular induzida por oxigênio e displasia broncopulmonar, assim como contra hemorragia intracraniana da prematuridade. Foi sugerido que a vitamina E aumenta o desempenho sexual, trata a claudicação intermitente e retarda o processo de envelhecimento, mas faltam evidências que confirmem essas propriedades. Quando administrada em combinação com outros antioxidantes, a vitamina E pode ajudar a evitar degeneração macular. A vitamina E pode ter efeitos terapêuticos favoráveis nos pacientes não cirróticos e não diabéticos apresentando esteato-hepatite não alcoólica. Estudos clínicos mostraram que doses altas (60-800 mg/dia) de vitamina E melhoraram os parâmetros da função imunológica e reduziram os resfriados entre os indivíduos internados em asilos, porém estudos de intervenção que usaram a vitamina E para evitar doenças cardiovasculares ou câncer não indicaram eficácia. Além disso, em doses > 400 mg/dia, a vitamina E pode inclusive aumentar as taxas de mortalidade por todas as causas e o risco de câncer de próstata (especialmente em combinação com suplementos de selênio).

Efeitos tóxicos Todas as formas de vitamina E são absorvidas e podem contribuir para seus efeitos tóxicos; entretanto, o risco de toxicidade parece ser baixo enquanto a função hepática está normal. Doses elevadas (> 800 mg/dia) podem reduzir a agregação plaquetária e interferir no metabolismo da vitamina K, por isso estão contraindicadas aos pacientes que usam varfarina e agentes antiplaquetários (como ácido acetilsalicílico ou clopidogrel). Doses > 1 g/dia foram associadas a náuseas, flatulência e diarreia.

VITAMINA K

Existem dois compostos naturais de vitamina K: vitamina K_1, também conhecida como *filoquinona*, originada de fontes vegetais; e vitamina K_2 ou *menaquinonas*, sintetizadas pela flora bacteriana e encontradas nos tecidos hepáticos. A filoquinona pode ser convertida em menaquinona em alguns órgãos.

A vitamina K é essencial à carboxilação pós-traducional do ácido glutâmico, que é necessária para a ligação do cálcio às proteínas γ-carboxiladas como a protrombina (fator II); os fatores VII, IX e X; a proteína C; a proteína S; e as proteínas encontradas nos ossos (osteocalcina) e no músculo liso vascular (p. ex., proteína Gla da matriz). Contudo, não há informações quanto à importância da vitamina K para a mineralização óssea e prevenção da calcificação vascular. Fármacos como a varfarina inibem a γ-carboxilação impedindo a conversão da vitamina K em sua forma ativa hidroquinona.

Fontes alimentares A vitamina K é encontrada nos vegetais verdes folhosos como couve e espinafre, e quantidades apreciáveis também estão presentes na margarina e no fígado. A vitamina K está presente nos óleos vegetais; o azeite de oliva e os óleos de canola e soja são fontes especialmente abundantes dessa vitamina. Estima-se que a ingestão média diária dos norte-americanos seja em torno de 100 μg/dia.

Deficiência Os sintomas da deficiência de vitamina K devem-se à hemorragia; os recém-nascidos são particularmente suscetíveis por causa das baixas reservas de gordura, níveis reduzidos de vitamina K no leite materno, esterilidade relativa do trato intestinal infantil, imaturidade hepática e transporte placentário precário. Podem ocorrer hemorragias intracraniana, gastrintestinal e cutânea nos lactentes com deficiência de vitamina K, dentro de 1 a 7 dias depois do nascimento. Portanto, administra-se profilaticamente vitamina K (0,5-1 mg intramuscular [IM]) imediatamente após o parto.

Nos adultos, a deficiência de vitamina K pode ser diagnosticada em pacientes com doença crônica do intestino delgado (p. ex., doença celíaca, doença de Crohn), obstrução das vias biliares ou após a ressecção do intestino delgado. O tratamento com antibióticos de espectro amplo pode desencadear deficiência de vitamina K, porque reduz as contagens de bactérias intestinais sintetizadoras de menaquinonas e por inibir o metabolismo da vitamina K. Nos pacientes tratados com varfarina, o fármaco antiobesidade orlistate pode alterar os valores da razão normalizada internacional (INR, de *international normalized ratio*) em consequência da má-absorção de vitamina K. A avaliação do estado da vitamina K pode ser feita com a mensuração da concentração de filoquinona (vitamina K_1) no soro (deficiência < 0,15 μg/L); a utilização celular da vitamina K pode ser avaliada pela concentração sérica ou plasmática de protrombina subcarboxilada (proteína induzida por ausência/antagonismo da vitamina K [PIVKA-II]). Um tempo de protrombina ou um tempo de tromboplastina parcial ativada elevados, ou a redução dos fatores de coagulação, são marcadores úteis na deficiência grave, mas são inespecíficos em outros aspectos e não demonstram boa sensibilidade. A deficiência de vitamina K é tratada com dose parenteral de 10 mg. Para os pacientes com má-absorção crônica, deve-se fornecer 1 a 2 mg/dia por via oral, ou 1 a 2 mg/semana por via parenteral. Pacientes com doença hepática podem apresentar elevação do tempo de protrombina, devido à destruição do hepatócito e à deficiência de vitamina K. Caso não haja recuperação do tempo de protrombina durante o tratamento com vitamina K, pode-se deduzir que essa anormalidade não é resultante da deficiência dessa vitamina.

Efeitos tóxicos As filoquinonas e menaquinonas da dieta não foram associadas a efeitos tóxicos. Doses altas de vitamina K podem interferir nas ações dos anticoagulantes antagonistas da vitamina K.

MINERAIS

Ver também Tabela 333-2.

CÁLCIO

Ver Capítulo 409.

ZINCO

Zinco é um componente essencial de muitas metaloenzimas do organismo, e está envolvido na síntese e estabilização de proteínas, DNA e RNA, além de desempenhar uma função estrutural nos ribossomos e membranas. O zinco é necessário para a ligação aos receptores dos hormônios esteroides e vários outros fatores de transcrição do DNA. Esse elemento é essencial à espermatogênese normal, ao crescimento fetal e ao desenvolvimento embrionário.

Absorção A absorção de zinco dos alimentos é inibida por folato, fibras, oxalato, ferro e cobre, assim como por certos fármacos, incluindo penicilamina, valproato de sódio e etambutol. As fontes ricas em zinco biodisponível são os alimentos contendo proteínas (i.e., carne, moluscos, nozes e legumes), e o zinco presente nos grãos e legumes encontra-se menos disponível para absorção. Os grãos e legumes contêm fitatos que se ligam ao zinco no intestino e reduzem sua disponibilidade para a absorção.

Deficiência A deficiência leve de zinco foi descrita em muitas doenças, incluindo diabetes melito, HIV/Aids, cirrose, alcoolismo, doença inflamatória intestinal, síndrome de má-absorção e anemia falciforme. Nessas doenças, a deficiência crônica leve de zinco pode causar interrupção do crescimento em crianças, sensibilidade gustatória diminuída (*hipogeusia*) e imunodisfunção. A deficiência crônica grave de zinco foi descrita como causa de hipogonadismo e nanismo em vários países do Oriente Médio. Nessas crianças, cabelos hipopigmentados também fazem parte da síndrome. A acrodermatite enteropática é um distúrbio autossômico recessivo raro que se caracteriza por alterações na absorção de zinco. As manifestações clínicas são diarreia, alopécia, hipotrofia muscular, depressão, irritabilidade e erupções cutâneas envolvendo os membros, a face e o períneo. Essas erupções caracterizam-se por crostas vesiculosas e pustulosas com descamação e eritema. Alguns pacientes com doença de Wilson desenvolveram deficiência de zinco em consequência do tratamento com penicilamina **(Cap. 415)**.

A deficiência de zinco é prevalente em muitos países em desenvolvimento e em geral coexiste com outras deficiências de micronutrientes (especialmente deficiência de ferro). O zinco (20 mg/dia até a recuperação) pode representar uma estratégia terapêutica adjuvante eficaz para doença diarreica e pneumonia em crianças com idade a partir de 6 meses.

O diagnóstico da deficiência de zinco geralmente se baseia em níveis séricos de zinco < 12 μmol/L (< 70 μg/dL). Gestação e anticoncepcionais orais podem causar discreta diminuição dos níveis séricos de zinco, e hipoalbuminemia de qualquer causa pode resultar em hipozincemia. Nas situações de estresse agudo (doenças, mas também na fase de recuperação depois de exercícios físicos), o zinco pode ser redistribuído do soro para os tecidos. A deficiência de zinco pode ser tratada com 60 mg de zinco elementar por via oral, 2 ×/dia. Há relatos de que pastilhas de gliconato de

TABELA 333-2 ■ Deficiências e efeitos tóxicos dos minerais

Elemento	Deficiência	Efeitos tóxicos	Nível máximo de ingestão (dietética) tolerável
Boro	Nenhuma função biológica conhecida	Distúrbios do desenvolvimento, esterilidade masculina, atrofia testicular	20 mg/dia (extrapolado a partir de dados animais)
Cálcio	Massa óssea reduzida, osteoporose	Insuficiência renal (síndrome do leite-álcali), nefrolitíase, absorção de ferro reduzida, diuréticos tiazídicos	2.500 mg/dia (leite-álcali)
Cobre	Anemia, retardo no crescimento, deficiência na queratinização e pigmentação do cabelo, hipotermia, alterações degenerativas da elastina aórtica, osteopenia, incapacidade intelectual	Náuseas, vômitos, diarreia, insuficiência hepática, tremores, distúrbios psiquiátricos, anemia hemolítica, disfunção renal	10 mg/dia (toxicidade hepática)
Cromo	Redução da tolerância à glicose	*Exposição ocupacional:* insuficiência renal, dermatite, câncer de pulmão	Não determinado
Flúor	↑ Cáries dentárias	Fluorose dentária e esquelética, osteosclerose	10 mg/dia (fluorose)
Iodo	Aumento da tireoide, ↓ T_4, cretinismo	Disfunção da tireoide, erupções semelhantes à acne	1.100 μg/dia (disfunção da tireoide)
Ferro	Anormalidades musculares, coiloníquia, pica, anemia, ↓ desempenho no trabalho, comprometimento de desenvolvimento cognitivo, parto prematuro, ↑ mortalidade materna perinatal	Efeitos gastrintestinais (náuseas, vômito, diarreia, constipação), sobrecarga de ferro com lesão de órgãos, toxicidades sistêmica aguda e crônica, suscetibilidade aumentada à malária, aumento do risco associado a determinadas doenças crônicas (p. ex., diabetes)	45 mg/dia de ferro elementar (efeitos colaterais gastrintestinais)
Manganês	Comprometimento do crescimento e desenvolvimento esquelético, da reprodução e do metabolismo de lipídeos e carboidratos; erupções cutâneas na parte superior do corpo	*Gerais:* neurotoxicidade, sintomas semelhantes aos da doença de Parkinson. *Exposição ocupacional:* síndrome semelhante à encefalite, síndrome semelhante à doença de Parkinson, psicose, pneumoconiose	11 mg/dia (neurotoxicidade)
Molibdênio	Anormalidades neurológicas graves	Anormalidades reprodutivas e fetais	2 mg/dia (extrapolado a partir de dados animais)
Selênio	Miocardiopatia, insuficiência cardíaca, degeneração do músculo estriado	*Gerais:* alopecia, náusea, vômitos, anormalidades ungueais, labilidade emocional, neuropatia periférica, lassidão, hálito com odor de alho, dermatite. *Exposição ocupacional:* cânceres de pulmão e cavidade nasal, necrose hepática, inflamação pulmonar	400 μg/dia (alterações de cabelo e unhas)
Fósforo	Raquitismo (osteomalácia), fraqueza dos músculos proximais, rabdomiólise, parestesia, ataxia, crise convulsiva, confusão, insuficiência cardíaca, hemólise, acidose	Hiperfosfatemia	4.000 mg/dia
Zinco	Retardo do crescimento, ↓ paladar e olfato, alopécia, dermatite, diarreia, disfunção imunológica, déficit de crescimento, atrofia das gônadas, malformações congênitas	*Gerais:* absorção reduzida de cobre, gastrite, sudorese, febre, náusea e vômitos. *Exposição ocupacional:* angústia respiratória, fibrose pulmonar	40 mg/dia (comprometimento do metabolismo do cobre)

zinco (13 mg de zinco elementar a cada 2 horas, enquanto estiver acordado) reduzem a duração e os sintomas do resfriado comum em adultos, mas os resultados dos estudos são conflitantes.

Efeitos tóxicos Depois da ingestão oral, a toxicidade aguda do zinco causa náuseas, vômitos e febre. O gás de zinco das soldas também pode ser tóxico e causar febre, dificuldade respiratória, salivação excessiva, sudorese e cefaleia. Doses crônicas elevadas de zinco (variando de 150-450 mg/dia) podem deprimir a função imune e causar anemia hipocrômica em decorrência da deficiência secundária de cobre. As preparações intranasais de zinco devem ser evitadas porque podem causar lesão irreversível da mucosa nasal e anosmia.

COBRE

O cobre é um componente essencial de vários sistemas enzimáticos, incluindo as aminoxidases, ferroxidase (ceruloplasmina), citocromo c-oxidase, superóxido-dismutase e dopamina-hidrolase. O cobre também é um componente da ferroproteína, uma proteína de transporte envolvida na transferência basolateral de ferro durante a absorção a partir do enterócito. Desse modo, o cobre exerce um papel importante no metabolismo do ferro, síntese de melanina, produção de energia, síntese de neurotransmissores e função do SNC; síntese e formação de ligações cruzadas entre elastina e colágeno; e eliminação de radicais superóxido. As fontes alimentares de cobre são moluscos, fígado, nozes, legumes, farinha e carne de vísceras.

Deficiência A deficiência dietética de cobre é relativamente rara, embora tenha sido descrita em lactentes prematuros alimentados com leite artificial e nos pacientes com má-absorção (Tab. 333-2). A anemia por deficiência de cobre (refratária ao ferro terapêutico) foi relatada em pacientes com doença causada por má-absorção e síndrome nefrótica, bem como nos pacientes tratados de forma crônica para doença de Wilson com altas doses de zinco oral, que pode interferir na absorção de cobre. A *síndrome dos cabelos encarapinhados de Menkes* é um distúrbio do metabolismo do cobre ligado ao X caracterizado por incapacidade intelectual, hipocupremia e diminuição da ceruloplasmina circulante (Cap. 413). Essa síndrome é causada por mutações no gene do transportador de cobre *ATP7A*. As crianças com essa doença em geral morrem no decorrer de 5 anos, por aneurismas dissecantes ou ruptura cardíaca. A aceruloplasminemia é uma doença autossômica recessiva rara caracterizada por sobrecarga de ferro tecidual, deterioração mental, anemia microcítica e baixas concentrações séricas de ferro e cobre.

O diagnóstico da deficiência de cobre costuma ser baseado em baixos níveis séricos de cobre (< 65 μg/dL) e de ceruloplasmina (< 20 mg/dL). Os níveis séricos de cobre podem estar elevados na gravidez ou em condições de estresse, pois a ceruloplasmina é um reagente de fase aguda e 90% do cobre circulante estão ligados a ela. Foi sugerido que a deficiência de cobre leve ou subclínica seja mais comum do que o esperado; as pessoas sob risco incluem os pacientes com colestase ou com diarreia crônica, pacientes em diálise e pessoas que tomam suplementos de zinco por longo prazo. O papel do cobre na doença cardiovascular, função imune, saúde óssea e doenças neurodegenerativas ainda não está claro.

Efeitos tóxicos Em geral, a intoxicação por cobre é acidental (Tab. 333-2). Nos casos graves, podem ocorrer insuficiência renal, insuficiência hepática e coma. Na doença de Wilson, as mutações do gene transportador de cobre *ATP7B* levam ao acúmulo de cobre no fígado e no cérebro, com níveis sanguíneos baixos devidos à diminuição da ceruloplasmina (Cap. 415). Foi relatado um possível papel negativo para o cobre na patogênese da doença de Alzheimer.

SELÊNIO

O selênio, na forma de selenocisteína, é um componente da enzima glutationa-peroxidase, que tem a função de proteger as proteínas, membranas celulares, lipídeos e ácidos nucleicos contra a ação de moléculas oxidantes. Desse modo, o selênio está sendo intensamente estudado como agente quimioprofilático contra alguns cânceres, como o de próstata. Entretanto, ainda não está claro se o selênio é eficaz como quimioprofilático ou se aumenta o risco de câncer (p. ex., câncer de próstata). Atualmente não existem evidências convincentes para um papel protetor do selênio sobre o declínio cognitivo ou risco de doença cardiovascular. A selenocisteína também é encontrada nas enzimas desiodinases, que medeiam a desiodinação da tiroxina a tri-iodotironina (Cap. 382). As fontes nutricionais ricas em selênio são frutos do mar, carnes de músculos e cereais, embora o conteúdo de selênio dos cereais seja determinado por sua concentração no solo. Os países que apresentam baixas concentrações no solo incluem partes da Escandinávia, China e Nova Zelândia. A *doença de Keshan* é uma miocardiopatia endêmica encontrada em crianças e mulheres jovens que moram em regiões da China onde a ingestão alimentar de selênio é baixa (< 20 μg/dia). As deficiências concomitantes de iodo e selênio podem agravar as manifestações clínicas do cretinismo. O consumo crônico de grandes quantidades de selênio causa selenose, caracterizada por fragilidade e queda de cabelos e unhas, odor de alho na respiração, erupção cutânea, miopatia, irritabilidade e outras anormalidades do sistema nervoso.

CROMO

O cromo potencializa a ação da insulina nos pacientes com intolerância à glicose, presumivelmente aumentando a sinalização mediada pelo receptor da insulina, embora a sua utilidade no tratamento do diabetes tipo 2 ainda não esteja comprovada. Além disso, melhora dos perfis lipídicos sanguíneos tem sido observada em alguns pacientes. A utilidade dos suplementos de cromo para o desenvolvimento muscular não foi confirmada. As fontes alimentares ricas em cromo incluem leveduras, carnes e produtos à base de grãos. O cromo em estado trivalente encontrado em suplementos é praticamente atóxico; contudo, o cromo-6 é um produto da solda do aço inoxidável e um carcinógeno pulmonar conhecido, além de causar lesões hepáticas, renais e no SNC.

MAGNÉSIO
Ver Capítulo 409.

FLÚOR, MANGANÊS E ULTRAOLIGOELEMENTOS
Ainda não foi descrita uma função essencial do flúor nos seres humanos, embora seja útil para a manutenção das estruturas dentária e óssea. A fluorose no adulto resulta em manchas e falhas do esmalte dentário, assim como em ossos quebradiços (fluorose esquelética).

A deficiência de manganês e molibdênio foi relatada em pacientes com anomalias genéticas raras e em alguns pacientes sob nutrição parenteral total prolongada. Diversas enzimas manganês-específicas foram identificadas (p. ex., manganês superóxido-dismutase). Estudos mostraram que a deficiência de manganês causa desmineralização óssea, crescimento comprometido, ataxia, distúrbios do metabolismo dos carboidratos e lipídeos, e convulsões.

Os ultraoligoelementos são definidos como elementos necessários em quantidades inferiores a 1 mg/dia. As necessidades da maioria dos ultraoligoelementos não estão definidas, embora o selênio, o cromo e o iodo sejam nitidamente essenciais (Cap. 382). O molibdênio é necessário para a atividade de sulfito e xantinoxidase, e sua deficiência pode causar lesões esqueléticas e cerebrais.

LEITURAS ADICIONAIS
Combs GF Jr, Mcclung JP: *The Vitamins: Fundamental Aspects in Nutrition and Health.* 5th ed. London, Academic Press, 2017, p 612.
Imdad A et al: Vitamin A supplementation for preventing morbidity and mortality in children from six months to five years of age. Cochrane Database Syst Rev 3:CD008524, 2017.
Lassi ZS et al: Zinc supplementation for the promotion of growth and prevention of infections in infants less than six months of age. Cochrane Database Syst Rev 4:CD010205, 2020.
Mechanick JI et al: Clinical practice guidelines for the perioperative nutrition, metabolic, and nonsurgical support of patients undergoing bariatric procedures–2019 update. Surg Obes Relat Dis 16:175, 2020.
Namaste SM et al: Methodologic approach for the Biomarkers Reflecting Inflammation and Nutritional Determinants of Anemia (BRINDA) project. Am J Clin Nutr 106(Suppl 1):333S, 2017.
Ngo B et al: Targeting cancer vulnerabilities with high-dose vitamin C. Nat Rev Cancer 19:271, 2020.
Ota Y et al: Comprehensive review of Wernicke encephalopathy: Pathophysiology, clinical symptoms and imaging findings. Jpn J Radiol 38:809, 2020.
Stevens GA et al: Trends and mortality effects of vitamin A deficiency in children in 138 low-income and middle-income countries between 1991 and 2013: A pooled analysis of population-based surveys. Lancet Glob Health 3:e528, 2015.
Tanumihardjo SA et al: Biomarkers of nutrition for development (BOND): Vitamin A review. J Nutr 146:1816S, 2016.
Vinceti M, Rothman KJ: More results but no clear conclusion on selenium and cancer. Am J Clin Nutr 104:245, 2016.
World Health Organization: Guideline: Vitamin A supplementation in pregnant women. Geneva, World Health Organization, 2011.

334 Desnutrição e avaliação nutricional
Gordon L. Jensen

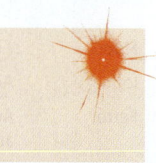

A desnutrição acomete 30 a 50% dos pacientes hospitalizados, dependendo do contexto e dos critérios utilizados. Entre os resultados adversos associados à desnutrição estão a deficiência na cicatrização de feridas, a depressão do sistema imune, a disfunção dos órgãos internos, o prolongamento da internação hospitalar e o aumento da mortalidade. Hoje, é amplamente aceito que a inflamação aguda ou crônica contribua para a fisiopatologia da desnutrição relacionada com doença ou lesões. A existência de inflamação também pode tornar os indicadores clássicos de avaliação nutricional (p. ex., albumina e pré-albumina) pouco confiáveis e a inflamação reduz as respostas favoráveis aos tratamentos nutricionais. De forma a orientar os cuidados clínicos adequados, é necessário avaliar e diagnosticar a desnutrição adequadamente. A avaliação nutricional é uma investigação abrangente realizada para diagnosticar a síndrome de desnutrição e orientar a intervenção e os resultados esperados. Os pacientes são frequentemente referenciados para avaliação nutricional depois de um risco nutricional ser identificado com base em procedimentos de rastreamento realizados pela equipe de enfermagem ou nutrição nas primeiras 24 horas da internação hospitalar. A triagem tende a focar explicitamente algumas variáveis de risco como emagrecimento, ingestão dietética prejudicada e diagnósticos clínicos ou cirúrgicos de alto risco. Preferencialmente, os profissionais de saúde complementam esse rastreamento com uma abordagem sistemática à avaliação nutricional abrangente que inclui a consideração dos fatores contributivos para a inflamação e serve como base para outras abordagens ao diagnóstico e ao tratamento das síndromes de desnutrição.

SÍNDROMES DE DESNUTRIÇÃO
Durante muito tempo, a fome e a inanição foram as principais causas de desnutrição, o que ainda é válido nos países em desenvolvimento. Contudo, com os avanços da agricultura, da educação, da saúde pública, dos cuidados de saúde e das condições de vida, a desnutrição associada a doenças, intervenções cirúrgicas e lesões tornou-se uma preocupação prevalente em todo o mundo. Hoje, a desnutrição abrange um *continuum* amplo, que se estende da subnutrição à nutrição exagerada (obesidade). De acordo com os propósitos deste capítulo, a ênfase estará voltada apenas à primeira condição – ou seja, à subnutrição. As definições históricas das síndromes de desnutrição são problemáticas quanto ao uso dos critérios diagnósticos, que não oferecem sensibilidade, especificidade ou confiabilidade interexaminadores satisfatórias. As definições sobrepõem-se, e a confusão e erros diagnósticos são frequentes. Além disso, algumas abordagens não levam em consideração a subnutrição de indivíduos obesos. Embora as descrições de síndromes clássicas como marasmo, kwashiorkor e desnutrição proteico-calórica ainda estejam em uso, este capítulo enfatiza novas descobertas no diagnóstico das síndromes de desnutrição.

A *Subjective Global Assessment* (Avaliação Subjetiva Global, ou ASG, em português) – uma avaliação nutricional abrangente que incluía um componente de estresse metabólico das doenças – foi descrita e validada na década de 1980. Em 2010, uma Comissão Internacional de Diretrizes Consensuais incorporou uma apreciação inédita do papel da resposta inflamatória em sua nomenclatura proposta para o diagnóstico nutricional de adultos na prática clínica. A *desnutrição associada à inanição* ocorre quando há inanição crônica sem inflamação; a *desnutrição associada à doença crônica* ocorre quando a inflamação é crônica e de grau leve a moderado; e a *desnutrição associada a doença ou lesão aguda* ocorre quando a inflamação é aguda e de grau acentuado (ver Tab. 334-1, para exemplos). Em 2012, a Academy of Nutrition and Dietetics e a American Society for Parenteral and Enteral Nutrition (ASPEN) estenderam essa abordagem usando as características clínicas para apoiar o diagnóstico, incluindo a presença de doença ou lesão, a ingesta alimentar inadequada, a perda ponderal e achados físicos de perda de gordura, perda muscular, edema ou redução da força do aperto de mão. Em 2016, a European Society for Parenteral and Enteral Nutrition (ESPEN) adotou formalmente um modelo baseado em doença/inflamação semelhante a essas abordagens

TABELA 334-1 ■ Elementos da história e do exame físico	
Elemento	**Notas**
Dados da história clínica	
Peso corporal	Perguntar sobre peso habitual, peso máximo e perda intencional de peso; um emagrecimento de 4,5 kg em 6 meses é significativo e a perda de > 10% do peso corporal habitual tem valor prognóstico da evolução clínica; usar prontuários médicos, relatos dos familiares e dos cuidadores como fontes de informação
Doenças clínicas e cirúrgicas; doença crônica	Investigar se há doenças clínicas ou cirúrgicas que possam acarretar risco nutricional secundário ao aumento das demandas ou interferir na ingestão ou na assimilação, como doenças agudas graves, queimaduras graves, operações abdominais de grande porte, politraumatismo, traumatismo craniano fechado, cirurgia gastrintestinal pregressa, hemorragia digestiva grave, fístula enterocutânea, obstrução do trato gastrintestinal, isquemia mesentérica, pancreatite aguda grave, pancreatite crônica, doença inflamatória intestinal, doença celíaca, supercrescimento bacteriano no intestino delgado, cânceres sólidos ou hematológicos, transplante de medula óssea, síndrome da imunodeficiência adquirida (Aids) e insuficiência/transplante de órgãos (fígado, rim, coração, pulmão ou intestino) Alguns distúrbios ou doenças caracterizam-se por reação inflamatória aguda, incluindo doenças agudas graves, infecção grave/sepse, síndrome da angústia respiratória aguda, síndrome de reação inflamatória grave, queimaduras graves, operações abdominais de grande porte, politraumatismo e traumatismo craniano fechado Alguns distúrbios ou doenças estão associadas mais comumente a uma reação inflamatória crônica leve a moderada; exemplos disso incluem doença cardiovascular, insuficiência cardíaca congestiva, fibrose cística, doença inflamatória intestinal, doença celíaca, pancreatite crônica, artrite reumatoide, tumores sólidos, neoplasias malignas hematológicas, obesidade sarcopênica, diabetes melito, síndrome metabólica, acidente vascular cerebral, doença neuromuscular, demência, insuficiência/transplante de órgãos (rim, fígado, coração, pulmão ou intestino), doença periodontal, úlceras de pressão e doença pulmonar obstrutiva crônica; é importante ressaltar que exacerbações agudas, infecções ou outras complicações podem sobrepor-se à reação inflamatória aguda quando esses distúrbios ou doenças são preexistentes Exemplos de distúrbios associados à inanição que geralmente têm pouco ou nenhum componente inflamatório discernível são anorexia nervosa ou ingestão reduzida em consequência de depressão maior
Sinais/sintomas constitucionais	Febre ou hipotermia pode indicar reação inflamatória em atividade; taquicardia também é comum; anorexia é outro indício de reação inflamatória e em muitos casos também é um efeito colateral de tratamentos e fármacos
Dificuldades alimentares/queixas gastrintestinais	Dentição precária ou problemas de deglutição podem dificultar a ingestão oral; vômitos, náusea, dor e distensão abdominais, diarreia, constipação e hemorragia digestiva podem ser sinais de doença gastrintestinal que podem acarretar risco nutricional
Transtornos alimentares	Avaliar se há distorção da imagem corporal, prática compulsiva de exercícios, amenorreia, vômitos, perda de dentes, cáries dentárias e uso de laxantes, diuréticos ou xarope de ipeca
Uso de fármacos	Muitos fármacos podem afetar negativamente a ingestão ou a assimilação dos nutrientes; rever as possibilidades de interações entre fármacos, ou entre fármacos e nutrientes; pode ser útil consultar um farmacêutico
Hábitos dietéticos e uso de suplementos	Avaliar os hábitos dietéticos, incluindo dietas terapêuticas, redução do peso, vegetarianismo, dieta macrobiótica e "dietas da moda"; documentar também o uso de suplementos dietéticos, incluindo vitaminas, minerais e fitoterápicos; obter informações sobre ingestão nutricional; existem recursos para lembrar, registrar e descrever a frequência da ingestão alimentar Estima-se que 50% ou mais dos adultos usem suplementos dietéticos
Influências sobre o estado nutricional	Avaliar fatores como condições de vida, estado funcional (atividades da vida diária e atividades instrumentais da vida diária), dependência, existência de cuidador, recursos, dentição, uso abusivo de álcool ou outras substâncias, saúde mental (depressão ou demência) e estilo de vida
Dados do exame físico	
Índice de massa corporal (IMC)	IMC = peso em kg/(altura em metros)^2 As diretrizes do National Institutes of Health propõem um IMC < 18,5 kg/m^2 como triagem para desnutrição; IMC ≤ 15 kg/m^2 ou menos está associado com mortalidade mais alta A comparação com o peso corporal ideal baseado na estatura também pode ser efetuada utilizando tabelas de referência; avaliar o estado de hidratação e a existência de edema no momento da pesagem
Perda de peso	Avaliar se há perda de massa muscular e gordura subcutânea A perda de massa muscular da região temporal e do pescoço pode ser detectada facilmente; medidas antropométricas como circunferências e dobras cutâneas podem ser úteis, mas requerem treinamento para assegurar sua confiabilidade
Fraqueza/perda de força	Reduções da força do aperto de mão e da força de extensão da perna foram associadas à perda de massa muscular de pacientes desnutridos; fraqueza dos membros inferiores pode estar associada à deficiência de tiamina
Edema periférico	Edema periférico pode confundir as determinações do peso e está comumente associado à redução das proteínas viscerais, assim como aos processos inflamatórios; edema também pode ocorrer nos pacientes com deficiência de tiamina
Exame dos cabelos	Anormalidades dos cabelos indicam certas deficiências de nutrientes Perda de cabelos: proteínas, vitamina B$_{12}$, folato Cabelos quebradiços: biotina Alterações de cor: zinco Cabelos ressecados: vitaminas A e E Cabelos arrancados facilmente: proteínas, biotina, zinco Cabelos retorcidos e enrolados: vitaminas A e C Alopecia é comum em pacientes gravemente desnutridos Perguntar se há queda excessiva de cabelos no travesseiro ou ao pentear-se

(Continua)

TABELA 334-1 ■ Elementos da história e do exame físico *(Continuação)*

Elemento	Notas
Exame da pele	Anormalidades cutâneas sugerem certas deficiências de nutrientes Descamação: riboflavina Petéquias: vitaminas A e C Hemorragia perifolicular: vitamina C Equimose: vitaminas C e K Xerose, descamação farinácea: ácidos graxos essenciais Pigmentação, rachaduras, crostas: niacina Lesões acneiformes, ceratose pilar, xerose: vitamina A Dermatites acro-orificial, eritematosa, vesiculobolhosa e pustulosa: zinco Dermatite nutricional típica e anormalidades cutâneas podem ser detectadas com diversas deficiências de nutrientes; feridas e úlceras de pressão também devem ser consideradas indicadores de desnutrição
Exame dos olhos	Anormalidades oculares indicam certas deficiências de nutrientes Manchas de Bitot: vitamina A Xerose: vitamina A Palpebrite angular: riboflavina Avaliar também se há dificuldade de enxergar à noite ou cegueira noturna, que indicam deficiência de vitamina A
Exame da região perioral	Anormalidades perioriais indicam certas deficiências de nutrientes Estomatite angular e queilite: complexo B, ferro e proteína Glossite: niacina, folato e vitamina B_{12} Língua avermelhada: riboflavina Sangramento gengival, gengivite e perda de dentes: vitamina C Estomatite angular, queilite e glossite estão associadas a deficiências de vitaminas e minerais; observar se há dentição deteriorada, cáries e perda de dentes; dificuldade de engolir e anormalidade do reflexo de engasgo também devem ser detectadas
Exame dos membros	Anormalidades dos membros indicam certas deficiências de nutrientes Artralgia: vitamina C Dor nas panturrilhas: tiamina Os membros também podem mostrar perda de massa muscular e/ou edema periférico; distúrbios neurológicos dos membros também podem ser causados por deficiências descritas adiante
Exame do estado mental/sistema nervoso	Anormalidades do estado mental e do sistema nervoso indicam certas deficiências de nutrientes Oftalmoplegia e pé caído: tiamina Parestesia: tiamina, vitamina B_{12} e biotina Déficits de sensibilidades vibratória e posicional: vitamina B_{12} Ansiedade, depressão e alucinações: niacina Déficit de memória: vitamina B_{12} Hiporreflexia, perda dos reflexos tendíneos profundos dos membros inferiores: tiamina e vitamina B_{12} Realizar avaliações formais da função cognitiva e de depressão, conforme a necessidade; demência e depressão são causas comuns de desnutrição na população idosa; a síndrome de Wernicke-Korsakoff pode estar associada à deficiência grave de tiamina
Avaliação funcional	Observar e testar o desempenho físico, conforme a necessidade: andar, sentar-se na cadeira, subir degraus e equilibrar-se; esses testes são medidas complexas da integração do estado neurológico, da coordenação e da força

Fonte: Reproduzida, com autorização, de GL Jensen: *Nutritional Syndromes*, In: Korenstein, D (Ed). ACP Smart Medicine [publisher archive]. Philadelphia (PA): American College of Physicians, 2013.

desenvolvidas anteriormente. Também em 2016, a Global Leadership Initiative on Malnutrition (GLIM) – um esforço colaborativo da ASPEN, da ESPEN, da Latin American Federation of Parenteral and Enteral Nutrition, da Parenteral and Enteral Society of Asia e de outras sociedades de nutrição – iniciou esforços para construir um consenso global em torno dos critérios diagnósticos para desnutrição baseados em evidências comumente usados no diagnóstico de desnutrição em adultos em cenários clínicos. Perda ponderal, índice de massa corporal baixo e redução da massa muscular foram selecionados como critérios fenotípicos, enquanto a redução da ingesta alimentar e a carga de doença/inflamação foram selecionadas como critérios etiológicos. Um critério fenotípico e um critério etiológico foram considerados necessários para um diagnóstico preliminar de desnutrição. Quando disponível, esse diagnóstico deve desencadear uma avaliação nutricional abrangente feita por um profissional habilitado em nutrição. Porém, o objetivo primário é oferecer uma abordagem simples que possa ser prontamente usada em cenários globais com limitação de recursos em nutrição clínica. Estudos recentes sugeriram que essas abordagens atuais ao diagnóstico da nutrição tenham utilidade semelhante para prever prognósticos desfavoráveis. Isso não é surpreendente, considerando que elas compartilham alguns critérios em comum, inclusive um componente de estresse metabólico das doenças que é um indicador substituto de inflamação. Independentemente da abordagem escolhida, a avaliação dos pacientes pode ser facilitada pela utilização dos indicadores de desnutrição e inflamação descritos adiante.

AVALIAÇÃO NUTRICIONAL

Infelizmente, não há um indicador clínico ou laboratorial único do estado nutricional geral. Por essa razão, a avaliação requer a integração sistemática dos dados obtidos de diversas fontes. As deficiências de micronutrientes com relevância clínica podem ser detectadas em associação com qualquer síndrome de desnutrição, mas uma descrição detalhada de sua avaliação estaria além dos propósitos deste capítulo (ver Cap. 333). Entretanto, os sinais físicos típicos das deficiências de micronutrientes estão descritos na Tabela 334-1.

História clínica/cirúrgica e diagnósticos clínicos O conhecimento da história clínica/cirúrgica do paciente e dos diagnósticos médicos associados é especialmente útil para determinar a probabilidade de ocorrer desnutrição e inflamação. Perda de peso involuntária é um indicador de avaliação nutricional bem validado e frequentemente também está associado a alguma doença ou distúrbio inflamatório coexistente. O grau e a duração da perda de peso determinam seu significado clínico. A perda de 10% do peso corporal em 6 meses tem significado clínico, enquanto a perda de 30% do peso corporal no mesmo período é grave e pode levar à morte. Como a história de emagrecimento comumente não está disponível ou não é confiável, deve-se interrogar o paciente e também obter informações de prontuários médicos, familiares e cuidadores, conforme o caso, de forma a identificar uma história confiável de perda/ganho de peso.

Alguns distúrbios ou doenças caracterizam-se por reação inflamatória aguda grave, enquanto outros geralmente estão associados a uma resposta inflamatória crônica leve a moderada, que pode ser recidivante ou persistente (Tab. 334-1). Também é comum que processos inflamatórios agudos sejam sobrepostos a distúrbios crônicos; por exemplo, um paciente com doença renal crônica é internado com sepse no hospital. As condições inflamatórias, especialmente nos casos graves, podem modificar as necessidades de nutrientes porque aumentam o gasto de energia em repouso e favorecem o catabolismo muscular e as perdas de nitrogênio. A inflamação também causa anorexia e reduz a ingestão alimentar, comprometendo ainda mais o estado nutricional. O resultado pode ser uma deterioração clínica, porque a existência de inflamação pode reduzir os efeitos benéficos das intervenções nutricionais e a desnutrição associada pode, por sua vez, diminuir a eficácia dos tratamentos clínicos. Também é fundamental reconhecer distúrbios ou doenças clínicas/cirúrgicas que aumentam o risco do paciente de desenvolver desnutrição devido a demandas nutricionais aumentadas ou distúrbios da ingestão ou da assimilação dos nutrientes (Tab. 334-1).

A avaliação nutricional também deve incluir uma revisão dos fármacos usados, com atenção especial a efeitos colaterais indesejáveis como anorexia, xerostomia, náusea, diarreia e constipação. Também é importante detectar possíveis interações entre fármacos e nutrientes.

Sinais clínicos e exame físico Entre os indicadores clínicos inespecíficos de inflamação estão a febre, a hipotermia e a taquicardia. O exame físico focado na nutrição deve detectar edema e sinais de aumento/redução do peso e de deficiências de nutrientes específicos. O exame detalhado deve ser dirigido especialmente às partes do corpo em que há renovação celular acelerada (p. ex., cabelos, pele, boca e língua), porque elas têm mais tendência a mostrar sinais perceptíveis de deficiências nutricionais (Tab. 334-1). Os sinais físicos de emagrecimento associados a reduções da massa muscular e da gordura subcutânea não devem passar despercebidos, mas, quando há edema significativo, essas alterações podem facilmente ficar imperceptíveis.

Dados antropométricos As determinações do peso corporal são recomendadas a cada consulta ou internação hospitalar, de forma que qualquer tendência de alteração do peso possa ser monitorada. Os pacientes devem ser pesados sempre da mesma forma, sem roupas (somente com roupas íntimas) ou calçados. De forma a garantir pesagens válidas, a calibração das balanças e o treinamento adequado da equipe são essenciais. Balanças de cadeira ou leito podem ser usadas com pacientes que não conseguem ficar de pé. Para os que conseguem, a estatura deve ser medida na posição ereta, sem calçados, usando um estadiômetro. Quando um adulto não consegue ficar de pé em segurança, a estatura pode ser estimada multiplicando-se por dois a amplitude dos braços abertos (desde a fúrcula esternal até a ponta do dedo mais longo). A estatura dos indivíduos idosos frágeis também pode ser determinada com base na altura dos joelhos usando um paquímetro.

O peso corporal é frequentemente padronizado com base na altura, de forma a definir o peso ideal comparativo, mas as tabelas de referência disponíveis requerem uma avaliação subjetiva da estatura e oferecem poucos dados de referência para vários grupos populacionais relevantes, inclusive indivíduos idosos. O índice de massa corporal (IMC) – definido por peso (kg)/altura (m)^2 – oferece uma medida simples do tamanho corporal e uma medida indireta da gordura corporal. As categorias de IMC para indivíduos adultos de acordo com o National Institutes of Health são: IMC < 18,5 = abaixo do peso; IMC de 18,5 a 24,9 = desejável; IMC de 25 a 29,9 = sobrepeso; e IMC ≥ 30 = obesidade. Observe que estar acima do peso não significa que a pessoa não possa estar gravemente desnutrida devido à ingesta nutricional inadequada ou à má assimilação de nutrientes. Não é necessário estar abaixo do peso para o diagnóstico de desnutrição. Embora as medidas antropométricas clássicas como circunferências e dobras cutâneas possam ser úteis, sua utilidade na prática rotineira de atendimento aos pacientes é limitada, porque os profissionais precisam ser treinados para que assegurem confiabilidade suficiente. As tecnologias de avaliação da composição corporal incluem a análise de bioimpedância (BIA, de *bioelectrical impedance analysis*), a absortometria de raios X de dupla energia (DEXA, de *dual-energy x-ray absorptiometry*), a tomografia computadorizada (TC) e a ressonância magnética (RM). As modalidades que geram imagens são as tecnologias de última geração para obter determinações exatas da massa muscular. As imagens de TC ou RM realizadas por outras indicações clínicas podem ser usadas para avaliar a musculatura.

Indicadores laboratoriais As anormalidades laboratoriais (Tab. 334-2) representam apenas um dos componentes da avaliação nutricional abrangente e devem ser usadas em combinação com outros campos de avaliação para diagnosticar uma síndrome de desnutrição. Embora os níveis séricos de albumina ou pré-albumina sejam dosados frequentemente em pacientes sob suspeita de desnutrição, sua utilidade é pequena em razão de sua sensibilidade e especificidade baixas como indicadores do estado nutricional. Pacientes com níveis baixos de albumina ou pré-albumina podem ou não ter desnutrição quando são investigados por uma avaliação nutricional abrangente, porque essas proteínas são prontamente reduzidas pela reação sistêmica a uma lesão, doença ou inflamação. A proteína C-reativa é um reagente positivo da fase aguda que pode ser dosado para ajudar a determinar se há inflamação em atividade. Quando a proteína C-reativa está aumentada e a albumina ou a pré-albumina está reduzida, é provável que a inflamação seja um fator contribuinte. Como se sabe que a proteína C-reativa mostra limitações quando se utiliza apenas um valor isolado, as tendências dos níveis ao longo da evolução clínica podem ser úteis. Pesquisas sugerem que a interleucina 6 e talvez outras citocinas também possam ser indicadores promissores do estado inflamatório. A leucocitose e a hiperglicemia são indicadores laboratoriais inespecíficos que comumente estão associados à resposta inflamatória. Outros exames que podem ser solicitados para ajudar a confirmar a existência de uma reação inflamatória são o nível de ureia na urina de 24 horas e a calorimetria indireta. Em presença de uma reação inflamatória sistêmica aguda, espera-se encontrar balanço nitrogenado negativo e gasto elevado de energia em repouso.

Avaliação dietética A avaliação dietética pode ser usada para detectar ingestão inadequada ou desequilibrada de alimentos ou nutrientes. Embora a avaliação dietética nos contextos de atenção à saúde possa ser muito difícil, algumas vezes são utilizados um diário de 24 horas e abordagens modificadas à história dietética. A história dietética modificada tem como finalidade investigar os tipos e as frequências de ingestão de alimentos específicos. Em muitos casos, é necessário ter acesso a diversos recursos para obter informações quanto à história dietética, inclusive pacientes, prontuários médicos, familiares e cuidadores. O parecer de um nutricionista é altamente recomendável. Os hábitos dietéticos e os suplementos devem ser revisados cuidadosamente para detectar possíveis inadequações e efeitos tóxicos. Como os pacientes frequentemente procuram profissionais de saúde com intercorrências médicas agudas sobrepostas a problemas crônicos de saúde, é comum que os pacientes refiram redução da ingestão nutricional e tenham desnutrição por períodos longos antes da avaliação. Por essa razão, é fundamental que a ingestão dietética reduzida não passe despercebida, de forma que possam ser realizadas intervenções apropriadas.

A avaliação contínua está indicada quando a alimentação parenteral ou enteral é iniciada, porque é necessário definir qual quantidade da fórmula está realmente sendo administrada e recebida pelo paciente. A alimentação enteral, em particular, geralmente é interrompida ou suspensa para realização de procedimentos, avaliação de problemas de tolerância e deslocamentos da sonda de alimentação. Por essa razão, é comum observar que esses pacientes ficam consideravelmente subalimentados por períodos longos. Quando um paciente começa a fazer a transição para alimentação oral, é essencial monitorar a quantidade de alimento e/ou suplementos que realmente são consumidos, assim como sua tolerância aos alimentos. As refeições frequentemente são postergadas ou perdidas para que o paciente faça exames ou procedimentos. Quando possível, o paciente deve ser interrogado quanto à ingestão, porque a inspeção das bandejas não é confiável como indicador do consumo alimentar.

Resultados funcionais A desnutrição avançada está associada a declínios da massa e da função dos músculos, que podem ser detectados pelos testes de força e desempenho físico. Na prática clínica de rotina, o instrumento mais utilizado na avaliação da força do aperto de mão é um dinamômetro manual. Os testes de desempenho físico (p. ex., marcha cronometrada, teste de sentar e levantar da cadeira e subida de degraus) são incluídos na avaliação abrangente das funções integradas dos indivíduos idosos frágeis.

O declínio do estado funcional global observado nos casos de desnutrição avançada está associado às deficiências de nutrientes e aos distúrbios de função dos sistemas do organismo. Cicatrização demorada das feridas e depressão imune são exemplos desses declínios. A melhora dos parâmetros de cicatrização das feridas e a recuperação da reatividade aos antígenos de memória com base nos testes de hipersensibilidade retardada podem ser avaliadas para demonstrar a adequação da reposição nutricional, embora deva-se ter em mente que esses indicadores são resultados de múltiplas variáveis, dos quais a melhora do estado funcional é apenas uma delas.

TABELA 334-2 ■ Composição corporal, testes laboratoriais e outros exames

Teste	Notas
Exames da composição corporal	
Medidas antropométricas	Dobras cutâneas e circunferências requerem treinamento para assegurar sua confiabilidade; o coeficiente de variação típico é ≥ 10%
Bioimpedância elétrica	Baseada nas diferenças de resistência dos tecidos corporais; equipamento facilmente transportável; medida confiável da água corporal; requer validação em populações específicas por equações de regressão
Deslocamento da água	Impraticável na maioria dos contextos clínicos; o paciente é pesado em um tanque com água; medida de referência histórica
Contagem corporal total e técnicas de diluição de isótopos	Métodos experimentais; o isótopo natural ^{40}K é usado para medir a massa celular do corpo por contagem corporal total; determinação da água corporal total por volume de diluição da água marcada com trítio, deutério ou ^{18}O
Pletismografia gasosa	O indivíduo se senta dentro de uma câmara BodPod de dimensões consideráveis; validado com base nas técnicas de deslocamento da água e impedância
Absortometria de raios X de dupla energia (DEXA)	Utilizada frequentemente para medir a densidade óssea, mas também pode ser usada para efetuar medições dos tecidos moles com programas (*softwares*) apropriados; pode comparar os componentes troncular e apendicular; exposição moderada aos raios X
Tomografia computadorizada (TC) ou ressonância magnética (RM)	Tecnologias de ponta para demonstrar visualmente os compartimentos teciduais; podem quantificar a gordura visceral; exames dispendiosos; a TC requer exposição aos raios X
Testes laboratoriais e outros exames	
Albumina	Sensibilidade e especificidade baixas para detectar desnutrição; indicador de risco muito sensível para morbidade e mortalidade; medida substituta para detectar lesão, doença ou inflamação subjacente; meia-vida de 14-20 dias; considerar também doença hepática, síndrome nefrótica e enteropatia perdedora de proteínas
Pré-albumina	Sensível às alterações recentes da inflamação e da nutrição proteica com meia-vida de 2-3 dias; nos demais aspectos, tem as mesmas limitações da albumina, com sensibilidade e especificidade baixas para detectar desnutrição; os níveis podem diminuir na insuficiência hepática e aumentar na insuficiência renal
Transferrina	Reagente da fase aguda também alterado por anormalidades das reservas de ferro; meia-vida de 8-10 dias; sensibilidade e especificidade baixas para detectar desnutrição
Proteína de ligação do retinol	Reage às alterações recentes do estado nutricional, mas sua utilidade também é limitada pela resposta ao estresse e à inflamação; meia-vida de 12 horas; também é afetada por deficiência de vitamina A e doença renal
Proteína C-reativa	Proteína C-reativa é um reagente positivo da fase aguda; em geral, seu nível aumenta quando há um processo inflamatório em atividade
Colesterol	Níveis baixos de colesterol (< 160 mg/dL) são detectados frequentemente nos pacientes desnutridos com doença subjacente grave; em algumas condições clínicas, não está relacionado com a ingestão dietética; são demonstrados aumentos das complicações e da mortalidade; aparentemente, o nível baixo de colesterol também é um indicador inespecífico de condições de saúde precárias que reflete o processo inflamatório mediado por citocinas; veganos e pacientes com hipertireoidismo também podem ter colesterol baixo
Caroteno	Indicador inespecífico de má-absorção e ingestão nutricional precária
Citocinas	Existem estudos em andamento investigando o uso prognóstico das dosagens de citocinas como indicadores do estado inflamatório
Eletrólitos, ureia, creatinina e glicose	Devem ser monitorados para detectar anormalidades compatíveis com hidratação insuficiente ou excessiva e purgação (alcalose de contração); o nível de ureia sanguínea também pode estar reduzido em presença de redução acentuada da massa celular corporal; os níveis de ureia e creatinina aumentam na insuficiência renal; hiperglicemia pode ser um indicador inespecífico de reação inflamatória
Hemograma completo com contagem diferencial	Triagem para anemias nutricionais (ferro, B_{12} e folato), linfopenia (desnutrição) e trombocitopenia (vitamina C e folato); a resposta inflamatória pode causar leucocitose
Contagem de linfócitos totais	Linfopenia relativa (contagem de linfócitos totais < 1.200/μL) é um marcador inespecífico de desnutrição
Razão entre linfócitos T auxiliares/supressores	A razão pode estar reduzida nos pacientes com desnutrição grave; inespecífica quanto ao estado nutricional
Balanço nitrogenado	A urina de 24 horas pode ser analisada quanto ao nitrogênio ureico urinário (NUU) para avaliar o balanço nitrogenado e obter um indicador do grau de catabolismo e da adequação da reposição proteica; requer coleta rigorosa da urina e função renal normal; balanço nitrogenado = (proteína/6,25) – (NUU + 4); geralmente é negativo quando há uma reação inflamatória aguda grave
3-Metil-histidina urinária	Indicador do catabolismo muscular e da suficiência de proteínas; liberada com a decomposição da proteína miofibrilar e excretada sem reutilização; a dosagem na urina requer uma dieta sem carne por 3 dias antes da coleta
Índice creatinina-estatura (ICE)	ICE = (excreção de creatinina na urina de 24 horas/creatinina urinária ideal com base no sexo e na estatura) × 100; indicador de depleção muscular; requer coleta rigorosa da urina e função renal normal
Tempo de protrombina/razão normalizada internacional (INR)	Indicador inespecífico dos níveis de vitamina K; prolongado na insuficiência hepática
Micronutrientes específicos	Quando há suspeita, os níveis de vários micronutrientes específicos podem ser dosados, incluindo tiamina, riboflavina, niacina, folato, piridoxina, vitaminas A, C, D, E e B_{12}, zinco, ferro, selênio, carnitina e homocisteína – indicador dos níveis de B_{12}, folato e piridoxina
Testes cutâneos – antígenos de memória	Teste de hipersensibilidade retardada; embora os pacientes desnutridos comumente sejam anérgicos, esse teste não é específico do estado nutricional
Eletrocardiograma	Pacientes gravemente desnutridos com redução da massa celular corporal podem ter voltagem baixa e intervalo QT prolongado; essas anormalidades não são específicas de desnutrição
Videofluoroscopia	Útil para avaliar suspeita de distúrbios da deglutição
Exames radiográficos e endoscópicos do trato gastrintestinal	Úteis para avaliar distúrbios da função, motilidade e obstrução
Absorção de gorduras	O teste fecal de 72 h pode ser usado para quantificar o grau de má-absorção
Teste de Schilling	Determina a causa da absorção reduzida de vitamina B_{12}
Calorimetria indireta	O gráfico metabólico pode ser usado para determinar o gasto energético basal (GEB) para obter uma estimativa precisa das necessidades calóricas GEB alto é um sinal de reação inflamatória sistêmica

Fonte: Reproduzida, com autorização, de GL Jensen: *Nutritional Syndromes*. In: D Korenstein (Ed). ACP Smart Medicine [publisher archive]. Philadelphia (PA): American College of Physicians, 2013.

LEITURAS ADICIONAIS

Cederholm T et al: ESPEN guidelines on definitions and terminology of clinical nutrition. Clin Nutr 36:49, 2017.

Detsky AS et al: What is Subjective Global Assessment of nutritional status? J Parenter Enteral Nutr 11:8, 1987.

Guerra RS et al: Usefulness of six diagnostic and screening measures for undernutrition in predicting length of hospital stay: A comparative analysis. J Acad Nutr Diet 115:927, 2015.

Jensen GL: Inflammation as the key interface of the medical and nutrition universes: A provocative examination of the future of clinical nutrition and medicine. J Parenter Enteral Nutr 30:453, 2006.

Jensen GL: Malnutrition and inflammation—"Burning down the house": Inflammation as an adaptive physiologic response versus self-destruction? J Parenter Enteral Nutr 39:56, 2015.

Jensen GL et al: Adult starvation and disease-related malnutrition: A proposal for etiology-based diagnosis in the clinical practice setting from the International Consensus Guideline Committee. J Parenter Enteral Nutr 34:156, 2010.

Jensen GL et al: Adult nutrition assessment tutorial. J Parenter Enteral Nutr 36:267, 2012.

Jensen GL et al: GLIM Criteria for the diagnosis of malnutrition: A consensus report from the global clinical nutrition community. J Parenter Enteral Nutr 43:32, 2019.

Keller H et al: Global Leadership Initiative on Malnutrition (GLIM): Guidance on validation of the operational criteria for the diagnosis of protein-energy malnutrition in adults. J Parenter Enteral Nutr 44:992, 2020.

White JV et al: Consensus statement: Academy of Nutrition and Dietetics and American Society for Parenteral and Enteral Nutrition. Characteristics recommended for the identification and documentation of adult malnutrition (under-nutrition). J Parenter Enteral Nutr 36:275, 2012.

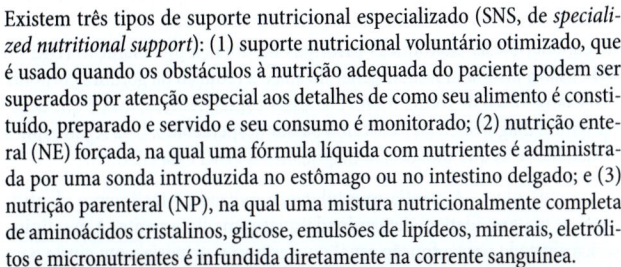

335 Nutrição enteral e parenteral
L. John Hoffer, Bruce R. Bistrian, David F. Driscoll

Existem três tipos de suporte nutricional especializado (SNS, de *specialized nutritional support*): (1) suporte nutricional voluntário otimizado, que é usado quando os obstáculos à nutrição adequada do paciente podem ser superados por atenção especial aos detalhes de como seu alimento é constituído, preparado e servido e seu consumo é monitorado; (2) nutrição enteral (NE) forçada, na qual uma fórmula líquida com nutrientes é administrada por uma sonda introduzida no estômago ou no intestino delgado; e (3) nutrição parenteral (NP), na qual uma mistura nutricionalmente completa de aminoácidos cristalinos, glicose, emulsões de lipídeos, minerais, eletrólitos e micronutrientes é infundida diretamente na corrente sanguínea.

Quando um paciente hospitalizado necessita de SNS? Quando o SNS é indicado e como deve ser realizado? Este capítulo resume os princípios fisiológicos subjacentes ao uso apropriado do SNS e fornece informações práticas quanto ao diagnóstico e ao tratamento dos distúrbios nutricionais de pacientes adultos hospitalizados.

O tratamento dos distúrbios nutricionais de pacientes hospitalizados tem três etapas: (1) triagem e diagnóstico; (2) determinação da gravidade e da urgência do tratamento de um distúrbio nutricional diagnosticado em seu contexto clínico geral; e (3) escolha da modalidade de SNS, de sua composição e dos detalhes de sua execução. De forma a seguir essas etapas de maneira adequada, os médicos necessitam de conhecimentos gerais sobre fisiologia nutricional, necessidade de nutrientes, fisiopatologia e diagnóstico dos distúrbios nutricionais e familiaridade com as indicações, as vantagens, os riscos e a administração dos diferentes tipos de SNS. Como a maioria dos médicos não tem treinamento completo em nutrição clínica, eles precisam trabalhar em colaboração com nutricionistas clínicos e farmacêuticos especializados nesse processo.

FISIOLOGIA NUTRICIONAL
(Ver Caps. 332-334)

Energia O gasto energético total (GET) diário de um adulto sedentário saudável é de cerca de 36 kcal/kg. O gasto energético basal (GEB), o qual é responsável por cerca de 75% do GET, pode ser medido por calorimetria indireta ou estimado com base em várias equações preditivas, que incluem peso, estatura, idade, sexo e algumas vezes fatores relacionados com a doença. A febre e algumas formas de doença crítica aumentam o GEB, enquanto a semi-inanição prolongada induz a uma redução adaptativa no GEB e na atividade física voluntária. O GET de um paciente refere-se à quantidade de energia que ele precisa consumir e metabolizar para manter suas reservas existentes de gordura (e proteína) corporal. A quantidade de energia de que um paciente *necessita* pode ser menor que o GET (na terapia da obesidade ou, temporariamente, durante os períodos de intolerância energética) ou maior que o GET (durante a recuperação de doença que causou inanição).

Proteínas e aminoácidos As proteínas na dieta devem ser consumidas pela vida toda, pois a renovação proteica endógena exige uma taxa obrigatória mínima de catabolismo de aminoácidos. O catabolismo de aminoácidos aumenta e diminui em resposta a alterações na ingesta proteica, mas ele não pode diminuir abaixo de uma determinada taxa mínima que determina a necessidade proteica mínima na dieta de um indivíduo. A necessidade proteica mínima diária média para um adulto saudável é de 0,65 g/kg; a ingesta "segura" ou "recomendada" é de 0,80 g/kg. O consumo proteico médio das populações abastadas é cerca de duas vezes maior que a necessidade mínima média.

Muitas doenças (ou seus tratamentos) aumentam a necessidade de proteína dietética pelos seguintes mecanismos: (1) aumento da perda de aminoácidos do corpo (p. ex., má-absorção e perdas proteicas por exsudatos de feridas, fístulas ou diarreia inflamatória) ou remoção dos aminoácidos da circulação (terapia renal substitutiva) ou (2) aumento do catabolismo das proteínas musculares (como ocorre como efeito colateral do tratamento com glicocorticoides em doses altas e especialmente como parte da resposta metabólica à inflamação sistêmica). Os pacientes altamente catabólicos podem excretar 15 g de N (nitrogênio)/dia ou mais em sua urina na ausência da provisão de proteínas na dieta; isso é mais de três vezes mais rápido que durante o jejum simples. Como 1 g de N perdido do organismo reflete a perda de 6,25 g de proteína formada, 15 g de N perdido/dia indicam a perda de 15 × 6,25 = 94 g de proteína/dia; como a massa corporal de tecido metabolicamente ativo (sua massa celular corporal, 80% da qual sendo músculo esquelético) é de cerca de 20% de proteínas, a perda de 94 g de proteína/dia indica a perda corporal de cerca de 470 g de massa muscular por dia! A provisão suficientemente generosa de proteínas pode reduzir esse tipo de atrofia muscular. A extensão em que a doença com catabolismo proteico aumenta a necessidade de proteínas ainda é debatida, mas a recomendação atual mais frequente para pacientes criticamente enfermos é de 1,5 g de proteína/kg de peso corporal normal por dia; isso é próximo da ingesta proteica habitual de pessoas saudáveis em sociedades ricas.

Interação proteína-energia A deficiência de energia e a inflamação sistêmica aumentam a necessidade de proteínas na dieta. A inflamação sistêmica reduz, mas não evita, o efeito benéfico da provisão aumentada de proteínas durante a deficiência de energia, desde que haja um mínimo de suprimento de energia, como de 50% do GET. O fornecimento de energia > 50 a 70% do GET tem pouco efeito adicional na preservação das proteínas em casos de inflamação sistêmica, e as quantidades adicionais de glicose e líquidos necessárias para prové-las podem causar efeitos adversos.

Subalimentação permissiva e nutrição hipocalórica Esses termos têm diferentes significados e não devem ser usados como sinônimos nem ser confundidos. A subalimentação permissiva é a provisão insuficiente deliberada de todos os nutrientes, incluindo as proteínas, enquanto a nutrição hipocalórica é a provisão de energia deliberadamente ajustada para menos do que o GET com um aumento compensatório na provisão de proteínas.

Micronutrientes Quantidades mínimas das nove vitaminas hidrossolúveis (vitaminas do complexo B e vitamina C), quatro vitaminas lipossolúveis (A, D, E e K), oito minerais (cálcio, fósforo, potássio, sódio, cloreto, magnésio, zinco e ferro), ácidos graxos essenciais e vários oligoelementos essenciais são necessárias para evitar doenças associadas à deficiência. As deficiências evidentes de potássio, sódio, magnésio e fósforo ocorrem tão comumente na população hospitalizada que a prática corrente é monitorar esses elementos e corrigir seus níveis. Alguns fármacos induzem perdas renais de potássio, magnésio ou zinco, exigindo aumentos apropriados de suas quantidades fornecidas. As perdas gastrintestinais originadas de sondas de drenagem nasogástrica ou as perdas intestinais por fístulas ou diarreia acarretam déficits de potássio, sódio, cálcio, magnésio e zinco, aumentando suas necessidades diárias.

As deficiências subclínicas de zinco, vitamina C, vitamina D e possivelmente outros micronutrientes foram menos estudadas, mas são comuns. Os médicos geralmente supõem que a ingestão da dieta hospitalar regular protegerá os pacientes contra essas deficiências. Esse pressuposto não se justifica quando o estado nutricional do paciente for deficiente no momento da internação no hospital, continuando inadequado durante toda a internação hospitalar.

SÍNDROMES DE DESNUTRIÇÃO DE MACRONUTRIENTES

A decisão de iniciar um SNS deve ser justificada por um diagnóstico nutricional bem elaborado e uma meta terapêutica claramente definida. Este capítulo se concentra no diagnóstico, no tratamento e na prevenção da desnutrição relacionada à inanição (DRI) em nível hospitalar e duas condições relacionadas: a desnutrição relacionada a doenças crônicas (DDC) e a desnutrição relacionada a doenças agudas (DDA) ou induzida por lesões. Como enfatizado no Capítulo 334, a DRI resulta somente da semi-inanição prolongada. É útil compreender a DDC como uma DRI (i.e., inanição simples) que é complicada por inflamação sistêmica moderadamente grave. A DRI e a DDC são anatomicamente (fenotipicamente) semelhantes, mas representam variações etiológicas e metabólicas distintas da doença causada por inanição. A DDA se refere a uma condição metabólica induzida por lesão que cria um risco elevado de deficiência corporal de proteínas, em vez de uma doença anatômica causada por inanição já existente.

Desnutrição relacionada à inanição As características patológicas que definem a DRI – e a diferenciam da semi-inanição que a precede – surgem quando a massa celular corporal foi depletada o suficiente para comprometer funções fisiológicas específicas. Outros termos para DRI incluem "desnutrição proteico-calórica induzida por inanição", "doença da inanição" e "doença da fome".

Normalmente, o organismo adapta-se à inanição reduzindo o GEB e o catabolismo proteico, em parte por alterações do metabolismo celular reguladas por hormônios e pelo sistema nervoso e em parte pela redução de sua massa muscular. Essas adaptações permitem a sobrevivência prolongada, mas a sobrevivência é assegurada a um custo que inclui atrofia muscular (incluindo músculos cardíacos e respiratórios), adelgaçamento da pele, letargia, tendência à hipotermia e limitações funcionais. As principais manifestações anatômicas diagnósticas da DRI – atrofia muscular generalizada e depleção dos tecidos adiposos subcutâneos – são fáceis de detectar por meio do exame físico simples.

A DRI sempre se manifesta como perda ponderal, mas essa perda de peso isoladamente pode não revelar toda a sua gravidade. A semi-inanição aumenta o volume de líquido extracelular (LEC) (e o peso corporal), algumas vezes de maneira tão intensa a ponto de causar edema ("edema da inanição"). Em adultos de composição corporal inicialmente normal, a perda ponderal induzida pela inanição indica uma perda de massa celular corporal (pois a alteração de peso devido a reduções em tecido adiposo e o aumento no volume de LEC tendem a se anular). Uma redução de 25% no peso corporal compromete a função fisiológica de forma significativa; uma redução de 50% coloca adultos jovens sem outros comprometimentos no limite da sobrevivência termodinâmica; os pacientes mais velhos com comorbidades estão sob risco ainda maior. Os pacientes com DRI sentem-se mal, não têm força, são frágeis e estão sujeitos a desenvolver hipotermia.

A principal causa de DRI no mundo todo é a privação involuntária de alimentos; as causas disso em pacientes hospitalizados são várias. Isso inclui privação alimentar inadvertida ou prescrita por médicos, depressão ou sofrimento psicológico, anorexia nervosa, dor ou náusea malcontroladas, alimento oferecido com aspecto desagradável, barreiras de comunicação, limitação física ou sensitiva, disfagia e outros problemas mecânicos que interferem na ingestão alimentar, obstrução parcial do esôfago, do estômago ou do trato intestinal, moniliase, angina mesentérica e, em muitos casos, combinações dessas causas.

Desnutrição e caquexia associadas a doenças crônicas Esses dois termos referem-se à DRI complicada por inflamação sistêmica crônica. A DDC é prevalente entre pacientes com infecções crônicas, doença inflamatória autoimune, doenças crônicas graves hepática, renal, cardíaca ou pulmonar e doenças neoplásicas que induzem a uma resposta inflamatória sistêmica ou que causam lesão tecidual. A DDC causa e é piorada pela anorexia – uma forte relutância de se alimentar mesmo quando não há barreiras para isso – e se caracteriza por taxa aumentada de catabolismo proteico muscular, atrofia muscular, fraqueza, fadiga e adaptação inadequada à inanição, tudo isso contribuindo para um ciclo vicioso de piora da doença. Felizmente, o déficit de nutrientes causado pela ingestão insuficiente (ingestão alimentar inadequada induzida pela anorexia) comumente é um estímulo mais forte no paciente com DDC do que o aumento da perda de nutrientes em razão do catabolismo (catabolismo acelerado dos aminoácidos e, algumas vezes, aumento do gasto energético). Isso faz a DDC ser passível de receber uma intervenção nutricional bem organizada enquanto se implementa o tratamento efetivo da doença primária. A dificuldade aumenta quando não há terapia efetiva para a doença primária.

A *caquexia* é um termo antigo que se refere a uma síndrome metabólica induzida pela doença e que se caracteriza por inflamação sistêmica moderada e atrofia muscular generalizada persistente e intensa, além dos sintomas associados ao termo; assim, ela é praticamente um sinônimo de DDC. Qualquer pessoa com caquexia tem DDC, mas, na visão de alguns médicos, a DDC que é mais leve e menos sustentada não se qualificaria para o termo.

Desnutrição relacionada a doenças agudas Outros termos para DDA incluem "desnutrição induzida por lesão" e "doença crítica proteico-catabólica". A resposta metabólico-inflamatória à lesão tecidual grave e à sepse mobiliza aminoácidos musculares e leva a uma atrofia muscular rápida e generalizada, além de aumentos variáveis no GEB sob condições em que a ingesta alimentar voluntária é quase sempre impossível. A DRI ou a DDC podem ou não se apresentar no início da doença crítica, mas a atrofia muscular irá se desenvolver rapidamente ou piorar a menos que a doença clínica ou cirúrgica inicial seja tratada de forma rápida e efetiva e que o paciente receba o SNS. A taxa de perda da massa celular corporal na DDA pode ser três a cinco vezes maior do que na inanição simples. A morte por inanição simples em adultos não obesos ocorre dentro de cerca de 8 semanas; a morte devido à inanição não tratada em pacientes com DDA sustentada ocorrerá mais cedo.

DIAGNÓSTICO NUTRICIONAL

As características anatômicas cardinais da doença por inanição (DRI ou DDC) são a atrofia muscular generalizada e a redução da gordura corporal. Um exame físico de rotina irá revelar essas características, mas o que deveria ser um diagnóstico fácil costuma passar despercebido. Esta seção explica os detalhes e as dificuldades do diagnóstico da DRI e da DDC.

Massa muscular A atrofia muscular generalizada é facilmente identificável, e sua gravidade é determinada quase imediatamente. A creatinina sérica ajustada para a função renal ou a excreção urinária, com ajuste para altura e sexo, também pode confirmar a atrofia muscular grave. Um problema no diagnóstico de DRI e DDC é que a atrofia muscular tem várias causas. Isso inclui (1) a atrofia muscular relacionada à idade avançada (sarcopenia); (2) a atrofia muscular por desuso; (3) a terapia com glicocorticoides em altas doses e determinadas doenças endócrinas (diabetes melito não controlado, insuficiência adrenocortical, hipertireoidismo, deficiência de andrógenos, hipopituitarismo); e (4) doenças primárias musculares ou neuromusculares. O princípio clínico que deve orientar o médico é que a DRI e a DDC são causas extremamente comuns e contribuem para a atrofia muscular. Sempre que a atrofia muscular generalizada for observada, suas possíveis causas devem ser avaliadas e aquelas tratáveis devem ser abordadas. A idade avançada é irreversível, mas o fornecimento adequado de proteínas e calorias a pacientes em inanição, combinado com reabilitação física para pacientes imóveis, pode salvar a vida.

A atrofia muscular generalizada de qualquer causa é especialmente perigosa na DDA, pois os pacientes que sofrem de DDA e atrofia muscular estão mais próximos do limite da depleção letal de sua massa celular corporal. Além disso, uma massa muscular diminuída tem menos chance de liberar quantidades adequadas de aminoácidos na circulação para a síntese proteica em locais de lesão tecidual e cicatrização, e para o reservatório proteico central que regula a resposta imunoinflamatória.

Tecido adiposo subcutâneo A depleção severa do tecido adiposo indica doença por inanição, mas ela não precisa estar presente para se fazer o diagnóstico. A epidemia atual de obesidade tem formado uma população de pacientes obesos com DRI ou DDC, cuja atrofia muscular é maior que sua perda de gordura. Um exame físico cuidadoso facilmente identifica os músculos atróficos desses pacientes apesar de sua gordura subcutânea residual.

Volume de LEC Em condições normais, o volume de LEC representa cerca de 20% do peso corporal. A DRI aumenta moderadamente o volume de LEC. Os pacientes com DDC apresentam outras condições que promovem o edema, especialmente a hipoalbuminemia. A menos que se contabilize o efeito do LEC, seu volume aumentado pode ocultar a gravidade da atrofia muscular em pacientes com DRI e DDC.

Índice de massa corporal O índice de massa corporal (IMC) é definido pelo peso corporal (em kg) dividido pelo quadrado da altura (m²). O IMC normalmente varia de 20 a 25 kg/m²; valores < 19 a 20 costumam indicar redução da massa muscular e gordurosa. Um IMC < 15 indica doença grave por inanição; um IMC < 13 costuma ser incompatível com a vida sob o ponto de vista termodinâmico, em especial nos pacientes idosos com comorbidades. Algumas diretrizes e critérios de inclusão em ensaios clínicos definem "desnutrição" – neste contexto, um sinônimo de doença por inanição – como IMC < 16 ou 17. O uso desses critérios isoladamente pode causar graves erros. Um IMC < 17 certamente indica doença por inanição – a arquitetura corporal associada com esse IMC só pode ser criada pela perda de uma grande fração da massa celular corporal e das reservas de tecido adiposo. Contudo, um IMC > 17 não descarta doença por inanição. Muitos pacientes com doença por inanição têm IMC normal ou acima do normal, apesar de sua atrofia muscular, em razão da obesidade residual ou da expansão do volume de LEC.

IMC visual Após alguma prática e verificação, os médicos podem predizer de forma acurada o IMC de pessoas não obesas e sem edema por meio do exame atento de seus grupos musculares. Depois de adquirida, essa habilidade permite que eles avaliem a gravidade da doença por inanição dos pacientes edemaciados ou obesos – nos quais a mensuração do IMC não é confiável – avaliando seus músculos e, ao mesmo tempo, descontando seu edema e sua gordura subcutânea. O IMC visual também pode ser usado para estimar o peso corporal seco normalizado de um indivíduo (i.e., peso ajustado para obesidade, edema ou ascite). Por exemplo, o peso corporal seco normalizado de um adulto de 1,75 m com IMC visual de 17 é igual a $1,75^2 \times 17 = 52$ kg. Como as metas de proteínas e calorias são baseadas no peso corporal normalizado do paciente, esse cálculo é útil nos casos em que o peso corporal não é confiável ou é difícil de medir.

Avaliações laboratorial e técnica Os exames laboratoriais clínicos têm três finalidades principais na avaliação e no tratamento da doença por inanição.

MASSA MUSCULAR A ultrassonografia realizada à beira do leito é uma técnica potencialmente útil para quantificar a massa muscular de áreas específicas do corpo, mas não é necessária nem deve substituir uma avaliação abrangente possibilitada pelos olhos, pelas mãos e pela mente do examinador arguto à beira do leito.

INFLAMAÇÃO SISTÊMICA A existência ou não de inflamação sistêmica diferencia a DRI da DDC. Os indicadores laboratoriais de inflamação sistêmica mais úteis são o nível sérico baixo de albumina e a concentração sérica elevada de proteína C-reativa. A inflamação sistêmica aumenta a permeabilidade das paredes capilares às moléculas grandes, e o desvio osmótico resultante amplia o volume de LEC. A albumina intravascular se redistribui nesse volume maior, reduzindo a concentração sérica de albumina (o catabolismo aumentado da albumina também contribui). A deficiência de proteínas na dieta e a atrofia muscular se combinam para perpetuar a hipoalbuminemia induzida pela inflamação, pois os aminoácidos usados para a síntese hepática de albumina são derivados da dieta e das proteínas musculares endógenas.

A hipoalbuminemia e as concentrações reduzidas da pré-albumina sérica costumam ser consideradas como diagnósticas de "desnutrição". Isso não é verdade. A albumina e a pré-albumina séricas são reagentes negativos de fase aguda que indicam inflamação sistêmica. A inflamação sistêmica induz a anorexia e aumenta o catabolismo muscular, elevando o risco de DDC, mas a doença em si pode ou não estar presente no momento e pode nunca surgir. As concentrações séricas de reagentes de fase aguda não melhorarão enquanto persistir a inflamação sistêmica, mesmo com a terapia nutricional ideal prolongada.

INTENSIDADE DO CATABOLISMO PROTEICO O elemento definidor da doença catabólica proteica (que ocorre de forma moderada na DDC e é mais grave na DDA) é a aceleração do catabolismo dos aminoácidos musculares. Os distúrbios que aumentam muito a perda de proteínas do corpo podem ser identificados pela determinação da taxa de perda de N do organismo. A maior parte do N sai do corpo pela urina (quase tudo na forma de ureia, amônia e creatinina). O N total não costuma ser mensurado em laboratórios hospitalares, mas a análise do N ureico urinário (o qual normalmente é responsável por cerca de 85% do N urinário) está rotineiramente disponível. Uma fórmula validada recente estima a perda diária total de N da seguinte maneira: perda de N (g) = g de N na ureia urinária/0,85 + 2.

O catabolismo proteico muscular total segue uma cinética praticamente de primeira ordem, de forma que a taxa de perda de N muscular é proporcional à quantidade total existente de N disponível para eliminação. Os pacientes com atrofia muscular e catabolismo proteico perdem menos N diariamente do que os indivíduos equivalentemente catabólicos com massa muscular normal, mas estão mais sujeitos a sucumbir em razão de sua doença crítica. A interpretação da taxa de perda de N de um paciente deve incluir uma avaliação de sua massa muscular existente.

Avaliação nutricional instrumentada Alguns instrumentos de avaliação nutricional supostamente detectam "desnutrição" enumerando e somando uma lista de fatores de risco, resultados laboratoriais e sinais clínicos. Em geral, esses instrumentos são dificultados pela ambiguidade acerca da definição de desnutrição e pela impossibilidade de diferenciar entre triagem e diagnóstico. Diagnóstico é o processo de identificar uma condição patológica conhecida – DRI ou DDC, por exemplo –, considerando a história clínica, os achados clínicos pertinentes e os resultados dos exames laboratoriais ou de imagem do paciente. O termo "diagnóstico" também envolve uma estimativa da probabilidade de o diagnóstico estar certo e uma avaliação de sua gravidade. Por outro lado, triagem é a utilização de um teste simples que identifique os indivíduos em risco suficientemente alto de ter uma doença para justificar a realização de procedimentos definitivos que confirmem ou refutem o diagnóstico ou que identifiquem os indivíduos em risco suficientemente alto de desenvolver a doença a ponto de justificar a realização de intervenções profiláticas. As ferramentas de rastreamento e os preditores de risco são úteis, mas é um erro confundi-los com o diagnóstico clínico.

SUPORTE NUTRICIONAL ESPECIALIZADO

Suporte nutricional voluntário otimizado Quando exequível, essa é a abordagem preferida, porque envolve e capacita o paciente, estimula a mobilização e o recondicionamento, é compatível com os objetivos da medicina centrada no paciente e é isenta de riscos. Suas desvantagens são que é demorada e trabalhosa e demanda interesse e atenção às necessidades de cada paciente.

Nutrição enteral Essa abordagem consiste em nutrição administrada por uma sonda introduzida no nariz até o estômago ou além dele até o duodeno; pela inserção de uma sonda de alimentação através da parede abdominal no estômago ou além dele até o jejuno; ou por uma abordagem cirúrgica aberta para acessar o estômago ou o intestino delgado. A NE é o tratamento preferido quando o suporte nutricional voluntário é impossível ou ineficaz. Essa abordagem é relativamente simples, segura e pouco dispendiosa, além de manter as funções digestiva, absortiva e de barreira imune do trato gastrintestinal. A NE é apropriada quando a nutrição voluntária otimizada não é exequível ou é ineficaz e o trato digestivo do paciente tem funcionamento normal e pode ser acessado.

Produtos para NE As preparações usadas mais comumente para NE são fórmulas preparadas comercialmente com composições definidas.

FÓRMULAS POLIMÉRICAS PADRONIZADAS Essas são as fontes de NE utilizadas mais comumente. Elas estão disponíveis em grande variedade de formatos, que geralmente atendem às necessidades nutricionais de um indivíduo saudável normal. Os carboidratos fornecem a maior parte das calorias. As proteínas (caseína, do soro do leite ou da soja) estão intactas e dependem da função pancreática normal para sua digestão e absorção. Esses produtos são isotônicos ou praticamente isotônicos e fornecem 1.000 a 2.000 kcal e 50 a 70 g de proteína/L.

FÓRMULAS POLIMÉRICAS COM FIBRAS O acréscimo de fibras dietéticas às fórmulas melhora em alguns casos a função intestinal e a tolerância da alimentação. Fibras fermentáveis (solúveis) como a pectina e a goma guar são metabolizadas pelas bactérias colônicas, liberando ácidos graxos de cadeia curta, que servem como combustível para os colonócitos. As fibras não fermentáveis (insolúveis) aumentam o volume fecal, melhoram a peristalse e podem atenuar a diarreia.

FÓRMULAS ELEMENTARES E SEMIELEMENTARES Os macronutrientes dessas fórmulas são parcial ou totalmente hidrolisados. Essas fórmulas são destinadas principalmente aos pacientes com má-digestão e má absorção detectadas, mas algumas vezes são utilizadas empiricamente nos pacientes que passaram por repouso intestinal prolongado ou estão em estado crítico, embora sem evidência firme quanto à sua superioridade, ou quando o paciente não tolera uma fórmula polimérica convencional.

FÓRMULAS QUE MELHORAM A IMUNIDADE (FMIs) Além de fornecer macronutrientes e quantidades habituais de micronutrientes, esses produtos contêm grandes quantidades de determinados nutrientes destinados a modular favoravelmente o sistema imune: especialmente arginina e ácidos graxos n-3, mas também diversas combinações de glutamina, nucleotídeos e antioxidantes.

FÓRMULAS ENRIQUECIDAS COM PROTEÍNAS A maioria das fórmulas de NE fornece calorias e proteínas a uma razão apropriada a indivíduos saudáveis, enquanto as fórmulas enriquecidas com proteínas proporcionam cerca de 90 g de proteína e 1.000 kcal/L. Comercializados originalmente para atender às necessidades proteicas aumentadas associadas à nutrição para perda ponderal de pacientes obesos, esses produtos têm sido cada vez mais usados para fornecer aos pacientes em catabolismo proteico uma quantidade mais generosa de proteínas sem excesso de calorias. A NE pode ainda ser enriquecida com proteínas por meio da adição de suplementos proteicos hidrossolúveis em pó.

OUTRAS FÓRMULAS Existe uma variedade ampla de produtos de NE para doenças específicas de pacientes com diabetes ou insuficiência hepática, renal ou pulmonar. O seu uso pode melhorar alguns resultados metabólicos, mas não há evidências definitivas de que melhorem os desfechos clínicos.

Nutrição parenteral A NP fornece um regime nutricional completo diretamente na corrente sanguínea na forma de aminoácidos cristalinos, glicose, emulsões de triglicerídeos, minerais (cálcio, fosfato, magnésio e zinco), eletrólitos e micronutrientes. Em razão de sua osmolaridade alta (> 1.200 mOsm/L) e seu volume geralmente grande, a NP é infundida em uma veia central nos adultos. Nos casos típicos, as misturas de NP prontas para uso contendo aminoácidos hidratados a 4 a 7% e glicose a 20 a 25% (com ou sem eletrólitos) estão disponíveis em bolsas com duas câmaras (aminoácidos e glicose) ou três câmaras (aminoácidos, glicose e lipídeos) interligadas, além de vitaminas, oligominerais e outros eletrólitos acrescentados pouco antes da infusão. Embora sejam convenientes e tenham razão custo-benefício favorável, esses produtos têm composição fixa de nutrientes e, desse modo, são dosados de acordo com o volume necessário para atender às necessidades calóricas, mas não necessariamente suas necessidades de proteínas. Em algumas condições – especialmente na DDA –, justifica-se uma abordagem mais sofisticada, que utiliza um misturador estéril controlado por computador para produzir combinações de aminoácidos e dextrose que atendam às necessidades exatas de proteínas e calorias de cada paciente.

Aminoácidos As misturas de aminoácidos em NP variam, mas todas elas oferecem quantidades adequadas dos aminoácidos essenciais e dos aminoácidos não essenciais. O estado hidratado dos aminoácidos livres nas soluções de NP reduz a densidade calórica de 4,0 (em proteínas formadas) para 3,3 kcal/g, reduzindo em 17% a quantidade de substrato proteico fornecido. Por exemplo, 100 g de aminoácidos livres fornecem 83 g de substrato proteico e 330 kcal.

Carboidrato e lipídeos A glicose na NP é a dextrose monoidratada; este estado hidratado reduz sua densidade energética de 4,0 (em carboidratos formados) para 3,4 kcal/g. As emulsões lipídicas fornecem calorias (cerca de 10 kcal/g) e ácidos graxos essenciais n-6 e n-3. As emulsões lipídicas tradicionais eram baseadas unicamente em óleo de soja, mas têm sido substituídas por emulsões mistas que incluem triglicerídeos de cadeia média, ácidos graxos monoinsaturados n-9 e ácidos graxos n-3. As preparações disponíveis nos Estados Unidos são emulsões de óleo de soja puro; uma mistura com 80% de azeite de oliva e 20% de óleo de soja; e uma mistura com 30% de óleo de soja, 30% de triglicerídeos de cadeia média, 25% de azeite de oliva e 15% de óleo de peixe. (Está aprovada uma emulsão de óleo de peixe a 10% para a doença hepática associada à insuficiência intestinal em neonatos e lactentes.) O óleo de peixe (seja como componente de uma emulsão mista ou administrado separadamente) pode reduzir o risco de infecções e a permanência hospitalar em pacientes criticamente enfermos. As emulsões lipídicas complexas são mais ricas em ácidos graxos n-3 e/ou contêm menos quantidades de ácidos graxos poli-insaturados n-6 do que o óleo de soja, que está mais sujeito à peroxidação lipídica e pode facilitar a formação de derivados n-6 pró-inflamatórios. As taxas-padrão de infusão lipídicas não devem exceder 8 g/hora, equivalente a 175 g (1.925 kcal)/dia em um paciente de 70 kg; as emulsões de óleo de peixe puras devem ser infundidas com velocidades mais baixas.

Minerais, micronutrientes e oligoelementos As concentrações-padrão de eletrólitos, minerais e micronutrientes nas soluções de NP são projetadas para satisfazer as necessidades de um adulto saudável. Essas doses iniciais devem ser ajustadas para as necessidades frequentemente anormais e muitas vezes variáveis dos pacientes individuais. Como são instáveis, as misturas de polivitamínicos são injetadas dentro das bolsas de NP pouco antes de sua liberação para a unidade clínica. As necessidades de vitaminas hidrossolúveis parenterais são maiores que as necessidades orais padronizadas porque os pacientes hospitalizados comumente têm deficiências de vitaminas ou demandas aumentadas e porque a administração intravenosa dessas vitaminas aumenta as perdas urinárias. O ácido ascórbico sofre degradação espontânea em soluções de NP, mesmo quando estão protegidas da luz. A quantidade de vitamina D nos produtos contendo vitaminas intravenosas atualmente disponíveis não é suficiente.

ABORDAGEM AO PACIENTE
Indicações, seleção e implementação do suporte nutricional especializado

A maioria dos pacientes hospitalizados não necessita de SNS porque podem comer e irão melhorar com o manejo apropriado de sua doença primária. Outros têm doença terminal cuja evolução desfavorável não é alterada pelo SNS. Os pacientes que não conseguem ingerir quantidades suficientes da dieta hospitalar e que têm ou são altamente suscetíveis a ter DRI ou DDC são candidatos ao suporte nutricional voluntário otimizado. Quando essa abordagem mais desejável não é adequada ou factível ou quando ela foi tentada e não obteve êxito, deve-se considerar o SNS invasivo. A decisão de administrar ou interromper a NE ou a NP baseia-se em uma síntese de quatro fatores: (1) determinação de qual nutriente ingerido provavelmente continuará insuficiente por alguns dias; (2) o paciente tem atrofia muscular (de qualquer causa) ou depleção de gordura importante; (3) as necessidades de nutrientes do paciente estão aumentadas (p. ex., por diarreia inflamatória, fístulas ou exsudatos enterocutâneos ou um estado de catabolismo proteico inflamatório grave); e (4) a decisão bem embasada de que o SNS tem probabilidade razoável de melhorar o prognóstico clínico ou a qualidade de vida do paciente.

NUTRIÇÃO ENTERAL
A NE está indicada quando os pacientes não conseguem ingerir alimentos em quantidade suficiente e essa condição provavelmente persistirá por muito tempo, quando seu trato gastrintestinal está funcionalmente preservado e acessível, e quando a nutrição voluntária otimizada é impossível ou não consegue atender suas necessidades nutricionais. A NE é comumente usada em pacientes com comprometimento da consciência, disfagia grave e obstrução ou disfunção grave do trato gastrintestinal superior ou que necessitam de ventilação mecânica. É igualmente comum surgirem situações nas quais a ingestão alimentar voluntária do paciente está gravemente comprometida por anorexia, alimento com aspecto desagradável, náusea, vômitos, dor, desconforto, *delirium*, depressão, problemas de mastigação, disfagia leve, limitações físicas e sensitivas (inclusive disgeusia) ou moniliáse mal diagnosticada. Nesses casos complicados e difíceis, o diagnóstico clínico de DRI ou da DDC deve levar à troca da nutrição voluntária otimizada por NE ou NP.

A NE está contraindicada em pacientes com isquemia intestinal, obstrução mecânica, peritonite e hemorragia digestiva. A terapia vasopressora em altas doses é outra contraindicação relativa devido ao risco raro, mas letal, de lesão isquêmica intestinal. Coagulopatia grave, varizes esofágicas, abolição do reflexo de engasgo, hipotensão, íleo paralítico, pancreatite, diarreia, náusea e vômitos não são contraindicações absolutas, mas aumentam o risco de complicações e diminuem as chances de que a NE alcance a meta nutricional proposta.

Iniciação, progressão e monitoramento A alimentação por sonda nasogástrica pode ser utilizada quando a função gastrintestinal do paciente está preservada no que se refere à contratilidade gástrica (p. ex., drenagem da sonda nasogástrica < 1.200 mL/dia), à contratilidade intestinal (inexistência de processo patológico intra-abdominal suspeito ou conhecido, abdome não distendido e ruídos peristálticos detectáveis, embora a *ausência* de ruídos peristálticos não seja propriamente uma contraindicação) e à função normal do cólon (eliminação de flatos e fezes). Depois de obter o consentimento e a sonda alimentar apropriada (em geral, uma sonda nasogástrica para alimentação de curta duração) tiver sido colocada e sua posição confirmada, a cabeceira do leito do paciente é elevada a 30 graus e mantida assim para reduzir o risco de regurgitação. Os nutricionistas costumam escolher a formulação e ajustar sua taxa de provisão. Quando a infusão é iniciada com uma fórmula polimérica padronizada, ela geralmente começa a uma taxa de 50 mL/hora, que pode ser aumentada em 25 mL/hora a cada 4 a 8 horas até alcançar a meta desejada. A infusão das fórmulas elementares começa a uma taxa mais lenta, que também é aumentada mais lentamente. A alimentação intragástrica em *bolus* (200-400 mL da solução de alimentação são infundidos durante 15-60 minutos a intervalos regulares, com verificação do volume gástrico residual a cada 4 horas) também é uma opção.

Complicações e seu manejo As complicações mais comuns da NE são aspiração da fórmula regurgitada ou vomitada, diarreia, distúrbios hidreletrolíticos, hiperglicemia, náusea, dor abdominal, constipação e incapacidade de alcançar a meta nutricional.

Aspiração Os pacientes com esvaziamento gástrico retardado, redução do reflexo de engasgo e tosse ineficaz estão mais sujeitos à pneumonia de aspiração. A pneumonia associada ao respirador é causada mais comumente pela aspiração de patógenos microbianos da boca e da garganta que passam pelos balonetes dos tubos endotraqueal ou de traqueostomia, mas a aspiração da traqueia provoca tosse e regurgitação gástrica. As medidas para evitar pneumonia associada ao respirador são elevação da cabeceira do leito, higiene bucal e descontaminação gastrintestinal, algoritmos dirigidos pela enfermagem para progressão da fórmula e, em alguns casos, alimentação pós-pilórica. A NE não precisa ser interrompida quando os volumes gástricos residuais são menores que 300 a 400 mL, contanto que não haja outros sinais de intolerância gastrintestinal (náusea, vômitos, dor abdominal grave e distensão do abdome). A NE contínua comumente é mais bem tolerada que a alimentação em *bolus* e é a única opção com a alimentação jejunal.

Diarreia Diarreia é comum quando a função intestinal está comprometida por doença ou fármacos (mais comumente antibióticos de amplo espectro). Depois de excluir as causas inflamatórias e infecciosas, a diarreia associada à NE pode ser controlada com o uso de uma fórmula contendo fibras ou com o acréscimo de fármaco antidiarreico à fórmula. Os bloqueadores H_2 ou os inibidores da bomba de prótons podem ajudar a reduzir o volume total de líquidos levado ao cólon. Como os nutrientes intraluminais têm ações tróficas na mucosa intestinal, geralmente é conveniente manter a alimentação por sonda, apesar de diarreia moderada tolerável, mesmo quando isso exige suporte suplementar com líquidos parenterais. Com exceção dos pacientes com redução acentuada da função absortiva do intestino delgado, não existem indicações bem estabelecidas para usar fórmulas elementares, mas elas podem ser administradas empiricamente quando a diarreia persiste apesar do uso de fórmulas enriquecidas com fibras e antidiarreicos.

Intolerância gastrintestinal Volumes gástricos residuais anormalmente grandes, dor e distensão abdominais e náusea são desconfortáveis para o paciente, aumentam o trabalho da enfermagem e retardam a progressão da NE. Esses problemas podem ser evitados ou atenuados assegurando-se o equilíbrio hidreletrolítico normal, evitando-se hiperglicemia grave e – quando o paciente tem náusea, vômitos ou distensão abdominal – utilizando criteriosamente fármacos antieméticos e procinéticos (e, em alguns casos, inibidores da bomba de prótons) a intervalos regulares (em vez de dependendo da necessidade). Pacientes com gastroparesia devem receber alimentação pós-pilórica.

Anormalidades de volume de líquidos, eletrólitos e glicemia A finalidade essencial da NE é administrar macronutrientes a uma taxa apropriada. A NE também fornece quantidades padronizadas de líquidos, eletrólitos, minerais e micronutrientes. Elas não se prestam a corrigir déficits de volume de líquido e repor necessidades anormais de eletrólitos e minerais, que variam consideravelmente nos diferentes pacientes e podem mudar rapidamente. A glicemia deve ser monitorada periodicamente e outras medidas devem ser adotadas para manter a homeostasia – incluindo administração de líquidos intravenosos, eletrólitos e insulina.

Impossibilidade de alcançar a meta nutricional A NE é frequentemente postergada ou interrompida por exames e procedimentos (incluindo diálise), fisioterapia ou terapia ocupacional, entupimento ou desprendimento da sonda e intolerância à NE. O resultado final é um atraso prolongado da progressão da NE e impossibilidade de alcançar as metas nutricionais do paciente.

NE na unidade de terapia intensiva A maioria dos pacientes em estado crítico não consegue comer coisa alguma – ou seja, são totalmente dependentes de SNS. A NE serve a dois propósitos nesse cenário. O primeiro é atender às necessidades de macronutrientes do paciente – especialmente suas necessidades proteicas dramaticamente aumentadas. O segundo é infundir nutrientes nos intestinos a uma taxa que preserve as funções imunes e de barreira intestinal normais em face de uma resposta inflamatória sistêmica que coloque em risco a integridade e a função imune do intestino. As diretrizes atuais recomendam que a NE seja iniciada tão logo seja possível depois da reanimação e da estabilização dos pacientes em estado crítico. Quando a NE está em andamento, a taxa de infusão pode ser aumentada conforme a tolerância até alcançar a meta nutricional do paciente. Em muitos casos, a NE fica muito aquém da meta de fornecimento de proteínas, mesmo depois de 1 semana ou mais na unidade de terapia intensiva. Novos produtos de NE ricos em proteínas ou a adição de suplementos proteicos em pó podem corrigir esse problema em relação às proteínas.

NUTRIÇÃO PARENTERAL

A NP exige mais recursos, é potencialmente mais perigosa e exige mais experiência do que a NE. Essa modalidade é usada quando o SNS invasivo está indicado e a NE é impossível, inadequada ou insuficiente para atender às necessidades nutricionais do paciente. Os riscos da NP são os da instalação e da manutenção de um cateter venoso central (lesão traumática durante a introdução, infecção grave e trombose venosa); alergia a algum dos seus componentes; distúrbios da homeostasia de glicose, eletrólitos, magnésio, fosfato e equilíbrio acidobásico; e efeitos adversos da infusão de volumes intravenosos excessivos. A NP que é prolongada por várias semanas – em especial quando oferece excesso de energia – pode causar ou contribuir para a disfunção hepática.

Início, progressão, monitoramento e suspensão Quando indicada, a NP deve começar assim que possível após o paciente estar hemodinamicamente reanimado, com a homeostasia de glicose, eletrólitos e acidobásica estabelecida e podendo tolerar todo o volume necessário para oferecer a NP. A elevada osmolaridade das soluções de NP em adultos e a necessidade de esterilidade estrita exigem que a infusão seja realizada por um acesso exclusivo em um cateter venoso central. Os cateteres de veia jugular ou femoral não devem ser usados porque é muito difícil manter um curativo estéril seco no local do acesso. A dose inicial de glicose não deve passar de 200 g/dia para evitar hiperglicemia (ou, nos pacientes suscetíveis com DRI adaptada, a síndrome de realimentação). A dose total de aminoácidos pode ser administrada desde o primeiro dia (uma opção que, infelizmente, não está disponível quando se utilizam soluções de NP pré-misturadas).

A maioria dos pacientes não criticamente enfermos (p. ex., peso corporal seco de 70 kg) não necessita de > 500 g de glicose (1.700 kcal)/dia, e muitos pacientes com DDA (se não todos) não necessitam de > 350 g (1.200 kcal)/dia durante a fase intensiva de sua doença. Uma taxa de infusão de glicose de cerca de 200 g/dia é fisiológica e comumente não precisa ser excedida. Quando se torna apropriado estabelecer o objetivo calórico igual ao GET, ele pode ser alcançado com a infusão de uma emulsão lipídica. Taxas de infusão de glicose ainda menores (p. ex., 100-200 g/dia) são seguras durante a nutrição hipocalórica deliberada e podem evitar ou atenuar a hiperglicemia de pacientes resistentes à insulina.

Recomendamos uma nutrição hipocalórica (rica em proteínas, mas com limitação de glicose, lipídeos e volume de líquidos) nas primeiras 2 semanas de SNS nos pacientes com gordura suficiente ou obesos e DDA. A provisão de calorias pode aumentar, quando indicado, após a melhora da tempestade catabólica. Os lipídeos geralmente são introduzidos depois da primeira semana de NP e podem compensar os déficits calóricos. As concentrações dos triglicerídeos séricos devem ser dosadas antes de iniciar as infusões de lipídeos, de forma a detectar hipertrigliceridemia preexistente (> 400 mg/dL), que é uma contraindicação relativa. As emulsões lipídicas podem ser infundidas diariamente ou 2 a 3 vezes por semana. As infusões lipídicas não são necessárias para evitar a deficiência de ácidos graxos essenciais durante a nutrição hipocalórica em pacientes obesos, pois a mobilização de gordura corporal durante a deficiência de energia fornece ácidos graxos essenciais endógenos ao organismo.

A glicemia capilar é monitorada várias vezes por dia, e a insulina regular subcutânea é acrescentada à mistura de NP conforme necessário para manter as concentrações médias de glicose sérica < 140 mg/dL e > 80 mg/dL (limites superiores e inferiores de 180 e 100 mg/dL parecem apropriados para pacientes criticamente enfermos com diabetes melito). A dose de insulina regular necessária em determinado dia pode ser acrescentada na solução de NP do dia seguinte. A dose de insulina aumenta praticamente em relação direta com a dose de glicose. Algumas referências são úteis. A secreção basal de insulina endógena é de cerca de 30 unidades/dia na maioria dos indivíduos normais. Quando a insulina é necessária aos pacientes não diabéticos sem catabolismo proteico, 10 unidades de insulina regular praticamente cobrem 100 g de glicose infundida. Os pacientes com diabetes não insulinodependente requerem cerca de 20 unidades/100 g de glicose. Os pacientes não catabólicos com diabetes tipo 1 geralmente requerem doses duas vezes maiores do que as que usavam em casa, porque a glicose parenteral estimula a liberação de insulina de forma mais potente que os carboidratos orais e porque parte da insulina fica aderida à bolsa de infusão.

Monitoramento bioquímico As concentrações séricas (ureia, creatinina, eletrólitos, glicose, magnésio, fosfato, cálcio e albumina) são medidas antes de iniciar a NP e reavaliadas diariamente nos primeiros dias e, em seguida, semanalmente ou conforme a necessidade. Os triglicerídeos séricos e as provas de função hepática (comumente também ferritina) são determinados em condição basal e depois de iniciar a NP, de forma a confirmar que as infusões lipídicas são bem toleradas. O balanço de N (calculado com base na excreção de N na ureia da urina de 24 horas) é útil inicialmente para avaliar a gravidade do catabolismo proteico dos pacientes com DDC ou DDA, de forma a identificar os pacientes que requerem fornecimento mais generoso de aminoácidos, assim como durante a NP para avaliar se o balanço nitrogenado do paciente está melhorando com o tratamento.

Suspensão A NP deve ser reduzida progressivamente e suspensa tão logo o paciente possa ser alimentado adequadamente por via enteral. A dose da NP é gradualmente reduzida à medida que a ingestão alimentar aumenta. Quando o paciente tolera metade a dois terços de sua necessidade nutricional por via enteral e não há impedimento mecânico ou outro obstáculo à ampliação adicional da ingestão oral, a NP pode ser suspensa. A transição para nutrição oral pode ser lenta em muitos pacientes com DDC. Nessa situação, a nutrição voluntária otimizada, embora trabalhosa, é preferível à NE invasiva para a substituição da NP nesses pacientes, porque é segura, eficaz, melhora o bem-estar e os prepara para a alta hospitalar. A tentação de suspender a NP para estimular o paciente a comer mais geralmente deve ser evitada. A NP não provoca anorexia, e a sua interrupção não estimula o apetite. A interrupção muito precoce da NP pode retardar a progressão do paciente para a ingestão voluntária plena de alimentos porque provoca ansiedade e reproduz as condições de inanição. Um paciente obtém mais sucesso na retirada da NP otimizando sua nutrição voluntária (incluindo alimentos caseiros), recebendo suporte emocional, estimulando a atividade física e tendo paciência. Alguns pacientes, que já apresentam nutrição oral praticamente adequada, se beneficiarão com a alta para a segurança e prazer da vida doméstica e dos alimentos caseiros; esses pacientes são identificados pela observação e questionamento.

Inconvenientes, efeitos colaterais e complicações
Os pacientes tratados com NP estão mais sujeitos a desenvolver infecções da corrente sanguínea do que outros pacientes com cateteres venosos centrais. A técnica de instalação asséptica apropriada, os cuidados rigorosos com os curativos, um acesso exclusivo para a NP e um controle glicêmico cuidadoso reduzem esse risco.

Hiperglicemia A complicação metabólica mais comum da NP é a hiperglicemia nos pacientes com resistência à insulina em razão do diabetes melito não insulinodependente, do tratamento com doses altas de glicocorticoide ou da inflamação sistêmica grave; esse problema é agravado pelas taxas excessivamente altas de fornecimento de glicose. As concentrações de glicose podem ser mantidas mais facilmente em nível < 140 mg/dL, com menos risco de hipoglicemia por meio da infusão de doses hipocalóricas de glicose e, se necessário, contemplando as necessidades calóricas do paciente com lipídeos intravenosos. Nos casos de DDA, os efeitos benéficos do uso de insulina nas doses mais baixas possíveis – hiperinsulinemia mínima e redução do risco de hipoglicemia – quase sempre suplantam a meta duvidosa de atender às necessidades calóricas de pacientes com reservas adiposas normais.

Hipoglicemia A hipoglicemia reativa não é comum, mas pode ocorrer quando a NP com doses altas de glicose sem insulina é interrompida repentinamente. Isso é evitado reduzindo-se a taxa de infusão da NP para 50 mL/hora por 1 ou 2 horas antes de interromper em definitivo (ou repondo com glicose a 10%) ou, quando a via oral está disponível, oferecendo um lanche ao paciente. Na maioria dos casos, a hipoglicemia ocorre quando a intensidade do estresse metabólico do paciente (ou a dose de glicocorticoide) diminui sem um ajuste decrescente apropriado da dose de insulina. Esse problema é evitado por dosagens frequentes da glicemia capilar e pela atenção cuidadosa às doses dos fármacos e às condições gerais do paciente.

Hiperglicemia e hiperpotassemia artificiais As amostras de sangue devem ser meticulosamente coletadas a partir de um cateter venoso central de duplo lúmen. A mistura da amostra de sangue mesmo com uma quantidade diminuta da solução de NP resulta em hiperglicemia e hiperpotassemia artificiais e pode acarretar erros terapêuticos. Esse erro de amostragem é detectado quando as concentrações séricas aparentes de glicose (e potássio) do paciente aumentam repentinamente sem qualquer razão e a glicemia aparentemente muito alta é desproporcional às dosagens da glicemia capilar.

Sobrecarga de volume A glicose hipertônica intravenosa desencadeia uma resposta mais intensa da insulina do que a glicose oral, podendo aumentar a retenção urinária de sódio e água. Nesse contexto, a retenção final de líquidos é provável quando o fornecimento total de líquidos ultrapassa 2 L/dia nos pacientes que não têm perdas gastrintestinais volumosas. O problema da sobrecarga de volume pode ser atenuado preparando-se soluções individualizadas de NP com um misturador, infundindo-se glicose a uma taxa que reduza a necessidade de administrar insulina exógena e evitando-se alimentação com excesso de calorias.

Hipertrigliceridemia Essa complicação ocorre quando a taxa de infusão das emulsões lipídicas é maior que a capacidade de depuração dos triglicerídeos plasmáticos. Sepse, insuficiência renal, diabetes melito, tratamento com glicocorticoide em dose alta e falência de múltiplos órgãos reduzem a depuração dos triglicerídeos. Entre as complicações possíveis da hipertrigliceridemia grave induzida pela NP (embora não tenham sido confirmadas claramente), estão depressão da resposta imune, risco aumentado de pancreatite aguda e distúrbios da hemodinâmica pulmonar. Em geral, as taxas de infusão de lipídeos não devem passar de cerca de 50 g (500 kcal)/dia para pacientes com DDA.

Doença hepática Elevações discretas das concentrações séricas das enzimas hepáticas podem ocorrer dentro de 2 a 4 semanas depois de iniciar a NP, mas, na maioria dos casos, elas voltam ao normal, mesmo quando a NP é mantida. Embora seja comum nas crianças, a disfunção hepática clinicamente importante não é frequente nos adultos, contanto que sejam evitados aportes calóricos excessivos e esteatose hepática resultante. Em alguns casos, a colestase intra-hepática ocorre depois de algumas semanas em NP contínua, e, na maioria dos pacientes, ela tem etiologia multifatorial. A NP cíclica – na qual a NP é infundida por apenas 12 horas/dia – pode evitar ou atenuar a gravidade dessa complicação.

NP na unidade de terapia intensiva
As diretrizes atuais recomendam que a NE seja iniciada tão logo um paciente em estado crítico tenha sido

reanimado, estabilizado e um acesso enteral tenha sido estabelecido em um trato gastrintestinal funcionante. A NE é, então, aumentada ao longo dos dias seguintes. Se o objetivo calórico não for alcançado após 7 a 10 dias, recomenda-se a NP, especialmente se o estado proteico-catabólico do paciente ainda estiver em evolução. As emulsões lipídicas à base de soja devem ser evitadas na primeira semana de NP na doença crítica; outras emulsões lipídicas podem ser seguras e benéficas.

SITUAÇÕES CLÍNICAS ESPECIAIS

Paradoxo da nutrição em doença crítica Atualmente existem evidências de alta qualidade confirmando o que já era indicado há bastante tempo por evidências biológicas, raciocínio fisiológico, estudos observacionais formais e observação clínica objetiva, ou seja, que intervenções nutricionais personalizadas melhoram os desfechos clínicos de pacientes desnutridos e não criticamente enfermos. O caso do SNS pareceria ser ainda mais forte na DDA – com sua atrofia muscular rápida e intensa e com gasto energético mantido ou aumentado sob condições em que os pacientes estão quase sempre sem condições de comer voluntariamente –, mas estudos clínicos bem delineados sobre intervenções nutricionais em doença crítica falharam repetidas vezes em demonstrar que os regimes de SNS atualmente prescritos melhorem os desfechos clínicos desses pacientes criticamente enfermos. As evidências indicam que, diferentemente dos pacientes sem doença crítica, a provisão calórica que é definida como o gasto energético ou próximo a ele em pacientes criticamente enfermos com gordura suficiente e resistentes à insulina não melhora seus desfechos clínicos e pode ser deletéria para alguns desses pacientes. A incapacidade de o SNS atualmente prescrito melhorar os desfechos em doenças críticas tem várias possíveis explicações: (1) a inanição grave prolongada é tão prejudicial a todos os pacientes, sejam eles criticamente enfermos ou não, que considerações éticas impedem o uso da inanição deliberada como braço terapêutico em um ensaio clínico; (2) a doença crítica é enormemente heterogênea, e nem todo doente crítico está ou permanece em catabolismo proteico severo por muito tempo; (3) devido a critérios de admissão mais generosos e graças à alta qualidade dos cuidados intensivos modernos, muitos pacientes internados em unidades de terapia intensiva melhoram e recebem alta dentro de alguns dias, enquanto outros apresentam doença tão letal que seu desfecho clínico está praticamente predeterminado, de modo que ensaios clínicos do tipo "prova de conceito" que arrolam e relatam os desfechos desses pacientes poderiam não conseguir demonstrar um benefício com a SNS; e (4), na prática atual, os regimes de SNS baseados em NE prescritos para a maioria dos pacientes criticamente enfermos comumente não conseguem ofertar mais do que a metade da quantidade de proteínas atualmente recomendada. A baixa relação entre proteínas e calorias na maioria dos produtos de NE e NP dificulta que se ofereça aos pacientes criticamente enfermos uma quantidade suficientemente generosa de proteínas ou aminoácidos sem que se administre uma quantidade exagerada de calorias. (Esse problema pode ser exacerbado pelo uso do sedativo propofol, o qual é infundido em uma solução de lipídeos a 10% que comumente oferece cerca de 500 kcal/dia.) Por essas razões, juntamente com outros especialistas, continuamos a recomendar a NE e a NP para pacientes criticamente enfermos com DDA, com a recomendação adicional de evitar o aporte calórico excessivo durante as semanas iniciais (ou enquanto a inflamação sistêmica permanecer intensa) errando deliberadamente no sentido de administrar uma nutrição hipocalórica enquanto se oferece simultaneamente quantidades generosas de proteínas e aminoácidos, conforme orientado pelo raciocínio fisiológico e por uma avaliação personalizada das condições anatômicas e etiológico-metabólicas de cada paciente.

Ferro e NP A deficiência de ferro é comum em pacientes hospitalizados; suas causas habituais são a deficiência preexistente, a provisão dietética hospitalar inadequada, a perda macro ou microscópica de sangue gastrintestinal e as coletas de sangue repetidas. O diagnóstico costuma passar despercebido porque a anemia de doença crônica é muito mais comum, e ela aumenta as concentrações séricas de ferritina, um reagente de fase aguda positivo. O ferro não costuma ser acrescentado às misturas de NP. A ferrodextrana é incompatível com as emulsões lipídicas, e, embora pareça ser quimicamente compatível com soluções aquosas de aminoácidos e glicose, há uma preocupação realista de que as interações entre as moléculas de ferro e determinadas vitaminas e aminoácidos nas soluções de NP poderiam catalisar a formação de radicais livres que degradam as vitaminas e exercem efeitos adversos sistêmicos sutis. Em princípio, todos os estados de deficiência de micronutrientes, incluindo a deficiência de ferro, devem ser prevenidos e corrigidos. A deficiência de ferro em pessoas hospitalizadas causa anemia e impede a sua recuperação, e a deficiência subclínica de ferro pode contribuir para a disfunção cognitiva e imune. As concentrações séricas de ferritina devem ser determinadas ao iniciar a NP e, novamente, a intervalos de cerca de 8 semanas. A deficiência de ferro é fortemente sugerida por uma concentração sérica intermediária de ferritina em casos de inflamação sistêmica e pela redução dos volumes corpusculares médios das hemácias (mesmo dentro da faixa do normal-baixo). A infusão intravenosa de ferro deve ser administrada de acordo com as diretrizes estabelecidas. Uma prescrição por escrito para interromper sua administração deve ser feita, de forma a evitar sobrecarga inadvertida de ferro. A terapia parenteral com ferro deve ser evitada na DDA porque um aumento substancial na concentração sérica de ferro poderia liberar ferro livre e aumentar a suscetibilidade a infecções por Gram-negativos (e, possivelmente, outros micróbios), além de catalisar a formação de radicais livres que aumentam a intensidade da resposta catabólica a lesões teciduais significativas.

Zinco Um litro de diarreia secretora contém cerca de 12 mg de zinco. Os pacientes com fístulas intestinais ou diarreia crônica volumosa precisam receber essa quantidade de zinco, além de suas quantidades necessárias diárias de 15 mg, de forma a evitar deficiência desse elemento. O zinco pode ser fornecido por via parenteral ou enteral. Devido à sua baixa biodisponibilidade, 12 mg de zinco parenteral equivalem a 30 mg de zinco oral.

Idade avançada Além de suas fragilidades, os indivíduos idosos comumente têm atrofia muscular associada ao envelhecimento (sarcopenia), que é agravada pela atrofia muscular por desuso. Esses fatores colocam os indivíduos idosos sob risco alto para as consequências da doença relacionada à inanição, tornando-os candidatos prováveis ao SNS.

Inatividade Atividade física e nutrição adequada são fatores intimamente interdependentes. A redução da atividade física diminui o apetite e a reabilitação física, e os seus benefícios emocionais associados recuperam o otimismo e o apetite. A reposição plena de nutrientes mantém ou normaliza algumas funções fisiológicas dos pacientes acamados, mas não aumenta a massa muscular.

Insuficiência renal O fornecimento de proteínas não deve ser reduzido em pacientes com insuficiência renal, a menos que não se disponha de terapia renal substitutiva. A terapia renal substitutiva remove grandes quantidades de aminoácidos, vitaminas e oligoelementos da circulação, de modo que a provisão de proteínas e micronutrientes deve ser aumentada para compensar essas perdas.

Insuficiência hepática Os pacientes com doença hepática grave são relativamente intolerantes à inanição e comumente apresentam DDC ao serem hospitalizados, de modo que são candidatos fortes ao SNS. Seu SNS deve ser generoso em termos de calorias e proteínas, apesar de um aumento no risco de encefalopatia hepática. O risco de encefalopatia pode ser atenuado pelo controle meticuloso do equilíbrio hidreletrolítico e acidobásico, além da distribuição do fornecimento de proteínas ao longo do dia para compensar a capacidade hepática reduzida de eliminar a amônia derivada dos aminoácidos.

SNS perioperatório Os pacientes com DRI ou DDC que aguardam cirurgias eletivas maiores se beneficiam com 7 a 10 dias de SNS pré-operatório. Quando é exequível e implementada da forma correta, a nutrição voluntária otimizada certamente é preferível, mas, quando um paciente é internado no hospital por condição semiurgente, a NE ou a NP alcançam mais rapidamente sua meta nutricional. O SNS pré-operatório reforça a imunidade e reduz as complicações pós-operatórias, mas não as concentrações de albumina sérica e não deve ser administrado por mais de 7 a 10 dias com essa finalidade. NE ou NP pré-operatória mais prolongada pode trazer outros benefícios nutricionais discretos, que são contrapostos pelos seus riscos e pelas consequências da hospitalização prolongada e da intervenção cirúrgica postergada. A intervenção cirúrgica não deve ser adiada para pacientes em inanição cuja massa muscular esteja normal ou apenas ligeiramente reduzida e que não tenham inflamação sistêmica, porque eles toleram bem até mesmo uma operação de grande porte sem complicações. A urgência da intervenção cirúrgica frequentemente impede o SNS pré-operatório indicado. Em geral, a NP pós-operatória iniciada imediatamente está indicada a esses pacientes, porque eles têm risco mais alto de complicações pós-operatórias e provavelmente não conseguiriam ingerir voluntariamente quantidades aumentadas de alimentos por muitos dias. Os pacientes não necessitam de NP pós-operatória quando têm apenas atrofia muscular leve, não têm inflamação sistêmica e não tiveram complicações pós-operatórias, a menos que: (1) a alimentação oral adequada não tenha sido estabelecida cerca de 5 a 7 dias depois da operação ou (2) existam indicações de que a alimentação voluntária ainda será postergada por mais tempo. A NE perioperatória para melhorar a função imune reduz a morbidade dos pacientes submetidos a procedimentos cirúrgicos gastrintestinais eletivos de grande porte.

Câncer As modalidades de SNS desempenham um papel crucial no tratamento do câncer. Muitos cânceres (especialmente os que afetam o trato gastrintestinal ou provocam inflamação sistêmica) e seus tratamentos citotóxicos criam as condições de inanição e comumente causam DRI ou DDC. A profilaxia ou o tratamento dessas doenças relacionadas à inanição pode melhorar a qualidade de vida do paciente e a sua tolerância ao tratamento antineoplásico. A NE e a NP não costumam ser prescritas a pacientes com câncer avançado para os quais não haja terapia anticâncer efetiva, pois os riscos de efeitos colaterais e complicações do SNS invasivo não são contrabalançados por uma melhora no curso da doença. Em alguns casos, a doença pode estar progredindo, mas a um ritmo tão lento que o paciente morreria pelas complicações da inanição muito antes do que morreria pelo câncer. NE ou NP são apropriadas nesses casos.

Demência avançada A nutrição voluntária otimizada é uma abordagem fundamental nos casos de demência avançada e pode ser usada para contornar problemas como a incapacidade e a disfagia dos pacientes que demonstram prazer ao comer. Nenhuma evidência indica que a NE ou a NP melhorem a qualidade de vida ou a sobrevida dos pacientes com demência avançada e que mostram pouco interesse em ingerir alimentos; além disso, os efeitos colaterais e complicações da NE e da NP são desagradáveis e, às vezes, perigosos.

SÍNDROME DE REALIMENTAÇÃO

A síndrome de realimentação pode ocorrer nos pacientes com DRI adaptada durante a primeira semana de reposição nutricional quando os carboidratos e o sódio são introduzidos muito rapidamente. O fornecimento de carboidratos estimula a secreção de insulina, que, em razão de seu efeito antinatriurético, expande o volume de LEC especialmente quando é administrado sódio em excesso. O edema da síndrome de realimentação pode ser atenuado com a restrição rigorosa do fornecimento de sódio e o fornecimento lento e progressivo de carboidratos. A reintrodução dos carboidratos pode estimular suficientemente a glicose-6-fosfato intracelular e a síntese de glicogênio, resultando na redução das concentrações séricas de fosfato. Isso também aumenta a taxa metabólica infrarregulada dos pacientes com DRI adaptada e estimula a retenção de N, a formação de células novas e a reidratação celular. Ocorrem deficiências de fósforo, potássio e magnésio, e elas são perigosas durante a realimentação; suas concentrações séricas devem ser medidas com frequência, com o fornecimento da suplementação adequada. Nos pacientes predispostos, pode ocorrer insuficiência cardíaca esquerda; isso tem três causas: (1) aumento abrupto do volume intravascular devido à administração de líquidos e glicose, o que estimula a retenção renal de sódio mediada pela insulina; (2) demanda cardíaca aumentada em um ventrículo esquerdo atrófico criada por um aumento do gasto energético basal mediado pela insulina; e (3) deficiências miocárdicas de potássio, fósforo ou magnésio. Podem ocorrer arritmias cardíacas. A encefalopatia por deficiência aguda de tiamina é uma complicação devastadora e evitável da realimentação, mesmo quando são usadas infusões de glicose simples.

LEITURAS ADICIONAIS

Gomes F et al: ESPEN guidelines on nutritional support for polymorbid internal medicine patients. Clin Nutr 37:336, 2018.
Kondrup J: Nutrition risk screening in the ICU. Curr Opin Clin Nutr Metab Care 22:159, 2019.
Lambell KJ et al: Nutrition therapy in critical illness: A review of the literature for clinicians. Crit Care 24:35, 2020.
Schuetz P et al: Economic evaluation of individualized nutritional support in medical inpatients: Secondary analysis of the EFFORT trial. Clin Nutr 25:25, 2020.
Sharma K et al: Pathophysiology of critical illness and role of nutrition. Nutr Clin Pract 34:12, 2019.
Van Zanten ARH et al: Nutrition therapy and critical illness: Practical guidance for the ICU, post-ICU, and long-term convalescence phases. Crit Care 23:368, 2019.
Yeh DD et al: Advances in nutrition for the surgical patient. Curr Probl Surg 56:343, 2019.

Seção 3 Doenças do fígado e das vias biliares

336 Abordagem ao paciente com doença hepática

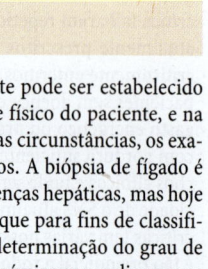

Marc G. Ghany, Jay H. Hoofnagle

O diagnóstico de uma doença hepática geralmente pode ser estabelecido com precisão baseando-se na história e no exame físico do paciente, e na utilização de alguns exames laboratoriais. Em certas circunstâncias, os exames radiológicos são úteis ou, de fato, diagnósticos. A biópsia de fígado é considerada o padrão-ouro da investigação das doenças hepáticas, mas hoje é menos realizada com finalidade diagnóstica do que para fins de classificação (graduação da atividade) e estadiamento (determinação do grau de fibrose) da doença. As técnicas não invasivas disponíveis para avaliar o grau de fibrose tornaram-se progressivamente mais úteis e podem evitar a realização de biópsias em alguns pacientes. Este capítulo traz uma introdução ao diagnóstico e ao tratamento das doenças hepáticas, com uma breve revisão da estrutura e da função do fígado; das principais manifestações clínicas das doenças hepáticas; e do uso de história clínica, exame físico, exames laboratoriais, exames de imagem e biópsia hepática.

ESTRUTURA E FUNÇÃO DO FÍGADO

O fígado é o maior órgão do corpo, pesando 1 a 1,5 kg e representando 1,5 a 2,5% da massa corporal magra. O tamanho e o formato do fígado variam e geralmente se ajustam ao formato geral do corpo – comprido e magro ou gordo e atarracado. O fígado está localizado no quadrante superior direito do abdome, sob a parte inferior do gradil costal direito, encostado no diafragma e projetando-se por uma extensão variável no quadrante superior esquerdo. O órgão é mantido em sua posição por inserções ligamentares ao diafragma, peritônio, grandes vasos e órgãos gastrintestinais superiores. O fígado recebe um duplo suprimento sanguíneo; cerca de 20% do fluxo sanguíneo consistem em sangue rico em oxigênio proveniente da artéria hepática, enquanto 80% consistem em sangue rico em nutrientes proveniente da veia porta a partir do estômago, intestinos, pâncreas e baço.

A maioria das células no fígado é constituída de hepatócitos, que representam dois terços da massa hepática. Os demais tipos celulares são células de Kupffer (elementos do sistema reticuloendotelial), células estreladas (células de Ito ou de armazenamento de lipídeos), células endoteliais e dos vasos sanguíneos e células dos ductos biliares e das estruturas de suporte. Quando é examinado por microscopia óptica, o fígado parece estar organizado em lóbulos com áreas portais na periferia e veias centrais no centro de cada lóbulo. Entretanto, do ponto de vista funcional, o fígado está organizado em ácinos, com o sangue hepático tanto arterial quanto portal penetrando no ácino a partir das áreas portais (zona 1) e, a seguir, fluindo através dos sinusoides até as veias hepáticas terminais (zona 3). Os hepatócitos intercalados constituem a zona 2. A vantagem de considerar o ácino como unidade fisiológica do fígado é que essa perspectiva ajuda a explicar os padrões morfológicos e a zonalidade de muitas doenças vasculares e biliares, que não podem ser explicadas pela organização lobular.

Os espaços portais do fígado consistem em pequenas veias, artérias, ductos biliares e linfáticos organizados em um estroma frouxo de matriz de sustentação e pequenas quantidades de colágeno. O sangue que flui para dentro dos espaços portais distribui-se através dos sinusoides, passando da zona 1 para a zona 3 do ácino e drenando para as veias hepáticas terminais (veias centrolobulares). A bile secretada flui na direção contrária – isto é, em padrão de contracorrente da zona 3 para a zona 1. Os sinusoides são revestidos por células endoteliais específicas, que têm fenestrações amplas de tamanho variável, o que torna possível o fluxo livre do plasma, porém não dos elementos celulares. Por conseguinte, o plasma está em contato direto com os hepatócitos no espaço subendotelial de Disse.

Os hepatócitos mostram polaridade distinta. A face basolateral do hepatócito reveste o espaço de Disse, sendo ricamente povoado por microvilosidades; essa face demonstra atividade de endocitose e pinocitose com captação passiva e ativa de nutrientes, proteínas e outras moléculas. O polo apical do hepatócito forma as membranas canaliculares, por meio das quais são secretados os componentes da bile. Os canalículos dos hepatócitos formam uma rede delicada, que se funde com os elementos dos dúctulos biliares próximo dos espaços portais. Em geral, as células de Kupffer estão localizadas dentro do espaço vascular sinusoidal e representam o maior grupo de macrófagos fixos do organismo. As células estreladas estão localizadas no espaço de Disse, porém em geral não são proeminentes, a menos que tenham sido ativadas, quando passam a produzir colágeno e matriz. As hemácias permanecem no espaço sinusoidal, enquanto o sangue flui através dos lóbulos; todavia, os leucócitos podem migrar ao longo ou ao redor das células endoteliais para dentro do espaço de Disse e, a partir daí, para os espaços portais a partir dos quais podem retornar à circulação por meio dos linfáticos.

Os hepatócitos desempenham numerosas funções vitais à manutenção da homeostase e da saúde. Essas funções incluem a síntese da maioria das proteínas séricas essenciais (albumina, proteínas carreadoras, fatores de coagulação, muitos fatores hormonais e de crescimento), produção de bile e seus carreadores (ácidos biliares, colesterol, lecitina, fosfolipídeos), regulação dos nutrientes (glicose, glicogênio, lipídeos, colesterol, aminoácidos), e metabolismo e conjugação dos compostos lipofílicos (bilirrubina, ânions, cátions, fármacos) para excreção na bile ou na urina. A medida dessas atividades para avaliar a função hepática é complicada pela multiplicidade e variabilidade de funções. As provas de "função" hepática mais usadas consistem nas determinações dos níveis séricos de bilirrubina e albumina, e do tempo de protrombina. O nível sérico de bilirrubina é uma medida da conjugação e excreção hepáticas, enquanto o nível sérico de albumina e o tempo de protrombina são medidas da síntese proteica. Anormalidades da bilirrubina, albumina e tempo de protrombina são típicas da disfunção hepática. A insuficiência hepática grave é incompatível com a vida e as funções do fígado são complexas e diversificadas demais para que possam ser desempenhadas com eficiência por uma bomba mecânica, membrana de diálise ou combinação de hormônios, proteínas e fatores de crescimento infundidos.

DOENÇAS HEPÁTICAS

Apesar da existência de numerosas causas para as doenças hepáticas (Tab. 336-1), esses distúrbios costumam manifestar-se clinicamente com poucos padrões bem-definidos e são classificados em hepatocelulares, colestáticos (obstrutivos) ou mistos. Nas *doenças hepatocelulares* (como hepatite viral ou doença hepática alcoólica), predominam as manifestações de lesão hepática, inflamação e necrose. Nas *doenças colestáticas* como cálculos biliares ou obstrução maligna, colangite biliar primária (antes conhecida como cirrose biliar primária) e algumas doenças hepáticas causadas por fármacos, predominam as manifestações de bloqueio do fluxo biliar. Com o padrão misto, estão presentes manifestações das lesões hepatocelular e colestática (como ocorre nas formas colestáticas da hepatite viral e algumas hepatopatias induzidas por fármacos). O padrão da instalação e a proeminência dos sintomas podem sugerir rapidamente um diagnóstico, sobretudo quando são levados em conta os principais fatores de risco, como a idade e o sexo do paciente, além de história de exposição ou comportamentos de risco.

Os sintomas iniciais típicos da doença hepática incluem icterícia, fadiga, prurido, dor no quadrante superior direito, náuseas, falta de apetite, distensão abdominal e sangramento intestinal. Entretanto, hoje são diagnosticados pacientes com doença hepática que não têm quaisquer sintomas e cujas anormalidades foram reveladas por provas de função bioquímica do fígado realizadas como parte de exames de rotina ou como triagem para doação de sangue ou admissão a seguro ou a emprego. Em razão da ampla disponibilidade de baterias de provas hepáticas, é relativamente simples demonstrar a presença de lesão hepática, bem como excluí-la em alguém com suspeita de hepatopatia.

A avaliação dos pacientes com doença do fígado deve ser dirigida para (1) estabelecer o diagnóstico etiológico, (2) estimar a gravidade (*graduação*)

TABELA 336-1 ■ Doenças hepáticas

Hiperbilirrubinemia hereditária
  Síndrome de Gilbert
  Síndrome de Crigler-Najjar tipos I e II
  Síndrome de Dubin-Johnson
  Síndrome de Rotor

Hepatites virais
  Hepatite A
  Hepatite B
  Hepatite C
  Hepatite D
  Hepatite E
  Outras (hepatites causadas por vírus Epstein-Barr [mononucleose], herpes-vírus, citomegalovírus e adenovírus)
  Hepatite criptogênica

Doenças hepáticas imunes e autoimunes
  Colangite biliar primária
  Hepatite autoimune
  Colangite esclerosante
  Síndromes de sobreposição
  Doença do enxerto contra o hospedeiro
  Rejeição de aloenxerto

Doenças hepáticas genéticas
  Deficiência de α_1-antitripsina
  Hemocromatose
  Doença de Wilson
  Colestase intra-hepática recorrente benigna
  Colestase intra-hepática familiar progressiva, tipos I-III
  Outras (galactosemia, tirosinemia, fibrose cística, doença de Niemann-Pick, doença de Gaucher)

Doença hepática alcoólica
  Esteatose hepática aguda
  Hepatite alcoólica aguda
  Cirrose de Laënnec

Doença hepática gordurosa não alcoólica
  Esteatose
  Esteato-hepatite

Esteatose aguda da gravidez

Acometimento hepático por doença sistêmica
  Sarcoidose
  Amiloidose
  Doenças do depósito de glicogênio
  Doença celíaca
  Tuberculose
  Infecção por *Mycobacterium avium-intracellulare*

Síndromes colestáticas
  Colestase pós-operatória benigna
  Icterícia da sepse
  Icterícia induzida por nutrição parenteral total
  Colestase da gravidez
  Colangite e colecistite
  Obstrução biliar extra-hepática (cálculo, estenose, câncer)
  Atresia biliar
  Doença de Caroli
  Criptosporidiose

Doença hepática induzida por fármacos/drogas
  Padrões hepatocelulares (isoniazida, paracetamol)
  Padrões colestáticos (metiltestosterona)
  Padrões mistos (sulfonamidas, fenitoína)
  Esteatose micro e macrovesicular (metotrexato, fialuridina)

Lesão vascular
  Síndrome de obstrução sinusoidal
  Síndrome de Budd-Chiari
  Hepatite isquêmica
  Congestão passiva
  Trombose da veia porta
  Hiperplasia nodular regenerativa

Lesões expansivas
  Carcinoma hepatocelular
  Colangiocarcinoma
  Adenoma
  Hiperplasia nodular focal
  Tumores metastáticos
  Abscesso
  Cistos
  Hemangioma

da doença e (3) estabelecer o estágio da doença (*estadiamento*). O diagnóstico deve concentrar-se no tipo de doença (lesão hepatocelular, colestática ou mista), bem como no diagnóstico etiológico específico. A *graduação* refere-se à determinação da gravidade ou atividade da doença – ativa ou inativa, bem como leve, moderada ou grave. O *estadiamento* refere-se a uma estimativa da fase de evolução na história natural da doença, podendo ser de estágio inicial ou tardio, ou pré-cirrótico, cirrótico ou de estágio terminal. Este capítulo introduz conceitos gerais importantes para a avaliação dos pacientes com doença hepática, que ajudam a estabelecer os diagnósticos discutidos nos capítulos subsequentes.

HISTÓRIA CLÍNICA

A história clínica deve concentrar-se nos sintomas da doença hepática – sua natureza, padrões de início e progressão – e nos possíveis fatores de risco para hepatopatia. Os sintomas de doença hepática incluem sintomas gerais como fadiga, fraqueza, náuseas, inapetência e mal-estar, assim como sintomas hepáticos mais específicos de icterícia, urina escura, fezes claras, prurido, dor abdominal e distensão abdominal. Os sintomas também podem sugerir cirrose, doença hepática terminal ou complicações da cirrose (p. ex., hipertensão portal). Em geral, o conjunto de sintomas e seus padrões de manifestação inicial, mais do que um sintoma específico, apontam para uma determinada etiologia.

A fadiga é o sintoma mais comum e mais característico de doença hepática. Os termos usados para descrever fadiga são variados, incluindo letargia, fraqueza, apatia, mal-estar, maior necessidade de sono, falta de vigor e pouca energia. Nos casos típicos, a fadiga da doença hepática evidencia-se depois de alguma atividade ou exercício e raramente está presente ou é intensa depois de um repouso adequado, ou seja, é uma fadiga "vespertina" e não "matinal". A fadiga da hepatopatia costuma ser intermitente e de intensidade variável de uma hora para outra e de um dia para outro. Em alguns pacientes, pode não estar evidente se a fadiga é causada pela doença hepática ou por outros problemas como estresse, ansiedade, distúrbios do sono ou doença coexistente.

As náuseas ocorrem quando a doença hepática é mais grave e podem acompanhar a fadiga ou ser provocadas por odores de alimentos ou ingestão de alimentos gordurosos. Os vômitos podem ocorrer, porém apenas raramente são persistentes ou intensos. Perda de apetite com emagrecimento é referida comumente nas doenças hepáticas agudas, mas é rara na doença crônica, exceto quando há cirrose em fase avançada. A diarreia é incomum na doença hepática, exceto nos casos de icterícia grave, quando a ausência de ácidos biliares no intestino pode levar à esteatorreia.

Desconforto ou dor no quadrante superior direito ("dor no fígado") ocorre com muitas doenças hepáticas e, em geral, caracteriza-se por hipersensibilidade sobre a área hepática. A dor resulta do estiramento ou irritação da cápsula de Glisson, que envolve o fígado e é rica em terminações nervosas. Dor grave é mais característica de doença da vesícula biliar, abscesso hepático e síndrome de obstrução sinusoidal grave (antes conhecida como doença venoclusiva), mas também ocorre em alguns casos de hepatite aguda.

O prurido ocorre com doença hepática aguda e começa precocemente com a icterícia obstrutiva (devido à obstrução biliar ou à colestase induzida por fármacos) e em uma fase ligeiramente mais tardia da doença hepatocelular (hepatite aguda). O prurido também ocorre com as doenças hepáticas crônicas – em geral as formas colestáticas como colangite biliar primária e colangite esclerosante, em que constitui frequentemente o sintoma inicial, precedendo o início da icterícia. Todavia, o prurido pode ocorrer com qualquer doença hepática, sobretudo depois do desenvolvimento de cirrose.

Icterícia é o sintoma mais característico da doença hepática e talvez o marcador mais confiável de sua gravidade. Os pacientes geralmente relatam escurecimento da urina antes de perceber a icterícia das escleras. Apenas raramente, a icterícia pode ser detectada quando o nível de bilirrubina é < 43 μmol/L (2,5 mg/dL). Quando há colestase acentuada, o paciente também percebe claramente da cor das fezes e esteatorreia. Icterícia sem urina escura em geral indica hiperbilirrubinemia indireta (não conjugada) e é típica da anemia hemolítica e dos distúrbios genéticos da conjugação da bilirrubina, sendo a forma mais comum e benigna a síndrome de Gilbert, e a forma rara e grave a síndrome de Crigler-Najjar. A síndrome de Gilbert acomete até 5% da população geral; nessa condição, a icterícia é mais perceptível depois do jejum e quando há estresse.

Os principais fatores de risco para doença hepática que devem ser investigados por meio da anamnese são detalhes acerca do consumo de álcool, uso de fármacos (incluindo fitoterápicos, anticoncepcionais orais e preparações vendidas sem prescrição), hábitos pessoais, atividade sexual, viagens, exposição a indivíduos ictéricos ou com outros fatores de alto risco, uso de drogas ilícitas injetáveis, cirurgia recente, transfusão de sangue ou de hemocomponentes recente ou no passado, ocupação, exposição acidental a sangue ou picadas de agulha, e história familiar de doença hepática.

Para determinar o risco de hepatite viral, uma história minuciosa da atividade sexual é de particular importância e deve incluir o número de parceiros sexuais da vida inteira e, para os homens, relato de relações sexuais com outros homens. A exposição sexual é uma modalidade comum de propagação das hepatites B e D, mas é rara com a hepatite C. História familiar de hepatite, doença hepática e câncer de fígado também é importante. Ocorre transmissão materno-infantil das hepatites B e C. A disseminação vertical da hepatite B pode atualmente ser prevenida por imunização passiva e ativa do lactente ao nascimento. Além disso, a terapia antiviral durante o terceiro trimestre da gestação é atualmente recomendada para mães com níveis de DNA do vírus da hepatite B (HBV, de *hepatitis B virus*) > 200.000 UI/mL. A transmissão vertical da hepatite C é incomum, porém não existem meios confiáveis de prevenção. A transmissão é mais comum entre as mães coinfectadas pelo vírus da imunodeficiência humana (HIV, de *human immunodeficiency virus*) e também está relacionada com trabalho de parto prolongado e nascimento difícil, ruptura prematura das membranas, monitoramento fetal interno e cargas virais maternas elevadas. A história de uso de drogas ilícitas injetáveis, mesmo no passado remoto, é de primordial importância ao avaliar o risco para hepatites B e C. O uso de drogas ilícitas injetáveis constitui o fator de risco isolado mais comum para hepatite C. A transmissão por sangue ou hemocomponentes já não é importante como fator de risco para hepatite viral aguda. Todavia, as transfusões de sangue recebidas antes da introdução dos imunoensaios enzimáticos sensíveis para anticorpo contra o vírus da hepatite C, em 1992, constituem um importante fator de risco para hepatite C crônica. A transfusão de sangue antes de 1986, quando foi introduzido o rastreamento para anticorpo contra o antígeno do *core* do HBV, também é um fator de risco para hepatite B. Viagens para uma área do mundo em desenvolvimento, exposição a indivíduos com icterícia e contato com crianças pequenas em creches constituem fatores de risco para hepatite A. Tatuagem e *piercing* corporal (para hepatites B e C) e ingesta de moluscos (para hepatite A) são fatores mencionados com frequência, mas na verdade são mecanismos de transmissão que raramente causam hepatite.

A hepatite E é uma das causas mais comuns de icterícia na Ásia e na África, porém é incomum nos países desenvolvidos. Nas áreas endêmicas, a transmissão geralmente ocorre por exposição à água contaminada por fezes. Recentemente, foram descritos casos de hepatite E não relacionados com viagens (*autóctones*) em países desenvolvidos, inclusive nos Estados Unidos. Esses casos parecem ser devidos a cepas do vírus da hepatite E que são endêmicas em suínos e alguns animais silvestres (genótipos 3 e 4). Embora casos ocasionais estejam associados ao consumo de carne de porco ou caça (cervo e javali) crua ou inadequadamente cozida, a maioria dos casos de hepatite E ocorre sem exposição conhecida, predominantemente em homens idosos sem fatores de risco típicos para hepatite viral. A infecção pelo vírus da hepatite E pode tornar-se crônica em indivíduos imunossuprimidos (como receptores de transplantes, pacientes submetidos à quimioterapia ou pacientes infectados pelo HIV), nos quais se manifesta com níveis anormais de enzimas séricas na ausência de marcadores da hepatite B ou C.

A história de consumo de álcool é importante ao avaliar a causa da doença hepática e planejar o tratamento, bem como para as recomendações. Nos Estados Unidos, por exemplo, pelo menos 70% dos adultos bebem alguma quantidade de álcool, porém a ingesta significativa dessa substância é menos comum; em estudos de base populacional, apenas 5% bebem mais de 2 doses por dia, com uma ingesta média de 11 a 15 g de álcool. A ingesta de álcool associada ao aumento da incidência de doença hepática alcoólica corresponde provavelmente a mais de 2 doses (22-30 g) por dia em mulheres e 3 doses (33-45 g) em homens. A maioria dos pacientes com cirrose alcoólica relata ingesta diária muito mais alta e refere que beberam excessivamente por pelo menos 10 anos antes do início da doença hepática. Ao avaliar o consumo de álcool, a história deve esclarecer também se existe abuso ou dependência de álcool. O alcoolismo é habitualmente definido pelos padrões comportamentais e pelas consequências do consumo de álcool, mas não pela quantidade ingerida. O *abuso* é definido por um padrão repetitivo de ingerir álcool que produz efeitos adversos sobre o estado social, familiar, ocupacional e da saúde. A *dependência* é definida pelo comportamento de procurar o álcool não obstante seus efeitos adversos. Muitos alcoolistas demonstram tanto dependência quanto abuso, sendo a primeira considerada a forma mais grave e avançada de alcoolismo. Uma abordagem clinicamente útil ao diagnóstico e à dependência de abuso de álcool consiste no uso do questionário CAGE (Tab. 336-2), que é recomendado em todas as anamneses clínicas.

A história familiar pode ser útil ao avaliar a doença hepática. As causas familiares de doença hepática incluem doença de Wilson; hemocromatose e deficiência de α_1-antitripsina; e doenças hepáticas pediátricas hereditárias

TABELA 336-2 ■ Questionário CAGE[a]

Acrônimo	Pergunta
C	Alguma vez sentiu que deveria diminuir a quantidade de bebida? (*Cut down*)
A	As pessoas o aborrecem por criticarem o seu hábito de beber? (*Annoyed*)
G	Você alguma vez se sentiu culpado ou mal com relação a seu hábito de beber? (*Guilty*)
E	Você alguma vez bebeu pela manhã para diminuir o nervosismo ou para curar uma ressaca? (*Eye-opener*)

[a]Uma única resposta "sim" deve levantar a suspeita de problema relacionado com o uso de álcool, e mais de uma resposta afirmativa constitui uma forte indicação de abuso ou dependência.

mais incomuns – isto é, colestase intra-hepática familiar, colestase intra-hepática recorrente benigna e síndrome de Alagille. O início da hepatopatia grave na infância ou adolescência, com história familiar de doença hepática ou de distúrbios neuropsiquiátricos, deve levar à realização de uma investigação para possível presença da doença de Wilson. História familiar de cirrose, diabetes melito ou insuficiência endócrina e desenvolvimento de doença hepática na vida adulta sugerem hemocromatose e devem levar a uma investigação do metabolismo do ferro. Anormalidades dos exames que avaliam o metabolismo do ferro em pacientes adultos justificam a genotipagem do gene *HFE* para mutações C282Y e H63D típicas da hemocromatose genética. Em crianças e adolescentes com sobrecarga de ferro, devem-se pesquisar outras causas de hemocromatose não relacionadas com o gene *HFE*. História familiar de enfisema deve levar à investigação dos níveis de α_1-antitripsina e, se os valores forem baixos, do genótipo do inibidor de protease (IP).

EXAME FÍSICO

O exame físico raramente demonstra evidência de disfunção hepática em um paciente sem sintomas ou anormalidades laboratoriais e, além disso, a maioria dos sinais de hepatopatia não é específica para um único diagnóstico. Assim, o exame físico serve muito mais para complementar que substituir a necessidade de realizar outras abordagens diagnósticas. Em muitos pacientes, o exame físico é normal, a menos que a doença seja aguda ou grave e esteja em fase avançada. Todavia, o exame físico é importante, visto que pode proporcionar a primeira evidência de insuficiência hepática, hipertensão portal e descompensação hepática. Além disso, o exame físico pode revelar sinais – relacionados com fatores de risco ou com doenças ou achados associados – que apontam para um diagnóstico específico.

Os achados típicos do exame físico na doença hepática são icterícia, hepatomegalia, hipersensibilidade hepática, esplenomegalia, telangiectasias aracneiformes, eritema palmar e escoriações da pele. Os sinais de doença em fase avançada incluem atrofia muscular, ascite, edema, circulação colateral abdominal, hálito hepático, asterixe, confusão mental, estupor e coma. Nos homens com cirrose, particularmente quando está relacionada com o uso de álcool, podem ser observados sinais de hiperestrogenemia como ginecomastia, atrofia testicular e distribuição ginecoide dos pelos.

A icterícia é mais bem reconhecida pela inspeção das escleras sob iluminação natural. Nos indivíduos de pele clara, pode ser evidente uma coloração amarelada da pele. Nos indivíduos de pele escura, o exame da mucosa abaixo da língua pode demonstrar a icterícia. A icterícia raramente é detectável quando o nível sérico de bilirrubina é < 43 μmol/L (2,5 mg/dL), mas pode continuar sendo detectável abaixo desse nível durante a recuperação da icterícia (devido à ligação da bilirrubina conjugada às proteínas e aos tecidos).

Ocorrem telangiectasias aracneiformes e eritema palmar nas doenças hepáticas agudas e crônicas; essas manifestações clínicas podem ser particularmente proeminentes nos pacientes cirróticos, mas podem surgir em indivíduos normais e, com frequência, são observadas durante a gravidez. As telangiectasias aracneiformes consistem em arteríolas superficiais e tortuosas que – diferentemente das telangiectasias simples – costumam encher-se a partir do centro para a periferia. As telangiectasias aracneiformes ocorrem apenas nos braços, na face e na parte superior do tronco; podem ser pulsáteis e a sua detecção pode ser difícil nos indivíduos de pele escura.

Hepatomegalia não é um sinal muito confiável de doença hepática, devido à variabilidade no tamanho e no formato do fígado, bem como às dificuldades físicas para avaliar o tamanho do fígado por percussão e palpação. Hepatomegalia volumosa é típica de cirrose, síndrome de obstrução sinusoidal, doenças infiltrativas (p. ex., amiloidose, cânceres primários ou metastáticos do fígado) e hepatite alcoólica. A avaliação cuidadosa da borda do fígado também pode demonstrar consistência firme incomum, irregularidade da superfície ou nódulos evidentes. Talvez, o achado físico mais confiável no exame do fígado seja a sensibilidade hepática. O desconforto com o toque ou a pressão aplicada ao fígado deve ser cuidadosamente pesquisado e comparado com a percussão dos quadrantes superiores direito e esquerdo.

A esplenomegalia, que ocorre em muitas condições clínicas, pode ser um achado físico sutil, porém significativo, na doença hepática. A disponibilidade da ultrassonografia (US) para avaliar o baço possibilita a confirmação desse sinal físico.

Os sinais de hepatopatia avançada consistem em atrofia muscular e emagrecimento, hepatomegalia, equimoses que se formam ao mais leve traumatismo, ascite e edema. A ascite é reconhecida mais facilmente pelas tentativas de identificar macicez móvel de decúbito pela percussão minuciosa. A US confirma a existência de ascite nos casos duvidosos. Pode ocorrer edema periférico com ou sem ascite. Nos pacientes com doença hepática avançada, outros fatores frequentemente contribuem para a formação do edema como hipoalbuminemia, insuficiência venosa, insuficiência cardíaca e fármacos.

A insuficiência hepática é definida pela existência de sinais ou sintomas de encefalopatia hepática em um indivíduo com doença hepática grave aguda ou crônica. Os primeiros sinais de encefalopatia hepática podem ser sutis e inespecíficos – alterações do padrão de sono ou da personalidade, irritabilidade e embotamento mental. Mais tarde, os pacientes apresentam confusão, desorientação, estupor e, por fim, coma. Na insuficiência hepática aguda, pode haver excitabilidade e mania. Os achados físicos incluem asterixe e tremor adejante (*flapping*) do corpo e da língua. O *hálito hepático* refere-se ao odor amoniacal ligeiramente adocicado que pode ser observado nos pacientes com insuficiência hepática, sobretudo se houver *shunt* portossistêmico ao redor do fígado. Outras causas de coma e desorientação devem ser excluídas, principalmente desequilíbrios eletrolíticos, uso de sedativos e insuficiência renal ou respiratória. O desenvolvimento de encefalopatia hepática durante a hepatite aguda é o principal critério para fazer o diagnóstico de hepatite fulminante e indica prognóstico desfavorável. Na hepatopatia crônica, a encefalopatia costuma ser desencadeada por uma complicação clínica como hemorragia gastrintestinal, diurese excessiva, uremia, desidratação, desequilíbrio eletrolítico, infecção, constipação ou uso de analgésicos narcóticos.

Uma mensuração útil da encefalopatia hepática é um exame minucioso do estado mental e a utilização do teste para completar um traçado, o qual consiste em ligar uma série de 25 pontos numerados o mais rapidamente possível utilizando um lápis. A faixa normal para o teste de ligar os pontos é de 15 a 30 segundos, sendo consideravelmente maior nos pacientes com encefalopatia hepática em fase inicial. Outros testes incluem desenhar objetos abstratos ou fazer uma comparação de uma assinatura com exemplos anteriores. Testes mais sofisticados (p. ex., eletrencefalografia e potenciais evocados visuais) podem detectar alguns tipos de encefalopatia, mas raramente são úteis na prática clínica.

Outros sinais de doença hepática avançada incluem hérnia umbilical secundária à ascite, hidrotórax, circulação colateral no abdome e *cabeça de medusa* (condição que consiste em veias colaterais que se irradiam do umbigo e que resulta da recanalização da veia umbilical). Podem ocorrer ampliação da pressão do pulso e sinais de circulação hiperdinâmica nos pacientes com cirrose, como resultado da retenção de líquidos e sódio, débito cardíaco aumentado e resistência periférica reduzida. Os pacientes com cirrose e hipertensão portal de longa duração mostram-se propensos a desenvolver síndrome hepatopulmonar definida pela tríade de doença hepática, hipoxemia e *shunt* pulmonar arteriovenoso. A síndrome hepatopulmonar caracteriza-se por platipneia e ortodeóxia: falta de ar e dessaturação de oxigênio que ocorrem paradoxalmente quando o indivíduo assume a posição ereta. A determinação da saturação de oxigênio por oximetria de pulso é um exame de rastreamento confiável para síndrome hepatopulmonar.

Vários distúrbios e alterações da pele são comuns na doença hepática. A hiperpigmentação é típica das doenças colestáticas crônicas avançadas como colangite biliar primária e colangite esclerosante. Nessas mesmas condições, xantelasma e xantomas tendíneos ocorrem como resultado da retenção e dos altos níveis séricos de lipídeos e colesterol. Também se observa pigmentação acinzentada da pele na hemocromatose, quando os níveis de ferro apresentam-se elevados por um período prolongado. Vasculite mucocutânea com púrpura palpável, particularmente nos membros inferiores, é típica da crioglobulinemia da hepatite C crônica, mas também pode ocorrer na hepatite B crônica.

Alguns sinais físicos apontam para doenças hepáticas específicas. Os anéis de Kayser-Fleischer ocorrem na doença de Wilson e consistem na deposição de pigmento de cobre com coloração amarelo-acastanhada na membrana de Descemet na periferia da córnea; esses anéis são visualizados mais facilmente pelo exame com lâmpada de fenda. Contratura de Dupuytren e aumento de volume da parótida são sugestivos de alcoolismo crônico e doença hepática alcoólica. Na doença hepática metastática ou carcinoma hepatocelular primário, os sinais de caquexia e debilidade, bem como a hepatomegalia endurecida e um sopro hepático, podem ser proeminentes.

DIAGNÓSTICO DA DOENÇA HEPÁTICA

Os principais testes diagnósticos para as causas mais comuns de hepatopatia aguda e crônica estão delineados na Tabela 336-3. A Figura 336-1 ilustra um algoritmo para avaliação do paciente sob suspeita de doença

TABELA 336-3 ■ Exames diagnósticos importantes para doenças hepáticas comuns

Doença	Exame diagnóstico
Hepatite A	IgM anti-HAV
Hepatite B	
Aguda	HBsAg e IgM anti-HBc
Crônica	HBsAg e HBeAg e/ou DNA do HBV
Hepatite C	Anti-HCV e RNA do HCV
Hepatite D (delta)	HBsAg e anti-HDV
Hepatite E	IgM anti-HEV e RNA do HEV
Hepatite autoimune	FAN ou AML, níveis de IgG elevados e histologia compatível
Colangite biliar primária	Anticorpo antimitocôndria, níveis elevados de IgM e histologia compatível
Colangite esclerosante primária	p-ANCA, colangiografia
Doença hepática induzida por fármacos/drogas	História de consumo de fármacos/drogas
Doença hepática alcoólica	História de consumo excessivo de álcool e histologia compatível
Esteato-hepatite não alcoólica	Evidência na US ou na TC de esteatose hepática e histologia compatível
Doença por deficiência de α_1-antitripsina	Níveis reduzidos de α_1-antitripsina, fenótipo PiZZ ou PiSZ
Doença de Wilson	Ceruloplasmina sérica reduzida e cobre urinário aumentado; nível hepático elevado de cobre
Hemocromatose	Saturação de ferro e ferritina sérica elevadas; teste genético para mutações do gene *HFE*
Câncer hepatocelular	Nível elevado de α-fetoproteína (para > 500 ng/mL); imagem de lesão expansiva na US ou na TC

Siglas: AML, anticorpo antimúsculo liso; anti-HBc, anticorpo contra o antígeno do *core* do HBV; FAN, fator antinuclear ou anticorpo antinuclear; HAV, HBV, HCV, HDV e HEV, vírus das hepatites A, B, C, D e E; HBeAg, antígeno e da hepatite B; HBsAg, antígeno de superfície da hepatite B; p-ANCA, anticorpo anticitoplasma de neutrófilo perinuclear; TC, tomografia computadorizada; US, ultrassonografia.

hepática. Os elementos específicos do diagnóstico são abordados nos capítulos subsequentes. As causas mais comuns da doença hepática aguda são hepatite viral (particularmente, as hepatites A, B e C), lesão hepática induzida por fármacos, colangite e doença hepática alcoólica. A biópsia do fígado costuma ser desnecessária no diagnóstico e no tratamento da doença hepática aguda; são exceções as situações em que o diagnóstico continua sendo obscuro não obstante a investigação clínica e laboratorial abrangente. A biópsia de fígado pode ser útil aos diagnósticos de doença hepática induzida por fármacos e hepatite alcoólica aguda.

As causas mais comuns de hepatopatia crônica, em ordem geral de frequência, são hepatite C crônica, doença hepática alcoólica, esteato-hepatite não alcoólica, hepatite B crônica, hepatite autoimune, colangite esclerosante, colangite biliar primária, hemocromatose e doença de Wilson. O vírus da hepatite E é uma causa rara de hepatite crônica e esses casos são observados principalmente em indivíduos imunossuprimidos ou imunodeficientes. Ainda não foram elaborados critérios diagnósticos estritos para a maioria das doenças hepáticas; porém, a biópsia de fígado desempenha um importante papel no diagnóstico da hepatite autoimune, colangite biliar primária, esteato-hepatite não alcoólica e alcoólica, e doença de Wilson (com nível hepático quantitativo de cobre nesta última condição).

Exames laboratoriais O diagnóstico da doença hepática é muito facilitado pela disponibilidade de provas confiáveis e sensíveis de lesão e função hepática. Uma série típica de exames sanguíneos usados na investigação inicial das doenças hepáticas inclui: dosagens dos níveis das aminotransferases séricas (alamina-aminotransferase [ALT] e aspartato-aminotransferase [AST]), fosfatase alcalina (FA), bilirrubina sérica direta e indireta, albumina e tempo de protrombina. Em geral, o padrão das anormalidades aponta para uma doença hepatocelular *versus* hepática colestática e ajuda a determinar se a doença é aguda ou crônica, e se existe cirrose ou insuficiência hepática. Com base nesses resultados, podem ser necessários outros exames no decorrer do tempo. Outros exames laboratoriais podem ser úteis, incluindo gama-glutamiltranspeptidase (GGT), para determinar se as elevações da FA são causadas pela doença hepática; sorologias para hepatites para definir o tipo de hepatite viral; e marcadores autoimunes para diagnosticar colangite biliar primária (anticorpo antimitocôndria), colangite esclerosante (anticorpo anticitoplasma de neutrófilos periférico) e hepatite autoimune (fator ou anticorpo antinuclear, anticorpo contra músculo liso e anticorpo antimicrossoma hepático-renal). A Tabela 336-3 ilustra um esboço simples das anormalidades laboratoriais e doenças hepáticas comuns.

As indicações e a interpretação das provas de função hepática estão resumidas no Capítulo 337.

Diagnóstico por imagem Grandes avanços foram alcançados no campo dos exames de imagem do sistema hepatobiliar, mas nenhum método tem precisão suficiente para demonstrar cirrose coexistente em seus estágios iniciais. Entre as diversas modalidades disponíveis para examinar imagens do fígado, a US, a tomografia computadorizada (TC) e a ressonância magnética (RM) são utilizadas mais comumente e são complementares entre si. Em geral, a US e a TC são altamente sensíveis para detectar dilatação dos ductos biliares e são as opções de primeira linha para pesquisar casos de suspeita de icterícia obstrutiva. Todas as três modalidades são capazes de identificar esteatose hepática, que aparece como aumento do brilho hepático nos exames de imagem. Podem ser usadas modificações da TC e da RM para quantificar a gordura hepática e essa informação pode ser, em última análise, útil para o monitoramento da resposta ao tratamento dos pacientes com esteatose hepática. As vantagens, desvantagens e utilidade clínica de cada modalidade estão apresentadas na Tabela 336-4. A colangiopancreatografia por ressonância magnética (CPRM) e a colangiopancreatografia retrógrada endoscópica (CPRE) são os procedimentos de escolha para a visualização da árvore biliar. A CPRM apresenta várias vantagens em relação à CPRE: não há necessidade de usar contraste nem radiação ionizante, as imagens podem ser conseguidas com maior rapidez, o exame depende muito menos do operador e não traz qualquer risco de pancreatite. A CPRM é superior à US e à TC para detecção de coledocolitíase, porém é menos específica. A CPRM é útil para estabelecer o diagnóstico de obstrução dos ductos biliares e anormalidades biliares congênitas, porém a CPRE é mais útil para avaliar lesões ampulares e colangite esclerosante primária. A CPRE permite realizar biópsias, examinar diretamente a ampola e o ducto colédoco, e realizar US intraductal e escovado para citologia diagnóstica de tumores malignos. Essa técnica também proporciona várias opções terapêuticas aos pacientes com icterícia obstrutiva, inclusive esfincterotomia, extração dos cálculos, além de colocação de cateteres nasobiliares e *stents* biliares.

A US com Doppler e a RM são utilizadas para avaliar a vascularização e a hemodinâmica hepáticas, bem como para monitorar *shunts* vasculares colocados por meios cirúrgicos ou radiográficos, incluindo *shunts* portossistêmicos intra-hepáticos transjugulares. A TC com multidetectores ou helicoidal e a RM com contraste são os procedimentos preferíveis para detecção e avaliação de massas hepáticas, estadiamento de tumores hepáticos e avaliação pré-operatória. No que diz respeito às lesões expansivas, a sensibilidade dos exames de imagem do fígado continua a aumentar; infelizmente, a especificidade ainda é pequena e, em muitos casos, dois ou três exames são necessários antes que se possa firmar um diagnóstico. A US contrastada é a modalidade de exame mais recente para investigar lesões hepáticas. Essa técnica permite contrastar as lesões hepáticas com um padrão semelhante ao obtido com imagens contrastadas transversais de TC ou RM. As vantagens principais da US contrastada são a avaliação em tempo real da perfusão hepática em todas as fases circulatórias, sem risco de nefrotoxicidade nem exposição à radiação. Outras vantagens são sua disponibilidade ampla e seu custo reduzido. As limitações são a conformação corporal do paciente e a habilidade do examinador. A US é a modalidade recomendada para rastreamento de carcinoma hepatocelular (CHC). US contrastada, TC e RM são apropriadas à investigação mais detalhada das lesões encontradas no rastreamento com US simples. O American College of Radiologists desenvolveu o LI-RADS (de *Liver Imaging Reporting and Data System* [Sistema de Obtenção e Descrição de Imagens do Fígado]) para padronizar a obtenção e a descrição dos resultados de TC, RM e US contrastada como parte da investigação do CHC. Esse sistema permite a descrição mais consistente dos resultados e reduz a variabilidade e os erros de interpretação.

Recentemente, foram desenvolvidas várias técnicas elastográficas baseadas em US, as quais foram aprovadas para a mensuração da rigidez hepática, fornecendo uma avaliação indireta de fibrose e cirrose. As abordagens mais

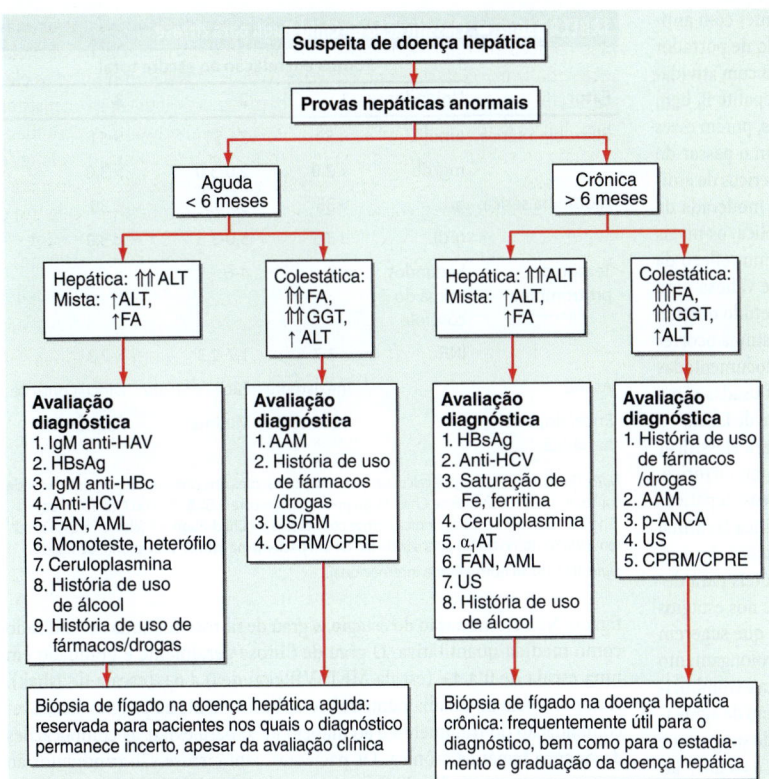

FIGURA 336-1 **Algoritmo para avaliação das provas hepáticas anormais.** Para os pacientes sob suspeita de doença hepática, uma abordagem apropriada à avaliação consiste em solicitar as provas de função hepática rotineiras iniciais – por exemplo, dosagens dos níveis séricos de bilirrubina, albumina, alanina-aminotransferase (ALT), aspartato-aminotransferase (AST) e fosfatase alcalina (FA). Esses resultados (às vezes complementados pela dosagem da gama-glutamiltranspeptidase [GGT]) determinam se o padrão das anormalidades é hepático, colestático ou misto. Além disso, a duração dos sintomas ou das anormalidades indica se a doença é aguda ou crônica. Quando a doença é aguda e a história, os exames laboratoriais e os exames de imagem não revelam um diagnóstico, a biópsia do fígado é apropriada para ajudar a estabelecer o diagnóstico. Quando a doença é crônica, a biópsia do fígado pode ser útil não apenas para estabelecer o diagnóstico, mas também para determinar o grau de atividade e estágio de progressão da doença. Essa abordagem geralmente pode ser aplicada a pacientes sem imunodeficiência. Para os pacientes HIV-positivos ou receptores de transplantes de medula óssea ou órgãos sólidos, a avaliação diagnóstica também deve incluir a investigação de infecções oportunistas (p. ex., hepatites causadas por adenovírus, citomegalovírus, *Coccidioides*, vírus da hepatite E) e também distúrbios vasculares e imunes (doença venoclusiva, doença do enxerto contra o hospedeiro). α_1AT, α_1-antitripsina; AAM, anticorpo antimitocôndria; AML, anticorpo antimúsculo liso; anti-HBc, anticorpo contra o antígeno do *core* da hepatite B; CPRE, colangiopancreatografia retrógrada endoscópica; CPRM, colangiopancreatografia por ressonância magnética; FAN, fator antinuclear; HAV, vírus da hepatite A; HBsAg, antígeno de superfície da hepatite B; HCV, vírus da hepatite C; p-ANCA, anticorpo anticitoplasma de neutrófilo perinuclear; RM, ressonância magnética; US, ultrassonografia..

comumente usadas na prática clínica incluem a elastografia transitória, a imagem por força de impulso de radiação acústica, a elasticidade por ondas de cisalhamento e a imagem por cisalhamento supersônico. Essas técnicas podem eliminar a necessidade de biópsia hepática se a única indicação para o exame for a avaliação do estágio da doença. A elastografia por RM é mais sensível que a elastografia por US, mas também é mais dispendiosa e requer programação avançada e equipamento especializado. Existem estudos em andamento para determinar se a elastografia hepática constitui um método apropriado de monitoração da fibrose e progressão da doença em pacientes tratados ou não. Por fim, as técnicas radiológicas intervencionistas possibilitam a realização de biópsia de lesões solitárias, ablação por radiofrequência e quimioembolização de lesões cancerosas, introdução de drenos em abscessos hepáticos, medição da pressão portal e criação de *shunts* vasculares em pacientes com hipertensão portal. A modalidade a ser utilizada depende de fatores como disponibilidade, custo e experiência do radiologista com cada técnica.

Biópsia hepática A biópsia hepática ainda é o padrão-ouro para a avaliação de pacientes com doença hepática, particularmente doença hepática crônica. A biópsia de fígado é necessária para estabelecer o diagnóstico em situações específicas, contudo é mais frequentemente valiosa para determinar a gravidade (grau) e o estágio da lesão hepática, prever o prognóstico e monitorar a resposta ao tratamento. O tamanho da amostra de biópsia hepática é um importante determinante de sua confiabilidade; é necessário um comprimento de 1,5 a 2 cm com 10 espaços porta para uma avaliação confiável da fibrose. Como a biópsia de fígado é um procedimento invasivo não desprovido de complicações, só deve ser realizada quando efetivamente contribuir para as decisões relativas ao controle e ao tratamento da doença. No futuro, métodos não invasivos de avaliação da atividade da doença (série de exames de sangue) e da fibrose (elastografia e marcadores de fibrose) poderão substituir a biópsia hepática no estadiamento e na graduação da doença.

GRADUAÇÃO E ESTADIAMENTO DA DOENÇA HEPÁTICA

A graduação refere-se a uma avaliação da gravidade ou atividade da doença hepática, seja aguda ou crônica; ativa ou inativa; e leve, moderada ou grave. A biópsia de fígado é o meio mais preciso para determinar a gravidade, sobretudo na doença hepática crônica. Os níveis séricos de aminotransferases constituem marcadores convenientes e não invasivos de atividade da doença, porém nem sempre refletem de modo confiável a gravidade da doença.

TABELA 336-4 ■ Exames diagnósticos para avaliação da gordura hepática			
Modalidade de imagem	**Vantagens**	**Desvantagens**	**Utilidade clínica**
Ultrassonografia	Ausência de radiação Ampla disponibilidade	Operador-dependente Avaliação qualitativa imprecisa da intensidade da infiltração gordurosa, particularmente na esteatose leve	Teste de triagem inicial na suspeita de esteatose
Elastografia transitória com parâmetros de atenuação controlados	Ausência de radiação Avaliação da gordura hepática à beira do leito ou no consultório Oferece avaliação semiquantitativa da intensidade da infiltração gordurosa	Exige um *software* especial Não existe ponto de corte confiável para o diagnóstico de esteatose Avaliação qualitativa imprecisa da intensidade da infiltração gordurosa	Teste de triagem alternativo na suspeita de esteatose, quando disponível
Tomografia computadorizada	Avaliação rápida Não depende do operador Avaliação quantitativa da intensidade da infiltração gordurosa	Exige o uso de radiação A quantificação da gordura exige protocolos específicos Avaliação quantitativa imprecisa da intensidade da infiltração gordurosa, particularmente na esteatose leve	Não recomendada para a avaliação clínica da esteatose devido à necessidade de exposição à radiação e à baixa sensibilidade para a esteatose leve
Ressonância magnética com fração da densidade de prótons no tecido gorduroso	Avaliação direta da esteatose Alta sensibilidade e especificidade	Acesso relativamente limitado	Teste de escolha para a avaliação quantitativa da esteatose, quando disponível

Assim, níveis séricos normais de aminotransferases em pacientes com antígeno de superfície da hepatite B no soro podem indicar estado de portador inativo, ou podem refletir hepatite B crônica leve ou hepatite B com atividade flutuante da doença. Testes séricos para o antígeno e da hepatite B, bem como o DNA do HBV, podem ajudar a diferenciar esses padrões, porém esses marcadores também podem flutuar e sofrer modificações com o passar do tempo. De modo semelhante, na hepatite C crônica, os níveis séricos de aminotransferases podem ser normais, apesar de uma atividade moderada da doença. Enfim, com as esteato-hepatites alcoólica e não alcoólica, os níveis das aminotransferases não são suficientemente confiáveis como reflexo da gravidade da doença. Nessas condições, a biópsia de fígado é valiosa para orientar o manejo e identificar o tratamento apropriado, sobretudo quando esse tratamento for difícil, prolongado e dispendioso, como costuma ocorrer na hepatite viral crônica. Das várias escalas numéricas bem-documentadas para graduar a atividade da doença hepática crônica, as mais usadas são o METAVIR, o índice de atividade histológica e a escala de fibrose de Ishak.

A biópsia do fígado também é o meio mais confiável para classificar o estágio da doença em precoce ou avançado, pré-cirrótico ou cirrótico. O estadiamento da doença aplica-se especialmente às doenças hepáticas crônicas, nas quais a progressão para cirrose e doença hepática terminal pode ocorrer, embora demore anos ou décadas. As manifestações clínicas, os testes bioquímicos e os exames de imagem do fígado são úteis para determinar o estágio, porém geralmente só se tornam anormais nos estágios intermediários a tardios da cirrose. Os exames não invasivos que sugerem fibrose em fase avançada são elevações leves da bilirrubina, prolongamento do tempo de protrombina, ligeiras reduções da albumina sérica e trombocitopenia leve (que constitui, com frequência, a primeira indicação de agravamento da fibrose). As combinações de resultados dos exames de sangue que incluam manifestações clínicas, testes laboratoriais de rotina e exames laboratoriais especializados (p. ex., proteínas ou pequenas moléculas séricas que são afetadas ou estão envolvidas na fibrogênese) são usadas para gerar modelos indicados para prever doença hepática avançada, mas esses modelos não são suficientemente confiáveis para que sejam utilizados rotineiramente ou em avaliações repetidas; além disso, apenas permitem diferenciar entre doença inicial e doença avançada (Tab. 336-5). Recentemente, a elastografia e os testes respiratórios não invasivos utilizando compostos marcados com C^{13} foram propostos como meios de identificar estágios iniciais de fibrose e disfunção hepática, porém sua confiabilidade e reprodutibilidade ainda não foram comprovadas. Uma limitação significativa dos marcadores não invasivos é o fato de que podem ser afetados pela atividade da doença. Mesmo a elastografia é limitada nesse sentido, porque avalia a rigidez do fígado, em vez da fibrose propriamente dita, e pode ser afetada por inflamação, edema, necrose dos hepatócitos e celularidade intrassinusoidal (células inflamatórias, malignas ou falciformes). Assim, hoje, os estágios leves a moderados de fibrose hepática são identificáveis apenas pela biópsia do

TABELA 336-5 ■ Métodos não invasivos selecionados para avaliar fibrose hepática e cirrose

Método	Parâmetros	Fibrose avançada	Cirrose
APRI	AST, contagem de plaquetas	> 1	> 1,5 (1-2)
ELF	Idade, ácido hialurônico, MMP-3, TIMP-1	> 7,7	> 9,3
FIB-4	Idade, AST, ALT e contagem de plaquetas	> 1,45	> 3,25
Fibro Test[a]	Haptoglobina, α_2-macroglobulina, apolipoproteína A1, GGT, bilirrubina total	> 0,45	> 0,63
ET	Mede a velocidade de uma onda de cisalhamento gerada por vibração do tecido hepático	> 7,3 kPa	> 15 kPa (9-26,5 kPa)
ARFI	Mede a velocidade da onda de cisalhamento gerada pela força de radiação acústica que atravessa o fígado	> 1,3 m/s	> 1,87 m/s

[a]Modelos patenteados.

Nota: Os pontos de corte incluídos nesta tabela foram derivados principalmente de pacientes com hepatite C crônica. Os pontos de corte dos modelos e testes não invasivos incluídos nesta tabela variam conforme as diferentes doenças hepáticas e nos pacientes com a mesma doença em diferentes populações.

Siglas: ALT, alanina-aminotransferase; APRI, razão entre AST-plaquetas; ARFI, imagem da força de radiação acústica; AST, aspartato-aminotransferase; ELF, Painel de Fibrose Hepática Avançada; ET, elastografia transitória; GGT, gama-glutamiltranspeptidase; MMP-3, metaloproteinase-3; TIMP-1, inibidor tecidual da metaloproteinase-1.

TABELA 336-6 ■ Classificação de Child-Pugh para cirrose

Fator	Unidades	Pontos em relação ao escore total		
		1	2	3
Bilirrubina sérica	µmol/L	< 34	34-51	> 51
	mg/dL	< 2,0	2,0-3,0	> 3,0
Albumina sérica	g/L	> 35	30-35	< 30
	g/dL	> 3,5	3,0-3,5	< 3,0
Tempo de protrombina	Segundos acima do controle	< 4	4-6	> 6
	INR	< 1,7	1,7-2,3	> 2,3
Ascite		Inexistente	Fácil controle	Difícil controle
Encefalopatia hepática		Inexistente	Mínima	Avançada

Nota: O escore Child-Pugh é calculado somando os escores dos cinco fatores e pode variar de 5 a 15. A classe resultante de Child-Pugh pode ser A (escore 5-6), B (7-9) ou C (≥ 10). A ocorrência de descompensação indica cirrose com escore de Child-Pugh ≥ 7 (classe B). Esse nível tem sido o critério aceito para a inclusão de um paciente na lista de transplante de fígado.

Sigla: INR, razão normalizada internacional.

fígado. Na determinação do estágio, o grau de fibrose costuma ser utilizado como medida quantitativa. O grau de fibrose geralmente é graduado em uma escala de 0 a 4+ (escala METAVIR) ou de 0 a 6+ (escala de Ishak). A importância do estadiamento refere-se basicamente ao prognóstico, à recomendação do tratamento e ao manejo ideal para evitar as complicações da doença hepática crônica. Os pacientes com cirrose são candidatos ao rastreamento e à vigilância de varizes esofágicas e CHC. Os pacientes sem fibrose avançada não precisam fazer esse tipo de rastreamento.

Depois que a cirrose está estabelecida, outros sistemas de graduação são utilizados para definir doença compensada *versus* descompensada e o prognóstico. O primeiro sistema de estadiamento usado com essa finalidade era a classificação de Child-Pugh modificada, que incluía um sistema de graduação de 5 a 15: escores 5 e 6 representam a classe A de Child-Pugh (consistente com "cirrose compensada"); escores 7 a 9 representam a classe B; e escores 10 a 15 representam a classe C (Tab. 336-6). Esse sistema de graduação foi desenvolvido inicialmente para estratificar os pacientes cirróticos em grupos de risco, antes de realizar cirurgia de descompressão da circulação portal. O escore de Child-Pugh é um previsor razoavelmente confiável de sobrevivência em muitas doenças hepáticas e permite prever a probabilidade de complicações significativas da cirrose, como sangramento de varizes e peritonite bacteriana espontânea. Esse esquema de classificação foi utilizado para determinar o prognóstico da cirrose e fornecer critérios padronizados para considerar um paciente como candidato ao transplante de fígado (classe B de Child-Pugh). Recentemente, o sistema de Child-Pugh foi substituído pelo sistema Modelo para Doença Hepática Terminal (MELD, de *Model of End-Stage Liver Disease*) para esta última finalidade. O escore MELD é um sistema derivado prospectivamente, desenvolvido para prever o prognóstico de pacientes com doença hepática e hipertensão portal. Esse escore é calculado com o uso de variáveis objetivas prontamente disponíveis: tempo de protrombina expresso como razão normalizada internacional (INR, de *international normalized ratio*), nível de bilirrubina sérica e concentração de creatinina sérica. A possibilidade de prever o prognóstico depois do transplante de fígado com base no escore MELD foi monitorada periodicamente e o sistema foi modificado para aumentar sua precisão e melhorar a alocação dos fígados doados. Essas modificações incluem a concentração sérica de sódio como fator do modelo e uma reavaliação dos componentes do escore MELD. Nas crianças (idade < 12 anos), utiliza-se um sistema de graduação diferente (PELD, de *Pediatric End-Stage Liver Disease* [Doença Hepática Terminal Pediátrica]). A elastografia transitória também é usada para determinar o estágio da cirrose, e estudos demonstraram sua utilidade para prever complicações como hemorragia de varizes, ascite e morte relacionada com a doença hepática.

O sistema MELD proporciona um meio mais objetivo de determinar a gravidade da doença e apresenta menos variação que o escore Child-Pugh entre diferentes centros, bem como uma faixa mais ampla de valores. Os sistemas MELD e PELD são usados para definir a lista de alocação de órgãos para transplante de fígado nos Estados Unidos. Calculadoras convenientes para obter os escores MELD e PELD estão disponíveis na internet: (*https://optn.transplant.hrsa.gov/resources/allocation-calculators/about-meld-and-peld/*).

QUESTÕES GERAIS REFERENTES AO CONTROLE DOS PACIENTES COM DOENÇA HEPÁTICA

Os aspectos específicos do tratamento das diferentes formas de doença hepática aguda ou crônica estão descritos nos capítulos subsequentes, porém certos problemas são aplicáveis a qualquer paciente com doença hepática. Essas questões incluem aconselhamento sobre ingesta de álcool, uso de fármacos, vacinação e vigilância de determinadas possíveis doenças e complicações da doença hepática. O álcool deve ser consumido com parcimônia ou não deve ser usado de modo algum pelos pacientes com doença hepática. A abstinência alcoólica deve ser recomendada a todos os pacientes com doença hepática alcoólica, cirróticos e pacientes tratados com interferona para hepatite B, assim como durante o tratamento antiviral para hepatite C. No que se refere às imunizações, todos os pacientes com doença hepática devem ser vacinados contra hepatite A e os indivíduos com fatores de risco também devem receber vacina contra hepatite B. A vacinação contra *influenza* e pneumococos também deve ser incentivada, seguindo as recomendações do Centers for Disease Control and Prevention (CDC). Os pacientes com doença hepática devem ter muita cautela com o uso de quaisquer medicações além daquelas de maior necessidade. A hepatotoxicidade induzida por fármacos pode simular muitas formas de doença hepática e pode acarretar exacerbações de hepatite crônica e cirrose; deve-se suspeitar de fármacos em qualquer situação em que a causa da exacerbação seja desconhecida. O CDC atualmente recomenda a testagem única universal para o vírus da hepatite C em pessoas com idade de 18 a 79 anos, além do rastreamento de todas as gestantes durante cada gestação, com exceção dos cenários em que a prevalência da infecção pelo vírus da hepatite C (positividade para o RNA do vírus da hepatite C) é < 0,1%. Por fim, deve ser levada em conta a vigilância de possíveis complicações da doença hepática crônica, como hemorragia por varizes e CHC. A cirrose justifica a realização de endoscopia digestiva alta para avaliar a presença de varizes, e o paciente deve fazer tratamento crônico com betabloqueadores ou ser submetido à esclerose ou ligadura elástica endoscópica se for constatada a presença de grandes varizes. Além disso, cirrose também justifica rastreamento e vigilância de longo prazo para possível desenvolvimento de CHC. Apesar de ainda não ter sido estabelecido o esquema ideal para esse tipo de vigilância, uma abordagem apropriada é US do fígado a intervalos de 6 a 12 meses.

LEITURAS ADICIONAIS

Friedman SL et al: Mechanisms of NAFLD development and therapeutic strategies. Nat Med 24:908, 2018.
Seto WK et al: Chronic hepatitis B virus infection. Lancet 392:2313, 2018.
Spearman CW et al: Hepatitis C. Lancet 394:1451, 2019.
Tapper EB, Lok AS: Use of liver imaging and biopsy in clinical practice. N Engl J Med 377:756, 2017.

337 Avaliação da função hepática
Emily D. Bethea, Daniel S. Pratt

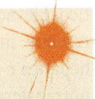

Existem alguns exames que podem ser usados para avaliar a função hepática, incluindo exames bioquímicos, exames radiológicos e análises anatomopatológicas.

Os testes bioquímicos séricos, também referidos comumente como "provas de função hepática", podem ser utilizados para: (1) detectar a existência de doença hepática; (2) diferenciar os diversos tipos de doença hepática; (3) determinar a extensão da lesão hepática diagnosticada; e (4) acompanhar a resposta ao tratamento. Entretanto, os testes bioquímicos séricos têm limitações. Sua sensibilidade e especificidade são baixas, ou seja, podem ser normais nos pacientes com doença hepática grave e anormais nos pacientes com doenças que não afetam o fígado. As provas de função hepática raramente sugerem um diagnóstico específico; na verdade, sugerem uma categoria geral de doença hepática, como hepatocelular ou colestática, quando fornecem uma orientação adicional para a avaliação. O fígado desempenha milhares de funções bioquímicas, a maioria das quais não pode ser medida facilmente pelos exames de sangue. Os exames de laboratório medem apenas um número limitado dessas funções. De fato, muitos exames (p. ex., aminotransferases ou fosfatase alcalina) não medem de modo algum a função hepática. Na verdade, esses exames identificam a existência de dano hepatocitário ou interferência no fluxo da bile. Por conseguinte, nenhum exame isolado possibilita ao médico avaliar a capacidade funcional total do fígado com precisão.

Para aumentar a sensibilidade e a especificidade dos exames laboratoriais na identificação de uma hepatopatia, é preferível utilizá-los na forma de uma série de exames. Os exames utilizados habitualmente na prática clínica incluem bilirrubina, aminotransferases, fosfatase alcalina, albumina e tempo de protrombina. Quando mais de um desses exames apresentam resultados anormais ou quando os resultados são persistentemente alterados em determinações seriadas, a probabilidade de existir uma doença hepática é grande. Quando todos os resultados dos exames são normais, a probabilidade de uma hepatopatia oculta passar despercebida é pequena.

Bilirrubina sérica (Ver também Cap. 49) A bilirrubina – um produto da quebra do anel de porfirina de proteínas que contêm heme – está presente no sangue em duas frações – conjugada e não conjugada. A fração não conjugada, também denominada *fração indireta*, é insolúvel na água e está ligada à albumina no sangue. A fração da bilirrubina conjugada (direta) é hidrossolúvel, podendo, portanto, ser excretada pelos rins. Os valores normais de bilirrubina sérica total são relatados entre 0,1 e 1,5 mg/dL, mas 95% da população normal têm níveis entre 0,2 e 0,9 mg/dL. Quando a fração direta representa < 15% do total, a bilirrubina pode ser considerada indireta em sua totalidade. O limite superior da normalidade mais frequentemente relatado para a bilirrubina conjugada é de 0,3 mg/dL.

A elevação da fração da bilirrubina não conjugada raramente se deve à doença hepática. A elevação isolada da bilirrubina não conjugada é observada principalmente em distúrbios hemolíticos, bem como em várias doenças genéticas como as síndromes de Crigler-Najjar e de Gilbert (Cap. 49). A hiperbilirrubinemia não conjugada isolada (bilirrubina elevada, porém < 15% de bilirrubina direta) deve levar a uma investigação quanto à possível presença de hemólise (Fig. 337-1). Na ausência de hemólise, a hiperbilirrubinemia não conjugada isolada em um paciente sadio pode ser atribuída à síndrome de Gilbert e nenhuma avaliação adicional é necessária.

Em contrapartida, hiperbilirrubinemia conjugada significa quase sempre doença do fígado ou das vias biliares. A etapa limitante da taxa de metabolismo da bilirrubina não é sua conjugação, mas sim o transporte da bilirrubina conjugada para dentro dos canalículos biliares. Por essa razão, a elevação da fração conjugada pode ocorrer com qualquer tipo de doença hepática, inclusive insuficiência hepática aguda. Na maioria das doenças hepáticas, as frações conjugada e não conjugada da bilirrubina tendem a estar elevadas. Exceto na presença de hiperbilirrubinemia unicamente da fração não conjugada, o fracionamento da bilirrubina raramente tem utilidade para determinar a etiologia da icterícia.

Embora o grau de elevação da bilirrubina sérica não tenha sido criticamente avaliado como marcador prognóstico, ele é importante em várias condições. Na hepatite viral, quanto mais elevado o nível sérico de bilirrubina, maior a lesão hepatocelular. A bilirrubina sérica total correlaciona-se com prognósticos desfavoráveis na hepatite alcoólica. Além disso, esse parâmetro é um componente fundamental do escore do Modelo para Doença Hepática Terminal (MELD, de *Model for End-Stage Liver Disease*) – um instrumento utilizado para estimar a sobrevida dos pacientes com doença hepática terminal, ordenar os pacientes que aguardam o transplante hepático por ordem de prioridade e avaliar o risco cirúrgico de pacientes com cirrose. A obtenção de um valor elevado de bilirrubina sérica total em pacientes com doença hepática induzida por fármacos indica uma lesão mais grave.

A bilirrubina não conjugada está sempre ligada à albumina no soro e não é filtrada pelo rim. Por isso, qualquer bilirrubina encontrada na urina é representada por bilirrubina conjugada; a presença de bilirrubinúria implica a presença de doença hepática ou icterícia obstrutiva. Teoricamente, um exame de urina com fita reagente pode proporcionar a mesma informação conseguida com o fracionamento da bilirrubina sérica. Esse teste tem precisão de quase 100%. As fenotiazinas podem acarretar resultado falso-positivo com o comprimido reagente Ictotest.* Nos pacientes que estão na fase de recuperação da icterícia, a bilirrubina urinária normaliza antes da bilirrubina sérica.

Enzimas séricas O fígado contém milhares de enzimas, algumas das quais estão presentes também no soro em concentrações muito baixas. Essas enzimas não desempenham qualquer função conhecida no soro e comportam-se como outras proteínas séricas. Estão distribuídas no plasma e no líquido intersticial e têm meias-vidas características, medidas habitualmente em dias. Muito pouco se sabe acerca do catabolismo das enzimas séricas, porém é provável que sejam depuradas pelas células do sistema reticuloendotelial. Acredita-se que a elevação de determinada atividade enzimática no soro reflita principalmente sua taxa aumentada de entrada no soro a partir das células hepáticas destruídas.

---

*N. de R.T. Não disponível no Brasil.

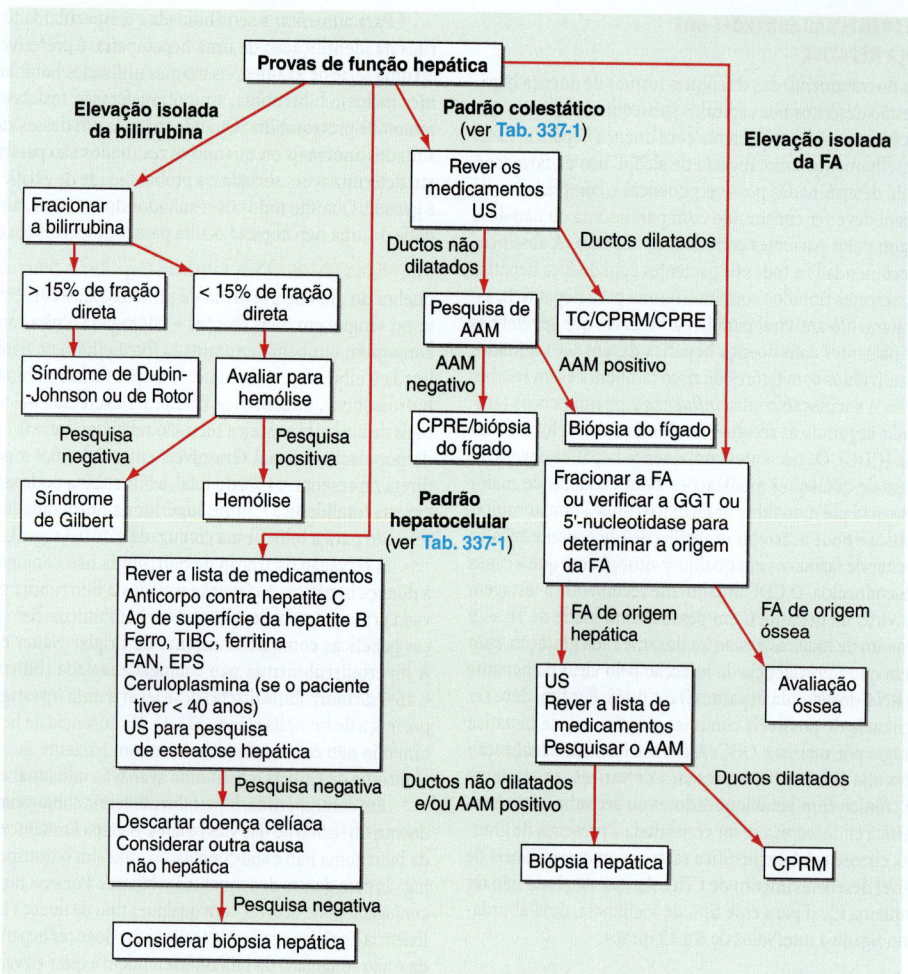

FIGURA 337-1   Algoritmo para avaliação das provas de função hepática persistentemente anormais. Ag, antígeno; AAM, anticorpo antimitocôndria; CPRE, colangiopancreatografia retrógrada endoscópica; CPRM, colangiopancreatografia por ressonância magnética; EPS, eletroforese das proteínas séricas; FA, fosfatase alcalina; FAN, fator antinuclear; GGT, gama-glutamiltranspeptidase; TC, tomografia computadorizada; TIBC, capacidade total de ligação do ferro; US, ultrassonografia.

Os exames das enzimas séricas podem ser classificados em dois grupos: (1) enzimas cujas elevações no soro refletem dano hepatocitário; e (2) enzimas cujas elevações no soro indicam colestase.

ENZIMAS QUE REFLETEM DANO HEPATOCITÁRIO As aminotransferases (transaminases) são indicadores sensíveis de lesão das células hepáticas e são extremamente úteis para detectar doenças hepatocelulares agudas como as hepatites. Essas enzimas são aspartato-aminotransferase (AST) e alanina-aminotransferase (ALT). A AST é encontrada no fígado, miocárdio, músculo esquelético, rins, cérebro, pâncreas, pulmões, leucócitos e hemácias, em ordem decrescente de concentração. A ALT é encontrada principalmente no fígado e, portanto, é um indicador mais específico de lesão hepática. As aminotransferases estão presentes normalmente no soro em baixas concentrações e são liberadas e lançadas no sangue em maiores quantidades quando há algum dano à membrana das células hepáticas, resultando em maior permeabilidade. Não é necessária a necrose dos hepatócitos para haver liberação das aminotransferases, e existe uma correlação precária entre o grau de dano hepatocitário e o nível das aminotransferases. Por conseguinte, a elevação absoluta das aminotransferases não tem qualquer significado prognóstico nos distúrbios hepatocelulares agudos.

As faixas normais das aminotransferases variam amplamente entre os laboratórios, porém em geral são de 10 a 40 UI/L. A variação interlaboratorial da faixa normal deve-se a motivos técnicos; não existe qualquer padrão de referência para estabelecer os limites superiores da normalidade para a ALT e a AST. Alguns especialistas recomendaram revisões dos limites normais das aminotransferases para ajustes quanto ao sexo e ao índice de massa corporal (IMC), enquanto outros assinalaram os custos potenciais e os benefícios incertos da implementação dessa modificação.

Qualquer tipo de lesão dos hepatócitos pode causar elevações moderadas das aminotransferases séricas. Níveis séricos de até 300 UI/L são inespecíficos e podem ser encontrados em qualquer tipo de distúrbio hepático. Elevações mínimas da ALT em doadores de sangue assintomáticos raramente indicam doença hepática grave. Estudos mostraram que esteatose hepática é a explicação mais plausível. Elevações acentuadas – isto é, aminotransferases > 1.000 UI/L – ocorrem quase exclusivamente em distúrbios associados à lesão hepatocelular extensa, como (1) hepatite viral, (2) lesão hepática isquêmica (hipotensão prolongada ou insuficiência cardíaca aguda) ou (3) lesão hepática induzida por toxinas ou por fármacos.

O padrão de elevação das aminotransferases pode ajudar a estabelecer o diagnóstico. Na maioria dos distúrbios hepatocelulares agudos, a ALT é mais alta que ou é igual à AST. Embora a razão AST:ALT seja geralmente < 1 em pacientes com hepatite viral crônica e doença hepática gordurosa não alcoólica, vários grupos assinalaram que, com o desenvolvimento da cirrose, essa razão aumenta e se torna > 1. Uma razão AST:ALT > 2:1 é sugestiva, enquanto uma razão > 3:1 é altamente sugestiva de doença hepática alcoólica. Nos pacientes com doença hepática alcoólica, a AST apenas raramente alcança níveis > 300 UI/L e a ALT comumente está normal. O nível sérico baixo de ALT resulta da deficiência de piridoxal-fosfato induzida pelo álcool.

Em geral, as aminotransferases não estão acentuadamente elevadas nos pacientes com icterícia obstrutiva. Há uma exceção notável durante a fase aguda da obstrução biliar causada pela passagem de um cálculo biliar no ducto colédoco. Nessas circunstâncias, por um curto período, as aminotransferases podem ficar entre 1.000 e 2.000 UI/L. Entretanto, os níveis das aminotransferases diminuem rapidamente e os exames bioquímicos evoluem de imediato para os valores típicos de colestase.

ENZIMAS QUE REFLETEM COLESTASE As atividades de três enzimas – fosfatase alcalina, 5′-nucleotidase e gama-glutamiltranspeptidase (GGT) – em geral se mostram elevadas na colestase. A fosfatase alcalina e a 5′-nucleotidase são encontradas dentro ou perto da membrana dos canalículos biliares dos hepatócitos, enquanto a GGT fica localizada no retículo endoplasmático dos hepatócitos e das células epiteliais dos ductos biliares. Refletindo sua localização mais difusa no fígado, a elevação da GGT no soro é menos específica para colestase que as elevações da fosfatase alcalina ou 5′-nucleotidase. Alguns especialistas aconselharam utilizar a GGT para identificar os pacientes que não informam ter usado álcool. Em razão de sua falta de especificidade, o seu uso é questionável nessa situação.

A fosfatase alcalina sérica normal é constituída de muitas isoenzimas diferentes encontradas no fígado, no osso, na placenta e, menos comumente, no intestino delgado. Os pacientes com mais de 60 anos de idade têm fosfatase alcalina ligeiramente elevada (1-1,5 vez acima do valor normal), enquanto os indivíduos com os tipos sanguíneos O e B podem evidenciar elevação da fosfatase alcalina sérica depois da ingesta de refeição gordurosa, devido à entrada da fosfatase alcalina intestinal na corrente sanguínea. Além disso, essa enzima também está elevada em crianças e adolescentes com rápido crescimento ósseo, devido à fosfatase alcalina óssea, assim como na fase avançada da gestação normal, devido à entrada da fosfatase alcalina placentária.

A elevação da fosfatase alcalina proveniente do fígado não é totalmente específica de colestase e elevações menores que três vezes podem ocorrer com quase qualquer tipo de doença hepática. Elevações da fosfatase alcalina acima de quatro vezes o valor normal ocorrem principalmente em pacientes com distúrbios hepáticos colestáticos, doenças hepáticas infiltrativas (p. ex., câncer e amiloidose) e com distúrbios ósseos caracterizados por *turnover* ósseo acelerado (p. ex., doença de Paget). Com as osteopatias, a elevação é causada por maiores quantidades das isoenzimas ósseas. Com as doenças hepáticas, a elevação deve-se, quase sempre, a quantidades aumentadas da isoenzima hepática.

Quando a fosfatase alcalina sérica elevada é a única anormalidade encontrada em um indivíduo aparentemente sadio, ou quando o grau de elevação é mais alto que o esperado diante da situação clínica, torna-se útil identificar a fonte das isoenzimas elevadas **(Fig. 330-1)**. Esse problema pode ser abordado de duas maneiras. A primeira delas e também a mais precisa consiste no fracionamento da fosfatase alcalina por eletroforese. A segunda abordagem, mais bem substanciada e mais amplamente disponível, envolve a determinação da 5′-nucleotidase ou GGT sérica. Essas enzimas raramente estão elevadas em outras condições além da doença hepática.

Na ausência de icterícia ou aminotransferases elevadas, a fosfatase alcalina elevada de origem hepática sugere com frequência, porém nem sempre, colestase em fase inicial e, ainda menos comumente, infiltração hepática por tumor ou granulomas. Outras condições que causam elevações isoladas da fosfatase alcalina incluem colangite biliar primária, colangite esclerosante, doença de Hodgkin, diabetes melito, hipertireoidismo, insuficiência cardíaca congestiva e amiloidose.

O nível de elevação da fosfatase alcalina sérica não ajuda a diferenciar entre colestase intra-hepática e extra-hepática. Praticamente não existem diferenças entre os valores encontrados na icterícia obstrutiva provocada por câncer, cálculo no ducto colédoco, colangite esclerosante ou estenose dos ductos biliares. Os valores mostram aumentos semelhantes nos pacientes com colestase intra-hepática causada por hepatite induzida por fármacos, colangite biliar primária, sepse, rejeição de fígado transplantado e, raramente, esteato-hepatite alcoólica. Os valores também estão acentuadamente elevados nos distúrbios hepatobiliares observados em pacientes com Aids (p. ex., colangiopatia da Aids devido à infecção por citomegalovírus ou *Cryptosporidium* e tuberculose com comprometimento hepático).

EXAMES QUE MEDEM A FUNÇÃO DE BIOSSÍNTESE DO FÍGADO

Albumina sérica A albumina sérica é sintetizada exclusivamente pelos hepatócitos. A albumina sérica tem meia-vida longa: 18 a 20 dias, com degradação de cerca de 4% por dia. Devido a essa renovação lenta, a albumina sérica não é um indicador confiável de disfunção hepática aguda ou leve; são observadas alterações apenas mínimas na albumina sérica nas doenças hepáticas agudas como hepatite viral, hepatotoxicidade relacionada com fármacos e icterícia obstrutiva. Na hepatite, níveis de albumina < 3 g/dL devem sugerir a possibilidade de hepatopatia crônica. A hipoalbuminemia é mais comum nos distúrbios hepáticos crônicos como a cirrose, e reflete habitualmente um dano hepático acentuado e síntese diminuída de albumina.

Entretanto, a hipoalbuminemia não é específica de doença hepática e pode ocorrer com desnutrição proteica de qualquer causa, assim como nas enteropatias perdedoras de proteína, síndrome nefrótica e infecções crônicas associadas a aumentos prolongados dos níveis de citocinas que inibem a síntese da albumina, como a interleucina 1 sérica e/ou o fator de necrose tumoral. A albumina sérica não deve ser dosada como triagem nos pacientes sem suspeita de doença hepática. Um estudo de clínica geral com pacientes nos quais não havia indicações para determinação da albumina mostrou que, embora 12% dos pacientes tivessem resultados anormais dos exames, essa alteração tinha relevância clínica em apenas 0,4% deles.

Globulinas séricas As globulinas séricas constituem um grupo de proteínas formadas por γ-globulinas (imunoglobulinas) produzidas por linfócitos B, bem como globulinas α e β produzidas principalmente nos hepatócitos. As γ-globulinas mostram-se aumentadas na doença hepática crônica, como hepatite crônica e cirrose. Na cirrose, a maior concentração sérica de γ-globulina é decorrente da maior síntese de anticorpos, alguns dos quais dirigidos contra as bactérias intestinais. Isso ocorre porque o fígado cirrótico é incapaz de eliminar os antígenos bacterianos que normalmente alcançam o fígado a partir da circulação hepática.

Os aumentos da concentração de isótipos específicos das γ-globulinas costumam ser úteis para detectar certas doenças hepáticas crônicas. Aumentos policlonais difusos nos níveis das IgG são comuns na hepatite autoimune; aumentos > 100% devem alertar o clínico para essa possibilidade. É comum a ocorrência de elevações dos níveis de IgM na colangite biliar primária, enquanto ocorrem aumentos dos níveis de IgA na doença hepática alcoólica.

FATORES DA COAGULAÇÃO

Com exceção do fator VIII, que é produzido pelas células endoteliais vasculares, os fatores da coagulação sanguínea são produzidos exclusivamente nos hepatócitos. A meia-vida sérica desses fatores é muito mais curta que a da albumina, oscilando entre 6 horas para o fator VII e 5 dias para o fibrinogênio. Em razão de seu *turnover* rápido, as dosagens dos fatores da coagulação constituem a melhor medida aguda isolada da função da síntese hepática, além de serem úteis tanto para o diagnóstico quanto para determinar o prognóstico da doença hepática aguda do parênquima. Com essa finalidade, é útil o *tempo de protrombina sérico*, que mede coletivamente os fatores II, V, VII e X. A biossíntese dos fatores II, VII, IX e X depende da vitamina K. A razão normalizada internacional (INR, de *international normalized ratio*) é utilizada para expressar o grau de anticoagulação durante o tratamento com varfarina. A INR padroniza a medida do tempo de protrombina de acordo com as características do reagente de tromboplastina empregado em determinado laboratório, que é expresso como Índice de Sensibilidade Internacional (ISI); o ISI é então utilizado para calcular a INR.

O tempo de protrombina pode estar prolongado na hepatite e na cirrose, assim como nos distúrbios que resultam em deficiência de vitamina K, como icterícia obstrutiva ou má-absorção de gorduras de qualquer tipo. Um prolongamento acentuado do tempo de protrombina em mais de 5 segundos acima do valor de controle e que não seja corrigido pela administração parenteral de vitamina K constitui um sinal prognóstico sombrio na hepatite viral aguda, assim como em outras doenças agudas e crônicas do fígado. A INR, juntamente com a bilirrubina sérica total e a creatinina, constitui um dos componentes do escore MELD, que é utilizado como medida de descompensação hepática e para alocar órgãos para transplante de fígado.

OUTROS EXAMES DIAGNÓSTICOS

Embora os exames possam orientar o médico para determinada categoria de doença hepática, muitas vezes são necessários exames e procedimentos radiológicos adicionais para fazer o diagnóstico correto, como mostrado na **Figura 337-1**. Uma revisão dos exames complementares mais usados é apresentada aqui, assim como os exames não invasivos disponíveis para avaliação da fibrose hepática.

Amônia A amônia é produzida no corpo durante o metabolismo normal das proteínas e pelas bactérias intestinais, principalmente as que habitam o intestino grosso. O fígado desempenha um importante papel na detoxificação da amônia por transformá-la em ureia, a qual é excretada pelos rins. O músculo estriado também desempenha um papel na detoxificação da amônia, que se combina com ácido glutâmico para formar glutamina. Pacientes com doença hepática avançada geralmente têm atrofia muscular significativa, que provavelmente contribui para a hiperamoniemia. Alguns

TABELA 337-1 ■ Padrões das provas de função hepática nos distúrbios hepatobiliares

Tipo de distúrbio	Bilirrubina	Aminotransferases	Fosfatase alcalina	Albumina	Tempo de protrombina
Hemólise/síndrome de Gilbert	Normal até 86 μmol/L (5 mg/dL) 85% representam frações indiretas Ausência de bilirrubinúria	Normais	Normal	Normal	Normal
Necrose hepatocelular aguda (hepatite viral, isquêmica e induzida por drogas ou toxinas)	Ambas as frações podem estar elevadas O pico acompanha geralmente as aminotransferases Bilirrubinúria	Elevadas, com frequência > 500 UI, ALT > AST	Normal ou elevação < 3× o valor normal	Normal	Geralmente normal; se estiver > 5× acima do valor de controle e não for corrigido pela vitamina K parenteral, sugere prognóstico desfavorável
Distúrbios hepatocelulares crônicos	Ambas as frações podem estar elevadas Bilirrubinúria	Elevadas, porém em geral < 300 UI	Normal ou elevação < 3× o valor normal	Frequentemente diminuída	Frequentemente prolongado Nenhuma correção com vitamina K parenteral
Hepatite alcoólica, cirrose	Ambas as frações podem estar elevadas Bilirrubinúria	AST:ALT > 2 sugere hepatite alcoólica ou cirrose	Normal ou elevação < 3× o valor normal	Frequentemente diminuída	Frequentemente prolongado Nenhuma correção com vitamina K parenteral
Colestase intra e extra-hepática (icterícia obstrutiva)	Ambas as frações podem estar elevadas Bilirrubinúria	Normais ou elevação moderada Raramente > 500 UI	Elevada, geralmente > 4× o valor normal	Normal, a não ser que o distúrbio seja crônico	Normal Se estiver prolongado, poderá ser corrigido pela vitamina K parenteral
Doenças infiltrativas (tumores, granulomas)	Habitualmente normal	Normais a ligeiramente aumentadas	Elevada, geralmente > 4× o valor normal Fracionar ou confirmar a origem hepática com 5'-nucleotidase ou gama-glutamiltranspeptidase	Normal	Normal

Siglas: ALT, alanina-aminotransferase; AST, aspartato-aminotransferase.

médicos utilizam a amônia sanguínea para diagnosticar encefalopatia ou monitorar a função de síntese hepática, porém sua utilização para essas duas indicações apresenta problemas. Existe pouca correlação entre a presença ou gravidade da encefalopatia aguda e a elevação da amônia sanguínea, a qual pode ser útil ocasionalmente para identificar doença hepática oculta nos pacientes com alterações no estado mental. Há também correlação precária entre amônia sanguínea e função hepática. A amônia pode estar elevada nos pacientes com hipertensão portal grave e desvio do sangue portal para fora do fígado, mesmo na presença de função hepática normal ou quase normal. Estudos demonstraram que níveis arteriais elevados de amônia se correlacionam com o prognóstico da insuficiência hepática aguda.

Biópsia hepática A biópsia percutânea do fígado é um procedimento seguro que pode ser realizado facilmente, com anestesia local e orientação da ultrassonografia. A biópsia do fígado tem valor comprovado nas seguintes situações: (1) doença hepatocelular de causa desconhecida; (2) hepatite prolongada com possibilidade de hepatite autoimune; (3) hepatomegalia inexplicável; (4) esplenomegalia inexplicável; (5) lesões hepáticas não caracterizadas na imagem radiológica; (6) febre de origem obscura; e (7) estadiamento de linfoma maligno. A biópsia de fígado é mais confiável nos distúrbios que causam alterações difusas em todo o órgão, mas está sujeita a erros de amostragem nas doenças focais. A biópsia do fígado não deve ser o procedimento inicial no diagnóstico de colestase. A árvore biliar deve ser avaliada primeiro quanto a sinais de obstrução. As contraindicações para a realização de biópsia hepática percutânea consistem em ascite significativa e INR prolongada. Nessas circunstâncias, a biópsia pode ser realizada por abordagem transjugular.

Exames não invasivos para detectar fibrose hepática Embora a biópsia hepática seja padrão de referência para avaliar fibrose hepática, foram desenvolvidas medidas não invasivas de fibrose hepática que se mostraram promissoras. Essas medidas incluem testes de múltiplos parâmetros destinados à detecção e ao estadiamento do grau de fibrose hepática e técnicas de imagem. O FibroTest (comercializado nos Estados Unidos como FibroSure) é o mais bem avaliado dos exames de sangue de múltiplos parâmetros. O exame incorpora haptoglobina, bilirrubina, GGT, apolipoproteína A-I e α_2-macroglobulina, e demonstrou ter um alto valor preditivo tanto positivo quanto negativo para o diagnóstico de fibrose avançada em pacientes com hepatite C crônica, hepatite B crônica, doença hepática alcoólica e doença hepática gordurosa não alcoólica, bem como em pacientes que recebem metotrexato para tratamento da psoríase. A elastografia transitória (ET, comercializada como FibroScan) e a elastografia por ressonância magnética (ERM) foram aprovadas pela Food and Drug Administration (FDA) para uso no tratamento de pacientes com doença hepática. A ET utiliza ondas de ultrassom para medir a rigidez hepática de modo não invasivo. A ET demonstrou ser precisa na identificação de fibrose avançada em pacientes com hepatite crônica C, colangite biliar primária, hemocromatose, doença hepática gordurosa não alcoólica e hepatite crônica recorrente depois do transplante de fígado. A ERM demonstrou ser superior à ET para o estadiamento da fibrose hepática em pacientes com várias doenças hepáticas crônicas, porém exige acesso a um aparelho de ressonância magnética e tem custo maior.

Ultrassonografia A ultrassonografia é o primeiro exame diagnóstico a ser utilizado em pacientes cujos testes hepáticos sugerem colestase para pesquisar a existência de dilatação da árvore biliar intra-hepática ou extra-hepática, ou identificar a presença de cálculos biliares. Além disso, esse exame demonstra a existência de lesões expansivas dentro do fígado, permite ao clínico estabelecer a diferença entre massas císticas e sólidas, bem como ajuda a orientar as biópsias percutâneas. A ultrassonografia com Doppler (ecodoppler) consegue avaliar a permeabilidade da veia porta, artéria hepática e veias hepáticas, assim como determinar a direção do fluxo sanguíneo. Esse é o primeiro exame solicitado para pacientes sob suspeita de síndrome de Budd-Chiari.

INDICAÇÃO DAS PROVAS DE FUNÇÃO HEPÁTICA

Conforme mencionado anteriormente, a melhor forma de aumentar a sensibilidade e a especificidade dos exames laboratoriais para detectar doença hepática consiste em utilizar uma bateria de testes que incluam aminotransferases, fosfatase alcalina, bilirrubina, albumina e tempo de protrombina, juntamente com a utilização criteriosa dos outros exames descritos neste capítulo. A Tabela 337-1 mostra como os padrões das provas hepáticas podem direcionar o clínico para um grupo de doenças que exigem avaliação adicional. No entanto, é importante lembrar que nenhum conjunto isolado de provas hepáticas estabelece necessariamente um diagnóstico. Costuma ser necessária a repetição desses testes em diversas ocasiões ao longo de dias ou semanas para que surja um padrão diagnóstico. A Figura 337-1 mostra um algoritmo para a avaliação de exames hepáticos cronicamente anormais.

CONSIDERAÇÕES GLOBAIS

Os exames e princípios apresentados neste capítulo são aplicáveis no mundo inteiro. As causas das anormalidades das provas hepáticas variam de acordo com a região. Nos países em desenvolvimento, as doenças infecciosas são causas de anormalidades das provas de função hepática com mais frequência que nos países desenvolvidos.

Agradecimento Este capítulo é uma versão revisada de um capítulo de edições anteriores do Harrison em que Marshall M. Kaplan foi coautor.

LEITURAS ADICIONAIS

Kamath PS, Kim WR: The Model for End-Stage Liver Disease (MELD). Hepatology 45:797, 2007.
Kaplan M: Alkaline phosphatase. Gastroenterology 62:452, 1972.
Martínez SM et al: Noninvasive assessment of liver fibrosis. Hepatology 53:325, 2011.
Prati D et al: Updated definitions of healthy ranges for serum alanine aminotransferase levels. Ann Intern Med 137:1, 2002.

338 Hiperbilirrubinemias
Allan W. Wolkoff

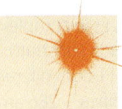

METABOLISMO DA BILIRRUBINA

Os detalhes do metabolismo da bilirrubina estão descritos no **Capítulo 49**. Entretanto, as hiperbilirrubinemias são mais facilmente compreendidas em termos de alterações dos aspectos específicos do metabolismo e transporte da bilirrubina, revistos aqui de modo resumido conforme ilustrado na **Figura 338-1**.

A bilirrubina é o produto final da degradação do heme. Cerca de 70 a 90% da bilirrubina deriva da degradação da hemoglobina das hemácias senescentes. A bilirrubina produzida na periferia é transportada pelo plasma, onde, em razão de sua insolubilidade em soluções aquosas, está firmemente ligada à albumina, sendo levada até o fígado. Em circunstâncias normais, a bilirrubina é removida da circulação com rapidez e eficiência pelos hepatócitos. A transferência da bilirrubina do sangue para a bile envolve quatro etapas distintas, porém inter-relacionadas **(Fig. 338-1)**.

1. *Captação hepatocelular:* a captação da bilirrubina pelo hepatócito segue uma cinética mediada por carreador. Apesar de já terem sido propostos numerosos candidatos ao transporte da bilirrubina, a identidade do transportador real ainda é desconhecida.
2. *Ligação intracelular:* no interior do hepatócito, a bilirrubina é mantida em solução como ligante sua substrato ligada a várias glutationa-S-transferases, antigamente denominadas ligandinas.
3. *Conjugação:* a bilirrubina é conjugada com 1 ou 2 moléculas de ácido glicurônico por uma UDP-glicuronosiltransferase, para formar mono e diglicuronídeo de bilirrubina, respectivamente. A conjugação rompe a ligação interna de hidrogênio que limita a hidrossolubilidade da bilirrubina, e os conjugados de glicuronídeo resultantes são altamente solúveis na água. A conjugação é indispensável para que possa ocorrer a excreção da bilirrubina através da membrana dos canalículos biliares e sua entrada na bile. As UDP-glicuronosiltransferases foram classificadas em famílias genéticas com base no grau de homologia entre os RNAs mensageiros (mRNAs) das várias isoformas. Aquelas que conjugam a bilirrubina e alguns outros substratos foram designadas de família *UGT1*. Elas são expressas a partir de um único complexo gênico pelo uso de promotores alternativos. Esse complexo gênico contém vários éxons primários específicos para cada substrato, designados A1, A2, etc. **(Fig. 338-2)**, cada um com seu próprio promotor e responsável por codificar a metade aminoterminal de uma isoforma específica. Além disso, existem quatro éxons comuns (éxons 2-5) que codificam a metade carboxiterminal compartilhada por todas as isoformas de *UGT1*. Os vários éxons primários codificam os sítios de ligação específicos do substrato aglicona para cada isoforma, enquanto os éxons compartilhados codificam o sítio de ligação do doador de açúcar UDP-ácido glicurônico e o domínio transmembrana. O éxon A1 e os quatro éxons comuns compõem coletivamente o gene *UGT1A1* **(Fig. 338-2)** e codificam a enzima fisiologicamente importante conhecida como bilirrubina-UDP-glicuronosiltransferase (UGT1A1). Uma consequência funcional da organização do gene *UGT1* é que a mutação de um dos éxons primários afeta apenas uma isoforma da enzima. Em contrapartida, uma mutação dos éxons 2 a 5 altera todas as isoformas codificadas pelo complexo gênico *UGT1*.

4. *Excreção biliar:* até recentemente, acreditava-se que os monoglicuronídeos e diglicuronídeos de bilirrubina eram excretados diretamente através da membrana plasmática canalicular para dentro do canalículo biliar por um processo de transporte dependente de ATP, mediado por uma proteína de membrana canalicular denominada *proteína associada à resistência a múltiplos fármacos 2* (MRP2, ABCC2). Mutações da MRP2 causam a síndrome de Dubin-Johnson (ver adiante). Todavia, estudos realizados em pacientes com síndrome de Rotor (ver adiante) indicam que, após a sua formação, parte dos glicuronídeos é transportada na circulação portal por uma proteína de membrana sinusoidal denominada *proteína associada à resistência a múltiplos fármacos 3* (MRP3, ABCC3) e está sujeita à recaptação no hepatócito pelos transportadores de captação da membrana sinusoidal conhecidos como *proteínas transportadoras de ânions orgânicos 1B1* (OATP1B1, SLCO1B1) e OATP1B3 (SLCO1B3).

CARACTERÍSTICAS EXTRA-HEPÁTICAS DO PROCESSAMENTO DA BILIRRUBINA

Bilirrubina no intestino Depois da secreção na bile, a bilirrubina conjugada alcança o duodeno e desce pelo trato gastrintestinal, sem reabsorção pela mucosa intestinal. Uma fração significativa é convertida pelo metabolismo bacteriano no intestino em urobilinogênio, um composto hidrossolúvel incolor. O urobilinogênio passa pelo ciclo êntero-hepático. O urobilinogênio não captado pelo fígado alcança a circulação sistêmica, a partir da qual uma parte é eliminada pelos rins. Em geral, a bilirrubina não conjugada não alcança o intestino, exceto nos recém-nascidos ou, por meio de vias alternativas ainda precariamente definidas, na presença de hiperbilirrubinemia não conjugada grave (p. ex., síndrome de Crigler-Najjar tipo I [CN-I]). A bilirrubina não conjugada que alcança o intestino é parcialmente reabsorvida, intensificando qualquer hiperbilirrubinemia subjacente.

Excreção renal dos conjugados de bilirrubina A bilirrubina não conjugada não é excretada na urina, pois se encontra ligada muito firmemente à albumina para que possa ocorrer filtração glomerular efetiva, além de não existir qualquer mecanismo tubular para sua secreção renal. Em contrapartida, as bilirrubinas conjugadas são filtradas prontamente no glomérulo e podem aparecer na urina nos distúrbios caracterizados por maior quantidade de conjugados de bilirrubina na circulação. É importante ter em mente que o rim pode atuar como "válvula de escape" para a bilirrubina conjugada. Por essa razão, o grau de icterícia dos pacientes com hiperbilirrubinemia conjugada pode ser agravado nos pacientes com insuficiência renal.

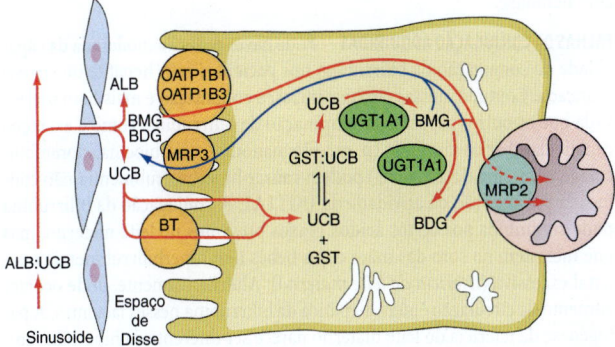

FIGURA 338-1 Transporte hepatocelular da bilirrubina. A bilirrubina ligada à albumina no sangue sinusoidal passa pelas fenestrações das células endoteliais para alcançar a superfície do hepatócito, penetrando na célula por meio de processos de difusão facilitada e simples. Dentro da célula, a bilirrubina liga-se às glutationa-S-transferases e é conjugada pela bilirrubina-UDP-glicuronosiltransferase (UGT1A1) para formar monoglicuronídeos e diglicuronídeos, que são transportados ativamente através da membrana canalicular e lançados na bile. Além dessa excreção direta dos glicuronídeos de bilirrubina, uma parte é transportada na circulação portal pela MRP3 e está sujeita à recaptação para o interior do hepatócito por OATP1B1 e OATP1B3. ALB, albumina; BDG, diglicuronídeo de bilirrubina; BMG, monoglicuronídeo de bilirrubina; BT, suposto transportador de bilirrubina; GST, glutationa-S-transferase; MRP2 e MRP3, proteínas 2 e 3 associadas à resistência a múltiplos fármacos; OATP1B1 e OATP1B3, proteínas 1B1 e 1B3 transportadoras de ânions orgânicos; UCB, bilirrubina não conjugada; UGT1A1, bilirrubina-UDP-glicuronosiltransferase.

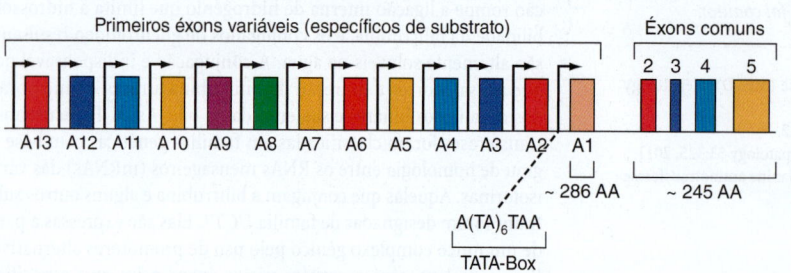

FIGURA 338-2 Organização estrutural do complexo gênico humano *UGT1*. Esse complexo grande do cromossomo 2 contém pelo menos 13 éxons primários específicos de cada substrato (A1, A2, etc.). Como quatro deles são pseudogenes, expressam-se nove isoformas de UGT1 com diferentes especificidades de substrato. Cada éxon primário tem seu próprio promotor e codifica ~ 286 aminoácidos específicos do substrato aminoterminal das diversas isoformas codificadas pelo *UGT1*, enquanto os éxons comuns 2-5 codificam os 245 aminoácidos carboxiterminais comuns a todas as isoformas. Os mRNAs para isoformas específicas são reunidos pelo *splicing* de um éxon primário em particular, como o éxon específico da bilirrubina A1 para os éxons 2 a 5. A mensagem resultante codifica uma enzima completa, neste caso em particular a bilirrubina-UDP-glicuronosiltransferase (UGT1A1). As mutações de um éxon primário afetam apenas uma isoforma. As mutações dos éxons 2 a 5 afetam todas as enzimas codificadas pelo complexo UGT1.

DISTÚRBIOS DO METABOLISMO DA BILIRRUBINA QUE CAUSAM HIPERBILIRRUBINEMIA NÃO CONJUGADA

PRODUÇÃO AUMENTADA DE BILIRRUBINA

Hemólise A destruição aumentada de hemácias acelera o *turnover* da bilirrubina e causa hiperbilirrubinemia não conjugada; em geral, a hiperbilirrubinemia é moderada quando a função hepática está normal. Em particular, a medula óssea é capaz de produzir um aumento persistente máximo de oito vezes na produção de hemácias em resposta a um estresse hemolítico. Por isso, a hemólise isolada não pode causar hiperbilirrubinemia persistentemente acima de cerca de 4 mg/dL. Valores mais altos implicam disfunção hepática concomitante. Quando hemólise é a única anormalidade de um indivíduo saudável, o resultado é unicamente hiperbilirrubinemia não conjugada, com a fração direta determinada nos laboratórios clínicos comuns na faixa igual ou menor que 15% da bilirrubina sérica total. Na presença de doença sistêmica, que pode incluir certo grau de disfunção hepática, a hemólise pode produzir um componente de hiperbilirrubinemia conjugada, além da concentração alta de bilirrubina não conjugada. A hemólise prolongada pode resultar na precipitação dos sais de bilirrubina dentro da vesícula biliar ou árvore biliar, resultando na formação de cálculos biliares nos quais a bilirrubina, em vez do colesterol, representa o principal componente. Esses cálculos pigmentares podem promover colecistite aguda ou crônica, obstrução biliar ou qualquer outra consequência da litíase biliar.

Eritropoiese ineficaz Durante a maturação das células eritroides, pequenas quantidades de hemoglobina podem ser perdidas por ocasião da extrusão nuclear e uma fração das células eritroides em desenvolvimento é destruída dentro da medula óssea. Esses processos normalmente são responsáveis por uma porcentagem pequena da bilirrubina produzida. Em vários distúrbios, incluindo talassemia *major*, anemias megaloblásticas causadas pela deficiência de folato ou vitamina B_{12}, porfiria eritropoiética congênita, intoxicação por chumbo e várias anemias diseritropoiéticas congênitas e adquiridas, a fração da produção total de bilirrubina derivada da eritropoiese ineficaz está aumentada, alcançando até 70% do total. Isso pode ser suficiente para produzir graus modestos de hiperbilirrubinemia não conjugada.

Diversas A decomposição da hemoglobina originada de acúmulos extravasculares de hemácias (p. ex., infartos volumosos de tecidos ou hematomas grandes) pode levar transitoriamente ao desenvolvimento de hiperbilirrubinemia não conjugada.

DEPURAÇÃO HEPÁTICA DIMINUÍDA DA BILIRRUBINA

Captação hepática reduzida Acredita-se que a captação hepática reduzida de bilirrubina contribua para a hiperbilirrubinemia não conjugada da síndrome de Gilbert (SG), apesar de ainda não ter sido esclarecida a base molecular dessa anormalidade (ver adiante). Existem relatos de que vários fármacos, incluindo ácido flavaspídico, novobiocina e rifampicina, bem como vários contrastes colecistográficos, inibem a captação da bilirrubina. A hiperbilirrubinemia não conjugada resultante regride com a suspensão do fármaco.

Conjugação comprometida • ICTERÍCIA NEONATAL FISIOLÓGICA A bilirrubina produzida pelo feto é depurada pela placenta e eliminada pelo fígado materno. Imediatamente depois do nascimento, o fígado neonatal deve assumir a responsabilidade pela depuração e excreção da bilirrubina. No entanto, muitos processos fisiológicos hepáticos ainda não estão completamente desenvolvidos ao nascimento. Os níveis de UGT1A1 estão baixos e as vias excretórias alternativas permitem a passagem da bilirrubina não conjugada para dentro do trato gastrintestinal. Levando em conta que ainda não ocorreu o desenvolvimento apropriado da flora que transforma a bilirrubina em urobilinogênio, instala-se um ciclo de circulação êntero-hepática da bilirrubina não conjugada. Como consequência, a maioria dos recém-nascidos desenvolve hiperbilirrubinemia não conjugada leve entre o $2^{\underline{o}}$ e o $5^{\underline{o}}$ dia depois do nascimento. Nos casos típicos, os níveis máximos são menores que 5 a 10 mg/dL e declinam para as concentrações normais dos adultos em 2 semanas, à medida que amadurecem os mecanismos necessários à eliminação da bilirrubina. A prematuridade, comumente associada à imaturidade mais profunda da função hepática, e a hemólise podem resultar em níveis mais altos de hiperbilirrubinemia não conjugada. A elevação rápida da concentração de bilirrubina não conjugada ou níveis absolutos > 20 mg/dL colocam o lactente sob risco aumentado de encefalopatia induzida por bilirrubina ou *kernicterus*. Nessas circunstâncias, a bilirrubina atravessa a barreira hematencefálica imatura e sofre precipitação nos núcleos da base, bem como em outras áreas do cérebro. As consequências variam desde déficits neurológicos consideráveis até a morte. As opções terapêuticas consistem em fototerapia, que transforma a bilirrubina em fotoisômeros hidrossolúveis excretados diretamente na bile, e exsanguinotransfusão. Os mecanismos canaliculares responsáveis pela excreção da bilirrubina também estão imaturos por ocasião do nascimento e sua maturação pode ser mais lenta que a da UGT1A1; isso pode causar hiperbilirrubinemia neonatal conjugada transitória, sobretudo nos lactentes com hemólise.

FALHAS DA CONJUGAÇÃO ADQUIRIDAS Pode haver redução moderada da capacidade de conjugação da bilirrubina nos pacientes com hepatite ou cirrose avançada. Contudo, nessas circunstâncias, a conjugação é mais bem preservada que os outros aspectos da eliminação da bilirrubina, como a excreção canalicular. Vários fármacos (p. ex., pregnanodiol, novobiocina, cloranfenicol, gentamicina e atazanavir) podem causar hiperbilirrubinemia não conjugada por inibição da atividade da UGT1A1. A conjugação da bilirrubina pode ser inibida por certos ácidos graxos presentes no leite materno, mas que inexistem no soro das mães cujos bebês têm hiperbilirrubinemia neonatal excessiva (*icterícia do leite materno*). Alternativamente, pode ocorrer aumento da circulação êntero-hepática da bilirrubina nesses lactentes. A patogênese da icterícia do leite materno parece ser diferente da hiperbilirrubinemia neonatal familiar transitória (síndrome de Lucey-Driscoll), na qual se verifica a presença de um inibidor de UGT1A1 no soro materno.

DEFEITOS HEREDITÁRIOS NA CONJUGAÇÃO DA BILIRRUBINA

Três distúrbios familiares caracterizados por diferentes graus de hiperbilirrubinemia não conjugada são conhecidos há muito tempo. As características clínicas que definem cada um deles estão descritas adiante **(Tab. 338-1)**. Embora se saiba, há várias décadas, que esses distúrbios refletem diferentes graus de deficiência da capacidade de conjugar a bilirrubina, os avanços mais recentes da biologia molecular do complexo gênico *UGT1* elucidaram suas inter-relações e esclareceram aspectos previamente enigmáticos.

Síndrome de Crigler-Najjar tipo I (CN-I) A síndrome de CN-I caracteriza-se por hiperbilirrubinemia não conjugada marcante (cerca de 20-45 mg/dL), que se manifesta no período neonatal e persiste por toda a vida. Outros testes bioquímicos hepáticos convencionais, como os níveis séricos de

TABELA 338-1 ■ Características diferenciais principais das síndromes de Gilbert e Crigler-Najjar			
	Síndrome de Crigler-Najjar		
Variável	Tipo I	Tipo II	Síndrome de Gilbert
Bilirrubina sérica total, μmol/dL (mg/dL)	310-755 (geralmente > 345) (18-45 [geralmente > 20])	100-430 (geralmente ≤ 345) (6-25 [geralmente ≤ 20])	Em geral, ≤ 70 μmol/L (≤ 4 mg/dL) na ausência de jejum ou hemólise
Provas de função hepática de rotina	Normal	Normal	Normal
Resposta ao fenobarbital	Inexistente	Reduz a bilirrubina em > 25%	A bilirrubina cai a nível normal
Kernicterus	Habitual	Raramente	Não
Histologia hepática	Normal	Normal	Em geral, normal; o pigmento lipofuscina está aumentado em alguns casos
Características da bile			
Cor	Clara ou incolor	Pigmentada	Coloração escura normal
Frações de bilirrubina	> 90% não conjugada	Maior fração (média: 57%) de monoconjugados	Principalmente biconjugados, porém monoconjugados aumentados (média: 23%)
Atividade de bilirrubina-UDP-glicuronosiltransferase	Ausente nos casos típicos; traços em alguns pacientes	Acentuadamente reduzida: 0-10% do normal	Reduzida: 10-33% do normal
Herança (todas autossômicas)	Recessiva	Predominantemente recessiva	Mutação do promotor: recessiva. Mutações *missense*: 7 de 8 são dominantes; 1 relatada como recessiva

aminotransferases e fosfatase alcalina, são normais e não há indícios de hemólise. A histologia hepática também é essencialmente normal, com exceção da presença ocasional de tampões biliares dentro dos canalículos. Os glicuronídeos de bilirrubina estão praticamente ausentes da bile e não há qualquer expressão constitutiva detectável de atividade da UGT1A1 no tecido hepático. A atividade da UGT1A1 e a concentração sérica de bilirrubina não respondem à administração de fenobarbital ou outros indutores enzimáticos. A bilirrubina não conjugada acumula-se no plasma, de onde é eliminada muito lentamente por vias metabólicas alternativas, inclusive sua entrada direta na bile e no intestino delgado, possivelmente por meio de fotoisômeros de bilirrubina. Isso explica a quantidade pequena de urobilinogênio detectado nas fezes. Nenhuma bilirrubina é encontrada na urina. Descrita pela primeira vez em 1952, essa doença é rara (prevalência estimada de 0,6-1 a cada 1 milhão). Muitos pacientes fazem parte de comunidades geográfica ou socialmente isoladas, nas quais a consanguinidade é comum e as análises genealógicas mostraram um padrão hereditário autossômico recessivo. A maioria dos pacientes (tipo IA) tem falhas na conjugação dos glicuronídeos a um amplo espectro de substratos além da bilirrubina, incluindo vários fármacos e outros xenobióticos. Esses indivíduos têm mutações de um dos éxons comuns (2-5) do gene *UGT1* (Fig. 338-2). Em um subgrupo menor (tipo IB), a falha limita-se essencialmente à conjugação da bilirrubina e a mutação causal fica no éxon específico da bilirrubina A1. A glicuronidação do estrogênio é mediada pela UGT1A1 e está deficiente em todos os pacientes com CN-I. Foram identificadas mais de 30 anomalias genéticas diferentes do gene *UGT1A1* responsáveis pela CN-I, incluindo deleções, inserções, alterações dos sítios doadores e receptores de *splicing* de íntrons, saltos de éxons e mutações pontuais que introduzem códons de interrupção prematura ou alteram aminoácidos de importância crítica. Sua característica comum é que todos codificam proteínas com ausência ou, no máximo, traços de atividade enzimática da bilirrubina-UDP-glicuronosiltransferase.

Antes da disponibilização da fototerapia, a maioria dos pacientes com CN-I morria devido à encefalopatia induzida por bilirrubina (*kernicterus*) na lactância ou no início da infância. Poucos viviam até alcançar o início da vida adulta sem qualquer dano neurológico evidente, apesar de os testes mais sutis indicarem habitualmente disfunção cerebral leve progressiva. Sem transplante de fígado, a morte ocorria em razão da encefalopatia decorrente da hiperbilirrubinemia que acompanhava com frequência um estado febril inespecífico. Embora o transplante isolado de hepatócitos tenha sido usado em um pequeno número de casos de CN-I, atualmente o transplante de fígado precoce (Cap. 345) ainda oferece as melhores chances de evitar lesão cerebral. No futuro, espera-se que o tratamento de reposição gênica possa ser uma opção de tratamento.

Síndrome de Crigler-Najjar tipo II (CN-II) Essa doença foi reconhecida como entidade distinta em 1962 e caracteriza-se por hiperbilirrubinemia não conjugada acentuada, sem anormalidades de outros exames bioquímicos hepáticos convencionais, histologia hepática ou hemólise. A CN-II difere da CN-I em vários aspectos específicos (Tab. 338-1): (1) embora exista sobreposição considerável, as concentrações médias de bilirrubina são menores na CN-II; (2) por essa razão, a CN-II está associada apenas raramente ao *kernicterus*; (3) a bile tem cor intensa e os glicuronídeos de bilirrubina estão presentes com aumento típico e marcante da porcentagem de monoglicuronídeos; (4) a UGT1A1 hepática geralmente está presente em níveis reduzidos (nos casos típicos, ≤ 10% do normal); e, (5) embora seja detectada classicamente na lactância, em alguns casos a hiperbilirrubinemia somente foi detectada em anos subsequentes e, em um paciente, aos 34 anos de idade. Como acontece com a CN-I, a maioria dos casos de CN-II apresenta anormalidades da conjugação de outros compostos como salicilamida e mentol, porém em alguns casos a falha parece limitar-se à bilirrubina. A redução das concentrações séricas de bilirrubina em mais de 25% em resposta aos indutores enzimáticos (p. ex., fenobarbital) permite diferenciar a CN-II da CN-I, apesar da possibilidade de que essa resposta não seja induzida nos primeiros meses da lactância e, com frequência, não seja acompanhada de indução mensurável da UGT1A1. As concentrações de bilirrubina durante a administração de fenobarbital não retornam aos níveis normais, mas permanecem entre 3 e 5 mg/dL. Embora a incidência de *kernicterus* seja baixa na CN-II, já ocorreram casos não apenas em lactentes como também em adolescentes e adultos, a maioria das vezes na vigência de enfermidade intercorrente, jejum ou algum outro fator que eleve transitoriamente a concentração de bilirrubina sérica acima do nível basal e reduza as concentrações de albumina. Por essa razão, o tratamento com fenobarbital é amplamente recomendado e, com frequência, é suficiente uma dose única ao deitar para manter as concentrações séricas de bilirrubina clinicamente seguras.

Já foram identificadas mais de 100 mutações diferentes do gene *UGT1*, que podem causar CN-I ou CN-II. Estudos demonstraram que as mutações *missense* são mais comuns nos pacientes com CN-II, como se poderia esperar nesse fenótipo menos grave. Sua característica comum é codificar uma bilirrubina-UDP-glicuronosiltransferase com atividade enzimática acentuadamente reduzida, embora detectável. A variação da atividade enzimática residual explica o espectro de gravidade fenotípica da hiperbilirrubinemia resultante. Análises moleculares confirmaram que a grande maioria dos pacientes com CN-II consiste em homozigotos ou heterozigotos compostos para as mutações de CN-II e que os indivíduos portadores de um alelo mutante e de um alelo totalmente normal apresentam concentrações normais de bilirrubina.

Síndrome de Gilbert Essa síndrome caracteriza-se por hiperbilirrubinemia não conjugada leve, valores normais nos exames bioquímicos padronizados da função hepática e histologia hepática normal, com exceção de aumento moderado do pigmento lipofuscina em alguns pacientes. Na maioria dos casos, as concentrações séricas de bilirrubina são < 3 mg/dL, apesar de serem frequentes valores mais altos ou baixos. O espectro clínico da hiperbilirrubinemia passa gradualmente para o da CN-II, com níveis séricos de bilirrubina na faixa de 5 a 8 mg/dL. Na outra extremidade da escala, a distinção entre casos leves de SG e um estado normal é, com frequência, indefinida. As concentrações de bilirrubina podem oscilar substancialmente em determinado indivíduo e ao menos 25% dos pacientes têm valores temporariamente normais durante um acompanhamento prolongado. Valores mais elevados estão associados a estresse, fadiga, uso de álcool, ingesta calórica reduzida e enfermidade intercorrente, enquanto a ingesta calórica maior ou administração de agentes indutores enzimáticos produzem níveis mais baixos de bilirrubina. A SG é diagnosticada com mais frequência durante ou logo após a puberdade, ou ainda na vida adulta, em exames de rotina incluindo análises bioquímicas de múltiplos canais. Nos casos típicos, a atividade da UGT1A1 está reduzida para 10 a 35% do normal e os pigmentos biliares demonstram aumento característico dos monoglicuronídeos de bilirrubina. Estudos de cinética de radiobilirrubina indicaram que a depuração hepática da bilirrubina está reduzida, em média, a um terço do normal. A administração de fenobarbital normaliza a concentração sérica de bilirrubina e sua depuração hepática; entretanto, a ausência de aumento da atividade da UGT1A1 em muitos desses casos sugere a possível coexistência de uma anomalia adicional. A análise compartimental dos dados de cinética da bilirrubina sugeriram que pacientes com SG podem ter defeito na captação e também na conjugação da bilirrubina, embora isso não tenha sido demonstrado por exames diretos. Uma pequena minoria dos pacientes apresenta um ou mais defeitos na captação hepática de outros ânions orgânicos que compartilham (pelo menos em parte) um mecanismo de captação com a bilirrubina, como a sulfobromoftaleína e o verde de indocianina. O metabolismo e o transporte dos ácidos biliares que não utilizam o mecanismo de captação da bilirrubina são normais. A magnitude das alterações da concentração plasmática de bilirrubina induzidas por testes provocativos (p. ex., 48 horas de jejum ou administração intravenosa [IV] de ácido nicotínico) foi considerada útil para diferenciar entre os pacientes com SG e os indivíduos normais. Outros estudos contestaram essa afirmação. Além disso, em bases teóricas, os resultados desses estudos não deveriam proporcionar mais informações que as determinações simples da concentração plasmática basal de bilirrubina. Estudos familiares indicam que a SG e as anemias hemolíticas hereditárias (p. ex., esferocitose hereditária, deficiência de glicose-6-fosfato-desidrogenase e traço da β-talassemia) devem ser classificadas em grupos independentes. Os relatos de hemólise em até 50% dos pacientes com SG parecem refletir uma busca mais efetiva dessa anormalidade, porque os pacientes com SG e hemólise têm concentrações de bilirrubina mais altas e estão mais sujeitos a apresentar icterícia do que os pacientes que têm apenas um dos defeitos.

A SG é comum e algumas séries publicadas calcularam sua prevalência em até 8%. Há predominância nos homens em comparação com as mulheres, com razões que variam de 1,5:1 a > 7:1. Contudo, essas razões podem ter um componente artificial expressivo, porque alguns homens normais apresentam níveis médios mais altos de bilirrubina que as mulheres normais, porém o diagnóstico de SG baseia-se frequentemente em uma comparação com as faixas normais estabelecidas para o sexo masculino. A prevalência alta da SG na população em geral pode explicar a frequência relatada de hiperbilirrubinemia não conjugada leve nos receptores de transplante de fígado. A eliminação da maioria dos xenobióticos metabolizados por glicuronidação parece estar normal nos pacientes com SG, assim como o metabolismo oxidativo dos fármacos na maioria dos estudos relatados. A exceção principal é o metabolismo do agente antitumoral irinotecano (CPT-11), cujo metabólito ativo (SN-38) sofre um processo específico de glicuronidação pela bilirrubina-UDP-glicuronosiltransferase. A administração de CPT-11 aos pacientes com SG resultou em vários efeitos tóxicos como diarreia refratária e mielossupressão. Alguns relatos também sugeriram eliminação anormal de metanol, benzoato de estradiol, paracetamol, tolbutamida e rifamicina SV. Apesar de alguns desses estudos terem sido contestados e não existirem relatos de complicações clínicas decorrentes do uso desses compostos por pacientes com SG, convém ser prudente ao prescrevê-los ou quaisquer fármacos metabolizados predominantemente por glicuronidação a pacientes com essa doença. Além disso, deve-se assinalar que os inibidores da protease do HIV indinavir e atazanavir (Cap. 202) podem inibir a UGT1A1, resultando em hiperbilirrubinemia mais acentuada nos pacientes com SG preexistente.

A maioria dos estudos genealógicos mais antigos de SG foi compatível com hereditariedade autossômica dominante com expressividade variável. No entanto, os estudos do gene *UGT1* dos pacientes com SG indicaram ampla variedade de bases genéticas moleculares para o quadro fenotípico, assim como vários padrões diferentes de hereditariedade. Estudos realizados na Europa e nos Estados Unidos constataram que quase todos os pacientes tinham regiões de codificação normais para UGT1A1, porém eram homozigotos para a inserção de uma TA extra (i.e., A[TA]$_7$TAA em vez de A[TA]$_6$TAA) na região promotora do primeiro éxon. Isso parece ser necessário, porém insuficiente, para a expressão clínica da SG, visto que 15% dos controles normais também eram homozigotos para essa variante. Embora sejam normais com base nos critérios padronizados, esses indivíduos tinham concentrações de bilirrubina ligeiramente mais altas que o restante dos controles estudados. Os heterozigotos para essa anormalidade tinham concentrações de bilirrubina idênticas às dos homozigotos para o alelo A[TA]$_6$TAA normal. A prevalência do alelo A[TA]$_7$TAA em uma população ocidental geral é de 30%, sendo 9% homozigotos. Esse percentual é ligeiramente mais alto que a prevalência de SG com base em parâmetros puramente fenotípicos. Foi sugerido que outras variáveis como hemólise discreta ou falha na captação de bilirrubina poderiam estar entre os fatores que intensificam a expressão fenotípica da anomalia genética.

A expressão fenotípica da SG decorrente exclusivamente da anormalidade do promotor A[TA]$_7$TAA é herdada como traço autossômico recessivo. Foram identificados diversos parentes de indivíduos com CN-II, nos quais existe também um alelo contendo uma região de codificação normal, porém com a anormalidade do promotor A[TA]$_7$TAA. Os heterozigotos com CN-II que apresentam o promotor A[TA]$_6$TAA são fenotipicamente normais, enquanto os que têm o promotor A[TA]$_7$TAA expressam o quadro fenotípico da SG. Nessas famílias, a SG também pode resultar da homozigose da anormalidade do promotor A[TA]$_7$TAA. Sete diferentes mutações *missense* do gene *UGT1* que comprovadamente causam SG com padrão hereditário dominante foram encontradas em indivíduos japoneses. Outra paciente japonesa com hiperbilirrubinemia não conjugada leve era homozigota para uma mutação *missense* do éxon 5. Na família dessa paciente, a SG parecia ser recessiva.

DISTÚRBIOS DO METABOLISMO DA BILIRRUBINA QUE CAUSAM HIPERBILIRRUBINEMIA MISTA OU PREDOMINANTEMENTE CONJUGADA

Com a hiperbilirrubinemia causada por hepatopatia adquirida (p. ex., hepatite aguda, cálculo no ducto colédoco), geralmente há elevações das concentrações séricas das frações de bilirrubina conjugada e não conjugada. Embora a obstrução das vias biliares ou a lesão colestática hepatocelular possam se manifestar, em certas ocasiões, com hiperbilirrubinemia predominantemente conjugada, geralmente não é possível diferenciar as causas intra-hepáticas das extra-hepáticas de icterícia com base nos níveis séricos ou nas porcentagens relativas de bilirrubina não conjugada e conjugada. A razão principal para determinar as quantidades de bilirrubina conjugada e não conjugada no soro é a diferenciação inicial dos distúrbios parenquimatosos e obstrutivos hepáticos (hiperbilirrubinemia mista conjugada e não conjugada) dos distúrbios hereditários e hemolíticos discutidos antes, que estão associados à hiperbilirrubinemia não conjugada.

DEFEITOS FAMILIARES DA FUNÇÃO EXCRETORA HEPÁTICA
Síndrome de Dubin-Johnson (SDJ) Esse distúrbio benigno e até certo ponto raro caracteriza-se por hiperbilirrubinemia predominantemente conjugada leve (Tab. 338-2). As concentrações totais de bilirrubina oscilam entre 2 e 5 mg/dL, mas às vezes podem situar-se na faixa normal ou alcançar níveis de até 20 a 25 mg/dL e variar amplamente em um dado paciente. O nível de hiperbilirrubinemia pode aumentar com enfermidade intercorrente, uso de anticoncepcionais orais e gravidez. Como a hiperbilirrubinemia deve-se à elevação predominante da bilirrubina conjugada, a ocorrência de bilirrubinúria é típica. Além dos níveis séricos elevados de bilirrubina, os outros exames laboratoriais de rotina são normais. O exame físico costuma ser normal, com exceção da icterícia, embora alguns pacientes possam ter hepatoesplenomegalia.

Os pacientes com SDJ geralmente são assintomáticos, mas alguns podem ter sintomas constitucionais vagos. Estes últimos em geral são submetidos a investigação diagnóstica extensa para investigar a icterícia inexplicável, e mostram níveis altos de ansiedade. Nas mulheres, a condição pode ser subclínica até que a paciente engravide ou use anticoncepcionais orais, quando então a hiperbilirrubinemia laboratorial transforma-se em icterícia franca. Mesmo nessas situações, outras provas de função hepática de rotina, incluindo as atividades de fosfatase alcalina sérica e transaminase, estão normais.

Uma característica fundamental da SDJ é o acúmulo de pigmento grosseiramente granular escuro nos lisossomos dos hepatócitos centrolobulares. Como consequência, o fígado pode adquirir um aspecto negro ao exame macroscópico. Acredita-se que esse pigmento derive dos metabólitos da epinefrina, que não são excretados normalmente. O pigmento pode desaparecer durante episódios de hepatite viral, apenas para voltar a acumular-se lentamente depois da recuperação.

TABELA 338-2 ■ Características diferenciais principais dos distúrbios hereditários da função dos canalículos biliares								
	SDJ	Rotor	PFIC1	BRIC1	PFIC2	BRIC2	PFIC3
Gene	ABCCA	SLCO1B1/SLCO1B3	ATP8B1	ATP8B1	ABCB11	ABCB11	ABCB4
Proteína	MRP2	OATP1B1/1B3	FIC1	FIC1	BSEP	BSEP	MDR3
Colestase	Não	Não	Sim	Episódica	Sim	Episódica	Sim
GGT sérica	Normal	Normal	Normal	Normal	Normal	Normal	↑↑
Ácidos biliares séricos	Normal	Normal	↑↑	↑↑ durante os episódios	↑↑	↑↑ durante os episódios	↑↑
Manifestações clínicas	Hiperbilirrubinemia conjugada leve; função hepática normal nos demais aspectos; pigmento escuro no fígado; padrão característico de coproporfirinas urinárias	Hiperbilirrubinemia conjugada leve; função hepática normal; fígado sem pigmentação anormal	Colestase grave com início na infância	Episódios repetidos de colestase com início em qualquer idade	Colestase grave com início na infância	Episódios repetidos de colestase com início em qualquer idade	Colestase grave com início na infância; diminuição dos fosfolipídeos na bile

Siglas: BRIC, colestase intra-hepática recorrente benigna; BSEP, proteína excretora de sais biliares; GGT, gama-glutamiltransferase; MRP2, proteína associada à resistência a múltiplos fármacos 2; OATP1A/1B, proteínas 1B1 e 1B3 transportadoras de ânions orgânicos; PFIC, colestase intra-hepática familiar progressiva; SDJ, síndrome de Dubin-Johnson; ↑↑, aumentado.

A excreção biliar de diversos compostos aniônicos está comprometida na SDJ. Isso inclui vários contrastes colecistográficos, bem como sulfobromoftaleína (BSP, um corante sintético usado no passado em uma prova de função hepática). Nesse teste, a velocidade de desaparecimento da BSP do plasma era determinada depois da administração IV direta. A BSP é conjugada com a glutationa no hepatócito; o conjugado resultante é excretado normalmente com rapidez no canalículo biliar. Os pacientes com SDJ têm elevações típicas das concentrações plasmáticas dentro de 90 minutos depois da injeção, em razão do refluxo da BSP conjugada para a circulação a partir do hepatócito. Os corantes como o verde de indocianina, que são captados pelos hepatócitos, mas que não sofrem metabolismo adicional antes da excreção biliar, não demonstram esse fenômeno de refluxo. Estudos com infusão contínua de BSP sugerem redução do tempo de concentração plasmática máxima ($t_{máx}$) para excreção biliar. O destino dos ácidos biliares, incluindo captação hepatocelular e excreção biliar, é normal na SDJ. Esses pacientes apresentam concentrações séricas e biliares normais de ácidos biliares e não se queixam de prurido.

Por analogia com as anormalidades observadas em várias linhagens mutantes de ratos, o defeito seletivo – excreção biliar dos conjugados de bilirrubina e algumas outras classes de compostos orgânicos, mas não de ácidos biliares – que caracteriza a SDJ dos seres humanos parece refletir a expressão anômala da MRP2 (ABCC2), um transportador da membrana canalicular dependente do ATP. Várias mutações diferentes do gene *ABCC2* produzem o fenótipo de Dubin-Johnson, que tem um padrão hereditário autossômico recessivo. Embora a MRP2 certamente seja importante para a excreção biliar da bilirrubina conjugada, o fato de esse pigmento ainda ser excretado quando a MRP2 está ausente sugere que outras proteínas transportadoras, ainda não caracterizadas, podem desempenhar um papel coadjuvante nesse processo.

Os pacientes com SDJ também têm uma anormalidade diagnóstica na excreção urinária de coproporfirina. Existem dois isômeros de coproporfirina que ocorrem naturalmente: I e III. Em geral, cerca de 75% da coproporfirina urinária são representados pelo isômero III. Na urina dos pacientes com SDJ, a concentração total de coproporfirina é normal, porém mais de 80% são representados pelo isômero I. Os heterozigotos com essa síndrome mostram um padrão intermediário. A base molecular desse fenômeno ainda não foi elucidada.

Síndrome de Rotor (SR) Esse distúrbio autossômico recessivo benigno é clinicamente semelhante à SDJ (Tab. 338-2), no entanto é diagnosticado com frequência ainda menor. A diferença fenotípica principal é que o fígado dos pacientes com SR não tem pigmentação aumentada e tem aspecto totalmente normal. A única anormalidade dos exames laboratoriais de rotina consiste na elevação da bilirrubina sérica total, atribuída a um aumento predominante da bilirrubina conjugada. Isso é acompanhado de bilirrubinúria. Várias outras características diferenciam a SR da SDJ. Na SR, a vesícula biliar costuma ser visualizada na colecistografia oral, em contrapartida à impossibilidade de demonstrar esse órgão nos pacientes com SDJ. O padrão da excreção urinária da coproporfirina também difere. O padrão da SR é semelhante ao de muitos distúrbios adquiridos da função hepatobiliar, nos quais a coproporfirina I – o principal isômero da coproporfirina na bile – reflui do hepatócito para a circulação e é excretada na urina. Assim, a excreção urinária total de coproporfirina aumenta substancialmente na SR, diferentemente dos níveis normais observados na SDJ. A fração de coproporfirina I na urina está elevada, porém costuma ser < 70% do total, em comparação com ≥ 80% na SDJ. Essas duas doenças podem ser diferenciadas também pelo seu padrão de excreção de BSP. Embora a depuração da BSP a partir do plasma esteja retardada na SR, não existe qualquer refluxo de BSP conjugada de volta para a circulação, como se observa na SDJ. A análise cinética dos estudos de infusão de BSP no plasma sugeriu a existência de um defeito no armazenamento intra-hepatocelular desse composto. Essa anormalidade nunca foi demonstrada diretamente. Estudos recentes indicaram que a base molecular da SR resulta da deficiência simultânea dos transportadores de membrana plasmática OATP1B1 (SLCO1B1) e OATP1B3 (SLCO1B3). Isso acarreta recaptação reduzida por esses transportadores da bilirrubina conjugada, que foi transportada do hepatócito para a circulação portal por ação da MRP3 (ABCC3) (Fig. 338-1).

Colestase intra-hepática recorrente benigna (BRIC) Esse distúrbio raro caracteriza-se por episódios recorrentes de prurido e icterícia. O episódio típico começa com ligeiro mal-estar e elevações dos níveis séricos das aminotransferases, seguidas rapidamente de aumentos da fosfatase alcalina e bilirrubina conjugada com desenvolvimento de icterícia e prurido. Os primeiros episódios podem ser diagnosticados erroneamente como hepatite viral aguda. Os episódios colestáticos, que podem começar na infância ou na vida adulta, podem ter duração variável de algumas semanas a meses, seguidos de resolução clínica e bioquímica completa. Os intervalos entre as crises podem variar de meses a anos. Entre os episódios, o exame físico é normal, assim como os níveis séricos de ácidos biliares, bilirrubina, aminotransferases e fosfatase alcalina. O distúrbio é familiar e tem padrão hereditário autossômico recessivo. A BRIC é considerada um distúrbio benigno porque não evolui para cirrose nem hepatopatia terminal. No entanto, os episódios de icterícia e prurido podem ser prolongados e debilitantes, e alguns pacientes são submetidos a transplante de fígado para aliviar os sintomas refratários e incapacitantes. O tratamento durante os episódios colestáticos é sintomático; não existe tratamento específico para evitar ou reduzir a ocorrência desses episódios.

Recentemente, pesquisadores identificaram um gene denominado *FIC1*, que mostra mutações nos pacientes com BRIC. Curiosamente, esse gene tem expressão marcada no intestino delgado, mas sua expressão no fígado é reduzida. A proteína codificada pelo *FIC1* mostra pouca semelhança com aquelas que comprovadamente desempenham um papel na excreção canalicular biliar de vários compostos. Pelo contrário, a proteína parece fazer parte de uma família ATPases do tipo P, que transportam os aminofosfolipídeos da camada externa para a interna de uma variedade de membranas celulares. Sua relação com a patobiologia desse distúrbio ainda não foi esclarecida. Uma segunda forma fenotipicamente idêntica de BRIC, denominada BRIC tipo 2, foi descrita como resultante de mutações da proteína excretora de sais biliares (BSEP, de *bile salt excretory protein*) – a mesma proteína anormal encontrada na colestase intra-hepática familiar progressiva (PFIC, de *progressive familial intrahepatic cholestasis*) tipo 2 (Tab. 338-2). Ainda não está claro como algumas mutações dessa proteína resultam no fenótipo de BRIC episódica.

Colestase intra-hepática familiar progressiva (PFIC) Essa designação é aplicada a três síndromes fenotipicamente relacionadas (Tab. 338-2). A PFIC tipo 1 (doença de Byler) evidencia-se na lactância por uma colestase que inicialmente pode ser episódica. Contudo, ao contrário da BRIC, a doença de Byler progride para desnutrição, retardo do crescimento e hepatopatia terminal durante a infância. Esse distúrbio também é uma consequência da mutação do *FIC1*. A relação funcional da proteína FIC1 com a patogênese da colestase associada a esses distúrbios é desconhecida. Existem outros dois tipos de PFIC (tipos 2 e 3) descritos. A PFIC tipo 2 está associada a uma mutação da proteína originalmente denominada *irmã da glicoproteína-P*, atualmente conhecida como *proteína excretora de sais biliares* (BSEP, ABCB11), que é o principal exportador canalicular biliar de sais biliares. Como foi assinalado antes, algumas mutações dessa proteína estão associadas à BRIC tipo 2 e não ao fenótipo tipo 2 da PFIC. A PFIC tipo 3 foi associada a uma mutação da MDR3 (ABCB4), uma proteína essencial à excreção hepatocelular normal dos fosfolipídeos através do canalículo biliar. Embora todos os três tipos de PFIC tenham fenótipos clínicos semelhantes, apenas o tipo 3 está associado a níveis séricos elevados de atividade da gama-glutamiltransferase (GGT). Em contrapartida, a atividade dessa enzima está normal ou apenas ligeiramente elevada na BRIC sintomática e na PFIC tipos 1 e 2. Curiosamente, as mutações da CIF1 ou da BSEP não são encontradas em cerca de um terço dos pacientes com PFIC detectável clinicamente e GGT normal. Estudos recentes demonstraram que os pacientes com mutações do *NR1H4* (gene que codifica o receptor farnesoide X [FXR], um receptor hormonal nuclear ativado pelos sais biliares) têm uma síndrome idêntica à PFIC2 com expressão nula de BSEP. Mutações da proteína 2 de junção compacta (TJP2) também foram associadas à colestase grave com níveis normais de GGT, provavelmente atribuíveis à ruptura das junções compactas dos canalículos biliares.

LEITURAS ADICIONAIS

Bull LN, Thompson RJ: Progressive familial intrahepatic cholestasis. Clin Liver Dis 22:657, 2018.
Canu G et al: Gilbert and Crigler Najjar syndromes: An update of the UDP-glucuronosyltransferase 1A1 (UGT1A1) gene mutation database. Blood Cells Mol Dis 50:273, 2013.
Gomez-Ospina N et al: Mutations in the nuclear bile acid receptor FXR cause progressive familial intrahepatic cholestasis. Nat Commun 7:10713, 2016.
Hansen TW: Biology of bilirubin photoisomers. Clin Perinatol 43:277, 2016.
Lamola AA: A pharmacologic view of phototherapy. Clin Perinatol 43:259, 2016.
Memon N et al: Inherited disorders of bilirubin clearance. Pediatr Res 79:378, 2016.
Sambrotta M et al: Mutations in TJP2 cause progressive cholestatic liver disease. Nat Genet 46:326, 2014.
Soroka CJ, Boyer JL: Biosynthesis and trafficking of the bile salt export pump, BSEP: Therapeutic implications of BSEP mutations. Mol Aspects Med 37:3, 2014.
van de Steeg E et al: Complete OATP1B1 and OATP1B3 deficiency causes human Rotor syndrome by interrupting conjugated bilirubin reuptake into the liver. J Clin Invest 122:519, 2012.
van Wessel DBE et al: Genotype correlates with the natural history of severe bile salt export pump deficiency. J Hepatol 73:84, 2020.
Wolkoff AW: Organic anion uptake by hepatocytes. Compr Physiol 4:1715, 2014.

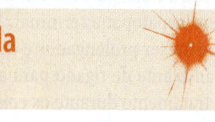

339 Hepatite viral aguda
Jules L. Dienstag

A hepatite viral aguda é uma infecção sistêmica que afeta predominantemente o fígado. Quase todos os casos de hepatite viral aguda são causados por um destes cinco agentes virais: vírus da hepatite A (HAV), vírus da hepatite B (HBV), vírus da hepatite C (HCV), o agente delta associado ao HBV ou vírus da hepatite D (HDV) e vírus da hepatite E (HEV). Todos os vírus das hepatites humanas são compostos de RNA, exceto o HBV, que é um vírus de DNA, mas que se replica como retrovírus. Embora esses vírus possam ser diferenciados por suas propriedades moleculares e antigênicas, todos os tipos de hepatite viral causam doenças clinicamente semelhantes. Por um lado, as hepatites variam de infecções assintomáticas e não evidentes a infecções agudas fulminantes e fatais comuns a todos os tipos. Por outro lado, também variam de infecções subclínicas persistentes à doença hepática crônica rapidamente progressiva com cirrose e até mesmo carcinoma hepatocelular, comuns a todos os tipos hematogênicos (HBV, HCV e HDV).

VIROLOGIA E ETIOLOGIA

Hepatite A O HAV é um vírus de RNA de fita simples, senso positivo e sem envelope, com 27 nm de comprimento, resistente a calor, ácido e éter, pertencente ao gênero *Hepatovirus* da família Picornaviridae (Fig. 339-1). Partículas virais quase enveloupadas acopladas a vesículas membranosas derivadas da membrana plasmática do hospedeiro circulam na corrente sanguínea. Seu vírion contém quatro polipeptídeos estruturais do capsídeo, designados VP1-VP4, além de seis proteínas não estruturais, os quais são clivados após a tradução do produto poliproteico de um genoma com 7.500 nucleotídeos. A inativação da atividade viral pode ser conseguida por fervura durante 1 minuto, contato com formaldeído e cloro, ou exposição à radiação ultravioleta. A despeito de uma variação na sequência de nucleotídeos de até 20% entre os isolados de HAV e apesar do reconhecimento de seis genótipos (três dos quais acometendo seres humanos), todas as cepas desse vírus são imunologicamente indiferenciáveis e pertencem a um único sorotipo. O HAV humano pode infectar e causar hepatite em chimpanzés, marmotas e várias espécies de símios. Recentemente, pesquisadores identificaram um *Hepatovirus* hepatotrópico semelhante ao HAV (provavelmente, com ancestralidade evolutiva comum) em várias espécies de focas costeiras, embora sem evidência histológica de lesão ou inflamação hepática; *Hepatovirus* semelhantes ao HAV também foram identificados em pequenos mamíferos, incluindo morcegos e roedores. A hepatite A tem período de incubação de cerca de 3 a 4 semanas. A replicação viral ocorre exclusivamente no fígado, porém o vírus está presente no fígado, bile, fezes e sangue durante o período subsequente de incubação e na fase pré-ictérica/pré-sintomática aguda da enfermidade. Embora o vírus persista por um tempo um pouco maior no fígado, a eliminação viral nas fezes, a viremia e a infecciosidade diminuem rapidamente depois que a icterícia se torna evidente. A detecção de RNA do HAV por ensaios sensíveis de reação em cadeia da polimerase com transcriptase reversa (RT-PCR, de *reverse transcriptase polymerase chain reaction*) foi relatada como persistente em nível baixo nas fezes, fígado e soro por vários meses após a doença aguda; porém, isso não se relaciona com persistência da infectividade, provavelmente por causa da presença de anticorpos neutralizantes. O HAV pode ser cultivado de forma reprodutível *in vitro* e em modelos primatas.

Os anticorpos dirigidos contra o HAV (anti-HAV) podem ser identificados durante a doença aguda, quando a atividade das aminotransferases séricas está elevada e a eliminação fecal do HAV ainda está ocorrendo. Essa resposta humoral inicial consiste predominantemente na classe IgM e persiste por vários meses (cerca de 3) e em raros casos por 6 a 12 meses. Porém, durante a convalescença, o anti-HAV da classe IgG passa a ser o anticorpo predominante (Fig. 339-2). Por isso, o diagnóstico de hepatite A é estabelecido durante a enfermidade aguda pela demonstração da presença de anti-HAV da classe IgM. Depois da doença aguda, o anti-HAV da classe IgG continua detectável indefinidamente e os pacientes com anti-HAV sérico são imunes à reinfecção. A atividade neutralizadora dos anticorpos mantém paralelismo com o aparecimento de anti-HAV e a IgG anti-HAV presente na imunoglobulina é responsável pela proteção que ela confere contra a infecção pelo HAV.

Hepatite B O HBV é um vírus de DNA com estrutura genômica extremamente compacta; apesar de seu pequeno tamanho com 3.200 pares de bases (pb), o DNA circular do HBV codifica quatro conjuntos de produtos virais, exibindo uma estrutura complexa de múltiplas partículas. O HBV mantém sua economia genômica graças a uma estratégia eficiente de codificação de proteínas por quatro genes superpostos: S, C, P e X (Fig. 339-3), conforme detalhado adiante. Considerado no passado um vírus singular, o HBV é reconhecido agora como pertencente a uma família de vírus de animais, os hepadnavírus (vírus de DNA hepatotrópicos), e é classificado como hepadnavírus tipo 1. Vírus semelhantes infectam determinadas espécies de marmotas, esquilos terrestres e voadores, além de patos-de-pequim, citando apenas os animais caracterizados com mais detalhes; pesquisadores encontraram evidências genéticas de restos virais semelhantes ao HBV ancestral em fósseis de aves extintas, e um vírus semelhante ao HBV foi identificado em peixes atualmente existentes. Estudos sobre genomas antigos de HBV localizam uma associação entre o HBV e os seres humanos desde 21 mil anos atrás; os vírus semelhantes ao HBV em primatas datam de milhões de anos, sugerindo que o HBV era anterior ao surgimento dos seres humanos modernos. Assim como o HBV, todos esses vírus tinham as mesmas três formas morfológicas bem-definidas; continham correspondentes ao envelope e aos antígenos virais do nucleocapsídeo do HBV; replicavam-se no fígado, mas se localizavam em estruturas extra-hepáticas; tinham sua própria DNA-polimerase endógena; continham genomas parcialmente de fita dupla e parcialmente de fita simples; estavam associados às hepatites aguda e crônica, bem como ao carcinoma hepatocelular; e tinham uma estratégia de replicação ímpar entre os vírus de DNA, porém típica dos retrovírus. O acesso do HBV aos hepatócitos é mediado pela ligação ao receptor polipeptídico cotransportador de taurocolato de sódio. Em vez de replicar o DNA diretamente a partir de um

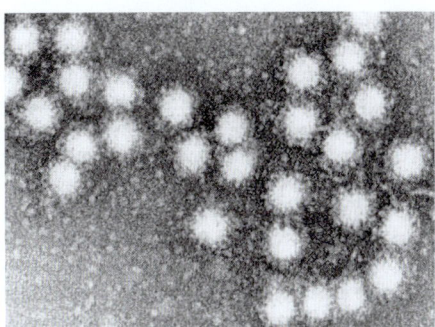 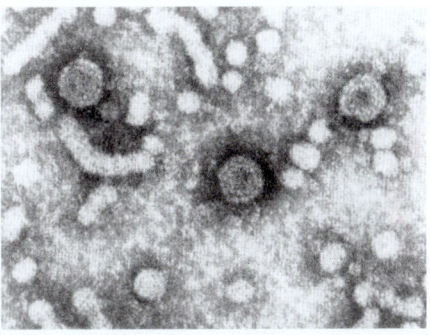

FIGURA 339-1   Micrografias das partículas do vírus da hepatite A e do soro de um paciente com hepatite B. *À esquerda:* Partículas do vírus da hepatite A com 27 nm purificadas das fezes de um paciente com hepatite A aguda e agregadas por anticorpo contra o vírus da hepatite A. *À direita:* Soro concentrado de um paciente com hepatite B demonstrando os vírions com 42 nm de comprimento, formas tubulares e partículas esféricas de 22 nm do antígeno de superfície da hepatite B. Ampliação de 132.000×. (O vírus da hepatite D é semelhante aos vírions de 42 nm da hepatite B, porém menor [35-37 nm]; o vírus da hepatite E é semelhante ao vírus da hepatite A, porém ligeiramente maior [32-34 nm]; o vírus da hepatite C foi visualizado como uma partícula de 55 nm.)

molde de DNA, os hepadnavírus dependem da transcrição reversa (efetuada pela DNA-polimerase) do DNA de hélice negativa de um RNA "pré-genômico" intermediário. A seguir, o DNA de hélice positiva é transcrito a partir do molde do DNA de hélice negativa pela DNA-polimerase dependente de DNA e é convertido no núcleo do hepatócito a um DNA circular covalentemente fechado, que funciona como molde para o RNA mensageiro e o RNA pré-genômico. As proteínas virais são codificadas pelo RNA mensageiro, enquanto as proteínas e o genoma são acondicionados em vírions e secretados pelo hepatócito. Apesar de ser difícil cultivar *in vitro*, no sentido convencional, a partir de algum material clínico, várias linhagens celulares foram transfectadas com o DNA do HBV. Essas células "transfectadas" sustentam a replicação *in vitro* do vírus intacto e de suas proteínas constituintes.

PROTEÍNAS E PARTÍCULAS VIRAIS   Das três formas particuladas do HBV **(Tab. 339-1)**, as mais numerosas são as partículas que medem 22 nm e aparecem como formas esféricas ou filamentares longas, antigenicamente indiferenciáveis da proteína de superfície externa ou do envelope do HBV, sendo consideradas representativas do excesso de proteína de revestimento viral. Numericamente mais abundantes no soro (fator de 100 ou 1.000 para 1) em comparação com as esferas e os túbulos, existem grandes partículas esféricas com envelope duplo, medindo 42 nm de comprimento, que representam o vírion intacto da hepatite B **(Fig. 339-1)**. A proteína do envelope expressa na superfície externa do vírion, bem como nas estruturas esféricas e tubulares menores, recebe a designação de *antígeno de superfície da hepatite B* (HBsAg). A concentração de HBsAg e partículas virais no sangue pode alcançar 500 μg/mL e 10 trilhões de partículas por mililitro, respectivamente. A proteína do envelope (HBsAg) é o produto do gene S do HBV.

Os subdeterminantes do HBsAg do envelope incluem um antígeno comum grupo-reativo (*a*) compartilhado por todos os isolados de HBsAg e um dos vários antígenos subtipo-específicos (*d* ou *y*, *w* ou *r*), bem como outras especificidades. Os vírus da hepatite B podem ser classificados em um dos oito subtipos (no mínimo) e em 10 genótipos (A-J). A distribuição geográfica dos genótipos e subtipos varia; os genótipos A (correspondentes ao subtipo *adw*) e D (*ayw*) predominam nos Estados Unidos e na Europa, enquanto os genótipos B (*adw*) e C (*adr*) predominam na Ásia; porém, essas distinções geográficas foram mitigadas pelas migrações entre os continentes das últimas décadas. A evolução clínica e o prognóstico não dependem do subtipo, porém o genótipo B parece estar associado a uma hepatopatia de progressão mais lenta e cirrose, bem como a uma menor probabilidade (ou desenvolvimento tardio) de carcinoma hepatocelular, do que os genótipos C ou D. Os pacientes com genótipo A têm probabilidade maior de eliminar a viremia circulante e conseguir a soroconversão do antígeno HBeAg e HBsAg tanto espontaneamente quanto em resposta ao tratamento antiviral. Além disso, as mutações "pré-*core*" são preferidas por certos genótipos (ver adiante).

Em posição proximal ao gene S, existem os genes pré-S **(Fig. 339-3)**, que codificam os produtos gênicos pré-S, incluindo os receptores de superfície do HBV para a albumina sérica humana polimerizada e as proteínas de membrana dos hepatócitos. Na realidade, a região pré-S consiste tanto em pré-S1 quanto pré-S2. Dependendo de onde é iniciada a tradução, são sintetizados três produtos gênicos HBsAg potenciais. O produto proteico do gene S é HBsAg (*proteína principal*), o produto da região S mais a região pré-S2 adjacente é a *proteína intermediária* e o produto das regiões pré-S1 mais pré-S2 é a *proteína grande*. Em comparação com as partículas esféricas e tubulares menores do HBV, os vírions completos de 42 nm são enriquecidos de proteína grande. As proteínas pré-S e seus respectivos anticorpos podem ser detectados durante a infecção pelo HBV e o período de antigenemia pré-S parece coincidir com outros marcadores de replicação viral, conforme detalhado adiante; porém, as proteínas pré-S têm pouca relevância clínica e não são incluídas no repertório de exames sorológicos de rotina.

O vírion intacto de 42 nm contém uma partícula central de nucleocapsídeo com 27 nm. As proteínas do nucleocapsídeo são codificadas pelo gene C. O antígeno expresso na superfície do *core* do nucleocapsídeo recebe a designação de *antígeno do* core *da hepatite* B (HBcAg) e seu anticorpo correspondente é o anti-HBc. Um terceiro antígeno do HBV é o HBeAg, uma proteína solúvel do nucleocapsídeo, não particulada e imunologicamente diferente do HBcAg intacto, embora seja um produto do mesmo gene C. O gene C tem dois códons de iniciação, uma região pré-*core* e outra no *core* **(Fig. 339-3)**. Quando a tradução é iniciada na região pré-*core*, o produto proteico é HBeAg, que tem um peptídeo sinalizador que o conecta ao retículo endoplasmático liso (aparelho secretor da célula) e leva à sua secreção na circulação. Quando a tradução começa na região do *core*, o HBcAg é o produto proteico. Este não tem peptídeo sinalizador nem é secretado, mas se agrega em partículas nucleocapsídicas que se conectam com e incorporam o RNA e, enfim, contêm o DNA do HBV. Dentro do *core* do nucleocapsídeo, está também acondicionada uma DNA-polimerase que direciona a replicação e o reparo do DNA do HBV. Quando o acondicionamento dentro das proteínas virais está concluído, a síntese da hélice positiva incompleta é interrompida, acarretando uma lacuna na hélice única e as diferenças de tamanho dessa lacuna. As partículas de HBcAg permanecem no hepatócito, onde podem ser identificadas prontamente pela coloração imuno-histoquímica, sendo exportadas após a encapsulação por um envelope de HBsAg. Por isso, as partículas centrais sem revestimento não circulam no soro. A proteína nucleocapsídica secretada (HBeAg) é um marcador qualitativo conveniente e prontamente identificável de replicação e infecciosidade do HBV.

É mais provável que o soro HBsAg-positivo contendo HBeAg seja altamente infeccioso e esteja associado à presença de vírions da hepatite B (e DNA do HBV identificável; ver adiante), em comparação com o soro HBeAg-negativo ou anti-HBe-positivo. Por exemplo, as mães HBsAg-positivas e HBeAg-positivas quase invariavelmente (> 90%) transmitem a infecção da hepatite B aos filhos, enquanto as mães HBsAg-positivas com anti-HBe apenas raras vezes (10-15%) infectam seus filhos.

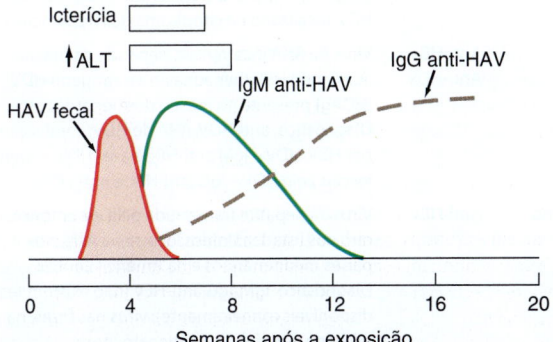

FIGURA 339-2   Resumo das manifestações clínicas e laboratoriais típicas do vírus da hepatite A (HAV). ALT, alanina-aminotransferase.

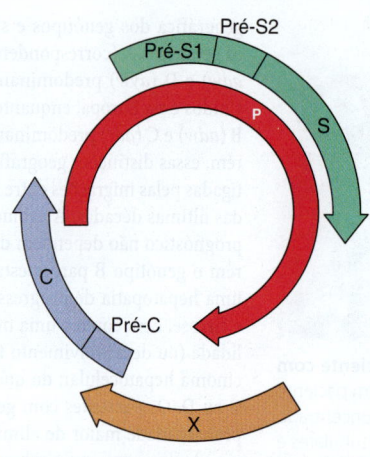

FIGURA 339-3 **Estrutura genômica compacta do vírus da hepatite B (HBV).** Essa estrutura com genes superpostos permite ao HBV codificar múltiplas proteínas. O gene S codifica a proteína "principal" do envelope, o HBsAg. O pré-S1 e o pré-S2, em posição ascendente em relação ao S, combinam-se com S para codificar duas proteínas maiores – a proteína "intermediária", que é produto do pré-S2 + S, e a proteína "grande", que é o produto de pré-S1 + pré-S2 + S. O gene P maior codifica a DNA-polimerase. O gene C codifica duas proteínas do nucleocapsídeo: HBeAg, que é uma proteína solúvel secretada (iniciada na região pré-C do gene), e HBcAg, que é a proteína do *core* intracelular (iniciada depois da pré-C). O gene X codifica HBxAg, que pode transativar a transcrição dos genes celulares e virais; sua relevância clínica é desconhecida, mas pode contribuir para a carcinogênese pela ligação ao p53.

Em um período inicial durante a evolução da hepatite B aguda, o HBeAg aparece de maneira transitória; seu desaparecimento pode ser um prenúncio de melhora clínica e resolução da infecção. A persistência de HBeAg no soro depois dos 3 primeiros meses de infecção aguda pode ser preditiva do desenvolvimento de infecção crônica, enquanto a presença de HBeAg durante a hepatite B crônica tende a estar associada à replicação viral contínua, à infecciosidade e à lesão hepática inflamatória (exceto durante as décadas iniciais depois da infecção pelo HBV adquirida no período perinatal; ver adiante).

O terceiro e maior dos genes do HBV, o gene P **(Fig. 339-3)**, codifica a DNA-polimerase do HBV. Como assinalado antes, essa enzima exerce atividades tanto de DNA-polimerase dependente de DNA, quanto de transcriptase reversa dependente de RNA. O quarto gene (X) codifica uma pequena proteína não particulada, o *antígeno x da hepatite B* (HBxAg), capaz de ativar a transcrição dos genes virais e celulares **(Fig. 339-3)**. No citoplasma, o HBxAg é responsável pela liberação do cálcio (possivelmente, a partir das mitocôndrias) que ativa as vias de transdução de sinal que resultam na estimulação da transcrição reversa do HBV e replicação do DNA do HBV. Essa transativação pode acelerar a replicação do HBV, explicando a correlação clínica observada entre a expressão do HBxAg e dos anticorpos anti-HBxAg em pacientes com hepatite crônica grave e carcinoma hepatocelular. A atividade de transativação pode acelerar a transcrição e a replicação de outros vírus além do HBV, inclusive HIV. Os processos celulares transativados pelo gene X consistem no gene da interferona-γ humana e os genes de histocompatibilidade principal classe I; potencialmente, esses efeitos podem contribuir para a maior suscetibilidade dos hepatócitos HBV-infectados às células T citolíticas. A expressão do gene X pode induzir também morte celular programada (apoptose). Porém, a relevância clínica do HBxAg é limitada e o teste para esse antígeno não é utilizado na prática clínica rotineira.

TABELA 339-1 ■ **Nomenclatura e características dos vírus de hepatite**

Tipo de hepatite	Partícula viral, nm	Morfologia	Genoma[a]	Classificação	Antígenos(s)	Anticorpos	Notas
HAV	27	Icosaédrica sem envelope	RNA com 7,5 kb, linear, ss, +	*Hepatovirus*	HAV	Anti-HAV	Disseminação fecal inicial Diagnóstico: IgM anti-HAV Infecção prévia: IgG anti-HAV
HBV	42	Víron esférico com envelope duplo (superfície e *core*)	DNA com 3,2 kb, circular, ss/ds	*Hepadnavirus*	HBsAg HBcAg HBeAg	Anti-HBs Anti-HBc Anti-HBe	Vírus transmitido pelo sangue; estado de portador Diagnóstico na fase aguda: HBsAg, IgM anti-HBc Diagnóstico na fase crônica: IgG anti-HBc, HBsAg Marcadores de replicação: HBeAg, DNA do HBV Fígado, linfócitos, outros órgãos
	27	*Core* do nucleocapsídeo			HBcAg HBeAg	Anti-HBc Anti-HBe	O nucleocapsídeo contém DNA e DNA-polimerase; presente no núcleo do hepatócito; o HBcAg não circula; HBeAg (solúvel, não particulado) e DNA do HBV circulam – correlacionados com a infecciosidade e os víríons completos
	22	Esférica e filamentar; representa excesso de material de envelope viral			HBsAg	Anti-HBs	O HBsAg é detectável em > 95% dos pacientes com hepatite B aguda; encontrado no soro, nos líquidos corporais, no citoplasma dos hepatócitos; o anti-HBs aparece após a infecção – anticorpo protetor
HCV	55	Com envelope	RNA com 9,4 kb, linear, ss, +	*Hepacivirus*	Antígeno do *core* do HCV	Anti-HCV	Vírus transmitido pelo sangue, antes conhecido como vírus da hepatite não A, não B Diagnóstico na fase aguda: anti-HCV, RNA de HCV Diagnóstico na fase crônica: anti-HCV, RNA de HCV; localizado no citoplasma dos hepatócitos
HDV	35-37	Partícula híbrida envelopada, com revestimento de HBsAg e *core* de HDV	RNA de 1,7 kb, circular, ss, –	Semelhante aos viroides e vírus-satélites das plantas (*Deltavirus*)	HBsAg HDAg	Anti-HBs Anti-HDV	Vírus de RNA incompleto, depende da função auxiliar do HBV (hepadnavírus); antígeno HDV (HDAg) presente no núcleo dos hepatócitos Diagnóstico: anti-HDV, RNA do HDV; coinfecção por HBV/HDV – IgM anti-HBc e anti-HDV; superinfecção pelo HDV – IgG anti-HBc e anti-HDV
HEV	32-34	Icosaédrica não envelopada	RNA com 7,6 kb, linear, ss, +	*Orthohepevirus*	Antígeno HEV	Anti-HEV	Vírus da hepatite transmitida pela via entérica; raro nos Estados Unidos; ocorre na Ásia, nos países mediterrâneos e na América Central Diagnóstico: IgM/IgG anti-HEV (não existem testes disponíveis rotineiramente); vírus nas fezes, na bile e no citoplasma dos hepatócitos

[a]ss, fita simples; ss/ds, parcialmente fita simples, parcialmente fita dupla; –, fita negativa; +, fita positiva.
Nota: Ver siglas no texto.

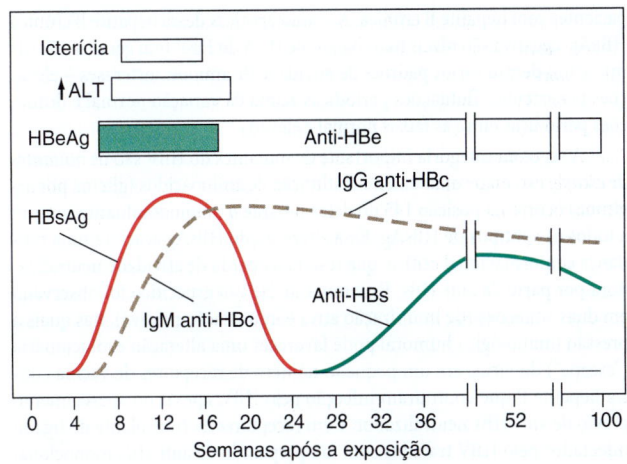

FIGURA 339-4 Resumo das manifestações clínicas e laboratoriais típicas da hepatite B aguda. ALT, alanina-aminotransferase.

MARCADORES SOROLÓGICOS E VIROLÓGICOS Depois que um indivíduo é infectado pelo HBV, o HBsAg é o primeiro marcador virológico identificável no soro dentro de 1 a 12 semanas, em geral entre 8 e 12 semanas (Fig. 339-4). O HBsAg circulante precede às elevações da atividade das aminotransferases séricas e aos sintomas clínicos em 2 a 6 semanas, e continua detectável mesmo depois da fase ictérica ou sintomática da hepatite B aguda. Nos casos típicos, o HBsAg deixa de ser detectável entre 1 e 2 meses depois do início da icterícia e, raras vezes, persiste por mais de 6 meses. Depois do desaparecimento do HBsAg, o anticorpo para o HBsAg (anti-HBs) torna-se detectável no soro e assim continua, indefinidamente. Levando em conta que o HBcAg é intracelular e, quando no soro, fica sequestrado dentro de uma capa de HBsAg, não há partículas nucleares desnudas circulantes no soro. Por isso, o HBcAg não é detectável rotineiramente no soro dos pacientes infectados pelo HBV. Em contrapartida, o anti-HBc é prontamente demonstrável no soro, já em 1 a 2 semanas após o aparecimento do HBsAg e precedendo aos níveis identificáveis do anti-HBs em semanas a meses. Dada a variabilidade entre a época de aparecimento do anti-HBs e o momento da infecção pelo HBV, ocasionalmente uma lacuna de várias semanas ou ainda mais longa pode separar o desaparecimento do HBsAg e o aparecimento do anti-HBs. Durante esse período de "lacuna" ou "janela", o anti-HBc pode representar a única evidência sorológica de infecção atual ou recente pelo HBV, sendo que o sangue contendo anti-HBc na ausência de HBsAg e anti-HBs foi implicado na hepatite B transfusional. Entretanto, em parte porque a sensibilidade dos imunoensaios para o HBsAg e anti-HBs aumentou, é raro observar esse período de janela. Em algumas pessoas, anos depois da infecção pelo HBV, o anti-HBc pode persistir na circulação por um período mais longo do que o anti-HBs. Portanto, o anti-HBc isolado não indica necessariamente replicação viral ativa; a maioria dos casos de anti-HBc isolado representa infecção por hepatite B em um passado remoto. Raras vezes, porém, o anti-HBc isolado representa baixos níveis de viremia para hepatite B com HBsAg abaixo do limiar de identificação e, ocasionalmente, o anti-HBc isolado representa uma especificidade imunológica de reação cruzada ou falso-positiva. A infecção recente ou remota pelo HBV pode ser diferenciada pela determinação da classe de imunoglobulina do anti-HBc. O anti-HBc da classe IgM (IgM anti-HBc) predomina durante os primeiros 6 meses subsequentes à infecção aguda, enquanto a IgG anti-HBc é a classe de anti-HBc que predomina além dos 6 meses. Por isso, os pacientes com hepatite B aguda atual ou recente, incluindo os que estão na janela anti-HBc, têm IgM anti-HBc em seu soro. Nos pacientes que já se recuperaram da hepatite B no passado remoto, assim como nos portadores de infecção crônica pelo HBV, o anti-HBc é predominantemente da classe IgG. De modo incomum, em ≤ 1 a 5% dos pacientes com infecção aguda pelo HBV, os níveis de HBsAg são muito baixos para serem detectados. Nesses casos, a presença de IgM anti-HBc estabelece o diagnóstico de hepatite B aguda. Quando o anti-HBc isolado ocorre nos raros pacientes com hepatite B crônica cujo nível de HBsAg está abaixo do limiar de sensibilidade dos imunoensaios contemporâneos (um portador de nível baixo), o anti-HBc é da classe IgG. Em geral, nos indivíduos que se recuperaram da hepatite B, o anti-HBs e o anti-HBc persistem indefinidamente.

A associação temporal entre o aparecimento do anti-HBs e a resolução da infecção pelo HBV, assim como a observação de que as pessoas com anti-HBs no soro são protegidas contra a reinfecção pelo HBV, sugerem que *o anti-HBs seja o anticorpo protetor*. Por isso, as estratégias de prevenção da infecção pelo HBV têm como objetivo formar anti-HBs circulante nos indivíduos suscetíveis (ver adiante). Ocasionalmente, em cerca de 10% dos pacientes com hepatite B crônica, o anti-HBs pode ser detectado em baixos níveis e com baixa afinidade. Esse anticorpo é dirigido contra um subtipo determinante diferente do representado pelo HBsAg do paciente; admite-se que sua presença reflita a estimulação de um clone correlato de células formadoras de anticorpos, porém não tem relevância clínica nem assinala o desaparecimento iminente da hepatite B. Os pacientes com HBsAg e anti-HBs não neutralizador devem ser categorizados como portadores de infecção crônica pelo HBV.

O HBeAg é outro marcador sorológico prontamente identificável na infecção pelo HBV e aparece simultaneamente ou logo depois do HBsAg. Seu aparecimento coincide temporalmente com os altos níveis de replicação viral, refletindo a presença de vírions intactos circulantes e do DNA do HBV detectável (com a notável exceção dos pacientes com mutações pré-*core*, que não conseguem sintetizar HBeAg – ver "Variantes moleculares", adiante). As proteínas pré-S1 e pré-S2 também se expressam durante os períodos de replicação máxima, porém os ensaios para esses produtos gênicos nem sempre estão disponíveis de forma rotineira. Nas infecções autolimitadas pelo HBV, o HBeAg torna-se indetectável logo depois das elevações máximas da atividade das aminotransferases (antes do desaparecimento de HBsAg) e o anti-HBe torna-se então detectável, coincidindo com o período de infecciosidade relativamente mais baixa (Fig. 339-4). Como os marcadores da replicação do HBV aparecem transitoriamente durante a infecção aguda, os testes para a identificação desses marcadores têm pouca utilidade clínica nos casos típicos de infecção aguda pelo HBV. Em contrapartida, os marcadores de replicação do HBV proporcionam valiosa informação nos pacientes com infecções prolongadas.

Diferentemente do padrão típico da infecção aguda pelo HBV, na infecção crônica pelo HBV o HBsAg continua detectável depois de 6 meses, o anti-HBc é principalmente da classe IgG e o anti-HBs não é detectável ou é detectável apenas em baixos níveis (ver "Manifestações laboratoriais") (Fig. 339-5). Durante a fase inicial da infecção crônica pelo HBV, o DNA viral pode ser identificado no soro e nos núcleos dos hepatócitos, onde está presente na forma livre ou epissômica. Esse *estágio replicativo* relativamente alto da infecção pelo HBV corresponde ao período de infecciosidade e lesão hepática máximas; o HBeAg é um marcador qualitativo e o DNA do HBV é um marcador quantitativo da fase replicativa, durante a qual as três formas de HBV circulam, incluindo os vírions intactos. Com o tempo, a fase

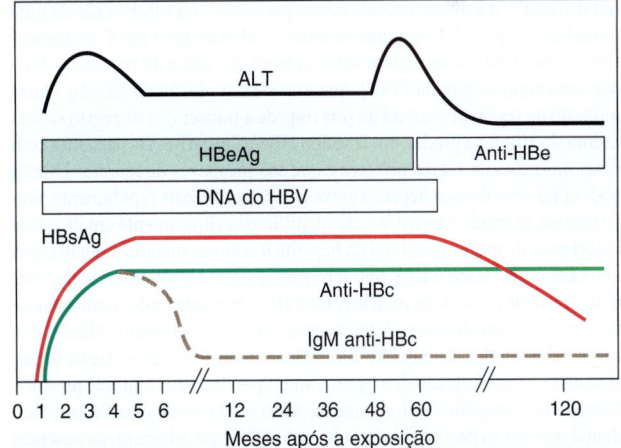

FIGURA 339-5 Resumo das manifestações laboratoriais típicas da hepatite B crônica tipo selvagem. O HBeAg e o DNA do vírus da hepatite B (HBV) podem ser identificados no soro durante a *fase relativamente replicativa* da infecção crônica, que está associada à infecciosidade e à lesão hepática. A soroconversão da fase replicativa para a *fase relativamente não replicativa* ocorre a uma taxa de cerca de 10% ao ano e é prenunciada por elevação semelhante à da hepatite aguda na atividade da alanina-aminotransferase (ALT); durante a fase não replicativa, a infecciosidade e a lesão hepática são limitadas. Com a hepatite B crônica HBeAg-negativa associada a mutações da região pré-*core* do genoma do HBV, a hepatite B crônica replicativa ocorre na ausência de HBeAg.

relativamente replicativa da infecção crônica pelo HBV desaparece e tem início uma *fase relativamente não replicativa*. Isso ocorre com uma frequência aproximada de 10% ao ano, sendo acompanhada pela soroconversão de HBeAg para anti-HBe. Em muitos casos, essa soroconversão coincide com a elevação aguda transitória e geralmente leve da atividade das aminotransferases (semelhante à da hepatite), que parece refletir a imunoerradicação celular dos hepatócitos infectados pelo vírus. Na fase relativamente não replicativa da infecção crônica, quando o DNA do HBV pode ser demonstrado nos núcleos dos hepatócitos, ele tende a estar integrado ao genoma do hospedeiro. Nessa fase, circulam apenas as formas esféricas e tubulares do HBV, *mas não os vírions intactos*, e a lesão hepática tende a regredir. A maioria desses pacientes poderia ser caracterizada como *portadores de HBV inativo*. Na verdade, as designações *replicativa* e *não replicativa* são apenas relativas; mesmo na fase denominada não replicativa, a replicação do HBV pode ser identificada em níveis aproximados de $\leq 10^3$ vírions/mL usando sondas de amplificação altamente sensíveis, como a reação em cadeia da polimerase (PCR, de *polymerase chain reaction*); abaixo desse limiar de replicação, a lesão hepática e a infecciosidade do HBV são limitadas ou insignificantes. Apesar disso, essa diferenciação de fases tem importância fisiopatológica e clínica. Por vezes, a infecção não replicativa pelo HBV transforma-se em infecção replicativa. Essas reativações espontâneas são acompanhadas de recidiva da expressão do HBeAg e do DNA do HBV e, ocasionalmente, da IgM anti-HBc, assim como por exacerbações da lesão hepática. Como o título alto de IgM anti-HBc pode reaparecer durante as exacerbações agudas da hepatite B crônica, confiar na diferenciação entre IgM anti-HBc e IgG anti-HBc como meio de diferenciar, respectivamente, as formas aguda e crônica da infecção pelo HBV nem sempre pode ser confiável; nesses casos, a história clínica do paciente e a monitoração adicional de acompanhamento são recursos inestimáveis para ajudar a diferenciar entre infecção aguda primária pelo HBV e exacerbação aguda da hepatite B crônica.

VARIANTES MOLECULARES Ocorrem variações em todo o genoma do HBV, e os isolados clínicos de HBV que não expressam as proteínas virais típicas foram atribuídos a mutações de um ou mais sítios do genoma. Por exemplo, foram descritas variantes sem proteínas nucleocapsídicas (comumente), sem proteínas do envelope (casos muito raros), ou sem ambas. Duas categorias de variantes de HBV de ocorrência natural têm atraído mais atenção. Uma delas foi inicialmente identificada em países do Mediterrâneo entre pacientes com infecção crônica grave pelo HBV e DNA do HBV detectável, mas com anti-HBe em vez de HBeAg. Estudos demonstraram que esses pacientes estavam infectados por um mutante do HBV contendo uma alteração na região pré-*core* que tornava o vírus incapaz de codificar o HBeAg. Apesar de existirem vários sítios de mutações potenciais da região pré-C, a região do gene C necessária à expressão do HBeAg (ver "Virologia e etiologia", anteriormente) – a mais encontrada nesses pacientes – é a substituição de uma única base (G por A) do segundo ao último códon do gene pré-C no nucleotídeo 1.896. Essa substituição resulta na troca do códon do triptofano TGG por um códon de parada (TAG), que impede a tradução de HBeAg. Outra mutação na região promotora do *core* impede a transcrição da região codificadora do HBeAg e produz um fenótipo HBeAg-negativo. Os pacientes com essas mutações da região pré-*core* e que são incapazes de secretar HBeAg podem ter uma doença hepática grave que progride mais rapidamente para cirrose ou, de modo alternativo, são identificados clinicamente em uma fase mais tardia da evolução natural da hepatite B crônica, quando a doença está mais avançada. Tanto o HBV tipo selvagem quanto o HBV mutante pré-*core* podem existir no mesmo paciente, ou o HBV mutante pode manifestar-se mais tardiamente durante a infecção pelo HBV tipo selvagem. Além disso, casos aglomerados de hepatite B fulminante em Israel e no Japão foram atribuídos a uma infecção de origem comum por um vírus mutante pré-*core*. Entretanto, a hepatite B fulminante na América do Norte e na Europa Ocidental ocorre nos pacientes infectados pelo HBV tipo selvagem, na ausência de mutantes pré-*core*; tanto os mutantes pré-*core* quanto outras mutações ao longo do genoma do HBV ocorrem comumente, mesmo nos pacientes com as formas mais leves e autolimitadas típicas da infecção pelo HBV. Hoje, a hepatite crônica HBeAg-negativa com mutações na região pré-*core* é a forma mais encontrada de hepatite B nos países mediterrâneos e da Europa. Nos Estados Unidos, onde o HBV do genótipo A (menos propenso à mutação G1896A) é prevalente, o HBV mutante pré-*core* é menos comum; entretanto, como resultado da imigração proveniente da Ásia e da Europa, a proporção de indivíduos com hepatite B HBeAg-negativos infectados aumentou nos Estados Unidos, e esses indivíduos representam agora cerca de 30 a 40% dos pacientes com hepatite B crônica. As características dessa hepatite B crônica HBeAg-negativa são níveis mais baixos de DNA do HBV (em geral, $\leq 10^5$ UI/mL) e um dentre vários padrões de atividade de aminotransferases – elevações persistentes, flutuações periódicas acima da variação normal e flutuações periódicas entre as faixas normal e elevada.

A segunda categoria importante de mutantes do HBV são os *mutantes de escape*, nos quais uma única substituição de aminoácidos (glicina por arginina) ocorre na posição 145 do determinante *a* imunodominante comum a todos os subtipos de HBsAg. Essa alteração do HBsAg acarreta uma mudança conformacional crítica, que resulta na perda de atividade neutralizadora por parte de anti-HBs. Esse mutante HBV/*a* específico foi observado em duas situações (de imunização ativa e imunização passiva), nas quais a pressão imunológica humoral pode favorecer uma alteração evolucionária ("escape") do vírus: em um pequeno número de receptores de vacina contra hepatite B que contraíram infecção pelo HBV, apesar do aparecimento prévio de anti-HBs neutralizador; e em receptores de transplante de fígado infectados pelo HBV tratados com um preparado de anti-HBs monoclonal humano de alta potência. Esses mutantes não foram reconhecidos com muita frequência, porém sua existência gera a preocupação de que possam complicar as estratégias de vacinação e o diagnóstico sorológico.

Diferentes tipos de mutações emergem durante o tratamento antiviral da hepatite B crônica com análogos de nucleosídeos; essas mutações "YMDD" e mutações semelhantes no padrão da polimerase do HBV são descritas no Capítulo 341.

SÍTIOS EXTRA-HEPÁTICOS Os antígenos da hepatite B e o DNA do HBV foram identificados em sítios extra-hepáticos como linfonodos, medula óssea, linfócitos circulantes, baço e pâncreas. Parece que o vírus não está associado à lesão tecidual em nenhum desses locais extra-hepáticos, porém sua presença nesses reservatórios "remotos" foi sugerida (embora não seja necessária) para explicar a recidiva da infecção pelo HBV após o transplante ortotópico de fígado. A relevância clínica desse HBV extra-hepático é limitada.

Hepatite D O vírus da hepatite delta, ou HDV – único membro do gênero *Deltavirus* – é um vírus de RNA incompleto que coinfecta e depende da função auxiliar do HBV (ou de outros hepadnavírus) para sua replicação e expressão. Ligeiramente menor que o HBV, o HDV é um vírus sensível à formalina, mede 35 a 37 nm e tem uma estrutura híbrida. Seu nucleocapsídeo expressa o antígeno HDV (HDAg), que não mostra homologia antigênica com nenhum dos antígenos do HBV e contém o genoma viral. O *core* do HDV é "encapsulado" por um envelope externo de HBsAg indiferenciável do HBV, exceto quanto às composições relativas de proteínas que constituem o HBsAg (maior, intermediária e grande). O genoma é uma fita simples de RNA circular pequena com 1.700 nucleotídeos de polaridade negativa, que não é homóloga ao DNA do HBV (exceto por uma pequena área do gene da polimerase), mas que compartilha características e o modelo circular giratório de replicação dos genomas dos vírus-satélites de plantas ou viroides. O RNA do HDV contém muitas áreas de complementaridade interna que lhe permitem dobrar-se sobre si mesmo por pareamento de bases internas, formando assim uma estrutura muito estável e incomum, semelhante a um bastonete, que contém uma ribozima muito estável com capacidade de autoclivagem e autoligação. O RNA do HDV requer a RNA-polimerase II do hospedeiro para sua replicação no núcleo do hepatócito, por meio da síntese de RNA dirigida pelo RNA via transcrição do RNA genômico em um RNA antigenômico complementar (hélice positiva); o RNA antigenômico, por sua vez, serve de molde para a síntese subsequente de RNA genômico efetuada pela RNA-polimerase I do hospedeiro. O RNA do HDV tem apenas uma estrutura de leitura aberta, e o HDAg – um produto da hélice antigenômica – é a única proteína conhecida do HDV; o HDAg existe em duas formas: uma espécie pequena com 195 aminoácidos, que é importante para a facilitação da replicação do RNA do HDV; e uma espécie grande com 214 aminoácidos, que parece suprimir a replicação, porém é necessária à montagem do antígeno dentro dos vírions. Estudos demonstraram que os antígenos do HDV ligam-se diretamente à RNA-polimerase II, resultando em estimulação da transcrição. A montagem viral exige a farnesilação do grande HDAg para a ancoragem da ribonucleoproteína ao HBsAg. Tanto o HBV como o HDV penetram no hepatócito através do receptor do polipeptídeo cotransportador do taurocolato de sódio. Embora os vírions completos do HDV e a lesão hepática exijam a função auxiliar cooperadora do HBV, a replicação intracelular do RNA do HDV pode ocorrer na ausência do HBV. Tem sido descrita uma heterogeneidade genômica em isolados de HDV. Embora as consequências fisiopatológicas e clínicas dessa diversidade genética não tenham sido definidas, de maneira preliminar o genótipo 2 tem sido ligado à doença mais leve e o genótipo 3, à doença aguda grave. O espectro clínico da hepatite D é comum a todos os oito genótipos identificados, dos quais o predominante é o genótipo 1.

O HDV pode infectar simultaneamente um indivíduo junto com o HBV (*coinfecção*) ou superinfectar uma pessoa já infectada com HBV (*superinfecção*); quando a infecção pelo HDV é transmitida de um doador com um subtipo de HBsAg para um receptor HBsAg-positivo com um subtipo diferente, o HDV assume o subtipo do HBsAg do receptor e não o do doador. Levando em conta que o HDV depende absolutamente do HBV, a duração da infecção pelo HDV é determinada pela (e não pode ser maior que a) duração da infecção pelo HBV. A replicação do HDV tende a suprimir a replicação do HBV; assim, os pacientes com hepatite D tendem a apresentar níveis mais baixos de replicação do HBV. O antígeno do HDV é expresso principalmente nos núcleos dos hepatócitos e, ocasionalmente, pode ser detectado no soro. Durante a infecção aguda pelo HDV, há predomínio de anti-HDV da classe IgM e pode demorar 30 a 40 dias após o aparecimento dos sintomas para detectar o anti-HDV. Com a infecção autolimitada, o título de anti-HDV é baixo e sua existência é transitória, raramente permanecendo detectável após a eliminação do HBsAg e do antígeno de HDV. Com a infecção crônica pelo HDV, o anti-HDV circula em altos títulos e pode ser identificado tanto como IgM quanto como IgG. O antígeno do HDV no fígado e o RNA do HDV no soro e no fígado podem ser detectados durante a replicação do HDV.

O relato recente de que, *in vitro*, o HDV pode montar partículas virais infecciosas com glicoproteínas do envelope de outros vírus (tanto hepatotrópicos como não hepatotrópicos) aumenta a possibilidade de que o HDV possa se replicar sem hepadnavírus; porém, até o momento não foi observada a coinfecção com outros vírus na natureza.

Hepatite C O HCV, que antes de sua identificação era conhecido como vírus da "hepatite não A, não B", é um vírus de RNA linear de fita simples, com sentido positivo, contendo 9.600 nucleotídeos, cujo genoma tem organização semelhante à dos flavivírus e pestivírus; o HCV é o único membro do gênero *Hepacivirus* da família Flaviviridae. O genoma do HCV contém uma única fase de leitura aberta (ORF, de *open reading frame*) grande (gene), que codifica uma poliproteína viral com cerca de 3 mil aminoácidos, a qual é clivada depois da tradução para produzir 10 proteínas virais. A extremidade 5' do genoma consiste em uma região sem tradução (contendo um sítio de entrada ribossômico interno [IRES, de *internal ribosomal entry site*]) adjacente aos genes codificadores de três proteínas estruturais: a proteína do *core* do nucleocapsídeo (C) e duas glicoproteínas do envelope viral (E1 e E2). A extremidade 5' sem tradução e o gene do *core* são altamente conservados entre os genótipos, porém as proteínas do envelope viral são codificadas pela região hipervariável, que varia de um isolado para outro e pode permitir o "escape" do vírus à contenção imunológica do hospedeiro dirigida contra as proteínas acessíveis do envelope viral. A extremidade 3' do genoma inclui também uma região sem tradução e contém os genes codificadores de sete proteínas não estruturais (NS): p7, NS2, NS3, NS4A, NS4B, NS5A e NS5B. A p7 é uma proteína do canal iônico da membrana necessária à montagem e à liberação eficientes do HCV. A cisteína-protease NS2 cliva a NS3 a partir da NS2, enquanto a serina-protease NS3-4A cliva todas as proteínas situadas depois da poliproteína. As proteínas NS importantes envolvidas na replicação viral incluem a helicase NS3; a serina-protease NS3-4A; a fosfoproteína multifuncional associada à membrana NS5A, um componente essencial da membrana de replicação viral (junto com NS4B); e a RNA-polimerase dependente de RNA NS5B **(Fig. 339-6)**. Visto que não se replica por meio de um DNA intermediário, o HCV não se integra ao genoma hospedeiro. Como o HCV tende a circular com títulos relativamente baixos (10^3 a 10^7 víriohs/mL), a visualização das partículas virais com 50 a 80 nm de diâmetro ainda é difícil. Além disso, a taxa de replicação do HCV é muito alta (10^{12} vírions por dia) e sua meia-vida é de 2,7 horas. O chimpanzé é um modelo animal útil, embora seja trabalhoso e difícil de manusear. Embora ainda não exista um modelo animal pequeno, adequado e reprodutível, a replicação do HCV foi documentada em um modelo experimental de camundongo imunodeficiente contendo explantes de fígado humano, bem como em camundongos transgênicos e em modelos com ratos; além disso, um *Hepacivirus* de ratos relacionado ao HCV foi relatado como sendo um modelo substituto útil. Embora a replicação *in vitro* seja difícil, os replicons em linhagens celulares derivadas do carcinoma hepatocelular suportam a replicação do RNA do HCV geneticamente modificado, truncado ou inteiro (mas não vírions intactos). Foi demonstrado que partículas retrovirais de HCV pseudotipadas infecciosas geram proteínas funcionais do envelope viral. Em 2005, a replicação completa do HCV e de vírions intactos medindo 55 nm de comprimento foi descrita em sistemas de cultura celular. O HCV consegue penetrar no hepatócito via receptor CD81 (não específico do fígado) e por meio de uma proteína específica da junção compacta (*tight junctions*) das células hepáticas – a claudina-1. Uma lista crescente de receptores adicionais do hospedeiro aos quais o HCV se liga na entrada celular inclui a ocludina, receptores de lipoproteínas de baixa densidade, glicosaminoglicanos, receptor de varredura B1 e receptor do fator de crescimento epidérmico, entre outros. Por depender da mesma via de montagem e secreção das lipoproteínas de baixa densidade e de densidade muito baixa, o HCV é uma "lipoviropartícula" disfarçada de lipoproteína, o que pode limitar a sua visibilidade para o sistema imune adaptativo e também pode explicar sua capacidade de evadir-se do controle e eliminação pelo sistema imune. Depois da entrada e exposição do conteúdo viral (*uncoating*), a tradução é iniciada por IRES da membrana do retículo endoplasmático, e a poliproteína do HCV é clivada durante e depois da tradução pelas proteases celulares do hospedeiro, bem como pelas proteases NS2-3 e NS3-4A do HCV. Os cofatores do hospedeiro envolvidos na replicação do HCV incluem a ciclofilina A, que se liga à NS5A e provoca as alterações de conformação necessárias para a replicação viral; e um micro-RNA do hospedeiro específico do fígado miR-122.

Ao menos seis genótipos principais diferentes (e um genótipo 7 menor), além de mais de 50 subtipos dentro dos genótipos do HCV, foram identificados por sequenciamento dos nucleotídeos. Os genótipos diferem entre si quanto à homologia de sequência em ≥ 30%, enquanto os subtipos diferem em cerca de 20%. Levando em conta que a divergência dos isolados de HCV dentro de um genótipo ou subtipo, bem como dentro do mesmo hospedeiro, pode não variar o suficiente para permitir que se defina um genótipo distinto, essas diferenças intragenotípicas são designadas *quasispécies* e diferem quanto à homologia de sequência em poucos pontos percentuais. A diversidade do genótipo das quasispécies do HCV, que resulta de seu alto ritmo de mutações, interfere na imunidade humoral eficaz. Estudos demonstraram anticorpos neutralizantes contra o HCV, mas que tendem a ter curta duração, e a infecção pelo HCV não induz imunidade permanente contra reinfecção por diferentes isolados virais ou até pelo mesmo isolado viral. Assim, a imunidade *heteróloga* ou *homóloga* não parece se desenvolver comumente depois da infecção aguda pelo HCV. Alguns genótipos do HCV têm distribuição mundial, enquanto outros são geograficamente mais limitados (ver "Epidemiologia e considerações globais", adiante). Além disso, há diferenças entre os genótipos quanto à responsividade ao tratamento antiviral, mas não

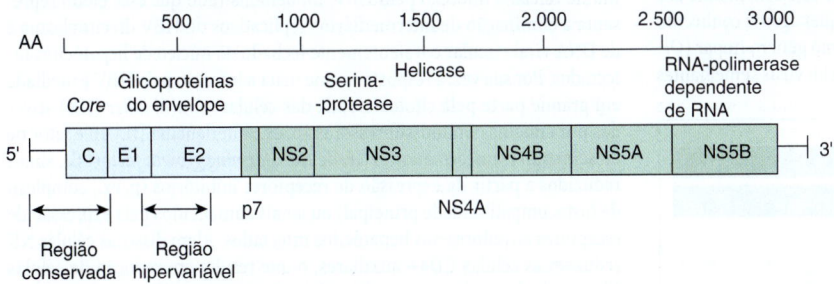

FIGURA 339-6 **Organização do genoma do vírus da hepatite C e suas proteínas associadas com 3.000 aminoácidos (AA).** Os três genes estruturais da extremidade 5' formam a região do *core* (C) que codifica o nucleocapsídeo e as regiões do envelope (E1 e E2) que codificam as glicoproteínas do envelope. A região 5' sem tradução e a região C são altamente conservadas entre os vírus isolados, enquanto o domínio E2 do envelope viral contém a região hipervariável. Na extremidade 3' existem sete regiões não estruturais (NS) – p7, uma proteína de membrana adjacente às proteínas estruturais, que parece funcionar como canal iônico; NS2, que codifica uma cisteína-protease; NS3, que codifica uma serina-protease e uma RNA-helicase; NS4 e NS4B; NS5A, uma fosfoproteína multifuncional associada à membrana, um componente essencial do sistema de replicação viral na membrana; e NS5B, que codifica uma RNA-polimerase dependente de RNA. Depois da tradução de toda a poliproteína, as proteínas específicas são clivadas pelas proteases do hospedeiro e do vírus.

em termos de patogenicidade ou progressão clínica (exceto pelo genótipo 3, com o qual esteatose hepática e progressão clínica são mais prováveis).

Os imunoensaios de terceira geração atualmente disponíveis, que incorporam as proteínas do *core*, a NS3 e as regiões NS5, detectam anticorpos anti-HCV durante a infecção aguda. O indicador mais sensível de infecção pelo HCV é a presença do RNA viral, que requer amplificação molecular por PCR ou amplificação mediada por transcrição (TMA, de *transcription-mediated amplification*) (Fig. 339-7). Para tornar possível a padronização da quantificação do RNA do HCV entre os laboratórios e ensaios comerciais, o RNA do HCV é relatado em unidades internacionais (UI) por mililitro; existem ensaios quantitativos com ampla variação dinâmica que permitem a identificação do RNA do HCV com sensibilidade de 5 UI/mL. O RNA do HCV pode ser detectado poucos dias depois da exposição ao vírus – bem antes do aparecimento do anti-HCV – e tende a persistir por toda a duração da infecção pelo HCV. A aplicação de sondas moleculares sensíveis ao RNA do HCV revelou a presença de HCV replicativo nos linfócitos do sangue periférico de pessoas infectadas; contudo, como acontece com o HBV nos linfócitos, a relevância clínica da infecção dos linfócitos pelo HCV não é conhecida.

Hepatite E Antes conhecido como *hepatite não A, não B epidêmica* ou *de transmissão entérica*, o HEV é um vírus transmitido por via entérica, causador de hepatite clinicamente evidente sobretudo na Índia, na Ásia, na África e na América Central. Nessas áreas geográficas, o HEV é a causa mais comum de hepatite aguda; um terço da população mundial parece ter sido infectada. Com características epidemiológicas semelhantes às do HAV, este é um vírus semelhante ao HAV que mede 27 a 34 nm, não tem envelope, é termoestável e contém um genoma constituído por uma fita simples de RNA de sentido positivo com 7.200 nucleotídeos. Como o HAV, o HEV também existe em uma forma quase envelopada situada dentro de membranas derivadas da célula do hospedeiro. O HEV tem três ORFs (genes) sobrepostas, dentre as quais a maior é *ORF1*, que codifica proteínas não estruturais envolvidas na replicação viral (replicase viral, a qual inclui uma protease, polimerase e helicase). Um gene de tamanho intermediário (*ORF2*) codifica a proteína do nucleocapsídeo (principal proteína estrutural), enquanto o menor gene (*ORF3*) codifica uma fosfoproteína estrutural pequena envolvida na secreção das partículas virais. Todos os isolados de HEV parecem fazer parte de um único sorotipo, apesar da heterogeneidade genômica de até 25% e da existência de quatro espécies (A a D) e oito genótipos, dos quais apenas quatro foram detectados em seres humanos. Os genótipos 1 e 2 (comuns nos países em desenvolvimento) parecem ser variantes antrotrópicas mais virulentas, enquanto os genótipos 3 (mais comum nos Estados Unidos e na Europa) e 4 (detectado na China), endêmicos em espécies animais (variantes enzoóticas), são mais atenuados, responsáveis por infecções subclínicas, representam um reservatório zoonótico para infecções humanas e podem causar infecção crônica em hospedeiros imunocomprometidos. Os reservatórios animais descritos anteriormente contribuem para a perpetuação do vírus, especialmente em suínos, mas também em camelos, veados, ratos e coelhos, entre outros. Entretanto, não há homologia genômica nem antigênica entre HEV e HAV ou outros picornavírus. Embora seja semelhante aos calicivírus, o HEV é suficientemente diferente de qualquer agente conhecido a ponto de merecer uma nova classificação própria como gênero ímpar (*Orthohepevirus*) dentro da família Hepeviridae (a qual inclui vírus semelhantes que infectam mamíferos, aves e peixes). O vírus já foi detectado nas fezes, na bile e no fígado, e é excretado nas fezes durante o período de incubação tardio. É possível detectar IgM anti-HEV durante a infecção aguda inicial, e IgG anti-HEV predominantemente depois dos primeiros 3 meses. A presença do RNA do HEV no soro e nas fezes está associada à infecção aguda; a viremia regride à medida que ocorre recuperação clínica e/ou bioquímica, enquanto o RNA viral presente nas fezes pode persistir por várias semanas depois da viremia. Atualmente, a testagem sorológica/virológica para a infecção por HEV – não aprovada ou licenciada pela Food and Drug Administration (FDA) – pode ser feita em laboratórios especializados (p. ex., Centers for Disease Control and Prevention [CDC]) e em alguns laboratórios comerciais.

PATOGÊNESE

Em circunstâncias comuns, nenhum dos vírus da hepatite é conhecido por causar efeitos citopáticos diretos nos hepatócitos. Evidências sugerem que as manifestações clínicas e os prognósticos depois da lesão hepática aguda associada à hepatite viral sejam determinados pelas respostas imunológicas do hospedeiro. Entre as hepatites virais, a imunopatogenia das hepatites B e C foi a mais extensamente estudada.

Hepatite B Para o HBV, a existência de portadores inativos da hepatite B com histologia e função hepáticas normais sugere que o vírus não seja diretamente citopático. O fato de que pacientes com defeitos de imunocompetência celular têm mais chance de permanecer cronicamente infectados em vez de eliminar o HBV sustenta o papel das respostas imunes celulares na patogênese da lesão hepática relacionada à hepatite B. O modelo com maior suporte experimental consiste em células T citolíticas sensibilizadas especificamente para reconhecimento de antígenos virais da hepatite B e do hospedeiro na superfície de células hepáticas. As proteínas do nucleocapsídeo (HBcAg e, possivelmente, HBeAg) presentes na membrana celular em quantidades minúsculas são os antígenos-alvo virais que, com os antígenos do hospedeiro, atraem as células T citolíticas para destruir os hepatócitos infectados pelo HBV. As diferenças de potência e a policlonalidade ampla da reatividade das células T CD8+ citolíticas; da contagem de células T CD4+ auxiliares HBV-específicas; da atenuação, depleção e exaustão de células T vírus-específicas; das mutações de escape em epítopos de células T virais, que permitem que o vírus fuja das células T; e da elaboração de citocinas antivirais por células T foram citadas para explicar as diferenças prognósticas entre os pacientes que se recuperam da hepatite aguda e os que progridem para hepatite crônica, ou entre os indivíduos que desenvolvem infecção aguda leve ou grave (fulminante) pelo HBV.

Embora uma resposta vigorosa das células T citolíticas ocorra e elimine as células hepáticas infectadas pelo vírus durante a hepatite B aguda, constatou-se em chimpanzés infectados experimentalmente que mais de 90% do DNA do HBV desaparecem do fígado e do sangue antes da infiltração máxima do fígado por células T e antes da maior parte das evidências bioquímicas e histológicas de lesão hepática. Essa observação sugere que os componentes do sistema imune inato e as citocinas inflamatórias, independentemente dos mecanismos antivirais citopáticos, participam da resposta imune inicial à infecção pelo HBV; foi demonstrado que esse efeito representa a eliminação de intermediários replicativos do HBV do citoplasma e de DNA viral circular covalentemente fechado do núcleo de hepatócitos infectados. Por sua vez, a resposta imune inata à infecção pelo HBV é mediada em grande parte pela citotoxicidade das células *natural killer* (NK) ativadas por citocinas imunossupressoras (p. ex., interleucina [IL] 10 e fator de crescimento transformador [TGF, de *transforming growth factor*] β), sinais reduzidos a partir da expressão de receptores inibitórios (p. ex., complexo de histocompatibilidade principal) ou sinais aumentados pela expressão de receptores ativadores nos hepatócitos infectados. Além disso, as células NK reduzem as células CD4+ auxiliares, o que resulta em redução de células CD8+ e depleção da resposta das células T vírus-específica à infecção pelo HBV. A observação de que muitas dessas variações da função imune normal são restauradas após a terapia antiviral bem-sucedida aumenta a evidência que sustenta o papel dessas perturbações imunológicas na patogênese da lesão hepática associada ao HBV. Por fim, as respostas das células T citolíticas específicas para HBV-HLA do sistema imune adaptativo parecem ser responsáveis pela recuperação dessa infecção viral.

Ainda há controvérsias acerca da importância relativa dos fatores virais e do hospedeiro na patogênese da lesão hepática associada ao HBV, bem como de suas consequências. Como descrito antes, os mutantes genéticos pré-*core* do HBV foram associados aos desfechos mais graves da infecção

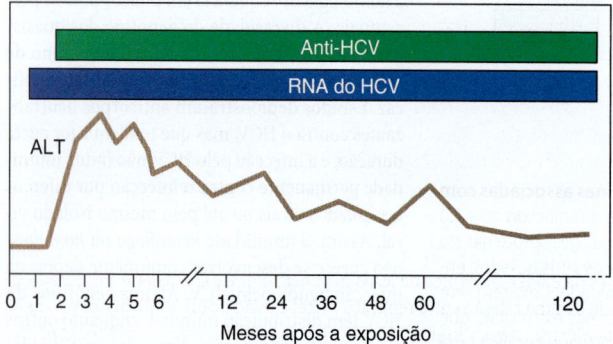

FIGURA 339-7 Resumo das manifestações laboratoriais típicas durante a hepatite C aguda com progressão para cronicidade. O RNA do vírus da hepatite C (HCV) é o primeiro evento identificável, precedendo à elevação da alanina-aminotransferase (ALT) e ao aparecimento de anti-HCV.

pelo HBV (hepatite crônica grave e fulminante), sugerindo que, em certas circunstâncias, a patogenicidade relativa represente uma propriedade do vírus e não do hospedeiro. O fato de infecções concomitantes por HDV e HBV estarem associadas à lesão hepática mais grave que aquela associada à infecção isolada por HBV, e o fato de células transfectadas *in vitro* com o gene para o antígeno de HDV expressarem esse antígeno e depois se tornarem necróticas na ausência de qualquer influência imunológica também são consistentes com um efeito viral sobre a patogenicidade. Da mesma forma, nos pacientes submetidos ao transplante de fígado por hepatite B crônica em estágio terminal, algumas vezes ocorre lesão hepática rapidamente progressiva no fígado recém-transplantado. Esse padrão clínico está associado a um padrão histológico incomum no fígado transplantado – *hepatite colestática fibrosante* – que, do ponto de vista ultraestrutural, parece representar uma sufocação das células com quantidades enormes de HBsAg. Essa observação sugere que, sob a influência dos poderosos agentes imunossupressores necessários para evitar rejeição do aloenxerto, o HBV possa produzir efeito citopático direto sobre as células hepáticas, independentemente do sistema imune.

O mecanismo exato da lesão hepática associada à infecção pelo HBV continua indeterminado, porém estudos sobre as proteínas nucleocapsídicas lançaram alguma luz sobre a profunda tolerância imunológica ao HBV observada em bebês nascidos de mães com infecção crônica altamente replicativa pelo HBV (HBeAg-positivas). Em camundongos transgênicos que expressam HBeAg, a exposição intrauterina ao HBeAg (suficientemente pequeno para atravessar a placenta) induz tolerância das células T às duas proteínas do nucleocapsídeo. Isso pode explicar por que, quando a infecção ocorre tão precocemente na vida, a imunoerradicação não se processa e há instalação de uma infecção crônica persistente por toda a vida. Uma alternativa proposta para explicar por que não há lesão hepática robusta associada à infecção neonatal pelo HBV, embora haja desenvolvimento de predisposição à infecção crônica, é o condicionamento (*priming*) defeituoso das células T HBV-específicas durante a exposição intrauterina ao vírus.

HEPATITE B CRÔNICA "IMUNOTOLERANTE" *VERSUS* "IMUNORREATIVA" Deve ser feita uma distinção importante entre a infecção pelo HBV contraída por ocasião do nascimento (comum nas áreas endêmicas, como Ásia Oriental) e a infecção contraída na vida adulta (frequente no Ocidente). A infecção que ocorre no período neonatal está associada à aquisição do que parece ser um nível alto de imunotolerância ao HBV e à inexistência de hepatite aguda, e ao desenvolvimento invariável de infecção crônica, geralmente por toda a vida. A infecção pelo HBV contraída no período neonatal pode culminar, décadas mais tarde, em cirrose e carcinoma hepatocelular (ver "Complicações e sequelas", adiante). Em contrapartida, quando a infecção pelo HBV é contraída durante a adolescência ou início da vida adulta, a resposta imune do hospedeiro aos hepatócitos infectados pelo HBV tende a ser vigorosa, uma doença aguda semelhante à hepatite constitui a regra e a ausência de recuperação é a exceção. Depois da infecção adquirida na vida adulta, a cronicidade é incomum e o risco de carcinoma hepatocelular é muito pequeno. Com base nessas observações, alguns especialistas classificam a infecção pelo HBV nas fases "imunotolerante", "imunorreativa" e "inativa". Essa proposição até certo ponto simplista não se aplica, de forma alguma, ao adulto ocidental com hepatite B aguda autolimitada, no qual não existe um período de tolerância imunológica. Mesmo entre os pacientes com infecção por HBV adquirida no período neonatal, nos quais a tolerância imune parece estar estabelecida definitivamente, foram demonstradas reações imunes à infecção por esse vírus (embora tipicamente em nível reduzido); além disso, episódios intermitentes de atividade necroinflamatória pontuam as primeiras décadas de vida, durante as quais a lesão hepática parece ser latente (descrita algumas vezes como fase "imunotolerante"; contudo, isso representa mais exatamente um período de dissociação entre o nível alto de replicação do HBV e a escassez de lesão inflamatória do fígado). Além disso, mesmo quando ocorrem lesão hepática clinicamente aparente e fibrose progressiva durante as décadas subsequentes (a denominada fase imunorreativa ou imunointolerante), o nível de tolerância imunológica ao HBV ainda é significativo. De maneira mais exata, nos pacientes com infecção pelo HBV contraída no período neonatal, existe um equilíbrio dinâmico entre tolerância e intolerância, cujo resultado determina a expressão clínica da infecção crônica. Pacientes infectados no período neonatal tendem a ter níveis relativamente mais altos de imunotolerância (replicação alta, atividade necroinflamatória leve) durante as primeiras décadas de vida, e níveis relativamente mais baixos (embora raramente haja perda completa) de tolerância (atividade necroinflamatória que reflete o nível de replicação viral) nas décadas subsequentes.

Hepatite C As respostas imunes mediadas por células e a elaboração por células T de citocinas antivirais contribuem para as respostas imunes multicelulares inatas e adaptativas envolvidas na contenção da infecção e na patogênese da lesão hepática associada à hepatite C. O fato de o HCV ser tão eficiente para fugir desses mecanismos imunes atesta sua capacidade altamente desenvolvida de anular as respostas imunes do hospedeiro em vários níveis. Depois da exposição ao HCV, a célula do hospedeiro identifica moléculas de produtos virais (receptores de reconhecimento de padrões) que diferenciam o vírus do "próprio", resultando na elaboração de interferons e outras citocinas que levam à ativação das respostas imunes inatas e adaptativas. Células T citolíticas intra-hepáticas restritas ao antígeno leucocitário humano (HLA, de *human leukocyte antigen*) classe I e dirigidas contra o nucleocapsídeo, envelope e antígenos de proteínas virais não estruturais foram demonstradas em pacientes com hepatite C crônica; entretanto, essas respostas específicas das células T citolíticas ao vírus não se correlacionam adequadamente com o grau de lesão hepática ou sua recuperação. Contudo, existe um consenso a favor de um papel das células T auxiliares CD4+ ativadas pelo vírus na patogênese da lesão hepática associada ao HCV, em razão da estimulação (por meio das citocinas que produzem) das células T citotóxicas CD8+ específicas para o HCV. Essas respostas parecem ser mais vigorosas (maiores em número, mais diversificadas em termos de especificidade antigênica viral, funcionalmente mais efetivas e mais duradouras) nos indivíduos que se recuperam da infecção por HCV do que naqueles que desenvolvem infecção crônica. Entre os fatores que contribuem para as infecções crônicas, estão falhas na proliferação das células CD4+, resultando em rápida contração de respostas CD4+; mutações dos epítopos-alvo virais das células T CD8+, permitindo que o HCV escape da eliminação pelo sistema imune; e a regulação positiva dos receptores inibitórios das células T funcionalmente defeituosas e exauridas. Embora a atenção tenha sido concentrada na imunidade adaptativa, foi constatado que as proteínas do HCV interferem na imunidade inata pelo fato de resultarem em bloqueio das respostas do interferon tipo 1, bem como inibirem as moléculas sinalizadoras e efetoras na cascata de sinalização dos interferons.

Vários alelos HLA foram relacionados com a hepatite C autolimitada, dos quais o mais convincente é o haplótipo CC do gene *IL28B*, que codifica o interferon λ3 (componente da defesa antiviral imune inata). A associação com o gene *IL28B* é ainda mais forte quando combinada ao HLA classe II *DQB1*03:01*. A relação entre os polimorfismos do gene *IL28B* (não CC) e a falha na eliminação da infecção pelo HCV foi explicada por uma variante do *frameshift* do cromossomo 19q13.13 a montante do gene *IL28B* – polimorfismo ΔG do qual se origina uma ORF em um novo gene do interferon (*IFN-λ4*) associado ao comprometimento da eliminação do HCV. Outro fator comprovadamente associado à limitação da infecção pelo HCV são as células NK do sistema imune inato, que entram em ação quando as moléculas HLA classe I necessárias ao êxito da imunidade adaptativa apresentam expressão diminuída. A citotoxicidade periférica e a citotoxicidade das células NK intra-hepáticas estão disfuncionais na infecção persistente pelo HCV. Para aumentar a complexidade da resposta imune, foi demonstrado que o *core* do HCV, a NS4B e a NS5B suprimem a via imunorreguladora do fator nuclear (NF)-κB, resultando na redução de proteínas antiapoptóticas e na suscetibilidade aumentada à morte celular mediada pelo fator de necrose tumoral (TNF, de *tumor necrosis factor*) α. Foi demonstrado que os pacientes com hepatite C e alelos *IL28B* desfavoráveis (não CC, associados à eliminação reduzida do HCV) têm função deprimida das células NK/imunidade inata. Deve ser assinalado que o surgimento de uma diversidade substancial de quasispécies virais e a variação de sequência do HCV permitem ao vírus esquivar-se das tentativas elaboradas pelo hospedeiro de conter a infecção por meio da imunidade celular e humoral.

Por fim, a reatividade cruzada entre antígenos virais (NS3 e NS5A do HCV) e os autoantígenos do hospedeiro (citocromo P450 2D6) foi sugerida para explicar a associação entre hepatite C e uma subpopulação de pacientes com hepatite autoimune e anticorpos contra o antígeno microssômico fígado-rim (anti-LKM) **(Cap. 341)**.

Hepatites A e E A disseminação viral nessas hepatites agudas começa antes da evidência clínica de lesão hepática, o que é consistente com a ausência de uma relação entre replicação viral e lesão de órgão-alvo. Em vez disso, conforme mostrado nas hepatites B e C, as evidências experimentais nas hepatites A e E sustentam uma resposta citolítica de células T CD8+ como instrumento da lesão hepática, em conjunto ou secundariamente a células T CD4+ auxiliares ou a células CD4+ secretoras de interferon-γ. Também foi demonstrado que o HEV interfere nas defesas antivirais do hospedeiro, como na sinalização do interferon ou na função efetora, além de infrarregular os genes estimulados pelo interferon. A demonstração de uma resposta imune inata ativada em pacientes com essas hepatites fala a favor de diversos mecanismos imunológicos na patogênese da lesão hepática aguda resultante da infecção por HAV e HEV.

MANIFESTAÇÕES EXTRA-HEPÁTICAS

O dano tecidual mediado por imunocomplexos parece desempenhar um papel significativo na patogênese das manifestações extra-hepáticas da hepatite B aguda. A síndrome prodrômica ocasional semelhante à doença do soro, observada na hepatite B aguda, parece estar relacionada com a deposição nas paredes dos vasos sanguíneos teciduais de imunocomplexos circulantes HBsAg-anti-HBs, resultando em ativação do sistema complemento e em níveis séricos mais baixos dos fatores desse sistema.

Nos pacientes com hepatite B crônica, podem ser observados outros tipos de doenças induzidas por imunocomplexos. A glomerulonefrite com síndrome nefrótica é observada ocasionalmente; foi constatada deposição de HBsAg, imunoglobulina e C3 na membrana basal glomerular. Embora menos de 1% dos pacientes com infecção crônica por HBV desenvolvam vasculite generalizada (poliarterite nodosa), 20 a 30% dos portadores de poliarterite nodosa têm HBsAg no soro (Cap. 363). Nesses pacientes, as arteríolas afetadas de pequeno e médio calibres contêm HBsAg, imunoglobulinas e componentes do complemento. Outra manifestação extra-hepática da hepatite viral – crioglobulinemia mista essencial (CME) – a princípio foi associada à hepatite B. Do ponto de vista clínico, esse distúrbio caracteriza-se por artrite, vasculite cutânea (púrpura palpável) e, às vezes, glomerulonefrite; em termos de sorologia, é caracterizado pela presença de imunocomplexos crioprecipitáveis circulantes de mais de uma classe de imunoglobulinas (Caps. 314 e 363). Muitos pacientes com essa síndrome têm hepatopatia crônica, porém a associação com a infecção pelo HBV é limitada; pelo contrário, uma porcentagem substancial apresenta infecção crônica pelo HCV, com imunocomplexos circulantes contendo o RNA do HCV. A glomerulonefrite por imunocomplexos é outra manifestação extra-hepática reconhecida da hepatite C crônica (ver "Complicações e sequelas", adiante). Os distúrbios causados por imunocomplexos estão ligados, embora raramente, com a hepatite A e a hepatite E. Na hepatite E, foi postulado que raras complicações neurológicas (incluindo a síndrome de Guillain-Barré), renais, pancreáticas e hematológicas resultem de mecanismos imunológicos e/ou da infecção extra-hepática direta pelo vírus.

PATOLOGIA

As lesões morfológicas típicas de todos os tipos de hepatite viral são semelhantes e consistem em infiltração panlobular por células mononucleares, necrose das células hepáticas, hiperplasia das células de Kupffer e graus variáveis de colestase. Ocorre regeneração dos hepatócitos, conforme evidenciada por numerosas figuras mitóticas, células multinucleadas e formação de "rosetas" ou "pseudoácinos". A infiltração mononuclear consiste principalmente em linfócitos pequenos, apesar da presença ocasional de plasmócitos e eosinófilos. O dano às células hepáticas consiste em degeneração e necrose, depleção de células, balonização e degeneração acidofílica dos hepatócitos (formando os denominados corpúsculos de Councilman ou apoptóticos). Hepatócitos grandes com citoplasma exibindo aspecto de vidro fosco podem ser visualizados na infecção crônica, porém não na infecção aguda pelo HBV; essas células contêm HBsAg e podem ser identificadas histoquimicamente com orceína ou fucsina aldeído. Na hepatite viral sem complicações, o arcabouço de reticulina é preservado.

Na hepatite C, a lesão histológica caracteriza-se frequentemente pela escassez relativa de inflamação, aumento significativo da ativação das células do revestimento sinusoidal, agregados linfoides, presença de esteatose (mais frequente no genótipo 3 e associada a maior grau de fibrose) e, às vezes, lesões dos ductos biliares, nos quais as células epiteliais biliares parecem estar empilhadas sem a interrupção da membrana basal. Ocasionalmente, ocorre esteatose microvesicular na hepatite D. Na hepatite E, uma característica histológica comum é a colestase significativa. Foi descrita também uma variante colestática de hepatite A aguda que é resolvida lentamente.

Uma lesão histológica mais grave – *necrose hepática em ponte*, também denominada *necrose subaguda* ou *confluente*, ou *hepatite de interface* – é observada ocasionalmente na hepatite aguda. As "pontes" entre os lóbulos resultam de grandes áreas de depleção de células hepáticas, com colapso do arcabouço de reticulina. Caracteristicamente, as pontes consistem em retículo condensado, detritos inflamatórios e hepatócitos em processo de degeneração que se estendem sobre áreas portais adjacentes, das veias porta para as centrais, ou da veia central para a veia central. Acreditava-se que essa lesão tivesse significado prognóstico; em muitos dos pacientes originalmente descritos com essa lesão, a evolução subaguda terminou em morte dentro de algumas semanas a meses, ou houve instalação de grave hepatite crônica e cirrose. Entretanto, a associação entre a necrose em ponte e o prognóstico desfavorável dos pacientes com hepatite aguda não foi confirmada. Assim, embora a demonstração dessa lesão nos pacientes com hepatite crônica tenha importância prognóstica (Cap. 341), sua demonstração durante a hepatite aguda é menos significativa e as biópsias hepáticas para identificar essa lesão não são mais realizadas como rotina em pacientes com hepatite aguda. Na *necrose hepática maciça* (hepatite fulminante, "atrofia amarela aguda"), a característica marcante à necropsia é um fígado pequeno, contraído e amolecido. O exame histológico revela necrose maciça e desaparecimento das células hepáticas na maioria dos lóbulos, com colapso extensivo e condensação do arcabouço de reticulina. Quando é necessária documentação histológica no tratamento da hepatite fulminante ou muito grave, pode ser feita uma biópsia pela via transjugular orientada angiograficamente, que permite a realização desse procedimento invasivo nos pacientes com coagulopatia grave.

Os estudos imuno-histoquímicos e de microscopia eletrônica localizaram o HBsAg no citoplasma e na membrana plasmática de hepatócitos infectados. Em contrapartida, o HBcAg predomina no núcleo, mas ocasionalmente pequenas quantidades são visualizadas também no citoplasma e na membrana celular. O antígeno do HDV localiza-se no núcleo do hepatócito, enquanto os antígenos de HAV e HCV estão localizados no citoplasma. A coloração para a proteína ORF2 da hepatite E se distribui em um padrão citoplasmático e nuclear.

EPIDEMIOLOGIA E CONSIDERAÇÕES GLOBAIS

Antes da disponibilização dos testes sorológicos para os vírus de hepatite, todos os casos de hepatite viral eram rotulados como hepatite "infecciosa" ou "sérica". No entanto, as modalidades de transmissão se sobrepõem e *uma distinção clara entre os diferentes tipos de hepatite viral não pode ser feita exclusivamente com base nas características clínicas ou epidemiológicas* (Tab. 339-2). Testes sorológicos específicos são os recursos mais confiáveis e precisos para diferenciar os diversos tipos de hepatite viral.

Hepatite A Este agente é transmitido quase exclusivamente por via fecal-oral. A disseminação do HAV entre as pessoas é facilitada pela higiene pessoal precária e pelas condições de vida em aglomerações; surtos numerosos e também casos esporádicos foram atribuídos à ingestão de alimentos, água, leite, morangos e framboesas congeladas, cebolas verdes importadas do México e frutos do mar (p. ex., vieiras importadas das Filipinas e usadas para fazer *sushi* – vetor identificado no surto ocorrido em 2016, no Havaí). Também é comum haver disseminação intrafamiliar e intrainstitucional. As primeiras observações epidemiológicas apontaram para certa propensão à ocorrência de hepatite A no final do outono e início do inverno. Nas zonas temperadas, ondas epidêmicas eram registradas a cada 5 a 20 anos, à medida que apareciam novos segmentos de populações não imunes; contudo, nos países desenvolvidos, a incidência de hepatite A declinou, presumivelmente em função das melhorias do saneamento, e esses padrões cíclicos não são mais observados nesses países. Nenhum estado de portador do HAV foi identificado depois da hepatite A aguda; a perpetuação do vírus na natureza depende, presumivelmente, da infecção subclínica inaparente, não epidêmica; da ingestão de água ou alimentos contaminados em áreas endêmicas ou importados dessas próprias áreas; e/ou da contaminação relacionada com os reservatórios ambientais.

Na população geral, o anti-HAV (um marcador de infecção prévia pelo HAV) é mais prevalente em função da idade crescente e da deterioração das condições socioeconômicas. Na década de 1970, a evidência sorológica de infecção prévia por hepatite A era observada em cerca de 40% das populações urbanas dos Estados Unidos, com a maioria dos integrantes nunca se lembrando de ter apresentado sintomas de hepatite. Nas décadas subsequentes, porém, a prevalência do anti-HAV foi diminuindo nesse país. Nos países em desenvolvimento, a exposição, a infecção e a imunidade subsequente são quase universais na infância. À medida que a frequência de infecções subclínicas na infância diminui nos países desenvolvidos, surge um grupo suscetível de adultos. A hepatite A tende a ser mais sintomática em adultos; por isso, paradoxalmente, à medida que a frequência da infecção pelo HAV declina, a probabilidade de infecção por HAV clinicamente aparente e mesmo grave aumenta na população adulta suscetível. As viagens para áreas endêmicas representam uma fonte

TABELA 339-2 ■ Manifestações clínicas e epidemiológicas das hepatites virais					
Variável	HAV	HBV	HCV	HDV	HEV
Incubação (dias)	15-45, média de 30	30-180, média de 60-90	15-160, média de 50	30-180, média de 60-90	14-60, média de 40
Início	Agudo	Insidioso ou agudo	Insidioso ou agudo	Insidioso ou agudo	Agudo
Faixa etária preferencial	Crianças, adultos jovens	Adultos jovens (sexual e percutânea), bebês, crianças pequenas	Qualquer idade, porém mais comum em adultos	Qualquer idade (semelhante ao HBV)	Casos epidêmicos: adultos jovens (20-40 anos); casos esporádicos: idosos (> 60)
Transmissão					
Fecal-oral	+++	–	–	–	+++
Percutânea	Incomum	+++	+++	+++	–
Perinatal	–	+++	±[a]	+	–
Sexual	±	++	±[a]	++	–
Clínica					
Gravidade	Leve	Ocasionalmente grave	Moderada	Ocasionalmente grave	Leve
Fulminante	0,1%	0,1-1%	0,1%	5–20%[b]	1–2%[c]
Progressão para cronicidade	Inexistente	Ocasional (1–10%)	Comum (85%)	Comum[d]	Inexistente[e]
Portador	Inexistente	(90% dos neonatos)	1,5-3,2%	Variável[g]	Inexistente
Câncer	Inexistente	0.1–30%[f] + (infecção neonatal)	+	±	Inexistente
Prognóstico	Excelente	Piora com a idade, debilidade	Moderado	Aguda, bom; crônica, ruim	Bom
Profilaxia	Ig, vacina inativada	HBIG, vacina recombinante	Inexistente	Vacina contra HBV (nenhuma para portadores de HBV)	Vacina
Tratamento	Inexistente	Interferona[h] Lamivudina[h] Adefovir[h] Peginterferona[i] Entecavir[i] Telbivudina[i] Tenofovir disoproxil fumarato[i] Tenofovir alafenamida[i]	Peginterferona, ribavirin,[h] telaprevir,[h] boceprevir,[h] simeprevir,[h] sofosbuvir, ledipasvir, paritaprevir/ritonavir,[h] ombitasvir,[h] dasabuvir,[h] daclatasvir,[h] velpatasvir, grazoprevir, elbasvir, glecaprevir, pibrentasvir, voxilaprevir	Peginterferona ±	Nenhum[j]

[a]Principalmente quando há coinfecção por HIV e níveis altos de viremia no caso primário; mais provável nos indivíduos com vários parceiros sexuais ou infecções sexualmente transmissíveis; risco em torno de 5%. [b]Até 5% quando há coinfecção aguda por HBV/HDV; até 20% quando há superinfecção por HDV nos casos de infecção crônica por HBV. [c]10-20% em gestantes. [d]Com a coinfecção aguda por HBV/HDV, a frequência de cronicidade é a mesma que a observada com o HBV; com a superinfecção pelo HDV, a cronicidade é invariável. [e]Exceto como observado em receptores de transplante hepático imunossuprimidos ou em outros hospedeiros imunossuprimidos. [f]Varia muito no mundo todo e em subpopulações dentro de países; ver o texto. [g]Comum em países mediterrâneos, rara na América do Norte e na Europa Ocidental. [h]Não são mais recomendados ou não são incluídos como terapia de primeira linha. [i]Agentes de primeira linha. [j]Relatos informais e estudos retrospectivos sugeriram que a peginterferona e/ou ribavirina sejam eficazes no tratamento da hepatite E crônica dos pacientes imunossuprimidos; a ribavirina foi usada isoladamente com sucesso para tratar hepatite E aguda grave.
Siglas: HBIG, imunoglobulina anti-hepatite B. Ver outras siglas no texto.

comum de infecção dos adultos provenientes de áreas não endêmicas. Focos epidemiológicos importantes e reconhecidos de infecção pelo HAV incluem creches, unidades de terapia intensiva neonatal, homens que fazem sexo com homens e têm vários parceiros sexuais, usuários de drogas injetáveis e contatos próximos não vacinados de crianças de outros países recentemente adotadas, a maioria das quais oriunda de países com endemicidade intermediária a alta da hepatite A. A hepatite A raras vezes é veiculada pelo sangue, porém vários surtos foram reconhecidos em receptores de concentrados de fatores de coagulação. Nos Estados Unidos, a introdução dos programas de vacinação para hepatite A entre as crianças dos estados com alta incidência resultou em redução de mais de 70% na incidência anual de novas infecções pelo HAV e transferiu a carga de novas infecções das crianças para os adultos. Na análise do NHANES (National Health and Nutrition Examination Survey) do Public Health Service dos Estados Unidos referente ao período de 2007 a 2012, a prevalência do anti-HAV na população norte-americana com idade igual ou maior que 20 anos diminuiu de 29,5 para 24,2% em comparação com o período de 1999 a 2006. Embora a vacinação infantil universal explique a prevalência alta da imunidade induzida por vacina entre as crianças de 2 a 19 anos, a menor prevalência idade-específica do anti-HAV (16,1-17,6%) ocorreu nos adultos entre a quarta e quinta décadas de vida (idades de 30-49 anos). Essa subpopulação ainda é suscetível à hepatite A aguda adquirida durante viagens a áreas endêmicas e a partir de alimentos contaminados, especialmente os que são importados dos países endêmicos. Reconhecidos inicialmente em San Diego, Califórnia, Estados Unidos, em 2016, amplos surtos de disseminação de hepatite A aguda entre pessoas, atribuídos a ambientes contaminados por fezes, ocorreram primariamente em pessoas em situação de rua e usuários de drogas injetáveis. Por fim, esse surto se estendeu para pelo menos 32 estados (com maiores números de casos em Kentucky) e, em março de 2020, haviam sido relatados 31.950 casos, resultando em 19.548 hospitalizações (61% dos casos) e 322 mortes (1% dos casos relatados, 1,6% dos casos hospitalizados). O aumento da gravidade clínica, da taxa de hospitalização e de morte nesses surtos pode ser atribuído ao envolvimento de uma população em idade mais avançada (média de idade variando de 36-42 anos), nascida antes da introdução da vacinação universal contra hepatite A em crianças, e na qual a gravidade clínica, conforme citado antes, é maior do que nas crianças. Além disso, as pessoas sem teto e usuários de drogas acometidos sofrem de múltiplas comorbidades (incluindo a coinfecção com HBV ou HCV) e de disparidades no acesso aos cuidados de saúde. A abordagem desse surto que envolveu múltiplos estados exigiu esforços vigorosos de vacinação contra a hepatite A, além de saneamento/higiene ambiental e educação dessas populações suscetíveis.

Hepatite B A inoculação percutânea vem sendo reconhecida há muito tempo como a principal fonte de transmissão da hepatite B, porém a designação obsoleta "hepatite sérica" é inadequada para descrever o espectro epidemiológico da infecção pelo HBV. Como descrito adiante com mais detalhes, a maioria dos casos de hepatite transmitida por transfusão de sangue não é causada pelo HBV; além disso, em cerca de dois terços dos pacientes com hepatite B aguda, não se consegue evidenciar história de exposição percutânea identificável. Hoje, sabe-se que muitos casos de hepatite B resultam de modalidades menos óbvias de transmissão não percutânea ou percutânea oculta. O HBsAg foi identificado em quase todos os líquidos corporais de pessoas infectadas, e pelo menos alguns desses líquidos – mais particularmente, sêmen e saliva – são infecciosos, embora um pouco menos que o soro, quando administrados por via percutânea ou não percutânea em animais de laboratório. Entre as modalidades não percutâneas de transmissão do HBV, a ingestão oral foi documentada como uma via potencial de exposição, ainda que ineficiente.

Em contrapartida, as duas vias não percutâneas consideradas de maior impacto são o contato íntimo (especialmente sexual) e a transmissão perinatal.

Na África Subsaariana, o contato íntimo entre crianças com cerca de 1 a 3 anos é considerado fundamental para a manutenção da alta frequência de hepatite B na população. A transmissão perinatal ocorre principalmente em recém-nascidos de mães com hepatite B crônica ou (raramente) de mães com hepatite B aguda durante o terceiro trimestre da gravidez ou no período pós-parto imediato. A transmissão perinatal é incomum na América do Norte e na Europa Ocidental, mas ocorre com grande frequência e constitui a modalidade mais importante de perpetuação do HBV na Ásia Oriental e nos países em desenvolvimento. Embora o mecanismo exato da transmissão perinatal seja desconhecido e cerca de 10% das infecções possam ser adquiridas durante a vida intrauterina, estudos epidemiológicos sugeriram que a maioria das infecções ocorre aproximadamente no momento do parto e não está relacionada com a amamentação (que não está contraindicada às mulheres infectadas pelo HBV). A probabilidade de transmissão perinatal do HBV correlaciona-se com a presença de HBeAg e alto nível de replicação viral; 90% das mães HBeAg-positivas, mas apenas 10 a 15% das mães anti-HBe-positivas, transmitem a infecção pelo HBV aos seus descendentes. Na maioria dos casos, a infecção aguda do recém-nascido é clinicamente assintomática, mas a criança é muito propensa a desenvolver infecção crônica.*

O reservatório principal da hepatite B nas populações humanas consiste nos mais de 250 a 290 milhões de pacientes com infecção crônica por HBV. Embora o HBsAg sérico não seja frequente (0,1-0,5%) nas populações normais dos Estados Unidos e da Europa Ocidental, uma prevalência de até 5 a 10% foi observada na Ásia Oriental, assim como em alguns países tropicais; a prevalência pode ser ainda maior em determinados grupos de alto risco, incluindo as pessoas com síndrome de Down, hanseníase virchoviana, leucemia, doença de Hodgkin ou poliarterite nodosa; nos pacientes com doença renal crônica em hemodiálise; e nos usuários de drogas injetáveis.

Outros grupos com altas taxas de infecção pelo HBV consistem em cônjuges de indivíduos infectados agudamente; pessoas com vários parceiros sexuais (sobretudo homens que fazem sexo com homens); profissionais da saúde expostos ao contato com sangue; pacientes que necessitam de transfusões repetidas, sobretudo de *pool* de concentrados de hemocomponentes (p. ex., hemofílicos); residentes e funcionários de instituições de custódia para indivíduos com limitações do desenvolvimento; prisioneiros; e, em menor grau, familiares de pacientes cronicamente infectados. Entre os doadores de sangue voluntários, a prevalência de anti-HBs, que constitui um reflexo de infecção prévia pelo HBV, varia de 5 a 10%, porém a prevalência é mais alta nas camadas socioeconômicas mais baixas, nas faixas etárias mais altas e naqueles indivíduos (incluindo aqueles já mencionados) expostos a produtos derivados do sangue. Graças ao rastreamento virológico altamente sensível (testagem para antígeno, anticorpo e ácido nucleico) do sangue doado, o risco de contrair a infecção pelo HBV a partir de uma transfusão de sangue é de 1/230.000 a 1/346.000.

A prevalência da infecção, as modalidades de transmissão e o comportamento humano conspiram para moldar padrões epidemiológicos geograficamente diferentes da infecção pelo HBV. Na Ásia Oriental e na África, a hepatite B é uma doença do recém-nascido e das crianças pequenas, perpetuada por um ciclo de propagação materno-neonatal. Na América do Norte e na Europa Ocidental, a hepatite B é essencialmente uma doença da adolescência e do início da vida adulta, época na qual tendem a ocorrer contato sexual íntimo, assim como exposições percutâneas recreativas e ocupacionais. Todavia, em certo grau, essa dicotomia entre regiões geográficas de alta e de baixa prevalência foi minimizada pela imigração de áreas de alta prevalência para áreas de baixa prevalência. Por exemplo, nos Estados Unidos, os dados do estudo NHANES referente ao período de 2007 a 2012 demonstraram prevalência global de infecção atual por HBV (HBsAg detectável) de 0,3%; contudo, a prevalência entre os indivíduos asiáticos (dos quais 93% tinham nascido no exterior) era 10 vezes maior (3,1%), representando 50% do total de número de casos da doença nos Estados Unidos. Como resultado da adoção de comportamentos seguros em grupos de alto risco, além do rastreamento e dos programas de vacinação, a incidência de novas infecções por HBV relatadas caiu > 80% nos Estados Unidos durante a década de 1990 (um número de casos abaixo de 3.050 em 2013). Paralelamente a essa tendência, aumentou o desequilíbrio entre os casos de pessoas nascidas dentro ou fora dos Estados Unidos; atualmente, os casos importados em pessoas não nascidas nos Estados Unidos são muitas vezes mais numerosos que os casos domésticos; na análise NHANES de 1999 a 2016, a prevalência de infecção por HBV em 2016 foi de 0,24% em nascidos no exterior e de 0,06% em pessoas nascidas nos Estados Unidos; entre os asiáticos, a prevalência de infecção por HBV em 2016 era de 3,85% em nascidos no exterior *versus* 0,79% nas pessoas nascidas nos Estados Unidos. A introdução da vacina para hepatite B no início da década de 1980 e a adoção das políticas de vacinação infantil universal em muitos países resultaram no declínio impressionante (cerca de 90%) da incidência de novas infecções pelo HBV nesses países, assim como das terríveis consequências da infecção crônica, incluindo carcinoma hepatocelular. Nos Estados Unidos, conforme foi demonstrado pelo estudo NHANES de 2007 a 2012, depois da adoção da vacinação infantil universal em 1991, a soropositividade para HBsAg diminuiu na faixa etária de 6 a 19 anos para apenas 0,03%, representando uma queda de cerca de 85%. As populações e os grupos para os quais se recomenda o rastreamento para infecção pelo HBV estão listados na Tabela 339-3.

Hepatite D A infecção pelo HDV tem distribuição mundial, porém existem dois padrões epidemiológicos. Nos países mediterrâneos (África do Norte, sul da Europa e Oriente Médio), a infecção pelo HDV é endêmica entre os pacientes com hepatite B crônica e a doença é transmitida predominantemente por modalidades não percutâneas, sobretudo contato pessoal íntimo. Nas regiões não endêmicas, inclusive Estados Unidos (onde a hepatite D é rara entre os pacientes com hepatite B crônica) e norte da Europa, a infecção pelo HDV está limitada aos indivíduos expostos frequentemente ao sangue e hemoderivados, especialmente usuários de drogas injetáveis (principalmente usuários de drogas injetáveis HIV-positivos) e hemofílicos. Nos Estados Unidos, a prevalência da infecção por HDV na população nacional era de 0,02% (NHANES 1999-2012) e de 0,11% (NHANES 2011-2016); todavia, entre as pessoas HBsAg-positivas, a prevalência da infecção por HDV é mais alta entre usuários de drogas injetáveis (11-36%) e hemofílicos (19%). A infecção pelo HDV pode ser introduzida em uma população por meio dos usuários de drogas ou pela migração de pessoas de áreas endêmicas para não endêmicas. Assim, os padrões de migração populacional e de comportamento humano que facilitam o contato percutâneo

TABELA 339-3 ■ Populações de alto risco para as quais se recomenda rastreamento da infecção pelo HBV
Indivíduos nascidos em países/regiões com prevalência alta (≥ 8%) a intermediária (≥ 2%) de infecção pelo HBV, incluindo imigrantes e crianças adotadas, e pessoas nascidas nos Estados Unidos que não foram vacinadas quando lactentes e cujos pais emigraram de áreas com alta endemicidade do HBV
Contatos domiciliares e sexuais de pacientes com hepatite B
Bebês nascidos de mães HBsAg-positivas
Usuários de drogas injetáveis
Indivíduos com múltiplos contatos sexuais ou história de infecção sexualmente transmissível
Homens que fazem sexo com homens
Prisioneiros de instituições corretivas
Indivíduos com níveis elevados de alanina ou aspartato-aminotransferase
Doadores de sangue/plasma/órgãos/tecidos/sêmen
Indivíduos com infecção por HCV ou HIV
Pacientes em hemodiálise
Gestantes
Indivíduos cujo sangue ou líquidos corporais poderiam ser indicação para profilaxia pós-exposição (p. ex., picadas de agulha, exposição da mucosa, violência sexual)
Pacientes que necessitam de tratamento imunossupressor ou citotóxico (incluindo tratamento com anti-fator de necrose tumoral α para distúrbios reumáticos ou doença inflamatória intestinal)

Siglas: HBV, vírus da hepatite B; HBsAg, antígeno de superfície da hepatite B; HCV, vírus da hepatite C; HIV, vírus da imunodeficiência humana.

---

*N. de R. T. No Brasil, a testagem para hepatite B (HBsAg) é obrigatória no pré-natal. Todos os nascidos vivos devem ser submetidos à vacinação para HBV nas primeiras 24 horas de vida (preferencialmente antes das 12 horas de vida). Em neonatos de mães HBV-positivas, deve ser administrada também a imunoglobulina humana anti-hepatite B na sala de parto ou até 12 horas após o nascimento. Reforços com 1, 2, 4 e 6 meses também são previstos para todos os recém-nascidos. Outra estratégia prevista pelo Ministério da Saúde do Brasil é o tratamento das gestantes portadoras de HBV com carga viral > 200.000 UI/mL no terceiro trimestre de gestação com fumarato de tenofovir desoproxila (TDF). Fonte: www.gov.br/conitec/pt-br/midias/consultas/relatorios/2022/20221213_pcdt-hepatite-b_cp_94.pdf

desempenham importantes papéis na introdução e na amplificação da infecção pelo HDV. Ocasionalmente, a epidemiologia migratória da hepatite D é evidenciada por surtos explosivos de hepatite grave, como os que ocorreram em vilarejos remotos da América do Sul (p. ex., "febre de Lábrea" na bacia do rio Amazonas) e centros urbanos dos Estados Unidos. Por fim, esses surtos de hepatite D – seja de coinfecção por hepatite B aguda, seja de superinfecção dos indivíduos previamente infectados pelo HBV – podem dificultar a distinção entre as áreas endêmicas e não endêmicas. Em escala global, a infecção pelo HDV diminuiu no final da década de 1990. Mesmo na Itália, uma área endêmica do HDV, as medidas de saúde pública introduzidas para controlar a infecção por HBV (p. ex., vacinação em massa contra hepatite B) resultaram, durante a década de 1990, em uma redução de 1,5% ao ano na prevalência da infecção por HDV. De qualquer forma, a frequência da infecção por HDV durante a primeira década do século XXI não caiu abaixo dos níveis alcançados na década de 1990; o reservatório da doença é mantido pelos sobreviventes infectados durante os anos de 1970 a 1980 e pelos imigrantes recentes originados de áreas ainda endêmicas (p. ex., Leste Europeu e Ásia Central) para países menos endêmicos. A prevalência global atual de infecção por HDV é estimada em 62 a 72 milhões de pessoas. Entre os oito genótipos do HDV, o genótipo 1 é distribuído no mundo todo, enquanto os outros são mais geograficamente restritos (p. ex., os genótipos 2 e 4 no Extremo Oriente, 3 na América do Sul e 5-8 na África).

Hepatite C O rastreamento de rotina dos doadores de sangue para HBsAg e a eliminação das fontes de sangue comerciais no início da década de 1970 reduziram a frequência da hepatite transfusional, porém a doença não foi erradicada. Durante essa década, a probabilidade de contrair hepatite pós-transfusional de sangue doado voluntariamente e rastreado para HBsAg era de cerca de 10% por paciente (até 0,9% por unidade transfundida); 90 a 95% desses casos eram classificados com base na exclusão sorológica das hepatites A e B, ou seja, hepatite "não A, não B". Para os pacientes que necessitavam de transfusão de produtos obtidos de múltiplos doadores (p. ex., concentrados de fatores de coagulação), o risco era ainda mais alto: até 20 a 30%.

Durante a década de 1980, a autoexclusão voluntária dos doadores de sangue com fatores de risco para Aids e, a seguir, a introdução do rastreamento de doadores para anti-HIV reduziram ainda mais a probabilidade de hepatite transfusional para menos de 5%. Durante os últimos anos da década de 1980 e o início da década de 1990, a introdução primeiro dos testes de rastreamento "substitutivos" para hepatite não A, não B (alanina-aminotransferase [ALT] e anti-HBc, ambos capazes de identificar os doadores de sangue com probabilidade mais alta de transmitir hepatite não A, não B aos receptores) e, mais tarde, com a descoberta do HCV, os imunoensaios progressivamente mais sensíveis para anti-HCV e depois a aplicação de testagem automatizada com PCR do sangue doado para o RNA do HCV reduziram ainda mais a frequência de hepatite C transfusional até níveis quase imperceptíveis que variam de 1 a cada 2,3 milhões de transfusões a 1 a cada 4,7 milhões de transfusões.

Além de ser transmitida por transfusão, a hepatite C pode ser transmitida por outras vias percutâneas, como uso de drogas injetáveis. Esse vírus pode ser transmitido por exposição ocupacional ao sangue, aumentando a probabilidade de infecção nas unidades de hemodiálise. Apesar da frequência da hepatite C transfusional ter caído como resultado do rastreamento dos doadores de sangue, a frequência *global* dos casos de hepatite C continuou inalterada até a década de 1990, quando houve uma queda de 80% na frequência global de casos relatados, paralelamente à redução do número de novos casos entre usuários de drogas injetáveis, a fonte do maior reservatório de HCV. Depois da exclusão das unidades de plasma anti-HCV-positivo do *pool* de doadores, ocorreram casos raros e esporádicos de hepatite C entre os receptores de preparações de imunoglobulina (Ig) para uso intravenoso (porém não intramuscular).

Evidência sorológica de infecção pelo HCV é encontrada em 90% dos pacientes com história de hepatite associada à transfusão (quase todos os casos ocorreram antes de 1992, quando foram introduzidos os testes de rastreamento para HCV de segunda geração); hemofílicos e outros pacientes tratados com fatores de coagulação; usuários de drogas injetáveis; 60 a 70% dos pacientes com hepatite "não A, não B" esporádica sem fatores de risco identificáveis; 0,5% dos doadores de sangue voluntários; e, de acordo com o NHANES realizado nos Estados Unidos entre 1999 e 2002, 1,6% da população geral norte-americana, o que corresponde a 4,1 milhões de pessoas (3,2 milhões com viremia), a maioria das quais sem conhecimento de suas infecções. Além disso, essas análises populacionais não incluem os grupos de maior risco, como as pessoas encarceradas, em situação de rua e usuários ativos de drogas injetáveis, indicando que a prevalência real é ainda maior (estima-se que isso tenha acrescentado 1 milhão a mais com anticorpos anti-HCV e 0,8 milhão com RNA do HCV em uma coorte posterior avaliada em 2003-2010). Frequências comparáveis de infecção pelo HCV ocorrem na maioria dos países em todo o mundo, com 71 milhões de pessoas infectadas em âmbito mundial, porém prevalências extraordinariamente altas de infecção pelo HCV ocorrem em certos países como o Egito, onde mais de 20% da população (até 50% das pessoas nascidas antes de 1960) em algumas cidades estão infectadas. A alta frequência no Egito é atribuível aos equipamentos contaminados usados para procedimentos médicos e às práticas não seguras de injeção nas décadas de 1950 a 1980 (durante uma campanha para erradicar a esquistossomose com tártaro emético intravenoso). Graças a um programa de 2018 a 2019 do governo egípcio para rastrear toda a população adulta (79% de participação entre > 60 milhões de pessoas) para a hepatite C e tratar as pessoas infectadas (2,2 milhões, 4,6% das pessoas rastreadas; entre 83% das pessoas com desfechos documentados, 99% foram curadas; o custo para identificar e curar uma pessoa foi de 130 dólares) com versões genéricas de antivirais de ação direta (DAA, de *direct-acting antiviral*) (Cap. 341), a hepatite C foi praticamente eliminada nesse país.

Nos Estados Unidos, os afrodescendentes e mexicano-americanos têm frequências mais altas de infecção pelo HCV que os indivíduos brancos. Dados com base no NHANES demonstraram que, entre 1988 e 1994, os homens na faixa etária de 30 a 40 anos tinham prevalência mais alta de infecção por HCV; contudo, no NHANES realizado entre 1999 e 2002, o pico etário desviou-se para a faixa de 40 a 49 anos. Um aumento da mortalidade associada à hepatite C acompanhou essa tendência secular, com números crescentes desde 1995, especialmente na faixa etária de 45 a 65 anos. Assim, apesar da redução de 80% nas novas infecções primárias pelo HCV durante a década de 1990, a prevalência dessa infecção na população foi mantida por um grupo mais idoso que havia contraído a infecção 3 a 4 décadas antes (durante os anos 1960 e 1970) como resultado predominantemente da autoinoculação com drogas ilícitas. O mapeamento filogenético retrospectivo de mais de 45 mil isolados com genótipo 1a demonstrou que a hepatite C epidêmica surgiu nos Estados Unidos, entre os anos de 1940 e 1965, alcançando níveis mais altos na década de 1950 e correspondendo transitoriamente à expansão dos procedimentos médicos (inclusive reutilização de seringas de vidro) no período que se seguiu à Segunda Guerra Mundial. Desse modo, o HCV foi disseminado por ação iatrogênica não apenas no Egito como também nos Estados Unidos, onde as sementes plantadas pelos procedimentos médicos realizados na década de 1950 foram colhidas nas décadas seguintes (1960 e 1970) entre os receptores de transfusões e usuários de drogas injetáveis, mesmo entre aqueles cujo uso de drogas limitava-se a um curto período de experimentação na adolescência.

De acordo com o estudo NHANES de 2003 a 2010, a prevalência da infecção por HCV (reatividade ao RNA do HCV) nos Estados Unidos caiu, na verdade, de 1,3% (3,2 milhões de pessoas) para 1% (2,7 milhões de pessoas) na década anterior (NHANES de 1999-2002), fato atribuível às mortes ocorridas na população de pacientes infectados pelo HCV. Nos dados do NHANES de 2010 a 2014, a prevalência de infecção atual por HCV (reatividade do RNA do HCV) caiu ainda mais – para 0,65% (1,7 milhão de pessoas) –, coincidindo com e sendo atribuível à introdução de DAAs altamente efetivos (Cap. 341). Como as mortes resultantes da infecção por HIV diminuíram depois de 1999, a mortalidade ajustada por idade associada com a infecção pelo HCV foi maior que a da infecção pelo HIV em 2007; mais de 70% das mortes associadas ao HCV ocorreram na coorte dos *"baby boomers"*, nascidos entre 1945 e 1965. Em 2012, a mortalidade associada ao HCV superou o número de óbitos causados por HIV, tuberculose, hepatite B e outras 57 doenças infecciosas notificáveis (i.e., *todas* as doenças infecciosas) relatadas ao CDC. De acordo com o estudo NHANES de 1999 a 2002, em comparação com a prevalência da infecção por HCV de 1,6% na população em geral, a prevalência no grupo nascido entre 1945 e 1965 era de 3,2%, representando três quartos de todos os indivíduos infectados. Assim, em 2012, o CDC e, em 2013, a U.S. Preventive Services Task Force (USPSTF), recomendaram que todas as pessoas nascidas entre 1945 e 1965 fossem rastreadas para hepatite C, sem definição de risco – uma recomendação que se mostrou custo-efetiva e pôde detectar 800 mil pessoas infectadas. Devido à disponibilidade da terapia antiviral altamente efetiva, esse rastreamento poderia evitar 200 mil casos de cirrose e 47 mil casos de carcinoma hepatocelular, além de evitar 120 mil mortes relacionadas à hepatite; com a disponibilidade da nova geração de DAAs (eficácia > 95%; ver Cap. 341), acredita-se que o rastreamento dos *baby boomers* e o tratamento daqueles com hepatite C reduza em 50 a 70% a carga de doença associada ao HCV até 2050.

Porém, as pessoas com hepatite C crônica identificadas pelo rastreamento da coorte nascida em 1945 a 1965 têm 50 anos ou mais e, quando são identificadas, mais de 20% delas já apresentam hepatopatia avançada. Em 2020, com base (1) na eficácia de 95 a 99% dos DAAs totalmente orais, bem tolerados e altamente efetivos; (2) na demonstração de que o resultado da terapia com DAA (resposta virológica sustentada) foi associado com marcada redução na mortalidade hepática e por todas as causas, cirrose e carcinoma hepatocelular (Cap. 341); (3) na redução no custo inicialmente elevado da terapia com DAA; (4) na demonstração de maior custo-efetividade do rastreamento de todos os adultos em vez do rastreamento por coorte de nascimento; e (5) no fato de que, com a mudança demográfica da infecção pelo HCV (ver adiante), especialmente a partir de 2010, afetando uma população mais jovem exposta pelo uso de drogas injetáveis, a American Association for the Study of Liver Diseases e a Infectious Diseases Society of America, além da USPSTF e do CDC, expandiram o rastreamento recomendado para a hepatite C a todos os adolescentes e adultos de 18 a 79 anos (e, devido ao aumento substancial nas infecções por HCV nas mulheres em idade fértil [20-39 anos], expandiram esse rastreamento para as gestantes).

A hepatite C é a causa de 40% das hepatopatias crônicas e, antes da introdução da terapia altamente efetiva com DAAs, era a indicação mais frequente para transplante de fígado; estima-se que a hepatite C seja responsável por 8 mil a 10 mil mortes a cada ano nos Estados Unidos. A distribuição dos genótipos do HCV varia nas diferentes partes do mundo. Em âmbito mundial, o genótipo 1 é o mais comum. Nos Estados Unidos, o genótipo 1 é responsável por 70% das infecções pelo HCV, enquanto os genótipos 2 e 3 são responsáveis pelos 30% restantes; entre os negros, a frequência do genótipo 1 é ainda mais alta (i.e., 90%). O genótipo 4 predomina no Egito; o genótipo 5 está limitado à África do Sul; o genótipo 6, a Hong Kong; e o genótipo 7, à África Central. A maioria dos doadores de sangue assintomáticos nos quais se constata a presença de anti-HCV e cerca de 20 a 30% das pessoas com casos notificados de hepatite C aguda não se enquadram em um grupo de risco reconhecido; contudo, muitos desses doadores se lembram de comportamentos associados a algum risco quando interrogados minuciosamente.

Por se tratar de infecção veiculada pelo sangue, o HCV pode ser transmitido sexualmente e no período perinatal; contudo, essas duas modalidades de transmissão são ineficientes para a hepatite C. Apesar de 10 a 15% dos pacientes com hepatite C aguda relatarem possíveis contatos sexuais de infecção, a maioria dos estudos não conseguiu identificar a transmissão sexual desse vírus. As probabilidades de transmissão sexual e perinatal foram estimadas em cerca de 5%, mas foram de apenas 1% em um estudo prospectivo entre parceiros sexuais monogâmicos, bem abaixo das taxas comparáveis de infecção por HIV e HBV. Além disso, a transmissão sexual parece estar confinada a subpopulações como as de indivíduos com vários parceiros sexuais e com infecções sexualmente transmissíveis (p. ex., grupos isolados de infecção por HCV transmitido sexualmente foram notificados entre homens HIV-positivos que tinham relações sexuais com homens). A amamentação não eleva o risco de infecção pelo HCV de uma mãe infectada ao seu bebê. A infecção de profissionais da área da saúde não é significativamente mais alta que o observado na população geral; no entanto, é mais provável que esses indivíduos adquiram infecção pelo HCV por meio de picadas acidentais com agulhas, cuja eficiência é de cerca de 3%. A infecção entre contatos domiciliares também é rara.

Além das pessoas nascidas entre 1945 e 1965, outros grupos com frequência aumentada de infecção pelo HCV são listados na Tabela 339-4. Nos indivíduos imunossuprimidos, os níveis de anti-HCV podem ser indetectáveis e, para estabelecer o diagnóstico, pode ser necessário realizar testes para RNA do HCV. Embora casos novos de hepatite C aguda sejam raros fora do grupo de usuários de drogas injetáveis, casos recém-diagnosticados são frequentes entre indivíduos saudáveis que tiveram experiências com drogas injetáveis por períodos curtos nas últimas 4 a 5 décadas, conforme já mencionado. Em geral, esses casos permanecem não reconhecidos por muitos anos, até serem revelados por um rastreamento laboratorial feito em função de exames médicos de rotina, solicitações de seguro e tentativas de doação de sangue. Embora a incidência anual global dos casos novos de infecção por HCV continue a diminuir, o índice de infecções primárias tem aumentado desde 2002, com alta expressiva desde 2010 (aumentando de 0,3/100.000 para 1,2/100.000 entre 2009-2018), o que foi amplificado pela epidemia recente de uso de opioides em uma nova coorte de usuários de drogas injetáveis na faixa etária de 20 a 39 anos (representando um aumento de 3,8 vezes nos casos entre 2010 e 2017 e mais de dois terços de todos os casos agudos) que, ao contrário das coortes mais maduras, não aprenderam a tomar precauções para evitar infecções transmitidas pelo sangue. Refletindo essa nova ocorrência, a prevalência de infecção atual por HCV (reatividade do RNA do HCV) nos Estados Unidos aumentou de 0,65% (1,7 milhão de pessoas) em uma análise do NHANES de 2010 a 2014 para 0,84% (2,04 milhões de pessoas) em uma análise do NHANES de 2013 a 2014. Além disso, com base em uma estimativa das populações excluídas dessa análise NHANES, a prevalência seria ainda maior: 0,93% (2,7 milhões de pessoas). Essa tendência temporal tardia foi atribuída ao aumento dos casos agudos em usuários de drogas injetáveis, causado por elevações nos estados mais afetados pela epidemia de uso de drogas injetáveis/opioides. Paralelamente a essa tendência, a prevalência de infecção pelo HCV em mulheres de 15 a 44 anos (em idade fértil) também duplicou entre 2014 e 2016; assim, o rastreamento de gestantes para a infecção por HCV também é atualmente recomendado.

Hepatite E Esse tipo de hepatite – identificado na Índia, na África, na Ásia, no Oriente Médio e na América Central (áreas endêmicas) – é semelhante à hepatite A em seu modo principalmente entérico de propagação. Os casos comumente reconhecidos ocorrem depois da contaminação de reservatórios de água, como acontece depois das inundações na época das monções, mas podem ocorrer também casos isolados esporádicos. Uma característica epidemiológica que diferencia o HEV dos outros agentes entéricos é a raridade da disseminação secundária de pessoa para pessoa entre indivíduos infectados e seus contatos íntimos. Os surtos amplos transmitidos por água em áreas endêmicas estão ligados aos genótipos 1 e 2, surgem em populações imunes ao HAV, preferem adultos jovens e são responsáveis por prevalências de anticorpos de 30 a 80%. A incidência anual global de infecções agudas por HEV foi estimada de maneira conservadora como sendo de pelo menos 20 milhões (das quais 3,3 milhões são assintomáticas), tornando a infecção pelo HEV como a causa mais comum de hepatite viral aguda. Em regiões não endêmicas do mundo como os Estados Unidos, a hepatite E aguda clinicamente evidente é muito rara. Porém, com base no estudo NHANES de 1988 a 1994 conduzido pelo U.S. Public Health Service, a prevalência de anti-HEV foi de 21%, refletindo infecções subclínicas, infecções com genótipos 3 e 4, predominantemente em homens idosos (> 60 anos). Porém, um novo estudo NHANES de 2009 a 2010 mostrou redução substancial de 70% do anti-HEV em duas décadas para apenas 6%, o que é mais consistente com a raridade da hepatite E aguda nos Estados Unidos do que poderia ser sugerido pelo resultado do NHANES anterior, talvez refletindo o uso de um ensaio anti-HEV mais específico no segundo período de tempo. Mais uma vez, a idade avançada estava associada à soropositividade anti-HEV. Nas áreas não endêmicas, o HEV representa apenas uma pequena proporção dos casos de hepatite esporádica (descrita como "autóctone" ou natural); contudo, casos importados de áreas endêmicas foram diagnosticados nos Estados Unidos. As evidências sustentam a existência de um reservatório zoonótico para o HEV, principalmente em suínos (mas também em cervos, camelos e coelhos), que podem ser responsáveis pela maioria das infecções subclínicas primariamente pelos genótipos 3 e 4 nas áreas não endêmicas. Uma distribuição alta previamente desconhecida de infecção por HEV foi relacionada com a ingestão de produtos suínos crus ou inadequadamente cozidos e foi demonstrada na Europa Ocidental (p. ex., Alemanha, com incidência anual estimada de 300 mil casos e prevalência de anti-HEV de 17% entre adultos; e na França, com prevalência de anti-HEV de 22% entre doadores de sangue saudáveis).

TABELA 339-4 ■ Populações de alto risco para as quais se recomenda rastreamento da infecção pelo HCV

Todos os adultos de 18-79 anos devem ser rastreados, uma recomendação que substitui o foco anterior em pessoas nascidas entre 1945 e 1965
Indivíduos que fizeram uso de drogas injetáveis em algum momento
Indivíduos infectados pelo HIV
Hemofílicos tratados com concentrados de fatores de coagulação antes de 1987
Indivíduos que fizeram hemodiálise por longo prazo em algum momento
Indivíduos com elevações inexplicadas dos níveis de aminotransferase
Receptores de transfusões ou transplantes antes de julho de 1992
Receptores de sangue e órgãos de um doador positivo para hepatite C
Crianças nascidas de mães com hepatite C
Profissionais de saúde, segurança pública e equipes de emergência, após picada com agulha ou exposição da mucosa ao sangue contaminado por HCV
Parceiros(as) sexuais de indivíduos infectados pelo HCV
Gestantes

Siglas: HCV, vírus da hepatite C; HIV, vírus da imunodeficiência humana.

MANIFESTAÇÕES CLÍNICAS E LABORATORIAIS

Sinais e sintomas As hepatites virais agudas ocorrem depois de um período de incubação que varia de acordo com o vírus responsável. Em geral, o período de incubação da hepatite A varia de 15 a 45 dias (média de 4 semanas), das hepatites B e D entre 30 e 180 dias (média de 8-12 semanas), da hepatite C entre 15 e 160 dias (média de 7 semanas) e da hepatite E entre 14 e 60 dias (média de 5-6 semanas). Os *sintomas prodrômicos* das hepatites virais agudas são sistêmicos e muito variados. Os sintomas constitucionais como anorexia, náuseas e vômitos, fadiga, mal-estar, artralgias, mialgias, cefaleia, fotofobia, faringite, tosse e coriza podem preceder o surgimento da icterícia em 1 a 2 semanas. Náuseas, vômitos e anorexia frequentemente estão associados às alterações do paladar e do olfato. Febre entre 38 e 39 °C está presente com mais frequência nas hepatites A e E que nas hepatites B e C, exceto quando a hepatite B é antecedida por uma síndrome semelhante à doença do soro. Raramente, uma febre de 39,5 a 40 °C pode acompanhar os sintomas constitucionais. Urina escura e fezes cor de massa de vidraceiro/argila podem ser observadas pelo paciente 1 a 5 dias antes do início da icterícia clínica.

Com o início da *icterícia clínica*, observa-se habitualmente redução dos sintomas prodrômicos constitucionais, porém em alguns pacientes é comum ocorrer ligeira perda de peso (2,5-5 kg), que pode continuar durante toda a fase ictérica. O fígado torna-se aumentado e dolorido, podendo estar associado com dor e desconforto no quadrante superior direito do abdome. Em casos raros, os pacientes apresentam um quadro colestático sugestivo de obstrução biliar extra-hepática. Esplenomegalia e linfadenopatia cervical estão presentes em 10 a 20% dos pacientes com hepatite aguda. Poucos angiomas aracneiformes surgem com baixa frequência durante a fase ictérica, desaparecendo durante a convalescença. No decorrer da *fase de recuperação*, os sintomas constitucionais desaparecem, porém certo grau de aumento do fígado e anormalidades dos testes bioquímicos hepáticos geralmente continuam evidentes. A duração da fase pós-ictérica é variável, oscilando entre 2 e 12 semanas, e em geral sendo mais prolongada com as hepatites B e C agudas. A recuperação clínica e bioquímica completa pode ser esperada após 1 a 2 meses em todos os casos de hepatites A e E, bem como em 3 a 4 meses depois do início da icterícia em 75% dos casos autolimitados sem complicações de hepatites B e C (entre os adultos saudáveis, a hepatite B aguda é autolimitada em 95-99% dos casos, enquanto a hepatite C é autolimitada apenas em cerca de 15-20%). Nos demais casos, a recuperação bioquímica pode ser mais lenta. Uma porcentagem expressiva dos pacientes com hepatite viral nunca apresenta icterícia.

A infecção pelo HDV pode ocorrer na presença de infecção pelo HBV aguda ou crônica; a duração da infecção pelo HBV determina a duração da infecção pelo HDV. Quando as infecções agudas por HDV e HBV ocorrem juntas, as manifestações clínicas e bioquímicas podem ser indiferenciáveis daquelas observadas na infecção pelo HBV isolada, embora sejam mais graves em alguns casos. Ao contrário dos pacientes com infecção *aguda* pelo HBV, os pacientes com infecção *crônica* pelo HBV podem sustentar a replicação do HDV indefinidamente, como ocorre quando a infecção aguda pelo HDV desenvolve-se na presença de uma infecção aguda pelo HBV sem resolução ou, de modo mais comum, quando a hepatite D aguda está sobreposta à hepatite B crônica subjacente. Nesses casos, a superinfecção pelo HDV parece uma exacerbação clínica ou um episódio que lembra hepatite viral aguda em um paciente que já tem infecção crônica pelo HBV. A superinfecção pelo HDV em um paciente com hepatite B crônica resulta com frequência em deterioração clínica (ver adiante).

Além das superinfecções por outros agentes de hepatite, eventos clínicos semelhantes aos da hepatite aguda nos pacientes com hepatite B crônica podem acompanhar a soroconversão espontânea do HBeAg a anti-HBe, ou a reativação espontânea (i.e., reversão de infecção relativamente não replicativa em replicativa). Essas reativações podem ocorrer também nos pacientes terapeuticamente imunossuprimidos com infecção pelo HBV crônica, quando os fármacos citotóxicos/imunossupressores são interrompidos; nesses casos, presume-se que a restauração da imunocompetência torne possível o reinício da citólise imune celular-mediada previamente controlada dos hepatócitos HBV-infectados. Por vezes, as exacerbações clínicas agudas da hepatite B crônica podem representar o desenvolvimento de um mutante pré-*core* (ver "Virologia e etiologia", anteriormente) e, nesses pacientes, a evolução subsequente pode caracterizar-se por exacerbações periódicas. A quimioterapia citotóxica também pode levar à reativação da hepatite C crônica, e o tratamento com outros imunomoduladores, como os anticorpos monoclonais contra o TNF-α e outras citocinas e especialmente com o anticorpo depletor de células B (CD20) rituximabe, pode levar à reativação das hepatites B e C.

Manifestações laboratoriais As aminotransferases séricas AST (aspartato-aminotransferase) e ALT (alanina-aminotransferase) (anteriormente conhecidas como TGO e TGP) aumentam em grau variável durante a fase prodrômica da hepatite viral aguda e precedem à elevação no nível de bilirrubina (Figs. 339-2 e 339-4). No entanto, os níveis dessas enzimas não se correlacionam bem com o grau de dano às células hepáticas. Os níveis máximos variam de cerca de 400 a 4.000 UI ou mais e em geral são alcançados quando o paciente mostra icterícia clínica, caindo progressivamente durante a fase de recuperação da hepatite aguda. O diagnóstico de hepatite anictérica baseia-se nos achados clínicos e nas elevações das aminotransferases.

A icterícia torna-se visível habitualmente nas escleras ou na pele, quando o nível sérico da bilirrubina ultrapassa 43 μmol/L (2,5 mg/dL). Quando aparece a icterícia, a bilirrubina sérica sobe até níveis que variam de 85 a 340 μmol/L (5-20 mg/dL). A bilirrubina sérica pode continuar a aumentar apesar da queda nos níveis de aminotransferases. Na maioria dos casos, a bilirrubina total é dividida de maneira equivalente entre as frações conjugada e não conjugada. Níveis de bilirrubina > 340 μmol/L (20 mg/dL) e que se prolongam e persistem ao longo das fases subsequentes da evolução da hepatite viral estão associados mais provavelmente à doença grave. Entretanto, em certos pacientes com anemia hemolítica subjacente, como deficiência de glicose-6-fosfato-desidrogenase e anemia falciforme, um nível sérico alto de bilirrubina é comum e resulta da hemólise sobreposta. Nesses pacientes, níveis de bilirrubina > 513 μmol/L (30 mg/dL) foram observados e não estão associados necessariamente a um prognóstico desfavorável.

A neutropenia e a linfopenia são transitórias e acompanhadas de linfocitose relativa. Linfócitos atípicos (que variam entre 2-20%) são comuns durante a fase aguda. A determinação do tempo de protrombina (TP) é importante nos pacientes com hepatite viral aguda, pois um valor prolongado pode refletir uma anormalidade grave da síntese hepática, necrose hepatocelular extensa e prognóstico desfavorável. Ocasionalmente, o TP prolongado pode ocorrer com aumentos apenas leves dos níveis séricos de bilirrubina e aminotransferases. Náuseas e vômitos prolongados, ingestão inadequada de carboidratos e reservas hepáticas insuficientes de glicogênio podem contribuir para a hipoglicemia por vezes observada nos pacientes com hepatite viral grave. A fosfatase alcalina sérica pode ser normal ou apenas ligeiramente elevada, enquanto uma queda na albumina sérica é incomum na hepatite viral aguda sem complicações. Em alguns pacientes, foram observadas esteatorreia leve e transitória, hematúria microscópica e proteinúria mínima.

Em muitos casos, a fração das gamaglobulinas pode estar difusa e ligeiramente elevada durante a hepatite viral aguda. Os níveis séricos de IgG e IgM mostram-se elevados em cerca de um terço dos pacientes durante a fase aguda da hepatite viral, porém o nível sérico de IgM encontra-se elevado mais caracteristicamente durante a hepatite A aguda. Durante a fase aguda da hepatite viral, podem estar presentes anticorpos dirigidos contra o músculo liso e também contra outros componentes celulares; além disso, títulos baixos de fator reumatoide, anticorpo nuclear e anticorpo heterófilo também podem ser encontrados, ocasionalmente. Com as hepatites C e D, podem ocorrer anticorpos anti-LKM; entretanto, as espécies de anticorpos anti-LKM nesses dois tipos de hepatite são diferentes uma da outra, assim como das espécies de anticorpos anti-LKM características da hepatite autoimune tipo 2 (Cap. 341). Os autoanticorpos da hepatite viral são inespecíficos e também podem estar associados a outras doenças virais e sistêmicas. Em contrapartida, os anticorpos vírus-específicos, que aparecem durante e depois da infecção pelos vírus de hepatite, são marcadores sorológicos com importância diagnóstica.

Como descrito anteriormente, existem testes sorológicos rotineiramente disponíveis com os quais se pode estabelecer o diagnóstico das hepatites A, B, D e C. Mas nem sempre há testes disponíveis para HAV fecal ou sérico. Por isso, o diagnóstico de hepatite A baseia-se na identificação da IgM anti-HAV durante a enfermidade aguda (Fig. 339-2). O fator reumatoide pode dar origem a resultados falso-positivos nesse teste.

O diagnóstico de infecção pelo HBV em geral pode ser feito pela identificação de HBsAg no soro. Raramente, os níveis de HBsAg são baixos demais para serem detectados durante a infecção aguda pelo HBV, mesmo com os imunoensaios modernos altamente sensíveis. Nesses casos, o diagnóstico pode ser estabelecido pela presença de IgM anti-HBc.

O título de HBsAg tem pouca relação com a gravidade da doença clínica. Na verdade, existe uma correlação inversa entre a concentração sérica de HBsAg e o grau de dano às células hepáticas. Por exemplo, os títulos são mais altos nos pacientes imunossuprimidos, mais baixos nos pacientes com hepatopatia crônica (porém, mais altos na hepatite crônica leve do que na forma crônica grave) e muito baixos nos pacientes com hepatite aguda fulminante. Essas observações sugerem que, na hepatite B, o grau de dano às células hepáticas e a evolução clínica estejam relacionados com variações na resposta imune do paciente ao HBV, mas não com a quantidade de HBsAg circulante. Contudo, nos indivíduos imunocompetentes, existe uma correlação entre os marcadores de *replicação* do HBV e a lesão hepática (ver adiante).

Outro marcador sorológico importante dos pacientes com hepatite B é o HBeAg. Sua principal utilidade clínica é como indicador relacionado com a infecciosidade. Por estar invariavelmente presente no início da hepatite B aguda, a dosagem do HBeAg é indicada fundamentalmente para os casos de infecção crônica.

Nos pacientes com antigenemia de superfície da hepatite B com duração desconhecida (p. ex., doadores de sangue, quando se constata que são HBsAg-positivos), os testes para IgM anti-HBc podem ser úteis com a finalidade de estabelecer a diferença entre infecção aguda ou recente (IgM anti-HBc-positivo) e infecção por HBV crônica (IgM anti-HBc-negativo, IgG anti-HBc-positivo). Um teste falso-positivo para IgM anti-HBc pode ser observado nos pacientes com altos títulos de fator reumatoide. Além disso, a IgM anti-HBc pode ser novamente expressa durante a reativação da hepatite B crônica.

O anti-HBs raramente é detectável na presença de HBsAg nos pacientes com hepatite B *aguda*, porém 10 a 20% dos pacientes com infecção pelo HBV *crônica* podem apresentar baixos níveis de anti-HBs. Esse anticorpo não é dirigido contra o determinante de grupo comum (*a*), mas sim contra o determinante do subtipo heterotípico (p. ex., HBsAg do subtipo *ad* com anti-HBs do subtipo *y*). Na maioria dos casos, esse padrão sorológico não pode ser atribuído à infecção por dois subtipos diferentes de HBV, mas parece (com base na teoria de seleção clonal da diversidade de anticorpos) refletir a estimulação de um clone relacionado de células produtoras de anticorpos, não sendo um indicador do desaparecimento iminente do HBsAg. Quando esse anticorpo é identificado, sua presença não tem significado clínico reconhecido (ver "Virologia e etiologia", anteriormente).

Depois da imunização com a vacina contra hepatite B, que consiste apenas em HBsAg, o anti-HBs é o único marcador sorológico que aparece. Os padrões sorológicos encontrados comumente na hepatite B e sua interpretação estão resumidos na Tabela 339-5. Atualmente, estão disponíveis testes para a identificação do DNA do HBV no fígado e no soro. Como o HBeAg, o DNA do HBV no soro é um indicador de replicação do HBV, porém os testes para DNA do HBV são mais sensíveis e quantitativos. Os ensaios de hibridização de primeira geração para DNA do HBV tinham sensibilidade de 10^5 a 10^6 vírions/mL – um limiar relativo abaixo do qual a infecciosidade e a lesão hepática são limitadas e o HBeAg geralmente não é detectável. Atualmente, o teste para DNA do HBV à base de ensaios de hibridização insensíveis foi substituído pelos ensaios de amplificação (p. ex., ensaio baseado em PCR, com sensibilidade para detectar 10 ou 100 vírions/mL); entre os ensaios de PCR comercializados, os mais úteis são aqueles com sensibilidade mais alta (5-10 UI/mL) e faixa dinâmica mais ampla (10^0 a 10^9 UI/mL). Com o aumento da sensibilidade, os ensaios de amplificação mantêm sua reatividade muito além do limiar atual de infecciosidade e lesão hepática (10^3 a 10^4 UI/mL). Esses marcadores são úteis para acompanhar a evolução da replicação do HBV nos pacientes com hepatite B crônica que recebem quimioterapia antiviral (Cap. 341). Exceto nas primeiras décadas de vida subsequentes à infecção pelo HBV adquirida no período perinatal (ver anteriormente), observa-se em adultos imunocompetentes com hepatite B crônica a existência de uma correlação geral entre o nível de replicação do HBV (refletido pelo nível de DNA do HBV sérico) e o grau de lesão hepática. Níveis séricos altos de DNA do HBV, expressão exagerada dos antígenos virais e atividade necroinflamatória no fígado andam sempre juntos, a não ser quando a imunossupressão interfere nas respostas das células T citolíticas às células infectadas pelo vírus. A redução da replicação do HBV com agentes antivirais costuma ser acompanhada de melhora da histologia hepática. Entre os pacientes com hepatite B crônica, níveis altos de DNA do HBV elevam o risco de cirrose, descompensação hepática e carcinoma hepatocelular (ver "Complicações e sequelas", adiante).

Nos pacientes com hepatite C, é comum encontrar um padrão transitório de elevação das aminotransferases. O diagnóstico sorológico específico da hepatite C pode ser feito ao demonstrar a presença no soro de anti-HCV. Quando são usados imunoensaios modernos, o anti-HCV pode ser detectado na hepatite C aguda durante a fase inicial de atividade elevada das aminotransferases, e mantém-se detectável depois da recuperação (a qual é rara) e durante a infecção crônica (comum). A ausência de especificidade pode complicar os imunoensaios para anti-HCV, em especial nos indivíduos com baixa probabilidade prévia de infecção, como os doadores de sangue voluntários, ou nas pessoas com fator reumatoide circulante, que pode unir-se de maneira inespecífica aos reagentes do ensaio. O RNA do HCV pode ser usado quando se pretende estabelecer a diferença entre as determinações positivas verdadeiras e positivas falsas do anti-HCV. Os ensaios para RNA do HCV são os testes mais sensíveis para infecção por esse vírus e representam o padrão de referência que permite estabelecer o diagnóstico da hepatite C. O RNA do HCV pode ser detectado mesmo antes de ocorrer elevação aguda da atividade das aminotransferases e antes do aparecimento do anti-HCV nos pacientes com hepatite C aguda. Além disso, o RNA do HCV permanece detectável indefinidamente, de forma contínua na maioria dos casos, porém de modo intermitente em alguns dos pacientes com hepatite C crônica (detectável também em alguns pacientes com provas de função hepática normais, i.e., portadores inativos). Em pouquíssimos pacientes com hepatite C que não formam anti-HCV, o diagnóstico pode ser facilitado pela detecção do RNA do HCV. Quando todos esses testes são negativos e o paciente tem um quadro bem-caracterizado de hepatite subsequente à exposição percutânea ao sangue ou hemocomponentes, pode-se considerar o diagnóstico de hepatite causada por um agente não identificado.

Técnicas de amplificação são necessárias para detectar o RNA do HCV. Hoje, a amplificação desse alvo (i.e., síntese de várias cópias do genoma viral) é conseguida por PCR, na qual o RNA viral é transcrito de modo reverso em DNA complementar e, em seguida, amplificado por ciclos repetidos de síntese de DNA. Os ensaios de PCR quantitativos fornecem uma medida da "carga viral" relativa; os ensaios de PCR modernos têm sensibilidade de 10 (limite inferior de detecção) a 25 UI/mL (limite inferior de quantificação) e faixa dinâmica ampla (10 a 10^7 UI/mL). A determinação do RNA do HCV não é um marcador confiável de gravidade da doença nem do prognóstico, mas é útil porque permite prever a responsividade relativa ao tratamento antiviral. Isso também se aplica às análises do genótipo do HCV (Cap. 341). Evidentemente, a monitoração do RNA do HCV durante o tratamento antiviral é um requisito essencial à avaliação da responsividade durante o tratamento e em longo prazo.

Alguns pacientes com hepatite C têm anti-HBc isolado em seu sangue, o que reflete um risco comum em certas populações de exposição a múltiplos agentes da hepatite veiculados pelo sangue. Nesses casos, o anti-HBc é quase invariavelmente

TABELA 339-5 ■ Padrões sorológicos da hepatite B encontrados comumente

HBsAg	Anti-HBs	Anti-HBc	HBeAg	Anti-HBe	Interpretação
+	–	IgM	+	–	Hepatite B aguda, infecciosidade alta[a]
+	–	IgG	+	–	Hepatite B crônica, infecciosidade alta
+	–	IgG	–	+	1. Hepatite B aguda tardia ou crônica, infecciosidade baixa 2. Hepatite B (crônica ou, raramente, aguda) HBeAg-negativa ("mutante pré-*core*")
+	+	+	+/–	+/–	1. HBsAg de um único subtipo e anti-HBs heterotípico (comum) 2. Processo de soroconversão de HBsAg em anti-HBs (raro)
–	–	IgM	+/–	+/–	1. Hepatite B aguda[a] 2. "Janela" do anti-HBc
–	–	IgG	–	+/–	1. Portador de hepatite B de baixo grau 2. Hepatite B no passado remoto
–	+	IgG	–	+/–	Recuperação da hepatite B
–	+	–	–	–	1. Imunização com HBsAg (depois da vacinação) 2. Hepatite B no passado remoto (?) 3. Falso-positivo

[a] A IgM anti-HBc pode reaparecer durante reativação aguda da hepatite B crônica.
Nota: Ver siglas no texto.

da classe IgG e costuma representar uma infecção pelo HBV no passado remoto (DNA do HBV não identificável); raramente representa infecção atual pelo HBV com estado de carreador do vírus em baixa viremia. Anti-HCV detectável na ausência de RNA de HCV significa recuperação espontânea ou induzida terapeuticamente da hepatite C ("curada").

A presença de infecção pelo HDV pode ser detectada ao demonstrar o antígeno do HDV intra-hepático ou, de maneira mais prática, uma soroconversão para anti-HDV (elevação no título de anti-HDV ou aparecimento *de novo* do anti-HDV). O antígeno do HDV circulante, também diagnóstico de infecção aguda, pode ser identificável apenas brevemente. Levando em conta que o anti-HDV frequentemente não é detectável depois que desaparece o HBsAg, o diagnóstico sérico retrospectivo da coinfecção aguda autolimitada é difícil. O diagnóstico precoce de infecção aguda pode ser dificultado por um atraso de até 30 a 40 dias no aparecimento de anti-HDV.

Quando um paciente se apresenta com hepatite aguda e tem HBsAg e anti-HDV no soro, a determinação da classe de anti-HBc é útil para estabelecer a relação entre infecção por HBV e HDV. Embora a IgM anti-HBc não permita que se faça uma distinção *absoluta* entre infecção aguda e crônica pelo HBV, sua presença constitui um indicador confiável de infecção recente e sua ausência é um indicador confiável de infecção no passado remoto. Com as coinfecções agudas por HBV e HDV, a IgM anti-HBc é detectável, enquanto, na infecção aguda pelo HDV sobreposta à infecção crônica por HBV, o anti-HBc é da classe IgG. Os ensaios para RNA do HDV – disponíveis em laboratórios especializados e ainda sem padronização – podem ser usados para confirmar a infecção por esse vírus e monitorar o tratamento durante a infecção crônica.

A evolução sorológica/virológica durante a hepatite E aguda é totalmente análoga à da hepatite A aguda, com disseminação fecal do vírus e viremia breves, além de uma resposta inicial de IgM anti-HEV que predomina durante aproximadamente os primeiros 3 meses, mas é obscurecida depois disso pela IgG anti-HEV de longa duração. Há testes diagnósticos de confiabilidade variada para a hepatite E comercialmente disponíveis fora dos Estados Unidos; nos Estados Unidos, embora os testes para a infecção por HEV não estejam aprovados pela FDA, podem-se realizar exames sorológicos/virológicos confiáveis no CDC ou em outros laboratórios comerciais ou acadêmicos.

A biópsia do fígado é necessária ou está indicada apenas raramente nas hepatites virais agudas, exceto quando o diagnóstico é questionável ou a evidência clínica sugere o diagnóstico de hepatite crônica.

Um algoritmo diagnóstico pode ser aplicado na avaliação dos casos de hepatite viral aguda. Um paciente com hepatite aguda deve fazer quatro testes sorológicos: HBsAg, IgM anti-HAV, IgM anti-HBc e anti-HCV (Tab. 339-6). A presença de HBsAg com ou sem IgM anti-HBc representa infecção pelo HBV. Quando a IgM anti-HBc está presente, a infecção pelo HBV deve ser considerada aguda; quando a IgM anti-HBc não é detectável, a infecção pelo HBV deve ser considerada crônica. O diagnóstico de hepatite B aguda pode ser confirmado mesmo na ausência de HBsAg, quando a IgM anti-HBc é detectável. O diagnóstico de hepatite A aguda baseia-se na presença de IgM anti-HAV. Quando a IgM anti-HAV coexiste com o HBsAg, pode ser estabelecido o diagnóstico de coinfecção por HAV e HBV; quando a IgM anti-HBc (com ou sem HBsAg) é identificável, o paciente tem hepatites A e B agudas simultâneas; quando a IgM anti-HBc não é detectável, o paciente tem hepatite A aguda sobreposta à infecção por HBV crônica. A presença de anti-HCV confirma o diagnóstico de hepatite C aguda.

Ocasionalmente, os testes para RNA do HCV ou os testes repetidos para anti-HCV em um período subsequente durante a evolução da doença são necessários para estabelecer o diagnóstico. A negatividade de todos os marcadores sorológicos é compatível com o diagnóstico de hepatite "não A, não B, não C" (nenhum outro vírus causador de hepatite viral humana foi identificado), contanto que os elementos epidemiológicos sejam compatíveis.

Nos pacientes com hepatite crônica, os testes iniciais devem consistir em HBsAg e anti-HCV. O anti-HCV sugere e o RNA do HCV confirma o diagnóstico de hepatite C crônica. Quando é estabelecido o diagnóstico sorológico de hepatite B, os testes para HBeAg e anti-HBe estão indicados para avaliar a infecciosidade relativa. Nesses casos, os testes para DNA do HBV fornecem um indício quantitativo mais sensível do nível de replicação viral e, por essa razão, são muito úteis durante o tratamento antiviral (Cap. 341). Nos pacientes com hepatite B crônica e atividade normal das aminotransferases na ausência de HBeAg, testes seriados realizados com o passar do tempo costumam ser necessários para estabelecer a diferença entre o estado de portador inativo e a hepatite B crônica HBeAg-negativa com atividade virológica e necroinflamatória flutuante. Nos indivíduos com hepatite B, os testes para anti-HDV são úteis naqueles com doença grave e fulminante, doença crônica grave, hepatite B crônica e exacerbações semelhantes à hepatite aguda, exposições percutâneas frequentes e indivíduos provenientes de áreas onde a infecção pelo HDV é endêmica.

PROGNÓSTICO

Quase todos os pacientes previamente sadios com hepatite A recuperam-se por completo, sem quaisquer sequelas clínicas. Do mesmo modo, com a hepatite B aguda, 95 a 99% dos adultos antes sadios têm evolução favorável e recuperam-se completamente. Porém, algumas manifestações clínicas e laboratoriais sugerem evolução mais complicada e prolongada. Os pacientes de idade avançada e com distúrbios clínicos subjacentes graves podem apresentar evolução prolongada e têm maior probabilidade de desenvolver hepatite grave. Manifestações iniciais como ascite, edema periférico e sintomas de encefalopatia hepática sugerem prognóstico mais desfavorável. Além disso, TP prolongado, nível sérico baixo de albumina, hipoglicemia e valores séricos muito altos de bilirrubinas sugerem doença hepatocelular grave. Os pacientes com essas manifestações clínicas e laboratoriais devem ser hospitalizados imediatamente. A taxa de mortalidade dos pacientes com hepatites A e B é muito baixa (cerca de 0,1%), porém aumenta com a idade avançada e os distúrbios subjacentes debilitantes. Entre os pacientes suficientemente enfermos para serem hospitalizados por hepatite B aguda, a taxa de mortalidade é de 1%. Na fase aguda, a hepatite C é menos grave que a hepatite B e é mais propensa a ser anictérica. Os casos fatais são raros, porém a taxa de mortalidade exata é desconhecida. Nos surtos de hepatite E veiculada pela água na Índia e na Ásia, a taxa de mortalidade é de 1 a 2%, mas pode chegar a 10 a 20% nas gestantes. Contribuindo para a hepatite E fulminante detectada nos países endêmicos (embora seja muito rara ou não ocorra nos países não endêmicos), existem casos de hepatite E aguda sobreposta à doença hepática crônica subjacente ("doença hepática crônica agudizada"). Os pacientes com hepatites B e D agudas simultâneas não estão sujeitos necessariamente a uma taxa de mortalidade mais alta que os portadores apenas de hepatite B aguda; entretanto, em vários surtos de infecção aguda simultânea por HBV e HDV entre usuários de drogas injetáveis, a taxa de mortalidade dos casos foi de cerca de 5%. No caso de superinfecção pelo HDV em um paciente com hepatite B crônica, a probabilidade

TABELA 339-6 ■ Abordagem diagnóstica simplificada de pacientes com hepatite aguda				
Testes sorológicos no soro do paciente				
HBsAg	IgM anti-HAV	IgM anti-HBc	Anti-HCV	Interpretação diagnóstica
+	−	+	−	Hepatite B aguda
+	−	−	−	Hepatite B crônica
+	+	−	−	Hepatite A aguda sobreposta à hepatite B crônica
+	+	+	−	Hepatites A e B agudas
−	+	−	−	Hepatite A aguda
−	+	+	−	Hepatites A e B agudas (HBsAg abaixo do limiar de detecção)
−	−	+	−	Hepatite B aguda (HBsAg abaixo do limiar de detecção)
−	−	−	+	Hepatite C aguda

Nota: Ver siglas no texto.

de hepatite fulminante e morte aumenta de maneira substancial. Apesar de a taxa de mortalidade dos casos para a hepatite D não ser definitivamente conhecida, nos surtos de superinfecção por HDV grave em populações isoladas com alta taxa de portador da hepatite B ("febre Lábrea"), foi registrada uma taxa de mortalidade > 20%.

COMPLICAÇÕES E SEQUELAS

Uma porcentagem pequena dos pacientes com hepatite A é acometida por *hepatite recidivante* semanas a meses depois da recuperação aparente da hepatite aguda. As recaídas caracterizam-se pela recidiva dos sintomas, elevações das aminotransferases, ocasionalmente icterícia e excreção fecal de HAV. Outra variante incomum da hepatite A aguda é a *hepatite colestática*, caracterizada por icterícia colestática prolongada e prurido. Há casos raros em que as anormalidades das provas de função hepática persistem por muitos meses ou até por 1 ano. Mesmo quando ocorrem essas complicações, a hepatite A ainda é autolimitada e não progride para hepatopatia crônica. Durante a fase prodrômica da hepatite B aguda, uma síndrome semelhante à doença do soro caracterizada por artralgia ou artrite, erupção cutânea, angioedema e, raramente, hematúria e proteinúria pode manifestar-se em 5 a 10% dos pacientes. Essa síndrome ocorre antes do início da icterícia clínica e, com frequência, esses pacientes são diagnosticados erroneamente como portadores de doença reumática. O diagnóstico pode ser estabelecido com base nos níveis séricos das aminotransferases, quase invariavelmente elevados, assim como no HBsAg sérico. Como assinalado antes, a CME é uma doença causada por imunocomplexos, que pode complicar a hepatite C crônica e faz parte de um espectro de distúrbios linfoproliferativos das células B que, em circunstâncias raras, podem evoluir para linfoma de célula B **(Cap. 108)**. A associação entre hepatite C e certos distúrbios cutâneos, como porfiria cutânea tardia e líquen plano, também tem chamado atenção. O mecanismo dessa associação é desconhecido. Com base na dependência do HCV das vias de síntese e secreção das lipoproteínas e nas interações desse vírus com o metabolismo da glicose, a infecção pelo HCV pode ser complicada por esteatose hepática, hipercolesterolemia, resistência à insulina (e outras manifestações da síndrome metabólica) e diabetes melito tipo 2; tanto a esteatose hepática quanto a resistência à insulina parecem acelerar a fibrose hepática e reduzir a resposta ao tratamento antiviral à base de interferona **(Cap. 341)**. Por fim, a hepatite C crônica foi associada a múltiplos distúrbios extra-hepáticos, incluindo doença cardiovascular e cerebrovascular, doença renal, distúrbios reumatológicos/imunológicos, distúrbios cognitivos e de saúde mental (muitos pacientes descrevem "confusão") e, além do carcinoma hepatocelular, cânceres não hepáticos.

A complicação mais temida da hepatite viral é a *hepatite fulminante* (necrose hepática maciça), felizmente um evento raro. A hepatite fulminante é observada sobretudo nas hepatites B, D e E, porém casos fulminantes raros de hepatite A ocorrem principalmente em adultos de idade mais avançada e pessoas com hepatopatia crônica subjacente, incluindo, de acordo com alguns relatos, as hepatites B e C crônicas. A hepatite B é responsável por mais de 50% dos casos fulminantes de hepatite viral, dos quais uma proporção considerável está associada à infecção pelo HDV, e outra proporção à hepatite C crônica subjacente. A hepatite fulminante é observada apenas muito raramente na hepatite C, porém a hepatite E, como assinalado anteriormente, pode ser complicada por hepatite fulminante fatal em 1 a 2% dos casos e em até 20% dos casos em mulheres grávidas. Os pacientes costumam apresentar sinais e sintomas de encefalopatia que pode evoluir para coma profundo. Em geral, o fígado é pequeno, e o TP é excessivamente prolongado. A combinação de um fígado que diminui rapidamente de tamanho e elevação muito rápida do nível de bilirrubina com prolongamento acentuado do TP, mesmo quando os níveis das aminotransferases diminuem, aliada a sinais clínicos de confusão, desorientação, sonolência, ascite e edema, indica que o paciente tem insuficiência hepática aguda com encefalopatia. Edema cerebral é comum; compressão do tronco encefálico, hemorragia digestiva, sepse, insuficiência respiratória, colapso cardiovascular e insuficiência renal são eventos terminais. A taxa de mortalidade é extremamente alta (> 80% dos pacientes em coma profundo), porém os pacientes que sobrevivem podem ter recuperação bioquímica e histológica completa. Quando é possível localizar um fígado doado a tempo, o transplante pode salvar a vida dos pacientes com hepatite fulminante **(Cap. 345)**.

É muito importante documentar o desaparecimento do HBsAg depois da recuperação clínica aparente da hepatite B aguda. Antes da disponibilização de métodos laboratoriais para diferenciar entre hepatite aguda e exacerbações semelhantes à hepatite aguda (*reativações espontâneas*) da hepatite B crônica, algumas observações sugeriam que cerca de 10% dos pacientes previamente saudáveis permaneciam HBsAg-positivos por mais de 6 meses depois do início da hepatite B aguda clinicamente evidente. A metade desses pacientes eliminava o antígeno de sua circulação durante os anos subsequentes, mas outros 5% continuavam persistentemente HBsAg-positivos. Observações mais recentes sugerem que a taxa real de infecção crônica depois da hepatite B aguda clinicamente aparente seja de apenas 1% dos adultos jovens normais imunocompetentes. No passado, estimativas mais altas podem ter sido induzidas pela inclusão involuntária das exacerbações agudas dos pacientes com infecção crônica; esses pacientes persistentemente HBsAg-positivos antes da exacerbação não eram propensos à soroconversão subsequente para HBsAg-negativo. Seja o índice de cronicidade igual a 10% ou a 1%, esses pacientes têm IgG anti-HBc no soro; o anti-HBs não é detectado ou é detectado em título baixo contra a especificidade do subtipo oposto do antígeno (ver "Manifestações clínicas e laboratoriais", anteriormente). Esses pacientes podem (1) ser portadores inativos; (2) ter hepatite crônica leve de baixo grau; ou (3) ter hepatite crônica moderada a grave com ou sem cirrose. A probabilidade de continuar infectado de forma crônica depois de uma infecção pelo HBV é particularmente alta entre recém-nascidos, pessoas com síndrome de Down, pacientes em hemodiálise crônica e pacientes imunossuprimidos, incluindo pacientes HIV-positivos.

A *hepatite crônica* é uma complicação tardia importante da hepatite B aguda, que ocorre em uma pequena proporção de pacientes com doença aguda, todavia é mais comum naqueles que apresentam infecção crônica sem desenvolver enfermidade aguda, como acontece depois da infecção neonatal ou da infecção de um paciente imunossuprimido **(Cap. 341)**. As seguintes manifestações clínicas e laboratoriais sugerem progressão da hepatite aguda para hepatite crônica: (1) ausência de resolução completa dos sintomas clínicos como anorexia, perda de peso, fadiga e persistência da hepatomegalia; (2) presença de necrose hepática coalescente/de interface ou multilobular na biópsia hepática durante a hepatite viral aguda grave prolongada; (3) ausência de normalização dos níveis séricos das aminotransferases, bilirrubina e globulinas 6 a 12 meses depois da doença aguda; e (4) persistência do HBeAg por mais de 3 meses ou do HBsAg por mais de 6 meses depois da hepatite aguda.

A infecção aguda pelo HDV não aumenta a probabilidade de cronicidade da hepatite B aguda simultânea, porém a hepatite D pode contribuir para a gravidade da hepatite B crônica. A superinfecção pelo HDV pode transformar a hepatite B crônica inativa ou leve em hepatite crônica progressiva grave e cirrose; ela também pode acelerar a evolução da hepatite B crônica e aumentar o risco de carcinoma hepatocelular. Algumas superinfecções por HDV em pacientes com hepatite B crônica causam hepatite fulminante. Com base em estudos longitudinais conduzidos ao longo de três décadas, a incidência anual de cirrose dos pacientes com hepatite D crônica é de 4%. Embora as coinfecções por HDV e HBV estejam associadas à hepatopatia grave, já foi identificada hepatite leve e até mesmo estado de portador inativo em alguns pacientes, sendo que a doença pode tornar-se indolente por um período que vai além dos primeiros anos da infecção.

Depois da infecção aguda pelo HCV, a probabilidade de que o paciente continue cronicamente *infectado* aproxima-se de 85 a 90%. Embora alguns pacientes com hepatite C crônica não tenham sintomas, cerca de 20% podem desenvolver cirrose nos primeiros 10 a 20 anos depois da doença aguda; em algumas séries de casos publicados por centros de referência, a prevalência de cirrose foi calculada em até 50% dos pacientes com hepatite C crônica. Entre os pacientes com hepatite C crônica, o risco anual de descompensação hepática oscila em torno de 4%. Ainda que, antes da disponibilidade da terapia com DAAs altamente efetivos durante a segunda década do século XXI, a hepatite C crônica representasse no mínimo 40% dos casos de doença hepática crônica e dos pacientes submetidos ao transplante de fígado por doença hepática terminal nos Estados Unidos e na Europa, na maioria dos pacientes com hepatite C crônica, a morbidade e a mortalidade são limitadas nos primeiros 20 anos subsequentes ao início da infecção. A progressão da hepatite C crônica pode ser influenciada pela idade avançada no momento da aquisição da doença, duração longa da infecção, imunossupressão, consumo excessivo de álcool coexistente, esteatose hepática concomitante, outra infecção por vírus da hepatite ou coinfecção pelo HIV. De fato, casos de hepatites B e C crônicas graves e rapidamente progressivas estão sendo reconhecidos com uma frequência cada vez maior nos pacientes com infecção pelo HIV **(Cap. 202)**. Por outro lado, o HAV e o HEV não causam doença hepática crônica em pacientes imunocompetentes; entretanto, casos de hepatite E crônica (incluindo cirrose e hepatopatia terminal e mesmo o carcinoma hepatocelular) foram diagnosticados em receptores de transplante de órgão imunossuprimidos, pacientes em tratamento com quimioterápicos citotóxicos e indivíduos HIV-positivos. Entre os pacientes com hepatite crônica (p. ex., causada por HBV ou HCV, álcool etc.) nos países endêmicos, a hepatite E foi identificada como causa de insuficiência hepática crônica agudizada; contudo, na maioria dos estudos com pacientes de países não endêmicos, o HEV não pareceu contribuir comumente para a descompensação hepática dos pacientes com hepatite crônica.

Os pacientes com hepatite B crônica, sobretudo os que são infectados na lactância ou no início da infância e em especial aqueles com HBeAg e/ou níveis altos de DNA do HBV, mostram risco aumentado de carcinoma hepatocelular. Os riscos de desenvolver cirrose e carcinoma hepatocelular aumentam com o grau de replicação do HBV. A incidência anual de carcinoma hepatocelular nos pacientes com hepatite D crônica e cirrose é de cerca de 3%. O risco de carcinoma hepatocelular também está aumentado em pacientes com hepatite C crônica, quase exclusivamente nos pacientes com cirrose e quase sempre depois de pelo menos várias décadas de doença (em geral, após três décadas) (Cap. 82). Entre esses pacientes cirróticos com hepatite C crônica, o risco anual de desenvolver carcinoma hepatocelular oscila entre cerca de 1 e 4%.

As *complicações raras* das hepatites virais incluem pancreatite, miocardite, pneumonia atípica, anemia aplásica, mielite transversa e neuropatia periférica. Nas crianças, a hepatite B pode manifestar-se raramente com hepatite anictérica, erupção papulosa não pruriginosa na face, nas nádegas e nos membros, e linfadenopatia (acrodermatite papulosa da infância ou síndrome de Gianotti-Crosti).

Em casos raros, a hepatite autoimune (Cap. 341) pode ser desencadeada por um episódio de hepatite aguda de outro modo autolimitada, conforme foi relatado depois das hepatites A, B e C agudas.

DIAGNÓSTICO DIFERENCIAL

Doenças virais como mononucleose infecciosa; infecções por citomegalovírus, herpes simples e vírus Coxsackie; e toxoplasmose podem ter em comum algumas manifestações clínicas da hepatite viral e acarretar elevações dos níveis séricos das aminotransferases e, menos comumente, das bilirrubinas. Exames como os testes diferenciais heterófilos e sorológicos para esses patógenos podem ser úteis ao diagnóstico diferencial, quando as determinações de HBsAg, anti-HBc, IgM anti-HAV e anti-HCV são negativas. As elevações das aminotransferases podem acompanhar quase qualquer infecção viral sistêmica, incluindo o coronavírus SARS-CoV-2 (cerca de 10% de todos os casos e até a metade dos casos graves); outras causas raras de lesão hepática confundida com hepatite viral são as infecções por *Leptospira*, *Candida*, *Brucella*, micobactérias e *Pneumocystis*. A história detalhada dos fármacos usados é de particular importância, pois muitos fármacos e certos anestésicos podem desencadear um quadro de hepatite aguda ou de colestase (Cap. 340). Igualmente importante é a história de "episódios repetidos" inexplicáveis de hepatite aguda. Esse relato deve alertar o médico para a possibilidade de que a doença subjacente seja hepatite crônica, por exemplo, hepatite autoimune (Cap. 341). A hepatite alcoólica também deve ser considerada, porém em geral os níveis séricos das aminotransferases não se mostram acentuadamente elevados e o paciente pode ter outros estigmas de alcoolismo. À biópsia hepática, a demonstração de infiltração gordurosa, reação inflamatória neutrofílica e "hialina alcoólica" deve ser mais compatível com lesão induzida pelo álcool que com lesão hepática viral. Como a hepatite aguda pode manifestar-se com dor abdominal no quadrante superior direito, náusea e vômitos, febre e icterícia, é muitas vezes confundida com colecistite aguda, cálculo de colédoco ou colangite ascendente. Os pacientes com hepatite viral aguda podem tolerar precariamente uma cirurgia; por isso, é importante excluir esse diagnóstico e, nos casos mais confusos, uma biópsia hepática percutânea pode ser necessária antes de realizar uma laparotomia. A hepatite viral é diagnosticada erroneamente com bastante frequência no idoso com icterícia obstrutiva resultante de um cálculo do colédoco ou carcinoma de pâncreas. Levando em conta que a hepatite aguda do idoso pode ser muito grave e que a mortalidade operatória é alta, uma avaliação abrangente que inclua testes bioquímicos, exames radiográficos da árvore biliar e até uma biópsia do fígado pode ser necessária para excluir a hipótese de hepatopatia parenquimatosa primária. Outra síndrome clínica que pode simular hepatite aguda é a insuficiência ventricular direita com congestão hepática passiva ou síndromes de hipoperfusão, como as que são causadas por choque, hipotensão grave e insuficiência ventricular esquerda grave. Nessa categoria geral, deve ser incluído também qualquer distúrbio que interfira no retorno venoso ao coração, como um mixoma atrial direito, pericardite constritiva, obstrução da veia hepática (síndrome de Budd-Chiari) ou doença venoclusiva. As manifestações clínicas geralmente são suficientes para estabelecer a diferença entre esses distúrbios vasculares e hepatite viral. Esteatose hepática aguda da gestação, colestase da gestação, eclâmpsia e síndrome HELLP (**h**emólise, enzimas hepáticas elevadas [*elevated liver tests*], plaquetas baixas [*low platelets*]) podem ser confundidas com hepatite viral durante a gravidez. Muito raramente, neoplasias metastáticas no fígado podem simular hepatite viral aguda ou até mesmo fulminante. Por vezes, distúrbios hepáticos genéticos ou metabólicos (p. ex., doença de Wilson, deficiência de α_1-antitripsina) assim como doença hepática gordurosa não alcoólica são confundidos com hepatite viral aguda. Entre os pacientes com evidência bioquímica de lesão hepática grave (i.e., níveis de aminotransferases ≥ 1.000 UI/L), as causas mais comuns são lesão hepática isquêmica, lesão hepática induzida por fármacos (especialmente aquela causada por paracetamol), hepatite viral aguda e distúrbios pancreatobiliares.

TRATAMENTO
Hepatite viral aguda

A maioria dos pacientes com hepatite aguda (especialmente hepatites A, B e E) recupera-se de modo espontâneo e não requer tratamento antiviral específico. Com a hepatite B, entre adultos previamente saudáveis que apresentam hepatite aguda clinicamente evidente, a recuperação ocorre em cerca de 99% dos casos. Sendo assim, é improvável que o tratamento antiviral aumente a taxa de recuperação, razão pela qual se torna desnecessário. Nos casos raros de hepatite B aguda grave, o tratamento com um análogo de nucleosídeo em doses orais usadas para tratar hepatite B crônica (Cap. 341) foi experimentado com sucesso. Embora não tenham sido realizados estudos para estabelecer a eficácia ou duração dessa abordagem, a maioria dos especialistas recomendaria a administração de tratamento antiviral com um análogo de nucleosídeo (entecavir ou tenofovir, os agentes mais potentes e menos propensos à resistência) para a hepatite B aguda grave, mas não para casos leves a moderados. O tratamento deve continuar até 3 meses depois da soroconversão do HBsAg ou 6 meses depois da soroconversão do HBeAg.

Nos casos típicos de hepatite C aguda, a recuperação é rara (cerca de 15-20% na maioria dos estudos), e a progressão para hepatite crônica é a regra. Pacientes com icterícia, genótipo 1 do HCV, mulheres, e aqueles com infecção em idade precoce, nível baixo de RNA do HCV, coinfecção por HBV e história negativa de uso de drogas injetáveis têm mais chances de recuperar-se da hepatite C aguda, assim como os indivíduos portadores de marcadores genéticos associados à recuperação espontânea (haplótipo *IL28B* CC).

Como a recuperação espontânea pode ocorrer e como a maioria dos casos de hepatite C aguda não é clinicamente grave nem rapidamente progressiva, era recomendado retardar a terapia antiviral da hepatite C aguda por 3 a 6 meses (após isso, a recuperação é improvável) durante a era da terapia baseada em interferona; porém, na era atual da terapia altamente efetiva (95-100%) com DAA oral, não se recomenda mais aguardar pela possível recuperação espontânea; em vez disso, o tratamento precoce com uma das quatro combinações de fármacos de primeira linha (de inibidores da polimerase, inibidores da protease e/ou inibidores de NS5A) aprovados para tratamento da hepatite C crônica (Cap. 341) é recomendado em pacientes com hepatite C aguda. Embora cursos de tratamento abreviados tenham sido estudados, atualmente se recomenda um curso-padrão completo de 8 a 12 semanas.

Devido ao enorme reservatório de infecções agudas pelo HCV adquiridas há quatro ou cinco décadas na coorte nascida em 1945 a 1965, a maioria das infecções por HCV diagnosticadas agora é formada por infecção crônica. Há oportunidades para identificar e tratar pacientes com hepatite C aguda em dois subgrupos de pacientes: (1) entre profissionais de saúde que sofrem picadas de agulha contaminada com HCV (acidentes de trabalho), a monitoração para detectar elevações da ALT e a positividade do RNA do HCV confirmam hepatite C aguda em cerca de 3% dos casos, e esse grupo deve ser tratado; (2) em usuários de drogas injetáveis, o risco de hepatite C aguda aumentou na última década, e a epidemia de uso de opioides tem contribuído para a disseminação dessa infecção nessa subpopulação. Esses pacientes são candidatos ao tratamento antiviral e os esforços para combinar o tratamento antiviral com fármacos para estimular a abstinência de drogas têm sido bem-sucedidos.

Não obstante essas considerações terapêuticas específicas, na maioria dos casos de hepatite viral aguda típica o tratamento específico em geral é desnecessário. A hospitalização pode ser conveniente para a doença clinicamente grave, porém a maioria dos pacientes não necessita de cuidados hospitalares. O repouso forçado no leito não é essencial para que ocorra recuperação plena, contudo muitos pacientes sentem-se melhor com restrição da atividade física. Uma dieta rica em calorias é desejável e, como muitos pacientes podem ter náuseas no final do dia, a maior parte da ingestão calórica é mais bem tolerada pela manhã. A alimentação intravenosa é necessária no estágio agudo, quando o paciente tem vômitos persistentes e não consegue manter a ingestão oral. Os fármacos capazes de produzir reações adversas como colestase e os fármacos metabolizados pelo fígado devem ser evitados. Quando há prurido intenso, o uso de colestiramina (uma resina quelante de sais biliares) é útil. O tratamento com glicocorticoides não tem qualquer utilidade na hepatite viral aguda, mesmo nos casos mais graves, e pode ser deletério e até mesmo aumentar o risco de cronificação (p. ex., hepatite B aguda).

O isolamento físico dos pacientes com hepatite em um único quarto e banheiro é necessário apenas raramente, exceto no caso de incontinência fecal para as hepatites A e E ou de sangramento volumoso e não controlado para hepatites B (com ou sem hepatite D concomitante) e C. Levando em conta que a maioria dos pacientes hospitalizados com hepatite A excreta pouco ou nenhum HAV, a probabilidade de transmissão desse vírus por esses pacientes durante sua hospitalização é pequena. Por isso, as trabalhosas *precauções entéricas não são mais recomendadas*. As luvas devem ser usadas quando há manipulação das comadres ou de algum material fecal dos pacientes com hepatite A, porém essas precauções não representam um afastamento do procedimento sensato e das precauções universais contemporâneas para todos os pacientes hospitalizados. Para os pacientes com hepatites B e C, devem ser enfatizadas as precauções relacionadas com o sangue (i.e., evitar o contato manual direto sem luvas com sangue ou outros líquidos corporais). As precauções entéricas são desnecessárias. Nunca é demais enfatizar a importância das precauções higiênicas simples, como a lavagem das mãos. As precauções universais adotadas para todos os pacientes aplicam-se aos portadores de hepatite viral. Os pacientes hospitalizados podem receber alta depois da melhora significativa dos sintomas, redução expressiva dos níveis séricos das aminotransferases e bilirrubinas, e normalização do TP. Elevações leves das aminotransferases não devem ser consideradas contraindicação ao reinício gradual das atividades normais.

Com a *hepatite fulminante*, os objetivos do tratamento são dar suporte ao paciente para manter o equilíbrio hídrico, fornecer suporte circulatório e respiratório, controlar sangramento, corrigir hipoglicemia e tratar as outras complicações do estado comatoso enquanto se espera pela regeneração e reparação do fígado. A ingestão de proteínas deve ser limitada e é importante administrar lactulose oral. Estudos controlados demonstraram que o tratamento com glicocorticoides é ineficaz. Da mesma forma, exsanguinotransfusão, plasmaférese, circulação cruzada humana, perfusão cruzada com fígado suíno, hemoperfusão e dispositivos de suporte hepático extracorpóreo falharam em prolongar a sobrevida. O tratamento intensivo meticuloso, que inclui cobertura antibiótica profilática, é o único fator que parece aumentar efetivamente a sobrevida. Os transplantes de fígado ortotópicos têm sido realizados com frequência crescente, com resultados excelentes nos pacientes com hepatite fulminante (Cap. 345). A hepatite C fulminante é raríssima; contudo, nos casos de hepatite B fulminante, o tratamento com antivirais orais foi administrado com sucesso, de acordo com relatos anedóticos. Nos casos clinicamente graves de hepatite E aguda ou de insuficiência hepática crônica agudizada, o tratamento com ribavirina (600 mg, 2 ×/dia, ou 15 mg/kg) também foi considerado eficaz em relatos anedóticos. Infelizmente, quando a hepatite E fulminante ocorre nas gestantes (incidência de até 20% das gestantes com hepatite E aguda), a ribavirina está contraindicada porque é teratogênica. Nos casos de hepatite E em receptores de órgãos transplantados, a redução na dose geral dos fármacos imunossupressores e a troca de tacrolimo para ciclosporina A se mostraram efetivas, geralmente sem terapia antiviral, para obter a erradicação do HEV. Se uma troca na imunossupressão não for adequada, foi observado que o tratamento com ribavirina por 3 meses alcança uma resposta virológica sustentada em 78% dos pacientes tratados; porém, a dose e a duração ideais da terapia com ribavirina ainda não foram determinadas.

PROFILAXIA

Como as indicações do tratamento para hepatites virais agudas são limitadas e como hepatites virais crônicas exigem tratamento prolongado e dispendioso com antivirais (Cap. 341), a ênfase é voltada para a prevenção por imunização. A abordagem profilática difere para cada um dos tipos de hepatite viral. No passado, a imunoprofilaxia dependia exclusivamente da imunização passiva com preparações de imunoglobulina contendo anticorpos purificados por fracionamento com etanol a frio a partir do plasma de centenas de doadores normais. Hoje, para as hepatites A, B e E, a imunização ativa com vacinas é a abordagem profilática preferida.

Hepatite A Estão disponíveis tanto a imunização passiva com imunoglobulina (Ig) quanto a imunização ativa com vacinas inativadas. Todas as preparações de Ig contêm concentrações anti-HAV suficientes para conferir proteção. A administração da globulina derivada do plasma é segura; os lotes atuais de Ig são submetidos a etapas de inativação viral e devem estar livres de RNA do HCV, conforme determinado pelos testes de PCR. A administração intramuscular (IM) dos lotes de Ig não foi associada à transmissão de HBV, HCV ou HIV. Quando administrada antes da exposição ou durante o período de incubação inicial, a Ig é eficaz como profilaxia contra hepatite A clinicamente evidente. Para a profilaxia pós-exposição dos contatos íntimos (domiciliares, sexuais, institucionais) das pessoas com hepatite A, a administração de 0,02 mL/kg é recomendada o mais precocemente possível depois da exposição; isso pode ser eficaz mesmo quando a dose for administrada 2 semanas após a exposição. A profilaxia é desnecessária para aqueles que já receberam a vacina contra hepatite A; em caso de contatos casuais (escritório, fábrica, escola ou hospital); para a maioria das pessoas idosas, que têm probabilidade alta de serem imunes; ou para os indivíduos que comprovadamente têm anti-HAV no soro. Quando a maioria dos surtos de hepatite A originados de fontes comuns é reconhecida, a infecção geralmente se encontra em uma fase muito tardia do período de incubação para que a Ig seja eficaz; contudo, a profilaxia pode reduzir a frequência dos casos secundários. Para os indivíduos que viajam com destino aos países tropicais, países em desenvolvimento e outras áreas fora dos trajetos turísticos padrão, a profilaxia com Ig era recomendada antes da disponibilização da vacina.

As recomendações de Ig para profilaxia pós-exposição e para a profilaxia pré-exposição em viagens internacionais foram atualizadas em 2018. Atualmente, recomenda-se a vacina contra hepatite A (em vez da Ig) para todas as pessoas com ≥ 12 meses de idade para profilaxia pós-exposição e para profilaxia pré-exposição antes de viagens internacionais para áreas endêmicas para HAV. Para adultos com > 40 anos, a Ig (com uma dose maior revisada de 0,1 mg/kg) pode ser acrescentada à vacinação pós-exposição à hepatite B, dependendo de uma avaliação do risco pessoal. Mesmo que a vacina para hepatite A esteja indicada para crianças com ≥ 12 meses de idade, quando lactentes de 6 a 11 meses realizam viagens internacionais para áreas com risco de infecção pelo HAV, eles devem receber a vacina como profilaxia pré-exposição; porém, essa dose relacionada a viagens não deve ser considerada no calendário vacinal universal de duas doses contra a hepatite A na infância, pois elas começam aos 12 meses. Para a profilaxia pós-exposição de pessoas com contraindicações à vacinação da hepatite A e lactentes com < 12 meses de idade, deve permanecer o uso de Ig (0,1 mL/kg). Além disso, para a profilaxia pós-exposição em adultos imunocomprometidos e em pessoas com hepatopatia crônica, recomenda-se tanto a vacinação contra hepatite A como a administração de Ig (0,1 mL/kg), em sítios diferentes. Por fim, para lactentes com < 6 meses de idade e para pessoas com contraindicações à vacinação contra a hepatite A, a profilaxia pré-exposição consiste em Ig com doses de 0,1 mg/kg para viagens com duração de até 1 mês, 0,2 mg/kg para viagens de até 2 meses, além da repetição de 0,2 mg/kg a cada 2 meses depois disso durante o restante da viagem. Assim, com exceção dessas considerações limitadas, a vacina da hepatite A substituiu a Ig em quase todos os casos de profilaxia pós-exposição e de profilaxia pré-exposição em viagens. Diferentemente da profilaxia com Ig, a proteção conferida pela imunização ativa com a vacina é durável e mais simples de administrar.

Estudos demonstraram que as vacinas inativadas por formalina produzidas a partir de cepas de HAV atenuadas em cultura tecidual são seguras, imunogênicas e eficazes para a profilaxia da hepatite A. As vacinas contra hepatite A são aprovadas para serem utilizadas em pessoas com pelo menos 1 ano de idade e parecem conferir proteção adequada a partir de 4 semanas depois da inoculação primária. Conforme citado antes, no caso de viagens a áreas endêmicas, a vacina contra hepatite A é a abordagem preferida para imunoprofilaxia *pré-exposição*, fornecendo proteção duradoura (os níveis de proteção de anti-HAV devem durar pelo menos 20 anos após a vacinação). Logo depois da sua introdução, a vacina contra hepatite A era recomendada para as crianças que viviam em comunidades com alta incidência de infecção pelo HAV. Em 1999, essa recomendação foi ampliada de modo a incluir todas as crianças que viviam em estados, condados e comunidades com altas taxas de infecção pelo HAV. A partir de 2006, o Advisory Committee on Immunization Practices do Public Health Service dos Estados Unidos recomendou a *vacinação de rotina contra hepatite A para todas as crianças**. Outros grupos considerados de maior risco para infecção pelo HAV e que são candidatos à vacinação contra hepatite A incluem militares, populações com surtos cíclicos de hepatite A (p. ex., nativos do Alasca), funcionários de creches e pessoas que trabalham em instituições para pessoas com deficiência, manipuladores de primatas, funcionários de laboratório expostos à hepatite A ou a amostras fecais, e pacientes com hepatopatia crônica (incluindo pessoas com elevações de aminotransferases ≥ 2 vezes o limite superior da normalidade). Devido ao risco aumentado de hepatite A fulminante – observado em alguns estudos, mas não confirmado em outros – em pacientes com hepatite C crônica, os pacientes com hepatite C crônica são candidatos à vacinação contra hepatite A, da mesma forma que as pessoas com hepatite B crônica e a crescente população de pessoas com doença hepática não alcoólica. Outras populações cujo risco reconhecido de hepatite A é maior também devem ser vacinadas, incluindo homens que fazem sexo com homens, usuários de drogas injetáveis ou não injetáveis, indivíduos com distúrbios da coagulação que necessitam da administração frequente de concentrados de fatores de coagulação, pessoas que viajam para países com endemicidade alta ou intermediária de hepatite A, profilaxia pós-exposição para contatos de indivíduos com hepatite A, além de familiares e outros contatos íntimos de crianças adotadas provenientes de países com endemicidade alta e moderada de hepatite A. A vacina contra a hepatite A é atualmente recomendada também para gestantes com risco de infecção ou de desfechos graves pela infecção durante a gestação. As recomendações quanto a doses e frequências são diferentes para as duas vacinas aprovadas nos Estados Unidos e para as vacinas combinadas que incluem a hepatite A (Tab. 339-7); todas as injeções são IM. Foi relatado que a vacina contra hepatite A é efetiva na prevenção de casos de hepatite A aguda secundários e associados a creches. Nos Estados Unidos, a mortalidade relatada por hepatite A diminuiu paralelamente a reduções na incidência anual de novas infecções em associação com a vacina contra hepatite A.

Hepatite B Até 1982, a profilaxia para hepatite B baseava-se na imunoprofilaxia *passiva*, seja com Ig padronizada contendo níveis moderados de anti-HBs, seja com imunoglobulina anti-hepatite B (HBIG) contendo altos títulos de anti-HBs. A eficácia da Ig padronizada nunca foi estabelecida e ainda é questionável; mesmo a eficácia da HBIG, demonstrada em vários ensaios clínicos, foi contestada e sua contribuição parece consistir em uma redução da frequência da *doença* clínica, mas não em prevenção da *infecção*. A primeira vacina para imunização *ativa*, introduzida em 1982, era preparada a partir de partículas de HBsAg esféricas, purificadas e não infecciosas, medindo 22 nm de comprimento, derivadas do plasma de portadores sadios de HBsAg. Em 1987, a vacina derivada do plasma foi substituída por uma vacina produzida por engenharia genética a partir de uma levedura recombinante. Esta última vacina consiste em partículas de HBsAg não glicosiladas, mas que são, em outros aspectos, indistinguíveis do HBsAg natural; duas vacinas recombinantes foram licenciadas nos Estados Unidos na década de 1980 (Recombivax-HB, 1986; Engerix-B, 1989), além de uma terceira (Heplisav-B) licenciada em 2017. As recomendações atuais podem ser divididas em profilaxia pré-exposição e pós-exposição**.

---

*N. de R.T. O calendário vacinal brasileiro disponibiliza vacina contra hepatite A para todas as crianças aos 15 meses de vida. Adultos imunossuprimidos ou hepatopatas crônicos também podem receber a vacinação gratuita contra hepatite A. Fonte: https://www.saude.go.gov.br/images/imagens_migradas/upload/arquivos/2014-07/apres.-hepatite-a.pdf

**N. de R.T. As recomendações de profilaxia pré-exposição e pós-exposição para HBV descritas nesta seção se assemelham muito às recomendações brasileiras previstas gratuitamente pelo Sistema Único de Saúde (SUS). Fonte: www.gov.br/conitec/pt-br/midias/consultas/relatorios/2022/20221213_pcdt-hepatite-b_cp_94.pdf

TABELA 339-7 ■ Esquemas de vacinação contra hepatite A

Idade, anos	Número de doses	Dose	Esquema, meses
HAVRIX (GlaxoSmithKline)[a]			
1-18	2	720 ELU[b] (0,5 mL)	0, 6-12
≥ 19	2	1.440 ELU (1 mL)	0, 6-12
VAQTA (Merck)			
1-18	2	25 unidades (0,5 mL)	0, 6-18
≥ 19	2	50 unidades (1 mL)	0, 6-18

[a]A combinação dessa vacina contra hepatite A com uma vacina contra hepatite B (TWINRIX) foi aprovada para conferir proteção simultânea contra esses dois vírus em adultos (idade ≥ 18 anos). Cada dose de 1 mL contém 720 ELU (unidades de imunoensaio ligado à enzima) de vacina contra hepatite A e 20 μg de vacina contra hepatite B. Essas doses são recomendadas para os meses 0, 1 e 6. [b]Unidades do imunoensaio ligado à enzima. [c]Estão disponíveis vacinas combinadas para hepatite A e tifoide (Hepatyrix [GlaxoSmithKline] e Viatim [Sanofi Pasteur]), tendo como alvo primário os viajantes para regiões endêmicas. Consulte na bula do produto as doses e esquemas.

Para a profilaxia *pré-exposição* contra hepatite B em contextos de exposição frequente (profissionais de saúde expostos ao sangue; profissionais da área de segurança pública que prestam atendimento de emergência; pacientes e equipes de hemodiálise; internos e equipe de instituições de custódia para indivíduos com atraso do desenvolvimento; usuários de drogas injetáveis; internos de instituições corretivas de longa permanência; indivíduos com vários parceiros sexuais ou que tenham adquirido uma infecção sexualmente transmissível; homens que têm relações sexuais com outros homens; indivíduos como os hemofílicos, que requerem tratamento com volumes grandes de hemoderivados; contatos domiciliares e sexuais de pessoas com infecção crônica por HBV; indivíduos que vivem ou viajam frequentemente para áreas endêmicas; crianças não vacinadas com menos de 18 anos; crianças não vacinadas nativas do Alasca, de Ilhas do Pacífico ou residentes em vizinhanças de locais onde moram imigrantes de primeira geração de países endêmicos; indivíduos nascidos em países com prevalência ≥ 2% de infecção por HBV; paciente com doença hepática crônica [incluindo pessoas com níveis de aminotransferases > 2 vezes o limite superior da normalidade]; indivíduos < 60 anos portadores de diabetes melito [a faixa etária ≥ 60 anos fica a critério do médico assistente]; pacientes com doença renal em estágio terminal; e pacientes HIV-positivos), três injeções IM (no deltoide, não no glúteo) da vacina contra hepatite B são recomendadas nos meses 0, 1 e 6 (outros esquemas opcionais estão resumidos na Tab. 339-8). A gestação *não* é uma contraindicação à vacinação (mas a Heplisav-B não é recomendada para gestantes devido à ausência de dados de segurança nessa subpopulação; os detalhes sobre o uso da Heplisav-B, um curso de duas injeções com intervalo de 1 mês, estão na Tab. 339-8). Nas áreas com baixa endemicidade de HBV, como os Estados Unidos, apesar da disponibilidade de vacinas seguras e eficazes para hepatite B, uma estratégia que consistia em vacinar as pessoas nos grupos de alto risco se revelou ineficaz. A incidência de novos casos de hepatite B continuou a aumentar nos Estados Unidos depois da introdução das vacinas; menos de 10% das pessoas consideradas candidatas dos grupos de alto risco foram de fato vacinadas e cerca de 30% daqueles com hepatite B aguda esporádica não se enquadraram em qualquer categoria dos grupos de alto risco. Por isso, para conseguir algum impacto na frequência da infecção pelo HBV em áreas de baixa endemicidade, como os Estados Unidos, é recomendada a vacinação universal contra hepatite B na infância. Para as crianças não vacinadas nascidas após a implementação da vacinação infantil universal, é recomendada a vacinação no início da adolescência (com 11-12 anos) e essa recomendação foi ampliada de forma a incluir todos os indivíduos não vacinados com idades entre 0 e 19 anos. Em áreas hiperendêmicas para HBV (p. ex., Ásia), a vacinação universal das crianças resultou em diminuição acentuada (cerca de 70-90%) das complicações da hepatite B em 30 anos, inclusive da mortalidade relacionada ao fígado e da incidência de carcinoma hepatocelular.

As duas vacinas recombinantes originais disponíveis contra hepatite B e que usam alumínio como adjuvante são comparáveis: uma delas contém 10 μg de HBsAg (Recombivax-HB) e a outra, 20 μg de HBsAg (Engerix-B); as doses recomendadas para cada injeção variam conforme cada preparação (Tab. 339-8). Estão disponíveis também combinações da vacina contra hepatite B com outras vacinas infantis (Tab. 339-8).

Em 2017, uma terceira vacina recombinante contra hepatite B com um novo adjuvante que ativa os receptores semelhantes ao Toll 9 foi aprovada para adultos a partir de 18 anos. Em uma série de estudos prospectivos, em

TABELA 339-8 ■ Esquemas de vacinação pré-exposição contra hepatite B

Grupo-alvo	Número de doses	Dose	Esquema, meses
Recombivax-HB (Merck)[a]			
Lactentes, crianças (< 1-10 anos)	3	5 μg (0,5 mL)	0, 1-2, 4-6
Adolescentes (11-19 anos)	3 ou 4 ou	5 μg (0,5 mL)	0-2, 1-4, 4-6 ou 0, 12, 24 ou 0, 1, 2, 12
Adultos (≥ 20 anos)	2	10 μg (1 mL)	0, 4-6 (idade 11-15 anos)
Pacientes em hemodiálise[b]	3	10 μg (1 mL)	0-2, 1-4, 4-6
< 20 anos	3	5 μg (0,5 mL)	0, 1, 6
≥ 20 anos	3	40 μg (4 mL)	0, 1, 6
Engerix-B (GlaxoSmithKline)[c]			
Lactentes, crianças (< 1-10 anos)	3 ou 4	10 μg (0,5 mL)	0, 1-2, 4-6 ou 0, 1, 2, 12
Adolescentes (10-19 anos)	3 ou 4	10 μg (0,5 mL)	0, 1-2, 4-6 ou 0, 12, 24 ou 0, 1, 2, 12
Adultos (≥ 20 anos)	3 ou 4	20 μg (1 mL)	0-2, 1-4, 4-6 ou 0, 1, 2, 12
Pacientes em hemodiálise[b]			
< 20 anos	4	10 μg (0,5 mL)	0, 1, 2, 6
≥ 20 anos	4	40 μg (2 mL)	0, 1, 2, 6
Heplisav-B (Dynavax)[d]			
Adultos (≥ 18 anos)	2	20 μg (0,5 mL)	0, 1

[a]O fabricante produz uma combinação aprovada da vacina contra hepatite B e vacinas contra *Haemophilus influenzae* tipo b e *Neisseria meningitidis* (Comvax) para utilização em lactentes e crianças pequenas. Consulte na bula do produto as doses e esquemas. [b]Este grupo inclui também outros pacientes imunossuprimidos. [c]O fabricante produz duas combinações aprovadas de vacinas contra hepatite B. (1) Twinrix, vacina recombinante contra hepatite B + vacina inativada contra hepatite A, liberada para proteção simultânea contra esses dois vírus em adultos (idade ≥ 18 anos). Cada dose de 1 mL contém 720 ELU (unidades de imunoensaio ligado à enzima) de vacina contra hepatite A e 20 μg de vacina contra hepatite B. Essas doses são recomendadas para os meses 0, 1 e 6. (2) Pediarix, vacina recombinante contra hepatite B + toxoides diftérico e tetânico, pertússis e poliovírus inativado, aprovada para uso em lactentes e crianças pequenas. Uma vacina hexavalente combinando difteria, toxoide tetânico, pertússis, poliovírus, *H. influenzae* tipo b e hepatite B (Vaxelis, MCM Vaccine Company) foi aprovada pela Food and Drug Administration (FDA) em 2018. Consulte na bula do produto as doses e esquemas. [d]A Heplisav-B não foi testada para segurança e eficácia em crianças, adolescentes, pacientes em hemodiálise e gestantes; ela não está aprovada para essas subpopulações.

comparação com três doses de Engerix-B, duas doses IM com intervalo de 1 mês geraram maiores proporções com níveis protetores de anti-HBs (≥ 10 mUI/mL): 95% dos adultos com idade de 18 a 55 ou 18 a 70 (vs. 81% para Engerix-B), 90% dos adultos mais velhos com idade de 40 a 70 (vs. 71% para Engerix-B) e 90% dos adultos com idade de 18 a 70 com diabetes tipo 2 (vs. 65% for Engerix-B). Esse esquema de duas doses pode ser útil para a revacinação de pessoas que não responderam à vacinação original. Foi demonstrado em estudos clínicos que outra vacina recombinante nova (PreHevbrio, VBI Vaccines) contendo todos os três antígenos de superfície da hepatite B (S, pré-S1 e pré-S2) (três doses IM em 0, 1 e 6 meses) alcançava maiores proporções de anti-HBs protetor e maiores níveis de anticorpos que a Engerix-B (a qual contém apenas o antígeno S), incluindo pessoas idosas (≥ 45 anos), pessoas com diabetes e pessoas com sobrepeso (índice de massa corporal > 30); aprovada originalmente fora dos Estados Unidos, essa vacina foi aprovada pela FDA em 1º de dezembro de 2021 para adultos com idade ≥ 18 anos. Espera-se que ela esteja já disponível.

Para as vítimas de exposição ao HBV não vacinadas, recomenda-se a profilaxia *pós-exposição* com uma combinação de HBIG (para conseguir rapidamente um título alto de anti-HBs circulante) e vacina contra hepatite B (para obter imunidade duradoura, além de contar com sua eficácia evidente na atenuação da doença clínica depois da exposição). Para a exposição *perinatal* de bebês de mães HBsAg-positivas, deve ser administrada uma única dose de 0,5 mL de HBIG por via IM, no músculo da coxa, *imediatamente depois do nascimento*, seguida do ciclo completo de três injeções de vacina recombinante para hepatite B aprovada para crianças (ver doses anteriormente) a ser iniciado nas primeiras 12 horas de vida. Para vítimas de inoculação percutânea direta ou exposição transmucosa ao sangue ou a líquidos corporais HBsAg-positivos (p. ex., picada de agulha acidental, outros tipos de penetração da mucosa, ou ingestão), uma única dose IM de HBIG de 0,06 mL/kg administrada logo que possível após a exposição deve ser seguida do ciclo completo de vacinação para hepatite B, a ser iniciado ao longo da primeira semana. Para gestantes com níveis altos de DNA do HBV (> 2 × 10^5 UI/mL), o acréscimo de análogos de nucleosídeos antivirais (p. ex., o tenofovir é classe B na gestação; ver Cap. 341) durante o terceiro trimestre da gravidez reduz ainda mais o risco de transmissão perinatal. Para pessoas expostas por contato *sexual* com um paciente portador de hepatite B aguda, uma dose única IM de HBIG (0,06 mL/kg) deve ser administrada dentro de 14 dias da exposição, e deve ser seguida de um ciclo completo de vacinação contra hepatite B. Quando a HBIG e a vacina contra hepatite B são recomendadas, podem ser administradas ao mesmo tempo, mas em sítios diferentes.

O teste de adultos para anti-HBs após um ciclo de vacinação é aconselhável para comprovar a aquisição de imunidade. Entretanto, como a imunogenicidade da vacina contra a hepatite B é praticamente universal nos lactentes, o teste para anti-HBs pós-vacinal de crianças não é recomendado.

A duração exata da proteção conferida pela vacina contra hepatite B é desconhecida. No entanto, cerca de 80 a 90% dos adultos vacinados imunocompetentes conservam níveis protetores de anti-HBs por pelo menos 5 anos, e 60 a 80% por 10 anos, embora a duração dos anticorpos protetores tenha sido documentada pelo menos duas décadas depois da vacinação de lactentes. A partir daí e mesmo depois que o anti-HBs deixa de ser detectável, a proteção contra hepatite B clínica, antigenemia de superfície da hepatite B e infecção crônica pelo HBV persistem. Atualmente, as imunizações de reforço não são recomendadas como rotina, exceto para imunossuprimidos sem níveis detectáveis de anti-HBs ou imunocompetentes que sustentam inoculação percutânea HBsAg-positiva depois de terem perdido o anticorpo detectável. Mais especificamente, para os pacientes em hemodiálise, o teste anual de anti-HBs é recomendado depois da vacinação; as doses de reforço são recomendadas quando os níveis de anti-HBs caem para menos de 10 mUI/mL. Como assinalado anteriormente, para as pessoas com risco de hepatite A e hepatite B, está disponível uma vacina combinada contendo 720 unidades de imunoensaio ligado à enzima (ELUs, de *enzyme-linked immunoassay units*) de HAV inativado e 20 μg de HBsAg recombinante (em 0, 1 e 6 meses).

Hepatite D A infecção pelo HDV pode ser evitada pela vacinação de pessoas suscetíveis com a vacina contra hepatite B. Não existem produtos disponíveis para imunoprofilaxia contra a superinfecção pelo HDV de pacientes com infecção crônica por HBV; nesses casos, as medidas recomendadas são evitar exposições percutâneas e limitar o contato íntimo com portadores da infecção por HDV.

Hepatite C A Ig é ineficaz para prevenção da hepatite C e não é mais recomendada para profilaxia pós-exposição nos casos de exposição perinatal, por picada de agulha ou sexual. Apesar de terem sido desenvolvidos protótipos de vacinas que induzem a formação de anticorpos contra as proteínas do envelope do HCV, a vacinação contra hepatite C é inviável na prática atual. A heterogeneidade dos genótipos e das quasispécies virais, assim como a rápida evasão dos anticorpos neutralizantes por parte desse vírus rapidamente mutante, conspiram para tornar o HCV um alvo difícil para a imunoprofilaxia com vacina. A prevenção da hepatite C transfusional foi conseguida com a adoção sucessiva das seguintes medidas: excluir doadores de sangue profissionais e contar com um suprimento de sangue fornecido por voluntários; rastreamento do sangue do doador com marcadores substitutos, como ALT (não mais recomendada) e anti-HBc – marcadores que identificam segmentos da população doadora de sangue com maior risco de infecções veiculadas pelo sangue; excluir doadores de sangue incluídos nos grupos de alto risco para Aids; introduzir testes de rastreamento para anti-HIV; e adotar testes de rastreamento sorológicos e virológicos progressivamente mais sensíveis para infecção pelo HCV.

Na ausência de imunização ativa ou passiva, a prevenção da hepatite C inclui a adoção de alterações comportamentais e precauções destinadas a limitar as exposições a pessoas infectadas. As recomendações destinadas a identificar os pacientes com hepatite subclínica como candidatos ao tratamento clínico trazem o benefício secundário de identificar os indivíduos cujos contatos poderiam correr o risco de serem infectados. Um programa chamado de "revisão" foi recomendado para a identificação de pessoas que receberam transfusões antes de 1992 com sangue de um doador que subsequentemente se descobriu ter hepatite C. Além disso, a testagem anti-HCV, anteriormente recomendada para pessoas nascidas entre 1945 e 1965, foi expandida para incluir todas as pessoas com 18 anos ou mais, independentemente dos fatores de risco. Os grupos de maior risco e para os quais a testagem é recomendada incluem qualquer pessoa que tenha recebido transfusão ou órgão transplantado antes da introdução dos testes de rastreamento de segunda geração em 1992, aqueles que já utilizaram drogas injetáveis (ou usaram outras drogas ilícitas por vias não injetáveis); pacientes em hemodiálise crônica; portadores de distúrbios da coagulação que receberam fatores de coagulação produzidos antes de 1987, a partir de hemoderivados de múltiplos doadores; pessoas com níveis elevados de aminotransferases; profissionais da área de saúde expostos ao sangue HCV-positivo ou a agulhas contaminadas; receptores de sangue ou órgãos de doador descoberto como positivo para hepatite C; indivíduos infectados por HIV; profissionais de saúde e da segurança pública, depois de picadas de agulha ou outra exposição não percutânea a material infectado pelo HCV; parceiros sexuais de pacientes com hepatite C; e crianças nascidas de mães HCV-positivas (Tab. 339-4).

Para os parceiros sexuais monogâmicos estáveis, a transmissão sexual da hepatite C é improvável e as precauções sexuais tipo barreira não são recomendadas. Para indivíduos com múltiplos parceiros sexuais ou infecções sexualmente transmissíveis, o risco de transmissão sexual da hepatite C aumenta e as precauções com barreira (preservativos de látex) estão recomendadas. Um indivíduo com hepatite C não deve compartilhar objetos como lâminas, escova de dentes e cortador de unhas com parceiros sexuais e membros da família. Nenhuma precaução especial é recomendada para os bebês nascidos de mães com hepatite C e o aleitamento materno não deve ser restrito.

Hepatite E Para a prevenção da hepatite E, a Ig derivada de populações endêmicas para HEV não parece ser efetiva. Foi demonstrado em estudos controlados com placebo que vacinas recombinantes com capsídeo proteico de genótipo 1, seguras e efetivas em três doses (0, 1 e 6 meses), as quais também protegem contra outros genótipos, são altamente protetoras contra a hepatite E aguda sintomática. Uma vacina chinesa (Hecolin) alcançou 100% de eficácia em 12 meses e foi licenciada na China em 2011; sua proteção duradoura (87% de eficácia) foi documentada em até 4,5 anos. Uma segunda vacina desenvolvida pela GlaxoSmithKline e pelo exército norte-americano alcançou eficácia de 96% em 12 meses. A segunda vacina nunca foi desenvolvida comercialmente. A vacina chinesa está disponível na China, mas não está aprovada pela FDA nem é disponibilizada nos Estados Unidos.

LEITURAS ADICIONAIS

Buckley GJ, Strom BL (eds). *Eliminating the Public Health Problem of Hepatitis B and C in the United States: Phase One Report.* Washington DC, National Academies Press, 2016.

Centers for Disease Control and Prevention: Recommendations for the identification of chronic hepatitis C virus infection among persons born during 1945–1965. MMWR Morb Mortal Wkly Rep 61(RR-4):1, 2012.

Chang M-H et al: Long-term effects of hepatitis B immunization of infants in preventing liver cancer. Gastroenterology 151:472, 2016.

Debing Y et al: Update on hepatitis E virology: Implications for clinical practice. J Hepatol 65:200, 2016.

Denniston MM et al: Chronic hepatitis C virus infection in the United States, National Health and Nutrition Examination Survey 2003–2010. Ann Intern Med 160:293, 2014.

Ditah I et al: Current epidemiology of hepatitis E virus infection in the United States: Low seroprevalence in the National Health and Nutrition Survey. Hepatology 60:815, 2014.

Doshani M et al: Recommendations of the Advisory Committee on Immunization Practices for use of hepatitis A vaccine for persons experiencing homelessness. MMWR Morb Mortal Wkly Rep 68:153, 2019.

Douam F et al: The mechanism of HCV entry into host cells. Prog Mol Biol Transl Sci 129:63, 2015.

Edlin BR et al: Toward a more accurate estimate of the prevalence of hepatitis C in the United States. Hepatology 62:1353, 2015.

European Association for the Study of the Liver: EASL clinical practice guidelines on hepatitis E virus infection. J Hepatol 68:1256, 2018.

Foster M et al: Hepatitis A outbreaks associated with drug use and homelessness—California, Kentucky, Michigan, and Utah 2017. MMWR Morb Mortal Wkly Rep 67:1208, 2018.

Freedman M et al: Advisory Committee on Immunization Practices. Recommended adult immunization schedule, United States, 2020. Ann Intern Med 172:337, 2020.

Goldberg D et al: Changes in the prevalence of hepatitis C virus infection, nonalcoholic steatohepatitis, and alcoholic liver disease among patients with cirrhosis and liver failure on the waitlist for liver transplantation. Gastroenterology 152:1090, 2017.

Joy JB et al: The spread of hepatitis C virus genotype 1a in North America: A retrospective phylogenetic study. Lancet Infect Dis 16:698, 2016.

Koh C et al: Pathogenesis of and new therapies for hepatitis D. Gastroenterology 156:461, 2019.

Le MH et al: Chronic hepatitis B prevalence among foreign-born and U.S.-born adults in the United States, 1999-2016. Hepatology 71:431, 2020.

Lee MH et al: Chronic hepatitis C virus infection increases mortality from hepatic and extrahepatic diseases: A community-based long-term prospective study. J Infect Dis 206:469, 2012.

Lemon SM et al: Type A viral hepatitis: A summary and update on the molecular virology, epidemiology, pathogenesis, and prevention. J Hepatol 68:167, 2018.

Lin H-H et al: Changing hepatitis D virus epidemiology in a hepatitis B virus endemic area with a national vaccination program. Hepatology 61:1870, 2016.

Nelson NP et al: Update: Recommendations of the Advisory Committee on Immunization Practices for use of hepatitis A vaccine for postexposure prophylaxis and for preexposure prophylaxis for international travel. MMWR Morb Mortal Wkly Rep 67:1216, 2018.

Pan CQ et al: Tenofovir to prevent hepatitis B transmission in mothers with high viral load. N Engl J Med 374:2324, 2016.

Polaris Observatory Collaborators: Global prevalence, treatment, and prevention of hepatitis B virus infection in 2016: A modelling study. Lancet Gastroenterol Hepatol 3:383, 2018.

Polaris Observatory HCV Collaborators: Global prevalence and genotype distribution of hepatitis C virus infection in 2015: A modelling study. Lancet Gastroenterol Hepatol 2:161, 2017.

Rizzetto M et al: Hepatitis delta: The rediscovery. Clin Liver Dis 17:475, 2013.

Roberts H et al: Prevalence of chronic hepatitis B virus (HBV) infection in U.S. households: National Health and Nutrition Examination Survey (NHANES), 1988–2012. Hepatology 63:388, 2016.

Robinson CL et al: Advisory Committee on Immunization Practices recommended immunization schedule for children and adolescents aged 18 years or younger—United States, 2020. MMWR Morb Mortal Wkly Rep 69:130, 2020.

Rosenberg ES et al: Prevalence of hepatitis C virus infection in US States and District of Columbia, 2013-2016. JAMA Network Open 1:e186371, 2018.

Ryerson AB et al: Vital signs: Newly reported acute and chronic hepatitis C cases—United States, 2009–2018. MMWR Morb Mortal Wkly Rep 69:399, 2020.

Schillie S et al: Prevention of hepatitis B virus infection in the United States: Recommendation of the Advisory Committee on Immunization Practices. MMWR Morb Mortal Wkly Rep 67:1, 2018.

Schillie S et al: CDC recommendations for hepatitis C screening among adults—United States, 2020. MMWR Recommend Rep 69(No. RR #2):1, 2020.

Schweitzer A et al: Estimations of worldwide prevalence of chronic hepatitis B virus infection: A systematic review of data published between 1965 and 2013. Lancet 386:1546, 2015.

Sureau C et al: The hepatitis delta virus: replication and pathogenesis. J Hepatol 64:S102, 2016.

Trépo C et al: Hepatitis B virus infection. Lancet 384:2053, 2014.

U.S. Preventive Services Task Force: Screening for hepatitis B virus infection in pregnant women: US Preventive Services Task Force reaffirmation recommendation statement. JAMA 322:349, 2019.

U.S. Preventive Services Task Force: Screening for hepatitis C virus infection in adolescents and adults: US Preventive Services Task Force recommendation statement. JAMA 323:970, 2020.

Waked I et al: Screening and treatment program to eliminate hepatitis C in Egypt. N Engl J Med 382:1166, 2020.

340 Hepatites tóxica e induzida por fármacos

William M. Lee, Jules L. Dienstag

Lesão hepática é uma consequência possível da ingestão de qualquer xenobiótico, incluindo toxinas industriais, agentes farmacológicos e preparações utilizadas em medicina complementar e alternativa (MCA). Entre os pacientes com insuficiência hepática aguda, a lesão hepática induzida por fármacos (DILI, de *drug-induced liver injury*) é a causa mais comum, e evidências de hepatotoxicidade detectadas durante ensaios clínicos para desenvolvimento de fármacos são a razão mais frequente da reprovação dos compostos. O diagnóstico da DILI requer uma anamnese clínica detalhada para detectar exposição despercebida a compostos químicos usados no ambiente de trabalho ou em casa, fármacos usados com prescrição ou comprados sem prescrição, e suplementos dietéticos e fitoterápicos. Os fármacos hepatotóxicos podem causar danos diretos ao hepatócito (p. ex., por meio de um radical livre ou de um intermediário metabólico que produz peroxidação dos lipídeos da membrana, resultando em lesão das células hepáticas). Por outro lado, um fármaco ou seu metabólito pode ativar componentes do sistema imune inato ou adaptativo, estimular vias de apoptose ou provocar danos às vias excretoras de bile (Fig. 340-1). A interferência nas bombas dos canalículos biliares pode permitir a acumulação dos ácidos biliares endógenos que podem danificar o fígado. Essa lesão secundária, por sua vez, pode resultar em necrose dos hepatócitos ou lesões dos ductos biliares, produzindo colestase, ou bloquear as vias de transporte dos lipídeos, inibir a síntese proteica ou prejudicar a oxidação mitocondrial de ácidos graxos, resultando em acidose láctica e acúmulo intracelular de triglicerídeos (que se expressa histologicamente como esteatose microvesicular). Em outras situações, metabólitos de fármacos sensibilizam os hepatócitos às citocinas tóxicas. As diferenças observadas entre os usuários de fármacos suscetíveis e não suscetíveis podem ser atribuídas aos haplótipos dos antígenos leucocitários humanos (HLAs, de *human leukocyte antigens*), que determinam a ligação de haptenos relacionados com fármacos na superfície celular, bem como polimorfismos na elaboração de citocinas protetoras competitivas, conforme sugerido para a toxicidade pelo paracetamol (ver adiante). Os mecanismos imunes podem incluir linfócitos citotóxicos ou a citotoxicidade celular mediada por anticorpos. Além disso, foi demonstrada uma função para a ativação dos transportadores nucleares, como o receptor de androstano constitutivo (RAC) ou, mais recentemente, o receptor X do pregnano (PXR, de *pregnane X receptor*), na indução da hepatotoxicidade dos fármacos.

METABOLISMO DOS FÁRMACOS

A maioria dos fármacos insolúveis na água passa por uma série de etapas metabólicas, culminando em uma forma hidrossolúvel apropriada à excreção renal ou biliar. Esse processo começa com a oxidação ou metilação mediada inicialmente pelas oxigenases de função microssômica mista do citocromo P450 (reação de fase I), seguida de glucuronidação ou sulfatação (reação de fase II) ou inativação por ação da glutationa. A maior parte da hepatotoxicidade resulta da formação de um metabólito tóxico da fase I, porém a depleção de glutationa, que impede a inativação dos compostos prejudiciais pela glutationa-*S*-transferase, também pode contribuir ao garantir que o composto tóxico não seja inativado.

LESÃO HEPÁTICA CAUSADA POR FÁRMACOS

Em geral, foram reconhecidos dois tipos principais de hepatotoxicidade química: (1) tóxica direta e (2) idiossincrásica. Como mostra a Tabela 340-1, a hepatite tóxica direta ocorre com previsível regularidade nos indivíduos expostos ao agente agressor e depende da dose. O período de latência entre a exposição e a lesão hepática costuma ser curto (em geral, algumas horas), embora as manifestações clínicas possam demorar 24 a 48 horas. Agentes que produzem hepatite tóxica geralmente são toxinas sistêmicas ou são convertidos no fígado em metabólitos tóxicos. As hepatotoxinas diretas resultam em anormalidades morfológicas razoavelmente características e reprodutíveis para cada toxina. Os exemplos de toxinas raras atuais incluem tetracloreto de carbono e tricloroetileno, as quais, de maneira característica, produzem uma necrose de zona centrolobular. Os octapeptídeos hepatotóxicos de *Amanita phalloides* geralmente causam necrose hepática maciça; a dose letal da toxina é de cerca de 10 mg, que é a quantidade encontrada em um único cogumelo agárico (espécie de cogumelo venenoso). O paracetamol, o exemplo primário de uma toxina direta, é discutido adiante.

Nas reações farmacológicas idiossincrásicas, a ocorrência de lesão hepática geralmente é infrequente (1 a cada 1.000-100.000 pacientes) e imprevisível; a resposta não é tão claramente dependente da dose quanto a lesão associada às hepatotoxinas diretas, e a lesão hepática pode ocorrer em qualquer momento após a exposição ao fármaco, mas geralmente entre 5 e 90 dias após iniciar a exposição. Embora não sejam considerados dose-dependentes como as toxinas diretas, a maioria dos agentes que causam toxicidade idiossincrásica é administrada em doses diárias altas, em geral mais de 100 mg, sugerindo que a dose seja importante – fármacos com baixa potência devem ser administrados em doses maiores que propiciam maiores chances de efeitos "imprevistos". Da mesma forma, os fármacos administrados em quantidades de miligramas têm maior potência e raramente causam efeitos hepáticos ou em outros órgãos. A dificuldade de prever ou identificar a hepatotoxicidade farmacológica idiossincrásica aumenta em razão da ocorrência de elevações ligeiras, transitórias e não progressivas das aminotransferases séricas, as quais regridem com o uso continuado do fármaco. Essa "adaptação", cujo mecanismo é desconhecido, é bem reconhecida com os fármacos como isoniazida (INH), valproato, fenitoína e inibidores de hidroximetilglutaril-coenzima A (HMG-CoA)-redutase (estatinas). As manifestações extra-hepáticas de hipersensibilidade, como erupção cutânea, artralgias, febre, leucocitose e eosinofilia, ocorrem em uma pequena fração dos pacientes com reações farmacológicas hepatotóxicas idiossincrásicas, mas são típicas de determinados fármacos (fenitoína, sulfametoxazol-trimetoprima) e não de outros. A lesão imune primária e a hepatotoxicidade direta relacionada com diferenças idiossincrásicas na geração de metabólitos tóxicos foram citadas para explicar as reações farmacológicas idiossincrásicas. Os dados mais atuais implicam o sistema imune adaptativo, que responde à formação de compostos imunoestimuladores resultantes da ativação metabólica de fase I do fármaco agressor. As diferenças de suscetibilidade do hospedeiro podem resultar de variações na cinética da geração de metabólitos tóxicos e polimorfismos genéticos em posteriores vias de metabolização de fármacos ou ativação de citocinas; além disso, determinados haplótipos HLA foram associados à hepatotoxicidade de certos fármacos, como amoxicilina-clavulanato e flucloxacilina. Ocasionalmente, porém, é difícil ignorar as características clínicas de uma reação alérgica (eosinofilia tecidual proeminente, autoanticorpos, etc.), sugerindo a ativação de vias da IgE. Alguns casos de hepatotoxicidade farmacológica estão associados à formação de autoanticorpos, incluindo uma classe de anticorpos contra microssomos de fígado-rim (anti-LKM2) dirigidos contra uma enzima do citocromo P450. Quatro agentes que apresentam especificamente um fenótipo de hepatite autoimune com elevada probabilidade de fator antinuclear (FAN) positivo são a nitrofurantoína, a minociclina, a hidralazina e a α-metildopa.

As reações idiossincrásicas resultam em um padrão morfológico mais variável que os produzidos por toxinas diretas; com frequência, um único agente é capaz de causar ampla variedade de lesões, não obstante a tendência de certos padrões predominarem. Dependendo do agente envolvido, a hepatite idiossincrásica pode resultar em um quadro clínico e morfológico indistinguível da hepatite viral (p. ex., INH ou ciprofloxacino). A chamada lesão hepatocelular é a forma mais comum, apresentando focos de necrose no lóbulo hepático com infiltrado predominantemente linfocítico semelhante ao observado na hepatite aguda A, B ou C. A colestase induzida por fármacos varia de leve a progressivamente grave: (1) colestase leve com lesão hepatocelular limitada (p. ex., estrogênios, 17,α-androgênios substituídos); (2) colestase inflamatória (p. ex., amoxicilina-ácido clavulânico [o antibiótico mais implicado entre os casos de DILI], oxacilina, estolato de eritromicina); (3) colangite esclerosante (p. ex., após a infusão intra-hepática do quimioterápico floxuridina para metástases hepáticas provenientes de um carcinoma primário do cólon); e (4) desaparecimento dos ductos biliares, colestase "ductopênica" ou síndrome dos ductos biliares evanescentes, semelhante à observada na rejeição crônica (Cap. 345) em seguida ao transplante de fígado (p. ex., carbamazepina, levofloxacino). A colestase pode resultar da ligação dos fármacos aos transportadores da membrana canalicular, do acúmulo de ácidos biliares tóxicos que resultam da falência da bomba canalicular, ou de anomalias genéticas das proteínas transportadoras canaliculares. Clinicamente, a diferenciação das reações hepatocelular e colestática é indicada pelo valor R – razão entre os níveis de alanina-aminotransferase (ALT) e fosfatase alcalina, ambos expressos como múltiplos do limite superior da normalidade. Um valor R > 5 está associado

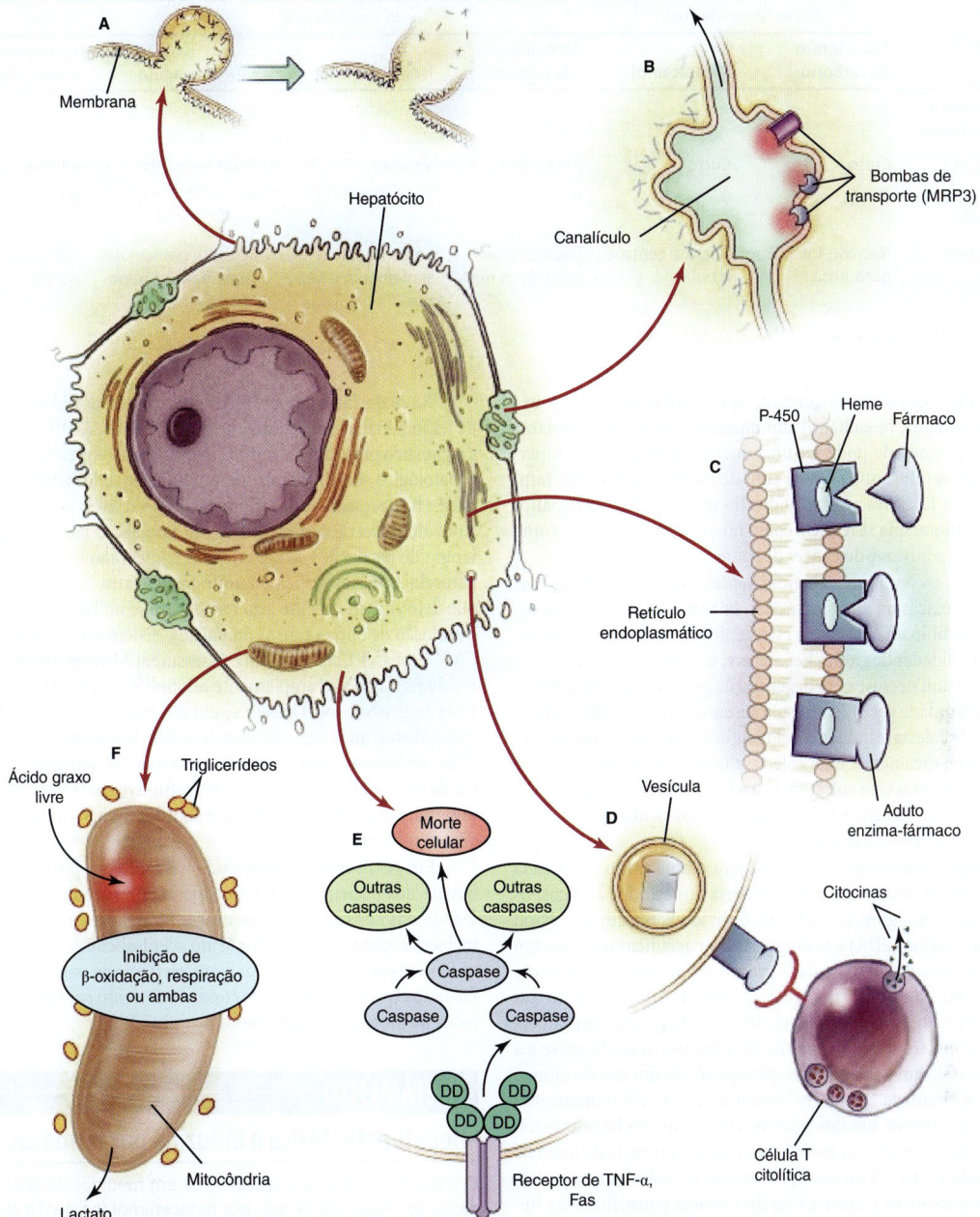

FIGURA 340-1 Mecanismos potenciais da lesão hepática induzida por fármacos. O hepatócito normal pode ser afetado adversamente por fármacos em decorrência de (**A**) distúrbio da homeostase intracelular do cálcio, que leva à desorganização das fibrilas de actina na superfície do hepatócito, resultando na formação de uma vesícula da membrana celular, ruptura e lise da célula; (**B**) ruptura dos filamentos de actina próximo ao canalículo (a porção especializada da célula responsável pela excreção da bile), com consequente perda dos processos vilosos e interrupção das bombas de transporte, como a proteína associada à resistência a múltiplos fármacos 3 (MRP3) que, por sua vez, impede a excreção de bilirrubina e outros compostos orgânicos; (**C**) ligação covalente da enzima do citocromo P450 contendo heme ao fármaco, criando adutos não funcionais; (**D**) migração desses adutos enzima-fármaco dentro de vesículas até a superfície celular, atuando como alvos imunogênicos para o ataque citolítico pelas células T, com consequente estimulação da resposta imune que envolve as células T citolíticas e citocinas; (**E**) ativação das vias apoptóticas pelo receptor do fator de necrose tumoral α (TNF-α) ou Fas (DD indica domínio de morte), deflagrando a cascata de caspases intercelulares com consequente morte celular programada; ou (**F**) inibição da função mitocondrial por um duplo efeito sobre a β-oxidação e as enzimas da cadeia respiratória, levando à falência do metabolismo dos ácidos graxos livres, ao bloqueio da respiração aeróbica e ao acúmulo de lactato e espécies reativas do oxigênio (que podem causar danos ao DNA mitocondrial). Os metabólitos tóxicos excretados na bile podem causar lesão do epitélio dos ductos biliares (não ilustrado). LTCs, linfócitos T citolíticos. *(De WM Lee: Drug-induced hepatotoxicity. N Engl J Med 349:474, 2003. Copyright © 2003, Massachusetts Medical Society. Reimpressa, com permissão, de Massachusetts Medical Society.)*

à lesão hepatocelular; R < 2 indica lesão colestática; e R entre 2 e 5 sugere lesão mista hepatocelular e colestática.

As alterações morfológicas também podem incluir granulomas hepáticos (p. ex., sulfonamidas) e esteatose ou esteato-hepatite macrovesicular ou microvesicular. A hepatotoxicidade grave associada à esteato-hepatite, mais provavelmente resultante de toxicidade mitocondrial, foi reconhecida com determinadas terapias antirretrovirais, embora a maioria desses fármacos tenha sido retirada do mercado (Cap. 202). Quando essas células são

TABELA 340-1 ■ Algumas manifestações da lesão hepática tóxica e induzida por fármacos

Variável	Efeito tóxico direto[a]			Idiossincrásico[a]		Outros[a]
	Tetracloreto de carbono	Paracetamol	Amoxicilina-clavulanato	Isoniazida	Ciprofloxacino	Estrogênios/esteroides androgênicos
Toxicidade previsível e relacionada com a dose	+	+	0	0	0	+
Período de latência	Curto	Curto	Início tardio	Variável	Pode ser curto	Variável
Artralgia, febre, erupção cutânea, eosinofilia	0	0	0	0	0	0
Morfologia hepática	Necrose, infiltração gordurosa	Necrose centrolobular	Hepatocelular/ colestática mista	Lesão hepatocelular semelhante à hepatite viral	Lesão hepatocelular semelhante à hepatite viral	Colestase *sem* inflamação portal

[a]Os fármacos listados são exemplos típicos.

lesadas, como ocorre com o uso de quimioterápicos em doses altas (p. ex., ciclofosfamida, melfalana, bussulfano) administrados antes do transplante de medula óssea, o resultado pode ser uma doença venoclusiva. A hiperplasia nodular regenerativa, uma forma sutil de hipertensão portal, também pode resultar de lesão vascular ao endotélio venoso portal ou hepático subsequente à quimioterapia sistêmica, como no uso de oxaliplatina, como parte do tratamento adjuvante do câncer de cólon.

Nem todas as reações farmacológicas hepáticas adversas podem ser classificadas como tóxicas ou idiossincrásicas. Por exemplo, os anticoncepcionais orais que combinam compostos estrogênicos e progestogênicos podem causar anormalidades dos testes hepáticos e, ocasionalmente, icterícia; no entanto, não causam necrose nem degeneração gordurosa, as manifestações de hipersensibilidade geralmente estão ausentes, e a suscetibilidade ao desenvolvimento de colestase induzida pelos anticoncepcionais orais parece ser determinada geneticamente. Essa colestase induzida por estrogênios é mais comum nas mulheres com colestase gestacional, um distúrbio ligado a anomalias genéticas das proteínas transportadoras canaliculares com resistência associada a múltiplos fármacos.

Qualquer reação idiossincrásica que ocorra a uma razão < 1 a cada 10 mil receptores não é reconhecida pela maioria dos estudos clínicos, os quais envolvem apenas alguns milhares de indivíduos tratados. A Food and Drug Administration (FDA) e as empresas farmacêuticas aprenderam a procurar indicações sutis de toxicidade grave e monitorar regularmente o número de sujeitos do estudo, nos quais ocorra qualquer elevação das aminotransferases como um possível substituto de toxicidade mais grave. Ainda mais válido como fator preditivo de hepatotoxicidade grave é a ocorrência de icterícia em pacientes que participam de um ensaio clínico com fármacos – a chamada "lei de Hy", assim nomeada em homenagem ao Dr. Hyman Zimmerman, um dos pioneiros no campo da hepatotoxicidade farmacológica. Zimmerman reconheceu que a ocorrência de icterícia durante um estudo de fase 3 tornava provável uma lesão hepática mais grave, com uma relação 10:1 entre casos de icterícia e insuficiência hepática (i.e., 10 pacientes com icterícia para 1 paciente com insuficiência hepática aguda). Assim, o achado de casos da lei de Hy (icterícia) durante o desenvolvimento de fármacos costuma levar à falha na aprovação, sobretudo se algum paciente tiver desfecho desfavorável. A troglitazona, um agonista do receptor γ ativado pelo proliferador de peroxissomos, foi o primeiro em sua classe de agentes sensibilizadores à insulina da classe das tiazolidinedionas. Embora tenha sido evidenciado retrospectivamente que houve casos de icterícia (lei de Hy) durante testes de fase 3, nenhum caso de insuficiência hepática foi reconhecido até bem depois da introdução do fármaco, o que reforça a importância da vigilância pós-comercialização para identificar fármacos tóxicos e indicar sua retirada do mercado. Felizmente, essa hepatotoxicidade não é característica das tiazolidinedionas de segunda geração, inclusive rosiglitazona e pioglitazona. Nos ensaios clínicos, a frequência das elevações das aminotransferases nos pacientes tratados com esses fármacos não diferiu da observada nos receptores de placebo; além disso, os relatos isolados de lesão hepática entre os pacientes tratados são extremamente raros. Desde que a troglitazona foi retirada do mercado em 2001, nenhum outro fármaco completamente aprovado foi retirado do mercado pela FDA. Vários agentes receberam alertas na bula indicando a necessidade de cautela; em geral, o trabalho conjunto da indústria e da FDA tem conseguido evitar a toxicidade grave nos agentes aprovados nos últimos 20 anos.

Na maioria dos casos, é difícil provar (causalidade) que um episódio de lesão hepática foi causado por um fármaco. A DILI quase sempre é um diagnóstico presuntivo e muitos outros distúrbios causam um quadro clinicopatológico semelhante. Desse modo, pode ser difícil estabelecer a causalidade e há necessidade de avaliar diversas variáveis em separado para chegar a um alto nível de certeza, incluindo associação temporal (tempo de início, tempo de resolução), características clinicobioquímicas, tipo de lesão (hepatocelular vs. colestática), manifestações extra-hepáticas, probabilidade de que determinado agente seja responsável com base em seu registro prévio e exclusão de outras causas potenciais. Sistemas de graduação como o RUCAM (Roussel-Uclaf Causality Assessment Method) apresentam incertezas residuais e não são amplamente adotados. Hoje, a DILIN (Drug-Induced Liver Injury Network) baseia-se em um processo estruturado de opinião de especialistas, que exige a análise de dados detalhados de cada caso e uma revisão abrangente por três especialistas que chegam a um consenso em uma escala de 5 graus de probabilidade (definitivo, altamente provável, provável, possível, improvável); porém, essa abordagem não é prática para a aplicação clínica rotineira.

Em geral, a hepatotoxicidade induzida por fármacos não é mais frequente nos pacientes com hepatopatia crônica subjacente, embora a gravidade das consequências possa ser intensificada. As exceções relatadas incluem hepatotoxicidade por ácido acetilsalicílico, metotrexato, INH (apenas em algumas experiências), antirretrovirais para HIV e determinados fármacos (p. ex., esquemas de condicionamento para transplante de medula óssea na presença de hepatite C).

TRATAMENTO

Hepatopatia tóxica e induzida por fármacos

O tratamento consiste basicamente em medidas de suporte, exceto nos casos de hepatotoxicidade por paracetamol (na qual a *N*-acetilcisteína é eficaz; ver adiante). Ocorre insuficiência hepática aguda em 10% dos pacientes com DILI; após se alcançar esse grau de lesão, a recuperação espontânea ocorre em < 30% dos casos e o transplante hepático é realizado em > 40% daqueles pacientes que alcançam o nível de gravidade de insuficiência hepática aguda (coagulopatia e encefalopatia hepática) **(Cap. 345)**. A suspensão do agente suspeito está indicada ao primeiro sinal de reação adversa ou quando os níveis de aminotransferases alcançam cinco vezes o limite superior da normalidade. Vários estudos sugeriram a ocorrência de desfechos fatais depois do uso continuado de um agente, apesar da ocorrência de sintomas e sinais de lesão hepática. No caso das toxinas diretas, o acometimento do fígado não deve desviar a atenção do possível acometimento renal ou de outros órgãos, que também pode ameaçar a sobrevivência do paciente. Agentes usados ocasionalmente, mas de eficácia duvidosa, incluem glicocorticoides para DILI com características alérgicas, silibinina para intoxicação por cogumelos e ácido ursodesoxicólico para hepatotoxicidade farmacológica colestática; esses medicamentos não se mostraram eficazes e não podem ser recomendados. Um estudo duplo-cego, randomizado e controlado sobre o uso de *N*-acetilcisteína para tratar insuficiência hepática aguda não induzida por paracetamol, incluindo alguns casos de DILI, demonstrou efeitos benéficos especialmente nos pacientes com encefalopatia hepática em estágio inicial; contudo, esse fármaco não foi aprovado pela FDA para essa indicação.

TABELA 340-2 ■ Alterações principais da morfologia hepática induzidas por alguns fármacos e compostos químicos utilizados frequentemente[a]

Principal alteração morfológica	Classe farmacêutica	Exemplos
Colestase	Esteroide anabolizante	Metiltestosterona, muitos outros suplementos para hipertrofia muscular
	Antibiótico	Estolato de eritromicina, nitrofurantoína, rifampicina, amoxicilina-ácido clavulânico, oxacilina
	Anticonvulsivante	Carbamazepina
	Antidepressivo	Duloxetina, mirtazapina, antidepressivos tricíclicos
	Anti-inflamatório	Sulindaco
	Antiplaquetário	Clopidogrel
	Anti-hipertensivo	Irbesartana, fosinopril
	Antitireoidiano	Metimazol
	Bloqueador dos canais de cálcio	Nifedipino, verapamil
	Imunossupressor	Ciclosporina
	Hipolipemiante	Ezetimiba
	Antineoplásico	Esteroides anabolizantes, bussulfano, tamoxifeno, irinotecano, citarabina, temozolomida
	Anticoncepcionais orais	Noretinodrel com mestranol
	Hipoglicemiante oral	Clorpropamida
	Tranquilizante	Clorpromazina[b]
Esteatose hepática	Antiarrítmico	Amiodarona
	Antibiótico	Tetraciclina (em altas doses, intravenoso)
	Anticonvulsivante	Ácido valproico
	Antiviral	Didesoxinucleosídeos (p. ex., zidovudina), inibidores da protease (p. ex., indinavir, ritonavir)
	Antineoplásico	Asparaginase, metotrexato, tamoxifeno
Hepatite	Anestésico	Halotano, fluotano
	Antiandrogênico	Flutamida
	Antibiótico	Isoniazida,[c] rifampicina, nitrofurantoína, telitromicina, minociclina,[d] pirazinamida, trovafloxacino[e]
	Anticonvulsivante	Fenitoína, carbamazepina, ácido valproico, fenobarbital
	Antidepressivo	Iproniazida, amitriptilina, trazodona, venlafaxina, fluoxetina, paroxetina, duloxetina, sertralina, nefazodona[e]
	Antifúngico	Cetoconazol, fluconazol, itraconazol
	Anti-hipertensivo	Metildopa,[c] captopril, enalapril, lisinopril, losartana
	Anti-inflamatório	Ibuprofeno, indometacina, diclofenaco, sulindaco, bronfenaco
	Antipsicótico	Risperidona
	Antiviral	Zidovudina, didanosina, estavudina, nevirapina, ritonavir, indinavir, tipranavir, zalcitabina
	Bloqueador dos canais de cálcio	Nifedipino, verapamil, diltiazém
	Inibidor de colinesterase	Tacrina
	Diurético	Clorotiazida
	Laxativo	Oxifenisatina[c,e]
	Inibidor da recaptação de norepinefrina	Atomoxetina
	Hipoglicemiante oral	Troglitazona,[e] acarbose
Hepatite/colestase mista	Antibiótico	Amoxicilina-ácido clavulânico, sulfametoxazol-trimetoprima
	Antibacteriano	Clindamicina
	Antifúngico	Terbinafina
	Anti-histamínico	Ciproeptadina
	Imunossupressor	Azatioprina
	Hipolipemiante	Ácido nicotínico, lovastatina, ezetimiba
Tóxica (necrose)	Analgésico	Paracetamol
	Hidrocarboneto	Tetracloreto de carbono
	Metal	Fósforo amarelo
	Cogumelo	*Amanita phalloides*
	Solvente	Dimetilformamida
Granulomas	Antiarrítmico	Quinidina, diltiazém
	Antibiótico	Sulfonamidas
	Anticonvulsivante	Carbamazepina
	Anti-inflamatório	Fenilbutazona
	Inibidor da xantina-oxidase	Alopurinol
Lesão vascular	Quimioterápico	Oxaliplatina, melfalana

[a]Vários fármacos produzem mais de um tipo de lesão hepática e aparecem em mais de uma categoria. [b]Raramente associada a uma lesão semelhante à cirrose biliar primária. [c]Ocasionalmente associadas a hepatite crônica ou necrose hepática coalescente ou cirrose. [d]Associada a uma síndrome semelhante à hepatite autoimune. [e]A utilização foi proibida em razão da hepatotoxicidade grave.

A Tabela 340-2 relaciona várias classes de compostos químicos com exemplos do padrão de lesão hepática que elas causam. Certos fármacos parecem ser responsáveis pelo desenvolvimento de lesão hepática aguda e crônica. Por exemplo, nitrofurantoína, minociclina, hidralazina e metildopa foram associadas à hepatite crônica moderada a grave com características autoimunes. Metotrexato, tamoxifeno e amiodarona foram implicados no desenvolvimento de cirrose. A hipertensão portal na ausência de cirrose, chamada de *hiperplasia nodular regenerativa*, pode ser resultado de alterações na arquitetura hepática produzidas pela ingestão excessiva de vitamina A ou após a quimioterapia com oxaliplatina. Os anticoncepcionais orais foram implicados na patogênese de hiperplasia nodular focal ou de adenoma hepático (ambas lesões benignas) e, raramente, carcinoma hepatocelular e oclusão da veia hepática (síndrome de Budd-Chiari). Outra lesão incomum, a peliose hepática (cistos de sangue do fígado), foi observada em alguns pacientes tratados com esteroides anabolizantes ou anticoncepcionais. A existência desses distúrbios hepáticos amplia o espectro de lesões hepáticas induzidas por agentes químicos e enfatiza a necessidade de obter uma história completa dos fármacos usados por todos os pacientes com disfunção hepática. O *site* LiverTox é abrangente, contém informações atualizadas sobre DILI e está disponível como referência valiosa por meio do National Institutes of Health e da National Library of Medicine (*livertox.nih.gov*).

A seguir, são apresentados padrões de reações hepáticas adversas para alguns agentes prototípicos.

HEPATOTOXICIDADE POR PARACETAMOL (TOXINA DIRETA)

Paracetamol é a causa mais prevalente de insuficiência hepática aguda no Ocidente. Até 72% dos pacientes com hepatotoxicidade pelo paracetamol na Escandinávia – frequências um pouco menores no Reino Unido e nos Estados Unidos – progridem para encefalopatia e coagulopatia. O paracetamol causa necrose hepática centrolobular dose-dependente depois de ingestas pontuais isoladas (p. ex., tentativa de suicídio) ou durante períodos maiores (p. ex., superdosagens acidentais, quando várias preparações farmacológicas ou doses inadequadas de fármaco são usadas diariamente, por vários dias, para alívio de dor ou febre). Nessas situações, a dose de 8 g/dia (o dobro da dose máxima diária recomendada) por vários dias pode levar rapidamente à insuficiência hepática. O uso de combinações de opioides + paracetamol parece ser particularmente prejudicial, pois a tolerância ao opioide pode ocorrer com o aumento gradual na dose da combinação ao longo de dias ou semanas. Uma única dose de 10 a 15 g, por vezes até menor, pode produzir evidência clínica de lesão hepática. A doença fulminante e fatal costuma estar associada (porém não invariavelmente) à ingestão de 25 g ou mais. Os níveis sanguíneos do paracetamol se correlacionam com a gravidade da lesão hepática (níveis > 300 µg/mL, 4 horas após a ingestão, são preditivos do surgimento de dano significativo; níveis < 150 µg/mL sugerem que a lesão hepática é altamente improvável). Náuseas, vômitos, diarreia, dor abdominal e choque são manifestações precoces que ocorrem 4 a 12 horas após a ingestão. A seguir, decorridas 24 a 48 horas, quando essas características estão desaparecendo, a lesão hepática torna-se evidente. As anormalidades máximas e a insuficiência hepática são evidentes apenas em 3 a 5 dias após a ingestão, e níveis de aminotransferases > 10.000 UI/L não são incomuns (i.e., níveis muito superiores aos observados nos pacientes com hepatite viral). Pode haver também insuficiência renal e lesão do miocárdio. Independentemente de obter uma história clara de superdosagem, a suspeita clínica de hepatotoxicidade pelo paracetamol deve ser levantada pela presença de níveis extremamente elevados de aminotransferases em associação com níveis baixos de bilirrubinas, característicos dessa lesão hiperaguda. Essa particularidade bioquímica deve levar ao questionamento adicional do paciente, quando possível; porém, a negação direta (ou negação do uso de doses elevadas) e a confusão mental podem dificultar o diagnóstico. Nesses casos, é razoável fazer um diagnóstico presuntivo; além disso, o antídoto comprovado (*N*-acetilcisteína) é seguro e será efetivo se administrado precocemente (dentro de 12 horas), embora também seja usado mesmo quando a lesão já tenha evoluído.

O paracetamol é metabolizado predominantemente por uma reação de fase II em metabólitos inócuos como sulfato e glucoronídeo; entretanto, uma pequena parte é metabolizada por uma reação de fase I em um metabólito hepatotóxico formado a partir do composto original pelo citocromo P450 CYP2E1. Esse metabólito, a *N*-acetil-p-benzoquinona-imina (NAPQI), é detoxificado por sua ligação à glutationa "hepatoprotetora" para transformar-se no ácido mercaptúrico hidrossolúvel e inócuo, que é excretado por via renal. Quando são formadas quantidades excessivas de NAPQI, ou quando os níveis de glutationa são baixos, estes são depletados e esgotados, permitindo a ligação covalente às macromoléculas nucleofílicas dos hepatócitos, formando "adutos" de paracetamol-proteína. Esses adutos, que podem ser dosados no soro por cromatografia líquida de alto desempenho, são promissores como marcadores diagnósticos da hepatotoxicidade por paracetamol. Além disso, um teste rápido (*point-of-care*) para adutos Cis do paracetamol está em fase de desenvolvimento. A ligação do paracetamol às macromoléculas dos hepatócitos parece acarretar necrose dessas células; a sequência e o mecanismo preciso são desconhecidos. A lesão hepática pode ser potencializada pela administração prévia de álcool, fenobarbital, INH ou outros fármacos; condições que estimulam o sistema da oxidase de função mista; ou condições como a inanição (incluindo a incapacidade de manter a ingestão oral durante doenças febris agudas), que reduzem os níveis hepáticos de glutationa. O álcool induz citocromo P450 CYP2E1; como consequência, níveis aumentados do metabólito tóxico NAPQI podem ser produzidos pelos alcoolistas crônicos depois da ingestão de paracetamol, mas o papel do álcool na potencialização da lesão aguda pelo paracetamol ainda é discutido. Além disso, o álcool suprime a produção hepática de glutationa. Por isso, nos alcoolistas crônicos, a dose tóxica de paracetamol pode ser de apenas 2 g, e os pacientes alcoolistas devem ser alertados especificamente acerca dos perigos decorrentes até mesmo de doses padronizadas desse fármaco de uso tão comum. Em um estudo realizado em 2006, foram identificadas elevações das aminotransferases em 31 a 44% dos indivíduos normais tratados por 14 dias com a dose máxima recomendada de paracetamol, ou seja, 4 g/dia (administrada isoladamente ou como parte de uma combinação de paracetamol + opioide). Como essas alterações foram transitórias e nunca estavam associadas à elevação da bilirrubina, sua relevância clínica ainda precisa ser estabelecida. Embora tenha sido constatado que a infecção pelo vírus da hepatite C (HCV) subjacente está associada a um risco aumentado de lesão hepática aguda em pacientes hospitalizados por superdosagem de paracetamol, em geral, nos pacientes com doença hepática não alcoólica, o paracetamol administrado nas doses recomendadas é bem tolerado. O uso do paracetamol em pacientes cirróticos não foi associado à descompensação hepática. Por outro lado, devido à relação entre o uso de paracetamol e o desenvolvimento de lesão hepática, e tendo em vista a margem de segurança limitada entre doses seguras e tóxicas, a FDA recomendou que a dose diária de paracetamol seja reduzida de 4 para 3 g (e até uma dose mais baixa para indivíduos com consumo crônico de álcool); que todos os produtos contendo paracetamol mostrem no rótulo a informação bem visível de que contém paracetamol; e que o potencial de lesão hepática esteja indicado de maneira evidente na embalagem do paracetamol e dos produtos contendo esse fármaco. Em produtos combinados com opioides, o limite para o componente paracetamol foi reduzido para 325 mg por comprimido.

TRATAMENTO

Superdosagem de paracetamol

O tratamento consiste em lavagem gástrica, medidas de suporte e administração oral de carvão ativado ou colestiramina para evitar a absorção do fármaco residual. Nem o carvão nem a colestiramina parecem ser eficazes quando administrados mais de 30 minutos depois da ingestão de paracetamol; se forem utilizados, a lavagem gástrica deve ser realizada antes da administração oral de outros agentes. As probabilidades de hepatotoxicidade possível, provável e de alto risco podem ser avaliadas por meio de um nomograma **(Fig. 340-2)** prontamente disponível nos setores de emergência, com base na dosagem dos níveis plasmáticos de paracetamol realizada 4 a 8 horas depois de sua ingestão. Nos pacientes com níveis sanguíneos altos de paracetamol (> 200 µg/mL dosados em 4 horas, ou > 100 µg/mL dentro de 8 horas depois da ingestão), a administração de *N*-acetilcisteína reduz muito a gravidade da necrose hepática. Esse fármaco fornece grupos doadores de sulfidrila para repleção da glutationa, necessária para inativar metabólitos tóxicos que, de outro modo, formariam ligações covalentes por meio de pontes de sulfidrila com as proteínas celulares, resultando na formação de adutos de metabólito-proteína. O tratamento deve ser iniciado dentro das primeiras 8 horas depois da ingestão, mas pode ser ao menos parcialmente eficaz quando administrado em até 24 a 36 horas após uma superdosagem. O uso rotineiro de *N*-acetilcisteína reduziu significativamente a ocorrência de hepatotoxicidade fatal por paracetamol. A *N*-acetilcisteína pode ser administrada por via oral, mas é comumente usada como solução intravenosa (IV), com dose inicial de 140 mg/kg em 1 hora, seguida por 70 mg/kg a cada 4 horas, por 15 a 20 doses. Diante de um paciente com possível hepatotoxicidade pelo paracetamol, um centro de controle de intoxicações deve ser contatado. O tratamento pode ser interrompido quando os níveis plasmáticos de paracetamol indicarem que o risco de dano hepático é pequeno. Quando ocorrem sinais de insuficiência hepática (p. ex., icterícia

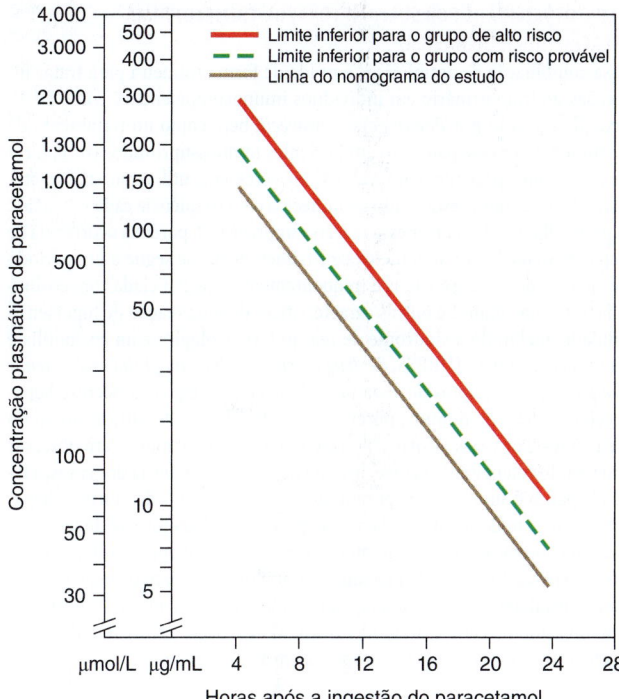

FIGURA 340-2 Nomograma para definir o risco de hepatotoxicidade por paracetamol com base na concentração plasmática inicial dessa substância. *(Reproduzida, com permissão, de Pediatrics, 55:871. Copyright © 1975, AAP.)*

progressiva, coagulopatia, confusão mental) apesar do tratamento com N-acetilcisteína para hepatotoxicidade por paracetamol, um transplante de fígado pode ser a única opção. Os níveis iniciais de lactato no sangue arterial desses pacientes com insuficiência hepática aguda podem diferenciar os pacientes altamente propensos a necessitarem de transplante de fígado (níveis de lactato > 3,5 mmol/L) daqueles com chances de sobreviver sem substituição do fígado. A lesão renal aguda ocorre em quase 75% dos pacientes com lesão grave por paracetamol, mas é quase sempre autolimitada.

Os sobreviventes da superdosagem aguda por paracetamol raramente ou nunca desenvolvem lesão hepática persistente ou sequelas, mas podem estar sujeitos a superdosagens repetidas.

HEPATOTOXICIDADE POR ISONIAZIDA (REAÇÃO TÓXICA E IDIOSSINCRÁSICA)

A INH ainda desempenha um papel crucial na maioria dos esquemas terapêuticos e profiláticos contra a tuberculose, embora sua ação hepatotóxica tenha sido reconhecida há muito tempo. Em 10% dos pacientes tratados com INH, há elevação das aminotransferases séricas durante as primeiras semanas do tratamento; contudo, essas elevações, na maioria dos casos, são autolimitadas, leves (níveis de ALT < 200 UI/L) e se resolvem mesmo com o uso continuado do fármaco. Essa resposta adaptativa permite a continuação do tratamento quando não há sintomas e elevação progressiva das enzimas seguindo-se às elevações iniciais. A DILI hepatocelular aguda secundária à INH é evidente com um período de latência variável de até 6 meses, e é mais frequente em alcoolistas e em pacientes que usam determinados fármacos como barbitúricos, rifampicina e pirazinamida. Se o limiar clínico de encefalopatia for alcançado, é provável que a lesão hepática grave seja fatal ou exija transplante de fígado. A biópsia hepática revela alterações morfológicas semelhantes às da hepatite viral ou necrose hepática em ponte. Uma lesão hepática importante parece estar relacionada com a idade, aumentando substancialmente após os 35 anos; a frequência mais alta é observada nos pacientes com > 50 anos, e a mais baixa, em pacientes com < 20 anos. Mesmo para os pacientes com > 50 anos de idade monitorados com extremo cuidado durante a terapia, a hepatotoxicidade ocorre apenas em cerca de 2%, bem abaixo do risco estimado com base nas experiências iniciais. Febre, erupção cutânea, eosinofilia e outras manifestações de alergia ao fármaco são claramente incomuns. Anticorpos contra INH foram detectados em pacientes tratados com o fármaco, mas a relação de causalidade com a lesão hepática é duvidosa. Um quadro clínico semelhante à hepatite crônica foi observado em alguns pacientes. Muitos programas de saúde pública que exigem a profilaxia com INH para pacientes com positividade no teste tuberculínico ou sanguíneo (Quantiferon ou T-Spot) geralmente incluem a monitoração mensal dos níveis das aminotransferases, embora essa prática tenha sido questionada. Uma medida ainda mais eficaz para reduzir os desfechos graves pode ser incentivar os pacientes a estarem atentos a sintomas como náusea, fadiga ou icterícia, porque a maioria dos óbitos envolve pacientes que continuam usando INH após desenvolverem doença clinicamente evidente. A incidência de toxicidade grave por INH pode estar diminuindo como resultado do uso menos frequente e/ou de um melhor manejo.

HEPATOTOXICIDADE POR VALPROATO DE SÓDIO (REAÇÃO TÓXICA E IDIOSSINCRÁSICA)

O valproato de sódio – um anticonvulsivante útil ao tratamento do pequeno mal e de outros distúrbios convulsivos – está associado ao desenvolvimento de efeitos hepatotóxicos graves e raramente a mortes, em especial de crianças, mas também adultos. Entre as crianças consideradas candidatas ao transplante de fígado, o valproato é o antiepiléptico mais implicado como causa da doença. Elevações assintomáticas dos níveis séricos das aminotransferases foram detectadas em até 45% dos pacientes tratados. Contudo, essas alterações "adaptativas" parecem não ter importância clínica, dado que uma hepatotoxicidade significativa não é observada na maioria dos pacientes apesar da continuação do tratamento com esse fármaco. Nos raros pacientes que mostram icterícia, encefalopatia e evidência de insuficiência hepática, o exame do tecido hepático revela esteatose microvesicular e necrose hepática em ponte, predominantemente na zona centrolobular. A lesão dos ductos biliares também pode ser evidente. O mais provável é que o valproato de sódio não seja uma hepatotoxina direta, porém seu metabólito (ácido 4-pentenoico) pode ser responsável pela lesão hepática. A hepatotoxicidade por valproato é mais comum nos indivíduos com deficiências de enzimas mitocondriais e pode ser atenuada pela administração IV de carnitina, que pode ser depletada pelo tratamento com valproato. A toxicidade por valproato foi ligada aos haplótipos HLA (*DR4* e *B*1502*) e às mutações na DNA-polimerase γ 1 mitocondrial.

HEPATOTOXICIDADE POR NITROFURANTOÍNA (REAÇÃO IDIOSSINCRÁSICA)

Esse antibiótico comumente usado para infecções do trato urinário pode causar hepatite aguda de desfecho fatal ou, com mais frequência, hepatite crônica de intensidade variável, porém indistinguível da hepatite autoimune. Esses dois cenários podem refletir o uso e a reutilização frequentes do fármaco para tratamento de cistite recorrente em mulheres. Embora os fármacos mais tóxicos causem lesão dentro de 6 meses depois da primeira ingestão, a nitrofurantoína pode ter um período de latência maior, talvez em parte devido a seu uso intermitente e recorrente. Autoanticorpos contra componentes nucleares, como músculo liso e mitocôndria, são detectados e podem desaparecer depois da resolução da lesão; porém, pode haver necessidade de usar corticoides ou outros fármacos imunossupressores para controlar a lesão imune. Além disso, é possível encontrar cirrose em casos não prontamente reconhecidos. Pode haver fibrose pulmonar intersticial que se apresenta como tosse crônica e dispneia, e que melhora lentamente com a suspensão do fármaco. Os achados histológicos são idênticos àqueles da hepatite autoimune. Um padrão de doença semelhante pode ser observado com minociclina usada repetidamente para tratar acne em adolescentes, bem como hidralazina e α-metildopa.

HEPATOTOXICIDADE POR AMOXICILINA-CLAVULANATO (REAÇÃO IDIOSSINCRÁSICA MISTA)

Atualmente, o fármaco mais implicado como causa de DILI nos Estados Unidos e na Europa é a amoxicilina-clavulanato). Esse fármaco causa uma síndrome muito específica de lesão predominantemente colestática ou mista. Como a amoxicilina-clavulanato pode causar efeitos hepatotóxicos depois de um período de latência relativamente longo, a lesão hepática pode começar a evidenciar-se depois que o fármaco já foi suspenso. A prevalência alta de hepatotoxicidade reflete, em parte, o uso muito frequente desse fármaco para infecções do trato respiratório, incluindo pneumonia adquirida na comunidade. O mecanismo da hepatotoxicidade não está claro, mas acredita-se que a lesão hepática seja causada pelos efeitos tóxicos da amoxicilina, potencializados de alguma forma pelo clavulanato, que não parece ser tóxico isoladamente. Os sinais e sintomas são náusea, anorexia, fadiga e icterícia – que pode ser prolongada – com prurido. Erupção cutânea é muito incomum. Algumas vezes, a amoxicilina-clavulanato, como outros fármacos hepatotóxicos colestáticos, causa lesão permanente dos pequenos ductos biliares, levando à chamada "síndrome dos ductos biliares evanescentes". Nessa síndrome, inicialmente a lesão hepática é mínima, exceto pela colestase intensa; com o tempo, a evidência histológica de anormalidades nos ductos biliares é substituída por escassez e, finalmente, pela ausência de ductos discerníveis em biópsias subsequentes.

HEPATOTOXICIDADE POR AMIODARONA (REAÇÃO TÓXICA E IDIOSSINCRÁSICA)

Em 15 a 50% dos pacientes, o tratamento com esse fármaco antiarrítmico potente é acompanhado de elevações moderadas dos níveis séricos das aminotransferases, que podem permanecer estáveis ou diminuir apesar da continuação do fármaco. Essas anormalidades podem aparecer em dias a muitos meses depois do início do tratamento. Uma porcentagem dos pacientes que apresentam níveis altos de aminotransferases tem hepatomegalia detectável ao exame físico, e < 5% dos pacientes desenvolvem doença hepática clinicamente importante. As anormalidades que refletem um efeito direto do fármaco no fígado e que são comuns à maioria dos pacientes tratados por períodos longos são fosfolipidose ultraestrutural não acompanhada de hepatopatia clínica, e interferência no metabolismo hepático de outros fármacos por ação das oxidases de função mista. O fármaco anfifílico catiônico e seu principal metabólito, a desetilamiodarona, acumulam-se nos lisossomos e nas mitocôndrias dos hepatócitos, assim como no epitélio dos ductos biliares. As elevações relativamente comuns dos níveis das aminotransferases também são consideradas um efeito hepatotóxico direto, previsível e dose-dependente. Por outro lado, nos raros pacientes com doença hepática sintomática clinicamente evidente, observa-se lesão hepática semelhante à encontrada na doença hepática alcoólica. A denominada lesão hepática pseudoalcoólica pode variar de esteatose a uma infiltração neutrofílica semelhante à hepatite alcoólica e transformação hialina de Mallory, até cirrose. A demonstração por microscopia eletrônica de corpúsculos lamelares lisossômicos repletos de fosfolipídeos pode ajudar a distinguir entre a hepatotoxicidade por amiodarona e hepatite alcoólica típica. Essa categoria de lesão hepática parece ser uma idiossincrasia metabólica que torna possível a geração de metabólitos hepatotóxicos. Raramente, ocorre lesão hepatocelular idiossincrásica aguda semelhante à hepatite viral ou hepatite colestática. Granulomas hepáticos foram observados ocasionalmente. Como a amiodarona tem meia-vida longa, a lesão hepática pode persistir por meses depois da suspensão do fármaco.

ESTEROIDES ANABOLIZANTES (REAÇÃO COLESTÁTICA)

O tipo de lesão hepática causado mais comumente pelos suplementos de MCA é a colestase grave associada aos esteroides usados pelos fisiculturistas. Fármacos não regulados vendidos em academias e lojas de alimentos saudáveis como suplementos nutricionais e que são tomados por atletas para melhorar o desempenho podem conter esteroides anabolizantes. Icterícia em homem jovem acompanhada de perfil laboratorial colestático, em vez de hepatocelular, quase sempre é causada pelo uso de algum dos vários congêneres androgênicos. Esses fármacos podem danificar as bombas de transporte biliar e causar colestase intensa; o início é variável e a resolução, que é a regra, pode demorar de muitas semanas a meses. Inicialmente pode haver anorexia, náuseas e mal-estar, seguidos de prurido em alguns pacientes. Os níveis séricos das aminotransferases em geral estão < 100 UI/L e os níveis séricos de fosfatase alcalina costumam estar moderadamente elevados, com níveis de bilirrubina muitas vezes > 342 μmol/L (20 mg/dL). O exame do tecido hepático revela colestase sem inflamação significativa ou necrose. Os esteroides anabolizantes também têm sido prescritos para tratar insuficiência da medula óssea. Nesses casos, existem relatos de dilatação dos sinusoides hepáticos e peliose hepática em raros pacientes, bem como adenomas hepáticos e carcinoma hepatocelular. Recentemente, foi descrita uma grande série de casos com um fenótipo uniforme. Infelizmente, não foi evidenciada nenhuma assinatura genômica apesar das características singulares da lesão. Não há sequelas permanentes evidentes além da icterícia prolongada, a qual costuma durar 10 semanas ou mais.

HEPATOTOXICIDADE POR SULFAMETOXAZOL-TRIMETOPRIMA (REAÇÃO IDIOSSINCRÁSICA)

Essa combinação de antibióticos é usada de forma rotineira para tratar infecções do trato urinário em indivíduos imunocompetentes e como profilaxia da infecção por *Pneumocystis jirovecii*, bem como no tratamento da pneumonia por esse patógeno em pacientes imunossuprimidos (receptores de transplante, pacientes com Aids). Com a crescente utilização, sua hepatotoxicidade ocasional está sendo reconhecida com frequência cada vez maior. A probabilidade de ocorrer essa reação é imprevisível, porém a ocorrência de hepatotoxicidade por sulfametoxazol-trimetoprima se segue a um período de latência de várias semanas e frequentemente está associada com eosinofilia, erupção cutânea e outras características de uma reação de hipersensibilidade, incluindo a síndrome de reação farmacológica com eosinofilia e sintomas sistêmicos (DRESS, de *drug reaction with eosinophilia and systemic symptoms*). Dos pontos de vista bioquímico e histológico, a necrose hepatocelular aguda predomina, porém as características colestáticas são muito frequentes. Por vezes, ocorre colestase sem necrose e é muito raro observar um padrão colangiolítico grave de lesão hepática. Na maioria dos casos, a lesão hepática é autolimitada, porém são incomuns relatos de morte. A hepatotoxicidade pode ser atribuída ao componente sulfametoxazol do fármaco, e as características são semelhantes às verificadas com outras sulfonamidas; pode-se observar eosinofilia tecidual e granulomas. O risco de hepatotoxicidade por sulfametoxazol-trimetoprima é maior nos pacientes HIV-positivos. Em um estudo recente, foram identificadas associações HLA singulares em norte-americanos de origem europeia e em afro-americanos.

INIBIDORES DA HMG-CoA-REDUTASE (ESTATINAS) (REAÇÃO HEPATOCELULAR E COLESTÁTICA IDIOSSINCRÁSICA MISTA)

Entre 1 e 2% dos pacientes que usam lovastatina, sinvastatina, pravastatina, fluvastatina ou uma das estatinas mais recentes para tratar hipercolesterolemia têm elevações assintomáticas reversíveis (> 3 vezes) das atividades das aminotransferases. Alterações histológicas semelhantes às da hepatite aguda, necrose centrolobular e colestase centrolobular foram descritas em poucos casos. Em maior proporção, elevações mais leves das aminotransferases aparecem durante as primeiras semanas de tratamento. A monitoração laboratorial cuidadosa consegue estabelecer a diferença entre os pacientes com alterações leves transitórias (que podem continuar o tratamento) e os que têm anormalidades mais profundas e sustentadas (que devem suspender o tratamento). Como as elevações clinicamente significativas de aminotransferases são muito raras após o uso das estatinas e não diferem, nas metanálises, quanto à frequência dessas anormalidades laboratoriais em receptores de placebo, um grupo de especialistas em hepatologia informou à National Lipid Association's Safety Task Force que a monitoração das provas de função hepática é desnecessária para pacientes tratados com estatinas, e que o tratamento com esses fármacos não precisa ser suspenso nos pacientes que desenvolvem elevações assintomáticas isoladas de aminotransferases durante o tratamento. A hepatotoxicidade por estatinas não aumenta nos pacientes com hepatite C crônica, esteatose hepática ou outras doenças hepáticas subjacentes, e esses fármacos podem ser utilizados com segurança por esses pacientes.

MEDICAMENTOS DA MEDICINA COMPLEMENTAR E ALTERNATIVA (HEPATITE IDIOSSINCRÁSICA, ESTEATOSE)

Fitoterápicos sem eficácia cientificamente comprovada e que não têm vigilância prospectiva de segurança por agências reguladoras são hoje responsáveis por > 20% dos casos de DILI nos Estados Unidos. Depois dos esteroides anabolizantes, a categoria mais comum de produtos dietéticos ou fitoterápicos são as preparações usadas para emagrecimento. Entre os fitoterápicos associados à hepatite tóxica, estão o Jin Bu Huan, xiao-chai-hu-tang, uma espécie de carvalho (*germander*), chaparral, sene, visco, planta do gênero *Scutellaria*, genciana, confrei (contendo os alcaloides da pirrolizidina), ma huang, pólen de abelha, raiz de valeriana, óleo de poejo, cava, celidônia, Impila (*Callilepis laureola*), LipoKinetix, Hydroxycut, OxyElite Pro, Herbalife, suplementos nutricionais e chás de ervas contendo *Camellia sinensis* (extrato de chá verde). Já foram bem caracterizadas lesões histológicas semelhantes à hepatite aguda depois do uso de Jin Bu Huan: necrose hepatocelular focal, infiltração mononuclear mista do trato portal, necrose de coagulação, degeneração apoptótica dos hepatócitos, eosinofilia tecidual e esteatose microvesicular. Megadoses de vitamina A podem lesar o fígado, o que também ocorre com os alcaloides da pirrolizidina que costumam contaminar os fitoterápicos chineses e podem causar lesão venoclusiva, acarretando obstrução venosa hepática sinusoidal. Como alguns compostos medicinais alternativos induzem toxicidade por meio dos metabólitos ativos, o álcool e os fármacos que estimulam as enzimas do citocromo P450 podem exacerbar a toxicidade de alguns desses produtos. Por outro lado, certos compostos medicinais alternativos estimulam também o citocromo P450 e podem agravar a toxicidade de hepatotoxinas farmacológicas conhecidas. Em muitas situações, os suplementos de ervas e dietéticos na verdade contêm substâncias químicas em vez de conter apenas folhas, raízes e cascas. Foi descoberto, por exemplo, que fitoterápicos antirreumáticos contêm um anti-inflamatório não esteroide (AINE), como o diclofenaco. Diante da utilização generalizada dessas preparações fitoterápicas maldefinidas, é provável que a hepatotoxicidade venha a ser observada com frequência cada vez maior. Por isso, em pacientes com hepatopatias aguda e crônica, a anamnese relativa aos fármacos deve incluir o uso de "remédios alternativos" e outras preparações usadas sem prescrição médica obtidas em lojas de alimentos saudáveis.

INIBIDORES DO *CHECKPOINT* E OUTRAS IMUNOTERAPIAS PARA CÂNCER

A introdução de uma nova classe de agentes imunoterapêuticos para melanoma e outros cânceres fez surgir um novo tipo de hepatotoxicidade, aquela associada à ativação da resposta imune. As três classes de moléculas imunoativas são o antígeno 4 associado a linfócitos T citotóxicos (CTLA-4, de *cytotoxic T lymphocyte-associated antigen-4*), o receptor 1 de morte celular programada (PD-1) e o ligante 1 da proteína de morte celular programada (PD-L1, de *programmed cell death receptor ligand 1*). Algumas semanas após o início do tratamento com algum de vários agentes, incluindo ipilimumabe (CTLA-4), pembrolizumabe (PD-1) e nivolumabe (PD-1), surge uma hepatite ativa associada a FAN positivo que parece responder à terapia com glicocorticoides. Histologicamente, a biópsia não lembra uma hepatite autoimune; em vez disso há uma lesão hepática inespecífica, a qual se supõe resultar da liberação da modulação pelo hospedeiro das respostas antiautoimunes. Lesões imunomediadas da tireoide, músculos e cólon também são comumente vistas. Foram relatadas poucas mortes relacionadas a essas imunoterapias; embora esses novos agentes possam precisar de uma suspensão temporária, na maioria dos casos eles podem ser reiniciados (sendo bem tolerados no retratamento) se os pacientes estiverem mostrando resposta antitumoral favorável.

TERAPIA ANTIRRETROVIRAL ALTAMENTE ATIVA PARA INFECÇÃO POR HIV (TOXICIDADE MITOCONDRIAL, REAÇÃO IDIOSSINCRÁSICA, ESTEATOSE; HEPATOCELULAR, COLESTÁTICA E MISTA)

O reconhecimento da hepatotoxicidade dos fármacos nos pacientes HIV-positivos é complicado nessa população devido às muitas causas alternativas de lesão hepática (hepatite viral crônica, infiltração gordurosa, distúrbios infiltrativos, infecções micobacterianas, etc.); porém, a hepatotoxicidade associada à terapia antirretroviral altamente ativa (HAART, de *highly active antiretroviral therapy*) era um tipo comum de lesão hepática em pacientes infectados pelo HIV na era inicial da terapia anti-HIV, sendo menos frequente atualmente (Cap. 202). Mais frequentemente implicados estão os inibidores de transcriptase reversa análogos de nucleosídeos (zidovudina, didanosina e, em menor grau, estavudina); inibidores de proteases (ritonavir e indinavir; amprenavir usado com ritonavir; e tipranavir); e inibidores não nucleosídeos da transcriptase reversa (nevirapina e, em menor grau, efavirenz). A definição do impacto da hepatotoxicidade de HAART nos pacientes com coinfecção pelo HIV e vírus da hepatite é desafiadora, pelas seguintes razões: (1) as hepatites B e C crônicas podem afetar a história natural da infecção pelo HIV assim como a resposta à HAART; e (2) a HAART pode ter impacto na hepatite viral crônica. Por exemplo, a reconstituição imunológica com HAART pode resultar em lesão hepatocelular imune nos pacientes com coinfecção por hepatite B crônica quando o tratamento com um agente antiviral para hepatite B (p. ex., um análogo de nucleosídeo, como o tenofovir) é suspenso. Foi relatado que a infecção pelo HIV, especialmente com contagens baixas de células T CD4+, aumenta a incidência de fibrose hepática associada à hepatite C crônica e a HAART pode aumentar os níveis séricos das aminotransferases e do RNA do HCV em pacientes coinfectados pelo HCV. Didanosina ou estavudina não deve ser usada com ribavirina por pacientes coinfectados com HIV/HCV, devido ao risco aumentado de toxicidade mitocondrial grave e acidose láctica.

Agradecimento Kurt J. Isselbacher, MD, contribuiu para este capítulo em edições anteriores do Harrison.

LEITURAS ADICIONAIS

Aнмad J et al: Sclerosing cholangitis-like changes on magnetic resonance cholangiography in patients with drug-induced liver injury. Clin Gastroenterol Hepatol 17:789, 2019.
Björnsson ES, Hoofnagle JL: Categorization of drugs implicated in causing liver injury: Critical assessment based upon published case reports. Hepatology 63:590, 2016.
Chalasani N et al: Features and outcomes of 899 patients with drug-induced liver injury: The DILIN prospective study. Gastroenterology 148:1340, 2015.
Cirulli ET et al: A missense variant in PTPN22 is a risk factor for drug-induced liver injury. Gastroenterology 156:1707, 2019.
de Boer YS et al: Features of autoimmune hepatitis in patients with drug-induced liver injury. Clin Gastroenterol Hepatol 15:103, 2017.
Kaplowitz N, Deleve LD (eds): *Drug-Induced Liver Disease*, 3rd ed. London, Elsevier/Academic Press, 2013.
Kleiner DE: Histopathological challenges in suspected drug-induced liver injury. Liver Int 38:198, 2018.
Lee WM et al: Intravenous N-acetylcysteine improves transplant-free survival in early stage non-acetaminophen acute liver failure. Gastroenterology 137:856, 2009.
Peeraphatdit TB et al: Hepatotoxicity from immune checkpoint inhibitors: A systematic review and management recommendation. Hepatology 72:315, 2020.
Stolz A et al: Severe and protracted cholestasis in 44 young men taking bodybuilding supplements: Assessment of genetic, clinical and chemical risk factors. Aliment Pharmacol Ther 49:1195, 2019.

341 Hepatite crônica
Jules L. Dienstag

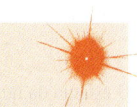

O termo "hepatite crônica" engloba um conjunto de distúrbios hepáticos com causas e gravidade variáveis, nos quais a inflamação e a necrose do fígado persistem por 6 meses, no mínimo. As formas mais leves não são progressivas ou progridem apenas lentamente, enquanto as formas mais graves podem estar associadas com fibrose e reorganização da arquitetura do fígado que, nos casos avançados, acabam resultando em cirrose. Várias categorias de hepatite crônica foram reconhecidas. Estas incluem a hepatite viral crônica, a hepatite crônica induzida por fármacos (Cap. 340) e a hepatite crônica autoimune. Em muitos casos, as manifestações clínicas e laboratoriais não são suficientes para permitir sua inclusão em uma dessas três categorias; admite-se, também, que esses casos "idiopáticos" sejam de hepatite crônica autoimune. Por fim, as manifestações clínicas e laboratoriais de hepatite crônica são algumas vezes observadas em pacientes com distúrbios hereditários/metabólicos como doença de Wilson (sobrecarga de cobre), deficiência de α_1-antitripsina (Caps. 344 e 415) e doença hepática gordurosa não alcoólica (Cap. 343) e, ocasionalmente, até mesmo pacientes com doença hepática alcoólica (Cap. 342). Embora todos os tipos de hepatite crônica compartilhem certas características clínicas, laboratoriais e histopatológicas, a hepatite viral crônica e a hepatite crônica autoimune são diferentes o bastante e justificam sua descrição separadamente. **Ver descrição da hepatite aguda no Capítulo 339.**

CLASSIFICAÇÃO DA HEPATITE CRÔNICA

Todas as formas de hepatite crônica têm em comum características histopatológicas baseadas na localização e na extensão da lesão hepática. Isso varia desde formas mais leves, antes chamadas de *hepatite crônica persistente* e *hepatite crônica lobular*, até formas mais graves, anteriormente conhecidas como *hepatite crônica ativa*. Quando definidas pela primeira vez, acreditava-se que essas designações tivessem implicações prognósticas, mas isso não foi corroborado pelas observações subsequentes. A classificação da hepatite crônica baseada principalmente em elementos histopatológicos foi substituída por uma classificação mais informativa fundamentada em uma combinação de variáveis clínicas, sorológicas e histológicas. A classificação da hepatite crônica baseia-se nos seguintes elementos: (1) sua *causa*; (2) sua atividade histológica, ou *grau*; e (3) seu nível de progressão baseado na gravidade da fibrose, ou *estágio*. Desse modo, isoladamente, as manifestações clínicas ou histológicas – estas últimas requerem biópsia hepática ou marcadores não invasivos de fibrose – não são suficientes isoladamente para caracterizar e diferenciar os diversos tipos de hepatite crônica.

CLASSIFICAÇÃO COM BASE NA CAUSA

As manifestações clínicas e sorológicas permitem estabelecer o diagnóstico de *hepatite viral crônica*, causada pelos vírus das hepatites B, B mais D ou C; *hepatite autoimune*, incluindo várias subcategorias (I e II) com base na diferenciação sorológica; *hepatite crônica induzida por fármacos*; e uma categoria com causa desconhecida, ou *hepatite crônica criptogênica* (Tab. 341-1). Essas categorias estão descritas com mais detalhes adiante.

CLASSIFICAÇÃO COM BASE NO GRAU

O grau da hepatite – uma evidência histológica da atividade necroinflamatória – baseia-se no exame da biópsia hepática. Uma avaliação das características histológicas mais importantes inclui o grau de *necrose periportal* e a violação da placa limitante dos hepatócitos periportais pelas células inflamatórias (denominada *necrose em saca-bocado* ou *hepatite da interface*); o grau de necrose confluente que conecta ou forma pontes entre as estruturas vasculares – entre um espaço porta e outro ou, ainda mais importante, pontes entre um espaço porta e uma veia centrolobular –, a denominada *necrose coalescente*; o grau de degeneração dos hepatócitos e necrose focal dentro do lóbulo; e o grau de *inflamação portal*. Foram elaborados vários sistemas de pontuação que levam em conta essas características histológicas, dos quais os mais populares são o índice de atividade histológica (IAH), usado comumente nos Estados Unidos, e o escore METAVIR, empregado na Europa (Tab. 341-2). Com base na presença e no grau desses elementos de atividade histológica, a hepatite crônica pode ser classificada como leve, moderada ou grave.

CLASSIFICAÇÃO COM BASE NO ESTÁGIO

O estágio da hepatite crônica, que reflete o nível de progressão da doença, baseia-se no grau de fibrose hepática. Quando a fibrose é tão extensa a ponto de os septos fibrosos circundarem os nódulos parenquimatosos e alterarem a arquitetura normal do lóbulo hepático, a lesão histológica é definida como *cirrose*. O estadiamento baseia-se no grau de fibrose determinada com base em uma escala numérica de 0 a 6 (IAH) ou de 0 a 4 (METAVIR) (Tab. 341-2). Várias abordagens não invasivas foram introduzidas para fornecer aproximações do estágio histológico hepático, incluindo biomarcadores séricos de fibrose; escores de fibrose como o FIB-4, um algoritmo validado baseado em exames laboratoriais de rotina como os níveis de aspartato-aminotransferase (AST) e alanina-aminotransferase (ALT) e as contagens de plaquetas (PLT) (idade [anos] × AST/PLT × ALT$^{1/2}$); e determinações da elasticidade hepática por exames de imagem.

HEPATITE VIRAL CRÔNICA

As duas formas de hepatite viral transmitidas por via entérica (hepatites A e E) são autolimitadas e não causam hepatite crônica (apesar de alguns raros relatos nos quais a hepatite A aguda funcionou como desencadeante do início da hepatite autoimune em pacientes geneticamente suscetíveis ou nos quais a hepatite E [Cap. 339] pode causar doença hepática crônica em hospedeiros imunossuprimidos, p. ex., depois de transplante de fígado). Em contrapartida, todo o espectro clinicopatológico da hepatite crônica é observado nos pacientes com hepatites B e C virais crônicas, assim como nos portadores de hepatite D crônica sobreposta à hepatite B crônica.

HEPATITE B CRÔNICA

A probabilidade de cronicidade depois da hepatite B aguda varia em função da idade. A contaminação por ocasião do nascimento está associada à infecção aguda clinicamente silenciosa, mas a uma probabilidade de 90% de infecção crônica, enquanto a infecção no início da vida adulta de indivíduos imunocompetentes está associada à hepatite aguda clinicamente evidente, mas a um risco de cronicidade de apenas cerca de 1%. Entretanto, a maioria dos casos de hepatite B crônica dos adultos é vista em pacientes que nunca tiveram um episódio reconhecido de hepatite viral aguda clinicamente aparente. O grau de lesão hepática dos pacientes com hepatite B crônica é variável, oscilando de nenhum acometimento nos portadores inativos até um grau leve a moderado ou grave. Entre os adultos com hepatite B crônica, as características histológicas têm importância prognóstica. Em um estudo com longo seguimento de pacientes portadores de hepatite B crônica, os pesquisadores constataram os seguintes índices de sobrevivência em 5 anos: 97% para os pacientes com hepatite crônica leve, 86% para os pacientes com hepatite crônica moderada a grave e apenas 55% para os pacientes com hepatite crônica e cirrose pós-necrótica. Nesses grupos, os índices de sobrevida em 15 anos foram de 77, 66 e 40%, respectivamente. Por outro lado, observações mais recentes não permitem que sejamos otimistas acerca do prognóstico dos pacientes com hepatite crônica leve; entre esses pacientes acompanhados por 1 a 13 anos, a progressão para hepatite crônica mais grave e cirrose foi observada em mais de 25% dos casos.

Mais importante que apenas a histologia dos pacientes com hepatite B crônica é o grau de replicação do vírus da hepatite B (HBV). Conforme descrito no Capítulo 339, a infecção crônica pelo HBV pode ocorrer com ou sem antígeno e da hepatite B (HBeAg, de *hepatitis B e antigen*) no soro, e, em geral, para os indivíduos com hepatite B crônica HBeAg-reativos e HBeAg-negativos, o nível do DNA viral correlaciona-se com o grau da lesão hepática e o risco de progressão. Com a *hepatite B crônica HBeAg-reativa*, foram reconhecidas duas fases com base no nível relativo de replicação do HBV. A *fase relativamente replicativa* caracteriza-se pela presença no soro de HBeAg e níveis de DNA do HBV bem acima de 10^3 a 10^4 UI/mL, algumas vezes acima de 10^9 UI/mL; presença no fígado de antígenos do nucleocapsídeo detectáveis dentro dos hepatócitos (principalmente do antígeno do *core* da hepatite B [HBcAg]); infecciosidade alta; e lesão hepática subsequente. Em contrapartida, a *fase relativamente*

TABELA 341-1 ■ Manifestações clínicas e laboratoriais da hepatite crônica			
Tipo de hepatite	Exames diagnósticos	Autoanticorpos	Tratamento
Hepatite B crônica	HBsAg, IgG anti-HBc, HBeAg, DNA do HBV	Incomuns	IFN-α, pegIFN-α Fármacos orais: Primeira linha: entecavir, tenofovir Segunda linha: lamivudina, adefovir, telbivudina
Hepatite C crônica	Anti-HCV, RNA do HCV	Anti-LKM1[a]	pegIFN-α + ribavirina[b] Antivirais orais de ação direta: sofosbuvir, ledipasvir, velpatasvir paritaprevir* com reforço de ritonavir, ombitasvir, dasabuvir, elbasvir, grazoprevir, daclatasvir, simeprevir
Hepatite D crônica	Anti-HDV, RNA do HDV, HBsAg, IgG anti-HBc	Anti-LKM3	IFN-α, pegIFN-α[c]
Hepatite autoimune	FAN[d] (homogêneo), anti-LKM1 (±) Hiperglobulinemia	FAN, anti-LKM1, anti-SLA[e]	Prednisona, azatioprina
Hepatite induzida por fármacos	–	Incomuns	Suspender o medicamento
Criptogênica	Todos negativos	Inexistente	Prednisona (?), azatioprina (?)

[a]Anticorpos contra microssomos do fígado-rim tipo I (hepatite autoimune tipo II e em alguns casos de hepatite C). [b]Substituída em quase todos os casos por combinações de fármacos antivirais com ação direta (ver www.hcvguidelines.org). [c]Os ensaios clínicos iniciais sugeriram efeitos favoráveis com IFN-α; pegIFN-α é tão ou mais eficaz que IFN-α, que foi substituída como tratamento padronizado. [d]Fator antinuclear (hepatite autoimune tipo I). [e]Anticorpos contra antígeno hepático solúvel (hepatite autoimune tipo III).

Siglas: HBc, *core* do vírus da hepatite B; HBeAg, antígeno e da hepatite B; HBsAg, antígeno de superfície da hepatite B; HBV, vírus da hepatite B; HCV, vírus da hepatite C; HDV, vírus da hepatite D; IFN-α, interferona-α; IgG, imunoglobulina G; pegIFN-α, peginterferona-α.

*N. de R.T. O paritaprevir teve seu nome registrado no Brasil como veruprevir.

TABELA 341-2 ■ Graduação histológica e estadiamento da hepatite crônica				
	Índice de atividade histológica (IAH)[a]		METAVIR[b]	
Achado histológico	Gravidade	Escore	Gravidade	Escore
Atividade necroinflamatória (grau)				
Necrose periportal, incluindo necrose em saca-bocado e/ou necrose confluente (NC)	Inexistente	0	Inexistente	0
	Leve	1	Leve	1
	Leve/moderada	2	Moderada	2
	Moderada	3	Intensa	3
	Intensa	4	NC	Sim
				Não
Necrose intralobular confluente	–Nenhuma	0	Ausente ou leve	0
	–Focal	1	Moderada	1
	–Zona 3, alguma	2	Intensa	2
	–Zona 3, a maioria	3		
	–Zona 3 + NC de poucas	4		
	–Zona 3 + NC de várias	5		
	–Panacinar/multiacinar	6		
Focal	–Nenhuma	0		
	–≤ 1 foco/campo 10×	1		
	–2-4 focos/campo 10×	2		
	–5-10 focos/campo 10×	3		
	–> 10 focos/campo 10×	4		
Inflamação portal	Inexistente	0		
	Leve	1		
	Moderada	2		
	Moderada/acentuada	3		
	Acentuada	4		
	Total	0-18	A0-A3[c]	
Fibrose (estágio)				
Inexistente		0	F0	
Fibrose portal – alguma		1	F1	
Fibrose portal – a maior parte		2	F1	
Fibrose confluente – poucas		3	F2	
Fibrose confluente – muitas		4	F3	
Cirrose incompleta		5	F4	
Cirrose		6	F4	
	Total	6	4	

[a]Ishak K, Baptista A, Bianchi L, et al: Histologic grading and staging of chronic hepatitis. J Hepatol 22:696, 1995. [b]Bedossa P, Poynard T, French METAVIR Cooperative Study Group: An algorithm for grading activity in chronic hepatitis C. Hepatology 24:289, 1996. [c]Grau necroinflamatório: A0 = nenhum; A1 = leve; A2 = moderado; A3 = grave.

não replicativa caracteriza-se pela ausência do marcador sérico convencional de replicação do HBV (HBeAg), formação de anti-HBe, níveis de DNA do HBV abaixo de um limiar de cerca de 10^3 UI/mL, ausência de HBcAg dentro do hepatócito, infecciosidade limitada e lesão hepática mínima. Os pacientes na fase relativamente replicativa tendem a apresentar hepatite crônica mais grave, enquanto os que estão na fase relativamente não replicativa tendem a ter hepatite crônica mínima ou leve ou são portadores inativos da hepatite B. Em um paciente com hepatite B crônica HBeAg-reativa, a probabilidade de conversão espontânea de uma infecção relativamente replicativa em relativamente não replicativa é de cerca de 10% por ano. Contudo, as diferenças de replicação do HBV e da categoria histológica nem sempre coincidem. Nos pacientes com infecção por HBV crônica HBeAg-reativa, sobretudo quando contraída por ocasião do nascimento ou no início da infância, conforme geralmente é observado nos países asiáticos, é comum haver dicotomia entre os níveis muito altos de replicação do HBV durante as primeiras décadas de vida (quando o nível de imunotolerância do hospedeiro ao HBV é relativamente alto) e os níveis insignificantes de lesão hepática; durante essa fase da hepatite B crônica, o nível de replicação viral não se correlaciona com a lesão hepática nem com as complicações tardias. Contudo, apesar da natureza relativamente imediata e aparentemente benigna da doença durante muitas décadas nessa população, a ativação da lesão hepática nas décadas intermediárias emerge com o declínio do que parece ser uma relativa tolerância do hospedeiro ao HBV; e esses pacientes com infecção por HBV adquirida na infância têm, por fim, risco aumentado de desenvolver, em fases mais tardias da vida, cirrose e carcinoma hepatocelular (CHC) **(Cap. 82)**, além de morte relacionada ao fígado; a ligação entre alto nível de replicação do HBV e essas complicações hepáticas tardias foi demonstrada de maneira convincente e se restringe principalmente a pessoas de meia-idade, especialmente com 40 anos ou mais. **Há uma descrição da patogênese da lesão hepática dos pacientes com hepatite B crônica no Capítulo 339.**

A *hepatite B crônica HBeAg-negativa* (i.e., a infecção crônica pelo HBV com replicação viral ativa e DNA do HBV prontamente detectável, porém sem HBeAg [anti-HBe-reativa]) é mais comum que a hepatite B crônica HBeAg--reativa nos países mediterrâneos e europeus, assim como da Ásia (e, correspondentemente, nos genótipos do HBV diferentes do tipo A). Em comparação com os pacientes portadores de hepatite B crônica HBeAg-reativa, os pacientes com hepatite B crônica HBeAg-negativa têm níveis de DNA do HBV que são várias ordens de magnitude mais baixos (no máximo 10^5 a 10^6 UI/mL) que os detectados na subpopulação HBeAg-reativa. A maioria desses casos representa mutações pré-*core* ou *core*-promotor contraídas em fases mais avançadas da história natural da doença (sobretudo adquiridos nos primeiros anos de vida; faixa etária de 40-55 anos, i.e., mais avançada que a da hepatite B crônica HBeAg-reativa); essas mutações impedem a tradução do HBeAg a partir do componente pré-*core* do genoma do HBV (mutantes pré-*core*), ou se caracterizam por transcrição inibida do mRNA pré-*core* (mutantes do *core*-promotor; **Cap. 339**). Seus níveis de DNA do HBV tendem a ser mais baixos que entre os pacientes com hepatite B crônica HBeAg-reativa, porém os pacientes com hepatite B crônica HBeAg-negativa podem ter lesão hepática progressiva (complicada por cirrose e CHC) e apresentam reativação transitória da hepatopatia refletida nos níveis flutuantes de atividade das aminotransferases ("exacerbações"). As atividades bioquímica e histológica da doença HBeAg-negativa tendem a correlacionar-se diretamente com os níveis de replicação do HBV, diferentemente do caso mencionado antes dos pacientes asiáticos com hepatite B crônica HBeAg-reativa durante as primeiras décadas de sua infecção pelo HBV. Vale ressaltar que o nível de replicação do HBV é o fator de risco mais importante para o desenvolvimento final de cirrose e CHC nos pacientes HBeAg-reativos (depois das primeiras décadas de infecção "relativamente não replicativa") e HBeAg-negativos. Embora os níveis de DNA do HBV sejam mais baixos e mais prontamente suprimidos pelo tratamento até níveis indetectáveis na hepatite B crônica HBeAg-negativa (em comparação com a hepatite HBeAg-reativa), a obtenção de respostas sustentadas que permitam a interrupção do tratamento antiviral é menos provável nos pacientes HBeAg-negativos (ver adiante). Os portadores inativos são pacientes com antígeno de superfície da hepatite B (HBsAg) circulante, níveis séricos normais de aminotransferases, evidência histológica mínima ou ausente de lesão hepática, HBeAg indetectável e níveis de DNA do HBV indetectáveis ou com valores ≤ 10^3 UI/mL. Esse perfil sorológico pode ocorrer não apenas em portadores inativos, mas também nos pacientes com hepatite B crônica HBeAg-negativa durante os períodos de inatividade relativa; a distinção entre os dois requer monitoração bioquímica e virológica sequencial ao longo de muitos meses.

O espectro das *manifestações clínicas* da hepatite B crônica é amplo, variando de infecção assintomática até doença debilitante ou mesmo insuficiência hepática fatal em estágio terminal. Como foi assinalado anteriormente, o início da doença tende a ser insidioso na maioria dos pacientes, com exceção dos pouquíssimos casos nos quais a doença crônica começa depois da persistência da hepatite B aguda clinicamente evidente. **As manifestações clínicas e laboratoriais associadas à progressão da hepatite B aguda para crônica estão descritas no Capítulo 339.**

Fadiga é um sintoma comum, e *icterícia* persistente ou intermitente também é uma característica comum nos casos graves ou avançados. A piora intermitente da icterícia e a recidiva de mal-estar e anorexia, assim como piora da fadiga, são elementos reminiscentes da hepatite aguda; essas exacerbações podem ocorrer espontaneamente, na maioria das vezes coincidindo com evidência de reativação virológica; podem resultar em lesão hepática progressiva; e, quando se sobrepõem à cirrose avançada, podem causar descompensação hepática. As complicações da cirrose ocorrem na hepatite crônica em estágio terminal e incluem ascite, edema, hemorragias de varizes gastresofágicas, encefalopatia hepática, coagulopatia ou hiperesplenismo. Ocasionalmente, essas complicações levam o paciente a buscar atendimento médico inicial. As complicações extra-hepáticas da hepatite B crônica, semelhantes às que ocorrem durante a fase prodrômica da hepatite B aguda, estão associadas à deposição de imunocomplexos circulantes de anticorpo-antígeno da hepatite B. Isso inclui artralgias e artrite (ambas comuns) e os casos mais raros de lesões cutâneas purpúricas (vasculite leucocitoclástica), glomerulonefrite por imunocomplexos e vasculite generalizada (poliarterite nodosa) (Cap. 363).

Os *achados laboratoriais* da hepatite B crônica não permitem uma diferenciação adequada entre hepatite histologicamente leve e grave. As elevações das aminotransferases tendem a ser moderadas com a hepatite B crônica, mas podem variar entre 100 e 1.000 unidades. Como acontece na hepatite B aguda, a ALT tende a estar mais elevada que a AST; entretanto, depois do estabelecimento da cirrose, a AST tende a ultrapassar a ALT. Os níveis de fosfatase alcalina costumam ser normais ou ligeiramente elevados. Nos casos graves, ocorrem elevações moderadas de bilirrubina sérica (51,3-171 µmol/L [3-10 mg/dL]). Hipoalbuminemia e prolongamento do tempo de protrombina ocorrem nos casos graves ou no estágio terminal. Hiperglobulinemia e autoanticorpos circulantes detectáveis estão geralmente ausentes na hepatite B crônica (ao contrário da hepatite autoimune). **Os marcadores virais da infecção crônica por HBV estão descritos no Capítulo 339.**

TRATAMENTO
Hepatite B crônica

A progressão para cirrose é mais provável com a hepatite B crônica grave do que com a forma leve ou moderada, porém todas as formas de hepatite B crônica podem ser progressivas e a progressão ocorre principalmente nos pacientes com replicação ativa do HBV. Além disso, nas populações de pacientes com hepatite B crônica, que estão sob risco de desenvolver CHC (Cap. 82), o risco é maior para aqueles com altos níveis de replicação contínua do HBV e mais baixo para indivíduos nos quais os níveis inicialmente altos de DNA do HBV diminuem espontaneamente com o tempo. Por conseguinte, o tratamento da hepatite B crônica tem como objetivo suprimir o nível de replicação viral. Embora os estudos clínicos tendam a enfatizar resultados clínicos alcançados dentro de 1 a 2 anos (p. ex., supressão do DNA do HBV a níveis indetectáveis; desaparecimento do HBeAg/HBsAg; melhora da histologia; e normalização da ALT), esses ganhos de curto prazo traduzem-se em reduções dos riscos de progressão clínica, descompensação hepática, CHC, transplante de fígado e morte. Alguns estudos demonstraram regressão da cirrose e das varizes esofágicas com a supressão farmacológica prolongada da replicação do HBV. Além disso, a recuperação da função deprimida das células T específicas para o HBV ocorreu depois da supressão bem-sucedida da replicação viral com fármacos antivirais. Até hoje, oito fármacos foram aprovados para tratar hepatite B crônica: interferona-α (IFN-α) injetável e peginterferona (IFN de ação prolongada ligada ao polietilenoglicol [PEG] [pegIFN]), além de fármacos orais como lamivudina, adefovir dipivoxila, entecavir, telbivudina, fumarato de tenofovir desoproxila (TDF) e tenofovir alafenamida (TAF).

O tratamento antiviral para hepatite B evoluiu rapidamente a partir de meados da década de 1990, assim como a sensibilidade dos testes para DNA do HBV. Quando IFN e o primeiro antiviral oral lamivudina foram avaliados em ensaios clínicos, o DNA do HBV foi medido por ensaios de hibridização insensíveis com limiares de detecção de 10^5 a 10^6 UI/mL; quando tratamentos subsequentes foram estudados em ensaios clínicos, o DNA do HBV foi medido por ensaios de amplificação sensíveis (reação em cadeia da polimerase [PCR, de *polymerase chain reaction*]) com limiares de detecção de 10^1 a 10^3 cópias virais/mL ou UI/mL. O reconhecimento dessas diferenças é útil quando se comparam os resultados dos ensaios clínicos que estabeleceram a eficácia desses tratamentos (revisados adiante, por ordem cronológica de publicação desses ensaios clínicos de eficácia). Entre os oito tratamentos aprovados, pegIFN, entecavir e as duas preparações de tenofovir (TDF e TAF) são recomendados como agentes de primeira linha e, em geral, os agentes orais são preferidos em relação à pegIFN injetável.

INTERFERONA

A IFN-α foi o primeiro fármaco aprovado para tratar hepatite B crônica, em 1992. Embora não seja mais usada no tratamento da hepatite B, a IFN convencional é historicamente importante por ter ensinado lições relevantes acerca do tratamento antiviral em geral. Para adultos imunocompetentes com *hepatite B crônica HBeAg-reativa* (que tendem a apresentar níveis altos de DNA do HBV [> 10^5 a 10^6 vírions/mL] e evidências histológicas de hepatite crônica na biópsia hepática), a administração de um ciclo de 16 semanas de IFN por via subcutânea (dose diária de 5 milhões de unidades ou dose de 10 milhões de unidades, 3 ×/semana) resultou no desaparecimento do HBeAg e do DNA do HBV detectável por hibridização (i.e., redução a níveis inferiores a 10^5 a 10^6 vírions/mL) em cerca de 30% dos pacientes, com melhora concomitante da histologia hepática. Cerca de 20% dos pacientes tiveram soroconversão do HBeAg para anti-HBe, e, de acordo com os estudos iniciais, cerca de 8% negativaram o HBsAg. O sucesso do tratamento com IFN e a soroconversão frequentemente eram acompanhados de elevações das atividades das aminotransferases (semelhantes àquelas associadas à hepatite aguda), supostamente resultantes da destruição acelerada dos hepatócitos infectados pelo HBV por ação das células T citolíticas. As recidivas depois do tratamento bem-sucedido foram raras (1 ou 2%). A responsividade à interferona foi maior em pacientes com níveis baixos de DNA do HBV, além de elevações substanciais da ALT. O tratamento com IFN foi ineficaz nos pacientes imunossuprimidos, em pessoas com aquisição neonatal da infecção e elevações mínimas a leves de ALT ou em pacientes com hepatite B crônica descompensada (nos quais esse tratamento pode, na verdade, ser prejudicial, às vezes desencadeando descompensação comumente associada a efeitos adversos significativos). Após a perda do HBeAg durante a terapia com IFN, 80% dos pacientes terminaram experimentando a perda do HBsAg e a normalização da ALT na década seguinte. Além disso, entre os que responderam à IFN, observou-se um índice maior de sobrevida em longo prazo e livre de complicações, assim como redução da frequência de CHC, sustentando a conclusão de que o tratamento antiviral bem-sucedido melhora a história natural de hepatite B crônica.

O uso da terapia de duração breve com IFN foi desapontador em pacientes com *hepatite B crônica HBeAg-negativa*, com supressão transitória da replicação do HBV durante a terapia, mas quase nunca resultando em respostas virais sustentadas; porém, cursos mais prolongados de até 1,5 ano resultaram em remissões virológicas/bioquímicas sustentadas documentadas como durando vários anos em cerca de 20% dos casos.

As complicações do tratamento com IFN consistem em sintomas sistêmicos "tipo *influenza*"; supressão da medula óssea; labilidade emocional (irritabilidade, depressão, ansiedade); reações autoimunes (em particular, tireoidite autoimune); e efeitos colaterais diversos como alopecia, erupções cutâneas, diarreia, além de dormência e formigamento nos membros. Com a possível exceção da tireoidite autoimune, todos esses efeitos colaterais são reversíveis com a redução da dose ou a interrupção do tratamento.

Embora não seja mais competitiva em relação à última geração de fármacos antivirais, a IFN representou a primeira abordagem antiviral bem-sucedida, estabelecendo um padrão que foi usado para medir a eficácia dos fármacos subsequentes, além de demonstrar os benefícios da terapia antiviral sobre a história natural da hepatite B crônica. A IFN convencional foi substituída pela pegIFN de ação prolongada (ver adiante), e, hoje, os indivíduos não responsivos à IFN são tratados com um dos mais modernos análogos de nucleosídeo orais.

LAMIVUDINA

O primeiro análogo nucleosídeo aprovado (em 1998) para tratar hepatite B – o didesoxinucleosídeo lamivudina – inibe a atividade da transcriptase reversa do vírus da imunodeficiência humana (HIV) e do HBV e é um fármaco eficaz nos pacientes com hepatite B crônica; porém, ele foi substituído por agentes mais novos, mais potentes e menos propensos a resistência. Para um resumo de sua eficácia virológica, sorológica, bioquímica e histológica, além de seu perfil de resistência, revisar a Tabela 341-3. Nos estudos clínicos, a terapia com lamivudina em doses diárias de 100 mg por 48 a 52 semanas suprimiu o DNA do HBV, conforme medido por ensaios de amplificação por PCR sensíveis, por uma média de cerca de 5,5 $\log_{10}$ cópias/mL na hepatite B crônica HBeAg-positiva e por cerca de 4,5 $\log_{10}$ cópias/mL na hepatite B crônica HBeAg-negativa (os níveis basais de DNA do HBV são menores na hepatite B crônica HBeAg-negativa do que naquela HBeAg-positiva) e para níveis indetectáveis em cerca de 40% e em cerca de 70%, respectivamente. A lamivudina, a qual demonstrou melhorar a histologia, retardar a fibrose hepática e evitar a progressão para cirrose, foi efetiva em pacientes resistentes à IFN (p. ex., aqueles com altos níveis de DNA do HBV) ou que não responderam a tratamento prévio com IFN. Assim como ocorria com o tratamento da hepatite B crônica com IFN, a soroconversão do HBeAg associada à lamivudina ocorria em cerca de 20% dos casos; os pacientes com atividade de ALT praticamente normal não tendiam a mostrar respostas do HBeAg (apesar da supressão do DNA do HBV), enquanto os indivíduos com níveis de ALT ≥ 5× o limite superior da normalidade podiam esperar taxas de soroconversão de HBeAg de 50 a 60% depois de 1 ano. Em geral, a soroconversão

TABELA 341-3 ■ Comparação entre peginterferona (pegIFN), lamivudina, adefovir, entecavir, telbivudina e tenofovir para tratamento da hepatite B crônica[a]

Variável	pegIFN[b]	Lamivudina	Adefovir	Entecavir	Telbivudina	Tenofovir (TDF)	Tenofovir (TAF)
Via de administração	Injeção subcutânea (180 μg/semana)	Oral (100 mg/dia)	Oral (10 mg/dia)	Oral (0,5 mg/dia)	Oral (600 mg/dia)	Oral (300 mg/dia)	Oral (25 mg/dia)
Condição	Primeira linha	Não é mais preferido	Não é mais preferido	Primeira linha	Não é mais preferido, retirado	Primeira linha	Primeira linha
Duração do tratamento[c]	48-52 semanas	≥ 52 semanas	≥ 48 semanas	≥ 48 semanas	≥ 52 semanas	≥ 48 semanas	48 semanas
Tolerabilidade	Mal tolerada	Bem tolerada	Bem tolerado; recomenda-se monitoramento da creatinina	Bem tolerado	Bem tolerada	Bem tolerado; recomenda-se monitoramento da creatinina	Bem tolerado
Soroconversão do HBeAg							
1 ano de tratamento	18-20%	16-21%	12%	21%	22%	21%	10% (14% de perda do HBeAg)
> 1 ano de tratamento	NA	Até 50% em 5 anos	43% em 3 anos[d]	31% em 2 anos 44% em 6 anos	30% em 2 anos	40% em 5 anos	18% em 2 anos (22% de perda do HBeAg)
Redução $\log_{10}$ do DNA do HBV (número médio de cópias/mL)							Não relatada em ensaios clínicos, provavelmente a mesma do TDF
HBeAg-reativo	4,5	5,5	Mediana de 3,5-5	6,9	6,4	6,2	
HBeAg-negativo	4,1	4,4-4,7	Mediana de 3,5-3,9	5,0	5,2	4,6	
PCR para DNA do HBV negativo (com a sensibilidade da PCR no momento[a]) em 1 ano							
HBeAg-reativo	10-25%	36-44%	13-21%	67% (91% em 4 anos)	60%	76%	64%
HBeAg-negativo	63%	60-73%	48-77%	90%	88%	93%	94%
Normalização da ALT no final do primeiro ano							
HBeAg-reativo	39%	41-75%	48-61%	68%	77%	68%	72%
HBeAg-negativo	34-38%	62-79%	48-77%	78%	74%	76%	83%
Negativação do HBsAg no primeiro ano	3-4%	≤ 1%	0%	2%	< 1%	3%	1%
> ano 1	12% 5 anos após 1 ano de tratamento	Nenhum dado	5% em 5 anos	6% em 6 anos	Nenhum dado	8% em 5 anos	1%
Melhora histológica (redução de ≥ 2 pontos no IAH) no primeiro ano							Não incluída em ensaios clínicos
HBeAg-reativo	38% 6 meses depois	49-62%	53-68%	72%	65%	74%	
HBeAg-negativo	48% 6 meses depois	61-66%	64%	70%	67%	72%	
Resistência viral	Inexistente	15-30% em 1 ano 70% em 5 anos	Nenhuma em 1 ano 29% em 5 anos	≤ 1% em 1 ano[e] 1,2% em 6 anos[e]	Até 5% em 1 ano Até 22% em 2 anos	0% em 1 ano 0% até 8 anos depois	0% em 1 ano 0% até 2 anos depois
Categoria gestacional	C	C[f]	C	C	B	B	B

[a]Geralmente, essas comparações se baseiam em dados de cada fármaco testado individualmente *versus* placebo nos ensaios clínicos de registro; com raras exceções, essas comparações não se baseiam em testes comparativos diretos entre esses fármacos. Além disso, os testes de DNA do HBV tiveram sua sensibilidade aumentada nas últimas duas décadas entre a introdução do mais antigo e do mais novo desses fármacos aprovados. Assim, as vantagens e desvantagens relativas devem ser interpretadas com cautela. [b]Embora a interferona-α convencional administrada diariamente ou 3 vezes por semana esteja aprovada como terapia para a hepatite B crônica, ela foi substituída pela pegIFN, a qual é administrada 1 vez por semana e é mais efetiva. A interferona convencional não tem qualquer vantagem em comparação com a pegIFN. [c]Duração do tratamento nos ensaios de eficácia clínica; o uso na prática clínica pode variar. [d]Devido a um erro de randomização gerado pelo computador, que resultou em alocação incorreta do fármaco *versus* placebo durante o segundo ano de tratamento do ensaio clínico, a frequência de soroconversão do HBeAg depois do primeiro ano é uma estimativa (análise de Kaplan-Meier) baseada na pequena subpopulação em que o adefovir foi administrado corretamente. [e]7% durante 1 ano de tratamento (43% no quarto ano) dos pacientes resistentes à lamivudina. [f]Apesar de sua colocação na categoria C, a lamivudina tem um extenso registro de segurança na gestação em mulheres com vírus da imunodeficiência humana (HIV)/Aids.

Siglas: ALT, alanina-aminotransferase; HBeAg, antígeno e da hepatite B; HBsAg, antígeno de superfície da hepatite B; HBV, vírus da hepatite B; IAH, índice de atividade histológica; NA, não aplicável; PCR, reação em cadeia da polimerase; TAF, tenofovir alafenamida; TDF, fumarato de tenofovir desoproxila.

do HBeAg limitava-se aos pacientes que conseguiam supressão do DNA do HBV para < 10^4 cópias/mL (equivalente a cerca de 10^3 UI/mL). As respostas do HBeAg associadas à lamivudina eram acompanhadas por um índice de soroconversão pós-tratamento tardio do HBsAg comparável ao que é observado após a IFN. Entre os pacientes ocidentais que apresentaram respostas do HBeAg durante um período de 1 ano de tratamento e nos quais a resposta era sustentada por 4 a 6 meses depois da interrupção do tratamento, a resposta foi duradoura depois disso na grande maioria (> 80%); assim, a ocorrência de resposta do HBeAg representava um ponto de interrupção viável do tratamento. Porém, foi relatada uma durabilidade reduzida em pacientes asiáticos; assim, para dar suporte à durabilidade das respostas do HBeAg, era recomendado um período de tratamento de consolidação ≥ 6 meses em pacientes ocidentais e ≥ 1 ano em pacientes asiáticos após a soroconversão do HBeAg (ver as diretrizes de tratamento adiante; um período de consolidação completo de 12 meses é recomendado atualmente para a extensão do tratamento após a soroconversão do HBeAg induzida por agentes orais). Uma estreita monitoração depois do tratamento era recomendada para detectar imediatamente a reativação do HBV e reiniciar o tratamento. Quando o HBeAg não era afetado pelo tratamento com lamivudina, ela era continuada até a ocorrência de uma resposta do HBeAg, mas a administração prolongada era necessária para suprimir a replicação do HBV e, por sua vez, limitar a lesão hepática; as soroconversões do HBeAg aumentavam até um nível de até 50% após 5 anos de tratamento. Após um ciclo cumulativo de tratamento por 3 anos com lamivudina, a atividade necroinflamatória era reduzida na maioria dos pacientes, e foi mostrado que mesmo a cirrose regredia para estágios pré-cirróticos em até 75% dos pacientes.

Houve poucos casos de perda do HBsAg durante o primeiro ano de tratamento com lamivudina, e essa observação foi citada como vantagem do tratamento com IFN, em comparação com a lamivudina; contudo, nas comparações mais aprofundadas entre IFN convencional e monoterapia com lamivudina, as perdas de HBsAg foram raras nos dois grupos. Os ensaios nos quais lamivudina e IFN foram administradas em combinação não evidenciaram qualquer benefício desse tratamento combinado em comparação à monoterapia com lamivudina, seja nos pacientes nunca tratados ou naqueles irresponsivos previamente à IFN.

Os pacientes com *hepatite B crônica HBeAg-negativa* (i.e., naqueles com mutações do HBV pré-*core* e *core*-promotor e sem HBeAg) não conseguem alcançar uma resposta do HBeAg com a terapia com análogos de nucleosídeos – um ponto de parada em pacientes HBeAg-reagentes; quase invariavelmente, quando a terapia era suspensa, a reativação era a regra. Assim, esses pacientes exigiam terapia por longo prazo com lamivudina.

Os efeitos colaterais clínicos e laboratoriais da lamivudina eram insignificantes e indistinguíveis daqueles observados nos receptores de placebo; porém, as doses de lamivudina eram reduzidas nos pacientes com redução da depuração de creatinina. Durante o tratamento com lamivudina, elevações transitórias de ALT (semelhantes às observadas com IFN e durante as soroconversões espontâneas do HBeAg em anti-HBe) ocorreram em um quarto dos pacientes. Essas elevações da ALT podem resultar da recuperação da atividade das células T citolíticas possibilitada pela supressão da replicação do HBV. Entretanto, elevações comparáveis ocorreram com a mesma frequência em indivíduos tratados com placebo; apesar disso, as elevações de ALT temporalmente associadas à soroconversão do HBeAg em estudos clínicos limitaram-se aos pacientes tratados com lamivudina. Quando o tratamento era interrompido depois de 1 ano, ocorriam elevações de ALT de 2 a 3 vezes em 20 a 30% dos pacientes tratados com lamivudina, o que representava uma lesão hepatocelular reativada à medida que recomeçava a replicação do HBV. Embora essas exacerbações pós-tratamento quase sempre fossem transitórias e leves, eram observadas exacerbações raras, porém graves, especialmente em pacientes cirróticos, o que torna indispensável a monitoração clínica e virológica atenta e minuciosa depois da interrupção do tratamento. Alguns especialistas alertaram contra a interrupção do tratamento dos pacientes com cirrose, nos quais as exacerbações pós-tratamento poderiam induzir descompensação.

A monoterapia com lamivudina prolongada estava associada a mutações por substituição de metionina por valina (M204V) ou metionina por isoleucina (M204I), principalmente do aminoácido 204 no motivo tirosina-metionina-aspartato-aspartato (YMDD) do domínio C da DNA-polimerase do HBV. Essas mutações são análogas às mutações que ocorrem nos pacientes infectados por HIV tratados com esse fármaco. Durante o tratamento por 1 ano, as mutações YMDD ocorreram em 15 a 30% dos pacientes; a frequência aumentava a cada ano de terapia, alcançando 70% no quinto ano. Por fim, os pacientes com mutações YMDD apresentavam declínio das respostas clínicas, bioquímicas e histológicas. Por conseguinte, quando o tratamento era iniciado apenas com lamivudina, o desenvolvimento de resistência a esse fármaco, que se reflete clinicamente por elevações dos níveis suprimidos de DNA do HBV e da ALT, era tratado acrescentando-se outro antiviral ao qual as variantes YMDD são sensíveis (p. ex., adefovir, tenofovir; ver adiante).

Atualmente, a lamivudina tem sido ofuscada por antivirais mais potentes com perfis de resistência superiores (ver adiante); ela não é mais recomendada como terapia de primeira linha. Ainda assim, como foi o primeiro antiviral oral eficaz para o tratamento dos pacientes com hepatite B, a lamivudina confirmou o princípio de que os inibidores de polimerase podem trazer benefícios virológicos, sorológicos, bioquímicos e histológicos, incluindo o retardo e a reversão da fibrose e mesmo da cirrose. Além disso, estudos demonstraram que a lamivudina foi eficaz no tratamento dos pacientes com hepatite B descompensada (para os quais a IFN é contraindicada), em alguns dos quais a descompensação pode ser revertida. Ademais, entre os pacientes com cirrose ou fibrose avançada, constatou-se que a lamivudina conseguiu reduzir o risco de progressão para descompensação hepática e, com base em estudos populacionais subsequentes, o risco de CHC. Nos 5 anos posteriores à introdução nos Estados Unidos do tratamento com lamivudina para hepatite B, o encaminhamento de pacientes com hepatopatia terminal associada ao HBV para transplante de fígado foi reduzido em cerca de 30%, sustentando ainda mais o impacto benéfico do tratamento antiviral oral na história natural da hepatite B crônica.

Como a monoterapia com lamivudina em pessoas com infecção pelo HIV pode resultar universalmente no rápido surgimento de variantes YMDD, a testagem para a infecção por HIV foi recomendada para todos os pacientes com hepatite B crônica antes da terapia com lamivudina; se a infecção por HIV fosse identificada, a monoterapia com lamivudina com a dose diária para HBV de 100 mg era contraindicada. Esses pacientes devem ser tratados simultaneamente para HIV e HBV com um esquema de fármacos anti-HIV que inclua ou seja suplementado por pelo menos dois fármacos ativos contra HBV; a terapia antirretroviral (TARV) frequentemente inclui dois fármacos com atividade antiviral contra HBV (p. ex., tenofovir e entricitabina); todavia, quando a lamivudina fazia parte do esquema, era necessária uma dose diária de 300 mg **(Cap. 202)**. A segurança da lamivudina durante a gravidez não foi estabelecida; contudo, o fármaco não é teratogênico em roedores e tem sido usado com segurança em mulheres grávidas coinfectadas por HIV e HBV. Conforme mostrado para os análogos de nucleosídeos subsequentes, a administração da lamivudina a mães com níveis altos de viremia da hepatite B nos últimos meses da gestação reduzia as chances de transmissão perinatal dessa doença.

ADEFOVIR DIPIVOXILA

Com a dose oral diária de 10 mg, o análogo nucleotídico acíclico adefovir dipivoxila – profármaco do adefovir (aprovado para tratar hepatite B em 2002) – reduz o nível de DNA do HBV em cerca de 3,5 a 4 $\log_{10}$ cópias/mL, isto é, ele é menos potente que a lamivudina ou qualquer outro agente antiviral mais novo. Para uma revisão de sua eficácia virológica, sorológica, bioquímica e histológica, além de seu perfil de resistência, revisar a **Tabela 341-3**. Como a IFN e a lamivudina, o adefovir dipivoxila tem mais chances de alcançar resposta do HBeAg em pacientes com ALT elevada basal; as respostas ao fármaco são altamente duráveis e podem ser consideradas como ponto de interrupção do tratamento, após um período de terapia de consolidação; além disso, os resultados bioquímicos, sorológicos e virológicos melhoram ao longo do tempo com a terapia continuada.

Na hepatite B crônica HBeAg-negativa, assim como se observou com a lamivudina, uma vez que as respostas do HBeAg – um potencial ponto de interrupção do tratamento – não podem ser alcançadas, a reativação constitui a regra quando o tratamento com adefovir é interrompido; isso torna o tratamento prolongado necessário por tempo indefinido. As tentativas relatadas de suspensão do adefovir após 5 anos foram seguidas por um período de manutenção da supressão do DNA do HBV e da ALT; porém, a maioria desses pacientes apresenta viremia persistente pelo HBV, e a maioria dos pacientes HBeAg-negativos era tratada por tempo indeterminado a menos que a perda do HBsAg, embora rara, fosse alcançada.

O adefovir contém um ligante acíclico flexível em lugar do anel L-nucleosídeo da lamivudina, evitando o bloqueio estérico por parte dos aminoácidos que sofreram mutação. Além disso, a estrutura molecular do adefovir fosforilado é muito semelhante à de seu substrato natural; as mutações que conferem resistência ao adefovir poderiam afetar também a ligação do substrato natural dATP. Assim, a resistência ao adefovir era muito menos provável que a resistência à lamivudina; nenhuma resistência foi observada dentro de 1 ano de tratamento, em ensaios clínicos. Porém, nos anos subsequentes, a resistência ao adefovir começou a aparecer (asparagina por treonina no aminoácido 236 [N236T] e alanina por valina ou treonina no aminoácido 181 [A181V/T], principalmente), ocorrendo em 2,5% depois de 2 anos, porém em 29% depois de 5 anos de tratamento (relatada em pacientes HBeAg-negativos). A contribuição primária do adefovir e sua efetividade contra o HBV resistente à lamivudina com mutação YMDD levou à sua adoção na hepatite B resistente à lamivudina. Quando a resistência à lamivudina ocorria, a adição de adefovir (i.e., com a manutenção da lamivudina para evitar o surgimento de resistência ao adefovir) era superior à troca pelo adefovir. Quase todos os pacientes com mutações do HBV induzidas pelo adefovir respondem à lamivudina (ou aos fármacos mais novos, inclusive entecavir; ver adiante). No passado, quando o adefovir foi avaliado para tratar infecção pelo HIV, doses de 60 a 120 mg eram necessárias para suprimir o vírus, e, com essas doses, o fármaco era nefrotóxico. Mesmo com a dose de 30 mg/dia, 10% dos pacientes tinham elevações da creatinina em 44 μmol/L (0,5 mg/dL); entretanto, com a dose eficaz para tratar a infecção por HBV (10 mg), essas elevações da creatinina são raras e dificilmente aparecem antes de 6 a 8 meses de terapia. Embora a lesão tubular renal fosse um raro efeito colateral potencial e ainda que a monitoração da creatinina fosse recomendada durante o tratamento, o índice terapêutico do adefovir dipivoxila era alto e a nefrotoxicidade observada nos ensaios clínicos com posologias mais altas era reversível. Para os pacientes com doença renal subjacente, a frequência de administração do adefovir tinha que ser reduzida, e ele poderia ser administrado apenas 1 vez por semana para pacientes submetidos à hemodiálise. O adefovir era muito bem tolerado, e as elevações de ALT durante e depois da interrupção do tratamento eram semelhantes às observadas e descritas antes nos ensaios clínicos com lamivudina. Uma vantagem do adefovir era seu perfil de resistência relativamente favorável, embora não fosse tão potente quanto os outros fármacos orais aprovados; não suprimisse o DNA do HBV tão rapidamente ou com a mesma uniformidade que os outros; fosse o que tem menos probabilidade, dentre todos os antivirais, de resultar em soroconversão do HBeAg; e 20 a 50% dos pacientes não conseguissem suprimir o DNA do HBV em 2 $\log_{10}$ ("não respondedores primários"). Por essas razões, para os pacientes que ainda não iniciaram qualquer tratamento e naqueles que apresentam resistência à lamivudina, o adefovir foi substituído pelo tenofovir (mais potente e menos sujeito à resistência; ver adiante) e não é mais recomendado como primeira opção de tratamento.

PEGINTERFERONA

Depois de ter sido demonstrado que a pegIFN, com sua ação prolongada, é eficaz no tratamento da hepatite C (ver adiante), esse fármaco mais conveniente foi avaliado no tratamento da hepatite B crônica. A pegIFN administrada 1 vez por semana é mais eficaz que a IFN convencional administrada mais frequentemente. Vários ensaios em grande escala sobre pegIFN *versus* lamivudina oral foram conduzidos envolvendo pacientes com hepatite B crônica.

Sobre a hepatite B crônica HBeAg-reativa, foram realizados dois estudos de larga escala. Em um deles, a pegIFN-α2b (100 μg/semana durante 32 semanas; passando a 50 μg/semana por mais 20 semanas, totalizando 52 semanas) foi comparada com um grupo tratado com uma combinação de pegIFN e lamivudina oral em 307 pacientes. O outro estudo avaliou a pegIFN-α2a (180 μg/semana por 48 semanas) em 814 pacientes predominantemente asiáticos, 75% dos quais tinham ALT maior ou igual a duas vezes o limite superior da normalidade; os dois grupos comparados usaram apenas lamivudina ou uma combinação de pegIFN com lamivudina. No final do tratamento (48-52 semanas), nos subgrupos tratados apenas com pegIFN, a negativação do HBeAg ocorreu em cerca de 30%, a soroconversão do HBeAg em 22 a 27%, o DNA do HBV tornou-se indetectável (< 400 cópias/mL por PCR) em 10 a 25%, a ALT normalizou em 34 a 39% e houve redução média do DNA do HBV em 2 $\log_{10}$ cópias/mL (pegIFN-α2b) a 4,5 $\log_{10}$ cópias/mL (pegIFN-α2a). Decorridos 6 meses do final da monoterapia com pegIFN nesses estudos, continuava havendo perda de HBeAg em aproximadamente 35%, soroconversão do HBeAg em cerca de 30%, níveis indetectáveis do DNA do HBV em 7 a 14%, ALT normal em 32 a 41% e uma redução média no DNA do HBV de 2 a 2,4 $\log_{10}$ cópias/mL. Embora a combinação de pegIFN e lamivudina fosse superior no final do tratamento em um ou mais dos resultados sorológicos, virológicos ou bioquímicos, nem o subgrupo da combinação (em ambos os estudos) nem o subgrupo de monoterapia com lamivudina (no ensaio com pegIFN-α2a) demonstrou qualquer benefício em comparação com os subgrupos tratados apenas com pegIFN decorridos 6 meses do tratamento. Além disso, a soroconversão do HBsAg ocorreu em 3 a 7% dos que receberam pegIFN (com ou sem lamivudina); algumas dessas soroconversões foram identificadas no final do tratamento, porém muitas foram detectadas durante o período de acompanhamento pós-tratamento. A probabilidade de perda do HBeAg nos pacientes HBeAg-reativos tratados com pegIFN estava associada ao genótipo HBV A > B > C > D (demonstrado para pegIFN-α2b, mas não para pegIFN-α2a). Nos Estados Unidos, a pegIFN-α2a foi aprovada para tratar hepatite B em 2005; em outros países, a pegIFN-α2b foi aprovada para tratar hepatite B, mas não nos Estados Unidos.

Com base nesses resultados, alguns autores concluíram que o tratamento isolado com pegIFN deve ser a terapia de primeira linha preferível para hepatite B crônica HBeAg-reativa; contudo, essa conclusão foi contestada. Embora um ciclo finito de 1 ano de tratamento com pegIFN aumente a responsividade sustentada (6 meses depois do tratamento), em comparação com o que é conseguido com análogos de nucleosídeos/nucleotídeos orais, essa comparação é confundida pelo fato de os fármacos orais não serem descontinuados ao final de 1 ano. Pelo contrário, como é administrado por via oral e não causa efeitos colaterais, o tratamento com fármacos orais é mantido indefinidamente ou até após a ocorrência de uma resposta de HBeAg. A taxa de respostas do HBeAg depois de 2 anos de tratamento com análogos de nucleosídeos orais é pelo menos tão alta ou até mais alta que a obtida com pegIFN após 1 ano. Os fármacos orais são preferidos porque as injeções são desnecessárias, não ocorrem efeitos colaterais difíceis de tolerar e a monitoração é laboratorial, além do fato de os custos diretos e indiretos com assistência médica e os inconvenientes serem menores. A associação das respostas do HBsAg à terapia com pegIFN ocorre em uma porcentagem tão pequena de pacientes que seria questionável submeter alguém a esse tratamento tendo em vista apenas o ganho marginal de respostas do HBsAg durante ou imediatamente depois do tratamento nesse grupo tão pequeno. Além disso, as respostas do HBsAg ocorrem em uma porcentagem comparável de pacientes tratados com análogos de nucleosídeos/nucleotídeos de primeira geração durante os anos *subsequentes* ao tratamento, sendo que, com os análogos de nucleosídeos mais modernos e potentes, a frequência de perda do HBsAg durante o primeiro ano de tratamento é igual à observada com a pegIFN e é superada a partir do segundo ano (ver adiante). Naturalmente, a resistência não é um problema do tratamento com pegIFN, porém o risco de resistência é muito mais baixo com os novos agentes (≤ 1% até em 3-8 anos em pacientes previamente não tratados e 0% nos pacientes tratados com tenofovir; ver adiante). Por fim, o nível de inibição do DNA do HBV que pode ser obtido com os fármacos mais recentes e mesmo com a lamivudina ultrapassa o que pode ser obtido com pegIFN, em alguns casos em várias ordens de magnitude.

Na hepatite B crônica HBeAg-negativa, um ensaio clínico com pegIFN-α2a (180 μg/semana durante 48 semanas vs. um subgrupo tratado apenas com lamivudina e outro com tratamento combinado) incluindo 564 pacientes mostrou que a monoterapia com pegIFN resultou, ao final do tratamento, em média em uma supressão do DNA do HBV de 4,1 $\log_{10}$ cópias/mL, DNA do HBV indetectável (< 400 cópias/mL pela PCR) em 63%, ALT normal em 38% e perda do HBsAg em 4%. Embora o tratamento isolado com lamivudina e a combinação lamivudina + pegIFN fossem mais eficazes que a pegIFN ao final do tratamento, nenhuma vantagem da lamivudina isolada ou combinada foi evidenciada em comparação à monoterapia com pegIFN depois de 6 meses – supressão do DNA do HBV em média de 2,3 $\log_{10}$ cópias/mL, DNA do HBV indetectável em 19% e ALT normal em 59% dos casos. Nos pacientes incluídos nesse ensaio clínico seguidos por um período de até 5 anos, entre os dois terços que foram tratados inicialmente com pegIFN, 17% mantiveram a supressão do DNA do HBV a menos de 400 cópias/mL, enquanto a ALT permaneceu normal em apenas 22%; houve um aumento gradativo da perda do HBsAg para 12%. Entre os 50% dos pacientes acompanhados e tratados no princípio com monoterapia de lamivudina, o DNA do HBV permaneceu em menos de 400 cópias/mL em 7%, com níveis normais de ALT em 16%. Passados 5 anos, houve perda do HBsAg em 3,5%. Assim como ocorreu no tratamento com IFN convencional de pacientes HBeAg-negativos, apenas uma porcentagem pequena manteve a capacidade de resposta depois da conclusão do tratamento com pegIFN, intensificando as dúvidas quanto à utilidade relativa de um curso finito desse fármaco, em comparação a um ciclo mais longo com um análogo de nucleosídeo potente e menos sujeito à resistência nesse grupo de pacientes. Além disso, a utilidade da pegIFN para tratar hepatite B crônica HBeAg-negativa não foi confirmada. No único ensaio clínico controlado adicional com pegIFN para hepatite B crônica HBeAg-negativa, o esquema de pegIFN + ribavirina utilizado para hepatite C foi comparado ao tratamento apenas com pegIFN. Nesse estudo, a supressão do DNA do HBV (< 400 cópias/mL) ocorreu em apenas 7,5% dos dois grupos combinados, e nenhum paciente negativou o HBsAg.

Nos pacientes tratados com pegIFN, as respostas do HBeAg e do HBsAg foram associadas ao genótipo CC IL28B (atualmente renomeado IFN lambda-3, IFNL3) – genótipo favorável identificado em rastreamentos de pegIFN para hepatite C crônica. Além disso, as reduções em níveis quantitativos de HBsAg foram relacionadas e consideradas preditivas da reatividade ao pegIFN na hepatite B crônica. Quando os níveis de HBsAg não diminuem nas primeiras 12 a 24 semanas ou não chegam a menos de 20.000 UI/mL em 24 semanas, é improvável que o tratamento com pegIFN seja eficaz e deve ser descontinuado (observações semelhantes quanto aos níveis de HBsAg dos pacientes tratados com fármacos orais são interessantes, mas têm pouco significado clínico, em vista da probabilidade muito alta de respostas virológicas durante esse tratamento). Embora a pegIFN permaneça como um dos agentes de primeira linha recomendados para a hepatite B, os agentes orais de gerações subsequentes, que evitam injeções, são muito bem tolerados e têm elevadas barreiras à resistência, são usados de maneira muito mais ampla.

ENTECAVIR

O entecavir, um inibidor de polimerase oral, análogo ciclopentílico da guanosina (aprovado em 2005), parece ser o mais potente dos antivirais contra HBV, além de ser tão bem tolerado quanto a lamivudina. Em um ensaio clínico envolvendo 709 participantes HBeAg-reativos, o entecavir oral (0,5 mg/dia) foi comparado com a lamivudina (100 mg/dia). Em 48 semanas, o entecavir foi superior à lamivudina na supressão do DNA do HBV (média de 6,9 vs. 5,5 $\log_{10}$ cópias/mL), na porcentagem de pacientes com DNA do HBV indetectável (< 300 cópias/mL por PCR; 67 vs. 36%), na melhora histológica (melhora de 2 pontos ou mais no escore do IAH necroinflamatório; 72 vs. 62%) e na porcentagem de casos com ALT normal (68 vs. 60%). Esses dois tratamentos foram iguais no que se referia à porcentagem de pacientes com perda de HBeAg (22 vs. 20%) e à soroconversão (21 vs. 18%). Entre os pacientes tratados com entecavir durante 96 semanas, o DNA do HBV era cumulativamente indetectável em 80% (vs. 39% com a lamivudina), enquanto as soroconversões do HBeAg ocorreram em 31% (vs. 26% com a lamivudina). Depois de 3 a 6 anos de tratamento com entecavir, a taxa de soroconversão do HBeAg variou de 39 a 44%, enquanto a perda do HBsAg ocorreu em 5 a 6%. De modo semelhante, em um ensaio clínico envolvendo 638 pacientes HBeAg-negativos, na semana 48, o entecavir oral (dose de 0,5 mg/dia) foi superior à lamivudina (100 mg/dia) na supressão do DNA do HBV (média de 5 vs. 4,5 $\log_{10}$ cópias/mL) e no percentual com DNA do HBV indetectável (90 vs. 72%), na melhora histológica (70 vs. 61%) e na normalização da ALT (78 vs. 71%). Não foram encontradas mutações de resistência nos pacientes previamente não tratados nem naqueles tratados com entecavir durante 96 semanas; e, em uma coorte de indivíduos tratados por até 6 anos, houve desenvolvimento de resistência em apenas 1,2%. As soroconversões do HBeAg induzidas pelo entecavir foram tão duráveis quanto as obtidas com outros antivirais. Em razão de sua proteção extrema contra a resistência associada à sua elevada potência, o entecavir é um fármaco de primeira linha para pacientes com hepatite B crônica.

O entecavir também é eficaz contra a infecção pelo HBV resistente à lamivudina. Em um ensaio clínico com 286 pacientes resistentes à lamivudina, o entecavir (dose diária mais alta de 1 mg) mostrou-se superior à lamivudina em mensurações realizadas na semana 48, no que se refere à supressão do DNA do HBV (média de 5,1 vs. 0,48 $\log_{10}$ cópias/mL); níveis indetectáveis de DNA do HBV (72 vs. 19%), normalização da ALT (61 vs. 15%), perda do HBeAg (10 vs. 3%) e soroconversão do HBeAg (8 vs. 3%). Entretanto, nessa população de pacientes expostos à lamivudina, ocorreu resistência ao entecavir em 7% dos indivíduos em 48 semanas. Apesar de a resistência ao entecavir depender de uma mutação YMDD e de uma segunda mutação de um dos outros vários sítios (p. ex., T184A, S202G/I ou M250V), a resistência a esse fármaco entre os portadores de hepatite B crônica resistente à lamivudina foi detectada com frequência crescente (43% no ano 4 para 57% no ano 6); por essa razão, o entecavir não é uma opção tão interessante (e não é recomendado, apesar de ter sido aprovado para essa indicação) quanto o adefovir ou o tenofovir para pacientes com hepatite B resistente à lamivudina.

Nos estudos clínicos, o entecavir mostrou perfil de segurança excelente. Além disso, as exacerbações da ALT durante e depois do tratamento são relativamente incomuns e leves nos pacientes tratados com entecavir. As doses devem ser reduzidas em pacientes com depuração de creatinina reduzida. O entecavir apresenta baixo nível de atividade antiviral contra HIV e não pode ser usado isoladamente para tratar a infecção pelo HBV em pacientes coinfectados por HIV/HBV.

TELBIVUDINA

A telbivudina, um análogo da citosina aprovado em 2006, tem eficácia semelhante à do entecavir; entretanto, é ligeiramente menos potente na supressão do DNA do HBV (redução média pouco menos pronunciada de 6,4 $\log_{10}$ na doença HBeAg-reativa e redução semelhante de 5,2 $\log_{10}$ na doença HBeAg-negativa). Em seu ensaio clínico para registro, a telbivudina (dose oral diária de 600 mg) suprimiu o DNA do HBV para menos de 300 cópias/mL em 60% dos pacientes HBeAg-positivos e em 88% dos pacientes HBeAg-negativos; reduziu a ALT a valores normais em 77% dos pacientes HBeAg-positivos e em 74% dos pacientes HBeAg-negativos; e melhorou a histologia em 65% dos pacientes HBeAg-positivos e 67% dos HBeAg-negativos. Embora a resistência à telbivudina (mutações M204I, mas não M204V) tenha sido menos frequente que a resistência à lamivudina no final de 1 ano, ocorreram mutações de resistência depois de 2 anos de tratamento em até 22% dos casos. A telbivudina, geralmente bem tolerada, foi associada a uma frequência baixa de elevações assintomáticas da creatina-cinase e a uma frequência muito baixa de neuropatia periférica; a frequência de administração deve ser diminuída em pacientes com depuração de creatinina comprometida. Apesar de sua excelente potência, o perfil inferior de resistência e segurança da telbivudina limitou sua aceitação; a telbivudina não é recomendada como tratamento de primeira linha, nem é amplamente utilizada.

TENOFOVIR

O *fumarato de tenofovir desoproxila* (TDF), um análogo de nucleotídeo acíclico e antirretroviral potente usado para tratar infecção por HIV (aprovado para uso na hepatite B em 2008), é semelhante ao adefovir e ainda mais potente tanto na supressão do DNA do HBV como na indução de respostas do HBeAg. Esse fármaco é altamente eficaz contra HBV do tipo selvagem e resistente à lamivudina e é ativo nos pacientes cuja resposta ao adefovir é lenta e/ou fraca. Com a dose única diária de 300 mg por via oral durante 48 semanas, o tenofovir suprimiu o DNA do HBV em 6,2 $\log_{10}$ (a níveis indetectáveis [< 400 cópias/mL] em 76%) nos pacientes HBeAg-positivos e em 4,6 $\log_{10}$ (a níveis indetectáveis em 93%) nos pacientes HBeAg-negativos; reduziu a ALT para valores normais em 68% dos pacientes HBeAg-positivos e em 76% dos pacientes HBeAg-negativos; e melhorou a histologia em 74% dos pacientes HBeAg-positivos e 72% dos pacientes HBeAg-negativos. Nos pacientes HBeAg-positivos, houve soroconversão do HBeAg em 21% no final do primeiro ano de tratamento com tenofovir, 27% no final do segundo ano, 34% no final do terceiro ano e 40% depois de 5 anos de tratamento com tenofovir; houve perda do HBsAg em 3% no final do primeiro ano, 6% no final do segundo ano e 8% no quinto ano. Depois de 5 anos de tratamento com tenofovir, 87% dos pacientes tiveram melhora histológica, incluindo redução do escore de fibrose (51%) e regressão da cirrose (71%). Os perfis de segurança (nefrotoxicidade insignificante em 1% e redução leve da densidade óssea em cerca de 0,5%) e resistência (nenhuma detectada ao longo de 8 anos) do tenofovir em 5 anos também foram muito favoráveis; desse modo, o tenofovir superou o adefovir como primeira opção de tratamento para hepatite B crônica e como tratamento de resgate para pacientes com hepatite B crônica resistente à lamivudina. Os estudos com tenofovir e entecavir revisados em 2015 não demonstraram qualquer diferença quanto aos riscos de longo prazo e aos efeitos tóxicos renais e ósseos; contudo, entre os pacientes tratados com tenofovir, foram relatados casos de insuficiência renal aguda e níveis sanguíneos baixos de fosfato. Por essa razão, nos pacientes tratados com tenofovir, o monitoramento da densidade óssea não é recomendável, mas sim um monitoramento periódico (no mínimo, anual) para detectar lesão renal (dosagens da creatinina e do fosfato sérico, glicosúria e proteinúria). A frequência da administração do tenofovir deve ser diminuída nos pacientes com depuração de creatinina comprometida.

O *tenofovir alafenamida* (TAF), um tenofovir de segunda geração aprovado em 2016, é um profármaco do tenofovir que exige a ativação para tenofovir nos hepatócitos. Essa distribuição direcionada para os hepatócitos permite que uma dose menor seja suficiente e reduz a exposição sistêmica em 90%, minimizando a lesão renal tubular proximal associada ao TDF, a perda de fosfato associada e a possível perda consequente de densidade mineral óssea. A dose de TAF é de 25 mg, o que equivale em potência antiviral a 300 mg de TDF; ambas as formulações têm a mesma barreira elevada contra a resistência, ainda não tendo sido encontrada a resistência clínica. Estudos randomizados e controlados duplo-cegos e de fase 3 de não inferioridade, um deles em pacientes HBeAg-positivos e o outro em pacientes HBeAg-negativos, forneceram os dados de segurança e eficácia para sustentar a aprovação do TAF.

Em 873 pacientes *HBeAg-positivos* tratados por 48 semanas, TAF *versus* TDF alcançaram (1) reduções do DNA do HBV para < 29 UI/mL em 64 *versus* 67%; (2) normalização da ALT em 72 *versus* 67% (uma vantagem bioquímica inexplicada do TAF confirmada em outros estudos); (3) perda do HBeAg em 14 *versus* 12%; (4) soroconversão do HBeAg em 10 *versus* 8%; e (5) mínima perda de HBsAg em 1 *versus* 0,3%. Em comparação com o TDF, o TAF foi associado à redução do comprometimento da função renal (redução média na taxa de filtração glomerular estimada de –0,6 mL/min para o TAF vs. –5,4 mL/min para o TDF) e da densidade mineral óssea (medida nos quadris, com redução média de –0,10% para TAF vs. –1,72% para TDF; diferença ajustada de 1,62%).

No estudo paralelo entre 426 pacientes *HBeAg-negativos* tratados por 48 semanas, ocorreram reduções no DNA do HBV para < 29 UI/mL em 94 *versus* 93% das pessoas tratadas com TAF *versus* TDF, respectivamente; a normalização da ALT ocorreu em 83 *versus* 75%, mas não ocorreu perda de HBsAg em nenhum dos grupos. Foram relatadas vantagens semelhantes do TAF na manutenção da função renal e da densidade óssea: redução da taxa de filtração glomerular média estimada (–1,8 mL/min para TAF vs. –4,8 mL/min para TDF) e na densidade óssea média (medida nos quadris, com redução média de –0,29% para TAF vs. –2,16% para TDF; diferença percentual ajustada de 1,87%).

Com 96 semanas, eram mantidas as reduções no DNA do HBV e na ALT (incluindo a vantagem do TAF observada com 48 semanas) com TAF e TDF. No grupo original do TDF, quando o TDF era trocado para TAF após as 96 semanas, todas as diferenças observadas durante as primeiras 96 semanas (na normalização de ALT e nas reduções da função renal e da densidade óssea) desapareciam com 120 semanas. Não surgiu resistência a TAF ou TDF durante o estudo.

Com base nos resultados desses estudos, o TAF se juntou à lista de agentes antivirais de primeira linha recomendados para a hepatite B crônica. Esse fármaco é preferível ao TDF pela American Association for the Study of Liver Diseases (AASLD) e pela European Association for the Study of the Liver (EASL) para pacientes com função renal reduzida (depuração de creatinina < 50 mL/min), densidade óssea reduzida e fatores de risco para lesão renal (incluindo, conforme as diretrizes da EASL, cirrose descompensada, depuração de creatinina < 60 mL/min, hipertensão ou diabetes malcontrolados, proteinúria, glomerulonefrite ativa, medicamentos nefrotóxicos concomitantes e transplante de órgãos sólidos); as recomendações da EASL se estendem a pessoas com > 60 anos, as quais têm risco aumentado de nefrotoxicidade pelo TDF. Em pacientes com depuração de creatinina < 15 mL/min, não se recomenda nem TDF nem TAF.

A Tabela 341-3 ilustra uma comparação dos tratamentos antivirais para hepatite B crônica; suas potências relativas na supressão do DNA do HBV estão demonstradas na Figura 341-1.

TRATAMENTO COMBINADO

Embora a combinação de lamivudina e pegIFN produza supressão mais profunda do DNA do HBV durante o tratamento em comparação ao observado com a monoterapia de cada um desses fármacos (e tenha muito menos probabilidade de estar associada à resistência à lamivudina), essa combinação usada por 1 ano não é melhor que o tratamento por 1 ano com pegIFN para obtenção de respostas sustentadas. Até hoje, as combinações de agentes nucleosídicos/nucleotídicos orais não proporcionaram maior eficácia virológica, sorológica ou bioquímica em comparação com a obtida pelos mais potentes fármacos combinados administrados

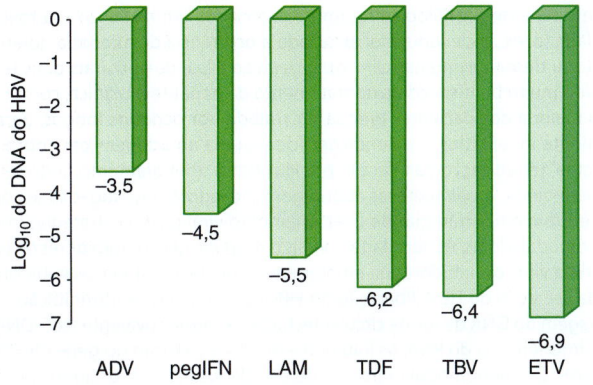

FIGURA 341-1 Potência relativa dos fármacos antivirais para hepatite B, refletida pela redução da mediana em $\log_{10}$ do DNA do vírus da hepatite B (HBV) na hepatite B crônica HBeAg-positiva. Esses dados estão baseados em publicações específicas dos ensaios clínicos controlados e randomizados de grande porte para registro dos fármacos, que constituíram a base para sua aprovação. Na maioria dos casos, esses dados não representam comparações diretas entre os fármacos, visto que as populações dos estudos foram diferentes, as variáveis basais dos pacientes nem sempre eram uniformes e houve variação quanto à sensibilidade e à diversidade dinâmica dos ensaios para DNA do HBV. ADV, adefovir dipivoxila; ETV, entecavir; LAM, lamivudina; pegIFN, peginterferona α2a; TBV, telbivudina; TDF, fumarato de tenofovir desoproxila. Devido à potência e a uma elevada barreira contra resistência, ETV e tenofovir (TDF ou o tenofovir alafenamida de segunda geração) são recomendados como terapia de primeira linha. Embora a pegIFN permaneça como agente de primeira linha, os agentes orais desenvolvidos anteriormente, LAM, ADV e TBV, não são mais agentes preferenciais.

separadamente. Em um estudo de 2 anos usando a combinação entecavir mais tenofovir *versus* monoterapia com entecavir em uma pequena subpopulação de pacientes com níveis muito altos de DNA do HBV (≥ 10^8 UI/mL), a diminuição do DNA do HBV para menos de 50 UI/mL foi maior no grupo que recebeu tratamento combinado (79 vs. 62%). Por outro lado, não foram observadas diferenças quanto às respostas do HBeAg ou em qualquer outro parâmetro entre os grupos que usaram tratamento combinado e monoterapia, mesmo na subpopulação com níveis altos de DNA do HBV. Para abordar a resistência a lamivudina ou adefovir, a adição de um segundo agente sem resistência cruzada era a abordagem escolhida. Embora inicialmente nos estudos clínicos do adefovir como terapia de resgate para a resistência à lamivudina, a *adição* de adefovir à lamivudina (terapia combinada) fosse considerada uma melhor estratégia que a substituição de lamivudina pela monoterapia com adefovir (para minimizar as elevações da ALT e evitar a resistência ao adefovir), conforme as recomendações terapêuticas atuais da AASLD e da EASL, prefere-se a *troca* do fármaco resistente para o novo fármaco. Como a atual geração de antivirais é tão potente e tem tanta barreira contra a resistência, a monoterapia com o fármaco de resgate (p. ex., tenofovir para resistência à lamivudina) é tão efetiva (conforme demonstrado em relatos observacionais de até 5 anos) na manutenção da supressão viral sem o surgimento de resistência quanto a terapia combinada com o fármaco resistente e o fármaco de resgate. Em geral, nos pacientes tratados com entecavir e preparações de tenofovir, a resistência aos fármacos antivirais não é mais encontrada. Para os pacientes atualmente raros que já adquiriram resistência a vários fármacos (tanto análogos de nucleosídeos [lamivudina, entecavir, telbivudina] quanto análogos de nucleotídeos [adefovir, tenofovir]), demonstrou-se que o tratamento com uma combinação de entecavir e tenofovir foi altamente eficaz para suprimir o DNA do HBV e erradicar a resistência aos fármacos.

ESTRATÉGIAS E FÁRMACOS ANTIVIRAIS NOVOS

Além dos oito fármacos antivirais aprovados para hepatite B, a entricitabina, um análogo de citosina fluorado muito semelhante à lamivudina quanto à estrutura, à eficácia e ao perfil de resistência, não oferece nenhuma vantagem em relação à lamivudina. Uma combinação de entricitabina e tenofovir foi aprovada para tratar a infecção pelo HIV e é uma combinação atraente para tratar a hepatite B, sobretudo a doença resistente à lamivudina; todavia, nem a entricitabina nem a combinação foram aprovadas para hepatite B até o momento. Vários agentes antivirais inicialmente promissores foram abandonados em razão de sua toxicidade (p. ex., a clevudina foi associada à ocorrência de miopatia durante o seu desenvolvimento clínico). A geração atual de antivirais orais tem sido muito bem-sucedida no tratamento da hepatite B crônica; contudo, a maioria dos pacientes precisa ser tratada por períodos longos, geralmente indefinidos. Em condições ideais, uma abordagem para obter a "cura" (erradicação da infecção por HBV) com um tratamento finito seria bem-vinda. Atualmente, as abordagens inovadoras investigadas se concentram em estratégias de direcionamento viral ou em estratégias imunomoduladoras. As abordagens virais diretas incluem os inibidores da entrada viral, os inibidores da montagem do nucleocapsídeo, os inibidores da secreção do HBV (liberação do HBsAg), o silenciamento/inibição/clivagem do DNA de forma circular fechada de forma covalente (ccc -DNA), a interferência do RNA, os inibidores de HBx e a edição do gene CRISPR/Cas9. Os imunomoduladores sendo estudados incluem os agonistas do receptor Toll, as vacinas de células T, o bloqueio da morte celular programada 1 (PD-1), a reconstituição das respostas imunes inatas e adaptativas e o reconhecimento e ativação pelo mRNA do HBV da sinalização imune inata do gene-I indutível pelo ácido retinoico (RIG-I, de *retinoic acid-inducible gene-I*). Embora os dados que sustentam várias dessas abordagens não convencionais tenham começado a aparecer, algumas foram abandonadas devido à ausência de eficácia ou por toxicidade (p. ex., RIG-I e alguns dos inibidores de capsídeos). Mesmo após quase uma década de estudos clínicos iniciais, nenhuma abordagem demonstrou ser capaz de "curar" a hepatite B e é improvável que alguma seja competitiva, a menos que se possa demonstrar que superam os antivirais atuais na obtenção de recuperação (soroconversão do HBsAg) da infecção causada pelo HBV.

RECOMENDAÇÕES TERAPÊUTICAS

Várias sociedades eruditas e grupos de médicos especialistas publicaram recomendações terapêuticas para pacientes com hepatite B; entre estas, as mais confiáveis e atualizadas são as da AASLD e da EASL. Embora haja pequenas diferenças nessas recomendações, existe consenso quanto à maioria dos pontos mais importantes (Tab. 341-4). Nenhum tratamento é recomendado ou está disponível para os portadores de hepatite B inativa "não replicativa" (HBeAg indetectável com níveis normais de ALT e DNA do HBV $\leq 10^3$ UI/mL, documentados de modo seriado ao longo do tempo). Em pacientes com HBeAg detectável e níveis de DNA do HBV $> 2 \times 10^4$ UI/mL, o tratamento é recomendado pela AASLD para os que têm níveis de ALT mais de duas vezes acima do limite superior da normalidade. (A EASL recomenda o tratamento dos pacientes HBeAg-positivos com níveis de DNA do HBV $> 2 \times 10^3$ UI/mL e ALT acima do limite superior da normalidade.) Para pacientes HBeAg-positivos com nível de ALT menor ou igual a duas vezes o limite superior da normalidade, nos quais não existe a probabilidade de respostas sustentadas e que poderiam necessitar de tratamento por muitos anos, os antivirais atualmente não são recomendados. Esse padrão é comum durante as primeiras décadas de vida, entre pacientes asiáticos infectados ao nascer; mesmo nesse grupo, o tratamento poderia ser considerado para indivíduos com > 40 anos, pacientes com manifestações extra-hepáticas de infecção por HBV, pacientes com história familiar de cirrose ou CHC se a biópsia hepática ou a testagem não invasiva demonstrarem a existência de atividade necroinflamatória moderada a grave ou fibrose ou se o paciente apresentar história de tratamento prévio. Nesse grupo, o tratamento antiviral deve ser instituído quando, por fim, a ALT torna-se elevada em uma fase mais tardia da vida. Para pacientes com hepatite B crônica HBeAg-negativa,

TABELA 341-4 ■ Recomendações de tratamento para hepatite B crônica[a]*

Estado do HBeAg	Condição clínica	DNA do HBV (UI/mL)	ALT	Recomendação
HBeAg-reativo	[b]	$> 2 \times 10^4$	$\leq 2 \times$ ULN[c,d]	Nenhum tratamento; monitorar, com exceção dos pacientes com > 40 anos com história familiar de cirrose ou carcinoma hepatocelular, com manifestações extra-hepáticas, com história de tratamento prévio e/ou com evidência por biópsia hepática (ou determinação não invasiva da fibrose) de inflamação moderada a grave ou fibrose
	Hepatite crônica	$> 2 \times 10^{4d}$	$> 2 \times$ ULN[d]	Tratar[e]
	Cirrose compensada	$> 2 \times 10^3$	< ou > ULN	Tratar[e] com agentes orais, e não com pegIFN
		$< 2 \times 10^3$	> ULN	Tratamento sugerido[f]
	Cirrose descompensada	Detectável	< ou > ULN	Tratar[e] com fármacos orais[g], e não com pegIFN; encaminhar para transplante de fígado
		Indetectável	< ou > ULN	Observar; encaminhar para transplante de fígado
HBeAg-negativo	[b]	$\leq 2 \times 10^3$	$\leq$ ULN	Portador inativo; não há necessidade de tratamento
	Hepatite crônica	$> 2 \times 10^3$	1 a $> 2 \times$ ULN[d]	Nenhum tratamento; monitorar, exceto em pacientes com > 40 anos, com história familiar de cirrose ou carcinoma hepatocelular, com manifestações extra-hepáticas, com história de tratamento prévio e/ou com evidência por biópsia hepática (ou determinação não invasiva de fibrose) de inflamação moderada a grave ou fibrose
	Hepatite crônica	$> 2 \times 10^3$	$> 2 \times$ ULN[d]	Tratar[h,i]
	Cirrose compensada	$> 2 \times 10^3$	< ou > ULN	Tratar[e] com agentes orais, e não com pegIFN
		$< 2 \times 10^3$	> ULN	Tratamento sugerido[f]
	Cirrose descompensada	Detectável	< ou > ULN	Tratar[h] com fármacos orais[g], e não com pegIFN; encaminhar para transplante de fígado
		Indetectável	< ou > ULN	Observar; encaminhar para transplante de fígado

[a]Com base nas diretrizes práticas da American Association for the Study of Liver Disease (AASLD). Exceto quando indicado nas notas de rodapé, essas diretrizes assemelham-se às publicadas pela European Association for the Study of the Liver (EASL). [b]A doença hepática tende a ser leve ou clinicamente inativa; a maioria desses pacientes não é submetida à biópsia hepática. [c]Esse padrão é comum durante as primeiras décadas de vida dos pacientes asiáticos infectados ao nascer. [d]De acordo com as diretrizes da EASL, tratar quando o DNA do HBV é $> 2 \times 10^3$ UI/mL e a ALT > ULN. [e]Um dos fármacos orais potentes com grau mais elevado de resistência (entecavir ou tenofovir) ou pegIFN podem ser usados como primeira opção terapêutica (ver texto). Esses fármacos orais, mas não a pegIFN, devem ser usados para pacientes imunossuprimidos e refratários/intolerantes à interferona. A pegIFN é administrada semanalmente por injeção subcutânea durante 1 ano; os fármacos orais são administrados diariamente, durante pelo menos 1 ano e continuados indefinidamente ou até pelo menos 6 meses depois da soroconversão do HBeAg. [f]De acordo com as diretrizes da EASL, os pacientes com cirrose compensada e DNA do HBV detectável em qualquer nível, mesmo com ALT normal, são candidatos ao tratamento. A maioria dos especialistas trata indefinidamente, mesmo na doença HBeAg-positiva, depois da soroconversão do HBeAg. [g]Como o desenvolvimento de resistência pode levar à perda do benefício dos antivirais e à deterioração adicional da cirrose descompensada, recomenda-se um esquema de baixa resistência – tratamento apenas com entecavir ou tenofovir ou combinação com lamivudina mais sujeita à resistência (ou telbivudina) mais adefovir. O tratamento deve ser iniciado de maneira urgente. [h]Como a soroconversão do HBeAg não é possível, o tratamento tem por objetivo suprimir o DNA do HBV e manter um nível normal de ALT. A pegIFN é administrada por injeção subcutânea semanalmente durante 1 ano; é necessário ter cautela quando se considera um intervalo de 6 meses depois do tratamento para definir resposta persistente, porque a maioria dessas respostas é suprimida depois disso. Os fármacos orais entecavir e tenofovir são administrados diariamente, em geral de maneira indefinida, como ocorre muito raramente, até que as respostas virológicas e bioquímicas sejam acompanhadas de soroconversão do HBsAg. [i]Para pacientes idosos e portadores de fibrose avançada, considerar a redução do limiar do DNA do HBV para $> 2 \times 10^3$ UI/mL.

Siglas: ALT, alanina-aminotransferase; HBeAg, antígeno e da hepatite B; HBsAg, antígeno de superfície da hepatite B; HBV, vírus da hepatite B; pegIFN, peginterferona; ULN, limite superior da normalidade.

*N. de R.T. As indicações de tratamento do Protocolo Clínico e Diretrizes Terapêuticas (PCDT) do Ministério da Saúde do Brasil são semelhantes às descritas neste capítulo. Para uma melhor avaliação do panorama brasileiro sobre a hepatite B, sugere-se a leitura do PCDT em https://www.gov.br/conitec/pt-br/midias/consultas/relatorios/2022/20221213_pcdt-hepatite-b_cp_94.pdf

nível de ALT mais de duas vezes acima do limite superior de normalidade (acima do limite superior da normalidade, de acordo com a EASL) e DNA do HBV > 2 × 10³ UI/mL, recomenda-se o tratamento antiviral. Se o DNA do HBV for > 2 × 10³ UI/mL e a ALT for 1 a > 2 vezes o limite superior da normalidade, as mesmas considerações se aplicam como nos pacientes HBeAg-positivos com níveis limítrofes de ALT – para aqueles com > 40 anos, com manifestações extra-hepáticas de infecção por HBV, pacientes com história familiar de cirrose ou CHC, se a biópsia hepática ou a testagem não invasiva mostrarem atividade necroinflamatória moderada a grave ou fibrose ou se o paciente apresentar história de tratamento prévio (o tratamento neste grupo seria recomendado conforme as diretrizes da EASL, pois a ALT está elevada). Com base nas recomendações atuais da AASLD, o tratamento antiviral com fármacos orais pode ser interrompido depois da soroconversão do HBeAg nos pacientes sem cirrose, e o período recomendado para tratamento de consolidação é de 12 meses, com monitoramento cuidadoso para detectar recidiva da viremia (mensalmente por 6 meses, depois a cada 3 meses até completar 1 ano) após a finalização do tratamento. Para os pacientes com hepatite crônica HBeAg-negativa, a recomendação atual dos fármacos orais é por tempo indeterminado; a interrupção do tratamento desse grupo pode ser considerada após a perda do HBsAg.

O potencial para a cessação da terapia antiviral em pacientes não cirróticos HBeAg-negativos após terapia antiviral prolongada (≥ 2-5 anos) foi objeto de vários estudos. Após esses cursos prolongados de entecavir ou tenofovir, em um estudo (DARING-B), as taxas de recaída virológica em 18 meses (DNA do HBV > 2.000 UI/mL) em 57 pacientes foram altas (em 72%), mas apenas 26% preencheram os critérios do estudo para a retomada da terapia (ALT > 10 × o limite superior da normalidade, ALT > 5 × o limite superior da normalidade com bilirrubina > 2 mg/mL, ALT > 3 × o limite superior da normalidade com DNA do HBV > 10⁵ UI/mL ou ALT > 2 × o limite superior da normalidade e DNA do HBV > 2 × 10³ UI/mL em três consultas consecutivas). Além disso, 25% apresentaram perda do HBsAg. Em um estudo semelhante (FINITE), as taxas de recidiva virológica foram altas, mas 62% não preencheram os critérios para retomada do tratamento, e 19% perderam o HBsAg. Por outro lado, em um estudo com pacientes asiáticos, apenas cerca de 30% apresentaram respostas sustentadas para as quais a retomada do tratamento não foi introduzida, e as respostas do HBsAg foram insignificantes. Em outros relatos, incluindo pacientes com 8 anos de tratamento com TDF antes da interrupção, apenas 35 a 60% apresentavam desfechos sustentados sem tratamento, e apenas 5 a 13% perderam o HBsAg. No único estudo controlado e randomizado sobre a interrupção do tratamento versus a continuação da terapia em pacientes HBeAg-negativos após terapia antiviral prolongada (estudo Toronto STOP), apenas 33% apresentaram respostas sustentadas após a cessação da terapia, e a perda do HBsAg ocorreu com frequência igual e pequena em ambos os grupos de cessação do tratamento (4%) e de continuação do tratamento (5%). Em geral, embora a perda do HBsAg possa ser alcançada em uma pequena fração dos casos e embora um subgrupo possa não necessitar da reintrodução da terapia no curto prazo, o entusiasmo dessa abordagem é limitado, e, na maioria dos pacientes HBeAg-negativos, as recomendações sustentam o tratamento indefinido, a menos que os pacientes experimentem a perda do HBsAg.

Para pacientes com cirrose compensada, nos quais foi demonstrado que o tratamento antiviral retarda a progressão clínica, recomenda-se tratamento independentemente do estado do HBeAg e do nível de ALT, contanto que o nível de DNA do HBV seja detectável > 2 × 10³ UI/mL (detectável em qualquer nível, de acordo com a EASL); sugere-se a terapia, porém, mesmo para aqueles com DNA do HBV < 2 × 10³ UI/mL, independentemente do nível de ALT. Para os pacientes com cirrose descompensada, recomenda-se tratamento independentemente do estado sorológico e bioquímico, desde que o DNA do HBV seja detectável. Os pacientes com cirrose descompensada devem ser avaliados como candidatos ao transplante de fígado. Os cirróticos devem ser tratados por tempo indeterminado (ver as considerações para a cessação da terapia antiviral em não cirróticos anteriormente).

Entre os oito fármacos disponíveis para a hepatite B, a pegIFN suplantou a IFN convencional, o entecavir superou a lamivudina e o tenofovir foi mais eficaz que o adefovir. Recomenda-se pegIFN, entecavir ou tenofovir (TDF ou TAF) como primeira opção de tratamento **(Tab. 341-3)**. O tratamento com pegIFN tem duração limitada, alcança a maior taxa de respostas do HBeAg depois de 1 ano de tratamento e não favorece a ocorrência de mutações virais; entretanto, esse fármaco requer injeções subcutâneas e está associado à inconveniência, ao monitoramento clínico e laboratorial mais intensivo e à pouca tolerabilidade. O tratamento oral com análogos de nucleosídeos deve ser mantido por tempo longo na maioria dos pacientes, e a lamivudina e a telbivudina, quando usadas isoladamente, favorecem o desenvolvimento de mutações virais; o adefovir, um pouco menos; enquanto o entecavir (exceto nos pacientes tratados previamente com lamivudina) e o tenofovir raramente ou nunca favorecem mutações. Os fármacos orais não exigem injeções nem monitoração laboratorial problemática, são muito bem tolerados, promovem melhora da histologia em 50 a 90% dos pacientes, suprimem mais profundamente o DNA do HBV que a pegIFN e são eficazes mesmo nos pacientes irresponsivos ao tratamento com IFN. Embora os fármacos orais tendam menos a resultar em respostas do HBeAg durante o primeiro ano de tratamento, em comparação com a pegIFN, o tratamento com esses agentes costuma estender-se além do primeiro ano e, no final do segundo ano (para a geração atual de agentes potentes entecavir e tenofovir), produz respostas do HBeAg (e até mesmo respostas do HBsAg) com frequência comparável à obtida depois de 1 ano de tratamento com pegIFN (e sem os efeitos colaterais associados) **(Tab. 341-5)**. Em uma revisão sistemática publicada em 2016 envolvendo 1.716 pacientes incluídos em 25 estudos clínicos, as respostas obtidas depois do tratamento com fármacos orais foram consideradas duradouras. Entre os pacientes com hepatite B crônica HBeAg-reativa, os índices acumulados de soroconversões duradouras do HBeAg mantidas depois da interrupção do tratamento com análogos de nucleosídeos/nucleotídeos (incluindo todos os fármacos orais) foram de 92 e 88% em 12 e 24 meses após o tratamento, respectivamente. Esses índices também não foram alterados pela duração do tratamento de consolidação pós-resposta do HBeAg (> 6 meses em todos os estudos avaliados); o índice

TABELA 341-5 ■ Peginterferona (pegIFN) versus análogos de nucleosídeos orais para tratar hepatite B crônica

	pegIFN	Análogos de nucleosídeos
Administração	Injeção semanal	Diária, oral
Tolerabilidade	Pouco tolerada, monitoração intensiva	Bem tolerados, monitoração limitada
Duração do tratamento	Término em 48 semanas	≥ 1 ano, indeterminada na maioria dos pacientes
Supressão média máxima do DNA do HBV	4,5 log$_{10}$	6,9 log$_{10}$
Eficaz quando o nível de DNA do HBV é alto (≥ 10⁹ UI/mL)	Não	Sim
Soroconversão do HBeAg		
Durante 1 ano de tratamento	~ 30%	~ 20%
Durante > 1 ano de tratamento	Não aplicável	30% (segundo ano) até 50% (quinto ano)
Supressão do DNA do HBV HBeAg-negativo pós-tratamento	17% em 5 anos	7% em 4 anos (lamivudina)
Negativação do HBsAg		
Durante 1 ano de tratamento	3-4%	0-3%
Durante > 1 ano de tratamento	Não aplicável	3-8% em 5 anos de tratamento
Depois de 1 ano de tratamento – HBeAg-negativo	12% em 5 anos	3,5% em 5 anos
Resistência aos antivirais	Inexistente	Lamivudina: ~30% no primeiro ano, ~70% no quinto ano Adefovir: 0% no primeiro ano, ~30% no quinto ano Telbivudina: até 4% no primeiro ano, 22% no segundo ano Entecavir: ≤ 1,2% até o sexto ano Tenofovir: 0% até o oitavo ano
Uso na cirrose, após transplante e em imunossuprimidos	Não	Sim
Custo, 1 ano de tratamento	++++	+ a ++

Siglas: HBeAg, antígeno e da hepatite B; HBsAg, antígeno de superfície da hepatite B; HBV, vírus da hepatite B.

acumulado de remissão bioquímica duradoura depois do tratamento foi de 76% nessa população. Mesmo na hepatite B crônica HBeAg-negativa, para a qual a maioria dos especialistas recomenda tratamento por tempo indeterminado, os índices acumulados de remissões virológicas mantidas depois da interrupção do tratamento com fármacos orais foram de 44, 31 e 30% após 12, 24 e 36 meses de tratamento, enquanto o índice acumulado de remissões bioquímicas duradouras foi de 57% nessa população.

Embora o adefovir e o tenofovir (TDF) sejam seguros, o monitoramento renal (p. ex., creatinina e fosfato séricos, glicosúria e proteinúria) é recomendável (com exceção do TAF). A experiência considerável com lamivudina durante a gestação (ver seções anteriores) não detectou teratogenicidade; embora seja amplamente utilizada na gravidez, a lamivudina ainda é classificada na categoria gestacional C. Embora não pareçam causar anomalias congênitas, as interferonas têm propriedades antiproliferativas e devem ser evitadas na gestação. O uso de adefovir durante a gravidez não foi associado a malformações congênitas; contudo, o risco de abortamento espontâneo pode ser maior, e esse fármaco está classificado na categoria gestacional C. Os dados sobre a segurança do entecavir na gravidez ainda não foram publicados (categoria gestacional C). Dados suficientes de estudos que usaram animais e dados limitados de estudos envolvendo seres humanos sugeriram que a telbivudina e o tenofovir (ambos classificados na categoria gestacional B) podem ser usados sem risco durante a gravidez; contudo, a telbivudina não é um fármaco aceitável como primeira opção. Portanto, de modo geral, com exceção da lamivudina e do tenofovir e até que estejam disponíveis mais informações, os outros antivirais usados para tratar hepatite B devem ser evitados ou utilizados com extremo cuidado durante a gestação. O tenofovir é o fármaco de escolha na gestação atualmente.

Para as crianças e jovens com idades de 2 a < 18 anos e que tenham hepatite B (a maioria das crianças é HBeAg-reativa; nenhum estudo foi realizado com crianças portadoras de hepatite B crônica HBeAg-negativa), o tratamento é recomendado quando o DNA do HBV é detectável e os níveis de ALT estão elevados, mas não quando estão normais. Com exceção da telbivudina, todos os fármacos disponíveis foram aprovados para as diversas faixas etárias pediátricas (IFN-α2b convencional para crianças com idade a partir de 1 ano; pegIFN-α2a para crianças com idade a partir de 5 anos [aprovada para hepatite C, mas não para hepatite B, embora possa ser utilizada para tratar esta última]; lamivudina e entecavir para crianças com idade a partir de 2 anos; e adefovir e tenofovir para pacientes com 12 anos ou mais). As recomendações da bula devem ser consultadas quanto às doses pediátricas.

Como assinalado anteriormente, alguns médicos preferem começar com pegIFN, enquanto outros médicos e pacientes preferem fármacos orais como primeira opção de tratamento. Para os pacientes com cirrose descompensada, o desenvolvimento de resistência pode resultar em deterioração adicional e perda da eficácia antiviral. Por essa razão, nessa subpopulação de pacientes, deve ser realizado o tratamento com um fármaco cujo perfil de resistência seja muito favorável (p. ex., entecavir ou tenofovir). A pegIFN não deve ser usada nos pacientes com cirrose compensada ou descompensada.

Vários estudos observacionais sugeriram que o TDF é superior ao entecavir na redução do risco de CHC. Porém, esses estudos, apesar das análises estatísticas sofisticadas, estão sujeitos a influências de fatores de confusão que poderiam favorecer o TDF; além disso, embora vários estudos confirmem um efeito diferencial do TDF sobre o risco de CHC em longo prazo, muitos outros têm achados discrepantes. Assim, a preponderância dos dados atuais é insuficiente para apoiar esse benefício do TDF em relação ao entecavir.

Para os pacientes com hepatite B crônica em estágio terminal submetidos ao transplante de fígado, a reinfecção do novo fígado é quase universal quando não são utilizados antivirais. A maioria dos pacientes transforma-se em portadores com viremia alta e lesão hepática mínima. Antes da disponibilidade do tratamento antiviral, uma porcentagem imprevisível desenvolvia lesão hepática grave relacionada com hepatite B, às vezes hepatite fulminante e ocasionalmente reativação rápida da hepatite B crônica grave original (Cap. 339). Contudo, hoje, a profilaxia da recidiva da hepatite B pós-transplante de fígado é certamente possível com uma *combinação* de curto prazo (5-7 dias) com imunoglobulina anti-hepatite B (HBIG) intravenosa e um dos antivirais orais de baixa resistência (entecavir, TDF ou TAF) por tempo indeterminado (Cap. 345); em alguns pacientes, especialmente naqueles com baixo risco de recorrência, os agentes orais mais recentes, mais potentes e menos propensos à resistência podem ser usados no lugar da HBIG para a terapia pós-transplante. Para os pacientes de alto risco para recorrência e doença progressiva (p. ex., pacientes com coinfecção de vírus da hepatite D [HDV]-HBV ou HIV-HBV), além dos pacientes sem adesão ao tratamento, deve-se considerar a combinação de HBIG com os agentes orais por tempo indeterminado. Para os pacientes que recebem fígados de doadores anti-HBc-positivos, recomenda-se a terapia vitalícia com agentes orais (sem HBIG).

Os pacientes com coinfecção por HBV-HIV podem ter doença hepática progressiva associada ao HBV e, às vezes, exacerbação acentuada da hepatite B resultante da reconstituição imunológica subsequente à TARV. A lamivudina nunca deve ser utilizada como monoterapia nos pacientes coinfectados por HBV-HIV, porque há desenvolvimento rápido de resistência de ambos os vírus. O adefovir foi usado com sucesso no passado para tratar hepatite B crônica dos pacientes coinfectados por HBV-HIV, porém não é mais considerado o fármaco de primeira escolha para tratar HBV. O entecavir tem nível baixo de atividade contra o HIV e pode resultar em seleção de resistência desse vírus; por essa razão, ele não é favorecido na coinfecção por HBV-HIV. O tenofovir e a combinação de tenofovir + entricitabina no mesmo comprimido são os esquemas aprovados para tratar a infecção pelo HIV e constituem opções excelentes para o tratamento da infecção pelo HBV em pacientes coinfectados por HBV-HIV. Em geral, mesmo para pacientes coinfectados por HBV-HIV que ainda não atendem aos critérios de tratamento para infecção por HIV, recomenda-se o tratamento das duas infecções. Na coinfecção HIV-HBV, o TAF é preferível ao TDF devido ao seu melhor perfil de segurança.

Pacientes com hepatite B crônica submetidos à quimioterapia citotóxica para tratar neoplasias malignas, assim como pacientes tratados com fármacos imunossupressores, anticitocina ou antifator de necrose tumoral (TNF, de *tumor necrosis factor*) (o risco é variável, do mais alto [p. ex., fármacos que depletam linfócitos B, derivados da antraciclina, corticoides em doses moderadas/altas por ≥ 4 semanas] ao moderado [p. ex., inibidores do TNF-α, inibidores de citocinas ou integrinas, inibidores de tirosina-cinase, corticoides em doses baixas por ≥ 4 semanas] ao mais baixo [p. ex., imunossupressores como metotrexato e azatioprina, corticoides intra-articulares, qualquer dose de corticoide por ≤ 1 semana]), têm exacerbação da replicação e expressão viral do HBV nas membranas dos hepatócitos durante a quimioterapia, associada à supressão da imunidade celular. Quando a quimioterapia é suspensa, esses pacientes correm alto risco de reativação da hepatite B, na maioria das vezes grave e, ocasionalmente, fatal. Essa reativação de rebote reflete a recuperação da função das células T citolíticas contra um órgão-alvo com expressão abundante do HBV. O tratamento profilático com o primeiro antiviral oral disponível (lamivudina), antes de iniciar a quimioterapia, mostrou-se capaz de reduzir expressivamente o risco dessa reativação; o tratamento *após* a ocorrência de reativação é menos eficaz. As opções preferíveis são os antivirais orais mais novos e potentes, incluindo entecavir e tenofovir, que são ainda mais eficazes como profilaxia da reativação da hepatite B e acarretam risco menor de resistência aos fármacos antivirais. A duração ideal do tratamento antiviral depois da conclusão da quimioterapia não está definida, mas uma abordagem sugerida é de 6 meses (12 meses para fármacos que depletam linfócitos B) para os portadores inativos de hepatite B, com ciclos de tratamento mais longos para pacientes com níveis basais de DNA do HBV > 2×10^3 UI/mL, até que os parâmetros clínicos padronizados sejam alcançados (Tab. 341-4). Essa reativação da hepatite B associada à quimioterapia é comum (4-68%, média de 25%, de acordo com uma metanálise) nos pacientes com infecção por HBV persistente (HBsAg-reativos); contudo, essa reativação pode ocorrer, ainda que com menor frequência, em pacientes que perderam o HBsAg e expressam anti-HBc (risco moderado, < 10%) e ocorre raramente (< 5%) até mesmo em pacientes com evidência sorológica de recuperação da infecção por HBV (anti-HBs-reativos, anti-HBc-reativos). Por essa razão, a maioria das autoridades (p. ex., Centers for Disease Control and Prevention; AASLD; American Gastroenterological Association; EASL) recomenda o rastreamento do HBsAg e anti-HBc (± anti-HBs) a todos os pacientes submetidos a esse tipo de quimioterapia, bem como a profilaxia antiviral antecipada para os pacientes HBsAg-reativos e para os pacientes anti-HBc-positivos tratados com os agentes imunomoduladores mais potentes (em especial os agentes depletores de células B como o rituximabe) e o monitoramento rigoroso com tratamento de outros pacientes anti-HBc-reativos e/ou anti-HBs-positivos, se e quando houver reativação.

HEPATITE D (HEPATITE DELTA) CRÔNICA

A infecção crônica pelo HDV pode acompanhar uma coinfecção aguda por HBV, porém a um ritmo nunca mais alto que o da cronicidade da hepatite B aguda. Isto é, embora a coinfecção por HDV possa acentuar a gravidade da hepatite B aguda, o HDV não aumenta a probabilidade de progressão para hepatite B crônica. Entretanto, quando ocorre superinfecção por HDV de um paciente já infectado cronicamente pelo HBV, a infecção por HDV em longo prazo constitui a regra, e a consequência esperada é agravamento da doença hepática. Exceto no que se refere à gravidade, a hepatite B mais D crônica tem características clínicas e laboratoriais semelhantes às observadas na hepatite B crônica isolada. A hepatite crônica relativamente grave e progressiva, com ou sem cirrose, é a regra, enquanto a hepatite crônica leve é a exceção. Contudo, há casos em que pacientes com hepatites B e D crônicas desenvolvem hepatite leve ou, raramente, estado de portador inativo, e a doença pode tornar-se indolente depois de vários anos de infecção. Uma característica sorológica diferencial da hepatite D crônica é a presença na circulação de anticorpos contra microssomos de fígado-rim (anti-LKM); entretanto, o anti-LKM observado na hepatite D (anti-LKM3) é dirigido contra a uridina-difosfato-glicuronosiltransferase e difere do anti-LKM1 observado nos pacientes com hepatite autoimune e em uma subpopulação de pacientes com hepatite C crônica (ver adiante). **As manifestações clínicas e laboratoriais da infecção crônica por HDV estão resumidas no Capítulo 339.**

TRATAMENTO
Hepatite D crônica

O tratamento não está bem definido, e a RNA-polimerase das células do hospedeiro – da qual depende a replicação do HDV – não pode ser usada como alvo dos antivirais tradicionais. Os corticoides são ineficazes e não devem ser usados. Ensaios experimentais preliminares com IFN-α sugeriram que as doses e durações convencionais do tratamento reduzem temporariamente os níveis de RNA do HDV e a atividade das aminotransferases durante o tratamento, contudo sem ter qualquer impacto na história natural da doença. Em contrapartida, a IFN-α em doses altas (9 milhões de unidades, 3 ×/semana) durante 12 meses pode estar associada ao desaparecimento sustentado da replicação do HDV e à melhora clínica em até 50% dos pacientes. Além disso, com base em relatos informais, observou-se que o impacto benéfico do tratamento persistia por 15 anos e estava associado à redução do grau de necrose e inflamação hepáticas, reversão da fibrose avançada (estágio melhorado) e eliminação do RNA do HDV em alguns pacientes. Uma abordagem terapêutica sugerida consiste em administrar doses altas de IFN por períodos longos (no mínimo 1 ano) e manter o tratamento nos pacientes responsivos até a eliminação do RNA do HDV e do HBsAg. Contudo, o prolongamento do tratamento por mais 1 ano não conferiu qualquer vantagem, e as respostas persistentes depois da conclusão do tratamento são raras. Embora a IFN-α convencional seja o único fármaco aprovado para a hepatite D, foi demonstrado que a pegIFN é mais efetiva, mas ainda de valor terapêutico limitado; após 48 semanas de tratamento, foram relatados níveis indetectáveis de RNA do HDV por 24 semanas pós--tratamento em um quarto a pouco mais da metade dos pacientes. De maneira desapontadora, a perda das respostas virológicas (reaparecimento do RNA do HDV) foi observada durante o monitoramento de longo prazo (média de 4,5 anos) na maioria dos pacientes que tinham respondido após 24 semanas de tratamento, com supressão durável do RNA do HDV para níveis indetectáveis em apenas 12% dos casos. Mesmo a ampliação do tratamento com pegIFN por 5 anos e a elevação das doses para até 270 µg/semana (de pegIFN-α2a), de acordo com um estudo de pequeno porte envolvendo 13 pacientes, embora tenham promovido melhora sorológica, virológica, histológica, bioquímica e clínica, somente alcançaram respostas virológicas sustentadas (RVSs) em três casos (seguimento por 58-246 semanas depois do tratamento). Nenhum dos antivirais análogos de nucleosídeos usados para tratar hepatite B é eficaz na hepatite D, e o acréscimo dos análogos de nucleosídeos ao tratamento com pegIFN não é mais eficaz que o tratamento isolado com este último fármaco. Embora seja recomendado, o tratamento com pegIFN por 12 meses está muito aquém do satisfatório.

Estudos preliminares avaliaram um inibidor oral de prenilação (lonafarnibe) e um inibidor da entrada do HBV/HDV nos hepatócitos (bulevirtida). A prenilação – acréscimo covalente pós-traducional do lipídeo prenil-farnesil ao antígeno grande do HDV – é necessária para que essa proteína do vírus interaja e forme partículas virais secretadas junto com o HBsAg. Em 14 pacientes tratados com duas doses diárias de 100 ou 200 mg de lonafarnibe por 28 dias, o RNA do HDV diminuiu em 0,73 $\log_{10}$ UI/mL e 1,54 $\log_{10}$ UI/mL, respectivamente, antes de ocorrer um "rebote" após a conclusão do tratamento. A entrada do HBV nos hepatócitos depende da ligação do peptídeo pré-S1 N-terminal miristolado do HBsAg grande ao peptídeo cotransportador do taurocolato de sódio – que é o receptor funcional do HBV nos hepatócitos. A administração da bulevirtida, um lipopeptídeo miristolado homólogo sintético que compete pela ligação ao HBsAg, foi relatada em um estudo envolvendo 24 pacientes (com média basal de 4,1-4,2 $\log_{10}$ cópias/mL de RNA do HDV) randomicamente designados para receber 24 semanas de tratamento com bulevirtida (2 mg/dia, por via subcutânea) em monoterapia ou combinado com pegIFN, em comparação com pegIFN isoladamente. Todos os três grupos tiveram redução do RNA do HDV em 1,67 $\log_{10}$ cópias/mL (em 2 de 8 pacientes, o RNA tornou-se indetectável), 2,59 $\log_{10}$ cópias/mL (em 5 de 8 pacientes, o RNA viral tornou-se indetectável) e 2,17 $\log_{10}$ cópias/mL (em 2 de 8 pacientes, o RNA tornou-se indetectável), respectivamente. Entretanto, não houve alterações nos níveis de HBsAg, que teriam sido esperadas. Nesses dois estudos exploratórios de curta duração, não foram obtidas respostas sustentadas e ocorreram efeitos tóxicos (p. ex., vômitos intermitentes e emagrecimento [lonafarnibe] e elevações transitórias de amilase e lipase [bulevirtida]); no entanto, com base nesses estudos de "prova de conceito", outros estudos mais definitivos em escala mais ampla são aguardados. Outras abordagens experimentais para o tratamento da hepatite D incluem a terapia com polímero de ácido nucleico para inibir a liberação de HBsAg administrada de forma isolada ou com pegIFN e/ou análogos de nucleosídeos; até o momento, esses estudos foram feitos em um centro do Leste Europeu, geraram algumas reduções promissoras no RNA do HDV e no HBsAg, mas apresentaram efeitos adversos, incluindo elevações marcadas da ALT. A pegIFN lambda também foi estudada em um pequeno número de pacientes com hepatite D; tanto os efeitos colaterais associados à IFN como as elevações em aminotransferases e bilirrubinas acompanharam as reduções modestas no RNA do HDV. Os estudos de seguimento com números maiores de pacientes têm sido desapontadoramente lentos em sua materialização.

Nos pacientes com doença hepática terminal secundária à hepatite D crônica, o transplante de fígado tem sido eficaz. Quando há recidiva da hepatite D no novo fígado sem expressão da hepatite B (um perfil sorológico incomum nas pessoas imunocompetentes, porém frequente nos pacientes transplantados), a lesão hepática é limitada. Na verdade, o resultado do transplante para hepatite D crônica é superior ao obtido para hepatite B crônica; nesses pacientes, indica-se a combinação de HBIG e tratamento com análogos de nucleosídeos para hepatite B **(Cap. 345)**.

HEPATITE C CRÔNICA

Independentemente da modalidade epidemiológica de aquisição da infecção pelo vírus da hepatite C (HCV), a hepatite crônica ocorre após a hepatite C aguda em 50 a 70% dos casos; a infecção crônica é comum mesmo naqueles com normalização dos níveis das aminotransferases depois da hepatite C aguda, ampliando para 85% a probabilidade de infecção crônica pelo HCV depois da hepatite C aguda. Até recentemente, havia poucos indícios para explicar as diferenças associadas à infecção crônica, mas, então, foi identificada uma variação em um polimorfismo de nucleotídeo único (SNP, de *single nucleotide polymorphism*) no cromossomo 19, o *IL28B* (codificador de IFN-λ3, atualmente renomeado de *IFNL3*), que distingue indivíduos responsivos e irresponsivos ao tratamento antiviral à base de IFN (ver adiante). As mesmas variantes foram correlacionadas à resolução espontânea depois da infecção aguda: 53% com o genótipo C/C e 30% com o genótipo C/T, mas apenas 23% com o genótipo T/T. A associação com a eliminação do HCV após a infecção aguda é ainda mais clara quando o haplótipo *IL28B* (*IFNL3*) é combinado ao haplótipo G/G de um SNP localizado perto do antígeno leucocitário humano (HLA, de *human leucocyte antigen*) classe II *DBQ1*03:01*.

Nos pacientes com hepatite C crônica acompanhados durante 20 anos, ocorre progressão para cirrose em cerca de 20 a 25%. Isso acontece mesmo nos pacientes com hepatite crônica e quadro clínico relativamente leve, inclusive indivíduos assintomáticos que têm apenas elevações modestas da atividade das aminotransferases e hepatite crônica leve na biópsia hepática. Até nas coortes de pacientes bem-compensados com hepatite C crônica encaminhados para ensaios de pesquisa clínica (sem complicações da doença hepática crônica e com função hepática de síntese normal), a prevalência de cirrose pode atingir 50%. Os casos de hepatite C são, em sua maioria, identificados inicialmente em pacientes assintomáticos sem história de hepatite C aguda (p. ex., casos descobertos durante tentativas de doar sangue, exames de laboratório de avaliação para seguro de vida ou como resultado de exames laboratoriais de rotina). A fonte de infecção pelo HCV em muitos desses casos é indefinida, porém a exposição percutânea (p. ex., uso de drogas injetáveis) em passado remoto há muito tempo esquecida pode ser evidenciada em uma porcentagem substancial e, provavelmente, é responsável pela maioria das infecções. A maior parte dessas infecções foi contraída nas décadas de 1960 e 1970 em pessoas nascidas entre 1945 e 1965 **(Cap. 339)** que buscam atenção médica décadas mais tarde.

Cerca de um terço dos pacientes com hepatite C crônica tem atividade de aminotransferase normal ou quase normal; embora um terço a metade desses pacientes tenham hepatite crônica na biópsia hepática, o grau da lesão hepática e o estágio da fibrose tendem a ser leves na grande maioria dos casos. Em alguns casos, foi relatada lesão hepática mais grave – até mesmo cirrose (embora rara), mais provavelmente como resultado de atividade histológica preexistente. Entre os pacientes com atividade de aminotransferase normal persistente demonstrada por um período ≥ 5 a 10 anos, foi constatado que a progressão histológica é rara; contudo, cerca de um quarto dos pacientes com atividade normal de aminotransferase apresentam elevações subsequentes dessa enzima e a lesão histológica pode ser progressiva depois da recidiva das anormalidades das atividades enzimáticas bioquímicas. Por essa razão, o monitoramento clínico contínuo e o tratamento antiviral estão indicados, mesmo para pacientes com níveis normais de atividade das aminotransferases.

Apesar dessa taxa substancial de progressão da hepatite C crônica e mesmo que a insuficiência hepática possa ser resultado da hepatite C crônica terminal, o prognóstico de longo prazo (10-20 anos depois) da hepatite C crônica é relativamente benigno na maioria dos casos. Estudos demonstraram que a mortalidade em 10 a 20 anos dos pacientes com hepatite C crônica associada às transfusões não difere da mortalidade de uma população pareada de pacientes transfundidos que não desenvolveram hepatite C. Embora as mortes no grupo de hepatite resultem mais provavelmente da insuficiência hepática e a descompensação hepática possa ocorrer em cerca de 15% desses pacientes ao longo de uma década, a maioria (quase 60%) dos pacientes permanece assintomática e bem compensada, sem sequelas clínicas de hepatopatia crônica. De modo global, a hepatite C crônica tende a ser muito lenta e insidiosamente progressiva ou não evidencia qualquer progressão na grande maioria dos pacientes, mas em cerca de um quarto dos casos ela progredirá para cirrose em estágio terminal. Na verdade, sabendo que a infecção pelo HCV é tão prevalente e que uma porcentagem dos pacientes progride inexoravelmente para hepatopatia terminal, a hepatite C era a indicação mais frequente para transplante de fígado **(Cap. 345)** na era anterior à disponibilidade da terapia com antivirais de ação direta (DAAs, de *direct-acting antivirals*) (ver adiante). Nos Estados Unidos, a hepatite C é responsável por até 40% de todos os casos de doença hepática crônica; até 2007, a mortalidade causada pela hepatite C superava a mortalidade associada ao HIV/Aids; até 2012, os óbitos notificados causados pelo HCV suplantaram as mortes associadas a todas as outras doenças infecciosas notificadas (HIV, tuberculose, hepatite B e outras 57 doenças infecciosas). Além disso, como a prevalência da infecção pelo HCV é maior na subpopulação de indivíduos nascidos entre 1945 e 1965, nessa coorte ocorre três quartos da mortalidade associada à hepatite C. O viés de encaminhamento pode ser responsável pelos piores resultados descritos nos grupos de pacientes notificados pelos centros de assistência terciários (progressão em 20 anos ≥ 20%) *versus* os resultados mais favoráveis demonstrados em grupos de pacientes monitorados desde a hepatite aguda inicial associada aos hemocomponentes ou identificados em instituições comunitárias (progressão em 20 anos de apenas 4-7%). Entretanto, continuam inexplicadas as enormes variações na progressão relatada para cirrose: de 2% ao longo de 17 anos (chegando a 19% em 36 anos) em uma população de mulheres irlandesas infectadas pelo HCV contraída por meio de imunoglobulina anti-D contaminada, a 30% ao longo de até 11 anos em receptores de imunoglobulina intravenosa contaminada.

A progressão da doença hepática nos pacientes com hepatite C crônica é considerada mais provável nos pacientes com idade avançada, duração mais prolongada da infecção, estágio e grau histológico avançados, diversidade de quasispécie do HCV mais complexa, maior quantidade de ferro hepático, outros distúrbios hepáticos concomitantes (doença hepática alcoólica, hepatite B crônica, hemocromatose, deficiência de α_1-antitripsina e esteato-hepatite), infecção pelo HIV e obesidade. Entre essas variáveis, porém, a duração da infecção parece ser a mais importante e algumas das outras refletem provavelmente, até certo ponto, a duração da doença (p. ex., diversidade das quasispécies, acúmulo de ferro hepático). Nenhuma outra característica epidemiológica ou clínica da hepatite C crônica (p. ex., gravidade da hepatite aguda, nível de atividade das aminotransferases, nível de RNA do HCV, presença ou ausência de icterícia durante a hepatite aguda) é capaz de fornecer o prognóstico final. Apesar da natureza relativamente benigna da hepatite C crônica ao longo do tempo em muitos pacientes, a cirrose secundária à hepatite C crônica foi associada ao desenvolvimento tardio (várias décadas mais tarde) de CHC **(Cap. 82)**; o índice anual de CHC nos pacientes cirróticos com hepatite C é de 1 a 4%, ocorrendo principalmente nos que tiveram infecção pelo HCV por 30 anos ou mais.

Talvez o melhor indicador prognóstico da hepatite C crônica seja a histologia hepática; a velocidade de progressão da fibrose hepática pode ser lenta, moderada ou rápida. Os pacientes com necrose e inflamação leves, assim como os que têm fibrose limitada, apresentam excelente prognóstico e progressão limitada para cirrose. Em contrapartida, entre os pacientes com atividade necroinflamatória ou fibrose moderada a grave, incluindo necrose septal ou confluente, a progressão para fibrose é altamente provável ao longo de um período de 10 a 20 anos. A velocidade de progressão da fibrose pode ser acelerada por fatores como infecção concomitante por HIV, outras causas de doença hepática, ingestão excessiva de álcool e esteatose hepática. Entre os pacientes com cirrose compensada associada à hepatite C, a taxa de sobrevida em 10 anos aproxima-se de 80%; a mortalidade ocorre a uma taxa de 2 a 6% ao ano; a descompensação, entre 4 e 5% ao ano; e, como já assinalado, o CHC, a uma taxa de 1 a 4% ao ano. Pesquisadores fizeram estimativas da história natural da hepatite C crônica com base nos dados disponíveis sobre prevalência da infecção por HCV na população norte-americana e na taxa de progressão da doença. Ponderado basicamente pela concentração de casos de hepatite C crônica na geração dos *"baby boomers"*, o pico de prevalência foi estimado no ano de 2015. As frequências calculadas de cirrose entre os pacientes norte-americanos com hepatite C foi de 5% em 1990, 25% em 2010 e está projetada para 37% em 2020. De acordo com essas previsões, estima-se que o pico de mortalidade deva ocorrer em 2032. No Capítulo 339, discute-se a patogênese da lesão hepática em pacientes com hepatite C crônica.

As *manifestações clínicas* da hepatite C crônica são semelhantes às manifestações previamente descritas da hepatite B crônica. Em geral, a fadiga é o sintoma mais comum, enquanto a icterícia é rara. As complicações extra-hepáticas mediadas por imunocomplexos da hepatite C crônica são menos comuns que na hepatite B crônica (apesar de os ensaios para imunocomplexos muitas vezes serem positivos em pacientes com hepatite C crônica), com exceção da crioglobulinemia mista essencial **(Cap. 339)**, que está ligada à vasculite cutânea e à glomerulonefrite membranoproliferativa, assim como distúrbios linfoproliferativos como linfoma de células B e gamopatia monoclonal inexplicada. Além disso, a hepatite C crônica foi associada a complicações extra-hepáticas não relacionadas com lesão por imunocomplexos. Isso inclui síndrome de Sjögren, líquen plano, porfiria cutânea tardia, lesão renal, diabetes melito tipo 2 e síndrome metabólica (incluindo resistência à insulina e esteato-hepatite). Além disso, foi observada uma ligação entre a infecção pelo HCV e doença cardiovascular/cerebrovascular, distúrbios reumatológicos/imunológicos, distúrbios cognitivos e de saúde mental, e cânceres não hepáticos.

As *manifestações laboratoriais* da hepatite C crônica são semelhantes àquelas exibidas pelos pacientes com hepatite B crônica, porém os níveis de aminotransferase tendem a flutuar mais (o padrão transitório típico de atividade das aminotransferases) e a serem mais baixos, em especial nos pacientes com doença prolongada. Um achado interessante e ocasionalmente confuso encontrado nos pacientes com hepatite C crônica é a presença de autoanticorpos. Raramente, os pacientes com hepatite autoimune (ver adiante) e hiperglobulinemia têm imunoensaios falso-positivos para anti-HCV. Por outro lado, alguns pacientes com hepatite C crônica confirmada sorologicamente têm anticorpos anti-LKM circulantes. Esses anticorpos são anti-LKM1, conforme também ocorre nos pacientes com hepatite autoimune tipo 2 (ver adiante), sendo dirigidos contra uma sequência de 33 aminoácidos do citocromo P450 IID6. A ocorrência de anti-LKM1 em alguns pacientes com hepatite C crônica pode resultar da homologia de sequência parcial entre o epítopo reconhecido pelo anti-LKM1 e dois segmentos da poliproteína do HCV. Além disso, a presença desse autoanticorpo em alguns pacientes com hepatite C crônica sugere que a autoimunidade pode desempenhar um papel proeminente na patogênese da hepatite C crônica.

As manifestações histopatológicas da hepatite C crônica, especialmente as que a diferenciam da hepatite B, estão descritas no Capítulo 339.

TRATAMENTO

Hepatite C crônica

O tratamento da hepatite C crônica evoluiu significativamente em 30 anos, desde a introdução do uso da IFN-α com essa indicação, em 1991. Os recursos terapêuticos aumentaram e passaram a incluir pegIFN com ribavirina e, depois, em 2011, os primeiros inibidores de protease como telaprevir e boceprevir, usados em combinação com pegIFN e ribavirina nos pacientes com genótipo 1 do HCV. O campo do tratamento antiviral da hepatite C foi transformado no início de 2013, com a aprovação do primeiro análogo de nucleosídeo inibidor da polimerase, o sofosbuvir. Embora vários desses regimes combinados tenham sido substituídos pelos fármacos mais novos e melhores, em 2020 foram recomendados cinco regimes combinados de DAAs totalmente orais, altamente efetivos (> 95%), de baixa resistência, pangenotípicos, bem-tolerados e de curta duração (primariamente 8-12 semanas)*. A evolução histórica notável do tratamento antiviral da hepatite C tem muitas lições a ensinar.

A ERA DA INTERFERONA (1991-2011)

O tratamento à base de IFN foi superado pelos fármacos de DAAs introduzidos na segunda década do século XXI; entretanto, muitas lições importantes quanto ao tratamento antiviral da hepatite C crônica foram aprendidas com base na experiência com o tratamento à base de IFN, e algumas das limitações e discrepâncias na reatividade a esse tratamento foram superadas pelos esquemas modernos com fármacos da geração atual de DAAs. Sob o ponto de vista mecanístico, as proteínas do HCV inibem várias etapas da via de transdução de sinal JAK-STAT, e, ao ativar a sinalização JAK-STAT, a IFN exógena culmina em e restaura a expressão intracelular de genes estimulados pela IFN e seus produtos proteicos que têm propriedades antivirais.

Quando foi aprovada inicialmente, a IFN-α subcutânea 3 vezes por semana durante 6 meses alcançava um índice de RVS **(Fig. 341-2)** (definida pela redução do RNA do HCV a níveis indetectáveis com base na PCR avaliada ≥ 24 semanas após a conclusão do tratamento) em < 10% dos pacientes. A duplicação da duração do tratamento aumentava a taxa de RVS para cerca de 20%, enquanto a adição de ribavirina diária (um nucleosídeo da guanosina oral ineficaz quando usado isoladamente) ao regime aumentava a taxa de RVS para 40% ao reduzir a probabilidade de recaída virológica após o término do tratamento **(Fig. 341-2)**. Embora seu mecanismo de ação ainda seja pouco compreendido, a ribavirina mantém um papel limitado dando suporte aos agentes DAAs em vários subgrupos de pacientes refratários em outros aspectos (ver adiante).

O tratamento com a combinação de pegIFN e ribavirina aumentava as taxas de RVS para 55% em geral – para > 40% nos genótipos 1 e 4, necessitando de 48 semanas de terapia, e para > 80% nos genótipos 2 e 3, necessitando de apenas 24 semanas de terapia – e de melhora histológica em cerca de três quartos dos pacientes. Após o início do tratamento com IFN, os níveis de ALT eram rapidamente reduzidos, e até 90% das respostas virológicas eram obtidas dentro das primeiras 12 semanas de tratamento. A falha em obter uma resposta virológica precoce (RVP) (uma redução ≥ 2-log_{10} no RNA do HCV até 12 semanas) era preditora da ausência de RVS subsequente. Do mesmo modo, os pacientes nos quais o RNA do HCV tornava-se indetectável em 4 semanas (i.e., que obtinham uma resposta virológica rápida [RVR]) tinham probabilidade muito alta de obter uma RVS **(Fig. 341-2)**. Contudo, surpreendentemente, a indução com doses altas de IFN não aumentava os índices de RVS.

A maioria das recidivas ocorria dentro de 12 semanas após o tratamento, e a ausência de RNA do HCV 12 semanas após o término da terapia se tornou o padrão atual para a RVS (RVS$_{12}$); as recidivas são muito raras entre 6 meses e 1 ano após a RVS e quase nulas após 2 anos. Devido a décadas de durabilidade documentada após a terapia bem-sucedida, uma RVS ao tratamento antiviral da hepatite C crônica é um prenúncio de cura, que é seguido de melhoras marcantes nos desfechos da doença hepática (ver adiante).

Entre as variáveis dos pacientes que se correlacionam com as RVSs ao tratamento à base de IFN, estão as seguintes: genótipo favorável (genótipos 2 e 3, em vez dos genótipos 1 e 4; genótipo 1b em vez do genótipo 1a); nível basal baixo de RNA do HCV (< 800.000 UI/mL), pouca diversidade das quasispécies do HCV e hepatite histologicamente leve com fibrose mínima, sobretudo quando não há cirrose; imunocompetência; níveis baixos de ferro hepático; idade < 40 anos; sexo feminino; e inexistência de obesidade, resistência à insulina, diabetes melito tipo 2 e esteatose hepática. Níveis altos de RNA do HCV, doença hepática histologicamente mais avançada e grande diversidade das quasispécies do HCV correspondiam à duração prolongada da infecção e a respostas mais fracas ao tratamento com IFN. Outros fatores associados a respostas insatisfatórias ao tratamento à base de IFN são a etnia afro-americana (favorecida, mas não explicada inteiramente pela proporção aumentada do genótipo 1, cinética viral do tratamento inicial mais lenta, imunidade

---

*N. de R.T. O Protocolo Clínico e Diretrizes Terapêuticas (PCDT) do Ministério da Saúde do Brasil prevê tratamento universal da hepatite C crônica e traz somente antivirais de ação direta para tratamento em adultos. Fonte: https://siclomhepatites.aids.gov.br/imagens/informes/022022.pdf

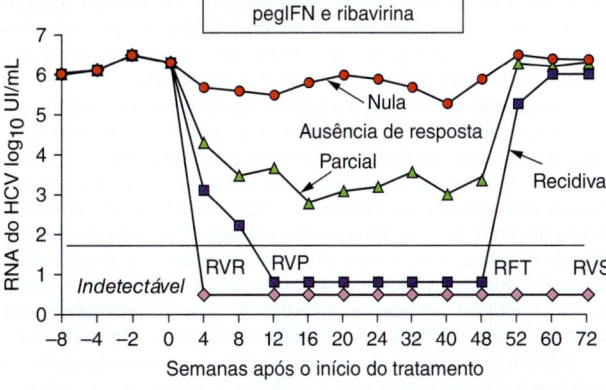

FIGURA 341-2 Classificação das respostas virológicas com base nos resultados durante e depois de um ciclo de tratamento antiviral por 48 semanas com peginterferona (pegIFN) mais ribavirina nos pacientes com hepatite C do genótipo 1 ou 4 (para os genótipos 2 ou 3, o ciclo deve ser de 24 semanas). Os pacientes que não respondem podem ser classificados em indivíduos com resposta nula (redução do RNA do vírus da hepatite C [HCV] < 2 log_{10} UI/mL) ou resposta parcial (redução do RNA do HCV ≥ 2 log_{10} UI/mL, porém não suprimida até níveis indetectáveis) com 24 semanas de tratamento. Nos indivíduos que respondem, o RNA do HCV pode tornar-se indetectável, conforme demonstrado por ensaios de amplificação sensíveis, dentro de 4 semanas (resposta virológica rápida [RVR]); pode ser reduzido em ≥ 2 log_{10} UI/mL dentro de 12 semanas (resposta virológica precoce [RVP]; se o nível de RNA do HCV for indetectável dentro de 12 semanas, a designação é de RVP "completa"); ou pode ser indetectável no final do tratamento por 48 semanas (resposta ao final do tratamento [RFT]). Nos indivíduos que respondem, se o nível de RNA do HCV permanecer indetectável por 24 semanas depois da RFT (semana 72), o paciente apresenta resposta virológica sustentada (RVS); entretanto, se o RNA do HCV novamente se tornar detectável, considera-se que houve recidiva. O índice de RVS 24 semanas depois do tratamento (RVS$_{24}$) foi substituído pelo índice de RVS com 12 semanas (RVS$_{12}$) que, de acordo com alguns estudos, é equivalente ao índice de RVS$_{24}$. Nos pacientes tratados com antivirais de ação direta, a RVP e a RVR são marcos praticamente irrelevantes, porque são alcançados em quase todos os casos. *(Reproduzida, com permissão, de Marc G. Ghany, National Institute of Diabetes and Digestive and Kidney Diseases, National Institutes of Health and the American Association for the Study of Liver Diseases. Hepatology 49:1335, 2009.)*

HCV-específica reduzida e diferenças genéticas dos alelos *IL28B* [*IFNL3*] do hospedeiro, conforme descrito adiante), etnia latino-americana e baixa adesão ao tratamento (< 80% das doses de IFN e ribavirina e < 80% da duração recomendada para tratamento). Ironicamente, os pacientes cuja doença tinha menos chances de progredir eram os que mostravam *maior* probabilidade de responder à IFN e vice-versa.

Conforme descrito na discussão sobre recuperação espontânea da hepatite C aguda, foi constatado que as variantes dos genes ativados pela IFN (descobertas recentemente em estudos de associação genômica ampla) têm impacto substancial na responsividade dos pacientes com genótipo 1 ao tratamento antiviral com IFN. Em estudos com pacientes tratados com pegIFN e ribavirina, as variantes do SNP *IL28B* (atualmente chamado *IFNL3*) codificador de IFN-λ3 (IFN do tipo III, cujos receptores estão distribuídos em menores quantidades que os receptores de IFN-α e mais concentrados nos hepatócitos) correlacionavam-se significativamente com o índice de responsividade. Os pacientes homozigotos para o alelo C neste *locus* (C/C) alcançaram RVS em cerca de 80% dos casos; os heterozigotos (C/T), uma taxa de cerca de 35% de RVS; e os homozigotos para o alelo T (T/T), taxas de cerca de 25% de RVS.

Os efeitos colaterais da terapia com IFN são descritos na seção sobre o tratamento da hepatite B crônica (ver anteriormente). Além dos sintomas associados à ribavirina de congestão nasal e torácica, prurido e precipitação de gota, o efeito colateral mais pronunciado da ribavirina é a hemólise, em geral necessitando da redução ou da adição de eritropoietina (porém, não tendo sido demonstrado que isso aumente a probabilidade de RVS); assim, o monitoramento cuidadoso das contagens sanguíneas é crucial, devendo a ribavirina ser evitada em pacientes com anemia, hemoglobinopatias, doença arterial coronária ou cerebrovascular e insuficiência renal (o fármaco é excretado pelos rins), além de ser evitado na gestação (o fármaco é teratogênico, o que exige a contracepção durante e por vários meses depois da terapia em mulheres em idade fértil [devido a suas propriedades antiproliferativas, as IFNs também são contraindicadas durante a gestação]). Em geral, o tratamento combinado com IFN-ribavirina era mais difícil de tolerar que o tratamento apenas com IFN, além de ser mais propenso a acarretar diminuições da dose e interrupção do tratamento.

Começando em 2011, para o tratamento da hepatite C, as IFNs convencionais foram suplantadas por pegIFNs, as quais têm meia-vida substancialmente maior, permitindo a administração 1 vez por semana (em vez de 3 vezes por semana). A monoterapia com pegIFN 1 vez por semana era duas vezes mais efetiva que a monoterapia com IFN, se aproximava da eficácia da combinação de IFN convencional mais ribavirina e era tão bem tolerada quanto as IFNs convencionais. Na maior parte da década anterior a 2011, quando os inibidores de protease foram introduzidos para o HCV de genótipo 1 (ver adiante), o padrão de cuidado consistia em uma combinação de pegIFN mais ribavirina para todos os genótipos do HCV.

Existem duas pegIFNs disponíveis: pegIFN-α2b (uma molécula linear de PEG de 12 kD ligada à IFN-α2b) e pegIFN-α2a (uma molécula maior de PEG ramificada, de 40 kD, ligada à IFN-α2a). Devido a seu tamanho maior e volume menor de distribuição extravascular, a pegIFN-α2a pode ser administrada com dose uniforme, independentemente do peso, enquanto a dose de pegIFN-α2b menor, cujo volume de distribuição é muito mais amplo, precisa ser ajustada com base no peso. Entre as duas pegIFNs, a pegIFN-α2a parecia ser ligeiramente mais bem tolerada e mais eficaz do que a pegIFN-α2b nos estudos de registro. A frequência de uma RVS ao tratamento com pegIFN mais ribavirina pode ser aumentada ajustando o tratamento de acordo com as variáveis basais e a responsividade virológica durante o tratamento. Por exemplo, em pacientes com variáveis basais desfavoráveis a uma resposta (p. ex., RNA do HCV elevado, obesidade), aumentar a dose da pegIFN e/ou da ribavirina ou estender a terapia para 72 semanas nos pacientes com o genótipo 1 e resposta virológica lenta podem melhorar as taxas de RVS. Por outro lado, nos ≤ 20% de pacientes com genótipo 1 (e 4) que apresentavam uma RVR em 4 semanas e que tinham baixos níveis basais de RNA do HCV, o tratamento podia ser abreviado para 24 semanas, alcançando taxas de RVS de cerca de 90%.

Na maior parte da década anterior a 2011, quando os inibidores de protease foram introduzidos para o HCV de genótipo 1 (ver adiante), o padrão de cuidado consistia em uma combinação de pegIFN mais ribavirina (a menos que a ribavirina estivesse contraindicada) para todos os genótipos do HCV. Porém, mesmo depois da introdução dos inibidores de protease para tratar os genótipos 1 e 4, a combinação de IFN mais ribavirina continuou sendo o padrão de cuidado para pacientes com os genótipos 2 e 3 até o final de 2013. A responsividade ao tratamento com IFN mais ribavirina era reduzida nos pacientes imunossuprimidos e em indivíduos coinfectados por HIV-HCV, e esse tratamento está contraindicado aos pacientes com doença hepática descompensada e doença renal em estágio terminal. A complexidade do tratamento à base de IFN mais ribavirina (injeções, monitoramento laboratorial complicado, efeitos colaterais e pouca tolerabilidade, eficácia modesta, variáveis e subpopulações de pacientes associadas à responsividade insatisfatória, necessidade de ajustar o tratamento, regras de inutilidade etc.) foi finalmente suplantada (em 2016) pelos DAAs para todos os genótipos (ver adiante). A maioria das variáveis associadas à responsividade precária ao tratamento com IFN tornou-se irrelevante, e as subpopulações de pacientes difíceis de tratar começaram a mostrar respostas aos DAAs indistinguíveis das respostas obtidas pelos pacientes mais comuns (ver adiante).

As pessoas com infecção crônica pelo HCV apresentam maior mortalidade relacionada ao fígado, maior mortalidade por todas as causas e múltiplos distúrbios extra-hepáticos (ver anteriormente). Por outro lado, estudos demonstraram que o tratamento antiviral eficaz da hepatite C crônica resultando em RVS aumentava a sobrevida (e minimizava a necessidade de transplante de fígado), diminuía o risco de insuficiência hepática e morte relacionada com o fígado, bem como de morte por outras causas, além de retardar a progressão da hepatite C crônica, reverter não só a fibrose como a cirrose e melhorar os distúrbios extra-hepáticos associados ao HCV, como diabetes tipo 2 e doença renal. Embora os índices de sobrevida em 10 e 20 anos na ausência de RVS dos pacientes cirróticos com hepatite C crônica sejam baixos, os índices de sobrevida nesses intervalos depois de uma RVS são indiferenciáveis dos observados na população em geral. Em pacientes cirróticos (e naqueles com fibrose avançada), embora o tratamento bem-sucedido reduza a mortalidade e a insuficiência hepática (redução de 3-4 vezes em 10 anos) e reduza a necessidade de transplante hepático e a probabilidade de desenvolver CHC (redução de 14 vezes em 10 anos), o risco de morte relacionado ao fígado e de CHC persiste, embora a um nível muito mais baixo; isso impõe a necessidade de manter o monitoramento clínico e a vigilância para desenvolvimento de câncer depois da RVS dos pacientes cirróticos. Por outro lado, quando não há uma RVS, o tratamento à base de IFN não diminui o risco de desenvolver CHC. Felizmente, hoje, os pacientes que não respondem ao tratamento com pegIFN-ribavirina podem ser tratados com DAAs e alcançam índices de RVS comparáveis aos dos pacientes que iniciam o tratamento pela primeira vez (ver adiante).

INIBIDORES DA PROTEASE DE PRIMEIRA GERAÇÃO (2011-2013)

O genoma de RNA do HCV codifica uma única poliproteína, que é clivada durante e depois da tradução por proteases codificadas pelo hospedeiro e pelo vírus. Uma das proteases envolvidas na clivagem da poliproteína viral é uma proteína viral NS3/4A, que tem atividade de serina-protease. Telaprevir e boceprevir são inibidores de serina-protease e têm como alvo a NS3/4A. Em 2011, o telaprevir e o boceprevir administrados simultaneamente com pegIFN e ribavirina foram aprovados pela Food and Drug Administration (FDA) como os primeiros fármacos DAAs orais disponibilizados para tratamento do genótipo 1 da hepatite C (não para outros genótipos) dos adultos com doença hepática estável, sejam indivíduos sem tratamento prévio, sejam indivíduos com falha de tratamento anterior. Embora, hoje, tenham sido substituídos por esquemas totalmente orais mais eficazes, esses dois fármacos (que foram os primeiros da classe) representaram um avanço no tratamento da hepatite C crônica e estabeleceram padrões com os quais tratamentos subsequentes puderam ser comparados.

Como os vírus rapidamente desenvolviam resistência durante o tratamento apenas com telaprevir e boceprevir, esses dois fármacos precisavam ser usados em combinação com pegIFN e ribavirina. A ribavirina em especial parecia reduzir significativamente os índices de recidiva associados aos esquemas à base de inibidores de protease, de forma que os pacientes que não conseguiam usar ou eram intolerantes à ribavirina tinham poucas chances de obter os efeitos benéficos proporcionados por esses agentes. Os esquemas com telaprevir e boceprevir consistiam em períodos de tratamento tríplice (inibidores da protease mais pegIFN mais ribavirina) e períodos de tratamento duplo (pegIFN mais ribavirina). Os esquemas com telaprevir começavam com 12 semanas de tratamento tríplice, seguidas de tratamento duplo com duração dependente do nível de RNA do HCV nas semanas 4 e 12 ("tratamento orientado pela resposta") e do estado pré-tratamento. Os esquemas baseados em boceprevir consistiam em um período inicial de 4 semanas de tratamento duplo (pegIFN mais ribavirina) seguido de tratamento tríplice e, em alguns casos, de um período mais longo de tratamento duplo, com a duração do tratamento orientado pela resposta baseada no nível de RNA do HCV nas semanas 4, 8 e 24 e na condição do paciente antes de iniciar o esquema.

Para os pacientes com HCV do genótipo 1, os inibidores de protease aumentaram significativamente as frequências das RVSs e RVRs, em comparação com o tratamento apenas com ribavirina. Entre os pacientes que ainda não tinham sido tratados, foram alcançadas RVSs com telaprevir em até 79% dos casos tratados com 12 semanas de esquema tríplice seguido de 12 a 36 semanas de tratamento duplo; entre os indivíduos que apresentavam RVPs (RNA do HCV indetectável nas semanas 4 e 12) submetidos ao tratamento orientado pela resposta interrompido na semana 24 (12 semanas de tratamento tríplice, seguidas de 12 semanas de tratamento duplo), houve RVS em 83 a 92% dos casos. Em estudos usando boceprevir em pacientes nunca antes tratados, houve RVS em 59 a 66% dos pacientes; e, entre os que tinham RNA do HCV indetectável depois de 8 semanas, o índice de RVS aumentou para 86 a 88%. Outro fator que acentuava a complexidade do tratamento com esses inibidores de protease eram as regras absolutas de interrupção por inutilidade, isto é, inexistência de reduções do RNA do HCV a intervalos terapêuticos críticos que, de acordo com alguns estudos, eram invariavelmente preditivos de ausência de resposta (telaprevir: RNA do HCV > 1.000 UI/mL nas semanas 4 ou 12 ou níveis detectáveis na semana 24; boceprevir: RNA do HCV ≥ 100 UI/mL na semana 12 ou níveis detectáveis na semana 24).

Nos pacientes previamente tratados sem sucesso com pegIFN mais ribavirina, o tratamento à base de telaprevir alcançou índices de RVS de 83 a 88% entre os que tinham apresentado recidiva, 54 a 59% entre os que tinham respondido parcialmente (redução do RNA do HCV ≥ 2 $\log_{10}$ UI/mL, mas que não tinham níveis indetectáveis) e 29 a 33% dos não respondedores nulos (redução do RNA do HCV < 2 $\log_{10}$ UI/mL). No caso do boceprevir, havia deterioração semelhante no índice de RVS em função da reatividade anterior – em 75% dos que tinham sofrido recidiva, em 40 a 52% dos que responderam parcialmente e em cerca de 30 a 40% dos não respondedores nulos. Em uma porcentagem expressiva dos pacientes que não respondiam aos inibidores da protease, era possível detectar substituições associadas à resistência (SARs, antes conhecidas como variantes associadas à resistência [VARs]), mas essas variantes não eram consolidadas e o HCV do tipo selvagem ressurgia em quase todos os casos dentro de 1,5 a 2 anos. Os índices de RVSs a esses inibidores de protease eram mais altos nos pacientes que tinham sofrido recidiva prévia e em pacientes nunca antes tratados (etnia branca > negra), eram menores nos pacientes que responderam apenas parcialmente e ainda menores nos pacientes irresponsivos; os índices eram os mais baixos entre os pacientes cirróticos irresponsivos, para os quais o tratamento com pegIFN/ribavirina não teria qualquer benefício adicional. As respostas aos esquemas tríplices com inibidores da protease foram maiores entre os pacientes com genótipo C *IL28B* (*IFNL3*) do que naqueles com genótipos não C; maiores em pacientes com o genótipo 1b do que naqueles com genótipo 1a do HCV; maiores em estágio de fibrose menos avançado do que na fibrose mais avançada; maiores nos indivíduos brancos que nos negros; maiores nos indivíduos com índice de massa corporal (IMC) mais baixo do que com IMC maior; e, com o uso de boceprevir, obtenção de redução do RNA do HCV > 1 $\log_{10}$ durante as primeiras 4 semanas de tratamento com pegIFN mais ribavirina. A idade e o nível de RNA do HCV tinham menos influência, e a resistência à insulina não mostrava qualquer efeito na resposta a esses antivirais.

Os dois inibidores de protease causavam efeitos tóxicos significativos. O telaprevir estava associado à erupção maculopapulosa pruriginosa generalizada (tronco e membros), geralmente confluente, em cerca de 6% dos pacientes tratados (isso exigia monitoramento dermatológico cuidadoso de todos os pacientes e tratamento com corticoide sistêmico para os casos mais graves). Outros efeitos colaterais comuns eram prurido, ardência retal, náusea, diarreia, fadiga, disgeusia (paladar alterado ou desagradável) e anemia, que exigia monitoramento cuidadoso porque poderia ser refratária e, ocasionalmente, exigia transfusão e até mesmo internação hospitalar (especialmente nos cirróticos não respondedores a tratamentos anteriores). A anemia ocorreu em 50% dos pacientes tratados com boceprevir; houve neutropenia em até 30%; e trombocitopenia em 3 a 4% dos indivíduos. Outros efeitos colaterais do boceprevir incluíam fadiga, náusea, cefaleia, disgeusia, boca seca, vômitos e diarreia.

Esses dois fármacos eram formulados em comprimidos desagradavelmente grandes e precisavam ser administrados a cada 8 horas junto com alimentos (telaprevir com uma refeição contendo 20 g de gordura). O uso de inibidores da protease era complicado ainda mais por várias interações medicamentosas. Como o telaprevir e o boceprevir são eliminados e inibem o CYP3A4, esses fármacos não deveriam ser administrados com outros compostos farmacêuticos que induzem CYP3A4 ou que dependam dele para eliminação. Também era necessário tomar o cuidado de investigar quaisquer interações potenciais entre esses inibidores de protease e outros fármacos que o paciente estivesse usando, e logo foi disponibilizado um *site* conveniente para verificar essas interações medicamentosas (www.hep-druginteractions.org).

Apesar do aumento dos índices de RVSs com os esquemas à base de inibidores de protease para pacientes com genótipo 1, em comparação com o esquema de pegIFN mais ribavirina (p. ex., nos pacientes que não tinham sido tratados antes, 66-79% vs. 38-44%), o tratamento tríplice com inibidor de protease era dificultado pela intolerância, complexidade dos esquemas orientados pela resposta, inconveniência da administração de três doses diárias com as refeições e o tamanho inconveniente dos comprimidos, necessidade de usar injeções de pegIFN e ribavirina com toda a intolerabilidade associada, além de múltiplas interações medicamentosas. Ademais, os efeitos colaterais pareceram ser mais graves e penosos quando esses fármacos foram introduzidos na prática médica, especialmente nos cirróticos irresponsivos ao tratamento prévio, nos quais estudos publicados na Europa demonstraram efeitos adversos graves em até 45% dos casos e morte de até 3% dos pacientes tratados. Todos esses problemas, assim como os rápidos avanços no desenvolvimento da geração seguinte e dos esquemas totalmente orais de DAAs (ver adiante), conspiraram para arrefecer o entusiasmo em torno desses antivirais novos; depois de um breve período como tratamento recomendado (2011-2013), esses fármacos tornaram-se obsoletos e não são mais recomendados nem estão disponíveis.

COMBINAÇÕES DE ANTIVIRAIS DE AÇÃO DIRETA COM INIBIDORES DA PROTEASE DE SEGUNDA GERAÇÃO, INIBIDORES DA POLIMERASE DE PRIMEIRA GERAÇÃO E INIBIDORES DE NS5A DE PRIMEIRA GERAÇÃO (2014-2015)

A partir do final de 2013, o número de fármacos antivirais novos disponíveis para hepatite C aumentou expressivamente, e, hoje, os tratamentos à base de pegIFN foram substituídos por cinco esquemas terapêuticos, os quais são orais, sem IFN, altamente eficazes (RVS > 95%), bem tolerados, sem tendência ao desenvolvimento de resistência, dosagens convenientes, poucos comprimidos, duração do tratamento de apenas 8 a 12 semanas e eficácia contra todos os genótipos (Tab. 341-6). Esses fármacos estão distribuídos entre três classes de DAAs: inibidores de protease NS3/4 (que clivam a poliproteína única do HCV em proteínas constitutivas estruturais e não estruturais [fármacos com terminação "-previr"]); inibidores de polimerase NS5B nucleosídeos e não nucleosídeos (que interferem na RNA-polimerase dependente de RNA [uma replicase] envolvida na síntese do RNA viral [fármacos com terminação "-buvir"]); e inibidores de NS5A (que interferem em uma fosfoproteína associada à membrana, essencial ao complexo de replicação do RNA do HCV [fármacos com terminação "-asvir"]).

O primeiro dos modernos fármacos DAAs (aprovado em novembro de 2013) foi o simeprevir – um inibidor de protease de segunda geração para o genótipo 1; pouco depois (dezembro de 2013), veio o sofosbuvir – um inibidor de polimerase nucleosídeo pangenotípico (eficaz contra todos os genótipos). Para o genótipo 1, esses dois fármacos precisam ser combinados com pegIFN e ribavirina; para os genótipos 2 e 3, o sofosbuvir era administrado com ribavirina, mas sem pegIFN. Contudo, esses esquemas de tratamento foram substituídos pelas combinações de DAAs totalmente orais sem IFN, e a ribavirina raramente é necessária, sendo reservada apenas para indicações muito limitadas.

Simeprevir: quando o simeprevir era administrado com pegIFN, sua eficácia (genótipo 1b > 1a) era semelhante à dos inibidores de protease de primeira geração, mas exigia a administração de apenas uma dose diária, sem a complexidade do tratamento orientado pela resposta. Como também ocorria com os inibidores de protease de primeira geração, o uso do simeprevir era dificultado por muitas interações medicamentosas e efeitos colaterais (inclusive fotossensibilidade, erupção cutânea e hiperbilirrubinemia leve); além disso, em pacientes com polimorfismo Q80K na região NS3 do HCV, o fármaco apresentava eficácia acentuadamente reduzida, exigindo testes genéticos pré-terapêuticos que desqualificavam cerca de um terço dos candidatos potenciais ao tratamento. Havia pouca evidência a favor da combinação do simeprevir com pegIFN e ribavirina. Por outro lado, estudos demonstraram que a combinação do simeprevir (150 mg) com sofosbuvir (400 mg) durante 12 semanas era eficaz nos pacientes nunca tratados (RVS_{12} = 97%) ou nos pacientes previamente tratados (RVS_{12} = 95%) sem cirrose, bem como nos pacientes cirróticos nunca antes tratados (RVS_{12} = 88%) ou resistentes ao tratamento (RVS_{12} = 79%). Porém, como os inibidores da protease de primeira geração, o simeprevir era limitado ao genótipo 1, necessitava de genotipagem pré-tratamento que desqualificava um terço dos pacientes, geralmente necessitava do uso concomitante de pegIFN e ribavirina, tinha múltiplas interações medicamentosas e efeitos colaterais e não competia com as combinações melhoradas que surgiram depois; assim, o simeprevir não é mais recomendado.

Sofosbuvir: o sofosbuvir, primeiro DAA não inibidor de protease aprovado, tem perfil excelente – potência alta, alta barreira à resistência, atividade pangenotípica, tolerância excelente com poucos efeitos colaterais (mais comuns: fadiga leve, insônia, cefaleia e náusea), administração oral 1 vez ao dia e ausência relativa de interações medicamentosas significativas. O sofosbuvir é eficaz contra todos os genótipos (1-6); nos indivíduos nunca tratados e naqueles previamente irresponsivos aos esquemas à base de pegIFN e à base de inibidores de protease; com esquemas de pegIFN mais ribavirina ou esquemas sem IFN; em combinação com ribavirina ou inibidores de NS5A (ver adiante); e por períodos de tratamento de apenas 8 a 12 semanas. Atualmente, o sofosbuvir é usado em combinação com um de dois inibidores de NS5A, sendo um componente de três dos cinco esquemas de DAAs recomendados (Tab. 341-6).

Sofosbuvir/ledipasvir: a combinação de DAA com papel predominante no tratamento da hepatite C consiste em sofosbuvir (400 mg) mais o inibidor de NS5A ledipasvir (90 mg) em um único comprimido diário, com dose fixa, aprovado em outubro de 2014 para uso no tratamento do genótipo 1 e em novembro de 2015 para tratamento dos genótipos 4, 5 e 6. Os estudos de fase 3 foram realizados com pacientes não cirróticos nunca tratados, pacientes cirróticos e não cirróticos nunca tratados e pacientes não cirróticos e cirróticos previamente tratados por 8, 12 ou 24 semanas com ou sem ribavirina. Entre os pacientes não cirróticos nunca tratados, o índice de RVS_{12} alcançado variou de 97 a 99% dos indivíduos, e não foram observados quaisquer efeitos benéficos decorrentes do prolongamento do tratamento de 12 para 24 semanas, ou do acréscimo de ribavirina. Além disso, para os pacientes não cirróticos nunca antes tratados com RNA do HCV basal < 6×10^6 UI/mL, o tratamento por 8 semanas foi tão eficaz quanto 12 semanas (RVS_{12} = 94-95%), o que pode ser uma consideração importante para uma parcela dos pacientes. Nos pacientes cirróticos, o índice de RVS_{12} alcançado variou de 97 a 100% entre os que não tinham

TABELA 341-6 ■ Indicações e recomendações para o tratamento antiviral da hepatite C crônica[a]

Indicações terapêuticas padronizadas

Todos os pacientes com hepatite C crônica (RNA do HCV detectável, com ou sem elevação da ALT), exceto os que têm expectativas de vida curtas em razão das comorbidades existentes.

Qualquer estágio de fibrose; a realização de biópsia antes do tratamento não é mais necessária e foi substituída por medidas de fibrose não invasivas (p. ex., exames de imagem para avaliar a elasticidade hepática).

A responsividade dos grupos previamente resistentes ao tratamento à base de interferona (coinfecção por HIV-HCV, insuficiência renal, etnias latina e afro-americana, haplótipo não C *IL28B*, obesidade, resistência à insulina, descompensação hepática etc.) não diminui com os esquemas orais combinados modernos de ação direta.

Retratamento recomendado

Pacientes que sofrem recaída, respondem parcialmente ou não respondem em definitivo depois de um ciclo de tratamento à base de interferona ou DAAs (ver recomendações específicas para cada genótipo adiante).

Tratamento antiviral não recomendado

Gravidez: não existem estudos clínicos sobre uso de DAAs durante a gravidez. A ribavirina está contraindicada na gravidez, por isso não é possível adotar qualquer esquema contendo esse fármaco. Sofosbuvir; sofosbuvir/ledipasvir; e paritaprevir-ritonavir/ombitasvir/dasabuvir estão classificados na categoria gestacional B, mas os outros DAAs não estão classificados com base nesse sistema. Por essa razão, esses tratamentos não são indicados rotineiramente para gestantes e devem ser usados com cautela, apenas quando o benefício terapêutico superar o risco fetal em potencial.

Esquemas terapêuticos (com base nas recomendações da AASLD-IDSA, www.hcvguidelines.org)[b]

As recomendações da EASL divergem um pouco das recomendações da AASLD-IDSA.[c]

PACIENTES NUNCA ANTES TRATADOS OU QUE TIVERAM RECIDIVA DEPOIS DO TRATAMENTO COM pegIFN/RIBAVIRINA

Genótipo 1a e 1b
sofosbuvir + velpatasvir por 12 semanas
glecaprevir + pibrentasvir por 8 semanas
ledipasvir + sofosbuvir por 12 semanas *(considerar 8 semanas para pacientes não cirróticos HIV-negativos com RNA do HCV < 6 × 10⁶ UI/mL)*
grazoprevir + elbasvir por 12 semanas *(com ou sem cirrose, sem SARs de NS5A ELB)*

Genótipo 2
sofosbuvir + velpatasvir por 12 semanas
glecaprevir + pibrentasvir por 8 semanas

Genótipo 3
sofosbuvir + velpatasvir por 12 semanas (em cirróticos, recomendado apenas se não houver SAR de NS5A Y93H basal para velpatasvir)
glecaprevir + pibrentasvir por 8 semanas
sofosbuvir + velpatasvir por 12 semanas + ribavirina com dose baseada no peso (em cirróticos com SAR de NS5A Y93H basal para velpatasvir)
sofosbuvir + velpatasvir + voxilaprevir por 12 semanas (em cirróticos com SAR de NS5A Y93H basal para velpatasvir)

Genótipo 4
sofosbuvir + velpatasvir por 12 semanas
glecaprevir + pibrentasvir por 8 semanas (12 semanas para a coinfecção por HIV)
ledipasvir + sofosbuvir por 12 semanas *(considerar 8 semanas para pacientes não cirróticos HIV-negativos com RNA do HCV < 6 × 10⁶ UI/mL)*
grazoprevir + elbasvir por 12 semanas

Genótipos 5 e 6
sofosbuvir + velpatasvir por 12 semanas
glecaprevir + pibrentasvir por 8 semanas
ledipasvir + sofosbuvir por 12 semanas (exceto para genótipo 6e)

FALHA ANTERIOR DO TRATAMENTO COM pegIFN/RIBAVIRINA, SEM CIRROSE[d]

Genótipo 1a e 1b
sofosbuvir + velpatasvir por 12 semanas
glecaprevir + pibrentasvir por 8 semanas
ledipasvir + sofosbuvir por 12 semanas
grazoprevir + elbasvir por 12 semanas (sem SARs de NS5A ELB)

Genótipo 2
sofosbuvir + velpatasvir por 12 semanas
glecaprevir + pibrentasvir por 8 semanas

Genótipo 3
sofosbuvir + velpatasvir por 12 semanas (para pacientes sem SAR de NS5A Y93H basal para velpatasvir)
glecaprevir + pibrentasvir por 16 semanas
sofosbuvir + velpatasvir + voxilaprevir por 12 semanas para pacientes com SAR de NS5A Y93H basal para velpatasvir

Genótipo 4
sofosbuvir + velpatasvir por 12 semanas
glecaprevir + pibrentasvir por 8 semanas
grazoprevir + elbasvir por 12 semanas (para recidiva prévia)
ledipasvir + sofosbuvir por 12 semanas

Genótipos 5 e 6
sofosbuvir + velpatasvir por 12 semanas
glecaprevir + pibrentasvir por 8 semanas
ledipasvir + sofosbuvir por 12 semanas

FALHA DO TRATAMENTO COM pegIFN/RIBAVIRINA, CIRROSE COMPENSADA[d]

Genótipo 1a
sofosbuvir + velpatasvir por 12 semanas
glecaprevir + pibrentasvir por 12 semanas
grazoprevir + elbasvir por 12 semanas (sem SARs de NS5A ELB)
ledipasvir + sofosbuvir + ribavirina por 12 semanas

Genótipo 1b
sofosbuvir + velpatasvir por 12 semanas
glecaprevir + pibrentasvir por 12 semanas
grazoprevir + elbasvir por 12 semanas
ledipasvir + sofosbuvir + ribavirina por 12 semanas

Genótipo 2
sofosbuvir + velpatasvir por 12 semanas
glecaprevir + pibrentasvir por 12 semanas

Genótipo 3
sofosbuvir + velpatasvir + voxilaprevir por 12 semanas
glecaprevir + pibrentasvir por 16 semanas
grazoprevir + elbasvir por 12 semanas
sofosbuvir + velpatasvir + ribavirina por 12 semanas

Genótipo 4
sofosbuvir + velpatasvir por 12 semanas
glecaprevir + pibrentasvir por 12 semanas
grazoprevir + elbasvir por 12 semanas (para recidiva prévia)
ledipasvir + sofosbuvir por 12 semanas

Genótipos 5 e 6
sofosbuvir + velpatasvir por 12 semanas
glecaprevir + pibrentasvir por 12 semanas
ledipasvir + sofosbuvir por 12 semanas

CARACTERÍSTICAS ASSOCIADAS À REATIVIDADE REDUZIDA AO TRATAMENTO COMBINADO COM DAAs

Genótipo e subtipo (o genótipo 1a responde menos que o genótipo 1b a vários fármacos)
Exposição terapêutica prévia
Fibrose avançada (fibrose confluente, cirrose)
Adesão reduzida

(Continua)

TABELA 341-6 ■ Indicações e recomendações para o tratamento antiviral da hepatite C crônica[a] *(Continuação)*
[a]As recomendações evoluem rápida e continuamente; ver recomendações terapêuticas atualizadas em www.hcvguidelines.org. [b]Para o tratamento de pacientes nunca tratados, as recomendações de regimes de tratamento **simplificados** estão em **negrito** (com base na ampla aplicabilidade, cobertura pangenotípica e simplicidade). Para pacientes já tratados, os regimes **recomendados** estão em **negrito**, enquanto os regimes alternativos estão em fonte-padrão. [c]As recomendações da EASL a seguir diferem daquelas da AASLD-IDSA:

Genótipo 1

Para pacientes com genótipo 1a, não cirróticos, que não responderam previamente a IFN/ribavirina, não se recomenda sofosbuvir/ledipasvir.

Para pacientes com genótipo 1b, com ou sem tratamento prévio, a EASL mantém o paritaprevir-ritonavir/ombitasvir/dasabuvir **por** 12 semanas (por 8 semanas em pacientes com fibrose em estágio F0-F2).

Para pacientes com genótipo 1b, sem cirrose, com ou sem tratamento prévio, fibrose em estágio F0-F2, a duração recomendada para grazoprevir/elbasvir é de 8 semanas.

Genótipo 3

Para pacientes cirróticos, com ou sem tratamento prévio (falha de esquemas baseados em IFN), não se recomenda sofosbuvir/velpatasvir. Para pacientes não cirróticos e com genótipo 3, não se recomenda sofosbuvir/ledipasvir/voxilaprevir.

Genótipo 4

Para pacientes com genótipo 4, sem resposta prévia a IFN/ribavirina, não se recomenda sofosbuvir/ledipasvir. Em pacientes não cirróticos sem tratamento prévio, não se recomenda o tratamento de duração menor (8 semanas) no caso de RNA do HCV $\leq 6 \times 10^6$ UI/mL.

[d]No caso de pacientes sem resposta ao tratamento prévio com DAAs (inibidores de protease, polimerase ou NS5A) e de cirrose descompensada, consultar www.hcvguidelines.org.

Siglas: AASLD, American Association for the Study of Liver Diseases; ALT, alanina-aminotransferase; DAAs, antivirais de ação direta; EASL, European Association for the Study of the Liver; HCV, vírus da hepatite C; HIV, vírus da imunodeficiência humana; IDSA, Infectious Diseases Society of America; IFN, interferona; pegIFN, peginterferona; SARs de NS5A ELB, substituições associadas à resistência da NS5A ao elbasvir; UI, unidade internacional (1 UI/mL equivale a cerca de 2,5 cópias/mL).

sido tratados antes (nenhuma vantagem em ampliar o tratamento de 12 para 24 semanas ou acrescentar ribavirina). Contudo, para os pacientes cirróticos anteriormente irresponsivos ao tratamento à base de IFN, o tratamento de 12 semanas foi menos eficaz (RVS$_{12}$ = 86%) que o tratamento por 24 semanas (RVS$_{12}$ = 100%). Essa combinação, que é igualmente eficaz nos pacientes coinfectados por HIV-HCV e na população afro-americana, mostrou-se altamente efetiva nos pacientes com cirrose descompensada e nos pacientes com hepatite C no pós-transplante de fígado e no pós-transplante de rim. Inicialmente, o esquema sofosbuvir/ledipasvir não era recomendado para pacientes com insuficiência renal avançada; porém, subsequentemente, a segurança e a eficácia do sofosbuvir/ledipasvir em pacientes com insuficiência renal avançada foram estabelecidas, e o esquema DAA foi aprovado para essa indicação (novembro de 2019). Todos os regimes contendo sofosbuvir podem estar associados à bradicardia grave em pacientes que usam o agente antiarrítmico amiodarona, em especial junto com betabloqueadores; as combinações contendo sofosbuvir estão contraindicadas com a amiodarona. Ocorrem poucas interações medicamentosas, mas os indutores da glicoproteína P (p. ex., erva-de-são-joão e rifampicina) e os inibidores da bomba de prótons de acidez gástrica (p. ex., omeprazol) podem reduzir as concentrações do sofosbuvir/ledipasvir. Em geral, a responsividade ao sofosbuvir/ledipasvir não é menor nos pacientes com SAR basal a esses fármacos, com exceção dos pacientes já tratados e com SAR basal ao NS5A **(ver Tab. 341-6).**

Paritaprevir*/ritonavir, ombitasvir e dasabuvir: a combinação do paritaprevir (150 mg) (um inibidor de protease) reforçado com ritonavir (100 mg); ombitasvir (25 mg), um inibidor de NS5A; e dasabuvir (250 mg), um inibidor de polimerase não nucleosídeo, com ou sem ribavirina em doses ajustadas pelo peso (total de cinco fármacos), foi aprovada em dezembro de 2014 para tratar os genótipos 1 e 4. O paritaprevir/ritonavir e o ombitasvir, formulados em um único comprimido, são administrados 1 ×/dia, enquanto o dasabuvir (um comprimido separado) e a ribavirina ajustada pelo peso (quando é incluída no esquema) são administrados 2 ×/dia. Nos estudos clínicos, essa combinação alcançou índices de RVS$_{12}$ de 87 a 100% nos pacientes nunca antes tratados e nos pacientes previamente tratados com genótipo 1; sem a ribavirina, essa combinação foi aproximadamente 7% menos responsiva para o genótipo 1a do que para o genótipo 1b. Assim, em pacientes nunca antes tratados com genótipo 1a, essa combinação era administrada *com* ribavirina por 12 semanas quando não há cirrose (RVS$_{12}$ = 95-97%) ou por 24 semanas quando há cirrose compensada (RVS$_{12}$ = 94%), enquanto, para os pacientes com genótipo 1b, a combinação dispensa a ribavirina e a duração do tratamento é de 12 semanas, com ou sem cirrose (RVS$_{12}$ = 99-100%). Para os pacientes sem cirrose e irresponsivos ao tratamento anterior, a combinação era administrada por 12 semanas *com* ribavirina se o genótipo fosse 1a (RVS$_{12}$ = 96%) e *sem* ribavirina se o genótipo fosse 1b (RVS$_{12}$ = 100%). Para os cirróticos irresponsivos ao tratamento anterior, a combinação era administrada por 24 semanas *com* ribavirina para o genótipo 1a (RVS$_{12}$ = 100% nos que tiveram recidiva e nos que responderam parcialmente; 95% nos não respondedores nulos [nos quais o tratamento sem ribavirina estava associado a um índice de RVS$_{12}$ = 80%]), mas por apenas 12 semanas e *sem* ribavirina para o genótipo 1b (RVS$_{12}$ = 100%). Para o genótipo 4, o esquema é administrado por 12 semanas com ribavirina, mas sem dasabuvir para pacientes nunca antes tratados ou que já foram tratados (RVS$_{12}$ = 100%), incluindo aqueles com cirrose compensada. Em julho de 2016, a Food and Drug Administration (FDA) aprovou uma formulação de dasabuvir com ação prolongada, o que permitia a administração de uma única dose (em vez de duas doses) por dia. Para o genótipo 1a, o esquema com duas doses diárias de ribavirina foi mantido.

Essa combinação era bem tolerada e, em geral, causa efeitos colaterais leves como fadiga, astenia, insônia, cefaleia e prurido. Hiperbilirrubinemia (predomínio da fração não conjugada) e elevações da atividade da ALT podiam ocorrer, mas regrediam durante ou logo depois do tratamento. Em razão dos casos ocasionais de hiperbilirrubinemia e da hepatotoxicidade potencial (a FDA publicou um alerta em outubro de 2015, acerca da insuficiência/descompensação hepática relatada em pacientes cirróticos tratados), essa combinação (e todas as combinações subsequentes contendo inibidores de protease) estava contraindicada em pacientes com cirrose descompensada e os pacientes cirróticos tratados deveriam ser rigorosamente monitorados para detectar descompensação. Contudo, a segurança e a eficácia dessa combinação foram demonstradas nos pacientes com insuficiência renal avançada. Como também ocorre com outros esquemas contendo inibidores de protease, as interações medicamentosas são comuns ao usar outros fármacos que induzem o CYP3A4 ou dependem dele para sua eliminação. Antes de iniciar o tratamento com essa combinação, era importante verificar se existiam interações medicamentosas possíveis (www.hep-druginteractions.org). A responsividade a esse esquema múltiplo não era menor nos pacientes com SAR basal a esses fármacos.

Em comparação com o sofosbuvir/ledipasvir, esse esquema tem as desvantagens de exigir duas doses diárias de ribavirina para tratar o genótipo 1a e de ser contraindicado nos pacientes com cirrose descompensada. Por outro lado, propicia as vantagens de oferecer um esquema de 12 semanas sem ribavirina aos pacientes cirróticos totalmente irresponsivos ao tratamento anterior e de ser uma opção para os pacientes com insuficiência renal. Com base na simplicidade e superioridade do esquema, as combinações de DAAs de gerações subsequentes sem ribavirina suplantaram o esquema de paritaprevir-ritonavir/ombitasvir/dasabuvir; esse esquema não é mais recomendado pela AASLD; porém, ele ainda aparece nas recomendações da EASL como regime alternativo apenas para o genótipo 1b.

Sofosbuvir e daclatasvir: o daclatasvir, um inibidor de NS5A, juntamente com o inibidor de polimerase sofosbuvir, foi aprovado pela FDA em julho de 2015 para o genótipo 3 e em fevereiro de 2016 para o genótipo 1. No momento de sua aprovação para o genótipo 3, o daclatasvir satisfazia uma necessidade inadequadamente satisfeita por outras combinações de DAAs; porém, a recomendação dessa combinação acabou sendo estendida para os genótipos 1 a 4 nos Estados Unidos e para todos os genótipos (1-6) na Europa. O daclatasvir (comprimido de 60 mg) e o sofosbuvir (outro comprimido de 400 mg) eram administrados 1 ×/dia, durante 12 a 24 semanas.

Nas experiências com pacientes nunca antes tratados ou pacientes previamente tratados, os índices de RVS$_{12}$ em 12 semanas com daclatasvir mais sofosbuvir foram de 98% para o genótipo 1 (resultados comparáveis para os genótipos 1a e 1b), 92% para o genótipo 2 e 89% para o genótipo 3. Para os pacientes sem cirrose, o acréscimo da ribavirina ou o prolongamento do tratamento para 24 semanas não aumentou a eficácia. Para os pacientes com cirrose compensada, os poucos dados prospectivos e os

---

*N. de R.T. Por questões de patente, o paritaprevir foi nomeado veruprevir no Brasil.

resultados obtidos em subpopulações observadas sugeriram que a ampliação do tratamento para 24 semanas, com ou sem ribavirina, aumentou a eficácia. Em pacientes cirróticos, foi obtida uma RVS_{12} de 93% nas classes Child-Pugh A e B, mas de apenas 56% na cirrose descompensada em classe C. Para os pacientes com genótipo 3 e cirrose, a combinação foi efetiva em pacientes sem tratamento prévio (RVS_{12} = 94%), mas menos efetiva em pacientes sem resposta prévia (RVS_{12} = 69%). Os resultados obtidos nos pacientes coinfectados por HIV-HCV foram comparáveis.

Assim como outras combinações de sofosbuvir com inibidor de NS5A, o daclatasvir mais sofosbuvir foi bem tolerado (fadiga leve, cefaleia, náusea e diarreia em 5-14%), mas podia causar bradicardia grave quando administrado com amiodarona (contraindicado), especialmente com o uso concomitante de betabloqueadores. Como o daclatasvir é um substrato do CYP3A, os indutores dessa enzima podem reduzir os níveis do fármaco, enquanto os inibidores do CYP3A podem aumentar seus níveis. Do mesmo modo, o daclatasvir, um inibidor da glicoproteína P, OATP1B1 e OATP1B3 e a proteína de resistência ao câncer de mama (BCRP), pode aumentar os níveis dos fármacos que atuam como substratos desses transportadores. A responsividade ao tratamento combinado contendo daclatasvir era menor nos pacientes cirróticos com genótipo 1a e nos pacientes cirróticos ou não cirróticos com genótipo 3, que tinham SARs de NS5A basal associadas ao daclatasvir.

Porém, à medida que novas combinações de DAAs foram introduzidas, o daclatasvir/sofosbuvir tornou-se menos competitivo e não satisfazia mais as necessidades daquele nicho; ele foi suplantado por melhores combinações de DAAs de última geração e não é mais recomendado.

COMBINAÇÕES ANTIVIRAIS DE AÇÃO DIRETA COM INIBIDORES DA PROTEASE DE TERCEIRA GERAÇÃO E INIBIDORES DE NS5A DE SEGUNDA GERAÇÃO (2016)

Elbasvir/grazoprevir: o elbasvir (50 mg), um inibidor de NS5A, combinado em um único comprimido com dose fixa de grazoprevir (100 mg), um inibidor de protease NS3/4, foi aprovado em janeiro de 2016 como tratamento de dose única diária (com ou sem alimento) para os genótipos 1 e 4. Em ensaios clínicos, o curso de 12 semanas foi eficaz para pacientes nunca antes tratados e pacientes previamente tratados, sem cirrose ou com cirrose compensada. No grupo dos pacientes nunca antes tratados, essa combinação alcançou índices de RVS_{12} de 92% dos pacientes com genótipo 1a, 99% dos pacientes com genótipo 1b e 100% com genótipo 4 (porém, os números de pacientes estudados eram muito pequenos). Foram incluídos 10 pacientes com genótipo 6, mas o índice de RVS_{12} alcançado foi de apenas 80%. Pacientes com e sem cirrose tiveram índices comparáveis de RVS_{12}: 97 e 94%, respectivamente. Entretanto, com essa combinação de fármacos, cerca de 11% dos pacientes com genótipo 1a tinham polimorfismos da NS5A, isto é, SARs basais. Quando estão presentes, essas SARs de NS5A reduzem a eficácia do elbasvir/grazoprevir (ao contrário das SARs basais para a maioria das outras combinações de DAAs descritas antes e a seguir) de 99 para 58% dos pacientes nunca antes tratados. Por essa razão, todos os pacientes com genótipo 1a devem fazer testes para SAR basal; se os resultados forem positivos, a extensão do tratamento para 16 semanas e o acréscimo de ribavirina com doses ajustadas conforme o peso trazem os índices de RVS_{12} para os níveis esperados próximos de 100%. Para os pacientes já tratados, a extensão do tratamento para 16 semanas e o acréscimo de ribavirina foram avaliados; em geral, quando não havia SARs de NS5A basais, os índices de RVS_{12} não aumentaram em relação aos níveis obtidos sem ribavirina por 12 semanas (94-97%). Para o genótipo 1a, entre pacientes não respondedores ao tratamento com pegIFN/ribavirina, 12 semanas de elbasvir/grazoprevir sem ribavirina eram suficientes, exceto para pacientes com SARs de NS5A basais, que deviam ser tratados por 16 semanas também com ribavirina. Entre os pacientes que não responderam ao tratamento prévio com inibidores de protease, mesmo na ausência de SARs de NS5A basais, a ribavirina deveria ser acrescentada ao esquema de 12 semanas; quando havia SARs de NS5A basais, o tratamento devia ser prolongado para 16 semanas e a ribavirina devia ser acrescentada. Com o genótipo 1b, as SARs de NS5A não causam problemas, e a única subpopulação que necessitou de modificação do esquema de 12 semanas de tratamento foram os pacientes não respondedores aos esquemas prévios de inibidores de protease, aos quais se acrescentava ribavirina. Com o genótipo 4, o esquema recomendado para todos os pacientes previamente não respondedores (seja aos esquemas de pegIFN/ribavirina ou de inibidores de protease) consistia em 16 semanas de elbasvir/grazoprevir mais ribavirina. Agora que combinações melhores e mais simples estão disponíveis para os pacientes com SARs de NS5A, abandonou-se a ideia de estender a duração do elbasvir/grazoprevir e de acrescentar ribavirina (Tab. 341-6); porém, *elbasvir/grazoprevir é uma das combinações de DAAs atualmente recomendadas** (Tab. 341-6).

Essa combinação é praticamente tão eficaz nos pacientes coinfectados por HIV-HCV quanto nos pacientes com insuficiência renal avançada (inclusive os que necessitam de hemodiálise), mas é contraindicada nos casos de cirrose descompensada, como todas as combinações de DAAs que incluem inibidores da protease. Nesse sentido, como outros esquemas com inibidores da protease, elbasvir/grazoprevir pode estar associado a elevações das aminotransferases e possível hepatotoxicidade; como esses fármacos são excretados pelo fígado, as concentrações plasmáticas do fármaco podem ser substancialmente elevadas na presença de comprometimento da função hepática. Por essa razão, todos os pacientes tratados devem passar por rastreamentos periódicos dos níveis de ALT no decorrer do tratamento, e o fármaco deve ser interrompido se as elevações ultrapassarem 10 vezes ou se houver elevações da bilirrubina conjugada, fosfatase alcalina ou tempo de protrombina.

O elbasvir/grazoprevir é bem tolerado e os efeitos adversos são leves (fadiga, cefaleia ou náusea em 5-11% dos casos), exatamente com a mesma frequência observada nos indivíduos que usaram placebo. O elbasvir e o grazoprevir são substratos de CYP3A e estão sujeitos a várias interações medicamentosas possíveis. Por essa razão, essa combinação não deve ser usada com indutores potentes do CYP3A; por outro lado, inibidores de CYP3A e OATP1B1 podem causar elevações indesejáveis das concentrações plasmáticas do elbasvir/grazoprevir. Antes de iniciar o tratamento, é recomendável verificar as possíveis interações medicamentosas (*www.hep-druginteractions.org*).

Em comparação com outros esquemas disponíveis para tratar os genótipos 1 e 4, a combinação de elbasvir/grazoprevir tem a desvantagem/inconveniência de exigir testes para SARs de NS5A basais, mas propicia a vantagem de ser uma opção comparável para pacientes com e sem cirrose, para o tratamento de pacientes nunca tratados ou que já foram tratados e para pacientes com função renal normal ou insuficiência renal.

Sofosbuvir/velpatasvir: a combinação em um único comprimido com doses fixas de velpatasvir (100 mg), um inibidor extremamente potente de NS5A de todos os genótipos, com o inibidor de polimerase sofosbuvir (400 mg) foi aprovada em junho de 2016 para uso no tratamento dos genótipos 1 a 6 de pacientes nunca antes tratados ou tratados previamente, com ou sem cirrose. Em agosto de 2017, a aprovação foi estendida para incluir pacientes coinfectados por HCV-HIV. A ribavirina é desnecessária, inclusive nos pacientes com genótipos 2 e 3, exceto nos casos de cirrose descompensada.

Em uma série de ensaios clínicos, essa combinação usada por 12 meses sem ribavirina alcançou índices de RVS_{12} de 99% (faixa de 97-100%) com os genótipos 1, 2, 4, 5 e 6, e de 95% com o genótipo 3. As SARs de NS5A basais não tiveram qualquer impacto na responsividade.

Antes da disponibilização dessa combinação, os pacientes com genótipo 3 – especialmente os cirróticos e não respondedores aos outros tratamentos – constituíam a subpopulação de pacientes mais resistentes. Para os pacientes nunca antes tratados com genótipo 3, o tratamento por 12 semanas com sofosbuvir/velpatasvir (RVS_{12} = 95%) foi mais eficaz do que o tratamento de 24 semanas com sofosbuvir mais ribavirina (RVS_{12} = 80%). Nos pacientes com genótipo 3, a combinação sofosbuvir/velpatasvir por 12 semanas foi comparável para pacientes sem cirrose (RVS_{12} = 97%) e com cirrose (RVS_{12} = 91%), assim como para os pacientes nunca antes tratados (RVS_{12} = 97%) e pacientes previamente tratados (RVS_{12} = 90%), com índices superiores em todos esses grupos ao tratamento por 24 semanas com sofosbuvir + ribavirina (87, 66, 86 e 63%, respectivamente). Nos cirróticos não respondedores ao tratamento, a maioria dos esquemas disponíveis sem IFN para tratar o genótipo 3 (inclusive daclatasvir mais sofosbuvir, aprovado especificamente para esse genótipo) alcançou índices de RVS_{12} na faixa aproximada de 60 a 75%, enquanto a combinação de pegIFN mais ribavirina mais sofosbuvir poderia reforçar esse índice até uma faixa em torno de 80%. Para os pacientes com genótipo 3 previamente tratados, a combinação de sofosbuvir/velpatasvir para cirróticos e não cirróticos alcançou eficácia comparativamente alta (RVS_{12} = 91 e 89%, respectivamente); este foi o maior índice de RVS_{12} registrado com os pacientes portadores do genótipo 3 não respondedores ao tratamento prévio com outros esquemas de DAAs sem IFN. Por fim, para os pacientes com genótipos 1 a 4 e 6 e cirrose descompensada classe B (55% tratados

---
*N. de R.T. O PCDT do Ministério da Saúde do Brasil não prevê tratamento da hepatite C crônica com elbasvir/grazoprevir em nenhuma situação. Fonte: https://siclomhepatites.aids.gov.br/imagens/informes/022022.pdf

anteriormente), a combinação de sofosbuvir/velpatasvir mais ribavirina por 12 semanas alcançou um índice de RVS_{12} de 94%; esse resultado foi melhor que o obtido com sofosbuvir/velpatasvir sem ribavirina por 12 semanas (RVS_{12} = 83%) ou 24 semanas (RVS_{12} = 86%).

Como todos os outros DAAs orais, o sofosbuvir/velpatasvir foi muito bem tolerado; nos pacientes sem cirrose ou nos cirróticos compensados, cefaleia leve e fadiga ocorreram em > 10% dos casos – isso ocorreu em uma porcentagem comparável de indivíduos que usaram placebo; nos pacientes com cirrose descompensada, os efeitos colaterais observados foram fadiga leve, cefaleia, náusea, insônia, diarreia e anemia (a ribavirina fazia parte do esquema) em > 10% dos casos. Assim como outros esquemas contendo sofosbuvir, a combinação de sofosbuvir/velpatasvir não deve ser administrada junto com amiodarona (pode causar bradicardia grave); além disso, os indutores da glicoproteína P e os indutores moderados a potentes do CYP3A podem reduzir os níveis plasmáticos do sofosbuvir e/ou velpatasvir. Antes do tratamento, é recomendável verificar possíveis interações medicamentosas (*www.hep-druginteractions.org*). As SARs basais não afetam a responsividade a essa combinação terapêutica. Sofosbuvir/velpatasvir é uma das combinações de DAAs atualmente recomendadas para a hepatite C (Tab. 341-6). *Por ser tão simples e amplamente efetiva em vários subgrupos de pacientes, sofosbuvir/velpatasvir é uma das duas combinações de DAAs recomendadas pela AASLD e pela EASL como algoritmo de tratamento simplificado preferido** (Tab. 341-6).

COMBINAÇÕES DE ANTIVIRAIS DE AÇÃO DIRETA COM INIBIDORES DE NS5A DE TERCEIRA GERAÇÃO E INIBIDORES DE PROTEASE DE QUARTA GERAÇÃO – ATUAL PADRÃO DE CUIDADOS (DESDE 2017)

Sofosbuvir/velpatasvir/voxilaprevir: aprovado em julho de 2017, o inibidor de protease pangenotípico e com alta barreira contra resistência voxilaprevir (100 mg), adicionado à combinação de inibidor de polimerase/inibidor de NS5A (sofosbuvir/velpatasvir), resulta em uma combinação farmacológica tripla muito bem tolerada, com RVS_{12} de cerca de 97% para todos os genótipos e subpopulações de pacientes. Isso inclui a pequena porcentagem de pacientes com genótipo 1 e genótipo 3 refratários às combinações de DAAs previamente aprovadas em pacientes com ou sem cirrose, com ou sem tratamento prévio e incluindo aqueles que receberam ou não algum tratamento prévio com inibidor de NS5A. A eficácia era independente do número de classes de DAAs previamente recebidas, não tendo sido notados efeitos das SARs de NS5A basais.

A possibilidade de tratamento abreviado (8 semanas) com essa combinação tripla foi explorada em um ensaio clínico envolvendo pacientes sem tratamento prévio; porém, a duração abreviada foi inferior a um curso completo de 12 semanas. O perfil de efeitos colaterais do sofosbuvir/velpatasvir/voxilaprevir foi semelhante àquele do grupo placebo do ensaio clínico, incluindo quadros leves e incomuns de cefaleia, fadiga, náuseas e diarreia.

Como outros esquemas de DAAs são tão efetivos na maioria dos pacientes com hepatite C crônica, as recomendações para sofosbuvir/velpatasvir/voxilaprevir se limitam a um pequeno subgrupo de pacientes refratários em outros aspectos: para pacientes cirróticos sem tratamento prévio com genótipo 3 e SAR de NS5A Y93H basal para velpatasvir, para pacientes com genótipo 3 com ou sem cirrose sem tratamento prévio (de acordo com a AASLD, mas não à EASL) ou tratados com IFN-ribavirina (Tab. 341-6) e para pacientes com ou sem cirrose compensada e sem resposta a tratamento prévio com inibidor de NS5A (consultar www.hcvguidelines.org).

Essa combinação tripla, como todas as combinações contendo sofosbuvir, está contraindicada em pacientes que usam amiodarona e, como todas as combinações contendo inibidor de protease, nos pacientes com cirrose descompensada. O uso concomitante de omeprazol 20 mg pode ser feito com esse regime contendo sofosbuvir. Antes de iniciar a terapia, recomenda-se verificar as interações medicamentosas.

Glecaprevir/pibrentasvir: um esquema de 8 semanas deste comprimido único de combinação com dose fixa do inibidor de protease glecaprevir (300 mg) e do inibidor de NS5A pibrentasvir (120 mg), dois DAAs pangenotípicos de alta potência com alta barreira contra resistência (aprovados em agosto de 2017), alcança RVS_{12} próxima de 100% em pacientes sem tratamento prévio com todos os genótipos, com ou sem cirrose. A RVS_{12} é de cerca de 99% para os genótipos 1, 2 e 4 a 6, sendo de 95 a 98% para o genótipo 3. O tratamento estendido por 12 semanas não mostrou aumento de eficácia. Em estudos com pacientes previamente tratados, o tratamento com 12 semanas dessa combinação de DAAs foi tão efetivo como 16 semanas para todos os genótipos com exceção do genótipo 3; porém, à medida que aumentava o número de tratamentos prévios, as taxas de RVS_{12} diminuíam: 100% para pacientes tratados apenas com um inibidor de protease, 88% para pacientes tratados apenas com um inibidor de NS5A e 79% para pacientes previamente tratados com um inibidor de protease e um inibidor de NS5A. Da mesma forma, as SARs basais reduziram as taxas de RVS_{12}: de 100% sem SARs (ou com SARs limitadas àquelas que refletem resistência ao inibidor de protease) para 89% com SARs de NS5A basais.

Para o retratamento de pacientes com falha prévia de glecaprevir/pibrentasvir, são recomendadas 16 semanas de glecaprevir/pibrentasvir mais sofosbuvir (de modo alternativo, sofosbuvir/velpatasvir/voxilaprevir por 12 semanas [+ ribavirina em cirróticos]). Recomenda-se glecaprevir/pibrentasvir por 16 semanas também após a falha em responder à combinação de três fármacos sofosbuvir/velpatasvir/voxilaprevir (ver adiante). Para o retratamento de pacientes com falha de sofosbuvir/velpatasvir/voxilaprevir, recomenda-se 16 semanas de glecaprevir/pibrentasvir mais ribavirina, da mesma forma que um curso repetido de sofosbuvir/velpatasvir/voxilaprevir mais ribavirina por 24 semanas.

Como é o caso para qualquer combinação de DAAs contendo um inibidor de protease, o glecaprevir/pibrentasvir está contraindicado na cirrose descompensada; foi demonstrado que essa combinação alcança uma RVS_{12} em 98% dos pacientes com doença renal em estágio 4 ou 5 (em pacientes com ou sem cirrose e com ou sem tratamento prévio) sendo um regime preferencial para pacientes com comprometimento renal grave. Essa combinação de DAAs deve ser ingerida com alimentos, e as interações medicamentosas devem ser consideradas antes do início do tratamento. *Como a combinação é tão simples e amplamente efetiva em vários subgrupos de pacientes (8 semanas para todos os pacientes não cirróticos sem tratamento prévio com exceção dos pacientes coinfectados pelo HIV [12 semanas]; 12 semanas para todos os cirróticos com tratamento prévio e para os cirróticos sem tratamento prévio com genótipo 3 [com exceção dos pacientes com tratamento prévio com ou sem cirrose e com genótipo 3 (16 semanas)]), glecaprevir/pibrentasvir é uma das duas combinações recomendadas pela AASLD e pela EASL como algoritmo de tratamento preferido e simplificado*** (Tab. 341-6).

Dados recentes sobre o impacto dos DAAs na história natural da hepatite C crônica indicaram que, como documentado para a terapia baseada em IFN, o tratamento bem-sucedido com DAAs está associado à redução gradual na progressão da fibrose e à regressão da fibrose avançada (cirrose), ao aumento da sobrevida dos pacientes com cirrose descompensada, a uma redução nos casos de CHC e ao declínio do número de pacientes com hepatite C encaminhados para transplante de fígado. Observações iniciais aparentemente mostravam um *aumento* no CHC após uma RVS associada a DAA na hepatite C crônica. Pelo contrário, as taxas de CHC são reduzidas de forma dramática e consistente após uma terapia bem-sucedida com DAA. Por fim, a observação inicial foi atribuída a um viés de coorte que resultava da aplicação de terapias com DAA mais simples de usar a uma população mais velha e doente com hepatite C crônica mais avançada (incluindo cirrose descompensada); esse efeito de coorte explica por que a taxa *basal* de CHC foi maior nos pacientes tratados com DAA do que após a terapia baseada em IFN, a qual foi evitada nesses pacientes. Assim, o risco aumentado de casos de CHC não estava ligado ao tratamento com DAA, mas à hepatopatia mais avançada no início do estudo entre os pacientes tratados com DAA. Os relatos de CHC após a terapia com DAA salientam o risco residual de CHC após uma RVS em pacientes com cirrose (fibrose hepática avançada) tratados na era do IFN ou dos DAAs; assim, recomenda-se vigilância continuada para CHC após o tratamento em qualquer pessoa com fibrose avançada antes da terapia.

Com base na prevalência, história natural e taxa de progressão conhecidas da hepatite C, bem como na eficácia dos tratamentos com DAAs e seu impacto nas complicações dessa doença, os modelos de estimativa sugeriram que a disponibilidade e a aplicação desses tratamentos podem reduzir o ônus associado à hepatite C, inclusive mortes por causas hepáticas, CHC, cirrose descompensada e transplante de fígado, em 50 a 70% entre 2015 e 2050.

---

*N. de R.T. O PCDT do Ministério da Saúde do Brasil coloca o esquema com sofosbuvir/velpatasvir como principal tratamento em adultos virgens de tratamento e com função renal preservada. Fonte: https://siclomhepatites.aids.gov.br/imagens/informes/022022.pdf

**N. de R.T. O PCDT do Ministério da Saúde do Brasil coloca o esquema com glecaprevir/pibrentasvir como principal tratamento em adultos com perda de função renal e que não tem cirrose Child-Pugh C. Fonte: https://siclomhepatites.aids.gov.br/imagens/informes/022022.pdf

RECOMENDAÇÕES TERAPÊUTICAS

Como o ritmo do desenvolvimento e aprovação de novos fármacos tem sido muito acelerado, a AASLD e a Infectious Disease Society of America (IDSA) divulgaram um consenso sobre recomendações terapêuticas atualizadas para pacientes com hepatite C. Essas recomendações, que continuam sendo revisadas periodicamente com base nos dados mais recentes, estão disponíveis on-line em www.hcvguidelines.org e devem ser consultadas antes de iniciar o tratamento (Tab. 341-6). Anualmente, a EASL divulga recomendações terapêuticas semelhantes (mas não idênticas) para hepatite C (www.easl.eu). A mais recente foi publicada em novembro de 2020. A Tabela 341-6 ressalta as divergências entre as recomendações da AASLD-IDSA e EASL.

Antes de iniciar o tratamento, é necessário determinar o genótipo do HCV, porque o genótipo define os esquemas de tratamento indicados (Tab. 341-6). O monitoramento dos níveis de RNA do HCV antes, durante e depois do tratamento é crucial para a avaliação da resposta terapêutica; além disso, o nível basal pode contribuir para a definição da duração do tratamento (p. ex., para os pacientes não cirróticos com genótipo 1 e RNA do HCV < 6×10^6 UI/mL, o tratamento por 8 semanas [em vez das 12 semanas habituais] com sofosbuvir/ledipasvir pode ser uma opção). O objetivo do tratamento é erradicar o RNA do HCV durante o tratamento e documentar que o vírus continua indetectável por pelo menos 12 semanas após a finalização do tratamento (RVS_{12}). Vários estudos publicados descreveram reativação da hepatite B, comumente grave, durante e depois do tratamento com DAAs de pacientes coinfectados por HCV e HBV, que não estavam em tratamento para infecção pelo HBV. Por essa razão, o rastreamento para infecção por HBV é recomendado antes de iniciar o tratamento da hepatite C com DAA (para determinar o grau de imunidade contra o HBV como prelúdio para a vacinação recomendada contra hepatite B em pacientes com hepatite C crônica), e o tratamento da infecção por HBV deve ser iniciado antes ou durante o tratamento da infecção por HCV.

Devido à sua elevada eficácia e atuação pangenotípica, dois esquemas de DAAs (glecaprevir/pibrentasvir por 8 semanas e sofosbuvir/velpatasvir por 12 semanas) são recomendados como algoritmos terapêuticos simplificados que podem ser prescritos para todos os pacientes sem tratamento prévio com ou sem cirrose (Tab. 341-6).

INDICAÇÕES PARA O TRATAMENTO ANTIVIRAL

Os pacientes com hepatite C crônica e níveis detectáveis de RNA do HCV no soro, com ou sem elevações das aminotransferases, bem como hepatite crônica de qualquer grau ou estágio, são candidatos ao tratamento antiviral com DAAs. A única exceção seriam os pacientes com expectativa de vida curta, nos quais o tratamento da hepatite C não teria qualquer influência na longevidade. Evidentemente, para os pacientes com doença hepática avançada, o tratamento imediato tem prioridade alta. Embora os pacientes com atividade persistentemente normal das aminotransferases tendam a progredir histologicamente a um ritmo muito lento ou indetectável, eles respondem tão bem ao tratamento antiviral quanto os pacientes com níveis altos de aminotransferases. Por essa razão, esses pacientes são candidatos ao tratamento antiviral. Como mencionado, estudos demonstraram que o tratamento antiviral prolonga a sobrevida global e a sobrevida livre de complicações, além de retardar a progressão e/ou reverter a fibrose hepática.

O genótipo do HCV determina o esquema a ser escolhido (Tab. 341-6). Do mesmo modo, a existência ou ausência de cirrose ou fibrose avançada determina as opções terapêuticas exequíveis, inclusive os antivirais que devem ser usados, a duração do tratamento e a necessidade atualmente rara de usar ribavirina (Tab. 341-6). No passado, uma biópsia hepática pré-tratamento era usada para avaliar o grau histológico e o estágio, além de identificar fatores histológicos como a esteatose, a qual pode influenciar a responsividade ao tratamento. Com a melhora do tratamento de pacientes demonstrando ampla gama de gravidade histológica e conforme as medidas não invasivas do estágio da fibrose (p. ex., avaliação da elasticidade hepática por meio de exames de imagem, escore FIB-4 [ver anteriormente]) foram se tornando mais precisas e populares, as abordagens não invasivas passaram a substituir a histologia na maioria dos casos. Conforme citado antes, quando há cirrose/fibrose avançada no pré-tratamento, o risco de desenvolver CHC – ainda que significativamente reduzido pelo tratamento eficaz – não é eliminado e indica-se a realização de exames de imagem 2 vezes por ano depois do tratamento, como método de monitoramento desse tumor (bem como vigilância endoscópica para varizes esofágicas, a intervalos de 1-3 anos), mesmo depois de obter uma RVS. Nos pacientes com níveis basais baixos de fibrose, a obtenção de uma RVS permite interromper esse tipo de monitoramento ou vigilância.

Os pacientes que sofreram recidiva ou falharam em responder a um ciclo de tratamento à base de IFN ou DAA são candidatos à repetição do tratamento usando um esquema de DAA (Tab. 341-6). Para os pacientes irresponsivos ao tratamento combinado com DAAs, as opções são prolongar a duração do tratamento com o esquema que falhou, acrescentar ribavirina ou alterar a classe farmacológica (p. ex., depois da falha dos inibidores de protease e polimerase, mudar para uma combinação contendo inibidor de NS5A). Quando há cirrose ou necessidade de repetir o tratamento em caráter de urgência, os pacientes irresponsivos ao tratamento combinado com inibidores de protease e inibidores de polimerase, ou irresponsivos à combinação com um inibidor de NS5A, são candidatos aos testes para SAR, e seu tratamento deve ser ajustado com base nesses testes de resistência. Quando os testes de SAR não estão disponíveis, as opções são acrescentar ribavirina ou prolongar a duração do tratamento. Para os pacientes previamente irresponsivos ao tratamento com IFN, os esquemas contendo um inibidor de NS5A são altamente eficazes, contudo índices mais baixos de resposta podem ocorrer, especialmente nos pacientes cirróticos. Para esse grupo relativamente refratário, sob condições ideais, o esquema mais potente/eficaz à base de NS5A deve ser escolhido para proporcionar a esses pacientes as melhores chances de resposta, bem como evitar o desenvolvimento de SARs de NS5A durante o tratamento. Anteriormente (ver a discussão sobre sofosbuvir/velpatasvir/voxilaprevir e glecaprevir/pibrentasvir) foram citadas as possíveis abordagens de retratamento após falhas terapêuticas de esquemas contendo inibidores de NS5A. Mais detalhes sobre o tratamento dessas subpopulações de pacientes podem ser acessados em www.hcvguidelines.org. É válido reiterar que os inibidores de protease estão contraindicados em pacientes com cirrose descompensada e que os regimes contendo sofosbuvir não são recomendados para os pacientes que utilizam amiodarona (especialmente com betabloqueadores) para o tratamento de arritmias cardíacas. Embora as combinações de DAAs contendo sofosbuvir não fossem recomendadas inicialmente para pacientes com insuficiência renal avançada, estudos subsequentes demonstraram a segurança e eficácia nesse subgrupo, e as combinações de DAAs contendo sofosbuvir estão atualmente aprovadas para a insuficiência renal avançada.

Pessoas com hepatite C aguda também são candidatas ao tratamento antiviral (Cap. 339) com a mesma combinação pangenotípica de agentes DAAs (e a mesma duração de tratamento) aprovada para a hepatite C crônica; não é mais recomendado retardar o início da terapia para permitir a recuperação espontânea. Conforme as recomendações da EASL, os pacientes com hepatite C aguda devem idealmente ser tratados com um esquema de DAAs de 8 semanas atualmente recomendado. Nos pacientes com hepatite C crônica bioquímica e histologicamente leve, a taxa de progressão é lenta; entretanto, esses pacientes respondem tão bem ao tratamento antiviral quanto os que apresentam níveis altos de aminotransferases e hepatite histologicamente mais grave. Em vista do custo elevado dos tratamentos à base de DAAs, no passado era atribuída prioridade mais alta aos pacientes com fibrose avançada/cirrose; contudo, essa abordagem controversa é defendida por algumas seguradoras médicas e organizações de controle dos benefícios farmacêuticos, de forma a impedir que pacientes com fibrose leve fossem tratados. Infelizmente, a postergação do tratamento até que a fibrose esteja avançada deixa passar a oportunidade de evitar todas as consequências temíveis da hepatite C crônica (insuficiência hepática, morte/transplante, CHC), que podem ser reduzidas, embora não eliminadas por completo quando a fibrose avançada está estabelecida. Por essa razão, o tratamento dos pacientes com doença leve é justificado e também custo-efetivo.

Os pacientes com cirrose compensada podem responder ao tratamento, e suas chances de obter uma resposta sustentada com DAAs são comparáveis às dos pacientes não cirróticos. Os pacientes com cirrose descompensada, que não eram candidatos ao tratamento antiviral à base de IFN, respondem bem aos esquemas de tratamento com DAAs baseados em combinações de inibidores de polimerase e inibidores de NS5A (p. ex., sofosbuvir/ledipasvir, sofosbuvir/velpatasvir). Entretanto, as combinações contendo inibidores de protease foram associadas ao potencial hepatotóxico e à descompensação hepática e, conforme assinalado antes, estão contraindicadas para essa subpopulação de pacientes. Na cirrose descompensada, a ribavirina deve ser acrescentada a um curso de 12 semanas de terapia com sofosbuvir/NS5A; porém, no caso de inelegibilidade para a ribavirina, a duração da terapia deve ser estendida para 24 semanas. Nos casos de falha prévia em responder à terapia com sofosbuvir-NS5A, o esquema de sofosbuvir-NS5A deve ser repetido, mas suplementado com a ribavirina e estendido por 24 semanas (www.hcvguidelines.org). Os pacientes com cirrose descompensada devem ser encaminhados a um centro de transplante de fígado. Os DAAs são altamente eficazes não apenas nos pacientes com doença hepática terminal à espera de transplante de fígado, mas também nos indivíduos com hepatite C recidivante depois do transplante. Em condições ideais, os pacientes devem ser tratados antes do transplante de fígado; contudo, uma preocupação é que a erradicação da infecção por HCV desqualifique esses pacientes como receptores de transplantes de fígado de doadores infectados por HCV, reduzindo o número de doadores em potencial e limitando o acesso aos órgãos doados e ao transplante oportuno. Além disso, a responsividade ao tratamento com DAAs parece ser menor nos pacientes com cirrose descompensada e com escores altos de Modelo para Doença Hepática Terminal (MELD, de *Model for End-Stage Liver Disease*). Nessa subpopulação, a responsividade pós-transplante de fígado seria expressivamente maior. Assim, tem sido defendida a postergação da terapia com DAA em pacientes com hepatopatia terminal associada ao HCV com escore MELD elevado (≥ 18-20) até depois do transplante hepático; para os pacientes com escores MELD < 18 a 20, aconselha-se a terapia com DAA pré-transplante. Apesar disso, a decisão sobre tratar antes ou depois do transplante deve ser individualizada cuidadosamente para cada paciente com base em fatores como escore MELD, tempo previsto antes que se disponha de um órgão doado, estabilidade clínica relativa e comorbidades (Cap. 345). Como a terapia com DAA é tão efetiva, muitos centros de transplantes, a fim de aumentar o número de doadores, estão aceitando órgãos de doadores infectados pelo HCV, transplantando-os em receptores não infectados pelo HCV e tratando os receptores com sofosbuvir/velpatasvir por 12 semanas ou com glecaprevir/pibrentasvir por 8 semanas após o transplante, com excelentes resultados.

As vasculites cutânea e renal da crioglobulinemia mista essencial associada ao HCV (Cap. 339) podem melhorar com o tratamento antiviral, contudo respostas sustentadas raramente eram observadas após o final do tratamento na era das IFNs, recomendando-se, então, o tratamento prolongado, possivelmente por tempo indeterminado. Atualmente, com a disponibilidade de DAAs mais eficazes, estudos demonstraram que um ciclo de 12 semanas de tratamento combinado à base de sofosbuvir alcançou RVS$_{12}$ > 80% em pacientes com vasculite crioglobulinêmica. Relatos informais sugeriram que o tratamento antiviral à base de IFN pode ser eficaz para tratar porfiria cutânea tardia ou líquen plano associado à hepatite C. No entanto, ainda é preciso confirmar se os DAAs mais modernos também são eficazes nessas populações.

Nos pacientes coinfectados por HCV/HIV, a hepatite C é mais progressiva e grave que nos indivíduos infectados apenas pelo HCV. Embora os pacientes coinfectados por HCV/HIV não tenham respondido muito bem ao tratamento antiviral à base de IFN, eles respondem tão bem aos esquemas combinados de DAAs quanto os pacientes infectados apenas por HCV. Para os pacientes coinfectados por HCV/HIV, não se recomenda um curso de 8 semanas abreviado de sofosbuvir/ledipasvir para baixos níveis de RNA do HCV, devendo ser administrado um curso completo de 12 semanas; da mesma forma, para os pacientes com genótipo 4, um curso de 12 semanas de glecaprevir/pibrentasvir é recomendado em vez de um curso de 8 semanas para pacientes com ou sem tratamento prévio e com ou sem cirrose (Tab. 341-6). Nos pacientes infectados por HCV/HIV, a ribavirina pode potencializar a toxicidade da didanosina (p. ex., acidose láctica) e a lipoatrofia da estavudina, enquanto a zidovudina pode exacerbar a anemia hemolítica associada à ribavirina; por isso, essas combinações de fármacos devem ser evitadas. Nas pessoas coinfectadas por HCV/HIV, a lista de possíveis interações medicamentosas é extensa e deve ser cuidadosamente consultada antes do início do tratamento com DAAs (www.hcvguidelines.org).

Os pacientes com história de uso de drogas injetáveis e alcoolismo podem ser tratados com sucesso para hepatite C crônica, de preferência de forma conjunta com os programas especializados para abstenção de drogas e álcool. Além disso, como os usuários de drogas injetáveis representam uma fonte de transmissão a outras pessoas, sendo gravemente responsáveis pela perpetuação da disseminação da infecção por HCV na população, o impacto do tratamento dos usuários de drogas injetáveis (ativos) é ampliado pela redução dessa transmissão.

As combinações de DAAs orais aprovadas são efetivas em pacientes com insuficiência renal leve a moderada, não havendo necessidade de ajuste de doses. Para os pacientes com comprometimento renal grave (depurações de creatinina < 30 mL/min), incluindo aqueles submetidos à hemodiálise, as combinações recomendadas são 12 semanas de elbasvir/grazoprevir para os genótipos 1 e 4 ou 12 semanas de glecaprevir/pibrentasvir para todos os genótipos. No comprometimento renal grave e depois do transplante renal, os índices de RVS$_{12}$ dos pacientes tratados com essas combinações de DAAs orais aprovadas chegam a 100%. Inicialmente, não eram recomendadas as combinações contendo sofosbuvir em pacientes com comprometimento renal grave. Porém, subsequentemente e com base na eficácia e segurança em uma série de ensaios clínicos, os esquemas contendo sofosbuvir foram aprovados pela FDA em novembro de 2019 para pacientes com comprometimento renal grave.

Não existem estudos clínicos sobre o uso dos DAAs durante a gestação. A ribavirina está contraindicada na gravidez; por isso, não é possível adotar qualquer esquema contendo esse fármaco. Sofosbuvir; sofosbuvir/ledipasvir; e paritaprevir-ritonavir/ombitasvir/dasabuvir estão classificados na categoria B gestacional. Os outros DAAs não receberam classificação na gestação. Assim, esses tratamentos não são indicados rotineiramente durante a gravidez, devendo ser utilizados com cautela apenas se o benefício do tratamento for convincente e justificado em comparação com o risco potencial ao feto. Atualmente, recomenda-se o rastreamento de todas as gestantes para a infecção pelo HCV. A amamentação não está contraindicada em mulheres infectadas pelo HCV (a menos que a mãe apresente perda de integridade nos mamilos ou esteja coinfectada pelo HIV).

Seleção entre as opções terapêuticas disponíveis A escolha entre os diversos esquemas de DAAs totalmente orais aprovados desde 2013 era assustadora para os médicos. Porém, atualmente o número de combinações recomendadas de DAAs foi reduzido a uma quantidade bastante passível de ser manejada. Os regimes mais populares têm sido aqueles de comprimidos únicos de dose fixa com combinações pangenotípicas. Embora sofosbuvir/leditasvir e elbasvir/grazoprevir estejam entre as combinações de DAAs recomendadas (Tab. 341-6), para fins de simplicidade, dois esquemas pangenotípicos que "servem para todos" (sofosbuvir/velpatasvir e glecaprevir/pibrentasvir) podem ser usados por 8 a 12 semanas, na maior parte das vezes sem ribavirina, em quase todos os pacientes sem tratamento prévio com ou sem cirrose, incluindo aqueles com insuficiência renal avançada e coinfecção por HCV/HIV. A aplicabilidade da combinação tripla sofosbuvir/velpatasvir/voxilaprevir é bastante limitada em pacientes sem tratamento prévio, sendo reservada primariamente para pacientes cirróticos com o genótipo 3. Como já mencionado, os esquemas de DAAs contendo inibidor de protease (elbasvir/grazoprevir; glecaprevir/pibrentasvir; e sofosbuvir/velpatasvir/voxilaprevir) estão contraindicados na cirrose descompensada.

HEPATITE AUTOIMUNE

DEFINIÇÃO

Hepatite autoimune é um distúrbio crônico caracterizado por necrose hepatocelular e inflamação persistentes, habitualmente com fibrose, que pode progredir para cirrose e insuficiência hepática. Quando satisfaz os critérios de gravidade, esse tipo de hepatite crônica, se não tratado, pode acarretar mortalidade em 6 meses de até 40%. Com base nas estimativas recentes da história natural da hepatite autoimune, os índices de sobrevida de 10 anos são de 80 a 98% para os casos tratados e de 67% para os pacientes não tratados. O predomínio das manifestações extra-hepáticas de autoimunidade, assim como das anormalidades soroimunológicas nesse distúrbio, apontam para um processo autoimune em sua patogênese. Esse conceito está refletido nas denominações mais antigas como *hepatite lupoide* e *hepatite do plasmócito*. Entretanto, os autoanticorpos e outros achados típicos da autoimunidade não ocorrem em todos os casos. Entre as categorias mais amplas de hepatite crônica "idiopática" ou criptogênica, é provável que muitas (talvez a maioria) tenham origem autoimune. Os pacientes nos quais são excluídos os vírus hepatotrópicos, distúrbios genéticos/metabólicos (incluindo doença gordurosa hepática não alcoólica) e fármacos hepatotóxicos representam um espectro de distúrbios hepáticos heterogêneos de causa desconhecida, entre os quais uma parte é mais provavelmente hepatite autoimune.

IMUNOPATOGÊNESE

A maior parte das evidências sugere que a lesão hepática progressiva dos pacientes com hepatite autoimune seja resultante de um ataque imunológico mediado por células dirigido contra os hepatócitos, em presença de supressão ou falha da imunotolerância aos autoantígenos hepáticos. Quase certamente, a predisposição à autoimunidade é hereditária, enquanto a especificidade do fígado para essa lesão é desencadeada por fatores ambientais (p. ex., compostos químicos, fármacos [p. ex., minociclina] ou vírus). Por exemplo, foram descritos pacientes nos quais infecções aparentemente autolimitadas pelos vírus das hepatites A, B ou C evoluíram para hepatite autoimune, presumivelmente em razão da suscetibilidade ou predisposição genética. As evidências a favor da patogênese autoimune nesse tipo de hepatite são: (1) no fígado, as lesões histopatológicas são constituídas predominantemente de células T citotóxicas e plasmócitos; (2) autoanticorpos circulantes (nucleares ou dirigidos contra músculo liso, tireoide etc.; ver adiante), fator reumatoide e hiperglobulinemia são comuns; (3) outros distúrbios autoimunes – como tireoidite autoimune, artrite reumatoide, anemia hemolítica autoimune, retocolite ulcerativa, glomerulonefrite membranoproliferativa, diabetes melito juvenil, vitiligo, doença celíaca e síndrome de Sjögren – ocorrem com maior frequência nos pacientes com hepatite autoimune e em seus parentes; (4) os haplótipos de histocompatibilidade associados às doenças autoimunes (HLA-B1, B8, DR3 e DR4), assim como os alelos *DRB1*0301* e *DRB1*0401* de haplótipos estendidos, são comuns nos pacientes com hepatite autoimune; e (5) esse tipo de hepatite crônica responde ao tratamento com corticoides/imunossupressores eficazes em ampla variedade de distúrbios autoimunes.

Os mecanismos de imunidade celular parecem ser importantes na patogênese da hepatite autoimune. Estudos *in vitro* sugeriram que, nos pacientes com esse distúrbio, os linfócitos T CD4+ podem tornar-se sensibilizados às proteínas de membrana dos hepatócitos e destruir as células hepáticas. O mimetismo molecular por antígenos de reação cruzada contendo epítopos semelhantes aos antígenos hepáticos foi proposto como ativador dessas células T, as quais infiltram e acarretam lesão no fígado. As anormalidades do controle imunorregulador sobre os linfócitos citotóxicos (influências reguladoras deterioradas das células T CD4+ CD25+) também podem desempenhar algum papel. Estudos sobre a predisposição genética à hepatite autoimune demonstraram que determinados haplótipos estão associados ao distúrbio, conforme já citado, assim como os polimorfismos de antígenos 4 dos linfócitos T citotóxicos (*CTLA-4*) e fator de necrose tumoral α (*TNFA*2*). Os fatores desencadeantes exatos, as influências genéticas e os mecanismos citotóxicos e imunorreguladores envolvidos nesse tipo de lesão hepática ainda não estão completamente definidos.

Indícios curiosos acerca da patogênese da hepatite autoimune são proporcionados pela observação de que os autoanticorpos circulantes são prevalentes nos pacientes com essa doença. Entre os autoanticorpos descritos nesses pacientes, estão os anticorpos dirigidos contra o núcleo (denominados fatores antinucleares [FANs], principalmente com um padrão homogêneo) e contra o músculo liso (denominados anticorpos antimúsculo liso, dirigidos contra a actina, a vimentina e a esqueletina), anticorpos contra F-actina, anticorpos contra microssomo fígado-rim (anti-LKM; ver adiante), anticorpos contra o "antígeno hepático solúvel" (dirigidos contra a proteína supressora do RNA de transferência de uracila-guanina-adenina), anticorpos contra a α-actinina e anticorpos contra o receptor da asialoglicoproteína fígado-específico (ou "lectina hepática"), além de outras proteínas de membrana dos hepatócitos. Apesar de alguns desses anticorpos serem marcadores diagnósticos úteis, sua participação na patogênese da hepatite autoimune ainda não foi estabelecida.

Estudos mostraram que os mecanismos imunes humorais desempenham algum papel nas manifestações extra-hepáticas das hepatites autoimune e idiopática. As artralgias, artrite, vasculite cutânea e glomerulonefrite que ocorrem nos pacientes com hepatite autoimune parecem ser mediadas pela deposição de imunocomplexos circulantes nos vasos dos tecidos afetados, seguida de ativação do complemento, inflamação e destruição tecidual. Os complexos anticorpo-antígeno viral específicos podem ser identificados na hepatite viral aguda e crônica, porém a natureza dos imunocomplexos na hepatite autoimune ainda não foi definida.

MANIFESTAÇÕES CLÍNICAS

Muitas das *manifestações clínicas* da hepatite autoimune são semelhantes às descritas para hepatite viral crônica. O início da doença pode ser insidioso ou súbito; a doença pode manifestar-se inicialmente como e ser confundida com hepatite viral aguda; e uma história de episódios recorrentes do que foi rotulado como *hepatite aguda* não é incomum. Em cerca de um quarto dos pacientes, o diagnóstico é estabelecido mesmo quando não há sintomas, com base em enzimas anormais. Um subgrupo de pacientes com hepatite autoimune apresenta características distintas. Esses pacientes são predominantemente mulheres jovens ou de meia-idade com acentuada hiperglobulinemia e altos títulos circulantes de FANs. Esse é o grupo que apresenta preparações positivas para lúpus eritematoso (LE) (rotulado inicialmente como hepatite *lupoide*), no qual são comuns outras manifestações autoimunes. Fadiga, mal-estar, anorexia, amenorreia, acne, artralgia e icterícia são comuns. Por vezes, podem ocorrer artrite, erupções maculopapulares (como a vasculite cutânea), eritema nodoso, colite, pleurite, pericardite, anemia, azotemia e síndrome *sicca* (ceratoconjuntivite, xerostomia). Em alguns pacientes, as complicações da cirrose, como ascite e edema (associados com hipertensão portal e hipoalbuminemia), encefalopatia, hiperesplenismo, coagulopatia ou sangramento varicoso podem ser responsáveis pela busca de atenção médica inicial por parte do paciente.

A evolução da hepatite autoimune pode ser variável. Em pacientes com doença leve ou lesões histológicas limitadas (p. ex., necrose em saca-bocados [inflamação e erosão da placa limitante dos hepatócitos periportais] sem alterações confluentes), a progressão para cirrose é limitada. Entretanto, mesmo nessa subpopulação, o monitoramento clínico é importante para identificar a progressão; até metade dos pacientes não tratados pode evoluir para cirrose ao longo de 15 anos. Na América do Norte, a cirrose à apresentação clínica inicial é mais comum em negros do que em brancos. Naqueles com hepatite autoimune sintomática grave (níveis de aminotransferases equivalentes a mais de 10 vezes o valor normal, acentuada hiperglobulinemia, lesões histológicas "agressivas" – necrose confluente ou colapso multinodular e cirrose), a mortalidade em 6 meses sem terapia pode chegar a 40%. Essa doença tão grave representa apenas 20% dos casos; a história natural de doença mais leve é variável, caracterizada muitas vezes por remissões espontâneas e exacerbações. Em um estudo nacional holandês de 10 anos (2006-2016), a mortalidade em pacientes com hepatite autoimune foi maior que aquela da população geral apenas nos pacientes com cirrose; nos pacientes sem cirrose, a sobrevida foi comparável àquela da população geral. Os sinais prognósticos particularmente ruins consistem na presença histológica de colapso multilobular por ocasião da apresentação inicial e nenhuma melhora dos níveis de bilirrubina após 2 semanas de terapia. A morte pode resultar da insuficiência hepática, do coma hepático ou de outras complicações da cirrose (p. ex., hemorragia por varizes) e de infecção intercorrente. Nos pacientes com cirrose estabelecida, o CHC pode ser uma complicação tardia (Cap. 82), mas ocorre com menor frequência que na cirrose associada à hepatite viral.

As *manifestações laboratoriais* da hepatite autoimune são semelhantes àquelas observadas na hepatite viral crônica. As provas bioquímicas de função hepática são invariavelmente anormais, contudo podem não se correlacionar com a gravidade clínica ou as anormalidades histológicas em determinados casos. Muitos pacientes com hepatite autoimune têm níveis séricos normais de bilirrubina, fosfatase alcalina e globulina, com elevações apenas mínimas das aminotransferases. Os níveis séricos de AST e ALT estão aumentados e oscilam na faixa de 100 a 1.000 unidades. Nos casos graves, o nível sérico de bilirrubina está moderadamente elevado (51-171 μmol/L [3-10 mg/dL]). A hipoalbuminemia ocorre nos pacientes com doença muito ativa ou avançada. Os níveis séricos da fosfatase alcalina podem estar moderadamente elevados ou próximos dos valores normais. Em uma porcentagem pequena dos pacientes, ocorrem elevações acentuadas da atividade da fosfatase alcalina, e as manifestações clínicas e laboratoriais confundem-se com as da colangite biliar primária (Cap. 344). O tempo de protrombina comumente está prolongado, particularmente nas fases tardias da doença ou durante as fases ativas.

A hipergamaglobulinemia policlonal (> 2,5 g/dL) é comum na hepatite autoimune, assim como a presença de fator reumatoide. Conforme dito, os anticorpos circulantes também são prevalentes, mais caracteristicamente FANs com padrão homogêneo. Os anticorpos contra músculo liso são menos específicos e são detectados com a mesma frequência na hepatite viral crônica. Em razão dos altos níveis de globulinas presentes na circulação de alguns pacientes com hepatite autoimune, por vezes as globulinas podem se ligar de modo inespecífico nos imunoensaios de fixação em fase sólida para anticorpos virais. Isso foi reconhecido mais comumente nos testes para anticorpos dirigidos contra o HCV, como assinalado anteriormente. Na verdade, estudos sobre autoanticorpos na hepatite autoimune resultaram no reconhecimento de novas categorias de hepatite autoimune. A *hepatite autoimune tipo I* é a síndrome clássica prevalente na América do Norte e na Europa Setentrional, que ocorre em mulheres jovens e está associada a uma hiperglobulinemia acentuada, manifestações lupoides, FANs circulantes e HLA-DR3 ou HLA-DR4 (em particular *B8-DRB1*03*). Igualmente associados à hepatite autoimune tipo I, são os autoanticorpos contra actina e anticorpos anticitoplasma de neutrófilos perinucleares (p-ANCAs) atípicos. Incluídos no espectro da hepatite autoimune tipo I, estão os pacientes que não têm FANs nem anti-LKM1, mas apresentam anticorpos circulantes contra o antígeno hepático solúvel. A maioria desses pacientes é constituída de mulheres com manifestações clínicas semelhantes (porém, talvez, mais graves) às dos pacientes com hepatite autoimune tipo I.

A *hepatite autoimune tipo II*, observada com frequência nas crianças, é mais comum nas populações mediterrâneas, está ligada aos haplótipos HLA-DRB1 e HLA-DQB1, mas não está associada ao FAN, e sim ao anti-LKM. Na verdade, o anti-LKM representa um grupo heterogêneo de anticorpos. Na hepatite autoimune tipo II, o anticorpo é anti-LKM1, dirigido contra o citocromo P450 2D6. Este é o mesmo anti-LKM detectado em alguns pacientes com hepatite C crônica. O anti-LKM2 é observado na hepatite induzida por fármacos, enquanto o anti-LKM3 (dirigido contra a uridina-difosfato-glicuroniltransferase) ocorre nos pacientes com hepatite D crônica. Outro autoanticorpo observado na hepatite autoimune tipo II é dirigido contra a formiminotransferase ciclodesaminase do citosol hepático (anticitosol hepático 1).

As anormalidades evidenciadas na biópsia hepática são semelhantes às descritas na hepatite viral crônica. Há um infiltrado de células mononucleares invadindo os tratos portais e estendendo-se além da placa de hepatócitos periportais, para dentro do parênquima (que recebe a designação de *hepatite da interface* ou *necrose em saca-bocado*), que pode incluir a presença de plasmócitos na hepatite autoimune. A atividade necroinflamatória caracteriza o parênquima lobular, e a evidência de regeneração hepatocelular reflete-se pela formação de "rosetas", ocorrência de placas espessadas de células hepáticas e "pseudolóbulos" regenerativos. Fibrose septal, fibrose confluente e cirrose são frequentes. Nos pacientes com hepatite autoimune inicial manifestada como uma doença semelhante à hepatite aguda, foi relatada necrose lobular e centrolobular (em contrapartida à necrose periportal mais comum). A lesão dos ductos biliares e os granulomas são incomuns, entretanto uma subpopulação de pacientes com hepatite autoimune exibe anormalidades histológicas, bioquímicas e sorológicas que se sobrepõem àquelas observadas na colangite biliar primária **(Cap. 344)**.

CRITÉRIOS DIAGNÓSTICOS

Um grupo internacional sugeriu um conjunto de critérios para estabelecer o diagnóstico de hepatite autoimune. A exclusão das doenças hepáticas causadas por distúrbios genéticos, hepatites virais, hepatotoxicidade induzida por fármacos e álcool está relacionada com critérios diagnósticos inclusivos como hiperglobulinemia, autoanticorpos e achados histológicos característicos. O grupo internacional sugeriu também um sistema abrangente de classificação diagnóstica que, embora seja necessário apenas raramente para os casos típicos, pode ser útil na ausência dos elementos típicos. Os fatores favoráveis ao diagnóstico são sexo feminino; elevação predominante das aminotransferases; presença e nível de elevação das globulinas; presença de autoanticorpos nucleares ou contra músculo liso, LKM1 e outros; outras doenças autoimunes concomitantes; aspectos histológicos característicos (hepatite de interface, plasmócitos, rosetas); marcadores HLA-DR3 ou DR4; e resposta ao tratamento (ver adiante). Um sistema de classificação mais simplificado e específico baseia-se em quatro variáveis: autoanticorpos, nível sérico de IgG, anormalidades histológicas típicas ou compatíveis e ausência de marcadores de hepatite viral. Contra esse diagnóstico, estão a elevação predominante da fosfatase alcalina, os anticorpos mitocondriais, os marcadores de hepatite viral, história de exposição a fármacos hepatotóxicos ou de ingestão excessiva de álcool, evidência histológica de lesão dos ductos biliares ou elementos histológicos atípicos como infiltração gordurosa, sobrecarga de ferro e inclusões virais.

DIAGNÓSTICO DIFERENCIAL

Nas fases iniciais da evolução da hepatite crônica, a hepatite autoimune pode ser semelhante à *hepatite viral aguda* típica **(Cap. 339)**. Sem avaliação histológica, a hepatite crônica grave não pode ser prontamente diferenciada da hepatite crônica leve com base em critérios clínicos ou bioquímicos. Na adolescência, a *doença de Wilson* **(Caps. 344 e 415)** pode apresentar-se com características de hepatite crônica muito antes das manifestações neurológicas ficarem evidentes e antes da formação dos anéis de Kayser-Fleischer (deposição de cobre na membrana de Descemet na periferia da córnea). Nessa faixa etária, as determinações de ceruloplasmina sérica e de cobre (sérico e urinário) aliadas às dosagens dos níveis hepáticos de cobre estabelecem o diagnóstico certo. A *cirrose criptogênica* ou *pós-necrótica* e a *colangite biliar primária* **(Cap. 344)** compartilham manifestações clínicas com a hepatite autoimune, hepatite alcoólica **(Cap. 342)** e esteato-hepatite não alcoólica **(Cap. 343)**, podendo apresentar-se com muitas manifestações em comum com a hepatite autoimune. A anamnese e as avaliações bioquímica, sorológica e histológica costumam ser suficientes para permitir que essas doenças sejam diferenciadas da hepatite autoimune. Evidentemente, a diferenciação entre as hepatites autoimune e viral crônica nem sempre é tão simples, sobretudo quando surgem anticorpos virais nos pacientes com doença autoimune ou quando aparecem autoanticorpos nos pacientes com doença viral. Além disso, a existência de manifestações extra-hepáticas como artrite, vasculite cutânea ou pleurite – sem mencionar a presença de autoanticorpos circulantes – pode gerar confusão com *distúrbios reumáticos* como artrite reumatoide e LE sistêmico. A existência de manifestações clínicas e bioquímicas de hepatopatia necroinflamatória progressiva permite distinguir a hepatite crônica desses outros distúrbios não associados à doença hepática grave. Raramente, a obstrução do fluxo venoso hepático (síndrome de Budd-Chiari) pode apresentar-se com manifestações sugestivas de hepatite autoimune, mas hepatomegalia dolorosa, ascite e exames de imagem vasculares fornecem pistas para diferenciar o diagnóstico. Outras considerações diagnósticas incluiriam doença celíaca e hepatopatia isquêmica, que poderiam ser prontamente diferenciadas da hepatite autoimune com base nas manifestações clínicas e laboratoriais.

Nos pacientes tratados com inibidores do *checkpoint* imune para cânceres, o fígado pode ser um dos alvos autoimunes da terapia; a síndrome lembra uma hepatite autoimune em termos de características clínicas e resposta ao tratamento baseado em glicocorticoides. Por fim, as manifestações clínicas da hepatite autoimune por vezes se sobrepõem às manifestações de distúrbios biliares autoimunes como colangite biliar primária, colangite esclerosante primária **(Caps. 344 e 346)** ou, ainda mais raramente, colangite autoimune negativa para anticorpos antimitocondriais. Essas síndromes sobrepostas são difíceis de classificar, e a resposta ao tratamento comumente pode ser o fator diferencial que leva ao diagnóstico definitivo.

TRATAMENTO

Hepatite autoimune

A base do tratamento da hepatite autoimune são os glicocorticoides. Vários ensaios clínicos controlados comprovaram que esse tratamento resulta em melhora sintomática, clínica, bioquímica e histológica, assim como em aumento da sobrevida. Pode ser esperada uma resposta terapêutica em até 80% dos pacientes. Infelizmente, ensaios clínicos falharam em demonstrar que esse tratamento evita a progressão para cirrose; entretanto, foram relatados casos de reversão de fibrose e cirrose em pacientes responsivos ao tratamento, e respostas rápidas ao tratamento dentro de 1 ano se traduzem na redução da progressão para cirrose. Apesar de alguns autores defenderem o uso da prednisolona (o metabólito hepático da prednisona), a prednisona é tão eficaz quanto a primeira e é preferida pela maioria dos especialistas. O tratamento pode ser iniciado com 20 mg/dia, porém um esquema popular nos Estados Unidos consiste em uma dose inicial de 60 mg/dia. Essa dose mais alta deve ser reduzida sucessivamente ao longo de 1 mês, até chegar em um nível de manutenção de 20 mg/dia. Embora igualmente eficaz, uma alternativa mais atraente é começar com a metade da dose de prednisona (30 mg/dia) junto com azatioprina (50 mg/dia). Mantendo a dose de azatioprina em 50 mg/dia, a dose de prednisona deve ser reduzida ao longo de 1 mês até chegar a um nível de manutenção de 10 mg/dia. A vantagem da abordagem combinada é a redução de 66% para menos de 20% nas complicações graves e ameaçadoras do tratamento com corticosteroides (p. ex., manifestações cushingoides, hipertensão, diabetes, osteoporose) ao longo do ciclo de tratamento de 18 meses. As análises genéticas para variantes alélicas da tiopurina-S-metiltransferase não se correlacionam com as citopenias associadas à azatioprina ou com a eficácia e não são rotineiramente avaliadas em pacientes com hepatite autoimune. Nos esquemas combinados, a 6-mercaptopurina pode ser substituída por seu profármaco (azatioprina), porém isso raramente é necessário. Entretanto, a azatioprina isolada é ineficaz para conseguir remissão, assim como o tratamento com glicocorticoides em dias alternados. A experiência limitada com budesonida nos pacientes sem cirrose sugere que esse fármaco redutor de efeitos colaterais possa ser eficaz; contudo, os poucos estudos randomizados controlados com budesonida não demonstraram eficácia consistente. Pesquisas demonstraram que o tratamento é eficaz para hepatite autoimune grave (AST ≥ 10 vezes acima do limite superior da normalidade, ou ≥ 5 vezes acima do limite superior da normalidade com globulina sérica ≥ 2 vezes o valor normal; necrose confluente ou necrose multilobular evidenciada na biópsia hepática; presença de sintomas), porém o tratamento não está indicado para as formas leves de hepatite crônica, e sua eficácia na hepatite autoimune leve ou assintomática ainda não foi estabelecida.

Melhoras na fadiga, anorexia, mal-estar e icterícia tendem a ocorrer em alguns dias a várias semanas; a melhora bioquímica ocorre ao longo de várias semanas a meses, com redução dos níveis séricos da bilirrubina e globulina, bem como aumento da albumina sérica. Os níveis séricos das aminotransferases costumam cair prontamente, porém as melhoras observadas na AST e na ALT isoladamente não parecem constituir marcadores confiáveis de recuperação em determinados pacientes; a melhora histológica, caracterizada por uma redução da infiltração de células mononucleares e da necrose hepatocelular, pode levar de 6 a 24 meses. Contudo, interpretados com cautela, os níveis das aminotransferases são indicadores extremamente valiosos da atividade relativa da doença, e muitas autoridades *não* defendem a realização de biópsias hepáticas seriadas com o intuito de determinar o sucesso terapêutico ou orientar as decisões destinadas a alterar ou interromper o tratamento. Respostas rápidas são mais comuns nos pacientes idosos (≥ 69 anos) e nos portadores de HLA *DBR1*04*; embora os pacientes que respondem rapidamente possam progredir mais rápido para cirrose e transplante de fígado, eles não são menos propensos a apresentar recidiva depois do tratamento do que os indivíduos que respondem mais devagar. O tratamento deve ser mantido durante pelo menos 12 a 18 meses. Depois da redução progressiva das doses e da interrupção do tratamento, a probabilidade de recaída é de pelo menos 50%, mesmo quando a histologia pós-tratamento melhora a ponto de evidenciar hepatite crônica leve, razão pela qual a maioria dos pacientes necessita de tratamento indefinidamente com doses de manutenção. A continuação do tratamento apenas com azatioprina (2 mg/kg de peso corporal ao dia) depois da interrupção da prednisona consegue reduzir a frequência das recidivas. A manutenção prolongada com prednisona em dose baixa (≤ 10 mg/dia) também conseguiu controlar a hepatite autoimune, sem o risco teórico de supressão medular associada à azatioprina e de teratogenicidade nas mulheres jovens em idade reprodutiva; contudo, o tratamento de manutenção com azatioprina é mais eficaz para manter a remissão.

Nos casos clinicamente refratários, deve-se tentar intensificar o tratamento com doses altas de glicocorticoide (60 mg/dia) ou uma combinação de corticoide (30 mg/dia) com doses altas de azatioprina (150 mg/dia). Após 1 mês, as doses de prednisona podem ser reduzidas em 10 mg/mês, enquanto as doses de azatioprina são reduzidas em 50 mg/mês até que sejam alcançadas doses de manutenção convencionais definitivas. Os pacientes refratários a esse esquema podem ser tratados com ciclosporina, tacrolimo ou micofenolato de mofetila. Do mesmo modo, com base nos estudos exploratórios, as infusões de anticorpos monoclonais dirigidos contra o fator de necrose tumoral (infliximabe) e contra o antígeno CD20 dos linfócitos B (rituximabe) foram clinicamente eficazes (redução dos níveis das aminotransferases, das concentrações de imunoglobulina G e da atividade inflamatória ao exame histológico) como tratamento de resgate para hepatite autoimune refratária. Entretanto, até hoje, apenas alguns dados limitados referentes a grupos pequenos de pacientes, geralmente de relatos informais, apoiam essas abordagens alternativas. Quando o tratamento clínico falha ou a hepatite crônica progride para cirrose e está associada a complicações que ameaçam a vida por descompensação hepática, o transplante de fígado é o único recurso (Cap. 345); nos pacientes com hepatite autoimune grave, a ausência de melhora na bilirrubina depois de 2 semanas de tratamento deve levar à avaliação imediata do paciente para transplante de fígado. A recidiva da hepatite autoimune no fígado transplantado ocorre raramente, na maioria dos estudos, mas variou em 35 a 40% dos pacientes em outros relatos; no entanto, os índices de sobrevida do enxerto e do paciente em 5 anos ultrapassam 80%.

Como todos os pacientes com hepatopatia crônica, os pacientes com hepatite autoimune devem ser vacinados contra hepatites A e B, de preferência antes de iniciar o tratamento imunossupressor (se for possível). Pacientes com hepatite autoimune e cirrose devem fazer rastreamento para CHC com ultrassonografia a cada 6 meses e para varizes gastresofágicas com endoscopia digestiva alta a cada 1 a 3 anos, dependendo da gravidade da doença hepática.

LEITURAS ADICIONAIS

AASLD/IDSA HCV Guidance Panel: Hepatitis C guidance 2019 update: American Association for the Study of Liver Diseases–Infectious Diseases Society of America recommendations for testing, managing, and treating hepatitis C virus infection. Hepatology 71:686, 2020. Updated regularly and available at *http://www.hcvguidelines.org.* Accessed April 20, 2020.

Bersoff-Matcha SJ et al: Hepatitis B virus reactivation associated with direct-acting antiviral therapy for chronic hepatitis C virus: A review of cases reported to the U.S. Food and Drug Administration Adverse Event Reporting System. Ann Intern Med 166:792, 2017.

Bourliere M et al: Sofosbuvir, velpatasvir, and voxilaprevir for previously treated HCV infection. N Engl J Med 376:2134, 2017.

Buti M et al: Tenofovir alafenamide versus tenofovir disproxil fumarate for the treatment of HBeAg-negative chronic hepatitis B virus infection: A randomized, double-blind, phase 3 non-inferiority trial. Lance Gastroenterol Hepatol 1:196, 2017.

Butt AA et al: Direct-acting antiviral therapy for HCV infection is associated with a reduced risk of cardiovascular disease events. Gastroenterology 156:987, 2019.

Carbone M, Neuberger JM: Autoimmune liver disease, autoimmunity and liver transplantation. J Hepatol 60:210, 2014.

Carrat F et al: Clinical outcomes in patients with chronic hepatitis C after direct-acting antiviral treatments: A prospective cohort study. Lancet 393:1453, 2019.

Chan HLY et al: Tenofovir alafenamide versus tenofovir disproxil fumarate for the treatment of HBeAg-positive chronic hepatitis B virus infection: A randomized, double-blind, phase 3 non-inferiority trial. Lancet Gastroenterol Hepatol 1:185, 2017.

European Association for the Study of the Liver: EASL 2017 clinical practice guidelines on the management of hepatitis B virus infection. J Hepatol 67:370, 2017.

European Association for the Study of the Liver: EASL recommendations on treatment of hepatitis C 2018. J Hepatol 69:461, 2018.

European Association for the Study of the Liver: EASL recommendations on treatment of hepatitis C: Final update of the series. J Hepatol 73:1170, 2020.

Forns X et al: Glecaprevir plus pibrentasvir for chronic hepatitis C virus genotype 1, 2, 4, 5, or 6 infection in adults with compensated cirrhosis (EXPEDITION-1): A single-arm, open-label, multicentre phase 3 trial. Lancet Infect Dis 17:1062, 2017.

Jacobson IM et al: American Gastroenterological Association Institute clinical practice update-expert review: Care of patients who have achieved a sustained virologic response after antiviral therapy for chronic hepatitis C infection. Gastroenterology 152:1578, 2017.

Kwo PY et al: Glecaprevir and pibrentasvir yield high response rates in patients with HCV genotype 1-6 without cirrhosis. J Hepatol 67:263, 2017.

Liem KS et al: Limited sustained response after stopping nucleos(t)ide analogues in patients with chronic hepatitis B: Results from a randomized controlled trial (Toronto STOP study). Gut 68:2206, 2019.

Lok ASG et al: Antiviral therapy for chronic hepatitis B viral infection in adults: A systematic review and meta-analysis. Hepatology 63:284, 2016.

Loomba R, Liang TJ: Hepatitis B reactivation associated with immune suppressive and biological modifier therapies: Current concepts, management strategies, and future directions. Gastroenterology 152:1297, 2017.

Mcglynn EA et al: Assessing the safety of direct-acting antiviral agents for hepatitis C. JAMA Open Network 2(6):e194765, 2019.

Papatheodoridis GV et al: Eight-year survival in chronic hepatitis B patients under long-term entecavir or tenofovir is similar to the general population. J Hepatol 68:1129, 2018.

Papatheodoridis GV et al: DARING-B: Discontinuation of effective entecavir or tenofovir disoporxil fumarate long-term therapy before HBsAg loss in non-cirrhotic HBeAg-negative chronic hepatitis B. Antivir Ther 23:677, 2018.

Pawlotsky J-M et al: From non-A, non-B hepatitis to hepatitis C virus cure. J Hepatol 62:S87, 2015.

Perrillo RP et al: American Gastroenterological Association Institute technical review on prevention and treatment of hepatitis B virus reactivation during immunosuppressive drug therapy. Gastroenterology 148:221, 2015.

Reddy KJ et al: American Gastroenterological Association Institute guideline on the prevention and treatment of hepatitis B virus reactivation during immunosuppressive drug therapy. Gastroenterology 148:215, 2015.

Rossi C et al: Sustained virologic response from interferon-based hepatitis C regimens is associated with reduced risk of extrahepatic manifestations. J Hepatol 71:1116, 2019.

Singal AG et al: AGA clinical practice update on interaction between oral direct-acting antivirals for chronic hepatitis C infection and hepatocellular carcinoma: Expert review. Gastroenterology 156:2149, 2019.

Singh S et al: Magnitude and kinetics of decrease in liver stiffness after antiviral therapy in patients with chronic hepatitis C: A systematic review and meta-analysis. Clin Gastroenterol Hepatol 16:27, 2018.

Spearman CW et al: Hepatitis C. Lancet 394:1451, 2019.

Tang LS et al: Chronic hepatitis B infection: A review. JAMA 319:1802, 2018.

Terrault N et al: Update on prevention, diagnosis, and treatment of chronic hepatitis B: AASLD 2018 hepatitis B guidance. Hepatology 67:1560, 2018.

Van Den Brand FF et al: Increased mortality among patients with vs without cirrhosis and autoimmune hepatitis. Clin Gastroenterol Hepatol 17:940, 2019.

Yurdaydin C et al: Treating chronic hepatitis delta: The need for surrogate markers of treatment efficacy. J Hepatol 70:1008, 2019.

342 Doença hepática associada ao álcool

Bernd Schnabl

As doenças hepáticas associadas ao álcool (DHAs) abrangem um espectro de doenças associadas ao consumo crônico de álcool que variam desde esteatose hepática e esteato-hepatite associadas ao álcool até doença hepática mais avançada, incluindo fibrose e cirrose. A hepatite alcoólica aguda é uma forma crônica agudizada de DHA que está associada a insuficiência hepática e alta mortalidade.

EPIDEMIOLOGIA

Cerca de 5,8% dos adultos nos Estados Unidos apresentam algum transtorno por uso de álcool, definido como > 2 doses por dia em mulheres e > 3 doses por dia em homens ou episódios de consumo pesado de álcool definido como 4 doses para mulheres e 5 doses para homens em cerca de 2 horas (1 dose equivale a cerca de 14 g de etanol, o que significa uma cerveja, 120 mL de vinho ou 30 mL de destilados a 80%). A prevalência de DHA está relacionada com a quantidade de consumo de álcool nas diferentes regiões. A prevalência de esteatose associada ao álcool é de 4,7% na população geral dos Estados Unidos, e 1,5% dos casos apresentam fibrose em estágio 2 ou mais. A cirrose hepática é a 11ª causa de morte no mundo todo, causando 1,16 milhão de mortes anualmente; 48% dos casos de cirrose podem ser atribuídos ao álcool. Entre os pacientes com transtorno por uso de álcool, 18% apresentavam fibrose, 26% tinham cirrose e 7% tinham hepatite alcoólica aguda sem cirrose subjacente. Na população europeia, a taxa de incidência anual de hepatite alcoólica aguda fica entre 24 e 27 a cada 1 milhão de habitantes em mulheres e entre 46 e 65 a cada 1 milhão de habitantes em homens.

PATOGÊNESE

O álcool na forma de etanol é rapidamente absorvido pelo trato digestivo superior e é predominantemente metabolizado pelo fígado. O etanol alcança o fígado através da veia porta, e a maior parte do etanol é oxidada pela álcool-desidrogenase 1 (ADH1) até a forma de acetaldeído nos hepatócitos. O consumo crônico de álcool induz a expressão de uma segunda enzima metabolizadora do etanol, o citocromo P450 família 2 subfamília E membro 1 (CYP2E1), a qual também converte o etanol em acetaldeído. Além dos efeitos tóxicos celulares diretos do acetaldeído, o metabolismo do etanol em acetaldeído causa a geração de espécies reativas de oxigênio (ROSs, de *reactive oxygen species*), resultando em lesão adicional dos hepatócitos via peroxidação lipídica e dano ao DNA. O acetaldeído é, então, oxidado em acetato via aldeído-desidrogenase (ALDH). A deficiência hereditária de ALDH2 é comum em países asiáticos, levando ao acúmulo de acetaldeído após o consumo de álcool. Essas pessoas desenvolvem náuseas e rubor cutâneo. Vários mecanismos contribuem para o desenvolvimento de esteatose hepática relacionada ao consumo de álcool. O acetato é convertido em acetil-coenzima A (CoA), o que contribui para a síntese de ácidos graxos e triglicerídeos. O álcool, em parte por meio de alterações epigenéticas, aumenta a expressão de genes envolvidos na lipogênese, enquanto os genes envolvidos no transporte e oxidação dos ácidos graxos são suprimidos. O álcool também aumenta a proporção de nicotinamida-adenina-dinucleotídeo (NAD)/NAD oxidada (NADH/NAD$^+$) nos hepatócitos, o que reduz ainda mais a β-oxidação mitocondrial. O álcool pode aumentar a mobilização de ácidos graxos no tecido adiposo e no intestino, o que leva ao acúmulo hepático de ácidos graxos e ao aumento da esteatose hepática. Em geral, o efeito final desses processos contribui para o acúmulo de gordura no fígado.

FATORES DE RISCO PARA PROGRESSÃO DA DHA

O consumo diário de álcool ou o consumo pesado resultam em esteatose hepática, mas apenas 10 a 20% dessas pessoas desenvolverão doença hepática e cirrose. Assim, outros cofatores como fatores comportamentais, ambientais e genéticos são importantes na progressão da DHA (Tab. 342-1). Há um aumento dose-dependente, com relação à quantidade de álcool consumida, na probabilidade de desenvolver cirrose hepática. As mulheres desenvolvem DHA com uma menor ingesta diária de álcool. O tabagismo é um fator de risco independente para a cirrose associada ao álcool. O padrão de consumo de álcool, em particular o consumo episódico pesado e a ingesta de álcool excessiva fora das refeições, aumenta o risco de desenvolver DHA progressiva. A obesidade e outras doenças hepáticas crônicas, como a hepatite viral, a hemocromatose e a esteato-hepatite não alcoólica (NASH, de *nonalcoholic steatohepatitis*), são cofatores que costumam contribuir para a progressão da DHA. Estudos em gêmeos demonstraram uma predisposição genética para a cirrose hepática associada ao álcool que é independente da predisposição genética ao transtorno por uso de álcool. Foram encontrados polimorfismos genéticos que conferem risco aumentado de cirrose hepática associada ao álcool em três genes: semelhante à patatina contendo domínio fosfolipase 3 (*PNPLA3*), contendo o domínio O-acetiltransferase ligado à membrana 7 (*MBOAT7*) e transmembrana 6 superfamília membro 2 (*TM6SF2*); apesar disso, o mecanismo molecular não está bem compreendido. Um subgrupo de pacientes com transtorno por uso de álcool desenvolve alterações no microbioma intestinal e aumento da permeabilidade intestinal, resultando na ativação de inflamação hepática, morte hepatocitária e ativação de vias da fibrose. A fibrose continuada devido ao consumo sustentado de álcool pode resultar no desenvolvimento de cirrose com hipertensão portal (Cap. 344).

MANIFESTAÇÕES CLÍNICAS

O desenvolvimento de esteatose, esteato-hepatite e cirrose associadas ao álcool costuma ser clinicamente silencioso. Os sintomas surgem quando o paciente com cirrose hepática associada ao álcool descompensa ou desenvolve hepatite alcoólica (Tab. 342-2). Os pacientes com hepatite alcoólica apresentam consumo pesado de álcool geralmente por > 5 anos e até pelo menos 8 semanas antes do início dos sintomas. Eles apresentam início rápido de icterícia (bilirrubina sérica > 3 mg/dL), geralmente acompanhada por febre, mal-estar, hepatomegalia dolorosa e sinais clínicos de descompensação hepática, como ascite, infecção bacteriana, sangramento de varizes e encefalopatia hepática. Ocorrem infecções em 12 a 26% dos pacientes com hepatite alcoólica grave no momento da hospitalização. A hepatite alcoólica costuma ser acompanhada pela síndrome da resposta inflamatória sistêmica (SIRS, de *systemic inflammatory response syndrome*) e por lesão renal aguda (LRA) secundárias à síndrome hepatorrenal.

TABELA 342-1 ■ Fatores para a progressão da doença hepática associada ao álcool

- Dose de álcool (> 1 dose/dia para mulheres, > 2 doses/dia para homens)
- Padrão do hábito de beber (beber sem alimentos, ingesta episódica pesada)
- Fatores genéticos, especialmente polimorfismo *PNPLA3*
- Gênero feminino
- Tabagismo
- Índice de massa corporal aumentado e doenças hepáticas crônicas
- Microbiota intestinal

TABELA 342-2 ■ Sinais e sintomas associados à cirrose relacionada ao álcool e à hepatite alcoólica

- Cansaço
- Desnutrição e sarcopenia
- Abdome: desconforto abdominal, hepatomegalia, esplenomegalia, *caput medusae*, ascite com ganho ponderal, dor abdominal e falta de ar
- Pele: angiomas aracneiformes, eritema palmar, icterícia, equimose
- Olhos: icterícia escleral
- Mãos: contratura de Dupuytren
- Face: rinofima
- Sistema reprodutivo: ginecomastia, atrofia gonadal, perda de libido, amenorreia
- Neurológicos:
  - Neuropatia periférica
  - Abstinência alcoólica: taquicardia, agitação, tremor, convulsões, *delirium*
  - Encefalopatia hepática: asterixe (tremor em *flapping*), esquecimentos, inversão do padrão de sono/vigília, alteração da consciência, confusão, letargia, coma
  - Síndrome de Wernicke-Korsakoff

ANORMALIDADES LABORATORIAIS

Os pacientes com esteatose hepática simples podem apresentar testes de função hepática normais. A esteato-hepatite se caracteriza por níveis elevados de aspartato-aminotransferase (AST) e de gama-glutamiltransferase (GGT). Os parâmetros laboratoriais característicos da DHA incluem uma relação entre AST e alanina-aminotransferase (ALT) > 1 e níveis séricos de AST raramente > 300 UI/L. A bilirrubina sérica e a razão normalizada internacional (INR, de *international normalized ratio*) são geralmente normais. Elevação de bilirrubinas e da INR com albumina sérica e plaquetas baixas são achados laboratoriais comuns em pacientes com cirrose. Os pacientes com hepatite alcoólica apresentam elevações de AST e ALT que não excedem 400 UI/L, com relação AST/ALT > 1,5 e bilirrubina sérica > 3 mg/dL.

DIAGNÓSTICO

O Alcohol Use Disorders Inventory Test (AUDIT) é uma ferramenta validada para a identificação do transtorno por uso de álcool **(Cap. 453)**. O diagnóstico de DHA exige a exclusão de outras doenças hepáticas em pessoas com uso pesado de álcool. A esteatose associada ao álcool pode ser diagnosticada por ultrassonografia (US) simples, ressonância magnética (RM) ou tomografia computadorizada (TC). A quantificação não invasiva da gordura hepática pode ser feita com a técnica ultrassonográfica de parâmetros de atenuação controlada (PACs) ou com fração de gordura por densidade de prótons por RM (RM-PDFF, de *proton density fat fraction*). A biópsia hepática raramente está indicada para o diagnóstico de esteatose ou esteato-hepatite associadas ao álcool. A biópsia hepática geralmente mostra hepatócitos com grandes gotas de lipídeos (esteatose macrovesicular) ao redor de veias pericentrais (zona 3). As características morfológicas da esteato-hepatite associada ao álcool incluem lesão hepatocitária e balonização com corpúsculos de Mallory-Denk, necrose e inflamação lobular com granulócitos neutrofílicos e mononucleares.

A progressão da esteato-hepatite associada ao álcool para fibrose pode ser diagnosticada com o uso da medida de rigidez hepática com técnicas como a elastografia transitória (p. ex., FibroScan). Uma rigidez hepática < 6 kPa indica fígado normal, tendo sido validados pontos de corte para cada estágio de fibrose hepática associada ao álcool (> 8 kPa indica fibrose avançada ≥ F3; > 12,5 kPa indica cirrose F4). A histologia mostra inicialmente fibrose perivenular com a subsequente extensão das fibras de colágeno para dentro de lóbulos hepáticos, descrita como fibrose septal. Os pacientes com cirrose mostram nodularidade hepática aos exames de imagem por US, RM ou TC. Os sinais radiológicos de hipertensão portal incluem ascite, esplenomegalia e vasos colaterais portossistêmicos. O prognóstico e o risco de morte são avaliados com o uso de escores como o Child-Pugh-Turcotte (CPT) ou o Model for End-Stage Liver Disease (MELD; ou MELD-Na [MELD--sódio]) **(Cap. 344)**.

Em pacientes que apresentam características sugestivas de hepatite alcoólica, são obtidos exames de imagem para a exclusão de obstrução biliar e de carcinoma hepatocelular (CHC). Além disso, outras causas de doença hepática como hepatite viral, doença de Wilson e doença hepática autoimune grave devem ser descartadas. A histologia mostra esteatose macrovesicular, balonização hepatocitária com corpúsculos de Mallory--Denk, megamitocôndrias, infiltração neutrofílica, estase de bilirrubina e fibrose "em tela de galinheiro". A maioria dos pacientes com hepatite alcoólica apresenta cirrose subjacente (80%) **(Cap. 344)**, e 10 a 20% dos pacientes com um diagnóstico clínico de hepatite alcoólica apresentarão outras doenças hepáticas à biópsia. Assim, na presença de possíveis fatores de confusão, incluindo possível hepatite isquêmica (p. ex., em casos de hipotensão, sangramento gastrintestinal maciço, uso recente de cocaína, choque séptico), lesão hepática induzida por fármacos (DILI, de *drug--induced liver injury*), doença hepática autoimune, dúvidas na avaliação do uso de álcool ou exames laboratoriais atípicos (AST < 50 UI/L ou > 400 UI/L, relação AST/ALT < 1,5), recomenda-se uma biópsia transjugular para confirmar o diagnóstico de hepatite alcoólica. Deve-se avaliar a presença de infecções com radiografia de tórax e culturas de sangue, urina e ascite em pacientes que apresentam hepatite alcoólica.

TRATAMENTO

Doença hepática associada ao álcool (Fig. 342-1)

Até o momento, a terapia mais efetiva para reduzir a progressão e reverter a DHA é a abstenção prolongada de álcool. Em especial, a esteatose hepática e a esteato-hepatite associadas ao álcool são reversíveis com a cessação do consumo de álcool. Assim, o tratamento do transtorno por uso de álcool subjacente é parte integral da terapia da DHA. Atualmente não há fármacos aprovados para tratamento de esteatose e esteato-hepatite com ou sem fibrose associadas ao álcool.

Os pacientes com cirrose associada ao álcool e consumo continuado de álcool estão sob risco de descompensação e desenvolvimento de encefalopatia hepática, ascite, sangramento de varizes, síndrome hepatorrenal e CHC **(Cap. 344)**. Os pacientes com cirrose devem ser submetidos à endoscopia digestiva alta para o rastreamento de varizes. O rastreamento de CHC é recomendado com o uso de US a cada 6 meses em pacientes com cirrose. O manejo de complicações da cirrose, como sangramento de varizes, ascite, encefalopatia hepática e CHC, não é diferente daquele de outros casos de cirrose por outras etiologias **(Cap. 344)**. O transplante hepático para pacientes com cirrose descompensada ou CHC associados ao álcool é uma terapia definitiva e atualmente é a principal indicação para transplante hepático nos Estados Unidos. A avaliação para transplante hepático deve ser considerada em pacientes com doença hepática terminal **(Cap. 345)**.

Nos pacientes diagnosticados com hepatite alcoólica, a mortalidade em curto prazo pode ser prevista com o uso da função discriminante de Maddrey (MDF, de *Maddrey discriminant function*; calculada como 4,6 × [prolongamento do tempo de protrombina acima do controle {em segundos}] + bilirrubina sérica [mg/dL]), do escore MELD **(Cap. 344)** ou do escore idade (*age*)-bilirrubina-INR-creatinina (ABIC). Os pacientes com MDF < 32 ou MELD ≤ 20 são definidos como apresentando hepatite alcoólica moderada. Atualmente, os pacientes com hepatite alcoólica moderada são tratados por equipe multidisciplinar que inclui um especialista em transtorno por uso de álcool, um nutricionista para a suplementação nutricional dos pacientes com ingesta marcadamente reduzida e um hepatologista para o manejo das complicações da doença hepática. A nutrição enteral com um objetivo > 21 kcal/kg com suplementação de micronutrientes (em particular, o zinco) e de vitaminas (em particular, a vitamina B$_1$) é recomendada para os pacientes com hepatite alcoólica. A albumina intravenosa (IV) é preferida para a expansão de volume. Um valor de MDF ≥ 32 ou de MELD > 20 identifica pacientes com hepatite alcoólica grave e alta taxa de mortalidade em curto prazo, os quais terão benefício de sobrevida com o tratamento com glicocorticoide. As contraindicações ao tratamento com glicocorticoides incluem infecções não controladas ou sepse, LRA e síndrome hepatorrenal, sangramento não controlado em trato gastrintestinal superior, doenças concomitantes (incluindo hepatite viral, CHC, pancreatite, DILI, tuberculose ativa e vírus da imunodeficiência humana [HIV]), falência de múltiplos órgãos e choque. Os glicocorticoides podem ser usados após o controle adequado da infecção, sepse e sangramento gastrintestinal. O uso

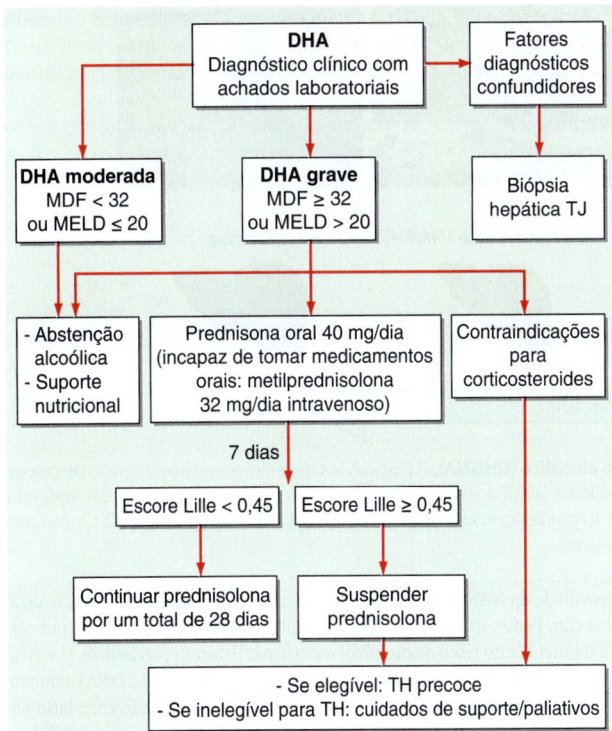

FIGURA 342-1 Algoritmo de tratamento da doença hepática associada ao álcool (DHA). Nos pacientes com diagnóstico clínico de DHA, os fatores de confusão (ver texto) devem ser descartados, se necessário, com biópsia hepática transjugular (TJ). Os pacientes com DHA grave, definida como uma função discriminante de Maddrey (MDF) ≥ 32 ou um escore Model for End-Stage Liver Disease (MELD) > 20, e sem contraindicações para glicocorticoides (ver texto) são candidatos a esse tratamento. Os pacientes que não respondem ou aqueles com contraindicações para o tratamento devem ser considerados para transplante hepático (TH) precoce ou cuidado de suporte/paliativo, conforme for clinicamente apropriado.

de glicocorticoides reduz o risco de morte em pacientes com hepatite alcoólica grave dentro de 28 dias do tratamento, mas não nos 6 meses seguintes. A preferência recai sobre a prednisolona oral com dose de 40 mg/dia por um total de 4 semanas. Nos pacientes que não conseguem tomar medicamentos orais, utiliza-se a metilprednisolona 32 mg/dia IV. A combinação de glicocorticoides e infusão de N-acetilcisteína pode aumentar o benefício de sobrevida no curto prazo de 1 mês. A ausência de melhora do escore Lille (≥ 0,45) após 7 dias de tratamento com glicocorticoides determinará os pacientes com hepatite alcoólica grave com pouca chance de se beneficiarem com o tratamento continuado com glicocorticoides. Os glicocorticoides devem ser suspensos nos pacientes que não respondem, devendo-se considerar o transplante hepático precoce. Embora o prognóstico em curto prazo dependa da gravidade da doença hepática no momento da apresentação, o prognóstico em longo prazo (> 1 ano) depende, em grande medida, da abstenção de álcool e da cirrose subjacente. Os pacientes com hepatite alcoólica grave que não respondem ao tratamento clínico têm elevada mortalidade em 30 dias e, assim, não conseguem satisfazer o critério de um mínimo de 6 meses de abstenção alcoólica que muitos centros de transplante hepático exigem para a avaliação. O transplante hepático precoce pode ser realizado com sucesso em pacientes altamente selecionados com excelente perfil psicossocial **(Cap. 345)**. Se um paciente que não responde ao tratamento não for elegível para transplante hepático precoce, deve-se considerar o tratamento de suporte ou paliativo no caso de falência de múltiplos órgãos.

LEITURAS ADICIONAIS

CRABB DW et al: Standard definitions and common data elements for clinical trials in patients with alcoholic hepatitis: Recommendation from the NIAAA Alcoholic Hepatitis Consortia. Gastroenterology 150:785, 2016.

CRABB DW et al: Diagnosis and treatment of alcohol-associated liver diseases: 2019 practice guidance from the American Association for the Study of Liver Diseases. Hepatology 71:306, 2020.

LOUVET A et al: Corticosteroids reduce risk of death within 28 days for patients with severe alcoholic hepatitis, compared with pentoxifylline or placebo-a meta-analysis of individual data from controlled trials. Gastroenterology 155:458, 2018.

SEITZ HK et al: Alcoholic liver disease. Nat Rev Dis Primers 4:16, 2018.

SINGAL AK et al: ACG clinical guideline: Alcoholic liver disease. Am J Gastroenterol 113:175, 2018.

343 Doença hepática gordurosa não alcoólica e esteato-hepatite não alcoólica

Manal F. Abdelmalek, Anna Mae Diehl

INCIDÊNCIA, PREVALÊNCIA E HISTÓRIA NATURAL

A doença hepática gordurosa não alcoólica (DHGNA) é a causa mais comum de doença hepática crônica nos Estados Unidos e no mundo todo. A prevalência global de DHGNA é estimada em até 1 bilhão de pessoas. Nos Estados Unidos, estima-se que a DHGNA afete entre 80 e 100 milhões de pessoas. A DHGNA está fortemente associada com resistência à insulina, sobrepeso/obesidade e síndrome metabólica. Contudo, ela também pode ocorrer nos indivíduos magros e é particularmente comum nos que têm escassez de depósitos adiposos (i.e., lipodistrofia). Fatores étnicos/raciais também parecem influenciar o acúmulo de gordura; a prevalência documentada de DHGNA é mais baixa em negros (cerca de 25%), mais alta em norte-americanos de origem hispânica (em torno de 50%) e intermediária em norte-americanos brancos (aproximadamente 33%).

A DHGNA engloba um espectro de doenças hepáticas com prognósticos clínicos diferentes **(Fig. 343-1)**. O simples acúmulo de triglicerídeos dentro dos hepatócitos (esteatose hepática) está no extremo mais clinicamente benigno do espectro. No extremo oposto, estão as condições clinicamente mais graves como cirrose **(Cap. 344)** e câncer hepático primário **(Cap. 82)**. O risco de desenvolver cirrose é extremamente baixo em pessoas com esteatose isolada (fígado gorduroso não alcoólico [FGNA]), mas aumenta à medida que a esteatose é complicada por lesão e morte de células hepáticas e por acúmulo de células inflamatórias (i.e., esteato-hepatite não alcoólica [NASH, de *nonalcoholic steatohepatitis*]). Presume-se que pelo menos um quarto dos adultos com DHGNA apresente NASH. A NASH por si só é também uma condição heterogênea; ela pode melhorar e virar esteatose ou apresentar histologia normal, permanecer relativamente estável durante anos ou causar acúmulo progressivo de cicatrizes fibrosas que terminam em cirrose (fibrose em estágio 4). A fibrose hepática avançada é o preditor primário de morbidade e mortalidade relacionadas ao fígado na DHGNA. Quando o paciente desenvolve cirrose associada à DHGNA, a incidência anual de câncer primário do fígado pode chegar a 1 a 2%.

Os exames de imagem do abdome não conseguem determinar quais indivíduos com DHGNA têm destruição e inflamação das células hepáticas associadas (i.e., NASH), e ainda não há testes sanguíneos específicos disponíveis para diagnosticar NASH. Contudo, estudos populacionais que usaram níveis séricos de alanina-aminotransferase (ALT) elevados como marcador de lesão hepática indicaram que cerca de 6 a 8% dos adultos norte-americanos têm elevações de ALT sérica que não podem ser explicadas pelo consumo excessivo de álcool, outras causas conhecidas de esteatose hepática **(Tab. 343-1)**, hepatite viral ou doenças hepáticas congênitas ou induzidas por fármacos. Como a prevalência dessas elevações "criptogênicas" da ALT aumenta com o índice de massa corporal (IMC), presume-se que seja devido à NASH. Por conseguinte, em determinada época, a NASH está presente em aproximadamente 25% dos indivíduos que têm DHGNA (i.e., cerca de 6-8% da população norte-americana adulta em geral têm NASH). Estudos transversais menores nos quais foram realizadas biópsias hepáticas em pacientes com NASH em centros de referência terciária demonstraram consistentemente fibrose avançada ou cirrose em cerca de 25% dessas coortes. Por extrapolação, portanto, a cirrose desenvolve-se em aproximadamente 6% dos indivíduos com DHGNA (i.e., cerca de 1,5-2% da população norte-americana em geral). O risco de fibrose hepática avançada é maior nos indivíduos com NASH com > 45 a 50 anos de idade, sobrepeso/obesidade ou portadores de diabetes tipo 2.

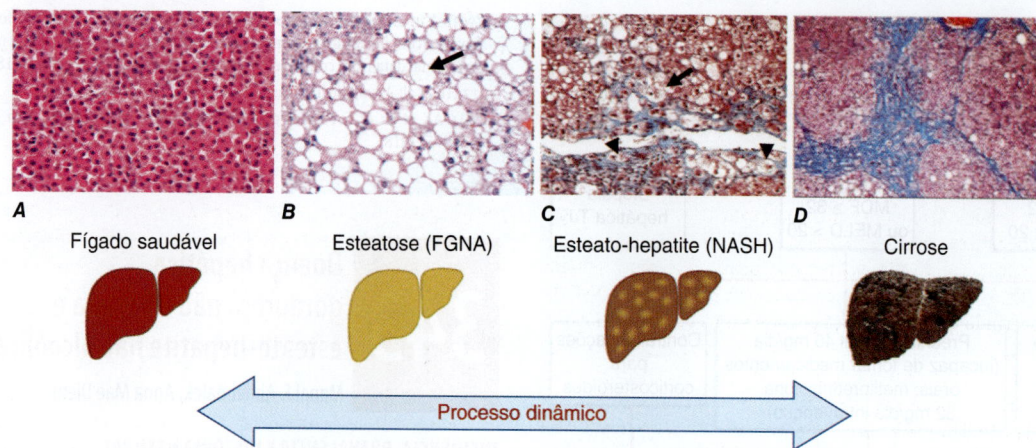

FIGURA 343-1 Espectro histopatológico da doença hepática gordurosa não alcoólica (DHGNA). A DHGNA abrange um espectro dinâmico de patologia hepática. **A.** Fígado saudável. **B.** Esteatose simples (fígado gorduroso não alcoólico [FGNA]); a *seta* mostra hepatócitos com esteatose. **C.** Esteato-hepatite não alcoólica (NASH); balonização hepatocitária (*seta*) próxima da veia central com fibrose pericelular adjacente corada em azul (*pontas de seta*). **D.** Cirrose com fibrose confluente corada em azul ao redor de micronódulos do parênquima hepático.

Ter um parente de primeiro grau com hepatite ou cirrose criptogênica também aumenta o risco de desenvolver cirrose.

Os fatores hereditários claramente afetam a suscetibilidade a esteatose hepática, NASH, fibrose hepática e câncer de fígado. Variantes genéticas nos genes *TM6SF2* e *MBOAT7* (envolvidos na homeostasia dos lipídeos) ou próximas a eles ou no gene 3 contendo o domínio fosfolipase semelhante à patatina (*PNPLA3*, um gene que codifica uma enzima envolvida no trânsito intracelular de lipídeos) podem aumentar a hereditariedade da DHGNA. Uma metanálise recente mostrou que *PNPLA3* exerce forte influência não apenas sobre o acúmulo de gordura hepática, mas também sobre a gravidade da NASH e da fibrose hepática. De fato, estudos recentes realizados com gêmeos sugeriram que a hereditariedade seja responsável por cerca da metade do risco de desenvolver cirrose. Fatores epigenéticos (i.e., traços hereditários que não resultam de alterações diretas do DNA) também podem afetar a patogênese da DHGNA e/ou sua progressão com base nas evidências de que as exposições intrauterinas influenciam a suscetibilidade

TABELA 343-1 ■ Outras causas de esteatose hepática

- Doença hepática alcoólica
- Hepatite C (particularmente genótipo 3)
- Erros inatos do metabolismo
  - Abetalipoproteinemia
  - Doença do depósito de ésteres de colesterol
  - Galactosemia
  - Doença do depósito de glicogênio
  - Intolerância hereditária à frutose
  - Homocistinúria
  - Deficiência sistêmica de carnitina
  - Tirosinemia
  - Síndrome de Weber-Christian
  - Doença de Wilson
  - Doença de Wolman
- Fármacos (ver **Tab. 343-2**)
- Diversas
  - Exposição industrial a petroquímicos
  - Doença inflamatória intestinal
  - Lipodistrofia
  - Supercrescimento bacteriano primário no intestino delgado
  - Inanição
  - Nutrição parenteral
- Procedimentos cirúrgicos
  - Derivação biliopancreática
  - Ressecção extensa do intestino delgado
  - *Bypass* gástrico
  - *Bypass* jejunoileal
- Síndrome de Reye
- Esteatose aguda da gravidez
- Síndrome HELLP (anemia hemolítica, enzimas hepáticas elevadas e contagem de plaquetas baixa)

TABELA 343-2 ■ Fármacos associados à esteatose hepática

- Fármacos citotóxicos e citostáticos
  - 5-Fluoruracila
  - L-asparaginase
  - Azacitidina
  - Azasserina
  - Bleomicina
  - Metotrexato
  - Puromicina
  - Tetraciclina
  - Doxiciclina
- Metais
  - Antimônio
  - Sais de bário
  - Cromatos
  - Fósforo
  - Metais terrosos raros com número atômico baixo
  - Compostos de tálio
  - Compostos de urânio
- Outros fármacos e toxinas
  - Amiodarona
  - 4,4′-Dietilaminoetoxiexesterol
  - Etionina
  - Etilbrometo
  - Estrogênios
  - Glicocorticoides
  - Terapia antirretroviral altamente ativa
  - Hidralazina
  - Hipoglicina
  - Orotato
  - Maleato de perexilina
  - Safrol
  - Tamoxifeno
  - Ácido valproico
  - Intoxicação por ácido acetilsalicílico
  - Inibidores da apo-B: mipomerseno e lomitapida

à obesidade e à síndrome metabólica na adolescência. Estudos de famílias com obesidade na idade adulta identificaram alterações epigenéticas de genoma amplo que desregulam vias metabólicas que controlam a adiposidade, a sensibilidade à insulina e a geração ou regeneração de tecidos. Está sendo investigado se esses mecanismos epigenéticos influenciam a suscetibilidade à NASH e à cirrose.

A DHGNA é atualmente a principal indicação para transplante hepático nos Estados Unidos. Como também ocorre com a cirrose causada por outras doenças hepáticas, a cirrose associada à DHGNA aumenta o risco de câncer hepático primário. Carcinoma hepatocelular e colangiocarcinoma intra-hepático (CCAi) também foram relatados em pacientes com DHGNA sem cirrose, sugerindo que essa doença possa ser uma condição intrinsecamente pré-maligna. DHGNA, NASH e cirrose associada à DHGNA não se limitam aos adultos; todas foram bem documentadas em crianças. Assim como nos adultos, obesidade e resistência à insulina são os principais fatores de risco da DHGNA pediátrica. Portanto, a incidência e prevalência crescentes de obesidade infantil sugerem que a DHGNA provavelmente se torne um contribuinte ainda maior para o ônus social da doença hepática no futuro.

PATOGÊNESE

Os mecanismos por trás da patogênese e da progressão da DHGNA não estão totalmente claros. Os mecanismos mais bem compreendidos referem-se à esteatose hepática. Essa condição desenvolve-se quando mecanismos do hepatócito para síntese de triglicerídeos (p. ex., captação de lipídeos e neolipogênese) superam os mecanismos de eliminação dos triglicerídeos (p. ex., metabolismo degradativo e exportação de lipoproteínas), resultando na acumulação de gorduras (i.e., triglicerídeos) dentro dos hepatócitos. A obesidade estimula a acumulação de triglicerídeos nos hepatócitos porque altera a microbiota intestinal no sentido de aumentar a recuperação de energia das fontes dietéticas e a permeabilidade intestinal. A redução da função de barreira intestinal aumenta a exposição hepática aos produtos derivados do intestino, que estimulam as células hepáticas a gerar mediadores inflamatórios que inibem as ações da insulina. Os depósitos adiposos dos indivíduos obesos também produzem fatores solúveis em excesso (adipocinas), que inibem a sensibilidade dos tecidos à insulina. A resistência à insulina promove a hiperglicemia, o que estimula o pâncreas a produzir mais insulina para manter a homeostasia da glicose. Contudo, a hiperinsulinemia também estimula a captação de lipídeos, a síntese de gorduras e a deposição de gorduras. O resultado final é acumulação dos triglicerídeos no fígado (i.e., esteatose).

Os triglicerídeos em si não são hepatotóxicos. Contudo, seus precursores (p. ex., ácidos graxos e diacilgliceróis) e os subprodutos metabólicos (p. ex., espécies reativas do oxigênio) podem danificar os hepatócitos, levando à lipotoxicidade dessas células. A lipotoxicidade também desencadeia a formação de outros fatores (p. ex., citocinas inflamatórias, mediadores hormonais) que desregulam os sistemas que normalmente mantêm a viabilidade dos hepatócitos. O resultado final é morte acelerada dos hepatócitos. Os hepatócitos em processo de destruição, por sua vez, liberam vários fatores que desencadeiam respostas de cicatrização de lesões, cujo objetivo é substituir os hepatócitos perdidos (regeneração). Essa regeneração envolve a expansão transitória de outros tipos de células, como miofibroblastos e células progenitoras, que produzem e degradam a matriz, remodelam os vasos sanguíneos e geram hepatócitos de substituição, bem como o recrutamento de células imunes que liberam fatores que modulam a lesão e a regeneração do fígado. NASH é a manifestação morfológica da lipotoxicidade e das respostas resultantes de reparação da lesão. Como a gravidade e a duração da lesão hepática lipotóxica ditam a intensidade e a duração da regeneração, as características histológicas e a evolução da NASH são variáveis. Cirrose e câncer hepático são resultados potenciais da NASH crônica. A cirrose resulta da regeneração ineficaz, isto é, acumulação progressiva de células cicatriciais, matriz fibrosa e vascularização anormal (fibróticas), em vez de reconstrução/regeneração eficiente do parênquima hepático normal. Os cânceres hepáticos primários desenvolvem-se quando as células hepáticas transformadas em células malignas escapam dos mecanismos que normalmente controlam o crescimento regenerativo. Os mecanismos responsáveis pela regeneração ineficaz (cirrose) e carcinogênese hepática não são bem compreendidos. Como a regeneração hepática normal é um processo muito complexo, há múltiplas oportunidades para desregulação e, assim, heterogeneidade patogênica. Até agora, essa heterogeneidade tem confundido o desenvolvimento dos testes diagnósticos e tratamentos para regeneração hepática ineficaz/desregulada (i.e., cirrose e câncer). Por conseguinte, as estratégias atuais concentram-se em evitar a regeneração ineficaz, impedindo e/ou reduzindo a lesão lipotóxica do fígado.

DIAGNÓSTICO

O diagnóstico da DHGNA baseia-se na demonstração de aumentos da gordura hepática na ausência de níveis danosos de ingestão alcoólica. Os limiares de ingestão potencialmente danosos de álcool foram estabelecidos em mais de 1 dose por dia para mulheres e 2 doses por dia para homens, com base na evidência epidemiológica de que a prevalência de elevações das aminotransferases séricas aumenta quando o consumo de álcool habitualmente excede esses níveis. Nesses estudos, definiu-se que 1 dose tem 10 g de etanol e, assim, é equivalente a 1 lata de cerveja, 120 mL de vinho ou 45 mL de destilados. Outras causas de acumulação de gordura no fígado (particularmente a exposição a determinados fármacos; Tab. 343-2) e lesão hepática (p. ex., hepatite viral, doença hepática autoimune, sobrecarga de ferro ou cobre, deficiência de α_1-antitripsina) também devem ser excluídas. Assim, estabelecer o diagnóstico de DHGNA não exige exames invasivos: pode ser firmado com base na história e exame físico, exames de imagem do fígado (a ultrassonografia é um exame de primeira linha aceitável; tomografia computadorizada [TC] ou ressonância magnética [RM] aumentam a sensibilidade da detecção de gordura hepática, mas elevam o custo) e testes sanguíneos para excluir outras doenças hepáticas.

É importante enfatizar que, nas pessoas com DHGNA, o fígado pode não estar aumentado e as aminotransferases séricas e as provas de função hepática (p. ex., bilirrubina, albumina e tempo de protrombina) podem estar completamente normais. Como ainda não há um teste sanguíneo específico para DHGNA, a confiança no diagnóstico dessa doença aumenta com a identificação dos fatores de risco. Isso inclui IMC aumentado, resistência à insulina/diabetes melito tipo 2 e outros parâmetros indicativos de síndrome metabólica (p. ex., hipertensão sistêmica, dislipidemia, hiperuricemia/gota, doença cardiovascular; Cap. 408) no paciente ou seus familiares. As pessoas que apresentam, ou que já apresentaram, neoplasias de hipófise ou hipotálamo e as mulheres com síndrome do ovário policístico também estão sob risco aumentado de DHGNA. O hipotireoidismo e a apneia obstrutiva do sono também podem aumentar o risco de DHGNA, presumivelmente por promoverem a obesidade e/ou exacerbarem a síndrome metabólica.

Estabelecer a gravidade da lesão hepática associada à DHGNA e das anormalidades fibróticas relacionadas (i.e., *estadiamento* da DHGNA) é mais difícil que simplesmente *diagnosticar* a doença. O *estadiamento* é extremamente importante, contudo, porque é necessário definir o prognóstico e determinar as recomendações terapêuticas. Os objetivos do estadiamento são distinguir entre os pacientes com NASH e os que têm esteatose simples e identificar quais pacientes com NASH têm fibrose avançada. A probabilidade de desenvolver morbidade ou de mortalidade em 10 anos relacionada à esteatose é desprezível; portanto, essa subpopulação de pacientes com DHGNA tende a ser tratada com medidas conservadoras (ver adiante). Em contrapartida, o acompanhamento e tratamento mais rigorosos estão justificados nos pacientes com NASH, e o subgrupo com fibrose avançada merece avaliação rigorosa e intervenção mais intensiva porque o risco em 10 anos de morbidade e mortalidade relacionadas com o fígado é claramente maior.

As abordagens ao estadiamento podem ser separadas em exames não invasivos (i.e., testes sanguíneos, exame físico e exames de imagem) e abordagens invasivas (i.e., biópsia hepática). Evidências de disfunção hepática nos testes sanguíneos (p. ex., hiperbilirrubinemia, hipoalbuminemia, aumento do tempo de protrombina) ou hipertensão portal (p. ex., trombocitopenia) e sinais de hipertensão portal ao exame físico (p. ex., angiomas aracneiformes, eritema palmar, esplenomegalia, ascite, baqueteamento, encefalopatia) sugerem o diagnóstico de DHGNA avançada. A biópsia hepática tem sido o padrão de referência para estabelecer a gravidade da lesão hepática e fibrose porque é mais sensível e mais específica que esses outros testes para estabelecer a gravidade da DHGNA. Além disso, embora seja invasiva, a biópsia hepática raramente é complicada por efeitos adversos graves como sangramento significativo, dor ou punção acidental de outros órgãos e, desse modo, é relativamente segura. Todavia, a biópsia está sujeita a erros potenciais de amostragem, a não ser que sejam obtidas amostras de tecidos com 2 cm ou mais. Do mesmo modo, o exame histológico em uma única ocasião não é confiável para determinar se o processo patológico está progredindo ou regredindo. O risco das biópsias hepáticas repetidas dentro de intervalos de tempo curtos geralmente é considerado inaceitável, exceto em estudos científicos. Essas limitações da biópsia hepática estimularam esforços para desenvolver abordagens não invasivas para estadiar a DHGNA.

Como também ocorre com muitos outros tipos de doença hepática crônica, na NASH, os níveis de aminotransferases séricas (aspartato-aminotransferase [AST] e ALT) não refletem confiavelmente a gravidade da lesão das células hepáticas, o grau de destruição dos hepatócitos ou a inflamação e fibrose hepática relacionadas. Assim, os níveis das aminotransferases são insatisfatórios para determinar quais pacientes com DHGNA têm NASH. Isso estimulou esforços no sentido de identificar marcadores mais sensíveis de NASH e principalmente de fibrose hepática, porque o estágio da fibrose prevê a evolução final e a mortalidade dos pacientes com NASH. Os algoritmos que combinam vários testes laboratoriais (p. ex., escore Enhanced Liver Fibrosis [ELF], escore BARD, escore AST to Platelet Ratio Index [APRI], escore NAFLD fibrosis e escore Fibrosis-4 [FIB-4]) são úteis até certo ponto para diferenciar os pacientes com NASH e fibrose hepática leve ou avançada. O escore NAFLD fibrosis (NFS) e o escore FIB-4, dois dos testes não invasivos mais comumente utilizados para avaliar a gravidade da fibrose hepática, podem ser calculados a partir de algumas poucas variáveis clínicas prontamente disponíveis (idade, IMC, glicose, contagem de plaquetas, albumina, AST e ALT) usando fórmulas publicadas que podem ser facilmente acessadas em calculadoras *on-line*. Ambos os escores são úteis para mensurar a gravidade da NASH e da fibrose hepática. A combinação desses testes com as abordagens novas de imagem que permitem a quantificação não invasiva da gordura hepática (p. ex., fração de gordura por densidade de prótons por RM [RM-PDFF, de *proton density fat fraction*]) e da rigidez do fígado – um marcador substituto da fibrose hepática (p. ex., elastografia por ressonância magnética [ERM] e elastografia transitória [FibroScan]) – melhora seu poder preditivo (Cap. 337). Em especial, a elastografia transitória se tornou amplamente disponível e tem custo relativamente baixo. Ela é mais útil para a exclusão de fibrose hepática avançada, pois a cirrose é extremamente improvável quando o escore de rigidez hepática é baixo. Porém, escores de rigidez mais altos devem ser interpretados com cautela, pois vários fatores (obesidade, ausência de jejum, inflamação hepática, sobrecarga de ferro e/ou congestão hepática) reduzem a especificidade do teste. Esses recursos sorológicos e de imagem têm sido cada vez mais utilizados de maneira seriada para avaliar a progressão e regressão da fibrose dos pacientes com DHGNA. Por essa razão, o estadiamento com base na biópsia hepática tem sido limitado aos pacientes que não podem ser estratificados confiavelmente por meio desses exames não invasivos. Resultados indeterminados ou discordantes nos testes não invasivos devem levar ao encaminhamento a um hepatologista e à consideração de biópsia hepática.

MANIFESTAÇÕES CLÍNICAS DA DHGNA

A maioria dos indivíduos com DHGNA é assintomática. O diagnóstico frequentemente é estabelecido quando aminotransferases hepáticas anormais ou alterações de esteatose hepática são observadas durante uma avaliação realizada por outros motivos. A DHGNA também pode ser diagnosticada durante a investigação de dor abdominal difusa no quadrante superior direito, hepatomegalia ou fígado aparentemente anormal durante uma cirurgia abdominal. A obesidade está presente em 50 a 90% dos indivíduos. A maioria dos pacientes com DHGNA também tem outras manifestações da síndrome metabólica (Cap. 408). Alguns têm sinais sutis de doença hepática crônica, como angiomas aracneiformes, eritema palmar ou esplenomegalia. Em uma pequena minoria com DHGNA avançada, complicações da doença hepática terminal (p. ex., icterícia, complicações da hipertensão portal como ascite ou varizes hemorrágicas) podem ser os achados iniciais.

A associação de DHGNA e obesidade, diabetes, hipertrigliceridemia, hipertensão e doença cardiovascular é bem conhecida. Outras associações incluem fadiga crônica, alterações de humor, apneia obstrutiva do sono, disfunção da tireoide, síndrome do ovário policístico e síndrome dolorosa crônica. DHGNA é um fator de risco independente para síndrome metabólica (Cap. 408). Estudos longitudinais sugeriram que os pacientes com NASH têm risco 2 a 3 vezes maior de desenvolver síndrome metabólica. Do mesmo modo, estudos mostraram que os pacientes com NASH têm risco maior de desenvolver hipertensão e diabetes melito. A DHGNA também está associada independentemente à disfunção endotelial, ao aumento da espessura da íntima das carótidas e ao número de placas das artérias carótidas e coronárias. Esses dados indicam que a DHGNA tem muitos efeitos deletérios na saúde em geral.

TRATAMENTO DE DHGNA

O tratamento da DHGNA pode ser dividido em três componentes: (1) tratamento específico da hepatopatia relacionada; (2) tratamento das comorbidades associadas; e (3) tratamento das complicações da doença avançada. A discussão subsequente concentra-se nos tratamentos específicos para DHGNA, com alguma menção do seu impacto nas comorbidades principais da doença (resistência à insulina/diabetes, obesidade e dislipidemia). O tratamento das complicações da DHGNA avançada envolve o controle das complicações da cirrose e hipertensão portal, inclusive câncer hepático primário. As abordagens adotadas para atingir esses objetivos são similares às usadas em outras doenças hepáticas crônicas e estão descritas em outra parte deste livro (Caps. 344 e 82).

Hoje, não existem tratamentos aprovados pela Food and Drug Administration (FDA) para DHGNA. Por essa razão, a abordagem atual ao controle da DHGNA concentra-se no tratamento para melhorar os fatores de risco de NASH (i.e., obesidade, resistência à insulina, síndrome metabólica, dislipidemia). Com base em nossa compreensão da história natural da DHGNA, apenas pacientes com NASH ou fibrose hepática são considerados para receber tratamentos farmacológicos dirigidos. Essa abordagem pode mudar, à medida que nossa compreensão da fisiopatologia da doença melhore e os alvos potenciais do tratamento evoluam.

Dieta e exercício Mudanças no estilo de vida e modificações dietéticas que resultam em perda de peso e/ou melhoram a sensibilidade à insulina são os tratamentos primários da DHGNA. Muitos estudos indicam que a perda de 3 a 5% do peso corporal melhora a esteatose e que uma perda ponderal maior (i.e., ≥ 7-10%) melhora a esteato-hepatite e a fibrose hepática. Os benefícios da modificação dietética com conteúdo de macronutrientes (p. ex., dietas pobres em carboidratos vs. pobres em gorduras, dietas com gorduras saturadas vs. insaturadas) costumam andar em paralelo com mudanças no consumo de calorias, sugerindo que as modificações dietéticas sejam benéficas principalmente por reduzirem a ingesta calórica e melhorarem a obesidade. Porém, foi relatado que uma dieta do tipo mediterrâneo melhora a NASH e a fibrose hepática independentemente da perda ponderal. A exclusão de alimentos e bebidas com alto teor de frutose adicional e o aumento do consumo de café também são recomendados porque foi demonstrado que as dietas ricas em frutose exacerbam a esteatose hepática, a esteato-hepatite e a fibrose, enquanto o consumo de duas ou mais xícaras de café por dia está associado a risco reduzido de fibrose hepática. As alterações na composição da dieta merecem consideração especialmente em pessoas magras com DHGNA, embora os dados disponíveis não sejam suficientes para determinar se isso melhora a histologia hepática. Modificações no estilo de vida para aumentar a atividade física (i.e., gasto energético) complementam a restrição calórica da dieta e, assim, aceleram a perda ponderal. Os exercícios físicos também melhoram a sensibilidade à insulina, o que traz benefícios na síndrome metabólica independentemente da perda de peso. Tanto os exercícios aeróbicos como o treinamento de resistência reduzem de forma efetiva a gordura hepática. Recomenda-se pelo menos 30 minutos de exercício aeróbico ou treinamento de resistência de intensidade moderada 5 vezes por semana. A escolha do treinamento deve ser ajustada às preferências dos pacientes e à sua capacidade funcional para permitir a manutenção em longo prazo. Qualquer atividade é melhor do que permanecer sedentário. Infelizmente, a maioria dos pacientes com DHGNA não consegue manter a adesão por longo prazo às modificações dietéticas e no estilo de vida e, assim, não consegue manter um peso mais saudável. Embora os tratamentos farmacológicos para facilitar a perda ponderal, como orlistate, topiramato, fentermina e agonistas do receptor do peptídeo 1 relacionado com o glucagon (GLP-1, de *glucagon-related peptide-1*), estejam disponíveis, seu papel no tratamento da DHGNA ainda é experimental.

Tratamentos farmacológicos Vários fármacos foram testados em condições experimentais e clínicas. Atualmente não há fármacos aprovados pela FDA para o tratamento de DHGNA. Assim, no momento, os pacientes com DHGNA sem NASH ou fibrose devem receber apenas aconselhamento para atividade física e dieta saudável. A consideração para farmacoterapias específicas adicionais para a doença hepática é limitada aos pacientes com NASH com dano hepático mais grave (i.e., NASH ou fibrose hepática). Vários ensaios clínicos de grande porte delineados para a identificação de tratamentos efetivos e seguros para essas condições estão em andamento. Como a DHGNA está diretamente associada à síndrome metabólica e ao diabetes tipo 2 (Caps. 403 e 404), estudos avaliaram a eficácia de vários fármacos sensibilizadores à ação da insulina. A *metformina* – um agente que aumenta a sensibilidade hepática à insulina – foi avaliada em adultos em vários estudos abertos de pequeno porte e em crianças em um estudo prospectivo randomizado maior e mais recente (chamado estudo TONIC). Embora vários estudos sobre NASH em adultos tenham sugerido melhoras das aminotransferases e, de forma menos consistente, da histologia hepática, a metformina não melhorou a histologia do fígado no estudo TONIC de crianças com NASH. Desse modo, esse fármaco não é recomendado atualmente para tratar NASH. As *tiazolidinedionas* (*pioglitazona* e *rosiglitazona*), fármacos que sabidamente melhoram a resistência sistêmica à insulina, foram estudadas em adultos com NASH. Ambos os agentes reduziram as aminotransferases e melhoraram algumas manifestações histológicas da NASH em estudos não controlados de pequeno porte. Um amplo estudo clínico randomizado e controlado por placebo, patrocinado pelo National Institutes of Health, estudo PIVENS (*Pioglitazone vs. Vitamin E vs. Placebo for the Treatment of 247 Nondiabetics Adults with NASH*), demonstrou que a regressão da NASH histológica ocorreu mais frequentemente em indivíduos tratados com *pioglitazona* (30 mg/dia) que com placebo por 18 meses (47 vs. 21%, $p = 0,001$). Contudo, muitos membros do grupo da pioglitazona ganharam peso, e a fibrose hepática não melhorou. O seguimento de 5 anos dos sujeitos tratados com *rosiglitazona* por até 2 anos demonstrou que estender o tratamento e a duração do seguimento não resultou em melhora adicional da NASH ou da fibrose hepática, e a rosiglitazona foi associada a aumento do risco de morte cardiovascular em longo prazo. Porém, a pioglitazona pode ser mais segura que a rosiglitazona, pois, em uma metanálise recente de grande porte, seu uso foi associado a reduções da mortalidade geral, do infarto agudo do miocárdio e do acidente vascular cerebral. Contudo, a cautela ainda é necessária, pois o uso de tiazolidinedionas por longo prazo foi associado a ganho de peso, a maior risco de câncer de bexiga e a fraturas ósseas em mulheres.

Os *miméticos da incretina*, fármacos que atuam no pâncreas para otimizar a liberação de insulina e glucagon, têm resultado em melhora das elevações de enzimas hepáticas. Um pequeno estudo-piloto com injeções diárias de *liraglutida* e estudos de fase 2 com *semaglutida* demonstraram remissão da NASH sem piora da fibrose hepática. Foi observado que os agentes que melhoram a hiperglicemia ao bloquearem a reabsorção renal de glicose, os *inibidores do cotransportador de sódio e glicose* (*SGLT2*), melhoram as enzimas hepáticas séricas em pacientes diabéticos com NASH e estão sendo formalmente avaliados como tratamentos para a NASH. Tanto os *miméticos da incretina* como os *inibidores do SGLT2* podem ser usados em pacientes com NASH e diabetes tipo 2 ou obesidade (condições para as quais os fármacos estão aprovados pela FDA); porém, eles não estão atualmente aprovados especificamente para tratamento da NASH.

Os *antioxidantes* também foram avaliados para tratar DHGNA, porque o estresse oxidativo parece contribuir para a patogênese da NASH. A *vitamina E* – um potente antioxidante de baixo custo – foi avaliada em vários estudos de pequeno porte, com crianças e adultos, mas os resultados são variados. Em todos esses estudos, a vitamina E foi bem tolerada, e a maioria dos estudos mostrou melhora modesta dos níveis das aminotransferases, das anormalidades radiográficas da esteatose hepática e/ou das manifestações histológicas da NASH. A vitamina E (800 UI/dia) foi comparada com placebo nos estudos PIVENS e TONIC. No estudo PIVENS, a vitamina E foi o único fármaco que atingiu o desfecho primário predeterminado (i.e., melhoras da esteato-hepatite sem aumento do escore de fibrose). Esse desfecho foi atingido em 43% dos pacientes do grupo tratado com vitamina E ($p = 0,001$ vs. placebo), 34% do grupo da pioglitazona ($p = 0,04$ vs. placebo) e 19% do grupo placebo. A vitamina E também melhorou a histologia da NASH em pacientes pediátricos com essa condição (estudo TONIC). Contudo, estudos populacionais recentes sugeriram que o tratamento crônico com vitamina E pode aumentar o risco de mortalidade cardiovascular, acidente vascular cerebral (AVC) hemorrágico e câncer de próstata. Assim, a vitamina E só deve ser considerada como farmacoterapia de primeira linha para pacientes não diabéticos e não cirróticos com NASH que tenham risco baixo de doença cardiovascular ou câncer de próstata. Há necessidade de estudos adicionais antes que recomendações firmes possam ser feitas em relação ao perfil de risco/benefício e à eficácia terapêutica de longo prazo da vitamina E na NASH. O *ácido ursodesoxicólico* (um ácido biliar que melhora certas doenças colestáticas hepáticas) e a *betaína* (metabólito da colina que eleva os níveis de *S*-adenosilmetionina [SAM] e diminui o dano oxidativo celular) não oferecem benefício histológico em comparação com placebo em pacientes com NASH. Existem evidências experimentais favoráveis ao uso de *ácidos graxos ômega-3* na DHGNA; contudo, um estudo multicêntrico recente de grande porte controlado por placebo não conseguiu demonstrar melhora histológica.

Muitas outras farmacoterapias que têm como alvo a homeostasia energética desregulada, a lipotoxicidade, a morte celular e a inflamação hepática, processos que estão criticamente envolvidos na patogênese e/ou progressão da NASH e da fibrose hepática, estão sendo avaliadas em ensaios clínicos (p. ex., *probióticos, agonistas do receptor farnesoide X, agonistas do fator de crescimento de fibroblastos, agentes antiapoptóticos, agentes anticitocinas, antagonistas do dipeptidil IV, moduladores de PPAR, agonistas β-seletivos do receptor de hormônio tireóideo, inibidores da estearil-CoA-dessaturase-1, inibidores de DGAT, inibidores da acil-CoA-carboxilase* e *moduladores diretos da fibrose hepática*). Ainda não há dados suficientes para justificar seu uso como tratamentos para a NASH na prática clínica. Considerando que os desfechos da doença hepática na NASH são altamente heterogêneos, o tratamento ideal da NASH pode precisar ser individualizado pelo ajuste da terapia com base nos fenótipos clínicos ou histológicos da NASH e/ou da suscetibilidade genética para a progressão da doença.

As *estatinas* são uma importante classe de fármacos para tratar dislipidemia e reduzir o risco cardiovascular. Não há evidência sugestiva de que as estatinas causem insuficiência hepática em pacientes com doença hepática crônica, incluindo DHGNA. A incidência das elevações das enzimas hepáticas nos pacientes com DHGNA usuários de estatinas também não é diferente da observada nos controles saudáveis ou em pacientes com outras doenças hepáticas crônicas. Além disso, vários estudos sugeriram que as estatinas podem melhorar as aminotransferases e a histologia dos pacientes com NASH. Ainda assim, há relutância persistente ao uso das estatinas nos pacientes com DHGNA. A falta de evidência de que as estatinas danificam o fígado dos pacientes com DHGNA, somada ao aumento do risco de morbidade e mortalidade cardiovascular em pacientes com essa doença, justifica o uso de estatinas para tratar dislipidemia nos pacientes com DHGNA/NASH.

Cirurgia bariátrica Embora haja interesse na cirurgia bariátrica como tratamento da DHGNA, uma revisão Cochrane publicada recentemente concluiu que a inexistência de estudos clínicos randomizados ou estudos clínicos adequados impede a avaliação definitiva dos benefícios e danos da cirurgia bariátrica como tratamento da NASH. A maioria dos estudos sobre cirurgia bariátrica tem mostrado que esse tipo de intervenção cirúrgica geralmente é seguro nos indivíduos com doença hepática crônica bem-compensada e melhora a esteatose hepática e a necroinflamação (i.e., características de DHGNA/NASH); porém, os efeitos na fibrose hepática têm sido variáveis. As preocupações permanecem porque alguns dos maiores estudos prospectivos sugerem que há possibilidade de progressão da fibrose hepática depois da cirurgia bariátrica. Assim, a revisão Cochrane considerou prematuro recomendar cirurgia bariátrica como tratamento primário para NASH. Essa opinião foi questionada por um estudo recente que demonstrou a melhora do estágio da fibrose passados 5 anos da cirurgia em cerca de metade dos pacientes incluídos em um estudo de grande porte sobre cirurgia bariátrica. Entretanto, a maioria desses pacientes tinha fibrose relativamente leve no início, e, desse modo, não está claro se os resultados poderiam ocorrer nos indivíduos com doença hepática mais avançada. De fato, existe consenso de que os pacientes com cirrose e particularmente aqueles com hipertensão portal associadas à DHGNA devem ser excluídos como candidatos à cirurgia bariátrica. No entanto, considerando a evidência crescente a favor dos benefícios da cirurgia bariátrica sobre as complicações da síndrome metabólica em indivíduos com obesidade refratária, a cirurgia não é contraindicada em pacientes portadores de NASH ou DHGNA elegíveis com base em outros aspectos.

Transplante de fígado Os pacientes com DHGNA que desenvolvem doença hepática terminal devem ser avaliados quanto à indicação de transplante de fígado (Cap. 345). Os desfechos do transplante de fígado em pacientes bem selecionados com DHGNA geralmente são bons, mas as comorbidades clínicas associadas à DHGNA (p. ex., diabetes melito, obesidade e doença cardiovascular) frequentemente limitam a elegibilidade ao transplante. A DHGNA pode recorrer depois do transplante de fígado. Os fatores de risco para DHGNA *de novo* ou recidivante após o transplante de fígado são multifatoriais e incluem hipertrigliceridemia, obesidade, diabetes melito e tratamentos imunossupressores, particularmente glicocorticoides.

CONSIDERAÇÕES GLOBAIS DE SAÚDE

A obesidade é uma doença global crescente. A prevalência mundial de obesidade mais do que duplicou desde a década de 1980, havendo agora > 1 bilhão de adultos com sobrepeso, dentre os quais pelo menos 300 milhões são obesos. No rastro da epidemia de obesidade, acontecem inúmeras comorbidades, inclusive DHGNA. DHGNA é a doença hepática identificada mais comumente nos países ocidentais e a forma de doença hepática crônica que mais cresce em todo o mundo. A carga econômica diretamente atribuível à DHGNA já é enorme (estimativa de custos médicos diretos de cerca de 103 bilhões de dólares/ano nos Estados Unidos e de 35 bilhões de euros/ano em quatro países europeus: Alemanha, França, Itália e Reino Unido), com previsão de aumentar em 10 vezes até o ano de 2025. A compreensão atual da história natural da DHGNA baseia-se principalmente em estudos com pacientes brancos que tinham sobrepeso/obesidade e desenvolveram síndrome metabólica na idade adulta. O impacto da epidemia global de obesidade infantil na patogênese/progressão da DHGNA é desconhecido. Evidências recentes demonstram que a doença avançada, incluindo cirrose e câncer hepático primário, pode ocorrer em crianças, gerando preocupação de que a DHGNA de início na infância possa ter evolução mais agressiva que a doença típica adquirida na idade adulta. Algumas das regiões mais populosas do mundo estão em processo de revolução industrial, e certos poluentes ambientais parecem exacerbar a DHGNA. Alguns estudos também sugeriram que os riscos de NASH e cirrose relacionada com a DHGNA possam ser maiores em certos grupos étnicos, como asiáticos, hispânicos e nativos americanos, e mais baixos em outros (p. ex., negros), em comparação com os brancos. Embora todas essas variáveis confundam os esforços para prever o impacto da doença hepática associada à obesidade na saúde mundial, parece provável que a DHGNA continue a ser uma causa significativa de doença hepática crônica em todo o mundo no futuro.

LEITURAS ADICIONAIS

Chalasani N et al: The diagnosis and management of nonalcoholic fatty liver disease: Practice guidance from the American Association for the Study of Liver Diseases. Hepatology 67:328, 2018.
Diehl AM, Day CSC: Cause, pathogenesis, and treatment of nonalcoholic steatohepatitis. N Engl J Med 377:2063, 2017.
European Association for the Study of the Liver (EASL) et al: EASL-EASD-EASO Clinical Practice Guidelines for the management of non-alcoholic fatty liver disease. J Hepatol 64:1388, 2016.
Vos MB et al: NASPGHAN clinical practice guideline for the diagnosis and treatment of nonalcoholic fatty liver disease in children: Recommendations from the Expert Committee on NAFLD (ECON) and the North American Society of Pediatric Gastroenterology, Hepatology and Nutrition (NASPGHAN). J Pediatr Gastroenterol Nutr 64:319, 2017.

344 Cirrose e suas complicações
Alex S. Befeler, Bruce R. Bacon

Cirrose é uma condição definida por sua histopatologia e que tem ampla variedade de manifestações clínicas e complicações, das quais algumas podem ser fatais. No passado, acreditava-se que a cirrose nunca era reversível; contudo, ficou claro que, quando o estímulo deletério básico que causou a cirrose é removido, pode haver reversão da fibrose. Isso é mais evidente com tratamento eficaz da hepatite C crônica; no entanto, a reversão da fibrose também é observada em pacientes com hemocromatose cujo tratamento foi bem-sucedido, assim como nos pacientes com doença hepática associada ao álcool que pararam de ingerir álcool.

Independentemente da causa da cirrose, as características patológicas consistem no desenvolvimento de fibrose até o ponto em que se observa distorção arquitetural com formação de nódulos regenerativos. Isso resulta na diminuição da massa hepatocelular e, portanto, em sua função, assim como em alteração do seu fluxo sanguíneo. A indução da fibrose ocorre com a ativação de células estreladas hepáticas, resultando na formação de maior quantidade de colágeno e outros componentes da matriz extracelular.

As manifestações clínicas da cirrose são o resultado das alterações patológicas e refletem a gravidade da doença hepática subjacente. A maioria dos hepatopatologistas, ao avaliar as amostras de biópsia do fígado, procura

TABELA 344-1 ■ Causas de cirrose

Álcool	Cirrose cardíaca
Hepatite viral crônica	Doença hepática metabólica hereditária
Hepatite B	Hemocromatose
Hepatite C	Doença de Wilson
Hepatite autoimune	Deficiência de α_1-antitripsina
Esteato-hepatite não alcoólica	Fibrose cística
Cirrose biliar	Cirrose criptogênica
Colangite biliar primária	
Colangite esclerosante primária	
Colangiopatia autoimune	

fornecer uma avaliação do grau e do estágio da fibrose. Esses esquemas de graduação e estadiamento variam com cada estado patológico e foram desenvolvidos para a maioria das doenças, incluindo hepatite viral crônica, doença hepática gordurosa não alcoólica e colangite biliar primária. A fibrose avançada geralmente inclui fibrose confluente com formação de nódulos, que é designada como estágio 3, enquanto a cirrose é referida como estágio 4. Os pacientes cirróticos têm graus variáveis de função hepática, e os clínicos devem estabelecer a diferença entre os que apresentam cirrose compensada estável e os que têm cirrose descompensada. Os pacientes que desenvolveram ascite, encefalopatia hepática ou sangramento de varizes são classificados como descompensados. Eles devem ser considerados para o transplante de fígado, particularmente se as descompensações forem difíceis de controlar. Muitas das complicações da cirrose exigem tratamento específico. A *hipertensão portal* é um fator agravante significativo da cirrose descompensada e é responsável pelo desenvolvimento de ascite e sangramento de varizes esofágicas – duas complicações que indicam a existência de cirrose descompensada. A perda da função hepatocelular resulta em icterícia, distúrbios da coagulação e hipoalbuminemia e contribui para as causas de encefalopatia portossistêmica. As complicações da cirrose são essencialmente as mesmas, independentemente da etiologia. No entanto, é útil classificar os pacientes de acordo com a causa da doença hepática **(Tab. 344-1)**. Os pacientes podem ser subdivididos em grupos gerais, incluindo aqueles com cirrose associada ao álcool; cirrose decorrente de hepatite viral crônica; cirrose biliar; doença hepática gordurosa não alcoólica; e outras causas menos comuns, como cirrose cardíaca, cirrose criptogênica e outras etiologias.

CIRROSE ASSOCIADA AO ÁLCOOL

A ingestão excessiva e prolongada de álcool pode causar vários tipos diferentes de hepatopatia crônica, incluindo fígado gorduroso associado ao álcool, hepatite alcoólica e cirrose associada ao álcool. Além disso, a ingestão de quantidades excessivas de álcool pode contribuir para os danos hepáticos observados em pacientes com outras hepatopatias, como hepatite C, hemocromatose e esteatose hepática relacionada com obesidade. A ingestão crônica de álcool pode causar fibrose na ausência de inflamação e/ou necrose concomitante. A fibrose pode ser centrolobular, pericelular ou periportal. Quando a fibrose alcança determinado grau, ocorre desorganização da arquitetura normal do fígado e substituição das células hepáticas por nódulos regenerativos. Na cirrose associada ao álcool, os nódulos geralmente têm diâmetro < 3 mm; esse tipo de cirrose recebe a designação de *micronodular*. Com a cessação do uso de álcool, podem formar-se nódulos maiores, resultando em cirrose micro e macronodular mista.

Patogênese O álcool é a droga mais comumente usada nos Estados Unidos, e > 70% dos adultos ingerem álcool em alguma época do ano. Cerca de 20% relatam ingesta episódica excessiva no mês anterior, e > 7% dos adultos consomem regularmente mais de 4 ou 5 doses, 5 ou mais vezes por mês. Infelizmente, > 14 milhões de adultos norte-americanos atendem aos critérios diagnósticos de transtorno por uso de álcool. Nos Estados Unidos, hepatopatia crônica é a 10ª causa mais comum de morte entre os adultos, e a cirrose associada ao álcool é responsável por cerca de 48% das mortes por cirrose.

O etanol é absorvido principalmente pelo intestino delgado e, em menor grau, pelo estômago. A álcool-desidrogenase (ADH) gástrica inicia o metabolismo do álcool. Três sistemas enzimáticos são responsáveis pelo metabolismo do álcool no fígado, incluindo a ADH do citosol, o sistema microssomal de oxidação de etanol (MEOS, de *microsomal ethanol oxidizing system*) que utiliza o citocromo P450 induzível CYP2E1 e a catalase dos peroxissomos. Em geral, a maior parte da oxidação do etanol acontece via ADH para formar acetaldeído, que é uma molécula altamente reativa capaz de induzir múltiplos efeitos. A via do MEOS em casos de uso crônico de álcool causa indução do CYP2E1, o qual leva à geração de espécies reativas de oxigênio (ROS, de *reactive oxygen species*) e produz mais acetaldeído. Por fim, o acetaldeído é metabolizado em acetato pela aldeído-desidrogenase (ALDH). A ingestão de etanol acarreta maior acúmulo intracelular de triglicerídeos, porque aumenta a captação de ácidos graxos e reduz sua oxidação, assim como reduz a secreção de lipoproteínas. A síntese, a glicosilação e a secreção de proteínas são prejudicadas. A lesão oxidativa às membranas dos hepatócitos ocorre em razão da formação de ROS; o acetaldeído é uma molécula altamente reativa que se combina com proteínas e ácidos nucleicos para formar adutos de acetaldeído. Esses adutos podem interferir na atividade de enzimas específicas, incluindo a formação microtubular e a movimentação (trânsito) das proteínas hepáticas. Com o dano dos hepatócitos mediado pelo acetaldeído, algumas ROS podem resultar na ativação das células de Kupffer. Consequentemente, são produzidas citocinas pró-fibrogênicas que desencadeiam e perpetuam a ativação das células estreladas, resultando na formação de quantidades excessivas de colágeno e matriz extracelular. O tecido conectivo acumula-se nas zonas periportais e pericentrais e, por fim, conecta as tríades portais com as veias centrais, formando nódulos regenerativos. Ocorre perda de hepatócitos, e, com a produção e deposição cada vez maiores de colágeno aliadas à destruição contínua de hepatócitos, o fígado contrai e diminui de tamanho. Em geral, esse processo leva anos a décadas para acontecer e requer estímulos deletérios repetidos.

Manifestações clínicas O diagnóstico da doença hepática associado ao álcool requer uma anamnese minuciosa acerca da duração do consumo e da quantidade de álcool consumida. Os pacientes com doença hepática associada ao álcool podem apresentar-se com sintomas inespecíficos como dor abdominal inespecífica no quadrante superior direito, febre, náuseas e vômitos, diarreia, anorexia e mal-estar. De modo alternativo, podem apresentar-se com complicações mais específicas da hepatopatia crônica, incluindo ascite, edema ou hemorragia gastrintestinal (GI) alta, icterícia ou encefalopatia. Muitos casos são reconhecidos casualmente por ocasião da necropsia ou de uma cirurgia eletiva. O início súbito de qualquer uma dessas complicações pode ser o primeiro evento que leva o paciente a procurar assistência médica. Outros pacientes podem ser diagnosticados no transcorrer de uma avaliação dos exames laboratoriais de rotina que se revelam anormais. Ao exame físico, o fígado e o baço podem estar aumentados de volume com borda hepática firme e nodular. Outros sinais frequentes são icterícia das escleras, eritema palmar (Fig. 344-1), angiomas aracneiformes (Fig. 344-2), aumento de volume das parótidas, baqueteamento digital, atrofia muscular ou acumulação de edema e ascite. Os homens podem ter redução dos pelos corporais e ginecomastia, assim como atrofia testicular, que pode ser consequência de anormalidades hormonais ou um

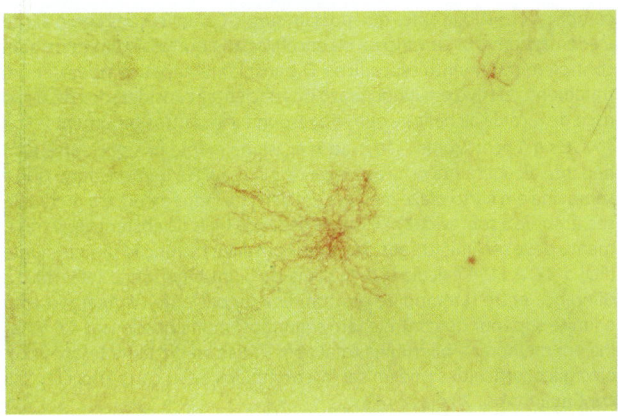

FIGURA 344-2 **Angioma aracneiforme.** Esta fotografia ilustra o angioma aracneiforme de um paciente com cirrose por hepatite C. Com a liberação da compressão central, a arteríola é preenchida com sangue a partir do centro em direção à periferia.

efeito tóxico direto do álcool sobre os testículos. Nas mulheres com cirrose associada ao álcool avançada, é comum ocorrer irregularidade menstrual, incluindo amenorreia. Essas alterações comumente são revertidas com a cessação da ingestão de álcool.

Os exames laboratoriais podem ser completamente normais nos pacientes com cirrose associada ao álcool inicial compensada. Por outro lado, nos casos de hepatopatia avançada, geralmente há muitas anormalidades. Os pacientes podem estar anêmicos por perda sanguínea GI crônica, deficiências nutricionais ou hiperesplenismo ou ainda como efeito supressivo direto do álcool na medula óssea. Uma forma singular de anemia hemolítica (com hemácias espiculadas e acantócitos) denominada *síndrome de Zieve* pode ocorrer nos pacientes com hepatite alcoólica grave. Com frequência, as contagens de plaquetas estão reduzidas no início da doença como um reflexo da hipertensão portal com hiperesplenismo. A bilirrubina sérica total pode estar normal ou elevada na doença avançada. Os tempos de protrombina frequentemente estão prolongados e, em geral, não melhoram com a administração de vitamina K parenteral. Os níveis séricos de sódio costumam estar normais, a não ser quando os pacientes apresentam ascite e, nesses casos, podem estar reduzidos, essencialmente em função da ingestão de quantidades excessivas de água livre. A alanina-aminotransferase (ALT) e a aspartato-aminotransferase (AST) estão elevadas no soro, sobretudo em pacientes que continuam a beber, mas os níveis de AST são mais altos que os da ALT, geralmente a uma razão de 2:1.

Diagnóstico Os pacientes que têm qualquer uma das manifestações clínicas, sinais ao exame físico ou anormalidades dos exames laboratoriais mencionados devem ser considerados como portadores de doença hepática associada ao álcool. Entretanto, o diagnóstico depende da confirmação definitiva de que o paciente continua ingerindo álcool de forma abusiva ou parou recentemente de fazê-lo. Além disso, outras formas de doença hepática crônica (p. ex., hepatite viral crônica ou doenças hepáticas metabólicas ou autoimunes) devem ser consideradas ou excluídas ou, quando estão presentes, deve-se fazer uma estimativa da causalidade relativa, juntamente com o uso de álcool. A biópsia hepática pode ser útil para confirmar um diagnóstico, mas geralmente não é realizada a menos que haja suspeita de um diagnóstico alternativo.

Nos pacientes que tiveram complicações da cirrose e que continuam bebendo, a sobrevida em 5 anos é < 50%. Por outro lado, nos pacientes que conseguem manter a abstenção alcoólica, o prognóstico é significativamente melhor, em especial quando há resolução das complicações hepáticas; porém, algumas pessoas que permanecem em abstenção não melhoram, e o transplante de fígado é uma opção viável.

TRATAMENTO

Cirrose associada ao álcool e hepatite alcoólica

A abstenção alcoólica é fundamental ao tratamento dos pacientes com doença hepática associada ao álcool. Além disso, os pacientes necessitam de boa nutrição e supervisão médica de longo prazo para controlar as

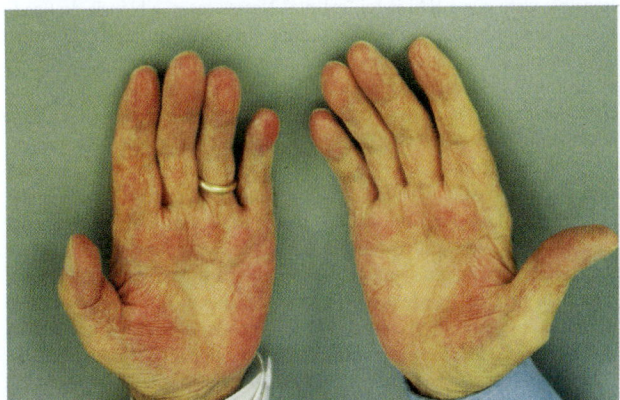

FIGURA 344-1 **Eritema palmar.** Esta fotografia demonstra eritema palmar de um paciente com cirrose associada ao álcool. O eritema é periférico nas palmas das mãos com palidez central.

complicações subjacentes que possam surgir. Complicações como ascite e edema, hemorragia varicosa ou encefalopatia portossistêmica exigem controle e tratamento específicos. O transplante hepático pode ser um tratamento efetivo em longo prazo nos pacientes considerados de baixo risco de recaída alcoólica e que não respondem a outros tratamentos.

Os glicocorticoides são usados ocasionalmente nos pacientes com hepatite alcoólica grave na ausência de infecção. Foi demonstrado que a sobrevida em curto prazo melhora em determinados estudos e metanálises, embora a sobrevida em 6 meses dependa mais da abstenção. O tratamento deve ser limitado aos pacientes com valor da função discriminante (FD) > 32. A FD é calculada pela soma da bilirrubina sérica total mais a diferença entre o tempo de protrombina do paciente comparado com o limite superior do controle (em segundos) multiplicado por 4,6. A falha em melhorar a bilirrubina total após 7 dias prediz falha terapêutica, e os glicocorticoides podem ser interrompidos; caso contrário, eles são continuados por 28 dias.

Há evidências modestas de que *N*-acetilcisteína intravenosa (IV) mais glicocorticoides podem trazer benefício de sobrevida na hepatite alcoólica com FD > 32. Outras terapias, incluindo pentoxifilina oral, inibidores do fator de necrose tumoral (TNF, de *tumor necrosis factor*) α como infliximabe ou etanercepte administrados por via parenteral, esteroides anabolizantes, propiltiouracila, antioxidantes, colchicina e penicilamina, não demonstraram benefícios claros e não são recomendados. Várias terapias nutricionais foram testadas, incluindo dietas parenterais e enterais; porém, não há evidências claras de melhora da sobrevida. Há evidências de que as pessoas que consomem > 21,5 kcal/kg de peso corporal ao dia apresentam melhor sobrevida, de maneira que é recomendada uma melhor ingesta calórica. Por fim, em pacientes altamente selecionados e com boa estrutura de suporte social que não melhorem com outros tratamentos para a hepatite alcoólica, o transplante hepático precoce pode ser um tratamento efetivo.

A base do tratamento é a cessação do uso de álcool. A experiência recente com fármacos que reduzem o desejo incontido de ingerir álcool (p. ex., acamprosato de cálcio e baclofeno) foi favorável. Os pacientes podem usar outros fármacos necessários, mesmo na presença de cirrose. A utilização de paracetamol frequentemente é desaconselhada nos pacientes com hepatopatia; entretanto, desde que não sejam consumidos mais de 2 g de paracetamol por dia, em geral não há problemas a menos que haja uso ativo de álcool.

CIRROSE DEVIDO À HEPATITE VIRAL B OU C CRÔNICA

Entre os pacientes expostos ao vírus da hepatite C (HCV), cerca de 80% desenvolvem hepatite C crônica e, destes, cerca de 20 a 30% evoluem para cirrose ao longo de 20 a 30 anos. Muitos desses pacientes relatam uso concomitante de álcool, e a incidência real de cirrose devida apenas à hepatite C é desconhecida. Acredita-se que um percentual ainda mais alto desenvolva cirrose ao longo de períodos mais prolongados. Nos Estados Unidos, cerca de 5 a 6 milhões de pessoas foram expostas ao HCV e cerca de 4 a 5 milhões têm viremia crônica. Em âmbito mundial, cerca de 170 milhões de indivíduos têm hepatite C, e algumas áreas do mundo (p. ex., Egito) têm até 15% da população infectada. O HCV é um vírus não citopático, e, provavelmente, o dano hepático é mediado por mecanismos imunes. A progressão da doença hepática devida à hepatite C crônica caracteriza-se por fibrose portal com fibrose confluente e desenvolvimento de nódulos que, por fim, culminam em cirrose. Na cirrose secundária à hepatite C crônica, o fígado é pequeno e contraído, com elementos característicos de cirrose micro e macronodular mista observados na biópsia do fígado. Além da fibrose aumentada observada na cirrose secundária à hepatite C, observa-se infiltrado inflamatório nas áreas portais com hepatite de interface e, ocasionalmente, alguma lesão e inflamação hepatocelular lobular. Nos pacientes com o genótipo 3 do HCV, é frequente a ocorrência de esteatose.

Anormalidades semelhantes são observadas nos pacientes com cirrose secundária à hepatite B crônica. Entre os pacientes expostos à hepatite B, cerca de 5% desenvolvem hepatite B crônica e cerca de 20% destes progridem para cirrose. As colorações especiais para o antígeno do *core* da hepatite B (HBcAg) e o antígeno de superfície da hepatite B (HBsAg) são positivas, e podem ser detectados hepatócitos com aspecto de "vidro fosco" indicativos da presença do HBsAg. Nos Estados Unidos, existem cerca de 2 milhões de portadores de hepatite B, enquanto, em outras regiões do mundo onde o vírus da hepatite B (HBV, de *hepatitis B virus*) é endêmico (i.e., Ásia, Sudeste Asiático, África Subsaariana), até 15% da população pode estar infectada, tendo contraído a infecção verticalmente no momento do nascimento. Assim sendo, admite-se que mais de 300 a 400 milhões de indivíduos tenham hepatite B em todo o mundo. Aproximadamente 25% desses indivíduos podem acabar desenvolvendo cirrose.

Manifestações clínicas e diagnóstico Os pacientes com cirrose decorrente das hepatites C e B podem apresentar-se com sintomas e sinais habituais de hepatopatia crônica. Fadiga, mal-estar, dor difusa no quadrante superior direito e anormalidades laboratoriais são manifestações frequentes à apresentação. Para estabelecer o diagnóstico, é necessária uma avaliação laboratorial abrangente que inclua testes quantitativos para RNA do HCV e análise do genótipo do HCV, ou testes sorológicos para hepatite B que incluam HBsAg, anti-HBs, antígeno e da hepatite B (HBeAg), anti-HBe e níveis quantitativos do DNA do HBV.

TRATAMENTO
Cirrose devido à hepatite viral B ou C crônica

O tratamento das complicações da cirrose gira em torno das medidas terapêuticas específicas para quaisquer complicações que possam ocorrer (p. ex., hemorragia varicosa esofágica, ascite e edema ou encefalopatia). Nos pacientes com hepatite B crônica, vários estudos evidenciaram efeitos benéficos do tratamento antiviral, que é eficaz para suprimir os vírus, conforme evidenciado pelas reduções dos níveis de aminotransferase e de DNA do HBV, assim como pela melhora da histologia por meio da redução da inflamação e da fibrose. Vários ensaios clínicos e séries de casos demonstraram que os pacientes com doença hepática descompensada podem tornar-se compensados com o uso do tratamento antiviral dirigido contra hepatite B. Atualmente, o tratamento disponível inclui lamivudina, adefovir, telbivudina, entecavir e tenofovir, com os últimos dois sendo preferidos devido ao risco reduzido de resistência viral. A interferona-α também pode ser usada no tratamento da hepatite B, mas não deve ser utilizada em cirróticos **(ver Cap. 341)**.

O tratamento dos pacientes com cirrose secundária à hepatite C geralmente é mais difícil, porque os efeitos colaterais da peginterferona e da ribavirina são mais difíceis de controlar. Ao longo dos últimos anos, os esquemas à base de interferona foram substituídos pelos protocolos com antivirais de ação direta, que são altamente eficazes (índice de cura > 95%) e bem tolerados no tratamento de curta duração (8-12 semanas), embora a um custo alto. Esses fármacos de fato revolucionaram o tratamento da hepatite C **(ver Cap. 341)**.

CIRROSE DEVIDO A HEPATITE AUTOIMUNE E DOENÇA HEPÁTICA GORDUROSA NÃO ALCOÓLICA

Outras causas de cirrose secundária à hepatite são hepatite autoimune (HAI) e cirrose devido à esteato-hepatite não alcoólica. Muitos pacientes com HAI apresentam-se com cirrose já estabelecida. Esses pacientes não melhoram com tratamento imunossupressor com glicocorticoides ou azatioprina, visto que a HAI já foi "extinta". Nesses casos, a biópsia do fígado não mostra infiltrado inflamatório significativo, de modo que o diagnóstico deve basear-se em marcadores autoimunes como fator antinuclear (FAN) ou anticorpo antimúsculo liso (AML). Quando os pacientes com HAI têm cirrose e inflamação ativa acompanhada de enzimas hepáticas elevadas, o tratamento imunossupressor pode proporcionar benefício considerável.

Tem sido constatado com frequência cada vez maior que pacientes com esteato-hepatite não alcoólica progridem para cirrose. Com a epidemia de obesidade que continua nos países ocidentais, cada vez mais pacientes são diagnosticados com doença hepática gordurosa não alcoólica **(Cap. 343)**. Destes, uma subpopulação significativa apresenta esteato-hepatite não alcoólica e pode progredir para aumento da fibrose e cirrose. Nos últimos anos, tem sido reconhecido com frequência crescente que muitos pacientes considerados portadores de cirrose idiopática têm, na verdade, esteato-hepatite não alcoólica. À medida que a cirrose progride, esses indivíduos tornam-se catabólicos e, a seguir, perdem os sinais reveladores de esteatose observados à biópsia. O tratamento das complicações da cirrose por HAI ou por esteatose não alcoólica é semelhante ao recomendado para as outras formas de cirrose.

CIRROSE BILIAR

A cirrose biliar tem características patológicas que a diferem da cirrose associada ao álcool e da cirrose secundária à hepatite, apesar de as manifestações de hepatopatia em estágio terminal serem as mesmas. A doença hepática colestática pode resultar de lesões necroinflamatórias, processos congênitos, ou metabólicos, ou compressão externa dos ductos biliares. Desse modo, duas categorias gerais refletem a localização anatômica da retenção anormal da bile: *intra-hepática* e *extra-hepática*. Essa distinção é importante por motivos terapêuticos óbvios. A obstrução extra-hepática pode melhorar com descompressão cirúrgica ou endoscópica do trato biliar, enquanto os processos colestáticos intra-hepáticos não são solucionados com esse tipo de intervenção e requerem uma abordagem diferente.

As principais causas das síndromes colestáticas crônicas são colangite biliar primária (CBP), colangite autoimune (CAI), colangite esclerosante primária (CEP) e ductopenia idiopática dos adultos. Em geral, essas síndromes podem ser clinicamente diferenciadas umas das outras por testes para anticorpos, anormalidades evidenciadas à colangiografia e apresentação clínica. Entretanto, todas compartilham as características histopatológicas de colestase crônica, como estase de colato, deposição de cobre, transformação xantomatosa dos hepatócitos e a chamada fibrose biliar irregular. Além disso, pode haver inflamação portal crônica, atividade na interface e inflamação lobular crônica. A ductopenia resulta dessa doença progressiva e instala-se à medida que os pacientes desenvolvem cirrose.

COLANGITE BILIAR PRIMÁRIA

A CBP é diagnosticada em cerca de 100 a 200 indivíduos a cada 1 milhão, com forte preponderância feminina e média de idade aproximada de 50 anos no momento do diagnóstico. A causa da CBP é desconhecida; a doença caracteriza-se por inflamação portal e necrose dos colangiócitos dos ductos biliares de dimensões pequenas e médias. As características colestáticas prevalecem, e a cirrose biliar caracteriza-se por nível elevado de bilirrubina e insuficiência hepática progressiva. O transplante de fígado é o tratamento preferível para os pacientes com cirrose descompensada decorrente de CBP. O ácido ursodesoxicólico (AUDC) é o primeiro tratamento aprovado que demonstra algum grau de eficácia por retardar o ritmo de progressão da doença.

Anticorpos antimitocôndria (AAMs) estão presentes em cerca de 95% dos pacientes com CBP. Esses autoanticorpos reconhecem o ácido lipoico nas proteínas das membranas mitocondriais internas, que são enzimas do complexo da piruvato-desidrogenase (PDC, de *pyruvate dehydrogenase complex*), do complexo desidrogenase dos 2-oxoácidos de cadeia ramificada e do complexo desidrogenase do 2-oxogluterato. Esses autoanticorpos não são patogênicos; ao contrário, são marcadores úteis que permitem fazer o diagnóstico.

Patologia As análises histopatológicas das biópsias do fígado de pacientes com CBP resultaram na identificação de quatro estágios distintos da doença ao longo de sua progressão. A lesão mais precoce é denominada *colangite destrutiva não supurativa crônica* e é um processo inflamatório necrosante dos tratos portais. Os ductos biliares de pequeno e médio calibres são infiltrados por linfócitos e destruídos. Pode haver fibrose leve e, algumas vezes, estase biliar. Com a progressão, o infiltrado inflamatório torna-se menos proeminente, porém o número de ductos biliares é reduzido e observa-se proliferação de dúctulos biliares menores. A seguir, a fibrose aumenta com a expansão da fibrose periportal para fibrose coalescente (em ponte). Por fim, instala-se um quadro de cirrose, que pode ser micro ou macronodular.

Manifestações clínicas Atualmente, a maioria dos pacientes com CBP é formada por mulheres de meia-idade diagnosticadas bem antes que as manifestações de estágio terminal da doença estejam presentes, e, assim, a maioria das pacientes é assintomática. Quando existem sintomas, os principais são um grau significativo de fadiga desproporcional ao que poderia ser esperado com base na gravidade da doença hepática ou na idade do paciente. Prurido é observado em cerca de 50% dos pacientes por ocasião do diagnóstico e pode ser debilitante. Esse sintoma pode ser intermitente e, em geral, é mais incômodo ao anoitecer. Em alguns pacientes, o prurido pode se desenvolver ao final da gestação, podendo ser confundido com a colestase da gravidez. O prurido que se manifesta antes do surgimento de icterícia indica doença grave e prognóstico desfavorável.

O exame físico pode mostrar icterícia e outras complicações da hepatopatia crônica incluindo hepatomegalia, esplenomegalia, ascite e edema. Outras características que são exclusivas da CBP incluem hiperpigmentação, xantelasma e xantomas, que estão relacionados com o metabolismo alterado do colesterol. A hiperpigmentação é evidente no tronco e nos braços e pode ser observada em áreas de esfoliação e liquenificação associadas a arranhaduras progressivas relacionadas com o prurido. A dor óssea que resulta da osteopenia ou osteoporose é observada ocasionalmente no momento do diagnóstico.

Anormalidades laboratoriais As anormalidades laboratoriais da CBP consistem em alterações colestáticas das enzimas hepáticas com elevações da gama-glutamiltranspeptidase e fosfatase alcalina (FA), bem como elevações leves das aminotransferases (ALT e AST). As imunoglobulinas, particularmente a IgM, costumam estar aumentadas. A hiperbilirrubinemia costuma ser observada depois do desenvolvimento de cirrose. Trombocitopenia, leucopenia e anemia podem ser observadas nos pacientes com hipertensão portal e hiperesplenismo. A biópsia hepática mostra os aspectos característicos descritos antes, que devem ser evidentes a qualquer hepatopatologista experiente. Até 10% dos pacientes com características de CBP também apresentarão características de HAI (hepatite de interface moderada a grave à biópsia, ALT elevada > 5 × o limite superior da normalidade e níveis elevados de imunoglobulina G [IgG]), sendo definidos como síndromes de "sobreposição". Esses pacientes em geral são tratados como portadores de CBP e podem evoluir para cirrose com a mesma frequência que os pacientes com CBP típica. Alguns pacientes também precisam usar fármacos imunossupressores.

Diagnóstico A CBP deve ser considerada nos pacientes com anormalidades colestáticas crônicas das enzimas hepáticas. O teste para AAM pode ser negativo em até 5 a 10% dos pacientes com CBP. Esses pacientes geralmente são positivos para outros autoanticorpos específicos para CBP, incluindo sp100 ou gp210, embora esses testes não estejam universalmente disponíveis. A biópsia do fígado é extremamente importante nessas circunstâncias de CBP AAM-negativa. Nos pacientes AAM-negativos com enzimas hepáticas colestáticas, a CEP deve ser excluída por uma colangiografia.

TRATAMENTO
Colangite biliar primária

O tratamento das manifestações típicas da cirrose associada à CBP não é diferente do recomendado para outras formas de cirrose. Foi demonstrado que o AUDC melhora as características bioquímicas e histológicas da doença, reduzindo a progressão, mas não revertendo nem curando a doença. A melhora é mais acentuada quando o tratamento é iniciado precocemente; a probabilidade de melhora significativa com AUDC é pequena nos pacientes com CBP que apresentam manifestações de cirrose. O AUDC é administrado em doses de 13 a 15 mg/kg/dia; em geral, esse fármaco é bem tolerado, embora alguns pacientes tenham agravamento do prurido depois de iniciar o tratamento. Uma porcentagem pequena desses pacientes pode ter diarreia ou cefaleia como efeito colateral do fármaco. Cerca de 30 a 40% dos pacientes com CBP não têm resposta satisfatória ao tratamento com AUDC, enquanto metade desses pacientes mostram melhora significativa com o ácido obeticólico. Os pacientes com CBP precisam ser acompanhados em longo prazo por um médico experiente nessa doença. Em alguns casos, pode ser necessário considerar transplante de fígado se houver descompensação da hepatopatia.

Os principais sintomas da CBP são fadiga e prurido, cujo controle sintomático é importante. Vários tratamentos foram experimentados para atenuar a fadiga, porém nenhum se revelou bem-sucedido; cochilos frequentes devem ser recomendados. O prurido é tratado com anti-histamínicos, antagonistas dos receptores narcóticos (naltrexona) e rifampicina. A colestiramina – um fármaco quelante de sais biliares – tem sido útil em alguns pacientes, porém sua administração é bastante cansativa e difícil. A plasmaférese foi realizada em raras ocasiões em pacientes com prurido refratário e intenso. Há incidência mais alta de osteopenia e osteoporose nos pacientes com hepatopatia colestática, razão pela qual devem ser realizados testes para determinar a densidade óssea. Também é recomendado o uso oral de cálcio e vitamina D. O tratamento com um bisfosfonato deve ser instituído depois do diagnóstico da doença óssea.

COLANGITE ESCLEROSANTE PRIMÁRIA

À semelhança da CBP, a causa da CEP ainda é desconhecida. A CEP é uma síndrome colestática crônica que se caracteriza por inflamação e fibrose difusas que acometem toda a árvore biliar e causam colestase crônica. Por fim, esse processo patológico resulta em obstrução dos canais biliares intra-hepáticos e extra-hepáticos, com consequente cirrose biliar, hipertensão portal e insuficiência hepática. A causa da CEP ainda é desconhecida, mas pesquisas extensas sugeriram que diversos mecanismos relacionados com infecções bacterianas e virais, toxinas, predisposição genética e distúrbios imunes contribuem para a patogênese e progressão dessa síndrome.

As alterações evidenciadas pela biópsia do fígado na CEP não são patognomônicas, e a confirmação de seu diagnóstico deve incluir exames de imagem da árvore biliar. As alterações patológicas que ocorrem na CEP mostram proliferação dos ductos biliares, assim como ductopenia e colangite fibrosa (pericolangite). Fibrose periductal é observada ocasionalmente nas amostras de biópsia e pode ser muito útil ao diagnóstico. À medida que a doença progride, cirrose biliar é a manifestação terminal da CEP.

Manifestações clínicas As manifestações clínicas comuns da CEP são as mesmas observadas na hepatopatia colestática, inclusive fadiga, prurido, esteatorreia, deficiências de vitaminas lipossolúveis e suas consequências associadas. Como acontece com a CBP, a fadiga é grave e inespecífica. Com frequência, o prurido pode ser debilitante e está relacionado com a colestase. A intensidade do prurido não se correlaciona com a gravidade da doença. A doença óssea metabólica, também detectada nos pacientes com CBP, pode ocorrer com CEP e deve ser tratada (ver anteriormente).

Anormalidades laboratoriais Os pacientes com CEP geralmente são diagnosticados durante uma avaliação de enzimas hepáticas anormais. A maioria dos pacientes tem aumento de pelo menos duas vezes no nível da FA e também pode ter aminotransferases elevadas. Os níveis de albumina podem estar reduzidos e os tempos de protrombina estão prolongados em uma porcentagem substancial dos pacientes por ocasião do diagnóstico. Certo grau de correção do tempo de protrombina prolongado pode ocorrer com vitamina K parenteral. Uma pequena subpopulação de pacientes demonstra elevações das aminotransferases > 5 × o limite superior da normalidade e pode evidenciar características de HAI na biópsia, indicando uma síndrome de sobreposição entre CEP e HAI. Os autoanticorpos são frequentemente positivos nos pacientes com síndrome sobreposta, porém são negativos nos pacientes que têm apenas CEP. Um autoanticorpo, o anticorpo anticitoplasma de neutrófilo perinuclear (p-ANCA, de *perinuclear antineutrophil cytoplasmic antibody*), é positivo em cerca de 65% dos pacientes com CEP. Dos pacientes com CEP, 60 a 80% apresentam doença inflamatória intestinal, predominantemente a retocolite ulcerativa (RCU); assim, recomenda-se a colonoscopia no momento do diagnóstico.

Diagnóstico O diagnóstico definitivo de CEP torna necessário exame de imagem colangiográfico. Ao longo dos últimos anos, a colangiopancreatografia por ressonância magnética (CPRM) tem sido usada como técnica de imagem de escolha para a avaliação inicial. A colangiopancreatografia retrógrada endoscópica (CPRE) deve ser realizada se as imagens da CPRM forem subótimas ou se houver evidência clínica (elevação recente da bilirrubina total ou piora do prurido) ou colangiográficas, por CPRM, de uma estenose dominante. Os achados colangiográficos típicos da CEP consistem em estreitamentos multifocais e numerosas projeções arredondadas (contas de um rosário) que acometem a árvore biliar tanto intra-hepática quanto extra-hepática. Esses estreitamentos são curtos e com segmentos interpostos de ductos biliares normais ou ligeiramente dilatados que se distribuem difusamente, produzindo o aspecto clássico de contas de um rosário. A vesícula biliar e o ducto cístico podem ser acometidos em até 15% dos casos. Gradualmente, instala-se uma cirrose biliar, e os pacientes progredirão para hepatopatia descompensada com todas as manifestações de ascite, hemorragia por ruptura de varizes esofágicas e encefalopatia.

TRATAMENTO
Colangite esclerosante primária

Não há tratamento específico comprovado para a CEP. Alguns médicos utilizam o AUDC em "doses de CBP" de 13 a 15 mg/kg/dia com relato de melhora, embora nenhum estudo tenha demonstrado evidências consistentes de benefício clínico. Em um estudo que usou altas doses de AUDC (28-30 mg/kg/dia), o fármaco foi considerado prejudicial. A dilatação endoscópica dos estreitamentos dominantes pode ser útil, mas o tratamento definitivo é o transplante de fígado quando ocorre cirrose descompensada. Os episódios de colangite devem ser tratados com antibióticos. Uma complicação temida da CEP é o surgimento de um colangiocarcinoma, que constitui uma contraindicação relativa para o transplante de fígado.

CIRROSE CARDÍACA

Definição Os pacientes com insuficiência cardíaca congestiva direita de longa duração podem desenvolver lesão hepática crônica e cirrose cardíaca. Essa é uma causa cada vez mais incomum ou mesmo rara de hepatopatia crônica, graças aos avanços obtidos no tratamento dos pacientes com insuficiência cardíaca.

Etiologia e patologia No caso de insuficiência cardíaca direita de longa duração, há elevação da pressão venosa transmitida pela veia cava inferior e pelas veias hepáticas até os sinusoides do fígado, que ficam dilatados e ingurgitados com sangue. O fígado aumenta de volume e torna-se tumefeito, e, com a congestão passiva prolongada e a isquemia relativa devida à circulação precária, os hepatócitos centrolobulares podem tornar-se necróticos, evoluindo para fibrose pericentral. Esse padrão fibrótico pode estender-se até a periferia do lóbulo, até que se desenvolva um padrão singular de fibrose que causa cirrose.

Manifestações clínicas Os pacientes demonstram sinais de insuficiência cardíaca congestiva e, ao exame físico, mostram fígado aumentado de volume com consistência firme. Os níveis de FA estão caracteristicamente elevados, e as aminotransferases podem estar normais ou ligeiramente aumentadas, com a AST geralmente mais alta que a ALT. É improvável que os pacientes desenvolvam hemorragia varicosa ou encefalopatia.

Diagnóstico O diagnóstico geralmente é estabelecido em um paciente com cardiopatia evidente, que apresenta FA elevada e fígado aumentado de volume. A biópsia do fígado mostra padrão de fibrose que pode ser reconhecido por um hepatopatologista experiente. A diferenciação da síndrome de Budd-Chiari (SBC) pode ser estabelecida pelo extravasamento de hemácias observado na SBC, porém não na hepatopatia cardíaca. A doença venoclusiva, atualmente chamada de síndrome de obstrução sinusoidal, também pode afetar o fluxo anterógrado hepático e apresenta elementos característicos na biópsia do fígado. A síndrome de obstrução sinusoidal pode ser detectada na vigência do condicionamento para realizar um transplante de medula óssea com radioterapia e quimioterapia; também pode ser observada com ingestão de certos chás de ervas medicinais e alcaloides da pirrolizidina. Isso ocorre geralmente nos países do Caribe, mas é raro nos Estados Unidos. O tratamento baseia-se no controle da cardiopatia subjacente.

OUTROS TIPOS DE CIRROSE

Existem várias outras causas comuns de doença hepática crônica, que pode evoluir para cirrose. Isso inclui hepatopatias metabólicas hereditárias como hemocromatose, doença de Wilson, deficiência de α_1-antitripsina (α_1AT) e fibrose cística. Nesses distúrbios, as manifestações da cirrose são semelhantes, com algumas pequenas variações em relação àquelas observadas em outros pacientes com outras causas de cirrose.

A *hemocromatose* é um distúrbio hereditário do metabolismo do ferro, que resulta no aumento progressivo da deposição de ferro hepático; com o passar do tempo, isso pode evoluir para fibrose portal que progride para cirrose, insuficiência hepática e carcinoma hepatocelular. Embora a frequência de hemocromatose seja relativamente alta, com suscetibilidade genética em 1 a cada 250 indivíduos, a frequência das manifestações terminais devidas a essa doença é relativamente baixa, considerando que < 5% dos pacientes genotipicamente suscetíveis desenvolvem hepatopatia grave em consequência da hemocromatose. O diagnóstico é estabelecido com base em estudos do ferro sérico, que demonstram saturação elevada de transferrina e níveis altos de ferritina, além de anormalidades identificadas pela análise das mutações do gene *HFE*. O tratamento é simples, com flebotomia terapêutica regular.

A *doença de Wilson* é um distúrbio hereditário da homeostasia do cobre, em que há incapacidade de excretar as quantidades excessivas de cobre, resultando na sua acumulação no fígado. Esse distúrbio é relativamente incomum, afetando 1 a cada 30 mil indivíduos. Nos casos típicos, a doença de Wilson afeta adolescentes e adultos jovens. O diagnóstico imediato, antes que as manifestações terminais tornem-se irreversíveis, pode resultar em melhora clínica significativa. O diagnóstico baseia-se na determinação dos níveis de ceruloplasmina, que são baixos; níveis urinários de cobre durante um período de 24 horas, que são elevados; sinais típicos ao exame físico, incluindo os anéis corneanos de Kayser-Fleischer; e anormalidades típicas na biópsia hepática. O tratamento consiste em medicamentos quelantes do cobre.

A *deficiência de α₁AT* origina-se de um distúrbio hereditário que acarreta dobradura anormal da proteína α₁AT, resultando em falha da secreção dessa proteína pelo fígado. Ainda não está claro de que maneira a proteína retida resulta em doença hepática. Os pacientes com deficiência de α₁AT com risco mais alto de desenvolver hepatopatia crônica têm o fenótipo ZZ, porém apenas cerca de 10 a 20% desses indivíduos desenvolvem doença hepática crônica. O diagnóstico é estabelecido com base na determinação dos níveis de α₁AT e no fenótipo. Na biópsia de fígado, há glóbulos típicos resistentes à diastase e positivos para ácido periódico de Schiff (PAS, de *periodic acid-Schiff*). O único tratamento eficaz é transplante de fígado, que resulta na cura do paciente.

A *fibrose cística* é um distúrbio hereditário incomum que afeta indivíduos brancos originários do norte da Europa. Pode ocorrer cirrose do tipo biliar, e alguns pacientes melhoram com o uso crônico de AUDC.

PRINCIPAIS COMPLICAÇÕES DA CIRROSE

Isso inclui hemorragia varicosa gastresofágica, esplenomegalia, ascite, encefalopatia hepática, peritonite bacteriana espontânea (PBE), síndrome hepatorrenal (SHR) e carcinoma hepatocelular (Tab. 344-2). Também há complicações mais raras no sistema pulmonar, incluindo a síndrome hepatopulmonar e a hipertensão portopulmonar.

HIPERTENSÃO PORTAL

A *hipertensão portal* é definida por elevação do gradiente de pressão venosa hepática (GPVH) > 5 mmHg. A hipertensão portal é causada por uma combinação de dois processos hemodinâmicos que ocorrem simultaneamente: (1) resistência intra-hepática aumentada à passagem do fluxo sanguíneo pelo fígado em função da cirrose, dos nódulos regenerativos e de microtrombos e (2) fluxo sanguíneo esplâncnico aumentado secundário à vasodilatação dentro do leito vascular esplâncnico. Nos estágios mais avançados, também há ativação das respostas neuro-humorais e de sistemas vasoconstritivos que resultam na retenção de sódio e água, em aumento do volume sanguíneo e em um sistema circulatório hiperdinâmico, produzindo mais hipertensão portal. Costuma haver um estágio inicial de cirrose compensada com GPVH entre 5 e 10 mmHg que pode ser assintomático e durar ≥ 10 anos, mas, quando ocorre a hipertensão portal clinicamente aparente (definida como GPVH ≥ 10 mmHg), há risco substancial de descompensação com sangramento de varizes, ascite e encefalopatia hepática. No caso de descompensação, a mortalidade média ocorre em < 2 anos. A *hemorragia varicosa* é um problema imediato e ameaçador com taxa de mortalidade associada de 20 a 30% a cada episódio de sangramento. O sistema venoso portal normalmente drena sangue da maior parte do trato GI, incluindo estômago, intestinos grosso e delgado, baço, pâncreas e vesícula biliar.

As causas de hipertensão portal geralmente são subdivididas em pré-hepáticas, intra-hepáticas e pós-hepáticas (Tab. 344-3). As causas pré-hepáticas de hipertensão portal são as que afetam o sistema venoso portal antes de entrar no fígado; isso inclui trombose da veia porta e trombose da veia esplênica. As causas pós-hepáticas reúnem as que afetam as veias hepáticas e a drenagem venosa para o coração; isso inclui SBC e congestão cardíaca

TABELA 344-2 ■ Complicações da cirrose

Hipertensão portal	Coagulopatia
Varizes gastresofágicas	Deficiência de fatores da coagulação
Gastropatia hipertensiva portal	Fibrinólise
Esplenomegalia, hiperesplenismo	Trombocitopenia
Ascite	Doença óssea
Peritonite bacteriana espontânea	Osteopenia
Síndrome hepatorrenal	Osteoporose
Tipo 1	Osteomalácia
Tipo 2	Anormalidades hematológicas
Encefalopatia hepática	Anemia
Síndrome hepatopulmonar	Hemólise
Hipertensão portopulmonar	Trombocitopenia
Desnutrição	Neutropenia

TABELA 344-3 ■ Classificação da hipertensão portal

Pré-hepáticas
   Trombose da veia porta
   Trombose da veia esplênica
   Esplenomegalia maciça (síndrome de Banti)
Hepáticas
   Pré-sinusoidais
      Esquistossomose
      Fibrose hepática congênita
   Sinusoidais
      Cirrose – várias causas
      Hepatite alcoólica
   Pós-sinusoidais
      Obstrução sinusoidal hepática (síndrome venoclusiva)
Pós-hepáticas
   Síndrome de Budd-Chiari
   Membranas na veia cava inferior
   Causas cardíacas
      Miocardiopatia restritiva
      Pericardite constritiva
      Insuficiência cardíaca congestiva grave

crônica do lado direito. As causas intra-hepáticas são responsáveis por > 95% dos casos de hipertensão portal e são representadas pelas principais formas de cirrose. As causas intra-hepáticas de hipertensão portal podem ser subdivididas em causas pré-sinusoidais, sinusoidais e pós-sinusoidais. As causas pós-sinusoidais incluem doença venoclusiva, enquanto as causas pré-sinusoidais incluem fibrose hepática congênita e esquistossomose. As causas sinusoidais estão relacionadas com diversas causas de cirrose.

Cirrose é a causa mais comum de hipertensão portal nos Estados Unidos, e > 60% dos pacientes cirróticos têm hipertensão portal clinicamente significativa. A obstrução da veia porta pode ser idiopática ou está associada à cirrose ou infecção, pancreatite ou traumatismo abdominal.

Os distúrbios da coagulação que podem causar trombose da veia porta incluem policitemia vera; trombocitose essencial; deficiências de proteína C, proteína S, antitrombina III e fator V de Leiden; e anormalidades do gene que regula a produção de protrombina. Alguns pacientes podem ter um distúrbio mieloproliferativo subclínico.

Manifestações clínicas As três complicações principais da hipertensão portal são hemorragia digestiva alta por varizes gastresofágicas, ascite e hiperesplenismo. Desse modo, os pacientes podem apresentar-se com hemorragia digestiva alta que, ao exame endoscópico, demonstra ser decorrente de varizes esofágicas ou gástricas; ascite com edema periférico; ou baço aumentado de volume com redução associada das plaquetas e dos leucócitos nos exames laboratoriais de rotina.

VARIZES ESOFÁGICAS No transcorrer da última década, tornou-se prática comum realizar rastreamento dos pacientes com diagnóstico de cirrose por endoscopia em busca de varizes esofágicas. Esses estudos mostraram que cerca de um terço dos pacientes com cirrose histologicamente confirmada têm varizes. A cada ano, cerca de 5 a 15% dos cirróticos desenvolvem varizes, e foi estimado que a maioria dos pacientes com cirrose desenvolve varizes no decorrer de sua vida. Além disso, admite-se que um terço dos pacientes com varizes têm algum sangramento. Vários fatores permitem prever o risco de sangramento, incluindo a gravidade da cirrose (classificação de Child-Pugh, escore *Model for End-Stage Liver Disease* [MELD]); a medida da pressão da veia hepática ocluída; o calibre das varizes; a localização das varizes; e certos sinais endoscópicos, incluindo sinais de vergões avermelhados, manchas hematocísticas, eritema difuso, coloração azulada, manchas vermelho-cereja ou áreas com mamilos esbranquiçados. Os pacientes com ascite tensa também correm maior risco de sangramento das varizes.

Diagnóstico Nos pacientes com cirrose que estão sendo acompanhados cronicamente, o desenvolvimento de hipertensão portal geralmente é revelado pela presença de trombocitopenia; crescimento do baço; ou desenvolvimento de ascite, encefalopatia e/ou varizes esofágicas com ou sem sangramento. Nos pacientes ainda não diagnosticados, qualquer uma dessas características deve justificar a avaliação adicional destinada a determinar a presença de hipertensão portal e hepatopatia. As varizes devem ser identificadas por endoscopia. O estudo por imagem do abdome com contraste, seja tomografia computadorizada (TC) ou ressonância magnética (RM), pode ser útil para demonstrar um fígado nodular e evidenciar alterações decorrentes da hipertensão portal com circulação colateral intra-abdominal. Raramente, o GPVH é medido por radiologia intervencionista. Os pacientes com gradiente > 12 mmHg estão sob risco para hemorragia varicosa.

TRATAMENTO
Hemorragia varicosa

O tratamento das varizes esofágicas como complicação da hipertensão portal é dividido em duas categorias principais: (1) profilaxia primária e (2) profilaxia secundária para evitar recidiva do sangramento inicial das varizes. A profilaxia primária depende da vigilância rotineira por endoscopia de todos os pacientes com cirrose. Recomenda-se endoscopia digestiva alta no momento do diagnóstico de cirrose compensada e depois a cada 2 anos se a doença hepática estiver ativa ou a cada 3 anos se for inativa (cessação da ingesta de álcool, erradicação da hepatite viral). A endoscopia também é recomendada no momento da descompensação hepática. Quando se identificam varizes com risco aumentado de sangramento, geralmente definidas como varizes de médio ou grande calibre ou varizes pequenas com estigmas de alto risco ou em cirrose descompensada, a profilaxia primária pode ser obtida com o uso de betabloqueadores não seletivos (BBNS) titulados com um alvo de frequência cardíaca de 55 a 60 batimentos por minuto com pressão arterial sistólica > 90 mmHg, ou com ligadura elástica das varizes. Vários estudos clínicos controlados com placebo usando propranolol ou nadolol mostraram um menor risco de hemorragia varicosa e de morte relacionada à hemorragia varicosa, mas sem um benefício claro na sobrevida geral.

A ligadura endoscópica de varizes (LEV) foi comparada ao uso de BBNS para a profilaxia primária de hemorragia varicosa, e a LEV parece ter eficácia equivalente. Dois estudos mais recentes comparando LEV e carvedilol, um BBNS com propriedades adrenérgicas anti-α_1, mostraram eficácia semelhante. Assim, tanto os BBNS como a LEV são efetivos para a profilaxia primária de sangramento, e a escolha deve se basear na preferência para médico e paciente, e tolerabilidade. Após iniciar a profilaxia primária, não há necessidade de repetir a endoscopia para vigilância de varizes.

A abordagem aos pacientes depois de um episódio de sangramento varicoso consiste em tratar primeiro o sangramento agudo potencialmente fatal e, a seguir, evitar sangramento adicional. O tratamento do sangramento agudo exige a reposição de fluidos e hemácias para obter a estabilidade hemodinâmica. Um estudo randomizado recente de transfusões restritas iniciando quando a hemoglobina era < 7 g/dL com objetivo de manter a hemoglobina de 7 a 9 g/dL, em comparação com uma estratégia mais liberal, resultou na redução de ressangramento precoce e da mortalidade. Esta é a estratégia recomendada, embora devam ser feitos ajustes com base nos riscos cardíacos e na hemodinâmica. A correção de um tempo de protrombina elevado com plasma fresco congelado não é recomendada a menos que haja evidências de coagulopatia (sangramento em outros locais, como acessos IV). Foi demonstrado que o uso de agentes vasoconstritores, geralmente somatostatina ou octreotida, melhora o controle inicial do sangramento e reduz a necessidade de transfusões e a mortalidade para todas as causas. O uso de antibióticos profiláticos, em geral a ceftriaxona, iniciados antes da endoscopia, resulta em redução das infecções, da recorrência do sangramento e da mortalidade. O tamponamento por balão (tubo de Sengstaken-Blakemore ou tubo de Minnesota) pode ser feito em pacientes que necessitam de estabilização antes da terapia endoscópica ou como ponte para o *shunt* intra-hepático transjugular portossistêmico (TIPS, de *transjugular intrahepatic portosystemic shunt*) após a falha da endoscopia. O controle do sangramento pode ser conseguido na grande maioria dos casos; entretanto, o sangramento recidiva na maioria dos pacientes se não for realizado tratamento endoscópico definitivo. A endoscopia alta é usada como tratamento de primeira linha para diagnosticar a causa do sangramento e controlar agudamente a hemorragia com LEV. Quando as varizes esofágicas se estendem até o estômago proximal ou quando as varizes sangrantes estão completamente dentro do estômago, a ligadura elástica não costuma ser bem-sucedida. Nessas situações, deve-se considerar o TIPS. Essa técnica cria um *shunt* portossistêmico por uma abordagem percutânea utilizando um *stent* metálico expansível, que é introduzido sob orientação angiográfica até as veias hepáticas e, a seguir, ao longo do parênquima hepático a fim de criar um *shunt* portocavo direto. Pode ocorrer encefalopatia em até 20% dos pacientes depois da colocação do TIPS, e essa abordagem é especialmente problemática nos indivíduos idosos e pacientes com encefalopatia preexistente. O TIPS costuma ser reservado para pessoas cuja terapia endoscópica tenha falhado ou quando ela não é possível, embora haja evidências emergentes de que pacientes altamente selecionados com alto risco de ressangramento também possam se beneficiar. Algumas vezes, o TIPS pode ser usado como ponte para o transplante, e todos os pacientes que necessitam de TIPS devem ser considerados para a avaliação de transplante. Algumas varizes gástricas estão associadas a *shunt* esplenorrenal e podem ser efetivamente tratadas com a obliteração transvenosa retrógrada com balão (BRTO, de *balloon occluded retrograde transvenous obliteration*) das varizes, algumas vezes combinada com um TIPS. A prevenção de um novo sangramento é realizada habitualmente com ligadura repetida das varizes com bandas elásticas, até que sejam obstruídas, em combinação com BBNS. Se houver recorrência do sangramento varicoso, então o TIPS deve ser realizado para a prevenção do sangramento em longo prazo. Após a realização do TIPS, não há necessidade de endoscopias adicionais para a vigilância de varizes; porém, o TIPS deve ser periodicamente monitorado com ultrassonografia com Doppler para avaliação de estenose (Fig. 344-3).

GASTROPATIA HIPERTENSIVA PORTAL
A gastropatia hipertensiva portal pode causar sangramento GI agudo clinicamente aparente ou sangramento crônico resultando em anemia ferropriva. Ela está associada a todas as causas de hipertensão portal, sendo diagnosticada pelos achados endoscópicos característicos mostrando um padrão de mosaico semelhante à pele de cobra na mucosa gástrica, geralmente com manchas centrais de cor vermelha ou marrom. Quando há sangramento, o tratamento é feito com BBNS e reposição de ferro. O sangramento refratário pode responder ao TIPS.

ESPLENOMEGALIA E HIPERESPLENISMO
A esplenomegalia congestiva com hiperesplenismo é comum em pacientes com hipertensão portal e costuma ser a primeira indicação de hipertensão portal. As manifestações clínicas incluem baço aumentado ao exame físico e trombocitopenia e leucopenia nos pacientes com cirrose. Alguns pacientes têm dor abdominal significativa no lado esquerdo e no quadrante superior

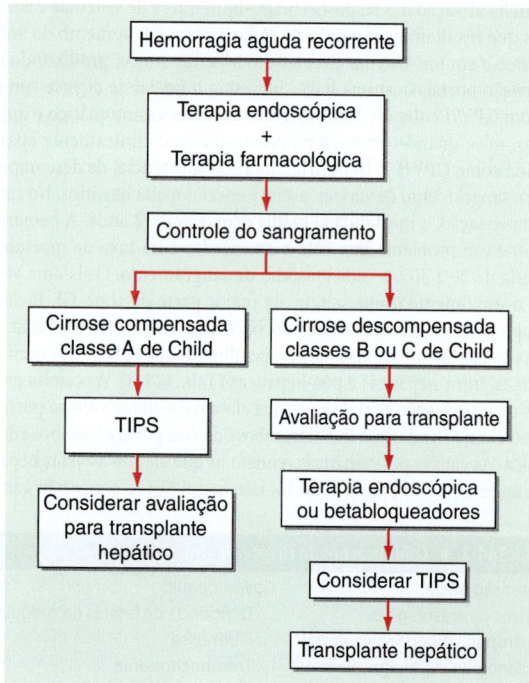

FIGURA 344-3 **Tratamento da hemorragia varicosa recorrente.** Este algoritmo descreve uma abordagem ao tratamento dos pacientes com sangramento recorrente proveniente de varizes esofágicas. Em geral, o tratamento inicial consiste em tratamento endoscópico frequentemente suplementado pelo uso de fármacos específicos. Após o controle do sangramento, é preciso decidir se os pacientes devem ser submetidos a um *shunt* intra-hepático transjugular portossistêmico (TIPS; quando se enquadram na classe A de Child), ou se devem receber um TIPS e ser considerados para transplante (quando se enquadram nas classes B ou C de Child).

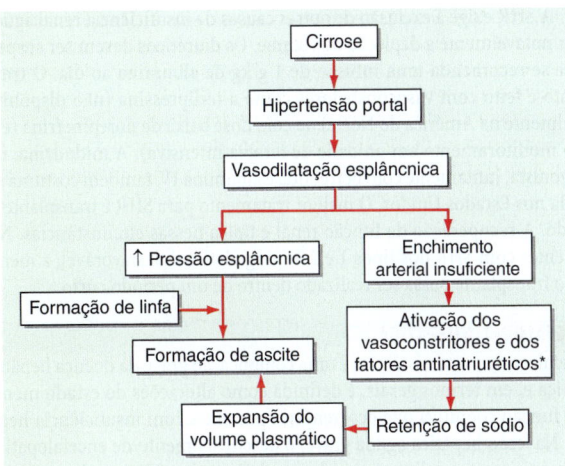

FIGURA 344-4 Desenvolvimento de ascite na cirrose. Este fluxograma ilustra a importância da hipertensão portal com vasodilatação esplâncnica no desenvolvimento da ascite. *Os fatores antinatriuréticos incluem o sistema renina-angiotensina-aldosterona e o sistema nervoso simpático.

esquerdo, que está relacionada com o baço aumentado. Em geral, a esplenomegalia, por si só, não exige tratamento específico.

ASCITE

Definição Ascite é acumulação de líquido na cavidade peritoneal. Sem dúvidas, a causa mais comum de ascite é hipertensão portal relacionada com a cirrose; contudo, os clínicos devem lembrar-se de que também pode haver causas malignas, infecciosas e cardíacas de ascite, sendo obviamente importante para a assistência ao paciente a diferenciação minuciosa dessas outras causas.

Patogênese A existência de hipertensão portal contribui para o desenvolvimento de ascite nos pacientes cirróticos (Fig. 344-4). Há aumento da resistência intra-hepática, que é responsável pela pressão portal alta, mas também ocorre vasodilatação do sistema arterial esplâncnico que, por sua vez, aumenta a entrada de sangue venoso portal. Essas duas anormalidades resultam em maior produção de linfa esplâncnica. Fatores vasodilatadores, como o óxido nítrico, são responsáveis pelo efeito vasodilatador. Há ativação do sistema renina-angiotensina-aldosterona com o desenvolvimento de hiperaldosteronismo e ativação do sistema nervoso simpático como consequência de uma resposta homeostática causada pelo enchimento precário da circulação arterial devido à vasodilatação arterial no leito vascular esplâncnico. Os efeitos renais de aumento da aldosterona e de ativação do sistema nervoso simpático levam à retenção de sódio, causando acúmulo de fluidos e expansão do volume de líquido extracelular, resultando em edema periférico e ascite. Como o líquido retido escapa constantemente e sai do compartimento intravascular para a cavidade peritoneal, a percepção de enchimento vascular não é alcançada e o processo continua. A hipoalbuminemia por redução da função de síntese hepática em um fígado cirrótico resulta em redução da pressão oncótica do plasma e contribui para a perda de líquido pelo compartimento vascular e para sua transferência para a cavidade peritoneal.

Manifestações clínicas Nos casos típicos, os pacientes percebem um aumento da circunferência abdominal acompanhado com frequência pelo desenvolvimento de edema periférico. A instalação da ascite costuma ser insidiosa, e é surpreendente que alguns pacientes esperem por períodos tão longos e tornem-se tão distendidos antes de procurar assistência médica. Em geral, os pacientes acumulam pelo menos 1 a 2 L de líquido no abdome antes de perceber algum aumento. Se houver quantidade maciça de ascite, a função respiratória pode ser comprometida, causando dispneia. O hidrotórax hepático também pode contribuir para os sintomas respiratórios. Com grande frequência, os pacientes com ascite volumosa estão desnutridos e têm atrofia muscular, assim como fadiga e fraqueza excessivas.

Diagnóstico O diagnóstico da ascite é estabelecido pelo exame físico e, muitas vezes, complementado por exames de imagem do abdome. Os pacientes têm flancos protuberantes, podem evidenciar sinal da onda líquida ou podem demonstrar a presença de macicez móvel. Isso é determinado passando-se o paciente da posição supina para decúbito lateral esquerdo ou direito e observando-se a mudança de posição da macicez à percussão. Quantidades menores de ascite podem ser detectadas por ultrassonografia ou TC. O hidrotórax hepático é mais comum no lado direito e significa uma abertura no diafragma com fluxo livre do líquido ascítico para dentro da cavidade torácica.

Quando os pacientes se apresentam com ascite pela primeira vez, recomenda-se realizar uma paracentese diagnóstica a fim de caracterizar o líquido. Isso deve incluir a determinação da concentração total de proteínas e albumina, contagens de células sanguíneas, assim como a contagem diferencial e cultura. Nos casos apropriados, pode-se dosar a amilase e realizar a citologia. Nos pacientes com cirrose, a concentração de proteínas no líquido ascítico é baixa, geralmente < 2,5 g/dL. O gradiente de albumina soro-ascite (GASA), calculado subtraindo-se o nível de albumina do líquido de ascite do nível de albumina sérica, substituiu a descrição do líquido como exsudato ou transudato. Quando o GASA é ≥ 1,1 g/dL, a causa da ascite é mais provavelmente decorrente da hipertensão portal; isso geralmente ocorre nos pacientes cirróticos. A ascite cardíaca pode ser identificada por um GASA > 1,1 g/dL com nível de proteína da ascite > 2,5 g/dL. Quando o GASA é < 1,1 g/dL, devem ser consideradas causas infecciosas ou malignas de ascite. Quando os níveis de proteínas do líquido ascítico são muito baixos (< 1,5 g/dL), os pacientes correm maior risco de desenvolver PBE. Contagens altas de hemácias no líquido ascítico geralmente significam que foi realizada uma punção traumática, mas raramente ocorrem com carcinoma hepatocelular ou varizes omentais rompidas. Quando o nível absoluto de leucócitos polimorfonucleares é > 250/μL, é provável que haja infecção.

TRATAMENTO

Ascite

Os pacientes com volumes pequenos de ascite geralmente podem ser tratados apenas com restrição da ingesta de sódio. A maioria das dietas comuns nos Estados Unidos contém 6 a 8 g de sódio por dia, e, se os pacientes comem em restaurantes ou em estabelecimentos de *fast food*, a quantidade de sódio da dieta pode ultrapassar esse valor. Assim, com frequência é extremamente difícil que os pacientes mudem seus hábitos dietéticos de forma a ingerir < 2 g de sódio por dia (o que equivale a pouco mais de três quartos de 1 colher de chá de sal), que é a quantidade recomendada. Os panfletos educativos sobre o sódio são úteis. Com frequência, uma recomendação simples consiste em orientá-los a comer alimentos frescos ou congelados e evitar alimentos enlatados ou processados. Quando o volume da ascite é moderado, geralmente é necessário usar diuréticos. Tradicionalmente, o tratamento é iniciado com dose única de 100 mg/dia de espironolactona e a furosemida pode ser acrescentada na dose de 40 mg/dia, principalmente nos pacientes com edema periférico. A ausência de resposta aos diuréticos sugere que os pacientes podem não estar aderindo à dieta pobre em sódio. Quando a adesão ao tratamento é confirmada e o líquido ascítico não está sendo mobilizado, a dose de espironolactona deve ser aumentada até um máximo de 400 mg/dia e a furosemida, até 160 mg/dia. Se um grande volume de ascite persistir com as doses de diuréticos nos pacientes que estão seguindo uma dieta pobre em sódio, eles deverão ser definidos como portadores de *ascite refratária*, e modalidades terapêuticas alternativas, incluindo paracenteses de grande volume (PGV) repetidas ou colocação de um TIPS, deverão ser consideradas (Fig. 344-5). Após a PGV de ≥ 5 L, deve-se administrar albumina a 25% IV em uma dose de cerca de 8 g/L de ascite removido para evitar a disfunção circulatória. Vários estudos demonstraram que o TIPS, embora seja efetivo no manejo da ascite, não melhora a sobrevida. Infelizmente, o TIPS está associado frequentemente ao aumento da incidência de encefalopatia hepática e deve ser considerado com extremo cuidado, caso a caso. O prognóstico dos pacientes com cirrose e ascite é desfavorável, e alguns estudos demonstraram que < 50% sobrevivem por 2 anos depois do início da ascite. Assim, deve-se pensar em transplante de fígado para os pacientes com ascite. Os pacientes com cirrose e ascite estão sob risco aumentado de insuficiência renal por determinados medicamentos, incluindo anti-inflamatórios não esteroides e aminoglicosídeos; portanto, esses medicamentos devem geralmente ser evitados. Os inibidores da enzima conversora de angiotensina e os bloqueadores do receptor de angiotensina devem ser usados com cautela, com monitoramento cuidadoso da pressão arterial e da função renal.

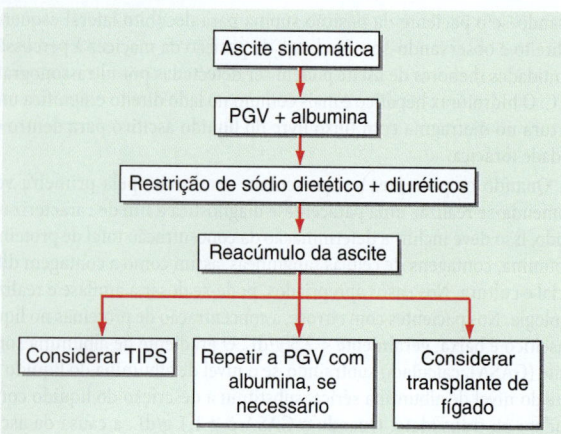

FIGURA 344-5 Manejo da ascite sintomática. Nos pacientes que desenvolvem azotemia enquanto estão recebendo diuréticos para tratar ascite, alguns necessitam de paracentese de grande volume (PGV) repetida; alguns podem ser considerados para colocação de um *shunt* intra-hepático transjugular portossistêmico (TIPS); e outros podem ser bons candidatos ao transplante de fígado. Todas essas decisões são individualizadas.

PERITONITE BACTERIANA ESPONTÂNEA

A PBE é uma complicação comum e grave da ascite, que se caracteriza por infecção espontânea do líquido ascítico sem alguma fonte intra-abdominal. Nos pacientes hospitalizados com cirrose e ascite, a PBE pode ocorrer em até 30% dos casos e acarretar taxa de mortalidade hospitalar de 25%. Admite-se que a translocação bacteriana seja o mecanismo patogênico da PBE; desse modo, a flora intestinal atravessa o intestino e penetra nos linfonodos mesentéricos, resultando em bacteriemia e implantação no líquido ascítico. Os microrganismos mais comuns são *Escherichia coli* e outras bactérias intestinais; no entanto, bactérias Gram-positivas, incluindo *Streptococcus viridans*, *Staphylococcus aureus* e espécies de *Enterococcus*, também podem ser encontradas. Quando são identificados mais de dois organismos, deve-se considerar peritonite bacteriana secundária devido a uma víscera oca perfurada. O diagnóstico de PBE é estabelecido quando a amostra do líquido evidencia contagem absoluta de neutrófilos > 250/μL. Devem ser obtidas culturas à beira do leito com a injeção direta do líquido ascítico em frascos de hemocultura. Os pacientes com ascite podem apresentar-se com febre, estado mental alterado, leucocitose, dor ou desconforto abdominal e injúria renal aguda ou podem apresentar-se sem qualquer uma dessas manifestações clínicas. Dessa forma, é necessário haver um alto índice de suspeição, e as punções peritoneais são recomendadas para a maioria dos pacientes cirróticos hospitalizados com ascite e complicações da cirrose ou com sinais de infecção. O tratamento comumente consiste em uma cefalosporina de terceira geração IV por 5 dias. Além disso, foi demonstrado que a albumina IV (1,5 g/kg de peso corporal no dia 1 e 1 g/kg no dia 3) reduz o risco de insuficiência renal e melhora a sobrevida. Nos pacientes com hemorragia varicosa, a frequência da PBE aumenta acentuadamente, e recomenda-se profilaxia da PBE quando o paciente tem hemorragia digestiva alta. Nos pacientes com um ou vários episódios de PBE que se recuperam, deve-se administrar uma profilaxia antibiótica com quinolonas para evitar a PBE recorrente.

SÍNDROME HEPATORRENAL

A SHR é um tipo de insuficiência renal funcional sem patologia renal, que ocorre em cerca de 10% dos pacientes com cirrose avançada ou insuficiência hepática aguda. Existem distúrbios significativos na circulação renal arterial dos pacientes com SHR; isso inclui aumento da resistência vascular renal acompanhado de redução da resistência vascular sistêmica. A razão da vasoconstrição renal é mais provavelmente multifatorial, além de ser pouco compreendida. O diagnóstico geralmente é estabelecido quando há ascite volumosa nos pacientes que demonstram aumento progressivo da creatinina. A SHR tipo 1 caracteriza-se por deterioração progressiva da função renal e redução significativa da depuração de creatinina dentro de 1 a 2 semanas depois da apresentação clínica. A SHR tipo 2 caracteriza-se por redução da taxa de filtração glomerular e elevação do nível sérico de creatinina, porém é razoavelmente estável e está associada a uma evolução mais favorável que a da SHR tipo 1.

A SHR exige a exclusão de outras causas de insuficiência renal aguda, mais notavelmente a depleção de volume. Os diuréticos devem ser suspensos e se recomenda uma infusão de 1 g/kg de albumina ao dia. O tratamento é feito com vasoconstritores como a terlipressina (não disponível atualmente na América do Norte) ou com dose baixa de norepinefrina (exige o monitoramento em unidade de terapia intensiva). A midodrina, um α-agonista, juntamente com octreotida e albumina IV, também costuma ser usada nos Estados Unidos. O melhor tratamento para SHR é transplante de fígado. A recuperação da função renal é típica nessas circunstâncias. Nos pacientes com SHR dos tipos 1 e 2, o prognóstico é desfavorável, a menos que o transplante possa ser realizado dentro de um período curto.

ENCEFALOPATIA HEPÁTICA

Encefalopatia portossistêmica é uma complicação grave da doença hepática crônica e, em termos gerais, é definida como alterações do estado mental e da função cognitiva que ocorrem nos pacientes com insuficiência hepática. Na lesão hepática aguda grave, o desenvolvimento de encefalopatia é um requisito para o diagnóstico de insuficiência hepática aguda e pode ser visto em associação com edema cerebral potencialmente fatal, o qual não é uma característica da doença hepática crônica. A encefalopatia é observada muito mais comumente nos pacientes com doença hepática crônica. As neurotoxinas derivadas do intestino e que não são removidas pelo fígado em razão de um *shunt* vascular e da massa hepática reduzida chegam ao cérebro e produzem os sintomas que conhecemos como encefalopatia hepática. Os níveis de amônia estão geralmente elevados, porém a correlação entre a gravidade da doença hepática e a intensidade dos níveis de amônia frequentemente é imprecisa, razão pela qual a maioria dos hepatologistas não confia nos níveis de amônia para fazer o diagnóstico ou para acompanhar a progressão clínica. Outros compostos e metabólitos que podem contribuir para a patogênese da encefalopatia incluem alguns falsos neurotransmissores e mercaptanos.

Manifestações clínicas Na insuficiência hepática aguda, as alterações do estado mental podem ocorrer rapidamente. Esses pacientes podem ter edema cerebral com encefalopatia grave associada ao edema da substância cinzenta. Herniação cerebral é uma complicação temida do edema cerebral da insuficiência hepática aguda, e o tratamento para reduzir o edema é feito com manitol e uso criterioso de líquidos IV.

Nos pacientes com cirrose, a encefalopatia é observada com frequência como resultado de certos eventos desencadeantes como hipopotassemia, infecção, sobrecarga de proteínas dietéticas ou depleção de volume. Os pacientes podem estar confusos ou mostrar uma mudança de personalidade. Na verdade, eles podem ficar bastante violentos e difíceis de controlar; ou, ao contrário, podem ficar muito sonolentos e difíceis de despertar. Os eventos desencadeantes são comuns, de modo que devem ser procurados com cuidado. Quando os pacientes têm ascite, esta deve ser puncionada para excluir possibilidade de infecção. Também é necessário buscar evidência de hemorragia digestiva, e os pacientes devem receber hidratação apropriada. Os eletrólitos devem ser dosados e suas anormalidades, corrigidas. Os pacientes com encefalopatia frequentemente têm asterixe. O asterixe pode ser evidenciado pedindo-se que os pacientes realizem a extensão de seus braços e dobrem seus punhos para trás. Os pacientes com encefalopatia mostram um "*flap* hepático" – isto é, um movimento repentino do punho para a frente. Isso exige que os pacientes possam colaborar com o examinador. As causas alternativas de alteração do estado mental também devem ser consideradas.

O diagnóstico de encefalopatia hepática é clínico e requer um médico experiente capaz de reconhecer e juntar todas essas diversas manifestações clínicas. Muitas vezes, quando os pacientes apresentam encefalopatia pela primeira vez, não estão cientes do que está acontecendo, porém, depois dessa primeira experiência, podem identificá-la quando começa a ocorrer nas situações subsequentes e com frequência podem se automedicar para impedir o desenvolvimento ou o agravamento da encefalopatia.

TRATAMENTO
Encefalopatia hepática

O tratamento é multifatorial e consiste no controle dos fatores desencadeantes mencionados anteriormente. Às vezes, é necessário apenas hidratação e correção do desequilíbrio eletrolítico. No passado, a restrição das proteínas dietéticas era usada; entretanto, admite-se que o impacto negativo dessa intervenção na nutrição global supera o benefício, e, assim sendo, essa medida é fortemente desestimulada. A base do tratamento da encefalopatia reside em utilizar lactulose (um dissacarídeo não absorvível), que resulta em acidificação do cólon. Em seguida, há um efeito catártico que contribui para a eliminação das escórias nitrogenadas do intestino, que são responsáveis pelo desenvolvimento da encefalopatia. O tratamento com lactulose tem como meta promover 2 a 3 evacuações amolecidas por dia. É preciso pedir aos pacientes que titulem a quantidade de lactulose ingerida de modo a conseguir o efeito desejado. A lactulose costuma ser mantida após o episódio inicial de encefalopatia. Os antibióticos pouco absorvidos são usados com frequência como tratamentos adjuvantes para pacientes que não toleraram a lactulose. A administração alternada de neomicina e metronidazol era usada no passado para reduzir os efeitos colaterais de cada antibiótico: insuficiência renal e ototoxicidade com neomicina e neuropatia periférica com metronidazol. Mais recentemente, a rifaximina em dose de 550 mg, 2 ×/dia, tem sido muito efetiva na prevenção de encefalopatia recorrente. A suplementação com zinco às vezes é útil, além de ser relativamente inofensiva. O desenvolvimento da encefalopatia nos pacientes com doença hepática crônica é um sinal prognóstico desfavorável, porém essa complicação pode ser controlada na grande maioria dos pacientes.

SÍNDROMES FÍGADO-PULMÃO

A síndrome hepatopulmonar (SHP) se caracteriza por hipoxemia arterial em paciente com cirrose sem doença pulmonar significativa. A doença hepática causa dilatações vasculares intrapulmonares que resultam em *shunt* de sangue desviando dos alvéolos e em desequilíbrio significativo da ventilação-perfusão. Os sintomas clínicos incluem dispneia e platipneia. A SHP é comum, ocorrendo em 4 a 32% dos pacientes com cirrose; porém, ela costuma ser leve. O diagnóstico envolve a demonstração de hipoxemia sem evidências de doença pulmonar significativa e a presença de *shunt* na ecocardiografia contrastada com microbolhas. O tratamento é feito com a suplementação de oxigênio e o transplante hepático.

A hipertensão portopulmonar (HPP) é a hipertensão pulmonar em um paciente com hipertensão portal. A hipertensão portal resulta na produção de substâncias vasoconstritoras que afetam a artéria pulmonar. Muitos pacientes são assintomáticos, especialmente no início da doença; porém, eles acabam desenvolvendo dispneia aos esforços e fadiga. A HPP é rara, ocorrendo em cerca de 5% dos pacientes com cirrose avançada. O diagnóstico inclui a identificação inicial à ecocardiografia e a confirmação ao cateterismo cardíaco direito de elevação da pressão média da artéria pulmonar, de elevação da resistência vascular pulmonar e de pressão de oclusão da artéria pulmonar normal. O prognóstico é ruim, embora o transplante hepático após a redução efetiva na pressão da artéria pulmonar com medicamentos vasodilatadores possa ser efetivo.

DESNUTRIÇÃO ASSOCIADA À CIRROSE

Como o fígado participa sobretudo da regulação do metabolismo proteico e energético do corpo, não é de surpreender que os pacientes com doença hepática avançada estejam comumente desnutridos. Depois que os pacientes ficam cirróticos, eles tornam-se mais catabólicos, e as proteínas musculares são metabolizadas. Diversos fatores contribuem para a desnutrição dos cirróticos, incluindo ingestão dietética precária, alterações da absorção intestinal de nutrientes e alterações do metabolismo das proteínas. A atenção cuidadosa à ingesta alimentar é útil para impedir que os pacientes entrem em catabolismo. As recomendações gerais incluem múltiplas refeições pequenas, incluindo um lanche antes de deitar, com um total de 25 a 30 kcal/kg de peso corporal ideal ao dia e com 1,2 a 1,5 g de proteínas por kg de peso corporal ideal ao dia.

ANORMALIDADES DA COAGULAÇÃO

Os distúrbios da coagulação na cirrose são pouco compreendidos, e as medidas típicas da coagulação, como o tempo de protrombina e a razão normalizada internacional, não são medidas confiáveis da capacidade de coagulação. Há redução na síntese de fatores pró-coagulantes e anticoagulantes e, assim, algum reequilíbrio da coagulação; porém, a cascata da coagulação pode facilmente tender para o lado da trombose ou do sangramento. Além disso, os pacientes podem apresentar trombocitopenia por hiperesplenismo devido à hipertensão portal e algum grau de disfunção plaquetária, o que é contrabalançado por um aumento do fator de von Willebrand. Pode ocorrer formação adequada de trombina com níveis plaquetários em pacientes cirróticos > 50.000 a 60.000/L. A síntese dos fatores da coagulação II, VII, IX e X, que são dependentes da vitamina K, está diminuída em pacientes com síndromes colestáticas crônicas, pois a absorção de vitamina K exige um bom fluxo de bile. A vitamina K IV ou intramuscular consegue corrigir rapidamente essa anormalidade. Em geral, o estado da coagulação em um paciente cirrótico precisa ser julgado clinicamente em vez de se basear nos testes laboratoriais atuais.

DOENÇA ÓSSEA ASSOCIADA À CIRROSE

Osteoporose é comum nos pacientes com doença colestática crônica do fígado por causa da má-absorção de vitamina D e da ingestão reduzida de cálcio. A taxa de reabsorção óssea é maior que a de formação de osso novo nos pacientes com cirrose, e isso causa perda óssea. A absortometria de raios X de dupla energia (DEXA, de *dual-energy x-ray absorptiometry*) é um método útil para avaliar osteoporose ou osteopenia. Quando a DEXA mostra osteoporose, o tratamento com bisfosfonatos é efetivo.

ANORMALIDADES HEMATOLÓGICAS ASSOCIADAS À CIRROSE

Estão presentes diversas manifestações hematológicas na cirrose, incluindo anemia decorrente de uma ampla variedade de causas, entre as quais estão hiperesplenismo, hemólise, deficiência de ferro e, talvez, deficiência de folato secundária à desnutrição. Macrocitose é uma anormalidade comum da morfologia das hemácias dos pacientes com hepatopatia crônica, enquanto neutropenia pode ser observada como resultado do hiperesplenismo.

LEITURAS ADICIONAIS

AASLD/IDSA HCV Guidance Panel: Hepatitis C guidance 2019 update: AASLD-IDSA recommendations for testing, managing, and treating hepatitis C virus infection. Hepatology 71:686, 2020.

Biggins SW et al: Diagnosis, evaluation and management of ascites and hepatorenal syndrome: 2021 Practice guidance by the American Association for the Study of Liver Diseases. Hepatology 74:1014, 2021.

Garcia-Tsao G et al: Portal hypertensive bleeding in cirrhosis: Risk stratification, diagnosis and management: 2016 practice guidance by the American Association for the Study of Liver Diseases. Hepatology 65:310, 2017.

Terrault NA et al: Update on prevention, diagnosis and treatment of chronic hepatitis B: AASLD 2018 hepatitis B guidance. Hepatology 67:1560, 2018.

Vilstrup H et al: Hepatic encephalopathy in chronic liver disease: 2014 Practice Guideline by the American Association for the Study of Liver Diseases and the European Association for the Study of the Liver. Hepatology 60:715, 2014.

345 Transplante de fígado
Raymond T. Chung, Jules L. Dienstag

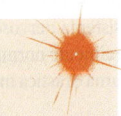

O transplante de fígado – a substituição do fígado nativo enfermo por um órgão normal (aloenxerto) – evoluiu de um procedimento experimental reservado para pacientes desesperadamente enfermos até se tornar um procedimento cirúrgico aceito e capaz de salvar vidas, realizado como uma opção ao longo da história natural da doença hepática terminal. A abordagem preferida e tecnicamente mais avançada é o *transplante ortotópico*, no qual o órgão original é removido e o órgão do doador é colocado na mesma posição anatômica. O transplante de fígado teve como pioneiros, na década de 1960, Thomas Starzl na University of Colorado e, mais tarde, na University of Pittsburgh, bem como Roy Calne em Cambridge, na Inglaterra; hoje, os transplantes de fígado são realizados em todo o mundo. O sucesso avaliado com base no índice de sobrevida em 1 ano melhorou de cerca de 30% na década de 1970 para > 90% na atualidade. Esse panorama favorável à sobrevida prolongada resultou de aperfeiçoamentos da técnica operatória, melhorias na obtenção e preservação do órgão, avanços do tratamento imunossupressor e, talvez ainda mais significativamente, seleção mais consciente dos pacientes e do momento mais apropriado para a intervenção. Apesar da morbidade e mortalidade perioperatórias, dos desafios técnicos e operacionais do procedimento e de seus custos, o transplante de fígado passou a ser a abordagem preferencial para pacientes selecionados cuja hepatopatia crônica ou aguda é progressiva ou potencialmente fatal e não responde ao tratamento clínico. Com base no nível atual de sucesso, o número de transplantes de fígado continua aumentando a cada ano; em 2020, 8.906 pacientes receberam aloenxertos hepáticos nos Estados Unidos. Entretanto, a demanda por fígados de doadores continua superando a disponibilidade; em meados de 2021, havia 11.710 pacientes norte-americanos na lista de espera por um fígado. Em resposta a essa drástica escassez de órgãos doados, muitos centros de transplante começaram a suplementar o transplante de fígado de doadores cadáveres com o transplante de doadores vivos.

INDICAÇÕES

Os candidatos potenciais ao transplante de fígado são crianças e adultos que, na ausência de contraindicações (ver adiante), desenvolvem hepatopatia grave e irreversível para a qual os tratamentos alternativos clínicos ou cirúrgicos foram esgotados ou não estão disponíveis. *O momento em que a operação é realizada é fundamental.* Na verdade, os avanços na determinação mais precisa no momento e na seleção dos pacientes contribuíram mais para a ampliação do sucesso do transplante de fígado na década de 1980, e mais que todos os avanços técnicos e imunológicos impressionantes somados. Apesar da exigência de que a doença esteja avançada e embora seja necessário proporcionar oportunidades para a estabilização espontânea ou induzida clinicamente, ou para a recuperação, o procedimento deve ser realizado em um momento suficientemente precoce que confira uma probabilidade razoável de sucesso. O ideal seria que o transplante fosse considerado para pacientes com doença hepática em estágio terminal que têm ou já tiveram uma complicação potencialmente fatal da descompensação hepática, ou cuja qualidade de vida tenha se deteriorado a níveis inaceitáveis. Os pacientes com cirrose bem-compensada podem sobreviver por vários anos, porém muitos pacientes com hepatopatia crônica semiestável têm doença muito mais avançada que a revelada pelo quadro clínico. Como visto adiante, quanto melhor o estado do paciente antes do transplante, mais alta será a sua taxa de sucesso antecipada. A decisão acerca de *quando* transplantar é complexa e depende do julgamento combinado de uma equipe experiente de hepatologistas, cirurgiões de transplante, anestesiologistas e especialistas em terapia intensiva, para não mencionar o consentimento bem-informado do paciente e de sua família.

TRANSPLANTE EM CRIANÇAS

As indicações para transplante em crianças são listadas na Tabela 345-1. A mais comum é a *atresia das vias biliares*. Os *distúrbios hereditários ou genéticos do metabolismo* associados à insuficiência hepática constituem outra importante indicação para transplante em crianças e adolescentes. Nos pacientes com doença de Crigler-Najjar tipo I e alguns distúrbios hereditários do ciclo da ureia e do metabolismo dos aminoácidos ou do lactato-piruvato, o transplante pode ser a única maneira de evitar deterioração iminente da função do sistema nervoso central, não obstante o fato de o fígado nativo estar estruturalmente normal. O transplante combinado de coração e fígado proporcionou uma drástica melhora na função cardíaca e nos níveis de colesterol de crianças com hipercolesterolemia familiar homozigótica; o transplante combinado de fígado e rim foi bem-sucedido em pacientes com hiperoxalúria primária tipo I. Nos hemofílicos com hepatite transfusional e insuficiência hepática, o transplante de fígado foi associado à recuperação da síntese normal do fator VIII.

TRANSPLANTE EM ADULTOS

O transplante de fígado está indicado para *cirrose* terminal decorrente de todas as causas (Tab. 345-1). Na *colangite esclerosante* e na *doença de Caroli* (múltiplas dilatações císticas da árvore biliar intra-hepática), as infecções recorrentes e a sepse associada à obstrução inflamatória e fibrótica da árvore biliar podem ser uma indicação para transplante. Levando-se em conta que uma cirurgia biliar prévia complica e é uma contraindicação relativa do transplante de fígado, a derivação cirúrgica da árvore biliar foi praticamente descartada para pacientes com colangite esclerosante. Nos pacientes submetidos ao transplante por causa de *trombose da veia hepática (síndrome de Budd-Chiari)*, a anticoagulação pós-operatória é essencial; pode ser necessário tratar os distúrbios mieloproliferativos subjacentes, mas que não constituem uma contraindicação para o transplante de fígado. Se um órgão doado puder ser localizado rapidamente antes de terem início as complicações potencialmente fatais – incluindo edema cerebral –, os pacientes com insuficiência hepática aguda são candidatos ao transplante. Hoje, doença hepática associada ao álcool, hepatite C crônica e doença hepática gordurosa não alcoólica (DHGNA) são as indicações mais comuns do transplante de fígado, representando > 40% de todos os candidatos adultos submetidos a esse procedimento. Os pacientes com cirrose associada ao álcool podem ser considerados candidatos ao transplante quando atendem aos critérios rígidos de abstenção alcoólica e recuperação; entretanto, esses critérios ainda não evitam recidiva em até 25% dos casos. Em circunstâncias altamente selecionadas em um número limitado porém crescente de centros, o transplante para hepatite associada ao álcool *aguda* grave tem sido realizado com sucesso; contudo, como os pacientes com hepatite associada ao álcool aguda ainda ingerem álcool ativamente e como o abuso continuado de álcool é preocupante, a hepatite associada ao álcool não é uma indicação rotineira para transplante de fígado. Os pacientes com hepatite C crônica têm sobrevidas do enxerto e do paciente comparáveis às dos outros subgrupos de pacientes transplantados; contudo, a reinfecção do órgão doado é invariável, e a hepatite C recorrente tem sido insidiosamente progressiva, com a cirrose e insuficiência do aloenxerto se desenvolvendo com frequência aumentada depois de 5 anos. Felizmente, com a introdução dos antivirais de ação direta (DAAs, de *direct-acting antivirals*) altamente eficazes para erradicar o vírus da hepatite C (HCV), os resultados alcançados com os aloenxertos melhoraram expressivamente. Nos pacientes com hepatite B crônica, se não forem adotadas medidas destinadas a evitar hepatite B recorrente, a sobrevida depois do transplante é reduzida em cerca de 10 a 20%; contudo, o uso profilático de imunoglobulina anti-hepatite B (HBIg) durante e depois do transplante aumenta o sucesso do transplante a um nível comparável ao alcançado nos pacientes com causas não virais de descompensação hepática. Fármacos antivirais orais específicos (p. ex., entecavir, fumarato de tenofovir desoproxila, tenofovir alafenamida) (Cap. 341) podem ser usados como profilaxia e tratamento da hepatite B recorrente, facilitando ainda mais o controle dos pacientes submetidos ao transplante de fígado para hepatite B em estágio terminal. A maioria dos centros de transplante utiliza fármacos antivirais com ou sem HBIg para tratar pacientes com hepatite B. Os problemas de recidiva da doença estão descritos com mais detalhes adiante. Pacientes com tumores hepatobiliares primários não metastáticos – carcinoma hepatocelular (CHC) primário, colangiocarcinoma, hepatoblastoma, angiossarcoma, hemangioendotelioma epitelioide e adenomas hepáticos múltiplos ou volumosos – já foram submetidos ao transplante de fígado; entretanto, para algumas doenças malignas hepatobiliares, a sobrevida global é significativamente mais baixa que para outras categorias de hepatopatia. A maioria dos centros de transplante relatou índices de sobrevida em 5 anos sem recidiva comparáveis aos alcançados por pacientes submetidos ao transplante por indicações não malignas, pacientes com CHC inoperável com tumores únicos medindo < 5 cm de diâmetro ou 3 lesões ou menos (todas com < 3 cm). Como consequência, o transplante de fígado atualmente é restrito aos pacientes cujos tumores hepáticos satisfazem esses critérios. Continuam sendo avaliados critérios mais amplos para pacientes com CHC. Como a probabilidade de colangiocarcinoma recorrente é muito elevada, apenas pacientes muito seletos com doença limitada são avaliados para transplante após a quimioterapia e radioterapia intensivas.

TABELA 345-1 ■ Indicações para transplante de fígado

Crianças	Adultos
Atresia das vias biliares	Colangite biliar primária
Hepatite neonatal	Cirrose biliar secundária
Fibrose hepática congênita	Colangite esclerosante primária
Síndrome de Alagille[a]	Hepatite autoimune
Doença de Byler[b]	Doença de Caroli[c]
Deficiência de α_1-antitripsina	Cirrose criptogênica
Distúrbios hereditários do metabolismo	Hepatite crônica com cirrose
Doença de Wilson	Trombose da veia hepática
Tirosinemia	Hepatite fulminante
Doenças do depósito de glicogênio	Cirrose hepática associada ao álcool
Doenças do depósito lisossômico	Hepatite viral crônica
Protoporfiria	Neoplasias hepatocelulares primárias
Doença de Crigler-Najjar tipo I	Adenomas hepáticos
Hipercolesterolemia familiar	Esteato-hepatite não alcoólica
Hiperoxalúria primária tipo I	Polineuropatia amiloide familiar
Hemofilia	

[a]Displasia da artéria hepática com escassez de ductos biliares e malformações congênitas, incluindo estenose pulmonar. [b]Colestase intra-hepática, insuficiência hepática progressiva, déficit intelectual e atraso do crescimento. [c]Múltiplas dilatações císticas da árvore biliar intra-hepática.

CONTRAINDICAÇÕES

As *contraindicações absolutas* ao transplante incluem doenças sistêmicas potencialmente fatais; infecções bacterianas ou fúngicas extra-hepáticas não controladas; doenças cardiovasculares ou pulmonares preexistentes em fase avançada; várias anomalias congênitas potencialmente fatais e incorrigíveis; neoplasia maligna metastática; e abuso ativo de drogas ou álcool (Tab. 345-2). Como pacientes cuidadosamente selecionados em sua 7ª e até mesmo 8ª décadas de vida foram submetidos ao transplante com sucesso, a idade avançada por si só não é mais considerada contraindicação absoluta; no entanto, pacientes mais idosos devem passar por uma avaliação pré-operatória mais abrangente, a fim de excluir a possibilidade de cardiopatia isquêmica e outras comorbidades. Contudo, idade avançada (> 70 anos) deve ser considerada uma *contraindicação relativa* – isto é, um fator a ser considerado juntamente com as outras contraindicações relativas. Outras contraindicações relativas incluem trombose da veia porta, infecção por HIV, doença renal preexistente não associada à doença hepática (que pode levar a considerar um transplante combinado de fígado e rim), sepse intra-hepática ou biliar, hipoxemia acentuada (PO_2 < 50 mmHg) resultante de *shunts* intrapulmonares direita-esquerda, hipertensão portopulmonar com pressões médias na artéria pulmonar elevadas (> 35 mmHg), cirurgia hepatobiliar extensa prévia, qualquer transtorno psiquiátrico grave não controlado e inexistência de suporte social suficiente. Por si só, qualquer uma dessas contraindicações relativas é insuficiente para impedir a realização do transplante. Por exemplo, o problema da trombose da veia porta pode ser superado por um enxerto entre a veia porta do fígado do doador e a veia mesentérica superior do receptor. Atualmente, considerando que o tratamento antirretroviral combinado aumentou drasticamente a sobrevida dos pacientes infectados por HIV (Cap. 202) e que a hepatopatia em estágio terminal causada pelas hepatites C e B crônicas tornou-se uma causa importante de morbidade e mortalidade na população infectada pelo HIV, o transplante de fígado passou a ser realizado com sucesso em indivíduos HIV-positivos selecionados, que alcançam um controle excelente da infecção pelo HIV. Pacientes selecionados com contagens de células T CD4+ > 100/μL e supressão farmacológica da viremia do HIV foram submetidos ao transplante para doença hepática terminal. Os indivíduos HIV-positivos que receberam aloenxertos hepáticos para doença hepática terminal em consequência de hepatite B crônica apresentaram índices de sobrevida comparáveis aos dos indivíduos HIV-negativos submetidos ao transplante para a mesma indicação. Por outro lado, a infecção recidivante do aloenxerto pelo HCV limitava até recentemente o sucesso de longo prazo nos pacientes com hepatopatia terminal associada a esse vírus. Mais uma vez, espera-se que a disponibilidade de agentes DAAs direcionados contra o HCV (ver adiante e Cap. 341) melhor os resultados para os enxertos de forma significativa.

CONSIDERAÇÕES TÉCNICAS

SELEÇÃO DO DOADOR CADÁVER

Os fígados de doadores cadáveres para transplante são obtidos principalmente de vítimas de traumatismo craniencefálico. Os órgãos de doadores de até 60 anos de idade com morte encefálica são aceitáveis se forem atendidos os seguintes critérios: estabilidade hemodinâmica, oxigenação adequada, ausência de infecção bacteriana ou fúngica, ausência de traumatismo abdominal, ausência de disfunção hepática e exclusão sorológica de vírus da hepatite B (HBV), HCV e HIV. Por vezes, são usados órgãos de doadores com hepatites B e C (particularmente em receptores com hepatites B e C preexistentes, respectivamente). Os órgãos de doadores com anticorpos contra o antígeno do *core* da hepatite B (anti-HBc) também podem ser usados quando a necessidade é particularmente urgente e os receptores desses órgãos são tratados de maneira profilática com fármacos antivirais. Com a administração precoce de agentes DAAs altamente efetivos, cada vez mais os órgãos de doadores com hepatite C têm sido usados com sucesso em receptores sem infecção prévia. As funções cardiovascular e respiratória devem ser mantidas artificialmente até que o fígado possa ser removido. O transplante de órgãos de doadores que tiveram morte cardíaca pode ser realizado com sucesso em circunstâncias selecionadas, quando o tempo isquêmico é minimizado e a histologia hepática é preservada. O estímulo a melhorias nas técnicas de perfusão hepática *ex vivo* normotérmicas pode ampliar o uso desses possíveis órgãos. A compatibilidade do grupo sanguíneo ABO e do tamanho do órgão entre doador e receptor são considerações importantes na escolha do doador; entretanto, aloenxertos de fígado dividido e ABO-incompatível ou de órgãos doados reduzidos podem ser realizados em emergências ou na escassez acentuada de doadores. A tipagem histológica para compatibilidade dos antígenos leucocitários humanos (HLA, de *human leukocyte antigens*) não é necessária e anticorpos HLA citotóxicos pré-formados não impedem um transplante de fígado. Depois da perfusão com solução eletrolítica fria, o fígado do doador é removido e acondicionado em gelo. O uso da solução da University of Wisconsin (UW), rica em lactobionato e rafinose, prolongou o tempo isquêmico frio para até 20 horas; no entanto, 12 horas pode ser um limite mais razoável. As técnicas aperfeiçoadas de coleta de múltiplos órgãos do mesmo doador aumentaram a disponibilidade de fígados doados, porém sua disponibilidade é bastante sobrepujada pela demanda. Atualmente, nos Estados Unidos, todos os fígados doados são distribuídos por meio de uma rede nacional de compartilhamento de órgãos (United Network for Organ Sharing [UNOS]) destinada a alocar os órgãos disponíveis com base em considerações regionais e na gravidade do estado do receptor. Os receptores em estado mais grave da doença em geral recebem a mais alta prioridade, mas as estratégias de alocação que equilibram urgência máxima e melhores resultados continuam evoluindo, com a finalidade de distribuir mais efetivamente os órgãos de doadores falecidos. A alocação com base no escore de Child-Turcotte-Pugh (CTP), que utiliza cinco variáveis clínicas (existência de encefalopatia, ascite, bilirrubina, albumina e tempo de protrombina) e o tempo de espera, foi substituída pela alocação com base apenas na urgência avaliada com base no escore MELD (de *Model for End-Stage Liver Disease* [Modelo para Doença Hepática Terminal]). O escore MELD baseia-se em um modelo matemático que inclui bilirrubina, creatinina e tempo de protrombina expresso como razão normalizada internacional (INR, de *international normalized ratio*) (Tab. 345-3). Nem o tempo de espera (exceto como elemento de desempate entre dois receptores potenciais com os mesmos escores MELD) nem o resultado pós-transplante são levados em conta, porém foi demonstrado que o uso do escore MELD reduz a mortalidade na lista de espera, bem como o tempo de espera antes do transplante; é o melhor índice prognóstico de mortalidade pré-transplante; satisfaz a opinião predominante de que a necessidade clínica deve ser o fator decisivo; e elimina a subjetividade inerente do sistema de escore CTP (presença e grau de ascite e encefalopatia hepática) e as diferenças nos tempos de espera entre as diferentes regiões dos

TABELA 345-2 ■ Contraindicações para transplante de fígado

Absolutas	Relativas
Infecção extra-hepatobiliar descontrolada	Idade > 70 anos
Sepse ativa não tratada	Cirurgia hepatobiliar extensa prévia
Anomalias congênitas incorrigíveis potencialmente fatais	Trombose da veia porta
Abuso ativo de drogas	Insuficiência renal não atribuível à doença hepática (considerar o transplante duplo de órgãos)
Doença cardiopulmonar avançada	Neoplasia maligna extra-hepática prévia (sem incluir câncer de pele não melanoma)
Neoplasia maligna extra-hepatobiliar (sem incluir câncer de pele não melanoma)	Obesidade grave
Neoplasia maligna metastática no fígado	Desnutrição/debilidade grave
Colangiocarcinoma (com exceção dos tumores que se encaixam nos protocolos)	Falta de adesão às orientações médicas
Síndrome da imunodeficiência adquirida (Aids)	Soropositividade ao HIV com incapacidade de controlar a viremia ou contagens de células CD4 < 100/μL
Doenças sistêmicas potencialmente fatais	Sepse intra-hepática
	Hipoxemia grave secundária aos *shunts* intrapulmonares direita-esquerda (PO_2 < 50 mmHg)
	Hipertensão pulmonar grave (pressão arterial pulmonar média > 35 mmHg)
	Transtorno psiquiátrico não controlado

TABELA 345-3 ■ Critérios da lista de espera por transplante de fígado da United Network for Organ Sharing (UNOS)

Prioridade máxima	Insuficiência hepática fulminante (incluindo disfunção primária do enxerto e trombose da artéria hepática dentro de 7 dias depois do transplante, bem como doença de Wilson aguda descompensada)[a]

O escore MELD (Model for End-Stage Liver Disease), em uma escala contínua,[b] determina a alocação do restante dos órgãos de doadores. Esse modelo baseia-se no seguinte cálculo:

MELD = $3{,}78 \times \log_e$ de bilirrubina (mg/100 mL) + $11{,}2 \times \log_e$ da razão normalizada internacional (INR) + $9{,}57 \times \log_e$ de creatinina (mg/100 mL) + $6{,}43^{c,d,e}$

MELD-Na = MELD + $1{,}32 * (137 - $ Na [mEq/L]$) - (0{,}033 * $ MELD $* (137 - $ Na [mEq/L]$)$

Existem calculadoras *online* para determinar os escores MELD, como a seguinte: https://optn.transplant.hrsa.gov/resources/allocation-calculators/meld-calculator/

[a]Para crianças e adolescentes com idade < 18 anos, a prioridade máxima inclui insuficiência hepática aguda ou crônica mais hospitalização em uma unidade de terapia intensiva ou erros inatos do metabolismo. A prioridade máxima é mantida para os pacientes com insuficiência hepática fulminante e substitui o escore MELD. [b]A escala MELD é contínua com 34 níveis, que variam de 6-40 (escores > 40 são classificados em 40). Em geral, os órgãos de doadores só se tornam disponíveis quando o escore MELD ultrapassa 20. [c]Os pacientes com carcinoma hepatocelular em estágio T2 recebem 22 pontos específicos da doença*. [d]A creatinina é incluída porque a função renal é um preditor validado para a sobrevida em pacientes com doença hepática. Para adultos submetidos à diálise 2×/semana, a creatinina na equação é ajustada para 4 mg/100 mL. [e]Para crianças com idade < 18 anos, utiliza-se a escala PELD (Doença Hepática Terminal Pediátrica, de *Pediatric End-Stage Liver Disease*). Essa escala baseia-se em albumina, bilirrubina, INR, atraso do crescimento e idade. A prioridade máxima é mantida.

*N. de R.T. A Portaria nº 2.600, de 21/10/2009, do Ministério da Saúde do Brasil, prevê que indivíduos com critérios especiais para transplante hepático (p. ex., carcinoma hepatocelular, síndrome hepatopulmonar) são inscritos em lista de espera para o transplante com MELD ajustado de 20. Esse MELD é reajustado para 24 pontos se o transplante não ocorrer em 3 meses e para 29 pontos se o transplante não ocorrer em 6 meses. O valor de MELD de 29 pontos se mantém até a realização do transplante. Fonte: https://bvsms.saude.gov.br/bvs/saudelegis/gm/2009/prt2600_21_10_2009.html

Estados Unidos. Os dados indicam que os receptores de transplante de fígado com escores MELD < 15 apresentaram taxas de mortalidade pós-transplante mais altas que os pacientes classificados da mesma forma ainda na lista de espera. Essa observação levou à modificação da política da UNOS para alocação de órgãos de doadores a candidatos com escores MELD > 15 dentro da organização mediadora local ou regional, antes de oferecer o órgão a pacientes locais com escores < 15. Em 2016, o escore MELD foi modificado de forma a incorporar o sódio sérico – outro fator preditivo importante da sobrevida dos candidatos ao transplante de fígado (escore MELD-Na).

A prioridade máxima continua sendo reservada aos pacientes com insuficiência hepática fulminante ou falência primária do enxerto. Como os candidatos ao transplante de fígado que têm CHC podem não estar suficientemente descompensados para competir pelos órgãos doados com base apenas nos critérios de urgência, e tendo em vista que a espera prolongada por órgãos de doadores cadáveres muitas vezes resulta em crescimento do tumor além de quaisquer limites aceitáveis para o transplante, são atribuídos a esses pacientes escores MELD específicos para cada doença (Tab. 345-3). Outras exceções do MELD específicas para doenças incluem hipertensão portopulmonar, síndrome hepatopulmonar, polineuropatia amiloide familiar, hiperoxalúria primária (que requer transplante de fígado-rim), fibrose cística com doença hepática e casos rigorosamente selecionados de colangiocarcinoma hilar.

TRANSPLANTE DE DOADOR VIVO

Às vezes, em particular para o transplante de fígado em crianças, um órgão de um doador cadáver pode ser dividido entre dois receptores (um adulto e uma criança). Uma alternativa mais viável – o transplante do lobo direito do fígado de um adulto sadio para um receptor adulto – tem alcançado maior popularidade. O transplante do lobo esquerdo (segmento lateral esquerdo) de um doador vivo, introduzido no início da década de 1990 para reduzir a extrema escassez de órgãos doados para crianças pequenas, representa atualmente cerca de um terço de todos os procedimentos de transplante de fígado em crianças. Impulsionado pela escassez de órgãos de doadores cadáveres, o transplante de doador vivo envolvendo o lobo direito relativamente maior é considerado com frequência cada vez maior para os adultos; entretanto, não se pode esperar que o transplante de fígado de doador vivo solucione a escassez de doadores de órgãos. Foram realizados 524 desses procedimentos em 2019, representando apenas cerca de 4% de todas as cirurgias de transplante de fígado realizadas nos Estados Unidos.

O transplante de doador vivo pode reduzir o tempo de espera e o tempo de isquemia fria; a operação é realizada em circunstâncias eletivas, em vez de emergenciais; e pode salvar a vida de receptores que não podem esperar por um órgão de doador falecido. Evidentemente, o aspecto desfavorável é o risco para o doador sadio (uma média de 10 semanas de incapacitação clínica; complicações biliares em cerca de 5%; complicações pós-operatórias como infecção da ferida, obstrução do intestino delgado e hérnias incisionais em 9-19%; e até mesmo a morte, em 0,2-0,4%), assim como a maior frequência de complicações biliares (15-32%) e vasculares (10%) no receptor. Os doadores potenciais devem participar voluntariamente (sem coerção) e as equipes de transplante devem empreender todos os esforços no sentido de excluir os fatores coercitivos sutis ou psicológicos impróprios, além de descrever cuidadosamente os riscos e benefícios potenciais do procedimento tanto para o doador quanto para o receptor. Os doadores para o procedimento devem ter idade entre 18 e 60 anos; tipo sanguíneo compatível com o do receptor; não ter problemas clínicos crônicos nem história de cirurgia abdominal extensa; ser genética ou emocionalmente próximos do receptor; e ser aprovados em uma série exaustiva de avaliações clínicas, biológicas e sorológicas destinadas a revelar a presença de possíveis problemas médicos desqualificadores. O receptor deve preencher os mesmos critérios da UNOS para transplante de fígado exigidos dos receptores de um aloenxerto de doador cadáver.

TÉCNICA CIRÚRGICA

A retirada do fígado nativo do receptor é tecnicamente difícil, sobretudo quando há hipertensão portal com sua circulação colateral associada e varizes extensas e, em particular, quando há retrações fibróticas decorrentes de cirurgias abdominais prévias. A combinação de hipertensão portal e coagulopatia (tempo elevado de protrombina e trombocitopenia) pode impor a necessidade de transfusão volumosa de hemocomponentes. Depois da dissecção da veia porta e dos segmentos infra-hepático e supra-hepático da veia cava inferior, realiza-se a dissecção da artéria hepática e do colédoco. A seguir, o fígado nativo é removido e é introduzido o órgão do doador. Durante a fase anepática, observam-se coagulopatia, hipoglicemia, hipocalcemia e hipotermia, que devem ser controladas pela equipe da anestesiologia. As anastomoses da veia cava, veia porta, artéria hepática e colédoco são realizadas nessa ordem, a última por uma sutura terminoterminal dos colédocos do doador e do receptor (Fig. 345-1) ou por uma coledocojejunostomia em alça de Y de Roux, se o colédoco do receptor não puder ser usado para reconstrução (p. ex., na colangite esclerosante). Uma cirurgia típica de transplante dura 8 horas, com variação de 6 a 18 horas. Devido ao sangramento excessivo, grandes volumes de sangue, hemoderivados e expansores de volume podem ser necessários durante a cirurgia; todavia,

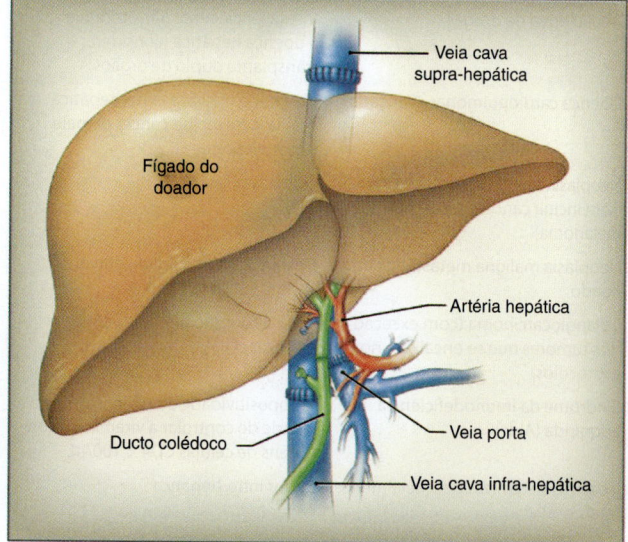

FIGURA 345-1 Anastomoses no transplante ortotópico de fígado. As anastomoses são realizadas na seguinte sequência: (1) segmentos supra-hepático e infra-hepático da veia cava, (2) veia porta, (3) artéria hepática e (4) ducto colédoco. (De JL Dienstag, AB Cosimi: Liver transplantation—a vision realized. N Engl J Med 367:1483, 2012. Copyright © 2012 Massachusetts Medical Society. Reimpressa, com permissão, de Massachusetts Medical Society.)

as necessidades de sangue diminuíram muito com os avanços da técnica cirúrgica, intervenções para reaproveitamento de sangue e experiência.

Conforme assinalado anteriormente, as alternativas recentes para o transplante ortotópico do fígado incluem enxertos de fígado dividido, nos quais um órgão doado é dividido e transplantado a dois receptores; e procedimentos com doador vivo, em que parte do lobo esquerdo (para crianças), o lobo esquerdo (para crianças e adultos de constituição pequena) ou o lobo direito (para adultos) do fígado é retirado de um doador vivo para ser transplantado no receptor. No procedimento realizado em adultos, depois que o lobo direito é removido do doador, a veia hepática direita do doador é anastomosada com a veia hepática direita remanescente do receptor, seguida das anastomoses de doador para receptor da veia porta e, a seguir, da artéria hepática. Por fim, realiza-se a anastomose biliar de ducto para ducto se for possível, ou via anastomose em Y de Roux. O transplante de fígado heterotópico, no qual o fígado doado é implantado sem a retirada do fígado original, alcançou pouquíssimo sucesso e aceitação, exceto em poucos centros de transplante. Com o propósito de sustentar pacientes desesperadamente enfermos até que um órgão doado apropriado possa ser obtido, vários centros de transplante estão estudando a perfusão extracorpórea com cartuchos de fígados bioartificiais construídos a partir de hepatócitos conectados a sistemas de fibras ocas e usados como dispositivos temporários de suporte hepático, porém sua eficácia ainda não foi confirmada. As áreas de pesquisa com potencial de superar a escassez de órgãos doados incluem o transplante de hepatócitos e o xenotransplante com órgãos geneticamente modificados de origem não humana (p. ex., suínos).

EVOLUÇÃO E CONTROLE PÓS-OPERATÓRIOS

TRATAMENTO IMUNOSSUPRESSOR

A introdução da ciclosporina como imunossupressor, em 1980, contribuiu substancialmente para o aumento da sobrevida depois do transplante de fígado. A ciclosporina (um inibidor de calcineurina) bloqueia a ativação inicial das células T e é específica para as funções dessas células que resultam de sua interação com o receptor do fármaco e que envolvem a via de transdução de sinais dependentes do cálcio. Como resultado, a atividade da ciclosporina acarreta inibição da ativação dos genes das linfocinas, bloqueando as interleucinas 2, 3 e 4, o fator de necrose tumoral α e outras linfocinas. A ciclosporina também suprime as funções dos linfócitos B. Esse processo ocorre sem afetar as células em divisão rápida da medula óssea, e isso pode explicar a frequência mais baixa de infecções sistêmicas depois do transplante. A nefrotoxicidade é o efeito colateral mais comum e importante do tratamento com ciclosporina. A ciclosporina causa lesão tubular renal dose-dependente, assim como espasmo direto da artéria renal. Portanto, o acompanhamento da função renal é importante para o monitoramento do tratamento com ciclosporina e talvez seja um indicador ainda mais confiável que os níveis sanguíneos do fármaco. A nefrotoxicidade é reversível e pode ser controlada por redução da dose. Os outros efeitos adversos do tratamento com ciclosporina incluem hipertensão, hiperpotassemia, tremores, hirsutismo, intolerância à glicose e hiperplasia gengival.

O tacrolimo – um antibiótico macrolídeo da família da lactona isolado de um fungo do solo no Japão (*Streptomyces tsukubaensis*) – tem o mesmo mecanismo de ação da ciclosporina, porém é 10 a 100 vezes mais potente. Administrado inicialmente como tratamento "de resgate" dos pacientes nos quais a rejeição ocorreu apesar do uso de ciclosporina, foi demonstrado que o tacrolimo está associado a uma frequência mais baixa de rejeição aguda, refratária e crônica. Embora a sobrevida do paciente e a do enxerto sejam as mesmas com esses dois fármacos, a vantagem do tacrolimo no sentido de minimizar os episódios de rejeição, reduzir a necessidade de administrar doses adicionais de glicocorticoides e diminuir a probabilidade de infecção bacteriana ou por citomegalovírus (CMV) simplificou o controle dos pacientes submetidos ao transplante de fígado. Além disso, a absorção oral do tacrolimo é mais previsível que a da ciclosporina, sobretudo durante o período pós-operatório inicial, quando a drenagem pelo tubo em T interfere na circulação êntero-hepática da ciclosporina. Como resultado, na maioria dos centros de transplante, o tacrolimo já suplantou a ciclosporina para imunossupressão primária e muitos centros confiam mais na administração oral que na intravenosa (IV) desde o início. Nos centros de transplante que preferem a ciclosporina, está agora disponível uma preparação de microemulsão mais bem absorvida.

Apesar de ser mais potente que a ciclosporina, o tacrolimo também é mais tóxico e tem maior probabilidade de ser interrompido em razão de eventos adversos. A toxicidade do tacrolimo é semelhante à da ciclosporina; nefrotoxicidade e neurotoxicidade são os efeitos adversos mais observados, sendo que a neurotoxicidade (tremores, crises convulsivas, alucinações, psicoses, coma) é mais provável e mais grave nos pacientes tratados com tacrolimo. Os fármacos podem causar diabetes melito, porém o tacrolimo não causa hirsutismo nem hiperplasia gengival. Em vista dos efeitos tóxicos compartilhados pela ciclosporina e pelo tacrolimo (especialmente a nefrotoxicidade), e como este último reduz a depuração da ciclosporina, os dois fármacos não devem ser usados simultaneamente. Como 99% do tacrolimo são metabolizados pelo fígado, a disfunção hepática reduz sua depuração; quando há disfunção primária do enxerto (se motivos técnicos ou o dano isquêmico sofrido antes de sua introdução o tornarem insuficiente e comprometerem sua função desde o início), as doses do fármaco devem ser substancialmente reduzidas, sobretudo em crianças. A ciclosporina e o tacrolimo são metabolizados pelo sistema do citocromo P450 IIIA e, portanto, os fármacos que induzem o citocromo P450 (p. ex., fenitoína, fenobarbital, carbamazepina, rifampicina) reduzem os níveis disponíveis de ciclosporina e tacrolimo; os fármacos que inibem o citocromo P450 (p. ex., eritromicina, fluconazol, cetoconazol, clotrimazol, itraconazol, verapamil, diltiazém, danazol, metoclopramida, o inibidor da protease do HIV ritonavir e os inibidores da protease do HCV glecaprevir [apenas para a ciclosporina] e grazoprevir) elevam os níveis sanguíneos de ciclosporina e tacrolimo. Na verdade, o itraconazol é usado ocasionalmente para ajudar a elevar os níveis de tacrolimo. Como a azatioprina, a ciclosporina e o tacrolimo parecem estar associados a um risco maior de tumores linfoproliferativos (ver adiante), que podem ocorrer mais rapidamente depois da administração de ciclosporina ou tacrolimo que depois do tratamento com azatioprina. Devido a esses efeitos colaterais, as combinações de ciclosporina ou tacrolimo com prednisona e um antimetabólito (azatioprina ou ácido micofenólico, ver adiante) – todas em doses reduzidas – são esquemas preferidos de tratamento imunossupressor.

O ácido micofenólico – um inibidor não nucleosídeo do metabolismo das purinas, derivado de um produto de fermentação de várias espécies de *Penicillium* – é outro imunossupressor utilizado em pacientes submetidos ao transplante de fígado. Foi constatado que o micofenolato é melhor que a azatioprina, quando usado com outros imunossupressores padronizados para profilaxia da rejeição após transplante renal e também foi amplamente adotado para uso no transplante de fígado. Os efeitos adversos mais comuns do micofenolato consistem em supressão da medula óssea e queixas gastrintestinais.

Nos pacientes com disfunção renal pré-transplante ou deterioração renal que ocorre no período intraoperatório ou pós-operatório imediato, o tratamento com tacrolimo ou ciclosporina pode não ser exequível; nessas circunstâncias, pode ser apropriada a indução ou manutenção da imunossupressão com globulina antimocitária (ATG, de *antithymocyte globulin*; timoglobulina) ou com anticorpos monoclonais dirigidos contra as células T (OKT3). O tratamento com esses fármacos revelou-se particularmente eficaz para reverter a rejeição aguda no período pós-transplante e constitui o tratamento padronizado para a rejeição aguda irresponsiva às injeções intermitentes de metilprednisolona. Os dados disponíveis apoiam o uso de indução com timoglobulina para retardar a administração dos inibidores da calcineurina e sua nefrotoxicidade associada. As infusões IV de timoglobulina podem ser complicadas por febre e calafrios, que podem ser aliviados com pré-medicação contendo antipiréticos e doses baixas de glicocorticoides. As infusões de OKT3 podem ser complicadas por febre, calafrios e diarreia, ou por edema pulmonar, que pode ser fatal. Como o OKT3 é um imunossupressor potente, seu uso também tem mais probabilidade de ser complicado por infecções oportunistas ou doenças linfoproliferativas; por conseguinte, devido à disponibilidade de imunossupressores alternativos, o OKT3 é hoje usado com menos frequência.

O sirolimo – um inibidor do alvo da rapamicina em mamíferos (mTOR, de *mammalian target of rapamycin*) – bloqueia as etapas mais tardias da ativação das células T e foi aprovado para ser utilizado no transplante de rim, mas não tem aprovação para uso em receptores de transplantes de fígado devido à associação relatada de maior frequência de trombose da artéria hepática no primeiro mês depois do transplante. Nos pacientes com nefrotoxicidade relacionada ao uso dos inibidores da calcineurina, foi demonstrado que a substituição por sirolimo é eficaz para evitar rejeição, com melhora concomitante da função renal. Em razão dos seus efeitos antiproliferativos potentes, também foi sugerido que o sirolimo seja um imunossupressor útil aos pacientes com história prévia ou atual de câncer (incluindo CHC). Os efeitos colaterais consistem em hiperlipidemia, edema periférico, úlceras orais e pneumonite intersticial. O everolimo é um derivado hidroxietílico do sirolimo que, quando usado em conjunto com doses baixas de tacrolimo, também confere proteção adequada contra rejeição aguda com menos disfunção renal, em comparação com a associada às doses-padrão de tacrolimo. O everolimo e o sirolimo têm perfis semelhantes de efeitos adversos. O princípio mais importante da imunossupressão é que a abordagem ideal deve tentar encontrar um ponto de equilíbrio entre imunossupressão e competência imunológica. Em geral, quando a imunossupressão é suficiente, a rejeição aguda do aloenxerto é quase sempre reversível. Por um lado, a rejeição aguda tratada parcialmente predispõe ao surgimento de rejeição crônica, que pode ameaçar a sobrevida do enxerto. Por outro lado, quando a dose cumulativa do tratamento imunossupressor é alta demais, o paciente pode sucumbir a uma infecção oportunista. Nos casos de hepatite C, os pulsos de glicocorticoide ou OKT3 aceleram a hepatite recidivante do aloenxerto, enquanto o uso rotineiro do tratamento com DAAs para erradicar o HCV do aloenxerto deve eliminar ou reduzir acentuadamente essa possibilidade. Para complicar ainda mais, pode ser difícil distinguir histologicamente a rejeição aguda da hepatite C recorrente. Portanto, os agentes imunossupressores devem ser usados com critério, com atenção rigorosa às consequências infecciosas desse tratamento e confirmação cuidadosa do diagnóstico de rejeição aguda. Com esse objetivo, foram realizados esforços destinados a minimizar o uso dos glicocorticoides, que constituem a base dos esquemas imunossupressores; em algumas circunstâncias, a imunossupressão pode ser conseguida sem utilizar esses fármacos. Os pacientes submetidos ao transplante de fígado para doenças autoimunes (p. ex., colangite biliar primária, hepatite autoimune e colangite esclerosante primária) têm menos probabilidade de prescindir dos glicocorticoides.

COMPLICAÇÕES PÓS-OPERATÓRIAS

As complicações do transplante de fígado podem ser subdivididas em hepáticas e não hepáticas (Tabs. 345-4 e 345-5). Além disso, também ocorrem complicações pós-operatórias imediatas e tardias. Como regra, os pacientes submetidos ao transplante de fígado estiveram cronicamente enfermos por períodos prolongados e podem estar desnutridos e debilitados. O impacto dessas enfermidades crônicas e a falência de múltiplos órgãos e sistemas que

TABELA 345-4 ■ Complicações extra-hepáticas do transplante de fígado

Categoria	Complicação
Instabilidade cardiovascular	Arritmias
	Insuficiência cardíaca congestiva
	Miocardiopatia
Comprometimento pulmonar	Pneumonia
	Permeabilidade vascular dos capilares pulmonares
	Sobrecarga de líquidos
Disfunção renal	Azotemia pré-renal
	Lesão por hipoperfusão (necrose tubular aguda)
	Nefrotoxicidade dos fármacos
	↓ Fluxo sanguíneo renal em função da pressão intra-abdominal ↑
Hematológica	Anemia secundária à hemorragia digestiva e/ou intra-abdominal
	Anemia hemolítica, anemia aplásica
	Trombocitopenia
Infecções	Bacterianas: infecções pós-operatórias comuns precoces
	Fúngicas/parasitárias: infecções oportunistas tardias
	Virais: infecções oportunistas tardias, hepatite recorrente
Neuropsiquiátricas	Convulsões
	Encefalopatia metabólica
	Depressão
	Adaptação psicossocial difícil
Doenças do doador	Infecciosas
	Malignas
Neoplasia maligna	Linfoma de células B (distúrbios linfoproliferativos pós-transplante)
	Neoplasias de novo (particularmente, carcinoma espinocelular cutâneo)

TABELA 345-5 ■ Complicações hepáticas do transplante de fígado

Disfunção hepática comum, após cirurgias de grande porte	
Pré-hepáticas	Sobrecarga de pigmento
	Hemólise
	Acúmulos de sangue (hematomas, coleções abdominais)
Intra-hepáticas	
Iniciais	Fármacos hepatotóxicos e anestesia
	Hipoperfusão (hipotensão, choque, sepse)
	Colestase pós-operatória benigna
Tardias	Hepatite associada à transfusão
	Exacerbação de doença hepática primária
Pós-hepáticas	Obstrução biliar
	↓ Depuração renal da bilirrubina conjugada (disfunção renal)
Disfunção hepática exclusiva do transplante de fígado	
Disfunção primária do enxerto	
Comprometimento vascular	Obstrução da veia porta
	Trombose da artéria hepática
	Deiscência anastomótica com sangramento intra-abdominal
Distúrbios dos ductos biliares	Estenoses, obstrução, deiscência
Rejeição	
Doença hepática primária recorrente	

acompanha a insuficiência hepática continuam a exigir muita atenção no período pós-operatório. Em razão das perdas maciças de líquidos e dos desvios de fluidos que ocorrem durante a cirurgia, os pacientes podem continuar a ter sobrecarga de volume durante o período pós-operatório imediato, o que acaba sobrecarregando a reserva cardiovascular; esse efeito pode ser exacerbado na vigência de disfunção renal transitória. A monitoração contínua das funções cardiovascular e pulmonar, as medidas destinadas a manter a integridade do compartimento intravascular e a tratar a sobrecarga volêmica extravascular, bem como a atenção minuciosa às possíveis fontes e focos de infecção, têm primordial importância. A instabilidade cardiovascular também pode resultar do desequilíbrio eletrolítico que, às vezes, acompanha a reperfusão do fígado do doador, assim como da restauração da resistência vascular sistêmica depois da implantação. A função pulmonar pode ser comprometida ainda mais pela paralisia do hemidiafragma direito associada à lesão do nervo frênico. O estado hiperdinâmico com débito cardíaco aumentado, característico dos pacientes com insuficiência hepática, é rapidamente reversível depois do transplante de fígado bem-sucedido.

Outro problema terapêutico imediato é disfunção renal. A azotemia pré-renal, injúria renal aguda associada à hipoperfusão (necrose tubular aguda) e toxicidade renal causada por antibióticos, tacrolimo ou ciclosporina são observadas com frequência no período pós-operatório e, em alguns casos, exigem diálise. A síndrome hemolítico-urêmica pode estar associada à ciclosporina, ao tacrolimo ou ao OKT3. Algumas vezes, o sangramento intraperitoneal pós-operatório pode ser suficiente para elevar a pressão intra-abdominal que, por sua vez, pode reduzir o fluxo sanguíneo renal; esse efeito é rapidamente reversível quando a distensão abdominal é aliviada por laparotomia exploradora para identificar e ligar o sítio de sangramento, e para remover coágulos intraperitoneais.

A anemia também pode resultar de uma hemorragia digestiva alta aguda ou da anemia hemolítica transitória, que pode ser autoimune, especialmente quando fígados do grupo sanguíneo O são transplantados em receptores dos grupos sanguíneos A ou B. Essa anemia hemolítica autoimune é mediada pelos linfócitos intra-hepáticos do doador, que reconhecem os antígenos das hemácias A ou B das hemácias do receptor. Sendo de natureza transitória, esse processo regride depois que o fígado doado é repovoado pelos linfócitos derivados da medula óssea do receptor; a hemólise pode ser tratada com transfusão de hemácias do grupo sanguíneo O e/ou pela administração de doses mais altas de glicocorticoides. Trombocitopenia transitória também é observada comumente. A anemia aplásica (uma ocorrência tardia) é rara, mas foi relatada em quase 30% dos pacientes submetidos ao transplante de fígado para hepatite aguda grave de causa desconhecida.

As infecções bacterianas, fúngicas ou virais são comuns e podem ser fatais no período pós-operatório. Logo depois da cirurgia do transplante, predominam infecções pós-operatórias comuns – pneumonia, infecções da ferida operatória, coleções intra-abdominais infectadas, infecções do trato urinário e infecções dos acessos IV – em vez das infecções oportunistas; essas infecções podem acometer a árvore biliar, assim como o fígado. Depois do primeiro mês de pós-operatório, as consequências da imunossupressão tornam-se evidentes e predominam as infecções oportunistas – infecções por CMV, herpes-vírus, fungos (*Aspergillus*, *Candida*, doença criptocócica), micobactérias, parasitas (*Pneumocystis*, *Toxoplasma*) e bactérias (*Nocardia*, *Legionella* e *Listeria*). Raramente, as infecções iniciais são as transmitidas com o fígado doado, sejam infecções presentes no doador ou contraídas durante o processo de captação do enxerto. As infecções primárias por vírus da hepatite contraídas do órgão doado ou – o que é quase nulo na atualidade – dos hemocomponentes transfundidos ocorrem depois dos períodos típicos de incubação desses agentes (bem além do 1º mês). Obviamente, as infecções de um hospedeiro imunossuprimido exigem o reconhecimento precoce e o tratamento imediato; a antibioticoterapia profilática é administrada sistematicamente no pós-operatório imediato. A administração de sulfametoxazol-trimetoprima reduz a incidência de pneumonia pós-operatória por *Pneumocystis jirovecii*. A profilaxia antiviral para CMV com ganciclovir deve ser administrada aos pacientes de alto risco (p. ex., quando um órgão doado CMV-soropositivo é implantado em um receptor CMV-soronegativo).

As complicações neuropsiquiátricas incluem crises convulsivas (geralmente associadas aos efeitos tóxicos da ciclosporina e do tacrolimo), encefalopatia metabólica, depressão e adaptação psicossocial difícil. Raras vezes, as doenças são transmitidas pelo aloenxerto do doador para o receptor. Além das infecções virais e bacterianas, ocorrem doenças malignas com origem no doador. Os distúrbios linfoproliferativos pós-transplante, sobretudo o linfoma de células B, são complicações reconhecidas associadas aos imunossupressores como azatioprina, tacrolimo e ciclosporina (ver anteriormente). Estudos demonstraram que o vírus Epstein-Barr contribui para alguns desses tumores, que podem regredir quando o tratamento imunossupressor é reduzido. As neoplasias primárias aparecem com maior frequência depois do transplante de fígado, em particular carcinomas espinocelulares cutâneos. Deve ser realizado rastreamento de rotina.

As complicações de longo prazo depois do transplante de fígado atribuíveis principalmente aos imunossupressores incluem diabetes melito e osteoporose (associados aos glicocorticoides e aos inibidores da calcineurina), assim como hipertensão, hiperlipidemia e insuficiência renal crônica (associadas à ciclosporina e ao tacrolimo). O monitoramento e o tratamento desses distúrbios constituem a rotina do cuidado pós-transplante; em alguns casos, eles respondem às alterações do esquema imunossupressor, enquanto em outros devem ser introduzidos tratamentos específicos para a complicação. Os números de um grande banco de dados dos Estados Unidos mostraram que a prevalência de insuficiência renal foi de 18% em 5 anos e de 25% em 10 anos depois do transplante de fígado. Da mesma forma, a frequência alta de diabetes, hipertensão, hiperlipidemia, obesidade e síndrome metabólica deixa os pacientes suscetíveis às doenças cardiovasculares depois do transplante de fígado; embora as complicações hepáticas sejam responsáveis pela maior parte da mortalidade depois do transplante de fígado, insuficiência renal e doença cardiovascular são as outras causas principais de mortalidade tardia pós-transplante de fígado.

COMPLICAÇÕES HEPÁTICAS

A disfunção hepática depois do transplante de fígado é semelhante às complicações hepáticas observadas depois de uma cirurgia abdominal e cardiotorácica de grande porte; entretanto, além disso, as complicações hepáticas incluem disfunção primária do enxerto, insuficiência vascular, deiscência ou estenose das anastomoses biliares e rejeição. Como acontece também com outras operações além do transplante, a icterícia pós-operatória pode resultar de fontes pré-hepáticas, intra-hepáticas e pós-hepáticas. As fontes *pré-hepáticas* representam a sobrecarga maciça do pigmento hemoglobina proveniente de transfusões, hemólises, hematomas, equimoses e outros acúmulos de sangue. A lesão *intra-hepática imediata* do fígado inclui os efeitos dos fármacos hepatotóxicos e da anestesia; a lesão por hipoperfusão associada a hipotensão, sepse e choque; e a colestase pós-operatória benigna. As fontes *intra-hepáticas tardias* de lesão hepática incluem exacerbação da doença primária. As fontes *pós-hepáticas* de disfunção hepática incluem obstrução biliar e depuração renal reduzida de bilirrubina conjugada. As complicações hepáticas exclusivas do transplante de fígado incluem falência primária do enxerto associada a uma lesão isquêmica do órgão durante sua captação; insuficiência vascular associada à trombose ou estenose da veia porta ou das anastomoses da artéria hepática; deiscência anastomótica vascular; estenose, obstrução ou fístula do colédoco anastomosado; recidiva do distúrbio hepático primário (ver adiante); e rejeição.

REJEIÇÃO DO TRANSPLANTE

Apesar do uso dos imunossupressores, a rejeição do fígado transplantado ainda ocorre em certa porcentagem dos pacientes a partir de 1 ou 2 semanas depois da cirurgia. Os sinais clínicos sugestivos de rejeição são febre, dor no quadrante superior direito e redução do volume de bile, assim como de sua pigmentação. Pode ocorrer leucocitose, porém os indicadores mais confiáveis consistem no aumento dos níveis séricos da bilirrubina e das aminotransferases. Considerando que esses testes são inespecíficos, pode ser difícil estabelecer a diferença entre rejeição e obstrução biliar, disfunção primária do enxerto, insuficiência vascular, hepatite viral, infecção pelo CMV, hepatotoxicidade dos fármacos e doença primária recorrente. O exame radiográfico da árvore biliar e/ou a biópsia percutânea do fígado ajudam, com frequência, a estabelecer o diagnóstico correto. As características morfológicas de rejeição aguda incluem infiltrado celular periportal misto, lesão dos ductos biliares e/ou inflamação endotelial ("endotelialite"); algumas dessas anormalidades são resquícios da doença do enxerto *versus* hospedeiro, colangite biliar primária ou hepatite C recorrente no aloenxerto. Logo depois da suspeita de rejeição do transplante, o tratamento consiste em doses repetidas de metilprednisolona IV; quando essa conduta falha em suprimir a rejeição, muitos centros utilizam timoglobulina ou OKT3. É importante ter cuidado ao tratar rejeição aguda com pulsos de glicocorticoide ou OKT3 nos pacientes infectados por HCV, em vista do risco alto de desencadear hepatite C recidivante no aloenxerto. A disponibilidade dos DAAs para tratar essa infecção viral reduziu muito essa preocupação.

A rejeição crônica é um desfecho relativamente raro que pode se seguir a crises repetidas de rejeição aguda, ou que ocorre sem qualquer relação com episódios precedentes de rejeição. Morfologicamente, a rejeição crônica caracteriza-se por colestase progressiva, necrose focal do parênquima, infiltração mononuclear, lesões vasculares (fibrose da íntima, células espumosas debaixo da íntima, necrose fibrinoide) e fibrose. Esse processo pode evidenciar-se como ductopenia – síndrome dos ductos biliares evanescentes, que é mais comum nos pacientes submetidos ao transplante de fígado por doença hepática autoimune. A reversibilidade da rejeição crônica é limitada; nos pacientes com rejeição crônica resistente ao tratamento, o retransplante alcançou resultados encorajadores.

DESFECHOS

SOBREVIDA

A taxa de sobrevida dos pacientes submetidos ao transplante de fígado tem aumentado continuamente desde 1983. As taxas de sobrevida em 1 ano aumentaram de cerca de 70% no início da década de 1980 para 85 a 90% de 2003 até agora. Atualmente, a sobrevida em 5 anos é > 60%. Uma consideração importante é a relação entre o estado clínico antes do transplante e o resultado. Para os pacientes submetidos ao transplante de fígado quando ainda estavam bem compensados (p. ex., trabalhando ou apenas parcialmente incapacitados), é comum alcançar taxas de sobrevida em 1 ano > 85%. Para os pacientes com descompensação hepática que requer cuidados intra-hospitalares contínuos antes do transplante, a taxa de sobrevida em 1 ano é de cerca de 70%, enquanto para os pacientes com descompensação tão acentuada que necessitam de suporte à vida na unidade de terapia intensiva, a sobrevida em 1 ano é de cerca de 50%. Desde a adoção pela UNOS, em 2002, do sistema MELD para alocação de órgãos, constatou-se que a sobrevida pós-transplante era negativamente afetada pelos candidatos com escores MELD > 25 (considerado doença grave). Por essa razão, independentemente do esquema de alocação, a gravidade extrema da doença pré-transplante corresponde a uma sobrevida menor pós-transplante. Outra distinção importante com referência à sobrevida foi evidenciada entre as categorias de pacientes de riscos alto e baixo. Para os pacientes que não se encaixam em qualquer categoria de "risco alto", foram relatadas taxas de sobrevida em 1 e 5 anos de 85 e 80%, respectivamente. Em contrapartida, entre os pacientes das categorias de risco alto – câncer, hepatite fulminante, idade > 65 anos, insuficiência renal concomitante, dependência de ventilador, trombose da veia porta e história de *shunt* portocavo ou de múltiplas cirurgias no quadrante superior direito – as estatísticas de sobrevida caem de 60% em 1 ano para 35% em 5 anos. A sobrevida depois de um retransplante por disfunção primária do enxerto gira em torno de 50%. As causas de falência do transplante de fígado variam com o tempo. As falências ocorridas no transcorrer dos 3 primeiros meses resultam principalmente de complicações técnicas, infecções pós-operatórias ou hemorragia. As falências do transplante após os 3 primeiros meses resultam mais provavelmente de infecção, rejeição ou doença recorrente (como câncer ou hepatite viral).

RECIDIVA DA DOENÇA PRIMÁRIA

As manifestações da hepatite autoimune, colangite esclerosante primária e colangite biliar primária sobrepõem-se às da rejeição ou lesão dos ductos biliares pós-transplante. Há controvérsia sobre se a hepatite autoimune e a colangite esclerosante recidivam depois de um transplante de fígado; os dados que apoiam a hepatite autoimune recorrente (em até um terço dos pacientes, em algumas séries) são mais convincentes que os dados favoráveis à colangite esclerosante recorrente. Do mesmo modo, existem casos publicados de colangite biliar primária recorrente após o transplante de fígado; entretanto, as características histológicas da colangite biliar primária e da rejeição crônica são praticamente indiferenciáveis e ocorrem com a mesma frequência nos pacientes com colangite biliar primária e nos que foram submetidos ao transplante por outras razões. A existência de lesão inflamatória exuberante dos ductos biliares é altamente sugestiva de recidiva da colangite biliar primária, porém até mesmo essa lesão pode ser observada na rejeição aguda. Os distúrbios hereditários como doença de Wilson e deficiência de α_1-antitripsina não recidivaram depois do transplante de fígado; contudo, a recidiva do metabolismo anormal do ferro foi observada em alguns pacientes com hemocromatose. A trombose da veia hepática (síndrome de Budd-Chiari) pode recidivar; isso pode ser minimizado pelo tratamento dos distúrbios mieloproliferativos subjacentes e pela anticoagulação. Como o colangiocarcinoma recidiva quase sempre, poucos centros oferecem hoje o transplante a esses pacientes; contudo, excelentes resultados podem ser alcançados por poucos pacientes altamente selecionados com colangiocarcinoma em estágio I ou II confirmado cirurgicamente e submetidos ao transplante de fígado precedido por radioterapia associada à quimioterapia (tratamento neoadjuvante). Nos pacientes com CHC intra-hepático que satisfazem os critérios para transplante, a sobrevida em 1 e 5 anos é semelhante à observada entre pacientes submetidos ao transplante de fígado por doenças não malignas. Por fim, os distúrbios metabólicos como a DHGNA recidivam com frequência, em especial quando a predisposição metabólica subjacente não é alterada. A síndrome metabólica ocorre comumente depois do transplante de fígado em consequência da DHGNA recorrente, imunossupressores e/ou diabetes e esteatose hepática (em pacientes com hepatite C, em razão do impacto da infecção pelo HCV na resistência à insulina).

A hepatite A pode recidivar depois do transplante por hepatite A fulminante, porém essa reinfecção aguda não apresenta sequelas clínicas graves. Na hepatite B fulminante, a recidiva não constitui a regra; entretanto, na ausência de medidas profiláticas, a hepatite B costuma recidivar depois do transplante para hepatite B crônica em estágio terminal. Antes da introdução do tratamento antiviral profilático, a imunossupressão suficiente para evitar rejeição do aloenxerto acarretava inevitavelmente aumentos acentuados da viremia da hepatite B, independentemente dos níveis pré-transplante. Os índices de sobrevida globais do enxerto e do paciente eram precários e alguns pacientes tinham recidiva rápida da lesão grave – hepatite crônica grave ou até mesmo hepatite fulminante – depois do transplante. Na era que precedeu a disponibilidade de esquemas antivirais, estudos também relataram *hepatite colestática fibrosante*, uma lesão hepática rapidamente progressiva associada à hiperbilirrubinemia, prolongamento substancial do tempo de protrombina (ambos desproporcionais às elevações relativamente moderadas da atividade das aminotransferases) e insuficiência hepática rapidamente progressiva. Estudos sugeriram que essa complicação fosse causada por uma "inundação" dos hepatócitos com quantidades enormes de proteínas do HBV. Complicações como sepse e pancreatite também foram observadas com maior frequência nos pacientes submetidos ao transplante de fígado por hepatite B antes da introdução do tratamento antiviral. A introdução da profilaxia de longo prazo com HBIg revolucionou o transplante de fígado para hepatite B crônica. Não foi demonstrada a eficácia da vacinação pré-operatória contra a hepatite B, nem a do tratamento com interferona (IFN) pré ou pós-operatório, ou a da profilaxia de curto prazo (≤ 2 meses) com HBIg, porém uma análise retrospectiva dos dados de várias centenas de pacientes europeus acompanhados por 3 anos depois do transplante mostrou que a profilaxia de longo prazo (≥ 6 meses) com HBIg estava associada à redução do risco de reinfecção pelo HBV de cerca de 75 para 35% e à redução da mortalidade de cerca de 50 para 20%.

Em consequência do uso prolongado de HBIg depois do transplante de fígado para hepatite B crônica, melhoras semelhantes dos resultados foram observadas nos Estados Unidos: índices de sobrevida em 1 ano entre 75 e 90%. Atualmente, com a profilaxia com HBIg, o resultado do transplante de fígado para hepatite B crônica é indiferenciável daquele conseguido na hepatopatia crônica sem qualquer associação à hepatite B crônica; com isso, as preocupações médicas acerca do transplante de fígado para hepatite B crônica foram eliminadas. A imunoprofilaxia passiva com HBIg é iniciada durante o estágio anepático da cirurgia, é repetida diariamente no transcorrer dos 6 primeiros dias pós-operatórios e, em seguida, é mantida com infusões realizadas a intervalos regulares de 4 a 6 semanas ou, como alternativa, quando os níveis de antiantígeno de superfície da hepatite B (HBs) caem abaixo de um limiar de 100 mUI/mL. Na maioria dos centros, a abordagem atual consiste em prosseguir indefinidamente com a HBIg, o que pode acarretar um aumento de cerca de 20 mil dólares por ano nos custos da assistência; alguns centros estão avaliando os esquemas que são modificados para a administração menos frequente ou para a administração intramuscular no período pós-transplante tardio ou, em pacientes de baixo risco, manutenção apenas com tratamento antiviral (ver adiante). Entretanto, a "evasão" da infecção pelo HBV ocorre ocasionalmente.

Outro avanço dos resultados obtidos depois do transplante de fígado para hepatite B crônica é o uso dos fármacos antivirais como entecavir, fumarato de tenofovir desoproxila e tenofovir alafenamida (Cap. 341). Quando esses fármacos são administrados aos pacientes com hepatopatia descompensada, uma porcentagem melhora suficientemente para postergar o transplante de fígado iminente. Além disso, o tratamento antiviral pode ser usado para evitar recidiva da infecção pelo HBV quando é administrado *antes* do transplante; para tratar hepatite B que recidiva *depois* do transplante, inclusive nos pacientes com falha da profilaxia com HBIg; e para reverter a evolução de hepatite colestática fibrosante que, de outro modo, seria fatal. Ensaios clínicos demonstraram que o tratamento antiviral com entecavir ou tenofovir reduz substancialmente o nível de replicação do HBV, às vezes resultando até mesmo em eliminação do HBsAg; reduz os níveis da alanina-aminotransferase (ALT); e melhora as manifestações histológicas de necrose e inflamação. Hoje, a maioria dos centros especializados em transplante de fígado combina HBIg com um dos análogos dos nucleosídeos (entecavir) ou dos nucleotídeos (tenofovir) orais de alta barreira contra resistência. Para os pacientes de baixo risco sem viremia detectável por hepatite B no momento do transplante, vários ensaios clínicos sugeriram que a profilaxia antiviral possa ser suficiente (sem HBIg ou com duração limitada da HBIg) para evitar recorrência da infecção pelo HBV no aloenxerto. Para os pacientes que comprovadamente têm DNA do HBV indetectável no soro e DNA circular covalentemente fechado (cccDNA) no fígado por ocasião do transplante de fígado (i.e., risco baixo de recidiva da infecção por HBV), um ensaio clínico preliminar sugeriu que, depois de 5 anos de tratamento combinado, o tratamento com HBIg e um fármaco oral podem ser retirados sequencialmente (ao longo de dois períodos de 6 meses) com índice de sucesso (monitorado ao longo de um período médio de 6 anos depois da interrupção) de 90% e índice de soroconversão para anti-HBs de 60% (apesar do reaparecimento transitório do DNA do HBV e/ou do HBsAg em alguns desses pacientes).

As abordagens profiláticas com antivirais administrados aos pacientes submetidos ao transplante de fígado por hepatite B crônica também são utilizadas nos pacientes sem hepatite B, que recebem órgãos de doadores positivos para anticorpo do *core* da hepatite B (anti-HBc), mas não têm HBsAg. Os pacientes submetidos ao transplante de fígado para hepatite crônica B mais D são menos propensos a desenvolver lesão hepática recorrente do que os pacientes submetidos ao transplante de fígado apenas para hepatite B; entretanto, a esses pacientes coinfectados também deve ser oferecida uma profilaxia pós-transplante padronizada para hepatite B.

Até recentemente, a indicação mais comum do transplante de fígado era hepatopatia terminal resultante da hepatite C crônica. Para os pacientes submetidos ao transplante de fígado por hepatite C, em razão da história natural agressiva da hepatite C recidivante no aloenxerto, a sobrevida dos enxertos e dos pacientes diminuíram significativamente, em comparação com as outras indicações de transplante.

A aprovação na última década de vários agentes DAAs e dos esquemas à base de DAAs sem IFN para tratar infecção por HCV teve impacto significativo no tratamento e prognóstico dessa infecção viral antes e depois do transplante de fígado. Essas abordagens terapêuticas (1) permitem eliminar a viremia em uma porcentagem expressiva de cirróticos descompensados, evitando a infecção recorrente do aloenxerto e, possivelmente, melhorando o estado clínico da maioria desses pacientes, retardando ou evitando a necessidade do transplante de fígado; e (2) alcançam respostas virológicas sustentadas em porcentagem muito maior dos pacientes com infecção do aloenxerto pelo HCV, devido às melhoras da eficácia e tolerabilidade do tratamento antiviral. Em condições ideais, os pacientes devem ser tratados antes do transplante de fígado. Essa abordagem já reduziu o número de pacientes encaminhados para transplante hepático e levou à retirada de outros da lista de transplantes. Contudo, uma preocupação é que a erradicação da infecção por HCV reduza o escore MELD e o nível de prioridade para o transplante de alguns pacientes que continuam precisando de transplante em razão da descompensação hepática persistente e do comprometimento grave da qualidade de vida. Além disso, a erradicação da infecção por HCV antes do transplante poderia desqualificar esses pacientes para o recebimento de fígado de pacientes infectados pelo vírus, reduzindo o potencial de doadores compatíveis e limitando o acesso aos órgãos doados e ao transplante oportuno. Por essa razão, deve-se considerar a postergação do tratamento com DAAs para pacientes com hepatopatia terminal (escore MELD alto) associada ao HCV, até depois do transplante de fígado; entretanto, ainda não existe um limiar definido para tratar esses pacientes antes ou depois do transplante de fígado. Apesar disso, a abordagem terapêutica deve ser individualizada cuidadosamente para cada paciente com base em fatores como escore MELD, tempo esperado antes que se disponha de um órgão doado, estabilidade clínica relativa e comorbidades.

As combinações de DAAs usadas com sucesso para tratar infecção do aloenxerto por HCV são: ledipasvir + sofosbuvir + ribavirina; velpatasvir + sofosbuvir + ribavirina; e grazoprevir + pibrentasvir. (Ver recomendações atualizadas em www.hcvguidelines.org.) Nos pacientes com infecção recidivante por HCV depois do transplante de fígado, todos esses esquemas alcançaram índices de resposta próximos aos obtidos nas populações de pacientes compensados não transplantados.

Alguns receptores de aloenxerto sucumbem à lesão hepática inicial associada ao HCV, tendo sido observada, ainda que raras vezes, uma síndrome que lembra a hepatite colestática fibrosante (ver anteriormente). Entretanto, hoje, o uso rotineiro dos esquemas à base de DAAs logo depois do transplante e antes do aparecimento dessas apresentações clínicas variantes já teve impacto profundo na frequência das infecções recidivantes graves do aloenxerto pelo HCV.

Os pacientes submetidos ao transplante de fígado por cirrose associada ao álcool em estágio terminal correm o risco de voltar a beber depois do transplante, o que constitui uma causa potencial de recidiva da doença hepática associada ao álcool. Atualmente, a doença hepática associada ao álcool é uma das indicações mais comuns do transplante de fígado, sendo responsável por 30% de todos esses procedimentos, razão pela qual a maioria dos centros de transplante realiza uma triagem minuciosa dos candidatos para identificar os fatores que possam prever abstenção continuada. O retorno ao etilismo é mais provável nos pacientes cujo período de sobriedade antes do transplante era < 6 meses. Para os pacientes abstêmicos com cirrose associada ao álcool, o transplante de fígado pode ser realizado com sucesso, com resultados comparáveis aos conseguidos por outras categorias de pacientes com doença hepática crônica, desde que coordenado por uma abordagem em equipe incluindo aconselhamento acerca do uso abusivo de substâncias.

QUALIDADE DE VIDA PÓS-TRANSPLANTE

A reabilitação plena é conseguida pela maioria dos pacientes que sobrevivem aos primeiros meses pós-transplante e que conseguem evitar rejeição crônica ou infecção refratária. O desajuste psicossocial interfere na adesão às orientações médicas em alguns pacientes, porém a maioria se esforça para aderir aos esquemas imunossupressores, que devem ser mantidos indefinidamente. Em um estudo, 85% dos pacientes que sobreviveram ao transplante voltaram a realizar atividades laborais. Na verdade, algumas mulheres engravidaram e conseguiram levar suas gestações a termo depois do transplante, sem que qualquer lesão tenha sido identificada em seus bebês.

LEITURAS ADICIONAIS

AASLD/IDSA HCV Guidance Panel: Hepatitis C guidance 2019 update: American Association for the Study of Liver Diseases-Infectious Diseases Society of America recommendations for testing, managing, and treating hepatitis C virus infection. Hepatology 71:686, 2020. (Updated regularly, available at http://www.hcvguidelines.org.) Accessed August 24, 2021.

Cotter TG et al: Improved graft survival after liver transplantation for recipients with hepatitis C virus in the direct-acting antiviral era. Liver Transpl 25:598, 2019.

European Association for the Study of the Liver: EASL clinical practice guidelines: Liver transplantation. J Hepatol 64:433, 2016.

Fung J et al: Outcomes including liver histology after liver transplantation for chronic hepatitis B using oral antiviral therapy alone. Liver Transpl 21:1504, 2015.

Goldberg D et al: Changes in the prevalence of hepatitis C virus infection, nonalcoholic steatohepatitis, and alcoholic liver disease among patients with cirrhosis or liver failure on the waitlist for liver transplantation. Gastroenterology 152:1090, 2017.

Kwo PY et al: An interferon-free antiviral regimen for HCV after liver transplantation. N Engl J Med 371:2375, 2014.

Lenci I et al: Complete hepatitis B virus prophylaxis withdrawal in hepatitis B surface antigen-positive liver transplant recipients after long-term minimal immunosuppression. Liver Transpl 22:1205, 2016.

Lucey MR et al: Long-term management of the successful adult liver transplant: 2012 practice guideline by the American Association for the Study of Liver Diseases and the American Society of Transplantation. Liver Transpl 19:3, 2013.

Manns M et al: Ledipasvir and sofosbuvir plus ribavirin in patients with genotype 1 or 4 hepatitis C virus infection and advanced liver disease: A multicentre, open-label, randomised, phase 2 trial. Lancet Infect Dis 16:685, 2016.

Martin P et al: Evaluation for liver transplantation in adults: 2013 practice guideline by the American Association for the Study of Liver Diseases and the American Society of Transplantation. Hepatology 59:1145, 2014.

Reau N et al: Glecaprevir/pibrentasvir treatment in liver or kidney transplant patients with hepatitis C virus infection. Hepatology 68:1298, 2018.

346 Doenças da vesícula e dos ductos biliares

Norton J. Greenberger*, Gustav Paumgartner, Daniel S. Pratt

FISIOLOGIA DA PRODUÇÃO E DA CIRCULAÇÃO DA BILE

SECREÇÃO E COMPOSIÇÃO DA BILE

A bile formada nos hepatócitos é secretada para dentro de uma complexa rede de canalículos, pequenos dúctulos biliares e ductos biliares maiores que se estendem juntamente com os vasos linfáticos e os ramos da veia porta e da artéria hepática nos tratos portais localizados entre os lóbulos hepáticos. Esses ductos biliares interlobulares reúnem-se para formar ductos biliares septais maiores, que se unem para formar os ductos hepáticos direito e esquerdo que, por sua vez, reúnem-se e formam o ducto hepático comum. Este último é alcançado pelo ducto cístico da vesícula biliar, para formar o ducto colédoco (DC [ducto biliar comum]) que penetra no duodeno (na maioria das vezes, depois de unir-se ao ducto pancreático principal) pela ampola de Vater.

A bile hepática é um fluido isotônico com composição eletrolítica semelhante à do plasma. A composição eletrolítica da bile vesicular difere da bile hepática, pois a maioria dos ânions inorgânicos (cloreto e bicarbonato) já foi removida pela reabsorção por meio do epitélio da vesícula. Como resultado da reabsorção da água, a concentração total de solutos na bile aumenta de 3 a 4 g/dL na bile hepática para 10 a 15 g/dL na bile da vesícula.

Os principais solutos da bile (em moles percentuais) consistem em ácidos biliares (80%), fosfolipídeos (lecitinas, cefalinas e esfingomielina) (16%) e colesterol não esterificado (4%). No estado litogênico, o nível do colesterol pode alcançar níveis de até 8 a 10%. Outros componentes são bilirrubina conjugada, proteínas (todas as imunoglobulinas, albumina, metabólitos de hormônios e outras proteínas metabolizadas no fígado), eletrólitos, muco, metais pesados e, com frequência, fármacos e seus metabólitos.

A secreção basal diária total de bile hepática é de cerca de 500 a 600 mL. Muitas substâncias captadas ou sintetizadas pelos hepatócitos são secretadas nos canalículos biliares. A membrana canalicular forma microvilosidades e está associada a microfilamentos de actina, microtúbulos e outros elementos contráteis. Antes de sua secreção para dentro da bile,

---

*Falecido.

muitas substâncias são captadas e penetram no hepatócito, enquanto outras (p. ex., fosfolipídeos, parte dos ácidos biliares primários e do colesterol) são sintetizadas *de novo* no hepatócito. Três mecanismos são importantes para a regulação do fluxo da bile: (1) transporte ativo dos ácidos biliares dos hepatócitos para dentro dos canalículos biliares, (2) transporte ativo de outros ânions orgânicos e (3) secreção colangiocelular. Este último processo é um mecanismo mediado pela secretina e depende do AMP cíclico, resultando na secreção de líquido rico em bicarbonato lançado nos ductos biliares.

A movimentação vetorial ativa trans-hepatocelular dos ácidos biliares do sangue portal para o interior dos canalículos é acionada por um conjunto de sistemas de transporte polarizados ao nível dos domínios das membranas plasmáticas basolateral (sinusoidal) e apical canalicular do hepatócito. Dois sistemas de captação sinusoidal dos sais biliares foram clonados nos seres humanos: cotransportador de Na^+/taurocolato (NTCP, SLC10A1) e proteínas transportadoras de ânions orgânicos (OATP1B1/1B3), que transportam também grande variedade de ânions orgânicos diferentes dos sais biliares. Foram identificados diversos sistemas de transporte canaliculares dependentes de ATP, as denominadas "bombas de exportação" (proteínas de transporte de cassetes de ligação de ATP, também conhecidas como transportadores ABC), das quais as mais importantes são a bomba de exportação de sais biliares (BSEP, ABCB11); a bomba de exportação de conjugados aniônicos (MRP2, ABCC2), que é responsável pela excreção canalicular de vários conjugados anfifílicos formados pela conjugação da fase II (p. ex., monoglicuronídeo e diglicuronídeo de bilirrubina e fármacos); bomba de exportação de múltiplos fármacos (MDR1, ABCB1) para compostos catiônicos hidrofóbicos; e bomba de exportação de fosfolipídeos (MDR3, ABCB4). Dois hemitransportadores, ABCG5/G8, funcionando como uma dupla, constituem o transportador canalicular de colesterol e fitosteróis. O F1C1 (ATP8B1) é uma aminofosfolipídeo-transferase ("flipase") essencial para a manutenção da assimetria lipídica da membrana canalicular. A membrana canalicular também tem sistemas de transporte independentes de ATP, como a isoforma 2 trocadora de ânions Cl^-/HCO_3^- (AE2, SLC4A2) para secreção canalicular de bicarbonato. Para a maioria desses transportadores, foram identificadas anomalias genéticas associadas a várias formas de colestase ou anormalidades da excreção biliar. A F1C1 (ATP8B1) está deficiente na colestase intra-hepática familiar progressiva tipo 1 (CIFP1) e na colestase intra-hepática recorrente benigna tipo 1 (CIRB1) e resulta em supressão de todas as outras funções transportadoras dependentes de ATP. A BSEP (ABCB11) está deficiente na CIFP2 e na CIRB2. As mutações da MRP2 (ABCC2) causam a síndrome de Dubin-Johnson, um tipo hereditário de hiperbilirrubinemia conjugada (Cap. 338). Uma anormalidade da MDR3 (ABCB4) causa CIFP3. Os ABCG5/G8 (hemitransportadores canaliculares de colesterol e outros esteróis neutros) estão anormais na sitosterolemia. O regulador da condutância transmembrana da fibrose cística (CFTR, ABCC7), localizado nas células epiteliais dos ductos biliares, porém não nas membranas canaliculares, está alterado na fibrose cística, que está associada à anormalidade da regulação do pH colangiocelular durante a formação da bile ductular e à doença hepática colestática crônica, resultando ocasionalmente em cirrose biliar.

ÁCIDOS BILIARES

Os ácidos biliares primários – ácido cólico e ácido quenodesoxicólico (AQDC) – são sintetizados a partir do colesterol nos hepatócitos, conjugados com glicina ou taurina e secretados nos canalículos biliares. Os ácidos biliares secundários – desoxicolato e litocolato – são formados no cólon como metabólitos bacterianos dos ácidos biliares primários. No entanto, o ácido litocólico é absorvido com muito menos eficiência no cólon que o ácido desoxicólico. Outro ácido biliar secundário, encontrado em baixas concentrações, é o ácido ursodesoxicólico (AUDC), um estereoisômero de AQDC. Nos indivíduos sadios, a relação entre os conjugados de glicina e taurina na bile é de cerca de 3:1.

Os ácidos biliares são moléculas semelhantes a detergentes que, em solução aquosa e acima da concentração crítica em torno de 2 mM, formam agregados moleculares denominados *micelas*. O colesterol isoladamente é muito pouco solúvel nos ambientes aquosos e sua solubilidade na bile depende tanto da concentração lipídica total quanto dos percentuais molares relativos de ácidos biliares e de lecitina. As relações normais entre esses componentes favorecem a formação de *micelas mistas*, que promovem a solubilização, enquanto as relações anormais facilitam a precipitação dos cristais de colesterol na bile por meio de uma fase intermediária de cristais líquidos.

Além de facilitar a excreção biliar de colesterol, os ácidos biliares facilitam a absorção intestinal normal das gorduras da dieta, principalmente colesterol e vitaminas lipossolúveis, mediante um mecanismo de transporte micelar (Cap. 325). Os ácidos biliares também atuam como estímulo fisiológico importante para o fluxo de bile hepática e ajudam no transporte de água e eletrólitos no intestino delgado e no cólon.

Os ácidos biliares também funcionam como hormônios que se ligam a receptores nucleares (receptor farnesoide X [FXR, de *farnesoid X receptor*]) e acoplados à proteína G (TGR5) que regulam o metabolismo de ácidos biliares e sua circulação êntero-hepática.

CIRCULAÇÃO ÊNTERO-HEPÁTICA

Em condições normais, há conservação eficiente de ácidos biliares. Os ácidos biliares não conjugados e, em menor grau, também os ácidos conjugados são absorvidos por *difusão passiva* ao longo de todo o trato gastrintestinal. Porém, para a recirculação dos sais biliares, é quantitativamente mais importante o mecanismo de *transporte ativo* dos ácidos biliares conjugados no íleo distal (Cap. 325). Os ácidos biliares reabsorvidos entram na corrente sanguínea portal e são captados rapidamente pelos hepatócitos, são reconjugados e ressecretados na bile (circulação êntero-hepática).

O *pool* normal de ácidos biliares tem cerca de 2 a 4 g. Durante a digestão de uma refeição, o *pool* de ácidos biliares passa por no mínimo um ciclo êntero-hepático, dependendo do tamanho e da composição da refeição. Em geral, o *pool* de ácidos biliares circula cerca de 5 a 10 vezes diariamente. A reabsorção intestinal do *pool* tem eficiência de cerca de 95%; assim, a perda fecal diária de ácidos biliares está na faixa de 0,2 a 0,4 g. No estado de equilíbrio, essa perda fecal é compensada por uma síntese diária equivalente de ácidos biliares pelo fígado, sendo dessa maneira mantido o *pool* de ácidos biliares. No intestino, os ácidos biliares estimulam a liberação do fator de crescimento dos fibroblastos 19 (FGF19), o qual suprime a síntese hepática de ácidos biliares a partir do colesterol pela inibição da enzima taxa-limitante citocromo P450 7A1 (CYP7A1). O FGF19 também promove o relaxamento da vesícula biliar. Enquanto a perda de sais biliares nas fezes é compensada habitualmente pelo aumento da síntese hepática, a taxa máxima de síntese é de cerca de 5 g/dia; isso pode ser insuficiente para recompor o volume do reservatório de ácidos biliares quando existe diminuição pronunciada da reabsorção intestinal de sais biliares.

A expressão dos transportadores ABC na circulação êntero-hepática e das enzimas taxa-limitantes da síntese de ácidos biliares e colesterol é regulada de maneira coordenada pelos receptores nucleares, que são fatores de transcrição ativados por ligantes. A BSEP hepática (ABCB11) é suprarregulada pelo FXR, o qual também suprime a síntese de ácidos biliares. A expressão do transportador de colesterol ABCG5/G8 é suprarregulada pelo receptor X hepático (LXR, de *liver X receptor*), que é um sensor de oxisterol.

FUNÇÕES DA VESÍCULA E DOS ESFÍNCTERES BILIARES

No estado de jejum, o esfíncter de Oddi (EO) constitui uma zona de alta pressão de resistência ao fluxo de bile do ducto colédoco para dentro do duodeno. Essa contração tônica serve para (1) evitar o fluxo do conteúdo duodenal para dentro dos ductos pancreáticos e biliares; e (2) promover o enchimento da vesícula biliar. O principal fator que controla o esvaziamento da vesícula biliar é o hormônio peptídico colecistocinina (CCK), que é liberado pela mucosa duodenal em resposta à ingestão de gorduras e aminoácidos. A CCK causa os seguintes efeitos: (1) contração vigorosa da vesícula biliar, (2) redução da resistência do EO e (3) ampliação do fluxo do conteúdo biliar para dentro do duodeno.

A bile hepática é "concentrada" dentro da vesícula biliar pela absorção transmucosa de água e eletrólitos graças a um mecanismo dependente de energia. Quase todo o reservatório de ácidos biliares pode ficar sequestrado na vesícula depois de um jejum noturno, para ser lançado no duodeno com a primeira refeição do dia. A capacidade normal da vesícula biliar é de cerca de 30 mL.

DOENÇAS DA VESÍCULA BILIAR

ANOMALIAS CONGÊNITAS

As anomalias do trato biliar são comuns e incluem anormalidades de número, tamanho e formato (p. ex., agenesia da vesícula biliar, duplicação, vesículas biliares rudimentares ou "gigantes" de dimensões avantajadas, e divertículos). O *barrete frígio* da vesícula biliar é uma anomalia clinicamente inócua, na qual um septo parcial ou completo (ou uma prega) separa o fundo do corpo. As anomalias de posição ou suspensão são comuns e consistem em vesícula biliar do lado esquerdo, vesícula biliar intra-hepática, deslocamento posterior da vesícula biliar e vesícula "flutuante". Esta última condição predispõe à torção aguda, ao volvo ou à herniação da vesícula biliar.

CÁLCULOS BILIARES

Epidemiologia e patogênese
Os cálculos biliares são muito prevalentes na maioria dos países ocidentais. A formação de cálculos biliares aumenta depois da idade de 50 anos. Nos Estados Unidos, a prevalência é maior em ameríndios, seguidos por hispânicos, brancos não hispânicos e negros. A prevalência é maior nas mulheres do que nos homens em todas as idades.

Os cálculos biliares são formados em razão da composição anormal da bile. Existem dois tipos principais: cálculos de colesterol e cálculos pigmentares. Os cálculos de colesterol representam > 90% de todos os cálculos biliares detectados nos países ocidentais. Os cálculos de colesterol geralmente contêm > 50% de monofosfato de colesterol acrescidos de uma mistura de sais de cálcio, pigmentos biliares, proteínas e ácidos graxos. Os cálculos pigmentares são constituídos principalmente de bilirrubinato de cálcio; contêm < 20% de colesterol e são classificados em tipos "pretos" e "marrons", sendo os últimos formados em razão de infecção biliar crônica.

CÁLCULOS DE COLESTEROL E LAMA BILIAR O colesterol é praticamente insolúvel na água e depende de sua dispersão aquosa dentro de micelas ou vesículas, as quais necessitam da presença de um segundo lipídeo para solubilizar o colesterol. O colesterol e os fosfolipídeos são secretados e lançados na bile como vesículas delimitadas por bicamadas unilamelares que são transformadas em micelas mistas formadas por ácidos biliares, fosfolipídeos e colesterol por ação dos ácidos biliares. Quando há excesso de colesterol em relação a fosfolipídeos e ácidos biliares, observa-se a persistência de vesículas instáveis ricas em colesterol, que se agregam em grandes vesículas multilamelares a partir das quais ocorre a precipitação dos cristais do colesterol (Fig. 346-1).

Existem vários mecanismos importantes para a formação de bile litogênica (formadora de cálculos). O mais importante é a secreção biliar aumentada de colesterol. Isso pode estar associado à obesidade, à síndrome metabólica, a dietas com alto conteúdo calórico e ricas em colesterol ou a fármacos (p. ex., clofibrato), e pode resultar do aumento de atividade da hidroximetilglutaril-coenzima A (HMG-CoA, a enzima taxa-limitante da síntese hepática de colesterol) e da captação hepática aumentada de colesterol a partir do sangue. Nos pacientes com cálculos biliares, o colesterol da dieta *aumenta* a secreção biliar de colesterol. Isso não ocorre nos pacientes sem cálculos com dietas ricas em colesterol. Além dos fatores ambientais como as dietas com alto conteúdo calórico e ricas em colesterol, os fatores genéticos desempenham um papel importante na doença calculosa biliar. Um estudo amplo sobre cálculos biliares sintomáticos em gêmeos suecos proporcionou evidências claras favoráveis a um papel dos fatores genéticos na patogênese dos cálculos biliares. Os fatores genéticos, os fatores ambientais compartilhados e os fatores ambientais individuais foram responsáveis por 25, 13 e 62% da variação fenotípica observada entre os gêmeos monozigóticos, respectivamente. Os autores encontraram polimorfismo de nucleotídeo único do gene codificador do transportador de colesterol hepático ABCG5/G8 em 21% dos pacientes com cálculos biliares, porém em apenas 9% da população geral. Acredita-se que esse polimorfismo produza ativação funcional do transportador de colesterol e contribua para a hipersecreção de colesterol. A prevalência dos cálculos biliares é mais alta entre parentes de primeiro grau de portadores de cálculos biliares, assim como em certas populações étnicas como índios norte-americanos, índios chilenos e chileno-hispânicos. Um traço genético comum foi identificado em algumas dessas populações pela análise do DNA mitocondrial. Em alguns pacientes, a transformação hepática prejudicada do colesterol em ácidos biliares também pode ocorrer, resultando no aumento da relação colesterol litogênico/ácidos biliares. A maioria dos cálculos de colesterol tem base poligênica, porém existem raras causas monogênicas (mendelianas). Foram descritas mutações do gene *CYP7A1* que resultam em deficiência da enzima colesterol-7-hidroxilase, catalisadora da etapa inicial da quebra do colesterol e da síntese dos ácidos biliares. O estado homozigótico está associado à hipercolesterolemia e aos cálculos biliares. Como o fenótipo é expresso no estado heterozigótico, as mutações do gene *CYP7A1* podem contribuir para a suscetibilidade à doença caracterizada por cálculos

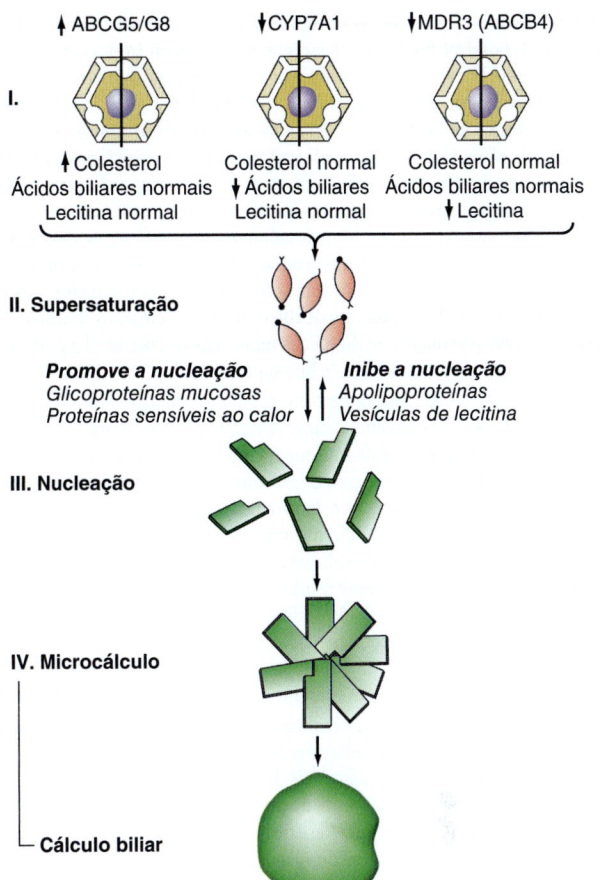

FIGURA 346-1 Esquema ilustrativo da patogênese da formação dos cálculos biliares de colesterol. As condições ou os fatores que aumentam a relação entre colesterol e ácidos biliares e fosfolipídeos (lecitina) favorecem a formação de cálculos biliares. ABCB4, transportador de cassetes de ligação de ATP; ABCG5/G8, transportador G5/G8 de cassetes de ligação de ATP (ABC); CYP7A1, citocromo P450 7A1; MDR3, proteína de resistência a múltiplos fármacos 3, também denominada bomba de exportação dos fosfolipídeos.

biliares de colesterol na população. As mutações do gene *MDR3* (ABCB4), codificador da bomba de exportação dos fosfolipídeos na membrana canalicular do hepatócito, podem causar alteração na secreção dos fosfolipídeos na bile, resultando em supersaturação de colesterol biliar e formação de cálculos biliares de colesterol na vesícula e nos ductos biliares. Assim, o excesso de colesterol biliar em relação aos ácidos biliares e fosfolipídeos é devido principalmente à hipersecreção de colesterol, porém a hipossecreção de ácidos biliares ou fosfolipídeos também pode contribuir. Outro distúrbio metabólico dos ácidos biliares que provavelmente colabora para a supersaturação da bile com colesterol é a transformação acelerada do ácido cólico em ácido desoxicólico, com substituição do *pool* de ácido cólico por um *pool* ampliado de ácido desoxicólico. Isso pode resultar da desidroxilação ampliada do ácido cólico e da maior absorção do ácido desoxicólico recém-formado. A secreção aumentada de desoxicolato está associada à hipersecreção de colesterol na bile.

Embora a supersaturação da bile com colesterol seja um importante pré-requisito para a formação de cálculos biliares, em geral isso por si só é insuficiente para causar precipitação do colesterol *in vivo*. A maioria dos indivíduos com bile supersaturada não desenvolve cálculos, porque o tempo necessário para que os cristais de colesterol possam sofrer nucleação e crescer é maior que o período durante o qual a bile permanece na vesícula biliar.

Um mecanismo importante é a *nucleação* dos cristais de monoidrato de colesterol, que está muito acelerada na bile litogênica humana. A nucleação acelerada do monoidrato de colesterol na bile pode ser causada pelo *excesso de fatores pró-nucleação* ou pela *deficiência de fatores antinucleação*. A mucina e certas glicoproteínas não mucina, principalmente as imunoglobulinas, parecem ser fatores pró-nucleação, enquanto as apolipoproteínas

A-I e A-II, assim como outras glicoproteínas, parecem ser fatores antinucleação. É possível que partículas pigmentares sejam importantes como fatores de nucleação. Em uma análise genômica ampla dos níveis séricos de bilirrubina, a variante genética da síndrome de Gilbert, uridina-difosfato-glicuroniltransferase 1A1 (*UGT1A1*), foi associada à presença de doença da vesícula biliar. Como a maioria dos cálculos biliares associados à variante *UGT1A1* era de cálculos de colesterol, essa observação aponta para o papel de partículas pigmentares na patogênese de cálculos da vesícula biliar. A nucleação dos cristais de monoidrato de colesterol e o crescimento dos cristais ocorrem provavelmente dentro da camada de gel de mucina. A fusão das vesículas forma cristais líquidos que sofrem nucleação e transformam-se em cristais sólidos de monoidrato de colesterol. O crescimento contínuo dos cristais ocorre por nucleação direta das moléculas de colesterol a partir das vesículas uni ou multilamelares de bile supersaturada.

Um terceiro mecanismo importante para a formação dos cálculos biliares de colesterol é a *hipomotilidade da vesícula biliar*. Quando a vesícula esvazia-se completamente da bile supersaturada ou que contém cristais, não pode haver desenvolvimento de cálculos. Um percentual alto dos pacientes com cálculos biliares tem anormalidades do esvaziamento da vesícula. Exames de ultrassonografia mostram que pacientes com cálculos biliares apresentam aumento do volume da vesícula durante o jejum também após uma refeição-teste (volume residual), e que o esvaziamento percentual depois da estimulação da vesícula diminui. A incidência de cálculos biliares está aumentada em condições associadas ao esvaziamento infrequente ou reduzido da vesícula biliar (incluindo jejum, nutrição parenteral ou gestação) e em usuários de fármacos inibidores da motilidade da vesícula biliar.

A lama biliar é um material mucoso espesso que, ao exame microscópico, revela cristais líquidos de lecitina-colesterol, cristais de monoidrato de colesterol, bilirrubinato de cálcio e géis de mucina. A lama biliar forma uma camada semelhante a um crescente na porção mais baixa da vesícula biliar, sendo reconhecida por ecos característicos à ultrassonografia (ver adiante). A presença de lama biliar sugere duas anormalidades: (1) distúrbio do equilíbrio normal entre secreção de mucina pela vesícula biliar e sua eliminação, e (2) nucleação dos solutos biliares. Várias observações evidenciaram que a lama biliar pode ser uma forma precursora de doença calculosa. Em um estudo, 96 pacientes com lama biliar foram seguidos prospectivamente com exames de ultrassonografia repetidos. Em 18% desses indivíduos, a lama biliar desapareceu e não houve recidiva por pelo menos 2 anos; em 60% dos pacientes, a lama desapareceu e reapareceu; em 14%, houve formação de cálculos biliares (8% assintomáticos, 6% sintomáticos); e, em 6% dos casos, houve cólica biliar intensa com ou sem pancreatite aguda. Foram realizadas colecistectomias em 12 pacientes, com 6 procedimentos para tratamento de dor biliar associada aos cálculos e 3 procedimentos realizados em pacientes sintomáticos com lama biliar e sem cálculos, os quais haviam apresentado episódios precedentes de pancreatite (que não recidivou depois da colecistectomia). Deve ser enfatizado que a lama biliar pode formar-se nas condições que causam hipomotilidade de vesícula, isto é, intervenção cirúrgica, queimaduras, nutrição parenteral total, gravidez e anticoncepcionais orais – todas associadas à formação de cálculos biliares. Contudo, a presença de lama biliar indica supersaturação da bile com colesterol ou bilirrubinato de cálcio.

Outras duas condições estão associadas à formação de cálculos de colesterol ou lama biliar: gravidez e redução rápida do peso mediante dieta com teor calórico muito baixo. Durante a gravidez, parecem ocorrer duas alterações fundamentais que contribuem para o "estado colelitogênico": (1) aumento acentuado da saturação de colesterol da bile durante o terceiro trimestre e (2) contração lenta da vesícula em resposta a uma refeição padronizada, resultando em menos esvaziamento da vesícula biliar. Vários estudos confirmaram que essas alterações estão relacionadas com a gravidez em si e mostraram reversão dessas anormalidades rapidamente depois do parto. Durante a gravidez, observa-se acumulação de lama biliar em 20 a 30% das mulheres e cálculos biliares em 5 a 12%. Embora seja comum na gravidez, a lama biliar geralmente é assintomática e regride espontaneamente depois do parto. Os cálculos biliares, que são menos comuns que a lama e frequentemente estão associados à cólica biliar, também podem desaparecer após o parto, devido à dissolução espontânea relacionada com o fato de a bile deixar de ser saturada com colesterol no período pós-parto.

Cerca de 10 a 20% das pessoas que apresentam perda rápida do peso corporal resultante de dietas muito hipocalóricas desenvolvem cálculos biliares. Em um estudo envolvendo 600 pacientes que completaram uma dieta com 520 kcal/dia durante um período de 3 meses, o AUDC na dose de 600 mg/dia revelou-se altamente eficaz para profilaxia da formação de cálculos biliares; os cálculos desenvolveram-se em apenas 3% dos que tinham recebido AUDC, em comparação com os 28% dos pacientes que usaram placebo. Nos pacientes obesos tratados com banda gástrica, a dose de 500 mg/dia de AUDC diminuiu o risco de formação de cálculos biliares de 30 para 8% no acompanhamento de 6 meses.

Em resumo, a doença causada por cálculos de colesterol ocorre em função de várias alterações, incluindo: (1) supersaturação da bile com colesterol; (2) nucleação do monoidrato de colesterol com subsequente retenção de cristais e crescimento do cálculo; e (3) função motora anormal da vesícula biliar com esvaziamento retardado e estase. A Tabela 346-1 relaciona outros fatores importantes que reconhecidamente predispõem à formação de cálculos de colesterol.

CÁLCULOS DE PIGMENTO Os cálculos de pigmento preto são compostos por bilirrubinato de cálcio puro ou por complexos semelhantes a polímeros com cálcio e glicoproteínas mucinas. Esses cálculos são mais comuns nos pacientes com estados hemolíticos crônicos (com aumento da bilirrubina conjugada na bile), cirrose hepática (especialmente a relacionada ao álcool), síndrome de Gilbert ou fibrose cística. Os cálculos biliares dos pacientes com doenças ileais, ressecção ileal ou *bypass* ileal geralmente são cálculos de pigmento preto. A reciclagem êntero-hepática da bilirrubina nas doenças

TABELA 346-1 ■ Fatores predisponentes à formação dos cálculos biliares de colesterol e de pigmento

Cálculos de colesterol

1. Fatores demográficos/genéticos: prevalência mais alta nos indígenas norte-americanos, índios chilenos e hispânicos de origem chilena; mais alta no norte da Europa e nos Estados Unidos do que na Ásia; mais baixa no Japão; predisposição familiar; aspectos hereditários
2. Obesidade, síndrome metabólica: *pool* e secreção normais de ácidos biliares, porém secreção biliar aumentada de colesterol
3. Perda ponderal rápida: a mobilização do colesterol tecidual resulta em aumento da secreção biliar de colesterol, enquanto a circulação êntero-hepática dos ácidos biliares é reduzida
4. Hormônios sexuais femininos
    a. Os estrogênios estimulam os receptores de lipoproteínas hepáticos, aumentam a captação do colesterol dietético, assim como a secreção de colesterol biliar
    b. Os estrogênios naturais, outros estrogênios e os anticoncepcionais orais resultam na diminuição da secreção de sais biliares e conversão reduzida do colesterol em ésteres de colesteril
5. Gravidez: menor esvaziamento da vesícula biliar causado pela progesterona em combinação com a influência de estrogênios, que aumentam a secreção biliar de colesterol
6. Idade avançada: secreção biliar aumentada de colesterol, tamanho reduzido do *pool* de ácidos biliares, secreção de sais biliares diminuída
7. A hipomobilidade vesicular resulta em estase e formação de lama
    a. Nutrição parenteral total
    b. Jejum
    c. Gestação
    d. Fármacos como a octreotida
8. Tratamento com clofibrato: secreção biliar aumentada de colesterol
9. Secreção de ácidos biliares diminuída
    a. Anomalia genética do gene *CYP7A1*
10. Diminuição da secreção de fosfolipídeos: anomalia genética do gene *MDR3*
11. Diversas
    a. Dieta rica em calorias e gorduras
    b. Lesão da medula espinal

Cálculos de pigmento

1. Fatores demográficos/genéticos: ambientes rurais da Ásia (supõe-se que se deva a uma maior prevalência de infecções parasitárias biliares; a incidência tem diminuído ao longo do tempo)
2. Hemólise crônica (p. ex., anemia falciforme)
3. Cirrose hepática associada ao álcool
4. Eritropoiese ineficaz (p. ex., anemia perniciosa)
5. Fibrose cística
6. Infecção crônica do trato biliar, infecções parasitárias
7. Envelhecimento
8. Doença ileal, ressecção ou *bypass* ileal

ileais contribui para sua patogênese. Os cálculos de pigmento marrom são compostos por sais de cálcio de bilirrubina não conjugada com quantidades variáveis de colesterol e proteínas. Esses cálculos são causados pelas quantidades aumentadas de bilirrubina não conjugada insolúvel na bile, que se precipita e forma cálculos. A desconjugação do excesso de monoglicuronídeo e diglicuronídeo de bilirrubina solúveis pode ser mediada pela β-glicuronidase endógena, embora possa ocorrer também por hidrólise espontânea. Às vezes, a enzima é produzida também quando a bile é infectada cronicamente por bactérias, caso em que esses cálculos são marrons. A formação dos cálculos de pigmento é frequente na Ásia e costuma estar associada às infecções da vesícula e árvore biliar (Tab. 346-1).

Diagnóstico Os procedimentos que podem ser utilizados para confirmar o diagnóstico de colelitíase e outras doenças da vesícula biliar são apresentados com detalhes na Tabela 346-2. A ultrassonografia da vesícula biliar é muito confiável para detectar colelitíase e substituiu a colecistografia oral (CGO) (Fig. 346-2A). Cálculos de apenas 1,5 mm de diâmetro podem ser identificados de forma confiável, desde que sejam utilizados critérios rígidos (p. ex., "sombra" acústica de opacidades que estão dentro do lúmen vesicular e que se modificam com a posição do paciente [pela gravidade]). Nos principais centros médicos, os percentuais de resultados falso-negativos e falso-positivos na ultrassonografia dos pacientes com colelitíase oscila em cerca de 2 a 4%. A lama biliar é representada por um material de baixa atividade ecogênica, que forma uma camada na posição mais baixa da vesícula biliar. Essa camada desloca-se com as mudanças posturais, porém não produz sombra acústica; essas duas características distinguem a lama dos cálculos biliares. A ultrassonografia também pode ser usada para determinar a função de esvaziamento da vesícula biliar.

A radiografia simples do abdome pode detectar cálculos biliares contendo quantidades de cálcio suficientes para se tornarem radiopacos (10-15% dos cálculos de colesterol e cerca de 50% dos cálculos de pigmento). Também pode ser usada para fazer o diagnóstico de colecistite enfisematosa, vesícula em porcelana, bile calcificada e íleo biliar.

No passado, a CGO era útil para diagnosticar cálculos biliares, mas foi substituída pela ultrassonografia e hoje é considerada obsoleta. Ela pode ser usada para determinar a permeabilidade do ducto cístico e a função de esvaziamento da vesícula biliar. Além disso, a CGO pode definir também o tamanho e o número de cálculos biliares, bem como determinar se estão calcificados – informações úteis se estiver sendo considerada a dissolução dos cálculos.

Os radiofármacos como os ácidos iminodiacéticos com substituição de N e marcados com ^{99m}Tc (HIDA e DISIDA) são extraídos rapidamente do sangue e excretados na árvore biliar em altas concentrações, mesmo na presença de elevações séricas leves a moderadas de bilirrubina. A impossibilidade de demonstrar a vesícula biliar apesar da evidência dos ductos biliares pode indicar obstrução do ducto cístico, colecistite aguda ou crônica, ou ressecção cirúrgica do órgão. Essas cintilografias são úteis no diagnóstico de colecistite aguda e podem ser importantes na detecção de uma fístula biliar pós-colecistectomia.

Sintomas de doença biliar Os cálculos biliares geralmente causam sintomas porque provocam inflamação ou obstrução após migrarem para dentro do ducto cístico ou do DC. O sintoma mais específico e característico da colelitíase é cólica biliar – dor constante e, na maioria das vezes, duradoura (ver adiante). A obstrução do ducto cístico ou do DC por um cálculo causa elevação da pressão intraluminal e distensão da víscera, que não podem ser aliviadas por contrações biliares repetitivas. Nos casos típicos, a dor visceral resultante é uma sensação contínua de plenitude ou dor intensa no epigástrio ou quadrante superior direito (QSD) do abdome, frequentemente com irradiação para a área interescapular, escápula direita ou ombro.

A cólica biliar surge repentinamente e pode persistir com alta intensidade por 30 minutos a 5 horas e, em geral, regride de forma lenta ou gradativa. A dor é muito mais constante que intermitente, como poderia sugerir a palavra *cólica*, que deve ser considerada uma designação incorreta, apesar de sua ampla utilização. Um episódio de dor biliar que persiste por mais de 5 horas deve levantar a suspeita de colecistite aguda (ver adiante). Náusea e vômitos acompanham com frequência os episódios de dor biliar. Nível elevado de bilirrubina sérica e/ou fosfatase alcalina sugere cálculo do DC. Febre ou calafrios (tremores) com dor biliar geralmente indica alguma complicação, isto é, colecistite, pancreatite ou colangite. Queixas como plenitude epigástrica difusa de curta duração, dispepsia, eructações ou flatulência, especialmente depois de uma refeição gordurosa, não devem ser confundidas com dor biliar. Esses sintomas são induzidos com frequência em pacientes com ou sem colelitíase biliar, mas são inespecíficos de cálculos biliares. A cólica biliar pode ser desencadeada pela ingestão de refeição gordurosa, consumo de uma refeição farta depois de um período de jejum prolongado, ou ingestão de uma refeição normal; a cólica é noturna na maioria dos casos e começa algumas horas depois de deitar-se.

História natural Colelitíase diagnosticada em um paciente assintomático, ou cujos sintomas não podem ser atribuídos à colelitíase, é um problema clínico comum. Entre 60 e 80% dos pacientes com cálculos biliares assintomáticos não desenvolvem sintomas por até 25 anos. A probabilidade de desenvolver sintomas dentro de 5 anos depois do diagnóstico é de 2 a 4% ao ano, mas diminui para 1 a 2% subsequentemente. A incidência anual de complicações é de cerca de 0,1 a 0,3%. Pacientes que permanecem assintomáticos por 15 anos não tendem a desenvolver sintomas no decorrer de qualquer período de acompanhamento adicional, enquanto a maioria dos pacientes que desenvolvem complicações em razão de seus cálculos biliares apresentou sintomas *prévios* de alerta. Conclusões semelhantes são aplicáveis aos pacientes diabéticos com cálculos biliares silenciosos. Uma análise decisória sugeriu que (1) o risco cumulativo de morte por doença calculosa biliar na vigência de uma conduta expectante é pequeno, e (2) a colecistectomia profilática não se justifica.

As complicações que tornam necessária a colecistectomia são muito mais comuns nos pacientes com cálculos biliares que já desenvolveram sintomas de dor biliar. Pacientes jovens com cálculo biliar são mais propensos do que aqueles com > 60 anos ao desenvolvimento de sintomas da colelitíase, no momento do diagnóstico inicial. Os pacientes com diabetes melito e cálculos biliares podem ser ligeiramente mais suscetíveis às complicações sépticas, porém ainda não foi definida a magnitude do risco de complicações biliares sépticas nos pacientes diabéticos.

TABELA 346-2 ■ Avaliação diagnóstica da vesícula biliar		
Vantagens diagnósticas	Limitações diagnósticas	Comentários
Ultrassonografia		
Rápida	Gás intestinal	Procedimento preferido para demonstrar cálculos
Identificação precisa dos cálculos biliares (> 95%)	Obesidade grave Ascite	
Exame simultâneo de VB, fígado, ductos biliares, pâncreas		
O exame "em tempo real" permite avaliar o volume e a contratilidade da VB		
Não é limitada por icterícia, gravidez		
Pode identificar cálculos muito pequenos		
Radiografia simples do abdome		
Baixo custo Facilmente disponível	Desempenho relativamente baixo Contraindicada durante a gravidez	Achados patognomônicos em: cálculos biliares calcificados, lama biliar, VB em porcelana, colecistite enfisematosa, íleo biliar
Colecintilografia (HIDA, DISIDA, etc.)		
Identificação precisa da obstrução do ducto cístico Avaliação simultânea dos ductos biliares	Contraindicada durante a gravidez Bilirrubina sérica > 103-205 μmol/L (6-12 mg/dL) Colecistograma de baixa resolução	Indicadas para confirmar suspeita de colecistite aguda; menos sensíveis e menos específicas na colecistite crônica; úteis para estabelecer o diagnóstico de colecistopatia acalculosa, especialmente quando realizadas com CCK para determinar o esvaziamento da VB

Siglas: CCK, colecistocinina; DISIDA, ácido di-isopropil iminodiacético; HIDA, ácido hidroxil iminodiacético; VB, vesícula biliar.

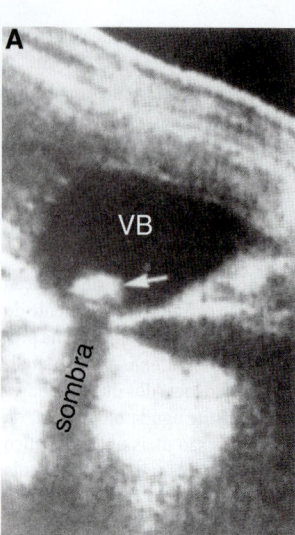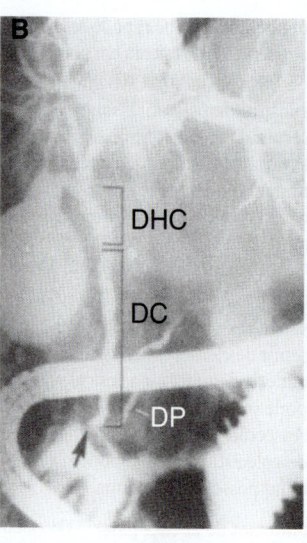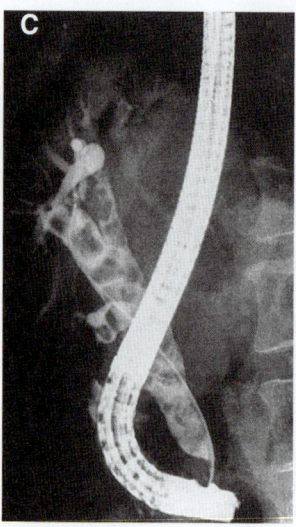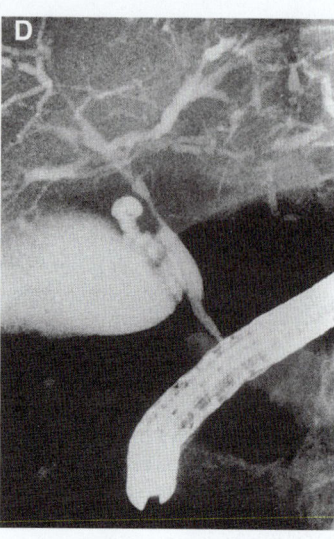

FIGURA 346-2 Exemplos de exames de ultrassonografia e radiografia do trato biliar. **A.** Ultrassonografia mostrando vesícula biliar (VB) distendida com um cálculo grande (*seta*), que produz sombra acústica. **B.** Colangiopancreatografia retrógrada endoscópica (CPRE) mostrando a anatomia normal do trato biliar. Além do endoscópio e da vesícula biliar volumosa vertical preenchida pelo contraste, a imagem demonstra o ducto hepático comum (DHC), o ducto colédoco (DC) e o ducto pancreático (DP). A *seta* indica a ampola de Vater. **C.** Colangiografia retrógrada endoscópica (CRE) mostrando coledocolitíase. O trato biliar está dilatado e contém múltiplos cálculos radiolucentes. **D.** CPRE mostrando colangite esclerosante. O DC apresenta áreas de estenose e estreitamento.

TRATAMENTO
Cálculos biliares

TRATAMENTO CIRÚRGICO

Nos pacientes assintomáticos com cálculos biliares, o risco de desenvolver sintomas ou complicações que tornem necessária intervenção cirúrgica é muito pequeno (ver anteriormente). Assim, a recomendação de realizar colecistectomia em um paciente com cálculos biliares deve basear-se provavelmente na avaliação de três fatores: (1) existência de sintomas suficientemente frequentes ou intensos a ponto de interferir na rotina geral do paciente; (2) ocorrência de complicação prévia da doença calculosa biliar, isto é, história de colecistite aguda, pancreatite, fístula biliar, etc.; ou (3) presença de condição subjacente que predisponha o paciente a maior risco de complicações devidas aos cálculos biliares (p. ex., episódio pregresso de colecistite aguda, apesar do atual estado assintomático). Pacientes com cálculos biliares muito volumosos (> 3 cm de diâmetro) e aqueles com cálculos na vesícula biliar que apresentam alguma anomalia congênita também podem ser considerados candidatos à colecistectomia profilática. A pouca idade é um fator preocupante nos pacientes com cálculos biliares assintomáticos, no entanto poucos autores recomendam colecistectomia de rotina a todos os pacientes jovens com cálculos assintomáticos. A colecistectomia laparoscópica é uma abordagem minimamente invasiva para retirada da vesícula biliar juntamente com seus cálculos. Suas vantagens consistem em redução da permanência hospitalar, incapacitação mínima e o custo reduzido, constituindo o procedimento de escolha para a maioria dos pacientes encaminhados para colecistectomia eletiva.

Com base em vários estudos envolvendo > 4 mil pacientes submetidos à colecistectomia laparoscópica, as seguintes conclusões são evidentes: (1) complicações ocorrem em cerca de 4% dos casos; (2) a conversão à laparotomia é necessária em 5% dos pacientes; (3) a taxa de mortalidade é acentuadamente baixa (i.e., < 0,1%); e (4) o índice de lesões dos ductos biliares é pequeno (i.e., 0,2-0,6%) e comparável ao associado à colecistectomia aberta. Esses dados indicam por que a colecistectomia laparoscópica se tornou o "padrão de referência" para tratamento da colelitíase sintomática.

TRATAMENTO CLÍNICO – DISSOLUÇÃO DOS CÁLCULOS BILIARES

Para pacientes cuidadosamente selecionados, cuja vesícula biliar seja funcional e que apresentem cálculos radiolucentes com diâmetro < 10 mm, a dissolução completa pode ser conseguida em cerca de 50% dos casos, dentro de 6 meses a 2 anos. De forma a assegurar resultados satisfatórios dentro desse intervalo razoável, o tratamento deve ser limitado aos pacientes com cálculos radiolucentes com diâmetro < 5 mm. A dose de AUDC deve ser de 10 a 15 mg/kg/dia. Cálculos com tamanho > 10 mm raramente são dissolvidos. Os cálculos de pigmento não respondem ao tratamento com AUDC. Provavelmente, 10% ou menos dos pacientes com colelitíase *sintomática* são candidatos a esse tipo de tratamento. No entanto, além do problema incômodo dos cálculos recorrentes (30-50% ao longo de 3-5 anos de acompanhamento), existe o fator adicional do uso de um fármaco por até 2 anos e talvez por tempo indeterminado. As vantagens e o sucesso da colecistectomia laparoscópica reduziram, em grande parte, o papel da dissolução dos cálculos de pacientes que desejam evitar ou que não são candidatos à colecistectomia eletiva. No entanto, os pacientes com doença induzida por cálculos biliares de colesterol que têm episódios recorrentes de coledocolitíase depois da colecistectomia devem fazer tratamento prolongado com AUDC.

COLECISTITES AGUDA E CRÔNICA

Colecistite aguda A inflamação aguda da parede da vesícula geralmente acompanha a obstrução do ducto cístico por um cálculo. A resposta inflamatória pode ser induzida por três fatores: (1) *inflamação mecânica* produzida por pressão e distensão intraluminais aumentadas com isquemia subsequente da mucosa e parede da vesícula biliar; (2) *inflamação química* causada pela liberação de lisolecitina (devido à ação da fosfolipase sobre a lecitina na bile) e por outros fatores teciduais locais; e (3) *inflamação bacteriana*, que pode desempenhar algum papel em 50 a 85% dos pacientes com colecistite aguda. Os microrganismos frequentemente isolados por cultura da bile da vesícula desses pacientes incluem *Escherichia colie* espécies de *Klebsiella*, de *Streptococcus* e de *Clostridium*.

A colecistite aguda geralmente começa como uma crise de dor biliar que piora progressivamente. Cerca de 60 a 70% dos pacientes relatam já haver experimentado crises anteriores que se resolvem espontaneamente. Porém, à medida que o episódio progride, a dor da colecistite aguda torna-se mais generalizada no QSD do abdome. Como acontece com a cólica biliar, a dor da colecistite pode irradiar-se para a área interescapular, escápula direita ou ombro. Os sinais peritoneais de inflamação, como agravamento da dor com a movimentação ou respiração profunda, podem ser evidentes. O paciente apresenta-se anorético e, na maioria das vezes, nauseado. Os vômitos são relativamente comuns e podem causar sintomas e sinais de depleção volêmica vascular e extracelular. A icterícia é incomum no início da evolução da colecistite aguda, mas pode ocorrer quando as alterações inflamatórias edematosas acometem os ductos biliares e linfonodos circundantes.

Nos casos típicos, a febre é baixa, porém calafrios com tremores são comuns. O QSD do abdome apresenta-se quase invariavelmente doloroso à palpação. A vesícula biliar tensa e aumentada de volume é palpável em

25 a 50% dos pacientes. A respiração profunda ou tosse durante a palpação subcostal do QSD geralmente causa aumento da dor e interrupção da inspiração (sinal de Murphy). É comum haver descompressão dolorosa com hipersensibilidade localizada no QSD, assim como distensão abdominal e ruídos peristálticos hipoativos em função do íleo paralítico, porém geralmente não há sinais peritoneais generalizados nem rigidez abdominal na ausência de perfuração.

O diagnóstico de colecistite aguda é estabelecido habitualmente com base na anamnese característica e em um bom exame físico. A tríade de início súbito de dor no QSD, febre e leucocitose é altamente sugestiva. A leucocitose geralmente varia de 10 mil a 15 mil células por microlitro com desvio à esquerda na contagem diferencial. A bilirrubina sérica está discretamente aumentada (< 85,5 µmol/L [5 mg/dL]) em menos da metade dos pacientes, enquanto cerca de 25% evidenciam elevações moderadas das aminotransferases séricas (em geral, < 5 vezes). A ultrassonografia mostra cálculos em 90 a 95% dos casos e é útil para detectar sinais de inflamação da vesícula, como espessamento da parede, líquido pericolecístico e dilatação do ducto biliar. A cintilografia biliar com radionuclídeo (p. ex., HIDA) pode confirmar o diagnóstico se for demonstrado ducto biliar sem visualização da vesícula biliar.

Cerca de 75% dos pacientes tratados clinicamente conseguem remissão dos sintomas agudos dentro de 2 a 7 dias depois da internação hospitalar. Entretanto, em 25% dos casos, ocorre complicação da colecistite aguda mesmo com o tratamento conservador (ver adiante). Nesses casos, é necessária uma intervenção cirúrgica imediata. Entre os 75% que representam os pacientes com colecistite aguda que conseguem a remissão dos sintomas, cerca de 25% têm recidiva da colecistite em 1 ano e 60% sofrem pelo menos um episódio recorrente em 6 anos. Em vista da história natural da doença, a colecistite aguda deve ser tratada preferencialmente com cirurgia imediata, sempre que possível. A síndrome de Mirizzi é uma complicação rara na qual um cálculo biliar fica impactado no ducto cístico ou no colo da vesícula biliar, causando compressão extrínseca do ducto colédoco e resultando em obstrução desse ducto com icterícia. A ultrassonografia mostra cálculo(s) biliar(es) fora do ducto hepático. A colangiopancreatografia retrógrada endoscópica (CPRE) (**Fig. 346-2B**), ou a colangiografia transepática percutânea (CTP), ou ainda a colangiopancreatografia por ressonância magnética (CPRM), geralmente demonstram a característica compressão extrínseca do DC. O tratamento cirúrgico consiste em remover o ducto cístico, a vesícula biliar doente e o cálculo impactado. O diagnóstico pré-operatório da síndrome de Mirizzi é importante para evitar uma lesão do DC.

COLECISTITE ACALCULOSA Em 5 a 14% dos pacientes com colecistite aguda, não se encontram cálculos obstruindo o ducto cístico durante a cirurgia. Em > 50% desses casos, falta uma explicação plausível para a inflamação acalculosa. O risco aumentado de desenvolver colecistite acalculosa está associado especialmente a um traumatismo grave ou a queimaduras, período pós-parto subsequente a um trabalho de parto prolongado e pós-operatório de grandes intervenções cirúrgicas ortopédicas e de outra natureza não biliar. A condição pode complicar períodos de hiperalimentação parenteral prolongada. Para alguns desses casos, a lama biliar no ducto cístico pode ser o fator responsável. Outros fatores desencadeantes são vasculite, adenocarcinoma obstrutivo da vesícula biliar, diabetes melito, torção da vesícula biliar, infecções bacterianas "incomuns" da vesícula biliar (p. ex., *Leptospira*, *Streptococcus*, *Salmonella* ou *Vibrio cholerae*) e infestação parasitária da vesícula biliar. A colecistite acalculosa pode ser detectada também em ampla variedade de outros processos patológicos sistêmicos (p. ex., sarcoidose, doença cardiovascular, tuberculose, sífilis, actinomicose).

As manifestações clínicas da colecistite acalculosa são indiferenciáveis da colecistite calculosa, porém a presença de inflamação aguda da vesícula biliar que complica uma enfermidade subjacente grave é característica da doença acalculosa. Imagens de ultrassonografia ou tomografia computadorizada demonstrando vesícula grande, tensa e estática, sem cálculos, e evidenciando esvaziamento precário por período prolongado podem ser muito úteis para firmar o diagnóstico em alguns casos. O índice de complicações da colecistite acalculosa é mais alto que o da colecistite calculosa. O tratamento bem-sucedido da colecistite acalculosa aguda parece depender principalmente do diagnóstico e da intervenção cirúrgica precoces, com atenção meticulosa aos cuidados pós-operatórios.

COLECISTOPATIA ACALCULOSA A motilidade desordenada da vesícula biliar pode provocar dor biliar recorrente nos pacientes sem cálculos biliares. A infusão de um octapeptídeo de CCK pode ser realizada para medir a fração de ejeção vesicular durante a colecintilografia. Os achados cirúrgicos incluem anormalidades como colecistite crônica, hipertrofia da camada muscular da vesícula biliar e/ou ducto cístico extremamente estreitado. Alguns desses pacientes podem apresentar também antecedente de doença da vesícula biliar. Os seguintes critérios podem ser usados para identificar os pacientes com colecistopatia acalculosa: (1) episódios repetidos de dor no QSD típica da dor referida ao trato biliar, (2) colecintilografia com CCK anormal, demonstrando fração de ejeção vesicular < 40%, e (3) infusão de CCK que reproduz a dor do paciente. Um indício adicional pode ser a demonstração da vesícula biliar volumosa à ultrassonografia. É importante ressaltar que a disfunção do EO também pode causar dor recidivante no QSD e anormalidades na cintilografia com CCK.

COLECISTITE ENFISEMATOSA A chamada colecistite enfisematosa parece surgir com colecistite aguda (calculosa ou acalculosa) seguida de isquemia ou gangrena da parede vesicular, e infecção por microrganismos produtores de gases. As bactérias mais comumente isoladas em cultura nessas circunstâncias consistem em anaeróbios (p. ex., *Clostridium welchii* ou *C. perfringens*) e aeróbios (p. ex., *E. coli*). Essa condição ocorre com mais frequência em homens idosos, assim como em pacientes diabéticos. As manifestações clínicas são essencialmente indiferenciáveis da colecistite não gasosa (não enfisematosa). O diagnóstico geralmente é firmado por uma radiografia simples do abdome demonstrando a presença de gás dentro do lúmen e infiltrando o interior da parede da vesícula para formar um anel gasoso, ou nos tecidos pericolecísticos. As taxas de morbidade e mortalidade da colecistite enfisematosa são consideráveis. Intervenção cirúrgica imediata combinada com antibióticos adequados é a conduta obrigatória.

Colecistite crônica A inflamação crônica da parede da vesícula está quase sempre associada à presença de cálculos biliares e admite-se que resulte de episódios repetidos de colecistite subaguda ou aguda, ou irritação mecânica persistente da parede por cálculos biliares. Bactérias na bile são observadas em > 25% dos pacientes com colecistite crônica. A presença de bile infectada em um paciente com colecistite *crônica* submetido a uma colecistectomia eletiva aumenta muito pouco o risco operatório. A colecistite crônica pode ser assintomática por vários anos, pode progredir para doença sintomática da vesícula biliar ou colecistite aguda, ou pode causar complicações (ver adiante).

Complicações da colecistite • EMPIEMA E HIDROPSIA O empiema da vesícula biliar resulta habitualmente da progressão da colecistite aguda com obstrução persistente do ducto cístico para superinfecção da bile estagnada por uma bactéria formadora de pus. O quadro clínico é semelhante ao da colangite: febre alta, dor intensa no QSD, leucocitose acentuada e, com frequência, prostração. O empiema da vesícula biliar leva a um alto risco de sepse Gram-negativa e/ou perfuração. A intervenção cirúrgica emergencial com cobertura antibiótica apropriada é necessária tão logo a suspeita desse diagnóstico seja levantada.

A hidropsia ou mucocele da vesícula biliar também pode resultar da obstrução prolongada do ducto cístico, em geral por um cálculo solitário grande. Nesse caso, o lúmen da vesícula obstruída é distendido progressivamente, durante um longo período, por muco (mucocele) ou transudato claro (hidropsia) produzido pelas células epiteliais mucosas. Ao exame físico, é possível detectar facilmente uma massa indolor que se estende do QSD até a fossa ilíaca direita. O paciente com hidropsia da vesícula biliar geralmente permanece assintomático, embora possa ocorrer também dor crônica no QSD. A colecistectomia está indicada, visto que empiema, perfuração ou gangrena podem complicar a condição.

GANGRENA E PERFURAÇÃO A gangrena da vesícula biliar resulta da isquemia da parede e necrose tecidual segmentar ou completa. As condições coexistentes frequentemente incluem distensão acentuada da vesícula biliar, vasculite, diabetes melito, empiema ou torção que resulta em obstrução arterial. Em geral, a gangrena predispõe à perfuração da vesícula biliar, embora esta última possa ocorrer também na colecistite crônica, sem sintomas premonitórios de alerta. As *perfurações localizadas* geralmente são bloqueadas pelo omento ou pelas aderências produzidas pela inflamação recorrente da vesícula biliar. A superinfecção bacteriana do conteúdo da vesícula bloqueado resulta na formação de um abscesso. A maioria dos pacientes deve ser tratada preferencialmente com colecistectomia, porém alguns pacientes gravemente enfermos podem ser controlados com colecistostomia e drenagem do abscesso. A *perfuração livre* é menos comum, porém está associada à taxa de mortalidade de cerca de 30%. Esses pacientes podem ter alívio transitório e súbito da dor no QSD quando ocorre descompressão da vesícula distendida, o que é acompanhado por sinais de peritonite generalizada.

FORMAÇÃO DE FÍSTULA E ÍLEO BILIAR A formação de fístula para o interior de um órgão adjacente aderido à parede da vesícula pode resultar da inflamação e formação de aderências. As fístulas no duodeno são extremamente comuns, seguidas em frequência pelas fístulas na flexura hepática do cólon, estômago ou duodeno, parede abdominal e pelve renal. As fístulas enterobiliares clinicamente "silenciosas" que ocorrem como complicação da colecistite aguda são encontradas em até 5% dos pacientes submetidos à colecistectomia. Às vezes, as fístulas colecistoentéricas assintomáticas podem ser diagnosticadas pela demonstração de gás na árvore biliar em radiografias simples do abdome. Os exames contrastados com bário ou a endoscopia do trato gastrintestinal alto ou do cólon podem demonstrar a fístula. O tratamento do paciente sintomático consiste habitualmente em colecistectomia, exploração do DC e fechamento do trajeto fistuloso.

Íleo biliar refere-se à obstrução intestinal mecânica resultante da passagem de um cálculo biliar volumoso e sua entrada no lúmen intestinal. O cálculo geralmente entra no duodeno a partir de uma fístula colecistoentérica nesse nível. O sítio de obstrução pelo cálculo impactado geralmente está localizado ao nível da válvula ileocecal, desde que o intestino delgado mais proximal seja de calibre normal. A maioria dos pacientes não relata história de sintomas precedentes relacionados com o trato biliar, nem queixas sugestivas de colecistite aguda ou de formação de fístula. Admite-se que os cálculos volumosos (> 2,5 cm de diâmetro) predisponham à formação de fístula em função da erosão gradativa através do fundo da vesícula. A confirmação diagnóstica pode ser ocasionalmente obtida pela radiografia simples do abdome (p. ex., obstrução do intestino delgado com gás na árvore biliar e cálculo biliar ectópico calcificado) ou depois da seriografia gastrintestinal alta (fístula colecistoduodenal com obstrução do intestino delgado no nível da válvula ileocecal). A laparotomia com extração do cálculo (ou propulsão para dentro do cólon) ainda é o procedimento de escolha destinado a eliminar a obstrução. Deve ser realizada também a remoção dos cálculos grandes existentes dentro da vesícula biliar. Em geral, a vesícula biliar e suas aderências aos intestinos devem ser mantidas intactas.

BILE TIPO LEITE DE CÁLCIO E VESÍCULA EM PORCELANA Os sais de cálcio depositados no lúmen da vesícula biliar, quando presentes em concentração suficiente, podem produzir precipitação do cálcio e opacificação difusa e nebulosa da bile, ou ainda um efeito de sobreposição de camadas à radiografia simples do abdome. Essa condição denominada "bile tipo leite de cálcio" costuma ser clinicamente inócua, ainda que leve à recomendação de uma colecistectomia, sobretudo na vesícula biliar hidrópica. Na condição conhecida como *vesícula em porcelana*, a deposição dos sais de cálcio dentro da parede da vesícula biliar cronicamente inflamada pode ser identificada à radiografia simples do abdome. No passado, a colecistectomia era aconselhada em todos os pacientes com vesícula em porcelana, pois se acreditava que havia alta incidência de carcinoma da vesícula biliar associado a essa condição, uma associação questionada por vários estudos. Atualmente são reconhecidos dois padrões de calcificação das paredes da vesícula biliar: calcificação intramural completa e calcificação mucosa seletiva. A incidência de câncer nos pacientes com calcificação intramural seletiva é maior do que nos casos de calcificação completa da parede da mucosa, mas o risco é muito pequeno. Assim, a necessidade de colecistectomia para a vesícula em porcelana não é absoluta; a vigilância cuidadosa desses pacientes também é uma conduta aceitável.

TRATAMENTO
Colecistite aguda

TRATAMENTO CLÍNICO
Embora o tratamento cirúrgico ainda seja a base do tratamento da colecistite aguda e suas complicações, um período de estabilização intra-hospitalar pode ser necessário antes da colecistectomia. A ingestão oral deve ser eliminada e a aspiração nasogástrica pode estar indicada, enquanto a depleção do volume extracelular e as anormalidades eletrolíticas são corrigidas, além da provisão de analgesia. Antibióticos intravenosos estão indicados em pacientes com colecistite aguda grave, embora seja possível que a infecção bacteriana da bile não tenha ocorrido nos estágios iniciais do processo inflamatório. A terapia antibiótica é orientada para os microrganismos mais comuns nesses casos, incluindo *E. coli*, *Klebsiella*, *Enterococcus*, *Enterobacter* e *Streptococcus*. Os antibióticos efetivos incluem piperacilina mais tazobactam, imipeném, meropeném, ceftriaxona mais metronidazol e levofloxacino mais metronidazol **(Cap. 161)**. As complicações pós-operatórias, como infecção da ferida, formação de abscesso e sepse, são reduzidas nos pacientes tratados com antibióticos.

TRATAMENTO CIRÚRGICO
O momento ideal para a intervenção cirúrgica nos pacientes com colecistite aguda depende de sua estabilização. A tendência evidente é para a cirurgia mais precoce, o que se deve em parte às exigências de internações hospitalares mais curtas. A colecistectomia ou colecistostomia percutânea urgente (emergencial) é provavelmente apropriada para a maioria dos pacientes com suspeita ou confirmação de complicação da colecistite aguda, como empiema, colecistite enfisematosa ou perfuração. Os pacientes com colecistite aguda sem complicações devem ser submetidos à colecistectomia laparoscópica eletiva precoce, de preferência dentro de 48 a 72 horas depois do diagnóstico. O índice de complicações não é maior nos pacientes submetidos à colecistectomia imediata, em comparação com a intervenção mais tardia (> 6 semanas depois do estabelecimento do diagnóstico). A intervenção cirúrgica postergada deve ficar reservada provavelmente aos seguintes casos: (1) pacientes cuja condição clínica geral imponha risco inaceitável para a cirurgia precoce, e (2) pacientes cujo diagnóstico de colecistite aguda seja duvidoso. Assim, colecistectomia imediata (dentro de 72 horas) é o tratamento de escolha para a maioria dos pacientes com colecistite aguda. Na maioria dos centros, as taxas de mortalidade da colecistectomia de emergência variam de 1 a 3%, enquanto o risco de mortalidade da colecistectomia imediata eletiva é de cerca de 0,5% nos pacientes com < 60 anos. Evidentemente, o risco operatório aumenta com as doenças relacionadas ao envelhecimento afetando outros órgãos e sistemas, e com a presença de complicações de longo ou curto prazo da doença vesicular. Os pacientes debilitados ou gravemente enfermos com colecistite podem ser manejados com drenagem percutânea (tubo de colecistostomia), drenagem transpapilar (cateter de drenagem transpapilar colocado por via endoscópica através do ducto cístico) ou drenagem transmural (*stent* recoberto colocado endoscopicamente com aposição da luz). Depois disso, a colecistectomia eletiva pode ser realizada posteriormente.

Complicações pós-colecistectomia As complicações iniciais da colecistectomia incluem atelectasia e outros distúrbios pulmonares, formação de abscesso (na maioria das vezes, subfrênico), hemorragia externa ou interna, fístula enterobiliar e extravasamentos de bile. Icterícia pode indicar absorção de bile a partir de um acúmulo intra-abdominal pós-extravasamento biliar ou obstrução mecânica do DC pela presença de cálculos residuais, coágulos sanguíneos intraductais ou compressão extrínseca.

Em resumo, a colecistectomia é uma cirurgia muito bem-sucedida que proporciona alívio total ou parcial dos sintomas pré-operatórios em 75 a 90% dos pacientes. A causa mais comum dos sintomas persistentes pós-colecistectomia é um distúrbio sintomático não biliar despercebido (p. ex., esofagite de refluxo, ulceração péptica, pancreatite ou, mais frequentemente, síndrome do intestino irritável). Porém, em alguns pacientes, um distúrbio dos ductos biliares extra-hepáticos pode resultar em sintomatologia persistente. As denominadas "síndromes pós-colecistectomia" podem ser devidas aos seguintes fatores: (1) estenoses biliares, (2) cálculos biliares residuais, (3) síndrome do coto do ducto cístico, (4) estenose ou discinesia do EO, ou (5) diarreia ou gastrite induzida por sais biliares.

SÍNDROME DO COTO DO DUCTO CÍSTICO Na ausência de cálculos retidos demonstrados pela colangiografia, os sintomas que se assemelham à dor biliar ou à colecistite no paciente pós-colecistectomia são atribuídos com frequência à doença de um remanescente de ducto cístico longo (> 1 cm) (síndrome do coto do ducto cístico). Entretanto, uma análise minuciosa revela que as queixas pós-colecistectomia podem ser atribuídas a outras causas em quase todos os pacientes cujo complexo sintomático tenha sido originalmente considerado resultante da existência de um coto de ducto cístico longo. Desse modo, convém pesquisar com muito cuidado o possível papel de outros fatores na produção dos sintomas pós-colecistectomia, antes de atribuí-los à síndrome do coto do ducto cístico.

DISCINESIA BILIAR, ESTENOSE E DISCINESIA DO ESFINCTER DE ODDI Sintomas de cólica biliar acompanhada de sinais de obstrução biliar intermitente recidivante podem ser causados por colecistopatia acalculosa e por estenose ou discinesia do EO. Admite-se que a estenose papilar resulte da inflamação aguda ou crônica da papila de Vater, ou da hiperplasia glandular do segmento papilar. Os cinco critérios usados para definir estenose do EO são: (1) dor no abdome superior, geralmente no QSD ou na região epigástrica; (2) anormalidades nas provas de função hepática; (3) dilatação do DC à CPRM ou CPRE; (4) drenagem retardada (> 45 minutos) do contraste presente no ducto; e (5) pressão basal alta no EO. Após a exclusão da hipótese de colecistopatia acalculosa, o tratamento consiste em esfincterotomia endoscópica ou esfincteroplastia cirúrgica para garantir a ampla permeabilidade das porções distais dos ductos biliares e pancreáticos. Quanto maior o número dos critérios supradescritos presentes, maior a probabilidade de que o paciente tenha grau de estenose papilar suficiente para justificar sua correção. Os fatores geralmente considerados indicações para esfincterotomia são: (1) duração prolongada dos sintomas, (2) ausência de resposta ao tratamento sintomático, (3) incapacitação acentuada, e (4) opção do paciente pela esfincterotomia em vez de tratamento cirúrgico (com base em uma clara compreensão de sua parte acerca dos riscos envolvidos em ambos os procedimentos).

Os distúrbios do EO biliar caracterizam-se por três critérios: (1) dor biliar, (2) inexistência de cálculos no ducto biliar ou outras anormalidades, e (3) elevações das enzimas hepáticas ou dilatação do DC, mas não de ambas simultaneamente. Nesses casos, a cintilografia hepatobiliar ou a manometria do EO pode apoiar o diagnóstico. É importante ressaltar que a existência de elevações das enzimas hepáticas com dilatação do DC deve sugerir a possibilidade de obstrução. Os mecanismos propostos para explicar a disfunção do EO são espasmo do esfincter, hipersensibilidade de desnervação resultando em hipertonia, e anormalidades da sequência ou frequência das ondas contráteis do esfincter. Quando a avaliação detalhada falha em demonstrar outra causa para a dor, enquanto os critérios de manometria e colangiografia sugerem o diagnóstico de discinesia do EO, recomenda-se o tratamento clínico com nitratos ou anticolinérgicos para tentar produzir relaxamento do esfincter, ainda que não tenha sido avaliado por estudos detalhados. A esfincterotomia biliar endoscópica (EBE) ou a esfincteroplastia cirúrgica podem estar indicadas aos pacientes que não melhoram após 2 a 3 meses de teste terapêutico, sobretudo quando as pressões do EO estão elevadas. Cerca de 45% desses pacientes conseguem alívio prolongado da dor depois da EBE. A EBE passou a ser o procedimento preferido para remover cálculos do ducto biliar e corrigir outros problemas biliares e pancreáticos.

DIARREIA E GASTRITE INDUZIDA POR SAIS BILIARES Depois da colecistectomia, os pacientes podem apresentar sintomas de dispepsia atribuídos ao refluxo duodenogástrico de bile. Entretanto, faltam dados concretos capazes de relacionar esses sintomas à gastrite biliar subsequentemente à remoção cirúrgica da vesícula biliar. A colecistectomia causa alterações persistentes do trânsito intestinal que acarretam modificação perceptível dos hábitos intestinais. A colecistectomia reduz o tempo de trânsito intestinal porque acelera a passagem do bolo fecal pelo cólon, com intensa aceleração no cólon direito, acarretando aumento do débito colônico de ácidos biliares, assim como desvio da composição de ácidos biliares para suas formas secundárias causadoras de diarreia (i.e., ácido desoxicólico). A diarreia suficientemente grave (i.e., 3 ou mais evacuações líquidas por dia) pode ser classificada como diarreia pós-colecistectomia, que ocorre em 5 a 10% dos pacientes submetidos à colecistectomia eletiva. O tratamento com fármacos quelantes de ácidos biliares como colestiramina ou colestipol frequentemente é eficaz e consegue aliviar a diarreia incômoda.

COLECISTOSES HIPERPLÁSICAS

O termo *colecistoses hiperplásicas* é usado para descrever um grupo de distúrbios da vesícula biliar caracterizados por proliferação excessiva dos componentes teciduais normais.

A *adenomiomatose* caracteriza-se pela proliferação benigna do epitélio da superfície da vesícula com formações semelhantes a glândulas, seios extramurais, estreitamentos transversos e/ou formação de nódulos fúndicos ("adenoma" ou "adenomioma").

A *colesterolose* caracteriza-se pela deposição anormal de lipídeo, sobretudo ésteres do colesteril, dentro de macrófagos da lâmina própria da parede da vesícula. Em sua forma difusa ("vesícula em morango"), a mucosa vesicular tem coloração vermelho-tijolo e exibe manchas amarelo-brilhantes de lipídeos. A forma localizada mostra "pólipos de colesterol", múltiplos ou solitários, deformando a parede da vesícula. Os cálculos de colesterol da vesícula biliar são encontrados em cerca de metade dos casos. A colecistectomia só está indicada na adenomiomatose ou na colesterolose quando houver sintomas biliares.

A prevalência dos pólipos vesiculares na população adulta é de cerca de 1 a 4%, com acentuado predomínio em indivíduos do sexo masculino. Os tipos de pólipos da vesícula biliar são: pólipos de colesterol, adenomiomas, pólipos inflamatórios e adenomas (raros). Ao longo de um período de 5 anos, não foram observadas alterações significativas em pacientes assintomáticos apresentando pólipos de vesícula biliar < 6 mm e poucas alterações em pólipos de 7 a 9 mm. A colecistectomia está recomendada aos pacientes sintomáticos, assim como aos pacientes assintomáticos com idade > 50 anos, cujos pólipos sejam > 10 mm ou estejam associados a cálculos ou ao crescimento do pólipo à ultrassonografia seriada.

DOENÇAS DOS DUCTOS BILIARES

ANOMALIAS CONGÊNITAS

Atresia e hipoplasia biliares As lesões atrésicas e hipoplásicas dos ductos biliares extra e intra-hepáticos volumosos são as anomalias biliares de relevância clínica mais comuns na primeira infância. O quadro clínico é de icterícia obstrutiva grave durante o primeiro mês de vida, com fezes claras. Se houver suspeita de atresia biliar fundamentada nos achados clínicos, laboratoriais e dos exames de imagem, o diagnóstico é confirmado por exploração cirúrgica e colangiografia operatória. Cerca de 10% dos casos de atresia biliar podem ser tratados com coledocojejunostomia em Y de Roux, enquanto a operação de Kasai (portoenterostomia hepática) é realizada nos demais casos para tentar recuperar algum fluxo biliar. A maioria dos pacientes, mesmo aqueles submetidos a anastomoses enterobiliares bem-sucedidas, desenvolve colangite crônica, fibrose hepática extensa e hipertensão portal.

Cistos do colédoco A dilatação cística pode acometer o segmento livre do DC, isto é, formar um cisto do colédoco, ou manifestar-se com a formação de um divertículo no segmento intraduodenal. Nesta última situação, o refluxo crônico de suco pancreático para a árvore biliar pode produzir inflamação e estenose dos ductos biliares extra-hepáticos, resultando em colangite ou obstrução biliar. Como esse processo pode ser gradativo, cerca de 50% dos pacientes vivenciam aparecimento dos sintomas após completarem 10 anos de idade. O diagnóstico pode ser confirmado por ultrassonografia, tomografia computadorizada (TC) abdominal, CPRM ou colangiografia. Apenas um terço dos pacientes exibe a tríade clássica de dor abdominal, icterícia e massa abdominal. A identificação ultrassonográfica de um cisto separado da vesícula biliar sugere o diagnóstico de cisto do colédoco, que pode ser confirmado demonstrando a penetração dos ductos biliares extra-hepáticos no cisto. O tratamento cirúrgico envolve a excisão do "cisto" e anastomose enterobiliar. Os pacientes com cistos do colédoco correm maior risco de desenvolver colangiocarcinoma.

Ectasia biliar congênita A dilatação dos ductos biliares intra-hepáticos pode acometer as principais radículas intra-hepáticas (doença de Caroli), os ductos inter e intralobulares (fibrose hepática congênita), ou ambos. Na doença de Caroli, as manifestações clínicas consistem em colangite de repetição, formação de abscesso dentro e ao redor dos ductos afetados, além da frequente formação de cálculos biliares de pigmento marrom na porção das radículas biliares intra-hepáticas ectásicas. Ultrassonografia, CPRM e TC têm grande valor diagnóstico para demonstrar a dilatação cística dos ductos biliares intra-hepáticos. O tratamento contínuo com antibióticos geralmente é realizado na tentativa de limitar a frequência e gravidade dos episódios recorrentes de colangite. A progressão para cirrose biliar secundária com hipertensão portal, obstrução biliar extra-hepática, colangiocarcinoma ou episódios recorrentes de sepse com formação de abscessos hepáticos é comum.

COLEDOCOLITÍASE

Fisiopatologia e manifestações clínicas A eliminação dos cálculos biliares e sua entrada no DC ocorre em cerca de 10 a 15% dos pacientes com coletíase. A incidência dos cálculos de colédoco aumenta com a idade do paciente, de forma que até 25% dos pacientes idosos podem apresentar cálculos de colédoco por ocasião da colecistectomia. Cálculos intraductais não detectados persistem em cerca de 1 a 5% dos pacientes colecistectomizados. A grande maioria de cálculos ductais é representada por cálculos de colesterol formados na vesícula biliar que, a seguir, migram para a árvore biliar extra-hepática através do ducto cístico. Os cálculos primários recém-formados nos ductos em geral são cálculos de pigmento marrom que se desenvolvem nos pacientes com: (1) parasitose hepatobiliar ou colangite recorrente crônica; (2) anomalias congênitas dos ductos biliares (em especial, doença de Caroli); (3) ductos dilatados, escleorosados ou estreitados; ou (4) anomalia do gene *MDR3* (ABCB4), que acarreta secreção biliar alterada de fosfolipídeos (colelitíase de colesterol associada a baixos níveis de fosfolipídeos). Os cálculos de colédoco podem permanecer assintomáticos por anos, ser eliminados espontaneamente e entrar no duodeno, ou (na maioria das vezes) manifestar-se com cólica biliar ou uma complicação.

Complicações • COLANGITE A colangite pode ser aguda ou crônica, e os sintomas resultam de uma inflamação geralmente causada pela obstrução ao menos parcial do fluxo biliar. Bactérias estão presentes na cultura da bile em cerca de 75% dos casos de pacientes com colangite aguda no início da evolução sintomática. A manifestação típica da colangite aguda envolve dor biliar, icterícia e picos febris com calafrios (tríade de Charcot). As hemoculturas frequentemente são positivas e a presença de leucocitose é característica. A *colangite aguda não supurativa* é extremamente comum e pode responder com relativa rapidez às medidas de suporte e ao tratamento com antibióticos. Porém, na *colangite aguda supurativa*, a presença de pus sob pressão em um sistema ductal completamente obstruído origina sintomas decorrentes de toxemia grave – confusão mental, bacteriemia e choque séptico. Nessas circunstâncias, a resposta ao tratamento apenas com antibióticos é relativamente precária, é comum haver múltiplos abscessos hepáticos e a taxa de mortalidade aproxima-se de 100%, salvo quando se consegue o alívio endoscópico ou cirúrgico imediato da obstrução e a drenagem da bile infectada. O tratamento endoscópico da colangite bacteriana é tão eficaz quanto a intervenção cirúrgica. A CPRE com esfincterotomia endoscópica é segura e constitui o procedimento inicial preferido para estabelecer o diagnóstico definitivo e tratar a doença de maneira eficaz.

ICTERÍCIA OBSTRUTIVA A obstrução gradativa do DC durante um período de semanas ou meses costuma induzir manifestações iniciais de icterícia ou prurido sem sintomas associados de cólica biliar ou colangite. A icterícia indolor pode ocorrer nos pacientes com coledocolitíase, porém é muito mais característica da obstrução biliar secundária a uma neoplasia maligna da cabeça do pâncreas, ductos biliares ou ampola de Vater.

Nos pacientes cuja obstrução é secundária à coledocolitíase, a colecistite crônica calculosa associada é muito comum e a vesícula biliar, nessas circunstâncias, pode ser incapaz de distensão. A inexistência de vesícula biliar palpável na maioria dos pacientes com obstrução biliar devida a cálculos ductais é a base da lei de Courvoisier, isto é, a presença de uma vesícula biliar aumentada e palpável sugere que a obstrução biliar é secundária a uma doença maligna subjacente, em vez de colelitíase. A obstrução das vias biliares causa dilatação progressiva dos ductos biliares intra-hepáticos, à medida que as pressões intrabiliares aumentam. O fluxo de bile hepática é suprimido e a reabsorção e regurgitação da bilirrubina conjugada para a corrente sanguínea resultam em icterícia acompanhada de urina escura (colúria) e fezes de coloração clara (acólicas).

A hipótese de cálculos do colédoco deve ser levantada em qualquer paciente com colecistite apresentando níveis séricos de bilirrubina > 85,5 μmol/L (5 mg/dL). Somente em casos raros, o nível máximo de bilirrubina excede > 256,5 μmol/L (15 mg/dL) nos pacientes com coledocolitíase, exceto na presença de hepatopatia ou nefropatia concomitante, ou diante de outro fator qualquer que resulte em hiperbilirrubinemia acentuada. Níveis séricos de bilirrubina ≥ 342 μmol/L (20 mg/dL) devem sugerir a possibilidade de obstrução neoplásica. O nível sérico de fosfatase alcalina quase sempre está elevado na obstrução biliar. A elevação da fosfatase alcalina geralmente precede à icterícia detectável clinicamente e pode ser a única anormalidade das provas de função hepática de rotina. Pode haver também elevação de 2 a 10 vezes nas aminotransferases séricas, sobretudo quando associada à obstrução aguda. Após a correção do processo obstrutivo, as elevações séricas das aminotransferases em geral normalizam rápido, enquanto o nível sérico de bilirrubina pode demorar 1 a 2 semanas para retornar ao normal.

Em geral, o nível de fosfatase alcalina diminui aos poucos, de forma mais demorada que a redução na bilirrubina sérica.

PANCREATITE A doença do trato biliar é o distúrbio detectado com mais frequência em pacientes com pancreatite aguda não alcoólica. A evidência bioquímica de inflamação pancreática complica a colecistite aguda em 15% dos casos, e a coledocolitíase em > 30%. Aparentemente, o fator comum a essas duas condições é a passagem de cálculos pelo colédoco. A coexistência de pancreatite deve ser considerada nos pacientes com sintomas de colecistite que manifestam (1) dor na coluna dorsal ou à esquerda da linha média abdominal; (2) vômitos prolongados com íleo paralítico; ou (3) derrame pleural, sobretudo no lado esquerdo. O tratamento cirúrgico da doença calculosa biliar costuma estar associado à resolução da pancreatite.

CIRROSE BILIAR SECUNDÁRIA A cirrose biliar secundária pode complicar a obstrução ductal prolongada ou intermitente, com ou sem colangite de repetição. Embora possa ser detectada nos pacientes com coledocolitíase, essa complicação é mais comum nos casos de obstrução prolongada por estenose ou neoplasia. Uma vez estabelecida, a cirrose biliar secundária pode ser progressiva mesmo depois da correção do processo obstrutivo, e a cirrose hepática progressivamente mais grave pode causar hipertensão portal ou insuficiência hepática e morte. A obstrução biliar prolongada pode estar associada também a deficiências clinicamente relevantes das vitaminas lipossolúveis A, D, E e K.

DIAGNÓSTICO E TRATAMENTO O diagnóstico de coledocolitíase geralmente é confirmado por colangiografia (Tab. 346-3), seja no pré-operatório por CPRE (Fig. 346-2C) ou CPRM, seja no intraoperatório, durante a colecistectomia. Até 15% dos pacientes submetidos à colecistectomia têm cálculos no DC. Quando há suspeita de cálculos no DC antes da colecistectomia laparoscópica, a abordagem preferida é a realização pré-operatória de CPRE com esfincterotomia endoscópica e extração do cálculo. Isso não apenas assegura a eliminação do cálculo como também define a anatomia da árvore biliar em relação ao ducto cístico. Os cálculos no DC devem ser considerados nos pacientes com cálculos biliares que apresentam qualquer um dos seguintes fatores de risco: (1) história de icterícia ou pancreatite; (2) testes anormais da função hepática; e (3) evidência ultrassonográfica ou por CPRM de DC dilatado ou cálculos no ducto. Por outro lado, quando a colangiografia intraoperatória revela cálculos residuais, pode ser realizada CPRE pós-operatória. Espera-se que a necessidade de realizar CPRE pré-operatória diminua conforme as técnicas laparoscópicas de exploração dos ductos biliares são aprimoradas.

A utilização generalizada da colecistectomia laparoscópica e CPRE reduziu a incidência de doença complicada do trato biliar, assim como a necessidade de realizar coledocolitotomia e drenagem por tubo T dos ductos biliares. A EBE seguida de eliminação espontânea ou extração do cálculo constitui o tratamento de escolha para pacientes com cálculos no DC, em especial pacientes idosos ou de alto risco.

TRAUMATISMO, ESTENOSES E HEMOBILIA

A maioria das estenoses benignas dos ductos biliares extra-hepáticos resulta de traumatismo cirúrgico e ocorre em cerca de 1 a cada 500 colecistectomias. As estenoses podem manifestar-se com extravasamento de bile ou formação de abscesso no período pós-operatório imediato, ou com obstrução biliar ou colangite decorridos pelo menos 2 anos do traumatismo desencadeante. O diagnóstico é estabelecido por colangiografia percutânea ou endoscópica. O escovado endoscópico das estenoses biliares pode ser útil para estabelecer a natureza da lesão, além de ser mais preciso do que a citologia biliar isolada. A citologia esfoliativa positiva confirma o diagnóstico de estenose neoplásica. Esse procedimento é de particular importância nos casos de pacientes com colangite esclerosante primária (CEP), que estão predispostos a desenvolver colangiocarcinoma. A correção cirúrgica bem-sucedida das estenoses dos ductos biliares (exceto CEP) por meio da criação de anastomose entre o ducto e o intestino, quando realizada por um cirurgião altamente habilidoso, em geral é possível mesmo com as altas taxas de mortalidade decorrente de complicações cirúrgicas, colangite recorrente ou cirrose biliar secundária.

A hemobilia pode se seguir a uma lesão traumática ou operatória do fígado ou dos ductos biliares, ruptura intraductal de abscesso hepático ou aneurisma da artéria hepática, hemorragia de tumor biliar ou hepático, ou complicações mecânicas da coledocolitíase ou parasitose hepatobiliar. Procedimentos diagnósticos como biópsia hepática, CTP e colocação de

TABELA 346-3 ■ Avaliação diagnóstica dos ductos biliares

Vantagens diagnósticas	Limitações diagnósticas	Contraindicações	Complicações	Comentários
Ultrassonografia				
Rápida Exame simultâneo de VB, fígado, ductos biliares, pâncreas Identificação precisa dos ductos biliares dilatados Não é limitada por icterícia, gravidez Orientação para biópsia com agulha fina	Gás intestinal Obesidade grave Ascite Bário Obstrução parcial dos ductos biliares Visualização precária do colédoco distal	Inexistente	Inexistente	Procedimento inicial de escolha para investigar possível obstrução do trato biliar
Tomografia computadorizada				
Exame simultâneo de VB, fígado, ductos biliares, pâncreas Demonstração acurada dos ductos biliares dilatados, massas Não é limitada por icterícia, gás, obesidade, ascite Imagens de alta resolução Orientação para biópsia com agulha fina	Caquexia extrema Artefato induzido por movimento Íleo Obstrução parcial dos ductos biliares	Gestação	Reação ao contraste iodado (se for usado)	Indicada para avaliação de massas hepáticas ou pancreáticas ou para avaliação de complicações relacionadas a cálculos biliares (pancreatite) Procedimento preferido para investigar a possibilidade de obstrução biliar, quando limitações diagnósticas impedem a realização da US
Colangiopancreatografia por ressonância magnética (CPRM)				
Modalidade não invasiva para demonstrar os ductos biliares e pancreáticos Tem sensibilidade excelente para detectar dilatação dos ductos biliares, estenose biliar e anormalidades intraductais Consegue detectar dilatação ou estenose dos ductos pancreáticos, estenose do ducto pancreático e pâncreas *divisum*	Não permite realizar intervenção terapêutica Custo alto	Claustrofobia Certos metais (ferro)	Inexistente	Primeira opção para avaliar a coledocolitíase, pois tem sensibilidade e especificidade comparáveis à CPRE
Colangiopancreatografia retrógrada endoscópica (CPRE)				
Pancreatografia simultânea Melhor visualização do trato biliar distal Citologia biliar ou pancreática Esfincterotomia endoscópica e retirada dos cálculos Manometria biliar	Obstrução gastroduodenal Anastomose enterobiliar em Y de Roux	Gestação Pancreatite aguda Doença cardiopulmonar grave	Pancreatite Colangite, sepse Pseudocisto pancreático infectado Perfuração (rara) Hipoxemia, aspiração	Colangiografia de escolha quando se acredita haver necessidade de intervenção: Coledocolitíase diagnosticada ou altamente provável Estenose biliar que exige coleta de amostra e colocação de *stent* Necessidade de esfincterotomia, como na disfunção do esfíncter de Oddi
Colangiografia transepática percutânea				
Melhor quando há dilatação dos ductos biliares Demonstração mais precisa do trato biliar proximal Pode ser usada para obter citologia/cultura biliar Permite a drenagem transepática percutânea	Ductos sem dilatação ou esclerosados	Gestação Coagulopatia incontrolável Ascite volumosa Abscesso hepático	Sangramento Hemobilia Peritonite biliar Bacteremia, sepse	Indicada para a drenagem de ductos obstruídos e infectados quando a CPRE está contraindicada ou não foi bem-sucedida
Ultrassonografia endoscópica				
Método mais sensível para a detecção de cálculos da ampola e para exclusão de patologia na cabeça do pâncreas				Excelente para detectar coledocolitíase

Siglas: CPRE, colangiopancreatografia retrógrada endoscópica; US, ultrassonografia; VB, vesícula biliar.

cateteres para drenagem biliar trans-hepática também podem ser complicados pela hemobilia. Com muita frequência, os pacientes apresentam a tríade clássica de dor biliar, icterícia obstrutiva e melena ou sangue oculto nas fezes. O diagnóstico às vezes é baseado em uma evidência colangiográfica de presença de coágulo sanguíneo na árvore biliar, embora possa ser necessária uma confirmação por angiografia seletiva. Embora os episódios leves de hemobilia possam regredir sem qualquer intervenção, a arteriografia com embolização transcateter ou a ligadura cirúrgica do vaso sangrante costumam ser necessárias.

COMPRESSÃO EXTRÍNSECA DOS DUCTOS BILIARES

A obstrução biliar parcial ou completa pode ser causada por compressão extrínseca dos ductos. A causa mais comum desse tipo de icterícia obstrutiva é o carcinoma da cabeça do pâncreas. A obstrução biliar também pode ocorrer como complicação da pancreatite aguda ou crônica, ou pelo envolvimento de linfonodos na porta do fígado por linfoma ou carcinoma metastático. Esta última possibilidade deve ser diferenciada da colestase resultante da invasão maciça do fígado pelo tumor.

PARASITOSE HEPATOBILIAR

A infestação do trato biliar por helmintos adultos ou seus ovos pode produzir colangite piogênica crônica recorrente, com ou sem múltiplos abscessos hepáticos, cálculos ductais ou obstrução biliar. Essa condição é relativamente rara, mas ocorre nos habitantes do sul da China e de outras regiões do Sudeste Asiático. Os microrganismos mais envolvidos são trematódeos ou fascíolas como *Clonorchis sinensis*, *Opisthorchis viverrini* ou *Opisthorchis felineus* e *Fasciola hepatica*. O trato biliar pode ser acometido também pela migração intraductal de *Ascaris lumbricoides* adultos a partir do duodeno, ou pela ruptura intrabiliar de cistos hidáticos no fígado produzidos por espécies de *Echinococcus*. O diagnóstico é confirmado por colangiografia e detecção de ovos característicos no exame de fezes. Quando existe obstrução, o tratamento de escolha é laparotomia sob cobertura antibiótica, com exploração do colédoco e procedimento de drenagem biliar.

COLANGITE ESCLEROSANTE

A colangite esclerosante primária (CEP) caracteriza-se por um processo esclerosante obstrutivo e inflamatório progressivo, que afeta os ductos biliares extra e/ou intra-hepáticos. A CEP está fortemente associada à doença inflamatória intestinal, em especial à retocolite ulcerativa.

Colangite associada à imunoglobulina G4 (IgG4) é uma doença biliar com etiologia desconhecida, que apresenta manifestações bioquímicas e colangiográficas indistinguíveis da CEP; muitas vezes, está associada à pancreatite autoimune e outras condições fibrosantes, e caracteriza-se por níveis séricos elevados de IgG4 e infiltração por plasmócitos IgG4-positivos nos ductos biliares e no tecido hepático. Todos os pacientes diagnosticados com colangite esclerosante devem ter seus níveis séricos de IgG4 verificados para descartar a doença associada à IgG4 como causa de colangite esclerosante secundária, particularmente se não apresentarem doença inflamatória intestinal. Os glicocorticoides são o tratamento inicial de escolha. A recidiva é comum após a suspensão dos corticosteroides, sobretudo quando há estenoses proximais. O tratamento de longo prazo com glicocorticoides e/ou agentes poupadores de corticosteroides como a azatioprina pode ser necessário depois da recidiva, ou em caso de resposta inadequada (Cap. 348).

Os pacientes com CEP frequentemente têm sinais e sintomas de obstrução biliar intermitente ou crônica: dor abdominal no QSD, prurido, icterícia ou colangite aguda. Nas fases subsequentes da evolução, podem ocorrer obstrução biliar completa, cirrose biliar secundária, insuficiência hepática ou hipertensão portal com varizes hemorrágicas. O diagnóstico é estabelecido pela demonstração de estenoses multifocais distribuídas de maneira difusa com segmentos de permeio de ductos normais ou dilatados, produzindo um aspecto de conta de rosário à colangiografia (Fig. 346-2*D*). Nos casos suspeitos, as técnicas colangiográficas de escolha são CPRM e CPRE. Após o estabelecimento de um diagnóstico de colangite esclerosante, deve-se considerar as causas de colangite esclerosante secundária. Os pacientes com CEP devem ser avaliados para doenças associadas, em especial a doença inflamatória intestinal, se esse diagnóstico ainda não tiver sido estabelecido.

A CEP de pequenos ductos é definida pela presença de colestase crônica e histologia hepática compatível com CEP em pacientes com doença inflamatória intestinal, porém com achados normais à colangiografia. A CEP de pequenos ductos é encontrada em cerca de 5% dos pacientes com CEP e pode representar um estágio mais precoce da CEP associada a um prognóstico de longo prazo significativamente melhor. No entanto, esses pacientes podem progredir para CEP clássica e/ou hepatopatia terminal com subsequente necessidade de transplante de fígado.

Nos pacientes com Aids, a colangiopancreatografia pode demonstrar grande variedade de alterações do trato biliar, bem como obstrução do ducto pancreático e, ocasionalmente, pancreatite (Cap. 202). Além disso, as lesões do trato biliar associadas à Aids incluem infecção e alterações colangiopancreatográficas semelhantes às da colangite esclerosante. Isso inclui: (1) acometimento difuso apenas dos ductos biliares intra-hepáticos, (2) acometimento dos ductos biliares intra e extra-hepáticos, (3) estenose ampular, (4) estreitamento do segmento intrapancreático do DC, e (5) acometimento do ducto pancreático. Os microrganismos infecciosos associados incluem *Cryptosporidium*, *Mycobacterium avium-intracellulare*, citomegalovírus, *Microsporidia* e *Isospora*. A esfincterotomia por CPRE pode proporcionar alívio significativo da dor dos pacientes com estenose papilar associada à Aids.

TRATAMENTO
Colangite esclerosante primária

Não há tratamento clínico comprovado para a CEP. A terapia para o prurido associado à CEP inclui colestiramina, rifampicina e naltrexona. Os antibióticos são úteis quando a colangite bacteriana complica o quadro clínico. A suplementação com vitamina D e cálcio pode ser usada como terapia inicial para ajudar a evitar a perda de massa óssea observada com frequência nos pacientes com colestase crônica. Nos casos em que ocorre obstrução biliar de alto grau (estenoses dominantes), a dilatação com balão é preferida em relação à colocação de *stent* devido à maior taxa de complicações associadas aos *stents*, incluindo pancreatite e colangite. A indicação para intervenção cirúrgica é rara. A CEP é uma doença progressiva com sobrevida média de 12 a 18 anos depois da confirmação do diagnóstico, independentemente do tratamento. Quatro variáveis (idade, nível sérico de bilirrubina, estágio histológico e esplenomegalia) permitem prever a sobrevida dos pacientes com CEP e servem como base para determinar um escore de risco. A CEP é uma indicação comum para transplante de fígado.

LEITURAS ADICIONAIS

Baron TH et al: Interventional approaches to gallbladder disease. N Engl J Med 373:357, 2015.
Lindor K et al: American College of Gastroenterology (ACG) guidelines: Primary sclerosing cholangitis. Hepatology 51:660, 2010.
Ryl JK et al: Clinical features of acute acalculous cholecystitis. J Clin Gastroenterol 36:166, 2003.
Strasberg S: Clinical practice. Acute calculous cholecystitis. N Engl J Med 358:2804, 2008.

Seção 4 Distúrbios do pâncreas

347 Abordagem ao paciente com doença pancreática

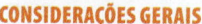

Somashekar G. Krishna, Darwin L. Conwell, Phil A. Hart

CONSIDERAÇÕES GERAIS

Em nível global, os distúrbios pancreáticos, incluindo a pancreatite aguda e crônica, os cistos pancreáticos e o câncer de pâncreas, são difíceis de manejar e estão associados a uma elevada carga de recursos em cuidados de saúde. A relação entre essas doenças ainda não é bem compreendida, mas há progressos promissores. A pancreatite aguda é uma das razões mais comuns para hospitalizações em gastroenterologia, havendo evidências crescentes de sequelas em longo prazo, incluindo diabetes, insuficiência exócrina do pâncreas e câncer de pâncreas. A pancreatite crônica, uma doença irreversível do pâncreas, está associada a uma piora na qualidade de vida secundária à dor abdominal e à insuficiência exócrina associada. Os cistos de pâncreas são cada vez mais detectados, de forma incidental, nos exames de imagem abdominais transversais. Embora um pequeno número de tipos específicos de cistos pancreáticos possa progredir para câncer de pâncreas, as incertezas diagnósticas podem gerar ansiedade desnecessária nos pacientes e nos médicos assistentes. Enquanto isso, as taxas de mortalidade persistentemente elevadas, a incidência de adenocarcinoma de pâncreas está aumentando, sendo a sétima causa de morte relacionada a câncer nos países industrializados e a terceira mais comum nos Estados Unidos.

Conforme enfatizado no Capítulo 348, as etiologias e manifestações clínicas de pancreatite são muito diversificadas. Embora seja bem reconhecido que a pancreatite aguda é frequentemente secundária à doença das vias biliares e ao abuso de álcool, também pode ser causada por fármacos, mutações genéticas e trauma. Em cerca de 30% dos pacientes com pancreatite aguda e 25 a 40% dos pacientes com pancreatite crônica, a etiologia pode ser inicialmente obscura.

A incidência global agrupada de pancreatite aguda é de cerca de 33,7 casos (intervalo de confiança [IC] de 95%, 23,3-48,8) com 1,16 morte (IC de 95%, 0,85-1,6) a cada 100 mil habitantes-ano. A incidência global agrupada de pancreatite crônica é de cerca de 9,6 casos (IC de 95%, 7,9-11,8) com 0,09 morte atribuível (IC de 95%, 0,02-0,5) a cada 100 mil habitantes-ano. Nos Estados Unidos, o número de pacientes hospitalizados com pancreatite aguda está aumentando, com taxas estimadas de quase 300 mil por ano, enquanto o número de pacientes hospitalizados por pancreatite crônica está diminuindo, com estimativas recentes de cerca de 13 mil hospitalizações por ano. A pancreatite crônica tem prevalência anual de 42 a 73 casos a cada 100 mil adultos nos Estados Unidos, embora taxas de prevalência maiores (0,04-5%) tenham sido observadas em necropsias de adultos. Em conjunto, as doenças pancreáticas agudas e crônicas têm custo anual estimado em 3 bilhões de dólares em gastos com cuidados de saúde.

Em geral, o diagnóstico de pancreatite aguda é definido de forma clara com base na combinação de exames de laboratório, exames de imagem e sintomas clínicos. O diagnóstico de pancreatite crônica, sobretudo dos casos leves, é dificultado pela relativa inacessibilidade do pâncreas ao exame físico e pela inespecificidade da dor abdominal associada à pancreatite crônica. Muitos pacientes com pancreatite crônica não têm níveis séricos elevados de amilase ou lipase. Alguns pacientes com pancreatite crônica demonstram sinais e sintomas de insuficiência pancreática exócrina (IPE), e, desse modo, pode ser demonstrada evidência objetiva de doença pancreática. Entretanto, existe uma enorme reserva de função exócrina pancreática. É necessário haver uma destruição de > 90% do pâncreas para que o paciente tenha má digestão de gorduras e proteínas. Os exames indiretos não invasivos da função pancreática exócrina (p. ex., elastase fecal) tendem muito mais a fornecer resultados anormais nos pacientes com doença pancreática avançada evidente (i.e., calcificação pancreática, esteatorreia ou diabetes melito) do que naqueles com doença oculta. Os testes diretos invasivos da função secretora do pâncreas (p. ex., testes de estimulação de secretina) são os exames mais sensíveis e específicos para detectar doença pancreática crônica inicial quando os exames de imagem resultam normais ou duvidosos.

A utilização crescente de modalidades de imagem transversais com sua maior resolução contribuiu para a alta prevalência (2-5% com a tomografia computadorizada [TC] e 20-30% com a ressonância magnética [RM]) de cistos pancreáticos detectados incidentalmente. O tipo de cisto mais comumente encontrado é a neoplasia mucinosa papilar intraductal (IPMN, de *intraductal papillary mucinous neoplasm*), a qual é classificada como um cisto mucinoso pré-maligno. Na ausência de características de alto risco, recomenda-se geralmente apenas a vigilância radiológica (Fig. 347-1). As neoplasias císticas mucinosas (NCM) são uma forma de cisto encontrada com menor frequência. Entre os cistos neoplásicos, os cistadenomas serosos apresentam risco insignificante de progressão para câncer. Outros cistos neoplásicos infrequentes incluem tumores neuroendócrinos e neoplasias pseudopapilares sólidas. Os cistos benignos mais comumente encontrados são os pseudocistos, os quais podem ocorrer em pessoas com história de pancreatite aguda ou crônica. Costuma ser difícil a predição acurada do risco de transformação maligna dos cistos pancreáticos pré-malignos, havendo um número crescente de pacientes participando de protocolos de vigilância com exames de imagem e onerando o sistema de saúde nos países industrializados.

EXAMES ÚTEIS AO DIAGNÓSTICO DA DOENÇA PANCREÁTICA

Vários exames são úteis na investigação da doença pancreática. A Tabela 347-1 e a Figura 347-2 trazem um resumo de exemplos de exames específicos e sua utilidade no diagnóstico das pancreatites aguda e crônica. Em algumas instituições, os exames da função pancreática estão disponíveis e são realizados quando o diagnóstico de pancreatite crônica continua sendo uma possibilidade depois que os exames não invasivos (i.e., ultrassonografia [US], TC, RM com colangiopancreatografia por ressonância magnética [CPRM]) ou os exames invasivos (i.e., colangiopancreatografia retrógrada endoscópica [CPRE], ultrassonografia endoscópica [USE]) fornecem resultados normais ou inconclusivos. Nesse aspecto, os exames que utilizam estimulação *direta* do pâncreas com secretina são os mais sensíveis.

Enzimas pancreáticas nos líquidos corporais
Os níveis séricos de amilase e lipase são amplamente usados como testes de rastreamento para pancreatite aguda nos pacientes com dor abdominal aguda ou dor lombar. A lipase é muito específica para o pâncreas, e valores mais que 3 vezes acima do limite superior da normalidade (ULN, de *upper limit of normal*) combinados com dor epigástrica são fortemente sugestivos de pancreatite aguda. Na pancreatite aguda, a amilase e a lipase séricas geralmente estão elevadas nas primeiras 24 horas depois do início e assim permanecem por 3 a 7 dias. Em geral, os níveis normalizam dentro de 7 dias, a não ser que ocorra ruptura do ducto pancreático, obstrução ductal ou formação de pseudocisto. Cerca de 85% dos pacientes com pancreatite aguda têm elevação de 3 vezes ou mais nos níveis séricos de lipase e amilase. Os valores podem ser normais quando (1) há alguma demora (2-5 dias) antes da obtenção das amostras de sangue; (2) o distúrbio subjacente consiste em pancreatite crônica, em lugar de pancreatite aguda; ou (3) existe hipertrigliceridemia. Foi constatado que os pacientes com hipertrigliceridemia e pancreatite aguda comprovada apresentam níveis falsamente baixos de amilase e, talvez, de atividade da lipase. Na ausência de evidências objetivas de pancreatite na US, TC contrastada, RM com CPRM ou USE do abdome, as elevações discretas a moderadas dos níveis de amilase e/ou lipase não são úteis para estabelecer o diagnóstico de pancreatite crônica.

Deve-se observar que a amilase sérica pode estar elevada em outras condições (Tab. 347-2), em parte porque a enzima é encontrada em muitos órgãos. Além do pâncreas e das glândulas salivares, são encontradas pequenas quantidades de amilase nos tecidos das tubas uterinas, pulmões, tireoide e tonsilas, e a enzima pode ser produzida por vários tumores (carcinomas de pulmão, esôfago, mama e ovário). As dosagens de isoamilase não permitem diferenciar com precisão entre os níveis sanguíneos altos de amilase de origem pancreática ou extrapancreática. Nos pacientes com hiperamilasemia inexplicável, a dosagem de macroamilase pode evitar exames numerosos nos pacientes com esse distúrbio raro.

A elevação da amilase no líquido ascítico ocorre na pancreatite aguda, bem como (1) na ascite decorrente da ruptura do ducto pancreático principal

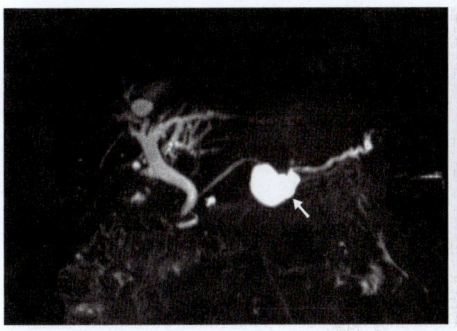
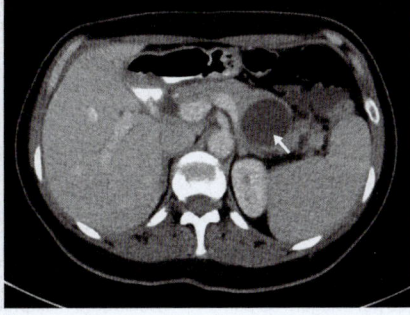
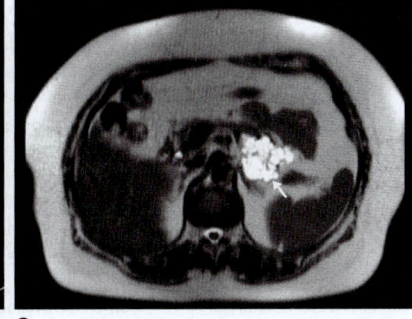

FIGURA 347-1 **A.** Neoplasia mucinosa papilar intraductal (IPMN) com ramificação lateral (ressonância magnética [RM] com colangiopancreatografia por ressonância magnética [CPRM]). A imagem da CPRM ponderada em T2 demonstra uma estrutura cística dominante hiperintensa e lobulada (*seta*) dentro do corpo posterior do pâncreas. O ducto pancreático a montante do cisto é dilatado e irregular. A ultrassonografia endoscópica (USE) e a aspiração do líquido do cisto por agulha fina foram consistentes com um cisto mucinoso. A histopatologia cirúrgica revelou um adenocarcinoma infiltrante moderadamente diferenciado com 0,3 cm, o qual surgiu sobre um fundo de uma IPMN. **B.** Neoplasia cística mucinosa (tomografia computadorizada [TC]). Na cauda do pâncreas, há um cisto hipodenso bem circunscrito (*seta*) sem qualquer componente de realce de contraste nodular. A USE e a aspiração do líquido do cisto com agulha fina foram sugestivas de um cisto mucinoso. A histopatologia cirúrgica revelou uma neoplasia cística mucinosa (3,4 cm) com displasia de baixo grau. O estroma do cisto demonstrou positividade difusa para o receptor de progesterona e positividade focal para CD10 (estroma ovariano), confirmando o diagnóstico. **C.** Cistadenoma seroso (RM). Um cisto microcístico lobulado (*seta*) é observado na cauda do pâncreas. Não se observa comunicação com o ducto pancreático principal nem componentes nodulares com realce de tecidos moles intracísticos. Contudo, o cisto continuou a crescer, sendo realizada uma pancreatectomia distal. A histopatologia revelou um adenoma microcístico seroso. (*Cortesia de Dr. Z.K. Shah, The Ohio State University Wexner Medical Center; com autorização.*)

TABELA 347-1 ■ Exames úteis ao diagnóstico de pancreatite aguda e crônica e de neoplasias pancreáticas

Exame	Princípio	Comentários
Enzimas pancreáticas nos líquidos corporais		
Lipase sérica	A inflamação do pâncreas aumenta os níveis dessa enzima no soro	Mensuração enzimática de escolha para o diagnóstico de pancreatite aguda; especificidade aumentada quando o nível é mais de três vezes o limite superior da normalidade (3× ULN)
Amilase		
1. Soro	A inflamação do pâncreas aumenta os níveis dessa enzima no soro	Simples; especificidade aumentada quando o nível é > 3× o ULN; pode ser falsamente normal em pacientes com pancreatite por hipertrigliceridemia
2. Urina	A depuração renal de amilase aumenta na pancreatite aguda	Pouco usada
3. Líquido ascítico	A lesão da glândula ou do ducto pancreático principal aumenta a concentração de amilase	Pode ajudar a estabelecer a origem da ascite; resultados falso-positivos com obstrução intestinal e úlcera perfurada; também se pode medir a lipase
4. Líquido pleural	Derrame pleural exsudativo com pancreatite	Resultados falso-positivos ocorrem com carcinoma de pulmão e perfuração do esôfago
Exames da estrutura do pâncreas		
Exames radiológicos e com radionuclídeos		
1. Radiografia simples do abdome ou raio X que avaliem o trato gastrintestinal alto	Pode demonstrar calcificações grandes na pancreatite crônica	Pouco usada
2. Ultrassonografia (US)	Pode fornecer informações limitadas referentes a edema, inflamação, calcificação, pseudocistos e lesões expansivas	Simples, não invasiva; exames sequenciais bastante exequíveis; útil ao diagnóstico de cálculos biliares; a visualização do pâncreas é limitada pela interferência dos gases intestinais sobrejacentes
3. Tomografia computadorizada (TC)	Permite a visualização detalhada do pâncreas e das estruturas circundantes, coleção de líquido pancreático, pseudocisto; avaliação de necrose ou doença intersticial	Útil no diagnóstico de calcificação pancreática, ductos pancreáticos dilatados e tumores pancreáticos; pode não conseguir diferenciar as lesões expansivas inflamatórias ou neoplásicas; a TC multifásica é a modalidade de imagem preferida para o estadiamento do câncer pancreático; há necessidade de contraste intravenoso para a caracterização da maior parte das alterações
4. Ressonância magnética (RM) e colangiopancreatografia por RM (CPRM)	Permite a detalhada avaliação não invasiva do parênquima pancreático, ductos biliares e pancreáticos, tecidos moles adjacentes e estruturas vasculares	Recentemente, tem substituído a CPRE para a avaliação diagnóstica do ducto pancreático; mais sensível que a TC para detecção de pancreatite leve, necrose, coledocolitíase, anormalidades pancreáticas ductais e neoplasias císticas; não há exposição à radiação ionizante
5. Ultrassonografia endoscópica (USE) e punção por agulha fina (PAF)	Os transdutores de alta frequência usados na USE produzem imagens de resolução muito alta que permitem a avaliação focada do parênquima pancreático e dos ductos biliares e pancreáticos, enquanto a PAF ou biópsia oferecem a aquisição direcionada do tecido	Pode ser usada para avaliação de cálculos biliares, coledocolitíase, pancreatite crônica, massas pancreáticas e neoplasias císticas; a PAF ou biópsia facilita o diagnóstico e o manejo terapêutico das doenças pancreáticas
6. Colangiopancreatografia retrógrada endoscópica (CPRE)	A cateterização do ducto pancreático e/ou do ducto colédoco possibilita a visualização do sistema ductal pancreatobiliar	É primariamente um procedimento terapêutico; é invasiva e traz riscos de complicações iatrogênicas
Testes da função pancreática exócrina		
Estimulação direta do pâncreas com análise do conteúdo duodenal		
1. Teste de secretina	A secretina aumenta a produção de suco pancreático e HCO$_3^-$; a resposta secretória pancreática está relacionada com a massa funcional de tecido pancreático; envolve a intubação duodenal e a colocação fluoroscópica da sonda gastroduodenal	Sensível para a detecção de doença oculta; a resposta enzimática normal é pouco definida; o pâncreas tem grande capacidade de reserva secretora; raramente realizado
2. Teste de função pancreática endoscópico (TFPe)	Coleta do suco pancreático estimulado pela secretina realizada durante a endoscopia digestiva alta; substitui a necessidade da colocação de sonda no duodeno	Sensível para detectar doença oculta; valor preditivo negativo alto para pancreatite crônica; requer sedação
3. USE-TFPe	Combina a avaliação endossonográfica do pâncreas com a coleta endoscópica do suco pancreático	Avaliação endoscópica única da estrutura e função do pâncreas
4. CPRM estimulada por secretina	Combina a avaliação por imagem do pâncreas e uma estimativa semiquantitativa da produção de suco pancreático no duodeno	Visualização melhorada da anatomia ductal pancreática; a avaliação funcional é menos acurada que a TFPe; não invasiva
Dosagens dos produtos da digestão intraluminal		
1. Determinação da gordura fecal	A falta de enzimas lipolíticas prejudica a digestão de gorduras; a coleta e a estimativa quantitativa em fezes de 72 horas são mais confiáveis que a análise qualitativa de uma amostra de fezes aleatória	Padrão de referência confiável para definir a intensidade da má-absorção de gorduras; não consegue estabelecer a diferença entre causas pancreáticas e não pancreáticas de má-absorção
Dosagens das enzimas pancreáticas nas fezes		
1. Elastase fecal	Secreção pancreática de enzimas proteolíticas; não degradada no intestino	A acurácia diagnóstica é maior quando a probabilidade pré-teste é alta e o valor é < 100 μg/g; ocorrem falso-positivos em pacientes com fezes diarreicas

	• **Sinais e sintomas clínicos sugestivos de doença pancreática crônica:** dor abdominal, perda de peso, esteatorreia, má-absorção, história de abuso de álcool, pancreatite recorrente, intolerância a alimentos gordurosos • Realizar anamnese e exame físico, rever exames laboratoriais e considerar a determinação da elastase fecal
Etapa 1	• **TC com contraste** • *Critérios diagnósticos de PC:* calcificações em associação com atrofia e/ou dilatação ductal • Critérios diagnósticos preenchidos; nenhum exame de imagem adicional necessário • Resultados inconclusivos ou não diagnósticos; prosseguir para a Etapa 2
Etapa 2	• **RM/CPRM com estímulo com secretina (CPRMs)** • *Critérios diagnósticos de PC:* Cambridge classe III,[a] dilatação ductal, atrofia da glândula, defeitos de enchimento ductais sugestivos de cálculos • Critérios diagnósticos preenchidos; nenhum exame de imagem adicional necessário • Resultados inconclusivos ou não diagnósticos; prosseguir para a Etapa 3
Etapa 3	• **USE com quantificação dos critérios para parênquima e ducto** • *Critérios diagnósticos de PC:* ≥ 5 critérios de USE para PC • Critérios diagnósticos preenchidos; nenhum exame de imagem adicional necessário • Resultados inconclusivos ou não diagnósticos; prosseguir para a Etapa 4
Etapa 4	• **Prova de função pancreática (com secretina) – o método de coleta endoscópica (TFPe) é preferido; considerar a combinação de TFPe com USE** • *Critérios diagnósticos de PC:* valor máximo [bicarbonato] < 80 mEq/L • Critérios diagnósticos preenchidos; nenhum exame de imagem adicional necessário • Resultados inconclusivos ou não diagnósticos exigem o monitoramento dos sinais e sintomas com repetição dos testes em 6 meses a 1 ano

FIGURA 347-2 Abordagem diagnóstica progressiva ao paciente sob suspeita de pancreatite crônica (PC). A ultrassonografia endoscópica (USE) e a ressonância magnética (RM) com colangiopancreatografia por ressonância magnética (CPRM) comum e estimulada por secretina são alternativas diagnósticas apropriadas à colangiopancreatografia retrógrada endoscópica (CPRE). TC, tomografia computadorizada; TFPe, teste de função pancreática endoscópica. [a]Classificação de Cambridge dos achados de ductos pancreáticos: classe 0: normal – visualização da anatomia ductal normal completa; classe I: duvidosa – ducto principal normal, 1-3 ramos laterais anormais; classe II: leve – ducto principal normal, > 3 ramos laterais anormais; classe III: ducto principal dilatado e irregular, > 3 ramos laterais anormais, cistos pequenos (< 10 mm); classe IV: ducto principal irregular, cálculos intraductais, estenoses, obstrução com dilatação ou cistos grandes (> 10 mm).

ou de extravasamento de um pseudocisto; e (2) em outros distúrbios abdominais que simulam pancreatite (p. ex., obstrução intestinal, infarto intestinal ou úlcera péptica perfurada). Pode ocorrer elevação da amilase no líquido pleural durante a pancreatite aguda, pancreatite crônica, carcinoma de pulmão e perfuração do esôfago. A lipase é a melhor enzima isolada a ser dosada para estabelecer o diagnóstico de pancreatite aguda. É importante reconhecer que os níveis costumam estar levemente aumentados em casos de doença renal, de modo que a determinação de pancreatite em um paciente com insuficiência renal e dor abdominal é um problema clínico difícil. Um estudo constatou que os níveis séricos de amilase estavam altos nos pacientes com disfunção renal apenas quando a depuração de creatinina era < 0,8 mL/s (< 50 mL/min). Nesses pacientes, o nível sérico de amilase era invariavelmente < 500 UI/L na ausência de evidência objetiva de pancreatite aguda. Nesse estudo, os níveis séricos de lipase e tripsina mantinham paralelismo com os valores séricos de amilase. Tendo em mente essas limitações, o teste de rastreamento recomendado para pancreatite aguda em pacientes com doença renal consiste nos níveis séricos de lipase, mas há necessidade de um alto índice de suspeição com base nos sintomas. Elevações da lipase sérica > 3× o ULN devido a etiologias não pancreáticas podem ser observadas em cânceres hepatobiliares ou gastrintestinais, sepse, cirrose hepática, lúpus eritematoso sistêmico, trauma craniano grave, alcoolismo crônico, diabetes melito e pós-CPRE sem qualquer evidência de pancreatite associada.

Exames da estrutura do pâncreas • EXAMES RADIOLÓGICOS As radiografias simples de abdome raramente oferecem informações úteis sobre as doenças pancreáticas, tendo sido substituídas por exames de imagem mais detalhados (US, USE, TC e RM com CPRM).

A *US* pode proporcionar informações importantes em cenários de emergência nos pacientes com pancreatite aguda, pancreatite crônica, pseudocistos e adenocarcinoma pancreático. As anormalidades à US podem indicar existência de edema, inflamação e calcificação (que não são evidentes nas radiografias simples de abdome), bem como cálculos biliares, dilatação biliar, pseudocistos e lesões expansivas. Nos casos típicos de pancreatite aguda, o pâncreas está aumentado. No pseudocisto pancreático, o aspecto habitual consiste principalmente em coleção de líquido uniforme e de formato arredondado. O adenocarcinoma de pâncreas distorce os limites habituais, e, em geral, as lesões expansivas > 3 cm são identificadas como lesões sólidas e localizadas. Em muitos casos, a US é o primeiro exame realizado na maioria dos pacientes sob suspeita de doença pancreática. Contudo, obesidade e excesso de gases no intestino podem interferir na avaliação do pâncreas, limitando sua sensibilidade.

A *TC* com contraste intravenoso é o melhor exame de imagem para a avaliação das complicações da pancreatite aguda e crônica. Esse exame é particularmente útil para detectar coleções agudas de líquidos pancreáticos e peripancreáticos, lesões contendo líquido (p. ex., pseudocistos), necrose encapsulada **(ver Cap. 348; Figs. 348-1, 348-2 e 348-4)** e neoplasias pancreáticas. A pancreatite aguda caracteriza-se por (1) aumento de volume do pâncreas; (2) distorção do contorno do pâncreas com infiltração da gordura peripancreática; e/ou (3) presença de líquido pancreático com coeficiente de atenuação diferente do pâncreas normal. Quando possível, a TC deve idealmente ser realizada com contraste oral e intravenoso para detectar áreas de necrose pancreática. O benefício principal da TC nos casos de pancreatite aguda é diagnosticar necrose do pâncreas em pacientes que não melhoram com tratamento conservador nas primeiras 72 horas. Pode demorar 48 a 72 horas para surgirem os defeitos de perfusão indicativos de necrose pancreática. Assim, quando a pancreatite aguda é confirmada por exames laboratoriais e por anormalidades ao exame físico, não é recomendada a obtenção de TC nos primeiros 3 dias, a fim de minimizar o risco de nefropatia induzida por contraste e os custos desnecessários dos cuidados de saúde. Melhores tecnologias de imagem e uma melhor resolução são facilitadas pela TC multifásica usando tecnologia de multidetectores, na qual o protocolo pancreático consiste em uma fase dupla com contraste intravenoso para a detecção e estadiamento dos cânceres de pâncreas. Embora a sensibilidade dos múltiplos detectores para lesões pequenas (≤ 2 cm) seja mais baixa, a sensibilidade geral relatada para cânceres de pâncreas é de 76 a 97%. As contraindicações ao uso de contraste intravenoso incluem insuficiência renal (creatinina sérica > 2 mg/dL) e história de reação alérgica grave aos agentes de contraste iodados. Nas situações em que a USE não está disponível, pode ser realizada uma aspiração ou biópsia percutânea orientada por TC de uma massa pancreática. Antes do importante avanço com a punção por agulha fina (PAF) orientada por USE, a biópsia guiada por TC era utilizada nas décadas anteriores e considerada um procedimento seguro.

A RM e a CPRM oferecem excelente imagem das vias biliares, ducto pancreático e parênquima do pâncreas em pacientes com pancreatites aguda e crônica. A RM é melhor que a US transabdominal e a TC, sendo comparável à USE na detecção de coledocolitíase. Da mesma forma que a TC, a RM pode avaliar a gravidade da pancreatite aguda. Além disso, a RM ponderada em T2 das coleções de líquidos pode diferenciar entre restos necróticos e líquidos nos casos suspeitos de necrose delimitada, enquanto as imagens em T1 podem diagnosticar hemorragia nos casos suspeitos de ruptura de pseudoaneurisma. Na pancreatite crônica, a CPRM estimulada por secretina é um método para reforçar a avaliação de alterações ductais maiores e menores. Embora as imagens sejam comparáveis às da TC para a avaliação de lesões expansivas pancreáticas, a CPRM é o método de imagem preferido para a avaliação de lesões císticas pancreáticas. A fibrose sistêmica nefrogênica foi descrita em pacientes com insuficiência renal crônica após a exposição ao contraste gadolínio, mas as taxas de incidência são extraordinariamente baixas com os agentes de contraste contemporâneos.

A *USE* produz imagens de alta resolução do ducto biliar, parênquima do pâncreas e ducto pancreático por meio de um transdutor fixado a um endoscópio que pode ser dirigido para a superfície do pâncreas, através do

TABELA 347-2 ■ Causas de hiperamilasemia e hiperamilasúria

Doença pancreática
- I. Pancreatite
  - A. Aguda
  - B. Crônica: obstrução ductal
  - C. Complicações da pancreatite
    1. Pseudocisto pancreático
    2. Ascite causada por ruptura de ducto pancreático
    3. Necrose pancreática
- II. Traumatismo pancreático
- III. Adenocarcinoma de pâncreas

Distúrbios não pancreáticos
- I. Insuficiência renal
- II. Lesão das glândulas salivares
  - A. Caxumba
  - B. Cálculos
  - C. Sialadenite pós-radioterapia
  - D. Cirurgia maxilofacial
- III. Hiperamilasemia "tumoral"
  - A. Carcinoma de pulmão, esôfago, mama ou ovário
- IV. Macroamilasemia
- V. Queimaduras
- VI. Diabetes melito, particularmente quando há cetoacidose
- VII. Gestação
- VIII. Transplante renal
- IX. Traumatismo cerebral
- X. Fármacos: opioides

Outros distúrbios abdominais
- I. Doença das vias biliares: colecistite, coledocolitíase
- II. Doença intra-abdominal
  - A. Úlcera péptica perfurada ou penetrada
  - B. Obstrução ou inflamação intestinal
  - C. Gestação ectópica rota
  - D. Peritonite
  - E. Aneurisma aórtico
  - F. Hiperamilasemia pós-operatória

TABELA 347-3 ■ Critérios de ultrassonografia endoscópica para pancreatite crônica (total de critérios = 9)

Ductal	Parenquimatosa
Cálculos	Faixas ecogênicas
Ducto principal com bordas hiperecoicas	Focos ecogênicos
Irregularidade do ducto principal	Contorno lobular
Dilatação do ducto principal	Cistos
Ramos laterais visíveis	

estômago e duodeno. A USE não é benéfica para a avaliação do pâncreas durante a pancreatite aguda. É preferível realizar a USE após a resolução da pancreatite aguda (cerca de 4 semanas) para detectar quaisquer fatores predisponentes, incluindo câncer, coledocolitíase, pâncreas *divisum* e lesões ampulares. A USE pode ser combinada com a CPRE em uma única sessão e é cada vez mais preferida para o diagnóstico e manejo de coledocolitíase na pancreatite aguda e de neoplasia pancreática com obstrução biliar. A USE foi estudada como modalidade diagnóstica para pancreatite crônica. Foram desenvolvidos critérios para as anormalidades evidenciadas pela USE na doença pancreática crônica grave. Há o consenso de que a presença de ≥ 5 dos nove critérios listados na Tabela 347-3 seja altamente preditiva de pancreatite crônica no contexto clínico correto. A sensibilidade da USE (81%; IC de 95%, 70-89%) para diagnosticar pancreatite crônica é comparável àquela da RM/CPRM (78%; IC de 95%, 69-85%) e melhor que a da TC (75%; IC de 95%, 66-83%); porém, costumam ser vistas alterações inespecíficas no pâncreas, as quais podem ser atribuíveis a tabagismo, diabetes e envelhecimento normal. A USE também facilita a administração de agentes bloqueadores neurais por injeção por agulha fina em pacientes que sofrem de dor pancreática por pancreatite crônica (bloqueio de plexo celíaco) ou por câncer (neurólise de plexo celíaco). Quando há suspeita clínica, a USE é mais sensível que a TC com múltiplos detectores para a detecção de câncer pancreático, permitindo a aspiração ou biópsia por agulha fina. Atualmente, a PAF ou a biópsia guiada por USE é a modalidade diagnóstica de escolha para a aquisição de tecido e líquido de cistos para diagnóstico em pacientes com massas e lesões císticas pancreáticas, respectivamente.

Embora uma pancreatografia durante a CPRE seja o teste mais sensível e específico para a avaliação da anatomia ductal, a USE e a RM/CPRM substituíram, em grande parte, a CPRE na avaliação diagnóstica da doença pancreática para evitar o risco das complicações. Assim, a CPRE tem principalmente valor terapêutico depois da detecção de anormalidades por TC, USE ou RM e CPRM que exigem tratamento endoscópico. A CPRE é a modalidade mais sensível para a detecção de cálculos dos ductos biliares. No manejo da pancreatite biliar aguda, a CPRE não deve ser postergada de forma indevida em pacientes com alta suspeita clínica de obstrução biliar. Na pancreatite crônica, as anormalidades do ducto pancreático principal e seus ramos laterais à CPRE foram definidas pela classificação de Cambridge (Fig. 347-2). A existência de estenoses e irregularidades ductais pode dificultar a diferenciação entre pancreatite e carcinoma pancreático. É importante estar ciente de que as alterações da CPRE interpretadas como pancreatite crônica na verdade podem dever-se aos efeitos do envelhecimento do ducto pancreático, a sequelas de uma crise recente de pancreatite aguda ou a alterações secundárias à colocação de um *stent* em ducto pancreático. O envelhecimento pode induzir alterações ductais importantes, porém ele não afeta os resultados das provas de função pancreática em resposta à secretina. O adenocarcinoma pancreático caracteriza-se por estenose ou obstrução do ducto pancreático ou do ducto colédoco; esses dois sistemas ductais frequentemente estão anormais (sinal do ducto duplo). Quando indicada, a CPRE permite a aquisição de tecido diagnóstico como na biópsia de lesões ampulares ou em escovados biliares no caso de estenoses de ductos biliares distais. Foram relatados níveis séricos elevados de amilase depois da CPRE na maioria dos pacientes, e a ocorrência de pancreatite clínica foi relatada em 5 a 10% dos pacientes. Até recentemente, os *stents* de ductos pancreáticos eram comumente colocados para prevenir a pancreatite pós-CPRE. Porém, dados recentes sugeriram que a administração periprocedimento de indometacina por via retal pode diminuir a incidência de pancreatite pós-CPRE. Atualmente estão sendo realizados estudos comparando a indometacina retal isoladamente *versus* uma combinação dela com *stents* profiláticos em ductos pancreáticos para evitar a pancreatite pós-CPRE.

PROVAS DE FUNÇÃO PANCREÁTICA EXÓCRINA

As provas de função pancreática (Tab. 347-1) podem ser divididas em:

1. *Estimulação direta do pâncreas* por infusão intravenosa de secretina seguida de coleta e dosagens do conteúdo duodenal: o teste de secretina usado para detectar doença pancreática difusa baseia-se no princípio fisiológico de que a resposta secretória do pâncreas está relacionada diretamente com a massa funcional de tecido pancreático. No ensaio padronizado, a secretina é administrada por injeção rápida pela via intravenosa, na dose de 0,2 μg/kg de secretina humana sintética. Os valores normais do teste de secretina padronizado são: (1) débito > 2 mL/kg por hora; (2) concentração de bicarbonato (HCO_3^-) > 80 mmol/L; e (3) débito de HCO_3^- > 10 mmol/L em 1 hora. A determinação mais reproduzível, que alcança um nível discriminativo mais alto entre os indivíduos normais e os pacientes com disfunção pancreática crônica, parece ser a concentração máxima de bicarbonato. Um ponto de corte < 80 mmol/L é considerado anormal e sugestivo de função secretora reduzida que é observada comumente na pancreatite crônica inicial.

2. Pode haver uma dissociação entre os resultados do teste de secretina e outras provas de função absortiva. Por exemplo, os pacientes com pancreatite crônica frequentemente têm débitos anormalmente baixos de HCO_3^- depois da administração de secretina, com excreção normal de gordura fecal. O teste de secretina mede diretamente a capacidade secretória do epitélio ductular, enquanto a excreção de gordura fecal reflete indiretamente a atividade lipolítica intraluminal.

A esteatorreia só ocorre depois que os níveis intraluminais de lipase são acentuadamente reduzidos, salientando que são necessárias apenas pequenas quantidades de enzimas para manter as atividades digestivas intraluminais. É importante enfatizar que um teste de secretina anormal sugere que a função secretória ductal está anormal. Esta é uma anormalidade precoce na pancreatite crônica, mas não deve ser considerada diagnóstica e deve ser interpretada no contexto clínico adequado (p. ex., um paciente com crises recorrentes de pancreatite e dor abdominal persistente com alterações Cambridge 2 aos exames de imagem).

3. *Mensuração das enzimas pancreáticas fecais*, como a elastase: as dosagens dos *produtos da digestão intraluminal* (i.e., fibras musculares não digeridas, gordura fecal e nitrogênio fecal) estão descritas no Capítulo 325. A quantidade de elastase humana nas fezes reflete o débito pancreático dessa enzima proteolítica. A atividade reduzida da elastase 1 fecal (FE-1, de *fecal elastase-1*) é um teste excelente para detectar IPE em pacientes com pancreatite crônica e fibrose cística. Níveis de FE-1 > 200 µg/g são normais, valores entre 100 e 200 µg/g são considerados indicativos de IPE leve a moderada e níveis < 100 µg/g indicam IPE grave. Embora o teste seja simples e não invasivo, ele pode gerar resultados falso-positivos se as fezes forem diarreicas e geralmente não deve ser usado para avaliação de um paciente com diarreia. Também foram observados resultados falso-positivos no diabetes e na síndrome do intestino irritável.

Os testes úteis para diagnosticar IPE e o diagnóstico diferencial da má-absorção também estão descritos nos Capítulos 325 e 348.

LEITURAS ADICIONAIS

Conwell DL et al: American Pancreatic Association practice guidelines in chronic pancreatitis: Evidence-based report on diagnostic guidelines. Pancreas 43:1143, 2014.
Hart PA et al: Endoscopic pancreas fluid collection: Methods and relevance for clinical care and translational science. Am J Gastroenterol 111:1258, 2016.
Petrov MS, Yadav D: Global epidemiology and holistic prevention of pancreatitis. Nat Rev Gastroenterol Hepatol 16:175, 2019.
Singh VK et al: Diagnosis and management of chronic pancreatitis: A review. JAMA 322:2422, 2019.

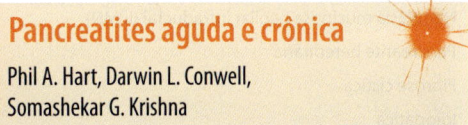

348 Pancreatites aguda e crônica
Phil A. Hart, Darwin L. Conwell, Somashekar G. Krishna

BIOQUÍMICA E FISIOLOGIA DA SECREÇÃO EXÓCRINA PANCREÁTICA

CONSIDERAÇÕES GERAIS

O pâncreas secreta diariamente 1.500 a 3.000 mL de líquido isosmótico alcalino (pH > 8) que contém cerca de 20 enzimas. As secreções pancreáticas fornecem as enzimas e bicarbonato necessários para a principal atividade digestiva do trato gastrintestinal e mantém o pH ideal para a atividade dessas enzimas.

REGULAÇÃO DA SECREÇÃO PANCREÁTICA

As secreções do pâncreas exócrino são altamente reguladas pelos sistemas neuro-hormonais de maneira fásica (fases cefálica, gástrica e intestinal). O *ácido gástrico* é o estímulo para a liberação da secretina pela mucosa duodenal (células S), que estimula a secreção de água e eletrólitos pelas células dos ductos pancreáticos. A liberação de colecistocinina (CCK) pela mucosa duodenal e jejunal proximal (células de Ito) é desencadeada, em grande parte, pelos ácidos graxos de cadeia longa, aminoácidos essenciais (triptofano, fenilalanina, valina, metionina) e pelo próprio ácido gástrico. A CCK estimula uma secreção rica em enzimas pelas células acinares do pâncreas. O *sistema nervoso parassimpático* (via nervo vago) exerce controle significativo sobre a secreção pancreática, particularmente durante a fase cefálica. A secreção estimulada por secretina e CCK depende das funções facilitadoras das vias vagais aferentes e eferentes. Isso é particularmente verdadeiro para a secreção enzimática, enquanto as secreções de água e bicarbonato são altamente dependentes dos efeitos hormonais da secretina e, em menor grau, da CCK. Além disso, a estimulação vagal afeta a liberação do peptídeo intestinal vasoativo (VIP, de *vasoactive intestinal peptide*), um agonista da secretina. A secreção exócrina do pâncreas também é influenciada pelos neuropeptídeos inibitórios, incluindo somatostatina, polipeptídeo pancreático, peptídeo YY, neuropeptídeo Y, encefalina, pancreastatina, peptídeos relacionados com o gene da calcitonina, glucagon e galanina. O polipeptídeo pancreático e o peptídeo YY podem atuar principalmente sobre os nervos localizados fora do pâncreas, embora a somatostatina atue em múltiplos locais.

SECREÇÃO DE ÁGUA E ELETRÓLITOS

O bicarbonato é o íon fisiologicamente mais importante da secreção pancreática. As células ductais secretam bicarbonato, que deriva predominantemente do plasma (93%), mais do que do metabolismo intracelular (7%). O bicarbonato entra na luz ductal através do cotransportador de bicarbonato de sódio com a despolarização causada pelo efluxo do cloro por meio do regulador da condutância transmembrana da fibrose cística (CFTR, de *cystic fibrosis transmembrane conductance regulator*). A secretina e o VIP ligam-se à superfície basolateral e causam aumento do mensageiro intracelular monofosfato de adenosina (AMP) cíclico, além de atuarem na superfície apical das células ductais para abrir o CFTR e promover a secreção. A CCK, agindo como um neuromodulador, potencializa acentuadamente os efeitos estimulantes da secretina. A acetilcolina também desempenha um papel importante na secreção das células ductais. O bicarbonato intraluminal secretado pelas células ductais ajuda a neutralizar a acidez gástrica, aumenta a solubilidade dos ácidos graxos e ácidos biliares, mantém um pH ideal para as enzimas pancreáticas e da borda em escova e previne o dano à mucosa intestinal.

SECREÇÃO ENZIMÁTICA

A célula acinar é altamente compartimentalizada para a produção e secreção de enzimas pancreáticas. As proteínas sintetizadas pelo retículo endoplasmático rugoso são processadas no aparelho de Golgi e, a seguir, dirigidas para o local apropriado: grânulos de zimogênio, lisossomos ou outros compartimentos celulares. Os grânulos de zimogênio migram para a região apical da célula acinar aguardando a resposta estimuladora neural ou hormonal apropriada. O pâncreas secreta enzimas amilolíticas, lipolíticas e proteolíticas no lúmen ductal. As *enzimas amilolíticas* como a amilase hidrolisam o amido em oligossacarídeos e dissacarídeo maltose. As *enzimas lipolíticas* consistem em lipase, fosfolipase A_2 e colesterol-esterase. Isoladamente, os sais biliares inibem a lipase; no entanto, a colipase (outro componente da secreção pancreática) une-se à lipase e evita essa inibição. Os sais biliares ativam a fosfolipase A e a colesterol-esterase. As *enzimas proteolíticas* consistem em endopeptidases (tripsina, quimiotripsina), que atuam sobre as ligações peptídicas internas das proteínas e dos polipeptídeos; exopeptidases (carboxipeptidases, aminopeptidases), que atuam, respectivamente, sobre as extremidades livres carboxiterminais e aminoterminais dos peptídeos; e elastase. As enzimas proteolíticas são secretadas como zimogênios precursores inativos. As ribonucleases (desoxirribonucleases, ribonuclease) também são secretadas. A *enterocinase*, uma enzima encontrada na mucosa duodenal ("borda em escova"), cliva a ligação lisina-isoleucina do tripsinogênio para formar tripsina. Em seguida, a tripsina ativa outros zimogênios proteolíticos e a fosfolipase A_2 em uma reação em série. O sistema nervoso inicia a secreção das enzimas pancreáticas. A estimulação neurológica é colinérgica, envolvendo inervação extrínseca pelo nervo vago e subsequente inervação pelos nervos colinérgicos intrapancreáticos. Os neurotransmissores estimuladores são acetilcolina e peptídeos liberadores de gastrina. Esses neurotransmissores ativam os sistemas de segundos mensageiros dependentes do cálcio, resultando na liberação de zimogênio no ducto pancreático. O VIP está presente nos nervos intrapancreáticos e potencializa o efeito da acetilcolina. Diferentemente de outras espécies, não existem receptores de CCK nas células acinares dos seres humanos. A CCK em concentrações fisiológicas estimula a secreção pancreática por ativação dos nervos vagais aferentes e intrapancreáticos.

AUTOPROTEÇÃO DO PÂNCREAS

A autodigestão do pâncreas é evitada pelos seguintes fatores: (1) armazenamento das proteases pancreáticas na forma de precursores (proenzimas); (2) homeostasia do cálcio intracelular (o cálcio intracelular reduzido no citosol da célula acinar promove a destruição da tripsina espontaneamente ativada); (3) equilíbrio acidobásico; e (4) síntese de inibidores de protease protetores (inibidor da tripsina secretória pancreática [PSTI, de *pancreatic secretory trypsin inhibitor*] ou SPINK1), que podem se ligar e inativar cerca de 20% da atividade da tripsina intracelular. A quimiotripsina C também pode causar lise e inativação da tripsina. Esses inibidores de protease são encontrados na célula acinar, nas secreções pancreáticas e nas frações plasmáticas α_1 e α_2-globulina do plasma. A perda de qualquer um desses quatro mecanismos protetores leva à ativação prematura das enzimas, autodigestão e, por fim, pancreatite aguda.

EIXO ENTEROPANCREÁTICO E INIBIÇÃO POR *FEEDBACK*

A secreção das enzimas pancreáticas é controlada, ao menos em parte, por um mecanismo de *feedback* negativo induzido pela presença de serinas-proteases ativas no duodeno e de nutrientes no intestino delgado distal. Por exemplo, a perfusão do lúmen duodenal com fenilalanina (estimula a digestão precoce) causa aumento imediato dos níveis plasmáticos de CCK, bem como aumento da secreção de quimiotripsina e outras enzimas pancreáticas. Entretanto, a perfusão simultânea com tripsina (estimula a digestão tardia) bloqueia ambas as respostas. Por outro lado, a perfusão do lúmen duodenal com inibidores de proteases na verdade resulta em hipersecreção enzimática. A evidência disponível apoia o conceito de que o duodeno contenha um peptídeo denominado *fator liberador de CCK* (CCK-FL) que participa da estimulação à liberação de CCK. Aparentemente, as serinas-proteases inibem a secreção pancreática ao inativar um peptídeo de liberação da CCK no lúmen do intestino delgado. Por conseguinte, o resultado integrativo das secreções de bicarbonato e enzimas depende de um processo de *feedback* do bicarbonato e das enzimas pancreáticas. A acidificação do duodeno libera secretina, que estimula a via vagal e outras vias neurais para ativar as células dos ductos pancreáticos, que secretam bicarbonato. Em seguida, esse bicarbonato neutraliza o ácido duodenal e a alça de *feedback* é completada. As proteínas dietéticas ligam-se às proteases e, desse modo, aumentam a quantidade de CCK-FL livre. Em seguida, a CCK é liberada no sangue em concentrações fisiológicas, atuando principalmente por meio das vias neurais (vagal-vagal). Isso leva à secreção de enzimas pancreáticas mediada pela acetilcolina. As proteases continuam sendo secretadas pelo pâncreas até ocorrer digestão da proteína no duodeno. Nesse ponto, a secreção de proteases pancreáticas diminui para níveis basais, completando, assim, essa etapa no processo de *feedback*. Ocorre a inibição da secreção de enzimas pancreáticas por *feedback* hormonal adicional por meio do peptídeo YY e do peptídeo-1 semelhante ao glucagon após a exposição do íleo a lipídeos ou carboidratos.

PANCREATITE AGUDA

CONSIDERAÇÕES GERAIS

Estimativas recentes dos Estados Unidos indicam que a pancreatite aguda é o diagnóstico gastrintestinal mais comum em pacientes hospitalizados, sendo responsável por > 250 mil hospitalizações ao ano. A incidência anual varia de 15 a 45 a cada 100 mil habitantes, dependendo da distribuição das etiologias (p. ex., álcool, cálculos biliares, fatores metabólicos, fármacos [Tab. 348-1]) e do país do estudo. A média de permanência hospitalar é de 4 dias, com custo hospitalar médio de cerca de 6 mil dólares e mortalidade de aproximadamente 1%. O custo anual estimado se aproxima de 3 bilhões de dólares. As taxas de hospitalização aumentam conforme a idade e são maiores em negros e em homens. A taxa idade-ajustada de altas hospitalares com diagnóstico de pancreatite aguda aumentou 62% entre 1988 e 2004, enquanto, no período de 2000 a 2009, esse aumento foi de 30%. Assim, a incidência de pancreatite aguda continua a aumentar e está associada a custos substanciais dos cuidados de saúde.

ETIOLOGIA E PATOGÊNESE

Existem muitas causas de pancreatite aguda (Tab. 348-1), e os mecanismos pelos quais cada uma dessas condições desencadeiam inflamação pancreática ainda não foram totalmente elucidados. Cálculos biliares e álcool são responsáveis por 80 a 90% dos casos de pancreatite aguda nos Estados Unidos. Os cálculos biliares ainda são a principal causa de pancreatite aguda na maioria das séries (30-60%). O risco de pancreatite aguda em pacientes com pelo menos um cálculo biliar com diâmetro < 5 mm é 4 vezes maior do que em pacientes com cálculos maiores. O álcool é a segunda causa mais comum, responsável por 15 a 30% dos casos nos Estados Unidos. A incidência

TABELA 348-1 ■ Causas de pancreatite aguda

Causas comuns

Cálculos biliares (incluindo microlitíase)

Álcool (alcoolismo agudo e crônico)

Hipertrigliceridemia

Colangiopancreatografia retrógrada endoscópica (CPRE), particularmente depois da manometria biliar

Idiopática

Causas incomuns

Fármacos (azatioprina, 6-mercaptopurina, sulfonamidas, estrogênios, tetraciclina, ácido valproico, ácido 5-aminossalicílico [5-ASA])

Distúrbios do tecido conectivo e púrpura trombocitopênica trombótica (PTT)

Câncer pancreático

Hipercalcemia

Divertículo periampular

Pâncreas *divisum*[a] (pâncreas bífido)

Pancreatite hereditária

Fibrose cística

Insuficiência renal

Infecções (caxumba, vírus Coxsackie, citomegalovírus, ecovírus, parasitas)

Autoimune (p. ex., tipo 1 e tipo 2)

Traumatismo (em particular, traumatismo abdominal fechado)

Pós-operatório (cirurgias abdominais e não abdominais)

Causas a considerar nos pacientes com episódios repetidos de pancreatite aguda sem etiologia evidente

Doença oculta da árvore biliar ou dos ductos pancreáticos, particularmente microlitíase, lama biliar

Abuso de álcool

Distúrbios metabólicos: hipertrigliceridemia, hipercalcemia

Anatômicas: pâncreas *divisum*[a] (pâncreas bífido)

Câncer pancreático

Neoplasia mucinosa papilar intraductal (IPMN)

Pancreatite hereditária

Fibrose cística

Idiopática

[a]Não se acredita que o pâncreas *divisum* cause pancreatite aguda sem a participação de outros precipitantes da doença.

de pancreatite nos alcoolistas é surpreendentemente baixa (5/100.000), indicando que, além da quantidade de álcool ingerida, outros fatores afetam a suscetibilidade individual a dano pancreático (p. ex., tabagismo e predisposição genética). A pancreatite aguda ocorre em 5 a 10% dos pacientes após uma colangiopancreatografia retrógrada endoscópica (CPRE); porém, esse risco pode ser reduzido pela seleção adequada dos pacientes e pelo uso de um *stent* profilático no ducto pancreático e/ou do anti-inflamatório não esteroide (AINE) indometacina. Os fatores de risco para pancreatite pós-CPRE incluem esfincterotomia da papila menor, suspeita de disfunção do esfincter de Oddi, história de pancreatite pós-CPRE, idade < 60 anos, mais de duas injeções de contraste no ducto pancreático e experiência do endoscopista.

A hipertrigliceridemia é a causa da pancreatite em 1 a 4% dos casos, e os níveis séricos dos triglicerídeos geralmente são > 1.000 mg/dL. A maioria dos pacientes com pancreatite por hipertrigliceridemia tem diabetes melito não diagnosticado ou não controlado. Outro subgrupo de pacientes apresenta distúrbio subjacente no metabolismo de lipídeos, provavelmente sem relação com pancreatite. Esses pacientes são propensos a episódios recorrentes de pancreatite. Qualquer fator (p. ex., álcool ou fármacos, como os contraceptivos orais) capaz de provocar elevação abrupta dos triglicerídeos séricos pode desencadear um episódio de pancreatite aguda. Os pacientes com deficiência de apolipoproteína CII apresentam incidência aumentada de pancreatite; a apolipoproteína CII ativa a lipase lipoproteica, que é importante para a remoção dos quilomícrons da corrente sanguínea. Embora seja frequentemente considerada, < 2% dos casos de pancreatite aguda estão relacionados com fármacos. Os fármacos causam pancreatite por uma reação de hipersensibilidade ou geração de um metabólito tóxico, apesar de, em alguns casos, não estar claro qual desses mecanismos entra em ação (Tab. 348-1).

Sob o ponto de vista patológico, a pancreatite aguda varia desde uma *pancreatite intersticial* (suprimento sanguíneo do pâncreas mantido), a qual geralmente é autolimitada, até uma *pancreatite necrosante* (interrupção do suprimento sanguíneo do pâncreas). A autodigestão é uma teoria patogênica atualmente aceita, ocorrendo quando as enzimas proteolíticas (p. ex., tripsinogênio, quimiotripsinogênio, pró-elastase e enzimas lipolíticas como a fosfolipase A_2) são ativadas no compartimento celular acinar do pâncreas, e não no lúmen intestinal. Acredita-se que diversos fatores (p. ex., endotoxinas, exotoxinas, infecções virais, isquemia, estresse oxidativo, cálcio lisossômico e traumatismo direto) facilitem a ativação da tripsina. As enzimas proteolíticas ativadas, em especial a tripsina, não apenas digerem os tecidos pancreáticos e peripancreáticos, mas também ativam outras enzimas, como elastase e fosfolipase A_2. Pode também ocorrer ativação espontânea da tripsina, resultando em autodigestão.

ATIVAÇÃO DAS ENZIMAS PANCREÁTICAS NA PATOGÊNESE DA PANCREATITE AGUDA

Vários estudos sugeriram que a pancreatite seja uma doença que evolui em três fases. A *fase inicial* caracteriza-se pela ativação intrapancreática das enzimas digestivas e lesão das células acinares. A ativação da tripsina parece ser mediada por hidrolases lisossômicas, como a catepsina B, que passam a se localizar juntamente com as enzimas digestivas em organelas intracelulares; hoje, acredita-se que a lesão das células acinares seja consequência da ativação da tripsina. A *segunda fase* da pancreatite consiste na ativação, quimiotaxia e sequestro de neutrófilos e macrófagos no pâncreas, resultando em reação inflamatória intrapancreática aumentada. Estudos demonstraram que a depleção de neutrófilos induzida pela administração prévia de soro antineutrofílico reduz a gravidade da pancreatite induzida experimentalmente. Existe também evidência sustentando o conceito de que os neutrófilos possam ativar o tripsinogênio. Por conseguinte, a ativação intrapancreática do tripsinogênio das células acinares pode ser um processo em duas etapas (i.e., uma fase inicial independente dos neutrófilos e uma fase posterior dependente dos neutrófilos). A *terceira fase* da pancreatite é devida aos efeitos das enzimas proteolíticas ativadas e das citocinas liberadas pelo pâncreas inflamado nos órgãos distantes. As enzimas proteolíticas ativadas, em especial a tripsina, não apenas digerem os tecidos pancreáticos e peripancreáticos, mas também ativam outras enzimas, como elastase e fosfolipase A_2. Em seguida, as enzimas ativas e as citocinas digerem as membranas celulares e causam proteólise, edema, hemorragia intersticial, dano vascular, necrose por coagulação, necrose gordurosa e necrose das células parenquimatosas. A lesão e morte celulares resultam na liberação de peptídeos de bradicinina, substâncias vasoativas e histamina, que podem produzir vasodilatação, aumento da permeabilidade vascular e edema com profundos efeitos sobre outros órgãos. Síndrome de resposta inflamatória sistêmica (SIRS, de *systemic inflammatory response syndrome*) e síndrome da angústia respiratória aguda (SARA), assim como falência de múltiplos órgãos, podem resultar dessa cascata de efeitos locais e distantes.

Vários fatores genéticos podem aumentar a suscetibilidade e/ou modificar a intensidade da lesão pancreática na pancreatite aguda, pancreatite aguda recorrente e pancreatite crônica. Todos os principais fatores de suscetibilidade genética concentram-se no controle da atividade da tripsina dentro da célula acinar pancreática, em parte porque foram identificados como genes candidatos ligados ao controle intrapancreático da tripsina. Foram identificadas seis variantes genéticas associadas à suscetibilidade à pancreatite. Os genes identificados incluem: (1) gene do tripsinogênio catiônico (*PRSS1*), (2) inibidor da tripsina secretória pancreática (*SPINK1*), (3) gene regulador da condutância transmembrana da fibrose cística (*CFTR*), (4) gene C da quimiotripsina (*CTRC*), (5) receptor sensível ao cálcio (*CASR*) e (6) claudina-2 (*CLDN2*). Entre essas variantes, apenas as mutações em *PRSS1* são suficientes para precipitar pancreatite aguda na ausência de outros fatores de risco, enquanto outras variantes são modificadores da doença. Investigações de outras variantes genéticas estão em andamento, e novos genes serão acrescentados a essa lista no futuro.

ABORDAGEM AO PACIENTE
Dor abdominal

A *dor abdominal* é o principal sintoma da pancreatite aguda. A dor pode variar de um desconforto leve a um sofrimento intenso, constante e incapacitante. Nos casos típicos, a dor constante e lancinante localiza-se no epigástrio e com frequência se irradia para o dorso, tórax, flancos e parte inferior do abdome. Náuseas, vômitos e distensão abdominal devida à hipomotilidade gástrica e intestinal também são queixas frequentes.

O *exame físico* frequentemente revela um paciente angustiado e ansioso. Febre baixa, taquicardia e hipotensão são comuns. Choque é comum e pode resultar dos seguintes fatores: (1) hipovolemia secundária à exsudação de sangue e proteínas plasmáticas para dentro do espaço retroperitoneal; (2) produção aumentada e liberação de peptídeos de cininas, que causam vasodilatação e aumento da permeabilidade vascular; e (3) efeitos sistêmicos das enzimas proteolíticas e lipolíticas liberadas e lançadas na circulação. É infrequente a ocorrência de icterícia; quando presente, ela pode ser consequência da compressão extrínseca por edema pancreático ou por lesão expansiva na cabeça do pâncreas ou da obstrução intraductal pela presença de cálculo ou lama no colédoco. Em casos raros, ocorrem nódulos cutâneos eritematosos devidos à necrose da gordura subcutânea. Em 10 a 20% dos pacientes, há envolvimento pulmonar como estertores nas bases, atelectasia e derrame pleural, este último mais frequentemente no lado esquerdo. Dor à palpação do abdome e rigidez da parede muscular estão presentes em graus variáveis; no entanto, em comparação com a dor grave, esses sinais podem ser menos significativos. Os ruídos hidroaéreos geralmente estão reduzidos ou abolidos. Um pâncreas aumentado com uma coleção líquida aguda, necrose encapsulada ou pseudocisto pode ser palpável na parte superior do abdome na fase avançada da doença (i.e., 4-6 semanas). Também pode haver coloração azul-pálida ao redor do umbigo (sinal de Cullen) em consequência do hemoperitônio, enquanto a coloração azul-arroxeada ou verde-acastanhada nos flancos (sinal de Turner) reflete o catabolismo tecidual da hemoglobina pela pancreatite necrosante grave com hemorragia; ambos os achados são raros, mas refletem uma maior gravidade clínica.

DADOS LABORATORIAIS

Níveis séricos de lipase e amilase 3 ou mais vezes acima do limite superior da normalidade (ULN, de *upper limit of normal*) sustentam fortemente o diagnóstico, desde que seja excluída a presença de etiologias alternativas como perfuração, isquemia e infarto do intestino. Entretanto, deve ser observado que não há correlação definida entre a gravidade da pancreatite e o grau de elevação dos níveis séricos de lipase e amilase nas medidas seriadas. Depois de 3 a 7 dias, mesmo com evidências persistentes de pancreatite, os níveis séricos totais de amilase tendem a normalizar. Contudo, os níveis de lipase pancreática podem manter-se elevados por 7 a 14 dias. É importante lembrar que ocorrem elevações da amilase no soro e na urina em muitas condições diferentes da pancreatite (ver Cap. 347; Tab. 347-2). Deve-se assinalar que os pacientes em *acidose* (pH arterial ≤ 7,32) podem ter níveis séricos de amilase falsamente elevados. Esse achado explica por que os pacientes com cetoacidose diabética podem apresentar elevações acentuadas da amilase sérica sem outra evidência de pancreatite aguda. Por outro lado, os níveis séricos de amilase podem estar falsamente reduzidos em casos de hipertrigliceridemia grave. A atividade sérica da lipase aumenta em paralelo com a atividade da amilase e é mais específica que a amilase, o que a torna o teste preferido. A dosagem da lipase sérica pode ser útil para diferenciar entre causas pancreáticas e não pancreáticas de hiperamilasemia.

A *leucocitose* (15.000-20.000 leucócitos/μL) ocorre com frequência. Os pacientes com doença mais grave podem apresentar hemoconcentração com valores do hematócrito > 44% e/ou azotemia pré-renal com nível sanguíneo de ureia > 45 mg/dL devido à perda de plasma no espaço retroperitoneal e na cavidade peritoneal.

A *hemoconcentração* pode ser um prenúncio de doença mais grave, enquanto azotemia é um significativo fator de risco de mortalidade. A *hiperglicemia* é comum e é causada por múltiplos fatores, incluindo secreção diminuída de insulina, secreção aumentada de glucagon e débito exagerado de glicocorticoides e catecolaminas suprarrenais. Ocorre *hipocalcemia* em

TABELA 348-2 ■ Aspectos morfológicos da pancreatite aguda com base nas definições de Atlanta revisadas

	Definição	Critérios da tomografia computadorizada
Tipos de pancreatite aguda		
Pancreatite intersticial	Inflamação aguda do parênquima pancreático e dos tecidos peripancreáticos, mas sem necrose detectável dos tecidos	Realce do parênquima pancreático pelo agente de contraste intravenoso sem necrose peripancreática
Pancreatite necrosante	Inflamação associada à necrose do parênquima pancreático e/ou necrose peripancreática	Nenhum realce do parênquima pancreático pelo contraste intravenoso e/ou presença de achados de necrose peripancreática (ver adiante – CNA e NE)
Aspectos morfológicos		
Coleção líquida pancreática aguda	Líquido peripancreático associado à pancreatite edematosa intersticial sem necrose peripancreática associada; esse termo aplica-se apenas às áreas de líquido peripancreático detectadas dentro das primeiras 4 semanas depois do início de pancreatite edematosa intersticial e sem características de pseudocisto	Ocorre em casos de pancreatite intersticial Coleção homogênea com densidade líquida Limitada por planos de fáscia peripancreática normais Sem parede definida encapsulando a coleção Adjacente ao pâncreas (sem extensão intrapancreática)
Pseudocisto pancreático	Coleção encapsulada de líquido com parede inflamatória bem-definida, geralmente fora do pâncreas, com necrose mínima ou ausente; essa condição geralmente ocorre > 4 semanas depois do início da pancreatite edematosa intersticial	Bem circunscrito, em geral redondo ou oval Densidade líquida homogênea Ausência de componente sólido Parede bem-definida; isto é, completamente encapsulada Em geral, a maturação do pseudocisto demora mais de 4 semanas depois do início da pancreatite aguda; ocorre depois da pancreatite intersticial
Coleção necrótica aguda (CNA)	Coleção contendo quantidades variáveis de líquido e necrose associadas à pancreatite necrosante; a necrose pode envolver o parênquima pancreático e/ou os tecidos peripancreáticos	Ocorre nos casos de pancreatite necrosante aguda Densidade heterogênea e não líquida com graus variáveis em diferentes localizações (algumas parecem homogêneas no início do quadro) Sem parede definida encapsulando a coleção Localização – intrapancreática e/ou extrapancreática
Necrose encapsulada (NE)	Coleção madura encapsulada de necrose pancreática e/ou peripancreática que desenvolveu uma parede inflamatória bem-definida; a NE geralmente ocorre > 4 semanas depois do início da pancreatite aguda necrosante	Heterogênea com densidade líquida e não líquida com graus variáveis de loculação (algumas podem parecer homogêneas) Parede bem-definida; isto é, completamente encapsulada Localização – intrapancreática e/ou extrapancreática Em geral, a maturação demora > 4 semanas depois do início da pancreatite necrosante aguda

Fonte: Dados de P Banks et al: Gut 62:102, 2013.

cerca de 25% dos pacientes, e a sua patogênese não está totalmente elucidada. Embora estudos anteriores tenham sugerido que a resposta das glândulas paratireoides à diminuição do cálcio sérico esteja comprometida, observações subsequentes não confirmaram esse fenômeno. A saponificação intraperitoneal do cálcio pelos ácidos graxos nas áreas de necrose gordurosa ocorre ocasionalmente, com grandes quantidades (até 6 g) dissolvidas ou suspensas no líquido ascítico. Essa "formação de sabões" pode ser significativa também nos pacientes com pancreatite, hipocalcemia leve e pouca ou nenhuma ascite evidente. Cerca de 10% dos pacientes têm *hiperbilirrubinemia* (bilirrubina sérica > 4 mg/dL). Entretanto, a icterícia é transitória, e os níveis séricos de bilirrubina normalizam em 4 a 7 dias. A fosfatase alcalina e as transaminases séricas também podem estar transitoriamente elevadas em paralelo com os valores da bilirrubina sérica. Elevações da alanina-aminotransferase (ALT) > 3× o ULN estão fortemente associadas com uma etiologia biliar em pacientes com pancreatite aguda. Cerca de 5 a 10% dos pacientes têm *hipoxemia* (Po_2 arterial ≤ 60 mmHg), que pode ser um prenúncio de SARA iminente. Por fim, em alguns pacientes, o eletrocardiograma exibe anormalidades na pancreatite aguda, inclusive alterações do segmento ST e da onda T simulando isquemia do miocárdio.

Recomenda-se uma ultrassonografia (US) abdominal na emergência como exame de imagem diagnóstico inicial, a qual é mais útil para a avaliação de cálculos biliares e de dilatação do colédoco.

Os critérios de Atlanta revisados descreveram claramente os aspectos morfológicos da pancreatite aguda à tomografia computadorizada (TC) da seguinte forma: (1) pancreatite intersticial; (2) pancreatite necrosante; (3) coleção líquida pancreática aguda; (4) pseudocisto pancreático; (5) coleção necrótica aguda (CNA); e (6) necrose encapsulada (NE) **(Tab. 348-2 e Fig. 348-1). Os exames radiológicos úteis ao diagnóstico da pancreatite aguda estão descritos no Capítulo 347 e listados na Tabela 347-1.**

DIAGNÓSTICO

Qualquer dor aguda intensa no abdome ou no dorso deve sugerir a possibilidade de pancreatite aguda. O diagnóstico é estabelecido pela presença de dois dos três seguintes critérios: (1) dor abdominal típica no epigástrio, que pode irradiar para o dorso; (2) elevação de três vezes ou mais nos níveis séricos de lipase e/ou amilase; e (3) alterações confirmatórias de pancreatite aguda nos exames de imagem abdominais como TC ou ressonância magnética. Embora não sejam necessários para o diagnóstico, os marcadores de gravidade podem incluir hemoconcentração (hematócrito > 44%), azotemia (ureia > 45 mg/dL) na hospitalização, SIRS e sinais de falência orgânica **(Tab. 348-3)**.

O *diagnóstico diferencial* deve incluir os seguintes distúrbios: (1) víscera perfurada, sobretudo úlcera péptica; (2) colecistite aguda e cólica biliar; (3) obstrução intestinal aguda; (4) obstrução vascular mesentérica; (5) cólica renal; (6) infarto agudo do miocárdio na parede inferior; (7) aneurisma dissecante da aorta; (8) distúrbios do tecido conectivo com vasculite; (9) pneumonia; e (10) cetoacidose diabética. Pode ser difícil diferenciar a colecistite aguda da pancreatite aguda, visto que podem ser encontrados níveis séricos elevados de amilase em ambos os distúrbios. A dor originada do trato biliar tem localização mais no lado direito ou epigástrica que periumbilical ou no quadrante superior esquerdo e pode ser mais intensa; geralmente não há íleo adinâmico. A US é útil para estabelecer o diagnóstico de colelitíase e colecistite. A obstrução intestinal devida a fatores mecânicos pode ser diferenciada da pancreatite pela história de dor em crescendo-decrescendo, anormalidades ao exame físico e TC do abdome mostrando alterações características de obstrução mecânica. A obstrução aguda da circulação mesentérica geralmente é considerada nos pacientes idosos debilitados com leucocitose, distensão abdominal e diarreia sanguinolenta e pode ser confirmada por TC ou angiorressonância magnética (angio-RM). Vasculite secundária ao lúpus eritematoso sistêmico e poliarterite nodosa podem ser confundidas com pancreatite, especialmente porque a pancreatite pode manifestar-se como complicação dessas doenças. A cetoacidose diabética costuma ser acompanhada por dor abdominal e elevação dos níveis séricos de amilase total, simulando uma pancreatite aguda; porém, o nível sérico de lipase não costuma estar elevado na cetoacidose diabética, e os exames de imagem do pâncreas são normais.

TABELA 348-3 ■ Pancreatite aguda grave

Fatores de risco para gravidade
- Idade > 60 anos
- Obesidade, IMC > 30 kg/m²
- Comorbidade (índice de comorbidades de Charlson)

Marcadores de gravidade à internação ou dentro de 24 horas
- SIRS – definida pela presença de 2 ou mais critérios:
  - Temperatura central < 36 ou > 38 °C
  - Frequência cardíaca > 90 bpm
  - Frequência respiratória > 20/min ou Pco_2 < 32 mmHg
  - Contagem de leucócitos > 12.000/μL, < 4.000/μL ou 10% de bastões
- APACHE II (≥ 8 em 24 h)
- Hemoconcentração (hematócrito > 44%)
- Ureia à internação (> 45 mg/dL)
- Escore BISAP (≥ 3 presentes)
  - (B) Ureia > 50 mg/dL
  - (I) Estado mental comprometido
  - (S) SIRS: ≥ 2 de 4 presentes
  - (A) Idade > 60 anos
  - (P) Derrame pleural
- Falência de órgãos (escore de Marshall modificado) (≥ 1 presente):
  - Cardiovascular: PA sistólica < 90 mmHg, frequência cardíaca > 130 bpm
  - Pulmonar: Pao_2 < 60 mmHg
  - Renal: creatinina sérica > 2 mg/dL

Marcadores de gravidade durante a hospitalização
- Falência persistente de órgãos (≥ 48 h)
- Necrose pancreática ou extrapancreática

Siglas: APACHE II, Avaliação de Saúde Crônica e Fisiológica (de *Acute Physiology and Chronic Health Evaluation II*); BISAP, *Bedside Index of Severity in Acute Pancreatitis*; IMC, índice de massa corporal; PA, pressão arterial; SIRS, síndrome de resposta inflamatória sistêmica; Pco_2, pressão parcial arterial de dióxido de carbono.

EVOLUÇÃO CLÍNICA, DEFINIÇÕES E CLASSIFICAÇÕES

Os critérios de Atlanta revisados definem (1) as fases da pancreatite aguda, (2) a gravidade da pancreatite aguda e (3) as definições radiológicas, conforme descrito adiante.

Fases da pancreatite aguda
Foram definidas duas fases da pancreatite aguda – inicial (< 2 semanas) e tardia (> 2 semanas) – que descrevem basicamente a evolução hospitalar da doença. Na *fase inicial* da pancreatite aguda, que se estende por 1 a 2 semanas, a gravidade é definida mais pelos parâmetros clínicos do que pelos achados morfológicos. A maioria dos pacientes apresenta SIRS que, uma vez persistente, torna os pacientes predispostos à falência orgânica. Três sistemas orgânicos devem ser avaliados para a definição de falência de órgãos: respiratório, circulatório e renal. A falência de órgãos é definida por um escore ≥ 2 em um dos três sistemas orgânicos, usando o sistema de graduação de Marshall modificado. A falência orgânica persistente (> 48 horas) é o achado clínico mais importante quanto à gravidade do episódio de pancreatite aguda. A falência orgânica que afeta mais de um órgão é considerada falência de múltiplos órgãos. A TC geralmente é desnecessária ou não é recomendada nas primeiras 48 horas da internação por pancreatite aguda.

A *fase tardia* caracteriza-se por evolução protraída da doença e pode exigir exames de imagem para avaliação de complicações locais. Assim como na fase inicial, o parâmetro clínico importante de gravidade é a falência persistente dos órgãos. Esses pacientes podem necessitar de medidas de suporte como diálise renal, suporte ventilatório ou nutrição suplementar por via nasojejunal ou parenteral. O aspecto radiográfico mais importante para diagnosticar essa fase é o desenvolvimento de pancreatite necrosante evidenciada por TC. A necrose está associada à hospitalização prolongada e, quando infectada, pode necessitar de intervenção (percutânea, endoscópica e/ou cirúrgica).

Gravidade da pancreatite aguda
Existem três níveis definidos de gravidade: leve, moderadamente grave e grave. Na *pancreatite aguda leve*, não há complicações locais nem falência de órgãos. A maioria dos pacientes com pancreatite aguda intersticial tem pancreatite leve. Na pancreatite aguda leve, a doença é autolimitada e regride espontaneamente, em geral dentro de 3 a 7 dias depois do início da doença. A ingestão oral pode ser reinstituída quando o paciente tem fome, apresenta função intestinal normal e não há náusea nem vômitos. Recomenda-se uma dieta de líquidos claros ou totalmente líquida como refeição inicial, porém uma dieta sólida com baixo teor de gordura é uma escolha razoável depois da recuperação da pancreatite aguda leve.

A *pancreatite aguda moderadamente grave* caracteriza-se por falência transitória de órgãos (i.e., melhora em menos de 48 horas) ou complicações locais ou sistêmicas na ausência de falência orgânica persistente. Esses pacientes podem ou não apresentar necrose, mas podem desenvolver complicação local como coleção líquida, que exige hospitalização prolongada por mais de 1 semana. Como na pancreatite aguda leve, a taxa de mortalidade desses pacientes é baixa.

A *pancreatite aguda grave* caracteriza-se por falência orgânica persistente (> 48 horas) envolvendo um ou mais órgãos. A TC ou ressonância magnética (RM) devem ser obtidas para avaliar necrose e/ou complicações. Se for encontrada uma complicação local, o tratamento é ditado pelos sintomas clínicos, evidência de infecção, maturidade da coleção líquida e estabilidade clínica do paciente. Os antibióticos profiláticos não são mais recomendados na pancreatite aguda grave.

Exames de imagem da pancreatite aguda
Com base na perfusão do pâncreas, dois tipos de pancreatite podem ser evidenciados nos exames de imagem: *intersticial* e *necrosante*. A TC com contraste intravenoso (IV) pode ser mais útil 3 a 5 dias depois da hospitalização, quando os pacientes não estão respondendo ao tratamento de manutenção, de forma a investigar a existência de complicações locais como necrose. Estudos recentes relatam a utilização excessiva da TC dentro de 72 horas na pancreatite aguda, incluindo os casos com doença leve. Os critérios revisados também descrevem a terminologia das complicações locais e coleções líquidas, além de um modelo descritivo para elaboração dos laudos de TC. Os aspectos morfológicos locais estão resumidos na Tabela 348-2. A *pancreatite intersticial* ocorre em 90 a 95% das internações por pancreatite aguda e caracteriza-se por aumento difuso da glândula, realce homogêneo do contraste e alterações inflamatórias leves ou presença de infiltração da gordura peripancreática. Os sintomas geralmente melhoram em 1 semana de hospitalização. A *pancreatite necrosante* ocorre em 5 a 10% das internações por pancreatite aguda e pode não ser evidente até vários dias depois da hospitalização. Essa condição caracteriza-se por ausência de realce do parênquima pancreático pelo contraste IV e/ou presença de indícios de necrose peripancreática. A história natural da necrose pancreática e peripancreática é variável, pois pode permanecer sólida ou líquida, continuar estéril ou tornar-se infectada e persistir ou desaparecer com o tempo. É importante observar que os pacientes que apresentam apenas necrose peripancreática têm prognóstico mais favorável do que os pacientes com necrose pancreática (com ou sem necrose extrapancreática). A identificação das complicações locais à TC, em particular necrose, é de suma importância nos pacientes irresponsivos ao tratamento, visto que os pacientes com necrose infectada ou estéril têm maior risco de mortalidade (**Figs. 348-1 e 348-2**). A prevalência média de falência de órgãos é > 50% na pancreatite necrosante e talvez seja ligeiramente maior na necrose infectada. Se houver falência de um único órgão ou sistema, a taxa de mortalidade é de 3 a 10%, porém aumenta para quase 50% quando há falência de múltiplos órgãos.

TRATAMENTO DA PANCREATITE AGUDA

O tratamento dos pacientes com pancreatite aguda desde o momento do diagnóstico na emergência até a alta hospitalar é aqui brevemente revisado, reforçando as características importantes com base na gravidade e nas complicações. É importante reconhecer que 85 a 90% dos casos de pancreatite aguda são autolimitados e melhoram espontaneamente, em geral dentro de 3 a 7 dias depois do início da doença, sem desenvolvimento de falência de órgãos nem complicações locais.

O tratamento da pancreatite aguda começa no setor de emergência. Após a confirmação do diagnóstico, é fundamental realizar a reposição vigorosa de líquidos. Além disso, são administrados analgésicos IV, a gravidade é avaliada e começa a busca das causas que podem ter impacto nos cuidados imediatos. Os pacientes irresponsivos à ressuscitação volêmica agressiva no setor de emergência devem ser considerados para internação em unidade de cuidados intermediários ou intensivos para recebimento de ressuscitação volêmica vigorosa, monitorização hemodinâmica e tratamento da falência de órgãos.

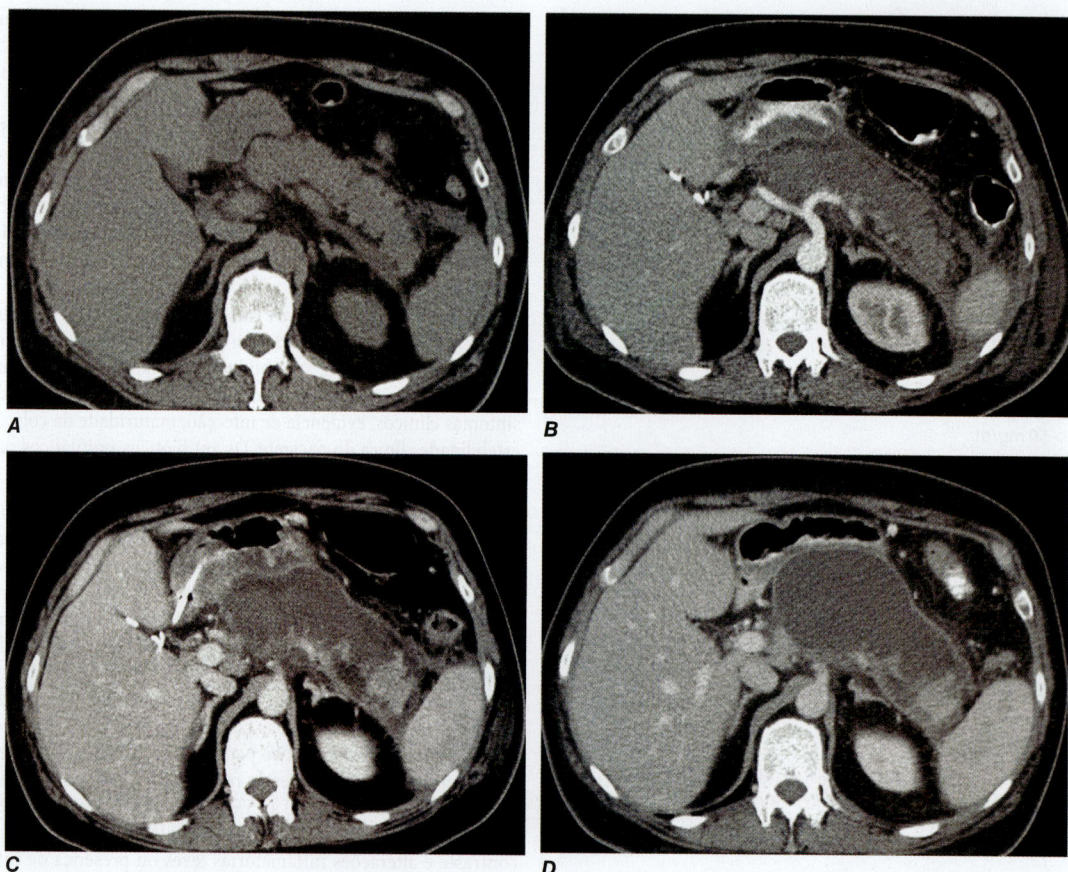

FIGURA 348-1 **Evolução das alterações da pancreatite aguda necrosante na tomografia computadorizada (TC). A.** TC de abdome sem contraste intravenoso realizada na internação de um paciente com pancreatite aguda biliar, mostrando infiltração da gordura peripancreática leve. **B.** TC contrastada do abdome do mesmo paciente 1 semana após a internação mostrando extensa necrose intrapancreática, evidenciada pela ausência de realce por contraste no corpo do pâncreas com reforço muito discreto no aspecto mais distal da causa do pâncreas. **C.** TC contrastada do abdome realizada no mesmo paciente 2 semanas após a internação mostrando uma coleção líquida heterogênea semiorganizada, chamada de coleção necrótica aguda. Nesta imagem, uma pequena área de parênquima pancreático viável é vista na cauda do pâncreas. **D.** TC contrastada do abdome realizada no mesmo paciente 5 semanas após a internação demonstrando uma coleção líquida bem encapsulada, essencialmente substituindo o pâncreas, chamada de necrose delimitada.

Ressuscitação volêmica e monitorização da resposta ao tratamento A intervenção terapêutica mais importante na pancreatite aguda é a reposição IV de líquidos precoce e vigorosa para evitar as complicações sistêmicas causadas pela resposta inflamatória sistêmica. O paciente deve ser inicialmente mantido em jejum para minimizar a estimulação pancreática induzida pelos nutrientes, recebendo analgesia narcótica IV para controle da dor abdominal e oxigênio suplementar (conforme a necessidade).

Infusões rápidas de líquidos IV com solução de Ringer lactato ou soro fisiológico são administradas inicialmente a 15 a 20 mL/kg (1.050-1.400 mL), seguidas por 2 a 3 mL/kg/hora (200-250 mL/hora), para manter o débito urinário > 0,5 mL/kg/hora. É necessário realizar avaliações repetidas à beira do leito a cada 6 a 8 horas, para aferir os sinais vitais, a saturação de oxigênio e as alterações do exame físico, de forma a otimizar a ressuscitação hídrica. Estudos demonstraram que o Ringer lactato reduz

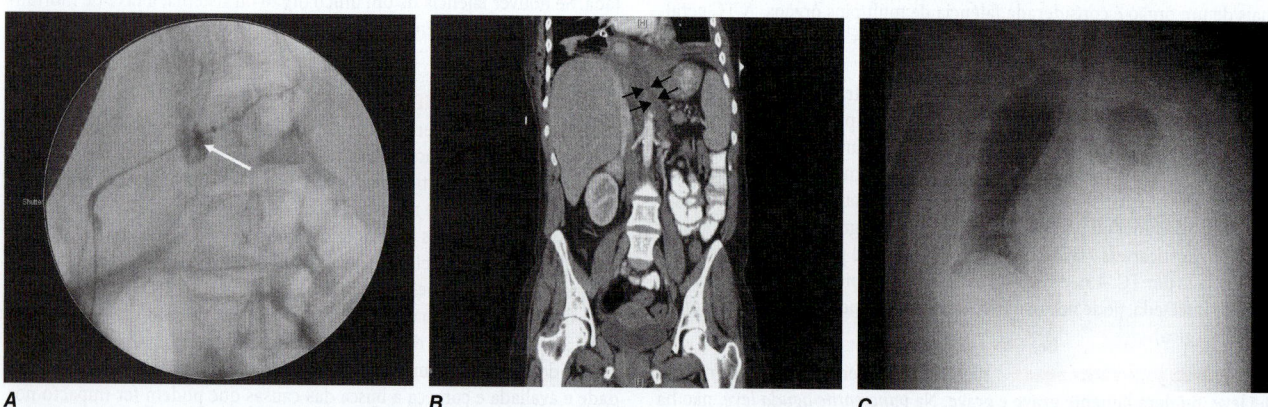

FIGURA 348-2 **Características de imagem de uma fístula pancreaticopleural secundária a pancreatite aguda. A**. Fístula pancreaticopleural: extravasamento no ducto pancreático à colangiopancreatografia retrógrada endoscópica. Extravasamento no ducto pancreático (*seta*) demonstrado durante a pancreatografia retrógada de um paciente com exacerbação de pancreatite aguda induzida por álcool. **B.** Fístula pancreaticopleural: tomografia computadorizada (TC). TC contrastada (visão coronal) com *setas* mostrando o trajeto fistuloso devido à ruptura do ducto pancreático na fístula pancreaticopleural. **C.** Fístula pancreaticopleural: radiografia de tórax. Derrame pleural volumoso no hemitórax esquerdo devido à ruptura do ducto pancreático. A análise do líquido pleural revelou concentração elevada de amilase. (*Cortesia de Dr. K.J. Mortele, Brigham and Women's Hospital; com permissão.*)

a inflamação sistêmica (índices mais baixos de proteína C-reativa em relação à internação) e pode ser uma solução cristaloide melhor que o soro fisiológico. Recomenda-se uma *estratégia de ressuscitação dirigida* com determinações do hematócrito e da ureia a cada 8 a 12 horas para garantir a adequação da ressuscitação volêmica e monitorar a resposta ao tratamento, observando que pode ser necessário usar estratégias de ressuscitação menos vigorosas para as formas mais leves de pancreatite. Níveis crescentes de ureia durante a hospitalização estão associados não só a uma hidratação inadequada como também a uma mortalidade hospitalar mais alta.

Uma queda do hematócrito e da ureia sanguínea durante as primeiras 12 a 24 horas é um indício claro de que estão sendo administrados líquidos em quantidades suficientes. As dosagens e avaliações repetidas à beira do leito para detectar sobrecarga de volume são continuadas, e as taxas de infusão hídrica são mantidas no nível vigente. Pode haver necessidade de ajustes na reposição de fluidos dos pacientes com doença cardíaca, pulmonar ou renal. Elevações do hematócrito e da ureia durante as avaliações seriadas devem ser tratadas com um desafio de volume repetido (infusão rápida de 2 L de cristaloides) seguido de aumento da taxa de infusão em 1,5 mg/kg/h. Se não houver resposta da ureia e do hematócrito (i.e., continuam elevados ou sem redução) ao desafio com infusão rápida e ao aumento da taxa de infusão, recomenda-se fortemente a transferência do paciente para a unidade de terapia intensiva para monitorização hemodinâmica.

Avaliação da gravidade e triagem hospitalar A gravidade da pancreatite aguda deve ser determinada no setor de emergência, com o objetivo de auxiliar na triagem para enfermaria, unidade intermediária ou internação direta na unidade de terapia intensiva. O *Bedside Index of Severity in Acute Pancreatitis* (BISAP) incorpora cinco parâmetros clínicos e laboratoriais obtidos nas primeiras 24 horas de hospitalização **(Tab. 348-3)** – ureia > 50 mg/dL, comprometimento do estado mental (escore < 15 pontos na escala de coma de Glasgow), SIRS, idade > 60 anos e derrame pleural à radiografia – que podem ser úteis na avaliação da gravidade. A presença de três ou mais desses fatores foi associada ao aumento substancial do risco de mortalidade hospitalar entre pacientes com pancreatite aguda. Além disso, hematócrito elevado (> 44%) e ureia > 45 mg/dL no momento da internação também estão associados à pancreatite aguda mais grave. A incorporação desses índices à resposta global do paciente à ressuscitação volêmica inicial no setor de emergência pode ser útil na triagem dos pacientes para o setor apropriado de cuidados agudos do hospital.

Em geral, os pacientes com escores de BISAP, hematócritos e nível de ureia mais baixos por ocasião da internação tendem a responder ao tratamento inicial e podem ser colocados com segurança em enfermaria comum para a continuação dos cuidados. Se não houver SIRS nas primeiras 24 horas, é improvável que o paciente desenvolva falência de órgãos ou necrose. Assim, os pacientes com SIRS persistente em 24 horas ou com comorbidades subjacentes (p. ex., doença pulmonar obstrutiva crônica, insuficiência cardíaca congestiva) devem ser considerados para internação em unidade de cuidados intermediários, quando disponível. Os pacientes com escores de BISAP mais altos e elevações do hematócrito e da ureia no momento da internação, irresponsivos à ressuscitação hídrica inicial e que apresentam evidências de falência respiratória, hipotensão ou falência de órgãos devem ser considerados para internação em unidade de terapia intensiva.

Considerações especiais com base na etiologia Anamnese cuidadosa, revisão dos fármacos usados, exames laboratoriais selecionados (perfil hepático, triglicerídeos séricos, cálcio sérico) e US abdominal estão recomendados no setor de emergência, para avaliar etiologias que possam ter impacto no tratamento inicial. A US abdominal é a modalidade de imagem inicial de escolha, que avalia a vesícula biliar, o ducto colédoco e a cabeça do pâncreas.

PANCREATITE BILIAR Os pacientes com evidências de colangite ascendente (elevação da contagem de leucócitos, aumento de enzimas hepáticas) devem ser submetidos à CPRE dentro de 24 a 48 horas após a admissão. Os pacientes com pancreatite biliar têm risco aumentado de recorrência, e deve ser considerada a realização de colecistectomia durante a mesma internação em casos de pancreatite aguda leve. Uma alternativa para pacientes que não são candidatos cirúrgicos é a esfincterotomia endoscópica antes da alta.

HIPERTRIGLICERIDEMIA Triglicerídeos séricos > 1.000 mg/dL estão associados à pancreatite aguda. A terapia inicial deve se concentrar no tratamento da hiperglicemia com insulina IV, o que costuma corrigir a hipertrigliceridemia. As terapias adjuntas também podem incluir heparina e plasmaférese, mas não há evidências robustas de que essas medidas melhorem os desfechos clínicos. As terapias ambulatoriais incluem controle do diabetes (quando presente), administração de hipolipemiantes, perda de peso e interrupção dos fármacos que aumentam os níveis de lipídeos.

Outras possíveis etiologias que podem ter impacto sobre os cuidados hospitalares agudos incluem a *hipercalcemia* e a *pancreatite pós-CPRE*. O tratamento de hiperparatireoidismo ou de câncer é eficaz para reduzir o cálcio sérico. A colocação de *stent* no ducto pancreático e a administração de indometacina retal são eficazes para reduzir a incidência de pancreatite pós-CPRE. Os fármacos causadores de pancreatite devem ser suspensos. Muitos fármacos foram implicados, mas apenas cerca de 30 foram testados (classe 1A) e considerados causadores.

Tratamento nutricional Uma dieta sólida pobre em gorduras pode ser administrada aos pacientes com pancreatite aguda leve quando eles conseguirem comer. A nutrição enteral deve ser considerada 2 a 3 dias depois da internação dos pacientes com pancreatite mais grave, em vez de recorrer à nutrição parenteral total (NPT). A alimentação enteral mantém a integridade da barreira intestinal, limita a translocação bacteriana, tem menor custo e menos complicações que a NPT. A alimentação gástrica é segura; os benefícios da alimentação enteral nasojejunal em relação à alimentação gástrica ainda estão sendo investigados.

Manejo das complicações locais (Tab. 348-4) Os pacientes com sinais de deterioração clínica apesar de reposição hídrica vigorosa e monitorização hemodinâmica devem ser avaliados quanto a complicações locais, entre as quais necrose, formação de pseudocistos, ruptura de ducto pancreático, complicações vasculares peripancreáticas e infecções extrapancreáticas. É recomendada uma abordagem multidisciplinar incluindo gastrenterologista, cirurgião, radiologista intervencionista e intensivistas, considerando-se também a transferência para um centro terciário de excelência especializado em doenças pancreáticas.

NECROSE O tratamento da necrose requer uma abordagem multidisciplinar. A aspiração percutânea por agulha fina da necrose com coloração de Gram e cultura era realizada para a avaliação de necrose pancreática infectada nos pacientes com leucocitose sustentada, febre ou falência de órgãos. Porém, o uso atual dessa técnica varia conforme a preferência das instituições, com muitas abandonando esse teste diagnóstico para evitar a possível contaminação de uma coleção inicialmente estéril, particularmente quando os resultados da cultura não levarão a uma decisão clínica de descalonar a terapia antimicrobiana. Mesmo que atualmente não haja espaço para *antibióticos profiláticos* na pancreatite necrosante, os *antibióticos empíricos* devem ser considerados nos pacientes com descompensação clínica. Os antibióticos profiláticos não levam a melhores taxas de sobrevida e podem promover o desenvolvimento de infecções fúngicas oportunistas. A repetição da TC ou RM também deve ser considerada quando há qualquer alteração da evolução clínica para monitorar complicações (p. ex., tromboses, hemorragia, síndrome compartimental abdominal).

Em geral, a *necrose estéril* é tratada de maneira conservadora, a menos que surjam complicações. Quando se estabelece o diagnóstico de *necrose infectada* e um microrganismo é identificado, devem ser instituídos antibióticos dirigidos. A drenagem pancreática e/ou o desbridamento (necrosectomia) devem ser considerados para o manejo definitivo da *necrose infectada*, mas as decisões clínicas acabam sendo influenciadas pela resposta clínica, pois quase dois terços dos pacientes respondem ao tratamento antibiótico com ou sem a drenagem percutânea. As complicações locais sintomáticas descritas pelos critérios de Atlanta revisados geralmente demandam tratamento definitivo.

Uma abordagem escalonada (drenagem percutânea ou endoscópica transgástrica/transduodenal seguida, se necessário, por necrosectomia cirúrgica) foi considerada bem-sucedida em alguns centros especializados em doenças pancreáticas. Em um terço dos pacientes tratados de forma bem-sucedida com a abordagem escalonada, não houve necessidade de cirurgia abdominal de grande porte. Um ensaio randomizado recente relatou vantagens com a abordagem endoscópica inicial, em comparação com a necrosectomia cirúrgica inicial, em pacientes selecionados que necessitavam de intervenção por NE sintomática. Em resumo, recomenda-se uma abordagem mais conservadora ao tratamento da necrose pancreática infectada sob supervisão direta de uma equipe multidisciplinar. Se a terapia conservadora puder ser implementada com segurança,

TABELA 348-4 ■ Complicações da pancreatite aguda

Locais

Coleções de líquido pancreáticas/peripancreáticas:
    Coleção necrótica aguda (estéril ou infectada)
    Necrose encapsulada (estéril ou infectada)
    Pseudocisto pancreático
Ruptura do ducto pancreático principal ou ramos secundários
Ascite pancreática
Ascite quilosa (secundária à ruptura de ductos linfáticos)
Acometimento de órgãos contíguos pela pancreatite necrosante (p. ex., perfuração do cólon)
Tromboses esplâncnicas (veia esplênica, veia mesentérica superior e/ou veia portal)
Infarto/perfuração intestinal
Obstrução do trato de saída do estômago
Obstrução biliar (icterícia)

Sistêmicas

Pulmonares
    Derrame pleural
    Atelectasia
    Derrame mediastinal
    Pneumonite
    Síndrome de angústia respiratória aguda
    Hipoxemia (não reconhecida)
Cardiovasculares
    Hipotensão
    Hipovolemia
    Alterações ST-T inespecíficas no eletrocardiograma que simulam infarto agudo do miocárdio
    Derrame pericárdico
Hematológica
    Coagulação intravascular disseminada
Hemorragia digestiva
    Doença ulcerosa péptica
    Gastrite erosiva
    Necrose pancreática hemorrágica com erosão dos principais vasos sanguíneos
    Hemorragia varicosa secundária à trombose esplâncnica
Renais
    Oligúria (< 300 mL/dia)
    Azotemia
    Trombose da artéria renal e/ou da veia renal
    Necrose tubular aguda
Metabólicas
    Hiperglicemia
    Hipertrigliceridemia
    Hipocalcemia
    Encefalopatia
    Cegueira súbita (retinopatia de Purtscher)
Sistema nervoso central
    Psicose
    Êmbolos gordurosos
Necrose gordurosa
    Tecidos subcutâneos (nódulos eritematosos)
    Ossos
    Diversas (mediastino, pleura, sistema nervoso)

recomenda-se realizá-la por 4 a 6 semanas para permitir que as coleções pancreáticas desapareçam ou evoluam até o surgimento de limites mais organizados (i.e., encapsuladas), de modo que a intervenção cirúrgica ou endoscópica seja geralmente mais segura e mais efetiva.

PSEUDOCISTOS A incidência de pseudocistos é baixa, e a maioria das coleções agudas desaparece com o tempo. Menos de 10% dos pacientes apresentam coleções líquidas persistentes após 4 semanas que poderiam atender aos critérios de pseudocisto. Apenas coleções sintomáticas exigem intervenção com drenagem endoscópica ou cirúrgica.

RUPTURA DO DUCTO PANCREÁTICO (DESCONEXÃO DUCTAL) A ruptura do ducto pancreático pode evidenciar-se por sintomas como dor abdominal crescente ou dispneia na presença de acúmulo crescente de líquido resultando em ascite pancreática (líquido ascítico com alto nível de amilase). O diagnóstico pode ser confirmado por colangiopancreatografia por ressonância magnética (CPRM) ou CPRE. A colocação de um *stent* pancreático comunicante por no mínimo 6 semanas tem eficácia > 90% como medida de controle do extravasamento com ou sem o uso de nutrição parenteral e octreotida. Os *stents* não comunicantes são menos efetivos (25-50%), mas devem ser considerados em conjunto com nutrição parenteral e octreotida antes da intervenção cirúrgica.

COMPLICAÇÕES PERIVASCULARES As complicações perivasculares podem incluir *trombose de veia esplênica* com varizes gástricas e pseudoaneurismas, além de *trombose de veia mesentérica superior e portal*. As *varizes gástricas* raramente sangram, mas podem ser potencialmente fatais. Da mesma forma, o sangramento potencialmente fatal por um *pseudoaneurisma* roto pode ser diagnosticado e tratado com angiografia mesentérica e embolização.

INFECÇÕES EXTRAPANCREÁTICAS Ocorrem infecções nosocomiais em até 20% dos pacientes com pancreatite aguda. Os pacientes devem ser continuamente monitorados quanto ao desenvolvimento de pneumonia, infecção do trato urinário e infecção do acesso vascular. Culturas repetidas de urina, monitoramento das radiografias de tórax e troca rotineira dos acessos vasculares são importantes durante a hospitalização.

Acompanhamento clínico As hospitalizações por pancreatite aguda moderadamente grave ou grave podem durar semanas ou meses e costumam incluir um período de internação em unidade de terapia intensiva, além de reabilitação ambulatorial ou cuidados de enfermagem de longo prazo. A avaliação de seguimento deve verificar se houve desenvolvimento de diabetes, insuficiência pancreática exócrina, colangite recorrente ou coleções líquidas infectadas. Conforme citado antes, a colecistectomia deve ser realizada durante a hospitalização inicial por pancreatite biliar aguda leve. Para os pacientes com pancreatite biliar necrosante, o momento ideal da colecistectomia deve ser individualizado.

PANCREATITE AGUDA RECORRENTE

Cerca de 25% dos pacientes que tiveram um episódio de pancreatite aguda apresentam recidiva. Os dois fatores etiológicos mais comuns são álcool e colelitíase. Nos pacientes com pancreatite recidivante sem causa evidente, o diagnóstico diferencial deve incluir doença oculta do trato biliar (inclusive microlitíase), hipertrigliceridemia, câncer pancreático e pancreatite hereditária (Tab. 348-1). Em uma série de 31 pacientes com diagnóstico inicial de pancreatite aguda idiopática ou recidivante, foi constatada a existência de doença oculta por cálculos biliares em 23 casos. Por conseguinte, cerca de dois terços dos pacientes com pancreatite aguda recidivante sem causa evidente apresentam, na realidade, doença oculta com cálculos biliares devidos à microlitíase. As anomalias genéticas (p. ex., mutações associadas à pancreatite hereditária e fibrose cística) podem resultar em pancreatite recidivante. Outras doenças da árvore biliar e dos ductos pancreáticos que podem causar pancreatite aguda são coledococele, tumores ampulares, pâncreas *divisum* e cálculos, estenose e tumor do ducto pancreático. Cerca de 2 a 4% dos pacientes com câncer pancreático apresentam-se com pancreatite aguda.

PANCREATITE DOS PACIENTES COM SÍNDROME DA IMUNODEFICIÊNCIA ADQUIRIDA

Teoricamente, a incidência de pancreatite aguda é mais alta nos pacientes com Aids por duas razões: (1) incidência alta de infecções que acometem o pâncreas, como infecções por citomegalovírus, *Cryptosporidium* e complexo *Mycobacterium avium*; e (2) uso frequente de fármacos para tratar Aids como didanosina, pentamidina, sulfametoxazol-trimetoprima e inibidores de protease. A incidência tem sido marcadamente reduzida devido a avanços na terapia, incluindo a queda no uso de didanosina (Cap. 202).

PANCREATITE CRÔNICA E INSUFICIÊNCIA PANCREÁTICA EXÓCRINA

FISIOPATOLOGIA

A pancreatite crônica é um processo patológico caracterizado pelo dano irreversível ao pâncreas, diferentemente das alterações reversíveis observadas na pancreatite aguda (Tab. 348-4). Os eventos que desencadeiam e perpetuam o processo inflamatório no pâncreas tornam-se mais claros a cada dia. Independentemente do mecanismo da lesão, está claro que a ativação das células estreladas leva à expressão de citocinas e produção de proteínas da matriz extracelular que contribuem para a inflamação aguda e crônica e para a deposição de colágeno no pâncreas. A pancreatite crônica é definida pela presença de anormalidades histológicas como inflamação crônica, fibrose e destruição progressiva (atrofia) dos tecidos exócrinos e endócrinos. Várias etiologias foram associadas à pancreatite crônica, resultando nas manifestações principais da doença, como dor abdominal, esteatorreia, perda de peso, diabetes melito e, menos comumente, câncer pancreático (Tab. 348-5).

Mesmo em pessoas nas quais se acredita que o álcool seja a causa primária da pancreatite crônica, é provável que outros fatores sejam necessários para o desenvolvimento e a progressão da doença, o que explica o porquê de nem todos os consumidores pesados de álcool desenvolverem doença pancreática. Existe também uma relação direta entre tabagismo e pancreatite crônica. O tabagismo aumenta a suscetibilidade à autodigestão pancreática e predispõe à desregulação da função do CFTR das células ductais. O tabagismo é um fator de risco dose-dependente independente de pancreatite crônica e pancreatite aguda recidivante. A exposição continuada tanto ao álcool como ao tabagismo está associada com a progressão da doença, incluindo a fibrose pancreática e as calcificações.

A caracterização das células estreladas pancreáticas (CEPs) ampliou a compreensão das respostas celulares subjacentes ao desenvolvimento da pancreatite crônica. Especificamente, acredita-se que as CEPs desempenham um papel na manutenção da arquitetura pancreática normal, a qual desvia para fibrogênese nos casos de pancreatite crônica. Acredita-se que o álcool ou estímulos adicionais levem à destruição mediada por metaloproteinase matricial (MPM) do colágeno normal presente no parênquima pancreático, permitindo, mais tarde, o remodelamento pancreático. As citocinas pró-inflamatórias, fator de necrose tumoral α (TNF-α, de *tumor necrosis factor α*), interleucina (IL)-1 e IL-6, bem como complexos oxidantes, são capazes de induzir a atividade das CEPs com síntese subsequente de colágeno novo. Além de serem estimuladas por citocinas, oxidantes ou fatores de crescimento, as CEPs também têm vias autócrinas autoativadoras mediadas pelo fator de crescimento transformador β (TGF-β, de *transforming growth factor β*), que pode explicar a progressão da doença na pancreatite crônica, mesmo depois da remoção dos estímulos deletérios.

CONSIDERAÇÕES ETIOLÓGICAS

Entre os norte-americanos adultos, o alcoolismo é a causa mais comum de pancreatite crônica clinicamente evidente, enquanto a fibrose cística é a causa mais frequente nas crianças. Até 25% dos adultos nos Estados Unidos com pancreatite crônica apresentam a forma *idiopática*, incluindo um subgrupo de pacientes que não desenvolvem manifestações clínicas até mais tarde (pancreatite crônica idiopática de início tardio). Investigações recentes indicaram que até 15% dos pacientes com pancreatite crônica previamente classificada como pancreatite idiopática podem ter uma predisposição genética subjacente (Tab. 348-5).

O protótipo de defeito genético foi identificado no gene catiônico do tripsinogênio (*PRSS1*) depois do estudo de várias famílias numerosas com pancreatite crônica. Foram identificadas mutações patogênicas e não patogênicas adicionais nesse gene. A anomalia impede a destruição da tripsina ativada prematuramente e permite que ela resista ao efeito protetor intracelular do inibidor da tripsina. Alguns autores sugeriram a hipótese de que essa ativação contínua das enzimas digestivas dentro da glândula resulte em lesão aguda e, por fim, pancreatite crônica. Desde a descoberta da mutação do *PRSS1*, outros modificadores genéticos da doença foram identificados (Tab. 348-5).

O gene *CFTR* funciona como um canal de cloreto regulado por AMPc. Nos pacientes com fibrose cística, a concentração alta de macromoléculas pode bloquear os ductos pancreáticos. No entanto, deve ser reconhecido que existe muitíssima heterogeneidade na relação com a anomalia do gene *CFTR*. Mais de 1.700 supostas mutações do gene *CFTR* já foram identificadas. As tentativas de elucidar a relação entre o genótipo e as manifestações pancreáticas foram dificultadas pelo grande número e pelas diferentes classes de mutações em *CFTR*. A capacidade de detectar mutações do *CFTR* levou ao reconhecimento de que o espectro clínico da doença é mais amplo do que até então se admitia. Dois estudos esclareceram a relação entre mutações do gene *CFTR* e outra forma monossintomática de fibrose cística (i.e., pancreatite crônica). Estima-se que, nos pacientes com pancreatite idiopática, a frequência de uma única mutação do *CFTR* seja 11 vezes maior que a frequência esperada e que a frequência de dois alelos mutantes seja 80 vezes maior que a esperada. Nesses estudos, os pacientes eram adultos quando foi estabelecido o diagnóstico de pancreatite; nenhum deles apresentava qualquer evidência clínica de doença pulmonar, e os resultados do teste do suor não foram diagnósticos de fibrose cística. A prevalência dessas mutações é desconhecida, sendo necessário realizar estudos adicionais. Além disso, as implicações terapêuticas e prognósticas desses achados em relação ao tratamento da pancreatite ainda não foram determinadas. As mutações em *CFTR* são comuns na população geral, de modo que ainda não foi esclarecido se apenas a mutação do *CFTR* pode causar pancreatite como doença autossômica recessiva. Um estudo recente avaliou 39 pacientes com pancreatite crônica idiopática, a fim de determinar o risco associado a essas mutações. Os pacientes com duas mutações do *CFTR* (heterozigotos compostos) demonstraram função do *CFTR* em algum nível entre o observado na fibrose cística típica e os portadores de fibrose cística; além disso, o risco de desenvolver pancreatite era 40 vezes maior. A presença de uma mutação distinta do gene (*N34S SPINK1*) aumentava o risco em 20 vezes. A combinação de duas mutações do *CFTR* e uma mutação do *N34S SPINK1* aumentava o risco de pancreatite em 900 vezes. O conhecimento das anomalias genéticas e de alterações subsequentes da expressão de proteínas levou ao desenvolvimento de tratamentos novos para crianças com fibrose cística, que potencializam o canal CFTR e resultam em melhorias da função pulmonar, qualidade de vida e ganho ponderal. Alguns estudos mostraram que o uso de moduladores de CFTR pode reduzir a frequência de pancreatite aguda em portadores heterozigotos. A Tabela 348-5 lista outras causas reconhecidas de pancreatite crônica.

TABELA 348-5 ■ Complicações da pancreatite crônica: sistema TIGAR-O

Tóxico-metabólicas
Alcoólica
Tabagismo
Hipercalcemia
Hiperlipidemia (hipertrigliceridemia)
Doença renal crônica

Idiopáticas
Início precoce
Início tardio
Tropical

Genéticas
Tripsinogênio catiônico (*PRSS1*)
Gene regulador da condutância transmembrana da fibrose cística (*CFTR*)[a]
Receptor sensível ao cálcio (*CASR*)[a]
Gene C da quimiotripsina (*CTRC*)[a]
Gene inibidor da tripsina secretória pancreática (*SPINK1*)[a]

Autoimunes
Pancreatite autoimune tipo 1 (associada com doença relacionada à IgG4)
Pancreatite autoimune tipo 2 (pancreatite centroductal idiopática)

Pancreatite aguda recidivante (R) grave
Pós-necrótica (pancreatite aguda grave)
Pancreatite aguda recidivante
Doenças vasculares/isquemia
Induzida por radiação

Obstrutivas
Pâncreas *divisum* (pâncreas bífido)[a]
Obstrução ductal (p. ex., tumor)
Cistos da parede duodenal pré-ampulares
Estenoses pós-traumáticas do ducto pancreático

[a]Acredita-se que essas condições sejam modificadoras da doença que necessitam de fatores adicionais para causar pancreatite crônica.
Sigla: TIGAR-O, tóxico-metabólica, idiopática, genética, autoimune, pancreatite recidivante (R) e aguda grave, obstrutiva.

TABELA 348-6 ■ Comparação entre os subtipos de pancreatite autoimune (PAI)

	PAI tipo 1	PAI tipo 2
Idade ao diagnóstico, média	Sétima década	Quinta década
Sexo masculino	75%	50%
Elevação sérica de IgG4	~66%	~25%
Envolvimento de outros órgãos	50%	Não[a]
Achados histológicos:		
Infiltrado linfoplasmático	++	++
Inflamação periductal	++	++
Fibrose "estoriforme"	++	+
Flebite obliterativa	++	+
Lesão epitelial granulocítica (LEG)	–	+++
Coloração tecidual para IgG4	Abundante (≥ 10 células/cga)	Escassa (< 10 células/cga)
Resposta aos corticosteroides	~100%	~100%
Risco de recidiva	Alto (20-60%)	Baixo (< 10%)
Associação com IgG4-RD	Sim	Não

[a]A doença inflamatória intestinal é vista em cerca de 10-20% dos pacientes com pancreatite centroductal idiopática, mas também ocorre na PAI tipo 1.

Siglas: cga, campo de grande aumento; IgG4-RD, doença relacionada à IgG4.

Fonte: Reproduzida com permissão de PA Hart: Reviews in basic and clinical gastroenterology and hepatology. Gastroenterology 149:39, 2015.

PANCREATITE AUTOIMUNE (TAB. 348-6)

A pancreatite autoimune (PAI) se refere a uma forma de pancreatite com histopatologia distinta e várias diferenças singulares no fenótipo clínico. Atualmente, dois subtipos de PAI são reconhecidos: a PAI tipo 1 e a pancreatite centroductal idiopática (PCDI, também chamada de PAI tipo 2). A PAI tipo 1 é identificada como a manifestação pancreática de uma síndrome multiorgânica atualmente chamada de doença relacionada à IgG4 (Cap. 368). Os achados histopatológicos típicos da PAI 1 incluem infiltrado linfoplasmocitário, fibrose "estoriforme" e células IgG4 abundantes. A PCDI é histologicamente definida pela presença de infiltrado granulocítico das paredes ductais (chamada de lesão epitelial granulocítica [LEG]), mas sem células positivas para IgG4. A PAI tipo 1 costuma estar associada ao envolvimento de outros órgãos em casos de doença relacionada à IgG4, incluindo aumento bilateral de glândulas submandibulares, lesões renais características, fibrose retroperitoneal e estenose da árvore biliar suprapancreática. Por outro lado, a PCDI é um distúrbio específico do pâncreas que está associado à doença inflamatória intestinal em cerca de 10% dos pacientes. A PAI não é uma causa comum de pancreatite aguda recidivante idiopática.

Icterícia, perda ponderal e diabetes de início recente são os sintomas de apresentação mais comuns. A elevação dos níveis séricos de IgG4 dá suporte ao diagnóstico (elevados em dois terços dos pacientes com PAI tipo 1), mas tem baixo valor preditivo positivo quando usada de forma isolada sem outros achados clínicos. A TC demonstra anormalidades na maioria dos pacientes com aumento difuso ou focal durante a doença ativa, a menos que a glândula esteja atrófica devido a doença prévia (Fig. 348-3). A presença de uma borda inflamatória, o chamado sinal da cápsula, é altamente específica (mas não é sensível) para a PAI. A CPRE e a CPRM revelam estenoses de ductos biliares em mais de um terço dos pacientes com PAI, incluindo alguns pacientes com estenose isolada de ductos biliares intra-hepáticos (apenas PAI tipo 1), o que pode simular a colangite esclerosante primária e é também chamado de colangite esclerosante relacionada à IgG4 (anteriormente chamada de colangite associada à IgG4).

Os critérios HISORt da Mayo Clinic oferecem um mnemônico útil para lembrar as principais características diagnósticas dessa doença, incluindo (1) *h*istologia, (2) *i*magem, (3) *s*orologia (níveis séricos elevados de IgG4), (4) *o*utros órgãos envolvidos e (5) *r*esposta à *t*erapia com glicocorticoide. Esses critérios diagnósticos foram harmonizados com aqueles de outros países para desenvolver os *International Consensus Diagnostic Criteria for AIP*, os quais são os critérios mais amplamente utilizados. Os glicocorticoides demonstraram ser eficazes no alívio dos sintomas, diminuindo o tamanho do pâncreas e revertendo as manifestações histopatológicas em pacientes com PAI. Os pacientes geralmente respondem dramaticamente ao tratamento com glicocorticoides dentro de um período de 2 a 4 semanas. Em geral, a prednisona é administrada na dose inicial de 40 mg/dia por 4 semanas, seguida de redução progressiva da dose diária em 5 mg/semana, com base na monitoração dos parâmetros clínicos. O alívio dos sintomas, a bioquímica hepática e as anormalidades de imagem do pâncreas e ductos biliares são acompanhados para avaliar a resposta ao tratamento. Uma resposta ruim aos glicocorticoides deve levantar a suspeita de um diagnóstico alternativo, como o câncer pancreático. Um estudo internacional multicêntrico recente revisou > 1.000 pacientes com PAI. A remissão clínica foi alcançada por 99% dos pacientes com PAI tipo 1 e por 92% dos portadores de PAI tipo 2 com o uso de corticosteroides. Porém, a recidiva da doença ocorreu em 31 e 9% dos pacientes com PAI tipos 1 e 2, respectivamente. Os pacientes com múltiplas recidivas podem ser manejados com um imunossupressor (p. ex., azatioprina, 6-mercaptopurina ou micofenolato de mofetila) ou com a terapia depletora de células B (p. ex., rituximabe). O desenvolvimento de cânceres depois do diagnóstico de PAI é incomum.

Manifestações clínicas da pancreatite crônica Os pacientes com pancreatite crônica primariamente buscam ajuda médica por dor abdominal ou sintomas de má digestão. A dor abdominal pode ser muito variável na sua localização, intensidade e frequência. A dor pode ser constante ou intermitente, com intervalos sem dor. A ingestão de alimentos pode exacerbar a dor, dando origem ao temor de comer, com consequente perda de peso. O espectro da dor abdominal varia de leve a muito grave, e a dependência de narcóticos é uma consequência frequente. Costuma haver disparidade entre a intensidade relatada da dor abdominal e os achados físicos, o que

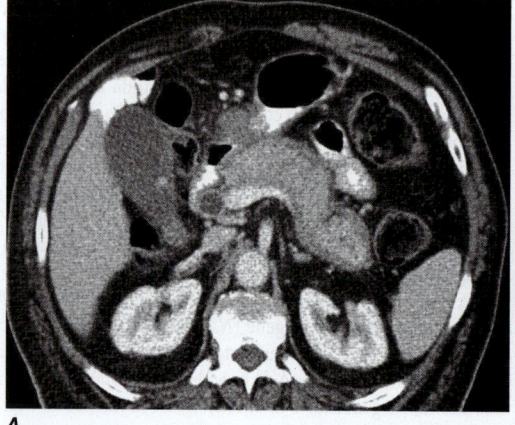
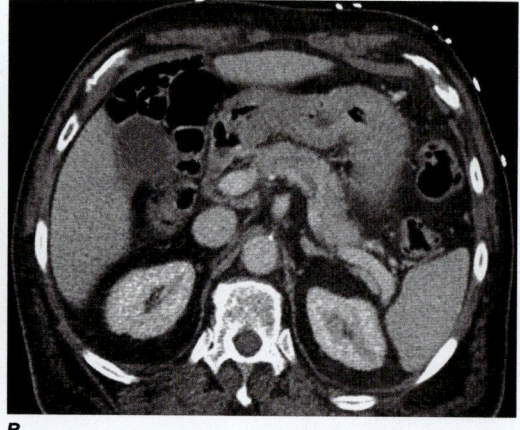

FIGURA 348-3 Características de imagem do parênquima pancreático em paciente com pancreatite autoimune tipo 1 na tomografia computadorizada (TC). **A.** TC contrastada do abdome demonstrando aumento pancreático difuso e uma borda hipoecoica (sinal da cápsula) em paciente com icterícia. O nível sérico de IgG4 era de 942 mg/dL (faixa de referência de 4-86 mg/dL), de modo que o paciente foi definitivamente diagnosticado com pancreatite autoimune tipo 1. **B.** TC contrastada do abdome após um curso de tratamento com altas doses de corticosteroides demonstrando o retorno do pâncreas ao tamanho normal, o reaparecimento das lobulações normais ao longo das margens e a ausência da borda hipoecoica.

primariamente consiste em hipersensibilidade abdominal não focal. Os pacientes com dor abdominal crônica podem ou não experimentar sintomas de má digestão, como diarreia crônica, esteatorreia e/ou perda ponderal. As deficiências de vitaminas lipossolúveis são cada vez mais reconhecidas. É importante observar que existe prevalência excepcionalmente elevada de doença óssea metabólica na pancreatite crônica, com cerca de 65% dos pacientes apresentando osteopenia ou osteoporose. Os pacientes com pancreatite crônica têm comprometimento da qualidade de vida e desenvolvem morbidade significativa, necessitando do uso frequente dos recursos de cuidados de saúde.

O diagnóstico da pancreatite crônica inicial ou leve pode ser difícil, pois não há um biomarcador acurado para a doença. Ao contrário da pancreatite aguda, os níveis séricos de amilase e lipase em geral não estão acentuadamente elevados na pancreatite crônica. Em vez disso, os níveis séricos baixos das enzimas pancreáticas são moderadamente específicos para um diagnóstico de pancreatite crônica, mas sua sensibilidade é baixa. A elevação dos níveis séricos de bilirrubina e fosfatase alcalina pode indicar colestase secundária à estenose do colédoco causada pela inflamação crônica ou fibrose. A prevalência cumulativa de insuficiência pancreática exócrina é > 80%. A presença de esteatorreia clinicamente evidente em paciente com pancreatite crônica é altamente sugestiva dessa complicação. Porém, nos pacientes com sintomas mais leves, os testes adicionais, como o nível fecal de elastase-1 (em amostra aleatória não diarreica), podem ser necessários para confirmar o diagnóstico de insuficiência pancreática exócrina. A avaliação radiográfica de um paciente sob suspeita de pancreatite crônica geralmente começa com exames não invasivos e progride para uma abordagem mais invasiva. A TC do abdome (Fig. 348-4) é a modalidade de escolha inicial, seguida de RM, ultrassonografia endoscópica (USE) e provas de função pancreática. Além de excluir a possibilidade de pseudocisto e câncer pancreático, a TC pode revelar calcificações, ductos pancreáticos ou biliares dilatados e pâncreas atrófico. Embora a TC de abdome e a CPRM auxiliem muito no diagnóstico da doença pancreática, o exame diagnóstico com mais sensibilidade é o teste de estimulação hormonal usando secretina. O teste de secretina é anormal quando há perda igual ou superior a 60% da função exócrina do pâncreas. Em geral, isso está relacionado com o início da dor abdominal crônica. O papel da USE no diagnóstico da pancreatite crônica em fase inicial ainda não está definido. No total, foram descritas nove características de pancreatite crônica à USE. A existência de cinco ou mais é considerada diagnóstica de pancreatite crônica. Isoladamente, a USE não é suficientemente específica para detectar pancreatite crônica inicial (Cap. 347), podendo mostrar características semelhantes em pacientes com diabetes, pacientes com história de tabagismo ou mesmo em pessoas idosas normais. Dados recentes sugerem que a USE pode ser combinada com as provas de função pancreática endoscópica (USE-PFPe) durante uma endoscopia de rastreamento para pancreatite crônica nos pacientes com dor abdominal crônica. As calcificações difusas observadas na radiografia simples de abdome costumam indicar dano significativo do pâncreas e são patognomônicas de pancreatite crônica. Embora o álcool seja, sem dúvida alguma, a causa mais comum de calcificação pancreática, essas calcificações também podem ser observadas na pancreatite hereditária, na pancreatite pós-traumática, na pancreatite crônica idiopática e na pancreatite tropical.

Complicações da pancreatite crônica Há várias complicações relacionadas à doença na pancreatite crônica além da dor abdominal e da insuficiência pancreática exócrina mencionadas anteriormente (Tab. 348-7). A prevalência vitalícia de diabetes relacionado à pancreatite crônica é > 80%. Embora a maioria dos pacientes desenvolva hiperglicemia devido à deficiência de insulina causada pela perda de células das ilhotas, é incomum haver cetoacidose diabética e coma diabético. Do mesmo modo, a lesão de órgãos-alvo (retinopatia, neuropatia, nefropatia) também não é comum. A retinopatia não diabética pode ser devida à deficiência de vitamina A e/ou de zinco.

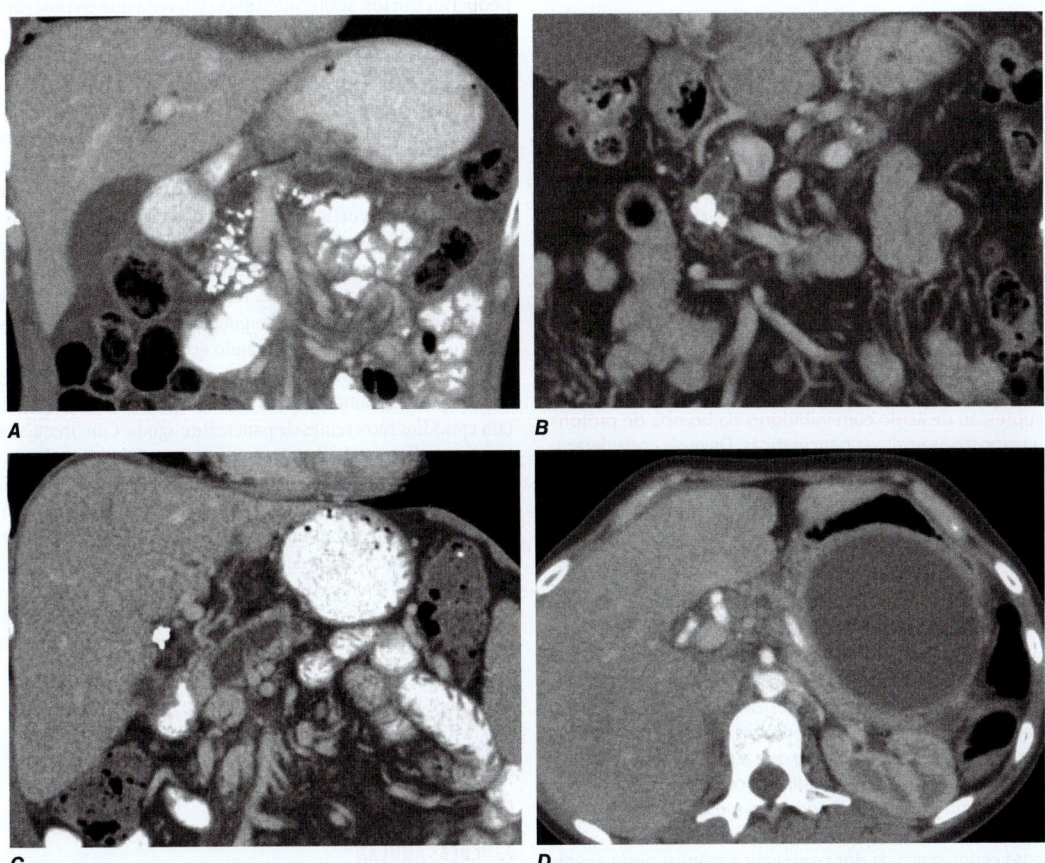

FIGURA 348-4 Distribuição das características de imagem da pancreatite crônica na tomografia computadorizada (TC). Características distintas da pancreatite crônica vistas em imagens selecionadas de TC contrastada do abdome de quatro pacientes, as quais estão descritas a seguir: **A.** Numerosas calcificações puntiformes envolvendo o parênquima pancreático na cabeça e corpo. **B.** Cálculo de tamanho moderado visualizado no ducto pancreático associado à dilatação ductal. **C.** Dilatação significativa do ducto pancreático e atrofia parenquimatosa adjacente secundária a uma estenose de ducto pancreático (a qual não é adequadamente visualizada nesta imagem). **D.** Grande cisto unilocular encapsulado na cauda do pâncreas consistente com um pseudocisto por pancreatite prévia. Observe a atrofia adjacente do parênquima pancreático.

TABELA 348-7 ■ Complicações da pancreatite crônica	
Dor abdominal crônica	Estenose biliar e/ou cirrose biliar
Insuficiência pancreática exócrina	Estenose do ducto pancreático
Diabetes melito	Pseudocisto
Trombose venosa esplâncnica	Câncer pancreático
Osteopatia metabólica (osteoporose)	

Osteoporose e osteopenia são cada vez mais reconhecidas na pancreatite crônica e estão provavelmente relacionadas a uma combinação de fatores de risco compartilhados (p. ex., uso de álcool, tabagismo), deficiência de vitamina D e efeitos deletérios da inflamação crônica sobre os ossos. Os pacientes podem ter hemorragia digestiva alta em consequência de ulceração péptica, gastrite, pseudocisto causando erosão do duodeno, sangramento arterial para dentro do ducto pancreático (*hemosuccus pancreaticus*) ou ruptura de varizes secundária à trombose da veia esplênica. Icterícia, colestase e cirrose biliar podem ser devidas à reação inflamatória crônica ao redor do segmento intrapancreático do ducto colédoco. Cerca de 20 anos depois do diagnóstico de pancreatite crônica calcificada, o risco cumulativo de câncer pancreático é de 4%. Os pacientes com pancreatite tropical ou hereditária por *PRSS1* têm risco aumentado de câncer pancreático em comparação com outras formas de pancreatite crônica.

TRATAMENTO
Pancreatite crônica

Atualmente não existem terapias para reverter ou retardar a progressão da doença na pancreatite crônica, de modo que o manejo se concentra primariamente na triagem e manejo das complicações relacionadas à doença.

ESTEATORREIA
O tratamento da esteatorreia com a terapia de reposição de enzimas é conceitualmente simples, embora a sua correção completa da esteatorreia seja incomum. Em geral, o tratamento de reposição enzimática controla a diarreia e restaura a absorção das gorduras a um nível aceitável, permitindo o aumento do peso. Assim, a reposição das enzimas pancreáticas é a base do tratamento. No tratamento da esteatorreia, é importante utilizar uma formulação pancreática potente, capaz de fornecer lipase em quantidade suficiente ao duodeno para corrigir a má digestão e diminuir a esteatorreia. Para os adultos com insuficiência pancreática exócrina, geralmente se recomenda iniciar com uma dose de 25.000 a 50.000 unidades de lipase tomadas durante cada refeição; porém, a dose pode precisar ser aumentada até 100.000 unidades de lipase dependendo da resposta dos sintomas, parâmetros nutricionais e/ou resultados das provas de função do pâncreas. Além disso, alguns pacientes podem necessitar da supressão de ácido com inibidores da bomba de prótons para otimizar a resposta às enzimas pancreáticas. Deve-se considerar o monitoramento de parâmetros nutricionais, como as vitaminas lipossolúveis, os níveis de zinco, o peso corporal e a mensuração periódica da densidade mineral óssea.

DOR ABDOMINAL
O manejo da dor em pacientes com pancreatite crônica é difícil devido aos complexos mecanismos da dor relacionada à pancreatite. Metanálises recentes não demonstraram qualquer benefício consistente do tratamento com enzimas para reduzir a dor da pancreatite crônica. O alívio da dor obtido pelos pacientes tratados com enzimas pancreáticas pode ser devido à melhora da dispepsia decorrente da má digestão. Um estudo randomizado de curto prazo mostrou que a pregabalina pode reduzir a dor da pancreatite crônica e diminuir a necessidade de analgésicos. Outros estudos com o uso de antioxidantes mostraram resultados mistos.

O *tratamento endoscópico* da dor pancreática crônica pode envolver esfincterotomia, colocação de *stents* em ductos pancreáticos, extração dos cálculos e drenagem de pseudocisto pancreático. O tratamento dirigido ao ducto pancreático pode parecer mais apropriado quando há uma estenose dominante, especialmente se um cálculo estiver causando obstrução intraductal. A colocação de *stent* endoscópico nos pacientes com dor crônica, porém sem estenose dominante, não foi avaliada por estudos clínicos controlados. Sabe-se atualmente que podem ocorrer complicações significativas com a colocação de *stents* (p. ex., migração do *stent*, oclusão dos *stents* e estenoses ductais pancreáticas induzidas por *stents*). As diretrizes recentes recomendam a consideração do bloqueio do plexo celíaco no tratamento da dor na pancreatite crônica, mas as recomendações se baseiam em evidências de qualidade muito baixa. O bloqueio não foi estudado de maneira rigorosa na pancreatite crônica e não oferece alívio duradouro da dor. Ele pode oferecer alívio em alguns pacientes selecionados, mas a identificação *a priori* dos pacientes que responderão é difícil. Nos pacientes com dilatação de ductos pancreáticos, a descompressão ductal com *tratamento cirúrgico* tem sido a terapia de escolha. Entre esses pacientes, 80% parecem obter alívio imediato; entretanto, no final de 3 anos, metade tem recidiva da dor. Dois estudos clínicos prospectivos randomizados, comparando o tratamento endoscópico *versus* cirúrgico para pancreatite crônica, demonstraram que o tratamento cirúrgico é superior à endoscopia para aliviar a dor e melhorar a qualidade de vida dos pacientes selecionados com dilatação de ductos e dor abdominal. Isso sugere a necessidade de considerar uma intervenção cirúrgica para pacientes com pancreatite crônica que apresentam ductos dilatados e dor. A utilidade da colocação pré-operatória de *stent* como fator preditivo pré-operatório da resposta ainda não foi comprovada.

A pancreatectomia total com ou sem transplante autólogo de células das ilhotas tem sido utilizada em pacientes selecionados com pancreatite crônica e dor abdominal refratária ao tratamento convencional. Porém, alguns pacientes continuarão a ter dor no pós-operatório, ilustrando a natureza complexa da dor em pacientes com pancreatite crônica. Os pacientes que mais se beneficiam com a pancreatectomia total têm duração mais curta dos sintomas e menor necessidade de analgésicos. O papel desse procedimento ainda não está totalmente definido, mas pode ser uma opção à cirurgia de descompressão ductal ou ressecção pancreática parcial nos pacientes com doença dolorosa e refratária dos pequenos ductos, sobretudo tendo em vista que os procedimentos cirúrgicos padronizados tendem a diminuir a produção de células das ilhotas.

PANCREATITE HEREDITÁRIA
A pancreatite hereditária (*PRSS1*) é uma forma rara de pancreatite com início em idade precoce e que está geralmente associada com agregados familiares de casos. Um estudo genômico amplo utilizando análise de ligação (*linkage*) genética identificou o gene da pancreatite hereditária no cromossomo 7. As mutações dos códons dos íons 29 (éxon 2) e 122 (éxon 3) do gene do tripsinogênio catiônico (*PRSS1*) causam formas autossômicas dominantes de pancreatite. As mutações do códon 122 acarretam uma substituição de arginina correspondente por outro aminoácido, em geral histidina. Essa substituição, quando ocorre, elimina o sítio de autodestruição da tripsina à prova de falhas, que é necessário para eliminar a tripsina ativada prematuramente dentro da célula acinar. Esses pacientes apresentam episódios recorrentes de pancreatite aguda. Com frequência, os pacientes desenvolvem calcificação pancreática, diabetes melito e esteatorreia; além disso, demonstram maior incidência de câncer pancreático, com uma incidência cumulativa de cerca de 10%. Um estudo sobre a história natural da pancreatite hereditária em mais de 200 pacientes da França relatou que a dor abdominal começou na infância (10 anos de idade), a esteatorreia surgiu aos 29 anos de idade, o diabetes se manifestou aos 38 anos e o carcinoma pancreático estava presente aos 55 anos. Queixas abdominais de familiares de pacientes com pancreatite hereditária devem levantar suspeita de doença pancreática.

TUMORES ENDÓCRINOS DO PÂNCREAS
Os tumores endócrinos do pâncreas estão descritos no Capítulo 84.

OUTRAS PATOLOGIAS
PÂNCREAS ANULAR
Quando o pâncreas ventral deixa de migrar corretamente para entrar em contato com o pâncreas dorsal, o resultado pode ser o aparecimento de um anel de tecido pancreático circundando o duodeno. Esse pâncreas anular pode acarretar obstrução intestinal no recém-nascido ou no adulto. Os sintomas de plenitude pós-prandial, dor epigástrica, náuseas e vômitos

podem ocorrer durante vários anos até que esse diagnóstico seja considerado. Os achados radiográficos são dilatação simétrica do duodeno proximal com proeminência dos recessos em cada lado da faixa anular, apagamento porém sem destruição da mucosa duodenal, acentuação das anormalidades na posição oblíqua anterior direita e ausência de modificação em exames repetidos. O diagnóstico diferencial deve incluir membranas duodenais, tumores do pâncreas ou duodeno, úlcera duodenal, enterite regional e aderências. Os pacientes com pâncreas anular têm incidência aumentada de pancreatite e úlcera péptica. Por causa dessas e de outras complicações potenciais, o tratamento deve ser cirúrgico mesmo quando a condição esteve presente por vários anos. A duodenojejunostomia retrocólica é o procedimento de escolha, porém alguns cirurgiões recomendam gastrectomia de Billroth II, gastroenterostomia e vagotomia.

PÂNCREAS *DIVISUM*

O pâncreas *divisum* (pâncreas bífido) está presente em 7 a 10% da população e ocorre quando os segmentos pancreáticos embrionários ventral e dorsal não se fundem, de forma que a drenagem pancreática é realizada principalmente por meio da papila acessória menor. Essa é a variante anatômica congênita mais comum do pâncreas humano. Evidências atuais indicam que essa anomalia não predispõe ao desenvolvimento de pancreatite na maioria dos pacientes acometidos. Entretanto, a combinação de pâncreas *divisum* e um pequeno orifício acessório pode resultar em obstrução do ducto dorsal. O desafio consiste em identificar essa subpopulação de pacientes com patologia do ducto dorsal. A canulação do ducto dorsal por CPRE é tecnicamente difícil e está associada a risco muito alto de pancreatite pós-CPRE, de modo que os pacientes com pancreatite e pâncreas *divisum* devem provavelmente ser tratados com medidas conservadoras. Em muitos desses pacientes, a pancreatite é idiopática e não está relacionada com o pâncreas *divisum*. A intervenção endoscópica ou cirúrgica está indicada apenas em caso de recidiva da pancreatite e se nenhuma outra causa for identificada. É preciso ressaltar que a demonstração do pâncreas *divisum* à CPRE/CPRM (i.e., um ducto ventral de pequeno calibre com padrão de arborização) pode ser confundida com um ducto pancreático principal obstruído, secundário a uma lesão expansiva.

MACROAMILASEMIA

Na macroamilasemia, a amilase circula no sangue na forma de um polímero grande demais para ser excretado facilmente pelos rins. Os pacientes com essa condição demonstram níveis de amilase altos no soro e baixos na urina. A presença de macroamilase pode ser documentada por cromatografia do soro. A prevalência de macroamilasemia é de 1,5% na população geral de adultos não alcoolistas hospitalizados. Em geral, a macroamilasemia é um achado incidental e não está relacionada com doença do pâncreas ou de outros órgãos. A macrolipasemia foi documentada em pacientes com cirrose ou linfoma não Hodgkin. Nesses pacientes, o pâncreas parece normal à US e à TC. Estudos demonstraram que a lipase forma complexos com a imunoglobulina A (IgA). Assim, a possibilidade de macroamilasemia *e* macrolipasemia deve ser considerada nos pacientes com níveis sanguíneos altos dessas enzimas.

Agradecimento Este capítulo representa uma versão revisada dos capítulos dos Drs. Norton J. Greenberger (falecido), Phillip P. Toskes (falecido), Peter A. Banks e Bechien Wu publicados nas edições anteriores deste livro.

LEITURAS ADICIONAIS

Crockett SD et al: American Gastroenterological Association Institute guideline on initial management of acute pancreatitis. Gastroenterology 154:1096, 2018.
Forsmark CE et al: Acute pancreatitis. N Engl J Med 375:1972, 2016.
Gardner TB et al: ACG clinical guideline: Chronic pancreatitis. Am J Gastroenterol 115:322, 2020.
Hart PA, Conwell DL: Chronic pancreatitis: Managing a difficult disease. Am J Gastroenterol 115:49, 2020.
Hart PA et al: Recent advances in autoimmune pancreatitis. Gastroenterology 149:39, 2015.
Petrov MS, Yadav D: Global epidemiology and holistic prevention of pancreatitis. Nat Rev Gastroenterol Hepatol 16:175, 2019.
Yadav D, Lowenfels AB: The epidemiology of pancreatitis and pancreatic cancer. Gastroenterology 144:1252, 2013.

PARTE 11 Distúrbios imunomediados, inflamatórios e reumatológicos

Seção 1 O sistema imune na saúde e na doença

349 Introdução ao sistema imune
Barton F. Haynes, Kelly A. Soderberg, Anthony S. Fauci

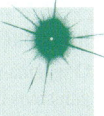

DEFINIÇÕES

- *Anticorpo* – moléculas produzidas pela célula B, codificadas por genes que se rearranjam durante o desenvolvimento dessa célula, consistindo em cadeias pesada e leve de imunoglobulina, que, em conjunto, formam o componente central do receptor de células B (BCR, de *B-cell receptor*) para o antígeno. O anticorpo pode existir como moléculas de reconhecimento do antígeno na superfície da célula B ou como moléculas secretadas no plasma e em outros fluidos corporais.
- *Anticorpos polirreativos* – anticorpos de baixa afinidade produzidos pelas células B que fazem reação cruzada com múltiplos antígenos e estão disponíveis no momento da infecção para se ligar e cobrir o patógeno invasor e protagonizar respostas inatas, a fim de reduzir a infecção até que seja produzida uma resposta adaptativa com anticorpo protetor de alta afinidade.
- *Antígenos* – moléculas estranhas ou próprias que são reconhecidas pelos sistemas imunes adaptativo e inato, resultando em indução de células imunes, ativação das células T e/ou produção de anticorpos pelas células B.
- *Apoptose* – processo de *morte celular programada* pelo qual a sinalização por meio de vários "receptores de morte" da superfície celular (p. ex., receptores do fator de necrose tumoral [TNF, de *tumor necrosis factor*], CD95) leva a uma cascata de sinalização que envolve a ativação das moléculas da família das caspases, à clivagem do DNA e à morte celular. A apoptose não leva à indução de inflamação desordenada e deve ser distinguida da *necrose celular*, que a causa.
- *Autofagia* – mecanismo da via de degradação lisossomal usado pelas células para eliminar resíduos intracelulares e organelas danificadas. A autofagia pelas células do sistema imune inato é usada para controlar agentes infecciosos intracelulares, como as micobactérias, em parte pela iniciação da maturação dos fagossomos e pela intensificação da apresentação de antígeno pelo complexo de histocompatibilidade principal (MHC, de *major histocompatibility complex*) classe II às células T CD4.
- *Célula T CD4* – subconjunto de linfócitos T que participam na imunidade adaptativa e ajudam as células B a produzirem anticorpo.
- *Célula T CD8* – subconjunto de linfócitos T citotóxicos que destroem células tumorais e células infectadas por patógenos intracelulares.
- *Célula T reguladora (Treg)* – células T CD4 e CD8 reguladas pelo fator de transcrição Foxp3 que atuam na modulação do sistema imune para prevenção de imunoativação deletéria. A expressão de Foxp3 é um marcador definidor de células Treg.
- *Células B reguladoras* – população de células B supressoras que auxiliam na inibição da inflamação pela liberação de citocinas, como a interleucina (IL) 10.
- *Células dendríticas* – APCs das linhagens mieloide e/ou linfoide do sistema imune adaptativo. As células dendríticas imaturas, ou precursores de células dendríticas, são componentes-chave do sistema imune inato, visto que respondem às infecções por meio da produção de altos níveis de citocinas. As células dendríticas são iniciadoras fundamentais da resposta imune inata mediante produção de citocinas, bem como da resposta imune adaptativa por meio da apresentação de antígenos aos linfócitos T.
- *Células linfoides inatas (ILCs, de innate lymphoid cells)* – são linfócitos que não expressam o tipo diversificado de receptores de antígenos nas células B e T. ILC1s, ILC2s e ILC3s são células residentes de tecido e com função análoga a CD4 T_H1, T_H2 e T_H17, respectivamente.
- *Células natural killer (NK)* – um tipo de ILC que destrói células-alvo que expressam poucas ou nenhuma molécula do antígeno leucocitário humano (HLA, de *human leukocyte antigen*) de classe I, como as células que sofreram transformação maligna e aquelas infectadas por vírus. As células NK expressam receptores que inibem a função *killer* celular quando o MHC de classe I próprio está presente. Células inatas NK espelham as funções das células T CD8 citotóxicas do sistema imune adaptativo.
- *Células T auxiliares foliculares (Tfh, de T follicular helper)* – células T CD4 reguladas por bcl-6 nos centros germinativos foliculares de célula B, que produzem IL-4 e IL-21 e modulam a diferenciação e a maturação da afinidade da célula B nos tecidos linfoides periféricos, como os linfonodos e o baço.
- *Células T NK* – linfócitos semelhantes aos inatos que usam uma cadeia invariável do receptor de célula T (TCR, de *T cell receptor*)-α combinada a um conjunto limitado de cadeias TCR-β e coexpressam receptores comumente encontrados nas células NK. As células T NK reconhecem antígenos lipídicos de agentes infecciosos de bactérias, vírus, fungos e protozoários.
- *Células T T_H1* – subconjunto de células T CD4 auxiliares reguladas pelo fator de transcrição T-bet, produtoras de interferon (IFN)-γ, IL-2 e TNF-β, e participam na imunidade celular.
- *Células T T_H2* – subconjunto de células T CD4 auxiliares reguladas pelos fatores de transcrição STAT6 e GATA3, que produzem IL-4, IL-5, IL-6, IL-9, IL-10 e IL-13 e regulam respostas de anticorpo e de eosinófilos.
- *Células T T_H9* – células T CD4 reguladas pelo fator de transcrição PU.1, que secretam IL-9 e intensificam a inflamação na doença atópica e na doença inflamatória intestinal, além de mediarem a imunidade antitumoral.
- *Células T T_H13* – células T auxiliares foliculares (Tfh) reguladas pelo fator de transcrição GATA3 que produz IL-4, IL-5 e IL-13. Tfh T_H13 induz resposta por anticorpos IgE de alta afinidade que causa reação anafilática aos alérgenos.
- *Células T_H17* – células T CD4 reguladas pelo fator de transcrição RORγt que secretam IL-17, IL-22 e IL-26 e desempenham papéis nos distúrbios inflamatórios autoimunes, bem como na defesa contra patógenos bacterianos e fúngicos.
- *Citocinas* – proteínas solúveis que interagem com receptores celulares específicos envolvidos na regulação do crescimento e na ativação das células imunes e que mediam as respostas inflamatórias e imunes normais e patológicas.
- *Classificação CD dos antígenos de diferenciação dos linfócitos humanos* – o desenvolvimento da tecnologia de anticorpos monoclonais levou à descoberta de um grande número de novas moléculas de superfície dos leucócitos. Em 1982, foi realizado o First International Workshop on Leukocyte Differentiation Antigens para estabelecer uma nomenclatura das moléculas de superfície celular dos leucócitos humanos. A partir desse e de outros *workshops* sobre a diferenciação dos leucócitos, surgiu a classificação do *grupo de diferenciação* (CD, de *cluster of differentiation*) dos antígenos leucocitários.
- *Complemento* – série de enzimas plasmáticas e proteínas efetoras em cascata cuja função é lisar e/ou marcar patógenos como alvos para serem fagocitados por neutrófilos e células da linhagem dos monócitos/macrófagos do sistema reticuloendotelial.
- *Cristalopatias* – depósitos de cristais de nano ou micropartículas, proteínas mal enoveladas ou matéria particulada transportada pelo ar que podem estimular o inflamassoma e iniciar a inflamação e o dano tecidual.
- *Doenças autoimunes* – doenças como o lúpus eritematoso sistêmico e a artrite reumatoide, nas quais as células do sistema imune adaptativo, como as células T e B autorreativas, tornam-se super-reativas e produzem células T contra o próprio organismo e respostas por anticorpos.
- *Doenças autoinflamatórias* – distúrbios hereditários, como as febres periódicas hereditárias (FPHs), caracterizadas por episódios recorrentes de inflamação grave e febre, secundários a mutações em regiões que controlam a resposta inflamatória inata, ou seja, o inflamassoma (ver adiante e Tab. 349-5). Pacientes com FPHs também apresentam erupções cutâneas, inflamações articulares e de serosas, e alguns podem apresentar sintomas neurológicos. Doenças autoinflamatórias são diferentes de doenças autoimunes no que se refere à ausência de evidência de ativação das células imunes adaptativas, como as células B autorreativas.
- *Exaustão da célula T* – estado das células T quando a persistência do antígeno perturba a função da célula T de memória, acarretando defeitos nas suas respostas. Essa situação ocorre com maior frequência

- nas neoplasias e nas infecções virais crônicas, como nos casos do vírus da imunodeficiência humana (HIV)-1 e da hepatite C.
- *Imunidade treinada* – a reprogramação epigenética, transcricional e funcional de células imunes inatas para se adaptar a estímulos prévios com patógenos e responder a um segundo contato de maneira alterada.
- *Inflamassoma* – grandes complexos citoplasmáticos de proteínas intracelulares que ligam o reconhecimento de produtos microbianos e o estresse celular à ativação proteolítica das citocinas inflamatórias IL-1β e IL-18. A ativação das moléculas do inflamassoma é a etapa-chave na resposta do sistema imune inato para o reconhecimento intracelular de microrganismos e outros sinais de perigo nos estados patológico e saudável.
- *Linfócitos B* – linfócitos derivados da medula óssea ou equivalentes da bursa que expressam Igs de superfície (BCR para antígeno) e secretam anticorpos específicos após a sua interação com antígenos.
- *Linfócitos T* – linfócitos derivados do timo que medeiam as respostas imunes celulares adaptativas, incluindo as funções celulares efetoras dos linfócitos T auxiliares, T reguladores e T citotóxicos.
- *Moléculas coestimuladoras* – moléculas de APCs (como B7-1 e B7-2 ou CD40) que levam à ativação das células T quando unidas por ligantes das células T ativadas (como CD28 ou CD40 ligante).
- *Padrões moleculares associados aos patógenos* (*PAMPs, de pathogen-associated molecular patterns*) – estruturas moleculares invariáveis expressas por grandes grupos de microrganismos que são reconhecidas por PRRs da célula hospedeira na mediação da imunidade inata.
- *Peptídeos antimicrobianos* – pequenos peptídeos com < 100 aminoácidos de tamanho que são produzidos por células do sistema imune inato e apresentam atividade contra o agente infeccioso.
- *Quimiocinas* – moléculas solúveis que direcionam e determinam o movimento de células imunes e as vias de circulação.
- *Receptor da célula B para o antígeno* – complexo de moléculas de superfície que se rearranjam durante o desenvolvimento pós-natal da célula B, constituído de imunoglobulina (Ig) de superfície e das moléculas associadas às cadeias αβ de Ig que reconhecem o antígeno nominal via regiões variáveis das cadeias leve e pesada da Ig, e sinalizam a diferenciação terminal da célula B para a produção de anticorpos antígeno-específicos.
- *Receptores de reconhecimento de padrões* (*PRRs, de* pattern recognition receptors) – receptores codificados pela linhagem germinativa expressos nas células do sistema imune inato que reconhecem PAMPs.
- *Receptores Fc da Ig* – receptores encontrados na superfície de determinadas células, incluindo células B, células *natural killer* (NK), macrófagos, neutrófilos e mastócitos. Os receptores Fc ligam-se aos anticorpos que foram adsorvidos para invadir as células infectadas por patógenos. Eles estimulam as células citotóxicas a destruir as células infectadas por microrganismos por meio de um mecanismo conhecido como citotoxicidade celular dependente de anticorpos (CCDA). Exemplos de receptores Fc importantes incluem CD16 (FcγRIIIa), CD23 (FcεR), CD32 (FcγRII), CD64 (FcγRI) e CD89 (FcαR).
- *Sistema imune adaptativo* – sistema de respostas imunes recentemente desenvolvido, mediado por linfócitos T e B. As respostas imunes mediadas por essas células baseadas no reconhecimento de um antígeno específico por receptores clonotípicos que são produtos de genes que se rearranjam durante o desenvolvimento e durante toda a vida do organismo. Outras células do sistema imune adaptativo incluem vários tipos de células apresentadoras de antígeno (APCs, de *antigen-presenting cells*).
- *Sistema imune inato* – sistema antigo de reconhecimento imunológico das células do hospedeiro que têm receptores de reconhecimento de padrões (PRRs, de *pattern recognition receptors*) codificados pela linhagem germinativa, que reconhecem os patógenos e desencadeiam uma variedade de mecanismos de eliminação dos patógenos. As células do sistema imune inato incluem os linfócitos NK, os monócitos/macrófagos, as células dendríticas, os neutrófilos, os basófilos, os eosinófilos, os mastócitos teciduais e as células epiteliais.
- *TCR para antígeno* (*T cell receptor for antigen*) – complexo de moléculas de superfície que sofrem rearranjo durante o desenvolvimento pós-natal da célula T, constituído por clonotipos de cadeias α e β do TCR, associadas ao complexo CD3 composto das cadeias invariáveis γ, δ, ε, ζ e η. As cadeias α e β do TCR reconhecem fragmentos peptídicos do antígeno proteico, fisicamente ligados às moléculas do MHC de classe I ou II das APCs, levando à sinalização via complexo CD3 para mediar as funções efetoras.
- *Tolerância* – irresponsividade das células B e T a antígenos resultante do contato com antígenos estranhos ou próprios pelos linfócitos B e T na ausência de expressão de moléculas coestimuladoras nas APCs. A tolerância a antígenos pode ser induzida e mantida por múltiplos mecanismos, centralmente (deleção de células B no timo para células T, ou na medula óssea para células B) ou perifericamente (por deleção ou anergia celular em sítios distribuídos ao longo de todo o sistema imune periférico).

INTRODUÇÃO

O sistema imune humano evoluiu durante milhões de anos, a partir de organismos invertebrados e vertebrados, para desenvolver os mecanismos de defesa que protegem o hospedeiro contra microrganismos e seus fatores de virulência. O sistema imunológico normal tem três propriedades principais: um repertório altamente diversificado de receptores de antígenos que permite o reconhecimento de uma gama quase infinita de patógenos; memória imunológica, para montar respostas imunológicas rápidas; e tolerância imunológica, para evitar danos imunológicos a tecidos normais próprios. Dos invertebrados, os seres humanos herdaram o *sistema imune inato*, um sistema de defesa antigo que utiliza proteínas codificadas pela linhagem germinativa para reconhecer patógenos. Células do sistema imune inato, como os macrófagos, as células dendríticas e os linfócitos NK, reconhecem os PAMPs que são altamente conservados entre inúmeros microrganismos e utilizam um conjunto diverso de moléculas PRR. Os componentes importantes para o reconhecimento dos microrganismos pelo sistema imune inato incluem o reconhecimento por moléculas do hospedeiro codificadas pela linhagem germinativa, o reconhecimento dos fatores principais de virulência dos microrganismos, mas não o reconhecimento de moléculas próprias; e o não reconhecimento de moléculas estranhas ou de microrganismos benignos. Ao entrar em contato com patógenos, as células do sistema imune inato podem destruir diretamente os patógenos ou, em conjunto com as células dendríticas, ativar uma série de eventos que retardam a infecção e recrutam o braço mais recentemente desenvolvido do sistema imune humano, o *sistema imune adaptativo*. Além disso, as células imunes inatas sofrem alterações epigenéticas, transcricionais e funcionais que permitem respostas celulares inatas adaptadas (aumentadas ou reduzidas) a encontros repetidos com patógenos, chamada *imunidade treinada*.

A imunidade adaptativa é encontrada apenas nos vertebrados e baseia-se na geração de receptores de antígenos nos linfócitos T e B por rearranjos de genes, de modo que as células T ou B expressem, individualmente, receptores antigênicos exclusivos em sua superfície, capazes de reconhecer especificamente diversos antígenos dos incontáveis agentes infecciosos presentes no ambiente. Juntamente com mecanismos de reconhecimento específicos que mantêm a tolerância (não reatividade) aos autoantígenos **(Cap. 350)**, os linfócitos T e B trazem *especificidade* e *memória imunológica* para as defesas do hospedeiro vertebrado.

Este capítulo descreve os componentes celulares, as moléculas-chave **(Tab. 349-1)** e os mecanismos que compõem os sistemas imunes inato e adaptativo, além de descrever como a imunidade adaptativa é recrutada para a defesa do hospedeiro por meio de respostas imunes inatas. Uma apreciação das bases celulares e moleculares das respostas imunes inatas e adaptativas é fundamental para entender a patogênese das doenças inflamatórias, autoimunes, infecciosas e imunodeficiências, bem como uma ampla gama de doenças associadas à inflamação, como doença cardiovascular aterosclerótica e doenças neurodegenerativas.

SISTEMA IMUNE INATO

Todos os organismos multicelulares, incluindo os seres humanos, desenvolveram o uso de moléculas de superfície e intracelulares codificadas na linhagem germinativa que reconhecem patógenos. Devido aos incontáveis patógenos humanos existentes, as moléculas do sistema imune inato do hospedeiro humano percebem "sinais de perigo" e reconhecem os PAMPs, as estruturas moleculares comuns compartilhadas por inúmeros patógenos, ou reconhecem as moléculas das células do hospedeiro produzidas em resposta à infecção, como as proteínas do choque térmico e fragmentos da matriz extracelular. Os PAMPs devem ser estruturas conservadas, vitais para a virulência e a sobrevivência dos patógenos, como a endotoxina bacteriana, de modo que os patógenos não possam induzir mutações nas moléculas de PAMPs para escapar das respostas imunes inatas humanas. Os PRRs são proteínas do sistema imune inato que reconhecem os PAMPs como moléculas de sinalização de perigo ao hospedeiro **(Tabs. 349-2 e 349-3)**. Por

TABELA 349-1 ■ Antígenos leucocitários humanos de superfície – a classificação CD dos antígenos de diferenciação dos leucócitos

Antígeno de superfície (outras denominações)	Família	Massa molecular, kDa	Distribuição	Ligante(s)	Função
CD1a (T6, HTA-1)	Ig	49	CD, timócitos corticais, células dendríticas tipo Langerhans	Células T TCRγδ e células NK	As moléculas CD1 apresentam antígenos lipídicos de bactérias intracelulares, como *Mycobacterium leprae* e *M. tuberculosis*, para as células T TCRγδ ou células T-NK
CD1b	Ig	45	CD, timócitos corticais, células dendríticas tipo Langerhans	Células T TCRγδ e células T-NK	
CD1c	Ig	43	Células dendríticas, timócitos corticais, subpopulação de células B, células dendríticas tipo Langerhans	Células T TCRγδ e células T-NK	
CD1d	Ig	37	Timócitos corticais, epitélio intestinal, células dendríticas tipo Langerhans	Células T TCRγδ e células T-NK	
CD2 (T12, LFA-2)	Ig	50	T, NK	CD58, CD48, CD59, CD15	Ativação alternativa de célula T, anergia da célula T, produção de citocina pela célula T, citólise mediada por T ou NK, apoptose da célula T, adesão celular
CD3 (T3, Leu-4)	Ig	γ:25-28, δ:21-28, ε:20-25, η:21-22, ζ:16	T, T-NK	Associa-se ao TCR	Ativação e função de célula T; ζ é o componente que faz a transdução de sinal do complexo CD3
CD4 (T4, Leu-3)	Ig	55	T, mieloide	MHC-II, HIV, gp120, IL-16, SABP	Seleção de célula T, ativação de célula T, transdução do sinal com p56*lck*, receptor primário para o HIV-1
CD7 (3A1, Leu-9)	Ig	40	T, NK	K-12 (CD7L)	Transdução de sinal de células T e NK e regulação do IFN-γ produção de TNF-α
CD8 (T8, Leu-2)	Ig	34	T, subpopulação de NK	MHC-I	Seleção de célula T, ativação de célula T, transdução de sinal com p56*lck*
CD14 (receptor de LPS)	LRG	53-55	M, G (fraca), não por progenitores mieloides	Endotoxina (lipopolissacarídeo), ácido lipoteicoico, PI	TLR4 medeia com LPS e outra ativação de PAMP da imunidade inata
CD16a (FcγRIIIa)	Ig	50-80	NK, macrófagos, neutrófilos	Porção Fc da IgG	Medeia a fagocitose e a CCDA
CD19 B4	Ig	95	B (exceto plasmócitos), CDF	Desconhecido	Associa-se a CD21 e CD81 para formar um complexo envolvido na transdução de sinal, no desenvolvimento, na ativação e na diferenciação da célula B
CD20 (B1)	Não atribuído	33-37	B (exceto plasmócitos)	Desconhecido	Sinalização celular, pode ser importante para a ativação e a proliferação da célula B
CD21 (B2, CR2, EBV-R, C3dR)	RCA	145	B madura, CDF, subpopulação de timócitos	C3d, C3dg, iC3b, CD23, EBV	Associa-se a CD19 e CD81 para formar um complexo envolvido na transdução de sinal, no desenvolvimento, na ativação e na diferenciação da célula B; receptor do vírus Epstein-Barr
CD22 (BL-CAM)	Ig	130-140	B madura	CDw75	Adesão celular, sinalização mediante associação com p72*sky*, p53/56*lyn*, PI3-cinase, SHP1, fLCγ
CD23 (FcεRII, B6, Leu-20, BLAST-2)	Lectina do tipo C	45	B, M, DCF	IgE, CD21, CD11b, CD11c	Regula a síntese de IgE, liberação de citocinas pelos monócitos
CD28	Ig	44	T, plasmócitos	CD80, CD86	Coestimulador para a ativação da célula T; envolvido na decisão entre a ativação e a anergia da célula T
CD32a (FcγRIIa)	Ig	40	NK, macrófagos, neutrófilos	Porção Fc da IgG	Medeia a fagocitose e a CCDA
CD40	TNFR	48-50	B, células dendríticas, CE, epitélio do timo, MF, cânceres	CD154 (CD40L)	Ativação, proliferação e diferenciação de célula B; formação de CGs; troca de isótipo; resgate da apoptose
CD45 (LCA, T200, B220)	PTP	180, 200 210, 220	Todos os leucócitos	Galectina 1, CD2, CD3, CD4	Ativação de células T e B, desenvolvimento do timócito, transdução de sinal, apoptose
CD45RA	PTP	210, 220	Subpopulação T, timócitos medulares, T "naive"	Galectina-1, CD2, CD3, CD4	Isoformas de CD45 contendo éxon 4 (A), restritas a uma subpopulação de células T
CD45RB	PTP	200, 210, 220	Todos os leucócitos	Galectina 1, CD2, CD3, CD4	Isoformas de CD45 contendo éxon 5 (B)
CD45RC	PTP	210, 220	Subpopulação T, timócitos medulares, T "naive"	Galectina 1, CD2, CD3, CD4	Isoformas de CD45 contendo éxon 6 (C), restritas a uma subpopulação de células T
CD45RO	PTP	180	Subpopulação T, timócitos corticais, T de "memória"	Galectina 1, CD2, CD3, CD4	Isoformas de CD45 sem éxons processados diferencialmente, restritas a uma subpopulação de células T
CD64 (FcγRI)	Ig	45-55	Macrófagos e monócitos	Porção Fc da IgG	Medeia a fagocitose e a CCDA

(Continua)

TABELA 349-1 ■ Antígenos leucocitários humanos de superfície – a classificação CD dos antígenos de diferenciação dos leucócitos *(Continuação)*

Antígeno de superfície (outras denominações)	Família	Massa molecular, kDa	Distribuição	Ligante(s)	Função
CD80 (B7-1, BB1)	Ig	60	B e T ativadas, MF, células dendríticas	CD28, CD152, CTLA-4	Corregulador da ativação de célula T; a sinalização pelo CD28 estimula e, via CD152, inibe a ativação da célula T
CD86 (B7-2, B70)	Ig	80	Subpopulação B, células dendríticas, CE, T ativada, epitélio tímico	CD28, CD152, CTLA-4	Corregulador da ativação de célula T; a sinalização pelo CD28 estimula e, via CD152, inibe a ativação da célula T
CD89 (FCαR)	Ig	55-100	Neutrófilos, eosinófilos, monócitos e MF	Porção Fc da IgG	Medeia a fagocitose e CCDA de patógenos cobertos com IgA
CD95 (APO-1, Fas)	TNFR	43	T e B ativadas	Ligante Fas	Medeia a apoptose
CD112 (nekton-2, PVRL2)	Ig	62	Células epiteliais, CEs, outros tecidos	DNAM-1, (CD226), TIGIT	Ativação de células T (DNAM-1), inibição de células T (TIGIT)
CD134 (OX40)	TNFR	48	T ativada	OX40L (CD252)	Sobrevivência de células T, estimulação de citocinas
CD137 (4-1BB)	TNFR	19	T, CDs, B, NK ativadas	CD137L (41BBL)	Coestimulação de células T
CD155 (PVR)	Ig	50-65	Células dendríticas, NK, epiteliais	TIGIT, CD96, DNAM-1	Inibição de células T (TIGIT, CD96), ativação de células T (DNAM-1)
CD223 (LAG-3)	Ig	57	Células NK, B, T ativadas	MHC de classe II	Inibição de células T
CD226 (DNAM-1)	Ig	65	NK, monócitos, T	CD112, CD155	Ativação de células T (CD112), ativação de células T (CD155)
CD252 (OX40L)	TNFR	16-25	Células apresentadoras de antígenos, células endoteliais	OX40	Sobrevivência de células T, estimulação de citocinas
CD272 (BTLA)	Ig	16	T ativada	HVEM	Inibição de células T
CD274 (PD-L1)	Ig	40	Células T, NK, mieloide, B, tumorais	PD-1 (CD279)	Inibir a ativação do TCR
CD278 (ICOS)	Ig	55-60	T ativada	ICOSL	Ativação de células T
CD357 (GITR)	TNFR	41	T ativada, Tregs	GITRL	Ativação de células T
CD152 (CTLA-4)	Ig	30-33	T ativada	CD80, CD86	Inibe a proliferação da célula T
CD154 (CD40L)	TNF	33	T CD4+ ativada, subpopulação de T CD8+, NK, M, basófilo	CD40	Coestimulador da ativação da célula T, da proliferação e da diferenciação da célula B
CD279 (PD-1)	Ig	50-55	B, T, Tfh	PD-L1 (CD274), PD-L2 (CD273)	Inibe a proliferação da célula T

Siglas: CCDA, citotoxicidade celular dependente de anticorpos; BTLA, atenuador de linfócitos T e B; CTLA, proteína associada ao linfócito T citotóxico; DNAM-1, DNAX molécula acessória 1; EBV, vírus Epstein-Barr; CE, célula endotelial; FcγRIIIA, isoforma A de receptor de IgG de baixa afinidade; CDF, células dendríticas foliculares; G, granulócitos; CG, centro germinativo; GITR, proteína relacionada ao TNFR induzida por glicocorticoide (de *glucocorticoid-induced TNFR-related protein*); GPI, glicosilfosfatidilinositol; HTA, antígeno de timócito humano (de *human thymocyte antigen*); HVEM, mediador de entrada de herpes-vírus (de *herpesvirus entry mediator*); ICOS, coestimulador induzível de células T (de *inducible T-cell co-stimulator*); Ig, imunoglobulina; IgG, imunoglobulina G; IL, interleucina; IFN, interferon; LAG-3, gene 3 de ativação de linfócitos (de *lymphocyte-activation gene 3*); LCA, antígeno leucocitário comum (de *leukocyte common antigen*); LFA, antígeno associado à função leucocitária (de *leukocyte function-associated antigen*); LPS, lipopolissacarídeo; MHC-I, complexo de histocompatibilidade principal de classe I; MF, macrófago; Mr, massa molecular relativa; NK, células *natural killer*; P, plaquetas; PBT, célula T do sangue periférico (de *peripheral blood T cells*); PD-1, morte celular programada 1 (de *programmed cell death-1*); PD-L1, ligante da proteína da morte celular programada 1; PI, fosfatidilinositol; PI3K, fosfatidilinositol-3-cinase (de *phosphatidylinositol-3-kinase*); PLC, fosfolipase C; PTP, proteína tirosina-fosfatase; PVR, receptor de poliovírus (de *polio virus receptor*); PVRL2, relacionado ao receptor de poliovírus 2 (de *polio virus receptor-related 2*); RCA, regulador de ativação do complemento (de *regulators of complement activation*); SABP, proteína ligadora da actina seminal (de *seminal actin binding protein*); TCR, receptor de célula T (de *T cell receptor*); Tfh, células T auxiliares foliculares; TIGIT, imunorreceptor de célula T com domínios Ig e ITIM; TNF, fator de necrose tumoral; TNFR, receptor do fator de necrose tumoral.

Nota: Para uma lista completa de antígenos humanos de CD, consultar Human Workshop on Leukocyte Differentiation Antigens (VII), D Mason, P Andre, A Bensussan, et al (eds): *Leucocyte Typing VII*. Oxford: Oxford University Press, 2002.

Fonte: Compilada de T Kishimoto et al (eds): *Leucocyte Typing VI*. New York: Garland Publishing, 1997; R Brines et al: Immunol Today 18S:1, 1997; e D Mason et al: CD antigens 2002. Blood 99:3877, 2002.

TABELA 349-2 ■ Principais componentes do sistema imune inato

Receptores de reconhecimento de padrões (PRRs)	Receptores semelhantes ao Toll (TLRs), receptores da lectina tipo C (CLRs), receptores semelhantes ao gene induzível pelo ácido retinoico (RIG)-1 (RLRs) e receptores semelhantes ao NOD (NLRs)
Peptídeos antimicrobianos	Defensinas α e β, catelina, protegrina, granulisina, histatina, inibidor da leucoprotease secretora e probióticos
Células	Macrófagos, células dendríticas, células linfoides inatas (ILC1, ILC2, ILC3, células *natural killer* (NK), indutores de tecidos linfoides [LTi]), células T invariantes associadas à mucosa (MAIT), células T-NK, neutrófilos, eosinófilos, mastócitos, basófilos e células epiteliais
Componentes do complemento	Vias clássica e alternativa do complemento e proteínas que se ligam aos componentes do complemento
Citocinas	Citocinas autócrinas, parácrinas e endócrinas que medeiam a defesa do hospedeiro e a inflamação, bem como recrutam, direcionam e regulam as respostas imunes adaptativas

conseguinte, o reconhecimento de moléculas de patógenos por tipos celulares hematopoiéticos e não hematopoiéticos leva à ativação/produção da cascata de complemento, de citocinas e peptídeos antimicrobianos como moléculas efetoras. Além disso, os PAMPs dos patógenos, como moléculas de sinalização de perigo ao hospedeiro, ativam as células dendríticas a sofrerem maturação e expressarem moléculas na sua superfície que otimizam a apresentação do antígeno em resposta a antígenos estranhos.

RECONHECIMENTO DE PADRÃO

As principais famílias de proteínas PRR incluem proteínas transmembrana, como os receptores semelhantes ao Toll (TLRs, de *Toll-like receptors*) e os receptores da lectina tipo C (CLRs, de *C-type lectin*), e proteínas citoplasmáticas, como receptores semelhantes ao gene 1 induzível pelo ácido retinoico (RIG-1, de *retinoic acid-inducible gene*), RLRs (de *RIG-1-like receptors*), e receptores semelhantes ao NOD (NLRs, de *Nod-like receptors*) **(Tab. 349-3)**. O principal grupo das glicoproteínas colagenosas PRR com domínios de lectina tipo C é denominado *colectinas*, que incluem a proteína sérica lectina de ligação à manose (MBL, de *mannose-binding lectin*). A MBL e outras colectinas, bem como duas outras famílias de proteínas – as pentraxinas (como a proteína C-reativa e amiloide P sérico) e os receptores depuradores

TABELA 349-3 ■ Receptores de reconhecimento de padrões (PRRs) e seus ligantes

PRRs	Localização	Ligantes	Origem do ligante
TLR			
TLR1	Membrana plasmática	Lipoproteína triacila	Bactéria
TLR2	Membrana plasmática	Lipoproteína	Bactérias, vírus, parasita, próprio
TLR3	Endolisossomo	dsRNA	Vírus
TLR4	Membrana plasmática	LPS	Bactérias, vírus, próprio
TLR5	Membrana plasmática	Flagelina	Bactéria
TLR6	Membrana plasmática	Lipoproteína diacila	Bactéria, vírus
TLR7 (TLR8 humano)	Endolisossomo	ssRNA	Vírus, bactérias, próprio
TLR9	Endolisossomo	DNA CpG	Vírus, bactérias, protozoários, próprio
TLR10	Endolisossomo	Desconhecida	Desconhecida
TLR11	Membrana plasmática	Molécula semelhante à profilina	Protozoário
RLR			
RIG-I	Citoplasma	dsRNA curto, dsRNA trifosfato	Vírus de RNA, vírus de DNA
MDA5	Citoplasma	dsRNA longo	Vírus de RNA (Picornaviridae)
LGP2	Citoplasma	Desconhecido	Vírus de RNA
NLR			
NOD1	Citoplasma	iE-DAP	Bactéria
NOD2	Citoplasma	MDP	Bactéria
CLR			
Dectina-1	Membrana plasmática	β^2-Glucana	Fungo
Dectina-2	Membrana plasmática	β^2-Glucana	Fungo
MINCLE	Membrana plasmática	SAP130	Próprio, fungo

Siglas: CLR, receptor da lectina tipo C; CpG, sequências no DNA reconhecidas por TLR9; dsRNA, RNA de fita dupla; iE-DAP, peptídeo γ-D-meso-glutamil-ácido diaminopimélico; LGP2, proteína do Laboratory of Genetics and Physiology 2 codificada pelo gene *DHX58*; LPS, lipopolissacarídeo; MDA5, proteína 5 associada à diferenciação do melanoma; MDP, MurNAc-L-Ala-D-isoGln, também conhecido como muramil dipeptídeo; MINCLE, lectina do tipo C indutível pelo macrófago; NLR, receptor semelhante ao NOD; NOD, domínio da proteína NOTCH; PRR, RIG, gene induzível pelo ácido retinoico; RLR, receptor semelhante a RIG-I ; TLR, receptor semelhante ao Toll; ssRNA, RNA de fita simples.
Fonte: Reproduzida, com permissão, de O Takeuchi: Pattern recognition receptors and inflammation. Cell 140:805, 2010.

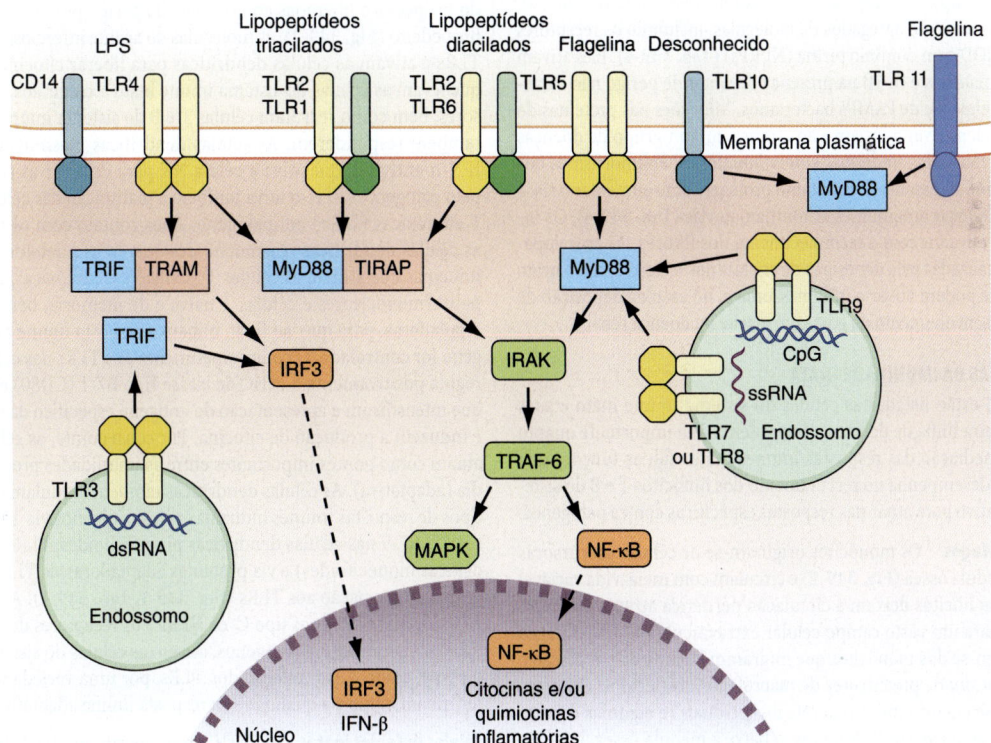

FIGURA 349-1 Visão geral das principais vias sinalizadoras dos TLRs. Todos os TLRs sinalizam por meio do MYD88, com exceção de TLR3. As subfamílias TLR4 e TLR2 (TLR1, TLR2, TLR6) também envolvem TIRAPs (proteínas adaptadoras que contêm o domínio TIR [receptor de interleucina 1-Toll]). TLR3 sinaliza a via da TRIF (betainterferon indutor de adaptador possuindo o domínio TIR). A TRIF também é usada em conjunto com a TRAM (molécula adaptadora relacionada à TRIF) na via independente de TLR4-MYD88. As *setas tracejadas* indicam a translocação para os núcleos. CpG, sequências no DNA reconhecidas por TLR9; dsRNA, RNA de fita dupla; IFN, interferon; IRAK, cinase associada ao receptor de interleucina 1; IRF3, fator regulador do interferon 3; LPS, lipopolissacarídeo; MAPKs, proteínas-cinase ativadoras de mitógenos; MYD88, fator de diferenciação mieloide 88; NF-κB, fator nuclear-κB; ssRNA, RNA de fita simples; TLR, receptor semelhante ao Toll; TRAF, fatores associados ao receptor do fator de necrose tumoral. (*Reproduzida, com permissão, de D Van Duin et al: Triggering TLR signaling in vaccination. Trends Immunol 27:49, 2006.*)

de macrófagos –, possuem a propriedade de opsonizar (revestir) as bactérias para fagocitose pelos macrófagos; além disso, também podem ativar a cascata do complemento para lise bacteriana. As integrinas são moléculas de adesão da superfície celular que afetam a ligação entre as células e a matriz extracelular e medeiam a transdução de sinal que reflete a composição química do ambiente celular. Por exemplo, as integrinas sinalizam após a ligação do lipopolissacarídeo (LPS) bacteriano nas células e ativam as células fagocíticas para ingerir patógenos.

Existem múltiplas conexões entre os sistemas imunes inato e adaptativo, como (1) uma proteína plasmática, a proteína ligadora de LPS, que se liga e transfere o LPS para o receptor de LPS dos macrófagos, o CD14; (2) uma família de proteínas humanas, denominadas *proteínas do TLR*, algumas associadas ao CD14, que se ligam ao LPS e sinalizam as células epiteliais, as células dendríticas e os macrófagos para a produção de citocinas e a regulação positiva das moléculas de superfície celular, que sinalizam o início das respostas imunes adaptativas (Fig. 349-1, Tab. 349-3); e (3) famílias de sensores microbianos intracelulares, chamadas de NLRs e RLRs. As proteínas da família Toll podem ser expressas nos macrófagos, nas células dendríticas e nas células B, bem como em vários tipos celulares não hematopoiéticos, incluindo as células epiteliais respiratórias. Foram identificados 11 TLRs em humanos (Tab. 349-3). Após sua ligação, os TLRs ativam uma série de eventos intracelulares que levam à destruição das células infectadas por bactérias e vírus, bem como ao recrutamento e à ativação final dos linfócitos T e B antígeno-específicos (Fig. 349-1). É importante ressaltar que a sinalização por grandes quantidades de LPS através de TLR4 leva à liberação de altos níveis de citocinas que medeiam o choque induzido por LPS. As mutações nas proteínas TLR4 em camundongos protegem contra o choque induzido por LPS, e as mutações no TLR em seres humanos proporcionam proteção contra as doenças inflamatórias induzidas por LPS, como a asma induzida por LPS.

Duas outras famílias de PRRs citoplasmáticos são os NLRs e os RLRs. Essas famílias, diferentemente dos TLRs, são compostas principalmente de proteínas intracelulares solúveis que vasculham o citoplasma da célula hospedeira à procura de patógenos intracelulares (Tabs. 349-2 e 349-3).

Os sensores microbianos intracelulares, NLRs, após serem ativados, formam grandes complexos citoplasmáticos, conhecidos como *inflamassomas*. Os inflamassomas são agregados de moléculas, incluindo os receptores semelhantes ao NOD com domínio pirina (NLRPs) (Tab. 349-4). Eles ativam as caspases inflamatórias e IL-1β na presença de sinais de perigo não bacterianos (estresse celular) e de PAMPs bacterianos. Mutações nas proteínas do inflamassoma podem levar à inflamação crônica em um grupo de doenças periódicas febris chamadas *síndromes autoinflamatórias*. Polimorfismos nos componentes do inflamassoma podem tanto proteger como aumentar o risco de infecções ou doenças autoimunes/autoinflamatórias (Tab. 349-4). Os inflamassomas são ativados com o reconhecimento dos PAMPs. As cristalopatias são doenças causadas pela deposição de cristais nos tecidos como o urato monossódico, que podem ativar o inflamassoma e, no caso da deposição de urato, levar ao desenvolvimento de gota com artrite ou doença renal.

CÉLULAS EFETORAS DA IMUNIDADE INATA

Na Tabela 349-5 estão listadas as células do sistema imune inato e suas funções na primeira linha de defesa do hospedeiro. Tão importante quanto seus papéis na mediação das respostas imunes inatas são as funções que cada tipo celular desempenha no recrutamento dos linfócitos T e B do sistema imune adaptativo para atuar nas respostas específicas contra patógenos.

Monócitos-macrófagos Os monócitos originam-se de células precursoras no interior da medula óssea (Fig. 349-2) e circulam com meia-vida variável de 1-3 dias. Os monócitos deixam a circulação periférica através dos capilares e migram para um vasto campo celular extravascular. Os macrófagos teciduais originam-se dos monócitos que migraram a partir da circulação e da proliferação *in situ* de precursores de macrófagos nos tecidos. Os locais comuns em que se encontram os macrófagos teciduais (e algumas de suas formas especializadas) são os linfonodos, o baço, a medula óssea, o tecido conectivo perivascular, as cavidades serosas, como o peritônio, a pleura, o tecido conectivo cutâneo, os pulmões (macrófagos alveolares), o fígado (células de Kupffer), os ossos (osteoclastos), o sistema nervoso central (células da micróglia) e a sinóvia (células de revestimento tipo A).

Em geral, os monócitos-macrófagos encontram-se na primeira linha de defesa, associados à imunidade inata; ingerem e destroem microrganismos mediante a liberação de produtos tóxicos, como o peróxido de hidrogênio (H_2O_2) e o óxido nítrico (NO). Mediadores inflamatórios produzidos por macrófagos atraem outras células efetoras, como neutrófilos, para o local da infecção. Os mediadores macrofágicos incluem prostaglandinas; leucotrienos; fator de ativação plaquetária; citocinas, como IL-1, TNF-α, IL-6 e IL-12; e quimiocinas (Tabs. 349-6 e 349-7).

Embora se acreditasse originalmente que os monócitos-macrófagos fossem as principais APCs do sistema imune, hoje se sabe que tipos celulares chamados *células dendríticas* constituem as APCs mais potentes e eficazes no organismo (ver adiante). Os monócitos-macrófagos medeiam as funções efetoras imunes inatas, como a destruição de bactérias recobertas por anticorpos, das células tumorais ou mesmo de células hematopoiéticas normais em certos tipos de citopenias autoimunes. Os monócitos-macrófagos ingerem bactérias ou são infectados por vírus e, ao fazê-lo, com frequência sofrem morte celular programada ou *apoptose*. Os macrófagos infectados por agentes infecciosos intracelulares são reconhecidos e fagocitados como células infectadas e apoptóticas pelas células dendríticas. Dessa forma, as células dendríticas fazem a "apresentação cruzada" dos antígenos do agente infeccioso dos macrófagos para as células T. Os macrófagos ativados também podem mediar a atividade lítica antígeno-inespecífica e eliminar tipos celulares como células tumorais na ausência de anticorpo. Essa atividade é mediada, em grande parte, por citocinas (i.e., TNF-α e IL-1). Os monócitos-macrófagos expressam moléculas específicas da linhagem (p. ex., o receptor de LPS de superfície celular, CD14), bem como receptores de superfície para diversas moléculas, incluindo a região Fc da IgG, componentes ativados do complemento e várias citocinas (Tab. 349-6).

Células dendríticas As células dendríticas humanas contêm várias subpopulações, incluindo as células dendríticas mieloides e as células dendríticas plasmocitoides. As células dendríticas mieloides podem diferenciar-se em monócitos-macrófagos ou células dendríticas de tecidos específicos. Em contraste com as CDs mieloides, as CDs plasmocitoides são APCs ineficientes, porém potentes produtoras do IFN do tipo I (p. ex., IFN-α) em resposta a infecções virais. A maturação das células dendríticas é regulada pelo contato célula a célula e por fatores solúveis; as células dendríticas atraem imunoefetores via secreção de quimiocinas. Quando as células dendríticas entram em contato com produtos bacterianos, proteínas virais ou proteínas do hospedeiro liberadas como sinais de perigo por células estressadas do hospedeiro (Fig. 349-2), as moléculas do agente infeccioso se ligam a vários TLRs e ativam as células dendríticas para liberar citocinas e quimiocinas que levam as células do sistema imune inato a reagir aos organismos invasores, bem como recrutam células T e B do sistema imune adaptativo para também responderem. As células dendríticas plasmocitoides produzem IFN-α antiviral, que ativa a célula NK para destruir as células infectadas pelo patógeno; o IFN-α ativa também a maturação das células T em células T citotóxicas (*killer*) antipatógeno. Após contato com os patógenos, tanto as células dendríticas plasmocitoides quanto as mieloides produzem quimiocinas que atraem as células T auxiliares e citotóxicas, células B, células poliformonucleares e células T naïve e de memória, bem como células T reguladoras, para que, ao final, inibam a resposta imune assim que o patógeno for controlado. O comprometimento dos TLRs nas células dendríticas regula positivamente o MHC de classe II, o B7-1 (CD80) e o B7-2 (CD86), que intensificam a apresentação do antígeno específico da célula dendrítica e induzem a produção de citocina. Por conseguinte, as células dendríticas atuam como pontes importantes entre as imunidades precoce (inata) e tardia (adaptativa). As células dendríticas também modulam e determinam os tipos de respostas imunes induzidas pelos patógenos via TLRs nelas expressos (TLR7-9 nas células dendríticas plasmocitoides, TLR4 nas células dendríticas monocitoides) e via proteínas adaptadoras de TLR que são induzidas para associação aos TLRs (Fig. 349-1, Tab. 349-1). Além disso, outros PRRs, como as lectinas tipo C, os NLRs e os receptores de manose, quando ligados a produtos de patógenos, ativam as células do sistema imune adaptativo e, como a estimulação dos TLRs, por uma variedade de fatores, determinam o tipo e a qualidade da resposta imune adaptativa desencadeada.

Células linfoides inatas As ILCs são compostas por ILC1, ILC2, ILC3, indutores de tecido linfoide (LTi, de *lymphoid tissue inducer*) e células NK. ILC1, ILC2, ILC3 e LTi são principalmente células residentes em tecidos. As ILCs se desenvolvem a partir de um precursor linfoide comum na medula óssea e, em seguida, diferenciam-se em um dos cinco tipos de ILC – células ILC1, ILC2, ILC3, LTi ou NK – com base em seu desenvolvimento (Fig. 349-3A) e função (Fig. 349-3B). As células NK e ILC1s dependem do fator de transcrição T-bet para seu desenvolvimento e função e produzem IFN-γ. As células NK são análogos inatos das células T CD8 citotóxicas, na medida em que medeiam

TABELA 349-4 ■ Mutações em moléculas de inflamassoma associadas a doenças clínicas

Inflamassomopatias herdadas

Gene mutado	Doença	Padrão e efeito herdado	Fenótipo	Células efetoras predominantes
NLRP1	Autoinflamação associada a NLRP-1 com artrite e disceratose	Autossômico dominante GoF	Lesões cutâneas hiperceratóticas ulceradas, febre, artrite, FAN	Queratinócitos
NLRP3	Síndromes periódicas associadas à criopirina (CAPS)	Autossômico dominante GoF	Espectro de urticária e febre induzidas pelo frio até inflamação do SNC e supercrescimento ósseo	Monócitos, granulócitos (neutrófilos), condrócitos
NLRC4	Febre infantil autoinflamatória associada à enterocolite (AIFEC)	Autossômico dominante GoF	MAS (síndrome de ativação macrofágica) recorrente, enterocolite, urticária e febre induzidas pelo frio, inflamação do SNC	Monócitos-macrófagos
MEFV	Febre familiar do Mediterrâneo (FFM)	Autossômico recessivo LoF ou autossômico dominante GoF dependente da dosagem do gene	Febre, serosite, erupção cutânea, amiloidose SAA	Neutrófilos, monócitos, fibroblastos sinoviais e de serosa

Polimorfismos genéticos em componentes de inflamassoma e doenças infecciosas em humanos

Agente infeccioso/doença	Gene	ID da variante	Efeito na ativação do inflamassoma	Associação
Candica albicans (candidíase vulvovaginal recorrente)	NLRP3	rs74163773	Aumentado	Risco
Chlamydia trachomatis	NLRP3	rs12065526	Desconhecido	Risco
HCV	NLRP3	rs1539019; rs35829419	Desconhecido; aumentado	Proteção
HIV-1	NLRP3	rs10754558	Aumentado	Proteção
	IFI16	rs1417806	Aumentado	Proteção
HPV	NLRP1	rs11651270	Aumentado	Proteção
	NLRP3	rs10754558	Aumentado	Proteção
HSV-2	IFI16	rs2276404	Aumentado	Proteção
HTLV	NLRP3	rs10754558	Aumentado	Proteção
Infecção microbiana nos pulmões	NLRC4	rs212704	Diminuído	Risco
Mycobacterium leprae	NLRP1	rs2670660, rs12150220 rs2137722	Aumentado (haplótipo)	Proteção
Mycobacterium tuberculosis	NLRP3	rs10754558	Aumentado	Proteção
		rs10754558	Aumentado	Risco
	CARD8	rs6509365	Desconhecido	Risco
	NLRC4	rs385076	Diminuído	Proteção
Plasmodium vivax	NLRP1	rs12150220	Aumentado	Risco
Infecções no parênquima renal	NLRP3	rs4612666	Aumentado	Proteção
Streptococcus pneumoniae	NLRP1	rs11651270	Aumentado	Risco
	CARD8	rs2043211	Aumentado	
Trypanosoma cruzi	NLRP1	rs11691270	Aumentado	Risco
	CASP1	rs501192	Desconhecido	Risco

Polimorfismos genéticos em componentes do inflamassoma e autoimune nas doenças autoinflamatórias poligênicas

Doença	Gene	ID da variante	Efeito na ativação do inflamassoma	Associação
Doença de Addison	NLRP1	rs12150220	Aumentado	Risco
Espondilite anquilosante	NLRP3	rs4612666	Aumentado	Risco
	MEFV	rs224204	Desconhecido	Risco
	CARD8	rs2043211	Aumentado	Proteção
Tireoidite autoimune	NLRP1	rs12150220, rs2670660	Aumentado	Risco
	AIM2	rs855873	Desconhecido	Risco
Doença de Behçet	AIM2	rs855873	Desconhecido	Risco
	IFI16	rs6940	Diminuído	
Doença celíaca	NLRP3	rs35829419	Aumentado	Proteção; risco
DII: doença de Crohn (DC) e colite ulcerativa (CU)	NLRP3	rs35829419	Aumentado	Risco (homem)
			Aumentado	Proteção
		rs10754558	Aumentado	Risco
		rs10925019	Desconhecido	Risco
		rs4925648	Desconhecido	Risco
		rs4353135, rs55646866, rs4266924, rs6672995, rs10733113	Diminuído; desconhecido	Risco

(Continua)

TABELA 349-4 ■ Mutações em moléculas de inflamassoma associadas a doenças clínicas *(Continuação)*

Agente infeccioso/doença	Gene	ID da variante	Efeito na ativação do inflamassoma	Associação
	MEFV	rs182674, rs224217, rs224225, rs224224, rs224223, rs224222	Desconhecido	Risco
	CARD8	rs2043211	Aumentado	Risco
				Proteção
		rs1972619	Desconhecido	Risco
Púrpura de HS	MEFV	rs3743930	Desconhecido	Risco
Doença de Kawasaki	NLRP1	rs11651270, rs8079034, rs3744717, rs11078571, rs16954813, rs8079727	Aumentado (haplótipo)	Risco
Esclerose múltipla	NLRP3	rs3806265, rs10754557	Desconhecido	Risco
		rs35829419	Aumentado	Risco
	NLRC4	rs479333	Diminuído	Proteção
PFAPA	CARD8	rs140826611	Desconhecido	Risco
Psoríase	NLRP1	rs8079034	Desconhecido	Risco
	NLRP3	rs3806265, rs10754557	Desconhecido	Risco
		rs10733113	Desconhecido	Risco
	CARD8	rs2043211	Aumentado	Risco
	AIM2	rs2276405	Desconhecido	Proteção
AIJ psoriásica	NLRP3	rs4353135	Diminuído	Risco
		rs3806265	Desconhecido	Risco
	MEFV	rs224204	Desconhecido	Risco
Artrite reumatoide	NLRP1	rs878329	Desconhecido	Risco
	NLRP3	rs35829419	Aumentado	Risco
		rs10754558	Aumentado	Risco
		rs10159239, rs4925648, rs4925659	Desconhecido	Risco
	CASP5	rs9651713	Desconhecido	Risco
LES	NLRP1	rs12150220, rs2670660	Aumentado	Risco
Esclerose sistêmica	NLRP1	rs8182352	Desconhecido	Risco
Diabetes tipo 1	NLRP1	rs12150220	Aumentado	Risco
		rs2670660, rs11651270	Aumentado	Proteção
	NLRP3	rs10754558	Aumentado	Proteção
Vitiligo	NLRP1	rs12150220	Aumentado	Risco
		rs2670660	Aumentado	Risco
		rs8182352	Desconhecido	Risco
		rs6502867	Desconhecido	Risco
		rs1008588	Desconhecido	Risco

Nota: O gene mutado e o respectivo nome da síndrome são relatados nas inflamassomopatias, bem como o padrão de herança e o efeito das mutações, fenótipo clínico e as células efetoras da doença predominante. As variantes do inflamassoma anteriormente associadas a agentes infecciosos e/ou doenças são brevemente resumidas da literatura (*https://www.ncbi.nlm.nih.gov/pubmed*). Os polimorfismos significativamente associados foram agrupados de acordo com o agente infeccioso/doença. Foram relatados o agente infeccioso ou a doença, nome do gene (gene), número de identificação do polimorfismo (ID), efeito resultante na ativação do inflamassoma ("aumentado", "diminuído" ou "desconhecido") e resultado da associação ("risco" ou "proteção").

Siglas: FAN, fator antinuclear; SNC, sistema nervoso central; GoF, ganho de função (de *gain-of-function*); HCV, vírus da hepatite C; HIV, vírus da imunodeficiência humana; HPV, papilomavírus humano; HS, Henoch-Schönlein; HSV, herpes-vírus simples; HTLV, vírus linfotrópico T humano; DII, doença inflamatória intestinal; AIJ, artrite idiopática juvenil; LoF, perda de função (de *loss-of-function*); MAS, síndrome de ativação macrofágica; PFAPA, febre periódica com estomatite aftosa, faringite e adenite cervical; SAA, amiloide A sérico; LES, lúpus eritematoso sistêmico; NLRP, receptor semelhante ao NOD com domínio pirina.

Fonte: Reproduzida, com permissão, de FP, Fernandes et al: Inflammasome genetics and complex diseases: A comprehensive review. Eur J Hum Genet 28:1307, 2020.

a atividade das células citotóxicas baseadas em granzima e perforina. ILC1s espelham linfócitos CD4 T_H1 e reagem a patógenos intracelulares, como vírus e tumores. ILC2s são análogas das células T T_H2 CD4 e são dependentes dos fatores GATA3 e RORα e produzem citocinas tipo 2, como IL-5 e IL-13. ILC2s respondem a parasitas extracelulares e alérgenos. As células ILC3s e LTi são dependentes do fator de transcrição RORγ1 e produzem IL-17. ILC3s são análogos de linfócitos CD4 T_H17 e atacam patógenos extracelulares, como bactérias e fungos. As células LTi são essenciais para a formação de linfonodos e placas de Peyer no intestino durante o desenvolvimento fetal (Fig. 349-3B).

Células NK expressam receptores de superfície para a porção Fc da IgG (FcR) (CD16) e para NCAM-I (CD56), e muitas células NK expressam marcadores da linhagem T, em particular CD2, CD7 e CD8, e proliferam em resposta à IL-2. As células NK originam-se nos microambientes da medula óssea e do timo. Além de mediar a citotoxicidade para células estranhas ou malignas, as células NK também medeiam a CCDA. A CCDA refere-se à ligação de uma célula-alvo opsonizada (recoberta por anticorpos) a uma célula efetora portadora de receptor de Fc pela região Fc do anticorpo, resultando na lise da célula-alvo. A citotoxicidade da célula NK consiste na morte, sem restrição ao MHC e não mediada por anticorpos, das células-alvo, que, em geral, consistem em tipos celulares malignos, células estranhas transplantadas ou células infectadas por vírus. Por conseguinte, a citotoxicidade da célula NK pode exercer um papel importante na imunovigilância e na destruição de células hospedeiras malignas e infectadas por vírus. Observa-se também hiporresponsividade das células NK nos pacientes com *síndrome de Chédiak-Higashi*, uma doença autossômica recessiva associada à fusão de grânulos citoplasmáticos e à degranulação deficiente dos lisossomos dos neutrófilos.

As células NK apresentam uma variedade de receptores de superfície dotados de funções inibidoras ou ativadoras e pertencem a duas famílias estruturais. Essas famílias incluem a superfamília das Igs e as proteínas transmembrana semelhantes à lectina do tipo II. Os receptores das células

TABELA 349-5 ■ Células do sistema imune inato e seus principais papéis na deflagração da imunidade adaptativa		
Tipos celulares	**Principal papel na imunidade inata**	**Principal papel na imunidade adaptativa**
Macrófagos	Fagocitose e destruição de bactérias; produção de peptídeos antimicrobianos; ligação ao LPS; produção de citocinas inflamatórias	Produzem IL-1 e TNF-α para suprarregular a adesão dos linfócitos a moléculas e quimiocinas para atrair linfócitos antígeno-específicos. Produzem IL-12 para recrutar respostas das células T auxiliares T_H1; regulam positivamente moléculas coestimuladoras e do MHC para facilitar o reconhecimento e a ativação dos linfócitos T e B. Macrófagos e células dendríticas, após a sinalização do LPS, regulam positivamente moléculas coestimuladoras B7-1 (CD80) e B7-2 (CD86), necessárias para a ativação de células T patógeno-específicas. Também há proteínas semelhantes ao Toll nas células B e dendríticas que, após a ligação ao LPS, induzem o CD80 e o CD86 nessas células para apresentação do antígeno à célula T.
Células dendríticas plasmocitoides da linhagem linfoide	Produzem grandes quantidades de interferon alfa (IFN-α), com atividades antitumoral e antiviral; são encontradas nas zonas de célula T de órgãos linfoides; e circulam no sangue	O IFN-α é um ativador potente de macrófagos e células dendríticas maduras para fagocitose de patógenos invasores e apresentam antígenos de patógenos às células T e B.
As células dendríticas mieloides são de dois tipos: intersticiais e derivadas das células de Langerhans	As células dendríticas intersticiais são potentes produtoras de IL-12 e IL-10; localizam-se nas zonas de células T dos órgãos linfoides, circulam no sangue e estão presentes nos interstícios pulmonares, cardíacos e renais; as células dendríticas de Langerhans são potentes produtoras de IL-12, localizam-se nas zonas de células T dos linfonodos, no epitélio cutâneo e na medula do timo; circulam no sangue	As células dendríticas intersticiais são potentes ativadoras de macrófagos e células dendríticas maduras para fagocitose de patógenos invasores, e na apresentação de antígenos de patógenos às células T e B.
Células ILC1	Fracamente citotóxico, dependente do fator de transcrição T-bet, primeira linha de defesa contra vírus e bactérias	Produzir IFN-γ para recrutar células T CD4 T_H1.
Células ILC2	Medeiam respostas inatas contra parasitas/helmintos, reparam danos teciduais produzindo anfiregulina	Produzem IL-4, IL-5, IL-13; recrutam as células T CD4 T_H2.
Células ILC3	Resposta imune inata contra bactérias extracelulares e microbioma intestinal	Produzem IL-22, IL-17, GM-CSF, linfotoxinas; recrutam células T CD4 T_H17.
Células indutoras de tecido linfoide (LTi, *lymphoid tissue inducer*)	Cruciais na formação de tecido linfoide secundário durante a embriogênese	Produzem linfotoxina para o desenvolvimento de linfonodo e placa de Peyer nos quais ocorrem respostas imunes adaptativas.
Células *natural killer* (NK)	Matam células estranhas e do hospedeiro contendo níveis baixos de peptídeos próprios MHC+; expressam receptores de NK que inibem a função NK na presença de alta expressão de MHC próprio	Produzem TNF-α e IFN-γ, que recrutam respostas de células T auxiliares T_H1.
Células T-NK	Linfócitos com marcadores de superfície de células T e NK que reconhecem antígenos lipídicos de bactérias intracelulares, como o *Mycobacterium tuberculosis*, por meio de moléculas CD1, e matam células do hospedeiro infectadas com bactérias intracelulares	Produzem IL-4 para recrutamento de respostas T_H2 da célula T auxiliar, produção de IgG1 e IgE.
Neutrófilos	Fagocitam e matam bactérias, produzem peptídeos antimicrobianos	Produzem óxido nítrico-sintase e óxido nítrico, que inibem a apoptose nos linfócitos e podem prolongar as respostas imunes adaptativas
Eosinófilos	Matam parasitas invasores	Produzem IL-5, que recruta respostas de anticorpo Ig-específicas
Mastócitos e basófilos	Liberam TNF-α, IL-6 e IFN-γ em resposta a uma variedade de PAMPs bacterianos	Produzem IL-4, que recruta respostas de células T auxiliar T_H2, e recrutam respostas de anticorpos IgG1 e IgE-específicas.
Células epiteliais	Produzem peptídeos antimicrobianos; epitélios teciduais específicos produzem mediador da imunidade inata local; p. ex., as células epiteliais dos pulmões produzem proteínas surfactantes (proteínas da família da colectina), que ligam e promovem a eliminação de microrganismos invasores pulmonares	Produzem TGF-β, que induz respostas de anticorpo IgA-específicas.

Siglas: GM-CSF, fator estimulador de colônias de granulócitos e macrófagos; Ig, imunoglobulina; IL-4, IL-5, IL-6, IL-10 e IL-12, interleucina 4, 5, 6, 10, e 12, respectivamente; ILC, célula linfoide inata; MHC, complexo de histocompatibilidade principal; LPS, lipopolissacarídeo; PAMPs, padrões moleculares associados aos patógenos; TGF, fator de crescimento transformador; T_H, células T auxiliares; TNF-α, fator de necrose tumoral α; CD, grupo de diferenciação.
Fonte: Adaptada de R Medzhitov, CA Janeway: Curr Opinion Immunol 9:4, 1997. Copyright 1997.

NK da superfamília das imunoglobulinas incluem os receptores inibidores ou ativadores semelhantes à imunoglobulina da célula *killer* (KIRs, de *killer immunoglobulin-like receptor*), muitos dos quais comprovadamente expressam ligantes de HLA classe I. Os KIRs são proteínas constituídas de 2 (KIR2D) ou 3 (KIR3D) domínios extracelulares (D) de imunoglobulina. Além disso, sua nomenclatura designa sua função, sejam KIRs inibidores com uma cauda longa citoplasmática (L, *long*) e um motivo inibidor baseado no imunorreceptor de tirosina (ITIM, de *immunoreceptor tyrosine-based inhibitory motif*) (KIRDL) ou KIRs ativadores com uma cauda curta (S, *short*) citoplasmática (KIRDS). A inativação da célula NK pelos KIRs é um mecanismo central para evitar a lesão das células hospedeiras normais. Estudos genéticos demonstraram a associação dos KIRs com o aparecimento da infecção viral e a doença autoimune (Tab. 349-8).

Além dos KIRs, um segundo conjunto de receptores da superfamília das Igs inclui os receptores de citotoxicidade natural (NCRs, de *natural cytotoxicity receptors*), que abrangem NKp46, NKp30 e NKp44. Esses receptores ajudam a modular a ativação da célula NK contra as células-alvo. Os ligantes dos NCRs nas células-alvo foram recentemente reconhecidos como constituídos de moléculas de patógenos, como vírus influenza, citomegalovírus e parasita da malária, bem como de moléculas do hospedeiro expressas em células tumorais.

A sinalização da célula NK, portanto, é uma série de eventos altamente coordenados de sinais inibidores e ativadores que impedem as células NK de responderem às células próprias não infectadas e não malignas; entretanto, as células NK são ativadas para atacar células malignas e infectadas por vírus (Fig. 349-4). Evidências recentes sugerem que as células NK, embora não possuam rearranjo de genes de imunorreconhecimento, são capazes de mediar novas respostas de célula NK aos vírus e certas respostas imunes, como a hipersensibilidade de contato.

Algumas células NK expressam CD3 e as cadeias α invariáveis do TCR, e são chamadas de *células T NK*. Os TCRs das células T NK reconhecem moléculas lipídicas de bactérias intracelulares quando apresentadas no contexto de moléculas CD1 nas APCs. Sob ativação, as células T NK secretam

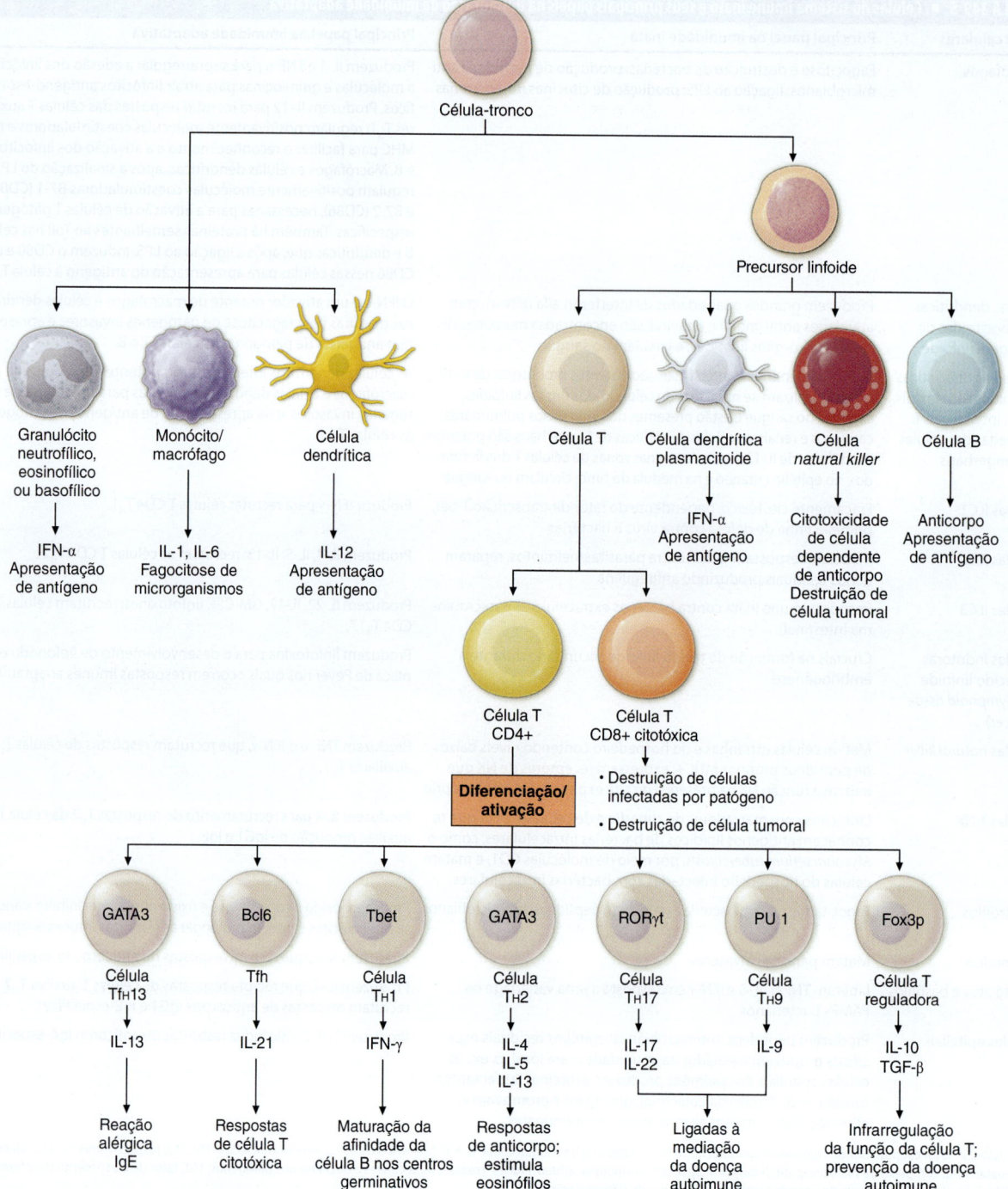

FIGURA 349-2 Modelo de desenvolvimento de células imunoefetoras. As células-tronco hematopoiéticas se diferenciam em células T, células dendríticas apresentadoras de antígeno, células *natural killer*, macrófagos, granulócitos ou células B. O antígeno estranho é processado por células dendríticas, macrófagos e células B, e seus fragmentos peptídicos são apresentados às células T CD4+ e/ou CD8+. A ativação da célula T CD8+ leva à indução de linfócitos T citotóxicos (LTCs) ou à geração de célula T *killer*, bem como à indução de células T citotóxicas CD8+ produtoras de citocina. Os granulócitos (neutrófilos, eosinófilos ou basófilos) são células efetoras do sistema imune inato e mediam a atividade de agentes anti-infecciosos via produção de citocinas, destruição eficiente de agentes infecciosos, ou ambos. As células T_H1 CD4+ exercem um papel importante na defesa contra microrganismos intracelulares e auxiliam na geração de células T CD8+ citotóxicas. As células T CD4+ T_H2 produtoras de IFN-γ ou IL-4, IL-5, IL-13 regulam a troca de classe de Ig e determinam o tipo de anticorpo produzido. As células T_H17 secretam IL-17 e IL-22, ao passo que as células T_H9 secretam IL-9 e células Tfh13 secretam IL-4, IL-5 e IL-13. As células T CD4 T_H17 e T_H9 estão ligadas à mediação de doenças autoimunes e as células Tfh13 estão ligadas à anafilaxia mediada por IgE. As células T CD4+ produzem IL-10 e fator de crescimento transformador (TGF)-β e infrarregulam as respostas das células T e B, uma vez que o microrganismo foi eliminado. Cada um dos tipos de células T CD4+ são regulados por diferentes fatores de transcrição, e os principais fatores de transcrição são mostrados nos círculos acima de cada tipo de célula T CD4+. IFN, interferon; IL, interleucina; Tfh, células T auxiliares foliculares.

citocinas efetoras, como a IL-4 e o IFN-γ. Esse modo de reconhecimento de bactérias intracelulares, como *Listeria monocytogenes* e *Mycobacterium tuberculosis*, pelas células T NK leva à indução da ativação das células dendríticas. Acredita-se que esse seja um mecanismo importante de defesa inata contra tais microrganismos.

Os receptores para a porção Fc da IgG (FcγRs) estão presentes em células NK, células B, macrófagos, neutrófilos e mastócitos e modulam interações da IgG com as células-alvo opsonizadas com anticorpo, como células infectadas por vírus. A interação anticorpo-NK via Fc do anticorpo e FcR da célula NK faz uma ponte entre os sistemas imunes adaptativo e inato e regula

TABELA 349-6 ■ Citocinas e receptores de citocinas

Citocinas	Receptor	Fonte celular	Célula-alvo	Atividade biológica
IL-1α, β	IL-1r tipo I, IL-1r tipo II	Monócitos/macrófagos, células B, fibroblastos, maioria das células epiteliais, inclusive epitélio do timo, células endoteliais	Todas as células	Suprarregula a expressão de moléculas de adesão e a emigração de neutrófilos e macrófagos; simula choque, febre; regula positivamente a produção da proteína hepática de fase aguda; facilita a hematopoiese
IL-2	IL-2r α, β, γ comum	Células T	Células T, células B, células NK, monócitos-macrófagos	Promove a ativação e a proliferação da célula T, o crescimento da célula B, a proliferação e a ativação da célula NK; intensifica a atividade citolítica de monócitos/macrófagos
IL-3	IL-3r, β comum	Células T, células NK, mastócitos	Monócitos-macrófagos, mastócitos, eosinófilos, células progenitoras da medula óssea	Estimula progenitores hematopoiéticos
IL-4	IL-4r α, γ comum	Células T, mastócitos, basófilos	Células T, células B, células NK, monócitos-macrófagos, neutrófilos, eosinófilos, células endoteliais, fibroblastos	Estimula a diferenciação e a proliferação da célula T auxiliar T_H2; estimula a troca de classe de Ig para IgG1 na célula B e a ação anti-inflamatória de IgE nas células T, monócitos; produzida pelas células T auxiliares foliculares nos centros germinativos da célula B que estimulam maturação de célula B
IL-5	IL-5r α, γ comum	Células T, mastócitos, eosinófilos	Eosinófilos, basófilos, células B murinas	Regula a migração e a ativação de eosinófilos
IL-6	IL-6r, gp130	Monócitos-macrófagos, células B, fibroblastos, maioria das células epiteliais, inclusive epitélio do timo, células endoteliais	Células T, células B, células epiteliais, hepatócitos, monócitos-macrófagos	Induz a produção da proteína de fase aguda, a diferenciação e o crescimento de células T e B, o crescimento da célula de mieloma, o crescimento e a ativação de osteoclastos
IL-7	IL-7r α, γ comum	Medula óssea, células epiteliais do timo	Células T, células B, células da medula óssea	Diferencia precursores das células B, T e NK; ativa células T e NK
IL-8	CXCR1, CXCR2	Monócitos-macrófagos, células T, neutrófilos, fibroblastos, células endoteliais, células epiteliais	Neutrófilos, células T, monócitos-macrófagos, células endoteliais, basófilos	Induz a migração de neutrófilos, monócitos e células T, a aderência de neutrófilos às células endoteliais e a liberação de histamina dos basófilos; estimula a angiogênese; suprime a proliferação de precursores hepáticos
IL-9	IL-9r α, γ comum	Células T	Progenitores de medula óssea, células B, células T, mastócitos	Induz a proliferação e a função dos mastócitos; é sinérgica com IL-4 na produção de IgG e IgE, no crescimento, na ativação e na diferenciação da célula T
IL-10	IL-10r	Monócitos-macrófagos, células T e B, queratinócitos, mastócitos	Monócitos-macrófagos, células T, células B, células NK, mastócitos	Inibe a produção de citocina proinflamatória pelo macrófago; infrarregula o antígeno de classe II de citocina e a expressão de B7-1 e B7-2; inibe a diferenciação das células T_H1 e da função das células NK; estimula a proliferação e a função dos mastócitos e a ativação e a diferenciação da célula B
IL-11	IL-11r α, gp130	Células do estroma da medula óssea	Megacariócitos, células B, hepatócitos	Induz a formação e a maturação de colônias de megacariócitos; intensifica as respostas de anticorpo; estimula a produção da proteína de fase aguda
IL-12 (subunidades de 35 e 40 kDa)	IL-12r	Macrófagos ativados, células dendríticas, neutrófilos	Células T e células NK	Induz a formação de célula T auxiliar T_H1 e a formação de célula killer ativada por linfocina; aumenta a atividade citolítica de LTC CD8+; ↓IL-17,↑IFN-γ
IL-13	IL-13r/IL-4r α	Células T (T_H2)	Monócitos-macrófagos, células B, células endoteliais, queratinócitos	Suprarregula a VCAM-1 e a expressão da quimiocina C-C nas células endoteliais, bem como a ativação e a diferenciação de célula B; inibe a produção de citocina proinflamatória do macrófago
IL-14	Desconhecido	Células T	Células B normais e malignas	Induz a proliferação de célula B; inibe a secreção de anticorpo e expande as subpopulações de célula B selecionadas
IL-15	IL-15r α, comum γ, IL2r β	Monócitos-macrófagos, células epiteliais, fibroblastos	Células T, células NK	Promove a ativação e a proliferação da célula T, a angiogênese e células NK
IL-16	CD4	Mastócitos, eosinófilos, células T CD8+, epitélio respiratório	Células T CD4+, monócitos-macrófagos, eosinófilos	Promove a quimioatração de células T CD4+, monócitos e eosinófilos; inibe a replicação de HIV-1; inibe a ativação da célula T via receptor de celula T/CD3
IL-17	IL-17r	Células T CD4+	Fibroblastos, endotélio, epitélio, macrófagos	Aumenta a secreção de citocina/quimiocina; promove reações do tipo retardada
IL-18	IL-18r (proteína relacionada com IL-1R)	Queratinócitos, macrófagos	Células T, células B, células NK	Regula positivamente a produção de IFN-γ; intensifica a citotoxicidade da célula NK
IL-21	Cadeia IL-δγ/IL-21R	Células T CD4	Células NK	Modula negativamente as moléculas ativadoras da célula NK, NKG2D/DAP10; produzida pelas células T auxiliares foliculares nos centros germinativos da célula B que estimulam sua maturação
IL-22	IL-22 R1/IL-10R2	Células dendríticas, células T	Células epiteliais	Respostas inatas contra patógenos bacterianos; promove a sobrevivência do hepatócito
IL-23	IL-12Rb1/IL23R	Macrófagos, outros tipos celulares	Células T	Efeitos opostos de IL-12 (↑IL-17, ↑IFN-γ)

(Continua)

TABELA 349-6 ■ Citocinas e receptores de citocinas (Continuação)

Citocinas	Receptor	Fonte celular	Célula-alvo	Atividade biológica
IL-24	IL-20R1/IL-20R2 IL-22R1/IL-20R2	Macrófagos, células T_H2	Células não hematopoiéticas, como os fibroblastos	Promove a cicatrização de feridas
IL-25 (também chamada IL-17E)	IL-17RB	Células T CD4, mastócitos	Fibroblastos, endotélio, epitélio, macrófagos	Proinflamatória; induz a produção de citocinas
IL-26	IL-20R1/IL-10R2	Células T_H1, T_H17, células sinoviais	Células epiteliais	Proinflamatória; induz a produção de citocinas
IL-27	gp130t wsx-1	Células mieloides como os macrófagos e células dendríticas	Células T	Colabora com outras citocinas para ativar a diferenciação das células T
IL-28A (IFN-λ2)	Receptor do IFN-λ 1, IL-28Rα, IL-10Rβ	Células de linhagem mieloide; células epiteliais	Células epiteliais	Depuração aprimorada de infecções virais
IL-28B (IFN-λ3)	Receptor do IFN-λ 1, IL-28Rα, IL-10Rβ	Células de linhagem mieloide; células epiteliais	Células epiteliais	Depuração aprimorada de infecções virais
IL-29 (FN-λ1)	Receptor do IFN-λ 1, IL-28Rα, IL-10Rβ	Células de linhagem mieloide; células epiteliais	Células epiteliais	Depuração aprimorada de infecções virais
IL-30 (p28 de IL-27)	IL-27Rα; gp130+wsx-1	Macrófagos ativados e células dendríticas; malignidades epiteliais	Monócitos	Citocinas anti-inflamatórias; suprarregulação de metástases de câncer de mama e próstata
IL-31	RA IL-31/ Mrβ oncostatina	Eosinófilos, células T CD4	Células epiteliais, monócitos	Prurido, proinflamatória
IL-32 (NK4)	?	Monócitos, células T, células NK, células dendríticas	Monócitos-macrófagos, estroma de medula óssea	Angiogênese, produção de IL-2 na medula óssea, proinflamatória
IL-33, (NF-HEV; IL-1, F11)	ST-2	Células endoteliais, células epiteliais, fibroblastos, epitélio de mucosa	Células T, mastócitos, eosinófilos, basófilos, ILC2s	Citocina alarmina, proinflamatória
IL-34 (C16 de 77)	CSF-1R, PTP-E, CD138	Neurônios, Treg, células mieloides		Proliferação de células mieloides anti-inflamatórias
IL-35	IL-12Rβ2/IL-12Rβ2, gp130/gp130, IL-12Rb2/gp130	Tregs, Bregs	Macrófagos, células T	Previne a proliferação de T_H1 e T_H17; induz proliferação de Treg/Breg /anti-inflamatório
IL-36α IL36β IL36γ IL36RA (IL-1 F5)	IL-36R	Queratinócitos Células epiteliais de mucosa Monócitos-macrófagos Células de Langerhans Células T CD4	Células epiteliais, macrófagos, células dendríticas, células T, B e plasmócitos	Respostas T_H, proinflamatória
IL-38 IL-10 F10	IL-1R, IL-36R, IL-1RA, PL1	Células epiteliais, células B	Células epiteliais, macrófagos, células dendríticas, células T, B e plasmócitos	Bloqueia IL-36; anti-inflamatório
IL-39	?	Macrófagos, células dendríticas, células B	Neutrófilos	Proinflamatória
IL-40	?	Células B, medula óssea/estroma	Célula B	Envolvido na produção de IgA, homeostase e desenvolvimento de células B
IFN-α	Receptor de interferon tipo I	Todas as células	Todas as células	Promove atividade antiviral; estimula a atividade de célula T, macrófago e célula NK; efeitos antitumorais diretos; suprarregula a expressão do antígeno de MHC classe I; usada terapeuticamente em condições virais e autoimunes
IFN-β	Receptor de interferon tipo I	Todas as células	Todas as células	Atividade antiviral; estimula a atividade de célula T, macrófago e célula NK; efeitos antitumorais diretos; suprarregula a expressão do antígeno de MHC classe I; usada terapeuticamente em condições virais e autoimunes
IFN-γ	Receptor de interferon tipo II	Células T, células NK	Todas as células	Regula as ativações do macrófago e da célula NK; estimula a secreção de imunoglobulina pelas células B; induz antígenos de histocompatibilidade de classe II; diferenciação da célula T em T_H1
TNF-α	TNFrI, TNFrII	Monócitos-macrófagos, mastócitos, basófilos, eosinófilos, células NK, células B, células T, queratinócitos, fibroblastos, células epiteliais do timo	Todas as células, exceto eritrócitos	Febre, anorexia, choque, síndrome do extravasamento capilar; promove a citotoxicidade acentuada de leucócitos, intensificação da função da célula NK, síntese de proteína da fase aguda, indução de citocina proinflamatória
TNF-β	TNFrI, TNFrII	Células T, células B	Todas as células, exceto eritrócitos	Citotoxicidade celular; desenvolvimento de linfonodos e do baço
LT-β	LTβR	Células T	Todas as células, exceto eritrócitos	Citotoxicidade celular; desenvolvimento normal de linfonodos
G-CSF	G-CSFr; gp130	Monócitos-macrófagos, fibroblastos, células endoteliais, células epiteliais do timo, células do estroma	Células mieloides, células endoteliais	Regula mielopoiese; aumenta a sobrevida e a função dos neutrófilos; uso clínico na reversão da neutropenia pós-quimioterapia citotóxica

(Continua)

TABELA 349-6 ■ Citocinas e receptores de citocinas *(Continuação)*

Citocinas	Receptor	Fonte celular	Célula-alvo	Atividade biológica
GM-CSF	GM-CSFr, β comum	Células T, monócitos-macrófagos, fibroblastos, células endoteliais, células epiteliais do timo	Monócitos-macrófagos, neutrófilos, eosinófilos, fibroblastos, células endoteliais	Regula mielopoiese; aumenta a atividade bactericida e tumoricida do macrófago; mediador da maturação e da função da célula dentrítica; suprarregula a função da célula NK; uso clínico na reversão da neutropenia pós-quimioterapia citotóxica
M-CSF	M-CSFr (proto-oncogene *c-fms*)	Fibroblastos, células endoteliais, monócitos-macrófagos, células T, células B, células epiteliais, inclusive do epitélio do timo	Monócitos-macrófagos	Regula a produção e a função de monócitos-macrófagos
LIF	LIFr-α; gp130	Células T ativadas, células do estroma da medula óssea, epitélio do timo	Megacariócitos, monócitos, hepatócitos, possivelmente subpopulações de linfócitos	Induz a produção hepática da proteína de fase aguda; estimula a diferenciação do macrófago; promove o crescimento de células do mieloma e de progenitores hematopoiéticos; estimula a trombopoiese
OSM	OSMr, LIFr; gp 130	Monócitos-macrófagos ativados e células T, células do estroma da medula óssea, algumas linhagens celulares do carcinoma de mama, células de mieloma	Neurônios, hepatócitos, monócitos-macrófagos, adipócitos, células epiteliais alveolares, células-tronco embrionárias, melanócitos, células endoteliais, fibroblastos, células de mieloma	Induz a produção hepática da proteína de fase aguda; estimula a diferenciação do macrófago; promove o crescimento de células do mieloma e de progenitores hematopoiéticos; estimula a trombopoiese; estimula o crescimento das células do sarcoma de Kaposi
SCF	SCFr (proto-oncogene *c-kit*)	Células do estroma da medula óssea e fibroblastos	Células-tronco embrionárias, precursoras mieloides e linfoides, mastócitos	Estimula o crescimento da célula progenitora hematopoiética e de mastócitos; promove a migração da célula-tronco embrionária
TGF-β (3 isoformas)	Receptor de TGF-β tipos I, II, III	Maioria das células	Maioria das células	Infrarregula as respostas de célula T, macrófago e granulócito; estimula a síntese de proteínas da matriz; estimula a angiogênese
Linfotactina/SCM-1	XCR1	Células NK, mastócitos, timócitos duplo-negativos, células T CD8+ ativadas	Células T, células NK	Quimiotáticas para linfócitos; única quimiocina conhecida de classe C
MCP-1	CCR2	Fibroblastos, células musculares lisas, PBMCs ativadas	Monócitos-macrófagos, células NK, células T de memória, basófilos	Quimiotática para monócitos, células T de memória ativadas e células NK; induz a liberação de grânulos das células T CD8+ e das células NK; potente fator de liberação de histamina para basófilos; suprime a proliferação de precursores hematopoiéticos; regula a produção de protease do monócito
MCP-2	CCR1, CCR2	Fibroblastos, PBMCs ativadas	Monócitos-macrófagos, células T, eosinófilos, basófilos, células NK	Quimiotática para monócitos, células T de memória e naïve, eosinófilos, células NK(?); ativa basófilos e eosinófilos; regula a produção de protease do monócito
MCP-3	CCR1, CCR2	Fibroblastos, PBMCs ativadas	Monócitos-macrófagos, células T, eosinófilos, basófilos, células NK, células dendríticas	Quimiotática para monócitos, células T de memória e naïve, células dendríticas, eosinófilos, células NK(?); ativa basófilos e eosinófilos; regula a produção de protease do monócito
MCP-4	CCR2, CCR3	Células epiteliais dos pulmões, do cólon e do intestino delgado, células endoteliais ativadas	Monócitos-macrófagos, células T, eosinófilos, basófilos	Quimiotática para monócitos, células T, eosinófilos e basófilos
Eotaxina	CCR3	Células epiteliais pulmonares, coração	Eosinófilos, basófilos	Potente quimiotático para eosinófilos e basófilos; induz a doença alérgica das vias aéreas; atua em conjunto com IL-5 para ativar eosinófilos; anticorpos antieotaxina inibem a inflamação das vias aéreas
TARC	CCR4	Timo, células dendríticas, células T ativadas	Células T, células NK	Quimiotática para células T e células NK
MDC	CCR4	Monócitos-macrófagos, células dendríticas, timo	Células T ativadas	Quimiotática para células T ativadas; inibe a infecção pelo HIV-1 com tropismo para célula T
MIP-1α	CCR1, CCR5	Monócitos-macrófagos, células T	Monócitos-macrófagos, células T, células dendríticas, células NK, eosinófilos, basófilos	Quimiotático para monócitos, células T, células dendríticas e células NK, e quimiotático fraco para eosinófilos e basófilos; ativa a função da célula NK; suprime a proliferação de precursores hematopoiéticos; necessário à miocardite associada à infecção pelo vírus coxsackie; inibe a infecção pelo HIV-1 monocitotrópico
MIP-1β	CCR5	Monócitos-macrófagos, células T	Monócitos-macrófagos, células T, células NK, células dendríticas	Quimiotático para monócitos, células T e células NK; ativa a função da célula NK; inibe a infecção pelo HIV-1 monocitotrópico
RANTES	CCR1, CCR2, CCR5	Monócitos-macrófagos, células T, fibroblastos, eosinófilos	Monócitos/macrófagos, células T, células NK, células dendríticas, eosinófilos, basófilos	Quimiotático para monócitos-macrófagos, células T CD4+, células T CD45Ro+, células T CD8+, células NK, eosinófilos e basófilos; induz a liberação de histamina dos basófilos; inibe infecções pelo HIV-1 monocitotrópico
LARC/MIP-3α/Êxodo-1	CCR6	Células dendríticas, células hepáticas fetais, células T ativadas	Células T, células B	Quimiotático para linfócitos

(Continua)

TABELA 349-6 ■ Citocinas e receptores de citocinas *(Continuação)*

Citocinas	Receptor	Fonte celular	Célula-alvo	Atividade biológica
ELC/MIP-3β	CCR7	Timo, linfonodos, apêndice	Células T e B ativadas	Quimiotáticos para células T e B; receptor suprarregulado nas células B infectadas pelo EBV e nas células T infectadas pelo HSV
I-309/TCA-3	CCR8	Células T ativadas	Monócitos-macrófagos, células T	Quimiotáticos para monócitos; impedem a apoptose induzida por glicocorticoide em algumas linhagens de células T
SLC/TCA-4/Êxodo-2	CCR7	Células epiteliais do timo, linfonodos, apêndice e baço	Células T	Quimiotáticos para linfócitos T; inibem a hematopoiese
Célula dendrítica-CK1/PARC	Desconhecido	Células dendríticas nos tecidos linfoides secundários	Células T naïve	Podem ter um papel na indução das respostas imunes
TECK	CCR9	Células dendríticas, timo, fígado, intestino delgado	Células T, monócitos-macrófagos, células dendríticas	Citocina derivada da célula dendrítica do timo, possivelmente envolvida no desenvolvimento da célula T
GRO-α/MGSA	CXCR2	Granulócitos ativados, monócitos-macrófagos e células epiteliais	Neutrófilos, células epiteliais, células endoteliais(?)	Quimiotático e ativador de neutrófilo; mitogênico para algumas linhagens de células de melanoma; suprime a proliferação de precursores hematopoiéticos; atividade angiogênica
GRO-β/MIP-2α	CXCR2	Granulócitos e monócitos-macrófagos ativados	Neutrófilos e células endoteliais(?)	Quimiotático e ativador de neutrófilos; atividade angiogênica
NAP-2	CXCR2	Plaquetas	Neutrófilos, basófilos	Derivado da proteína básica plaquetária; quimiotático e ativador do neutrófilo
IP-10	CXCR3	Monócitos-macrófagos, células T, fibroblastos, células endoteliais e epiteliais	Células T ativadas, linfócitos de infiltração tumoral, células endoteliais(?), células NK(?)	Proteína induzível pelo IFN-γ que é quimiotática para células T; suprime a proliferação de precursores hematopoiéticos
MIG	CXCR3	Monócitos-macrófagos, células T, fibroblastos	Células T ativadas, linfócitos de infiltração tumoral	Proteína induzível pelo IFN-γ que é quimiotática para células T; suprime a proliferação de precursores hematopoiéticos
SDF-1	CXCR4	Fibroblastos	Células T, células dendríticas, basófilos(?), células endoteliais(?)	Quimiotático de baixa potência e alta eficácia para células T; necessário para o desenvolvimento do linfócito B; impede a infecção de células CD4+ e CXCR4+ pelo HIV-1 trópico pela célula T
Fractalcina	CX3CR1	Células endoteliais ativadas	Células NK, células T, monócitos-macrófagos	Molécula híbrida de quimiocina/mucina da superfície celular que funciona como quimiotática e ativadora para leucócitos e como molécula de adesão celular
PF-4	Desconhecido	Plaquetas, megacariócitos	Fibroblastos, células endoteliais	Quimiotático para fibroblastos; suprime a proliferação de precursores hematopoiéticos; inibe a proliferação da célula endotelial e a angiogênese

Siglas: B7-1, CD80; B7-2, CD86; Breg, células B reguladoras; CCR, receptor de quimiocina do tipo CC; CXCR, receptor de quimiocina tipo CXC; DC-CK, quimiocina da célula dendrítica; EBV, vírus Epstein-Barr; ELC, quimiocina ligante de Epstein-Barr II (MIP-1b) (de *Epstein-Barr II-ligand chemokine*); G-CSF, fator estimulador das colônias de granulócitos; GM-CSF, fator estimulador das colônias de granulócitos-macrófagos; GRP, peptídeo relacionado com o crescimento; HIV, vírus da imunodeficiência humana; HSV, herpes-vírus simples; IFN, interferon; Ig, imunoglobulina; IL, interleucina; IP-10, proteína 10 induzida pelo interferon gama; LARC, quimiocina hepática regulada pela ativação (de *liver and activation-regulated chemokine*); LIF, fator inibidor da leucemia (de *leukemia inhibitory factor*); MCP, proteína quimiotática dos monócitos (de *monocyte chemoattractant protein*); M-CSF, fator estimulador das colônias de macrófagos; MDC, quimiocina derivada dos macrófagos (de *macrophage-derived chemokine*); MGSA, atividade estimuladora do crescimento do melanoma (de *melanoma growth-stimulating activity*); MHC, complexo de histocompatibilidade principal; MIG, monocina induzida pelo interferon gama; MIP, proteína inflamatória dos macrófagos (de *macrophage inflammatory protein*); NAP, proteína ativadora de neutrófilos (de *neutrophil-activating protein*); NK, *natural killer*; OSM, oncostatina M; PARC, quimiocina pulmonar regulada pela ativação (de *pulmonary and activation-regulated chemokine*); PBMCs, células mononucleares do sangue periférico (de *peripheral blood mononuclear cells*); PF, fator plaquetário (de *platelet factor*); RANTES, quimiocina regulada pela ativação, expressa e secretada por células T normais (de *regulated on activation normally T cell expressed and secreted*); SCF, fator de célula-tronco (de *stem cell factor*); SDF, fator derivado da célula estromal (de *stromal cell-derived factor*); SLC, quimiocina secundária do tecido linfoide (de *secondary lymphoid tissue chemokine*); TARC, quimiocina do timo regulada pela ativação (de *thymus and activation-regulated chemokine*); TCA, proteína de ativação da célula T (de *T cell activation protein*); TECK, quimiocina expressa no timo (de *thymus-express chemokine*); TGF, fator de crescimento transformador; T_H1 e T_H2, subpopulações de células T auxiliares; TNF, fator de necrose tumoral; Treg, células T reguladoras; VCAM, molécula de adesão celular vascular; LTC, linfócitos T citotóxicos; ILC, células linfoides inatas; GRO, oncogene regulado pelo crescimento (de *growth-regulated oncogene*).

Fontes: Dados de JS Sundy et al.: Appendix B, in *Inflammation, Basic Principles and Clinical Correlates*, 3rd ed, J Gallin, R Snyderman (eds). Philadelphia, Lippincott Williams and Wilkins, 1999; J Ye et al: Frontiers in Pharmacology 11; HM Lazear et al: Immunity 43: 15, 2015; J Catalan-Dibene et al: J Interferon and Cytokine Research 38: 423, 2018.

a modulação de funções efetoras do anticorpo IgG, como a CCDA. Existem FcγRs tanto inibidores quanto ativadores. FcRs ativadores, como FcγRI (CD64), FcγRIIa (CD32a) e FcγRIIIa (CD16a), são caracterizados pela presença de uma sequência de motivos de ativação do imunorreceptor baseados em tirosina (ITAM, de *immunoreceptor tyrosine-based activation motif*), ao passo que FcRs inibidores, como o FcγRIIb (CD32b), contêm uma sequência de ITIM. Existem evidências de que o distúrbio nas interações IgG-FcγR atue na artrite, na esclerose múltipla e no lúpus eritematoso sistêmico.

Neutrófilos, eosinófilos e basófilos

Os granulócitos estão presentes em quase todas as formas de inflamação e atuam como amplificadores e efetores das respostas imunes inatas **(Fig. 349-2)**. O acúmulo descontrolado e a ativação dos granulócitos podem acarretar lesão dos tecidos do hospedeiro, conforme observado na *vasculite necrosante sistêmica* mediada por neutrófilos e eosinófilos. Os granulócitos originam-se de células-tronco presentes na medula óssea. Cada tipo de granulócito (neutrófilo, eosinófilo ou basófilo) deriva de uma subclasse diferente de célula progenitora, cuja proliferação é estimulada por fatores estimuladores de colônias **(Tab. 349-6)**. Durante a maturação terminal dos granulócitos, a morfologia nuclear específica da classe e os grânulos citoplasmáticos permitem a identificação histológica do tipo de granulócito.

Os neutrófilos expressam receptor Fc IIIa para a IgG (CD16a), assim como receptores para componentes do complemento ativados (C3b ou CD35). Mediante a interação dos neutrófilos com bactérias cobertas com anticorpo (opsonizadas) ou imunocomplexos, grânulos azurofílicos (que contêm mieloperoxidase, lisozima, elastase e outras enzimas) e específicos (contendo lactoferrina, lisozima, colagenase e outras enzimas) são liberados, e radicais de superóxido (O_2^-) microbicidas são gerados na superfície dos neutrófilos. A geração de superóxido resulta em inflamação por lesão direta do tecido e alteração de macromoléculas, como colágeno e DNA.

Os eosinófilos são células efetoras citotóxicas poderosas contra vários parasitas. Na infecção pelo helminto *Nippostrongylus brasiliensis*, os eosinófilos constituem as células efetoras citotóxicas fundamentais para a remoção desses parasitas. Na regulação da citotoxicidade dos eosinófilos contra os vermes *N. brasiliensis*, as células T auxiliares antígeno-específicas que produzem IL-4 são essenciais, fornecendo, assim, um exemplo de regulação das respostas imunes

TABELA 349-7 Famílias de quimiocinas CC, CXC₁, CX₃, C₁ e XC e receptores de quimiocinas

Receptor de quimiocina	Ligantes de quimiocina	Tipos celulares	Doença relacionada
CCR1	CCL3 (MIP-1α), CCL5 (RANTES), CCL7 (MCP-3), CCL14 (HCC1)	Células T, monócitos, eosinófilos, basófilos	Artrite reumatoide, esclerose múltipla
CCR2	CCL2 (MCP-1), CCL8 (MCP-2), CCL7 (MCP-3), CCL13 (MCP-4), CCL16 (HCC4)	Monócitos, células dendríticas (imaturas), células T de memória	Aterosclerose, artrite reumatoide, esclerose múltipla, resistência a patógenos intracelulares, diabetes melito tipo 2
CCR3	CCL11 (eotaxina), CCL13 (eotaxina 2), CCL7 (MCP-3), CCL5 (RANTES), CCL8 (MCP-2), CCL13 (MCP-4)	Eosinófilos, basófilos, mastócitos, T_H2, plaquetas	Asma e rinite alérgicas
CCR4	CCL17 (TARC), CCL22 (MDC)	Células T (T_H2), células dendríticas (maduras), basófilos, macrófagos, plaquetas	Infecção parasitária, rejeição de enxerto, alojamento da célula T na pele
CCR5	CCL3 (MIP-1α), CCL4 (MIP-1α), CCL5 (RANTES), CCL11 (eotaxina), CCL14 (HCC1), CCL16 (HCC4)	Células T, monócitos	Correceptor do HIV-1 (cepas com tropismo pelas células T), rejeição de transplantes
CCR6	CCL20 (MIP-3α, LARC)	Células T (reguladoras e de memória), células B, células dendríticas	Imunidade humoral nas mucosas, asma alérgica, alojamento de célula T intestinal
CCR7	CCL19 (ELC), CCL21 (SLC)	Células T, células dendríticas (maduras)	Transporte de células T e células dendríticas para linfonodos, apresentação de antígeno e imunidade celular
CCR8	CCL1 (I309)	Células T (T_H2), monócitos, células dendríticas	Migração de célula dendrítica para linfonodo, imunidade celular tipo 2, formação de granuloma
CCR9	CCL25 (TECK)	Células T, plasmócitos IgA+	Alojamento de células T e de plasmócitos IgA+ no intestino, doença inflamatória intestinal
CCR10	CCL27 (CTACK), CCL28 (MEC)	Células T	Alojamento de células T no intestino e na pele
CXCR1	CXCL8 (IL-8), CXCL6 (GCP2)	Neutrófilos, monócitos	Doença inflamatória pulmonar, DPOC
CXCR2	CXCL8, CXCL1 (GROα), CXCL2 (GROα), CXCL3 (GROα), CXCL5 (ENA-78), CXCL6	Neutrófilos, monócitos, células endoteliais microvasculares	Doença inflamatória pulmonar, DPOC, angiogênico para crescimento tumoral
CXCR3-A	CXCL9 (MIG), CXCL10 (IP-10), CXCL11 (I-TAC)	Células auxiliares tipo 1, mastócitos, células mesangiais	Doença inflamatória cutânea, esclerose múltipla, rejeição a transplante
CXCR3-B	CXCL4 (PF4), CXCL9 (MIG), CXCL10 (IP-10), CXCL11 (I-TAC)	Células endoteliais microvasculares, células neoplásicas	Angiostático para crescimento tumoral
CXCR4	CXCL12 (SDF-1)	Amplamente expresso	Correceptor do HIV-1 (cepas com tropismo por células T), metástases tumorais, hematopoiese
CXCR5	CXCL13 (BCA-1)	Células B, células T auxiliares foliculares	Formação de células B foliculares
CXCR6	CXCL16 (SR-PSOX)	Células T CD8+, células NK e células T CD4+ de memória	Doença inflamatória hepática, aterosclerose (CXCL16)
CX_3CR1	CX3CL1 (fractalcina)	Macrófagos, células endoteliais, células de músculo liso	Aterosclerose
XCR1	XCL1 (linfotactina), XCL2	Células T, células NK	Artrite reumatoide, nefropatia por IgA, resposta tumoral

Siglas: BCA-1, proteína 1 quimioatrativa de célula B; DPOC, doença pulmonar obstrutiva crônica; CTACK, quimiocina cutânea atrativa de célula T; ELC, quimiocina ligante de Epstein-Barr II; ENA, peptídeo ativador de neutrófilos epitelial; GCP, proteína quimiotática do granulócito; GRO, oncogene regulado pelo crescimento; HCC, quimiocina do hemofiltrado; IP-10, proteína 10 induzida pelo IFN; I-TAC, quimiotático alfa de célula T induzido por interferon; LARC, quimiocina hepática regulada pela ativação (de *liver and activation-regulated chemokine*); MCP, proteína quimiotática dos monócitos; MDC, quimiocina derivada dos macrófagos (de *macrophage-derived chemokine*); MEC, quimiocina mamária enriquecida (de *mammary-enriched chemokine*); MIG, monocina induzida por interferon gama; MIP, proteína inflamatória dos macrófagos (de *macrophage inflammatory protein*); PF, fator plaquetário; SDF, fator derivado da célula estromal (de *stromal cell-derived factor*); SLC, quimiocina secundária do tecido linfoide (de *secondary lymphoid tissue chemokine*); SR-PSOX, receptor *scavenger* para lipídeos oxidados ligados à fosfatidilserina (de *scavenger receptor for phosphatidylserine-containing oxidized lipids*); TARC, quimiocina do timo regulada pela ativação (de *thymus and activation-regulated chemokine*); TECK, quimiocina expressa no timo (de *thymus-expressed chemokine*); T_H2, células T auxiliares do tipo 2; RANTES, quimiocina regulada pela ativação, expressa e secretada por células T normais (de *regulated on activation normally T cell expressed and secreted*); HIV, vírus da imunodeficiência humana; IL, interleucina.

Fonte: De IF Charo, RM Ranshohoff: The many roles of chemokines and chemokine receptors in inflammation. N Engl J Med 354:610, 2006. Copyright © (2006) Massachusetts Medical Society. Reproduzida, com permissão, de Massachusetts Medical Society.

inatas por células T antígeno-específicas da imunidade adaptativa. O conteúdo intracitoplasmático dos eosinófilos, que inclui a proteína básica principal, a proteína catiônica e a neurotoxina derivada dos eosinófilos, é capaz de provocar lesão tecidual direta e pode ser responsável, em parte, pela disfunção dos sistemas orgânicos nas *síndromes hipereosinofílicas* (Cap. 64). Como os grânulos dos eosinófilos contêm tipos de enzimas anti-inflamatórias (histaminase, arilsulfatase, fosfolipase D), os eosinófilos podem homeostaticamente inibir ou interromper respostas inflamatórias contínuas.

Os basófilos e os mastócitos teciduais são potentes reservatórios de citocinas, como a IL-4, e podem responder a bactérias e vírus com a produção de citocina antipatógeno via múltiplos TLRs expressos em sua superfície. Os mastócitos e os basófilos também podem mediar a imunidade pela ligação de anticorpos antipatógenos. Esse é um mecanismo de defesa do hospedeiro particularmente importante contra as parasitoses. Os basófilos expressam receptores de superfície de alta afinidade para a IgE (FcεRII) (CD23) e, com a ligação cruzada pelo antígeno da IgE ligada ao basófilo, podem liberar histamina, fator quimiotático dos eosinófilos da anafilaxia e protease neutra – todos mediadores da resposta alérgica de hipersensibilidade imediata (anafilaxia).

Além disso, os basófilos expressam receptores de superfície para os componentes do complemento ativados (C3a, C5a), por meio dos quais a liberação de mediadores pode ser efetuada diretamente. Portanto, os basófilos, como a maioria das células do sistema imune, podem ser ativados para atuar na defesa do hospedeiro contra patógenos ou para mediar a liberação e causar respostas patogênicas nas doenças alérgicas e inflamatórias. **Para discussões mais detalhadas sobre mastócitos teciduais, ver Capítulo 354.**

Sistema complemento O sistema complemento, um importante componente solúvel do sistema imune inato, compreende uma série de enzimas plasmáticas, proteínas reguladoras e proteínas ativadas em forma de cascata, que levam à lise celular. Existem quatro vias do sistema complemento: a via de ativação clássica, ativada por imunocomplexos antígeno/anticorpo; a via de ativação da lectina de ligação à manose (MBL, uma colectina sérica), ativada por microrganismos com grupos manose terminais; a via de ativação alternativa, ativada por microrganismos ou células tumorais; e a via terminal, comum às três vias anteriores, que leva ao complexo de ataque à membrana promovendo a lise celular (Fig. 349-5). As séries de enzimas do sistema complemento consistem em serinas-proteases.

A ativação da via clássica do complemento pela ligação de imunocomplexos a C1q conecta os sistemas imunes inato e adaptativo por meio de anticorpos específicos no imunocomplexo. A via alternativa de ativação do complemento independe de anticorpos, sendo ativada pela ligação direta de C3 a patógenos e ao "próprio alterado" (p. ex., células tumorais). Na doença inflamatória glomerular renal *nefropatia por IgA*, a IgA ativa a via alternativa do complemento e provoca lesão glomerular, bem como diminuição da função renal. A ativação da via clássica do complemento por C1, C4 e C2, assim como a da via alternativa pelo fator D, por C3 e pelo fator B, leva à clivagem e à ativação de C3. Os fragmentos de ativação de C3, quando ligados a superfícies-alvo, como bactérias e outros antígenos estranhos, são fundamentais para a opsonização (revestimento por anticorpos e complemento) na preparação para a fagocitose. A via da MBL substitui as serinas-proteases associadas à MBL (MASPs, de *MBL-associated serine proteases*) 1 e 2 por C1q, C1r e C1s para a ativação de C4. A via de ativação da MBL é ativada pela manose na superfície de bactérias e vírus.

As três vias de ativação do complemento convergem para a via terminal comum. A clivagem de C3 por cada via resulta na ativação de C5, C6, C7, C8 e C9, formando o complexo de ataque à membrana, que se insere fisicamente nas membranas das células-alvo ou das bactérias, causando sua lise.

Por conseguinte, a ativação do complemento representa um componente fundamental da imunidade inata para resposta à infecção microbiana. As consequências funcionais da ativação do complemento pelas três vias iniciadoras e pela via terminal são apresentadas na **Figura 349-5**. Em geral, os produtos de clivagem dos componentes do complemento facilitam a

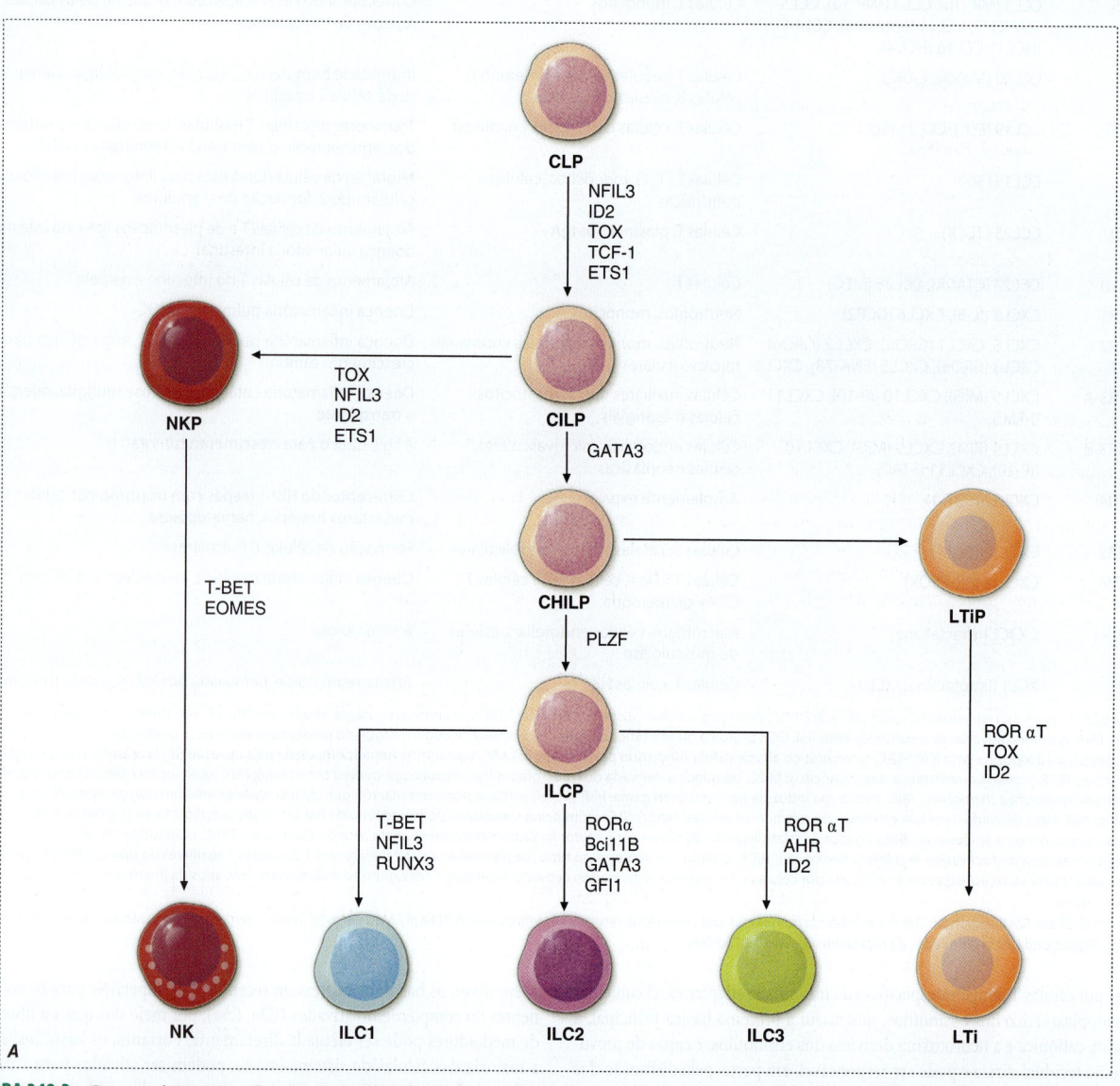

FIGURA 349-3 Desenvolvimento e função das células linfoides inatas (ILCs). **A.** O desenvolvimento de ILC, baseado principalmente nos caminhos de diferenciação de ILC de camundongo, é esquematizado. As ILCs se desenvolvem a partir de progenitores linfoides inatos comuns (CILPs), que se diferenciam dos progenitores linfoides comuns (CLPs). Os CILPs podem se diferenciar em células precursoras da células *natural killer* (NKP) ou em progenitores linfoides inatos auxiliares comuns (CHILPs), que dão origem a progenitores indutores de tecido linfoide (LTiPs) e precursores de células linfoides inatas (ILCPs). LTiPs se diferenciam em indutores de tecido linfoide (LTis) e ILCPs em ILC1, ILC2 ou ILC3. Cada estágio de diferenciação depende da expressão dos fatores de transcrição indicados: NFIL3 (*nuclear factor IL-3 induced*), Id2 (*inhibitor of DNA binding 2*), TOX (*thymocyte selection-associated high mobility group box protein*), TCF-1 (*T-cell factor 1*), ETS1 (*avian erythroblastosis virus E26 homolog-1*), GATA3 (*GATA binding protein 3*), PLZF (*promyelocytic leukemia zinc finger*), T-bet (*T-box transcription factor*), Eomes (*eomesodermin*), RUNX3 (*runt-related transcription factor 3*), RORα (*RAR-related orphan receptor α*), Bcl11b (*B cell lymphoma/leukemia 11B*), Gfi1 (*growth factor independent 1*), RORγt (*RAR-related orphan receptor γt*) e AHR (*Aryl hydrocarbon receptor*). Foi demonstrado em humanos que os subconjuntos de ILC1 podem se originar de outros precursores que não CILPs, mas a identidade desses precursores permanece desconhecida até o momento. **B.** Algumas das funções imunes mais conhecidas de cada subconjunto de ILC são: as células NK e ILC1s reagem a patógenos intracelulares, como vírus, e a tumores; ILC2s respondem a grandes parasitas extracelulares e alérgenos; ILC3s combatem micróbios extracelulares, como bactérias e fungos; e Lutes estão envolvidos na formação de estruturas linfoides secundárias. Para cada subconjunto de ILC, as moléculas efetoras que podem ser produzidas na ativação são indicadas: AREG, anfirregulina; IFN, interferon; IL, interleucina; GM-CSF, fator estimulador das colônias de granulócitos-macrófagos; NK, *natural killer*; RANK, ativação do receptor do fator nuclear kB; RANK-L, RANK-ligante; TNF, fator de necrose tumoral. *(Reproduzida, com permissão, de E Vivier et al: Innate lymphoid cells: 10 years on. Cell 174; 1054, 2018).*

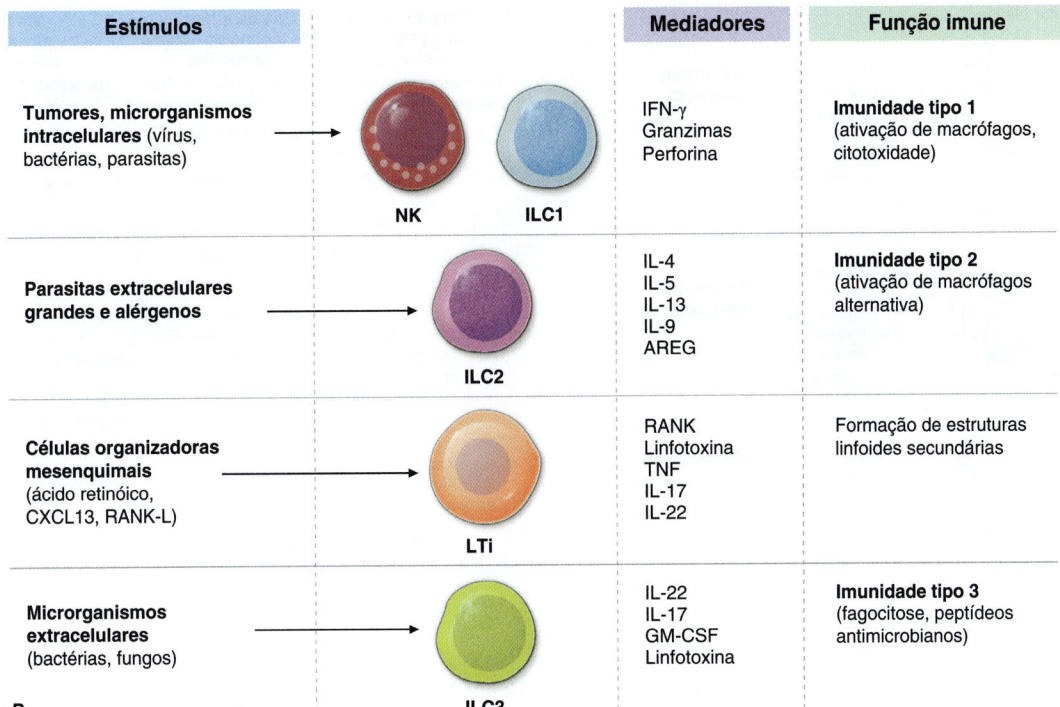

FIGURA 349-3 *(Continuação)*

remoção de microrganismos ou células danificadas (C1q, C4, C3), promovem a ativação e a intensificação da inflamação (anafilatoxinas, C3a, C5a), bem como a lise de microrganismos ou células opsonizadas (complexo de ataque à membrana). As deficiências dos componentes iniciais do complemento C1, C4 ou C2 podem estar associadas a distúrbios autoimunes ou a infecções bacterianas encapsuladas, como *Streptococcus pneumoniae*. As deficiências dos últimos componentes do complemento (C5-C9) estão associadas ao aumento das infecções por *Neisseria*.

CITOCINAS

As citocinas são proteínas solúveis produzidas por uma ampla variedade de tipos celulares (Tabs. 349-6 e 349-7). São fundamentais para as respostas imunes inata e adaptativa, e sua expressão poderá ser alterada na maioria das condições de doenças imunes, inflamatórias e infecciosas.

As citocinas estão envolvidas na regulação do crescimento, do desenvolvimento e da ativação das células do sistema imune, bem como na mediação da resposta inflamatória. Em geral, caracterizam-se por considerável

TABELA 349-8 ■ Associação de KIRs com doença

Doença	Associação ao KIR	Observação
Artrite psoriásica	KIR2DS1/KIR2DS2; homozigose do grupo HLA-Cw	Suscetibilidade
Espondiloartrites	Expressão aumentada de KIR3DL2 Interação de homodímeros HLA-B27 com KIR3DL1/KIR3DL2; independente de peptídeo	Pode contribuir para a patologia da doença Pode contribuir para a patogênese da doença
Espondilite anquilosante	KIR3DL1/3DS1; genótipos HLA-B27	Suscetibilidade
Vasculite reumatoide	KIR2DS2; HLA-Cw*03 KIR2DL2/2DS2 aumentada em pacientes com manifestações extra-articulares	Suscetibilidade Manifestações clínicas podem ter diferentes constituições genéticas em relação ao genótipo KIR
Artrite reumatoide	KIR2DS1/3DS1 diminuída em pacientes sem erosões ósseas KIR2DS4; HLA-Cw4	Suscetibilidade Suscetibilidade
Escleroderma	KIR2DS2+/KIR2DL2–	Suscetibilidade
Doença de Behçet	Expressão de KIR3DL1 alterada	Associada a doença ocular grave
Psoríase vulgar	2DS1; HLA-Cw*06 2DS1; 2DL5; haplótipo B	Suscetibilidade Suscetibilidade
DMID	KIR2DS2; HLA-C1	Suscetibilidade
Diabetes tipo 1	KIR2DS2; HLA-C1 e ausência de HLA-C2 e de HLA-Bw4	Aumento da progressão da doença
Pré-eclâmpsia	KIR2DL1 com menos KIR2DS (mãe); HLA-C2 (feto)	Aumento da progressão da doença
Aids	KIR3DS1; HLA-Bw4Ile80 Homozigoto KIR3DS1; ausência de HLA-Bw4Ile8080	Diminuição da progressão da doença Aumento da progressão da doença
Infecção por HCV	KIR2DL3 homozigoto; HLA-C1 homozigoto	Diminuição da progressão da doença
Neoplasia de colo uterino (induzida por HPV)	KIR3DS1; HLA-C1 homozigoto e ausência de HLA-Bw4	Aumento da progressão da doença
Melanoma maligno	KIR2DL2 e/ou KIR2DL3; HLA-C1	Aumento da progressão da doença

Siglas: HCV, vírus da hepatite C; HLA, antígeno leucocitário humano; HPV, papilomavírus humano; DMID, diabetes melito insulinodependente; KIR, receptor semelhante à imunoglobulina da célula *killer*.

Fonte: Reproduzida, com permissão, de R Diaz-Pena et al.: KIR genes and their role in spondyloarthropathies. Adv Exp Med Biol 649:286, 2009.

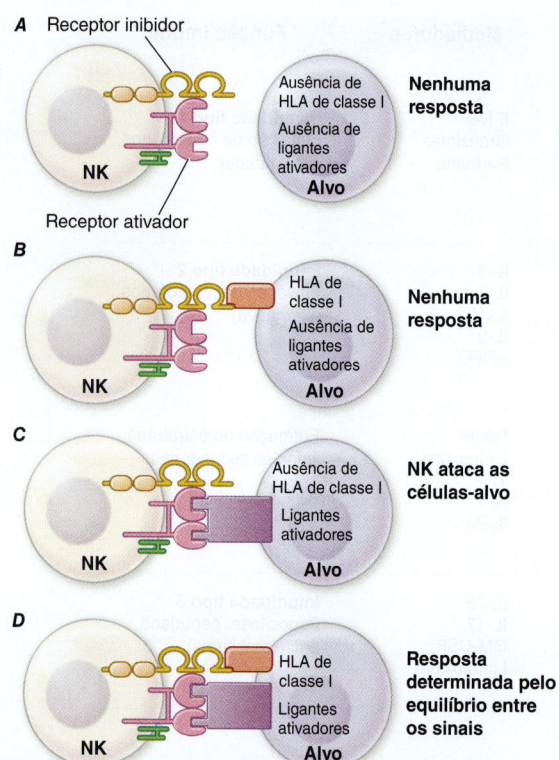

FIGURA 349-4   Encontros entre células *natural killer* (NK): potenciais alvos e possíveis desfechos. A quantidade de receptores ativadores e inibidores nas células NK e a quantidade de ligantes na célula-alvo, assim como as diferenças quantitativas dos sinais transduzidos, determinam a extensão da resposta NK. **A.** Quando as células não expressam HLA de classe I nem ligantes ativadores, as células NK não podem destruir as células-alvo. **B.** Quando as células-alvo expressam HLA próprio, as células NK não podem destruir os alvos. **C.** Quando as células-alvo são infectadas por patógenos e exibem expressão diminuída de HLA, além de expressarem ligantes ativadores, as células NK destroem as células-alvo. **D.** Quando as células NK encontram alvos que expressam tanto HLA próprio quanto receptores ativadores, nesse caso, o nível de morte do alvo é determinado pelo equilíbrio dos sinais inibidores e ativadores para a célula NK. HLA, antígeno leucocitário humano *(Republicada, com permissão, de Annual Review of Immunology, de NK Cell Recognition, L Lanier 23:225,2005: autorização obtida pelo Copyright Clearance Center, Inc.)*

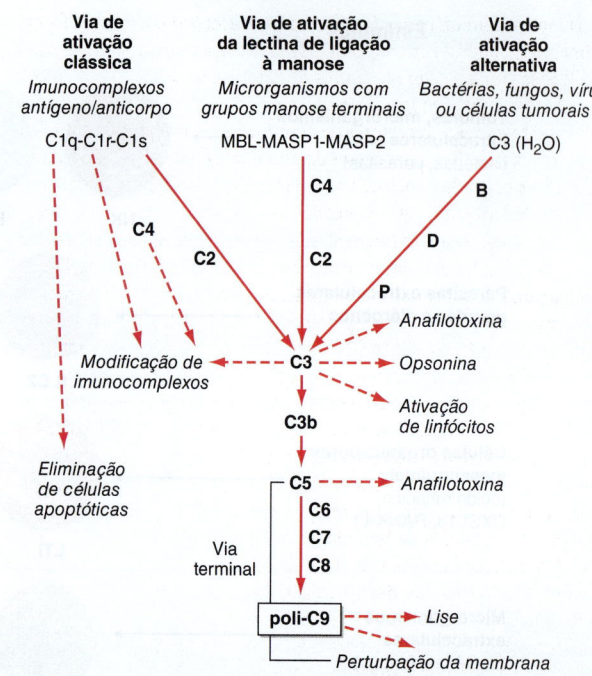

FIGURA 349-5   As quatro vias e os mecanismos efetores do sistema complemento. As *setas tracejadas* indicam as funções dos componentes da via. MASP, serina-protease associada à MBL. *(Reproduzida, com permissão, de BJ Morley, MJ Walport: The Complement Facts Books. London, Academic Press, 2000).*

redundância, de modo que diferentes citocinas possuem funções semelhantes. Além disso, muitas citocinas são pleiotrópicas, visto que são capazes de atuar sobre muitos tipos celulares diferentes. Esse pleiotropismo resulta da expressão, em muitos tipos celulares, de receptores para a mesma citocina (ver adiante), levando à formação de "redes de citocinas". A ação das citocinas pode ser: (1) *autócrina*, quando a célula-alvo é a mesma que secreta citocina; (2) *parácrina*, quando a célula-alvo é vizinha; e (3) *endócrina*, quando a citocina é secretada na circulação e atua distalmente à fonte.

As citocinas receberam designações com base nos supostos alvos ou em suas prováveis funções. As citocinas consideradas dirigidas primariamente a leucócitos foram denominadas IL-1, 2, 3, e assim por diante. Muitas citocinas originalmente descritas como tendo certas funções mantiveram esses nomes (p. ex., fator estimulador de colônia de granulócitos [G-CSF, de *granulocyte colony stimulating factor*]). Em geral, as citocinas pertencem a três famílias estruturais principais: a família da hematopoietina; as famílias do TNF, da IL-1, do fator de crescimento derivado de plaquetas (PDGF, de *platelet-derived growth factor*) e do fator de crescimento transformador (TGF, de *transforming growth factor*)-β; por fim, as famílias das quimiocinas CXC e C-C . As quimiocinas são citocinas que regulam o movimento e o deslocamento das células; atuam por meio de receptores acoplados à proteína G e exibem uma estrutura tridimensional distinta. A IL-8 é a única quimiocina inicialmente designada como IL (Tab. 349-6).

Em geral, as citocinas exercem seus efeitos influenciando a ativação gênica, que resulta em ativação celular, crescimento, diferenciação, expressão funcional das moléculas de superfície celular e função efetora celular. Nesse aspecto, as citocinas podem exercer efeitos na regulação das respostas imunes e a

patogênese de uma variedade de doenças. De fato, as células T são classificadas com base no padrão de citocinas que secretam, o qual resulta em uma resposta imune humoral (T_H2) ou celular (T_H1). Um terceiro tipo de célula T auxiliar é a célula T_H17, que contribui para a defesa do hospedeiro contra bactérias extracelulares e fungos, em particular em sítios mucosos (Fig. 349-2).

Os *receptores de citocinas* podem ser agrupados em cinco famílias gerais com base na semelhança de suas sequências de aminoácidos extracelulares e domínios estruturais conservados. A *superfamília de imunoglobulinas (Igs)* representa um grande número de proteínas secretadas e de superfície celular. Os receptores de IL-1 (tipos 1 e 2) são exemplos de receptores de citocinas com domínios Ig extracelulares.

A característica da família do *receptor do fator de crescimento hematopoiético (tipo 1)* é que as regiões extracelulares de cada receptor contêm dois motivos conservados. Um motivo, localizado na região N-terminal, é rico em resíduos de cisteína. O outro motivo se localiza na região C-terminal próxima à região transmembrana e compreende cinco resíduos de aminoácidos, triptofano-serina-X-triptofano-serina (WSXWS). Essa família pode ser agrupada com base no número de subunidades de receptores presentes e na utilização de subunidades compartilhadas. Diversos receptores de citocinas, isto é, IL-6, IL-11, IL-12 e o fator inibidor da leucemia, são pareados com gp130. Existe também uma subunidade de 150 kDa comum compartilhada por IL-3 e IL-5 e pelos receptores do fator estimulador das colônias de granulócitos-macrófagos (GM-CSF, de *granulocyte-macrophage colony-stimulating factor*). A cadeia gama (γ_c) do receptor de IL-2 é comum aos receptores de IL-2, IL-4, IL-7, IL-9 e IL-15. Por conseguinte, o receptor específico de citocina é responsável pela ligação específica ao ligante, ao passo que as subunidades como gp130, a de 150 kDa e γ_c são importantes na transdução de sinais. O gene γ_c situa-se no cromossomo X, e a ocorrência de mutações na proteína γ_c resulta na *forma ligada ao X da síndrome de imunodeficiência combinada grave* (IDCG-X) (Cap. 351).

Os membros da família do *receptor de interferon (tipo II)* incluem os receptores de IFN-β e γ, que compartilham um domínio de ligação semelhante de 210 aminoácidos, com pares de cisteína conservados nas extremidades aminoterminal e carboxiterminal. Já os da *família do receptor do TNF (tipo III)* compartilham um domínio de ligação comum, constituído por regiões repetidas ricas em cisteína. Os membros dessa família incluem os receptores p55 e p75 do TNF (TNF-R1 e TNF-R2, respectivamente); o antígeno CD40, um importante marcador de superfície de célula B envolvido na troca de isótipos da imunoglobulina; fas/Apo-1, cuja ativação induz apoptose; CD27 e CD30, encontrados em células T e B ativadas; e o receptor do fator de crescimento neural.

O motivo comum para a *família de sete hélices transmembrana* foi originalmente encontrado em receptores associados a proteínas que se ligam ao GTP. Essa família inclui receptores de quimiocinas (Tab. 349-7), receptores β-adrenérgicos e rodopsina retiniana. É importante salientar que dois membros da família de receptores de quimiocinas, o receptor de quimiocina CXC tipo 4 (CXCR4) e o receptor de quimiocina β tipo 5 (CCR5), atuam como os dois principais correceptores para a ligação e a entrada do HIV-1 em células do hospedeiro que expressam CD4 (Cap. 202).

Avanços significativos foram alcançados na definição das vias de sinalização por meio das quais as citocinas exercem seus efeitos intracelulares. A família Janus de proteínas-cinase (JAK) é um elemento fundamental envolvido na sinalização pelos receptores de hematopoietina. Quatro cinases da família JAK, JAK1, JAK2, JAK3 e Tyk2, ligam-se preferencialmente a diferentes subunidades do receptor de citocinas. A ligação da citocina a seu receptor traz as subunidades do receptor em aposição e permite que um par de JAKs transfosforilem e ativem uma à outra. A seguir, as JAKs fosforilam o receptor nos resíduos de tirosina e permitem a ligação de moléculas sinalizadoras ao receptor, onde essas moléculas se tornam fosforiladas. As moléculas de sinalização ligam-se ao receptor em virtude da presença de domínios (SH2, ou domínios de homologia src 2) que podem se ligar a resíduos de tirosina fosforilados. Existem várias dessas moléculas sinalizadoras importantes que se ligam ao receptor, como a molécula adaptadora SHC, que pode acoplar o receptor à ativação da via da proteína-cinase ativada por mitógeno. Além disso, uma importante classe de substrato das JAKs consiste na família de fatores de transcrição, denominados transdutores de sinal e ativadores da transcrição (STATs, de *signal transducer[s] and activator of transcription*). Os STATs têm domínios SH2 que permitem sua ligação a receptores fosforilados, onde, então, são fosforilados pelas JAKs. Parece que diferentes STATs exibem especificidade para diferentes subunidades do receptor. A seguir, os STATs dissociam-se do receptor e translocam-se para o núcleo, ligam-se aos motivos de DNA que reconhecem e regulam a expressão gênica. Os STATs ligam-se preferencialmente a motivos de DNA que diferem ligeiramente uns dos outros e, portanto, controlam a transcrição de genes específicos. A importância dessa via é particularmente relevante para o desenvolvimento linfoide. As mutações em JAK3 também resultam em um distúrbio idêntico à IDCG-X; entretanto, como a JAK3 é encontrada no cromossomo 19, e não no X, sua deficiência ocorre em ambos os sexos (Cap. 351).

SISTEMA IMUNE ADAPTATIVO

A imunidade adaptativa caracteriza-se por respostas antígeno-específicas a um antígeno estranho ou a um patógeno. Uma característica fundamental da imunidade adaptativa reside no fato de que, após contato inicial com determinado antígeno (*ativação imunológica*), a exposição subsequente ao mesmo antígeno acarreta respostas imunes mais rápidas e vigorosas (*memória imunológica*). O sistema imune adaptativo é constituído por dois braços, a imunidade celular e a humoral. Os principais efetores da imunidade celular são os linfócitos T, ao passo que os principais efetores da imunidade humoral são os linfócitos B. Ambos os linfócitos, B e T, derivam de uma célula-tronco comum (Fig. 349-6).

A proporção e a distribuição das células imunocompetentes nos vários tecidos refletem a circulação das células, seus padrões de alojamento e suas capacidades funcionais. A medula óssea é o principal local de maturação das células B, dos monócitos-macrófagos, das células dendríticas e dos granulócitos, contendo células-tronco pluripotentes que, sob a influência de vários fatores estimuladores de colônias, são capazes de dar origem a todos os tipos de células hematopoiéticas. Os precursores das células T também têm sua origem a partir de células-tronco hematopoiéticas e se estabelecem no timo para maturação. Os linfócitos T maduros, os linfócitos B, os monócitos e as células dendríticas entram na circulação e migram para os órgãos linfoides periféricos (linfonodos, baço) e para o tecido linfoide associado à superfície mucosa (intestino, tratos urogenital e respiratório), bem como para a pele e as membranas mucosas, aguardando sua ativação por antígenos estranhos.

Células T O reservatório de células T efetoras estabelece-se no timo, no início da vida, e é mantido durante toda a vida pela produção de novas células T no timo e pela expansão antígeno-dirigida de células T periféricas virgens em células T de "memória", residentes nos órgãos linfoides periféricos. O timo exporta cerca de 2% do número total de timócitos por dia durante toda a vida, com redução de cerca de 3% do número total de emigrantes tímicos diários por ano durante as primeiras quatro décadas de vida.

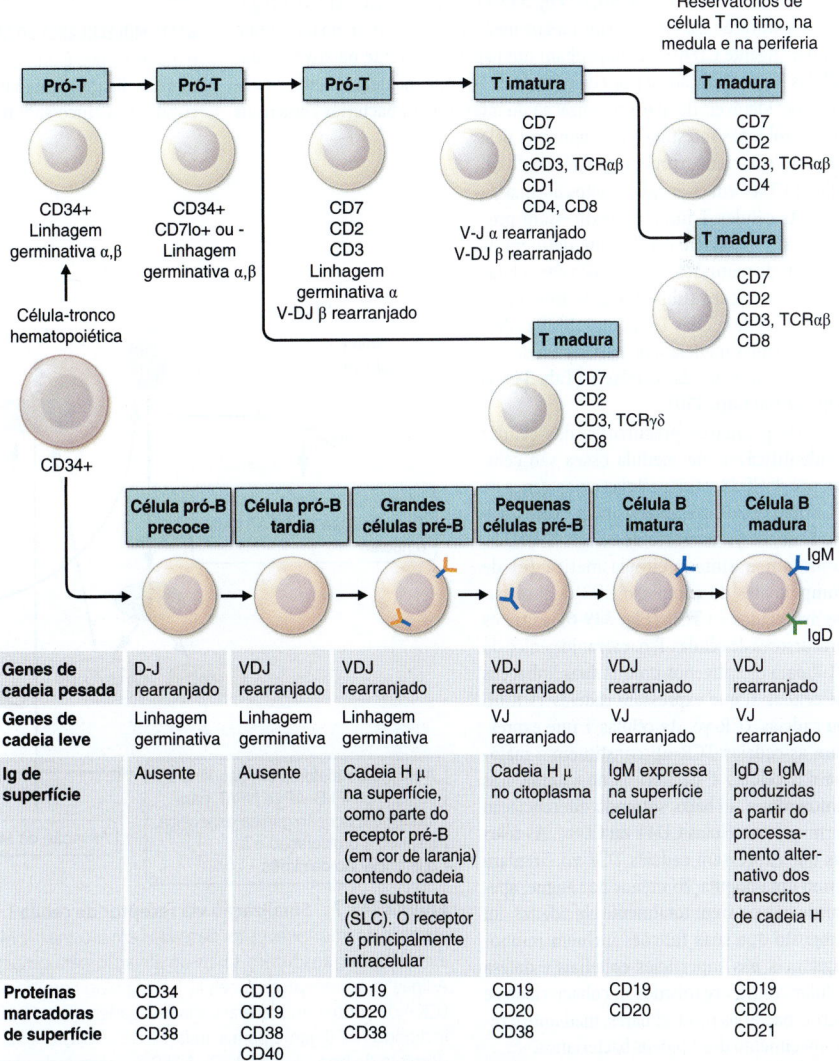

FIGURA 349-6 **Estágios do desenvolvimento das células T e B.** Os elementos do receptor de antígenos de células T e B em desenvolvimento são mostrados de forma esquemática. A classificação nos vários estágios do desenvolvimento da célula B é definida primariamente pelo rearranjo dos genes de imunoglobulina (Ig) e das cadeias pesada (H, de *heavy*) e leve (L, de *light*), bem como pela ausência ou a presença de marcadores de superfície específicos. A classificação dos estágios do desenvolvimento da célula T é definida primariamente pela expressão da proteína marcadora da superfície celular (sCD3, expressão de CD3 na superfície; cCD3, expressão de CD3 citoplasmática; TCR, receptor de célula T). Para o desenvolvimento da célula B, o receptor da célula pré-B é mostrado como um receptor de células B azul-laranja. (*De Janeway's Immunobioogy, 9th ed por Kenneth Murphy e Casey Weaver. Copyright © 2017 por Garland Science, Taylor & Francis Group, LLC. Reproduzida, com permissão, de W. W. Norton & Company, Inc.).*

Os linfócitos T maduros constituem 70-80% dos linfócitos do sangue periférico normal (apenas 2% dos linfócitos totais do corpo estão no sangue periférico), 90% dos linfócitos do ducto torácico, 30-40% das células dos linfonodos e 20-30% das células linfoides do baço. Nos linfonodos, as células T ocupam áreas paracorticais profundas ao redor dos centros germinativos de células B e, no baço, localizam-se em áreas periarteriolares da polpa branca (Cap. 66). As células T são as principais efetoras da imunidade celular. Determinadas subpopulações de células T maturam em células T CD8+ citotóxicas, capazes de lisar células infectadas por vírus ou células estranhas (células T efetoras de vida curta), e em células T CD4+, capazes de auxiliar a célula T no desenvolvimento da célula T CD8+ e da célula B. Duas populações de células T de memória de vida longa são ativadas por infecções: as células T de memória efetoras e as células T de memória centrais. As células T de memória efetoras residem em órgãos não linfoides e respondem rapidamente a infecções patogênicas repetidas, produzindo citocinas e exibindo funções citotóxicas para destruição das células infectadas por vírus. As células T de memória centrais localizam-se nos órgãos linfoides, onde substituem as células T de memória efetoras de vida longa e curta, conforme necessário.

Em geral, as células T CD4+ são as células reguladoras primárias da função de linfócitos T e B, bem como de monócitos, por meio da produção de citocinas e do contato celular direto (Fig. 349-2). Além disso, as células T regulam a maturação das células eritroides na medula óssea e, por meio do contato celular (ligante CD40), desempenham um papel importante na ativação das células B e na indução da troca de isótipos de Ig. Atualmente, existem evidências consideráveis de que a colonização do intestino por bactérias comensais (o microbioma intestinal) é responsável pela expansão do compartimento periférico de células T CD4+ em crianças e adultos normais.

As células T humanas expressam proteínas de superfície celular que definem os estágios de maturação intratímica das células T ou identificam subpopulações funcionais específicas de células T maduras. Muitas dessas moléculas medeiam ou participam de importantes funções das células T (Tab. 349-1, Fig. 349-6; Cap. 350).

Os primeiros precursores das células T identificáveis na medula óssea são células pró-T CD34+ (i.e., células cujos genes de TCR não estão rearranjados nem expressos). No timo, os precursores de células T CD34+ começam a síntese citoplasmática (c) de componentes do complexo CD3 de moléculas associadas ao TCR (Fig. 349-6). Entre os precursores de células T, o rearranjo gênico do TCR para os antígenos produz duas linhagens de células T, que expressam cadeias TCR-αβ ou cadeias TCR-γδ. As células T que expressam as cadeias TCR-αβ constituem a maioria das células T periféricas no sangue, nos linfonodos e no baço, sofrendo diferenciação terminal em células CD4+ ou CD8+. As células que expressam cadeias TCR-γδ circulam como uma população menor no sangue; apesar de não estarem totalmente elucidadas, foi proposto que suas funções incluem imunovigilância nas superfícies epiteliais e defesa celular contra organismos micobacterianos e outras bactérias intracelulares, mediante o reconhecimento dos lipídeos bacterianos.

No timo, o reconhecimento de peptídeos próprios em células epiteliais tímicas, macrófagos tímicos e células dendríticas exerce um papel importante no compartimento do repertório da célula T. À medida que os timócitos corticais imaturos começam a expressar TCR de superfície para antígeno, os timócitos com TCRs aptos a interagir com baixa afinidade com peptídeos próprios no contexto de antígenos de MHC próprio são ativados e sobrevivem (seleção positiva). Timócitos com TCRs inaptos para ligação aos antígenos de MHC próprios ou apresentando ligação com alta afinidade morrem por atrito (sem seleção) ou por apoptose (seleção negativa). Os timócitos positivamente selecionados sofrem maturação em células T positivas, unicamente para CD4 ou CD8, e, então, migram para a medula tímica, onde interagem com moléculas de peptídeo próprio/MHC próprio, podendo sofrer seleção novamente. O propósito da seleção tímica negativa e positiva é eliminar potenciais células T autorreativas patogênicas e, ao mesmo tempo, selecionar um repertório de células T maduras aptas ao reconhecimento de antígenos estranhos.

Os timócitos TCRαβ maduros positivamente selecionados são células T CD4+ restritas pelo MHC de classe II funcionais (Fig. 349-2), ou células T CD8+ destinadas a se tornarem células T CD8+ citotóxicas restritas pelo MHC de classe I. A *restrição ao MHC de classe I* ou de *classe II* significa que as células T reconhecem fragmentos peptídicos antigênicos apenas quando apresentados no sítio de reconhecimento de antígeno de uma molécula de classe I ou de classe II do MHC, respectivamente. Após maturação e seleção, os timócitos CD4 e CD8 abandonam o timo e migram para o sistema imune periférico. O timo pode continuar sendo um elemento de contribuição para o sistema imune periférico ainda na vida adulta, tanto em condições normais quanto em situações de dano ao reservatório de células T periféricas, como ocorre na Aids e na quimioterapia do câncer.

BASES MOLECULARES DO RECONHECIMENTO DO ANTÍGENO PELA CÉLULA T O TCR para antígenos é um complexo de moléculas constituídas por um heterodímero de ligação antigênica contendo cadeias αβ ou γδ, unidas de forma não covalente a cinco subunidades CD3 (γ, δ, ε, ζ e η) (Fig. 349-7). As cadeias

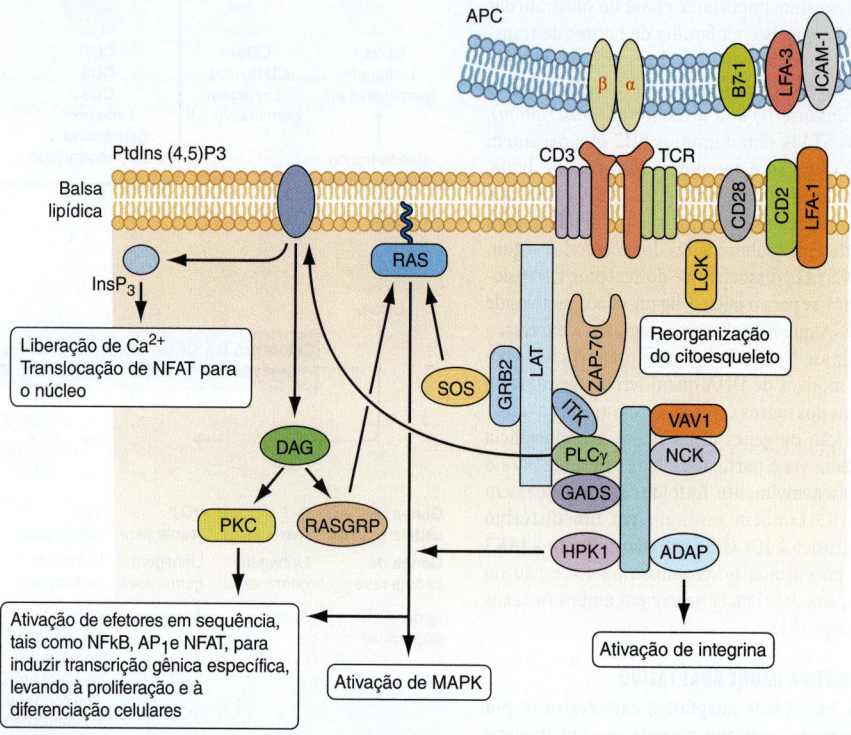

FIGURA 349-7 **Sinalização via receptor de célula T.** Os sinais de ativação são mediados via motivos de ativação do imunorreceptor baseados em tirosina (ITAMs) nas cadeias LAT e CD3 (*barras azuis*), que se ligam a enzimas e transduzem sinais de ativação para o núcleo pelas vias de ativação intracelulares indicadas. A ligação ao receptor da célula T (TCR) pelo complexo MHC-antígeno resulta na ativação sequencial de LCK e da proteína-cinase associada à cadeia γ de 70 kDa (ZAP70). A ZAP70 fosforila vários alvos a seguir, incluindo LAT (ligante para a ativação de células T) e SLP76 (proteína de leucócito de 76 kDa que contém o domínio de homologia SRC 2). A SLP76 é recrutada para o LAT ligado à membrana mediante sua interação constitutiva com GADS (proteína adaptadora relacionada com GRB2). Em conjunto, SLP76 e LAT formam um complexo sinalizador multimolecular que induz uma variedade de respostas subsequentes, incluindo fluxo de cálcio, ativação da proteína-cinase ativada por mitógeno (MAPK), ativação da integrina e reorganização do citoesqueleto. APC, célula apresentadora de antígeno; NFAT, fator nuclear de células T ativadas; LFA, antígeno associado à função leucocitária; ICAM, molécula de adesão intercelular; DAG, diacilglicerol; PKC, proteína-cinase C; RASGRP, proteína RAS liberadora de guanila; GRB2, proteína de ligação do receptor do fator de crescimento 2; ZAP70, deficiência de proteína zeta-associada 70; ITK, cinase de célula T induzível pela interleucina 2; HPK1, cinase 1 progenitora hematopoiética; ADAP, proteína adaptadora promotora de adesão e degranulação. (*Reproduzida, com permissão, de GA Koretzky, F Abtahian, MA Silverman. SLP76 e SLP65: complex regulation of signalling in lymphocytes and beyond. Ann Rev Immunol 6:67, 2006.*)

ζ CD3 são homodímeros ligados por pontes dissulfeto (CD3-ζ₂) ou heterodímeros ligados por pontes dissulfeto compostos por uma cadeia ζ e uma cadeia η. As moléculas de TCR-αβ ou TCR-γδ devem estar associadas a moléculas CD3 para serem inseridas na superfície da membrana da célula T, levando ao emparelhamento do TCR-α com o TCR-β e do TCR-γ com o TCR-δ. As moléculas do complexo CD3 modulam a transdução dos sinais de ativação da célula T por meio dos TCRs, ao passo que as moléculas TCR-α e β ou γ e δ se combinam para formar o sítio de ligação do antígeno no TCR.

Os TCRs α, β, γ e δ para moléculas antigênicas exibem homologia com a sequência de aminoácidos, bem como semelhanças estruturais com as cadeias pesadas e leves da Ig, e são membros da *superfamília dos genes da imunoglobulina*. Os genes que codificam as moléculas de TCR são codificados como *clusters* de segmentos gênicos que se rearranjam durante a maturação da célula T. Esse fato cria um mecanismo eficiente e compacto para abrigar a diversidade de exigências das moléculas do receptor de antígeno. A cadeia TCR-α situa-se no cromossomo 14 e consiste em uma série de regiões V (variáveis), J (juncionais) e C (constantes). A cadeia TCR-β é codificada no cromossomo 7 e consiste em múltiplos *loci* V, D (diversidade), J e TCR-β C. A cadeia TCR-γ está no cromossomo 7, e a cadeia TCR-δ está no meio do *locus* TCR-α, no cromossomo 14. Por conseguinte, as moléculas TCR para antígenos têm regiões constantes (estrutura) e variáveis, e os segmentos gênicos que codificam as cadeias α, β, γ e δ dessas moléculas são recombinados e selecionados no timo, culminando na síntese da molécula completa. Nos precursores das células B e T (ver adiante), os rearranjos de DNA nos genes dos receptores antigênicos envolvem as mesmas enzimas, o gene de ativação da recombinase (RAG) 1 e 2, ambas proteínas-cinase dependentes de DNA.

A diversidade do TCR é criada pelos diferentes segmentos V, D e J possíveis para cada cadeia de receptor, mediante inúmeras permutações de combinações dos segmentos V, D e J, pela "diversificação da região N" devido à adição de nucleotídeos na junção de segmentos gênicos rearranjados e pelo emparelhamento de cadeias individuais para formar um dímero de TCR. À medida que as células T amadurecem no timo, o repertório de células T reativas a antígenos é modificado por processos de seleção que eliminam muitas células T autorreativas, intensificam a proliferação de células que funcionam apropriadamente com moléculas de MHC próprio e antígeno e permitem a morte das células T contendo rearranjos de TCR improdutivos.

As células com TCR-αβ não reconhecem antígenos de proteína ou de carboidrato nativos. Na verdade, as células T reconhecem apenas fragmentos peptídicos curtos (cerca de 9-13 aminoácidos) derivados de antígenos proteicos capturados ou produzidos nas APCs. Os antígenos estranhos podem ser capturados por endocitose para o interior das vesículas intracelulares acidificadas ou por fagocitose e degradados em pequenos peptídeos, que se associam às moléculas do MHC de classe II (via de apresentação de antígenos exógenos). Outros antígenos estranhos surgem endogenamente no citosol (p. ex., a partir de vírus em replicação) e sofrem degradação em pequenos peptídeos, que se associam às moléculas do MHC de classe I (via de apresentação de antígenos endógenos). Por conseguinte, as APCs degradam proteoliticamente as proteínas estranhas e apresentam os fragmentos peptídicos inseridos no sítio de reconhecimento de antígeno do MHC de classes I ou II, na superfície da molécula do MHC, onde os fragmentos peptídicos estranhos estão disponíveis para se ligar às cadeias TCR-αβ ou TCR-γδ das células T reativas. As moléculas CD4 atuam como adesivo e, pela ligação direta às moléculas do MHC de classe II (DR, DQ ou DP), estabilizam a interação do TCR com o antígeno peptídico **(Fig. 349-7)**. De modo semelhante, as moléculas CD8 atuam como adesivos para estabilizar a interação TCR-antígeno pela ligação direta da molécula CD8 às moléculas do MHC de classe I (A, B ou C).

Os antígenos que aparecem no citosol e são processados pela via endógena de apresentação de antígenos são clivados em pequenos peptídeos por um complexo de proteases chamado de *proteassoma*. A partir do proteassoma, os fragmentos peptídicos antigênicos são transportados do citosol para o lúmen do retículo endoplasmático por um complexo heterodimérico, chamado de *transportadores associados ao processamento de antígenos*, ou proteínas TAP. As moléculas do MHC de classe I na membrana do retículo endoplasmático associam-se fisicamente aos peptídeos citosólicos processados. Após a associação do peptídeo às moléculas de classe I, os complexos peptídeo-classe I são exportados para o complexo de Golgi e, em seguida, até a superfície celular, para serem reconhecidos por células T CD8+.

Os antígenos capturados do espaço extracelular por endocitose em vesículas acidificadas intracelulares são degradados por proteases vesiculares em fragmentos peptídicos. As vesículas intracelulares que contêm moléculas do MHC de classe II se fundem com vesículas contendo peptídeos, permitindo, assim, a ligação física dos fragmentos peptídicos às moléculas do MHC de classe II. Os complexos peptídeo-MHC de classe II são, então, transportados até a superfície celular, para serem reconhecidos pelas células T CD4+.

Ainda que, em geral, se acredite que o receptor TCR-αβ reconheça os antígenos peptídicos no contexto das moléculas do MHC de classes I ou II, os lipídeos da parede celular de bactérias intracelulares, como *M. tuberculosis*, também podem ser apresentados a uma ampla variedade de células T, incluindo subpopulações de células T com TCR-γδ e uma subpopulação de células T com TCR-αβ CD8+. É importante assinalar que os antígenos lipídicos bacterianos não são apresentados no contexto das moléculas do MHC de classe I ou II, mas sim por moléculas CD1 relacionadas ao MHC. Algumas células T γδ que reconhecem antígenos lipídicos por meio de moléculas CD1 apresentam uso muito restrito do TCR, não necessitam de preparação do antígeno para responder aos lipídeos bacterianos e podem constituir uma forma de imunidade inata (em vez de adquirida) contra as bactérias intracelulares.

Assim como os antígenos estranhos são degradados e seus fragmentos peptídicos são apresentados no contexto de moléculas do MHC de classe I ou II em APCs, as proteínas próprias endógenas também são degradadas e os fragmentos peptídicos próprios são apresentados às células T no contexto de moléculas do MHC de classe I ou II nas APCs. Nos órgãos linfoides periféricos, há células T aptas a reconhecer fragmentos proteicos próprios, mas normalmente elas são *anérgicas* ou *tolerantes*, ou seja, não respondem à estimulação por antígenos próprios devido à ausência de *moléculas coestimuladoras* nas APCs que regulam positivamente os antígenos próprios, como B7-1 (CD80) e B7-2 (CD86) (ver adiante e **Cap. 350**).

Quando ocorre a interação do TCR da célula T madura com um peptídeo estranho no contexto de moléculas de classe I ou II do MHC próprio, a ligação de pares de ligantes de adesão inespecíficos do antígeno, como CD54-CD11/CD18 e CD58-CD2, estabiliza a ligação MHC-peptídeo-TCR, e a expressão dessas moléculas de adesão é regulada positivamente **(Fig. 349-6)**. Após ocorrer a ligação do antígeno ao TCR, a membrana da célula T divide-se em *microdomínios da membrana lipídica* ou *balsas lipídicas*, que coalescem as principais moléculas de sinalização do complexo TCR/CD3, CD28, CD2, LAT (ligados para a ativação de células T), proteínas tirosinas-cinase (PTKs) da família src ativadas (desfosforiladas) intracelulares e a principal PTK, a proteína 70 (ZAP-70) associada ao CD3ζ **(Fig. 349-7)**. É importante assinalar que, durante a ativação da célula T, a molécula CD45, com atividade de proteína tirosina-fosfatase, é separada do complexo do TCR, permitindo a ativação dos eventos de fosforilação. A coalescência de moléculas de sinalização dos linfócitos T ativados em *microdomínios* tem sugerido que as interações célula T-APC podem ser consideradas *sinapses imunológicas*, funcionalmente análogas às sinapses neuronais.

Após a estabilização da ligação TCR-MHC, os sinais de ativação são transmitidos pela célula até o núcleo, levando à expressão de produtos gênicos importantes na mediação da ampla diversidade de funções da célula T, como a secreção de IL-2. O TCR não tem atividade de sinalização intrínseca, porém está ligado a uma variedade de vias de sinalização por ITAMs, expressas nas várias cadeias CD3 que se ligam a proteínas envolvidas na mediação da transdução de sinais. Cada uma das vias resulta na ativação de fatores de transcrição específicos que controlam a expressão dos genes de citocinas e receptores de citocinas. Portanto, a ligação do complexo antígeno-MHC ao TCR induz ativação da família src de PTKs, Fyn e Lck (Lck está associada às moléculas coestimuladoras CD4 ou CD8); fosforilação da cadeia CD3ζ; ativação das tirosinas-cinase relacionadas ZAP-70 e Syk; e ativação posterior da via da calcineurina dependente de cálcio, da via de ras e da via da proteína-cinase C. Cada uma dessas vias leva à ativação de famílias específicas de fatores de transcrição (incluindo *NF-AT*, *fos* e *jun*, e *rel/NF-κB*) que formam heteromultímeros capazes de induzir a expressão de IL-2, do receptor de IL-2, de IL-4, de TNF-α e de outros mediadores da célula T.

Além dos sinais transportados até a célula T por meio do complexo TCR e CD4 e CD8, certas moléculas na célula T, como CD28 e o coestimulador induzível (ICOS, de *inducible co-stimulator*), e moléculas de células dendríticas, como B7-1 (CD80) e a B7-2 (CD86), também emitem importantes sinais coestimuladores que regulam positivamente a produção de citocinas pela célula T, sendo essenciais para a ativação pelas células T. Caso não ocorra a sinalização por meio de CD28 ou ICOS, ou se CD28 for bloqueado, a célula T torna-se anérgica, em vez de ativada (ver adiante em "Imunotolerância e autoimunidade" e **Cap. 350**). CTLA-4 (CD152) é semelhante à CD28 em sua capacidade de ligação a CD80 e CD86. Ao contrário de CD28, CTLA-4 transmite um sinal inibidor às células T, atuando como um interruptor a ser desligado.

EXAUSTÃO DA CÉLULA T EM INFECÇÕES VIRAIS E CÂNCER Nas infecções virais crônicas, como por HIV-1, vírus da hepatite C e vírus da hepatite B, bem como em neoplasias crônicas, a persistência do antígeno perturba a função da célula T de memória, causando distúrbios na resposta dessas células. Essa situação é definida como *exaustão da célula T* e está associada à expressão da proteína de morte celular programada 1 (PD-1) (CD279). As células T exaustas têm sua proliferação comprometida e perdem a capacidade de produzir moléculas efetoras, como IL-2, TNF-α e IFN-γ. A PD-1 regula negativamente as respostas da célula T e está associada à exaustão da célula T e à progressão de doença. Por esse motivo, a inibição da atividade de PD-1 da célula T com o objetivo de aumentar sua função efetora está sendo explorada como um alvo para a imunoterapia das infecções virais e de certas neoplasias (Cap. 350).

SUPERANTÍGENOS DE CÉLULA T Os antígenos convencionais ligam-se às moléculas do MHC de classe I ou II no sulco do heterodímero αβ, e às células T via regiões V das cadeias α e β do TCR. Já os superantígenos ligam-se diretamente à parte lateral da cadeia TCR-β e da cadeia β do MHC de classe II e estimulam as células T apenas com base no segmento gênico Vβ utilizado, independentemente das sequências D, J e Vα presentes. Os *superantígenos* são moléculas de proteína capazes de ativar até 20% do *pool* de células T periféricas, ao passo que os antígenos convencionais ativam menos de 1 em 10 mil células T. Os superantígenos de células T incluem as enterotoxinas estafilocócicas e outros produtos bacterianos. A estimulação de células T periféricas humanas por superantígenos ocorre no contexto clínico da síndrome do choque tóxico estafilocócico, resultando em superprodução massiva de citocinas de células T, o que acarreta hipotensão e choque (Cap. 147).

CÉLULAS B As células B maduras representam 5-10% dos linfócitos humanos no sangue periférico, 20-30% das células dos linfonodos, 50% dos linfócitos esplênicos e cerca de 10% dos leucócitos da medula óssea. As células B expressam na superfície moléculas de imunoglobulina (Ig) intramembrana que funcionam como receptores antigênicos de célula B (BCR), em um complexo de moléculas de sinalização α e β associadas a Ig com propriedades semelhantes às descritas para as células T (Fig. 349-8). Ao contrário das células T, que só reconhecem fragmentos peptídicos processados de antígenos convencionais alojados nas fendas dos antígenos do MHC de classes I e II das APCs, as células B têm capacidade de reconhecer e proliferar em resposta ao reconhecimento de antígenos nativos inteiros não processados via ligação do antígeno aos receptores de Ig de superfície (sIg) da célula B. As células B também expressam receptores de superfície para a região Fc das moléculas de IgG (CD32), bem como receptores de componentes do complemento ativados (C3d ou CD21, C3b ou CD35). A função primária das células B é a produção de anticorpos. As células B também atuam como APCs e são altamente eficientes no processamento de antígenos. Sua função apresentadora de antígeno é intensificada por uma variedade de citocinas. As células B maduras derivam de células precursoras da medula óssea, que surgem continuamente durante toda a vida (Fig. 349-6).

O desenvolvimento dos linfócitos B divide-se nas fases independente e dependente de antígeno. O desenvolvimento da célula B independente do antígeno ocorre nos órgãos linfoides primários e abrange todos os estágios de maturação da célula B até a célula B madura sIg+. A maturação da célula B dependente do antígeno é impulsionada pela interação do antígeno com a célula B madura sIg, levando à indução de células B de memória, troca de classe de Ig e formação de plasmócitos. Os estágios de maturação da célula B que dependem de antígeno ocorrem nos órgãos linfoides secundários, como os linfonodos, o baço e as placas de Peyer no intestino. Ao contrário do repertório de células T, que é gerado no interior do timo antes do contato com qualquer antígeno estranho, o repertório de células B que expressam diversos sítios reativos a antígenos é modificado por alterações adicionais dos genes de Ig após a estimulação antigênica – processo denominado *hipermutação somática* – que ocorre nos centros germinativos dos linfonodos.

Durante o desenvolvimento das células B, a diversidade da região variável de ligação antigênica da Ig é gerada por uma série ordenada de rearranjos de genes de Ig, de modo semelhante aos rearranjos sofridos pelos genes α, β, γ e δ do TCR. No caso da cadeia pesada, ocorre inicialmente um rearranjo dos segmentos D para segmentos J, seguido de um segundo rearranjo entre um segmento do gene V e a sequência D-J recém-formada; o segmento C é alinhado com o complexo V-D-J para produzir um gene de cadeia pesada de Ig funcional (V-D-J-C). Nos estágios posteriores, ocorre a produção de um gene funcional de cadeias leves κ ou γ por rearranjo de um segmento V em um segmento J, produzindo, por fim, uma molécula de Ig intacta composta de cadeias pesadas e leves.

O processo de rearranjo dos genes de Ig é regulado e resulta na produção de anticorpos de uma única especificidade por cada célula B, e cada molécula de Ig é constituída por um tipo de cadeia pesada e um tipo de cadeia leve. Embora cada célula B contenha duas cópias de genes de cadeias leves e pesadas, apenas um gene de cada tipo sofre rearranjo produtivo e é expresso em cada célula B – processo denominado *exclusão alélica*.

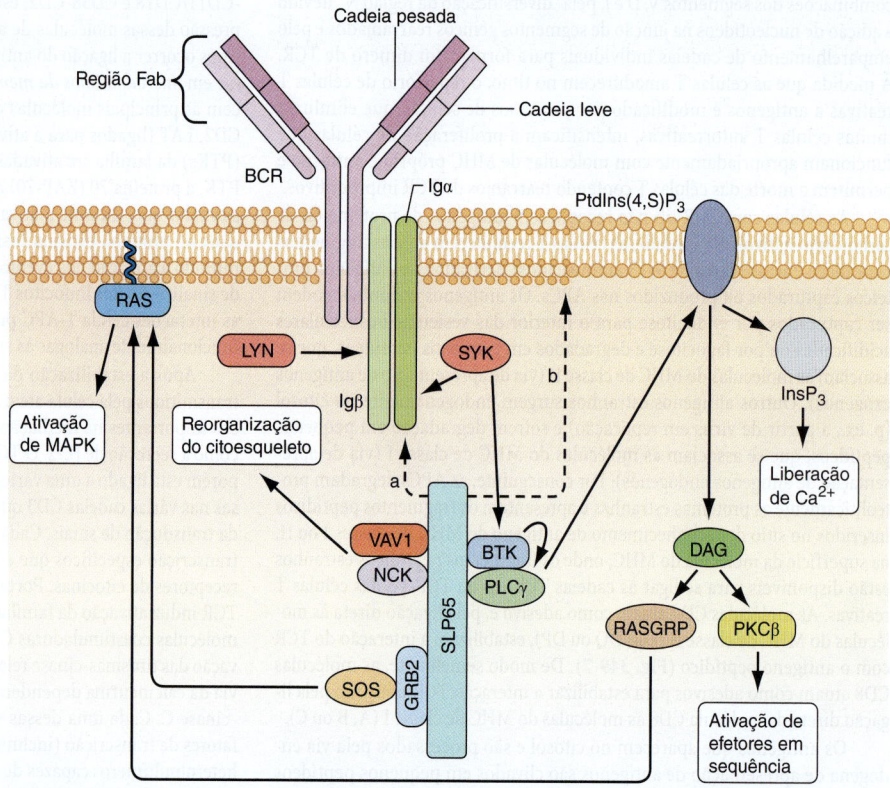

FIGURA 349-8 A ativação do receptor de célula B (BCR) leva à ativação sequencial de proteínas tirosinas-cinase, que resulta na formação de um complexo sinalizador e na ativação de vias posteriores, como ilustrado. A SLP76 é recrutada para a membrana por meio de GADS e LAT, porém o mecanismo de recrutamento da SLP65 não está esclarecido. Estudos indicaram dois mecanismos: (a) ligação direta pelo domínio SH2 da SLP65 à imunoglobulina (Ig) do complexo BCR, ou (b) recrutamento para a membrana mediante um "zíper" de leucina no aminoterminal da SLP65 e um parceiro ligante desconhecido. ADAP, proteína adaptadora promotora de adesão e degranulação; AP-1, proteína ativadora 1; BTK, tirosina-cinase de Bruton; DAG, diacilglicerol; GRB2, proteína de ligação do receptor do fator de crescimento 2; HPK1, cinase 1 progenitora hematopoiética; InsP3, inositol-1,4,5-trifosfato; ITK, cinase de célula T induzível pela interleucina 2; MAPK, proteína-cinase ativada por mitógeno; NCK, região não catalítica da tirosina-cinase; NF-B, fator nuclear B; PKC, proteína-cinase C; PLC, fosfolipase C; PtdIns(4,5)P2, fosfatidilinositol-4,5-bisfosfato; RASGRP, proteína RAS liberadora de guanila; SOS, homólogo *son of sevenless*; SYK, tirosina-cinase do baço. (*Reproduzida, com permissão, de GA Koretzky, F Abtahian, MA Silverman. SLP76 and SLP65: complex regulation of signalling in lymphocytes and beyond. Nat Rev Immunol 6:67, 2006.*)

Existem cerca de 300 genes V_κ e 5 genes J_κ, resultando no pareamento dos genes V_κ e J_κ para criar > 1.500 combinações diferentes de cadeias leves κ. Existem cerca de 70 genes V_λ e 4 genes J_λ para > 280 combinações diferentes de cadeias leve λ. O número de cadeias leves distintas que podem ser geradas é aumentado por mutações somáticas dentro dos genes V e J, criando, assim, um grande número de especificidades possíveis a partir de uma quantidade limitada de informações genéticas da linhagem germinativa. Conforme assinalado anteriormente, no rearranjo dos genes Ig de cadeia pesada, o domínio VH é criado pela união de três tipos de genes de linhagem germinativa, denominados V_H, D_H e J_H, o que propicia uma diversidade ainda maior na região variável das cadeias pesadas, em comparação à das cadeias leves.

A maioria dos precursores de células B imaturas (células pró-B iniciais) carece de Ig citoplasmática (cIg) e de sIg (Fig. 349-6). A grande célula pré-B caracteriza-se pela aquisição do pré-BCR de superfície composto de cadeias pesadas (H) μ e de uma cadeia leve pré-B, denominada *V pré-B*. A V pré-B é um receptor de cadeia leve substituta, codificado pelo *locus* da cadeia leve γ5 e V pré-B não rearranjado (o pré-BCR). As células pró-B e pré-B são induzidas a proliferar e amadurecer por meio de sinais provenientes do estroma da medula óssea – em particular da IL-7. O rearranjo das cadeias leves ocorre no estágio de célula pré-B pequena, de modo que o BCR integral é expresso no estágio de célula B imatura. As células B imaturas têm genes de cadeia leve de Ig rearranjados e expressam sIgM. À medida que as células B imaturas se desenvolvem em células B maduras, ocorre a expressão da sIgD, bem como da sIgM. Nesse ponto, o desenvolvimento da linhagem B na medula óssea está completo; as células B, então, passam para a circulação periférica e migram para os órgãos linfoides secundários para entrar em contato com antígenos específicos.

Rearranjos aleatórios dos genes de Ig às vezes geram anticorpos autorreativos, e os mecanismos devem ser capazes de corrigir tais erros. Um desses mecanismos é a edição do BCR, por meio da qual os BCRs autorreativos sofrem mutação para não reagir aos autoantígenos. Se a edição do receptor falhar na eliminação das células B autorreativas, estas sofrerão seleção negativa na medula óssea, devido à indução de apoptose, após a ocupação do BCR pelo autoantígeno.

Após deixar a medula óssea, as células B se acumulam nos sítios periféricos, como linfonodos e baço, esperando entrar em contato com antígenos estranhos que reagem com cada receptor clonotípico da célula B. A ativação da célula B desencadeada pelo antígeno ocorre por BCR, e observa-se um processo conhecido como *hipermutação somática*, pelo qual mutações pontuais nos genes H e L rearranjados dão origem a moléculas de sIg mutantes, algumas das quais se ligam melhor ao antígeno do que as moléculas sIg originais. Por conseguinte, a hipermutação somática é um processo pelo qual as células B de memória dos órgãos linfáticos periféricos exibem melhor ligação ou anticorpos de maior afinidade. Esse processo global de geração dos melhores anticorpos é denominado *maturação da afinidade do anticorpo*.

Os linfócitos que sintetizam IgG, IgA e IgE derivam de células B maduras sIgM+ e sIgD+. Ocorre mudança de classe de Ig nos linfonodos e em outros centros germinativos dos tecidos linfoides periféricos. O CD40 nas células B e o ligante de CD40 nas células T formam um par receptor-ligante coestimulador importante de moléculas imunoestimuladoras. Pares de células B CD40+ e ligantes de células T CD40+ ligam-se e modulam a troca de classe de Ig da célula B por meio de citocinas produzidas pela célula T, como a IL-4 e o TGF-β. As ILs 1, 2, 4, 5 e 6 atuam de modo sinérgico para induzir as células B maduras a proliferar e diferenciar em células secretoras de Ig.

Mediadores humorais da imunidade adaptativa: imunoglobulinas As Igs são os produtos das células B diferenciadas e mediam o braço humoral da resposta imune. As principais funções dos anticorpos são ligar-se especificamente aos antígenos e levar à inativação ou à remoção da toxina agressora, do microrganismo, do parasita ou de outra substância estranha ao corpo. A base estrutural da função das moléculas de Ig e a organização dos genes de Ig elucidaram o papel dos anticorpos na imunidade protetora normal, na lesão patológica imunologicamente mediada por imunocomplexos e na formação de autoanticorpos contra determinantes do hospedeiro.

Todas as Igs apresentam uma estrutura básica de duas cadeias pesadas e duas cadeias leves (Fig. 349-8). O isótipo da Ig (i.e., G, M, A, D, E) é determinado pelo tipo de cadeia pesada da Ig presente. Os isótipos IgG e IgA podem ser divididos em subclasses (G1, G2, G3, G4, e A1, A2), baseado nos determinantes antigênicos presentes nas cadeias pesadas de Ig. As características das Igs humanas estão resumidas na Tabela 349-9. As quatro cadeias são ligadas de forma covalente por pontes dissulfeto. Cada cadeia é constituída por uma região V e regiões C (também chamadas de *domínios*), compostas por unidades de cerca de 110 aminoácidos. As cadeias leves têm uma unidade variável (V_L) e uma constante (C_L); as cadeias pesadas têm uma unidade variável (V_H) e 3 ou 4 constantes (C_H), dependendo do isótipo. Como o nome sugere, as regiões constantes, ou C, das moléculas de Ig são constituídas por sequências homólogas e compartilham a mesma estrutura primária de todas as outras cadeias de Ig do mesmo isótipo e subclasse. As regiões constantes estão envolvidas nas funções biológicas das moléculas de Ig. O domínio C_H2 da IgG e as unidades C_H4 da IgM estão envolvidos na ligação da porção C1q do componente C1 durante a ativação do complemento. A região C_H na extremidade carboxiterminal da molécula de IgG, a região Fc, liga-se a receptores Fc de superfície (CD16, CD32, CD64) de macrófagos, células dendríticas, células NK, células B, neutrófilos e eosinófilos. A porção Fc de IgA liga-se ao FcαR (CD89), e o Fc de IgE liga-se ao FcεR (CD23).

TABELA 349-9 ■ Propriedades físicas, químicas e biológicas das imunoglobulinas humanas					
Propriedade	IgG	IgA	IgM	IgD	IgE
Forma molecular habitual	Monômero	Monômero, dímero	Pentâmero, hexâmero	Monômero	Monômero
Outras cadeias	Nenhuma	Cadeia J, SC	Cadeia J	Nenhuma	Nenhuma
Subclasses	G1, G2, G3, G4	A1, A2	Nenhuma	Nenhuma	Nenhuma
Alótipos de cadeia pesada	Gm (=30)	Não A1, A2m (2)	Nenhum	Nenhum	Nenhum
Massa molecular, kDa	150	160, 400	950, 1.150	175	190
Nível sérico no adulto típico, mg/mL	9,5-12,5	1,5-2,6	0,7-1,7	0,04	0,0003
Porcentagem da Ig sérica total	75-85	7-15	5-10	0,3	0,019
Meia-vida sérica, dias	23	6	5	3	2,5
Taxa de síntese, mg/kg/dia	33	65	7	0,4	0,016
Valência do anticorpo	2	2, 4	10, 12	2	2
Ativação da via clássica do complemento	+(G1, 2?, 3)	–	++	–	–
Ativação da via alternativa do complemento	+(G4)	+	–	+	–
Ligação das células via Fc	Macrófagos, neutrófilos, grandes linfócitos granulares	Linfócitos	Linfócitos	Ausente	Mastócitos, basófilos, células B
Propriedades biológicas	Transferência placentária, anticorpo secundário na maioria das respostas antipatógenas	Imunoglobulina secretora	Respostas de anticorpo secundário	Marcador para células B maduras	Alergia, respostas antiparasitárias

Fonte: Reproduzida, com permissão, de L Carayannopoulos, JD Capra, in WE Paul (ed): *Fundamental Immunology*, 3rd ed. New York, Raven, 1993.

As regiões variáveis (V_L e V_H) constituem a região da molécula de ligação ao anticorpo (Fab). Dentro das regiões V_L e V_H, estão as regiões hipervariáveis (extrema variabilidade de sequência) que constituem o sítio de ligação ao antígeno específico para cada molécula de Ig. O idiotipo é definido como a região específica da porção Fab da molécula de Ig à qual se liga o antígeno. Os anticorpos dirigidos contra a parte idiotípica de uma molécula de anticorpo são denominados *anticorpos anti-idiotípicos*. A formação desses anticorpos *in vivo* durante uma resposta normal das células B pode gerar um sinal negativo (ou *off*) de término da produção de anticorpos pelas células B.

A IgG representa cerca de 75-85% das Igs séricas totais. As quatro subclasses de IgG são numeradas de acordo com seu nível sérico, sendo a IgG1 encontrada em maiores quantidades e a IgG4 em menores quantidades. As subclasses de IgG têm relevância clínica com relação à sua capacidade variável de se ligar aos receptores Fc dos macrófagos e neutrófilos, bem como de ativar o complemento (Tab. 349-9). Além disso, a ocorrência de deficiências seletivas de certas subclasses de IgG resulta em síndromes clínicas nas quais o paciente se torna excessivamente suscetível a infecções bacterianas. Os anticorpos IgG representam, com frequência, o anticorpo predominante produzido após a reexposição do hospedeiro ao antígeno (resposta humoral secundária).

Os anticorpos IgM circulam normalmente como um pentâmero de 950 kDa com monômeros bivalentes de 160 kDa unidos por uma molécula denominada *cadeia J*, uma molécula de origem não Ig de 15 kDa que também realiza a polimerização das moléculas de IgA. A IgM é a primeira Ig a aparecer na resposta imune (resposta primária de anticorpo), sendo o tipo inicial de anticorpo sintetizado pelos recém-nascidos. A IgM de membrana na forma monomérica também atua como importante receptor de antígeno na superfície das células B maduras (Tab. 349-9). A IgM é um componente importante dos imunocomplexos nas doenças autoimunes. Por exemplo, altos títulos de anticorpos IgM contra moléculas de IgG (fatores reumatoides) estão presentes na *artrite reumatoide*, em outras doenças do colágeno e em algumas doenças infecciosas (*endocardite bacteriana subaguda*).

A IgA responde por apenas 7-15% das Igs séricas totais, porém constitui a classe predominante de Ig nas secreções. A IgA nas secreções (lágrimas, saliva, secreções nasais, líquido do trato gastrintestinal e leite humano) encontra-se na forma de IgA secretora (sIgA), um polímero constituído por dois monômeros de IgA, uma molécula juncional (também chamada de cadeia J) e uma glicoproteína denominada *proteína secretora*. Das duas subclasses de IgA, a IgA1 é encontrada principalmente no soro, ao passo que a IgA2 constitui a forma mais prevalente nas secreções. A IgA fixa o complemento por meio da via alternativa do complemento e tem atividade antiviral potente nos seres humanos, impedindo a ligação dos vírus às células epiteliais respiratórias e gastrintestinais.

A IgD é encontrada em quantidades mínimas no soro e, em conjunto com a IgM, é um importante receptor de antígeno na superfície da célula B naïve. A IgE, que está presente no soro em concentrações muito baixas, é a principal classe de Ig envolvida na preparação de mastócitos e basófilos, ligando-se a essas células via porção Fc. A ligação cruzada do antígeno com as moléculas de IgE nas superfícies dos basófilos e dos mastócitos leva à liberação de mediadores da resposta de hipersensibilidade imediata (alérgica) (Tab. 349-9).

INTERAÇÕES CELULARES NA REGULAÇÃO DE RESPOSTAS IMUNES NORMAIS

O resultado da ativação dos braços humoral (células B) e celular (células T) do sistema imune adaptativo por antígenos estranhos é a eliminação do antígeno diretamente por células T efetoras específicas ou em conjunto com anticorpos específicos.

A expressão da função celular imune adaptativa resulta de uma série complexa de eventos imunorreguladores que ocorrem em fases. Os linfócitos T e B mediam funções imunológicas. Cada um desses tipos celulares, ao receber sinais apropriados, passa por diversos estágios, desde ativação e indução, passando por proliferação, diferenciação e, finalmente, o desempenho de funções efetoras. A função efetora expressa pode ocorrer no ponto final de uma resposta, como a secreção de anticorpos por plasmócitos diferenciados, ou pode atuar como uma função reguladora que modula outras funções, como se observa com os linfócitos T CD4+ e CD8+ que modulam tanto a diferenciação das células B quanto a ativação das células T citotóxicas CD8+.

As células T CD4 auxiliares podem ser subdivididas com base nas citocinas produzidas (Fig. 349-2). As células T auxiliares do tipo T_H1 ativadas secretam IL-2, IFN-γ, IL-3, TNF-α, GM-CSF e TNF-β, ao passo que as células T auxiliares do tipo T_H2 ativadas secretam IL-3, 4, 5, 6, 10 e 13. As células T_H1 CD4+, mediante a produção de IFN-γ, desempenham um papel fundamental na mediação da destruição intracelular de uma variedade de patógenos. Também auxiliam a célula T na produção de células T citotóxicas e alguns tipos de anticorpos opsonizantes, e, em geral, respondem a antígenos que levam a respostas imunes de hipersensibilidade tardia contra muitos vírus e bactérias intracelulares (como HIV ou *M. tuberculosis*). Por outro lado, as células T_H2 desempenham um papel primário na imunidade humoral reguladora e na troca de isótipo. Além disso, as células T_H2, por meio da produção de IL-4 e IL-10, exercem um papel regulador, limitando as respostas proinflamatórias mediadas pelas células T_H1 (Fig. 349-2). As células T_H2 CD4+ também auxiliam as células B na produção de Ig específica e respondem aos antígenos estranhos que exigem altos níveis de anticorpos para sua eliminação (bactérias encapsuladas extracelulares, como *S. pneumoniae*, e certas infecções parasitárias). Dentre as subpopulações de células T_H CD4 descritas, aquela denominada T_H17 secreta citocinas IL-17, 22 e 26. O importante papel das células T_H17 foi demonstrado nos distúrbios inflamatórios autoimunes, bem como na defesa contra bactérias extracelulares e fungos, em particular nas superfícies mucosas. As células T_H9 são definidas por sua secreção de IL-9 e demonstraram desempenhar um papel na doença atópica, na doença inflamatória intestinal e na imunidade antitumoral. Além disso, a subpopulação Tfh de células T auxiliares é decisiva para o fornecimento dos sinais necessários para que as células B nos centros germinativos sofram maturação de afinidade. Um subconjunto de células Tfh, chamadas células Tfh13, secretam IL-4, IL-5 e IL-13 em resposta a alérgenos e mediam reações de anafilaxia (Fig. 349-2). Em resumo, o tipo de resposta da célula T gerado em uma resposta imune é determinado pelos PAMPs do microrganismo apresentados às células dendríticas, pelos TLRs das células dendríticas que se tornam ativados, pelos tipos de células dendríticas ativadas e pelas citocinas produzidas (Tab. 349-6). Em geral, as células dendríticas mieloides produzem IL-12 e ativam as respostas das células T_H1 que levam à indução de IFN-γ e de células T citotóxicas; ao passo que as células dendríticas plasmacitoides produzem IFN-α e levam a respostas T_H2 que resultam em produção de IL-4 e aumento das respostas humorais.

Como mostrado na Figura 349-2, mediante ativação pelas células dendríticas, as subpopulações de células T produtoras de IL-2, IL-3, IFN-γ e/ou IL-4, 5, 6, 10 e 13 são geradas e exercem influências positivas e negativas sobre as células B e T efetoras. No caso das células B, os efeitos tróficos são mediados por uma variedade de citocinas, em particular IL-3, 4, 5 e 6 derivadas das células T, as quais atuam nos estágios sequenciais da maturação da célula B, resultando na proliferação e na diferenciação das células B e, por fim, na secreção de anticorpos. No caso das células T citotóxicas, os fatores tróficos incluem a secreção de IL-2, IFN-γ e IL-12 pela célula T indutora.

As *células T reguladoras CD4+ e CD8+* representam um tipo importante de célula T imunomoduladora que controla as respostas imunes. Essas células expressam constitutivamente a cadeia α do receptor de IL-2 (CD25), produzem IL-10 e podem suprimir as respostas celulares T e B. As células T reguladoras (Tregs) são induzidas por células dendríticas imaturas e desempenham funções importantes na manutenção da tolerância a autoantígenos. A perda de células Treg é a causa da doença autoimune órgão-específica em camundongos, como tireoidite autoimune, adrenalite e ooforite (ver "Imunotolerância e autoimunidade" a seguir, e Cap. 350). Tregs também desempenham papéis importantes no controle da magnitude e duração das respostas imunes aos micróbios. Normalmente, após a resposta imune inicial a um micróbio ter eliminado o invasor, as Tregs são ativadas para suprimir a resposta antimicrobiana e prevenir lesões no hospedeiro. Alguns micróbios se adaptaram para induzir a ativação de Treg no local da infecção para promover a infecção e a sobrevivência do parasita. Na infecção por *Leishmania*, o parasita induz o acúmulo de Treg nos locais de infecção da pele que amortece as respostas das células T anti-*Leishmania* e impede a eliminação do parasita. Apesar de reconhecerem o antígeno nativo por meio de receptores Ig de superfície, as células B necessitam do auxílio das células T para produzir anticorpos de alta afinidade de múltiplos isótipos, que são mais eficazes na eliminação dos antígenos estranhos. Nos centros germinativos de células B, as células T CD4 que promovem a maturação das células B e a maturação por afinidade são denominadas células auxiliares foliculares T (Tfh). As interações célula T-célula B que levam à produção de anticorpos de alta afinidade exigem (1) processamento de antígeno nativo pelas células B e expressão dos fragmentos peptídicos na superfície da célula B para apresentação às células T_H; (2) ligação das células B pelo complexo TCR e ligante de CD40; (3) indução do processo denominado *troca de isótipo do anticorpo* em clones de células B antígeno-específicas; e (4) indução do processo de maturação da afinidade do anticorpo nos centros germinativos dos folículos das células B dos linfonodos e do baço.

As células B naïve expressam IgD e IgM na superfície celular, e o contato inicial das células B naïve com o antígeno ocorre pela ligação antígeno nativo da célula B-IgM de superfície. As citocinas da célula T, liberadas após o contato da célula T_H2 com as células B ou por um efeito *bystander* (expectador), induzem alterações na conformação gênica da Ig que promovem a recombinação de genes de Ig. Esses eventos resultam na troca da expressão dos éxons de cadeia pesada em uma célula B deflagrada, com a consequente secreção de anticorpos IgG, IgA ou, em alguns casos, IgE com a mesma especificidade antigênica da região V do anticorpo IgM original, em resposta à ampla variedade de bactérias extracelulares, protozoários e helmintos. A expressão do ligante CD40 por células T ativadas é essencial para a indução da troca de isótipo de anticorpo das células B e para a responsividade da célula B às citocinas. Os pacientes com mutações no ligante CD40 das células T têm células B inaptas para a troca de isótipo, resultando em ausência de geração de células B de memória e no desenvolvimento de uma síndrome de imunodeficiência, denominada *síndrome de hiper-IgM ligada ao X* **(Caps. 350 e 351)**.

IMUNOTOLERÂNCIA E AUTOIMUNIDADE

A *imunotolerância* é definida como a ausência de ativação da autorreatividade patogênica para autoantígenos. As *doenças autoimunes* são síndromes causadas pela ativação das células T ou B, ou de ambas, sem qualquer evidência de outras causas, como infecções ou neoplasias malignas **(Caps. 350 e 355)**. A imunotolerância e a autoimunidade são processos normalmente presentes em indivíduos saudáveis; quando anormais, representam extremos do estado normal. Por exemplo, sabe-se, hoje, que a presença de baixos níveis de autorreatividade das células T e B a autoantígenos na periferia é fundamental para sua sobrevida. De modo semelhante, baixos níveis de autorreatividade e reconhecimento de autoantígenos por timócitos no timo são mecanismos pelos quais (1) as células T normais são selecionadas positivamente para sobreviver e deixar o timo, a fim de responder a microrganismos estranhos presentes na periferia; e (2) as células T altamente reativas a autoantígenos sofrem seleção negativa e morrem para impedir o acesso de células T demasiadamente autorreativas à periferia (tolerância central). Entretanto, nem todos os autoantígenos são expressos no timo para deletar células T altamente autorreativas, e existem mecanismos para indução de tolerância em células T periféricas. Ao contrário da apresentação de antígenos microbianos pelas células dendríticas maduras, a apresentação de autoantígenos pelas células dendríticas imaturas não induz ativação nem maturação das células dendríticas para que expressem níveis elevados de moléculas coestimuladoras, como B7-1 (CD80) ou B7-2 (CD86). Quando células T periféricas são estimuladas por células dendríticas que expressam autoantígenos no contexto de moléculas do HLA, recebem estimulação suficiente para mantê-las vivas; no entanto, permanecem anérgicas ou irresponsivas até entrarem em contato com uma célula dendrítica com níveis elevados de moléculas coestimuladoras expressando antígenos microbianos e, então, se tornarem ativadas para responder ao microrganismo. Se as células B expressarem níveis elevados de BCR autorreativo, normalmente sofrerão deleção na medula óssea ou edição de receptor para expressar um receptor menos autorreativo. Embora muitas doenças autoimunes se caracterizem pela produção de autoanticorpos anormais ou patogênicos **(Tab. 349-10)**, a maioria das doenças autoimunes é causada por uma combinação do excesso de reatividade das células T e B.

Múltiplos fatores contribuem para a gênese das síndromes de doença autoimune, incluindo suscetibilidade genética (HLAB27 com espondilite anquilosante), imunoestimulantes ambientais, como os fármacos (p. ex., procainamida e fenitoína no lúpus eritematoso sistêmico induzido por fármacos), agentes infecciosos estimuladores (como o vírus Epstein-Barr e a produção de autoanticorpos contra eritrócitos e plaquetas) e perda das células T reguladoras (levando a tireoidite, adrenalite e ooforite).

Imunidade nas superfícies mucosas
A mucosa que reveste os tratos respiratório, digestório e urogenital, as conjuntivas oculares, a orelha interna e os ductos de todas as glândulas exócrinas contêm células dos sistemas imunes inato e adaptativo de mucosa que protegem essas superfícies contra os patógenos. No adulto sadio, o tecido linfoide associado à mucosa (MALT, de *mucosa-associated lymphoid tissue*) contém 80% de todas as células imunes do corpo e constituí o maior sistema de órgão linfoide dos mamíferos.

O MALT desempenha três funções principais: (1) proteger as mucosas contra patógenos invasores; (2) impedir a captura de antígenos estranhos dos alimentos, microrganismos comensais, patógenos e material particulado presente no ar; e (3) prevenir respostas imunes patológicas de antígenos estranhos, no caso de atravessarem as barreiras mucosas do corpo.

O MALT é um sistema compartimentalizado de células imunes que atua independentemente dos órgãos imunes sistêmicos. Embora tais órgãos sejam praticamente estéreis em condições normais e respondam com vigor aos patógenos, as células imunes do MALT estão continuamente banhadas em proteínas estranhas e bactérias comensais e têm de selecionar os antígenos patogênicos que devem ser eliminados. O MALT contém focos anatomicamente definidos de células imunes nos intestinos, nas tonsilas, no apêndice e em áreas peribrônquicas, que são locais indutores para respostas imunes da mucosa. Células imunes T e B migram desses locais para os locais efetores no parênquima da mucosa e das glândulas exócrinas, onde as células imunes da mucosa eliminam as células infectadas por patógenos. Além das respostas imunes, todos os sítios da mucosa apresentam fortes barreiras mecânicas e químicas, além de funções de limpeza para repelir patógenos.

Os principais componentes do MALT incluem células epiteliais especializadas, denominadas células da "membrana", ou "M", que capturam os antígenos e os liberam para células dendríticas ou outras APCs. As células efetoras do MALT incluem células B que produzem anticorpos neutralizantes antipatógenos de isótipo IgA secretor, bem como de IgG, células T produtoras de citocinas semelhantes às da resposta do sistema imune e células T auxiliares e citotóxicas que respondem às células infectadas por patógenos.

A IgA secretora é produzida em quantidades > 50 mg/kg de peso corporal a cada 24 horas e funciona inibindo a aderência bacteriana, inibindo a absorção de macromoléculas no intestino, neutralizando vírus e facilitando a eliminação de antígeno no tecido, mediante a ligação à IgA e o transporte dos imunocomplexos mediado por receptor através de células epiteliais.

Estudos recentes demonstraram a importância de bactérias comensais do intestino e de outras mucosas para a saúde do sistema imune humano. A flora comensal normal induz eventos anti-inflamatórios no intestino e protege as células epiteliais contra patógenos mediante a sinalização dos TLRs e outros PRRs. Quando o intestino perde a flora comensal normal, o sistema imune torna-se anormal, com perda da função T_H1 da célula T. O restabelecimento da flora intestinal normal pode restaurar o equilíbrio nas proporções de células T auxiliares características do sistema imune normal. A dieta também exerce impacto sobre o microbioma intestinal. A composição alterada do microbioma está etiologicamente relacionada à obesidade, à resistência à insulina e ao diabetes. Quando a barreira intestinal está íntegra ou os antígenos não atravessam o epitélio intestinal, ou, ainda, na presença de patógenos, uma resposta imune MALT protetora e autolimitada elimina o patógeno **(Fig. 349-8)**. No entanto, quando a barreira intestinal é rompida, as respostas imunes aos antígenos da flora comensal podem causar doenças inflamatórias intestinais, como a *doença de Crohn* e, talvez, a *colite ulcerativa* **(Cap. 326)**. Respostas imunes de MALT não controladas a antígenos alimentares, como o glúten, podem causar *doença celíaca* **(Cap. 326)**.

CONTROLE CELULAR E MOLECULAR DA MORTE CELULAR PROGRAMADA
O processo de apoptose (morte celular programada) desempenha um papel crucial na regulação das respostas imunes normais a antígenos. Em geral, uma ampla variedade de estímulos desencadeia uma das diversas vias apoptóticas existentes, para eliminar as células infectadas por microrganismos, células com DNA danificado ou células imunes ativadas que não são mais necessárias **(Fig. 349-9)**. A maior família conhecida de "receptores de morte" é a família do receptor de TNF (TNF-R) (TNF-R1, TNF-R2, Fas [CD95], receptor de morte 3 [DR3], receptor de morte 4 [DR4; receptor 1 do ligante indutor da apoptose relacionado com o TNF, ou TRAIL-R1] e receptor de morte 5 [DR5, TRAIL-R2]); seus ligantes pertencem todos à família do TNF-α. A ligação de moléculas a esses "receptores de morte" desencadeia uma cascata de sinalização que envolve a ativação de moléculas da família das *caspases*, levando à clivagem do DNA e, consequentemente, à morte celular. Duas outras vias de morte celular programada envolvem a *p53 nuclear* na eliminação de células com DNA anormal e o *citocromo c mitocondrial*, que induz a morte de células lesadas **(Fig. 349-9)**. Várias doenças humanas já foram descritas como resultado ou foram associadas a genes de apoptose mutantes. Entre eles, estão incluídos genes de Fas e Fas ligante mutantes em síndromes de

TABELA 349-10 ■ Autoantígenos recombinantes ou purificados reconhecidos por autoanticorpos associados a distúrbios autoimunes humanos

Autoantígeno	Doenças autoimunes
Autoimunidade de célula ou órgão específico	
Actina	Hepatite crônica ativa, cirrose biliar primária
Actina F	Hepatite autoimune
L-Aminoácido aromático-descarboxilase	Síndrome poliendócrina autoimune tipo 1 (SPA-1)
Antígeno associado à função leucocitária (LFA-1)	Artrite de Lyme resistente ao tratamento
Cadeia α3 do colágeno tipo IV	Síndrome de Goodpasture
Citocromo P450 2D6 (CYP2D6)	Hepatite autoimune
Coativador de transcrição p75	Dermatite atópica
Complexo da piruvato-desidrogenase E2 (PDC-E2)	Cirrose biliar primária
Desmina	Doença de Crohn, doença arterial coronariana
Desmogleína 1	Pênfigo foliáceo
Desmogleína 3	Pênfigo vulgar
Enzima de clivagem da cadeia lateral do colesterol (CYP11a)	Síndrome poliglandular autoimune 1
Fator intrínseco tipo 1	Anemia perniciosa
Gangliosídeos GM	Síndrome de Guillain-Barré
Glicoproteína associada à mielina (MAG)	Polineuropatia
Glicoproteína da mielina dos oligodendrócitos (MOG)	Esclerose múltipla
Glutamato-descarboxilase (GAD65)	Diabetes tipo 1, síndrome da pessoa rígida
H/K-ATPase	Gastrite autoimune
17-α-Hidroxilase (CYP17)	Síndrome poliglandular autoimune 1
21-Hidroxilase (CYP21)	Doença de Addison
IA-2 (ICA512)	Diabetes tipo 1
Insulina	Diabetes tipo 1, síndrome insulínica hipoglicêmica (doença de Hirata)
p-80-colina	Dermatite atópica
Peroxidase tireoidiana	Tireoidite de Hashimoto autoimune
Proteína bactericida/aumento da permeabilidade (Bpi)	Fibrose cística, vasculites
Proteína básica da mielina	Esclerose múltipla, doenças desmielinizantes
Proteína compartilhada da tireoide e do músculo ocular	Oftalmopatia associada à tireoide
Receptor β-adrenérgico	Miocardiopatia dilatada
Receptor da asialoglicoproteína	Hepatite autoimune
Receptor de acetilcolina	Miastenia grave
Receptor de glutamato (GLUR)	Encefalite de Rasmussen
Receptor de insulina	Resistência à insulina tipo B, acantose, lúpus eritematoso sistêmico
Receptor de tireotrofina	Doença de Graves
Receptor sensível ao cálcio	Hipoparatireoidismo adquirido
Simportador de iodeto de sódio (NIS)	Doença de Graves, hipotireoidismo autoimune
SOX-10	Vitiligo
Tireoglobulina	Tireoidite autoimune
Tirosina-hidroxilase	Síndrome poliglandular autoimune 1
Tirosinase	Vitiligo, melanoma metastático
Tradutor do nucleotídeo da adenina (ANT)	Miocardiopatia dilatada, miocardite
Transglutaminase tecidual	Doença celíaca
Triptofano-hidroxilase	Síndrome poliglandular autoimune 1
Autoimunidade sistêmica	
ACTH	Deficiência de ACTH
Aminoacil-tRNA-histidil-sintetase	Miosite, dermatomiosite
Aminoacil-tRNA-sintetase (diversas)	Polimiosite, dermatomiosite
Anidrase carbônica II	Lúpus eritematoso sistêmico, síndrome de Sjögren, esclerose sistêmica
ATPase DNA-dependente estimulada por nucleosídeo	Dermatomiosite
Cardiolipina	Lúpus eritematoso sistêmico, síndrome antifosfolípideo
Colágeno (múltiplos tipos)	Artrite reumatoide, lúpus eritematoso sistêmico, esclerose sistêmica
Fibrilarina	Escleroderma
Fibronectina	Lúpus eritematoso sistêmico, artrite reumatoide, morfeia
β2-Glicoproteína I (B2-GPI)	Síndrome antifosfolipídeo primária
Glicose-6-fosfato-isomerase	Artrite reumatoide
Golgina (95, 97, 160, 180), proteína de choque térmico	Síndrome de Sjögren, lúpus eritematoso sistêmico, artrite reumatoide, vários distúrbios relacionados imunes
Histona H2A-H2B-DNA	Lúpus eritematoso sistêmico
Ku-DNA-proteína-cinase	Lúpus eritematoso sistêmico
Mieloperoxidase	Glomerulonefrite necrosante e crescente, vasculite sistêmica
Nucleoproteína Ku fosfoproteína La (La 55-B)	Síndrome do tecido conectivo, síndrome de Sjögren
Proteína de reconhecimento de sinal (SRP54)	Polimiosite
Proteína hemidesmossômica 180	Penfigoide bolhoso, herpes gestacional, penfigoide cicatricial
Proteínas associadas ao centrômero	Esclerose sistêmica
Proteinase 3 (PR3)	Granulomatose com poliangeíte (de Wegener), síndrome de Churg-Strauss
Queratina	Artrite reumatoide
Receptor de IgE	Urticária idiopática crônica
RNA-polimerase I-III (RNP)	Esclerose sistêmica, lúpus eritematoso sistêmico
Topoisomerase 1 (Scl-70)	Escleroderma, síndrome de Raynaud
Tubulina	Doença hepática crônica, leishmaniose visceral
Vimentina	Doença autoimune sistêmica
Autoimunidade de citocina e proteína plasmática	
C1q	Lúpus eritematoso sistêmico, glomerulonefrite proliferativa de membrana
Citocinas (IL-1α, IL-1β, IL-6, TNF-α, IFN-γ IL17A, IL-17F, GM-CSF)	IL-1α, IL-1β: artrite reumatoide, esclerose sistêmica, lúpus eritematoso sistêmico; IL-6: infecções bacterianas; IFN-γ: infecções bacterianas, reativação do vírus da varicela-zóster; IL-17A, IL-17F: candidíase mucocutânea crônica; GM-CSF: proteinose pulmonar alveolar, infecções fúngicas
Fator II, fator V, fator VII, fator VIII, fator IX, fator X, fator XI, trombina FvW	Tempo de coagulação prolongado
Glicoproteína IIb/IIIg e Ib/IX	Púrpura trombocitopênica autoimune
IgA	Imunodeficiência associada ao lúpus eritematoso sistêmico, anemia perniciosa, tireoidite, síndrome de Sjögren e hepatite crônica ativa
Inibidor C1	Deficiência autoimune de C1
LDL oxidada (LDLOx)	Aterosclerose

TABELA 349-10 ■ Autoantígenos recombinantes ou purificados reconhecidos por autoanticorpos associados a distúrbios autoimunes humanos

Autoantígeno	Doenças autoimunes	Autoantígeno	Doenças autoimunes
Câncer e autoimunidade paraneoplásica		p53	Câncer, lúpus eritematoso sistêmico
Anfifisina	Neuropatia, câncer pulmonar de pequenas células	p62 (proteína de ligação ao mRNA de IGF-II)	Carcinoma hepatocelular (China)
Canais de cálcio dependentes de voltagem	Síndrome miastênica de Lambert-Eaton	Proteínas Hu	Encefalomielite paraneoplásica
		Proteína Ri	Ataxia paraneoplásica opsoclônica mioclônica
Ciclina B1	Carcinoma hepatocelular	Proteína Yo	Degeneração cerebelar paraneoplásica
Desmoplaquina	Pênfigo paraneoplásico	Receptor nicotínico neuronal de acetilcolina	Neuropatia autonômica subaguda, câncer
DNA-topoisomerase II	Câncer hepático		
Espectrina βIV	Síndrome do motoneurônio inferior	Recoverina	Retinopatia associada ao câncer
Gefirina	Síndrome da pessoa rígida paraneoplásica	Sinaptotagmina	Síndrome miastênica de Lambert-Eaton

Fonte: De A Lernmark et al.: J Clin Invest 108:1091, 2001; Ceppelano G et al: Am J Clin Exp Immunol 1:136, 2012; C-L Ku et al: Hum Genet 139:783, 2020.

autoimunidade e linfoproliferação, bem como múltiplas associações de mutações em genes da via apoptótica com síndromes malignas (Cap. 350).

MECANISMOS DE LESÃO IMUNOMEDIADA NOS MICRORGANISMOS OU TECIDOS DO HOSPEDEIRO

Várias respostas dos sistemas imunes inato e adaptativo do hospedeiro contra microrganismos estranhos culminam na eliminação rápida e eficiente desses microrganismos. Nesse cenário, as armas clássicas do sistema imune adaptativo (células T, células B) entram em contato com outras células (macrófagos, células dendríticas, células NK, neutrófilos, eosinófilos, basófilos) e com produtos solúveis (peptídeos microbianos, pentraxinas, sistemas do complemento e da coagulação) do sistema imune inato (Caps. 64 e 352).

Existem cinco fases gerais de defesa do hospedeiro: (1) migração dos leucócitos para os sítios de localização do antígeno; (2) reconhecimento antígeno-inespecífico dos patógenos pelos macrófagos e por outras células do sistema imune inato; (3) reconhecimento específico de antígenos estranhos

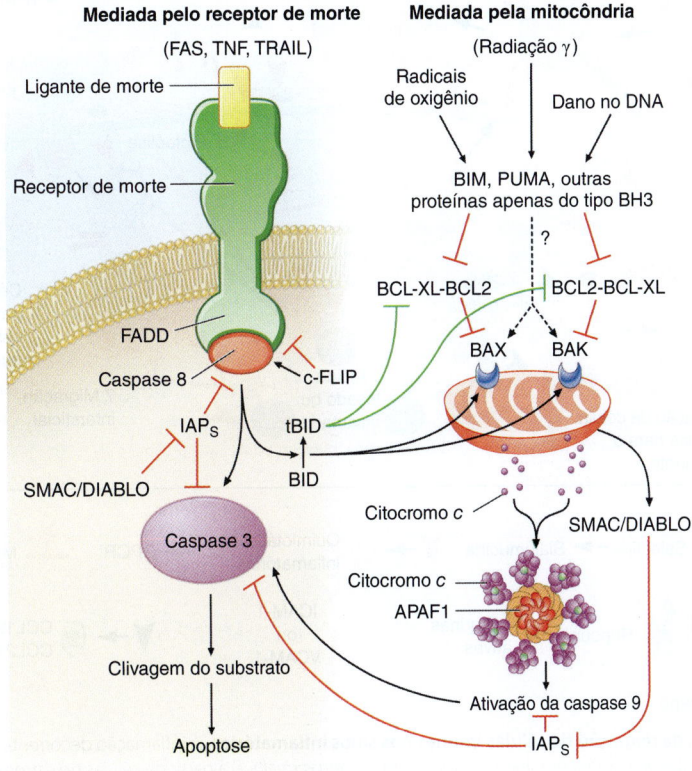

FIGURA 349-9 Vias de apoptose celular. Existem duas principais vias de apoptose: a via do receptor de morte, que é mediada pela ativação dos receptores de morte, e a via mitocondrial regulada por BCL-2, mediada pelo estímulo nocivo que, ao final, induz lesão mitocondrial. A ligação dos receptores de morte recruta a proteína adaptadora domínio letal associado ao Fas (FADD, de *Fas-associated death domain*). A FADD, por sua vez, recruta a caspase 8, que, ao final, ativa a caspase 3, a principal caspase "executora". A proteína inibidora de FLICE celular (c-FLIP, de *cellular FLICE-inhibitory protein*) pode inibir ou potencializar a ligação de FADD à caspase 8, dependendo de sua concentração. Na via intrínseca, as proteínas pró-apoptóticas BH3 são ativadas pelos estímulos nocivos, que interagem e inibem BCL2 ou BCL-XL antiapoptóticas. Assim, BAX e BAK estão livres para induzir a permeabilização mitocondrial com a liberação do citocromo c, que, por fim, leva à ativação da caspase 9 pelo apoptossoma. A caspase 9, em seguida, ativa a caspase 3. SMAC/DIABLO também é liberado após permeabilização mitocondrial e age bloqueando a ação das proteínas inibidoras da apoptose (IAPs), que inibem a ativação da caspase. Há um intercâmbio potencial entre as duas vias mediado pela forma truncada de BID (BIDt), que é produzida pela clivagem mediada pela caspase 8; BIDt age inibindo a via BCL2-BCL-XL e ativando BAX e BAK. É discutido (conforme indicado pelo *ponto de interrogação*) se as moléculas pró-apoptóticas BH3 (p. ex., BIM e PUMA) agem diretamente sobre BAX e BAK para induzir a permeabilidade mitocondrial, ou se atuam apenas sobre BCL2-BCL-XL. APAF1, fator ativador da protease apoptótica 1; BH3, homólogo de BCL; TNF, fator de necrose tumoral; TRAIL, ligante indutor da apoptose relacionado com o TNF. (*De RS Hotchkiss et al: Cell death in disease: mechanisms and emerging therapeutic concepts. N Engl J Med 361:1570, 2009. Copyright © (2009) Massachusetts Medical Society. Reimpressa com permissão de Massachusetts Medical Society.*)

mediado por linfócitos T e B; (4) amplificação da resposta inflamatória com recrutamento de células efetoras específicas e inespecíficas por componentes do complemento, citocinas, cininas, metabólitos do ácido araquidônico e produtos de mastócitos e basófilos; e (5) participação dos linfócitos, macrófagos e neutrófilos na destruição do antígeno, com a remoção definitiva de seus resíduos por fagocitose (por macrófagos ou neutrófilos) ou por mecanismos citotóxicos diretos (envolvendo macrófagos, neutrófilos, células dendríticas e linfócitos). Em circunstâncias normais, a progressão ordenada das defesas do hospedeiro por meio dessas fases resulta em uma resposta imune e inflamatória bem controlada, que protege o hospedeiro contra o antígeno agressor. Todavia, a disfunção de qualquer um dos sistemas de defesa do hospedeiro pode lesionar seus tecidos e provocar doença clínica. Além disso, no caso de certos patógenos ou antígenos, a própria resposta imune normal pode contribuir consideravelmente para a lesão tecidual. Em um exemplo, as respostas imunológica e inflamatória do cérebro contra determinados patógenos, como *M. tuberculosis*, podem ser responsáveis por grande parte da taxa de morbidade da doença no referido sistema orgânico **(Cap. 178)**. Além disso, a morbidade associada a certas pneumonias, como a causada por *Pneumocystis jiroveci*, pode estar mais associada a infiltrados inflamatórios do que aos efeitos teciduais destrutivos do próprio microrganismo **(Cap. 220)**.

Base molecular das interações linfócito-célula endotelial O controle dos padrões de circulação dos linfócitos entre a corrente sanguínea e os órgãos linfoides periféricos opera em nível de interações do linfócito com a célula endotelial, para regular a especificidade da entrada de subpopulações de linfócitos nos órgãos. De modo semelhante, as interações linfócito-célula endotelial regulam a entrada dos linfócitos no tecido inflamado. A expressão das moléculas de adesão nos linfócitos e nas células endoteliais regula a retenção e a subsequente saída dos linfócitos dos sítios teciduais de estimulação antigênica, retardando a saída da célula do tecido e impedindo sua reentrada no *pool* de linfócitos circulantes **(Fig. 349-10)**. Todos os tipos de migração dos linfócitos se iniciam com a ligação do linfócito a regiões especializadas nos vasos, denominadas vênulas endoteliais altas (HEVs, de *high endothelial venules*). Um conceito importante é o fato de que as moléculas de adesão, em geral, não se ligam ao seu ligante sem que antes ocorra uma alteração conformacional (ativação do ligante) na molécula de adesão, permitindo a interação com o ligante. A indução de um determinante dependente da conformação da molécula de adesão pode ser efetuada por citocinas ou pela ligação de outras moléculas de adesão na célula.

O primeiro estágio das interações do linfócito com a célula endotelial, *adesão e rolamento*, ocorre quando os linfócitos deixam o fluxo de células

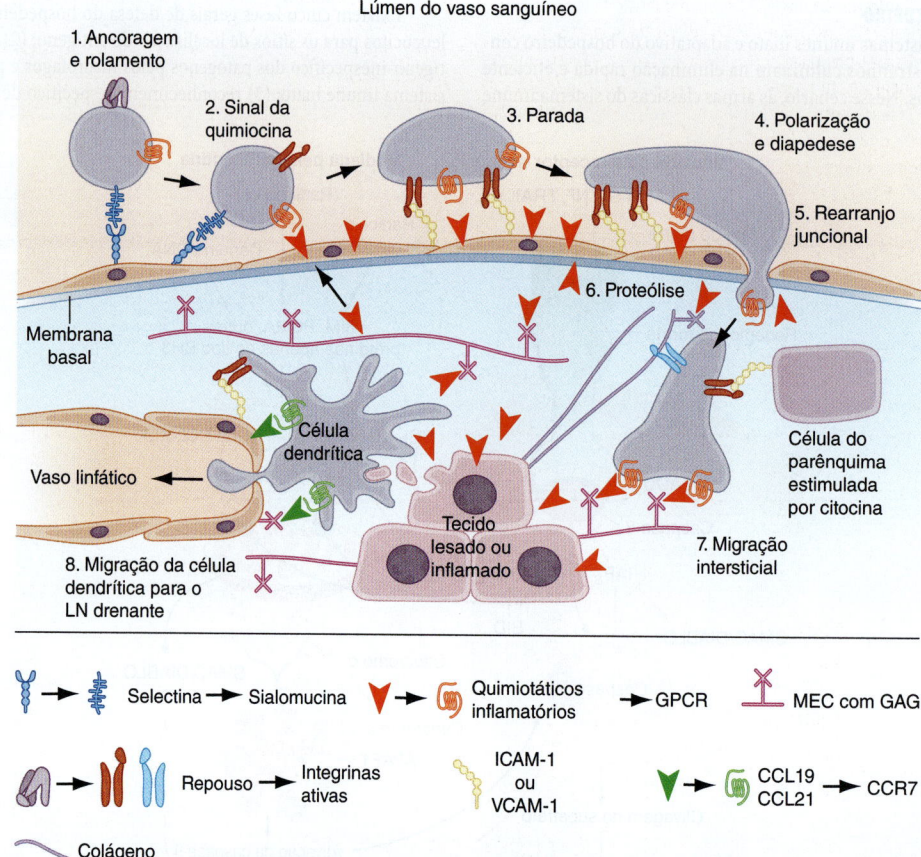

FIGURA 349-10 Principais etapas da migração de células imunes nos sítios inflamatórios. A inflamação decorrente de lesão tecidual ou infecção induz a liberação de citocinas (não ilustrada) e quimiotáticos inflamatórios (*pontas de seta vermelhas*) a partir de células do estroma danificadas e sentinelas "profissionais", como mastócitos e macrófagos (não ilustrados). Os sinais inflamatórios induzem a regulação positiva das selectinas endoteliais e dos membros da "superfamília" das Igs, em particular molécula de adesão intercelular (ICAM-1) e/ou molécula de adesão celular vascular (VCAM)-1. Os quimiotáticos, em particular as quimiocinas, são produzidos ou atravessam as células endoteliais venulares (*seta vermelha*) e são exibidos no lúmen aos leucócitos em rolagem. Os leucócitos que expressam o conjunto apropriado de moléculas de trânsito sofrem uma cascata de adesão de múltiplos passos (etapas 1-3) e, então, polarizam e movem-se por diapedese através das paredes venulares (etapas 4 e 5). A diapedese envolve a dissociação transitória das junções epiteliais e a penetração através da membrana basal subjacente (etapa 6). Uma vez no espaço extravascular (intersticial), a célula em migração usa diferentes integrinas para adquirir "posições seguras" nas fibras de colágeno e de outras moléculas da matriz extracelular, como a laminina e a fibronectina, bem como na ICAM-1 induzida pela inflamação na superfície das células parenquimatosas (etapa 7). A célula em migração recebe orientação de conjuntos distintos de quimiotáticos, em particular das quimiocinas, que podem ser imobilizadas em glicosaminoglicanos (GAGs) que "decoram" muitas moléculas da matriz extracelular e células do estroma. Os sinais inflamatórios também induzem a maturação de células dendríticas teciduais. Assim que as células dendríticas processam o material proveniente de tecidos lesados e de patógenos invasores, regulam positivamente CCR7, que lhes permite a entrada nos vasos linfáticos de drenagem que expressam o ligante de CCR7, CCL21 (e CCL19). Nos linfonodos (LNs), essas células dendríticas maduras carregadas de antígeno ativam as células T naïve e expandem os compartimentos de linfócitos efetores, que entram no sangue e migram de volta para o local de inflamação. As células T do tecido também usam essa via dependente de CCR7 para migrar de sítios periféricos para os linfonodos drenantes através de linfáticos aferentes. GPCR, receptor acoplado à proteína G; MEC, matriz extracelular. *(Reproduzida, com permissão, de AD Luster et al: Immune cell migration in inflammation: present and future therapeutic targets. Nat Immunol 6:1182, 2005.)*

sanguíneas em uma vênula pós-capilar e rolam ao longo das células endoteliais venulares (Fig. 349-10). O rolamento dos linfócitos é mediado pela molécula de L-selectina (LECAM-1, LAM-1, CD62L) e diminui o tempo de trânsito da célula ao longo da vênula, proporcionando tempo para a ativação de células aderentes.

O segundo estágio das interações do linfócito com a célula endotelial, *a adesão firme com parada estável dependente da ativação*, requer estimulação dos linfócitos por quimiotáticos ou citocinas derivadas da célula endotelial. As citocinas que se acredita terem participação na ativação das células aderentes incluem membros da família da IL-8, o fator de ativação plaquetária, o leucotrieno B_4 e a C5a. Além disso, as HEVs expressam quimiocinas, SLC (CCL21) e ELC (CCL19), que participam desse processo. Após a ativação por quimiotáticos, os linfócitos liberam a L-selectina da superfície celular e regulam positivamente as moléculas celulares CD11b/18 (MAC-1) ou CD11a/18 (LFA-1), resultando na firme fixação dos linfócitos às HEVs.

O alojamento dos linfócitos nos linfonodos periféricos envolve a adesão da L-selectina aos ligantes glicoproteicos das HEVs, conhecidos coletivamente como *adressina dos linfonodos periféricos (PNAd, de peripheral node addressin)*, ao passo que o alojamento dos linfócitos nas placas de Peyer do intestino envolve primariamente a adesão da integrina α4β7 à molécula de adesão celular da adressina 1 da mucosa (MAdCAM-1, de *mucosal addressin cell adhesion molecule-1*) nas HEVs das placas de Peyer. Todavia, para sua migração até os agregados linfoides das placas de Peyer da mucosa, os linfócitos naïve utilizam primariamente a L-selectina, ao passo que os linfócitos de memória usam a integrina α4β7. As interações da integrina α4β1 (CD49d/CD29, VLA-4) com a molécula de adesão celular vascular (VCAM, de *vascular cell adhesion molecule*)-1 são importantes na interação inicial dos linfócitos de memória com as HEVs de múltiplos órgãos nos sítios de inflamação (Tab. 349-11).

O terceiro estágio da emigração dos leucócitos nas HEVs consiste em *adesão e parada*. A adesão do linfócito às células endoteliais e sua parada no sítio de adesão são mediadas predominantemente pela ligação da integrina α1β2 LFA-1 à integrina ligante ICAM-1 nas HEVs. Enquanto os três primeiros estágios de fixação do linfócito às HEVs demoram apenas alguns segundos, o quarto estágio de emigração dos linfócitos, a *migração transendotelial*, demora cerca de 10 minutos. Embora os mecanismos moleculares que controlam a migração transendotelial dos linfócitos não estejam totalmente caracterizados, acredita-se que a molécula CD44 das HEVs e as moléculas do glicocálice (matriz extracelular) das HEVs desempenhem papéis reguladores importantes nesse processo (Fig. 349-10). Por fim, a expressão das metaloproteases da matriz capazes de digerir a membrana basal subendotelial, rica em colágeno não fibrilar, parece ser necessária à penetração das células linfoides em sítios extravasculares.

A indução anormal da formação das HEVs e o uso das moléculas discutidas anteriormente foram implicados na indução e na manutenção da inflamação em várias doenças inflamatórias crônicas. Em modelos experimentais de diabetes melito tipo 1 em animais, constatou-se a elevada expressão de MAdCAM-1 e GlyCAM-1 nas HEVs em ilhotas pancreáticas inflamadas, bem como o tratamento desses animais com inibidores da função da L-selectina e da integrina α4 bloquearam o desenvolvimento de diabetes melito tipo 1 (Cap. 403). Foi sugerido um papel semelhante para a indução anormal das moléculas de adesão na emigração dos linfócitos na *artrite reumatoide* (Cap. 358), na *tireoidite de Hashimoto* (Cap. 382), na *doença de Graves* (Cap. 382), na *esclerose múltipla* (Cap. 444), na *doença de Crohn* (Cap. 326) e na *colite ulcerativa* (Cap. 326).

Formação do imunocomplexo A eliminação do antígeno por meio da formação de imunocomplexos entre antígeno, complemento e anticorpo é um mecanismo altamente eficaz de defesa do hospedeiro. Entretanto,

TABELA 349-11 ■ Moléculas de tráfego envolvidas em processos inflamatórios patológicos

Doença	Célula-efetora chave	L-selectina, ligante	Receptor acoplado à proteína G	Integrina[a]
Inflamação aguda				
Infarto agudo do miocárdio	Neutrófilo	PSGL-1	CXCR1, CXCR2, PAFR, BLT1	LFA-1, Mac-1
Acidente vascular cerebral	Neutrófilo	L-selectina, PSGL-1	CXCR1, CXCR2, PAFR, BLT1	LFA-1, Mac-1
Isquemia-reperfusão	Neutrófilo	PSGL-1	CXCR1, CXCR2, PAFR, BLT1	LFA-1, Mac-1
Inflamação T_H1				
Aterosclerose	Monócito	PSGL-1	CCR1, CCR2, BLT1, CXCR2, CXCR1	VLA-4
	T_H1	PSGL-1	CXCR3, CCR5	VLA-4
Esclerose múltipla	T_H1	PSGL-1 (?)	CXCR3, CXCR6	VLA-4, LFA-1
	Monócito	PSGL-1 (?)	CCR2, CCR1	VLA-4, LFA-1
Artrite reumatoide	Monócito	PSGL-1	CCR1, CCR2	VLA-1, VLA-2, VLA-4, LFA-1
	T_H1	PSGL-1	CXCR3, CXCR6	VLA-1, VLA-2, VLA-4, LFA-1
	Neutrófilo	L-selectina, PSGL-1	CXCR2, BLT1	LFA-1[b]
Psoríase	T_H1 de alojamento na pele	CLA	CCR4, CCR10, CXCR3	VLA-4[c], LFA-1
Doença de Crohn	T_H1 de alojamento no intestino	PSGL-1	CCR9, CXCR3	α4, β7, LFA-1
Diabetes tipo 1	T_H1	PSGL-1 (?)	CCR4, CCR5	VLA-4, LFA-1
	CD8	L-selectina-l (?), PSGL-1 (?)	CXCR3	VLA-4, LFA-1
Rejeição do aloenxerto	CD8	PSGL-1	CXCR3, CX3CR1, BLT-1	VLA-4, LFA-1
	Célula B	L-selectina, PSGL-1	CXCR5, CXCR4	VLA-4, LFA-1
Hepatite	CD8	PSGL-1	CXCR3, CCR5, CXCR6	VLA-4
Lúpus	T_H1	Ausente	CXCR6	VLA-4[d]
	Célula dendrítica plasmacitoide	L-selectina, CLA	CCR7, CXCR3, ChemR23	LFA-1, Mac-1
	Célula B	CLA (?)	CXCR5, CXCR4	LFA-1
Inflamação T_H2				
Asma	T_H2	PSGL-1	CCR4, CCR8, BLT1	LFA-1
	Eosinófilo	PSGL-1	CCR3, PAFR, BLT1	VLA-4, LFA-1
	Mastócitos	PSGL-1	CCR2, CCR3, BLT1	VLA-4, LFA-1
Dermatite atópica	T_H2 de alojamento na pele	CLA	CCR4, CCR10	VLA-4, LFA-1

[a]Várias integrinas β1 foram relacionadas de maneiras diferentes na lâmina basal e na migração intersticial de diferentes tipos celulares e contextos inflamatórios. [b]Em algumas situações, a Mac-1 foi associada à transmigração. [c]O CD44 pode agir em conjunto com VLA-4 em modelos particulares de parada leucocitária. [d]As células T_H2 requerem VAP-1 para chegar ao fígado inflamado.

Fonte: Reproduzida, com permissão, de AD Luster et al: Immune cell migration in inflammation: present and future therapeutic targets. Nat Immunol 6:1182, 2005.

TABELA 349-12 ■ Deficiências de complemento e doenças associadas

Componente	Doenças associadas
Via clássica	
C1q, C1r, C1s, C4	Síndromes de imunocomplexo,[a] infecções piogênicas
C2	Síndromes de imunocomplexo,[a] poucas com infecções piogênicas
Inibidor C1	Doença do imunocomplexo rara, algumas com infecções piogênicas
C3 e via alternativa do C3	
C3	Síndromes de imunocomplexo,[a] infecções piogênicas
D	Infecções piogênicas
Properdina	Infecções por *Neisseria*
I	Infecções piogênicas
H	Síndrome hemolítico-urêmica
Complexo de ataque à membrana	
C5, C6, C7, C8	Infecções recorrentes por *Neisseria*, doença do imunocomplexo
C9	Infecções raras por *Neisseria*

[a]As síndromes do imunocomplexo incluem o lúpus eritematoso sistêmico (LES) e síndromes semelhantes ao LES, glomerulonefrite e síndromes de vasculite.
Fonte: De JA Schifferli, DK Peters: Lancet 322: 957, 1983. Copyright 1983.

conforme o nível de imunocomplexos formados e de suas propriedades físico-químicas, os imunocomplexos podem ou não levar à lesão das células estranhas e do hospedeiro. Após exposição ao antígeno, certos tipos de complexos antígeno-anticorpo solúveis circulam livremente e, se não forem eliminados pelo sistema reticuloendotelial, poderão depositar-se nas paredes dos vasos sanguíneos e em outros tecidos, como os glomérulos renais, causando síndromes de *vasculite* ou *glomerulonefrite* (Caps. 314 e 363). As deficiências de componentes da fase inicial da via do complemento estão associadas à depuração ineficiente dos imunocomplexos e da lesão tecidual mediada por esses imunocomplexos nas síndromes autoimunes, ao passo que as deficiências de componentes da fase final da via estão associadas à suscetibilidade a infecções recorrentes por *Neisseria* (Tab. 349-12).

Hipersensibilidade do tipo imediata As células T auxiliares que direcionam as respostas de IgE contra os alérgenos, em geral, consistem em células T indutoras do tipo T_H2 que secretam IL-4, IL-5, IL-6 e IL-10. Foi identificado um subconjunto de células Tfh, Tfh13, que produzem IL-4, IL-5 e IL-13, que desempenham um papel fundamental nas respostas a alérgenos que induzem IgE e medeiam a anafilaxia. Os mastócitos e os basófilos têm receptores de alta afinidade para a porção Fc da IgE (FcRI), e a IgE antialérgeno ligada à célula "arma" efetivamente estes basófilos e mastócitos. A liberação do mediador é desencadeada pela interação do antígeno (alérgeno) com a IgE ligada ao receptor Fc, e quando liberados são responsáveis pelas alterações fisiopatológicas das *doenças alérgicas*. Os mediadores liberados pelos mastócitos e basófilos dividem-se em três grandes tipos funcionais: (1) aqueles que aumentam a permeabilidade vascular e causam a contração do músculo liso (histamina, fator de ativação plaquetária, SRS-A, BK-A); (2) aqueles que são quimiotáticos para ou que ativam outras células inflamatórias (ECF-A, NCF, leucotrieno B_4); e (3) aqueles que modulam a liberação de outros mediadores (BK-A, fator de ativação plaquetária) (Cap. 352).

Reações citotóxicas de anticorpo Nesse tipo de lesão imune, os anticorpos fixadores do complemento (ligação ao C1) contra células ou tecidos normais ou estranhos (IgM, IgG1, IgG2, IgG3) ligam-se ao complemento pela via clássica e dão início a uma sequência de eventos semelhantes aos iniciados pelo depósito de imunocomplexos, resultando em lise celular ou lesão tecidual. Os exemplos de reações citotóxicas mediadas por anticorpos incluem a lise de eritrócitos nas *reações de transfusão*, a *síndrome de Goodpasture* com formação de anticorpos antimembrana basal glomerular e o *pênfigo vulgar* com anticorpos antiepidérmicos, que induzem doença cutânea bolhosa.

Reações de hipersensibilidade do tipo tardia As reações inflamatórias iniciadas por leucócitos mononucleares, e não apenas por anticorpos, são denominadas *reações de hipersensibilidade tardia*. O termo *tardia* é utilizado para diferenciar uma resposta celular secundária que aparece 48-72 horas após a exposição ao antígeno de uma resposta de hipersensibilidade *imediata*, em geral observada 12 horas após a exposição ao antígeno e iniciada pela liberação de mediadores dos basófilos ou por anticorpos pré-formados. Por exemplo, em um indivíduo previamente infectado por *M. tuberculosis*, a administração intradérmica de derivado proteico purificado de tuberculina como teste cutâneo desafiador resulta em uma área de pele endurecida em 48-72 horas, indicando exposição prévia à tuberculose.

Os eventos celulares que resultam nas respostas de hipersensibilidade tardia clássicas se concentram em torno das células T (predominantemente – mas não exclusivamente – células T auxiliares do tipo T_H1 secretoras de IFN-γ, IL-2 e TNF-α) e dos macrófagos. Recentemente, foi proposto que as células NK exercem um papel importante na forma de hipersensibilidade tardia que se desenvolve após o contato cutâneo com imunógenos. Em primeiro lugar, as reações imunes e inflamatórias locais onde se encontra o antígeno estranho suprarregulam a expressão das moléculas de adesão das células endoteliais, promovendo o acúmulo de linfócitos no sítio tecidual. Nos esquemas gerais mostrados na Figura 349-2, o antígeno é processado por células dendríticas e apresentado a um pequeno número de células T CD4+ que expressam TCR específico para o antígeno. A IL-12 produzida pelas APCs induz síntese de IFN-γ pelas células T (resposta T_H1). Os macrófagos frequentemente sofrem transformação celular epitelioide e se fundem, formando células gigantes multinucleadas em resposta ao IFN-γ. Esse tipo de infiltrado de células mononucleares é denominado *inflamação granulomatosa*. Entre os exemplos de doenças nas quais a hipersensibilidade tardia desempenha um papel importante, destacam-se as infecções fúngicas (histoplasmose; Cap. 212), as infecções micobacterianas (tuberculose, hanseníase; Caps. 178 e 179), as infecções por clamídias (linfogranuloma venéreo; Cap. 189), as infecções por helmintos (esquistossomose; Cap. 234), as reações a toxinas (beriliose; Cap. 289) e as reações de hipersensibilidade a poeiras orgânicas (pneumonite de hipersensibilidade; Cap. 288). Além disso, as respostas de hipersensibilidade tardia têm papel importante na lesão tecidual de doenças autoimunes, como a *artrite reumatoide*, a *arterite temporal* e a granulomatose com poliangeíte (Caps. 358 e 363).

Autofagia Autofagia é um mecanismo da via de degradação lisossomal usado pelas células para eliminar resíduos intracelulares e organelas danificadas. A autofagia pelas células do sistema imune inato é usada para controlar agentes infecciosos intracelulares, como *M. tuberculosis*, em parte pela iniciação da maturação do fagossoma e a intensificação da apresentação de antígeno pelo MHC classe II às células T CD4.

AVALIAÇÃO CLÍNICA DA FUNÇÃO IMUNE

A avaliação clínica da imunidade requer a investigação dos quatro componentes principais do sistema imune que participam na defesa do hospedeiro e na patogênese das doenças autoimunes: (1) imunidade humoral (células B); (2) imunidade celular (células T, monócitos); (3) células fagocitárias do sistema reticuloendotelial (macrófagos), bem como leucócitos polimorfonucleares; e (4) complemento. Os problemas clínicos que exigem a avaliação da imunidade consistem em infecções crônicas, infecção recorrente, agentes infecciosos incomuns e certas síndromes autoimunes. O tipo de síndrome clínica avaliada pode fornecer informações sobre os possíveis defeitos imunológicos (Cap. 351). Os defeitos na imunidade celular, em geral, resultam em infecções virais, micobacterianas e fúngicas. A Aids é um exemplo extremo de deficiência da imunidade celular (Cap. 197). As deficiências de anticorpos levam a infecções bacterianas recorrentes, com frequência por microrganismos como *S. pneumoniae* e *Haemophilus influenzae* (Cap. 351). Os distúrbios da função fagocitária manifestam-se frequentemente como infecções cutâneas recorrentes, muitas vezes causadas por *Staphylococcus aureus* (Cap. 64). Por fim, as deficiências dos componentes iniciais e tardios do complemento estão associadas a fenômenos autoimunes e infecções recorrentes por *Neisseria* (Tab. 349-12). **Para discussões complementares dos testes de rastreamento iniciais úteis na avaliação da função imune, ver Capítulo 351.**

IMUNOTERAPIA

Diversas terapias para as doenças autoimunes e inflamatórias envolvem o uso de agentes imunomoduladores ou imunossupressores inespecíficos, como glicocorticoides ou agentes citotóxicos. O objetivo do desenvolvimento de novos tratamentos para as doenças imunologicamente mediadas é planejar meios de interromper especificamente as respostas imunes patológicas, deixando as respostas imunes não patológicas intactas (Cap. 350). As novas maneiras para interromper as respostas imunes patológicas, atualmente em fase de investigação, incluem o uso de citocinas anti-inflamatórias ou inibidores específicos de citocinas como agentes anti-inflamatórios, o uso de anticorpos monoclonais contra linfócitos T ou B como agentes terapêuticos, o uso de Ig intravenosa para certas infecções e doenças mediadas por imunocomplexos, a utilização de citocinas específicas para reconstituir os componentes do sistema imune e o transplante de medula óssea para substituir o sistema imune patogênico por um sistema imune mais normal (Caps. 64, 202, 350 e 351). Foi demonstrado que inibidores de CTLA-4, como ipilimumabe e tremelimumabe, e anticorpos anti-PD-1, como o nivolumabe, revertem a exaustão das células T CD8 no melanoma e em outros tumores sólidos e induzem o controle do crescimento tumoral pelas células imunes (Cap. 350). Uma nova técnica que projeta células T autólogas para expressar receptores de anticorpos que visam células leucêmicas, denominadas *células T receptoras quiméricas de antígenos* (células T CAR, de *chimeric antigen receptor*), foi aprovada pela Food and Drug Administration (FDA) para o tratamento de certos tipos de leucemias e linfomas (Cap. 350).

As terapias celulares foram estudadas durante muitos anos, incluindo a ativação *ex vivo* de células NK para a reinfusão em pacientes com neoplasias e a terapia do *priming ex vivo* de células dendríticas para intensificar a apresentação de antígenos tumorais, com reinfusão dessas células dendríticas "condicionadas" no paciente. Tal estratégia para a terapia de célula dendrítica foi aprovada pela FDA para o tratamento de câncer de próstata avançado.

Citocinas e inibidores de citocinas

Vários inibidores de TNF são usados como terapia biológica no tratamento da artrite reumatoide; eles incluem anticorpos monoclonais, proteínas de fusão TNF-R Fc e fragmentos Fab. O uso da terapia com anticorpos anti-TNF-α, como o adalimumabe, o infliximabe e o golimumabe, proporcionou melhora clínica aos pacientes com essas doenças e abriu caminho para o uso do TNF-α como alvo no tratamento de outras formas graves de doenças autoimune e/ou inflamatória (Cap. 350). O bloqueio do TNF-α tem sido eficaz na *artrite reumatoide*, na *psoríase*, na *doença de Crohn* e na *espondilite anquilosante*. Outros inibidores de citocinas são o receptor (R) de TNF-α solúvel recombinante fusionado à Ig humana e a anacinra (*antagonista do receptor de IL-1 solúvel*, ou IL-1 ra). O tratamento de síndromes autoinflamatórias (Tab. 349-5) com o antagonista do receptor de IL-1 recombinante pode prevenir os sintomas dessas síndromes, já que a superprodução de IL-1β é uma característica dessas doenças.

A proteína de fusão TNF-αR-Fc (etanercepte) e o IL-1ra atuam inibindo a atividade das citocinas patogênicas na artrite reumatoide, ou seja, o TNF-α e a IL-1, respectivamente. De modo semelhante, o anti-IL-6, o IFN-β e a IL-11 atuam inibindo as citocinas proinflamatórias patogênicas. O anti-IL-6 (tocilizumabe) inibe a atividade de IL-6, ao passo que o IFN-β e a IL-11 diminuem a produção de IL-1 e TNF-α (Cap. 350). De particular importância é o uso bem-sucedido do IFN-γ no tratamento do distúrbio de células fagocitárias na *doença granulomatosa crônica* (Cap. 64).

As células T CD4 T$_H$17 foram implicadas na patogênese da psoríase, colite ulcerativa e outras doenças autoimunes. Atualmente, existem anticorpos monoclonais que têm como alvo citocinas (IL-12, IL-23) indutoras da diferenciação em células T$_H$17, os quais são licenciados pela FDA para uso no tratamento da psoríase. Anticorpos monoclonais que têm como alvo direto a IL-17 também foram licenciados recentemente para uso no tratamento da psoríase e da artrite psoriásica. Os anticorpos monoclonais contra citocinas e moléculas imunorreguladoras são agora os pilares do câncer e da terapia de doenças autoimunes (Cap. 350).

Imunoglobulina intravenosa (IgIV)

A IgIV tem sido utilizada com sucesso para bloquear a função das células reticuloendoteliais e eliminar imunocomplexos em várias citopenias imunes, como a trombocitopenia imune (Cap. 115). Além disso, a IgIV é útil na prevenção de lesão tecidual em certas síndromes inflamatórias, como a doença de Kawasaki (Cap. 363), e como terapia de substituição em certos tipos de deficiências de Ig (Cap. 351). Ademais, estudos clínicos controlados apoiam o uso da IgIV em pacientes selecionados com doença do enxerto contra o hospedeiro, esclerose múltipla, miastenia grave, síndrome de Guillain-Barré e polineuropatia desmielinizante crônica.

Transplante de células-tronco

O transplante de células-tronco hematopoiéticas (TCTH) está sendo estudado de modo abrangente no tratamento de várias doenças autoimunes, como o lúpus eritematoso sistêmico, a esclerose múltipla e o escleroderma. A imunorreconstituição nas síndromes de doença autoimune tem por objetivo substituir um sistema imune disfuncional por um repertório de células imunes de reatividade normal. Os resultados preliminares em pacientes com escleroderma e lúpus foram alentadores. Nos Estados Unidos e na Europa, estudos clínicos controlados sobre essas três doenças estão sendo realizados para comparar a toxicidade e a eficácia da terapia convencional com imunossupressores ao TCTG autólogo mieloablativo. Recentemente, o TCTH foi usado no contexto da infecção por HIV-1. A infecção de células T CD4+ por HIV-1 requer a presença do receptor de superfície CD4 e do correceptor do receptor 5 da quimiocina (CCR5). Estudos demonstraram que pacientes homozigotos para uma deleção de 32 pb no alelo CCR5 não expressam CCR5 na célula CD4+ e, portanto, são resistentes à infecção por cepas de HIV-1 que utilizam esse correceptor. Células-tronco de um doador homozigoto para CCR5 δ32 foram transplantadas para um paciente infectado por HIV-1 após o condicionamento-padrão para esse procedimento, e o paciente manteve um controle prolongado do vírus sem receber medicamentos antirretrovirais. Assim, vários avanços recentes na compreensão da função do sistema imune levaram ao desenvolvimento de um novo campo de imunoterapia intervencionista e ampliaram a perspectiva do desenvolvimento de terapias mais específicas e atóxicas para as doenças imunológicas e inflamatórias (Cap. 350).

LEITURAS ADICIONAIS

Altan-Bonnet G, Mukherjee R: Cytokine-mediated communication: A quantitative appraisal of immune complexity. Nat Rev Immunol 19:205, 2020.
Dupage M, Bluestone JA: Harnessing the plasticity of CD4+T cells to treat immune-mediated disease. Nat Rev Immunol 3:149, 2016.
McLean KC, Mandal M: It takes three receptors to raise a B cell. Trends Immunol 41:629, 2020.
Mulay SR, Anders HJ: Crystallopathies. N Engl J Med 374:25, 2016.
Netea MG et al: Defining trained immunity and its role in health and disease. Nat Rev Immunol 20:375, 2020.
Pellicci DG et al: Thymic development of unconventional T cells: How NKT, cells MAIT cells and γδ T cells emerge. Nat Rev Immunol 20:756, 2020.
Pulendran B: Immunology taught by vaccines. Science 366:1074, 2019.
Ratner D et al: Bacterial secretion systems and regulation of inflammasome activation. J Leuk Bio 101:165, 2017.
Vivier E et al: Innate lymphoid cells: 10 years on. Cell 174:1054, 2018.
Yang F et al: The diverse biological functions of neutrophils, beyond the defense against infections. Inflammation 40:311, 2017.

350 Mecanismos de regulação e desregulação do sistema imune

Barton F. Haynes, Kelly A. Soderberg, Anthony S. Fauci

DEFINIÇÕES

Anergia – um mecanismo reversível de tolerância em que a célula T ou B está não responsiva à presença de um antígeno, mas permanece viva.
Células natural killer – linfócitos com potencial citotóxico para células hospedeiras com antígenos não próprios, como células infectadas com patógenos ou células tumorais que expressam neoantígenos específicos do tumor.
Células T com receptor de antígeno quimérico (CAR T) – receptores híbridos sintéticos criados por técnicas recombinantes. Fazem a combinação de um domínio extracelular, geralmente derivado de um fragmento variável de cadeia simples de anticorpo (scFv), com domínios de sinalização intracelular de moléculas coestimuladoras de ativação (de receptores de células T [TCRs], CD28 ou 4-1BB) que permitem o redirecionamento de células T para antígenos em células malignas.
Células T reguladoras (Tregs) – células T CD4 e CD8 reguladas pelo fator de transcrição FOXP3. Desempenham papéis na modulação das respostas de células B e T em tecidos linfoides periféricos com intuito de prevenir a ativação imunológica deletéria que pode levar a doenças autoimunes.

Citocinas – proteínas solúveis que interagem com receptores celulares específicos envolvidos na regulação do crescimento e na ativação das células imunes e que medeiam as respostas inflamatórias e imunes normais e patológicas.

Coestimulação de células T – um sinal secundário que as células T requerem para serem ativadas após a apresentação do antígeno peptídico por moléculas do complexo principal de histocompatibilidade (MHC) aos TCRs nas células T CD4 ou CD8. Um mediador primário de coestimulação é a ligação da molécula CD28 das células T com a molécula B7-1 (CD80, CD86) expressa em células apresentadoras de antígeno.

Exaustão da célula T – estado das células T quando a persistência do antígeno perturba a função da célula T de memória, acarretando defeitos nas suas respostas. Essa situação ocorre com maior frequência nas neoplasias e nas infecções virais crônicas, como nos casos do HIV-1 e da hepatite C.

Homeostase imunológica – imunidade protetora balanceada em que não há reação exagerada aos patógenos nem prejuízo ao hospedeiro. A imunidade não é deficiente e não predispõe o hospedeiro a infecções prejudiciais ou malignidades.

Imunoedição – processo de imunidade que seleciona clones de células cancerosas com imunogenicidade reduzida, resultando em escape tumoral.

Linfócitos infiltrantes tumorais – linfócitos que infiltram tumores que podem estar em estado de exaustão e nos quais atua a terapia de inibição de *checkpoint*.

Neoantígenos tumorais – moléculas localizadas em células malignas que desenvolvem mutações e, dessa forma, criam antígenos não próprios que são reconhecidos pelas células T hospedeiras como não próprias e contra as quais as células T CD4 e CD8 infiltrantes respondem para rejeitar o tumor.

Terapia de inibição do checkpoint – uma forma de imunoterapia contra o câncer em que anticorpos contra células T ou reguladores de células apresentadoras de antígenos, que inibem a atividade da célula imune, são usados para ativar células T citotóxicas com intuito de matar células tumorais.

INTRODUÇÃO

A *homeostase imunológica* é a manutenção de um equilíbrio entre a imunidade que protege o hospedeiro e a imunidade desregulada que predispõe o hospedeiro a infecções prejudiciais, autoimunidade ou malignidades. A hiperatividade da imunidade inata e adaptativa leva a autoimunidade e/ou doenças inflamatórias. A hipoatividade das respostas imunes pode levar tanto à deficiência imunológica quanto à autoimunidade. A interrupção da homeostase imune contribui direta ou indiretamente para muitas formas de doença. Assim, um dos principais objetivos da imunoterapia é manter a homeostase imunológica ou restabelecer o equilíbrio imunológico em doenças de desregulação imune.

Este é um momento importante no estudo da biologia do sistema imune. O desenvolvimento de sequenciamento de genoma de alto desempenho, análise de transcriptoma de genoma completo, proteômica, metabolômica e a percepção da importância do microbioma humano para a homeostase do sistema imune forneceram grandes oportunidades para o desenvolvimento de novos tratamentos para doenças imunomediadas e malignas. O conceito emergente é que o próprio sistema imune pode ser manipulado para uma intervenção terapêutica contra o câncer e também pode ser manipulado com segurança para o controle de doenças autoimunes. Além disso, novos dados estão surgindo sobre o envolvimento da desregulação imune na patogênese de doenças não tradicionalmente relacionadas ao sistema imune, como doenças neurodegenerativas e doenças cardiovasculares ateroscleróticas, e a associação do processo normal de envelhecimento a processos inflamatórios.

Assim, um novo desafio da medicina é entender os mecanismos reguladores básicos do sistema imune inato e adaptativo com o intuito de aprender regras específicas de regulação do sistema imune. Dessa forma, o sistema imune poderia, por fim, ser "sintonizado" para permanecer com segurança na zona de homeostase imunológica e, ao mesmo tempo, proteger efetivamente contra doenças infecciosas emergentes e reemergentes ou eliminar malignidades à medida que surgissem. Além disso, podem ser desenvolvidas estratégias eficazes de regulação imune para tratar com segurança doenças inflamatórias ou autoimunes que surgirem.

Assim, este capítulo se baseia no Capítulo 349, "Introdução ao sistema imune", para abordar a imunorregulação de células T e B, destacar os sucessos recentes na transposição da pesquisa imunológica básica em tratamentos de vários tumores hematopoiéticos e sólidos e discutir mecanismos de desregulação imune na autoimunidade e no envelhecimento.

MECANISMOS DE REGULAÇÃO DA ATIVAÇÃO DE CÉLULAS T

Os principais papéis das células T são responder e eliminar as células portadoras de antígenos estranhos e ignorar as células que expressam autoantígenos. Para responder a antígenos estranhos, as células estimuladoras devem fornecer um sinal coestimulador de ativação, além da ligação do TCR. Para evitar responder às células que carregam autoantígenos, as células T também devem manter a tolerância imunológica. A tolerância de células T centrais é mantida pela deleção de células T autorreativas no timo, enquanto a tolerância periférica é mantida por células T reguladoras (Treg), anergia de células T e deleção clonal periférica (ver adiante a seção "Mecanismos de desregulação imune na doença autoimune"). Assim, a ativação de células T é um componente fundamental da resposta imune adaptativa a patógenos, bem como a neoantígenos tumorais.

Dois sinais estimuladores são necessários para a ativação das células T. Um sinal para a célula T é expedido pelo peptídeo de antígeno apresentado no contexto do MHC (Cap. 349). No entanto, na ausência de um sinal coestimulador, a célula T não somente não será ativada pelo peptídeo MHC, mas se tornará anérgica ou irresponsiva. Um segundo sinal coestimulador é necessário para a ativação das células T, resultando em remodelação do citoesqueleto, produção de citocinas, sobrevivência e diferenciação celular. Além do complexo TCR/CD3 (Cap. 349), as células T expressam um conjunto complexo de moléculas coestimuladoras e inibitórias que se ligam aos seus respectivos receptores na superfície das células apresentadoras de antígenos (APCs), além de orquestrarem tanto a iniciação como o controle da ativação das células T, mantendo a homeostase imunológica (Fig. 350-1 e ver o Cap. 349, Tab. 349-1). Destes, CD28, antígeno de linfócito T citotóxico 4 (CTLA-4) e proteína de morte celular programada 1 (PD-1) e seus ligantes estavam entre os primeiros a serem reconhecidos como centrais para o controle da ativação de células T.

A molécula CD28 é um membro da superfamília de imunoglobulinas (Ig) e membro original de uma subfamília de moléculas coestimuladoras ou inibitórias na superfície das células T. Ela inclui CTLA-4, coestimulador de células T induzível (ICOS), PD -1, imunorreceptor de células T com domínios Ig e ITIM (TIGIT) e atenuador de células B e T (BTLA) (Fig. 350-1). O CD28 estimula a sinalização intracelular através da AKT e PI3-cinase, resultando na indução de NF-κB, AP-1 e NFAT. Todos são necessários para a ativação e diferenciação das células T (Cap. 349, Fig. 349-7). CTLA-4 e PD-1 são membros da subfamília CD28 que controlam a ativação de células T inibindo a atividade estimuladora de CD28 e outras moléculas coestimuladoras de células T.

O CTLA-4 é um regulador negativo chave da ativação das células T que modula a resposta das células T ao antígeno pela interação com seus ligantes, B7-1 e B7-2, ajustando a proliferação descontrolada de células T. O CTLA-4 é regulado positivamente após o envolvimento do TCR com MHC/peptídeo, enfraquecendo, assim, a sinalização do TCR. Isso se dá ao competir com a ligação de CD28 aos ligantes B7 (B7-1 [CD80] e B7-2 [CD86]) em APCs em virtude da maior afinidade de CTLA-4 para ligantes B7. Dessa maneira, as células T respondem ao antígeno estranho, mas são impedidas de danificar os tecidos do hospedeiro devido a respostas superexuberantes (Fig. 350-2A). O CTLA-4, portanto, tem o efeito de mediar o amortecimento na ativação das células T, competindo com a ligação do CD28 das células T aos receptores B7, bem como o efeito supressor das Tregs CTLA-4+. O *CTLA4* é um dos muitos genes humanos no qual mutações monogênicas estão associadas à diminuição da função Treg e síndromes autoimunes (Tab. 350-1).

PD-1 também é uma molécula inibidora principal da ativação de células T por interação com seus ligantes PD-L1 e PD-L2 nas APCs (Fig. 350-1). Inicialmente, acreditava-se que PD-1 era um receptor de morte celular, mas ele é expresso após a ativação de células T e B e também é um marcador de células T CD4+ auxiliares foliculares em centros germinativos de células B. PD-1 age reduzindo a ativação de células T por desfosforilação de CD28 através da proteína tirosina-fosfatase 2 contendo a região de homologia Src 2 (SHP2).

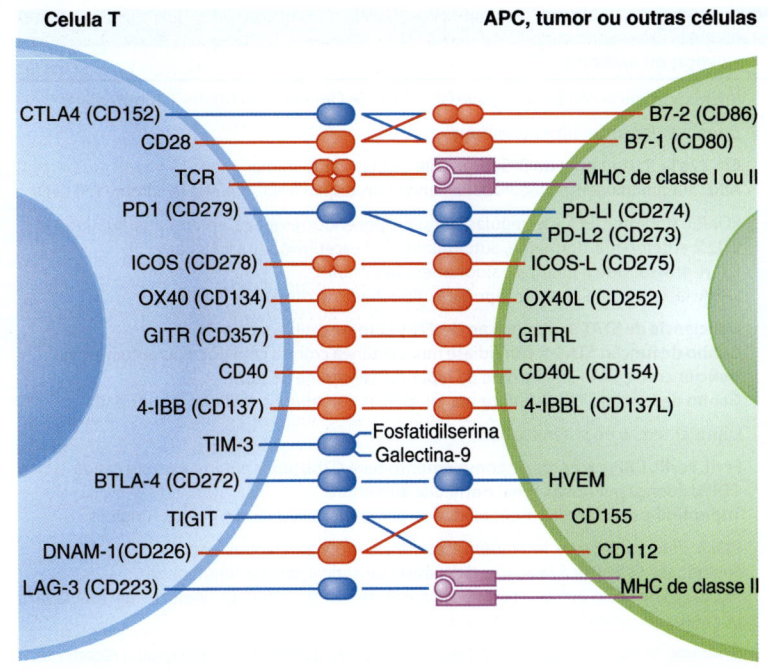

FIGURA 350-1 Moléculas reguladoras estimuladoras ou inibidoras nas células T ou células apresentadoras de antígeno (APCs), células tumorais ou outras células.

Embora seja um marcador de ativação de células imunes, o PD-1 também é um marcador para células T exaustas. A exaustão das células T é um importante mecanismo de manutenção da homeostase imunológica e de prevenção de danos nas células T do tecido do hospedeiro. Por outro lado, também leva à disfunção imune no cenário de estimulação antigênica crônica, como ocorre em doenças virais crônicas (HIV-1, hepatite C) e no câncer. Doenças virais crônicas e tumores levam a assinaturas transcricionais e metabólicas que definem o estado de esgotamento das células T. A exaustão das células T é um grande obstáculo a ser superado para o sucesso da imunoterapia contra o câncer.

TERAPIA DE INIBIÇÃO DE *CHECKPOINT* PARA O CÂNCER

O campo da terapia de *checkpoint* imune juntou-se a cirurgia, radioterapia, quimioterapia e terapia-alvo como base para a terapia do câncer. Atualmente há um grande número de anticorpos monoclonais terapêuticos aprovados pela Food and Drug Administration (FDA), iniciando com o melanoma em 2011-2014 e, agora, disponíveis para uma ampla gama de malignidades, incluindo de rim, pulmão, fígado, cabeça e pescoço e tumores gástricos (Tab. 350-2). Tanto o bloqueio de CTLA-4 quanto o de PD-1 mostraram notável sucesso no tratamento de vários tumores, mas apenas em uma fração dos pacientes. Como cada par de ligantes do receptor regula vias inibitórias de células T distintas, a terapia de combinação usando anticorpos anti-PD-1 e anti-CTLA-4 tem sido especialmente útil e induziu regressão tumoral significativa em cerca de 50% dos pacientes com melanoma. O que é diferente no uso de anticorpos inibidores de *checkpoint* é que a terapia não é direcionada ao tumor em si, mas sim a moléculas imunorreguladoras nas células T hospedeiras. Além disso, a terapia não é direcionada para moléculas específicas nos tumores, mas sim para liberar células T infiltrantes de tumor (TILs) exaustas para serem ativadas e matar as células tumorais ao remover a inibição regulatória imune.

O CTLA-4 induz a rejeição do tumor por vários mecanismos. Primeiro, o anticorpo anti-CTLA-4 medeia o bloqueio direto da competição de CTLA-4 com CD28 para ligantes coestimuladores B7-1 e B7-2, permitindo, assim, a ativação de células T mediada por CD28 (Fig. 350-2*B*). As células tumorais não expressam moléculas B7; assim, o bloqueio de CTLA-4 provavelmente ocorre em linfonodos de drenagem tumoral onde células T exaustas interagem com APCs apresentando neoantígenos tumorais para células T. Um segundo mecanismo de rejeição tumoral induzida pelo bloqueio de CTLA-4 é a depleção ou redução dos efeitos supressores das Tregs. O efeito supressor de Tregs inclui a secreção de citocinas imunossupressoras, como o fator de crescimento transformador (TGF)-β ou interleucina (IL) 10 ou por inibição direta da proliferação de células T e/ou atividade citolítica. Um terceiro mecanismo potencial de bloqueio anti-CTLA-4 é a remodelação e ampliação do repertório de TCR periférico para antígenos tumorais. Evidências sugerem que os efeitos do anticorpo anti-CTLA-4 são restritos principalmente às células T CD8 específicas do neoantígeno tumoral no microambiente tumoral e não às células T nos linfonodos ou baço.

O bloqueio de PD-1 pelo anticorpo PD-1 também induz a regressão do tumor revertendo a exaustão das células T, aumentando a capacidade das células T de matar as células tumorais. A inibição ideal do *checkpoint* mediada por anticorpos PD-1 é observada quando as células T CD8 infiltrantes estão presentes no microambiente do tumor e a reversão do estado

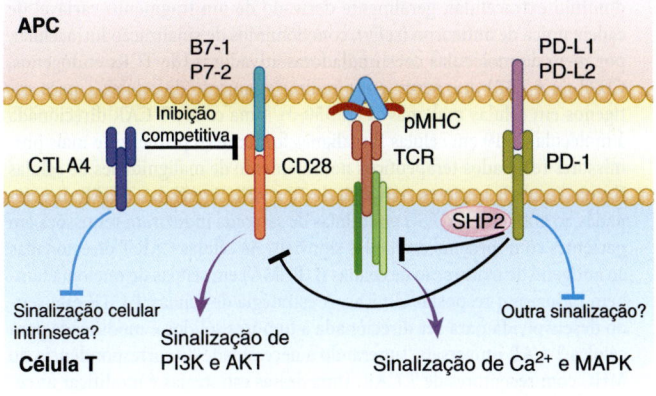

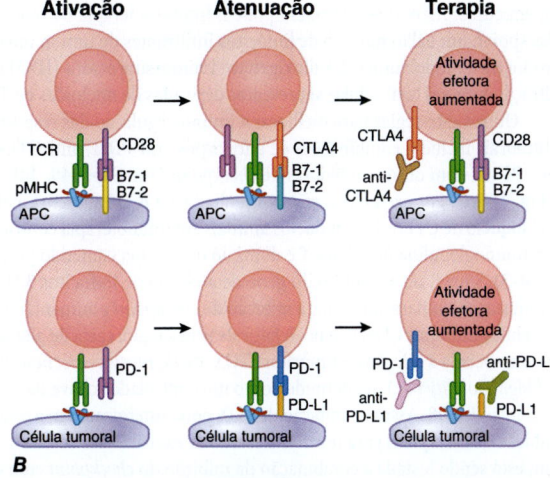

A   **B**

FIGURA 350-2 Mecanismos moleculares de atenuação de CTLA-4 e PD-1, de atenuação da ativação das células T e mecanismos moleculares esquemáticos de ação da CTLA-4 e bloqueio da PD-1. ***A.*** Esquema das interações moleculares e sinalização a jusante induzida pela ligação de CTLA-4 e PD-1 por seus respectivos ligantes. A possibilidade de mecanismos adicionais de sinalização intrínseca à célula a jusante é destacada para CTLA-4 e PD-1. ***B.*** É descrita a progressão gradual da ativação das células T, a atenuação por mecanismos reguladores normais e a liberação da regulação negativa por intervenção terapêutica usando anticorpos anti-CTLA-4 ou anti-PD-1. *(Reimpressa de SC Wei et al: Fundamental mechanisms of immune checkpoint blockade therapy. Cancer Discov 8:1069, 2018, com permissão da AACR.)*

TABELA 350-1 ■ Mutações monogenéticas que levam à desregulação imune e autoimunidade

Mutações e deficiências funcionais	Doenças ou síndrome
RAG1, RAG2; linfopenia com deficiência de recombinase	Imunodeficiência combinada grave (síndrome de Omenn) com células T autorreativas
Fas, FasL, CASP10; defeitos de apoptose	Doença linfoproliferativa autoimune
AIRE, deleção cromossômica 22q11.2; diminuição da tolerância central	**Ch. 22q11.2:** síndrome de DiGeorge com células T autoimunes **AIRE:** autoimunidade, polineuropatia, candidíase, displasia ectodérmica (síndrome APECED)
FOXP3, CD25, CTLA-4, LRBA; diminuição da tolerância imune periférica com diminuição da função Treg	**FOXP3:** síndrome IPEX (desregulação imune, poliendocrinopatia, enteropatia, ligada ao X) **CD25:** enteropatia, dermatite, autoimunidade, suscetibilidade a infecções **CTLA-4:** associado a múltiplas síndromes autoimunes **LRBA:** lactente com enterite; hipogamaglobulinemia, citopenias autoimunes
STAT-1, STAT-3; modulação de interferons tipo 1	**Deficiência de STAT-1:** diminuição de IFN-γ com suscetibilidade a TB **Ganho de função STAT-1:** candidíase mucocutânea crônica com doenças autoimunes **Deficiência de STAT-3:** síndrome de hiper-IgE (síndrome de Job) **Ganho de função STAT-3:** linfopenia, citopenias autoimunes, diabetes, enteropatia
C1q, C1r/s, C2, C4; deficiência de complemento	Lúpus eritematoso sistêmico (LES)
FcγRII, FcγRIII, proteína C-reativa, receptor de complemento para C3bi (ITGAM ou receptor de complemento 3), COPA, tripeptidil-peptidase; falta de remoção de detritos celulares	**FcγII, FcγIII, CRP, receptor de complemento para C3bi:** lúpus eritematoso sistêmico **COPA:** doença pulmonar, renal e articular autoimune **Tripeptidil-peptidase II:** suscetibilidade a patógenos bacterianos, virais e fúngicos
Fosfoinositídeo-3-cinase delta (PI3Kδ), fosfolipase Cγ2, deficiência de proteína-cinase Cδ (PKCδ), deficiência de proteína-cinase Cδ (PKCδ); hiperativação de linfócitos	**PI3Kδ:** linfoproliferação, infecções respiratórias, hipogamaglobulinemia **Fosfolipase Cγ2:** urticária ao frio, deficiência de anticorpos, autoimunidade **PKCδ:** LES de início precoce com apoptose de células B diminuída, doença renal mediada por autoanticorpos e linfoproliferação
Citidina-desaminase induzida por ativação (AID); desenvolvimento de células B com deficiência de classe	Síndrome de hiper-IgM tipo 2, IgA baixa, IgG, recombinação de troca bacteriana recorrente; infecções, citopenias autoimunes, LES

Siglas: APECED, poliendocrinopatia autoimune-candidíase-distrofia ectodérmica; AIRE, regulador autoimune; COPA, gene codifica a proteína de revestimento vesicular não revestida com clatrina, COP-alfa; CTLA-4, proteína 4 associada a linfócitos T citotóxicos; FcγR, receptor Fcγ; FOXP3, caixa de forquilha P3; IFN, interferon; ITGAM, integrina alfa M; LRBA, proteína âncora responsiva a lipopolissacarídeo (LPS) e tipo bege; RAG, gene ativador de recombinase; STAT, transdutor de sinal e ativador de transcrição; TB, tuberculose; Treg, célula T reguladora.
Fonte: B Grimbacher et al: The crossroads of autoimmunity and immunodeficiency: Lessons from polygenic traits and monogenic defects. J Allergy Clin Immunol 137:3, 2016.

de exaustão das células T puder ocorrer *in situ*. O bloqueio de PD-1 também pode atuar na reversão da reprogramação metabólica da exaustão de células T, melhorando a função efetora citolítica da célula T. Anticorpos para o receptor PD-1 primário, PD-L1, também são suficientes para induzir a reversão da exaustão das células T e induzir a morte tumoral, e estão aprovados pela FDA para o tratamento do câncer de pulmão de não pequenas células **(Tab. 350-2)**. O PD-L1 é induzido nas células tumorais por citocinas T_H1, o que pode explicar a eficácia anti-PD-L1, uma vez que as citocinas T_H1 conduzem respostas de células T citotóxicas **(Cap. 349)**. A eficácia do anti-PD-L1 também pode ser decorrente, em parte, da mediação da citotoxicidade celular dependente de anticorpos (CCDA) na morte de células tumorais **(Cap. 349)**.

As células tumorais expressam neoantígenos que são alvos para o reconhecimento de células T no microambiente tumoral. A pressão imunológica dentro do microambiente tumoral pode selecionar algumas células tumorais ou criar neoantígenos mutantes e, assim, escapam da imunidade antitumoral em curso. Além disso, também podem limitar a terapia de bloqueio de *checkpoint*: um baixo número de linfócitos infiltrantes de tumor, uma baixa produção de indolamina-2,3-dioxigenase imunossupressora (IDO) e a infiltração tumoral com células supressoras derivadas de mieloides ou Tregs.

Outras estratégias para melhorar a imunorregulação das respostas antitumorais incluem combinações de anticorpos anti-PD-1, anti-CTLA-4 ou anti-PD-L1 com outros inibidores de *checkpoint* **(ver Cap. 349, Tab. 349-1 e Fig. 350-1)**. Por exemplo, o envolvimento da via ICOS aumenta a eficácia do bloqueio de CTLA-4 em modelos animais em imunoterapia contra o câncer. Imunoglobulina de células T e domínio de mucina contendo proteína-3 (TIM-3), TIGIT, ou a inibição do gene de ativação de linfócitos 3 (LAG-3) foram sugeridos para aumentar a inibição do *checkpoint* e aumentar a morte de células tumorais CD8. Um novo fator de transcrição, caixa de alta mobilidade associada à seleção de timócitos (TOX, de *thymocyte-selection-associated high mobility box*), foi definido como um controlador chave da exaustão de células T CD8. Assim, a inibição de TOX pode sinergizar com a terapia de inibição de *checkpoint* para reverter o estado de exaustão das células T. E, por fim, está sendo testada a combinação da inibição do *checkpoint* com outros tratamentos contra o câncer, incluindo quimioterapia, radioterapia, inibidores da via de sinalização tumoral e moduladores epigenéticos.

Os anticorpos anti-PD-L1 também mediam os efeitos antitumorais por CCDA, que utiliza células efetoras *natural killer* (NK) **(Cap. 349)**. De fato, descobriu-se que várias moléculas inibidoras de *checkpoint* são expressas em células NK, incluindo CTLA-4, PD-1, LAG-3, TIGIT e TIM-3 **(Fig. 350-1; ver também Cap. 349, Tab. 349-1)**. Um novo campo de trabalho se abre direcionando células NK com inibidores de *checkpoint* existentes e com anticorpos contra uma molécula inibidora específica de NK, NKG2A, que são projetadas para liberar células NK para matar células tumorais. Um desses anticorpos anti-NKG2A, o monalizumabe, está em ensaio clínico em humanos. As células NK também expressam receptores ativadores de citotoxicidade natural, incluindo os receptores NKp30, NKp44 e NKp46 **(Cap. 349)**. O envolvimento de receptores ativadores da citotoxicidade natural em conjunto com o NK FcγRIII (CD16) e anticorpo contra um antígeno tumoral também pode aumentar o direcionamento de células NK de antígenos tumorais e está em desenvolvimento pré-clínico.

CÉLULAS T COM RECEPTOR DE ANTÍGENO QUIMÉRICO

As células T com receptor de antígeno quimérico (CAR) são receptores híbridos sintéticos criados por técnicas recombinantes. Elas combinam um domínio extracelular, geralmente derivado de um fragmento variável de cadeia única de anticorpo (scFv), com domínios de sinalização intracelular, por meio de moléculas coestimuladoras ativadoras (de TCRs endógenos, CD28 ou 4-1BB) que permitem o redirecionamento de células T para antígenos em células malignas **(Fig. 350-3)**. Uma célula T CAR direcionada à molécula CD19 em células B malignas forneceu os primeiros e mais promissores resultados terapêuticos no tratamento de malignidades de células B, com taxas de resposta completa de 70 a 90%. As células T CAR direcionadas ao antígeno NY-ESO em células de sarcoma induziram remissões em pacientes com sarcoma de células sinoviais. As células CAR T direcionadas ao antígeno de maturação de células B (BCMA) em células de mieloma também induziram respostas clínicas. A estratégia de células T CAR está sendo desenvolvida para ser direcionada a tumores sólidos e modificada para células T CAR universais, superando a necessidade de correspondência do MHC com receptores de T CAR. Uma dessas estratégias é modificar as células T para liberar citocina, expressar ligantes coestimuladores ou secretar um fragmento variável de cadeia única de bloqueio de *checkpoint* (scFvs). A próxima geração de células T CAR é conhecida por serem células T redirecionadas para morte mediada por citocina universal (TRUCKs, de *T cells redirected for universal cytokine-mediated killing*). As células T específicas do tumor secretoras de citocinas podem aproveitar o efeito adjuvante das citocinas recombinantes por entrega local no tumor, diminuindo os efeitos colaterais das citocinas pelo excesso de inflamação, denominado *síndrome de liberação de citocinas*, que pode ser visto com a terapia com células T CAR.

TABELA 350-2 ■ Tipos de tumor e terapias de bloqueio de *checkpoint* imune aprovadas pela Food and Drug Administration (FDA)

Tipo de tumor	Agente terapêutico	Alvo	Ano de aprovação pela FDA
Melanoma	Ipilimumabe	CTLA-4	2011
Melanoma	Nivolumabe	PD-1	2014
Melanoma	Pembrolizumabe	PD-1	2014
Câncer de pulmão não pequenas células	Nivolumabe	PD-1	2015
Câncer de pulmão não pequenas células	Pembrolizumabe	PD-1	2015
Melanoma (*BRAF* tipo selvagem)	Ipilimumabe + nivolumabe	CTLA-4 + PD-1	2015
Melanoma (adjuvante)	Ipilimumabe	CTLA-4	2015
Carcinoma de célula renal	Nivolumabe	PD-1	2015
Linfoma de Hodgkin	Nivolumabe	PD-1	2016
Carcinoma urotelial	Atezolizumabe	PD-L1	2016
Carcinoma de células escamosas de cabeça e pescoço	Nivolumabe	PD-1	2016
Carcinoma de células escamosas de cabeça e pescoço	Pembrolizumabe	PD-1	2016
Melanoma (qualquer estado de *BRAF*)	Ipilimumabe + nivolumabe	CTLA-4 + PD-1	2016
Câncer de pulmão não pequenas células	Atezolizumabe	PD-L1	2016
Linfoma de Hodgkin	Pembrolizumabe	PD-1	2017
Carcinoma de células de Merkel	Avelumabe	PD-L1	2017
Carcinoma urotelial	Avelumabe	PD-L1	2017
Carcinoma urotelial	Durvalumabe	PD-L1	2017
Carcinoma urotelial	Nivolumabe	PD-1	2017
Carcinoma urotelial	Pembrolizumabe	PD-1	2017
Tumores sólidos com MSI elevado e deficiência de MMR de qualquer histologia	Pembrolizumabe	PD-1	2017
Câncer colorretal metastático com MSI elevado e deficiência de MMR	Nivolumabe	PD-1	2017
Melanoma pediátrico	Ipilimumabe	CTLA-4	2017
Carcinoma hepatocelular	Nivolumabe	PD-1	2017
Carcinoma gástrico e esofagogástrico	Pembrolizumabe	PD-1	2017
Câncer de pulmão não pequenas células	Durvalumabe	PD-L1	2018
Carcinoma de células renais	Ipilimumabe + nivolumabe	CTLA-4 + PD-1	2018

Nota: Esta tabela é um resumo das indicações conforme o tumor, dos agentes terapêuticos e do ano de aprovação pela FDA para as terapias de bloqueio de *checkpoint*. A aprovação da FDA inclui liberação regular e acelerada concedida a partir de maio de 2018. O ipilimumabe é um anticorpo anti-CTLA-4. Nivolumabe e pembrolizumabe são anticorpos anti-PD-1. Atezolizumabe, avelumabe e durvalumabe são anticorpos anti-PD-L1. O tipo de tumor reflete as indicações para as quais o tratamento foi aprovado. Apenas a primeira aprovação concedida pela FDA para cada tipo de tecido em geral ou indicação para cada agente terapêutico está registrada. Nos casos em que várias terapias receberam aprovação para o mesmo tipo de tumor no mesmo ano, os agentes são listados em ordem alfabética.

Siglas: BRAF, oncogene viral do sarcoma murino v-raf, homólogo B1; MMR, reparo de malpareamento; MSI, instabilidade de microssatélites.

Fonte: Reimpressa de SC Wei et al: Fundamental mechanisms of immune checkpoint blockade therapy. Cancer Discov 8:1069, 2018, com permissão da AACR.

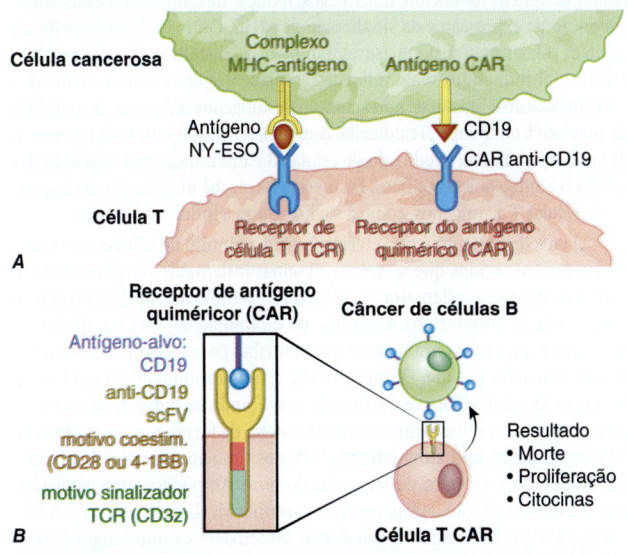

FIGURA 350-3 Plataformas para redirecionar células T para o câncer. **A.** Receptores de células T (TCRs; p. ex., anti-NY-ESOI) ou receptores de antígeno quimérico (CARs; p. ex., CAR anti-CD19). **B.** A estrutura CAR inclui um domínio de reconhecimento de antígeno extracelular fusionado a domínios de sinalização de TCR intracelular (CD3z) e domínios coestimuladores (p. ex., CD28 ou 4-1BB). (*Reproduzida, com permissão, de WA Lim, CH June: The principles of engineering immune cells to treat cancer. Cell 168:724, 2017.*)

MECANISMOS DE DESREGULAÇÃO IMUNE NA DOENÇA AUTOIMUNE

Doenças autoimunes ocorrem em cerca de 5% das pessoas e são causadas por desregulação imune devido a quebras na tolerância imunológica. Um conjunto complexo de *checkpoints* imunes está envolvido na manutenção da homeostase imunológica e, quando ocorre mutação, pode resultar em síndromes autoimunes (Tabs. 350-1 e 350-3). A tolerância central para deleção de células T autorreativas ou modificação de seus TCRs ocorre no timo, e para as células B com receptores de células B autorreativas, ocorre deleção central na medula óssea. A tolerância periférica ocorre nos linfonodos, baço e tecido linfoide associado ao tecido, como as placas de Peyer do trato gastrintestinal. Os locais e os modos de tolerância periférica são variados e refletem as complexas interações das células e das citocinas que ocorrem na mediação da imunidade adaptativa das células T e B (Cap. 349). Embora a deleção de células B e T possa ocorrer na periferia, a tolerância também pode ocorrer com a inativação celular denominada *anergia*, um estado de falta de resposta imune após o contato com o antígeno. As respostas das células T e B também são atenuadas na periferia por Tregs que produzem TGF-β e IL-10. O resultado da desregulação imune na doença autoimune é a produção de uma miríade de anticorpos contra autoantígenos (autoanticorpos), muitos dos quais são patogênicos causando as manifestações clínicas da doença autoimune (ver Cap. 349, Tab. 349-10).

Tregs são células T CD4 e CD8 que modulam negativamente as respostas das células T e B nos tecidos linfoides periféricos para prevenir as doenças autoimunes, e o regulador transcricional FOXP3 está envolvido centralmente no estabelecimento do fenótipo Treg. Mutações nos genes que levam

TABELA 350-3 ■ *Checkpoints* de tolerância imunológica na imunidade de células T e B – diferenciação de células T reguladoras

Tolerância central	Tolerância periférica
Timo	**Tecidos linfoides periféricos**
– Edição de TCR por V(D)J	– Anergia de células B e T e sinalização inibitória (CTLA-4, PD-1 e outras moléculas de *checkpoint*)
– Seleção tímica negativa	– TCR ou BCR indução por BIM
– Anergia de células T e sinalização inibitória	– Competição de células T com IL-2, IL-7, IL-15 e peptídeo-MHC
– Diferenciação de células T reguladoras	– Competição de células B pela citocina de sobrevivência BAFF
	– Dependência do crescimento de células T por ligantes CD28 e outras moléculas coestimuladoras
	– Eliminação de células dendríticas portadoras de antígeno por células T ativadas que produzem perforina ou FasL
	– Supressão de respostas de células T e B por células T reguladoras e TGFβ, IL-10
	– Morte de células T por FasL
	– Regulação da diferenciação e função de células T auxiliares foliculares
Medula óssea	– Dependência do crescimento de células B por ligantes BCR
– Parada de maturação de células B imaturas	– Dependência do crescimento de células B por ligantes de TCR
– Edição de BCR por recombinação V(D)J	– Morte de células B por FasL em células T
– Deleção de células B imaturas	– Modulação BCR na diferenciação de células plasmáticas
	– Indução de morte de células B no centro germinativo por BCR
	– Dependência das células B pelas células T auxiliares foliculares (CD40L, IL-21) no centro germinativo

Siglas: BAFF, fator de ativação das células B; BCR, receptor de célula B; BIM, proteína 11 semelhante a Bcl-2; Fas; TGFβ, fator beta do crescimento de células T; FasL, ligante Fas que se liga ao receptor de morte; MHC, complexo principal de histocompatibilidade; TCR, receptor de células T; V(D)J, regiões variável, de diversidade e de junção da região V do anticorpo.
Fonte: Adaptada de CG Felson: Multistep pathogenesis of autoimmune disease. Cell 130:25, 2007.

à perda de Tregs ou de suas funções resultam em síndromes autoimunes e inflamatórias (Tab. 350-1). Mutações no FOXP3 levam a uma síndrome ligada ao X caracterizada por desregulação imune, poliendocrinopatia e enteropatia (IPEX). Da mesma forma, mutações na molécula CD25 (receptor α da IL-2) expressa nas Tregs levam a enteropatia, dermatite, outras manifestações de autoimunidade e suscetibilidade às infecções. Mutações nos inibidores dos *checkpoints* da molécula CTLA4 na célula T – também expressa em Tregs – leva à perda da função do Treg e resulta em múltiplas síndromes autoimunes em humanos dependentes da mutação do CTLA-4. Em ratos, o nocaute do gene *ctla4* leva a descontrole massivo da linfoproliferação e morte precoce. Por fim, mutações na proteína do lipopolissacarídeo (LRBA) causam uma síndrome infantil caracterizada por enterite, hipogamaglobulinemia e citopenias autoimunes.

Infecções virais crônicas podem perturbar o número e a função dos Tregs. Na infecção pelo HIV-1, a estimulação antigênica crônica leva a alterações no repertório de células B em direção a um estado autoimune permissivo, com números aumentados de células B autorreativas e Tregs CD4+ diminuídos, levando a autoanticorpos séricos ou manifestações clínicas de doença autoimune em cerca de 50% dos indivíduos infectados pelo HIV-1 não tratados.

Além da inibição de *checkpoint* para imunoterapia do câncer, anticorpos monoclonais podem ser usados para modulação imune com o objetivo de corrigir a imunidade desregulada nas doenças autoimunes, restaurando os níveis normais de controle da tolerância imunorregulatória. Terapias monoclonais têm sido desenvolvidas e usadas com sucesso para o tratamento de doenças inflamatórias e autoimunes (Tab. 350-4). Alguns dos anticorpos monoclonais, como o anti-CD20 (rituximabe), também foram usados para o tratamento de neoplasias de células B. O CTLA-4-Fc foi desenvolvido para prevenir a ativação de células T induzida por CD28, resultando em supressão imune para a artrite reumatoide (AR) e transplante. Foi demonstrado que o TNF-α tem um papel central na patogênese da AR, e anticorpos anti-TNF-α obtiveram sucesso no tratamento da AR, estando aprovados para outras síndromes autoimunes, incluindo outras formas de artrite, doença inflamatória intestinal e psoríase. Anticorpos contra a integrina α4 bloqueiam a migração de células T α4β7+ para o trato gastrintestinal e são usados para tratar a doença inflamatória intestinal (DII). Foi constatado que a citocina T_H17 IL-17 é superproduzida na psoríase, e a terapia com anticorpos anti-IL-17 para psoríase está agora aprovada pela FDA (Cap. 57).

Tregs são candidatos terapêuticos para a restauração da tolerância imunológica nas doenças autoimunes e inflamatória, com a intenção de reduzir ou substituir o uso de fármacos imunossupressores. Como as células T CAR, a terapia com Treg envolve a expansão de células Treg autólogas *in vitro* e a sua reinfusão em indivíduos com doenças autoimunes ou inflamatórias. Para que a terapia com Treg seja mais direcionada para a supressão de respostas imunológicas de antígenos específicos, a tecnologia T CAR está sendo usada para direcionar Tregs a células B e T patogênicas. A terapia celular de Treg está em ensaios clínicos humanos para o tratamento de doença de enxerto contra o hospedeiro no cenário de transplante e para a prevenção da progressão de diabetes melito tipo 1 (Cap. 404).

DESREGULAÇÃO IMUNE NO ENVELHECIMENTO

O envelhecimento do sistema imune em humanos é caracterizado pelo declínio das imunidades inata e adaptativa. O envelhecimento também está paradoxalmente associado a um estado de inflamação crônica, denominado *inflammaging* (inflamação + envelhecimento (*aging*]), com um risco aumentado de doença autoimune. O envelhecimento está associado a função reduzida das células NK, expressão reduzida de receptores semelhantes ao Toll por células imunes de monócitos/macrófagos, redução de quimiotaxia e fagocitose e redução da expressão e da sinalização de MHC. Outras células fagocíticas, como as células polimorfonucleares, também são disfuncionais. Células dendríticas em indivíduos mais velhos estão presentes em números reduzidos com sinalização e função de apresentação de antígenos reduzidas. A imunidade adaptativa também é prejudicada, com redução da amplitude de repertório de anticorpos, número reduzido de células B e diminuição das respostas das células B a antígenos específicos. Da mesma forma, há diminuição das respostas de células T a antígenos, como à vacina contra a influenza sazonal.

O envelhecimento é caracterizado pelo acúmulo de células senescentes em muitos tecidos que secretam citocinas inflamatórias, quimiocinas e outros mediadores inflamatórios. O melhor exemplo do papel da produção aumentada de citocinas na síndrome de *inflammaging* está na atrofia do timo, que é um evento importante que contribui para o declínio do sistema imune associado à idade. Durante a vida, o timo diminui em tamanho, e a liberação de células T naïve é reduzida; começando na puberdade, os timócitos progressivamente diminuem em número, de forma que, após cerca de 50 anos de idade, aproximadamente 90% dos timócitos foram substituídos por adipócitos no espaço perivascular do timo. Adipócitos tímicos produzem o fator de inibição da leucemia, oncostatina M, IL-6 e o fator de células-tronco (SCF). A administração dessas citocinas a camundongos jovens induz a atrofia tímica, demonstrando que essas citocinas supressoras do timo induzem ativamente a perda de timócitos. Os adipócitos em outros sítios também produzem citocinas inflamatórias, contribuindo para a senescência tecidual. Por fim, a insuficiência inflamatória devido a Sars-CoV-1, síndrome respiratória do Oriente Médio ou infecção por Sars-CoV-2 está associada a uma síndrome de liberação de citocinas com superprodução de IL-6, que ocorre mais frequentemente em indivíduos idosos.

TABELA 350-4 Anticorpos monoclonais aprovados para uso clínico na doença autoimune (alguns utilizados também para o tratamento de neoplasias)[a]

Molécula-alvo	Função	mAbs, TRAPS e mAbs biespecíficos aprovados pela FDA	Autoimune/inflamatória	Câncer	Outros/comentários
CD52	Marcador de subconjuntos de linfócitos B e T	Alentuzumabe (Lemtrada)	Esclerose múltipla	Leucemia linfocítica crônica	O nome comercial foi alterado de Campath-1H (câncer) para Lemtrada (esclerose múltipla) IgG1k humanizado
CD25	Cadeia alfa do receptor de IL-2	Basiliximabe (Simulect) Daclizumabe (Zenapax)	Esclerose múltipla Rejeição de transplantes		Basiliximabe: IgG1k murino/humano quimérico Daclizumabe: IgG1 humanizado
CD20	Participa na diferenciação de células B	Obinutuzumabe (Gazyva) Ibritumomabe tiuxetana 4 (Zevalin) Tositumomabe (Bexxar)[a] Ofatumumabe (Arzerra) Rituximabe (Rituxan)	Artrite reumatoide	Neoplasias de células B	O obinutuzumabe é o primeiro mAb IgG1 glicoprojetado aprovado com aumento de CCDA O rituximabe é um IgG1k murino/humano quimérico A ibritumomabe tiuxetana e o tositumomabe são radioconjugados que podem ser usados quando os tumores param de responder aos mAbs anti-CD20 Ibritumomabe e tositumomabe são IgG2a murinos
CD80/CD86	Fornece os sinais coestimulatórios necessários para a ativação e sobrevida de células T; o trap ligante impede a ativação do *checkpoint* imune de CD28, resultando em supressão imune	Belatacepte (Nulojix) Abatacepte (Orencia) (ambas as proteínas de fusão CTLA-4-Fc)	Artrite reumatoide Rejeição de transplante		
TNF-α	Citocina inflamatória que direciona diversas doenças autoimunes[a]	Adalimumabe (Humira) Certolizumabe pegol (Cimzia) Golimumabe (Simponi) Infliximabe (Remicade) Etanercepte (Enbrel) Há mais de 20 biossimilares anti-TNF em vários estágios de desenvolvimento. Já estão aprovados biossimilares do infliximabe (Remsima, Inflectra, Flixabi), biossimilares do etanercepte (Erelzi, Benepali) e biossimilares do adalimumabe (Amjevita). Esse campo passará por muitas alterações rapidamente, já que muitos dossiês estão agora sendo estritamente regulados. Os biossimilares recebem um sufixo, p. ex., etanercepte-szzs (Erelzi)	Doença de Crohn, colite ulcerativa, AR, artrite idiopática juvenil, artrite psoriásica, espondilite anciolosante, psoríase de placa, hidradenite supurativa, uveíte		Nem todos os bloqueadores de TNF estão aprovados para todas as indicações Fármacos em itálico são biossimilares: adalimumabe, infliximabe, *Inflectra*, *adalimumabe-atto* são mAbs IgG1k; *certolizumabe pegol* é um fragmento Fab peguilado; o etanercepte é um trap receptor Fc:TNF solúvel que liga-se a TNF (há um biossimilar). Pelo menos quatro bloqueadores de TNF biossimilares foram aprovados na UE (dois para infliximabe e dois para etanercepte)
VEGF	Citocina que estimula vasculogênese e angiogênese. Superproduzida em alguns tumores e distúrbios inflamatórios para induzir diminuição do suprimento sanguíneo.	Bevacizumabe (Avastin) Ramucirumabe (Cyramza) Aflibercepte (Eylea/Zaltrap) Ranibizumabe (Lucentis)	Degeneração macular relacionada com a idade, edema macular, edema macular diabético, retinopatia diabética	Câncer colorretal, CPNPC não escamoso, câncer de mama, glioblastoma, carcinoma de células renais, câncer gástrico ou adenocarcinoma da junção esofagogástrica	Bevacizumabe e ramucirumabe são mAbs IgG1 para o tratamento do câncer (o ramucirumabe foi derivado da disposição dos fagos); o ranibizumabe é um fragmento Fab (ligador de braço único). Tem meia-vida curta se administrado por via intravenosa, mas apresenta estabilidade quando injetado localmente no olho. O aflibercepte é um trap de ligante com aplicações óticas (Eylea) e no câncer (Zaltrap).
Subunidade alfa do receptor de IL-4	Receptor que medeia a inflamação induzida por IL-4 e IL-13	Dupilumabe (Dupixent)	Dermatite atópica (eczema), asma dependente de esteroide		
IgE	Liga-se a mastócitos, basófilos e outras células que expressam o receptor Fc-épsilon e induz a liberação de citocinas inflamatórias	Omalizumabe (Xolair)	Asma		mAb IgG1k também foi usado sem indicação formal para tratar condições relacionadas com IgE (rinite alérgica, alergia a fármacos, outros)

(Continua)

TABELA 350-4 ■ Anticorpos monoclonais aprovados para uso clínico na doença autoimune (alguns utilizados também para o tratamento de neoplasias)[a] *(Continuação)*

Molécula-alvo	Função	mAbs, TRAPS e mAbs biespecíficos aprovados pela FDA	Autoimune/inflamatória	Câncer	Outros/comentários
Integrina alfa-4	A integrina alfa-4 facilita a saída de células inflamatórias do sangue para o intestino ou através da barreira hematencefálica	Vedolizumabe (Entyvio) Natalizumabe (Tysabri)	Esclerose múltipla, doença de Crohn e colite ulcerativa		A terapia com natalizumabe IgG4 doi associada a LEMP causada pelo vírus John Cunningham nos pacientes imunocomprometidos. O vedolizumabe IgG1k pode não estar associado a LEMP.
C5 do complemento	Inibe a cascata de complemento	Eculizumabe (Solaris)	Previne a destruição de hemácias pelo complemento ativado (hemoglobinúria paroxística noturna)		mAb IgG2/4; fármaco com o custo mais elevado do mundo (409.500 dólares anualmente)
Subunidade P40 de IL-12 e IL-23	Mutações na criopirina levam a superprodução de IL-1 e doença inflamatória; a IL-1 também impulsiona outras doenças inflamatórias	Canaquinumabe (Ilaris) Rilonacepte (Arcalyst)[a]	Síndromes inflamatórias raras, artrite juvenil ativa, artrite gotosa		O canaquinumabe é um mAb IgG1k; o rilonacepte é um trap de IL-1 projetado a partir do IL-1R fundido com a região Fc do mAb humano.
IL-6	A superexpressão da IL-6 está associada a várias neoplasias malignas	Siltuximabe (Sylvant)		Pseudomalignidade: doença de Castleman (similar ao linfoma)	IgG1κ quimérico murino/humano
IL-6R (receptor de IL-6)	Aprovações atuais com base no papel da IL-6 na promoção de doença inflamatória autoimune	Tocilizumabe (Actemra)	Artrite reumatoide, artrite juvenil polyarticular, artrite idiopática juvenil		mAb quimérico murino/humano com aprovação inicial por eficácia na AR após falha de bloqueador do TNF
BAFF (membro 13b da superfamília de fator de necrose tumoral)	Papel na proliferação e diferenciação de células B	Belimumabe (Benlysta)	Lúpus eritematoso sistêmico		IgG1-γ/λ
SLAMF7/CD319	SLAMF7 desencadeia a ativação e a diferenciação de uma ampla variedade de células imunes (resposta imune inata e adaptativa) talvez principalmente mediadas por células *natural killer* e células do mieloma	Elotuzumabe (Empliciti)		Mieloma múltiplo	Acredita-se que esse mAb IgG1k ative o receptor de SLAMF7 e tenha um mecanismo secundário de mediação de CCDA vs. células do mieloma múltiplo
IL-5	Induz a diferenciação e sobrevida dos eosinófilos	Reslizumabe (Cinqair) Mepolizumabe (Nucala)	Asma		Ambos mAbs IgG1k
IL-17A	Citocina inflamatória	Ixequizumabe (Taltz) Secuquinumabe (Cosentyx)	Psoríase de placa, espondilite ancilosante		O ixequizumabe é um IgG4; o secuquinumabe é um IgG1k

[a]Aprovados para uso apenas nos Estados Unidos.

Nota: Um resumo recentemente atualizado de aprovações de mAbs pode ser encontrado em www.antibodysociety.org. mAbs podem ser murinos, quiméricos (da região Fc humana), humanizados ou humanos; traps são derivados de receptores e competem com receptores naturais pela ligação do alvo; mAbs biespecíficos são projetados para ligarem-se a dois alvos diferentes de forma simultânea (geralmente para fazer as células imunes entrarem em contato com uma célula-alvo, desencadeando assim a morte celular). Conjugado anticorpo-fármaco (X): toxina ou radioisótopo ligado a um mAb para aumentar a eficácia. Estão listados agentes aprovados para uso nos Estados Unidos apenas; outros estão aprovados nos Estados Unidos e no Reino Unido.

Siglas: CCDA, citotoxicidade celular dependente de anticorpo; BAFF, fator ativador de células B; CTLA-4, proteína 4 associada ao linfócito de células T citotóxicas; UE, União Europeia; Ig, imunoglobulina; FDA, Food and Drug Administration; IL, interleucina; mAb, anticorpo monoclonal; CPNPC, câncer de pulmão não pequenas células; LEMP, leucoencefalopatia multifocal progressiva; AR, artrite reumatoide; SLAMF7, membro 7 da família de moléculas de ativação da sinalização dos linfócitos; TNF, fator de necrose tumoral; VEGF, fator de crescimento endotelial vascular.

Fonte: Republicada com permissão de Royal College of Physicians, de Developments in therapy with monoclonal antibodies and related proteins, HM Shepard et al, 17:220, 2017; permissão transmitida pelo Copyright Clearance Center, Inc.

LEITURAS ADICIONAIS

Ferreira LMR et al: Next-generation regulatory T cell therapy Nat Rev Drug Discov 18:749, 2019.

Goodnow CG: Multistep pathogenesis of autoimmune disease. Cell 130:25, 2020.

Lim WA, June CH: The principles of engineering immune cells to treat cancer. Cell 168:724, 2017.

Schildberg FA et al: Coinhibitory pathways in the B7-CD28 ligand-receptor family. Immunity 44:955, 2016.

Sharma P, Allison JP: The future of immune checkpoint therapy. Science 348:5661, 2015.

Sharma P, Allison JP: Dissecting the mechanisms of immune checkpoint therapy. Nature Rev Immunol 20:75, 2020.

Sharpe A, Pauken KE: The diverse functions of the PD-1 pathway. Nat Rev Immunol 18:153, 2018.

Wei SC et al: Fundamental mechanisms of immune checkpoint blockade therapy. Cancer Discov 8:1069, 2018.

351 Imunodeficiências primárias
Alain Fischer

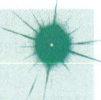

A imunidade é intrínseca à vida e uma ferramenta importante na luta pela sobrevivência contra microrganismos patogênicos. O sistema imune humano pode ser dividido em dois componentes principais: o sistema imune inato e o sistema imune adaptativo (Cap. 349). O sistema imune inato proporciona a rápida ativação das respostas inflamatórias com base no reconhecimento (na superfície ou no interior das células) de moléculas expressas pelos microrganismos ou de moléculas que funcionam como "sinais de perigo", liberados pelas células quando atacadas. Essas interações ligante/receptor desencadeiam eventos de sinalização que, por fim, levam à inflamação. Praticamente todas as linhagens celulares (não apenas as células imunes) estão envolvidas nas respostas imunes inatas; entretanto, as células mieloides (i.e., neutrófilos e macrófagos) desempenham um papel fundamental devido à sua capacidade fagocítica. O sistema imune adaptativo opera por reconhecimento clonal de antígenos, seguido por uma expansão de células reativas ao antígeno e pela execução de um mecanismo efetor da resposta imune. A maioria das células efetoras morre rapidamente, ao passo que as células de memória persistem. Embora os linfócitos T e B reconheçam porções químicas e executem respostas imunes adaptativas distintas, os últimos são amplamente dependentes dos primeiros na geração de imunidade humoral de longa duração. Respostas adaptativas utilizam componentes do sistema imune inato; por exemplo, a capacidade das células dendríticas de apresentar antígenos ajuda a determinar o tipo de resposta efetora. Todas essas respostas imunes são controladas por mecanismos reguladores.

Centenas de produtos gênicos foram caracterizados como efetores ou mediadores do sistema imune (Cap. 349). Sempre que a expressão ou a função de um desses produtos estiver geneticamente comprometida (desde que sua função não seja redundante), haverá imunodeficiência primária (IDP).

As IDPs são doenças genéticas de herança principalmente mendeliana. Mais de 450 condições foram descritas, e foram identificadas mutações deletérias em cerca de 420 genes. A prevalência global das IDPs foi estimada em vários países entre 5 a 10 em cada 100 mil indivíduos; entretanto, considerando a dificuldade do diagnóstico dessas doenças raras e complexas, essa estatística provavelmente está subestimada. As IDPs podem envolver todos os aspectos da resposta imune, desde a inata até a adaptativa, da diferenciação celular e das funções efetoras e reguladoras. Para melhor compreensão, as IDPs devem ser classificadas de acordo com (1) o braço do sistema imune que é defeituoso e (2) o mecanismo do defeito (quando conhecido). A Tabela 351-1 classifica as IDPs mais prevalentes de acordo com esse modo de classificação; entretanto, deve-se ter em mente que a classificação de IDPs pode refletir decisões arbitrárias em função da sobreposição e, em certos casos, da ausência de dados.

As consequências das IDPs variam amplamente de acordo com as moléculas que estão defeituosas. Existem múltiplos níveis de vulnerabilidade à infecção por microrganismos patogênicos e oportunistas, oscilando desde um amplo espectro (como na imunodeficiência combinada severa [IDCS]) até as restritas a um único microrganismo (como na suscetibilidade mendeliana a infecções micobacterianas [SMIM]). A identificação dos sítios de infecção e dos agentes etiológicos envolvidos poderá auxiliar na realização do diagnóstico. As IDPs também podem levar a respostas imunopatológicas, como alergias (p. ex., síndrome de Wiskott-Aldrich [SWA]), linfoproliferação e autoimunidade. Uma combinação de infecções recorrentes, inflamação e autoimunidade pode ser observada em diversas IDPs, criando, assim, desafios terapêuticos. Por fim, algumas IDPs aumentam o risco de câncer, principalmente de neoplasias linfocíticas (p. ex., linfoma).

DIAGNÓSTICO DE IMUNODEFICIÊNCIAS PRIMÁRIAS

O sintoma mais frequente que leva ao diagnóstico de IDP é a presença de infecções recorrentes ou incomumente graves. Como já mencionado, manifestações autoimunes ou alérgicas recorrentes também podem indicar um possível diagnóstico de IDP. Nesses casos, devem ser obtidas informações detalhadas da história médica pessoal e familiar do paciente. É muito importante reunir a maior quantidade possível de informações sobre a história clínica familiar e até várias gerações anteriores. Além de focar nos sintomas primários, o exame clínico deve avaliar o tamanho dos órgãos linfoides e, quando adequado, buscar característicos de várias síndromes complexas que possam estar associadas à IDP.

Exames laboratoriais devem ser guiados pelos achados clínicos. Infecções do trato respiratório (brônquios, seios nasais) sugerem principalmente uma resposta deficiente de anticorpos. Em geral, infecções bacterianas invasivas podem resultar de deficiências do complemento, defeitos da via de sinalização das respostas imunes inatas, asplenia ou respostas deficientes de anticorpos. Infecções virais, infecções recorrentes por *Candida* e infecções oportunistas sugerem defeitos na resposta imune mediada pelos linfócitos T. Infecções cutâneas e abscessos profundos refletem principalmente falhas da imunidade inata (p. ex., doença granulomatosa crônica [DGC]); entretanto, também podem aparecer na síndrome de hiper-IgE autossômica dominante. A Tabela 351-2 resume os testes laboratoriais usados com maior frequência na investigação de IDP. Testes mais específicos (principalmente os testes genéticos) são, então, utilizados para o diagnóstico definitivo. Atualmente, as ferramentas genômicas disponíveis nos permitem rastrear com maior eficiência os defeitos genéticos pelo ressequenciamento genômico e/ou sequenciamento completo do exoma/genoma.

TABELA 351-1 ■ Classificação das imunodeficiências primárias

Deficiências do sistema imune inato

- Células fagocíticas:
  - Produção comprometida: neutropenia congênita severa (NCS)
  - Asplenia
  - Adesão comprometida: deficiência de adesão de leucócitos (DAL)
  - Fagocitose comprometida: doença granulomatosa crônica (DGC)
- Receptores e transdução de sinal da imunidade inata:
  - Defeitos na sinalização do receptor semelhante ao Toll
  - Suscetibilidade mendeliana à infecção micobacteriana
- Deficiências do complemento:
  - Vias clássica, alternativa e da lectina
  - Fase lítica

Deficiências do sistema imune adaptativo

Linfócitos T:	
– Desenvolvimento comprometido	Imunodeficiências combinadas severas (IDCS)
	Síndrome de DiGeorge
– Comprometimento da sobrevida, da migração e da função	Imunodeficiências combinadas
	Síndrome de hiper-IgE (autossômica dominante)
	Deficiência de DOCK8
	Deficiência do ligante CD40
	Síndrome de Wiskott-Aldrich
	Ataxia-telangiectasia e outras deficiências no reparo de DNA

Linfócitos B:	
– Desenvolvimento comprometido	Agamaglobulinemia LX e AR
	Síndrome de hiper-IgM
– Função comprometida	Imunodeficiência comum variável (IDCV)
	Deficiência de IgA

Defeitos reguladores

Imunidade inata	Síndromes anti-inflamatórias (fora do escopo deste capítulo)
	Colite grave
	Linfo-histiocitose hemofagocítica (LHF)
Imunidade adaptativa	Síndrome linfoproliferativa autoimune (SLPA)
	Autoimunidade e doenças inflamatórias (IPEX, APECED)

Siglas: APECED, poliendocrinopatia autoimune com candidíase e distrofia ectodérmica; AR, autossômica recessiva; IPEX, síndrome da desregulação imune, poliendocrinopatia, enteropatia ligada ao X; LX, ligada ao X.

TABELA 351-2 ■ Testes mais utilizados no diagnóstico de imunodeficiência primária (IDP)

Teste	Informação	IDP
Hemograma e morfologia celular	Contagem de neutrófilos[a] Contagem de linfócitos[a] Eosinofilia Corpúsculos de Howell-Jolly	↓ Neutropenia congênita severa, ↑↑ DAL ID de células T SWA, síndrome de hiper-IgE Asplenia
Radiografia de tórax	Sombra tímica Junções costocondrais	IDCS, síndrome de DiGeorge Deficiência da adenosina-desaminase
Radiografia dos ossos	Extremidades metafisárias	Hipoplasia cartilagem-cabelo
Níveis séricos de imunoglobulinas	IgG, IgA, IgM IgE	ID de células B Síndrome de hiper-IgE, SWA, ID de células T
Fenótipo do linfócito	Contagens dos linfócitos T e B	ID de células T, agamaglobulinemia
Ensaio de fluorescência da di-hidrorrodamina (DHR) Teste do tetrazólio nitroazul (NBT)	Produção de espécies reativas do oxigênio por PMNs	Doença granulomatosa crônica
CH50, AP50	Vias clássica e alternativa do complemento	Deficiências do complemento
Ultrassonografia do abdome	Tamanho do baço	Asplenia

[a]Contagens normais variam com a idade. Por exemplo, a contagem de linfócitos oscila entre 3.000 e 9.000/μL antes dos 3 meses de idade e entre 1.500 e 2.500/μL em adultos.
Siglas: ID, imunodeficiência; DAL, deficiência de adesão leucocitária; PMNs, neutrófilos polimorfonucleares; IDCS, imunodeficiência combinada severa; SWA, síndrome de Wiskott-Aldrich.

As IDPs discutidas adiante podem ser agrupadas de acordo com as células afetadas e os mecanismos envolvidos (Tab. 351-1, Fig. 351-1).

IMUNODEFICIÊNCIAS PRIMÁRIAS DO SISTEMA IMUNE INATO

As IDPs do sistema imune inato são relativamente raras e representam cerca de 10% de todas as IDPs.

NEUTROPENIA CONGÊNITA SEVERA

A NCS consiste em um grupo de doenças hereditárias caracterizadas por uma contagem muito baixa de neutrófilos (< 500 PMN/μL). A condição, em geral, se manifesta ao nascimento. A NCS pode ser cíclica (com uma periodicidade de 3 semanas), mas outras síndromes neutropênicas também podem ser intermitentes. Embora o padrão de hereditariedade mais frequente seja autossômico dominante, também existem as condições autossômica recessiva e recessiva ligada ao X. Infecções bacterianas na interface entre o corpo e o meio externo (p. ex., orifícios, feridas e trato respiratório) também são manifestações comuns. As infecções bacterianas podem evoluir rapidamente pelos tecidos moles e são seguidas por disseminação pela corrente sanguínea. Infecções fúngicas viscerais graves também podem ocorrer. A ausência de secreção purulenta é uma característica dessa doença.

Para o diagnóstico da NCS, é necessário o exame da medula óssea. A maioria das NCSs está associada a um bloqueio da granulopoiese no estágio pró-mielocítico (Fig. 351-1). A NCS apresenta múltiplas etiologias, e, até o momento, mutações em 21 genes diferentes já foram identificadas. A maioria dessas mutações resulta em NCS isolada, ao passo que outras são sindrômicas (Cap. 64). As formas frequentes da doença são causadas pela morte celular prematura de precursores granulocíticos, como observado nas deficiências de GFI1, HAX1 e elastase 2 (*ELANE*), sendo essa última identificada em 50% dos indivíduos com NCS. Algumas mutações *ELANE* provocam a síndrome neutropênica cíclica. Uma mutação com ganho de função no gene *WASP* (ver seção "Síndrome de Wiskott-Aldrich" adiante) causa NCS ligada ao X, igualmente associada à monocitopenia.

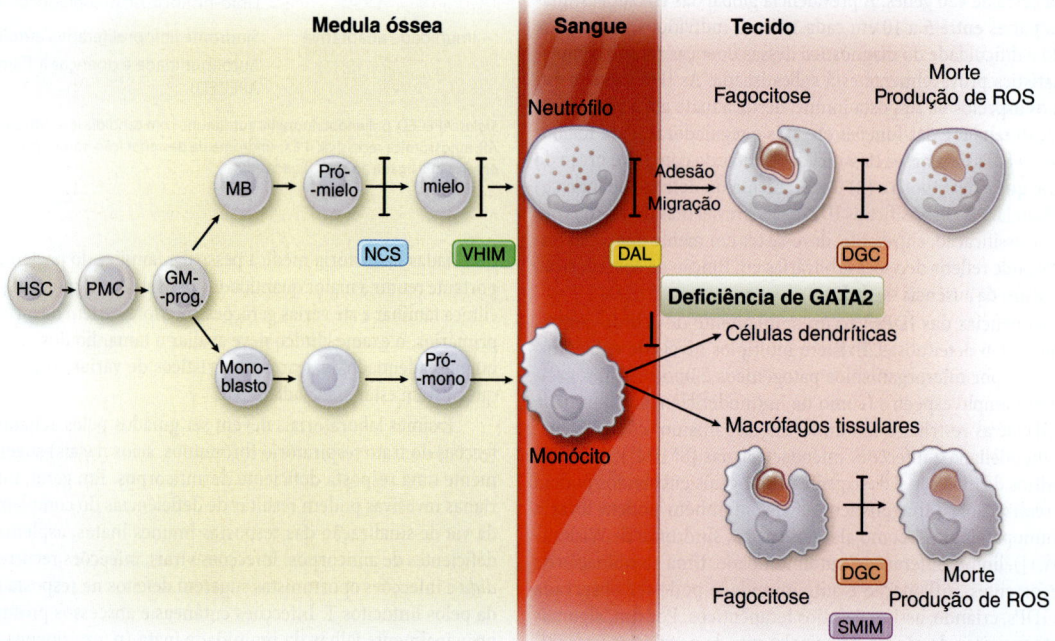

FIGURA 351-1 Diferenciação de células fagocíticas e imunodeficiências primárias (IDPs) relacionadas. As células-tronco hematopoiéticas (HSCs, de *hematopoietic stem cells*) diferenciam-se em progenitores mieloides comuns (PMCs) e, em seguida, em progenitores de granulócitos e monócitos (GM-prog.), que, por sua vez, diferenciam-se em neutrófilos (MB, mieloblastos; pró-mielo, pró-mielócitos; mielo, mielócitos) ou monócitos (monoblastos e pró-monócitos [pró-mono]). Sob ativação, os neutrófilos aderem ao endotélio vascular, transmigram e fagocitam os alvos. As espécies reativas do oxigênio (ROS) são distribuídas aos fagossomos contendo os microrganismos. Os macrófagos tissulares matam através de um mecanismo semelhante. Após a ativação por interferon-γ (não mostrado aqui), os macrófagos estarão prontos para matar patógenos intracelulares, como as micobactérias. Para simplificar, não são mostrados todos os estágios da diferenciação celular. As siglas das IDPs estão em quadros localizados nos estágios correspondentes da via. DGC, doença granulomatosa crônica; GATA2, fator de transcrição com domínios de zinco; DAL, deficiência de adesão leucocitária; SMIM, suscetibilidade mendeliana à infecção micobacteriana; NCS, neutropenia congênita severa; VHIM, verrugas, hipogamaglobulinemia, infecções e mielocatexia.

Como já mencionado, a NCS expõe o paciente a infecções fúngicas e bacterianas disseminadas e potencialmente fatais. O tratamento requer medidas higiênicas cuidadosas, principalmente em lactentes. Mais tarde, é essencial o cuidado especializado dentário e oral, em conjunto com a prevenção de infecção bacteriana pela administração profilática de sulfametoxazol/trimetoprima. A injeção subcutânea da citocina fator estimulador de colônias de granulócitos (G-CSF) em geral aumenta o desenvolvimento de neutrófilos, prevenindo infecções na maioria das doenças com NCS. Entretanto, existem duas situações agravantes: (1) alguns casos de NCS com mutação *ELANE* são refratários ao G-CSF e podem necessitar de tratamento curativo com transplante de células-tronco hematopoiéticas (TCTH); e (2) uma subpopulação de pacientes tratados com G-CSF portadores de mutações *ELANE* tem risco aumentado de desenvolvimento de leucemia mieloide de aguda associada a mutações somáticas com ganho de função no gene do receptor de G-CSF.

Um pequeno número de condições de NCS está associado a defeitos imunológicos adicionais envolvendo a migração leucocitária, conforme observado na síndrome VHIM (mutação de ganho de função da quimiocina *CXCR4*) ou na deficiência de moesina.

ASPLENIA
O defeito primário do desenvolvimento do baço é uma doença extremamente rara que pode ser sindrômica (na síndrome de Ivemark) ou isolada, com uma expressão autossômica dominante; no último caso, foram encontradas recentemente mutações no gene da proteína ribossomal SA. Devido à ausência de filtração natural de microrganismos no sangue, a asplenia predispõe o indivíduo a infecções fulminantes por bactérias encapsuladas. Embora a maioria das infecções ocorra nos primeiros anos de vida, também podem ocorrer casos na vida adulta. O diagnóstico é confirmado pela ultrassonografia abdominal e pela detecção de corpúsculos de Howell-Jolly nas hemácias. Medidas profiláticas efetivas (penicilina oral, 2 vezes ao dia, e programas apropriados de vacinação) em geral previnem casos fatais.

DEFICIÊNCIA DE GATA2
Recentemente, uma imunodeficiência combinada de monocitopenia e deficiência celular dendrítica e linfoide (deficiência de células B e *natural killer* [NK][DCML]), também chamada de monocitopenia com infecções micobacterianas não tuberculosas (mono-MAC), foi descrita como consequência de uma mutação dominante no gene *GATA2*, um fator de transcrição envolvido na hematopoiese. Essa condição também predispõe a linfedema, mielodisplasia e leucemia mieloide aguda. Devido às infecções potencialmente fatais (bacterianas e virais) e ao risco de doença maligna, é indicada a realização de TCTH.

DEFICIÊNCIA DE ADESÃO LEUCOCITÁRIA
A DAL consiste em três condições autossômicas recessivas (DAL I, II e III) (Cap. 64). A mais frequente delas (DAL I) é causada por mutações no gene que codifica a integrina β2; após a ativação do leucócito, as integrinas β2 medeiam a adesão ao endotélio inflamado, expressando ligantes cognatos. A DAL III resulta de um defeito em uma proteína reguladora (kindlina, também conhecida como Fermt 3) envolvida na ativação da afinidade do ligante das integrinas β2. A condição extremamente rara DAL II é o resultado de um defeito no rolamento do leucócito mediado por selectina, que ocorre antes da ligação à integrina β2. Há um defeito primário no transportador de fucose, de modo que os ligantes oligossacarídeos de selectina são perdidos nessa síndrome.

Considerando que os neutrófilos não são capazes de alcançar os tecidos infectados, a DAL torna o indivíduo suscetível a infecções bacterianas e fúngicas de forma semelhante aos pacientes com NCS. A DAL também compromete a cicatrização de feridas e leva a um atraso na perda do cordão umbilical. Pode-se suspeitar desse diagnóstico em casos de infecções de pele/tecidos sem secreção purulenta e com hiperleucocitose (> 30.000/μL) no sangue (principalmente granulócitos). Pacientes com DAL III também apresentam hemorragia, uma vez que a integrina β2 das plaquetas não é funcional. O uso de ensaios funcionais e de imunofluorescência para detectar a integrina β2 pode ajudar a estabelecer um diagnóstico. Formas graves de DAL podem necessitar de TCTH, embora a terapia gênica também possa ser considerada atualmente. A deficiência de grânulos neutrófilo-específicos (uma condição muito rara, causada pela mutação no gene para o fator de transcrição C/EBPα) resulta em um quadro clinicamente semelhante à DAL. Também foram relatados outros defeitos infrequentes na motilidade de leucócitos.

DOENÇAS GRANULOMATOSAS CRÔNICAS
As doenças granulomatosas crônicas (DGCs) são caracterizadas por deficiências na fagocitose de microrganismos por neutrófilos e macrófagos (Cap. 64). A incidência aproximada é 1 em cada 200.000 nascidos vivos. Cerca de 70% dos casos estão associados à herança recessiva ligada ao X, e os 30% restantes, à herança autossômica. A DGC cursa com abscessos fúngicos e bacterianos em tecidos profundos de órgãos ricos em macrófagos, como os linfonodos, o fígado e os pulmões. Infecções cutâneas recorrentes (como foliculite) são comuns e podem levar a um diagnóstico precoce de DGC. Os agentes infecciosos envolvidos incluem bactérias catalase-positivas (como *Staphylococcus aureus* e *Serratia marcescens*), *Burkholderia cepacia*, micobactérias patogênicas (em algumas regiões do mundo) e fungos (principalmente os filamentosos, como *Aspergillus*).

A DGC é causada pela produção defeituosa de espécies reativas do oxigênio (ROS) na membrana do fagolisossomo após a fagocitose de microrganismos. Ela resulta da falta de um componente da NADPH-oxidase (gp91phox ou p22phox) ou das proteínas adaptadora/ativadora associadas (p47phox, p67phox ou p40phox) que medeiam o transporte de elétrons no interior do fagolisossomo para formar ROS por interação com O_2. Em circunstâncias normais, essas ROS eliminam diretamente os microrganismos fagocitados ou possibilitam a elevação do pH necessária para a ativação das proteases do fagossomo que contribuem para a destruição microbiana. O diagnóstico de DGC é baseado em ensaios de produção de ROS em neutrófilos e monócitos (Tab. 351-2). Como seu nome sugere, a DGC também é uma doença granulomatosa. Granulomas ricos em macrófagos podem surgir no baço, no fígado e em outros órgãos. São granulomas estéreis que causam doença por obstrução (bexiga, piloro, etc.) ou inflamação crônica (colite, doença pulmonar restritiva).

O controle de infecções em pacientes com DGC pode ser um processo complexo. O tratamento de infecções bacterianas busca combinar antibióticos capazes de penetrar nas células. Já, para infecções fúngicas, é necessário o uso vigoroso e prolongado de antifúngicos. As lesões inflamatórias/granulomatosas costumam ser sensíveis a esteroides, mas seu efeito terapêutico pode se tornar dose-dependente. Os abscessos hepáticos são mais bem manejados pela administração de antibióticos em conjunto com glicocorticoides.

O tratamento da DGC baseia-se principalmente na prevenção de infecções. Foi demonstrado que o uso profilático de sulfametoxazol/trimetoprima é bem tolerado e altamente efetivo em reduzir o risco de infecção bacteriana. A administração diária de derivados de azol (como o itraconazol) também reduz a frequência de complicações fúngicas. Foi previamente sugerido benefício no uso de interferona-γ, embora ainda existam controvérsias. Os pacientes podem ficar razoavelmente bem por algum tempo com profilaxia e cuidados adequados. Entretanto, os pacientes estão sob alto risco por toda a vida de infecções fúngicas graves e persistentes e/ou complicações inflamatórias crônicas, que podem levar à consideração de TCTH. Devido ao aumento de relatos de sucesso, o TCTH é atualmente uma abordagem curativa estabelecida para DGC; entretanto, deve-se avaliar a relação risco-benefício em cada caso. A terapia gênica também está sendo avaliada.

SUSCETIBILIDADE MENDELIANA À INFECÇÃO MICOBACTERIANA
Este grupo de doenças é caracterizado por um defeito no eixo da interleucina 12 (Il-12)-interferon (IFN)-γ (incluindo as deficiências de IL-12p40, receptor [R] de IL-12 β₁ e β₂, IFN-γ R₁ e R₂, TYK2, STAT1, IRF8 e ISG515), que, por fim, leva à deficiência da ativação de macrófagos dependente de IFN-γ. São observadas ambas as formas de herança, recessiva e dominante. A particularidade dessa IDP é a suscetibilidade específica às micobactérias tuberculosas e não tuberculosas. O fenótipo mais grave (observado na deficiência completa do receptor de IFN-γ) é caracterizado pela infecção disseminada, que pode ser fatal mesmo com terapia antimicobacteriana apropriada. Além das infecções micobacterianas, os pacientes com SMIM (e particularmente aqueles com deficiência de IL-12/IL-12R) estão propensos a desenvolver infecções por *Salmonella*. Embora muito raras, as SMIMs devem ser consideradas em qualquer paciente com infecção

micobacteriana persistente. O tratamento com IFN-γ pode efetivamente corrigir a deficiência de IL-12/IL-12R, e o TCTH é uma opção de tratamento para os casos mais graves.

DEFICIÊNCIAS NA VIA DO RECEPTOR SEMELHANTE AO TOLL

Em certo grupo de pacientes com infecções invasivas de aparecimento precoce por *Streptococcus pneumoniae*, *Staphylococcus aureus* ou outras infecções piogênicas, a pesquisa convencional das IDPs não identifica a causa do defeito na defesa do hospedeiro. Foi estabelecido que esses pacientes são portadores de mutações recessivas nos genes que codificam moléculas adaptadoras essenciais (IRAK4 e MYD88) envolvidas nas vias de sinalização da maioria dos receptores semelhantes ao Toll (TLR, de *Toll-like receptors*) conhecidos (Cap. 349). É importante mencionar que a suscetibilidade a infecções parece diminuir após os primeiros anos de vida – talvez indicando que a imunidade adaptativa (assim que desencadeada por um desafio microbiano inicial) está apta a impedir infecções recorrentes.

Alguns TLRs (TLR 3, 7, 8 e 9) estão envolvidos no reconhecimento de RNA e de DNA e, em geral, atuam durante infecções virais. A suscetibilidade muito específica à encefalite pelo vírus herpes simples foi descrita em pacientes com deficiência de Unc93b (uma molécula associada a TLR 3, 7, 8 e 9, necessária para localização subcelular correta), TLR 3 ou moléculas sinalizadoras associadas, TRIF, TBK1 e TRAF3, resultando em produção defeituosa de IFN tipo I. O fato de não ter sido encontrada nenhuma outra deficiência de TLRs – apesar da extensa seleção de pacientes com infecções recorrentes inexplicadas – sugere fortemente que esses receptores sejam funcionalmente redundantes. Mutações hipomórficas em NEMO/IKK-γ (um membro do complexo NF-κB, que é ativado após os TLRs) levam a uma imunodeficiência complexa e variável e a diversas características associadas. A suscetibilidade a infecções piogênicas invasivas e a infecções micobacterianas pode ser observada nesse grupo em particular.

Foram encontrados casos raros de predisposição a infecções virais graves (influenza, vacina com vírus do sarampo vivo) em pacientes com defeitos genéticos no receptor de IFN tipo I e nas vias de sinalização.

DEFICIÊNCIA DE COMPLEMENTO

O sistema complemento é composto de uma cascata complexa de proteínas plasmáticas (Cap. 349) que levam à deposição de fragmentos C3b na superfície das partículas e à formação de imunocomplexos que, por sua vez, podem culminar na ativação de um complexo lítico na superfície bacteriana. A clivagem de C3 pode ser mediada por três vias: a clássica, a alternativa e a da lectina. C3b reveste as partículas como parte do processo de opsonização que facilita a fagocitose após a ligação aos receptores cognatos. Uma deficiência em qualquer componente da via clássica (C1q, C1r, C1s, C4 e C2) pode predispor a infecções bacterianas invasivas de tecidos e do trato respiratório. Da mesma forma, uma deficiência de C3 ou do fator I (uma proteína que regula o consumo de C3 e que, quando ausente, leva à deficiência de C3) também resulta no mesmo tipo de vulnerabilidade à infecção. Foi reportado recentemente que uma deficiência muito rara em ficolina 3 predispõe os indivíduos afetados a infecções bacterianas. Defeitos na via alternativa (fatores D e properdina) estão associados à ocorrência de infecções invasivas por *Neisseria*.

Deficiências de qualquer componente do sistema complemento envolvido na fase lítica (C5, C6, C7, C8 e, em menor grau, C9) também predispõem indivíduos afetados à infecção sistêmica por *Neisseria*. Isso pode ser explicado pelo papel fundamental do complemento na lise da parede celular espessa dessa classe de bactérias.

O diagnóstico de uma deficiência no complemento baseia-se principalmente no teste de funcionalidade das vias clássica e alternativa por ensaios funcionais, isto é, os testes de CH50 e AP50, respectivamente. Quando qualquer uma das vias estiver seriamente comprometido, a determinação de qual dos componentes da via está comprometida possibilita um diagnóstico preciso. A prevenção de infecções recorrentes inclui vacinação e administração diária de penicilina oral. Sabe-se que diversas deficiências do complemento (na via clássica e na fase lítica) também podem predispor os indivíduos afetados a doenças autoimunes (principalmente, lúpus eritematoso sistêmico; Cap. 356).

IMUNODEFICIÊNCIAS PRIMÁRIAS DO SISTEMA IMUNE ADAPTATIVO

DEFICIÊNCIAS DE LINFÓCITOS T (TAB. 351-1, FIGS. 351-2 E 351-3)

Em função do papel central dos linfócitos T nas respostas imunes adaptativas (Cap. 349), as IDPs envolvendo as células T geralmente apresentam consequências patológicas graves, com prognóstico geralmente desfavorável e necessidade de diagnóstico e intervenção precoces. Diversas vias de diferenciação de células T efetoras foram descritas, com uma ou todas podendo ser afetadas por determinada IDP (Fig. 351-2). As células T auxiliares CD4+ foliculares dos centros germinativos são necessárias para a produção de anticorpos dependentes de célula T, incluindo anticorpos de alta afinidade que já sofreram a troca de classe de Ig. As células T$_H$1 CD4+ dependentes de citocinas (principalmente de IFN-γ) auxiliam os macrófagos na morte intracelular de diversos microrganismos, incluindo micobactérias e *Salmonella*. As células T$_H$2 CD4+ produzem IL-4, IL-5 e IL-13 e, portanto, recrutam e ativam eosinófilos e outras células necessárias para

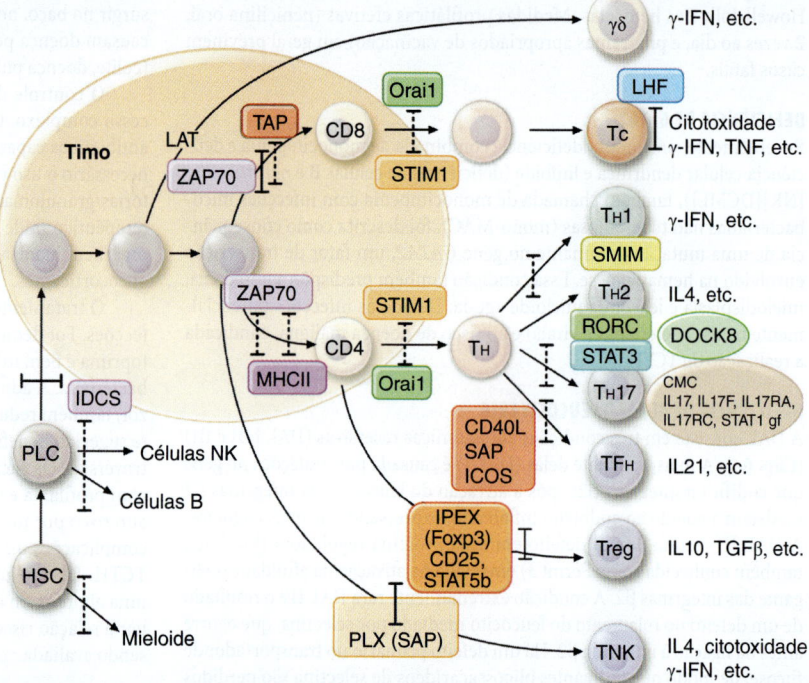

FIGURA 351-2 Diferenciação da célula T, vias efetoras e IDPs relacionadas. As células-tronco hematopoiéticas (HSCs) diferenciam-se em progenitores linfoides comuns (PLCs), que, por sua vez, dão origem aos precursores da célula T que migram para o timo. O desenvolvimento das células T CD4+ e CD8+ é mostrado. As vias efetoras de células T conhecidas são indicadas, isto é, células γδ, células T citotóxicas (Tc), T$_H$1, T$_H$2, T$_H$17, células T auxiliares foliculares (TFH), células T CD4 efetoras, células T reguladoras (Treg) e células T *natural killer* (TNK). As siglas para IDPs estão contidas nos quadros. As barras verticais indicam deficiência completa; as barras tracejadas, deficiência parcial. DOCK8, forma autossômica recessiva da síndrome de hiper-IgE; LHF, linfo-histiocitose hemofagocítica; IL17F, IL17RA, STAT1 (gf: ganho de função), CMC (candidíase mucocutânea crônica), deficiências de CD40L, ICOS, SAP; IPEX, síndrome da desregulação imune, poliendocrinopatia, enteropatia ligada ao X; LAT, ligador para a ativação de células T; MHCII, deficiência de complexo de histocompatibilidade principal de classe II; SMIM, suscetibilidade mendeliana à infecção micobacteriana; deficiências de Orai1, STIM1; RORC, receptor órfão para retinoide do subtipo C; IDCS, imunodeficiência combinada severa; STAT3, forma autossômica dominante da síndrome de hiper-IgE; TAP, deficiências de TAP1 e TAP2; PLX, síndrome proliferativa ligada ao X; ZAP70, deficiência de proteína 70 associada ao zeta.

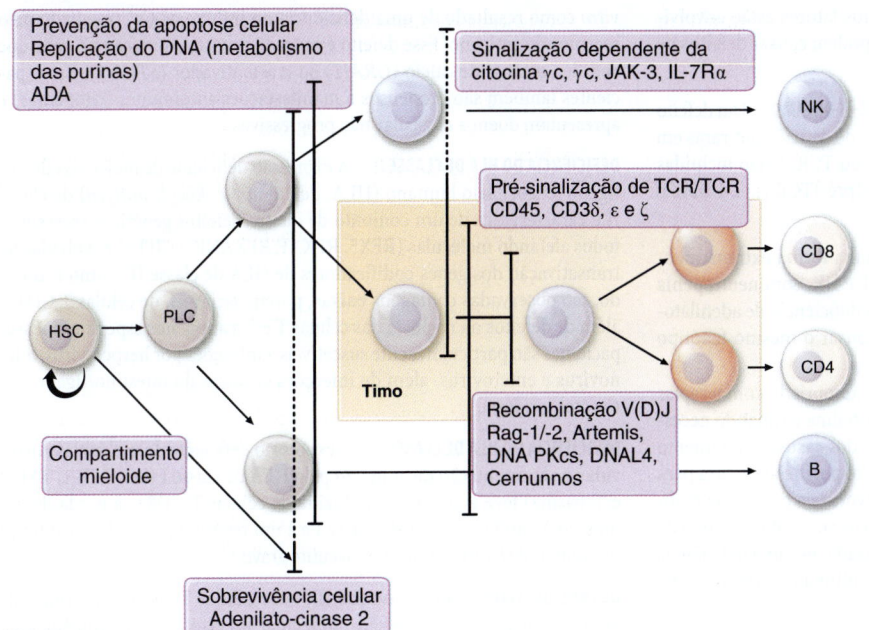

FIGURA 351-3 Diferenciação da célula T e imunodeficiências combinadas severas (IDCSs). A barra vertical indica os cinco mecanismos atualmente conhecidos que levam à IDCS. Os nomes das proteínas deficientes estão indicados nos quadros adjacentes às barras verticais. A linha tracejada indica que a deficiência é parcial ou envolve apenas uma das imunodeficiências indicadas. ADA, deficiência de adenosina-desaminase; PLCs, progenitores linfoides comuns; DNAL4, DNA-ligase 4; HSCs, células-tronco hematopoiéticas; NKs, células *natural killer*; TCR, receptor de célula T.

combater as infecções por helmintos. As células T_H17 CD4+ produzem citocinas IL-17 e IL-22, que recrutam neutrófilos para a pele e os pulmões a fim de combater infecções bacterianas e fúngicas. As células T CD8+ citotóxicas podem matar células infectadas, principalmente no contexto de infecções virais. Além disso, certas deficiências de célula T predispõem indivíduos afetados a infecções pulmonares por *Pneumocystis jiroveci* no início da vida e a infecções crônicas do intestino/ducto biliar/fígado por *Cryptosporidium* e gêneros relacionados em um período mais tardio. Por fim, células T reguladoras naturais ou induzidas são essenciais para o controle da inflamação (principalmente reatividade a bactérias comensais no intestino) e da autoimunidade. O papel de outras subpopulações de células T com variação limitada do receptor da célula T (TCR) (como as células T TCRγδ ou as células T *natural killer* [TNK]) nas IDPs é menos conhecido; entretanto, essas subpopulações podem estar defeituosas em certas IDPs, e esse achado às vezes contribui para o diagnóstico (p. ex., deficiência da célula TNK na síndrome proliferativa ligada ao X [PLX]). As deficiências de células T são responsáveis por cerca de 20% de todos os casos de IDP.

Imunodeficiências combinadas severas   As IDCSs constituem um grupo de IDPs raras caracterizadas por um total bloqueio no desenvolvimento da célula T e, assim, a uma ausência completa dessas células. Tal bloqueio é sempre a consequência de uma deficiência intrínseca, com incidência estimada em 1 a cada 50 mil nascidos vivos. Em função da gravidade da deficiência de célula T, as consequências clínicas ocorrem no início da vida (geralmente em 3-6 meses após o nascimento). As manifestações clínicas mais frequentes são candidíase oral recorrente, atraso no desenvolvimento, diarreia persistente e/ou pneumonite intersticial causada por *P. jiroveci* (embora essa última também possa ser observada no primeiro ano de vida de crianças com deficiências de célula B). Infecções virais graves e infecções bacterianas invasivas também podem ocorrer. Os pacientes podem apresentar complicações relacionadas às vacinas com agentes vivos (principalmente pelo bacilo Calmette-Guérin [BCG]), que podem levar não apenas à infecção local e regional, como também à infecção disseminada manifestada por febre, esplenomegalia e lesões osteolíticas e cutâneas. Uma erupção cutânea escamosa pode ser observada em um contexto de enxerto de células T maternas (ver adiante). Pode-se suspeitar de um diagnóstico de IDCS pela história clínica do paciente e história familiar de mortes de crianças muito jovens (sugestiva de herança ligada ao X ou herança recessiva). A linfocitopenia é fortemente sugestiva de IDCS em > 90% dos casos

(Tab. 351-2). A ausência de sombra tímica em uma radiografia de tórax também pode ser sugestiva de IDCS. Um diagnóstico preciso baseia-se na determinação do número exato de linfócitos T, B e NK circulantes e de suas subpopulações. A linfopenia da célula T pode ser mascarada em alguns pacientes pela presença de células T maternas (derivadas da transferência sanguínea entre a mãe e o feto) que não podem ser eliminadas. Embora as contagens sejam relativamente baixas (< 500/μL de sangue), contagens mais elevadas de células T maternas podem, em alguns casos, mascarar inicialmente a presença de IDCS. Portanto, a pesquisa de células maternas usando marcadores genéticos adequados deverá ser realizada sempre que necessário. A análise do padrão hereditário e a fenotipagem do linfócito podem distinguir as várias formas de IDCS e guiar a escolha de testes diagnósticos moleculares de maior acurácia (ver adiante). Até o momento, foram identificados cinco mecanismos distintos de causas para IDCS (**Fig. 351-3**). A quantificação de círculos de excisão dos receptores das células T (TREC, de *T cell receptor excision circles*) empregando o cartão de Guthrie é um teste diagnóstico confiável para o rastreamento de recém-nascidos. Atualmente, esse teste é operacional nos Estados Unidos e em vários outros países. Seu uso mais disseminado levará ao fornecimento de terapia (ver adiante) a pacientes não infectados, resultando em chance máxima de cura.

IMUNODEFICIÊNCIA COMBINADA SEVERA CAUSADA POR DEFICIÊNCIA DE CITOCINA SINALIZADORA   O fenótipo mais frequente da IDCS (representando 30-40% de todos os casos) é a ausência das células T e NK. Essa situação resulta de uma deficiência no receptor da cadeia γ comum (γc), que é compartilhado por diversos receptores de citocinas (receptores de IL-2, IL-4, IL-7, IL-9, IL-15 e IL-21), ou de uma deficiência na cinase 3 associada a Jak (JAK), que se liga à porção citoplasmática do receptor da cadeia γc e induz a transdução de sinal após a ligação da citocina. A primeira forma de IDCS (deficiência de γc) resulta de um tipo de herança ligada ao X, ao passo que a segunda é autossômica recessiva. A ausência da cadeia IL-7Rα (que, em conjunto com γc, forma o receptor de IL-7) induz uma deficiência seletiva de células T.

DEFICIÊNCIA DO METABOLISMO DAS PURINAS   Entre 10 e 20% dos pacientes com IDCS exibem uma deficiência na adenosina-desaminase (ADA), uma enzima do metabolismo das purinas que desamina a adenosina e a desoxiadenosina. Uma deficiência em ADA leva ao acúmulo de metabólitos de adenosina e desoxiadenosina, que induzem a morte celular prematura de progenitores de linfócitos. A condição resulta na ausência de linfócitos B e NK, bem como de células T. A manifestação clínica da deficiência completa de ADA normalmente ocorre logo no início da vida. Como a ADA é uma enzima de função ampla, sua deficiência também pode causar displasia óssea com junções costocondrais anormais e metáfises (encontrada em 50% dos casos) e defeitos neurológicos. A deficiência de purina nucleosídeo fosforilase (PNP), evento muito raro, leva à deficiência incompleta de células T, que frequentemente está associada a grave comprometimento neurológico.

REARRANJOS DEFEITUOSOS DOS RECEPTORES DE CÉLULAS T E B   Muitas IDCSs são caracterizadas por deficiência seletiva em linfócitos T e B, com herança autossômica recessiva. Essas condições representam 20 a 30% dos casos de IDCS e resultam de mutações em genes codificadores de proteínas que medeiam a recombinação dos elementos gênicos V(D)J dos genes codificadores dos receptores de antígeno das células T e B (necessários à geração da diversidade do reconhecimento antigênico). As principais deficiências envolvem RAG1, RAG2, Artemis e proteína-cinase dependente de DNA. Um imunofenótipo menos grave (embora variável) pode resultar de outras deficiências na mesma via, isto é, deficiências de

DNA-ligase 4 e de Cernunnos. Como esses últimos fatores estão envolvidos no reparo do DNA, essas condições também podem causar defeitos de desenvolvimento.

DEFEITO NA SINALIZAÇÃO DO RECEPTOR DE CÉLULAS (PRÉ-)T NO TIMO Um defeito seletivo da célula T pode ser causado por uma série de deficiências raras em moléculas envolvidas na sinalização via pré-TCR ou TCR. Estão incluídas deficiências nas subunidades CD3 associadas ao (pré-)TCR (i.e., CD3δ, ε e ζ) e CD45.

DISGENESIA RETICULAR A disgenesia reticular é uma forma extremamente rara de IDCS que causa deficiência de células T e NK, com neutropenia grave e surdez neurossensorial. Ela resulta de uma deficiência de adenilato-cinase 2. O ganho de função em RAC-2 pode causar o mesmo fenótipo imunológico.

Pacientes com IDCS precisam de tratamento apropriado com terapias anti-infecciosas agressivas, reposição de imunoglobulina e (quando necessário) suporte de nutrição parenteral. Na maioria dos casos, o tratamento curativo é o TCTH. Atualmente, o TCTH oferece alto potencial de cura para pacientes com IDCS que estejam em condições favoráveis para a sua realização. Foi demonstrado que a terapia genética é bem-sucedida em casos de IDCS ligada ao X (deficiência de γc) e na IDCS causada por uma deficiência de ADA. Uma terceira opção terapêutica para essa última consiste na substituição dessa enzima por uma enzima peguilada.

Defeitos tímicos Um grave defeito nas células T também pode resultar da falha do desenvolvimento tímico, como observado nos raros casos da síndrome de DiGeorge – uma condição relativamente comum que leva a diversos defeitos de desenvolvimento. Em cerca de 1% desses casos, o timo está completamente ausente, com consequente ausência de células T maduras. Entretanto, pode haver expansão oligoclonal de células T associada a lesões cutâneas. O diagnóstico é feito pela identificação de uma deleção hemizigótica no braço longo do cromossomo 22, através de hibridização por imunofluorescência *in situ*. Para recuperar a capacidade de diferenciação da célula T, esses casos requerem um transplante tímico. A síndrome CHARGE (*c*oloboma dos olhos, cardiopatia [*h*eart], *a*tresia de coana, retardo do crescimento e desenvolvimento, anomalias *g*enitais e anomalias dos pavilhões auriculares [*e*ar]), associada à deficiência de CHD7, é uma causa menos frequente do comprometimento do timo. Por fim, um defeito "*nude*" muito raro é caracterizado pela ausência de pelos e do timo.

Síndrome de Omenn A *síndrome de Omenn* consiste em deficiências de uma subpopulação de células T e se apresenta com um fenótipo típico, incluindo eritrodermia de aparecimento precoce, alopecia, hepatoesplenomegalia e atraso de crescimento. Esses pacientes, em geral, apresentam linfocitose de células T, eosinofilia e contagens baixas de células B. As células T exibem uma baixa heterogeneidade de TCR. Essa síndrome peculiar é consequência de mutações hipomórficas nos genes normalmente associados à IDCS, isto é, *RAG1*, *RAG2* ou (menos frequentemente) *ARTEMIS* ou *IL-7Rα*. A homeostase comprometida das células T em diferenciação causa, portanto, essa doença associada ao sistema imune. Esses pacientes são muito frágeis e necessitam de terapia anti-infecciosa simultânea, suporte nutricional e imunossupressão. O TCTH oferece uma abordagem curativa.

Defeitos funcionais de células T (Fig. 351-2) Um subgrupo de IDPs de células T com herança autossômica se caracteriza por diferenciação parcialmente preservada de células T, mas com defeito na ativação, resultando em função efetora anormal. Há muitas causas para esses defeitos, mas todas levam a uma suscetibilidade a infecções virais e oportunistas, diarreia crônica e atraso no desenvolvimento, com início durante a infância geralmente em associação com manifestações autoimunes. A identificação dessas doenças requer uma fenotipagem cuidadosa e ensaios funcionais *in vitro*. As condições mais conhecidas estão descritas a seguir.

DEFICIÊNCIA DE PROTEÍNA 70 ASSOCIADA AO ZETA (ZAP70) A proteína 70 associada ao zeta (ZAP70) é recrutada pelo TCR após o reconhecimento do antígeno. A deficiência de ZAP70 leva à ausência quase completa de células T CD8+; as células T CD4+ estão presentes, mas não podem ser ativadas *in vitro* pela estimulação do TCR.

DEFEITOS DA SINALIZAÇÃO DO CÁLCIO Foi registrado um pequeno número de pacientes que exibem um grave defeito na ativação das células T e B *in vitro* como resultado de uma deficiência no influxo de Ca^{2+} mediado pelo receptor de antígeno. Esse defeito é causado por uma mutação no gene que codifica o canal de cálcio (*ORAI1*) ou o seu ativador (*STIM-1*). Esses pacientes também são propensos a manifestações autoimunes (citopenias) e apresentam doença muscular não progressiva.

DEFICIÊNCIA DO HLA DE CLASSE II A expressão deficiente de moléculas do antígeno leucocitário humano (HLA, de *human leukocyte antigen*) de classe II é característica de um conjunto de quatro defeitos genéticos recessivos, todos afetando moléculas (RFX5, RFXAP, RFXANK e CIITA) envolvidas na transativação dos genes codificadores de HLA de classe II. Como resultado, são observadas contagens baixas, porém variáveis, de células T CD4+, além de defeitos na resposta das células T e B a antígenos específicos. Esses pacientes são particularmente suscetíveis a infecções por herpes-vírus, adenovírus e enterovírus, além de infecções crônicas do intestino/fígado por *Cryptosporidium*.

DEFICIÊNCIA DO HLA DE CLASSE I A expressão deficiente de moléculas envolvidas na apresentação de antígeno pelo HLA de classe I (i.e., TAP-1, TAP-2 e Tapasina) leva à contagem reduzida de células T CD8+, à perda de expressão do antígeno HLA de classe I e a um fenótipo particular de doença pulmonar obstrutiva crônica e vasculite grave.

OUTROS DEFEITOS Várias outras IDPs de células T foram descritas, algumas associadas a um defeito molecular preciso (p. ex., deficiência de cinase de célula T induzível por IL-2 [ITK, de *IL-2-inducible T cell kinase*], deficiência de CD27, CD70, IL-21 e do receptor de IL-21, deficiência de CARD11, deficiência de MALT1, deficiência de BCL10, deficiência de DOCK2, deficiência de RORC e deficiência de RLTPR). Essas condições também são caracterizadas por intensa vulnerabilidade a infecções, como a proliferação excessiva de célula B induzida pelo vírus Epstein-Barr (EBV) e os distúrbios autoimunes. Fenótipos mais leves estão associados a deficiências de CD8 e CD3γ. A imunodeficiência combinada associada à displasia ectodérmica anidrótica é uma consequência de defeitos na via de sinalização NF-κB (deficiência de IKKγ ligada ao X e ganho de função IKb^α).

O TCTH é indicado para a maioria das doenças, embora o prognóstico seja pior do que na IDCS, uma vez que muitos pacientes apresentam infecção crônica no momento do diagnóstico. Imunossupressão intensa e mieloablação podem ser necessárias para se obter a pega do enxerto alogênico de células-tronco.

Imunodeficiências primárias da célula T com defeitos no reparo do DNA
Este é um grupo de IDPs que resultam de uma combinação de defeitos nas células T e B de intensidade variável juntamente com inúmeras características não imunes resultantes da fragilidade do DNA. O distúrbio autossômico recessivo *ataxia-telangiectasia* (AT) é a condição mais frequente desse grupo. Ela apresenta uma incidência de 1:40.000 nascidos vivos e causa defeitos nas células B (redução de IgA, deficiência de IgG2 e baixa produção de anticorpos), que requerem reposição de Igs. A AT está associada a uma progressiva imunodeficiência de células T. Como o nome sugere, as principais características da AT são telangiectasia e ataxia cerebelar. Tais alterações podem não ser detectadas antes dos 3 a 4 anos de idade, de modo que a AT deverá ser considerada em crianças pequenas com deficiência de IgA e infecções recorrentes e complicadas. O diagnóstico baseia-se em uma análise citogenética mostrando excessivos rearranjos cromossômicos (afetando principalmente os cromossomos 7 e 14) em linfócitos. A AT é causada por uma mutação no gene que codifica a proteína ATM – uma cinase que desempenha um importante papel na detecção e no reparo de lesões do DNA (ou na morte celular, se as lesões forem muito numerosas) por meio da deflagração de diversas vias. É uma doença progressiva com alto risco de desenvolvimento de linfoma, leucemia e carcinomas (na vida adulta). Uma variante de AT (doença "*AT-like*") é causada por uma mutação no gene *MRE11*.

A *síndrome de quebras de Nijmegen* (NBS, de *Nijmegen breakage syndrome*) é uma condição menos comum que também resulta da instabilidade cromossômica (com as mesmas anormalidades citogenéticas encontradas na AT). A NBS é caracterizada por uma imunodeficiência combinada das células T e B com herança autossômica recessiva. Indivíduos com NBS apresentam microcefalia e fácies de "pássaro" (*bird-like*), porém sem ataxia ou telangiectasia. O risco de doenças malignas é muito alto. A NBS resulta da deficiência de nibrina (NBSI, uma proteína associada a

MRE11 e Rad50, envolvida na verificação de lesões do DNA) causada por mutações hipomórficas.

Formas graves de *disceratose congênita* (também conhecida como síndrome de Hoyeraal-Hreidarsson) combinam uma imunodeficiência progressiva que também cursa com ausência de linfócitos B e NK, insuficiência progressiva da medula óssea, microcefalia, retardo do crescimento *in utero* e doença gastrintestinal. Essa doença pode estar ligada ao X ou, mais raramente, ser autossômica recessiva. A disceratose congênita é causada por mutação dos genes que codificam as proteínas de manutenção dos telômeros, inclusive a discerina (DKC1).

Por fim, a *imunodeficiência com anormalidades centroméricas e faciais* (ICF) é uma síndrome complexa de herança autossômica recessiva que combina, de maneira variável, uma imunodeficiência leve de células T com imunodeficiência mais grave de células B, face grosseira, doença gastrintestinal e leve deficiência intelectual. Uma característica diagnóstica é a detecção por análise citogenética de aspectos multirradiais em cromossomos múltiplos (mais frequentemente 1, 9 e 16), correspondendo a uma estrutura anormal de DNA decorrente de um defeito na metilação. Tal condição é consequência de uma deficiência de DNA-metiltransferase DNMT3B, ZBTB24, CDCA7 ou HELLS.

Imunodeficiências primárias da célula T com hiper-IgE Diversas IDPs da célula T estão associadas a níveis séricos elevados de IgE (como na síndrome de Omenn). Uma condição conhecida como *síndrome de hiper-IgE autossômica recessiva* é caracterizada por infecções bacterianas recorrentes na pele e no trato respiratório e por graves infecções cutâneas e de mucosas por poxvírus e papilomavírus humano, em conjunto com reações alérgicas graves. As contagens de linfócitos T e B são baixas. Mutações no gene *DOCK8* foram encontradas em muitos desses pacientes. Essa condição é uma indicação para TCTH.

Uma condição muito rara associada à herança autossômica recessiva que causa suscetibilidade a infecções por vários microrganismos (ver adiante), incluindo micobactérias, resulta da deficiência de Tyk-2, uma cinase da família JAK envolvida na sinalização de inúmeros receptores de diferentes citocinas.

Síndrome de hiper-IgE autossômica dominante Esta condição única, a *síndrome de hiper-IgE autossômica dominante*, em geral é diagnosticada pela combinação de infecções pulmonares e cutâneas recorrentes, que podem ser complicadas por pneumatoceles. As infecções são causadas por bactérias piogênicas e fungos. Várias outras manifestações caracterizam a síndrome de hiper-IgE, incluindo dismorfismo facial, defeitos na perda da dentição primária, hiperextensibilidade, escoliose e osteoporose. Níveis séricos elevados de IgE são típicos dessa síndrome. Defeitos nas respostas efetoras de T_H17 contribuem para esse padrão específico de suscetibilidade a determinados microrganismos. Essa condição é causada por uma mutação heterozigota (dominante) no gene que codifica o fator de transcrição STAT3, necessário em diversas vias de sinalização após a ligação de uma citocina a seus receptores (como na ligação de IL-6 ao receptor de IL-6). Também resulta em um defeito parcial na produção de anticorpos devido à falha na sinalização do receptor de IL-21. Portanto, a reposição de imunoglobulinas (Ig) pode ser considerada como profilaxia de infecções bacterianas.

Mais recentemente, uma condição recessiva que simula aspectos imunológicos da síndrome de hiper-IgE foi atribuída à deficiência de ZNF341.

Hipoplasia cartilagem-cabelo A doença autossômica recessiva denominada *hipoplasia cartilagem-cabelo* (HCC) é caracterizada por nanismo de membros curtos, disostose metafisária e cabelo esparso, aliados a uma IDP combinada de células T e B de intensidade extremamente variável (variando de uma apresentação semelhante à IDCS até distúrbios imunológicos sem relevância clínica). Esse distúrbio pode predispor à eritroblastopenia, à autoimunidade e ao desenvolvimento de tumores. A doença é causada por mutações do gene *RMRP* do RNA associado ao ribossomo não codificador. A displasia imuno-óssea de Schimke é outra condição autossômica recessiva variavelmente associada a imunodeficiência combinada, doença óssea e, principalmente, nefropatia grave.

Deficiências de CD40 e do ligante de CD40 A *síndrome de hiper-IgM* (HIGM) é uma IDP bem conhecida que, em geral, é classificada como uma imunodeficiência de célula B (ver Fig. 351-4 e adiante). Ela resulta de um

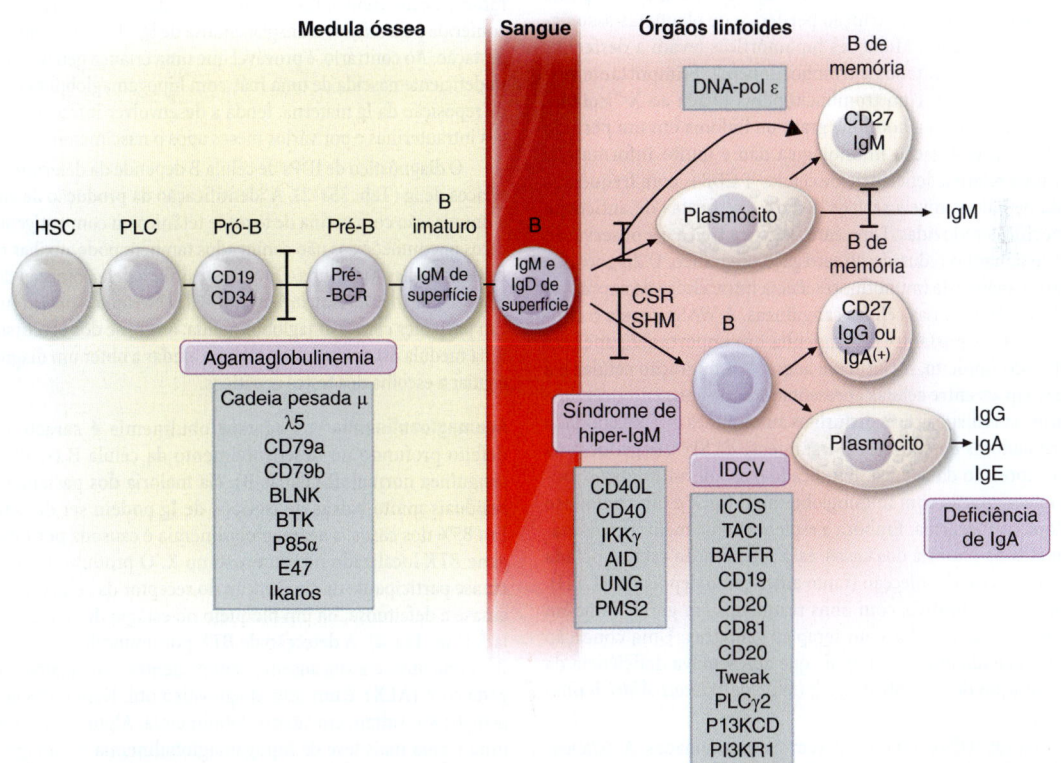

FIGURA 351-4 Diferenciação da célula B e IDPs relacionadas. As células-tronco hematopoiéticas (HSCs) diferenciam-se em progenitores linfoides comuns (PLCs), que originam as células pré-B. A via de diferenciação das células B segue do estágio pré-B (expressão de cadeia pesada μ e substituição de cadeia leve), passando pelo estágio de células B imaturas (expressão de IgM na superfície), e chegando ao estágio de células B maduras (expressão de IgM e IgD na superfície). As principais características fenotípicas dessas células estão indicadas. Nos órgãos linfoides, as células B diferenciam-se em plasmócitos e produzem IgM. Nos centros germinativos, passam por recombinação da troca de classe (CSR) de Ig e mutação somática da região variável dos genes V (SHM), que possibilitam a seleção de anticorpos de alta afinidade. Essas células B produzem anticorpos de vários isotipos e geram células B de memória. As IDPs estão indicadas nos quadros de cor violeta. IDCV, imunodeficiência comum variável.

defeito de recombinação da troca de classe (CSR) de Ig nos centros germinativos e leva a uma profunda deficiência na produção de IgG, IgA e IgE (embora a produção de IgM seja mantida). Cerca da metade dos pacientes com HIGM também está propensa a infecções oportunistas, como pneumonite intersticial causada pelo *P. jirovecii* (em crianças pequenas), diarreia persistente e colangite causadas por *Cryptosporidium* e infecção de sistema nervoso central por *Toxoplasma gondii*.

Na maioria dos casos, essa condição resulta de uma herança ligada ao X e é causada por uma deficiência no ligante (L) de CD40. O CD40L induz eventos sinalizadores nas células B necessários tanto para a CSR quanto para a ativação adequada de outras células que expressam CD40 envolvidas nas respostas imunes inatas contra os microrganismos já mencionados. Raramente, a condição pode ser causada por uma deficiência no próprio CD40. O pior prognóstico das deficiências de CD40L e CD40 (em relação à maioria das outras condições de HIGM) indica que: (1) maiores investigações devem ser realizadas em todos os casos de HIGM e (2) o TCTH, potencialmente curativo, deve ser discutido caso a caso para esse grupo de pacientes.

Síndrome de Wiskott-Aldrich A síndrome de Wiskott-Aldrich (SWA) é uma complexa doença recessiva ligada ao X, com incidência aproximada de 1 em cada 200 mil nascidos vivos. É causada por mutações no gene *WASP* que afetam não somente os linfócitos T, como também as outras subpopulações de linfócitos, células dendríticas e plaquetas. A SWA é caracterizada pelas seguintes manifestações clínicas: infecções bacterianas recorrentes, eczema e hemorragia causada por trombocitopenia; podendo apresentar manifestações altamente variáveis – sobretudo como consequência das inúmeras mutações diferentes que têm sido observadas em *WASP*. Mutações nulas predispõem os indivíduos afetados a infecções broncopulmonares e invasivas, infecções virais, eczemas graves e manifestações autoimunes. Essas últimas incluem citopenia mediada por autoanticorpos, glomerulonefrite, vasculite cutânea e visceral (incluindo vasculite cerebral), eritema nodoso e artrite. Outra possível consequência da SWA é o linfoma, que pode ser induzido por vírus (p. ex., pelo EBV ou pelo herpes-vírus associado ao sarcoma de Kaposi). A trombocitopenia pode ser grave e ocorre pela destruição periférica de plaquetas associada a distúrbios autoimunes. Mutações hipomórficas levam a desfechos mais leves, geralmente limitados à trombocitopenia. É importante ressaltar que até os pacientes com trombocitopenia ligada ao X "isolada" podem desenvolver doença autoimune grave ou linfoma em um período tardio da vida. A investigação imunológica não é muito informativa; pode ocorrer uma relativa deficiência de células T CD8+, com frequência acompanhada de baixos níveis séricos de IgM e respostas de anticorpo antígeno-específicas reduzidas. Uma característica típica é a observação de plaquetas de tamanho reduzido no esfregaço sanguíneo. O diagnóstico tem como base a análise de imunofluorescência intracelular da expressão da proteína WAS (WASp) nas células sanguíneas. A WASp regula o citoesqueleto de actina e, portanto, desempenha um importante papel em muitas funções do linfócito, incluindo a adesão e a migração celular e a formação de sinapses entre células apresentadoras de antígeno e células-alvo. Em parte, a predisposição a distúrbios autoimunes está relacionada a células T reguladoras defeituosas. O tratamento da SWA dependerá da gravidade da expressão da doença. É indicado o uso de antibióticos profiláticos, a suplementação com imunoglobulina G (IgG) e um cuidadoso tratamento tópico do eczema. Embora a esplenectomia melhore a contagem de plaquetas na maioria dos casos, essa intervenção está associada a um risco significativo de infecção (tanto antes como depois do TCTH). O TCTH alogênico é curativo, com bons resultados em geral. Também estão sendo realizados estudos com terapias genéticas. Uma condição semelhante foi relatada em uma menina que apresentava deficiência da proteína de interação de Wiskott-Aldrich (WIP, de *Wiskott-Aldrich interacting protein*).

Algumas outras IDPs complexas devem ser mencionadas. A *deficiência de Sp110* leva à IDP da célula T com doença hepática veno-oclusiva e hipogamaglobulinemia. A *candidíase mucocutânea crônica* (CMC) é uma doença heterogênea, com diferentes padrões de herança observados. Em alguns casos, a candidíase crônica está associada ao aparecimento tardio de infecções broncopulmonares, bronquiectasia e aneurismas cerebrais. Formas moderadas de CMC estão relacionadas com autoimunidade e deficiência em AIRE (ver adiante). Nesse caso, a predisposição a infecções por *Candida* está associada à detecção de autoanticorpos contra citocinas de T_H17. Recentemente, deficiências na IL-17A, na IL-17F e nos receptores A e C da IL-17, bem como na proteína Act1 associada, e, sobretudo, mutações de ganho de função em *STAT1* foram associadas à CMC. Em todos os casos, a CMC está relacionada a um defeito na função de T_H17. Imunodeficiências inatas em CARD9 também predispõem à infecção fúngica invasiva crônica.

DEFICIÊNCIAS DE LINFÓCITOS B (TAB. 351-1, FIG. 351-4)

As deficiências que afetam predominantemente os linfócitos B são as IDPs mais frequentes e representam 60 a 70% de todos os casos. Os linfócitos B produzem anticorpos. As IgMs pentaméricas são encontradas no compartimento vascular e secretadas pelas superfícies mucosas. Os anticorpos IgG difundem-se livremente para os espaços extravasculares, ao passo que os anticorpos IgA são produzidos e secretados predominantemente a partir dos tecidos linfoides associados à mucosa. Embora apresentem funções efetoras distintas, incluindo a fagocitose de microrganismos mediada por receptor Fc e (indiretamente) dependente do receptor C_3, os isotipos de Ig compartilham a habilidade de reconhecer e neutralizar determinados patógenos. Portanto, a produção defeituosa de anticorpos permite a ocorrência de infecções bacterianas piogênicas invasivas, assim como infecções pulmonares e sinusais recorrentes (causadas principalmente por *S. pneumoniae*, *Haemophilus influenzae*, *Moraxella catarrhalis* e, com menos frequência, bactérias Gram-negativas). Quando não tratadas adequadamente, as infecções brônquicas recorrentes levam à bronquiectasia e, por fim, ao *cor pulmonale* e à morte. No intestino, infecções parasitárias, como as causadas por *Giardia lamblia*, e infecções bacterianas por *Helicobacter* e *Campylobacter* também são observadas. Uma ausência completa de produção de anticorpos (chamada de agamaglobulinemia) também pode predispor os indivíduos afetados a infecções enterovirais disseminadas crônicas graves, causando meningoencefalite, hepatite e uma doença semelhante à dermatomiosite.

Mesmo nos casos mais graves de deficiências da célula B, as infecções raramente ocorrem antes de 6 meses de idade, graças à proteção transitória conferida pela difusão transplacentária de Igs durante o último trimestre da gestação. Ao contrário, é provável que uma criança geneticamente não imunodeficiente nascida de uma mãe com hipogamaglobulinemia, na ausência de reposição da Ig materna, tenda a desenvolver infecções bacterianas graves intrauterinas e por vários meses após o nascimento.

O diagnóstico de IDPs de célula B depende da determinação dos níveis séricos de Ig (Tab. 351-2). A identificação da produção de anticorpos após a imunização com vacina de toxoide tetânico ou com antígenos polissacarídicos pneumocócicos não conjugados também pode auxiliar no diagnóstico de deficiências mais sutis. Outro teste útil é a determinação do fenótipo nas células B de memória *switched* μ–δ–CD27+ e *não switched* (μ+δ+ CD27+). Em pacientes com agamaglobulinemia, a análise dos precursores de células B na medula óssea (Fig. 351-4) pode ajudar a obter um diagnóstico preciso e guiar a escolha dos testes genéticos.

Agamaglobulinemia A agamaglobulinemia é caracterizada por um defeito profundo no desenvolvimento da célula B (< 1% da contagem sanguínea normal de células B). Na maioria dos pacientes, quantidades residuais muito baixas de isotipos de Ig podem ser detectadas no soro. Em 85% dos casos, a agamaglobulinemia é causada por uma mutação no gene *BTK* localizado no cromossomo X. O produto do gene *BTK* é uma cinase participante da sinalização do receptor da célula (pré) B. Quando a cinase é defeituosa, há um bloqueio no estágio de célula pré-B para célula B (Fig. 351-4). A detecção de *BTK* por imunofluorescência intracelular de monócitos, e a sua ausência em pacientes com agamaglobulinemia ligada ao X (ALX), é um teste diagnóstico útil. Nem todas as mutações no gene *BTK* resultam em agamaglobulinemia. Alguns pacientes apresentam uma forma mais leve de hipogamaglobulinemia e contagens baixas, porém detectáveis, de células B. Esses casos não devem ser confundidos com a imunodeficiência comum variável (IDCV; ver adiante). Cerca de 10% dos casos de agamaglobulinemia são causados por alterações nos genes codificadores de elementos do receptor de células pré-B, isto é, a cadeia pesada μ, a cadeia leve λ5 substituída, Igα ou Igβ, o arcabouço da proteína BLNK, a subunidade p85 α da fosfatidilinositol-3-fosfato-cinase (PI3K),

E47, além do fator de transcrição Ikaros. Em 5% dos casos, o defeito é desconhecido. A agamaglobulinemia pode ser observada em pacientes com síndrome ICF, apesar das contagens normais de células B periféricas. Por fim, a agamaglobulinemia pode ser a manifestação de uma síndrome mielodisplásica (associada ou não à neutropenia). O tratamento de pacientes com agamaglobulinemia se baseia na reposição de Ig (ver adiante). A hipogamaglobulinemia profunda também é observada em adultos, em associação ao timoma.

Síndromes de hiper-IgM A *síndrome de hiper-IgM* (HIGM) é uma rara IDP de célula B caracterizada por uma CSR de Ig defeituosa. É uma condição que resulta em níveis séricos muito reduzidos de IgG e IgA, aliados a níveis séricos normais ou elevados de IgM. A gravidade clínica é semelhante à observada na agamaglobulinemia, embora a doença pulmonar crônica e a sinusite sejam menos frequentes e as infecções enterovirais sejam incomuns. Como discutido anteriormente, um diagnóstico de HIGM envolve triagem para deficiência de CD40L ligada ao X e para deficiência autossômica recessiva de CD40, que afetam as células B e T. Em 50% dos casos em que somente as células B são acometidas, essas síndromes HIGM isoladas resultam de mutações no gene codificador de desaminase induzida por ativação, que é a proteína indutora de CSR nos centros germinativos das células B. Os pacientes afetados geralmente têm órgãos linfoides de volume aumentado. Nos outros 50% dos casos, a etiologia é desconhecida (exceto para as deficiências raras em UNG e PMS2). Além disso, a autoimunidade e os linfomas mediados por IgM podem ocorrer nessa síndrome. A HIGM pode resultar da rubéola fetal ou ser uma característica imunológica predominante de outras IDPs, como a imunodeficiência associada à deficiência de NEMO da hipoplasia anidrótica ectodérmica ligada ao X e as IDPs combinadas de células T e B causadas por defeitos no reparo do DNA, como a AT e a deficiência de Cernunnos.

Imunodeficiência comum variável A IDCV é uma doença caracterizada por baixos níveis séricos de um ou mais isotipos de Ig. Sua prevalência é estimada em 1:20.000, sendo observada predominantemente em adultos, embora as manifestações clínicas possam ocorrer em um período mais precoce da vida. A hipogamaglobulinemia está associada à produção parcialmente defeituosa de anticorpos em resposta aos antígenos vacinais. As contagens de linfócitos B, em geral, estão normais, porém podem estar reduzidas. Além das infecções, pacientes com IDCV podem desenvolver linfoproliferação (esplenomegalia), lesões granulomatosas, colite, doença autoimune mediada por anticorpos e linfomas que definem o prognóstico da doença. Uma história familiar é observada em 10% dos casos. Em algumas famílias, observa-se um padrão definido de herança dominante, ao passo que a herança recessiva é encontrada mais raramente. Na maioria dos casos, nenhuma causa molecular pode ser identificada. Na Alemanha, foi constatado que um pequeno número de pacientes eram portadores de mutações no gene *ICOS* codificador da proteína de membrana da célula T, que contribui para a ativação e a sobrevivência da célula B. Em 10% dos pacientes com IDCV, foram encontradas mutações mono ou bialélicas no gene codificador TACI (membro da família do receptor de fator de necrose tumoral [TNF] expresso nas células B). Mutações heterozigotas em TACI correspondem a um fator de suscetibilidade genética, já que mutações semelhantes são encontradas em 1% dos indivíduos controles. Também foram encontradas mutações no fator de transcrição NFkB1 em uma pequena parcela dos pacientes com IDCV. O receptor do fator ativador de célula B (BAFF, de *B-cell activating factor*) é defeituoso em parentes com IDCV, embora nem todos os indivíduos portadores da mutação tenham a doença. Foi demonstrado que um grupo de pacientes com hipogamaglobulinemia e linfoproliferação apresentam mutações dominantes com ganho de função no gene *PIK3CD*, que codifica a forma p110δ de PI3-cinase, ou no gene *PI3KR1*, que codifica a subunidade reguladora p85α da PI3-cinase. Casos raros de hipogamaglobulinemia foram observados em associação a deficiências de CD19, CD20, CD21 e CD81. Esses pacientes têm células B que podem ser identificadas por tipagem para outros marcadores de célula B.

Um diagnóstico de IDCV pode ser feito após a exclusão da presença de mutações hipomórficas associadas à agamaglobulinemia ou a defeitos mais discretos da célula T, principalmente em crianças. É possível que muitos casos de IDCV resultem de uma constelação de fatores, e não de um único defeito genético. A hipogamaglobulinemia pode estar associada com neutropenia e linfopenia na síndrome VHIM causada por uma mutação dominante com ganho de função no gene *CXCR4*, resultando em retenção celular na medula óssea.

Deficiências seletivas de isotipo de Ig A *deficiência de IgA* e a IDCV representam os extremos de um espectro clínico decorrente dos mesmos defeitos genéticos básicos em uma grande subpopulação desses pacientes. A deficiência de IgA é a IDP mais comum, podendo ser encontrada em 1 a cada 600 indivíduos. Na maioria dos casos, a condição é assintomática; entretanto, é possível que os indivíduos afetados apresentem um número maior de infecções respiratórias agudas e crônicas que podem levar à bronquiectasia. Além disso, ao longo de suas vidas, esses pacientes experimentam uma suscetibilidade aumentada a alergias farmacológicas, distúrbios atópicos e doenças autoimunes. A deficiência sintomática de IgA está provavelmente relacionada à IDCV, já que pode ser encontrada nos familiares de pacientes com IDCV. Além disso, a deficiência de IgA poderá progredir para IDCV. Portanto, é importante avaliar os níveis séricos de Ig em pacientes com deficiência de IgA (em particular, diante de infecções frequentes), a fim de se detectar alterações que exijam o início da reposição de Ig. A deficiência seletiva de IgG2 (+G4) – que, em alguns casos, pode estar associada à deficiência de IgA – também pode advir de infecções sinopulmonares recorrentes e, portanto, deve ser especificamente pesquisada nesse contexto clínico. Essas condições frequentemente são transitórias durante a infância. Uma explicação fisiopatológica ainda não foi descoberta.

Deficiência seletiva do anticorpo contra antígenos polissacarídicos Alguns pacientes com níveis séricos normais de Ig estão propensos a infecções do trato respiratório por *S. pneumoniae* e *H. influenzae*. Uma produção deficiente de anticorpos contra antígenos polissacarídicos (como os presentes na parede celular do *S. pneumoniae*) pode ser observada e, provavelmente, representa o agente etiológico. Essa condição pode corresponder a um defeito das células B da zona marginal, uma subpopulação de células B envolvidas nas respostas de anticorpos independentes de células T.

Reposição de imunoglobulinas Os anticorpos IgG têm meia-vida de 21 a 28 dias. Portanto, a administração de IgG policlonal derivada de plasma contendo diversos anticorpos de alta afinidade poderá conferir proteção contra microrganismos causadores de infecções, em pacientes com produção deficiente de anticorpos IgG. Essa terapia não deve ser baseada apenas em dados laboratoriais (i.e., deficiência de anticorpos e/ou IgG) e precisa ser guiada pela presença ou ausência de infecções; caso contrário, é possível que os pacientes fiquem sujeitos a infusões de IgG injustificadas. A reposição de Ig pode ser realizada pelas vias intravenosa (IV) ou subcutânea. No primeiro caso, as injeções devem ser repetidas a cada 3 a 4 semanas, com um nível-alvo residual acima de 800 mg/mL em pacientes que apresentavam níveis muito baixos de IgG antes da terapia. Normalmente, as injeções subcutâneas são administradas uma vez por semana, podendo-se ajustar a frequência em cada caso. Um nível mínimo de 800 mg/mL é desejável. Independentemente do modo de administração, o objetivo principal é reduzir a frequência de infecções do trato respiratório e prevenir a doença sinusal e pulmonar crônica. Ambas as vias parecem ser igualmente seguras e eficazes, e a escolha deve ser feita de acordo com a preferência do paciente.

Pacientes com doença pulmonar crônica também necessitam de fisioterapia respiratória, com higiene brônquica eficiente e uso cíclico de antibióticos (principalmente a azitromicina). Embora a reposição de Ig seja bem tolerada pela maioria dos pacientes, em certos casos é necessária a seleção individualizada. Como as preparações de IgG contêm uma pequena proporção de IgAs, é recomendado ter cautela com pacientes que exibam capacidade de produção de anticorpo residual e deficiência completa de IgA, uma vez que esses indivíduos podem desenvolver anticorpos anti-IgA, que podem desencadear choque anafilático. Esses pacientes devem ser tratados com preparações de IgG livres de IgA. A reposição de Ig é uma terapia para toda a vida; sua justificativa e seus procedimentos devem ser completamente compreendidos e dominados pelo paciente e seus familiares, para, assim, garantir a rigorosa observância necessária à eficácia do tratamento.

IMUNODEFICIÊNCIAS PRIMÁRIAS AFETANDO AS VIAS REGULADORAS (TAB. 351-1)

São identificados casos crescentes de IDPs causando desregulação homeostática do sistema imune, seja isoladamente ou em associação com maior vulnerabilidade a infecções. Os defeitos desse tipo, afentando o sistema imune inato e síndromes autoinflamatórias não serão abordados neste capítulo. Entretanto, três entidades específicas (LHF, linfoproliferação e autoimunidade) serão descritas adiante.

LINFO-HISTIOCITOSE HEMOFAGOCÍTICA

A linfo-histiocitose hemofagocítica (LHF) é caracterizada por uma ativação contínua de linfócitos T CD8+ e macrófagos, que leva ao comprometimento de múltiplos órgãos (principalmente do fígado, da medula óssea e do sistema nervoso central). Essa síndrome resulta de um amplo conjunto de doenças hereditárias, a maioria responsável pelo comprometimento da citotoxicidade dos linfócitos T e NK. As manifestações da LHF, em geral, são induzidas por uma infecção viral. O EBV é o agente deflagrador mais frequente. Nas formas graves de LHF, a doença pode ocorrer durante o primeiro ano de vida ou mesmo (em casos raros) no momento do nascimento.

O diagnóstico se baseia na identificação dos sintomas característicos de LHF (febre, hepatoesplenomegalia, edema, doenças neurológicas, citopenia, aumento das enzimas hepáticas, hipofibrinogenemia, altos níveis de triglicerídeos [hiperferritinemia], marcadores de ativação de célula T elevados e características hemofagocíticas na medula óssea ou no líquido cerebrospinal). Ensaios funcionais de pós-ativação da exocitose de grânulos citotóxicos (fluorescência de CD107 na membrana celular) podem sugerir uma LHF determinada geneticamente. A condição pode ser classificada em três subgrupos:

1. LHF familiar com herança autossômica recessiva, incluindo deficiência de perforina (30% dos casos), que pode ser identificada pela avaliação da expressão intracelular de perforina; deficiência de Munc13-4 (30% dos casos); deficiência de sintaxina 11 (10% dos casos); deficiência de Munc18-2 (20% dos casos); e alguns casos residuais sem um defeito molecular conhecido.

2. LHF com albinismo parcial. Três condições combinam LHF e pigmentação anômala, em que o exame capilar pode ser útil no diagnóstico: síndrome de Chédiak-Higashi, síndrome de Griscelli e síndrome de Hermansky-Pudlak tipo II. A síndrome de Chédiak-Higashi é também caracterizada pela presença de leucócitos com lisossomos gigantes (Cap. 64), além de um distúrbio neurológico primário com progressão lenta dos sintomas ao longo do tempo.

3. A síndrome proliferativa ligada ao X (PLX) é caracterizada na maioria dos pacientes pela indução de LHF após a infecção por EBV. Entretanto, há pacientes que desenvolvem hipogamaglobulinemia progressiva semelhante à observada na IDCV ou em certos linfomas. A PLX é causada por uma mutação no gene *SH2DIA* que codifica a proteína adaptadora SAP (associada a um receptor da família SLAM). Várias anormalidades imunológicas foram descritas, incluindo baixa citotoxicidade de células NK mediadas por 2B4, deficiência na diferenciação de células T NK, defeito na morte antígeno-induzida da célula T e defeito na atividade de células T auxiliares para células B. Recentemente, um distúrbio relacionado (PLX2) foi descrito. Também é uma condição ligada ao X e induz LHF (com frequência após a infecção por EBV), embora a manifestação clínica possa ser menos evidente. A condição está associada a uma deficiência da molécula antiapoptótica XIAP. A fisiopatologia de PLX2 continua indeterminada; entretanto, pode estar relacionada ao controle da inflamação em macrófagos, dada a existência de uma ligação funcional entre XIAP e NLRC4, um componente inflamassoma, em que o ganho de função também pode induzir LHF. A PLX2 também está associada à colite.

A LHF é uma complicação potencialmente fatal. O tratamento dessa condição requer imunossupressão agressiva com o agente citotóxico etoposídeo ou com anticorpos anti-célula T. Outra opção adicional a ser considerada é a terapia específica dirigida ao IFN-γ, que é essencial no desenvolvimento de LHF. Uma vez alcançada a remissão, o TCTH deve ser realizado, já que é a única forma curativa de tratamento. As formas adquiridas de LHF são mais comumente observadas em adultos como complicação de infecções, neoplasias ou doenças autoimunes, além de algumas vezes ocorrer de maneira isolada.

SÍNDROME LINFOPROLIFERATIVA AUTOIMUNE

A *síndrome linfoproliferativa autoimune* (SLPA) é caracterizada por linfoproliferação não maligna T e B, levando à esplenomegalia e ao aumento dos linfonodos; 70% dos pacientes também apresentam manifestações autoimunes, como citopenias autoimunes, síndrome de Guillain-Barré, uveíte e hepatite (Caps. 66 e 349). Uma característica da SLPA é a presença de células T CD4–CD8– TCRαβ+ (2-50%) no sangue dos indivíduos afetados. A hipergamaglobulinemia envolvendo IgG e IgA também é observada com frequência. A síndrome é causada por um defeito na apoptose mediada por Fas de linfócitos, que, por sua vez, podem se acumular e desencadear a autoimunidade. A SLPA também pode levar a doenças malignas.

A maioria dos pacientes é portadora de uma mutação heterozigota no gene codificador de Fas, caracterizada por herança dominante e penetrância variável, dependendo da natureza da mutação. Uma forma rara e grave da doença, de aparecimento precoce, pode ser observada em pacientes portadores de uma mutação bialélica de Fas, que afeta profundamente a expressão e/ou a função da proteína. Mutações no ligante de Fas, na caspase 10, na caspase 8 e mutações somáticas no homólogo do oncogene viral RAS do neuroblastoma (NRAS) e KRAS também foram observadas em alguns casos de SLPA. Muitos casos não foram precisamente delineados em nível molecular. Recentemente, uma SLPA com predomínio de células B foi associada à mutação no gene de uma proteína-cinase Cδ. O tratamento dessa síndrome consiste em medicamentos pró-apoptóticos, que devem ser cuidadosamente administrados para evitar toxicidade.

COLITE, AUTOIMUNIDADE E IMUNODEFICIÊNCIAS PRIMÁRIAS

Diversas IDPs (a maioria relacionada a células T) podem provocar grave inflamação intestinal. O prototípo é a *síndrome da desregulação imune, poliendocrinopatia, enteropatia ligada ao X* (IPEX), caracterizada por doença inflamatória intestinal disseminada, intolerância alimentar, erupções cutâneas, citopenias autoimunes e diabetes. A síndrome é causada por mutações de perda de função no gene que codifica o fator de transcrição FOXP3, necessário para a aquisição da função efetora das células T reguladoras. Na maioria dos casos de IPEX, não há células T reguladoras CD4+CD25+ no sangue. Essa condição apresenta um prognóstico desfavorável e requer imunossupressão vigorosa. A única estratégia curativa possível é o TCTH alogênico. Também foram descritas síndromes semelhantes à IPEX que não resultam de mutação em FOXP3. Em alguns casos, foram encontradas deficiências de CD25 (subunidade α do receptor de IL-2) e de CD122 (subunidade β do receptor de IL-2). A expressão deficiente do receptor de IL-2 também prejudica a expansão/função da célula reguladora. Essa deficiência funcional da célula T mostra que pacientes deficientes em receptor de IL-2 também apresentam risco aumentado de infecções oportunistas. É importante mencionar que anormalidades de células T reguladoras também foram descritas em outros contextos de IDP, como na síndrome de Omenn, na deficiência de STAT5b, na deficiência de STIM1 (fluxo de Ca) e na SWA; essas anormalidades podem contribuir, pelo menos em parte, para a ocorrência de inflamação e autoimunidade. As características autoimunes observadas em uma pequena fração de pacientes com síndrome de DiGeorge podem ter a mesma causa. Uma doença inflamatória intestinal grave de início precoce foi descrita em pacientes com deficiência de IL-10 ou do receptor de IL-10.

Mutações dominantes em genes codificadores da molécula reguladora CTLA-4, mutações recessivas no gene codificador de LRBA (molécula envolvida na reciclagem de CTLA-4), bem como a mutação dominante de ganho de função em STAT3, causam uma síndrome autoimune e linfoproliferativa multifacetada, frequentemente envolvendo doença inflamatória intestinal que pode estar associada à hipogamaglobulinemia. O diagnóstico molecular se faz necessário antes da instituição de terapias-alvo.

Uma entidade autoimune distinta é observada na *síndrome de poliendocrinopatia autoimune com candidíase e distrofia ectodérmica* (APECED), caracterizada por herança autossômica recessiva. Consiste em múltiplas manifestações autoimunes que podem afetar órgãos sólidos, em geral, e glândulas endócrinas, em particular. Uma infecção crônica leve por *Candida* geralmente está associada a essa síndrome. A condição se deve a mutações no gene regulador autoimune (*AIRE*) e leva ao comprometimento da expressão tímica de autoantígenos pelas células epiteliais medulares, bem como ao acometimento da seleção negativa de células T autorreativas, que leva às manifestações autoimunes.

Foi relatada uma combinação de hipogamaglobulinemia, produção de autoanticorpos, urticária induzida pelo frio, granulomas cutâneos ou autoinflamação. A condição foi chamada de *desregulação imune e deficiência de anticorpos associada a PLCγ2* (PLAID ou APLAID).

CONCLUSÃO

A variedade e a complexidade das manifestações clínicas das várias IDPs demonstram a importância da conscientização em relação a essas doenças. Na verdade, o diagnóstico precoce é essencial para o estabelecimento de um regime terapêutico apropriado. Dessa forma, pacientes com suspeita de IDPs sempre devem ser encaminhados para centros clínicos especializados aptos a realizar testes genéticos e moleculares adequados. Um diagnóstico molecular preciso não só é necessário para iniciar os tratamentos mais adequados, como também é importante para fins de aconselhamento genético e diagnóstico pré-natal.

Um dos empecilhos para o diagnóstico é a alta variabilidade associada às IDPs. A expressão variável da doença resulta das diferentes consequências das mutações associadas a uma dada condição, como exemplificado pela SWA e, em menor grau, pela agamaglobulinemia ligada ao X (ALX). Também pode haver efeitos de genes modificadores (como se suspeita na ALX) e fatores ambientais, a exemplo da infecção por EBV, que pode ser o principal desencadeador de doença em condições de PLX. Além disso, foi estabelecido recentemente que mutações somáticas em um gene afetado podem atenuar o fenótipo de algumas IDPs de células T. Isso foi descrito para a deficiência de ADA, para a IDCS ligada ao X, para as deficiências de RAG, para a deficiência de modulador essencial NF-κB (NEMO) e para a SWA. Em contrapartida, mutações somáticas podem originar estados patológicos análogos à IDP, como observado na SLPA. Por fim, autoanticorpos neutralizadores de citocinas podem mimetizar uma IDP, como mostrado para o IFN-γ.

Muitos aspectos da fisiopatologia das IDPs ainda são desconhecidos, e as mutações gênicas causadoras da doença não foram identificadas em todos os casos (conforme ilustrado pela IDCV e pela deficiência de IgA). Entretanto, o entendimento a respeito das IDPs alcançou um estágio que permite implementar estratégias cientificamente fundamentadas para o diagnóstico e o tratamento dessas doenças. O diagnóstico genético se tornou um marco referencial no tratamento dos pacientes com IDP.

LEITURAS ADICIONAIS

ABOLHASSANI H et al: Current genetic landscape in common variable immune deficiency. Blood 135:656, 2020.

CASANOVA JL et al: Guidelines for genetic studies in single patients: Lessons from primary immunodeficiencies. J Exp Med 211:2137, 2014.

FISCHER A, HACEIN-BEY-ABINA S: Gene therapy for severe combined immunodeficiencies and beyond. J Exp Med 217:e20190607, 2020.

HOLLAND SM: Chronic granulomatous disease. Hematol Oncol Clin North Am 27:89, viii, 2013.

KWAN A et al: Newborn screening for severe combined immunodeficiency in 11 screening programs in the United States. JAMA 312:729, 2014.

NOTARANGELO LD: Functional T cell immunodeficiencies (with T cells present). Annu Rev Immunol 31:195, 2013.

OCHS HD et al (eds): *Primary Immunodeficiencies: A Molecular and Genetic Approach.* New York, Oxford University Press, 2013.

PICARD C, FISCHER A: Contribution of high-throughput DNA sequencing to the study of primary immunodeficiencies. Eur J Immunol 44:2854, 2014.

TANGYE SG et al: Human inborn errors of immunity: 2019 update on the classification from the International Union of Immunological Societies Expert Committee. J Clin Immunol 40:24, 2020.

Seção 2 Distúrbios de lesões imunomediadas

352 Urticária, angioedema e rinite alérgica

Katherine L. Tuttle, Joshua A. Boyce

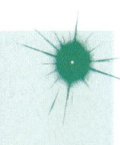

O termo *atopia* descreve uma tendência ao desenvolvimento de asma, rinite, urticária, alergia alimentar e dermatite atópica, de forma isolada ou combinada, em associação com a presença de imunoglobulina E (IgE) alérgeno-específica. Entretanto, indivíduos sem história de atopia também podem desenvolver reações de hipersensibilidade, principalmente urticária e anafilaxia associadas à presença de IgE. Sendo os mastócitos as principais células efetoras na rinite alérgica e na asma e os efetores dominantes na urticária, na anafilaxia e na mastocitose sistêmica, a biologia do desenvolvimento de mastócitos, suas vias de ativação, seu perfil de produtos e seus tecidos-alvo serão considerados na introdução desses distúrbios clínicos. A desregulação do desenvolvimento dos mastócitos observada na mastocitose será abordada em um capítulo à parte.

A ligação da IgE aos mastócitos e aos basófilos humanos – processo conhecido como *sensibilização* – prepara essas células para a subsequente ativação antígeno-específica. O receptor Fc de alta afinidade para IgE, designado FcεRI, é formado por uma unidade α, uma unidade β e duas cadeias γ unidas por ligações dissulfeto, que, juntas, atravessam a membrana plasmática sete vezes. A cadeia α é responsável pela ligação à IgE, ao passo que as cadeias β e γ fornecem a transdução de sinal que sucede a agregação dos receptores tetraméricos sensibilizados por antígeno polimérico. A ligação da IgE estabiliza a cadeia α na membrana plasmática, aumentando a densidade de receptores FcεRI na superfície, enquanto sensibiliza a célula para respostas efetoras. Dessa forma, há correlação entre os níveis séricos de IgE e o número de receptores FcεRI detectados em basófilos circulantes. A transdução de sinais é iniciada pela ativação de uma tirosina-cinase (conhecida como Lyn) relacionada à família Src, a qual está constitutivamente associada à cadeia β. A Lyn transfosforila os canônicos motivos de ativação do imunorreceptor baseados em tirosina (ITAMs, do inglês *immunoreceptor tyrosine-based activation motifs*) das cadeias β e γ do receptor, resultando no recrutamento de mais moléculas Lyn ativas para a cadeia β, bem como da tirosina-cinase Syk. As tirosinas fosforiladas nos ITAMs atuam como sítios de ligação para os domínios de homologia *src* 2 (SH2, do inglês *src homology two*) em *tandem* existentes na Syk. A Syk ativa não apenas a fosfolipase Cγ, que se combina com o ligante de células T ativadas na membrana plasmática, como também a fosfatidilinositol-3-cinase para gerar a fosfatidilinositol-3,4,5-trisfosfato. Esta, por sua vez, permite o direcionamento da cinase Btk da família Tec para a membrana e a sua ativação pela Lyn. Além disso, a tirosina-cinase Fyn da família Src é ativada depois da agregação dos receptores de IgE e fosforila a proteína adaptadora Gab2, que amplia a ativação da fosfatidilinositol-3-cinase. Na verdade, essa estimulação adicional é essencial à ativação do mastócito, mas pode ser parcialmente inibida pela Lyn, indicando que o grau de ativação dos mastócitos é regulado, em parte, pela inter-relação entre essas cinases da família Src. A fosfolipase Cγ ativada cliva os substratos da membrana fosfolipídica para fornecer inositol-1,4,5-trisfosfato (IP_3) e 1,2-diacilglicerol (1,2-DAG), para, assim, mobilizar o cálcio intracelular e ativar a proteína-cinase C, respectivamente. A abertura subsequente dos canais ativados regulados pelo cálcio possibilita a contínua elevação do cálcio intracelular, necessário ao recrutamento das proteínas-cinase ativadas por mitógeno ERK, JNK e p38 (serinas/treoninas-cinase), que fornecem as cascatas para intensificar a liberação do ácido araquidônico e mediam a translocação nuclear de fatores de transcrição para várias citocinas. A ativação dependente de íon cálcio de fosfolipases cliva os fosfolipídeos da membrana para gerar lisofosfolipídeos, que, assim como o 1,2-DAG, podem facilitar a fusão da membrana perigranular dos grânulos secretores com a membrana celular, uma etapa que libera os grânulos livres de membrana contendo os mediadores pré-formados dos mastócitos.

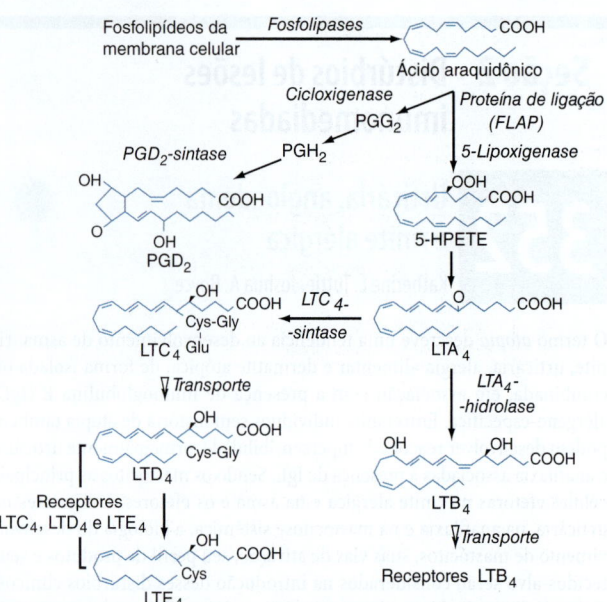

FIGURA 352-1 Vias de biossíntese e liberação dos mediadores lipídicos derivados da membrana do mastócito. Na via da 5-lipoxigenase, o leucotrieno A_4 (LTA_4) é o intermediário a partir do qual as enzimas da via terminal produzem os diferentes produtos finais – LTC_4 e LTB_4 –, que deixam a célula por sistemas de transporte saturáveis e separados. Em seguida, a gama-glutamiltranspeptidase e uma dipeptidase clivam o ácido glutâmico e a glicina do LTC_4 para formar LTD_4 e LTE_4, respectivamente. O produto principal dos mastócitos gerado pelo sistema das cicloxigenases é a PGD_2.

O grânulo secretor do mastócito humano tem estrutura cristalina. A ativação celular dependente da IgE resulta em solubilização e dilatação do conteúdo dos grânulos no primeiro minuto de alteração do receptor. Após essa reação, há ordenação dos filamentos intermediários ao redor do grânulo edemaciado, movimentação do grânulo na direção da superfície celular e fusão da membrana perigranular com a membrana de outros grânulos e o plasmalema para formar canais extracelulares de liberação de mediadores ao mesmo tempo em que a viabilidade celular é mantida.

Além da exocitose, a agregação do FcεRI ativa duas outras vias que levam à formação de produtos bioativos, ou seja, mediadores lipídicos, quimiocinas e citocinas. As citocinas elaboradas pelos mastócitos incluem o fator de necrose tumoral α (TNF-α, do inglês *tumor necrosis factor* α), a interleucina (IL)-1, IL-6, IL-4, IL-5, IL-13 e fator estimulador das colônias de granulócitos-macrófagos (GM-CSF, do inglês *granulocyte-macrophage colony-stimulating factor*).

A síntese dos mediadores lipídicos **(Fig. 352-1)** envolve a translocação da fosfolipase A_2 citosólica dependente de íon cálcio para a membrana nuclear externa, com subsequente liberação do ácido araquidônico para processamento metabólico pelas vias distintas de prostanoides e de leucotrienos. A prostaglandina-endoperóxido-sintase 1 constitutiva (PGHS-1/cicloxigenase 1) e a PGHS-2 induzível sintetizada *de novo* (cicloxigenase 2) convertem o ácido araquidônico liberado em intermediários sequenciais, como as prostaglandinas (PGs) G_2 e H_2. Em seguida, a prostaglandina D_2 (PGD_2)-sintase hematopoiética dependente de glutationa converte a PGH_2 em PGD_2, que é o prostanoide predominante nos mastócitos. O receptor DP_1 da PGD_2 é expresso em plaquetas, células *natural killer* (NK), células dendríticas e células epiteliais, ao passo que o receptor DP_2 é expresso em linfócitos T_H2, células linfoides inatas do tipo 2, eosinófilos e basófilos. Os mastócitos também geram tromboxano A_2 (TXA_2), um potente mediador de vida curta que induz broncoconstrição e ativação plaquetária por meio do receptor de prostanoide T (TP, do inglês *T prostanoid*).

Na biossíntese dos leucotrienos, o ácido araquidônico liberado é metabolizado pela 5-lipoxigenase (5-LO) em presença de uma proteína integral da membrana nuclear, conhecida como proteína de ativação da 5-LO (FLAP, do inglês *5-LO activating protein*). A translocação cálcio-dependente da 5-LO à membrana nuclear converte o ácido araquidônico nos intermediários sequenciais: o ácido 5-hidroperoxi-eicosatetraenoico (5-HPETE) e o leucotrieno (LT) A_4. O LTA_4 é conjugado à glutationa reduzida pela LTC_4-sintase, que é uma proteína integral da membrana nuclear homóloga à FLAP. O LTC_4 intracelular é liberado por um processo de exportação carreador-específico para o metabolismo extracelular em outros cisteinil-leucotrienos (LTD_4 e LTE_4) pela remoção sequencial de ácido glutâmico e glicina. Alternativamente, a LTA_4-hidrolase citosólica converte parte do LTA_4 no di-hidroxileucotrieno LTB_4, que também sofre exportação específica. Dois receptores do LTB_4 (BLT_1 e BLT_2) medeiam a quimiotaxia de neutrófilos humanos. Dois receptores para os cisteinil-leucotrienos ($CysLT_1$ e $CysLT_2$) estão presentes na musculatura lisa das vias aéreas e da microcirculação, bem como em células hematopoiéticas, como macrófagos, eosinófilos e mastócitos. Enquanto o receptor de $CysLT_1$ tem predileção pelo LTD_4 e é bloqueado por antagonistas do receptor em uso clínico, o receptor de $CysLT_2$ é igualmente sensível ao LTD_4 e ao LTC_4, não é afetado por esses antagonistas e é um regulador negativo da função do receptor de $CysLT_1$. O LTD_4, agindo em receptores de $CysLT_1$, é o broncoconstritor mais potente conhecido, ao passo que o LTE_4 induz extravasamento vascular e medeia o recrutamento de eosinófilos para a mucosa brônquica. Recentemente, o GPR99, inicialmente identificado como um receptor para o α-cetoglutarato, foi identificado como um receptor para o LTE_4. Os lisofosfolipídeos formados durante a liberação de ácido araquidônico a partir de 1-O-alquil-2-acil-*sn*-gliceril-3-fosforilcolina podem ser acetilados na segunda posição para formar o fator ativador plaquetário (PAF, do inglês *platelet-activating factor*). Em um estudo recente, os níveis séricos de PAF foram positivamente correlacionados com a intensidade da anafilaxia ao amendoim, ao passo que os níveis de PAF acetil-hidrolase (uma enzima que degrada PAF) mostraram relação inversa com esse mesmo desfecho.

Os mastócitos humanos expressam receptores para a anafilotoxina, receptores semelhantes ao Toll para C5a e C3a, receptores para as alarminas epiteliais, receptores para linfopoietina do estroma tímico (TSLP, do inglês *thymic stromal lymphopoietin*) e IL-33, além do recentemente reconhecido receptor acoplado à proteína G relacionado a Mas (MRGPX2), e todos ativam os mastócitos de maneira dependente de IgE. MRGPX2 é um alvo para muitos fármacos de moléculas pequenas com um anel central de tetra-hidroisoquinolina, como o ciprofloxacino e o rocurônio, o que pode explicar os episódios de anafilaxia observados com esses medicamentos sem evidências de hipersensibilidade mediada por IgE.

Ao contrário da maioria das outras células originadas da medula óssea, os mastócitos circulam como precursores comprometidos sem os grânulos secretores típicos. Esses progenitores comprometidos expressam c-*kit*, o receptor do fator das células-tronco (SCF, do inglês *stem cell factor*). Diferentemente da maioria das outras linhagens, essas células retêm e aumentam a expressão de c-*kit* com a maturação. A interação de SCF com c-*kit* é um pré-requisito indispensável para o desenvolvimento de mastócitos constitutivos na pele e no tecido conectivo, assim como para o acúmulo de mastócitos nas superfícies mucosas durante as respostas imunes tipo T_H2. Várias citocinas derivadas de células T (IL-3, IL-4, IL-5 e IL-9) podem potencializar a proliferação SCF-dependente e/ou a sobrevida de mastócitos *in vitro* em camundongos e em seres humanos. De fato, nas deficiências clínicas de células T, os mastócitos estão ausentes na mucosa intestinal e presentes na submucosa. A classificação histórica dos mastócitos baseia-se na imunodetecção de proteases neutras de grânulos secretores. Há expressão seletiva de triptase em mastócitos do parênquima pulmonar e da mucosa intestinal; por outro lado, as células das submucosas intestinal e respiratória, dos espaços perivasculares, da pele, dos linfonodos e do parênquima mamário expressam triptase, quimase e carboxipeptidase A (CPA). Indicadores ambientais seletivos, como a inflamação por T_H2, podem levar a diferentes expressões da protease; no epitélio da mucosa de asmáticos graves e no epitélio apical de pólipos nasais, os mastócitos podem expressar triptase e CPA sem quimase. Os grânulos secretores dos mastócitos seletivamente positivos para triptase exibem círculos concêntricos com periodicidade sugestiva de uma estrutura cristalina à microscopia eletrônica. Já os grânulos secretores dos mastócitos contendo múltiplas proteases são pouco cilíndricos e com aspecto amorfo ou entrelaçado. Além da imunodetecção de proteases, o perfil de expressão por métodos de sequenciamento de RNA de células únicas ajudou a elucidar ainda mais as diferentes populações de mastócitos.

Os mastócitos estão distribuídos nas superfícies cutâneas e mucosas, bem como nos tecidos submucosos ao redor das vênulas, e sua capacidade de resposta rápida lhes permite influenciar a entrada de substâncias estranhas **(Fig. 352-2)**. Com a ativação estímulo-específica e a exocitose dos grânulos secretores, a histamina e as hidroxilases ácidas são solubilizadas, ao passo que a maioria das proteases neutras (catiônicas) permanecem ligadas aos proteoglicanos aniônicos, à heparina e ao sulfato de condroitina E,

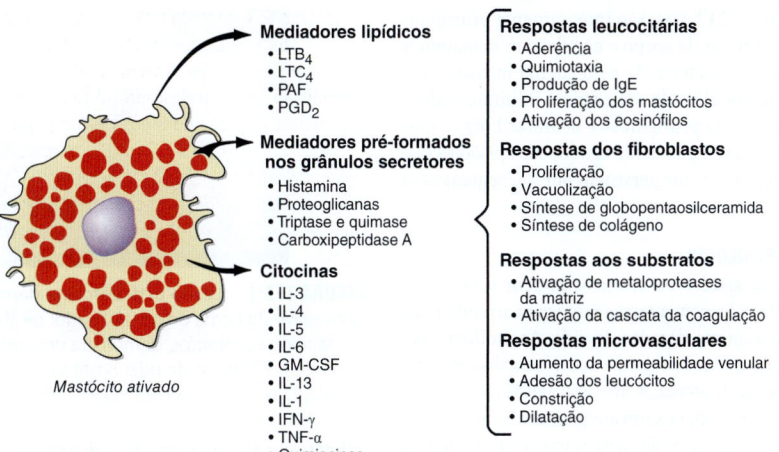

FIGURA 352-2 **Os mediadores bioativos das três categorias** produzidos pela ativação IgE-dependente dos mastócitos murinos podem produzir efeitos comuns e sequenciais nas células-alvo, resultando em respostas inflamatórias agudas e persistentes. GM-CSF, fator estimulador das colônias de granulócitos-macrófagos; IFN, interferon; IL, interleucina; LT, leucotrieno; PAF, fator ativador plaquetário; PGD_2, prostaglandina D_2; TNF, fator de necrose tumoral.

atuando na forma de complexo. A histamina e os vários mediadores lipídicos (PGD_2, $LTC_4/D_4/E_4$, PAF) alteram a permeabilidade venular, permitindo, assim, o influxo de proteínas plasmáticas como complemento e imunoglobulinas. O LTB_4, por sua vez, medeia a adesão leucócito-célula endotelial e a subsequente migração direcionada (quimiotaxia). A concentração de leucócitos e opsoninas plasmáticas facilita a defesa do microambiente. A resposta inflamatória também pode ser deletéria, como ocorre na asma, em que a atividade contrátil da musculatura lisa ativada pelos cisteinil-leucotrienos é evidente e muito mais potente que a da histamina.

O componente celular da resposta inflamatória mediada pelos mastócitos é ampliado e mantido pelas citocinas e pelas quimiocinas. A ativação IgE-dependente *in situ* de mastócitos cutâneos humanos estimula a produção e a liberação de TNF-α, que, por sua vez, induz as respostas celulares endoteliais que favorecem a adesão leucocitária. Do mesmo modo, a ativação *in vitro* de mastócitos humanos purificados de pulmão ou derivados do sangue de cordão e mantidos em cultura resulta em produção substancial de citocinas proinflamatórias (TNF-α) e imunomoduladoras (IL-4, IL-5, IL-13), bem como de quimiocinas. As biópsias brônquicas de pacientes com asma demonstram que os mastócitos exibem positividade imuno-histoquímica para IL-4 e IL-5, mas que a localização predominante dessas ILs e do GM-CSF é nas células T, as quais são definidas por esse perfil como células T_H2. Estudos *in vitro* comprovam que a IL-4 modula a conversão do fenótipo das células T para o subtipo T_H2, determina a troca de isótipo para IgE (assim como a IL-13) e regula positivamente a expressão FcεRI-mediada das citocinas pelos mastócitos.

As fases celulares imediata e tardia da inflamação alérgica podem ser induzidas na pele, no nariz ou nos pulmões de alguns indivíduos alérgicos mediante o teste local com um alérgeno. A fase imediata no nariz envolve prurido e coriza aquosa; nos pulmões, envolve broncoespasmo e secreção de muco; e, na pele, envolve uma resposta de pápula e eritema com prurido. A obstrução nasal, a disfunção pulmonar ou o eritema com edema da área cutânea durante a resposta tardia (6-8 horas depois da estimulação) estão associados a anormalidades histopatológicas, como infiltração de células T_H2 ativadas, eosinófilos, basófilos e alguns neutrófilos. A progressão da ativação inicial dos mastócitos para a infiltração celular tardia foi usada como substituto experimental de rinite ou asma. Contudo, existe na asma uma hiper-reatividade intrínseca das vias aéreas que independe da inflamação associada. Além disso, as respostas das fases inicial e tardia (pelo menos nos pulmões) são muito mais sensíveis ao bloqueio da ativação IgE-dependente dos mastócitos (ou ações da histamina e de cisteinil-leucotrienos) do que as exacerbações asmáticas espontâneas ou induzidas por vírus.

As considerações acerca do mecanismo das doenças de hipersensibilidade imediata em seres humanos se concentram principalmente no reconhecimento IgE-dependente de substâncias que, de outro modo, seriam inócuas. Uma região do cromossomo 5 (5q23-31) contém os genes implicados no controle dos níveis de IgE, incluindo genes de IL-4 e IL-13, bem como de IL-3 e IL-9, que estão envolvidas na hiperplasia dos mastócitos de mucosa, e de IL-5 e GM-CSF, fundamentais para o desenvolvimento dos eosinófilos e para sua viabilidade tecidual aumentada. Entre os genes relacionados diretamente com a resposta IgE-específica para determinados alérgenos, estão os genes codificadores do complexo de histocompatibilidade principal (MHC, do inglês *major histocompatibility complex*) e de algumas cadeias do receptor da célula T (TCR-αδ). A complexidade da atopia e das doenças associadas inclui a suscetibilidade, a gravidade e as respostas terapêuticas; cada uma delas está classificada entre as variáveis isoladas moduladas por estímulos imunes inatos e adaptativos.

A indução da doença alérgica depende da sensibilização do indivíduo predisposto a um alérgeno específico. A maior propensão ao desenvolvimento de alergia atópica ocorre na infância e no início da adolescência. O alérgeno é processado por células apresentadoras de antígeno da linhagem monocítica (em particular, as células dendríticas), que estão distribuídas por todo o corpo nas superfícies epiteliais de contato com o ambiente externo, incluindo nariz, pulmões, olhos, pele e intestino. Essas células apresentadoras de antígeno exibem, por meio do seu MHC, peptídeos contendo epítopos para células T auxiliares e suas subpopulações. A resposta da célula T depende do reconhecimento cognato e do microambiente de citocinas fornecidas pelas células dendríticas apresentadoras de antígeno. A IL-4 direciona para a subpopulação T_H2, o interferon-γ (IFN-γ) estimula o perfil T_H1, e a IL-6 combinada ao fator de crescimento transformador β (TGF-β, do inglês *transforming growth factor* β) favorece a subpopulação T_H17. Os alérgenos podem induzir uma resposta de alarminas teciduais, com a expressão de IL-25, TSLP e IL-33, o que estimula as células linfoides inatas do grupo 2, gerando grandes quantidades de IL-5 e IL-13. Os alérgenos também exibem ligantes de reconhecimento de padrão que favorecem a resposta imune por meio de iniciação direta da síntese de citocinas por células do sistema imune inato, incluindo basófilos, mastócitos, eosinófilos e outras células. A resposta T_H2 está associada à ativação de células B específicas que também podem apresentar alérgenos ou se transformar em plasmócitos para produzir anticorpos. A síntese e a secreção plasmática da IgE alérgeno-específica resultam na sensibilização de células que têm FcεRI, como os mastócitos e os basófilos, que são ativados mediante a exposição ao alérgeno específico. Em algumas doenças, inclusive aquelas associadas à atopia, as populações de monócitos e eosinófilos podem expressar um FcεRI trimérico desprovido de cadeia β e ainda assim responder à sua agregação.

URTICÁRIA E ANGIOEDEMA

DEFINIÇÃO

A urticária e o angioedema representam o mesmo processo fisiopatológico ocorrendo em diferentes níveis da pele. A urticária envolve dilatação de estruturas vasculares na derme superficial, ao passo que o angioedema se origina a partir da derme mais profunda e dos tecidos subcutâneos. Não surpreende que ambos frequentemente sejam observados juntos, com cerca de 40% dos pacientes relatando as duas condições e > 20% da população sendo afetada em algum momento da vida. A urticária pode ocorrer em qualquer parte do corpo, manifestando-se como pápulas bem-circunscritas com bordas serpentiformes, salientes e eritematosas e com centros esbranquiçados, que podem coalescer e originar pápulas gigantes.

As lesões urticariformes duram < 24 horas, são intensamente pruriginosas, frequentemente migram ao redor do corpo e não deixam hematomas nem cicatrizes. O angioedema é caracterizado pelo edema massivo com dor mais intensa do que o prurido, além de um eritema mínimo, podendo se desenvolver com um pródromo pruriginoso e demorar horas a dias para ser resolvido. A urticária e/ou o angioedema agudos são episódios que duram < 6 semanas, e as exacerbações que persistem por > 6 semanas são denominadas crônicas.

FATORES PREDISPONENTES E ETIOLOGIA

A urticária e/ou o angioedema agudos ou crônicos podem ocorrer em qualquer momento ao longo da vida, com a forma crônica ocorrendo mais comumente entre a terceira e a quinta décadas de vida. As mulheres são afetadas com mais frequência do que os homens, e existe uma discreta predominância naquelas com história de atopia. A urticária aguda resulta mais frequentemente da exposição a um alimento, um alérgeno ambiental ou farmacológico ou uma infecção viral, ao passo que a urticária crônica costuma ser idiopática. Mais de dois terços dos casos de urticária de início recente acabam sendo diagnosticados como agudos.

A classificação de urticária/angioedema descrita na Tabela 352-1 enfatiza os diferentes mecanismos deflagradores da doença clínica e pode ser útil para o diagnóstico diferencial.

Outras etiologias são estímulos físicos, como frio, calor, radiação solar UV, exercício e irritação mecânica. As urticárias físicas podem ser diferenciadas pelo evento precipitador e por outros aspectos da apresentação clínica. O *dermografismo*, que ocorre em 2 a 5% da população, pode ser definido pelo aparecimento de uma pápula linear circundada por eritema no local onde é realizada uma fricção vigorosa com um objeto sólido (Fig. 352-3). A prevalência do dermografismo é maior na segunda e na terceira décadas de vida. Essa condição não é influenciada pela atopia e, em geral, persiste por < 5 anos. A *urticária de pressão*, que, em geral, está associada à urticária idiopática crônica, ocorre em resposta a um estímulo persistente, como o contato da alça de uma bolsa ou do cinto de segurança no ombro, ao correr (pés) ou com trabalhos manuais (mãos). A *urticária colinérgica* é distinta, pois as pápulas pruriginosas são pequenas (1-2 mm) e estão circundadas por uma área ampla de eritema; as exacerbações são desencadeadas por febre, banho quente em chuveiro ou banheira e esforço físico, e provavelmente são atribuíveis à elevação da temperatura corporal central. A *anafilaxia induzida pelo esforço* pode ser desencadeada apenas pelo esforço físico ou pode depender da ingesta prévia de alimentos. Há uma associação com a presença de IgE específica para α-5 gliadina, um componente do trigo. As manifestações clínicas podem ser limitadas a rubor, eritema e urticária pruriginosa, mas podem progredir para angioedema de face, orofaringe, laringe ou intestino ou evoluir para colapso vascular. Ela pode se distinguir da urticária

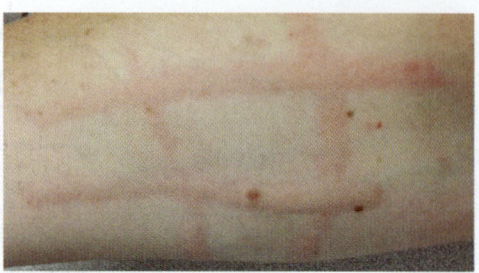

FIGURA 352-3 Lesão urticariforme dermográfica induzida pela passagem suave da borda de um abaixador de língua no antebraço. A fotografia, tirada após 10 minutos, demonstra uma reação de pápula e eritema proeminente no formato de uma *hashtag*. (*Fotografia fornecida por Katherine N. Cahill, MD, Harvard Medical School.*)

colinérgica pela apresentação com pápulas de dimensões habituais e por não ocorrer após o aquecimento passivo. A *urticária solar* é subdividida em seis grupos, de acordo com a resposta aos componentes específicos do espectro da luz solar. A *urticária do frio* localiza-se nas áreas do corpo expostas a temperaturas ambientes baixas ou a objetos gelados, mas pode progredir para colapso vascular quando há imersão em água gelada (natação). O *angioedema e urticária vibratórios* podem ocorrer após anos de exposição ocupacional ou podem ser idiopáticos; essa condição pode ser acompanhada de urticária colinérgica. Em casos raros, as variantes de urticária por frio ou vibratória são condições hereditárias e sindrômicas, com mutações no componente NLRP3 do inflamassomas levando à síndrome autoinflamatória familiar ao frio, com as mutações no mecanorreceptor ADGRE2 de mastócitos estando associadas com a urticária vibratória familiar. Outras formas raras de alergia física, sempre definidas pelo estímulo específico desencadeante, incluem a *urticária em resposta ao calor localizado*, a *urticária aquagênica* desencadeada pelo contato com água a qualquer temperatura (por vezes associada à policitemia vera) e a *urticária de contato* provocada pela interação direta com alguma substância química (p. ex., látex).

Angioedema isolado O angioedema isolado, sem urticária, pode ser idiopático ou decorrente da geração de bradicinina em um contexto de deficiência de inibidor de C1 (C1INH), que pode ser inata, assumindo a forma de mutação autossômica dominante, ou adquirida, pelo aparecimento de um autoanticorpo no contexto de alguma doença maligna ou autoimune. Os inibidores da enzima conversora da angiotensina (IECAs) podem desencadear um quadro clínico semelhante em 0,2 a 0,7% dos pacientes expostos como consequência da degradação tardia da bradicinina. Etnia negra, transplante de órgão, sexo feminino, tabagismo e idade avançada são fatores de risco comprovados de angioedema associado a IECA.

MANIFESTAÇÕES CLÍNICAS E FISIOPATOLOGIA

As erupções urticariformes são distintivamente pruriginosas, podem afetar qualquer área do corpo, desde o couro cabeludo até as plantas dos pés, e aparecem em grupos que persistem por 12 a 36 horas, com as lesões antigas desaparecendo à medida que outras mais novas vão surgindo. A maioria das urticárias físicas (de frio, colinérgicas, dermatografismo) consiste em uma exceção, com lesões individuais que persistem por < 2 horas. As lesões de urticária e as de angioedema são assimétricas e independem da distribuição. Os sítios mais comuns de angioedema, em geral, são periorbitais e periorais. O angioedema do trato respiratório superior pode ameaçar a vida em razão da obstrução transitória da laringe; por outro lado, o acometimento do trato gastrintestinal pode ser acompanhado de cólicas abdominais com ou sem náuseas e vômitos e levar a uma intervenção cirúrgica desnecessária. A urticária e o angioedema não deixam nenhum tipo de cicatriz residual, a menos que haja um processo vasculítico subjacente.

A patologia caracteriza-se por edema da derme superficial na urticária e dos tecidos subcutâneos e da derme profunda no angioedema. Nas áreas afetadas, os feixes de colágeno estão amplamente afastados e, em alguns casos, as vênulas estão dilatadas. Os infiltrados perivenulares existentes consistem em linfócitos, monócitos, eosinófilos e neutrófilos em quantidades e combinações variáveis.

A *urticária do frio* é a melhor evidência do envolvimento da IgE e do mastócito na urticária e no angioedema. As crioglobulinas (ou aglutininas frias) são detectadas em até 5% desses pacientes. A colocação de

TABELA 352-1 Classificação de urticária e/ou angioedema	
Aguda	**Crônica**

Reações aos fármacos
  Incluindo (mas não limitada a): antimicrobianos, anti-inflamatórios não esteroides (AINEs), meios de contraste, inibidores da enzima conversora de angiotensina (IECAs) etc.
Reações alimentares
Inalação ou contato com alérgenos ambientais
Reações transfusionais
Ferroadas e picadas de insetos
Toxinas (escombroide)
Infecções: virais, bacterianas, parasitárias
	Idiopática: uma subpopulação com componente autoimune
	Doença vascular do colágeno: vasculite urticariforme e outras vasculites de pequenos vasos
	Estímulos físicos
	  Dermografismo
	  Urticária colinérgica
	  Vibração, frio, pressão, água (aquagênica)
	  Sol (solar)
	Mastocitose (cutânea ou sistêmica)
	Hereditária
	  Angioedema hereditário (AH)
	  Deficiência de inibidor de C3b
	  Síndromes de febre periódica associadas a CIAS1 (urticária familiar do frio, síndrome de Muckle-Wells)
	Síndrome de Schnitzler
	Síndrome de hipereosinofilia
	Síndrome de Gleich

um cubo de gelo na superfície anterior do antebraço precipita a urticária ou angioedema dentro de minutos. Estudos histológicos demonstraram degranulação acentuada dos mastócitos com edema associado da derme e dos tecidos subcutâneos. Níveis altos de histamina foram detectados no plasma do efluente venoso e no líquido das bolhas aspiradas em áreas com sítios de lesão induzida experimentalmente em pacientes com urticária do frio, dermografismo, urticária de pressão, angioedema vibratório, urticária à luz e urticária em resposta ao calor. Na análise ultraestrutural, o padrão de degranulação dos mastócitos na urticária do frio é semelhante a uma resposta mediada por IgE, com solubilização do conteúdo dos grânulos, fusão das membranas perigranulares e celulares e liberação do conteúdo dos grânulos. Por outro lado, no dermografismo, há uma zona superposta adicional (fragmentos) de degranulação. Elevações dos níveis plasmáticos de histamina com degranulação de mastócitos comprovada por biópsia também foram demonstradas com crises generalizadas de *urticária colinérgica*.

Até 45% dos pacientes com urticária crônica têm causa autoimune para a sua doença, incluindo autoanticorpos contra IgE ou contra a cadeia α de FcεRI. Em alguns pacientes, o soro autólogo injetado em sua própria pele pode provocar uma reação de pápula e eritema envolvendo ativação de mastócitos. A presença desses anticorpos também pode ser demonstrada por sua capacidade de liberar histamina ou induzir marcadores de ativação (p. ex., CD63 ou CD203) nos basófilos. A associação com anticorpos dirigidos contra a peroxidase microssomal e/ou a tireoglobulina foi observada tanto em pacientes com tireoidite de Hashimoto clinicamente significativa como no estado eutireoidiano.

A urticária e o angioedema associados à doença do soro clássica ou à angeíte necrosante cutânea com hipocomplementemia (vasculite urticariforme) são considerados doenças mediadas por imunocomplexo.

Angioedema isolado O angioedema hereditário (AH) é uma doença autossômica dominante totalmente penetrante devido a uma mutação no gene *SERPING1*, que leva à deficiência de C1INH (tipo 1) em cerca de 85% dos pacientes ou a uma proteína disfuncional (tipo 2) nos demais pacientes; afeta 1 a cada 30 mil a 80 mil indivíduos na população geral. Um terceiro tipo de AH menos comum foi descrito, no qual a função de C1INH é normal e a lesão causal é uma forma mutante do fator XII, que leva à geração excessiva de bradicinina. A deficiência de C1INH também pode se desenvolver em uma forma esporádica adquirida como consequência do consumo excessivo de C1INH devido à formação de imunocomplexos ou à geração de um autoanticorpo dirigido contra C1INH no contexto de doença linfoproliferativa ou autoimune. O C1INH bloqueia a função catalítica do fator XII (fator de Hageman) ativado e da calicreína, assim como dos componentes C1r/C1s de C1, resultando comumente na bradicinina em degradação. Durante as exacerbações clínicas do angioedema, há queda da função ou dos níveis de C1INH, os pacientes desenvolvem altos níveis plasmáticos de bradicinina, que levam ao angioedema, e a ativação excessiva de C1 resulta em declínio dos níveis de C4 e C2.

O uso de IECAs resulta no comprometimento da degradação da bradicinina e explica o angioedema idiossincrático que pode ocorrer em pacientes expostos aos IECAs com C1INH normal. O angioedema mediado pela bradicinina, seja causado por IECAs ou pela deficiência de C1INH, é notável pela ausência aparente de urticária ou prurido concomitante, pelo envolvimento frequente do trato gastrintestinal e pela duração dos sintomas > 24 horas.

DIAGNÓSTICO

A classificação de urticária e angioedema em termos de duração, como apresentado na Tabela 352-1, pode facilitar a identificação de possíveis mecanismos. A história isolada de episódios autolimitados pode ser suficiente para estabelecer um diagnóstico no contexto de doença aguda desencadeada por alérgenos farmacológicos, ambientais ou alimentares, aliada a testes cutâneos confirmatórios orientados pela história ou ensaios para IgE sérica alérgeno-específica. A reprodução imediata da lesão nas urticárias físicas é particularmente valiosa, visto que muito frequentemente estabelece a causa da lesão. Em casos crônicos de urticária/angioedema, a testagem diagnóstica inicial deve ser orientada pela anamnese e pelo exame físico. As diretrizes práticas oferecem duas opções aos profissionais quando a anamnese e o exame físico não são reveladores: a não realização de exames laboratoriais ou a realização de uma testagem limitada, o que inclui hemograma completo com avaliação para eosinofilia, velocidade de hemossedimentação e nível do hormônio estimulante da tireoide. A grande maioria dos casos de urticária crônica está associada com a ausência de anormalidades laboratoriais. As lesões da urticária que duram > 36 horas, resultam em formação de cicatriz e são relatadas como indolores e não pruriginosas justificam a obtenção de biópsia para avaliação de infiltração celular, debris nucleares e necrose fibrinoide de vênulas consistente com vasculite urticariforme. O angioedema crônico sem urticária justifica a avaliação dos níveis de complemento. Pápulas eritematosas e hiperpigmentadas concomitantes que apresentam urticária ao serem friccionadas, na ausência de angioedema, levantam a possibilidade da mastocitose. Uma história de viagens deve desencadear uma avaliação para parasitas.

O diagnóstico do AH é sugerido não apenas pela história familiar, como também pela inexistência de prurido e lesões urticariformes, pela ocorrência de repetidas exacerbações gastrintestinais de cólica e por episódios de edema da laringe. O diagnóstico laboratorial depende da demonstração da deficiência do antígeno C1INH (tipo 1) ou de uma proteína não funcional (tipo 2) por ensaio de inibição catalítica. C4 e C2 são cronicamente depletados e caem ainda mais durante as crises em razão da ativação adicional de C1. Os pacientes com formas adquiridas de deficiência de C1INH têm as mesmas manifestações clínicas, mas diferem devido à ausência de um elemento familiar. Além disso, os soros desses pacientes mostram diminuição da função do C1 e da proteína C1q, bem como de C1INH, C4 e C2. Por fim, o AH de tipo 3 está associado a níveis normais de proteínas do complemento e a uma mutação do gene do fator XII.

TRATAMENTO
Urticária e angioedema

Na maioria das formas de urticária, os anti-histamínicos H_1 atenuam as lesões e o prurido de forma eficaz. Geralmente, são usados primeiro os agentes de longa ação e não sedativos, como a loratadina, a desloratadina e a fexofenadina, ou os agentes pouco sedativos, como a cetirizina e a levocetirizina, podendo ser aumentados para até 4×/dia. Os anti-histamínicos de gerações anteriores, como a clorfeniramina e a difenidramina, causam sedação e disfunção psicomotora, incluindo redução da coordenação das mãos e dos olhos e comprometimento das habilidades necessárias para operar máquinas. Os efeitos anticolinérgicos (muscarínicos) incluem distúrbio visual, retenção urinária e constipação. As diretrizes para a prática clínica indicam que a adição de um antagonista H_2, como a ranitidina ou a famotidina em doses convencionais, ou de um antagonista do receptor $CysLT_1$, como o montelucaste 10 mg/dia e o zafirlucaste 20 mg, 2×/dia, podem trazer benefícios adicionais quando os anti-histamínicos H_1 são inadequados. Na urticária crônica que não tenha respondido às combinações anteriores, os anticorpos monoclonais anti-IgE como o omalizumabe representam a próxima linha de tratamento atualmente. Os agentes mais antigos dotados de propriedades anti-histamínicas (p. ex., doxepina, ciproeptadina e hidroxizina) mostram eficácia comprovada quando os anti-histamínicos H_1 falham, mas são sedativos e menos efetivos do que o omalizumabe.

Os glicocorticoides tópicos são ineficazes, e as preparações sistêmicas em geral são evitadas nas urticárias idiopáticas, induzidas por alérgenos ou físicas, por apresentarem toxicidade em longo prazo. Os glicocorticoides sistêmicos são úteis no tratamento dos pacientes com urticária de pressão, urticária vasculítica (principalmente se houver predomínio de eosinófilos), angioedema idiopático com ou sem urticária, ou urticária crônica com resposta insatisfatória ao tratamento tradicional e devem ser considerados em qualquer paciente com doença debilitante. Na urticária vasculítica persistente, a hidroxicloroquina, a dapsona ou a colchicina podem ser acrescentadas ao regime terapêutico antes ou juntamente aos glicocorticoides sistêmicos. A ciclosporina é eficaz para pacientes com urticária idiopática crônica grave com resposta insatisfatória às outras modalidades de tratamento e/ou quando há necessidade de usar glicocorticoides.

ANGIOEDEMA MEDIADO POR BRADICININA

A infusão da proteína C1INH derivada do plasma e de lanadelumabe, um anticorpo monoclonal anticalicreína plasmática, está aprovada para a profilaxia das crises de AH. A administração da proteína C1INH derivada do plasma ou recombinante, de um antagonista do receptor de bradicinina 2 (icatibanto) ou de um inibidor de calicreína (ecalantida) pode ser usada para tratar uma crise aguda de AH. As opções preventivas mais antigas e econômicas incluem os andrógenos atenuados, que estimulam a produção de uma quantidade de C1INH funcional por um gene normal. O agente antifibrinolítico ácido ε-aminocaproico pode ser usado na profilaxia pré-operatória, mas está contraindicado nos pacientes com tendências trombóticas ou aterosclerose arterial. A infusão de plasma fresco congelado pode ser usada para as crises agudas em um contexto de falta de acesso aos agentes terapêuticos mais modernos. Os estudos publicados são conflitantes em relação à eficácia dos antagonistas do receptor de bradicinina 2 e da proteína C1INH no tratamento do angioedema induzido por IECAs. O tratamento da doença autoimune ou maligna subjacente é indicado para a deficiência adquirida de C1INH.

RINITE ALÉRGICA

DEFINIÇÃO

A rinite caracteriza-se por espirros; rinorreia; obstrução das vias nasais; prurido conjuntival, nasal e faríngeo; e lacrimejamento, podendo ser classificada como alérgica ou não alérgica. Uma história clínica de sintomas de rinite seguindo uma relação temporal com a exposição ao alérgeno aliada à comprovação de sensibilização a um alérgeno ambiental são requisitos para o estabelecimento do diagnóstico de rinite alérgica. Embora comumente seja sazonal por ser provocada por polens transportados pelo ar, a rinite pode ser perene em um ambiente de exposição crônica a ácaros da poeira doméstica, pelos de animais ou produtos de insetos (baratas). A prevalência geral na América do Norte aumentou ao longo dos últimos 20 anos, atingindo os atuais 10 a 30%, com um pico de prevalência > 30% ocorrendo na quinta década de vida.

FATORES PREDISPONENTES E ETIOLOGIA

A rinite alérgica, em geral, ocorre em indivíduos atópicos, muitas vezes em associação com dermatite atópica, alergia alimentar, urticária e/ou asma (Cap. 287). Até 50% dos pacientes com rinite alérgica manifestam asma, ao passo que 70 a 80% dos indivíduos com asma e 80% daqueles com sinusite bilateral crônica apresentam rinite alérgica. O sexo feminino, a exposição à poluição atmosférica particulada e o tabagismo materno aumentam o risco de desenvolvimento de rinite alérgica.

Árvores, gramíneas e ervas daninhas polinizadas pelo vento produzem quantidades suficientes de pólen, propícias para uma ampla distribuição pelas correntes de ar, para deflagrar a rinite alérgica sazonal. Historicamente, as épocas da polinização dessas espécies variam muito pouco de um ano para outro em determinado local, mas podem ser bastante diferentes em outros climas. Nas regiões temperadas da América do Norte, as árvores geralmente polinizam entre março e maio, as gramíneas, em junho no início de julho, e as ervas daninhas, entre meados de agosto e início de outubro. Os mofos, que se encontram amplamente distribuídos na natureza por se formarem no solo ou na matéria orgânica em decomposição, propagam esporos em um padrão dependente das condições climáticas. A mudança climática tem um impacto nesses padrões, com a polinização precoce das árvores e o prolongamento da temporada das ervas daninhas associados ao adiamento da primeira geada. Em estudos laboratoriais, a exposição a elevadas concentrações de dióxido de carbono aumenta a produção de pólen por ervas como a ambrósia e o capim-timóteo. A rinite alérgica perene ocorre em resposta a alérgenos presentes no ano inteiro, incluindo pelos de animais, proteínas derivadas das baratas, esporos de fungos ou ácaros da poeira (como *Dermatophagoides farinae* e *Dermatophagoides pteronyssinus*). Os ácaros da poeira são removedores da pele humana e excretam alérgenos de cisteína-protease em suas fezes.

FISIOPATOLOGIA E MANIFESTAÇÕES

Rinorreia transitória, espirros, obstrução das vias nasais com lacrimejamento e prurido da conjuntiva, da mucosa nasal e da orofaringe são as manifestações típicas da rinite alérgica. A mucosa nasal é pálida e úmida, a conjuntiva mostra-se congestionada e edemaciada, e a faringe, em geral, não tem alterações típicas. O edema dos cornetos nasais e das membranas mucosas com obstrução dos óstios sinusais e das tubas auditivas provoca infecções secundárias dos seios da face e da orelha média, respectivamente. Um número crescente de pacientes com rinite alérgica sazonal apresenta síndrome da alergia pólen-alimento, caracterizada por prurido orofaríngeo e/ou edema leve após a ingesta de alimentos à base de vegetais da mesma família que árvores, gramíneas e ervas daninhas, as quais contêm alérgenos com reatividade cruzada.

O nariz tem uma área ampla de mucosa em razão das dobras dos cornetos nasais e tem a função de ajustar a temperatura e o conteúdo de umidade do ar inalado, bem como filtrar partículas maiores que 10 μm por meio do choque contra uma cobertura de muco; a ação ciliar movimenta as partículas retidas na direção da faringe. A retenção do pólen e a digestão de seu revestimento externo pelas enzimas da mucosa (p. ex., lisozimas) liberam alérgenos proteicos. A interação inicial ocorre entre o alérgeno e os mastócitos intraepiteliais e, em seguida, também envolve os mastócitos perivenulares mais profundos, ambos sensibilizados com IgE específica. Durante a estação sintomática, quando as mucosas já se encontram edemaciadas e hiperêmicas, existe uma reatividade adversa mais intensa ao pólen sazonal, bem como a irritantes, como fumaça de cigarro e aromas. Os espécimes de biópsia da mucosa nasal durante a rinite sazonal mostram edema com infiltração de eosinófilos, além de alguns basófilos e neutrófilos.

O líquido da superfície mucosa contém IgA e IgE, que aparentemente surge por difusão de plasmócitos nas proximidades das superfícies mucosas. A IgE fixa-se aos mastócitos da mucosa e da submucosa, e a intensidade da resposta clínica aos alérgenos inalados é proporcional à quantidade de pólen presente na natureza. Em indivíduos sensíveis, a introdução de alérgenos no nariz está associada com espirros, obstrução nasal e secreção, sendo que o líquido contém histamina, PGD_2 e leucotrienos. Desse modo, os mastócitos da mucosa e da submucosa nasais produzem e liberam mediadores por reações IgE-dependentes capazes de produzir edema tecidual e infiltração eosinofílica.

DIAGNÓSTICO

O diagnóstico da rinite alérgica sazonal depende basicamente da história precisa de ocorrência coincidente com a polinização das ervas, das gramas ou das árvores. A natureza persistente da rinite alérgica perene decorrente da contaminação da residência ou do local de trabalho dificulta a interpretação da história clínica, mas a sintomatologia pode ser variável, e isso pode estar relacionado à exposição a pelos de animais, ácaros da poeira e/ou alérgenos de barata, esporos fúngicos ou alérgenos ocupacionais (p. ex., látex). Os pacientes com rinite perene, em geral, desenvolvem a doença na vida adulta e apresentam congestão nasal com secreção retronasal, geralmente associada ao espessamento das membranas sinusais demonstrado por radiografia. A rinite não alérgica com síndrome de eosinofilia (NARES, do inglês *nonallergic rhinitis with eosinophilia syndrome*) perene ocorre em pacientes de meia-idade e caracteriza-se por obstrução nasal, anosmia, sinusite crônica e uma proeminente secreção nasal eosinofílica na ausência de sensibilização ao alérgeno. O termo *rinite vasomotora* ou *rinite não alérgica perene* descreve uma condição de reatividade nasofaríngea aumentada, na qual se observa um complexo sintomático semelhante ao da rinite alérgica perene provocado por estímulos inespecíficos, inclusive odores químicos, variações da temperatura e da umidade e alterações posturais, porém sem eosinofilia tecidual nem etiologia alérgica. Outros distúrbios que devem ser excluídos são anormalidades estruturais da nasofaringe; exposição a substâncias irritantes; rinite gustatória associada à ativação colinérgica, que ocorre durante a ingestão de alimentos ou álcool; hipotireoidismo; infecção do trato respiratório superior; gravidez com edema acentuado da mucosa nasal; uso tópico prolongado de agentes α-adrenérgicos na forma de *spray* nasal (rinite medicamentosa); e uso de alguns agentes sistêmicos, como antagonistas β-adrenérgicos, IECAs, vasodilatadores diretos (hidralazina), antagonistas do receptor $α_1$-adrenérgico, estrogênios, progesterona, anti-inflamatórios não esteroides (AINEs), gabapentina, inibidores de 5-fosfodiesterase e psicotrópicos (risperidona, clorpromazina, amitriptilina).

As secreções nasais dos pacientes alérgicos são ricas em eosinófilos, e é comum encontrar graus modestos de eosinofilia periférica. A demonstração de neutrofilia local ou sistêmica indica infecção. O nível sérico total de IgE em geral está elevado, mas a demonstração da especificidade imunológica para IgE é fundamental para o diagnóstico etiológico. Um teste cutâneo por via intracutânea (punção ou picada) com os alérgenos de interesse possibilita a identificação rápida e confiável da IgE alérgeno-específica que sensibilizou os mastócitos cutâneos. O teste intracutâneo positivo com extrato a 1:10 a 1:20 (peso/volume) tem alto valor preditivo para presença de alergia. O teste intradérmico com 0,05 mL da diluição de 1:500 a 1:1.000 pode ser realizado em seguida se houver indicação com base na história quando o teste intracutâneo for negativo; contudo, embora mais sensível, esse último teste é menos confiável, devido à reatividade de alguns indivíduos assintomáticos à dose de teste.

Os métodos mais modernos para detectar IgE total, incluindo o desenvolvimento de ensaios imunoabsorventes ligados à enzima (ELISAs, do inglês *enzyme-linked immunosorbent assays*) que utilizam anti-IgE ligada a uma partícula em fase sólida ou líquida, possibilitam determinações rápidas com relação custo-benefício favorável. A quantificação da anti-IgE específica no soro é obtida por sua ligação ao alérgeno e pela quantificação por captação subsequente do anticorpo anti-IgE marcado. Em comparação com o teste cutâneo, o ensaio para IgE específica no soro é menos sensível, mas tem especificidade alta.

TRATAMENTO
Rinite alérgica

Embora evitar o alérgeno seja o meio mais custo-efetivo de controlar a rinite alérgica, isso só é viável no caso do pelo de animais e, possivelmente, dos ácaros da poeira. O tratamento com agentes farmacológicos representa a abordagem inicial padrão para a rinite alérgica sazonal ou perene. Os anti-histamínicos orais H_1 de ação prolongada, como a fexofenadina, a loratadina, a desloratadina, a cetirizina e a levocetirizina, são eficazes para o prurido nasofaríngeo, os espirros e a rinorreia aquosa, assim como para as manifestações oculares de prurido, lacrimejamento e eritema, mas têm menos eficácia para a congestão nasal. Eles reduzem em cerca de um terço os sintomas nasais e oculares. Esses anti-histamínicos são menos lipofílicos e mais H_1-seletivos, minimizando sua capacidade de atravessar a barreira hematencefálica e reduzindo, assim, seus efeitos sedativos e anticolinérgicos; eles não diferem de maneira apreciável quanto ao alívio da rinite e/ou dos espirros.

Os glicocorticoides intranasais de alta potência são os fármacos mais efetivos disponíveis para o alívio da rinite estabelecida, sazonal ou perene e são eficazes para aliviar tanto a congestão nasal como os sintomas oculares. Além disso, esses fármacos causam muito menos efeitos colaterais quando comparados com agentes da mesma classe administrados por via oral. O efeito colateral mais comum é irritação local, com a proliferação fúngica excessiva sendo uma ocorrência rara. Os glicocorticoides intranasais disponíveis hoje – beclometasona, flunisolida, triancinolona, budesonida, propionato ou furoato de fluticasona, ciclesonida e furoato de mometasona – têm eficácia semelhante no alívio dos sintomas nasais, inclusive da congestão; esses fármacos proporcionam alívio sintomático em até 70%, com alguma variação no tempo que leva até o início da melhora. Os anti-histamínicos nasais azelastina e olopatadina podem beneficiar indivíduos com rinite vasomotora não alérgica, além de terem benefício adicional em relação aos esteroides intranasais na rinite alérgica; entretanto, produzem um efeito adverso de disgeusia (perversão do paladar) em alguns pacientes. Os descongestionantes nasais alternativos incluem agentes α-adrenérgicos, como a fenilefrina ou a oximetazolina. Entretanto, a duração de sua eficácia é limitada devido à rinite de rebote (i.e., a utilização por 7-14 dias pode causar rinite medicamentosa) e a respostas sistêmicas como hipertensão. Os descongestionantes orais à base de agonistas α-adrenérgicos contendo pseudoefedrina podem melhorar o manejo da congestão nasal, geralmente em combinação com um anti-histamínico. Esses produtos contendo pseudoefedrina podem causar insônia e estão contraindicados aos pacientes com glaucoma de ângulo fechado, retenção urinária, hipertensão grave, arteriopatia coronariana grave ou gravidez no primeiro trimestre. O antagonista de $CysLT_1$ montelucaste está aprovado para tratamento das rinites sazonal e perene. Porém, ele é menos efetivo que os anti-histamínicos H_1 e os glicocorticoides nasais, havendo relatos de eventos neuropsiquiátricos que levaram a Food and Drug Administration (FDA) a aumentar as precauções em relação ao medicamento. O *spray* nasal de cromoglicato sódico inibe a degranulação dos mastócitos e pode ser usado de modo profilático e contínuo no decorrer da estação, ou ainda conforme a necessidade antes de uma exposição conhecida. O ipratrópio tópico é um agente anticolinérgico eficaz para amenizar a rinorreia, inclusive de pacientes com sintomas perenes não alérgicos. Além disso, ele pode produzir um efeito benéfico aditivo quando combinado com glicocorticoides intranasais. Para a conjuntivite alérgica concomitante, o tratamento tópico com cromoglicato sódico é eficaz para os sintomas alérgicos leves, ao passo que os anti-histamínicos tópicos, como a olopatadina, a azelastina, o cetotifeno ou a epinastina, administrados no olho, proporcionam o rápido alívio do prurido e da vermelhidão, além de serem mais eficazes do que os anti-histamínicos orais.

Imunoterapia A imunoterapia consiste na exposição repetida aos alérgenos considerados especificamente responsáveis pelo complexo sintomático. Atualmente, existem duas formas de imunoterapia: subcutânea (ITSC) e sublingual (ITSL). Estudos controlados randomizados com alérgenos de erva-daninha, gramíneas, ácaros da poeira e pelo de gato administrados via ITSC para tratar rinite alérgica demonstraram melhora significativa do controle dos sintomas em comparação com o uso apenas de medicação, além da vantagem de proporcionar benefício duradouro e uma redução nos sintomas de asma, no uso de medicamentos e na hiper-reatividade brônquica na asma alérgica. As diretrizes clínicas recomendam que a duração da ITSC seja de 3 a 5 anos, e o tratamento pode ser interrompido quando o paciente apresentar sintomas mínimos ao longo de duas estações consecutivas de exposição ao alérgeno. A melhora clínica parece estar relacionada com a administração de uma dose alta do alérgeno relevante com aumento gradual da concentração e progressão de intervalos semanais para mensais. As injeções de ITSC ocorrem em um local licenciado para tratamento; 2 a 3% dos pacientes em ITSC apresentam uma reação sistêmica, incluindo anafilaxia, em um período de 12 meses. A maioria dessas reações ocorre logo após a injeção e, assim, os pacientes devem permanecer no local do tratamento por pelo menos 30 minutos após administração de alérgenos para que quaisquer reações sistêmicas possam ser manejadas. As reações locais com eritema e enduração não são raras e podem persistir por 1 a 3 dias. A ITSL é preparada como um comprimido a ser dissolvido embaixo da língua em casa após a primeira dose. A eficácia da ITSL é comparável à da ITSC, porém apenas para as três formulações de alérgenos atualmente disponíveis – ácaro de poeira, capim-timóteo/gramínea-do-norte e ambrósia-curta. As reações sistêmicas são menos frequentes na ITSL, contudo, é comum haver prurido oral transitório. A imunoterapia está contraindicada em pacientes com doença cardiovascular significativa ou com asma instável. Ocorreram casos graves de anafilaxia após a imunoterapia com alérgenos quando os pacientes estavam usando um agente bloqueador β-adrenérgico. Assim, a imunoterapia deve ser realizada com cautela em qualquer paciente que necessite de bloqueadores β-adrenérgicos devido à dificuldade de manejo das complicações anafiláticas.

A imunoterapia deve ser reservada para a rinite sazonal ou perene claramente comprovada que tenha relação clínica com a exposição a um alérgeno definido, com confirmação pela presença de IgE alérgeno-específica por meio do teste cutâneo ou do teste *in vitro* de IgE específica. A resposta à imunoterapia está associada a um complexo de efeitos celulares e humorais, que inclui modulação na produção de citocinas pelas células T e expansão de IgG_4 alérgeno-específica. O tratamento sistêmico com omalizumabe, um anticorpo monoclonal anti-IgE, é eficaz na rinite alérgica e pode ser utilizado com imunoterapia para melhorar a segurança e a eficácia. Entretanto, atualmente esse fármaco é aprovado apenas para uso no tratamento de pacientes com asma alérgica persistente não controlada com terapia à base de glicocorticoides inalatórios ou com urticária idiopática crônica não controlada por anti-histamínicos H_1 orais.

A sequência do tratamento da rinite alérgica ou perene baseado no diagnóstico alérgeno-específico e no manejo em etapas de acordo com a necessidade para controlar os sintomas deveria incluir: (1) identificar os alérgenos agressores com base na história, com confirmação da presença de IgE alérgeno-específica por testes cutâneos e/ou ensaios sorológicos; (2) evitar o alérgeno agressor; e (3) realizar tratamento clínico em etapas **(Fig. 352-4)**. Os sintomas intermitentes leves da rinite alérgica são tratados com anti-histamínicos orais, antagonistas orais do receptor de $CysLT_1$, anti-histamínicos intranasais ou cromoglicato sódico intranasal. A rinite alérgica moderada a grave é controlada com glicocorticoides intranasais e anti-histamínicos orais, antagonistas orais do receptor de $CysLT_1$ ou combinações de anti-histamínicos/descongestionantes. A rinite alérgica persistente ou sazonal, a rinoconjuntivite ou a asma persistentemente descontrolada mesmo com terapia médica máxima justificam considerar a instituição de imunoterapia alérgeno-específica.

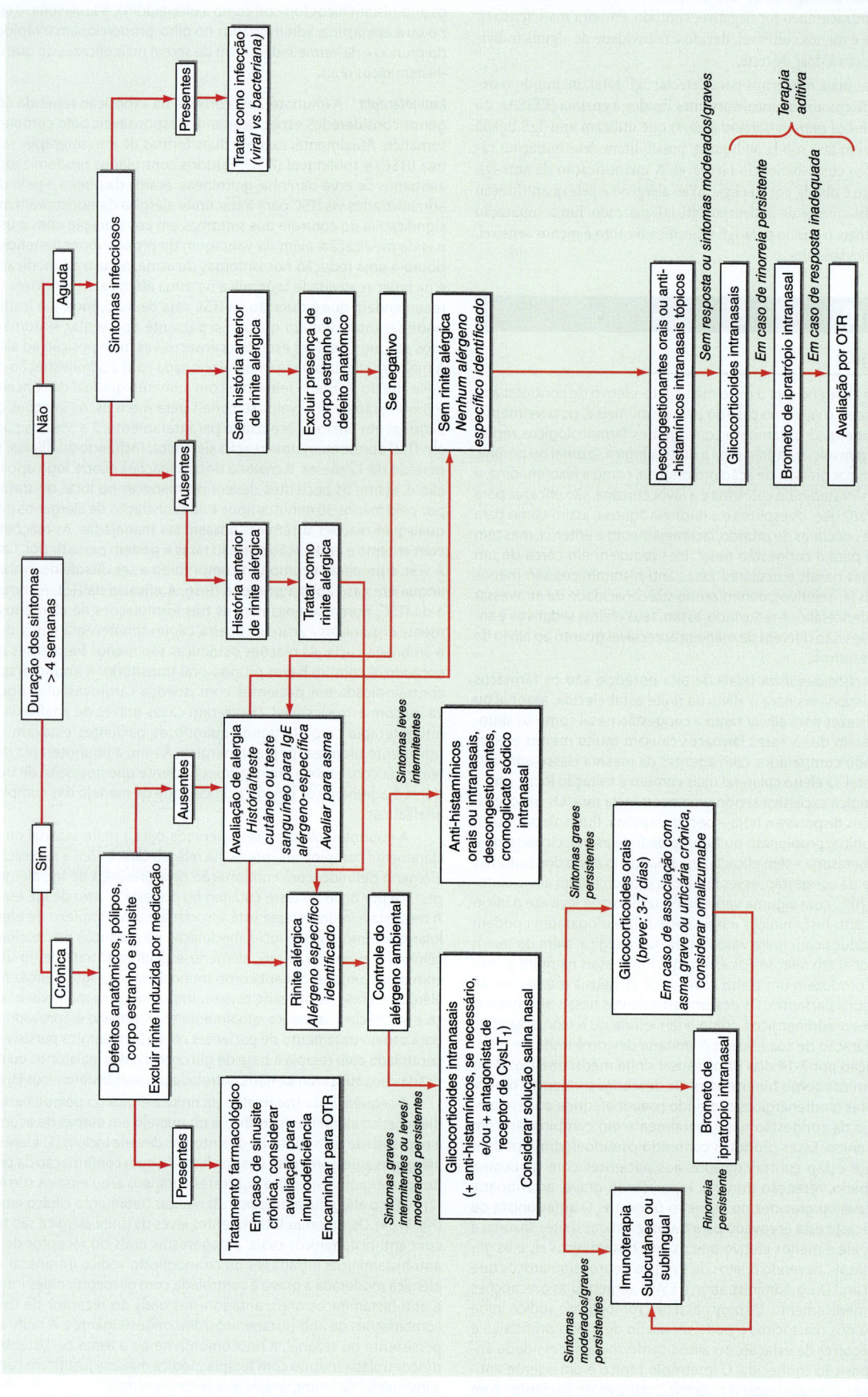

FIGURA 352-4 Algoritmo para o diagnóstico e o manejo da rinite. A forma persistente é definida por uma duração > 4 dias por semana por > 4 semanas. A forma moderada/grave é definida por sono prejudicado, comprometimento das atividades do dia a dia (escola, trabalho, esporte, lazer) e/ou sintomas problemáticos. CysLT, cisteinil-leucotrieno; IgE, imunoglobulina E; OTR, otorrinolaringologista.

LEITURAS ADICIONAIS

Bernstein DI et al: Allergic rhinitis: Mechanisms and treatment. Immunol Allergy Clin North Am 36:261, 2016.
Cho SH et al: Chronic rhinosinusitis without nasal polyps. J Allergy Clin Immunol Pract 4:575, 2016.
Cicardi M et al: Classification, diagnosis, and approach to treatment for angioedema: Consensus report from the Hereditary Angioedema International Working Group. Allergy 69:602, 2014.
Corren J et al: Allergic and nonallergic rhinitis, in *Middleton's Allergy: Principles and Practice*, 8th ed. NF Adkinson et al (eds). Philadelphia, Saunders, 2014, pp 664–685.
Jutel M et al: International consensus on allergen immunotherapy II: Mechanisms, standardization, and pharmacoeconomics. J Allergy Clin Immunol 137:358, 2016.
Maurer M et al: Omalizumab for the treatment of chronic idiopathic or spontaneous urticaria. N Engl J Med 368:924, 2013.
Saini SS: Urticaria and angioedema, in *Middleton's Allergy: Principles and Practice*, 8th ed. NF Adkinson et al (eds). Philadelphia, Saunders, 2014, pp 575–587.

353 Anafilaxia
David Hong, Joshua A. Boyce

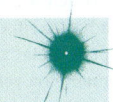

A anafilaxia é uma reação alérgica sistêmica potencialmente fatal envolvendo um ou mais sistemas orgânicos que normalmente ocorre em questão de segundos a minutos de exposição ao deflagrador anafilático. Os agentes deflagradores de anafilaxia mais frequentes são fármacos, alimentos ou ferroada de himenópteros. O termo *anafilaxia* foi descrito pela primeira vez em 1902 por Charles Richet e Paul Portier, que tentaram imunizar cães contra a toxina da anêmona-do-mar do mesmo modo como Pasteur conseguiu vacinar pessoas contra o vírus da varíola. Para espanto dos pesquisadores, a administração repetida de pequenas doses subletais da toxina da anêmona-do-mar induzia consistentemente a morte aguda quando readministradas 2 a 3 semanas após a "vacinação" inicial com a mesma toxina. O fenômeno foi denominado anafilaxia (*ana*, anti; *phylaxis*, proteção ou defesa), visto que a vacinação com toxina de anêmona-do-mar havia resultado no oposto do efeito imunológico desejado. Em 1913, Charles Richet recebeu o Prêmio Nobel de Fisiologia ou Medicina por esse trabalho, a partir do qual surgiram ideias adicionais sobre hipersensibilidade e biologia de mastócitos.

MANIFESTAÇÕES CLÍNICAS

Enquanto 80 a 90% dos episódios anafiláticos são unifásicos, cerca de 10 a 20% dos casos são bifásicos e apresentam sintomas anafiláticos que retornam em pelo menos 1 hora após a resolução dos sintomas iniciais. As reações anafiláticas são particularmente perigosas quando há hipotensão ou hipoxia, podendo levar ao colapso cardiovascular ou à insuficiência respiratória, respectivamente. Pode haver obstrução das vias aéreas superiores ou inferiores, ou de ambas. O edema da laringe pode ser percebido como uma "bola" na garganta, rouquidão ou estridor, ao passo que a obstrução brônquica está associada à sensação de constrição no peito ou a sibilos audíveis. Os pacientes com asma estão predispostos a desenvolver acometimento grave das vias aéreas inferiores e apresentar mortalidade aumentada associada à anafilaxia. Nos casos fatais de obstrução brônquica detectável clinicamente, os pulmões apresentam hiperinsuflação acentuada aos exames macroscópico e microscópico. Entretanto, as anormalidades microscópicas observadas nos brônquios limitam-se às secreções intraluminais, à congestão peribrônquica, ao edema da submucosa e à infiltração por eosinófilos; o enfisema agudo é atribuído ao broncospasmo intratável, que regride após a morte do paciente. O angioedema que leva à morte por obstrução mecânica envolve a epiglote e a laringe, mas o processo também é observado na hipofaringe e, em parte, na traqueia. Ao exame microscópico, há separação ampla das fibras de colágeno e dos elementos glandulares, além de congestão vascular e infiltrados eosinofílicos. Os pacientes que morrem de colapso vascular sem história pregressa de hipoxia por insuficiência respiratória têm congestão visceral com possível perda de volume de líquido intravascular. As anormalidades eletrocardiográficas (com ou sem infarto) detectadas em alguns pacientes podem refletir uma complicação cardíaca primária mediada pelos mastócitos (que são proeminentes perto dos vasos coronarianos) ou ser secundárias à redução crítica do volume sanguíneo.

As manifestações gastrintestinais representam outra manifestação grave de anafilaxia, incluindo náusea, vômito, dor abdominal em cólica e/ou incontinência fecal. O angioedema da parede intestinal também pode causar uma depleção de volume intravascular suficiente para precipitar o colapso cardiovascular.

As manifestações cutâneas estão entre as apresentações mais comuns de anafilaxia (> 90% dos casos). Os sintomas incluem erupções urticariformes, rubor com eritema difuso e/ou sensação de calor generalizada. As erupções urticariformes são intensamente pruriginosas e podem ser localizadas ou difusas. Elas podem coalescer e formar pápulas gigantes, mas raramente persistem por mais de 48 horas.

FISIOPATOLOGIA

Muitos dos importantes mediadores iniciais de anafilaxia derivam de mastócitos, basófilos e eosinófilos. Os mastócitos e os basófilos têm grânulos pré-formados contendo histamina, proteases (triptase, quimase), proteoglicanos (heparina, sulfato de condroitina) e fator de necrose tumoral α (TNF-α, do inglês *tumor necrosis factor* α), os quais são rapidamente liberados no tecido circundante mediante ativação celular, em um processo conhecido como degranulação. Mastócitos, basófilos e eosinófilos também são fontes de produtos derivados do ácido araquidônico, os quais incluem cisteinil-leucotrienos, prostaglandinas e fator ativador plaquetário (PAF, do inglês *platelet-activating factor*). A liberação de histamina resulta em rubor, urticária, prurido e, quando em altas concentrações, hipotensão e taquicardia. Os cisteinil-leucotrienos e a prostaglandina D_2 causam broncoconstrição e aumento da permeabilidade microvascular. A prostaglandina D_2 causa eritema cutâneo, além de atrair eosinófilos e basófilos para o sítio de ativação do mastócito. Os níveis séricos de PAF têm correlação com a gravidade da anafilaxia e são inversamente proporcionais aos níveis constitutivos de PAF acetil-hidrolase, enzima necessária à inativação do PAF. A triptase e a quimase podem ativar as vias do complemento e da coagulação. A ativação dessas vias resulta na produção das anafilatoxinas C3a e C5a, bem como na ativação do sistema calicreína-cinina regulador da pressão arterial e da permeabilidade vascular. As ações desses mediadores anafiláticos provavelmente são aditivas ou sinérgicas nos tecidos-alvo.

FATORES PREDISPONENTES E MECANISMOS

Como as manifestações mais perigosas de anafilaxia envolvem os sistemas circulatório ou respiratório, a asma preexistente e a doença cardiovascular subjacente poderiam levar a uma descompensação mais rápida a partir da anafilaxia. A atopia geralmente não é considerada um fator de risco de anafilaxia por reação farmacológica ou ferroada de himenópteros, mas está associada à sensibilidade ao radiocontraste, à anafilaxia induzida por exercício, à anafilaxia idiopática e à alergia a alimentos ou ao látex. A anafilaxia grave a himenópteros (em geral com hipotensão proeminente) pode ser uma característica de apresentação da mastocitose sistêmica subjacente. A alergia aos himenópteros também é mais provável em pacientes cujas ocupações os colocam em regular proximidade de insetos dotados de ferrão (p. ex., criadores de abelhas, coletores de caminhões de lixo e jardineiros). Mais comumente, a ligação cruzada induzida por alérgeno de receptores FcεRI ligados à IgE em mastócitos e basófilos inicia os eventos de transdução de sinal que levam às síndromes de hipersensibilidade, como a anafilaxia. A geração de IgE alérgeno-específica é o resultado final da sensibilização via sistema imune adaptativo. Embora os mecanismos subjacentes à sensibilização fujam do escopo deste capítulo, fatores ambientais, respostas imunes inatas e citocinas estão entre as diversas variáveis que levam à produção de IgE antígeno-específica por células B e plasmócitos. As alergias farmacológicas mediadas por IgE são mais comuns com antibióticos e certos agentes quimioterápicos, ainda que, no plano teórico, possam ocorrer com quase qualquer medicamento. Como no caso das alergias ambientais, a exposição repetida ao antígeno causador de alergia é um importante fator de risco para se ter em mente ao avaliar pacientes com anafilaxia. No caso da alergia à carboplatina, a incidência de hipersensibilidade é de 27% entre pacientes submetidos a 7 ou mais infusões ao longo da vida e de 46% entre pacientes submetidos a 15 ou mais infusões. De modo similar, pacientes com fibrose cística apresentam uma incidência relativamente alta de reações alérgicas aos antibióticos intravenosos (IV) que recebem periodicamente para "limpeza" periódica da via aérea. Os fármacos também podem atuar como haptenos que formam conjugados imunogênicos com proteínas do hospedeiro. O hapteno conjugado pode ser o composto original, um produto de armazenamento derivado não enzimaticamente ou um metabólito formado no hospedeiro. Os biológicos recombinantes também podem induzir a formação de IgE contra as proteínas ou contra as estruturas glicosiladas que atuam como imunógenos. Surtos de anafilaxia causados pelo anticorpo contra o receptor do fator de crescimento epidérmico (EGFR, do inglês *epidermal growth factor receptor*) cetuximabe foram relatados em associação com títulos elevados de IgE sérica contra a α-1,3-galactose (alfa-gal), um oligossacarídeo encontrado em mamíferos não primatas. O cetuximabe é derivado de uma linhagem celular murina que expressa uma transferase cujo alvo é a porção Fab′ da cadeia pesada do cetuximabe com alfa-gal. Curiosamente, pacientes com história de múltiplas picadas de carrapatos *Amblyomma americanum*, comumente encontrados nos estados da Carolina do Norte, da Carolina do Sul, do Arkansas e do Tennessee, nos Estados Unidos, tendem a ter mais IgE anti-alfa-gal do que os pacientes-controles que vivem fora desses estados norte-americanos. Alguns indivíduos que se tornam sensibilizados à alfa-gal podem desenvolver episódios de anafilaxia tardia à carne bovina, à carne de cordeiro e à carne suína.

A ativação de mastócitos não mediada por IgE secundária a determinados fármacos é clinicamente indistinguível das reações de hipersensibilidade mediadas por IgE clássicas, mas ela pode ocorrer na primeira exposição conhecida, pois não há necessidade de sensibilização prévia dos mastócitos pela IgE. Foi demonstrado em modelos murinos e em estudos *in vitro* usando células humanas que o MRGPRX2, um receptor acoplado à proteína G que é muito expresso em mastócitos cutâneos, induz a ativação de mastócitos e a liberação de mediadores secundárias a fármacos bloqueadores neuromusculares (BNMs), quinolonas e icatibanto. Esses achados são clinicamente significativos porque os BNMs são uma causa relativamente comum de anafilaxia perioperatória e em outros cenários que necessitem de intubação endotraqueal e porque as quinolonas são uma família de antibióticos comumente utilizada. O icatibanto, um antagonista do receptor de bradicinina 2 administrado por injeção subcutânea para o tratamento de crises agudas de angioedema hereditário, sabidamente resulta em reações frequentes no local da injeção. Outro exemplo de anafilaxia não mediada por IgE é demonstrado com o paclitaxel, um agente quimioterápico mais comumente utilizado em combinação com carboplatina no tratamento do câncer de ovário. Ele é um derivado da casca do teixo que requer óleo de rícino polietoxilado (Cremophor) para ser solubilizado em solução aquosa. Foi demonstrado *in vitro* que o Cremophor ativa a cascata do complemento, resultando em liberação complemento-dependente de histamina por mastócitos e basófilos. Uma versão de paclitaxel que é solubilizada por meio da ligação a nanopartículas de albumina, o Abraxane, apresenta uma taxa de hipersensibilidade significativamente menor, sobretudo em pacientes que tenham apresentado reações infusionais ao paclitaxel solubilizado em Cremophor. As reações aos radiocontrastes e à vancomicina são outros exemplos de hipersensibilidade não mediada por IgE. Os opiáceos e os anti-inflamatórios não esteroides (AINEs) são outras categorias de medicamentos que podem gerar reações adversas similares.

DIAGNÓSTICO

O diagnóstico de uma reação anafilática depende principalmente da história de aparecimento de sinais e sintomas em segundos a minutos após o encontro com o possível agente desencadeante. Uma exceção é a anafilaxia tardia à carne bovina em pacientes alfa-gal-sensibilizados. Todos os esforços no sentido de identificar as causas específicas devem ser empreendidos para, assim, minimizar o risco de anafilaxia recorrente. Se um fármaco ou alimento específico for suspeito, pode ser útil realizar testes cutâneos ou séricos de IgE específica para confirmar as suspeitas clínicas. Diante da impossibilidade de identificar um agente deflagrador específico por anamnese ou testagem, realizar uma avaliação de diáteses atópicas basais subjacentes pode ser útil para identificar fatores de risco que possam ter potencial papel contribuidor. No contexto agudo, os biomarcadores laboratoriais de degranulação de mastócitos podem ser úteis para comprovar a gravidade de um episódio anafilático. O biomarcador sérico mais evidente a ser testado – a histamina – tem meia-vida extremamente curta e uma janela de tempo mensurável que expira em menos de 1 hora a contar do início da anafilaxia. O biomarcador mais prático e útil é a triptase sérica, que atinge o pico em 60 a 90 minutos contados do início da anafilaxia e pode ser medida por até 5 horas após o aparecimento da anafilaxia. Pode ser útil fazer o acompanhamento da medida elevada de triptase em um contexto agudo com uma nova dosagem quando o paciente estiver clinicamente estável para estabelecer uma referência basal. Uma triptase basal elevada pode justificar investigação adicional de mastocitose, principalmente se a reação apresentada tiver ocorrido no contexto da ferroada de um himenóptero.

TRATAMENTO

O reconhecimento precoce de uma reação anafilática e a intervenção apropriada têm importância fundamental, dada a possibilidade de ocorrerem complicações graves e até fatais em questão de minutos após a primeira manifestação de sintomas. O tratamento de primeira escolha é a administração intramuscular de 0,3 a 0,5 mL de solução de epinefrina a 1:1.000 (1 mg/mL), com repetição das doses a intervalos de 5 a 20 minutos, conforme necessário para uma reação grave. A falha em usar epinefrina nos primeiros 20 minutos de sintomas é um fator de risco para desfecho clínico adverso em diversos estudos de anafilaxia. Outra variável importante que pode afetar a sobrevivência à anafilaxia é a postura corporal. O posicionamento na vertical ou com o indivíduo sentado pode levar à "síndrome do ventrículo vazio", em que o retorno venoso para o coração é insuficiente em decorrência de uma hipotensão de aparecimento súbito secundária à depleção do volume intravascular. A epinefrina pode acelerar ainda mais o desenvolvimento da síndrome do ventrículo vazio, devido aos seus efeitos cronotrópicos. Por essa razão, recomenda-se que os pacientes que sofrem anafilaxia sejam posicionados em decúbito dorsal antes de receber epinefrina. Agentes vasopressores e fluidos IV podem ser administrados no contexto médico agudo, caso ocorra hipotensão intratável. A epinefrina produz efeitos α e β-adrenérgicos, resultando em vasoconstrição, relaxamento da musculatura lisa dos brônquios e redução da permeabilidade venular aumentada. Os β-bloqueadores podem atenuar essa resposta; portanto, um anti-hipertensivo alternativo pode ser considerado para pacientes com alto risco de necessidade emergencial de epinefrina. A administração apenas de oxigênio por cateter nasal ou acompanhada de nebulização de salbutamol pode ser útil; contudo, a intubação endotraqueal ou a traqueostomia tornam-se obrigatórias para fornecer oxigênio em caso de hipóxia progressiva. Agentes auxiliares, como anti-histamínicos, glicocorticoides e broncodilatadores, também são úteis como terapêuticos para tratar urticária/angioedema e broncoespasmo, assim que o paciente estiver hemodinamicamente estável.

PREVENÇÃO

Evitação A abordagem mais simples e direta de manejo em longo prazo de um paciente com história de anafilaxia é evitar, estritamente, os deflagradores anafiláticos conhecidos e educar sobre o manejo agudo, especificamente instruir o paciente acerca do uso correto e das indicações para uso de epinefrina autoadministrada. A prevenção por toda a vida é difícil quando o deflagrador é uma exposição ocupacional, uma ferroada de himenóptero, um alimento comum (i.e., amendoim) ou um fármaco que representa a única ou a melhor opção terapêutica para o paciente. Para esses pacientes, podem existir opções terapêuticas especiais.

Imunoterapia de veneno É improvável que os pacientes que apresentam apenas reações locais intensas a ferroadas de himenópteros sofram anafilaxia em ferroadas subsequentes. Entretanto, pacientes de qualquer idade que tenham história de anafilaxia comprovada devem ser formalmente avaliados e introduzidos na imunoterapia de veneno (ITV) caso tenham sua história confirmada por teste cutâneo ou sorologia de IgE. A imunoterapia é uma forma de "induzir tolerância" ao alérgeno nos pacientes com a administração seriada por via subcutânea de doses escalonadas de um extrato contendo o alérgeno relevante até uma dose-alvo de manutenção ser alcançada. Como no caso dos desafortunados cães de Richet, a anafilaxia, às vezes, pode ocorrer durante o curso de administração dos extratos da imunoterapia, por isso a formulação e a aplicação dos extratos normalmente são realizadas sob os cuidados de um especialista familiarizado com esse tipo de tratamento. No caso de alergia aos himenópteros, os pacientes recebem extratos de ITV contendo o veneno de himenóptero real com uma dose de manutenção equivalente a 2 a 5 ferroadas. A duração recomendada do tratamento é de 3 a 5 anos; contudo, alguns pacientes que sofreram anafilaxia respiratória ou cardiovascular grave devem receber terapia por toda a vida.

Indução de tolerância preventiva A sensibilidade por IgE a alimentos é mais frequente em bebês e crianças pequenas, em particular com dermatite atópica, e é um fator de risco para anafilaxia (ainda que a detecção da IgE específica por testes cutâneos ou sorológicos tenha valor preditivo relativamente insignificante). A maioria das alergias a ovos, leite, soja ou trigo melhora de forma espontânea durante a infância, mas cerca de 80% das crianças com alergia ao amendoim permanecem sensíveis por toda a vida. Uma elevação aguda na prevalência da alergia ao amendoim também foi observada entre o fim da década de 1990 e o início dos anos 2000, principalmente em países consumidores de dietas ocidentais, onde a idade média no momento da introdução do amendoim era ≥ 3 anos. Curiosamente, em culturas onde o amendoim era introduzido muito mais cedo nas dietas das crianças, a prevalência da alergia ao amendoim se manteve baixa. O estudo de referência Learning Early About Peanut Allergy (LEAP) demonstrou que a introdução precoce da proteína do amendoim na dieta de bebês de alto risco (4-11 meses de idade com dermatite atópica ou alergia a ovos) prevenia o desenvolvimento da maioria dos casos de alergia ao amendoim (80% ou mais) em comparação com as crianças que não consumiram amendoim, mesmo que a sensibilização por IgE (baseada no teste cutâneo positivo) já tivesse se desenvolvido no momento da entrada no estudo. Embora a indução de tolerância nos primeiros anos de vida aparentemente seja essencial à prevenção da reatividade clínica em fases posteriores da vida, ainda não está esclarecido se esse princípio se aplica a outros alimentos comumente associados a reações de hipersensibilidade.

Dessensibilização Para pacientes que sofreram anafilaxia por alergia farmacológica e cujo regime terapêutico exige administração do fármaco agressor, a dessensibilização pode ser uma opção de tratamento em curto prazo para prevenir reações. A dessensibilização deflagra um estado temporário de tolerância ao fármaco em pacientes sensibilizados clinicamente reativos. A dessensibilização é uma técnica comprovada para pacientes alérgicos à penicilina há décadas, e foi recentemente demonstrado que é efetiva para certos agentes quimioterápicos, em particular aqueles à base de platina, que podem induzir sensibilização IgE-mediada com exposições repetidas. Os mecanismos exatos subjacentes à dessensibilização não são completamente conhecidos; no entanto, a tolerância temporária pode ser alcançada por meio da administração seriada de doses escalonadas de fármaco, começando com doses extremamente baixas, no decorrer de horas. Enquanto o paciente continuar recebendo o fármaco em questão a intervalos regulares com base na meia-vida farmacológica, um estado "dessensibilizado" também pode ser mantido até o fármaco se tornar desnecessário. Embora a dessensibilização farmacológica certamente funcione para reações mediadas por IgE, ela tem sido usada em casos de anafilaxia não mediada por IgE causada por paclitaxel solubilizado em Cremophor, conforme descrito anteriormente neste capítulo. Também foi demonstrado por múltiplos grupos que a dessensibilização previne as reações não mediadas por IgE por uma variedade de agentes biológicos, diversos fármacos quimioterápicos e AINEs. Considerando a complexidade e a variedade de possíveis reações farmacológicas, a decisão sobre dessensibilizar, desafiar ou evitar deve ser tomada em conjunto com um alergista para uma avaliação completa e uma estratificação adequada dos riscos das diferentes abordagens possíveis.

LEITURAS ADICIONAIS

Brennan PJ et al: Hypersensitivity reactions to mAbs: 105 desensitizations in 23 patients, from evaluation to treatment. J Allergy Clin Immunol 124:1259, 2009.

Castells MC et al: Hypersensitivity reactions to chemotherapy: Outcomes and safety of rapid desensitization in 413 cases. J Allergy Clin Immunol 122:574, 2008.

Chung CH et al: Cetuximab-induced anaphylaxis and IgE specific for galactose-alpha-1,3-galactose. N Engl J Med 358:1109, 2008.

Du Toit G et al: LEAP Study Team. Randomized trial of peanut consumption in infants at risk for peanut allergy. N Engl J Med 373:803, 2015.

Du Toit G et al: Immune Tolerance Network LEAP-On Study Team. Effect of avoidance on peanut allergy after early peanut consumption. N Engl J Med 374:1435, 2016.

Lieberman P et al: Anaphylaxis—A practice parameter update 2015. Ann Allergy Asthma Immunol 115:341, 2015.

McNeil BD et al: Identification of a mast cell-specific receptor crucial for pseudoallergic drug reactions. Nature 519:237, 2015.

354 Mastocitose
Matthew P. Giannetti, Joshua A. Boyce

DEFINIÇÃO E EPIDEMIOLOGIA

A *mastocitose* é definida pelo acúmulo de mastócitos clonalmente expandidos em tecidos como a pele, a medula óssea, o fígado, o baço e o intestino. Sob o ponto de vista do diagnóstico, a expansão de mastócitos é reconhecida mais facilmente na pele e/ou na medula óssea. A mastocitose ocorre em qualquer idade e é ligeiramente mais comum em indivíduos do sexo masculino. A prevalência de mastocitose é estimada em cerca de 1 a cada 10 mil pessoas. A maioria das formas da doença se caracteriza por mutações somáticas de ganho de função no gene do receptor do fator de célula-tronco (*KIT*). A incidência familiar é rara, e a atopia não é aumentada em comparação com a população geral.

CLASSIFICAÇÃO E FISIOPATOLOGIA

Uma classificação de consenso reconhece a mastocitose cutânea com variantes, cinco formas sistêmicas e a variante mais rara, o sarcoma de mastócitos (Tab. 354-1).

A mastocitose cutânea é o diagnóstico mais comum em crianças e indica a doença limitada à pele com ausência de infiltrados patológicos em órgãos internos. Em geral, é diagnosticada no primeiro ano de vida, mediante demonstração de lesões fixas, maculopapulares, polimorfas e hiperpigmentadas (mastocitose cutânea maculopapular [MCMP], anteriormente conhecida como urticária pigmentosa), mastocitoma(s) ou mastocitose cutânea difusa. Embora o acúmulo de mastócitos se limite à pele, as crianças costumam apresentar sintomas sistêmicos. A mastocitose sistêmica (MS) se refere ao envolvimento de um sítio não cutâneo (em geral, a medula óssea). Há cinco variantes distintas de MS. A *mastocitose sistêmica indolente* (MSI) é responsável pela maioria dos casos em pacientes adultos. A MSI é diagnosticada quando não há evidência de distúrbio hematológico associado, leucemia mastocítica ou disfunção de órgãos decorrente de infiltração por mastócitos. A MSI está associada a uma expectativa de vida normal. A *mastocitose sistêmica latente* (MSL) se caracteriza por alta carga de mastócitos identificada pela infiltração > 30% da medula óssea e por nível sérico basal de triptase > 200 ng/mL (critérios B), mas com ausência de *mastocitose sistêmica associada à doença hematológica clonal das linhagens não mastocíticas* (MS-ADHNM) ou de *mastocitose sistêmica agressiva* (MSA) (Tab. 354-2). Na MS-ADHNM, o prognóstico é determinado pela natureza do distúrbio associado, o que pode variar desde dismielopoiese até leucemias geralmente de origem mieloide. Na MSA, ocorre infiltração/proliferação de mastócitos em múltiplos órgãos, como fígado, baço, intestino, osso e medula óssea, resultando em pelo menos um critério C e em um prognóstico ruim (Tab. 354-2). A *leucemia mastocítica* (LMC) é a forma mais rara de MS, considerada sempre fatal; o sangue periférico contém mastócitos atípicos circulantes que apresentam coloração metacromática. Uma forma aleucêmica da LMC é reconhecida sem mastócitos circulantes quando a porcentagem de mastócitos imaturos de alto grau nas amostras de medula óssea excede 20% em regiões não espiculares. O sarcoma mastocítico é um raro tumor sólido de mastócitos que apresenta características invasivas malignas.

TABELA 354-1 ■ Classificação da mastocitose

Mastocitose cutânea (MC)
    Mastocitose cutânea maculopapulosa (MCMP)
    Mastocitoma isolado da pele
    Mastocitose cutânea difusa
Mastocitose sistêmica indolente (MSI)
Mastocitose sistêmica latente (MSL)
Mastocitose sistêmica associada à doença hematológica clonal das linhagens não mastocíticas (MS-ADHNM)
Mastocitose sistêmica agressiva (MSA)
Leucemia mastocítica (LMC)
Sarcoma mastocítico (SMC)

Fonte: Modificada de H-P Horny et al: Mastocytosis. In: *WHO Classification of Tumours of Haematopoietic and Lymphoid Tissues*, revised 4th ed. SH Swerdlow et al (eds). Lyon, France, IARC Press, 2017, pp 61–69.

TABELA 354-2 ■ Critérios B e C para diagnóstico de MSL e MSA

Critérios B (requisito de 2 ou mais critérios na ausência de qualquer critério C para estabelecer o diagnóstico de MSL):
1. Infiltração de mastócitos em biópsia de medula óssea > 30% e níveis séricos basais de triptase > 200 ng/mL
2. Medula óssea hipercelular com sinais de dismielopoiese, porém sem citopenias que atendam aos critérios C ou aos critérios da OMS para SMDs ou DMPs
3. Hepatomegalia palpável, esplenomegalia palpável ou linfadenopatia (na TC ou à US: > 2 cm) sem comprometimento da função hepática nem hiperesplenismo

Critérios C (requisito de pelo menos 1 critério para estabelecer o diagnóstico de MSA – o critério C deve ser razoavelmente atribuível a uma intensa infiltração de mastócitos no tecido):
1. Citopenias: CAN < 1.000/μL ou Hb < 10 g/dL ou PL < 100.000/μL
2. Hepatomegalia com ascite e função hepática comprometida
3. Esplenomegalia palpável com hiperesplenismo associado
4. Má absorção com hipoalbuminemia e perda de peso
5. Lesões esqueléticas: amplas áreas de osteólise com fraturas patológicas (a presença apenas de osteoporose sem lesões osteolíticas não satisfaz esse critério)

Siglas: CAN, contagem absoluta de neutrófilos; DMPs, distúrbios mieloproliferativos; Hb, hemoglobina; MSA, mastocitose sistêmica agressiva; MSL, mastocitose sistêmica latente; OMS, Organização Mundial da Saúde; PL, plaquetas; SMDs, síndromes mielodisplásicas; TC, tomografia computadorizada; US, ultrassonografia.

As mutações somáticas ativadoras no gene *KIT* são características da mastocitose. *KIT* D816V é a mais comum, embora outras mutações tenham sido relatadas. As mutações em *KIT* são encontradas em mastócitos e algumas vezes em múltiplas outras linhagens nos pacientes com mastocitose. As mutações em *KIT* são observadas em pacientes com todas as formas de MS, mas também estão presentes em algumas crianças com mastocitose cutânea em pele lesionada, como seria possível prever pelo fato de os mastócitos serem da linhagem da medula óssea. Mutações adicionais em genes como *TET2*, *SRSF2*, *ASLX1* e *RUNX1*, sabidamente associadas a outros distúrbios neoplásicos hematológicos, podem ser detectadas em pacientes que, em geral, apresentam formas avançadas de MS (exceto MSI). O prognóstico dos pacientes com mastocitose cutânea e de quase todos os indivíduos com MSI é de expectativa de vida normal, mas o prognóstico dos pacientes com MS-ADHNM é determinado pelo componente celular não mastocítico. A MSA e a LMC têm prognóstico desfavorável, ao passo que os pacientes com MSL apresentam um prognóstico intermediário. A progressão a partir da MSI para uma forma mais avançada é rara (cerca de 5% do total); no entanto, os pacientes devem ser monitorados quanto à emergência de doença hematológica e às manifestações de MSA em órgãos-alvo. Em lactentes e crianças apresentando manifestações cutâneas, como mastocitose cutânea maculopapular, mastocitomas ou lesões bolhosas, geralmente não há acometimento visceral, e a regressão espontânea é comum antes da adolescência. A mastocitose cutânea maculopapulosa polimórfica geralmente melhora de forma espontânea. A progressão de mastocitose cutânea (MC) para MSI pode ocorrer em cerca de 10% das crianças, em particular naquelas com alta carga de mastócitos (mastocitose cutânea difusa) ou anormalidades hematológicas e naquelas com lesões uniformes menores com diâmetros medindo < 2 cm (mastocitose cutânea monomórfica).

MANIFESTAÇÕES CLÍNICAS

As manifestações clínicas da MS se devem à liberação de substâncias bioativas que atuam tanto em sítios locais como em sítios distantes, à infiltração tecidual pelos mastócitos e à resposta do tecido a essa infiltração celular. As manifestações induzidas pelas substâncias ativas são rubor intermitente, taquicardia e colapso vascular, desconforto gástrico, dor em cólica no abdome inferior e diarreia. A carga local elevada de mastócitos na pele (MCMP), na medula óssea e no trato gastrintestinal (GI) pode ser uma causa direta de prurido, dor óssea e má absorção, respectivamente. As alterações fibróticas mediadas pelos mastócitos ocorrem no fígado, no baço e na medula óssea, mas não nos tecidos gastrintestinais ou na pele.

As lesões cutâneas da MCMP são máculas, pápulas ou placas castanho-avermelhadas que reagem ao traumatismo com formação de urticária e eritema (sinal de Darier). São reconhecidas duas formas distintas de MCMP: MCMP polimórfica e MCMP monomórfica. Crianças com MC podem apresentar MCMP, mastocitomas ou mastocitose cutânea difusa (MCD). Em geral, os mastocitomas são lesões elevadas e solitárias com tonalidade amarela, marrom ou vermelha. Seu tamanho pode variar de alguns milímetros a vários centímetros. Atrito ou irritação da lesão do mastocitoma podem levar a sintomas sistêmicos, como rubor e urticária. Crianças com MCD não apresentam lesões distintas, e sim espessamento generalizado da pele ("casca de laranja") decorrente da infiltração difusa por mastócitos. A MCD pode estar associada com formação de bolhas e sintomas sistêmicos mais graves, incluindo irritação no trato GI superior e colapso vascular nos primeiros anos de vida. As lesões cutâneas maculopapulares da mastocitose podem estar presentes em pacientes com doença sistêmica de aparecimento na fase adulta. A incidência aparente dessas lesões é ≥ 80% em pacientes com MSI e < 50% nos casos de MS-ADHNM ou MSA. No trato GI superior, a gastrite e a úlcera péptica causam problemas significativos. No trato intestinal inferior, a diarreia e a dor abdominal são atribuídas à motilidade aumentada causada pelos mediadores liberados pelos mastócitos; esse problema pode ser agravado pela má-absorção, que, por sua vez, também pode causar déficits nutricionais e osteomalácia secundários. A fibrose periportal associada à infiltração pelos mastócitos pode causar hipertensão portal e ascite. Em alguns pacientes, pode haver anafilaxia com colapso vascular rápido e potencialmente fatal. A anafilaxia é mais comumente induzida por ferroadas de himenópteros, e os pacientes costumam apresentar evidências de IgE específica para o veneno. Os transtornos neuropsiquiátricos são mais evidentes clinicamente como déficit de memória recente, déficit de atenção e cefaleias "semelhantes à enxaqueca". Os pacientes podem apresentar exacerbação de um sinal ou sintoma clínico específico de forma variável após ingesta de álcool, mudanças de temperatura, estresse, utilização de opioides que interagem com mastócitos ou ingesta de anti-inflamatórios não esteroides (AINEs).

DIAGNÓSTICO E DIAGNÓSTICO DIFERENCIAL

A mastocitose cutânea é diagnosticada por meio da observação das lesões características do MCMP ou dos mastocitomas. Uma biópsia de pele pode ser obtida para confirmar essas subvariantes de MC; pacientes com suspeita de MCD e mastocitose bolhosa requerem biópsia de pele para confirmar o diagnóstico. Embora a suspeita de diagnóstico de MS em geral seja fundamentada na história clínica e nos achados do exame físico, além dos exames laboratoriais, o diagnóstico pode ser estabelecido somente por histologia. O diagnóstico da MS necessita da biópsia de medula óssea, de forma a atender a um critério maior mais outro menor, ou a três critérios menores **(Tab. 354-3)**. O critério maior exige a presença de agregados de mastócitos, geralmente em localização paratrabecular e perivascular, associada a linfócitos e eosinófilos. Os critérios menores incluem mastócitos com morfologia "fusiforme" anormal, imunofenótipo aberrante na membrana dos mastócitos (CD25 e/ou CD2) ou uma mutação no códon 816 em tecido extracutâneo. A medida dos níveis séricos basais totais de triptase é uma abordagem não invasiva a ser considerada antes da biópsia de medula óssea. As formas pró-β e α da triptase estão aumentadas em mais de 50% dos pacientes com MS e constituem um dos critérios menores; a forma β completamente processada ("madura") está aumentada em pacientes que desenvolveram reação anafilática. Uma subvariante histopatológica chamada *mastocitose sistêmica bem diferenciada* (MSBD) é caracterizada por

TABELA 354-3 ■ Critérios diagnósticos para mastocitose sistêmica[a]

Maior:

Infiltrados densos multifocais de mastócitos (> 15 mastócitos por agregado) na medula óssea ou em outros tecidos extracutâneos

Menores:

Morfologia anormal do mastócito (formato em fuso, núcleo excêntrico bi ou multilobulado, citoplasma hipogranulado)

Fenótipo de membrana de mastócito aberrante com expressão de CD25 (cadeia α do receptor da IL-2) e/ou CD2

Detecção de uma mutação no códon 816 em células do sangue periférico, células da medula óssea ou tecido lesional extracutâneo

Triptase sérica total > 20 ng/mL

[a]O diagnóstico requer o critério maior mais um critério menor, ou três critérios menores.

aglomerados de mastócitos maduros, redondos e com aparência totalmente granulada, sem expressão aberrante de CD25 e CD2 e ausência de mutação D816V *KIT* na maioria dos pacientes. Esses pacientes costumam ter história de doença cutânea de aparecimento na infância, e seus mastócitos podem exibir expressão aberrante de CD30 e outros marcadores de clonalidade, como mutações atípicas (exceto D816V) em *KIT*. Entre os exames adicionais que podem ser solicitados de acordo com a apresentação clínica estão a densitometria óssea, a cintilografia óssea ou o estudo radiográfico do esqueleto; a tomografia computadorizada ou a endoscopia; e uma avaliação neuropsiquiátrica. A osteoporose está aumentada na mastocitose e pode causar fraturas patológicas.

Foi constatado que alguns pacientes que apresentam sintomas recorrentes de ativação de mastócitos (em particular, episódios anafiláticos com síncope hipotensiva) têm mastocitose subjacente. É possível observar que uma subpopulação desses pacientes tem evidência de um processo hematológico clonal como a mutação D816V *KIT* ou mastócitos aberrantes expressando CD25, todavia, não atendem a outros critérios diagnósticos para MS. Diz-se que esses pacientes têm *síndrome da ativação monoclonal de mastócitos*.

O diagnóstico diferencial depende da exclusão de outros distúrbios. As dosagens do ácido 5-hidróxi-indolacético e das metanefrinas na urina de 24 horas devem excluir a hipótese de tumor carcinoide ou feocromocitoma, respectivamente. A α-triptasemia hereditária pode se caracterizar por sintomas de ativação dos mastócitos além do envolvimento multissistêmico e da elevação basal dos níveis séricos de triptase. Esses pacientes apresentam herança autossômica dominante de duplicações do gene da α-triptase no *locus* TPSAB1. A maioria dos pacientes com anafilaxia recidivante IgE-induzida ou idiopática apresenta urticária, angioedema e/ou broncospasmo, os quais não são manifestações típicas de anafilaxia na MS.

TRATAMENTO
Mastocitose

O manejo da MS é sintomático por meio do uso de uma abordagem escalonada direcionada aos sinais/sintomas. Os medicamentos incluem um anti-histamínico H_1 para rubor e prurido, um anti-histamínico H_2 ou inibidores da bomba de próton para a hipersecreção ácida gástrica, cromoglicato sódico oral para diarreia e dor abdominal e, algumas vezes, ácido acetilsalicílico (nas pessoas intolerantes aos AINEs) para rubor grave a fim de bloquear a biossíntese de prostaglandina D_2. Os glicocorticoides sistêmicos parecem melhorar a má absorção. A terapia citorredutora de mastócitos consistindo em midostaurina, avapritinibe, IFN-α ou cladribina em geral é reservada para variantes avançadas e não indolentes de MS. Midostaurina e avapritinibe são inibidores da tirosina-cinase de molécula pequena com atividade contra a mutação *KIT* D816V e *KIT* de tipo selvagem, devendo ser considerados como terapia de primeira linha para essas variantes da doença. A eficácia da terapia citorredutora na mastocitose é variável, talvez por causa dos efeitos colaterais que limitam a dosagem. O imatinibe é inefetivo na maioria dos casos, uma vez que a mutação D816V em *KIT* confere resistência contra a sua ação. A quimioterapia combinada é apropriada para as leucemias francas. O transplante de células-tronco é comprovadamente efetivo em uma pequena subpopulação de pacientes com mastocitose avançada. A prescrição de epinefrina autoinjetável é recomendada para a maioria dos pacientes, devido à incidência aumentada de anafilaxia. Pacientes com história de reação sistêmica ao veneno de himenóptero devem realizar testes para IgE veneno-específica e passar a receber imunoterapia contra o veneno por toda a vida se os testes forem positivos.

LEITURAS ADICIONAIS

Akin C: *Mastocytosis: A Comprehensive Guide*. New York, Springer International Publishing, 2020.
Hartmann K et al: Cutaneous manifestations in patients with mastocytosis: Consensus report of the European Competence Network on Mastocytosis; the American Academy of Allergy, Asthma & Immunology; and the European Academy of Allergology and Clinical Immunology. J Allergy Clin Immunol 137:35, 2016.
Horny H-P et al: Mastocytosis (mast cell disease). In: *WHO Classification of Tumours. Pathology & Genetics. Tumours of Haematopoietic and Lymphoid Tissues*. SH Swerdlow et al (eds). Lyon, France, IARC Press, 2008, pp 54–63.
Theoharides TC et al: Mast cells, mastocytosis, and related disorders. N Engl J Med 373:163, 2015.
Ustun C et al: Consensus opinion on allogeneic hematopoietic cell transplantation in advanced systemic mastocytosis. Biol Blood Marrow Transplant 22:1348, 2016.
Valent P et al: European Competence Network on Mastocytosis. Proposed diagnostic algorithm for patients with suspected mastocytosis: A proposal of the European Competence Network on Mastocytosis. Allergy 69:1267, 2014.
Valent P et al: Mastocytosis: 2016 updated WHO classification and novel emerging treatment concepts. Blood 11:1420, 2017.

355 Autoimunidade e doenças autoimunes
Betty Diamond, Peter E. Lipsky

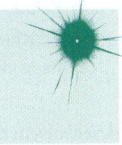

Uma das características centrais do sistema imune é a capacidade de montar uma resposta inflamatória contra elementos estranhos possivelmente nocivos e, ao mesmo tempo, evitar lesão do próprio tecido. Enquanto o autorreconhecimento desempenha um importante papel na modelagem dos repertórios de imunorreceptores das células T e B, bem como na eliminação de debris teciduais e apoptóticos oriundos de sítios espalhados pelo corpo, a elaboração de respostas imunes potencialmente prejudiciais aos antígenos próprios é geralmente proibida. A característica essencial de uma *doença autoimune* é a lesão tecidual causada pela reação imunológica do organismo contra seus próprios tecidos. Por outro lado, *autoimunidade* refere-se simplesmente à presença de anticorpos ou linfócitos T que reagem com antígenos próprios e não implica necessariamente que a autorreatividade tenha consequências patogênicas. A autoimunidade está presente em todos os indivíduos e aumenta com a idade; entretanto, as doenças autoimunes ocorrem apenas naqueles indivíduos nos quais o rompimento de um ou mais mecanismos básicos reguladores da imunotolerância leva à autorreatividade, que pode causar lesão tecidual.

Autoanticorpos polirreativos que reconhecem diversos antígenos do hospedeiro estão presentes ao longo da vida. Esses anticorpos, em geral, são do isotipo de cadeia pesada de imunoglobulina M (IgM) e são codificados pelos genes da região variável da Ig da linhagem germinativa não mutante. Eles são essenciais, pois removem debris apoptóticos por meio de vias não inflamatórias. A expressão desses autoanticorpos pode aumentar após alguns eventos desencadeadores. Quando a autoimunidade é induzida por um evento desencadeador, como infecção, dano tecidual resultante de traumatismo ou isquemia, a autorreatividade geralmente é autolimitada. Quando essa autoimunidade persiste, entretanto, pode ou não causar patologia. Além disso, mesmo na presença de patologia orgânica, pode ser difícil determinar se o dano é mediado por autorreatividade ou por um processo patológico continuado relacionado ao fator desencadeante. Indivíduos com doença autoimune podem apresentar inúmeros autoanticorpos, dos quais apenas alguns (ou mesmo nenhum) podem ser patogênicos. Pacientes com esclerose sistêmica, por exemplo, podem apresentar uma ampla gama de anticorpos antinucleares que são importantes na classificação da doença, mas não são claramente patogênicos. Por outro lado, pacientes com pênfigo também podem exibir um amplo conjunto de autoanticorpos, sendo um deles (anticorpo contra desmogleína 1 e 3) comprovadamente patogênico.

MECANISMOS DE AUTOIMUNIDADE

Desde que Ehrlich postulou pela primeira vez, no início dos anos 1900, a existência de mecanismos destinados a prevenir a geração de autorreatividade, houve um crescente aumento no conhecimento sobre essa proibição, em paralelo à expansão progressiva do conhecimento sobre o sistema imune. A teoria da seleção clonal de Burnet incluía a ideia de que a interação das células linfoides com seus antígenos específicos durante a vida fetal ou no início da vida pós-natal poderia resultar na deleção desses "clones proibidos". No entanto, tal ideia foi refutada quando foi mostrado que as doenças autoimunes poderiam ser induzidas em animais experimentais com procedimentos de imunização simples; que as células que se ligam aos autoantígenos poderiam ser demonstradas facilmente na circulação de indivíduos normais; e que os fenômenos autoimunes autolimitados se

TABELA 355-1 ■ Mecanismos de prevenção de autoimunidade

1. Sequestro de autoantígenos
2. Geração e manutenção da tolerância
   a. Deleção central de linfócitos autorreativos
   b. Anergia periférica de linfócitos autorreativos
   c. Substituição de receptores em linfócitos autorreativos
3. Mecanismos reguladores
   a. Células T reguladoras
   b. Células B reguladoras
   c. Células mesenquimais reguladoras
   d. Citocinas reguladoras
   e. Rede idiotípica

desenvolvem com frequência após uma lesão tecidual por infecção ou traumatismo. Essas observações indicaram que os clones das células capazes de responder aos autoantígenos estavam presentes no repertório das células antígeno-reativas de adultos normais e sugeriram que outros mecanismos, além da deleção clonal, eram responsáveis pela prevenção de sua ativação.

Atualmente, admite-se que três processos gerais participam na manutenção da não resposta seletiva aos autoantígenos (Tab. 355-1): (1) o sequestro de autoantígenos, tornando-os inacessíveis ao sistema imune; (2) a ausência de resposta específica (tolerância ou anergia) das células T ou B relevantes; e (3) a limitação da potencial reatividade por mecanismos reguladores. Perturbações nesses processos normais podem predispor ao desenvolvimento da autoimunidade (Tab. 355-2). Em geral, a indução de autoimunidade exige tanto um gatilho exógeno (p. ex., infecção bacteriana ou viral, tabagismo ou perturbação do microbioma) como a ocorrência de anormalidades endógenas nas células do sistema imune. Foram identificados diversos desencadeantes exógenos. Por exemplo, os superantígenos microbianos, como a proteína estafilocócica A e as enterotoxinas estafilocócicas, são substâncias que podem estimular uma ampla variedade de células T e B por meio de interações específicas com famílias selecionadas de imunorreceptores, independentemente de sua especificidade antigênica. Se as células T e/ou B autoantígeno-reativas expressarem esses receptores, poderá haver autoimunidade induzida pela estimulação dessas substâncias. Como alternativa, o mimetismo molecular ou a reatividade cruzada entre um produto microbiano e um autoantígeno podem levar à ativação de linfócitos autorreativos. Um dos melhores exemplos de autorreatividade e doença autoimune resultante de mimetismo molecular é a febre reumática, na qual os anticorpos contra a proteína M de estreptococos

TABELA 355-2 ■ Mecanismos de autoimunidade

I. Exógeno
   A. Mimetismo molecular
   B. Estimulação por superantígenos
   C. Caráter adjuvante microbiano e associado à lesão tecidual
II. Endógeno
   A. Alteração na apresentação de antígenos
      1. Perda do imunoprivilégio
      2. Apresentação de epítopos novos ou crípticos (expansão dos epítopos)
      3. Alteração do autoantígeno
      4. Função exacerbada das células apresentadoras de antígenos
         a. Expressão de molécula coestimuladora
         b. Produção de citocinas
   B. Aumento do auxílio de células T
      1. Produção de citocinas
      2. Moléculas coestimuladoras
   C. Aumento da função das células B
      1. Fator ativador da célula B
      2. Moléculas coestimuladoras
   D. Distúrbios apoptóticos ou distúrbios na eliminação de material apoptótico
   E. Desequilíbrio das citocinas
   F. Imunorregulação alterada

apresentam reatividade cruzada com miosina, laminina e outras proteínas da matriz, bem como com antígenos neuronais. A deposição desses autoanticorpos no coração inicia uma resposta inflamatória, ao passo que sua penetração no cérebro leva à coreia de Sydenham. O mimetismo molecular entre as proteínas microbianas e os tecidos do hospedeiro foi relatado no diabetes melito tipo 1, na artrite reumatoide, no lúpus eritematoso sistêmico (LES), na doença celíaca e na esclerose múltipla. Presume-se que os agentes infecciosos sejam capazes de superar a autotolerância, uma vez que apresentam *padrões moleculares associados aos patógenos* (PAMPs, de *pathogen-associated molecular patterns*). Essas moléculas (p. ex., endotoxina bacteriana, RNA ou DNA) exercem efeitos do tipo adjuvante no sistema imune ao interagirem com *receptores semelhantes ao Toll* (TLRs, de *Toll-like receptors*) e com outros *receptores de reconhecimento de padrões* (PRRs, de *pattern recognition receptors*), que aumentam a imunogenicidade e a capacidade imunoestimuladora do material microbiano. Os adjuvantes ativam as células dendríticas, que, por sua vez, estimulam a ativação de linfócitos previamente quiescentes que reconhecem tanto os antígenos microbianos como os antígenos próprios. De modo alternativo, os PAMPs podem ativar PRRs nas células epiteliais teciduais, o que ativa as células dendríticas. A lesão celular e tecidual pode resultar em liberação de *padrões moleculares associados à lesão* (DAMPs, de *damage-associated molecular patterns*), incluindo DNA, nucleossomos de RNA e outros debris teciduais, pode ativar células dos sistemas imune e inflamatório pela ligação do mesmo conjunto de PRRs. Essa via pode levar à doença autoimune em indivíduos com comprometimento nos mecanismos de eliminação de debris teciduais.

Embora trabalhos anteriores tenham dado enfoque ao papel de microrganismos patogênicos na deflagração da autoimunidade, estudos mais recentes se concentraram no papel do microbioma, que é o conjunto de microrganismos não patogênicos residentes em diversas superfícies corporais. Tornou-se evidente que a interação entre os constituintes específicos dessa microbiota e o sistema imune pode moldar a natureza da resposta imune, seja para favorecer ou para desestimular as respostas imunes/inflamatórias. Assim, alguns gêneros encontrados no microbioma podem favorecer um estado não responsivo dominado por células T reguladoras, ao passo que outros podem favorecer o desenvolvimento de células T efetoras e de um estado proinflamatório. O viés de gênero nas condições autoimunes também pode ser favorecido pelas diferenças nos organismos dominantes presentes no microbioma.

O comprometimento endógeno do sistema imune também pode contribuir para a perda de imunotolerância aos antígenos próprios e para o desenvolvimento de autoimunidade (Tab. 355-2). Alguns autoantígenos residem em sítios imunologicamente privilegiados, como o cérebro ou a câmara anterior do olho. Esses locais se caracterizam pela incapacidade do tecido enxertado de induzir respostas imunes. O imunoprivilégio resulta de inúmeras razões, incluindo a entrada limitada de proteínas oriundas desses sítios nos linfáticos, a produção local de citocinas imunossupressoras, como o fator de crescimento transformador β e a expressão local de moléculas (incluindo o ligante Fas e o ligante PD-1), que podem induzir a apoptose ou quiescência de células T ativadas. As células linfoides permanecem em um estado de ignorância imunológica (nem ativadas, nem anérgicas) com relação às proteínas expressas exclusivamente nos sítios imunoprivilegiados. Se o sítio privilegiado for danificado por traumatismo ou inflamação, ou se as células T forem ativadas em outros locais, as proteínas expressas nesse sítio poderão se tornar imunogênicas e passar a ser alvos de ataque imunológico. Na esclerose múltipla e na oftalmia simpática, por exemplo, os antígenos expressos exclusivamente no cérebro e no olho, respectivamente, tornam-se alvo das células T ativadas.

As alterações na apresentação aos antígenos também podem contribuir para a autoimunidade. Os determinantes peptídicos (*epítopos*) de um autoantígeno que não são rotineiramente apresentados aos linfócitos podem ser reconhecidos como resultantes do processamento proteolítico alterado da molécula e da consequente apresentação de novos peptídeos (*epítopos crípticos*). Quando as células B, e não as células dendríticas, apresentam autoantígenos, elas também podem apresentar epítopos crípticos capazes de ativar células T autorreativas. Esses epítopos crípticos não estavam previamente disponíveis para a efetivação do silenciamento de linfócitos autorreativos. Além disso, uma vez ocorrido o imunorreconhecimento de um componente proteico de um complexo multimolecular, pode haver indução de reatividade contra outros componentes do complexo após a internalização e a apresentação de todas as moléculas nele contidas (espalhamento do epítopo). Por fim, a inflamação, os agentes ambientais, a exposição a medicamentos ou a senescência normal podem causar uma alteração pós-traducional nas proteínas, resultando na geração de respostas imunes que realizam reações cruzadas com as proteínas próprias normais. Por exemplo, a indução e/ou a liberação das enzimas arginina-deiminases resultam na conversão dos resíduos de arginina a citrulinas em uma variedade de proteínas, alterando, dessa forma, sua capacidade de induzir resposta imune. A produção de anticorpos antiproteínas citrulinadas é observada na artrite reumatoide e na doença pulmonar crônica, bem como em fumantes normais. Esses anticorpos podem contribuir para a patologia dos órgãos. As alterações na disponibilidade e na apresentação dos autoantígenos podem ser componentes importantes da imunorreatividade em certos modelos de doenças autoimunes órgão-específicas. Além disso, tais fatores podem ser relevantes para uma compreensão da patogênese de várias condições autoimunes induzidas por fármacos. Entretanto, a diversidade da autorreatividade que se manifesta em doenças autoimunes sistêmicas que não são específicas de um determinado órgão sugere que essas condições podem resultar de uma ativação mais geral do sistema imune, e não de uma alteração nos antígenos próprios do indivíduo.

Muitas doenças autoimunes são caracterizadas pela presença de anticorpos que reagem com os antígenos presentes em material apoptótico. Distúrbios na eliminação do material apoptótico comprovadamente deflagram autoimunidade e doenças autoimunes em diversos modelos animais. Além disso, tais distúrbios foram observados em pacientes com LES. Os debris apoptóticos não eliminados rapidamente pelo sistema imune podem atuar como ligantes endógenos de vários PRRs nas células dendríticas e nas células B. Sob tais circunstâncias, ocorre a ativação de células dendríticas e/ou células B, e pode haver desenvolvimento de uma resposta imune contra os debris apoptóticos. Além disso, a presença de material apoptótico extracelular no interior dos centros germinativos dos órgãos linfoides secundários em pacientes com LES pode facilitar a ativação direta de clones de células B autoimunes. Da mesma forma, os conteúdos celulares, incluindo o material do núcleo, liberados de neutrófilos que sofrem uma forma de morte celular chamada de NETose, podem ser particularmente imunogênicos.

A deficiência de C1q, do mesmo modo, pode predispor ou exacerbar a autoimunidade. O C1q auxilia na eliminação de debris apoptóticos e de material NETótico, ligando-se a anticorpos IgM e a receptores inibidores existentes em monócitos e células dendríticas. Na ausência de C1q, um mecanismo de imunossupressão é perdido. Além disso, se os anticorpos sofrem recombinação de troca de classe para IgG, os imunocomplexos contendo debris apoptóticos se ligam aos receptores de Fc ativadores presentes nas células mieloides e, assim, induzem uma resposta inflamatória. Estudos em diversos modelos experimentais sugeriram que a estimulação intensa de linfócitos T pode produzir sinais inespecíficos que levam diretamente à ativação policlonal de linfócitos B com a formação de múltiplos autoanticorpos, evitando a necessidade de linfócitos T auxiliares antígeno-específicos. Por exemplo, anticorpos antinucleares, antieritrocitários e antilinfocíticos são produzidos durante a reação crônica do enxerto contra o hospedeiro. Além disso, a anemia hemolítica autoimune e as glomerulonefrites mediadas por imunocomplexos podem ser induzidas dessa maneira. A estimulação direta de linfócitos B também pode levar à produção de autoanticorpos. Assim, a administração de ativadores policlonais das células B, como a endotoxina bacteriana, em camundongos normais causa a produção de numerosos autoanticorpos, incluindo aqueles dirigidos ao DNA e à IgG (fator reumatoide). Uma variedade de modificações genéticas que levam à hiper-responsividade das células B pode também levar à produção de autoanticorpos e, em animais com *background* genético apropriado, a uma síndrome semelhante ao lúpus. Além disso, o excesso de fator ativador de células B (BAFF, de *B cell activating factor*), uma citocina promotora da sobrevivência da célula B, pode prejudicar a tolerância da célula B, causar a ativação da célula B independente da célula T e levar ao desenvolvimento de autoimunidade. O LES também pode ser induzido em camundongos por intensa ativação da célula dendrítica, por uma redundância de TLR7 e por transposição no cromossomo Y (como em camundongos BXSB-Yaa) ou pela exposição a CpG, um ligante de TLR9. A consequente indução de mediadores inflamatórios pode levar a uma troca da produção de autoanticorpos IgM não patogênicos para a produção de autoanticorpos IgG patogênicos na ausência de células T auxiliares antígeno-específicas. A seleção aberrante do repertório das células B ou T durante a expressão dos receptores dos antígenos também pode predispor à autoimunidade.

Por exemplo, a imunodeficiência da célula B causada por uma ausência da cinase associada ao receptor de célula B (tirosina-cinase de Bruton) leva à agamaglobulinemia ligada ao X. Essa síndrome é caracterizada pelo número reduzido de células B. Esse fato gera altos níveis de BAFF que alteram a seleção de célula B, o que resulta em uma maior sobrevivência das células B autorreativas. Da mesma forma, a seleção negativa de células T autorreativas no timo requer a expressão do gene regulador autoimune (*AIRE*), que possibilita a expressão de proteínas tecido-específicas nas células epiteliais medulares do timo. Os peptídeos dessas proteínas são expressos no contexto das moléculas do complexo de histocompatibilidade principal (MHC, de *major histocompatibility complex*) e mediam a deleção central de células T autorreativas. A ausência de expressão do gene *AIRE* dá origem a uma falha na seleção negativa das células autorreativas, à produção de autoanticorpos e a uma grave destruição inflamatória de múltiplos órgãos. Os indivíduos deficientes na expressão do gene *AIRE* desenvolvem poliendocrinopatia autoimune-candidíase-distrofia ectodérmica (APECED, de *autoimmune polyendocrinopathy-candidiasis-ectodermal dystrophy*).

As alterações primárias na atividade das células T e/ou B, os desequilíbrios nas citocinas ou os circuitos imunorreguladores deficientes também podem contribuir para o surgimento da autoimunidade. A diminuição na produção do fator de necrose tumoral (TNF, de *tumor necrosis factor*) e da interleucina (IL)-10 foi associada ao desenvolvimento de autoimunidade. A superprodução ou a administração terapêutica de interferona tipo 1 também foram associadas à autoimunidade. De modo semelhante, a superexpressão de moléculas coestimuladoras em células T pode levar à produção de autoanticorpos.

A autoimunidade pode resultar também da anormalidade dos mecanismos imunorreguladores. As observações feitas tanto na doença autoimune humana como nos modelos animais sugerem que os defeitos na geração e na expressão da atividade da célula T reguladora (Treg) podem permitir a produção da autoimunidade. É reconhecido que a síndrome IPEX (desregulação imune, poliendocrinopatia, enteropatia ligada ao X) resulta da ausência de expressão do gene *FOXP3*, que codifica uma molécula importante na diferenciação das células Tregs. A administração de Tregs normais ou de fatores delas derivados pode prevenir o desenvolvimento de doença autoimune em modelos de autoimunidade em roedores, e o transplante alogênico de células-tronco atenua a IPEX humana. Anormalidades na função das Tregs foram observadas em diversas doenças autoimunes humanas, incluindo artrite reumatoide e LES, embora não esteja claro se essas anormalidades funcionais são causadoras ou secundárias à inflamação. Um dos mecanismos pelos quais as Tregs controlam as respostas imunes/inflamatórias é por meio da produção da citocina IL-10. Nesse contexto, crianças com deficiência na expressão de IL-10 ou de seu receptor desenvolvem doença inflamatória intestinal, que mimetiza a doença de Crohn e pode ser curada pelo transplante alogênico de células-tronco. Além disso, dados recentes indicam que as células B também podem exercer função reguladora, principalmente por meio da produção de IL-10. A deficiência das células B reguladoras produtoras de IL-10 pode prolongar o curso da esclerose múltipla em um modelo animal, e acredita-se que essas células estejam funcionalmente inibidas no LES humano. Por fim, as células mieloides podem inibir as respostas imunes. Dependendo do microambiente e da estimulação de citocinas, os macrófagos podem se diferenciar funcionalmente como macrófagos clássicos M1 ou inflamatórios com maior atividade microbicida e citotóxica ou, de modo alternativo, como macrófagos ativados ou M2 com capacidades anti-inflamatórias e reparativas. Foi observado que as anormalidades nesse equilíbrio contribuem para modelos animais de autoimunidade e para a doença em humanos, nas quais uma troca de macrófagos do tipo M2 para o tipo M1 parece estar envolvida no desenvolvimento da atividade da doença no LES. É importante observar que C1q ajuda a manter os macrófagos em um estado de quiescência. Além disso, as células dendríticas também começam como células tolerogênicas, mas se tornam imunogênicas com a ativação. Essa via para a autoimunidade se tornou importante com o uso disseminado da terapia com inibidores de *checkpoint* no câncer, o que leva a sintomas de autoimunidade em até um terço dos pacientes tratados.

Já deve ter ficado evidente que nenhum mecanismo isolado consegue explicar todas as diversas manifestações de autoimunidade ou doença autoimune. Além disso, a avaliação genética tem mostrado que a convergência de diversas anormalidades geralmente é necessária à indução de uma doença autoimune. Os outros fatores que parecem ser determinantes decisivos na indução da autoimunidade são idade, sexo (muitas doenças autoimunes são bem mais comuns em mulheres), exposição a agentes infecciosos e contatos ambientais. Atualmente, a maneira como esses fatores distintos afetam a capacidade de desenvolver autorreatividade está sendo intensamente investigada.

CONSIDERAÇÕES GENÉTICAS

Em seres humanos, a evidência da existência de genes de suscetibilidade à autoimunidade vem de estudos familiares e, em particular, de estudos realizados com gêmeos. Estudos sobre diabetes melito tipo 1, artrite reumatoide, esclerose múltipla e LES mostraram que cerca de 15-30% dos pares de gêmeos monozigóticos exibem concordância da doença, enquanto essa incidência entre gêmeos dizigóticos é < 5%. A ocorrência de diferentes doenças autoimunes dentro da mesma família sugeriu que certos genes de suscetibilidade podem predispor a uma ampla variedade de doenças autoimunes. Muitas centenas de polimorfismos genéticos associados a uma ou mais doenças autoimunes foram identificados até o momento. Conforme previsto, alguns genes estão associados a múltiplas doenças autoimunes, ao passo que outros estão especificamente associados a um único tipo de condição autoimune. Além disso, evidências genéticas recentes sugerem que grupos de fatores de risco genéticos normalmente podem ser observados em grupos de doenças autoimunes. Por exemplo, um grupo de fatores de risco genéticos está mais frequentemente associado a doença de Crohn, psoríase e esclerose múltipla, enquanto um segundo está mais fortemente associado a doença celíaca, artrite reumatoide e LES. Esses resultados indicam que as doenças autoimunes com apresentações clínicas e padrões de envolvimento de órgãos amplamente distintos podem envolver vias imunopatogênicas ou endofenótipos semelhantes. Por exemplo, o mesmo alelo do gene que codifica PTPN22 está associado a múltiplas doenças autoimunes. Seu produto é uma fosfatase expressa por uma variedade de células hematopoiéticas que modulam negativamente a estimulação das células T e B mediada pelo receptor de antígeno. O alelo de risco está associado a diabetes melito tipo 1, artrite reumatoide e LES em algumas populações. Nos últimos anos, estudos de associação genômica ampla demonstraram uma variedade de outros genes envolvidos em doenças autoimunes humanas. É importante notar que a contribuição genética para as doenças autoimunes difere um pouco em pessoas de diferentes ancestralidades. De modo individual, a maioria dos genes confere um risco relativamente baixo de doença autoimune e é encontrada em indivíduos normais, mas, em conjunto, estão associados a risco substancial de doença. Além disso, a maioria dos polimorfismos associados a doenças autoimunes está em regiões não codificadoras de DNA, implicando que os níveis de expressão das proteínas, e não a função alterada, transmitiriam a maior parte do risco genético de doenças autoimunes. Anormalidades na epigenética ou nos mecanismos, como o metabolismo celular, que controlam e influenciam a expressão genética também foram implicadas como contribuidores para o desenvolvimento de doenças autoimunes. Nenhum gene ou modificação epigenética que seja essencial para a manifestação de doenças autoimunes foi identificado até o momento. Além dessa evidência obtida a partir de seres humanos, certas linhagens de camundongos consanguíneos desenvolvem, de forma reprodutível, doenças autoimunes específicas espontâneas ou experimentalmente induzidas, ao passo que outras não desenvolvem. Esses achados levaram atualmente a uma busca de genes que possam ser protetores.

A associação mais fortemente consistente para a suscetibilidade à doença autoimune ocorre com determinados alelos de MHC. Foi sugerido que a associação do genótipo de MHC com a doença autoimune está relacionada a diferenças na capacidade de diferentes variações alélicas de moléculas do MHC de apresentar autopeptídeos antigênicos a células T autorreativas. Uma hipótese alternativa envolve o papel dos alelos do MHC na modelagem do repertório do receptor da célula T durante a ontogenia dessa célula no timo. Além disso, os próprios produtos gênicos de MHC específicos podem ser a fonte de peptídeos que podem ser reconhecidos pelas células T. A reatividade cruzada entre esses peptídeos do MHC e os peptídeos derivados de proteínas produzidas por microrganismos comuns pode desencadear autoimunidade por mimetismo molecular. Por fim, parece haver uma contribuição de genes não relacionados ao MHC codificados dentro do *locus* MHC. Entretanto, de modo isolado, o genótipo do MHC não determina o desenvolvimento de autoimunidade. Os gêmeos idênticos têm muito mais chance de desenvolver a mesma doença autoimune que os irmãos não gêmeos com MHC idêntico. Estudos sobre a genética do diabetes melito tipo 1, do LES, da artrite reumatoide e da esclerose múltipla em seres humanos e camundongos identificaram vários *loci* de suscetibilidade à doença com características de segregação independentes, além do MHC. Genes que codificam as moléculas envolvidas na resposta imune inata também estão envolvidos na autoimunidade. Nos seres humanos, a deficiência homozigota hereditária de proteínas iniciais da via clássica do complemento (C1q, C4 ou C2), bem como dos genes envolvidos na via do interferon tipo 1, está fortemente associada ao desenvolvimento do LES.

MECANISMOS IMUNOPATOGÊNICOS EM DOENÇAS AUTOIMUNES

Os mecanismos da lesão tecidual nas doenças autoimunes podem ser divididos em processos mediados por anticorpos e processos mediados por células. Exemplos representativos são listados na Tabela 355-3.

A patogenicidade dos autoanticorpos pode ser mediada por vários mecanismos, como a opsonização dos fatores solúveis ou das células, a ativação de cascata inflamatória via sistema do complemento, a interferência na função fisiológica de células ou moléculas solúveis ou a ativação mediada por imunocomplexos de células por meio da participação da ativação de receptores Fc.

Na púrpura trombocitopênica autoimune, a opsonização das plaquetas as transforma em alvos a serem eliminados pelos fagócitos. De forma semelhante, na anemia hemolítica autoimune, a ligação da Ig às membranas das hemácias resulta na fagocitose e na lise da célula opsonizada. A síndrome de Goodpasture, doença caracterizada por hemorragia pulmonar e

TABELA 355-3 ■ Mecanismos de lesão tecidual na doença autoimune

Efetor	Mecanismo	Alvo	Doença
Autoanticorpo	Bloqueio ou inativação	Cadeia α do receptor nicotínico da acetilcolina	Miastenia grave
		Complexo fosfolipídeo-β_2-glicoproteína 1	Síndrome antifosfolipídeo
		Receptor de insulina	Diabetes melito resistente à insulina
		Fator intrínseco	Anemia perniciosa
	Estimulação	Receptor de TSH (LATS)	Doença de Graves
		Proteinase 3 (ANCA)	Granulomatose com poliangeíte
		Caderina epidérmica	Pênfigo vulgar
		Desmogleína 3	
	Ativação do complemento	Cadeia α_3 do colágeno IV	Síndrome de Goodpasture
	Formação do imunocomplexo	DNA de fita dupla	Lúpus eritematoso sistêmico
		Imunoglobulina	Artrite reumatoide
	Opsonização	GpIIb:IIIa plaquetária	Púrpura trombocitopênica autoimune
		Antígenos Rh, antígeno I	Anemia hemolítica autoimune
	Citotoxicidade celular dependente de anticorpo	Peroxidase tireoidiana, tireoglobulina	Tireoidite de Hashimoto
Células T	Produção de citocinas		Artrite reumatoide, esclerose múltipla, diabetes melito tipo 1
	Citotoxicidade celular		Diabetes melito tipo 1

Siglas: ANCA, anticorpo anticitoplasma de neutrófilo; LATS, estimulador tireoidiano de ação prolongada (de *long-acting thyroid stimulator*); TSH, hormônio estimulante da tireoide.

glomerulonefrite grave, representa um exemplo de ligação de anticorpo, levando à ativação local do complemento e ao acúmulo e ativação de neutrófilos. Nessa doença, o autoanticorpo se liga à cadeia α$_3$ do colágeno tipo IV na membrana basal. No LES, a ativação da cascata do complemento nos sítios de deposição de Ig nos glomérulos renais é considerada o principal mecanismo de lesão renal. Além disso, os imunocomplexos contendo DNA e RNA encontrados no LES ativam TLR9 e TLR7, respectivamente, nas células dendríticas plasmocitoides e promovem a produção de interferon tipo 1 e citocinas proinflamatórias, que levam à amplificação da resposta autoimune.

Os autoanticorpos podem interferir também nas funções fisiológicas normais das células ou dos fatores solúveis. Os autoanticorpos para receptores hormonais podem levar à estimulação das células ou à inibição da função celular por meio da interferência na sinalização do receptor. Por exemplo, os estimuladores de tireoide de ação prolongada – autoanticorpos que se ligam ao receptor de hormônio estimulante da tireoide (TSH, de *thyroid-stimulating hormone*) – estão presentes na doença de Graves e atuam como agonistas, levando a tireoide a responder como se houvesse excesso de TSH. De modo alternativo, os anticorpos contra o receptor de insulina podem causar diabetes melito resistente à insulina por meio do bloqueio do receptor. Na miastenia grave, os autoanticorpos contra o receptor de acetilcolina podem ser detectados em 85-90% dos pacientes e são responsáveis pela fraqueza muscular. A localização exata do epítopo antigênico, a valência e a afinidade do anticorpo (e talvez outras características) determinam se o resultado da ligação do anticorpo será ativação ou bloqueio.

Os anticorpos antifosfolipídeos estão associados a eventos tromboembólicos na síndrome antifosfolipídeo primária e secundária e também foram associados à perda fetal. O anticorpo principal é dirigido contra o complexo fosfolipídeo-β$_2$-glicoproteína I e parece exercer um efeito procoagulante. No pênfigo vulgar, os autoanticorpos se ligam às desmogleínas 1 e 3, componentes do desmossomo da célula epidérmica, e atuam na indução da doença. Esses anticorpos exercem seu efeito patológico pela ruptura das junções célula a célula por meio do estímulo da produção de proteases epiteliais, com a consequente formação de bolhas. O anticorpo anticitoplasma de neutrófilo citoplasmático (c-ANCA, de *cytoplasmic antineutrophil cytoplasmic antibody*), encontrado na granulomatose com poliangeíte, é um anticorpo contra um antígeno intracelular, a serina-protease de 29 kDa (proteinase 3). Experimentos *in vitro* mostraram que a IgG anti-c-ANCA causa ativação celular e degranulação dos neutrófilos em "estado estimulado".

É importante assinalar que os autoanticorpos com determinada especificidade podem causar doença somente em hospedeiros geneticamente suscetíveis, como foi demonstrado em modelos experimentais de miastenia grave, LES, febre reumática e artrite reumatoide. Além disso, uma vez iniciada a lesão do órgão, novas cascatas inflamatórias são iniciadas e podem manter e amplificar o processo autoimune. Por fim, alguns autoanticorpos parecem ser marcadores da doença, porém não têm potencial patogênico comprovado.

Em muitas doenças autoimunes, as células mieloides têm papel fundamental como células efetoras da inflamação. Os macrófagos do tipo M1 ativados por citocinas, como o interferon tipo 2, imunocomplexos por meio de receptores Fc ativadores ou TLRs de superfície ou intracelulares podem produzir várias citocinas inflamatórias, incluindo IL-1, TNF e IL-6, as quais contribuem para a inflamação tecidual.

DOENÇAS AUTOIMUNES

As manifestações da autoimunidade são observadas em um grande número de condições patológicas. Entretanto, sua presença não indica necessariamente que o processo patológico seja uma doença autoimune. Foram feitas várias tentativas para estabelecer critérios formais para a classificação das doenças como autoimunes, porém nenhum deles é aceito universalmente. Um conjunto de critérios é mostrado na Tabela 355-4; contudo, esse esquema deve ser encarado apenas como um guia na análise do problema.

Para classificar uma doença como autoimune, é necessário demonstrar que a resposta imune a um autoantígeno causa a patologia observada. Inicialmente, a detecção de anticorpos dirigidos ao tecido afetado no soro de pacientes com várias doenças era interpretada como evidência de que essas doenças tinham uma base autoimune. Entretanto, tais autoanticorpos também podem ser encontrados quando o dano tecidual é causado por traumatismo ou infecção, e esses casos são secundários ao dano tecidual. Portanto, é necessário demonstrar que a autoimunidade é patogênica para, então, poder classificar uma doença como autoimune.

TABELA 355-4 ■ Doença autoimune humana: possíveis evidências da imunopatogênese

Critérios maiores
1. Presença de autoanticorpos ou evidência de autorreatividade celular
2. Documentação de autoanticorpo relevante ou infiltrado linfocítico na lesão patológica
3. Demonstração de que o autoanticorpo relevante ou as células T podem causar patologia tecidual
    a. Transmissão transplacentária
    b. Transferência adaptativa em animais
    c. Impacto *in vitro* na função celular

Evidências de suporte
1. Modelo animal razoável
2. Efeito benéfico dos agentes imunossupressores
3. Associação com outra evidência de autoimunidade
4. Nenhuma evidência de infecção ou outra causa óbvia

Para confirmar a patogenicidade do autoanticorpo, deve ser possível transferir a doença para animais de laboratório, administrando-se autoanticorpos de um paciente e observando no receptor o subsequente desenvolvimento de uma patologia semelhante à observada no paciente. Esse cenário foi observado, por exemplo, na doença de Graves. Algumas doenças autoimunes podem ser transferidas da mãe para o feto e são observadas em bebês recém-nascidos. Os sintomas da doença nos recém-nascidos normalmente desaparecem quando os níveis de anticorpos maternos diminuem. Uma exceção, entretanto, é o bloqueio cardíaco congênito, no qual a transferência *in utero* do anticorpo anti-Ro da mãe para o feto causa dano no sistema condutor do coração em desenvolvimento. Essa transferência de anticorpos poderá levar o coração a um defeito de desenvolvimento permanente.

Para a maioria das situações, os fatores críticos que determinam quando o desenvolvimento de autoimunidade resulta em doença autoimune ainda não foram delineados. A relação da autoimunidade com o desenvolvimento da doença autoimune pode estar associada à especificidade fina dos autoanticorpos e seus isotipos ou das células T ou às suas capacidades efetoras específicas. Em muitas circunstâncias, uma boa compreensão mecanicista do potencial patogênico dos autoanticorpos ainda não foi estabelecida. Em algumas doenças autoimunes, a produção inadequada de citocinas pelas células T auxiliares (T$_H$) pode ter um papel na patogênese. A esse respeito, as células T podem se diferenciar em células efetoras especializadas que produzem predominantemente interferon γ (T$_H$1), IL-4 (T$_H$2) ou IL-17 (T$_H$17) ou que auxiliam as células B (células T auxiliares foliculares, Tfh) (Cap. 349). As células T$_H$1 facilitam a ativação do macrófago e a imunidade celular clássica, ao passo que as células T$_H$2 comprovadamente têm funções reguladoras e estão envolvidas na resolução das respostas imunes normais, bem como no desenvolvimento de respostas a uma variedade de parasitas. As células T$_H$17 produzem várias citocinas inflamatórias, incluindo IL-17 e IL-22, e parecem estar envolvidas principalmente na resistência do hospedeiro a certas infecções fúngicas. As células Tfh ajudam as células B a produzir constitutivamente IL-21. Em diversas doenças autoimunes, como na artrite reumatoide, na esclerose múltipla, no diabetes melito tipo 1, na espondilite anquilosante e na doença de Crohn, parece haver uma diferenciação enviesada das células T$_H$1 e T$_H$17, com subsequente dano ao órgão. Estudos sugerem uma acentuada diferenciação das células T$_H$17 associadas a modelos animais de artrite inflamatória, ao passo que a diferenciação aumentada das células Tfh foi associada ao LES. De modo significativo, as características do órgão-alvo geneticamente determinadas ou induzidas por fatores ambientais podem determinar a suscetibilidade desse órgão ao dano mediado por autoanticorpos ou por células T autorreativas.

DOENÇAS AUTOIMUNES ÓRGÃO-ESPECÍFICAS *VERSUS* SISTÊMICAS

O espectro de doenças autoimunes varia desde condições que afetam especificamente um único órgão até distúrbios sistêmicos envolvendo muitos órgãos (Tab. 355-5). A tireoidite autoimune de Hashimoto é um exemplo de doença autoimune órgão-específica (Cap. 382). Nesse distúrbio, uma lesão específica na tireoide está associada à infiltração das células mononucleares e ao dano às células foliculares. Anticorpos contra componentes da tireoide podem ser demonstrados em quase todos os casos. Outros distúrbios autoimunes órgão ou tecido-específicos são o pênfigo vulgar, a

TABELA 355-5 ■ Doenças no espectro autoimune

Órgão-específicas	
Doença de Graves	Vitiligo
Tireoidite de Hashimoto	Anemia hemolítica autoimune
Síndrome poliglandular autoimune	Púrpura trombocitopênica autoimune
Diabetes melito tipo 1	Anemia perniciosa
Diabetes melito resistente à insulina	Miastenia grave
Infertilidade imunomediada	Esclerose múltipla
Doença de Addison autoimune	Síndrome de Guillain-Barré
Pênfigo vulgar	Síndrome da pessoa rígida
Pênfigo foliáceo	Febre reumática aguda
Dermatite herpetiforme	Oftalmia simpática
Alopecia autoimune	Síndrome de Goodpasture
Cirrose biliar primária	
Órgão-inespecíficas (sistêmicas)	
Lúpus eritematoso sistêmico	Granulomatose com poliangeíte
Artrite reumatoide	Síndrome antifosfolipídeo
Vasculite necrosante sistêmica	Síndrome de Sjögren

anemia hemolítica autoimune, a púrpura trombocitopênica idiopática, a síndrome de Goodpasture, a miastenia grave e a oftalmia simpática. Uma característica importante de algumas doenças autoimunes órgão-específicas é a tendência à sobreposição, de forma que um indivíduo com uma síndrome específica tem maior probabilidade de desenvolver uma segunda síndrome. Por exemplo, existe uma alta incidência de anemia perniciosa em indivíduos com tireoidite autoimune. Ainda mais impressionante é a tendência de certos indivíduos com uma doença autoimune órgão-específica de desenvolver múltiplas outras manifestações de autoimunidade sem o desenvolvimento de patologia orgânica associada. Assim, até 50% dos indivíduos com anemia perniciosa têm anticorpos sem reatividade cruzada aos componentes da tireoide, ao passo que os pacientes com miastenia grave podem desenvolver anticorpos antinucleares, anticorpos antitireoide, fator reumatoide, anticorpos antilinfócito e hipergamaglobulinemia policlonal. Parte da explicação pode estar relacionada com os elementos genéticos compartilhados pelos indivíduos que apresentam essas doenças distintas.

As doenças autoimunes sistêmicas diferem das doenças órgão-específicas, uma vez que as regiões patológicas são encontradas em múltiplos e diversificados órgãos e tecidos. O elemento mais característico dessas condições é a demonstração das manifestações autoimunes relevantes associadas que, provavelmente, desempenham um papel etiológico na patologia do órgão. O LES representa o protótipo desses distúrbios devido a suas abundantes manifestações autoimunes que acometem caracteristicamente os rins, as articulações, a pele, as superfícies serosas, os vasos sanguíneos e o sistema nervoso central (Cap. 356). A doença está associada a um amplo conjunto de autoanticorpos, cuja produção parece fazer parte de uma hiper-reatividade generalizada do sistema imune humoral. As outras manifestações do LES são a hiper-responsividade generalizada das células B e a hiperglobulinemia policlonal. Evidências atuais sugerem que tanto a hipo quanto a hiper-responsividade ao antígeno podem levar à sobrevivência e à ativação de células B autorreativas no LES. Acredita-se que os autoanticorpos no LES surjam como parte de uma resposta acentuada das células B dependentes das células T, já que a maioria dos autoanticorpos anti-DNA patogênicos exibe evidências de extensa hipermutação somática.

TRATAMENTO
Doenças autoimunes

O tratamento das doenças autoimunes pode se concentrar em suprimir a indução de autoimunidade, restaurar os mecanismos reguladores normais ou inibir os mecanismos efetores. Para reduzir o número ou a função de células autorreativas, as terapias imunossupressoras ou ablativas são mais comumente usadas. Nos últimos anos, o bloqueio de citocinas tem se mostrado eficaz na prevenção da imunoativação em algumas doenças ou na inibição dos extensos mecanismos inflamatórios efetores característicos dessas doenças. Novas terapias também foram desenvolvidas tendo como alvo as células linfoides, mais especificamente bloqueando um sinal coestimulador necessário à ativação das células T ou B, bloqueando a capacidade migratória de linfócitos ou eliminando as células B ou T efetoras. Foi demonstrada a eficácia dessas terapias em algumas doenças (p. ex., LES [belimumabe], artrite reumatoide [neutralização de TNF, bloqueio do receptor de IL-6, competição com CD28, depleção de célula B, neutralização de IL-1], psoríase [depleção de IL-12/23, neutralização de TNF] e doença inflamatória intestinal [neutralização de TNF, neutralização de IL-12/23]). Pequenas moléculas que bloqueiam as vias de sinalização de citocinas bloqueando cinases da família Janus-cinase (JAK) foram introduzidas recentemente na prática clínica. Os agentes biológicos que causam deleção de células B demonstraram eficácia em várias doenças autoimunes caracterizadas por células T efetoras patogênicas, salientando a importância dos linfócitos B como células apresentadoras de antígenos. Por fim, existe um interesse renovado nas terapias celulares para doenças autoimunes, incluindo as reconstituições com células-tronco hematopoiéticas e o tratamento com células-tronco mesenquimais imunossupressoras. As terapias que previnem o dano ao órgão-alvo ou que facilitam a função do órgão-alvo também continuam sendo importantes no tratamento de doenças autoimunes.

LEITURAS ADICIONAIS

Caielli S et al: Oxidized mitochondrial nucleoids release by neutrophils drive type I interferon production in human lupus. J Exp Med 5:697, 2016.
Jackson SW et al: B cells take the front seat: Dysregulated B cell signals orchestrate loss of tolerance and autoantibody production. Curr Opin Immunol 33:70, 2015.
Teruel M, Alacron-Riquelme ME: Genetics of systemic lupus erythematosus and Sjögren's syndrome: An update. Curr Opin Rheumatol 28:506, 2016.
Tsokos GC et al: New insights into the immunopathogenesis of systemic lupus erythematosus. Nat Rev Rheumatol 22:716, 2016.
Ueno H: T follicular helper cells in human autoimmunity. Curr Opin Immunol 43:24, 2016.
Yin Y et al: Normalization of CD4+ T cell metabolism reverses lupus. Science Transl Med 7:274, 2015.

356 Lúpus eritematoso sistêmico
Bevra Hannahs Hahn, Maureen McMahon

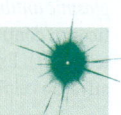

DEFINIÇÃO E PREVALÊNCIA

O lúpus eritematoso sistêmico (LES) é uma doença autoimune na qual órgãos e células sofrem algum dano inicialmente mediado por autoanticorpos e imunocomplexos ligados aos tecidos. Na maioria dos pacientes, os autoanticorpos já estão presentes há alguns anos quando surgem os primeiros sintomas clínicos. Em sua maioria, os pacientes são mulheres em idade fértil; pessoas de todos os sexos, idades e grupos étnicos são suscetíveis. A prevalência do LES nos Estados Unidos é de 81 a 144 a cada 100 mil pessoas. A prevalência é maior em todas as raças/etnias não brancas em comparação com os brancos, com a maior prevalência em mulheres afro-americanas e afro-caribenhas e a menor prevalência em homens brancos. O LES é 5,5 a 6,5 vezes mais prevalente nas mulheres que nos homens.

PATOGÊNESE E ETIOLOGIA

Os mecanismos patogênicos propostos para o LES estão ilustrados na Figura 356-1. As respostas imunes anormais subjacentes ao LES podem ser definidas de forma resumida como respostas que levam à produção de quantidades aumentadas e de formas imunogênicas de ácidos nucleicos, de suas proteínas acompanhantes e de outros autoantígenos, resultando na estimulação de grandes quantidades de autoanticorpos. Os autoanticorpos do LES são referidos na Figura 356-1 e descritos na Tabela 356-1.

A autoimunidade do LES pode começar com a ativação da imunidade inata, em parte por meio da ligação de DNA, RNA e proteínas a receptores semelhantes ao Toll em células dendríticas plasmocitoides (pDCs, do inglês *plasmacytoid dendritic cells*) e monócitos/macrófagos. As pDCs (e outras células) produzem interferon (IFN)-α. A sobrerregulação dos genes induzidos por IFNs (particularmente IFN-α) é uma "assinatura" genética em sangue total, células sanguíneas periféricas, lesões cutâneas, membrana sinovial e rins em 50 a 80% dos pacientes com LES, sendo particularmente

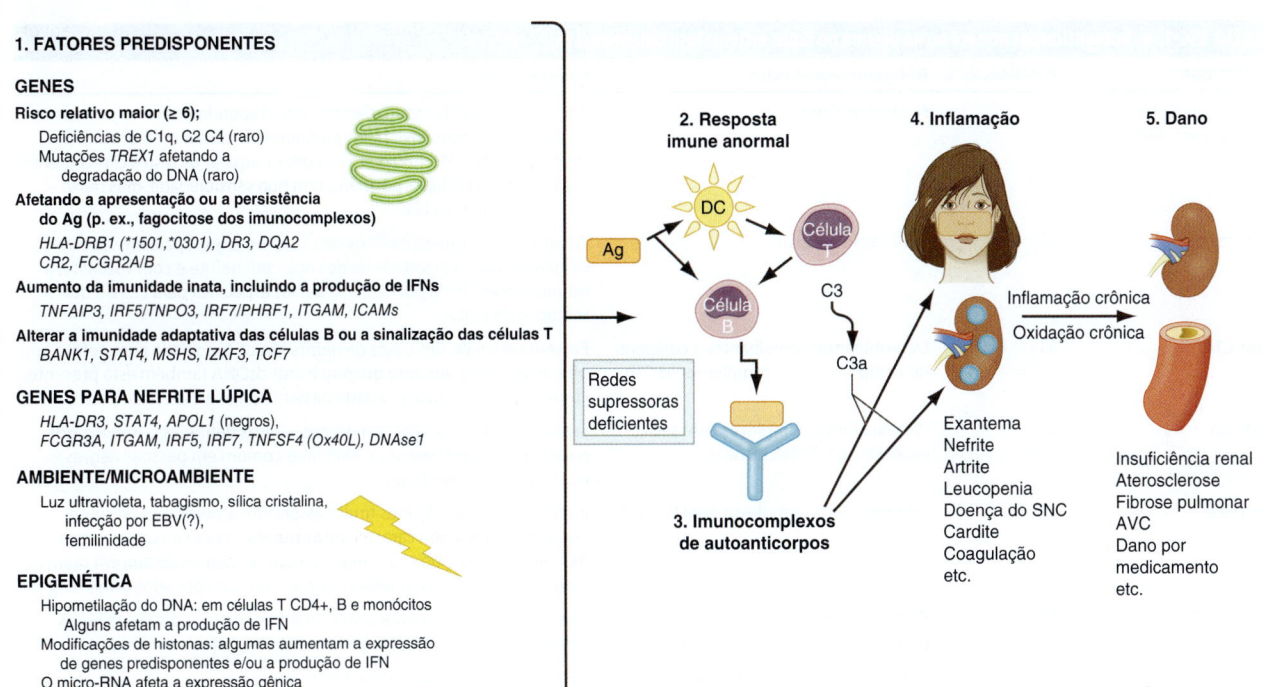

FIGURA 356-1 Patogênese do lúpus eritematoso sistêmico (LES). A patogênese está relacionada, em grande parte, à produção de quantidades aumentadas e formas imunogênicas de ácidos nucleicos e outros autoantígenos, os quais direcionam a ativação autoimune-indutora da imunidade inata, dos autoanticorpos e das células T. Interações entre genes, ambiente e alterações epigenéticas levam à intensificação da autofagia, à apresentação de antígenos (Ag), à NETose de neutrófilos, à formação de autoanticorpos com plasmócitos aumentados e à produção de células T efetoras patogênicas em subpopulações de células T_H1, T_H17 e Tfh, e em subgrupos de células B com redes regulatórias inefetivas. Os genes confirmados em mais de uma análise de associação genômica ampla em múltiplos grupos raciais que aumentam a suscetibilidade ao LES ou à nefrite lúpica (risco relativo [RR] ≥ 1,5) são listados (revisado em Deng Y, Tsao B: Genetics of Human SLE, in *Dubois Lupus Erythematosus and Related Syndromes*, 9th ed. DJ Wallace, BH Hahn [eds]. Philadelphia, Elsevier, 2019, pp 54-69; e Teruel M, Alarcon-Riquelme ME: The genetic basis of systemic lupus erythematosus: What are the risk factors and what have we learned. J Autoimmun 74:161, 2016. A epigenética é revisada em Richardson B: The interaction between environmental triggers and epigenetics in autoimmunity. Clin Immunol 192:1, 2018; e Scharer CD et al: Epigenetic programming underpins B cell dysfunction in human SLE. Nat Immunol 20:1071, 2019. Os desencadeantes ambientais são revisados em Gulati G, Brunner HI: Environmental triggers in systemic lupus erythematosus. Semin Arthritis Rheum 47:710, 2018). Isso resulta em respostas imunes geradoras de autoanticorpos patogênicos e imunocomplexos que se depositam nos tecidos, ativam o complemento, induzem a liberação de citocinas e quimiocinas, causando inflamação, e, com o passar do tempo, acarretam danos irreversíveis em órgãos (revisado em Arazi A et al: The immune cell landscape in kidneys of patients with lupus nephritis. Nat Immunol 20:902, 2019; e Hahn BH: Pathogenesis of SLE, in *Dubois Lupus Erythematosus and Related Syndromes*, 9th ed. DJ Wallace, BH Hahn [eds]. Philadelphia, Elsevier, 2019; e Anders HJ, Rovin B: A pathophysiology-based approach to diagnosis and treatment of lupus nephritis. Kidney Intl 90:493, 2016). C1q, sistema complemento; C3, componente do complemento; DC, célula dendrítica; EBV, vírus Epstein-Barr; FcR, receptor de ligação da porção Fc da imunoglobulina; HLA, antígeno leucocitário humano; IL, interleucina; MCP, proteína quimiotática de monócitos; PTPN, fosfotirosina-fosfatase; SNC, sistema nervoso central; UV, ultravioleta.

associada com a doença ativa. Os macrófagos ativados produzem citocinas/quimiocinas inflamatórias como a interleucina (IL)-12, o fator de necrose tumoral α (TNF-α, do inglês *tumor necrosis factor* α) e o fator de maturação/sobrevida de células B BLys/BAFF. Além disso, as células fagocíticas no lúpus têm capacidade reduzida de eliminar imunocomplexos e células apoptóticas, bem como as bolhas de superfície na membrana plasmática contendo autoantígenos (p. ex., DNA/RNA/Ro/La e fosfolipídeo). O resultado é a persistência de grandes quantidades de autoantígenos. Os neutrófilos liberam armadilhas extracelulares de neutrófilos (NETs, do inglês *neutrophil extracellular traps*) contendo DNA/proteína, e as células *natural killer* (NK) têm capacidade reduzida para destruir as células B e T autorreativas ou para produzir o fator de crescimento transformador β (TGF-β, do inglês *transforming growth factor* β) necessário para o desenvolvimento de células T reguladoras.

O sistema imune inato ativado interage com vários subgrupos de células B e T da imunidade adaptativa. As células B periféricas do LES têm número aumentado de células B naïve ativadas e de células B duplo-negativas (DN2: CD27−CD11c+T-BET+CXCR5−), as quais são precursoras das células secretoras de autoanticorpos. Ambos os subgrupos apresentam modificações epigenéticas com mais cromatina aberta que as células B normais e, dessa forma, estão sujeitos à hiperativação via receptores de células B, receptor semelhante ao Toll 7 (TLR7) e citocinas como a IL-21. Assim, as células B no LES reagem ao seu ambiente com secreção aumentada de autoanticorpos. As células B centrais (células B foliculares, centro germinativo) também produzem autoanticorpos. As células B de memória com isotipo trocado e DN2 se diferenciam em plasmócitos de vida curta (na periferia) e longa (na medula óssea), os quais secretam autoanticorpos e estão aumentados em pacientes com LES ativo. As células B não apenas apresentam antígenos, mas também secretam IL-6 e IL-10, as quais promovem a sobrevida de células B autorreativas (como faz o estrogênio). Alguns subgrupos de linfócitos B e T têm metabolismo alterado (anomalias no transporte de elétrons mitocondrial, no potencial de membrana e no estresse oxidativo), utilização aumentada da glicose, produção aumentada de piruvato, ativação do alvo da rapamicina em mamíferos (mTOR, do inglês *mammalian target of rapamycin*) e autofagia aumentada. As células T auxiliares são facilmente ativadas e levadas à diferenciação, à ativação ou à apoptose. Em pacientes com LES, após os peptídeos se ligarem ao receptor de células T (TCR, do inglês *T-cell receptor*), a sinalização de células T é anormal, iniciando com a formação de complexos de TCR com a cadeia comum FcRγ em vez do habitual CD3ζ. Isso resulta em elevações anormais de Syk fosforilada, via P13K/mTORC, CaMKIV, PP2A e calcineurina, resultando em aumento do influxo de cálcio. As vias das cinases proteicas associadas a Rho (ROCK) também estão aumentadas, provavelmente por meio de receptores de citocinas, com aumentos em STAT3 e, assim, na IL-17. O resultado final é a subprodução de IL-2 (necessária para a sobrevivência de linfócitos T e para a geração de células T reguladoras) e a elevação de IL-17. Essas alterações empurram o sistema imune adaptativo em direção à geração de células T auxiliares (T_H1, Tfh, T_H17) e para longe da infrarregulação de células T reguladoras. Várias dessas vias de células B e T são alvo de intervenções terapêuticas em estudos clínicos atuais.

TABELA 356-1 ■ Autoanticorpos no soro ou no plasma no lúpus eritematoso sistêmico (LES)

Anticorpos	Prevalência, %	Antígeno reconhecido	Utilidade clínica
Fatores (anticorpos) antinucleares FAN	98	Nuclear múltiplo	É o melhor teste de rastreamento; testes repetidamente negativos tornam o LES improvável; a imunofluorescência é o melhor teste padronizado: título de 1:80 ou mais podem separar os testes clinicamente significativos dos falso-positivos; tem boa sensibilidade, mas baixa especificidade para LES
Anti-dsDNA	70	DNA (de fita dupla)	Os altos títulos são específicos do LES e, em alguns pacientes, correlacionam-se com a atividade da doença, com nefrite e com vasculite; a imunofluorescência por *Crithidia* é mais específica para LES do que os métodos de ELISA
Anti-C1q	33	Determinantes semelhantes a colágeno no componente do complemento C1q	Presente em 63% dos casos de nefrite lúpica, associado com nefrite lúpica ativa, especialmente quando o anti-dsDNA também está presente; correlaciona-se com a atividade da nefrite; não é específico para LES
Anti-Sm	25	Proteína forma complexos com seis espécies do U1 RNA nuclear	Específico para LES; sem correlações clínicas definidas; a maioria dos pacientes também tem anti-RNP; mais comum em pessoas negras e asiáticas do que em brancas
Anti-RNP	40	Proteína forma complexos com U1 RNA	Inespecífico para LES; altos títulos associados a síndromes de sobreposição que mostram características superpostas a várias síndromes reumáticas, incluindo o LES; mais comum em negros do que em brancos; correlacionado com assinatura genética induzida por altos níveis de IFN
Anti-Ro (SS-A)	30	Proteína forma complexos com hY RNA, primariamente de 60 kDa e 52 kDa	Inespecífico para LES; associado à síndrome *sicca*, predispõe ao lúpus cutâneo subagudo e ao lúpus neonatal com bloqueio cardíaco congênito
Anti-La (SS-B)	10	Proteína de 47 kDa que forma complexos com hY RNA	Geralmente associado com anti-Ro
Anti-histona	70	Histonas associadas com DNA (em nucleossomo, cromatina)	Mais frequente no lúpus fármaco-induzido do que no LES
Antifosfolipídeo	50	Fosfolipídeos, cofator da β_2-glicoproteína 1 (β_2G1), protrombina	Três testes disponíveis: ELISAs para a cardiolipina e a β_2G1, tempo de protrombina sensível (TVVRD) para o anticoagulante lúpico; predispõe a coagulação, perda fetal, trombocitopenia
Antieritrócito	60	Membrana dos eritrócitos	Medido como teste de Coombs direto; uma pequena proporção desenvolve hemólise evidente
Antiplaquetário	30	Antígenos de superfície e citoplasmáticos alterados nas plaquetas	Associado à trombocitopenia, porém a sensibilidade e a especificidade são inadequadas; não se trata de um teste clínico útil
Antineuronal (inclui antirreceptor de glutamato 2)	60	Antígenos neuronais e de superfície de linfócito	Em algumas séries, um teste positivo com LCS está correlacionado com lúpus ativo no SNC
Antirribossomal P	20	Proteína nos ribossomos	Em algumas séries, um teste positivo no soro correlaciona-se com depressão ou psicose, devido ao lúpus no SNC

Siglas: ELISA, ensaio imunoabsorvente ligado à enzima; IFN, interferon; LCS, líquido cerebrospinal; SNC, sistema nervoso central; TVVRD, teste do veneno de víbora de Russel diluído.

A lesão tecidual começa com a deposição de autoanticorpos e/ou imunocomplexos, seguida pela destruição mediada por ativação do complemento e pela liberação de citocinas/quimiocinas. Células não imunes fixas nos tecidos são ativadas, resultando em inflamação e lesão, como se observa com as células basais na derme, os fibroblastos sinoviais, as células mesangiais renais, os podócitos e o epitélio tubular, bem como com as células endoteliais em todo o corpo. Enquanto isso, o ataque imune inicial atrai para os tecidos-alvo mais células B e T, monócitos/macrófagos, células dendríticas e plasmócitos. A inflamação também causa liberação de peptídeos vasoativos, lesão oxidativa, além de liberação de fatores de crescimento e fatores fibrosantes. Pode ocorrer esclerose/fibrose com dano tecidual irreversível em múltiplos tecidos, incluindo rins, pulmões, vasos sanguíneos e pele. Cada um desses processos depende da constituição genética do indivíduo, das influências ambientais e da epigenética.

O LES costuma ser uma doença multigênica. Raros defeitos monogênicos conferem alto risco relativo (RRs) de LES (RR 5-25), incluindo deficiências homozigotas de componentes iniciais da via do complemento (C1q,r,s; C2; C4) e uma mutação em *TREX1* (codificador de DNase) no cromossomo X. Na maioria dos indivíduos geneticamente suscetíveis, cada um dos alelos normais, mutações e/ou número de cópias de múltiplos genes ancestrais contribui um pouco para as respostas anormais do sistema imune, inflamatórias e de lesão tecidual; se variações suficientes que conferem predisposição estiverem presentes, a doença ocorrerá. Cerca de 90 genes com polimorfismos de nucleotídeo único (SNPs, do inglês *single nucleotide polymorphisms*; ou mutações ou alterações no número de cópias) aumentam o risco de LES e/ou subgrupos clínicos de LES e/ou dano irreversível aos órgãos. Eles foram identificados em estudos recentes de associação genômica ampla ou de *imunochip* em diferentes ancestralidades. Individualmente, eles conferem um RR de LES de 1,4 a 3 e, mesmo em combinação, contribuem para apenas 28% da suscetibilidade à doença, sugerindo que as exposições ambientais e a epigenética têm papéis importantes. Os exemplos são listados na **Figura 356-1**, mostrando aqueles com RR ≥ 1,4 e listando-os de acordo com suas principais funções conhecidas. Cerca de 50% dos genes predisponentes conhecidos influenciam a produção ou a função do IFN (o padrão de expressão genética aumentada mais característico dos pacientes com LES). Múltiplos genes afetam as respostas finais: por exemplo, um efeito genético no promotor de *IRF5* que aumenta a produção de IFN está associado ao LES em todas as ancestralidades, mas um haplótipo contendo *IRF5* e transportina 3 (*TNPO3*), o que provavelmente aumenta ainda mais as respostas do IFN, está presente apenas nas ancestralidades europeias. Alguns polimorfismos influenciam as manifestações clínicas; eles estão listados na **Figura 356-1**. Alguns genes estão relacionados com a disfunção de órgãos-alvo em vez de LES, como *MYH9/APOL1* que se associa à doença renal em estágio terminal (DRET) em todas as ancestralidades; enquanto *APOL1G1/G2* se associa à DRET (mas não ao LES) apenas em afro-americanos. Essas combinações provavelmente explicam por que a nefrite lúpica é mais comum e mais grave em afro-americanos em relação a outras raças. Alguns efeitos dos genes estão em regiões promotoras (p. ex., *MYH9/APOL* e IL-10) e outros são conferidos pelo número de cópias (p. ex., *C4A*, *TLR7*). Além disso, múltiplas alterações epigenéticas caracterizam o LES, incluindo a hipometilação de genes que codificam o DNA, regiões promotoras e/ou fatores de transcrição em células T CD4+, em células B e em monócitos, incluindo genes que controlam a produção de IFNs tipo 1. Por outro lado, algumas regiões do DNA em células B do LES são hipermetiladas. Também há modificações da histona no DNA do LES. Algumas dessas alterações são mediadas por micro-RNAs associados ao

LES, incluindo aqueles que controlam as DNA-metiltransferases (DNMTs), como mIR-146a, que controlam a metilação de DNA em células T CD4+ e a resultante produção de IFN. Alguns polimorfismos gênicos contribuem para diversas doenças autoimunes, como em STAT4 e CTLA4. A maioria desses efeitos genéticos influencia as respostas imunes ao ambiente externo e interno; quando essas respostas são anormais ou prolongadas, há favorecimento da doença autoimune.

O LES é mais frequente no sexo feminino, com um papel evidente dos efeitos hormonais, dos genes no cromossomo X e das diferenças epigenéticas entre os sexos. Em muitas espécies de mamíferos, as fêmeas produzem respostas de anticorpos mais altas do que os machos. As mulheres expostas a contraceptivos orais que contêm estrogênio ou que recebem reposição hormonal apresentam risco maior de desenvolvimento de LES (RR 1,2-2). O estradiol liga-se a receptores presentes nos linfócitos T e B, aumentando a ativação e a sobrevida dessas células (especialmente as autorreativas), favorecendo, assim, a ocorrência de respostas imunes prolongadas. Os genes do cromossomo X que influenciam o LES, como o TREX1, podem desempenhar um papel na predisposição do sexo feminino, possivelmente porque alguns genes localizados no segundo cromossomo X das mulheres não estão silenciados. Indivíduos com cariótipo XXY (síndrome de Klinefelter) apresentam risco significativamente elevado de ter LES.

Vários estímulos ambientais podem influenciar o LES (Fig. 356-1). A exposição à luz ultravioleta provoca exacerbações do LES em cerca de 70% dos pacientes, possivelmente por aumentar a apoptose nas células cutâneas ou alterar o DNA e as proteínas intracelulares, de forma a torná-las antigênicas. Algumas infecções e fármacos indutores de lúpus ativam as células T e B autorreativas; se essas células não forem devidamente reguladas, ocorre produção prolongada de autoanticorpos. A maioria dos pacientes com LES apresenta autoanticorpos por pelo menos 3 anos antes do surgimento dos primeiros sintomas de doença, sugerindo que a regulação controla o grau de autoimunidade por vários anos antes que as quantidades e as qualidades dos autoanticorpos, a imunidade inata ativada, as células B e T patogênicas e as células residentes teciduais causem doença clínica. O vírus Epstein-Barr (EBV, do inglês *Epstein-Barr virus*) pode ser um agente infeccioso capaz de desencadear LES em indivíduos suscetíveis. Crianças e adultos com LES são mais suscetíveis à infecção pelo EBV do que os indivíduos-controles de idade, sexo e etnia equivalentes. O EBV contém sequências de aminoácidos que simulam as sequências observadas nos spliceossomas humanos (antígenos RNA/proteína), frequentemente reconhecidos por autoanticorpos em indivíduos com LES. O tabagismo aumenta o risco de LES (RR 1,5). A exposição ocupacional prolongada à sílica cristalina (p. ex., inalação da poeira de sabão em pó ou do solo em atividades rurais) eleva o risco (RR 4,3) em mulheres afro-descendentes. A exposição a pesticidas durante a infância, seja por uso residencial ou na agricultura, aumenta o risco de LES. A exposição prolongada à poluição do ar também aumenta o risco. Assim, a interação entre suscetibilidade genética, ambiente, sexo, raça e respostas imunes anormais resulta em autoimunidade (Cap. 355).

PATOLOGIA

No LES, as biópsias da pele afetada mostram deposição de imunoglobulina (Ig) na junção derme-epiderme (JDE), lesão dos queratinócitos basais e inflamação dominada pelos linfócitos T na JDE e ao redor dos vasos sanguíneos e dos apêndices dérmicos. A pele clinicamente não afetada também pode mostrar deposição de Ig na JDE. As lesões cutâneas do lúpus se caracterizam pela expressão de citocinas e quimiocinas reguladas por IFN e por queratinócitos e pDCs que produzem IFN. Esses padrões são inespecíficos para LES dermatológico, ainda que altamente sugestivos.

Nas biópsias renais, o padrão e a gravidade da lesão são importantes para estabelecer o diagnóstico e escolher a melhor terapia. Estudos clínicos mais recentes sobre nefrite lúpica adotaram a classificação da International Society of Nephrology (ISN) e da Renal Pathology Society (RPS) (Tab. 356-2). Na classificação ISN/RPS, a adição de um "A", indicando "ativo", e de um "C", indicando "alterações crônicas", fornece aos médicos informações sobre a potencial reversibilidade da doença. O sistema enfoca a doença glomerular, embora a presença de doença intersticial tubular e vascular e o escore de cronicidade, tanto nos glomérulos como no interstício, sejam importantes para prever os desfechos clínicos. Em geral, a doença de classes III e IV, assim como de classe V acompanhada por doença III ou IV, deve ser tratada sempre que possível com imunossupressão vigorosa, dado o alto risco de DRET em pacientes não tratados ou tratados de maneira insuficiente. Por outro lado, o tratamento para nefrite lúpica não é recomendado para pacientes com doença de classe I ou II ou com alterações extensas e irreversíveis (classe VI). Nos critérios de classificação do LES da European League of Rheumatism/American College of Rheumatology (EULAR/ACR), um diagnóstico pode ser estabelecido com base na presença de histologia renal de classe III ou de classe IV na presença de autoanticorpos antinucleares, dispensando o preenchimento de critérios adicionais (Tabs. 356-3 e 356-4).

As anormalidades histológicas dos vasos sanguíneos também podem determinar a terapia. Os padrões de vasculite são inespecíficos para LES, mas podem indicar doença ativa: a vasculite leucocitoclástica é mais comum (Cap. 363).

As biópsias de linfonodos, em geral, são realizadas para descartar a presença de infecção ou de doenças malignas. No LES, elas apresentam inflamação crônica difusa e inespecífica.

TABELA 356-2 ■ Classificação da nefrite lúpica (International Society of Nephrology e Renal Pathology Society)

Classe I: nefrite lúpica mesangial mínima

Glomérulos normais por microscopia óptica, porém imunodepósitos mesangiais detectados por imunofluorescência

Classe II: nefrite lúpica mesangial proliferativa

Hipercelularidade puramente mesangial de qualquer grau ou expansão da matriz mesangial à microscopia óptica, com imunodepósitos mesangiais; alguns depósitos subepiteliais ou subendoteliais isolados podem ser visualizados por imunofluorescência ou microscopia eletrônica, porém não pela microscopia óptica

Classe III: nefrite lúpica focal

Glomerulonefrite focal ativa ou inativa, endo ou extracapilar, segmentar ou global, que acomete ≤ 50% de todos os glomérulos, em geral com imunodepósitos subendoteliais focais, com ou sem alterações mesangiais

  Classe III (A): lesões ativas – nefrite lúpica focal proliferativa

  Classe III (A/C): lesões ativas e crônicas – nefrite lúpica focal proliferativa e esclerosante

  Classe III (C): lesões crônicas inativas com cicatrizes glomerulares – nefrite lúpica focal esclerosante

Classe IV: nefrite lúpica difusa

Glomerulonefrite difusa ativa ou inativa, endo ou extracapilar, segmentar ou global, que acomete ≥ 50% de todos os glomérulos, com imunodepósitos subendoteliais difusos, com ou sem alterações mesangiais; essa classe é dividida em nefrite lúpica segmentar difusa (IV-S), quando ≥ 50% dos glomérulos acometidos exibem lesões segmentares, e nefrite lúpica global difusa (IV-G), quando ≥ 50% dos glomérulos afetados exibem lesões globais; segmentar define-se como lesão glomerular que acomete menos da metade do tufo glomerular; essa classe inclui os casos com depósitos difusos nas alças, porém com pouca ou nenhuma proliferação glomerular

  Classe IV-S (A): lesões ativas – nefrite lúpica proliferativa segmentar difusa

  Classe IV-G (A): lesões ativas – nefrite lúpica proliferativa global difusa

  Classe IV-S (A/C): lesões ativas e crônicas – nefrite lúpica segmentar difusa proliferativa e esclerosante

  Classe IV-G (A/C): lesões ativas e crônicas – nefrite lúpica global difusa proliferativa e esclerosante

  Classe IV-S (C): lesões crônicas inativas com cicatrizes – nefrite lúpica segmentar difusa esclerosante

  Classe IV-G (C): lesões crônicas inativas com cicatrizes – nefrite lúpica global difusa esclerosante

Classe V: nefrite lúpica membranosa

Imunodepósitos subepiteliais globais ou segmentares, ou suas sequelas morfológicas, visualizados por microscopia óptica e por imunofluorescência ou microscopia eletrônica, com ou sem alterações mesangiais; a nefrite lúpica de classe V pode ocorrer em combinação com as classes III ou IV, caso em que ambas serão diagnosticadas; a nefrite lúpica de classe V pode mostrar esclerose avançada

Classe VI: nefrite lúpica esclerótica avançada

≥ 90% dos glomérulos globalmente esclerosados sem atividade residual

Nota: Indicar e classificar (leve, moderada, grave) a atrofia tubular, a inflamação e a fibrose intersticial, bem como a gravidade da aterosclerose ou de outras lesões vasculares.

Fonte: Reproduzida com permissão de JJ Weening et al: The classification of glomerulonephritis in systemic lupus erythematosus revisited. Kidney Int 65;521, 2004.

TABELA 356-3 ■ Critérios da Systemic Lupus International Collaborating Clinic para classificação do lúpus eritematoso sistêmico (LES)	
Manifestações clínicas	Manifestações imunológicas

Cutâneas
   LE cutâneo subagudo, agudo (fotossensível, malar, maculopapular, bolhoso)
   LE cutâneo crônico (lúpus discoide, paniculite, líquen plano-símile, verrucoso hipertrófico, pérnio)
Úlceras orais ou nasais
Alopecia não cicatricial
Sinovite envolvendo ≥ 2 articulações
Serosite (pleurisia, pericardite)
Renais
   Prot/Cr ≥ 0,5
   Cilindros hemáticos
   Biópsia[a]
Neurológicas
   Convulsões, psicose, mononeurite, mielite, neuropatia periférica ou craniana, estado confusional agudo
Anemia hemolítica
Leucopenia (< 4.000/µL) ou linfopenia (< 1.000/µL)
Trombocitopenia (< 100.000/µL)
	AAN > valor negativo de referência
	Anti-dsDNA > referência, quando 2 × referência no ELISA
	Anti-Sm
	Antifosfolipídeo (qualquer um entre anticoagulante lúpico, RPR falso-positiva, anticardiolipina e anti-β$_2$-glicoproteína 1)
	Complemento sérico baixo (C3, C4 ou CH50)
	Teste de Coombs direto positivo

[a] A biópsia renal lida como lúpus sistêmico qualifica para classificação como LES, desde que em presença de qualquer autoanticorpo lúpico, mesmo que menos de 4 critérios sejam atendidos no total.

Interpretação: A presença de 4 critérios quaisquer (é necessário pelo menos 1 de cada categoria) qualifica o paciente para ser classificado como tendo LES, com 93% de especificidade e 92% de sensibilidade. O American College of Rheumatology está desenvolvendo novos critérios para o LES. Veja atualizações no *site Rheumatology.org*.

Siglas: Cr, creatinina; ELISA, ensaio imunoabsorvente ligado à enzima; AAN, anticorpo antinuclear; LE, lúpus eritematoso; Prot, proteína; RPR, reagina plasmática rápida.

Fonte: M Petri et al.: Arthritis Rheum 64:2677, 2012. Como esses critérios são relativamente novos, alguns estudos clínicos atualmente em curso adotam os critérios anteriores do American College of Rheumatology; ver EM Tan et al.: Arthritis Rheum 25:1271, 1982; atualizado por MC Hochberg: Arthritis Rheum 40:1725, 1997.

DIAGNÓSTICO

O diagnóstico de LES baseia-se em elementos clínicos e autoanticorpos característicos. Atualmente são usados dois sistemas de classificação: os critérios de 2012 da Systemic Lupus International Collaborating Clinics (SLICC) e a classificação de 2019 do EULAR/ACR na qual as manifestações clínicas são ponderadas. Ambos são mostrados nas Tabelas 356-3 e 356-4. Os critérios SLICC são mais fáceis para a avaliação do paciente individual, mas a classificação do EULAR/ACR são mais atuais e provavelmente será usada na maioria dos estudos clínicos em LES nos próximos anos. Um algoritmo para o diagnóstico e o tratamento inicial é mostrado na Figura 356-2. Os critérios têm por finalidade o diagnóstico de LES nos pacientes incluídos nos estudos; os autores os aplicam a determinados pacientes para estimar a probabilidade de que a doença seja o LES. Nos critérios SLICC, qualquer combinação de quatro ou mais critérios bem documentados a qualquer momento durante a história do paciente, com pelo menos um na categoria clínica e um na categoria imunológica, torna provável que o paciente tenha LES (especificidade de 97%, sensibilidade de 84%). No caso dos critérios EULAR/ACR, o paciente deve ter anticorpo antinuclear (AAN) positivo (≥ 1:80 por imunofluorescência) e um escore de 10 (especificidade de 97%, sensibilidade de 93%). Em muitos pacientes, o número de critérios aumenta com o passar do tempo. Os AANs são positivos em mais de 98% dos pacientes no decorrer da evolução da doença; testes repetidamente negativos com métodos de imunofluorescência sugerem que o diagnóstico não é LES, exceto se outros autoanticorpos estiverem presentes (Fig. 356-2). Os anticorpos IgG em altos títulos para o DNA de fita dupla e os anticorpos para o antígeno Sm são específicos de LES e, portanto, favorecem o diagnóstico na presença de manifestações clínicas compatíveis. A presença de múltiplos autoanticorpos em um indivíduo sem sintomas clínicos não deve ser considerada diagnóstica para o LES, embora esse indivíduo apresente maior risco.

INTERPRETAÇÃO DAS MANIFESTAÇÕES CLÍNICAS

Quando o diagnóstico de LES é estabelecido, é importante determinar a gravidade e a potencial reversibilidade da enfermidade, assim como estimar as possíveis consequências das várias intervenções terapêuticas. Nos parágrafos seguintes, as descrições de algumas manifestações da doença começam com problemas relativamente leves e progridem para os que representam maior ameaça à vida.

VISÃO GERAL E MANIFESTAÇÕES SISTÊMICAS

No início, o LES pode acometer um ou vários sistemas orgânicos; com o passar do tempo, podem ocorrer manifestações adicionais (Tabs. 356-3, 356-4 e 356-5). A maioria dos autoanticorpos característicos de cada pessoa está presente na época em que aparecem as manifestações clínicas (Tabs. 356-1, 356-3 e 356-4). A gravidade do LES varia de leve e intermitente a grave e fulminante. Os sintomas sistêmicos, em particular fadiga e mialgias/artralgias, estão presentes na maior parte do tempo. A enfermidade sistêmica grave que torna necessária a terapia com altas doses de glicocorticoides pode ocorrer com febre, prostração, perda de peso e anemia com ou sem outras manifestações dos órgãos-alvo. Cerca de 85% dos pacientes apresentam doença ativa contínua (com tratamento atual) ou um ou mais surtos de doença ativa anualmente. Ocorrem remissões completas permanentes (ausência de sintomas sem tratamento) em < 5% dos casos. O objetivo do tratamento recomendado é a remissão durante a terapia (ausência de manifestações clínicas; anormalidades em testes laboratoriais são permitidas) ou indução para um lúpus de baixa atividade. Para mais detalhes, ver "Manejo do lúpus eritematoso sistêmico", adiante.

MANIFESTAÇÕES MUSCULOESQUELÉTICAS

A maioria das pessoas com LES apresenta poliartrite intermitente que varia desde leve até incapacitante. A poliartrite é caracterizada por edema dos tecidos moles e hipersensibilidade nas articulações e/ou nos tendões, mais comumente nas mãos, nos punhos e nos joelhos. Ocorrem deformidades articulares (mãos e pés) em apenas 10% dos casos e elas costumam regredir. Erosões em radiografias articulares são raras, mas podem ser identificadas por ultrassonografia em 10 a 50% dos pacientes; as pessoas com erosões podem preencher critérios tanto para artrite reumatoide (AR) como para LES (o chamado "rúpus"). Se a dor persiste em uma única articulação, como joelho, ombro ou quadril, deve ser aventado o diagnóstico de osteonecrose isquêmica (ONI), em particular na ausência de outras manifestações de LES ativo. A prevalência de ONI está aumentada no LES, em especial nos pacientes tratados com glicocorticoides sistêmicos. Miosite com fraqueza muscular clínica, níveis elevados de creatina-cinase, ressonância magnética (RM) positiva, bem como necrose muscular e inflamação à biópsia, também podem ocorrer, apesar de a maioria dos pacientes ter mialgias sem miosite franca. As terapias com glicocorticoides (comumente) e as terapias antimaláricas (raramente) podem causar fraqueza muscular; esses efeitos adversos devem ser diferenciados da doença inflamatória ativa.

MANIFESTAÇÕES CUTÂNEAS

A dermatite lúpica pode ser classificada como aguda, subaguda ou crônica, e existem muitos tipos diferentes de lesões inseridas nesses grupos. O lúpus eritematoso discoide (LED) é a dermatite crônica mais comum no lúpus; as lesões são aproximadamente circulares, com margens eritematosas hiperpigmentadas e escamosas ligeiramente elevadas e centros atróficos despigmentados, nos quais todos os apêndices dérmicos estão permanentemente destruídos. As lesões podem ser desfigurantes, em particular na face e no couro cabeludo. Apenas 5% das pessoas com LED têm LES (apesar de a metade apresentar AAN positivo); no entanto, entre os indivíduos com LES, até 20% têm LED. A erupção cutânea aguda mais comum do LES é um eritema fotossensível ligeiramente elevado, ocasionalmente escamoso, na face (em particular nas bochechas e no nariz – a erupção cutânea em "borboleta"), nas orelhas, no queixo, na região em "V" do pescoço e do tórax, na parte superior do dorso e nas superfícies extensoras dos braços. A piora desse exantema com frequência acompanha uma exacerbação da doença sistêmica. O lúpus eritematoso cutâneo subagudo (LECS) consiste em manchas vermelhas e escamosas semelhantes à psoríase ou em lesões circulares com bordas avermelhadas planas ("anulares"). Os pacientes com essas manifestações são extremamente fotossensíveis e a maioria tem anticorpos anti-Ro (SS-A). Outros exantemas do LES incluem urticária recorrente, dermatite semelhante ao líquen plano, bolhas e paniculite ("lúpus profundo"). As erupções cutâneas podem ser insignificantes ou graves, podendo representar a principal manifestação da doença. Pequenas ulcerações nas mucosas oral ou nasal são comuns no LES; as lesões assemelham-se a úlceras aftosas, podendo ou não ser dolorosas.

TABELA 356-4 ■ Critérios de classificação de 2019 do EULAR/ACR para o lúpus eritematoso sistêmico (LES)

AAN positivo (título de pelo menos 1:80) é um critério de entrada obrigatório, seguido por critérios ponderados adicionais em 7 domínios clínicos e 3 domínios imunológicos. O acúmulo ≥ 10 pontos é classificado como LES. Todas as manifestações devem ser atribuíveis ao LES.

Critérios clínicos			
Domínio	Critérios	% de pacientes com o achado[a]	Peso
Constitucional, 80%	Febre	50	2
Hematológico, 50%	Leucopenia	30	3
	Trombocitopenia	20	4
	Anemia hemolítica autoimune	10	4
Neuropsiquiátrico, 75%	*Delirium*	5	2
	Psicose	7	3
	Convulsões	11	5
Mucocutâneo, 80%	Alopecia não cicatricial	15	2
	Úlceras orais	45	2
	Lúpus subcutâneo ou discoide	30	4
	Lúpus cutâneo agudo	70	6
Seroso, 50%	Derrame pleural ou pericárdico	50	5
	Pericardite aguda	35	6
Musculoesquelético, 95%	Envolvimento articular	90	6
Renal, 50%	Proteinúria > 0,5 g/24 h	50	4
	Biópsia renal com NL classe II ou V	25% de NL	8
	Biópsia renal com NL classe III ou IV	60% de NL	10

Critérios imunológicos			
Domínio	Critérios	% de pacientes com o achado[a]	Peso
Antifosfolipídeos	+ Anticardiolipina, anti-β_2-glicoproteína ou anticoagulante lúpico (AL)	40	2
Complementos	C3 *ou* C4 baixo	35	3
	C3 *e* C4 baixos	30	4
Anticorpos LES-específicos	Anticorpos anti-dsDNA ou anti-Smith	40	6

[a]Porcentagem de pacientes com LES que exibem o critério a qualquer momento durante a doença. Estimativa feita a partir de dados fornecidos em capítulos pertinentes em Wallace DJ, Hahn BH (eds): *Dubois' Lupus Erythematosus and Related Syndromes*, 9th ed. Philadelphia, Elsevier, 2019.
Siglas: ACR, American College of Rheumatology; EULAR, European Union League Against Rheumatism; AAN, anticorpo antinuclear; NL, nefrite lúpica.

MANIFESTAÇÕES RENAIS

A nefrite costuma ser a manifestação mais grave do LES, em particular porque a nefrite e a infecção são as principais causas de mortalidade na primeira década da doença. Levando em consideração que a nefrite é assintomática na maioria dos pacientes com lúpus, um exame de urina deve ser solicitado sempre que houver suspeita de LES. A classificação da nefrite lúpica é principalmente histológica (ver "Patologia", anteriormente, e Tab. 356-2). A biópsia renal é recomendada para todos os pacientes com LES que apresentam qualquer evidência clínica de nefrite; os resultados são utilizados para planejar as terapias em curso e sua duração. Os pacientes com as formas proliferativas de lesão glomerular (graus III e IV da ISN) costumam demonstrar hematúria microscópica e proteinúria (> 500 mg por 24 horas); cerca de metade desenvolve síndrome nefrótica e a maioria desenvolve hipertensão. De modo geral, nos Estados Unidos, cerca de 20% dos indivíduos com glomerulonefrite proliferativa difusa (GNPD) lúpica morrem ou desenvolvem DRET em 10 anos após o diagnóstico. Esses indivíduos necessitam de um controle rigoroso do LES e das complicações da doença renal e da terapia, a menos que o dano seja irreversível (Fig. 356-2, Tab. 356-6). Afro-americanos, hispânicos e asiáticos/oriundos de ilhas do Pacífico têm mais chances de desenvolver nefrite que os pacientes brancos. Os afro-americanos são mais propensos a desenvolver DRET do que os brancos, mesmo com as terapias mais atuais. Cerca de 20% dos pacientes que têm LES com proteinúria (em geral, nefrótica) mostram alterações glomerulares membranosas sem alterações proliferativas na biópsia renal. Seu prognóstico é melhor do que o daqueles com GNPD; entretanto, os pacientes com classe V e proteinúria na faixa nefrótica deverão ser tratados da mesma forma que aqueles com doença proliferativa das classes III ou IV. A nefrite lúpica costuma ser uma doença persistente, com exacerbações que requerem um tratamento novo ou intensificado durante muitos anos. Na maioria das pessoas com nefrite lúpica, a aterosclerose acelerada torna-se importante após vários anos de doença; deve-se dar atenção ao controle da inflamação sistêmica, da pressão arterial, da hiperlipidemia e da hiperglicemia.

MANIFESTAÇÕES DO SISTEMA NERVOSO

Existem muitas manifestações do LES relacionadas com o sistema nervoso central (SNC) e com o sistema nervoso periférico; em alguns pacientes, estas são as principais causas de morbidade e mortalidade. É útil abordar esse aspecto de maneira diagnóstica, perguntando-se primeiro se os sintomas resultam do LES ou de outra condição (como infecção em indivíduos imunossuprimidos ou efeitos colaterais de terapias). Se os sintomas estiverem relacionados com o LES, será preciso determinar se a sua causa é um processo difuso (necessitando de imunossupressão) ou uma doença oclusiva vascular (necessitando de anticoagulação). A manifestação difusa mais comum de lúpus no SNC é a disfunção cognitiva, incluindo dificuldades de memória e raciocínio. As cefaleias também são comuns. Quando lancinantes, frequentemente indicam uma exacerbação do LES; quando mais leves, mostram-se difíceis de diferenciar da enxaqueca ou das cefaleias tipo tensionais. Convulsões de qualquer tipo podem ser causadas pelo lúpus; seu tratamento muito comumente requer terapias anticonvulsivas e imunossupressoras. A psicose pode ser a manifestação dominante do LES e deve ser diferenciada da psicose induzida por glicocorticoides. Esta última, em geral, ocorre nas primeiras semanas de terapia com glicocorticoides, com doses diárias ≥ 40 mg de prednisona ou equivalente; a psicose regride ao longo de vários dias após a redução ou a suspensão dos glicocorticoides. A mielopatia costuma ser incapacitante; o início rápido de terapia imunossupressora incluindo doses altas de glicocorticoides é o padrão de tratamento.

OBSTRUÇÕES VASCULARES, INCLUINDO ACIDENTE VASCULAR CEREBRAL E INFARTO DO MIOCÁRDIO

A prevalência de ataques isquêmicos transitórios, acidentes vasculares cerebrais (AVCs) e infarto agudo do miocárdio está aumentada em pacientes com LES. Esses eventos vasculares estão aumentados em pacientes com LES que têm anticorpos contra fosfolipídeos (anticorpos antifosfolipídeos) (Cap. 357). A isquemia cerebral pode ser causada por oclusão focal

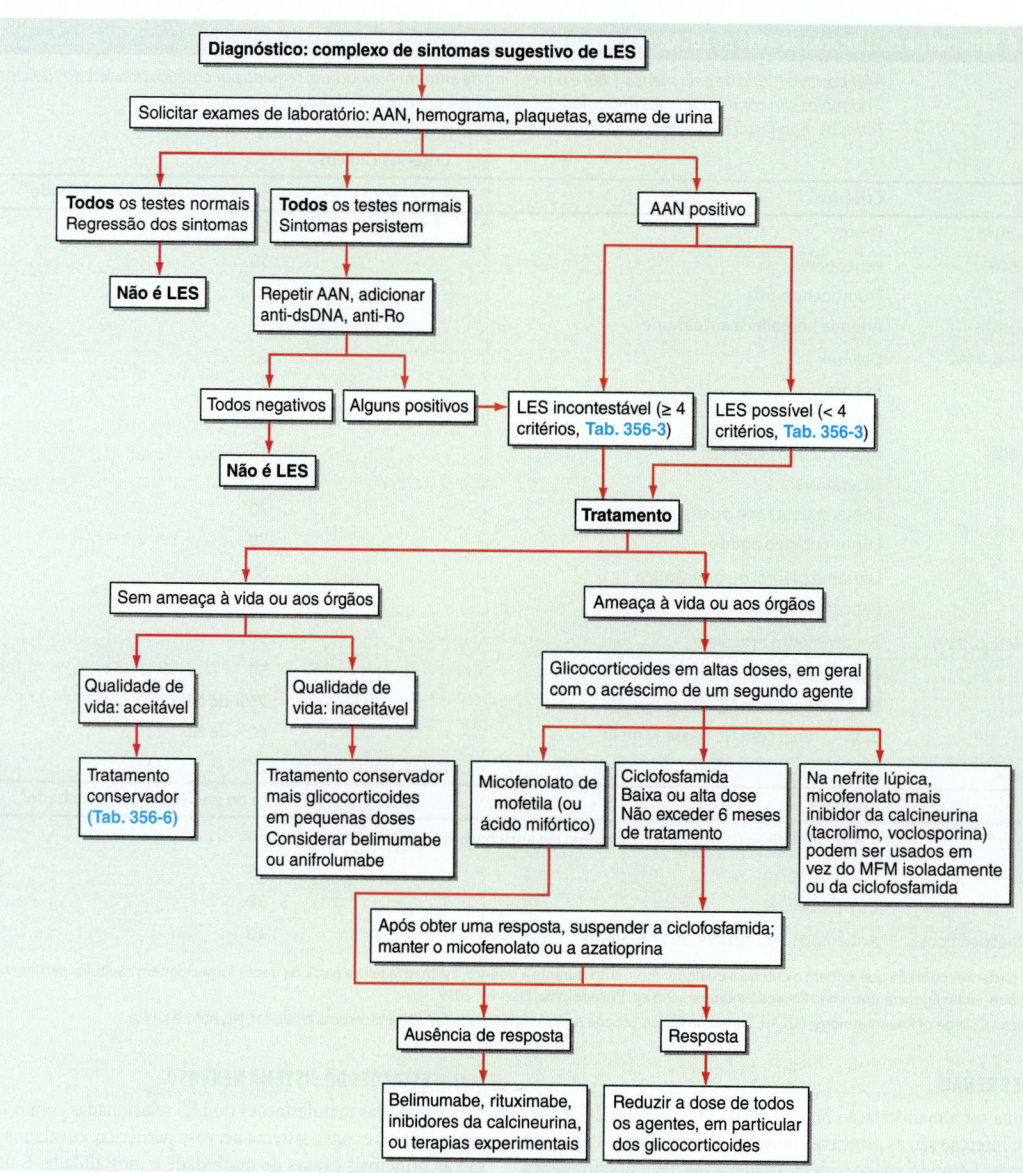

FIGURA 356-2 Algoritmo para diagnóstico e terapia inicial do lúpus eritematoso sistêmico (LES). Para diretrizes sobre o tratamento do lúpus e da nefrite lúpica, ver Fanouriakis A et al.: 2019 Update of the EULAR/ACR recommendations for the management of systemic lupus erythematosus. Ann Rheum Dis 78:736, 2019; Hahn BH et al: American College of Rheumatology guidelines for screening, treatment, and management of lupus nephritis. Arthritis Care Res (Hoboken) 64:797, 2012; Tunnicliffe DJ et al: Immunosuppressive treatment for proliferative lupus nephritis. Cochrane Database Syst Rev 29:CD002922, 2018. Para belimumabe, ver Stohl W: Inhibition of B cell activating factor (BAFF) in the management of systemic lupus erythematosus (SLE). Expert Rev Clin Immunol 13:163, 2017 e Furie R et al: Two-year, randomized, controlled trial of belimumab in lupus nephritis. New Eng J Med 383:1117, 2020. Para rituximabe e outras terapias experimentais atuais, ver Davis LS, Reimold AM: Research and therapeutics-traditional and emerging therapies in systemic lupus erythematosus. Rheumatology (Oxford) 56(Suppl 1):1100, 2017. Para tacrolimo e terapia tripla, ver Liu Z et al: Multitarget therapy for induction treatment of lupus nephritis. Ann Intern Med 162:18, 2015. Para voclosporina, ver Rovin BH et al: Efficacy and safety of voclosporin versus placebo for lupus nephritis: a double-blind, randomised, multicentre, placebo-controlled, phase 3 trial. Lancet published May 7, 2021. Para anifrolumabe, ver Morand EF et al: Trial of anifrolumab in active systemic lupus erythematosus. N Eng J Med 382:211, 2020. AAN, anticorpo antinuclear; LES, lúpus eritematoso sistêmico; MFM, micofenolato de mofetila.

(não inflamatória ou associada à vasculite), por embolização a partir de uma placa na artéria carótida ou, ainda, a partir de vegetações da endocardite de Libman-Sacks. Para esses pacientes, testes apropriados para anticorpos antifosfolipídeos (ver adiante) e para fontes de êmbolos devem ser solicitados com o intuito de estimar a necessidade, a intensidade e a duração das terapias anti-inflamatórias e/ou anticoagulantes. Quando é mais provável que um evento cerebral resulte de um fenômeno de coagulação, a anticoagulação continuada é a terapia de escolha. Dois processos podem ocorrer ao mesmo tempo – vasculite e oclusões vasculares leves –, caso em que pode ser apropriado realizar tratamento com anticoagulação aliada à imunossupressão.

No LES, os infartos do miocárdio são manifestações primariamente de aterosclerose acelerada. De modo geral, o risco para eventos vasculares é 3 a 10 vezes maior, sendo ainda mais alto em mulheres com < 49 anos em comparação com controles pareados por idade. As características associadas ao risco aumentado de aterosclerose são sexo masculino, idade avançada, hipertensão, dislipidemia, diabetes, lipoproteínas de alta densidade disfuncionais proinflamatórias, alta atividade da doença, altas doses de glicocorticoides e altos níveis séricos de homocisteína e leptina. As terapias com estatina reduzem os níveis de lipoproteínas de baixa densidade (LDLs, do inglês *low-density lipoproteins*) em pacientes com LES; uma redução significativa na mortalidade por todas as causas pelas estatinas foi demonstrada em pacientes com LES submetidos a transplantes renais e em um estudo epidemiológico envolvendo um grande número de pacientes em Taiwan.

MANIFESTAÇÕES PULMONARES

A manifestação pulmonar mais comum do LES é a pleurite com ou sem derrame pleural. Essa manifestação, quando leve, pode responder ao tratamento com anti-inflamatórios não esteroides (AINEs); quando mais

TABELA 356-5 ■ Manifestações clínicas do LES e prevalência ao longo de todo o curso da doença[a]

Manifestações	Prevalência, %
Sistêmicas: fadiga, mal-estar, febre, anorexia, perda de peso	95
Musculoesqueléticas	95
Artralgias/mialgias	95
Poliartrite	60
Deformidade das mãos	10
Miopatia/miosite	25/5
Necrose isquêmica do osso	15
Cutâneas	80
Fotossensibilidade	70
Exantema malar	50
Úlceras orais	40
Alopecia	40
Exantema discoide	20
Erupção de vasculite	20
Outras (p. ex., urticária, lúpus cutâneo subagudo)	15
Hematológicas	85
Anemia (doença crônica)	70
Leucopenia (< 4.000/μL)	65
Linfopenia (< 1.500/μL)	50
Trombocitopenia (< 100.000/μL)	15
Linfadenopatia	15
Esplenomegalia	15
Anemia hemolítica	10
Neurológicas	60
Transtorno cognitivo	50
Transtorno do humor	40
Depressão	25
Cefaleia	25
Convulsões	20
Mononeuropatia e polineuropatia	15
AVC, AIT	10
Estado de confusão agudo ou distúrbio do movimento	2-5
Meningite asséptica, mielopatia	< 1
Cardiopulmonares	60
Pleurisia, pericardite, derrames	30-50
Miocardite, endocardite	10
Pneumonite lúpica	10
Doença arterial coronariana (DAC)	10
Fibrose intersticial	5
Hipertensão pulmonar, SARA, hemorragia	< 5
Síndrome de contração pulmonar	< 5
Renais	30-50
Proteinúria ≥ 500 mg/24 h, cilindros celulares	30-60
Síndrome nefrótica	25
Doença renal em estágio terminal	5-10
Gastrintestinais	40
Inespecíficas (náuseas, dor leve, diarreia)	30
Enzimas hepáticas anormais	40
Vasculite	5
Trombóticas	15
Venosas	10
Arteriais	5
Oculares	15
Síndrome *sicca*	15
Conjuntivite, episclerite	10
Vasculite	5

[a]Os números indicam a porcentagem de pacientes que exibem as manifestações em algum momento no decorrer da enfermidade.

Siglas: AIT, ataque isquêmico transitório; AVC, acidente vascular cerebral; LES, lúpus eritematoso sistêmico; SARA, síndrome da angústia respiratória aguda.

---

grave, os pacientes necessitarão de um curso breve de terapia com glicocorticoides. Os infiltrados pulmonares também ocorrem como manifestação do LES ativo, sendo difíceis de distinguir de uma infecção nos exames de imagem. As manifestações pulmonares que ameaçam a vida consistem em inflamação intersticial que evolui para fibrose (o padrão histológico simula a pneumonite intersticial difusa usual), síndrome do pulmão encolhido (*shrinking lung*) e hemorragia intra-alveolar; todas essas condições provavelmente exigem uma terapia imunossupressora vigorosa precoce, assim como tratamento de suporte. A hipertensão arterial pulmonar ocorre em uma pequena proporção de pacientes com LES e deve ser tratada da mesma forma que a hipertensão pulmonar idiopática.

MANIFESTAÇÕES CARDÍACAS

A pericardite é a manifestação cardíaca mais frequente; em geral, ela responde à terapia anti-inflamatória e raramente resulta em tamponamento. As manifestações cardíacas mais graves são a miocardite e a endocardite fibrinosa de Libman-Sacks. A inflamação miocárdica pode estar associada com disfunção ventricular esquerda e insuficiência cardíaca. Em geral, os pacientes com lúpus têm risco 2,7 vezes maior de desenvolver insuficiência cardíaca em comparação com a população geral. As arritmias são frequentes. O acometimento endocárdico pode resultar em insuficiência valvar, mais comumente mitral ou aórtica, ou em eventos embólicos. Ainda não foi comprovado se as terapias com glicocorticoides ou outras terapias imunossupressoras levam à melhora da miocardite lúpica ou da endocardite lúpica, porém é conduta habitual administrar doses altas de esteroides combinadas a uma terapia de suporte apropriada para insuficiência cardíaca, arritmia ou eventos embólicos. Como discutido anteriormente, os pacientes com LES apresentam risco aumentado de infarto agudo do miocárdio, em geral devido à aterosclerose acelerada resultante, provavelmente, de ataque imune, inflamação crônica e/ou lesão oxidativa das artérias.

MANIFESTAÇÕES HEMATOLÓGICAS

A manifestação hematológica mais frequente do LES é a anemia, em geral normocrômica normocítica, que reflete uma doença crônica e o consequente comprometimento da utilização do ferro. A hemólise pode ser de início rápido e grave, tornando necessária a terapia com altas doses de glicocorticoides. A leucopenia também é comum e quase sempre consiste em linfopenia, mas não em granulocitopenia; a linfopenia raramente predispõe ao surgimento de infecções e, por si só, não costuma necessitar de terapia. A trombocitopenia pode ser um problema recorrente. Se a contagem de plaquetas for > 40.000/μL e não houver sangramento anormal, a terapia pode não ser necessária. A terapia com altas doses de glicocorticoides (p. ex., 1 mg/kg/dia de prednisona ou equivalente) costuma ser efetiva para os primeiros episódios de trombocitopenia grave. A trombocitopenia ou a anemia hemolítica recorrente ou prolongada, ou ainda outra doença que requeira doses diárias inaceitavelmente altas de glicocorticoides, devem ser tratadas com estratégias adicionais, como rituximabe, fatores de crescimento de plaquetas e/ou esplenectomia (ver "Manejo do lúpus eritematoso sistêmico", adiante).

MANIFESTAÇÕES GASTRINTESTINAIS

A náusea, algumas vezes com vômitos, e a diarreia podem ser manifestações de uma agudização do lúpus. A dor abdominal difusa pode ser causada por vasculite intestinal e/ou peritonite autoimune. Os aumentos nos níveis séricos de aspartato-aminotransferase (AST) e alanina-aminotransferase (ALT) são comuns quando o LES está ativo. Em geral, essas manifestações melhoram prontamente durante a terapia sistêmica com glicocorticoides. A vasculite que acomete o intestino pode ser fatal; perfuração, isquemia, sangramento e sepse são complicações frequentes. A terapia imunossupressora vigorosa com altas doses de glicocorticoides é recomendada para o controle em curto prazo; a evidência de recidiva constitui uma indicação à adoção de imunossupressão adicional.

MANIFESTAÇÕES OCULARES

A síndrome *sicca* (síndrome de Sjögren; Cap. 361) e a conjuntivite inespecífica são comuns no LES, mas raramente ameaçam a visão. Em contrapartida, a vasculite retiniana e a neurite óptica são manifestações graves: a cegueira pode manifestar-se ao longo de dias a semanas. Recomenda-se a imunossupressão vigorosa, apesar de não existirem ensaios controlados capazes de comprovar sua eficácia. As complicações da terapia com glicocorticoides intraorbital e sistêmica incluem cataratas (comuns) e glaucoma.

TABELA 356-6 ■ Medicamentos para tratamento do LES

Medicamento	Faixa de dose	Interações medicamentosas	Efeitos adversos graves ou comuns
AINEs, salicilatos (ácido acetilsalicílico[a])	Em geral, são necessárias doses próximas do limite superior da dosagem recomendada	A2R/inibidores da ECA, glicocorticoides, fluconazol, metotrexato, tiazídicos	AINEs: incidências mais altas de meningite asséptica, enzimas hepáticas elevadas, função renal reduzida, vasculite da pele; todas as classes, sobretudo os inibidores específicos de COX-2, podem elevar o risco de infarto agudo do miocárdio. Salicilatos: ototoxicidade, zumbido. Ambos: eventos e sintomas GI, reações alérgicas, dermatite, vertigem, insuficiência renal aguda, edema, hipertensão
Glicocorticoides tópicos	Potência média para a face; potência média a alta para outras áreas	Nenhuma conhecida	Atrofia da pele, dermatite de contato, foliculite, hipopigmentação, infecção
Protetores solares tópicos	Pelo menos FPS 15; é preferido 30+	Nenhuma conhecida	Dermatite de contato
Hidroxicloroquina[a] (a quinacrina pode ser acrescentada ou substituída)	200-400 mg, 1×/dia (100 mg, 1×/dia); não exceder 5 mg/kg de peso real	Uso contraindicado com agentes que prolongam o QT (p. ex., donepezila, amiodarona) e com aurotioglicose; cautela com ciclosporina, cimetidina, digoxina, ampicilina, lantânio, antiácidos, caolina	Lesão de retina, agranulocitose, anemia aplásica, ataxia, miocardiopatia, vertigem, miopatia, ototoxicidade, neuropatia periférica, pigmentação da pele, convulsões, trombocitopenia; a quinacrina geralmente produz uma coloração amarelada difusa na pele
DHEA (desidroepiandrosterona)	200 mg, 1×/dia	Indeterminadas	Acne, irregularidades menstruais, altos níveis séricos de testosterona
Metotrexato (para dermatite, artrite)	10-25 mg, 1×/semana, VO ou SC, com ácido fólico; reduzir a dose quando CrCl < 60 mL/min	Acitretina, leflunomida, AINEs e salicilatos, penicilina, probenecida, sulfonamidas, trimetoprima; cautela com intervenções que podem suprimir a medula óssea ou causar toxicidade hepática	Anemia, supressão da medula óssea, leucopenia, trombocitopenia, hepatotoxicidade, nefrotoxicidade, infecções, neurotoxicidade, fibrose pulmonar, pneumonite, dermatite grave, convulsões, pseudolinfoma
Glicocorticoides orais[a] (várias marcas específicas foram aprovadas pela FDA para utilização no LES)	Prednisona, prednisolona: 0,5-1 mg/kg/dia para LES grave; 0,07-0,3 mg/kg/dia ou em dias alternados para a doença mais leve; reduzir gradualmente para 7,5 mg/dia ou menos, se possível	A2R/antagonistas da ECA, antiarrítmicos de classe III, ciclosporina, AINEs e salicilatos, fenotiazinas, fenitoínas, quinolonas, rifampicina, risperidona, tiazídicos, sulfonilureias, varfarina	Infecção, infecção pelo VZV, hipertensão, hiperglicemia, hipopotassemia, acne, reações alérgicas, ansiedade, osteonecrose asséptica, alterações cushingoides, ICC, pele frágil, insônia, irregularidades menstruais, oscilações do humor, osteoporose, psicose
Succinato sódico de metilprednisolona IV[a] (aprovado pela FDA para nefrite lúpica)	Para doença grave, 0,5-1 g/dia, IV, por 3 dias	Iguais às dos glicocorticoides orais	Iguais aos dos glicocorticoides orais (se utilizado repetidamente); anafilaxia
Ciclofosfamida[b] IV	Dose baixa (para pessoas brancas com origem na Europa Setentrional): 500 mg a cada 2 semanas por 6 doses; depois disso, iniciar a manutenção com MFM ou AZA. Dose alta: 7-25 mg/kg/mês, por 6 meses; considerar a administração de mesna com cada dose	Alopurinol, supressores da medula óssea, fatores estimulantes de colônias, doxorrubicina, rituximabe, succinilcolina, zidovudina	Infecção, infecção pelo VZV, supressão da medula óssea, leucopenia, anemia, trombocitopenia, cistite hemorrágica (menos comum com administração IV), carcinoma de bexiga, alopecia, náuseas, diarreia, mal-estar, doença maligna, insuficiências ovariana e testicular; a insuficiência ovariana provavelmente não é um problema com baixa dose
Ciclofosfamida oral	1,5-3 mg/kg/dia; reduzir a dose quando CrCl < 25 mL/min		
Micofenolato de mofetila (MFM)[b] ou ácido micofenólico (MPA)	MFM: 2-3 g/dia, VO, total administrado 2×/dia na terapia de indução; 1-2 g/dia, total administrado 2×/dia na terapia de manutenção; máximo de 1 g, 2×/dia, se CrCl < 25 mL/min; começar com dose baixa e aumentar a cada 1-2 semanas para minimizar os efeitos colaterais GI; iniciar o tratamento com 0,5 g, 2×/dia; se usado com inibidor da calcineurina, a dose-alvo do micofenolato é de 1 g, 2×/dia. MPA: 360-1.080 mg, 2×/dia; cautela se CrCl < 25 mL/min	Aciclovir, antiácidos, azatioprina, resinas ligadoras de ácidos biliares, ganciclovir, sais de ferro probenecida, contraceptivos orais	Infecção, leucopenia, anemia, trombocitopenia, linfoma, distúrbios linfoproliferativos, doença maligna, alopécia, tosse, diarreia, febre, sintomas GIs, cefaleia, hipertensão, hipercolesterolemia, hipopotassemia, insônia, edema periférico, enzimas hepáticas elevadas, tremores, erupção cutânea; dados limitados sugerem que os asiáticos devem iniciar o tratamento com doses que não excedam 2 g/dia para minimizar os eventos adversos
Azatioprina (AZA)[b]	2-3 mg/kg/dia VO na indução; 1-2 mg/kg/dia na manutenção; reduzir frequência da dose se CrCl < 50 mL/min	Inibidores da ECA, alopurinol, supressores da medula óssea, interferonas, micofenolato de mofetila, rituximabe, varfarina, zidovudina	Infecção, infecção pelo VZV, supressão da medula óssea, leucopenia, anemia, trombocitopenia, pancreatite, hepatotoxicidade, doença maligna, alopecia, febre, doença semelhante à gripe, sintomas GIs
Belimumabe	10 mg/kg, IV, nas semanas 0, 2 e 4, em seguida, mensalmente, ou 200 mg/semana, SC	IgIV, vacinas com vírus vivo (contraindicadas), tofacitinibe	Reações infusionais, alergia, infecções, cefaleia e dor corporal difusa
Rituximabe (para pacientes resistentes aos tratamentos anteriores)	375 mg/m² por semana × 4 ou 1 g a cada 2 semanas × 2	IgIV, vacinas com vírus vivos (contraindicadas), infliximabe, cisplatina (insuficiência renal), tofacitinibe	Infecção (incluindo LEMP), reações de infusão, cefaleia, arritmias, respostas alérgicas

(Continua)

TABELA 356-6 ■ Medicamentos para tratamento do LES *(Continuação)*			
Medicamento	**Faixa de dose**	**Interações medicamentosas**	**Efeitos adversos graves ou comuns**
Tacrolimo	O nível mínimo no sangue não deve ultrapassar 5,5 ng/mL para minimizar a toxicidade; iniciar a dose em 1 mg, 2×/dia	Aumenta o risco de prolongamento do intervalo QT (p. ex., hidroxicloroquina); interfere com fármacos que utilizam a via CYP3A; cautela com fluconazol, ritonavir, voriconazol, clotrimazol, metronidazol, omeprazol, fentanila, cetoconazol, caspofungina, amiodarona; não ingerir suco de pomelo ou de romã durante o uso do tacrolimo	Infecção, nefrotoxicidade, toxicidade neural
Voclosporina com MFM	3 cápsulas de 7,9 mg, 2×/dia; não usar se TFG < 45 mL/min	Não usar com fortes inibidores/indutores de CYP3A4. Não usar com ciclofosfamida	Infecção, hipertensão, hiperpotassemia, redução da TFG, tremor. Pode causar dano fetal
Anifrolumabe	300 mg, IV, a cada 4 semanas	Não usar com outros biológicos. Reduzir a dose se TFGe < 60 mL/min/1,73 m² de ASC	Infecção, herpes-zóster, bronquite, reações infusionais, anafilaxia

[a]Indica que a medicação foi aprovada para ser utilizada no LES pela FDA dos Estados Unidos. [b]Indica que a medicação foi usada com glicocorticoides nos ensaios que demonstram eficácia.
Siglas: A2R, receptor da angiotensina II; AINEs, anti-inflamatórios não esteroides; ASC, área de superfície corporal; COX, ciclogenase; CrCl, depuração da creatinina; ECA, enzima conversora da angiotensina; FDA, Food and Drug Administration; FPS, fator de proteção solar; GI, gastrintestinal; ICC, insuficiência cardíaca congestiva; IgIV, imunoglobulina intravenosa; IV, intravenoso; LEMP, leucoencefalopatia multifocal progressiva; LES, lúpus eritematoso sistêmico; SC, subcutâneo; TFG, taxa de filtração glomerular; TFGe, taxa de filtração glomerular estimada; VO, via oral; VZV, vírus varicela-zóster.

EXAMES LABORATORIAIS

Os exames de laboratório servem para (1) estabelecer ou excluir o diagnóstico; (2) acompanhar a evolução da doença, em particular para sugerir a ocorrência de exacerbação ou desenvolvimento de lesão em um órgão; e (3) identificar os efeitos adversos das terapias.

TESTES PARA AUTOANTICORPOS (TABS. 356-1 E 356-3)

Do ponto de vista diagnóstico, os autoanticorpos mais importantes são os AANs, visto que o teste é positivo em > 95% dos pacientes, em geral no início dos sintomas. Alguns pacientes desenvolvem AAN em até 1 ano após o início dos sintomas; assim, a repetição dos testes pode ser útil. Os testes de AAN utilizando métodos de imunofluorescência são mais confiáveis do que os ensaios imunoabsorventes ligados à enzima (ELISAs, do inglês *enzyme-linked immunosorbent assays*) e/ou os ensaios *beads*, que apresentam menos especificidade. O lúpus AAN-negativo existe, porém é raro em adultos e, em geral, está associado a outros autoanticorpos (anti-Ro ou anti-DNA). Os altos títulos dos anticorpos IgG para o DNA de fita dupla (dsDNA, do inglês *double-stranded DNA*) (porém não para o DNA de fita simples) são específicos para LES. As reações no ELISA e na imunofluorescência do soro com o dsDNA do flagelado *Crithidia luciliae* apresentam sensibilidade aproximada de 60% para LES. Os títulos de anti-dsDNA variam com o passar do tempo. Em alguns pacientes, os aumentos nas quantidades de anti-dsDNA prenunciam uma exacerbação, em particular da nefrite ou da vasculite, principalmente quando associados a níveis reduzidos dos complementos C3 ou C4. Anticorpos anti-Sm também são específicos para o LES e auxiliam no diagnóstico; anticorpos anti-Sm em geral não se correlacionam com a atividade da doença ou com as manifestações clínicas. Os anticorpos antifosfolipídeos são inespecíficos para LES, porém sua presença atende a um critério de classificação e identifica pacientes que apresentam risco aumentado de coagulação venosa ou arterial, trombocitopenia e perda fetal. Existem três testes amplamente aceitos que medem diferentes anticorpos (anticardiolipina, anti-β₂-glicoproteína e anticoagulante lúpico). O ELISA é utilizado para anticardiolipina e anti-β₂-glicoproteína (ambos padronizados internacionalmente com boa reprodutibilidade); um tempo de protrombina ativada sensível baseado em fosfolipídeo, como o teste do veneno de víbora de Russel, é usado para identificar o anticoagulante lúpico. Quanto mais altos os títulos de IgG anticardiolipina (> 40 UI é um valor considerado alto) e quanto maior o número de diferentes anticorpos antifosfolipídeos detectados, maior será o risco de um possível episódio clínico de trombose. As quantidades de anticorpos antifosfolipídeos podem variar acentuadamente com o passar do tempo; repetir os testes é justificável quando aparecem as manifestações clínicas da síndrome antifosfolípide (SAF) (Cap. 357). Para classificar um paciente com SAF, com ou sem LES, de acordo com os critérios internacionais, é necessária a ocorrência de perdas fetais repetidas e/ou um ou mais episódios de trombose, além de pelo menos dois testes positivos para anticorpos antifosfolipídeos, com um intervalo mínimo de 12 semanas; entretanto, muitos pacientes com SAF não se encaixam nesses critérios rigorosos, que são destinados à inclusão de pacientes nos estudos.

Um teste adicional de autoanticorpos com valor preditivo (não usado para fazer o diagnóstico) detecta anti-Ro/SS-A, indicativo de risco aumentado de lúpus neonatal, síndrome *sicca* e LECS. Mulheres em idade fértil com LES devem passar por triagem para anticorpos antifosfolipídeos e anti-Ro, uma vez que ambos são potenciais causadores de lesão fetal.

Os anticorpos contra C1q não são específicos nem sensíveis para LES; porém, eles são altamente associados à nefrite lúpica ativa e podem flutuar à medida que muda a atividade da nefrite.

TESTES PADRONIZADOS PARA O DIAGNÓSTICO

Os testes de rastreamento com hemograma completo, contagem de plaquetas e exame de urina podem identificar as anormalidades que contribuem para o diagnóstico e influenciam as decisões terapêuticas.

TESTES PARA ACOMPANHAR A EVOLUÇÃO DA DOENÇA

É útil acompanhar os testes que indicam o estado de envolvimento orgânico que comprovadamente ocorre durante as exacerbações do LES. Isso inclui a urinálise para detecção de hematúria e proteinúria, determinação dos níveis de hemoglobina, contagem de plaquetas e determinação dos níveis séricos de creatinina ou albumina. Existe um grande interesse na identificação de marcadores adicionais de atividade da doença. São candidatos os níveis de anticorpos anti-DNA e anti-C1q, vários componentes do complemento (o C3 é o mais amplamente disponível), os produtos do complemento ativados (um ensaio disponível comercialmente que mede a ligação ao receptor C4d nos eritrócitos e nas células B), a expressão gênica induzida por IFN em células sanguíneas periféricas, os níveis séricos de BLyS (estimulador de linfócito B, também chamado de BAFF) e os níveis urinários de indutor fraco de apoptose TNF-símile (TWEAK), a lipocalina associada à gelatinase neutrofílica (NGAL) ou a proteína quimiotática de monócitos 1 (MCP-1). Não existe concordância uniforme acerca de um indicador confiável de exacerbação ou resposta às intervenções terapêuticas. É provável que um painel de múltiplas proteínas e produtos nucleares (e, possivelmente, dos níveis de miRNAs selecionados e dos perfis de metilação de DNA) seja desenvolvido para prever tanto uma exacerbação iminente como uma resposta às terapias recém-instituídas. As quantidades aumentadas de plasmócitos e a expressão aumentada de suas assinaturas genéticas no sangue total estão associadas com a doença ativa e as exacerbações, porém não há determinações quantitativas disponíveis comercialmente. Atualmente, o médico deve determinar para cada paciente se certas alterações detectadas por exames laboratoriais são preditivas de exacerbação (queda do complemento, elevação de anti-DNA, proteinúria aumentada, piora da anemia, etc.). Em caso afirmativo, foi mostrado que pode ser aconselhável uma alteração na terapia em resposta a essas modificações (foi demonstrado que 30 mg de prednisona/dia por 2 semanas previne exacerbações em pacientes com elevação no anti-DNA com redução no complemento). Além disso, diante da maior prevalência da aterosclerose no LES, é aconselhável seguir as recomendações do National Cholesterol Education Program para os testes e o tratamento, incluindo os escores do LES como um fator de risco independente, à semelhança do que é feito para o diabetes melito.

MANEJO DO LÚPUS ERITEMATOSO SISTÊMICO

Não existe cura para o LES, e as remissões completas sustentadas são raras. Existe um esforço internacional para estimular os profissionais e os pacientes a atingir um baixo nível de atividade da doença (LLDAS, de *low-level disease activity*), o que significa sintomas leves com a menor dose possível dos medicamentos. O escore de LLDAS utiliza o Systemic Lupus Erythematosus Disease Activity Score-2K (SLEDAI-2K; Touma Z et al, Lupus 19:49, 2010). O SLEDAI-2K é uma medida amplamente utilizada de atividade do LES; valores > 3 refletem uma doença clinicamente ativa. Por exemplo, a artrite ativa representa 4 pontos; a erupção cutânea, 2 pontos; a pleurisia, 2 pontos; a proteinúria, 4 pontos; a vasculite, 8 pontos; os baixos níveis de complemento, 2 pontos; e a leucopenia, 1 ponto. Um LLDAS é definido atualmente como (1) um escore SLEDAI-2K ≤ 4; (2) nenhuma atividade de doença nova em comparação com a consulta anterior; (3) uma avaliação clínica global ≤ 1 (escala 0-3); (4) dose atual de prednisona ≤ 7,5 mg/dia; e (5) doses estáveis bem toleradas de antimaláricos e/ou imunossupressores. Um LLDAS pode ser alcançado em 50 a 80% dos pacientes e, quando sustentado por 2 ou mais anos (possível em cerca de 30%), está associado ao acúmulo de dano significativamente menor e a uma melhor qualidade de vida. Por isso, o médico deve planejar induzir as remissões de surtos agudos e, então, manter as melhoras com estratégias que suprimam os sintomas a um nível aceitável e evitem a lesão dos órgãos. As doses crônicas de prednisona devem ser gradualmente reduzidas até a menor dose possível (idealmente ≤ 7,5 mg). As escolhas terapêuticas dependem de (1) se as manifestações da doença ameaçam a vida ou comportam a probabilidade de acarretar lesão aos órgãos, justificando as terapias vigorosas; (2) se as manifestações são potencialmente reversíveis; e (3) se são as melhores abordagens para prevenir as complicações da doença e de seus tratamentos. As terapias, as doses e os efeitos adversos estão listados na Tabela 356-6.

TERAPIAS CONSERVADORAS PARA O TRATAMENTO DA DOENÇA NÃO POTENCIALMENTE FATAL

Entre os pacientes com fadiga, dor e autoanticorpos indicativos de LES, porém sem comprometimento significativo de órgãos, a meta do tratamento pode ser a supressão dos sintomas. Os analgésicos e os antimaláricos são elementos fundamentais. Os AINEs são analgésicos/anti-inflamatórios úteis, em particular para artrite/artralgias. Todavia, dois problemas importantes apontam a necessidade de cautela ao utilizar os AINEs. Primeiro, os pacientes com LES, em comparação com a população geral, apresentam maior risco de meningite asséptica induzida por AINEs, de transaminases séricas elevadas, de hipertensão e de disfunção renal. Segundo, todos os AINEs, em particular os que inibem especificamente a ciclo-oxigenase 2, podem elevar o risco de infarto agudo do miocárdio. O paracetamol, usado para o controle da dor, pode ser uma boa estratégia, porém os AINEs são mais efetivos em alguns pacientes. Seus riscos relativos, em comparação com a terapia com pequenas doses de glicocorticoides, ainda não foram estabelecidos. Os antimaláricos (hidroxicloroquina, cloroquina e quinacrina) costumam reduzir os sintomas da doença. A suspensão da hidroxicloroquina resulta em número aumentado de exacerbações da doença. A hidroxicloroquina prolonga a sobrevida e reduz o acúmulo de dano tecidual, incluindo o dano renal. Alguns especialistas recomendam níveis sanguíneos de hidroxicloroquina ≥ 750 ng/mL para otimizar respostas no LES; após alcançar as respostas, as doses devem ser diminuídas. Devido à potencial toxicidade retiniana (que ocorre em 6% dos pacientes após o recebimento de doses cumulativas de 1.000 g, com aproximadamente 5 anos de terapia contínua), os pacientes que recebem antimaláricos devem passar por exames oftalmológicos anuais. Um ensaio clínico mostrou que a administração de deidroepiandrosterona reduziu a atividade da doença leve. Se a qualidade de vida for inadequada, apesar dessas medidas conservadoras, será necessário recorrer ao tratamento com pequenas doses de glicocorticoides sistêmicos. O belimumabe (anti-Baff) e o anifrolumabe (antirreceptor de IFN tipo 1) são agentes biológicos efetivos para pacientes com atividade da doença e fadiga persistentes apesar das terapias-padrão; os pacientes com LES que mais provavelmente respondem ao belimumabe são aqueles com atividade clínica robusta (escore SLEDAI-2K ≥ 10), anti-DNA positivo e baixo complemento sérico. Para mais detalhes sobre o SLEDAI-2K, ver, anteriormente, "Manejo do lúpus eritematoso sistêmico". A dermatite lúpica deve ser tratada com filtros solares tópicos, antimaláricos, glicocorticoides tópicos e/ou tacrolimo; em casos graves ou na ausência de resposta, o tratamento é feito com glicocorticoides sistêmicos com ou sem micofenolato de mofetila, azatioprina, metotrexato ou belimumabe. O anifrolumabe é altamente efetivo em pacientes com dermatite lúpica.

LES POTENCIALMENTE FATAL: FORMAS PROLIFERATIVAS DE NEFRITE LÚPICA

As diretrizes para o manejo da nefrite lúpica foram publicadas: ver Tabelas 356-3 e 356-6 e Figura 356-2. A base do tratamento para quaisquer manifestações inflamatórias do LES ameaçadoras à vida ou a um órgão são os glicocorticoides sistêmicos (0,5-1 mg/kg/dia, por via oral [VO], ou 500-1.000 mg de succinato sódico de metilprednisolona, intravenoso [IV], diariamente, por 3 dias, seguidos de 0,5-1 mg/kg/dia de prednisona ou equivalente). A evidência de que a terapia com glicocorticoides salva vidas é dada por estudos retrospectivos realizados na era pré-diálise; a sobrevida foi significativamente maior em indivíduos com GNPD tratados com altas doses diárias de glicocorticoides (40-60 mg de prednisona diariamente, durante 4-6 meses) *versus* doses menores. Atualmente, as altas doses são recomendadas por períodos muito mais curtos; estudos recentes sobre as intervenções para LES grave utilizam 0,5 a 1 mg/kg/dia de prednisona ou equivalente por 4 a 6 semanas. Daí em diante, as doses devem ser reduzidas rapidamente, conforme a situação clínica permitir, em geral até uma dose de manutenção ≤ 7,5 mg/dia de prednisona ou equivalente. Muitos pacientes com um episódio de LES grave necessitam de muitos anos de terapia de manutenção com doses baixas de glicocorticoides. São recomendadas tentativas frequentes de reduzir gradualmente a necessidade de glicocorticoides, uma vez que quase todos os pacientes desenvolvem efeitos adversos importantes (Tab. 356-6). Não há estudos clínicos de alta qualidade sobre o início da terapia para LES grave ativo com pulsos IV de doses altas de glicocorticoides. O uso de pulsos IV de glicocorticoides deve ser balanceado por considerações acerca da segurança, como a presença de condições que são afetadas negativamente por glicocorticoides (p. ex., infecção, hiperglicemia, hipertensão, osteoporose). Um estudo aberto mostrou altas taxas de resposta em pacientes com nefrite lúpica tratados com micofenolato de mofetila mais rituximabe, sem manutenção diária com glicocorticoides; não está claro de que forma isso pode ser generalizado.

Os agentes citotóxicos/imunossupressores acrescentados aos glicocorticoides são recomendados para tratar o LES grave. Quase todos os ensaios controlados prospectivos no LES envolvendo esses agentes foram conduzidos em combinação com os glicocorticoides em pacientes com nefrite lúpica. Por isso, as recomendações a seguir se aplicam ao tratamento da nefrite. Tanto a ciclofosfamida (um agente alquilante) quanto o micofenolato de mofetila (um inibidor da inosina-monofosfatase relativamente específico para linfócitos e, portanto, também um inibidor da síntese das purinas) representam uma escolha aceitável para induzir a melhora de pacientes gravemente enfermos; a azatioprina (um análogo das purinas e antimetabólito específico do ciclo das purinas) pode ser eficaz, porém está associada a um número maior de surtos. Nos pacientes cujas biópsias renais mostram doença de grau III ou IV da ISN, o tratamento precoce com combinações de glicocorticoides e ciclofosfamida reduz a progressão para DRET e morte. Estudos de curto prazo com glicocorticoides mais micofenolato de mofetila (estudos randomizados prospectivos de 6 meses, com acompanhamento de 5 anos) mostram que esse regime é semelhante à ciclofosfamida para alcançar uma melhora. As comparações são complicadas pelos efeitos étnicos, já que maiores proporções de afro-americanos e latino-americanos respondem ao micofenolato do que à ciclofosfamida, ao passo que brancos e asiáticos respondem de maneira semelhante a cada fármaco. Em relação à toxicidade, diarreia é mais comum com o uso de micofenolato de mofetila; amenorreia, leucopenia e náuseas são mais comuns com doses altas de ciclofosfamida. É importante mencionar que as taxas de infecções graves e de morte são semelhantes nas metanálises. Dois diferentes regimes de administração IV de ciclofosfamida estão disponíveis para a terapia de indução. No caso dos pacientes brancos com origem na Europa Setentrional, doses baixas de ciclofosfamida (500 mg a cada 2 semanas, em um total de 6 doses, seguidas de manutenção diária com azatioprina ou micofenolato) são tão eficazes quanto as altas doses-padrão, com menos toxicidade. Um seguimento de 10 anos mostrou que não há diferenças entre os grupos tratados com doses altas e os tratados com doses baixas (morte ou DRET em 9-20% dos pacientes em cada grupo). Não está claro se os dados se aplicam a populações dos Estados Unidos, em particular a afro-americanos e latinos. Em geral, pode ser mais interessante induzir a melhora em um paciente afro-americano ou hispânico com glomerulonefrite proliferativa usando micofenolato de mofetila (2-3 g/dia), em vez de ciclofosfamida, com a opção de alterar o tratamento caso não seja detectada nenhuma evidência de resposta após 2 a 6 meses. No caso de brancos e asiáticos, a indução tanto com micofenolato de mofetila como com ciclofosfamida é aceitável. A presença de crescentes celulares ou fibróticos nos glomérulos com glomerulonefrite proliferativa, ou na glomerulonefrite rapidamente progressiva, indica doença mais grave e prognóstico pior. A administração de doses altas de ciclofosfamida (500-1.000 mg/m^2 de área de superfície corporal, administrados mensalmente por via IV, durante 6 meses, seguidos de manutenção com azatioprina ou micofenolato) é uma abordagem aceitável para pacientes com nefrite grave. A resposta à ciclofosfamida e ao micofenolato começa 3 a 16 semanas após o início do tratamento, enquanto a resposta aos glicocorticoides pode começar dentro de 24 horas. A incidência de insuficiência ovariana, efeito comum da terapia com dose alta de ciclofosfamida (que provavelmente não ocorre na terapia com dose baixa), pode ser reduzida pelo tratamento com agonista de hormônio liberador de gonadotrofina (p. ex., 3,75 mg de leuprorrelina por via intramuscular) antes de cada dose mensal de ciclofosfamida. Estudos recentes mostraram melhora das respostas em curto prazo com uma combinação de inibidores da calcineurina (tacrolimo, voclosporina) mais micofenolato (MFM) mais glicocorticoides (GC) em comparação com MFM ou ciclofosfamida com GC. Ocorreram respostas renais completas em 41% dos casos com a terapia tripla em 52 semanas comparado com 21% na terapia dupla. Considerando as respostas renais parciais e completas, a taxa de melhora foi de 70% com a terapia tripla e de 50% com a terapia dupla. Os inibidores da calcineurina são nefrotóxicos; eles devem provavelmente ser suspensos após 6 meses se não ocorrerem sinais de melhora, sendo usados por não mais do que 12 meses na maioria dos pacientes.

Para a terapia de manutenção, o micofenolato e a azatioprina provavelmente são semelhantes em eficácia e toxicidade; ambos são mais seguros que a ciclofosfamida. Em um estudo multicêntrico internacional, o micofenolato foi superior à azatioprina na manutenção da função renal e da sobrevida de pacientes que responderam à terapia de indução com ciclofosfamida ou micofenolato. Os pacientes com altos níveis séricos de creatinina (p. ex., ≥ 265 µmol/L [≥ 3 mg/dL]) com duração de muitos meses e altos escores de cronicidade nas biópsias renais provavelmente não responderão a nenhuma dessas terapias. O número de exacerbações de LES é reduzido pela terapia de manutenção com micofenolato de mofetila (1,5-2 g/dia) ou azatioprina (1-2,5 mg/kg/dia). Micofenolato, ciclofosfamida, metotrexato e inibidores da calcineurina podem causar dano fetal; as pacientes não devem receber nenhum desses medicamentos por pelo menos 3 meses antes de tentar a concepção. A azatioprina pode ser usada quando necessário para controlar o LES ativo em pacientes grávidas. Os pacientes que recebem azatioprina podem passar por uma pré-triagem para deficiência homozigótica da enzima TMPT (necessária para metabolizar o produto da azatioprina, a 6-mercaptopurina), visto que apresentam risco aumentado de supressão da medula óssea.

A maioria dos pacientes com LES e nefrite membranosa (INS classe V) também apresenta alterações proliferativas e deve receber tratamento para doença proliferativa. Entretanto, alguns apresentam alterações membranosas puras. O tratamento para esse grupo é menos definido. Algumas autoridades somente recomendam imunossupressão para casos em que a proteinúria esteja na faixa nefrótica (embora seja recomendado o tratamento com inibidores da enzima conversora da angiotensina ou com bloqueadores do receptor da angiotensina II). Estudos controlados prospectivos sugerem que o uso em dias alternados de glicocorticoides mais ciclofosfamida ou micofenolato de mofetila ou ciclosporina ou tacrolimo é eficaz na redução da proteinúria para a maioria dos pacientes. Existem mais controvérsias quanto a qualquer um desses tratamentos preservar ou não a função renal em longo prazo.

Ocorre melhora significativa em cerca de 60% dos pacientes com nefrite lúpica que recebem ciclofosfamida ou micofenolato em 1 a 2 anos de seguimento. A adição de um inibidor da calcineurina melhora as taxas de resposta (70-80% na terapia tripla vs. 40-60% na terapia dupla) e aumenta o prazo até uma exacerbação. No entanto, pelo menos 50% desses indivíduos exibem exacerbações da nefrite dentro dos 5 anos seguintes, tornando necessário repetir o tratamento; esses indivíduos são mais propensos a progredir para DRET. O prognóstico de longo prazo da nefrite lúpica é melhor para as pessoas brancas do que para as negras. Pequenos estudos controlados (na Ásia) com leflunomida, um antagonista de pirimidina relativamente específico para linfócitos licenciado para ser utilizado na artrite reumatoide, sugeriram que esse fármaco pode suprimir a atividade da doença em alguns pacientes com LES. O metotrexato (um antagonista do ácido folínico) pode ter um papel no tratamento da artrite e da dermatite, mas é provável que esse efeito não seja observado na nefrite ou em outra doença que represente ameaça à vida. A maioria dos pacientes com LES de qualquer tipo deve ser tratada com hidroxicloroquina, uma vez que esse fármaco prolonga a sobrevida, além de diminuir o dano geral. Pacientes com proteinúria > 500 mg/dia devem receber inibidores da enzima conversora de angiotensina ou bloqueadores do receptor de angiotensina, pois eles minimizam a probabilidade de DRET.

O uso de agentes biológicos contra as células B para o LES ativo está sob intensa investigação. O anti-CD20 (rituximabe), em particular em pacientes com LES resistentes às terapias combinadas padronizadas, discutidas anteriormente, é amplamente usado. Vários estudos abertos demonstraram eficácia na maioria desses pacientes, tanto para nefrite quanto para lúpus extrarrenal. Entretanto, ensaios randomizados prospectivos controlados com placebo, um sobre LES renal e outro sobre LES não renal, falharam em mostrar diferença entre os grupos tratados com anti-CD20 e os tratados com placebo em adição às terapias combinadas padronizadas. Um anticorpo monoclonal anti-CD20 que depleta as células B teciduais melhor do que o rituximabe (obinutuzumabe) recebeu recentemente a aprovação acelerada pela Food and Drug Administration (FDA) para possível uso no LES, mas os dados dos estudos de fase 3 ainda não foram publicados. O belimumabe foi recentemente aprovado para tratamento da nefrite lúpica nos Estados Unidos; quando administrado junto com micofenolato mais glicocorticoides por 2 anos ele reduz significativamente o dano renal. O rituximabe em combinação com belimumabe (ou seguido por ele) também está sendo estudado na nefrite lúpica. Uma proteína de fusão (telitacicepte) que inativa os fatores de crescimento de células B BAFF e APRIL foi aprovada para revisão acelerada pela FDA; ainda não foram relatados os resultados de estudos clínicos de fase 3 no LES.

CONDIÇÕES ESPECIAIS NO LES QUE PODEM EXIGIR TERAPIAS ADICIONAIS OU DISTINTAS

Gravidez e lúpus As taxas de fertilidade de homens e mulheres com LES provavelmente são normais. No entanto, a taxa de perda fetal é aumentada (cerca de 2-3 vezes) em mulheres com LES. A morte fetal é mais alta em mães com alta atividade da doença, anticorpos antifosfolípedes (sobretudo anticoagulante lúpico), hipertensão e/ou nefrite ativa. A supressão da atividade da doença pode ser conseguida pela administração de glicocorticoides sistêmicos. Uma enzima placentária, a 11-β-desidrogenase 2, desativa os glicocorticoides e é mais eficaz para desativar a prednisona e a prednisolona do que os glicocorticoides fluorados dexametasona e betametasona (os esteroides fluorados devem ser evitados em gestantes). Os efeitos adversos para o feto em caso de exposição pré-natal (principalmente com o esteroide fluorado betametasona) podem incluir peso baixo ao nascer, anormalidades de desenvolvimento no SNC e certa tendência pela síndrome metabólica na idade adulta. Os glicocorticoides são listados pela FDA como "risco fetal não pode ser descartado". Também nessa categoria estão hidroxicloroquina, belimumabe e ciclosporina; na categoria "pode causar dano fetal" estão rituximabe, azatioprina, ciclofosfamida, tacrolimo e voclosporina. Nas categorias "foi demonstrado risco fetal" e "evitar na gestação" estão o metotrexato e o micofenolato. Por isso, o LES ativo em mulheres grávidas deverá ser controlado com hidroxicloroquina e, quando necessário, prednisona/prednisolona nas menores doses efetivas pelo menor período necessário. A azatioprina pode ser adicionada quando esses tratamentos não suprimirem a atividade da doença. É provável que cada um desses glicocorticoides e medicamentos imunossupressores penetre no leite materno, pelo menos em baixos níveis; as pacientes devem considerar a possibilidade de não amamentar, caso precisem de tratamento para LES. Estudos prospectivos controlados demonstraram que em pacientes com LES com anticorpos antifosfolípedes que tenham perda fetal prévia, o tratamento com heparina (em geral, de baixo peso molecular) combinado com ácido acetilsalicílico em dose baixa aumenta significativamente a proporção de nascimentos vivos. O ácido acetilsalicílico pode ser usado de modo isolado, embora, na maioria dos casos, o uso combinado com heparina seja mais efetivo. A varfarina é teratogênica. Os anticoagulantes orais diretos costumam ser evitados na gestação, pois a segurança e a eficácia não foram estabelecidas na gestação ou na SAF. Outro possível problema para o feto é a presença de anticorpos anti-Ro, às vezes associados ao lúpus neonatal, consistindo em erupções cutâneas e bloqueio cardíaco congênito com ou sem miocardiopatia. Essas manifestações cardíacas podem ser fatais; por isso, a presença de anti-Ro torna necessário o monitoramento cuidadoso da frequência cardíaca fetal, com intervenção imediata (indução do parto, se possível) em caso de sofrimento fetal. O tratamento com hidroxicloroquina em uma mãe positiva para anti-Ro cujo lactente anterior tenha desenvolvido bloqueio cardíaco congênito reduz significativamente a probabilidade de os fetos subsequentes desenvolverem bloqueio cardíaco. O tratamento com dexametasona em uma mãe que teve bloqueio cardíaco fetal de primeiro ou segundo grau detectado *in utero* ocasionalmente previne a progressão do bloqueio cardíaco. As mulheres com LES costumam tolerar a gestação sem exacerbações da doença. No entanto, uma pequena proporção desenvolve exacerbações graves, que levam à necessidade de terapia agressiva com glicocorticoides ou de indução prematura do parto.

Lúpus e síndrome antifosfolipídeo Pacientes com LES que sofrem trombose venosa ou arterial e/ou perdas fetais repetidas e têm pelo menos dois testes positivos para anticorpos antifosfolipídeos apresentam SAF e devem ser tratados com anticoagulação prolongada (Cap. 357). Com a varfarina, uma razão normalizada internacional (INR)-alvo de 2 a 2,5 é recomendada para pacientes com um episódio de trombose venosa; uma INR de 3 a 3,5 é recomendada para pacientes com tromboses recorrentes ou com trombose arterial, em particular no SNC. As recomendações baseiam-se em estudos tanto retrospectivos quanto prospectivos de eventos de coagulação pós-tratamento e efeitos adversos da anticoagulação. Os anticoagulantes orais diretos não são efetivos, não sendo recomendados na SAF.

Crise trombótica microvascular (púrpura trombocitopênica trombótica, síndrome hemolítico-urêmica) Esta síndrome de hemólise, trombocitopenia e trombose microvascular nos rins, no cérebro e em outros tecidos está associada a uma alta taxa de mortalidade, ocorrendo mais comumente em indivíduos jovens com nefrite lúpica. Os achados laboratoriais mais úteis são a identificação de esquizócitos nos esfregaços de sangue periférico, os níveis séricos elevados de lactato-desidrogenase e os baixos níveis de atividade de ADAMTS23. A troca de plasma ou uma plasmaférese extensa, em geral, salvam vidas; a maioria das autoridades recomenda a terapia concomitante com glicocorticoides; não existe evidência de que os medicamentos citotóxicos sejam eficazes. Rituximabe e eculizumabe (um inibidor de C5) são usados nos casos refratários.

Dermatite lúpica Os pacientes com qualquer forma de dermatite lúpica devem minimizar a exposição à luz ultravioleta, vestindo roupas apropriadas e utilizando protetores solares com fator de proteção de pelo menos 30. Os glicocorticoides tópicos e os antimaláricos (como a hidroxicloroquina) são efetivos na redução da gravidade das lesões na maioria dos pacientes e são relativamente seguros. Metotrexato, azatioprina, micofenolato, belimumabe e anifrolumabe podem ser efetivos em alguns pacientes que necessitam de tratamento adicional. O tratamento sistêmico com ácido retinoico constitui uma estratégia útil para os pacientes com melhora inadequada após essas intervenções, mas os efeitos adversos são potencialmente graves (em particular, as anormalidades fetais) e existem estritas exigências para sua utilização nos Estados Unidos. As dermatites extensas, pruriginosas, bolhosas ou ulcerativas costumam melhorar prontamente após a instituição dos glicocorticoides sistêmicos; a redução progressiva da posologia pode ser acompanhada por exacerbação das lesões, o que torna necessária a utilização de uma segunda medicação, como a hidroxicloroquina, os retinoides ou o belimumabe. Medicações citotóxicas, como o metotrexato, a azatioprina ou o micofenolato de mofetila, também podem ser efetivas. Sobre a dermatite lúpica resistente à terapia, há relatos de sucesso com tacrolimo tópico (convém ter cautela, dado o possível risco aumentado de doenças malignas) ou com dapsona ou talidomida (ou o fármaco relacionado lenalidomida) sistêmicas (o extremo perigo de deformidades fetais causadas pela talidomida leva à necessidade de permissão e supervisão por parte do fornecedor; a neuropatia periférica também é comum).

TERAPIAS PREVENTIVAS

A prevenção das complicações do LES e de sua terapia consiste na realização de vacinações apropriadas (a administração de vacinas contra influenza e pneumococos foi estudada em pacientes com LES; as taxas de exacerbação são semelhantes àquelas observadas nos que receberam placebo) e na supressão de infecções recorrentes do trato urinário. Em pacientes que recebem glicocorticoides, quanto maior for a dose diária, menor será a resposta imune à vacinação; entretanto, a grande maioria dos pacientes alcança níveis protetores. A vacinação com vírus vivos atenuados geralmente é desencorajada para pacientes imunossuprimidos; no entanto, um estudo recente sobre vacinação com Zostavax® de um pequeno número de pacientes com LES apresentou segurança e eficácia. A disponibilidade da vacina Shingrix® (que não contém o vírus vivo) deve fazê-la substituir a Zostavax®. Os pacientes que recebem ≥ 20 mg/dia de prednisona podem ser protegidos das infecções por *Pneumocystis* com o uso de sulfametoxazol-trimetoprima ou de atovaquona (preferimos esta última porque os pacientes com lúpus estão predispostos a reações alérgicas aos medicamentos que contêm sulfa) e das infecções recorrentes por herpes simples com o uso de aciclovir, com esses medicamentos preventivos podendo ser suspensos quando a dose da prednisona for reduzida. As estratégias destinadas a prevenir a osteoporose devem ser iniciadas na maioria dos pacientes com probabilidade de necessitar de terapia com glicocorticoides em longo prazo e/ou com outros fatores predisponentes. Mulheres na pós-menopausa podem ser parcialmente protegidas da osteoporose induzida por esteroides com suplementação de cálcio, vitamina D e bisfosfonatos ou denosumabe. A segurança do uso prolongado dessas estratégias em mulheres que ainda não chegaram à menopausa não está bem estabelecida. São recomendados o controle da hipertensão e estratégias preventivas apropriadas para aterosclerose, como o monitoramento e o tratamento das dislipidemias, além do controle da hiperglicemia e da obesidade. A terapia com estatinas reduz a mortalidade por todas as causas em pacientes com LES, devendo ser considerada em pacientes com níveis elevados de LDL ou de colesterol total. Por fim, o médico deve ter em mente que a incidência de alguns cânceres é aumentada em pacientes com LES, incluindo linfomas não Hodgkin e cânceres de tireoide, pulmão, fígado e tecidos vulvovaginais.

TERAPIAS EXPERIMENTAIS

Estudos sobre terapias experimentais altamente direcionadas para o LES estão em andamento. São exemplos: (1) a depleção de células B com obinituzumabe; (2) a inibição de células B com o bloqueio de mais de um receptor para BAFF (telacicepte); (3) a eliminação dos plasmócitos; (4) a inibição de células B por meio da inibição de BTK, de terapias anti-CD20 mais depletoras que o rituximabe ou de uma proteína de fusão que inibe os fatores de crescimento de células B BAFF e APRIL; (5) a inibição da coativação de segundo sinal de células B/T com CTLA-Ig ou anti-CD40L; (6) a inibição da ativação imune inata via TLR7 ou TLR7 e TLR9; (7) a indução de células T reguladoras com peptídeos de imunoglobulinas ou autoantígenos ou com doses baixas de IL-2; (8) a inibição de células T efetoras por meio de CD6; (9) o direcionamento contra à migração de linfócitos por meio da modulação do receptor S1P1; e (10) a inibição da ativação linfocitária por meio do bloqueio de Jak/Stat.

Alguns estudos utilizaram uma imunossupressão vigorosa não direcionada com altas doses de ciclofosfamida em combinação com estratégias anticélulas T, com resgate pelo transplante de células-tronco hematopoiéticas autólogas para o tratamento do LES grave e refratário. Um relato nos Estados Unidos mostrou uma taxa de mortalidade em 5 anos estimada de 15% e uma remissão sustentada em 50% dos casos. Também estão sendo realizados estudos sobre o transplante de células-tronco mesenquimais no lúpus. Espera-se que, na próxima edição desta obra, sejamos capazes de recomendar abordagens mais efetivas e menos tóxicas em relação ao tratamento do LES com base em algumas dessas estratégias.

DESFECHO, PROGNÓSTICO E SOBREVIDA DOS PACIENTES

A sobrevida dos pacientes com LES nos Estados Unidos, no Canadá, na Europa e na China é de cerca de 95% em 5 anos, 90% em 10 anos e 78% em 20 anos. Nos Estados Unidos, indivíduos afro-americanos e de origem hispânica com herança mestiça apresentam um prognóstico menos favorável do que os brancos; entretanto, isso não ocorre com os africanos na África, nem com os hispano-americanos de origem porto-riquenha. A importância relativa das misturas gênicas e das diferenças ambientais responsáveis pelas diferenças étnicas é desconhecida. Um prognóstico ruim (cerca de 50% de mortalidade em 10 anos) na maioria das séries está associado (no momento do diagnóstico) a níveis séricos elevados de creatinina (> 1,4 mg/dL), hipertensão, síndrome nefrótica (excreção de proteína na urina de 24 horas > 2,6 g), anemia (hemoglobina < 12,4 g/dL), hipoalbuminemia, hipocomplementemia, anticorpos antifosfolipídeos, sexo masculino, etnia (afro-americanos, hispânicos de herança mestiça) e baixo nível socioeconômico. Os dados acerca dos pacientes de LES com transplantes renais mostram resultados mistos: algumas séries evidenciam um aumento de duas vezes na rejeição do enxerto em comparação aos pacientes com outras causas de DRET, ao passo que outras séries não mostram diferenças. A sobrevida geral dos pacientes é comparável (85% em 2 anos). A nefrite lúpica ocorre em cerca de 5% dos rins transplantados. A incapacitação nos pacientes com

LES é comum devido, principalmente, à fadiga crônica, à artrite e à dor, bem como à doença renal. Até 30 a 50% dos pacientes podem alcançar uma baixa atividade de doença (definida como uma atividade leve com o uso de hidroxicloroquina com ou sem doses baixas de glicocorticoides); < 10% dos casos sofrem remissão (definida pela ausência de atividade da doença sem o uso de medicações). As principais causas de morte na primeira década da doença são atividade da doença sistêmica, insuficiência renal e infecções; subsequentemente, os eventos tromboembólicos passam a constituir as causas cada vez mais frequentes de mortalidade.

LÚPUS INDUZIDO POR FÁRMACOS

Trata-se de uma síndrome de AAN positivo associada a sintomas como febre, mal-estar, artrite ou intensas artralgias/mialgias, serosite e/ou erupções cutâneas. A síndrome aparece durante a terapia com certas medicações e agentes biológicos, é predominante em pessoas brancas, demonstra menor predileção pelas mulheres do que o LES, raramente acomete os rins ou o cérebro, raramente está associada ao anti-dsDNA, porém está frequentemente associada a anticorpos anti-histonas e costuma regredir ao longo de várias semanas após a interrupção da medicação que a produziu. A lista de substâncias que podem induzir doença semelhante ao lúpus é longa. Entre as mais frequentes estão os antiarrítmicos procainamida, disopiramida e propafenona; o anti-hipertensivo hidralazina; vários inibidores da enzima conversora da angiotensina e betabloqueadores; o antitireoidiano propiltiouracila; os antipsicóticos clorpromazina e lítio; os anticonvulsivantes carbamazepina e fenitoína; os antibióticos isoniazida, minociclina e nitrofurantoína; o antirreumático sulfassalazina; o diurético hidroclorotiazida; e os anti-hiperlipidêmicos lovastatina e sinvastatina. Os agentes biológicos que podem causar lúpus induzido por fármaco (LIF) incluem os inibidores de IFNs e de TNF. Em geral, o AAN aparece antes dos sintomas; no entanto, muitas das medicações mencionadas induzem AAN em pacientes que nunca desenvolverão sintomas de LIF. É apropriado realizar testes para detecção de AAN ao primeiro indício de sintomas relevantes e utilizar os resultados dos testes para ajudar a decidir se o agente suspeito deve ou não ser interrompido.

LEITURAS ADICIONAIS

Chong BF, Werth VP: Management of cutaneous lupus erythematosus, in *Dubois Lupus Erythematosus and Related Syndromes*, 9th ed. DJ Wallace, BH Hahn (eds). Philadelphia, Elsevier, 2019.
Deng Y, Tsao B: Genetics of human SLE, in *Dubois Lupus Erythematosus and Related Syndromes*, 9th ed. DJ Wallace, BH Hahn (eds). Philadelphia, Elsevier, 2019.
Fanouriakis A et al: 2019 Update of the EULAR/ACR recommendations for the management of systemic lupus erythematosus. Ann Rheum Dis 78:736, 2019.
Gulati G, Brunner H: Environmental triggers in systemic lupus erythematosus. Semin Arthritis Rheum 47:710, 2018.
Hahn BH et al: American College of Rheumatology guidelines for screening, treatment, and management of lupus nephritis. Arthritis Care Res (Hoboken) 64:797, 2012.
Murphy G, Isenberg DA: New therapies for systemic lupus erythematosus: Past imperfect, future tense. Nat Rev Rheumatol 15:403, 2019.
Ocampo-Piraquive V et al: Mortality in lupus erythematosus: Causes, predictors, and interventions. Expert Rev Clin Immunol 14:12, 2018.
Rees F et al: The worldwide incidence and prevalence of systemic lupus erythematosus: A systematic review of epidemiological studies. Rheumatology 56:1945, 2017.
Tsokos GC: Autoimmunity and organ damage in systemic lupus erythematosus. Nat Immunol 21:605, 2020.

357 Síndrome antifosfolipídeo
Haralampos M. Moutsopoulos,
Clio P. Mavragani

DEFINIÇÕES

A síndrome antifosfolipídeo (SAF) é uma trombofilia adquirida mediada por autoanticorpos, caracterizada por tromboses arteriais ou venosas recorrentes e/ou morbidade gestacional. Ela afeta predominantemente pacientes do sexo feminino. A SAF pode ocorrer isoladamente (primária) ou associada a outras doenças autoimunes, principalmente o lúpus eritematoso sistêmico (LES) (secundária). A SAF catastrófica (SAFC) é uma doença tromboembólica de progressão rápida potencialmente fatal em que há envolvimento simultâneo de três ou mais órgãos.

TABELA 357-1 ■ Classificação e nomenclatura de anticorpos antifosfolipídeo

Nome	Ensaio para detecção dos anticorpos	Comentários
Anticorpos anticardiolipina (aCL)	Ensaio imunoabsorvente ligado à enzima (ELISA) utilizando como antígeno a cardiolipina (CL), um fosfolipídeo (FL) de carga negativa	Os aCLs de pacientes com SAF reconhecem a β₂GPI existente no soro humano e no soro bovino, sendo utilizados no bloqueio de sítios de ligação inespecíficos nas placas de ELISA; a CL simplesmente estabiliza a β₂GPI em alta concentração na superfície de poliestireno
Anticorpos contra β₂GPI (anti-β₂GPI)	ELISA utilizando como antígeno a β₂GPI purificada por afinidade ou recombinante na ausência de FL	Os anticorpos reconhecem a β₂GPI ligada a uma superfície de poliestireno oxidada, na ausência de CL, na qual átomos de oxigênio nos componentes C–O ou C=O foram introduzidos por γ-irradiação
Anticoagulante lúpico (AL)	Tempo de tromboplastina parcial ativada (TTPa) Tempo de coagulação de caulim (TCC) Teste do veneno de víbora de Russel diluído (TVVRD)	Os anticorpos reconhecem a β₂GPI ou a protrombina (PT) e alargam o TTPa, o que implica sua interferência na geração da trombina pela PT; o prolongamento dos tempos de coagulação é um fenômeno *in vitro*, e o AL induz trombose *in vivo*

Siglas: β₂GPI, β₂-glicoproteína I; SAF, síndrome antifosfolipídeo.

Os principais autoanticorpos detectados nos soros dos pacientes são dirigidos contra fosfolipídeos (FLs) de carga negativa e/ou proteínas plasmáticas ligadoras de FLs, como a β₂-glicoproteína I (β₂GPI) e a protrombina. Os FLs são componentes da membrana citoplasmática de todas as células vivas. Os anticorpos são dirigidos contra FLs como a cardiolipina, a fosfocolina e a fosfatidilserina. A proteína plasmática β₂GPI é uma apolipoproteína de 43 kDa formada por 326 aminoácidos, dispostos em 5 domínios (I a V). O domínio V forma uma placa de carga positiva, apropriada para interagir com FLs de carga negativa. No plasma, a β₂GPI tem conformação circular com o domínio V se ligando e ocultando os epítopos de células B localizados no domínio I. A presença de anticorpos IgG antidomínio I foi recentemente associada a aumento do risco trombótico. Outro grupo de anticorpos chamados *anticoagulante lúpico* (AL) prolonga o tempo de coagulação *in vitro*, o que não é corrigido pela adição de plasma normal (Tab. 357-1). Pacientes com SAF frequentemente apresentam anticorpos que reconhecem complexos de colesterol/FL de *Treponema pallidum*, detectados por testes VDRL (do inglês *Venereal Disease Research Laboratory*) e caracterizados como testes sorológicos biológicos falso-positivos para sífilis (BFP-STS, do inglês *biologic false-positive serologic tests for syphilis*). Como os pacientes podem apresentar características altamente reminiscentes de SAF na ausência de anticorpos clássicos anti-FL, foi cunhado o termo *SAF soronegativa*. Em pacientes com forte suspeita de SAF soronegativa, a testagem para anticorpos antifosfatidilserina/protrombina pode ser útil para o diagnóstico.

EPIDEMIOLOGIA

A incidência de SAF é estimada em cerca de 5 casos a cada 100 mil indivíduos ao ano. A prevalência de SAF na população geral é estimada em 40 a 50 a cada 100 mil habitantes. Anticorpos anti-FL são encontrados em 1 a 5% da população geral. Sua prevalência aumenta com a idade; entretanto, é questionável se a presença desses anticorpos aumenta o risco de eventos trombóticos em idosos. Além disso, embora um terço dos pacientes com LES e outras doenças autoimunes (Cap. 356) apresentem esses anticorpos, apenas 5 a 10% desenvolvem SAF.

PATOGÊNESE

Os eventos iniciadores para a indução de anticorpos contra proteínas de ligação a FLs parecem ser infecções, estresse oxidativo e grandes estresses físicos como cirurgias ou trauma em pacientes com um contexto genético apropriado, considerando as associações já demonstradas com alelos no *locus* do HLA. Esses fatores parecem induzir o aumento da apoptose de células endoteliais vasculares e subsequente exposição de FLs. Estes últimos, ligados a proteínas séricas, como a β_2GPI ou a protrombina, levam à formação de neoantígeno, que, por sua vez, deflagra a indução de anti-FLs. A ligação de anti-FLs às células endoteliais rompidas leva ao processo de coagulação intravascular e à formação de trombos. Foi proposto que a ativação do complemento e dos neutrófilos e, mais recentemente, um desequilíbrio entre os interferons tipos I e III são possíveis mecanismos dos eventos trombóticos nas complicações obstétricas relacionadas à SAF.

MANIFESTAÇÕES CLÍNICAS E ACHADOS LABORATORIAIS

As manifestações clínicas representam as consequências da trombose venosa ou arterial e/ou da morbidade gestacional (Tab. 357-2). A trombose venosa, seja superficial ou profunda, ocorre principalmente nos membros inferiores e frequentemente leva à embolia pulmonar. A trombose das artérias pulmonares leva à hipertensão pulmonar, e a trombose da veia cava inferior leva ao desenvolvimento da síndrome de Budd-Chiari. A trombose venosa cerebral se manifesta com sinais e sintomas de hipertensão intracraniana e trombose da veia retiniana. A trombose arterial afeta mais comumente as artérias do cérebro e se manifesta como migrânea, disfunção cognitiva, ataques isquêmicos transitórios, acidente vascular cerebral (AVC) e oclusão arterial retiniana. A trombose arterial dos membros apresenta-se como úlceras isquêmicas na perna, gangrena digital e necrose óssea avascular, ao passo que a trombose de outras artérias leva a infarto agudo do miocárdio, estenose da artéria renal, lesões glomerulares e infartos do baço, do pâncreas e das glândulas suprarrenais.

O livedo reticular consiste em um padrão vascular reticular moteado, que se apresenta com uma descoloração púrpura e rendilhada na pele. É provavelmente causado pelo edema das vênulas decorrente da obstrução de capilares por trombos. Essa manifestação clínica costuma ocorrer em conjunto com lesões vasculares no sistema nervoso central e necrose óssea asséptica. A endocardite de Libman-Sacks consiste em vegetações muito pequenas, caracterizadas do ponto de vista histológico por microtrombos de plaquetas-fibrina organizados, circundados por macrófagos e fibroblastos em crescimento. O envolvimento glomerular manifesta-se com hipertensão, níveis séricos discretamente elevados de creatinina e proteinúria/hematúria. Do ponto de vista histológico, em uma fase aguda, há microangiopatia trombótica nos capilares glomerulares. Em uma fase crônica, observa-se hiperplasia fibrosa da íntima, atrofia cortical focal e oclusões arteriolares fibrosas e/ou fibrocelulares (Tab. 357-2). A morbidade gestacional se manifesta como risco aumentado de abortos recorrentes, retardo no desenvolvimento intrauterino, pré-eclâmpsia, eclâmpsia e nascimento prematuro. As principais causas dessas complicações são decorrentes de infartos placentários.

A aterosclerose prematura também foi reconhecida como uma característica da SAF. As manifestações musculoesqueléticas incluem, além da necrose óssea, artralgia/artrite, necrose da medula óssea, infarto muscular, fraturas não traumáticas e osteoporose. A anemia hemolítica Coombs-positiva e a trombocitopenia são achados laboratoriais associados à SAF.

DIAGNÓSTICO E DIAGNÓSTICO DIFERENCIAL

O diagnóstico de SAF deve ser fortemente considerado em casos de trombose, AVC em indivíduos com menos de 55 anos de idade ou em casos de morbidade gestacional na presença de livedo reticular ou trombocitopenia. Nesses casos, os níveis de anticorpos anti-FL devem ser medidos. A presença de pelo menos um critério clínico e um critério laboratorial é compatível com o diagnóstico, na ausência de outras causas de trombofilia. Os critérios clínicos incluem (1) trombose vascular, definida como um ou mais episódios clínicos de trombose arterial, venosa ou de pequenos vasos em qualquer tecido ou órgão; e (2) morbidade gestacional, definida como (a) uma ou mais mortes inexplicadas de feto morfologicamente normal com 10 semanas ou mais de gestação; (b) um ou mais partos prematuros de recém-nascido morfologicamente normal antes de 34 semanas de gestação devido a eclâmpsia, pré-eclâmpsia grave ou insuficiência placentária; ou (c) três ou mais abortos espontâneos consecutivos e inexplicados antes de 10 semanas de gestação. Os critérios laboratoriais incluem (1) AL, (2) anticorpo anticardiolipina (aCL) e/ou (3) anticorpos anti-β_2GPI, com títulos intermediários ou elevados em duas ocasiões, com intervalo de 12 semanas.

O diagnóstico diferencial baseia-se na exclusão de outras causas hereditárias ou adquiridas de trombofilia (Cap. 116), anemia hemolítica Coombs-positiva (Cap. 100) e trombocitopenia (Cap. 115). O livedo reticular, com ou sem ulceração dolorosa nos membros inferiores, também pode ser uma manifestação de distúrbios que acometem (1) a parede vascular, como a aterosclerose, a poliarterite nodosa, o LES, a crioglobulinemia e os linfomas; ou (2) o lúmen vascular, como os distúrbios mieloproliferativos, a hipercolesterolemia ou outras causas de trombofilia.

TRATAMENTO
Síndrome antifosfolipídeo

Cada vez é mais percebido que o risco de eventos trombóticos e obstétricos está intimamente relacionado com o perfil anti-FL subjacente. Este último depende do tipo de autoanticorpos (IgG de alto risco vs. IgM de baixo risco), do número de anticorpos anti-FL (a presença simultânea de 2 ou 3 autoanticorpos clássicos denota um perfil de maior risco vs. um único anticorpo), do seu título (título moderado-alto vs. baixo) e da persistência de positividade anti-FL em medidas repetidas.

TABELA 357-2 ■ Características clínicas da síndrome antifosfolipídeo

Manifestações	%
Trombose venosa e consequências relacionadas	
Trombose venosa profunda	39
Livedo reticular	24
Embolia pulmonar	14
Tromboflebite superficial	12
Trombose em sítios diversos	11
Trombose arterial e consequências relacionadas	
Acidente vascular cerebral	20
Espessamento/disfunção de valvas cardíacas e/ou vegetações de Libman-Sacks	14
Ataque isquêmico transitório	11
Isquemia miocárdica (infarto ou angina) e trombose de *bypass* coronariano	10
Úlceras de perna e/ou gangrena digital	9
Trombose arterial nas extremidades	7
Trombose de artéria retiniana/amaurose fugaz	7
Isquemia de órgãos viscerais ou necrose avascular do osso	6
Demência por múltiplos infartos	3
Manifestações neurológicas de etiologia incerta	
Enxaqueca	20
Epilepsia	7
Coreia	1
Ataxia cerebelar	1
Mielopatia transversa	0,5
Manifestações renais por diversas razões (trombose de artéria renal/veia renal/trombose glomerular, hiperplasia fibrosa da íntima)	3
Manifestações musculoesqueléticas	
Artralgias	39
Artrite	27
Manifestações obstétricas (relacionadas com o número de gestações)	
Pré-eclâmpsia	10
Eclâmpsia	4
Manifestações fetais (relacionadas com o número de gestações)	
Perda fetal precoce (< 10 semanas)	35
Perda fetal tardia (≥ 10 semanas)	17
Parto prematuro entre nascidos vivos	11
Manifestações hematológicas	
Trombocitopenia	30
Anemia hemolítica autoimune	10

Fonte: Adaptada de R Cervera et al.: Arthritis Rheum 46:1019, 2002.

Depois do primeiro evento trombótico, os pacientes com SAF deverão fazer uso vitalício de antagonistas da vitamina K (AVKs), com o objetivo de alcançar uma razão normalizada internacional (INR, do inglês *international normalized ratio*) de 2 a 3 no caso de trombose venosa não provocada. Para os pacientes com trombose arterial, pode-se almejar um alvo de INR entre 3 a 4, ou de 2 a 3 junto com dose baixa de ácido acetilsalicílico (75-100 mg/dia), dependendo do perfil trombótico/hemorrágico do paciente. Ensaios clínicos da última década demonstraram que a administração de inibidores orais diretos da trombina aumenta o risco de eventos trombóticos quando comparado ao uso de AVKs, especialmente em pacientes com positividade tripla ou trombose arterial prévia. Porém, eles podem ser considerados com cautela nos casos em que existem contraindicações ao uso dos AVKs ou quando não se consegue obter a INR-alvo apesar da adesão ao tratamento.* Em gestantes com história de SAF obstétrica, recomenda-se o tratamento combinado com dose baixa de ácido acetilsalicílico e dose profilática de heparina de baixo peso molecular (HBPM), enquanto nos casos de SAF trombótica deve-se administrar dose baixa de ácido acetilsalicílico mais HBPM terapêutica. Quando ocorrem complicações obstétricas recorrentes apesar do tratamento-padrão, as opções alternativas são o aumento da dose da HBPM (de profilática para terapêutica) e a administração de hidroxicloroquina oral, 400 mg/dia, ou de imunoglobulina intravenosa (IgIV), 400 mg/kg/dia, por 5 dias.

Para as pessoas assintomáticas ou para pacientes com LES com perfil anti-FL de alto risco e sem evidências de evento trombótico prévio ou de morbidade gestacional, recomenda-se o tratamento profilático com dose baixa de ácido acetilsalicílico. Em mulheres não gestantes com história de complicações obstétricas relacionadas à SAF, independentemente da presença do diagnóstico de LES subjacente, o tratamento com dose baixa de ácido acetilsalicílico parece reduzir o risco de eventos trombóticos subsequentes.

Os pacientes com SAFC devem ser tratados com terapia combinada com glicocorticoides, heparina e plasmaférese ou IgIV junto com o manejo apropriado dos eventos desencadeantes, como as infecções. Na SAFC refratária, as terapias para depleção de células B (p. ex., com rituximabe) ou inibição do complemento (p. ex., com eculizumabe) são opções alternativas.

LEITURAS ADICIONAIS

Sciascia S et al: Diagnosing antiphospholipid syndrome: "Extra-criteria" manifestations and technical advances. Nat Rev Rheumatol 13:548, 2017.
Tebo AE: Laboratory evaluation of antiphospholipid syndrome: An update on autoantibody testing. Clin Lab Med 39:553, 2019.
Tektonidou MG et al: EULAR recommendations for the management of antiphospholipid syndrome in adults. Ann Rheum Dis 78:1296, 2019.

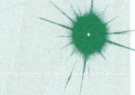

358 Artrite reumatoide
Ankoor Shah, E. William St. Clair

INTRODUÇÃO

A artrite reumatoide (AR) é uma doença inflamatória crônica de etiologia desconhecida caracterizada por poliartrite simétrica, sendo a forma mais comum de artrite inflamatória crônica. Como a AR persistentemente ativa muitas vezes resulta em destruição óssea e da cartilagem articular, bem como em incapacitação funcional, é essencial diagnosticar e tratar essa doença precocemente e de maneira vigorosa antes que a lesão ocorra. Sendo uma doença sistêmica, a AR também pode levar a uma variedade de manifestações extra-articulares, incluindo fadiga, nódulos subcutâneos, envolvimento pulmonar, pericardite, neuropatia periférica, vasculite e anormalidades hematológicas, as quais devem ser tratadas conforme a necessidade.

Conhecimentos obtidos a partir de grandes avanços nas pesquisas básica e clínica durante as últimas duas décadas revolucionaram os paradigmas contemporâneos para o diagnóstico e o tratamento da AR. A testagem para anticorpos antiproteína citrulinada (ACPA, de *anti-citrullinated protein antibody*) e o fator reumatoide continuam sendo úteis na avaliação diagnóstica de pacientes com suspeita de AR, e esses anticorpos servem como biomarcadores de prognósticos. Os avanços ocorridos nos exames de imagem têm auxiliado na tomada de decisão clínica, aprimorando a detecção da inflamação e monitorando a progressão da lesão articular. A ciência sobre AR avançou significativamente ao trazer à luz novos genes e interações ambientais relacionados com a doença, bem como os componentes moleculares e vias da patogênese da doença com detalhes ainda maiores. A contribuição relativa desses mediadores celulares e inflamatórios na patogênese da doença foi ainda mais esclarecida pelos benefícios de terapias biológicas e sintéticas direcionadas com efeito modificador da doença. Apesar desse progresso, o conhecimento incompleto acerca dos eventos iniciadores de AR e dos fatores perpetuadores da resposta inflamatória crônica continua sendo uma barreira considerável à cura e à prevenção dessa condição.

Os últimos 20 anos testemunharam uma melhora marcante nos desfechos da AR. A artrite deformante do passado tornou-se muito menos frequente nos dias de hoje. Muito desse progresso pode ser evidenciado pelos recursos terapêuticos expandidos e pela adoção de intervenção precoce no tratamento. A mudança na estratégia de tratamento impõe uma nova mentalidade para os profissionais da atenção primária – isto é, uma que exige o encaminhamento precoce de pacientes com artrite inflamatória para um reumatologista, para que seja feito um diagnóstico imediato e o início do tratamento. Somente dessa forma os pacientes alcançarão seus melhores desfechos.

MANIFESTAÇÕES CLÍNICAS

A incidência da AR aumenta entre os 25 e os 55 anos, atingindo, em seguida, um platô até os 75 anos e, então, diminuindo. Os sintomas iniciais da AR em geral resultam da inflamação das articulações, dos tendões e das bursas. Os pacientes costumam se queixar de uma rigidez matinal nas articulações que dura > 1 hora e melhora com a atividade física. As articulações inicialmente envolvidas são as pequenas articulações das mãos e dos pés. O padrão inicial do envolvimento articular pode ser monoarticular, oligoarticular (≤ 4 articulações) ou poliarticular (> 5 articulações), em geral em uma distribuição simétrica. Alguns pacientes com artrite inflamatória apresentarão um número muito pequeno de articulações afetadas para serem diagnosticados com AR – a chamada artrite inflamatória indiferenciada. Aqueles com artrite indiferenciada que posteriormente serão diagnosticados com AR apresentam um número maior de articulações edemaciadas e dolorosas, teste positivo para o fator reumatoide (FR) sérico ou ACPA e maiores escores para incapacidade física.

Uma vez estabelecido o processo patológico de AR, os punhos e as articulações metacarpofalângicas (MCFs) e interfalângicas proximais (IFPs) destacam-se como as articulações mais frequentemente envolvidas (Fig. 358-1). O envolvimento da articulação interfalângica distal (IFD)

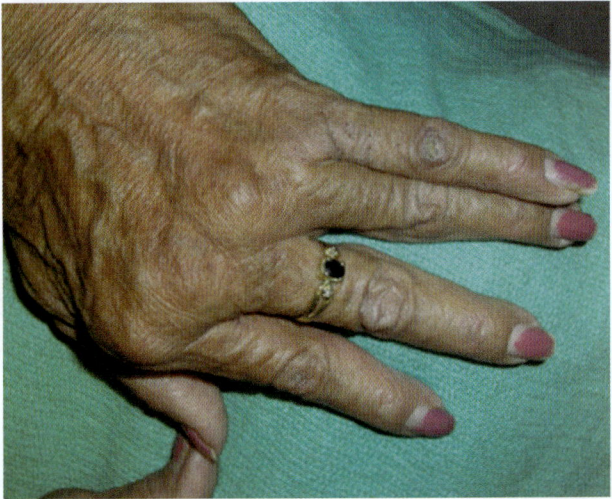

FIGURA 358-1 **Edema e subluxação em articulações metacarpofalângicas.** *(RP Usatine, MA Smith, EJ Mayeaux: The Color Atlas and Synopsis of Family Medicine, 3rd ed. New York, McGraw Hill, 2019; Fig. 97.5.)*

*N. de R.T. Protocolos recentes consideram possível o uso de anticoagulantes orais de ação direta para pacientes com trombose venosa exclusiva e perfil sorológico de baixo risco (positividade de apenas um anticorpo em títulos baixos-moderados).

pode ocorrer na AR, porém costuma ser uma manifestação da osteoartrite concomitante. A tenossinovite do tendão flexor é uma característica frequente da AR e leva a uma redução na amplitude de movimento e na força de preensão, bem como aos dedos "em gatilho". O envolvimento do tendão flexor também pode levar a ruptura de tendões, com o flexor longo do polegar sendo o tendão mais comumente afetado pela AR. A destruição progressiva das articulações e dos tecidos moles leva a deformidades crônicas irreversíveis. O desvio ulnar resulta da subluxação das articulações MCF, com subluxação ou deslocamento parcial da falange proximal para o lado volar da mão. A hiperextensão da articulação IFP com flexão da articulação IFD ("deformidade em pescoço de cisne"), a flexão da articulação IFP com hiperextensão da articulação IFD ("deformidade de *boutonnière*") e a subluxação da primeira articulação MCF com hiperextensão da primeira articulação interfalângica (IF) ("deformidade em Z") também podem resultar da lesão dos tendões, da cápsula articular e de outros tecidos moles nessas pequenas articulações. A inflamação em torno do processo estiloide ulnar e a tenossinovite do extensor ulnar do carpo podem causar subluxação da ulna distal, resultando em um "movimento de teclado" do estiloide ulnar. Embora o envolvimento das articulações metatarsofalângicas (MTF) nos pés seja uma característica precoce da doença, a inflamação crônica do tornozelo e das regiões mediotarsais, em geral, aparece mais tarde e pode levar aos *pes planovalgus* ("pés chatos"). As articulações maiores, incluindo joelhos e ombros, em geral são afetadas na doença estabelecida, embora essas articulações possam permanecer assintomáticas por muitos anos após o aparecimento da doença.

O envolvimento atlantoaxial da coluna cervical é clinicamente significativo devido ao seu potencial de causar mielopatia compressiva e disfunção neurológica. Manifestações neurológicas raramente são sinais ou sintomas iniciais da doença atlantoaxial, mas poderão evoluir ao longo do tempo com instabilidade progressiva de C1 sobre C2. A prevalência de subluxação atlantoaxial vem diminuindo nos últimos anos e, atualmente, ocorre em < 10% dos pacientes. Ao contrário das espondiloartrites **(Cap. 362)**, a AR raramente afeta a coluna torácica e lombar.

Manifestações extra-articulares podem se desenvolver durante a evolução clínica da AR em até 40% dos pacientes, mesmo antes do aparecimento da artrite **(Fig. 358-2)**. Os pacientes com maior tendência a desenvolver doença extra-articular têm história de tabagismo e exibem aparecimento precoce de incapacidade física significante, além de teste positivo para FR sérico ou ACPA. Nódulos subcutâneos, síndrome de Sjögren secundária, doença pulmonar intersticial (DPI), nódulos pulmonares e anemia estão entre as manifestações extra-articulares mais frequentemente observadas. Estudos recentes mostraram uma redução na incidência e na gravidade de pelo menos algumas das manifestações extra-articulares, em particular a síndrome de Felty e a vasculite.

As manifestações extra-articulares e sistêmicas mais comuns da AR estão descritas com mais detalhes nas seções a seguir.

CONSTITUCIONAIS

Esses sinais e sintomas incluem perda de peso, febre, fadiga, mal-estar, depressão e, nos casos mais graves, caquexia; normalmente, refletem um alto grau de inflamação e podem até preceder o aparecimento de sintomas articulares. Em geral, a presença de febre > 38,3°C em qualquer momento no decorrer da evolução clínica deverá aumentar a suspeita de vasculite sistêmica (ver adiante) ou infecção.

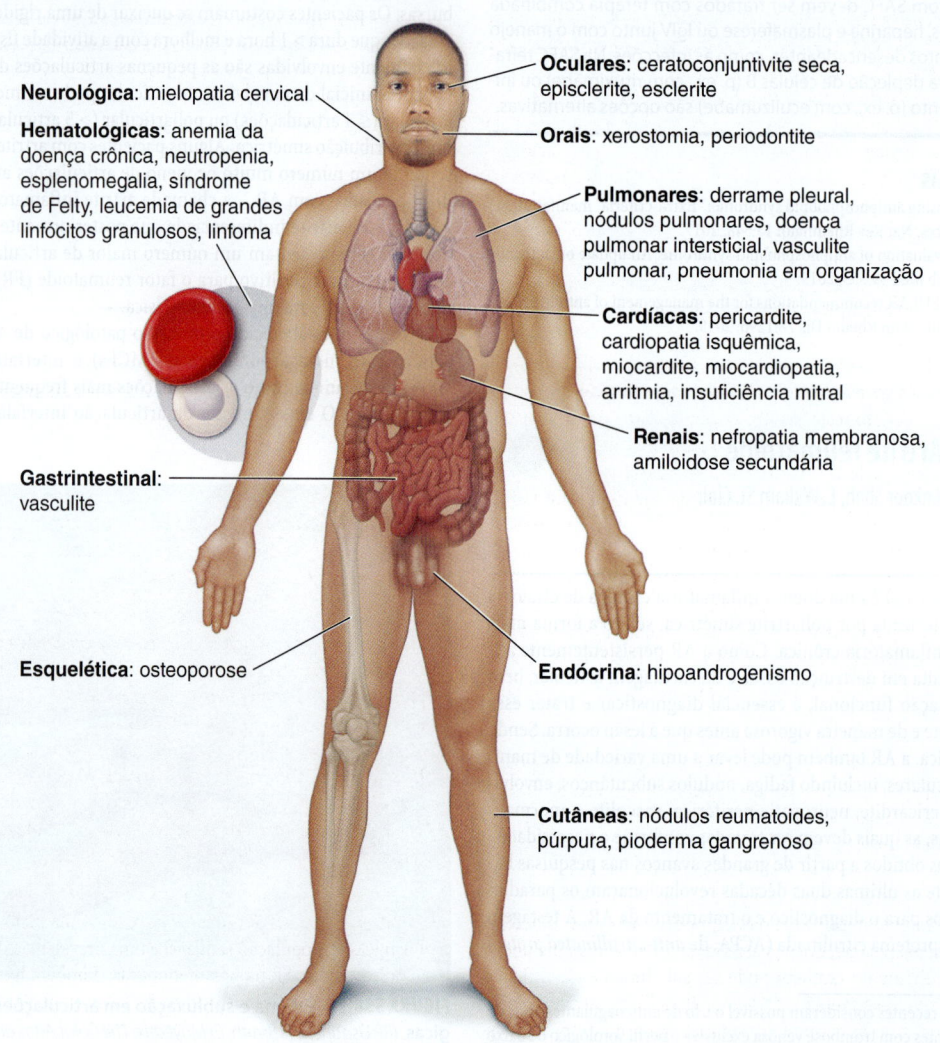

FIGURA 358-2 **Manifestações extra-articulares** da artrite reumatoide.

NÓDULOS

Os nódulos subcutâneos são relatados em 30-40% dos pacientes e são mais comuns naqueles com níveis mais altos de atividade da doença, epítopo compartilhado (EC) relacionado com a doença (ver a seguir), teste positivo para FR sérico e evidência radiográfica de erosões articulares. Todavia, estudos de coorte mais recentes sugerem uma prevalência em declínio dos nódulos subcutâneos, talvez relacionada a uma terapia modificadora de doença mais vigorosa. À palpação, os nódulos, em geral, são firmes, indolores e aderentes ao periósteo, aos tendões ou às bursas, desenvolvendo-se em áreas do esqueleto sujeitas a eventos repetidos de traumatismo ou irritação, como antebraço, proeminências sacrais e tendão de Aquiles. Também podem ocorrer nos pulmões, na pleura, no pericárdio e no peritônio. Os nódulos geralmente são benignos, embora possam estar associados com infecção, ulceração e gangrena. O crescimento acelerado de nódulos menores pode ocorrer em até 10% dos pacientes que usam metotrexato por longo prazo, embora o mecanismo subjacente a esse fenômeno seja desconhecido.

SÍNDROME DE SJÖGREN

A síndrome de Sjögren secundária (Cap. 361) é definida pela presença de ceratoconjuntivite seca (olhos secos) ou de xerostomia (boca seca) associada a outra doença do tecido conectivo, como a AR. Cerca de 10% dos pacientes com AR apresentam síndrome de Sjögren secundária.

PULMONARES

A pleurite, a manifestação pulmonar mais comum da AR, pode produzir dor torácica pleurítica e dispneia, assim como atrito e derrame pleural. Os derrames pleurais tendem a ser exsudativos, com contagens elevadas de monócitos e neutrófilos. A DPI também pode ocorrer em pacientes com AR e é anunciada por sintomas de tosse seca e falta de ar progressiva. A DPI pode estar associada ao tabagismo e, em geral, é observada em pacientes com maior atividade da doença, embora possa ser diagnosticada em até 3,5% dos pacientes antes do aparecimento de sintomas articulares. Estudos recentes demonstraram uma prevalência geral de DPI na AR de até 12%. O diagnóstico é estabelecido prontamente por tomografia computadorizada (TC) de alta resolução, a qual mostra opacificação infiltrativa ou opacidades em vidro fosco na periferia de ambos os pulmões. A pneumonia intersticial usual (PIU) e a pneumonia intersticial não especificada (PINE) são os principais padrões histológicos e radiológicos da DPI. A PIU causa a progressiva cicatrização dos pulmões, com consequente produção de alterações em forma de favo de mel nas porções periférica e inferior dos pulmões, visualizadas na TC do tórax. Em contrapartida, as alterações radiográficas mais comuns na PINE são opacidades em vidro fosco bilaterais relativamente simétricas acompanhadas de reticulações finas associadas, com perda de volume e bronquiectasia de tração. Em ambos os casos, a prova de função pulmonar mostra um padrão restritivo (p. ex., capacidade pulmonar total reduzida) com capacidade reduzida de difusão pulmonar de monóxido de carbono (D_{CO}). A presença de DPI confere um prognóstico ruim. Porém, o prognóstico da DPI na AR não é tão ruim quanto o da fibrose pulmonar idiopática (p. ex., pneumonite intersticial usual) e ela responde melhor à terapia imunossupressora (Cap. 293). Os nódulos pulmonares também são comuns em pacientes com AR, podendo ser solitários ou múltiplos. A síndrome de Caplan consiste em um raro subgrupo de nodulose pulmonar, caracterizado pelo desenvolvimento de nódulos e pneumoconiose após a exposição à sílica. A bronquiolite respiratória e a bronquiectasia são distúrbios pulmonares menos comumente associados à AR.

CARDÍACAS

O sítio mais frequente de envolvimento cardíaco na AR é o pericárdio. Entretanto, manifestações clínicas de pericardite ocorrem em menos de 10% dos pacientes com AR, ainda que o envolvimento pericárdico possa ser detectado em quase metade desses pacientes por ecocardiografia ou exames de necrópsia. Até 20% dos pacientes com AR podem apresentar derrames pericárdicos assintomáticos à ecocardiografia. A miocardiopatia, outra manifestação clinicamente importante da AR, poderá advir de miocardite granulomatosa ou necrosante, doença arterial coronariana ou disfunção diastólica. Esse envolvimento também pode ser subclínico e identificado apenas por ecocardiografia ou ressonância magnética (RM) cardíaca. Raramente, o miocárdio poderá conter nódulos reumatoides ou infiltração amiloide. A insuficiência mitral é a anormalidade valvular mais comum da AR, ocorrendo em maior frequência do que na população geral.

VASCULITE

A vasculite reumatoide (Cap. 363) tipicamente ocorre em pacientes com doença prolongada, hipocomplementemia e teste positivo para FR sérico ou anticorpos antipeptídeo cíclico citrulinado (CCP). A incidência geral diminuiu de modo significativo ao longo da última década, caindo para menos de 1% dos pacientes. Os sinais cutâneos variam e incluem petéquias, púrpura, infartos digitais, gangrena, livedo reticular e, nos casos mais graves, grandes ulcerações dolorosas nos membros inferiores. Úlceras vasculíticas, que podem ser difíceis de serem distinguidas daquelas causadas por insuficiência venosa, podem ser tratadas com sucesso usando agentes imunossupressores (necessitando de tratamento citotóxico em casos graves), bem como enxerto de pele. Podem ocorrer polineuropatias sensorimotoras, como a mononeurite múltipla, em associação com a vasculite reumatoide sistêmica, o que costuma estar clinicamente presente com um início recente de dormências, formigamentos ou fraqueza muscular focal dependendo de sua intensidade.

HEMATOLÓGICAS

Em geral, uma anemia normocítica normocrômica se desenvolve em pacientes com AR e é a anormalidade hematológica mais comum. O grau de anemia tem relação direta com o grau de inflamação, correlacionando-se com os níveis séricos de proteína C-reativa e com a velocidade de hemossedimentação (VHS). A contagem de plaquetas também pode estar elevada na AR, como uma reação de fase aguda. A trombocitopenia imunomediada é rara nessa doença.

A *síndrome de Felty* é definida pela tríade clínica de neutropenia, esplenomegalia e AR nodular, sendo encontrada em < 1% dos pacientes, embora sua incidência pareça estar diminuindo em face de tratamentos mais agressivos da doença articular. A condição normalmente ocorre nos estágios finais da AR grave e é mais comum em pessoas brancas do que em outros grupos étnicos. A leucemia de grandes linfócitos granulosos de células T (LGLG-T) pode ter uma apresentação clínica semelhante e normalmente ocorre em associação à AR. A LGLG-T é caracterizada por um crescimento clonal indolente crônico de células GLGs, levando a neutropenia e esplenomegalia. Ao contrário do que ocorre na síndrome de Felty, a LGLG-T pode se desenvolver no início do curso da AR. A leucopenia à parte desses distúrbios é incomum e mais frequentemente um efeito colateral de farmacoterapias.

LINFOMA

Amplos estudos em coortes mostraram um aumento de 2-4 vezes no risco de linfoma em pacientes com AR quando comparados com a população geral. O tipo histopatológico mais comum de linfoma é o linfoma difuso de grandes células B. O risco de desenvolvimento de linfoma aumenta quando o paciente apresenta níveis elevados da atividade da doença ou a síndrome de Felty.

CONDIÇÕES ASSOCIADAS

Além das manifestações extra-articulares, diversas condições associadas à AR contribuem para as taxas de morbidade e mortalidade da doença. É importante mencioná-las, pois afetam o manejo da doença crônica.

Doença cardiovascular A causa mais comum de morte em pacientes com AR é a doença cardiovascular. A incidência de doença arterial coronariana e aterosclerose da carótida é mais elevada em pacientes com AR do que na população geral, mesmo quando controlada para os fatores de risco cardíacos tradicionais, como hipertensão, obesidade, hipercolesterolemia, diabetes e tabagismo. Além disso, a insuficiência cardíaca congestiva (incluindo tanto a disfunção sistólica como a diastólica) ocorre em uma taxa aproximadamente duas vezes maior na AR do que na população geral. A presença de marcadores inflamatórios séricos elevados parece conferir um risco aumentado de doença cardiovascular nessa população.

Osteoporose A osteoporose é mais comum em pacientes com AR do que na população pareada por idade e sexo, com uma incidência de quase o dobro daquela da população saudável e uma prevalência de cerca de um terço em mulheres com AR na pós-menopausa. Também há risco aumentado de fratura por fragilidade, com um maior risco entre as mulheres. O ambiente inflamatório da articulação provavelmente dissemina-se para o resto do corpo e promove perda óssea generalizada por meio da ativação dos osteoclastos. Tanto o osso trabecular como o cortical são afetados pela resposta inflamatória, com os sítios corticais sendo mais suscetíveis à perda óssea. O uso crônico de glicocorticoides e a imobilidade relacionada com a incapacidade também contribuem para a osteoporose. A ocorrência de fraturas no quadril é mais provável em pacientes com AR e predispõe significativamente ao aumento da incapacidade e da taxa de mortalidade nessa doença.

EPIDEMIOLOGIA

A AR afeta cerca de 0,5-1% da população mundial de adultos. Há evidências de que a incidência total de AR diminuiu nas últimas décadas, ao passo que a prevalência foi conservada, visto que os indivíduos com AR estão vivendo mais. A incidência e a prevalência de AR variam de acordo com a localização geográfica, tanto globalmente quanto entre certos grupos étnicos de um país (**Fig. 358-3**). Por exemplo, as tribos Yakima, Pima e Chippewa, nativas da América do Norte, mostraram taxas de prevalência em alguns estudos de quase 7%. Em contrapartida, diversos estudos populacionais da África e da Ásia mostraram taxas de prevalência inferiores para AR, na faixa de 0,2-0,4%.

Como muitas outras doenças autoimunes, a AR ocorre mais comumente em mulheres do que em homens, em uma proporção de 2-3:1. É interessante mencionar que estudos da AR em alguns países da América Latina e da África mostram uma predominância ainda maior da doença em mulheres do que em homens, com proporções de 6-8:1. Considerando essa preponderância feminina, várias teorias têm sido propostas para explicar o possível papel do estrogênio na patogênese da doença. De maneira geral, a maior parte das teorias concentra-se no papel dos estrogênios e androgênios em aumentar e suprimir a resposta imune, respectivamente. Porém, os estrogênios têm efeitos tanto estimuladores como inibitórios no sistema imune, e os mecanismos hormonais que influenciam o desenvolvimento de AR não são conhecidos.

CONSIDERAÇÕES GENÉTICAS

Sabe-se, há > 30 anos, que fatores genéticos contribuem para a ocorrência da AR, assim como para sua gravidade. A probabilidade de um parente de primeiro grau de um paciente compartilhar o diagnóstico de AR é 2-10 vezes maior do que na população geral. Entretanto, ainda permanece uma incerteza sobre a extensão do papel da genética nos mecanismos causadores da AR. As estimativas de hereditariedade variam de 40-50% e são aproximadamente as mesmas para indivíduos positivos e negativos para autoanticorpo. A estimativa da influência genética pode variar entre os estudos realizados devido às interações gene-ambiente.

Os alelos conhecidos como responsáveis pelo maior risco de AR estão localizados no complexo de histocompatibilidade principal (MHC) e, em especial, nas moléculas MHC de classe II. As moléculas MHC de classe II são tipicamente expressadas por células apresentadoras de antígenos, compreendendo cadeias α e β. A maior parte do risco, porém provavelmente não todo, está associada à variação alélica no gene HLA-DRB1, que codifica a cadeia β da molécula do MHC de classe II. Os alelos HLA-DRB1 associados à doença compartilham uma sequência de aminoácidos nas posições 70-74 na terceira região hipervariável da cadeia β do HLA-DR, chamada de *epítopo compartilhado* (EC). Esses aminoácidos se localizam no sulco de ligação ao antígeno com as regiões hipervariáveis da molécula de HLA-DRβ1. As regiões hipervariáveis dentro de moléculas DR são particularmente importantes para determinar o reconhecimento de antígenos e a ligação do complexo peptídeo-MHC com o receptor de células T (TCR). Os peptídeos derivados de proteínas modificadas após a tradução (p. ex., via citrulinação, acetilação ou carbamilação) podem se ligar com maior avidez ao EC, fornecendo um possível mecanismo para o maior risco de doença em um nível molecular.

A portabilidade de alelos do EC está associada à produção de anticorpos anti-ACPA e a piores desfechos da doença. Alguns desses alelos HLA--DRB1 são responsáveis por um alto risco da doença (*0401), ao passo que outros conferem um risco mais moderado (*0101, 0404, 1001 e 0901). Mais de 90% dos pacientes com AR expressam pelo menos uma dessas variantes. É interessante observar que o alelo HLA-DRB1*1301 e, em menor grau, o HLA-DRB1*1302 conferem proteção para a AR ACPA-positiva.

Além disso, existe variação geográfica na suscetibilidade à doença e na identidade dos alelos de risco HLA-DRB1. Na Grécia, por exemplo, onde a AR tende a ser mais leve do que nos países da Europa Ocidental, a suscetibilidade à AR foi associada ao alelo EC *0101. Em comparação, os alelos *0401 ou *0404 são encontrados em cerca de 50-70% das pessoas na Europa Setentrional e representam os alelos predominantes de risco nesse grupo. Os alelos de EC que mais comumente conferem suscetibilidade à doença nos asiáticos, ou seja, em japoneses, coreanos e chineses, são *0405 e *0901. Por fim, a suscetibilidade à doença na população norte-americana nativa, como nos indígenas das tribos Pima e Tlingit, nos quais a prevalência de AR pode chegar a 7%, está associada ao alelo de EC *1042. O risco para AR conferido por esses alelos de EC é menor entre os americanos de descendência africana ou hispânica do que entre os indivíduos de descendência europeia.

Estudos de associação genômica ampla (GWAS, de *genome-wide association studies*) tornaram possível a identificação de diversos genes não relacionados ao MHC que contribuem para a suscetibilidade à AR. Os GWAS têm como base a detecção de polimorfismos de nucleotídeo único (SNPs), de *single-nucleotide polymorphisms*), que permitem o exame da arquitetura genética de doenças complexas, como a AR. Existem cerca de 10 milhões de SNPs comuns dentro de um genoma humano, constituído de 3 bilhões de pares de bases. Como regra, os GWAS identificam apenas variantes comuns, isto é, aquelas com frequência > 5% na população geral.

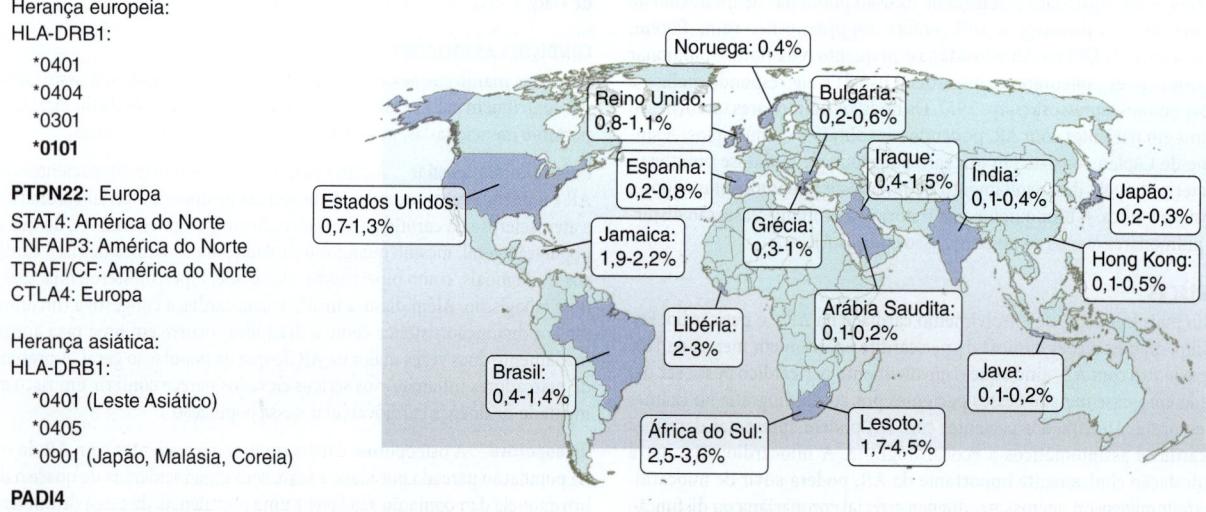

FIGURA 358-3 **Taxas de prevalência global da artrite reumatoide (AR) com associações genéticas.** Estão listados os principais alelos genéticos associados à AR. Embora as mutações no (HLA)-DRB1 ocorram globalmente, alguns alelos estão associados à AR em apenas determinados grupos étnicos.

No total, surgiram diversos temas a partir dos GWAS na AR. Em primeiro lugar, os > 100 *loci* não MHC identificados como alelos de risco para AR apresentaram apenas um efeito modesto sobre o risco; eles também contribuem para o risco de desenvolvimento de outras doenças autoimunes, como o diabetes melito tipo 1, o lúpus eritematoso sistêmico e a esclerose múltipla. Em segundo lugar, embora a maioria das associações não HLA seja descrita em pacientes com doença positiva para ACPA, existem vários *loci* de risco que são exclusivos da doença negativa para ACPA. Em terceiro lugar, os alelos de risco variam entre os grupos étnicos. Por fim, os *loci* de risco encontram-se, em sua maior parte, nos genes que codificam proteínas envolvidas na regulação da resposta imune. Entretanto, os alelos de risco identificados pelos GWAS contribuem atualmente para cerca de 5% do risco genético, sugerindo que variantes raras ou outras classes de variantes do DNA, como as variantes em número de cópias, poderão ainda ser descobertas como contribuintes significativas para o modelo de risco completo.

Entre os melhores exemplos dos genes não MHC que contribuem para o risco de AR está o gene que codifica a proteína tirosina-fosfatase 22 não receptora (PTPN22, de *protein tyrosine phosphatase non-receptor 22*). A frequência desse gene varia entre os pacientes de diferentes partes da Europa (p. ex., 3-10%), porém ele está ausente em pacientes com descendência do Leste Asiático. O *PTPN22* codifica uma tirosina-fosfatase linfoide, uma proteína que regula a função das células T e B. A herança do alelo de risco para *PTPN22* produz um ganho de função na proteína que se acredita levar à seleção tímica anormal das células T e B autorreativas e parece estar associada exclusivamente à doença positiva para o anticorpo ACPA. O gene codificador da peptidil-arginina-deiminase tipo IV (*PADI4*) é outro alelo de risco que codifica uma enzima envolvida na conversão da arginina à citrulina e é considerado importante para o desenvolvimento de anticorpos contra antígenos citrulinados. Um polimorfismo em *PADI4* foi associado a um aumento de duas vezes no risco de AR, predominantemente nas pessoas de ascendência do Leste da Ásia. Recentemente, foram demonstrados polimorfismos na apolipoproteína M (*APOM*) em uma população do Leste Asiático, os quais conferem um risco aumentado de AR bem como um risco de dislipidemia, independentemente da atividade da doença da AR.

Além de *PTPN22*, foram identificados outros genes associados à função de células B e/ou apresentação de antígenos, como *BTLA* (atenuador de linfócitos B e T), receptores Fc e CD40. Também foi descoberto que genes de transdução de sinal e vias que regulam a função imune (p. ex., *TRAF1-C5* e *STAT4*), a migração celular (*ELMO1*) e o desenvolvimento fetal (*LBH*) estão ligados à AR. Outros alelos de risco afetam a sinalização de citocinas, como polimorfismos promotores do fator de necrose tumoral (TNF) que podem modular a expressão genética de TNF e o polimorfismo do receptor de interleucina (IL) 6 que está funcionalmente implicado na potência da sinalização de IL-6. Assim, os indicadores genéticos implicam em mecanismos imunes tanto adaptativos como inatos na patogênese da doença.

A epigenética é o estudo de traços hereditários que afetam a expressão gênica, mas que não modificam a sequência de DNA. Esse estudo pode proporcionar uma ligação entre a exposição ambiental e a predisposição à doença. Os mecanismos epigenéticos estão teoricamente envolvidos em três aspectos importantes da AR: contribuição para a etiologia da doença, perpetuação de respostas inflamatórias crônicas e gravidade da doença. Os mecanismos epigenéticos mais bem estudados são aqueles que regulam as modificações pós-traducionais na histona e a metilação do DNA. Foi demonstrado que os padrões de metilação do DNA diferem entre os pacientes com AR e os controles saudáveis, assim como entre os pacientes com osteoartrite. Os micro-RNAs, que são RNAs não codificadores que atuam como reguladores pós-transcricionais da expressão gênica, representam um mecanismo epigenético adicional que, potencialmente, pode influenciar as respostas celulares. Muitos micro-RNAs foram identificados como contribuidores para o fenótipo ativado de fibroblastos sinoviais, como miR146a ou miR155.

FATORES AMBIENTAIS

Além da predisposição genética, uma gama de fatores ambientais foi implicada na patogênese da AR. O mais reprodutível deles é o tabagismo. Diversos estudos em coortes e casos-controle mostraram que o tabagismo confere um risco relativo de 1,5-3,5 vezes de desenvolvimento da AR. O risco relacionado ao tabagismo interage de forma sinérgica com alelos MHC de risco. Os alelos clássicos do EC de forma isolada aumentam modestamente em 4-6 vezes a probabilidade de desenvolver AR; porém, esse risco aumenta em 20-40 vezes em combinação com o tabagismo. Em particular, mulheres que fumam cigarros apresentam um risco de AR quase 2,5 vezes maior, que persiste mesmo até 15 anos após o abandono do hábito de fumar. Um gêmeo fumante apresentará um risco significativamente mais elevado de AR do que seu irmão gêmeo monozigótico não fumante, teoricamente portador do mesmo risco genético. É interessante mencionar que o tabagismo está quase exclusivamente relacionado à doença positiva para FR e ACPA. Entretanto, não foi mostrado que a cessação do tabagismo, embora apresente muitos benefícios para a saúde, melhore a atividade da doença. Ocupações com exposição a inalantes e a inalação de sílica também podem aumentar o risco de AR. Essas observações levaram à teoria de que a doença pulmonar possa ter um papel precoce fundamental no desenvolvimento inicial de células imunes autorreativas, além da conhecida ocorrência de autoanticorpos mais de uma década antes do desenvolvimento clínico da doença articular.

Os pesquisadores começaram a procurar vigorosamente uma etiologia infecciosa para a AR após o descobrimento, em 1931, de que o soro dos pacientes com a doença poderia aglutinar cepas de estreptococos. Certos vírus, como o Epstein-Barr (EBV), foram alvo de maior interesse durante os últimos 30 anos, devido à sua ubiquidade, à capacidade de permanecer por muitos anos no hospedeiro e à frequente associação com queixas de artrite. Por exemplo, os títulos de anticorpos IgG contra antígenos do EBV no sangue periférico e na saliva são significativamente mais elevados em pacientes com AR do que na população geral. O DNA de EBV também foi encontrado no líquido sinovial e em células sinoviais de pacientes com AR. Como as evidências com essas ligações são amplamente circunstanciais, não foi possível implicar diretamente a infecção como um fator causador da AR.

Uma hipótese atraente é de que a disbiose do microbioma oral ou intestinal pode predispor ao desenvolvimento de AR. Estudos recentes sugerem que a periodontite na cavidade oral pode ser importante nos mecanismos da doença. Múltiplos estudos fornecem evidência da existência de uma ligação entre a AR positiva para ACPA e o tabagismo, a doença periodontal e o microbioma oral, em particular *Porphyromonas gingivalis*. Foi proposto que a resposta imune ao *P. gingivalis* pode deflagrar o desenvolvimento de AR e que a indução de anticorpos ACPA resulta da citrulinação de resíduos de arginina nos tecidos humanos pela enzima peptidil-arginina-deiminase (PAD). Notavelmente, o *P. gingivalis* é a única espécie de bactéria oral que contém essa enzima. Alguns estudos demonstraram uma relação entre os anticorpos citrulinados contra *P. gingivalis* e a AR, bem como entre esses anticorpos e os parentes de primeiro grau com risco de desenvolver a doença. Porém, ainda não foi comprovado que a disbiose observada na cavidade oral preceda o desenvolvimento da doença, e os resultados de outros estudos falam contra uma relação causal entre a periodontite e o desenvolvimento de AR.

Também existem dados limitados sugerindo um papel para o microbioma intestinal na etiologia da AR. Alguns estudos concluíram que o microbioma intestinal é diferente em pacientes com AR inicial em comparação com os controles. Em especial, foi relatado que a *Prevotella copri* está aumentada na AR inicial não tratada e em uma população "de risco". Por outro lado, uma assinatura disbiótica comum não parece predominar em pacientes com AR, além de não haver evidências de mecanismos imunomoduladores diretos.

PATOLOGIA

A AR afeta o tecido sinovial principalmente das articulações diartrodiais, além da cartilagem e do osso adjacentes. A membrana sinovial, que cobre a maioria das superfícies articulares, das bainhas tendinosas e das bursas, normalmente é uma fina camada de tecido conectivo. Nas articulações, essa membrana recobre o osso e a cartilagem, ligando as superfícies ósseas opostas e se inserindo nas regiões periósteas próximas à cartilagem articular. Ela consiste primariamente em dois tipos celulares – sinoviócitos tipo A (derivados de macrófagos) e sinoviócitos tipo B (derivados de fibroblastos). Os fibroblastos sinoviais são os mais abundantes e produzem os componentes estruturais das articulações, incluindo colágeno, fibronectina e laminina, bem como outros constituintes extracelulares da matriz sinovial. A camada subjacente é constituída de vasos sanguíneos e uma esparsa população de células mononucleares dentro de uma frouxa rede de tecido conectivo. O líquido sinovial, um ultrafiltrado do sangue, difunde-se pelo tecido de revestimento subsinovial através da membrana sinovial e para o interior da cavidade articular. Seus principais constituintes são o hialuronano e a lubricina. O hialuronano é um glicosaminoglicano que contribui para a natureza viscosa do líquido sinovial e que, em conjunto com a lubricina, lubrifica a superfície da cartilagem articular.

As manifestações patológicas da AR são a inflamação e a proliferação sinovial, as erosões ósseas focais e o afinamento da cartilagem articular. A inflamação crônica leva à hiperplasia da camada sinovial e à formação de *pannus*, uma membrana celular espessa contendo múltiplas camadas de sinoviócitos semelhantes ao fibroblasto e tecido fibrovascular granuloso-reativo que invade a cartilagem e o osso adjacentes. O infiltrado inflamatório é constituído de nada menos que seis tipos celulares: células T, células B, plasmócitos, células dendríticas, mastócitos e, em menor grau, granulócitos. As células T compreendem 30-50% do infiltrado, com as outras células representando o restante. A organização topográfica dessas células é complexa e pode variar entre os indivíduos com AR. Com mais frequência, os linfócitos encontram-se difusamente organizados entre as células residentes teciduais; entretanto, em alguns casos, as células B, as células T e as células dendríticas formam níveis mais elevados de organização, como os folículos linfoides e as estruturas similares aos centros germinativos. Os fatores de crescimento secretados por fibroblastos e macrófagos sinoviais promovem a formação de novos vasos sanguíneos na subcamada de revestimento sinovial, que supre as crescentes demandas de oxigenação e nutrição dos leucócitos infiltrantes e do tecido sinovial em expansão.

A lesão estrutural à cartilagem mineralizada e ao osso subcondral é mediada pelo osteoclasto. Os osteoclastos são células gigantes multinucleadas que podem ser identificadas por sua expressão de CD68, fosfatase ácida resistente ao tartarato, catepsina K e receptor de calcitonina. Eles surgem na interface *pannus*-osso, onde acabam formando lacunas de reabsorção. Essas lesões localizam-se onde a membrana sinovial se insere na superfície do periósteo, nas margens de ossos próximos à borda da cartilagem articular e nos sítios de inserção de ligamentos e bainhas tendinosas. Esse processo provavelmente explica por que as erosões ósseas normalmente se desenvolvem nos sítios radiais das articulações MCF justapostas aos sítios de inserção dos tendões, dos ligamentos colaterais e da membrana sinovial. Outra forma de perda óssea é a osteopenia periarticular que ocorre nas articulações com inflamação ativa. Ela está associada a um afinamento substancial das trabéculas ósseas ao longo das metáfises dos ossos e provavelmente resulta da inflamação da cavidade da medula óssea. Essas lesões podem ser visualizadas em exames de RM, onde aparecem como alterações de sinal na medula óssea adjacente às articulações inflamadas. Suas características de sinal mostram que são ricas em conteúdo aquoso com um baixo conteúdo de gordura e são consistentes com tecido inflamatório altamente vascularizado. Essas lesões da medula óssea frequentemente são os primórdios das erosões ósseas.

A camada de osso cortical que separa a medula óssea do *pannus* invasor é relativamente fina e suscetível à penetração pela sinóvia inflamada. As lesões de medula óssea observadas por RM estão associadas a uma resposta óssea endosteal caracterizada pelo acúmulo de osteoblastos e pela deposição de osteoide. Por fim, a osteoporose generalizada, que leva ao afilamento do osso trabecular no corpo inteiro, é a terceira forma de perda óssea observada em pacientes com AR.

A cartilagem articular é um tecido avascular constituído de uma matriz especializada de colágenos, proteoglicanas e outras proteínas. É organizada em quatro regiões distintas (zona superficial, média, profunda e cartilaginosa calcificada) – os condrócitos constituem o único componente celular dessas camadas. Originalmente, a cartilagem foi considerada um tecido inerte, porém atualmente sabe-se que é um tecido altamente responsivo, reativo aos mediadores inflamatórios e a fatores mecânicos, que, por sua vez, alteram o equilíbrio entre o anabolismo e o catabolismo da cartilagem. Na AR, as áreas iniciais de degradação da cartilagem são justapostas ao *pannus* sinovial. A matriz da cartilagem é caracterizada por uma perda generalizada de proteoglicana, mais evidente nas zonas superficiais adjacentes ao líquido sinovial. A degradação da cartilagem também pode ocorrer na zona pericondrocítica e nas regiões adjacentes ao osso subcondral.

PATOGÊNESE

Os mecanismos patogênicos da inflamação sinovial são provavelmente resultantes de uma complexa interação entre fatores genéticos, ambientais e imunológicos que desregulam o sistema imune e levam a uma quebra da autotolerância **(Fig. 358-4)**. O que precisamente desencadeia esses eventos iniciais e que fatores genéticos e ambientais alteram o sistema imune ainda permanecem um mistério. Entretanto, um quadro molecular detalhado está emergindo dos mecanismos responsáveis pela resposta inflamatória crônica e pela destruição da cartilagem articular e do osso.

Na AR, o estágio pré-clínico parece ser caracterizado pela quebra da autotolerância. Essa ideia é sustentada pelo achado de que autoanticorpos, como o FR e o ACPA, podem ser encontrados no soro de pacientes muitos anos antes da manifestação inicial da doença clínica. Entretanto, os alvos antigênicos dos anticorpos ACPA e FR não estão restritos à articulação, e seu papel na patogênese da doença permanece especulativo. Anticorpos ACPA são dirigidos contra peptídeos desaminados, que resultam da modificação pós-traducional pela enzima PADI4. Esses anticorpos reconhecem regiões contendo citrulina em diversas proteínas diferentes da matriz, incluindo filagrina, queratina, fibrinogênio e vimentina, e estão presentes em níveis mais elevados no líquido articular em comparação com o soro. Outros autoanticorpos foram encontrados em uma minoria de pacientes com AR, mas também ocorrem em outros tipos de artrite. Esses anticorpos se ligam a uma gama diversa de autoantígenos, incluindo colágeno do tipo II, gp-39 da cartilagem humana, agrecana, calpastatina, proteína de ligação da imunoglobulina (BiP, de *immunoglobulin binding protein*) e glicose-6-fosfato-isomerase.

Em teoria, estimulantes ambientais podem atuar em conjunto com outros fatores para ocasionar a inflamação na AR. Os fumantes apresentam proteínas com maior grau de citrulinação no líquido broncoalveolar do que os indivíduos que não fumam. Portanto, foi sugerido que a exposição prolongada ao tabaco poderia induzir a citrulinação de proteínas celulares via expressão de PADI no pulmão e gerar um neoepítopo capaz de induzir autorreatividade, que, por sua vez, leva à formação de imunocomplexos e à inflamação articular.

Como podem os microrganismos e seus produtos estarem envolvidos nos eventos iniciadores da AR? O sistema imune é alertado sobre a presença de infecções microbianas pelos padrões moleculares associados aos patógenos (PAMPs) e receptores do tipo Toll (TLRs). Nos seres humanos, existem 10 TLRs que reconhecem diversos produtos microbianos, incluindo lipopolissacarídeos da superfície celular de bactérias e proteínas do choque térmico (TLR4), lipoproteínas (TLR2), vírus de RNA de fita dupla (TLR3) e DNA CpG não metilado de bactérias (TLR9). Os TLRs 2, 3 e 4, expressos intensamente em fibroblastos sinoviais na AR, quando associados a seus ligantes, aumentam a produção de citocinas proinflamatórias. Embora os ligantes de TLRs, teoricamente, possam amplificar as vias inflamatórias na AR, seu papel específico na patogênese da doença ainda é indeterminado.

A patogênese da AR tem como base o conceito de que as células T autorreativas desencadeiam a resposta inflamatória crônica. Na teoria, as células T autorreativas poderiam surgir na AR a partir de uma seleção central (tímica) anormal ou de defeitos intrínsecos que diminuam o limiar para ativação da célula T na periferia. Qualquer um desses mecanismos poderia resultar na expansão anormal do repertório de células T autorreativas e na quebra da tolerância da célula T. O suporte para essas teorias vem principalmente de estudos da artrite em modelos murinos. Não foi mostrado que pacientes com AR apresentam seleção tímica anormal das células T ou vias apoptóticas deficientes regulando a morte celular. No mínimo, é provável que ocorra alguma estimulação no interior da articulação, devido ao fato de que as células T na sinóvia expressam fenótipo de superfície celular, indicando exposição anterior ao antígeno e mostrando evidências de expansão clonal. É interessante mencionar que as células T do sangue periférico de pacientes com AR mostram uma impressão de envelhecimento prematuro que afeta principalmente as células T *naïve* inexperientes. Nesses estudos, os achados mais flagrantes foram a perda de sequências teloméricas e uma redução na saída de novas células T do timo. Embora intrigante, não está claro como as anormalidades generalizadas da célula T poderiam provocar uma doença sistêmica com predominância de sinovite.

Existem evidências substanciais sustentando uma função para as células T CD4+ na patogênese da AR. Em primeiro lugar, o correceptor CD4 na superfície das células T liga-se a sítios invariáveis nas moléculas de MHC de classe II, estabilizando o complexo MHC-peptídeo-receptor de célula T durante a ativação da célula T. Como o EC nas moléculas de MHC de classe II representa um fator de risco para a AR, conclui-se que a ativação da célula T CD4+ possa desempenhar um papel na patogênese dessa doença. Em segundo lugar, o tecido sinovial de pacientes com AR é rico em células T CD4+ de memória que podem ser consideradas "culpadas por tabela". Em terceiro lugar, as células T CD4+ mostraram ser importantes na iniciação da artrite em modelos animais. Por fim, algumas terapias dirigidas à

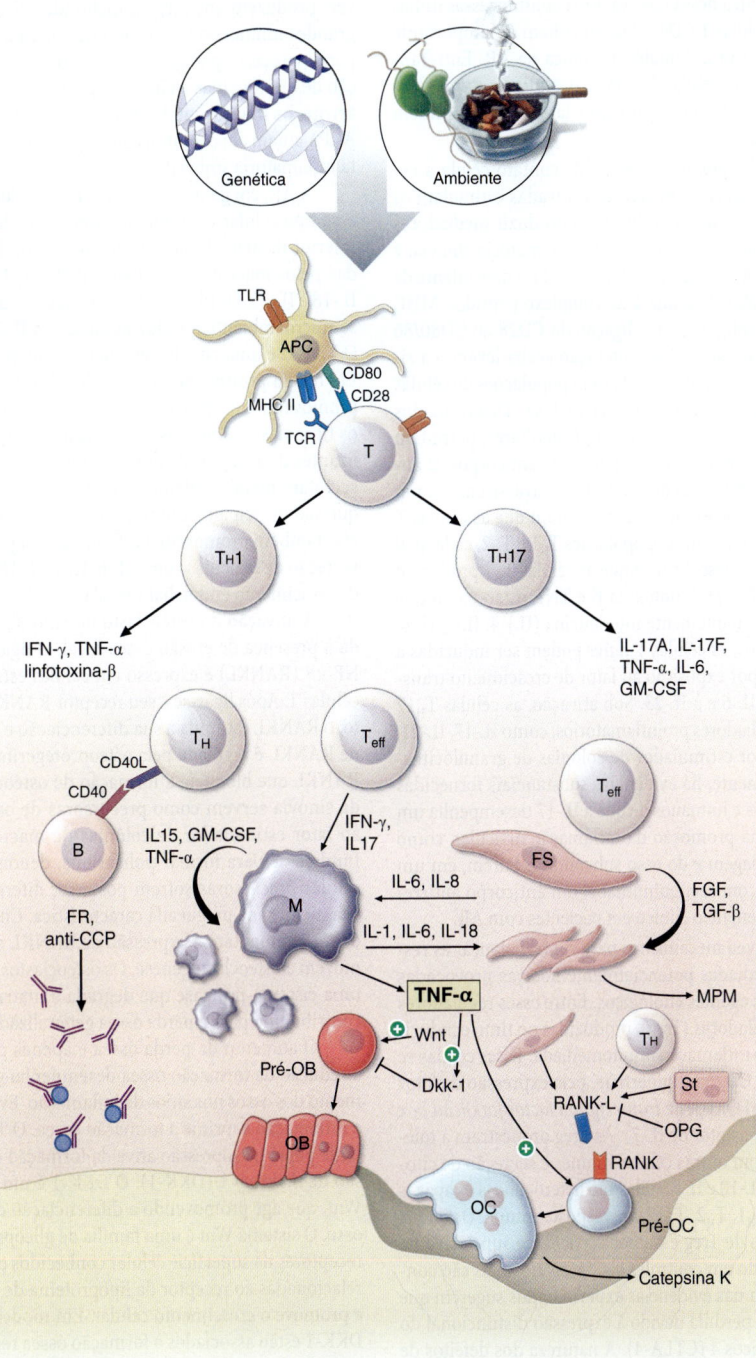

FIGURA 358-4 Mecanismos fisiopatológicos de inflamação e destruição articular. A predisposição genética em conjunto com os fatores ambientais pode levar ao desenvolvimento de artrite reumatoide (AR), com subsequente ativação da célula T sinovial. As células T CD4+ são ativadas pelas células apresentadoras de antígeno (APCs) por interações entre o receptor da célula T e o complexo de histocompatibilidade principal de classe II (MHC)-antígeno peptídico (sinal 1) com coestimulação pela via de CD28-CD80/86, bem como por outras vias (sinal 2). Em teoria, os ligantes que interagem com o receptor semelhante ao Toll (TLR) posteriormente podem estimular a ativação de APCs no interior das articulações. Células T sinoviais CD4+ diferenciam-se em células T_H1 e T_H17, cada uma com seu perfil distinto de citocinas. As células T_H CD4+, por sua vez, ativam as células B, algumas das quais são destinadas a se diferenciar em plasmócitos produtores de autoanticorpos. Imunocomplexos, possivelmente constituídos por fatores reumatoides (FRs) e anticorpos antipeptídeos citrulinados cíclicos (CCP), podem se formar no interior das articulações, ativando a via do complemento e amplificando a inflamação. As células T efetoras estimulam os macrófagos (M) e os fibroblastos sinoviais (FS) a secretar mediadores proinflamatórios, entre os quais está o fator de necrose tumoral α (TNF-α). O TNF-α regula positivamente as moléculas de adesão em células endoteliais, promovendo o influxo de leucócitos para a articulação. Além disso, ele estimula a produção de outros mediadores inflamatórios, como a interleucina 1 (IL-1), a IL-6 e o fator estimulador das colônias de granulócitos-macrófagos (GM-CSF). O TNF-α tem uma função criticamente importante na regulação do equilíbrio entre destruição e formação óssea. Ele regula positivamente a expressão de *dickkopf* 1 (DKK-1), que, então, pode internalizar os receptores Wnt dos precursores dos osteoblastos. O Wnt é um mediador solúvel que promove a osteoblastogênese e a formação óssea. Na AR, a formação óssea é inibida pela via do Wnt, provavelmente devido à ação de níveis elevados de DKK-1. Além de inibir a formação óssea, o TNF-α estimula a osteoclastogênese. Entretanto, a estimulação proporcionada apenas pelo TNF-α é insuficiente para induzir a diferenciação de precursores de osteoclastos (pré-OC) a osteoclastos ativados capazes de degradar os ossos. A diferenciação de osteoclastos requer a presença do fator estimulador de colônia de macrófagos (M-CSF) e do ligante (RANKL) do ativador do receptor do fator nuclear κB (RANK), que se liga ao RANK na superfície dos pré-OC. No interior da articulação, RANKL é principalmente derivado de células estromais, fibroblastos sinoviais e células T. A osteoprotegerina (OPG) atua como um receptor *decoy* (isca) para RANKL, inibindo, dessa forma, a osteoclastogênese e a perda óssea. FGF, fator de crescimento do fibroblasto; IFN, interferon; MPM, metaloproteinases matriciais; TGF, fator de crescimento transformador.

célula T mostraram eficácia clínica nessa doença. Em conjunto, essas linhas de evidência sugerem que as células T CD4+ desempenham um importante papel na orquestração da resposta inflamatória crônica na AR. Entretanto, outros tipos celulares, como as células T CD8+, as células *natural killer* (NK) e as células B, estão presentes no tecido sinovial e também podem influenciar as respostas patogênicas.

Na articulação reumatoide, por mecanismos de contato célula a célula e liberação de mediadores solúveis, as células T ativadas estimulam os sinoviócitos derivados de macrófagos e fibroblastos a produzir mediadores proinflamatórios e proteases que causam a resposta inflamatória sinovial e destroem a cartilagem e o osso. A ativação da célula T CD4+ é dependente de dois sinais: (1) ligação do receptor de célula T ao complexo peptídeo-MHC nas células apresentadoras de antígeno; e (2) ligação do CD28 ao CD80/86 nas células apresentadoras de antígeno. Essa interação acaba levando a sinais posteriores que diferenciam as células T CD4+ em populações de células efetoras e de memória, além de ativarem as células T CD8+. Determinados subgrupos de células T CD4+, chamadas de células T auxiliares, permitem que as células B se diferenciem como células secretoras de anticorpos. O antigo modelo de patogênese da AR focado na célula T baseava-se em um paradigma T_H1-dirigido, originário de estudos que indicaram que as células T auxiliares (T_H) CD4+ diferenciam-se em subpopulações T_H1 e T_H2, cada qual com perfis distintos de citocinas. Descobriu-se que as células T_H1 produzem principalmente interferon γ (IFN-γ), linfotoxina β e TNF-α, ao passo que as células T_H2 secretam predominantemente interleucina (IL)-4, IL-5, IL-6, IL-10 e IL-13. Em seres humanos, as células T *naïve* podem ser induzidas a se diferenciar em células T_H17 por exposição ao fator de crescimento transformador β (TGF-β), à IL-1, à IL-6 e à IL-23. Sob ativação, as células T_H17 secretam uma variedade de mediadores proinflamatórios, como IL-17, IL-21, IL-22, TNF-α, IL-26, IL-6 e fator estimulador de colônias de granulócitos-macrófagos (GM-CSF). Atualmente, há evidências substanciais fornecidas por estudos em modelos animais e humanos de que a IL-17 desempenha um importante papel não apenas na promoção da inflamação articular, como também na destruição da cartilagem e do osso subcondral. Porém, em um estudo de fase 2, o tratamento com secuquinumabe, um anticorpo antirreceptor de IL-17, não produziu benefício clínico em pacientes com AR.

O sistema imune desenvolveu mecanismos para contrabalançar as respostas inflamatórias imunomediadas potencialmente nocivas provocadas por agentes infecciosos e outros agentes etiológicos. Entre esses reguladores negativos estão as células T reguladoras (Treg), produzidas no timo e induzidas na periferia para suprimir a inflamação imunomediada. Essas células se caracterizam pela expressão de CD25 na superfície, pela expressão de fator de transcrição *forkhead box* P3 (FOXP3, de *transcription factor forkhead box P3*) e pela ausência de CD127 (receptor de IL-7). As Treg orquestram a tolerância dominante via contato com outras células imunes e secreção de citocinas inibidoras, como TGF-β, IL-10 e IL-35. Elas são heterogêneas e capazes de suprimir classes distintas (T_H1, T_H2, T_H17) da resposta imune. Os dados mostrando números deficientes de Treg e menor capacidade supressiva na AR em comparação ao observado em controles saudáveis normais são contraditórios e inconclusivos. Algumas evidências experimentais sugerem que a atividade supressiva de Treg é perdida devido à expressão disfuncional do antígeno de linfócitos T citotóxicos 4 (CTLA-4). A natureza dos defeitos de Treg na AR e seu papel nos mecanismos da doença ainda não estão claros.

As citocinas, as quimiocinas, os anticorpos e os sinais endógenos de perigo ligam-se a receptores na superfície das células imunes e estimulam uma cascata de eventos sinalizadores intracelulares que podem amplificar a resposta inflamatória. As moléculas sinalizadoras e as suas parceiras de ligação nessas vias constituem o alvo de fármacos de pequenas moléculas, projetados para interferir na transdução de sinal e bloquear essas alças inflamatórias amplificadoras (ou "de reforço"). Exemplos de moléculas sinalizadoras que atuam nessas vias inflamatórias fundamentais incluem a Janus-cinase (JAK)/transdutores de sinal e ativadores da transcrição (STAT, de *signal transducer and activator of transcription*), a tirosina-cinase do baço (Syk, de *spleen tyrosine kinase*), as proteínas-cinase ativadas por mitógeno (MAPKs, de *mitogen-activated protein kinases*) e o fator nuclear κB (NF-κB). Essas vias exibem significativa interação e são encontradas em muitos tipos celulares. Alguns transdutores de sinal, como as JAKs, são expressos em células hematopoiéticas e desempenham um importante papel na resposta inflamatória da AR.

As células B autorreativas ativadas também são importantes na resposta inflamatória crônica. Elas dão origem aos plasmócitos, que, por sua vez, produzem anticorpos, incluindo FR e ACPA. Os FRs podem formar grandes imunocomplexos no interior da articulação, os quais contribuem para o processo patogênico, fixando complemento e promovendo a liberação de quimiocinas e citocinas proinflamatórias. Em modelos murinos de artrite, os imunocomplexos contendo FR e os imunocomplexos contendo ACPA atuam em conjunto com outros mecanismos para exacerbar a resposta inflamatória sinovial.

A AR, em geral, é considerada uma doença macrófago-dirigida, já que esse tipo celular é a fonte predominante de citocinas proinflamatórias no interior da articulação. As citocinas proinflamatórias importantes liberadas pelos macrófagos sinoviais incluem TNF-α, IL-1, IL-6, IL-12, IL-15, IL-18 e IL-23. Os fibroblastos sinoviais, o outro tipo celular importante nesse microambiente, produz as citocinas IL-1 e IL-6, assim como o TNF-α. O TNF-α é uma citocina essencial na biopatologia da inflamação sinovial. Ele regula positivamente as moléculas de adesão nas células endoteliais, promovendo o influxo de leucócitos para o microambiente sinovial; ativa os fibroblastos sinoviais; estimula a angiogênese; promove as vias sensibilizantes do receptor de dor; e modula a osteoclastogênese. Os fibroblastos secretam metaloproteinases da matriz (MPMs) além de outras proteases que são principalmente responsáveis pela quebra da cartilagem articular; elas também promovem a inflamação e a proliferação sinovial por meio da secreção de citocinas como IL-6, IL-1, IL-18 e GM-CSF, quimiocinas e fator de crescimento endotelial vascular.

A ativação do osteoclasto no sítio do *pannus* está intimamente ligada à presença de erosão óssea focal. O ligante do ativador do receptor do NF-κB (RANKL) é expresso em células estromais, fibroblastos sinoviais e células T. Após ligar-se a seu receptor RANK nos progenitores do osteoclasto, o RANKL estimula a sua diferenciação e a reabsorção óssea. A atividade de RANKL é regulada pela osteoprotegerina (OPG), um receptor *decoy* de RANKL que bloqueia a formação de osteoclastos. As células monocíticas da sinóvia servem como precursoras de osteoclastos e, quando expostas ao fator estimulador de colônias de macrófagos (M-CSF) e ao RANKL, fundem-se para formar policarions, denominados *pré-osteoclastos*. Essas células precursoras sofrem posterior diferenciação em osteoclastos, com sua membrana preguada característica. Citocinas como TNF-α, IL-1, IL-6 e IL-17 aumentam a expressão de RANKL na articulação e, portanto, promovem a osteoclastogênese. Os osteoclastos também secretam catepsina K, uma cisteína-protease que degrada a matriz óssea, clivando o colágeno e contribuindo para a perda óssea generalizada e a osteoporose.

O aumento da perda óssea é apenas parte da história da AR, já que a redução da formação óssea desempenha um papel crucial no remodelamento dos ossos nos sítios de inflamação. Evidências recentes mostram que a inflamação suprime a formação óssea. O TNF-α desempenha um importante papel na supressão ativa da formação do osso, aumentando a expressão de *dickkopf* 1 (DKK-1). O DKK-1 é um importante inibidor da via de Wnt, que age promovendo a diferenciação do osteoblasto e a formação do osso. O sistema Wnt é uma família de glicoproteínas solúveis que se liga aos receptores da superfície celular conhecidos como *frizzled* (fz) e às proteínas relacionadas ao receptor da lipoproteína de baixa densidade (LDL) (LRPs) e promove o crescimento celular. Em modelos animais, níveis elevados de DKK-1 estão associados à formação óssea reduzida, ao passo que a inibição de DKK-1 protege contra a lesão estrutural da articulação. As proteínas Wnt também induzem a formação de OPG e, portanto, interrompem a reabsorção óssea, enfatizando seu importante papel na regulação estreita do equilíbrio entre a reabsorção e a formação óssea.

DIAGNÓSTICO

O diagnóstico clínico da AR baseia-se, em grande parte, nos sinais e sintomas de artrite inflamatória crônica, com os resultados laboratoriais e radiográficos fornecendo importantes informações suplementares. Em 2010, um esforço colaborativo entre o American College of Rheumatology (ACR) e a European League Against Rheumatism (EULAR) revisou os critérios de classificação da ACR de 1987 para a AR em uma tentativa de melhorar o diagnóstico precoce, com o objetivo de identificar pacientes que se beneficiariam da introdução precoce de terapia modificadora da doença (Tab. 358-1). A aplicação dos critérios recém-revisados gera um escore de 0-10, com escores ≥ 6 atendendo aos requisitos de AR definida. Os novos critérios de classificação diferem em vários aspectos em relação aos critérios antigos. As classificações clínicas anteriores para a AR necessitavam que os sintomas estivessem presentes por > 6 semanas. Há diversas condições,

TABELA 358-1 ■ Critérios de classificação para artrite reumatoide

		Escore
Envolvimento articular	1 grande articulação (ombro, cotovelo, quadril, joelho, tornozelo)	0
	2-10 grandes articulações	1
	1-3 pequenas articulações (MCF, IFP, IF do polegar, MTF, punhos)	2
	4-10 pequenas articulações	3
	> 10 articulações (pelo menos 1 pequena articulação)	5
Sorologia	FR negativo e ACPA negativo	0
	FR fracamente positivo ou anticorpos anti-CCP fracamente positivos (≤ 3 vezes ULN)	2
	FR fortemente positivo ou anticorpos anti-CCP fortemente positivos (> 3 vezes ULN)	3
Reagentes de fase aguda	Proteína C-reativa normal e VHS normal	0
	Proteína C-reativa anormal ou VHS anormal	1
Duração dos sintomas	< 6 semanas	0
	≥ 6 semanas	1

Nota: Esses critérios são usados para a classificação de pacientes em sua primeira apresentação, com pelo menos uma articulação com sinovite clínica definida que não seja mais bem explicada por outra doença. Um escore ≥ 6 preenche os requisitos para definir a AR.

Siglas: ACPA, anticorpo antipeptídeo citrulinado; CCP, peptídeo citrulinado cíclico; FR, fator reumatoide; IF, articulação interfalângica; IFP, articulação interfalângica proximal; MCF, articulação metacarpofalângica; MTF, articulação metatarsofalângica; ULN, limite superior de normalidade; VHS, velocidade de hemossedimentação.

Fonte: Reproduzida, com permissão, de D Aletaha et al: 2010 Rheumatoid arthritis classification criteria: An American College of Rheumatology/European League Against Rheumatism collaborative initiative. Arthritis Rheum 62:2569, 2010.

incluindo síndromes virais, que podem causar uma poliartrite que simula a AR e estimula a produção transitória de FR. Tais condições costumam durar apenas 2-3 semanas. Porém, os critérios novos não exigem que os sintomas estejam presentes por > 6 semanas. Os novos critérios também incluem um teste positivo para os anticorpos séricos ACPA, os quais têm maior especificidade para o diagnóstico da AR em comparação com um teste positivo para FR. Os critérios mais recentes de classificação também não levam em consideração se o paciente apresenta nódulos reumatoides ou lesão articular radiográfica, pois esses achados raramente estão presentes no início da AR. É importante enfatizar que os critérios da ACR-EULAR de 2010 são "critérios de classificação", em vez de "critérios diagnósticos", e servem para identificar os pacientes no início da doença que apresentam uma alta probabilidade de evolução para uma doença crônica com sinovite persistente e lesão articular. A presença de erosões articulares radiográficas ou nódulos subcutâneos pode indicar o diagnóstico nos estágios tardios da doença. Cerca de 75% dos pacientes com características clínicas e radiográficas de AR testam positivo para FR e/ou ACPA (soropositivos), enquanto os 25% restantes com AR testam negativo para FR e/ou ACPA (soronegativos).

O diagnóstico diferencial de AR inclui todos os tipos de artrites inflamatórias agudas e crônicas, muitas das quais podem ser diferenciadas da AR com base na evolução clínica, padrão de envolvimento articular e presença de doença em outros sistemas orgânicos. Os pacientes com síndrome de Sjögren primária cujas manifestações clínicas predominantes são olho seco e boca seca também costumam apresentar sintomas de poliartralgia, podendo ainda demonstrar uma leve sinovite inflamatória semelhante à AR. Além disso, 50% dos pacientes com síndrome de Sjögren primária testam positivo para FR e, assim, podem ser confundidos com a AR inicial. As espondiloartropatias, como a artrite psoriática e as artrites associadas a enteropatias, podem se apresentar de forma semelhante à AR. Porém, elas podem ser diferenciadas pela presença de sacroileíte e de outras características de entesopatia, sendo geralmente acompanhadas por sinais de psoríase ou de doença inflamatória intestinal, respectivamente. Nos pacientes idosos, a AR soronegativa pode ser algumas vezes difícil de diferenciar da polimialgia reumática (PMR). Embora a PMR tenha sido associada em uma minoria dos casos com envolvimento distal de membros, a AR pode ser diferenciada pelo envolvimento predominante de punhos/mãos e tornozelos/pés na maioria dos casos. Da mesma forma, a condição relativamente rara chamada sinovite simétrica soronegativa recorrente com edema depressível (a síndrome RS3PE) e as síndromes paraneoplásicas também podem ser confundidas com a AR inicial. A RS3PE se caracteriza por edema depressível proeminente em extremidades distais, o que é incomum na AR, sendo particularmente responsiva ao tratamento com doses baixas de prednisona. A gota tofácea crônica pode simular a AR grave em alguns casos, e os tofos podem ser confundidos com nódulos reumatoides. A artropatia relacionada com a hepatite C costuma envolver as pequenas articulações das mãos e está associada com FR positivo em cerca de metade dos casos, mas geralmente não com ACPA.

MANIFESTAÇÕES LABORATORIAIS

Os pacientes com doenças inflamatórias sistêmicas como a AR frequentemente apresentam marcadores inflamatórios inespecíficos elevados, como VHS e proteína C-reativa. A detecção de FR e de anticorpos anti-CCP no soro é importante na diferenciação entre AR e outras doenças poliarticulares, embora o FR não apresente especificidade diagnóstica e possa ser encontrado em associação com outras doenças inflamatórias crônicas nas quais a artrite faça parte das manifestações clínicas.

Os isotipos IgM, IgG e IgA do FR ocorrem no soro de pacientes com AR, embora o isotipo IgM seja o mais frequentemente avaliado pelos laboratórios comerciais. O FR IgM sérico é encontrado em 75% dos pacientes com AR; portanto, um resultado negativo não exclui a presença da doença. Ele também é encontrado em outras doenças do tecido conectivo, como a síndrome de Sjögren primária, o lúpus eritematoso sistêmico e a crioglobulinemia essencial mista do tipo II, bem como em infecções crônicas, como a endocardite bacteriana subaguda e as hepatites B e C. O FR sérico também pode ser detectado em 1-5% da população saudável.

A presença de anticorpos séricos anti-CCP tem aproximadamente a mesma sensibilidade que o FR sérico para o diagnóstico de AR. Entretanto, sua especificidade diagnóstica se aproxima de 95%, de modo que um teste positivo para os anticorpos anti-CCP no contexto de uma artrite inflamatória precoce é útil para distinguir a AR de outras formas de artrite. Existe certo valor adicional em se testar a presença de ambos os marcadores, FR e anti-CCP, já que alguns pacientes com AR são positivos para FR, porém negativos para anti-CCP, e vice-versa. A presença de FR ou de anticorpos anti-CCP também possui significado prognóstico, com os anticorpos anti-CCP mostrando maior valor para a previsão de piores prognósticos.

Os pacientes com AR também podem apresentar outros anticorpos associados com doença autoimune. Cerca de 30% dos pacientes com AR testam positivo para anticorpo antinuclear (AAN), e o soro de alguns pacientes contém anticorpo anticitoplasma de neutrófilos (ANCA; particularmente p-ANCA). Porém, não se espera que os pacientes com AR testem positivo para anticorpos anti-MPO ou anti-PR3.

ANÁLISE DO LÍQUIDO SINOVIAL

Em geral, a composição do líquido sinovial de pacientes com AR reflete um estado inflamatório agudo. As contagens de leucócitos do líquido sinovial podem variar amplamente, porém, em geral, oscilam entre 5.000 e 50.000 leucócitos/μL, comparados com < 2.000 leucócitos/μL em uma condição não inflamatória, como a osteoartrite. Em contraste com o tecido sinovial, o principal tipo celular do líquido sinovial é o neutrófilo. Clinicamente, a análise desse líquido é mais útil para confirmar uma artrite inflamatória (em contraposição à osteoartrite), ao mesmo tempo que também exclui infecção ou uma artrite induzida por cristal, como a gota ou a pseudogota (Cap. 372).

AVALIAÇÃO DA ARTICULAÇÃO POR IMAGEM

Os exames de imagem articular são uma ferramenta valiosa não somente para o diagnóstico da AR, como também para acompanhar a progressão de qualquer lesão articular. A radiografia simples é a modalidade mais comum de avaliação por imagem, porém é limitada à visualização das estruturas ósseas e a inferências a respeito do estado da cartilagem articular com base no nível de estreitamento do espaço articular. As técnicas de RM e ultrassonografia proporcionam o valor adicional da detecção de alterações nos tecidos moles, como sinovite, tenossinovite e derrames, bem como maior sensibilidade para identificar anormalidades ósseas. As radiografias simples normalmente são utilizadas na prática clínica com o propósito de diagnosticar e monitorar as articulações afetadas. Entretanto, em casos especiais, a RM e a ultrassonografia podem fornecer informações diagnósticas adicionais que poderão guiar a tomada de decisão clínica. A ultrassonografia musculoesquelética com Doppler está sendo cada vez mais usada na prática clínica da reumatologia para detectar sinovite e erosão óssea.

Radiografia simples Classicamente, o achado radiográfico inicial na AR é a osteopenia periarticular. Entretanto, de modo prático, esse achado é difícil de ser observado nas radiografias simples e nos modernos raios X digitalizados.

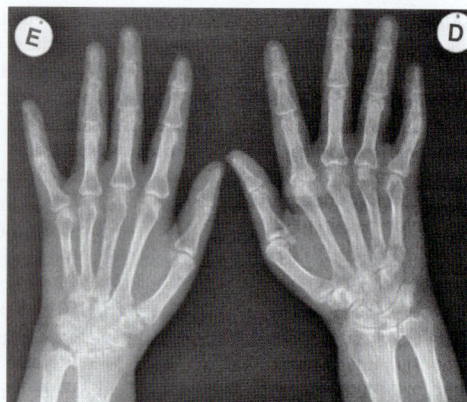

FIGURA 358-5 Radiografia demonstrando perda de espaço articular e erosões das articulações do carpo, metacarpofalângicas e interfalângicas proximais. *(K Kgoebane et al: The role of imaging in rheumatoid arthritis. SA Journal of Radiology. S Afr J Radiology (Online) 22 (1), 2018.)*

Outros achados nas radiografias simples incluem edema dos tecidos moles, perda simétrica do espaço articular e erosões subcondrais, com mais frequência nos punhos e nas mãos (MCFs e IFPs) e nos pés (MTFs). Nos pés, a face lateral da quinta MTF em geral é comprometida primeiro, porém outras articulações MTFs podem estar simultaneamente envolvidas. A imagem de raio X da AR avançada pode revelar sinais de destruição grave, incluindo subluxação e colapso articular (Fig. 358-5).

RM A RM oferece a maior sensibilidade para detectar a sinovite e os derrames articulares, bem como as alterações iniciais do osso e da medula óssea. Essas anormalidades dos tecidos moles com frequência ocorrem antes que as alterações ósseas sejam observadas nas radiografias. A presença de edema na medula óssea foi reconhecida como um sinal precoce da artropatia inflamatória e pode prever o desenvolvimento subsequente de erosões em radiografias simples, bem como na RM. O custo e a disponibilidade da RM são os principais fatores limitantes de seu uso clínico rotineiro.

Ultrassonografia A ultrassonografia, incluindo o Doppler colorido, pode detectar mais erosões do que a radiografia simples, em particular nas articulações de fácil acesso. Ela também pode detectar a sinovite de forma confiável, incluindo o aumento da vascularização articular, indicativo de inflamação. A utilidade da ultrassonografia é dependente da experiência do técnico; entretanto, ela oferece as vantagens de portabilidade, ausência de radiação e baixo custo em relação à RM – fatores que a tornam atraente como ferramenta clínica (Fig. 358-6).

EVOLUÇÃO CLÍNICA

A história natural da AR é complexa e afetada por diversos fatores, incluindo idade no momento do aparecimento, sexo, genótipo, fenótipo (i.e., manifestações extra-articulares ou variantes da AR) e comorbidades, que contribuem para uma doença verdadeiramente heterogênea. Não existe uma forma simples de prever sua evolução clínica. É importante saber que cerca de 10% dos pacientes com artrite inflamatória enquadrados nos critérios de classificação da ACR para AR evoluirão para remissão espontânea em 6 meses (em particular os soronegativos). Entretanto, a grande maioria dos pacientes apresentará um padrão de atividade da doença persistente e progressivo, com períodos de maior ou menor intensidade ao longo do tempo. Uma minoria dos pacientes apresentará ataques explosivos intermitentes e recorrentes de artrite inflamatória intercalados com períodos de doença quiescente. Por fim, uma forma agressiva de AR pode ocorrer em uns poucos desafortunados, com progressão inexorável para uma artropatia erosiva grave, embora esse curso altamente destrutivo seja menos comum na era de tratamentos modernos.

Quando avaliada pelo Health Assessment Questionnaire (HAQ), a incapacidade piora gradualmente ao longo do tempo em face da atividade da doença mal controlada e da sua progressão. A incapacitação pode advir de um componente relacionado com a atividade da doença, potencialmente reversível com terapia, e de um componente relacionado com a lesão articular devido aos efeitos cumulativos e amplamente irreversíveis da lesão de tecidos moles, cartilagens e ossos. No início da doença, a extensão da inflamação articular é o determinante primário da incapacidade, ao passo que, nos estágios mais tardios, o fator contribuinte dominante é a extensão da lesão articular. Estudos prévios mostraram que mais da metade dos pacientes com AR estão incapacitados para o trabalho decorridos 10 anos do aparecimento da doença; entretanto, uma maior empregabilidade e um menor absenteísmo do trabalho foram relatados recentemente com o uso de terapias mais novas e a adoção de intervenção terapêutica precoce.

A taxa de mortalidade global da AR é duas vezes maior do que a da população geral, com a cardiopatia isquêmica sendo a causa de morte mais comum, seguida pela infecção. A expectativa de vida média é reduzida em cerca de 7 anos para os homens e 3 anos para as mulheres, quando comparada à observada nas populações-controle. Os pacientes com maior risco de redução da sobrevida são aqueles que apresentam envolvimento extra-articular sistêmico, baixa capacidade funcional, condição socioeconômica baixa, nível de instrução baixo e uso crônico de prednisona.

TRATAMENTO

Artrite reumatoide

A quantidade de doença clinicamente ativa em pacientes com AR reflete a carga total de inflamação e é a variável que mais influencia as decisões terapêuticas. A inflamação articular é o principal causador da lesão articular e é a causa mais importante da incapacidade funcional nos estágios iniciais da doença. Foram desenvolvidos diversos índices compostos para avaliar a atividade clínica da doença. Os critérios de melhora da ACR 20, 50 e 70 (que correspondem a uma melhora de 20, 50 e 70%,

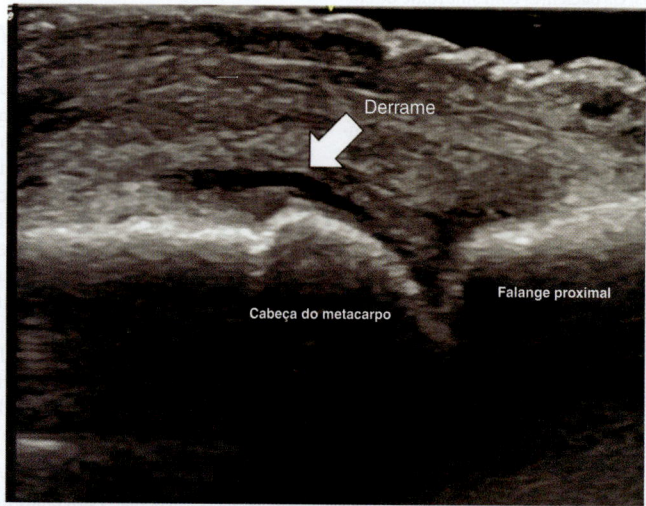

FIGURA 358-6 Ultrassonografia demonstrando um derrame (*seta*) dentro da articulação metacarpofalângica. *(Cortesia de Dr. Ryan Jessee.)*

respectivamente, nas contagens das articulações, na avaliação da gravidade da doença pelo médico-paciente, na escala de dor, nos níveis séricos de reagentes da fase aguda [VHS e proteína C-reativa] e na avaliação funcional da incapacidade usando um questionário autoadministrado pelo paciente) representam um índice composto com uma variável de resposta dicotomizada. Os critérios de melhora da ACR são comumente utilizados em ensaios clínicos como meta para comparar a proporção de respondedores entre os grupos de tratamento. Em contrapartida, o Escore da Atividade da Doença (DAS), o Índice Simplificado de Atividade da Doença (SDAI), o Índice Clínico de Atividade da Doença (CDAI) e a Avaliação de Rotina dos Dados do Índice do Paciente 3 (RAPID3) são medidas contínuas da atividade usadas na prática clínica para acompanhar o estado da doença e documentar a resposta ao tratamento.

Diversos avanços durante as últimas duas décadas alteraram o panorama terapêutico da AR. Entre eles, estão: (1) a emergência do metotrexato como fármaco antirreumático modificador da doença (DMARD, de *disease-modifying antirheumatic drug*) de primeira escolha para o tratamento da AR precoce; (2) o desenvolvimento de novos agentes biológicos altamente eficazes que podem ser usados isoladamente ou em combinação com o metotrexato; e (3) a superioridade comprovada da combinação de regimes de DMARDs em relação ao uso do metotrexato isolado. As medicações usadas para o tratamento da AR podem ser divididas em amplas categorias: anti-inflamatórios não esteroides (AINEs); glicocorticoides, como a prednisona e a metilprednisolona; DMARDs convencionais; e DMARDs biológicos **(Tab. 358-2)**. Embora a doença em alguns pacientes com AR seja controlada adequadamente com um único DMARD, como o metotrexato, na maioria dos casos, a situação exige um regime de combinação de DMARDs que poderá variar seus componentes durante o curso do tratamento, dependendo das flutuações na atividade da doença e do aparecimento de toxicidades e comorbidades relacionadas aos fármacos.

AINEs

Os AINEs foram considerados o centro de todas as terapias para AR, entretanto, hoje, são considerados agentes adjuvantes para o controle dos sintomas não controlados por outras medidas. Os AINEs exibem tanto propriedades analgésicas como anti-inflamatórias. Os efeitos anti-inflamatórios dos AINEs derivam de sua habilidade de inibir não seletivamente as cicloxigenases (COX) 1 e 2. Embora os resultados de ensaios clínicos sugiram que os AINEs são, de forma geral, equivalentes em sua eficácia, a experiência sugere que alguns indivíduos podem responder preferencialmente a um AINE em particular. O uso crônico deve ser minimizado, devido à possibilidade de efeitos colaterais, incluindo gastrite e úlcera péptica, bem como comprometimento da função renal.

GLICOCORTICOIDES

Os glicocorticoides podem atuar de várias formas para controlar a atividade da doença na AR. Em primeiro lugar, podem ser administrados em doses baixas a moderadas para alcançar o rápido controle da doença antes do estabelecimento da terapia eficiente com DMARD, que, em geral, demora algumas semanas ou até meses. Em segundo lugar, pode ser prescrita uma carga de glicocorticoides por 1-2 semanas para o controle dos picos de doença aguda (*flares*), com a dose e a duração sendo guiadas pela gravidade da exacerbação. A administração crônica de baixas doses (5-10 mg ao dia) de prednisona (ou seu equivalente) pode também ser indicada para controlar a atividade da doença em pacientes com uma resposta inadequada à terapia por DMARD. A terapia crônica com glicocorticoide deve ser evitada sempre que possível em favor de um DMARD que controle adequadamente a doença. As melhores práticas minimizam o uso crônico da terapia de prednisona em baixas doses devido ao risco de osteoporose e outras complicações em longo prazo; entretanto, o uso da terapia crônica com prednisona é inevitável em alguns casos. Altas doses de glicocorticoides poderão ser necessárias para o tratamento de manifestações extra-articulares graves da AR, como a DPI. Por fim, se o paciente apresentar uma ou poucas articulações ativamente inflamadas, o médico poderá considerar a injeção intra-articular de um glicocorticoide de ação intermediária, como a triancinolona acetonida. Essa estratégia pode permitir o rápido controle da inflamação em um número limitado de articulações afetadas. Deve-se ter cuidado para excluir apropriadamente a infecção articular, pois, em geral, ela simula um surto de AR.

A osteoporose é considerada uma importante complicação do uso crônico da prednisona. Com base nos fatores de risco de um paciente – incluindo a dosagem total de prednisona, a duração do tratamento, o sexo, a etnia e a densidade óssea –, o tratamento com bisfosfonatos pode ser apropriado para a prevenção primária da osteoporose induzida por glicocorticoide. Outros agentes, incluindo teriparatida e denosumabe, foram aprovados para uso no tratamento de osteoporose e podem ser indicados em certos casos. Embora seja comprovado que o uso de prednisona aumenta o risco de úlcera péptica, sobretudo com o uso concomitante de AINEs, nenhuma recomendação com base em evidências foi publicada a respeito do uso de profilaxia para a úlcera gastrintestinal nessa situação.

DMARDs

Os DMARDs são assim chamados devido à sua habilidade em retardar ou impedir a progressão estrutural da AR. Os DMARDs convencionais incluem a hidroxicloroquina, a sulfassalazina, o metotrexato e a leflunomida; eles exibem um atraso no início de seu efeito de cerca de 6-12 semanas. O metotrexato é o DMARD de escolha usado no tratamento da AR e é o fármaco-âncora para a maior parte das terapias combinadas. Seu uso foi aprovado para o tratamento da AR em 1988 e permanece como a referência de eficácia e segurança para novas terapias modificadoras da doença. Nas dosagens utilizadas para o tratamento da AR, demonstrou-se que o metotrexato estimula a liberação de adenosina das células, produzindo um efeito anti-inflamatório. O metotrexato é administrado semanalmente por via oral ou subcutânea. O ácido fólico é usado como coterapia para mitigar alguns dos efeitos colaterais do metotrexato. A eficácia clínica da leflunomida, um inibidor da síntese de pirimidina, parece ser semelhante à do metotrexato. Em ensaios bem delineados, esse agente se mostrou eficaz para o tratamento da AR como monoterapia ou em combinação com o metotrexato e outros DMARDs.

Embora semelhante aos outros DMARDs em sua forma lenta de ação, a hidroxicloroquina não se mostrou eficiente em retardar a progressão radiográfica da doença, portanto não é considerada um DMARD verdadeiro. Na prática clínica, a hidroxicloroquina, em geral, é utilizada para o tratamento da doença precoce leve ou como terapia adjuvante em combinação com outros DMARDs. Ela é prescrita na dose de 5 mg/kg ou menos para reduzir o risco de toxicidade retiniana. A sulfassalazina é utilizada de forma semelhante e foi mostrado em estudos controlados randomizados que ela reduz a progressão radiográfica da doença. Minociclina, sais de ouro, penicilamina, azatioprina e ciclosporina foram todos utilizados no tratamento da AR, com graus variáveis de sucesso; entretanto, são usados atualmente de forma esparsa devido à sua eficácia clínica inconsistente ou ao seu perfil desfavorável de toxicidade.

AGENTES BIOLÓGICOS

Os DMARDs biológicos revolucionaram o tratamento da AR durante a última década **(Tab. 358-2)**. São proteínas terapêuticas que têm como alvo principal as citocinas e as moléculas da superfície celular. Os inibidores de TNF foram os primeiros agentes biológicos aprovados para o tratamento da AR. A anacinra, um antagonista do receptor de IL-1, foi aprovada logo em seguida; entretanto, seus benefícios se mostraram relativamente modestos comparados aos outros agentes biológicos, e ela raramente é utilizada para o tratamento da AR em caso de disponibilidade de outros agentes mais eficazes. Abatacepte, rituximabe e tocilizumabe são os mais novos membros dessa classe.

Agentes anti-TNF O desenvolvimento de inibidores de TNF foi originalmente estimulado pelo achado experimental de que o TNF é um mediador crítico da inflamação articular. Atualmente, cinco agentes que inibem o TNF-α foram aprovados para o tratamento da AR. Existem três diferentes anticorpos monoclonais anti-TNF. O infliximabe é um anticorpo monoclonal quimérico (parte murino e parte humano), ao passo que o adalimumabe e o golimumabe são anticorpos monoclonais humanizados. O certolizumabe pegol é um fragmento peguilado Fab de um anticorpo monoclonal humanizado contra o TNF-α. Por fim, o etanercepte é uma proteína de fusão solúvel constituída pelo receptor 2 de TNF em ligação covalente com a porção Fc de IgG1. Estudos clínicos randomizados controlados mostraram que todos os inibidores de TNF reduzem os sinais e os sintomas da AR, reduzem a progressão radiográfica do dano articular e melhoram a função física e a qualidade de vida. Fármacos anti-TNF são usados em combinação com terapia de base com metotrexato. Esse regime de combinação, que alcança o benefício máximo em muitos casos, em geral é o próximo passo para o tratamento de pacientes com resposta inadequada à terapia com metotrexato. Etanercepte, adalimumabe, certolizumabe pegol e golimumabe também foram aprovados para o uso como monoterapias.

TABELA 358-2 ■ DMARDs usados no tratamento da artrite reumatoide

Fármaco	Dose	Toxicidades graves	Outros efeitos colaterais comuns	Avaliação inicial	Monitoramento
Hidroxicloroquina	200-400 mg/dia, por via oral (≤ 5 mg/kg)	Lesão irreversível da retina Cardiotoxicidade Discrasia sanguínea	Náuseas Diarreia Cefaleia Erupção cutânea	Exame ocular para pacientes com idade > 40 anos ou com doença ocular prévia	Tomografia de coerência óptica e teste de campo visual a cada 12 meses
Sulfassalazina	Inicial: 500 mg, por via oral, 2×/dia Manutenção: 1.000-1.500 mg, 2×/dia	Granulocitopenia Anemia hemolítica (com deficiência de G6PD)	Náuseas Diarreia Cefaleia	Hemograma completo, PFHs Nível de G6PD	Hemograma completo a cada 2-4 semanas durante os primeiros 3 meses e, depois, a cada 3 meses
Metotrexato	10-25 mg/semana, por via oral ou SC Ácido fólico 1 mg/dia para reduzir toxicidades	Hepatotoxicidade Mielossupressão Infecção Pneumonite intersticial Categoria X para gravidez	Náuseas Diarreia Estomatite/úlceras de boca Alopecia Fadiga	Hemograma completo, PFHs Painel de hepatite viral[a] Radiografia de tórax	Hemograma completo, creatinina, PFHs a cada 2-3 meses
Leflunomida	10-20 mg/dia	Hepatotoxicidade Mielossupressão Infecção Categoria X para gravidez	Alopecia Diarreia	Hemograma completo, PFHs Painel de hepatite viral[a]	Hemograma completo, creatinina, PFHs a cada 2-3 meses
Inibidores de TNF-α	Infliximabe: 3 mg/kg, IV, nas semanas 0, 2, 6 e, então, a cada 8 semanas. A dose pode ser aumentada para até 10 mg/kg, a cada 4 semanas	↑ Risco de infecções bacterianas e fúngicas Reativação de TB latente ↑ Risco de linfoma (controverso) Lúpus induzido por fármacos Déficit neurológico	Reação à infusão ↑ PFHs	Rastreamento para tuberculose[b]	PFHs periodicamente
	Etanercepte: 50 mg, SC, por semana, ou 25 mg, SC, 2×/semana	Como acima	Reação no local da injeção	Rastreamento para tuberculose	Monitorar as reações no local da injeção
	Adalimumabe: 40 mg, SC, a cada 2 semanas	Como acima	Reação no local da injeção	Rastreamento para tuberculose	Monitorar as reações no local da injeção
	Golimumabe: 50 mg, SC, por mês	Como acima	Reação no local da injeção	Rastreamento para tuberculose	Monitorar as reações no local da injeção
	Certolizumabe: 400 mg, SC, nas semanas 0, 2, 4 e, em seguida, 200 mg, a cada 2 semanas	Como acima	Reação no local da injeção	Rastreamento para tuberculose	Monitorar as reações no local da injeção
Abatacepte	Com base no peso: < 60 kg: 500 mg 60-100 kg: 750 mg > 100 kg: 1.000 mg Dose IV nas semanas 0, 2 e 4 e, em seguida, a cada 4 semanas OU 125 mg, SC, por semana	↑ Risco de infecções bacterianas e virais	Cefaleia Náuseas	Rastreamento para tuberculose	Monitorar as reações à infusão
Anacinra	100 mg/dia, SC	↑ Risco de infecções bacterianas e virais Reativação de TB latente Neutropenia	Reação no local da injeção Cefaleia	Rastreamento para tuberculose Hemograma completo com diferencial	Hemograma completo mensal por 3 meses e, subsequentemente, a cada 4 meses por 1 ano Monitorar as reações no local da injeção
Rituximabe	1.000 mg, IV, 2× nos dias 0 e 14 Pode-se repetir o curso a cada 24 semanas ou mais Pré-medicar com 100 mg de metilprednisolona para reduzir a reação à infusão	↑ Risco de infecções bacterianas e virais Reação à infusão Citopenia Reativação da hepatite B	Erupção cutânea Febre	Hemograma completo Painel de hepatite viral[a]	Hemograma completo em intervalos regulares
Inibidores da interleucina-6	Tocilizumabe 4-8 mg/kg, IV, por mês OU 162 mg, SC, a cada 2 semanas (< 100 kg de peso) 162 mg, SC, por semana (≥ 100 kg de peso) Sarilumabe: 200 mg, SC, a cada 2 semanas	Risco de infecção Reação à infusão Elevação das PFHs Dislipidemia Citopenias		Rastreamento para tuberculose	Hemograma completo e PFHs em intervalos regulares

(Continua)

TABELA 358-2 ■ DMARDs usados no tratamento da artrite reumatoide (Continuação)

Fármaco	Dose	Toxicidades graves	Outros efeitos colaterais comuns	Avaliação inicial	Monitoramento
Inibidores de JAK	Tofacitinibe: 5 mg, por via oral, 2×/dia OU 11 mg, por via oral, por dia Upadacitinibe: 15 mg, por via oral, por dia Baricitinibe: 2 mg, por via oral, por dia	Risco de infecção Elevação das PFHs Dislipidemia Neutropenia Trombose	Infecções das vias aéreas superiores Diarreia Cefaleia Nasofaringite	Rastreamento para tuberculose	Hemograma completo, PFHs e lipídeos em intervalos regulares

[a]Painel para hepatite viral: antígeno de superfície da hepatite B, anticorpo contra o vírus da hepatite C. [b]O rastreamento para tuberculose pode ser realizado usando um teste cutâneo com tuberculina (Mantoux) ou com o ensaio de liberação de interferon γ.

Siglas: DMARDs, fármacos antirreumáticos modificadores da doença; G6PD, glicose-6-fosfato-desidrogenase; IV, intravenoso; JAK, Janus-cinase; PFHs, provas de função hepática; SC, subcutâneo; TB, tuberculose.

Os agentes anti-TNF devem ser evitados em pacientes com infecção ativa ou com história de hipersensibilidade a esses agentes e são contraindicados em pacientes com infecção crônica de hepatite B ou com insuficiência cardíaca congestiva de classe III/IV. A preocupação mais importante é o risco aumentado de infecção, incluindo infecções bacterianas graves, infecções fúngicas oportunísticas e a reativação da tuberculose latente. Por essa razão, todos os pacientes são investigados para tuberculose latente de acordo com as diretrizes nacionais dos Estados Unidos antes de iniciar a terapia com anti-TNF (Cap. 178). Nos Estados Unidos, os pacientes têm historicamente passado por teste cutâneo para tuberculose usando uma injeção intradérmica de derivado proteico purificado (PPD, de *purified protein derivative*); indivíduos com reações cutâneas maiores que 5 mm são considerados previamente expostos à tuberculose, avaliados quanto à presença da doença ativa e tratados de acordo. O uso de um ensaio de liberação de IFN-γ também pode ser apropriado para triagem, uma vez que dados sugerem uma baixa taxa de resultados falso-negativos e falso-positivos com esse teste em comparação aos testes cutâneos com PPD em pacientes tratados com corticosteroides. Embora uma combinação do teste cutâneo com PPD com o ensaio de liberação de IFN-γ possa oferecer a sensibilidade mais alta para fins de triagem, não há diretrizes de consenso.

Anacinra A anacinra é a forma recombinante do antagonista do receptor de IL-1 que existe naturalmente. Apesar do uso restrito no tratamento da AR, esse agente tem ressurgido como uma terapia eficaz da artrite inflamatória juvenil sistêmica e da doença de Still do adulto, além de algumas síndromes hereditárias raras dependentes da produção de IL-1, incluindo doença multissistêmica inflamatória de início neonatal, síndrome de Muckle-Wells, urticária familiar ao frio e síndrome da ativação de macrófagos.

Abatacepte O abatacepte é uma proteína de fusão solúvel constituída pelo domínio extracelular do CTLA-4 humano ligado à porção modificada da IgG humana. Ele inibe a coestimulação de células T, bloqueando as interações CD28-CD80/86 e pode também inibir a função das células apresentadoras de antígeno por sinalização reversa via CD80 e CD86. Foi demonstrado em ensaios clínicos que o abatacepte diminui a atividade da doença, reduz a progressão radiográfica da lesão e melhora a incapacidade funcional. Muitos pacientes recebem abatacepte em combinação com um DMARD convencional. A terapia com abatacepte foi associada a um risco aumentado de infecção.

Rituximabe O rituximabe é um anticorpo monoclonal quimérico dirigido contra o CD20, uma molécula de superfície celular expressa na maioria dos linfócitos B maduros. Ele atua depletando as células B, o que, por sua vez, leva a uma redução na resposta inflamatória por mecanismos desconhecidos. Esses mecanismos podem incluir uma redução nos autoanticorpos, uma inibição de ativação da célula T e uma alteração da produção de citocinas. O rituximabe foi aprovado para uso combinado com metotrexato no tratamento da AR refratária (falha terapêutica com um inibidor de TNF-α), sendo mais eficaz no caso de pacientes soropositivos do que para aqueles com doença soronegativa. A terapia com rituximabe foi associada a reações infusionais leves a moderadas, bem como a um risco aumentado de infecção. Notavelmente, houve raros relatos isolados de um distúrbio cerebral potencialmente letal, a leucoencefalopatia multifocal progressiva (LEMP), em associação à terapia com rituximabe, embora o risco absoluto dessa complicação pareça ser muito baixo em pacientes com AR. A maioria desses casos ocorreu em um contexto de exposição prévia ou atual a outros fármacos imunossupressores potentes.

Agentes anti-IL-6 A IL-6 é uma citocina proinflamatória implicada na patogênese da AR, com efeitos tanto na inflamação quanto na lesão articular. A ligação da IL-6 a seu receptor ativa as vias de sinalização intracelular, que afetam a resposta de fase aguda, a produção de citocinas e a ativação de osteoclastos. O tocilizumabe e o sarilumabe são anticorpos monoclonais direcionados contra as formas de membrana e solúveis do receptor de IL-6. Ensaios clínicos atestam a eficácia clínica dessas terapias para a AR, tanto como monoterapia quanto em combinação com metotrexato e outros DMARDs. Os agentes antirreceptor de IL-6 têm sido associados a um risco aumentado de infecção, neutropenia e trombocitopenia; entretanto, as anormalidades hematológicas parecem ser reversíveis após a interrupção dos fármacos. Além disso, foi comprovado que esse agente eleva os níveis de colesterol LDL. Entretanto, não se sabe se esse efeito sobre os níveis de lipídeos aumenta o risco de desenvolvimento de doença aterosclerótica.

DMARDs SINTÉTICOS DIRECIONADOS

Como alguns pacientes não respondem adequadamente à terapia convencional com DMARDs ou à terapia biológica, outros alvos terapêuticos foram investigados para preencher essa lacuna. Recentemente, o desenvolvimento de fármacos na AR focalizou a atenção nas vias de sinalização intracelulares que fazem a transdução de sinais positivos de citocinas e outros mediadores inflamatórios que se ligam a receptores da superfície celular e criam alças de *feedback* positivo na resposta imune. Esses DMARDs sintéticos direcionados almejam proporcionar a mesma eficácia das terapias biológicas em uma formulação oral.

Inibidores de JAK Embora várias cinases diferentes tenham sido avaliadas como possíveis tratamentos na AR, apenas os inibidores de JAK demonstraram segurança e eficácia para o tratamento da AR; eles são classificados como DMARDs sintéticos direcionados. A família JAK compreende quatro membros (JAK1, JAK2, JAK3 e tirosina-cinase 2 [Tyk2]) que ligam receptores de citocinas extracelulares com domínios de sinalização intracelulares. Eles medeiam a sinalização dos receptores para as citocinas relacionadas a cadeias γ comuns IL-2, 4, 7, 9, 15 e 21, além de IFN-γ e IL-6. Todas essas citocinas desempenham papéis na promoção da ativação das células T e B, assim como na inflamação.

O tofacitinibe é um inibidor seletivo de JAK1 e JAK3 com poucos efeitos inibitórios em JAK2 e Tyk2, enquanto o baricitinibe é um inibidor seletivo de JAK1 e JAK2 com inibição moderada de Tyk2 e mínima inibição de JAK3. O upadacitinibe é um inibidor predominantemente seletivo de JAK1. Foi proposto que a inibição preferencial de JAK1 poderia reduzir a toxicidade dose-relacionada sem prejuízo significativo de sua eficácia. Os inibidores de JAK podem ser usados como monoterapia ou em combinação com o metotrexato. Os possíveis eventos adversos desses agentes incluem transaminases séricas elevadas indicativas de lesão hepática, neutropenia, níveis de colesterol aumentados e elevação da creatinina sérica. Estudos recentes encontraram um risco aumentado de trombose, eventos adversos cardiovasculares importantes e cânceres em pacientes que usaram tofacitinibe em comparação com inibidores de TNF. O seu uso também está associado a um risco aumentado de infecções, incluindo as infecções bacterianas e por herpes-zóster.

TRATAMENTO DE MANIFESTAÇÕES EXTRA-ARTICULARES

De modo geral, o tratamento da AR subjacente modifica favoravelmente as manifestações extra-articulares, sendo que o manejo vigoroso da doença inicial aparentemente tem o potencial de prevenir a ocorrência dessas manifestações. A AR associada à doença pulmonar intersticial (AR-DPI), todavia, pode ser particularmente desafiadora para se tratar, uma vez que alguns DMARDs usados no tratamento da AR estão associados à toxicidade pulmonar, como ocorre com o metotrexato e a leflunomida. Doses altas de corticosteroides e agentes imunossupressores adjuvantes, como azatioprina, micofenolato de mofetila e rituximabe, foram usadas no tratamento da AR-DPI.

ABORDAGEM AO PACIENTE
Artrite reumatoide

O tratamento da AR segue os seguintes princípios e objetivos: (1) tratamento vigoroso precoce para prevenir a lesão articular e a incapacidade; (2) modificação frequente da terapia com DMARDs para alcançar os objetivos terapêuticos com a utilização da terapia combinada quando apropriado; (3) individualização da terapia com DMARDs na tentativa de maximizar a resposta e minimizar os efeitos colaterais; (4) uso mínimo de terapia glicocorticoide de longo prazo; e (5) alcançar, sempre que possível, a baixa atividade da doença ou a remissão clínica. Uma quantidade considerável de evidências sustenta essa abordagem de tratamento intensivo.

Como mencionado anteriormente, o metotrexato é o DMARD de primeira escolha para o tratamento inicial da AR moderada a grave. A falha em atingir a resposta adequada com a terapia com metotrexato indica uma necessidade de alteração na terapia com DMARD, em geral alterando-se para um regime de combinação eficaz. Combinações eficazes incluem: metotrexato, sulfassalazina e hidroxicloroquina (terapia tripla oral); metotrexato e leflunomida; e metotrexato mais um agente biológico. Em ensaios clínicos randomizados controlados, foi demonstrado que a combinação de metotrexato com um agente anti-TNF, por exemplo, é superior ao uso do metotrexato isolado não apenas para reduzir os sinais e os sintomas da doença, como também para retardar a progressão do dano articular estrutural. A predição de quais pacientes têm maior risco de desenvolver lesão articular radiológica é, na melhor das hipóteses, imprecisa, embora alguns fatores, como o nível sérico elevado de reagentes de fase aguda, a inflamação articular grave e a presença de doença erosiva, estejam associados a uma maior probabilidade de se desenvolver lesão estrutural.

Em 2015, o ACR atualizou e publicou suas diretrizes para o tratamento da AR. Essas diretrizes fazem uma distinção no tratamento dos pacientes com doença ainda inicial (duração < 6 meses) e dos com doença estabelecida, destacando o uso de uma abordagem de "tratamento-alvo" e a necessidade de trocar ou adicionar terapias destinadas a uma piora da doença ou a uma doença com atividade persistentemente moderada/alta. Por exemplo, em pacientes com AR inicial com atividade de doença persistentemente moderada/alta sob terapia com DMARD em monoterapia, os profissionais devem considerar o escalonamento para terapia de combinação com DMARD ou a troca para um anti-TNF +/– metotrexato ou agente biológico não TNF +/– metotrexato. Uma vez que foi demonstrado que uma abordagem inicial mais intensiva (p. ex., terapia combinada com DMARD) produz desfechos em longo prazo superiores aos daqueles obtidos apenas com metotrexato inicial, a abordagem usual consiste em adotar primeiro o metotrexato e, então, seguir de forma escalonada rápida (p. ex., após 3-6 meses) para a terapia combinada com DMARD ou um agente anti-TNF ou um agente biológico não TNF na ausência de resposta terapêutica adequada.

Alguns pacientes poderão ser intolerantes aos efeitos colaterais de um fármaco anti-TNF ou não responder a ele. Respondedores iniciais a um agente anti-TNF que posteriormente pioram poderão se beneficiar da substituição por um segundo agente anti-TNF ou por um agente biológico alternativo com um mecanismo de ação diferente. De fato, alguns estudos sugerem que a mudança para um agente biológico alternativo,

TABELA 358-3 ■ Definição da ACR/EULAR para remissão da artrite reumatoide

A qualquer momento, o paciente deverá satisfazer todos os seguintes critérios:
- Contagem das articulações dolorosas ≤ 1
- Contagem das articulações inchadas ≤ 1
- Proteína C-reativa ≤ 1 mg/dL
- Avaliação global do paciente ≤ 1 (em uma escala de 0-10)

OU

A qualquer momento, o paciente deverá apresentar um escore SDAI ≤ 3,3

Siglas: ACR, American College of Rheumatology; EULAR, European League Against Rheumatism.
Fonte: Reproduzida, com permissão, de DT Felson et al; American College of Rheumatology/European League Against Rheumatism provisional definition of remission in rheumatoid arthritis for clinical trials. Arthritis Rheum 63:573, 2011.

---

como o abatacepte, é mais efetiva do que para outro fármaco anti-TNF. Uma toxicidade inaceitável a partir do uso de um agente anti-TNF também pode requerer a troca para outro agente biológico ou DMARD sintético direcionado com um mecanismo diferente de ação ou um regime com DMARD convencional.

Estudos também demonstraram que a terapia tripla oral (hidroxicloroquina, metotrexato e sulfassalazina) também pode ser usada de forma efetiva no tratamento da AR inicial. O tratamento pode ser iniciado apenas com metotrexato e, na ausência de uma resposta adequada ao tratamento, seguido dentro de 6 meses por um escalonamento para a terapia tripla oral.

Um estado clínico definido como atividade baixa de doença ou remissão é o objetivo ideal da terapia, embora a maioria dos pacientes nunca alcance a remissão completa, apesar de todos os esforços empregados. Índices compostos, como o Escore de Atividade da Doença-28 (DAS-28), são úteis para classificar os estados de atividade baixa da doença e a remissão; entretanto, são ferramentas imperfeitas, devido às limitações do exame clínico da articulação, em que uma sinovite de baixo grau pode escapar da detecção. A remissão completa foi rigorosamente definida como ausência total de qualquer inflamação articular e extra-articular e atividade imunológica relacionada à AR. Entretanto, evidências desse estado podem ser difíceis de serem demonstradas na prática clínica. Em um esforço para padronizar e simplificar a definição de remissão para os ensaios clínicos, o ACR e a EULAR desenvolveram duas definições operacionais de remissão da AR (Tab. 358-3). Um paciente poderá ser considerado em remissão quando (1) atender a todos os critérios clínicos e laboratoriais listados na Tabela 358-3 ou (2) apresentar escore SDAI < 3,3. O SDAI é calculado considerando-se a soma de uma contagem de articulações dolorosas e edemaciadas (considerando 28 articulações), a avaliação global do paciente (escala de 0-10), a avaliação global do médico (escala de 0-10) e a proteína C-reativa (em mg/dL). Essa definição de remissão não leva em consideração a possibilidade de sinovite subclínica ou de que a lesão por si só possa levar a uma articulação dolorosa ou edemaciada. Ignorando-se a semântica dessas definições, os critérios de remissão já mencionados são úteis para estabelecer o nível de controle da doença que provavelmente resultará em pouca ou nenhuma progressão da lesão estrutural e da incapacidade.

ATIVIDADE FÍSICA E EQUIPAMENTOS DE ASSISTÊNCIA

Em princípio, todos os pacientes com AR devem receber prescrição para exercício e atividade física. O treinamento de força dinâmica, a fisioterapia abrangente em nível ambulatorial e o aconselhamento da atividade física (enfatizando alcançar 150 minutos de atividade moderada a intensa por semana) melhoram a força muscular e o estado de saúde percebido, além de melhorarem os escores DAS-28 e os marcadores inflamatórios. As órteses para os pés com deformidade em valgo dolorosa minimizam a dor, podendo reduzir a incapacidade e as limitações funcionais. O uso criterioso de talas para os punhos também pode reduzir a dor; entretanto, seus benefícios podem ser diminuídos pela redução da mobilidade e pela variabilidade na força de preensão.

TRATAMENTO CIRÚRGICO

Os procedimentos cirúrgicos podem aliviar a dor e melhorar a incapacitação na AR, com graus variáveis de sucesso relatado em longo prazo – mais notavelmente, nas mãos, nos punhos e nos pés. Para articulações maiores, como o joelho, o quadril, o ombro ou o cotovelo, a opção preferida para a artropatia avançada pode ser a artroplastia total. Há poucas opções cirúrgicas para lidar com as pequenas articulações das mãos. Implantes de silicone são o recurso protético mais comum para a artroplastia de MCF e, em geral, são usados em pacientes com redução grave no arco de movimento, marcadas contraturas de flexão, dor articular na MCF com anormalidades radiográficas e desvio ulnar grave. A artrodese e a artroplastia completa do punho são reservadas para pacientes com doença grave que apresentam dor substancial e comprometimento funcional. Esses dois procedimentos parecem funcionar com igual eficiência em termos de controle da dor e satisfação do paciente. Existem diversas opções cirúrgicas para correção do hálux valgo no antepé, incluindo a artrodese e a artroplastia, assim como a artrodese, principalmente para a dor refratária no retropé.

OUTRAS CONSIDERAÇÕES NO MANEJO

Gestantes Até 75% das pacientes com AR apresentam melhora total dos sintomas durante a gravidez, mas, em geral, há recidiva após o parto. Os surtos durante a gravidez são tratados com baixas doses de prednisona; a hidroxicloroquina e a sulfassalazina são provavelmente os DMARDs mais seguros para serem usados durante a gravidez. A terapia com metotrexato e leflunomida é contraindicada nesse período devido à sua teratogenicidade em animais e seres humanos. A experiência com agentes biológicos é insuficiente para gerar recomendações específicas para seu uso durante a gravidez. Muitas pacientes interrompem o uso dos agentes biológicos durante a gestação; porém, a doença inflamatória ativa está associada com piores desfechos gestacionais e, assim, o controle da atividade da doença pode ser mais importante. Em geral, acredita-se que os biológicos sejam seguros a partir do segundo trimestre.

Idosos A AR se manifesta em até um terço dos pacientes após os 60 anos; entretanto, idosos podem receber tratamento menos vigoroso devido aos riscos aumentados envolvidos na toxicidade dos fármacos. Estudos sugerem que os DMARDs convencionais e os agentes biológicos são igualmente eficazes e seguros em pacientes jovens e idosos. Devido às comorbidades, vários pacientes idosos apresentam risco aumentado de infecção. O envelhecimento também leva ao declínio gradual da função renal, que poderá elevar o risco de efeitos colaterais de AINEs e de alguns DMARDs, como o metotrexato. A função renal deverá ser avaliada antes da prescrição do metotrexato, que é principalmente eliminado pelos rins. Para reduzir os riscos dos efeitos colaterais, as doses de metotrexato poderão precisar de redução, devido à queda na função renal que, normalmente, ocorre na sétima e na oitava décadas de vida. O metotrexato geralmente não é prescrito para pacientes com níveis séricos de creatinina acima de 2 mg/dL.

DESAFIOS GLOBAIS

Nos países em desenvolvimento, ocorre um aumento na incidência de doenças crônicas não transmissíveis, como diabetes, doença cardiovascular e AR, diante da pobreza contínua, da presença alarmante de doenças infecciosas e do pouco acesso às facilidades do tratamento moderno de saúde. Nessas áreas, os pacientes tendem a apresentar maior atraso no diagnóstico, acesso limitado aos especialistas e, portanto, maior atividade da doença e incapacidade na apresentação. Além disso, o risco de infecção permanece um ponto significativo para o tratamento da AR nos países em desenvolvimento devido à imunossupressão associada ao uso de glicocorticoides e da maioria dos DMARDs. Por exemplo, em alguns desses países, os pacientes em tratamento de AR apresentam um aumento substancial na incidência de tuberculose, o que demanda a adoção de práticas de avaliação ainda mais abrangentes e o uso mais liberal de profilaxia com isoniazida do que nos países desenvolvidos. A prevalência aumentada das hepatites B e C, assim como da infecção pelo vírus da imunodeficiência humana (HIV), nesses países também impõe desafios. A reativação da hepatite viral é observada em associação com alguns DMARDs, como o rituximabe. Além disso, o acesso reduzido à terapia antirretroviral pode limitar o controle da infecção por HIV e, portanto, a escolha das terapias com DMARDs.

Apesar desses desafios, deve-se tentar programar o tratamento precoce da AR nos países em desenvolvimento com os recursos disponíveis. A hidroxicloroquina, a sulfassalazina e o metotrexato são razoavelmente acessíveis no mundo todo, podendo ser usados como monoterapia ou combinados com outros fármacos. O uso de agentes biológicos está aumentando nos países desenvolvidos, assim como em outras regiões do mundo, embora seu uso seja limitado pelo alto custo; protocolos nacionais restringem seu uso, e permanece a preocupação com o risco de infecções oportunistas.

RESUMO

O conhecimento mais amplo da patogênese da AR e de seu tratamento revolucionou significativamente o controle dessa doença. O prognóstico de pacientes com AR é muito melhor do que o observado na era anterior ao aparecimento dos modificadores biológicos; um número maior de pacientes do que no passado pode evitar a incapacidade significativa e continuar a trabalhar, embora, em muitos casos, com algumas modificações em suas ocupações. A necessidade de tratamento precoce e vigoroso da AR, bem como de consultas frequentes de acompanhamento e monitoramento da terapia com fármacos, tem implicações em nosso sistema de assistência médica. Os médicos da atenção primária e os reumatologistas devem estar preparados para trabalhar em equipe no sentido de alcançar os objetivos da melhor prática clínica. Em muitos casos, os reumatologistas reestruturaram sua prática, de forma a dar alta prioridade às consultas de qualquer novo paciente com artrite inflamatória precoce.

Os regimes terapêuticos para AR estão se tornando cada vez mais complexos com os recursos terapêuticos em rápida expansão. Os pacientes sob essa terapia devem ser cuidadosamente monitorados, tanto pelos médicos da atenção primária quanto pelos reumatologistas, para minimizar o risco de efeitos colaterais e identificar rapidamente qualquer complicação de imunossupressão crônica. Além disso, a prevenção e o tratamento de condições associadas à AR, como a cardiopatia isquêmica e a osteoporose, provavelmente serão beneficiados por uma abordagem em equipe, devido ao valor do tratamento multidisciplinar.

A pesquisa continuará a procurar novas terapias com eficácia superior e perfis mais seguros e a investigar estratégias de tratamento que possam controlar a doença mais rapidamente e alcançar a remissão. Entretanto, a prevenção e a cura da AR provavelmente necessitarão de novos avanços em nosso conhecimento da patogênese da doença. Vários estudos sobre prevenção na AR estão sendo realizados e se concentram em uma variedade de estratégias preventivas em pessoas com características sorológicas e/ou clínicas de maior risco para desenvolvimento de AR que a população geral. Igualmente importante é a identificação de biomarcadores preditivos que permitam uma abordagem personalizada à terapia com DMARDs para a AR.

LEITURAS ADICIONAIS

Aletaha D, Smolen JS: Diagnosis and management of rheumatoid arthritis: A review. JAMA 320:1360, 2018.
Catrina AI et al: Lungs, joints and immunity against citrullinated proteins in rheumatoid arthritis. Nat Rev Rheumatol 10:645, 2014.
Erickson AR et al: Clinical features of rheumatoid arthritis, in *Kelley and Firestein's Textbook of Rheumatology*, 10th ed, Firestein GS et al (eds). Philadelphia, Elsevier, 2017, pp 1167–1186.
Karimi J et al: Genetic implications in the pathogenesis of rheumatoid arthritis; an updated review. Gene 702:8, 2019.
McInnes IB, Schett G: The pathogenesis of rheumatoid arthritis. N Engl J Med 365:2205, 2011.
Moreland LW et al: A randomized comparative effectiveness study of oral triple therapy versus methotrexate plus etanercept in early aggressive rheumatoid arthritis: The Treatment of Early Aggressive Rheumatoid Arthritis Trial. Arthritis Rheum 64:2824, 2012.
Singh JA et al: 2015 American College of Rheumatology guideline for the treatment of rheumatoid arthritis. Arthritis Rheumatol 68:1, 2016.

359 Febre reumática aguda

Joseph Kado, Jonathan Carapetis

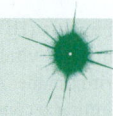

A febre reumática aguda (FRA) é uma doença multissistêmica resultante de uma reação autoimune à infecção por estreptococos do grupo A. Embora muitas partes do corpo possam ser afetadas, quase todas as manifestações regridem completamente. Uma importante exceção é a lesão valvar cardíaca (doença cardíaca reumática [DCR]), que pode persistir após o desaparecimento dos outros achados.

CONSIDERAÇÕES GLOBAIS

A FRA e a DCR são doenças relacionadas à pobreza. Essas condições eram comuns em todos os países até o início do século XX, quando sua incidência começou a declinar nas nações industrializadas. Esse declínio foi atribuído à melhora das condições de vida – em particular habitações com menos aglomeração e melhores condições de higiene –, que resultou na redução da transmissão dos estreptococos do grupo A. A introdução de antibióticos e a melhora dos sistemas de assistência médica tiveram um efeito suplementar.

O quase desaparecimento da FRA e a redução na incidência da DCR nos países industrializados durante a primeira metade do século XX infelizmente não ocorreram nos países em desenvolvimento, onde essas doenças continuam presentes. A DCR é a causa mais comum de doença cardíaca adquirida em crianças nos países em desenvolvimento, sendo também uma causa importante de mortalidade e morbidade em adultos. Foi estimado que entre 29,7 e 43,1 milhões de pessoas em todo o mundo são acometidas pela DCR, com > 300 mil mortes a cada ano. Em torno de 95% dos casos de FRA e das mortes por DCR ocorrem atualmente em países em desenvolvimento, com taxas particularmente elevadas na África Subsaariana, nas nações do Pacífico, na Australásia, na Ásia Meridional e na Ásia Central. A via patogênica, desde a exposição aos estreptococos do grupo A, seguida por infecção faríngea ou infecção cutânea superficial e desenvolvimento subsequente de FRA, recorrências de FRA e desenvolvimento de DCR e suas complicações, está associada a uma variedade de fatores de risco e, portanto, a intervenções potenciais em cada ponto (Fig. 359-1). Em países afluentes, muitos desses fatores de risco são bem controlados e há intervenções, quando necessário. Infelizmente, o maior ônus da doença é encontrado em países em desenvolvimento, a maioria dos quais não tem os recursos, a capacidade e/ou o interesse para enfrentar essa doença multifacetada. Em particular, poucos países em desenvolvimento têm programas de controle de DCR coordenado com base em registros, que são comprovadamente custo-efetivos na redução do ônus da DCR. Aumentar a conscientização sobre a DCR e mobilizar recursos para seu controle nos países em desenvolvimento são assuntos que requerem atenção internacional.

EPIDEMIOLOGIA

A FRA acomete principalmente crianças entre 5 e 14 anos de idade. Os episódios iniciais tornam-se menos comuns em adolescentes mais velhos e adultos jovens, sendo raros em indivíduos > 30 anos de idade. Em contrapartida, os episódios recorrentes de FRA permanecem relativamente comuns em adolescentes e adultos jovens. Esse padrão difere da prevalência de DCR, cujo pico fica entre os 25 e os 40 anos de idade. Não há uma associação clara entre o sexo e a FRA, porém a DCR afeta mais comumente o sexo feminino, às vezes com uma frequência duas vezes maior que a masculina.

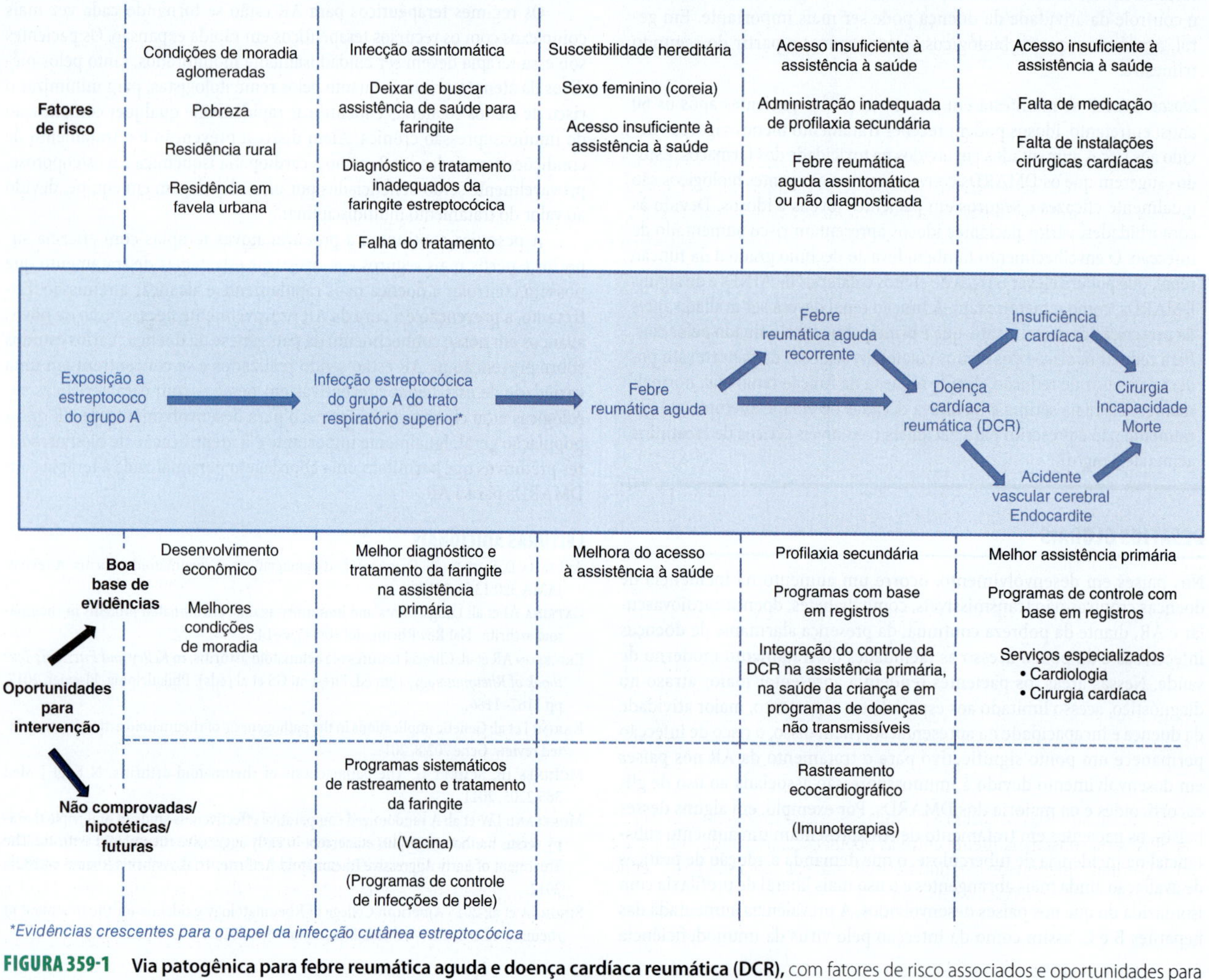

FIGURA 359-1 Via patogênica para febre reumática aguda e doença cardíaca reumática (DCR), com fatores de risco associados e oportunidades para intervenção em cada etapa. As intervenções entre *parênteses* não são comprovadas ou estão indisponíveis atualmente.

*Evidências crescentes para o papel da infecção cutânea estreptocócica

PATOGÊNESE

FATORES DO MICRORGANISMO

O ensinamento convencional é de que a FRA é causada exclusivamente por infecção do trato respiratório superior por estreptococos do grupo A (Cap. 148). Embora classicamente determinados sorotipos M (particularmente os tipos 1, 3, 5, 6, 14, 18, 19, 24, 27 e 29) estivessem associados à FRA, evidências recentes demonstram que muitos outros sorotipos M são reumatogênicos e que os chamados "motivos reumatogênicos" são encontrados apenas em uma minoria dos sorotipos associados à febre reumática. Essa evidência epidemiológica também aponta para um papel claro das infecções cutâneas na patogênese da FRA. O possível papel dos estreptococos dos grupos C e G não está claro atualmente.

FATORES DO HOSPEDEIRO

Com base em evidências epidemiológicas, cerca de 3-6% de qualquer população pode ser suscetível à FRA, proporção que não varia de maneira significativa entre as populações. Achados de aglomeração familiar de casos e concordância em gêmeos monozigóticos – em particular para coreia – confirmam que a suscetibilidade à FRA é uma característica herdada, com 44% de concordância entre gêmeos monozigóticos em comparação com 12% entre gêmeos dizigóticos e uma hereditariedade estimada mais recentemente em 60%. A maioria das evidências para fatores do hospedeiro enfoca determinantes imunológicos. Alguns alelos de classe II do antígeno leucocitário humano (HLA, de *human leukocyte antigen*), em particular HLA-DR7 e HLA-DR4, parecem estar associados a suscetibilidade, ao passo que outros alelos de classe II têm sido associados a proteção (HLA-DR5, HLA-DR6, HLA-DR51, HLA-DR52 e HLA-DQ). Associações também têm sido descritas com polimorfismos no *locus* do fator de necrose tumoral α (TNF-α-308 e TNF-α-238 [de *tumor necrosis fator*]), altos níveis circulantes de lectina ligadora de manose e receptores semelhantes ao Toll. Estudos recentes de associação genômica ampla em diferentes populações identificaram conexões na região HLA, particularmente HLA-DQA1 a HLA-DQB1, e o *locus* da cadeia pesada de imunoglobulina.

RESPOSTA IMUNE

A teoria mais amplamente aceita da patogênese da febre reumática baseia-se no conceito de mimetismo molecular, pelo qual uma resposta imune dirigida contra antígenos estreptocócicos (que se acredita que estejam principalmente na proteína M e na *N*-acetilglicosamina do carboidrato estreptocócico do grupo A) também reconhece tecidos humanos. Nesse modelo, anticorpos que apresentam reatividade cruzada se ligam a células endoteliais na valva cardíaca, levando à ativação da molécula de adesão VCAM-1 (molécula 1 de adesão celular vascular [de *vascular cell adhesion molecule 1*], com consequente recrutamento de linfócitos ativados e lise de células endoteliais na presença de complemento. Essa última leva à liberação de peptídeos, incluindo laminina, queratina e tropomiosina, o que, então, ativa células T com reatividade cruzada, as quais invadem o coração, ampliando a lesão e causando espalhamento de epítopos. Uma hipótese alternativa propõe que a lesão inicial se deve à invasão estreptocócica de superfícies epiteliais, com ligação da proteína M ao colágeno tipo IV, permitindo que este se torne imunogênico, mas não pelo mecanismo de mimetismo molecular.

MANIFESTAÇÕES CLÍNICAS

Há um período latente de cerca de 3 semanas (1-5 semanas) entre a infecção por estreptococos do grupo A precipitante e o aparecimento das manifestações clínicas de FRA. As exceções são a coreia e a cardite indolente, que podem ser precedidas por longos períodos de latência, com duração de até 6 meses. Embora muitos pacientes relatem dor de garganta prévia, a infecção por estreptococos do grupo A precedente costuma ser subclínica; nesses casos, a sua confirmação somente pode ser dada por testes de anticorpos antiestreptococos. Os aspectos clínicos mais comuns são poliartrite (presente em 60-75% dos casos) e cardite (50-75%). A prevalência da coreia na FRA varia substancialmente entre as populações, oscilando entre < 2 e 30%. O eritema marginado e os nódulos subcutâneos agora são raros, sendo encontrados em menos de 5% dos casos.

ENVOLVIMENTO CARDÍACO

Até 75% dos pacientes com FRA progridem para DCR. O endocárdio, o pericárdio ou o miocárdio podem ser afetados. A lesão valvar é o principal

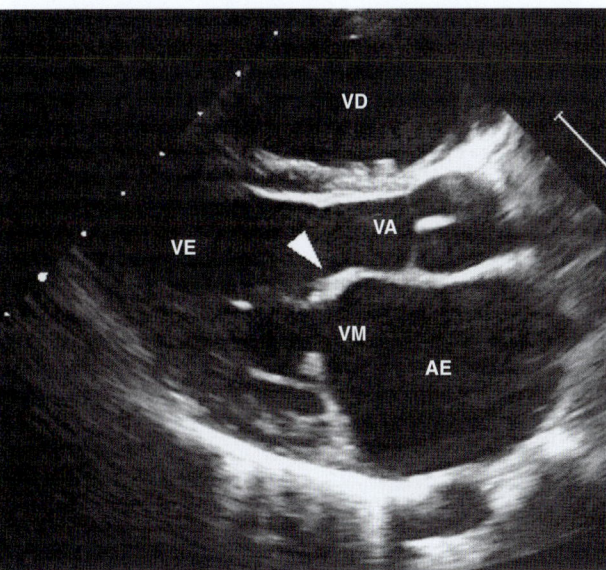

FIGURA 359-2 Imagem ecocardiográfica transtorácica de um menino de 5 anos de idade com doença cardíaca reumática crônica. Esta imagem diastólica demonstra espessamento de folhetos, restrição da ponta do folheto anterior da valva mitral e formato em domo do corpo do folheto na direção do septo interventricular. Esse aspecto (marcado pela *ponta de seta*) é descrito comumente como uma deformidade em "taco de hóquei" ou em "cotovelo". VA, valva aórtica; AE, átrio esquerdo; VE, ventrículo esquerdo; VM, valva mitral; VD, ventrículo direito. (*Cortesia do Dr. Bo Remenyi, Department of Paediatric and Congenital Cardiac Services, Starship Children's Hospital, Auckland, New Zealand.*)

marco da cardite reumática. A valva mitral é quase sempre afetada, algumas vezes em conjunto com a valva aórtica; o comprometimento isolado da valva aórtica é raro. A lesão das valvas pulmonar ou tricúspide em geral é secundária a pressões pulmonares aumentadas resultantes de doença valvar do lado esquerdo. A lesão valvar inicial leva à regurgitação. Ao longo dos anos subsequentes, em geral como um resultado de episódios recorrentes, pode haver desenvolvimento de espessamento de folhetos, retração cicatricial, calcificação e estenose valvar (Fig. 359-2). Ver Vídeos 359-1 e 359-2. Portanto, a manifestação característica da cardite em indivíduos não afetados previamente é a insuficiência mitral, por vezes acompanhada de regurgitação aórtica. A inflamação miocárdica pode afetar as vias de condução elétrica, levando a um prolongamento do intervalo P-R (bloqueio atrioventricular de primeiro grau ou, raramente, bloqueio de nível mais alto) e ao abafamento da primeira bulha.

Em muitos casos, indivíduos com DCR permanecem assintomáticos durante muitos anos antes da sua doença valvar evoluir e causar insuficiência cardíaca. Além disso, particularmente em cenários de recursos precários, o diagnóstico de FRA muitas vezes não é estabelecido, de modo que crianças, adolescentes e adultos jovens podem ter DCR sem saber. Esses casos podem ser diagnosticados usando-se ecocardiografia; a ausculta é pouco sensível e pouco específica para o diagnóstico de DCR em pacientes assintomáticos. O rastreamento ecocardiográfico de crianças em idade escolar em populações com taxas altas de DCR está se tornando mais disseminado e tem sido facilitado pela melhora das tecnologias de ecocardiografia portátil e pela disponibilidade de diretrizes de consenso para o diagnóstico de DCR na ecocardiografia (Tab. 359-1). Embora um diagnóstico definido de DCR na ecocardiografia de rastreamento devesse levar ao começo da profilaxia secundária, o significado clínico da DCR limítrofe ainda precisa ser determinado.

ENVOLVIMENTO ARTICULAR

A forma mais comum de envolvimento articular na FRA é a artrite, ou seja, a evidência objetiva de inflamação, com articulações quentes, edemaciadas, vermelhas e/ou dolorosas, e o comprometimento de mais de uma articulação (i.e., poliartrite). A poliartrite, em geral, é migratória, movendo-se de uma articulação para outra ao longo de um período de horas. A FRA quase sempre afeta as grandes articulações – mais comumente os joelhos, os tornozelos, os quadris e os cotovelos – e é assimétrica. A dor é intensa e, em geral, incapacitante até a instituição da medicação anti-inflamatória.

TABELA 359-1 ■ Critérios da World Heart Federation para o diagnóstico de doença cardíaca reumática (DCR) em indivíduos com menos de 20 anos de idade[a]

DCR definida (A, B, C ou D)

(A) IM patológica e pelo menos 2 achados morfológicos de DCR da valva mitral

(B) Gradiente médio de EM ≥ 4 mmHg (nota: anomalias congênitas da VM devem ser excluídas)

(C) IAo patológica e pelo menos 2 achados morfológicos de DCR da VA (nota: VA bicúspide e raiz aórtica dilatada precisam ser excluídas)

(D) Doença limítrofe tanto da VM como da VA

DCR limítrofe (A, B ou C)

(A) Pelo menos 2 achados morfológicos de DCR da VM sem IM ou EM patológicas

(B) IM patológica

(C) IAo patológica

Achados ecocardiográficos normais (A, B, C e D)

(A) IM que não satisfaz todos os 4 critérios de Doppler (IM fisiológica)

(B) IAo que não satisfaz todos os 4 critérios de Doppler (IAo fisiológica)

(C) Um achado morfológico isolado de DCR da VM (p. ex., espessamento valvar), sem qualquer estenose ou insuficiência patológica associada

(D) Achado morfológico de DCR da VA (p. ex., espessamento valvar), sem qualquer estenose ou insuficiência patológica associada

Definições de insuficiência patológica e achados morfológicos de DCR

IM patológica – Todos os seguintes: vistos em 2 incidências; em pelo menos 1 incidência, comprimento de jato de 2 cm; pico de velocidade ≥ 3 m/s; jato pansistólico envelopado em pelo menos 1 ciclo cardíaco

IAo patológica – Todos os seguintes: vistos em 2 incidências; em pelo menos 1 incidência, comprimento de jato ≥ 1 cm; pico de velocidade ≥ 3 m/s; jato pandiastólico em pelo menos 1 ciclo cardíaco

Achados morfológicos de DCR na VM – Espessamento de folheto anterior da VM ≥ 3 mm (específico para idade); espessamento cordal; movimentos restritos de folhetos; movimento excessivo da ponta do folheto durante a sístole

Achados morfológicos de DCR na VA – Espessamento irregular ou focal; defeito de coaptação; movimentos restritos de folhetos; prolapso

[a]Para critérios em indivíduos > 20 anos de idade, ver documento original.

Siglas: IAo, insuficiência aórtica; VA, valva aórtica; IM, insuficiência mitral; EM, estenose mitral; VM, valva mitral.

Fonte: Reproduzida, com permissão, de B Remenyi et al: World Heart Federation criteria for echocardiographic diagnosis of rheumatic heart disease–an evidence-based guideline. Nat Rev Cardiol 9:297, 2012.

O envolvimento articular menos intenso também é relativamente comum e foi reconhecido como uma manifestação potencialmente relevante em populações de alto risco na última revisão dos critérios de Jones. A artralgia sem sinais objetivos de inflamação articular costuma afetar as grandes articulações no mesmo padrão migratório da poliartrite. Em algumas populações, a monoartrite asséptica pode ser um aspecto de apresentação da FRA, que pode, por sua vez, resultar do início precoce de medicação anti-inflamatória antes que o padrão migratório típico esteja estabelecido.

As manifestações articulares da FRA são altamente responsivas aos salicilatos e a outros anti-inflamatórios não esteroides (AINEs). De fato, o comprometimento articular que persiste por mais de 1 ou 2 dias após o início dos salicilatos tem pouca probabilidade de ser devido à FRA.

COREIA

A coreia de Sydenham ocorre geralmente na ausência de outras manifestações, segue-se a um período de latência prolongado depois da infecção por estreptococos do grupo A e é encontrada principalmente no sexo feminino. Os movimentos coreiformes afetam particularmente a cabeça (causando os característicos movimentos rápidos da língua) e os membros superiores (Cap. 436). Eles podem ser generalizados ou restritos a um lado do corpo (hemicoreia). Em casos leves, a coreia pode ser evidente somente ao exame cuidadoso, ao passo que, nos casos mais graves, os indivíduos são incapazes de realizar as atividades da vida cotidiana. Com frequência, há labilidade emocional associada ou traços obsessivo-compulsivos que podem perdurar por mais tempo que os movimentos coreiformes (que, em geral, regridem dentro de 6 semanas; às vezes, porém, podem levar até 6 meses). Mais de 50% dos pacientes que apresentam coreia sofrerão cardite, razão pela qual a ecocardiografia deve fazer parte da avaliação.

MANIFESTAÇÕES CUTÂNEAS

O exantema clássico da FRA é o *eritema marginado* (Cap. 19), que começa como máculas róseas, exibindo claramente no centro, deixando uma borda serpiginosa que se espalha. A erupção é evanescente, aparecendo e desaparecendo ante os olhos do médico. Costuma ocorrer no tronco, às vezes nos membros, mas quase nunca na face.

Os *nódulos subcutâneos* ocorrem como caroços móveis, pequenos (0,5-2 cm) e indolores, localizados sob a pele e sobrejacentes a proeminências ósseas, em particular nas mãos, nos pés, nos cotovelos, na região occipital e, ocasionalmente, sobre as vértebras. Constituem uma manifestação tardia, aparecendo em 2-3 semanas após o início da doença, duram de apenas poucos dias até 3 semanas e estão geralmente associados à cardite.

OUTRAS MANIFESTAÇÕES

A febre ocorre na maioria dos casos de FRA, embora raramente nos casos de coreia pura. Apesar de a febre alta (≥ 39°C) ser a regra, elevações menores de temperatura não são incomuns. A elevação dos reagentes da fase aguda também está presente na maioria dos casos.

EVIDÊNCIA DE INFECÇÃO PRÉVIA POR ESTREPTOCOCOS DO GRUPO A

Com exceção da coreia e da cardite de baixo grau, as quais podem se manifestar muitos meses depois, a evidência de infecção estreptocócica do grupo A prévia é essencial para estabelecer o diagnóstico de FRA. Como a maioria dos casos não tem um resultado positivo na cultura da orofaringe ou no teste de detecção rápida de antígeno, a evidência sorológica costuma ser necessária. Os testes sorológicos mais comuns são os títulos de antiestreptolisina O (ASLO) e de anti-DNase B (ADB). Quando possível, os limites de referência específicos por faixa etária devem ser determinados em uma população local de pessoas sadias sem infecção recente por estreptococos do grupo A.

CONFIRMAÇÃO DO DIAGNÓSTICO

Como não há nenhum teste definitivo, o diagnóstico de FRA baseia-se na presença de uma combinação de achados clínicos típicos com evidência de infecção precipitante por estreptococos do grupo A e exclusão de outros diagnósticos. Essa incerteza levou o Dr. T. Duckett Jones, em 1944, a desenvolver uma série de critérios (subsequentemente conhecidos como os *critérios de Jones*) para ajudar no diagnóstico. A revisão mais recente dos critérios de Jones (Tab. 359-2) exige que o clínico determine se o paciente advém de um contexto ou de uma população que comprovadamente apresenta baixas taxas de FRA. Para esse grupo, há um conjunto de critérios para "baixo risco"; e, para todos os demais, existe um conjunto de critérios mais sensíveis.

TRATAMENTO

Febre reumática aguda

Os pacientes com possível FRA devem ser acompanhados de perto para garantir que (1) o diagnóstico seja confirmado, (2) o tratamento da insuficiência cardíaca e de outros sintomas seja efetuado e (3) as medidas preventivas sejam iniciadas, incluindo o começo da profilaxia secundária, a inclusão no registro de FRA e a educação relativa à saúde. Em todos os casos possíveis, uma ecocardiografia deve ser obtida para auxiliar na elucidação do diagnóstico e na determinação da gravidade basal de qualquer cardite. Outros exames que devem ser realizados estão listados na Tabela 359-3.

Não há tratamento para a FRA que comprovadamente altere a probabilidade do desenvolvimento ou a gravidade da DCR. Com exceção do tratamento da insuficiência cardíaca, que pode salvar vidas em casos de cardite grave, a terapia da FRA é sintomática.

ANTIBIÓTICOS

Todos os pacientes com FRA devem receber antibióticos suficientes para tratar a infecção estreptocócica do grupo A precipitante (Cap. 148). A penicilina é o fármaco de escolha, podendo ser administrada por via oral (VO) (como fenoximetilpenicilina, 500 mg [250 mg para crianças com ≤ 27 kg], VO, 2 vezes ao dia; ou amoxicilina, 50 mg/kg/dia [máximo 1 g], durante 10 dias) ou como dose única de 1,2 milhão de unidades (600 mil unidades para crianças com ≤ 27 kg) de penicilina G benzatina intramuscular.

TABELA 359-2 ■ Critérios de Jones

A. Para todas as populações de pacientes com evidência de infecção prévia por estreptococos do grupo A

Diagnóstico: FRA inicial	2 manifestações maiores ou 1 manifestação maior com 2 menores
Diagnóstico: FRA recorrente	2 manifestações maiores ou 1 manifestação maior com 2 ou 3 menores

B. Critérios maiores

Populações de baixo risco[a]	Populações de risco moderado e alto
Cardite[b]	Cardite
• Clínica e/ou subclínica	• Clínica e/ou subclínica
Artrite	Artrite
• Somente poliartrite	• Monoartrite ou poliartrite
	• Poliartralgia[c]
Coreia	Coreia
Eritema marginado	Eritema marginado
Nódulos SC	Nódulos SC

C. Critérios menores

Populações de baixo risco[a]	Populações de risco moderado e alto
Poliartralgia	Monoartralgia
Febre (≥ 38,5°C)	Febre (≥ 38°C)
VHS ≥ 60 mm na primeira hora e/ou proteína C-reativa ≥ 3 mg/dL[d]	VHS ≥ 30 mm/h e/ou proteína C-reativa ≥ 3 mg/dL[d]
Intervalo PR prolongado,[e] após descontar a variabilidade da idade (exceto se a cardite for um critério relevante)	Intervalo PR prolongado,[e] após descontar a variabilidade da idade (exceto se a cardite for um critério relevante)

[a]As populações de baixo risco são aquelas com incidência de FRA ≤ 2 a cada 100 mil crianças em idade escolar ou com prevalência de doença cardíaca reumática ≤ 1 a cada 1.000 indivíduos de qualquer idade por ano. [b]Cardite subclínica indica valvulite ecocardiográfica. (Ver o documento original.) [c]A poliartralgia somente deve ser considerada uma manifestação significativa em populações de risco moderado a alto após a exclusão de outras causas. Assim como nas versões antigas dos critérios, o eritema marginado e os nódulos SC raramente são critérios maiores "independentes". Além disso, as manifestações articulares somente podem ser consideradas nas categorias maiores ou menores, mas não em ambas no mesmo paciente. (Consulte o documento original para obter mais informações.) [d]O valor da proteína C-reativa deve ser maior do que o limite superior máximo do valor laboratorial normal. Do mesmo modo, como a VHS pode aumentar no decorrer do curso da FRA, devem ser usados valores de pico de VHS. [e]O intervalo PR prolongado só pode ser considerado como critério maior na ausência de cardite.

Siglas: FRA, febre reumática aguda; SC, subcutâneo; VHS, velocidade de hemossedimentação.
Fonte: Reproduzida, com permissão, de MH Gewitz et al: Revision of the Jones criteria for the diagnosis of acute rheumatic fever in the era of Doppler echocardiography: A scientific statement from the American Heart Association. Circulation 131(20):1806, 2015. https://www.ahajournals.org/doi/full/10.1161/CIR.0000000000000205.

TABELA 359-3 ■ Testagem e monitoramento da febre reumática aguda em um cenário agudo

Investigações

Sempre solicitar:
- Eletrocardiograma
- Ecocardiografia
- Hemograma completo
- Proteína C-reativa
- Sorologia estreptocócica (antiestreptolisina e anti-DNase B)

Em situações relevantes:
- *Swab* de garganta
- *Swab* de lesão cutânea
- Hemoculturas
- Aspirado de líquido sinovial
  - Garantir que a amostra não coagule usando os tubos corretos que tenham sido bem misturados e transportados imediatamente para o laboratório
  - Incluir a solicitação de contagem celular, microscopia, cultura e reação em cadeia da polimerase para gonococos
- Teste de gravidez
- Teste de creatinina (ureia, eletrólitos, creatinina), pois os anti-inflamatórios não esteroides podem afetar a função renal

Testes para excluir diagnósticos alternativos, dependendo da apresentação clínica e das infecções endêmicas locais:
- Autoanticorpos, DNA de fita dupla, anticorpos antipeptídeo citrulinado cíclico (anti-CCP)
- Urina para testagem molecular de *Neisseria gonorrhoeae*
- Urina para testagem molecular de *Chlamydia trachomatis*
- Sorologia e outros testes para hepatite viral, *Yersinia* spp., citomegalovírus, parvovírus B19, vírus respiratórios, vírus Ross River, vírus Barmah Forest

Fonte: Reproduzida, com permissão, de RDHAustralia, Menzies School of Health Research. RHDAustralia (ARF/RHD writing group). The 2020 Australian guideline for prevention, diagnosis and management of acute rheumatic fever and rheumatic heart disease (3rd edition); 2020. Disponível em https://www.rhdaustralia.org.au/arf-rhd-guideline.

SALICILATOS E AINEs

Podem ser usados para o tratamento da artrite, da artralgia e da febre, uma vez confirmado o diagnóstico. Eles não têm valor comprovado no tratamento de cardite ou coreia. O ácido acetilsalicílico é uma primeira opção comum, sendo administrado em uma dose de 50-60 mg/kg por dia, até o máximo de 80-100 mg/kg por dia (4-8 g/dia em adultos), em 4-5 doses fracionadas. Em doses mais altas, o paciente deve ser monitorado para sintomas de toxicidade por salicilato, como náuseas, vômitos ou zumbido; se os sintomas aparecerem, doses mais baixas devem ser usadas. Quando os sintomas agudos regredirem substancialmente, em geral dentro das primeiras 2 semanas, os pacientes com doses mais altas podem ter a dose reduzida para 50-60 mg/kg por dia, por mais 2-4 semanas. Febre, manifestações articulares e reagentes de fase aguda elevados às vezes voltam a ocorrer até 3 semanas depois que a medicação é suspensa. Isso não indica uma recidiva e pode ser tratado recomeçando-se os salicilatos por um período curto. Muitos médicos preferem usar o naproxeno em uma dose de 10-20 mg/kg por dia por ele ser provavelmente mais seguro que o ácido acetilsalicílico e ter a vantagem de a dose ser 2 vezes por dia.

INSUFICIÊNCIA CARDÍACA CONGESTIVA

Glicocorticoides   O uso de glicocorticoides na FRA permanece controverso. Duas metanálises não comprovaram o benefício dos glicocorticoides, em comparação com o placebo ou os salicilatos, na melhora do prognóstico da cardite em curto ou longo prazo. Contudo, todos os estudos incluídos nessas metanálises ocorreram há > 40 anos e não utilizaram medicações de uso comum atualmente. Muitos clínicos tratam os casos graves de cardite (que causam insuficiência cardíaca) com glicocorticoides, por entenderem que podem reduzir a inflamação aguda e resultar em resolução mais rápida da insuficiência. Entretanto, os benefícios potenciais desse tratamento devem ser ponderados contra os possíveis efeitos adversos. Caso sejam usadas, prednisona ou prednisolona são recomendadas em uma dose de 1-2 mg/kg por dia (máximo: 80 mg), em geral por poucos dias ou até 3 semanas no máximo.

MANEJO DA INSUFICIÊNCIA CARDÍACA
Ver Capítulo 258.

REPOUSO NO LEITO

As recomendações tradicionais de repouso no leito por longos períodos, antes consideradas fundamentais para o tratamento, não são mais largamente praticadas. Em vez disso, o repouso no leito deverá ser prescrito, quando necessário, enquanto a artrite e a artralgia estiverem presentes e para os pacientes com insuficiência cardíaca. Estando os sintomas bem controlados, a mobilização gradual pode começar, conforme tolerada.

COREIA

As medicações para controlar os movimentos anormais não alteram a duração nem o prognóstico da coreia. Os casos mais leves podem ser tratados em geral mantendo o paciente em um ambiente tranquilo. Em pacientes com coreia grave, prefere-se a carbamazepina ou o valproato sódico ao haloperidol. Uma resposta pode não ser vista em 1-2 semanas; a medicação deve ser mantida por 1-2 semanas depois que os sintomas regredirem. Há evidências recentes de que os corticosteroides são efetivos e levam a uma redução mais rápida dos sintomas na coreia. Eles devem ser considerados em casos graves ou refratários. Prednisona ou prednisolona podem ser iniciadas com 0,5 mg/kg diariamente, com redução gradual o mais cedo possível, preferivelmente depois de 1 semana em caso de diminuição dos sintomas, embora uma redução mais lenta ou um aumento temporário da dose possa ser necessário em caso de piora dos sintomas.

IMUNOGLOBULINA INTRAVENOSA

Estudos de pequeno porte sugeriram que a imunoglobulina intravenosa (IgIV) pode levar à resolução mais rápida da coreia, mas não mostra benefício em curto ou longo prazo sobre o resultado da cardite na FRA sem coreia. Na ausência de dados melhores, a IgIV *não* é recomendada, exceto nos casos de coreia grave refratária a outros tratamentos.

PROGNÓSTICO

A FRA não tratada dura, em média, 12 semanas. Com tratamento, os pacientes geralmente são liberados do hospital dentro de 1-2 semanas. Os marcadores inflamatórios devem ser monitorados a cada 1-2 semanas até que tenham se normalizado (em geral, em 4-6 semanas), devendo ser realizado uma ecocardiografia após 1 mês para determinar se houve progressão da cardite. Os casos com cardite mais grave necessitam de monitoração clínica e ecocardiográfica frequente em longo prazo.

Uma vez que o episódio agudo tenha regredido, a prioridade no tratamento é garantir o acompanhamento clínico de longo prazo e a adesão ao regime de profilaxia secundária. Os pacientes devem ser inscritos no registro local de FRA (se existir) e deve ser feito contato com os prestadores de assistência primária para garantir um plano de acompanhamento e administração de profilaxia secundária antes da alta hospitalar do paciente. Os pacientes e seus familiares também devem ser informados sobre a doença, enfatizando a importância da adesão à profilaxia secundária.

PREVENÇÃO

PREVENÇÃO PRIMÁRIA

De forma ideal, a prevenção primária deveria envolver a eliminação dos principais fatores de risco para infecções estreptocócicas, em particular a aglomeração domiciliar, no entanto isso é difícil de conseguir na maioria dos lugares onde a FRA é comum.

Estão sendo realizados esforços conjuntos para o desenvolvimento de uma vacina contra estreptococos do grupo A, que preveniria a infecção da garganta ou da pele e, consequentemente, a FRA; porém, a base da prevenção primária da FRA ainda é a profilaxia primária (i.e., o tratamento oportuno e completo da faringite por estreptococos do grupo A com antibióticos). Se a penicilina for iniciada dentro de 9 dias do início da faringite (conforme descrito anteriormente para o tratamento da FRA), ela prevenirá quase todos os casos de FRA que, caso contrário, se desenvolveriam. Em locais onde a FRA e a DCR são comuns, mas o diagnóstico microbiológico da faringite estreptocócica do grupo A não está disponível, como em países com escassez de recursos, as diretrizes de assistência primária recomendam que todos os pacientes com faringite sejam tratados com penicilina ou que um algoritmo clínico seja usado para identificar pacientes com maior probabilidade de faringite estreptocócica do grupo A. Embora imperfeitas, tais abordagens reconhecem a importância da prevenção da FRA à custa de tratar desnecessariamente muitos casos de faringite que não são causados por estreptococos do grupo A. Embora não haja provas de que o tratamento antibiótico das infecções cutâneas pelo estreptococos do grupo A possa prevenir a FRA, as crescentes evidências de que o impetigo está fortemente associado em algumas populações sugerem que se deva concentrar esforços no tratamento e prevenção das infecções cutâneas pelo estreptococos do grupo A como parte de uma estratégia abrangente de controle da FRA nas regiões com impetigo endêmico.

PREVENÇÃO SECUNDÁRIA

O principal controle da FRA e da DCR é a prevenção secundária. Como os pacientes com FRA têm um risco significativamente mais alto do que a população geral de desenvolver um novo episódio após uma infecção estreptocócica do grupo A, eles devem receber profilaxia com penicilina em longo prazo para prevenir recorrências. O melhor antibiótico para a profilaxia secundária é a penicilina G benzatina (1,2 milhão de unidades, ou 600 mil unidades para o paciente com peso ≤ 27 kg), administrada a cada 4 semanas. Esse antibiótico pode ser fornecido a cada 3 semanas (ou até mesmo a cada 2 semanas) a indivíduos considerados em risco particularmente elevado, embora uma dose mais frequente raramente seja necessária nas situações em que é possível alcançar uma boa adesão ao esquema de dose a cada 4 semanas. Em vez disso, a penicilina V oral (250 mg) pode ser administrada 2 vezes por dia, porém é menos efetiva do que a penicilina G benzatina. Pacientes alérgicos à penicilina podem receber eritromicina (250 mg), 2 vezes ao dia.

TABELA 359-4 ■ Recomendações da American Heart Association para a duração da profilaxia secundária[a]

Categoria do paciente	Duração da profilaxia
Febre reumática sem cardite	Por 5 anos depois do último ataque ou até os 21 anos de idade (a que for mais longa)
Febre reumática com cardite, mas sem doença valvar residual	Por 10 anos depois do último ataque ou até os 21 anos de idade (a que for mais longa)
Febre reumática com doença valvar persistente, evidente clinicamente ou na ecocardiografia	Por 10 anos depois do último ataque ou até os 40 anos de idade (a que for mais longa); algumas vezes, profilaxia pelo resto da vida

[a]Estas são apenas recomendações, que devem ser modificadas de acordo com as circunstâncias individuais, conforme indicado. Observe que algumas organizações recomendam um mínimo de 10 anos de profilaxia após o episódio mais recente ou até os 21 anos de idade (a que for mais longa), independentemente da presença de cardite com o episódio inicial.

Fonte: Reproduzida, com permissão, de MA Gerber et al: Prevention of rheumatic fever and diagnosis and treatment of acute streptococcal pharyngitis. Circulation 119:1541, 2009. https://www.ahajournals.org/doi/10.1161/CIRCULATIONAHA.109.191959?url_ver=Z39.88-2003&rfr_id=ori:rid:crossref.org&rfr_dat=cr_pub%20%200pubmed.

A duração da profilaxia secundária é determinada por muitos fatores, em particular o tempo decorrido desde o último episódio de FRA (as recorrências tornam-se menos prováveis quanto maior for esse tempo), a idade (as recorrências são menos prováveis com o aumento da idade) e a gravidade da DCR (se grave, pode ser prudente evitar até mesmo um risco muito pequeno de recorrência em virtude das consequências potencialmente sérias) (Tab. 359-4). A profilaxia secundária é mais bem administrada como parte de um programa coordenado de controle da DCR com base no registro de pacientes. Os registros melhoram a capacidade de acompanhar os pacientes, identificar os que faltaram à profilaxia e instituir estratégias para melhorar a adesão.

LEITURAS ADICIONAIS

Carapetis JR et al: Acute rheumatic fever and rheumatic heart disease. Nat Rev Dis Primers 14:15084, 2016.
Gewitz MH et al: Revision of the Jones Criteria for the diagnosis of acute rheumatic fever in the era of Doppler echocardiography: A scientific statement from the American Heart Association. Circulation 131:1806, 2015.
RHD Australia (ARF/RHD Writing Group): The 2020 Australian guideline for prevention, diagnosis and management of acute rheumatic fever and rheumatic heart disease (3rd edition); 2020. Available at https://www.rhdaustralia.org.au/arf-rhd-guideline.
Vekemans J et al: The path to group A *Streptococcus* vaccines: World Health Organization research and development technology roadmap and preferred product characteristics. Clin Infect Dis 69:5, 2019.
Zühlke L et al: Clinical outcomes in 3343 children and adults with rheumatic heart disease from 14 low- and middle-income countries: Two-year follow-up of the Global Rheumatic Heart Disease Registry (the REMEDY Study). Circulation 134:1456, 2016.

VÍDEO 359-1A Imagens ecocardiográficas transtorácicas de uma menina de 9 anos que sofreu o primeiro episódio de febre reumática aguda. As imagens demonstram os achados ecocardiográficos típicos de cardite reumática aguda. Os folhetos valvares estão relativamente finos e intensamente móveis. A falta de coaptação dos folhetos da valva mitral é o resultado do alongamento cordal e da dilatação anular. A insuficiência da valva mitral é moderada, com um jato de regurgitação direcionado no sentido posterolateral típico de cardite reumática. ***A.*** Cardite reumática aguda (incidência apical da ecocardiografia das quatro câmaras).

VÍDEO 359-1B Imagens ecocardiográficas transtorácicas de uma menina de 9 anos que sofreu o primeiro episódio de febre reumática aguda. As imagens demonstram os achados ecocardiográficos típicos de cardite reumática aguda. Os folhetos valvares estão relativamente finos e intensamente móveis. A falta de coaptação dos folhetos da valva mitral é o resultado do alongamento cordal e da dilatação anular. A insuficiência da valva mitral é moderada, com um jato de regurgitação direcionado no sentido posterolateral típico de cardite reumática. ***B.*** Cardite reumática aguda (incidência apical da ecocardiografia com Doppler colorido das quatro câmaras).

VÍDEO 359-1C Imagens ecocardiográficas transtorácicas de uma menina de 9 anos que sofreu o primeiro episódio de febre reumática aguda. As imagens demonstram os achados ecocardiográficos típicos de cardite reumática aguda. Os folhetos valvares estão relativamente finos e intensamente móveis. A falta de coaptação dos folhetos da valva mitral é o resultado do alongamento cordal e da dilatação anular. A insuficiência da valva mitral é moderada, com um jato de regurgitação direcionado no sentido posterolateral típico de cardite reumática. **C.** Cardite reumática aguda (incidência paraesternal de longo eixo da ecocardiografia).

VÍDEO 359-1D **Imagens ecocardiográficas transtorácicas de uma menina de 9 anos que sofreu o primeiro episódio de febre reumática aguda.** As imagens demonstram os achados ecocardiográficos típicos de cardite reumática aguda. Os folhetos valvares estão relativamente finos e intensamente móveis. A falta de coaptação dos folhetos da valva mitral é o resultado do alongamento cordal e da dilatação anular. A insuficiência da valva mitral é moderada, com um jato de regurgitação direcionado no sentido posterolateral típico de cardite reumática. **D.** Cardite reumática aguda (incidência paraesternal de longo eixo da ecocardiografia com Doppler colorido).

VÍDEO 359-2A **As imagens ecocardiográficas transtorácicas são de um menino de 5 anos de idade com doença cardíaca reumática crônica com insuficiência da valva mitral grave e estenose da valva mitral moderada.** As imagens demonstram os achados ecocardiográficos típicos de doença cardíaca reumática crônica avançada. Tanto o folheto anterior como o posterior da valva mitral estão marcadamente espessados. Durante a diástole, a movimentação da ponta do folheto anterior da valva mitral é restrita, com formação de domo do corpo do folheto em direção ao septo interventricular. Esse aspecto é descrito comumente como uma deformação em "taco de hóquei" ou em "cotovelo". **A.** Doença cardíaca reumática crônica (incidência paraesternal de longo eixo).

VÍDEO 359-2B **As imagens ecocardiográficas transtorácicas são de um menino de 5 anos de idade com doença cardíaca reumática crônica com insuficiência da valva mitral grave e estenose da valva mitral moderada.** As imagens demonstram os achados ecocardiográficos típicos de doença cardíaca reumática crônica avançada. Tanto o folheto anterior como o posterior da valva mitral estão marcadamente espessados. Durante a diástole, a movimentação da ponta do folheto anterior da valva mitral é restrita, com formação de domo do corpo do folheto em direção ao septo interventricular. Esse aspecto é descrito comumente como uma deformação em "taco de hóquei" ou em "cotovelo". **B.** Doença cardíaca reumática crônica (incidência apical da ecocardiografia de duas câmaras).

360 Esclerose sistêmica (esclerodermia) e distúrbios relacionados
John Varga

DEFINIÇÃO E CLASSIFICAÇÃO

A esclerose sistêmica (ES) é uma doença-órfã de etiologia desconhecida, patogênese complexa e apresentação clínica variável. A ES frequentemente segue uma evolução progressiva e está associada com incapacidade e mortalidade significativas. Praticamente qualquer órgão pode ser afetado (Fig. 360-1).

Existe uma acentuada variabilidade entre os pacientes com ES em termos de padrões de envolvimento da pele e complicações orgânicas, taxas de progressão da doença, resposta ao tratamento, gravidade da doença e sobrevida. Os estágios iniciais da ES estão associados a quadros inflamatórios proeminentes; entretanto, com o passar do tempo, as alterações estruturais em múltiplos leitos vasculares e uma disfunção de órgãos viscerais decorrente de fibrose e atrofia tornam-se progressivamente predominantes no quadro clínico. Os critérios de classificação recentemente desenvolvidos para o diagnóstico de ES (mostrados na Tab. 360-1) são > 90% específicos e seletivos.

Embora uma pele espessada e endurecida (*esclerodermia*) seja a marca distintiva da ES, alterações cutâneas semelhantes também são vistas em formas localizadas de esclerodermia, juntamente com múltiplos distúrbios metabólicos, hereditários, autoimunes e iatrogênicos (Tab. 360-2). Pacientes com ES podem ser amplamente agrupados em duas subpopulações definidas pelo padrão de envolvimento cutâneo com características clínicas e sorológicas e história natural definidas (Tab. 360-3). Os pacientes com ES cutânea difusa (EScd) apresentam extenso endurecimento cutâneo que inicia nos dedos (esclerodactilia) e ascende da parte distal para a região proximal dos membros e para o tronco. Nesses pacientes, pode haver o desenvolvimento relativamente precoce de doença cutânea progressiva, doença pulmonar intersticial (DPI) e, menos comumente, envolvimento renal agudo. Em contrapartida, nos pacientes com ES cutânea limitada (EScl), o fenômeno de Raynaud costuma preceder a esclerodactilia e outras manifestações patológicas, por vezes em vários anos. Nesses pacientes, o envolvimento cutâneo permanece limitado aos dedos, à parte distal dos membros e à face, ao passo que o tronco é poupado. Um subgrupo de pacientes com EScl demonstra um conjunto característico de achados clínicos (calcinose cutânea, fenômeno de Raynaud, dismotilidade esofágica, esclerodactilia e telangiectasia) historicamente chamado de *síndrome CREST*. Na EScl, o envolvimento de órgãos viscerais tende a ocorrer após uma evolução insidiosa e muitas vezes benigna, embora possam ocorrer, como complicações tardias, úlceras isquêmicas nos dedos, hipertensão arterial pulmonar (HAP), hipotireoidismo, sintomas de Sjögren e cirrose biliar primária. Em alguns pacientes, o fenômeno de Raynaud e outras manifestações características de ES ocorrem na ausência de espessamento da pele. Essa doença relativamente benigna é denominada *ES sem esclerodermia*.

INCIDÊNCIA E PREVALÊNCIA

A ES é uma doença adquirida esporádica, com distribuição mundial e que afeta todas as etnias. Nos Estados Unidos, a incidência é estimada em 9 a 46 casos a cada 1 milhão ao ano. Estima-se que haja 100 mil casos nos Estados Unidos, embora esse número possa ser significativamente maior se forem incluídos os pacientes que não preenchem os critérios estritos de classificação. Há amplas variações regionais nas taxas de incidência da ES, possivelmente refletindo diferenças nas definições de caso, exposições ambientais ou suscetibilidade genética em populações de diferentes descendências. As taxas de prevalência na Inglaterra, na Europa Setentrional e no Japão parecem ser menores do que na América do Norte e na Austrália. Idade, sexo e etnia influenciam a suscetibilidade à doença, sendo que os pacientes negros apresentam mortalidade e taxas de incidência idade-específicas mais altas. Assim como outras doenças do tecido conectivo, a ES mostra uma forte predominância feminina (4,6:1), que é mais pronunciada nos anos da idade reprodutiva e diminui depois da menopausa. Um fator de risco adicional é ter um parente de primeiro grau afetado, o que aumenta o risco da doença em 13 vezes. Embora a ES possa ocorrer em qualquer idade, a idade de pico em que há o aparecimento tanto de formas cutâneas limitadas quanto difusas em mulheres é de 65 a 74 anos, porém um pouco antes em mulheres negras. Além disso, pacientes negros com ES são mais propensos a ter doença cutânea difusa, DPI e prognóstico mais desfavorável.

CONTRIBUIÇÃO GENÉTICA PARA A PATOGÊNESE DA DOENÇA

De modo geral, as associações genéticas da ES identificadas até o momento fornecem apenas uma contribuição relativamente modesta para a suscetibilidade à doença. Estudos com gêmeos mostraram baixas taxas de concordância da doença (4,7%) em gêmeos monozigóticos, uma taxa muito menor que em outras doenças autoimunes como a artrite reumatoide (12,3%). Por outro lado, a contribuição genética para a suscetibilidade à doença é apoiada pela observação de que 1,6% dos pacientes com ES têm um parente em primeiro grau com ES, uma taxa de prevalência acentuadamente aumentada em comparação com a população geral. Além disso, o risco de fenômeno de Raynaud, DPI e outras doenças autoimunes, incluindo lúpus eritematoso sistêmico (LES) (Cap. 356), artrite reumatoide (Cap. 358) e tireoidite autoimune (Cap. 383), também é aumentado em parentes de primeiro grau de pacientes com ES. As abordagens atuais para revelar os fatores genéticos que contribuem para a ES incluem o sequenciamento de DNA e a análise de polimorfismo de nucleotídeo único (SNP, do inglês *single nucleotide polymorphism*) de genes-candidatos, além da análise de SNP de todo o genoma de forma livre de hipóteses. Os estudos de associação genômica ampla (GWAS, do inglês *genome-wide association studies*) envolvem amplas coortes multicentros e multinacionais. A maioria dos *loci* de suscetibilidade genética para ES robustamente validados é formada por genes na região altamente polimórfica do antígeno leucocitário humano (HLA, do inglês *human leukocyte antigen*) ou genes envolvidos nas imunidades inata e adaptativa e nas respostas do interferon, destacando a importância da autoimunidade como deflagrador inicial da doença. Estudos genéticos demonstraram associações com variantes comuns (efeito de pequeno tamanho) relacionadas com a ativação de linfócitos B e T (*BANK1, BLK, CD247, STAT4, IL2RA, CCR6, IDO1, TNFSF4/OX40L, PTPN22* e *TNIP1*). Além disso, estudos com genes-candidatos e GWAS identificaram uma associação forte e consistente com haplótipos do HLA de classe II no cromossomo 6, incluindo

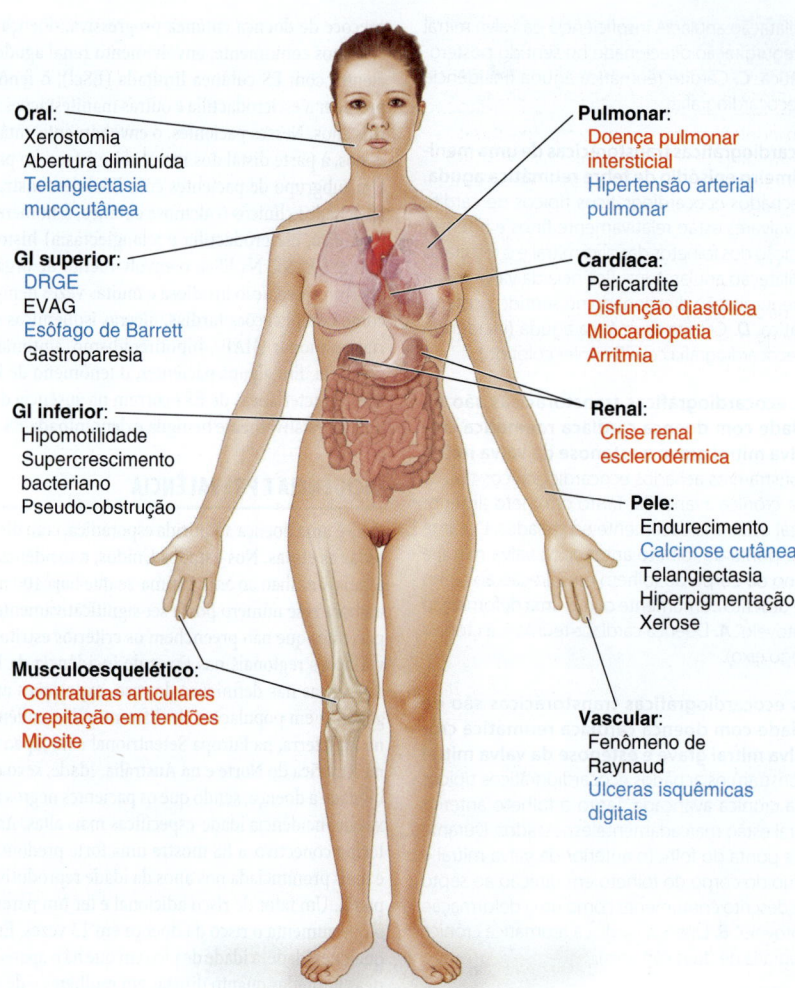

FIGURA 360-1 **Envolvimento de múltiplos órgãos na esclerose sistêmica (ES).** Complicações proeminentes da ES: *vermelho*, aquelas mais comuns na ES cutânea difusa; *preto*, aquelas mais comuns na ES cutânea limitada; *azul*, complicações comuns em ambos os subgrupos de ES. DRGE, doença do refluxo gastresofágico; EVAG, ectasia vascular do antro gástrico; GI, gastrintestinal.

TABELA 360-1 ■ Critérios de classificação para o diagnóstico de esclerose sistêmica		
Item	**Subitem**	**Peso/escore**
Espessamento da pele (bilateral) – dos dedos se estendendo proximalmente às articulações MCF		9
Espessamento somente da pele dos dedos	Dedos inchados	2
	Esclerodactilia (espessamento da pele distalmente às articulações MCF)	4
Lesões nas polpas dos dedos	Úlceras nas pontas dos dedos	2
	Cicatrizes deprimidas nas pontas dos dedos	3
Telangiectasia mucocutânea		2
Padrão anormal dos capilares periungueais		2
Envolvimento pulmonar	Hipertensão arterial pulmonar	2
	Doença pulmonar intersticial	2
Fenômeno de Raynaud		3
Autoanticorpos ES-específicos	AAC	3
	Scl-70	
	RNA-polimerase III	

Siglas: AAC, anticorpos anticentrômero; MCF, metacarpofalângicas.

TABELA 360-2 ■ Condições associadas ao endurecimento da pele
Esclerose sistêmica (ES)
ES cutânea limitada
ES cutânea difusa
Esclerodermia localizada
Morfeia gutata (em placas), morfeia difusa (panesclerótica), morfeia bolhosa
Esclerodermia linear, golpe de sabre, hemiatrofia facial
Morfeia panesclerótica
Síndromes de sobreposição
Doença mista do tecido conectivo
ES/polimiosite
Escleredema diabético e escleredema de Buschke
Escleromixedema (mucinose papular)
Doença do enxerto contra o hospedeiro crônica
Fascite difusa com eosinofilia (doença de Shulman, fascite eosinofílica)
Síndrome da pele rígida
Paquidermoperiostose (osteoartropatia hipertrófica primária)
Condições semelhantes à esclerodermia induzidas quimicamente e associadas com fármacos
Doença induzida pelo cloreto de vinila
Síndrome eosinofilia-mialgia (associada à exposição ao contaminante L-triptofano)
Fibrose sistêmica nefrogênica (associada à exposição ao gadolínio)
Síndrome paraneoplásica

TABELA 360-3 ■ Subpopulações de esclerose sistêmica (ES): manifestações de ES cutânea limitada *versus* ES cutânea difusa

Achados característicos	ES cutânea limitada	ES cutânea difusa
Envolvimento cutâneo	Início indolente; limitado aos dedos, distalmente aos cotovelos, face; progressão lenta	Início rápido; difusa: dedos, membros, face, tronco; progressão rápida
Fenômeno de Raynaud	Precede o envolvimento cutâneo, às vezes por anos; pode estar associada com isquemia crítica nos dedos	Início coincidente com envolvimento da pele; isquemia crítica menos comum
Musculoesquelética	Artralgia leve	Artralgia grave, síndrome do túnel do carpo, crepitações de fricção tendínea
Doença pulmonar intersticial	Lentamente progressiva, em geral leve	Frequente, início e progressão precoces, pode ser grave
Hipertensão arterial pulmonar	Frequente, tardia, pode ocorrer como uma complicação isolada	Com frequência, ocorre em associação com doença pulmonar intersticial
Crise renal esclerodérmica	Muito rara	Ocorre em 15%; em geral, precoce (< 4 anos a partir do início da doença)
Calcinose cutânea	Frequente, proeminente	Menos comum, leve
Autoanticorpos característicos	Anticentrômero	Antitopoisomerase I (Scl-70), anti-RNA-polimerase III

HLA-DRB1*11:04, DQA1*05:01 e DQB1*03:01, além dos genes no complexo principal de histocompatibilidade (MHC, do inglês *major histocompatibility complex*) não HLA *NOTCH4* e *PSORSC1*. Outras variantes genéticas associadas com a ES estão envolvidas na imunidade inata e na sinalização do interferon tipo 1 (*IRF5, IRF7, STAT4, TNFAIP3* e *TLR2*). Foram relatadas associações adicionais com *IL12RB2, IL-21*, os genes *DNASE1L3* e *SOX5* relacionados com autofagia e apoptose e os genes *CSK, CAV1, PPARG* e *GRB10* relacionados com a matriz extracelular. Além da suscetibilidade à ES, alguns desses *loci* genéticos estão associados com manifestações particulares da doença ou com subpopulações sorológicas, incluindo a DPI (*CTGF, CD226*), a HAP (*TNIP1*), a crise renal esclerodérmica (*HLA-DRB1**) e os anticorpos anticentrômero (*HLA-DPB1*05:01*). Embora as consequências funcionais dessas variantes gênicas e seus potenciais papéis na patogênese sejam indeterminados, parece provável que a sua combinação cause um estado de imunorregulação alterada, levando a uma suscetibilidade aumentada à autoimunidade e à inflamação persistente. É digno de nota que muitas variantes associadas com a ES também são implicadas em outros distúrbios autoimunes, incluindo LES, síndrome de Sjögren, artrite reumatoide, esclerose múltipla e psoríase, sugerindo vias patogênicas comuns compartilhadas entre essas condições fenotipicamente distintas. É importante notar que as associações genéticas identificadas até o momento explicam apenas uma fração da hereditariedade da ES e se concentram em variantes comuns. Por outro lado, o sequenciamento de última geração, como o sequenciamento do exoma completo, pode ajudar na identificação de outros fatores de suscetibilidade genética na ES, em especial variantes codificadoras raras (e potencialmente causais) e suas associações com fenótipos específicos.

EXPOSIÇÕES AMBIENTAIS E OCUPACIONAIS

A etiologia da ES é desconhecida. Dada a contribuição genética relativamente modesta para a suscetibilidade à ES, os fatores ambientais, como os agentes infecciosos, o microbioma, as exposições ocupacionais, as dietas, o estilo de vida e as exposições a fármacos provavelmente desempenham um papel importante. Há evidências sugerindo um possível papel patogênico para vírus, incluindo parvovírus B19, vírus Epstein-Barr (EBV) e citomegalovírus (CMV), e *Rhodotorula glutinis*. A síndrome do óleo tóxico, uma doença nova com características da ES, ocorreu como um surto epidêmico na Espanha na década de 1980 e foi ligada a um óleo de colza usado na culinária. Outro surto epidêmico, denominado *síndrome de eosinofilia-mialgia* (SEM), ocorreu nos Estados Unidos na década de 1990 e foi relacionado ao consumo de suplementos dietéticos contendo L-triptofano. A exposição ao contraste de gadolínio em pessoas com comprometimento da função renal submetidas à ressonância magnética (RM) foi associada ao desenvolvimento de fibrose sistêmica nefrogênica. Embora essas novas síndromes tóxicas epidêmicas fossem caracterizadas por alterações cutâneas de endurações crônicas e envolvimento orgânico visceral variável, suas manifestações clínicas, patológicas e laboratoriais as distinguem da ES. As exposições ocupacionais experimentalmente associadas à ES incluem sílica particulada (quartzo), cloreto de polivinila, resinas epóxi, fumaças de solda, solventes orgânicos e hidrocarbonetos aromáticos, incluindo diluidores de tintas, tolueno, xileno e tricloroetileno. Essas exposições podem deflagrar modificações epigenéticas tipo-específicas estáveis e hereditárias, como metilação do DNA e modificação de histonas, as quais poderiam desencadear alterações patogênicas na expressão gênica celular. Várias dessas modificações epigenéticas são reversíveis e representam possíveis alvos para a terapia. Os fármacos e substâncias implicados em enfermidades similares à ES incluem a bleomicina, a pentazocina e a cocaína, bem como supressores do apetite associados à HAP. Mais recentemente, os inibidores do *checkpoint* imune, como os bloqueadores de PD-1 usados na terapia do câncer, foram implicados como desencadeadores de doenças semelhantes à ES. A radioterapia contra o câncer foi associada ao aparecimento *de novo* de ES, bem como à exacerbação de ES preexistente. Em contrapartida à artrite reumatoide, o tabagismo não aumenta o risco de ES. Embora relatos de casos e séries descrevendo a ocorrência de ES em mulheres com implantes mamários de silicone tenham causado preocupação com relação a um possível papel patogênico do silicone na ES, pesquisas epidemiológicas em larga escala não encontraram evidências de prevalência aumentada de ES.

PATOGÊNESE

A patogênese da ES envolve possíveis insultos ambientais que desencadeiam modificações epigenéticas em um hospedeiro geneticamente predisposto, causando alterações na expressão genética subjacentes a alterações de comportamento de múltiplos tipos celulares **(Fig. 360-2)**.

Os três processos patomecânicos cardinais subjacentes às manifestações clínicas e alterações patológicas variadas da ES são: (1) microangiopatia difusa, (2) inflamação e autoimunidade, e (3) fibrose visceral e vascular afetando múltiplos órgãos **(Fig. 360-3)**. Embora cada um desses distintos processos

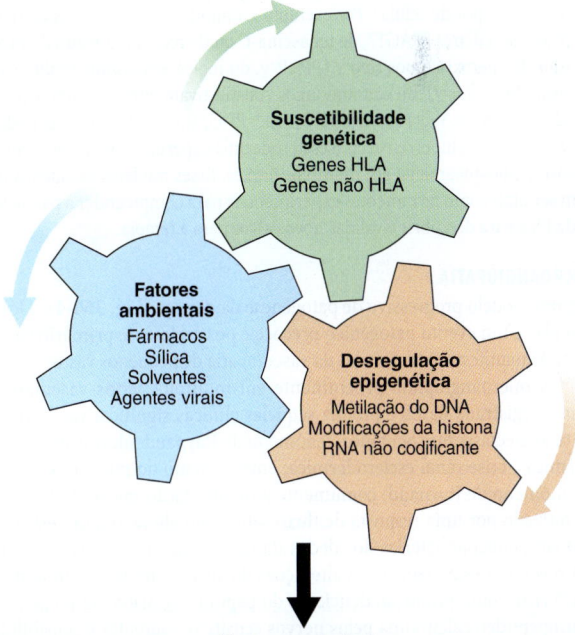

FIGURA 360-2 O intercâmbio de fatores de risco genéticos e modificações epigenéticas induzidas por exposição ambiental subjacente à complexa patogênese da esclerose sistêmica. HLA, antígeno leucocitário humano. *(Reproduzida com permissão de Amr Sawalha e Pei-Suen Tsou, University of Pittsburgh e University of Michigan.)*

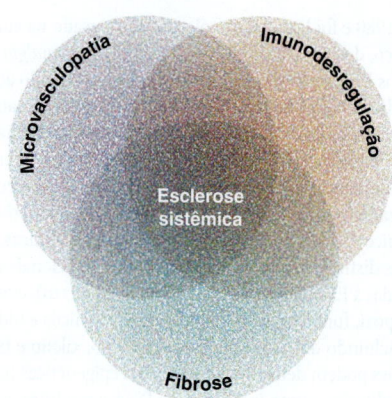

FIGURA 360-3 Tríade patogênica da esclerose sistêmica (ES). A característica constelação de vasculopatia, autoimunidade/inflamação e fibrose de ocorrência sincrônica diferencia a ES e responde por suas variadas manifestações clínicas.

possa estar sincronicamente ativo em um determinado paciente com ES, sua gravidade relativa, progressão e contribuição para o quadro clínico geral variam entre os pacientes individuais e com o passar do tempo. De modo geral, a autoimunidade e a reatividade vascular reversível são achados precoces, ao passo que a fibrose e a atrofia são observadas mais tardiamente na doença.

MODELOS ANIMAIS DE DOENÇA

Não existe um modelo animal único da ES que reproduza de maneira completa os três processos cardinais subjacentes à patogênese da doença. Camundongos *tight-skin* (Tsk1/+) desenvolvem espessamento espontâneo da pele (hipoderme) devido a uma mutação de duplicação no gene da fibrilina 1. A proteína fibrilina 1 mutante interrompe a montagem da matriz extracelular levando à ativação aberrante do fator de crescimento transformador β (TGF-β, do inglês *transforming growth factor β*). Nos seres humanos, mutações na fibrilina 1 estão associadas à doença de Marfan e à síndrome da pele rígida, mas não há relatos na ES. Em camundongos, a fibrose da pele e do pulmão acompanhada de graus variáveis de vasculopatia e autoimunidade pode ser induzida em camundongos pela injeção de bleomicina ou de angiotensina II ou pelo transplante de células esplênicas ou de medula óssea HLA-incompatível. Modificações genéticas dirigidas em camundongos originam novos modelos de doença, que permitem investigar os papéis patogênicos de moléculas individuais, vias e tipos de células. Por exemplo, camundongos deficientes de IRF5, de proteínas ciliares SPAG17, de tenascina-C ou de receptor ativado do proliferador dos peroxissomos tipo γ (PPAR-γ, do inglês *peroxisome proliferator-activated receptor-γ*), ou camundongos constitutivamente com superexpressão de β-catenina, Wnt10b, sirtuína 3, Fra2, PDGFRα ou adiponectina podem ser resistentes ou hipersensíveis à esclerodermia experimental ou desenvolver fibrose espontaneamente em múltiplos órgãos. Esses modelos de doença podem ser úteis como ferramentas experimentais para compreender a patogênese da ES e para descobrir e validar novos alvos para a terapia.

MICROANGIOPATIA

Em um modelo progressivo de patogênese da doença (Fig. 360-4), a lesão vascular é um evento patogênico precoce e possivelmente primário subjacente às manifestações variadas da vasculopatia de pequenos vasos.

A microangiopatia proeminente em múltiplos leitos vasculares é marca registrada da ES e produz sequelas clínicas significativas, incluindo telangiectasia mucocutânea, fenômeno de Raynaud, úlceras digitais isquêmicas, crise renal esclerodérmica, envolvimento do miocárdio e HAP. O fenômeno de Raynaud, comumente a manifestação inicial da ES, é caracterizado por uma resposta de fluxo sanguíneo alterado a um estímulo frio em pequenas artérias dos dedos da mão. Essa anormalidade funcional reversível está associada a alterações do sistema nervoso autônomo e periférico, como produção deficiente do peptídeo relacionado ao gene do neuropeptídeo calcitonina pelos nervos sensitivos aferentes e sensibilidade aumentada de receptores α2-adrenérgicos nas células musculares lisas vasculares. O fenômeno de Raynaud isolado (primário) é extremamente comum, em geral benigno e não progressivo. Por outro lado, o fenômeno de Raynaud secundário associado à ES costuma progredir para alterações estruturais irreversíveis nos vasos sanguíneos pequenos, culminando em úlceras isquêmicas nas pontas dos dedos, necrose e amputação.

Vírus, fatores citotóxicos, quimiocinas, micropartículas trombogênicas, ativação da via alternativa do complemento e autoanticorpos dirigidos contra células endoteliais, fosfolipídeos e β2-glicoproteína I (β2GPI) estão implicados como potenciais deflagradores de lesão celular endotelial na ES. A lesão endotelial perturba a produção de substâncias vasodilatadoras (óxido nítrico e prostaciclina) e vasoconstritoras (endotelina 1), além de causar a suprarregulação da molécula de adesão intercelular 1 (ICAM-1, do inglês *intercellular adhesion molecule 1*) e de outras moléculas de adesão de superfície. Os microvasos mostram permeabilidade aumentada e diapedese transendotelial de leucócitos, ativação de cascatas da coagulação, produção de trombina elevada e fibrinólise deficiente. A agregação plaquetária espontânea causa liberação de serotonina, fator de crescimento derivado de plaquetas (PDGF, do inglês *platelet-derived growth factor*) e grânulos α plaquetários, incluindo tromboxano, um potente vasoconstritor. As células miointimais semelhantes a células musculares lisas se acumulam na camada média, possivelmente por meio de um processo chamado de transição endotelial-mesenquimal (EndoMT, do inglês *endotelial-mesenchymal transition*). A membrana basal é espessada e reduplicada, havendo desenvolvimento de fibrose da adventícia perivascular. O processo vasculopático afeta primariamente capilares, arteríolas e menos comumente vasos grandes em diversos órgãos, resultando em comprometimento do fluxo sanguíneo e isquemia tecidual. A oclusão progressiva do lúmen devido à hipertrofia da íntima e da média, combinada ao dano persistente de células endoteliais e fibrose da adventícia, estabelece um ciclo vicioso subjacente à vasculopatia fibroproliferativa que culmina na ausência marcante de vasos sanguíneos (rarefação) na fase tardia da doença. A isquemia-reperfusão recorrente gera espécies reativas do oxigênio (ROSs, do inglês *reactive oxygen species*), que danificam ainda mais o endotélio por peroxidação dos lipídeos da membrana. Paradoxalmente, o processo de revascularização, que normalmente restabelece o fluxo sanguíneo para o tecido isquêmico, é deficiente na ES, mesmo com níveis elevados de outros fatores angiogênicos. Além disso, as células progenitoras endoteliais derivadas da medula óssea estão numericamente reduzidas e funcionalmente comprometidas.

Há evidências crescentes que implicam a EndoMT na patogênese da vasculopatia na ES. O processo de EndoMT se caracteriza pela transição de células epiteliais para miofibroblastos acompanhada pela perda de marcadores celulares endoteliais e aquisição de marcadores de miofibroblastos associados com a localização nuclear do fator de transcrição Snail1. Nas arteríolas e nas artérias pequenas, a EndoMT leva ao acúmulo de miofibroblastos derivados de células endoteliais na íntima e na média, resultando em vasculopatia fibroproliferativa e oclusão luminal. Por outro lado, a EndoMT que afeta os vasos capilares leva a uma vasculopatia obstrutiva caracterizada por perda de células endoteliais e acúmulo de miofibroblastos intersticiais derivados de células endoteliais, resultando em fibrose intersticial e rarefação microvascular, como pode ser observado pela capilaroscopia periungueal. Assim, a perda de capilares combinada com a vasculopatia fibroproliferativa que afeta as arteríolas e as artérias, além do comprometimento da capacidade de reparo e reposição de vasos danificados, são características marcantes da ES.

INFLAMAÇÃO E AUTOIMUNIDADE

Imunidade celular Embora os eventos iniciais que desencadeiam a ativação da autoimunidade inata e adaptativa na ES sejam desconhecidos, várias observações sustentam a natureza inflamatória/autoimune da ES: presença quase universal de anticorpos circulantes com especificidades definidas; *clusters* da ES com outras doenças autoimunes; células imunes ativadas, incluindo células T autorreativas com receptores antigênicos oligoclonais em órgãos-alvo; assinaturas proeminentes de interferon (IFN) tipo I – caracterizadas pela expressão elevada de genes regulados por IFN – em diversos tipos celulares na circulação e em biópsias de pele; altos níveis circulantes e secreção espontânea por células mononucleares de citocinas e quimiocinas, como a interleucina-6 (IL-6), fator de necrose tumoral, IL-4, IL-10, IL-17, IL-33, CCL2 e CXCL4; associação genética de ES (compartilhada com outras doenças autoimunes) com variantes de MHC e outros genes de resposta imune; e rápida resposta clínica, resolução da fibrose e regeneração vascular observadas em alguns pacientes com ES tratados com terapias imunomoduladoras ou imunoablativas.

Os monócitos circulantes de pacientes com ES que superexpressam genes regulados por IFN, como o Siglec-1, apresentam níveis reduzidos de caveolina 1 e exibem um fenótipo pró-fibrótico. Na ES em estágio inicial (edematosa), infiltrados de células mononucleares constituídos por células T ativadas, monócitos/macrófagos e células dendríticas podem ser detectados na pele, nos pulmões e em outros órgãos afetados mesmo antes do

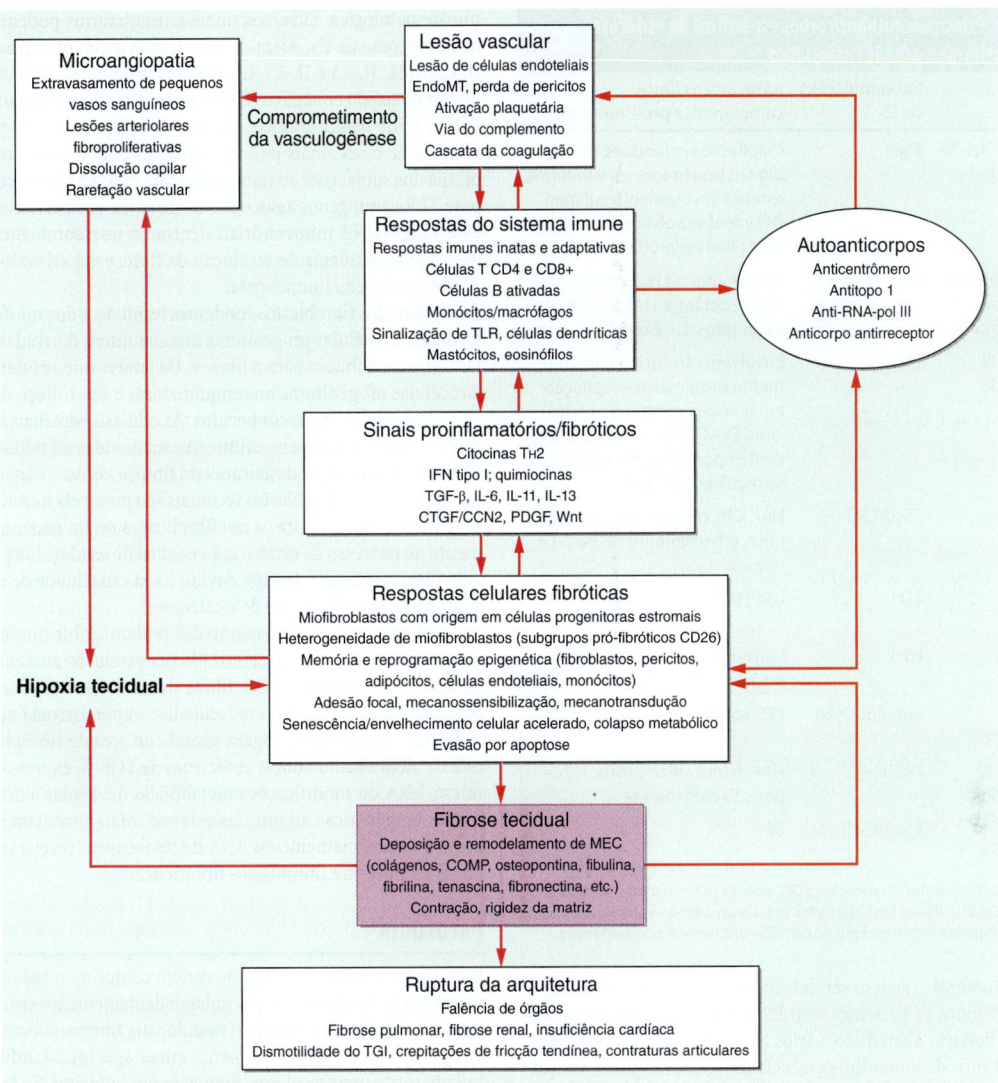

FIGURA 360-4 **Modelo progressivo integrado da patogênese da esclerose sistêmica (ES).** A agressão vascular inicial em um indivíduo geneticamente predisposto desencadeia uma cascata de alterações vasculares funcionais e estruturais associadas com inflamação e autoimunidade. As respostas imunes iniciais desencadeiam a ativação e a diferenciação, resultando em fibrogênese patológica sustentada, dano tecidual irreversível e falência dos órgãos afetados. A lesão vascular também resulta em uma isquemia tecidual que contribui ainda mais para fibrose e atrofia progressivas. CTGF, fator de crescimento do tecido conectivo; EndoMT, transição endotelial-mesenquimal; IFN, interferon; IL, interleucina; MEC, matriz extracelular; PDGF, fator de crescimento derivado de plaquetas; TGF-β, fator de crescimento transformador β; TGI, trato gastrintestinal; TLR, receptor semelhante a Toll.

aparecimento de fibrose ou dano vascular. As células dendríticas próximas a miofibroblastos e fibroblastos ativados expressam receptores semelhantes ao Toll (TLRs, do inglês *Toll-like receptors*) que são ativados por ácidos nucleicos próprios e outros ligantes endógenos. A estimulação de TLR induz a secreção de mediadores, incluindo IFN, IL-10, linfopoietina do estroma tímico (TSLP, do inglês *thymic stromal lymphopoietin*) e CXCL4, moldando a resposta imune adaptativa e contribuindo para a perda de tolerância imune. As células T que infiltram os tecidos expressam marcadores de ativação CD45 e HLA-DR e apresentam assinaturas de receptores de células T restritos, indicativos de expansão oligoclonal em resposta ao reconhecimento de um antígeno ainda desconhecido. Notavelmente, em pacientes diagnosticados com ES em estreita associação temporal com cânceres e que são positivos para anticorpos anti-RNA-polimerase III, o tumor comumente abriga alterações genéticas em RNApol3, resultando na geração de imunidade de célula T autoantígeno-específica e em anticorpos com reatividade cruzada.

Na ES, as células T circulantes expressam receptores de quimiocina e $α_1$-integrina, o que explica a ligação aumentada dessas células ao endotélio e aos fibroblastos, ao passo que as células endoteliais expressam ICAM-1 e outras moléculas de adesão que facilitam a diapedese leucocitária. As células T ativadas exibem uma resposta imune T_H2-polarizada dirigida por células dendríticas. As citocinas T_H2 IL-4, IL-13, IL-33 e TSLP induzem ativação de fibroblastos, ao passo que a citocina T_H1 interferon-γ (IFN-γ) bloqueia a ativação de fibroblastos citocina-mediada e exibe propriedades antifibróticas. Foram relatadas evidências de função alterada de células T_H17 e células T reguladoras na ES. As células linfoides inatas tipo 2 (iLCs, do inglês *innate lymphoid cells*), uma população distinta de células linfoides recentemente descoberta implicada na imunidade tipo 2 e no remodelamento tecidual, também estão numericamente aumentadas em biópsias de pele na ES. Macrófagos alternadamente ativados e que expressam CD163, os quais produzem TGF-β e promovem angiogênese e remodelamento tecidual, estão aumentados na pele e no pulmão de pacientes com ES. As células T reguladoras (Tregs) reforçam a tolerância imune, e, embora sua frequência esteja elevada na circulação e tecidos de pacientes com ES, sua função imunossupressiva parece defeituosa. Um relato recente demonstrou que as Tregs têm papel fundamental na prevenção da fibrose espontânea na pele, possivelmente por meio do sequestro de TGF-β ativado. Evidências implicam alterações na homeostasia e na função de células B na ES. Células B circulantes mostram aumento de CD19 e moléculas coestimuladoras CD80 e CD86, sugerindo ativação crônica de células B. Os níveis séricos de um ligante indutor de proliferação (APRIL) e de um fator ativador de células B (BAFF), membros da superfamília do TNF com potentes efeitos sobre a ativação de células B, estão elevados na ES e se associam com a extensão do envolvimento cutâneo e pulmonar. As células B secretam IL-6, TGF-β e outras citocinas profibróticas implicadas na patogênese. Portanto, a hiperatividade da célula B poderia contribuir diretamente para os processos inflamatórios e fibróticos na ES, bem como para a geração de autoanticorpos.

TABELA 360-4 ■ Principais autoanticorpos específicos da esclerose sistêmica (ES) e principais achados associados

Antígeno-alvo	Subpopulações de ES	Associação clínica característica proeminente
Topoisomerase I (Scl-70) Padrão pontilhado	EScd	Crepitação em tendões, úlceras digitais isquêmicas, escleroderma, extenso envolvimento cutâneo, DPI inicial, envolvimento cardíaco, crise renal esclerodérmica
Proteínas do centrômero Padrão pontilhado (centrômero) distinto	EScl	Úlceras digitais isquêmicas, calcinose cutânea, HAP isolada; em casos raros, crise renal
RNA-polimerase III Padrão pontilhado	EScd	Envolvimento cutâneo rapidamente progressivo, crepitação em tendões, contraturas articulares, EVAG, crise renal, cânceres contemporâneos; em casos raros, úlceras digitais
U3-RNP (fibrilarina) Padrão nucleolar	EScd/EScl	HAP, DPI, crise renal esclerodérmica, envolvimento do trato GI, miosite
Th/T₀ Padrão nucleolar	EScl	DPI, HAP
PM/Scl Padrão nucleolar	EScl	Calcinose cutânea, DPI, sobreposição com miosite
Ku Padrão pontilhado	Sobreposição	LES, sobreposição com miosite
U1-RNP Padrão pontilhado	DMTC	HAP, artrite inflamatória, sobreposição com miosite
U11/U12-RNP Padrão pontilhado	EScd/EScl	DPI

Siglas: DMTC, doença mista do tecido conectivo; DPI, doença pulmonar intersticial; EScd, ES cutânea difusa; EScl, ES cutânea limitada; EVAG, ectasia vascular do antro gástrico; GI, gastrintestinal; HAP, hipertensão arterial pulmonar; LES, lúpus eritematoso sistêmico.

Autoimunidade humoral Podem ser detectados anticorpos antinucleares (AANs) em quase todos os pacientes com ES, mesmo nos estágios iniciais e pré-clínicos da doença. Além disso, vários autoanticorpos ES-específicos com padrões distintos de imunofluorescência mostram fortes associações com fenótipos exclusivos da doença, além do haplótipo HLA **(Tab. 360-4)**. Por sua especificidade, exclusividade mútua e associação com manifestações singulares da doença, os autoanticorpos associados à ES têm utilidade substancial na prática clínica para diagnóstico e estratificação de risco, embora seu papel no monitoramento da atividade da doença ainda seja desconhecido. Recentemente, anticorpos dirigidos contra fibrilina 1, metaloproteinases de matriz, marcadores de superfície celular, receptor de angiotensina II, receptor de endotelina 1 ou receptor de PDGF foram identificados em pacientes com ES, embora sua relevância clínica ainda não tenha sido estabelecida. Esses anticorpos apresentam atividade agonista de receptor funcional e podem ter papéis patogênicos diretos.

Vários mecanismos têm sido propostos para explicar a ocorrência dos autoanticorpos na ES. A clivagem proteolítica, a expressão aumentada ou a localização subcelular alterada de proteínas normais, ou suas alterações decorrentes de mutação observadas em certos tumores, podem levar ao reconhecimento imune como neoepítopos, resultando na quebra de imunotolerância.

FIBROSE

A fibrose que afeta múltiplos órgãos de maneira sincrônica é um achado distintivo de ES. O processo é caracterizado pela substituição da arquitetura tecidual normal por um tecido conectivo rígido, avascular e relativamente acelular. Na ES, a fibrose ocorre como consequência de inflamação e dano microvascular **(Fig. 360-4)**. Os fibroblastos são células mesenquimatosas responsáveis por manter a integridade funcional e estrutural do tecido conectivo. Mediante ativação por sinais extracelulares, os fibroblastos proliferam, migram, secretam fatores de crescimento, quimiocinas, citocinas, colágenos e outras moléculas da matriz e se transdiferenciam em miofibroblastos contráteis. Sob condições normais, estas são respostas autolimitadas para obter reparo e regeneração regulados pelo tecido. Em contrapartida, quando essas respostas se tornam sustentadas e amplificadas, resultam em fibrose patológica. Diversos sinais estimulatórios podem estar envolvidos na patogênese da ES. Além de TGF-β, isso inclui os mediadores parácrinos IL-6, IL-11, IL-13 e IL-23, ligantes morfogênicos e Wnt, o fator de crescimento do tecido conectivo (CTGF, do inglês *connective tissue growth factor*), PDGF, ácido lisofosfatídico, endotelina-1, hipoxia, ROS, trombina e forças mecânicas; esses sinais podem contribuir para a ativação sustentada de fibroblastos subjacente ao reparo desadaptativo na ES. O acúmulo de ligantes para TLR4 endógenos associados ao dano (EDA-fibronectina e tenascina-C) e de TLR9 (DNA mitocondrial) dentro do microambiente contribui ainda mais para a ausência de resolução da fibrose via ativação não regulada de TLR e sinalização imune inata.

Além dos fibroblastos residentes teciduais e dos miofibroblastos transformados, as células progenitoras mesenquimais derivadas da medula óssea também contribuem para a fibrose. Os fatores que regulam a diferenciação das células progenitoras mesenquimatosas e seu tráfego da circulação para o tecido afetado são desconhecidos. As células endoteliais lesadas em arteríolas e artérias de pequeno calibre são submetidas a EndoMT, dando origem a miofibroblastos que desencadeiam fibrose perivascular. Células epiteliais, pré-adipócitos e fibroblastos teciduais são possíveis fontes de miofibroblastos patogênicos. Embora os miofibroblastos sejam encontrados transitoriamente no processo de cicatrização normal de feridas, sua persistência no tecido fibrótico, possivelmente devido à sua capacidade de evitar a apoptose, contribui para a formação de cicatrizes.

Fibroblastos de ES explantados podem exibir um fenótipo anormalmente ativado *ex vivo*, caracterizado por produção aumentada de colágeno, geração espontânea de ROS, fibras de estresse proeminentes e expressão constitutiva de actina α do músculo liso. A persistência do "fenótipo escleroderma" durante a passagem seriada *ex vivo* de fibroblastos de ES pode refletir alças estimuladoras autócrinas de TGF-β, expressão desregulada de micro-RNA ou modificações metabólicas de células autônomas e modificações epigenéticas adquiridas estáveis. Mais recentemente, ferramentas como o sequenciamento do RNA de célula única revelaram heterogeneidade funcional entre fibroblastos fibróticos.

PATOLOGIA

Embora os achados patológicos variem conforme o sítio anatômico, as características distintivas da ES independentemente do sistema orgânico são microangiopatia disseminada (vasculopatia fibroproliferativa), perda e obliteração capilar e fibrose. Na doença em estágio inicial, infiltrados de células inflamatórias perivasculares compostos por linfócitos T e B, monócitos e macrófagos ativados e mastócitos podem ser detectados em múltiplos órgãos. Uma microangiopatia obliterativa não inflamatória no coração, nos pulmões, nos rins e no trato gastrintestinal (GI) é um achado tardio proeminente. A fibrose acomete, de forma mais proeminente, a pele, os pulmões, o sistema circulatório, o trato GI, as bainhas tendíneas, o tecido perifascicular que circunda o músculo esquelético e alguns órgãos endócrinos como a glândula tireoide. O acúmulo excessivo de colágenos e outras macromoléculas de matriz estruturais desorganiza progressivamente a arquitetura normal, resultando em comprometimento da função e falência dos órgãos afetados.

PELE

Na pele, a derme é espessada devido ao acúmulo de amplos feixes de colágeno homogeneizado orientados paralelamente ao epitélio **(Fig. 360-5A)**. As glândulas anexas são atróficas, podendo haver acentuada perda de tecido adiposo branco perianexial e intradérmico acompanhada de sua reposição com colágeno. Embora infiltrados perivasculares de células mononucleares possam ser vistos no início, a fibrose cutânea estabelecida mostra ausência de inflamação.

PULMÕES

Os estudos de necrópsia mostram, universalmente, envolvimento pulmonar nos subgrupos cutâneo limitado e difuso da ES. O mais comum é o padrão de pneumonia intersticial não especificada (PINE), caracterizado por fibrose intersticial variável e leve inflamação crônica com linfócitos T, macrófagos e eosinófilos. Com a progressão, passa a haver dominância de fibrose intersticial e lesão vascular, muitas vezes coexistindo na mesma biópsia. O padrão pneumonia intersticial usual (PIU) de heterogeneidade espacial e temporal de inflamação, fibrose e focos fibróticos, uma característica marcante da fibrose pulmonar idiopática, é menos comum na ES **(Fig. 360-5B)**. A fibrose dos septos alveolares resulta na obliteração dos espaços aéreos e na perda

de doença veno-oclusiva. Algumas vezes, também pode haver bronquiolite linfocítica envolvendo a submucosa dos bronquíolos terminais.

TRATO GASTRINTESTINAL

As alterações patológicas podem ser encontradas em qualquer nível, da boca ao reto. Atrofia e fibrose da lâmina própria da muscular, bem como lesões vasculares características, são proeminentes na parte inferior do esôfago, ao passo que o músculo estriado no terço superior do esôfago geralmente é preservado. A substituição colágena da arquitetura do trato intestinal leva ao comprometimento da contratilidade muscular lisa e diminuição da atividade peristáltica, resultando em dismotilidade, supercrescimento bacteriano, pseudo-obstrução do intestino delgado e perfuração. O refluxo gastroesofágico crônico está associado à inflamação esofágica, a ulcerações na mucosa e à formação de estenose, podendo levar à metaplasia de Barrett com risco de adenocarcinoma concomitante. A dilatação e o refluxo esofágicos podem agravar a DPI, devido à microaspiração crônica.

RINS

Nos rins, predominam as lesões vasculares que afetam as artérias interlobulares e arqueadas. A isquemia renal crônica está associada a glomérulos encolhidos. Pacientes com crise renal esclerodérmica, uma complicação aguda potencialmente fatal da ES, apresentam necrose fibrinoide aguda de arteríolas aferentes, seguida de proliferação intimal (padrão "casca de cebola") e colapso isquêmico de glomérulos. Essas alterações são similares às microangiopatias trombóticas, como a síndrome hemolítico-urêmica atípica (Cap. 115), e são acompanhadas de trombose, trombocitopenia decorrente de consumo de plaquetas e hemólise intravascular. Podem ser vistas evidências de ativação do complemento em biópsias renais. Trombose vascular extensa, colapso glomerular e depósitos capilares peritubulares predizem insuficiência renal irreversível.

CORAÇÃO

A patologia cardíaca subclínica é comum na ES e pode acometer o miocárdio e o pericárdio. As lesões arteriolares características no coração são a hipertrofia concêntrica da íntima e o estreitamento luminal, a necrose irregular das bandas de contração, a perda de miócitos cardíacos e a fibrose miocárdica decorrente de envolvimento microvascular e lesão de isquemia--reperfusão. Também é comum haver fibrose do sistema de condução, em particular no nó sinoatrial. A frequência de arteriopatia coronariana aterosclerótica epicárdica pode estar aumentada na ES em comparação à população geral, de modo similar a outras doenças inflamatórias sistêmicas. O envolvimento pericárdico com infiltrados inflamatórios crônicos e exsudatos fibrinosos é comum e pode estar, algumas vezes, associado com efusões pericárdicas.

PATOLOGIA EM OUTROS ÓRGÃOS

A sinovite das mãos pode ocorrer na ES; com a progressão da doença, a sinóvia se torna fibrótica e, em contrapartida à doença reumatoide, a formação de *pannus* e a reabsorção óssea são incomuns. A fibrose das bainhas tendíneas e da fáscia, por vezes acompanhada de calcificações, produz crepitação em tendões palpável e, às vezes, audível. Inflamação e, nos estágios tardios, atrofia e fibrose de músculos esqueléticos são achados comuns e são similares em indivíduos com polimiosite. A fibrose da tireoide e das glândulas salivares menores pode ser vista subjacente ao hipotireoidismo e à síndrome *sicca*. As placentas de gestantes com ES mostram vasculopatia decidual, a qual é associada a desfechos perinatais desfavoráveis e morte fetal.

MANIFESTAÇÕES CLÍNICAS

VISÃO GERAL

A ES é uma doença realmente sistêmica que pode afetar praticamente qualquer órgão (Fig. 360-1 e Tab. 360-5). Embora a estratificação dicotômica em subgrupos cutâneos difuso e limitado (Tab. 360-2) seja útil, a ES é muito mais complexa, e múltiplos *clusters* distintos ou endofenótipos de ES com manifestações, trajetórias e desfechos característicos podem ser reconhecidos em cada subgrupo. Endofenótipos exclusivos estão associados a autoanticorpos com especificidades distintas e mutualmente exclusivas (Tab. 360-4). Além disso, os pacientes com "sobreposição" exibem achados típicos de ES que coexistem com evidências clínicas e laboratoriais de outras doenças autoimunes, mais comumente polimiosite, síndrome de Sjögren, poliartrite, doença hepática autoimune ou LES.

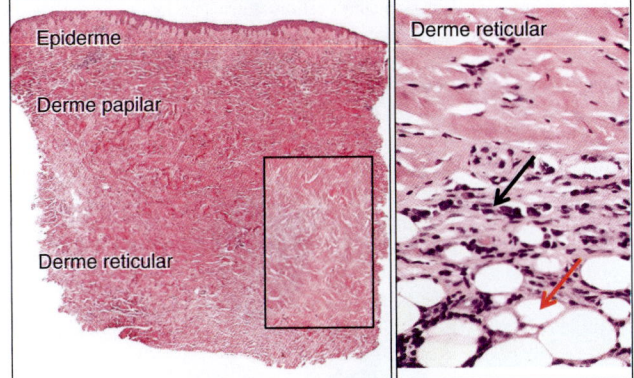

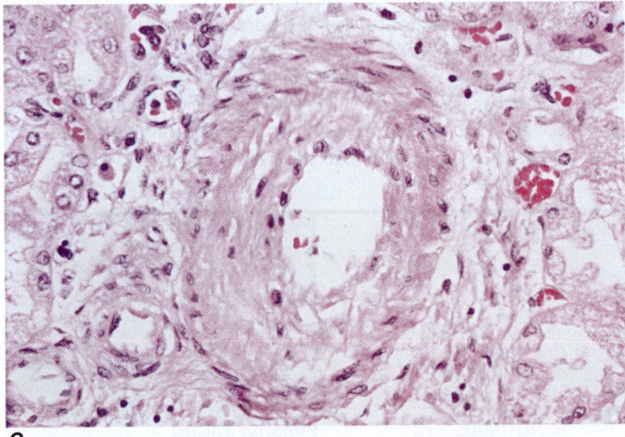

FIGURA 360-5 Achados patológicos em múltiplos órgãos na esclerose sistêmica (ES). *A. Painel esquerdo:* A pele está espessada devido à expansão fibrótica da derme. Na inserção, uma maior ampliação mostra que feixes de colágeno espessos hialinizados substituem os anexos cutâneos. *Painel direito:* Células inflamatórias mononucleares na derme e no tecido adiposo intradérmico. *B.* Doença pulmonar intersticial na ES inicial. Fibrose difusa dos septos alveolares e infiltrado crônico de células inflamatórias. Coloração tricrômica. *C.* Vasculopatia arterial pulmonar obliterante. Acentuada hiperplasia da íntima e estreitamento luminal de pequena artéria, com pouca inflamação e fibrose intersticial pulmonar mínima, em um paciente com hipertensão arterial pulmonar na ES.

de vasos sanguíneos pulmonares. Esse processo prejudica a troca de gases e contribui para hipertensão pulmonar. O espessamento da íntima das artérias pulmonares, visto melhor com a coloração de elastina, é subjacente à HAP associada à ES (Fig. 360-5C) e, na necrópsia, com frequência está associado a êmbolos pulmonares e evidências de fibrose do miocárdio. Os pacientes com HAP associada à ES também apresentam fibrose e proliferação de íntima em vênulas pré-septais e veias pulmonares, o que leva ao desenvolvimento

TABELA 360-5 ■ Frequência de envolvimento clínico de órgãos na esclerose sistêmica (ES) cutânea limitada e na ES cutânea difusa		
Achados	ES cutânea limitada (%)	ES cutânea difusa (%)
Envolvimento cutâneo	90ª	100
Fenômeno de Raynaud	99	98
Úlceras digitais isquêmicas	50	25
Envolvimento esofágico	90	80
Doença pulmonar intersticial	35	65
Hipertensão arterial pulmonar	15	15
Miopatia	11	23
Envolvimento cardíaco clínico	9	12
Crise renal esclerodérmica	2	15
Calcinose cutânea	40	35

ªAproximadamente 10% dos pacientes têm ES *sem* esclerodermia.

APRESENTAÇÃO CLÍNICA INICIAL

A apresentação inicial característica é bastante diferente em pacientes com as formas cutânea difusa (EScd) *versus* cutânea limitada (EScl) da doença. Na EScd, o intervalo entre o fenômeno de Raynaud e o início de outras manifestações da doença costuma ser curto (semanas a meses). Edema de tecidos moles, dedos inchados e prurido são sinais da fase inflamatória inicial "edematosa". Os dedos das mãos, os membros distais e a face geralmente são afetados primeiro. Hiperpigmentação difusa da pele, artralgias, síndrome do túnel do carpo, fraqueza muscular, fadiga e mobilidade articular diminuída são comuns. Durante as semanas a meses subsequentes, a fase edematosa inflamatória evolui para a fase "fibrótica", com endurecimento da pele associado a perda de pelos, redução da produção de oleosidade cutânea e declínio na capacidade de suar. Seguem-se contraturas progressivas em flexão dos dedos. Os punhos, os cotovelos, os ombros, a bacia, os joelhos e os tornozelos tornam-se rígidos devido à fibrose das estruturas articulares de suporte. Embora o envolvimento da pele seja a manifestação mais visível da EScd inicial, o comprometimento significativo e clinicamente silencioso dos órgãos internos pode ocorrer nessa fase. Os 4 anos iniciais a partir do início da doença correspondem ao período de evolução mais rápida e potencialmente irreversível do dano pulmonar e renal. Se não ocorrer insuficiência orgânica durante esse período de EScd, o processo sistêmico poderá atingir um platô e estabilizar.

Em comparação com a EScd, o curso da EScl tende a ser mais indolente. Pode haver um intervalo de vários anos entre o aparecimento do fenômeno de Raynaud e as manifestações da doença, como doença do refluxo gastresofágico (DRGE), telangiectasia cutânea, úlceras digitais isquêmicas ou calcificações de tecidos moles. Crise renal esclerodérmica, DPI significativa e crepitação em tendões são raros na EScl, ao passo que a HAP e a sobreposição com ceratoconjuntivite seca, poliartrite, vasculite cutânea e cirrose biliar primária podem se desenvolver mesmo muitos anos após o aparecimento da doença.

ENVOLVIMENTO DE ÓRGÃOS

FENÔMENO DE RAYNAUD

O fenômeno de Raynaud, complicação extracutânea mais frequente da ES, é caracterizado por episódios de vasoconstrição dos dedos das mãos e dos pés, por vezes afetando também a ponta do nariz e os lóbulos das orelhas. As crises são reversíveis e podem ser desencadeadas por redução da temperatura, além de estresse emocional ou vibração. Em geral, as crises começam com palidez dos dedos, seguida por cianose de duração variável. A hiperemia segue-se espontaneamente ou com o reaquecimento do dedo. A progressão das três fases de cor reflete vasoconstrição, isquemia e reperfusão. É importante observar que até 5% da população geral têm fenômeno de Raynaud. Na ausência de sinais ou sintomas de condição subjacente, o fenômeno de Raynaud é classificado como primário (doença de Raynaud), representando uma resposta vasomotora fisiológica exagerada ao frio. O fenômeno de Raynaud secundário pode ocorrer na ES e em outras doenças do tecido conectivo, em condições hematológicas e endócrinas e em distúrbios ocupacionais, podendo complicar o tratamento com betabloqueadores ou

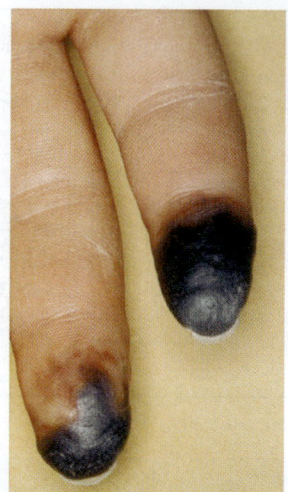

FIGURA 360-6 Necrose digital. Necrose nitidamente delimitada da ponta do dedo secundária à isquemia em um paciente com esclerose sistêmica cutânea limitada associada ao fenômeno de Raynaud grave.

fármacos anticâncer, como a cisplatina e a bleomicina. Distinguir a doença de Raynaud primária do fenômeno de Raynaud secundário pode representar um desafio diagnóstico. A doença de Raynaud é sustentada pelos seguintes achados: ausência de causa subjacente; história familiar de fenômeno de Raynaud; ausência de necrose ou ulceração de tecido digital; e teste de AAN negativo. O fenômeno de Raynaud secundário tende a se desenvolver em uma idade mais avançada, é clinicamente mais grave (episódios mais frequentes, prolongados e dolorosos) e, com frequência, é complicado por úlceras digitais isquêmicas e perda de dedos (Fig. 360-6).

A capilaroscopia periungueal usando um oftalmoscópio ou microscópio possibilita a visualização de capilares cutâneos do leito ungueal com imersão em óleo (Fig. 360-7). A doença de Raynaud está associada a alças vasculares paralelas uniformemente espaçadas, ao passo que, no fenômeno de Raynaud secundário, os capilares periungueais são distorcidos, com alças ampliadas e irregulares, lúmen dilatado, micro-hemorragias e áreas de "deleção" vascular. Portanto, a capilaroscopia periungueal pode ser útil para diferenciar as formas primária e secundária do fenômeno de Raynaud, bem como para estabelecer o diagnóstico inicial de ES.

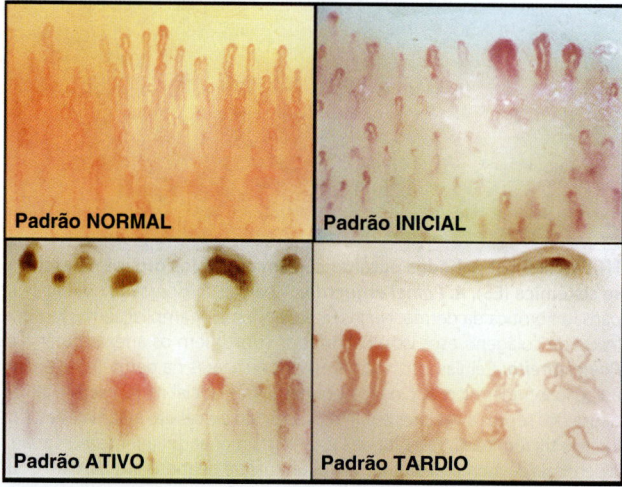

FIGURA 360-7 Alterações dos capilares periungueais associadas à esclerose sistêmica (ES). Em pessoas saudáveis, observam-se microvasos "em grampo de cabelo" com arranjo regular e tamanho uniforme. No padrão inicial, observam-se dilatações dos microvasos e os microvasos simetricamente aumentados (capilares gigantes). No padrão ativo, observam-se os capilares gigantes, o colapso com micro-hemorragias e a perda de capilares. No padrão tardio, observam-se a perda maciça de capilares, a fibrose e a neoangiogênese com dilatações secundárias (videocapilaroscopia periungueal; ampliação de 220×). (*Cortesia do Professor Maurizio Cutolo, University of Genoa, Itália.*)

MANIFESTAÇÕES CUTÂNEAS

O espessamento cutâneo simétrico bilateral é a principal característica que diferencia a ES de outras doenças do tecido conectivo. O envolvimento da pele começa nos dedos da mão e geralmente avança da extremidade distal para a proximal, de maneira ascendente. Alguns pacientes observam o escurecimento difuso da pele na ausência de exposição solar como uma manifestação bastante precoce. Em indivíduos de pele escura, pode haver hipopigmentação do tipo vitiligo. A perda de pigmento preservando as áreas perifoliculares gera a aparência de "sal e pimenta" na pele, mais proeminente no couro cabeludo, na parte superior do dorso e no tórax. A esclerose dérmica obliterante de folículos pilosos, glândulas sudoríparas e glândulas écrinas e sebáceas causa perda de pelos, diminuição da sudorese, e xerose e prurido nas áreas de pele afetadas. As pregas transversais sobre o dorso dos dedos da mão desaparecem (Fig. 360-8). Contraturas por flexão fixas dos dedos causam diminuição da motilidade da mão e levam à atrofia muscular. A fibrose da pele e do tendão subjacente é responsável pelas contraturas fixas dos punhos, dos cotovelos e dos joelhos. Cristas espessas no pescoço, causadas pela firme aderência da pele ao músculo platisma subjacente, interferem na extensão do pescoço.

Os pacientes com ES estabelecida podem mostrar um aspecto facial característico, chamado de "Mauskopf" (cabeça de rato), com a pele esticada e brilhante, perda de rugas e, ocasionalmente, fácies sem expressão, devido à mobilidade reduzida das pálpebras, das bochechas e da boca. O afinamento dos lábios, com acentuação dos dentes incisivos centrais e sulcos radiais periorais proeminentes (rítides), completa o quadro. A abertura oral reduzida (microstomia) interfere na alimentação e na higiene oral. O nariz assume um aspecto apertado, semelhante a um bico. Na doença em estágio tardio, a pele se torna fina e atrófica e está firmemente ligada à gordura subcutânea (ancoramento). Capilares cutâneos dilatados medindo 2 a 20 mm de diâmetro (telangiectasias), semelhantes aos da telangiectasia hemorrágica hereditária, são observados com frequência na face, nas mãos, nos lábios e na mucosa oral (Fig. 360-9). O número de telangiectasias correlaciona-se com a gravidade da doença microvascular, inclusive HAP. A ruptura da pele atrofiada leva a ulcerações crônicas nas superfícies extensoras das articulações interfalângicas proximais, nos coxins volares das pontas dos dedos e em proeminências ósseas, como os cotovelos e os maléolos. As úlceras são dolorosas, cicatrizam devagar e se tornam secundariamente infectadas, resultando em osteomielite. A cicatrização das úlceras isquêmicas nas pontas dos dedos deixa depressões digitais fixas características. A perda de tecidos moles nas pontas dos dedos em consequência de isquemia pode estar associada à acentuada reabsorção da parte terminal das falanges (acro-osteólise) (Fig. 360-10).

Ocorrem calcificações distróficas na pele, no tecido subcutâneo e nos tecidos moles (calcinose cutânea) na presença de níveis séricos normais de cálcio e fosfato em até 40% dos pacientes, mais comumente naqueles com EScl positiva de longa duração para anticorpos anticentrômero. Os depósitos calcificados, compostos por cristais de hidroxiapatita de cálcio, apresentam tamanhos que variam de lesões pontuais mínimas até amplas massas conglomeradas, podendo ser facilmente visualizados em radiografias simples ou por tomografia computadorizada (TC) de dupla energia. Esses depósitos ocorrem quando o cálcio precipita em tecidos danificados por inflamação, hipoxia ou traumatismo local. As localizações frequentes incluem os coxins dos dedos da mão, as palmas das mãos, as superfícies extensoras dos antebraços e as bursas pré-patelares e do olécrano (Fig. 360-11). Grandes depósitos calcificados podem causar dor e compressão de nervos,

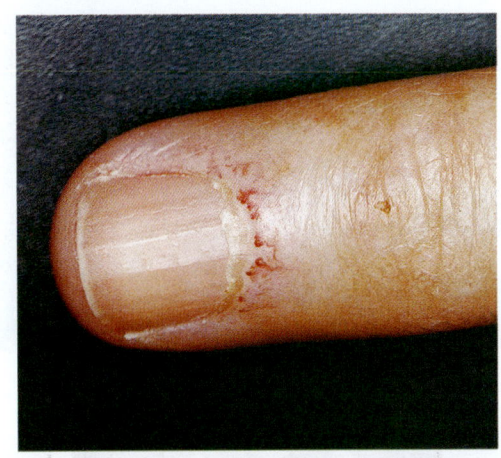

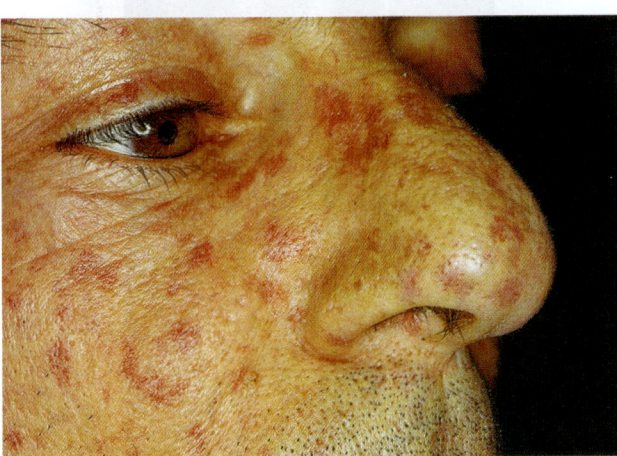

FIGURA 360-9 **Alterações vasculares cutâneas na esclerose sistêmica. A.** Alterações vasculares periungueais em paciente com esclerose sistêmica cutânea limitada. **B.** Telangiectasia da face.

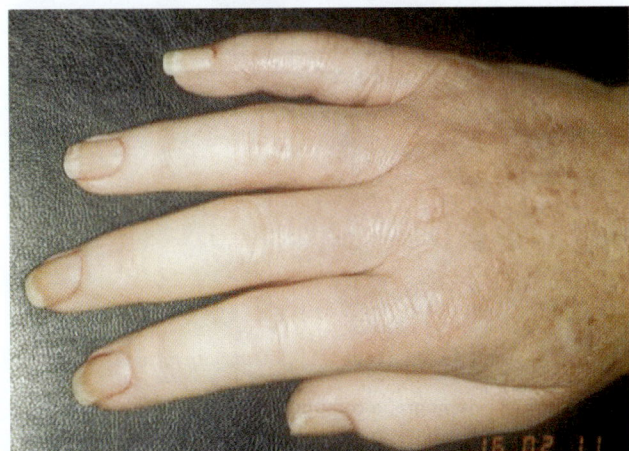

FIGURA 360-8 **Esclerodactilia.** Observam-se o endurecimento da pele dos dedos e as contraturas fixas em flexão nas articulações interfalângicas proximais em um paciente com esclerose sistêmica cutânea limitada.

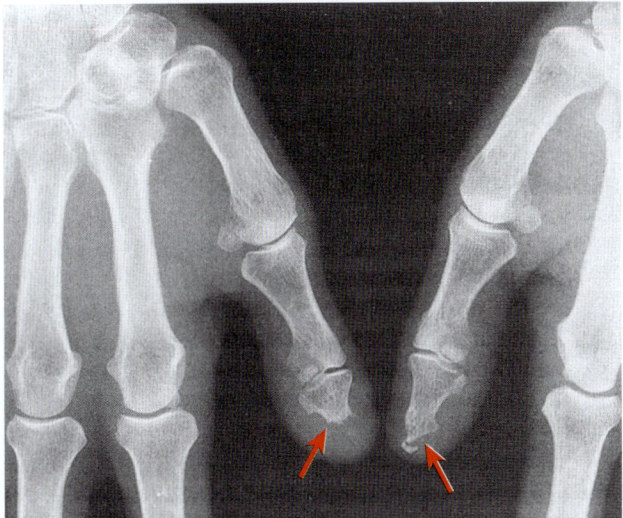

FIGURA 360-10 **Acro-osteólise.** Observa-se a dissolução das falanges terminais distais (setas). A acro-osteólise está associada com isquemia digital e é vista em pacientes com esclerose sistêmica cutânea limitada de longa duração e fenômeno de Raynaud.

antitopoisomerase I (Scl-70). Em contrapartida, pacientes positivos para anticorpos anticentrômero apresentam risco diminuído de DPI. Os fatores de risco adicionais para DPI significativa incluem baixa capacidade vital forçada (CVF) ou baixa capacidade de difusão pulmonar de monóxido de carbono (D_{CO}) no momento da apresentação inicial. A dilatação esofágica com refluxo crônico na ES causa microaspiração recorrente, um fator de risco para desenvolvimento e progressão de DPI. A progressão mais rápida na DPI geralmente ocorre precocemente no curso da doença (dentro dos primeiros 3-5 anos), quando a CVF pode diminuir em 30% ao ano. Por outro lado, a DPI de início recente é rara em pacientes com ES e doença de longa duração.

O comprometimento pulmonar pode permanecer assintomático até que esteja em fase avançada. Os sintomas respiratórios de apresentação mais comuns – dispneia por esforço, fadiga e tolerância ao exercício reduzida – são sutis e lentamente progressivos. Pode haver tosse seca crônica. O exame físico pode revelar estertores inspiratórios "em velcro" nas bases pulmonares. As provas de função pulmonar (PFPs) são pouco sensíveis para a detecção de envolvimento pulmonar inicial. Em pacientes com DPI por ES estabelecida, as PFPs tipicamente mostram um defeito ventilatório restritivo (CVF < 70% do previsto e/ou relação volume expiratório forçado em 1 segundo [VEF_1]/CVF > 0,8) e redução da capacidade pulmonar total (CPT) e da capacidade de difusão (D_{CO}). Uma redução da D_{CO} significativamente desproporcional à redução dos volumes pulmonares deve despertar suspeita para doença vascular pulmonar, mas também pode ocorrer devido à anemia. A dessaturação de oxigênio com o exercício é comum.

A radiografia de tórax pode ser usada como ferramenta de triagem inicial para excluir a hipótese de infecção e outras causas de sintomas respiratórios; entretanto, em comparação à TCAR, é relativamente insensível para detecção de DPI inicial. Os achados de imagem característicos incluem opacidades lineares reticulares subpleurais no lobo inferior e opacificações "em vidro fosco" com gradiente apicobasal, até mesmo em pacientes assintomáticos com PFPs normais **(Fig. 360-12)**. Achados adicionais na TCAR incluem linfadenopatia mediastinal, nódulos pulmonares, bronquiectasia de tração e, incomumente, faveolamento. A extensão das alterações intersticiais na TCAR torácica inicial é um fator preditivo de progressão de DPI e mortalidade. Embora o lavado broncoalveolar (LBA) possa demonstrar células inflamatórias no trato respiratório inferior e ser útil para descartar tuberculose e outras infecções, ele não parece ter utilidade para o diagnóstico da ES ou para a identificação de alveolite reversível. A biópsia pulmonar cirúrgica na ES só é indicada em pacientes com achados atípicos nas

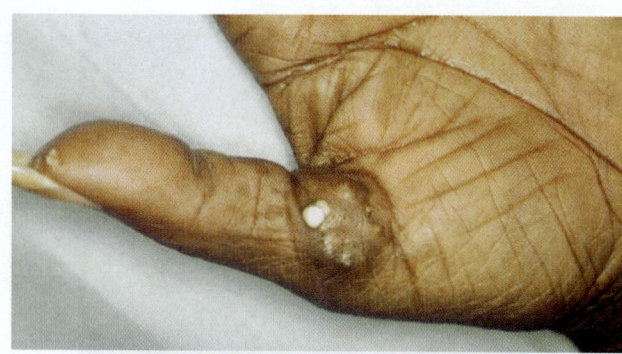

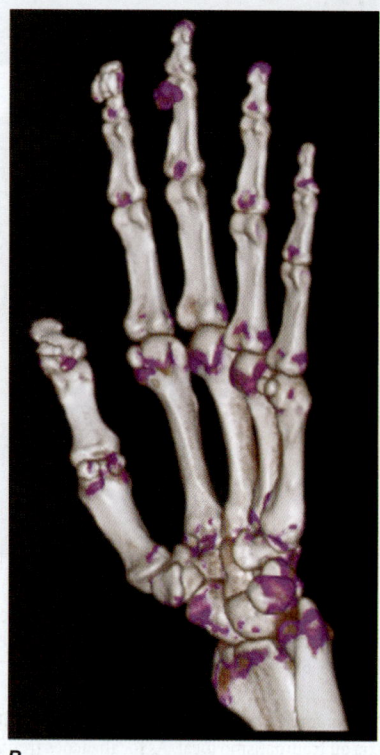

FIGURA 360-11 Calcinose cutânea na esclerose sistêmica. A. Observam-se depósitos calcificados drenando através da pele em paciente com esclerose sistêmica cutânea limitada. **B.** Tomografia computadorizada de dupla energia mostrando depósitos calcificados nas articulações interfalângicas proximais.

podendo ulcerar ao longo da pele sobrejacente com drenagem de material calcário-esbranquiçado e infecções secundárias. Calcificações da bainha paraespinal podem causar complicações neurológicas.

MANIFESTAÇÕES PULMONARES

As duas formas principais de envolvimento pulmonar na ES – DPI e doença vascular pulmonar – são frequentes e respondem juntas pela maioria dos casos de morte relacionada à ES. A sobrevida é particularmente precária em pacientes com ES que apresentam concomitantemente esses dois processos. As complicações pulmonares menos frequentes da ES incluem pneumonite por aspiração, complicando o refluxo gastresofágico crônico; hemorragia pulmonar por telangiectasia endobrônquica; bronquiolite obliterante; reações pleurais; fisiologia restritiva resultante de fibrose da parede torácica; pneumotórax espontâneo; e toxicidade pulmonar induzida por fármacos. A incidência de câncer de pulmão é aumentada na ES.

Doença pulmonar intersticial Embora seja possível encontrar evidência de DPI em até 65% dos pacientes com ES por TC de alta resolução (TCAR), a DPI clinicamente significativa se desenvolve em 16 a 43% dos casos; a frequência varia dependendo do método de detecção utilizado. Os fatores de risco de DPI significativa incluem sexo masculino, descendência africana, envolvimento cutâneo difuso, refluxo gastresofágico grave e presença de autoanticorpos

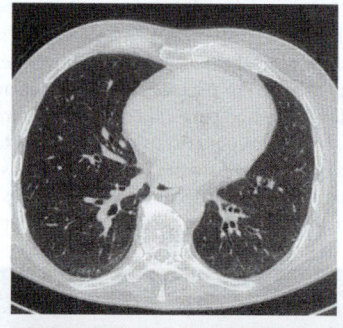

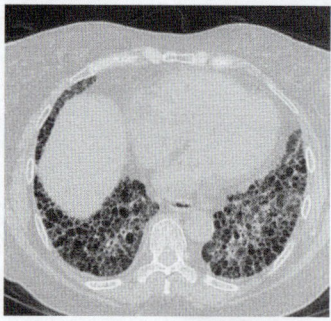

FIGURA 360-12 Tomografia computadorizada de alta resolução do tórax na esclerose sistêmica. *Painel superior:* Doença pulmonar intersticial inicial com reticulações subpleurais e opacidades "em vidro fosco" nos lobos inferiores. Paciente em decúbito dorsal. *Painel inferior:* Extensa fibrose pulmonar com faveolamento reticular grosso e bronquiectasia por tração. *(Cortesia de Rishi Agrawal, Northwestern University.)*

imagens do tórax. O padrão histológico na biópsia de pulmão pode predizer o risco de progressão da DPI, com o padrão de PINE estando associado a um prognóstico mais favorável do que a PIU.

Hipertensão arterial pulmonar A HAP resulta do remodelamento vascular das artérias de pequeno calibre (< 500 μm). A HAP ocorre em 8 a 12% dos pacientes com ES como complicação tardia e pode ser uma anormalidade isolada ou estar associada com DPI. A HAP é definida por pressão arterial pulmonar média ≥ 20 mmHg com pressão de oclusão de artéria pulmonar ≤ 15 mmHg e resistência vascular pulmonar > 3 unidades de Wood. A história natural da HAP associada com ES é variável, porém, em muitos pacientes, segue um curso de piora progressiva com o aparecimento de insuficiência cardíaca direita. A sobrevida em 3 anos de pacientes com ES apresentando HAP não tratada é < 50%. Os fatores de risco incluem doença cutânea limitada, idade avançada ao início da doença, grande número de telangiectasias cutâneas e anticorpos contra centrômero, U3-RNP (fibrilarina) e B23. Mutações no gene *BMPR2* implicadas na HAP idiopática não estão associadas com a ES-HAP.

Na ES, a HAP costuma ser assintomática nos estágios iniciais. Os pacientes apresentam dispneia aos esforços e redução da capacidade de realizar exercícios. Com a progressão, surgem angina, pré-síncope e sinais e sintomas de insuficiência cardíaca direita. O exame físico pode mostrar taquipneia, componente pulmonar sonoro da bulha cardíaca B_2, sopro de regurgitação pulmonar/tricúspide, impulsão do ventrículo direito palpável, pressão venosa jugular elevada e edema periférico. A ecocardiografia com Doppler é um método não invasivo para estimativa da pressão arterial pulmonar. À luz do prognóstico desfavorável da HAP não tratada e da melhor resposta terapêutica em pacientes diagnosticados precocemente, todos os pacientes com ES devem ser submetidos a um rastreamento para HAP na avaliação inicial, seguido de avaliação anual. Uma pressão arterial pulmonar sistólica estimada > 40 mmHg em repouso ou velocidades de jato de regurgitação tricúspide > 3 m/s sugerem HAP. A PFP pode mostrar uma D_{CO} reduzida, seja isolada ou desproporcional à gravidade da restrição. Como a ecocardiografia pode superestimar ou subestimar a pressão arterial pulmonar, o cateterismo cardíaco é necessário para confirmar o diagnóstico de HAP, para avaliar sua gravidade, incluindo o grau de disfunção cardíaca direita, para excluir a doença veno-oclusiva e outras causas cardíacas (pós-capilares) de hipertensão pulmonar e também para fornecer parâmetros prognósticos. Pode ser difícil distinguir entre HAP e hipertensão pulmonar secundária à fibrose pulmonar e hipoxia na ES. Os níveis séricos de N-terminal do precursor do peptídeo natriurético cerebral (NT-pró-BNP, do inglês *N-terminal pro-brain natriuretic peptide*) têm correlação com a presença e a gravidade de HAP, bem como com a sobrevida. Embora o NT-pró-BNP possa ser útil na triagem de HAP e no monitoramento da resposta ao tratamento, os níveis elevados são inespecíficos para HAP e também podem ocorrer em outras formas de cardiopatia direita e esquerda. Apesar da hemodinâmica mais favorável da HAP associada à ES, seu prognóstico é pior e a resposta ao tratamento é pior que na HAP idiopática. Isso se deve mais provavelmente à frequente concomitância de DPI e cardiopatia nesses pacientes.

ENVOLVIMENTO GASTRINTESTINAL

O envolvimento variável do trato GI, o qual pode ser afetado em qualquer nível, é a manifestação de órgãos internos mais comum na ES, vista em até 90% dos pacientes com ES com doença cutânea limitada e difusa (Tab. 360-6). O envolvimento grave do trato GI está associado com o sexo masculino e com autoanticorpos específicos. Os achados patológicos do envolvimento GI na ES incluem fibrose, atrofia de músculo liso e vasculopatia obliterativa de pequenos vasos por toda a extensão do trato GI. Juntos, eles têm grande impacto sobre a qualidade de vida, a desnutrição e a mortalidade.

Envolvimento do trato gastrintestinal superior A abertura oral diminuída interfere na higiene dental regular. A perda do ligamento periodontal que liga os dentes ao osso alveolar leva ao afrouxamento dos dentes. As manifestações orofaríngeas decorrentes de uma combinação de xerostomia, frênulo encurtado e reabsorção dos côndilos mandibulares causam muito incômodo. A maioria dos pacientes com ES mostra sintomas de DRGE (pirose, regurgitação e disfagia) devido a uma combinação de redução da pressão do esfíncter esofágico inferior resultando em refluxo, comprometimento do esvaziamento esofágico do conteúdo gástrico refluído devido à motilidade reduzida e retardo do esvaziamento gástrico. Os antagonistas dos canais de cálcio e os inibidores de fosfodiesterase comumente usados para tratar o

TABELA 360-6 ■ Manifestações gastrintestinais proeminentes da esclerose sistêmica (ES) e seu manejo

Local	Manifestação principal	Manejo
Orofaringe	Abertura oral diminuída Boca seca Periodontite, gengivite Dificuldade para deglutir	Tratamento periodontal Saliva artificial Terapia de deglutição
Esôfago	Refluxo Disfagia Estenoses Metaplasia de Barret	Modificações no estilo de vida Agentes procinéticos Inibidores de bomba de próton Procedimentos endoscópicos
Estômago	Gastroparesia Ectasia vascular do antro gástrico (EVAG, "estômago em melancia")	Agentes procinéticos Crioterapia a *laser* endoscópica
Intestinos delgado e grosso	Supercrescimento bacteriano no intestino delgado Diarreia/constipação Pseudo-obstrução Pneumatose intestinal Má absorção Pseudodivertículos colônicos	Laxantes Agentes procinéticos Rotação de antibióticos Octreotida Suporte nutricional parenteral
Anorreto	Incompetência esfincteriana	*Biofeedback*, estimulação do nervo sacral, cirurgia

fenômeno de Raynaud na ES podem agravar o refluxo. A manometria esofagiana demonstra motilidade anômala na maioria dos pacientes, mesmo na ausência de sintomas. As manifestações extraesofágicas comuns da DRGE na ES incluem rouquidão, tosse e microaspiração crônica, a qual pode agravar a DPI subjacente. Os achados característicos na TC do tórax incluem um esôfago expandido e dilatado contendo ar no lúmen. A dilatação esofágica está associada com a gravidade da DPI. A endoscopia pode estar indicada em pacientes com disfagia para descartar infecções oportunistas por *Candida*, herpes-vírus e CMV. É possível observar uma grave esofagite erosiva em pacientes com sintomas mínimos. Estenoses esofágicas e esôfago de Barrett podem complicar a DRGE crônica em pacientes com ES. Como a metaplasia de Barrett está associada a um risco aumentado de adenocarcinoma, esses pacientes devem permanecer sob vigilância regular com endoscopia e biópsia.

Gastroparesia com saciedade precoce, distensão abdominal e agravamento dos sintomas de refluxo são comuns. Exames com contraste de bário não são sensíveis nem específicos para avaliação do envolvimento gástrico na ES. Pode ocorrer ectasia vascular do antro gástrico (EVAG). Essas lesões subepiteliais, que refletem a vasculopatia difusa dos pequenos vasos da ES, são descritas como "estômago em melancia", devido ao seu aspecto endoscópico. Os pacientes com EVAG podem ter episódios recorrentes de hemorragia GI, resultando em anemia crônica inexplicada. Os pacientes com ES mostram maior prevalência de infecção por *Helicobacter pylori* no estômago.

Envolvimento anorretal e do trato gastrintestinal inferior É comum haver perda de peso e desnutrição decorrentes da combinação de comprometimento da motilidade intestinal, má absorção e diarreia crônica secundária ao supercrescimento bacteriano. Ocorre má absorção de gorduras e proteínas aliada à deficiência das vitaminas B_{12} e D, podendo ser ainda mais exacerbadas por insuficiência pancreática. A função motora intestinal prejudicada também pode levar à pseudo-obstrução intestinal episódica, com sintomas indistinguíveis daqueles produzidos pelo esvaziamento gástrico retardado. Os pacientes apresentam dor abdominal aguda, náuseas e vômitos, e os exames radiográficos mostram obstrução intestinal aguda. Um dos principais desafios diagnósticos é diferenciar a pseudo-obstrução, que responde ao tratamento de suporte e à suplementação nutricional intravenosa, da obstrução mecânica. O envolvimento colônico na ES pode resultar em constipação, algumas vezes complicada por vólvulo do sigmoide, incontinência fecal, sangramento GI por telangiectasias e prolapso retal. Na fase tardia da ES, ocorrem divertículos ou saculações de boca larga no cólon, ocasionalmente causando perfuração e hemorragia. Um achado radiológico incomum é a pneumatose cística intestinal resultante do aprisionamento de ar na parede do intestino, que, em casos raros, pode se romper e causar

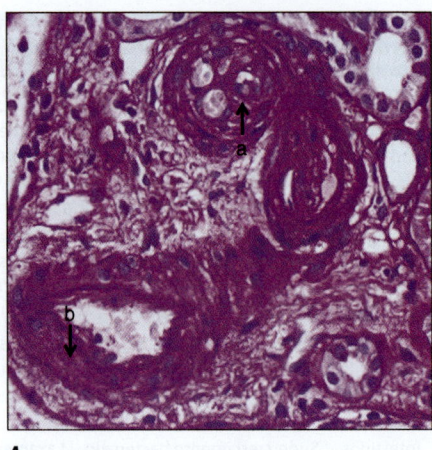 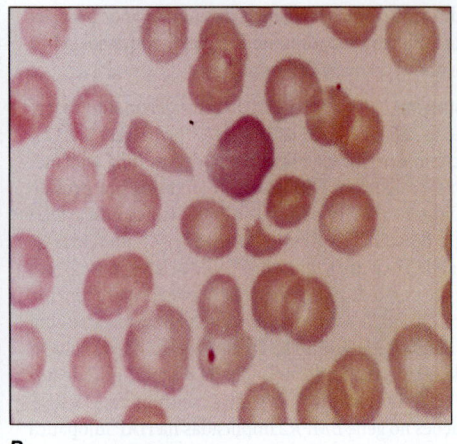

FIGURA 360-13 **Achados de biópsia e hematológicos na crise renal esclerodérmica. A.** Biópsia renal demonstrando proliferação da íntima e alterações mixoides em artérias renais de calibre médio. **B.** Fragmentação de hemácias por hemólise intravascular. *(Cortesia dos Drs. Edward Stern e Christopher Denton, Royal Free Hospital, Londres, Reino Unido.)*

pneumoperitônio benigno. Os estudos da microbiota fecal na ES mostram redução das bactérias protetoras produtoras de butirato, possivelmente promovendo um microambiente intestinal proinflamatório. Embora o fígado seja apenas raramente afetado em pacientes com ES, pode haver cirrose biliar primária, particularmente em pacientes com doença cutânea limitada.

ENVOLVIMENTO RENAL: CRISE RENAL ESCLERODÉRMICA

A crise renal esclerodérmica se manifesta com hipertensão acelerada acompanhada de lesão renal aguda e insuficiência progressiva. Essa complicação aguda potencialmente fatal ocorre em < 15% dos pacientes com ES, quase sempre dentro de 4 anos após o aparecimento da doença. Algumas vezes, a crise renal esclerodérmica pode ser a manifestação de apresentação da ES. Embora a sobrevida em curto prazo na crise renal esclerodérmica fosse < 10% antes do advento dos inibidores da enzima conversora de angiotensina (ECA), os desfechos dessa complicação grave melhoraram muito. A patogênese envolve a vasculopatia obliterativa das artérias renais arqueadas e interlobulares, com a consequente hemólise intravascular (Fig. 360-13). A redução progressiva do fluxo sanguíneo renal, agravada pelo espasmo vascular, leva à secreção justaglomerular aumentada de renina e à geração de angiotensina II, com vasoconstrição renal adicional resultando em um ciclo vicioso que culmina em hipertensão acelerada. Fatores de risco para a crise renal esclerodérmica incluem descendência africana, sexo masculino e envolvimento cutâneo difuso ou progressivo. Até 50% dos pacientes com crise renal esclerodérmica têm anticorpos anti-RNA-polimerase III, ao passo que os pacientes com anticorpos anticentrômero parecem protegidos contra essa complicação. Crepitação palpável por fricção em tendões, derrame pericárdico, anemia recente não explicada e trombocitopenia podem ser precursores de uma crise renal esclerodérmica iminente. Os pacientes de alto risco com ES inicial devem ser aconselhados a medir sua pressão arterial diariamente. Como o uso de glicocorticoides está associado à crise renal esclerodérmica, os pacientes de ES de alto risco devem usar prednisona apenas quando absolutamente necessário e em doses baixas (< 10 mg/dia).

Caracteristicamente, os pacientes com crise renal esclerodérmica apresentam hipertensão acelerada (em geral > 150/90 mmHg) e insuficiência renal oligúrica progressiva. Porém, cerca de 10% dos pacientes apresentam pressão arterial na faixa normal. A crise renal normotensiva em geral está associada a um desfecho ruim. Cefaleia, visão turva, insuficiência cardíaca congestiva e edema pulmonar podem acompanhar a elevação da pressão arterial. Trombocitopenia moderada e hemólise microangiopática com hemácias fragmentadas podem ser vistas, e o exame de urina geralmente mostra proteinúria leve, cilindros granulares e hematúria microscópica. De modo geral, segue-se uma insuficiência renal oligúrica progressiva no decorrer de vários dias. Em alguns casos, a crise renal esclerodérmica é diagnosticada equivocadamente como púrpura trombocitopênica trombótica (PTT) ou outras formas de microangiopatia trombótica. Nesses casos, a biópsia renal e a medida da atividade sérica da protease clivadora do fator de von Willebrand podem ser úteis. A presença de oligúria ou de creatinina > 3 mg/dL na apresentação inicial prediz um desfecho ruim (hemodiálise permanente e mortalidade), da mesma forma que a trombose vascular e o colapso isquêmico vascular na biópsia renal. Foi descrita uma glomerulonefrite crescêntica no contexto de ES e ela pode estar associada com anticorpos anticitoplasma de neutrófilos (ANCAs, do inglês *antineutrophil cytoplasmic antibodies*) específicos para mieloperoxidase. Pode haver glomerulonefrite membranosa em pacientes tratados com D-penicilamina. Pode ocorrer comprometimento renal assintomático em até metade dos pacientes com ES, estando associado com outras manifestações cardiovasculares e raramente progredindo para insuficiência renal em estágio terminal.

ENVOLVIMENTO CARDÍACO

Embora com frequência seja silencioso, o envolvimento cardíaco na ES é detectado em 10 a 50% dos pacientes com ferramentas diagnósticas sensíveis. O envolvimento cardíaco clínico é mais frequente na EScd do que na EScl e pode ser primário ou secundário à HAP, à DPI ou ao envolvimento renal. O envolvimento cardíaco na ES está associado com desfechos ruins. O endocárdio, o miocárdio e o pericárdio podem ser afetados juntos ou separadamente. O envolvimento pericárdico se manifesta como pericardite, efusões pericárdicas, pericardite constritiva e, em casos raros, tamponamento cardíaco. A fibrose do sistema de condução ocorre comumente e pode ser silenciosa ou manifestada na forma de bloqueio cardíaco. Outras arritmias incluem extrassístoles ventriculares, fibrilação atrial e taquicardia supraventricular. O envolvimento microvascular, o vasoespasmo recorrente e a lesão por isquemia-reperfusão contribuem para a fibrose miocárdica, resultando em disfunção ventricular esquerda sistólica ou diastólica assintomática que pode progredir para insuficiência cardíaca franca. Pode ocorrer miocardite aguda ou subaguda, levando à disfunção ventricular esquerda, e o diagnóstico requer RM ou biópsia endomiocárdica. Embora a ecocardiografia convencional tenha baixa sensibilidade para detectar envolvimento cardíaco pré-clínico na ES, modalidades mais novas, como ecocardiografia com Doppler tecidual (TDE, do inglês *tissue Doppler echocardiography*), RM cardíaca e imagem nuclear (TC por emissão de fótons únicos [SPECT, do inglês *single-photon emission CT*]), revelam uma alta prevalência de função ou perfusão miocárdica anormais. O nível sérico de NT-pró-BNP, um hormônio ventricular, é marcador para HAP na ES, mas também pode ter utilidade como marcador de envolvimento cardíaco primário.

COMPLICAÇÕES MUSCULOESQUELÉTICAS

As complicações musculoesqueléticas são comuns na ES. A síndrome do túnel do carpo pode ser uma manifestação de apresentação da doença, e rigidez e artralgia generalizada são proeminentes na doença inicial. A mobilidade de articulações grandes e pequenas é progressivamente comprometida, ao passo que as contraturas fixas se desenvolvem nas articulações interfalângicas proximais e nos punhos. Ocorrem contraturas de grandes articulações em pacientes com EScd e elas estão frequentemente acompanhadas por crepitações em tendões. Estes se caracterizam por uma crepitação grosseira como de couro que é ouvida e palpada com a movimentação articular passiva, sendo causada por fibrose e aderências das bainhas tendíneas e dos planos fasciais nas articulações afetadas. A presença de crepitação em tendões está associada com risco aumentado de complicações renais e cardíacas e com sobrevida reduzida. A sinovite detectada por ultrassonografia (US) ou RM é comum; alguns pacientes com ES desenvolvem poliartrite erosiva nas mãos, ao passo que outros apresentam sobreposição de artrite reumatoide soropositiva. A fraqueza muscular é comum e multifatorial; descondicionamento, atrofia por desuso, desnutrição, inflamação e fibrose podem contribuir. Na ES em fase avançada, ocorre uma forma de miopatia não inflamatória crônica, caracterizada por atrofia e fibrose, com níveis discretamente elevados de enzimas musculares. A reabsorção óssea na porção terminal das falanges causa a característica perda dos tufos distais (acro-osteólise) (Fig. 360-5). A reabsorção dos côndilos mandibulares pode levar à dificuldade de mordedura. A osteólise também pode afetar as costelas e a parte distal das clavículas.

MANIFESTAÇÕES MENOS RECONHECIDAS DA DOENÇA

O ressecamento dos olhos e da boca (complexo *sicca*) é comum na ES. A biópsia das glândulas salivares menores nesses casos mostra fibrose em vez da infiltração linfocítica focal característica da síndrome de Sjögren primária (Cap. 361). O hipotireoidismo resultante da doença de Graves ou da doença de Hashimoto é comum, em particular na EScl, e pode ser sub-reconhecido. Embora o sistema nervoso central geralmente seja preservado na ES, pode haver neuropatia sensitiva do trigêmeo unilateral ou bilateral. A disfunção erétil é uma manifestação patológica frequente e, ocasionalmente, precoce. A incapacidade de alcançar ou manter a ereção peniana resulta de insuficiência vascular e fibrose do músculo liso corpóreo, respondendo pouco ao tratamento clínico. O desempenho sexual também é afetado de modo adverso em mulheres. Embora a fertilidade não seja comprometida na ES, a gravidez está associada ao risco aumentado de desfechos fetais adversos. Além disso, o comprometimento cardiorrespiratório pode piorar durante a gravidez, tendo sido descrito o surgimento de crise renal esclerodérmica.

Câncer Estudos epidemiológicos indicam risco aumentado de câncer na ES. Câncer de pulmão e adenocarcinoma esofágico geralmente ocorrem em casos de DPI ou DRGE de longa duração, podendo ser causados por inflamação crônica e reparo tecidual. Em contrapartida, linfomas e carcinomas de mama, pulmão e ovário tendem a ocorrer em estreita associação temporal com o aparecimento clínico da ES, em particular em pacientes que têm autoanticorpos anti-RNA-polimerase III. Nesses casos, a ES pode representar uma síndrome paraneoplásica desencadeada pela resposta imune antitumoral.

AVALIAÇÃO LABORATORIAL E BIOMARCADORES

Uma leve anemia microcítica é frequente e pode indicar sangramento GI recorrente causado por EVAG ou esofagite crônica. Anemia macrocítica pode ser causada por deficiência de folato e vitamina B_{12}, devido ao supercrescimento bacteriano no intestino delgado e à má absorção, ou por fármacos, como metotrexato. A anemia hemolítica microangiopática causada pela fragmentação mecânica de eritrócitos durante sua passagem através de microvasos revestidos por fibrina ou trombos de plaquetas é uma marca da crise renal esclerodérmica. Em geral, a velocidade de hemossedimentação (VHS) é normal na ES; uma elevação pode sinalizar miosite ou neoplasia maligna coexistente.

Autoanticorpos antinucleares são detectados em quase todos os pacientes com ES. Os anticorpos antitopoisomerase I (Scl-70) e anticentrômero são mutuamente exclusivos e altamente específicos para ES. Os anticorpos antitopoisomerase I (Scl-70) estão associados com risco aumentado de DPI e mau prognóstico. Os anticorpos anticentrômero estão associados com HAP, mas têm associação pouco frequente com envolvimento cardíaco, pulmonar ou renal significativo. O padrão de imunofluorescência nucleolar pode indicar a presença de anticorpos anti-U3-RNP (fibrilarina), Th/To ou PM/Scl, ao passo que um padrão pontilhado de imunofluorescência indica anticorpos anti-RNA-polimerase III em associação com risco aumentado de crise renal esclerodérmica e câncer (Fig. 360-14).

DIAGNÓSTICO, ESTADIAMENTO E MONITORAMENTO

O diagnóstico de ES se baseia primariamente em fundamentos clínicos, sendo, em geral, evidente em pacientes com doença estabelecida. Os critérios diagnósticos desenvolvidos têm > 90% de especificidade e sensibilidade para ES. A presença de endurecimento da pele com um padrão de distribuição simétrica característico associado a manifestações orgânicas viscerais típicas estabelece o diagnóstico com alto grau de certeza. Na EScl, uma história de fenômeno de Raynaud e sintomas de DRGE aliada à presença de esclerodactilia e alterações de capilares periungueais, frequentemente em combinação com telangiectasia e calcinose cutânea, ajuda a estabelecer o diagnóstico. O fenômeno de Raynaud primário é uma condição benigna comum que deve ser diferenciada da ES inicial ou limitada. A microscopia periungueal é particularmente útil nesse contexto, uma vez que, em contrapartida à ES, os capilares periungueais são normais. Pode ser difícil diagnosticar a ES ainda no estágio inicial. Na EScd, os sintomas iniciais frequentemente são inespecíficos, o fenômeno de Raynaud pode estar ausente e o exame físico talvez mostre apenas um edema de membro superior e dedos inchados. A ES em estágio inicial pode ser erroneamente diagnosticada como artrite, LES, miosite ou, mais comumente, doença indiferenciada do tecido conectivo, levando a atrasos no diagnóstico. Em semanas a meses, surgem o fenômeno de Raynaud e um endurecimento cutâneo progressivo. Autoanticorpos ES-específicos fornecem um elevado grau de certeza diagnóstica. O fenômeno de Raynaud com ulcerações nas pontas dos dedos ou outra evidência de isquemia digital, em conjunto com telangiectasia, dismotilidade esofagiana distal, DPI ou HAP não explicadas ou hipertensão acelerada com insuficiência renal na ausência de endurecimento cutâneo, sugere o diagnóstico de ES *sem* esclerodermia. Os pacientes com um diagnóstico recente de ES devem ser rastreados para DPI, o que deve ser seguido por monitoramento pulmonar regular durante vários anos (Fig. 360-15).

MANEJO DA ESCLEROSE SISTÊMICA

PRINCÍPIOS GERAIS

Até o presente, com a possível exceção da terapia de células-tronco hematopoiéticas, nenhuma terapia conseguiu alterar a história natural da ES de modo significativo. Em contrapartida, múltiplas intervenções são efetivas em aliviar os sintomas, tornando mais lenta a progressão de dano orgânico cumulativo e reduzindo a incapacidade. Além disso, uma redução significativa da mortalidade relacionada com a doença tem sido observada nos últimos 25 anos. À luz da marcante heterogeneidade nas manifestações da doença, bem como de sua evolução natural e desfechos, o cuidado otimizado de pacientes com ES exige uma abordagem de "medicina de precisão", especificamente ajustada para as necessidades exclusivas de cada paciente.

Os seguintes princípios gerais devem nortear o manejo (Tab. 360-7): diagnóstico rápido e preciso; subclassificação e estratificação de risco com base na avaliação clínica, radiológica e laboratorial, incluindo perfis de autoanticorpos e biomarcadores prognósticos e preditivos; reconhecimento precoce de complicações em órgãos e avaliação de sua extensão, gravidade e probabilidade de deterioração; monitoramento regular para progressão da doença, novas complicações e resposta à terapia e seus efeitos colaterais; ajuste do tratamento; e educação do paciente. Para minimizar o risco de dano orgânico irreversível, o manejo deve ser individualizado e proativo, com rastreamento regular e início da intervenção apropriada o mais precocemente possível. Considerando a natureza complexa e multissistêmica da ES, uma abordagem em equipe, integrando os especialistas adequados, deve ser buscada. A maioria dos pacientes é tratada com uma combinação de fármacos que têm impacto em diferentes aspectos da doença. Os pacientes devem ser incentivados a se familiarizarem com as potenciais complicações e opções terapêuticas, incluindo tentativas de intervenção e a história natural da doença; e devem também ser incentivados a atuar em parceria com os médicos responsáveis pelos tratamentos. Isso requer uma relação duradoura entre paciente e médico, com aconselhamento e estimulação contínuos, bem como diálogo mútuo.

TERAPIA MODIFICADORA DA DOENÇA: AGENTES IMUNOSSUPRESSORES

Os agentes imunossupressores usados no tratamento de outras doenças autoimunes em geral mostram-se modestamente benéficos ou não produzem nenhum benefício na ES. Os glicocorticoides aliviam a rigidez e a dor na EScd ainda no estágio inflamatório inicial, mas não influenciam a progressão do envolvimento da pele nem dos órgãos internos. Como seu uso está associado ao risco aumentado de crise renal esclerodérmica, os glicocorticoides somente devem ser administrados quando absolutamente necessário, na menor dose possível, e apenas por breves períodos.

O uso da ciclofosfamida tem sido estudado extensamente devido à sua eficácia no tratamento de vasculites (Cap. 363), LES (Cap. 356) e outras doenças autoimunes (Cap. 355). Foi demonstrado que a ciclofosfamida, tanto por via oral (VO) como intravenosa (IV), reduz a progressão de DPI associada à ES, com estabilização e, em casos raros, melhora modesta da função pulmonar, dos achados de TCAR, dos sintomas respiratórios e do

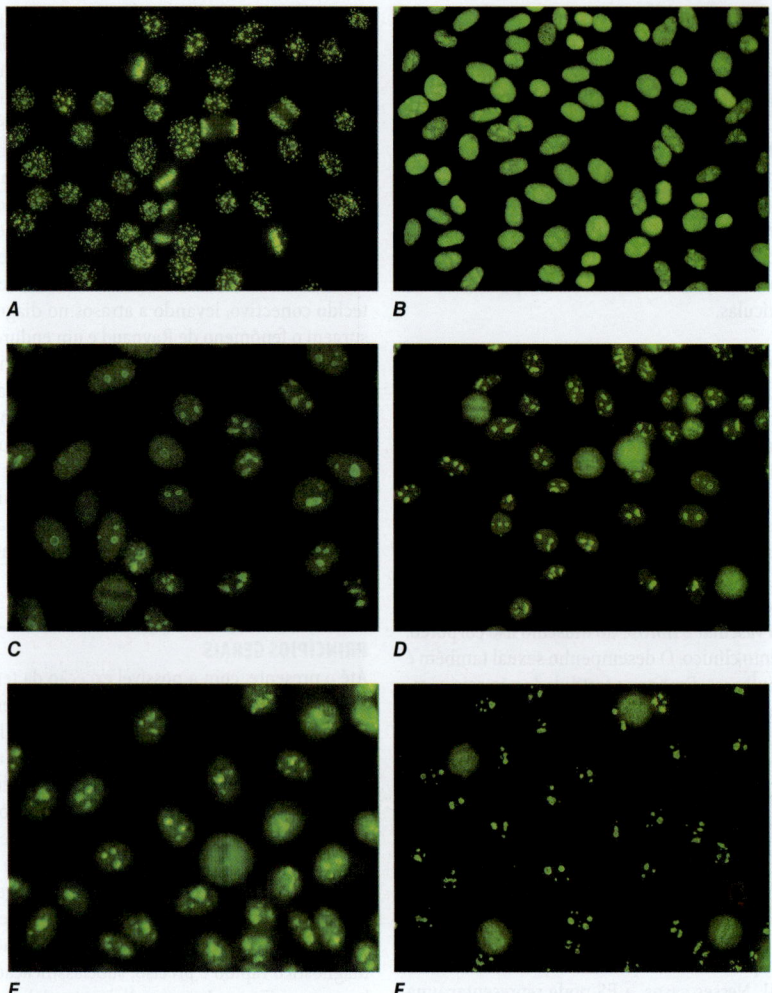

FIGURA 360-14 Autoanticorpos associados à esclerose sistêmica (ES): imunofluorescência. Imunofluorescência direta de amostras séricas de ES usando Hep-2 como substrato. As imagens representativas mostram (**A**) anticorpos anticentrômero; (**B**) anti-Scl-70/topoisomerase I; (**C**) anti-PM/Scl; (**D**) anti-Th/To; (**E**) anti-RNA-polimerase III; e (**F**) antifibrilarina/U3-RNP. As variações na coloração imune são indícios da especificidade dos autoanticorpos, mas há necessidade de imunoensaios com autoantígenos purificados para confirmar a especificidade dos antígenos. *(Cortesia de Marvin Fritzler e Susan Copple, Inova Diagnostics Inc., San Diego, Califórnia, Estados Unidos.)*

endurecimento da pele. Esses benefícios da ciclofosfamida precisam ser pesados contra sua toxicidade potencial, que inclui supressão da medula óssea, infecções oportunistas, cistite hemorrágica e câncer da bexiga, insuficiência ovariana prematura e neoplasias malignas secundárias tardias.

Em pequenos estudos, o metotrexato produziu efeito modesto sobre o envolvimento cutâneo na ES. O micofenolato de mofetila (MFM) foi avaliado em estudos abertos e em estudos randomizados controlados. Tanto o endurecimento da pele como a DPI melhoraram em pacientes tratados com MFM, e o fármaco foi bem tolerado. O tocilizumabe, um anticorpo monoclonal que bloqueia a sinalização do receptor de IL-6, também demonstrou benefício no envolvimento cutâneo e pulmonar em estudos randomizados de ES. Estudos abertos e ensaios clínicos pequenos oferecem algum suporte ao rituximabe, um anticorpo monoclonal direcionado contra o marcador CD20 de células B maduras, assim como a fotoférese extracorpórea, imunoglobulina IV e abatacepte, uma proteína de fusão que inibe a função e a coestimulação de células T. O uso de ciclosporina, azatioprina, hidroxicloroquina, talidomida e rapamicina atualmente não é bem apoiado pela literatura para uso na ES. A ablação imune intensiva usando quimioterapia em altas doses, seguida por transplante de células-tronco hematopoiéticas (TCTH) autólogo, foi associada com remissões duráveis e melhor sobrevida em longo prazo em múltiplos ensaios clínicos randomizados. Atualmente, o TCTH está indicado para pacientes selecionados com ES grave, mas traz uma morbimortalidade potencial, além de um custo significativo. Outras formas de terapias celulares potencialmente modificadoras da doença estão sendo investigadas.

Terapia antifibrose Como a fibrose tecidual é subjacente ao dano orgânico na ES, os fármacos que interferem no processo fibrótico representam uma abordagem terapêutica sensata. Em estudos retrospectivos mais antigos, foi demonstrado que a D-penicilamina estabiliza o endurecimento da pele, previne o envolvimento adicional de órgãos internos e melhora a sobrevida. Contudo, um ensaio clínico controlado randomizado sobre ES ativa em fase inicial não encontrou diferenças na extensão do envolvimento cutâneo entre os pacientes tratados com a dose-padrão (750 mg/dia) de D-penicilamina ou com uma dose muito baixa (125 mg em dias alternados). Experimentos clínicos recentes mostram benefício do inibidor da tirosina-cinase nintedanibe, isoladamente ou em combinação com micofenolato, em pacientes com HAP-ES, mostrando lentificação significativa da perda de função pulmonar.

Terapia vascular A meta da terapia vascular é controlar o fenômeno de Raynaud, prevenir seu desenvolvimento e aumentar a cura das complicações isquêmicas, bem como desacelerar a progressão da vasculopatia obliterante. Os pacientes devem vestir roupas quentes, minimizar a exposição ao frio e evitar fármacos que precipitem ou exacerbem episódios de vasospasmo. Bloqueadores dos canais de cálcio de liberação prolongada di-hidropiridínicos, como anlodipino, nifedipino ou diltiazém, podem melhorar o fenômeno de Raynaud, mas seu uso com frequência é limitado por efeitos colaterais (palpitações, edema periférico, piora do refluxo gastresofágico). Embora os inibidores da ECA não reduzam a frequência ou a gravidade dos episódios, os bloqueadores do receptor de angiotensina II, como a losartana, são efetivos e, em geral, bem tolerados. Pacientes

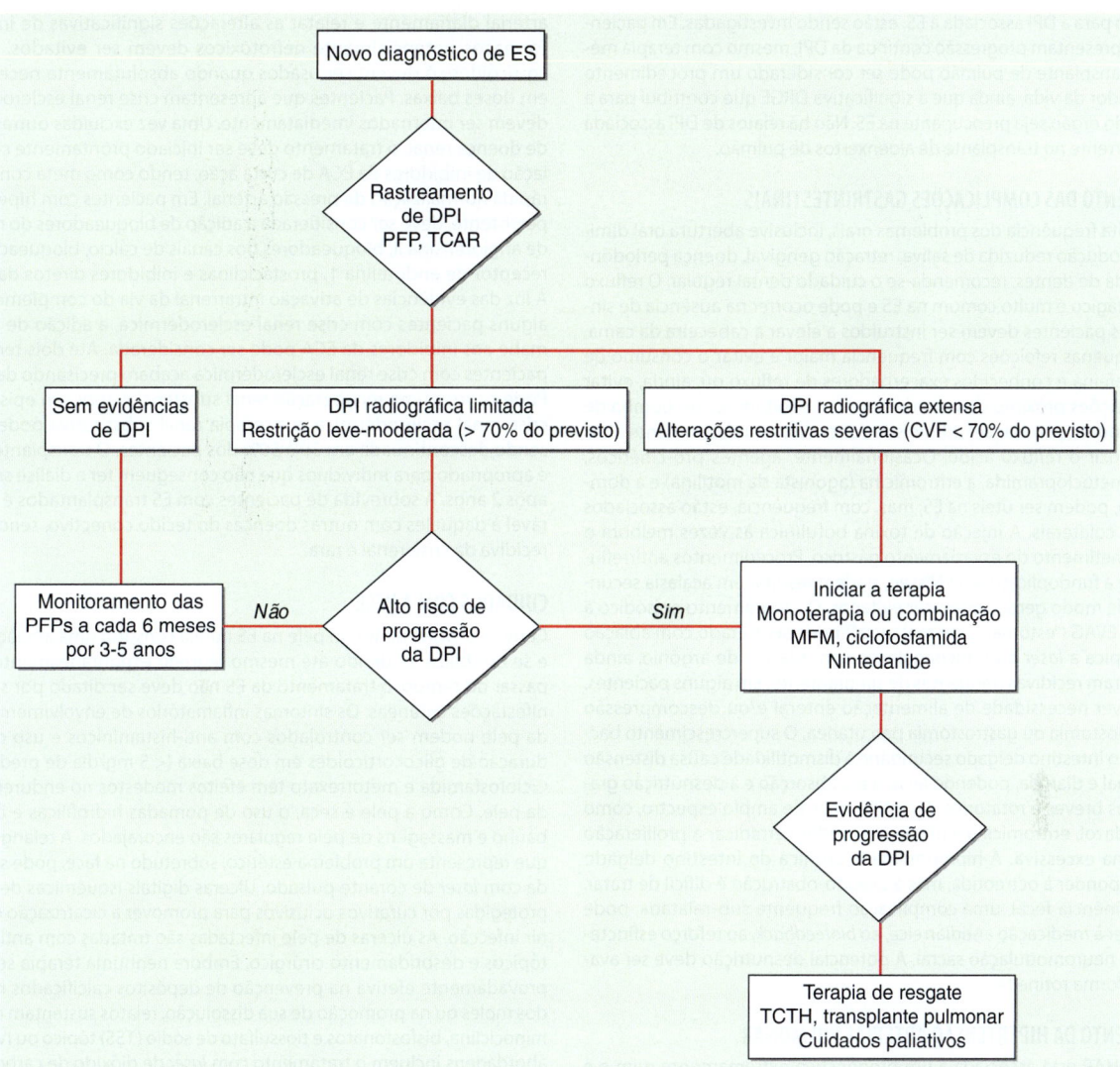

FIGURA 360-15 Algoritmo proposto para rastreamento, monitoramento e tratamento da doença pulmonar intersticial (DPI) associada com esclerose sistêmica (ES). CVF, capacidade vital forçada; MFM, micofenolato de mofetila; PFPs, provas de função pulmonar; TCAR, tomografia computadorizada de alta resolução; TCTH, transplante de células-tronco hematopoiéticas. *(Adaptada de A Perelas et al: Lancet Respir Med 8:304, 2020.)*

com fenômeno de Raynaud que não respondem a essas terapias podem requerer a adição de bloqueadores do receptor α_1-adrenérgico (p. ex., prazosina), inibidores da 5-fosfodiesterase (p. ex., sildenafila), nitroglicerina tópica e infusões IV intermitentes de prostaglandinas. O ácido acetilsalicílico em dose baixa e o dipiridamol impedem a agregação plaquetária, podendo ter um papel como agentes adjuntos. Em pacientes com úlceras isquêmicas, o antagonista de receptor de endotelina 1, bosentana, diminui o risco de novas úlceras. A simpatectomia digital e as injeções intradigitais de toxina botulínica tipo A podem ser consideradas em pacientes com isquemia grave em curso. A terapia empírica de longa duração com estatinas e antioxidantes pode retardar a progressão do dano e da obliteração vascular. Há poucas informações baseadas em evidência para o tratamento das complicações cardíacas da ES, o qual deve ser orientado por especialistas experientes no diagnóstico e no manejo dessas condições. Enquanto

TABELA 360-7 ■ Princípios essenciais do manejo

- Estabelecer diagnóstico precoce e acurado
- Detectar e avaliar o envolvimento de órgãos internos
- Definir o estágio e a atividade da doença clínica
- Adequar a terapia individualizada às necessidades de cada paciente
- Avaliar a resposta ao tratamento e ajustar a terapia, quando necessário; monitorar a atividade, a progressão e novas complicações da doença

betabloqueadores seletivos, como o metoprolol, podem precipitar vasospasmo, é possível usar bloqueadores de canal de cálcio não di-hidropiridínicos para controlar a frequência nas arritmias atriais, bem como alfa/betabloqueadores não seletivos, como o carvedilol, para melhorar a perfusão miocárdica e a função ventricular sistólica do lado esquerdo.

TRATAMENTO

Doença pulmonar intersticial associada com ES

A DPI é uma das principais causas de morte entre pacientes com ES. Entretanto, devido à evolução da DPI associada à ES ser altamente variável, é importante identificar os pacientes que apresentam alto risco de progressão da doença. A extensão da DPI na TCAR e a CVF na avaliação inicial, bem como o declínio nas PFPs durante os 12 meses anteriores, são úteis para identificar esses pacientes. Além disso, sexo masculino, idade avançada à apresentação inicial, envolvimento progressivo da pele e doença miocárdica podem ser fatores de risco para a progressão da DPI. Os pacientes com alto risco de DPI devem ser monitorados realizando PFPs a cada 6 meses **(Fig. 360-15)**; não é recomendada a obtenção de imagens seriadas de TCAR. A ciclofosfamida, administrada IV ou VO durante 6 a 12 meses, e o micofenolato de mofetila retardam o declínio da função pulmonar e melhoram os sintomas respiratórios; entretanto, a ciclofosfamida está associada a efeitos colaterais mais frequentes. A eficácia e a duração ideal da terapia antifibrose com nintedanibe, que foi recentemente aprovado para a DPI associada à ES, estão sendo investigadas. Em pacientes que apresentam progressão contínua da DPI, mesmo com terapia médica, o transplante de pulmão pode ser considerado um procedimento prolongador da vida, ainda que a significativa DRGE que contribui para a rejeição do órgão seja preocupante na ES. Não há relatos de DPI associada à ES recorrente no transplante de aloenxertos de pulmão.

TRATAMENTO DAS COMPLICAÇÕES GASTRINTESTINAIS

Dada a alta frequência dos problemas orais, inclusive abertura oral diminuída, produção reduzida de saliva, retração gengival, doença periodontal e perda de dentes, recomenda-se o cuidado dental regular. O refluxo gastresofágico é muito comum na ES e pode ocorrer na ausência de sintomas. Os pacientes devem ser instruídos a elevar a cabeceira da cama, fazer pequenas refeições com frequência maior e evitar o consumo de álcool, cafeína e conhecidos exacerbadores de refluxo ou, ainda, evitar fazer refeições próximo da hora de dormir. Os inibidores de bomba de próton podem precisar ser administrados em doses relativamente altas para reduzir o refluxo ácido. Ocasionalmente, agentes pró-cinéticos, como a metoclopramida, a eritromicina (agonista da motilina) e a domperidona, podem ser úteis na ES, mas, com frequência, estão associados a efeitos colaterais. A injeção de toxina botulínica às vezes melhora o comprometimento do esvaziamento gástrico. Procedimentos antirrefluxo, como a fundoplicatura de Nissen, podem resultar em acalasia secundária e, de modo geral, devem ser evitados. O sangramento episódico a partir de EVAG ("estômago em melancia") pode ser tratado com ablação endoscópica a *laser* ou fotocoagulação com plasma de argônio, ainda que ocorram recidivas frequentes de sangramento. Em alguns pacientes, pode haver necessidade de alimentação enteral e/ou descompressão por jejunostomia ou gastrostomia percutânea. O supercrescimento bacteriano no intestino delgado secundário à dismotilidade causa distensão abdominal e diarreia, podendo levar à má absorção e à desnutrição grave. Cursos breves e rotatórios de antibióticos de amplo espectro, como metronidazol, eritromicina e rifaximina, podem erradicar a proliferação bacteriana excessiva. A hipomotilidade crônica do intestino delgado pode responder à octreotida, mas a pseudo-obstrução é difícil de tratar. A incontinência fecal, uma complicação frequente sub-relatada, pode responder à medicação antidiarreica, ao *biofeedback*, ao reforço esfincteriano e à neuromodulação sacral. A potencial desnutrição deve ser avaliada de forma rotineira.

TRATAMENTO DA HIPERTENSÃO ARTERIAL PULMONAR

Na ES, a HAP está associada a um prognóstico extremamente ruim e é responsável por 30% dos casos de morte. Como a HAP é assintomática até atingir o estágio avançado, pacientes com ES devem passar por triagem na avaliação inicial e, subsequentemente, por periodicidade regular. Em geral, o tratamento é iniciado com um antagonista oral do receptor de endotelina 1 (p. ex., bosentana) ou um inibidor de fosfodiesterase tipo 5 (p. ex., sildenafila). Recentemente, o estimulador de guanilato-ciclase solúvel riociguate, que atua aumentando a produção de óxido nítrico, bem como o agonista seletivo de receptor de prostaciclina IP selexipague comprovadamente melhoram os sintomas da HAP e a sobrevida. Os pacientes também podem precisar de diuréticos e digoxina. Se for comprovada hipoxemia, deve ser prescrita suplementação de oxigênio para evitar vasoconstrição pulmonar secundária. Análogos da prostaciclina, como epoprostenol ou treprostinila, podem ser administrados por infusão IV contínua ou subcutânea (SC) ou por inalação intermitente. A terapia combinada com diferentes classes de agentes que atuam de forma aditiva ou sinergística frequentemente é necessária. O transplante de pulmão continua sendo uma opção para pacientes selecionados que apresentam ES com HAP nos quais a terapia médica tenha falhado, sendo que as taxas de sobrevida em 2 anos (64%) são comparáveis àquelas observadas na DPI ou na HAP idiopáticas.

TRATAMENTO DA CRISE RENAL

A crise renal esclerodérmica é uma emergência médica. Visto que o desfecho é determinado em grande medida pela extensão do dano renal presente no momento em que a terapia agressiva é iniciada, o pronto reconhecimento da crise renal esclerodérmica iminente ou inicial é essencial, e esforços devem ser empreendidos para evitar sua ocorrência. Pacientes com ES de alto risco com doença inicial, envolvimento cutâneo extenso e progressivo, crepitação em tendões e anticorpos anti-RNA-polimerase III devem ser instruídos a monitorar sua pressão arterial diariamente e relatar as alterações significativas de imediato. Fármacos potencialmente nefrotóxicos devem ser evitados, e glicocorticoides só devem ser usados quando absolutamente necessário e em doses baixas. Pacientes que apresentam crise renal esclerodérmica devem ser internados imediatamente. Uma vez excluídas outras causas de doença renal, o tratamento deve ser iniciado prontamente com titulação de inibidores da ECA de curta ação, tendo como meta conseguir a rápida normalização da pressão arterial. Em pacientes com hipertensão persistente, deve ser considerada a adição de bloqueadores do receptor de angiotensina II, bloqueadores dos canais de cálcio, bloqueadores do receptor de endotelina 1, prostaciclinas e inibidores diretos da renina. À luz das evidências de ativação intrarrenal da via do complemento em alguns pacientes com crise renal esclerodérmica, a adição de eculizumabe aos inibidores da ECA pode ser considerada. Até dois terços dos pacientes com crise renal esclerodérmica acabam precisando de diálise. Pode ocorrer uma recuperação renal substancial após um episódio de crise renal esclerodérmica, e a terapia renal substitutiva pode acabar sendo descontinuada em 30 a 50% dos pacientes. O transplante de rim é apropriado para indivíduos que não conseguem ter a diálise suspensa após 2 anos. A sobrevida de pacientes com ES transplantados é comparável à daqueles com outras doenças do tecido conectivo, sendo que a recidiva da crise renal é rara.

CUIDADOS COM A PELE

Como o envolvimento da pele na ES nunca constitui uma ameaça à vida e se estabiliza, podendo até mesmo regredir espontaneamente com o passar do tempo, o tratamento da ES não deve ser ditado por suas manifestações cutâneas. Os sintomas inflamatórios de envolvimento inicial da pele podem ser controlados com anti-histamínicos e uso de curta duração de glicocorticoides em dose baixa (< 5 mg/dia de prednisona). Ciclofosfamida e metotrexato têm efeitos modestos no endurecimento da pele. Como a pele é seca, o uso de pomadas hidrofílicas e óleos de banho e massagens de pele regulares são encorajados. A telangiectasia, que representa um problema estético, sobretudo na face, pode ser tratada com *laser* de corante pulsado. Úlceras digitais isquêmicas devem ser protegidas por curativos oclusivos para promover a cicatrização e prevenir infecção. As úlceras de pele infectadas são tratadas com antibióticos tópicos e desbridamento cirúrgico. Embora nenhuma terapia seja comprovadamente efetiva na prevenção de depósitos calcificados nos tecidos moles ou na promoção de sua dissolução, relatos sustentam o uso de minociclina, bisfosfonatos e tiossulfato de sódio (TSS) tópico ou IV. Outras abordagens incluem o tratamento com *laser* de dióxido de carbono, a litotripsia com ondas de choque extracorpóreas e o *microdrilling* cirúrgico de alta velocidade.

TRATAMENTO DE COMPLICAÇÕES MUSCULOESQUELÉTICAS

Artralgia e rigidez articular são manifestações comuns e incômodas na fase inicial da doença. Cursos breves de anti-inflamatórios não esteroides, metotrexato e o uso cauteloso de corticosteroides em dose baixa aliviam esses sintomas. A fisioterapia e a terapia ocupacional podem ser efetivas para prevenir perda de função musculoesquelética e contraturas articulares, devendo ser iniciadas precocemente.

EVOLUÇÃO

A história natural da ES é altamente variável e difícil de prever, sobretudo nos primeiros estágios da doença. Os pacientes com EScd tendem a ter um curso mais rapidamente progressivo e um prognóstico pior que o daqueles com EScl. Os sintomas inflamatórios de EScd, como fadiga, edema, dor articular e prurido, desaparecem, e o espessamento da pele atinge um platô em 2 a 4 anos após o aparecimento da doença. O envolvimento de órgãos viscerais potencialmente fatal pode ocorrer durante o estágio inicial edematoso/inflamatório. Embora o envolvimento orgânico visceral existente (p. ex., DPI) possa progredir até mesmo depois que o pico de envolvimento cutâneo é atingido, o comprometimento de novos órgãos é raro. A crise renal esclerodérmica ocorre, quase sempre, nos primeiros 4 anos da doença. Na doença em fase tardia (> 6 anos), a pele, em geral, é mole e atrofiada. Normalmente, a regressão cutânea segue uma ordem inversa à do envolvimento inicial, com amolecimento no tronco, seguido pelas regiões proximais dos membros e, por fim, pelas regiões distais; todavia, a esclerodactilia e as contraturas digitais fixas costumam persistir. A recidiva ou recorrência do espessamento da pele raramente ocorre, uma vez que o pico de envolvimento cutâneo tenha sido alcançado. Os pacientes com EScl seguem uma evolução clínica acentuadamente diferente daqueles com EScd. O fenômeno de Raynaud costuma preceder em anos ou até décadas as outras manifestações da doença. As complicações orgânicas viscerais, como HAP e DPI, em geral desenvolvem-se tardiamente e progridem devagar.

PROGNÓSTICO

A ES confere um aumento substancial do risco de morte prematura. As taxas de mortalidade ajustadas por idade e sexo são 5 a 8 vezes mais altas em comparação com a população geral, e mais da metade de todos os pacientes com ES morre em consequência de sua doença. Em um estudo sobre ES baseado na população, a sobrevida mediana foi de 11 anos. Em pacientes com EScd, as taxas de sobrevida de 5 e 10 anos são de 70 e 55%, respectivamente; ao passo que, em pacientes com EScl, são de 90 e 75%, respectivamente. O prognóstico correlaciona-se com a extensão do envolvimento cutâneo, que, por sua vez, serve de marcador substituto para o envolvimento orgânico visceral. As principais causas de óbito são HAP, fibrose pulmonar, envolvimento GI e doença cardíaca. A crise renal esclerodérmica está associada a uma mortalidade de 30% em 3 anos. O câncer de pulmão e o excesso de mortes por causa cardiovascular também contribuem para a mortalidade aumentada. Entre os marcadores de mau prognóstico, estão o sexo masculino, a descendência africana, a idade avançada no início da doença, o espessamento extenso da pele com envolvimento do tronco, a crepitação palpável em tendões e evidências de envolvimento orgânico visceral significativo ou progressivo. Os fatores preditivos laboratoriais de mortalidade aumentada na avaliação inicial incluem VHS elevada, anemia, proteinúria e anticorpos antitopoisomerase I (Scl-70). Em um estudo, pacientes apresentando ES com extenso acometimento cutâneo, capacidade vital pulmonar < 55% da prevista, comprometimento GI significativo (pseudo-obstrução ou má absorção), evidência clínica de envolvimento cardíaco ou crise renal esclerodérmica apresentaram uma sobrevida em 9 anos < 40%. A gravidade da HAP é preditiva da mortalidade, e pacientes com pressão arterial pulmonar média ≥ 45 mmHg apresentaram sobrevida de 33% em 3 anos. O advento dos inibidores da ECA na crise renal esclerodérmica teve um dramático impacto na sobrevida, aumentando de < 10% em 1 ano na era pré-inibidores da ECA para > 70% em 3 anos no tempo atual. Além disso, a sobrevida em 10 anos na ES melhorou de < 60%, na década de 1970, para > 66 a 78%, na década de 1990, uma tendência que reflete tanto detecção mais precoce como melhor tratamento das complicações.

ESCLERODERMA LOCALIZADO

O termo *escleroderma* descreve um grupo de distúrbios cutâneos localizados (Tab. 360-1). Eles são mais frequentes em crianças do que em adultos e, contrastando acentuadamente com a ES, geralmente não são complicados pelo fenômeno de Raynaud nem por envolvimento significativo de órgãos internos. A morfeia apresenta-se como placas circulares solitárias ou múltiplas de pele espessada ou, raramente, como endurecimento disseminado (morfeia generalizada ou panesclerótica); os dedos das mãos geralmente são poupados. O escleroderma linear pode afetar tecidos subcutâneos, levando à fibrose e à atrofia de estruturas de sustentação, tendões, músculos e até de ossos. Em crianças, o crescimento dos ossos longos afetados pode ser retardado. Quando as lesões do escleroderma linear cruzam as articulações, pode haver desenvolvimento de contraturas significativas.

DOENÇA MISTA DO TECIDO CONECTIVO

Os pacientes que têm EScl coexistente com achados de LES, polimiosite e artrite reumatoide podem ter a doença mista do tecido conectivo (DMTC). Essa síndrome de sobreposição, em geral, está associada à presença de títulos altos de autoanticorpos contra U1-RNP. A apresentação inicial característica é o fenômeno de Raynaud associado a dedos inchados e mialgia. Com o passar do tempo, podem surgir esclerodactilia, calcinose de tecidos moles e telangiectasia cutânea. Ocorrem erupções cutâneas sugestivas de LES (eritema malar, fotossensibilidade) ou de dermatomiosite (heliótropo nas pálpebras, erupção eritematosa nas articulações dos dedos). A artralgia é comum, e alguns pacientes desenvolvem poliartrite erosiva. Fibrose pulmonar e HAP isolada ou secundária podem se desenvolver. Outras manifestações incluem distúrbio da motilidade esofágica, pericardite, síndrome de Sjögren e doença renal, em particular glomerulonefrite membranosa. A avaliação laboratorial mostra uma VHS alta e hipergamaglobulinemia. Embora anticorpos anti-U1-RNP sejam detectados em títulos elevados no soro, os autoanticorpos específicos da ES estão ausentes. Diferentemente da ES, os pacientes com DMTC frequentemente exibem uma boa resposta ao tratamento com glicocorticoides, sendo o prognóstico em longo prazo melhor que o da ES. Ainda é controverso se a DMTC é uma entidade realmente distinta ou se, em vez disso, é um subgrupo do LES ou da ES.

FASCITE EOSINOFÍLICA (FASCITE DIFUSA COM EOSINOFILIA)

A fascite eosinofílica é um raro distúrbio idiopático de adultos associado com endurecimento cutâneo abrupto. A pele mostra um aspecto áspero, semelhante a uma pedra de calçamento ou a *peau d'orange* (casca de laranja). Contrastando com a ES, estão ausentes o fenômeno de Raynaud, o envolvimento de órgãos internos associado à ES e os autoanticorpos. Além disso, o comprometimento cutâneo poupa os dedos. A biópsia de espessura total da pele da lesão revela fibrose da fáscia subcutânea com inflamação variável e infiltração eosinofílica. Na fase aguda da doença, a eosinofilia no sangue periférico pode ser proeminente. A RM parece ser uma ferramenta sensível para o diagnóstico da fascite eosinofílica. A fascite eosinofílica pode ocorrer associada a ou precedendo várias síndromes mielodisplásicas ou mieloma múltiplo. Embora os glicocorticoides levem à pronta resolução da eosinofilia, a pele mostra uma melhora lenta e variável. O prognóstico de pacientes com fascite eosinofílica geralmente é favorável.

LEITURAS ADICIONAIS

Allanore Y et al: Systemic sclerosis. Nat Rev Dis Primers 1:15002, 2015.
Herzog EL et al: Interstitial lung disease associated with systemic sclerosis and idiopathic pulmonary fibrosis: How similar or distinct? Arthritis Rheum 66:1967, 2014.
Joseph CG et al: Association of the autoimmune disease scleroderma with an immunologic response to cancer. Science 343:152, 2014.
Martyanov V, Whitfield ML: Molecular stratification and precision medicine in systemic sclerosis from genomic and proteomic data. Curr Opin Rheumatol 28:83, 2016.
Tashkin DP et al: Mycophenolate mofetil versus oral cyclophosphamide in scleroderma-related interstitial lung disease (SLS II): A randomised controlled, double-blind, parallel group trial. Lancet Respir Med 4:708, 2016.

361 Síndrome de Sjögren
Haralampos M. Moutsopoulos,
Clio P. Mavragani

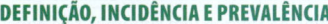

DEFINIÇÃO, INCIDÊNCIA E PREVALÊNCIA

A síndrome de Sjögren é o protótipo de uma doença autoimune caracterizada por infiltração linfocitária das glândulas exócrinas, resultando em xerostomia, olhos secos (ceratoconjuntivite seca) e profunda hiperatividade de células B. A síndrome tem características únicas, pois se apresenta com um espectro clínico amplo desde a forma órgão-específica até a doença disseminada; ela pode ocorrer de forma isolada ou em associação com outras doenças reumáticas imunes, mais comumente a artrite reumatoide, o escleroderma localizado e o lúpus eritematoso sistêmico; além disso, a doença confere alta chance de desenvolver linfoma. Devido a essas características, trata-se de um modelo ideal para estudo não apenas da autoimunidade, mas também das doenças malignas linfoides.

Mulheres de meia-idade (proporção mulheres:homens de 10-20:1) são primariamente afetadas, embora a síndrome de Sjögren possa ocorrer em qualquer idade, inclusive em crianças. Os pacientes com doença mais precoce costumam expressar um fenótipo mais agressivo manifestado por uma alta ocorrência de manifestações sistêmicas e de autoanticorpos séricos. A prevalência da síndrome de Sjögren primária é de cerca de 0,5 a 1%, ao passo que 5 a 20% dos pacientes com outras doenças autoimunes podem expressar as manifestações da síndrome *sicca*.

PATOGÊNESE

Os fenômenos autoimunes observados na síndrome de Sjögren incluem a infiltração linfocítica das glândulas exócrinas (principalmente das glândulas salivares e lacrimais) e a hiper-reatividade dos linfócitos. Esta última é principalmente manifestada por hipergamaglobulinemia e pela presença de autoanticorpos séricos contra antígenos não órgão-específicos, como as imunoglobulinas (fatores reumatoides) e antígenos celulares extraíveis (Ro52, Ro60 e La). As principais células infiltrantes nas glândulas exócrinas afetadas são os linfócitos T ativados. Nos tecidos de glândulas salivares labiais menores com extensa infiltração linfocítica prevalecem as populações de células B. Outros subgrupos celulares detectados em lesões histopatológicas de glândulas salivares labiais menores na síndrome de Sjögren incluem as células dendríticas plasmocitoides, mieloides e foliculares, além dos macrófagos. Foi demonstrado que a ativação de inflamassomos e os macrófagos positivos para interleucina (IL)-18 nas lesões de glândulas salivares estão associados com preditores adversos para o desenvolvimento de linfoma.

O intercâmbio entre desencadeantes endógenos (p. ex., estresse intracelular, hiperexpressão inadequada de ácidos nucleicos endógenos) e exógenos (p. ex., vírus, desencadeantes hormonais, eventos vitais estressantes) em uma base de resposta imune hiperativa geneticamente determinada parece ser fundamental para a deflagração e a perpetuação da doença. As células epiteliais dos ductos e dos ácinos parecem desempenhar um papel significativo na iniciação e na perpetuação da lesão autoimune. Essas células (1) expressam moléculas inadequadamente coestimuladoras e autoantígenos intracelulares Ro e La em suas superfícies celulares, adquirindo a capacidade de fornecer sinais essenciais para a ativação linfocitária; (2) produzem citocinas proinflamatórias e quimiocinas que atraem linfócitos, necessárias para sustentar a lesão autoimune e permitir a formação de centros germinativos ectópicos; (3) expressam receptores funcionais de imunidade inata, particularmente receptores semelhantes ao Toll (TLRs, do inglês *Toll-like receptors*) 3, 7 e 9, moléculas que podem contribuir para o início da reatividade autoimune; e (4) mostram moléculas imunorreguladoras como ICAM e CD40. Células epiteliais glandulares também parecem ter um papel ativo na produção do fator ativador da célula B (BAFF), que é induzido após a estimulação com interferons dos tipos I e II. Foi demonstrado que o BAFF circulante também está elevado no soro de pacientes com síndrome de Sjögren, especialmente naqueles com hipergamaglobulinemia e autoanticorpos séricos, o que provavelmente explica o efeito antiapoptótico nos linfócitos B.

Diferentemente dos linfócitos B e T, as células epiteliais glandulares mostram taxas aumentadas de morte apoptótica. Os *loci* de risco genético estabelecidos implicados na síndrome de Sjögren incluem o alelo DQA1*0501 do antígeno leucocitário humano, além de variantes envolvidas no eixo interferon/BAFF (*IRF 5, STAT 4, BAFF*), na função de células B (*EBF1, BLK*) e na inflamação crônica (*TNFAIP3*).

MANIFESTAÇÕES CLÍNICAS

A maioria dos pacientes com síndrome de Sjögren tem sintomas relacionados com a função comprometida de glândulas exócrinas, particularmente das glândulas lacrimais e salivares. A evolução da doença é lenta, e, na maioria dos pacientes, o curso é benigno. Estudos demonstraram que, antes do surgimento da doença, pacientes com síndrome de Sjögren passam por eventos estressantes significativos em suas vidas, os quais eles não conseguem superar adequadamente.

O principal sintoma oral da síndrome de Sjögren é o ressecamento (xerostomia). Os pacientes relatam dificuldade em deglutir alimentos secos, sensação de queimação na boca, aumento de cáries dentárias e problemas no uso de dentaduras completas. O exame físico revela uma mucosa oral seca, eritematosa e pegajosa. Há atrofia das papilas filiformes no dorso da língua, e a saliva oriunda das glândulas maiores é turva ou não expressável. O aumento intermitente ou persistente da parótida ou de outras glândulas salivares maiores ocorre em dois terços dos pacientes com síndrome de Sjögren. Os testes diagnósticos incluem sialometria e várias técnicas de imagem, incluindo ultrassonografia (US), ressonância magnética (RM) e sialografia por RM das principais glândulas salivares. Em especial, a US de glândulas salivares é uma ferramenta emergente com utilidade diagnóstica e prognóstica. A biópsia de glândula salivar menor labial permite confirmação histopatológica de infiltrados linfocitários focais.

TABELA 361-1 ■ Prevalência de manifestações extraglandulares na síndrome de Sjögren primária

Manifestações clínicas	Porcentagem	Observações
Inespecíficas		
Fatigabilidade/mialgias	25	Fibromialgia
Artralgias/artrite	60	Geralmente não erosiva, levando à artropatia de Jaccoud
Fenômeno de Raynaud	37	Em um terço dos pacientes, precede as manifestações secas
Periepiteliais		
Envolvimento pulmonar	14	Doença de pequenas vias aéreas/pneumonite intersticial linfocítica
Envolvimento renal	9	Doença renal intersticial geralmente assintomática
Envolvimento hepático	6	Cirrose biliar primária estágio I
Mediada por imunocomplexos		
Vasculite de pequenos vasos	9	Púrpura, lesões urticariformes
Neuropatia periférica	2	Polineuropatia, seja sensitiva ou sensitivomotora
Glomerulonefrite	2	Membranoproliferativa
Linfoma		
Linfoma	6	Linfoma MALT[a] glandular é o mais comum

[a]Tecido linfoide associado à mucosa.

O comprometimento ocular é outra manifestação importante da síndrome de Sjögren. Os pacientes em geral descrevem uma sensação de areia ou poeira sob as pálpebras. Outros sintomas oculares incluem queimação, acúmulo de secreções em filamentos espessos nos cantos internos, diminuição do lacrimejamento, vermelhidão, coceira, fadiga ocular e fotossensibilidade aumentada. Esses sintomas são atribuídos à destruição do epitélio conjuntival bulbar e corneano, uma patologia chamada de *ceratoconjuntivite seca*. A avaliação diagnóstica da ceratoconjuntivite seca inclui a mensuração do fluxo lacrimal por teste de Schirmer I, a determinação da composição lacrimal pelo tempo de quebra do filme lacrimal ou pelo conteúdo de lisozima lacrimal e o exame sob lâmpada de fenda da córnea e conjuntiva após coloração com lissamina verde ou rosa bengala que revela ulcerações puntiformes na córnea e na conjuntiva bulbar, além de filamentos aderidos.

O envolvimento de outras glândulas exócrinas, que ocorre com menos frequência, inclui uma diminuição da secreção de glândulas mucosas da árvore respiratória superior e inferior, resultando em ressecamento do nariz, da garganta e da traqueia (xerotraqueia). Além disso, a secreção diminuída das glândulas exócrinas do trato gastrintestinal leva à dismotilidade da mucosa esofágica e à gastrite atrófica. Também podem ocorrer dispareunia em mulheres na pré-menopausa, devido ao ressecamento da genitália externa, e pele seca.

As manifestações extraglandulares (sistêmicas) são vistas em um terço dos pacientes com síndrome de Sjögren (Tab. 361-1) e podem ser classificadas da seguinte forma: **inespecíficas**, **periepiteliais** (linfócitos ao redor de tecidos epiteliais), **mediadas por imunocomplexos** e **linfoma**. As manifestações **inespecíficas** incluem fatigabilidade, febre baixa, fenômeno de Raynaud, mialgias, artralgias e artrite. Em pacientes com síndrome de Sjögren primária, a artrite não é erosiva. A patologia **periepitelial**, devido ao acúmulo periepitelial de linfócitos, é resultado do envolvimento de órgãos parenquimatosos como pulmões, rins e fígado. Com base nessa observação, um dos autores (H.M.M.) cunhou o termo **epitelite autoimune**. O envolvimento pulmonar geralmente se manifesta com tosse seca e, em casos raros, dispneia. A patologia pulmonar subjacente inclui infiltrados peribrônquicos (bronquite seca) e pneumonite intersticial. O comprometimento renal inclui nefrite intersticial, clinicamente manifestada por hipostenúria e disfunção tubular renal com ou sem acidose. A acidose não tratada pode levar à nefrocalcinose. A doença **mediada por imunocomplexo** é expressa como uma vasculite que afeta predominantemente os vasos de pequeno calibre, manifestada sobretudo com púrpura e, em casos raros, com erupção urticariforme, ulcerações cutâneas, mononeurite múltipla e glomerulonefrite membranoproliferativa com crioglobulinemia mista tipo II ou III. O envolvimento do sistema nervoso central raramente é reconhecido. Foram descritos poucos casos de mielite associada com anticorpos antiaquaporina 4.

A síndrome de Sjögren se caracteriza pelo maior risco de desenvolvimento de linfoma entre todas as doenças autoimunes. Atrofia da língua, aumento persistente de glândulas parótidas, púrpura, crioglobulinemia mista tipo II, baixos níveis séricos de complemento C4, autoanticorpos (fator reumatoide, anti-Ro52, anti-Ro60, anti-La) e extensa infiltração linfocítica nas glândulas salivares menores estão entre as principais características que predizem o desenvolvimento de linfoma. A maioria dos linfomas é formada por linfomas de células B de zona marginal extranodais de baixo grau e, em geral, é detectada de modo incidental durante a avaliação da biópsia de glândula salivar menor labial. Os linfonodos afetados, em geral, são periféricos. As taxas de sobrevida estão diminuídas em pacientes com sintomas B, massa linfonodal > 7 cm e grau histológico alto ou intermediário. Apesar disso, a patogênese do linfoma em casos de síndrome de Sjögren ainda não foi elucidada, tendo sido demonstrado que as alterações genéticas envolvidas na ativação inflamatória crônica de células B e as vias de interferon tipo I, além de anormalidades epigenéticas, são contribuidores significativos.

Dados recentes também revelam um risco aumentado de mieloma múltiplo em pacientes com síndrome de Sjögren que apresentam autoanticorpos anti-Ro52, anti-Ro60 ou anti-La. Semelhante às observações na artrite reumatoide e no lúpus eritematoso sistêmico, os pacientes com síndrome de Sjögren também demonstram risco aumentado de doença cardiovascular.

Exames laboratoriais de rotina na síndrome de Sjögren podem revelar leucopenia e, com pouca frequência, linfopenia. Em dois terços dos pacientes, são detectados elevação da velocidade de hemossedimentação, hipergamaglobulinemia, anticorpos antinucleares, fatores reumatoides e anticorpos contra Ro52/Ro60 e La. Os autoanticorpos anticentrômero estão presentes em pacientes com síndrome de Sjögren com um quadro clínico semelhante ao da esclerodermia limitada (Cap. 360), enquanto a presença de anticorpos antimitocondriais pode significar envolvimento hepático na forma de colangite autoimune (Cap. 346). São encontrados autoanticorpos contra a 21-hidroxilase em pacientes com resposta suprarrenal reduzida, enquanto os autoanticorpos contra peptídeos citrulinados são vistos nos pacientes com síndrome de Sjögren e artrite. Os anticorpos anticalponina-3 foram recentemente associados com a ocorrência de neuropatias periféricas.

TABELA 361-2 ■ Diagnóstico diferencial dos sintomas secos

Xerostomia	Olhos secos	Aumento bilateral de glândulas parótidas
Infecções virais (HCV, HIV)	Inflamação	Infecções virais
Medicamentos	Síndrome de Stevens-Johnson	Caxumba
Psicoterápicos	Penfigoide	*Influenza*
Parassimpaticolíticos	Conjuntivite crônica	Vírus Epstein-Barr
Anti-hipertensivos	Blefarite crônica	Vírus coxsackie A
Origem psicogênica	Síndrome de Sjögren	Citomegalovírus
Radiação	Toxicidade	HIV, HCV
Diabetes melito	Queimaduras	Sarcoidose, tuberculose
Traumatismo	Medicamentos	Síndrome IgG4
Síndrome de Sjögren	Condições neurológicas	Síndrome de Sjögren
Amiloidose	Comprometimento de função das glândulas lacrimais	Distúrbios metabólicos
Tireoidopatia autoimune		Diabetes melito
	Comprometimento de função das pálpebras	Hiperlipoproteinemias (tipos IV e V)
	Outros	Pancreatite crônica
	Traumatismo	Cirrose hepática
	Hipovitaminose A	Endócrinos
	Anormalidade do piscar	Acromegalia
	Córnea anestesiada	Hipofunção gonadal
	Fibrose palpebral	Linfoma
	Irregularidade epitelial	
	Tireoidopatia autoimune	

Siglas: HCV, vírus da hepatite C; HIV, vírus da imunodeficiência humana.

TABELA 361-3 ■ Diagnóstico diferencial da síndrome de Sjögren

Infecção por HIV e síndrome *sicca*	Síndrome de Sjögren	Sarcoidose
Predominante em homens jovens	Predominante em mulheres de meia-idade	Sem preferência de idade ou sexo
Ausência de autoanticorpos contra Ro e/ou La	Presença de autoanticorpos	Ausência de autoanticorpos contra Ro e/ou La
Infiltrados linfoides de glândulas salivares por linfócitos T CD8+	Infiltrados linfoides de glândulas salivares por linfócitos T CD4+	Granulomas nas glândulas salivares
Associação com HLA-DR5	Associação com HLA-DR3 e DRw52	Desconhecido
Testes sorológicos positivos para HIV	Testes sorológicos negativos para HIV	Testes sorológicos negativos para HIV

DIAGNÓSTICO E DIAGNÓSTICO DIFERENCIAL

A síndrome de Sjögren deve ser suspeitada quando um paciente apresenta ressecamento ocular e/ou oral, aumento de volume de glândulas salivares maiores ou manifestações sistêmicas como fenômeno de Raynaud, púrpura palpável ou sintomatologia de acidose tubular renal. Deve ser feita uma anamnese cuidadosa sobre os medicamentos que causam ressecamento. Recentemente, casos de síndrome de Sjögren foram desencadeados pelos inibidores de *checkpoint* PD-1/PD-L1.

A avaliação deve incluir testes oculares que podem revelar a ceratoconjuntivite seca, testes de fluxo salivar ou US de glândulas salivares e avaliação sérica para autoanticorpos específicos. A testagem para infecções virais crônicas (vírus da hepatite C, vírus da imunodeficiência humana [HIV]), a radiografia de tórax para descartar sarcoidose, a eletroforese de proteínas, os níveis séricos de IgG4 e os autoanticorpos contra antígenos tireoidianos também podem ser oferecidos. A biópsia labial é útil para descartar condições que podem causar boca seca, olhos secos ou aumento de glândulas parótidas (Tabs. 361-2 e 361-3). Os critérios de classificação não são úteis para a prática diária, mas têm fundamental importância para as pesquisas. Um algoritmo diagnóstico baseado nos critérios de classificação recentes é apresentado na Figura 361-1.

TRATAMENTO
Síndrome de Sjögren

O tratamento da síndrome de Sjögren visa ao alívio sintomático e à limitação do dano resultante da xerostomia crônica e da ceratoconjuntivite seca por meio da substituição ou da estimulação das secreções comprometidas.

Para repor as lágrimas escassas, vários preparados oftálmicos estão facilmente disponíveis (hidroxipropilmetilcelulose; álcool polivinílico; metilcelulose a 0,5%; colírio tipo lágrima artificial). Se houver ulcerações da córnea, é recomendado o uso de oclusão ocular e pomadas de ácido bórico, além de colírios de ciclosporina. Certos fármacos que podem diminuir a secreção lacrimal e salivar, como diuréticos, anti-hipertensivos, anticolinérgicos e antidepressivos, devem ser evitados.

Para a xerostomia, a melhor reposição é a água. Um gel de ácido propiônico pode ser usado para tratar o ressecamento vaginal. Para estimular secreções, a pilocarpina administrada por via oral (VO) (5 mg, 3×/dia) ou a cevimelina (30 mg, 3×/dia) parecem melhorar as manifestações secas, sendo ambas bem toleradas. A hidroxicloroquina (200 mg/dia) é útil para artralgias e artrite leve.

Pacientes com acidose tubular renal devem receber bicarbonato de sódio VO (0,5-2 mmol/kg em 4 doses fracionadas). Glicocorticoides e anticorpo monoclonal anti-CD20 (rituximabe) parecem ser efetivos em pacientes com doença sistêmica, em particular naqueles com púrpura e artrite. Novos anticorpos monoclonais que têm como alvo a via coestimuladora CD40L/CD40 ou o receptor BAFF parecem ser estratégias terapêuticas promissoras no manejo dos pacientes com síndrome de Sjögren e manifestações sistêmicas. O tratamento do linfoma em casos de síndrome de Sjögren deve seguir as diretrizes gerais para manejo do linfoma na população geral.

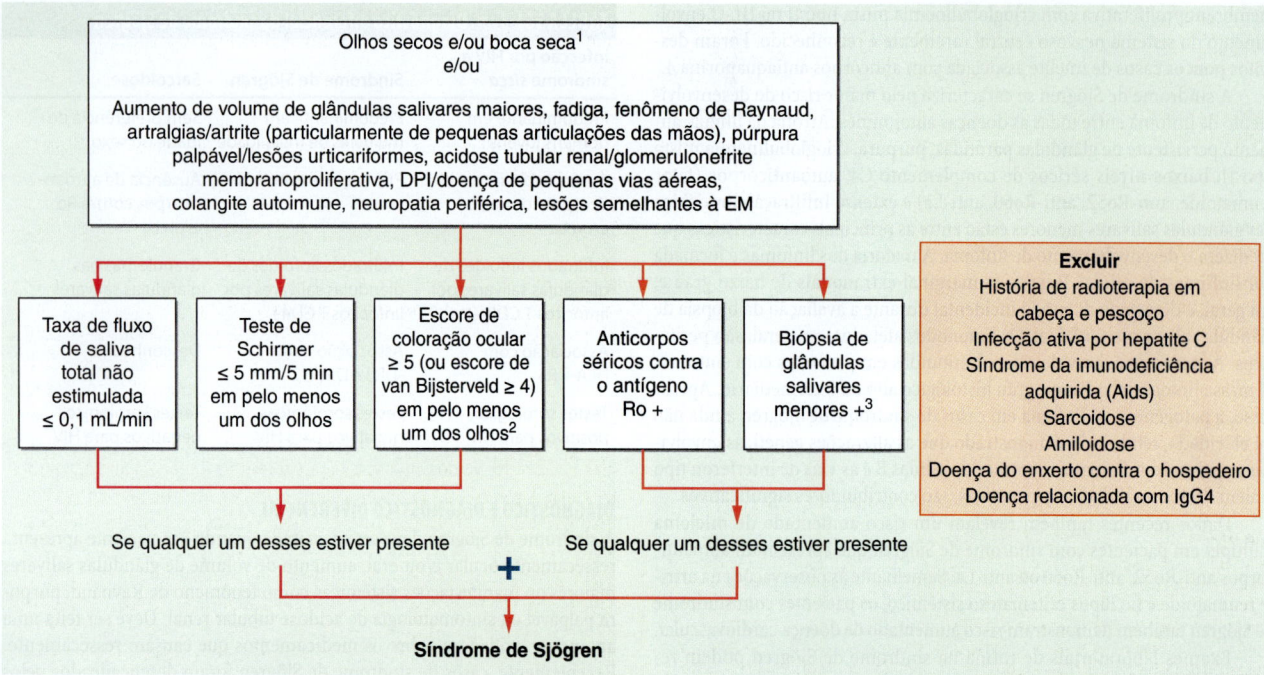

FIGURA 361-1 Algoritmo diagnóstico para síndrome de Sjögren. [1]Definido como resposta positiva para pelo menos uma das seguintes questões: (a) Você tem tido incômodo de olhos secos persistente e diário há mais de 3 meses? (b) Você tem uma sensação recorrente de areia ou poeira nos olhos? (c) Você usa lágrimas artificiais mais de 3x/dia? (d) Você tem tido uma sensação de boca seca diariamente há mais de 3 meses? (e) Você bebe líquidos com frequência para ajudar a engolir alimentos secos? [2]Escore de coloração ocular descrito em Whitcher et al. Escore de van Bijsterveld descrito em van Bijsterveld et al. [3]Escore de foco conta ≥ 1 (com base no número de focos por 4 mm de tecido de glândulas salivares) seguindo um protocolo descrito por Daniels et al. DPI, doença pulmonar intersticial; EM, esclerose múltipla.

LEITURAS ADICIONAIS

Daniels TE et al: Associations between salivary gland histopathologic diagnoses and phenotypic features of Sjögren's syndrome among 1,726 registry participants. Arthritis Rheum 63:2021, 2011.
Mavragani CP, Moutsopoulos HM: Sjögren's syndrome. CMAJ 186:579, 2014.
Mavragani CP, Moutsopoulos HM: Sjögren's syndrome: Old and new therapeutic targets. J Autoimmun 110:102364, 2020.
Moutsopoulos HM: Sjögren's syndrome: A forty-year scientific journey. J Autoimmun 51:1, 2014.
Shiboski CH et al: 2016 American College of Rheumatology/European League Against Rheumatism Classification Criteria for Primary Sjögren's Syndrome: A consensus and data-driven methodology involving three international patient cohorts. Arthritis Rheumatol 69:35, 2017.
van Bijsterveld OP: Diagnostic tests in the Sicca syndrome. Arch Ophthalmol 82:10, 1969.
Vivino FB et al: Sjogren's syndrome: An update on disease pathogenesis, clinical manifestations and treatment. Clin Immunol 203:81, 2019.
Whitcher JP et al: A simplified quantitative method for assessing keratoconjunctivitis sicca from the Sjögren's Syndrome International Registry. Am J Ophthalmol 149:405, 2010.

362 Espondiloartrites
Joel D. Taurog, Lianne S. Gensler, Nigil Haroon

As espondiloartrites (EspA) se referem a um grupo de distúrbios sobreponíveis que compartilham manifestações clínicas, associações genéticas e mecanismos patogênicos. As denominações clássicas incluem espondilite anquilosante (EA), artrite reativa (ARe), artrite psoriásica (APs), artrite associada à doença inflamatória intestinal (DII), espondiloartropatia juvenil (EspAJ) e EspA indiferenciada. Esses distúrbios são classificados de forma ampla como EspA predominantemente axial, afetando a coluna vertebral, a pelve e a caixa torácica; ou EspA predominantemente periférica, afetando os membros.

ESPONDILITE ANQUILOSANTE E ESPONDILOARTRITE AXIAL

Espondiloartrite axial (EspA-ax) é o termo atualmente utilizado para descrever o distúrbio inflamatório que mais comumente afeta o esqueleto axial, com envolvimento variável de articulações periféricas e estruturas extra-articulares. A EspA-ax inclui pacientes com lesões radiológicas significativas nas articulações sacroilíacas, classicamente chamada de EA e atualmente considerada como espondiloartrite axial radiográfica (EspA-ax-r); e aqueles pacientes com apresentação clínica semelhante mas sem sacroileíte radiográfica significativa. Neste último grupo, alguns acabam desenvolvendo sacroileíte radiográfica significativa; porém, muitos não o fazem. O conceito geral da EspA-ax é apoiado pelos critérios de classificação formulados em 2009 (Tab. 362-1). Os pacientes com EspA-ax e sacroileíte à ressonância magnética (RM) sem lesão à radiografia são classificados como tendo espondiloartrite axial não radiográfica (EspA-ax-nr).

EPIDEMIOLOGIA

A prevalência estimada de EA em adultos em 20 países durante as últimas duas décadas é de cerca de 0,17% (variação: 0,02-0,5%). Nos poucos estudos que abordaram a EspA-ax, a prevalência é cerca de 1,3 a 2 vezes maior que aquela da EA. A EA mostra uma correlação acentuada com o antígeno de histocompatibilidade HLA-B27 e ocorre mundialmente em uma proporção aproximada à da prevalência de B27. A prevalência de B27 em brancos norte-americanos é de 6%, ao passo que, em pacientes com EA, é de 80 a 90%.

Em levantamentos populacionais, a EA é encontrada em 1 a 6% dos adultos que herdam B27, ao passo que a prevalência é de 10 a 30% entre adultos B27+ que são parentes em primeiro grau de pacientes com EA. A taxa de concordância em gêmeos idênticos é de cerca de 65%. A suscetibilidade à EA é determinada, em grande medida, por fatores genéticos, com o B27 compreendendo cerca de 20% do componente genético. As análises de polimorfismos de nucleotídeos únicos (SNPs, do inglês *single-nucleotide polymorphisms*) identificaram 115 alelos não HLA adicionais que, em conjunto, contribuem para outros cerca de 7 a 8% da suscetibilidade genética. A prevalência de HLA-B27 na EspA-ax-nr é um pouco menor que na EA, com a proporção de mulheres sendo maior. Há pouca informação disponível sobre *loci* de suscetibilidade não HLA na EspA-ax-nr, a qual é geneticamente mais heterogênea que a EA.

PATOLOGIA

A sacroileíte é tipicamente uma manifestação inicial da EspA-ax, independentemente de estar evidente radiologicamente. Em biópsias e estudos de necrópsias de articulações sacroilíacas, incluindo amplas durações da

TABELA 362-1 ■ Critérios ASAS para classificação da espondiloartrite axial (a serem aplicados em pacientes com lombalgia de duração ≥ 3 meses e idade no momento do aparecimento < 45 anos)[a]	
Sacroileíte no exame de imagem mais ≥ 1 achado de EspA ou	**HLA-B27 mais ≥ 2 achados adicionais de EspA**
Sacroileíte no exame de imagem • Inflamação ativa (aguda) à RM altamente sugestiva de sacroileíte associada à EspA[b] e/ou • Sacroileíte radiográfica definitiva de acordo com os critérios de New York modificados[c]	Achados de EspA • Dor lombar inflamatória[d] • Artrite[e] • Enteseíte (calcanhar)[f] • Uveíte anterior[g] • Dactilite[e] • Psoríase[e] • Doença de Crohn ou colite ulcerativa[e] • Boa resposta a AINEs[h] • História familiar de EspA[i] • HLA-B27 • Proteína C-reativa elevada[j]

[a]Sensibilidade de 83%, especificidade de 84%. O critério por imagem (sacroileíte) isoladamente tem sensibilidade de 66% e especificidade de 97%. [b]Edema de medula óssea e/ou osteíte na recuperação da inversão com tau curto (STIR, do inglês *short tau inversion recovery*) ou imagem de T1 realçada com gadolínio. [c]Grau bilateral ≥ 2 ou grau unilateral 3 ou 4. [d]Ver critérios no texto. [e]Passada ou atual, diagnosticada por um médico. [f]Dor passada ou atual, ou dor à palpação ao exame da inserção do tendão do calcâneo (ou tendão de Aquiles) ou da fáscia plantar. [g]Passada ou atual, confirmada por um oftalmologista. [h]Alívio substancial da dor lombar em 24 a 48 h após a administração de uma dose máxima de AINE. [i]Parentes em primeiro ou segundo grau com espondilite anquilosante (EA), psoríase, uveíte, artrite reativa (ARe) ou doença inflamatória intestinal (DII). [j]Após exclusão de outras causas de proteína C-reativa elevada.

Siglas: AINE, anti-inflamatório não esteroide; ASAS, Assessment of Spondyloarthritis international Society; EspA, espondiloartrite; RM, ressonância magnética.

Fonte: Adaptada de M Rudwaleit et al: The development of assessment of spondylo arthritis international society classification criteria for axial spondyloarthritis (part II): Validation and final selection. Ann Rheum Dis 68:777, 2009.

doença, a sinovite e a medula óssea mixoide representam as alterações mais precoces, seguidas por *pannus* e tecido de granulação subcondral. Edema da medula, enteseíte e diferenciação condroide também são encontrados. Macrófagos, células T, plasmócitos e osteoclastos são prevalentes. Se o processo progredir, as margens erodidas da articulação são substituídas por regeneração fibrocartilaginosa e, então, por ossificação.

Na coluna vertebral, um tecido de granulação inflamatório é visto no tecido conectivo paravertebral na junção do anel fibroso com o osso vertebral, ou mesmo ao longo de todo o anel externo. As fibras anulares exteriores são erodidas e acabam sendo substituídas por osso, formando um sindesmófito inicial que, então, cresce por ossificação endocondral acabando por fazer pontes entre os corpos vertebrais adjacentes (Fig. 362-1F, G). A progressão desse processo pode levar à "coluna em bambu". Outras lesões na coluna incluem osteoporose (perda de osso trabecular apesar do acréscimo de osso do periósteo), erosão de corpos vertebrais na margem do disco e inflamação com destruição da fronteira disco-osso. A artrite inflamatória das facetas articulares é comum, com erosão da cartilagem articular por *pannus*, muitas vezes seguida por anquilose óssea. Isso pode preceder a formação de sindesmófitos fazendo pontes com discos adjacentes. A densidade mineral óssea está diminuída na coluna vertebral e na porção proximal do fêmur no início do curso da doença.

A sinovite periférica na EA mostra uma vascularização acentuada, evidenciada como macrovascularização tortuosa vista durante artroscopia. Hiperplasia da camada de revestimento, infiltração linfoide e formação de *pannus* também são encontradas. As erosões cartilaginosas centrais causadas pela proliferação de tecido de granulação subcondral são comuns. As características da artrite periférica na EA são compartilhadas por outras formas de EspA e são distintas daquelas da AR.

Extensas investigações concluíram que a *êntese* – região fibrocartilaginosa onde um tendão, um ligamento ou uma cápsula articular se fixam ao osso – é um local primário de patologia na EA e outras EspA, tanto em sítios axiais como em periféricos. As ênteses transferem forças mecânicas dos músculos para os ossos e, assim, apresentam distribuição anatômica ampla. A enteseíte está associada a edema proeminente da medula óssea adjacente e, com frequência, é caracterizada por lesões erosivas que acabam sofrendo ossificação.

Inflamação intestinal subclínica é encontrada no cólon ou no íleo distal na maioria dos pacientes com EspA. A histologia é descrita adiante, em "Artrite associada à DII".

PATOGÊNESE

A EA é imunomediada, e evidências crescentes sugerem uma patogênese mais autoinflamatória em vez de autoimune antígeno-específica. A incerteza permanece com relação ao sítio primário da deflagração da doença. A dramática resposta da doença ao bloqueio terapêutico do fator de necrose tumoral α (TNF-α, do inglês *tumor necrosis factor* α) ou da IL-17A indica que essas citocinas desempenham um papel imunopatogênico fundamental. Os genes relacionados com as vias do TNF mostram associação com a EA, incluindo *TNFRSF1A, TNFAIP3, LTBR* e *TBKBP1*. Os genes na via IL-23/IL-17 mostram associação com a EA, incluindo *IL23R, PTER4, IL12B, CARD9, IL6R, TYK2, JAK2* e *STAT3*. Entre esses 12 genes, 11 também estão associados com DII e 6 com psoríase. Os níveis séricos de IL-23 e IL-17 estão elevados em pacientes com EA. Em camundongos, foi demonstrado que células T dependentes do timo residentes em tecidos e expressando receptores de células T γ/δ e de IL-23 são encontradas nas ênteses, na raiz aórtica e nas proximidades do corpo ciliar no olho. Essas células apresentam intensa expressão de IL-17 e IL-22 mediante exposição à IL-23 sistêmica. Esse achado sugere que células imunes inatas sítio-específicas desempenham um papel crítico na especificidade anatômica dessas lesões. A IL-23 faz a sinalização por meio da Janus-cinase (Jak) TYK2. SNPs com perda de função de *TYK2* são protetores contra a EA e a inibição de Tyk2 bloqueia a imunidade dependente de IL-23 e a progressão da EspA em um modelo murino.

Níveis altos de células T γδ circulantes expressando receptores IL-23 e produzindo IL-17 foram encontrados em pacientes com EA. Estudos recentes de ênteses espinais humanas identificaram células mieloides CD14+ produtoras de IL-23 e células T γδ produtoras de IL-17A. Um subgrupo dessas células T γδ não apresentava receptores para IL-23. Essa população evidentemente produz IL-17A de forma independente de IL-23, o que pode explicar a falha terapêutica dos agentes direcionados contra IL-23 na EspA-ax apesar da resposta positiva da EspA periférica a esses agentes e da resposta dramática tanto da EspA axial como a periférica aos agentes direcionados contra IL-17A (ver Fig. 362-3).

Outros genes associados codificam outras citocinas ou receptores de citocinas (*IL1R1, IL1R2, IL7R, IL27*), fatores de transcrição envolvidos na diferenciação de células imunes (*RUNX3, EOMES, BACH2, NKX2-3, TBX21*) ou outras moléculas envolvidas na ativação ou na regulação de respostas imunes ou inflamatórias (*FCGR2A, ZMIZ1, NOS2, ICOSLG*).

A articulação sacroilíaca inflamada está infiltrada com células T CD4+ e CD8+ e macrófagos e mostra níveis elevados de TNF, em particular na fase inicial da doença. O fator de crescimento transformador β (TGF-β, do inglês *transforming growth factor* β) é encontrado em abundância nas lesões mais avançadas. A sinovite periférica na EspA é caracterizada por neutrófilos, macrófagos expressando CD68 e CD163, células T CD4+ e CD8+ e células B. Há coloração proeminente para a molécula de adesão intercelular 1 (ICAM-1, do inglês *intercellular adhesion molecule 1*), a molécula de adesão celular vascular 1 (VCAM-1, do inglês *vascular cell adhesion molecule 1*), a metaloproteinase matricial 3 (MPM-3) e as proteínas 8 e 14 relacionadas ao mieloide (MRP-8 e MRP-14).

A disbiose da microbiota intestinal é consistentemente encontrada em pacientes com EspA e em modelos animais, podendo ser influenciada, em ambos os casos, pelo genótipo HLA, incluindo HLA-B27. As espécies bacterianas com propriedades mucolíticas estão aumentadas nos pacientes, sugerindo um papel patogênico para a degradação do muco intestinal. Características de sobreposição entre ARe e DII e o envolvimento da via IL-23/IL-17, a qual está fundamentalmente associada com as defesas do hospedeiro em sítios de mucosa, fornecem suporte adicional para a importância do microbioma na patogênese da EspA. Foi sugerido que a inflamação sistêmica, a disbiose e a permeabilidade intestinal aumentada formam uma alça de amplificação que sustenta a inflamação na EspA.

O HLA-B27 desempenha um papel direto na patogênese da EA, mas seu papel preciso em nível molecular permanece indeterminado. Ratos transgênicos para HLA-B27 desenvolvem artrite e espondilite, e isso não é afetado pela ausência de CD8. Assim, parece que a clássica apresentação de antígeno peptídico a células T CD8+ pode não ser o mecanismo primário da doença. Contudo, a associação da EA com ERAP1 e ERAP2, que influencia

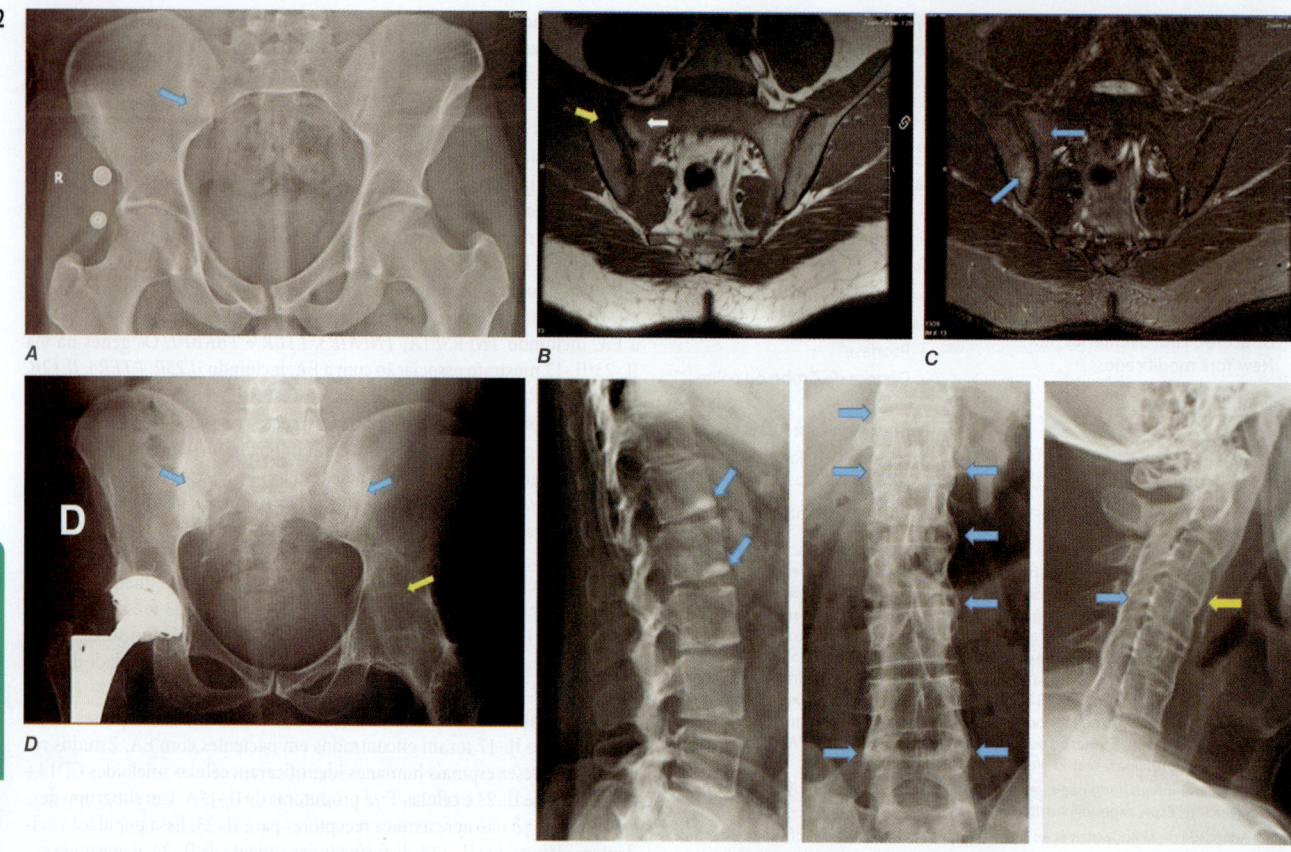

FIGURA 362-1 Imagem da espondiloartrite axial não radiográfica (EspA-ax-nr) e da espondilite anquilosante (EA) (espondiloartrite axial radiográfica).
A. Radiografia anteroposterior (AP) da pelve em paciente com EspA-ax-nr mostrando alterações insignificantes na articulação sacroilíaca (SI). Há mínima esclerose da articulação SI à direita (*seta azul*).
B. Ressonância magnética (RM) ponderada em T1 do sacro do paciente mostrado em A. A *seta amarela* indica erosão cortical da articulação SI direita e a *seta branca* indica gordura subcondral.
C. Sequência de RM em *short tau inversion recovery* (STIR) do mesmo paciente mostrando edema da medula óssea em ambos os lados da articulação SI (*setas azuis*).
D. Radiografia AP da pelve de paciente com EA. As *setas azuis* indicam sacroileíte radiográfica avançada bilateral (esclerose, fusão parcial, erosões). Há doença grave bilateral no quadril com autofusão à esquerda (*seta amarela*) e osteoporose difusa.
E. Radiografia lateral da coluna lombar em paciente com EA. As *setas azuis* indicam lesões de Romanus (cantos brilhantes).
F. Radiografia AP de coluna lombar de paciente com EA. As *setas azuis* indicam a formação de pontes de sindesmófitos.
G. Radiografia lateral da coluna cervical de paciente com EA. Há anquilose completa das facetas articulares (*seta azul*) e pontes de sindesmófitos disseminadas (*seta amarela*).

fortemente o repertório de peptídeo MHC de classe I, sugere que a ligação de peptídeo a B27 é importante. As células T CD8+ estão reduzidas no sangue periférico e aumentadas no líquido sinovial dos pacientes com EA, mas seu papel na patogênese da EA ainda é incerto. A cadeia pesada de B27 tem uma tendência incomum de se dobrar de maneira errônea, um processo que pode ser proinflamatório. Estudos genéticos e funcionais em seres humanos têm sugerido um papel para células *natural killer* (NK) na EA, possivelmente por interação com homodímeros da cadeia pesada de B27. Ratos B27 com tendência a EspA mostram função defeituosa de células dendríticas e compartilham com pacientes de EA uma característica assinatura de expressão gênica de "interferon reverso" em células apresentadoras de antígeno. Um estudo recente forneceu evidências de uma interação entre HLA-B27 e a cinase 2 semelhante à activina, um membro da família das proteínas morfogênicas ósseas cujas mutações estão associadas com a fibrodisplasia ossificante progressiva, uma doença que causa formação óssea descontrolada.

Pode surgir entesite em pessoas saudáveis devido à sobrecarga mecânica repetitiva em um determinado sítio anatômico. Na EspA, acredita-se que o limiar para a inflamação das enteses induzida pelo estresse esteja diminuído por fatores genéticos e/ou produtos microbianos, resultando em lesões crônicas disseminadas que surgem em enteses sujeitas a um uso apenas normal. Dando suporte a esse conceito, camundongos transgênicos para a produção de TNF constitutivo desenvolvem entesite periférica e artrite mediada pela imunidade inata, com a ausência de sustentação de peso reduzindo a inflamação e a neoformação óssea nesses sítios.

A neoformação óssea na EA parece ter como base a formação de osso encondral e ocorre somente no compartimento do periósteo. Ela está correlacionada com a falta de regulação da via de sinalização Wnt, que controla a diferenciação de células mesenquimatosas em osteófitos, pelos inibidores DKK-1 e esclerostina. Evidências indiretas e dados de modelos animais também implicam proteínas morfogênicas do osso, proteínas *hedgehog* e prostaglandina E_2. Os pacientes com marcadores inflamatórios elevados e inflamação em margens vertebrais à RM são os que têm a maior chance de desenvolver sindesmófitos. Há evidências crescentes sugerindo que a terapia anti-TNF precoce e prolongada pode reduzir a fusão espinal. As lesões inflamatórias vertebrais que sofrem metaplasia para gordura (aumento do sinal ponderado em T1) representam o sítio potencial para a subsequente formação de sindesmófitos apesar da terapia anti-TNF, enquanto as lesões inflamatórias agudas iniciais melhoram, o que reforça a importância do tratamento precoce para a resolução da inflamação.

MANIFESTAÇÕES CLÍNICAS

Os sintomas da EA inicial em geral são notados primeiro na fase tardia da adolescência ou no início da fase adulta, em média na metade da terceira década de vida. Em 5% dos pacientes, os sintomas começam após os 40 anos. O sintoma inicial é uma dor que pode ser aguda e maçante, de início insidioso, sentida profundamente na região lombar inferior ou glútea, acompanhada de rigidez matinal na região lombar inferior, com duração de algumas horas, melhorando com a atividade e retornando após a inatividade. Poucos meses após seu aparecimento, a dor, em geral, torna-se persistente e bilateral. A exacerbação noturna da dor com frequência força o paciente a se levantar e se movimentar.

Em alguns pacientes, a hipersensibilidade óssea (presumivelmente refletindo entesite ou osteíte) acompanha a dor ou a rigidez lombar, ao passo que, em outros, pode ser a queixa predominante. Sítios comuns incluem junções costoesternais, processos espinais, cristas ilíacas, trocânteres maiores, tuberosidades isquiáticas, tubérculos tibiais e calcanhares. A artrite do quadril e do ombro (articulação "raiz") é considerada parte da doença axial. A artrite do quadril ocorre em 25 a 35% dos pacientes. A artrite isolada do quadril grave ou a dor torácica óssea pode ser a queixa inicialmente apresentada, e a doença sintomática do quadril pode dominar o quadro clínico, especialmente nos casos de doença de início juvenil. A artrite de articulações periféricas é, em geral, assimétrica e pode ocorrer a qualquer momento no curso da doença. Dor e rigidez no pescoço pelo acometimento da coluna cervical podem ser manifestações tardias, mas, às vezes, são sintomas dominantes. A dor torácica é comum em qualquer estágio da EspA-ax e, se não for adequadamente diagnosticada, pode ser confundida com doença cardiovascular.

Na EspA juvenil, a artrite periférica e a entesite predominam, com os sintomas axiais sobrevindo no fim da adolescência.

De início, os achados físicos axiais espelham o processo inflamatório. Os achados mais específicos envolvem perda da mobilidade espinal, com limitação da flexão anterior e lateral e da extensão da coluna lombar, bem como da expansão do tórax. A limitação de movimentos costuma ser desproporcional ao grau de anquilose óssea, e pode refletir espasmo muscular secundário à dor e à inflamação. A dor nas articulações sacroilíacas pode ser provocada por compressão direta ou por estresse articular. Além disso, comumente há dor à palpação dos processos espinhosos posteriores e de outros sítios de sensibilidade dolorosa óssea sintomática.

O teste de Schober modificado é uma medida útil de flexão da coluna lombar. O paciente se posiciona ereto, com os calcanhares juntos, e são feitas marcas sobre a coluna: na junção lombossacral (identificada por uma linha horizontal entre as espinhas ilíacas posterossuperiores) e 10 cm acima. Então, o paciente se inclina maximamente para a frente, com os joelhos em extensão total, e a distância entre as duas marcas é medida. Essa distância aumenta ≥ 2 cm em caso de mobilidade normal. A expansão torácica é medida como a diferença entre a inspiração máxima e a expiração forçada máxima, no quarto espaço intercostal ou no xifoesterno, com as mãos do paciente descansando sobre ou logo atrás da cabeça. A expansão normal do tórax é ≥ 2,5 cm. A inclinação lateral mede a distância que o dedo médio do paciente percorre perna abaixo com a inclinação lateral máxima. O normal é > 10 cm.

Limitação ou dor aos movimentos dos quadris ou dos ombros em geral está presente se essas articulações estiverem acometidas. Deve-se enfatizar que, nos casos inicialmente leves ou nos casos atípicos, os sintomas e/ou os achados físicos podem ser sutis ou inespecíficos.

A evolução da EspA-ax varia enormemente, desde o indivíduo com rigidez discreta e radiografias normais até o paciente com coluna vertebral totalmente fusionada e uma grave artrite bilateral dos quadris, acompanhadas de artrite periférica grave e manifestações extra-articulares. Os dados disponíveis sobre história natural se originam predominantemente da EA, embora a prevalência de artrite periférica, entesite, psoríase e DII pareça ser similar na EspA-ax-nr e na EA. A dor tende a ser persistente no início da doença e, mais tarde, torna-se intermitente, com alternância de exacerbações e períodos quiescentes. Em um caso grave típico não tratado, com progressão para a formação de sindesmófitos, a postura sofre alterações características, com obliteração da lordose lombar, atrofia das nádegas e cifose dorsal acentuada. Pode haver inclinação do pescoço para a frente ou contraturas de flexão do quadril, compensadas pela flexão nos joelhos. A progressão da doença pode ser estimada clinicamente por perda de altura, limitação da expansão torácica e da flexão crescente da coluna e distância do occipto-parede. Alguns indivíduos apresentam deformidades avançadas e relatam nunca terem tido sintomas significativos.

Os fatores mais preditivos de progressão radiológica (ver adiante) são a presença de sindesmófitos existentes, marcadores inflamatórios elevados e tabagismo. Em alguns estudos (mas não em todos), o início da EA na adolescência e o acometimento precoce do quadril correlacionam-se com um prognóstico pior. Em mulheres, a EA tende a progredir para anquilose vertebral total com menos frequência, embora possa haver uma prevalência aumentada de artrite periférica. A artrite periférica ocorre em até 30% dos pacientes. A gravidez não exerce efeito consistente sobre a EA, com os sintomas melhorando, permanecendo os mesmos ou piorando em cerca de um terço das gestantes, respectivamente. Porém, as pacientes que necessitam de terapia biológica antes da gestação têm muita chance de apresentar exacerbações durante o segundo e o terceiro trimestres se o medicamento for suspenso no decorrer da gestação.

A complicação mais grave da doença espinal avançada é a fratura vertebral, que pode ocorrer até mesmo com traumatismos menores em uma coluna rígida e osteoporótica. A porção inferior da coluna cervical é a mais frequentemente acometida. Essas fraturas muitas vezes são deslocadas, causando lesão da medula espinal. Uma pesquisa recente sugeriu um risco > 10% de fratura durante a vida. Ocasionalmente, uma fratura ao longo da junção discovertebral e do arco neural adjacente, denominada *pseudoartrose*, mais comum na coluna toracolombar, pode ser uma fonte não reconhecida de dor localizada persistente e/ou disfunção neurológica. O acunhamento das vértebras torácicas pode levar à cifose acentuada.

A manifestação extra-articular mais comum é a uveíte anterior aguda, que ocorre em até 50% dos pacientes e pode preceder a espondilite. Geralmente, as crises são unilaterais, causando dor, fotofobia e dor à acomodação. Esses sintomas podem recorrer com frequência no olho oposto. Catarata e glaucoma secundário podem ocorrer. Até 60% dos pacientes com EA têm inflamação no cólon ou no íleo, que, em geral, é assintomática; contudo, uma DII franca ocorre em 5 a 10% dos pacientes com EA (ver "Artrite associada à DII", adiante). Cerca de 10% dos pacientes que atendem aos critérios de EA têm psoríase (ver "Artrite psoriásica", adiante). Ocasionalmente, alguns pacientes apresentam EA associada a manifestações cutâneas vistas na síndrome SAPHO (ver adiante), como acne fulminante ou hidradenite supurativa. Existe um risco aparentemente aumentado de cardiopatia isquêmica. A insuficiência aórtica ocorre em um pequeno percentual de pacientes, geralmente após a doença de longa duração. O bloqueio cardíaco de terceiro grau pode ocorrer isolado ou com insuficiência aórtica, tendo sido descrita a associação com graus menores de bloqueio cardíaco. A síndrome da cauda equina e a fibrose do lobo pulmonar superior são complicações tardias raras. Foi relatada uma prevalência aumentada de prostatite. A amiloidose raramente ocorre (Cap. 112).

Várias medidas validadas de atividade da doença e desfecho funcional estão em uso disseminado no estudo e no tratamento da EspA-ax, em particular o Bath Ankylosing Spondylitis Disease Activity Index (BASDAI) e o Ankylosing Spondylitis Disease Activity Score (ASDAS), sendo ambos medidas de atividade da doença; o Bath Ankylosing Spondylitis Functional Index (BASFI), uma medida de limitação nas atividades da vida cotidiana; e várias medidas de alterações radiográficas. O novo Assessment of Spondyloarthritis international Society (ASAS) Health Index é uma ferramenta específica para espondiloartrite que avalia o comprometimento da função e da saúde. Apesar da persistência da doença, a maioria dos pacientes permanece com emprego remunerado. Alguns estudos sobre a sobrevida na EA sugeriram que a doença diminui a expectativa de vida em comparação com a população geral. A mortalidade atribuível à EA é, em grande parte, resultante do traumatismo da coluna vertebral, insuficiência aórtica e insuficiência respiratória, nefropatia amiloide ou complicações do tratamento, como hemorragia gastrintestinal superior. O impacto da terapia biológica sobre o desfecho e a mortalidade ainda é indeterminado, exceto quanto à produtividade no trabalho significativamente melhorada.

ACHADOS LABORATORIAIS

Nenhum exame de laboratório é diagnóstico de EA. Na maioria dos grupos étnicos, o HLA-B27 está presente em 75 a 90% dos pacientes. A velocidade de hemossedimentação (VHS) e a proteína C-reativa estão frequentemente elevadas, embora não em todos os casos. Uma leve anemia pode estar presente. Os pacientes com doença grave podem apresentar nível de fosfatase alcalina elevado. Níveis séricos de IgA elevados são comuns. O fator reumatoide, os anticorpos antipeptídeo cíclico citrulinado (CCP) e o anticorpos (fatores) antinucleares (AANs) estão, em grande medida, ausentes, exceto quando gerados por uma doença coexistente, embora os AANs possam aparecer com a terapia anti-TNF. Os níveis circulantes de células T CD8+ tendem a ser baixos, e os níveis séricos de MPM-3 correlacionam-se com a atividade da doença. O líquido sinovial das articulações periféricas tem caráter inflamatório inespecífico. A movimentação restrita da parede torácica causa diminuição da capacidade vital, porém a função ventilatória em geral é bem preservada.

ACHADOS RADIOLÓGICOS (FIG. 362-1)

Por definição, o diagnóstico de EA está associado à sacroileíte, em geral simétrica, demonstrável à radiografia. As alterações mais precoces ao exame radiográfico padrão são o aspecto borrado das margens corticais do osso subcondral, seguido de erosões e esclerose. A progressão das erosões leva ao "pseudoalargamento" do espaço articular; quando sobrevém a fibrose e, depois, a anquilose óssea, as articulações podem tornar-se obliteradas.

Na coluna lombar, a progressão da doença pode levar à perda da lordose, bem como à osteíte das margens anteriores dos corpos vertebrais, com subsequente erosão e neoformação óssea, levando a quadratura ou convexidade de um ou mais corpos vertebrais. A ossificação progressiva leva à formação de sindesmófitos marginais, visíveis em radiografias simples como pontes ósseas conectando corpos vertebrais sucessivos anterior e lateralmente.

Apenas uma minoria dos pacientes que preenchem os critérios para EspA-ax-nr desenvolve sacroileíte radiológica dentro de uma década ou mais, e menos ainda desenvolvem alterações espinais. Portanto, a RM é muito mais útil para o diagnóstico oportuno da EspA-ax, desde que realizada adequadamente. *Deve-se enfatizar que os protocolos de RM usados de forma rotineira para avaliar a lombalgia apresentam baixa sensibilidade para a detecção de inflamação e costumam fornecer resultados falso-negativos na EspA-ax.* A sacroileíte ativa é mais bem visualizada por RM dinâmica de cortes semicoronais com saturação de gordura, seja com sequência turbo *spin-echo* ponderada em T2, com STIR (do inglês *short tau inversion recovery* [recuperação da inversão com tau curto]) ou, ainda, com imagens ponderadas em T1 realçadas por contraste. Essas técnicas identificam a inflamação intra-articular inicial, as alterações na cartilagem e o edema de medula óssea subjacente na sacroileíte (Fig. 362-1). Esses protocolos também são sensíveis para a avaliação de alterações vertebrais agudas e crônicas. O edema da medula óssea isoladamente não é específico para a espondiloartrite. A presença de erosões aumenta a especificidade e é detectada em imagens ponderadas em T1 convencionais. Resultados ideais da RM exigem um alto índice de suspeita, um protocolo apropriado, um radiologista experiente e uma estreita comunicação entre o radiologista e o clínico.

A redução da densidade mineral óssea pode ser detectada pela densitometria do colo femoral e da coluna lombar. O uso de uma projeção lateral do corpo vertebral de L3 pode evitar leituras falsamente elevadas relacionadas à ossificação vertebral.

DIAGNÓSTICO

É importante reconhecer a EspA-ax antes do desenvolvimento de deformidade irreversível. Esse objetivo representa um desafio por várias razões: (1) somente uma minoria dos pacientes com dor lombar tem EspA-ax; (2) um diagnóstico precoce muitas vezes se baseia na clínica e/ou em um protocolo apropriado de RM que requer considerável experiência; (3) os indivíduos jovens com sintomas de EspA-ax muitas vezes não buscam assistência médica; e (4) a dependência de haver sacroileíte radiográfica definida faz os casos em fase inicial ou leves não serem detectados. Os critérios de classificação para EspA-ax propostos pela ASAS são mostrados na Tabela 362-1. Eles foram desenvolvidos apenas com o propósito de pesquisa e não devem ser estritamente aplicados como critérios diagnósticos, mas podem ser considerados como auxiliares do diagnóstico. Esses critérios são aplicáveis a indivíduos com dor lombar há 3 meses ou mais e idade < 45 anos. A inflamação ativa das articulações sacroilíacas, determinada por RM, é considerada equivalente à sacroileíte radiográfica definida (ver adiante).

A EspA-ax deve ser diferenciada de inúmeras outras causas de lombalgia, algumas muito mais comuns que a EspA-ax. O aumento da especificidade é obtido quando a natureza e o padrão da dor, bem como a idade do paciente, são considerados. O sintoma mais típico é a dor lombar inflamatória (DLI), presente em 70 a 80% dos pacientes com EspA-ax. Na dor lombar crônica (≥ 3 meses), a DLI exibe os seguintes achados característicos: (1) idade de início < 40 anos; (2) início insidioso; (3) melhora com o exercício; (4) ausência de alívio com o repouso; (5) dor noturna com melhora ao levantar; (6) rigidez matinal > 30 minutos; (7) acordar por causa da dor lombar somente durante a segunda metade da noite; e (8) dor alternante nas nádegas. A presença de pelo menos 2 desses achados deve levantar suspeita de DLI, e a presença de pelo menos 4 achados pode ser considerada presumivelmente diagnóstica. As causas mais comuns de dor lombar, com exceção da EspA, são principalmente mecânicas ou degenerativas, em vez de primariamente inflamatórias. Esses casos têm menos chance de demonstrar agregados de características da EspA, mas a DLI pode estar presente em até 30% dos pacientes com lombalgia mecânica.

Causas menos comuns de dor lombar também devem ser diferenciadas da EspA-ax, incluindo espondilite, espondilodiscite e sacroileíte infecciosas, bem como tumor primário ou metastático. A ocronose pode produzir um fenótipo similar à EA. Calcificação e ossificação dos ligamentos paravertebrais ocorrem na *hiperosteose esquelética idiopática difusa* (HEID), que acomete indivíduos de meia-idade e mais velhos e, em geral, não é sintomática. A calcificação dos ligamentos confere uma aparência de "cera de vela derretida" sobre as faces anteriores dos corpos vertebrais. Os espaços dos discos intervertebrais são preservados, ao passo que as articulações sacroilíacas e facetas articulares parecem normais, ajudando a diferenciar a HEID da espondilose e da EA, respectivamente. O hiperparatireoidismo, tanto primário quanto secundário, pode causar reabsorção óssea subcondral em torno das articulações SI, articulações bilaterais amplas e mal definidas nas radiografias, porém sem estreitamento do espaço articular.

Um algoritmo para estabelecer ou excluir o diagnóstico de EspA-ax em pacientes com dor lombar crônica é mostrado na Figura 362-2.

TRATAMENTO

Espondiloartrite axial

Todo tratamento de EspA-ax deve incluir um programa de exercícios para manter a postura e a amplitude de movimento. Os vídeos com exercícios da Spondylitis Association of America estão disponíveis em *https://spondylitis.org/resources-support/educational-materials-resources/back-in-action-again/*.

Os anti-inflamatórios não esteroides (AINEs) são a primeira linha da terapia farmacológica. Esses agentes reduzem a dor, além de aumentarem a mobilidade em muitos pacientes. A terapia contínua com AINE em dose alta pode desacelerar a progressão radiológica, em particular nos pacientes com risco mais alto de progressão. Entretanto, muitos pacientes têm sintomas persistentes apesar do tratamento com AINE e tendem a se beneficiar de terapia biológica. Pacientes com EA tratados com os agentes anti-TNF infliximabe (anticorpo monoclonal anti-TNF quimérico humano/murino), etanercepte (proteína IgG de fusão do receptor solúvel p75 do TNF), adalimumabe ou golimumabe (anticorpos monoclonais humanos anti-TNF) ou certolizumabe pegol (anticorpo monoclonal murino humanizado anti-TNF) mostram quedas rápidas, profundas e contínuas de todas as mensurações clínicas e laboratoriais de atividade da doença. Em uma resposta boa, há melhora significativa de indicadores objetivos e de indicadores subjetivos de atividade da doença e função, incluindo rigidez matinal, dor, mobilidade vertebral, edema nas articulações periféricas, proteína C-reativa, VHS e densidade mineral óssea. Estudos de RM indicam resolução substancial do edema de medula óssea, entesite e derrames articulares nas articulações sacroilíacas, nas facetas e nas articulações periféricas. Esses resultados foram obtidos em grandes ensaios controlados randomizados de todos os cinco agentes e em muitos estudos abertos. Cerca de metade dos pacientes alcançam uma redução ≥ 50% no BASDAI. A resposta tende a persistir ao longo do tempo e a remissão dos sintomas é possível em uma proporção dos pacientes. Os fatores preditivos das melhores respostas incluem idade mais jovem, menor duração da doença, marcadores inflamatórios basais mais altos e menor incapacidade funcional basal. Apesar disso, alguns pacientes com doença de longa duração e até mesmo anquilose vertebral são significativamente beneficiados. Há uma chance maior de reduzir a velocidade de formação dos sindesmófitos com a terapia sustentada, em especial quando iniciada precocemente. A resposta de pacientes com EspA-ax-nr à terapia anti-TNF geralmente é similar à dos pacientes com EA.

Normalmente, o infliximabe é administrado por via intravenosa (IV) na dose de 5 mg/kg de peso corporal, a qual é repetida após 2 semanas e novamente após 6 semanas, para, a partir de então, ser administrada a intervalos de 6 a 8 semanas. O etanercepte é administrado por injeção subcutânea (SC) em uma dose de 50 mg/semana. O adalimumabe é aplicado por injeção SC de 40 mg a cada 2 semanas. O golimumabe é administrado por injeção SC nas doses de 50 mg a cada 4 semanas. O certolizumabe pegol é fornecido por injeção SC na dose de 200 mg a cada 2 semanas ou de 400 mg a cada 4 semanas. Ajustes de dosagem podem ser considerados em casos seletos.

Embora esses agentes imunossupressores potentes sejam relativamente seguros, os pacientes apresentam risco aumentado de infecções graves, incluindo tuberculose disseminada. Reações de hipersensibilidade à infusão ou no sítio de injeção não são incomuns. Casos de psoríase induzida por anti-TNF têm sido cada vez mais identificados. Há relatos de

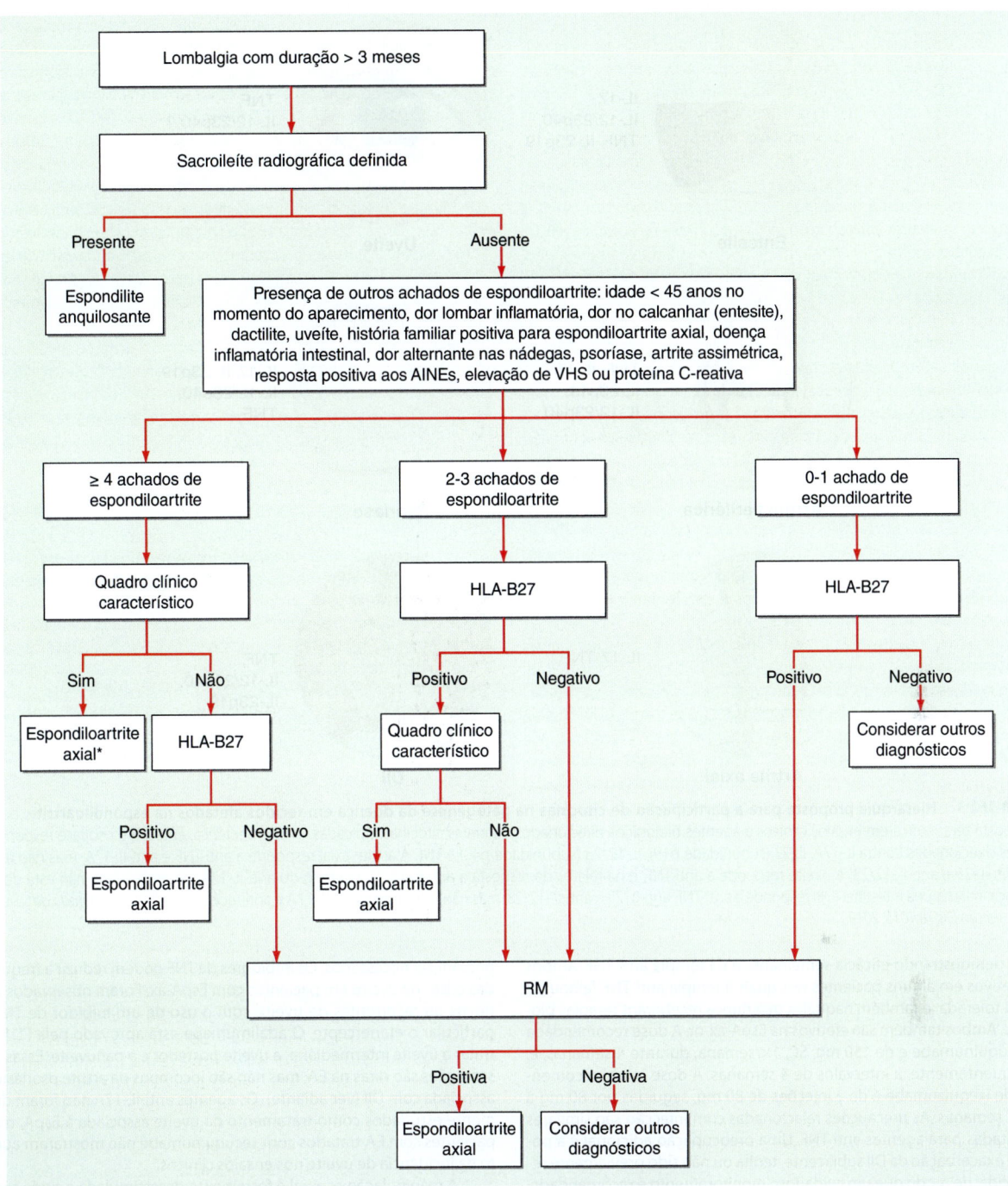

FIGURA 362-2   Algoritmo para diagnóstico ou exclusão de espondiloartrite axial. O algoritmo é projetado para ser usado em pacientes com história de pelo menos 3 meses de dor crônica inexplicável na região lombar. A sacroileíte radiográfica definida se baseia nos critérios de New York modificados para espondilite anquilosante (*van der Linden S et al: Arthritis Rheum 27:361, 1984*). O algoritmo é adaptado de *van den Berg R et al: Ann Rheum Dis 72:1646, 2013*. Determinar se um quadro clínico é característico ou não exige considerar os pesos relativos dos achados de espondiloartrite (*Feldtkeller E et al: Rheumatology [Oxford] 52:1648, 2013*) e o julgamento clínico. A lista de achados clínicos inclui achados das espondiloartrites axial e periférica. *É recomendada uma ressonância magnética (RM) confirmatória. (*De Taurog JD et al: N Engl J Med 374:2563, 2016.*)

casos raros de doença relacionada com lúpus eritematoso sistêmico (LES), bem como de distúrbios hematológicos, como pancitopenia, distúrbios desmielinizantes, exacerbação de insuficiência cardíaca congestiva e doença hepática grave. A incidência geral de neoplasias malignas não está aumentada em pacientes com EA tratados com terapia anti-TNF, mas casos isolados de neoplasia maligna hematológica têm ocorrido pouco depois do início do tratamento.

Em virtude do custo, dos efeitos colaterais potencialmente graves e dos efeitos desconhecidos desses agentes em longo prazo, seu uso deve ser restrito aos pacientes com diagnóstico definitivo e doença ativa que tenham respondido inadequadamente à terapia com pelo menos dois AINEs distintos. Antes de iniciar a terapia anti-TNF, todos os pacientes devem ser testados para tuberculose (TB) latente e para hepatite B, sendo tratados da forma apropriada se positivos. As contraindicações aos inibidores de TNF incluem infecção ativa ou alto risco de infecção; esclerose múltipla; e história de neoplasia maligna hematológica, LES ou autoimunidade relacionada. Gravidez e amamentação não são mais consideradas contraindicações, desde que as precauções adequadas sejam adotadas. A bula do certolizumabe pegol inclui mínima transferência transplacentária ou para o leite materno. Bebês expostos ao anti-TNF *in utero* não devem receber vacinas vivas antes de completarem 6 meses de idade. A troca para um segundo agente anti-TNF pode ser efetiva, sobretudo em caso de perda da resposta ao primeiro agente, antes de se considerar uma falha primária.

O secuquinumabe, um anticorpo monoclonal humano contra IL-17A, e o ixequizumabe, um anticorpo monoclonal humanizado contra IL-17A, estão aprovados pela Food and Drug Administration (FDA) para uso

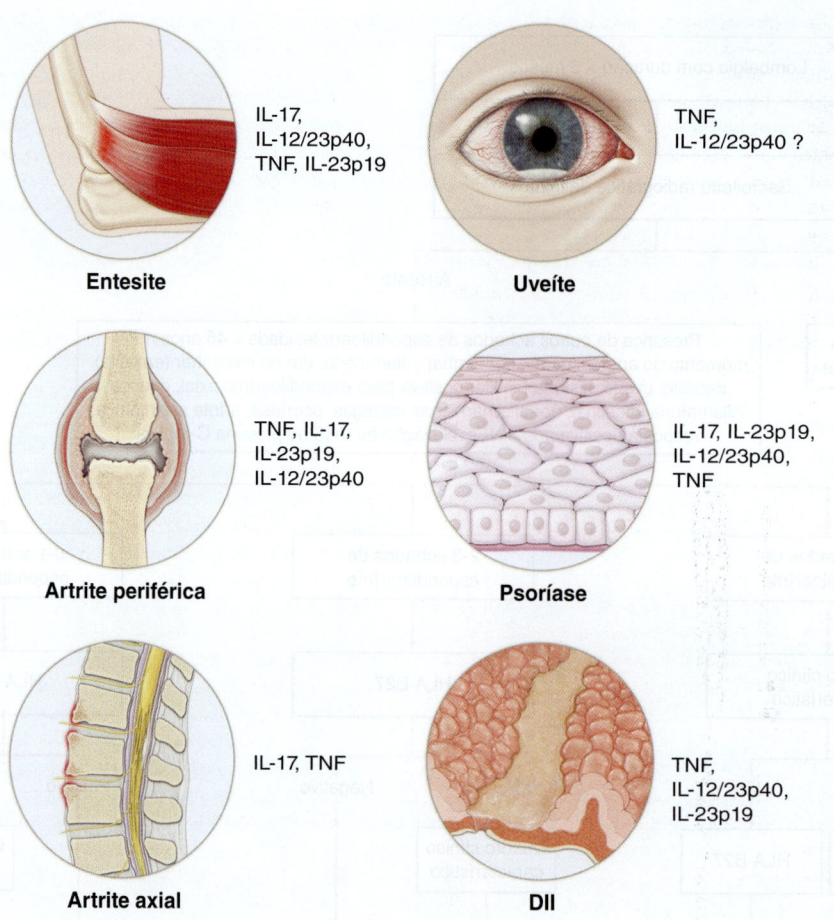

FIGURA 362-3 Hierarquia proposta para a participação de citocinas na patogênese da doença em tecidos afetados na espondiloartrite, baseada na resposta terapêutica em ensaios clínicos a agentes biológicos direcionados contra as citocinas indicadas. Artrite periférica, entesite e psoríase respondem a agentes direcionados contra IL-17A, IL-23 (subunidade p19), IL-12/23 (subunidade p40) e TNF. A artrite axial responde a anti-TNF e anti-IL-17A, mas não responde a anti-IL-23 e anti-IL-12/23. A uveíte responde a anti-TNF, e há relatos de resposta a anti-IL-12/23. O efeito do anti-IL-17A na uveíte ainda não está definido. A doença inflamatória intestinal (DII) responde a anti-TNF, anti-IL-23 e anti-IL-12/23, mas não responde a anti-IL-17A e antirreceptor de IL-17. *(Adaptada de S Siebert et al: Ann Rheum Dis 78:1015, 2019.)*

na EA, demonstrando eficácia semelhante à da terapia anti-TNF. Ambos são efetivos em alguns pacientes nos quais a terapia anti-TNF falhou ou não foi tolerada, e também naqueles que nunca receberam terapias biológicas. Ambos também são efetivos na EspA-ax-nr. A dose recomendada de secuquinumabe é de 150 mg, SC, 1×/semana, durante 4 semanas, e, subsequentemente, a intervalos de 4 semanas. A dose inicial recomendada de ixequizumabe é de 2 injeções de 80 mg, seguidas por 80 mg a cada 4 semanas. As precauções relacionadas com infecção são similares às adotadas para agentes anti-TNF. Uma preocupação adicional é a potencial exacerbação da DII subjacente, tenha ou não sido previamente reconhecida, de modo que um cuidadoso monitoramento é recomendado.

Dois anticorpos direcionados contra IL-23, ustequinumabe e risanquizumabe, não demonstraram eficácia na EA, embora ambos tenham demonstrado eficácia na artrite psoriásica **(ver Fig. 362-3)**.

A sulfassalazina em doses de 2 a 3 g/dia é usada na artrite periférica. O metotrexato, embora amplamente usado, não tem demonstrado benefício na EA, tampouco foi documentado qualquer papel terapêutico para os glicocorticoides orais.

Os inibidores da Janus-cinase (JAK) tofacitinibe, upadacitinibe e filgotinibe demonstraram eficácia na EA em ensaios clínicos, com reduções na inflamação evidente à RM, e novos ensaios clínicos estão sendo realizados. As precauções relacionadas com infecção são similares às adotadas para agentes anti-TNF, com a preocupação adicional relativa ao herpes-zóster.

A indicação mais comum para cirurgia nos pacientes com EA é a artrite grave da articulação do quadril, cuja dor e rigidez geralmente são aliviadas pela artroplastia total do quadril. Raros pacientes podem se beneficiar da correção cirúrgica de deformidades extremas em flexão da coluna vertebral ou da subluxação atlantoaxial.

As crises de uveíte, em geral, são tratadas de modo eficaz com a administração local de glicocorticoides e agentes midriáticos, embora glicocorticoides sistêmicos, fármacos imunossupressores ou terapia anti-TNF possam ser necessários. Os inibidores de TNF podem reduzir a frequência das crises de uveíte em pacientes com EspA-ax. Foram observados casos novos ou recorrentes de uveíte com o uso de um inibidor de TNF, em particular o etanercepte. O adalimumabe está aprovado pela FDA para tratar a uveíte intermediária, a uveíte posterior e a panuveíte. Essas apresentações são raras na EA, mas não são incomuns na artrite psoriásica ou associada com DII (ver adiante). Os agentes anti-IL-17A não foram diretamente estudados como tratamento da uveíte associada à EspA, mas os pacientes com EA tratados com secuquinumabe não mostraram aumento na incidência de uveíte nos ensaios clínicos.

A manipulação espinal é desestimulada e pode ser particularmente perigosa em pacientes com osteoporose ou com lesões estruturais à radiografia.

O tratamento da osteoporose axial é semelhante ao utilizado para a osteoporose primária, pois não há dados específicos disponíveis para EA.

ARTRITE REATIVA

Artrite reativa (ARe) refere-se a uma artrite não purulenta aguda complicando uma infecção em outra parte do corpo. Nos últimos anos, o termo foi utilizado principalmente para designar a EspA subsequente a infecções entéricas ou urogenitais.

Outras formas de ARe e artrite relacionada com infecção não associadas ao B27 que mostram um espectro de manifestações clínicas diferentes da EspA, como a doença de Lyme, a febre reumática e a ARe pós-estreptocócica, são discutidas nos Capítulos 186 e 359.

CONTEXTO HISTÓRICO

A associação entre artrite aguda e episódios de diarreia ou uretrite é conhecida há séculos. Uma alta incidência durante a Primeira Guerra Mundial e a

Segunda Guerra Mundial chamou a atenção sobre a tríade artrite, uretrite e conjuntivite, frequentemente com adição de lesões mucocutâneas, que se tornou conhecida por epônimos que, atualmente, têm apenas interesse histórico.

A identificação de espécies bacterianas capazes de deflagrar a síndrome clínica e a descoberta de uma associação com o antígeno HLA-B27 levaram ao conceito unificante de ARe como uma síndrome clínica desencadeada por agentes etiológicos específicos em um hospedeiro geneticamente suscetível. Um espectro característico de manifestações clínicas pode ser deflagrado pela infecção intestinal com determinadas espécies de *Shigella, Salmonella, Yersinia* e *Campylobacter*; pela infecção genital com *Chlamydia trachomatis*; e por vários agentes diferentes, aparentemente em alguns casos via infecção nasofaríngea por *Chlamydia pneumoniae* ou outros agentes. A "tríade clássica" representa uma pequena parte do espectro clínico e está presente apenas em uma pequena minoria dos pacientes. Para os propósitos deste capítulo, o uso do termo *ARe* será restrito aos casos de EspA em que há pelo menos evidências prováveis para uma infecção prévia relacionada.

EPIDEMIOLOGIA

Em relatos iniciais, 60 a 85% dos pacientes que desenvolveram ARe deflagrada por *Shigella, Yersinia* ou *Chlamydia* tinham testes positivos para HLA-B27. Porém, uma menor prevalência de B27 é encontrada na ARe desencadeada por *Salmonella*, e pouca ou nenhuma associação com B27 é vista na ARe induzida por *Campylobacter*. Estudos recentes baseados na comunidade ou estudos de epidemia de fonte comum demonstraram que a prevalência geral de B27 na ARe estava abaixo de 50%. A faixa etária mais comum é de 18 a 40 anos, porém a ARe pode ocorrer raramente em crianças e em adultos de idade mais avançada.

A taxa relatada de crises de ARe pós-entérica, em geral, varia de 1 a cerca de 30%, dependendo do estudo e do microrganismo causador, ao passo que a taxa de crises de ARe pós-clamídia gira em torno de 4 a 8%. A proporção por sexo após infecção entérica é de quase 1:1, ao passo que a ARe adquirida por transmissão venérea ocorre principalmente nos homens. A prevalência e a incidência geral de ARe são difíceis de avaliar em virtude da falta de critérios diagnósticos validados, da prevalência variável e potencial artritogênico dos microrganismos desencadeantes e dos fatores genéticos de suscetibilidade variáveis em diferentes populações. Na Escandinávia, foi relatada uma incidência anual de 10 a 28 a cada 100 mil habitantes. A EspA era quase desconhecida na África Subsaariana. Entretanto, atualmente, a ARe e outras EspAs periféricas tornaram-se comuns nos africanos com o despertar da epidemia de Aids, sem associação com B27, o qual é muito raro nessas populações. Em africanos, a ARe com frequência é a primeira manifestação da infecção por HIV e muitas vezes entra em remissão com a progressão da doença. Em contrapartida, os pacientes brancos ocidentais infectados por HIV e com EspA geralmente são positivos para B27, e a artrite é exacerbada à medida que a Aids avança.

PATOLOGIA

A histologia sinovial é semelhante à de outras EspAs. A entesite mostra aumento da vascularização e infiltração da fibrocartilagem por macrófagos. Evidência histopatológica microscópica de inflamação mimetizando DII é demonstrada de forma rotineira no cólon e no íleo de pacientes com ARe pós-entérica e menos comumente na ARe pós-venérea. As lesões cutâneas de ceratodermia blenorrágica, associadas principalmente com ARe adquirida de forma venérea, são indistinguíveis histologicamente das lesões de psoríase pustulosa.

ETIOLOGIA E PATOGÊNESE

As bactérias identificadas como desencadeantes definidos de ARe incluem várias espécies de *Salmonella* e *Shigella, Yersinia enterocolitica, Yersinia pseudotuberculosis, Campylobacter jejuni* e *Chlamydia trachomatis*. Todas são bactérias Gram-negativas que contêm lipopolissacarídeo (LPS). Todas as espécies de *Shigella* foram implicadas em casos de ARe, com *S. flexneri* e *S. sonnei* sendo as mais frequentes. Espécies de *Yersinia* na Europa e na Escandinávia podem ter maior potencial gerador de artrite do que em outras partes do mundo, e *C. trachomatis* parece ser a causa mais comum em todo o mundo. Os sorovares oculares de *C. trachomatis* parecem ser particularmente – e, talvez exclusivamente – geradores de artrite.

Também há evidências implicando *Clostridium difficile, Campylobacter coli*, certas cepas toxigênicas de *Escherichia coli, Ureaplasma urealyticum* e *Mycoplasma genitalium* como possíveis desencadeantes de ARe. *Chlamydia pneumoniae* também é um deflagrador de ARe, embora muito menos comum do que *C. trachomatis*. Há inúmeros relatos isolados de artrite aguda após muitas outras infecções bacterianas, virais ou parasitárias, e a artrite após o tratamento intravesical com bacilo Calmette-Guérin (BCG) para câncer de bexiga está bem documentada.

Não se sabe se existe um mecanismo patogênico comum que deflagre a ARe e seja compartilhado por todos esses microrganismos, assim como não foi elucidado o mecanismo envolvido no caso de qualquer um desses desencadeantes. Muitos desencadeantes estabelecidos compartilham uma capacidade de atacar superfícies mucosas, invadir células do hospedeiro e sobreviver no meio intracelular. Foi demonstrada a presença de antígenos de *Chlamydia, Yersinia, Salmonella* e *Shigella* na sinóvia e/ou nos leucócitos do líquido sinovial de pacientes com ARe por longos períodos após a crise aguda. Na ARe desencadeada por *Y. enterocolitica*, LPS bacteriano e antígenos de proteína de choque térmico foram encontrados em células do sangue periférico anos após a infecção deflagradora. DNA de *Yersinia*, bem como DNA e RNA de *C. trachomatis*, foram detectados no tecido sinovial de pacientes com ARe, sugerindo a presença de organismos viáveis, apesar da falha em cultivá-los a partir desses espécimes. Entretanto, a especificidade desses achados é obscura, pois DNA bacteriano cromossômico e rRNA 16S de uma ampla variedade de bactérias também foram encontrados na sinóvia em outras doenças reumáticas, embora menos frequentemente.

Trabalhos recentes documentaram níveis altos de IL-17 no líquido sinovial de ARe, mas a fonte não foi identificada. HLA-B27 parece estar associado com as formas mais graves e crônicas da ARe, mas seu papel patogênico ainda é indeterminado. HLA-B27 prolonga significativamente a sobrevida intracelular de *Y. enterocolitica* e *Salmonella enteritidis* em linhagens celulares humanas e murinas. Isso pode permitir o tráfego de leucócitos infectados a partir do local da infecção primária até as articulações, onde uma resposta imune inata e/ou adaptativa aos antígenos bacterianos persistentes pode, então, promover a artrite.

Um estudo recente utilizando o sequenciamento de rRNA 16S da microbiota intestinal mostrou uma maior abundância de espécies de *Erwinia* e *Pseudomonas*, além de prevalência aumentada de enteropatógenos típicos em pacientes com ARe em comparação com os controles. Foram encontradas correlações entre bactérias específicas e manifestações da doença, tendo havido correlação entre o HLA e a diversidade do microbioma.

MANIFESTAÇÕES CLÍNICAS

As manifestações clínicas de ARe variam desde uma entesite ou monoartrite isolada e transitória até uma doença multissistêmica grave. Uma anamnese cuidadosa em geral obterá evidência de uma infecção que antecede em 1 a 4 semanas o aparecimento dos sintomas da doença reativa, em particular na ARe pós-entérica. Entretanto, em uma minoria considerável, nenhuma evidência clínica ou laboratorial de infecção precedente pode ser encontrada, em particular no caso da ARe pós-clamídia. Em casos de doença reativa presumivelmente adquirida por transmissão venérea, com frequência há história recente de um novo parceiro sexual.

Sintomas constitucionais são comuns, incluindo fadiga, mal-estar, febre e perda de peso. Os sintomas musculoesqueléticos costumam ser de início agudo. De modo geral, a artrite é assimétrica e aditiva, com envolvimento de novas articulações ocorrendo em poucos dias até 1 a 2 semanas. As articulações dos membros inferiores, em particular o joelho, o tornozelo e as articulações subtalares, metatarsofalângicas e interfalângicas dos dedos do pé, são mais comumente envolvidas, entretanto, o punho e os dedos da mão também podem ser acometidos. A artrite costuma ser bastante dolorosa, e derrames articulares tensos não são incomuns, sobretudo no joelho. A dactilite, ou "dedo em salsicha", um edema difuso de um dedo solitário da mão ou do pé, é um aspecto distintivo de ARe e da APs, mas também pode ser observada na gota poliarticular e na sarcoidose. Tendinite e fascite são lesões particularmente características, produzindo dor em múltiplas ênteses, em particular a inserção do tendão do calcâneo (ou tendão de Aquiles), da fáscia plantar e de sítios ao longo do esqueleto axial. A dor lombar e nas nádegas é bastante comum e pode ser causada por inflamação nas inserções, espasmo muscular, sacroileíte aguda ou, presumivelmente, artrite nas articulações intervertebrais.

Lesões urogenitais podem ocorrer ao longo de todo o curso da doença. Em homens, a uretrite pode ser marcante ou relativamente assintomática, podendo acompanhar infecção desencadeante ou um resultado da fase reativa da doença; curiosamente, ocorre tanto na ARe pós-venérea como na pós-entérica. A prostatite é comum. Nas mulheres, a cervicite ou a salpingite podem ser causadas pelo gatilho infeccioso ou pelo processo reativo estéril.

A doença ocular é comum, variando de uma conjuntivite assintomática transitória a uma uveíte anterior agressiva que, ocasionalmente, se mostra refratária ao tratamento e pode resultar em cegueira.

Lesões mucocutâneas são frequentes. As úlceras orais tendem a ser superficiais, passageiras e, com frequência, assintomáticas. A lesão cutânea característica, *ceratodermia blenorrágica*, consiste em vesículas e/ou pústulas que se transformam em hiperceratose e, por fim, formam uma crosta antes de desaparecer. São mais comuns nas palmas das mãos e nas plantas dos pés, mas também podem ocorrer em outros locais. Em pacientes com infecção por HIV, essas lesões costumam ser extremamente graves e extensas, por vezes dominando o quadro clínico (Cap. 202). Lesões na glande do pênis, denominadas *balanite circinada*, consistem em vesículas que se rompem rapidamente para formar erosões superficiais indolores. Em indivíduos circuncidados, essas erosões podem formar crostas semelhantes às da ceratodermia blenorrágica. Alterações nas unhas são comuns e consistem em onicólise, descoloração amarelada distal e/ou hiperceratose superposta.

Manifestações menos frequentes ou raras de ARe incluem defeitos de condução cardíaca, insuficiência aórtica, lesões do sistema nervoso central ou periférico e infiltrados pleuropulmonares.

Nos casos em resolução, geralmente a artrite dura 3 a 5 meses. Os sintomas articulares crônicos persistem em cerca de 15% dos pacientes, e em até 60% em séries de estudos baseadas em pacientes hospitalizados. Os sintomas crônicos tendem a ser menos intensos que no estágio agudo, mas é comum haver incapacidade para o trabalho ou mudança forçada de ocupação. A dor crônica no calcanhar costuma ser particularmente incômoda. Lombalgia, sacroileíte e mesmo EA franca também são sequelas comuns. A síndrome aguda pode recidivar. Na maioria dos estudos, os pacientes positivos para HLA-B27 apresentaram prognóstico pior que o de pacientes B27-negativos. Os pacientes com artrite induzida por *Yersinia* ou *Salmonella* têm menos doença crônica que aqueles cujo episódio inicial se seguiu à shigelose epidêmica.

ACHADOS LABORATORIAIS E RADIOLÓGICOS

A VHS e os reagentes de fase aguda em geral estão elevados, com frequência de modo acentuado durante a fase aguda da doença. Uma leve anemia pode estar presente. O líquido sinovial tem caráter inflamatório, de modo inespecífico. Na maioria dos grupos étnicos, 30 a 50% dos pacientes são B27-positivos. A infecção desencadeante em geral não persiste no sítio de infecção mucosa primária até o momento do aparecimento da doença reativa, mas a cultura do microrganismo pode ser uma possibilidade, como nos casos de doença induzida por *Yersinia* ou *Chlamydia*. A evidência sorológica de exposição a um dos microrganismos causadores é inespecífica e de utilidade questionável. A reação em cadeia da polimerase (PCR, do inglês *polymerase chain reaction*) para DNA de clamídia em amostras de primeira urina eliminada pode ter alta sensibilidade na fase aguda, mas é menos útil na doença crônica.

Na doença leve ou ainda em fase inicial, as alterações radiológicas podem estar ausentes ou se limitarem à osteoporose justa-articular. Com a doença de longa duração, os aspectos radiológicos são semelhantes aos da APs; erosões marginais e perda de espaço articular podem ser vistas em articulações afetadas. Periostite com neoformação óssea reativa é característica, assim como em todas as EspAs. É comum haver esporões na inserção da fáscia plantar. Sacroileíte e espondilite podem ser observadas como sequelas tardias. A sacroileíte é mais comumente assimétrica do que na EA, ao passo que a espondilite pode começar em qualquer ponto ao longo da coluna lombar. Os sindesmófitos são descritos como não marginais; são grosseiros, assimétricos e em formato de "vírgula", originando-se do meio de um corpo vertebral – um padrão menos frequente na EA primária. A progressão para fusão da coluna é incomum.

DIAGNÓSTICO

A ARe é confirmada por diagnóstico clínico, sem qualquer teste laboratorial ou achado radiológico que seja definitivamente diagnóstico. O diagnóstico deve ser considerado em qualquer paciente com tendinite ou artrite aditiva inflamatória aguda assimétrica. A avaliação deve incluir um questionamento abrangente, porém perspicaz, sobre os possíveis eventos deflagradores. Ao exame físico, deve-se prestar atenção à distribuição do envolvimento de articulações e tendões e aos possíveis locais de comprometimento extra-articular, como os olhos, as membranas mucosas, a pele, as unhas e a genitália. A análise do líquido sinovial geralmente é necessária para eliminar a possibilidade de artrite séptica ou induzida por cristais. Cultura, sorologia ou métodos moleculares podem ajudar a identificar uma infecção desencadeante, mas não são confiáveis.

Embora a tipagem para B27 tenha baixo valor preditivo negativo na ARe, pode ter significado prognóstico em termos de gravidade, cronicidade e propensão para espondilite e uveíte. Além disso, quando positiva, a tipagem pode ser útil em casos atípicos do ponto de vista diagnóstico. O teste para HIV é indicado com frequência e pode ser necessário para selecionar a terapia adequada.

Tanto a ARe como a doença gonocócica disseminada (Cap. 156) podem ser adquiridas de forma venérea e estar associadas com uretrite. Diferentemente da ARe, artrite e tenossinovite gonocócicas tendem a envolver igualmente tanto as extremidades superiores como as inferiores, a poupar o esqueleto axial e a estar associadas com lesões cutâneas vesiculares características. Cultura de uretra ou de colo do útero positiva para gonococo não exclui o diagnóstico de ARe; entretanto, hemoculturas e culturas, da lesão cutânea ou da sinóvia estabelecem o diagnóstico de doença gonocócica disseminada. A PCR para *Neisseria gonorrhoeae* e *C. trachomatis* pode ser útil. Ocasionalmente, somente um teste terapêutico com antibióticos pode diferenciar entre ARe e doença gonocócica disseminada.

A ARe compartilha muitas características com a APs. Contudo, de modo geral, a APs tem início gradual, tende a afetar principalmente os membros superiores e não costuma estar associada a úlceras orais, uretrite ou sintomas intestinais.

TRATAMENTO
Artrite reativa

A maioria dos pacientes com ARe beneficia-se, em algum grau, do uso de AINEs em doses altas, embora os sintomas agudos raramente melhorem por completo e alguns pacientes sejam irresponsivos.

O tratamento antibiótico adequado imediato da uretrite aguda por clamídia ou infecção entérica pode prevenir o surgimento de ARe, mas não é universalmente bem-sucedido. Os dados relativos ao benefício potencial da antibioticoterapia instituída depois do início da artrite são conflitantes, mas uma revisão sistemática e metanálise de 10 ensaios controlados sugerem que não há nenhum benefício. Um desses estudos relatou que a maioria dos pacientes com ARe crônica associada com *C. trachomatis* ou *C. pneumoniae* se beneficiavam de maneira significativa com um curso de 6 meses de rifampicina mais azitromicina ou doxiciclina. Esse estudo de 2010 ainda aguarda confirmação.

Ensaios multicêntricos têm sugerido que a sulfassalazina, até 3 g/dia em doses fracionadas, pode ser benéfica para pacientes com ARe persistente.[1] Pacientes com doença persistente podem responder à azatioprina, na dose de 1 a 2 mg/kg/dia, ou ao metotrexato, até 20 mg/semana; contudo, esses regimes terapêuticos nunca foram estudados formalmente. Há evidências de relatos com 30 pacientes sustentando o uso de anti-TNF em casos crônicos graves, havendo relatos isolados de resposta a terapias anti-IL-17A ou antirreceptor de IL-6.[1]

Tendinite e outras lesões de entesite podem se beneficiar de glicocorticoides intralesionais. A uveíte pode requerer tratamento agressivo para prevenir sequelas graves. As lesões de pele, em geral, requerem apenas tratamento tópico sintomático. Muitos pacientes com infecção pelo HIV e ARe apresentam lesões cutâneas graves que respondem a terapia antirretroviral. As complicações cardíacas são tratadas de modo convencional; o controle das complicações neurológicas é sintomático.

O tratamento abrangente inclui aconselhamento dos pacientes sobre infecções sexualmente transmissíveis e exposição a patógenos entéricos, assim como uso apropriado de fisioterapia, aconselhamento vocacional e vigilância contínua para complicações em longo prazo, como EA. Pacientes com história de ARe apresentam risco aumentado de crises recorrentes subsequentes a exposições repetidas.

---

[1] Azatioprina, metotrexato, sulfassalazina, pamidronato, agentes anti-TNF-α, anti-IL-17A e antirreceptor de IL-6 não estão aprovados para esse propósito pela FDA no momento desta publicação.

ARTRITE PSORIÁSICA

A *artrite psoriásica* (APs) refere-se a uma doença inflamatória musculoesquelética com manifestações autoimunes e autoinflamatórias, ocorrendo caracteristicamente em indivíduos com psoríase.

CONTEXTO HISTÓRICO

A associação entre artrite e psoríase foi observada no século XIX. Na década de 1960, tornou-se claro que, ao contrário da AR, a artrite associada à psoríase em geral era soronegativa; envolvia frequentemente as articulações interfalângicas distais (IFDs) dos dedos da mão, a coluna vertebral e as articulações sacroilíacas; tinha características radiológicas distintas; e mostrava uma considerável agregação familiar. Na década de 1970, a APs foi incluída na categoria mais ampla das espondiloartrites devido às manifestações similares às da EA e da ARe.

EPIDEMIOLOGIA

A prevalência da APs parece estar aumentando em paralelo com a consciência em relação à doença. Dados recentes sugerem que até 30% dos pacientes com psoríase desenvolvem APs. A maior duração e gravidade da psoríase aumentam a probabilidade de desenvolvimento de APs. Em populações brancas, estima-se que a psoríase tenha prevalência de 1 a 3%. Em outras etnias, psoríase e APs são menos comuns na ausência de infecção pelo HIV, sendo menor a prevalência de APs em indivíduos com psoríase nessas populações. Os parentes em primeiro grau de pacientes com APs têm risco elevado de psoríase, de APs e de outras formas de EspA. Entre os pacientes com psoríase, até 30% têm um parente em primeiro grau acometido. Em gêmeos monozigóticos, a concordância relatada para psoríase varia de 35 a 72%, e, para APs, é de 10 a 30%. Foram encontradas diversas associações com o HLA. O HLA-C6 está diretamente associado com a psoríase, em particular a psoríase familiar de início juvenil (tipo I). O HLA-B27 está associado à espondilite psoriásica (ver adiante). HLA-DR7, HLA-DQ3 e HLA-B57 estão associados à APs devido ao desequilíbrio de ligação com C6. Um estudo recente descobriu associações adicionais da APs com haplótipos contendo HLA-B8, HLA-C6, HLA-B27, HLA-B38 e HLA-B39. Uma correlação também foi encontrada entre as diferentes combinações de haplótipos e os fenótipos entesial, sinovial ou axial predominantes. Análises genômicas amplas identificaram associações da APs com polimorfismos no receptor da IL-23 (*IL23R*); moléculas envolvidas na sinalização (*TNFAIP3, TYK2*) e na expressão do gene de fator nuclear κB (*TNIP1, TRAF3IP2*); e citocinas *TNF, IL12A* e *IL12B*. Um SNP *IL23R* específico está associado à APs distinta da psoríase sem artrite. O compartilhamento genético geral da EA com a psoríase é 0,28 menor que com a DII (ver adiante). Polimorfismos em *IL-23A* estão associados com psoríase e com APs, mas não com EA.

PATOLOGIA

A sinóvia inflamada na APs assemelha-se à da AR, embora com um pouco menos de hiperplasia e celularidade que na AR. Como observado anteriormente na EA, o padrão vascular sinovial na APs em geral é maior e mais tortuoso que na AR, independentemente da duração da doença. Alguns estudos indicaram uma tendência maior à fibrose sinovial na APs. Ao contrário da AR, a APs mostra entesite proeminente, com histologia similar à de outras EspAs.

PATOGÊNESE

A APs presumivelmente compartilha mecanismos imunopatogênicos com a psoríase. A sinóvia é caracterizada por hiperplasia da camada de revestimento; infiltração difusa com células T, células B, macrófagos e células expressando receptor de NK, com suprarregulação de receptores de endereçamento de leucócitos, e proliferação de neutrófilos com angiogênese. Subpopulações de células T clonalmente expandidas são frequentes e foram demonstradas tanto na sinóvia como na pele. Considera-se que células dendríticas plasmocitoides desempenhem um papel-chave na psoríase, sendo que evidências comprovam sua participação na APs. Interferon-γ, TNF e IL-1β, 2, 6, 8, 10, 12, 13, 15 e 17A e proteína relacionada ao mieloide (S100A8/A9) são encontrados na sinóvia ou no líquido sinovial na APs. As citocinas da via de IL-23/17 são fundamentais para desencadear a patogênese da APs. Tanto as células $T_H 17$ como os linfócitos inatos tipo 3 (ILC3) foram identificados em extratos dérmicos de lesões psoriásicas e no líquido sinovial de pacientes com APs. Em coerência com as extensas lesões ósseas na APs, tem sido observado que os pacientes com APs apresentam um aumento marcante dos precursores dos osteoclastos no sangue periférico e regulação positiva do ativador do receptor de ligante do fator nuclear κB (RANKL, do inglês *receptor activator of nuclear factor κB ligand*) na camada de revestimento sinovial. Níveis séricos aumentados de TNF-α, RANKL, leptina e omentina correlacionam-se positivamente com esses precursores osteoclásticos.

MANIFESTAÇÕES CLÍNICAS

Em 70% dos casos, a psoríase precede a artropatia. Em 15% dos casos, as duas manifestações ocorrem dentro de um intervalo de 1 ano uma da outra. Em cerca de 15% dos casos, a artrite precede o início da psoríase e pode representar um desafio diagnóstico. A frequência em homens e mulheres é quase igual, embora a frequência dos padrões da doença seja algo diferente entre os sexos. A doença pode começar na infância ou mais tardiamente, porém se inicia na quarta ou quinta década de vida, em média aos 37 anos de idade.

Vários esquemas de classificação foram propostos para o amplo espectro da artropatia na APs. Wright e Moll descreveram cinco padrões: (1) artrite das articulações IFDs; (2) oligoartrite assimétrica; (3) poliartrite simétrica semelhante à AR; (4) comprometimento axial (coluna e articulações sacroilíacas); e (5) artrite mutilante, uma forma altamente destrutiva da doença. Esses padrões com frequência coexistem, e o padrão que persiste cronicamente muitas vezes difere daquele da apresentação inicial. Um esquema mais simples, de uso recente, contém três padrões: oligoartrite, poliartrite e artrite axial.

Alterações das unhas das mãos e dos pés ocorrem na maioria dos pacientes com APs, em comparação com apenas uma minoria dos pacientes com psoríase sem artrite, e é postulado que a psoríase pustulosa esteja associada a artrite mais grave. Dactilite e entesite são comuns na APs e ajudam a distinguir essa condição de outros distúrbios articulares. A dactilite ocorre em > 30% dos casos; a entesite e a tenossinovite provavelmente estão presentes na maioria dos pacientes, embora, com frequência, não sejam observadas ao exame físico. O encurtamento dos dedos resultante de osteólise subjacente é particularmente característico da APs e há uma tendência muito maior do que na AR tanto para a anquilose fibrosa quanto para a anquilose óssea das pequenas articulações. A anquilose rápida de uma ou mais articulações interfalângicas proximais (IFPs) precoce no curso da doença não é incomum. O envolvimento articular tende a seguir uma distribuição "radial", com todas as articulações de um dedo da mão envolvidas, ao passo que os dedos adjacentes são poupados. Dor e rigidez lombar e no pescoço também são comuns na APs.

Artropatia confinada às articulações IFDs ocorre em cerca de 5% dos casos. Alterações ungueais concomitantes nos dedos afetados quase sempre estão presentes. Com frequência, essas articulações também estão afetadas nos outros padrões de APs. Cerca de 30% dos pacientes têm oligoartrite assimétrica. Esse padrão comumente acomete um joelho ou outra articulação grande, com algumas articulações pequenas nos dedos das mãos e dos pés, muitas vezes com dactilite. A poliartrite simétrica ocorre em cerca de 40% dos pacientes com APs à apresentação. Pode ser indistinguível da AR no que tange às articulações envolvidas, mas outros aspectos característicos da APs geralmente também estão presentes. Praticamente qualquer articulação periférica pode ser acometida. Artrite axial sem envolvimento periférico é encontrada em cerca de 5% dos pacientes com APs. Ela pode ser clinicamente indistinguível da EA idiopática, embora um maior envolvimento cervical e um menor envolvimento da coluna toracolombar sejam característicos e alterações das unhas não sejam encontradas na EA idiopática. Uma pequena porcentagem dos pacientes com APs tem artrite mutilante, na qual pode haver encurtamento disseminado dos dedos ("telescopagem"), algumas vezes em paralelo com anquilose e contraturas em outros dedos.

Seis padrões de acometimento das unhas são identificados: *pitting*, sulcos horizontais, onicólise, coloração amarelada das margens, hiperceratose distrófica e combinações desses achados. Manifestações extra-articulares e extradérmicas são comuns. Há relatos de acometimento ocular, com conjuntivite ou uveíte, em 7 a 33% dos pacientes com APs. Ao contrário da uveíte associada à EA, a uveíte na APs é mais frequentemente insidiosa em seu início, bilateral, crônica e/ou não anterior. As prevalências de insuficiência valvar aórtica e de bloqueio cardíaco são aparentemente iguais às da EA.

Estimativas amplamente variadas de desfecho clínico foram relatadas na APs. No pior dos casos, a APs grave com artrite mutilante é pelo menos tão incapacitante e fatal quanto a AR grave não tratada. Contudo, ao contrário da AR, muitos pacientes com APs experimentam remissões temporárias. De modo geral, a doença erosiva desenvolve-se na maioria dos pacientes, a doença progressiva com deformidade e incapacidade é comum e um aumento significativo da mortalidade, em comparação com a população geral, foi constatado em algumas séries amplas.

A psoríase e a artropatia associada vistas na infecção pelo HIV tendem a ser graves e podem ocorrer em populações com baixa prevalência de psoríase. Entesite grave, dactilite e destruição articular rapidamente progressiva são vistas, mas o comprometimento axial é muito raro. Essa condição é prevenida pela terapia antirretroviral, a qual costuma ter boa resposta.

ACHADOS LABORATORIAIS E RADIOLÓGICOS

Não há exames laboratoriais diagnósticos para APs. VHS e proteína C-reativa estão elevadas em apenas 30% dos pacientes. Uma pequena porcentagem dos pacientes pode ter títulos baixos de fator reumatoide ou AANs. Cerca de 10% dos pacientes têm anticorpos anti-CCP. Na presença de psoríase extensa, o ácido úrico pode estar elevado. O HLA-B27 é encontrado em 50 a 70% dos pacientes com doença axial, mas em ≤ 20% dos pacientes apresenta apenas envolvimento articular periférico.

As artrites periféricas e axiais na APs mostram vários aspectos radiológicos que as distinguem da AR e da EA, respectivamente. As manifestações da APs periférica incluem envolvimento IFD, incluindo a deformidade clássica "em lápis em taça"; erosões marginais com proliferação óssea adjacente ("franjeamento"); anquilose de pequenas articulações; osteólise de ossos falangianos e metacarpais, com telescopagem digital; periostite e neoformação óssea proliferativa nos sítios de entesite; e distribuição "radial" das lesões. As manifestações da APs axial que diferem da EA idiopática incluem sacroileíte assimétrica; menos artrite de articulações facetárias; sindesmófitos não marginais, volumosos e em formato de "vírgula", que tendem a ser menos numerosos, menos simétricos e menos delicados do que os sindesmófitos marginais na EA; hiperperiostose pilosa dos corpos vertebrais anteriores; comprometimento grave da coluna cervical, com tendência à subluxação atlantoaxial, mas relativa preservação da coluna toracolombar; e ossificação paravertebral. Ultrassonografia e RM demonstram prontamente entesite e derrames nas bainhas tendinosas, os quais podem ser difíceis de avaliar ao exame físico. Um estudo recente de RM envolvendo 68 pacientes com APs encontrou sacroileíte em 35% dos casos, a qual não estava relacionada a B27, e sim à restrição dos movimentos da coluna.

DIAGNÓSTICO

Os critérios de classificação para APs foram publicados em 2006 (Classification Criteria of Psoriatic Arthritis [CASPAR]) (Tab. 362-2). A sensibilidade e a especificidade desses critérios é de mais de 90%, e eles são úteis na prática clínica como guia para o diagnóstico precoce. O diagnóstico pode ser um desafio quando a artrite precede a psoríase, quando a psoríase não foi diagnosticada ou é obscura, ou nos casos em que o comprometimento articular é bastante parecido com outra forma de artrite. Um alto grau de suspeita se faz necessário em qualquer paciente com artrite inflamatória não diagnosticada. A anamnese deve incluir perguntas sobre psoríase no paciente e em seus familiares. Os pacientes devem ser examinados sem roupas, e as lesões de psoríase devem ser procuradas no couro cabeludo, nas orelhas, no umbigo e nas dobras glúteas, além dos locais mais acessíveis; as unhas dos dedos das mãos e dos pés também devem ser cuidadosamente examinadas. Os sinais e sintomas axiais, a dactilite, a entesite, a anquilose, o padrão de envolvimento articular e as alterações radiológicas características podem ser indicadores úteis. O diagnóstico diferencial inclui todas as outras formas de artrite, que podem ocorrer de forma concomitante em indivíduos com psoríase. O diagnóstico diferencial do comprometimento isolado IFD é curto. A osteoartrite (nódulos de Heberden), de modo geral, não é inflamatória; a gota envolvendo mais de uma articulação IFD com frequência compromete outros locais e pode ser acompanhada por tofos; a retículo-histiocitose multicêntrica, entidade muito rara, envolve outras articulações e tem pequenos nódulos cutâneos periungueais perolados característicos; e a osteoartrite inflamatória, uma entidade incomum, assim como as outras, não apresenta as alterações ungueais da APs. A radiografia pode ser útil em todos esses casos e na distinção entre espondilite psoriásica e EA idiopática. A história de traumatismo em uma articulação afetada precedendo o início da artrite pode ocorrer com maior frequência na APs do que em outros tipos de artrite, talvez refletindo o fenômeno de Koebner, no qual as lesões cutâneas da psoríase podem aparecer em sítios de traumatismo da pele.

TRATAMENTO

Artrite psoriásica

De maneira ideal, a terapia coordenada é dirigida para a pele e as articulações na APs, e os agentes biológicos têm facilitado muito esse objetivo. Isso foi observado pela primeira vez com os agentes anti-TNF, com resolução imediata e intensa da artrite e das lesões cutâneas observada em grandes ensaios controlados e randomizados com todos os cinco agentes. Muitos pacientes responsivos tinham doença de longa duração resistente a todas as terapias previamente tentadas, além de extensa doença cutânea. A resposta clínica muitas vezes é mais significativa do que na AR, e o retardo na progressão da doença foi demonstrado radiologicamente. O potencial efeito aditivo do metotrexato aos agentes anti-TNF na APs permanece indeterminado. Como observado, há relatos paradoxais de que a terapia anti-TNF desencadeia exacerbação ou reaparecimento da psoríase, em geral da variedade pustulosa palmoplantar. Não obstante, a terapia pode ser mantida em alguns casos.

Os antagonistas da via da IL-23/IL-17 demonstram eficácia pelo menos comparável à dos anti-TNF na APs e, em alguns casos, superior para a psoríase. Os agentes aprovados incluem secuquinumabe e ixequizumabe, anticorpos monoclonais contra IL-17A, além do ustequinumabe, um anticorpo monoclonal contra a subunidade compartilhada IL-23/IL-12p40. Três anticorpos monoclonais contra IL-23 (subunidade p19) aprovados para a psoríase em placas (guselcumabe, risanquizumabe e tildraquizumabe) demonstraram eficácia contra a APs em ensaios clínicos (Fig. 362-3).

O apremilaste, um inibidor oral de 4-fosfodiesterase, é aprovado para uso tanto em casos de psoríase como de APs. O apremilaste, apesar de ser menos efetivo para APs do que os agentes biológicos, apresenta um perfil de segurança mais favorável. Seu uso não é indicado para pacientes com evidência radiográfica de dano articular ou envolvimento axial.

O inibidor oral da JAK, tofacitinibe, está aprovado para tratamento da APs. Quando comparados diretamente, sua eficácia foi comparável à do agente anti-TNF adalimumabe. Pelo menos cinco outros inibidores de JAK estão sendo estudados atualmente em ensaios clínicos de APs.

Os tratamentos mais antigos para APs se baseavam em fármacos com eficácia na AR e/ou na psoríase. O metotrexato em doses de 15 a 25 mg/semana tem eficácia moderada para a psoríase, e as opiniões de especialistas favorecem o seu uso na APs que não exige o uso de biológicos. Os agentes eficazes na psoríase e relatados como benéficos na APs são a ciclosporina, os derivados do ácido retinoico e os psoralenos com raios ultravioleta A (PUVA). A leflunomida, um inibidor de pirimidina-sintetase, demonstrou ser benéfica na APs, apresentando modesto benefício na psoríase.

Todos esses tratamentos requerem monitoramento cuidadoso. A terapia imunossupressora pode ser usada com cautela na APs associada ao HIV se a infecção estiver bem controlada.

ESPONDILOARTRITE JUVENIL E INDIFERENCIADA

Muitos pacientes apresentam uma ou mais características de EspA, mas não têm achados suficientes para receber um dos diagnósticos anteriores. Antigamente, dizia-se que esses pacientes tinham *espondiloartrite indiferenciada* ou simplesmente *espondiloartrite*, definida pelos critérios de 1991 do European Spondylarthropathy Study Group. Alguns desses pacientes podem ter uma ARe em que a infecção desencadeante permanece clinicamente silenciosa. Em outros casos, o paciente pode subsequentemente desenvolver DII ou psoríase. O diagnóstico de EspA indiferenciada era comumente aplicado a pacientes com artrite periférica e/ou entesite, além dos pacientes com DLI e outras características de EspA que não preenchiam critérios para EA. Muitos desses pacientes seriam atualmente classificados como EspA-ax-nr (Tab. 362-1).

TABELA 362-2 ■ Critérios CASPAR (Classification Criteria for Psoriatic Arthritis)[a]

Para atender aos critérios CASPAR, um paciente deve ter artropatia inflamatória (articulação, coluna ou êntese) com ≥ 3 pontos de alguma destas cinco categorias:

1. Evidência de psoríase em curso,[b,c] história pessoal de psoríase, ou história familiar de psoríase[d]
2. Distrofia ungueal psoriásica típica[e] observada no exame físico atual
3. Um resultado de teste negativo para fator reumatoide
4. Dactilite atual[f] ou história de dactilite registrada por um reumatologista
5. Evidência radiológica de neoformação óssea justa-articular na mão ou no pé

[a]Especificidade de 99%, sensibilidade de 91%. [b]Para psoríase atual, são atribuídos 2 pontos; para todos os outros aspectos, é atribuído 1 ponto. [c]Pele psoriásica ou doença do couro cabeludo presente no momento do exame, conforme julgado por um reumatologista ou dermatologista. [d]História de psoríase em um parente de primeiro ou segundo grau. [e]Onicólise, *pitting* ou hiperceratose. [f]Edema envolvendo o dedo inteiro. [g]Ossificação maldefinida próxima das margens da articulação, excluindo a formação de osteófitos.

Fonte: Reproduzida com permissão de W Taylor et al: Classification criteria for psoriatic arthritis: development of new criteria from a large international study. Arthritis Rheum 54:2665, 2006.

TABELA 362-3 ■ Critérios ASAS para espondiloartrite periférica[a]

Artrite[b] ou entesite ou dactilite

MAIS

Um ou mais destes achados de EspA:
- Psoríase
- Doença de Crohn ou colite ulcerativa
- Infecção prévia
- Uveíte
- HLA-B27
- Sacroileíte em imagens (radiografias ou RM)

OU dois ou mais destes achados de EspA:
- Artrite
- Entesite
- Dactilite
- Ocorrência de dor lombar inflamatória
- História familiar de EspA

[a]Sensibilidade de 78%, especificidade de 82%. [b]Artrite periférica, em geral predominante em membro inferior e/ou assimétrica. Os diversos achados de EspA são definidos como na Tabela 362-1. Infecção prévia se refere a uma infecção prévia no trato gastrintestinal ou urogenital.

Siglas: ASAS, Assessment of Spondyloarthritis International Society; EspA, espondiloartrite; RM, ressonância magnética.

Fonte: M Rudawaleit et al.: Ann Rheum Dis 70:25, 2011.

De modo comparável aos critérios de classificação para EspA axial, a ASAS formulou critérios para EspA periférica. O objetivo foi excluir pacientes com sintomas axiais e, assim, dividir o universo de pacientes com EspA nos subgrupos predominantemente axial e predominantemente periférico. Esses critérios são exibidos na Tabela 362-3.

Na EspA juvenil, que geralmente surge entre 7 e 16 anos de idade, o modo típico de apresentação é uma oligoartrite assimétrica predominantemente de membros inferiores, aliada a uma entesite sem achados extra-articulares. Essa condição é chamada de *síndrome de soronegatividade, entesopatia e artropatia* (SEA). Há predominância em homens (60-80%), e a prevalência de B27 é de aproximadamente 80%. Apesar da ausência de sintomas axiais, foi constatado que a sacroileíte ativa detectada por RM é comum no momento do diagnóstico. Embora não todos, muitos desses pacientes progridem até desenvolver EA no fim da adolescência ou na idade adulta.

O tratamento da EspA indiferenciada é semelhante ao das outras espondiloartrites. A terapia biológica é indicada para casos graves, persistentes e irresponsivos a outros tratamentos.

A literatura pediátrica atual deve ser consultada em busca de informações sobre o manejo da EspA juvenil.

ARTRITE ASSOCIADA À DII

CONTEXTO HISTÓRICO

A relação entre artrite e DII, observada pela primeira vez na década de 1930, foi adicionalmente definida por estudos epidemiológicos conduzidos nas décadas de 1950 e 1960, sendo incluída no conceito das espondiloartrites na década de 1970.

EPIDEMIOLOGIA

Ambas as formas comuns de DII, retocolite ulcerativa (RCU) e doença de Crohn (DC) (Cap. 326), estão associadas com EspA. A RCU e a DC têm prevalência estimada de 0,1 a 0,2%, e acredita-se que a incidência de cada uma tenha aumentado nas últimas décadas. Tanto a EspA axial quanto a periférica estão associadas com RCU e DC. Amplas variações foram relatadas nas frequências estimadas dessas associações. Em séries recentes, a EA foi diagnosticada em 1 a 10% dos casos, e artrite periférica em 10 a 50% dos pacientes com DII. DLI e entesite são comuns, sendo que muitos pacientes mostram sacroileíte nos exames de imagem.

A prevalência de RCU ou DC em pacientes com EA é considerada como sendo de 5 a 10%, e uma recente metanálise constatou que a prevalência em pacientes com EspA-ax-nr é de 6,4%. Entretanto, a investigação por ileocolonoscopia de pacientes com EspA não selecionados revelou que até dois terços dos pacientes com EA têm inflamação intestinal subclínica evidente à macroscopia ou histologicamente. Essas lesões também foram encontradas em pacientes com EspA indiferenciada ou ARe (adquirida tanto por via entérica quanto urogenital).

Tanto a RCU quanto a DC tendem à agregação familiar, principalmente a DC. As associações com HLA têm se mostrado fracas e inconsistentes. O HLA-B27 é encontrado em até 70% dos pacientes com DII e EA, porém em 15% ou menos dos pacientes com DII e artrite periférica ou com DII isolada. Três alelos do gene *NOD2/CARD15* foram encontrados em cerca de metade dos pacientes com DC. Esses alelos não estão associados às EspAs em si. Além disso, mais de 200 outros genes foram encontrados em associação com DC, RCU ou ambas. Muitos dos SNPs associados com EA estão também associados com DII, quase todos com a mesma direção de associação. Em geral, a correlação genética da EA é de 0,49 com a DC e de 0,47 com a RCU.

PATOLOGIA

Os dados disponíveis para artrite periférica associada à DII sugerem uma histologia sinovial similar à de outras formas de EspA. A associação com artrite não afeta a histologia intestinal da RCU ou da DC (Cap. 326). As lesões inflamatórias subclínicas no cólon ou no íleo distal associadas à EspA foram classificadas como agudas ou crônicas. As primeiras assemelham-se a enterite bacteriana aguda, com arquitetura amplamente intacta e infiltração de neutrófilos na lâmina própria. As últimas são similares a lesões de DC, com distorção de vilosidades e criptas, ulceração aftoide e infiltração de células mononucleares na lâmina própria.

PATOGÊNESE

Tanto a DII como a EspA são imunomediadas, e a genética compartilhada provavelmente reflete mecanismos patogênicos em comum, mas a conexão específica entre elas permanece obscura. Modelos de roedores mostrando várias perturbações imunes manifestam tanto DII como artrite. Células imunes inatas residentes e disbiose intestinal foram implicadas em ambas as condições. Várias linhas de evidência indicam tráfego de leucócitos entre o intestino e a articulação. Foi demonstrado que, em pacientes com DII, os leucócitos da mucosa ligam-se avidamente aos vasos sanguíneos sinoviais por meio de moléculas de adesão diferentes. Nas espondiloartrites, são proeminentes os macrófagos expressando CD163 nas lesões inflamatórias tanto do intestino quanto da sinóvia.

MANIFESTAÇÕES CLÍNICAS

A EA associada à DII é clinicamente indistinguível da EA idiopática. Ela segue um curso independente da doença intestinal e, em alguns pacientes, precede o início da DII. A artrite periférica também pode surgir antes do início da doença intestinal franca. O espectro da artrite periférica inclui ataques agudos e autolimitados de oligoartrite que frequentemente coincidem com recidivas da DII, bem como artrite poliarticular simétrica e mais crônica, cujo curso é independe da atividade da DII. Os padrões de comprometimento articular são semelhantes na RCU e na DC. Em geral, erosões e deformidades são incomuns na artrite periférica associada à DII. A artrite do quadril destrutiva isolada é uma complicação rara da DC, aparentemente distinta da osteonecrose e da artrite séptica. Ocasionalmente, são encontradas dactilite e entesopatia. Em adição aos cerca de 20% de pacientes de DII com EspA, um percentual comparável tem artralgias ou sintomas de fibromialgia.

Outras manifestações extraintestinais de DII são vistas além da artrite, incluindo uveíte, psoríase, pioderma gangrenoso, eritema nodoso, nódulos pulmonares e baqueteamento digital, sendo todos um pouco mais comuns na DC do que na RCU. A uveíte compartilha os achados descritos anteriormente para a uveíte associada à APs.

ACHADOS LABORATORIAIS E RADIOLÓGICOS

Os achados laboratoriais refletem as manifestações inflamatórias e metabólicas da DII. Em geral, o líquido articular está pelo menos discretamente inflamatório. Entre os pacientes com EA e DII, 30 a 70% são portadores do gene HLA-B27, em comparação com 80 a 90% dos pacientes com EA isolada e 50 a 70% daqueles com EA e psoríase. Por isso, a EA definida ou provável em um indivíduo negativo para B27 na ausência de psoríase deve levar à consideração de DII oculta. As alterações radiográficas no esqueleto axial são as mesmas observadas na EA não complicada. As erosões são incomuns na artrite periférica, mas podem ocorrer, particularmente nas articulações metatarsofalângicas.

DIAGNÓSTICO

Diarreia e artrite são condições comuns que podem coexistir por diversas razões. Quando relacionadas do ponto de vista etiopatogênico, a ARe e a artrite associada à DII são as causas mais comuns. Entre as causas raras, estão a doença celíaca e a doença de Whipple. A doença de Behçet pode simular a DC e causar artrite. Na maioria dos casos, o diagnóstico depende da investigação da enteropatia.

TRATAMENTO

Artrite associada à DII

O tratamento da DC se tornou mais eficaz com os agentes anti-TNF. Infliximabe, adalimumabe e certolizumabe pegol são efetivos para indução e manutenção da remissão clínica na DC, e o infliximabe é efetivo na DC fistulizante. A artrite associada à DII também responde a esses agentes. Outros biológicos com eficácia na DII e que podem ser eficazes na artrite periférica incluem ustequinumabe (anti-IL-12/23) e risanquizumabe (anti-IL-23), mas a terapia com anti-IL-17 não está indicada (**Fig. 362-3**). O tofacitinibe está aprovado para o tratamento da DC. Outros inibidores de JAK promissores incluem upadacitinibe e filgotinibe. Outros tratamentos para a DII incluem sulfassalazina e fármacos relacionados, bem como glicocorticoides sistêmicos e locais. Os AINEs, em especial as formulações seletivas para COX, são úteis para a artrite e geralmente bem tolerados, mas podem precipitar exacerbações da DII. Como observado anteriormente para a psoríase, casos raros de DII (DC ou RCU) aparentemente são precipitados pela terapia anti-TNF. O vedolizumabe é um inibidor de integrina seletivo para o intestino e que está aprovado para DC e RCU. Ele não é administrado especificamente para a doença articular, mas a artrite coexistente pode melhorar durante o tratamento da DII. Porém, há muitos relatos de artrite *de novo* ou exacerbada, tanto axial como periférica, em pacientes com DII tratados com vedolizumabe.

SÍNDROME SAPHO

A síndrome de sinovite, acne, pustulose, hiperostose, osteíte (SAPHO) é caracterizada por uma variedade de manifestações cutâneas e musculoesqueléticas. As manifestações dermatológicas incluem pustulose palmoplantar, acne conglobata, acne fulminante e hidradenite supurativa. Os principais achados musculoesqueléticos são hiperostose esternoclavicular e da coluna vertebral, focos recorrentes crônicos de osteomielite estéril e artrite axial ou periférica. Provavelmente, os casos com uma ou algumas manifestações são a regra. A VHS e/ou a proteína C-reativa costumam apresentar elevação discreta a moderada, mas, por vezes, acentuada. Bactérias, mais frequentemente *Propionibacterium acnes*, são cultivadas a partir de amostras de biópsia óssea e, ocasionalmente, de outros locais. Em uma grande série, observou-se coexistência de DII em 8% dos pacientes. Não foram encontradas associações genéticas, apesar da semelhança com as síndromes autoinflamatórias. A cintilografia com radionuclídeos é muito útil ao diagnóstico, geralmente demonstrando o sinal clássico da "cabeça de touro" (*bull's head*) envolvendo as articulações esternoclaviculares e clavículas. Os AINEs em doses altas podem aliviar a dor óssea. Séries não controladas e relatos de caso descrevem a terapia bem-sucedida com pamidronato ou outros bisfosfonatos. Há relatos esparsos de benefício com os agentes biológicos, incluindo agentes anti-TNF, anti-IL-17A, anti-IL-12/23, anti-IL-6 e anti-IL-1. Também foi relatado sucesso com terapia antibiótica prolongada.

LEITURAS ADICIONAIS

Bravo A, Kavanaugh A: Bedside to bench: defining the immunopathogenesis of psoriatic arthritis. Nat Rev Rheumatol 15:645, 2019.
Breban M et al: The microbiome in spondyloarthritis. Best Pract Res Clin Rheumatol 33:101495, 2019.
Bridgewood C et al: Interleukin-23 pathway at the enthesis: The emerging story of enthesitis in spondyloarthropathy. Immunol Rev 294:27, 2020.
Ellinghaus D et al: Analysis of five chronic inflammatory diseases identifies 27 new associations and highlights disease-specific patterns at shared loci. Nat Genet 48:510, 2016.
Gladman DD: Editorial: What is peripheral spondyloarthritis? Arthritis Rheumatol 67:865, 2015.
Gmuca S, Weiss PF: Juvenile spondyloarthritis. Curr Opin Rheumatol 27:364, 2015.
Gracey E et al: TYK2 inhibition reduces type 3 immunity and modifies disease progression in murine spondyloarthritis. J Clin Invest 130:1863, 2020.
Kiltz U et al: Development of a health index in patients with ankylosing spondylitis (ASAS HI): Final result of a global initiative based on the ICF guided by ASAS. Ann Rheum Dis 74:830, 2015.
Maksymowych WP et al: MRI lesions in the sacroiliac joints of patients with spondyloarthritis: An update of definitions and validation by the ASAS MRI working group. Ann Rheum Dis 78:1550, 2019.
Manasson J et al: Gut microbiota perturbations in reactive arthritis and postinfectious spondyloarthritis. Arthritis Rheumatol 70:242, 2018.
Mease P, Khan MA (eds): *Axial Spondyloarthritis*. Elsevier, 2019.
Ranganathan V et al: Pathogenesis of ankylosing spondylitis—recent advances and future directions. Nat Rev Rheumatol 13:359, 2017.
Ward MM et al: 2019 update of the American College of Rheumatology/Spondylitis Association of America/Spondyloarthritis Research and Treatment Network recommendations for the treatment of ankylosing spondylitis and nonradiographic axial spondyloarthritis. Arthritis Rheumatol 71:1519, 2019.

363 Síndromes de vasculite
Carol A. Langford, Anthony S. Fauci

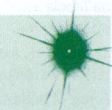

DEFINIÇÃO

Vasculites são processos clinicopatológicos caracterizados por inflamação e lesão de vasos sanguíneos. O comprometimento ocorre geralmente no lúmen vascular, acarretando isquemia tecidual na área de perfusão afetada. Um grupo amplo e heterogêneo de síndromes pode resultar desse processo, posto que qualquer tipo, tamanho e localização de vaso sanguíneo podem estar envolvidos. A vasculite e suas consequências podem ser a manifestação primária ou mesmo a única manifestação de uma doença; alternativamente, a vasculite pode ser um componente secundário de outra doença. Pode estar confinada a um único órgão, como a pele, ou acometer vários sistemas orgânicos simultaneamente.

CLASSIFICAÇÃO

Um dos principais achados das síndromes de vasculite como um grupo é a existência de uma grande heterogeneidade, ao mesmo tempo que há sobreposição considerável entre elas. A Tabela 363-1 fornece uma lista das principais síndromes de vasculite. Os aspectos de diferenciação e sobreposição dessas síndromes são discutidos adiante.

TABELA 363-1 ■ Síndromes de vasculite

Síndromes de vasculite primária	Síndromes de vasculite secundária
Granulomatose com poliangeíte	Vasculite associada a uma provável etiologia
Poliangeíte microscópica	
Granulomatose eosinofílica com poliangeíte (Churg-Strauss)	Vasculite induzida por fármacos
	Vasculite crioglobulinêmica associada ao vírus da hepatite C
Vasculite por IgA (Henoch-Schönlein)	Vasculite associada ao vírus da hepatite B
Vasculite crioglobulinêmica	
Poliarterite nodosa	Vasculite associada ao câncer
Doença de Kawasaki	Vasculite associada à doença sistêmica
Arterite de células gigantes	
Arterite de Takayasu	Vasculite lúpica
Doença de Behçet	Vasculite reumatoide
Síndrome de Cogan	Vasculite sarcoide
Vasculite de um único órgão	
Angeíte leucocitoclástica cutânea	
Arterite cutânea	
Vasculite primária do sistema nervoso central	
Aortite isolada	

Fonte: Adaptada de JC Jennette et al.: Arthritis Rheum 65:1, 2013.

FISIOPATOLOGIA E PATOGÊNESE

Em geral, acredita-se que a maioria das síndromes de vasculite seja mediada, pelo menos em parte, por mecanismos imunopatogênicos que ocorrem em resposta a determinados estímulos antigênicos. Entretanto, a maior parte das evidências que apoiam essa hipótese são indiretas e podem refletir epifenômenos, em vez da causalidade real. Além disso, não se sabe por que alguns indivíduos podem desenvolver vasculite em resposta a certos estímulos antigênicos, ao passo que outros, não. É provável que diversos fatores estejam envolvidos na expressão final de uma síndrome de vasculite. Esses fatores incluem predisposição genética, exposições ambientais e mecanismos reguladores associados à resposta imune a determinados antígenos. Embora a formação de imunocomplexos, a presença de anticorpos anticitoplasma de neutrófilo (ANCAs, de *antineutrophil cytoplasmic antibodies*) e as respostas patogênicas dos linfócitos T (Tab. 363-2) estejam entre os principais mecanismos sugeridos, é provável que a patogênese de formas individuais de vasculite seja complexa e variada.

FORMAÇÃO PATOGÊNICA DE IMUNOCOMPLEXOS

O depósito de imunocomplexos foi o primeiro mecanismo patogênico mais amplamente aceito da vasculite. Entretanto, o papel causal dos imunocomplexos não foi claramente estabelecido na maioria das síndromes de vasculite. A presença de imunocomplexos circulantes não necessariamente resulta em sua deposição nos vasos sanguíneos e subsequente vasculite, sendo que muitos pacientes com vasculite ativa não têm imunocomplexos demonstráveis, circulantes ou depositados. O antígeno real contido no imunocomplexo foi identificado apenas raramente nas síndromes de vasculite. Nesse contexto, o antígeno da hepatite B foi identificado tanto em imunocomplexos circulantes quanto em depositados em uma subpopulação de pacientes que apresentam manifestações de vasculite sistêmica clinicamente semelhante à poliarterite nodosa (ver "Poliarterite nodosa"). A vasculite crioglobulinêmica está fortemente associada à infecção pelo vírus da hepatite C; complexos antígeno-anticorpo do vírus e dos vírions da hepatite C foram identificados nos crioprecipitados desses pacientes (ver "Vasculite crioglobulinêmica").

Os mecanismos de lesão tecidual na vasculite mediada por imunocomplexos assemelham-se àqueles descritos para a doença do soro. Nesse modelo, os complexos antígeno-anticorpo são formados com excesso de antígeno e depositados nas paredes vasculares, cuja permeabilidade foi aumentada por aminas vasoativas, como a histamina, a bradicinina e os leucotrienos, liberadas de plaquetas ou de mastócitos como resultado de mecanismos desencadeados pela imunoglobulina E (IgE). A deposição de complexos resulta na ativação de componentes do complemento, em particular C5a, que é fortemente quimiotático para neutrófilos. Essas células, então, infiltram-se na parede vascular, fagocitam os imunocomplexos e liberam suas enzimas intracitoplasmáticas, as quais causam lesão na parede do vaso. À medida que o processo se torna subagudo ou crônico, células mononucleares infiltram a parede vascular. O denominador comum da síndrome resultante é o comprometimento do lúmen vascular, com alterações isquêmicas nos tecidos supridos pelo vaso acometido. Diversas variáveis podem explicar a razão pela qual apenas certos tipos de imunocomplexos causam vasculite e somente certos vasos são afetados em pacientes individuais. Essas variáveis incluem a capacidade do sistema reticuloendotelial de depurar complexos circulantes do sangue, o tamanho e as propriedades físico-químicas dos imunocomplexos, o grau relativo de turbulência do fluxo sanguíneo, a pressão hidrostática intravascular em diferentes vasos e a integridade preexistente do endotélio vascular.

ANTICORPOS ANTICITOPLASMA DE NEUTRÓFILOS

Os anticorpos anticitoplasma de neutrófilos (ANCA) são dirigidos contra certas proteínas existentes nos grânulos citoplasmáticos de neutrófilos e monócitos. Esses autoanticorpos são encontrados em uma alta porcentagem de pacientes que apresentam granulomatose com poliangeíte e poliangeíte microscópica ativas, bem como em uma porcentagem menor de pacientes que apresentam granulomatose eosinofílica com poliangeíte (Churg-Strauss). Como essas doenças compartilham a presença de ANCA e de vasculite de pequenos vasos, elas foram agrupadas coletivamente como "vasculites associadas ao ANCA". Porém, esses processos de doença têm fenótipos clínicos únicos, de modo que devem continuar a ser vistas como entidades distintas.

Existem duas categorias principais de ANCA com base em diferentes alvos para os anticorpos. O termo *ANCA citoplasmático* (cANCA) se refere ao padrão de coloração citoplasmática difuso e granuloso observado por microscopia imunofluorescente quando os anticorpos séricos se ligam aos neutrófilos indicadores. A proteinase 3, uma serina-proteinase neutra de 29 kDa presente nos grânulos azurófilos dos neutrófilos, é o principal antígeno cANCA. Mais de 90% dos pacientes com granulomatose com poliangeíte ativa típica têm anticorpos detectáveis contra proteinase 3 (ver adiante). O termo *ANCA perinuclear* (p-ANCA) se refere ao padrão de coloração mais localizado perinuclear ou nuclear dos neutrófilos indicadores. O alvo principal para o p-ANCA é a enzima mieloperoxidase; outros alvos que podem produzir um padrão de coloração p-ANCA incluem a elastase, a catepsina G, a lactoferrina, a lisozima e a proteína bactericida/aumentadora de permeabilidade. Contudo, apenas os anticorpos contra a mieloperoxidase foram associados à vasculite de forma conclusiva. A presença de anticorpos anti-mieloperoxidase é relatada em graus variáveis em pacientes que apresentam poliangeíte microscópica, granulomatose eosinofílica com poliangeíte (Churg-Strauss), glomerulonefrite crescêntica necrosante isolada e granulomatose com poliangeíte (ver adiante). Um padrão de coloração p-ANCA não decorrente de anticorpos antimieloperoxidase foi associado a entidades não vasculíticas, como doenças autoimunes reumáticas e não reumáticas, doença inflamatória intestinal, certos fármacos e infecções, como endocardite, e infecções bacterianas das vias aéreas em pacientes com fibrose cística.

Não se sabe ao certo por que pacientes com essas síndromes de vasculite desenvolvem anticorpos contra a mieloperoxidase ou a proteinase 3, e tampouco foi esclarecido o papel desempenhado por esses anticorpos na patogênese da doença. Há várias observações *in vitro* que sugerem possíveis mecanismos pelos quais esses anticorpos podem contribuir para a patogênese das síndromes de vasculite. A proteinase 3 e a mieloperoxidase residem nos grânulos azurófilos e nos lisossomos de neutrófilos e monócitos em repouso, onde, aparentemente, são inacessíveis aos anticorpos séricos. Entretanto, quando neutrófilos ou monócitos são estimulados pelo fator de necrose tumoral α (TNF-α, de *tumor necrosis factor* α) ou pela interleucina 1 (IL-1), a proteinase 3 e a mieloperoxidase translocam-se para a membrana celular, onde podem interagir com ANCA extracelular. Os neutrófilos, então, sofrem degranulação e produzem espécies reativas do oxigênio que podem causar lesão tecidual. Além disso, os neutrófilos ativados por ANCA podem aderir a células endoteliais *in vitro* e destruí-las. A ativação de neutrófilos e monócitos por ANCA também induz a liberação de citocinas proinflamatórias, como IL-1 e IL-8. Experimentos de transferência adotiva em camundongos modificados por engenharia genética fornecem outras evidências de um papel patogênico direto de ANCA *in vivo*. Entretanto, várias observações clínicas e laboratoriais divergem em relação a um papel patogênico primário para os ANCAs. Os pacientes podem ter granulomatose com poliangeíte ativa na ausência de ANCA; a elevação absoluta dos títulos de anticorpos não se correlaciona bem com a atividade da doença; e os pacientes com granulomatose com poliangeíte em remissão podem continuar a ter títulos altos de ANCA durante anos (ver adiante).

TABELA 363-2 ■ Potenciais mecanismos de dano vascular nas síndromes de vasculite

Formação e/ou deposição de imunocomplexos patogênicos
  Vasculite por IgA (Henoch-Schönlein)
  Vasculite lúpica
  Doença do soro e síndromes de vasculite cutânea
  Vasculite crioglobulinêmica associada ao vírus da hepatite C
  Vasculite associada ao vírus da hepatite B
Produção de anticorpos anticitoplasma de neutrófilos
  Granulomatose com poliangeíte
  Poliangeíte microscópica
  Granulomatose eosinofílica com poliangeíte (Churg-Strauss)
Respostas patogênicas de linfócitos T e formação de granulomas
  Arterite de células gigantes
  Arterite de Takayasu
  Granulomatose com poliangeíte
  Granulomatose eosinofílica com poliangeíte (Churg-Strauss)

Fonte: Reproduzida, com permissão, de MC Sneller, AS Fauci: Pathogenesis of vasculitis syndromes. Med Clin North Am 81:221, 1997.

RESPOSTAS PATOGÊNICAS DOS LINFÓCITOS T E FORMAÇÃO DE GRANULOMAS

O aspecto histopatológico da vasculite granulomatosa forneceu evidências que sustentam um papel para as respostas patogênicas dos linfócitos T e a lesão imune celular. As células endoteliais vasculares podem expressar moléculas de antígeno leucocitário humano (HLA, de *human leukocyte antigen*) de classe II após a ativação por citocinas, como interferon γ (IFN-γ). Isso permite que essas células participem de reações imunológicas, como a interação com linfócitos T CD4+, de modo semelhante a macrófagos apresentadores de antígeno. As células endoteliais podem secretar IL-1, podendo, assim, ativar linfócitos T e iniciar ou propagar processos imunológicos *in situ* no interior dos vasos. Além disso, a IL-1 e o TNF-α são potentes indutores da molécula de adesão leucócito-endotelial 1 (ELAM-1, de *endothelial-leukocyte adhesion molecule 1*) e da molécula de adesão celular vascular 1 (VCAM-1, de *vascular cell adhesion molecule 1*), que podem intensificar a adesão dos leucócitos às células endoteliais na parede do vaso sanguíneo.

ABORDAGEM AO PACIENTE
Síndromes de vasculite

PRINCÍPIOS GERAIS DO DIAGNÓSTICO

O diagnóstico de vasculite deve ser considerado em qualquer paciente com doença sistêmica inexplicada. Entretanto, há certas anormalidades clínicas que, quando presentes, isoladamente ou em combinação, apontam para um diagnóstico presuntivo de vasculite. Elas incluem a púrpura palpável, os infiltrados pulmonares e a hematúria microscópica, a sinusite inflamatória crônica, a mononeurite múltipla, os eventos isquêmicos não explicados e a glomerulonefrite com evidência de doença multissistêmica. Inúmeras doenças não vasculíticas também podem produzir algumas ou todas essas anormalidades. Assim, o primeiro passo na investigação de um paciente com suspeita de vasculite é excluir a hipótese de outras doenças causadoras de manifestações clínicas que possam simular a vasculite (Tab. 363-3). É particularmente importante excluir a hipótese de doenças infecciosas com achados que se sobrepõem aos da vasculite, sobretudo se a condição clínica do paciente estiver deteriorando rapidamente e o tratamento imunossupressor empírico estiver sendo considerado.

Uma vez eliminada a possibilidade de doenças mimetizadoras de vasculite, deve-se seguir uma série de etapas progressivas que estabeleçam o diagnóstico de vasculite e determinem, quando possível, a categoria sindrômica de uma vasculite (Fig. 363-1). Essa abordagem é de importância considerável, visto que várias das síndromes de vasculite exigem terapia vigorosa com glicocorticoides e outros agentes imunossupressores, ao passo que outras síndromes, em geral, sofrem regressão espontânea e só necessitam de tratamento sintomático. O diagnóstico definitivo de vasculite costuma ser estabelecido com base na biópsia do tecido acometido. As biópsias "às cegas" de órgãos sem evidência subjetiva ou objetiva de comprometimento apresentam rendimento muito baixo e, por isso, devem ser evitadas. Quando há suspeita de síndromes como poliarterite nodosa, arterite de Takayasu ou vasculite primária do sistema nervoso central (SNC), deve-se realizar uma arteriografia dos órgãos com suspeita de acometimento.

PRINCÍPIOS GERAIS DO TRATAMENTO

Uma vez estabelecido o diagnóstico de vasculite, é preciso tomar uma decisão quanto à estratégia terapêutica a ser utilizada (Fig. 363-1). Se for identificado um antígeno agressor que precipita a vasculite, ele deve ser removido sempre que possível. Se a vasculite estiver associada a alguma doença subjacente, como infecção, neoplasia ou doença do tecido conectivo, essa doença subjacente deve ser tratada. Quando a síndrome representa uma doença vasculítica primária, o tratamento deve ser iniciado de acordo com a categoria da síndrome de vasculite. Os esquemas terapêuticos específicos são discutidos adiante para cada síndrome de vasculite específica; entretanto, certos princípios gerais de terapia devem ser considerados. As decisões relativas ao tratamento devem ser baseadas no uso de esquemas sobre os quais existe uma literatura já publicada confirmando sua eficácia para a doença vasculítica em questão. Como os efeitos colaterais tóxicos potenciais de certos esquemas terapêuticos podem ser significativos, é preciso avaliar cuidadosamente a relação risco/benefício de qualquer abordagem terapêutica. Os glicocorticoides e/ou outros agentes imunossupressores devem ser instituídos imediatamente em doenças nas quais a ocorrência de disfunção orgânica irreversível e as taxas elevadas de morbidade e de mortalidade foram claramente estabelecidas. A granulomatose com poliangeíte é o protótipo de uma vasculite sistêmica grave que exige essa abordagem terapêutica (ver adiante). De modo inverso, deve-se evitar a terapia mais intensa nas manifestações vasculíticas que raramente resultam em disfunção irreversível de sistemas orgânicos, como na vasculite cutânea idiopática isolada. Os glicocorticoides devem ser iniciados nas vasculites sistêmicas que não podem ser especificamente classificadas ou para as quais não existe qualquer tratamento-padrão estabelecido, adicionando-se outros agentes imunossupressores quando não se obtém uma resposta adequada ou quando a remissão só pode ser obtida e mantida com um esquema inaceitavelmente tóxico de glicocorticoides. Uma vez obtida a remissão, deve-se procurar reduzir continuamente os glicocorticoides e suspendê-los, se possível. Quando são utilizados esquemas imunossupressores, a escolha do agente deve ser baseada nos dados terapêuticos disponíveis que sustentam sua eficácia para a doença específica, no local e na gravidade do comprometimento orgânico e no perfil de toxicidade do fármaco.

Os médicos devem estar bem conscientes dos efeitos colaterais agudos e de longo prazo associados com os agentes comumente usados para tratar diferentes formas de vasculites (Tab. 363-4).

Podem ocorrer morbidade e mortalidade em consequência do tratamento, e as estratégias de monitoramento e prevenção da toxicidade representam uma parte essencial da assistência ao paciente.

TABELA 363-3 ■ Condições que podem simular a vasculite

Doenças infecciosas
- Endocardite bacteriana
- Infecção gonocócica disseminada
- Histoplasmose pulmonar
- Coccidioidomicose
- Sífilis
- Doença de Lyme
- Febre maculosa das Montanhas Rochosas
- Doença de Whipple

Coagulopatias/microangiopatias trombóticas
- Síndrome antifosfolipídeo
- Púrpura trombocitopênica trombótica

Neoplasias
- Mixoma atrial
- Linfoma
- Carcinomatose

Toxicidade de fármacos e substâncias
- Cocaína
- Levamisol
- Anfetaminas
- Alcaloides do ergot
- Metisergida
- Arsênio

Outras
- Sarcoidose
- Doença ateroembólica
- Doença antimembrana basal glomerular (síndrome de Goodpasture)
- Amiloidose
- Migrânea (enxaqueca)
- Displasia fibromuscular
- Distúrbios hereditários do tecido conectivo
- Mediólise arterial segmentar (MAS)
- Síndrome vasoconstritora cerebral reversível

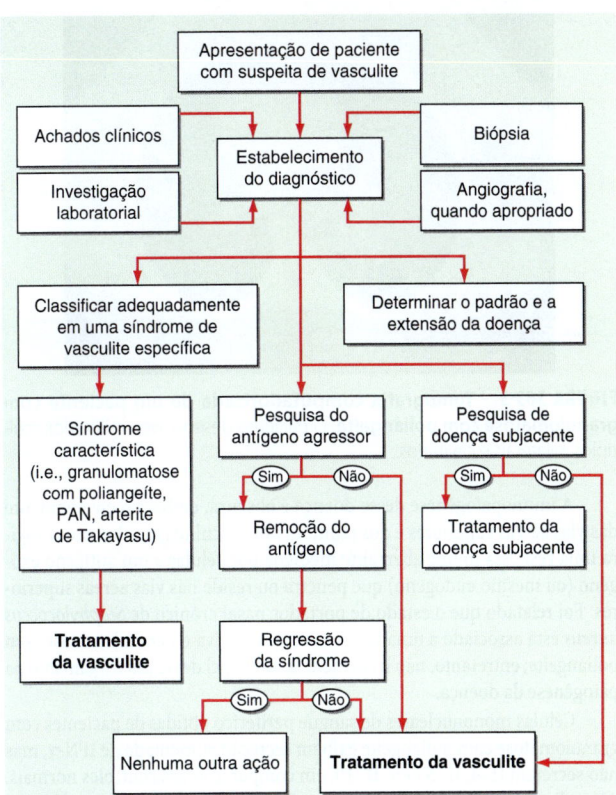

FIGURA 363-1 Algoritmo para abordagem ao paciente com suspeita de vasculite. PAN, poliarterite nodosa.

A abordagem do risco de perda óssea é importante em todos os pacientes que recebem glicocorticoides. A ciclofosfamida diária deve ser tomada em dose única pela manhã com uma grande quantidade de líquidos ao longo do dia para reduzir o risco de lesão vesical, devendo o monitoramento para câncer de bexiga ser mantido indefinidamente.

A manutenção da contagem de leucócitos em > 3.000/μL e da contagem de neutrófilos em > 1.500/μL é essencial para diminuir o risco de infecções potencialmente fatais. O monitoramento do hemograma completo a cada 1-2 semanas enquanto o paciente estiver recebendo ciclofosfamida pode evitar efetivamente a ocorrência de citopenias. O metotrexato, a azatioprina e o micofenolato de mofetila também estão associados à supressão da medula óssea, sendo necessário obter hemogramas completos a cada 1-2 semanas durante os primeiros 1-2 meses após o início da administração desses fármacos e, posteriormente, uma vez por mês. Para diminuir a toxicidade, o metotrexato com frequência é administrado com ácido fólico, 1 mg/dia, ou ácido folínico, 5-10 mg, 1 vez por semana, 24 horas após o metotrexato. O metotrexato é eliminado pelos rins, estando contraindicado na insuficiência renal devido ao risco aumentado de toxicidade. Antes de iniciar a azatioprina, deve-se dosar a tiopurina-metiltransferase (TPMT), uma enzima envolvida no metabolismo da azatioprina, visto que sua presença em níveis inadequados pode resultar em citopenia grave.

O rituximabe pode estar associado com reações à infusão. A administração desse agente deve ser realizada em um centro capacitado para infusões; as reações podem ser minimizadas pelo uso de pré-medicações. Existe um risco de reativação da hepatite B com o uso de rituximabe, de modo que todos os pacientes devem ser triados para essa infecção antes de iniciar o tratamento.

O tocilizumabe está associado com citopenias, hepatotoxicidade e hiperlipidemia. O monitoramento laboratorial para a toxicidade deve ser realizado a cada 4-8 semanas após o início da terapia e a cada 3 meses depois disso.

A infecção representa uma toxicidade significativa para todos os pacientes com vasculite tratados com terapia imunossupressora. As infecções por *Pneumocystis jirovecii* e por certos fungos podem ser observadas até mesmo com a contagem leucocitária dentro dos limites normais, em particular em pacientes em uso de glicocorticoides. Todos os pacientes com vasculite tratados diariamente com glicocorticoides combinados com outro agente imunossupressor devem receber sulfametoxazol-trimetoprima (SMX-TMP) ou outra terapia profilática para prevenir a infecção por *P. jirovecii*.

TABELA 363-4 ■ Principais efeitos colaterais tóxicos de fármacos usados no tratamento das vasculites[a]

Agentes imunossupressores convencionais

Glicocorticoides
Osteoporose	Supressão do crescimento em crianças
Catarata	Hipertensão
Glaucoma	Necrose avascular do osso
Diabetes melito	Miopatia
Anormalidades eletrolíticas	Alterações do humor
Anormalidades metabólicas	Psicose
Infecções graves e oportunistas	Pseudotumor cerebral
Características cushingoides	Doença ulcerosa péptica
	Pancreatite

Ciclofosfamida
Supressão da medula óssea	Hipogamaglobulinemia
Cistite	Fibrose pulmonar
Carcinoma de bexiga	Mielodisplasia
Supressão gonadal	Oncogênese
Intolerância gastrintestinal	Teratogenicidade
	Infecções graves e oportunistas

Metotrexato
Intolerância gastrintestinal	Pneumonite
Estomatite	Teratogenicidade
Supressão da medula óssea	Infecções graves e oportunistas
Hepatotoxicidade (pode levar a fibrose ou cirrose)	

Azatioprina
Intolerância gastrintestinal	Infecções graves e oportunistas
Supressão da medula óssea	Hipersensibilidade
Hepatotoxicidade	

Micofenolato de mofetila
Supressão da medula óssea	Infecções graves e oportunistas
Intolerância gastrintestinal	Teratogenicidade

Agentes biológicos

Rituximabe (granulomatose com poliangeíte e poliangeíte microscópica)
Reações à infusão	Infecções graves e oportunistas
Leucoencefalopatia multifocal progressiva	Reativação da hepatite B
	Síndrome de lise tumoral
Reações mucocutâneas	Neutropenia de aparecimento tardio
Hipogamaglobulinemia	

Tocilizumabe (arterite de células gigantes)
Supressão da medula óssea	Infecções graves e oportunistas
Hepatotoxicidade	Perfuração gastrintestinal
Hiperlipidemia	Reações de hipersensibilidade

Mepolizumabe (granulomatose eosinofílica com poliangeíte [Churg-Strauss])
Reações de hipersensibilidade	Infecções oportunistas: herpes-zóster

Apremilaste (doença de Behçet; ver Cap. 364)
Diarreia, náuseas e vômitos	Redução do peso
Depressão	

[a]Consultar a bula para uma lista completa dos efeitos colaterais.

Nos últimos anos, organizações nacionais e regionais publicaram diretrizes terapêuticas que podem fornecer orientações adicionais para os médicos. Deve-se ressaltar que cada paciente é único e necessita de uma tomada de decisão individual. As informações fornecidas nas diretrizes e neste capítulo devem servir como um modelo para a aplicação de abordagens baseadas em evidências; porém, deve-se ter flexibilidade para fornecer o máximo de eficácia terapêutica com o mínimo de efeitos tóxicos em cada paciente.

GRANULOMATOSE COM POLIANGEÍTE

DEFINIÇÃO
A *granulomatose com poliangeíte* é uma entidade clinicopatológica distinta, caracterizada por vasculite granulomatosa das vias aéreas superior e inferior em conjunto com glomerulonefrite. Além disso, podem ocorrer graus variáveis de vasculite disseminada envolvendo pequenas artérias e veias.

INCIDÊNCIA E PREVALÊNCIA
A granulomatose com poliangeíte é uma doença incomum, com prevalência estimada de 3 a cada 100 mil. É extremamente rara em pessoas negras em comparação com as brancas; a razão entre o sexo masculino e o feminino é de 1:1. A doença pode ser encontrada em qualquer idade; cerca de 15% dos pacientes têm < 19 anos de idade, mas apenas raramente a enfermidade ocorre antes da adolescência; em média, a idade no aparecimento da condição é de aproximadamente 40 anos.

PATOLOGIA E PATOGÊNESE
As marcas histopatológicas características da granulomatose com poliangeíte são vasculite necrosante de pequenas artérias e veias em conjunto com formação de granulomas, que podem ser intravasculares ou extravasculares (Fig. 363-2). Em geral, o comprometimento pulmonar aparece como múltiplos infiltrados cavitários nodulares e bilaterais (Fig. 363-3), que, na biópsia, podem revelar a vasculite granulomatosa necrosante. As lesões das vias aéreas superiores, em particular nos seios paranasais e na nasofaringe, revelam inflamação, necrose e formação de granulomas, com ou sem vasculite.

Na forma mais inicial, o comprometimento renal é caracterizado por uma glomerulonefrite focal e segmentar que pode evoluir para uma glomerulonefrite rapidamente progressiva com crescentes glomerulares. A formação de granulomas só é vista raramente à biópsia renal. Em contraste com outras formas de glomerulonefrite, evidências de deposição de imunocomplexos não são encontradas na lesão renal da granulomatose com poliangeíte. Além da tríade clássica da doença dos tratos respiratório superior, respiratório inferior e renal, literalmente qualquer órgão pode ser envolvido por vasculite, granulomas, ou ambos.

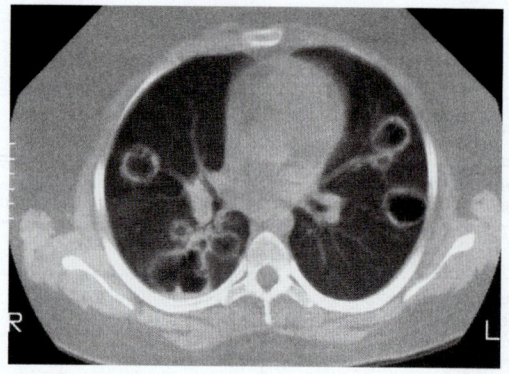

FIGURA 363-3 **Tomografia computadorizada de um paciente com granulomatose com poliangeíte.** O paciente desenvolveu infiltrados múltiplos, bilaterais e cavitários.

A imunopatogênese dessa doença é obscura, embora o envolvimento das vias aéreas superiores e dos pulmões por vasculite granulomatosa sugira uma resposta imune aberrante mediada por células a um antígeno exógeno (ou mesmo endógeno) que penetra ou reside nas vias aéreas superiores. Foi relatado que o estado de portador nasal crônico de *Staphylococcus aureus* está associado a uma taxa maior de recidiva da granulomatose com poliangeíte; entretanto, não há evidências do papel desse microrganismo na patogênese da doença.

Células mononucleares de sangue periférico obtidas de pacientes com granulomatose com poliangeíte exibem secreção aumentada de IFN-γ, mas não secretam IL-4, IL-5 nem IL-10, em comparação aos controles normais. Além disso, a produção de TNF-α a partir de células mononucleares do sangue periférico e células T CD4+ está elevada, e os monócitos de pacientes com granulomatose com poliangeíte produzem quantidades aumentadas de IL-12. Esses achados indicam um padrão desequilibrado das citocinas das células T tipo T_H1 nessa doença, o que pode ter implicações patogênicas e talvez, em última análise, terapêuticas.

Uma alta porcentagem de pacientes com granulomatose com poliangeíte desenvolve ANCA, e esses anticorpos podem desempenhar um papel na patogênese dessa doença (ver anteriormente).

MANIFESTAÇÕES CLÍNICAS E LABORATORIAIS
O comprometimento das vias aéreas superiores ocorre em 95% dos pacientes com granulomatose com poliangeíte. Esses pacientes, com frequência, apresentam achados graves nas vias aéreas superiores, como dor nos seios paranasais, rinorreia e secreção purulenta ou sanguinolenta, com ou sem ulceração da mucosa nasal (Tab. 363-5). Pode haver perfuração do septo nasal, levando à deformidade em sela do nariz. Otite média serosa pode ocorrer em consequência de bloqueio da tuba auditiva. Estenose subglótica, resultante da doença ativa ou da formação de tecido cicatricial, ocorre em cerca de 16% dos pacientes e pode resultar em obstrução grave das vias aéreas.

O envolvimento pulmonar (85-90% dos pacientes) pode se expressar clinicamente como tosse, hemoptise, dispneia e desconforto torácico, ou a doença ativa pode ser assintomática em até 30% dos casos. A doença endobrônquica, em sua forma ativa ou como resultado de fibrose cicatricial, pode levar à obstrução com atelectasia.

O comprometimento ocular (52% dos pacientes) pode variar desde uma conjuntivite leve até dacriocistite, episclerite, esclerite, esclerouveíte granulomatosa, vasculite de vasos ciliares e lesões tipo massa retro-orbitária, levando à proptose.

Lesões de pele (46% dos pacientes) aparecem como pápulas, vesículas, púrpura palpável, úlceras ou nódulos subcutâneos; a biópsia revela vasculite, granulomas, ou ambos. O comprometimento cardíaco (8% dos pacientes) manifesta-se como pericardite, vasculite coronariana ou, raramente, miocardiopatia. As manifestações do sistema nervoso (23% dos pacientes) incluem neurite craniana, mononeurite múltipla ou, raramente, vasculite e/ou granuloma cerebral.

A doença renal (77% dos pacientes), em geral, domina o quadro clínico e, se não for tratada, é direta ou indiretamente responsável pela maior parte da taxa de mortalidade associada a essa doença. Embora possa permanecer latente, em alguns casos, sob a forma de glomerulonefrite leve

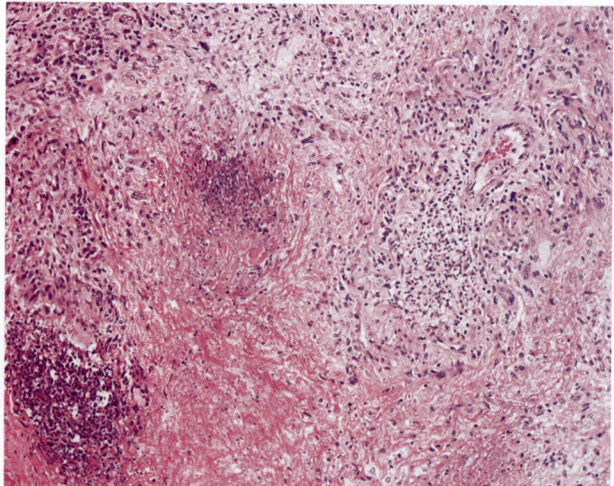

FIGURA 363-2 **Histologia pulmonar da granulomatose com poliangeíte.** Esta área de necrose geográfica tem uma borda serpiginosa de histiócitos e células gigantes envolvendo uma zona de necrose central. Também há vasculite com neutrófilos e linfócitos infiltrando a parede de uma arteríola pequena (*parte superior, à direita*). (*Cortesia de William D. Travis, M.D., com permissão.*)

TABELA 363-5 Granulomatose com poliangeíte: frequência das manifestações clínicas em 158 pacientes estudados no National Institutes of Health

Manifestação	Porcentagem no início da doença	Porcentagem no decorrer da evolução da doença
Rins		
Glomerulonefrite	18	77
Orelha/nariz/garganta	73	92
Sinusite	51	85
Doença nasal	36	68
Otite média	25	44
Perda auditiva	14	42
Estenose subglótica	1	16
Dor de ouvido	9	14
Lesões orais	3	10
Pulmões	45	85
Infiltrados pulmonares	25	66
Nódulos pulmonares	24	58
Hemoptise	12	30
Pleurite	10	28
Olhos		
Conjuntivite	5	18
Dacriocistite	1	18
Esclerite	6	16
Proptose	2	15
Dor ocular	3	11
Perda de visão	0	8
Lesões retinianas	0	4
Lesões da córnea	0	1
Irite	0	2
Outras[a]		
Artralgias/artrite	32	67
Febre	23	50
Tosse	19	46
Anormalidades cutâneas	13	46
Perda de peso (> 10% do peso corporal)	15	35
Neuropatia periférica	1	15
Doença do sistema nervoso central	1	8
Pericardite	2	6
Hipertireoidismo	1	3

[a] Menos de 1% teve acometimento das parótidas, da artéria pulmonar, da mama ou do trato urogenital inferior (uretra, colo uterino, vagina, testículos).
Fonte: GS Hoffman et al.: Ann Intern Med 116:488, 1992.

com proteinúria, hematúria e cilindros hemáticos, está claro que, após a instalação de um comprometimento da função renal clinicamente detectável, em geral segue-se insuficiência renal rapidamente progressiva, a menos que o tratamento apropriado seja instituído.

Enquanto a doença está ativa, a maioria dos pacientes tem sinais e sintomas inespecíficos, como mal-estar geral, fraqueza, artralgias, anorexia e perda de peso. Febre pode indicar atividade da doença subjacente, porém, com mais frequência, reflete uma infecção secundária, normalmente das vias aéreas superiores.

Achados laboratoriais característicos incluem velocidade de hemossedimentação (VHS) e proteína C-reativa elevadas, anemia e leucocitose leves, hipergamaglobulinemia discreta (em particular da classe IgA) e fator reumatoide discretamente elevado. A trombocitose pode ser vista como um reagente de fase aguda. Cerca de 90% dos pacientes com granulomatose com poliangeíte ativa têm positividade de ANCA antiproteinase 3. Contudo, na ausência de doença ativa, a sensibilidade cai para cerca de 60-70%. Uma pequena porcentagem pode ter anticorpos antimieloperoxidase, em vez de antiproteinase 3, e até 20% podem não ter ANCA.

Foi demonstrado que pacientes com granulomatose com poliangeíte têm incidência aumentada de eventos trombóticos venosos. Embora a terapia anticoagulante de rotina não seja recomendada para todos, justifica-se uma atenção especial para quaisquer manifestações clínicas sugestivas de trombose venosa profunda ou embolia pulmonar.

DIAGNÓSTICO

O diagnóstico de granulomatose com poliangeíte pode ser estabelecido pela demonstração de vasculite granulomatosa necrosante à biópsia tecidual em um paciente com manifestações clínicas compatíveis. O tecido pulmonar proporciona o maior rendimento diagnóstico, revelando quase invariavelmente a presença de vasculite granulomatosa. A biópsia de tecido das vias aéreas superiores, em geral, exibe inflamação granulomatosa com necrose, mas pode não mostrar vasculite. A biópsia renal pode confirmar a presença de glomerulonefrite pauci-imune.

A especificidade de um ANCA antiproteinase 3 positivo para granulomatose com poliangeíte é muito alta, sobretudo se a glomerulonefrite ativa estiver presente. Contudo, a presença de ANCA deve ser vista como adjunto, buscando-se o diagnóstico tecidual quando há características clínicas inconsistentes ou quando o ANCA está ausente. O ANCA falso-positivo foi relatado em certas doenças infecciosas e neoplásicas.

Em sua apresentação típica, o complexo clinicopatológico da granulomatose com poliangeíte, em geral, possibilita uma diferenciação fácil de outros distúrbios. Entretanto, se todos os achados típicos não estiverem presentes simultaneamente, será necessário diferenciar a condição das outras vasculites, da doença antimembrana basal glomerular (síndrome de Goodpasture) (Cap. 314), da policondrite recidivante (Cap. 366), dos tumores das vias aéreas superiores ou do pulmão, bem como de doenças infecciosas – como histoplasmose (Cap. 212), endocardite (Cap. 128), leishmaniose mucocutânea (Cap. 226) e rinoscleroma (Cap. 218) – e doenças granulomatosas não infecciosas.

É particularmente importante proceder à diferenciação de outras *doenças destrutivas da linha média*. Essas doenças levam à destruição tecidual extrema e à mutilação localizadas nas estruturas das vias aéreas superiores na linha média, inclusive os seios paranasais; é comum a ocorrência de erosão através da pele da face, uma característica que é extremamente rara na granulomatose com poliangeíte. Embora os vasos sanguíneos possam ser acometidos na reação inflamatória intensa e na necrose, a vasculite primária não é observada. As *neoplasias das vias aéreas superiores* e, especificamente, o *linfoma extranodal de células natural killer (NK)/T (tipo nasal)* são causas importantes de doença destrutiva da linha média. Essas lesões são diagnosticadas com base na histologia, que revela células linfoides atípicas polimórficas com imunofenótipo da célula NK, em geral com vírus Epstein-Barr (Cap. 194). Esses casos são tratados com base no grau de disseminação, sendo que as lesões localizadas respondem à irradiação. As lesões das vias aéreas superiores nunca devem ser irradiadas na granulomatose com poliangeíte. A lesão tecidual induzida pela cocaína pode ser outra condição importante simulando a granulomatose com poliangeíte em pacientes que apresentam doença destrutiva isolada da linha média. O ANCA dirigido contra a elastase de neutrófilos humanos pode ser encontrado em pacientes com lesões destrutivas da linha média induzidas por cocaína, podendo confundir a diferenciação da granulomatose com poliangeíte. Isso pode ser ainda mais complicado pela alta frequência de adulteração da cocaína com levamisol, que pode resultar em infarto cutâneo e alterações sorológicas passíveis de simular vasculite. A granulocitopenia é um achado comum na doença induzida por levamisol que não está associado à granulomatose com poliangeíte.

A granulomatose com poliangeíte também precisa ser diferenciada da *granulomatose linfomatoide*, que consiste em uma proliferação de células B positivas para o vírus Epstein-Barr que está associada a uma reação exuberante das células T. A granulomatose linfomatoide caracteriza-se por comprometimento dos pulmões, da pele, do SNC e dos rins, em que ocorre infiltração do tecido não linfoide de modo angioinvasivo por células linfocitoides e plasmocitoides atípicas. Nesse aspecto, difere claramente da granulomatose com poliangeíte, visto que não se trata de uma vasculite inflamatória no sentido clássico, mas sim de uma infiltração perivascular angiocêntrica por células mononucleares atípicas. Até 50% dos pacientes podem desenvolver linfoma maligno verdadeiro.

TRATAMENTO

Granulomatose com poliangeíte

Antes da introdução da terapia efetiva, a granulomatose com poliangeíte era universalmente fatal dentro de poucos meses após o estabelecimento do diagnóstico. Os glicocorticoides isoladamente produzem alguma melhora sintomática, com pouco efeito sobre a evolução final da doença. O desenvolvimento do tratamento com a ciclofosfamida modificou radicalmente o prognóstico dos pacientes, de tal modo que foi observada uma melhora acentuada em > 90% dos pacientes, com remissão completa em 75% dos casos e sobrevida de 5 anos superior a 80%.

Apesar da possibilidade de induzir remissões com sucesso, 50-70% delas estão associadas a uma ou mais recidivas. A determinação da recidiva deve ser baseada em evidências objetivas de atividade da doença, tendo o cuidado para excluir outras características passíveis de apresentar aspecto semelhante, como infecção, intoxicação medicamentosa ou sequelas de doença crônica. Muitos pacientes que alcançam a remissão continuam a apresentar um ANCA positivo durante anos, e as mudanças no ANCA não devem ser usadas como medida da atividade da doença. Os resultados de um estudo prospectivo de grande porte verificaram que os aumentos do ANCA não estavam associados à ocorrência de recidiva e que apenas 43% dos pacientes sofreram recidiva dentro 1 ano após a elevação dos níveis de ANCA. Por conseguinte, a elevação do ANCA por si só não é um precursor de recidiva imediata da doença e não deve levar à reinstituição da terapia imunossupressora nem a um aumento de sua dose. A reindução da remissão após a recidiva é quase sempre obtida; entretanto, uma alta porcentagem de pacientes, por fim, apresenta algum grau de lesão devido às manifestações irreversíveis da doença, como graus variáveis de insuficiência renal, comprometimento neurológico, perda auditiva, estenose subglótica, deformidade do nariz em sela e disfunção sinusal crônica. Os pacientes que desenvolveram insuficiência renal irreversível, mas tiveram remissão subsequente, foram submetidos a transplante renal com sucesso.

O tratamento da granulomatose com poliangeíte atualmente é considerado como tendo duas fases: *indução*, em que a doença ativa é colocada em remissão, seguida de *manutenção*. A decisão sobre os agentes a serem usados para indução e manutenção é guiada pela experiência a partir dos dados publicados, a determinação da gravidade da doença e em fatores individuais do paciente, incluindo contraindicação, história de recidiva e comorbidades.

Os esquemas de indução atuais consistem em glicocorticoides mais outro agente imunossupressor. Na doença grave, os glicocorticoides é historicamente administrados como prednisona, 1 mg/kg ao dia, no primeiro mês, seguido pela redução gradual em um regime de dias alternados ou diário. Recentemente, o uso de um esquema com dose reduzida de glicocorticoides foi considerado não inferior em relação a um esquema de dose-padrão em um estudo randomizado, tendo sido associado a menores taxas de infecções graves. Para os pacientes com doença não grave, pode ser considerado o uso de doses iniciais menores de glicocorticoides.

Em pacientes que apresentam doença potencialmente fatal, tem sido usada a metilprednisolona, 1.000 mg ao dia, por 3 dias. Foi recentemente concluído que a plasmaférese adjunta não oferece benefício na redução do desfecho composto de doença renal em estágio terminal ou morte. Ainda não se sabe se ela pode ter algum papel em pacientes selecionados com doença mais fulminante.

INDUÇÃO COM CICLOFOSFAMIDA PARA A DOENÇA GRAVE

A ciclofosfamida diária combinada com glicocorticoides foi o primeiro esquema que comprovadamente induziu remissão e prolongou a sobrevida. A ciclofosfamida é administrada em doses de 2 mg/kg ao dia, por via oral; todavia, dada a sua eliminação renal, a redução de sua dose deve ser considerada em pacientes com insuficiência renal. Embora continuemos a favorecer o uso da ciclofosfamida diária, alguns relatos indicaram o sucesso terapêutico com o uso da ciclofosfamida IV. Em um ensaio clínico randomizado, a ciclofosfamida IV na dose de 15 mg/kg em 3 infusões administradas a cada 2 semanas e, posteriormente, a cada 3 semanas foi comparada com a ciclofosfamida VO na dose de 2 mg/kg ao dia administrada durante 3 meses, seguida de 1,5 mg/kg ao dia. Embora tenha sido constatado que a ciclofosfamida IV apresenta taxa de remissão comparável com uma dose cumulativa mais baixa e menor ocorrência de leucopenia, a instituição de uma fase de consolidação e um acompanhamento insuficiente de monitoração das contagens hematológicas podem ter influenciado negativamente os resultados nos pacientes que receberam ciclofosfamida diariamente. Nesse estudo, deve-se ressaltar que houve recidiva em 19% dos pacientes que receberam ciclofosfamida IV, em comparação com 9% daqueles que foram tratados com administração oral diária.

INDUÇÃO COM RITUXIMABE PARA A DOENÇA GRAVE

O rituximabe é um anticorpo monoclonal quimérico dirigido contra CD20 presente em linfócitos B normais e malignos, cujo uso foi aprovado pela Food and Drug Administration (FDA) para o tratamento da granulomatose com poliangeíte e da poliangeíte microscópica. Em dois ensaios clínicos randomizados que recrutaram pacientes positivos para ANCA com granulomatose com poliangeíte ativa grave ou poliangeíte microscópica, foi constatado que o rituximabe na dose de 375 mg/m^2, administrada 1 vez por semana, durante 4 semanas, em combinação com glicocorticoides, foi tão efetivo quanto a ciclofosfamida com glicocorticoides para induzir a remissão da doença. No ensaio clínico que também recrutou pacientes com doença recidivante, foi constatado que o rituximabe é estatisticamente superior à ciclofosfamida. Embora o rituximabe não apresente os problemas de toxicidade vesical ou de infertilidade, como pode ocorrer com a ciclofosfamida, em ambos os ensaios clínicos randomizados a taxa de reações adversas foi semelhante nos braços do rituximabe e da ciclofosfamida.

A decisão sobre utilizar a ciclofosfamida ou o rituximabe para induzir remissão deve ser fundamentada individualmente. Entre os fatores a serem considerados estão a gravidade da doença, se o paciente tem doença recém-diagnosticada ou doença recidivante, as contraindicações à medicação e os fatores individuais do paciente, incluindo questões relacionadas com a fertilidade. Em pacientes com glomerulonefrite rapidamente progressiva com nível de creatinina > 4 mg/dL ou hemorragia pulmonar exigindo ventilação mecânica, um esquema diário de ciclofosfamida e glicocorticoides é preferido.

MANUTENÇÃO DA REMISSÃO

Quando a ciclofosfamida é administrada para a indução, ela deve ser suspensa após 3-6 meses e trocada por outro agente usado para a manutenção da remissão. Os medicamentos usados nesse cenário para os quais existem estudos randomizados publicados são rituximabe, azatioprina, metotrexato e micofenolato de mofetila. Uma menor taxa de recidivas foi encontrada com o rituximabe administrado como 500 mg por 2 doses, seguidas por 500 mg a cada 6 meses em comparação com a azatioprina 2 mg/kg ao dia. Em um ensaio clínico randomizado que comparou o metotrexato com a azatioprina para manutenção da remissão, foram observadas taxas semelhantes de toxicidade e recidiva. O metotrexato é administrado por via oral ou subcutânea em dose inicial que não deve exceder a 15 mg por semana, a qual é aumentada em 2,5 mg, a cada 2 semanas, até uma dose de 20-25 mg por semana. Nos pacientes impossibilitados de receber metotrexato ou azatioprina, ou que sofreram recidiva durante esse tratamento, o micofenolato de mofetila administrado na dose de 1.000 mg, 2 vezes ao dia, também pode manter a remissão, mas está associado a uma maior taxa de recidiva em comparação com a azatioprina.

Para os pacientes que recebem rituximabe para indução de remissão, um estudo randomizado recente mostrou que o rituximabe administrado como 1.000 mg, a cada 4 meses, apresentou menor taxa de recidiva em comparação com a azatioprina.

A duração ideal da terapia de manutenção é incerta. Em relação aos glicocorticoides, não está claro se manter os pacientes com prednisona 5 mg ao dia traz maiores riscos ou benefícios em comparação com a suspensão após 6-9 meses. A terapia de manutenção com azatioprina, metotrexato ou micofenolato de mofetila costuma ser administrada por um mínimo de 2 anos. Como há evidências de que o risco de recidiva é maior após a suspensão do medicamento de manutenção, deve-se individualizar a decisão sobre a continuação desses agentes ou a sua redução gradual ao longo de 6-12 meses até a suspensão. Os pacientes com lesão orgânica significativa ou com história de recidiva podem se beneficiar com a continuação da terapia de manutenção por um prazo mais longo. Embora tenha sido demonstrado que o rituximabe apresenta menor taxa de recidiva, sua segurança em longo prazo ainda é incerta, de modo que a decisão sobre o prazo de continuação desse agente além de 2 anos deve ser ponderada em cada paciente.

INDUÇÃO DE REMISSÃO NA DOENÇA SEM GRAVIDADE

Para os pacientes cuja doença não seja imediatamente ameaçadora aos órgãos ou à vida, pode-se administrar metotrexato ou micofenolato de mofetila junto com glicocorticoides para induzir e manter as remissões. O tratamento com ciclofosfamida raramente ou nunca está justificado para a granulomatose com poliangeíte sem gravidade.

OUTROS AGENTES BIOLÓGICOS E INIBIDORES DE MOLÉCULAS PEQUENAS

O abatacepte (CTLA4-Ig) foi examinado em um estudo-piloto aberto sobre doença recidivante não grave e apresentou resultados favoráveis.

Entretanto, investigações adicionais são necessárias para possibilitar a sua aplicação na prática clínica. O etanercepte, uma proteína de fusão dimérica contendo o receptor de TNF de 75 kDa ligado à IgG1 humana, foi incapaz de manter a remissão quando usado como adjuvante da terapia-padrão e não deve ser usado no tratamento da granulomatose com poliangeíte. O belimumabe (antiestimulador de linfócitos B) foi examinado como terapia adjunta à azatioprina para manutenção da remissão, mas não mostrou benefícios adicionais na redução do risco de recidiva.

A avacopana (um inibidor do receptor de C5a) foi recentemente investigada em um estudo randomizado como alternativa aos glicocorticoides em pacientes que recebem indução com ciclofosfamida ou rituximabe. Com 52 semanas, a remissão sustentada foi maior nos pacientes que receberam avacopana em comparação com prednisona, com taxa semelhante de eventos adversos graves. Embora os glicocorticoides tenham sido administrados nas primeiras semanas a alguns pacientes que receberam avacopana, a exposição aos glicocorticoides ainda assim foi muito menor do que nos pacientes randomizados para o braço do tratamento com prednisona. Com base nesses achados, a avacopana se mostra promissora na redução da necessidade de glicocorticoides no tratamento da vasculite associada a ANCA.

SULFAMETOXAZOL-TRIMETOPRIMA

Embora certos relatos tenham indicado que o sulfametoxazol-trimetoprima (SMX-TMP) pode ser benéfico no tratamento da granulomatose com poliangeíte isolada nos tecidos dos seios paranasais, o fármaco nunca deve ser administrado isoladamente para tratamento da granulomatose com poliangeíte envolvendo outros órgãos. Em um estudo que examinou o efeito do SMX-TMP sobre a recidiva, foi constatada uma diminuição das recidivas apenas com relação à doença das vias aéreas superiores, e não foi observada qualquer diferença na recidiva de órgãos importantes.

TRATAMENTO DE ÓRGÃO ESPECÍFICO

Nem todas as manifestações da granulomatose com poliangeíte exigem ou respondem à terapia imunossupressora, havendo necessidade de diferenciação entre doença ativa e dano estabelecido. Como a doença sinusal pode romper a barreira mucociliar, os pacientes devem ser instruídos sobre a realização dos cuidados locais como a umidificação. A estenose subglótica pode muitas vezes cicatrizar e responder de maneira ideal a intervenções não clínicas, como a dilatação e as injeções de glicocorticoides.

POLIANGEÍTE MICROSCÓPICA

DEFINIÇÃO

O termo *poliarterite microscópica* foi introduzido na literatura por Davson, em 1948, em reconhecimento à presença de glomerulonefrite em pacientes com poliarterite nodosa. Em 1992, a Conferência de Consenso de Chapel Hill sobre a nomenclatura da vasculite sistêmica adotou o termo *poliangeíte microscópica* para denotar uma vasculite necrosante com poucos ou nenhum imunocomplexo afetando pequenos vasos (capilares, vênulas ou arteríolas). A glomerulonefrite é muito comum na poliangeíte microscópica, e a capilarite pulmonar ocorre com frequência. Diz-se que a ausência de inflamação granulomatosa na poliangeíte microscópica a diferencia da granulomatose com poliangeíte.

INCIDÊNCIA E PREVALÊNCIA

Estima-se que a incidência de poliangeíte microscópica seja de 3-5 a cada 100 mil. A idade média de início é cerca de 57 anos de idade, e os homens são acometidos em uma frequência levemente superior à das mulheres.

PATOLOGIA E PATOGÊNESE

A poliangeíte microscópica exibe predileção pelo comprometimento de capilares e vênulas, além das artérias de pequeno e médio calibres. A coloração imuno-histoquímica revela uma escassez de deposição de imunoglobulina na lesão vascular da poliangeíte microscópica, sugerindo que a formação de imunocomplexos não desempenha um papel na patogênese dessa síndrome. A lesão renal observada na poliangeíte microscópica é idêntica àquela da granulomatose com poliangeíte. Da mesma forma que essa última, a poliangeíte microscópica está altamente associada a ANCA, o qual pode desempenhar um papel na patogênese dessa síndrome (ver anteriormente).

MANIFESTAÇÕES CLÍNICAS E LABORATORIAIS

Em virtude de sua predileção pelo acometimento de pequenos vasos, a poliangeíte microscópica e a granulomatose com poliangeíte compartilham manifestações clínicas similares. Embora febre, perda ponderal e dor musculoesquelética possam surgir de forma gradual, em geral a doença apresenta início agudo. A glomerulonefrite ocorre em pelo menos 79% dos pacientes e pode ser rapidamente progressiva, levando à insuficiência renal. Hemoptise pode ser o primeiro sintoma de hemorragia alveolar, que ocorre em 12% dos pacientes. Outras manifestações incluem mononeurite múltipla e vasculite cutânea e do trato gastrintestinal. Doença das vias aéreas superiores e nódulos pulmonares em geral não são encontrados na poliangeíte microscópica e, quando presentes, são sugestivos de granulomatose com poliangeíte.

Podem ser encontrados achados de inflamação, incluindo elevação da VHS e/ou proteína C-reativa, anemia, leucocitose e trombocitose. Os ANCAs estão presentes em 75% dos pacientes com poliangeíte microscópica, com anticorpos antimieloperoxidase sendo a associação antigênica predominante.

DIAGNÓSTICO

O diagnóstico baseia-se na evidência histológica de vasculite ou de glomerulonefrite pauci-imune em um paciente com manifestações clínicas compatíveis com doença multissistêmica. Embora a poliangeíte microscópica esteja fortemente associada a ANCA, a biópsia de tecidos deve continuar sendo realizada nos pacientes que não apresentam um quadro clínico compatível.

TRATAMENTO
Poliangeíte microscópica

A taxa de sobrevida em 5 anos para pacientes com poliangeíte microscópica tratada é de 74%, e a mortalidade ocorre por hemorragia alveolar ou por doença gastrintestinal, cardíaca ou renal. Os estudos sobre o tratamento derivam de ensaios clínicos que incluíram pacientes com granulomatose com poliangeíte ou poliangeíte microscópica. Atualmente, a abordagem terapêutica para a poliangeíte microscópica é a mesma usada na granulomatose com poliangeíte (ver "Granulomatose com poliangeíte" para uma descrição detalhada desse esquema terapêutico). Foi observada a ocorrência de recidiva da doença em pelo menos 34% dos pacientes. O tratamento dessas recidivas se basearia no local e gravidade dos sintomas.

GRANULOMATOSE EOSINOFÍLICA COM POLIANGEÍTE (SÍNDROME DE CHURG-STRAUSS)

DEFINIÇÃO

A granulomatose eosinofílica com poliangeíte (síndrome de Churg-Strauss) foi descrita em 1951 por Churg e Strauss e caracteriza-se por asma, eosinofilia periférica e tecidual, formação de granulomas extravasculares e vasculite de múltiplos sistemas orgânicos.

INCIDÊNCIA E PREVALÊNCIA

A granulomatose eosinofílica com poliangeíte (Churg-Strauss) é uma doença incomum, com incidência anual estimada em 1-3 por milhão. Pode ocorrer em qualquer idade, com possível exceção dos lactentes. A idade média de início é 48 anos, com uma razão entre o sexo feminino e o masculino de 1,2:1.

PATOLOGIA E PATOGÊNESE

A vasculite necrosante da granulomatose eosinofílica com poliangeíte (Churg-Strauss) acomete artérias musculares de pequeno e médio calibres, capilares, veias e vênulas. Um aspecto histopatológico característico é a ocorrência de granulomas que podem estar presentes nos tecidos ou até mesmo dentro das paredes dos próprios vasos. Em geral, estão associadas à infiltração dos tecidos por eosinófilos. Esse processo pode ocorrer em qualquer órgão do corpo; o comprometimento pulmonar é predominante, com a pele, o sistema circulatório, os rins, o sistema nervoso periférico e o trato gastrintestinal sendo também comumente acometidos. Embora a patogênese precisa da doença seja incerta, sua forte associação com asma e suas manifestações clinicopatológicas, incluindo eosinofilia, granuloma e vasculite, apontam para fenômenos imunológicos desregulados.

MANIFESTAÇÕES CLÍNICAS E LABORATORIAIS

Os pacientes com granulomatose eosinofílica com poliangeíte (Churg-Strauss) com frequência exibem manifestações inespecíficas, como febre, mal-estar, anorexia e perda de peso, que são características de doença multissistêmica. Os achados pulmonares dominam o quadro clínico, com crises asmáticas graves e presença de infiltrados pulmonares. A mononeurite múltipla é a segunda manifestação mais comum, ocorrendo em até 72% dos pacientes. Sinusite e rinite alérgica desenvolvem-se em até 61% dos casos e, com frequência, são observadas cedo no curso da doença. Cardiopatia clinicamente identificada, como miocardite, pericardite, endocardite ou vasculite coronariana, ocorre em cerca de 14% dos pacientes, sendo uma causa importante de mortalidade. Lesões da pele são observadas em cerca de 51% dos pacientes e incluem púrpura, além de nódulos cutâneos e subcutâneos. A doença renal na granulomatose eosinofílica com poliangeíte é menos comum e, em geral, menos grave que a da granulomatose com poliangeíte e da poliangeíte microscópica.

O achado laboratorial característico em praticamente todos os pacientes com granulomatose eosinofílica com poliangeíte consiste em intensa eosinofilia, que alcança níveis de > 1.000 células/μL em > 80% dos pacientes. Podem ser encontradas evidências de inflamação, como elevação de VHS e/ou proteína C-reativa, fibrinogênio ou α_2-globulinas, em 81% dos pacientes. Os outros achados laboratoriais refletem os sistemas orgânicos envolvidos. Cerca de 48% dos pacientes apresentam ANCAs circulantes, que, em geral, são antimieloperoxidase.

DIAGNÓSTICO

Embora o diagnóstico de granulomatose eosinofílica com poliangeíte seja idealmente estabelecido por biópsia em um paciente com as manifestações clínicas características (ver anteriormente), a confirmação histológica pode representar um desafio, visto que, com frequência, as alterações patognomônicas não ocorrem simultaneamente. Para ser diagnosticado como portador dessa doença, um paciente deve apresentar evidências de asma, eosinofilia do sangue periférico e manifestações clínicas compatíveis com vasculite.

TRATAMENTO

Granulomatose eosinofílica com poliangeíte (síndrome de Churg-Strauss)

O prognóstico da doença não tratada é sombrio, com relato de sobrevida de 5 anos de 25%. Com tratamento, o prognóstico é favorável, e um estudo demonstrou uma taxa de sobrevida em 78 meses de 72%. O comprometimento do miocárdio é a causa de óbito mais frequente, sendo responsável por 39% da mortalidade dos pacientes. Uma ecocardiografia deve ser realizada em todos os pacientes recém-diagnosticados, visto que o resultado pode influenciar as decisões terapêuticas.

Os glicocorticoides, isoladamente, parecem ser efetivos em muitos pacientes. A redução gradual da dose frequentemente é limitada pela asma, e muitos pacientes necessitam de uma dose baixa de prednisona para asma persistente decorridos muitos anos da regressão clínica da vasculite. Em pacientes que apresentam doença multissistêmica fulminante, em particular comprometimento cardíaco, o tratamento de escolha é um esquema combinado diário de ciclofosfamida e prednisona seguido de azatioprina ou metotrexato (ver "Granulomatose com poliangeíte" para uma descrição detalhada desse esquema terapêutico).

O mepolizumabe (anticorpo anti-IL-5), administrado como 300 mg, via subcutânea, 1 vez ao mês, foi estudado em um estudo randomizado, concluindo-se que era mais efetivo que o placebo. Pacientes com granulomatose eosinofílica com poliangeíte (Churg-Strauss) potencialmente fatal foram excluídos do estudo de mepolizumabe e devem continuar sendo tratados com ciclofosfamida e glicocorticoides. Como o mepolizumabe é aprovado pela FDA para granulomatose eosinofílica com poliangeíte e para asma eosinofílica grave, ele pode ter um papel particularmente benéfico em casos de asma recidivante ou resistente que exige glicocorticoides.

O rituximabe foi examinado em séries retrospectivas e pode ter um papel nos pacientes que, em uso dos agentes convencionais, apresentam vasculite ativa ou recidivante ou que têm intolerância a esses medicamentos.

POLIARTERITE NODOSA

DEFINIÇÃO

A poliarterite nodosa foi descrita por Kussmaul e Maier em 1866. Trata-se de uma vasculite necrosante multissistêmica de artérias musculares de pequeno e médio calibres em que o comprometimento das artérias renais e viscerais é característico. Não acomete as artérias pulmonares, embora os vasos brônquicos possam estar envolvidos; não se observa a presença de granulomas, eosinofilia significativa ou diátese alérgica.

INCIDÊNCIA E PREVALÊNCIA

É difícil estabelecer uma incidência acurada da poliarterite nodosa, visto que os relatos anteriores combinavam a poliarterite nodosa e a poliangeíte microscópica, bem como outras vasculites relacionadas. A poliarterite nodosa, como ela é definida atualmente, é considerada uma doença muito incomum.

PATOLOGIA E PATOGÊNESE

A lesão vascular na poliarterite nodosa consiste em inflamação necrosante das artérias musculares de pequeno e médio calibres. As lesões são segmentares e tendem a envolver bifurcações e ramificações das artérias. Podem se espalhar circunferencialmente para acometer veias adjacentes. Entretanto, o comprometimento de vênulas não é observado na poliarterite nodosa e, quando presente, sugere poliangeíte microscópica (ver adiante). Nos estágios agudos da doença, neutrófilos polimorfonucleares infiltram todas as camadas da parede vascular e das áreas perivasculares, o que resulta em proliferação da íntima e degeneração da parede do vaso. Células mononucleares infiltram a área enquanto as lesões progridem para os estágios subagudo e crônico. Segue-se necrose fibrinoide dos vasos, com comprometimento do lúmen, trombose, infarto dos tecidos irrigados pelo vaso acometido e, em alguns casos, hemorragia. À medida que as lesões cicatrizam, a deposição de colágeno pode ampliar a oclusão do lúmen vascular. Dilatações aneurismáticas medindo até 1 cm e dispostas ao longo das artérias acometidas são características da poliarterite nodosa.

Múltiplos sistemas orgânicos são envolvidos, e os achados clinicopatológicos refletem o grau e a localização do comprometimento vascular e as alterações isquêmicas resultantes. Conforme assinalado anteriormente, as artérias pulmonares não estão acometidas na poliarterite nodosa, e o comprometimento das artérias brônquicas é incomum. A patologia do rim na poliarterite nodosa é a da arterite sem glomerulonefrite. Em pacientes com hipertensão grave, podem ser vistos achados patológicos típicos de glomerulosclerose. Além disso, sequelas patológicas da hipertensão podem ser encontradas em outras partes do corpo.

A presença de uma vasculite semelhante à poliarterite nodosa em pacientes com hepatite B, em conjunto com o isolamento de imunocomplexos circulantes compostos de antígeno da hepatite B e imunoglobulina, bem como a demonstração por imunofluorescência do antígeno da hepatite B, de IgM e de complemento nas paredes dos vasos sanguíneos, sugere fortemente o papel de fenômenos imunológicos na patogênese dessa doença. Foi também relatada uma vasculite semelhante à poliarterite nodosa em pacientes com hepatite C. A leucemia de células pilosas pode estar associada à poliarterite nodosa; os mecanismos patogênicos dessa associação ainda não estão bem esclarecidos.

Uma vasculite semelhante à poliarterite nodosa foi descrita em conjunto com a deficiência de adenosina-desaminase tipo 2 (DADA2). Os pacientes com DADA2 geralmente se apresentam na infância com um padrão variável de características clínicas e de patologia vascular que responde aos inibidores de TNF. Como isso difere do tratamento habitual da poliarterite nodosa, DADA2 deve ser considerada em pacientes com características clínicas sugestivas, particularmente naqueles com doença de início precoce.

MANIFESTAÇÕES CLÍNICAS E LABORATORIAIS

Sinais e sintomas inespecíficos são a característica essencial da poliarterite nodosa. Febre, perda de peso e mal-estar estão presentes em mais da metade dos casos. Em geral, os pacientes apresentam sintomas vagos, como fraqueza, mal-estar, cefaleia, dor abdominal e mialgias, que podem progredir rapidamente para doença fulminante. Queixas específicas relacionadas com o comprometimento vascular em um sistema orgânico em particular também podem dominar o quadro clínico de apresentação, assim como todo o curso da enfermidade (Tab. 363-6). Na poliarterite nodosa, o comprometimento renal manifesta-se mais comumente na forma de hipertensão, insuficiência renal ou hemorragia devido a microaneurismas.

TABELA 363-6 ■ Manifestações clínicas relacionadas com envolvimento dos sistemas orgânicos na poliarterite nodosa

Sistema orgânico	Incidência (%)	Manifestações clínicas
Renal	60	Insuficiência renal, hipertensão
Musculoesquelético	64	Artrite, artralgia, mialgia
Sistema nervoso periférico	51	Neuropatia periférica, mononeurite múltipla
Trato gastrintestinal	44	Dor abdominal, náuseas e vômitos, sangramento, infarto e perfuração intestinais, colecistite, infarto hepático, infarto pancreático
Cutâneo	43	Exantema, púrpura, nódulos, infartos cutâneos, livedo reticular, fenômeno de Raynaud
Cardíaco	36	Insuficiência cardíaca congestiva, infarto agudo do miocárdio, pericardite
Urogenital	25	Dor testicular, ovariana ou no epidídimo
Sistema nervoso central	23	Acidente vascular cerebral, alteração do estado mental, convulsão

Fonte: Reproduzida, com permissão, de TR Cupps, AS Fauci: The vasculitides. Major Probl Intern Med 21:1, 1981.

Não existem testes sorológicos diagnósticos para a poliarterite nodosa. Em > 75% dos pacientes, a contagem de leucócitos está elevada, com predomínio de neutrófilos. Observa-se a ocorrência de eosinofilia apenas raramente; quando a eosinofilia marcada está presente, sugere o diagnóstico de granulomatose eosinofílica com poliangeíte (Churg-Strauss). Pode haver anemia por doença crônica, e quase sempre a VHS e/ou proteína C-reativa estão elevadas. Outros achados laboratoriais comuns refletem o órgão específico acometido. Pode ocorrer hipergamaglobulinemia, e todos os pacientes devem realizar triagem para as hepatites B e C. Raramente, encontra-se ANCA em pacientes com poliarterite nodosa.

DIAGNÓSTICO

O diagnóstico de poliarterite nodosa baseia-se na demonstração dos achados característicos de vasculite no material de biópsia dos órgãos acometidos. A biópsia de órgãos sintomáticos, como lesões nodulares da pele, testículos dolorosos e dor em nervo/músculo, fornece melhor rendimento diagnóstico. Na ausência de tecido facilmente acessível para biópsia, a demonstração arteriográfica de vasos comprometidos, particularmente sob a forma de aneurismas de artérias de pequeno e médio calibres em vasos renais, hepáticos e viscerais, é suficiente para firmar o diagnóstico. Deve ser realizada a arteriografia contrastada, visto que a angiorressonância e a angiotomografia computadorizada não apresentam atualmente uma resolução suficiente para visualizar os vasos acometidos na poliarterite nodosa. Aneurismas de vasos não são patognomônicos de poliarterite nodosa; além disso, os aneurismas nem sempre precisam estar presentes, e os achados arteriográficos podem limitar-se a segmentos de estenose e obliteração de vasos.

TRATAMENTO
Poliarterite nodosa

O prognóstico da poliarterite nodosa sem tratamento é extremamente sombrio, com taxa de sobrevida em 5 anos relatada entre 10 e 20%. A morte resulta, em geral, de complicações gastrintestinais, em particular infarto e perfuração intestinais, bem como de causas cardiovasculares. Com frequência, a hipertensão de difícil manejo promove a disfunção em outros sistemas orgânicos, como os rins, o coração e o SNC, levando a morbidade e mortalidade tardias adicionais na poliarterite nodosa. Foi concluído que a combinação de prednisona e ciclofosfamida produz melhora significativa na taxa de sobrevida (ver "Granulomatose com poliangeíte" para uma descrição detalhada desse esquema terapêutico). Em casos menos graves de poliarterite nodosa, os glicocorticoides usados isoladamente resultaram em remissão da doença. Em pacientes portadores de hepatite B ou C que apresentam vasculite semelhante à poliarterite nodosa, a terapia antiviral representa uma importante parte do manejo em combinação com glicocorticoides e plasmaférese em algumas séries. A atenção cuidadosa ao tratamento da hipertensão pode reduzir as complicações vasculares da poliarterite nodosa. Após o tratamento bem-sucedido, foi estimada a ocorrência de recidiva da poliarterite nodosa em 10-20% dos pacientes.

ARTERITE DE CÉLULAS GIGANTES E POLIMIALGIA REUMÁTICA

DEFINIÇÃO

A *arterite de células gigantes*, historicamente designada como *arterite temporal*, é uma inflamação de artérias de médio e grande calibres. Caracteristicamente, a condição envolve um ou mais ramos da artéria carótida, em particular a artéria temporal. Contudo, é uma doença sistêmica que pode acometer artérias em múltiplas localizações, em particular a aorta e seus principais ramos.

A arterite de células gigantes está estreitamente associada à *polimialgia reumática*, que se caracteriza por rigidez, desconforto e dor nos músculos do pescoço, dos ombros, da região lombar, dos quadris e das coxas. Mais comumente, a polimialgia reumática ocorre de forma isolada, mas pode ser vista em 40-50% dos pacientes com arterite de células gigantes. Além disso, cerca de 10-20% dos pacientes que apresentam inicialmente aspectos de polimialgia reumática isolada mais tarde desenvolverão arterite de células gigantes. Essa forte associação clínica, em conjunto com dados de estudos fisiopatológicos, tem apoiado de modo crescente o conceito de que a arterite de células gigantes e a polimialgia reumática representam espectros clínicos diferentes de um mesmo processo mórbido.

INCIDÊNCIA E PREVALÊNCIA

A arterite de células gigantes ocorre quase exclusivamente em indivíduos com > 50 anos. É mais comum em mulheres do que em homens, e é rara em pessoas negras. A incidência da arterite de células gigantes varia amplamente em diferentes estudos e em diferentes regiões geográficas. Uma incidência alta é encontrada na Escandinávia e em regiões dos Estados Unidos com grandes populações de escandinavos, em comparação com uma incidência mais baixa na Europa Meridional. As taxas de incidência anual em indivíduos com ≥ 50 anos variam de 6,9-32,8 por 100 mil habitantes. Há relatos de agregação familiar, bem como de associação com HLA-DR4. Além disso, estudos de ligação genética demonstraram uma associação de arterite de células gigantes com alelos no *locus* HLA-DRB1, em particular variantes HLA-DRB1*04. No condado de Olmsted, Minnesota, a incidência anual de polimialgia reumática em indivíduos com ≥ 50 anos é de 58,7 por 100 mil habitantes.

PATOLOGIA E PATOGÊNESE

Embora a artéria temporal seja a mais comumente envolvida na arterite de células gigantes, os pacientes frequentemente têm vasculite sistêmica de múltiplas artérias de médio e grande calibres, a qual pode não ser detectada. Da perspectiva histopatológica, a doença é uma pan-arterite com infiltrados inflamatórios de células mononucleares na parede vascular, frequentemente com formação de célula gigante. Ocorre proliferação da íntima e fragmentação da lâmina elástica interna. Os achados fisiopatológicos nos órgãos resultam da isquemia relacionada com os vasos comprometidos.

Dados experimentais dão suporte à ideia de que a arterite de células gigantes é uma doença antígeno-dirigida na qual linfócitos T ativados, macrófagos e células dendríticas desempenham um papel crítico na patogênese. A análise de sequência do receptor de células T das células que infiltram os tecidos nas lesões de arterite de células gigantes indica expansão clonal restrita, sugerindo a presença de um antígeno residente na parede arterial. Acredita-se que a arterite de células gigantes seja iniciada na adventícia, onde células T CD4+ penetram através dos *vasa vasorum*, tornam-se ativadas e coordenam a diferenciação dos macrófagos. As células T recrutadas para as lesões de vasculite em pacientes com arterite de células gigantes produzem predominantemente IL-2 e IFN-γ, tendo sido sugerido o envolvimento desse último na progressão para arterite. Dados baseados em exames laboratoriais demonstram que pelo menos duas linhagens separadas de células T CD4 – células T_H1 produtoras de IFN-γ e células T_H17 produtoras de IL-17 – participam na inflamação vascular e podem demonstrar níveis diferentes de resposta aos glicocorticoides.

MANIFESTAÇÕES CLÍNICAS E LABORATORIAIS

Do ponto de vista clínico, a arterite de células gigantes caracteriza-se mais comumente pelo complexo de febre, anemia, VHS e/ou proteína C-reativa altas e cefaleias em paciente com mais de 50 anos. Outras manifestações fenotípicas incluem características da inflamação sistêmica, incluindo mal-estar geral, fadiga, anorexia, perda de peso, sudorese, artralgias, polimialgia reumática ou doença dos vasos de grande calibre.

Nos pacientes com comprometimento das artérias cranianas, a cefaleia é o sintoma predominante e pode estar associada a uma artéria dolorida, espessa ou nodular, que pode pulsar no início da doença, mas tornar-se obstruída mais tarde. Dor no couro cabeludo e claudicação da mandíbula e da língua podem ocorrer. Uma complicação bem reconhecida e temida da arterite de células gigantes, em particular em pacientes não tratados, é a neuropatia óptica isquêmica, que pode levar a sintomas visuais graves (até mesmo cegueira repentina) em alguns pacientes. Entretanto, a maioria dos pacientes tem queixas relacionadas com a cabeça ou oculares antes da perda visual. Essa complicação, em geral, será reduzida quando se atenta a esses sintomas com a instituição de terapia apropriada (ver adiante). Outras complicações isquêmicas cranianas incluem acidente vascular cerebral e infarto do couro cabeludo ou da língua.

Até cerca de um terço dos pacientes podem apresentar doença dos vasos de grande calibre, que pode ser a principal apresentação da arterite de células gigantes ou se manifestar dentro de um período mais tardio em pacientes que tiveram manifestações prévias de arterite craniana ou polimialgia reumática. As manifestações da doença de vasos de grande calibre podem incluir estenose da artéria subclávia, que pode se manifestar como claudicação do braço ou aneurismas aórticos envolvendo o segmento torácico da aorta e, em menor grau, a parte abdominal, com risco de ruptura ou dissecção.

Achados laboratoriais característicos, além da VHS e/ou proteína C-reativa elevadas, incluem anemia normocrômica ou levemente hipocrômica. Anormalidades da função hepática são comuns, em particular níveis elevados de fosfatase alcalina. Níveis aumentados de IgG e complemento foram relatados.

DIAGNÓSTICO

O diagnóstico de arterite de células gigantes com frequência pode ser sugerido clinicamente pela demonstração do complexo de febre, anemia e VHS e/ou proteína C-reativa elevadas, com ou sem sintomas de polimialgia reumática, em um paciente com mais de 50 anos. O diagnóstico pode ser confirmado por biópsia da artéria temporal, mas pode não ser positivo em todos os pacientes devido aos achados histológicos esparsos. Visto que o envolvimento do vaso pode ser segmentar, a positividade é aumentada pela obtenção de um segmento de biópsia de 3-5 cm, em conjunto com secções seriadas de espécimes de biópsia. Relatos mostram que a ultrassonografia da artéria temporal é útil no diagnóstico e seu uso tem aumentado cada vez mais entre alguns médicos. A terapia não deve ser adiada enquanto se aguarda a realização dos exames diagnósticos. Nesse sentido, foi relatado que a biópsia da artéria temporal pode mostrar vasculite mesmo depois de cerca de 14 dias de terapia com glicocorticoide. A resposta clínica intensa a um teste terapêutico com glicocorticoide pode dar suporte ainda maior ao diagnóstico.

A doença de vasos de grande calibre pode ser sugerida por sintomas e achados ao exame físico, como diminuição dos pulsos ou sopros. Ela é confirmada por um exame de imagem vascular, mais comumente ressonância magnética ou tomografia computadorizada. A tomografia por emissão de pósitrons tem sido cada vez mais investigada, embora seu papel no diagnóstico e monitoramento não esteja claro.

A polimialgia reumática isolada é um diagnóstico clínico estabelecido pela presença de sintomas típicos de rigidez, desconforto e dor nos músculos do quadril e da cintura escapular, elevação da VHS e/ou proteína C-reativa, ausência de manifestações clínicas sugestivas de arterite de células gigantes e resposta terapêutica imediata à prednisona em dose baixa. A polimialgia reumática pode estar associada com uma artrite periférica que pode simular a artrite reumatoide (Cap. 358). Fator reumatoide e antipeptídeo citrulinado cíclico (anti-CCP) devem ser negativos. Nos pacientes que desenvolvem um padrão de piora da artrite periférica, a possibilidade de uma artrite reumatoide soronegativa ou de outra artropatia inflamatória deve ser considerada. Os níveis das enzimas indicativas de lesão muscular, como creatina-cinase sérica, não estão elevados.

TRATAMENTO
Arterite de células gigantes e polimialgia reumática

A mortalidade relacionada com a doença aguda causada diretamente por arterite de células gigantes é incomum, e os casos fatais ocorrem em consequência de eventos cerebrovasculares ou infarto agudo do miocárdio. Entretanto, os pacientes correm risco de mortalidade tardia por ruptura ou dissecção de aneurisma aórtico, visto que os pacientes com arterite de células gigantes têm probabilidade 18 vezes maior de desenvolver aneurismas da aorta torácica em comparação com a população geral.

O tratamento na arterite de células gigantes tem por objetivo reduzir os sintomas e, sobretudo, prevenir a perda visual. A abordagem para o tratamento da doença intracraniana e de vasos de grande calibre na arterite de células gigantes atualmente é a mesma. A arterite de células gigantes e seus sintomas associados são responsivos à terapia com glicocorticoides. O tratamento deve começar com prednisona, em uma dose de 40-60 mg ao dia, durante cerca de 1 mês, seguida de redução gradual. Quando ocorrem sinais e sintomas oculares, deve-se considerar o uso de metilprednisolona na dose de 1.000 mg ao dia, durante 3 dias, para proteger a visão remanescente. Embora a duração ideal da terapia com glicocorticoides não tenha sido estabelecida, a maioria das séries constatou que os pacientes necessitam de tratamento por ≥ 2 anos. Ocorre recorrência dos sintomas durante a redução gradual da prednisona em 60-85% dos pacientes com arterite de células gigantes, exigindo aumento da dose. A VHS e/ou proteína C-reativa podem servir como um indicador útil da atividade inflamatória da doença na monitoração e na redução da terapia, podendo ser usada para orientar o esquema de redução. Contudo, pequenos aumentos da VHS podem ocorrer quando os glicocorticoides estão sendo reduzidos e não refletem necessariamente uma exacerbação da arterite, sobretudo se o paciente permanece assintomático. Sob tais circunstâncias, a redução gradual deve prosseguir com cautela. A toxicidade por glicocorticoides ocorre em 35-65% dos pacientes e representa uma causa importante de morbidade.

Foi demonstrado que o tocilizumabe (antirreceptor de IL-6) é efetivo na arterite de células gigantes em um estudo randomizado, estando aprovado pela FDA para essa indicação. A dose recomendada de tocilizumabe é de 162 mg, administrados por via subcutânea, 1 vez por semana ou a cada 2 semanas em combinação com um curso de glicocorticoides com redução gradual. A decisão sobre quando usar o tocilizumabe na arterite de células gigantes deve ser individualizada, considerando as comorbidades do paciente, a possibilidade de toxicidade pelos glicocorticoides e os efeitos colaterais do tocilizumabe. Devido à natureza de seu mecanismo de ação, o tocilizumabe tem impacto sobre os parâmetros laboratoriais da VHS e da proteína C-reativa, eliminando a possibilidade de usá-las na avaliação da atividade da doença.

O uso de metotrexato como um agente poupador de glicocorticoide foi examinado em dois ensaios clínicos randomizados controlados por placebo, os quais alcançaram conclusões conflitantes. Ele pode ser considerado em pacientes selecionados com toxicidade pelos glicocorticoides e que não conseguem acessar ou não toleram o tocilizumabe.

O abatacepte (CTLA4-Ig) foi investigado em um pequeno estudo randomizado sobre arterite de células gigantes, tendo demonstrado mais eficácia do que o uso isolado de glicocorticoides. O infliximabe, um anticorpo monoclonal contra o TNF, foi estudado em um ensaio clínico randomizado e não demonstrou ter benefício.

Foi observado que o ácido acetilsalicílico na dose de 81 mg ao dia* reduz a ocorrência de complicações isquêmicas cranianas na arterite de células gigantes, devendo ser administrado em associação com os glicocorticoides em pacientes sem contraindicações.

Os pacientes com polimialgia reumática isolada respondem prontamente à prednisona, a qual pode ser iniciada em uma dose mais baixa, de 10-20 mg ao dia. Do mesmo modo que na arterite de células gigantes, a VHS e/ou proteína C-reativa podem servir como um indicador útil na monitoração e na redução da prednisona. Os sintomas da polimialgia recorrente desenvolvem-se na maioria dos pacientes durante a redução da prednisona. Um estudo sobre o uso de metotrexato identificou que esse fármaco reduziu a dose de prednisona em apenas 1 mg, em média, e não diminuiu os efeitos colaterais relacionados com a prednisona. Em um ensaio clínico randomizado na polimialgia reumática, não foi constatado que o infliximabe possa diminuir as recidivas ou as necessidades de glicocorticoides.

---

*N. de R.T. A dose-padrão no Brasil é de 100 mg ao dia.

ARTERITE DE TAKAYASU

DEFINIÇÃO

A *arterite de Takayasu* é uma doença inflamatória e estenosante de artérias de médio e grande calibres caracterizada por uma forte predileção pelo arco da aorta e seus ramos.

INCIDÊNCIA E PREVALÊNCIA

A arterite de Takayasu é uma doença incomum, com incidência anual estimada em 1,2-2,6 casos por milhão. É mais prevalente em adolescentes do sexo feminino e mulheres jovens. Embora seja mais comum na Ásia, não é restrita étnica ou geograficamente.

PATOLOGIA E PATOGÊNESE

A doença acomete as artérias de médio e grande calibres, com forte predileção pelo arco da aorta e seus ramos; a artéria pulmonar também pode ser envolvida. As artérias mais comumente afetadas, vistas pela arteriografia, estão listadas na Tabela 363-7. O comprometimento dos ramos principais da aorta é muito mais marcante em sua origem do que nas partes distais. A doença é uma pan-arterite com infiltrados inflamatórios de células mononucleares e, ocasionalmente, células gigantes. Há proliferação e fibrose acentuadas da íntima, formação de tecido cicatricial e vascularização da média, bem como desintegração e degeneração da lâmina elástica. O estreitamento do lúmen ocorre com ou sem trombose. Os *vasa vasorum* com frequência são envolvidos. As alterações patológicas nos diversos órgãos refletem o comprometimento do fluxo sanguíneo através dos vasos envolvidos.

Nessa doença, há suspeita de mecanismos imunopatogênicos, cuja natureza precisa é incerta. Da mesma forma como em várias síndromes de vasculite, imunocomplexos circulantes foram demonstrados, mas seu significado patogênico não está claro.

MANIFESTAÇÕES CLÍNICAS E LABORATORIAIS

A arterite de Takayasu é uma doença sistêmica, com sintomas tanto generalizados quanto vasculares. Os sintomas generalizados incluem mal-estar, febre, sudorese noturna, artralgias, anorexia e perda de peso, que podem ocorrer meses antes que o envolvimento de vasos seja aparente. Esses sintomas podem se mesclar com aqueles relativos ao comprometimento vascular e à isquemia de órgãos. Os pulsos comumente estão ausentes nos vasos envolvidos, em particular na artéria subclávia. A frequência das anormalidades à arteriografia e as manifestações clínicas potencialmente associadas estão listadas na Tabela 363-7. Ocorre hipertensão em 32-93% dos pacientes, contribuindo para lesão renal, cardíaca e cerebral.

Os achados laboratoriais característicos incluem VHS e/ou proteína C-reativa elevadas, anemia leve e níveis altos de imunoglobulina.

TABELA 363-7 ■ Frequência de anormalidades arteriográficas e potenciais manifestações clínicas de envolvimento arterial na arterite de Takayasu

Artéria	Porcentagem de anormalidades arteriográficas	Manifestações clínicas potenciais
Subclávia	93	Claudicação do membro superior, fenômeno de Raynaud
Carótida comum	58	Alterações visuais, síncope, ataques isquêmicos transitórios, acidente vascular cerebral
Aorta abdominal[a]	47	Dor abdominal, náuseas, vômitos
Renais	38	Hipertensão, insuficiência renal
Arco ou raiz da aorta	35	Insuficiência aórtica, insuficiência cardíaca congestiva
Vertebral	35	Alterações visuais, tontura
Tronco celíaco[a]	18	Dor abdominal, náuseas, vômitos
Mesentérica superior[a]	18	Dor abdominal, náuseas, vômitos
Ilíaca	17	Claudicação do membro inferior
Pulmonares	10-40	Dor torácica atípica, dispneia
Coronária	< 10	Dor torácica, infarto agudo do miocárdio

[a]Lesões arteriográficas nessas localizações em geral são assintomáticas, mas têm o potencial de causar esses sintomas.

Fonte: G Kerr et al.: Ann Intern Med 120:919, 1994.

DIAGNÓSTICO

Deve-se suspeitar fortemente de arterite de Takayasu em uma mulher jovem com diminuição ou ausência de pulsos periféricos, discrepâncias na pressão arterial e sopros arteriais. O diagnóstico é confirmado pelo padrão característico à arteriografia, que inclui paredes vasculares irregulares, estenose, dilatação pós-estenose, formação de aneurisma, oclusão vascular e evidência de circulação colateral aumentada. Deve-se obter exame de imagem da aorta e seus ramos principais com arteriografia por ressonância magnética ou tomografia computadorizada a fim de delinear totalmente a distribuição e o grau da doença arterial. Devido ao envolvimento dos vasos de grande calibre, raramente há tecido disponível para o diagnóstico, o qual é obtido apenas quando a cirurgia vascular é necessária. A doença relacionada à IgG4 (Cap. 368) é uma causa potencial de aortite e periaortite, que é diferenciada histologicamente da arterite de Takayasu pela presença de um denso infiltrado linfoplasmocítico rico em plasmócitos positivos para IgG4, de um padrão de fibrose estoriforme e de flebite obliterativa.

TRATAMENTO

Arterite de Takayasu

O prognóstico em longo prazo de pacientes com arterite de Takayasu tem variado amplamente entre os estudos. Embora dois estudos norte-americanos tenham encontrado uma sobrevida geral ≥ 94%, a taxa de mortalidade em 5 anos a partir de outros estudos variou de 0-35%. A mortalidade relacionada com a doença ocorre mais frequentemente por insuficiência cardíaca congestiva, eventos cerebrovasculares, infarto agudo do miocárdio, ruptura de aneurisma ou insuficiência renal. Mesmo na ausência de doença potencialmente fatal, a arterite de Takayasu pode estar associada a uma morbidade significativa. A evolução da enfermidade é variável, e, embora remissões espontâneas possam ocorrer, a arterite de Takayasu é mais frequentemente crônica e recidivante. Apesar da terapia com glicocorticoides aliviar os sintomas, em doses de 40-60 mg ao dia de prednisona, não há estudos convincentes indicando que ela aumente a sobrevida. A combinação da terapia com glicocorticoides para os sinais e sintomas agudos, com uma vigorosa abordagem cirúrgica e/ou arterioplastia para os vasos estenosados, melhorou acentuadamente o prognóstico e diminuiu a morbidade ao reduzir o risco de acidente vascular cerebral, corrigir a hipertensão causada por estenose da artéria renal e melhorar o fluxo sanguíneo para vísceras e membros isquêmicos. A menos que requerida com urgência, a correção cirúrgica de artérias estenosadas somente deve ser realizada com o processo inflamatório vascular bem controlado por tratamento clínico.

Em indivíduos que são refratários aos glicocorticoides ou incapazes de ter sua dose gradualmente reduzida, o metotrexato em doses de até 25 mg por semana tem apresentado resultados promissores. Os resultados de séries retrospectivas com terapias anti-TNF têm sido encorajadores, mas esses agentes não foram estudados por meio de ensaios clínicos randomizados para determinar sua eficácia.

O abatacepte foi investigado no primeiro estudo randomizado conduzido sobre arterite de Takayasu, mas falhou em mostrar eficácia superior à do uso isolado de glicocorticoides. O tocilizumabe foi investigado em um estudo randomizado onde não alcançou o desfecho primário de eficácia. Nesse estudo, o fármaco apresentou benefícios secundários e resultados promissores também foram vistos em estudos retrospectivos, de modo que sua utilidade ainda está sendo investigada ativamente.

VASCULITE POR IgA (HENOCH-SCHÖNLEIN)

DEFINIÇÃO

A *vasculite por IgA* (*Henoch-Schönlein*) é uma vasculite de vasos de pequeno calibre caracterizada por púrpura palpável (distribuída mais comumente sobre as nádegas e os membros inferiores), artralgias, sinais e sintomas gastrintestinais e glomerulonefrite.

INCIDÊNCIA E PREVALÊNCIA

A vasculite por IgA costuma ser observada em crianças de 4-7 anos; entretanto, a doença também pode ser observada em lactentes e adultos. Não é uma doença rara; em uma série, ela foi responsável por 5-24 internações por ano em um hospital pediátrico. A razão entre os sexos masculino e feminino é de 1,5:1. Foi observada uma variação sazonal, com pico de incidência na primavera.

PATOLOGIA E PATOGÊNESE

O mecanismo patogênico proposto para a vasculite por IgA é a deposição de imunocomplexos. Vários estímulos antigênicos foram sugeridos, inclusive infecções do trato respiratório superior, vários fármacos, alimentos, picadas de insetos e imunizações. IgA é a classe de anticorpos mais frequentemente encontrada nos imunocomplexos e tem sido demonstrada nas biópsias renais desses pacientes.

MANIFESTAÇÕES CLÍNICAS E LABORATORIAIS

Em pacientes pediátricos, a púrpura palpável é vista em praticamente todos os casos; a maioria dos pacientes desenvolve poliartralgias na ausência de artrite franca. O envolvimento gastrintestinal, que é visto em quase 70% dos pacientes pediátricos, caracteriza-se por cólica abdominal, em geral associada a náuseas, vômitos, diarreia ou constipação e é, com frequência, acompanhada pela eliminação de sangue e muco pelo reto; pode ocorrer intussuscepção intestinal. De modo geral, o comprometimento renal observado em 10-50% dos pacientes caracteriza-se por glomerulonefrite leve, levando a proteinúria e hematúria microscópica, com cilindros hemáticos na maioria dos pacientes; essa condição costuma se resolver de maneira espontânea, sem terapia. Raramente, há desenvolvimento de glomerulonefrite progressiva. Em adultos, os sintomas de apresentação estão mais frequentemente relacionados à pele e às articulações, ao passo que queixas intestinais iniciais são menos comuns. Embora certos estudos tenham estabelecido que a doença renal é mais frequente e grave nos adultos, esse não é um achado constante. Contudo, o curso da doença renal em adultos pode ser mais insidioso e, assim, requer acompanhamento de perto. Comprometimento do miocárdio pode ocorrer em adultos, mas é raro em crianças.

Os exames de laboratório, em geral, mostram leucocitose discreta, contagem de plaquetas normal e, ocasionalmente, eosinofilia. Os componentes do complemento sérico estão normais, e os níveis de IgA estão elevados em cerca de metade dos pacientes.

DIAGNÓSTICO

O diagnóstico de vasculite por IgA baseia-se em sinais e sintomas clínicos. Uma biópsia de pele pode ser útil na confirmação da vasculite leucocitoclástica, com deposição de IgA e C3, por imunofluorescência. A biópsia renal raramente é necessária para o diagnóstico, porém, em alguns pacientes, pode fornecer informação prognóstica.

TRATAMENTO
Vasculite por IgA (Henoch-Schönlein)

O prognóstico é excelente. A mortalidade é extremamente rara; 1-5% das crianças progridem para doença renal em estágio terminal. A maioria dos pacientes se recupera completamente, e alguns não necessitam de terapia. Quando a terapia com glicocorticoides é necessária, a prednisona em doses de 1 mg/kg ao dia, que são reduzidas de forma gradativa conforme a resposta clínica, é comprovadamente útil para diminuir o edema tecidual, as artralgias e o desconforto abdominal; todavia, a prednisona não tem eficácia comprovada no tratamento das doenças cutânea ou renal e não parece encurtar a duração da doença ativa ou reduzir a chance de recorrência. Alguns relatos de casos de pacientes com glomerulonefrite rapidamente progressiva apresentaram benefícios com os glicocorticoides combinados com outros agentes imunossupressores. Recorrências da doença são relatadas em 10-40% dos pacientes.

VASCULITE CRIOGLOBULINÊMICA
DEFINIÇÃO

As crioglobulinas são imunoglobulinas monoclonais ou policlonais precipitáveis pelo frio. A crioglobulinemia pode estar associada a uma vasculite sistêmica caracterizada por púrpura palpável, artralgias, fraqueza, neuropatia e glomerulonefrite. A associação mais comum é com a hepatite C, embora a crioglobulinemia possa ser observada em associação com uma variedade de distúrbios subjacentes, incluindo mieloma múltiplo, distúrbios linfoproliferativos, doenças do tecido conectivo, infecções e doença hepática, além de poder ser idiopática.

INCIDÊNCIA E PREVALÊNCIA

A incidência da vasculite crioglobulinêmica ainda não foi estabelecida. Foi estimado que 5% dos pacientes portadores de hepatite C crônica desenvolverão vasculite crioglobulinêmica.

PATOLOGIA E PATOGÊNESE

As biópsias de pele na vasculite crioglobulinêmica revelam um infiltrado inflamatório circundando e acometendo as paredes dos vasos sanguíneos, com necrose fibrinoide, hiperplasia das células endoteliais e hemorragia. É comum haver depósito de imunoglobulina e complemento. Podem ser observadas anormalidades da pele não acometida, incluindo alterações da membrana basal e depósitos nas paredes vasculares. A glomerulonefrite membranoproliferativa é responsável por 80% de todas as lesões renais na vasculite crioglobulinêmica.

A associação entre a hepatite C e a vasculite crioglobulinêmica é corroborada pela elevada frequência de hepatite C documentada, presença de RNA do vírus da hepatite C e anticorpos anti-hepatite C em crioprecipitados do soro, evidências de antígenos da hepatite C em lesões de vasculite cutânea e eficiência da terapia antiviral. As evidências atuais sugerem que, na maioria dos casos, a vasculite crioglobulinêmica ocorre quando uma resposta imune aberrante à infecção pelo vírus da hepatite C leva à formação de imunocomplexos, que consistem em antígenos da hepatite C, IgG policlonal específica da hepatite C e fator reumatoide IgM monoclonal. O depósito desses imunocomplexos nas paredes dos vasos sanguíneos desencadeia uma cascata inflamatória, que resulta em vasculite crioglobulinêmica.

MANIFESTAÇÕES CLÍNICAS E LABORATORIAIS

As manifestações clínicas mais comuns da vasculite crioglobulinêmica consistem em vasculite cutânea, artrite, neuropatia periférica e glomerulonefrite. A doença renal desenvolve-se em 10-30% dos pacientes. Glomerulonefrite rapidamente progressiva potencialmente fatal ou vasculite do SNC, do trato gastrintestinal ou do coração ocorrem com pouca frequência.

A presença de crioprecipitados circulantes é o achado fundamental na vasculite crioglobulinêmica. O fator reumatoide quase sempre é encontrado e pode ser uma pista útil para a doença quando não se detectam crioglobulinas. Ocorre hipocomplementemia em 90% dos pacientes. VHS e/ou proteína C-reativa elevadas e anemia ocorrem frequentemente. Evidências de infecção por hepatite C devem ser pesquisadas em todos os pacientes, e testes para anticorpos e RNA da hepatite C devem ser obtidos.

TRATAMENTO
Vasculite crioglobulinêmica

A mortalidade aguda causada diretamente por vasculite crioglobulinêmica é incomum, mas a presença de glomerulonefrite é um sinal de prognóstico ruim para o desfecho geral. Desses pacientes, cerca de 15% dos casos progridem para doença renal em estágio terminal e 40% apresentarão doença cardiovascular, infecção ou insuficiência hepática fatais posteriormente. Conforme indicado anteriormente, a maioria dos casos está associada com a infecção por hepatite C. Em tais pacientes, o tratamento antiviral (Cap. 341) é a terapia de primeira linha para a vasculite crioglobulinêmica associada à hepatite C, em particular devido à eficácia das terapias para hepatite C atualmente disponíveis. A melhora clínica com terapia antiviral depende da resposta virológica. Os pacientes que eliminam a hepatite C do sangue têm melhora objetiva de sua vasculite, em conjunto com reduções significativas dos níveis de crioglobulinas, IgM e fator reumatoide circulantes. Embora uma melhora transitória possa ser observada com glicocorticoides, a resposta completa só é vista em 7% dos pacientes. A plasmaférese e os agentes citotóxicos foram utilizados em relatos de casos. Essas observações não foram confirmadas, e essas terapias têm riscos significativos. Ensaios clínicos randomizados com rituximabe na vasculite crioglobulinêmica associada à hepatite C forneceram evidências de benefício, de modo que esse agente deve ser considerado em pacientes com vasculite ativa, em combinação com terapia antiviral, ou isoladamente em pacientes que sofreram recidiva, demonstram intolerância ou apresentam contraindicações aos agentes antivirais.

VASCULITE DE UM ÚNICO ÓRGÃO

A vasculite de um único órgão foi definida como vasculite em artérias ou veias de qualquer calibre, em um único órgão, que não apresenta manifestações indicando que se trata de uma expressão limitada de vasculite sistêmica. Os exemplos incluem aortite isolada, vasculite testicular, vasculite da mama, vasculite cutânea isolada e vasculite primária do SNC. Em alguns casos, essa forma de vasculite pode ser descoberta por ocasião de uma cirurgia, como orquiectomia para uma massa testicular devido à preocupação de neoplasia maligna que, no fim, demonstra ser uma vasculite. Alguns pacientes originalmente diagnosticados com vasculite de um único órgão podem desenvolver mais tarde manifestações adicionais de doença sistêmica. Nos casos em que não há evidências de vasculite sistêmica e o órgão acometido foi totalmente removido, o paciente pode ser acompanhado rigorosamente sem terapia imunossupressora. Em outras circunstâncias, como a vasculite primária do SNC ou em alguns pacientes com vasculite cutânea isolada, justifica-se uma intervenção clínica.

VASCULITE CUTÂNEA IDIOPÁTICA

DEFINIÇÃO

O termo *vasculite cutânea* é amplamente definido como a ocorrência de inflamação dos vasos sanguíneos da derme. Devido à sua heterogeneidade, a vasculite cutânea é definida por uma variedade de termos, incluindo *vasculite por hipersensibilidade* e *angeíte cutânea leucocitoclástica*. Contudo, a vasculite cutânea não é uma doença específica, e sim uma manifestação que pode ser vista em uma variedade de contextos. Em mais de 70% dos casos, a vasculite cutânea ocorre como parte de uma vasculite sistêmica primária, ou como vasculite secundária a um agente desencadeante ou a uma doença subjacente (ver "Vasculite secundária" adiante). Nos 30% restantes, a vasculite cutânea ocorre de forma idiopática.

INCIDÊNCIA E PREVALÊNCIA

A vasculite cutânea é a vasculite mais comumente observada na prática clínica. A incidência exata da vasculite cutânea idiopática não foi determinada, devido à tendência da vasculite cutânea de estar associada a um processo subjacente e à variabilidade de sua evolução clínica.

PATOLOGIA E PATOGÊNESE

A característica histopatológica típica da vasculite cutânea é a presença de vasculite de vasos de pequeno calibre. As vênulas pós-capilares são os vasos mais comumente acometidos; capilares e arteríolas podem ser envolvidos com menor frequência. Essa vasculite é caracterizada por uma *leucocitoclasia*, um termo que se refere aos detritos nucleares remanescentes dos neutrófilos que se infiltraram dentro e em volta dos vasos durante os estágios agudos. Na fase subaguda ou crônica, as células mononucleares predominam; em certos subgrupos, é observada infiltração eosinofílica. Os eritrócitos frequentemente extravasam dos vasos comprometidos, levando à púrpura palpável. Pode ocorrer também *arterite cutânea*, que acomete vasos de calibre ligeiramente maior na derme.

MANIFESTAÇÕES CLÍNICAS E LABORATORIAIS

A característica essencial da vasculite cutânea idiopática é o predomínio do comprometimento da pele. As lesões cutâneas, em geral, podem aparecer como púrpura palpável; entretanto, podem ocorrer outras manifestações cutâneas de vasculite, incluindo máculas, pápulas, vesículas, bolhas, nódulos subcutâneos, úlceras e urticária recorrente ou crônica. As lesões de pele podem ser pruriginosas ou dolorosas, com uma sensação de queimadura ou ferroada. As lesões ocorrem mais comumente nos membros inferiores de pacientes deambulantes ou na área do sacro em pacientes acamados, devido aos efeitos das forças hidrostáticas sobre as vênulas pós-capilares. O edema pode acompanhar certas lesões, e hiperpigmentação ocorre frequentemente em áreas de lesões recorrentes ou crônicas.

Não há exames laboratoriais específicos disponíveis para o diagnóstico de vasculite cutânea idiopática. Uma leucocitose discreta, com ou sem eosinofilia, é característica, assim como VHS e/ou proteína C-reativa elevadas. Os exames de laboratório devem visar à exclusão de aspectos que sugiram doença subjacente ou vasculite sistêmica.

DIAGNÓSTICO

O diagnóstico de vasculite cutânea é estabelecido pela demonstração de vasculite na biópsia. Nos pacientes com essa enfermidade, um importante princípio diagnóstico é pesquisar uma etiologia para a vasculite – seja um agente exógeno, como um fármaco ou uma infecção, ou uma condição endógena como uma doença subjacente (Fig. 363-1). Além disso, o exame físico minucioso e os exames laboratoriais devem ser realizados para afastar a possibilidade de vasculite sistêmica. Esse processo deve começar pela abordagem diagnóstica menos invasiva, só devendo prosseguir para a mais invasiva se indicado clinicamente.

TRATAMENTO
Vasculite cutânea idiopática

Quando um estímulo antigênico é reconhecido como fator precipitante da vasculite cutânea, ele deve ser removido; se for um microrganismo, a terapia antimicrobiana apropriada deve ser instituída. Se a vasculite estiver associada a outra doença subjacente, o tratamento dessa doença, com frequência, resulta na resolução da vasculite. Em situações em que a doença aparentemente é autolimitada, nenhuma terapia está indicada, exceto, possivelmente, o tratamento sintomático. Quando a vasculite cutânea persiste e não há evidências de agente desencadeador, doença associada ou vasculite sistêmica subjacente, a decisão de tratar deve se basear na ponderação entre o grau dos sintomas e o risco do tratamento. Alguns casos de vasculite cutânea idiopática regridem espontaneamente, ao passo que outros entram em remissão e sofrem recidiva. Em pacientes com vasculite persistente, diversos esquemas terapêuticos foram testados, com resultados variáveis. De modo geral, o tratamento da vasculite cutânea idiopática é insatisfatório. Felizmente, como a doença em geral está limitada à pele, uma falta de resposta consistente à terapia não leva a uma situação potencialmente fatal. Os fármacos com relatos de casos de sucesso incluem a dapsona, a colchicina, a hidroxicloroquina e os agentes anti-inflamatórios não esteroides. Os glicocorticoides com frequência são usados no tratamento da vasculite cutânea idiopática. Em geral, a terapia instituída é a prednisona (1 mg/kg ao dia), com redução gradual rápida da dose sempre que possível, ou pela suspensão direta ou pela conversão para um esquema de dias alternados, seguida da suspensão final. Nos casos comprovadamente refratários aos glicocorticoides, pode ser indicada uma triagem com outro agente imunossupressor. Os pacientes com vasculite crônica limitada às vênulas cutâneas raramente respondem de forma acentuada a qualquer esquema terapêutico, e, nesses pacientes, os agentes citotóxicos só devem ser utilizados como último recurso. Em relatos de casos, o metotrexato e a azatioprina foram empregados nessas situações. Embora a ciclofosfamida seja o agente terapêutico mais efetivo nas vasculites sistêmicas, ela quase nunca deve ser usada para vasculites cutâneas idiopáticas, em função de sua toxicidade potencial.

VASCULITE PRIMÁRIA DO SISTEMA NERVOSO CENTRAL

A *vasculite primária do sistema nervoso central* (SNC) é uma entidade clinicopatológica incomum, caracterizada por vasculite restrita aos vasos do SNC, sem outra vasculite sistêmica aparente. Em geral, o processo inflamatório é composto de infiltrados de células mononucleares, com ou sem formação de granuloma.

Os pacientes podem apresentar cefaleias, alteração da função mental e déficits neurológicos focais. Sintomas sistêmicos em geral estão ausentes. Anormalidades neurológicas devastadoras podem ocorrer dependendo da extensão do comprometimento vascular. O diagnóstico pode ser sugerido por imagens anormais na ressonância magnética cerebral, por uma punção lombar alterada e/ou pela demonstração de anormalidades vasculares características na arteriografia (Fig. 363-4), porém é confirmado pela biópsia do parênquima cerebral e das leptomeninges. Na ausência de uma biópsia do cérebro, deve-se tomar cuidado para não interpretar equivocadamente como vasculite primária verdadeira as anormalidades arteriográficas que podem, na realidade, estar relacionadas a outra causa. Uma entidade importante a considerar no diagnóstico

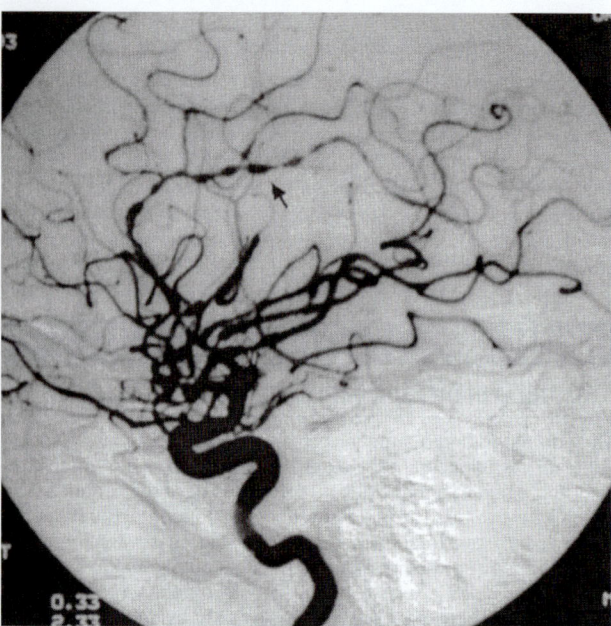

FIGURA 363-4 Arteriografia cerebral de um homem de 32 anos de idade com vasculite primária do sistema nervoso central. Observa-se uma acentuada formação em contas (*seta*), típica de vasculite.

diferencial é a síndrome de vasoconstrição cerebral reversível, que, em geral, se manifesta com cefaleia "em trovoada" e está associada a anormalidades arteriográficas que simulam a vasculite primária do SNC, mas que são reversíveis. Outras considerações diagnósticas incluem infecção, aterosclerose, embolia, doença do tecido conectivo, sarcoidose, neoplasia maligna e causas associadas a fármacos. O prognóstico da vasculite primária granulomatosa do SNC é sombrio; entretanto, alguns relatos indicam que a terapia com glicocorticoides, isoladamente ou em associação com ciclofosfamida administrada conforme descrito anteriormente, induziu remissões clínicas. Após a remissão da doença, a ciclofosfamida é trocada por azatioprina ou micofenolato de mofetila, pois eles têm boa penetração no SNC.

DOENÇA DE BEHÇET

A *doença de Behçet* é uma entidade clinicopatológica caracterizada por episódios recorrentes de úlceras orais e genitais, irite e lesões cutâneas. O processo patológico subjacente é uma venulite leucocitoclástica, embora vasos de qualquer tamanho, e em qualquer órgão, possam ser envolvidos. Esse distúrbio é descrito de modo detalhado no Capítulo 364.

SÍNDROME DE COGAN

A *síndrome de Cogan* caracteriza-se por ceratite intersticial, em conjunto com sintomas vestíbulo-auditivos. Pode estar associada a uma vasculite sistêmica, em particular aortite com envolvimento da valva aórtica. Os glicocorticoides são a base da terapia. O início do tratamento logo após o começo da perda auditiva melhora a probabilidade de resultado favorável.

DOENÇA DE KAWASAKI

A *doença de Kawasaki* é uma doença multissistêmica febril e aguda de crianças. Cerca de 80% dos casos ocorrem antes dos 5 anos de idade, com o pico de incidência ocorrendo aos 2 anos ou menos. Caracteriza-se por adenite cervical não supurativa e alterações na pele e nas membranas mucosas, como edema; conjuntivas congestionadas; eritema da cavidade oral, dos lábios e das palmas das mãos; e descamação da pele das pontas dos dedos da mão. Embora a doença, em geral, seja benigna e autolimitada, está associada a aneurismas das artérias coronárias em cerca de 25% dos casos, com uma taxa geral de letalidade de 0,5-2,8%. Essas complicações costumam ocorrer entre a terceira e a quarta semanas da doença, durante a fase de convalescência. A vasculite das artérias coronárias é encontrada em quase todos os casos fatais submetidos à necrópsia, podendo ainda causar complicações na idade adulta. Há uma proliferação típica da íntima e infiltração da parede vascular com células mononucleares. Aneurismas fusiformes e saculares e tromboses podem ser vistos ao longo da artéria. Outras manifestações incluem pericardite, miocardite, isquemia e infarto agudo do miocárdio e cardiomegalia.

Com exceção dos 2,8% dos pacientes que desenvolvem complicações fatais, o prognóstico dessa doença para recuperação é excelente. A γ-globulina IV em dose alta (2 g/kg como uma infusão única ao longo de 10 horas), em conjunto com ácido acetilsalicílico (100 mg/kg ao dia, por 14 dias, seguidos por 3-5 mg/kg ao dia, por várias semanas), demonstrou ser efetiva para reduzir a prevalência das anormalidades das artérias coronárias quando administrada precocemente no curso da doença. A cirurgia pode ser necessária em pacientes com doença de Kawasaki que apresentam aneurismas gigantes de artérias coronárias ou outras complicações coronarianas. O tratamento cirúrgico inclui, mais comumente, tromboendarterectomia, retirada de trombos, reconstrução para aneurisma e cirurgia de *bypass* coronariano.

A síndrome inflamatória multissistêmica (SIM), uma condição grave que pode lembrar a doença de Kawasaki, foi descrita nas infecções pelo novo coronavírus, SARS-CoV-2 (Cap. 199). Embora tenham sido observadas características clínicas consistentes com a doença de Kawasaki, esses pacientes também podem apresentar manifestações atípicas para doença de Kawasaki, incluindo sintomas gastrintestinais, miocardite, sintomas neurocognitivos e choque. Qualquer paciente que apresente quadro clínico sugestivo de doença de Kawasaki deve ser testado para o SARS-CoV-2 para orientar o cuidado e o manejo.

SÍNDROMES DE SOBREPOSIÇÃO DE POLIANGEÍTE

Alguns pacientes com vasculite sistêmica manifestam características clinicopatológicas que não se enquadram precisamente em qualquer doença específica, mas têm aspectos sobrepostos de diferentes tipos de vasculite. O diagnóstico e as considerações terapêuticas, assim como o prognóstico, para esses pacientes dependem dos locais e da gravidade da vasculite ativa. Aqueles com vasculite que pode potencialmente promover lesão irreversível a um sistema orgânico importante devem ser tratados como descrito em "Granulomatose com poliangeíte".

VASCULITE SECUNDÁRIA

VASCULITE INDUZIDA POR FÁRMACOS

A vasculite associada a reações a fármacos em geral apresenta-se como uma púrpura palpável, que pode ser generalizada ou limitada às extremidades inferiores ou a outras áreas dependentes; contudo, lesões de urticária, úlceras e bolhas hemorrágicas também podem ocorrer (Cap. 60). Os sinais e sintomas podem ser limitados à pele, embora possam ocorrer manifestações sistêmicas, como febre, mal-estar geral e artralgias. Apesar de a pele ser o órgão predominantemente envolvido, uma vasculite sistêmica pode resultar de reações a fármacos. Os fármacos implicados na vasculite incluem alopurinol, tiazídicos, ouro, sulfonamidas, fenitoína e penicilina (Cap. 60).

Um número crescente de fármacos são relatados como causadores de vasculite associada a anticorpos ANCA. Entre eles, a hidralazina e a propiltiouracila apresentam as melhores evidências de causalidade. As manifestações clínicas da vasculite induzida por fármacos ANCA-positiva podem variar desde lesões cutâneas até glomerulonefrite e hemorragia pulmonar. Além da suspensão do fármaco, o tratamento deve basear-se na gravidade da vasculite. Os pacientes com vasculite de pequenos vasos que se apresenta como uma ameaça imediata à vida devem ser tratados inicialmente com glicocorticoides e ciclofosfamida, conforme descrito para a granulomatose com poliangeíte. Após a melhora clínica, deve-se considerar a redução gradual desses agentes em um esquema mais rápido.

DOENÇA DO SORO E REAÇÕES SEMELHANTES À DOENÇA DO SORO

Essas reações são caracterizadas pela ocorrência de febre, urticária, poliartralgias e linfadenopatia 7-10 dias após a exposição primária e 2-4 dias após a exposição secundária a uma proteína heteróloga (doença do soro clássica) ou a um fármaco não proteico, como penicilina ou sulfa (reação semelhante à doença do soro). A maioria das manifestações não se deve à vasculite; entretanto, alguns pacientes têm uma venulite cutânea típica, que, em casos raros, progride para vasculite sistêmica.

VASCULITE ASSOCIADA A OUTRAS DOENÇAS SUBJACENTES

Certas *infecções* podem desencadear diretamente um processo de vasculite inflamatória. Por exemplo, riquétsias podem invadir células endoteliais de pequenos vasos sanguíneos e proliferar-se nelas, causando vasculite (Cap. 187). Além disso, a resposta inflamatória ao redor dos vasos sanguíneos associada a certas doenças fúngicas sistêmicas, como histoplasmose (Cap. 212), pode simular um processo de vasculite primária. Uma vasculite leucocitoclástica envolvendo predominantemente a pele e com envolvimento ocasional de outros sistemas orgânicos pode ser uma manifestação menor de muitas outras infecções. Entre elas, estão a *endocardite bacteriana subaguda*, *infecção pelo vírus Epstein-Barr*, *infecção pelo HIV*, além de outras infecções.

A vasculite pode estar associada a certas *neoplasias malignas*, em particular neoplasias linfoides ou reticuloendoteliais. Vasculite leucocitoclástica confinada à pele é o achado mais comum; contudo, pode ocorrer vasculite sistêmica disseminada. É de interesse particular mencionar a associação da *leucemia de células pilosas* (Cap. 110) com poliarterite nodosa.

Várias *doenças do tecido conectivo* apresentam vasculite como manifestação secundária do processo primário subjacente. Destacam-se entre elas o *lúpus eritematoso sistêmico* (Cap. 356), a *artrite reumatoide* (Cap. 358), a *miosite inflamatória* (Cap. 365), a *policondrite recidivante* (Cap. 366) e a *síndrome de* Sjögren (Cap. 361). A forma mais comum de vasculite nessas condições é a venulite de pequenos vasos restrita à pele. Entretanto, alguns pacientes podem desenvolver vasculite necrosante sistêmica fulminante.

A vasculite secundária também foi observada em associação com *colite ulcerativa*, *deficiências congênitas de vários componentes do complemento*, *sarcoidose*, *cirrose biliar primária*, *deficiência de* α_1-*antitripsina* e *cirurgia de bypass intestinal*.

LEITURAS ADICIONAIS

Buttgereit F et al: Polymyalgia rheumatica and giant cell arteritis: A systematic review. JAMA 315:2442, 2016.
Fauci AS et al: Wegener's granulomatosis: Prospective clinical and therapeutic experience with 85 patients for 21 years. Ann Intern Med 98:76, 1983.
Finkielman JD et al: Antiproteinase 3 antineutrophil cytoplasmic antibodies and disease activity in Wegener granulomatosis. Ann Intern Med 147:611, 2007.
Guillevin L et al: Churg-Strauss syndrome. Clinical study and long-term follow-up of 96 patients. Medicine (Baltimore) 78:26, 1999.
Hoffman GS et al: Wegener granulomatosis: An analysis of 158 patients. Ann Intern Med 16:488, 1992.
Jayne D et al: A randomized trial of maintenance therapy for vasculitis associated with antineutrophil cytoplasmic autoantibodies. N Engl J Med 349:36, 2003.
Jayne DRW et al: Avacopan for the treatment of ANCA-associated vasculitis. N Engl J Med 18:599, 2021.
Jennette JC et al: 2012 revised International Chapel Hill Consensus Conference Nomenclature of Vasculitides. Arthritis Rheum 65:1, 2013.
Kerr GS et al: Takayasu arteritis. Ann Intern Med 120:919, 1994.
Langford CA et al: A randomized, double-blind trial of abatacept (CTLA-4Ig) for the treatment of giant cell arteritis. Arthritis Rheumatol 69:837, 2017.
Pagnoux C et al: Clinical features and outcomes in 348 patients with polyarteritis nodosa: A systematic retrospective study of patients diagnosed between 1963 and 2005 and entered into the French Vasculitis Study Group Database. Arthritis Rheum 62:616, 2010.
Stone JH et al: Rituximab versus cyclophosphamide for ANCA-associated vasculitis. N Engl J Med 363:221, 2010.
Stone JH et al: Trial of tocilizumab in giant-cell arteritis. N Engl J Med 377:317, 2017.
Walsh M et al: Plasma exchange and glucocorticoids in severe ANCA-associated vasculitis. N Engl J Med 382:622, 2020.
Wechsler ME et al: Mepolizumab or placebo for eosinophilic granulomatosis with polyangiitis. N Engl J Med 376:1921, 2017.
Weyand CM, Goronzy JJ: Clinical practice. Giant-cell arteritis and polymyalgia rheumatica. N Engl J Med 371:50, 2014.

364 Síndrome de Behçet
Yusuf Yazici

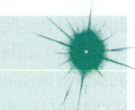

A síndrome de Behçet é uma vasculite sistêmica, primeiramente descrita por Hulusi Behçet, um dermatologista turco. Ela pode se apresentar com lesões cutâneas e mucosas, uveíte, artrite, doença de grandes vasos arteriais e venosos e manifestações gastrintestinais e neurológicas. Essas manifestações podem estar presentes em várias combinações e sequências ao longo do tempo. Os pacientes são mais comumente do Oriente Médio, da região do Mediterrâneo e do Extremo Oriente; a doença é mais prevalente na Turquia, com uma prevalência de 1 a cada 250 adultos. Ela é relativamente rara antes do fim da adolescência e após os 50 anos. Homens e mulheres são igualmente afetados; porém, os homens frequentemente apresentam doença mais grave e prognósticos piores. Algumas manifestações podem demonstrar diferenças regionais; por exemplo, o envolvimento gastrintestinal, raro na Turquia, é mais comum no Japão e é visto em cerca de 30% dos pacientes nos Estados Unidos.

DIAGNÓSTICO

A síndrome de Behçet é diagnosticada clinicamente. Não há características específicas laboratoriais, de imagem ou histológicas que possam ajudar no diagnóstico de um paciente com sintomas sugestivos, e o diagnóstico se baseia em uma combinação de características clínicas após serem descartadas outras possíveis causas. Nesse sentido, alguns pacientes podem necessitar de meses ou anos para desenvolver toda a gama de sintomas que levariam a um diagnóstico definitivo, embora um diagnóstico provisório possa ser feito bem antes disso. Os critérios diagnósticos mais comumente utilizados e com melhor desempenho são os critérios do International Study Group (ISG) (sensibilidade de cerca de 95%, especificidade de cerca de 96%); os pacientes precisam apresentar úlceras orais recorrentes mais 2 das 4 seguintes manifestações clínicas: úlceras genitais recorrentes, lesões cutâneas, lesões oculares ou teste de patergia positivo (Tab. 364-1). Outras manifestações clínicas podem envolver vários sistemas orgânicos, incluindo gastrintestinal, vascular, pulmonar e nervoso central. Até 50 a 60% dos pacientes, dependendo do seu local de origem, podem ser positivos para o HLA B*51; porém, ele não é usado como teste diagnóstico porque também é encontrado em até 20% da população normal.

PATOGÊNESE

A patogênese e a etiologia da síndrome de Behçet não são conhecidas. Estudos em famílias mostram uma possível predisposição genética, além de um papel de mecanismos imunológicos e aumento da inflamação. Pode haver envolvimento do sistema imune inato e do adaptativo. Porém, diferentemente de outras doenças autoimunes, a síndrome de Behçet não está tipicamente associada a autoanticorpos, fenômeno de Raynaud, síndrome de Sjögren, trombocitopenia, anemia hemolítica, hipersensibilidade ao sol, envolvimento de serosas ou risco aumentado de outras doenças

TABELA 364-1 ■ Critérios do International Study Group para o diagnóstico da síndrome de Behçet

Critérios	Frequência	Comentários
Úlceras orais	~98%	3 vezes em um período de 12 meses
Mais 2 dos 4 seguintes:		
Ulceração genital recorrente	~80%	Geralmente com formação de cicatrizes
Lesões cutâneas	~80%	Eritema nodoso, pseudofoliculite, nódulos papulopustulosos ou acneiformes (pós-adolescência, sem estar recebendo corticosteroides)
Lesões oculares	~50%	Uveíte anterior/posterior, células no vítreo ou vasculite retiniana
Patergia	~50%	24-48 h após a inserção dérmica de uma agulha 20 G

autoimunes. Por outro lado, as características que a diferenciam de outras condições inflamatórias incluem a tendência a melhorar com o tempo, a ausência de mutações associadas com doenças autoinflamatórias e a maior prevalência em relação a doenças inflamatórias típicas, como a febre familiar do Mediterrâneo (Cap. 369). Há hiper-reatividade de neutrófilos; porém, não está claro se isso ocorre primariamente ou devido à ativação dirigida por citocinas. Evidências de análises de coortes retrospectivas de pacientes mostram diferentes tipos de apresentações da doença; por exemplo, as lesões tipo acne são mais comumente vistas com artrite e associadas com entesite, e cada uma dessas apresentações pode ter uma patogênese diferente.

APRESENTAÇÃO CLÍNICA

Os sintomas mais comuns estão associados aos tecidos mucocutâneos. As úlceras orais são vistas em quase todos os pacientes, sendo comumente a primeira manifestação clínica. Como as aftas comuns, as úlceras orais na síndrome de Behçet também costumam ser múltiplas. Elas duram cerca de 10 dias e apresentam recorrência quando não tratadas. Apenas as úlceras maiores, que são incomuns, tendem a deixar cicatrizes. Os efeitos benéficos de tratamentos dentários e periodontais sugerem que uma má saúde oral esteja associada com a intensidade da doença.

As úlceras genitais representam as lesões mais específicas, mais comumente ocorrendo no escroto ou nos lábios vulvares. Elas são maiores e mais profundas e demoram mais para cicatrizar que as úlceras orais, tendendo a formar cicatrizes.

As lesões papulopustulosas ou semelhantes à acne são indistinguíveis da acne vulgar quanto ao aspecto e à patologia. Elas são vistas tanto em locais comuns de acne como em sítios incomuns, como nas extremidades inferiores. Outros achados cutâneos incluem lesões nodulares, as quais ocorrem em dois tipos: eritema nodoso devido à paniculite e tromboses venosas superficiais. A tromboflebite superficial costuma ocorrer em homens e está associada com trombose venosa profunda; sua presença deve desencadear uma investigação para outros envolvimentos vasculares, incluindo aneurismas de artéria pulmonar.

A reação de patergia é uma hiper-reatividade inespecífica da pele ao trauma. Em geral, há formação de uma pápula ou pústula em 24 a 48 horas após uma punção com agulha. Ela é bastante específica da síndrome de Behçet, fazendo parte dos critérios diagnósticos do ISG.

Ocorre artralgia ou artrite em cerca da metade dos pacientes; ela costuma ser uma monoartrite ou oligoartrite nas extremidades inferiores e, em geral, não causa deformidade nem erosões.

O envolvimento ocular é visto em metade dos pacientes e em cerca de 70% dos homens. Ele é mais comumente uma panuveíte bilateral. O hipópio, visto em cerca de 10% dos pacientes com doença ocular, é uma inflamação intensa da câmara anterior, bastante específica da síndrome de Behçet. O envolvimento ocular geralmente ocorre nos primeiros 2 anos após o preenchimento dos critérios diagnósticos, sendo mais intenso durante os primeiros anos para, depois, tender a diminuir. Sexo masculino, envolvimento posterior, crises frequentes (> 3 por ano), intensa opacidade do vítreo e edema macular são fatores de mau prognóstico.

A doença vascular é vista em até 40% dos pacientes. Ela está associada com trombose intensa e tem uma evolução recidivante. São vistas várias associações bem definidas de comprometimentos venosos, envolvendo trombose venosa superficial e profunda, síndrome de Budd-Chiari, síndrome da veia cava inferior, envolvimento da artéria pulmonar, trombose intracardíaca e trombose de seio venoso cerebral, que aparecem em combinações diversas. Os aneurismas de artéria pulmonar representam uma taxa de mortalidade em 5 anos de 20 a 25%.

A prevalência do envolvimento neurológico é de cerca de 5%, com aproximadamente três quartos dos pacientes apresentando envolvimento parenquimatoso, enquanto os casos restantes apresentam trombose de seio venoso cerebral. Essas duas formas raramente ocorrem juntas. O envolvimento parenquimatoso costuma afetar a junção telencéfalo-diencefálica, tronco encefálico e medula espinal. Os pacientes podem apresentar início subagudo de cefaleia intensa, paralisia de nervos cranianos, disartria, ataxia e hemiparesia.

A prevalência de envolvimento gastrintestinal muda muito entre as diferentes populações (até 50% no Extremo Oriente, raro no Oriente Médio). O aspecto clínico e endoscópico do envolvimento intestinal pode ser semelhante (e, assim, de difícil diferenciação) ao da doença de Crohn. As úlceras tendem a ser únicas ou em número menor que cinco, estão geralmente confinadas à área ileocecal, têm mais chances de ser profundas e arredondadas e são propensas à perfuração; o envolvimento perianal e retal é raro. Na prática, é difícil distinguir entre a síndrome de Behçet e a doença de Crohn, a menos que existam lesões extraintestinais.

TRATAMENTO
Síndrome de Behçet

O tratamento é guiado pelo tipo e intensidade do envolvimento, com o objetivo de prevenir lesões em longo prazo. A maior parte das novas manifestações ocorre nos primeiros 5 anos e, para a maioria dos pacientes, a evolução natural é a redução dos sintomas culminando em possível remissão, muitas vezes não necessitando de tratamento continuado com medicamentos. Características do paciente, como ser jovem e do sexo masculino, devem ser lembradas, pois esses pacientes tendem a ter um prognóstico pior. Para a maioria dos pacientes, deve ser tentada a redução gradual e/ou suspensão de seus medicamentos em 2 a 3 anos após a melhora dos sintomas.

As úlceras orais podem ser manejadas com glicocorticoides tópicos e, em casos leves, conforme a necessidade. As lesões resistentes a medidas locais podem necessitar de tratamento sistêmico com colchicina, glicocorticoides orais, imunossupressores como apremilaste, azatioprina ou um inibidor do fator de necrose tumoral α, como o infliximabe. O apremilaste foi aprovado nos Estados Unidos e no Japão para o tratamento das úlceras orais na síndrome de Behçet. Uma abordagem terapêutica semelhante pode ser usada para úlceras genitais e outras manifestações mucocutâneas. Os pacientes podem necessitar de uma combinação de medicamentos, pelo menos inicialmente, para controlar a atividade da doença.

O envolvimento ocular, considerando sua frequência e morbidade potencial, exige tratamento precoce e vigoroso com cursos breves de glicocorticoides e tratamento por longo prazo com um imunossupressor. A azatioprina costuma ser o agente preferido. Também podem ser usados infliximabe, adalimumabe e ciclosporina, em combinação com glicocorticoides sistêmicos e azatioprina, para controlar a atividade da doença. A monoterapia com interferona é outra opção. Os glicocorticoides podem ser gradualmente reduzidos após o controle da doença ativa, enquanto os imunossupressores são geralmente continuados por pelo menos 2 anos.

O envolvimento gastrintestinal deve ser tratado com glicocorticoides mais um imunossupressor como a azatioprina isoladamente ou em combinação com infliximabe.

Os eventos trombóticos venosos devem ser tratados com o controle da inflamação sistêmica por meio de medicamentos imunossupressores (geralmente azatioprina ou, em casos mais graves, ciclofosfamida). Porém, se ocorrerem eventos trombóticos venosos, pode-se administrar a anticoagulação-padrão, desde que o risco de sangramento seja baixo e não haja aneurisma de artéria pulmonar coexistente. Para o envolvimento do sistema nervoso central, a combinação de azatioprina e de um inibidor do fator de necrose tumoral costuma ser a primeira opção.

LEITURAS ADICIONAIS

Hatemi G et al: 2018 update of the EULAR recommendations for the management of Behçet's syndrome. Ann Rheum Dis 77:808, 2018.
Kural-Seyahi E et al: The long-term mortality and morbidity of Behçet syndrome: A 2-decade outcome survey of 387 patients followed at a dedicated center. Medicine (Baltimore) 82:60, 2003.
Yazici H et al: Behçet syndrome: A contemporary view. Nat Rev Rheumatol 14:107, 2018.

365 Miopatias inflamatórias
Steven A. Greenberg, Anthony A. Amato

Este capítulo discute os principais tipos de miopatias inflamatórias (MIs), incluindo dermatomiosite (DM), polimiosite (PM), miopatia necrosante imunomediada (MNIM), síndrome antissintetase (SAS) e miosite com corpos de inclusão (MCI) (Tab. 365-1). Outras MIs incluem aquelas causadas por infecções, miosite eosinofílica, miosite granulomatosa e miosite desencadeada por inibidores de *checkpoint*. Os infiltrados celulares inflamatórios às vezes também são encontrados em biópsias de músculo nas miopatias hereditárias (p. ex., distrofias musculares, miopatias metabólicas) e nas miopatias tóxicas.

Estudos epidemiológicos sugerem que a incidência das MIs combinadas é > 4 casos por 100 mil, com prevalência na faixa entre 14 e 32 por 100 mil. Entretanto, a definição da verdadeira incidência e prevalência das miosites individuais é limitada pelos diferentes critérios diagnósticos empregados nos vários estudos epidemiológicos, com reconhecimento crescente da SAS e, com frequência, problemas diagnósticos de MCI e MNIM. A PM idiopática sem sinais de síndrome de sobreposição é bastante rara, ao passo que a DM, a MCI e a MNIM ocorrem com frequências aproximadamente iguais. A DM pode ocorrer em crianças (DM juvenil), ao passo que a MCI sempre ocorre em adultos e é a causa mais comum de miopatia em indivíduos com idade > 50 anos. A DM, a PM e a SAS são mais comuns em mulheres, ao passo que a MCI é mais comum em homens.

ABORDAGEM DIAGNÓSTICA E DIAGNÓSTICO DIFERENCIAL

A abordagem dos pacientes com suspeita de miopatia é detalhada no Capítulo 449. Em qualquer paciente que apresente fraqueza, o primeiro passo é localizar a topografia da lesão por meio dos achados clínicos e da história (Cap. 24). A fraqueza pode ser causada por um processo nos hemisférios cerebrais, na medula espinal (Cap. 442), na célula do corno anterior (Cap. 437), no nervo periférico (Caps. 446-447), na junção neuromuscular (Cap. 448) ou no músculo (Cap. 449). A história médica pregressa, o uso de medicação e a história familiar, combinados com um exame clínico detalhado e uma análise do padrão de envolvimento muscular (p. ex., quais músculos estão fracos e atróficos ou hipertróficos, bem como a presença de escápula alada, contraturas precoces, anormalidades da sensibilidade, fasciculações ou erupção), ajudam a diferenciar miopatias de outros distúrbios neuromusculares e os diferentes tipos de miopatias entre si (ver Cap. 449). Por exemplo, a atrofia com fasciculações sugere um processo neurogênico, como a esclerose lateral amiotrófica; a fraqueza fatigável ao exame aponta um defeito na junção neuromuscular, como a miastenia grave; e sintomas sensitivos concomitantes sugerem um processo central, como um distúrbio medular ou a polineuropatia. Escápula alada, atrofia ou hipertrofia da panturrilha e contraturas precoces antes do desenvolvimento de fraqueza significativa são fortemente sugestivos de distrofia muscular, em particular se houver história familiar positiva. Uma erupção heliotrópica combinada com pápulas de Gottron e capilares ungueais dilatados é diagnóstica de DM. A presença de atrofia e fraqueza dos músculos flexores do antebraço e do quadríceps em um indivíduo com > 50 anos de idade significa mais provavelmente MCI.

TABELA 365-1 ■ Miopatias inflamatórias: manifestações clínicas e laboratoriais

Distúrbio	Sexo	Idade de início	Erupção cutânea	Padrão de fraqueza	Manifestações laboratoriais	Biópsia muscular	Infiltrado celular	Resposta à terapia IS	Condições associadas comuns
DM	F > M	Infância e idade adulta	Sim	Proximal > distal	CK normal ou aumentada (50× os níveis normais ou mais); vários AMEs (anti-MDA5, anti-TIF1, anti-MI-2, anti-NXP2)	Inflamação perimisial e perivascular; proteínas reguladas por IFN-1 (MHC-1, MxA); deposição de MAC nos capilares	Células dendríticas CD4+; células B; macrófagos	Sim	Miocardite, DPI, neoplasia, vasculite, outras DTCs
PM	F > M	Idade adulta	Não	Proximal > distal	CK aumentada (50× os níveis normais ou mais)	Inflamação endomisial e perivascular; expressão ubíqua de MHC-1	Células T CD8+; macrófagos; plasmócitos	Sim	Miocardite, DPI, outras DTCs
MN	M = F	Infância e idade adulta	Não	Proximal > distal	CK elevada (> 10× os níveis normais); anticorpos anti-HMGCR ou anti-SRP	Fibras musculares necróticas; infiltrado inflamatório mínimo	Macrófagos em fibras necróticas sendo fagocitados	Sim	Casos de câncer, DTC, anticorpos anti-HMGCR podem ser deflagrados pelo uso da estatina
SAS	F > M	Infância e idade adulta	Às vezes	Proximal > distal	CK elevada (> 10× os níveis normais); anticorpos antissintetase	Inflamação perimisial e perivascular; fragmentação perimisial com coloração de fosfatase alcalina; lesão muscular perimisial com necrose	Células dendríticas CD4+; células B; macrófagos	Sim	Artrite não erosiva, DPI, fenômeno de Raynaud, mãos de mecânico e febre
MCI	M > F	Idosos (> 50 anos)	Não	Proximal e distal; predileção por: flexores dos dedos das mãos/punhos, extensores dos joelhos	CK normal ou levemente aumentada (em geral < 10× os níveis normais); anticorpos anti-cN-1A; presença de linfócitos grandes granulares à citometria de fluxo e razão CD4/CD8 diminuída com contagem aumentada de CD8	Inflamação endomisial e perivascular; expressão ubíqua de MHC-1; vacúolos circundados; p62, LC3, agregados TDP-43; ME: tubulofilamentos de 15-18 nm; fibras vermelhas esfarrapadas e fibras COX-negativas	Células T CD8+; macrófagos; plasmócitos; células dendríticas mieloides; linfócitos grandes granulares	Nenhuma ou mínima	Leucemia linfocítica granular/linfocitose, sarcoidose, síndrome *sicca* ou de Sjögren

Siglas: AME, anticorpo miosite-específico; CK, creatina-cinase; cN-1A, 5'-nucleotidase 1A citosólica; COX, citocromo-oxidase; DM, dermatomiosite; DPI, doença pulmonar intersticial; DTC, doenças do tecido conectivo; F, feminino; HMGCR, 3-hidróxi-3-metilglutaril-coenzima-redutase; IFN-1, interferon tipo 1; IS, imunossupressora; M, masculino; MAC, complexo de ataque à membrana; MCI, miosite com corpos de inclusão; MDA5, antígeno 5 de diferenciação do melanoma; ME, microscopia eletrônica; MHC-1, antígeno do complexo de histocompatibilidade principal 1; MN, miopatia necrosante; MxA, proteína A de resistência a mixovírus; NCP2, proteína de matriz nuclear 2 (NXP2); PM, polimiosite; SAS, síndrome antissintetase; TIF1, fator de transcrição intermediário 1.

Fonte: De AA Amato, JA Russell (eds): *Neuromuscular Disorders*, 2nd ed. New York, McGraw-Hill Education; 2016, Table 33-1, p. 824, com permissão.

Diante da impossibilidade de localizar o sítio de lesão com base apenas na história e no exame clínico, torna-se necessário realizar testes laboratoriais. A creatina-cinase (CK) sérica é o marcador laboratorial mais sensível de destruição muscular. Nem todas as miopatias estão associadas com CKs elevadas, porém níveis acentuadamente elevados (p. ex., > 2.000 U/L) quase sempre são decorrentes de miopatia. Por outro lado, níveis de CK discretamente elevados também são observados em distúrbios neurogênicos. Anticorpos associados a miosites e anticorpos miosite-específicos (AME) ajudam a distinguir os subtipos de MI, como discutido adiante. Eletromiografia (EMG) e estudos da condução nervosa (ECNs) são úteis na localização do sítio da lesão, porém são menos específicos para ajudar a determinar a causa verdadeira de uma miopatia. A EMG às vezes pode ser útil para orientar qual músculo fornecerá a biópsia, em particular se os músculos geralmente usados para biópsia estiverem normais ao exame clínico. As imagens de músculo esquelético podem ser úteis na avaliação do envolvimento muscular, revelando substituição gordurosa, atrofia ou edema dentro do músculo ou na fáscia circundante.

A biópsia do músculo geralmente é necessária para distinguir definitivamente uma miopatia da outra. As diferentes formas de MI podem apresentar anormalidades histopatológicas distintivas, conforme discutido adiante. Em um paciente com erupção de DM clássica, uma biópsia de músculo ou de pele pode ser obtida, mas pode ser desnecessária – particularmente se o paciente tiver AMEs específicos para DM. Entretanto, a biópsia de músculo deve ser obtida nos casos de suspeita de PM para excluir a hipótese de MCI (quando não clinicamente evidente) e outras causas de miopatia. O diagnóstico de MNIM é, por definição, baseado em achados histológicos. É importante obter biópsia de um músculo com envolvimento clínico, mas não muito enfraquecido (p. ex., força grau 4 de 5 do Medical Research Council); caso contrário, é possível identificar apenas um tecido muscular em estágio terminal. A biópsia sempre deve ser realizada por um laboratório com experiência em histopatologia muscular.

Pacientes com dor muscular grave, fraqueza subjetiva e fadiga com força e funções normais ao exame provavelmente não apresentam MI. A polimialgia reumática deve ser considerada em indivíduos de idade mais avançada com velocidade de hemossedimentação (VHS) ou proteína C-reativa elevadas, mas com níveis normais de CK e com EMG normal. A fibromialgia é provável em pacientes com investigação laboratorial normal. De modo geral, uma biópsia muscular somente é indicada quando houver fraqueza objetiva, EMG anormal ou CK elevada.

DISTÚRBIOS ESPECÍFICOS

DERMATOMIOSITE

Manifestações clínicas A DM se manifesta como fraqueza simétrica mais proximal que distal, aliada a uma erupção cutânea característica, que inclui erupção heliotrópica (descoloração eritematosa das pálpebras com edema periorbital), sinal de Gottron (erupção eritematosa sobre as superfícies extensoras de articulações, como as articulações das mãos, dos cotovelos, dos joelhos e dos tornozelos), pápulas de Gottron (erupção eritematosa elevada sobre as articulações das mãos) **(Fig. 365-1)**, sinal V (erupção sobre as regiões torácica e cervical anterior expostas ao sol), sinal do xale sobre a região posterior do pescoço e dos ombros, telangiectasias no leito ungueal e depósitos subcutâneos de cálcio. A fraqueza e as erupções geralmente ocorrem juntas, embora possam aparecer com uma diferença de vários meses. Além disso, existe um espectro de envolvimento, de modo que alguns pacientes manifestam apenas erupção (DM amiopática), ao passo que muitos outros podem apresentar predominantemente fraqueza e poucas ou nenhuma alteração cutânea visível. Os pacientes também podem se queixar de mialgias, artralgias, disfagia e disartria. A atividade da doença cutânea é altamente relevante na DM; em comparação com outras doenças cutâneas debilitantes, incluindo lúpus eritematoso cutâneo, psoríase e dermatite atópica, os sintomas cutâneos em pacientes com DM estão associados a uma queda geral na qualidade de vida. O prurido pode ser especialmente debilitante. Pode haver dispneia a partir da fraqueza da musculatura ventilatória ou de problemas pulmonares intrínsecos, incluindo doença pulmonar intersticial (DPI), broncopneumonia e alveolite. As manifestações pulmonares com frequência estão associadas a anticorpos antissintetases; a miosite associada à SAS pode ser considerada um distúrbio distinto (discutido adiante). A DM pode se manifestar em crianças (DM juvenil) ou adultos. Nos casos de aparecimento da condição na idade adulta, existe um risco aumentado de câncer de cerca de 15% nos primeiros 2-3 anos.

Manifestações laboratoriais Os níveis séricos de CK estão aumentados em 70-80% dos pacientes; nos 10% de pacientes apresentando níveis normais de CK, a aldolase sérica pode estar aumentada. Pode haver positividade para anticorpos antinucleares, mas esse é um achado inespecífico. A DM está associada à presença de vários AMEs dirigidos contra o antígeno 5 de diferenciação do melanoma (MDA5), o fator de transcrição intermediário 1 (TIF1), o Mi-2 e a proteína de matriz nuclear 2 (NXP2). Esses anticorpos geralmente estão associados a achados clínicos característicos. Por exemplo, anticorpos anti-MDA5 estão associados à DM amiopática com grave erupção palmar, úlceras digitais e DPI de progressão rápida. Os anticorpos anti-TIF1 (ou p155) e anti-NXP2 estão associados a risco aumentado de câncer, ao passo

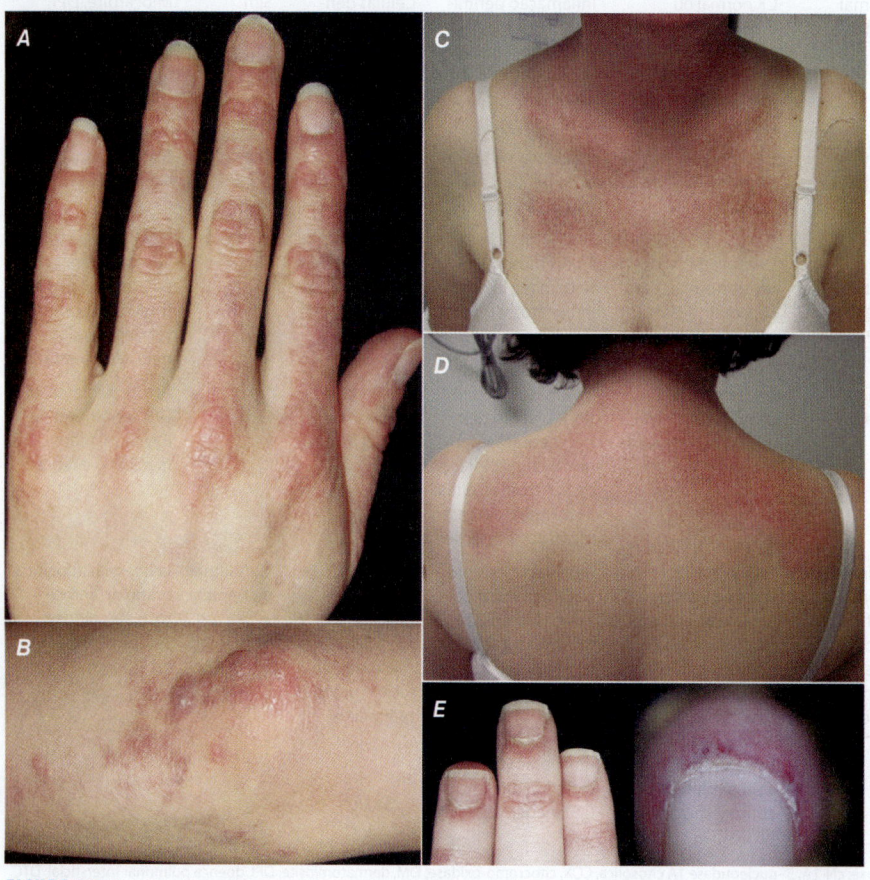

FIGURA 365-1 **Manifestações cutâneas da dermatomiosite. A.** Placas de eritema macular (sinal de Gottron) e pápulas eritematosas (pápulas de Gottron) na superfície extensora dos dedos da mão e **B.** do cotovelo. **C.** Placas de eritema macular sobre as regiões torácica e cervical anterior (sinal V) e **D.** sobre a região cervical posterior, dos ombros e da parte superior do dorso (sinal do xale). **E.** Alterações do leito ungueal com capilares dilatados.

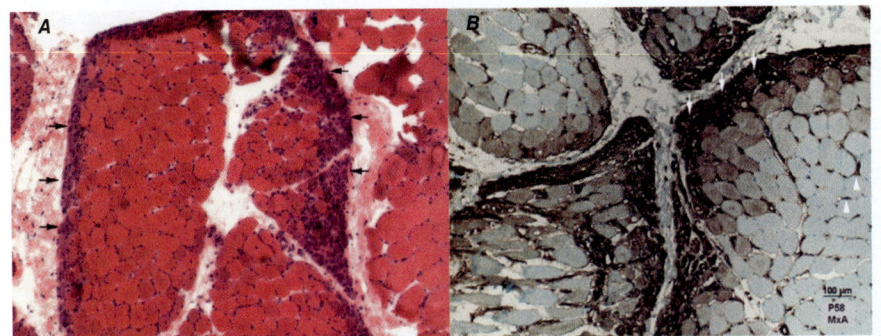

FIGURA 365-2   Atrofia perivascular e expressão de proteína A de resistência a mixovírus (MxA) na dermatomiosite. A. As miofibras perivasculares (*setas pretas*) limitando o tecido conectivo perimisial rompido são atróficas e basofílicas à coloração de hematoxilina e eosina (H&E). **B.** As miofibras perivasculares (*setas brancas*) mostram intensa coloração para a MxA ao longo de um gradiente que vai do superficial ao profundo; todos os capilares mostram intensa expressão de MxA (*pontas de seta brancas*).

que os anticorpos anti-Mi-2 frequentemente estão associados a uma DM mais benigna e a uma resposta favorável ao tratamento.

A EMG de músculos enfraquecidos mostra uma atividade intercalar e espontânea aumentada na forma de ondas agudas e positivas ao lado de potenciais de fibrilação, ou descargas repetitivas complexas aliadas ao recrutamento precoce de unidades motoras polifásicas, de curta duração e pequena amplitude. Esses achados são inespecíficos e podem ser observados em outras miopatias. O exame de ressonância magnética (RM) revela a presença de edema nos músculos afetados e, às vezes, achados mais específicos, sugestivos de fascite.

Histopatologia e patogênese   A anormalidade histopatológica característica à biópsia muscular é a atrofia perifascicular (Fig. 365-2*A*); no entanto, esse achado talvez esteja presente em apenas 50% dos pacientes. A imuno-histoquímica para proteína A de resistência a mixovírus (MxA) é, do ponto de vista diagnóstico, mais sensível e altamente específica (Fig. 365-2*B*). O infiltrado celular inflamatório é predominantemente perivascular e localizado no perimísio, sendo composto primariamente de macrófagos, células B e células dendríticas plasmocitoides (PDCs, de *plasmacytoid dendritic cells*). As biópsias de pele revelam dermatite de interface pobre em células, que é análoga à atrofia perifascicular, na qual a camada basal de queratinócitos está mais danificada; o infiltrado inflamatório normalmente está ausente ou é mínimo, mas, quando presente, localiza-se principalmente na zona de borda da derme e da epiderme.

Tradicionalmente, a patogênese da DM foi atribuída a um ataque anticorpo-mediado sobre as células endoteliais, seguido de destruição de capilares mediada pelo complemento e de isquemia em zonas limítrofes (*watershed*) de fibras musculares. Entretanto, estudos recentes sugerem que não é isso que ocorre. A deposição de imunoglobulina está, em grande parte, ausente nas células endoteliais, ao passo que a deposição de complemento pode ser um fenômeno secundário. Evidências crescentes indicam que a microvasculopatia e as lesões cutânea e muscular associadas à DM se devem primariamente à toxicidade a partir das vias mediadas pelo interferon (IFN) tipo I, mais provavelmente pelo IFN-β.

Prognóstico   Na ausência de câncer, o prognóstico, em geral, é favorável em pacientes com DM, com taxas de sobrevida em 5 anos que variam de 70-93%. Os achados prognósticos desfavoráveis são a idade avançada, a DPI associada, a cardiopatia e o tratamento prévio ou tardio inadequado.

POLIMIOSITE

Manifestações clínicas   A PM consiste em um grupo heterogêneo de distúrbios que geralmente se manifestam como uma fraqueza simétrica e proximal que piora ao longo de várias semanas a meses. Assim como a DM, pode haver envolvimento cardíaco, pulmonar e articular associado, bem como risco aumentado de câncer. Alguns estudos epidemiológicos sugerem que o risco de câncer na PM é menor que na DM; entretanto, as séries mais antigas provavelmente incluíram pacientes com MCI e distrofias acompanhadas de inflamação que foram erroneamente diagnosticados como PM.

Manifestações laboratoriais   Os níveis de CK estão sempre elevados na PM não controlada. Níveis normais de CK devem alertar os médicos para a possibilidade de MCI. Como na DM, a EMG e as imagens de músculo esquelético podem ser anormais, porém os achados são inespecíficos (Fig. 365-3).

Histopatologia e patogênese   Como a PM é uma categoria heterogênea, a patologia muscular varia substancialmente. Mais comumente, pacientes que apresentam células inflamatórias inespecíficas com maior frequência no perimísio do que no endomísio são classificados com PM. Uma pequena minoria dos pacientes exibe um infiltrado inflamatório mononuclear circundando fibras que expressam complexo de histocompatibilidade principal (MHC-I, de *major histocompatibility complex*) sarcolêmico (Fig. 365-4). Discute-se se a invasão verdadeira de miofibras ocorre na PM ou se, em vez disso, ela sempre indica MCI. O infiltrado inflamatório consiste predominantemente em células T CD8+ e macrófagos localizados nas regiões endomisiais, perimisiais e perivasculares. Como a PM é heterogênea, suas variadas formas de patogênese são pouco conhecidas.

Prognóstico   A maioria dos pacientes com PM melhora com as imunoterapias, mas, em geral, necessita de tratamento por toda a vida. Alguns estudos retrospectivos sugerem que a PM não responde tão bem quanto a DM a essas terapias. No entanto, muitas dessas séries antigas de "PM" provavelmente incluíram pacientes que, na verdade, tinham MNIM, MCI ou outras miopatias (incluindo distrofias musculares) que não respondem às imunoterapias. Como na DM, os achados prognósticos desfavoráveis são câncer, idade avançada, envolvimento pulmonar ou cardíaco e tratamento prévio ou tardio inadequado.

SÍNDROMES DE SOBREPOSIÇÃO

O termo *síndrome de sobreposição* é usado quando a DM ou a PM está associada a outras doenças do tecido conectivo (DTCs) bem definidas, como escleroderma, doença mista do tecido conectivo (DMTC), síndrome de Sjögren, lúpus eritematoso sistêmico (LES) ou artrite reumatoide. Como na DM e na PM, a miosite associada a essas síndromes de sobreposição geralmente é responsiva à imunoterapia.

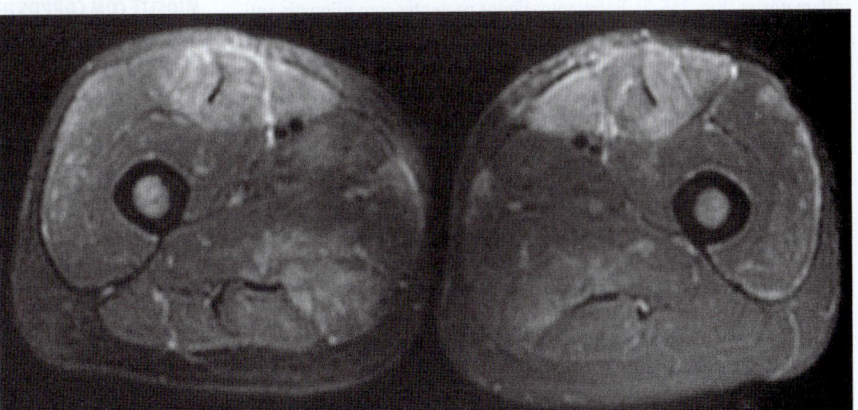

FIGURA 365-3   Ressonância magnética (RM) de músculo esquelético com inversão da recuperação ponderada em T1 curta (STIR) na polimiosite. A RM da coxa mostra um sinal brilhante indicativo de edema/inflamação, particularmente no músculo reto femoral. Isso contrasta com a RM na miosite com corpos de inclusão (MCI), onde há um envolvimento mais seletivo do vasto lateral e do vasto medial, com relativa preservação do reto femoral (ver **Fig. 365-7 *F* e *G*).

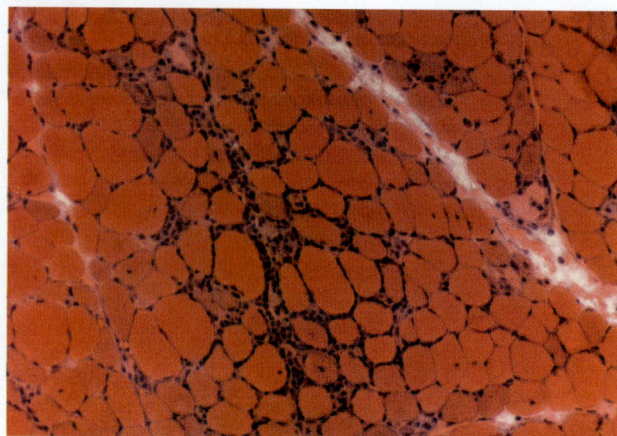

FIGURA 365-4 Patologia da polimiosite. A biópsia de músculo demonstra infiltrados endomisiais circundando fibras musculares não necróticas.

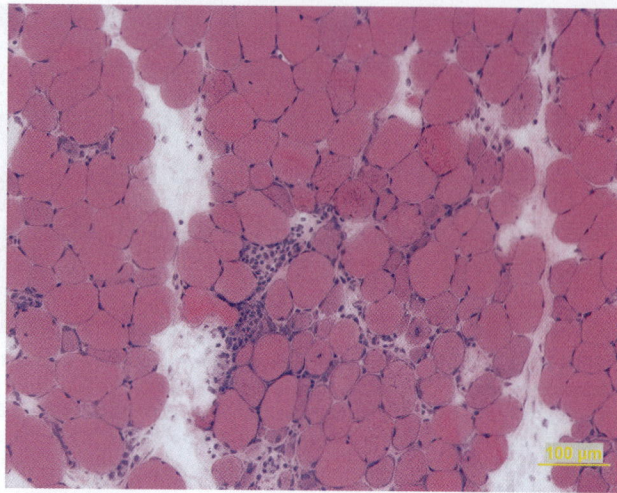

FIGURA 365-5 Patologia da miopatia necrosante imunomediada. A biópsia demonstra fibras necróticas dispersas com um infiltrado inflamatório confinado às fibras sofrendo miofagocitose juntamente com algumas fibras em regeneração.

MIOPATIA NECROSANTE IMUNOMEDIADA

Manifestações clínicas A MNIM caracteriza-se pelo aparecimento agudo ou insidioso de uma fraqueza simétrica mais proximal do que distal. Pode haver disfagia, disartria ou mialgia. Os pacientes podem ter DTC subjacente (em geral escleroderma ou DMTC), câncer (miopatia necrosante paraneoplásica) ou a condição pode ser idiopática. Há pelo menos duas formas distintas de MNIM associadas a autoanticorpos específicos (anti-3-hidróxi-3-metilglutaril-coenzima-redutase [anti-HMGCR] e antipartícula de reconhecimento de sinal [SRP, de *signal recognition particle*]). A miopatia relacionada ao anti-HMGCR pode ser vista em pacientes que recebem estatinas, inibidoras de HMGCR, particularmente em pacientes com idade > 50 anos. Entretanto, a miopatia relacionada ao anti-HMGCR pode se desenvolver em crianças e adultos jovens sem história de uso de estatina, podendo mimetizar uma distrofia muscular das cinturas escapular e pélvica. Diferentemente da miopatia "tóxica" mais comumente associada ao uso de estatina, a miopatia do anti-HMGCR não melhora com a interrupção das estatinas. As miopatias anti-SRP são notáveis pela presença de anticorpos anti-SRP e por um curso geralmente subagudo, agressivo e relativamente refratário.

Manifestações laboratoriais Os níveis de CK estão acentuadamente elevados (em geral > 10× o normal) na MNIM. Como mencionado, a MNIM pode estar associada a anticorpos anti-HMGCR ou anti-SRP. A EMG costuma mostrar aumento da atividade insercional e espontânea, incluindo descargas miotônicas. Os achados de imagem do músculo esquelético são inespecificamente anormais.

Histopatologia e patogênese As biópsias de músculo revelam fibras musculares com necrose multifocal e em regeneração com escassez de células inflamatórias (Fig. 365-5). Entretanto, alguns pacientes com miopatia anti-HMGCR apresentam infiltrados endomisiais com predominância de macrófagos, de modo similar ao observado na PM. A superexpressão de MHC-I e complexo de ataque à membrana (MAC, de *membrane-attack complex*) pode ser evidente no sarcolema de fibras não necróticas e com a deposição de MAC nos capilares. A patogênese da MNIM não é completamente compreendida, mas pode ser mediada pelo complemento.

Prognóstico De modo geral, a MNIM é muito mais difícil de tratar do que a DM ou a PM, e a imunoterapia agressiva comumente é necessária. O curso progressivo apesar da imunoterapia, bem como a fraqueza acentuada acompanhada de atrofia, pode levar a um diagnóstico equivocado de distrofia muscular das cinturas escapular e pélvica. Pode haver incidência aumentada de câncer em pacientes com miopatia por anti-HMGCR, de modo que deve-se realizar uma investigação para câncer.

SÍNDROME ANTISSINTETASE

Manifestações clínicas A presença de miosite, artrite não erosiva, DPI, fenômeno de Raynaud, mãos de mecânico e febre associados à presença de anticorpos contra a aminoacil-tRNA-sintetase constitui a SAS. Alguns pacientes exibem erupção eritematosa e as biópsias musculares compartilham os achados histopatológicos da DM, o que, provavelmente, leva a classificar muitos desses pacientes como tendo DM.

Manifestações laboratoriais Anticorpos contra as aminoacil-tRNA-sintetases são os AMEs mais comuns, presentes em 25-35% dos pacientes com miosite. O anticorpo contra aminoacil-tRNA-sintetase mais comum é o anticorpo anti-Jo-1. A CK geralmente está aumentada em pacientes com SAS e miosite. Indivíduos com DPI mostram diminuição da capacidade vital forçada e da capacidade de difusão nas provas de função pulmonar. A tomografia computadorizada (TC) espiral torácica é o melhor método para demonstrar o padrão alveolar da DPI. A RM do músculo esquelético e a EMG mostram anormalidades similares a DM, PM e MNIM.

Histopatologia e patogênese As biópsias de músculo mostram a predileção pela lesão perimisial, incluindo fragmentação perimisial e coloração com fosfatase alcalina (Fig. 365-6), PDCs e macrófagos no perimísio e ao redor de vasos sanguíneos, assim como deposição de MAC nos capilares. Também similar à DM, há lesão a fibras musculares perifasciculares; entretanto, observa-se que na SAS há mais necrose de fibras musculares perifasciculares do que na DM, na qual predomina a atrofia perifascicular. MHC-I e depósitos de MAC em fibras musculares podem ser vistos no sarcolema de fibras musculares perifasciculares.

Prognóstico A maioria dos pacientes responde ao tratamento, embora as respostas sejam menos completas do que para a DM e a PM; a DPI pode ser particularmente refratária ao tratamento. Diferentemente da DM, da PM e da MNIM, não parece haver risco aumentado de câncer.

MIOSITE COM CORPOS DE INCLUSÃO

Manifestações clínicas A MCI geralmente se manifesta em pacientes com mais de 50 anos de idade e é discretamente mais comum em homens do que em mulheres. Está associada à fraqueza de progressão lenta e à atrofia muscular com predileção pelo envolvimento precoce dos flexores do punho e dos dedos da mão nos membros superiores, e do quadríceps nos membros inferiores (Fig. 365-7). A fraqueza frequentemente é assimétrica. A disfagia é comum e, em casos raros, pode ser o achado de apresentação. Esses achados clínicos podem ajudar a distinguir a MCI da PM e de outras formas de miopatia. A duração média desde o aparecimento dos sintomas até o uso de cadeira de rodas ou *scooter* é de cerca de 15 anos. Não há risco aumentado de câncer comprovado.

Manifestações laboratoriais Os níveis de CK podem ser normais ou apresentar discreta elevação (em geral, < 10× o normal). Anticorpos anti-5'-nucleotidase 1A citosólica (cN-1A) são detectados no sangue de um terço a mais de dois terços dos pacientes com MCI e são um biomarcador diagnóstico altamente específico para MCI entre pacientes com miopatia. Outros biomarcadores sanguíneos incluem a presença de uma população anormal de grandes linfócitos granulares detectada por citometria de fluxo e uma razão diminuída de CD4/CD8 com contagem aumentada de CD8. A EMG por agulha pode demonstrar potenciais de unidade motora com amplitude larga e duração prolongada, que podem ser equivocadamente interpretados

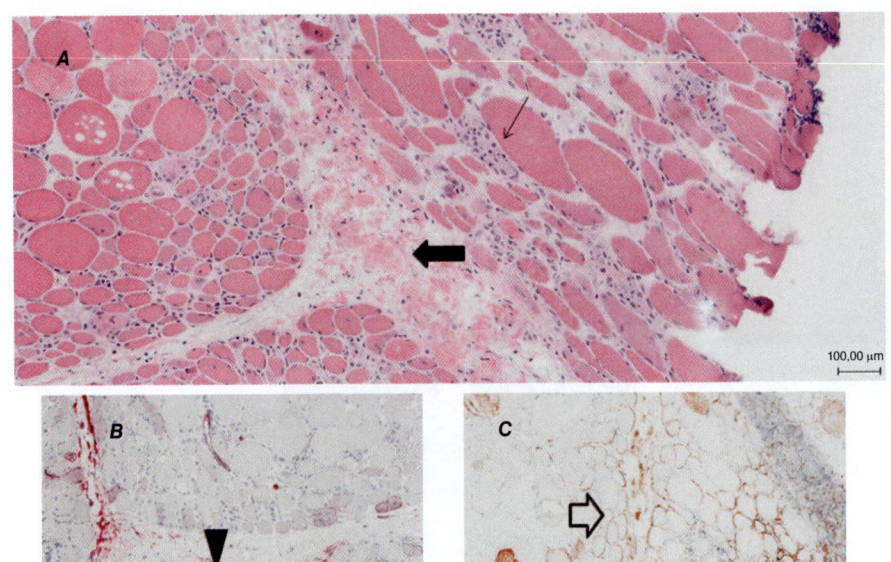
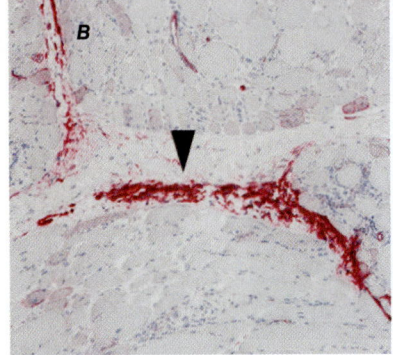
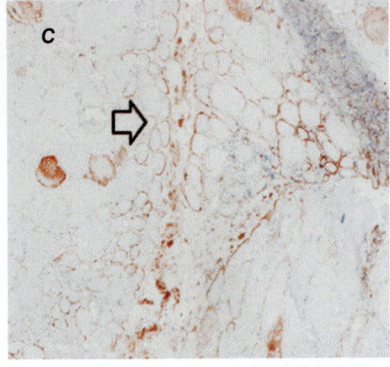

FIGURA 365-6 **Patologia da miosite com anticorpos anti-Jo-1 (síndrome antissintetase). A.** A atrofia e a necrose de fibras musculares perifasciculares/perimisiais (*seta fina*) associadas ao tecido conectivo perimisial exibem aspecto edematoso e fragmentado (*seta grossa*), coloração de hematoxilina e eosina. **B.** O tecido conectivo perimisial é intensamente corado em vermelho pela coloração com fosfatase alcalina (*ponta de seta*). **C.** A imunocoloração mostra deposição do complexo de ataque à membrana (MAC) no sarcolema de fibras musculares perifasciculares não necróticas (*seta vazada*).

como neurogênicos, mas que refletem a cronicidade da miopatia. A RM muscular pode mostrar uma predileção pelo envolvimento do flexor profundo dos dedos no braço e dos vastos medial e lateral, com preservação do músculo reto femoral.

Histopatologia e patogênese As biópsias de músculo demonstram a presença de infiltrados inflamatórios endomisiais compostos predominantemente por células T CD8+ e macrófagos circundando e invadindo fibras musculares não necróticas; a expressão de MHC-1 no sarcolema; fibras com vacúolos com bordas; fibras negativas para citocromo-oxidase (COX); e inclusões detectadas por microscopia óptica ou eletrônica (Fig. 365-8). As inclusões contêm proteínas de bainha beta mal enoveladas (amiloide), mas são difíceis de analisar com coloração de rotina vermelho Congo (são observadas em cortes congelados, e não em cortes em parafina). A imunomarcação para p62 parece ser a coloração mais sensível para a detecção dessas inclusões. De modo significativo, os vacúolos com bordas podem estar ausentes em 20-30% das biópsias de músculo. Nesses casos, a presença de anormalidades mitocondriais (fibras vermelhas rotas e COX-negativas) e a imunocoloração demonstrando inclusões de p62 são úteis para distinguir MCI de PM (além do padrão clínico de fraqueza muscular).

A patogênese da MCI não está bem esclarecida. As acentuadas anormalidades no sistema imune adaptativo relacionadas à inflamação com células T e a presença de um autoanticorpo relativamente específico contra uma proteína muscular indicam um ataque autoimune ao músculo. O ambiente crônico e altamente inflamatório nos músculos observado na MCI pode alterar as vias de síntese e a degradação proteica, em parte por meio da expressão de imunoproteassoma aberrante. Achados histológicos adicionais, normalmente referidos como "degenerativos", incluem agregação de várias proteínas, como marcadores de autofagia e estresse no retículo endoplasmático (RE) (p. ex., p62 e LC3). O envolvimento de autofagia e estresse do RE também foi observado em outras doenças autoimunes, como a colangite biliar primária (CBP), a doença inflamatória intestinal e a espondilite anquilosante, algumas das quais podem ser altamente refratárias à imunoterapia.

Prognóstico A miopatia é de progressão lenta e não costuma ser responsiva a imunoterapias. A maioria dos pacientes necessita de *scooter* ou cadeira de rodas em 10-15 anos após o aparecimento dos sintomas.

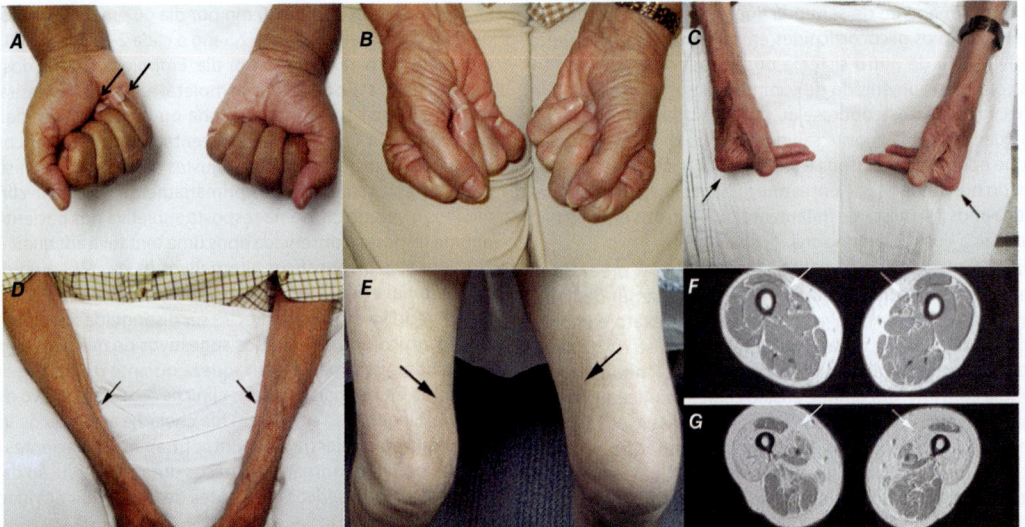

FIGURA 365-7 **Manifestações musculares da miosite com corpos de inclusão (MCI; A-C).** A fraqueza do flexor dos dedos da mão pode ser (**A**) sutil e multifocal (*setas pretas*), (**B**) moderada ou (**C**) grave. Observe que, até mesmo com a paralisia total dos flexores profundos e superficiais dos dedos da mão, a flexão da articulação metacarpofalângica (*setas*) frequentemente é mantida devido à preservação dos lumbricais. **D.** Atrofia do antebraço ventral (*setas*). **E.** Atrofia da região medial das coxas causada pela perda do vasto medial (*setas*). **F.** MCI inicial, com relativa preservação do vasto medial (*setas*), em contraste com (**G**) MCI avançada, com acentuada substituição fibrosa do vasto medial (*setas*).

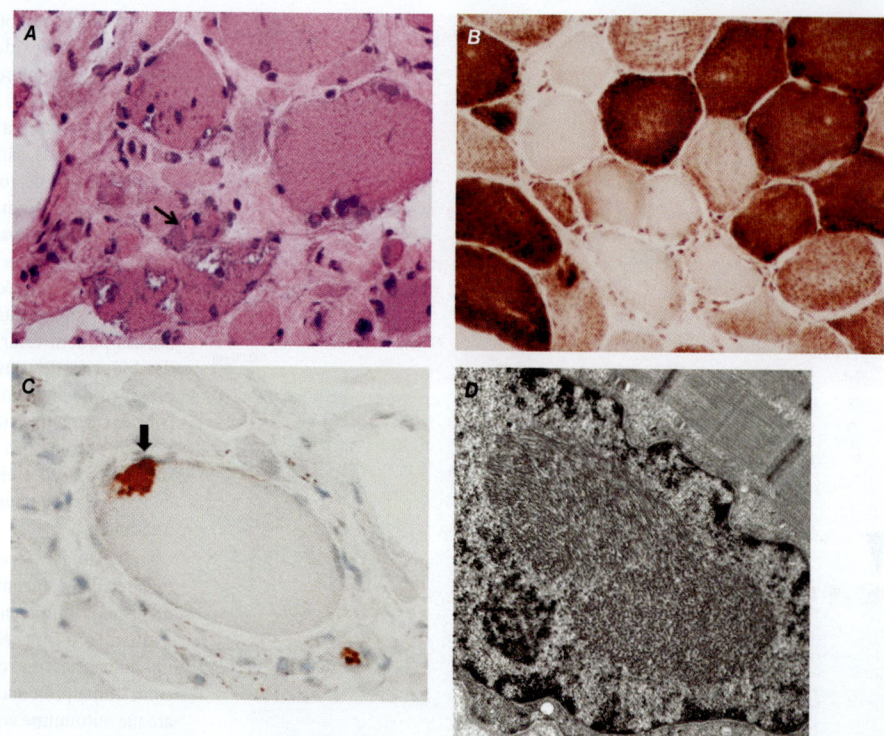

FIGURA 365-8 **Patologia da miosite com corpos de inclusão. A.** Fibras musculares dispersas contendo vacúolos com bordas e raras fibras com inclusões eosinofílicas (*seta*), coloração de hematoxilina e eosina. **B.** A coloração da citocromo-oxidase (COX) mostra um número aumentado de fibras musculares fracamente coradas ou negativas para COX. **C.** As inclusões citoplasmáticas são positivamente coradas com p62 na fibra muscular (*seta grossa*). **D.** A eletromicroscopia revela inclusões tubulofilamentosas de 15-21 nm dentro de um mionúcleo.

TRATAMENTO

Miopatias inflamatórias (MIs) (Tab. 365-2)

DM, PM, SAS e MNIM são normalmente responsivas à imunoterapia. Glicocorticoide em doses altas (i.e., dose inicial de prednisona de 0,75-1,0 mg/kg ao dia) é considerado o tratamento de primeira linha. Existe incerteza quanto ao momento certo para iniciar a administração de agentes de segunda linha (p. ex., metotrexato, azatioprina, micofenolato, imunoglobulina ou rituximabe). O médico deve ponderar com o paciente sobre os riscos aumentados de imunossupressão *versus* os possíveis benefícios (p. ex., melhora mais rápida, efeito poupador de esteroide e/ou evitar as morbidades associadas ao uso prolongado de glicocorticoide). Em geral, começamos a usar um agente de segunda linha (geralmente metotrexato) em conjunto com os glicocorticoides em pacientes com fraqueza grave ou envolvimento de outro sistema orgânico (p. ex., miocardite, DPI), naqueles com risco aumentado de complicações relacionadas com esteroides (p. ex., diabetes, osteoporose ou pós-menopausa) e naqueles com MNIM, os quais têm uma miosite sabidamente de difícil tratamento. Naqueles em que apenas a prednisona é iniciada, um agente de segunda linha é adicionado nos casos de pacientes que falham em apresentar melhora significativa após 2-4 meses de tratamento ou naqueles em que não se consegue reduzir a dose de prednisona.

A maioria dos pacientes com MNIM não responde à prednisona isolada nem à prednisona combinada a um agente de segunda linha. Muitos requerem terapia tripla com prednisona, metotrexato e imunoglobulina intravenosa (IgIV); se o tratamento falhar, usa-se rituximabe. Relatos recentes sugerem que a miopatia por anti-HMGCR pode responder à monoterapia com IgIV; um grande ensaio clínico multicêntrico que testará essa abordagem está em andamento. Além disso, as biópsias musculares demonstram a deposição de complexos de ataque da membrana em sarcolemas de fibras não necróticas na MNIM, sugerindo que a destruição muscular é mediada pelo complemento. Nesse aspecto, há um estudo internacional em andamento investigando a segurança e eficácia de um inibidor do complemento em miopatias por anti-HMGCR e anti-SRP.

Infelizmente, a MCI não costuma responder às imunoterapias conhecidas. A base do tratamento é a fisioterapia e a terapia ocupacional, para melhorar a função, e o manejo da deglutição (e, em alguns casos, dilatação esofagiana ou miotomia cricofaríngea) para aqueles com disfagia.

DIRETRIZES GERAIS PARA USO DE IMUNOTERAPIAS ESPECÍFICAS

Glicocorticoides O tratamento é iniciado com prednisona (0,75-1,5 mg/kg até 100 mg), em dose única matinal diária (a dose mais comum usada em adultos é de 60 mg ao dia). Em pacientes com fraqueza grave ou comorbidades (p. ex., DPI, miocardite), o tratamento com um curso breve de metilprednisolona intravenosa (1 g ao dia, por 3 dias) é recomendado antes de se iniciar os glicocorticoides orais. Os pacientes geralmente são mantidos em regime com prednisona em dose alta até a normalização da força ou a melhora da força atingir um platô (em geral 3-6 meses). Subsequentemente, a prednisona pode ser reduzida em 5 mg a cada 2-4 semanas. Uma vez reduzida a dose para 20 mg por dia ou em dias alternados, a redução da dose é desacelerada para 2,5 mg a cada 2-4 semanas. A meta é reduzir a prednisona para ≤ 10 mg por dia. Embora a maioria dos pacientes melhore, a resposta pode ser incompleta, e muitos necessitarão de ao menos uma dose baixa de prednisona ou de um agente de segunda linha para conseguir uma remissão sustentada. Os níveis séricos de CK devem ser monitorados; entretanto, os ajustes de dose de prednisona e de outras imunoterapias são baseados primariamente no exame clínico objetivo, e não nos níveis de CK, ou na resposta subjetiva dos pacientes. Quando nenhuma resposta é observada após uma tentativa adequada de prednisona em dose alta, diagnósticos alternativos (p. ex., MCI ou distrofia muscular inflamatória) e novas biópsias de músculo devem ser considerados.

A recidiva da miosite precisa ser distinguida da miopatia relacionada a glicocorticoides. Os achados sugestivos de miopatia por esteroides incluem desenvolvimento de fraqueza durante o curso de dose alta, níveis séricos de CK normais, achados clínicos de uso excessivo de glicocorticoide (p. ex., equimoses e "face em lua cheia") e ausência de irritabilidade da membrana muscular na EMG. Em contrapartida, pacientes em recidiva de miosite podem se tornar mais fracos durante a redução da dose de prednisona, ter níveis séricos crescentes de CK e exibir atividade espontânea anormal ao EMG.

TERAPIAS DE SEGUNDA LINHA

Metotrexato O metotrexato geralmente é o tratamento de segunda linha de escolha, uma vez que a maioria das autoridades acredita que esse

TABELA 365-2 ■ Imunoterapias para miopatias inflamatórias

Terapia	Via	Dose	Efeitos colaterais	Monitoramento
Prednisona	Oral	0,75-1,5 mg/kg/dia para iniciar	Hipertensão, retenção de líquido e ganho de peso, hiperglicemia, hipocalemia, catarata, irritação gástrica, osteoporose, infecção, necrose femoral asséptica	Peso, pressão arterial, glicose/potássio sérico, desenvolvimento de catarata
Metilprednisolona	Intravenosa	1 g em 100 mL/solução salina normal, durante 1-2 h, diariamente ou em dias alternados, por 3-6 doses	Arritmia, rubor, disgeusia, ansiedade, insônia, retenção de líquido e ganho de peso, hiperglicemia, hipopotassemia, infecção	Frequência cardíaca, pressão arterial, glicose/potássio sérico
Azatioprina	Oral	2-3 mg/kg/dia; dose única pela manhã	Síndrome gripal, hepatotoxicidade, pancreatite, leucopenia, macrocitose, neoplasia, infecção, teratogenicidade	Hemograma, enzimas hepáticas
Metotrexato	Oral	7,5-20 mg/semana, dose única ou doses divididas; 1 dose semanal	Hepatotoxicidade, fibrose pulmonar, infecção, neoplasia, infertilidade, leucopenia, alopecia, irritação gástrica, estomatite, teratogenicidade	Enzimas hepáticas, hemograma
	Subcutânea	20-50 mg/semana; 1 dose semanal	Os mesmos que por via oral	Os mesmos que por via oral
Ciclofosfamida	Oral Intravenosa	1,5-2 mg/kg/dia; dose única pela manhã 0,5-1 g/m^2/mês, por 6-12 meses	Supressão medular, infertilidade, cistite hemorrágica, alopecia, infecções, neoplasia, teratogenicidade	Hemograma, exame de urina
Ciclosporina	Oral	4-6 mg/kg/dia, dividida em 2 doses diárias	Nefrotoxicidade, hipertensão, infecção, hepatotoxicidade, hirsutismo, tremor, hiperplasia gengival, teratogenicidade	Pressão arterial, creatinina/ureia, enzimas hepáticas, níveis de ciclosporina
Tacrolimo	Oral	0,1-0,2 mg/kg/dia, em 2 doses divididas	Nefrotoxicidade, hipertensão, infecção, hepatotoxicidade, hirsutismo, tremor, hiperplasia gengival, teratogenicidade	Pressão arterial, creatinina/ureia, enzimas hepáticas, níveis de tacrolimo
Micofenolato de mofetila	Oral	Adultos (1-1,5 g, 2×/dia) Crianças (600 mg/m^2/dose, 2×/dia) (não mais que 1 g/dia em pacientes com insuficiência renal)	Supressão da medula óssea, hipertensão, tremor, diarreia, náuseas, vômitos, cefaleia, sinusite, confusão, ambliopia, tosse, teratogenicidade, infecção, neoplasia	Hemograma
Imunoglobulina intravenosa (IgIV)	Intravenosa	2 g/kg ao longo de 2-5 dias; em seguida, 1 g/kg a cada 4-8 semanas, conforme a necessidade	Hipotensão, arritmia, diaforese, rubor, nefrotoxicidade, cefaleia, meningite asséptica, anafilaxia, acidente vascular cerebral	Frequência cardíaca, pressão arterial, creatinina/ureia
Rituximabe	Intravenosa	Um curso geralmente é de 750 mg/m^2 (até 1 g) com repetição em 2 semanas Os cursos são, então, repetidos, em geral a cada 6-18 meses	Reações à infusão (por IgIV), infecção, leucoencefalopatia multifocal progressiva	Alguns checam a contagem de células B antes de iniciar os cursos subsequentes (porém, isso pode não ser justificado)

Fonte: De AA Amato, JA Russell (eds): *Neuromuscular Disorders*, 2nd ed. New York, McGraw-Hill Education; 2016, Table 33-8, p. 859, com permissão.

fármaco atua mais rápido do que outros agentes. Uma dose oral de 5 ou 7,5 mg por semana é iniciada e, então, gradativamente aumentada conforme a necessidade para até 25 mg por semana. Se não houver melhora após 1 mês com a dose de 25 mg por semana de metotrexato oral, o próximo passo é a troca para metotrexato semanal por via parenteral (em geral subcutânea), com escalonamento da dose em 5 mg por semana; uma dose > 35 mg por semana somente é usada em casos raros. Os principais efeitos colaterais do metotrexato são alopecia, estomatite, DPI, teratogenicidade, oncogenicidade, risco de infecção e fibrose pulmonar, além de toxicidade medular, renal e hepática. Os pacientes devem ser tratados ao mesmo tempo com folato ou ácido folínico.

Azatioprina Uma dose inicial recomendada é de 50 mg ao dia em adultos, a qual pode ser aumentada em 50 mg, a cada 2 semanas, até 2-3 mg/kg ao dia. Cerca de 12% dos pacientes desenvolvem uma reação sistêmica caracterizada por febre, dor abdominal, náuseas, vômitos e anorexia, a qual exige a suspensão do fármaco. A principal limitação prática da azatioprina está na necessidade de instituir um tratamento por 6-18 meses até que se consiga obter algum benefício. Os pacientes podem passar por uma pré-triagem para deficiência de tiopurina-metiltransferase (TPMT), que está associada a mielotoxicidade grave a partir do uso desse fármaco.

Micofenolato de mofetila Esse fármaco inibe a proliferação de linfócitos T e B por meio do bloqueio da síntese de purina. Parece ser efetivo em diferentes formas de miosite e é o tratamento de segunda linha de escolha para pacientes de miosite com DPI. A dose inicial é de 1 g, 2 vezes ao dia, e pode ser aumentada para 3 g por dia em doses divididas, se necessário. O micofenolato é excretado pelos rins; portanto, a dose deve ser reduzida (dose total < 1 g por dia) em pacientes com insuficiência renal. Uma vantagem do micofenolato em comparação com outros agentes imunossupressores é a ausência de toxicidade renal ou hepática.

Imunoglobulina intravenosa A IgIV é usada em pacientes refratários à prednisona e a pelo menos um agente imunossupressor de segunda linha, embora relatos recentes sugiram que este pode ser o tratamento de escolha e efetivo como monoterapia na miopatia anti-HMGCR. Uma dose de 2 g/kg é dividida ao longo de 2-5 dias, e infusões repetidas são administradas a intervalos mensais durante pelo menos 3 meses. Subsequentemente, os intervalos podem ser prolongados ou a dosagem pode ser reduzida: 2 g/kg, a cada 2 meses, ou 1 g/kg por mês.

Rituximabe O rituximabe é um anticorpo monoclonal dirigido contra linfócitos B CD20+. Um estudo randomizado controlado não encontrou benefício, contudo havia falhas no delineamento da pesquisa. Para a maioria das autoridades, o rituximabe pode ser benéfico em alguns pacientes refratários à prednisona e a pelo menos um dos outros agentes de segunda linha. A dosagem típica é de 750 mg/m^2 (até 1 g), IV, com uma segunda infusão administrada após 2 semanas, e cursos repetidos (375 mg/m^2 na forma de infusão única ou com uma segunda infusão administrada com intervalo de 2 semanas) a cada 6-18 meses, conforme a necessidade.

MIOSITE ASSOCIADA A INIBIDORES DE *CHECKPOINT*

Podem ocorrer complicações neurológicas autoimunes, incluindo neuropatia inflamatória, miastenia grave (MG) e miosite, com o uso dos inibidores de *checkpoint* (anti-CTLA-4, anti-PD-1 e anti-PD-L1) para o tratamento de vários tipos de câncer **(ver Caps. 447 e 448)**. Os pacientes com miosite costumam desenvolver dor muscular e fraqueza (musculatura axial e membros proximais) após um ou dois ciclos dos medicamentos. Também pode haver miocardite. Além disso, pode haver diplopia com fraqueza extraocular juntamente com disfagia e disartria que sugerem a coocorrência de MG. Em tais casos, um nível elevado de CK ajuda a apoiar o diagnóstico de miosite, enquanto os anticorpos contra o receptor de acetilcolina e a resposta decrescente à estimulação nervosa repetitiva lenta podem estabelecer o diagnóstico de MG. Nas biópsias musculares, podem ser encontrados infiltrados de células inflamatórias endomisiais compostos de macrófagos que expressam PD-L1 e de linfócitos CD8+ que expressam PD-1, superexpressão de MHC-I no sarcolema de fibras musculares e fibras esparsas necróticas e em regeneração.

O inibidor do *checkpoint* imune deve ser suspenso, mas a maioria dos pacientes exige o tratamento concomitante com glicocorticoides ou IgIV. Os pacientes geralmente melhoram ao longo de vários meses, durante os quais a imunoterapia pode ser gradualmente reduzida. Há relatos raros de pacientes com miosite leve que conseguem ser novamente tratados com sucesso com um inibidor de *checkpoint* imune.

MIOSITE ASSOCIADA À INFECÇÃO POR COVID-19

Séries iniciais de pacientes hospitalizados com Covid-19 relatam que até 44% dos pacientes experimentavam dor muscular ou fadiga, com 33% apresentando níveis elevados de CK. Raros casos são complicados por mioglobinúria. A histopatologia pode demonstrar infiltração de células inflamatórias e fibras musculares necróticas. Uma preocupação importante durante essa pandemia é se os pacientes com miopatias inflamatórias tratados com várias imunoterapias são ou não mais suscetíveis a infecções por Covid-19 ou estão em maior risco para as complicações graves. Nós encorajamos fortemente os nossos pacientes a usar máscaras e manter o distanciamento social.

QUESTÕES GLOBAIS

Faltam dados epidemiológicos relacionados com a incidência e a prevalência de vários subtipos de MI em nível mundial. A baixa conscientização sobre a doença e a incapacidade de se obter e processar biópsias de músculo e AMEs, particularmente em países menos desenvolvidos, complicam essa situação. Mesmo assim, esses distúrbios ocorrem globalmente. Os gatilhos ambientais específicos e os fatores de risco genéticos provavelmente são variáveis. Curiosamente, um relato oriundo do Japão constatou que 28% dos pacientes com MCI apresentavam evidência de exposição à hepatite C, a qual era significativamente maior do que a observada no Ocidente e também mais comum do que a observada na PM e nos controles sadios da população no Japão. A PM e a MCI associadas ao vírus da imunodeficiência humana (HIV) são encontradas comumente em áreas endêmicas de infecção por HIV, e estudos recentes sugerem que a maioria desses casos de "PM" tem, na verdade, MCI e pode desenvolver os sintomas em uma idade mais precoce (p. ex., por volta de 30-40 anos). A piomiosite e a miosite parasítica são claramente mais comuns nos trópicos. A prevalência de diferentes tipos de cânceres varia em diferentes partes do mundo – uma importante consideração sobre a miosite paraneoplásica vista na DM, na PM e na MNIM. Por exemplo, o câncer nasofaríngeo é particularmente comum na Ásia, de modo que a avaliação para esse tipo de câncer deve ser considerada na investigação de pacientes de regiões de alto risco.

LEITURAS ADICIONAIS

Amato AA, Russell JA (eds): *Neuromuscular Disorders*, 2nd ed. New York, McGraw-Hill Education, 2016, pp. 827–871.
Aschman T et al: Association between SARS-CoV-2 infection and immune-mediated myopathy in patients who have died. JAMA Neurol 78(8):948-960, 2021.
Beydon M et al: Myositis as a manifestation of SARS-CoV-2. Ann Rheum Dis 2020.
Doughty CT, Amato AA: Toxic myopathies. Continuum (Minneap Minn) 25:1712, 2019.
Greenberg SA: Inclusion body myositis: clinical features and pathogenesis. Nat Rev Rheumatol 15:257-272, 2019.
Huard C et al: Correlation of cutaneous disease activity with type 1 interferon gene signature and interferon beta in dermatomyositis. Br J Dermatol 176:1224, 2017.
Larman HB et al: Cytosolic 5'-nucleotidase 1A autoimmunity in sporadic inclusion body myositis. Ann Neurol 73:408, 2013.
Lundberg IE et al: Diagnosis and classification of idiopathic inflammatory myopathies. J Intern Med 280:39, 2016.
Mammen AL et al: Autoantibodies against 3-hydroxy-3-methylglutaryl-coenzyme A reductase in patients with statin-associated autoimmune myopathy. Arthritis Rheum 63:713, 2011.
Pluk H et al: Autoantibodies to cytosolic 5'-nucleotidase 1A in inclusion body myositis. Ann Neurol 73:397, 2013.
Puwanant A et al: Clinical spectrum of neuromuscular complications after immune checkpoint inhibition. Neuromuscul Disord 29:127, 2019.
Rose MR, ENMC IBM Working Group: 188th ENMC International Workshop: Inclusion Body Myositis, 2–4 December 2011, Naarden, The Netherlands. Neuromuscul Disord 23:1044, 2013.
Suh J et al: Skeletal muscle and peripheral nerve histopathology in COVID-19. Neurology 97:e849-e885, 2021.
Watanabe Y et al: Clinical features and prognosis in anti-SRP and anti-HMGCR necrotising myopathy. J Neurol Neurosurg Psychiatry 87:1038, 2016.

366 Policondrite recidivante
Carol A. Langford

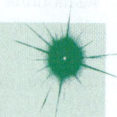

A policondrite recidivante é um distúrbio incomum de causa desconhecida, caracterizado por inflamação da cartilagem que afeta predominantemente a cartilagem das orelhas, do nariz e da árvore laringotraqueobrônquica. A doença multissistêmica é comum e também pode envolver órgãos e tecidos não cartilaginosos. Foi estimado que a policondrite recidivante tem uma incidência anual de 3,5 a cada 1 milhão. A idade de pico do início da doença é entre 40 e 50 anos, mas a condição pode ser encontrada em todas as idades, com ambos os sexos sendo igualmente afetados. Cerca de 30% dos pacientes com policondrite recidivante apresentarão outro distúrbio reumatológico, sendo o mais frequente a vasculite sistêmica, seguida da artrite reumatoide e do lúpus eritematoso sistêmico (LES). Distúrbios não reumáticos também foram associados com policondrite recidivante (Tab. 366-1). Na maioria dos casos, esses distúrbios antecedem o aparecimento da policondrite recidivante, em geral em meses ou anos. Todavia, em outros casos, o início da policondrite recidivante pode ocorrer junto com a apresentação da doença.

PATOLOGIA E FISIOPATOLOGIA

A anormalidade mais precoce da cartilagem hialina e elástica observada ao exame histológico é uma perda focal ou difusa de coloração basofílica, indicando depleção dos proteoglicanos da matriz cartilaginosa. Os infiltrados inflamatórios são encontrados adjacentes à cartilagem acometida e consistem predominantemente em células mononucleares e alguns plasmócitos. Na doença aguda, estão presentes também leucócitos polimorfonucleares. A destruição da cartilagem começa nas margens externas e avança em direção ao centro. Observam-se colapso lacunar e perda de condrócitos. A cartilagem em processo de degeneração é substituída por tecido de granulação e, subsequentemente, por fibrose e áreas focais de calcificação. Podem existir pequenos focos de regeneração da cartilagem. O material granuloso extracelular observado pela microscopia eletrônica

TABELA 366-1 ■ Distúrbios associados com a policondrite recidivante[a]
Vasculite sistêmica
Artrite reumatoide
Lúpus eritematoso sistêmico
Doença do tecido conectivo sobreposta
Espondiloartrites
Doença de Behçet
Polimialgia reumática
Cirrose biliar primária
Fibrose pulmonar
Tireoidite de Hashimoto
Doença de Graves
Doença de Crohn
Colite ulcerativa
Síndromes mielodisplásicas

[a]A vasculite sistêmica é a associação mais comum, seguida da artrite reumatoide e do lúpus eritematoso sistêmico.

Fonte: Modificada de CJ Michet et al.: Ann Intern Med 104:74, 1986.

na matriz da cartilagem em degeneração foi interpretado como constituído por enzimas, imunoglobulinas ou proteoglicanos.

Os dados disponíveis sugerem que tanto a imunidade humoral quanto a imunidade celular desempenham um importante papel na patogênese da policondrite recidivante. Os depósitos de imunoglobulina e complemento são encontrados nos sítios de inflamação. Além disso, são detectados anticorpos contra o colágeno tipo II e contra a matrilina-1, bem como imunocomplexos, no soro de alguns pacientes. A possibilidade de que uma resposta imune ao colágeno tipo II possa ser importante na patogênese é apoiada experimentalmente pela ocorrência de condrite auricular em ratos imunizados com colágeno tipo II. Os anticorpos contra o colágeno tipo II são encontrados no soro desses animais, e os imunodepósitos são identificados nos sítios de inflamação auricular. As respostas imunes humorais aos colágenos tipos IX e XI, à matrilina-1 e à proteína da matriz oligomérica da cartilagem foram demonstradas em alguns pacientes. A matrilina-1 é uma proteína não colágena presente na matriz extracelular da cartilagem. Ela está presente em altas concentrações na traqueia, bem como no septo nasal, porém não é encontrada na cartilagem auricular. Em um estudo, constatou-se que os ratos imunizados com matrilina-1 desenvolveram estridor inspiratório acentuado e edema do septo nasal, mas sem envolvimento de articulações ou da cartilagem auricular. Os ratos apresentaram inflamação grave com erosões da cartilagem afetada, que se caracterizava por maiores números de células T CD4+ e CD8+ nas lesões, além de anticorpos IgG contra a matrilina-1. Um estudo subsequente demonstrou anticorpos séricos antimatrilina-1 em cerca de 13% dos pacientes com policondrite recidivante; cerca de 70% desses pacientes apresentavam sintomas respiratórios. A imunidade celular também pode atuar na produção da lesão tecidual, pois a transformação dos linfócitos pode ser demonstrada quando os linfócitos dos pacientes são expostos ao extrato de cartilagem. As células T específicas para o colágeno tipo II foram encontradas em alguns pacientes, e as células T CD4+ foram observadas em sítios de inflamação da cartilagem. A base genética também pode ser importante no desenvolvimento da doença. Foi observada uma frequência significativamente mais alta de HLA-DR4 em pacientes com policondrite recidivante, em comparação com indivíduos saudáveis, embora não tenha sido encontrado nenhum subtipo de alelo predominante.

MANIFESTAÇÕES CLÍNICAS

O início da policondrite recidivante costuma ser brusco, com o aparecimento de um ou dois locais de inflamação cartilaginosa. O padrão de comprometimento cartilaginoso e a frequência dos episódios variam amplamente entre os pacientes. Podem ocorrer também formas de apresentação sem acometimento cartilaginoso. As manifestações inflamatórias sistêmicas, como febre, fadiga e perda de peso, podem comumente preceder outros sinais clínicos. A policondrite recidivante pode não ser reconhecida por vários meses ou mesmo anos nos pacientes que inicialmente manifestam apenas edema e/ou dor articular intermitente, que exibem inflamação ocular, perda auditiva, cardiopatia valvar ou sintomas pulmonares inexplicáveis. Estudos recentes sugeriram que a policondrite recidivante pode apresentar-se em diferentes subgrupos que variam quanto ao tempo até o diagnóstico, às características clínicas e radiológicas e às complicações relacionadas à doença. Embora haja necessidade de investigação adicional para determinar de que forma esses subgrupos podem impactar o tratamento e os desfechos, o reconhecimento dos padrões da doença além do envolvimento cartilaginoso pode facilitar o diagnóstico.

A condrite auricular é a manifestação inicial mais frequente da policondrite recidivante, ocorrendo em 40% dos pacientes e, por fim, acometendo cerca de 85% dos pacientes (Tab. 366-2). Uma ou ambas as orelhas são afetadas de modo sequencial ou simultâneo. Os pacientes apresentam início súbito de dor, hipersensibilidade e edema da porção cartilaginosa da orelha. Isso, em geral, envolve o pavilhão auricular, poupando os lóbulos, uma vez que estes não contêm cartilagem. A pele suprajacente exibe uma coloração vermelha ou violácea. Os episódios prolongados ou recorrentes levam à destruição da cartilagem e resultam em uma orelha caída. O edema pode fechar a tuba auditiva ou o meato acústico externo, eventos que podem prejudicar a audição. A inflamação da artéria do labirinto ou de seu ramo coclear produz perda auditiva, vertigem, ataxia, náuseas e vômitos. A vertigem é quase sempre acompanhada de perda auditiva.

TABELA 366-2 ■ Manifestações clínicas da policondrite recidivante

Manifestações clínicas	Na apresentação	Cumulativas
	Frequência (%)	
Condrite auricular	43	89
Artrite	32	72
Condrite nasal	21	61
Inflamação ocular	18	59
Sintomas laringotraqueais	23	55
Audição reduzida	7	40
Deformidade do nariz em sela	11	25
Cutâneas	4	25
Estenose laringotraqueal	15	23
Vasculite	2	14
Creatinina elevada	7	13
Insuficiência aórtica ou mitral	0	12

Fonte: Reproduzida com permissão de PD Kent et al.: Relapsing polychondritis. Curr Opin Rheumatology 16:56, 2004. https://pubmed.ncbi.nlm.nih.gov/14673390/.

Cerca de 61% dos pacientes desenvolverão acometimento nasal, dos quais 21% já na apresentação inicial da doença. Os pacientes podem experimentar congestão nasal, rinorreia e epistaxe. A ponte do nariz e o tecido circundante tornam-se avermelhados, edemaciados e hipersensíveis, e podem sofrer colapso, produzindo uma deformidade do nariz em sela (Fig. 366-1). Em alguns pacientes, a deformidade nasal desenvolve-se de modo insidioso, sem inflamação óbvia. A deformidade do nariz em sela é observada com mais frequência em pacientes mais jovens, em particular mulheres.

O comprometimento articular é a manifestação inicial na policondrite recidivante em cerca de um terço dos pacientes e pode estar presente vários meses antes de surgirem outras características. Ao fim, mais de 50% dos pacientes terão artralgias ou artrite. A artrite costuma ser assimétrica e oligo ou poliarticular, acometendo tanto as grandes quanto as pequenas articulações periféricas. Um episódio de artrite pode durar poucos dias a várias semanas e regride espontaneamente sem deixar erosão ou deformidade articular. Os ataques de artrite podem não evidenciar qualquer relação

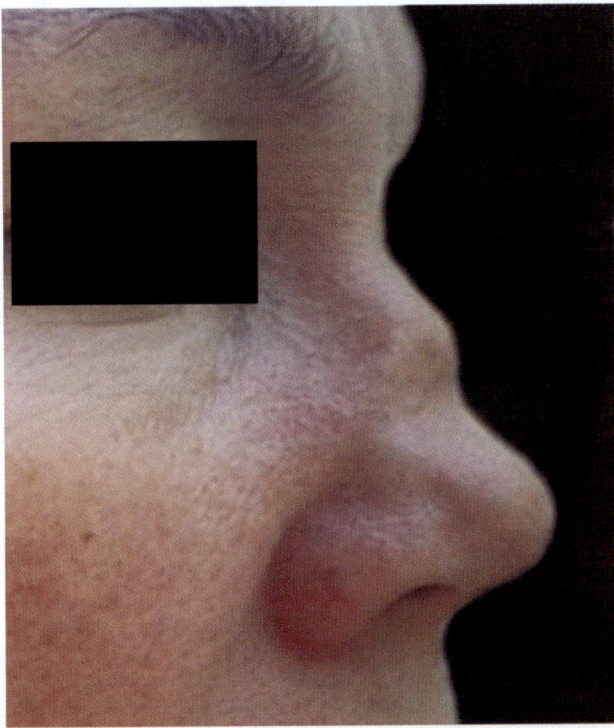

FIGURA 366-1 Nariz em sela resultante da destruição e do colapso da cartilagem nasal. *(Imagem cortesia de Marcela Ferrada, MD.)*

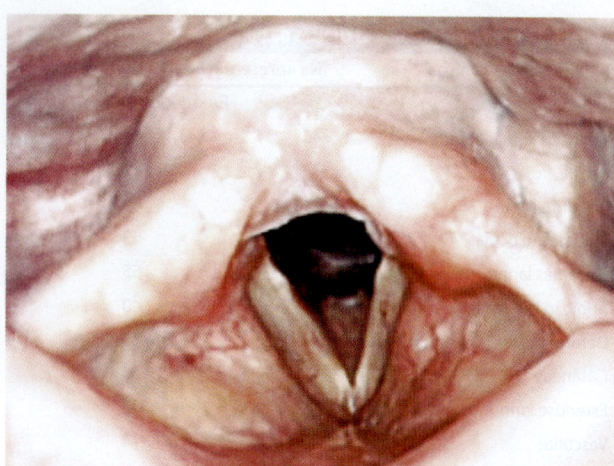

FIGURA 366-2 Estreitamento da subglote ocorrendo como resultado do envolvimento laringotraqueal na policondrite recidivante. *(Imagem cortesia de Marcela Ferrada, MD.)*

temporal com as outras manifestações da policondrite recidivante. O líquido articular é de natureza não inflamatória. Além das articulações periféricas, a inflamação pode acometer as cartilagens costocondrais, esternomanubrial e esternoclaviculares. A destruição dessas cartilagens pode resultar em uma deformidade tipo *pectus excavatum* ou até mesmo em uma parede torácica anterior instável.

As manifestações oculares ocorrem em mais de 50% dos pacientes e consistem em conjuntivite, episclerite, esclerite, irite, uveíte e ceratite. A inflamação ocular pode ser grave e ameaçar a visão. Outras manifestações incluem edemas palpebral e periorbitário, proptose, neurite óptica, paralisia dos músculos extraoculares, vasculite retiniana e oclusão da veia retiniana.

O acometimento laringotraqueobrônquico ocorre em cerca de 50% dos pacientes e está entre as manifestações mais graves da policondrite recidivante (Fig. 366-2). Os sintomas são rouquidão, tosse não produtiva e hipersensibilidade sobre a laringe e a traqueia proximal. Edema da mucosa, estenoses e/ou colapso da cartilagem laríngea ou traqueal podem causar estridor e obstrução das vias aéreas que podem ameaçar a vida, tornando necessária a realização de traqueostomia. O comprometimento pode estender-se até as vias aéreas inferiores, resultando em traqueobroncomalácia. O colapso da cartilagem nos brônquios resulta em pneumonia e, quando extenso, em insuficiência respiratória.

A insuficiência valvar cardíaca ocorre em 5 a 10% dos pacientes, sendo decorrente da dilatação progressiva do anel valvar ou da destruição das cúspides valvares. Ocorre insuficiência aórtica em cerca de 7% dos pacientes, sendo a valva mitral e outras valvas cardíacas acometidas com menos frequência. Outras manifestações cardíacas consistem em pericardite, miocardite, vasculite coronária e anormalidades da condução. Os aneurismas da aorta proximal, torácica ou abdominal podem ocorrer mesmo na ausência de condrite ativa, e, ocasionalmente, há ruptura.

Ocorre doença renal em cerca de 10% dos pacientes. As lesões renais mais comuns consistem em expansão mesangial ou glomerulonefrite necrosante segmentar, que costumam exibir pequenas quantidades de depósitos eletrodensos no mesângio, onde se verifica também um depósito fraco de C3 e/ou IgG ou IgM. Foi também relatada a ocorrência de doença tubulointersticial e nefropatia por IgA.

Cerca de 25% dos pacientes exibem lesões cutâneas, que podem incluir púrpura, eritema nodoso, eritema multiforme, angioedema/urticária, livedo reticular e paniculite.

São observadas manifestações de vasculite em até 25% dos pacientes, podendo acometer vasos de qualquer calibre. A vasculite de grandes vasos pode se manifestar com aneurismas aórticos, e a doença de vasos de calibre médio pode acometer as artérias coronárias, hepáticas, mesentéricas ou renais ou os vasos que irrigam os nervos. No mesmo sentido, pode haver vasculite cutânea. Foram também relatadas diversas vasculites primárias que ocorrem em associação à policondrite recidivante (Cap. 363). Uma sobreposição específica é a síndrome "MAGIC" (do inglês *mouth and genital ulcers with inflamed cartilage* [úlceras orais e genitais com cartilagem inflamada]), em que os pacientes apresentam manifestações tanto da policondrite recidivante quanto da doença de Behçet (Cap. 364).

Também foi encontrada associação da policondrite recidivante com a síndrome VEXAS (*v*acúolos, *e*nzima E1, ligada ao *X*, *a*utoinflamatória, *s*omática). A síndrome VEXAS deve ser considerada em homens com policondrite recidivante e anormalidades hematológicas geralmente no espectro de síndromes mielodisplásicas, febre, eventos trombóticos venosos, infiltrados pulmonares, lesões cutâneas ou doença resistente ao tratamento. As características clínicas associadas ao achado de vacúolos dentro de células precursoras da médula óssea sugerem fortemente a síndrome VEXAS. Ela foi comprovada por testagem genética para mutações *missense* somáticas mieloide-restritas em UBA1, a principal enzima E1 que inicia a ubiquitilação.

ACHADOS LABORATORIAIS E EXAMES DE IMAGEM

Não existem achados laboratoriais que sejam diagnósticos da policondrite recidivante. A leucocitose leve e a anemia normocrômica normocítica estão presentes com frequência. A eosinofilia é observada em 10% dos pacientes. A velocidade de hemossedimentação e a proteína C-reativa, em geral, mostram-se elevadas. O fator reumatoide e os testes de anticorpos antinucleares ocasionalmente são positivos, porém com baixos títulos, ao passo que os níveis de complemento estão normais. Os anticorpos contra o colágeno tipo II estão presentes em menos da metade dos pacientes e são inespecíficos. Os imunocomplexos circulantes podem ser identificados especialmente nos pacientes com doença ativa em fase inicial. Níveis elevados de γ-globulina podem ser detectados. Os anticorpos anticitoplasma de neutrófilo (ANCAs), tanto citoplasmáticos (c-ANCA) quanto perinucleares (p-ANCA), são encontrados em alguns pacientes com doença ativa. Entretanto, no teste específico de antígeno-alvo, há apenas relatos ocasionais de mieloperoxidase-ANCA positiva, e os proteinase 3-ANCA são encontrados muito raramente na policondrite recidivante.

As vias aéreas superiores e inferiores podem ser avaliadas por técnicas de imagem, como tomografia computadorizada (TC) e ressonância magnética (RM). A TC dinâmica inspiratória e expiratória pode ser útil na avaliação do envolvimento das vias aéreas. A broncoscopia proporciona uma visualização direta, mas pode ser um procedimento de alto risco para pacientes com comprometimento das vias aéreas. As provas de função pulmonar com alças de fluxo-volume podem revelar obstrução inspiratória e/ou expiratória.

O exame de imagem também pode ser útil para detectar a presença de doença extracartilaginosa. A arteriografia por TC ou RM deve ser realizada se houver características sugerindo o envolvimento da aorta ou de outros grandes vasos. A eletrocardiografia e a ecocardiografia podem ser úteis para avaliação adicional de manifestações cardíacas da doença. Há vários relatos descrevendo o uso da tomografia por emissão de pósitrons na policondrite recidivante, mas ainda não está claro se ela é útil e para quais características.

DIAGNÓSTICO

O diagnóstico baseia-se no reconhecimento dos achados clínicos característicos. As biópsias da cartilagem afetada da orelha, do nariz ou do trato respiratório confirmam o diagnóstico, porém são necessárias apenas quando as manifestações clínicas não são típicas, além de serem possivelmente difíceis de obter. Foram sugeridos critérios diagnósticos em 1976 por McAdam e colaboradores, incluindo a evidência por biópsia combinada com três dos seguintes: (1) condrite recorrente de ambos os pavilhões auriculares; (2) artrite inflamatória não erosiva; (3) condrite da cartilagem nasal; (4) inflamação das estruturas oculares, como conjuntivite, ceratite, esclerite/episclerite e/ou uveíte; (5) condrite das cartilagens laríngea e/ou traqueal; e (6) danos coclear e/ou vestibular que se manifestam por perda auditiva neurossensorial, zumbido e/ou vertigem. Em 1979, Damiani e Levine sugeriram que o diagnóstico poderia ser feito quando um ou mais dos achados mencionados anteriormente mais uma biópsia positiva estivessem presentes, quando houvesse dois ou mais sítios distintos de inflamação da cartilagem responsivos ao tratamento ou quando houvesse três ou mais dos achados indicados anteriormente.

O diagnóstico diferencial da policondrite recidivante concentra-se em seus locais de comprometimento clínico. Os pacientes com granulomatose com poliangeíte podem ter nariz em sela e acometimento traqueal, mas podem ser diferenciados pela ocorrência de inflamação primária na mucosa desses sítios, ausência de comprometimento auricular e presença de doença parenquimatosa pulmonar. Os pacientes com a síndrome de Cogan exibem ceratite intersticial, bem como anormalidades vestibulares e auditivas, porém essa síndrome não acomete o trato respiratório nem as orelhas. Inicialmente, a artrite reativa pode ser semelhante à policondrite recidivante devido à artrite oligoarticular e ao acometimento ocular, porém, com o passar do tempo, é diferenciada pela ocorrência de uretrite e lesões mucocutâneas típicas, bem como pela ausência de acometimento da cartilagem do nariz ou das orelhas. A artrite reumatoide inicialmente pode sugerir policondrite recidivante devido à artrite e à inflamação ocular, embora a artrite seja erosiva e simétrica. Além disso, os títulos do fator reumatoide são altos em comparação com aqueles observados na policondrite recidivante, e, em geral, não se observa a presença de antipeptídeo citrulinado cíclico. A infecção bacteriana do pavilhão auricular pode ser confundida com a policondrite recidivante, mas difere por geralmente acometer apenas uma única orelha, incluindo o lóbulo. A cartilagem auricular também pode ser lesionada por traumatismo ou congelamento. Além disso, pode-se observar a ocorrência de doença nasal destrutiva e anormalidades auriculares em pacientes que fazem uso de cocaína adulterada com levamisol. Nessa situação, o comprometimento da orelha difere daquele da policondrite recidivante, visto que costuma se manifestar na forma de placas purpúricas com necrose que se estende para o lóbulo da orelha, que não contém cartilagem.

TRATAMENTO
Policondrite recidivante

Nos pacientes com condrite ativa, a prednisona na dose de 40 a 60 mg/dia costuma ser efetiva na supressão da atividade da doença; a posologia deve ser reduzida gradualmente depois que a doença tiver sido controlada. Em alguns pacientes, a prednisona pode ser suspensa, ao passo que, em outros, será necessário continuar com pequenas doses na faixa de 5 a 10 mg/dia para a supressão contínua da doença. Outros agentes imunossupressores, como a ciclofosfamida, o metotrexato, a azatioprina, o micofenolato de mofetila ou a ciclosporina, devem ser usados em pacientes que têm doença grave potencialmente prejudicial aos órgãos, não respondem à prednisona ou necessitam de altas doses para controlar a atividade da doença. Há um interesse significativo no uso de agentes biológicos para tratar a policondrite recidivante. Os inibidores do fator de necrose tumoral foram as terapias mais amplamente examinadas até o momento e, embora possa haver um benefício, isso foi avaliado apenas em séries e casos retrospectivos. Existem também publicações de relatos com outros agentes, que incluem anacinra, rituximabe, tocilizumabe e abatacepte, mas os relatos ainda são muito escassos para uma avaliação da eficácia. A dapsona também é usada em algumas situações, mas foi substituída, em grande medida, por outras abordagens, não devendo ser usada na doença grave. A substituição de uma valva cardíaca ou o reparo de um aneurisma aórtico podem ser necessários. Quando a obstrução das vias aéreas é grave, é necessário realizar uma traqueostomia. Pacientes com colapso traqueobrônquico podem necessitar de *stents*.

DESFECHO, PROGNÓSTICO E SOBREVIDA DO PACIENTE

A evolução da policondrite recidivante é altamente variável. Alguns pacientes apresentam episódios inflamatórios de poucos dias a várias semanas de duração que, em seguida, desaparecem espontaneamente ou com o tratamento. Os episódios podem sofrer recidiva em intervalos que variam de semanas a meses. Em outros pacientes, a doença segue uma evolução indolente e crônica que pode ser grave. Em um estudo, a taxa de sobrevida estimada em 5 anos foi de 74%, e ao longo de 10 anos, de 55%. Cerca de metade das mortes poderiam ser atribuídas à policondrite recidivante ou a complicações do tratamento. As complicações das vias aéreas causaram 10% de todas as fatalidades, embora taxas mais altas tenham sido relatadas em outras séries. Em geral, os pacientes com doença mais disseminada têm prognóstico menos favorável.

LEITURAS ADICIONAIS

Beck DB et al: Somatic mutations in UBA1 and severe adult-onset autoinflammatory disease. N Engl J Med 383:2628, 2020.
Chopra R et al: Relapsing polychondritis. Rheum Dis Clin North Am 39:263, 2013.
Ernst A et al: Relapsing polychondritis and airway involvement. Chest 135:1024, 2009.
Ferrada M et al: Defining clinical subgroups in relapsing polychondritis: A prospective observational cohort study. Arthritis Rheumatol 72:1396, 2020.
Moulis G et al: Efficacy and safety of biologics in relapsing polychondritis: A French national multicentre study. Ann Rheum Dis 77:1172, 2018.
Vitale A et al: Relapsing polychondritis: An update on pathogenesis, clinical features, diagnostic tools, and therapeutic perspectives. Curr Rheumatol Rep 18:3, 2016.

367 Sarcoidose
Robert P. Baughman, Elyse E. Lower

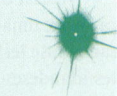

DEFINIÇÃO

A sarcoidose é uma doença inflamatória caracterizada pela presença de granulomas não caseosos. Na maioria das vezes, a doença acomete múltiplos sistemas, sendo necessário o acometimento de dois ou mais órgãos para se poder fazer um diagnóstico específico. O achado de granulomas não é específico da sarcoidose, e deve-se descartar a possibilidade de outras condições que reconhecidamente causam granulomas. Essas condições incluem infecções micobacterianas e fúngicas, neoplasia maligna e agentes ambientais, como berílio. Embora a sarcoidose afete praticamente todos os órgãos do corpo, o pulmão é o mais comumente acometido. Outros órgãos que costumam ser afetados são o fígado, a pele e os olhos. O desfecho clínico da sarcoidose varia, ocorrendo remissão em mais de 50% dos pacientes poucos anos após o estabelecimento do diagnóstico; no entanto, os demais pacientes podem desenvolver uma doença crônica que dura várias décadas.

ETIOLOGIA

Apesar das inúmeras pesquisas, a causa da sarcoidose continua sendo desconhecida. Atualmente, a etiologia mais provável é um agente ambiental infeccioso ou não infeccioso que desencadeia uma resposta inflamatória em um hospedeiro geneticamente suscetível. Entre os possíveis agentes infecciosos, estudos minuciosos mostraram uma incidência muito mais alta de *Propionibacterium acnes* nos linfonodos dos pacientes com sarcoidose em comparação aos controles. Um modelo animal mostrou que *P. acnes* pode induzir em camundongos uma resposta granulomatosa semelhante à sarcoidose. Outros demonstraram a presença de uma proteína micobacteriana (catalase-peroxidase de *Mycobacterium tuberculosis* [mKatG]) nos granulomas de alguns pacientes com sarcoidose. Essa proteína é muito resistente à degradação e pode representar o antígeno persistente na sarcoidose. A resposta imune a esse antígeno e a outras proteínas micobacterianas foi documentada por outro laboratório. Esses estudos sugerem que uma micobactéria semelhante a *M. tuberculosis* pode ser responsável pela sarcoidose. O mecanismo de exposição/infecção por esses agentes foi o foco de outros estudos. As exposições ambientais aos inseticidas e aos fungos filamentares estão associadas a maior risco de contrair essa doença. Além disso, os profissionais da assistência de saúde parecem ter um risco mais elevado. Ademais, ocorreu sarcoidose em um órgão doado após transplante em um paciente com sarcoidose. Alguns autores sugeriram que a sarcoidose não é decorrente de um único agente, mas representa uma resposta de determinado hospedeiro a múltiplos agentes. Alguns estudos conseguiram correlacionar as exposições ambientais aos marcadores genéticos. Esses estudos sustentam a hipótese de que um hospedeiro geneticamente suscetível é um fator essencial nessa doença.

INCIDÊNCIA, PREVALÊNCIA E IMPACTO GLOBAL

A sarcoidose é observada em todo o mundo, sendo a prevalência mais alta relatada na população nórdica. Nos Estados Unidos, a doença é relatada mais comumente em negros do que em brancos, com uma razão entre eles variando de 3:1 a 17:0. Nos Estados Unidos, as mulheres são mais suscetíveis do que os homens. A incidência mais alta em negros pode ter sido influenciada pelo fato de que esses indivíduos parecem desenvolver doença pulmonar mais extensa e crônica. Levando em consideração que a maioria das clínicas especializadas em sarcoidose é dirigida por pneumologistas, pode ter ocorrido um viés de seleção. Em âmbito mundial, a prevalência da doença varia de 20 a 60 a cada 100 mil para muitos grupos, como japoneses, italianos e norte-americanos brancos. Há taxas mais elevadas na Irlanda e nos países nórdicos. Em uma comunidade observada minuciosamente na Suécia, o risco ao longo da vida de apresentar sarcoidose foi de 3%.

A sarcoidose frequentemente ocorre em adultos jovens previamente saudáveis. É incomum diagnosticar essa doença em pessoas < 18 anos. Entretanto, já ficou claro que um segundo pico na incidência ocorre por volta dos 60 anos. Em um estudo com cerca de 30 mil pacientes com sarcoidose nos Estados Unidos, a idade mediana no momento do diagnóstico foi de 55 anos.

Apesar de a maioria dos casos de sarcoidose ser de natureza esporádica, existe uma forma familiar da doença. Pelo menos 5% dos pacientes com sarcoidose terão um membro da família com essa enfermidade. Os pacientes irlandeses ou negros com sarcoidose parecem ter uma taxa de doença familiar 2 ou 3 vezes mais alta.

FISIOPATOLOGIA E IMUNOPATOGÊNESE

O granuloma é o elemento patológico característico da sarcoidose. Um aspecto distinto é o acúmulo local de células inflamatórias. Estudos extensos realizados no pulmão, utilizando o lavado broncoalveolar (LBA), demonstraram que a resposta inflamatória inicial consiste em um influxo de células T auxiliares. Além disso, observa-se um acúmulo de monócitos ativados. A **Figura 367-1** apresenta um modelo proposto para a sarcoidose. Utilizando o complexo HLA-CD4, as células apresentadoras de antígenos apresentam um antígeno desconhecido à célula T auxiliar. Estudos esclareceram que os haplótipos de antígeno leucocitário humano (HLA)-específicos, como HLA-DRB1*1101, estão associados a um maior risco de surgimento da sarcoidose. Além disso, diferentes haplótipos HLA estão associados a diferentes desfechos clínicos.

O *cluster* de macrófagos/células T auxiliares leva à ativação, com liberação aumentada de várias citocinas. Isso inclui a interleucina (IL)-2, liberada das células T, e o interferon-γ e o fator de necrose tumoral (TNF, do inglês *tumor necrosis factor*), liberados pelo macrófago. A célula T é um elemento necessário da resposta inflamatória inicial. Na infecção pelo vírus da imunodeficiência humana (HIV) não tratada em fase avançada, os pacientes que carecem de células T auxiliares raramente desenvolvem sarcoidose. Por outro lado, vários relatos confirmam que a sarcoidose acaba sendo revelada quando os indivíduos infectados pelo HIV recebem terapia antirretroviral, com subsequente restauração de seu sistema imune. Em contrapartida, o tratamento da sarcoidose pulmonar já estabelecida com ciclosporina, fármaco que infrarregula as respostas de células T auxiliares, parece ter pouco impacto.

A resposta granulomatosa da sarcoidose pode desaparecer com ou sem terapia. Entretanto, em pelo menos 20% dos pacientes instala-se uma forma crônica da doença. Essa forma persistente da doença está associada com níveis aumentados no sangue e/ou no LBA de IL-8, IL-17 e CXCL9. Além disso, estudos relataram que os pacientes com essa forma crônica de doença liberam quantidades excessivas de TNF nas áreas de inflamação. Assinaturas gênicas específicas foram associadas à ocorrência de doenças mais graves, como doença cardíaca, neurológica e pulmonar fibrótica.

Por ocasião do diagnóstico, pode ser difícil determinar a história natural da doença. Uma forma da doença, a *síndrome de Löfgren*, consiste em eritema nodoso e adenopatia hilar na radiografia de tórax. Em alguns casos, pode-se identificar a presença de artrite periarticular sem eritema nodoso. A síndrome de Löfgren está associada a um bom prognóstico, com mais de 90% dos pacientes alcançando uma resolução da doença dentro de 2 anos. Estudos recentes demonstraram que o HLA-DRB1*03 foi encontrado em cerca de dois terços dos pacientes escandinavos com síndrome de Löfgren. Mais de 95% dos pacientes positivos para HLA-DRB1*03 tiveram resolução da doença dentro de 2 anos, ao passo que quase metade dos pacientes remanescentes permaneceram com a doença por > 2 anos. Ainda não foi estabelecido se essas observações podem ser aplicadas a uma população de indivíduos não escandinavos.

MANIFESTAÇÕES CLÍNICAS

A manifestação da sarcoidose varia desde pacientes assintomáticos até aqueles com falência de órgãos. Ainda não foi esclarecido com que frequência a sarcoidose é assintomática. Nos países em que é feito o rastreamento sistemático com radiografia de tórax, 20 a 30% dos casos pulmonares são identificados em indivíduos assintomáticos. A impossibilidade de realizar o rastreamento de outras formas assintomáticas da doença pode sugerir que até um terço dos pacientes com sarcoidose são assintomáticos.

As queixas respiratórias, como tosse e dispneia, são os sintomas iniciais mais comuns. Em muitos casos, o paciente apresenta uma história de 2 a 4 semanas desses sintomas. Infelizmente, devido à natureza inespecífica dos sintomas pulmonares, o paciente pode consultar com médicos por até 1 ano antes de o diagnóstico ser confirmado. Para esses pacientes, o diagnóstico de sarcoidose costuma ser sugerido somente quando é feita uma radiografia de tórax.

Os sintomas relacionados com doença cutânea e ocular são as duas próximas queixas mais comuns. As lesões da pele são frequentemente inespecíficas. Entretanto, como essas lesões são facilmente observadas, o paciente e o médico responsável pelo tratamento com frequência são levados a um diagnóstico. Ao contrário dos pacientes com doença pulmonar, aqueles com lesões cutâneas têm maior probabilidade de serem diagnosticados 6 meses após o surgimento dos sintomas.

Os sintomas constitucionais inespecíficos incluem fadiga, febre, sudorese noturna e perda de peso. A fadiga talvez seja o sintoma constitucional mais comum que afeta esses pacientes. Em virtude de sua natureza insidiosa, em geral os pacientes não ficam cientes da associação com a sarcoidose até que a enfermidade tenha regredido.

A incidência global da sarcoidose no momento em que é feito o diagnóstico e o acometimento comum de órgãos estão resumidos na **Tabela 367-1**. Com o passar do tempo, o acometimento cutâneo, ocular e neurológico torna-se mais evidente. Nos Estados Unidos, a frequência de acometimento orgânico específico parece ser afetada por idade, etnia e sexo. Por exemplo, a doença ocular é mais comum entre os negros. Antes dos 40 anos, ela ocorre mais frequentemente em mulheres. Contudo, nos pacientes diagnosticados com mais de 40 anos, a doença ocular é mais comum em homens.

PULMÕES

O acometimento pulmonar ocorre em > 90% dos pacientes com sarcoidose. O método usado mais comumente para identificar a doença pulmonar ainda é a radiografia de tórax. A **Figura 367-2** ilustra a radiografia de tórax de um paciente com sarcoidose que tem adenopatia hilar bilateral. Embora a tomografia computadorizada (TC) tenha modificado a abordagem diagnóstica para a doença pulmonar intersticial, esse exame não costuma ser considerado como instrumento de monitoramento para pacientes com sarcoidose com exceção dos casos de fibrose pulmonar. A **Figura 367-3** demonstra alguns dos aspectos característicos da TC, como espessamento peribrônquico e alterações reticulonodulares, que são predominantemente subpleurais. O espessamento peribrônquico observado na TC parece explicar a alta presença de granulomas nas biópsias brônquicas realizadas para fazer o diagnóstico.

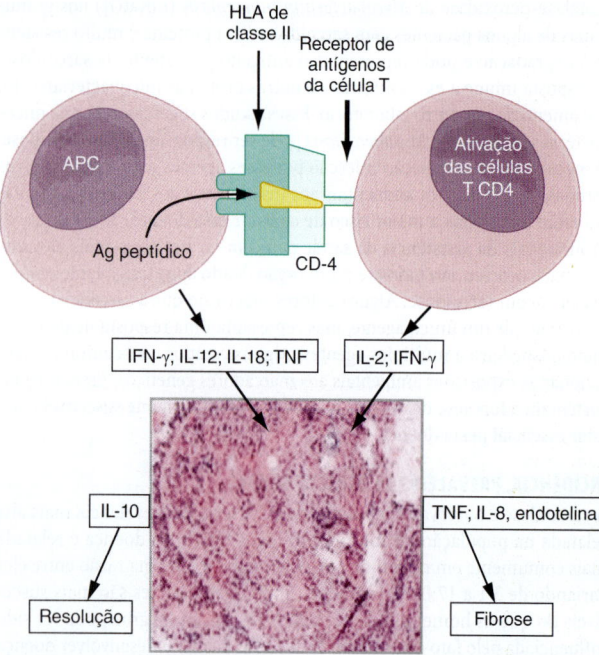

FIGURA 367-1 Representação esquemática dos eventos iniciais da sarcoidose. O complexo da célula apresentadora de antígeno e da célula T auxiliar leva à liberação de múltiplas citocinas, o que forma um granuloma. Com o passar do tempo, o granuloma pode regredir ou evoluir para doença crônica, incluindo fibrose. APC, célula apresentadora de antígeno; HLA, antígeno leucocitário humano; IFN, interferon; IL, interleucina; TNF, fator de necrose tumoral.

TABELA 367-1 ■ Frequência de acometimento comum de órgãos e risco vitalício[a]		
	Apresentação (%)[b]	Acompanhamento (%)[c]
Pulmões	95	94
Pele	24	43
Olhos	12	29
Linfonodo extratorácico	15	16
Fígado	12	14
Baço	7	8
Neurológico	5	16
Sistema cardíaco	2	3

[a]Os pacientes podem ter mais de um órgão acometido. [b]Do estudo ACCESS com 736 pacientes avaliados 6 meses após estabelecido o diagnóstico. [c]Do acompanhamento de 1.024 pacientes com sarcoidose atendidos na University of Cincinnati Interstitial Lung Disease and Sarcoidosis Clinic, de 2002 a 2006.

Apesar de a TC ser mais sensível, o sistema de escores padronizado descrito por Scadding, em 1961, para as radiografias de tórax continua sendo o método preferido para caracterizar o acometimento torácico. O estágio 1 representa apenas adenopatia hilar (Fig. 367-2), na maioria das vezes com o acometimento paratraqueal do lado direito. O estágio 2 é uma combinação de adenopatia mais infiltrados, ao passo que o estágio 3 revela apenas infiltrados. O estágio 4 consiste em fibrose. Em geral, os infiltrados na sarcoidose são predominantemente um processo do lobo superior. Somente em poucas doenças não infecciosas observa-se a predominância do lobo superior. Além da sarcoidose, o diagnóstico diferencial de doença no lobo superior inclui pneumonite de hipersensibilidade, silicose e histiocitose de células de Langerhans. Para as doenças infecciosas, a tuberculose e a pneumonia por *Pneumocystis* podem se manifestar, com frequência, como doenças do lobo superior.

Os volumes pulmonares, a mecânica e a difusão são úteis para avaliar doenças pulmonares intersticiais, como a sarcoidose. A difusão do dióxido de carbono (D_{CO}) é o teste diagnóstico mais sensível para uma doença pulmonar intersticial. Os volumes pulmonares reduzidos são um reflexo da doença pulmonar restritiva observada na sarcoidose. Contudo, um terço dos pacientes que se apresentam com sarcoidose têm volumes pulmonares dentro da variação normal, apesar das radiografias de tórax anormais e da dispneia.

Cerca de metade dos pacientes com sarcoidose se apresentam com doença obstrutiva, refletida por uma razão reduzida entre o volume expiratório forçado em 1 segundo e a capacidade vital forçada (VEF_1/CVF). A tosse é um sintoma muito comum. O acometimento das vias aéreas, causando graus variáveis de obstrução, é responsável pela tosse na maioria dos pacientes com sarcoidose. A hiper-reatividade das vias aéreas, conforme determinada pelo teste de broncoprovocação com metacolina, é positiva em alguns

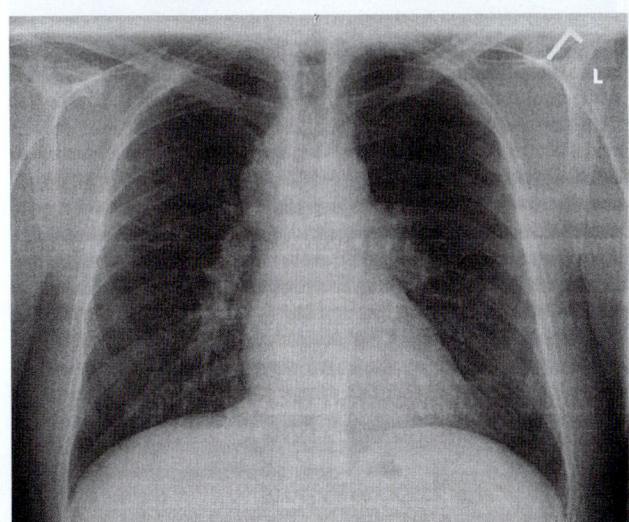

FIGURA 367-2 **Radiografia posteroanterior de tórax** demonstrando adenopatia hilar bilateral, doença no estágio 1.

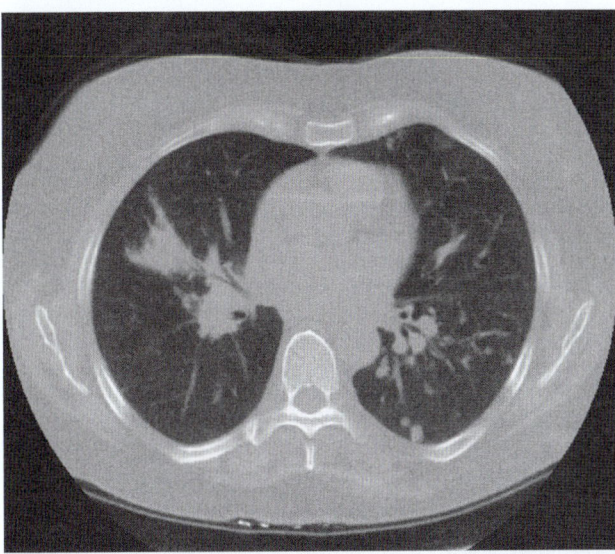

FIGURA 367-3 **Tomografia computadorizada de alta resolução do tórax** demonstrando a nodularidade reticular irregular, incluindo áreas de confluência.

desses pacientes. Alguns poucos pacientes com tosse respondem aos broncodilatadores tradicionais como a única forma de tratamento. Em alguns casos, de maneira isolada, os glicocorticoides inalatórios em altas doses são úteis. A obstrução das vias aéreas pode ser causada por uma grande estenose, que pode se tornar fibrótica e não responder à terapia anti-inflamatória.

A hipertensão arterial pulmonar é relatada em pelo menos 5% dos pacientes com sarcoidose. Tanto o acometimento vascular direto quanto as consequências das alterações fibróticas no pulmão podem resultar em hipertensão arterial pulmonar. Nos pacientes com sarcoidose que apresentam fibrose terminal e que estão aguardando um transplante de pulmão, 70% apresentarão hipertensão arterial pulmonar. Essa incidência é muito mais alta do que aquela relatada para outras doenças pulmonares fibrosantes. Nos pacientes com doença menos avançada, porém ainda assim sintomáticos, a hipertensão arterial pulmonar foi observada em até 50% dos casos. Como a hipertensão arterial pulmonar associada à sarcoidose pode responder à terapia, uma avaliação para essa possibilidade deve ser considerada nos pacientes persistentemente dispneicos.

PELE

O acometimento da pele é identificado em mais de um terço dos pacientes com sarcoidose. As lesões cutâneas clássicas consistem em eritema nodoso, lesões maculopapulares, hiper e hipopigmentação, formação de queloides e nódulos subcutâneos. Um complexo específico de acometimento da ponte do nariz, da área localizada abaixo dos olhos e das bochechas recebe a denominação de *lúpus pérnio* (Fig. 367-4), sendo diagnóstico de uma forma crônica de sarcoidose.

Em contrapartida, o eritema nodoso é uma erupção cutânea transitória que pode ser observada em associação com adenopatia hilar e uveíte (síndrome de Löfgren). É mais comum em mulheres e em certos grupos demográficos autodescritos, incluindo brancos e porto-riquenhos. Nos Estados Unidos, as outras manifestações de sarcoidose cutânea, em particular o lúpus pérnio, são mais comuns em negros do que em brancos.

As lesões maculopapulares da sarcoidose constituem a forma crônica mais comum da doença (Fig. 367-5). Com frequência, elas passam despercebidas ao paciente e ao médico, visto que são crônicas e não provocam dor. No início, essas lesões consistem em pápulas de coloração púrpura e, com frequência, são induradas. Elas podem tornar-se confluentes e infiltrar grandes áreas da pele. Com o tratamento, a cor e o endurecimento podem regredir. Como essas lesões são causadas por granulomas não caseosos, o diagnóstico de sarcoidose pode ser feito prontamente por uma biópsia da pele.

OLHOS

A frequência das manifestações oculares na sarcoidose varia de acordo com a etnia. No Japão, mais de 70% dos pacientes com sarcoidose desenvolvem doença ocular, ao passo que, nos Estados Unidos, apenas 30% a

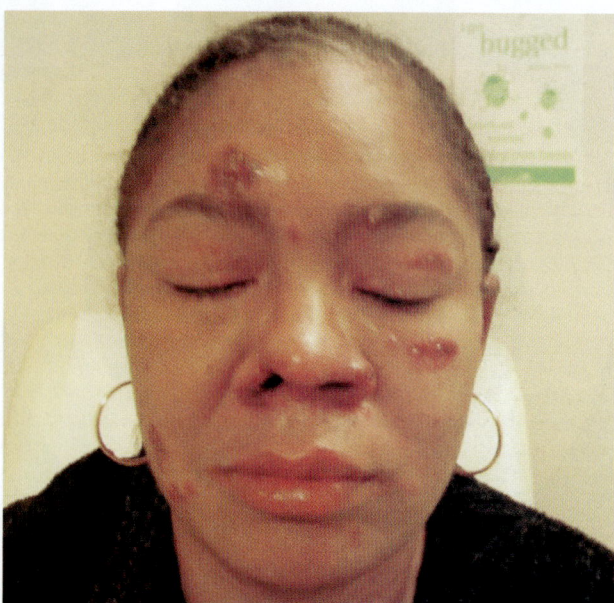

FIGURA 367-4 Lesões inflamatórias crônicas ao redor do nariz, dos olhos e das bochechas, denominadas *lúpus pérnio*.

exibem, sendo o problema mais comum em negros do que em brancos. Apesar de a manifestação mais frequente ser a uveíte anterior, mais de 25% dos pacientes terão inflamação na parte posterior do olho, como retinite e *pars* planite. Embora sintomas como fotofobia, visão borrada e aumento do lacrimejamento possam ocorrer, alguns pacientes assintomáticos apresentam inflamação ativa. Os pacientes inicialmente assintomáticos com sarcoidose ocular podem, por fim, desenvolver cegueira. Por isso, recomenda-se que todos os pacientes com sarcoidose sejam submetidos a exame oftalmológico específico. A ceratoconjuntivite seca é observada em mais de 50% dos pacientes com sarcoidose crônica. Os olhos secos aparecem como um reflexo de doença prévia da glândula lacrimal e, mesmo sem inflamação ativa, os pacientes podem requerer lágrimas artificiais ou outros lubrificantes.

FÍGADO

Ao serem utilizadas biópsias para detectar a doença granulomatosa, o acometimento do fígado pode ser identificado em mais de 50% dos pacientes com sarcoidose. Usando provas de função hepática, entretanto, apenas 20 a 30% dos pacientes têm evidências de acometimento hepático. A anormalidade mais comum da função hepática é uma elevação no nível da fosfatase alcalina, compatível com um padrão obstrutivo. Além disso, podem ocorrer níveis elevados das transaminases. Um nível elevado de bilirrubina é um marcador para doença hepática mais avançada. Contudo, ao todo, apenas 5% dos pacientes com sarcoidose exibem sintomas de hepatopatia que exijam terapia específica. Embora possam derivar de hepatomegalia, os sintomas resultam, mais frequentemente, de uma extensa colestase intra-hepática que evolui para hipertensão portal. Nesse caso, podem ocorrer ascite e varizes esofágicas. É raro que um paciente com sarcoidose venha a necessitar de um transplante de fígado, pois mesmo os pacientes com cirrose decorrente de sarcoidose podem responder à terapia sistêmica.

MEDULA ÓSSEA E BAÇO

Uma ou mais manifestações na medula óssea podem ser identificadas em muitos pacientes com sarcoidose. O problema hematológico mais comum é a linfopenia, que é um reflexo do sequestro dos linfócitos dentro das áreas de inflamação. A anemia ocorre em 20% dos pacientes, e a leucopenia é menos comum. O exame da medula óssea revela granulomas em cerca de um terço dos pacientes. Enquanto a esplenomegalia pode ser detectada em 5 a 10% dos pacientes, a biópsia do baço revela granuloma em 60% dos casos. A TC pode ser relativamente específica para o comprometimento do baço pela sarcoidose (Fig. 367-6). O acometimento tanto da medula óssea quanto do baço é mais comum em negros do que em brancos. Embora essas manifestações isoladas sejam apenas raramente uma indicação para tratamento, a esplenectomia pode estar indicada para a esplenomegalia sintomática maciça ou a pancitopenia profunda. Pode ocorrer linfadenopatia não torácica em até 20% dos pacientes.

METABOLISMO DO CÁLCIO

Ocorrem hipercalcemia e/ou hipercalciúria em cerca de 10% dos pacientes com sarcoidose. Esse achado é mais comum em brancos do que em negros e em homens. O mecanismo do metabolismo anormal do cálcio é a maior produção de 1,25-di-hidroxivitamina D pelo próprio granuloma. A 1,25-di-hidroxivitamina D provoca aumento da absorção intestinal de cálcio, resultando em hipercalcemia com nível suprimido de paratormônio (PTH) (Cap. 410). A vitamina D exógena aumentada devido à dieta ou à exposição à luz solar pode exacerbar esse problema. O cálcio sérico deve ser determinado como parte da avaliação inicial de todos os pacientes com sarcoidose, e uma determinação repetida pode ser útil durante os meses de verão, com maior exposição solar. Nos pacientes com história de cálculos renais, deve ser solicitada a mensuração do cálcio na urina de 24 horas. Se um paciente com sarcoidose e história de cálculos renais vai receber suplementos de cálcio, deve ser realizado um acompanhamento com mensuração do nível de cálcio na urina de 24 horas.

DOENÇA RENAL

Ocorre comprometimento direto dos rins em < 5% dos pacientes com sarcoidose. Esse comprometimento está associado a granulomas no próprio

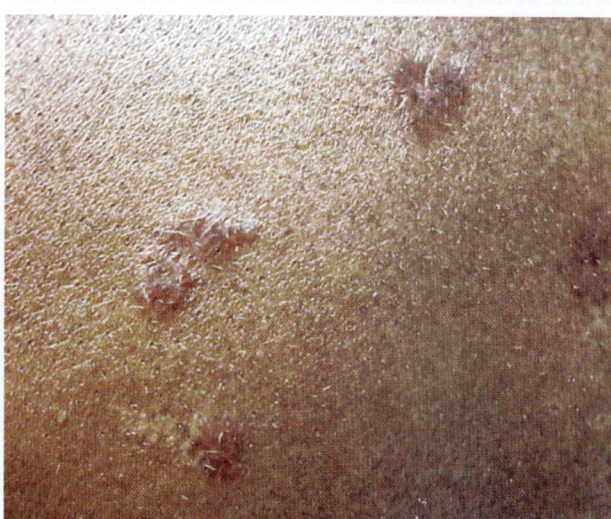

FIGURA 367-5 Lesões maculopapulares no tronco de um paciente com sarcoidose.

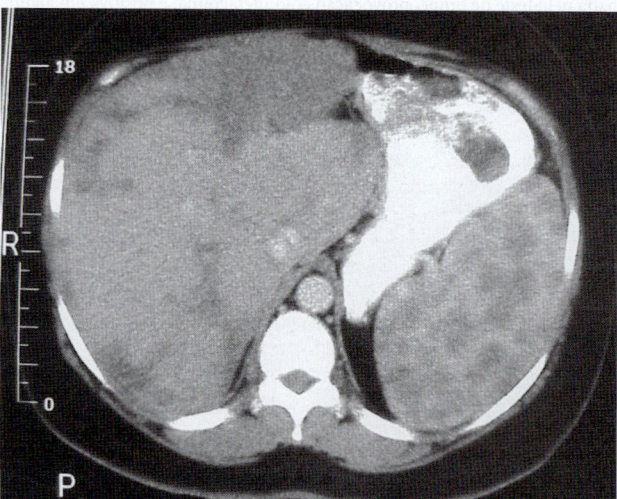

FIGURA 367-6 Tomografia computadorizada do abdome após a administração de contraste por via oral e intravenosa. O estômago mostra-se comprimido pelo baço aumentado de volume. Dentro do baço, são identificadas áreas de hipodensidade e de hiperdensidade.

rim, podendo levar à nefrite. Entretanto, a hipercalcemia é a causa mais provável de doença renal associada à sarcoidose. Em 1 a 2% dos pacientes com sarcoidose, pode-se observar o desenvolvimento de insuficiência renal aguda em consequência da hipercalcemia. O tratamento bem-sucedido da hipercalcemia com glicocorticoides e outras terapias com frequência melhora a disfunção renal, porém, em geral, não a elimina por completo.

SISTEMA NERVOSO

A doença neurológica é relatada em 5 a 10% dos pacientes com sarcoidose e parece comportar uma frequência igual em todos os grupos étnicos. Qualquer parte dos sistemas nervosos central ou periférico pode ser afetada. Com frequência, a presença de inflamação granulomatosa é visível na ressonância magnética (RM). A RM com realce pelo gadolínio pode demonstrar lesões expansivas, porém pode ser negativa em virtude de lesões pequenas ou do efeito da terapia sistêmica para reduzir a inflamação. Os achados no líquido cerebrospinal (LCS) incluem meningite linfocítica, com leve aumento de proteínas. A glicose no LCS costuma ser normal, embora possa se mostrar baixa. Certas áreas do sistema nervoso central são mais comumente afetadas na neurossarcoidose, incluindo comprometimento de pares de nervos cranianos, meningite basilar, mielopatia e doença hipotalâmica anterior com diabetes insípido associado (Cap. 381). Convulsões e alterações cognitivas também ocorrem. Dos pares de nervos cranianos, a paralisia do sétimo nervo pode ser transitória e confundida com a paralisia de Bell (paralisia idiopática do sétimo nervo). Levando em consideração que essa forma de neurossarcoidose frequentemente regride em algumas semanas e não tem recidiva, ela pode ocorrer antes do diagnóstico definitivo de sarcoidose. A neurite óptica é outra manifestação da sarcoidose nos pares cranianos. Essa manifestação é mais crônica e costuma indicar uma terapia sistêmica em longo prazo. Ela pode estar associada à uveíte tanto anterior quanto posterior. Às vezes, pode ser difícil diferenciar a neurossarcoidose da esclerose múltipla. A neurite óptica pode ocorrer em ambas as doenças. Em alguns pacientes com sarcoidose, múltiplas anormalidades que realçam a substância branca podem ser detectadas pela RM, sugerindo esclerose múltipla. Nesses casos, a presença de realce meníngeo ou de acometimento hipotalâmico sugere neurossarcoidose, assim como a evidência de doença extraneurológica, como o acometimento pulmonar ou cutâneo. Sabendo que a resposta da neurossarcoidose aos glicocorticoides e à terapia citotóxica difere daquela da esclerose múltipla, é importante estabelecer a diferença entre essas entidades patológicas.

CARDÍACO

O acometimento cardíaco é influenciado pela etnia. Embora mais de 25% dos pacientes japoneses com sarcoidose desenvolvam doença cardíaca, apenas 5% dos pacientes portadores de sarcoidose nos Estados Unidos e na Europa desenvolvem cardiopatia sintomática. Todavia, não existe qualquer predileção racial aparente entre brancos e negros. A doença cardíaca, que, em geral, manifesta-se como insuficiência cardíaca congestiva ou arritmias cardíacas, resulta da infiltração do músculo cardíaco por granulomas. O comprometimento granulomatoso difuso do músculo cardíaco pode levar a uma disfunção pronunciada com fração de ejeção ventricular esquerda < 10%. No entanto, mesmo nessa situação, pode ocorrer melhora na fração de ejeção com a terapia sistêmica. As arritmias também podem ocorrer com infiltração difusa ou acometimento cardíaco em placas. Se o nó atrioventricular (AV) for infiltrado, pode ocorrer bloqueio cardíaco, que pode ser identificado pela eletrocardiografia de rotina. As arritmias ventriculares e a taquicardia ventricular são causas comuns de morte. As arritmias são mais bem detectadas por meio de monitoramento ambulatorial de 24 horas, e os exames eletrofisiológicos podem ser negativos. Outros exames de rastreamento para doença cardíaca incluem eletrocardiografia de rotina e ecocardiografia. A confirmação da sarcoidose cardíaca costuma ser obtida por RM ou tomografia computadorizada por emissão de pósitrons (PET). Como as arritmias ventriculares, em geral, são multifocais, em virtude de múltiplos granulomas com distribuição irregular no coração, a terapia ablativa não é útil. Os pacientes com arritmias ventriculares significativas devem ser considerados para um desfibrilador implantável, o que parece reduzir a taxa de morte na sarcoidose cardíaca. Embora a terapia sistêmica possa ser útil no tratamento das arritmias, os pacientes ainda podem ter arritmias malignas até 6 meses após o início de um tratamento bem-sucedido, e o risco de arritmias recorrentes existirá sempre que as medicações tiverem sua posologia reduzida.

SISTEMA MUSCULOESQUELÉTICO

O comprometimento granulomatoso direto do osso e do músculo pode ser documentado por exames de imagem (radiografia, RM, PET [Fig. 367-7] ou cintilografia com gálio), ou confirmado por biópsia, em cerca de 10% dos pacientes com sarcoidose. Entretanto, uma maior porcentagem de pacientes com sarcoidose queixa-se de mialgias e de artralgias. Essas queixas assemelham-se àquelas relatadas por pacientes com outras doenças inflamatórias, incluindo infecções crônicas, como a mononucleose. A fadiga associada à sarcoidose pode ser opressiva para muitos pacientes. Uma ligação entre fadiga e doença de fibras nervosas periféricas pequenas foi descrita na sarcoidose.

COMPROMETIMENTO DE OUTROS ÓRGÃOS

Embora a sarcoidose possa acometer qualquer órgão do corpo, ela raramente afeta a mama, os testículos, os ovários ou o estômago. Devido à raridade de acometimento, uma massa em uma dessas áreas torna necessária a realização de biópsia para excluir outras doenças, como o câncer. Por exemplo, em um estudo de problemas mamários em mulheres com sarcoidose, era mais provável que uma lesão na mama representasse granulomas decorrentes de sarcoidose do que de um câncer de mama. Entretanto, os achados no exame físico ou na mamografia não permitem diferenciar prontamente essas duas lesões. Ainda mais importante, à medida que as mulheres com sarcoidose envelhecem, o câncer de mama torna-se mais comum. Por isso, recomenda-se que seja realizado um rastreamento de rotina que inclua mamografia, em conjunto com outros exames de imagem (ultrassonografia, RM), ou biópsia, conforme indicado pelo quadro clínico.

COMPLICAÇÕES

Em geral, a sarcoidose é uma doença autolimitada que não representa ameaça à vida. Entretanto, a doença com ameaça a determinado órgão pode ocorrer. Essas complicações podem incluir cegueira, paraplegia ou insuficiência renal. A morte por sarcoidose ocorre em cerca de 5% dos pacientes atendidos em clínicas de referência para essa patologia. As causas habituais de morte relacionadas com a sarcoidose são decorrentes de acometimentos pulmonar, cardíaco, neurológico ou hepático. Na insuficiência respiratória, a elevação da pressão atrial direita representa um achado de mau prognóstico. As complicações pulmonares também podem incluir infecções, como bola fúngica, que, subsequentemente, poderão evoluir para sangramento maciço. Além disso, a administração de agentes imunossupressores pode aumentar a incidência de infecções graves.

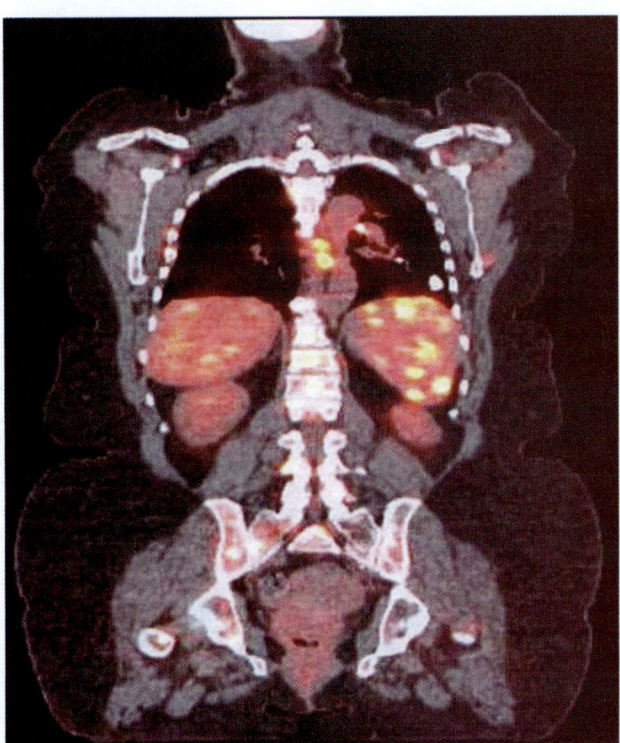

FIGURA 367-7 Tomografia por emissão de pósitrons e tomografia computadorizada combinadas, demonstrando aumento de atividade no baço, nas costelas e na coluna de um paciente com sarcoidose.

ACHADOS LABORATORIAIS

A radiografia de tórax continua sendo o instrumento mais utilizado para determinar o acometimento pulmonar na sarcoidose. Como assinalado anteriormente, a radiografia de tórax classifica o acometimento em quatro estágios, com os estágios 1 e 2 evidenciando adenopatia hilar e paratraqueal. A TC vem sendo utilizada com frequência cada vez maior na avaliação da doença pulmonar intersticial. Na sarcoidose, a presença de adenopatia e de um infiltrado nodular não é específica. Uma adenopatia de até 2 cm pode ser visualizada em outras doenças pulmonares inflamatórias, como fibrose pulmonar idiopática. No entanto, uma adenopatia com > 2 cm no eixo mais curto apoia o diagnóstico de sarcoidose em relação a outras doenças pulmonares intersticiais.

A PET tem substituído cada vez mais a cintilografia com gálio-67 para a identificação de áreas de doença granulomatosa no tórax e em outras partes do corpo (Fig. 367-7). Ambos os exames podem ser usados para identificar áreas potenciais para biópsia. A PET cardíaca também demonstrou ser útil na avaliação da sarcoidose cardíaca. A identificação da atividade hipermetabólica pode decorrer dos granulomas da sarcoidose e não de neoplasia maligna disseminada.

A RM também demonstrou ser útil na avaliação da sarcoidose extrapulmonar. Foi demonstrado realce com gadolínio em áreas de inflamação no cérebro, no coração e no osso. A RM pode detectar lesões assintomáticas. À semelhança da PET, as alterações na RM parecem ser semelhantes àquelas observadas na neoplasia maligna e na infecção. Em alguns casos, pode ser necessária uma biópsia para determinar a causa da anormalidade radiológica.

Os níveis séricos da enzima conversora de angiotensina (ECA) podem ser úteis no diagnóstico da sarcoidose. No entanto, o teste tem sensibilidade e especificidade baixas. Os níveis elevados de ECA são relatados em 60% dos pacientes com doença aguda e em apenas 20% daqueles com doença crônica. Existem várias causas para uma elevação discreta da ECA, como o diabetes, porém elevações de mais de 50% do limite superior da normalidade são observadas apenas em umas poucas condições, como sarcoidose, hanseníase, doença de Gaucher, hipertireoidismo e infecções granulomatosas disseminadas, como a tuberculose miliar. Como os níveis da ECA são determinados por ensaio biológico, a utilização concomitante de um inibidor da ECA, como o lisinopril, resulta em um nível muito baixo de ECA.

DIAGNÓSTICO

Para o diagnóstico de sarcoidose, são indispensáveis tanto as manifestações clínicas quanto os achados patológicos compatíveis. Como a causa da sarcoidose continua sendo obscura, o diagnóstico não pode ser feito com 100% de certeza. Apesar disso, o diagnóstico pode ser feito com uma certeza razoável com base na história e nas características físicas, em conjunto com os achados laboratoriais e patológicos.

Em geral, os pacientes são avaliados quanto à possibilidade de sarcoidose com base em duas situações (Fig. 367-8). Na primeira situação, o paciente pode ser submetido a uma biópsia que revela um granuloma não caseoso no pulmão ou em um órgão extrapulmonar. Se a manifestação clínica for compatível com sarcoidose e não houver outra causa alternativa para os granulomas identificados, admite-se, então, que o paciente tenha sarcoidose.

Na segunda situação, os sinais ou sintomas sugestivos de sarcoidose, como a presença de adenopatia bilateral, podem estar presentes em um paciente assintomático ou em um paciente com uveíte ou erupção cutânea compatível com sarcoidose. Nesse ponto, deve ser realizado um procedimento diagnóstico. Para o paciente com lesão cutânea compatível, deve ser considerada uma biópsia da pele. Outras biópsias a se considerar podem incluir fígado, linfonodo extratorácico ou músculo. Em alguns casos, pode ser difícil realizar uma biópsia do órgão afetado (como acontece com uma lesão cerebral ou medular). Em outros casos, como em uma biópsia endomiocárdica, a probabilidade de um resultado positivo é baixa. Devido à alta taxa de acometimento pulmonar nesses casos, pode ser mais fácil abordar o pulmão pela broncoscopia. Durante a broncoscopia, podem ser realizados biópsia transbrônquica, biópsia brônquica ou aspirado transbrônquico com agulha. O aspirado transbrônquico com agulha guiada por ultrassonografia endobrônquica (USEB) pode ajudar no diagnóstico de sarcoidose em pacientes com adenopatia mediastinal (doença pulmonar radiográfica de estágio 1 ou 2), ao passo que a biópsia transbrônquica tem maior rendimento diagnóstico para aqueles que só apresentam doença pulmonar parenquimatosa (estágio 3). Esses exames são complementares e podem ser realizados juntos.

Se a biópsia revelar granulomas, devem ser excluídos diagnósticos alternativos, como infecção ou neoplasia maligna. O material do lavado broncoscópico pode ser enviado para a realização de culturas, verificando-se a possível presença de fungos e tuberculose. Para o patologista, quanto

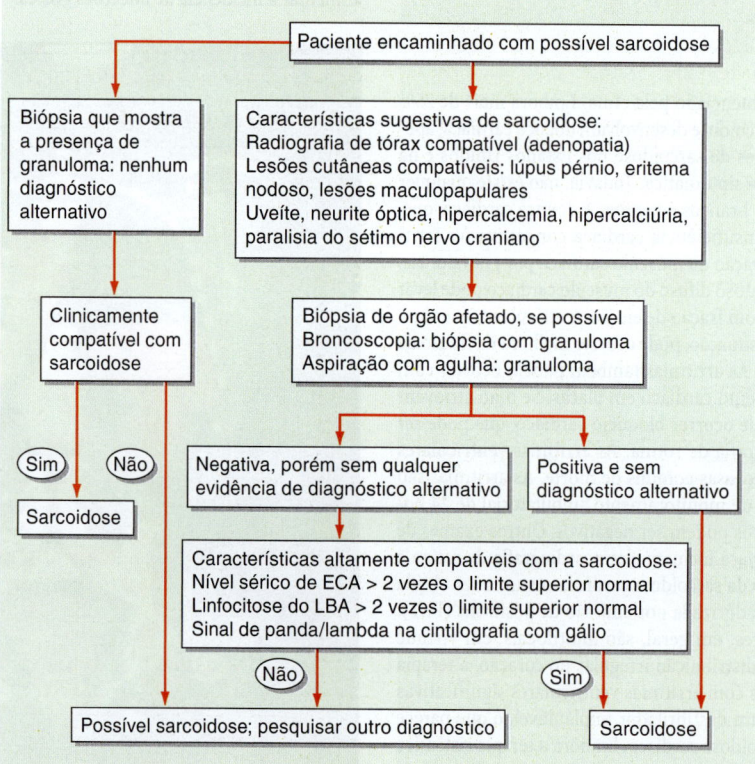

FIGURA 367-8 Abordagem proposta ao tratamento dos pacientes com possível sarcoidose. A presença de uma ou mais das seguintes características apoia o diagnóstico de sarcoidose: uveíte, neurite óptica, hipercalcemia, hipercalciúria, paralisia do sétimo nervo craniano e/ou diabetes insípido. ECA, enzima conversora de angiotensina; LBA, lavado broncoalveolar.

mais tecido for proporcionado, maior a facilidade com que poderá fazer o diagnóstico de sarcoidose. Um aspirado com agulha pode ser suficiente em casos clássicos de sarcoidose, mas ser insuficiente em um paciente cujo linfoma ou infecção fúngica sejam um diagnóstico alternativo provável. Como os granulomas podem ser visualizados na margem de um linfoma, a presença de uns poucos granulomas no material proporcionado por aspirado com agulha pode não ser suficiente para esclarecer o diagnóstico. A mediastinoscopia fornece uma amostra maior para confirmar a presença ou a ausência de linfoma no mediastino. Como alternativa, para a maioria dos pacientes, a evidência de doença extratorácica (p. ex., acometimento ocular) pode apoiar ainda mais o diagnóstico de sarcoidose.

Para os pacientes com achados patológicos negativos, resultados de testes de apoio podem aumentar a probabilidade de diagnóstico da sarcoidose. Esses testes incluem um nível elevado da ECA, que pode ficar elevada também em outras doenças granulomatosas, porém não nas neoplasias malignas. Uma PET positiva pode favorecer o diagnóstico quando múltiplos órgãos estão acometidos. Um LBA é realizado com frequência durante a broncoscopia. Um aumento no percentual de linfócitos apoia o diagnóstico de sarcoidose. Os marcadores de linfócitos CD4 e CD8 podem ser usados para determinar a razão CD4/CD8 desses linfócitos aumentados no líquido do LBA. Uma razão > 3,5 é fortemente associada ao diagnóstico de sarcoidose, porém é menos sensível que uma linfocitose isolada. Apesar de o aumento dos linfócitos no LBA, em geral, ser indicativo do diagnóstico, devem ser consideradas também outras condições.

Resultados de exames de suporte, quando combinados com características clínicas comumente associadas, porém não diagnósticas da doença, aumentam a probabilidade do diagnóstico de sarcoidose. Essas manifestações clínicas consistem em uveíte, cálculos renais, hipercalcemia, paralisia do sétimo nervo craniano ou eritema nodoso. Foi desenvolvido um escore para o diagnóstico de sarcoidose, o qual incorpora a informação cumulativa do envolvimento de múltiplos órgãos para permitir a quantificação da probabilidade de sarcoidose.

Como o diagnóstico de sarcoidose nunca é definitivo, com o tempo podem surgir outras características que podem levar a um diagnóstico alternativo. Em contrapartida, a evidência de acometimento de um novo órgão pode confirmar, por fim, o diagnóstico de sarcoidose.

PROGNÓSTICO

O risco de morte ou perda da função orgânica continua sendo baixo na sarcoidose. Os piores desfechos costumam ocorrer em pacientes que se apresentam com doença em fase avançada, nos quais o tratamento parece exercer pouco impacto. Nesses casos, ocorrem com frequência alterações fibróticas irreversíveis. A mortalidade geral por sarcoidose é de cerca de 5%. A mortalidade está associada com fibrose pulmonar avançada (> 20% de fibrose na TC de tórax e/ou D_{CO} < 50%) e hipertensão pulmonar. Nos últimos 20 anos, a taxa relatada de mortalidade por sarcoidose aumentou nos Estados Unidos e na Inglaterra. Ainda não está bem definido se esse aumento se deve a um maior reconhecimento da natureza crônica dessa doença ou a outros fatores, como uso mais disseminado da terapia imunossupressora.

Para a maioria dos pacientes, a manifestação inicial é observada durante a fase granulomatosa da doença, como mostrado na Figura 367-1. Ficou evidente que, em muitos pacientes, a doença regride no decorrer de 2 a 5 anos. Acredita-se que esses pacientes tenham sarcoidose autolimitada aguda. Entretanto, existe uma forma da doença que não regride no transcorrer dos primeiros 2 a 5 anos. Esses pacientes crônicos podem ser identificados no momento da apresentação por certos fatores de risco, como fibrose na radiografia de tórax, presença de lúpus pérnio, cistos ósseos, doença cardíaca ou neurológica (com exceção da paralisia isolada do sétimo nervo) e presença de cálculos renais, decorrente de hipercalciúria. Em vários estudos, pacientes que necessitaram de glicocorticoides para qualquer manifestação da doença nos primeiros 6 meses de apresentação tiveram uma chance > 50% de apresentar a doença crônica. Em contrapartida, < 10% dos pacientes que não necessitaram de terapia sistêmica nos primeiros 6 meses precisaram de terapia crônica.

TRATAMENTO
Sarcoidose

A decisão de tratar a sarcoidose se baseia em duas indicações: reduzir desfechos graves ou melhorar a qualidade de vida. Um desfecho grave da sarcoidose é a possibilidade de doença que ameace algum órgão ou a vida, incluindo a doença que acomete os olhos, o coração ou o sistema nervoso. O paciente assintomático, com provas de função hepática elevadas ou radiografia de tórax anormal, provavelmente não é beneficiado pelo tratamento. Contudo, esses pacientes devem ser monitorados para evidências de doença progressiva sintomática. A melhora da qualidade de vida é uma indicação importante para o tratamento; porém, deve-se ter cautela para evitar a toxicidade da terapia potencialmente mais problemática que a própria doença.

Uma abordagem à terapia é resumida nas Figuras 367-9 e 367-10. Dividimos a abordagem em tratamento da doença aguda *versus* crônica. Para a doença aguda, continua sendo uma opção viável não realizar qualquer terapia nos pacientes sem sintomas ou com manifestações leves. Para os sintomas limitados a um único órgão, a terapia tópica é preferível. Para a doença de múltiplos órgãos ou aquela demasiadamente extensa para ser tratada com terapia tópica, é apresentada uma estratégia de abordagem com a terapia sistêmica. Os glicocorticoides continuam sendo os fármacos de escolha para essa doença. Todavia, a decisão de continuar o tratamento com glicocorticoides ou acrescentar agentes poupadores

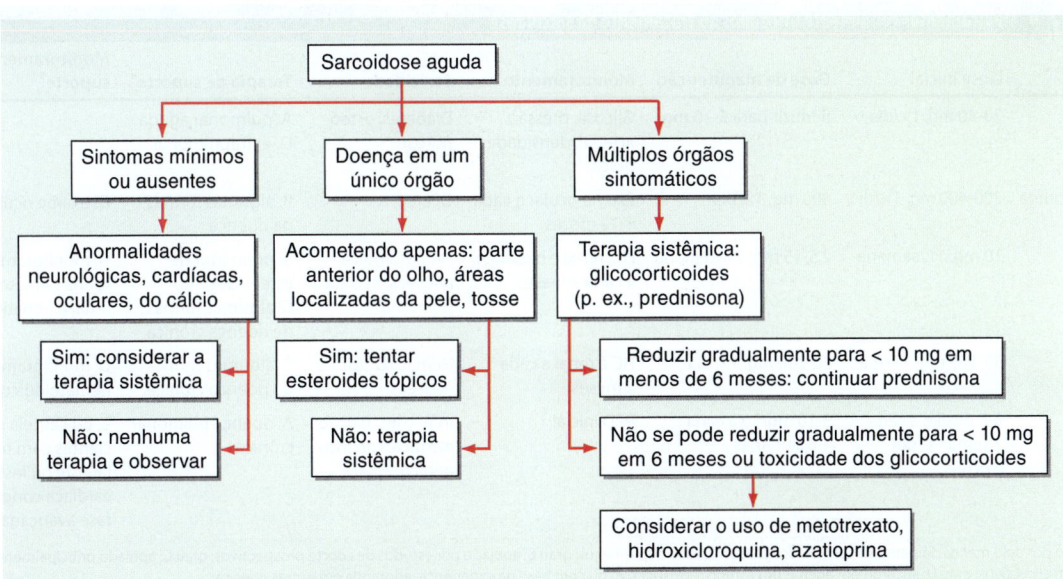

FIGURA 367-9 **O tratamento da sarcoidose aguda se baseia no nível de sintomas e na extensão do acometimento orgânico.** Nos pacientes com sintomas leves, a terapia pode ser desnecessária, a não ser quando são observadas manifestações específicas.

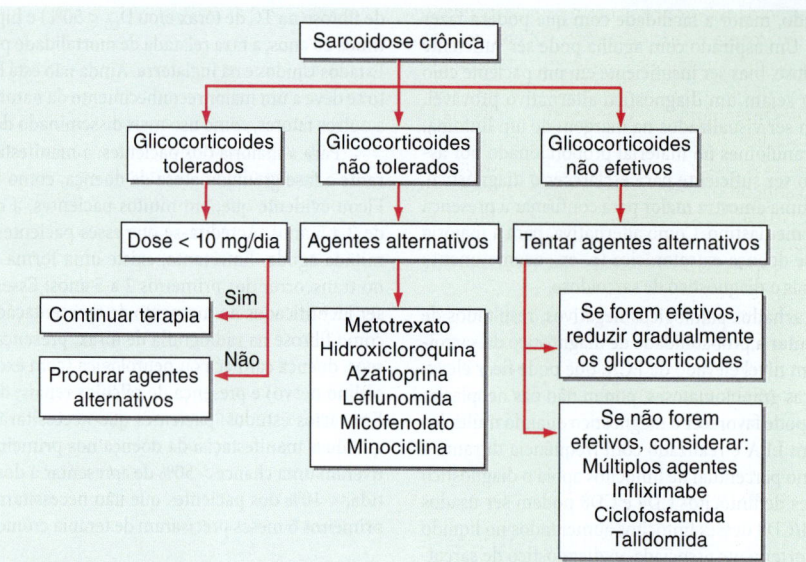

FIGURA 367-10 **A abordagem à sarcoidose crônica** tem como base a presença ou ausência de tolerância aos glicocorticoides.

de esteroides depende da tolerabilidade, da duração e da posologia dos glicocorticoides. A Tabela 367-2 fornece um resumo das doses e do monitoramento de vários fármacos comumente utilizados. As recomendações baseadas em evidências são feitas em conformidade com os ensaios clínicos disponíveis. A maioria dessas recomendações é feita para a doença pulmonar, pois a maior parte dos ensaios foi realizada apenas sobre o acometimento desse sistema. As recomendações terapêuticas para a doença extrapulmonar, em geral, são semelhantes, com poucas modificações. Por exemplo, a dosagem dos glicocorticoides costuma ser mais alta para a neurossarcoidose e mais baixa para a doença cutânea. Foi sugerido que as doses mais altas podem ser benéficas para a sarcoidose cardíaca, porém um estudo constatou que as doses iniciais > 40 mg/dia de prednisona estavam associadas a desfechos piores, devido à toxicidade.

As terapias sistêmicas para a sarcoidose, em geral, são imunossupressoras, incluindo glicocorticoides, agentes citotóxicos ou biológicos. Embora a maioria dos pacientes receba glicocorticoides como terapia sistêmica inicial, a toxicidade associada à terapia prolongada geralmente leva ao uso de agentes poupadores de esteroides. Os agentes antimaláricos, como hidroxicloroquina, são mais efetivos para a doença cutânea do que para a doença pulmonar. A minociclina também pode ser útil para a sarcoidose cutânea. Para a doença pulmonar e outras doenças extrapulmonares, agentes citotóxicos, que incluem metotrexato, azatioprina, leflunomida, micofenolato e ciclofosfamida, são comumente usados. O agente citotóxico mais amplamente estudado é o metotrexato. Esse fármaco é eficaz em cerca de dois terços dos pacientes com sarcoidose, independentemente da manifestação da doença. Em um estudo retrospectivo comparando o metotrexato com a azatioprina, ambos os fármacos foram igualmente efetivos. Todavia, o metotrexato foi associado a uma toxicidade significativamente menor. Como assinalado na Tabela 367-2, foi recomendada a utilização de diretrizes específicas para o monitoramento da terapia. Os moduladores de citocinas, como a talidomida e a pentoxifilina, também são utilizados em um número limitado de casos.

Recentemente, foram estudados agentes biológicos anti-TNF na sarcoidose, e ensaios clínicos prospectivos randomizados foram concluídos para o etanercepte, o golimumabe e o infliximabe. O etanercepte tem um papel limitado como agente poupador de esteroides. O golimumabe não mostrou resultados significativamente diferentes do que o placebo no tratamento de doença pulmonar crônica. Contudo, isso pode ter ocorrido devido à dose de golimumabe relativamente baixa usada no estudo. O infliximabe melhorou de maneira significativa a função pulmonar quando administrado a pacientes com doença crônica previamente tratados com glicocorticoides e agentes citotóxicos. A diferença na resposta entre o etanercepte e o infliximabe é semelhante àquela observada na doença de Crohn, na qual o infliximabe é efetivo, mas o etanercepte não é. Todavia,

TABELA 367-2 ■ Medicamentos comumente utilizados no tratamento da sarcoidose

Fármaco	Dose inicial	Dose de manutenção	Monitoramento	Toxicidade	Terapia de suporte[a]	Monitoramento de suporte[a]
Prednisona	20-40 mg, 1×/dia	Reduzir para 5-10 mg	Glicose, pressão arterial, densidade óssea	Diabetes, osteoporose	A: pulmonar aguda D: extrapulmonar	
Hidroxicloroquina	200-400 mg, 1×/dia	400 mg, 1×/dia	Exame ocular a cada 6-12 meses	Ocular	B: algumas formas da doença	D: exame ocular de rotina
Metotrexato	10 mg, 1×/semana	2,5-15 mg, 1×/semana	HC, renal e hepático a cada 2 meses	Hematológica, náuseas, hepática, pulmonar	B: poupador de esteroides C: algumas formas de doença crônica	D: monitoramento de rotina hematológico, renal e hepático
Azatioprina	50-150 mg, 1×/dia	50-200 mg, 1×/dia	HC e renal a cada 2 meses	Hematológica, náuseas	C: algumas formas de doença crônica	D: monitoramento hematológico de rotina
Infliximabe	3-5 mg/kg a cada 2 semanas por 2 doses	3-10 mg/kg a cada 4-8 semanas	PPD inicial	Infecções, reação alérgica, carcinogênico	A: doença pulmonar crônica	B: ter cautela nos pacientes com tuberculose latente ou insuficiência cardíaca congestiva em fase avançada

[a]Grau A: apoiado por pelo menos dois ensaios controlados randomizados duplo-cegos; grau B: apoiado por estudos de coorte prospectivos; grau C: apoiado principalmente por dois ou mais estudos retrospectivos; grau D: apoiado por apenas um estudo retrospectivo ou com base na experiência adquirida em outras doenças.

Siglas: HC, hemograma completo; PPD, teste do derivado proteico purificado para a tuberculose.

Fonte: Reproduzida com permissão de RP Baughman, O Selroos: Evidence-based approach to treatment of sarcoidosis in PG Gibson et al (eds): Evidence-based respiratory medicine. Oxford, BMJ Books Blackwell, 2005.

há um maior risco de reativação da tuberculose com o uso do infliximabe, em comparação com o etanercepte. A taxa de resposta diferente pode ser explicada por diferenças no mecanismo de ação, pois o etanercepte é um antagonista dos receptores do TNF, e o infliximabe, um anticorpo monoclonal contra o TNF. Diferentemente do etanercepte, o infliximabe liga-se também ao TNF na superfície de algumas células que liberam TNF, resultando em lise das células. Esse efeito foi documentado na doença de Crohn. O adalimumabe é um anticorpo monoclonal humanizado anti-TNF que também parece ser efetivo para a sarcoidose quando administrado em concentrações mais altas, como aquelas recomendadas para o tratamento da doença de Crohn. O papel dos novos agentes terapêuticos para a sarcoidose ainda está em fase de evolução. Contudo, essas terapias-alvo confirmam que o TNF pode ser um alvo importante, sobretudo no tratamento da doença crônica. Todavia, esses agentes não são uma panaceia, já que têm surgido doenças semelhantes à sarcoidose em pacientes tratados com agentes anti-TNF para indicações diferentes da sarcoidose.

LEITURAS ADICIONAIS

Baughman RP et al: Sarcoidosis in America. Analysis based on health care use. Ann Am Thorac Soc 13:1244, 2016.
Bickett AN et al: Sarcoidosis diagnostic score: A systematic evaluation to enhance the diagnosis of sarcoidosis. Chest 154:1052, 2018.
Broos CE et al: Granuloma formation in pulmonary sarcoidosis. Front Immunol 4:437, 2013.
James WE, Baughman R: Treatment of sarcoidosis: Grading the evidence. Expert Rev Clin Pharmacol 11:677, 2018.
Spagnolo P et al: Pulmonary sarcoidosis. Lancet Respir Med 6:389, 2018.

368 Doença relacionada à IgG4
John H. Stone

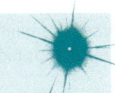

A doença relacionada à imunoglobulina G4 (DR-IgG4) é uma condição fibroinflamatória caracterizada por uma tendência de formar lesões tumefativas. As manifestações clínicas dessa doença, porém, são diversas, uma vez que a DR-IgG4 pode afetar praticamente qualquer sistema orgânico. Os órgãos comumente afetados são o pâncreas, a árvore biliar, as glândulas salivares maiores (submandibulares, parótidas), os tecidos periorbitais, os rins, os pulmões, os linfonodos e o retroperitônio. Além disso, o envolvimento da DR-IgG4 nas meninges, na aorta, na próstata, na tireoide, no pericárdio, na pele e em outros órgãos é bem descrito. A doença afeta o parênquima cerebral, as articulações, a medula óssea e a mucosa intestinal apenas raramente.

Os achados patológicos são consistentes em todos os órgãos afetados. Esses achados incluem infiltrados linfoplasmocíticos com uma alta porcentagem de plasmócitos positivos para IgG4; um padrão característico de fibrose, chamado "estoriforme" (do latim *storea*, "tapete entrelaçado"); uma tendência a atingir vasos sanguíneos, em particular as veias, por meio de um processo obliterativo ("flebite obliterativa"); e uma eosinofilia tecidual leve a moderada. Embora a patologia seja consistente entre os diferentes órgãos, ela essencialmente nunca é diagnóstica isoladamente. Os critérios de classificação enfatizam a importância de uma correlação cuidadosa entre os achados clínicos, sorológicos, radiológicos e patológicos na decisão sobre se um paciente deve ser classificado como portador de DR-IgG4. Não há necessidade de biópsia para estabelecer o diagnóstico nos casos clássicos, mas a maioria dos pacientes é submetida a uma biópsia em algum momento da avaliação para excluir câncer.

A DR-IgG4 engloba inúmeras condições previamente consideradas como entidades separadas específicas dos órgãos. Uma condição anteriormente conhecida como "pancreatite esclerosante linfoplasmocítica" tornou-se o paradigma da DR-IgG4 no ano 2000, quando pesquisadores japoneses reconheceram que esses pacientes tinham concentrações séricas elevadas de IgG4. Essa forma de pancreatite esclerosante é chamada atualmente de *pancreatite autoimune (PAI) do tipo 1 (relacionada à IgG4)*. Em 2003, manifestações extrapancreáticas da doença foram identificadas em pacientes com PAI do tipo 1, seguidas por descrições de DR-IgG4 em outros órgãos. A *doença de Mikulicz*, antes considerada um subgrupo da síndrome de Sjögren que afetava as glândulas lacrimais, parótidas e submandibulares, é uma das apresentações mais comuns da DR-IgG4.

MANIFESTAÇÕES CLÍNICAS

As principais lesões orgânicas estão resumidas na Tabela 368-1. A DR-IgG4 geralmente se manifesta na forma subaguda, sendo que, mesmo no contexto de doença envolvendo múltiplos órgãos, a maioria dos pacientes não tem febre nem grandes elevações de proteína C-reativa. Entretanto, alguns pacientes apresentam perda de peso substancial por períodos de vários meses, em grande medida devido à falência pancreática exócrina. A falência do pâncreas exócrino, levando ao diabetes melito, também é comum. A doença clinicamente aparente pode evoluir ao longo de meses, anos ou mesmo décadas antes que as manifestações dentro de um determinado órgão se tornem suficientemente graves para levar o paciente à atenção médica. Alguns pacientes têm a doença que é marcada pelo aparecimento e depois pela resolução ou melhora temporária dos sintomas dentro de um órgão em particular. Outros pacientes acumulam novos envolvimentos orgânicos à medida que sua doença persiste nos órgãos previamente afetados. Muitos pacientes com DR-IgG4 têm diagnósticos incorretos de outras condições, em particular neoplasias, ou seus achados são atribuídos inicialmente à inflamação inespecífica. O distúrbio com frequência é identificado acidentalmente por meio de achados radiológicos ou de modo inesperado em amostras de patologia.

A doença multiorgânica pode ser evidente no diagnóstico, mas também pode evoluir durante meses a anos. Alguns pacientes têm doença confinada a um único órgão por muitos anos. Outros têm envolvimento orgânico conhecido ou subclínico ao mesmo tempo como a principal característica clínica. Os pacientes com PAI do tipo 1 podem ter o foco da doença principal no pâncreas; contudo, avaliações rigorosas por história, exame físico, testes sanguíneos e imagens podem demonstrar aumento da glândula lacrimal, sialoadenite, linfadenopatia, uma variedade de achados pulmonares, nefrite tubulointersticial, doença hepatobiliar, aortite, fibrose retroperitoneal ou outros envolvimentos orgânicos.

Duas manifestações comuns da DR-IgG4 são a doença alérgica e a tendência a formar lesões tumefativas que simulam neoplasias (Fig. 368-1). Muitos pacientes com DR-IgG4 têm manifestações alérgicas, como atopia, eczema, asma, pólipos nasais, sinusite e eosinofilia periférica modesta. A DR-IgG4 também parece responder por uma proporção significativa de massas tumorais – pseudotumores – em muitos sistemas orgânicos (Fig. 368-2). Alguns pacientes são submetidos a cirurgias de grande porte (p. ex., procedimento de Whipple modificado ou tireoidectomia) para ressecção de neoplasias antes de o diagnóstico correto ser identificado.

A DR-IgG4 costuma causar morbidade importante e pode levar à falência do órgão; contudo, seu padrão geral é causar lesão de forma subaguda. Lesões ósseas destrutivas nos seios nasais, na cabeça e nos espaços da orelha média que simulam granulomatose com poliangeíte ocorrem algumas vezes na DR-IgG4, mas lesões menos agressivas são a regra na maioria dos órgãos. Em regiões como o retroperitônio, uma fibrose substancial ocorre com frequência antes de o diagnóstico ser estabelecido, levando ao encarceramento ureteral, à hidronefrose, à uropatia pós-obstrutiva e à atrofia renal. A colangite esclerosante relacionada à IgG4 não diagnosticada ou não tratada pode levar à insuficiência hepática dentro de meses. Da mesma forma, a aortite relacionada à IgG4 pode causar aneurismas e dissecções. Uma disfunção renal substancial e até mesmo a insuficiência renal podem sobrevir da nefrite tubulointersticial relacionada à IgG4, e a atrofia renal é uma sequela frequente dessa complicação da doença mesmo após a terapia imunossupressora aparentemente efetiva. A glomerulonefropatia membranosa relacionada à IgG4, uma manifestação renal menos comum do que a nefrite tubulointersticial, deve ser distinguida da glomerulonefropatia membranosa idiopática.

ACHADOS SOROLÓGICOS

A maioria dos pacientes com DR-IgG4 tem concentrações séricas de IgG4 elevadas; contudo, a faixa de elevação varia amplamente. Concentrações séricas de IgG4 de até 30 ou 40 vezes o limite superior da normalidade ocorrem às vezes, em geral em pacientes com doença que afeta múltiplos sistemas orgânicos simultaneamente. Cerca de 30% dos pacientes têm concentrações séricas de IgG4 normais a despeito de achados histopatológicos e imuno-histoquímicos clássicos. Esses pacientes tendem a ter doença que afeta menos órgãos. Pacientes com fibrose retroperitoneal relacionada à IgG4 costumam apresentar concentrações séricas de IgG4 normais, talvez porque o processo tenha avançado para um estágio fibrótico no momento em que o diagnóstico é considerado.

TABELA 368-1 ■ Manifestações orgânicas da doença relacionada à IgG4

Órgão	Principais manifestações clínicas
Órbitas e tecidos periorbitais	Edema indolor da pálpebra ou do tecido periocular; pseudotumor orbital; dacrioadenite; dacriocistite; miosite orbital; e lesões em massa, que se estendem para dentro da fossa pterigopalatina e se infiltram ao longo do nervo trigêmeo
Orelhas, nariz e seios da face	Fenômenos alérgicos (pólipos nasais, asma, rinite alérgica, eosinofilia periférica); obstrução nasal, rinorreia, anosmia, sinusite crônica; lesões ósseas destrutivas ocasionais
Glândulas salivares	Aumento da glândula submandibular e/ou parótida (o envolvimento isolado da glândula submandibular bilateral é mais comum); glândulas salivares menores às vezes são envolvidas
Meninges	Cefaleia, radiculopatia, paralisias dos nervos cranianos ou outros sintomas resultantes de compressão da medula espinal; tendência a formar lesões expansivas; a ressonância magnética (RM) mostra acentuado espessamento e realce da dura-máter
Hipotálamo e hipófise	Síndromes clínicas resultando do envolvimento do hipotálamo e da hipófise, como deficiência dos hormônios da adeno-hipófise, diabetes insípido central ou ambos; as imagens revelam espessamento do tronco da hipófise ou formação de massa no tronco, edema da hipófise ou formação de massa dentro da hipófise
Linfonodos	Linfadenopatia generalizada ou doença localizada adjacente a um órgão específico afetado; os linfonodos envolvidos em geral têm 1-2 cm de diâmetro e não são sensíveis
Glândula tireoide	Tireoidite de Riedel; variante fibrosante da tireoidite de Hashimoto
Pulmões	Achados assintomáticos nas imagens pulmonares; tosse, hemoptise, dispneia, derrame pleural ou desconforto torácico; associado com envolvimento pulmonar parenquimatoso, doença pleural ou ambos; quatro principais síndromes clínicas: pseudotumor inflamatório, massa paravertebral geralmente se estendendo ao longo de várias vértebras, doença central das vias aéreas, pneumonia intersticial localizada ou difusa; lesões pleurais têm espessamento nodular grave da pleura visceral ou parietal com inflamação esclerosante difusa, às vezes associada com derrame pleural
Aorta	Achados assintomáticos nos estudos radiológicos; achados surpreendentes em cirurgia aórtica eletiva; dissecção aórtica; as síndromes clinicopatológicas descritas incluem aortite linfoplasmocítica da aorta torácica ou abdominal, dissecção aórtica, periaortite, periarterite e aneurisma abdominal inflamatório
Retroperitônio	Lombalgia, dor abdominal inferior, edema em membros inferiores, hidronefrose por envolvimento ureteral, achados assintomáticos em estudos radiológicos; a clássica aparência radiológica consiste em uma inflamação periaórtica que se estende caudalmente e envolve os vasos ilíacos
Rins	Nefrite tubulointersticial; glomerulonefrite membranosa em uma pequena minoria; lesões tumorais assintomáticas, em geral múltiplas e bilaterais, às vezes são detectadas em resultados radiológicos; o envolvimento renal está fortemente associado com hipocomplementemia
Pâncreas	Pancreatite autoimune do tipo 1, apresentando-se como dor abdominal leve; perda de peso; icterícia obstrutiva aguda simulando adenocarcinoma do pâncreas (incluindo uma massa pancreática); entre 20-50% dos pacientes se apresentam com intolerância aguda à glicose; as imagens mostram aumento pancreático difuso (chamado de "pâncreas em salsicha") ou segmentar, com perda da lobularidade normal; uma massa frequentemente levanta suspeita de neoplasia
Árvore biliar e fígado	Icterícia obstrutiva associada com autoimunidade na maioria dos casos; perda de peso; esteatorreia; dor abdominal; diabetes melito de início recente; simula colangite esclerosante primária e colangiocarcinoma
Outros órgãos envolvidos	Vesícula biliar, fígado (massa), mama (pseudotumor), próstata (prostatismo), pericárdio (pericardite constritiva), mesentério (mesenterite esclerosante), mediastino (mediastinite fibrosante), pele (pápulas eritematosas ou da cor da pele), nervos periféricos (inflamação perineural)

A correlação entre as concentrações séricas de IgG4, a atividade da doença e a necessidade de tratamento é imperfeita. As concentrações séricas de IgG4, em geral, diminuem rapidamente com a instituição da terapia, mas com frequência não se normalizam por completo. Os pacientes podem atingir remissões clínicas e ainda assim ter concentrações séricas de IgG4 persistentemente elevadas. Contudo, após o tratamento e uma resposta da doença, elevações continuadas nas concentrações séricas de IgG4 são úteis para identificar pacientes sob risco de exacerbações clínicas, os quais devem ser considerados para o retratamento. As recidivas clínicas ocorrem em alguns pacientes a despeito de concentrações de IgG4 persistentemente normais.

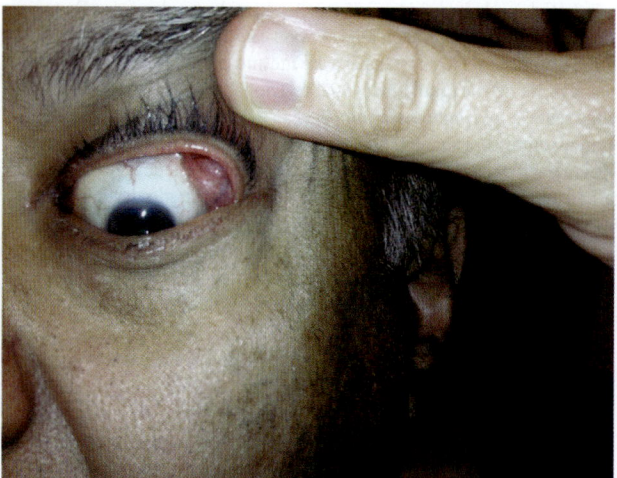
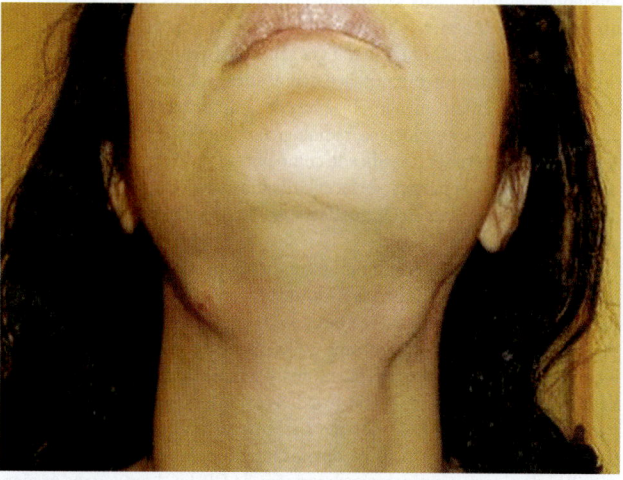

FIGURA 368-1 Uma característica clínica importante da doença relacionada à IgG4 é a sua tendência de formar lesões tumefativas. Aqui são mostradas lesões em massa das glândulas lacrimais (**A**) e das glândulas submandibulares (**B**).

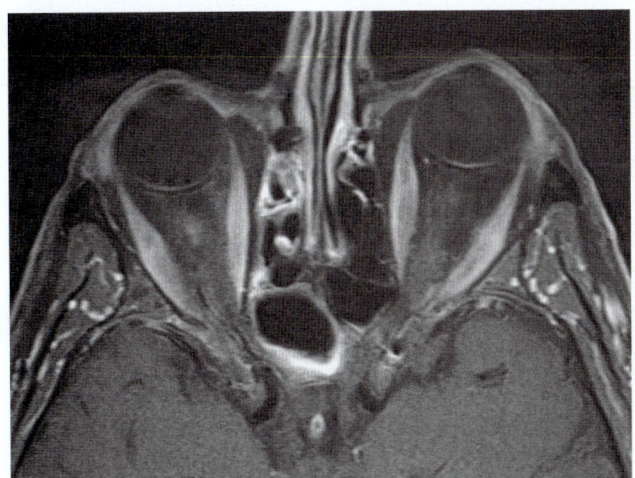

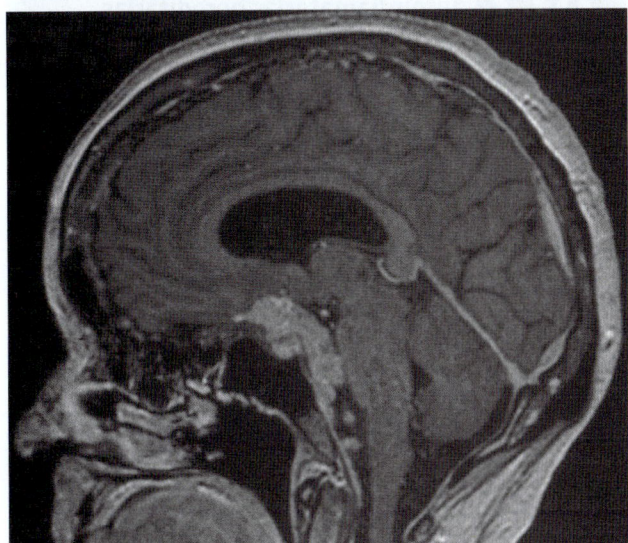

FIGURA 368-2 **Espessamento de músculos extraoculares e meninges.**
A. Tomografia computadorizada das órbitas mostrando aumento de volume dos músculos extraoculares em paciente com doença orbital relacionada à IgG4. ***B.*** Tomografia computadorizada do encéfalo mostrando espessamento das paquimeninges.

As concentrações de IgG4 no soro, em geral, são medidas por estudos de nefelometria. No caso de concentrações séricas de IgG4 extremamente altas, esses ensaios podem gerar valores de IgG4 falsamente baixos devido ao efeito prozona. A falha em identificar as elevações séricas da IgG4 pode ter impacto substancial porque esse subgrupo de pacientes está sob maior risco de doença de múltiplos órgãos e de lesão substancial de órgãos-alvo. O efeito prozona deve ser considerado quando os resultados dos testes sorológicos para concentrações de IgG4 forem normais apesar da presença de achados clínicos fortemente sugestivos de DR-IgG4. Esse efeito pode ser corrigido pela diluição da amostra do soro no laboratório.

EPIDEMIOLOGIA

O paciente típico com DR-IgG4 é um homem de meia-idade a idoso. Essa epidemiologia é contrastante em relação a muitas condições autoimunes clássicas, que tendem a afetar mulheres jovens. Estudos de pacientes com PAI no Japão indicam que a proporção entre homens e mulheres naquele subgrupo da doença é da ordem de 3:1. Uma gritante predominância masculina também foi relatada na nefrite tubulointersticial relacionada à IgG4 e na fibrose retroperitoneal relacionada à IgG4, mas, entre as manifestações da DR-IgG4 que envolvem os órgãos da cabeça e pescoço – órbitas, glândulas lacrimais e glândulas salivares maiores –, a relação entre os sexos pode ser mais próxima de 1:1.

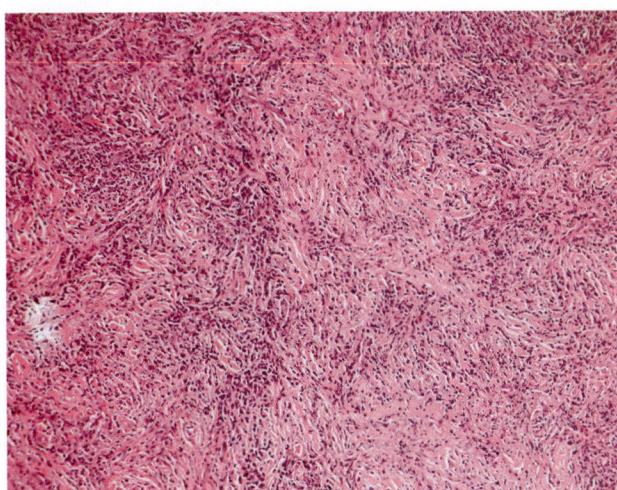

FIGURA 368-3 **As principais características histopatológicas da doença relacionada à IgG4 (DR-IgG4) são um infiltrado linfoplasmocítico denso e um infiltrado eosinofílico leve a moderado.** A inflamação celular frequentemente é confinada em um tipo distinto de fibrose, chamado de "estoriforme", que costuma exibir um padrão "em palha trançada". Uma abundância de fibroblastos e cordões fibróticos acompanha o infiltrado linfoplasmocítico nesta figura. Esta biópsia é de um paciente com paquimeningite hipertrófica relacionada à IgG4. Porém, os achados são idênticos à patologia encontrada no pâncreas, nos rins, nos pulmões, nas glândulas salivares e em outros órgãos afetados pela DR-IgG4.

PATOLOGIA

As características histopatológicas fundamentais da DR-IgG4 são um denso infiltrado linfoplasmocítico (Fig. 368-3), o qual é organizado em um padrão estoriforme, flebite obliterativa e um infiltrado eosinofílico leve a moderado. Folículos linfoides e centros germinativos são observados com frequência. O infiltrado tende a se agregar ao redor de estruturas ductais ao afetar as glândulas. Com frequência, a lesão inflamatória se agrega em massas tumefativas que destroem o tecido envolvido.

A arterite obliterativa é observada em alguns órgãos, em particular no pulmão; contudo, o envolvimento venoso é mais comum (e é, de fato, uma característica da DR-IgG4). Vários achados histopatológicos são incomuns na DR-IgG4 e, quando encontrados, afastam de um diagnóstico da DR-IgG4. Esses achados incluem infiltração neutrofílica intensa, leucocitoclasia, inflamação granulomatosa, células gigantes multinucleadas e necrose fibrinoide.

O infiltrado inflamatório é composto por uma mistura de linfócitos B e T. As células B, em geral, são organizadas em centros germinativos. Os plasmócitos corados para CD19, CD138 e IgG4 parecem irradiar a partir dos centros germinativos. Em contrapartida, as células T, em geral CD4+, são distribuídas mais difusamente pela lesão e comumente representam o tipo de célula mais abundante. Fibroblastos, histiócitos e eosinófilos podem ser observados em números moderados. Algumas amostras de biópsia são particularmente ricas em eosinófilos. Em outras amostras, em particular casos de longa duração, a fibrose predomina.

O aspecto histológico da DR-IgG4, embora altamente característico, requer a confirmação imuno-histoquímica do diagnóstico com imunomarcação para IgG4. Os plasmócitos positivos para IgG4 predominam dentro da lesão, mas podem ser encontrados plasmócitos contendo imunoglobulinas de cada subclasse. O número de plasmócitos positivos para IgG4 pode ser quantificado pela contagem de células por campo de grande aumento (CGA) ou pelo cálculo da proporção de IgG4 para plasmócitos contendo IgG. A fibrose tecidual predomina nas fases finais do envolvimento orgânico; nessa fase relativamente acelular de inflamação, a proporção de IgG4:IgG total e o padrão de fibrose tecidual são mais importantes do que o número de células IgG4-positivas por CGA para estabelecer o diagnóstico.

FISIOPATOLOGIA

Apesar de a IgG4 ser enfatizada no nome dessa condição, a molécula de IgG4 não é considerada um elemento com atuação direta na fisiopatologia da doença na maioria dos órgãos. A molécula de IgG4 pode sofrer troca de Fab, um fenômeno em que as duas metades da molécula se dissociam uma da outra e, então, voltam a se associar com hemimoléculas de especificidade antigênica diferente com origem em outras moléculas IgG4 dissociadas. Sendo assim, em parte como resultado da troca de Fab, os anticorpos IgG4 não se ligam de maneira firme aos antígenos. Além disso, as moléculas têm baixa afinidade pelos receptores de Fc e por C1q e, em geral, são consideradas imunoglobulinas não inflamatórias. As baixas afinidades pelos receptores de Fc e por C1q comprometem a capacidade dos anticorpos IgG4 de induzir a ativação dos fagócitos, a citotoxicidade celular dependente do anticorpo e o dano mediado pelo complemento. Assim, é possível que o papel da IgG4 nessa doença seja, de fato, o de mecanismo contrarregulador, em vez de parte do processo inflamatório primário.

Estudos de sequenciamento de células T CD4+ efetoras de última geração demonstraram a existência de uma célula T CD4+ citotóxica singular. Essa célula, também encontrada em abundância nos sítios teciduais de doença, produz interferon gama, fator de crescimento de célula T-β e interleucina 1, os quais podem contribuir para a fibrose estoriforme observada nessa doença. As células também elaboram perforina, granzimas A e B e granulisina, produtos que podem induzir citotoxicidade. A pronunciada expansão oligoclonal da célula T CD4+ citotóxica nos sítios teciduais sugere que essa célula se trata de um dos principais motores da doença.

Expansões oligoclonais de plasmoblastos também estão presentes no sangue de pacientes com DR-IgG4. A apresentação antigênica contínua pelas células B e pelos plasmoblastos pode sustentar essa célula, que, por sua vez, produz citocinas pró-fibróticas e outras moléculas, mediando diretamente a lesão tecidual.

TRATAMENTO

Doença relacionada à IgG4

O envolvimento de órgãos vitais deve ser tratado de maneira vigorosa, pois a DR-IgG4 pode levar a grave disfunção e falência orgânica. A doença agressiva pode levar rapidamente à doença hepática terminal, ao comprometimento permanente da função pancreática, à atrofia renal, à dissecção ou ao aneurisma aórtico e a lesões destrutivas nos seios nasais e na nasofaringe. Nem todas as manifestações de DR-IgG4 requerem tratamento imediato, pois a doença pode tomar uma forma indolente em alguns pacientes. A linfadenopatia relacionada à IgG4, por exemplo, pode ser assintomática por anos, sem evolução para outras manifestações de doença. Assim, a observação vigilante é prudente em alguns casos, mas o monitoramento é fundamental devido ao envolvimento orgânico grave que pode surgir.

Os glicocorticoides são a primeira linha de terapia. Os esquemas de tratamento, extrapolados da experiência com o manejo da PAI do tipo 1, em geral começam com 40 mg/dia de prednisona, com a redução até a descontinuação ou até doses de manutenção de 5 mg/dia dentro de 2 a 3 meses. Embora a resposta clínica aos glicocorticoides em geral seja rápida e intensa, remissões prolongadas sem esteroides são incomuns, e o risco de morbidade induzida por esteroide nesta população de pacientes de meia-idade a idosos é alto, em particular para aqueles com comorbidades basais e envolvimento pancreático pela DR-IgG4. Há poucos dados para sustentar a utilidade dos agentes poupadores de esteroide convencionais nessa doença.

Para pacientes com recidivas ou doença resistente aos glicocorticoides, a depleção de células B com rituximabe é uma excelente terapia de segunda linha. O tratamento com rituximabe (2 doses de 1 g por via intravenosa [IV], separadas por cerca de 15 dias) leva a um declínio acentuado nas concentrações séricas de IgG4, sugerindo que essa medicação atinge seu efeito em parte pela prevenção da repleção de plasmócitos de vida curta produtores de IgG4. Mais importante do que seus efeitos nas concentrações de IgG4, contudo, pode ser o efeito da depleção das células B na função das células T. Os efeitos específicos do rituximabe nas células T citotóxicas de CD4+ descritas anteriormente foram documentados em DR-IgG4. O rituximabe pode ser uma terapia de primeira linha apropriada para alguns pacientes, em particular aqueles com alto risco de toxicidade por glicocorticoides e aqueles com doença de risco imediato aos órgãos. O conhecimento da fisiopatologia da DR-IgG4, atualmente evoluindo em ritmo acelerado, sugere várias novas abordagens dirigidas para o tratamento da condição, algumas das quais estão sendo investigadas em estudos clínicos. Essas novas estratégias incluem a inibição da tirosina-cinase de Bruton, a depleção de células CD19+ da linhagem dos linfócitos B e a terapia-alvo à SLAM-F7, a molécula encontrada nas superfícies de linfócitos B e de linfócitos T citotóxicos CD4+. Ambos os tipos de células foram implicados na fisiopatologia da doença.

LEITURAS ADICIONAIS

Perugino CA, Stone JH: IgG4-related disease: An update on pathophysiology and implications for clinical care. Nat Rev Rheumatol 16:702, 2020.
Perugino CA et al: CD4+ and CD8+ cytotoxic T lymphocytes may induce mesenchymal cell apoptosis in IgG4-related disease. J Allergy Clin Immunol 147:368, 2021.
Wallace ZS et al: The 2019 American College of Rheumatology/European League Against Rheumatism classification criteria for IgG4-related disease. Arthritis Rheumatol 72:7, 2020.
Wallace ZS et al: The 2019 American College of Rheumatology/European League Against Rheumatism classification criteria for IgG4-related disease. Ann Rheum Dis 79:77, 2020.
Wallwork R et al: Rituximab for idiopathic and IgG4-related retroperitoneal fibrosis. Medicine (Baltimore) 97:e12631, 2018.
Zhang W, Stone JH: Management of IgG4-RD. Lancet Rheumatol 1:e55, 2019.

369 Febre familiar do Mediterrâneo e outras doenças autoinflamatórias hereditárias

Daniel L. Kastner

A febre familiar do Mediterrâneo (FFM) é o protótipo de um grupo de doenças hereditárias (Tab. 369-1) que se caracterizam por episódios recorrentes de febre, com inflamação serosa, sinovial ou cutânea e, em alguns indivíduos, desenvolvimento de amiloidose AA sistêmica (Cap. 112). Devido à relativa infrequência de altos títulos de autoanticorpos ou células T antígeno-específicas, o termo *autoinflamatório* foi proposto para descrever esses distúrbios, em vez de "autoimune". O sistema imune inato, com suas células efetoras mieloides e receptores de linhagem germinativa para padrões moleculares associados a patógenos e sinais de perigo endógenos, desempenha um papel predominante na patogênese das doenças autoinflamatórias. Embora as febres hereditárias recorrentes compreendam uma importante categoria de doenças autoinflamatórias, outros distúrbios hereditários de inflamação em que a febre recorrente desempenha um papel menos proeminente também são considerados atualmente como autoinflamatórios.

HISTÓRIA E FISIOPATOLOGIA

A FFM foi reconhecida pela primeira vez entre armênios, árabes, turcos e judeus não asquenazes (principalmente no Norte da África e no Iraque). Com o advento dos testes genéticos, a FFM foi documentada com uma frequência cada vez maior entre judeus asquenazes, italianos e outras populações do Mediterrâneo, tendo sido confirmados alguns casos esporádicos mesmo na ausência de ancestralidade mediterrânea conhecida. A FFM, em geral, é considerada como de herança recessiva; entretanto, existe um reconhecimento crescente de casos clínicos bem definidos com apenas uma única mutação genética demonstrável, e, para certas mutações da FFM relativamente raras, existem fortes evidências de uma herança dominante. Particularmente nos países em que as famílias são pequenas, uma história familiar positiva apenas pode ser obtida em cerca de 50% dos casos. Os testes de DNA demonstram frequências de portadores de até 1:10 entre as populações afetadas, mais provavelmente devido a uma vantagem seletiva.

O gene da FFM codifica uma proteína com 781 aminoácidos e cerca de 95 kDa designada *pirina*, expressa em granulócitos, eosinófilos, monócitos, células dendríticas, bem como em fibroblastos sinoviais e peritoneais. Os 92 aminoácidos N-terminais de pirina definem um motivo, o domínio PIRINA, que medeia as interações homotípicas proteína-proteína e foi encontrado em várias outras proteínas, como a criopirina (NLRP3), que exibe mutações em outras três síndromes de febre recorrente. Por meio da interação de seu domínio PIRINA com uma proteína adaptadora intermediária, a pirina faz a nucleação da formação de um *inflamassoma de pirina* macromolecular para ativar a caspase 1 (enzima conversora de interleucina [IL]-1β) e, assim, a secreção de IL-1β e IL-18, além da morte celular mediada por gasdermina D (piroptose). Certas toxinas bacterianas que bloqueiam a montagem citoesquelética leucocitária por meio da inativação de RhoA-GTPase deflagram a ativação do inflamassoma de pirina como parte da defesa normal do hospedeiro; em pacientes com FFM, o limiar de ativação do inflamassoma de pirina está diminuído. Estudos de função imune e genética populacionais sustentam um papel para as

TABELA 369-1 ■ Síndromes de febre recorrente hereditárias

	FFM	TRAPS	HIDS/MKD	SMW	FCAS	NOMID
Etnia	Judeus, árabes, turcos, armênios, italianos	Qualquer grupo étnico	Predominantemente holandeses, pessoas da Europa Setentrional	Qualquer grupo étnico	Qualquer grupo étnico	Qualquer grupo étnico
Herança	Recessiva ou dominante[a]	Dominante	Recessiva	Dominante	Dominante	Mais comumente mutações *de novo*; mosaicismo somático em uma minoria significativa
Gene/cromossomo	*MEFV*/16p13.3	*TNFRSF1A*/12p13	*MVK*/12q24	*NLRP3*/1q44	*NLRP3*/1q44	*NLRP3*/1q44
Proteína	Pirina	Receptor do TNF p55	Mevalonato-cinase	NLRP3 (criopirina)	NLRP3 (criopirina)	NLRP3 (criopirina)
Duração das crises	1-3 dias	Frequentemente > 7 dias	3-7 dias	1-2 dias	Minutos a 3 dias	Contínua, com exacerbações
Serosa	Pleurite, peritonite; derrames pericárdicos assintomáticos	Pleurite, peritonite, pericardite	Dor abdominal, porém, raramente peritonite; pleurite e pericardite incomuns	Dor abdominal; pleurite e pericardite raras	Rara	Rara
Pele	Eritema erisipeloide	Eritema com migração centrífuga	Erupção maculopapular difusa; úlceras orais	Erupção difusa semelhante à urticária	Erupção urticariforme induzida pelo frio	Erupção difusa semelhante à urticária
Articulações	Monoartrite aguda; artrite crônica do quadril (rara)	Monoartrite aguda, artralgia	Artralgia, oligoartrite	Artralgia, oligoartrite das grandes articulações	Poliartralgia	Crescimento excessivo das epífises e da patela, baqueteamento dos dedos
Músculos	A mialgia induzida pelo exercício é comum; a mialgia febril prolongada é rara	Mialgia migratória	Incomum	A mialgia é comum	Às vezes, mialgia	Às vezes, mialgia
Olhos, orelhas	Incomum	Edema periorbitário, conjuntivite, raramente uveíte	Incomum	Conjuntivite, esclerite, edema do disco óptico; perda auditiva neurossensorial	Conjuntivite	Conjuntivite, uveíte, edema do disco óptico, cegueira, perda auditiva neurossensorial
SNC	Meningite asséptica rara	Cefaleia	Cefaleia	Cefaleia	Cefaleia	Meningite asséptica, convulsões
Amiloidose	Mais comum nos homozigotos M694V	Cerca de 15% dos casos, mais frequentemente mutações de cisteína, T50M	Algumas vezes, associação com o genótipo *MVK* V377I/268T	Cerca de 25% dos casos	Incomum	Complicação tardia
Tratamento	Profilaxia com colchicina oral, inibidores da IL-1 para casos refratários	Glicocorticoides, inibidores da IL-1, etanercepte	AINEs para a febre; inibidores da IL-1	Canaquinumabe, rilonacepte, anacinra	Canaquinumabe, rilonacepte, anacinra	Anacinra

[a] Uma porcentagem substancial de pacientes com FFM clínica apresenta apenas uma única mutação *MEFV* detectada pelo sequenciamento do DNA.

Siglas: AINEs, anti-inflamatórios não esteroides; FCAS, síndrome autoinflamatória familiar ao frio; FFM, febre familiar do Mediterrâneo; HIDS/MKD, síndrome de hiperimunoglobulinemia D com febre periódica, também chamada de deficiência de mevalonato-cinase; IL, interleucina; SMW, síndrome de Muckle-Wells; NOMID, doença inflamatória multissistêmica de início neonatal; SNC, sistema nervoso central; TNF, fator de necrose tumoral; TRAPS, síndrome periódica associada ao receptor de TNF.

pandemias de peste bubônica na seleção de mutações originárias da FFM, as quais surgiram na era bíblica no Oriente Médio.

CRISES AGUDAS

Os episódios febris na FFM podem começar até mesmo no início da primeira infância; 90% dos pacientes têm sua primeira crise por volta dos 20 anos. Os episódios típicos da FFM, em geral, duram de 24-72 horas, sendo que as crises de artrite em geral têm uma duração ligeiramente maior. Em alguns pacientes, os episódios ocorrem com grande regularidade – porém, na maioria das vezes, a frequência das crises varia ao longo do tempo, oscilando desde uma vez a cada poucos dias até remissões que duram vários anos. As crises com frequência são imprevisíveis, mas alguns pacientes as associam com esforço físico, estresse emocional ou menstruações; a gestação pode estar associada a uma remissão.

Se for medida, a febre estará quase sempre presente ao longo das crises de FFM. A hiperpirexia grave e mesmo as convulsões febris podem ser observadas em lactentes, com a febre às vezes sendo a única manifestação da FFM em crianças pequenas.

Mais de 90% dos pacientes com FFM experimentam dores abdominais em algum momento. Os episódios variam em intensidade desde uma dor vaga e imprecisa com distensão e hipersensibilidade leve à palpação até uma dor intensa e generalizada com ausência dos ruídos intestinais, rigidez, reação dolorosa à descompressão e níveis hidroaéreos nas radiografias ortostáticas. A tomografia computadorizada (TC) pode demonstrar uma pequena quantidade de líquido na cavidade abdominal. Se esses pacientes forem submetidos a uma laparotomia exploradora, será encontrado um exsudato peritoneal estéril, rico em neutrófilos, às vezes com aderências decorrentes de episódios precedentes. A ascite é rara.

Comprometimento pleural costuma se manifestar por dor torácica unilateral, intensa e penetrante. As radiografias podem mostrar atelectasia e, às vezes, derrame. Se for realizada, a toracocentese demonstrará um líquido exsudativo rico em neutrófilos. Após crises repetidas, poderá desenvolver-se um espessamento pleural.

A artrite da FFM é mais frequente entre os indivíduos homozigotos para a mutação M694V, que é particularmente comum na população judaica não asquenaze. A artrite aguda na FFM costuma ser monoarticular, afetando joelho, tornozelo ou quadril, apesar de outros padrões poderem ser observados. Os grandes derrames articulares estéreis ricos em neutrófilos são frequentes, com eritema ou calor proporcional. Mesmo após quadros de artrite repetidos, as alterações radiográficas são raras. Antes do advento da profilaxia com colchicina, a artrite crônica do joelho ou do quadril era observada em cerca de 5% dos pacientes com FFM. A sacroileíte crônica pode ocorrer na FFM, independentemente do antígeno HLA-B27, mesmo na vigência da terapia com colchicina. Nos Estados Unidos, é muito mais provável que os pacientes com FFM venham a ter artralgia do que artrite.

A manifestação cutânea mais característica da FFM é o eritema semelhante à erisipela, uma erupção cutânea eritematosa elevada que ocorre mais comumente no dorso do pé, no tornozelo ou na perna, isoladamente ou em combinação com dor abdominal, pleurite ou artrite. A biópsia demonstra infiltrados perivasculares de granulócitos e monócitos. Essa erupção é observada com mais frequência nos homozigotos M694V, sendo relativamente rara nos Estados Unidos.

A mialgia induzida pelo exercício (afebril) é comum na FFM, e um pequeno percentual dos pacientes desenvolve mialgia febril prolongada que pode ter duração de várias semanas. A doença pericárdica sintomática é rara, embora pequenas efusões pericárdicas possam ser observadas à ecocardiografia. A inflamação escrotal aguda unilateral pode ocorrer em meninos pré-púberes. A meningite asséptica foi relatada na FFM, porém a conexão causal é controversa. A vasculite, incluindo a púrpura de Henoch-Schönlein e a poliarterite nodosa (Cap. 363), pode ser observada com uma frequência aumentada na FFM. Foi constatado que a mutação da FFM M694V é um fator de risco para a doença de Behçet e a espondilite anquilosante.

As manifestações laboratoriais dos ataques de FFM são compatíveis com uma inflamação aguda e incluem velocidade de hemossedimentação elevada, leucocitose, trombocitose (em crianças) e elevações na proteína C-reativa, no fibrinogênio, na haptoglobina e nas imunoglobulinas séricas. Albuminúria e hematúria transitórias também podem ser observadas.

AMILOIDOSE

Antes do advento da profilaxia com colchicina, a amiloidose sistêmica era uma complicação comum da FFM. Ela é causada pelo depósito de um fragmento de amiloide A sérico, um reagente de fase aguda, nos rins, nas glândulas suprarrenais, no intestino, no baço, no pulmão e nos testículos (Cap. 112). A amiloidose deve ser suspeitada nos pacientes que evidenciam proteinúria entre as crises; as biópsias renal ou retal são utilizadas com mais frequência para estabelecer o diagnóstico. Os fatores de risco incluem o genótipo homozigoto M694V, uma história familiar positiva (independentemente do estado mutacional de FFM), o genótipo SAA1, o sexo masculino, a não adesão do paciente à terapia inibitória com colchicina ou IL-1 e o fato de ter crescido no Oriente Médio.

DIAGNÓSTICO

Para os casos típicos, os médicos experientes em FFM podem, com frequência, fazer o diagnóstico em bases puramente clínicas. Foi mostrado que os critérios clínicos elaborados para a FFM possuem sensibilidade e especificidade altas nas regiões do mundo em que a probabilidade pré-teste de FFM é alta. Os testes genéticos podem representar um adjuvante útil nos casos ambíguos ou para os médicos sem experiência na FFM. A maioria das mutações da FFM associadas à doença mais grave ocorre no éxon 10 do gene. Uma lista atualizada de mutações para FFM e outras febres recorrentes hereditárias pode ser encontrada online em http://fmf.igh.cnrs.fr/infevers/.

Os testes genéticos tornaram possível a ampliação do espectro clínico e da distribuição geográfica da FFM e podem ter valor prognóstico. A maioria dos estudos indica que os pacientes homozigotos M694V são mais jovens na ocasião do início da doença e exibem uma frequência mais alta de artrite, erupção cutânea e amiloidose. Em contrapartida, a variante E148Q no éxon 2 é muito comum em determinadas populações asiáticas e tende mais a afetar os níveis globais de inflamação do que a causar FFM clínica. Às vezes, a E148Q é encontrada em *cis* com mutações no éxon 10, o que pode complicar a interpretação dos resultados dos testes genéticos. Apenas cerca de 70% dos pacientes com FFM clinicamente típica apresentam duas mutações identificáveis em *trans*, consistente com o conceito de que as mutações de FFM são de ganho de função no que se refere à ativação do inflamassoma, com um efeito gene-dose. Nesses casos em que apenas uma única mutação é identificada, o julgamento clínico é muito importante e, ocasionalmente, um teste terapêutico com colchicina ou com um inibidor da IL-1 pode ajudar a confirmar o diagnóstico.

Se um paciente for examinado durante sua primeira crise, o diagnóstico diferencial pode ser extenso, apesar de ser delimitado pelo acometimento de um órgão específico. Após várias crises, o diagnóstico diferencial pode incluir as outras síndromes de febre recorrente hereditária (Tab. 362-1); a síndrome de febre periódica com úlceras aftosas, faringite e adenite cervical (PFAPA, de *periodic fever with aphthous ulcers, pharyngitis and cervical adenopathy*); a artrite idiopática juvenil com início sistêmico ou a doença de Still em adultos; a porfiria; o angioedema hereditário; a doença inflamatória intestinal; e, nas mulheres, distúrbios ginecológicos.

TRATAMENTO
Febre familiar do Mediterrâneo

O tratamento inicial de escolha para a FFM consiste em colchicina oral diária, que reduz a frequência e a intensidade das crises e previne o desenvolvimento de amiloidose nos pacientes que aderem ao tratamento. As doses intermitentes no início das crises não são tão efetivas quanto a profilaxia diária, e seu valor não foi comprovado na prevenção da amiloidose. A dose adulta habitual de colchicina é de 1,2-1,8 mg ao dia, a qual acarreta uma redução substancial nos sintomas em dois terços dos pacientes e alguma melhora em > 90%. As crianças podem necessitar de doses mais baixas, apesar de não serem proporcionais ao peso corporal.

Os efeitos colaterais comuns da colchicina consistem em distensão abdominal, cólicas, intolerância à lactose e diarreia. Eles podem ser minimizados ao se começar com uma dose baixa e aumentá-la gradualmente de acordo com a tolerância, dividindo a dose, utilizando simeticona para a flatulência e evitando os produtos lácteos. Se estiver sendo utilizada por qualquer um dos progenitores por ocasião da concepção, a colchicina poderá acarretar um pequeno aumento no risco de trissomia do 21 (síndrome de Down). A medicação costuma ser mantida durante a gestação, pois o risco de abortamento devido a crises de FFM supera qualquer efeito adverso para o desenvolvimento fetal. Nos pacientes idosos com insuficiência renal, a colchicina pode causar neuromiopatia caracterizada por fraqueza muscular proximal e elevação da creatina-cinase. A ciclosporina inibe a excreção hepática da colchicina por meio de seus efeitos no sistema de transporte de resistência a múltiplos fármacos 1 (MDR1, de *multidrug resistance 1*), às vezes resultando em toxicidade da colchicina em pacientes submetidos ao transplante renal para amiloidose. Em geral, a colchicina intravenosa não deve ser administrada aos pacientes que já estão tomando colchicina oral, pois nessas circunstâncias foi observada uma toxicidade acentuada e ocasionalmente fatal.

Para pacientes com FFM irresponsivos à colchicina ou que não conseguem tolerar doses terapêuticas, os inibidores da IL-1 injetáveis podem ser usados. Com base em um estudo randomizado controlado por placebo de fase 3, o anticorpo monoclonal anti-IL-1β, conhecido como canaquinumabe, foi aprovado pela Food and Drug Administration (FDA) para essa indicação. Em um pequeno ensaio clínico randomizado controlado por placebo, a administração subcutânea semanal de rilonacepte, uma proteína de fusão do receptor de IL-1 recombinante, reduziu significativamente a frequência das crises. Há também uma experiência anedótica substancial com a anacinra diária por via subcutânea, um antagonista do receptor de IL-1 recombinante, na prevenção das crises agudas de FFM e, em alguns casos, na redução dos depósitos amiloides estabelecidos. O transplante de medula óssea foi sugerido para FFM refratária, porém a relação risco-benefício atualmente é considerada inaceitável.

OUTRAS FEBRES RECORRENTES HEREDITÁRIAS

SÍNDROME PERIÓDICA ASSOCIADA AO RECEPTOR DE TNF

A síndrome periódica associada ao receptor de fator de necrose tumoral (TNF) (TRAPS, de *TNF receptor-associated periodic syndrome*) é causada por mutações dominantes hereditárias nos domínios extracelulares do receptor do TNF de 55 kDa (TNFR1, p55). Apesar de ter sido descrita originalmente em uma grande família irlandesa (daí a designação de *febre hibérnica familiar*), a TRAPS exibe ampla distribuição étnica. Os episódios de TRAPS com frequência começam na infância. A duração das crises varia de 1-2 dias até várias semanas, e, nos casos graves, os sintomas podem ser quase contínuos. Além das crises peritoneais, neurais e sinoviais semelhantes à FFM, os pacientes com TRAPS costumam exibir inflamação ocular (na maioria das vezes, conjuntivite e/ou edema periorbital) e podem apresentar mialgia migratória peculiar com eritema doloroso suprajacente. Em geral, os pacientes com TRAPS respondem melhor aos glicocorticoides do que à colchicina profilática. Sem tratamento, cerca de 15% desenvolvem amiloidose. O diagnóstico de TRAPS baseia-se na demonstração de mutações do *TNFRSF1A* na presença de sintomas característicos. Duas variantes particulares, R92Q e P46L, são comuns em determinadas populações e podem atuar mais como polimorfismos funcionais do que como mutações causadoras de doença. Por outro lado, as mutações de *TNFRSF1A* patogênicas, incluindo várias substituições em resíduos de cisteína altamente conservados, estão associadas a mal enovelamento, agregação e retenção do TNFR1 intracelular, com consequente ativação da cinase independente de ligante, produção mitocondrial de espécies reativas de oxigênio e liberação de citocinas proinflamatórias. O etanercepte, um inibidor do TNF, melhora as crises de TRAPS, porém a experiência de longo prazo com esse agente tem sido menos favorável. A inibição de IL-1 tem se mostrado benéfica em um amplo percentual de pacientes que a usam, e o canaquinumabe foi recentemente aprovado pela FDA para o tratamento de TRAPS. Deve-se evitar a administração de anticorpos monoclonais anti-TNF, porque eles podem exacerbar as crises de TRAPS.

HIPERIMUNOGLOBULINEMIA D COM SÍNDROME DE FEBRE PERIÓDICA (TAMBÉM CHAMADA DEFICIÊNCIA DE MEVALONATO-CINASE)

A síndrome de hiperimunoglobulinemia D com febre periódica (HIDS, de *hyperimmunoglobulinemia D with periodic fever syndrome*) é uma síndrome de febre recorrente com herança recessiva, observada principalmente em indivíduos de descendência da Europa Setentrional. Ela é causada por mutações do gene da mevalonato-cinase (*MVK*), que codifica uma enzima envolvida na síntese de colesterol e isoprenoides não esteróis, incluindo geranil-geranil-pirofosfato. Esse último composto é essencial à adequada localização da RhoA-GTPase na membrana celular, e a localização incorreta dessa enzima leva à sua inativação e, consequentemente, à ativação do inflamassomo de pirina. As crises de HIDS, em geral, têm início na lactância e duram de 3-5 dias. As características clinicamente peculiares incluem adenopatia cervical dolorosa, erupção maculopapular difusa, que pode afetar as regiões palmares e plantares, assim como úlceras aftosas; a pleurite é rara. A amiloidose foi observada com o genótipo *MVK* V377I/I268T. Apesar de ter sido definida originalmente pela elevação persistente de IgD sérica, a atividade da doença não está relacionada com os níveis de IgD, e alguns pacientes com FFM ou TRAPS podem ter uma IgD sérica moderadamente aumentada. Além disso, alguns pacientes com mutações em *MVK* e febre recorrente têm níveis normais de IgD, ao passo que todos os pacientes com mutações apresentam níveis urinários acentuadamente altos de mevalonato durante as crises. Por essas razões, foi proposta uma nova designação para esse distúrbio: *deficiência de mevalonato-cinase* (MKD). O canaquinumabe foi aprovado recentemente pela FDA para o tratamento de HIDS/MKD.

DOENÇA AUTOINFLAMATÓRIA ASSOCIADA À NLRP3 (TAMBÉM CHAMADA CRIOPIRINOPATIAS OU SÍNDROMES PERIÓDICAS ASSOCIADAS À CRIOPIRINA)

Três síndromes febris hereditárias – a síndrome autoinflamatória familiar ao frio (FCAS), a síndrome de Muckle-Wells (SMW) e a doença inflamatória multissistêmica de início neonatal (NOMID) – são causadas por mutações no *NLRP3* (anteriormente conhecido como *CIAS1*), o gene que codifica a criopirina (ou NLRP3), e representam um espectro clínico da doença. Os pacientes com FCAS desenvolvem calafrios, febre, cefaleia, artralgia, conjuntivite e erupção semelhante à urticária em resposta à exposição generalizada ao frio. Na SMW, observa-se uma erupção urticariforme, mas que não costuma ser induzida pelo frio; os pacientes com SMW também desenvolvem febre, dor abdominal, dor nos membros, artrite, conjuntivite e, com o passar do tempo, perda auditiva neurossensorial. A NOMID é a mais grave das três síndromes, com meningite asséptica crônica, artropatia característica e erupção cutânea. Como a proteína pirina da FFM, a criopirina tem um domínio N-terminal PIRINA, permitindo a formação de um *inflamassomo NLRP3*, que medeia a ativação da caspase 1, a liberação de IL-1β e IL-18 e a piroptose. Os leucócitos do sangue periférico de pacientes com FCAS, SMW e NOMID liberam quantidades aumentadas de IL-1β mediante estimulação *in vitro*, em comparação com os controles sadios. Os macrófagos de camundongos deficientes em criopirina exibem menor produção de IL-1β em resposta a certas bactérias Gram-positivas, ao RNA bacteriano e aos cristais de urato monossódico. Todas as três criopirinopatias ou síndromes periódicas associadas à criopirina (CAPS, de *cryopyrin-associated periodic syndromes*) apresentam uma resposta intensa a injeções de inibidores da IL-1. O canaquinumabe e o rilonacepte são aprovados pela FDA para uso no tratamento de FCAS e SMW, ao passo que a anacinra é aprovada para uso no tratamento de NOMID.

Cerca de um terço dos pacientes com manifestações clínicas de NOMID não exibem mutações de linhagem germinativa em *NLRP3*, mas são mosaicos para mutações de *NLRP3* somáticas. Esses pacientes também respondem de forma intensa à inibição da IL-1. Em casos raros, foi identificado um mosaicismo somático em *NLRP3* na síndrome de Schnitzler, a qual se manifesta na meia-idade, com febre recorrente, erupção urticariforme, níveis elevados de reagentes de fase aguda, gamopatia IgM monoclonal e remodelação óssea anormal. A inibição da IL-1 constitui o tratamento de escolha para a síndrome de Schnitzler.

FEBRE PERIÓDICA COM ESTOMATITE AFTOSA, FARINGITE E ADENITE CERVICAL

A febre periódica com estomatite aftosa, faringite e adenite cervical (PFAPA) é a síndrome de febre periódica mais comum em crianças, notável pela regularidade fixa dos episódios e pela tendência à resolução dos ataques no início da vida adulta. A PFAPA tende a ocorrer em famílias, mas não de maneira mendeliana. Estudos recentes indicam que variantes compartilhadas comuns nos *loci IL12A*, *IL10*, *STAT4* e *CCR1-CCR3* conferem suscetibilidade a um espectro de fenótipos que variam desde úlceras aftosas comuns até PFAPA e doença de Behçet. As opções terapêuticas para PFAPA incluem os glicocorticoides intermitentes; o uso oral diário de colchicina, cimetidina ou apremilaste; e a tonsilectomia/adenoidectomia.

OUTRAS DOENÇAS AUTOINFLAMATÓRIAS HEREDITÁRIAS

Existem várias outras doenças autoinflamatórias de herança mendeliana nas quais a febre recorrente não constitui um sinal clínico proeminente, mas envolve anormalidades da imunidade inata. A síndrome de artrite estéril piogênica, pioderma gangrenoso e acne (PAPA, de *pyogenic arthritis with pyoderma gangrenosum and acne*) é um distúrbio de herança dominante que se manifesta com episódios de monoartrite piogênica estéril, com frequência induzidos por traumatismo, pioderma gangrenoso grave e acne cística intensa, que, em geral, começa na puberdade. A síndrome é causada por mutações em *PSTPIP1*, que codifica uma proteína de ligação da pirina, e as manifestações artríticas, com frequência, respondem à inibição da IL-1. Mutações de ganho de função hereditárias dominantes em *NLRC4* levam à produção aumentada de IL-1 e IL-18, bem como à síndrome de ativação recorrente de macrófagos potencialmente fatal.

Enquanto os distúrbios anteriormente mencionados envolvem mutações em moléculas relacionadas com a IL-1, outras doenças autoinflamatórias são causadas por mutações em outros componentes da imunidade inata. A *síndrome de Blau* é causada por mutações em *CARD15* (também conhecido como *NOD2*), que regula a ativação do fator nuclear κB. Essa condição é caracterizada por dermatite granulomatosa, uveíte e artrite; variantes de *CARD15* distintas predispõem à doença de Crohn. Mutações recessivas em um ou mais componentes do proteassoma levam à sinalização excessiva do interferon e a uma forma grave de paniculite generalizada. Mutações *de novo* de ganho de função em *TMEM173*, que codifica o estimulador dos genes de interferon (STING, de *stimulator of interferon genes*), causam vasculopatia e fibrose pulmonar graves. As mutações com perda de função recessivas no gene que codifica a adenosina-desaminase 2 (ADA2), causam uma vasculopatia que pode se manifestar na forma de erupção livedoide, acidente vascular cerebral lacunar de início precoce ou poliarterite nodosa, geralmente com resposta à inibição de TNF. Mutações no gene codificador da enzima modificadora de ubiquitina A20 causam uma enfermidade monogênica semelhante à doença de Behçet ("HA20"), ao passo que mutações em uma desubiquitinase diferente (OTULIN) causam uma forma de paniculite ("otulipenia"). Mutações no sítio onde RIPK1 é inativado pela caspase-8 causam uma condição que se manifesta com febre recorrente, linfadenopatia dolorosa e organomegalia, chamada de síndrome CRIA (autoinflamatória induzida por RIPK1 resistente à clivagem, de *cleavage-resistant RIPK1-induced autoinflammatory*), a qual pode responder à inibição da IL-6.

Por fim, convém assinalar que, hoje, vários distúrbios comuns e geneticamente complexos por vezes são considerados autoinflamatórios, devido a evidências de que os componentes do sistema imune inato, como o inflamassoma, podem desempenhar um papel na patogênese. Dois exemplos proeminentes são a gota e a aterosclerose. Mutações somáticas mieloide-restritas em uma enzima de ubiquitilação fundamental foram recentemente implicadas em uma doença autoinflamatória grave de início na idade adulta chamada síndrome VEXAS (*v*acúolos, enzima *E*1, ligada ao *X*, *a*utoinflamatória, *s*omática), a qual pode se apresentar como policondrite recidivante, vasculite ou síndrome mielodisplásica.

CONSIDERAÇÕES GLOBAIS

Todos os distúrbios discutidos neste capítulo foram observados em múltiplas populações. Entretanto, conforme observado aqui, a FFM é observada com maior frequência em populações do Mediterrâneo e do Oriente Médio, ao passo que a HIDS é frequente em populações da Europa Setentrional, em particular os holandeses. Uma mutação originária recessiva em *ADA2* é particularmente comum na população de judeus georgianos e está associada à poliarterite nodosa.

LEITURAS ADICIONAIS

Beck DB et al: Somatic mutations in *UBA1* and severe adult-onset autoinflammatory disease. N Engl J Med 383:2628, 2020.
De Benedetti F et al: Canakinumab for the treatment of autoinflammatory recurrent fever syndromes. N Engl J Med 378:1908, 2018.
Lalaoui N et al: Mutations that prevent caspase cleavage of RIPK1 cause autoinflammatory disease. Nature 577:103, 2020.
Manthiram K et al: The monogenic autoinflammatory diseases define new pathways in human innate immunity and inflammation. Nat Immunol 18:832, 2017.
Manthiram K et al: Common genetic susceptibility loci link PFAPA syndrome, Behçet's disease, and recurrent aphthous stomatitis. Proc Natl Acad Sci USA 117:14405, 2020.
Ombrello AK et al: Treatment strategies for deficiency of adenosine deaminase 2. N Engl J Med 380:1582, 2019.
Park YH et al: Pyrin inflammasome activation and RhoA signaling in the autoinflammatory diseases FMF and HIDS. Nat Immunol 17:914, 2016.
Park YH et al: Ancient familial Mediterranean fever mutations in human pyrin and resistance to *Yersinia pestis*. Nat Immunol 21:857, 2020.

Seção 3 — Distúrbios das articulações e dos tecidos adjacentes

370 — Abordagem aos distúrbios articulares e musculoesqueléticos

John J. Cush

As queixas musculoesqueléticas são responsáveis por > 315 milhões de consultas de pacientes ambulatoriais a cada ano e por > 20% de todas as consultas ambulatoriais nos Estados Unidos. O Centers for Disease Control and Prevention (CDC) estima que 58,5 milhões (ou 1 a cada 4 adultos) na população dos Estados Unidos tenha artrite diagnosticada por um médico. Embora muitos pacientes tenham condições autolimitadas que requerem avaliação mínima, tranquilização e terapia sintomática, as manifestações musculoesqueléticas específicas ou sua persistência podem prenunciar uma condição mais grave que requeira avaliação adicional ou testes laboratoriais para estabelecer um diagnóstico. A avaliação musculoesquelética tem como objetivo formular um diagnóstico diferencial que possa proporcionar um diagnóstico preciso e terapia oportuna, ao mesmo tempo em que se evitam exames complementares excessivos e tratamentos desnecessários (Tab. 370-1). Há várias condições urgentes que devem ser diagnosticadas prontamente para evitar dano e morbidade. Esses diagnósticos que representam um sinal de alerta (*red flags*) incluem artrite séptica, artrite aguda induzida por cristais (p. ex., gota) e fratura. Essas entidades podem ser suspeitadas em quadros de início agudo e dor musculoesquelética monoarticular ou focal.

A maioria dos indivíduos com queixas musculoesqueléticas podem ser diagnosticados por meio de uma anamnese completa e exames físicos e musculoesqueléticos abrangentes. A consulta inicial deve determinar se a queixa musculoesquelética sinaliza ou não um sinal de alerta (artrite séptica, gota ou fratura). A avaliação deve prosseguir para averiguar se a queixa é (1) *articular* ou *não articular*; (2) *inflamatória* ou *não inflamatória*; (3) *aguda* ou *crônica*; e (4) *localizada* (*monoarticular*) ou *generalizada* (*poliarticular*).

Com essa abordagem, a apresentação musculoesquelética pode ser caracterizada (p. ex., monoartrite inflamatória aguda ou uma dor disseminada não articular não inflamatória crônica) para restringir as possibilidades de diagnóstico. No entanto, alguns pacientes não se enquadram em uma categoria diagnóstica específica. Muitos distúrbios musculoesqueléticos são semelhantes no início, e alguns podem demorar semanas ou meses (mas não anos) para evoluir até uma entidade diagnóstica definida. Essa consideração deve amenizar o desejo de firmar o diagnóstico na primeira consulta.

ARTICULAR VS. NÃO ARTICULAR

A avaliação musculoesquelética deve discriminar as origens anatômicas das queixas do paciente. Por exemplo, a dor no tornozelo pode resultar de uma ampla variedade de condições patológicas envolvendo estruturas anatômicas discrepantes, como artrite gotosa, fratura do calcâneo, tendinite do calcâneo, fascite plantar, celulite e neuropatia periférica ou por encarceramento. A diferenciação entre condições articulares e não articulares exige um exame minucioso e detalhado. As estruturas articulares consistem em sinóvia, líquido sinovial, cartilagem articular, ligamentos intra-articulares, cápsula articular e osso justa-articular. As estruturas não articulares (ou periarticulares), como os ligamentos extra-articulares de apoio, os tendões, as bursas, os músculos, a fáscia, o osso, o nervo e a pele sobrejacente, podem estar envolvidas no processo patológico. Apesar de as queixas musculoesqueléticas serem atribuídas com frequência às articulações, os distúrbios não articulares são mais frequentes e costumam ser confundidos com a artrite. A diferenciação entre dor articular e não articular (também chamada periarticular) pode ser uma tarefa desafiadora para o médico inexperiente. Os distúrbios articulares podem ser caracterizados por dor profunda ou difusa, amplitude de movimento limitada durante as mobilizações ativa e passiva, bem como aumento de volume (causado por proliferação sinovial, derrame ou hipertrofia óssea), crepitação, instabilidade, "bloqueio" ou deformidade. Em contrapartida, os distúrbios não articulares tendem a produzir dor na amplitude de movimento ativa, porém não na passiva (ou assistida). As condições periarticulares frequentemente demonstram sensibilidade dolorosa pontual ou focal nas regiões adjacentes às estruturas articulares, podendo irradiar ou ser desencadeada por um movimento ou uma posição específicos, e apresentam achados físicos distantes da cápsula articular. Além disso, os distúrbios não articulares raramente demonstram aumento de volume, crepitação, instabilidade ou deformidade.

DISTÚRBIOS INFLAMATÓRIOS VS. NÃO INFLAMATÓRIOS

Durante uma avaliação musculoesquelética, o médico deve determinar a natureza do processo patológico subjacente e se existem achados inflamatórios ou não inflamatórios. Os distúrbios inflamatórios podem ser infecciosos (*Neisseria gonorrhoeae* ou *Mycobacterium tuberculosis*), induzidos por cristais (gota, pseudogota), relacionados com o sistema imune (artrite reumatoide [AR], lúpus eritematoso sistêmico [LES]), reativos (febre reumática, artrite reativa) ou idiopáticos. Os distúrbios inflamatórios podem ser sugeridos por qualquer um dos quatro sinais cardinais da inflamação (eritema, calor, dor ou tumefação), pelos sintomas sistêmicos (fadiga, febre, erupção cutânea, perda de peso) ou pela evidência laboratorial de inflamação (velocidade de hemossedimentação [VHS] ou proteína C-reativa elevadas, trombocitose, anemia da doença crônica ou hipoalbuminemia). Os distúrbios musculoesqueléticos crônicos são comumente acompanhados de rigidez articular. A duração da rigidez pode ser prolongada (horas) nos distúrbios inflamatórios (como AR ou polimialgia reumática [PMR]), e a rigidez melhora com a atividade. Em contrapartida, a rigidez intermitente

TABELA 370-1 — Avaliação dos pacientes com queixas musculoesqueléticas

Objetivos
- Fazer o diagnóstico preciso
- Providenciar o tratamento no momento mais oportuno
- Evitar exames diagnósticos desnecessários
- Identificar "sinais de alerta" agudos, focais/monoarticulares

Abordagem
- Determinar a cronologia (aguda vs. crônica)
- Determinar a natureza do processo patológico (inflamatório vs. não inflamatório)
- Determinar a extensão do comprometimento (monoarticular, poliarticular, focal, generalizado)
- Localizar anatomicamente a queixa (articular vs. não articular)
- Considerar primeiramente os distúrbios mais comuns
- Considerar a necessidade de testes diagnósticos
- Formular um diagnóstico diferencial

(também conhecida como fenômeno de gel) é típica das condições não inflamatórias (como osteoartrite [OA]), tem duração mais curta (< 60 minutos) e é exacerbada pela atividade. A fadiga pode ser profunda em processos inflamatórios (conforme observado na AR e na PMR), mas também pode ser uma consequência da fibromialgia (um distúrbio não inflamatório), da dor crônica, do sono precário, da depressão, da anemia, da insuficiência cardíaca, da endocrinopatia ou da desnutrição.

Os distúrbios não inflamatórios podem estar relacionados com traumatismo (laceração do manguito rotador), uso repetitivo (bursite, tendinite), degeneração ou reparo ineficaz (OA), neoplasia (sinovite vilonodular pigmentada) ou amplificação da dor (fibromialgia). Os distúrbios não inflamatórios costumam ser caracterizados por dor sem tumefação sinovial ou calor, ausência de manifestações inflamatórias ou sistêmicas, fenômeno de gel intermitente em vez de rigidez matinal prolongada e exames laboratoriais normais (para a idade) ou negativos.

Com a identificação da natureza do processo subjacente e o sítio da queixa, o examinador pode caracterizar melhor a apresentação musculoesquelética (p. ex., monoartrite inflamatória aguda, dor disseminada não articular não inflamatória crônica). O direcionamento das considerações diagnósticas permite ao médico avaliar a necessidade de intervenção diagnóstica ou terapêutica imediata ou de vigilância clínica. A Figura 370-1 apresenta uma abordagem algorítmica para a avaliação de pacientes com queixas musculoesqueléticas. Essa abordagem baseia-se nos achados clínicos e na anamnese, mais do que nos exames laboratoriais, para o diagnóstico de muitos distúrbios reumáticos comuns.

Uma abordagem alternativa mais simples deveria considerar em primeiro lugar, as queixas mais comumente observadas, com base na sua frequência em populações de indivíduos mais jovens *versus* idosos. As causas mais prevalentes de queixas musculoesqueléticas estão listadas na Figura 370-2. Como o traumatismo, as fraturas, as síndromes de uso excessivo e a

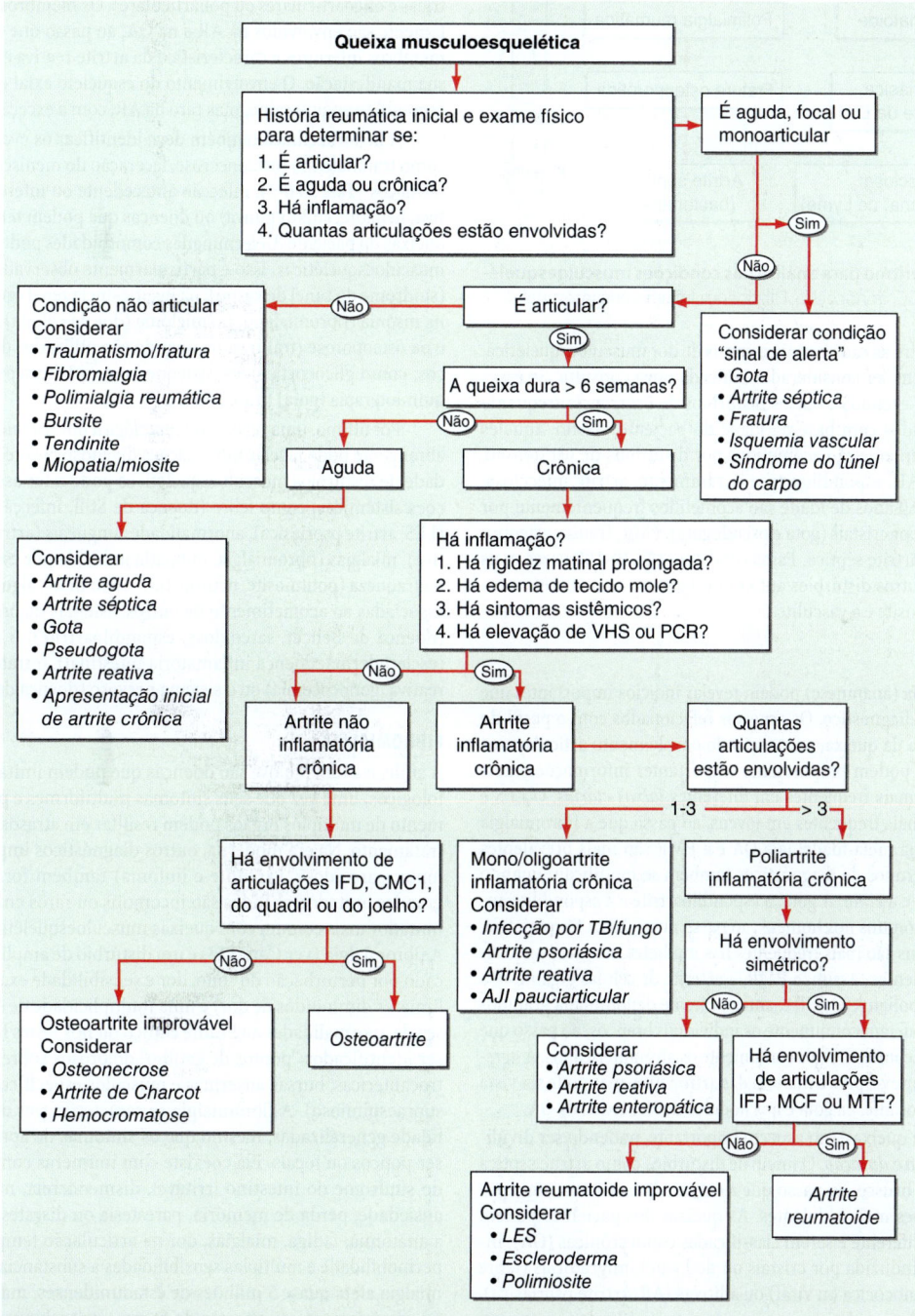

FIGURA 370-1 Algoritmo para o diagnóstico de queixas musculoesqueléticas. Uma abordagem para formular o diagnóstico diferencial (em itálico). AIJ, artrite idiopática juvenil; CMC, carpometacarpal; IFD, interfalângica distal; IFP, interfalângica proximal; LES, lúpus eritematoso sistêmico; MCF, metacarpofalângica; MTF, metatarsofalângica; PCR, proteína C-reativa; VHS, velocidade de hemossedimentação; PMR, polimialgia reumática; TB, tuberculose.

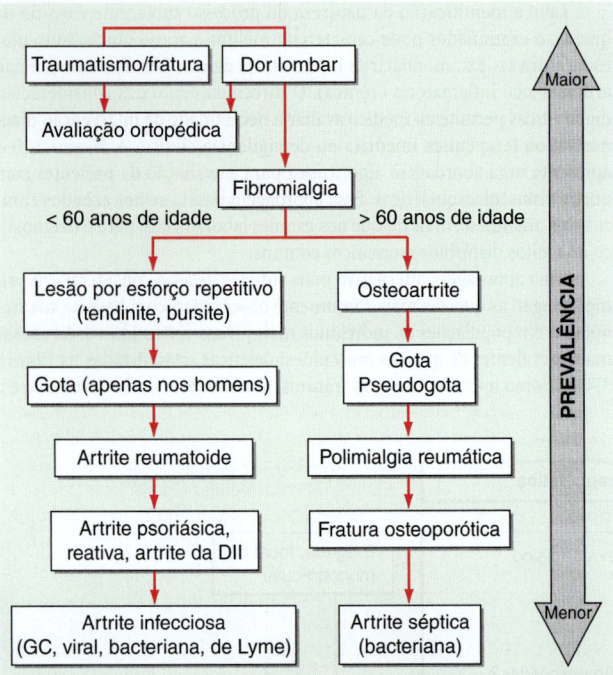

FIGURA 370-2 Algoritmo para análise das condições musculoesqueléticas mais comuns. GC, gonocócica; DII, doença inflamatória intestinal.

fibromialgia estão entre as causas mais comuns de dor musculoesquelética, essas condições devem ser consideradas em cada nova consulta. Se essas possibilidades forem excluídas, outros distúrbios de ocorrência frequente devem ser considerados com base na idade do paciente. Assim, aqueles com < 60 anos comumente são acometidos por distúrbios de uso/tensão, gota (em homens), AR, espondiloartrite e, raramente, artrite infecciosa. Os pacientes com > 60 anos de idade são acometidos frequentemente por OA, artrite induzida por cristais (gota e pseudogota), PMR, fratura osteoporótica e, raramente, artrite séptica. Essas condições são 10-100 vezes mais prevalentes do que outros distúrbios autoimunes graves, como o LES, o esclerodermia, a polimiosite e a vasculite.

HISTÓRIA CLÍNICA

Os achados da história (anamnese) podem revelar indícios importantes que permitem chegar ao diagnóstico. Os aspectos relacionados com o perfil do paciente, a cronologia da queixa, a extensão do envolvimento articular e os fatores precipitantes podem proporcionar importantes informações. Certos diagnósticos são mais frequentes em diferentes *faixas etárias*. O LES e a artrite reativa são mais frequentes em jovens, ao passo que a fibromialgia e a AR são comuns na meia-idade; já a OA e a PMR são mais prevalentes entre os idosos. Os grupos de diagnósticos também se modificam quando se consideram o *sexo* e a *etnia*. A gota, a espondiloartrite e a espondilite anquilosante são mais comuns nos homens, ao passo que a AR, a fibromialgia, a osteoporose e o lúpus são mais frequentes nas mulheres. As *predileções étnicas* podem ser evidentes. Assim, a PMR, a arterite de células gigantes e a granulomatose com poliangeíte (GPA, anteriormente denominada granulomatose de Wegener) afetam comumente os indivíduos brancos, ao passo que a sarcoidose e o LES acometem mais comumente os afro-americanos. A *agregação familiar* é improvável para a maioria das artropatias, mas pode ser vista na espondilite anquilosante, na gota e nos nódulos de Heberden da OA.

A cronologia da queixa é um aspecto importante, podendo ser dividida em *início*, *evolução* e *duração*. O início de distúrbios como artrite séptica ou gota costuma ser brusco, ao passo que a OA, a AR e a fibromialgia podem ter apresentações mais indolentes. As queixas dos pacientes podem evoluir de maneira diferente e serem classificadas como crônicas (OA), intermitentes (artrite induzida por cristais ou de Lyme), migratórias (febre reumática, artrite gonocócica ou viral) ou aditivas (AR, artrite psoriásica). Os distúrbios musculoesqueléticos geralmente são classificados como agudos ou crônicos, conforme a duração dos sintomas inferior ou superior a 6 semanas, respectivamente. As artropatias agudas costumam ser infecciosas, induzidas por cristais ou reativas. As condições crônicas são as artrites não inflamatórias ou imunológicas (p. ex., OA, AR) e os distúrbios não articulares (p. ex., fibromialgia).

A *extensão* ou a *distribuição* do acometimento articular muitas vezes fornecem informações. Os distúrbios articulares são classificados com base no número de articulações acometidas, podendo ser *monoarticulares* (1 única articulação), *oligoarticulares* ou *pauciarticulares* (2-3 articulações) ou *poliarticulares* (4 ou mais articulações). Enquanto as artrites induzidas por cristais e infecciosas são frequentemente monoarticulares ou oligoarticulares, a OA e a AR são geralmente poliarticulares. Os distúrbios não articulares podem ser classificados como focais ou generalizados. As queixas secundárias a uma tendinite ou à síndrome do túnel do carpo são focais, ao passo que a fraqueza e a mialgia decorrentes de polimiosite ou fibromialgia são mais difusas em sua manifestação. O comprometimento articular na AR tende a ser simétrico e poliarticular. Por outro lado, a espondiloartrite, a artrite reativa, a gota e a sarcoidose são frequentemente assimétricos e oligoarticulares. A OA e a artrite psoriásica podem ser simétricas ou assimétricas e oligoarticulares ou poliarticulares. Os membros superiores frequentemente são envolvidos na AR e na OA, ao passo que o acometimento dos membros inferiores é característico da artrite reativa e da gota no início de sua manifestação. O envolvimento do esqueleto axial é comum na OA e na espondilite anquilosante, mas raro na AR, com a exceção da coluna cervical.

A história clínica também deve identificar os *eventos desencadeantes*, como traumatismo (osteonecrose, laceração do menisco), administração de fármacos **(Tab. 370-2)**, infecção antecedente ou intercorrente (artrite reativa, hepatite, chikungunya) ou doenças que podem ter contribuído para as queixas do paciente. Determinadas comorbidades podem ter consequências musculoesqueléticas. Isso é particularmente observado no diabetes melito (síndrome do túnel do carpo), na insuficiência renal (gota), na depressão ou na insônia (fibromialgia), no mieloma (dor na coluna), no câncer (miosite) e na osteoporose (fratura), ou quando são utilizados determinados fármacos, como glicocorticoides (osteonecrose, artrite séptica) e diuréticos ou quimioterapia (gota) **(Tab. 370-2)**.

Por último, uma *revisão reumatológica dos sistemas* realizada de forma abrangente pode revelar informações diagnósticas úteis. Uma ampla variedade de distúrbios musculoesqueléticos pode estar associada a manifestações sistêmicas, como febre (doença de Still, infecção), erupção cutânea (LES, artrite psoriásica), anormalidades ungueais (artrite psoriásica ou reativa), mialgias (fibromialgia, miopatia induzida por estatinas ou fármacos) ou fraqueza (polimiosite, neuropatia). Além disso, algumas condições estão associadas ao acometimento de outros sistemas de órgãos, como os olhos (doença de Behçet, sarcoidose, espondiloartrite), o trato gastrintestinal (esclerodermia, doença inflamatória intestinal), o trato urogenital (artrite reativa, gonocócia) ou o sistema nervoso (doença de Lyme, vasculite).

FIBROMIALGIA

A sífilis e a tuberculose são doenças que podem imitar distúrbios reumatológicos, uma vez que seus sintomas multiformes e potencial de envolvimento de múltiplos órgãos podem resultar em atrasos no diagnóstico e no tratamento. Na era moderna, outros diagnósticos importantes (incluindo lúpus, sarcoidose, vasculite e linfoma) também foram rotulados como grandes imitadores. Todos eles incomuns ou raros em comparação com o imitador mais comum com queixas musculoesqueléticas – a fibromialgia. A fibromialgia **(ver Cap. 373)** é um distúrbio de amplificação da dor unificado por perturbação do sono, dor e sensibilidade exageradas (devido aos limiares diminuídos de dor) e uma multiplicidade de sintomas com escassez de anormalidades ao exame clínico ou nos testes laboratoriais. Podem ser identificados "pontos de gatilho" dolorosos sobre epicôndilos, bursas trocantéricas, bursas anserinas e músculos específicos (glúteos, trapézio, supraespinhoso). A fibromialgia se caracteriza por dores e hipersensibilidade generalizadas, mesmo que os sintomas de apresentação tendam a ser poucos ou focais. Ela coexiste com inúmeras comorbidades, incluindo síndrome do intestino irritável, dismenorreia, migrânea, depressão, ansiedade, perda de memória, parestesia ou disestesias que não seguem a anatomia, fadiga, mialgias, dor na articulação temporomandibular, hipermobilidade e múltiplas sensibilidades a substâncias químicas. A fibromialgia afeta quase 5 milhões de estadunidenses, mas é sub-reconhecida ou erroneamente diagnosticada como artrite, lúpus, esclerose múltipla, doença autoimune ou outras condições. A consideração precoce desse distúrbio tão comum pode evitar investigações, terapia e preocupações desnecessárias **(Fig. 370-2)**.

TABELA 370-2 ■ Condições musculoesqueléticas induzidas por fármacos e outras substâncias

Artralgias

Quinidina, cimetidina, betabloqueadores, quinolonas, aciclovir crônico, interferonas, IL-2, nicardipino, vacinas, rifabutina, inibidores de aromatase, inibidores de protease do HIV, inibidores de DPP-4 (sitagliptina, linagliptina, alogliptina), paclitaxel, inibidores de *checkpoint* (ipilimumabe, pembrolizumabe, nivolumabe, atezolizumabe, durvalumabe, cemiplimabe)

Mialgias/miopatia

Glicocorticoides, penicilamina, hidroxicloroquina, AZT, lovastatina, sinvastatina, atorvastatina, pravastatina, clofibrato, amiodarona, interferona, IL-2, álcool, cocaína, paclitaxel, docetaxel, mesilato de imatinibe, colchicina, quinolonas, ciclosporina, tacrolimo, inibidores da protease, inibidores de *checkpoint*

Ruptura do tendão/tendinite

Quinolonas, glicocorticoides, isotretinoína, estatinas, inibidores de aromatase, injeções de colagenase

Gota

Diuréticos, ácido acetilsalicílico, agentes citotóxicos, ciclosporina, tacrolimo, álcool, *moonshine* (bebida destilada), etambutol, refrigerantes contendo frutose

Lúpus induzido por fármacos

Hidralazina, procainamida, quinidina, fenitoína, carbamazepina, metildopa, isoniazida, clorpromazina, lítio, penicilamina, tetraciclinas, inibidores do TNF, inibidores da ECA, ticlopidina, terbinafina, inibidores de aromatase

Lúpus subagudo induzido por fármacos

Inibidores da bomba de prótons, bloqueadores dos canais de cálcio (diltiazém), inibidores da ECA, inibidores do TNF, terbinafina, interferonas (α e β-1a), paclitaxel, docetaxel, gencitabina, capecitabina, inibidores de aromatase, HCTZ

Osteonecrose/fraturas atípicas

Glicocorticoides, álcool, radiação, bisfosfonatos

Osteopenia

Glicocorticoides, heparina crônica, fenitoína, inibidores de aromatase, terapia antiandrogênica, tiazolinedionas

Psoríase

Inibidores do TNF, betabloqueadores, lítio, hidroxicloroquina, cloroquina, minociclina, inibidores da ECA, terbinafina, inibidores de *checkpoint*

Escleroderma

Cloreto de vinila, bleomicina, baricitinibe, pentazocina, solventes orgânicos, carbidopa, triptofano, óleo de semente de colza

Fenômeno de Raynaud

Cisplatina, bleomicina, betabloqueadores, clonidina, bromocriptina, alcaloides do ergot, cocaína, metilfenidato, dextroanfetamina, fentermina, terapia com interferona

Vasculite

Alopurinol, anfetaminas, cocaína (frequentemente adulterada com levamisol), maconha, tiazídicos, penicilamina, propiltiouracila, montelucaste, inibidores do TNF, vacina contra a hepatite B, sulfametoxazol/trimetoprima, minociclina, hidralazina

Siglas: AZT, zidovudina; ECA, enzima conversora de angiotensina; HCTZ, hidroclorotiazida; IL-2, interleucina 2; TNF, fator de necrose tumoral.

AVALIAÇÃO REUMATOLÓGICA DO IDOSO

A incidência das doenças reumáticas aumenta com a idade, de modo que 58% daqueles com > 65 anos têm queixas articulares. Os distúrbios musculoesqueléticos nos pacientes idosos deixam de ser diagnosticados com bastante frequência, pois os sinais e sintomas podem ser insidiosos, omitidos ou ofuscados pelas comorbidades. Essas dificuldades são ainda mais complicadas pela reduzida confiabilidade dos exames laboratoriais nos idosos, que produzem, com frequência, resultados anormais não patológicos. Por exemplo, a VHS pode estar enganosamente elevada, assim como os testes positivos com baixos títulos de fator reumatoide (FR) e anticorpos antinucleares (AAN) podem ser observados em até 15% dos pacientes idosos. Embora quase todos os distúrbios reumáticos possam acometer o idoso, os pacientes geriátricos são particularmente propensos a OA, osteoporose, fraturas osteoporóticas, gota, pseudogota, PMR, vasculite e distúrbios induzidos por fármacos (Tab. 370-2). O idoso deve ser abordado da mesma maneira que os outros pacientes com queixas musculoesqueléticas, porém com maior ênfase na identificação das possíveis consequências reumáticas das comorbidades e das terapias médicas usadas em idosos. O exame físico deve identificar a natureza da queixa musculoesquelética, assim como as doenças coexistentes que possam influenciar o diagnóstico e a escolha do tratamento.

AVALIAÇÃO REUMATOLÓGICA DO PACIENTE HOSPITALIZADO

A avaliação de um paciente hospitalizado com queixas reumáticas costuma ser mais complexa devido à gravidade dos sintomas, às manifestações agudas e à maior interação de comorbidades. Os pacientes com doenças reumáticas tendem a ser internados por alguma das várias razões: (1) início agudo de artrite reumatoide (possivelmente gota ou artrite séptica); (2) doença sistêmica ou febril não diagnosticada; (3) traumatismo musculoesquelético; (4) exacerbação ou deterioração de um distúrbio musculoesquelético instalado (p. ex., LES); ou (5) comorbidades clínicas recentes (p. ex., evento trombótico, linfoma, infecção) surgindo em portadores de distúrbio reumático estabelecido. É importante lembrar que os pacientes reumáticos raramente ou nunca são internados devido a dor disseminada, anormalidades sorológicas ou instituição de novas terapias.

A artrite inflamatória monoarticular aguda é uma apresentação de "sinal de alerta" (p. ex., artrite séptica, gota, pseudogota) que pode exigir artrocentese ou hospitalização diante de suspeita de infecção. A poliartrite inflamatória de início recente tem diagnóstico diferencial amplo (p. ex., AR, artrite relacionada com hepatite, artrite por chikungunya, doença do soro, lúpus induzido por fármaco, LES, artrite séptica poliarticular), e pode ser necessária a realização de uma avaliação laboratorial direcionada, além da análise do líquido sinovial. Pacientes com distúrbios multissistêmicos febris necessitam da exclusão de etiologias infecciosas, neoplásicas ou com formação de cristais, por meio de uma avaliação baseada nos sintomas/achados dominantes com o máximo de especificidade. As condições que devem ser consideradas devem incluir gota ou pseudogota, vasculite (arterite de células gigantes nos idosos ou poliarterite nodosa em pacientes mais jovens), doença de Still de início no adulto, LES, síndrome antifosfolipídeo, doença relacionada à IgG4 e sarcoidose. Um diagnóstico reumático prévio (p. ex., LES, AR, espondilite anquilosante) deve ser confirmado por uma história detalhada, exame e revisão dos prontuários, uma vez que isso influenciará a subsequente avaliação de internação. É importante assinalar que, quando pacientes com doença reumática estabelecida são hospitalizados, o motivo não costuma ser a sua doença autoimune, e sim a presença de alguma comorbidade ou complicação da terapia farmacológica. Pacientes com distúrbios inflamatórios crônicos (p. ex., AR, LES, psoríase) apresentam risco aumentado de infecção, eventos cardiovasculares, distúrbios pulmonares e neoplasia.

Algumas condições, como gota aguda, podem ser precipitadas em pacientes hospitalizados por cirurgia, desidratação ou medicações e devem ser consideradas quando pacientes hospitalizados são avaliados para o início agudo de um distúrbio musculoesquelético. Por fim, investigação laboratorial muito agressiva ou não direcionada frequentemente produz achados anormais que são mais bem explicados pela condição preexistente do paciente (doença pulmonar, renal ou hepática crônica) do que por um distúrbio inflamatório ou autoimune recente (lúpus, vasculite).

EXAME FÍSICO

O exame físico tem como objetivo avaliar as estruturas envolvidas, a natureza da patologia subjacente, as consequências funcionais do processo e a presença de manifestações sistêmicas ou extra-articulares. É necessário conhecer a anatomia topográfica para identificar os sítios primários de envolvimento e diferenciar os distúrbios articulares dos não articulares. O exame musculoesquelético depende, em grande parte, da inspeção cuidadosa, da palpação, da comparação contralateral e de uma variedade de manobras físicas específicas para obter sinais diagnósticos (Tab. 370-3). A maioria das articulações do esqueleto apendicular pode ser examinada dessa maneira, porém a inspeção e a palpação adequadas não são possíveis em muitas articulações axiais (p. ex., zigapofisária) e inacessíveis (p. ex., sacroilíaca ou do quadril). Para essas articulações, a avaliação depende muito mais de manobras específicas e de exames de imagem.

TABELA 370-3 ■ Glossário de termos musculoesqueléticos

Crepitação
Sensação vibratória ou estalante palpável (às vezes audível) induzida pela movimentação articular; a crepitação articular delicada é comum e, na maioria das vezes, insignificante nas grandes articulações; a crepitação articular áspera indica alterações cartilaginosas e degenerativas avançadas (como ocorre na osteoartrite)

Subluxação
Alteração do alinhamento articular de forma que as superfícies articulares demonstrem aproximação mútua incompleta

Luxação
Deslocamento anormal das superfícies articulares de forma que as superfícies deixem de estar em contato

Amplitude de movimento
Para as articulações diartrodiais, o arco de movimento mensurável por meio do qual a articulação se desloca em um único plano

Contratura
Perda do movimento pleno que resulta de resistência fixa causada por espasmo tônico dos músculos (reversível) ou por lesão das estruturas periarticulares (permanente)

Deformidade
Formato ou tamanho anormal em consequência de hipertrofia óssea, desalinhamento das estruturas que se articulam ou dano das estruturas de sustentação periarticulares

Entesite
Inflamação das ênteses (inserções tendinosas ou ligamentares do osso)

Epicondilite
Infecção ou inflamação com o acometimento de um epicôndilo

O exame das articulações envolvidas e não envolvidas determina se existe *dor*, *calor*, *eritema* ou *edema*. A localização e o nível da dor induzida por palpação ou movimentação devem ser medidos. O exame de 28 articulações facilmente palpáveis (interfalângicas proximais [IFP], metacarpofalângicas [MCF], punhos, cotovelos, ombros e joelhos) pode quantificar o número de articulações dolorosas ou inchadas envolvidas (0-28). O exame cuidadoso deve distinguir o aumento de volume articular verdadeiro (causado por hipertrofia óssea, derrame ou proliferação sinovial) do envolvimento não articular (ou periarticular), que se estende geralmente além das margens articulares normais. A palpação cuidadosa pode diferenciar o derrame sinovial (edema flutuante) da hipertrofia sinovial (compressibilidade semelhante a uvas) e da hipertrofia óssea (firme como uma noz). Os derrames pequenos a moderados no joelho podem ser identificados por "sinal do abaulamento" ou "rechaço patelar". Os derrames das bursas (p. ex., derrames do olécrano ou da bursa pré-patelar) são mais frequentemente focais, periarticulares, localizados sobre as proeminências ósseas e flutuantes com margens nitidamente definidas. A *estabilidade* da articulação pode ser avaliada com a estabilização da articulação proximal e aplicação de sobrecarga manual sobre o apêndice distal em diferentes planos. A *subluxação* e a *luxação*, que podem ser secundárias a causas traumáticas, mecânicas ou inflamatórias, podem ser avaliadas por inspeção ou palpação. O *edema* e o *volume* articular podem ser avaliados por palpação. A distensão da cápsula articular provoca dor e aumento ou flutuação evidentes. O paciente tenta minimizar a dor mantendo a articulação na posição com menor pressão intra-articular e maior volume (geralmente uma flexão parcial), possivelmente levando à contratura de flexão com o passar do tempo. As *amplitudes de movimento* ativa e passiva devem ser determinadas em todos os planos, com comparações contralaterais. Pode-se utilizar um goniômetro para quantificar o arco de movimento. Cada articulação deve ser manipulada passivamente ao longo de toda a sua amplitude de movimento (incluindo, quando apropriado, flexão, extensão, rotação, abdução, adução, inclinação lateral, inversão, eversão, supinação, pronação, desvios medial/lateral, flexão plantar ou dorsiflexão). Podem ser vistas amplitude de movimento extrema e frouxidão de tecidos conectivos na síndrome de hipermobilidade, síndrome de Ehlers-Danlos e síndrome de Marfan. A limitação do movimento ou as contraturas são frequentemente causadas por inflamação, derrame, dor, deformidade ou causas neuromiopáticas. Se o movimento passivo ultrapassar o ativo, deve ser aventado um processo periarticular (p. ex., tendinite, ruptura de tendão ou miopatia). As *contraturas* podem refletir inflamação sinovial ou traumatismo antecedentes. A *crepitação* de pequenas articulações é comum durante a palpação e as manobras das articulações, mas pode indicar degeneração significativa da cartilagem à medida que se torna mais áspera (p. ex., OA). A *deformidade* articular indica geralmente um processo patológico de longa duração ou agressivo. As deformidades podem resultar de destruição ligamentar, contratura dos tecidos moles, aumento de volume do osso, anquilose, doença erosiva, subluxação, traumatismo ou perda da propriocepção. O exame da musculatura documenta força, atrofia, dor ou espasmo. A fraqueza dos músculos apendiculares deve ser caracterizada como proximal ou distal. A força muscular deve ser avaliada pela observação do desempenho do paciente (p. ex., caminhando, levantando de uma cadeira, segurando algum objeto, escrevendo). A força também pode ser classificada de acordo com uma escala de 5 pontos: 0 para nenhum movimento; 1 para traços de movimento ou contração; 2 para o movimento com a gravidade eliminada; 3 para o movimento apenas contra a gravidade; 4 para o movimento contra gravidade e resistência; e 5 para a força normal. O médico deve fazer uma avaliação para o acometimento periarticular ou não articular (frequentemente omitido), especialmente quando as queixas articulares não são confirmadas por achados objetivos que possam ser atribuídos à cápsula articular. A identificação da dor nos tecidos moles ou não articular evita a realização de avaliações adicionais injustificadas e, com frequência, dispendiosas. As manobras específicas podem revelar anormalidades não articulares comuns, como a síndrome do túnel do carpo (que pode ser identificada pelo sinal de Tinel ou teste de Durkan). Outros exemplos de anormalidades dos tecidos moles são a bursite do olécrano, a epicondilite (p. ex., cotovelo de tenista), a entesite (p. ex., tendinite do calcâneo) e os pontos-gatilho sensíveis associados à fibromialgia.

ABORDAGEM ÀS QUEIXAS REUMÁTICAS REGIONAIS

Embora todos os pacientes devam ser avaliados de maneira lógica e abrangente, muitas queixas musculoesqueléticas focais são comumente causadas por distúrbios que exibem um padrão previsível de início, evolução e localização; eles com frequência podem ser diagnosticados facilmente com base nas informações da anamnese focada e de manobras ou testes selecionados. Quase todas as queixas musculoesqueléticas podem ser abordadas dessa maneira, mas aqui discutimos a avaliação de quatro regiões anatômicas envolvidas com frequência – a mão, o ombro, o quadril e o joelho.

DOR NA MÃO

A dor na mão focal ou unilateral pode resultar de traumatismo, uso excessivo, infecção ou artrite reativa induzida por cristais. Em contrapartida, as queixas em ambas as mãos geralmente sugerem etiologia degenerativa (p. ex., OA), sistêmica ou inflamatória/imune (p. ex., AR). A distribuição ou o padrão do comprometimento articular são altamente sugestivos de determinados distúrbios (Fig. 370-3). Assim, a OA (ou artrite degenerativa) pode manifestar-se na forma de dor nas articulações interfalângica distal (IFD) e IFP, com hipertrofia óssea produzindo nódulos de Heberden e de Bouchard, respectivamente. A dor, com ou sem aumento de volume ósseo, que acomete a base do polegar (primeira articulação carpometacarpal) também é altamente sugestiva de OA. Em contrapartida, a AR se manifesta como artrite poliarticular simétrica aditiva envolvendo as articulações IFP, MCF, intercarpais e carpometacarpais (punho), com dor e hipertrofia palpável do tecido sinovial. A artrite psoriásica pode simular o padrão de acometimento articular observado na OA (articulações IFD e IFP), mas pode ser diferenciada pela presença de sinais inflamatórios (eritema, calor, edema sinovial), com ou sem acometimento do carpo, depressões ungueais ou onicólise. Enquanto as subluxações laterais ou mediais das articulações IFP e IFD são mais provavelmente causadas por OA inflamatória ou artrite psoriásica, as deformidades dorsais ou ventrais (deformidades em pescoço de cisne ou em botoeira) são típicas da AR. A hemocromatose deve ser aventada quando são observadas alterações degenerativas (hipertrofia óssea) na segunda e terceira articulações MCF com condrocalcinose radiograficamente associada ou artrite inflamatória episódica do punho.

A dactilite se manifesta na forma de edema do tecido mole de todo o dedo e pode assumir uma aparência em salsicha. As causas comuns de dactilite incluem artrite psoriásica, espondiloartrite, espondilite juvenil, doença mista do tecido conectivo, esclerodermia, sarcoidose e anemia falciforme. O edema dos tecidos moles sobre o dorso da mão e do punho pode

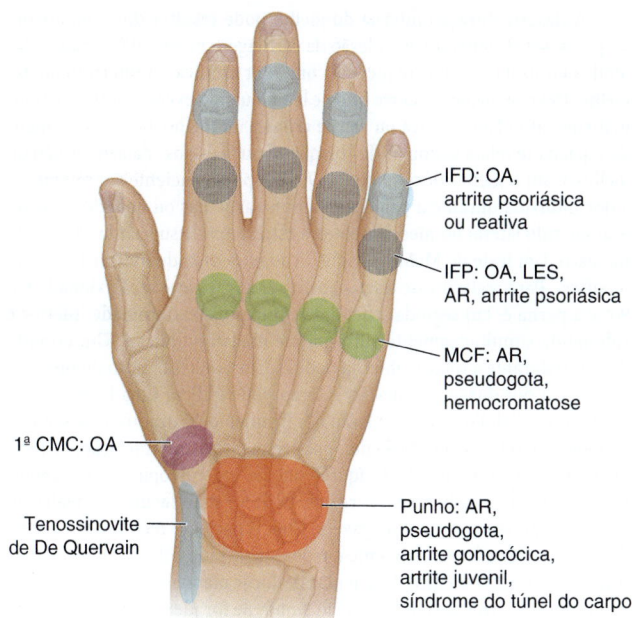

FIGURA 370-3 **Sítios de acometimento da mão ou do punho e suas potenciais associações patológicas.** CMC, carpometacarpal; IFD, interfalângica distal; MCF, metacarpofalângica; OA, osteoartrite; IFP, interfalângica proximal; AR, artrite reumatoide; LES, lúpus eritematoso sistêmico. *(Reproduzida, com permissão, de JJ Cush et al [eds], Evaluation of musculoskeletal complaints, in Rheumatology: Diagnosis and Therapeutics, 2nd ed. Philadelphia, Lippincott Williams & Wilkins, 2005.)*

sugerir uma tenossinovite inflamatória dos tendões extensores, causada possivelmente por infecção gonocócica, gota ou artrite inflamatória (p. ex., AR). A tenossinovite é sugerida por calor, edema depressível localizado e pode ser confirmada quando o edema do tecido mole acompanha o movimento do tendão durante a flexão e a extensão dos dedos da mão ou quando a dor é induzida durante a distensão das bainhas dos tendões extensores (por meio de flexão dos dedos distalmente às articulações MCF e de manutenção do punho em posição neutra fixa). Aumentos de volume de tendões volares (palmares) podem ser causados por tenossinovite, contraturas de Dupuytren, nódulos tendíneos ou cistos sinoviais.

A dor focal no punho, localizada na face radial, pode ser causada pela tenossinovite de De Quervain em consequência da inflamação das bainhas tendíneas envolvendo os músculos abdutor longo do polegar ou extensor curto do polegar (Fig. 370-3). Isso comumente resulta do uso excessivo ou ocorre após a gravidez e pode ser diagnosticado pelo teste de Finkelstein. O resultado é positivo quando a dor no compartimento radial do punho é induzida depois que o polegar é flexionado e colocado para dentro da mão fechada e quando o paciente desvia ativamente a mão para baixo com desvio ulnar ao nível do punho. A síndrome do túnel do carpo é outro distúrbio comum do membro superior, resultando da compressão do nervo mediano dentro do túnel do carpo. As manifestações são dor no punho – que pode se irradiar com parestesias no polegar, no segundo e terceiro dedos e na metade radial do quarto dedo – e, ocasionalmente, atrofia da musculatura tenar. A síndrome do túnel do carpo está associada comumente a gestação, edema, traumatismo, OA, artrite inflamatória e distúrbios infiltrativos (p. ex., amiloidose). O diagnóstico pode ser sugerido por um teste de Durkan ou sinal de Tinel positivos. Em cada teste, a parestesia em distribuição do nervo mediano é induzida ou aumentada por 30 segundos de compressão sobre o túnel do carpo (teste de Durkan) ou pela percussão sobre o aspecto volar do punho (sinal de Tinel). A baixa sensibilidade e a especificidade moderada desses testes podem exigir um teste de velocidade de condução nervosa para confirmar um diagnóstico suspeito.

DOR NO OMBRO

Durante a avaliação dos distúrbios do ombro, o médico deve assinalar com extremo cuidado qualquer história de traumatismo, fibromialgia, infecção, doença inflamatória, riscos ocupacionais ou doença cervical prévia. Além disso, o paciente deve ser interrogado acerca das atividades ou movimentos que induzem a dor no ombro. Enquanto a artrite é sugerida pela ocorrência de dor com o movimento em todos os planos, a dor induzida por um movimento ativo específico sugere um processo periarticular (não articular). A dor no ombro pode se originar nas articulações glenoumeral ou acromioclavicular, na bursa subacromial (subdeltóidea), nos tecidos moles periarticulares (p. ex., fibromialgia, laceração/tendinite do manguito rotador) ou na coluna cervical (Fig. 370-4). A dor no ombro, com frequência, é dor referida a partir da coluna cervical, mas pode ser dor referida também de lesões intratorácicas (p. ex., um tumor de Pancoast) ou de doença vesicular, hepática ou diafragmática. Essas mesmas causas viscerais também podem se manifestar como dor escapular focal. A fibromialgia deve ser suspeitada em caso de dor glenoumeral acompanhada de dor periarticular difusa (i.e., subacromial, bicipital) e pontos sensíveis (i.e., músculo trapézio ou supraespinal), além de perturbação do sono. O ombro deve ser mobilizado em toda a sua amplitude de movimento, tanto ativa quanto passivamente (com assistência do médico): flexão anterógrada, extensão, abdução, adução e rotação interna e lateral. Com frequência, a inspeção manual das estruturas periarticulares proporciona importantes informações diagnósticas. O comprometimento glenoumeral é detectado colocando-se o polegar sobre a articulação glenoumeral, imediatamente medial e inferior ao processo coracoide da escápula, e exercendo pressão anterior, enquanto se procede à rotação interna e externa da cabeça do úmero. A dor localizada nessa região é indicativa de patologia glenoumeral. O derrame ou tecido sinovial só raramente pode ser palpado; no entanto, quando presente, pode sugerir infecção, AR ou laceração aguda do manguito rotador. O médico deve aplicar pressão manual direta sobre a bursa subacromial localizada lateral e imediatamente abaixo do acrômio (Fig. 370-4). A bursite subacromial é uma causa frequente de dor no ombro. Anteriormente à bursa subacromial, o tendão bicipital atravessa o sulco bicipital. Esse tendão é identificado mais facilmente quando palpado em seu sulco, enquanto o paciente rotaciona o úmero interna e externamente. A pressão direta sobre o tendão pode revelar dor indicativa de tendinite bicipital. A palpação da articulação acromioclavicular pode evidenciar dor local, hipertrofia óssea ou, raramente, edema sinovial. Embora OA e AR afetem comumente a articulação acromioclavicular, a OA raramente acomete a articulação do ombro, a não ser quando existe necrose avascular ou uma causa traumática ou ocupacional.

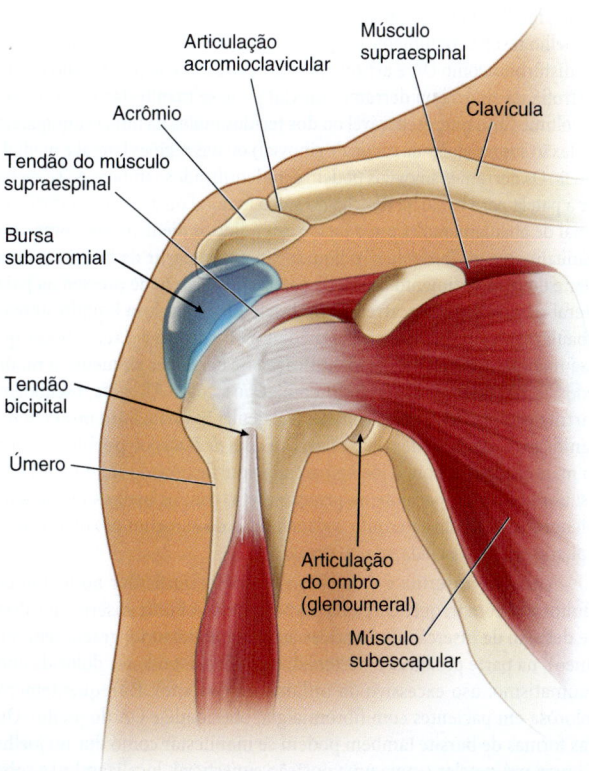

FIGURA 370-4 **Origens da dor no ombro.** O diagrama esquemático indica com *setas* as origens anatômicas da dor no ombro.

A tendinite ou laceração do manguito rotador são causas extremamente comuns de dor no ombro. Quase 30% dos idosos apresentarão dor no ombro causada principalmente por tendinite ou laceração do manguito rotador. O manguito rotador é formado por quatro tendões que fixam a escápula à parte proximal do úmero (tendões dos músculos supraespinal, infraespinal, redondo menor e subescapular). Desses, o músculo supraespinal é o mais comumente lesionado. A tendinite do manguito rotador é sugerida pela ocorrência de dor com a abdução ativa (mas não com a abdução passiva), dor sobre a parte lateral do músculo deltoide, dor noturna e evidências de sinais de impacto (dor com atividades que exigem a elevação do braço acima da cabeça). O teste de Neer para impacto é realizado elevando-se o braço do paciente em flexão forçada enquanto se estabiliza e impede a rotação da escápula. Um sinal positivo está presente quando a dor se manifesta antes de serem alcançados 180° de flexão anterógrada. A laceração do manguito rotador é comum no indivíduo idoso e, com frequência, resulta de traumatismo; ela pode manifestar-se da mesma maneira que a tendinite. O teste de queda do braço apresenta-se anormal em caso de patologia do supraespinal e é demonstrado pela abdução passiva do braço a 90° pelo examinador. Se o paciente não conseguir manter ativamente o braço elevado ou não conseguir abaixá-lo lentamente sem deixá-lo cair, o teste é positivo. A tendinite e a laceração do manguito rotador são confirmadas por imagens de ressonância magnética (RM) ou ultrassonografia.

DOR NO JOELHO

A dor no joelho pode resultar de processos intra-articulares (OA, AR) ou periarticulares (bursite anserina, distensão do ligamento colateral) ou pode ser referida de uma patologia do quadril. Uma anamnese minuciosa pode delinear a cronologia da queixa relacionada com o joelho e se existem condições predisponentes, traumatismos ou medicações que possam ser responsáveis pela queixa. Por exemplo, a doença patelofemoral (p. ex., OA) pode causar uma dor no compartimento anterior do joelho que piora ao subir escadas. A observação da marcha do paciente também é importante. O joelho deve ser cuidadosamente examinado nas posições ereta (com sustentação do peso) e em decúbito dorsal quanto à presença de tumefação, eritema, desalinhamento, traumatismo visível, desgaste muscular e discrepância no comprimento das pernas. O mal alinhamento mais comum no joelho é o *genuvaro* (pernas arqueadas) ou *genuvalgo* (joelhos virados para dentro) em consequência da perda assimétrica de cartilagem, respectivamente, medial ou lateralmente. O aumento de volume ósseo da articulação do joelho resulta comumente de alterações ósseas hipertróficas, observadas em distúrbios como OA e artropatia neuropática. O edema causado por hipertrofia da sinóvia ou derrame sinovial pode se manifestar por aumento de volume flutuante, rechaçável ou dos tecidos moles na bursa suprapatelar (reflexão suprapatelar da cavidade sinovial) ou nas regiões lateral e medial à patela. Os derrames sinoviais podem ser identificados também ao se rechaçar a patela para baixo na direção do sulco femoral ou ao tentar induzir um "sinal de abaulamento". Com o joelho estendido, o médico deve comprimir manualmente ou "ordenhar" o líquido sinovial a partir da bursa suprapatelar e do compartimento lateral da patela. A aplicação de pressão na parte lateral da patela pode acarretar um desvio observável no líquido sinovial (abaulamento) para a superfície medial. O médico deve reconhecer que essa manobra só é efetiva na identificação de derrames pequenos a moderados (< 100 mL). Os distúrbios inflamatórios, como AR, gota, pseudogota e artrite psoriásica, podem acometer a articulação do joelho e produzir dor significativa, rigidez, edema ou calor. Um *cisto de Baker* ou poplíteo é palpado mais facilmente com o joelho parcialmente flexionado sendo mais bem visualizado com o paciente na posição ereta, com os joelhos plenamente estendidos, de modo a permitir a visualização do aumento de volume ou da repleção poplítea isolada ou unilateral.

A bursite anserina é uma causa de dor periarticular no joelho em adultos que com frequência passa despercebida. A bursa anserina localiza-se debaixo da inserção dos tendões associados (sartório, grácil, semitendíneo), na parte proximal anteromedial da tíbia, e pode ser dolorida após traumatismo, uso excessivo ou inflamação (bursite). É frequentemente dolorosa em pacientes com fibromialgia, obesidade e OA do joelho. Outras formas de bursite também podem se manifestar como dor no joelho. A bursa pré-patelar ocupa uma posição superficial, localizando-se sobre a porção inferior da patela. A bursa infrapatelar é mais profunda, ficando debaixo do ligamento patelar antes de sua inserção sobre a tuberosidade da tíbia.

A desestruturação interna do joelho pode resultar de traumatismo ou processos degenerativos. A lesão da cartilagem meniscal (medial ou lateral) manifesta-se com frequência como dor crônica ou intermitente no joelho. Deve-se suspeitar desse tipo de lesão quando existe história de traumatismo, atividade atlética ou artrite crônica do joelho, bem como quando o paciente relata sintomas de "bloqueio" ou "falseios" da articulação do joelho. Com o joelho flexionado em 90° e o pé do paciente sobre a mesa, a dor induzida durante a palpação na linha articular ou quando o joelho é submetido lateral ou medialmente ao estresse pode sugerir laceração do menisco. Um teste de McMurray positivo também pode indicar laceração meniscal. Para realizar esse teste, o joelho primeiro deve ser flexionado em 90° e a perna é, em seguida, estendida enquanto a extremidade inferior é submetida simultaneamente a um torque medial ou lateral. Um estalido doloroso durante a rotação interna pode indicar uma laceração do menisco lateral, e a dor durante a rotação externa pode indicar uma laceração no menisco medial. Por último, a lesão dos ligamentos cruzados deve ser suspeitada com o início agudo da dor, possivelmente com tumefação, história de traumatismo ou aspirado de líquido sinovial macroscopicamente sanguinolento. O exame do ligamento cruzado pode ser mais facilmente realizado ao tentar induzir um sinal da gaveta. Com o paciente reclinado, o joelho deve ser flexionado parcialmente e o pé estabilizado sobre a superfície da mesa de exame. O médico deve tentar deslocar manualmente a tíbia anterior ou posteriormente em relação ao fêmur. Se for identificada movimentação anterior, será provável algum dano do ligamento cruzado anterior. Inversamente, movimentação posterior significativa pode indicar dano do ligamento cruzado posterior. A comparação contralateral ajuda o médico a identificar movimentação significativa anterior ou posterior.

DOR NO QUADRIL

O quadril é mais facilmente avaliado observando-se a marcha do paciente e determinando-se a amplitude de movimento. A grande maioria dos pacientes que relatam "dor no quadril" localiza sua dor unilateralmente na musculatura glútea posterior **(Fig. 370-5)** com irradiação para o aspecto posterolateral da coxa, e a dor pode estar associada a queixas de dor lombar. Essa manifestação resulta com frequência de artrite degenerativa da coluna lombossacra ou dos discos e adota comumente distribuição dermatomal com o acometimento das raízes nervosas entre L4 e S1. A ciatalgia é causada pela compressão do nervo em L4, L5 ou S1 (i.e., de disco herniado) e manifesta-se na forma de dor neuropática unilateral que se estende a partir da região glútea, seguindo pela parte posterolateral da perna até o pé. Diferentemente, alguns indivíduos localizam sua "dor no quadril" lateralmente na área sobre a bursa trocantérica. Devido à profundidade dessa bursa, o edema e o calor costumam estar ausentes. O diagnóstico de bursite trocantérica ou de entesite pode ser confirmado por meio de indução de hipersensibilidade localizada sobre a bursa trocantérica. A glútea e trocantérica são achados comuns na fibromialgia. A amplitude de movimento pode ser limitada pela dor. A dor na articulação do quadril é menos comum e tende a localizar-se na superfície anterior, sobre o ligamento inguinal; ela pode se irradiar medialmente para a virilha. Raramente, a bursite de iliopsoas pode simular uma dor verdadeira na articulação do quadril. O diagnóstico de bursite de iliopsoas pode ser sugerido por história de traumatismo ou artrite inflamatória. A dor associada à bursite do iliopsoas fica localizada na virilha ou na superfície anterior da coxa, tendendo a piorar com a hiperextensão do quadril; muitos pacientes preferem flexionar e girar externamente o quadril para reduzir a dor provocada por uma bursa distendida.

AVALIAÇÃO MUSCULOESQUELÉTICA POR TELESSAÚDE

A telemedicina cresceu de forma significativa nos últimos anos como forma de avaliação remota do paciente e de fornecimento de cuidados clínicos remotos. A participação dos pacientes via telecomunicação eletrônica permite avaliações virtuais do paciente com vantagens em termos de tempo, custo e conveniência, mas pode ser uma desvantagem tecnológica para os idosos e outras populações em desfavorecidas. A telemedicina é mais eficaz por meio de conexões de áudio e vídeo de qualidade e pode ser usada para educação do paciente, monitoramento e avaliações de rotina para doenças. Os pacientes avaliados por telemedicina devem ser submetidos à mesma anamnese clínica e questionamentos de uma avaliação clínica de rotina, mas a avaliação difere quanto ao escopo do exame e às manobras.

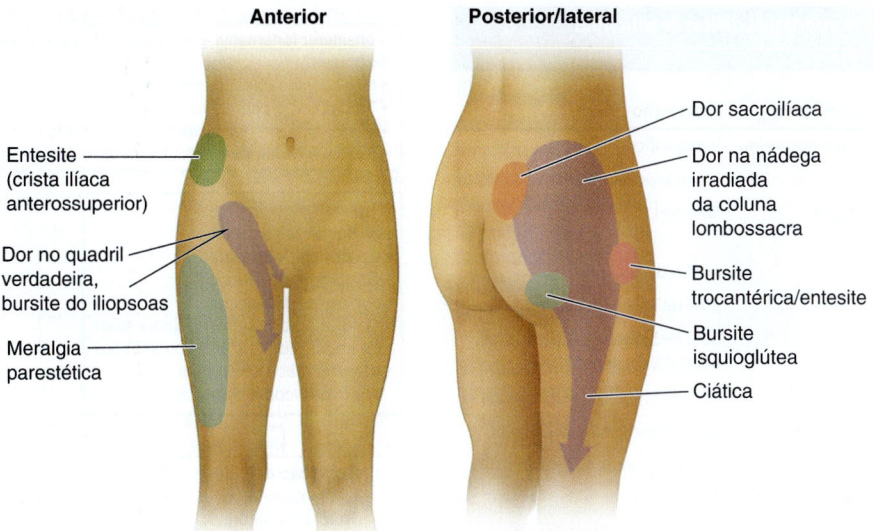

FIGURA 370-5 **Origens da dor no quadril e das disestesias.** *(Reproduzida, com permissão, de JJ Cush et al [eds], Evaluation of musculoskeletal complaints, in Rheumatology: Diagnosis and Therapeutics, 2nd ed. Philadelphia, Lippincott Williams & Wilkins, 2005.)*

O exame musculoesquelético por televídeo pode ser apropriado e efetivo em muitos casos, primariamente ao substituir a palpação física pela observação, amplitude de movimentos, autoavaliações do paciente e comparação contralateral. Especificamente, o exame por televídeo deve avaliar o seguinte: (1) marcha do paciente (para avaliar anormalidades nas extremidades inferiores); (2) levantar a partir de uma posição sentada (para avaliação de fraqueza); (3) amplitude de movimentos cervicais (flexão, extensão, inclinação lateral); (4) avaliação por comparação contralateral (p. ex., "mãos em prece", "cerrar os punhos", "flexionar os punhos" e "mãos nas orelhas, cotovelos para fora" para avaliar a amplitude de movimentos dos ombros); e (5) inspeção lado a lado dos joelhos, tornozelos e pés. A telessaúde efetiva depende da experiência clínica, do conhecimento prévio e familiaridade com o paciente, além do treinamento do paciente com o uso da tecnologia e com os objetivos e limites de uma consulta por televídeo.

INVESTIGAÇÃO LABORATORIAL

A grande maioria dos distúrbios musculoesqueléticos pode ser diagnosticada facilmente por uma anamnese completa e um bom exame físico. Um objetivo adicional da consulta inicial consiste em determinar se são necessárias pesquisas adicionais ou alguma terapia imediata. A avaliação laboratorial está indicada no caso de (1) condições monoarticulares; (2) condições traumáticas ou inflamatórias; (3) presença de alterações neurológicas; (4) manifestações sistêmicas; ou (5) sintomas crônicos (> 6 semanas) e ausência de resposta às medidas sintomáticas. A extensão e a natureza da investigação adicional devem ser determinadas pelas manifestações clínicas e pelo processo patológico suspeito. Os exames de laboratório devem ser utilizados para confirmar um diagnóstico clínico específico, e não para rastrear ou avaliar os pacientes com queixas reumáticas vagas. O uso indiscriminado de extensas baterias de exames complementares e procedimentos radiográficos raramente é um meio útil e custo-efetivo de estabelecer o diagnóstico.

Além do hemograma completo, que inclui as contagens de leucócitos e diferencial, a avaliação de rotina deve incluir a determinação de um reagente da fase aguda, como VHS ou proteína C-reativa, que pode ser útil para discriminar distúrbios inflamatórios de distúrbios não inflamatórios. Ambos são baratos, podem ser obtidos facilmente e podem estar elevados em casos de infecção, inflamação, distúrbios autoimunes, neoplasia, gestação, insuficiência renal, idade avançada ou hiperlipidemia. A elevação extrema dos reagentes de fase aguda (proteína C-reativa, VHS) raramente é observada na ausência de evidências de doença grave (p. ex., sepse, pleuropericardite, PMR, arterite de células gigantes, doença de Still do adulto).

As determinações do nível sérico de ácido úrico são úteis no diagnóstico da gota e no monitoramento da resposta à terapia de redução de uratos. O ácido úrico, o produto final do metabolismo das purinas, é excretado principalmente na urina. Os valores séricos variam de 4,0 a 8,6 mg/dL nos homens; os valores mais baixos (3,0-5,9 mg/dL), observados nas mulheres, são decorrentes dos efeitos uricosúricos do estrogênio. Normalmente, os níveis urinários de ácido úrico são < 750 mg por 24 horas. Apesar da hiperuricemia estar associada a uma maior incidência de gota e nefrolitíase, os níveis podem não se correlacionar com a gravidade da doença articular. Os níveis de ácido úrico (e o risco de gota) podem estar aumentados nos erros inatos do metabolismo (síndrome de Lesch-Nyhan), nos estados patológicos (insuficiência renal, doença mieloproliferativa, psoríase) ou com o uso de fármacos ou substâncias (álcool, terapia citotóxica, tiazídicos). Embora quase todos os pacientes com gota demonstrem hiperuricemia em algum momento durante a doença, até 50% daqueles com ataque gotoso agudo terão níveis séricos normais de ácido úrico. O monitoramento do nível sérico de ácido úrico é útil na avaliação da resposta à terapia hipouricemiante ou à quimioterapia, sendo a meta do tratamento obter um nível sérico de urato < 6 mg/dL.

Os testes sorológicos para fator reumatoide (FR), anticorpos contra o peptídeo citrulinado cíclico (CCP ou ACPA), AAN, níveis do complemento, sorologia para Lyme e anticorpos anticitoplasma de neutrófilos (ANCA) ou título de antiestreptolisina O (ASLO) só devem ser realizados quando houver evidências clínicas sugerindo especificamente um diagnóstico associado, visto que esses testes têm pouco valor preditivo quando utilizados para rastreamento, particularmente quando a probabilidade pré-teste é baixa. Na maioria desses casos, não existe nenhuma vantagem na realização repetida ou seriada de testes sorológicos. Apesar de 4-5% da população saudável apresentar positividade nos testes de FR e AANs, apenas 1% e < 0,4% da população tem AR ou LES, respectivamente. O FR IgM (anticorpos contra a porção Fc da IgG) é encontrado em 80% dos pacientes com AR, mas é pouco específico, pois pode ser observado também em baixos títulos nos pacientes com infecções crônicas (tuberculose, hanseníase, hepatite); outras doenças autoimunes (LES, síndrome de Sjögren); e doenças pulmonares, hepáticas ou renais crônicas. Quando a AR está sendo aventada, tanto o FR quanto os anticorpos anti-CCP séricos devem ser pesquisados, visto que são complementares. Ambos são comparavelmente sensíveis, porém os anticorpos anti-CCP são mais específicos do que o FR. Na AR, a presença de altos títulos de anticorpos anti-CCP ou de FR, ou a positividade dupla, pode indicar risco aumentado de poliartrite erosiva mais grave. Os AANs são encontrados em quase todos os pacientes com LES e também podem ser observados em pacientes com outras doenças autoimunes (polimiosite, esclerodermia, síndrome antifosfolipídeo, síndrome de Sjögren), lúpus induzido por fármacos **(Tab. 370-2)**, distúrbios tireoidianos, hepáticos ou renais crônicos e idade avançada. Os AANs positivos são encontrados em 5% dos adultos e em até 14% dos indivíduos idosos ou cronicamente enfermos. O teste para AAN é muito sensível, porém pouco específico para o lúpus, dado que apenas 1-2% de todos os resultados positivos são causados apenas pelo lúpus e até 80% dos pacientes com doença tireoidiana serão positivos para o AAN. A interpretação de um teste AAN positivo pode depender da magnitude do título e

TABELA 370-4 ■ Padrões e associações clínicas de anticorpos antinucleares (AAN)

Padrão de AAN	Antígeno identificado	Correlação clínica
Difuso	Desoxirribonucleoproteína	Inespecífico
	Histonas	Lúpus induzido por fármaco, lúpus
Periférico (borda)	DNA de fita dupla	50% de LES (específico)
Pontilhado	U1-RNP	> 90% de DMTC
	Sm	30% de LES (específico)
	Ro (SS-A)	60% de Sjögren, LECS, lúpus neonatal, lúpus AAN (–)
	La (SS-B)	50% de Sjögren, 15% de lúpus
	Scl-70 (topoisomerase I)	40% de escleroderma difuso
	Jo-1 (histidil t-RNA-sintetase)	PM com pneumonite + artrite
Nucleolar	RNA-polimerase I, outros	40% de ESP
Centrômero	Cinetocoro	75% CREST (escleroderma limitado), CBP, síndrome de Sjögren, tireoidite

Siglas: CBP, cirrose biliar primária; CREST, calcinose cutânea, fenômeno de Raynaud, distúrbio da motilidade esofágica, esclerodactilia e telangiectasia; DMTC, doença mista do tecido conectivo; ESP, esclerose sistêmica progressiva; LECS, lúpus eritematoso cutâneo subagudo; LES, lúpus eritematoso sistêmico.

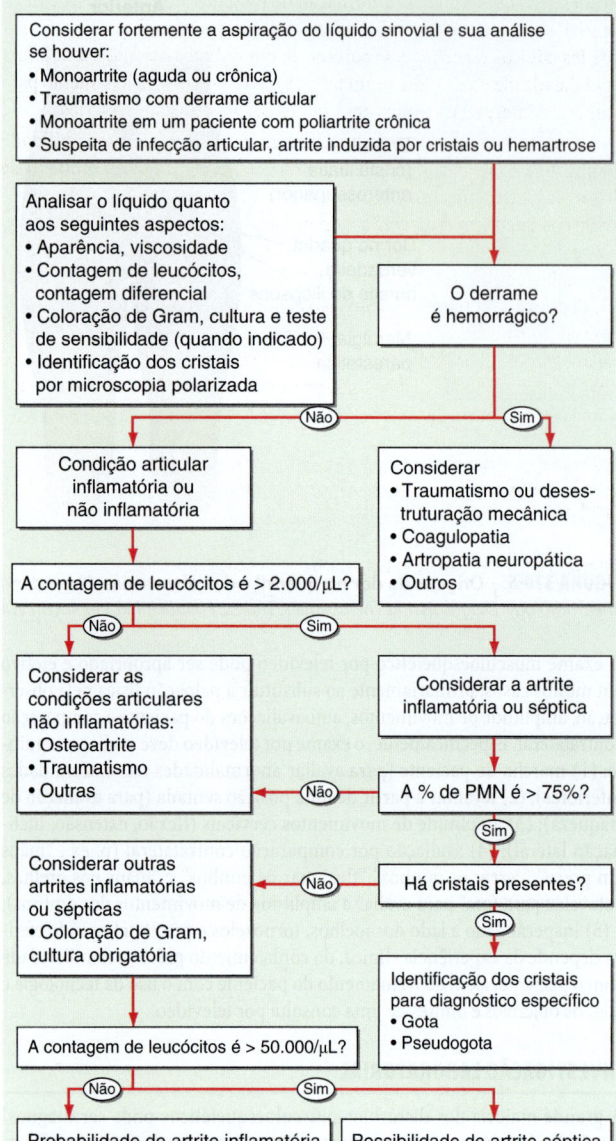

FIGURA 370-6 Abordagem algorítmica para uso e interpretação da aspiração e análise do líquido sinovial. PMN, (leucócitos) polimorfonucleares.

do padrão observado na microscopia de imunofluorescência (Tab. 370-4). Os padrões difusos e pontilhados são menos específicos, ao passo que um padrão periférico (relacionado com autoanticorpos contra o DNA de fita dupla [nativo]) é altamente específico e sugestivo de lúpus. São observados padrões centroméricos em pacientes com escleroderma limitado (*c*alcinose cutânea, fenômeno de *R*aynaud, distúrbio da motilidade *e*sofágica, *e*sclerodactilia, *t*elangiectasia [CREST]), esclerose biliar primária, síndrome de Sjögren ou tireoidite, podendo-se observar padrões nucleolares em pacientes com esclerose sistêmica difusa ou miosite inflamatória.

A aspiração e a análise do líquido sinovial são sempre indicadas na monoartrite aguda ou quando se suspeita de artropatia infecciosa ou induzida por cristais. O líquido sinovial pode estabelecer a diferença entre os processos não inflamatórios e os inflamatórios pela análise do aspecto, da viscosidade e da contagem celular. Os testes para glicose, proteína, lactato-desidrogenase, ácido láctico ou autoanticorpos no líquido sinovial não são recomendados, pois não têm qualquer valor diagnóstico. O líquido sinovial normal é claro ou com uma coloração de palha pálida, sendo viscoso principalmente em virtude dos altos níveis de hialuronato. O líquido sinovial não inflamatório é claro, viscoso e de coloração âmbar, com contagem de leucócitos < 2.000/μL e predomínio de células mononucleares. A viscosidade do líquido sinovial é determinada extraindo-se da seringa uma gota de cada vez. Normalmente, observa-se um efeito filamentoso (viscoso) com uma longa cauda atrás de cada gota sinovial. Os derrames causados pela OA ou por traumatismo têm viscosidade normal. O líquido inflamatório é turvo e amarelado, com contagem elevada de leucócitos (2.000-50.000/μL) e predomínio de leucócitos polimorfonucleares. O líquido inflamatório tem viscosidade reduzida, menor quantidade de hialuronato e pouca ou nenhuma cauda após cada gota de líquido sinovial. Esses derrames são encontrados na AR, na gota e em outras artrites inflamatórias. O líquido séptico é opaco e purulento, com contagem de leucócitos em geral > 50.000/μL, predominância de leucócitos polimorfonucleares (> 75%) e baixa viscosidade. Esses derrames são típicos da artrite séptica, mas também podem ocorrer na AR ou na gota. Por fim, o líquido sinovial hemorrágico (hemartrose) pode ser visto com trauma (lacerações de ligamentos ou cartilagens), fratura osteocondral, artrite neuropática e coagulopatia. Um algoritmo para a aspiração e a análise do líquido sinovial é mostrado na Figura 370-6. O líquido sinovial deve ser analisado imediatamente para determinar seu aspecto, sua viscosidade e realizar a contagem celular. Os cristais de urato monossódico (observados na gota) são visualizados pela microscopia polarizada, sendo longos, com formato de agulha, com birrefringência negativa e, em geral, intracelulares. Na condrocalcinose e na pseudogota, os cristais de pirofosfato de cálcio di-hidratado, em geral, são curtos, com formato romboide e birrefringência positiva. Quando se suspeita de infecção, devem ser realizadas a coloração de Gram e a cultura apropriada do líquido sinovial. Se houver suspeita de artrite gonocócica, devem-se realizar testes de amplificação de ácido nucleico para detectar a infecção por *Chlamydia trachomatis* ou *N. gonorrhoeae*. O líquido sinovial dos pacientes com monoartrite crônica também deve ser cultivado para *M. tuberculosis* e fungos. Por último, deve ser lembrado que, ocasionalmente, as artrites séptica e induzida por cristais ocorrem juntas na mesma articulação.

DIAGNÓSTICO POR IMAGEM NAS DOENÇAS ARTICULARES

A radiografia convencional é um instrumento extremamente valioso no diagnóstico e no estadiamento dos distúrbios articulares. As radiografias simples são mais adequadas e custo-efetivas quando há história de traumatismo, suspeita de infecção crônica, incapacidade progressiva ou comprometimento monoarticular; quando se considera a necessidade de alterações terapêuticas; ou quando se deseja obter uma avaliação basal para a suspeita de um processo crônico. Entretanto, na artrite inflamatória aguda, a radiografia precoce raramente é útil para estabelecer o diagnóstico, podendo revelar apenas edema dos tecidos moles ou desmineralização justa-articular. À medida que a doença progride, a calcificação (dos tecidos moles, das cartilagens ou do osso periarticular), o estreitamento do espaço articular, as erosões, a anquilose óssea, a formação de osso novo (esclerose, osteófitos ou periostite) ou os cistos subcondrais podem se desenvolver e sugerir entidades clínicas específicas. O parecer de um radiologista ajuda a definir a modalidade ideal de exame de imagem, a técnica ou o posicionamento para otimizar a interpretação e a evitar exames adicionais desnecessários.

Outras técnicas de imagens podem possuir maior sensibilidade diagnóstica e facilitar o diagnóstico precoce em um número limitado de distúrbios articulares, assim como em circunstâncias selecionadas, sendo indicadas quando a radiografia convencional é inadequada ou não é diagnóstica (Tab. 370-5). A *ultrassonografia* mostra-se útil na identificação de anormalidades dos tecidos moles (tendinite, tenossinovite, entesite, bursite), deposição de cristais e neuropatias por encarceramento. Os transdutores sítio-específicos melhorados de uso mais disseminado, custo mais baixo e tecnologia mais avançada atualmente permitem um uso mais amplo e maior especificidade diagnóstica, principalmente ao se considerar cistos sinoviais (de Baker), lacerações do manguito rotador, tendinite, lesão de tendões e depósito de cristais na cartilagem. O uso do Doppler possibilita a detecção precoce de sinovite e erosões ósseas. A *cintilografia com radionuclídeos* é um meio muito sensível, porém pouco específico para identificar as alterações inflamatórias ou metabólicas no osso ou nas estruturas periarticulares dos tecidos moles (Tab. 370-5). A cintilografia é mais apropriada para a avaliação corporal total (extensão e distribuição) do envolvimento esquelético (neoplasia, doença de Paget) e para a avaliação de pacientes com poliartralgias não diagnosticadas, à procura de artrite oculta. O uso da cintilografia diminuiu com o maior uso e o menor custo da ultrassonografia e da RM. A RM substituiu mais amplamente a cintilografia no diagnóstico de infecção óssea, neoplasia, inflamação, fluxo sanguíneo aumentado, remodelamento ósseo, formação de osso heterotópico ou necrose avascular. A cintilografia com gálio utiliza ^{67}Ga, que se fixa nas transferrinas e lactoferrinas séricas e celulares e é captado preferencialmente por neutrófilos, macrófagos, bactérias e tecidos tumorais (p. ex., linfoma). Assim, ela é usada principalmente na identificação de infecção ou neoplasias malignas ocultas. A cintilografia com leucócitos marcados com ^{111}In é usada para identificar a osteomielite ou as artrites infecciosas e inflamatórias. Apesar de sua utilidade, a cintilografia com ^{67}Ga ou com leucócitos marcados com ^{111}In foi substituída, em grande parte, pela RM, exceto quando há suspeita de infecções articulares ou de próteses articulares sépticas.

A *tomografia computadorizada* (*TC*) proporciona uma visualização detalhada do esqueleto axial. As articulações previamente consideradas difíceis de serem visualizadas pela radiografia (p. ex., articulações zigoapofisária, sacroilíaca, estenoclavicular, do quadril) podem ser avaliadas com a TC. A TC demonstrou ser útil no diagnóstico da dor lombar (p. ex., estenose espinal vs. hérnia de disco), da sacroileíte, do osteoma osteoide e das fraturas de estresse. A TC helicoidal ou espiral (com ou sem angiografia contrastada) é uma nova técnica rápida, custo-efetiva e sensível no diagnóstico da embolia pulmonar ou das fraturas obscuras, com frequência na vigência de achados inicialmente duvidosos. A TC de alta resolução pode ser indicada na avaliação da doença pulmonar infiltrativa suspeitada ou estabelecida (p. ex., escleroderma ou pulmão reumatoide). A recente utilização de híbridos (tomografia computadorizada por emissão de pósitrons [PET]/TC ou TC por emissão de fótons únicos [SPECT]) nas avaliações metastáticas incorporou a TC, a fim de proporcionar melhor visualização anatômica nas anormalidades cintilográficas.

A ^{18}F-fluordesoxiglicose (FDG) é o radiofármaco mais comumente usado na PET. As imagens de FDG-PET/TC raramente estão indicadas na avaliação de artrite séptica ou inflamatória, mas são úteis na avaliação de pacientes com febre de origem obscura ou com suspeita de vasculite de vasos de grande calibre. Por exemplo, embora a FDG-PET/TC seja útil na avaliação da atividade/inflamação vascular, a angiografia por RM pode definir melhor a extensão do dano vascular. A TC de dupla energia (TCDE), desenvolvida em urologia para a identificação de cálculos urinários, é um método altamente sensível e específico utilizado para identificar e quantificar o depósito de ácido úrico nos tecidos (Fig. 370-7).

A *RM* representou um avanço significativo na capacidade de fornecer imagens das estruturas musculoesqueléticas. A RM tem a vantagem de proporcionar imagens multiplanares com detalhes anatômicos finos e resolução contrastada (Fig. 370-8) que possibilita a capacidade superior de visualizar a medula óssea e as estruturas periarticulares de tecidos moles. Apesar de mais dispendiosa e com um tempo mais prolongado de procedimento que a TC, a RM tornou-se a técnica preferida ao se avaliar os distúrbios musculoesqueléticos complexos.

A RM pode fornecer imagens da fáscia, dos vasos, dos nervos, dos músculos, das cartilagens, dos ligamentos, dos tendões, do *pannus*, dos derrames sinoviais e da medula óssea. A visualização de determinadas estruturas pode ser realçada alterando-se a frequência dos pulsos, de forma a produzir *spin-echo* ponderado em T1 ou T2, gradiente-eco ou imagens com recuperação da inversão (incluindo a recuperação da inversão com tau curto [STIR]). Devido à sua sensibilidade para as alterações no tecido adiposo medular, a RM é um instrumento sensível, porém inespecífico, para identificar osteonecrose, osteomielite e inflamações da medula óssea indicativas de sinovite ou osteíte sobrejacentes (Fig. 363-8). Por sua maior resolução para tecidos moles, a RM é mais sensível do que a artrografia ou a TC no diagnóstico de lesões dos tecidos moles (p. ex., lacerações do menisco e do manguito rotador); desarranjos intrarticulares; anormalidades da medula (osteonecrose, mieloma); e lesão da medula espinal ou de raízes nervosas, sinovite ou lesão da cartilagem.

TABELA 370-5 ■ Técnicas de diagnóstico por imagem para distúrbios musculoesqueléticos

Método	Tempo de imagem, h	Custo[a]	Indicações atuais
Ultrassonografia	< 1	++	Cistos sinoviais (de Baker) Lacerações do manguito rotador Bursite, tendininte, lesão de tendões Entesite Síndrome do túnel do carpo Depósito de urato ou de pirofosfato de cálcio na cartilagem Detecção precoce de inflamação sinovial ou erosões Injeção/artrocentese guiada por ultrassonografia
Cintilografia com radionuclídeos			Avaliação para metástases ósseas Avaliação da doença de Paget Identificação de artrite oculta em pacientes com poliartralgia não diagnosticada Infecção aguda Infecção de prótese Osteomielite aguda Infecção aguda e crônica Osteomielite aguda
^{99m}Tc	1-4	++	
Leucócitos marcados com ^{111}In	24	+++	
^{67}Ga	24-48	++++	
Tomografia computadorizada (TC)	< 1	+++	Hérnia de disco intervertebral Sacroileíte Estenose espinal Traumatismo espinal Osteoma osteoide Fratura de estresse
TC de dupla energia	< 1	ND	Depósito de ácido úrico Localização de tofos
Ressonância magnética	0,5-2	++++	Necrose avascular Osteomielite Artrite séptica, próteses articulares infectadas Sacroileíte Desestruturação intra-articular e lesão dos tecidos moles Desestruturação do esqueleto axial e da medula espinal Hérnia de disco intervertebral Sinovite vilonodular pigmentada Patologias muscular inflamatória e metabólica

[a]Custo relativo para um exame de imagem.
Sigla: ND, não disponível comercialmente.

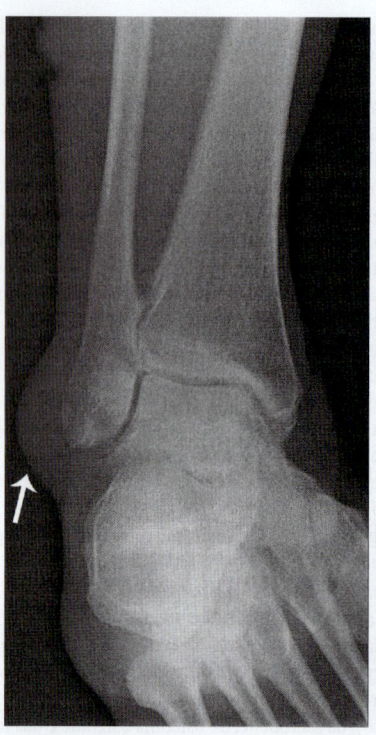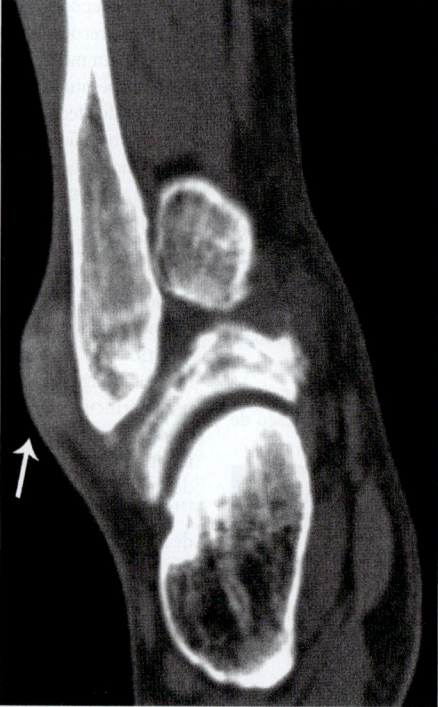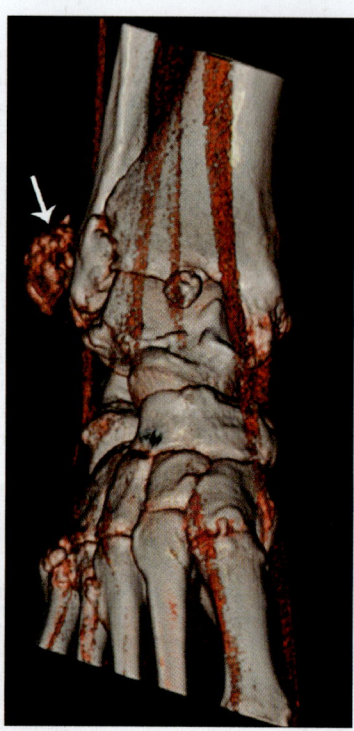

FIGURA 370-7 Tomografia computadorizada de dupla energia (TCDE) de uma mulher de 45 anos com tumefação do tornozelo direito ao redor do maléolo lateral. Esta imagem de TCDE tridimensional em volume coronal reformatada mostra que a massa é composta de urato monossódico (*em vermelho*), consistente com um tofo (*seta*). (*Reimpressa de S Nicolaou et al: Dual-energy CT as a potential new diagnostic tool in the management of gout in the acute setting. AJR Am J Roentgenol 194:1072, 2010.*)

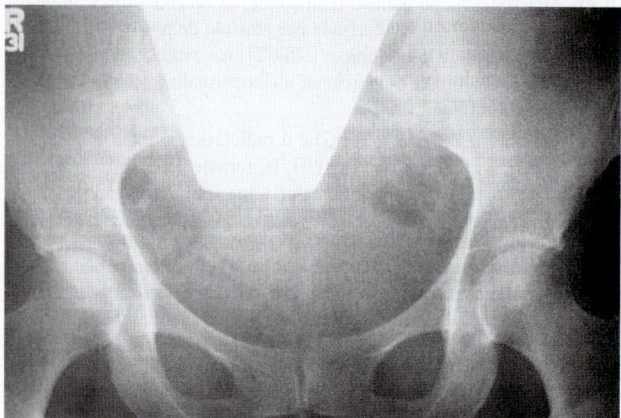
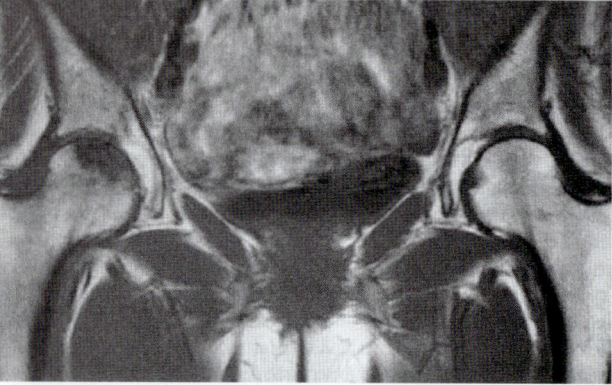

FIGURA 370-8 Sensibilidade superior da ressonância magnética (RM) no diagnóstico de osteonecrose da cabeça do fêmur. Uma mulher de 45 anos em uso de glicocorticoides em altas doses desenvolveu dor no quadril direito. A radiografia convencional (*parte superior*) demonstrou apenas ligeira esclerose da cabeça do fêmur direita. A RM ponderada em T1 (*parte inferior*) revelou um sinal de baixa densidade na cabeça do fêmur direita, diagnóstico de osteonecrose.

Agradecimento *O autor agradece pelas importantes contribuições de Peter E. Lipsky para este capítulo em edições anteriores.*

LEITURAS ADICIONAIS

Ali Y: Rheumatologic tests: A primer for family physicians. Am Fam Physician 98:164, 2018.
Cush JJ et al: Evaluation of musculoskeletal complaints. Available from *http://www.rheumaknowledgy.com/evaluation-of-musculoskeletal-complaints*. Accessed April 6, 2017.
Hubbard MJ et al: Common soft tissue musculoskeletal pain disorders. Prim Care 45:289, 2018.
Olsen NJ, Karp DR: Finding lupus in the ANA haystack. Lupus Sci Med 7:e000384, 2020.
Rudwaleit M et al: How to diagnose axial spondyloarthritis early. Ann Rheum Dis 63:535, 2004.
Simpfendorfer CS: Radiologic approach to musculoskeletal infections. Infect Dis Clin North Am 31:299, 2017.

371 Osteoartrite
David T. Felson, Tuhina Neogi

A osteoartrite (OA) é o tipo mais comum de artrite. Sua alta prevalência, principalmente nos idosos, e seu impacto negativo na função física fazem dessa condição a principal causa de incapacidade em idosos. Devido ao envelhecimento das populações ocidentais e tendo em vista que a obesidade, um importante fator de risco, está se tornando cada vez mais prevalente, a ocorrência de OA encontra-se em ascensão.

A OA afeta certas articulações e poupa outras (Fig. 371-1). As articulações afetadas, em geral, são o quadril, o joelho, a coluna cervical e lombossacra e a primeira articulação metatarsofalângica (MTF). Nas mãos, as articulações interfalângicas distais e proximais, assim como a base do polegar, são afetadas com frequência. Em geral, são poupados o punho, o cotovelo e o tornozelo. As articulações humanas foram desenvolvidas, em um sentido evolutivo, para macacos braquiados, animais que ainda andavam em quatro patas. Assim, desenvolvemos OA em articulações que não foram adequadamente projetadas para tarefas humanas, como preensão em pinça com a mão (OA na base do polegar) e caminhar na posição ereta (OA dos joelhos e dos quadris). Algumas articulações, como os tornozelos, podem

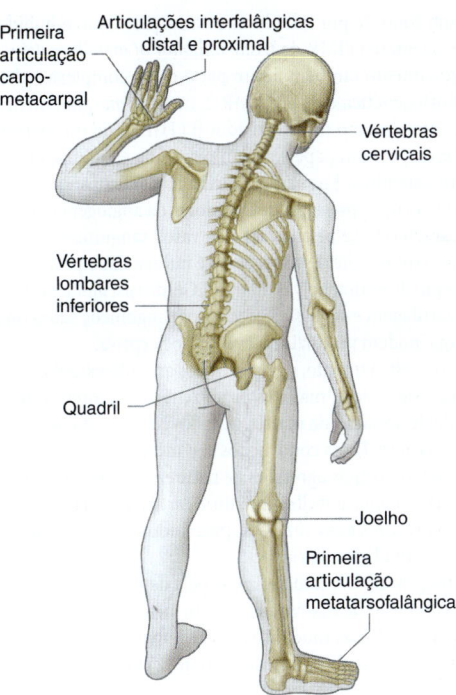

FIGURA 371-1 Articulações afetadas pela osteoartrite.

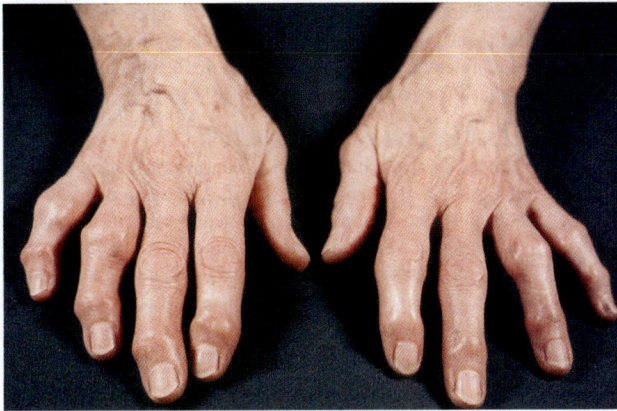

FIGURA 371-2 **Osteoartrite grave das mãos** que afeta as articulações interfalângicas distais (nódulos de Heberden) e as articulações interfalângicas proximais (nódulos de Bouchard). Não existe aumento de volume ósseo evidente do outro sítio comum nas mãos, a base do polegar.

ser poupadas, visto que sua cartilagem articular pode ser extremamente resistente aos estresses de sobrecarga.

A OA pode ser diagnosticada com base nas anormalidades estruturais ou nos sintomas evocados por essas anormalidades. De acordo com estudos de necrópsia, as alterações estruturais da OA são quase universais nos idosos. Consistem em perda da cartilagem (visualizada como perda do espaço articular nas radiografias) e osteófitos. Muitas pessoas com evidência radiográfica de OA não relatam sintomas articulares e, apesar da prevalência de anormalidades estruturais ser de grande interesse para uma boa compreensão sobre a patogênese da doença, o que interessa muito mais, em uma perspectiva clínica, é a prevalência da OA sintomática. Os sintomas, geralmente representados por dor articular, determinam a incapacitação, as visitas aos médicos e os custos inerentes à doença.

A OA sintomática do joelho (evidência radiográfica de OA e dor na maioria dos dias de um mês recente) ocorre em cerca de 12% dos adultos com idade ≥ 60 anos nos Estados Unidos e em 6% dos adultos com ≥ 30 anos. A incidência da OA sintomática do quadril corresponde a aproximadamente um terço da incidência da doença no joelho. Embora os achados radiológicos de osteoartrite nas mãos afetadas mostrando aumento ósseo **(Fig. 371-2)** sejam extremamente comuns em idosos, a maioria dos casos não costuma apresentar dor. Não obstante, a OA dolorosa na mão ocorre em cerca de 10% dos indivíduos idosos e, com frequência, produz limitação na função.

A prevalência de OA aumenta acentuadamente com o avanço da idade, sendo incomum em adultos com < 40 anos e altamente prevalente naqueles com idade > 60 anos. Trata-se também de uma doença que, pelo menos em indivíduos de meia-idade e idosos, é muito mais comum em mulheres do que em homens.

A evidência radiográfica de OA é comum na região lombossacra e cervical, porém a dor nessas áreas não está correlacionada com os achados de OA na radiografia. Por conseguinte, a dor nas costas e no pescoço são tratadas separadamente **(Cap. 17)**.

CONSIDERAÇÕES GLOBAIS

Com o envelhecimento das populações, tanto a prevalência de OA como a quantidade global de incapacidade relacionada à OA estão aumentando, em particular nos países desenvolvidos onde muitos vivem até a fase da idade avançada. A OA no quadril é rara na China e nos imigrantes chineses dos Estados Unidos. Entretanto, a OA no joelho é pelo menos tão comum, ou até mais, nos chineses do que nos brancos dos Estados Unidos, representando a principal causa de incapacidade na China, particularmente em áreas rurais. As diferenças anatômicas entre os quadris dos chineses e os dos brancos podem ser responsáveis por grande parte da diferença na prevalência da OA do quadril; os quadris das pessoas brancas têm uma prevalência maior de uma anatomia que predispõe ao desenvolvimento de OA.

DEFINIÇÃO

A OA representa uma falência articular, uma doença na qual todas as estruturas da articulação sofreram alterações patológicas, na maioria das vezes simultaneamente. A condição *sine qua non* patológica da doença consiste em perda da cartilagem articular hialina, presente em um padrão focal e, inicialmente, não uniforme. Esse quadro é acompanhado de aumento na espessura e na esclerose da placa óssea subcondral, de crescimento excessivo de osteófitos nas margens articulares, de distensão da cápsula articular, de vários graus de sinovite e de fraqueza dos músculos que cruzam a articulação. Nos joelhos, a degeneração meniscal faz parte da doença. Existem diversos caminhos que levam à falência articular, porém a etapa inicial é representada mais frequentemente por lesão articular na vigência de uma falha dos mecanismos protetores.

MECANISMOS PROTETORES ARTICULARES E SUA FALHA

Os protetores articulares incluem cápsula e ligamentos articulares, músculo, aferentes sensitivos e osso subjacente. A cápsula e os ligamentos articulares funcionam como protetores da articulação, proporcionando uma fixação da articulação e limitando a amplitude de seu movimento.

O líquido sinovial reduz o atrito entre as superfícies da cartilagem articular, funcionando, assim, como um importante protetor contra o desgaste da cartilagem induzido pelo atrito. Essa função de lubrificação depende do *ácido hialurônico* e da *lubricina*, uma glicoproteína mucinosa secretada pelos fibroblastos sinoviais, cuja concentração diminui após a lesão da articulação e na presença de inflamação sinovial.

Os ligamentos, juntamente com a pele sobrejacente e os tendões, contêm nervos sensitivos mecanorreceptores. Esses mecanorreceptores disparam em frequências diferentes ao longo de toda a amplitude de movimento da articulação, proporcionando *feedback* aos músculos e tendões por intermédio da medula espinhal. Consequentemente, esses músculos e tendões podem assumir a tensão correta nos pontos apropriados do movimento articular para agir como protetores articulares otimizados, como um mecanismo de antecipação das cargas articulares.

Os músculos e tendões que cruzam a articulação são protetores articulares essenciais. O estresse focal ao longo da articulação é minimizado pela contração muscular, que desacelera a articulação antes do impacto e garante que, quando o impacto articular chegar, seja distribuído extensamente pela superfície articular.

A falha desses protetores articulares aumenta o risco de lesão na articulação e de OA. Por exemplo, nos animais, a OA se manifesta rapidamente quando um nervo sensitivo para a articulação é seccionado com a subsequente indução de lesão articular. De maneira semelhante, nos seres humanos, a artropatia de Charcot, uma OA grave e rapidamente progressiva, instala-se quando uma pequena lesão articular ocorre na presença de neuropatia periférica das colunas posteriores da medula espinal. Outro exemplo de falha dos protetores articulares é a ruptura dos ligamentos, uma causa bem conhecida do desenvolvimento precoce de OA.

CARTILAGEM E SEU PAPEL NA FALÊNCIA ARTICULAR

Além de ser um tecido-alvo primário para a doença, a cartilagem também funciona como protetor articular. Sendo uma fina margem de tecido nas extremidades de dois ossos em oposição, a cartilagem é lubrificada pelo líquido sinovial, de forma a proporcionar uma superfície quase sem atrito por meio da qual esses dois ossos se movimentam. A rigidez compressível da cartilagem, em comparação com o osso, confere à articulação alta capacidade de absorção dos impactos.

As primeiras alterações da OA podem ocorrer na cartilagem, e a presença de anormalidades nesse local pode acelerar o desenvolvimento da doença. As duas principais macromoléculas na cartilagem são o colágeno tipo 2, que confere à cartilagem sua resistência à tensão, e o agrecano, uma macromolécula de proteoglicana acoplada ao ácido hialurônico, que consiste em glicosaminoglicanos com altas cargas negativas. Na cartilagem normal, o colágeno tipo 2 é trançado firmemente, confinando as moléculas de agrecano nos interstícios entre os filamentos de colágeno, forçando-as, com altas cargas negativas, a ficarem muito próximas. A molécula de agrecano, por meio da repulsão eletrostática de suas cargas negativas, confere à cartilagem sua rigidez compressiva. Os condrócitos, células localizadas dentro desse tecido avascular, sintetizam todos os elementos da matriz e produzem enzimas que a degradam (Fig. 371-3). A síntese e o catabolismo da matriz da cartilagem estão em um equilíbrio dinâmico, influenciado pelo ambiente das citocinas e dos fatores de crescimento. O estresse osmótico e mecânico nos condrócitos induz essas células a alterarem a expressão gênica e aumentarem a produção de citocinas inflamatórias e enzimas de degradação da matriz. Embora os condrócitos sintetizem inúmeras enzimas, as metaloproteinases matriciais (MPMs) (particularmente colagenases e ADAMTS-5) são enzimas de importância crucial na degradação da matriz da cartilagem.

A inflamação local acelera o desenvolvimento e a progressão da osteoartrite e aumenta a probabilidade de que uma articulação com osteoartrite apresente dor. Parte dessa inflamação pode ser induzida por estímulos mecânicos, a chamada mecanoinflamação. A sinóvia, a cartilagem e o osso influenciam o desenvolvimento da doença por meio de citocinas, quimiocinas e até mesmo ativação do complemento (Fig. 371-3), que, por sua vez, atuam nos receptores de superfície celular dos condrócitos e, em última análise, exercem efeitos transcricionais. Os fragmentos de matriz liberados da cartilagem estimulam a sinovite. Citocinas inflamatórias, como a interleucina 1β (IL-1β) e o fator de necrose tumoral α (TNF-α), induzem os condrócitos a sintetizar prostaglandina E_2 e óxido nítrico. Nos estágios iniciais da resposta da matriz à lesão, o efeito final da estimulação das citocinas pode ser a síntese da matriz; todavia, por fim, a combinação dos efeitos sobre os condrócitos desencadeia a degradação da matriz. As enzimas na matriz são mantidas sob controle por inibidores da ativação, como o inibidor tecidual da metaloproteinase (TIMP, de *tissue inhibitor of metalloproteinase*). Os fatores de crescimento também fazem parte dessa complexa rede, em que a proteína morfogenética óssea 2 (BMP-2, de *bone morphogenetic protein 2*) e o fator de crescimento transformador β (TGF-β, de *transforming growth factor β*) desempenham papéis proeminentes na estimulação do desenvolvimento dos osteófitos. Enquanto a cartilagem articular saudável é avascular, em parte devido à presença de inibidores da angiogênese na cartilagem, a doença caracteriza-se pela invasão de vasos sanguíneos na cartilagem a partir do osso subjacente. Esse processo é influenciado pela síntese do fator de crescimento do endotélio vascular (VEGF, de *vascular endothelial growth factor*) na cartilagem e no osso. Esses vasos sanguíneos são acompanhados de nervos que podem produzir inervação nociceptiva.

Com o envelhecimento, os condrócitos articulares exibem um declínio na capacidade de síntese, mas eles produzem mediadores proinflamatórios e enzimas de degradação da matriz, achados característicos de um fenótipo secretor senescente. Esses condrócitos são incapazes de manter a homeostasia tecidual (como após agressões de natureza mecânica ou inflamatória). Por conseguinte, com o envelhecimento, a cartilagem é facilmente lesionada por traumas menores e, às vezes, despercebidos, incluindo aqueles que fazem parte das atividades diárias.

A cartilagem da OA caracteriza-se pela depleção gradual de agrecano, pela desestruturação da matriz colágena firmemente trançada e pela perda de colágeno tipo 2. Essas mudanças são acompanhadas por maior vulnerabilidade da cartilagem, que perde a sua rigidez compressiva.

FATORES DE RISCO

A vulnerabilidade articular e a aplicação de carga sobre a articulação são os dois fatores principais que contribuem para o surgimento da OA. Por um lado, uma articulação vulnerável, cujos protetores estão disfuncionais, pode desenvolver OA com níveis mínimos de carga, talvez até mesmo com níveis encontrados durante as atividades diárias. Por outro lado, em uma articulação jovem com protetores competentes, uma lesão aguda significativa ou sobrecarga prolongada é necessária para desencadear a doença. Os fatores de risco para OA podem ser compreendidos em termos de seu efeito sobre a vulnerabilidade articular ou sobre a aplicação das cargas (Fig. 371-4).

FATORES DE RISCO SISTÊMICOS QUE AFETAM A VULNERABILIDADE ARTICULAR

A idade é o fator de risco mais potente para OA. A evidência radiográfica de OA é rara nos indivíduos com < 40 anos; contudo, em algumas articulações, como as das mãos, a OA ocorre em > 50% daqueles com > 70 anos. O envelhecimento faz aumentar a vulnerabilidade articular por meio de vários mecanismos. Enquanto a carga dinâmica das articulações estimula a síntese de matriz da por parte dos condrócitos na cartilagem jovem, a cartilagem envelhecida é menos responsiva a esses estímulos. Em parte em virtude dessa incapacidade de sintetizar a matriz com a aplicação de cargas,

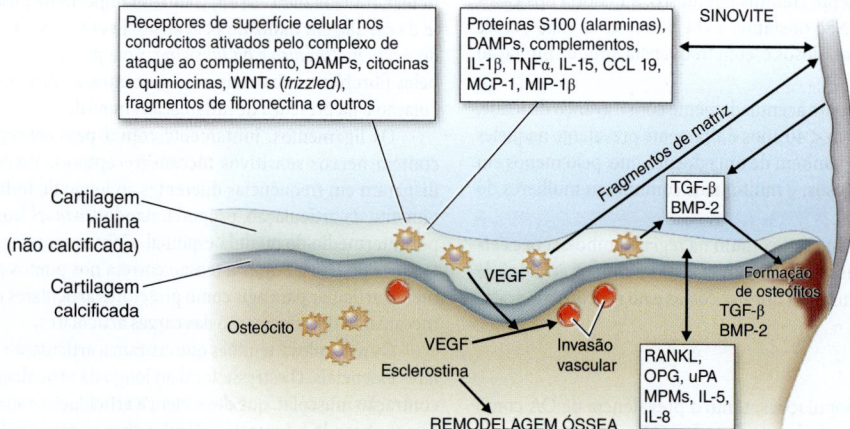

FIGURA 371-3 **Fatores selecionados envolvidos no processo osteoartrítico,** incluindo condrócitos, osso e sinóvia. A sinovite provoca a liberação de citocinas, alarminas, moléculas de padrões moleculares associados à lesão (DAMPs) e complemento, que ativam os condrócitos por meio de receptores de superfície celular. Os condrócitos produzem as moléculas da matriz (colágeno tipo 2, agrecano) e as enzimas responsáveis pela degradação da matriz (p. ex., ADAMTS-5 e metaloproteinases matriciais [MPMs]). Ocorre invasão do osso através da cartilagem calcificada, desencadeada pelo fator de crescimento do endotélio vascular (VEGF) e por outras moléculas. IL, interleucina; TGF, fator de crescimento transformador; TNF, fator de necrose tumoral. (*Reproduzida, com permissão, de RF Loeser et al: Osteoarthritis: a disease of the joint as an organ. Arthritis Rheum 64:1697, 2012.*)

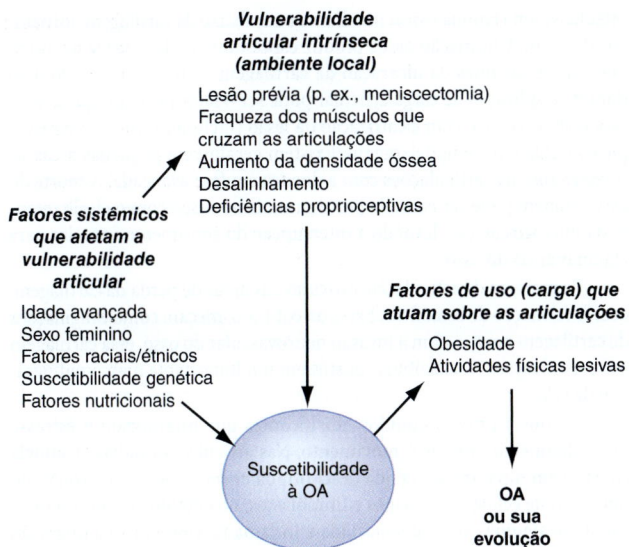

FIGURA 371-4 Os fatores de risco para osteoartrite (OA) contribuem para a suscetibilidade da articulação (fatores sistêmicos ou fatores existentes no ambiente articular local) ou levam ao aumento do risco em consequência da carga imposta à articulação. Em geral, é necessária a combinação da aplicação das cargas com os fatores de suscetibilidade para causar a doença ou a sua progressão.

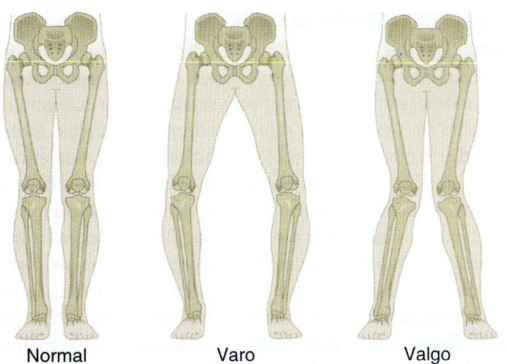

FIGURA 371-5 Os dois tipos de desalinhamento dos membros no plano frontal: varo, em que o estresse é aplicado ao longo do compartimento medial da articulação do joelho; e valgo, que aplica o estresse excessivo ao longo do compartimento lateral do joelho.

a cartilagem se adelgaça com o envelhecimento, e a cartilagem mais fina sofre maior estresse de cisalhamento, correndo maior risco de sofrer lesão. Além disso, os protetores articulares falham mais frequentemente com o envelhecimento. Os músculos que cruzam a articulação ficam mais fracos com o envelhecimento e respondem com menor rapidez aos impulsos que chegam. O influxo dos nervos sensitivos torna-se mais lento com o envelhecimento, retardando a alça de *feedback* dos mecanorreceptores para os músculos e tendões relacionados com sua tensão e posição. Os ligamentos se distendem com o envelhecimento, tornando-se menos capazes de absorver os impulsos. Esses fatores trabalham em conjunto para aumentar a vulnerabilidade das articulações mais velhas à OA.

As mulheres de idade mais avançada exibem alto risco de desenvolvimento de OA em todas as articulações, o qual aumenta na sexta década da vida. Embora a perda hormonal observada com a menopausa possa contribuir para esse risco, existe pouca compreensão sobre a vulnerabilidade singular das mulheres idosas *versus* a dos homens.

HEREDITARIEDADE E GENÉTICA E SUA RELAÇÃO COM A VULNERABILIDADE ARTICULAR

A OA é uma doença altamente hereditária, porém a sua hereditariedade é específica de cada articulação. Dos casos de OA nas mãos e nos quadris na comunidade, 50% podem ser atribuídos à herança, isto é, à doença presente em outros membros da família. Entretanto, o percentual de OA no joelho que pode ser herdado é de, no máximo, 30%, com alguns estudos sugerindo que a hereditariedade não desempenha nenhum papel. Muitas pessoas com OA sofrem dessa doença em múltiplas articulações, mas tal fenótipo de "OA generalizada" raramente é herdado, representando mais frequentemente uma consequência do envelhecimento.

Evidências recentes identificaram mutações genéticas que conferem alto risco de OA. A mais replicada é um polimorfismo dentro do gene do fator de diferenciação do crescimento 5 (GDF5), cujo efeito é reduzir a quantidade de GDF5. O GDF5 afeta o formato da articulação, o qual provavelmente é o mecanismo pelo qual os genes que predispõem à OA aumentam o risco da doença. Anormalidades menores no formato articular podem tornar a articulação vulnerável a danos se houver aumento do estresse local na articulação.

FATORES DE RISCO NO AMBIENTE ARTICULAR

Alguns fatores de risco fazem aumentar a vulnerabilidade da articulação por meio de efeitos locais no ambiente articular. Com as mudanças na anatomia articular, por exemplo, a carga sobre a articulação não se distribui mais uniformemente por toda a superfície articular, e sim mostra aumento no estresse focal. No quadril, três anormalidades incomuns de desenvolvimento que ocorrem *in utero* ou durante a infância – a displasia congênita, a doença de Legg-Perthes e o deslizamento da epífise da cabeça do fêmur – deixam as crianças com distorções na anatomia da articulação do quadril, que, com frequência, evoluem para OA nas fases subsequentes da vida. As meninas são acometidas predominantemente pela displasia acetabular, uma forma leve de deslocamento congênito, ao passo que as outras anormalidades acometem mais frequentemente os meninos. Dependendo da gravidade das anormalidades anatômicas, a OA de quadril ocorre na vida adulta jovem (anormalidades graves) ou na meia-idade (anormalidades leves). O desenvolvimento de impacto femoroacetabular pode ocorrer durante a adolescência. Trata-se de uma síndrome clínica em que um crescimento externo do osso na junção cabeça/colo do fêmur parece ocorrer durante o fechamento da placa de crescimento, resultando em contato anormal entre o fêmur e o acetábulo, especialmente durante a flexão e rotação do quadril. Isso causa dano à cartilagem e ao *labrum*, dor no quadril e, mais tarde, risco aumentado de OA de quadril.

As grandes lesões de uma articulação também podem produzir anormalidades anatômicas que tornam a articulação suscetível à OA. Por exemplo, uma fratura através da superfície articular costuma causar OA em articulações em que a doença é bastante rara, como o tornozelo e o punho. A necrose avascular pode dar origem ao colapso do osso desvitalizado na superfície articular, produzindo irregularidades anatômicas e OA subsequente.

As lacerações das estruturas ligamentares e fibrocartilaginosas que protegem as articulações, como o menisco, no joelho, e o *labrum*, no quadril, podem levar ao desenvolvimento prematuro de OA. As lacerações meniscais aumentam com o envelhecimento e, quando crônicas, são frequentemente assintomáticas, porém levam à lesão da cartilagem adjacente e à OA acelerada. Mesmo as lesões que nunca foram diagnosticadas no indivíduo acometido podem aumentar o risco de OA. Por exemplo, nos indivíduos do Estudo Framingham, os homens com história de lesão significativa do joelho, porém sem qualquer cirurgia, exibiam um risco 3,5 vezes maior de vir a ter OA subsequente no joelho.

Outra fonte de anormalidade anatômica é o desalinhamento da articulação (Fig. 371-5). Esse fator foi mais estudado no joelho. Os joelhos varos (pernas arqueadas) com OA conferem risco extremamente alto de perda da cartilagem no compartimento medial ou no interno do joelho, ao passo que o desalinhamento em valgo (joelho virado para dentro) predispõe à rápida perda da cartilagem no compartimento lateral. O desalinhamento causa esse efeito ao aumentar o estresse sobre uma área focal de cartilagem, a qual acaba rompendo; ele também causa dano ao osso subjacente à cartilagem, produzindo as lesões de medula óssea vistas à ressonância magnética (RM). O desalinhamento no joelho frequentemente produz aumento substancial do estresse focal no joelho (conforme demonstrado pelos efeitos destrutivos no osso subcondral), de modo que os joelhos com desalinhamento acentuado podem estar destinados a progredir independentemente da existência de outros fatores de risco.

A fraqueza nos músculos quadríceps que transitam no joelho aumenta o risco de desenvolvimento de OA dolorosa no joelho.

O papel do osso no funcionamento como um absorvente dos choques para a carga de impacto não é bem compreendido, porém indivíduos com densidade óssea aumentada têm alto risco de OA e de osteófitos nas margens articulares.

FATORES RELACIONADOS COM AS CARGAS

Obesidade Durante o apoio em uma única perna, o joelho suporta uma carga que varia de 3-6 vezes o peso corporal. Qualquer aumento no peso pode ser multiplicado por esse fator para revelar a força excessiva exercida sobre o joelho nas pessoas com sobrepeso durante a marcha. A obesidade é um fator de risco bem reconhecido e significativo para o desenvolvimento de OA no joelho e, um pouco menos, no quadril. A obesidade precede o surgimento da doença e não é apenas uma consequência da inatividade atual observada nos indivíduos com a doença. Trata-se de um fator de risco mais potente para a doença nas mulheres do que nos homens. Nas mulheres, a relação peso:risco de doença é linear, de forma que cada aumento no peso será acompanhado de um aumento proporcional no risco. A perda de peso nas mulheres reduz o risco de desenvolver a doença sintomática. Além de a obesidade ser um fator de risco de OA nas articulações responsáveis pela sustentação do peso corporal, indivíduos obesos exibem mais dor pela doença.

O efeito da obesidade no desenvolvimento e na progressão da doença é mediado principalmente por meio da aplicação de cargas maiores nas articulações responsáveis pela sustentação do peso corporal que ocorre nas pessoas com sobrepeso, além de dor articular mais grave nas pessoas obesas.

Uso repetido da articulação e exercício Existem duas categorias de uso repetitivo da articulação: o uso ocupacional e as atividades físicas de lazer. Os trabalhadores que realizam tarefas repetitivas por muitos anos como parte de suas ocupações correm alto risco de desenvolver OA nas articulações que são utilizadas repetidamente. Por exemplo, os fazendeiros correm alto risco de OA do quadril, ao passo que os mineiros têm taxas elevadas de OA nos joelhos e na coluna vertebral. Os trabalhadores cujas tarefas exigem a flexão regular do joelho ou que levantam ou carregam cargas pesadas exibem alta taxa de OA no joelho. Uma razão pela qual os trabalhadores podem ser acometidos pela doença é que, durante os longos dias de trabalho, seus músculos podem ficar exauridos gradualmente, deixando de funcionar como protetores articulares efetivos.

Recomenda-se amplamente que as pessoas adotem um estilo de vida com exercícios, e os estudos de longo prazo sobre o efeito do exercício sugerem não haver nenhuma associação consistente do exercício com o risco de OA na maioria dos indivíduos. Entretanto, aqueles que já têm lesões articulares podem se expor a um risco maior com o engajamento em determinados tipos de exercício. Por exemplo, pessoas que já sofreram lesões significativas no joelho correm risco aumentado de OA progressiva do joelho como consequência de corrida. Além disso, em comparação com indivíduos que não correm, os corredores de elite (aqueles profissionais e de equipes olímpicas) correm alto risco de OA do joelho e do quadril. Por fim, embora corredores amadores não corram risco aumentado de OA do joelho, estudos sugerem que eles têm um aumento modesto no risco de doença do quadril.

PATOLOGIA

A patologia da OA fornece evidências do acometimento de muitas estruturas articulares na doença. Inicialmente, a cartilagem mostra fibrilação e irregularidade superficiais. À medida que a doença progride, surgem erosões focais nessas áreas, as quais, por fim, se estendem até o osso subjacente. Com a progressão adicional, a erosão da cartilagem que desce até o osso se expande e envolve uma área maior da superfície articular, embora a OA continue sendo uma doença focal com perda não uniforme de cartilagem.

Após lesão da cartilagem, os condrócitos sofrem mitose e aglomeração. Embora a atividade metabólica desses aglomerados de condrócitos seja alta, o efeito final dessa atividade é promover a depleção de proteoglicanas na matriz que circunda os condrócitos. Isso ocorre porque a atividade catabólica é maior que a atividade de síntese. À medida que a doença se instala, a matriz colágena sofre alguma lesão, as cargas negativas das proteoglicanas ficam expostas, e a cartilagem fica edemaciada por ação da atração iônica pelas moléculas de água. Como na cartilagem lesionada as proteoglicanas não são mais forçadas a permanecerem em estreita proximidade, a cartilagem não recupera sua elasticidade após a aplicação da carga, como fazia quando era saudável, tornando-se vulnerável à lesão adicional. Os condrócitos ao nível basal da cartilagem sofrem apoptose.

Com a perda da cartilagem, surgem alterações no osso subcondral. Estimulados pelos fatores de crescimento e pelas citocinas, os osteoclastos e os osteoblastos na lâmina óssea, imediatamente abaixo da cartilagem, tornam-se ativados. A formação óssea produz espessamento da placa subcondral que ocorre até antes da ulceração da cartilagem. O traumatismo do osso durante a aplicação de carga articular pode ser o fator primário que aciona essa resposta óssea, com cicatrização da lesão (incluindo fendas microscópicas) induzindo remodelamento. Existem geralmente pequenas áreas de osteonecrose nas articulações com a doença em fase avançada. A morte do osso também pode ser causada por traumatismo ósseo com o cisalhamento da microcirculação, levando à interrupção do suprimento vascular para algumas áreas do osso.

Na margem da articulação, próximo das áreas de perda da cartilagem, ocorre formação de osteófitos. Esses osteófitos começam como evaginações de cartilagem nova, e, com a invasão neurovascular do osso, essa cartilagem sofre ossificação. Os osteófitos constituem um importante marco radiográfico da OA.

A sinóvia produz líquidos lubrificantes que minimizam o estresse de cisalhamento durante o movimento. Nas articulações sadias, a sinóvia consiste em uma única camada descontínua cheia de gordura e contendo dois tipos de célula: macrófagos e fibroblastos; no entanto, na OA, ela pode tornar-se algumas vezes edemaciada e inflamada. Observa-se a migração dos macrófagos periféricos para o tecido, e as células que revestem a sinóvia proliferam. As citocinas inflamatórias e as alarminas secretadas pela sinóvia ativam os condrócitos, que produzem enzimas que aceleram a destruição da matriz.

Outras alterações patológicas ocorrem na cápsula, que fica distendida e edemaciada, podendo tornar-se fibrótica.

A patologia da OA não é idêntica em todas as articulações. Nas articulações da mão com OA grave, por exemplo, ocorrem com frequência erosões da cartilagem no centro da articulação, produzidas provavelmente pela pressão óssea proveniente do lado oposto da articulação.

Os cristais de fosfato de cálcio básico e de pirofosfato de cálcio di-hidratado são evidenciados ao exame microscópico na maioria das articulações com OA em estágio terminal. Seu papel na cartilagem osteoartrítica é obscuro, porém sua liberação da cartilagem para dentro do espaço articular e do líquido articular provavelmente desencadeia uma inflamação sinovial, que, por sua vez, pode produzir liberação de citocinas e induzir estimulação nociceptiva.

FONTES DE DOR

Devido à cartilagem saudável ser aneural, sua perda isolada em uma articulação não é acompanhada de dor. Assim, a dor na OA tem origem provavelmente em estruturas fora da cartilagem. As estruturas inervadas na articulação são a sinóvia, os ligamentos, a cápsula articular, os músculos e o osso subcondral. A maioria dessas estruturas não é visualizada em radiografias, e o grau de alterações radiográficas na OA correlaciona-se precariamente com a intensidade da dor. Entretanto, em estágios mais tardios da OA, a perda da integridade da cartilagem acompanhada de invasão neurovascular pode contribuir para a dor.

Com base em estudos de RM realizados em joelhos osteoartríticos comparando aqueles com e sem dor, assim como em estudos destinados a mapear a hipersensibilidade em articulações não anestesiadas, as prováveis fontes de dor são a inflamação sinovial, os derrames articulares e o edema da medula óssea. Uma sinovite moderada instala-se em muitas articulações osteoartríticas, mas não em todas elas. A presença de sinovite na RM mostra correlação com a presença e a intensidade da dor no joelho e possivelmente com a sensibilização à dor. O estiramento capsular devido ao líquido existente na articulação estimula as fibras nociceptivas nessa área, levando à sensação de dor. As maiores cargas focais como parte da doença não apenas afetam a cartilagem, como também provavelmente lesionam o osso subjacente. Em consequência, o edema da medula óssea aparece na RM; na perspectiva histológica, esse edema assinala a presença de fendas microscópicas e cicatrizes que representam as consequências de traumatismos. Tais lesões podem estimular as fibras nociceptivas no osso. A dor pode ter origem também fora da articulação, incluindo as bursas próximo das articulações. As fontes comuns de dor nas proximidades do joelho são a bursite anserina e a síndrome da banda iliotibial.

Grande parte da dor na OA ocorre quando os nociceptores na articulação são estimulados durante atividades com sustentação de peso. Porém, a dor pode ficar mais constante e ocorrer em repouso, o que sugere que outros mecanismos contribuam para a sensação de dor. As alterações patológicas da OA podem levar a alterações na sinalização do sistema nervoso (Cap. 17). De modo específico, os nociceptores periféricos podem se tornar mais responsivos à estimulação sensitiva, conhecida como sensibilização periférica, e também pode haver aumento na sinalização nociceptiva ascendente central facilitada, conhecida como sensibilização central. Indivíduos com OA também podem apresentar modulação inibitória descendente insuficiente. Alguns indivíduos podem apresentar predisposição genética à sensibilização; no entanto, seja qual for a etiologia, essas alterações no sistema nervoso estão associadas a uma intensidade maior da dor, podendo contribuir para a presença de alodinia e hiperalgesia em pacientes com OA e predisposição ao desenvolvimento de dor crônica. A obesidade aumenta a intensidade da dor articular. Isso provavelmente ocorre porque o tecido adiposo produz citocinas e outros hormônios que atuam no sistema nervoso para aumentar a sensibilidade à dor.

MANIFESTAÇÕES CLÍNICAS

A dor articular da OA é primariamente relacionada à atividade nos primeiros estágios da doença. A dor surge durante ou imediatamente após o uso da articulação e, em seguida, desaparece de modo gradual. São exemplos a dor nos joelhos ou no quadril ao subir ou descer escadas, a dor nas articulações responsáveis pela sustentação do peso corporal ao caminhar e, na OA da mão, a dor ao cozinhar. Nas fases iniciais da doença, a dor é episódica, induzida frequentemente pela utilização hiperativa de uma articulação acometida, como acontece com uma pessoa que sofre de OA no joelho que realiza uma longa caminhada e, a seguir, enfrenta alguns dias de dor. À medida que a doença progride, a dor torna-se contínua e começa até mesmo a incomodar durante a noite. A rigidez da articulação afetada pode ser proeminente, porém a rigidez matinal costuma ser de curta duração (< 30 minutos).

Nos joelhos, pode ocorrer deformação devido, em parte, à fraqueza dos músculos que cruzam a articulação. Os sintomas mecânicos, como deformidade ou bloqueio, também poderiam significar desarranjo interno, como ruptura do menisco ou do ligamento cruzado anterior; entretanto, esses sintomas, que são comuns em indivíduos com OA do joelho, somente necessitarão de avaliação adicional se aparecerem após uma lesão aguda no joelho. No joelho, a dor com as atividades que exigem flexão do joelho, como subir escadas e levantar-se de uma cadeira, emana com frequência do compartimento patelofemoral do joelho, que não se articula ativamente até que o joelho seja flexionado em cerca de 35°.

A OA é a causa mais comum de dor crônica no joelho em pessoas com > 45 anos de idade, porém o diagnóstico diferencial é longo. A artrite inflamatória é provável quando existe rigidez matinal prolongada e muitas articulações estão afetadas. As bursites ocorrem geralmente ao redor dos joelhos e dos quadris. O exame físico deve concentrar-se em esclarecer se a hipersensibilidade se localiza sobre a interlinha articular (na junção dos dois ossos ao redor dos quais se processa a movimentação articular) ou fora dela. A bursite anserina, medial e distal ao joelho, é uma causa extremamente comum de dor crônica no joelho, que pode responder a uma injeção de glicocorticoide. A dor noturna proeminente na ausência de OA em estágio terminal merece propedêutica distinta. Para a dor no quadril, a OA pode ser identificada pela perda da rotação interna durante a movimentação passiva; a dor isolada em uma área lateral ao quadril reflete normalmente a presença de bursite trocantérica.

Nenhum exame de sangue é indicado como rotina na avaliação dos pacientes com OA, a não ser quando os sintomas e sinais sugerirem artropatia inflamatória. O exame do líquido sinovial costuma ser mais útil do ponto de vista diagnóstico do que uma radiografia. Se a contagem de leucócitos do líquido sinovial for > 1.000/μL, existe a probabilidade de artropatia inflamatória, gota ou pseudogota, sendo as últimas duas também identificadas pela presença de cristais.

Nem as radiografias nem a RM estão indicadas na avaliação da OA. Elas são indicadas para avaliar a possibilidade de OA somente quando a dor articular e os achados físicos forem atípicos para OA ou se a dor persistir após a instituição de um tratamento efetivo para a OA. Na OA, os achados dos exames de imagem (Fig. 371-6) exibem pouca correlação com a presença e a intensidade da dor. Além disso, tanto nos joelhos como no quadril, as radiografias podem ser normais nas fases iniciais da doença, pois são insensíveis para perda de cartilagem e para outros achados iniciais.

A RM pode revelar a extensão da patologia em uma articulação osteoartrítica, porém não está indicada como parte da propedêutica diagnóstica. Achados como lacerações meniscais na cartilagem e lesões ósseas ocorrem não só na maioria dos pacientes com OA no joelho como também na maioria dos idosos que não apresentam dor articular. Os achados de RM quase nunca justificam modificação na terapia.

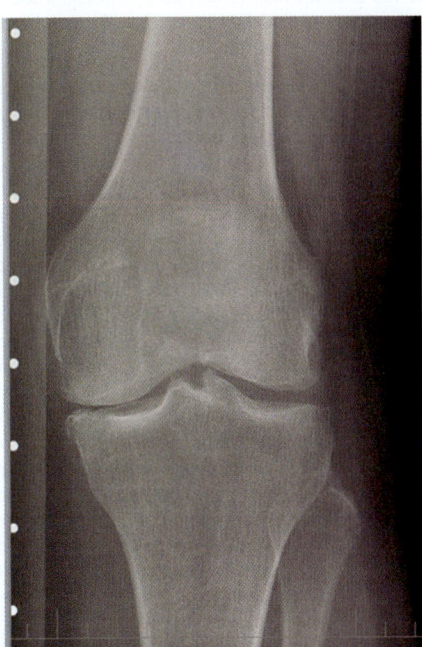
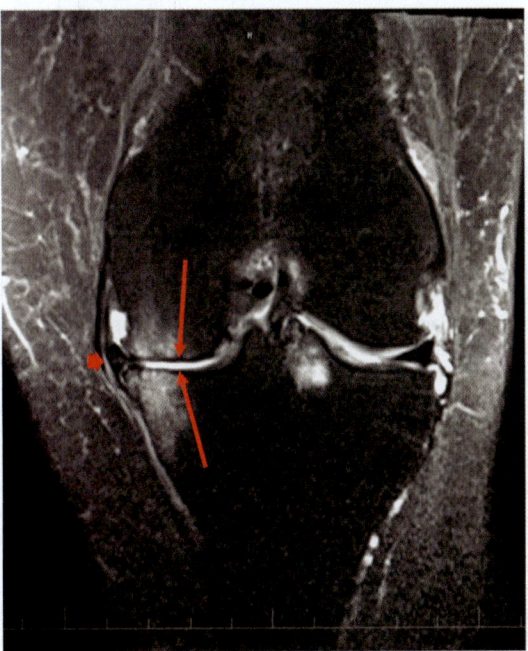

FIGURA 371-6 **Radiografia e ressonância magnética (RM) do joelho com osteoartrite medial.** A radiografia mostra osteófitos na tíbia e fêmur medial e lateral, além de estreitamento do espaço articular da articulação tibiofemoral medial. A RM coronal com supressão de gordura e ponderação intermediária confirma a presença de osteófitos mediais e laterais, além de estreitamento do espaço articular tibiofemoral medial. Existe área difusa desprovida de cartilagem remanescente na articulação tibiofemoral medial de sustentação de peso (*setas*). Também há extrusão severa do menisco medial (*ponta de seta*). Há lesões de medula óssea, o que fornece evidências de lesão óssea, na tíbia medial, fêmur medial e região tibial intraespinal. Também são vistos defeitos cartilaginosos focais de sustentação de peso no fêmur e tíbia laterais.

TRATAMENTO
Osteoartrite

Os objetivos do tratamento da OA consistem em aliviar a dor e minimizar a perda da função física. Até o ponto em que a dor e a perda de função forem consequências de inflamação, fraqueza da articulação, frouxidão e instabilidade, o tratamento da OA envolverá a correção de cada um desses comprometimentos. A terapia abrangente consiste em uma abordagem multimodal, incluindo modalidades físicas e farmacológicas.

Os pacientes com sintomas leves e intermitentes podem necessitar apenas de manejo sintomático e/ou de tratamentos visando a perda de peso, a atividade física, os exercícios e as estratégias de automanejo. Pacientes com dor contínua e incapacitante tendem a necessitar tanto de modalidades físicas como de farmacoterapia.

Os tratamentos para a OA do joelho foram mais inteiramente avaliados do que os destinados à OA do quadril e da mão ou à doença em outras articulações. Assim, apesar de os princípios do tratamento serem idênticos para a OA em todas as articulações, enfocamos adiante o tratamento da OA no joelho, assinalando recomendações específicas para a doença em outras articulações, principalmente quando diferem das adotadas para a doença no joelho.

MODALIDADES FÍSICAS DE MANEJO

Sabendo que a OA é uma doença induzida mecanicamente, a base do tratamento consiste em alterar as cargas sobre a articulação dolorida e melhorar a função dos protetores articulares, para que possam distribuir melhor a carga ao longo da articulação. As maneiras de reduzir as cargas focais ao longo da articulação consistem em:

1. Evitar atividades dolorosas, que geralmente são aquelas que sobrecarregam a articulação;
2. Melhorar a força e o condicionamento dos músculos que cruzam a articulação, a fim de aprimorar sua função;
3. Remover as cargas que atuam sobre a articulação, seja redistribuindo-as dentro da articulação com uma órtese ou uma tala ou reduzindo a carga articular durante a sustentação do peso corporal com uma bengala ou uma muleta.

O tratamento mais simples para muitos pacientes é evitar as atividades que precipitam dor. Por exemplo, para o paciente de meia-idade cuja corrida de longa distância provoca os sintomas de OA no joelho, uma forma menos rigorosa de atividade que use a sustentação do peso corporal pode aliviar todos os sintomas. Para uma pessoa de idade mais avançada cujas caminhadas diárias subindo e descendo ladeiras provocam dor no joelho, a mudança de percurso da caminhada, desviando-se das ladeiras, pode eliminar os sintomas.

A perda de peso é uma estratégia central, particularmente na OA de joelho. Cada quilo de peso perdido pode ter um efeito multiplicador, reduzindo a carga de joelhos e quadris e, provavelmente, aliviando a dor nessas articulações.

Nas articulações das mãos afetadas pela OA, a imobilização, uma vez que limita o movimento, frequentemente minimiza a dor em pacientes com comprometimento, sobretudo na base do polegar. As articulações responsáveis pela sustentação do peso corporal, como as dos joelhos e dos quadris, podem ser aliviadas ao utilizar uma bengala na mão oposta à articulação afetada, para sustentar parcialmente o peso. Um fisioterapeuta pode ajudar o paciente, ensinando-o a usar adequadamente a bengala, assegurando que a altura esteja ótima para reduzir as cargas. As muletas ou os andadores podem ter uma função benéfica semelhante.

Exercício A dor osteoartrítica nos joelhos ou nos quadris durante a sustentação do peso corporal resulta em falta de atividade e mobilidade reduzida, e, pelo fato de a OA ser tão comum, a inatividade resultante aumenta o risco de doença cardiovascular e obesidade. A capacidade aeróbica é precária na maioria dos idosos com OA sintomática do joelho, sendo pior que a dos outros indivíduos da mesma idade.

A fraqueza nos músculos que cruzam as articulações osteoartríticas é de etiologia multifatorial. Primeiro, observa-se um declínio na força com o envelhecimento. Segundo, com uma mobilidade limitada, instala-se a atrofia muscular por desuso. Terceiro, os pacientes com OA dolorosa nos joelhos ou nos quadris alteram sua marcha, de modo a reduzir as cargas sobre a articulação afetada, o que reduz ainda mais o uso dos músculos. Quarto, pode ocorrer "inibição artrogênica", pela qual a contração dos músculos que cruzam a articulação é inibida por uma alça de *feedback* aferente neural com origem em uma cápsula articular edemaciada e distendida, impedindo que seja alcançada a força voluntária máxima. Sabendo que a força muscular e o condicionamento adequados são essenciais à proteção articular, a fraqueza em um músculo que cruza a articulação acometida torna essa articulação mais suscetível à dor e a lesões adicionais. O grau de fraqueza se correlaciona fortemente com a intensidade da dor articular e o grau de limitação física. Um dos principais elementos do tratamento da OA consiste em melhorar o funcionamento dos músculos que circundam a articulação.

Os ensaios clínicos para a OA do joelho e do quadril mostraram que exercícios reduzem a dor e melhoram a função física. Os esquemas de exercícios mais efetivos consistem em treinamento aeróbico e/ou de resistência; os de resistência enfocam o fortalecimento dos músculos que cruzam a articulação. É provável que os exercícios sejam efetivos especialmente quando treinam os músculos utilizados na execução das atividades rotineiras de uma pessoa. As atividades que aumentam a dor na articulação devem ser evitadas, e o programa de exercício precisa ser individualizado para melhorar ao máximo a sua efetividade. Os exercícios de amplitude de movimento, que não fortalecem os músculos, e os exercícios isométricos que os fortalecem, porém não por meio da amplitude dos movimentos, dificilmente são efetivos quando realizados isoladamente. Os exercícios de baixo impacto, como a hidroginástica e o treinamento de resistência na água, costumam ser mais bem tolerados pelos pacientes do que aqueles que envolvem cargas de impacto, como corrida ou exercícios na esteira. O paciente deve ser encaminhado a aulas de ginástica ou a um terapeuta que possa criar um esquema individualizado. Além dos programas convencionais de exercícios, o *tai chi* pode ser efetivo para a OA do joelho. Entretanto, não há evidências concretas de que os pacientes com OA da mão possam se beneficiar do exercício terapêutico.

A adesão em longo prazo representa o principal desafio para a prescrição de exercício. Em ensaios clínicos envolvendo pacientes com OA do joelho engajados no tratamento com exercícios, cerca de um terço até mais da metade dos pacientes recrutados interromperam o exercício em 6 meses. Menos de 50% continuaram praticando exercício regular depois de 1 ano. O preditor mais forte de exercício continuado em determinado paciente é a história pessoal prévia de sucesso do exercício. Os médicos devem reforçar a prescrição do exercício em cada consulta, ajudar o paciente a reconhecer as barreiras para o exercício constante e identificar os momentos mais convenientes para que o exercício seja realizado de forma rotineira. As tecnologias de vestimenta (*wearables*) e de saúde móvel estão sendo cada vez mais usadas para estimular a adesão aos exercícios. A combinação de exercício com restrição calórica e perda de peso é particularmente efetiva na redução da dor.

Correção do desalinhamento O desalinhamento no plano frontal (varo-valgo) aumenta acentuadamente o estresse da articulação, o que pode resultar em progressão da doença, dor e incapacidade (**Fig. 371-5**). A correção do desalinhamento varo-valgo, seja cirúrgica ou com órtese, pode aliviar a dor em pacientes com joelhos mal alinhados. Entretanto, corrigir um desalinhamento muitas vezes é bastante difícil. Órteses ajustadas que endireitam joelhos em varo impondo um estresse em valgo ao longo da articulação podem ser efetivas. Lamentavelmente, muitos pacientes não desejam utilizar uma órtese de realinhamento para o joelho; além disso, em pacientes com pernas obesas, as órteses podem se deslocar durante o uso, perdendo seu efeito de realinhamento. Seu uso está indicado para pacientes motivados e capazes de aprender a vesti-las corretamente, nos quais a órtese não deslize. Calçados modificados com palmilhas de borracha que alteram o alinhamento da parte proximal do joelho demonstraram eficácia em estudos, especialmente quando usados ao longo de vários meses.

A dor do compartimento patelofemoral do joelho pode ser causada por inclinação ou desalinhamento da patela, a qual acaba se deslocando lateralmente no sulco troclear do fêmur. Foi demonstrado em estudos controlados que utilizar uma órtese patelar para realinhar a patela, ou uma fita adesiva para recolocá-la no sulco troclear ou reduzir sua inclinação, reduz a dor patelofemoral. Contudo, os pacientes podem ter dificuldade para aplicar a fita adesiva, sendo comum haver irritação da pele causada pela fita e, do mesmo modo como as órteses de realinhamento, as órteses patelares podem sair do lugar.

Apesar de seu efeito no desalinhamento ser questionável, os protetores de neoprene que cobrem o joelho reduzem a dor, sendo fáceis de utilizar e muito populares entre os pacientes. Contudo, a explicação para seu efeito terapêutico na dor não está clara.

Nos pacientes com OA do joelho, a acupuntura produz alívio modesto da dor em comparação com as agulhas de efeito placebo, podendo ser um tratamento coadjuvante, embora o efeito placebo seja provavelmente alto. Em pacientes com dor articular refratária por OA, foi demonstrado que a ablação por radiofrequência dos nervos que inervam a articulação fornece alívio prolongado da dor, embora a segurança em longo prazo não seja conhecida.

FARMACOTERAPIA

Embora as abordagens que envolvem modalidades físicas sejam a base do tratamento, a farmacoterapia desempenha um importante papel adjuvante para controle dos sintomas. Os fármacos disponíveis são administrados pelas vias oral, tópica e intra-articular. Até o presente, não há fármacos disponíveis para alterar o processo patológico em si.

Paracetamol, anti-inflamatórios não esteroides (AINEs) e inibidores de ciclo-xigenase 2 (COX-2)
Os AINEs são os medicamentos mais populares para o tratamento da dor osteoartrítica. Podem ser administrados topicamente ou por via oral. Em ensaios clínicos, os AINEs orais produzem melhora cerca de 30% maior na dor, em comparação a doses altas de paracetamol. Alguns pacientes tratados com AINEs obtêm alívio significativo da dor, ao passo que, em outros, a melhora é pequena. Inicialmente, os AINEs devem ser administrados topicamente ou por via oral, conforme a necessidade, visto que seus efeitos colaterais são menos frequentes com pequenas doses intermitentes. Se o uso ocasional da medicação não for suficientemente eficaz, pode-se indicar o tratamento diário com uma dose de anti-inflamatório selecionado (Tab. 371-1). Convém lembrar aos pacientes que o ácido acetilsalicílico em baixa dose e o ibuprofeno ou naproxeno devem ser tomados em horas diferentes para eliminar as interações medicamentosas.

Os AINEs administrados por via oral exercem efeitos colaterais substanciais e frequentes, dos quais o mais comum é a toxicidade para o trato gastrintestinal (GI) superior, incluindo dispepsia, náuseas, distensão abdominal, hemorragia GI e úlceras. Cerca de 30-40% dos pacientes experimentam efeitos colaterais no trato GI superior tão graves a ponto de tornar necessária a interrupção da medicação. Para minimizar o risco dos efeitos colaterais GIs relacionados com AINEs, os pacientes devem receber AINEs após a refeição; se o risco for alto, os pacientes devem tomar um agente gastroprotetor, como um inibidor de bomba de prótons. Certos agentes orais são mais seguros para o estômago do que outros, incluindo salicilatos não acetilados e nabumetona. Efeitos GIs colaterais significativos relacionados com os AINEs podem ocorrer em pacientes que não se queixam de sintomas no trato GI superior. Em um estudo com pacientes hospitalizados por hemorragia digestiva, 81% não haviam tido sintomas premonitórios.

Devido às taxas aumentadas de eventos cardiovasculares associados a alguns AINEs convencionais, como o diclofenaco, muitos desses fármacos não são apropriados para tratamento de longo prazo de indivíduos idosos com OA, particularmente aqueles com alto risco de doença cardíaca ou acidente vascular cerebral. A American Heart Association identificou os inibidores da COX-2 como fármacos que colocam os pacientes em alto risco, embora o celecoxibe em baixas doses (≤ 200 mg ao dia) não esteja associado a uma elevação do risco. Os únicos AINEs convencionais que parecem ser seguros em termos cardiovasculares são o naproxeno e as doses baixas de celecoxibe; entretanto, eles apresentam toxicidade GI.

Existem outros efeitos colaterais comuns dos AINEs, como a tendência a desenvolver edema em consequência da inibição das prostaglandinas responsáveis pelo suprimento sanguíneo aferente para os glomérulos renais e, por motivos semelhantes, certa tendência para insuficiência renal reversível. A pressão arterial pode aumentar moderadamente em alguns pacientes tratados com AINE. Os AINEs por via oral não devem ser usados em pacientes com doença renal no estágio IV ou V e devem ser administrados com cautela àqueles com doença no estágio III.

Os AINEs podem ser colocados em gel ou solução tópica com outra modalidade química que possa intensificar a penetração na barreira cutânea, criando, assim, um AINE tópico. Quando absorvidas por meio da pele, as concentrações plasmáticas têm uma ordem de magnitude inferior à daquelas alcançadas com a mesma quantidade de fármaco administrado por via oral ou parenteral. Entretanto, quando esses fármacos são administrados topicamente em proximidade a uma articulação superficial (joelhos, mãos, mas não quadris), podem ser encontrados nos tecidos articulares, como a sinóvia e a cartilagem. Os resultados dos ensaios clínicos realizados foram variáveis, mas, em geral, demonstram que os AINEs tópicos são ligeiramente menos eficazes do que os agentes orais, porém apresentam muito menos efeitos colaterais GIs e sistêmicos. Infelizmente, os AINEs tópicos frequentemente causam irritação cutânea localizada no sítio de aplicação, provocando eritema, queimação ou prurido (ver Tab. 371-1).

O efeito do tratamento com paracetamol na OA é pequeno e não é considerado clinicamente significativo (Tab. 371-1). Porém, para a minoria dos pacientes em que o paracetamol é adequado para controlar os sintomas, torna-se possível evitar medicamentos mais tóxicos, como os AINEs.

Injeções intra-articulares: glicocorticoides e ácido hialurônico
Como a inflamação sinovial tende a ser uma importante causa de dor nos pacientes com OA, os tratamentos anti-inflamatórios locais administrados por via intra-articular podem ser eficazes em reduzir a dor por até 3 meses. As injeções de glicocorticoides oferecem essa eficácia, mas as respostas são variáveis. Enquanto alguns pacientes apresentam pouco alívio da dor, a maioria experimenta alívio da dor por até vários meses. A sinovite, uma das principais causas de dor articular na OA, pode diminuir após uma injeção, sendo que essa redução está correlacionada com a diminuição na intensidade da dor no joelho. As injeções de glicocorticoides são úteis para ajudar os pacientes a melhorar das exacerbações agudas da dor. Injeções repetidas podem acarretar perda de quantidades mínimas de cartilagem provavelmente associada a consequências clínicas irrelevantes.

TABELA 371-1 ■ Tratamento farmacológico para osteoartrite

Tratamento	Dose	Comentários
AINEs e inibidores da COX-2 orais		Tomar com alimento. Risco aumentado de infarto agudo do miocárdio e de acidente vascular cerebral com alguns AINEs. Ocorrem altas taxas de efeitos colaterais GIs, como úlceras e sangramento. Os pacientes com alto risco de efeitos colaterais GIs também devem tomar um inibidor da bomba de prótons ou o misoprostol.[a] Observa-se intensificação dos efeitos colaterais GIs ou sangramento com o uso combinado com ácido acetilsalicílico. Também podem causar edema e insuficiência renal.
Naproxeno	375-500 mg, 2×/dia	
Salsalato	1.500 mg, 2×/dia	
Ibuprofeno	600-800 mg, 3-4×/dia	
Celecoxibe	100-200 mg, 1×/dia	
AINEs tópicos		Friccionar nas articulações. Poucos efeitos colaterais sistêmicos. É comum a irritação da pele.
Diclofenaco de sódio em gel a 1%	4 g, 4×/dia (para joelhos, mãos)	
Paracetamol	Até 1 g, 3×/dia	Eficácia limitada e recomendação apenas condicional.
Opiáceos	Várias	Os efeitos colaterais comuns consistem em vertigem, sedação, náuseas ou vômitos, boca seca, constipação, retenção urinária e prurido. Risco de adicção. Menos eficazes que os AINEs orais.
Capsaicina	Creme a 0,025-0,075%, 3-4×/dia	Pode irritar as mucosas.
Injeções intrartriculares		
Esteroides		
Hialuronanos	Varia de 3-5 injeções semanais, dependendo da preparação	Dor leve a moderada no local da injeção. Existem controvérsias quanto à sua eficácia.

[a] Os pacientes de alto risco incluem aqueles com eventos GIs prévios, idade ≥ 60 anos e uso de glicocorticoides. Os ensaios clínicos demonstraram a eficácia dos inibidores da bomba de prótons e do misoprostol na prevenção das úlceras e do sangramento. O misoprostol está associado a altas taxas de diarreia e cólicas; por isso, os inibidores da bomba de prótons são mais usados para reduzir os sintomas GIs relacionados com os AINEs.

Siglas: AINEs, anti-inflamatórios não esteroides; COX-2, cicloxigenase 2; GI, gastrintestinal.
Fonte: De DT Felson: Osteoarthritis of the Knee. N Engl J Med 354:841, 2006. Copyright © 2006 Massachusetts Medical Society. Reimpressa, com permissão, de Massachusetts Medical Society.

As injeções de ácido hialurônico podem ser aplicadas para tratar os sintomas da OA do joelho e do quadril, mas a maior parte das evidências sugere uma ausência de eficácia em comparação com placebo (Tab. 371-1).

Outras classes de fármacos e nutracêuticos Os opioides apresentam eficácia de curto prazo e modesta no tratamento da dor por OA de quadril ou joelho, com benefícios incertos no manejo de longo prazo e, considerando as preocupações relativas à dependência de opioides, devem ser evitados. Se os AINEs não forem efetivos, uma opção é o uso de duloxetina, a qual tem eficácia modesta na OA e pode ser eficaz especialmente quando a dor no joelho é parte de uma síndrome de dor generalizada.

Diretrizes recentes não recomendam o uso de glicosamina ou condroitina para a OA. Ensaios clínicos de grande porte com financiamento público não conseguiram demonstrar que, em comparação com o placebo, esses compostos aliviem a dor em indivíduos com a doença.

A terapia farmacológica ideal para a OA é frequentemente obtida por tentativa e erro, com cada paciente apresentando respostas idiossincráticas aos tratamentos específicos. Os efeitos placebo (ou contextuais) podem representar 50% ou mais dos efeitos terapêuticos na OA, e certos modos de administração de tratamento, como as injeções intrartriculares, produzem efeitos contextuais mais significativos do que outros (p. ex., comprimidos). Quando as terapias clínicas falham e o paciente apresenta uma redução inaceitável em sua qualidade de vida, assim como dor e incapacitação persistentes, é indicada a artroplastia total da articulação pelo menos para a OA do joelho e do quadril.

TRATAMENTO CIRÚRGICO

Com base nos dados de estudos randomizados, a eficácia da lavagem e desbridamento artroscópicos em pessoas com OA não é maior que aquela de um procedimento placebo em termos de alívio da dor ou da incapacidade. Além disso, se houver laceração de menisco, como costuma ser o caso em pessoas com OA de joelho, os estudos mostraram que as meniscectomias artroscópicas não aliviam a dor no joelho, não melhoram a função em longo prazo, nem reduzem os sintomas de estalidos ou bloqueios.

Por outro lado, para pacientes com OA do joelho isolada no compartimento medial, as operações para realinhamento do joelho destinadas a reduzir a sobrecarga medial podem aliviar a dor. Essas cirurgias incluem a osteotomia tibial alta, em que a tíbia é fraturada logo abaixo do platô tibial e realinhada de modo a transferir a carga para o compartimento lateral normal, ou a substituição unicompartimental com realinhamento. Cada cirurgia pode proporcionar ao paciente anos de alívio da dor antes que haja necessidade de substituição total do joelho.

Por fim, quando o paciente com OA do joelho ou do quadril não tiver obtido sucesso com as modalidades de tratamento não cirúrgico e continuar apresentando limitações impostas pela dor e limitações funcionais que comprometem sua qualidade de vida, torna-se necessário encaminhar os que tiverem expectativas razoáveis e disposição para a cirurgia para uma artroplastia total do joelho ou do quadril. Essas cirurgias são altamente efetivas para aliviar a dor e melhorar a função na grande maioria dos pacientes, embora a eliminação da dor ocorra em quase todos os pacientes que recebem uma prótese de quadril, mas em apenas cerca de 80% daqueles que se submetem à colocação de prótese de joelho. Atualmente, as taxas de falha por afrouxamento ou infecção em ambos os casos são de cerca de 1% ao ano, com taxas maiores em pacientes obesos. A probabilidade de sucesso cirúrgico é maior nos centros onde pelo menos 25 dessas operações são realizadas a cada ano ou por cirurgiões que realizam múltiplas intervenções anualmente. O momento mais apropriado para a substituição do joelho ou do quadril é de fundamental importância. Se o paciente sofreu por muitos anos até seu estado funcional ter declinado substancialmente, com considerável enfraquecimento muscular, o estado funcional pós-operatório poderá não melhorar até o nível alcançado por outros pacientes submetidos à operação mais precocemente durante a evolução de sua doença.

Regeneração da cartilagem O transplante de condrócitos não se revelou eficaz na OA, talvez porque essa entidade inclui uma patologia de mecânica articular que não é corrigida pelos transplantes de condrócitos. De modo similar, a artroplastia por abrasão (condroplastia) não foi bem estudada quanto à eficácia na OA, mas produz fibrocartilagem no local da cartilagem hialina lesionada. Essas duas tentativas cirúrgicas de regenerar e reconstituir a cartilagem articular podem ser eficazes mais precocemente no curso da doença quando o desalinhamento articular e muitas das outras anormalidades não cartilaginosas que caracterizam a OA ainda não se desenvolveram.

LEITURAS ADICIONAIS

Felson D: Safety of nonsteroidal antiinflammatory drugs. N Engl J Med 375:2595, 2016.
Glyn-Jones S et al: Osteoarthritis. Lancet 386:376, 2015.
Kolasinski SL et al: 2019 American College of Rheumatology/Arthritis Foundation Guideline for the management of osteoarthritis of the hand, hip, and knee. Arthritis Rheumatol 72:220, 2020.
Mc Alindon TE et al: Effect of intra-articular triamcinolone vs saline on knee cartilage volume and pain in patients with knee osteoarthritis: A randomized clinical trial. JAMA 317:1967, 2017.

372 Gota e outras artropatias associadas a cristais
Hyon K. Choi

O uso da microscopia com luz polarizada durante a análise do líquido sinovial, em 1961, por McCarty e Hollander, bem como a aplicação subsequente das técnicas cristalográficas, como a microscopia eletrônica, a análise elementar com dispersão de energia e a difração por raios X, permitiu aos pesquisadores identificar o papel patogênico de diferentes microcristais, como o urato monossódico (MSU), o pirofosfato de cálcio (CPP), a apatita de cálcio (apatita) e o oxalato de cálcio (CaOx), na indução da artrite ou periartrite aguda ou crônica (Tab. 372-1). As manifestações clínicas resultantes desses cristais apresentam semelhanças substanciais, mas também diferenças notáveis. Considerando suas implicações terapêuticas, deve ser enfatizada a necessidade de realizar a análise do líquido sinovial para distinguir o tipo de cristal envolvido. A microscopia com luz polarizada isoladamente consegue identificar a maioria dos cristais típicos, com exceção da apatita. A aspiração e a análise dos derrames articulares também são importantes para determinar a possibilidade de infecção. A disseminação dos cristais a partir de depósitos inertes desencadeada por determinados fatores é considerada um processo fundamental para as manifestações episódicas de inflamação aguda (gota e pseudogota) envolvendo a ativação de inflamassomas e potentes citocinas inflamatórias, como a interleucina (IL)-1β. Além disso, os efeitos físicos, inflamatórios e catalíticos (envolvendo metaloproteinases, colagenase ou prostaglandina E_2) dos depósitos de cristais na cartilagem e em outras estruturas articulares podem levar a alterações crônicas erosivas ou destrutivas nas estruturas articulares.

GOTA

PATOGÊNESE

A gota é uma condição metabólica hiperuricêmica, geralmente manifestada por artrite inflamatória episódica com dor incapacitante em homens de meia-idade a idosos e em mulheres na pós-menopausa. Ela resulta de um acúmulo corporal aumentado de urato devido à hiperuricemia crônica, levando à supersaturação com formação e deposição de cristais de MSU dentro de articulações e tecido conectivo (Fig. 372-1). Sem tratamento, a gota pode progredir para a artrite gotosa crônica, frequentemente com sinovite persistente de baixo grau e deformidades erosivas devido à crescente

TABELA 372-1 ■ Manifestações musculoesqueléticas da artrite induzida por cristais

Artrite aguda (episódica)
    Mono, oligo ou poliartrite
Inflamação periarticular
    Bursite
    Tendinite
    Entesite
Depósitos tofáceos
Artropatia crônica
    Artropatias destrutivas
    Artrite inflamatória crônica
    Tipo peculiar de osteoartrite
Artrite vertebral
Síndrome do túnel do carpo

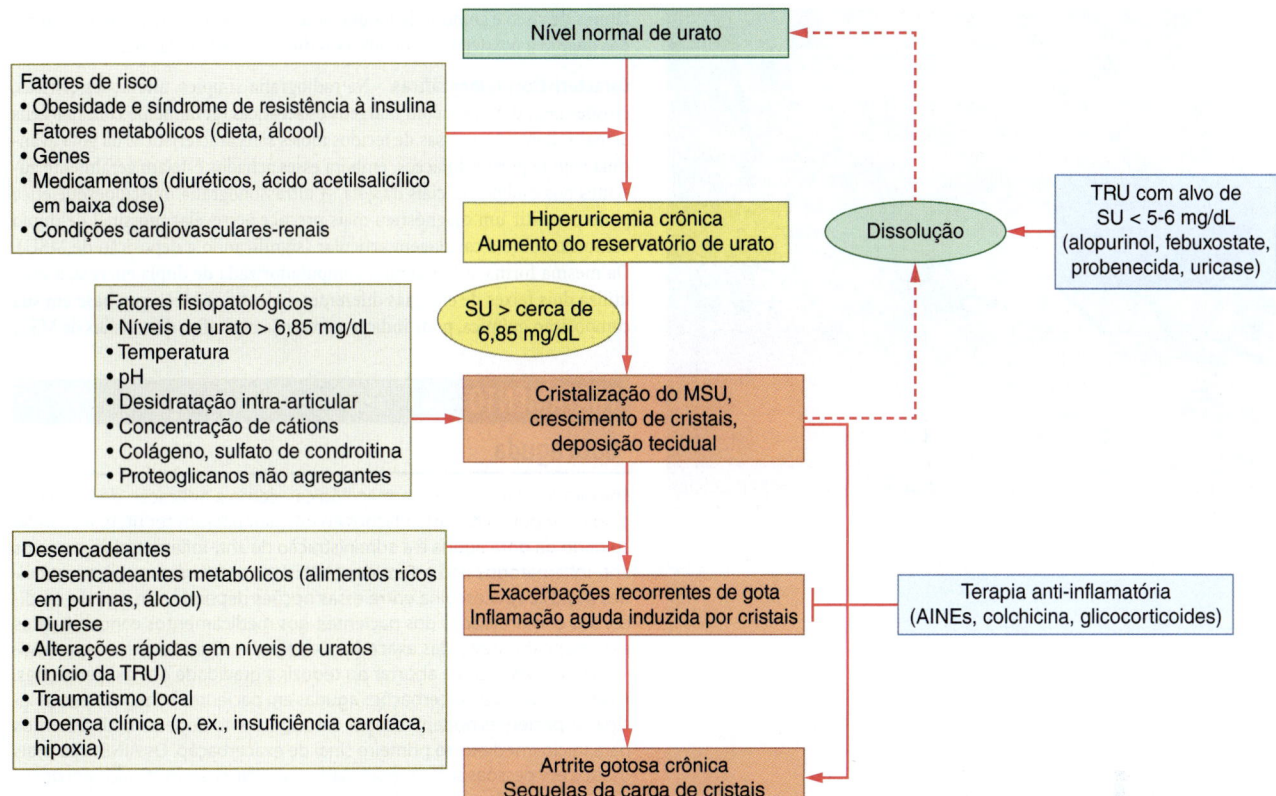

FIGURA 372-1 Patogênese da gota e alvos terapêuticos. Fatores metabólicos e alguns fatores genéticos contribuem para o desenvolvimento de hiperuricemia crônica. A gota resulta de um reservatório corporal aumentado de urato devido à hiperuricemia crônica, levando à supersaturação e à formação e deposição de cristais de urato monossódico (MSU; tofos) dentro de articulações e tecidos conectivos. Os tofos sinoviais costumam ser circunscritos, mas certos desencadeantes podem separá-los da matriz orgânica, levando à disseminação dos cristais e à interação com o revestimento celular sinovial e as células inflamatórias residentes, iniciando uma exacerbação aguda da gota. Em algumas pessoas, a deposição crescente de cristais de MSU leva à artrite gotosa crônica com tofos subcutâneos. A terapia anti-inflamatória tem como alvo o processo subsequente de inflamação induzida pelos cristais, embora o controle final da gota também exija a correção da causa central subjacente, a hiperuricemia crônica com um reservatório de urato aumentado. AINEs, anti-inflamatórios não esteroides; SU, urato sódico; TRU, terapia redutora de urato.

deposição de cristais de MSU. Os seres humanos são os únicos mamíferos que sabidamente desenvolvem gota de forma espontânea, desenvolvendo hiperuricemia devido à perda evolutiva na espécie da uricase, a qual converte o urato no componente altamente hidrossolúvel alantoína. Embora a hiperuricemia crônica seja um pré-requisito para o desenvolvimento de gota, outros fatores influenciam a deposição de MSU e reações patogênicas aos cristais **(Fig. 372-1)**; uma minoria das pessoas com hiperuricemia desenvolve gota durante a vida. Em níveis fisiológicos de pH, o ácido úrico existe em grande medida como urato, a forma ionizada, dada a sua fraca propriedade acídica (pKa, 5,8). Consideradas como parte da síndrome de resistência à insulina, hiperuricemia e gota estão associadas a múltiplas comorbidades cardiovasculares-metabólicas, incluindo obesidade, hipertensão, diabetes tipo 2, infarto do miocárdio, acidente vascular cerebral e nefrolitíase por urato **(Cap. 417)**; os fatores de risco modificáveis incluem obesidade, dieta ocidental, consumo de álcool, sedentarismo e uso de diuréticos **(Fig. 372-1)**.

MANIFESTAÇÕES CLÍNICAS

A gota inicial se caracteriza por exacerbações agudas e recorrentes. Em geral, apenas uma articulação é inicialmente acometida, embora com o tempo possa haver o desenvolvimento de exacerbações de gota oligoarticulares ou poliarticulares. A articulação metatarsofalângica do hálux é envolvida em 70 a 90% dos casos (podagra), seguida pelas articulações tarsais, tornozelos e joelhos. Também pode haver envolvimento de dedos, punhos e cotovelos, mais frequentemente em pacientes idosos ou com doença avançada. As exacerbações da gota costumam começar à noite ou no início da manhã, sendo uma das condições mais dolorosas experimentadas pelos seres humanos. As articulações acometidas tornam-se rapidamente quentes, avermelhadas, dolorosas e substancialmente inchadas, com um aspecto clínico que, com frequência, simula o da celulite (pseudocelulite). As exacerbações típicas tendem a regredir espontaneamente no transcorrer de 1 a 2 semanas, com a maioria dos pacientes exibindo intervalos de duração variável sem sintomas residuais até o próximo episódio (gota intercrítica). Os desencadeantes das exacerbações de gota incluem alimentos ricos em purinas, álcool, uso de diuréticos, a introdução de uma terapia redutora de urato, traumatismo local e doenças clínicas, como a insuficiência cardíaca congestiva e condições hipoxêmicas respiratórias **(Fig. 372-1)**.

Em geral após anos de exacerbações de gota sem tratamento, pode ocorrer a artrite gotosa crônica, muitas vezes associada à sinovite continuada, a tofos subcutâneos, a deformidades e à destruição óssea. Menos comumente, a artrite gotosa crônica será a única manifestação, e, ainda mais raramente, a gota pode manifestar-se apenas com tofos. As mulheres representam apenas 5 a 20% dos pacientes com gota. A maioria das mulheres com gota está na pós-menopausa ou é idosa, tende a ter osteoartrite, hipertensão arterial ou insuficiência renal leve e, em geral, está recebendo diuréticos. A gota é rara na pré-menopausa, embora já tenham sido descritas famílias com gota precoce em mulheres jovens causada por menor depuração renal de uratos e insuficiência renal.

DIAGNÓSTICO

Diagnóstico laboratorial Mesmo quando o aspecto clínico característico sugere enfaticamente a presença de gota, o diagnóstico presuntivo deve idealmente ser confirmado por aspiração com agulha das articulações acometidas ou dos depósitos tofáceos. Artrite séptica aguda, outras artropatias associadas a cristais, reumatismo palindrômico e artrite psoriásica podem simular a apresentação clínica da gota. Durante as exacerbações agudas de gota, os cristais de MSU com formato de agulha são geralmente visualizados tanto no interior das células quanto no exterior **(Fig. 372-2)**. Sob luz polarizada compensada, esses cristais mostram birrefringência negativa brilhante. O líquido sinovial parece turvo devido ao número aumentado de leucócitos (p. ex., 5.000-75.000/μL). Grandes quantidades de cristais algumas vezes produzem um líquido articular ou uma secreção proveniente

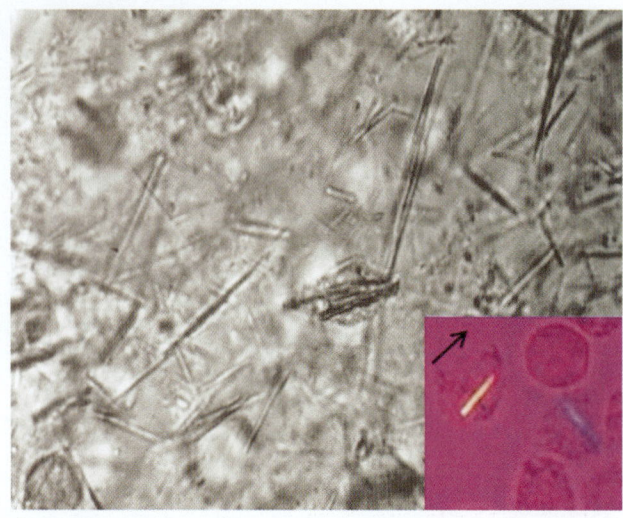

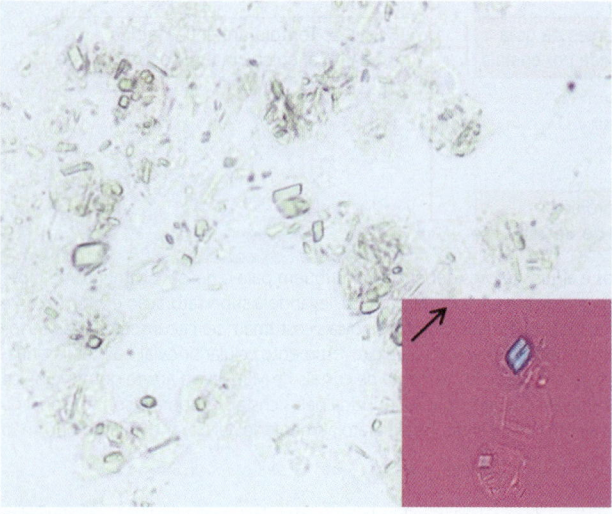

FIGURA 372-2 ***A.*** Cristais de urato monossódico extracelulares e intracelulares, conforme visualizados em um preparado fresco de líquido sinovial, ilustrando cristais com formato de agulha e de bastão (400×). Esses cristais são fortemente birrefringentes negativos na microscopia com luz polarizada compensada (detalhe 400×) ***B.*** Cristais de pirofosfato de cálcio (CPP) intracelulares e extracelulares, conforme visualizados em uma preparação fresca de líquido sinovial, ilustrando cristais retangulares, em formato romboide e de bastão (400×). Esses cristais são não birrefringentes ou fracamente birrefringentes positivos na microscopia com luz polarizada compensada (detalhe 600×). *(Imagens fornecidas por Eliseo Pascual.)*

de tofos distendidos com aspecto espesso, pastoso e esbranquiçado. Como pode haver a coexistência de infecção bacteriana com cristais de MSU no líquido sinovial, o líquido articular costuma ser corado e cultivado devido à possibilidade de artrite séptica. Os cristais de MSU também costumam ser demonstrados na primeira articulação metatarsofalângica e nos joelhos sem envolvimento agudo por gota, o que torna a artrocentese dessas articulações útil para o diagnóstico de gota entre as crises.

Embora a hiperuricemia crônica seja um pré-requisito na patogênese da gota, os níveis séricos de urato podem estar normais ou baixos no momento de uma exacerbação aguda, pois as propriedades uricosúricas das citocinas inflamatórias (p. ex., IL-6) podem reduzir os níveis em cerca de 2 mg/dL. Isso tende a limitar o valor da testagem do urato sérico no caso de uma exacerbação aguda. Contudo, os níveis séricos de urato estão quase sempre elevados em algum momento, sendo importante pesquisar os valores de urato históricos ou pós-exacerbações agudas como indício diagnóstico ou alvo terapêutico para a terapia redutora de urato. Creatinina sérica, testes de função hepática, hemoglobina, contagem de leucócitos, hemoglobina A_{1c} e lipídeos séricos costumam ser obtidos na análise inicial para avaliar possíveis fatores de risco e comorbidades que necessitem de tratamento ou monitorados quanto a possíveis efeitos adversos dos tratamentos da gota.

Características radiográficas Na radiografia simples, alterações císticas, erosões bem definidas com margens escleróticas (geralmente com margens ósseas salientes) e massas de tecidos moles são características da gota avançada com depósitos tofáceos, embora esses achados estejam geralmente ausentes nos estágios iniciais da gota. A ultrassonografia musculoesquelética pode permitir um diagnóstico mais precoce ao revelar um sinal de duplo contorno sobre a cartilagem articular (significando a deposição de MSU). Da mesma forma, a tomografia computadorizada de dupla energia, a qual utiliza dois feixes de energias diferentes e identifica MSU com base em sua composição química, pode indicar a presença específica dos cristais de MSU.

TRATAMENTO
Gota aguda

Embora as medidas não farmacológicas, como a aplicação de bolsas de gelo e o repouso das articulações envolvidas, possam ser úteis, a base do cuidado da gota aguda é a administração de anti-inflamatórios, como os anti-inflamatórios não esteroides (AINEs), a colchicina e os glicocorticoides **(Fig. 372-1)**. A escolha entre essas opções depende, em grande medida, das comorbidades dos pacientes, dos medicamentos concomitantes e da resposta prévia das exacerbações agudas. O início precoce de anti-inflamatórios ajuda a abortar ou reduzir a gravidade das exacerbações. Assim, no caso de exacerbações agudas em pacientes com gota estabelecida, os pacientes podem receber um suprimento de seus medicamentos para início imediato ao primeiro sinal de exacerbação. Os AINEs são mais usados em pessoas sem comorbidades; os AINEs administrados em doses anti-inflamatórias plenas são efetivos na grande maioria dos pacientes (p. ex., indometacina 25-50 mg, 3×/dia; naproxeno 500 mg, 2×/dia; ibuprofeno 800 mg, 3×/dia; e celecoxibe 800 mg seguidos por 400 mg 12 horas depois e, então, 400 mg, 2×/dia). A colchicina por via oral (VO) também é efetiva, particularmente se usada precocemente em uma exacerbação de gota. Um regime de dose baixa (1,2 mg ao primeiro sinal de exacerbação, seguido por 0,6 mg em 1 hora e administração no dia seguinte conforme a resposta) é tão efetivo ou melhor que os esquemas de dose mais alta anteriormente utilizados. A colchicina é eliminada do corpo por meio da glicoproteína P (também chamada de MDR1) no fígado, no intestino delgado e nos rins, além do citocromo P450 3A4 (CYP3A4) entérico e hepático. Assim, a dose, particularmente no uso prolongado, deve ser reduzida em pacientes com doença renal ou quando usada com inibidores da glicoproteína P ou do CYP3A4, como a claritromicina e o tacrolimo; deve-se ter cautela nos pacientes com comprometimento hepatorrenal.

Os glicocorticoides administrados por injeção intramuscular ou VO (p. ex., prednisona, 30-50 mg/dia como dose inicial gradualmente reduzida com a resolução da crise) podem ser efetivos na gota poliarticular. Para o acometimento de apenas uma ou de poucas articulações, a injeção de glicocorticoide intra-articular é efetiva e bem tolerada. Devido ao papel central do inflamassoma e da IL-1β nas exacerbações de gota, a anacinra é uma opção útil quando outros tratamentos estão contraindicados ou tenham falhado.

TERAPIA REDUTORA DE URATO

O controle final da gota exige a correção da hiperuricemia crônica subjacente, a causa central da gota. Tentativas de normalizar o urato sérico até um ponto de subsaturação (em geral, < 300-360 μmol/L [5-6 mg/dL]) para evitar exacerbações recorrentes de gota e eliminar os tofos são fundamentais, e isso significa o compromisso com regimes redutores de urato que costumam ser necessários pela vida toda **(Fig. 372-1)**. A terapia farmacológica redutora de uratos deve ser considerada quando, como acontece na maioria dos pacientes, a hiperuricemia não pode ser corrigida por meio de intervenções nos fatores de risco (controle do peso corporal, dieta saudável, limitação do uso de álcool, consumo reduzido de alimentos e bebidas ricos em frutose e tentar evitar a prescrição dos diuréticos tiazídicos e de alça). A decisão de iniciar a terapia farmacológica redutora de uratos costuma ser feita levando em consideração o número de exacerbações da gota (a redução de urato pode ser custo-efetiva com mais de duas exacerbações ao ano), a gravidade e duração das exacerbações, a qualidade de vida ou o desejo do paciente de se comprometer com uma terapia pela vida toda. A terapia redutora de uratos deve ser iniciada em qualquer paciente que já apresenta tofos subcutâneos, artrite gotosa crônica ou cálculos de ácido úrico.

O alopurinol, um inibidor da xantina-oxidase, é o fármaco redutor de uratos de primeira linha entre os pacientes com gota. O alopurinol pode ser administrado em dose única pela manhã, iniciando com 100 mg/dia ou menos e aumentando gradualmente (até 800 mg/dia) visando chegar a um nível-alvo de urato sérico < 5 a 6 mg/dL (i.e., um ponto de subsaturação dos cristais de MSU). Em pacientes com doença renal crônica (DRC), a dose inicial de alopurinol deve ser reduzida conforme os níveis de DRC; por exemplo, com uma taxa de filtração glomerular estimada de 30 a 45 mL/min, se iniciaria com 50 mg/dia, aumentando-se de forma lenta e gradual. Iniciar com dose baixa e aumentar gradualmente reduz o risco de reações adversas cutâneas graves (RACGs), incluindo a síndrome de Stevens-Johnson e a necrólise epidérmica tóxica, além do risco de exacerbações da gota em associação com a redução rápida dos níveis séricos de urato devido à introdução da terapia redutora de uratos (Fig. 372-1). O alopurinol costuma ser bem tolerado, mas podem ocorrer reações cutâneas leves em cerca de 2% dos pacientes que usam o fármaco. As RACGs ao alopurinol são raras, mas podem ser potencialmente fatais e, assim, aconselha-se a cautela adequada. A presença de DRC, uma dose inicial de alopurinol mais alta (p. ex., > 100 mg/dia) e o estado de portador do *HLA-B*5801* são fatores de risco importantes; idade avançada e sexo feminino também estão associados a um maior risco de RACGs. Como a taxa de portador do *HLA-B*5801* é substancialmente maior entre pessoas do Sudeste Asiático (com exceção dos descendentes de japoneses), nativos do Havaí e de Ilhas do Pacífico e nos negros em comparação com brancos ou hispânicos (levando a uma disparidade racial no risco de RACGs), o rastreamento para *HLA-B*5801* deve ser realizado antes de iniciar o alopurinol em asiáticos e negros. Se o paciente for portador do alelo *HLA-B*5801*, deve ser administrado um agente redutor de uratos alternativo. O febuxostate é um inibidor da xantina-oxidase mais novo que é predominantemente metabolizado no fígado por oxidação e formação de glicuronídeo, sendo considerado desnecessário o ajuste de dose na DRC moderada a grave. Ele também tem sido usado em pacientes portadores do alelo *HLA-B*5801*.

Os agentes uricosúricos como a probenecida são considerados terapias redutoras de uratos de segunda linha para a gota, podendo ser usados em pacientes com boa função renal de forma isolada ou em combinação com os inibidores da xantina-oxidase como o alopurinol. A probenecida pode ser iniciada em uma dose de 250 mg, 2×/dia, e aumentada gradualmente, quando necessário, até 3 g/dia, de modo a alcançar e manter um nível sérico-alvo de urato. Em geral, ela não é efetiva nos pacientes com níveis séricos de creatinina > 2 mg/dL. A benzbromarona (não disponível nos Estados Unidos) é outro fármaco uricosúrico que é mais efetivo em pacientes com DRC. Em contrapartida aos diuréticos tiazídicos e de alça, os quais aumentam os níveis séricos de urato e desencadeiam crises de gota, outros fármacos para tratar comorbidades comuns da gota também podem ajudar a reduzir os níveis de uratos, incluindo losartana, anlodipino, fenofibrato e os inibidores do cotransportador 2 de sódio-glicose. A pegloticase é uma uricase peguilada disponível para pacientes que não toleram ou não respondem a doses plenas de outros tratamentos.

Os fármacos redutores de uratos geralmente não são iniciados durante exacerbações ativas de gota, devido ao potencial para piora da exacerbação por reduzir agudamente os níveis séricos de urato. Porém, podem ser iniciados durante a fase de resolução ou após uma exacerbação da gota, juntamente com a profilaxia anti-inflamatória (p. ex., colchicina 0,6 mg, 1 a 2×/dia, ou naproxeno 250 mg, 2×/dia) para reduzir o risco de exacerbações que costumam ocorrer durante o início da terapia redutora de uratos. Supõe-se que essas exacerbações paradoxais sejam reações inflamatórias aos cristais de MSU liberados pela dissolução dos depósitos organizados de MSU (tofos sinoviais) induzida pela rápida redução do urato sérico (Fig. 372-1). Assim, a redução mais rápida do urato foi associada a maior risco de exacerbações da doença em estudos com fármacos redutores de uratos. A profilaxia anti-inflamatória concomitante continuada costuma ser recomendada até que o paciente esteja normouricêmico e sem crises de gota por 3 a 6 meses ou até o desaparecimento dos tofos.

DOENÇA POR DEPOSIÇÃO DE PIROFOSFATO DE CÁLCIO

A doença por deposição de CPP (CPPD) afeta predominantemente os idosos, havendo uma duplicação na prevalência de CPPD nos tecidos articulares a cada década após os 60 anos de idade (p. ex., prevalência de quase 50% nas pessoas > 85 anos). Na maioria dos casos, esse processo

TABELA 372-2 ■ Fatores e condições associadas à doença por deposição de cristais de pirofosfato de cálcio

Envelhecimento
Osteoartrite
Pós-meniscectomia ou traumatismo articular
Familiar-genética
Condições endócrino-metabólicas
   Hiperparatireoidismo primário
   Hemocromatose
   Hipofosfatasia
   Hipomagnesemia
      Determinados fármacos: diuréticos tiazídicos e de alça, possivelmente inibidores da bomba de próton
      Má absorção
      Síndrome de Gitelman
Gota
Raquitismo hipofosfatêmico ligado ao X
Hipercalcemia hipocalciúrica familiar

é assintomático e tem etiologia subjacente indeterminada, embora seja provável que as alterações bioquímicas na cartilagem envelhecida ou doente favoreçam a nucleação de cristais de CPP. Acredita-se que os níveis aumentados de pirofosfato inorgânico na matriz cartilaginosa sejam um processo patogênico central em pacientes com artrite por CPPD, de forma análoga à hiperuricemia na gota. Esse pirofosfato pode combinar-se com o cálcio para formar cristais de CPP nas vesículas da matriz cartilaginosa ou nas fibras colágenas. A maior parte do pirofosfato inorgânico na matriz cartilaginosa se origina da quebra de ATP extracelular. O efluxo de ATP (e, assim, os níveis de pirofosfato inorgânico) é cuidadosamente regulado por uma proteína de passagem múltipla na membrana, ANKH. Assim, foi descoberto que as mutações no gene *ANKH*, descritas em casos tanto familiares quanto esporádicos, aceleram a elaboração e o transporte extracelular de pirofosfato. O aumento na produção de pirofosfato também está relacionado com uma atividade exacerbada da ATP pirofosfo-hidrolase e da 5′-nucleotidase, que catalisam a reação da ATP para adenosina e pirofosfato. Níveis reduzidos de glicosaminoglicanos e atividades aumentadas das enzimas transglutaminase podem contribuir para a deposição dos cristais de CPP.

Da mesma forma que os cristais de MSU, a liberação dos cristais de CPP no espaço articular é seguida de fagocitose desses cristais por monócitos-macrófagos e neutrófilos, os quais respondem liberando substâncias quimiotáticas e inflamatórias que ativam o inflamassomo.

Uma minoria de pacientes com artropatia por CPPD apresenta anormalidades metabólicas ou CPPD hereditária (Tab. 372-2). Assim, a presença de artrite por CPPD nos indivíduos com < 50 anos de idade indica que se deve considerar a possibilidade desses distúrbios metabólicos e das formas hereditárias da doença, como as identificadas em ampla variedade de grupos étnicos. Entre essas condições endocrinometabólicas, estão incluídos o hiperparatireoidismo, a hemocromatose, a hipofosfatasia e a hipomagnesemia. Essas associações sugerem que uma ampla variedade de produtos metabólicos diferentes pode exacerbar a deposição de CPP, alterando diretamente a cartilagem ou inibindo as pirofosfatases inorgânicas. A investigação de pacientes mais jovens com CPPD deve incluir a procura de evidências de agregação familiar e a avaliação dos níveis séricos de cálcio, fósforo, fosfatase alcalina, magnésio, ferro e transferrina.

MANIFESTAÇÕES CLÍNICAS

A artrite aguda por cristais de CPP, originalmente chamada de *pseudogota* por McCarty e colaboradores, costuma simular exacerbações agudas da gota com achados articulares semelhantes de inflamação substancial. Há vários indicadores clínicos que sugerem a artrite por cristais de CPP. O joelho é a articulação mais afetada, seguida pelo punho, sendo que a articulação metatarsofalângica (podagra) raramente é afetada. As outras articulações afetadas incluem ombro, tornozelo, cotovelo e mãos. Além disso, os episódios iniciais das crises agudas tendem a durar mais que as exacerbações típicas da gota, chegando a durar semanas a meses. As crises agudas algumas vezes se apresentam com sinais sistêmicos como febre, calafrios e elevação de reagentes de fase aguda. A artrite aguda por cristais de CPP pode ser precipitada por traumatismo, doença clínica grave ou cirurgia, em especial a paratireoidectomia, pois leva a uma rápida redução dos níveis séricos de cálcio e magnésio, levando à dissolução e à disseminação dos cristais.

A artrite crônica por cristais de CPP tem vários padrões; a forma mais comum é uma artrite poliarticular que lembra a osteoartrite (pseudo-osteoartrite). O quadro clínico simula aquele da osteoartrite progressiva, caracterizada por dano articular incomumente grave em articulações atípicas para a osteoartrite, como as articulações metacarpofalângicas, punhos, cotovelos, ombros e tornozelos. Outras formas menos comuns incluem a sinovite simétrica crônica que é clinicamente semelhante à artrite reumatoide, a doença destrutiva grave que pode simular radiograficamente a artrite neuropática, a calcificação de ligamento e disco intervertebral com restrição da mobilidade espinal, a síndrome do dente coroado, a estenose espinal (mais comumente vista em idosos) e, raramente, os depósitos tumorais de cristais de CPP em tecidos moles.

Quando as radiografias ou a ultrassonografia revelam depósitos radiodensos pontilhados e/ou lineares dentro dos meniscos articulares fibrocartilaginosos ou cartilagem hialina articular (*condrocalcinose*), a probabilidade diagnóstica de CPPD aumenta ainda mais. O *diagnóstico definitivo* exige a demonstração de cristais romboides ou semelhantes a bastonetes típicos (em geral, fracamente birrefringentes positivos ou não birrefringentes com luz polarizada) no líquido sinovial ou no tecido articular (Fig. 372-2). Na ausência de derrame articular ou de indicações para obter uma biópsia sinovial, a condrocalcinose é presuntiva de CPPD. Uma exceção é a condrocalcinose devido ao CaOx em alguns pacientes com insuficiência renal crônica.

Em até 50% dos casos, os episódios de inflamação induzida por cristais de CPP estão associados à febre baixa e, em certas ocasiões, a temperaturas de até 40°C. Nesses casos, a análise do líquido sinovial com culturas microbianas é essencial para descartar a possibilidade de infecção. De fato, a infecção em uma articulação com qualquer processo de deposição de microcristais pode resultar em liberação de cristais com subsequente sinovite tanto por cristais como por microrganismos. A contagem de leucócitos no líquido sinovial de pacientes com CPPD aguda pode variar de vários milhares de células até 100.000 células/µL, com contagem média de cerca de 24.000 células/µL; a célula predominante é o neutrófilo. Os cristais de CPP podem ser visualizados dentro de fragmentos de tecido e coágulos de fibrina, bem como nos neutrófilos (Fig. 372-2). Os cristais de CPP podem coexistir com MSU e apatita em alguns casos.

TRATAMENTO
Doença por deposição de CPP

O tratamento anti-inflamatório para a artrite aguda por cristais de CPP é, em grande medida, adaptado daquele das exacerbações de gota, incluindo as aplicações de bolsa de gelo com repouso, aspiração do líquido articular e injeção de glicocorticoides, colchicina VO, AINEs e glicocorticoides sistêmicos. As crises poliarticulares graves também podem ser tratadas com o antagonista de IL-1β anacinra. Para os pacientes com crises frequentes, o tratamento profilático com colchicina diária pode ser útil. Para a artrite crônica por cristais de CPP, não há maneira efetiva de remover os depósitos de cristais de CPP da cartilagem e da sinóvia (diferentemente dos agentes redutores de uratos na gota). Estudos limitados sugerem que os AINEs (com um agente protetor gástrico, quando necessário), a colchicina, os glicocorticoides em dose baixa, a hidroxicloroquina e o metotrexato podem ser úteis na sinovite crônica. Os pacientes com artropatia destrutiva progressiva das grandes articulações podem necessitar de prótese articular.

DOENÇA POR DEPOSIÇÃO DE APATITA DE CÁLCIO

PATOGÊNESE

A apatita é o principal mineral do osso e dos dentes normais. O acúmulo anormal de fosfato de cálcio básico, em grande parte apatita substituída por carbonato, pode ocorrer em áreas de lesão tecidual (calcificação distrófica), nos estados hipercalcêmicos ou hiperparatireóideos (calcificação metastática), em doenças do tecido conectivo (calcinose) e em outras condições (Tab. 372-3). Na insuficiência renal crônica, a hiperfosfatemia pode contribuir para a extensa deposição de apatita tanto dentro quanto ao redor das articulações (calcinose tumoral, calcifilaxia). A agregação familiar é raramente vista. As células de revestimento sinovial ou fibroblastos em cultura, quando expostos a cristais de apatita (ou de CPP), podem sofrer mitose e aumentar acentuadamente a liberação de prostaglandina E_2 e várias citocinas, bem como colagenases e proteases neutras, ressaltando o potencial destrutivo das células do revestimento sinovial anormalmente estimuladas.

A verdadeira incidência é desconhecida, porém 30 a 50% dos pacientes com osteoartrite possuem cristais de apatita em seu líquido sinovial. Com frequência, esses cristais podem ser identificados nas articulações osteoartríticas clinicamente estáveis, porém é mais provável que chamem a atenção nas pessoas que experimentam um agravamento agudo ou subagudo da dor e do edema articular.

MANIFESTAÇÕES CLÍNICAS

Os depósitos periarticulares ou articulares podem se apresentar com inflamação aguda reversível e/ou lesão crônica da cápsula articular, dos tendões, da bursa ou das superfícies articulares (Tab. 372-3). Os locais mais comuns de deposição da apatita consistem nas bursas e nos tendões dentro e/ou ao redor dos joelhos, ombros, quadris e dedos das mãos. Esses depósitos também podem ser anormalidades radiográficas assintomáticas.

Os agregados de apatita estão presentes comumente no líquido sinovial de uma artropatia crônica extremamente destrutiva dos idosos, que ocorre mais frequentemente nos ombros (ombro de Milwaukee), assim como em um processo semelhante nos quadris, joelhos e osteoartrite erosiva dos dedos das mãos (Tab. 372-3). A destruição articular está associada aos danos da cartilagem e das estruturas de apoio, resultando em instabilidade e deformidade. A progressão tende a ser lenta. Os sintomas variam de mínimos até dor e incapacidade graves, que podem tornar necessária uma cirurgia de substituição articular.

DIAGNÓSTICO

Nas radiografias, podem ser observadas calcificações intra-articulares e/ou periarticulares, com ou sem alterações erosivas, destrutivas ou hipertróficas (Fig. 372-3). Essas alterações devem ser diferenciadas das calcificações lineares típicas da CPPD.

A contagem de leucócitos no líquido sinovial da artrite por apatita em geral é baixa (< 2.000/µL), apesar dos sintomas dramáticos, com predominância de células mononucleares. O diagnóstico definitivo de artropatia por apatita, também denominada doença por fosfato de cálcio básico, depende da identificação de cristais no líquido sinovial ou no tecido (Fig. 372-3). Os cristais individuais são muito pequenos, podendo ser visualizados apenas por microscopia eletrônica. Agregados de cristais podem aparecer como glóbulos ou agregados brilhantes de 1 a 20 µm intracelulares ou extracelulares que se coram em roxo na coloração de Wright e em vermelho-vivo com a coloração vermelho de alizarina S. A identificação absoluta depende da microscopia eletrônica com análise elementar com dispersão de energia, difração de raio X, espectroscopia de infravermelho ou microespectroscopia Raman, mas essas técnicas não costumam ser necessárias para o diagnóstico.

TABELA 372-3 ■ Manifestações clínicas da deposição de cristais de apatita

Periarticulares
    Periartrite calcificada (p. ex., ruptura de depósitos de apatita no tendão do supraespinal)
    Bursite ou tendinite
    Pseudopodagra por hidroxiapatita
    Envolvimento poliarticular
    Deposição assintomática

Articulares
    Derrames hemorrágicos no ombro nos idosos (ombro de Milwaukee)
    Artropatia destrutiva crônica
    Monoartrite erosiva crônica (lembrando a osteoartrite erosiva)
    Sinovite aguda
    Associação com osteoartrite

Deposição secundária de cristais de apatita
    Calcinose tumoral
    Hiperparatireoidismo
    Calcifilaxia (insuficiência renal/diálise em longo prazo)
    Doenças do tecido conectivo (p. ex., esclerose sistêmica, dermatomiosite)
    Calcificação heterotópica após catástrofes neurológicas (p. ex., acidente vascular cerebral, lesão da medula espinal)
    Fibrodisplasia ossificante progressiva

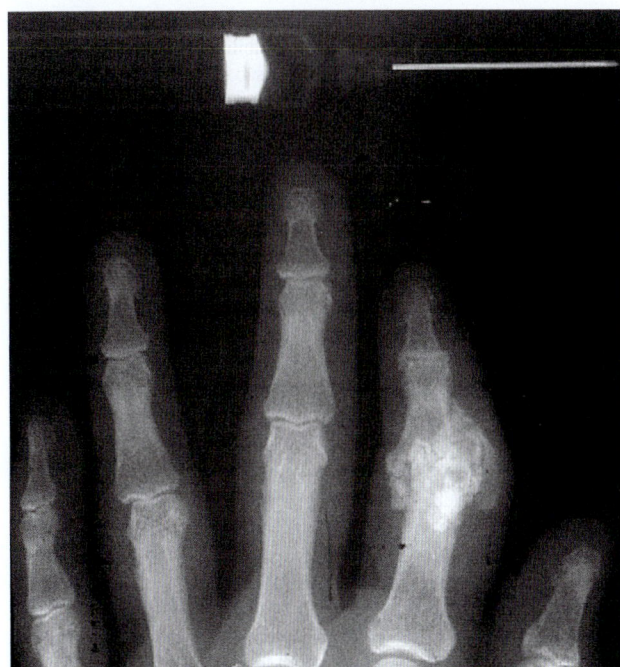

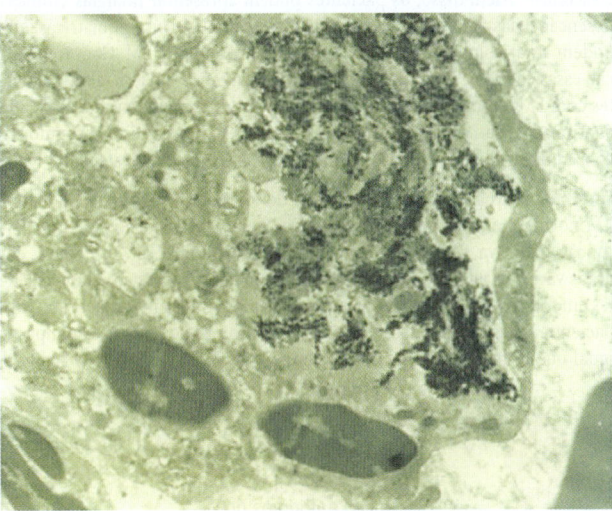

B

FIGURA 372-3 ***A.*** Radiografia mostrando calcificação devido a cristais de apatita ao redor de articulação erosada. ***B.*** Micrografia eletrônica mostrando cristais de apatita escuros em formato de agulha dentro de um vacúolo de uma célula mononuclear no líquido sinovial (30.000×).

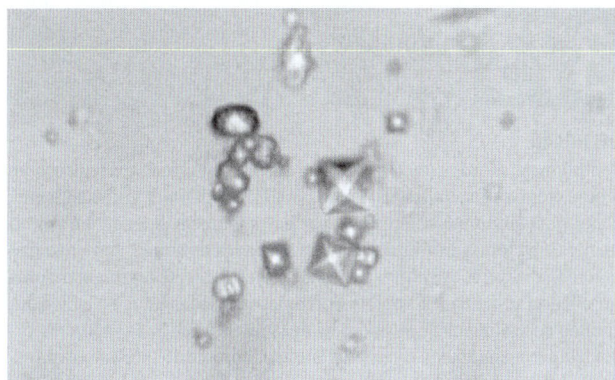

FIGURA 372-4 Os cristais de oxalato de cálcio bipiramidais e polimórficos pequenos do líquido sinovial constituem um achado clássico na artropatia por oxalato de cálcio (microscopia óptica comum; 400×).

DOENÇA POR DEPOSIÇÃO DE OXALATO DE CÁLCIO

PATOGÊNESE

Na doença renal crônica, os depósitos de oxalato de cálcio são reconhecidos, há muito tempo, em órgãos viscerais, vasos sanguíneos, ossos e cartilagem, e sabe-se atualmente que constituem uma das causas da artrite na insuficiência renal crônica. Até o momento, os pacientes descritos dependiam de hemólise ou diálise peritoneal em longo prazo (Cap. 312), e muitos deles haviam recebido suplementos de ácido ascórbico. O ácido ascórbico é metabolizado, produzindo oxalato, que é inadequadamente depurado na uremia e pela diálise. Esses suplementos e alimentos ricos em oxalato costumam ser evitados nos programas de diálise, devido ao risco de exacerbar a hiperoxalose e suas sequelas.

Os agregados de CaOx podem ser encontrados no osso, na cartilagem articular, na sinóvia e nos tecidos periarticulares. Desses locais, os cristais podem ser liberados, causando sinovite aguda. Os agregados persistentes de CaOx podem, como os cristais de apatita e CPP, estimular a proliferação das células sinoviais e a liberação das enzimas, resultando em destruição articular progressiva. A *oxalose primária* é um distúrbio metabólico hereditário raro (Cap. 420) que pode causar artrite, periartrite e doença óssea aguda ou crônica por CaOx nos anos finais da doença.

MANIFESTAÇÕES CLÍNICAS E DIAGNÓSTICO

As manifestações clínicas da artrite aguda por CaOx podem não ser diferenciadas daquelas produzidas por MSU, CPP ou apatita. Os depósitos foram documentados nos dedos das mãos, no punho, no cotovelo, nos joelhos, nos tornozelos e nos pés. As radiografias podem revelar condrocalcinose ou calcificações dos tecidos moles. Os derrames sinoviais induzidos pela CaOx geralmente não são inflamatórios, com < 2.000 leucócitos/μL, ou apenas levemente inflamatórios. Os neutrófilos ou as células mononucleares podem predominar. Os cristais de CaOx possuem um formato variável e birrefringência também variável à luz polarizada. As formas mais facilmente reconhecidas são bipiramidais, exibem forte birrefringência (Fig. 372-4) e coram-se pelo vermelho de alizarina S.

TRATAMENTO
Doença por deposição de apatita de cálcio

O tratamento da artrite ou periartrite por apatita é inespecífico. As crises agudas de bursite ou sinovite podem ser autolimitadas, regredindo em alguns dias ou semanas. A aspiração dos derrames e o uso de AINEs ou de colchicina VO por 2 semanas ou a injeção intra-articular ou periarticular de um glicocorticoide de depósito parecem reduzir a duração e a intensidade dos sintomas. Os depósitos periarticulares de apatita podem ser reabsorvidos com a resolução das crises. Os agentes capazes de reduzir os níveis séricos de fosfato podem resultar em reabsorção dos depósitos nos pacientes com insuficiência renal que estão recebendo hemodiálise. Nos pacientes com alterações articulares destrutivas subjacentes graves, a resposta à terapia clínica costuma ter menos resultado.

TRATAMENTO
Doença por deposição de oxalato de cálcio

O tratamento da artropatia induzida por CaOx com AINEs, colchicina, glicocorticoides intra-articulares e/ou maior frequência de diálise produziu melhora apenas leve. Na oxalose primária, o transplante de fígado resultou em uma redução significativa dos depósitos de cristais (Cap. 420).

Agradecimento O capítulo é uma versão atualizada do capítulo sobre o assunto escrito por H. Ralph Schumacher e Lan X. Chen nas edições anteriores deste livro.

LEITURAS ADICIONAIS

Choi HK et al: Pathogenesis of gout. Ann Intern Med 143:499, 2005.
Dalbeth N et al: Gout. Nat Rev Dis Primers 5:69, 2019.
Rosenthal AK, Ryan LM: Calcium pyrophosphate deposition disease. N Engl J Med 374:2575, 2016.

373 Fibromialgia
Leslie J. Crofford

DEFINIÇÃO
A fibromialgia (FM) caracteriza-se por dor e sensibilidade musculoesqueléticas crônicas generalizadas. Embora a FM seja definida principalmente como uma síndrome dolorosa, os pacientes também se queixam comumente de sintomas neuropsicológicos associados de fadiga, sono não restaurador, disfunção cognitiva, ansiedade e depressão. Eles apresentam uma prevalência aumentada de outras síndromes associadas à dor e à fadiga, incluindo encefalite miálgica/síndrome de fadiga crônica **(Cap. 450)**, distúrbio temporomandibular, cefaleias crônicas, síndrome do intestino irritável, cistite intersticial/síndrome da bexiga dolorosa e outras síndromes de dor pélvica. As evidências disponíveis apontam o sistema nervoso central como essencial na manutenção da dor e de outros sintomas centrais de FM e de condições associadas. A presença de FM está associada a consequências negativas substanciais para o funcionamento físico e social.

EPIDEMIOLOGIA
A prevalência mundial é de cerca de 2%, com prevalência de cerca de 4% nas mulheres e < 1% nos homens. Existe alguma variabilidade dependendo do método de definição; porém, os dados de prevalência são semelhantes em todas as classes socioeconômicas e regiões do mundo. Fatores culturais podem atuar determinando se um paciente com sintomas de FM procurará assistência médica; entretanto, mesmo em culturas nas quais não se espera que o ganho secundário possa desempenhar um papel significativo, a prevalência da FM permanece nessa faixa. Em ambientes clínicos, o diagnóstico é muito mais comum em mulheres do que em homens, com uma proporção de cerca de 9:1.

MANIFESTAÇÕES CLÍNICAS
Dor e sensibilidade   Na apresentação, os pacientes com FM queixam-se mais comumente de "dor em todo o corpo". Esses pacientes apresentam dor que geralmente se localiza acima e abaixo da cintura, em ambos os lados do corpo, acometendo o esqueleto axial (pescoço, costas ou tórax). A dor atribuível à FM é pouco localizada, difícil de ignorar, intensa e associada a uma redução da capacidade funcional. Para o estabelecimento de um diagnóstico, a dor deve estar presente na maior parte do dia, na maioria dos dias, há pelo menos 3 meses.

A dor clínica da FM está associada a um aumento da sensibilidade à dor evocada. Na prática clínica, essa sensibilidade aumentada pode ser identificada pela dor induzida por compressão exercida por um manguito de esfigmomanômetro ou pela sensibilidade ao teste de *skin roll*. De modo mais formal, o examinador pode completar um exame de pontos sensíveis (*tender points*), que consiste em usar o polegar para exercer uma pressão de cerca de 4 kg/m^2 (ou uma pressão que provoque o empalidecimento da ponta da unha do polegar) em sítios musculotendíneos definidos **(Fig. 373-1)**. Anteriormente, os critérios de classificação da American College of Rheumatology exigiam que 11 de 18 locais fossem percebidos como dolorosos para o diagnóstico de FM. Na prática, a sensibilidade é uma variável contínua, e a aplicação rigorosa de um limiar categórico para um diagnóstico específico é desnecessária. Os critérios mais recentes eliminam a necessidade de identificar pontos sensíveis e concentram-se nos sintomas clínicos de dor disseminada ou em múltiplos sítios, bem como nos sintomas neuropsicológicos. Os critérios mais modernos apresentam desempenho satisfatório no ambiente clínico, em comparação aos antigos critérios de pontos sensíveis. Entretanto, parece que, quando os novos critérios são aplicados em populações, o resultado é um aumento na prevalência da FM e mudança na razão entre mulheres e homens (ver "Epidemiologia", anteriormente).

Pacientes com FM frequentemente apresentam geradores de dor periférica, que provavelmente atuam como gatilhos para a dor mais disseminada atribuída a fatores do sistema nervoso central. Geradores de dor potenciais, como artrite, bursite, tendinite, neuropatias e outras condições inflamatórias ou degenerativas, devem ser identificados pela anamnese e pelo exame físico. Geradores de dor mais sutis podem incluir hipermobilidade articular e escoliose. Além disso, os pacientes podem apresentar mialgias crônicas desencadeadas por condições infecciosas, metabólicas ou psiquiátricas, que podem atuar como gatilhos para o desenvolvimento da FM. Com frequência, essas condições são identificadas no diagnóstico diferencial de pacientes com FM, e um grande desafio consiste em diferenciar entre a atividade continuada de uma condição desencadeante e a FM que esteja ocorrendo em consequência de uma comorbidade que, por si só, deve ser tratada.

Sintomas neuropsicológicos   Além da dor disseminada, os pacientes com FM normalmente se queixam de fadiga, rigidez, transtorno do sono, disfunção cognitiva, ansiedade e depressão. Esses sintomas são observados em graus variáveis na maioria dos pacientes com FM, porém não estão presentes em todos os pacientes nem em todos os momentos em um determinado paciente. Porém, com relação à dor, esses sintomas podem ter um impacto igual ou até mesmo maior na função e na qualidade de vida. A fadiga é

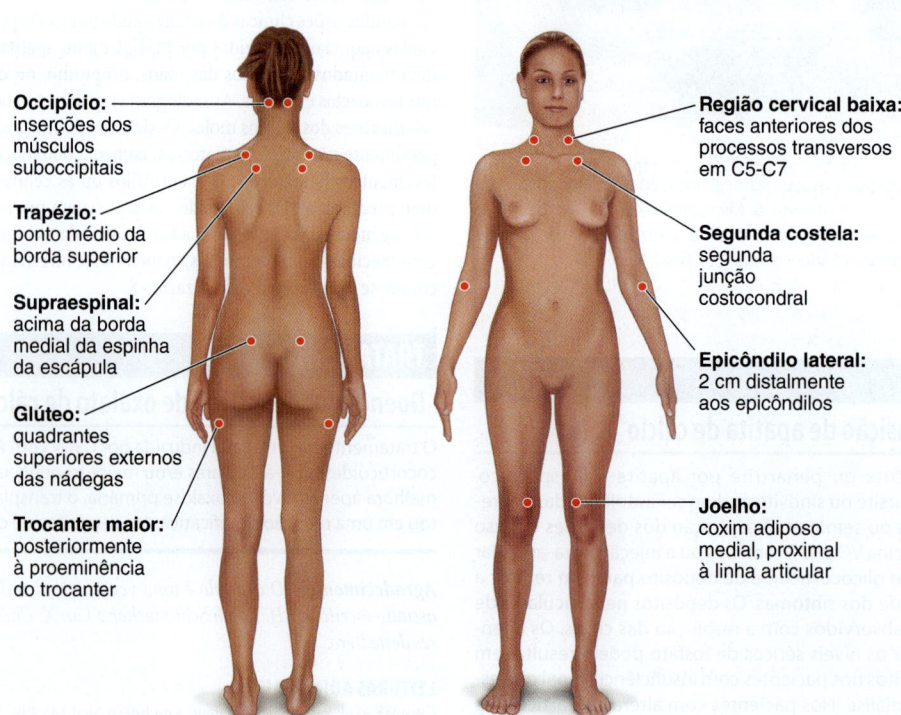

FIGURA 373-1   **Avaliação dos pontos sensíveis em pacientes com fibromialgia.** *(Figura criada utilizando dados de F Wolfe et al: Arthritis Care Res 62:600, 2010.)*

altamente prevalente em pacientes sob atenção primária nos quais se estabelece, por fim, o diagnóstico de FM. A dor, a rigidez e a fadiga frequentemente são agravadas pelo exercício ou por uma atividade não habitual. As queixas quanto ao sono incluem dificuldade em adormecer, dificuldade em manter o sono e acordar precocemente pela manhã. Independentemente da queixa específica, os pacientes acordam sentindo-se cansados. Pacientes com FM podem atender aos critérios para a síndrome das pernas inquietas ou distúrbio respiratório do sono; além disso, pode ocorrer uma franca apneia do sono. As queixas cognitivas caracterizam-se por dificuldades de atenção ou concentração, problemas com lembrança de palavras e perda da memória de curto prazo. Os estudos realizados demonstraram alteração da função cognitiva nesses domínios em pacientes com FM, embora a velocidade de processamento seja apropriada para a idade. Sintomas de ansiedade e depressão são comuns, e a prevalência ao longo da vida de transtornos do humor em pacientes com FM aproxima-se de 80%. Embora a presença de depressão seja desnecessária e insuficiente para o diagnóstico de FM, é importante proceder a um rastreamento para transtornos depressivos maiores, investigando a presença de humor deprimido e anedonia. A análise dos fatores genéticos que provavelmente predispõem à FM revela vias neurobiológicas compartilhadas com transtornos do humor, fornecendo a base para a comorbidade (ver adiante, neste capítulo).

Síndromes de sobreposição A FM é considerada parte de um grupo de condições chamadas de "síndromes de sobreposição de dor crônica" devido à sua propensão para coexistir com outras síndromes que podem compartilhar os mesmos mecanismos subjacentes. A revisão dos sistemas frequentemente revela cefaleias, dor facial/mandibular, dor miofascial regional envolvendo particularmente o pescoço ou as costas e artrite. Com frequência, ocorre também dor visceral que acomete o trato gastrintestinal, a bexiga e a região pélvica ou perineal. É importante que o paciente compreenda que podem existir vias compartilhadas mediadoras dos sintomas, e que o uso de estratégias de tratamento efetivas para uma condição pode ajudar no manejo global dos sintomas.

Comorbidades A FM frequentemente é uma comorbidade acompanhada de condições musculoesqueléticas, infecciosas, metabólicas ou psiquiátricas crônicas. Embora a FM acometa apenas cerca de 2% da população geral, ocorre em pelo menos cerca de 10 a 30% dos pacientes com distúrbios reumáticos degenerativos ou inflamatórios, provavelmente pelo fato de que essas condições atuam como geradores de dor periférica, alterando as vias centrais de processamento da dor. De modo semelhante, doenças infecciosas, metabólicas ou psiquiátricas crônicas associadas à dor musculoesquelética podem simular a FM e/ou atuar como gatilho para o seu desenvolvimento. É particularmente importante que o médico seja sensível ao controle da dor associada a essas comorbidades, de modo que, quando surgir a FM – caracterizada por uma dor que não pode ser razoavelmente explicada pela condição deflagradora, pelo desenvolvimento de sintomas neuropsicológicos ou pela sensibilidade ao exame físico –, o tratamento dos processos centrais de dor venha a ser instituído, em vez de um foco contínuo no tratamento das causas periféricas ou inflamatórias da dor.

Considerações psicossociais Com frequência, os sintomas da FM começam e são exacerbados durante os períodos de estresse percebido. Esse padrão pode refletir uma interação entre a fisiologia do estresse central, a vigilância ou ansiedade e as vias centrais de processamento da dor. Uma compreensão dos estressores psicossociais presentes ajudará no tratamento do paciente, visto que muitos fatores que exacerbam os sintomas não podem ser controlados com abordagens farmacológicas. Além disso, existe uma alta prevalência de exposição prévia à violência interpessoal e a outras formas de violência em pacientes com FM e distúrbios relacionados. Se houver possibilidade de transtorno de estresse pós-traumático, o médico deve estar atento e considerar as opções de tratamento.

Déficit funcional É de suma importância avaliar o impacto dos sintomas da FM na função e no desempenho de papéis. Na definição do sucesso de uma estratégia de tratamento, a melhora da função é uma medida essencial. A avaliação funcional deve incluir os domínios físico, social e mental. O reconhecimento das maneiras como o desempenho de papel torna-se deficiente ajudará a estabelecer as metas de tratamento.

DIAGNÓSTICO DIFERENCIAL

Visto que a dor musculoesquelética é uma queixa muito comum, o diagnóstico diferencial da FM é amplo. A Tabela 373-1 fornece uma lista de algumas das condições mais comuns a serem consideradas. Os pacientes com causas inflamatórias para dor disseminada devem ser identificados com base na história específica, nos achados físicos e nos exames laboratoriais ou radiográficos.

EXAMES LABORATORIAIS OU RADIOGRÁFICOS

Os exames laboratoriais e radiográficos de rotina fornecem resultados normais na FM sem comorbidades. Por conseguinte, os exames complementares têm como objetivo identificar a possibilidade de outros diagnósticos e avaliar os geradores de dor ou as comorbidades (Tab. 373-2). Os pacientes com queixa recente de dor crônica disseminada devem ser avaliados, em sua maioria, quanto às entidades mais comuns no diagnóstico diferencial. Os exames radiográficos devem ser usados com parcimônia e apenas para o diagnóstico de artrite inflamatória. Após o paciente ter sido submetido a uma avaliação completa, a repetição dos exames não é incentivada, a não ser que haja mudanças no complexo sintomático. A ressonância magnética (RM) da coluna vertebral deve ser particularmente desencorajada, a não ser que existam características sugestivas de doença inflamatória da coluna vertebral ou sintomas neurológicos.

TABELA 373-1 ■ Condições comuns no diagnóstico diferencial da fibromialgia

Inflamatórias
Polimialgia reumática
Artrite inflamatória: artrite reumatoide, espondiloartrites
Doenças do tecido conectivo: lúpus eritematoso sistêmico, síndrome de Sjögren
Infecciosas
Hepatite C
Infecção pelo HIV
Doença de Lyme
Infecção pelo parvovírus B19
Infecção pelo vírus Epstein-Barr
Não inflamatórias
Doença degenerativa articular/espinal/discal
Síndromes de dor miofascial
Bursite, tendinite, lesões por esforço repetitivo
Endócrinas
Hipo ou hipertireoidismo
Hiperparatireoidismo
Neurológicas
Esclerose múltipla
Síndromes de dor neuropática
Psiquiátrica
Transtorno depressivo maior
Medicamentos
Estatinas
Inibidores da aromatase

TABELA 373-2 ■ Exames laboratoriais e radiográficos em pacientes com sintomas de fibromialgia

De rotina
Velocidade de hemossedimentação (VHS) ou proteína C-reativa
Hemograma completo (HC)
Hormônio estimulante da tireoide (TSH)
Orientados pela anamnese e pelo exame físico
Painel metabólico completo
Anticorpo antinuclear (AAN)
Anticorpo anti-SSA (antissíndrome de Sjögren A) e anti-SSB
Fator reumatoide e antipeptídeo citrulinado cíclico (anti-CCP)
Creatina-fosfocinase (CPK)
Sorologias para vírus (p. ex., hepatite C, HIV) e bactérias (p. ex., Lyme)
Radiografias da coluna e das articulações

Fontes: LM Arnold et al: J Women's Health 21:231, 2012; MA Fitzcharles et al: J Rheumatol 40:1388, 2013.

GENÉTICA E FISIOLOGIA

Como na maioria das doenças complexas, é provável que vários genes contribuam para a vulnerabilidade ao desenvolvimento da FM. Até o momento, esses genes parecem estar em vias que controlam as respostas à dor e ao estresse. Algumas das bases genéticas da FM são compartilhadas com outras condições de dor crônica. Genes associados ao metabolismo, ao transporte e aos receptores de serotonina e de outras monoaminas também foram implicados na FM e em condições de sobreposição. Genes associados a outras vias envolvidas na transmissão da dor também foram descritos como fatores de vulnerabilidade para a FM. Quando consideradas em conjunto, as vias nas quais foram identificados polimorfismos em pacientes com FM implicam ainda mais os fatores centrais como mediadores da fisiologia que levam às manifestações clínicas da FM.

O teste psicofísico de pacientes com FM demonstra alteração do processamento aferente sensitivo da dor e comprometimento do controle inibitório nociceptivo descendente, com consequente hiperalgesia e alodinia. A RM funcional e outros procedimentos de imagem para pesquisa demonstram claramente a ativação das regiões cerebrais envolvidas na experiência da dor em resposta a estímulos que são inócuos em indivíduos-controle sem FM participantes do estudo. A percepção da dor em pacientes com FM é influenciada pelas dimensões emocional e cognitiva, como catastrofização e percepções de controle, proporcionando uma base sólida para recomendação de estratégias de terapia cognitiva e comportamental.

Estudos indicaram que alguns pacientes que atendem aos critérios para FM podem ter neuropatia de pequenas fibras. Outros estudos identificaram alterações em assinaturas de expressão gênica ou metabólica no sangue periférico. Esses estudos iniciais levantam a possibilidade de desenvolvimento de exames diagnósticos confirmatórios no futuro para auxiliar no diagnóstico de FM.

ABORDAGEM AO PACIENTE
Fibromialgia

A FM é comum e possui um extraordinário impacto no funcionamento do paciente e na qualidade de vida relacionada com a saúde. O tratamento ideal requer o diagnóstico imediato e a avaliação da dor, da função e do contexto psicossocial. Médicos e outros profissionais da saúde podem ser úteis no controle de alguns sintomas e do impacto da FM. O desenvolvimento de uma parceria com o paciente é essencial para melhorar o resultado da FM, com os objetivos de compreender os fatores envolvidos, implementar uma estratégia de tratamento e escolher tratamentos farmacológicos e não farmacológicos apropriados.

TRATAMENTO
Fibromialgia

TRATAMENTO NÃO FARMACOLÓGICO

Pacientes com dor crônica, fadiga e outros sintomas neuropsicológicos necessitam de uma estrutura para compreender os sintomas que têm um impacto tão importante no seu funcionamento e na sua qualidade de vida. A explicação da genética, dos gatilhos e da fisiologia da FM pode proporcionar um auxílio importante no alívio da ansiedade associada e na redução do custo global de assistência médica. Além disso, os pacientes precisam ser orientados sobre as expectativas do tratamento. O médico deve ter como meta a melhora da função e da qualidade de vida, e não somente a eliminação da dor. Os comportamentos de doença, como consultas médicas frequentes, devem ser desencorajados, ao passo que os comportamentos direcionados para uma melhora da função devem ser fortemente incentivados.

As estratégias de tratamento devem incluir condicionamento físico, com incentivo para iniciar exercícios aeróbicos de baixa intensidade e prosseguir lentamente, porém de modo persistente. Já foi demonstrado que a atividade física e os exercícios são as estratégias mais úteis. Pacientes com história de inatividade física podem ter melhor resposta inicial em programas supervisionados ou realizados na água. Pode-se recomendar a prática de musculação depois que os pacientes alcançarem suas metas aeróbicas. A estimulação nervosa elétrica transcutânea (TENS, do inglês *transcutaneous electrical nerve stimulation*) reduz a dor desencadeada pelo movimento e a fadiga. As terapias de movimento meditativo, como qigong, ioga ou Tai Chi, também podem ser úteis. Outras terapias físicas definidas, como acupuntura ou hidroterapia, também podem ser consideradas. Programas de exercício são úteis para reduzir a sensibilidade e aumentar a autoeficácia. As estratégias cognitivo-comportamentais para melhorar a higiene do sono e reduzir os comportamentos patológicos também podem ser úteis no tratamento.

ABORDAGENS FARMACOLÓGICAS

É essencial que o médico trate qualquer comorbidade desencadeante e estabeleça claramente para o paciente as metas do tratamento com cada medicação. Por exemplo, os glicocorticoides ou os anti-inflamatórios não esteroides podem ser úteis no tratamento dos fatores desencadeantes inflamatórios, porém são inefetivos para os sintomas relacionados com a FM. Na atualidade, as abordagens de tratamento que demonstraram maior sucesso em pacientes com FM são dirigidas para as vias aferentes ou descendentes de dor. A **Tabela 373-3** fornece uma lista dos fármacos com efetividade demonstrada. É preciso ressaltar que os analgésicos opioides fortes devem ser evitados em pacientes com FM. Esses agentes não têm nenhuma eficácia demonstrada para essa condição e estão associados a efeitos colaterais que podem agravar tanto os sintomas quanto a função. O tramadol, um opioide com atividade leve de inibição da recaptação de serotonina-norepinefrina, foi estudado nessa população, apresentando indicação de eficácia. O uso de um único agente para tratar múltiplos domínios de sintomas é fortemente incentivado. Por exemplo, se o complexo sintomático de um paciente for dominado por dor e transtorno do sono, é desejável utilizar um agente que exerça efeitos tanto analgésicos quanto de promoção do sono. Esses agentes incluem ciclobenzaprina, antidepressivos sedativos (como amitriptilina) e ligantes alfa-2-delta (como gabapentina e pregabalina). Para pacientes com dor associada à fadiga, à ansiedade ou à depressão, a primeira escolha apropriada pode consistir em fármacos que exerçam efeitos tanto analgésicos quanto antidepressivos/ansiolíticos, como duloxetina ou milnaciprana.

TABELA 373-3 ■ Agentes farmacológicos efetivos no tratamento da fibromialgia

Miorrelaxantes
    Ciclobenzaprina
Antidepressivos: inibidores da recaptação de serotonina-norepinefrina balanceados
    Amitriptilina[a]
    Duloxetina[b,c]
    Milnaciprana[b,c]
Anticonvulsivantes: ligantes da subunidade alfa-2-delta dos canais de cálcio dependentes de voltagem
    Pregabalina[b]
Analgésico
    Tramadol

[a]RA Moore et al: Cochrane Database Syst Rev 12:CD008242, 2012. [b]Aprovado pela Food and Drug Administration. [c]W Hauser et al: Cochrane Database Syst Rev 1:CD010292, 2013.
Fonte: GJ Macfarlane et al: EULAR revised recommendations for the management of fibromyalgia. Ann Rheum Dis 76:318, 2017.

LEITURAS ADICIONAIS

Clauw DJ: Fibromyalgia: A clinical review. JAMA 311:1547, 2014.
Macfarlane GJ et al: EULAR revised recommendations for the management of fibromyalgia. Ann Rheum Dis 76:318, 2017.
Wolf F et al: 2016 Revisions to the 2010/2011 fibromyalgia diagnostic criteria. Semin Arthritis Rheum 46:319, 2016.

374 Artrite associada a doenças sistêmicas e outras artrites

Carol A. Langford, Brian F. Mandell

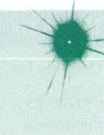

ARTRITE ASSOCIADA A DOENÇAS SISTÊMICAS

ARTROPATIA DA ACROMEGALIA

A acromegalia é o resultado da produção excessiva de hormônio do crescimento por um adenoma da adeno-hipófise (Cap. 383). O excesso de hormônio do crescimento juntamente com o fator do crescimento semelhante à insulina 1 estimula a proliferação da cartilagem, do tecido conectivo periarticular e do osso, resultando em vários problemas musculoesqueléticos, incluindo osteoartrite, dor nas costas, fraqueza muscular e síndrome do túnel do carpo.

A osteoartrite é um achado comum, que acomete mais frequentemente joelhos, ombros, quadris e mãos. Ela pode acometer uma única articulação ou múltiplas articulações. Inicialmente, a hipertrofia da cartilagem produz alargamento radiográfico do espaço articular. A cartilagem recém-sintetizada é anormalmente suscetível às fissuras, às ulcerações e à destruição. A frouxidão ligamentar das articulações contribui ainda mais para o desenvolvimento de desconforto articular e da osteoartrite. A cartilagem passa por um processo de degradação, ocorre estreitamento do espaço articular, e pode-se observar o desenvolvimento de esclerose subcondral e osteófitos. O exame articular revela crepitação e frouxidão. O líquido articular não é inflamatório. Os cristais de pirofosfato de cálcio di-hidratado são encontrados na cartilagem em alguns casos de artropatia da acromegalia e, quando liberados na articulação, podem desencadear crises de pseudogota (artropatia por pirofosfato de cálcio). A condrocalcinose pode ser observada nas radiografias. A dor nas costas é extremamente comum, talvez em consequência da hipermobilidade da coluna vertebral. As radiografias da coluna vertebral mostram espaços intervertebrais normais ou alargados entre os discos, osteófitos anteriores hipertróficos e calcificação ligamentar. Essas alterações assemelham-se às observadas em pacientes com hiperostose esquelética idiopática difusa. A cifose dorsal, juntamente com o alongamento das costelas, contribui para o surgimento do tórax em barril, observado nos pacientes acromegálicos. As mãos e os pés aumentam de tamanho, devido à proliferação dos tecidos moles. Os dedos das mãos ficam espessados e exibem tufos distais semelhantes a pás. Cerca de um terço dos pacientes possuem o coxim do calcanhar espessado. Aproximadamente 25% dos pacientes exibem o fenômeno de Raynaud. A síndrome do túnel do carpo ocorre em cerca de 50% dos pacientes. O nervo mediano pode ser comprimido pelo crescimento excessivo de tecido conectivo no túnel do carpo. Os pacientes com acromegalia podem desenvolver fraqueza muscular proximal, provavelmente devido ao efeito do hormônio do crescimento no músculo. Os níveis séricos das enzimas musculares e os achados na eletromiografia são normais. As amostras de biópsia muscular apresentam fibras musculares de tamanho variável, porém sem inflamação.

ARTROPATIA DA HEMOCROMATOSE

A hemocromatose é um distúrbio do armazenamento do ferro. A absorção de quantidades excessivas de ferro pelo intestino leva ao depósito desse mineral nas células parenquimatosas, resultando em comprometimento da função orgânica (Cap. 414). Os sintomas de hemocromatose normalmente iniciam entre 40 e 60 anos de idade, embora possam ocorrer mais cedo. A artropatia, que ocorre em 20 a 40% dos pacientes, começa após os 50 anos de idade e pode ser a primeira característica clínica da hemocromatose. A artropatia é um distúrbio semelhante à osteoartrite, que afeta as pequenas articulações das mãos e, posteriormente, as articulações maiores, como joelhos, tornozelos, ombros e quadris. A segunda e a terceira articulações metacarpofalângicas de ambas as mãos frequentemente são as primeiras articulações mais proeminentes afetadas; esse quadro clínico pode fornecer um indício importante da possibilidade de hemocromatose, visto que essas articulações não são predominantemente acometidas pela osteoartrite primária. Os pacientes relatam alguma rigidez matinal e dor com o uso das articulações acometidas. As articulações afetadas aumentam de volume e ficam ligeiramente hipersensíveis. A dor nas mãos em pacientes com hemocromatose costuma ser mais leve, começa em idade mais precoce e causa menos incapacidade do que em pacientes com osteoartrite primária. As radiografias revelam estreitamento do espaço articular, esclerose subcondral, cistos subcondrais e proliferação justa-articular do osso. São observados osteófitos semelhantes a ganchos em até 20% dos pacientes; embora sejam considerados um aspecto característico da hemocromatose, eles não são específicos da doença. Porém, achados clínicos e radiográficos dominantes na segunda e na terceira articulações metacarpofalângicas, mesmo que em grau modesto, exigem a avaliação dos níveis de ferritina e de ferro/capacidade ferropéxica total. As alterações radiográficas mais típicas de osteoartrite primária nas articulações interfalângicas proximais, interfalângicas distais e primeira carpometacárpica não costumam estar presentes. O líquido sinovial não é de natureza inflamatória. A sinóvia mostra uma proliferação leve a moderada das células de revestimento contendo ferro, fibrose e alguma infiltração de células mononucleares. Em aproximadamente 50% dos pacientes, há evidências de doença por deposição de pirofosfato de cálcio, e alguns pacientes, posteriormente na evolução da doença, apresentam episódios de artrite aguda por pirofosfato de cálcio (Cap. 372). O diagnóstico precoce é sugerido pela elevada saturação da transferrina sérica, que é mais sensível do que a elevação dos níveis de ferritina.

O ferro pode lesionar a cartilagem articular de várias maneiras. Ele catalisa a peroxidação lipídica que depende de superóxido, o que pode desempenhar um papel proeminente na lesão articular. Em modelos animais, foi mostrado que o ferro férrico interfere na formação de colágeno e aumenta a liberação das enzimas lisossômicas pelas células na membrana sinovial. Ele também inibe a pirofosfatase do tecido sinovial *in vitro* e, portanto, pode inibi-la também *in vivo*, resultando em condrocalcinose.

TRATAMENTO

Artropatia da hemocromatose

O tratamento da hemocromatose consiste em flebotomias repetidas. Lamentavelmente, esse tratamento exerce pouco efeito na artrite estabelecida, a qual, juntamente com a condrocalcinose, pode evoluir. O tratamento sintomático da artrite é a administração de paracetamol e de agentes anti-inflamatórios não esteroides (AINEs), conforme tolerados. As crises agudas de artropatia por pirofosfato de cálcio são tratadas com altas doses de um AINE ou por um ciclo curto de glicocorticoides. A colchicina em dose baixa pode ser eficaz na limitação do número de exacerbações. A artroplastia total do quadril ou do joelho é bem-sucedida na doença em fase avançada.

ARTROPATIA HEMOFÍLICA

A hemofilia é um distúrbio genético recessivo ligado ao sexo, que se caracteriza pela ausência ou deficiência do fator VIII (hemofilia A, ou hemofilia clássica) ou do fator IX (hemofilia B, ou doença de Christmas) (Cap. 116). A hemofilia A constitui 85% dos casos. A hemartrose espontânea é um problema comum em ambos os tipos de hemofilia e pode dar origem a uma artrite deformante crônica. A frequência e a gravidade da hemartrose estão relacionadas com o grau de deficiência dos fatores da coagulação. A hemartrose não é comum em outros distúrbios da coagulação, como a doença de von Willebrand, a deficiência do fator V, a terapia com varfarina ou a trombocitopenia.

A hemartrose surge depois de 1 ano de idade, quando a criança começa a andar e a correr. Em ordem de frequência, as articulações mais afetadas são joelhos, tornozelos, cotovelos, ombros e quadris. As pequenas articulações das mãos e dos pés são acometidas ocasionalmente.

No estágio inicial da artropatia, a hemartrose produz uma articulação quente, com edema tenso e dolorido. O paciente mantém a articulação afetada em flexão e protegida contra qualquer movimento. O sangue na articulação continua líquido devido à ausência dos fatores intrínsecos da coagulação, assim como de tromboplastina tecidual na sinóvia. O sangue sinovial sofre reabsorção no decorrer de um período ≥ 1 semana; o intervalo preciso depende do tamanho da hemartrose. Em geral, a função articular retorna ao normal ou a seus níveis basais em cerca de 2 semanas. A hemartrose pode ser acompanhada de pequena elevação da temperatura, porém a presença de febre > 38,3 °C justifica uma consideração quanto à possibilidade de infecção.

A hemartrose recorrente pode resultar em artropatia fibrótica não inflamatória crônica. As articulações afetadas continuam edemaciadas, e surgem deformidades em flexão que prejudicam a função. O movimento articular restrito ou a frouxidão com subluxação constituem uma característica da doença em estágio terminal.

O sangramento para o interior de um músculo ou de um tecido mole também causa disfunção musculoesquelética. Quando ocorre sangramento para dentro do músculo iliopsoas, o quadril é mantido em flexão devido à dor, resultando em contratura em flexão dessa articulação. A rotação do quadril é preservada, o que diferencia esse problema da hemartrose ou de outras causas de sinovite do quadril. A expansão do hematoma pode exercer pressão sobre o nervo femoral, resultando em uma neuropatia femoral. A hemorragia para um espaço compartimental fechado, como o compartimento da panturrilha ou volar do antebraço, pode resultar em necrose muscular, neuropatia e deformidades em flexão dos tornozelos, dos punhos e dos dedos das mãos. Quando o sangramento acomete o periósteo ou o osso, forma-se um pseudotumor doloroso. Esses pseudotumores ocorrem distalmente aos cotovelos ou aos joelhos em crianças e melhoram com o tratamento da hemofilia. A remoção cirúrgica está indicada quando o pseudotumor continua aumentando de volume. Em adultos, os pseudotumores ocorrem no fêmur e na pelve e, em geral, são refratários ao tratamento. Quando o sangramento ocorre no músculo, poderão formar-se cistos musculares. A aspiração por agulha de um cisto está contraindicada, visto que esse procedimento pode induzir maior sangramento; todavia, se o cisto se tornar secundariamente infectado, pode ser necessária a realização de drenagem (após a repleção do fator).

A artrite séptica é rara na hemofilia, e é difícil diferenciá-la da hemartrose aguda pelo exame físico. Se houver forte suspeita de articulação infectada, deve ser aspirada imediatamente, o líquido deve ser levado para culturas, e deve-se iniciar o tratamento com antibióticos de amplo espectro, com cobertura contra microrganismos que incluem o *Staphylococcus*, até a obtenção dos resultados de cultura. A deficiência de fatores da coagulação deve ser corrigida antes da artrocentese, a fim de minimizar o risco de sangramento traumático. É importante observar que a febre de baixo grau pode ocorrer em casos de hemartrose aguda.

As radiografias das articulações refletem o estágio da doença. Nos estágios iniciais, existe distensão da cápsula; a seguir, constata-se osteopenia justa-articular, erosões marginais e cistos subcondrais. Posteriormente na evolução da doença, o espaço articular torna-se estreitado, e ocorre crescimento ósseo excessivo semelhante ao da osteoartrite.

TRATAMENTO
Hemartrose

O tratamento do sangramento musculoesquelético é iniciado com a infusão imediata dos fatores VIII ou IX ao primeiro sinal de hemorragia articular ou muscular. Os pacientes que tenham desenvolvido inibidores dos fatores correm maior risco de lesão articular e podem beneficiar-se da administração de fator VII ativado recombinante ou de concentrado de complexo protrombínico ativado. A articulação deve ser colocada em repouso, em uma posição de extensão forçada, quando tolerado, para evitar a ocorrência de contratura. Deve-se fornecer analgesia, evitando o uso de AINEs não seletivos, os quais podem diminuir a função plaquetária. Os inibidores seletivos da ciclo-oxigenase 2 não interferem na função plaquetária, embora ainda se devam considerar os riscos cardiovasculares e gastrintestinais. A sinovectomia – aberta ou artroscópica – pode ser tentada em pacientes com proliferação sinovial sintomática crônica e hemartrose recorrente, embora a sinóvia hipertrofiada seja altamente vascularizada e sujeita a sangramento. Ambos os tipos de sinovectomia reduzem o número de hemartroses. Entretanto, a sinovectomia cirúrgica aberta está associada a alguma perda de amplitude de movimento. Ambas exigem profilaxia vigorosa contra o sangramento. A radiossinovectomia, tanto com silicato de ítrio-90 quanto com coloide de fósforo-31, demonstrou ser eficaz e pode ser tentada quando a sinovectomia cirúrgica não é possível. A artroplastia total está indicada em caso de destruição acentuada da articulação com dor incapacitante.

ARTROPATIAS ASSOCIADAS A HEMOGLOBINOPATIAS

Anemia falciforme A doença falciforme (Cap. 98) está associada a diversas anormalidades musculoesqueléticas (Tab. 374-1). As crianças com menos de 5 anos de idade podem desenvolver edema difuso, hipersensibilidade e calor das mãos e dos pés, com duração de 1 a 3 semanas. Essa condição, denominada *dactilite falciforme* ou *síndrome mão-pé*, foi observada também na talassemia falciforme. Admite-se que a dactilite resulta do infarto da medula óssea e do osso cortical que evolui para periostite e edema dos tecidos moles. As radiografias mostram elevação periosteal, formação de osso novo subperiosteal e áreas de radiotransparência e maior densidade envolvendo os metacarpos, os metatarsos e as falanges proximais. Essas alterações ósseas desaparecem após alguns meses. A síndrome deixa pouca ou nenhuma lesão residual. Tendo em vista que a hematopoiese cessa com a idade nos pequenos ossos das mãos e dos pés, a síndrome raramente é observada depois dos 5 anos de idade.

A crise falciforme está associada à dor periarticular e, em certas ocasiões, a derrames articulares. A articulação e a área periarticular ficam quentes e hipersensíveis. Joelhos e cotovelos são afetados mais frequentemente, porém outras articulações também podem ser acometidas. Os derrames articulares não costumam ser de natureza inflamatória. O infarto sinovial agudo pode causar derrame estéril, com contagens elevadas de neutrófilos no líquido sinovial. As biópsias sinoviais mostraram ligeira proliferação das células de revestimento e trombose microvascular com infartos. Os exames cintilográficos evidenciam uma menor captação medular nas áreas adjacentes à articulação afetada. O tratamento para a crise falciforme é descrito de modo detalhado no Capítulo 98.

Os pacientes com doença falciforme estão predispostos à osteomielite, que acomete comumente os ossos longos tubulares (Cap. 131); *Salmonella* é uma causa particularmente comum (Cap. 165). As radiografias do local acometido revelam inicialmente elevação periosteal, com ruptura subsequente do córtex. O tratamento da infecção resulta em cicatrização da lesão óssea. Além disso, pode ocorrer infarto ósseo resultante de vaso-oclusão secundária à falcização das hemácias, sendo a causa da dor óssea na crise falciforme. Ocorre também infarto ósseo na doença falciforme e na talassemia falciforme (Cap. 98). Nas crianças, o infarto do disco de crescimento epifisário interfere no crescimento normal da extremidade afetada. Ao exame radiográfico, o infarto da cortical resulta em elevação periosteal e espessamento irregular da cortical do osso. O infarto na medula óssea resulta em lise, fibrose e formação de osso novo. A distinção clínica entre osteomielite e infartos ósseos pode ser difícil, e o exame de imagem pode ser útil.

Ocorre necrose avascular da cabeça do fêmur em cerca de 5% dos pacientes. É também observada na cabeça do úmero e menos comumente na parte distal do fêmur, côndilos da tíbia, parte distal do rádio, corpos vertebrais e outras áreas justa-articulares. A irregularidade da cabeça femoral e de outras superfícies articulares frequentemente resulta em doença articular degenerativa. As radiografias podem mostrar uma densidade e radiotransparência irregular seguidas por achatamento do osso. A ressonância magnética (RM) é uma técnica sensível para detectar a necrose avascular precoce, assim como o infarto ósseo em outros locais. A substituição total do quadril e a colocação de próteses em outras articulações podem melhorar a função e aliviar a dor articular nesses pacientes.

Em certas ocasiões, observa-se a ocorrência de artrite séptica na doença falciforme (Cap. 130). Múltiplas articulações podem ser infectadas. A infecção articular pode resultar de bacteriemia, devido à disfunção esplênica, ou de osteomielite contígua. Os microrganismos mais comuns incluem *Staphylococcus aureus*, *Streptococcus* e *Salmonella*. *Salmonella* não provoca artrite séptica com tanta frequência quanto provoca osteomielite. A artrite gotosa aguda é incomum na doença falciforme, apesar de 40% dos pacientes serem hiperuricêmicos. Todavia, pode ocorrer em pacientes nos quais geralmente não se espera a ocorrência de gota (indivíduos jovens, mulheres). A hiperuricemia é decorrente da superprodução de ácido úrico secundária à maior renovação das hemácias, bem como à excreção renal não ideal. As crises podem ser poliarticulares, e deve-se efetuar uma artrocentese diagnóstica para diferenciar a infecção da gota ou do infarto sinovial.

A hiperplasia da medula óssea na doença falciforme resulta em alargamento das cavidades medulares, adelgaçamento das corticais e trabeculações grosseiras e escavações centrais dos corpos vertebrais. Essas

TABELA 374-1 ■ Anormalidades musculoesqueléticas na doença falciforme

Dactilite falciforme	Necrose avascular
Derrames articulares na crise falciforme	Alterações ósseas secundárias à hiperplasia medular
Osteomielite	Artrite séptica
Infarto ósseo	Artrite gotosa
Infarto da medula óssea	Infarto sinovial

mudanças são observadas também em menor grau na doença falciforme e na talassemia falciforme. Nos indivíduos normais, a medula vermelha fica localizada principalmente no esqueleto axial, porém, na doença falciforme, essa medula é encontrada nos ossos dos membros e até mesmo nos ossos do tarso e do carpo. A compressão vertebral pode resultar em cifose dorsal, e o amolecimento do osso no acetábulo pode resultar em protrusão acetabular.

Talassemia A β-talassemia é um distúrbio congênito da síntese de hemoglobina, que se caracteriza pelo comprometimento na produção de cadeias β (Cap. 98). Ocorrem anormalidades ósseas e articulares na β-talassemia, sendo mais comuns nos grupos *major* e *intermédia*. Em um estudo, cerca de 50% dos pacientes com β-talassemia tinham evidências de artropatia simétrica em tornozelos com início na segunda ou terceira décadas de vida. O grau de dor no tornozelo desses pacientes foi variado. Alguns pacientes experimentaram dor autolimitada em tornozelos ocorrendo apenas após atividade física extenuante e com duração de vários dias ou semanas, enquanto outros tinham dor crônica nos tornozelos, a qual piorava ao caminhar. A compressão do tornozelo, do calcâneo ou do antepé produziu dor em alguns pacientes. O líquido sinovial de dois pacientes foi de natureza não inflamatória. As radiografias do tornozelo mostraram osteopenia, alargamento dos espaços medulares, córtex fino e trabeculações grosseiras como resultado da expansão da medula óssea. O espaço articular estava preservado. Amostras de osso de três pacientes revelaram osteomalácia, osteopenia e microfraturas. Foi observada a presença de números aumentados de osteoblastos, bem como focos aumentados de reabsorção óssea, na superfície do osso. Uma coloração produzida pelo ferro foi observada nas trabéculas ósseas, no osteoide e na linha de cemento. A sinóvia mostrou hiperplasia das células de revestimento, que continham depósitos de hemossiderina. Essa artropatia foi considerada como relacionada com a patologia óssea subjacente. O papel da sobrecarga de ferro ou do metabolismo ósseo anormal na patogênese dessa artropatia é desconhecido. A artropatia foi tratada com analgésicos e talas. Os pacientes também receberam transfusões para diminuir a hematopoiese e a expansão da medula óssea.

Em pacientes com β-talassemia *major* e β-talassemia *intermédia*, outras articulações também podem ser acometidas, incluindo joelhos, quadris e ombros. A hemocromatose adquirida com artropatia foi descrita em um paciente com talassemia. Podem ocorrer artrite gotosa e artrite séptica. A necrose avascular não é uma característica da talassemia, pois não há falcização das hemácias que possa resultar em trombose e infarto.

A β-talassemia *minor* (também conhecida como *traço de β-talassemia*) também está associada a manifestações articulares. Foi descrita a ocorrência de oligoartrite soronegativa crônica que afeta predominantemente tornozelos, punhos e cotovelos; os pacientes afetados apresentaram sinovite persistente discreta, sem grandes derrames nem erosões articulares. Foram também relatados episódios recorrentes de artrite assimétrica aguda; os episódios duram < 1 semana e podem acometer joelhos, tornozelos, ombros, cotovelos, punhos e articulações metacarpofalângicas. O mecanismo subjacente dessa artropatia não é conhecido. O tratamento com AINEs não é particularmente efetivo.

DISTÚRBIOS MUSCULOESQUELÉTICOS ASSOCIADOS À HIPERLIPIDEMIA

(Ver também Cap. 407) As manifestações musculoesqueléticas ou cutâneas podem ser a primeira indicação clínica de distúrbio hereditário específico do metabolismo das lipoproteínas. Os pacientes com hipercolesterolemia familiar (denominada previamente de *hiperlipoproteinemia tipo II*) podem ter uma poliartrite migratória recorrente que acomete os joelhos e outras grandes articulações periféricas e, em menor grau, as pequenas articulações periféricas. A dor varia de moderada a incapacitante. As articulações acometidas podem ficar quentes, eritematosas, edemaciadas e hipersensíveis. Em geral, a artrite tem início súbito, dura poucos dias a 2 semanas e não acarreta dano articular. O líquido sinovial das articulações acometidas não é de natureza inflamatória e contém poucos leucócitos e nenhum cristal. Na verdade, o acometimento articular representa uma periartrite inflamatória ou uma peritendinite, e não uma artrite verdadeira. A natureza transitória e recorrente da artrite pode sugerir gota aguda ou febre reumática, principalmente porque os pacientes com hiperlipoproteinemia podem demonstrar uma velocidade de hemossedimentação elevada e títulos aumentados de antiestreptolisina O (estes últimos são muito comuns). Os ataques de tendinite, incluindo os grandes tendões do calcâneo e patelar, podem instalar-se gradualmente e durar apenas alguns dias, ou podem ser agudos, conforme descrito anteriormente. Os pacientes podem ficar assintomáticos entre os ataques. A tendinite do calcâneo e outras manifestações articulares precedem, com frequência, o aparecimento de xantomas e podem ser a primeira indicação clínica de hiperlipoproteinemia. Podem ocorrer crises de tendinite após o tratamento com um fármaco hipolipemiante. Com o passar do tempo, os pacientes podem desenvolver xantomas tendinosos nos tendões do calcâneo, patelar e extensores das mãos e dos pés. Os xantomas foram relatados também no tendão fibular, na aponeurose plantar e no periósteo que recobre a tíbia distal, onde se localizam dentro das fibras tendíneas. Os xantomas tuberosos são massas subcutâneas moles localizadas sobre as superfícies extensoras dos cotovelos, dos joelhos e das mãos, assim como sobre as nádegas. Eles aparecem durante a infância em pacientes homozigotos e após os 30 anos de idade em pacientes heterozigotos. Os pacientes com níveis plasmáticos elevados de lipoproteína de densidade muito baixa (VLDL, do inglês *very low-density lipoprotein*) e dos triglicerídeos (anteriormente denominada *hiperlipoproteinemia tipo IV*) podem ter também uma ligeira artrite inflamatória que afeta as grandes e pequenas articulações periféricas, em geral seguindo um padrão assimétrico, com comprometimento de apenas algumas articulações de cada vez. Em geral, o início da artrite se dá entre 40 e 65 anos. A artrite pode ser persistente ou recorrente, com episódios que duram alguns dias ou semanas. Pode-se observar também a presença de hipersensibilidade e dor articular intensa, rigidez matinal e hiperestesia periarticular, assim como espessamento sinovial. O líquido articular, em geral, não é inflamatório e carece de cristais, mas pode evidenciar contagens aumentadas de leucócitos com predominância de células mononucleares. As radiografias podem revelar osteopenia justa-articular e lesões císticas. Foram observados grandes cistos ósseos em alguns pacientes. Xantomas e cistos ósseos são observados também em outros distúrbios lipoproteicos. A patogênese da artrite nos pacientes com hipercolesterolemia familiar ou com níveis elevados de VLDL e de triglicerídeos não é bem compreendida. Os AINEs ou os analgésicos em geral proporcionam alívio adequado dos sintomas quando usados conforme a necessidade.

Pode-se observar melhora clínica em pacientes tratados com agentes hipolipemiantes; entretanto, os pacientes tratados com um inibidor da hidroximetilglutaril-coenzima A (HMG-CoA)-redutase podem apresentar mialgias, e alguns desenvolvem miopatia, miosite ou até mesmo rabdomiólise. Os pacientes que desenvolvem miosite durante a terapia com estatinas podem ser suscetíveis a esse efeito colateral, devido a um distúrbio muscular subjacente, e devem ser reavaliados após a interrupção do fármaco. Exames para autoanticorpos anti-3-hidróxi-3-metilglutaril-CoA-redutase (HMGCR) em pacientes com enzimas musculares elevadas em tratamento podem identificar pacientes com miopatia autoimune necrosante induzida por estatinas. Também foi relatada a ocorrência de miosite com o uso de niacina (Cap. 365), embora seja menos comum do que as mialgias.

As síndromes musculoesqueléticas não foram claramente associadas às hiperlipidemias mistas mais comuns observadas na prática geral.

OUTRAS ARTRITES

DOENÇA ARTICULAR NEUROPÁTICA

A doença articular neuropática (articulação de Charcot) é uma artrite destrutiva progressiva associada à perda da sensibilidade à dor, da propriocepção ou de ambas. Os reflexos musculares normais que modulam o movimento articular estão comprometidos. Sem esses mecanismos protetores, as articulações estão sujeitas a traumatismos repetidos, resultando em lesão progressiva da cartilagem e do osso. Hoje, o diabetes melito é a causa mais frequente de doença articular neuropática (Fig. 374-1). Vários outros distúrbios estão associados à artrite neuropática, incluindo *tabes dorsalis*, hanseníase, bouba, siringomielia, meningomielocele, indiferença congênita à dor, atrofia muscular fibular (doença de Charcot-Marie-Tooth) e amiloidose. Foi relatada uma artrite semelhante à doença articular neuropática em pacientes que receberam injeções intra-articulares de glicocorticoides, mas trata-se de uma complicação rara e que não foi observada em uma série de pacientes com osteoartrite do joelho aos quais foram administradas injeções intra-articulares de glicocorticoides a cada 3 meses, durante 2 anos. A distribuição do acometimento articular depende do distúrbio neurológico subjacente (Tab. 374-2). Na *tabes dorsalis*, os joelhos, os quadris e os tornozelos são mais acometidos; na siringomielia, a articulação do ombro, o cotovelo e o punho; e, no diabetes melito, as articulações do tarso e tarsometatarsais são mais acometidas.

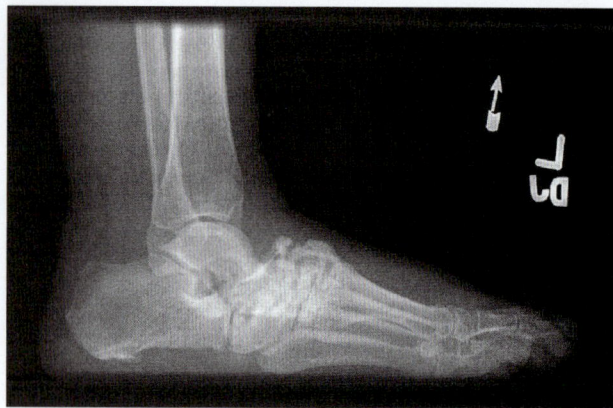

FIGURA 374-1 **Artropatia de Charcot associada ao diabetes melito.** Radiografia lateral do pé demonstrando perda completa do arco em virtude da fragmentação óssea e da luxação da parte média do pé. *(Cortesia de Andrew Neckers, MD, e Jean Schils, MD; com permissão.)*

PATOLOGIA E FISIOPATOLOGIA

As alterações patológicas na articulação neuropática são semelhantes às observadas na articulação osteoartrítica grave. Existe fragmentação e eventual perda da cartilagem articular com osteosclerose do osso subjacente. São encontrados osteófitos nas margens articulares. Com a doença mais avançada, surgem erosões na superfície articular. Pode-se verificar a presença de fraturas, osso desvitalizado, corpos livres intra-articulares e fragmentos microscópicos de cartilagem e de osso.

Admite-se que pelo menos dois mecanismos subjacentes participam na patogênese da artrite neuropática. Um sistema nervoso autônomo anormal é considerado responsável pelo fluxo sanguíneo desregulado para a articulação, com reabsorção óssea subsequente. A perda óssea, particularmente no pé diabético, pode ser o achado inicial. Com o desaparecimento da dor profunda, da propriocepção e dos reflexos neuromusculares protetores, a articulação estará sujeita a microtraumatismos repetidos, resultando em lacerações ligamentares e fraturas ósseas. Acredita-se que a lesão que ocorre após injeções intra-articulares frequentes de glicocorticoides seja decorrente do efeito analgésico desses fármacos, levando a uma utilização excessiva de uma articulação já lesionada; o resultado é o dano acelerado da cartilagem, embora a lesão da cartilagem induzida por esteroides seja mais comum em algumas espécies animais do que nos seres humanos. Ainda não foi elucidado por que apenas alguns pacientes com neuropatia desenvolvem artrite neuropática clinicamente evidente.

MANIFESTAÇÕES CLÍNICAS

A doença articular neuropática começa geralmente em uma única articulação e, a seguir, torna-se aparente em outras articulações, dependendo do distúrbio neurológico subjacente. A articulação acometida aumenta progressivamente, em consequência do crescimento ósseo excessivo e do derrame sinovial. Corpos livres podem ser palpados na cavidade articular. Instabilidade articular, subluxação e crepitação ocorrem com a progressão da doença. As articulações neuropáticas podem desenvolver-se rapidamente, e uma articulação totalmente desorganizada com múltiplos fragmentos ósseos pode evoluir dentro de semanas ou meses. A intensidade da dor apresentada pelo paciente é menor do que a prevista pelo grau de lesão articular. Os pacientes podem apresentar dor articular súbita, em virtude de fraturas intra-articulares dos osteófitos ou dos côndilos.

A artrite neuropática é observada com mais frequência em pacientes com diabetes melito, com incidência de cerca de 0,5%. O início da doença é normalmente observado com ≥ 50 anos de idade em um paciente portador de diabetes melito há vários anos, embora existam exceções. As articulações do tarso e tarsometatarsais são mais frequentemente acometidas, seguidas das articulações metatarsofalângicas e talotibiais. Os joelhos e a coluna vertebral são acometidos em certas ocasiões. Com frequência, os pacientes atribuem o início da dor no pé a um traumatismo antecedente, como torção. Pode ocorrer rápido desenvolvimento de alterações neuropáticas após fratura ou luxação do pé. Com frequência, ocorre edema do pé e do tornozelo. O colapso inferior dos ossos do tarso resulta em convexidade da região plantar, que recebe a designação de "pé oscilante". Os grandes osteófitos podem fazer protrusão a partir da parte superior do pé. As calosidades se formam com frequência sobre as cabeças dos metatarsos e podem dar origem a úlceras infectadas e osteomielite. Nunca é demais enfatizar o valor de dispositivos protetores e ortopédicos, bem como do exame regular dos pés. As radiografias podem mostrar reabsorção e afunilamento dos ossos metatársicos distais. O termo *fratura-luxação de Lisfranc* é utilizado ocasionalmente para descrever as alterações destrutivas nas articulações tarsometatarsais.

DIAGNÓSTICO

O diagnóstico de artrite neuropática baseia-se nas manifestações clínicas e nos achados radiográficos característicos em um paciente com neuropatia sensorial subjacente. O diagnóstico diferencial da artrite neuropática depende da gravidade do processo e inclui osteomielite, necrose avascular, osteoartrite avançada, fraturas de estresse e doença por deposição de pirofosfato de cálcio. Na artrite neuropática, as radiografias revelam, inicialmente, alterações de osteoartrite, com estreitamento do espaço articular, esclerose do osso subcondral, osteófitos e derrames articulares; posteriormente, ocorrem alterações destrutivas e hipertróficas acentuadas. Pode ser difícil diferenciar os achados radiográficos da artrite neuropática daqueles da osteomielite, principalmente no pé diabético. As margens articulares em uma articulação neuropática tendem a ser distintas, ao passo que, na osteomielite, elas são imprecisas. Os exames de imagem podem ser úteis, porém as culturas do tecido da articulação são frequentemente necessárias para excluir a osteomielite. A RM e as cintilografias ósseas utilizando leucócitos e imunoglobulina G marcados com índio-111, que mostrarão maior captação na osteomielite, porém não em uma articulação neuropática, podem ser úteis. Uma cintilografia óssea com tecnécio não diferenciará a osteomielite da artrite neuropática, pois a captação aumentada é observada em ambas. O líquido articular na artrite neuropática é de natureza não inflamatória. Pode ser xantocrômico ou até mesmo sanguinolento e pode conter fragmentos de sinóvia, cartilagem e osso. O achado de cristais de pirofosfato di-hidrato de cálcio sustenta o diagnóstico de artropatia induzida por cristais. Na ausência desses cristais, um número aumentado de leucócitos pode indicar osteomielite.

TRATAMENTO
Doença articular neuropática

O foco primário do tratamento é estabilizar a articulação. O tratamento do distúrbio subjacente, até mesmo quando bem-sucedido, em geral não afeta a doença articular estabelecida. As órteses e talas são úteis. Seu uso exige vigilância rigorosa, visto que os pacientes podem ser incapazes de reconhecer a pressão exercida por uma órtese inadequadamente ajustada. No paciente diabético, o reconhecimento precoce e o tratamento do pé de Charcot – proibição de sustentação do peso pelo pé durante pelo menos 8 semanas – possivelmente podem prevenir o desenvolvimento de doença grave. A fusão de uma articulação instável pode aprimorar a função e reduzir a dor, porém a ausência de consolidação é frequente, principalmente quando a imobilização da articulação é inadequada.

OSTEOARTROPATIA HIPERTRÓFICA E BAQUETEAMENTO DIGITAL

A osteoartropatia hipertrófica (OAH) caracteriza-se por baqueteamento digital e, nos estágios mais avançados, por formação de osso novo periosteal e derrames sinoviais. A OAH pode ser primária ou familiar e pode começar na infância. A OAH secundária está associada a neoplasias malignas intratorácicas, doença pulmonar supurativa e algumas doenças pulmonares hipoxêmicas, cardiopatia congênita e vários outros distúrbios. O baqueteamento é quase sempre uma característica da OAH, mas também pode ocorrer como achado isolado **(Fig. 374-2)**. A presença isolada de baqueteamento digital pode ser congênita, ou pode representar um estágio inicial, ou um elemento no espectro da OAH. O baqueteamento adquirido isolado possui o mesmo significado clínico do baqueteamento associado à periostite.

TABELA 374-2 ■ Distúrbios associados à doença articular neuropática	
Diabetes melito	Amiloidose
Tabes dorsalis	Hanseníase
Meningomielocele	Indiferença congênita à dor
Siringomielia	Atrofia muscular fibular

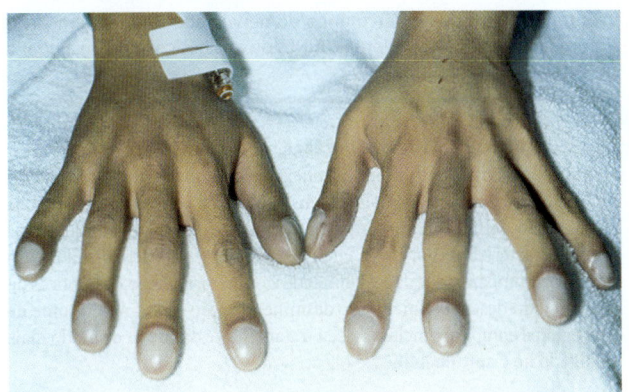

FIGURA 374-2 **Baqueteamento digital.** *(Fotografia de Alan B. Storrow, MD.)*

Patologia e fisiopatologia da OAH adquirida Na OAH, as alterações ósseas nas extremidades distais começam como periostite seguida de formação de osso novo. Nesse estágio, pode ser observada uma área radiotransparente entre o osso novo periosteal e a cortical subjacente. Com a progressão desse processo, ocorre deposição de múltiplas camadas de osso novo, que se tornam contíguas com o córtex, resultando em espessamento cortical. A porção externa do osso possui aparência laminada, com uma superfície irregular. Inicialmente, o processo de formação de osso novo periosteal envolve as diáfises proximais e distais da tíbia, da fíbula, do rádio e da ulna e, menos frequentemente, do fêmur, do úmero, dos ossos metacarpais, metatársicos e falanges. Ocasionalmente, escápulas, clavículas, costelas e ossos pélvicos também são afetados. As membranas interósseas adjacentes podem sofrer ossificação. A distribuição das manifestações ósseas geralmente é bilateral e simétrica. Os tecidos moles que recobrem o terço distal dos braços e das pernas podem ficar espessados. A proliferação de tecido conectivo ocorre no leito ungueal e no coxim volar dos dedos, conferindo às falanges distais um aspecto de baqueta de tambor. Os pequenos vasos sanguíneos nos dedos em baqueteamento são dilatados e possuem paredes espessadas. Além disso, aumenta o número de anastomoses arteriovenosas.

Foram sugeridas várias teorias para a patogênese da OAH, porém muitas foram refutadas ou não conseguiram explicar o desenvolvimento da condição em todos os distúrbios clínicos associados à OAH. As teorias neurogênicas e humorais propostas previamente não são mais consideradas explicações plausíveis para a OAH. Os estudos realizados sugerem um papel para as plaquetas no desenvolvimento da OAH. Foi observado que os megacariócitos e as grandes partículas de plaquetas presentes na circulação venosa são fragmentados em sua passagem pelo pulmão normal. Nos pacientes com cardiopatia congênita cianótica e em outros distúrbios associados a *shunts* da direita para a esquerda, essas grandes partículas plaquetárias não passam pelo pulmão e alcançam as extremidades distais, em que podem interagir com as células endoteliais. A ativação das plaquetas e células endoteliais na porção distal dos membros pode resultar na liberação do fator de crescimento derivado de plaquetas (PDGF, do inglês *platelet-derived growth factor*) e de outros fatores que levam à proliferação do tecido conectivo e periósteo. A estimulação dos fibroblastos pelo PDGF e pelo fator de crescimento transformador β resulta em crescimento celular e síntese do colágeno. Os níveis plasmáticos elevados do antígeno do fator de von Willebrand foram encontrados em pacientes tanto com a forma primária quanto com a forma secundária de OAH, indicando ativação e lesão endoteliais. Anormalidades da síntese do colágeno foram demonstradas na pele afetada dos pacientes com OAH primária. Outros fatores estão, sem dúvida alguma, envolvidos na patogênese da OAH, e são necessários mais estudos para elucidar esse distúrbio.

Manifestações clínicas A OAH primária ou familiar, também denominada *paquidermoperiostite* ou *síndrome de Touraine-Solente-Golé*, costuma começar insidiosamente durante a puberdade. Em uma proporção menor de pacientes, o início é observado no primeiro ano de vida. O distúrbio é herdado como traço autossômico dominante, com expressão variável, e é 9 vezes mais comum entre meninos do que em meninas. Cerca de um terço dos pacientes possuem uma história familiar de OAH primária.

A OAH primária caracteriza-se por baqueteamento, periostite e características incomuns da pele. Um pequeno número de pacientes com essa síndrome não expressa o baqueteamento digital. As alterações cutâneas e a periostite são elementos proeminentes dessa síndrome. A pele fica espessa e áspera. Surgem pregas nasolabiais profundas, e a fronte pode ficar enrugada. Os pacientes podem ter pálpebras de aspecto pesado e ptose. Com frequência, a pele fica oleosa e pode haver transpiração excessiva nas mãos e nos pés. Os pacientes também podem apresentar acne vulgar, seborreia e foliculite. Em uns poucos pacientes, a pele sobre o couro cabeludo fica muito espessa e corrugada, característica que recebeu a designação descrita de *cutis verticis gyrata*. As partes distais dos membros, particularmente as pernas, sofrem espessamento em consequência da proliferação de novo osso e tecidos moles; quando o processo é extenso, as partes distais dos membros inferiores assemelham-se às de um elefante. Não é comum a periostite ser dolorosa, mas isso pode acontecer na OAH secundária. O baqueteamento dos dedos das mãos pode ser extenso, produzindo grandes deformidades bulbiformes e perda da destreza. O baqueteamento afeta também os dedos dos pés. Os pacientes podem apresentar dor articular e periarticular, particularmente nos tornozelos e nos joelhos, e o movimento articular pode estar ligeiramente restrito, em virtude do crescimento ósseo periarticular excessivo. Derrames não inflamatórios ocorrem nos punhos, nos joelhos e nos tornozelos. Não se observa hipertrofia sinovial. As anormalidades associadas observadas nos pacientes com OAH primária incluem gastropatia hipertrófica, falência da medula óssea, distribuição dos pelos pubianos no padrão feminino, ginecomastia e defeitos na sutura craniana. Nos pacientes com OAH primária, os sintomas desaparecem quando é alcançada a vida adulta.

A OAH secundária a uma doença subjacente ocorre mais frequentemente que a OAH primária. Acompanha grande variedade de distúrbios e pode preceder em vários meses as características clínicas do distúrbio associado. O baqueteamento é mais frequente que a síndrome plena de OAH nos pacientes com enfermidades associadas. Levando em consideração que o baqueteamento digital evolui ao longo de vários meses e costuma ser assintomático, com bastante frequência será reconhecido primeiro pelo médico, e não pelo paciente. Os pacientes podem experimentar uma sensação de queimação nas pontas dos dedos das mãos. O baqueteamento digital caracteriza-se pelo alargamento das pontas digitais, aumento de volume do coxim volar distal, convexidade do contorno ungueal e desaparecimento do ângulo normal de 15° entre a unha proximal e a cutícula. A espessura do dígito na base da unha é maior que a espessura ao nível da articulação interfalângica distal. Uma mensuração objetiva do baqueteamento digital pode ser feita determinando-se o diâmetro na base da unha e ao nível da articulação interfalângica distal de todos os 10 dígitos. Existe baqueteamento digital quando a soma das razões dos dígitos individuais for > 10. À cabeceira do paciente, o baqueteamento digital pode ser reconhecido, solicitando-se ao paciente que coloque a superfície dorsal das falanges distais dos quartos dedos juntos, com as unhas em oposição recíproca. Normalmente, uma área aberta é visível entre as bases das unhas em oposição; quando existe baqueteamento digital, esse espaço aberto deixa de ser visível. A base da unha transmite uma sensação esponjosa quando comprimida, e a unha pode ser deslocada facilmente sobre seu leito. Quando o baqueteamento digital é avançado, o dedo pode adquirir o aspecto de uma baqueta de tambor, e a articulação interfalângica distal pode ficar hiperestendida. O acometimento periosteal nas extremidades distais pode produzir dor em queimação ou de localização profunda. A dor, que pode ser muito incapacitante, é agravada pela posição de declive e aliviada pela elevação dos membros afetados. A pressão aplicada sobre a parte distal dos antebraços e das pernas ou a percussão suave dos ossos longos distais, como a tíbia, podem produzir bastante dor.

Os pacientes podem apresentar dor articular, na maioria das vezes nos tornozelos, nos punhos e nos joelhos. Podem existir derrames articulares, mas eles têm natureza não inflamatória. As pequenas articulações das mãos são afetadas apenas raramente. A dor intensa articular ou dos ossos longos pode ser o sintoma inicial de uma doença maligna pulmonar subjacente e pode preceder o aparecimento do baqueteamento digital. Além disso, a progressão da OAH tende a ser mais rápida quando associada a doenças malignas, mais particularmente o carcinoma broncogênico. Podem ocorrer derrames não inflamatórios do joelho, porém com dor de intensidade variável antes do aparecimento do baqueteamento e de sintomas de periostite distal. Diferentemente da OAH primária, a OAH secundária comumente não apresenta sudorese excessiva e oleosidade da pele nem espessamento da pele facial.

A OAH ocorre em 5 a 10% dos pacientes com doenças malignas intratorácicas, com as mais comuns sendo o carcinoma broncogênico e os tumores pleurais **(Tab. 374-3)**. As metástases pulmonares raramente causam OAH. A OAH também é observada em pacientes com infecções intratorácicas,

TABELA 374-3 ■ Distúrbios associados à osteoartropatia hipertrófica

Pulmonares
  Carcinoma broncogênico e outras neoplasias
  Abscessos pulmonares, empiema, bronquiectasia
  Pneumonite intersticial crônica
  Fibrose cística
  Sarcoidose
Gastrintestinais
  Doença inflamatória intestinal
  Doença celíaca
  Neoplasias do esôfago, do fígado, do intestino
Cardiovasculares
  Cardiopatia congênita cianótica
  Endocardite bacteriana subaguda
Enxertos arteriais infectados[a]
Aneurisma da aorta[b]
Aneurisma de grandes artérias dos membros[a]
Ducto arterioso persistente[b]
Fístula arteriovenosa de grandes vasos dos membros[a]
Acropatia tireóidea
Hipertireoidismo (doença de Graves)

[a]Acometimento unilateral. [b]Acometimento bilateral dos membros inferiores.

incluindo abscessos pulmonares, empiema e bronquiectasia, porém é incomum na tuberculose pulmonar. A OAH pode acompanhar a pneumonite intersticial crônica, a sarcoidose e a fibrose cística. Nesta última, o baqueteamento digital é mais comum do que a síndrome totalmente desenvolvida de OAH. Outras causas de baqueteamento digital incluem cardiopatia congênita com *shunts* da direita para a esquerda, endocardite bacteriana, doença de Crohn, colite ulcerativa, doença celíaca e neoplasias do esôfago, do fígado e dos intestinos delgado e grosso. Nos pacientes com cardiopatia congênita e *shunts* da direita para a esquerda, o baqueteamento isoladamente ocorre com mais frequência do que a síndrome totalmente desenvolvida de OAH.

O baqueteamento digital unilateral foi observado em associação a aneurismas de grandes artérias dos membros, a enxertos arteriais infectados e a fístulas arteriovenosas braquiais. O baqueteamento dos dedos dos pés, porém não dos dedos das mãos, está associado a aneurismas de aorta abdominal infectados e à presença de ducto arterioso persistente. O baqueteamento de um único dedo pode acompanhar um traumatismo e foi relatado na gota tofácea e na sarcoidose. Enquanto o baqueteamento digital ocorre mais comumente que a síndrome plena na maioria das doenças, a periostite na ausência de baqueteamento digital foi observada no membro afetado dos pacientes com enxertos arteriais infectados.

O hipertireoidismo (doença de Graves), tratado ou não, está associado ocasionalmente ao baqueteamento digital e à periostite dos ossos das mãos e dos pés. Essa condição é denominada *acropatia tireóidea*. A periostite é assintomática e ocorre na metade da diáfise e na porção diafisária dos ossos metacarpais e das falanges. Pode ocorrer dor intensa nas articulações das mãos, a qual pode responder ao tratamento bem-sucedido da disfunção da tireoide. Os ossos longos dos membros são afetados apenas raramente. Níveis elevados do estimulador tireoidiano de ação prolongada são encontrados no soro desses pacientes.

Achados laboratoriais As anormalidades laboratoriais refletem o distúrbio subjacente. O líquido sinovial nas articulações afetadas contém < 500 leucócitos/μL, e as células são predominantemente mononucleares. As radiografias mostram uma débil linha radiotransparente abaixo do osso periosteal, ao longo da diáfise dos ossos longos em sua extremidade distal. Essas alterações são observadas mais frequentemente nos tornozelos, nos punhos e nos joelhos. As extremidades das falanges distais podem mostrar reabsorção óssea. Os exames com radionuclídeos mostram uma captação linear pericortical ao longo das margens corticais dos ossos longos, que pode preceder qualquer alteração radiográfica.

TRATAMENTO
Osteoartropatia hipertrófica

O tratamento da OAH visa identificar e tratar o distúrbio associado. Os sinais e sintomas de OAH podem desaparecer por completo com a remoção ou com quimioterapia efetiva de um tumor, ou com antibioticoterapia para infecção pulmonar crônica e drenagem de um sítio de infecção.

Vagotomia ou bloqueio percutâneo do nervo vago resultam em alívio sintomático em alguns pacientes. AINEs ou analgésicos podem ajudar a controlar os sintomas da OAH.

SÍNDROME DE DOR REGIONAL COMPLEXA

A síndrome de distrofia simpática reflexa recebe atualmente a designação *síndrome de dor regional complexa tipo 1*, de acordo com o novo sistema de classificação da International Association for the Study of Pain. Essa síndrome caracteriza-se por dor e edema, geralmente na parte distal de um membro, acompanhados de instabilidade vasomotora, alterações tróficas da pele e rápido desenvolvimento de desmineralização óssea. A síndrome de dor regional complexa, incluindo seu tratamento, é discutida de modo mais detalhado no Capítulo 440.

SÍNDROME DE TIETZE E COSTOCONDRITE

A síndrome de Tietze manifesta-se por edema doloroso de uma ou mais articulações costocondrais. A idade de início costuma ser antes dos 40 anos, e ambos os sexos são afetados igualmente. Na maioria dos pacientes, é acometida apenas uma única articulação, em geral a segunda ou terceira articulação costocondral. O início da dor torácica pode ser súbito ou gradual. A dor pode irradiar-se para os braços ou os ombros e é agravada por espirros, tosse, inspirações profundas ou movimentos de rotação do tórax. O termo *costocondrite* é utilizado com frequência como sinônimo para a *síndrome de Tietze*, porém alguns pesquisadores restringem o primeiro termo à dor das articulações costocondrais sem edema. A costocondrite é observada nos pacientes com mais de 40 anos de idade; ela tende a acometer a terceira, a quarta e a quinta articulações costocondrais, e ocorre mais frequentemente em mulheres. Ambas as síndromes podem simular superficialmente as causas cardíacas ou abdominais superiores para a dor. A artrite reumatoide, a espondilite anquilosante e a artrite reativa podem acometer as articulações costocondrais, porém são facilmente diferenciadas pelas suas outras manifestações clínicas. Outras causas esqueléticas de dor na parede torácica anterior são a xifoidalgia e a síndrome da costela deslizante, que geralmente acomete a décima costela e causa dor reproduzível abaixo do gradil costal. Neoplasias malignas, como cânceres de mama, próstata, plasmocitoma e sarcoma, podem invadir as costelas, a coluna torácica ou a parede torácica e produzir sintomas sugestivos da síndrome de Tietze. Os pacientes com osteomalácia podem apresentar dor intensa nas costelas, com ou sem microfraturas documentadas. Essas condições devem ser diferenciadas por meio de radiografias, cintilografia óssea, determinação da vitamina D ou biópsia. Os analgésicos, os AINEs e as injeções locais de glicocorticoides geralmente aliviam os sintomas da costocondrite/síndrome de Tietze. Deve-se ter o cuidado de evitar o sobrediagnóstico dessas síndromes em pacientes com as síndromes de dor torácica aguda.

SÍNDROME DE DOR MIOFASCIAL

A síndrome de dor miofascial caracteriza-se por múltiplas áreas de dor e sensibilidade musculoesquelética localizada em associação a pontos hipersensíveis. A dor é profunda e contínua e pode ser acompanhada por uma sensação de queimação. A dor miofascial pode ser regional e acompanhar um traumatismo, o uso excessivo ou a contração estática prolongada de um músculo ou de um grupo muscular, o que pode ocorrer ao ler ou escrever em uma escrivaninha ou ao trabalhar em um computador. Além disso, essa síndrome pode estar associada a uma osteoartrite subjacente do pescoço ou da região lombossacral. A dor pode irradiar-se dos pontos dolorosos para áreas definidas distantes da área original de dolorimento. A palpação do ponto doloroso reproduz ou acentua a dor. Esses pontos estão localizados habitualmente no centro de um ventre muscular, mas podem ocorrer em outros locais, como junções costosternais, processo xifoide, inserções ligamentares e tendinosas, fáscia e áreas de gordura. Os locais dos pontos dolorosos nos músculos foram descritos como transmitindo uma sensação endurecida e tensa, e a palpação pode acarretar uma contração muscular. Entretanto, foi constatado que esses achados não são exclusivos da síndrome de dor miofascial: em um estudo controlado, também estavam presentes em alguns indivíduos "normais". A dor miofascial acomete mais frequentemente a parte posterior do pescoço, a região lombossacral, os ombros e o tórax. A dor crônica nos músculos do compartimento posterior do pescoço pode envolver dor referida desde o ponto doloroso nos músculos eretores do pescoço ou a parte descendente do músculo trapézio até a cabeça, dando origem a cefaleias persistentes, que podem durar vários dias. Os pontos dolorosos nos músculos paravertebrais da região lombossacra podem irradiar a dor para as nádegas. A dor pode irradiar-se para a perna a partir de um ponto doloroso no músculo glúteo médio e pode simular a ciática. Um ponto doloroso no músculo infraespinal pode produzir dor local e referida no músculo deltoide lateral, descendo pela parte externa do braço até a mão. A injeção de um anestésico local, como lidocaína a 1% na área do ponto doloroso, frequentemente resulta em alívio transitório da dor. Outra técnica útil consiste em borrifar inicialmente um agente como o cloreto de etila do ponto doloroso até a área de dor referida e, em seguida, alongar o músculo. Pode ser necessário repetir essa manobra várias vezes. A massagem e a aplicação de ultrassom na área afetada também podem ser benéficas. Os pacientes devem ser instruídos acerca dos métodos capazes de prevenir os estresses musculares relacionados com o trabalho e o lazer. Na maioria dos pacientes, o prognóstico é bom. Em alguns pacientes, a síndrome de dor miofascial regional localizada pode evoluir para a fibromialgia mais generalizada (Cap. 373). O sono não restaurador é comum nesses pacientes e pode exigir tratamento específico.

NEOPLASIAS E ARTRITE

Os tumores primários e os distúrbios semelhantes a tumores da sinóvia são incomuns, mas devem ser aventados no diagnóstico diferencial da doença monoarticular. Além disso, as metástases para o osso e os tumores ósseos primários adjacentes a uma articulação podem produzir sintomas articulares.

A *sinovite vilonodular pigmentada* (SVNP), provavelmente o mesmo processo que causa os tumores de células gigantes tenossinoviais, caracteriza-se pela proliferação benigna e lentamente progressiva do tecido tenossinovial. Costuma envolver uma única articulação de grande porte ou tendão. A idade mais comum do início é na terceira década, e as mulheres são afetadas com uma frequência ligeiramente maior do que os homens. O tecido proliferativo costuma mostrar translocações cromossômicas clonais; a maior parte dessas aberrações parece envolver a via do fator estimulador das colônias 1 (CSF-1, do inglês *colony stimulating factor-1*), a qual influencia a proliferação e a maturação de células mononucleares e macrófagos.

A sinóvia apresenta coloração acastanhada e inúmeras vilosidades digitiformes grandes, que se fundem para formar nódulos pedunculados. Existe acentuada hiperplasia nas células sinoviais no estroma das vilosidades. Hemossiderina e lipídeos são encontrados no citoplasma dos macrófagos, assim como no tecido intersticial. Podem existir células gigantes multinucleadas. A proliferação sinovial pode se comportar como uma lesão expansiva simples ou como um tecido invasivo mais difuso que cresce para dentro da cartilagem e osso adjacentes.

O quadro clínico da SVNP caracteriza-se pelo início insidioso de edema e dor progressivos nas articulações ou nos tendões acometidos, mais comumente o joelho ou os tendões flexores das mãos. Outras articulações comumente afetadas incluem quadris, tornozelos, articulações calcaneocuboides, cotovelos e pequenas articulações dos dedos das mãos ou dos pés; a forma multifocal é menos comum. As bainhas tendíneas no punho, no tornozelo ou no pé podem ser acometidas. Os sintomas de dor, sensação de travamento ou rigidez podem ser inicialmente leves e intermitentes e podem estar presentes por vários anos antes de o paciente procurar assistência médica. As radiografias podem mostrar estreitamento do espaço articular, erosões e cistos subcondrais. O diagnóstico de SVNP é fortemente sugerido por RM gradiente-eco, que revela uma lesão expansiva sinovial de baixa intensidade de sinal, típica de tecido contendo hemossiderina (Fig. 374-3). O líquido sinovial contém sangue e possui uma coloração vermelho-escura ou quase preta. Macrófagos contendo lipídeos podem estar presentes no líquido. O líquido articular pode ser claro se ainda não tiver ocorrido hemorragia.

O tratamento da SVNP, quando necessário, é a sinovectomia completa aberta ou artroscópica. A irradiação da articulação envolvida é bem-sucedida em alguns pacientes, mas pode causar uma transformação maligna tardia. Foi demonstrada a eficácia do tratamento dirigido à inibição da via da cinase ativada para CSF-1.

A *condromatose sinovial* é um distúrbio caracterizado por múltiplos crescimentos metaplásicos focais de uma cartilagem com aspecto normal na sinóvia ou na bainha tendínea. Fragmentos da cartilagem se soltam e continuam crescendo como corpos livres. Quando ocorrem calcificação e ossificação desses corpos livres, o distúrbio recebe a designação *osteocondromatose sinovial*. Em geral, o distúrbio é monoarticular e afeta indivíduos jovens ou de meia-idade. O joelho é acometido mais frequentemente, seguido de quadril, cotovelo e ombro. Os sintomas são dor, edema e mobilidade reduzida da articulação. As radiografias podem mostrar várias calcificações arredondadas dentro da cavidade articular. O tratamento é a sinovectomia; no entanto, conforme observado na SVNP, os crescimentos podem recidivar.

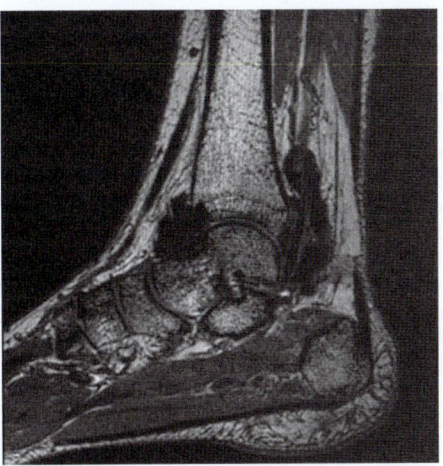

FIGURA 374-3 **Sinovite vilonodular pigmentada.** Imagem sagital de ressonância magnética gradiente-eco mostrando uma massa que está em contato com o colo do tálus, com baixo sinal típico de tecido contendo hemossiderina. *(Cortesia de Donald Flemming, MD; com permissão.)*

O *sarcoma sinovial* é uma neoplasia maligna frequentemente encontrada próximo a uma grande articulação dos membros superiores e inferiores, sendo mais comum no membro inferior. Ela apenas raramente tem origem dentro da própria articulação. Os sarcomas sinoviais constituem 10% dos sarcomas de tecidos moles. Admite-se que o tumor tenha origem no tecido mesenquimatoso primitivo que se diferencia em células epiteliais e/ou células fusiformes. Podem estar presentes pequenos focos de calcificação na massa tumoral. O sarcoma sinovial ocorre mais frequentemente em adultos jovens e é mais comum nos homens. O tumor manifesta-se como uma massa de crescimento lento de localização profunda próxima de uma articulação, sem muita dor. A área do joelho é o local mais comum, seguido por pé, tornozelo, cotovelo e ombro. Outros locais primários incluem as nádegas, a parede abdominal, o retroperitônio e o mediastino. O diagnóstico é feito por biópsia e deve ser diferenciado da SVNP. O tratamento consiste em ressecção ampla do tumor, incluindo o músculo adjacente e os linfonodos regionais, seguida de quimioterapia e radioterapia. Poderá ser necessária a amputação da extremidade distal afetada. A quimioterapia pode ser benéfica em alguns pacientes com doença metastática. Sítios isolados de metástase pulmonar podem ser removidos cirurgicamente. A taxa de sobrevida em 5 anos com tratamento depende do estadiamento do tumor, variando de cerca de 25 a ≥ 60%. Os sarcomas sinoviais tendem a recidivar localmente e metastatizam para os linfonodos regionais, os pulmões e o esqueleto.

Além das raras metástases diretas de tumores sólidos para a sinóvia altamente vascularizada, as neoplasias que surgem em sítios orgânicos não articulares também podem afetar as articulações de outras maneiras. As leucemias agudas em crianças podem simular a artrite inflamatória juvenil sistêmica com dor articular intensa e febre. Nos adultos, a leucemia mieloide, tanto aguda quanto crônica, raramente infiltra a sinóvia. A leucemia de células pilosas tem tendência peculiar a causar oligoartrite inflamatória episódica e tenossinovite; esses episódios são pronunciados e simulam ataques gotosos agudos. Eles respondem à terapia anti-inflamatória potente com glicocorticoides e, com a remissão da leucemia, podem diminuir. Os linfomas, geralmente com origem em células T, também podem envolver a sinóvia.

Os carcinomas podem estar associados a diversas síndromes articulares paraneoplásicas, incluindo OAH (discutida anteriormente). A fascite palmar aguda com poliartrite é uma condição bem descrita, porém rara, associada a determinados tipos de câncer, principalmente adenocarcinomas. Clinicamente, essa síndrome apresenta início abrupto, com dor nas articulações metacarpofalângicas e interfalângicas proximais das mãos e contraturas de rápida evolução dos dedos das mãos, devido ao espessamento dos tendões palmares (flexores). Uma síndrome semelhante, embora com início menos dramático, pode ocorrer em diabéticos. A artrite paraneoplásica tem sido descrita e pode ocorrer em vários padrões: doença assimétrica que acomete predominantemente as articulações dos membros inferiores e poliartrite simétrica com acometimento das articulações das mãos. Com frequência, são encontrados tumores após o início da artrite, e muitos pacientes apresentam um período precedente de mal-estar e perda de peso. O início é frequentemente agudo, e os pacientes tendem a ser homens idosos. Essas características devem levantar a suspeita de neoplasia maligna subjacente como causa da artrite. Em uma série, houve resolução dos sintomas com o tratamento bem-sucedido da neoplasia maligna, e não ocorreu recidiva com a recorrência da neoplasia maligna. A dermatomiosite é uma associação bem-descrita com neoplasias malignas, que pode incluir dor articular e artrite. A artrite associada à neoplasia maligna pode responder a AINEs e ao tratamento da neoplasia primária.

É reconhecido que os inibidores de *checkpoints* imunes, cada vez mais usados para tratar vários tipos de câncer, frequentemente desencadeiam reações inflamatórias autoimunes graves e órgão-dirigidas, incluindo miosite, polimialgia reumática e poliartrite.

LEITURAS ADICIONAIS

AGUILAR C et al: Bone and joint disease in sickle cell disease. Hematol Oncol Clin North Am 19:929, 2005.
BOTEK G et al: Charcot neuroarthropathy: An often overlooked complication of diabetes. Cleve Clin J Med 77:593, 2010.
DALLOS T et al: Idiopathic hand osteoarthritis vs haemochromatosis arthropathy: A clinical, functional and radiographic study. Rheumatology 52:910, 2013.
GUGGENBUHL P et al: Miscellaneous non-inflammatory musculoskeletal conditions. Haemochromatosis: The bone and the joint. Best Pract Res Clin Rheumatol 25:649, 2011.
KEDAR E, GARDNER GC: Lipid-associated rheumatologic syndromes. Rheum Dis Clin North Am 39:481, 2013.
KILLINGER Z et al: Arthropathy in acromegaly. Rheum Dis Clin North Am 36:713, 2010.
PINEDA C, MARTÍNEZ-LAVÍN M: Hypertrophic osteoarthropathy: What a rheumatologist should know about this uncommon condition. Rheum Dis Clin North Am 39:383, 2013.
STEPHAN SR et al: Pigmented villonodular synovitis. A comprehensive review and proposed treatment algorithm. JBJS Rev 4:1, 2016.
VANDERHAVE KL et al: Musculoskeletal care of the hemophiliac patient. J Am Acad Orthop Surg 20:553, 2012.

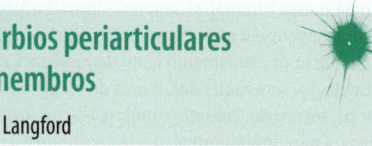

375 Distúrbios periarticulares dos membros
Carol A. Langford

Os distúrbios periarticulares são anormalidades musculoesqueléticas comuns que podem afetar indivíduos em todas as faixas etárias. Neste capítulo, serão discutidos alguns dos distúrbios periarticulares mais comuns.

BURSITE

A bursite refere-se à inflamação de uma bursa, que é um saco de paredes finas revestido de tecido sinovial. A função da bursa é facilitar o movimento dos tendões e dos músculos sobre as proeminências ósseas. A bursite pode ser causada por forças de atrito em excesso, decorrentes de uso excessivo, traumatismo, doença sistêmica (p. ex., artrite reumatoide, gota) ou infecção. A *bursite subacromial* (bursite subdeltóidea) é a forma mais comum de bursite. A bursa subacromial, que é contígua à bursa subdeltóidea, está localizada entre a superfície inferior do acrômio e a cabeça do úmero e é coberta pelo músculo deltoide. A bursite frequentemente acompanha a tendinite do manguito rotador. Outra forma frequente é a *bursite trocantérica*, que envolve a bursa ao redor da inserção do músculo glúteo médio no trocanter maior do fêmur. Os pacientes relatam a ocorrência de dor na face lateral do quadril e na parte superior da coxa e apresentam hipersensibilidade na face posterior do trocanter maior. A rotação externa e a abdução do quadril com resistência deflagram a dor, assim como a pressão aplicada diretamente sobre a bursa. A *bursite do olécrano* ocorre sobre a parte posterior do cotovelo; quando a área está agudamente inflamada, deve-se descartar a possibilidade de infecção ou gota pela aspiração do líquido da bursa e coloração pelo método de Gram aliada à cultura do líquido e a seu exame para pesquisa de cristais de urato. A *bursite calcânea* (do tendão de Aquiles) acomete a bursa localizada acima da inserção do tendão do calcâneo e resulta de uso excessivo e de uso de calçados apertados. A *bursite retrocalcânea* acomete a bursa localizada entre o calcâneo e a superfície posterior do tendão de Aquiles. A dor é percebida na parte posterior do calcanhar, e o edema aparece na face medial e/ou lateral do tendão. Ocorre em associação a espondiloartrites, artrite reumatoide, gota ou traumatismo. A *bursite isquiática* afeta a bursa que separa o músculo glúteo médio da tuberosidade isquiática e se desenvolve em consequência de posição sentada prolongada e movimento giratório sobre superfícies duras. A *bursite do iliopsoas* afeta a bursa localizada entre o músculo iliopsoas e a articulação do quadril e situa-se lateralmente aos vasos femorais. A dor é percebida sobre essa área e piora com a extensão e a flexão do quadril. A *bursite anserina* é uma inflamação da bursa subtendínea do músculo sartório localizada sobre a face medial da tíbia, imediatamente abaixo do joelho e sob o tendão conjunto, e manifesta-se com dor ao subir escadas. Ocorre hipersensibilidade sobre a inserção do tendão conjunto dos músculos sartório, grácil e semitendíneo. A *bursite pré-patelar* ocorre na bursa situada entre a patela e a pele sobrejacente, e é causada pelo ato de ajoelhar-se sobre superfícies duras. Além disso, podem ocorrer gota e infecção nesse local. Em geral, a bursite é diagnosticada pela anamnese e pelo exame físico, porém a visualização por ultrassonografia (US) pode ser útil em casos selecionados, para o estabelecimento do diagnóstico e a orientação sobre injeções de glicocorticoides. O tratamento da bursite consiste na prevenção da situação agravante, repouso da parte afetada, administração de um anti-inflamatório não esteroide (AINE), quando apropriado para determinado paciente, ou injeção local de glicocorticoides.

TENDINITE DO MANGUITO ROTADOR E SÍNDROME DO IMPACTO

A tendinite do manguito rotador é a principal causa de dor no ombro; atualmente, acredita-se que seja causada pela inflamação do(s) tendão(ões). O manguito rotador é constituído pelos tendões dos músculos supraespinal, infraespinal, subescapular e redondo menor e insere-se na tuberosidade umeral. Entre os tendões que formam o manguito rotador, o tendão do músculo supraespinal é envolvido com mais frequência, provavelmente devido ao seu impacto repetido (*síndrome do impacto*) entre a cabeça do úmero e a superfície inferior do terço anterior do acrômio e do ligamento coracoacromial supralocalizado, bem como devido à redução do suprimento sanguíneo que ocorre com a abdução do braço **(Fig. 375-1)**. O tendão do músculo infraespinal e o da cabeça longa do músculo bíceps braquial são acometidos com menos frequência. A bursite subacromial também acompanha essa síndrome. Os sintomas podem surgir sem uma causa desencadeante, após uma lesão ou em consequência de uso excessivo, particularmente com atividades que envolvem a elevação do braço com certo grau de flexão anterógrada. A síndrome do impacto ocorre em praticantes de beisebol, tênis, natação ou ocupações que exigem a elevação repetida do braço. Indivíduos com mais de 40 anos de idade são particularmente suscetíveis. Os pacientes queixam-se de dor vaga no ombro, que pode interferir no sono. Ocorre dor intensa quando o braço é abduzido ativamente em uma posição acima da cabeça. O arco entre 60° e 120° é particularmente doloroso. Há sensibilidade dolorosa sobre a face lateral da cabeça do úmero, logo abaixo do acrômio. Os sintomas podem ser aliviados com o uso de AINEs, injeção local de glicocorticoides e fisioterapia. Pode ser necessário proceder a uma descompressão cirúrgica do espaço subacromial em pacientes refratários ao tratamento conservador.

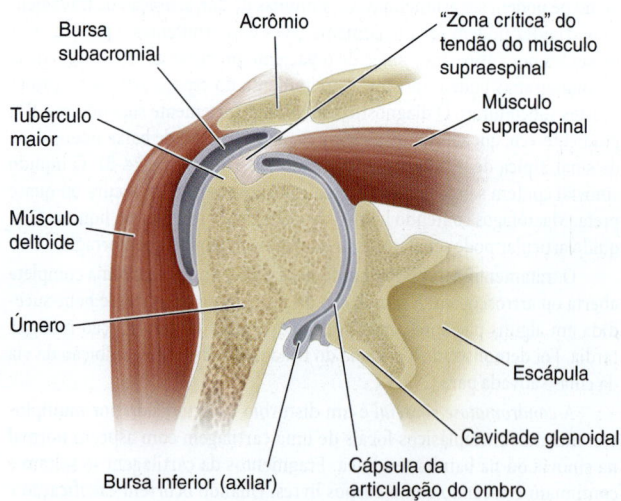

FIGURA 375-1 **Secção coronal do ombro** ilustrando as relações da articulação do ombro, da cápsula articular, da bursa subacromial e do manguito rotador (tendão do músculo supraespinal). *(Reproduzida com permissão de F Kozin, in WJ Koopman [ed]: Arthritis and Allied Conditions, 13th ed, Baltimore, Williams & Wilkins, 1997.)*

Os pacientes podem lacerar agudamente o tendão do músculo supraespinal ao cair sobre o braço hiperestendido ou ao levantar um objeto pesado. Os sintomas são dor acompanhada de enfraquecimento da abdução e da rotação externa do ombro. Ocorre desenvolvimento de atrofia dos músculos supraespinais. O diagnóstico é estabelecido por US, ressonância magnética (RM) ou artrografia. Pode haver necessidade de reparo cirúrgico em pacientes irresponsivos às medidas conservadoras. Nos pacientes com lacerações moderadas a graves e perda funcional, a cirurgia está indicada.

TENDINITE CALCIFICADA

A tendinite calcificada caracteriza-se pelo depósito de sais de cálcio, principalmente hidroxiapatita, dentro de um tendão. O mecanismo exato da calcificação não é conhecido, mas pode ser iniciado por isquemia ou degeneração do tendão. O tendão do músculo supraespinal é acometido com mais frequência, visto que sofre impacto frequente e apresenta um suprimento sanguíneo reduzido quando o braço está em abdução. Em geral, a condição instala-se depois dos 40 anos de idade. A calcificação dentro do tendão pode provocar inflamação aguda, produzindo dor súbita e intensa no ombro. Todavia, pode ser assintomática ou não estar relacionada com os sintomas do paciente. O diagnóstico de tendinite calcificada pode ser estabelecido por US ou radiografia. Os casos são, em sua maioria, autolimitados e respondem ao tratamento conservador, com fisioterapia e/ou AINE. Um subgrupo de pacientes é refratário e exige aspiração com agulha percutânea guiada por US e lavagem ou cirurgia.

TENDINITE BICIPITAL E RUPTURA DO TENDÃO DO BÍCEPS

A tendinite ou tenossinovite bicipital é produzida pelo atrito sobre o tendão da cabeça longa do músculo bíceps braquial quando passa através do sulco bicipital. Quando a inflamação é aguda, os pacientes apresentam dor na parte anterior do ombro, que se irradia ao longo do músculo bíceps até o antebraço. A abdução e a rotação externa do braço são dolorosas e limitadas. O sulco bicipital é hipersensível à palpação. A dor pode ser induzida ao longo do trajeto do tendão, durante supinação do antebraço contra a resistência, com o cotovelo em 90° (sinal de supinação de Yergason). A ruptura aguda do tendão pode ocorrer durante um exercício vigoroso com o braço e geralmente produz dor. Em um paciente saudável e ativo, ela deve ser reparada cirurgicamente assim que possível. A ruptura do tendão em um indivíduo idoso pode estar associada a pouca ou nenhuma dor e é reconhecida pela presença de edema persistente do músculo bíceps produzido pela retração da cabeça longa do bíceps. Nessa circunstância, a cirurgia geralmente não é necessária.

TENOSSINOVITE DE DE QUERVAIN

Nessa condição, a inflamação acomete o músculo abdutor longo do polegar e o músculo extensor curto do polegar, visto que esses tendões passam através de uma bainha fibrosa no processo estiloide do rádio. A causa habitual é a torção repetitiva do punho. Pode ocorrer durante a gravidez, bem como em mães que seguram o bebê com o polegar em hiperextensão. Os pacientes relatam dor quando seguram algo com o polegar, como no pinçamento. Com frequência, ocorrem edema e hipersensibilidade sobre o processo estiloide do rádio. O sinal de Finkelstein é positivo, e sua indução é obtida solicitando-se ao paciente que coloque o polegar na palma da mão e feche os dedos sobre ele. Então, o punho é desviado na direção ulnar, resultando em dor sobre a bainha do tendão acometido na área do processo estiloide do rádio. O tratamento consiste inicialmente em imobilização do punho e uso de AINE. Quando a dor é intensa ou refratária ao tratamento conservador, as injeções de glicocorticoides podem ser muito efetivas.

TENDINITE PATELAR

A tendinite acomete o tendão da patela em sua inserção no polo inferior da patela. Os pacientes podem apresentar dor quando saltam durante a prática de exercício físico, quando sobem escadas ou quando realizam um agachamento intenso com os joelhos flexionados. Observa-se a presença de hipersensibilidade sobre o polo inferior da patela ao exame. O tratamento consiste em repouso, aplicação de gelo e AINEs, seguidos de fortalecimento e aumento da flexibilidade.

TENDINOPATIAS INDUZIDAS POR FÁRMACOS

Com a ampliação da gama de agentes farmacológicos disponíveis, o potencial de tendinopatias fármaco-induzidas tem sido cada vez mais reconhecido. As classes farmacológicas mais associadas com tendinopatias são as quinolonas, os glicocorticoides, os inibidores de aromatase e as estatinas. Embora qualquer tendão possa ser afetado, os tendões dos membros inferiores são comprometidos com mais frequência, em particular o tendão de Aquiles. Os mecanismos fisiopatológicos responsáveis pelas tendinopatias fármaco-induzidas continuam indeterminados. Entre os achados apresentados, estão a dor e o potencial edema sobre o tendão, embora alguns pacientes possam ter a ruptura de tendão como a primeira apresentação. US e RM fornecem informação sobre a estrutura e a integridade do tendão, sustentando o diagnóstico. Se houver suspeita, o potencial agente deve ser suspenso e não mais reintroduzido, sempre que possível. As rupturas de tendão podem requerer cirurgia.

SÍNDROME DA BANDA ILIOTIBIAL

A banda iliotibial é um tecido conectivo espesso que se estende do ílio até a fíbula. Os pacientes com síndrome da banda iliotibial geralmente apresentam dor indistinta ou em queimação no local em que a banda segue sobre o côndilo lateral do fêmur no joelho; a dor também pode irradiar-se pela coxa, em direção ao quadril. Os fatores que predispõem à síndrome da banda iliotibial incluem alinhamento do joelho em varo, corridas longas excessivas, calçados inadequados ou corrida contínua em terreno acidentado. O tratamento consiste em repouso, AINEs, fisioterapia e abordagem dos fatores de risco, como calçados e superfície de corrida. A injeção de glicocorticoide na área de sensibilidade dolorosa pode proporcionar alívio; todavia, é preciso evitar corridas durante pelo menos 2 semanas após a injeção. A liberação cirúrgica da banda iliotibial é útil nos raros casos em que os pacientes não respondem ao tratamento conservador.

CAPSULITE ADESIVA

Frequentemente designada como "ombro congelado", a capsulite adesiva caracteriza-se por dor e restrição do movimento do ombro, geralmente na ausência de doença intrínseca dessa articulação. A capsulite adesiva mais comumente se desenvolve em casos de mobilidade reduzida do braço devido a bursite ou tendinite do ombro, fraturas ou recuperação de cirurgias, mas pode ocorrer sem um evento antecedente. Ela está associada a distúrbios sistêmicos, como diabetes melito, doença pulmonar crônica, infarto do miocárdio e doença da tireoide. Do ponto de vista patológico, a cápsula do ombro sofre espessamento e pode haver um leve infiltrado inflamatório crônico e fibrose.

A capsulite adesiva é mais comum em mulheres com > 50 anos de idade. Em geral, a dor e a rigidez instalam-se de modo gradual, porém progridem rapidamente em alguns pacientes. Com frequência, ocorre dor noturna no ombro acometido, a qual pode interferir no sono. O ombro apresenta-se sensível à palpação e há restrição de movimentos ativos e passivos. As radiografias do ombro revelam osteopenia. Em geral, o diagnóstico é estabelecido pelo exame físico e, quando necessário, pode ser confirmado por artrografia, na qual apenas uma quantidade limitada de material de contraste (normalmente < 15 mL) pode ser injetada sob pressão na articulação do ombro.

Na maioria dos pacientes, a capsulite adesiva melhora espontaneamente no decorrer de 1 a 3 anos após o início. Embora a dor seja geralmente aliviada, muitos pacientes permanecem com alguma limitação na movimentação do ombro. A mobilização precoce do braço após uma lesão do ombro pode prevenir o desenvolvimento dessa doença. A fisioterapia é a base do tratamento para a capsulite adesiva. As injeções locais de glicocorticoides e o uso de AINEs também podem produzir alívio dos sintomas. A injeção lenta, porém vigorosa, de material de contraste na articulação pode produzir lise das aderências e distender a cápsula, resultando em melhora do movimento do ombro. A manipulação sob anestesia pode ser útil em alguns pacientes.

EPICONDILITE LATERAL

A epicondilite lateral, também conhecida como cotovelo do tenista, é uma condição dolorosa que acomete os tecidos moles sobre a face lateral do cotovelo. A dor origina-se no local ou próximo do local de inserção dos extensores comuns do epicôndilo lateral, podendo irradiar para o antebraço e o dorso do punho. A dor aparece geralmente após atividades ocupacionais ou recreativas que envolvem movimentos repetidos de extensão e supinação do punho contra uma resistência. A maioria dos pacientes com esse distúrbio se lesiona em atividades como retirar ervas daninhas, carregar malas de viagem ou bolsas e usar uma chave de fenda, e não durante a prática de tênis. A lesão no tênis ocorre habitualmente ao desferir um *backhand* com o cotovelo em flexão. Apertar mãos e abrir portas podem reproduzir a dor. A colisão da parte lateral do cotovelo contra um objeto sólido também pode induzir a dor.

Em geral, o tratamento consiste em repouso e administração de um AINE. O ultrassom, a aplicação de gelo e a massagem por fricção também podem ajudar a aliviar a dor. Quando a dor é intensa, o cotovelo é colocado em uma tipoia ou imobilizado em 90° de flexão. Quando a dor é aguda e bem localizada, a injeção de glicocorticoide utilizando uma agulha de pequeno calibre pode ser efetiva. Após a injeção, o paciente deve ser aconselhado a repousar o braço durante pelo menos 1 mês e evitar atividades que possam agravar a dor no cotovelo. Após a resolução dos sintomas, o paciente deve iniciar uma reabilitação para fortalecer e aumentar a flexibilidade dos músculos extensores antes de reiniciar as atividades físicas envolvendo os braços. Uma faixa colocada no antebraço, 2,5 a 5 cm abaixo do cotovelo, pode ajudar a reduzir tensão sobre os músculos extensores na sua inserção ao epicôndilo lateral. O paciente deve ser aconselhado a restringir as atividades que exigem extensão e supinação forçadas do punho. Podem ser necessários vários meses para obter uma melhora. O paciente pode continuar sentindo uma dor leve; todavia, com os devidos cuidados, é possível evitar o retorno da dor debilitante. Em certas ocasiões, pode ser necessária a liberação cirúrgica da aponeurose extensora.

EPICONDILITE MEDIAL

A epicondilite medial é uma síndrome de uso excessivo que resulta em dor no lado medial do cotovelo, com irradiação para o antebraço. Acredita-se que a causa da síndrome seja a realização de movimentos resistidos e repetitivos de flexão e pronação dos punhos, resultando em microlacerações e tecido de granulação na origem dos músculos pronador redondo e flexores do antebraço, particularmente o músculo flexor radial do carpo. Essa síndrome por uso excessivo é observada normalmente em pacientes com > 35 anos de idade e é muito menos comum do que a epicondilite lateral. Ocorre mais frequentemente durante atividades repetitivas relacionadas com o trabalho, mas também é observada com atividades recreativas, como balançar um taco de golfe ou arremessar uma bola de beisebol. Ao exame físico, observa-se a presença de dolorimento imediatamente distal ao epicôndilo medial sobre a origem dos músculos flexores do antebraço. A dor pode ser reproduzida pela resistência contra a flexão e a pronação do punho, com o cotovelo em extensão. As radiografias costumam ser normais. O diagnóstico diferencial dos pacientes com sintomas na parte medial do cotovelo inclui lacerações do músculo pronador redondo, lacerações agudas do ligamento colateral medial e instabilidade do ligamento colateral medial. A neurite ulnar, observada em 25 a 50% dos pacientes com epicondilite medial, está associada à sensibilidade sobre o nervo ulnar no cotovelo, bem como à hipoestesia e à parestesia no lado ulnar da mão.

O tratamento inicial da epicondilite medial é conservador e consiste em repouso, uso de AINEs, massagem por fricção, ultrassom e aplicação de gelo. Alguns pacientes podem necessitar de imobilização. As injeções de glicocorticoides no local dolorido também podem ser efetivas. Os pacientes devem ser instruídos a manter repouso durante pelo menos 1 mês. Além disso, os pacientes devem iniciar a fisioterapia após a regressão da dor. Nos pacientes com epicondilite medial crônica debilitante que não responde depois de pelo menos 1 ano de tratamento, a liberação cirúrgica dos músculos flexores em sua origem pode ser necessária e é frequentemente bem-sucedida.

FASCITE PLANTAR

A fascite plantar constitui uma causa comum de dor no pé em adultos, com incidência máxima em indivíduos com 40 a 60 anos de idade. A dor origina-se no local ou próximo do local de inserção da fáscia plantar no processo medial da tuberosidade do calcâneo. Diversos fatores aumentam o risco de desenvolver fascite plantar, incluindo obesidade, pé plano (pé chato ou ausência do arco do pé na posição ortostática), pé cavo (exagero do arco normal do pé), dorsiflexão limitada do tornozelo, posição ortostática prolongada, deambulação em superfícies duras e calçados inadequados. Nos corredores, a corrida excessiva e a mudança para uma superfície de corrida mais dura podem desencadear a fascite plantar.

O diagnóstico de fascite plantar geralmente pode ser estabelecido com base apenas na anamnese e no exame físico. Os pacientes relatam dor intensa ao darem os primeiros passos assim que se levantam de manhã ou após algum repouso durante o dia. A dor geralmente diminui com a atividade de sustentação do peso, mas é agravada pela atividade continuada. A dor é agravada ao caminhar descalço ou ao subir escadas. Ao exame, a hipersensibilidade máxima é produzida pela palpação sobre a parte inferior do calcanhar, que corresponde ao local de inserção da fáscia plantar.

Pode haver indicação para realização de exames de imagem se o diagnóstico não estiver bem definido. As radiografias simples podem revelar esporões do calcâneo, que têm pouco significado diagnóstico. A US na fascite plantar pode demonstrar um espessamento da fáscia e hipoecogenicidade difusa, indicando edema na inserção da fáscia plantar no calcâneo. A RM é um método sensível para a identificação de fascite plantar, mas geralmente é desnecessária para estabelecer o diagnóstico.

Em mais de 80% dos pacientes com fascite plantar, há resolução dos sintomas dentro de 12 meses. O tratamento inicial consiste em aplicação de gelo, calor, massagem, alongamento e eliminação de atividades desencadeantes. Os dispositivos ortopédicos proporcionam sustentação da parte medial do arco do pé e podem ser eficazes. Alguns pacientes podem ser beneficiados pelo envolvimento do pé com bandagem ou fitas ou pelo uso de um imobilizador noturno projetado para manter o tornozelo em posição neutra. É possível administrar um curso breve de AINEs aos pacientes quando os benefícios superarem os riscos. As injeções locais de glicocorticoides também se mostraram eficazes, mas podem estar associadas a um risco aumentado de ruptura da fáscia plantar. A fasciotomia plantar é reservada para os pacientes que não melhoraram após um período mínimo de 6 a 12 meses de tratamento conservador.

LEITURAS ADICIONAIS

Buchbinder R: Plantar fasciitis. N Engl J Med 350:2159, 2004.
Greis AC et al: Evaluation and nonsurgical management of rotator cuff calcific tendinopathy. Orthop Clin North Am 46:293, 2015.
Harrison AK, Flatow EL: Subacromial impingement syndrome. J Am Acad Orthop Surg 19:701, 2011.
Kirchgesner T et al: Drug-induced tendinopathy: From physiology to clinical applications. Joint Bone Spine 81:485, 2014.
Neviaser AS, Neviaser RJ: Adhesive capsulitis of the shoulder. J Am Acad Orthop Surg 19:536, 2011.

PARTE 12 Endocrinologia e metabolismo

Seção 1 Endocrinologia

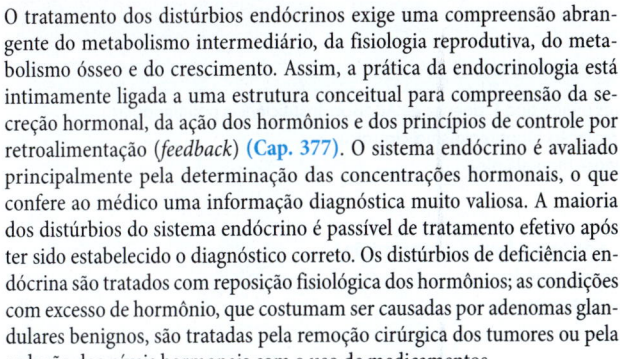

376 Abordagem ao paciente com distúrbios endócrinos
J. Larry Jameson

O tratamento dos distúrbios endócrinos exige uma compreensão abrangente do metabolismo intermediário, da fisiologia reprodutiva, do metabolismo ósseo e do crescimento. Assim, a prática da endocrinologia está intimamente ligada a uma estrutura conceitual para compreensão da secreção hormonal, da ação dos hormônios e dos princípios de controle por retroalimentação (*feedback*) (Cap. 377). O sistema endócrino é avaliado principalmente pela determinação das concentrações hormonais, o que confere ao médico uma informação diagnóstica muito valiosa. A maioria dos distúrbios do sistema endócrino é passível de tratamento efetivo após ter sido estabelecido o diagnóstico correto. Os distúrbios de deficiência endócrina são tratados com reposição fisiológica dos hormônios; as condições com excesso de hormônio, que costumam ser causadas por adenomas glandulares benignos, são tratadas pela remoção cirúrgica dos tumores ou pela redução dos níveis hormonais com o uso de medicamentos.

ESCOPO DA ENDOCRINOLOGIA

Fundamentalmente, a especialidade da endocrinologia engloba o estudo das glândulas e dos hormônios que elas produzem. Ao longo do tempo, o campo se expandiu devido à descoberta de hormônios e fatores de crescimento produzidos pelo cérebro, trato gastrintestinal (GI), sistema musculoesquelético e outros órgãos não glandulares. O termo *endócrino* foi cunhado por Starling para diferenciar as ações dos hormônios secretados internamente (*endócrinos*) daqueles secretados externamente (*exócrinos*) ou lançados no interior de um lúmen, como o trato GI. O termo *hormônio*, derivado de um termo grego que significa "colocar em movimento", descreve magistralmente as ações dinâmicas dos hormônios, como sua capacidade de induzir respostas celulares e de regular os processos fisiológicos por meio de mecanismos de retroalimentação.

Diferentemente de muitas outras especialidades na medicina, não é possível definir a endocrinologia com exatidão ao longo de linhas anatômicas. As glândulas endócrinas clássicas – hipófise, tireoide, paratireoide, ilhotas pancreáticas, suprarrenais e gônadas – comunicam-se amplamente com outros órgãos por meio do sistema nervoso, dos hormônios, das citocinas e dos fatores de crescimento. Além de suas funções sinápticas tradicionais, o encéfalo produz uma enorme variedade de hormônios peptídicos, e isso levou à disciplina da neuroendocrinologia. Por meio da produção de fatores de liberação hipotalâmicos, o sistema nervoso central (SNC) exerce uma importante influência reguladora sobre a secreção dos hormônios hipofisários (Cap. 378). O sistema nervoso periférico estimula a medula suprarrenal. Os sistemas imunológico e endócrino também estão intimamente entrelaçados. O cortisol, hormônio das suprarrenais, é um poderoso imunossupressor. As citocinas e as interleucinas (IL) exercem profundos efeitos sobre as funções da hipófise, da suprarrenal, da tireoide e das gônadas. Doenças endócrinas comuns, como a doença tireoidiana autoimune e o diabetes melito tipo 1, são causadas pela desregulação da vigilância e tolerância imunes. Doenças menos comuns, como síndrome poliglandular, doença de Addison e hipofisite linfocítica, também têm base imunológica. As terapias imunológicas para o câncer e diversas doenças autoimunes podem iniciar uma doença endócrina autoimune como efeito colateral do tratamento.

A interdigitação da endocrinologia com os processos fisiológicos em outras especialidades às vezes obscurece o papel dos hormônios. Por exemplo, os hormônios desempenham um importante papel na manutenção da pressão arterial, do volume intravascular e da resistência periférica no sistema cardiovascular. Substâncias vasoativas como as catecolaminas, a angiotensina II, a endotelina e o óxido nítrico participam das alterações dinâmicas do tônus vascular, além de seus inúmeros papéis em outros tecidos. O coração é a principal fonte do peptídeo natriurético atrial, que atua em conformidade com um mecanismo endócrino clássico a fim de induzir a natriurese em um órgão-alvo distante (o rim). A eritropoietina, um hormônio circulante tradicional, é produzida nos rins e estimula a eritropoiese na medula óssea (Cap. 63). Os rins também estão integralmente envolvidos no eixo renina-angiotensina (Cap. 386) e são o alvo principal de vários hormônios, incluindo paratormônio (PTH), mineralocorticoides e vasopressina. O trato GI produz um grande número de hormônios peptídicos, como peptídeo 1 relacionado com o glucagon (GLP-1), colecistocinina, renina, gastrina, secretina, peptídeo intestinal vasoativo, entre muitos outros. Os tumores carcinoides e os tumores das ilhotas podem secretar quantidades excessivas desses hormônios, levando a síndromes clínicas específicas (Cap. 84). Muitos desses hormônios GI são produzidos também no SNC, onde suas funções são pouco compreendidas. O tecido adiposo produz leptina, que age centralmente para controlar o apetite, em conjunto com adiponectina, resistina e outros hormônios que regulam o metabolismo. À medida que hormônios como a inibina, a grelina e a leptina vão sendo descobertos, eles acabam sendo integrados à ciência e à prática da medicina, com base muito mais em seus papéis funcionais do que em seus tecidos de origem.

A caracterização dos receptores hormonais frequentemente revela relações inesperadas com fatores existentes em disciplinas não endócrinas. Os receptores do hormônio do crescimento (GH) e da leptina, por exemplo, são membros da família dos receptores das citocinas. Os receptores acoplados à proteína G (GPCRs, de *G protein-coupled receptors*), que medeiam as ações de muitos hormônios peptídicos, estão envolvidos em inúmeros processos fisiológicos, incluindo visão, olfato e neurotransmissão.

MECANISMOS PATOLÓGICOS DAS DOENÇAS ENDÓCRINAS

As doenças endócrinas podem ser divididas em três tipos principais: (1) excesso de hormônios, (2) deficiência de hormônios e (3) resistência aos hormônios (Tab. 376-1).

CAUSAS DE EXCESSO DE HORMÔNIOS

As síndromes de excesso hormonal podem ser causadas pelo crescimento neoplásico de células endócrinas, por doenças autoimunes e pela administração excessiva de hormônio. Os tumores endócrinos benignos, incluindo os tumores da paratireoide, hipófise e adenomas suprarrenais, costumam manter a capacidade de produção hormonal, refletindo talvez o fato de os tumores serem relativamente bem diferenciados. Muitos tumores endócrinos exibem defeitos sutis em seus "pontos de ajuste" para a regulação por retroalimentação. Por exemplo, na doença de Cushing, a deficiência na inibição por retroalimentação da secreção do hormônio adrenocorticotrófico (ACTH) está associada à função autonômica. Entretanto, as células tumorais não são completamente resistentes à retroalimentação, como evidenciado pela supressão de ACTH com altas doses de dexametasona (p. ex., o teste com altas doses de dexametasona) (Cap. 386). Defeitos semelhantes no ponto de ajuste são típicos também dos adenomas de paratireoides, assim como dos nódulos autonômicos da tireoide.

A base molecular de alguns tumores endócrinos, como as síndromes de neoplasia endócrina múltipla (NEM) (NEM1, 2A, 2B), forneceu um conhecimento importante sobre a tumorigênese (Cap. 388). A NEM1 se caracteriza principalmente pela tríade de tumores das paratireoides, das ilhotas pancreáticas e da hipófise. A NEM2 predispõe ao carcinoma medular da tireoide, feocromocitoma e hiperparatireoidismo. O gene *MEN1*, localizado no cromossomo 11q13, codifica um gene supressor tumoral denominado *menin*. À semelhança do paradigma descrito pela primeira vez para o retinoblastoma, o indivíduo acometido herda uma cópia mutante do gene *MEN1*, e a tumorigênese ocorre depois que um "segundo golpe" somático resulta em perda da função do gene *MEN1* normal (por meio da deleção ou de mutações pontuais).

Ao contrário da inativação de um gene supressor tumoral, como ocorre na NEM1 e em outras síndromes cancerosas hereditárias, a NEM2 é causada por mutações ativadoras em um único alelo. Nesse caso, as mutações ativadoras do proto-oncogene *RET*, que codifica um receptor tirosina-cinase, resulta em hiperplasia das células C da tireoide na infância antes do desenvolvimento de um carcinoma medular da tireoide. A elucidação desse mecanismo patogênico tornou possível o rastreamento genético

TABELA 376-1 ■ Causas de disfunção endócrina

Tipos de distúrbios endócrinos	Exemplos
Hiperfunção	
Neoplásica	
Benigna	Adenomas hipofisários, hiperparatireoidismo, nódulos autonômicos da tireoide ou das suprarrenais
Maligna	Câncer suprarrenal, câncer medular da tireoide, carcinoide
Ectópicos	Secreção ectópica de ACTH, SIADH
Neoplasia endócrina múltipla (NEM)	NEM1, NEM2
Doenças autoimunes	Doença de Graves
Iatrogênica	Síndrome de Cushing, hipoglicemia
Infecciosos/inflamatórios	Tireoidite subaguda
Mutações ativadoras dos receptores	Receptores de PTH, LH, TSH, Ca^{2+}, $G_s\alpha$
Hipofunção	
Doenças autoimunes	Tireoidite de Hashimoto, diabetes melito tipo 1, doença de Addison, insuficiência poliglandular
Iatrogênica	Hipopituitarismo induzido por radiação, hipotireoidismo, cirúrgico
Infecciosos/inflamatórios	Insuficiência suprarrenal, sarcoidose hipotalâmica
Mutações hormonais	GH, LHβ, FSHβ, vasopressina
Defeitos enzimáticos	Deficiência de 21-hidroxilase
Defeitos do desenvolvimento	Síndrome de Kallmann, síndrome de Turner, fatores de transcrição
Deficiência nutricional/vitamínica	Deficiência de vitamina D, deficiência de iodo
Hemorragia/infarto	Síndrome de Sheehan, insuficiência suprarrenal
Resistência hormonal	
Mutações de receptor	
Membrana	GH, vasopressina, LH, FSH, ACTH, GnRH, GHRH, PTH, leptina, Ca^{2+}
Nuclear	AR, TR, VDR, ER, GR, PPARγ
Mutações nas vias sinalizadoras	Osteodistrofia hereditária de Albright
Pós-receptor	Diabetes melito tipo 2, resistência à leptina

Siglas: ACTH, hormônio adrenocorticotrófico; AR, receptor de androgênio; ER, receptor de estrogênio; FSH, hormônio folículo-estimulante; GH, hormônio do crescimento; GHRH, hormônio liberador do hormônio do crescimento; GnRH, hormônio liberador das gonadotrofinas; GR, receptor de glicocorticoides; LH, hormônio luteinizante; PPAR, receptor ativado do proliferador dos peroxissomos; PTH, paratormônio; SIADH, síndrome da secreção inapropriada de hormônio antidiurético; TR, receptor do hormônio tireoidiano; TSH, hormônio estimulante da tireoide; VDR, receptor da vitamina D.

precoce das mutações *RET* em indivíduos que correm risco de NEM2, possibilitando a identificação daqueles que podem ser beneficiados por tireoidectomia profilática e rastreamento bioquímico para feocromocitoma e hiperparatireoidismo.

Mutações que ativam a sinalização dos receptores hormonais foram identificadas em vários GPCRs. Por exemplo, mutações ativadoras do receptor do hormônio luteinizante (LH) levam a uma forma de transmissão dominante de puberdade precoce limitada ao sexo masculino, refletindo a estimulação prematura da síntese de testosterona nas células de Leydig **(Cap. 391)**. As mutações ativadoras nesses GPCRs localizam-se predominantemente nos domínios transmembrana e induzem o acoplamento do receptor com a $G_s\alpha$ até mesmo na ausência do hormônio. Como consequência, a adenilato-ciclase é ativada, e os níveis de monofosfato de adenosina (AMP) cíclico aumentam de modo a simular uma ação hormonal. Um fenômeno semelhante resulta de mutações ativadoras na $G_s\alpha$. Quando essas mutações ocorrem precocemente durante o desenvolvimento, causam a síndrome de McCune-Albright. Quando ocorrem apenas nos somatotrofos, as mutações ativadoras da $G_s\alpha$ causam tumores secretores de GH e acromegalia **(Cap. 380)**.

Na doença de Graves autoimune, as interações dos anticorpos com o receptor do hormônio estimulante da tireoide (TSH) mimetizam a ação desse hormônio, levando à superprodução hormonal **(Cap. 382)**. De maneira análoga aos efeitos das mutações ativadoras do receptor do TSH, esses autoanticorpos estimulantes induzem mudanças conformacionais no receptor de TSH que o liberam de um estado reprimido, desencadeando assim o acoplamento do receptor às proteínas G.

CAUSAS DE DEFICIÊNCIA HORMONAL

A maioria dos exemplos dos estados de deficiência hormonal pode ser atribuída à destruição glandular causada por autoimunidade, cirurgia, infecção, inflamação, infarto, hemorragia ou infiltração tumoral **(Tab. 376-1)**. A destruição autoimune da tireoide (tireoidite de Hashimoto) e das células β das ilhotas pancreáticas (diabetes melito tipo 1) são exemplos de doenças endócrinas relativamente comuns. Mutações em vários hormônios, receptores hormonais, fatores de transcrição, enzimas e canais também podem resultar em deficiências hormonais.

RESISTÊNCIA HORMONAL

A maioria das síndromes graves de resistência hormonal é causada por defeitos hereditários nos receptores de membrana, nos receptores nucleares ou nas vias que realizam a transdução dos sinais. Esses distúrbios se caracterizam por ação hormonal defeituosa, apesar da presença de maiores níveis de hormônios. Na resistência androgênica completa, por exemplo, as mutações no receptor de androgênio resultam em uma aparência de fenótipo feminino em genótipos masculinos (XY), mesmo com níveis aumentados de LH e testosterona **(Cap. 388)**. Além desses distúrbios genéticos relativamente raros, as formas adquiridas mais comuns de resistência hormonal funcional incluem a resistência à insulina no diabetes tipo 2, a resistência à leptina na obesidade e a resistência ao GH nos estados catabólicos. A patogênese da resistência funcional envolve a infrarregulação dos receptores e a dessensibilização das vias sinalizadoras pós-receptor; em geral, as formas funcionais de resistência são reversíveis.

AVALIAÇÃO CLÍNICA DOS DISTÚRBIOS ENDÓCRINOS

Como a maioria das glândulas é relativamente inacessível, o exame geralmente se concentra nas manifestações de excesso ou deficiência hormonal, assim como no exame direto das glândulas palpáveis, como a tireoide e as gônadas. Por esses motivos, é importante avaliar os pacientes no contexto de seus sintomas de apresentação, rever os sistemas, a história familiar e social e a exposição a medicações que possam afetar o sistema endócrino. É necessário perspicácia clínica para se detectar sinais e sintomas sutis sugestivos de doença endócrina subjacente. Por exemplo, um paciente com síndrome de Cushing pode manifestar achados específicos, como redistribuição central da gordura, estrias e fraqueza muscular proximal, além das características comumente observadas na população em geral, como obesidade, pletora, hipertensão e intolerância à glicose. De modo semelhante, o início insidioso do hipotireoidismo – com lentidão mental, fadiga, ressecamento da pele e outras características – pode ser difícil de distinguir de achados inespecíficos semelhantes encontrados na população em geral. É necessário raciocínio clínico baseado no conhecimento da prevalência e da fisiopatologia da doença para decidir quando se deve realizar uma avaliação mais extensa desses distúrbios. Os testes laboratoriais desempenham um papel essencial na endocrinologia por possibilitarem a determinação quantitativa e dinâmica dos níveis hormonais. As imagens radiológicas como a tomografia computadorizada (TC), a ressonância magnética (RM), a cintilografia da tireoide e a ultrassonografia são também utilizadas para o diagnóstico de distúrbios endócrinos. Entretanto, esses exames geralmente são utilizados apenas depois que uma anormalidade hormonal foi estabelecida por meio de testes bioquímicos.

DETERMINAÇÕES HORMONAIS E EXAMES ENDÓCRINOS

Os imunoensaios são a ferramenta diagnóstica mais importante na endocrinologia, pois permitem determinações sensíveis, específicas e quantitativas dos níveis basais e das alterações dinâmicas das concentrações hormonais. Os imunoensaios utilizam anticorpos para detectar hormônios específicos. Para muitos hormônios peptídicos, essas mensurações são configuradas atualmente para utilizar dois anticorpos diferentes a fim de aumentar a afinidade e a especificidade de ligação. Existem muitas variações nesses ensaios; um formato comum consiste na utilização de um anticorpo para capturar o antígeno (hormônio) sobre uma superfície imóvel e um segundo anticorpo, acoplado a um sinal quimioluminescente (ensaio imunoquimioluminescente [ICMA]) ou radioativo (ensaio imunonorradiométrico [IRMA]), para detectar o antígeno. Esses testes são bastante sensíveis para detectar concentrações plasmáticas do hormônio na faixa de picomolar a nanomolar, e eles podem prontamente diferenciar proteínas estruturalmente relacionadas, como o PTH do peptídeo relacionado com o PTH (PTHrP). Uma ampla variedade de outras técnicas são utilizadas para medir hormônios específicos, incluindo a espectroscopia de massa, várias formas de cromatografia e métodos enzimáticos; hoje, os bioensaios raramente são utilizados.

A maioria das mensurações hormonais baseia-se em amostras de plasma ou de soro. Entretanto, as determinações dos hormônios na urina continuam sendo úteis para a avaliação de algumas condições. As coletas urinárias durante um período de 24 horas proporcionam uma avaliação integrada da produção de um hormônio ou de um metabólito, muitos dos quais variam durante o dia. É importante certificar-se de que foram obtidas coletas completas de amostras de urina de 24 horas; a mensuração simultânea da creatinina proporciona um controle interno para a adequação da coleta e pode ser utilizada com a finalidade de normalizar algumas mensurações hormonais. Uma mensuração do cortisol livre na urina de 24 horas reflete em grande parte a quantidade de cortisol não ligado, proporcionando, assim, um indicador razoável do hormônio biologicamente disponível. Outras determinações urinárias bastante utilizadas incluem 17-hidroxicorticosteroides, 17-cetosteroides, ácido vanilmandélico, metanefrina, catecolaminas, ácido 5-hidroxindolacético e cálcio.

O valor das mensurações hormonais quantitativas reside em sua interpretação correta em um determinado contexto clínico. A variação normal para a maioria dos hormônios é relativamente ampla, às vezes variando por um fator de 2 a 10 vezes. As variações normais para muitos hormônios são específicas para o sexo e a idade. Assim sendo, a utilização de um banco de dados normativos correto constitui parte essencial da interpretação dos exames hormonais. A natureza pulsátil dos hormônios e os fatores que podem afetar sua secreção, como o sono, as refeições e as medicações, também devem ser considerados. Os níveis de cortisol aumentam cinco vezes entre a meia-noite e o amanhecer; os níveis dos hormônios da reprodução variam drasticamente durante o ciclo menstrual feminino.

Para muitos sistemas endócrinos, grande parte da informação pode ser obtida a partir de testes hormonais basais, em especial quando diferentes componentes de um eixo endócrino são avaliados simultaneamente. Por exemplo, níveis de testosterona baixos e de LH elevados sugerem um problema gonadal primário, enquanto um distúrbio hipotalâmico-hipofisário é provável quando tanto os níveis do LH quanto os da testosterona são baixos. Como o TSH é um indicador sensível da função tireoidiana, em geral é recomendado como teste de primeira linha para doenças da tireoide. Um nível elevado de TSH resulta quase sempre de hipotireoidismo primário, enquanto um TSH baixo é causado mais frequentemente por tireotoxicose. Podem-se confirmar essas predições determinando-se o nível de tiroxina livre. Em casos menos comuns, quando tanto a tiroxina livre quanto o TSH estão baixos, deve-se considerar hipotireoidismo secundário decorrente de doença hipotalâmico-hipofisária. Níveis elevados de cálcio e PTH sugerem hiperparatireoidismo, enquanto o PTH é suprimido na hipercalcemia causada por doenças malignas ou granulomatosas. Um ACTH suprimido na vigência de hipercortisolemia, ou de cortisol livre urinário aumentado, é observado com os adenomas hiperfuncionantes da suprarrenal.

Não é raro, porém, que os níveis basais dos hormônios associados a condições endócrinas patológicas se sobreponham à variação normal. Nessas circunstâncias, os testes dinâmicos são úteis para distinguir entre os dois grupos. Há muitos testes endócrinos dinâmicos, mas todos se baseiam no princípio da regulação por retroalimentação, e a maioria das respostas é racionalmente baseada em princípios que governam a regulação dos eixos endócrinos. Os *testes de supressão* são usados na vigência de suspeita de hiperfunção endócrina. Um exemplo é o teste de supressão com dexametasona utilizado para avaliar a síndrome de Cushing (Caps. 380 e 386). Os *testes de estímulo* em geral são usados para avaliar hipofunção endócrina. O teste de estímulo com ACTH, por exemplo, é utilizado para determinar a resposta da glândula suprarrenal nos pacientes com suspeita de insuficiência dessa glândula. Outros testes de estímulo utilizam os fatores de liberação hipotalâmicos, como o hormônio liberador de corticotrofina (CRH) e o hormônio liberador do hormônio do crescimento (GHRH), para avaliar a reserva hormonal hipofisária (Cap. 380). A hipoglicemia induzida por insulina provoca respostas hipofisárias do ACTH e do GH. Os testes de estímulo baseados na redução ou na inibição dos hormônios endógenos são raramente usados hoje. Exemplos incluem a inibição da síntese do cortisol com metirapona e a inibição da retroalimentação dos estrogênios com clomifeno.

RASTREAMENTO E AVALIAÇÃO DOS DISTÚRBIOS ENDÓCRINOS COMUNS

Muitos distúrbios endócrinos são prevalentes em adultos (Tab. 376-2) e podem ser diagnosticados e tratados por clínicos gerais, médicos de família ou outros profissionais de atenção primária. A alta prevalência e o impacto clínico de certas doenças endócrinas justificam alguma vigilância às características desses distúrbios durante o exame físico de rotina; o rastreamento laboratorial está indicado em algumas populações de alto risco.

TABELA 376-2 ■ Exemplos de doenças endócrinas e metabólicas prevalentes no adulto			
Distúrbio	Prevalência aproximada em adultos[a]	Recomendações de testes/rastreamento[b]	Capítulo(s)
Obesidade	40% Obeso, IMC ≥ 30 70% Sobrepeso, IMC ≥ 25	Calcular o IMC Medir a circunferência da cintura Excluir causas secundárias Considerar complicações comórbidas	402
Diabetes melito tipo 2	> 10%	Começando aos 45 anos, rastreamento a cada 3 anos, ou mais precocemente nos grupos de alto risco: GPJ > 126 mg/dL Glicose plasmática aleatória > 200 mg/dL HbA_{1c} elevada Considerar complicações comórbidas	403
Hiperlipidemia	20-25%	Rastreamento do colesterol pelo menos a cada 5 anos; com maior frequência nos grupos de alto risco Análise das lipoproteínas (LDL, HDL) para colesterol aumentado, DAC, diabetes Considerar causas secundárias	407
Síndrome metabólica	35%	Medida da circunferência da cintura, GPJ, PA, lipídeos	408

(Continua)

TABELA 376-2 ■ Exemplos de doenças endócrinas e metabólicas prevalentes no adulto *(Continuação)*

Distúrbio	Prevalência aproximada em adultos[a]	Recomendações de testes/rastreamento[b]	Capítulo(s)
Hipotireoidismo	5-10%, mulheres 0,5-2%, homens	TSH; confirmar com T_4 livre	384
Doença de Graves	1-3%, mulheres 0,1%, homens	TSH, T_4 livre	383
Nódulos e neoplasia da tireoide	Palpáveis em 2-5% dos casos > 25% por ultrassonografia	Exame físico ou ultrassonografia da tireoide Biópsia por aspiração com agulha fina	385
Osteoporose	5-10%, mulheres 2-5%, homens	Mensurações da densidade mineral óssea em mulheres > 65 anos, em mulheres na pós-menopausa ou em homens em risco Excluir causas secundárias	411
Hiperparatireoidismo	0,1-0,5%, mulheres > homens	Cálcio sérico PTH, se cálcio elevado Avaliar comorbidades	410
Infertilidade	10%, casais	Investigar ambos os membros do casal Em homens, análise do sêmen Em mulheres, avaliar os ciclos ovulatórios Testes específicos conforme indicação	391, 392
Síndrome dos ovários policísticos	5-10%, mulheres	Testosterona livre, DHEAS Considerar comorbidades	392
Hirsutismo	5-10%	Testosterona livre, DHEAS Excluir causas secundárias Testes adicionais conforme indicação	394
Menopausa	Idade mediana, 51 anos	FSH	395
Hiperprolactinemia	15% em mulheres com amenorreia ou galactorreia	Nível de PRL RM, se não relacionada a medicamentos	380
Disfunção erétil	10-25%	História minuciosa, PRL, testosterona Considerar causas secundárias (p. ex., diabetes)	397
Hipogonadismo, homens	1-2%	Testosterona, LH	391
Ginecomastia	15%	Com frequência, nenhum teste está indicado Considerar síndrome de Klinefelter Considerar medicamentos, hipogonadismo, hepatopatia	391
Síndrome de Klinefelter	0,2%, homens	Cariótipo Testosterona	390
Deficiência de vitamina D	10%	Medir o nível sérico de 25-OH vitamina D Considerar causas secundárias	409
Síndrome de Turner	0,03%, mulheres	Cariótipo Considerar comorbidades	390

[a]A prevalência da maioria dos distúrbios varia entre os grupos étnicos e com o envelhecimento. Dados baseados principalmente na população norte-americana. [b]Ver capítulos específicos para mais informação sobre avaliação e tratamento. Testes precoces estão indicados nos pacientes com sinais e sintomas de doença ou naqueles em maior risco.

Siglas: IMC, índice de massa corporal; PA, pressão arterial; DAC, doença arterial coronariana; DHEAS, sulfato da desidroepiandrosterona; GPJ, glicose plasmática em jejum; FSH, hormônio folículo-estimulante; HbA_{1c}, hemoglobina A_{1c}; HDL, lipoproteína de alta densidade; LDL, lipoproteína de baixa densidade; LH, hormônio luteinizante; RM, ressonância magnética; PRL, prolactina; PTH, paratormônio; TSH, hormônio estimulante da tireoide.

LEITURAS ADICIONAIS

Endocrine Society: The Endocrine Society Clinical Practice Guidelines. Available from https://www.endocrine.org/clinical-practice-guidelines.
Golden SH et al: Health disparities in endocrine disorders: Biological, clinical, and nonclinical factors—an Endocrine Society Scientific Statement. J Clin Endocrinol Metab 97:E1579, 2012.
Jameson JL, DeGroot LJ (eds): *Endocrinology: Adult and Pediatric*, 7th ed. Philadelphia, Elsevier, 2016.
Loriaux DL: *A Biographical History of Endocrinology*. Hoboken, Wiley Blackwell, 2016.

377 Mecanismos de ação dos hormônios
J. Larry Jameson

Os hormônios funcionam integrando os sistemas fisiológicos do organismo. O sistema endócrino, que é composto de várias glândulas e dos hormônios que elas produzem, interage essencialmente com todos os órgãos para regular o crescimento, metabolismo, homeostase e reprodução. Como os hormônios circulam e atuam por meio de receptores nos tecidos-alvo, eles têm por função coordenar as respostas fisiológicas com estímulos externos ou internos. Por exemplo, o ciclo de luz-escuridão, percebido pelo sistema visual, modula o hormônio liberador de corticotrofina (CRH) do hipotálamo, que aumenta a produção do hormônio adrenocorticotrófico (ACTH) pela hipófise, levando a um aumento na produção suprarrenal de cortisol antes do momento do despertar pela manhã. Por sua vez, o cortisol em níveis aumentados circula por todo o corpo, atuando por meio do receptor nuclear de glicocorticoides, para ativar numerosos programas genéticos que influenciam o metabolismo, o sistema cardiovascular, o comportamento e o sistema imune. Este capítulo fornece uma visão geral dos diferentes tipos de hormônios e como eles funcionam em nível celular para controlar os inúmeros processos fisiológicos.

CLASSES DE HORMÔNIOS

Os hormônios podem ser divididos em cinco classes principais: (1) *derivados de aminoácidos*, como dopamina, catecolamina e hormônio tireoidiano; (2) *pequenos neuropeptídeos*, como o hormônio liberador das gonadotrofinas (GnRH), o hormônio liberador da tirotrofina (TRH), a somatostatina e a vasopressina; (3) *proteínas grandes*, como a insulina, o hormônio luteinizante (LH) e o paratormônio (PTH); (4) *hormônios esteroides*, como o cortisol e o estrogênio, que são sintetizados a partir de precursores com base no colesterol; e (5) *derivados de vitaminas*, como retinoides (vitamina A) e vitamina D. Diversos *fatores de crescimento peptídicos*, tal como o fator do crescimento semelhante à insulina 1 (IGF-1), compartilham ações com hormônios, mas muitas vezes agem mais localmente. Como regra, os derivados dos aminoácidos e os hormônios peptídicos interagem com os receptores de membrana na superfície celular. Esteroides, hormônios tireoidianos, vitamina D e retinoides são lipossolúveis e se ligam a receptores nucleares intracelulares, embora muitos também interajam com receptores de membrana ou proteínas de sinalização intracelular.

FAMÍLIAS DE HORMÔNIOS E RECEPTORES

Os hormônios e receptores podem ser agrupados em famílias, refletindo semelhanças estruturais e origens evolucionárias (Tab. 377-1). A evolução dessas famílias gera vias diversificadas, mas altamente seletivas de ação hormonal. O reconhecimento dessas relações é útil para a extrapolação da informação proporcionada por um hormônio ou receptor para outros membros da família.

A família de hormônios glicoproteicos, que consiste em hormônio estimulante da tireoide (TSH), hormônio folículo-estimulante (FSH), LH e gonadotrofina coriônica humana (hCG), ilustra muitas características dos hormônios correlatos do ponto de vista evolutivo. Os hormônios glicoproteicos são heterodímeros que têm em comum a subunidade α; as subunidades β são distintas e conferem funções biológicas específicas. A arquitetura tridimensional global das subunidades β é semelhante, refletindo as localizações das ligações dissulfeto conservadas que restringem a conformação das proteínas. A clonagem dos genes da subunidade β de muitas espécies sugere que essa família teve origem em um gene ancestral comum, provavelmente por duplicação gênica e subsequente divergência de modo a desenvolver novas funções biológicas.

À medida que as famílias de hormônios aumentam e divergem, seus receptores devem evoluir em conjunto para criar novas funções biológicas. Os receptores acoplados à proteína G (GPCRs), por exemplo, evoluíram para cada um dos hormônios glicoproteicos. Esses receptores também são estruturalmente semelhantes, e cada um deles está predominantemente acoplado à via de sinalização de $G_s\alpha$. Entretanto, existe uma superposição mínima da ligação hormonal. Por exemplo, o TSH liga-se com alta especificidade a seu receptor, porém interage minimamente com os receptores de LH ou de FSH. Não obstante, pode haver consequências fisiológicas sutis da reatividade cruzada dos hormônios com outros receptores. Durante a gravidez, níveis muito altos de hCG estimulam o receptor de TSH e aumentam os níveis dos hormônios tireoidianos, resultando em diminuição compensatória do TSH por meio de inibição por retroalimentação.

IGF-1 e IGF-2 têm semelhanças estruturais que são mais aparentes quando as formas precursoras das proteínas são comparadas. Ao contrário do alto grau de especificidade observado com os hormônios glicoproteicos, existe uma moderada interação (diálogo) entre os membros da família insulina/IGF. As altas concentrações de um precursor de IGF2 produzido por certos tumores (p. ex., sarcomas) podem causar hipoglicemia, em parte por causa da ligação aos receptores da insulina e de IGF-1 (Cap. 410). As altas concentrações de insulina também se ligam ao receptor de IGF-1, sendo responsáveis talvez por algumas das manifestações clínicas observadas nas condições de hiperinsulinemia crônica.

Outro exemplo importante de interação do receptor é observado com o PTH e o peptídeo relacionado com o PTH (PTHrP) (Cap. 410). O PTH é produzido pelas glândulas paratireoides, enquanto o PTHrP se expressa em altos níveis durante o desenvolvimento, assim como também por meio de uma grande variedade de tumores (Cap. 93). Esses hormônios possuem uma semelhança na sequência de aminoácidos, particularmente em suas regiões aminoterminais. Ambos os hormônios ligam-se ao receptor PTH1R, que é expresso nos ossos e nos rins. Por conseguinte, a hipercalcemia e a hipofosfatemia podem resultar da produção excessiva de qualquer um desses hormônios, o que torna difícil a distinção entre hiperparatireoidismo e hipercalcemia da doença maligna com base apenas nos valores bioquímicos séricos. No entanto, ensaios sensíveis e específicos para o PTH e o PTHrP permitem agora diferenciá-los mais prontamente.

Com base em suas especificidades para locais de ligação do DNA, a família de receptores nucleares pode ser subdividida em receptores tipo 1 (receptor de glicocorticoides, receptor de mineralocorticoides, receptor de androgênios, receptor de estrogênios, receptor de progesterona), que se ligam a esteroides, e receptores tipo 2 (receptor do hormônio tireoidiano, receptor da vitamina D, receptor do ácido retinoico, receptor ativado por proliferador de peroxissomos), que se ligam ao hormônio tireoidiano, vitamina D, ácido retinoico ou derivados lipídicos, respectivamente. Certos domínios funcionais dos receptores nucleares, como os domínios de dedo de zinco que se ligam ao DNA, são altamente conservados. Contudo, diferenças de aminoácidos seletivos nesse domínio conferem especificidade à sequência do DNA. Os domínios de ligação aos hormônios são mais variáveis, proporcionando uma grande diversidade ao conjunto de pequenas moléculas que podem se ligar a diferentes receptores nucleares. Com poucas exceções, a ligação do hormônio é altamente específica para um único tipo de receptor nuclear. Uma exceção envolve os receptores dos glicocorticoides e dos mineralocorticoides. Levando-se em conta que o receptor dos mineralocorticoides também se liga aos glicocorticoides com alta afinidade, uma enzima (11β-hidroxiesteroide-desidrogenase) nas células tubulares renais inativa os glicocorticoides, permitindo uma resposta seletiva aos mineralocorticoides, como a aldosterona. Entretanto, quando ocorrem concentrações muito altas de glicocorticoides, como na síndrome de Cushing, a via de degradação dos glicocorticoides torna-se saturada, permitindo a ligação dos níveis excessivos de cortisol aos receptores de mineralocorticoides, resultando em retenção de sódio e perda de potássio. Esse fenômeno é particularmente pronunciado nas síndromes do ACTH ectópico (Cap. 386). Outro exemplo de especificidade relaxada do receptor nuclear envolve o receptor do estrogênio, que pode se ligar a um grande conjunto de compostos, alguns dos quais exibem pouca semelhança estrutural aparente com o ligante de alta afinidade estradiol. Essa característica do receptor do estrogênio torna-o suscetível à ativação por "estrogênios ambientais", como resveratrol, octilfenol e muitos outros hidrocarbonetos aromáticos. Todavia, essa falta de especificidade proporciona uma oportunidade para sintetizar antagonistas clinicamente úteis (p. ex., tamoxifeno) e moduladores seletivos dos receptores de estrogênio (SERMs), como o raloxifeno. Esses compostos geram conformações distintas do receptor de estrogênios que alteram as interações dos receptores com os componentes da maquinaria de transcrição (ver adiante), conferindo-lhes, dessa forma, suas ações exclusivas.

TABELA 377-1 ■ Exemplos de famílias de receptores de membrana e vias de sinalização

Receptores	Efetores	Vias de sinalização
Receptores acoplados à proteína G (GPCRs) de sete domínios transmembrana		
β-adrenérgicos, LH, FSH, TSH	$G_s\alpha$, adenilato-ciclase	Estimulação da produção de AMP cíclico, proteína-cinase A
Glucagon, PTH, PTHrP, ACTH, MSH, GHRH, CRH	Canais de Ca^{2+}	Calmodulina, cinases dependentes de Ca^{2+}
α-adrenérgicos, somatostatina	$G_i\alpha$	Inibição da produção de AMP cíclico Ativação dos canais de K^+, Ca^{2+}
TRH, GnRH	G_q, G_{11}	Fosfolipase C, diacilglicerol, IP_3, proteína-cinase C, canais de Ca^{2+} dependentes de voltagem
Receptor tirosina-cinase		
Insulina, IGF-1	Tirosina-cinases, IRS	MAP-cinases, PI3-cinase; AKT
EGF, NGF	Tirosina-cinases, ras	Raf, MAP-cinases, RSK
Cinase ligada ao receptor de citocinas		
GH, PRL	JAK, tirosina-cinases	STAT, MAP-cinase, PI3-cinase, IRS-1
Serina-cinase		
Activina, TGF-β, MIS	Serina-cinase	Smads

Siglas: IP_3, trifosfato de inositol; IRS, substratos do receptor da insulina; MAP, proteína ativada por mitógeno; MSH, hormônio estimulador dos melanócitos; NGF, fator de crescimento dos nervos; PI, fosfatidilinositol; RSK, cinase S6 ribossômica; TGF-β, fator de crescimento transformador β. Para todas as outras siglas, ver o texto. Observe que a maioria dos receptores interage com múltiplos efetores e ativa redes de vias de sinalização.

SÍNTESE E PROCESSAMENTO DE HORMÔNIOS

A síntese dos hormônios peptídicos e de seus receptores ocorre por meio de uma via clássica de expressão gênica: transcrição → RNA mensageiro (mRNA) → proteína → processamento pós-tradução das proteínas → separação intracelular, seguida de integração nas membranas ou secreção.

Muitos hormônios estão inseridos dentro de precursores polipeptídicos maiores que são processados proteoliticamente de modo a produzir o hormônio biologicamente ativo. Os exemplos incluem pró-opiomelanocortina (POMC) → ACTH; pró-glucagon → glucagon; proinsulina → insulina; e pró-PTH → PTH, entre outros. Em muitos casos, como acontece com a POMC e o pró-glucagon, esses precursores geram inúmeros peptídeos biologicamente ativos. Por exemplo, o proglucagon gera glucagon, bem como o peptídeo 1 relacionado com o glucagon (GLP-1), entre outros peptídeos. É curioso observar que os precursores dos hormônios são, tipicamente, inativos, presumivelmente adicionando um nível extra de controle através do processamento de peptídeos. A conversão do pró-hormônio ocorre não apenas para os hormônios peptídicos, mas também para certos esteroides (testosterona → di-hidrotestosterona) e para o hormônio tireoidiano ($T_4 \to T_3$).

O processamento dos precursores dos peptídeos está intimamente ligado às vias de separação intracelular que transportam as proteínas para vesículas e enzimas apropriadas, resultando em etapas específicas de clivagem, seguidas de dobra das proteínas e translocação para as vesículas secretórias. Os hormônios destinados para secreção são transportados através do retículo endoplasmático sob a orientação de uma sequência de sinalização aminoterminal que, subsequentemente, é clivada. Os receptores de superfície celular são inseridos na membrana via curtos segmentos de aminoácidos hidrofóbicos que ficam ancorados na bicamada lipídica. Durante a translocação através dos retículos de Golgi e endoplasmático, os hormônios e os receptores estão sujeitos a uma ampla variedade de modificações pós-traducionais, como glicosilação e fosforilação, as quais podem alterar a conformação das proteínas, modificar a meia-vida de circulação e alterar a atividade biológica.

A síntese da maioria dos hormônios esteroides baseia-se em modificações do precursor, que é o colesterol. Há necessidade de múltiplas etapas enzimáticas reguladas para a síntese de testosterona (Cap. 391), estradiol (Cap. 392), cortisol (Cap. 386) e vitamina D (Cap. 409). Esse grande número de etapas de síntese predispõe a inúmeros distúrbios genéticos e adquiridos da esteroidogênese.

Os genes endócrinos contêm elementos reguladores do DNA semelhantes àqueles encontrados em muitos outros genes, porém seu excelente controle por parte de outros hormônios reflete a presença de elementos específicos de resposta hormonal. Por exemplo, os genes do TSH são reprimidos diretamente pelos hormônios tireoidianos que atuam por meio do receptor do hormônio tireoidiano (TR), que é um membro da família dos receptores nucleares. A expressão dos genes das enzimas esteroidogênicas requer fatores específicos de transcrição, como o fator esteroidogênico 1 (SF1), que atua em combinação com os sinais transmitidos pelos hormônios tróficos (p. ex., ACTH ou LH). Uma vez ativado, o SF1 atua como regulador-mestre, induzindo um grande conjunto de genes necessários para as vias esteroidogênica e metabólica que são necessárias para a síntese de esteroides. Para alguns hormônios, ocorre uma regulação substancial no nível da eficiência de tradução. A biossíntese da insulina, apesar de exigir uma transcrição gênica contínua, é regulada principalmente no nível de tradução e secreção em resposta aos níveis de glicose ou de aminoácidos.

SECREÇÃO, TRANSPORTE E DEGRADAÇÃO DE HORMÔNIOS

O nível de um hormônio é determinado por sua taxa de secreção e sua meia-vida circulante. Após o processamento das proteínas, os hormônios peptídicos (p. ex., GnRH, insulina, hormônio do crescimento [GH]) são armazenados nos grânulos secretórios. À medida que esses grânulos amadurecem, são estabilizados debaixo da membrana plasmática para sua liberação iminente na circulação. Na maioria das circunstâncias, o estímulo para a secreção hormonal é um fator de liberação ou um sinal neural que induz mudanças rápidas na atividade dos canais dependente de voltagem ou nas concentrações intracelulares de cálcio, acarretando a fusão dos grânulos secretórios com a membrana plasmática e a liberação de seu conteúdo no ambiente extracelular e na corrente sanguínea. Em contrapartida, os hormônios esteroides se difundem e penetram na circulação à medida que são sintetizados. Assim sendo, sua taxa secretória é estreitamente alinhada com a taxa de sua síntese. Por exemplo, o ACTH e o LH induzem a esteroidogênese ao estimular a atividade da proteína reguladora aguda esteroidogênica (StAR, de *steroidogenic acute regulatory*), que transporta o colesterol para o interior da mitocôndria, junto com outras etapas que limitam a taxa (p. ex., enzima responsável pela clivagem das cadeias laterais do colesterol, CYP11A1) da via esteroidogênica.

O transporte e a degradação dos hormônios determinam a rapidez com que um sinal hormonal decai. Alguns sinais hormonais são evanescentes (p. ex., somatostatina), enquanto outros são muito mais duradouros (p. ex., TSH). Já que a somatostatina exerce efeitos em quase todos os tecidos, uma meia-vida curta faz sua concentração e suas ações serem controladas localmente. As modificações estruturais que interferem na degradação da somatostatina revelaram-se úteis para a geração de análogos terapêuticos de ação prolongada, como a octreotida (Cap. 380). Em contrapartida, as ações do TSH são altamente específicas para a glândula tireoide. Sua meia-vida prolongada gera níveis séricos relativamente constantes, apesar de o TSH ser secretado em pulsos descontínuos.

Uma boa compreensão da meia-vida dos hormônios circulantes é importante para se poder realizar a reposição hormonal fisiológica, uma vez que a frequência de administração das doses e o período necessário para alcançar o estado de equilíbrio dinâmico estão intimamente ligados às taxas de declínio dos hormônios. O T_4, por exemplo, tem uma meia-vida circulante de 7 dias. Como consequência, é necessário mais de 1 mês para se alcançar um novo estado de equilíbrio dinâmico, e as doses diárias únicas são suficientes para se conseguirem níveis hormonais constantes. Em contrapartida, o T_3 possui meia-vida de 1 dia. Sua administração está associada a níveis séricos mais dinâmicos e deverá ser realizada 2 a 3 vezes/dia. De modo semelhante, os glicocorticoides sintéticos variam muito quanto à meia-vida; aqueles que têm meia-vida mais longa (p. ex., dexametasona) estão associados a maior supressão do eixo hipotálamo-hipófise-suprarrenal (HHSR). A maioria dos hormônios proteicos (p. ex., ACTH, GH, prolactina [PRL], PTH, LH) tem meia-vida relativamente curta (menos de 20 minutos), dando origem a pronunciados picos de secreção e declínio. A única maneira precisa de se obter o perfil da frequência e da amplitude dos pulsos desses hormônios consiste em medir os níveis em amostras de sangue obtidas em intervalos muito curtos (a cada 10 minutos ou menos) durante longos períodos (8 a 24 horas). Levando-se em conta que essa conduta não é prática em um ambiente clínico, uma estratégia alternativa consiste em juntar 3 a 4 amostras de sangue obtidas em intervalos de aproximadamente 30 minutos ou em interpretar os resultados no contexto de uma faixa normal relativamente ampla. O declínio hormonal rápido é útil em certas circunstâncias clínicas. Por exemplo, a meia-vida curta do PTH permite o uso de níveis intraoperatórios de PTH para confirmar a remoção bem-sucedida de um adenoma de paratireoide. Isso é particularmente valioso do ponto de vista diagnóstico quando existe a possibilidade de doença multicêntrica ou de hiperplasia das paratireoides, como ocorre na neoplasia endócrina múltipla (NEM) ou na insuficiência renal.

Muitos hormônios circulam em associação com as proteínas séricas ligadoras. Os exemplos incluem (1) ligação de T_4 e T_3 à globulina ligadora de tiroxina (TBG), albumina e pré-albumina ligadora de tiroxina (TBPA); (2) ligação do cortisol à globulina ligadora do cortisol (CBG); (3) ligação do androgênio e do estrogênio à globulina de ligação aos hormônios sexuais (SHBG); (4) ligação de IGF-1 e IGF-2 a várias proteínas de ligação ao IGF (IGFBPs); (5) interações de GH com a proteína ligadora de GH (GHBP), um fragmento circulante do domínio extracelular do receptor GH; e (6) ligação da activina à folistatina. Essas interações disponibilizam um reservatório de hormônio, impedem a rápida degradação dos hormônios não ligados (livres), restringem o acesso do hormônio a certos locais (p. ex., IGFBPs) e modulam as concentrações dos hormônios não ligados ou "livres". Já foi identificada uma ampla variedade de anormalidades das proteínas ligadoras, porém a maioria não tem consequências clínicas, determinando apenas problemas diagnósticos. Por exemplo, a deficiência de TBG pode reduzir acentuadamente os níveis totais de hormônios tireoidianos, porém as concentrações livres de T_4 e T_3 continuam sendo normais. Doenças hepáticas e certas medicações também podem interferir nos níveis das proteínas ligadoras (p. ex., o estrogênio induz um aumento da TBG) ou causam deslocamento dos hormônios e sua dissociação das proteínas ligadoras (p. ex., o salsalato dissocia T_4 da TBG). Em geral, apenas o hormônio livre (não ligado) está disponível para interagir com os receptores e, dessa forma, induzir uma resposta biológica. As perturbações em curto prazo nas proteínas ligadoras modificam a concentração dos hormônios livres, o que, por sua vez, induz adaptações compensatórias por meio de alças de retroalimentação. As modificações na SHBG em mulheres constituem uma exceção a esse mecanismo autocorretivo. Quando a SHBG diminui, devido a uma resistência à insulina ou a um excesso de androgênio, a concentração de testosterona não ligada aumenta, contribuindo potencialmente para o hirsutismo em mulheres com síndrome do ovário policístico (SOP) (Cap. 394). O nível aumentado de testosterona não ligada não resulta em uma correção por retroalimentação compensatória adequada, porque o estrogênio, e não a testosterona, é o regulador primário do eixo reprodutivo.

Outra exceção à hipótese do hormônio não ligado envolve a megalina, o membro da família do receptor de lipoproteínas de baixa densidade (LDL) que funciona como um receptor endocitótico para a tireoglobulina e para as vitaminas A e D ligadas ao carreador, assim como para os androgênios e os estrogênios ligados à SHBG. Após a internalização, as proteínas carreadoras são degradadas nos lisossomos e liberam seus ligantes acoplados dentro das células. Outros transportadores de membrana também foram identificados para os hormônios da tireoide.

A degradação do hormônio pode constituir um importante mecanismo para a regulação local de suas concentrações. Conforme assinalado antes, a 11β-hidroxiesteroide-desidrogenase inativa os glicocorticoides nas células tubulares renais, impedindo sua ação por meio do receptor de mineralocorticoides. As desiodinases dos hormônios da tireoide convertem T_4 em T_3 e podem inativar T_3. Durante o desenvolvimento, a degradação do ácido retinoico pela Cyp26b1 impede a entrada das células germinativas primordiais masculinas na meiose, conforme observado no ovário feminino.

AÇÃO HORMONAL PELOS RECEPTORES

Os receptores para os hormônios são divididos em duas classes principais: de membrana e nucleares. Os *receptores de membrana* se ligam principalmente aos hormônios peptídicos e às catecolaminas. Os *receptores nucleares* ligam-se a pequenas moléculas que podem se difundir ao longo da membrana celular, como esteroides e vitamina D. Certos princípios gerais se aplicam às interações hormônio-receptor, independentemente da classe do receptor. Os hormônios se ligam aos receptores com uma especificidade e uma afinidade que, em geral, coincidem com a variação dinâmica das concentrações dos hormônios circulantes. Baixas concentrações do hormônio livre (em geral, 10^{-12} a 10^{-9} M) se associam e dissociam rapidamente dos receptores em uma reação bimolecular, de modo que a ocupação do receptor em qualquer momento específico constitui uma função da concentração hormonal e da afinidade do receptor pelo hormônio. Os números de receptores variam bastante nos diferentes tecidos-alvo, formando um dos principais determinantes das respostas teciduais específicas aos hormônios circulantes. Por exemplo, os receptores de ACTH estão localizados quase exclusivamente no córtex suprarrenal, e os receptores de LH são encontrados de modo predominante nas gônadas. Em contrapartida, a insulina e os TRs se distribuem amplamente, refletindo a necessidade de respostas metabólicas em todos os tecidos.

RECEPTORES DE MEMBRANA

Os receptores de membrana para os hormônios podem ser divididos em vários grupos principais: (1) GPCR de sete domínios transmembrana, (2) receptores tirosina-cinase, (3) receptores do tipo citocina e (4) receptores serina-cinase (Fig. 377-1). A família *GPCR de sete domínios transmembrana* liga-se a um enorme grupo de hormônios, incluindo grandes proteínas (p. ex., LH, PTH), pequenos peptídeos (p. ex., TRH, somatostatina), catecolaminas (epinefrina, dopamina) e até mesmo minerais (p. ex., cálcio). Os domínios extracelulares dos GPCRs variam amplamente de tamanho e constituem o principal local de ligação

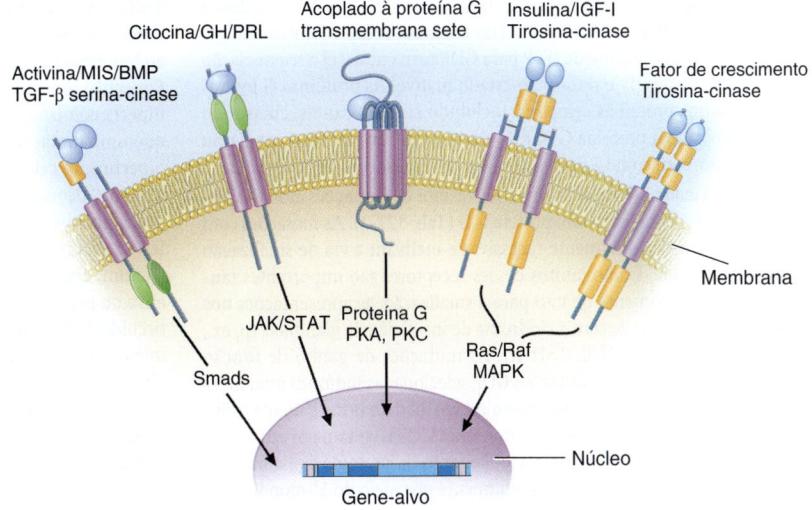

FIGURA 377-1 Sinalização dos receptores de membrana. MAPK, proteína-cinase ativada por mitógeno; PKA/C, proteína-cinase A/C; TGF, fator de crescimento transformador. Para outras siglas, ver texto.

para os grandes hormônios. As regiões que abrangem toda a área transmembrana são constituídas por domínios α-helicoidais hidrofóbicos que atravessam a bicamada lipídica. Como acontece com alguns canais, admite-se que esse domínio se difunde e forma uma bolsa hidrofóbica dentro da qual se encaixam certos pequenos ligantes. A ligação com os hormônios induz alterações da conformação nesses domínios, acarretando alterações estruturais no domínio intracelular, que é um local de ancoragem para as proteínas G.

A grande família de *proteínas G*, assim denominada porque se liga aos nucleotídeos da guanina (trifosfato de guanosina [GTP], difosfato de guanosina [GDP]), proporciona uma grande diversidade para acoplar receptores a diferentes vias de sinalização. As proteínas G formam um complexo heterotrimérico, que é constituído de várias subunidades α e βγ (Fig. 377-2). A subunidade α contém o sítio de ligação de nucleotídeo de guanina e uma GTPase intrínseca, que hidrolisa GTP → GDP. As subunidades βγ estão estreitamente associadas e modulam a atividade da subunidade α, além de mediar as suas próprias vias de sinalização efetoras. A atividade da proteína G é regulada por um ciclo que envolve a hidrólise de GTP e interações dinâmicas entre as subunidades α e βγ. A ligação do hormônio ao receptor induz a dissociação do GDP, fazendo Gα acoplar-se ao GTP e dissociar-se

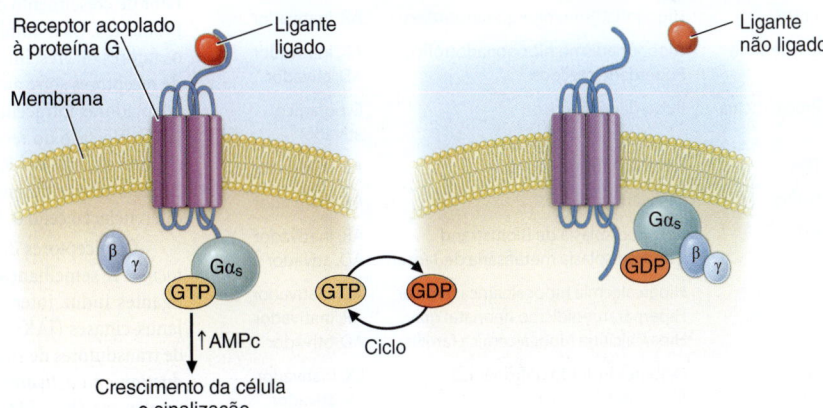

FIGURA 377-2 Sinalização da proteína G. Os receptores acoplados à proteína G (GPCRs) sinalizam por meio da família de proteínas G, assim denominadas pela sua ligação a guanililnucleotídeos. No exemplo ilustrado, um GPCR, ligado a um ligante, induz a dissociação do GDP, possibilitando a ligação da $G_s\alpha$ ao GTP e a dissociação do complexo βγ. $G_s\alpha$ ligada a GTP aumenta a produção de AMPc pela adenililciclase e ativa a via da proteína-cinase A. Não são mostradas vias de sinalização distintas, ativadas pelo complexo βγ. Quando o GTP é convertido em GDP por uma GTPase intrínseca, ocorre reassociação das subunidades βγ com $G_s\alpha$ ligada ao GDP, e o complexo retorna a um estado inativo. Conforme assinalado no texto, mutações em $G_s\alpha$ que eliminam a atividade GTPásica resultam em ativação constitutiva de vias de sinalização de receptores, visto que a $G_s\alpha$ ligada ao GTP não pode ser convertida em seu estado inativo ligado ao GDP. AMPc, 5'-monofosfato de adenosina cíclico; GDP, difosfato de guanosina; $G_s\alpha$, proteína G α; GTP, trifosfato de guanosina.

do complexo αβ. Nessas condições, a subunidade Gα é ativada e medeia a transdução dos sinais por meio de várias enzimas, como adenilato-ciclase ou fosfolipase C. A hidrólise de GTP para GDP torna possível a reassociação com as subunidades βγ e restaura o estado inativo. As proteínas G interagem com outras proteínas celulares, incluindo cinases, canais, cinases do receptor acoplado à proteína G (GRK) e arrestinas, que fazem a mediação da sinalização, bem como a dessensibilização e reciclagem de receptores.

Uma variedade de endocrinopatias resulta de mutações nos GPCRs, que alteram suas interações com proteínas G (Tab. 377-2). As mutações com perda de função são geralmente recessivas e inativam a via de sinalização hormonal relevante. Como muitos desses receptores são importantes tanto para o desenvolvimento quanto para a sinalização, as apresentações nos pacientes assemelham-se com a síndrome de insuficiência glandular (p. ex., mutações em LH-R, FSH-R, TSH-R). As mutações de ganho de função (GOF) são mais complexas. Mutações GOF selecionadas induzem mudanças de conformação no GPCR, simulando o estado ativado normalmente induzido pela ligação do hormônio. Essas mutações GOF resultam em um estado constitutivamente ativo, em que o acoplamento da proteína G estimula as vias de sinalização da célula, mais comumente por meio do 5′-monofosfato de adenosina cíclico (AMPc) e proteína-cinase A. Quando ocorrem mutações germinativas, as condições são hereditárias e manifestam-se no início da vida (p. ex., LH-R, TSH-R). Mutações somáticas esporádicas também podem ocorrer, resultando em expansão clonal de células hiperfuncionantes.

As mutações no TSH-R ilustram a gama de possíveis consequências clínicas das mutações em GPCR. As mutações inativadoras recessivas no TSH-R provocam hipotireoidismo congênito, com hipoplasia da glândula tireoide e resistência ao TSH. Clinicamente, o perfil hormonal assemelha-se ao hipotireoidismo primário, com baixo nível de T_4 e nível elevado de TSH. Por outro lado, as mutações ativadoras de linhagem germinativa causam hipertireoidismo congênito. O distúrbio é autossômico dominante, visto que uma mutação ativadora de um alelo TSH-R é suficiente para induzir hiperfunção celular e doença. Como o TSH-R é ativado em cada célula da tireoide, ocorrem crescimento hiperplásico e hiperfunção, lembrando a patologia observada na doença de Graves. Esse distúrbio incomum manifesta-se na infância e precisa ser diferenciado da circunstância clínica mais comum, em que anticorpos maternos em mulheres com doença de Graves ativa ou previamente tratada atravessam a placenta e estimulam a glândula tireoide do feto. Se uma mutação ativadora em TSH-R ocorrer subsequentemente na vida, no tecido somático, há uma expansão clonal do tireócito que abriga a mutação, levando finalmente ao desenvolvimento de um nódulo hiperfuncionante autonômico da tireoide. É interessante ressaltar que uma condição semelhante pode ser causada por mutações somáticas em $G_s\alpha$. Neste caso, a $G_s\alpha$ GTPase é inativada, e o GTP não pode ser convertido em GDP. Em consequência, a via de sinalização de $G_s\alpha$ nessa célula particular é constitutivamente ativa, simulando a estimulação crônica do TSH e levando mais uma vez à expansão clonal e ao desenvolvimento de um nódulo hiperfuncionante autonômico da tireoide. Cerca de um terço dos nódulos "quentes" hiperfuncionantes da tireoide abriga mutações esporádicas em TSH-R ou $G_s\alpha$ (as mutações em TSH-R são mais comuns).

A ocorrência de mutações em $G_s\alpha$ em outros tecidos além da tireoide também pode causar doença endócrina. Por exemplo, mutações em $G_s\alpha$ nos somatotrofos hipofisários simulam a ativação da via do hormônio liberador do hormônio de crescimento (GHRH) e levam ao desenvolvimento de adenomas produtores de GH e acromegalia. Raramente, mutações em outros componentes da via da proteína-cinase A em somatotrofos também podem causar adenomas produtores de GH. As mutações em $G_s\alpha$ que ocorrem no início do desenvolvimento (normalmente em mosaico) causam síndrome de McCune-Albright (Cap. 412), e são observadas manifestações clínicas, visto que a via ativada da proteína G simula as ações de vários hormônios (PTH, hormônio estimulador dos melanócitos [MSH], TSH, GHRH) em diferentes tecidos. As mutações germinativas inativadoras em $G_s\alpha$ provocam uma variedade de distúrbios, que são transmitidos e expressos de modo complexo, devido à impressão do *locus* (Cap. 410). Essas condições incluem a osteodistrofia hereditária de Albright (OHA), o pseudopseudo-hipoparatireoidismo (PPHP) e o pseudo-hipoparatireoidismo tipos 1b, 1c e 2.

Os *receptores tirosina-cinase* realizam a transdução dos sinais para a insulina e uma ampla variedade de fatores do crescimento, como IGF-1, fator de crescimento epidérmico (EGF), fator de crescimento dos nervos, fator de crescimento derivado de plaquetas e fatores de crescimento dos fibroblastos. Os domínios extracelulares ricos em cisteína contêm sítios para os fatores de crescimento. Após o seu acoplamento aos ligantes, essa classe de receptores sofre autofosforilação, induzindo interações com as proteínas adaptadoras intracelulares, como Shc e o substrato do receptor da insulina (IRS). No caso do receptor da insulina, múltiplas cinases são ativadas, incluindo as vias Raf-Ras-MAPK e da Akt/proteína-cinase B. Os receptores tirosina-cinase desempenham um papel importante no crescimento e na diferenciação celular, bem como no metabolismo intermediário.

Os receptores de GH e PRL pertencem à família dos *receptores de citocina*. À semelhança dos receptores tirosina-cinase, o acoplamento dos ligantes induz interação do receptor com as cinases intracelulares – as Janus-cinases (JAKs), que induzem a fosforilação de membros da família de transdutores de sinais e ativadores da transcrição (STAT, de *signal transduction and activators of transcription*) – assim como com outras vias da sinalização (Ras, PI3-K, MAPK). As proteínas STAT ativadas se deslocam para o núcleo e estimulam a expressão de genes-alvo.

Os *receptores serina-cinase* medeiam as ações das activinas, fator de crescimento transformador β, a substância inibidora mülleriana (MIS, também conhecida como hormônio antimülleriano [AMH]) e as proteínas morfogênicas do osso (BMP). Essa família de receptores (que consiste nas subunidades tipos I e II) sinaliza por meio de proteínas denominadas *smads* (fusão dos termos para *Caenorhabditis elegans* sma + mad dos mamíferos). Assim como as proteínas STAT, as smads desempenham o duplo papel de transdução do sinal do receptor e de atuação como fatores de transcrição. As ações pleomórficas desses fatores de crescimento estabelecem que eles atuam principalmente em uma esfera local (parácrina ou autócrina). As proteínas

TABELA 377-2 Causas genéticas de distúrbios dos receptores de proteína G

Receptor	Distúrbio	Genética
LH	Hipoplasia de células de Leydig (homem)	AR, inativador
	Amenorreia primária, resistência ao LH (mulher)	AR, inativador
	Puberdade precoce masculina familiar (homem)	AD, ativador
	Adenoma de células de Leydig, puberdade precoce (homem)	Esporádico, ativador
FSH	Insuficiência ovariana hipergonadotrófica (mulher)	AR, inativador
	Hipospermia (homem)	AR, inativador
	Hiperestimulação ovariana (mulher)	Esporádico, ativador
TSH	Hipotireoidismo congênito, resistência ao TSH	AR, AD, inativador
	Hipertireoidismo familiar não autoimune	AD, ativador
	Adenoma de tireoide hiperfuncionante	Esporádico, ativador
GnRH	Hipogonadismo hipogonadotrófico	AR, inativador
Kisspeptina	Hipogonadismo hipogonadotrófico	AR, inativador
	Puberdade precoce	AD, ativador
Procineticina	Puberdade precoce	Esporádico, ativador
TRH	Hipotireoidismo central	AR, inativador
GHRH	Deficiência de GH	AR, inativador
PTH	Condrodisplasia de Blomstrand	AR, inativador
	Condrodisplasia metafisária de Jansen	AD, ativador
Receptor sensor de cálcio	Hipercalcemia hipocalciúrica familiar	AD, inativador
	Hiperparatireoidismo neonatal grave	AR, inativador
	Hipercalciúria hipocalcêmica familiar	AD, ativador
Receptor de arginina vasopressina 2	Diabetes insípido nefrogênico	LX, inativador
	SIADH nefrogênica	LX, ativador
ACTH	Resistência familiar ao ACTH	AR, inativador
	Síndrome de Cushing independente de ACTH	Esporádico, ativador
Melanocortina 4	Obesidade grave	Codominante, inativador

Siglas: ACTH, hormônio adrenocorticotrófico; AD, autossômico dominante; AR, autossômico recessivo; FSH, hormônio folículo-estimulante; GH, hormônio do crescimento; GHRH, hormônio liberador do hormônio do crescimento; GnRH, hormônio liberador das gonadotrofinas; LH, hormônio luteinizante; PTH, paratormônio; SIADH, síndrome de secreção inapropriada de hormônio antidiurético; TRH, hormônio liberador da tirotrofina; TSH, hormônio estimulante da tireoide; LX, ligado ao X.

ligadoras, como a folistatina (que se liga à activina e a outros membros dessa família), funcionam para inativar os fatores de crescimento e restringir sua distribuição.

As mutações que causam doença também ocorrem em cada uma dessas classes de receptores. Por exemplo, mutações no receptor de insulina provocam uma forma extrema de resistência à insulina. As mutações no receptor de GH causam nanismo do tipo Laron, que se caracteriza por baixo nível de IGF-1 e nível elevado de GH. As mutações no receptor de AMH provocam síndrome de persistência do ducto mülleriano. Essas síndromes de resistência a hormônios são autossômicas recessivas e relativamente raras. Diferentemente dos GPCRs, as mutações ativadoras são incomuns, embora ocorram para o receptor tirosina-cinase RET, que causa o distúrbio autossômico dominante MEN tipo 2 (MEN2) (Cap. 388).

RECEPTORES NUCLEARES

A família dos receptores nucleares cresceu até alcançar cerca de 100 membros, muitos dos quais ainda são classificados como receptores órfãos, porque seus ligantes, se é que existem, ainda não foram identificados (Fig. 377-3). Quanto ao restante, a maioria dos receptores nucleares é classificada com base em seus ligantes. Apesar de todos os receptores nucleares atuarem essencialmente no sentido de aumentar e reduzir a transcrição gênica, alguns (p. ex., o receptor para os glicocorticoides) residem sobretudo no citoplasma, enquanto outros (p. ex., TR) estão localizados no núcleo. Após o acoplamento do ligante, os receptores localizados no citoplasma se deslocam para o núcleo. Existe evidência crescente de que certos receptores nucleares (p. ex., glicocorticoide, estrogênio) podem atuar também no nível da membrana ou no citoplasma para ativar ou reprimir as vias de transdução dos sinais, proporcionando um mecanismo para a interação entre receptores de membrana e receptores nucleares.

As estruturas dos receptores nucleares foram extensivamente estudadas, inclusive por cristalografia de raios X. O domínio de ligação do DNA, que consiste em dois dedos de zinco, liga-se a sequências de reconhecimento de DNA específicas em genes-alvo. A maioria dos receptores nucleares se liga ao DNA como dímeros. Como resultado, cada monômero reconhece um motivo de DNA individual, denominado "meio-sítio". Os receptores esteroides, incluindo os receptores para glicocorticoides, estrogênio, progesterona e androgênio, unem-se ao DNA como homodímeros. Em conformidade com essa simetria dupla, seus meio-sítios de reconhecimento do DNA são palindrômicos. Os receptores do hormônio tireoidiano, do ácido retinoico, ativado por proliferador de peroxissomo e da vitamina D se ligam ao DNA preferencialmente como heterodímeros em combinação com os receptores X do retinoide (RXRs). Seus meio-sítios de DNA se organizam, em geral, como repetições diretas.

O domínio de ligação hormonal carboxiterminal faz a mediação do controle transcricional. Para os receptores tipo II, como o TR e o receptor do ácido retinoico (RAR), as proteínas correpressoras se acoplam ao receptor na ausência de ligante e silenciam a transcrição gênica. A ligação hormonal induz alterações da conformação, ocasionando a liberação de correpressores e o recrutamento de coativadores que estimulam a transcrição. Assim sendo, esses receptores são capazes de mediar alterações dinâmicas no nível da atividade gênica. Certos estados patológicos podem estar associados a uma regulação deficiente desses eventos. Por exemplo, na leucemia pró-mielocítica, a fusão de RARα com outras proteínas nucleares causa silenciamento gênico aberrante, que impede a diferenciação celular normal. O tratamento com ácido retinoico reverte essa repressão e permite a ocorrência de diferenciação celular e apoptose. A maioria dos receptores de esteroides tipo 1 interage fracamente com os correpressores, porém o acoplamento ao ligante ainda induz interações com uma série de coativadores. A cristalografia de raios X mostra que vários SERMs induzem conformações distintas do receptor estrogênico. As respostas teciduais específicas causadas por esses agentes na mama, no osso e no útero parecem refletir interações distintas com os diversos coativadores. O complexo receptor-coativador estimula a transcrição gênica por várias vias, incluindo (1) recrutamento de enzima (histona-acetiltransferase), que modifica a estrutura da cromatina, (2) interação com outros fatores de transcrição no gene-alvo e (3) interações diretas com componentes do aparelho geral de transcrição a fim de acelerar o ritmo

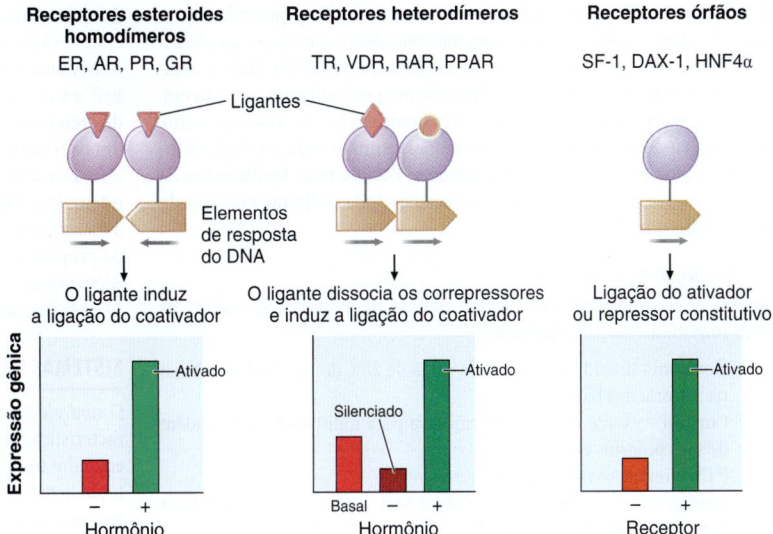

FIGURA 377-3 Sinalização dos receptores nucleares. AR, receptor de androgênio; DAX, reversão sexual sensível à dose, hipoplasia suprarrenal congênita, cromossomo X; ER, receptor de estrogênio; GR, receptor dos glicocorticoides; HNF4α, fator nuclear do hepatócito 4α; PPAR, receptor ativado por proliferador de peroxissomos; PR, receptor de progesterona; RAR, receptor do ácido retinoico; SF-1, fator esteroidogênico 1; TR, receptor do hormônio tireoidiano; VDR, receptor da vitamina D.

de transcrição mediada pela RNA-polimerase II. Estudos de transcrição mediada por receptor nuclear revelam ciclos relativamente rápidos (p. ex., 30-60 min) de complexos de transcrição em qualquer gene-alvo específico.

As mutações em receptores nucleares constituem uma importante causa de doença endócrina. Mutações do receptor de androgênios causam a síndrome da insensibilidade androgênica (SIA) (Cap. 390). Como o receptor de androgênios está localizado no cromossomo X, as expressões fenotípicas manifestam-se mais comumente do que no caso de outros distúrbios de receptores nucleares. Os indivíduos afetados com SIA são indivíduos XY de fenótipo feminino, com testículos retidos e níveis de testosterona dentro da faixa masculina. A insensibilidade dos tecidos aos androgênios varia com base na gravidade da mutação. As estruturas müllerianas estão ausentes, visto que as células de Sertoli do testículo produzem AMH durante o desenvolvimento. Os portadores de mutações do receptor de androgênios do sexo feminino são fenotipicamente normais. As mutações recessivas dos receptores de estrogênios, glicocorticoides e vitamina D ocorrem, mas são raras.

As mutações no receptor β do hormônio tireoidiano (TRβ) apresentam uma fisiopatologia incomum. São autossômicas dominantes e atuam por meio de um mecanismo "dominante negativo", causando resistência ao hormônio tireoidiano (RTH) (Cap. 382). As mutações ocorrem em regiões selecionadas do domínio de ligação do hormônio ao TRβ e preservam a capacidade do receptor mutante de sofrer heterodimerização com RXR, de interagir com co-repressores e de ligar-se a sítios reguladores no DNA. Os receptores mutantes funcionam como antagonistas dos receptores da cópia normal do gene TRβ. Os pacientes afetados têm níveis altos de T_4 e T_3 e níveis inapropriadamente elevados (não suprimidos) de TSH, refletindo o comprometimento da regulação do eixo hipotálamo-hipófise-tireoide por retroalimentação. Os sistemas orgânicos exibem resistência variável aos hormônios tireoidianos, com base na expressão relativa de TRβ e TRα. As mutações nos genes que codificam TRα e PPARγ também podem causar doença, atuando de uma maneira dominante negativa análoga.

FUNÇÕES DOS HORMÔNIOS

As funções de cada hormônio são descritas em detalhes nos capítulos subsequentes. Não obstante, é útil ilustrar como a maioria das respostas biológicas torna necessária a integração de diferentes vias hormonais. As funções fisiológicas dos hormônios podem ser divididas em três tipos gerais: (1) crescimento e diferenciação, (2) manutenção da homeostase e (3) reprodução.

CRESCIMENTO

Vários hormônios e fatores nutricionais fazem a mediação do complexo fenômeno do crescimento (Cap. 378). A baixa estatura pode ser causada por deficiência de GH, hipotireoidismo, síndrome de Cushing, puberdade precoce, desnutrição, doença crônica ou anormalidades genéticas que afetam as placas de crescimento epifisárias (p. ex., mutações *FGFR3* e *SHOX*). Muitos fatores (GH, IGF-1, hormônios tireoidianos) estimulam o crescimento, enquanto outros (esteroides sexuais) resultam em fechamento epifisário. A compreensão dessas interações hormonais é importante no diagnóstico e tratamento dos distúrbios do crescimento. Por exemplo, o adiamento da exposição aos altos níveis de esteroides sexuais pode melhorar a eficácia do tratamento com GH.

MANUTENÇÃO DA HOMEOSTASE

Apesar de praticamente todos os hormônios afetarem a homeostase, os mais importantes são os seguintes:

1. Hormônio tireoidiano – controla cerca de 25% do metabolismo basal na maioria dos tecidos
2. Cortisol – exerce uma ação permissiva para muitos hormônios além de seus próprios efeitos diretos
3. PTH – regula os níveis de cálcio e fósforo
4. Vasopressina – regula a osmolalidade sérica pelo fato de controlar a depuração renal de água livre
5. Mineralocorticoides – controlam o volume vascular e a concentração sérica dos eletrólitos (Na^+, K^+)
6. Insulina – mantém a euglicemia nos estados de saciedade e jejum

A defesa contra a hipoglicemia constitui um impressionante exemplo de ação hormonal integrada (Cap. 406). Em resposta ao jejum e a uma queda na glicose sanguínea, a secreção de insulina é suprimida, resultando em menor captação de glicose e glicogenólise exacerbada, lipólise, proteólise e gliconeogênese a fim de mobilizar as fontes de combustíveis. Quando ocorre hipoglicemia (geralmente em razão da administração de insulina ou de sulfonilureias), sucede-se uma resposta contrarreguladora orquestrada – o glucagon e a epinefrina estimulam rapidamente a glicogenólise e a gliconeogênese, enquanto o GH e o cortisol atuam durante várias horas para elevar os níveis de glicose e antagonizar a ação da insulina.

A depuração da água livre é controlada principalmente pela vasopressina, porém o cortisol e o hormônio tireoidiano também são importantes por facilitarem as respostas tubulares renais à vasopressina (Cap. 381). O PTH e a vitamina D funcionam em uma condição interdependente para controlar o metabolismo do cálcio (Cap. 409). O PTH estimula a síntese renal de 1,25-di-hidroxivitamina D, a qual aumenta a absorção do cálcio no trato gastrintestinal e exacerba a ação do PTH no osso. Uma quantidade maior de cálcio, junto com a vitamina D, intervém para suprimir o PTH, mantendo, dessa forma, o equilíbrio do cálcio.

Dependendo da gravidade de um estresse específico e de ele ser agudo ou crônico, várias vias endócrinas e de citocinas são ativadas para que seja elaborada uma resposta fisiológica apropriada. No estresse agudo grave, como traumatismo ou choque, o sistema nervoso simpático é ativado e as catecolaminas são liberadas, determinando um aumento do débito cardíaco e um preparo do sistema musculoesquelético. As catecolaminas também elevam a pressão arterial média e estimulam a produção de glicose. Diversas vias induzidas pelo estresse convergem para o hipotálamo, estimulando vários hormônios incluindo a vasopressina e o CRH. Esses hormônios, além das citocinas (fator de necrose tumoral α, interleucina [IL] 2, IL-6), aumentam a produção de ACTH e de GH. O ACTH estimula a suprarrenal, aumentando a produção de cortisol, que, por sua vez, ajuda a manter a pressão arterial e a diminuir a resposta inflamatória. Uma quantidade maior de vasopressina atua no sentido de conservar a água livre.

REPRODUÇÃO

Os estágios da reprodução são: (1) determinação do sexo durante o desenvolvimento fetal (Cap. 390); (2) maturação sexual durante a puberdade (Caps. 391 e 392); (3) concepção, gravidez, lactação e criação do filho (Cap. 392); e (4) interrupção da capacidade reprodutiva na menopausa (Cap. 395). Cada um desses estágios envolve uma interação orquestrada de vários hormônios, fenômeno muito bem ilustrado pelas alterações hormonais dinâmicas que ocorrem durante cada ciclo menstrual com duração de 28 dias. No início da fase folicular, a secreção pulsátil de LH e FSH estimula a maturação progressiva do folículo ovariano. Isso resulta em níveis gradualmente mais elevados de estrogênio e progesterona, determinando uma sensibilidade maior da hipófise ao GnRH, a qual, quando combinada com uma secreção acelerada desse hormônio, desencadeia um pico de LH e a ruptura do folículo maduro.

A inibina, uma proteína produzida pelas células da granulosa, acelera o crescimento folicular e atua por retroalimentação sobre a hipófise para suprimir seletivamente o FSH, sem afetar o LH. Certos fatores do crescimento, como EGF e IGF-1, modulam a responsividade folicular às gonadotrofinas. O fator de crescimento do endotélio vascular e as prostaglandinas desempenham um papel na vascularização e na ruptura do folículo.

Durante a gestação, a maior produção de PRL, em combinação com os esteroides de origem placentária (p. ex., estrogênio e progesterona), prepara a mama para a lactação. Os estrogênios induzem a produção dos receptores da progesterona, tornando possível maior responsividade à progesterona. Além desses e de outros hormônios envolvidos na lactação, o sistema nervoso e a ocitocina fazem a mediação da resposta de sucção e a liberação de leite.

SISTEMAS DE REGULAÇÃO HORMONAL POR RETROALIMENTAÇÃO

O *controle por retroalimentação*, tanto negativo quanto positivo, é uma característica fundamental dos sistemas endócrinos. Cada um dos principais eixos dos hormônios hipotálamo-hipofisários é regido por uma retroalimentação negativa, processo que mantém os níveis hormonais dentro de um intervalo relativamente estreito (Cap. 378). Os exemplos de retroalimentação negativa hipotálamo-hipofisária incluem (1) hormônios tireoidianos sobre o eixo TRH-TSH, (2) cortisol sobre o eixo CRH-ACTH, (3) esteroides gonadais sobre o eixo GnRH-LH/FSH e (4) IGF-1 sobre o eixo GHRH-GH (Fig. 377-4). Essas alças de regulação incluem componentes tanto positivos (p. ex., TRH, TSH) quanto negativos (p. ex., T_4, T_3), tornando possível um controle primoroso dos níveis hormonais. Como exemplo, uma pequena redução do hormônio tireoidiano induz um aumento rápido na secreção de TRH e TSH, resultando em estimulação da tireoide e maior produção de hormônio tireoidiano. Quando o hormônio tireoidiano alcança um nível normal, volta a atuar no sentido de suprimir o TRH e o TSH, sendo alcançado um novo estado de equilíbrio. A regulação por retroalimentação ocorre também para os sistemas endócrinos que não envolvem a hipófise, como a retroalimentação do cálcio sobre o PTH, a inibição da secreção de insulina pela glicose e a retroalimentação da leptina sobre o hipotálamo. Uma boa compreensão da regulação por retroalimentação proporciona grande entendimento acerca dos paradigmas dos testes endócrinos (ver adiante).

O controle por retroalimentação positiva também ocorre, porém não é bem compreendido. O principal exemplo é a estimulação mediada por estrogênio do pico de LH na metade do ciclo menstrual. Apesar de os níveis cronicamente baixos de estrogênio serem inibitórios, as elevações graduais

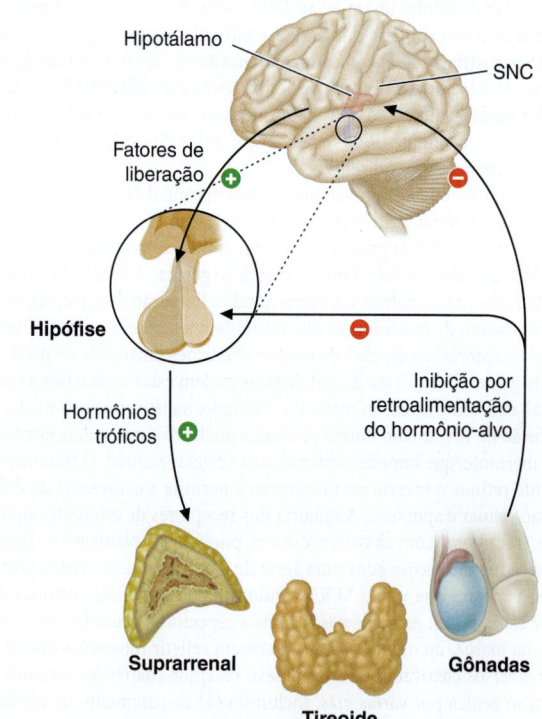

FIGURA 377-4 Regulação dos eixos endócrinos por retroalimentação. SNC, sistema nervoso central.

nesses níveis estimulam a secreção de LH. Esse efeito, que é ilustrativo de um ritmo endócrino (ver adiante), envolve a ativação do gerador de pulsos hipotalâmicos de GnRH. Além disso, os gonadotrofos estrogênio-condicionados são extraordinariamente sensíveis ao GnRH, acarretando uma amplificação na liberação de LH.

CONTROLE PARÁCRINO E AUTÓCRINO

Os exemplos anteriormente mencionados de controle por retroalimentação envolvem as vias endócrinas clássicas em que os hormônios são liberados por uma glândula e atuam sobre uma glândula-alvo distante. No entanto, os sistemas reguladores locais, que costumam envolver fatores do crescimento, são cada vez mais reconhecidos. *Regulação parácrina* refere-se aos fatores liberados por uma célula que atuam sobre uma célula adjacente no mesmo tecido. Por exemplo, a secreção de somatostatina pelas células δ das ilhotas pancreáticas inibe a secreção de insulina pelas células β próximas. *Regulação autócrina* descreve a ação de um fator sobre a mesma célula pela qual ele é produzido. O IGF-1 atua sobre muitas células que o produzem, incluindo condrócitos, epitélio mamário e células gonadais. Diferentemente das ações endócrinas, os controles parácrino e autócrino são difíceis de documentar, pois as concentrações locais do fator de crescimento não podem ser medidas prontamente.

As relações anatômicas dos sistemas glandulares também influenciam acentuadamente a exposição hormonal – a organização física das células das ilhotas aprimora sua comunicação intercelular; o sistema vascular portal-hipofisário expõe a hipófise a altas concentrações dos fatores de liberação hipotalâmica. Os túbulos seminíferos testiculares acabam sendo expostos a altos níveis de testosterona produzidos pelas células de Leydig interdigitadas; o pâncreas recebe informação acerca dos nutrientes e exposição local a hormônios peptídicos (incretinas) do trato gastrintestinal; e o fígado é o alvo proximal da ação da insulina, por causa da drenagem portal proveniente do pâncreas.

RITMOS HORMONAIS

Os sistemas reguladores por retroalimentação descritos anteriormente se superpõem aos ritmos hormonais que são utilizados para adaptação ao meio ambiente. As modificações sazonais, a ocorrência diária do ciclo de luz-escuridão, o sono, as refeições e o estresse são exemplos ambientais que afetam os ritmos hormonais. O *ciclo menstrual* se repete em média a cada 28 dias, refletindo o período necessário para a maturação folicular, a ovulação e a potencial implantação (Cap. 392). Essencialmente, todos os ritmos dos hormônios hipofisários estão atrelados ao sono e ao *ciclo circadiano*, gerando padrões reprodutíveis que são repetidos aproximadamente a cada 24 horas. O eixo HHSR, por exemplo, exibe picos característicos de produção de ACTH e cortisol bem cedo pela manhã, com um nadir durante a noite. O reconhecimento desses ritmos é importante para os testes endócrinos e o tratamento. Quando comparados aos indivíduos normais, os pacientes com síndrome de Cushing exibem caracteristicamente níveis aumentados de cortisol à meia-noite (Cap. 386). Em contrapartida, os níveis de cortisol pela manhã são semelhantes nesses grupos, pois o cortisol é normalmente alto nesse período do dia em indivíduos normais. O eixo HHSR é mais suscetível de supressão pelos glicocorticoides administrados à noite, pois atenuam a elevação matinal do ACTH. A compreensão desses ritmos torna possível uma reposição dos glicocorticoides que simula a produção diurna mediante a administração de doses mais altas pela manhã do que durante a tarde. Os ritmos do sono interrompidos podem alterar a regulação hormonal. Por exemplo, a privação de sono causa leve resistência à insulina, compulsão alimentar e hipertensão, que são reversíveis, pelo menos em curto prazo. Evidências crescentes indicam que as vias do relógio circadiano não apenas regulam os ciclos de sono-vigília, mas também têm papel importante em praticamente todos os tipos celulares. Por exemplo, a deleção tecido-específica de genes relógio altera os ritmos e níveis de expressão de genes, bem como as respostas metabólicas no fígado, no tecido adiposo e em outros tecidos.

Outros ritmos endócrinos ocorrem em conformidade com uma escala temporal mais rápida. Muitos hormônios peptídicos são secretados em picos descontínuos a cada poucas horas. As secreções de LH e FSH são extremamente sensíveis à frequência dos pulsos de GnRH. São necessários pulsos intermitentes de GnRH para manter a sensibilidade hipofisária, enquanto a exposição contínua ao GnRH acarreta a dessensibilização dos gonadotrofos hipofisários. Essa característica do eixo hipotalâmico-hipofisário-gonadotrófico constitui a base para a utilização de agonistas de GnRH em longo prazo para tratar puberdade precoce central ou para reduzir os níveis de testosterona no tratamento do câncer de próstata. É importante estar ciente da natureza pulsátil da secreção hormonal e dos padrões rítmicos da produção dos hormônios para relacionar as mensurações séricas dos hormônios com os valores normais. Para alguns hormônios, foram desenvolvidos marcadores integrados capazes de evitar flutuações hormonais. Exemplos incluem coleta de urina de 24 horas para cortisol, dosagem de IGF-1 como um marcador biológico da ação de GH e hemoglobina A1c (HbA$_{1c}$) como indicador do controle em longo prazo (semanas a meses) da glicose sanguínea.

Com frequência, os dados endócrinos devem ser interpretados apenas no contexto de outros hormônios. Por exemplo, os níveis de PTH são avaliados em combinação com as concentrações séricas de cálcio. Um alto nível sérico de cálcio em associação com PTH elevado é sugestivo de hiperparatireoidismo, enquanto um PTH suprimido nesse cenário de alta concentração de cálcio é causado mais provavelmente pela hipercalcemia da doença maligna ou por outras causas de hipercalcemia. Da mesma forma, quando as concentrações de T$_4$ e T$_3$ estão baixas, o TSH deve estar elevado, refletindo a redução da inibição por retroalimentação. Quando isso não ocorre, é importante pensar em hipotireoidismo secundário, que é causado por um defeito no nível da hipófise.

LEITURAS ADICIONAIS

Evans RM, Mangelsdorf DJ: Nuclear receptors, RXR, and the big bang. Cell 157:255, 2014.
Fukami M et al: Gain-of-function mutations in G-protein-coupled receptor genes associated with human endocrine disorders. Clin Endocrinol 88:351, 2018.
Jameson JL, De Groot LJ (eds): *Endocrinology: Adult and Pediatric*, 7th ed. Philadelphia, Elsevier, 2016.
Kim YH, Lazar MA: Transcriptional control of circadian rhythms and metabolism: A matter of time and space. Endocr Rev 41:707, 2020.
Smith RL et al: Metabolic flexibility as an adaptation to energy resources and requirements in health and disease. Endocr Rev 39:489, 2018.

378 Fisiologia dos hormônios da adeno-hipófise

Shlomo Melmed, J. Larry Jameson

A adeno-hipófise é frequentemente designada como "glândula-mestre", visto que, junto com o hipotálamo, coordena as complexas funções reguladoras de muitas outras glândulas endócrinas. A adeno-hipófise produz seis hormônios principais: (1) prolactina (PRL), (2) hormônio do crescimento (GH), (3) hormônio adrenocorticotrófico (ACTH), (4) hormônio luteinizante (LH), (5) hormônio folículo-estimulante (FSH) e (6) hormônio estimulante da tireoide (TSH) (Tab. 378-1). Os hormônios hipofisários são secretados de forma pulsátil, refletindo a estimulação por um conjunto de fatores de liberação hipotalâmicos específicos. Cada um desses hormônios hipofisários provoca respostas tróficas específicas em tecidos-alvo periféricos, incluindo a suprarrenal, tireoide e gônadas, bem como tecidos envolvidos no metabolismo (p. ex., fígado, mama, osso). Os produtos hormonais excretados dessas glândulas periféricas exercem um controle por retroalimentação ao nível do hipotálamo e da hipófise, a fim de modular a função hipofisária (Fig. 378-1). Os tumores hipofisários causam síndromes características de excesso de hormônio. A deficiência hormonal pode ser herdada ou adquirida. Felizmente, existem tratamentos eficazes para muitas síndromes de excesso e de deficiência de hormônios hipofisários. Entretanto, esses diagnósticos são frequentemente difíceis; isso ressalta a importância de reconhecer as manifestações clínicas sutis e realizar os testes diagnósticos laboratoriais corretos. **Para uma discussão dos distúrbios da neuro-hipófise ou hipófise posterior, ver Capítulo 381.**

ANATOMIA E DESENVOLVIMENTO

ANATOMIA

A hipófise pesa cerca de 600 mg e fica localizada dentro da sela túrcica ventralmente ao diafragma da sela; é constituída pelos lobos anterior e posterior, os quais são anatômica e funcionalmente distintos. A sela óssea é contígua às estruturas vasculares e neurológicas, incluindo os seios cavernosos,

TABELA 378-1 ■ Expressão e regulação dos hormônios da adeno-hipófise

Célula	Corticotrofo	Somatotrofo	Lactotrofo	Tireotrofo	Gonadotrofo
Fator de transcrição tecido-específico	T-Pit	Prop-1, Pit-1	Prop-1, Pit-1	Prop-1, Pit-1, TEF	SF-1, DAX-1
Aparecimento fetal	6 semanas	8 semanas	12 semanas	12 semanas	12 semanas
Hormônio	POMC	GH	PRL	TSH	FSH, LH
Proteína	Polipeptídeo	Polipeptídeo	Polipeptídeo	Subunidades α, β das glicoproteínas	Subunidades α, β das glicoproteínas
Aminoácidos	266 (ACTH 1-39)	191	198	211	210, 204
Estimuladores	CRH, AVP, citocinas gp-130	GHRH, grelina	Estrogênio, TRH, VIP	TRH	GnRH, activinas, estrogênio
Inibidores	Glicocorticoides	Somatostatina, IGF-1	Dopamina	T_3, T_4, dopamina, somatostatina, glicocorticoides	Esteroides sexuais, inibina
Glândula-alvo	Suprarrenal	Fígado, osso, outros tecidos	Mama, outros tecidos	Tireoide	Ovário, testículo
Efeito trófico	Produção de esteroide	Produção de IGF-1, indução do crescimento, antagonismo da insulina	Produção de leite	Síntese e secreção de T_4	Produção de esteroides sexuais, crescimento dos folículos, maturação das células germinativas
Faixa normal	ACTH, 4-22 pg/L	< 0,5 µg/L[a]	M < 15 µg/L; F < 20 µg/L	0,1-5 mU/L	M, 5-20 UI/L; F (basal), 5-20 UI/L

[a] Secreção hormonal integrada em 24 horas.
Siglas: F, feminino; M, masculino. Para outras siglas, ver texto.
Fonte: Adaptado com a permissão de Melmed S: Hypothalamic-pituitary regulation, in P Conn (ed): Conn's Translational Neuroscience. San Diego, CA: Elsevier; 2017.

os nervos cranianos e o quiasma óptico. Assim, os processos patológicos expansivos intrasselares podem exercer efeitos de massa centrais significativos além de seu próprio impacto endocrinológico.

As células neurais hipotalâmicas sintetizam hormônios liberadores e inibidores específicos, secretados e lançados diretamente nos vasos portais da haste hipofisária. O suprimento sanguíneo da hipófise provém das artérias hipofisárias superior e inferior (Fig. 378-2). O plexo portal hipotalâmico-hipofisário proporciona o principal suprimento sanguíneo para a adeno-hipófise, tornando possível a transmissão fidedigna dos pulsos de peptídeos hipotalâmicos sem diluição sistêmica significativa; como consequência, as células da hipófise anterior são expostas a fatores de liberação ou inibição específicos e liberam seus hormônios de maneira pulsátil na circulação sistêmica (Fig. 378-3).

A neuro-hipófise é irrigada pelas artérias hipofisárias inferiores. Ao contrário da adeno-hipófise, o lobo posterior é inervado diretamente por neurônios hipotalâmicos (tratos neurais supra-ópticos hipofisários e túbero-hipofisários) via haste hipofisária (Cap. 381). Assim, a produção de vasopressina (hormônio antidiurético [ADH]) e ocitocina pela neuro-hipófise é particularmente sensível ao dano neuronal causado por lesões que afetam a haste hipofisária ou o hipotálamo.

DESENVOLVIMENTO DA HIPÓFISE

A diferenciação e maturação embrionárias das células da adeno-hipófise foram elucidadas de forma bastante detalhada. O desenvolvimento da hipófise a partir da bolsa de Rathke envolve uma complexa interação de fatores de transcrição específicos de cada linhagem, expressos em células precursoras pluripotentes produtoras de Sox2 e de gradientes de fatores de crescimento produzidos localmente (Tab. 378-1). O fator de transcrição Prop-1 induz o desenvolvimento hipofisário de linhagens específicas de Pit-1, bem como dos gonadotrofos. O fator de transcrição Pit-1 determina a expressão celular específica de GH, PRL e TSH nos somatotrofos, lactotrofos e tireotrofos. A expressão de altos níveis de receptores do estrogênio nas células que contêm Pit-1 favorece a expressão de PRL, enquanto o fator embrionário tireotrófico (TEF) induz à expressão de TSH. Pit-1 liga-se aos elementos reguladores dos genes para GH, PRL e TSH proporcionando um mecanismo para manter a estabilidade fenotípica de hormônios hipofisários específicos. O desenvolvimento de células gonadotróficas é ainda definido pela expressão celular específica dos receptores nucleares fator esteroidogênico 1 (SF-1) e reversão sexual sensível a dose, região crítica de hipoplasia suprarrenal (adrenal) no cromossomo X, gene 1 (DAX-1). O desenvolvimento de células corticotróficas, as quais expressam o gene da pro-opiomelanocortina (POMC), necessita do fator de transcrição T-Pit. Anormalidades do desenvolvimento da hipófise podem ser causadas por mutações hereditárias de fatores de transcrição do desenvolvimento, incluindo Pit-1, Prop-1, SF-1, DAX-1 e T-Pit, resultando em síndromes de deficiência raras, seletivas ou combinadas dos hormônios hipofisários.

HORMÔNIOS DA ADENO-HIPÓFISE

Cada hormônio da adeno-hipófise está sob controle rigoroso, e cada um exibe características secretórias normais e desreguladas específicas.

PROLACTINA

Síntese A PRL consiste em 198 aminoácidos e possui massa molecular de 21.500 kDa; é fracamente homóloga ao GH e ao lactogênio placentário humano (hPL), refletindo a duplicação e divergência de um gene precursor comum de GH-PRL-hPL. A PRL é sintetizada nos lactotrofos, que constituem cerca de 20% das células da adeno-hipófise. Os lactotrofos e somatotrofos derivam de uma célula precursora comum, que pode dar origem a um tumor que secreta tanto PRL quanto GH. Instala-se acentuada hiperplasia dos lactotrofos durante a gestação e nos primeiros meses de lactação. Essas alterações funcionais transitórias na população dos lactotrofos são induzidas pelo estrogênio para aumentar a produção de PRL.

Secreção Os níveis séricos de PRL em adultos normais são de cerca de 10 a 25 µg/L em mulheres e de 10 a 20 µg/L em homens. A secreção de PRL é pulsátil, ocorrendo os picos secretórios mais altos durante o sono sem movimentos oculares rápidos (NREM). Os níveis séricos máximos de PRL (até 30 µg/L) ocorrem entre 4 e 6 horas da madrugada. A meia-vida circulante da PRL é de cerca de 50 minutos.

A PRL é singular entre os hormônios hipofisários, uma vez que o mecanismo de controle hipotalâmico predominante é inibitório, refletindo a supressão da liberação de PRL mediada pela dopamina. Essa via reguladora é responsável pela hipersecreção espontânea de PRL que ocorre com a secção da haste hipofisária, frequentemente em consequência de traumatismo craniencefálico ou lesões expansivas compressivas na base do crânio. Os receptores hipofisários de dopamina tipo 2 (D_2) fazem a mediação da inibição da síntese e secreção de PRL. A interrupção direcionada (knockout gênico) do receptor D_2 murino em camundongos resulta em hiperprolactinemia e proliferação dos lactotrofos. Como pode ser visto adiante, os agonistas dopaminérgicos desempenham um papel fundamental no tratamento dos distúrbios hiperprolactinêmicos.

O hormônio liberador da tirotrofina (TRH) (piro Glu-His-Pro-NH_2) é um tripeptídeo hipotalâmico que induz a liberação de PRL dentro de 15 a 30 minutos após a injeção intravenosa. O TRH regula principalmente o TSH, e a relevância fisiológica do TRH para regulação da PRL não está bem esclarecida (Cap. 382).

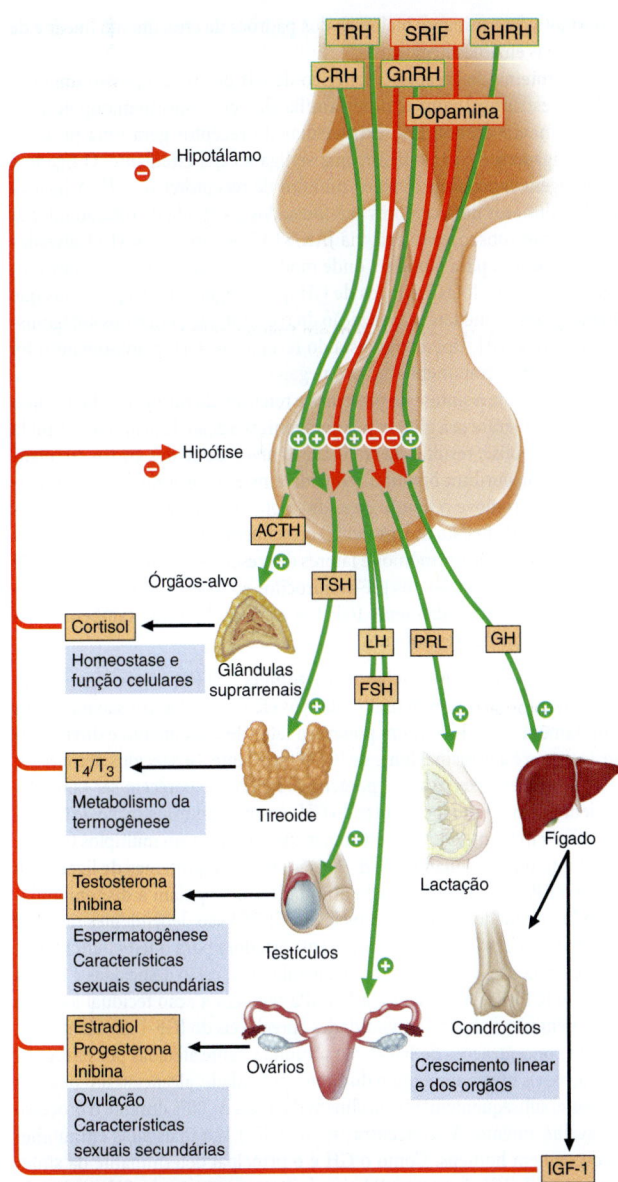

FIGURA 378-1   Diagrama dos eixos hipofisários. Os hormônios hipotalâmicos regulam os hormônios tróficos da adeno-hipófise, os quais, por sua vez, determinam a secreção das glândulas-alvo. Os hormônios periféricos, por meio de um mecanismo de retroalimentação, regulam os hormônios hipotalâmicos e hipofisários. Para siglas, ver texto.

Os níveis séricos de PRL sobem transitoriamente após exercício, alimentação, relação sexual, pequenos procedimentos cirúrgicos, anestesia geral, lesão da parede torácica, infarto agudo do miocárdio e outras formas de estresse agudo. Os níveis de PRL aumentam acentuadamente (em cerca de dez vezes) durante a gestação e declinam rapidamente 2 semanas após o parto. Se for iniciada a amamentação, os níveis basais de PRL continuarão elevados. A sucção estimula aumentos reflexos nos níveis de PRL que duram em torno de 30 a 45 minutos. A sucção da mama ativa as vias aferentes neurais no hipotálamo que induzem à liberação de PRL. Com o passar do tempo, as respostas induzidas pela sucção diminuem, e os níveis de PRL entre as mamadas retornam ao normal.

Ação   O receptor da PRL é um membro da família dos receptores das citocinas tipo 1 que inclui, também, os receptores para o GH e a interleucina (IL) 6. O acoplamento do ligante induz a dimerização do receptor e a sinalização intracelular para a Janus-cinase (JAK), que estimula a translocação da família de transdutores de sinal e ativadores da transcrição (STAT, de *signal transduction and activators of transcription*) para ativar os genes-alvo. As mutações do receptor de PRL resultam em insensibilidade à PRL, hiperprolactinemia e oligomenorreia. Quando homozigóticas, as mutações do receptor de PRL causam agalactia, demonstrando que a ação do PRL é

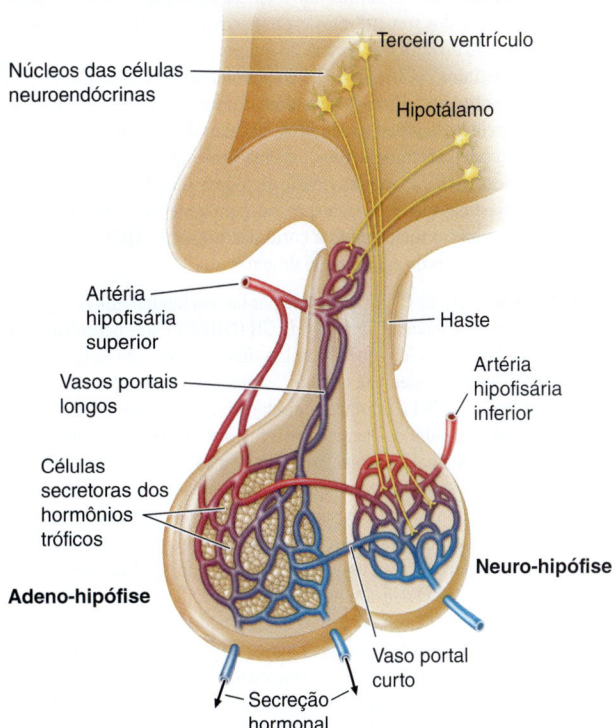

FIGURA 378-2   Diagrama da rede vascular hipotalâmico-hipofisária. Os núcleos hipotalâmicos produzem hormônios que atravessam o sistema portal e atuam sobre as células da adeno-hipófise para regular a secreção dos hormônios hipofisários. Os hormônios da neuro-hipófise derivam de extensões neurais diretas.

necessária para a lactação. Na mama, o epitélio lobuloalveolar prolifera em resposta à PRL, aos lactogênios placentários, ao estrogênio, à progesterona e aos fatores de crescimento parácrinos locais, incluindo o fator do crescimento semelhante à insulina 1 (IGF-1).

A PRL atua para induzir e manter a lactação e suprimir tanto a função reprodutiva quanto o desejo sexual. Essas funções destinam-se a garantir que a lactação materna seja mantida e não interrompida pela gestação. A PRL inibe a função reprodutiva por suprimir a secreção de hormônio hipotalâmico liberador das gonadotrofinas (GnRH) e das gonadotrofinas hipofisárias, bem como por prejudicar a esteroidogênese gonadal tanto em mulheres quanto em homens. No ovário, a PRL bloqueia a foliculogênese e inibe a atividade da aromatase nas células da granulosa, resultando em hipoestrogenismo e anovulação. A PRL exerce também um efeito luteolítico, gerando uma fase lútea encurtada ou inadequada. Nos homens, a secreção atenuada de LH resulta em baixos níveis de testosterona e espermatogênese reduzida. Essas alterações hormonais reduzem a libido, assim como a fertilidade, em pacientes com hiperprolactinemia.

HORMÔNIO DO CRESCIMENTO

Síntese   O GH é o hormônio mais abundante da adeno-hipófise, e as células somatotróficas que o secretam constituem até 50% da população total de suas células. Os mamossomatotrofos, que coexpressam a PRL com

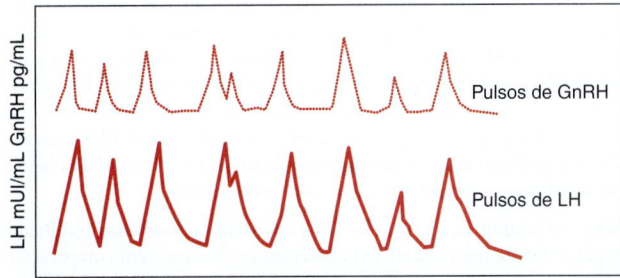

FIGURA 378-3   Os pulsos do hormônio hipotalâmico liberador das gonadotrofinas (GnRH) induzem pulsos secretórios de hormônio luteinizante (LH).

GH, podem ser identificados utilizando técnicas de dupla imunocoloração. O desenvolvimento dos somatotrofos e a transcrição de GH são determinados pela expressão do fator de transcrição nuclear Pit-1 específico da célula. Cinco genes distintos codificam o GH e as proteínas relacionadas. O gene para o GH hipofisário (*hGH-N*) gera dois produtos através de clivagem em locais diferentes da molécula de RNA, os quais dão origem ao GH, que pesa 22 kDa (com 191 aminoácidos), e uma molécula menos abundante do GH, que pesa 20 kDa, com atividade biológica semelhante. As células sinciciotrofoblásticas placentárias expressam um gene variante para o GH (*hGH-V*); o hormônio relacionado a coriônica humana (HCS) é expresso por membros distintos do aglomerado de genes.

Secreção A secreção de GH é controlada por fatores hipotalâmicos e periféricos complexos. O *hormônio liberador do GH* (GHRH) é um peptídeo hipotalâmico com 44 aminoácidos que estimula a síntese e liberação de GH. A grelina, um peptídeo octanoilado de origem gástrica, e os agonistas sintéticos do *GHS-R* induzem o GHRH e estimulam diretamente a liberação de GH. A *somatostatina* (fator inibidor da liberação de somatotrofina [SRIF]) é sintetizada na área pré-óptica medial do hipotálamo e inibe a secreção de GH. O GHRH é secretado em picos intermitentes que induzem pulsos de GH, enquanto o SRIF determina o tônus secretor basal do GH. O SRIF também é expresso em muitos tecidos extra-hipotalâmicos, como o sistema nervoso central (SNC), trato gastrintestinal e pâncreas, onde atua igualmente inibindo a secreção dos hormônios das ilhotas. O *IGF-1*, o hormônio-alvo periférico para o GH, estabelece um mecanismo de retroalimentação destinado a inibir o GH; o estrogênio induz o GH, enquanto o excesso crônico de glicocorticoides suprime a liberação de GH, levando ao atraso no crescimento das crianças.

Os receptores de superfície no somatotrofo regulam a síntese e secreção de GH. O receptor de GHRH é um receptor acoplado à proteína G (GPCR) que sinaliza por meio da via intracelular do monofosfato de adenosina (AMP) cíclico para estimular a proliferação das células somatotróficas, assim como a produção de GH. As mutações inativadoras do receptor de GHRH causam um nanismo pronunciado. Um receptor de superfície específico para a grelina, o secretagogo de GH de origem gástrica, é expresso no hipotálamo e na hipófise. A somatostatina liga-se a cinco subtipos distintos de receptores (SST1 a SST5); os subtipos SST2 e SST5 suprimem preferencialmente a secreção de GH (e de TSH), enquanto SST5 sinaliza, predominantemente, a supressão da secreção de ACTH.

A secreção de GH é pulsátil, ocorrendo os níveis mais altos à noite, em geral correlacionando-se com o início do sono. A taxa de secreção de GH declina acentuadamente com a idade, razão pela qual os níveis hormonais na meia-idade são cerca de 15% dos níveis puberais. Essas modificações mantêm paralelismo com o declínio da massa muscular magra relacionado com a idade. A secreção de GH também é reduzida nos indivíduos obesos, porém os níveis de IGF-1 podem não ser suprimidos, sugerindo uma mudança no ponto de ajuste para controle por retroalimentação. Níveis elevados de GH ocorrem dentro de 1 hora após o início do sono profundo, assim como depois de exercício, estresse físico e traumatismo, e durante a sepse. A secreção integrada de GH, em 24 horas, é mais alta em mulheres, sendo aumentada também pela reposição de estrogênio, provavelmente refletindo o aumento da resistência periférica ao GH. Com a utilização de ensaios padronizados, as mensurações aleatórias de GH são indetectáveis em cerca de 50% das amostras diurnas obtidas de indivíduos sadios e tampouco detectáveis na maioria dos indivíduos obesos e idosos (< 1 μg/L). Assim, medições aleatórias únicas de GH não distinguem pacientes adultos com deficiência de GH daqueles com níveis de GH na faixa normal.

A secreção de GH é profundamente influenciada por fatores nutricionais. Com a utilização de ensaios ultrassensíveis para GH, com sensibilidade de 0,002 μg/L, uma sobrecarga de glicose suprime o GH para < 0,7 μg/L em mulheres e para < 0,07 μg/L em homens. Na desnutrição crônica ou no jejum prolongado, ocorre aumento da frequência e da amplitude dos pulsos de GH. O GH é estimulado por agonistas orais do receptor de grelina, pela administração intravenosa de L-arginina, dopamina e apomorfina (um agonista do receptor da dopamina), assim como pelas vias α-adrenérgicas. O bloqueio β-adrenérgico induz os níveis basais de GH e exacerba a liberação de GH evocada pelo GHRH, bem como pela insulina.

Ação O padrão de secreção de GH pode afetar as respostas teciduais. A pulsatilidade mais alta de GH observada em homens, em comparação com sua secreção basal relativamente contínua em mulheres, pode ser um importante determinante biológico dos padrões de crescimento linear e de indução das enzimas hepáticas.

A proteína do receptor periférico de GH de 70 kDa possui uma homologia estrutural com a superfamília das citocinas/hematopoiéticas. Um fragmento do domínio extracelular do receptor gera uma proteína solúvel ligadora de GH (GHBP) que se liga ao GH circulante. O fígado e a cartilagem expressam o maior número de receptores de GH. A ligação de GH a dímeros de receptores pré-formados é seguida de rotação interna e sinalização subsequente pela via JAK/STAT. As proteínas STAT ativadas são translocadas para o núcleo, onde modulam a expressão dos genes-alvo regulados pelo GH. Os análogos de GH que se ligam ao receptor, mas que são incapazes de mediar a sinalização do receptor, são poderosos antagonistas da ação do GH. Um antagonista do receptor de GH (pegvisomanto) foi aprovado para o tratamento da acromegalia.

O GH induz a síntese de proteínas e retenção do nitrogênio, bem como prejudica a tolerância à glicose por antagonizar a ação da insulina. Estimula também a lipólise, resultando em maiores níveis de ácidos graxos circulantes, massa de gordura omental reduzida e massa corporal magra aumentada. O GH promove retenção de sódio, potássio e água, além de elevar os níveis séricos do fosfato inorgânico. O crescimento ósseo linear ocorre pelas complexas ações de hormônios e fatores de crescimento, como IGF-1. O GH estimula a diferenciação dos pré-condrócitos epifisários. Essas células precursoras produzem localmente IGF-1, e a sua proliferação também é responsiva ao fator de crescimento.

Fatores de crescimento semelhantes à insulina O GH exerce efeitos diretos nos tecidos-alvo, porém muitos de seus efeitos fisiológicos são mediados indiretamente pelo IGF-1, um poderoso fator de crescimento e diferenciação. O fígado é a principal fonte de IGF-1 circulante. Nos tecidos periféricos, o IGF-1 também exerce ações parácrinas locais que parecem ser tanto dependentes quanto independentes do GH. Assim, a administração de GH induz IGF-1 circulante, além de estimular sua produção em múltiplos tecidos.

Tanto o IGF-1 quanto o IGF-2 estão ligados a proteínas de ligação ao IGF (IGFBPs) circulantes de alta afinidade, que regulam a disponibilidade e a bioatividade do IGF. Os níveis de IGFBP3 são dependentes de GH e servem como a principal proteína transportadora para o IGF-1 circulante. A deficiência de GH e a desnutrição, geralmente, estão associadas a baixos níveis de IGFBP3. A IGFBP1 e a IGFBP2 regulam a ação tecidual local do IGF, porém não se ligam a quantidades apreciáveis do IGF-1 circulante.

As concentrações de IGF-1 são profundamente afetadas por fatores fisiológicos. Os níveis aumentam durante a puberdade, alcançam um pico aos 16 anos e, subsequentemente, declinam em mais de 80% durante o processo de envelhecimento. As concentrações de IGF-1 são mais altas em mulheres do que em homens. Como o GH é o principal determinante da síntese hepática de IGF-1, anormalidades da síntese ou ação do GH (incluindo insuficiência hipofisária, defeito no receptor de GHRH, defeito no receptor de GH ou bloqueio farmacológico do receptor de GH) levam a baixos níveis de IGF-1. Estados hipocalóricos estão associados a resistência ao GH; os níveis de IGF-1 são, dessa forma, reduzidos na caquexia, desnutrição e sepse. Na acromegalia, os níveis de IGF-1 mostram-se invariavelmente altos e refletem uma relação logarítmica linear com as concentrações de GH circulante.

FISIOLOGIA DO IGF-1 O IGF-1 injetado (100 μg/kg) induz hipoglicemia, e doses mais baixas melhoram a sensibilidade à insulina nos pacientes com acentuada resistência à insulina e diabetes. Nos indivíduos caquéticos, a infusão de IGF-1 (12 μg/kg/hora) aumenta a retenção de nitrogênio e reduz os níveis de colesterol. As injeções subcutâneas em longo prazo de IGF-1 aumentam a síntese proteica e são anabólicas. Embora os marcadores de formação óssea sejam induzidos, a renovação óssea também pode ser estimulada pelo IGF-1. O IGF-1 é aprovado para uso em pacientes com síndromes de resistência ao GH.

Os efeitos colaterais do IGF-1 dependem da dose, e uma dose excessiva pode resultar em hipoglicemia, hipotensão, retenção de líquidos, dor na articulação temporomandibular e aumento da pressão intracraniana, todos eventos reversíveis. Foram relatados danos na retina e necrose avascular da cabeça femoral. A administração excessiva crônica de IGF-1 presumivelmente resultaria em características de acromegalia.

HORMÔNIO ADRENOCORTICOTRÓFICO
(Ver também Cap. 386)

Síntese As células corticotróficas secretoras de ACTH constituem cerca de 20% da população de células hipofisárias. O ACTH (com 39 aminoácidos) deriva da proteína precursora POMC (com 266 aminoácidos), que gera também vários outros peptídeos, como β-lipotrofina, β-endorfina, met-encefalina, hormônio estimulador dos melanócitos α (MSH) e proteína do lobo intermediário semelhante à corticotrofina (CLIP). O gene da *POMC* é poderosamente suprimido pelos glicocorticoides e induzido pelo hormônio liberador de corticotrofina (CRH), arginina-vasopressina (AVP) e citocinas pró-inflamatórias, incluindo a IL-6, assim como o fator inibidor da leucemia.

O CRH, um peptídeo hipotalâmico com 41 aminoácidos sintetizado no núcleo paraventricular, assim como nos centros cerebrais superiores, é o principal estimulador da síntese e liberação do ACTH. O receptor de CRH é um GPCR que é expresso no corticotrofo e sinaliza para induzir a transcrição de *POMC*.

Secreção A secreção de ACTH é pulsátil e exibe um ritmo circadiano característico, com pico em torno de 6 horas da manhã e níveis mínimos por volta da meia-noite. A secreção dos glicocorticoides suprarrenais, acionada pelo ACTH, adota um padrão diurno paralelo. A ritmicidade circadiana do ACTH é determinada por variações na amplitude dos pulsos secretórios, e não por mudanças na frequência dos pulsos. Sobrepondo-se a esse ritmo endógeno, os níveis de ACTH são aumentados por estresse físico e psicológico, exercício, doença aguda e hipoglicemia induzida pela insulina.

A regulação negativa mediada por glicocorticoides do eixo hipotálamo-hipófise-suprarrenal (HHSR) ocorre como consequência tanto da supressão hipotalâmica do CRH quanto da atenuação direta da expressão do gene *POMC* e da liberação de ACTH pela hipófise. Por outro lado, a perda de inibição por retroalimentação do cortisol, como ocorre na falência suprarrenal primária, resulta em níveis extremamente altos de ACTH.

Os insultos inflamatórios ou sépticos agudos ativam o eixo HHSR por meio das ações integradas de citocinas pró-inflamatórias, toxinas bacterianas e sinais neurais. A cascata sobreposta de citocinas indutoras de ACTH (fator de necrose tumoral [TNF]; IL-1, IL-2 e IL-6; e fator inibidor da leucemia) ativa a secreção hipotalâmica de CRH e AVP, a expressão do gene *POMC* hipofisário e as redes locais das citocinas hipofisárias parácrinas. A elevação resultante do cortisol restringe a resposta inflamatória, tornando possível a proteção do hospedeiro. Concomitantemente, a resistência central do receptor glicocorticoide mediada por citocinas prejudica a supressão do HHSR pelos glicocorticoides. Assim, a resposta ao estresse neuroendócrino reflete o resultado global de sinais altamente integrados hipotalâmicos e intra-hipofisários, bem como dos hormônios periféricos e das citocinas que agem para regular a secreção de cortisol.

Ação A principal função do eixo HHSR consiste em manter a homeostase metabólica, assim como mediar a resposta neuroendócrina ao estresse. O ACTH induz esteroidogênese adrenocortical ao sustentar a proliferação e função das células suprarrenais. O receptor do ACTH, designado *receptor da melanocortina-2*, é um GPCR que induz a esteroidogênese por meio da estimulação de uma cascata de enzimas esteroidogênicas (Cap. 386).

GONADOTROFINAS: FSH E LH
Síntese e secreção Os gonadotrofos constituem cerca de 10% das células da adeno-hipófise e produzem duas gonadotrofinas – LH e FSH. Assim como TSH e gonadotrofina coriônica humana, o LH e o FSH são hormônios glicoproteicos que consistem em subunidades α e β. A subunidade α é comum a esses hormônios glicoproteicos; a especificidade da função hormonal é conferida pelas subunidades β, que são expressas por genes distintos.

A síntese e a liberação das gonadotrofinas são reguladas dinamicamente. Isso é particularmente verdadeiro nas mulheres, nas quais os níveis rapidamente flutuantes dos esteroides gonadais variam durante todo o ciclo menstrual. O GnRH hipotalâmico, um peptídeo com dez aminoácidos, regula a síntese e secreção tanto do LH quanto do FSH. A kisspeptina cerebral, um produto do gene *KISS1*, regula a liberação hipotalâmica de GnRH. O GnRH é secretado em pulsos intermitentes a cada 60 a 120 minutos, e esses pulsos induzem, por sua vez, pulsos de LH e FSH (Fig. 378-3). A modalidade pulsátil do influxo do GnRH é essencial para sua ação; os pulsos induzem à responsividade dos gonadotrofos, enquanto a exposição contínua ao GnRH induz à dessensibilização. Com base nesse fenômeno, agonistas do GnRH de longa duração são usados para suprimir os níveis de gonadotrofinas em crianças com puberdade precoce e em homens com câncer de próstata (Cap. 87) e são usados em alguns protocolos de indução da ovulação para reduzir os níveis de gonadotrofinas endógenas (Cap. 392). Os estrogênios atuam tanto no hipotálamo quanto na hipófise para modular a secreção de gonadotrofinas. A exposição crônica aos estrogênios é inibitória, enquanto os níveis em elevação de estrogênios, como ocorre durante o pico pré-ovulatório, exercem uma retroalimentação positiva destinada a aumentar a frequência e amplitude dos pulsos de gonadotrofinas. A progesterona reduz a frequência dos pulsos de GnRH, mas aumenta as respostas das gonadotrofinas ao GnRH. A retroalimentação pela testosterona em homens também ocorre nos níveis hipotalâmico e hipofisário, sendo mediada, em parte, pela conversão em estrogênios.

Apesar de o GnRH ser o principal regulador da secreção de LH e FSH, a síntese do FSH também é controlada, de forma distinta, pelos peptídeos gonadais inibina e ativina, membros da família do fator de crescimento transformador β (TGF-β). A inibina suprime seletivamente o FSH, enquanto a ativina estimula sua síntese (Cap. 392).

Ação As gonadotrofinas interagem com seus respectivos GPCRs que se expressam no ovário e no testículo, evocando o desenvolvimento e a maturação das células germinativas, assim como a biossíntese dos hormônios esteroides. Nas mulheres, o FSH regula o desenvolvimento dos folículos ovarianos e estimula a produção ovariana de estrogênio. O LH faz a mediação da ovulação e manutenção do corpo lúteo. Nos homens, o LH induz a síntese e secreção de testosterona pelas células de Leydig, ao passo que o FSH estimula o desenvolvimento dos túbulos seminíferos e regula a espermatogênese.

HORMÔNIO ESTIMULANTE DA TIREOIDE
Síntese e secreção Os tireotrofos secretores de TSH constituem 5% da população de células da adeno-hipófise. O TSH compartilha uma subunidade α comum com LH e FSH, mas contém uma subunidade β específica para o TSH. O TRH é um tripeptídeo hipotalâmico (piroglutamil histidilprolinamida) que age por meio de um GPCR hipofisário que estimula a síntese e secreção de TSH; ele também estimula as células lactotróficas a secretar PRL. A secreção de TSH é estimulada pelo TRH, enquanto os hormônios tireoidianos, a dopamina, a somatostatina e os glicocorticoides suprimem o TSH por sobrepujarem a indução do TRH.

O crescimento dos tireotrofos e a secreção de TSH são induzidos quando é removida a inibição por meio da retroalimentação negativa pelos hormônios tireoidianos. Assim, o dano à tireoide (incluindo tireoidectomia cirúrgica), o hipotireoidismo induzido por irradiação, a tireoidite crônica e a exposição prolongada a bociogênicos estão associados a um TSH aumentado. O hipotireoidismo não tratado de longa duração pode levar a níveis elevados de TSH, que podem estar associados a hiperplasia dos tireotrofos e aumento da hipófise, podendo ser algumas vezes evidente na ressonância magnética.

Ação O TSH é secretado em pulsos, porém as excursões são moderadas em comparação com outros hormônios hipofisários, por causa da baixa amplitude dos pulsos e da meia-vida relativamente longa do TSH. Como consequência, as determinações isoladas do TSH são suficientes para determinar precisamente seus níveis circulantes. O TSH liga-se a um GPCR nas células foliculares da tireoide para estimular a síntese e liberação do hormônio tireoidiano (Cap. 382).

LEITURAS ADICIONAIS
Bernard V et al: Prolactin: A pleiotropic factor in health and disease. Nat Rev Endocrinol 15:356, 2019.
Cheung LYM et al: Single-cell RNA sequencing reveals novel markers of male pituitary stem cells and hormone-producing cell types. Endocrinology 159:3910, 2018.
Das N, Kumar TR: Molecular regulation of follicle-stimulating hormone synthesis, secretion and action. J Mol Endocrinol 60:R131, 2018.
Langlais D et al: Adult pituitary cell maintenance: Lineage-specific contribution of self-duplication. Mol Endocrinol 27:1103, 2013.
Le Tissier P et al: The process of anterior pituitary hormone pulse generation. Endocrinology 159:3524, 2018.
Murray PG et al: 60 years of neuroendocrinology: The hypothalamo-GH axis: The past 60 years. J Endocrinol 226:T123, 2015.
Ranke MB, Wit JM: Growth hormone: Past, present and future. Nat Rev Endocrinol 14:285, 2018.

379 Hipopituitarismo
Shlomo Melmed, J. Larry Jameson

A produção deficiente de hormônios da adeno-hipófise leva às características do hipopituitarismo (ou hipo-hipofisarismo). A deficiência na produção de um ou mais hormônios tróficos da adeno-hipófise pode resultar de distúrbios hereditários; porém, mais comumente o hipopituitarismo do adulto é adquirido e reflete o efeito de uma massa compressiva de um tumor, as consequências de um traumatismo hipofisário ou hipotalâmico, um processo autoimune ou inflamatório ou um dano vascular. Esses processos também podem impedir a síntese ou secreção dos hormônios hipotalâmicos, com resultante deficiência hipofisária (Tab. 379-1).

CAUSAS DE HIPOPITUITARISMO RELACIONADAS AO DESENVOLVIMENTO

A displasia hipofisária pode resultar em desenvolvimento aplásico, hipoplásico ou ectópico da hipófise. Como o desenvolvimento da hipófise segue a migração das células na linha média a partir da bolsa de Rathke nasofaríngea, os distúrbios craniofaciais da linha média podem estar associados à displasia hipofisária. A insuficiência hipofisária adquirida no recém-nascido também pode ser causada por um traumatismo do parto, como hemorragia craniana, asfixia e parto com apresentação pélvica.

Um grande número de fatores de transcrição e fatores de crescimento é crítico para o desenvolvimento do hipotálamo e da glândula hipófise e para a função das linhagens celulares diferenciadas da hipófise anterior. Mutações foram descritas nos genes HESX1, SOX2, SOX3, LHX3, LHX4, OTX, GLI2, PAX6, BMP4, ARNT2, FGF8, FGFR1, SHH, PROKR2, GPR161, IGSF1, PITX2 e CHD7, entre outros. A perda de função heterozigótica ou mutações autossômicas recessivas interrompem o desenvolvimento hipotalâmico e hipofisário em diferentes estágios do desenvolvimento, causando uma ampla gama de fenótipos que vão desde a linha média sindrômica grave e outros defeitos combinados de hormônios hipofisários ou deficiências hormonais isoladas. Dependendo do gene envolvido, a hipófise pode ser hipoplásica, hiperplásica ou ectópica. Os defeitos da linha média incluem combinações variáveis de desenvolvimento anormal dos olhos, corpo caloso, vértebras e sistemas genitais. A disfunção hipofisária varia de deficiência hormonal isolada a deficiência combinada de hormônios hipofisários (CPHD) e diabetes insípido (DI).

Além desses distúrbios sindrômicos do desenvolvimento, algumas mutações afetam linhagens celulares específicas da hipófise. Por exemplo, as mutações em Pit-1 causam deficiências combinadas de hormônio do crescimento (GH), prolactina (PRL) e hormônio estimulante da tireoide (TSH). Esses pacientes apresentam habitualmente retardo do crescimento e graus variáveis de hipotireoidismo. A hipófise pode parecer hipoplásica na imagem de ressonância magnética (RM). O Prop-1 é expresso no início do desenvolvimento hipofisário e parece ser necessário à função do Pit-1. As mutações familiares e esporádicas de PROP1 resultam em deficiência combinada de GH, PRL, TSH e gonadotrofina. Mais de 80% desses pacientes apresentam retardo de crescimento; na vida adulta, todos apresentam deficiências de TSH e gonadotrofinas, e uma pequena minoria desenvolve mais tarde deficiência do hormônio adrenocorticotrófico (ACTH). Devido à deficiência de gonadotrofinas, esses indivíduos não entram na puberdade espontaneamente. Em alguns casos, a glândula hipofisária aparece aumentada na RM. As mutações em TPIT resultam em deficiência de ACTH associada ao hipocortisolismo. Mutações em NR5A1 (também conhecido como fator esteroidogênico 1 [SF-1]) prejudicam o desenvolvimento das células gonadotróficas, bem como o desenvolvimento suprarrenal/gonadal.

DISFUNÇÃO ENDÓCRINA HIPOTALÂMICA

Os distúrbios hipotalâmicos podem afetar a regulação da temperatura, apetite, ciclos sono-vigília, sistemas autônomos, comportamento e memória, bem como vários sistemas endócrinos. Exemplos selecionados de distúrbios hipotalâmicos que afetam o sistema endócrino são descritos abaixo.

Síndrome de Kallmann A síndrome de Kallmann resulta de um defeito na síntese do hormônio liberador das gonadotrofinas (GnRH) hipotalâmico e está associada a anosmia ou hiposmia em função da agenesia ou hipoplasia do bulbo olfatório (Cap. 391). Classicamente, a síndrome pode estar associada à cegueira para cores, atrofia óptica, surdez nervosa, fenda palatina, anormalidades renais, criptorquidismo e anomalias neurológicas, como movimentos em espelho. A causa genética inicial foi o gene KAL ligado ao X, mutações que impedem a migração embrionária dos neurônios de GnRH da placa olfatória para o hipotálamo. Desde então, foi constatado que mais de uma dúzia de outras anormalidades, além das mutações em KAL, causam deficiência isolada de GnRH. Foram descritas formas de transmissão autossômica recessiva (i.e., GPR54, KISS1) e dominante (i.e., FGFR1), e existe uma lista crescente de genes associados à deficiência de GnRH (incluindo GNRH1, PROK2, PROKR2, CHD7, PCSK1, FGF8, NELF, WDR11, TAC3, TACR3 e SEMA3E). Alguns pacientes têm mutações oligogênicas, em que as mutações em uma combinação de diferentes genes levam ao fenótipo. Características clínicas associadas, além da deficiência de GnRH, variam e dependem da causa genética. A deficiência de GnRH impede a progressão até a puberdade. Os homens se apresentam com puberdade tardia e características hipogonádicas pronunciadas, como micropênis, provavelmente resultantes dos baixos níveis de testosterona durante a infância. As mulheres se apresentam com amenorreia primária e falha do desenvolvimento sexual secundário.

A síndrome de Kallmann e outras causas congênitas de deficiência de GnRH são caracterizadas por baixas concentrações de hormônio

TABELA 379-1 Etiologia do hipopituitarismo[a]

Relacionada ao desenvolvimento/estrutural
- Síndromes de defeitos cerebrais da linha média
- Displasia/aplasia hipofisária
- Sela vazia primária
- Distúrbios hipotalâmicos congênitos (displasia septo-óptica, síndrome de Prader-Willi, síndrome de Bardet-Biedl, síndrome de Kallmann)
- Massa congênita no sistema nervoso central, encefalocele

Genética
- Deficiências combinadas de hormônios hipofisários
- Deficiências hormonais primárias isoladas

Traumática
- Ressecção cirúrgica
- Danos da radioterapia
- Traumatismo craniencefálico

Neoplásica
- Adenoma hipofisário
- Massa parasselar (germinoma, ependimoma, glioma)
- Cisto da bolsa de Rathke
- Craniofaringioma
- Hamartoma hipotalâmico, gangliocitoma
- Metástases hipofisárias (carcinomas de mama, pulmão, cólon)
- Linfoma e leucemia
- Meningioma

Infiltrativa/inflamatória
- Hipofisite linfocítica
- Hemocromatose
- Sarcoidose
- Histiocitose X
- Hipofisite granulomatosa
- Anticorpos contra fatores de transcrição
- Imunoterapia

Vascular
- Apoplexia hipofisária
- Relacionado com a gestação (infarto com diabetes; necrose pós-parto)
- Hemorragia subaracnóide
- Doença falciforme
- Arterite

Infecções
- Fungos (histoplasmose)
- Parasitas (toxoplasmose)
- Tuberculose
- Pneumocystis jirovecii

[a]Deficiências de hormônios tróficos por compressão ou destruição hipofisária, em geral, ocorrem sequencialmente: hormônio do crescimento > hormônio folículo-estimulante > hormônio luteinizante > hormônio estimulante da tireoide > hormônio adrenocorticotrófico. Durante a infância, o retardo do crescimento representa, com frequência, a forma de apresentação, e, nos adultos, o hipogonadismo é o sintoma mais precoce.

luteinizante (LH), de hormônio folículo-estimulante (FSH) e de esteroides sexuais (testosterona ou estradiol). Nos casos esporádicos de deficiência isolada de gonadotrofinas, o diagnóstico é frequentemente feito após terem sido eliminadas outras causas de disfunção hipotalâmico-hipofisária. A administração de doses repetidas de GnRH restabelece as respostas hipofisárias normais, apontando para um defeito hipotalâmico nesses pacientes.

O tratamento de longo prazo de homens com gonadotrofina coriônica humana (hCG) ou testosterona restaura o desenvolvimento puberal e as características sexuais secundárias; as mulheres podem ser tratadas com estrogênio e progesterona cíclicos. A fertilidade também pode ser restaurada pela administração de gonadotrofinas ou utilizando uma bomba de infusão portátil para aplicar o GnRH pulsátil subcutâneo.

Síndrome de Bardet-Biedl As características desse distúrbio genético heterogêneo muito raro são deficiência intelectual, anomalias renais, obesidade e hexadactilia, braquidactilia ou sindactilia. Pode ou não haver associação com o DI central. A deficiência de GnRH ocorre em 75% dos homens e em 50% das mulheres acometidas. A degeneração retiniana começa no início da infância, e a maioria dos pacientes estará cega por volta dos 30 anos de idade. Numerosos subtipos da síndrome de Bardet-Biedl (SBB) foram identificados, com ligação genética a pelo menos nove *loci* diferentes. Vários desses *loci* codificam genes envolvidos na função basal do corpo ciliar, o que pode ser responsável pelas manifestações clínicas diversificadas.

Mutações nos receptores de leptina e na leptina A deficiência de leptina ou de seu receptor provoca um amplo espectro de anomalias hipotalâmicas, incluindo hiperfagia, obesidade e hipogonadismo central (Cap. 401). A menor produção de GnRH nesses pacientes resulta em síntese e liberação atenuadas de FSH e LH pela hipófise.

Síndrome de Prader-Willi Trata-se de uma síndrome de genes contíguos, a qual resulta da deleção das cópias paternas dos genes *SNRPN* e *NECDIN*, que são sujeitos a mecanismo de marcação (*imprinting*) e, possivelmente, de outros genes no cromossomo 15q. A síndrome de Prader-Willi está associada a hipogonadismo hipogonadotrófico, hiperfagia-obesidade, hipotonia muscular crônica, deficiência intelectual e diabetes melito de início no adulto. Múltiplos defeitos somáticos acometem também o crânio, os olhos, as orelhas, as mãos e os pés. Foram relatados núcleos hipotalâmicos diminuídos, produtores de ocitocina e vasopressina. Uma síntese deficiente de GnRH é sugerida pela observação de que o tratamento crônico com GnRH restaura a liberação hipofisária de LH e FSH.

HIPOPITUITARISMO ADQUIRIDO

O hipopituitarismo pode ser causado por traumatismo acidental ou neurocirúrgico; eventos vasculares, como apoplexia; neoplasias hipofisárias ou hipotalâmicas, craniofaringioma, linfoma ou tumores metastáticos; doença inflamatória, como hipofisite linfocítica; hipofisite autoimune associada à imunoterapia para o câncer com inibidores dos *checkpoints* imunes; distúrbios infiltrativos, como sarcoidose, hemocromatose (Cap. 414) e tuberculose; ou irradiação.

Pacientes com lesão cerebral, incluindo trauma esportivo de contato, acidentes automobilísticos, causas explosivas, hemorragia subaracnóidea e irradiação, podem apresentar hipopituitarismo transitório ou de longo prazo. O acompanhamento endócrino periódico de longo prazo é indicado porque a disfunção hipotalâmica ou hipofisária se desenvolverá em 25 a 40% desses pacientes.

Distúrbios infiltrativos hipotalâmicos Sarcoidose, histiocitose X, amiloidose e hemocromatose acometem com frequência os tratos neuronais e neuroquímicos tanto hipotalâmicos quanto hipofisários. Consequentemente, o DI é uma apresentação comum, relatada em metade dos pacientes com esses distúrbios. O retardo no crescimento será observado se houver uma secreção atenuada de GH antes da puberdade. O hipogonadismo hipogonadotrófico e a hiperprolactinemia também são comuns.

Lesões inflamatórias O dano à hipófise e a subsequente disfunção secretora podem ser observados em infecções crônicas, como tuberculose, em infecções oportunistas por fungos associadas à síndrome da imunodeficiência humana (Aids) e na sífilis terciária. Outros processos inflamatórios, como granulomas e sarcoidose, devem ser considerados no diagnóstico diferencial dos exames de imagem sugestivos de adenoma hipofisário. Essas lesões podem acarretar extensos danos hipotalâmicos e hipofisários, dando origem a deficiências dos hormônios.

Irradiação craniana A irradiação craniana pode resultar em disfunção hipotalâmica e hipofisária de longo prazo, sobretudo em crianças e adolescentes, pois são mais suscetíveis à lesão após irradiação terapêutica de todo o cérebro ou da cabeça e pescoço. O surgimento de anormalidades hormonais subsequentes correlaciona-se fortemente com a dose de irradiação e o intervalo de tempo após ter sido completada a radioterapia. Até dois terços dos pacientes acabam desenvolvendo uma insuficiência hormonal após uma dose mediana de 50 Gy (5.000 rads) dirigida à base do crânio. O surgimento de hipopituitarismo ocorre ao longo de 5 a 15 anos e costuma refletir muito mais um dano hipotalâmico do que a destruição primária das células hipofisárias. Apesar de o padrão de perda hormonal ser variável, a deficiência de GH é mais comum, acompanhada por deficiência de goandotrofinas, tireoide e ACTH. Quando se documenta a deficiência de um ou mais hormônios, passa a ser bastante alta a possibilidade de uma reserva reduzida de outros hormônios. Por conseguinte, a função da adeno-hipófise deve ser continuamente avaliada em longo prazo nos pacientes previamente irradiados, devendo a terapia de reposição ser instituída quando apropriado (ver adiante).

Hipofisite linfocítica Ocorre com mais frequência em mulheres pós-parto; manifesta-se, em geral, com hiperprolactinemia e evidências pela RM de massa hipofisária proeminente, que costuma ser semelhante a um adenoma, com níveis ligeiramente elevados de PRL. A insuficiência hipofisária causada por infiltração linfocítica difusa pode ser transitória ou permanente, mas torna necessária imediata avaliação e devido tratamento. Embora raramente, foram descritas deficiências isoladas dos hormônios hipofisários, sugerindo um processo autoimune seletivo que possui como alvo determinados tipos de células. A maioria dos pacientes manifesta sintomas de efeitos expansivos progressivos, com cefaleia e distúrbios visuais. A velocidade de hemossedimentação costuma estar elevada. Como pode ser indistinguível de um adenoma hipofisário na RM, a hipofisite deve ser considerada em uma puérpera com uma massa hipofisária recém-diagnosticada antes que uma intervenção cirúrgica desnecessária seja realizada. O processo inflamatório costuma regredir após vários meses de tratamento com glicocorticoides, e a função hipofisária pode ser restaurada, dependendo da extensão do dano.

Imunoterapia e hipofisite As células hipofisárias expressam o linfócito T citotóxico, antígeno 4 (CTLA-4), e até 20% dos pacientes submetidos a imunoterapia para câncer com inibidores de CTLA-4 (p. ex., ipilimumabe) podem desenvolver hipofisite com insuficiência tireoidiana, suprarrenal, ilhota e gonadal, heterogeneamente associada. Hipofisite também é relatada com inibidores de PD-1/PD-L1 (p. ex., pembrolizumabe e nivolumabe) e pode ter apresentação tardia. A reposição com hormônios hipofisários, com ou sem glicocorticoides em altas doses, pode ser tolerada com segurança com imunoterapia continuada.

Apoplexia hipofisária Os eventos vasculares hemorrágicos intra-hipofisários agudos podem causar um dano substancial à hipófise e às estruturas selares circundantes. A apoplexia hipofisária pode ocorrer espontaneamente em um adenoma hipofisário preexistente; no período pós-parto (síndrome de Sheehan); ou em associação com diabetes, hipertensão, anemia falciforme ou choque agudo. O aumento hiperplásico da hipófise, que ocorre normalmente durante a gestação, aumenta o risco de hemorragia e infarto. A apoplexia é uma emergência endócrina que pode resultar em hipoglicemia grave, hipotensão e choque, hemorragia no sistema nervoso central (SNC) e morte. Os sintomas agudos podem incluir cefaleia intensa com sinais de irritação meníngea, alterações visuais bilaterais, oftalmoplegia e, nos casos mais graves, colapso cardiovascular e perda da consciência. A tomografia computadorizada (TC) ou RM da hipófise podem revelar sinais de hemorragia intratumoral ou selar, com desvio da haste da hipófise e compressão do tecido hipofisário.

Os pacientes sem perda visual evidente ou deterioração da consciência podem ser observados e tratados por métodos conservadores, com altas doses de glicocorticoides. Os pacientes com uma perda visual significativa ou progressiva, paralisia de nervos cranianos ou perda de consciência necessitam de descompressão cirúrgica urgente. A recuperação visual após a cirurgia da sela túrcica correlaciona-se inversamente com o período transcorrido após o evento agudo. Por isso, a oftalmoplegia ou os déficits visuais graves constituem indicações para uma cirurgia precoce. O hipopituitarismo é comum após apoplexia.

Sela vazia Uma sela vazia parcial ou aparentemente total é um achado incidental frequente na RM, podendo, algumas vezes, estar associado à hipertensão intracraniana. Esses pacientes costumam apresentar função hipofisária normal, o que implica que a margem circundante de tecido hipofisário é plenamente funcional. No entanto, o hipopituitarismo pode instalar-se insidiosamente. Os adenomas hipofisários também podem sofrer infarto clinicamente silencioso e involução, com desenvolvimento de uma sela parcial ou totalmente vazia e com o líquido cerebrospinal (LCS) preenchendo a herniação dural. Raras vezes, adenomas hipofisários pequenos, porém funcionantes, podem surgir dentro da margem de tecido hipofisário, e esses adenomas nem sempre são visualizados pela RM.

APRESENTAÇÃO E DIAGNÓSTICO

As manifestações clínicas do hipopituitarismo dependem dos hormônios perdidos e da extensão da deficiência hormonal (ver abaixo). A deficiência de GH causa distúrbios do crescimento em crianças e acarreta uma composição corporal anormal em adultos. A deficiência de gonadotrofina causa distúrbios menstruais e infertilidade nas mulheres, bem como função sexual reduzida, infertilidade e perda das características sexuais secundárias nos homens. A deficiência de TSH e ACTH manifesta-se habitualmente em um período mais tardio durante a evolução da insuficiência hipofisária. A deficiência de TSH causa retardo do crescimento em crianças e características de hipotireoidismo em crianças e adultos. A forma secundária da insuficiência suprarrenal causada por deficiência de ACTH evolui para o hipocortisolismo com relativa preservação na produção de mineralocorticoides. A deficiência de PRL acarreta ausência de lactação. Quando as lesões acometem a neuro-hipófise, a poliúria e polidipsia refletem a ausência de secreção da vasopressina. Em pacientes com dano hipofisário de longa duração, estudos epidemiológicos documentam um aumento na taxa de mortalidade, principalmente por aumento de doenças cardiovasculares e cerebrovasculares. A irradiação prévia da cabeça e do pescoço também é um fator determinante no aumento das taxas de mortalidade, em especial nas doenças cerebrovasculares.

INVESTIGAÇÃO LABORATORIAL

O diagnóstico bioquímico da insuficiência hipofisária é feito com a demonstração dos níveis baixos dos respectivos hormônios tróficos hipofisários em um quadro de níveis baixos de hormônios dos órgãos-alvo. Por exemplo, uma tiroxina livre baixa na presença de um nível baixo ou indevidamente normal de TSH sugere hipotireoidismo secundário. De modo semelhante, um nível baixo de testosterona sem elevação das gonadotrofinas sugere hipogonadismo hipogonadotrófico. Os testes provocativos podem ser necessários para avaliar a reserva hipofisária (Tab. 379-2). As respostas do GH à hipoglicemia induzida por insulina, arginina, glucagon, L-dopa, hormônio liberador do hormônio do crescimento (GHRH) ou macimorelin, um agonista

TABELA 379-2 ■ Testes de suficiência hipofisária

Hormônio	Teste	Amostras de sangue	Interpretação
Hormônio do crescimento (GH)	Teste de tolerância à insulina: insulina regular (0,05-0,15 U/kg IV)	−30, 0, 30, 60, 120 min para glicose e GH	Glicose < 40 mg/dL; o GH deveria ser > 3 µg/L
	Teste do GHRH: 1 µg/kg IV*	0, 15, 30, 45, 60, 120 min para GH	Resposta normal GH > 3 µg/L
	Teste da L-arginina: 30 g IV durante 30 min*	0, 30, 60, 120 min para GH	Resposta normal GH > 3 µg/L
	Teste da L-dopa: 500 mg VO*	0, 30, 60, 120 min para GH	Resposta normal GH > 3 µg/L
Prolactina (PRL)	Teste do TRH: 200-500 µg IV	0, 20 e 60 min para TSH e PRL	Prolactina normal > 2 µg/L e aumento de > 200% do nível basal
ACTH	Teste de tolerância à insulina: insulina regular (0,05-0,15 U/kg IV)	−30, 0, 30, 60, 90 min para glicose e cortisol	Glicose < 40 mg/dL Cortisol deveria aumentar em > 7 µg/dL ou para > 20 µg/dL
	Teste com CRH: 1 µg/kg de CRH ovino IV às 8h00*	0, 15, 30, 60, 90, 120 min para ACTH e cortisol	O ACTH basal aumenta em 2-4 vezes e alcança um pico de 20-100 pg/mL Níveis de cortisol > 20-25 µg/dL
	Teste da metirapona: metirapona (30 mg/kg) à meia-noite*	11-desoxicortisol e cortisol plasmáticos às 8h00; ACTH também pode ser medido	Cortisol plasmático deve ser < 4 g/dL para garantir uma resposta adequada Resposta normal 11-desoxicortisol > 7,5 µg/dL ou ACTH > 75 pg/mL
	Teste padronizado de estímulo com ACTH: ACTH 1-24 (cosintropina), 0,25 mg IM ou IV	0, 30, 60 min para cortisol e aldosterona	Resposta normal: cortisol > 21 g/dL e aldosterona > 4 ng/dL acima do nível basal
	Teste com baixa dose de ACTH: ACTH 1-24 (cosintropina), 1 µg IV	0, 30, 60 min para cortisol	Cortisol deve ser > 21 µg/dL
	Teste de estímulo com ACTH de 3 dias com 0,25 mg de ACTH 1-24 administrado por via IV durante 8 h a cada dia		Cortisol > 21 µg/dL
TSH	Provas de função basal da tireoide: T_4, T_3, TSH	Dosagens basais	Baixos níveis de hormônio tireoidiano livre na vigência de níveis de TSH que não exibem um aumento apropriado indicam insuficiência hipofisária
	Teste do TRH: 200-500 µg IV	0, 20, 60 min para TSH e PRL[a]	O TSH deveria aumentar em > 5 mU/L, a menos que os níveis de hormônio tireoidiano estejam aumentados
LH, FSH	LH, FSH, testosterona, estrogênio	Dosagens basais	LH e FSH basais devem aumentar nas mulheres na pós-menopausa Baixos níveis de testosterona na vigência de LH e FSH baixos indicam insuficiência hipofisária
	Teste do GnRH: GnRH (100 µg) IV	0, 30, 60 min para LH e FSH	Na maioria dos adultos, o LH deve aumentar em 10 UI/L e o FSH, em 2 UI/L Respostas normais são variáveis
Múltiplos hormônios	Teste combinado para a adeno-hipófise: GHRH (1 g/kg), CRH (1 µg/kg), GnRH (100 g), TRH (200 µg) administrados IV	−30, 0, 15, 30, 60, 90, 120 min para GH, ACTH, cortisol, LH, FSH e TSH	As respostas dos hormônios de liberação, combinadas ou individuais, devem estar elevadas no contexto dos valores hormonais basais da glândula-alvo, podendo não ser uniformemente diagnósticas (ver texto)

[a]A resposta induzida da PRL indica integridade dos lactotrofos.

Siglas: T_3, tri-iodotironina; T_4, tiroxina; TRH, hormônio liberador da tirotrofina; IV, intravenoso; VO, via oral; IM, intramuscular. Para outras siglas, ver texto.
*N. de R.T. Testes não disponíveis no Brasil.

do receptor de grelina ativo por via oral e liberador do hormônio do crescimento, podem ser usadas para avaliar a reserva de GH. A administração do hormônio liberador de corticotrofina (CRH) induz a liberação de ACTH, e a administração de ACTH sintético (cosintropina) estimula a liberação de cortisol pelas suprarrenais, funcionando como um indicador indireto de reserva de ACTH hipofisário (Cap. 386). A reserva de ACTH pode ser avaliada de forma mais confiável pela determinação dos níveis de ACTH e de cortisol durante a hipoglicemia induzida por insulina. Entretanto, esse teste deve ser realizado com cautela nos pacientes com suspeita de insuficiência suprarrenal, por causa da maior suscetibilidade à hipoglicemia e à hipotensão. A administração de insulina para induzir hipoglicemia está contraindicada em pacientes com doença arterial coronariana ou distúrbios convulsivos.

TRATAMENTO
Hipopituitarismo

A terapia de reposição hormonal, incluindo glicocorticoides, hormônio tireoidiano, esteroides sexuais, GH e vasopressina, é habitualmente segura e desprovida de complicações. Os esquemas de tratamento que simulam a produção hormonal fisiológica tornam possível a manutenção de uma homeostase clínica satisfatória. Os esquemas de doses efetivas estão destacados na Tabela 379-3. Os pacientes que necessitam de reposição de glicocorticoides precisam fazer ajustes posológicos cuidadosos, especialmente durante os eventos de estresse, como doença aguda, procedimentos odontológicos, traumatismos e hospitalização aguda.

DISTÚRBIOS DO CRESCIMENTO E DO DESENVOLVIMENTO

Maturação esquelética e crescimento somático A placa de crescimento ósseo depende de vários estímulos hormonais, incluindo GH, fator do crescimento semelhante à insulina 1 (IGF-1), esteroides sexuais, hormônios da tireoide, fatores de crescimento parácrinos e circulantes (p. ex., família de fatores de crescimento de fibroblastos) e citocinas. O processo que promove o crescimento requer também energia calórica, aminoácidos, vitaminas e oligoelementos, consumindo cerca de 10% da produção normal de energia. A desnutrição compromete a atividade dos condrócitos, aumenta a resistência ao GH e leva à diminuição dos níveis circulantes de IGF-1 e da proteína de ligação ao IGF (IGFBP)-3.

As velocidades de crescimento ósseo linear são muito altas na infância e dependem da hipófise. A velocidade média de crescimento é de cerca de 6 cm/ano no final da segunda infância e costuma ser mantida dentro de determinada variação em um gráfico padronizado de percentis. Os picos das velocidades de crescimento ocorrem durante a fase média da puberdade quando a idade óssea é 12 (meninas) ou 13 (meninos). O desenvolvimento sexual secundário está associado a esteroides sexuais elevados que causam o progressivo fechamento das placas epifisárias de crescimento. A *idade óssea* é atrasada nos pacientes com todas as formas de deficiência verdadeira de GH ou com defeitos nos receptores de GH que resultam em ação atenuada desse hormônio.

A *baixa estatura* pode ocorrer como resultado de defeitos do crescimento intrínsecos constitutivos ou em razão de fatores extrínsecos adquiridos que prejudicam o crescimento. Em geral, a idade óssea atrasada em uma criança com baixa estatura é sugestiva de distúrbio hormonal ou sistêmico, enquanto a idade óssea normal em uma criança de baixa estatura é mais provavelmente causada por displasia genética da cartilagem ou distúrbio nas placas de crescimento (Cap. 413).

Deficiência de GH em crianças A deficiência isolada de GH caracteriza-se por baixa estatura, micropênis, maior quantidade de gordura, voz de alto timbre e certa propensão à hipoglicemia decorrente da ação da insulina relativamente sem qualquer oposição. Modos de herança familiar são observados em pelo menos um terço desses indivíduos e podem ser autossômicas dominantes ou ligadas ao X. Cerca de 10% das crianças com deficiência de GH apresentam mutações no gene *GH-N*, incluindo deleções no gene e uma grande variedade de mutações pontuais. As mutações nos fatores de transcrição Pit-1 e Prop-1, que controlam o desenvolvimento dos somatotrofos (ver acima), resultam em deficiência de GH em combinação com outras deficiências de hormônios hipofisários, as quais podem manifestar-se apenas na vida adulta. O diagnóstico de *deficiência idiopática de GH* só deve ser estabelecido após terem sido excluídos rigorosamente os defeitos moleculares conhecidos.

MUTAÇÕES DO RECEPTOR DE GHRH As mutações recessivas do gene do receptor de GHRH em indivíduos com grave nanismo proporcional estão associadas a baixos níveis basais de GH, que não podem ser estimulados por GHRH exógeno, peptídeo liberador de GH ou hipoglicemia induzida por insulina, bem como hipoplasia da adeno-hipófise. A síndrome exemplifica a importância do receptor de GHRH para determinar a proliferação das células somatotróficas e a responsividade hormonal.

INSENSIBILIDADE AO GH É causada por defeitos na estrutura ou sinalização do receptor de GH. As mutações em homozigose ou heterozigose do receptor de GH estão associadas à insensibilidade parcial ou completa ao GH e ao fracasso do crescimento (*síndrome de Laron*). O diagnóstico se baseia em níveis normais ou elevados de GH, com diminuição da proteína ligadora de GH (GHBP) circulante, além de níveis baixos de IGF-1. Muito raramente, também podem ser encontrados defeitos de IGF-1, no receptor de IGF-1 ou na sinalização de IGF-1. Mutações *STAT5B* resultam em imunodeficiência, bem como na anulação da sinalização do GH, levando à baixa estatura com níveis normais ou elevados de GH e baixos de IGF-1. Anticorpos contra o receptor de GH circulante podem raramente causar insensibilidade periférica ao GH.

BAIXA ESTATURA NUTRICIONAL A privação calórica e a desnutrição, o diabetes não controlado e a insuficiência renal crônica representam causas secundárias de anulação da função do receptor de GH. Essas condições também estimulam a produção de citocinas pró-inflamatórias, que atuam exacerbando ainda mais o bloqueio da transdução dos sinais mediados por GH. Crianças nessas condições normalmente apresentam características de baixa estatura, com GH normal ou elevado e níveis baixos de IGF-1.

BAIXA ESTATURA PSICOSSOCIAL A privação emocional e social resulta em retardo do crescimento, acompanhado por fala atrasada, hiperfagia discordante e resposta atenuada ao GH administrado. Um ambiente acolhedor restaura a velocidade de crescimento.

APRESENTAÇÃO E DIAGNÓSTICO

A baixa estatura é observada comumente na prática clínica, e a decisão de avaliar essas crianças exige julgamento clínico em associação a dados auxológicos e história familiar. A baixa estatura deve ser exaustivamente avaliada se a altura de um paciente for maior que 3 desvios-padrão abaixo da média para idade ou quando se constata uma desaceleração no ritmo de crescimento. A maturação esquelética pode ser avaliada mais facilmente medindo-se a idade óssea radiológica, que se baseia sobretudo no grau de fusão das placas de crescimento dos ossos do punho. A altura final pode

TABELA 379-3 ■ Terapia de reposição hormonal para o hipopituitarismo do adulto[a]	
Déficit de hormônios	**Reposição hormonal**
ACTH	Hidrocortisona (10-20 mg/dia em doses fracionadas) Acetato de cortisona (15-25 mg/dia em doses fracionadas) Prednisona (5 mg pela manhã)
TSH	L-tiroxina (0,075-0,15 mg/dia)

FSH/LH	Homens
	  Gel de testosterona (5-10 g/dia)
	  Adesivo cutâneo de testosterona (5 mg/dia)
	  Enantato de testosterona (200 mg IM a cada 2 semanas)
	Mulheres
	  Estrogênios conjugados (0,65-1,25 mg/dia durante 25 dias)
	  Progesterona (5-10 mg/dia) nos dias 16-25
	  Adesivo cutâneo de estradiol (0,025-0,1 mg/semana), além de progesterona nos dias 16-25 nas pacientes com útero intacto
	  Para fertilidade: gonadotrofinas menopáusicas, gonadotrofinas coriônicas humanas

GH	Adultos: somatotrofina (0,1-1,25 mg SC/dia) Crianças: somatotrofina (0,02-0,05 mg/kg por dia)
Vasopressina	Desmopressina intranasal (5-20 g 2×/dia) Oral, 300-600 μg/dia

[a]Todas as doses indicadas devem ser individualizadas conforme o paciente e reavaliadas durante estresse, cirurgia ou gestação. Os problemas de fertilidade masculina e feminina devem ser tratados conforme discutido nos Capítulos 391 e 392.

Nota: Para as demais siglas, ver texto.
Siglas: IM, intramuscular; SC, subcutânea

ser prevista utilizando escalas padronizadas (de Bayley-Pinneau ou Tanner-Whitehouse) ou ser estimada acrescentando 6,5 cm (meninos) ou subtraindo 6,5 cm (meninas) da altura média dos pais.

INVESTIGAÇÃO LABORATORIAL

Como a secreção de GH é pulsátil, a deficiência desse hormônio deve ser avaliada preferencialmente examinando-se a resposta aos estímulos provocativos, os quais incluem exercício, hipoglicemia induzida por insulina e outros testes farmacológicos que induzem normalmente a um aumento do GH para > 7 µg/L em crianças. As mensurações aleatórias do GH não distinguem as crianças normais daquelas com deficiência verdadeira de GH. Antes da realização dos testes, deve ser garantida a adequada reposição dos hormônios suprarrenais e tireoidianos. Os níveis de IGF-1 equivalentes para a idade não são suficientemente sensíveis nem específicos para que se possa fazer o diagnóstico, mas podem ser úteis para confirmar a deficiência de GH. A RM da hipófise pode revelar lesões expansivas hipofisárias ou defeitos estruturais. Devem-se efetuar análises moleculares para mutações conhecidas quando a causa da baixa estatura permanece oculta ou quando outras manifestações clínicas sugerem uma causa genética.

TRATAMENTO
Distúrbios de crescimento e do desenvolvimento

A terapia de reposição com GH recombinante (0,02-0,05 mg/kg/dia subcutâneo [SC]) restaura a velocidade de crescimento nas crianças com deficiência de GH para cerca de 10 cm/ano. Se a insuficiência hipofisária for documentada, outros déficits hormonais associados devem ser corrigidos, em especial os esteroides suprarrenais. Em situações selecionadas, o tratamento com GH pode ser combinado com estratégias para retardar a puberdade (p. ex., agonistas de GnRH) ou reduzir esteroides sexuais (p. ex., inibidores da aromatase) como meio de mitigar o efeito dos esteroides sexuais no fechamento epifisário. O tratamento com GH também é moderadamente eficaz para acelerar os ritmos de crescimento em crianças com síndrome de Turner e insuficiência renal crônica. O tratamento da baixa estatura psicossocial ou constitucional (idiopática) com GH não é uniformemente recomendado, pois essas crianças podem apresentar apenas um crescimento adicional modesto, que deve ser ponderado em relação ao custo do GH e ao perfil de efeitos colaterais.

Nos pacientes com insensibilidade ao GH e atraso do crescimento devido a mutações do receptor de GH, o tratamento com IGF-1 permite sobrepujar o receptor de GH disfuncional.

DEFICIÊNCIA DE GH NO ADULTO

A deficiência de GH em adultos (DGHA) geralmente é causada por danos somatotróficos hipofisários ou hipotalâmicos adquiridos. A deficiência adquirida de hormônios hipofisários adota um padrão típico em que a perda da reserva adequada de GH prenuncia a ocorrência de déficits hormonais subsequentes. A ordem sequencial de perda hormonal costuma ser GH → FSH/LH → TSH → ACTH. Pacientes previamente diagnosticados com deficiência de GH de início na infância devem ser testados novamente na vida adulta para confirmação do diagnóstico.

APRESENTAÇÃO E DIAGNÓSTICO

As manifestações clínicas de DGHA incluem alterações na composição corporal, no metabolismo lipídico, na qualidade de vida e na disfunção cardiovascular (Tab. 379-4). As mudanças na composição corporal são comuns e consistem em menos massa corporal magra, maior quantidade de gordura com a deposição seletiva da gordura visceral intra-abdominal e aumento da relação cintura-quadril. A hiperlipidemia, a disfunção ventricular esquerda, a hipertensão e os níveis plasmáticos elevados de fibrinogênio também podem estar presentes. O conteúdo mineral ósseo é reduzido, o que resulta em maiores taxas de fraturas. Os pacientes podem experimentar isolamento social, depressão e dificuldade em manter um emprego lucrativo. O hipopituitarismo adulto está associado a um aumento de três vezes nas taxas de mortalidade cardiovascular em comparação a controles de idade e sexo equivalentes, o que pode ser devido à deficiência de GH, visto que os pacientes nesses estudos tiveram reposição de outros hormônios hipofisários deficientes.

TABELA 379-4 ■ Manifestações da deficiência de hormônio do crescimento em adultos

Clínicas
Diminuição da qualidade de vida
Diminuição de energia e disposição
Diminuição da concentração
Baixa autoestima
Isolamento social
Alterações na composição corporal
Aumento da massa de gordura corporal
Depósito central de gordura
Aumento da relação cintura-quadril
Diminuição da massa corporal magra
Redução da capacidade de exercício
Redução da captação máxima de O_2
Comprometimento da função cardíaca
Diminuição da massa muscular
Fatores de risco cardiovasculares
Estrutura e função cardíacas deterioradas
Perfil lipídico anormal
Diminuição da atividade fibrinolítica
Aterosclerose
Obesidade omental
De imagem
Hipófise: massa ou lesão estrutural
Osso: redução da densidade mineral óssea
Abdome: adiposidade omental excessiva
Laboratoriais
GH provocado < 3 ng/mL
IGF-1 e IGFBP3 baixos ou normais
Aumento do colesterol LDL
Podem estar presentes déficits concomitantes da reserva de gonadotrofinas, TSH e/ou de ACTH

Sigla: LDL, lipoproteína de baixa densidade. Para outras siglas, ver texto.

INVESTIGAÇÃO LABORATORIAL

A DGHA é rara, e, por causa da natureza inespecífica dos sintomas clínicos associados, os pacientes apropriados para avaliação devem ser cuidadosamente selecionados, tendo como base critérios bem definidos. Com poucas exceções, os testes devem restringir-se aos pacientes com os seguintes fatores predisponentes: (1) cirurgia de hipófise, (2) tumor ou granulomas hipofisários ou hipotalâmicos, (3) história de irradiação craniana, (4) evidências radiológicas de lesão hipofisária e (5) necessidade de terapia de reposição na infância. A transição de um adolescente com deficiência de GH para a vida adulta exige um novo teste para documentar a DGHA subsequente. Até 20% dos pacientes tratados previamente para deficiência de GH com início na infância revelam quantidades suficientes de GH quando os testes são repetidos na idade adulta.

Uma proporção significativa (cerca de 25%) de adultos com deficiência verdadeira de GH possui níveis de IGF-1 normais baixos. Assim, como acontece na avaliação da deficiência de GH em crianças, as dosagens de IGF-1 compatíveis com a idade proporcionam um indicador útil para as respostas terapêuticas, porém não são suficientemente precisas para finalidades diagnósticas. O teste mais validado para distinguir os pacientes com suficiência hipofisária daqueles com DGHA é a hipoglicemia induzida por insulina (0,05-0,1 U/kg). Após redução da glicose para cerca de 40 mg/dL, a maioria dos indivíduos apresenta sintomas neuroglicopênicos (Cap. 406), e um pico de liberação de GH ocorre em 60 minutos e permanece elevado por até 2 horas. Cerca de 90% dos adultos saudáveis apresentam respostas do GH > 5 µg/L; a DGHA é definida como um pico de resposta de GH à hipoglicemia de < 3 µg/L. Apesar de a hipoglicemia induzida pela insulina ser segura quando realizada sob supervisão apropriada, está contraindicada para pacientes com diabetes, cardiopatia isquêmica, doença cerebrovascular ou epilepsia, assim como para idosos. Os testes de estimulação alternativos incluem arginina intravenosa (30 g), GHRH (1 µg/kg), agonista do receptor de grelina oral (0,5 mg/kg) e glucagon (1 mg). As combinações desses testes podem estimular a secreção de GH nos indivíduos que não respondem a um único teste.

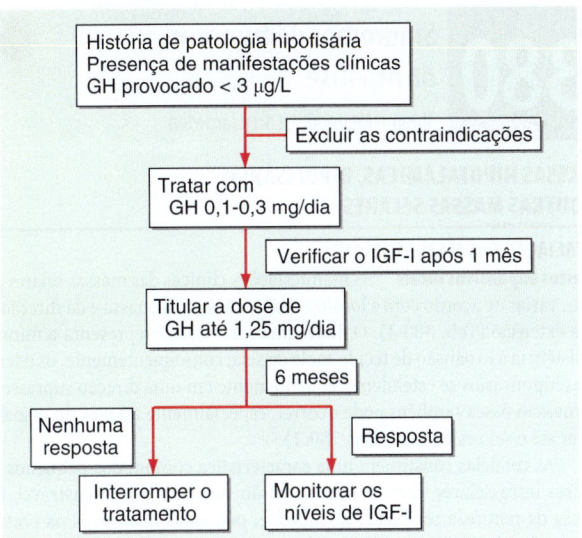

FIGURA 379-1 Manejo da deficiência de hormônio do crescimento (GH) em adultos. IGF, fator do crescimento semelhante à insulina.

TRATAMENTO
Deficiência de GH do adulto

Uma vez estabelecido o diagnóstico de DGHA de forma incontestável, poderá ser indicada a reposição de GH. As contraindicações para a terapia são presença de neoplasia ativa, hipertensão intracraniana, diabetes descontrolado e retinopatia. A dose inicial de 0,1 ou 0,2 mg/dia deve ser titulada (até um máximo de 1,25 mg/dia) para manutenção dos níveis de IGF-1 na faixa média normal para idade e sexo **(Fig. 379-1)**. As mulheres necessitam de doses mais altas do que os homens, e os pacientes idosos precisam de menos GH. A manutenção em longo prazo do GH preserva os níveis normais de IGF-1 e está associada a alterações persistentes na composição corporal (p. ex., melhora da massa corporal magra e gordura corporal menor). O colesterol das lipoproteínas de alta densidade aumenta, porém não ocorrem mudanças significativas nos níveis de colesterol total e de insulina. A densidade mineral óssea aumenta, porém essa resposta é gradual (superior a 1 ano). Muitos pacientes assinalam significativa melhora na qualidade de vida quando avaliados por questionários padronizados. O efeito da reposição do GH sobre as taxas de mortalidade nos pacientes com deficiência de GH constitui atualmente o tópico de uma investigação prospectiva de longo prazo. As preparações de GH de ação prolongada recentemente aprovadas para pacientes com DGHA requerem injeções semanais. Idealmente, a dosagem deve ser titulada para atingir níveis normais, mas não supranormais de IGF-1. Os primeiros relatos indicam que os efeitos colaterais parecem semelhantes às formulações SC.

Cerca de 30% dos pacientes exibem retenção de líquidos reversível relacionada com a dose, dor articular e síndrome do túnel do carpo, e até 40% exibem mialgias e parestesias. Os pacientes que estão recebendo insulina necessitam de um monitoramento minucioso para os ajustes posológicos, pois o GH é um poderoso hormônio contrarregulador para a ação da insulina. Inicialmente, os pacientes com diabetes melito tipo 2 podem desenvolver maior resistência à insulina. Porém, o controle glicêmico melhora com a contínua perda de gordura abdominal associada à reposição de GH em longo prazo. Raramente ocorrem cefaleia, aumento da pressão intracraniana, hipertensão e zumbidos. Em programas de vigilância em longo prazo, não foi constatada a ocorrência de novo crescimento do tumor hipofisário nem progressão de lesões cutâneas ou outros tumores com doses de reposição adequadas.

DEFICIÊNCIA DE ACTH
APRESENTAÇÃO E DIAGNÓSTICO

A insuficiência suprarrenal secundária ocorre como resultado da deficiência de ACTH hipofisária. Caracteriza-se por fadiga, fraqueza, anorexia, náuseas, vômitos e, ocasionalmente, hipoglicemia. Ao contrário da insuficiência suprarrenal primária, o hipocortisolismo associado à insuficiência hipofisária em geral não é acompanhado de hiperpigmentação ou de deficiência de mineralocorticoides.

A deficiência de ACTH se deve normalmente à retirada do glicocorticoide após supressão do eixo hipotálamo-hipófise-suprarrenal (HHSR). A deficiência isolada de ACTH pode ocorrer após a ressecção cirúrgica de um adenoma hipofisário secretor de ACTH que suprimiu o eixo HHSR. Esse fenômeno é sugestivo de cura cirúrgica. Os efeitos expansivos de outros adenomas hipofisários ou lesões selares podem dar origem a uma deficiência de ACTH, porém isso costuma ocorrer em combinação com outras deficiências de hormônios hipofisários. A deficiência parcial de ACTH pode ser desmascarada na presença de enfermidade clínica ou cirúrgica aguda, quando o hipocortisolismo clinicamente significativo reflete uma reserva reduzida de ACTH. Raras vezes, as mutações de *TPIT* ou de *POMC* resultam em deficiência primária de ACTH.

DIAGNÓSTICO LABORATORIAL

Os níveis inapropriadamente baixos de ACTH na presença de baixos níveis de cortisol são característicos de uma reserva reduzida de ACTH. Os baixos níveis séricos basais de cortisol estão associados a respostas menos vigorosas do cortisol à estimulação pelo ACTH e a resposta deteriorada do cortisol à hipoglicemia induzida pela insulina, ou aos testes com metirapona ou CRH. **Para uma descrição dos testes provocativos de ACTH, ver o Capítulo 386.**

TRATAMENTO
Deficiência de ACTH

A terapia de reposição com glicocorticoides melhora a maioria dos aspectos da deficiência de ACTH. A dose diária total de reposição com hidrocortisona não deve ultrapassar, de preferência, 20 mg/dia, divididos em duas ou três doses. A prednisona (5 mg pela manhã) exerce ação mais prolongada e tem menos efeitos mineralocorticoides do que a hidrocortisona. Alguns autores aconselham doses de manutenção mais baixas na tentativa de evitar os efeitos colaterais cushingoides. Deve-se realizar um aumento das doses de várias vezes durante os períodos de doença aguda ou estresse. Os pacientes devem usar pulseiras de alerta médico e/ou cartões de identificação com informação sobre suas necessidades de glicocorticoides.

DEFICIÊNCIA DE GONADOTROFINAS

O hipogonadismo é a característica de apresentação mais comum do hipopituitarismo adulto mesmo quando os outros hormônios hipofisários também são deficientes. Constitui com frequência um prenunciador de lesões hipotalâmicas ou hipofisárias que prejudicam a produção de GnRH ou sua distribuição por meio da haste hipofisária. Como observado antes, o hipogonadismo hipogonadotrófico é uma apresentação característica comum de hiperprolactinemia.

Vários distúrbios hereditários e adquiridos estão associados ao *hipogonadismo hipogonadotrófico isolado* **(Cap. 391)**. Os defeitos hipotalâmicos associados à deficiência de GnRH incluem síndrome de Kallmann e mutações em mais de uma dúzia de genes que regulam a migração, o desenvolvimento e a função do neurônio de GnRH (ver anteriormente). As mutações em *GPR54*, *DAX1*, *NR5A1*, kisspeptina, receptor de GnRH e genes das subunidades de LHβ ou FSHβ também podem causar deficiência de gonadotrofinas hipofisárias. Formas adquiridas de deficiência de GnRH que levam ao hipogonadotrofismo são observadas em associação com anorexia nervosa, estresse, inanição e exercícios extremos, mas também podem ser idiopáticas. O hipogonadismo hipogonadotrófico nesses distúrbios é revertido pela remoção do estímulo estressante ou pelo reabastecimento calórico.

APRESENTAÇÃO E DIAGNÓSTICO

Em mulheres na pré-menopausa, o hipogonadismo hipogonadotrófico se manifesta como função ovariana diminuída que evolui para oligomenorreia ou amenorreia, infertilidade, secreções vaginais reduzidas, diminuição da libido e atrofia das mamas. Em homens adultos hipogonádicos, a insuficiência testicular secundária está associada com diminuição da libido e impotência, infertilidade, menor massa muscular com fraqueza, menor crescimento da barba e dos pelos corporais, testículos amolecidos e rugas faciais delicadas características. A osteoporose ocorre tanto em mulheres hipogonádicas não tratadas quanto em homens.

INVESTIGAÇÃO LABORATORIAL

O hipogonadismo central está associado a níveis séricos baixos ou inadequadamente normais de gonadotrofinas na vigência de concentrações baixas dos hormônios sexuais (testosterona nos homens, estradiol nas mulheres). Como a secreção das gonadotrofinas é pulsátil, as avaliações válidas podem exigir dosagens repetidas ou o uso de amostras de soro agrupadas. Os homens apresentam uma redução da contagem de espermatozoides.

O GnRH intravenoso (100 μg) estimula os gonadotrofos a secretarem LH (que alcança um pico em 30 minutos) e FSH (que alcança um platô durante os 60 minutos subsequentes). As respostas normais variam em conformidade com o estágio do ciclo menstrual, a idade e o sexo do paciente. Em geral, os níveis de LH aumentam cerca de três vezes, enquanto as respostas do FSH são menos pronunciadas. Na presença de deficiência de gonadotrofinas, uma resposta normal desses hormônios ao GnRH indica função intacta dos gonadotrofos hipofisários e sugere anormalidade hipotalâmica. Na ausência de resposta, entretanto, não é possível distinguir as causas de hipogonadismo hipofisário do hipotalâmico. Por esse motivo, o teste do GnRH costuma acrescentar muito pouco à informação obtida por meio da avaliação basal do eixo hipotalâmico-hipofisário-gonadotrófico, exceto nos casos de deficiência isolada de GnRH (p. ex., síndrome de Kallmann).

A RM da região selar e a avaliação das outras funções hipofisárias estão habitualmente indicadas nos pacientes com hipogonadismo central documentado.

TRATAMENTO

Deficiência de gonadotrofinas

Nos homens, a reposição de testosterona é necessária para obter e manter o crescimento e o desenvolvimento normais da genitália externa, as características sexuais secundárias, o comportamento sexual masculino e os efeitos anabólicos androgênicos que incluem a manutenção da função muscular e da massa óssea. A testosterona pode ser administrada em injeções intramusculares a cada 1 a 4 semanas ou por meio de adesivos cutâneos ou géis de testosterona **(Cap. 391)**. As injeções de gonadotrofinas (hCG ou gonadotrofina menopáusica humana [hMG]) durante 12 a 18 meses são usadas para restaurar a fertilidade. A terapia pulsátil com GnRH (25-150 ng/kg a cada 2 horas), administrada por uma bomba de infusão SC, também é eficaz para o tratamento do hipogonadismo hipotalâmico quando a fertilidade é desejada.

Em mulheres na pré-menopausa, a reposição cíclica de estrogênio e progesterona preserva as características sexuais secundárias e a integridade da mucosa do trato geniturinário, além de evitar a osteoporose prematura **(Cap. 392)**. A terapia com gonadotrofina é usada para a indução da ovulação. O crescimento e a maturação dos folículos são iniciados utilizando hMG ou FSH recombinante; a hCG ou o hormônio luteinizante humano (hLH) são injetados subsequentemente para induzir a ovulação. Como acontece nos homens, a terapia pulsátil com GnRH pode ser usada para tratar as causas hipotalâmicas da deficiência de gonadotrofinas.

DIABETES INSÍPIDO

Ver Capítulo 381 para o diagnóstico e o tratamento do DI.

LEITURAS ADICIONAIS

Chanson P et al: Adrenal insufficiency: Screening methods and confirmation of diagnosis. Ann Endocrinol (Paris) 78:495, 2017.
Fleseriu M et al: Hormonal replacement in hypopituitarism in adults: An Endocrine Society clinical practice guideline. J Clin Endocrinol Metab 101:3888, 2016.
Garcia JM et al: Macimorelin as a diagnostic test for adult GH deficiency. J Clin Endocrinol Metab 103:3083, 2018.
Higham CE et al: Hypopituitarism. Lancet 388:2403, 2016.
Melmed S: Pathogenesis and diagnosis of growth hormone deficiency in adults. N Engl J Med 380:2551, 2019.
Miller BS et al: Long-acting growth hormone preparations-current status and future considerations. J Clin Endocrinol Metab 105:e2121, 2020.
Tanriverdi F et al: Pituitary dysfunction after traumatic brain injury: A clinical and pathophysiological approach. Endocr Rev 36:305, 2015.
Xatzipsalti M et al: Congenital hypopituitarism: Various genes, various phenotypes. Horm Metab Res 51:81, 2019.
Yamamoto M et al: Autoimmune pituitary disease: New concepts with clinical implications. Endocr Rev 41:261, 2020.

380 Síndromes de tumores da hipófise

Shlomo Melmed, J. Larry Jameson

MASSAS HIPOTALÂMICAS, HIPOFISÁRIAS E OUTRAS MASSAS SELARES

AVALIAÇÃO DAS MASSAS SELARES

Efeitos expansivos locais As manifestações clínicas das massas selares podem variar de acordo com a localização anatômica da massa e da direção de sua extensão **(Tab. 380-1)**. O diafragma selar dorsal representa a mínima resistência à expansão de tecido mole da sela; consequentemente, os adenomas hipofisários se estendem frequentemente em uma direção suprasselar. A invasão óssea também pode ocorrer, especialmente através do assoalho selar até o seio esfenoidal **(Fig. 380-1)**.

As cefaleias constituem uma característica comum dos pequenos tumores intrasselares, mesmo sem extensão suprasselar demonstrável. Por causa da natureza confinada da hipófise, pequenas mudanças na pressão intrasselar distendem a placa dural; no entanto, a intensidade das cefaleias correlaciona-se pouco com o tamanho ou a extensão dos adenomas.

A extensão suprasselar pode levar à perda visual por diversos mecanismos, sendo o mais comum a compressão do quiasma óptico. Raramente, pode ocorrer invasão direta dos nervos ópticos ou obstrução do fluxo do líquido cerebrospinal (LCS) levando a distúrbios visuais secundários. A compressão da haste hipofisária por uma massa intrasselar hormonalmente ativa ou inativa pode comprimir os vasos portais, interrompendo o acesso dos hormônios hipotalâmicos e da dopamina à hipófise, o que resulta em hiperprolactinemia precoce e perda concomitante tardia de outros hormônios hipofisários. Esse fenômeno de "secção da haste" pode ser causado também por traumatismo, lesão em chicote com a compressão da

TABELA 380-1 ■ Manifestações das lesões expansivas da sela túrcica[a]	
Estrutura acometida	**Impacto clínico**
Hipófise	Hipogonadismo
	Hipotireoidismo
	Falha de crescimento, deficiência de hormônio de crescimento em adulto
	Hipoadrenalismo
	Hiperprolactinemia (compressão da haste)
Quiasma óptico	Perda da percepção da cor vermelha
	Hemianopsia bitemporal
	Defeito do campo superior ou bitemporal
	Escotoma
	Cegueira
Hipotálamo	Desregulação da temperatura
	Distúrbios do apetite e da sede
	Obesidade
	Diabetes insípido
	Distúrbios do sono
	Disfunção comportamental
	Disfunção autonômica
Seio cavernoso	Oftalmoplegia com ou sem ptose ou diplopia
	Dormência facial
Lobo frontal	Transtorno da personalidade
	Anosmia
Cérebro	Cefaleia
	Hidrocefalia
	Psicose
	Demência
	Crises convulsivas gelásticas

[a]À medida que a massa intrasselar se expande, ela comprime primeiro o tecido hipofisário intrasselar, a seguir costuma invadir na direção dorsal por meio da dura-máter, para levantar o quiasma óptico, ou lateralmente até os seios cavernosos. A erosão óssea é rara, assim como a compressão cerebral direta. Os microadenomas podem manifestar-se com cefaleia.

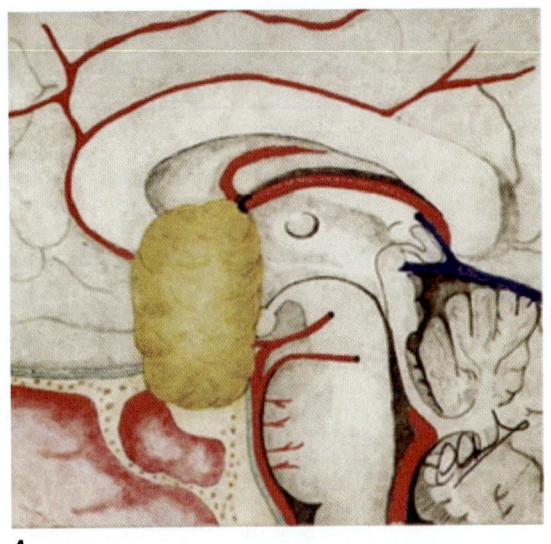 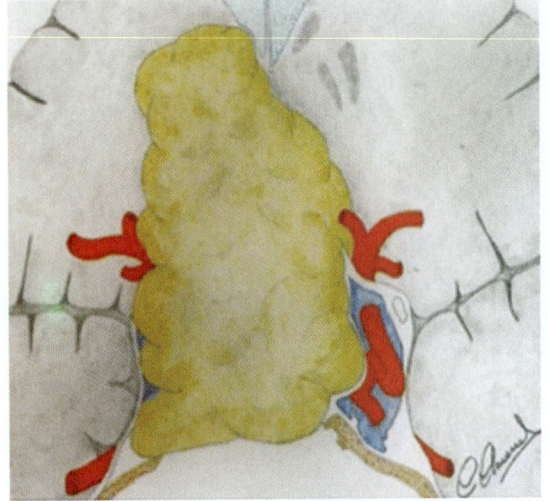
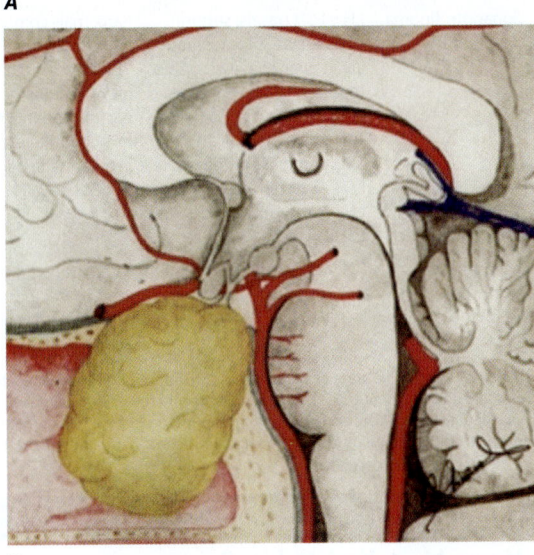 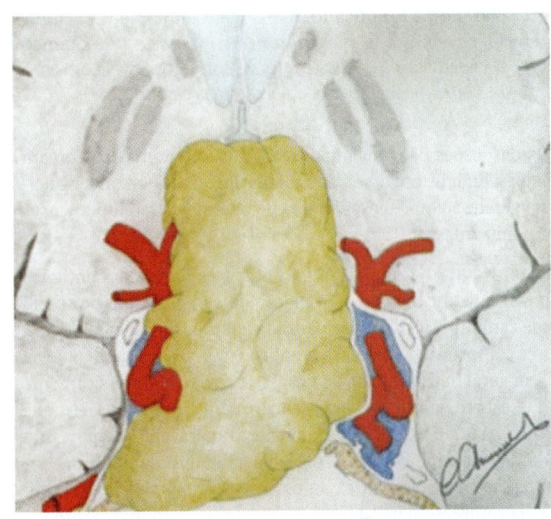

FIGURA 380-1   Expansão da massa hipofisária. A expansão da massa hipofisária pode (**A**) colidir com as estruturas vitais dos tecidos moles e (**B**) invadir o seio esfenoidal. *(Reproduzida com permissão de P Cappabianca et al: Size does not matter. The intrigue of giant adenomas: a true surgical challenge. Acta Neurochir (Wien) 156:2217, 2014.)*

haste contra o processo clinoide posterior ou fraturas da base do crânio. A invasão por massa lateralmente pode exercer pressão sobre o seio cavernoso e comprimir seu conteúdo neural, resultando em paralisia do III, IV e VI nervos cranianos, assim como em efeitos sobre os ramos oftálmico e maxilar do V nervo craniano **(Cap. 441)**. Os pacientes podem apresentar-se com diplopia, ptose, oftalmoplegia e redução da sensibilidade facial, dependendo da extensão do dano neural. A extensão para o interior do seio esfenoidal indica que a massa hipofisária erodiu o assoalho da sela túrcica **(Fig. 380-1)**. Os tumores agressivos raras vezes invadem o teto do palato e causam obstrução nasofaríngea, infecção e fístula de LCS. O acometimento dos lobos temporal e frontal raramente pode dar origem a crises convulsivas relacionadas com o giro uncinado, transtornos da personalidade e anosmia. A invasão hipotalâmica direta por massa hipofisária invasiva pode causar importantes sequelas metabólicas, como puberdade precoce ou hipogonadismo, diabetes insípido, distúrbios do sono, distermia e distúrbios do apetite.

Ressonância magnética   As imagens de ressonância magnética (RM) sagitais e coronais ponderadas em T1, antes e depois da administração de gadolínio, permitem a visualização exata da hipófise, com uma delineação precisa do hipotálamo, haste hipofisária, tecido hipofisário e cisternas suprasselares ao redor, seios cavernosos, seio esfenoidal e quiasma óptico. A altura da hipófise varia de 6 mm em crianças a 8 mm em adultos; durante a gestação e a puberdade, a altura pode alcançar de 10 a 12 mm. A superfície superior da hipófise adulta é plana ou ligeiramente côncava, porém, nos adolescentes e nas grávidas, essa superfície pode ser convexa, refletindo o aumento do volume fisiológico da hipófise. A haste deve ficar na linha média e na posição vertical.

A consistência mole do tecido da adeno-hipófise é ligeiramente heterogênea na RM, e a intensidade dos sinais se assemelha à do encéfalo na imagem ponderada em T1 **(Fig. 380-2)**. A densidade dos adenomas costuma ser mais baixa do que a do tecido normal circundante nas imagens ponderadas em T1, e a intensidade do sinal aumenta nas imagens ponderadas em T2. A tomografia computadorizada (TC) fica reservada para definir a extensão da erosão óssea ou a presença de calcificações.

As massas selares são encontradas comumente como achados incidentais na RM, e a maioria representa adenomas hipofisários (incidentalomas). Na ausência de hipersecreção hormonal, essas pequenas lesões intrasselares podem ser monitoradas com segurança pela RM, que é realizada a cada ano e, a seguir, com menor frequência, se não houver evidência de crescimento adicional. A ressecção deve ser considerada para macroadenomas maiores descobertos incidentalmente, pois cerca de um terço deles podem se tornar invasivos ou causar efeitos compressivos locais. Se a hipersecreção hormonal for identificada, estão indicadas terapias específicas, como as descritas a seguir. Quando são encontradas massas maiores (> 1 cm), elas devem ser

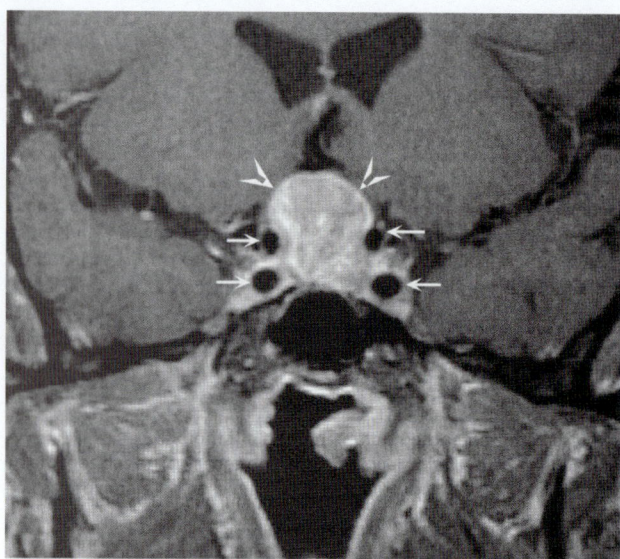

FIGURA 380-2 Adenoma hipofisário. A ressonância magnética coronal ponderada em T1 pós-contraste mostra massa com realce homogêneo (*pontas de seta*) na sela túrcica e na região suprasselar, compatível com adenoma hipofisário; as *setas menores* destacam as artérias carótidas.

diferenciadas das lesões não adenomatosas. Os meningiomas costumam estar associados a hiperostose óssea; os craniofaringiomas podem ter calcificações e, em geral, são hipodensos, enquanto os gliomas são hiperdensos nas imagens ponderadas em T2.

Avaliação oftalmológica Como os tratos ópticos podem estar contíguos à massa hipofisária em expansão, a avaliação do campo visual por meio de técnicas de campimetria deve ser realizada em todos os pacientes com massas selares comprimindo o quiasma óptico **(Cap. 32)**. A hemianopsia bitemporal, em geral mais pronunciada na parte superior, é classicamente observada. Ela ocorre porque as fibras celulares dos gânglios nasais, que cruzam no quiasma óptico, são especialmente vulneráveis à compressão do quiasma óptico ventral. Por vezes, ocorre hemianopsia homônima devido à compressão pós-quiasmática ou perda de campo visual temporal monocular pela compressão pré-quiasmática. A invasão do seio cavernoso pode produzir diplopia por paralisia do nervo oculomotor. O diagnóstico precoce reduz o risco de atrofia óptica, perda de visão ou desalinhamento dos olhos.

Investigação laboratorial As características das manifestações clínicas dos adenomas hipofisários funcionantes (p. ex., acromegalia, prolactinomas ou doença de Cushing) podem orientar os exames laboratoriais **(Tab. 380-2)**. No entanto, para uma massa selar sem características clínicas óbvias de excesso hormonal, os exames laboratoriais têm por finalidade determinar a natureza do tumor e avaliar a possível presença de hipopituitarismo. Quando se suspeita de adenoma hipofisário, com base em imagens de RM, a avaliação hormonal inicial deve incluir (1) prolactina (PRL) basal; (2) fator do crescimento semelhante à insulina 1 (IGF-1); (3) cortisol livre urinário (CLU) de 24 horas e/ou teste de supressão noturna com dexametasona oral (1 mg); (4) subunidade α, hormônio folículo-estimulante (FSH) e hormônio luteinizante (LH); e (5) testes de função tireoidiana. Uma avaliação hormonal adicional pode ser indicada com base nos resultados desses testes. Na expectativa de uma avaliação mais detalhada do hipopituitarismo, a história menstrual, a determinação dos níveis de testosterona e de cortisol às 8 horas da manhã e as provas de função tireoidiana identificam habitualmente as pacientes com deficiências dos hormônios hipofisários que necessitam de reposição hormonal antes de qualquer teste adicional ou cirurgia **(Cap. 379)**.

Avaliação histológica A coloração imuno-histoquímica para hormônios, bem como fatores de transcrição específicos do tipo celular, de espécimes de tumores hipofisários obtidos em cirurgia transesfenoidal, confirma estudos clínicos e laboratoriais e fornece um diagnóstico histológico quando os estudos hormonais são ambíguos e em casos de tumores clinicamente não funcionantes.

TABELA 380-2 ■ Testes de rastreamento para adenomas hipofisários funcionais

	Teste	Comentários
Acromegalia	IGF-1 sérico Teste oral de tolerância à glicose com GH obtido em 0, 30 e 60 minutos	Interpretar o IGF-1 em relação a idade e sexo Indivíduos normais devem suprimir o GH para < 1 μg/L
Prolactinoma	PRL sérica	Excluir medicamentos Solicitar RM da sela túrcica se PRL elevada
Doença de Cushing	Cortisol livre urinário de 24 horas Dexametasona (1 mg) às 23 horas e determinação do cortisol plasmático em jejum às 8 horas Cortisol salivar à meia-noite Ensaio de ACTH	Certificar-se de que a coleta urinária foi total e correta Indivíduos normais suprimem para < 5 μg/dL Diferencia o adenoma de suprarrenal (ACTH suprimido) do ACTH ectópico ou doença de Cushing (ACTH normal ou elevado)
Gonadotrofinoma	LH e FSH basais, subunidade α livre, hiperestimulação ovariana, estrogênio (mulheres), testosterona (homens) Teste de estimulação de TRH com ensaios para LH, FSH, subunidade α livre, LHβ livre, subunidades de FSHβ livre	Raro; mais comum em adenomas não funcionantes Considerar triagem para hipopituitarismo Alguns gonadotrofinomas exibem uma resposta inapropriada das gonadotrofinas ao TRH
Adenomas produtores de TSH	T_4 livre, T_3 livre, TSH, subunidade α livre	A característica principal é um TSH inadequadamente normal ou alto no cenário de T_4 e T_3 livres elevados

Siglas: ACTH, hormônio adrenocorticotrófico; FSH, hormônio folículo-estimulante; GH, hormônio do crescimento; IGF-1, fator do crescimento semelhante à insulina 1; LH, hormônio luteinizante; RM, ressonância magnética; PRL, prolactina; TSH, hormônio estimulante da tireoide; TRH, hormônio liberador da tirotrofina; T_3, tri-iodotironina; T_4, tiroxina.

TRATAMENTO
Massas hipotalâmicas, hipofisárias e outras massas selares

VISÃO GERAL
O tratamento bem-sucedido das massas selares exige um diagnóstico preciso, assim como a escolha das modalidades terapêuticas ideais. A maioria dos tumores hipofisários é benigna e de crescimento lento. As características clínicas resultam dos efeitos expansivos locais e das síndromes hormonais de hipossecreção ou hipersecreção causadas diretamente pelo adenoma ou que ocorrem como consequência do tratamento. Assim, são necessários, para esses pacientes, tratamento e acompanhamento contínuo.

A RM com contraste com gadolínio para a visualização da hipófise, os novos avanços na cirurgia transesfenoidal e na radioterapia estereotáxica e os novos agentes terapêuticos aprimoraram o tratamento dos tumores hipofisários. Os objetivos do tratamento dos tumores hipofisários são a normalização da secreção hipofisária excessiva, a melhora dos sinais e sintomas da síndrome de hipersecreção hormonal e a diminuição ou ablação das grandes massas tumorais com alívio da compressão das estruturas adjacentes. A função residual da adeno-hipófise deve ser preservada durante o tratamento e, algumas vezes, pode ser restaurada mediante remoção da massa tumoral. O ideal consiste em evitar a recidiva dos adenomas.

CIRURGIA TRANSESFENOIDAL
A ressecção transesfenoidal é a abordagem cirúrgica desejada para tumores hipofisários, exceto para a rara massa invasiva suprasselar envolvendo a fossa frontal ou média, os nervos ópticos ou invadindo posteriormente, atrás do clivus, que pode exigir abordagens transcranianas. A microscopia intraoperatória facilita a distinção visual entre os tecidos adenomatosos e normais da hipófise, assim como a microdissecção de pequenos tumores não visualizados à RM **(Fig. 380-3)**. As técnicas endoscópicas com

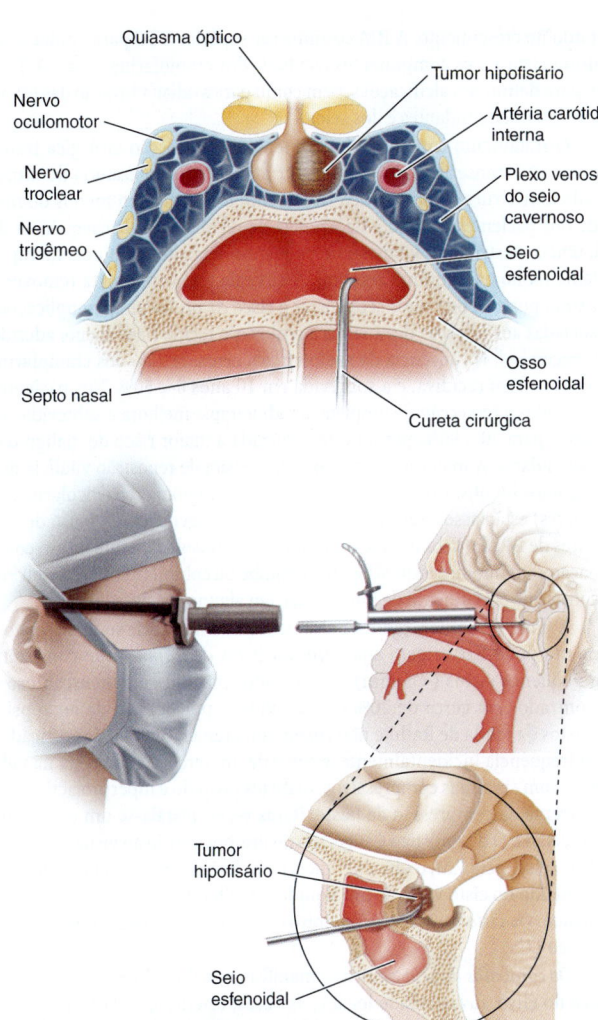

FIGURA 380-3 Ressecção transesfenoidal de massa hipofisária por abordagem endonasal.

localização intraoperatória tridimensional permitem melhor visualização e acesso ao tecido tumoral. A cirurgia transesfenoidal evita também a invasão craniana e a manipulação do tecido cerebral exigidas pelas abordagens cirúrgicas subfrontais. A experiência individual do cirurgião é o determinante principal da eficácia do resultado com essas técnicas.

Além da correção da hipersecreção hormonal, a cirurgia hipofisária é indicada para lesões expansivas que exercem pressão sobre as estruturas circundantes. A descompressão e a ressecção cirúrgicas são necessárias para uma massa hipofisária em expansão, que pode ser assintomática ou acompanhada de cefaleia persistente, defeitos progressivos dos campos visuais, paralisias de nervos cranianos, hidrocefalia e, em certas ocasiões, hemorragia intra-hipofisária e apoplexia. Raramente utiliza-se a cirurgia transesfenoidal para biópsia de tecido hipofisário com o objetivo de estabelecer um diagnóstico histológico. Sempre que possível, a massa hipofisária deve ser seletivamente excisada; o tecido normal da hipófise deve ser manipulado ou ressecado apenas quando for essencial para a dissecção efetiva da massa. A hemi-hipofisectomia não seletiva ou a hipofisectomia total podem ser indicadas se não houver lesão de efeito expansivo (tipo massa) perceptível, se estiverem presentes lesões multifocais ou se o tecido hipofisário não tumoral restante for obviamente necrótico. No entanto, essa estratégia faz aumentar a probabilidade de hipopituitarismo e necessidade de reposição hormonal vitalícia.

Os efeitos expansivos de massa pré-operatórios, incluindo os defeitos nos campos visuais e a função hipofisária comprometida, podem ser revertidos pela cirurgia, sobretudo quando esses déficits não forem de longa duração. Para tumores grandes e invasivos, é necessário determinar o equilíbrio ideal entre a ressecção máxima do tumor e a preservação da função hormonal da hipófise anterior, especialmente para preservar o crescimento e a função reprodutiva em pacientes mais jovens. A invasão pelo tumor fora da sela raramente é passível de cura cirúrgica, e o cirurgião terá de julgar a relação risco-benefício da ressecção tumoral extensa.

Efeitos colaterais O tamanho do tumor, o grau de invasão e a experiência do cirurgião determinam, em grande parte, a incidência de complicações cirúrgicas. A taxa de mortalidade operatória é de cerca de 1%. Diabetes insípido e hipopituitarismo transitórios ocorrem em até 20% dos pacientes. Diabetes insípido permanente, dano aos nervos cranianos, perfuração do septo nasal ou distúrbios visuais podem ser observados em até 10% dos pacientes. Fístulas de LCS ocorrem em 4% dos pacientes. As complicações menos comuns consistem em lesões da artéria carótida, perda da visão, dano hipotalâmico e meningite. Os efeitos colaterais permanentes são raros após uma cirurgia para microadenomas.

RADIAÇÃO

A radiação é usada como terapia primária para as massas hipofisárias ou parasselares ou, mais comumente, como adjuvante da cirurgia ou terapia clínica. A radiação enfocada por megavoltagem é obtida pela localização precisa por RM, utilizando um acelerador linear de alta voltagem e um arco de rotação isocêntrico preciso. O principal determinante de uma radiação precisa é a reprodução da posição da cabeça do paciente durante as múltiplas sessões e a manutenção da imobilidade absoluta da cabeça. É aplicado um total de < 50 Gy (5.000 rad) em frações de 180 cGy (180 rad), divididas ao longo de aproximadamente 6 semanas. A radiocirurgia estereotáxica aplica uma única grande dose de alta energia a partir de uma fonte de cobalto-60 (Gamma Knife), de um acelerador linear ou de um cíclotron. Os efeitos de longo prazo da cirurgia Gamma Knife parecem ser semelhantes àqueles observados com a radiação convencional. A terapia com feixes de prótons está disponível em alguns centros e fornece doses concentradas de radiação na região localizada.

O papel da radioterapia no tratamento do tumor hipofisário depende da natureza e localização anatômica do tumor, da idade do paciente e da disponibilidade de especialistas na área da cirurgia e radiação. Por causa de seu início de ação relativamente lento, a radioterapia, em geral, fica reservada para o tratamento pós-cirúrgico. Como adjuvante da cirurgia, a radiação pode ser usada para tratar o tumor residual na tentativa de prevenir o crescimento persistente ou recorrência. Ela proporciona o único meio efetivo de eliminar potencialmente uma quantidade significativa de tecido tumoral não funcionante residual no pós-operatório. Por outro lado, os tecidos tumorais residuais secretores de PRL, hormônio do crescimento (GH), hormônio adrenocorticotrófico (ACTH) e tireotrofina (hormônio estimulante da tireoide [TSH]) podem responder ao tratamento clínico.

Efeitos colaterais Em curto prazo, a radiação pode causar náusea e fraqueza transitórias. A alopecia e a perda do paladar e do olfato podem ser consequências mais duradouras. A falência da síntese dos hormônios hipofisários é comum nos pacientes que foram submetidos a uma radiação dirigida à cabeça e ao pescoço ou à hipófise. Mais de 50% dos pacientes desenvolvem perda da secreção de GH, ACTH, TSH e/ou gonadotrofina em um período de 10 anos, geralmente em função do dano hipotalâmico. Portanto, o acompanhamento contínuo com testes para a reserva dos hormônios adeno-hipofisários é necessário após radioterapia. O dano do nervo óptico com visão alterada em razão de uma neurite óptica é relatado em cerca de 2% dos pacientes cuja hipófise foi irradiada. O dano dos nervos cranianos é incomum agora que as doses de radiação são < 2 Gy (200 rad) em cada sessão de tratamento e que a dose máxima é de < 50 Gy (5.000 rad). A utilização da radioterapia estereotáxica reduz o risco de dano das estruturas adjacentes. A radioterapia convencional para tumores hipofisários tem sido associada a taxas de mortalidade adversas, sobretudo por doença cerebrovascular. O risco cumulativo de vir a desenvolver um tumor secundário após a radiação convencional é de 1,3% após 10 anos e de 1,9% após 20 anos.

TRATAMENTO CLÍNICO

O tratamento clínico para os tumores hipofisários é altamente específico, dependendo do tipo de tumor. Para os prolactinomas, os agonistas dopaminérgicos constituem o tratamento de escolha. Para acromegalia, são indicados ligantes do receptor de somatostatina (SRLs) e um antagonista do receptor de GH. Para tumores secretores de TSH, estão indicados SRLs e, ocasionalmente, agonistas dopaminérgicos. Os tumores secretores de ACTH podem responder a SRLs, e a terapia dirigida para as glândulas suprarrenais também pode ser benéfica. Em geral, os tumores não funcionantes não respondem às medicações e exigem cirurgia e/ou radiação.

MASSAS SELARES

As massas selares podem surgir de tecidos cerebrais, hipotalâmicos ou hipofisários. Cada uma apresenta características relacionadas à localização da lesão e à etiologia específica. Características únicas de RM informam o diagnóstico diferencial de massas hipofisárias **(Fig. 380-4)**.

As lesões que afetam as regiões hipotalâmicas anterior e pré-óptica causam vasoconstrição paradoxal, taquicardia e hipertermia. A hipertermia aguda é decorrente habitualmente de insulto hemorrágico, porém a poiquilotermia também pode ocorrer. Os distúrbios centrais da termorregulação resultam de algum dano hipotalâmico posterior. A *síndrome da hipotermia periódica* é caracterizada por episódios de temperaturas retais < 30°C, sudorese, vasodilatação, vômitos e bradicardia **(Cap. 464)**. A lesão dos núcleos hipotalâmicos ventromediais por craniofaringiomas, traumatismos hipotalâmicos ou distúrbios inflamatórios pode estar associada à *hiperfagia* e *obesidade*. Essa região parece conter um centro de energia-saciedade em que os receptores de melanocortina são influenciados por leptina, insulina, produtos de pró-opiomelanocortina (POMC) e peptídeos gastrintestinais **(Cap. 401)**. A polidipsia e a hipodipsia estão associadas ao dano dos osmorreceptores centrais localizados nos núcleos pré-ópticos **(Cap. 381)**. As lesões hipotalâmicas de crescimento lento podem acarretar um aumento da sonolência e perturbações nos ciclos do sono, assim como obesidade, hipotermia e explosões emocionais. As lesões do hipotálamo central podem estimular os neurônios simpáticos, resultando em níveis séricos elevados de catecolaminas e cortisol. Esses pacientes estão predispostos às arritmias cardíacas, hipertensão e erosões gástricas.

Os *craniofaringiomas* são massas císticas suprasselares benignas que se manifestam com cefaleia, déficit de campo visual e graus variáveis de hipopituitarismo. Derivam da bolsa de Rathke e surgem nas proximidades da haste hipofisária, estendendo-se comumente à cisterna suprasselar. Com frequência, os craniofaringiomas são volumosos, císticos e localmente invasivos. Muitos deles são parcialmente calcificados, exibindo um aspecto característico nas imagens de radiografia e TC de crânio. Em mais de metade dos pacientes, manifestam-se antes dos 20 anos de idade, em geral com sinais de aumento da pressão intracraniana, incluindo cefaleia, vômitos, papiledema e hidrocefalia. Os sintomas associados consistem em anormalidades no campo visual, mudanças da personalidade e deterioração cognitiva, dano aos nervos cranianos, dificuldade para dormir e ganho de peso, acompanhado de características de síndrome metabólica. O hipopituitarismo é documentado em cerca de 90% dos pacientes, e ocorre diabetes insípido em aproximadamente 10%. Cerca de 50% das crianças acometidas apresentam retardo no crescimento. A RM costuma ser superior à TC para avaliar a estrutura cística e os componentes teciduais dos craniofaringiomas. A TC é útil para definir as calcificações, bem como para avaliar a invasão das estruturas ósseas circundantes e dos seios.

O tratamento consiste habitualmente em ressecção cirúrgica transcraniana ou transesfenoidal seguida por radiação pós-operatória do tumor residual. A cirurgia como único tratamento é curativa em menos de metade dos pacientes, devido à ocorrência de recidivas em consequência de aderência a estruturas vitais ou de pequenos depósitos tumorais no hipotálamo ou no parênquima cerebral. A cirurgia tem como meta remover o máximo possível de tumor sem correr o risco de provocar as complicações associadas aos esforços destinados a remover o tecido firmemente aderido ou inacessível. Na ausência de radioterapia, cerca de 75% dos craniofaringiomas sofrem recidiva, e a sobrevida em 10 anos é < 50%. Nos pacientes submetidos à ressecção incompleta, a radioterapia melhora a sobrevida em 10 anos para 70 a 90%, porém está associada a maior risco de malignidade secundária. A maioria dos pacientes necessita de reposição vitalícia dos hormônios hipofisários. Como alguns craniofaringiomas (particularmente papilares) estão associados a mutações V600E do gene *BRAF*, o uso de inibidores de BRAF (dabrafenibe ou vemurafenibe) isoladamente ou em combinação com inibidores de MEK (trametinibe ou cobimetinibe) resultou em respostas de crescimento de longo prazo em alguns pacientes.

A falha de obliteração da bolsa de Rathke no processo de desenvolvimento pode dar origem aos *cistos da bolsa de Rathke*, que consistem em pequenos cistos (< 5 mm) encarcerados por um epitélio escamoso e encontrados em cerca de 20% dos indivíduos por ocasião da necrópsia. Os cistos da fenda de Rathke não costumam crescer, sendo diagnosticados com frequência incidentalmente, e cerca de um terço se manifesta na vida adulta com sintomas compressivos, diabetes insípido e hiperprolactinemia decorrente da compressão da haste. Raras vezes, instala-se um quadro de hidrocefalia. O diagnóstico é sugerido no pré-operatório ao visualizar a parede do cisto pela RM, o que diferencia essas lesões dos craniofaringiomas. O conteúdo do cisto varia de um líquido semelhante ao LCS a um material mucoide. Os *cistos aracnoides* são raros e geram uma imagem na RM isotensa ao LCS.

Os *cordomas da sela túrcica* se manifestam habitualmente com erosão óssea do clivo, invasividade local e, às vezes, calcificação. O tecido hipofisário normal pode ser visível na RM, o que diferencia os cordomas dos adenomas hipofisários agressivos. Material mucinoso pode ser obtido por aspiração com agulha fina.

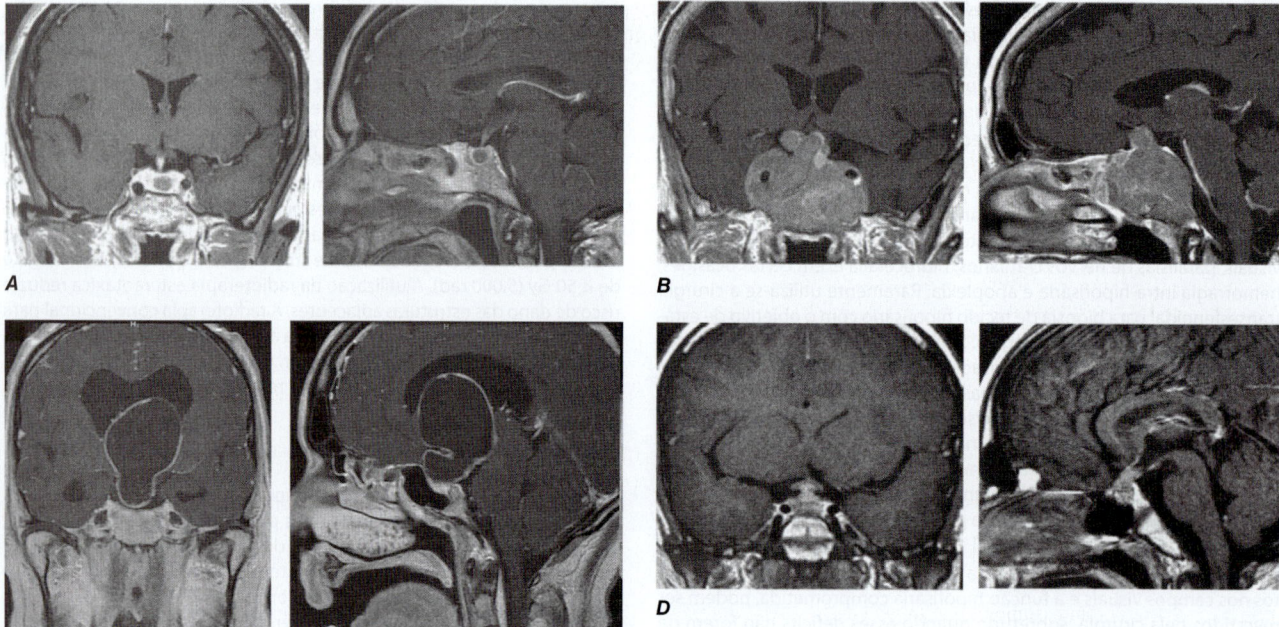

FIGURA 380-4 Diagnóstico diferencial por imagem das massas selares. **A.** Microadenoma. **B.** Macroadenoma. **C.** Craniofaringioma **D.** Hipofisite com espessamento da haste. *(C: Reproduzida com a permissão de Muller HL: Childhood craniopharyngioma. Recent advances in diagnosis, treatment and follow-up. Horm Res 69:193, 2008. A, B, D: Utilizadas com a permissão de Vivien Bonert, MD.)*

Pode ser difícil distinguir os *meningiomas* com origem na região selar dos adenomas hipofisários não funcionantes. Os meningiomas são realçados pela RM e podem mostrar evidência de calcificação ou erosão óssea. Os meningiomas podem causar sintomas compressivos.

A *histiocitose X* engloba uma variedade de síndromes associadas a focos de granulomas eosinofílicos. Diabetes insípido, exoftalmia e lesões ósseas líticas em saca-bocado (*doença de Hand-Schüller-Christian*) estão associados a lesões granulomatosas visíveis pela RM, assim como a erupção cutânea axilar característica. Raramente ocorre o acometimento da haste hipofisária.

As *metástases hipofisárias* ocorrem em cerca de 3% dos pacientes com câncer. Os depósitos metastáticos hematogênicos são encontrados quase exclusivamente na neuro-hipófise. Como consequência, o diabetes insípido pode ser uma característica de apresentação das metástases pulmonares, gastrintestinais, mamárias e outras hipofisárias. Cerca de metade das metástases hipofisárias têm origem no câncer de mama; aproximadamente 25% das pacientes com câncer mamário metastático possuem esse tipo de depósito. Raramente, o acometimento da haste hipofisária resulta em insuficiência da adeno-hipófise. A RM de uma lesão metastática pode ser indistinguível de um adenoma hipofisário agressivo; para fazer o diagnóstico, pode ser necessário realizar o exame histológico do tecido tumoral removido. Linfoma primário ou metastático, leucemia e plasmocitomas também ocorrem dentro da sela.

Os *hamartomas e gangliocitomas hipotalâmicos* podem ter origem nos astrócitos, oligodendrócitos e neurônios com graus variáveis de diferenciação. Esses tumores podem superexpressar neuropeptídeos hipotalâmicos, incluindo o hormônio liberador das gonadotrofinas (GnRH), o hormônio liberador do hormônio do crescimento (GHRH) e o hormônio liberador de corticotrofina (CRH). Nos tumores produtores de GnRH, as crianças se apresentam com puberdade precoce, retardo psicomotor e crises convulsivas gelásticas. O tratamento clínico dos hamartomas produtores de GnRH com análogos de GnRH de ação prolongada suprime efetivamente a secreção de gonadotrofinas e controla o desenvolvimento puberal prematuro. Raras vezes, os hamartomas também estão associados a anormalidades craniofaciais; ânus imperfurado; distúrbios cardíacos, renais e pulmonares; e insuficiência hipofisária como características da *síndrome de Pallister-Hall*, causada por mutações na região carboxiterminal do gene *GLI3*. Com frequência, os hamartomas hipotalâmicos mostram-se em contiguidade com a hipófise, e o diagnóstico pela RM pré-operatória pode não ser possível. A evidência histológica de neurônios hipotalâmicos no tecido ressecado por ocasião da cirurgia transesfenoidal pode ser a primeira indicação de lesão hipotalâmica primária.

Os *gliomas hipotalâmicos* e *gliomas ópticos* ocorrem principalmente na infância e costumam se manifestar com perda visual. Os adultos possuem tumores mais agressivos; cerca de um terço está associado à neurofibromatose.

Os *tumores cerebrais de células germinativas* podem surgir na região selar. Eles incluem os *disgerminomas*, que muitas vezes estão associados ao diabetes insípido e à perda da visão. Esses tumores metastatizam raramente. *Germinomas, carcinomas embrionários, teratomas* e *coriocarcinomas* podem ter origem na região parasselar e produzir gonadotrofina coriônica humana (hCG). Esses tumores de células germinativas se manifestam com puberdade precoce, diabetes insípido, defeitos no campo visual e distúrbios relacionados com a sede. Muitos pacientes têm deficiência de GH com uma baixa estatura.

ADENOMAS HIPOFISÁRIOS E SÍNDROMES DE HIPERSECREÇÃO

Os adenomas hipofisários são a causa mais comum das síndromes de hipersecreção e hipossecreção dos hormônios hipofisários em adultos. São responsáveis por cerca de 15% das neoplasias intracranianas e vêm sendo identificados com uma prevalência de 80/100.000 na população. Por ocasião da necrópsia, até um quarto das glândulas hipofisárias contém um microadenoma que não havia sido suspeitado (< 10 mm de diâmetro). De maneira semelhante, exames de imagem hipofisária identificam pequenas lesões hipofisárias clinicamente inaparentes em pelo menos 10% dos indivíduos.

Patogênese Os adenomas hipofisários são neoplasias benignas com origem em um dos cinco tipos de célula da adeno-hipófise. Os fenótipos clínico e bioquímico dos adenomas hipofisários dependem do tipo de célula da qual derivam. Portanto, tumores que surgem das células lactotróficas (PRL), somatotróficas (GH), corticotróficas (ACTH), tireotróficas (TSH) ou gonadotróficas (LH, FSH) hipersecretam seus respectivos hormônios **(Tab. 380-3)**. Tumores pluri-hormonais expressam várias combinações de GH, PRL, TSH, ACTH ou as subunidades α ou β de hormônios glicoproteicos. Eles podem ser diagnosticados por imuno-histoquímica detalhada de hormônio específico e expressão de fator de transcrição ou podem se manifestar como síndromes clínicas, que combinam características dessas síndromes hormonais hipersecretoras. Morfologicamente, esses tumores podem resultar de um único tipo de célula polissecretora ou incluir células com função mista dentro do mesmo tumor.

Os tumores com atividade hormonal caracterizam-se por secreção hormonal autonômica com redução da responsividade por retroalimentação às vias inibitórias fisiológicas. A produção hormonal nem sempre se correlaciona com o tamanho do tumor. Pequenos adenomas secretores de hormônios podem causar perturbações clínicas significativas, enquanto adenomas mais volumosos que produzem menos hormônio podem ser clinicamente silenciosos e permanecer não diagnosticados (se não ocorrerem efeitos compressivos centrais). Cerca de um terço dos adenomas é clinicamente não funcionante e não produz uma síndrome hipersecretória clínica distinta. A maioria origina-se de células gonadotróficas e pode secretar pequenas quantidades das subunidades α e β dos hormônios glicoproteicos ou, muito raramente, gonadotrofinas circulantes intactas. Os carcinomas hipofisários verdadeiros com metástases extracranianas documentadas são extremamente raros.

Quase todos os adenomas hipofisários são de origem monoclonal, o que implica a aquisição de uma ou mais mutações somáticas que conferem uma vantagem seletiva de crescimento. Em conformidade com sua origem clonal, a completa ressecção cirúrgica dos pequenos adenomas hipofisários costuma curar a hipersecreção hormonal. Todavia, os hormônios hipotalâmicos, como o GHRH e o CRH, também intensificam a atividade mitótica de suas respectivas células-alvo hipofisárias, além de seu papel na regulação dos hormônios hipofisários. Assim, os pacientes portadores de raros tumores abdominais ou torácicos que produzem GHRH ou CRH ectópico podem apresentar hiperplasia dos somatotrofos ou dos corticotrofos, com hipersecreção de GH ou ACTH.

Vários eventos genéticos etiológicos foram implicados no desenvolvimento dos tumores hipofisários. A patogênese das formas esporádicas de acromegalia foi particularmente informativa como um modelo de tumorigênese. O GHRH, após se ligar ao receptor somatotrófico acoplado à proteína G, utiliza o monofosfato de adenosina (AMP) cíclico como um segundo mensageiro para estimular a secreção de GH e a proliferação somatotrófica. Um subconjunto (~35%) de tumores hipofisários secretores de GH contém mutações esporádicas em $G_s\alpha$. Essas mutações atenuam a atividade de guanosina-trifosfatase (GTPase) intrínseca, resultando em elevação constitutiva do AMP cíclico, indução de Pit-1 e ativação da proteína de ligação ao elemento responsivo ao AMP cíclico (CREB), promovendo, dessa forma, a proliferação dos somatotrofos e a secreção de GH.

TABELA 380-3 ■ Classificação dos adenomas hipofisários[a]

Origem celular do adenoma	Produto hormonal	Síndrome clínica
Lactotrofo	PRL	Hipogonadismo, galactorreia
Gonadotrofo	FSH, LH, subunidades	Silenciosa, hiperestimulação ovariana, hipogonadismo
Somatotrofo	GH	Acromegalia/gigantismo
Corticotrofo	ACTH/nenhum	Doença de Cushing ou silenciosa
Célula mista para hormônio do crescimento e PRL	GH, PRL	Acromegalia, hipogonadismo, galactorreia
Outras células pluri-hormonais	Qualquer um	Mista
Células-tronco acidófilas	PRL, GH	Hipogonadismo, galactorreia, acromegalia
Mamossomatotrofo	PRL, GH	Hipogonadismo, galactorreia, acromegalia
Tireotrofo	TSH	Tireotoxicose
Null cell	Ausente	Hipopituitarismo/nenhum
Oncocitoma	Ausente	Hipopituitarismo/nenhum

[a]Os tumores secretores de hormônios são listados em ordem decrescente de frequência. Todos os tumores podem causar efeitos compressivos locais, como distúrbios visuais, paralisia de nervos cranianos e cefaleia.

Nota: Para siglas, ver texto.

Fonte: Adaptada com permissão de S Melmed: Pathogenesis of pituitary tumors. Nat Rev Endocrinol 7:257, 2011.

TABELA 380-4 ■ Síndromes familiares de tumores hipofisários (ver Cap. 388)

	Gene com mutação	Manifestações clínicas
Neoplasia endócrina múltipla 1 (NEM1)	MEN1 (11q13)	Hiperparatireoidismo Tumores neuroendócrinos pancreáticos Carcinoides do intestino anterior Adenomas suprarrenais Lesões cutâneas Adenomas hipofisários (40%)
Neoplasia endócrina múltipla 4 (NEM4)	CDKN1B (12p13)	Hiperparatireoidismo Adenomas hipofisários Outros tumores
Complexo de Carney (CNC)	PRKAR1A (17q23-24)	Hiperplasia e adenomas hipofisários (10%) Mixomas atriais Schwannomas Hiperplasia suprarrenal Lentigos
Adenomas hipofisários familiares	PIA (11q13.2)	Acromegalia/gigantismo (cerca de 15% das famílias afetadas)

Os fatores de crescimento também podem promover a proliferação do tumor hipofisário. O fator de crescimento de fibroblastos básico (bFGF) é abundante na hipófise e estimula a mitogênese das células hipofisárias, enquanto a sinalização do receptor do fator de crescimento epidérmico (EGFR) induz a síntese hormonal e a proliferação celular. Mutações em *USP8* podem resultar em hiperexpressão do EGFR em um subgrupo de tumores secretores de ACTH. Outros fatores envolvidos na iniciação e promoção dos tumores hipofisários são a perda de inibição por retroalimentação negativa (conforme observada no hipotireoidismo ou hipogonadismo primário) e a angiogênese mediada por estrogênio ou parácrina. As características do crescimento e do comportamento neoplásico também podem ser influenciadas por oncogenes ativados, como *RAS* e o gene transformador de tumor hipofisário (*PTTG*), ou por inativação de genes supressores do crescimento, incluindo *MEG3*. Os adenomas hipofisários exibem características específicas de linhagens com o ciclo celular interrompido, incluindo senescência celular, com instabilidade cromossômica e alterações no número de cópias, bem como níveis elevados de inibidores de CDK. Essas características estão subjacentes à invariável natureza benigna desses adenomas.

Síndromes genéticas associadas aos tumores hipofisários

Diversas síndromes familiares estão associadas a tumores hipofisários, e os mecanismos genéticos de algumas delas já foram descobertos (Tab. 380-4).

A *neoplasia endócrina múltipla* (NEM) 1 é uma síndrome autossômica dominante caracterizada principalmente por uma predisposição genética a adenomas das paratireoides, ilhotas pancreáticas e hipófise (Cap. 388). A NEM1 é causada por mutações germinativas inativadoras no *MENIN*, um gene supressor de tumor constitutivamente expresso, localizado no cromossomo 11q13. A perda de heterozigose, ou mutação somática do alelo *MENIN* normal, resulta em tumorigênese. Cerca de metade dos pacientes acometidos desenvolvem prolactinomas; a acromegalia e a doença de Cushing são menos observadas.

A *síndrome de Carney* se caracteriza por pigmentação cutânea irregular, mixomas e tumores endócrinos que consistem em adenomas testiculares, suprarrenais e hipofisários. Ocorre acromegalia em cerca de 20% desses pacientes. Um subgrupo de pacientes apresenta mutações na subunidade reguladora R1α da proteína-cinase A (*PRKAR1A*).

A *síndrome de McCune-Albright* consiste em displasia fibrosa poliostótica, manchas pigmentadas na pele e vários distúrbios endócrinos, incluindo acromegalia, adenomas suprarrenais e disfunção ovariana autonômica (Cap. 412). A hipersecreção hormonal resulta da produção constitutiva do AMP cíclico causada pela inativação da atividade GTPase de $G_s\alpha$. As mutações de $G_s\alpha$ são de ocorrência pós-zigótica, dando origem a um padrão mosaico de expressão mutante.

A *acromegalia familiar* é um distúrbio raro no qual membros da família podem manifestar acromegalia ou gigantismo. Foi constatado que um subgrupo de famílias com predisposição a tumores hipofisários familiares, particularmente acromegalia, são portadores de mutações germinativas no gene *AIP*, o qual codifica a proteína de interação com o receptor aril-hidrocarboneto.

HIPERPROLACTINEMIA

Etiologia A hiperprolactinemia é a síndrome de hipersecreção de hormônios hipofisários mais comum tanto em homens quanto em mulheres. Os adenomas hipofisários secretores de PRL (prolactinomas) constituem a causa mais comum de níveis de PRL > 200 μg/L (ver adiante). Elevações menos pronunciadas de PRL também podem ser observadas com microprolactinomas, porém são mais comumente provocadas por medicamentos, compressão da haste hipofisária, hipotireoidismo ou insuficiência renal (Tab. 380-5).

A gravidez e a lactação são as causas fisiológicas importantes da hiperprolactinemia. A hiperprolactinemia associada ao sono normaliza em 1 hora após o despertar. A estimulação do mamilo e o orgasmo sexual também podem aumentar os níveis de PRL. A estimulação ou um traumatismo da parede torácica (incluindo cirurgia de tórax e herpes-zóster) ativam o arco reflexo da sucção com subsequente hiperprolactinemia. A insuficiência renal crônica eleva a PRL pelo fato de reduzir a depuração periférica. O hipotireoidismo primário está associado à hiperprolactinemia leve, provavelmente por causa da secreção compensatória de hormônio liberador da tirotrofina (TRH). A mutação do receptor de PRL constitui uma causa rara de hiperprolactinemia.

As lesões da região hipotalâmico-hipofisária que afetam a síntese hipotalâmica da dopamina, sua chegada aos vasos portais ou a resposta dos lactotrofos estão associadas à hiperprolactinemia. Assim, os tumores hipotalâmicos, os cistos, os distúrbios infiltrativos e o dano induzido pela radiação são responsáveis por níveis elevados de PRL, em geral na variação de 30 a 100 μg/L. Os adenomas pluri-hormonais (incluindo os tumores que secretam GH e ACTH) podem hipersecretar diretamente PRL. As massas hipofisárias, incluindo os tumores hipofisários clinicamente não funcionantes, podem comprimir a haste hipofisária e causar hiperprolactinemia.

A inibição ou perda da função do receptor dopaminérgico induzida por medicamentos é uma causa comum de hiperprolactinemia (Tab. 380-5). Assim, os antipsicóticos e antidepressivos constituem causas relativamente comuns de hiperprolactinemia leve. Os pacientes que recebem risperidona apresentam, em sua maioria, níveis elevados de PRL, que algumas vezes ultrapassam 200 μg/L. A metildopa inibe a síntese de dopamina, e o verapamil bloqueia a liberação de dopamina, resultando também em hiperprolactinemia. Agentes hormonais que induzem a PRL incluem os estrogênios e o TRH.

Apresentação e diagnóstico Amenorreia, galactorreia e infertilidade são os elementos mais característicos da hiperprolactinemia em mulheres. Se a hiperprolactinemia se manifestar antes da menarca, o resultado será uma amenorreia primária. Mais comumente, a hiperprolactinemia manifesta-se nas fases subsequentes da vida e resulta em oligomenorreia e, por fim, em amenorreia. Se a hiperprolactinemia for persistente, a densidade mineral óssea das vértebras poderá estar reduzida em comparação a controles de idade equivalente, sobretudo quando está associada à hipoestrogenemia pronunciada. A galactorreia está presente em até 80% das mulheres hiperprolactinêmicas. Apesar de ser habitualmente bilateral e espontânea, pode ser unilateral ou manifestar-se apenas pela compressão manual. As pacientes também podem queixar-se de redução da libido, aumento de peso e hirsutismo leve.

Nos homens com hiperprolactinemia, a diminuição da libido, a infertilidade e a perda visual (devido à compressão do nervo óptico) são os sintomas habituais de apresentação. A supressão das gonadotrofinas resulta em testosterona reduzida, impotência e oligospermia. A galactorreia verdadeira é incomum em homens com hiperprolactinemia. Se o distúrbio for duradouro, os efeitos secundários de hipogonadismo irão se tornar evidentes, como osteopenia, massa muscular reduzida e menor crescimento da barba.

O diagnóstico de hiperprolactinemia idiopática é realizado pela exclusão de todas as causas conhecidas de hiperprolactinemia em um quadro de hipófise normal na RM. Alguns desses pacientes podem ser portadores de microadenomas com dimensões abaixo da sensibilidade visível da RM (cerca de 2 mm).

GALACTORREIA

A *galactorreia*, secreção inapropriada de um líquido contendo leite pela mama, é considerada anormal quando persiste por mais de 6 meses após o parto ou a interrupção da amamentação. A galactorreia pós-parto associada à amenorreia é um distúrbio autolimitado, em geral associado a níveis moderadamente elevados de PRL. A galactorreia pode ocorrer de forma

TABELA 380-5 ■ Etiologia da hiperprolactinemia

I. Hipersecreção fisiológica
  Gestação
  Lactação
  Estimulação da parede torácica
  Sono
  Estresse

II. Dano da haste hipotálamo-hipofisária
  Tumores
    Craniofaringioma
    Massa hipofisária suprasselar
    Meningioma
    Disgerminoma
    Metástases
  Sela vazia
  Hipofisite linfocítica
  Adenoma com compressão da haste
  Granulomas
  Cisto da bolsa de Rathke
  Radiação
  Traumatismo
    Secção da haste hipofisária
    Cirurgia suprasselar

III. Hipersecreção hipofisária
  Prolactinoma
  Acromegalia

IV. Doenças sistêmicas
  Doença renal crônica
  Hipotireoidismo
  Cirrose
  Pseudociese
  Convulsões epilépticas

V. Hipersecreção induzida por fármacos
  Bloqueadores do receptor da dopamina
    Antipsicóticos atípicos: risperidona
    Fenotiazinas: clorpromazina, perfenazina
    Butirofenonas: haloperidol
    Tioxantinas
    Metoclopramida
  Inibidores da síntese da dopamina
    α-metildopa
  Depletores das catecolaminas
    Reserpina
  Opiáceos
  Antagonistas H$_2$
    Cimetidina, ranitidina
  Imipraminas
    Amitriptilina, amoxapina
  Inibidores da recaptação de serotonina
    Fluoxetina
  Bloqueadores dos canais de cálcio
    Verapamil
    Estrogênios
  Hormônio liberador de tirotrofina

Nota: Uma hiperprolactinemia > 200 µg/L quase invariavelmente indica adenoma hipofisário produtor de prolactina. Causas fisiológicas, hipotireoidismo e hiperprolactinemia induzida por fármaco devem ser excluídos antes de se realizar uma avaliação extensa.

espontânea ou ser induzida pela pressão do mamilo. Tanto em homens quanto em mulheres, a galactorreia pode variar de cor e consistência (transparente, leitosa ou sanguinolenta) e ser unilateral ou bilateral. A mamografia ou a ultrassonografia (US) são indicadas para as secreções sanguinolentas (em particular quando provenientes de um único mamilo), que podem ser causadas por um câncer de mama. A galactorreia está associada comumente à hiperprolactinemia causada por qualquer uma das condições listadas na Tabela 380-5. A acromegalia está associada à galactorreia em cerca de um terço dos pacientes. O tratamento da galactorreia costuma envolver o manejo do distúrbio subjacente (p. ex., reposição de tiroxina [T$_4$] para hipotireoidismo, interrupção de um medicamento, tratamento do prolactinoma).

Investigação laboratorial Os níveis basais matinais em jejum de PRL (em geral, < 20 µg/L) devem ser dosados para avaliar a hipersecreção. Podem ser observados resultados tanto falso-positivos quanto falso-negativos. Nos pacientes com níveis de PRL extremamente elevados (> 1.000 µg/L), os resultados relatados podem ser falsamente baixos por causa dos artefatos relacionados com o ensaio; a diluição da amostra é necessária para dosar com exatidão esses valores mais altos. Os valores falsamente elevados podem ser causados por formas agregadas de PRL circulante, que, em geral, são biologicamente inativas (macroprolactinemia). O hipotireoidismo deve ser excluído pelas determinações dos níveis de TSH e T$_4$.

TRATAMENTO
Hiperprolactinemia

O tratamento da hiperprolactinemia depende da causa dos níveis elevados de PRL. Seja qual for a etiologia, porém, o tratamento deve ter como meta normalizar os níveis de PRL de modo a eliminar os efeitos supressivos sobre a função gonadal, interromper a galactorreia e preservar a densidade mineral óssea. Os agonistas dopaminérgicos são efetivos para a maioria das causas de hiperprolactinemia (ver seção sobre tratamento do prolactinoma, adiante), independentemente da causa subjacente.

Se a paciente estiver tomando medicação que sabidamente causa hiperprolactinemia, o medicamento deve ser suspenso, se possível. Para os pacientes psiquiátricos que necessitam de agentes neurolépticos, a titulação supervisionada da dose ou o acréscimo de um agonista dopaminérgico podem ajudar a restaurar a normoprolactinemia e eliminar os sintomas reprodutivos. Entretanto, os agonistas da dopamina podem piorar o transtorno psiquiátrico subjacente, sobretudo em altas doses. A hiperprolactinemia costuma regredir após a reposição adequada do hormônio tireoidiano nos pacientes hipotireoidianos ou após um transplante renal nos pacientes que estão sendo submetidos à diálise. A ressecção das lesões expansivas hipotalâmicas ou selares pode reverter a hiperprolactinemia causada pela compressão da haste e pelo tônus reduzido da dopamina. Os infiltrados granulomatosos respondem ocasionalmente à administração de glicocorticoides. Nos pacientes com dano hipotalâmico irreversível, o tratamento pode não ser necessário. Em até 30% dos pacientes com hiperprolactinemia – em geral, sem microadenoma hipofisário visível –, a condição pode regredir de modo espontâneo.

PROLACTINOMA
Etiologia e prevalência Os tumores com origem nos lactotrofos são responsáveis por cerca de metade dos tumores hipofisários funcionantes, com prevalência na população de cerca de 10/100.000 nos homens e 30/100.000 nas mulheres. São observados também tumores mistos que secretam combinações de GH e PRL, ACTH e PRL e, raras vezes, TSH e PRL. Esses tumores pluri-hormonais são reconhecidos habitualmente por imuno-histoquímica, algumas vezes sem manifestações clínicas aparentes induzidas pela produção de hormônios adicionais. Os microadenomas são classificados como < 1 cm de diâmetro e não costumam invadir a região parasselar. Os macroadenomas têm > 1 cm de diâmetro e podem ser localmente invasivos, bem como exercer pressão sobre as estruturas adjacentes. A relação mulheres:homens para os microadenomas é de 20:1, enquanto essa relação é de quase de 1:1 para os macroadenomas. Em geral, o tamanho do tumor correlaciona-se diretamente com as concentrações de PRL; valores > 250 µg/L costumam estar associados a macroadenomas. Os homens, em geral, apresentam-se com tumores mais volumosos do que as mulheres, possivelmente porque as características do hipogonadismo masculino são menos prontamente evidentes. Os níveis de PRL permanecem estáveis na maioria dos pacientes, refletindo o lento crescimento desses tumores. Cerca de 5% dos microadenomas progridem, em longo prazo, para macroadenomas.

Apresentação e diagnóstico As mulheres costumam apresentar amenorreia, infertilidade e galactorreia. Se o tumor se estende para fora da sela, podem ser observados defeitos dos campos visuais ou outros efeitos expansivos de massa. Os homens frequentemente apresentam impotência, perda da libido, infertilidade ou sinais de compressão do sistema nervoso central (SNC), incluindo cefaleias e defeitos visuais. Presumindo que as causas fisiológicas e induzidas por medicações da hiperprolactinemia já foram excluídas (Tab. 380-5), o diagnóstico de prolactinoma será provável com um nível de PRL > 200 μg/L. Níveis de PRL < 100 μg/L podem ser causados por microadenomas, outras lesões selares que reduzem a inibição da dopamina ou causas não neoplásicas de hiperprolactinemia. Por esse motivo, deve ser solicitada RM para todos os pacientes com hiperprolactinemia. É importante lembrar que a hiperprolactinemia causada secundariamente pelos efeitos expansivos de lesões que independem dos lactotrofos também é corrigida pelo tratamento com agonistas dopaminérgicos, não obstante a incapacidade de reduzir o volume da massa subjacente. Como consequência, a supressão da PRL pelos agonistas dopaminérgicos não indica necessariamente que a lesão subjacente seja um prolactinoma.

TRATAMENTO

Prolactinoma

Como os microadenomas raramente progridem, transformando-se em macroadenomas, pode não haver necessidade de tratamento se o paciente for assintomático e a fertilidade não for desejada. Esses pacientes devem ser monitorados por meio de determinações seriadas regularmente da PRL e RM. Para os microadenomas sintomáticos, os objetivos terapêuticos incluem o controle da hiperprolactinemia, a redução do tamanho do tumor, o restabelecimento da menstruação e fertilidade e a resolução da galactorreia. As doses dos agonistas dopaminérgicos devem ser fracionadas até alcançar a supressão máxima da PRL e o restabelecimento da função reprodutiva (Fig. 380-5). Um nível normalizado de PRL não garante uma redução do tamanho tumoral. Entretanto, a redução do tumor em geral não é observada naqueles que não respondem com níveis reduzidos de PRL. Para os macroadenomas, os testes formais dos campos visuais devem ser realizados antes de iniciar a terapia com agonistas dopaminérgicos. A RM e os campos visuais podem ser avaliados com intervalos de 6 a 12 meses até ocorrer a redução da massa e anualmente daí em diante, até que tenha ocorrido uma redução máxima do tamanho.

Os agonistas dopaminérgicos orais (cabergolina e bromocriptina) constituem a base da terapia para os pacientes com microprolactinomas ou macroprolactinomas. Os agonistas dopaminérgicos suprimem a secreção e a síntese da PRL, bem como a proliferação dos lactotrofos. Em pacientes com microadenomas que obtiveram uma normoprolactinemia e redução significativa da massa tumoral, o agonista dopaminérgico pode ser interrompido depois de 2 anos. Esses pacientes devem ser monitorados cuidadosamente à procura de sinais de recidiva do prolactinoma. Cerca de 20% dos pacientes (em especial homens) são resistentes ao tratamento dopaminérgico; esses adenomas podem apresentar um número diminuído de receptores D_2 de dopamina ou um defeito pós-receptor. Ainda não foram relatadas mutações no gene do receptor D_2 na hipófise.

Cabergolina Um derivado da ergolina, a cabergolina é um agonista dopaminérgico de longa ação com alta afinidade pelo receptor D_2. O medicamento suprime efetivamente a PRL por mais de 14 dias após uma única dose oral e induz a uma redução do tamanho do prolactinoma na maioria dos pacientes. A cabergolina (0,5-1,0 mg duas vezes/semana) consegue a normoprolactinemia e o reinício da função gonadal normal em cerca de 80% dos pacientes com microadenomas; a galactorreia melhora ou regride em 90% dos pacientes. A cabergolina normaliza a PRL e promove redução tumoral em cerca de 70% dos macroprolactinomas. Os sintomas decorrentes dos efeitos expansivos, como cefaleias e distúrbios visuais, costumam melhorar drasticamente poucos dias após o início da terapia com cabergolina; a melhora da função sexual requer várias semanas de tratamento, mas pode ocorrer antes da normalização completa dos níveis de PRL. A RM deve ser repetida dentro de 16 semanas após o início da terapia de macroadenomas, pois a redução do tamanho dos adenomas invasivos pode ser notável (Fig. 380-6). Após ter sido obtido o controle inicial dos níveis de PRL, a cabergolina deve ser reduzida para a dose de manutenção mais baixa que seja efetiva. Em cerca de 5% dos pacientes portadores de microadenoma tratados, a hiperprolactinemia pode regredir e não recidivar quando os agonistas dopaminérgicos são suspensos após um tratamento de longo prazo. A cabergolina também pode ser efetiva nos pacientes resistentes à bromocriptina. Efeitos adversos e intolerância ao medicamento são observados menos comumente do que com a bromocriptina.

Bromocriptina O alcaloide do ergot mesilato de bromocriptina é um agonista do receptor da dopamina que suprime a secreção de PRL. Por ser de ação rápida, o medicamento é preferido quando se deseja a gravidez. A terapia é iniciada pela administração de pequena dose de bromocriptina (0,625-1,25 mg) ao deitar, com um lanche, seguida pelo aumento gradual da posologia. Na maioria dos pacientes, obtém-se um controle com uma dose diária de ≤ 7,5 mg (2,5 mg, três vezes/dia).

EFEITOS COLATERAIS

Os efeitos colaterais dos agonistas dopaminérgicos consistem em constipação, congestão nasal, boca seca, pesadelos, insônia e vertigem; a redução da dose costuma eliminar esses problemas. Náusea, vômitos e hipotensão postural com desmaio podem ocorrer em cerca de 25% dos pacientes após a administração da dose inicial. Em alguns pacientes, tais sintomas podem persistir. Em geral, são relatados menos efeitos colaterais com a cabergolina. Para os cerca de 15% dos pacientes que não toleram a bromocriptina oral, a cabergolina pode ser mais bem tolerada.

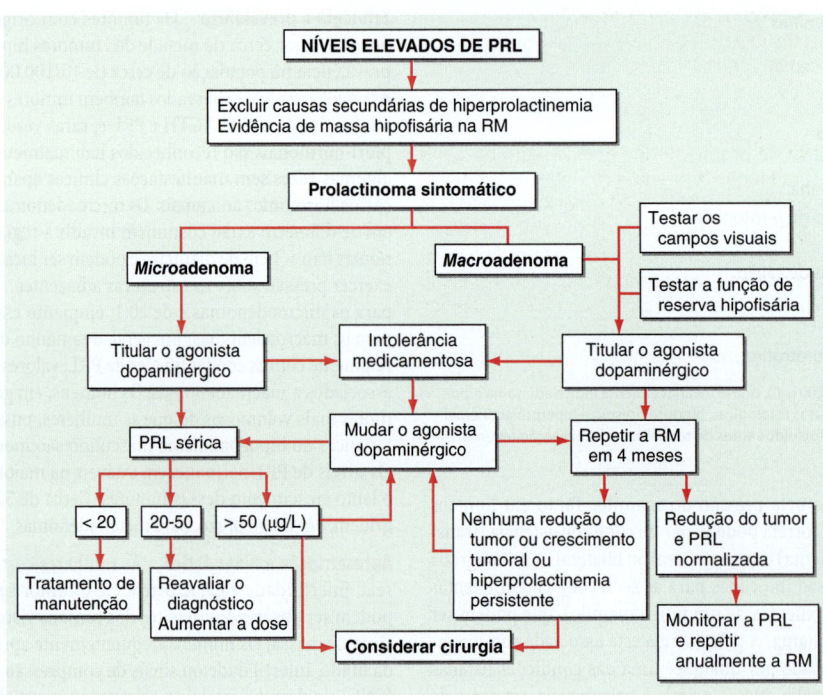

FIGURA 380-5 **Manejo do prolactinoma.** PRL, prolactina; RM, ressonância magnética.

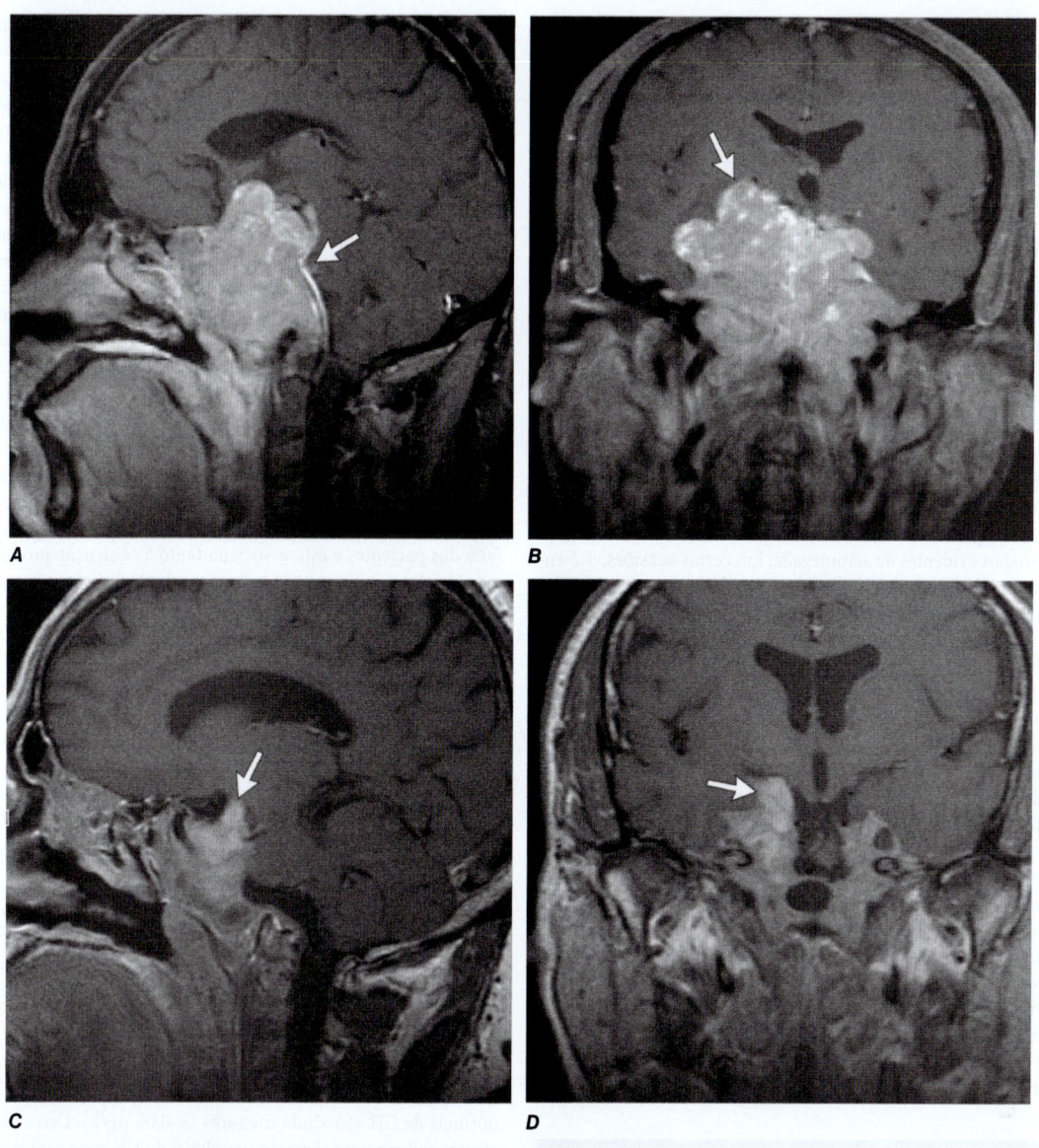

FIGURA 380-6 **Grande prolactinoma invasivo tratado com sucesso com cabergolina. A-B.** Macroadenoma secretor de prolactina (PRL) em um homem de 32 anos medindo 5,6 × 6,9 cm invadindo a base do crânio. Nível de PRL era 122.260 µg/L. Quatro dias após o início da cabergolina, a PRL foi para 10.823 µg/L e caiu para 772 µg/L após 3 semanas. **C-D.** Regressão substancial do tumor após 40 meses de tratamento, com níveis de PRL estáveis em 25 µg/L. *(Reproduzida com a permissão de M Ahmed, O Al-Nozha: Images in clinical medicine. Large prolactinoma. N Engl J Med 363:177, 2010.)*

A administração intravaginal de bromocriptina é eficaz com bastante frequência nas pacientes com efeitos colaterais gastrintestinais refratários. Alucinações auditivas, ilusões e oscilações do humor foram relatadas em até 5% dos pacientes, podendo ser decorrentes das propriedades dos agonistas dopaminérgicos ou do derivado do ácido lisérgico dos compostos. Há relatos raros de leucopenia, trombocitopenia, fibrose pleural, arritmias cardíacas e hepatite. Foi relatado que os pacientes com doença de Parkinson que recebem pelo menos 3 mg de cabergolina ao dia correm risco de desenvolver insuficiência das valvas cardíacas. Estudos que analisaram mais de 500 pacientes com prolactinoma tratados com doses recomendadas de cabergolina (até 2 mg/semana) não revelaram qualquer evidência de aumento na incidência de doenças valvares. No entanto, como não estão disponíveis estudos prospectivos controlados de pacientes com tumores hipofisários, é prudente realizar uma ecocardiografia antes de iniciar a terapia com doses padrão de cabergolina.

Tratamento cirúrgico Raramente, a ressecção cirúrgica do adenoma pode ser indicada para resistência ou intolerância à dopamina, bem como para presença de um macroadenoma invasivo com comprometimento da visão que não melhora após o tratamento medicamentoso. A normalização inicial da PRL é alcançada em cerca de 70% dos microprolactinomas após a ressecção cirúrgica, porém somente 30% dos macroadenomas podem ser ressecados com sucesso. Os estudos de seguimento mostraram que a hiperprolactinemia recidiva em até 20% dos pacientes ao longo do primeiro ano após a cirurgia; as taxas de recidiva em longo prazo podem ser superiores a 50% para os macroadenomas. A radioterapia para os prolactinomas fica reservada aos pacientes com tumores agressivos que não respondem aos agonistas dopaminérgicos em dose máxima e/ou à cirurgia.

GESTAÇÃO

A hipófise aumenta de tamanho durante a gestação, refletindo os efeitos estimulantes do estrogênio e, talvez, de outros fatores do crescimento sobre a vascularização da hipófise e a hiperplasia dos lactotrofos. Cerca de 5% dos microadenomas aumentam acentuadamente de tamanho, porém 15 a 30% dos macroadenomas crescem durante a gravidez. A bromocriptina vem sendo utilizada há mais de 30 anos com a finalidade de restaurar a fertilidade em mulheres com hiperprolactinemia, sem evidências de efeitos teratogênicos. No entanto, a maioria dos autores recomenda a adoção de estratégias capazes de minimizar a exposição fetal ao fármaco. Para as mulheres que tomam bromocriptina e que desejam engravidar, a contracepção mecânica deve ser usada ao longo de três ciclos menstruais regulares, a fim de proporcionar-lhes o momento mais apropriado à concepção. Quando a gravidez é confirmada, a bromocriptina deve ser suspensa, e os níveis de PRL devem ser acompanhados em série, sobretudo quando ocorrem cefaleias ou sintomas visuais. Para as mulheres portadoras de macroadenomas, recomenda-se o teste regular dos campos visuais, devendo o medicamento ser reiniciado se houver evidência de crescimento do tumor. A RM da hipófise pode ser segura durante a gestação, porém esse procedimento deve ficar reservado às pacientes sintomáticas com cefaleia intensa e/ou defeito dos campos visuais. A descompressão cirúrgica poderá ser indicada se a visão estiver ameaçada. Existem dados abrangentes confirmando a eficácia e relativa segurança da fertilidade facilitada pela bromocriptina, porém as pacientes devem ser alertadas acerca dos efeitos deletérios potenciais desconhecidos e do risco do crescimento do tumor durante a gravidez. Como a cabergolina é um medicamento de longa ação e com alta afinidade pelo receptor D_2, não é recomendada para mulheres que desejam fertilidade.

ACROMEGALIA

Etiologia A hipersecreção de GH costuma resultar de um adenoma somatotrófico, mas pode raramente ser causada por lesões extra-hipofisárias (Tab. 380-6). Além dos adenomas somatotróficos secretores de GH que são os mais comuns, os tumores mistos mamossomatotróficos e adenomas acidófilos das células-tronco secretam tanto GH quanto PRL. Nos pacientes com adenomas acidófilos das células-tronco, as características de hiperprolactinemia (hipogonadismo e galactorreia) predominam sobre os sinais clinicamente menos evidentes de acromegalia. Em certas ocasiões, são encontrados tumores pluri-hormonais mistos, que também secretam ACTH, a subunidade α do hormônio glicoproteico ou TSH, além de GH. Os pacientes com sela parcialmente vazia podem apresentar-se com hipersecreção de GH decorrente de pequeno adenoma secretor de GH dentro da margem comprimida de tecido hipofisário, podendo alguns desses casos refletirem a necrose espontânea de tumores previamente maiores. Os tumores secretores de GH raras vezes têm origem em resíduos de tecido hipofisário ectópico na nasofaringe ou nos seios da linha média.

Existem relatos de casos de secreção ectópica de GH por tumores de origem pancreática, ovariana, pulmonar ou hematopoiética. Raramente, a produção excessiva de GHRH pode causar acromegalia por causa da estimulação crônica dos somatotrofos. Tais pacientes se apresentam com as características clássicas de acromegalia, níveis elevados de GH, aumento de volume da hipófise na RM e características patológicas de hiperplasia hipofisária. A causa mais comum da acromegalia mediada pelo GHRH é um tumor carcinoide no tórax ou abdome. Esses tumores costumam expressar imunorreatividade positiva ao GHRH, porém as características clínicas da acromegalia são evidentes apenas em uma pequena minoria de pacientes com doença carcinoide. O GHRH em excesso também pode ser produzido por tumores hipotalâmicos, geralmente coristomas ou neuromas.

TABELA 380-6 ■ Causas da acromegalia	
	Prevalência, %
Secreção excessiva do GH	
Hipófise	98
Adenoma de células de GH densas ou escassamente granuladas	60
Adenoma misto de células de GH e PRL	25
Adenoma de células mamossomatotróficas	10
Adenoma pluri-hormonal	
Carcinoma ou metástases de células do GH	
Neoplasia endócrina múltipla 1 (adenoma de células do GH)	
Síndrome de McCune-Albright	
Adenoma hipofisário ectópico de esfenoide ou de seio parafaríngeo	
Tumor extra-hipofisário	< 1
Tumor de células das ilhotas pancreáticas	
Linfoma	
Secreção excessiva do hormônio liberador de GH	
Central	< 1
Hamartoma hipotalâmico, coristoma, ganglioneuroma	
Periférico	< 1
Carcinoide brônquico, tumor de células das ilhotas pancreáticas, câncer de pulmão de pequenas células, adenoma suprarrenal, carcinoma medular de tireoide, feocromocitoma	

Siglas: GH, hormônio do crescimento; PRL, prolactina.
Fonte: Dados de S Melmed: Medical progress: Acromegaly. N Engl J Med 355:2558, 2006.

Apresentação e diagnóstico As diversas manifestações da hipersecreção de GH e IGF-1 são indolentes e, com frequência, não são diagnosticadas clinicamente por 10 anos ou mais. O excessivo crescimento dos ossos das extremidades resulta em bossas frontais, aumento do tamanho das mãos e dos pés, aumento mandibular com prognatismo e espaço alargado entre os dentes incisivos inferiores. Em crianças e adolescentes, o início da hipersecreção de GH antes do fechamento das epífises dos ossos longos está associado ao desenvolvimento de gigantismo hipofisário (Fig. 380-7). O edema dos tecidos moles resulta em maior espessura do calcanhar, tamanho aumentado dos calçados ou das luvas, anéis apertados, feições fisionômicas faciais grosseiras características e nariz grande e volumoso. Outras características clínicas encontradas comumente incluem hiperidrose, voz grossa e abafada, pele oleosa, artropatia, cifose, síndrome do túnel do carpo, fraqueza e fadiga dos músculos proximais, acantose nigricans e papilomas cutâneos. Ocorre visceromegalia generalizada, incluindo cardiomegalia, macroglossia e aumento do volume da tireoide.

O impacto clínico mais significativo do excesso de GH ocorre com relação ao sistema cardiovascular. Na maioria dos pacientes, quando não tratados, ocorrem finalmente miocardiopatia com arritmias, hipertrofia ventricular esquerda, diminuição da função sistólica e hipertensão. A obstrução das vias aéreas superiores com apneia do sono ocorre em mais de 60% dos pacientes e está associada tanto à obstrução produzida pelos tecidos moles das vias aéreas laríngeas quanto à disfunção central do sono. O diabetes melito manifesta-se em 25% dos pacientes com acromegalia, e a maioria deles apresenta intolerância à glicose (pois o GH contrabalança a ação da insulina). A acromegalia está associada a um maior risco de pólipos colônicos e mortalidade por malignidade colônica; os pólipos são diagnosticados em até um terço dos pacientes. A mortalidade global é cerca de três vezes maior, sendo decorrente principalmente de distúrbios cardiovasculares e cerebrovasculares, assim como de doença respiratória. A menos que os níveis de GH estejam controlados, a sobrevida é reduzida em uma média de 10 anos em relação a uma população-controle pareada para a idade.

Investigação laboratorial Os níveis séricos de IGF-1, de acordo com a idade, estão elevados na acromegalia. Consequentemente, um nível de IGF-1 proporciona medida de triagem laboratorial útil quando as características clínicas indicam a possibilidade de acromegalia. Em função da pulsatilidade da secreção do GH, a dosagem de um único nível aleatório de GH não é útil para fazer o diagnóstico nem para a exclusão da acromegalia e não se correlaciona com a gravidade da doença. O diagnóstico de acromegalia é confirmado ao se demonstrar a incapacidade de supressão do GH para < 0,4 μg/L dentro de 1 a 2 horas após uma sobrecarga oral de glicose (75 g). Quando são utilizados ensaios ultrassensíveis para GH, os níveis mínimos normais de GH são ainda menores (< 0,05 μg/L). Cerca de 20% dos pacientes exibem uma elevação paradoxal do GH após a glicose. A PRL também deve ser dosada, pois fica elevada em cerca de 25% dos pacientes com acromegalia. A função tireoidiana, as gonadotrofinas e os esteroides sexuais podem ser reduzidos por causa dos efeitos expansivos do tumor. Sabendo que a maioria dos pacientes será submetida à cirurgia com cobertura de glicocorticoide, é mais conveniente adiar a realização dos testes da reserva de ACTH nos pacientes assintomáticos para depois da cirurgia.

TRATAMENTO

Acromegalia

O tratamento tem por objetivo controlar a hipersecreção de GH e IGF-1, eliminar ou interromper o crescimento do tumor, melhorar as comorbidades, restaurar as taxas de mortalidade para o normal e preservar a função hipofisária.

A ressecção cirúrgica dos adenomas secretores de GH é o tratamento inicial para a maioria dos pacientes (Fig. 380-8). Os SRLs podem ser usados como tratamento adjuvante para conseguir a diminuição pré-operatória dos grandes macroadenomas invasivos, o alívio imediato dos sintomas debilitantes e a redução da hipersecreção de GH; nos pacientes frágeis com alguma morbidade; e nos pacientes que se recusam a passar por uma cirurgia ou quando a cirurgia não consegue levar ao controle bioquímico. A radiação ou uma nova cirurgia podem ser necessárias nos pacientes que não conseguem tolerar ou que não respondem ao tratamento clínico adjuvante. A alta taxa de hipopituitarismo subsequente e a taxa lenta (5-15 anos) de resposta bioquímica são as principais desvantagens da radioterapia. A radiação também é relativamente ineficaz

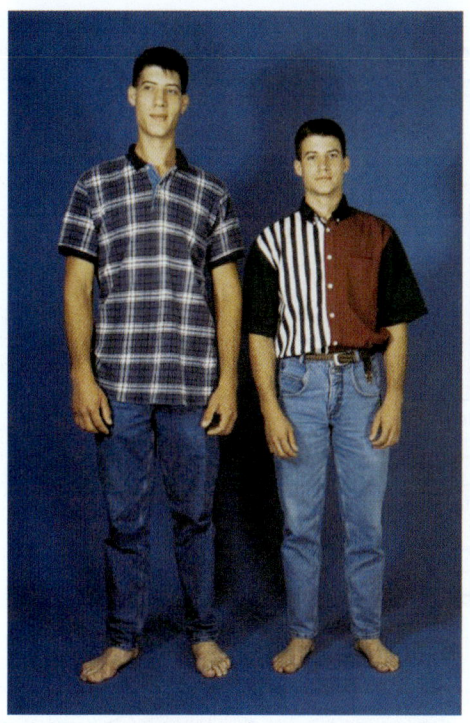
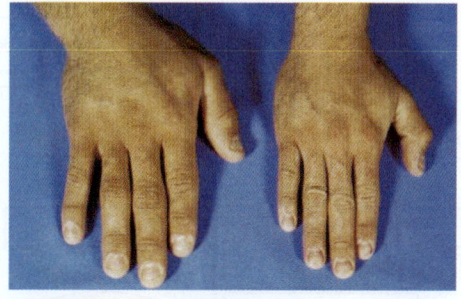
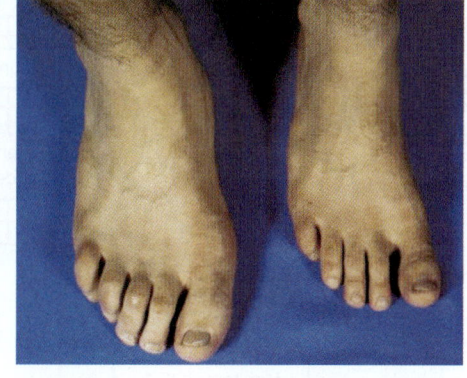

FIGURA 380-7 Manifestações da acromegalia/gigantismo. Homem de 22 anos de idade, com gigantismo devido ao excesso de hormônio do crescimento, é mostrado à esquerda de seu gêmeo idêntico. A estatura alta, o prognatismo (**A**), a mão (**B**) e o pé (**C**) aumentados do gêmeo afetado são aparentes. As características clínicas começaram a divergir aproximadamente aos 13 anos de idade. *(Reproduzida com a permissão de RF Gagel, IE McCutcheon: Images in clinical medicine. Pituitary gigantism. N Engl J Med 340:524, 1999.)*

para normalizar os níveis de IGF-1. A ablação estereotáxica dos adenomas secretores de GH por radioterapia utilizando Gamma Knife é promissora, porém os resultados em longo prazo e os efeitos colaterais parecem ser semelhantes aos observados com a radioterapia convencional. Os SRLs podem ser necessários enquanto se aguardam os benefícios plenos da radioterapia. As comorbidades sistêmicas da acromegalia, incluindo doença cardiovascular, diabetes e artrite, devem ser tratadas de modo agressivo. Pode estar indicada a cirurgia para reparo mandibular.

CIRURGIA

A ressecção cirúrgica transesfenoidal por um cirurgião experiente é o tratamento primário preferido tanto para os microadenomas (taxa de remissão de aproximadamente 70%) quanto para os macroadenomas (< 50% em remissão). O edema dos tecidos moles melhora imediatamente após a ressecção do tumor. Os níveis de GH se normalizam em 1 hora, e os níveis de IGF-1 são normalizados em 3 a 4 dias*. Em cerca de 10% dos pacientes, a acromegalia pode recidivar vários anos após uma cirurgia aparentemente bem-sucedida; o hipopituitarismo se manifesta em até 15% dos pacientes após a cirurgia.

LIGANTES DOS RECEPTORES DE SOMATOSTATINA

Os SRLs exercem seus efeitos terapêuticos por meio dos receptores subtipos SST2 e SST5, ambos expressos pelos tumores secretores de GH.

Os tratamentos medicamentosos preferidos para pacientes com acromegalia incluem formulações de depósito de ação prolongada de SRL injetáveis, octreotida e lanreotida, bem como cápsulas orais de octreotida. Embora as respostas variem amplamente em pacientes individuais, as metanálises indicam que os níveis de GH e IGF-1 são normalizados em cerca de 50% dos pacientes. O acetato de octreotida é um análogo sintético da somatostatina com oito aminoácidos. Diferente da somatostatina nativa, o análogo é relativamente resistente à degradação plasmática. Possui meia-vida sérica de 2 horas e apresenta uma potência 40 vezes maior do que a somatostatina nativa na supressão do GH. A *octreotida-LAR* é uma formulação de ação prolongada e de liberação controlada de octreotida incorporada em microesferas que mantém níveis do medicamento por várias semanas após a injeção intramuscular. A supressão do GH continua ocorrendo até 6 semanas após uma injeção intramuscular de 30 mg; o tratamento mensal de longo prazo proporciona a supressão de GH e IGF-1 e também reduz o tamanho do tumor hipofisário em cerca de 50% dos pacientes. A *lanreotida*, um preparado de somatostatina de depósito de liberação lenta, é um octapeptídeo cíclico análogo à somatostatina que suprime a hipersecreção de GH e IGF-1 após uma injeção subcutânea de 60 mg. A administração por longo prazo (a cada 4-6 semanas) controla a hipersecreção de GH em cerca de dois terços dos pacientes tratados e melhora a adesão do paciente, em função do longo intervalo necessário entre as injeções do medicamento. *Cápsulas orais de octreotida* (40-80 mg por dia) mantêm o controle bioquímico em pacientes previamente tratados com formulações injetáveis. Ocorre rápido alívio da cefaleia e do edema dos tecidos moles em 75% dos pacientes dentro de poucos dias a várias semanas após o início do SRL. A maioria dos pacientes relata uma melhora sintomática, incluindo alívio da cefaleia, sudorese, apneia obstrutiva e insuficiência cardíaca. A *pasireotida LAR*, um ligante multirreceptor com ligação preferencial de SST5 (ver abaixo), demonstrou apresentar eficácia no controle bioquímico em pacientes resistentes a preparações de octreotida ou lanreotida.

Efeitos colaterais Os SRLs são bem tolerados na maioria dos pacientes. Os efeitos adversos são semelhantes para octreotida e lanreotida injetáveis, bem como para a formulação oral de octreotida. Eles são de curta duração e relacionados principalmente com a supressão – induzida pelo fármaco – da motilidade e secreção gastrintestinais. Náusea, desconforto abdominal, má-absorção das gorduras, diarreia e flatulência ocorrem em um terço dos pacientes, e, em geral, esses sintomas regridem em 2 semanas. A contratilidade e o esvaziamento da vesícula biliar são diminuídos; até 30% dos pacientes desenvolvem lama biliar ou cálculos de colesterol assintomáticos em longo prazo. Outros efeitos colaterais consistem em leve intolerância à glicose em função da supressão transitória da insulina, bradicardia assintomática, hipotiroxinemia e desconforto no local da injeção. A pasireotida está associada a efeitos colaterais gastrintestinais semelhantes, mas com maior prevalência de intolerância à glicose e diabetes melito de início precoce.

ANTAGONISTAS DO RECEPTOR DE GH

O pegvisomanto antagoniza a ação do GH endógeno ao bloquear a ligação periférica do GH ao seu receptor. Consequentemente, os níveis séricos

---

*N. de R.T. Os níveis de IGF-1 podem levar de 3 a 6 meses para normalizar após uma cirurgia bem-sucedida.

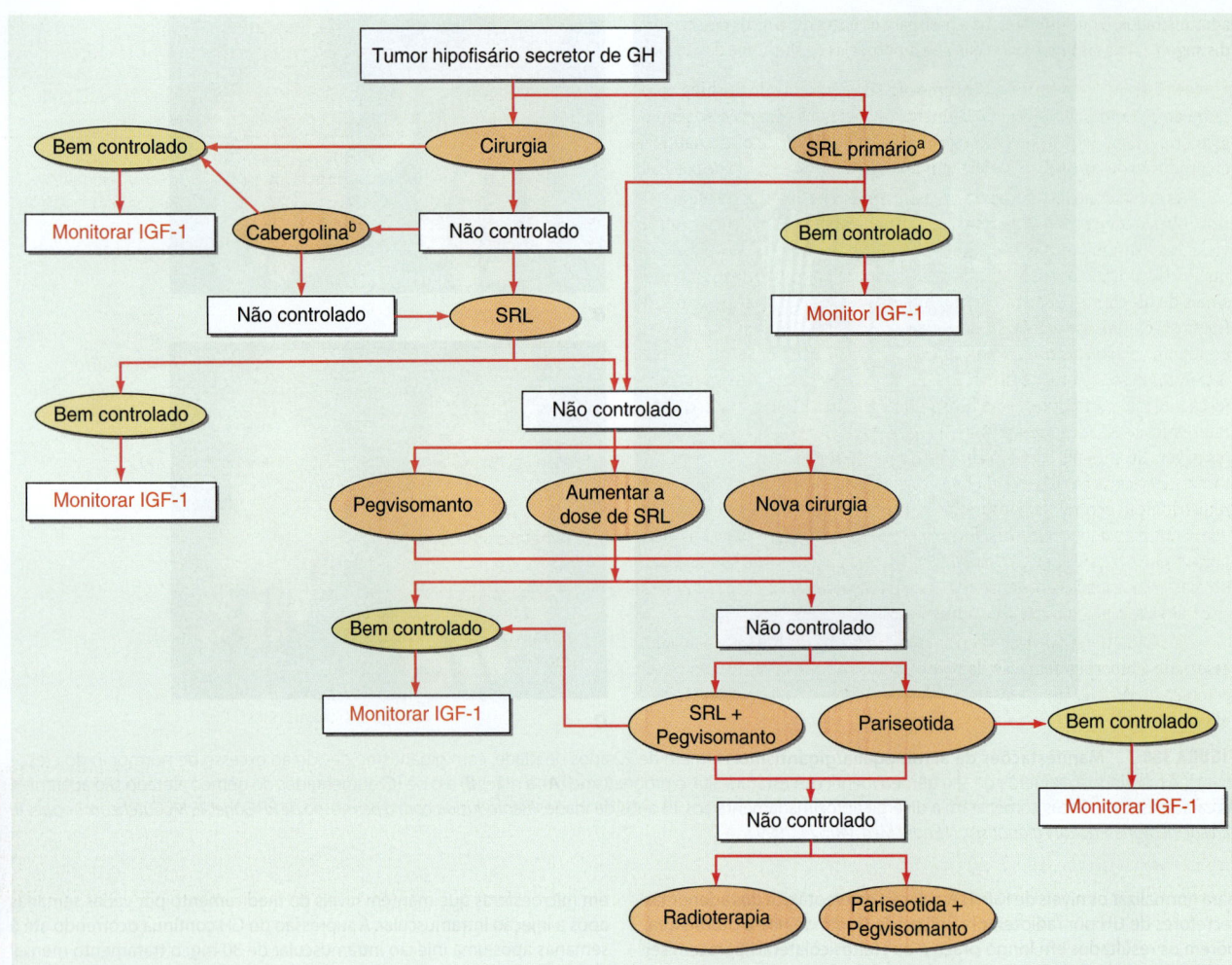

FIGURA 380-8   Manejo da acromegalia. [a]Se a cirurgia curativa não for viável. [b]Considerar em casos de leves elevações pós-operatórias de GH/IGF-1. GH, hormônio do crescimento; IGF, fator do crescimento semelhante à insulina; SRL, ligante do receptor de somatostatina (octreotida ou lanreotida).

de IGF-1 são suprimidos, reduzindo os efeitos deletérios do GH endógeno em excesso. O pegvisomanto é administrado por injeção subcutânea diária (10-30 mg) e normaliza o IGF-1 em cerca de 70% dos pacientes. Os níveis de GH, entretanto, permanecem elevados, uma vez que o medicamento não tem como alvo o adenoma hipofisário. Os efeitos colaterais incluem elevação reversível das enzimas hepáticas, lipodistrofia e dor no local da injeção. O tamanho do tumor deve ser monitorado por RM.

O tratamento combinado de SRLs mensalmente com injeções semanais ou bissemanais de pegvisomanto tem sido usado de forma efetiva nos pacientes resistentes.

AGONISTAS DOPAMINÉRGICOS

Doses muito altas de cabergolina (0,5 mg/d) podem alcançar eficácia terapêutica de GH de curta duração e modesta. O tratamento combinado com octreotida e cabergolina pode induzir um controle bioquímico adicional em comparação com qualquer medicamento usado isoladamente.

RADIOTERAPIA

A radioterapia externa ou as técnicas estereotáxicas de alta energia são usadas como terapia adjuvante para a acromegalia. Uma vantagem da radiação é que deixa de ser necessária a adesão do paciente com o tratamento de longo prazo. A massa tumoral é reduzida, e os níveis de GH são diminuídos com o passar do tempo. Entretanto, 50% dos pacientes necessitam de pelo menos 8 anos até que os níveis de GH sejam suprimidos para < 5 µg/L. Esse nível de redução do GH é conseguido em cerca de 90% dos pacientes após 18 anos, mas representa uma supressão do GH que não chega a ser ideal. Os pacientes podem necessitar de terapia clínica temporária por vários anos antes de serem alcançados os benefícios máximos da radiação. A maioria dos pacientes experimenta também dano hipotalâmico-hipofisário que resulta em deficiência de gonadotrofinas, ACTH e/ou TSH em 10 anos após o início da terapia.

RESUMO

Cirurgia é o tratamento primário preferido para os microadenomas secretores de GH **(Fig. 380-8)**. A alta frequência de hipersecreção de GH residual após a ressecção dos macroadenomas costuma tornar necessária terapia clínica adjuvante ou primária para esses tumores mais volumosos. Os pacientes incapazes de receber ou de responder ao tratamento clínico único podem ser beneficiados pelo tratamento combinado ou receber radiação. Muito raramente, a repetição da cirurgia pode ser necessária.

DOENÇA DE CUSHING (ADENOMA PRODUTOR DE ACTH)
(Ver também Cap. 386)

Etiologia e prevalência   Os adenomas de corticotrofos hipofisários (doença de Cushing) correspondem a 70% dos pacientes com causas endógenas da síndrome de Cushing. Entretanto, deve ser enfatizado que o hipercortisolismo iatrogênico é a causa mais comum das características cushingoides. A produção ectópica de ACTH por um tumor, os adenomas suprarrenais produtores de cortisol, o carcinoma suprarrenal e a hiperplasia suprarrenal são responsáveis pelas outras causas; raramente, constata-se a produção ectópica de CRH por um tumor.

Os adenomas produtores de ACTH representam cerca de 10 a 15% de todos os tumores hipofisários. Levando em conta que as características clínicas da síndrome de Cushing permitem, frequentemente, fazer o diagnóstico precoce, a maioria dos tumores hipofisários produtores de ACTH é constituída por microadenomas relativamente pequenos. Entretanto, os macroadenomas também são observados, e alguns adenomas que expressam ACTH são clinicamente silenciosos. A doença de Cushing é 5 a 10 vezes mais comum em mulheres do que em homens. Esses adenomas hipofisários exibem uma secreção irrestrita de ACTH, resultando em hipercortisolemia. Contudo, conservam parcial supressibilidade na presença de altas doses de glicocorticoides administrados, o que proporciona a base para os testes dinâmicos destinados a distinguir as causas hipofisárias das não hipofisárias da síndrome de Cushing.

Apresentação e diagnóstico O diagnóstico da síndrome de Cushing apresenta dois grandes desafios: (1) distinguir os pacientes com excesso patológico de cortisol daqueles com distúrbios fisiológicos ou de outra natureza da produção de cortisol; e (2) determinar a etiologia do excesso de cortisol.

As características típicas do excesso crônico de cortisol incluem pele fina, obesidade central, hipertensão, fácies pletórica de lua cheia, estrias violáceas e surgimento fácil de equimoses, intolerância à glicose ou diabetes melito, disfunção gonadal, osteoporose, fraqueza dos músculos proximais, sinais de hiperandrogenismo (acne, hirsutismo) e distúrbios psicológicos (depressão, mania e psicoses) (Tab. 380-7). Os aspectos hematopoiéticos do hipercortisolismo consistem em leucocitose, linfopenia e eosinopenia. A imunossupressão inclui hipersensibilidade retardada e propensão à infecção. Essas manifestações variáveis do hipercortisolismo, ainda que comumente observadas, fazem com que seja desafiador decidir quais pacientes devem ser submetidos à avaliação laboratorial formal. Certos aspectos tornam as causas patológicas do hipercortisolismo mais prováveis; incluem redistribuição central da gordura, pele fina com estrias e equimoses e fraqueza dos músculos proximais. Em crianças e nas mulheres jovens, a osteoporose precoce pode ser particularmente proeminente. A principal causa de morte é a doença cardiovascular, mas infecções potencialmente fatais e risco de suicídio também estão aumentados.

O rápido desenvolvimento das características do hipercortisolismo, associado à hiperpigmentação da pele e à miopatia grave, sugere uma fonte ectópica do ACTH. Hipertensão, alcalose hipopotassêmica, intolerância à glicose e edema também são mais pronunciados nesses pacientes. Os níveis séricos de potássio < 3,3 mmol/L são evidentes em cerca de 70% dos pacientes com secreção ectópica de ACTH, sendo, porém, observados em menos de 10% dos pacientes com síndrome de Cushing dependente da hipófise.

Investigação laboratorial O diagnóstico da síndrome de Cushing baseia-se na documentação laboratorial de hipercortisolismo endógeno. A dosagem de CLU de 24 horas é um teste de triagem preciso e custo-efetivo. Como alternativa, a incapacidade de suprimir o cortisol plasmático após um teste de supressão noturna com 1 mg de dexametasona pode ser utilizada para identificar os pacientes com hipercortisolismo. Uma vez que os níveis mais baixos (nadir) do cortisol ocorrem à noite, valores de cortisol elevados

TABELA 380-7 ■ Manifestações clínicas da síndrome de Cushing (todas as idades)

Sintomas/sinais	Frequência, %
Obesidade ou aumento de peso (> 115% do peso corporal ideal)	80
Pele fina	80
Fácies de lua cheia	75
Hipertensão arterial	75
Estrias cutâneas violáceas	65
Hirsutismo	65
Distúrbios menstruais (em geral, amenorreia)	60
Pletora	60
Intolerância à glicose	55
Impotência	55
Fraqueza muscular proximal	50
Obesidade do tronco	50
Acne	45
Equimoses	45
Alterações mentais	45
Osteoporose	40
Edema de membros inferiores	30
Hiperpigmentação	20
Alcalose hipopotassêmica	15
Diabetes melito	15

Fonte: Adaptada com permissão de MA Magiokou et al, in Wierman ME: Diseases of the Pituitary. Totowa, NJ: Humana; 1997.

TABELA 380-8 ■ Diagnóstico diferencial da síndrome de Cushing ACTH-dependente[a]

	Tumor hipofisário secretor de ACTH	Secreção ectópica de ACTH
Etiologia	Adenoma hipofisário de corticotrofos Adenoma pluri-hormonal	Carcinoides brônquico, abdominal Câncer de pulmão de pequenas células Timoma, outras fontes
Sexo	F > M	M > F
Características clínicas	Início lento	Início rápido Pigmentação Miopatia grave
Potássio sérico < 3,3 µg/L	< 10%	75%
CLU de 24 h	Alta	Alta
Nível basal de ACTH	Inapropriadamente elevado	Muito alto
Supressão com dexametasona* 1 mg à noite		
Baixa dose (0,5 mg a cada 6 h)	Cortisol > 5 µg/dL	Cortisol > 5 µg/dL
Alta dose (2 mg a cada 6 h)	Cortisol < 5 µg/dL	Cortisol > 5 µg/dL
CLU > 80% suprimido	Microadenomas: 90% Macroadenomas: 50%	10%
IPSS		
Basal IPSS: periférico	> 2	< 2
Induzido por CRH IPSS: periférico	> 3	< 3

[a]As causas de síndrome de Cushing ACTH-independente são diagnosticadas pelos níveis suprimidos de ACTH e por massa suprarrenal na presença de hipercortisolismo. A síndrome de Cushing iatrogênica é excluída pela anamnese.
*N. de R.T. O ponto de corte utilizado atualmente, de acordo com as diretrizes de 2008 da Endocrine Society, é de 1,8. Esse ponto de corte mais baixo apresenta sensibilidade maior que 95%.
Siglas: ACTH, hormônio adrenocorticotrófico; CRH, hormônio liberador de corticotrofina; F, feminino; M, masculino; CLU, cortisol livre urinário.

dosados à meia-noite no sangue ou na saliva são sugestivos de síndrome de Cushing. Os níveis plasmáticos de ACTH costumam distinguir os pacientes com a síndrome de Cushing ACTH-independente (glicocorticoides suprarrenais ou exógenos) da variante de ACTH-dependente (ACTH hipofisário, ectópico). Os níveis basais médios de ACTH são cerca de oito vezes mais altos nos pacientes com secreção ectópica de ACTH do que naqueles com adenomas hipofisários secretores de ACTH. Entretanto, a extensa superposição dos níveis de ACTH nesses dois distúrbios impede a utilização das determinações do ACTH para fazer tal distinção. Preferencialmente, os testes dinâmicos baseados na sensibilidade diferencial à retroalimentação do glicocorticoide ou à estimulação do ACTH em resposta ao CRH ou redução do cortisol devem ser utilizados para distinguir fontes ectópicas da hipófise do excesso de ACTH (Tab. 380-8). Muito raramente, os níveis circulantes de CRH encontram-se elevados, refletindo a secreção tumoral ectópica de CRH e, com frequência, de ACTH. Para uma discussão adicional sobre testes dinâmicos na síndrome de Cushing, ver Capítulo 386.

A maioria dos tumores hipofisários secretores de ACTH tem < 5 mm de diâmetro, e cerca de metade dos casos não é identificável pela RM. A alta prevalência de microadenomas hipofisários incidentais reduz a capacidade de distinguir com exatidão os tumores hipofisários secretores de ACTH dos incidentalomas não secretores.

Amostragem de sangue venoso do seio petroso inferior Levando em conta que a RM da hipófise com realce de gadolínio não é suficientemente sensível para identificar adenomas hipofisários secretores de ACTH pequenos (< 2 mm), a amostragem bilateral do seio petroso inferior para a determinação do ACTH antes e depois da administração de CRH* pode ser necessária para

*N. de R.T. No Brasil, o CRH não está disponível, sendo substituído pelo acetato de desmopressina (DDAVP) (10 µg intravenoso).

distinguir essas lesões dos tumores ectópicos secretores de ACTH que podem apresentar características clínicas e bioquímicas semelhantes. A determinação simultânea das concentrações de ACTH em cada veia petrosa inferior e na circulação periférica proporciona uma estratégia para confirmar e localizar a produção hipofisária de ACTH. A amostragem é realizada em condição basal e em 2, 5 e 10 minutos após a injeção intravenosa de CRH bovino (1 μg/kg). Uma razão aumentada (> 2) de ACTH na veia petrosa inferior:veia periférica confirma a síndrome de Cushing hipofisária. Após a injeção de CRH, as relações máximas de ACTH na veia petrosa:veia periférica ≥ 3 confirmam a presença de tumor hipofisário secretor de ACTH. A sensibilidade desse teste é superior a 95%, com resultados falso-positivos muito raros. Os resultados falso-negativos podem ser observados nos pacientes com drenagem venosa aberrante. As cateterizações do seio petroso são tecnicamente difíceis, e cerca de 0,05% dos pacientes desenvolvem complicações neurovasculares. O procedimento não deve ser realizado em pacientes com hipertensão, em pacientes com doença cerebrovascular conhecida ou na presença de um adenoma hipofisário bem evidenciado na RM.

TRATAMENTO
Doença de Cushing

A ressecção transesfenoidal seletiva é o tratamento de escolha para a doença de Cushing (Fig. 380-9). A taxa de remissão para esse procedimento é de cerca de 80% para os microadenomas, porém inferior a 50% para os macroadenomas. Entretanto, a cirurgia raramente é bem-sucedida se o adenoma não for visível na RM. Após a ressecção bem-sucedida do tumor, a maioria dos pacientes experimenta um período pós-operatório de deficiência sintomática de ACTH que pode durar até 12 meses. Isso exigirá a reposição de baixas doses de cortisol, uma vez que os pacientes apresentam sintomas da retirada dos esteroides e sintomas de supressão do eixo hipotálamo-hipófise-suprarrenal. A recidiva bioquímica ocorre em cerca de 5% dos pacientes nos quais a cirurgia inicialmente havia sido bem-sucedida. Como a hipercortisolemia persistente pode causar distúrbios de coagulação do sangue, o manejo tromboembólico profilático pós-operatório tem sido recomendado para pacientes vulneráveis.

Quando a cirurgia inicial não é bem-sucedida, às vezes está indicada a repetição da cirurgia, em particular se a fonte hipofisária para o ACTH for bem documentada. Nos pacientes mais idosos, nos quais os problemas de crescimento e fertilidade são menos importantes, uma hemi-hipofisectomia ou hipofisectomia total poderá ser necessária se um adenoma hipofisário pequeno não tiver sido reconhecido. A radiação hipofisária pode ser usada após cirurgia malsucedida, porém ela consegue curar apenas cerca de 15% dos pacientes. Como os efeitos da radiação são lentos e apenas parcialmente efetivos em adultos, os inibidores esteroidogênicos direcionados a suprarrenal são usados em combinação com radiação hipofisária para bloquear as respostas suprarrenais aos níveis persistentemente altos de ACTH.

A *pasireotida LAR* 10 a 40 mg intramuscular, um SRL com alta afinidade para subtipos de receptores SST5 > SST2, pode controlar a hipercortisolemia em um subgrupo de pacientes com tumores hipofisários secretores de ACTH quando a cirurgia não é uma opção ou não teve sucesso. O medicamento diminuiu os níveis plasmáticos de ACTH e normalizou os níveis de CLU de 24 horas em cerca de 20% dos pacientes, e até 40% dos pacientes podem apresentar redução do tumor hipofisário. Efeitos colaterais são semelhantes àqueles encontrados nos outros SRLs e incluem desconforto abdominal transitório, diarreia, náusea e cálculos biliares (20% dos pacientes). Notavelmente, hiperglicemia e diabetes de início precoce se desenvolvem em até 70% dos pacientes, provavelmente devido à supressão da secreção pancreática de insulina e incretinas. Como os pacientes com hipercortisolismo são insulinorresistentes, a hiperglicemia deve ser rigorosamente tratada. O medicamento requer administração de longo prazo consistente.

O *osilodrostato* (2 mg duas vezes ao dia titulado até 30 mg duas vezes ao dia), um inibidor oral da 11β-hidroxilase, que bloqueia a biossíntese do cortisol na glândula suprarrenal, normalizou o CLU de 24 horas em 86% dos pacientes. Sintomas gastrintestinais leves, sobretudo transitórios, são comuns. Os pacientes devem ser monitorados de perto quanto ao desenvolvimento de hipocortisolismo e insuficiência da suprarrenal. Precursores de hormônios das suprarrenais elevados podem levar a hipocalemia e hipertensão. Prolongamento do intervalo QTc e possivelmente aumento do volume tumoral também são relatados.

Cetoconazol, um agente antimicótico derivado do imidazol, inibe várias enzimas P450 e reduz efetivamente os níveis do cortisol na maioria dos pacientes com doença de Cushing quando administrado duas vezes ao dia (600-1.200 mg/dia). Transaminases hepáticas elevadas, ginecomastia, impotência, distúrbio gastrintestinal e edema são efeitos colaterais comuns.

Mifepristona (300-1.200 mg/dia), um antagonista do receptor de glicocorticoide, bloqueia a ação periférica do cortisol e está aprovada para o tratamento da hiperglicemia na doença de Cushing. Como o medicamento não tem como alvo o tumor hipofisário, os níveis de ACTH e cortisol permanecem elevados, impedindo, assim, a circulação de um biomarcador confiável. Os efeitos colaterais são muitos em função do antagonismo geral a outros hormônios esteroides e incluem hipopotassemia, hiperplasia endometrial, hipoadrenalismo e hipertensão.

Metirapona (2-4 g/dia) inibe a atividade da 11β-hidroxilase e normaliza o cortisol plasmático em até 75% dos pacientes. Os efeitos colaterais consistem em náusea e vômitos, erupção cutânea e exacerbação da acne ou do hirsutismo. *Mitotano* (3-6 g/dia por via oral em quatro doses divididas) suprime a hipersecreção de cortisol pela inibição da 11β-hidroxilase e das enzimas responsáveis pela clivagem das cadeias laterais do colesterol, assim como pela destruição das células adrenocorticais. Os efeitos colaterais do mitotano consistem em sintomas gastrintestinais, vertigem, ginecomastia, hiperlipidemia, erupção cutânea e elevações das enzimas hepáticas. Pode acarretar também hipoaldosteronismo. Outros agentes incluem *aminoglutetimida* (250 mg, três vezes/dia), *trilostano* (200-1.000 mg/dia), *ciproeptadina* (24 mg/dia) e *etomidato* intravenoso (0,3 mg/kg/h). A insuficiência de glicocorticoides é um efeito colateral potencial dos agentes usados para bloquear a esteroidogênese.

O uso de inibidores esteroidogênicos reduziu a necessidade de realizar uma suprarrenalectomia bilateral. A remoção de ambas as suprarrenais corrige o hipercortisolismo, mas pode estar associada a taxas significativas de morbidade e exige reposição permanente de glicocorticoides e mineralocorticoides. A suprarrenalectomia, na vigência de tecido residual do adenoma dos corticotrofos, predispõe ao surgimento da *síndrome de Nelson*, distúrbio caracterizado pelo rápido aumento do tumor hipofisário e aumento da pigmentação decorrente dos altos níveis de ACTH. A radioterapia profilática pode ser indicada para evitar o desenvolvimento de síndrome de Nelson após a suprarrenalectomia.

ADENOMAS HIPOFISÁRIOS NÃO FUNCIONANTES E PRODUTORES DE GONADOTROFINAS

Etiologia e prevalência Os adenomas hipofisários não funcionantes incluem os que secretam pouco ou nenhum hormônio hipofisário na circulação sistêmica, assim como os tumores que produzem pouquíssimo hormônio para que possam resultar em características clínicas reconhecíveis. Constituem o tipo mais comum de adenoma hipofisário e, em geral, são

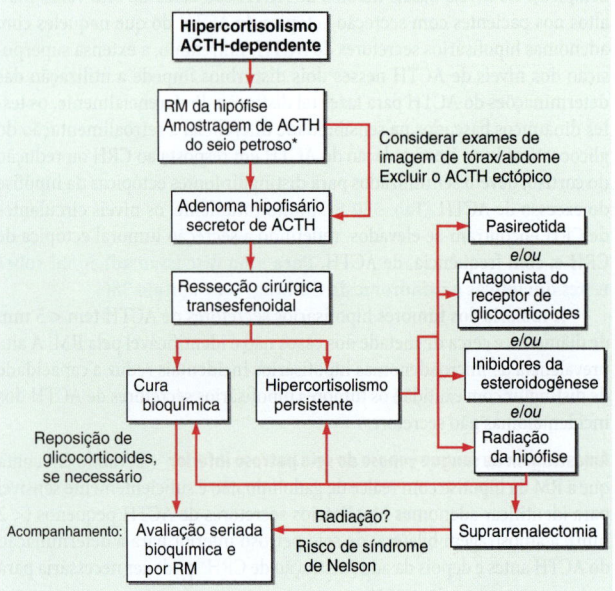

FIGURA 380-9 Manejo da doença de Cushing. ACTH, hormônio adrenocorticotrófico; RM, ressonância magnética; *, geralmente desnecessário.

macroadenomas por ocasião do diagnóstico, pois as características clínicas não são aparentes até a ocorrência de efeitos expansivos do tumor. Com base na imuno-histoquímica, é possível mostrar que a maioria dos adenomas clinicamente não funcionantes tem origem em células gonadotróficas ou nas *null cells* hipofisárias. Esses tumores produzem pequenas quantidades de gonadotrofinas intactas (em geral, FSH), assim como as subunidades α, LHβ e FSHβ não combinadas. A secreção pelo tumor pode produzir subunidades α e FSHβ elevadas, bem como, muito raramente, produzir maiores níveis da subunidade LHβ. Alguns adenomas expressam a subunidade α sem FSH ou LH. Um teste de estimulação de TRH muitas vezes induz um aumento atípico de gonadotrofinas ou subunidades derivadas de tumor.

Apresentação e diagnóstico Com frequência, os tumores clinicamente não funcionantes se manifestam com pressão sobre o quiasma óptico e outros sintomas de expansão local ou podem ser descobertos incidentalmente em RM realizada para outra indicação (incidentaloma). Raras vezes, ocorrem distúrbios menstruais ou hiperestimulação ovariana nas mulheres com grandes tumores que produzem FSH e LH. Nesses casos, os ovários podem ter características que lembram a síndrome do ovário policístico e podem produzir níveis muito altos de estrogênio. Mais comumente, a compressão da haste hipofisária ou do tecido hipofisário circundante pelo adenoma resulta em LH diminuído, assim como em características de hipogonadismo. Os níveis de PRL, em geral, mostram-se levemente aumentados, também em razão da compressão da haste. É importante distinguir essa circunstância dos prolactinomas verdadeiros, visto que os tumores não funcionantes não reduzem de tamanho em resposta ao tratamento com agonistas dopaminérgicos.

Investigação laboratorial A meta dos exames de laboratório nos tumores clinicamente não funcionantes é classificar o tipo de tumor, identificar os marcadores hormonais da atividade tumoral e detectar um possível hipopituitarismo. Os níveis de subunidade α livre podem estar elevados em 10 a 15% dos pacientes com tumores não funcionantes. Nas mulheres, é difícil diferenciar as concentrações basais perimenopáusicas ou pós-menopáusicas do FSH da elevação desse hormônio que deriva do tumor. Nas mulheres pré-menopáusicas, os níveis de FSH são cíclicos, o que também impede uma distinção diagnóstica clara do FSH derivado do tumor. Nos homens, podem ser diagnosticados tumores secretores de gonadotrofinas por causa de seus níveis levemente aumentados (FSH > LH) na vigência de massa hipofisária. Os níveis de testosterona, em geral, estão baixos, não obstante o nível normal ou aumentado de LH, refletindo, talvez, a bioatividade reduzida do LH ou a perda da pulsatilidade normal do hormônio. Como esse padrão de resultado de teste hormonal também é observado na insuficiência gonadal primária e, em algum grau, no envelhecimento **(Cap. 391)**, o achado isolado de aumento de gonadotrofinas não é suficiente para o diagnóstico de um tumor secretor de gonadotrofinas. Na maioria dos pacientes com adenomas gonadotróficos, a administração de TRH estimula a secreção das subunidades β do LH, mas essa resposta não é observada em indivíduos normais. No entanto, os testes do GnRH não são úteis ao diagnóstico. Para os tumores não funcionantes e secretores de gonadotrofinas, o diagnóstico baseia-se, em geral, nas análises imuno-histoquímicas do tecido tumoral cirurgicamente ressecado, visto que os efeitos expansivos desses tumores costumam exigir a sua ressecção.

Embora a acromegalia ou a doença de Cushing em geral se manifestem com características clínicas ímpares, os adenomas somatotróficos ou corticotróficos clinicamente inaparentes (silenciosos) podem só ser diagnosticados por imunocoloração do tecido tumoral ressecado. Esses tumores silenciosos geralmente crescem de forma mais agressiva e representam até 20% de todos os adenomas não funcionantes. Se os níveis de PRL forem < 100 μg/L em um paciente portador de massa hipofisária, deve-se considerar um adenoma não funcionante, o qual pode estar causando a compressão da haste hipofisária.

TRATAMENTO

Adenomas hipofisários não funcionantes e produtores de gonadotrofinas

Os microadenomas não funcionantes assintomáticos que não ameaçam a visão podem ser acompanhados com exames regulares de RM e dos campos visuais sem intervenção imediata. Entretanto, para os macroadenomas, a cirurgia transesfenoidal é indicada para reduzir o tamanho do tumor e aliviar os efeitos da massa **(Fig. 380-10)**. Embora em geral não seja possível remover todo o tecido do adenoma cirurgicamente, a visão melhora em 70% dos pacientes com defeitos pré-operatórios nos campos visuais. O hipopituitarismo preexistente que resulta dos efeitos expansivos do tumor pode melhorar ou regredir por completo. Começando cerca de 6 meses após a cirurgia, a RM deve ser realizada a cada ano para detectar um novo crescimento do tumor. Dentro de 5 a 6 anos após ressecção cirúrgica bem-sucedida, cerca de 15% dos tumores não funcionantes recidivam. Quando permanece uma quantidade substancial de tumor após a cirurgia transesfenoidal, a radioterapia adjuvante pode ser indicada para prevenir o novo crescimento do tumor. A radioterapia poderá ser protelada se não houver massa residual pós-operatória evidente. Os tumores hipofisários não funcionantes respondem precariamente ao tratamento com agonistas dopaminérgicos, e os SRLs são, em grande parte, ineficazes para produzir redução desses tumores. O antagonista seletivo de GnRH, Nal-Glu GnRH, suprime a hipersecreção de FSH, mas não exerce efeito sobre o tamanho do adenoma.

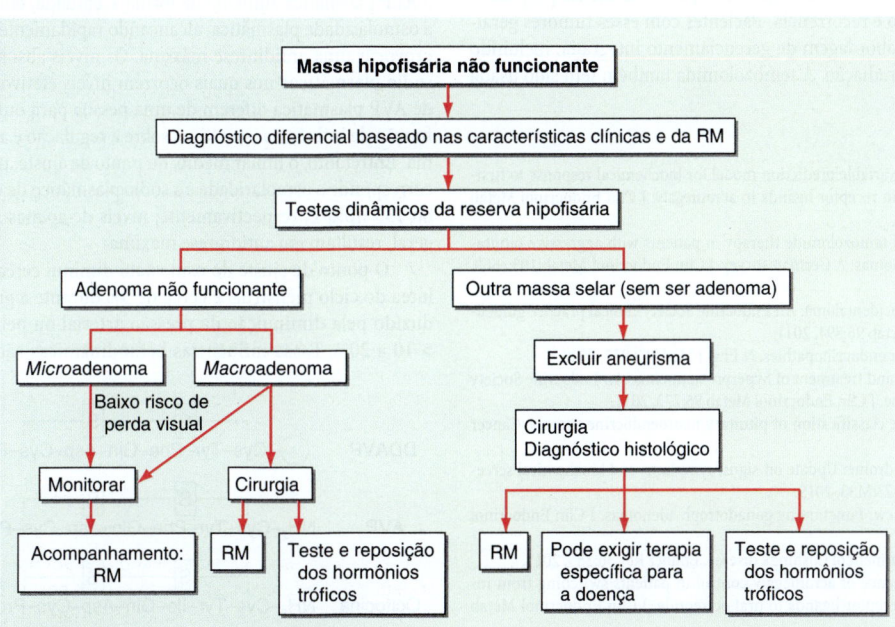

FIGURA 380-10 Manejo de massa hipofisária não funcionante. RM, ressonância magnética.

ADENOMAS SECRETORES DE TSH

Os macroadenomas que produzem TSH são raros; porém, quando ocorrem, frequentemente são volumosos e localmente invasivos. Os pacientes costumam apresentar bócio e hipertireoidismo, refletindo a superprodução crônica de TSH. O diagnóstico baseia-se na demonstração de níveis séricos elevados de T_4 livre, secreção de TSH inapropriadamente normal ou alta e evidência pela RM de adenoma hipofisário. A elevação de subunidades α livre do hormônio glicoproteico é observada em muitos pacientes.

É importante excluir as outras causas da secreção inapropriada de TSH, como a resistência ao hormônio tireoidiano, um distúrbio autossômico dominante causado por mutações no receptor β dos hormônios tireoidianos (Cap. 382). A presença de massa hipofisária e os níveis elevados da subunidade α são sugestivos de tumor secretor de TSH. As síndromes de hipertiroxinemia disalbuminêmica, causadas por mutações nas proteínas séricas ligadoras do hormônio tireoidiano, também se caracterizam por níveis elevados de hormônio tireoidiano, porém com níveis de TSH normais em vez de suprimidos. Além disso, os níveis de hormônio tireoidiano livre são normais nesses distúrbios, a maioria dos quais é familiar.

TRATAMENTO
Adenomas secretores de TSH

A abordagem terapêutica inicial consiste na remoção ou citorredução cirúrgica da massa tumoral, utilizando, em geral, uma abordagem transesfenoidal. A ressecção total não costuma ser alcançada, pois a maioria desses adenomas é volumosa e localmente invasiva. Os níveis circulantes normais de hormônio tireoidiano são obtidos em cerca de dois terços dos pacientes após a cirurgia. Pode-se efetuar a ablação da tireoide ou podem ser usados fármacos antitireoidianos (metimazol e propiltiouracila) para reduzir os níveis de hormônio tireoidiano. O tratamento com SRL normaliza efetivamente a hipersecreção de TSH e da subunidade α, reduz as dimensões da massa tumoral em 50% dos pacientes e melhora os campos visuais em 75% desses pacientes; o eutireoidismo é restaurado na maioria dos pacientes. Como os SRLs produzem uma acentuada supressão do TSH, o hipotireoidismo bioquímico costuma exigir a reposição concomitante de hormônio tireoidiano, o que pode controlar ainda mais o crescimento do tumor.

ADENOMAS AGRESSIVOS

Apesar da raridade das alterações malignas e lesões metastáticas, um subconjunto de adenomas hipofisários passa por crescimento local agressivo e invasão do sistema nervoso central com altos níveis de Ki67 (> 4%). Tumores corticotróficos e somatotróficos silenciosos, bem como prolactinomas que ocorrem em homens de meia-idade, são particularmente propensos a crescimento agressivo e recorrência. Pacientes com esses tumores geralmente requerem uma abordagem de gerenciamento integrada, incluindo cirurgias repetidas e irradiação. A temozolomida também tem sido usada com respostas variáveis.

LEITURAS ADICIONAIS

Coopmans EC et al: Multivariable prediction model for biochemical response to first-generation somatostatin receptor ligands in acromegaly. J Clin Endocrinol Metab 105:2964, 2020.
Elbelt U et al: Efficacy of temozolomide therapy in patients with aggressive pituitary adenomas and carcinomas: A German survey. J Clin Endocrinol Metab 105:e660, 2020.
Freda PU et al: Pituitary incidentaloma: An Endocrine Society clinical practice guideline. J Clin Endocrinol Metab 96:894, 2011.
Melmed S: Pituitary-tumor endocrinopathies. N Engl J Med 382:937, 2020.
Melmed S et al: Diagnosis and treatment of hyperprolactinemia: An Endocrine Society clinical practice guideline. J Clin Endocrinol Metab 96:273, 2011.
Neou M et al: Pangenomic classification of pituitary neuroendocrine tumors. Cancer Cell 37:123, 2020.
Nieman LK: Cushing's syndrome: Update on signs, symptoms and biochemical screening. Eur J Endocrinol 173:M33, 2015.
Ntali G et al: Clinical review: Functioning gonadotroph adenomas. J Clin Endocrinol Metab 99:4423, 2014.
Pivonello R et al: The treatment of Cushing's disease. Endocr Rev 36:385, 2015.
Samson SL et al: Maintenance of acromegaly control in patients switching from injectable somatostatin receptor ligands to oral octreotide. J Clin Endocrinol Metab 105:e3785, 2020.
Theodoropoulou M et al: Tumor-directed therapeutic targets in Cushing disease. J Clin Endocrinol Metab 104:925, 2019.

381 Distúrbios da neuro-hipófise
Gary L. Robertson, Daniel G. Bichet

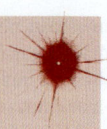

A neuro-hipófise, ou hipófise posterior, é composta por grandes axônios neuronais que se originam em corpos celulares nos núcleos supraóptico e paraventricular do hipotálamo, projetam-se através do diafragma da sela e terminam como alargamentos bulbosos em um plexo capilar que drena para a veia cava superior. Alguns desses neurônios produzem arginina-vasopressina (AVP), também conhecida como hormônio antidiurético; outros produzem ocitocina. A AVP atua sobre os túbulos renais, reduzindo a perda de água por meio da concentração da urina. A ocitocina estimula a ejeção do leite no pós-parto em resposta à sucção. A deficiência na secreção ou na ação da AVP provoca uma síndrome caracterizada pela produção de grandes quantidades de urina diluída. A produção excessiva ou inapropriada de AVP compromete a excreção urinária de água e predispõe à hiponatremia se o aporte de água não for reduzido paralelamente ao débito urinário.

VASOPRESSINA

SÍNTESE E SECREÇÃO

A AVP é um nonapeptídeo composto de um anel de seis aminoácidos com uma ponte dissulfeto e uma cauda tripeptídica (Fig. 381-1). É sintetizada como um precursor polipeptídico, que inclui a AVP, a neurofisina e a copeptina, todas codificadas por um único gene no cromossomo 20. Após processamento preliminar e dobramento, o precursor é acondicionado em vesículas neurossecretoras, nas quais é transportado ao longo do axônio, sofre processamento adicional em AVP, neurofisina e copeptina e é armazenado em vesículas neurossecretoras até a sua liberação por exocitose no sangue periférico.

Em indivíduos saudáveis, a secreção de AVP é regulada principalmente pela pressão osmótica "efetiva", que é determinada em grande parte pela concentração plasmática de sódio e seus ânions. Essa regulação é mediada por células especializadas no hipotálamo anteromedial, conhecidas como *osmorreceptores*. Os osmorreceptores recebem sangue de pequenos ramos perfurantes da artéria comunicante anterior. Eles são extremamente sensíveis a pequenas mudanças na concentração plasmática de sódio e seus ânions, porém em geral insensíveis a outros solutos presentes naturalmente no plasma, como ureia e glicose. Esse sistema osmorregulatório inclui componentes inibitórios, assim como estimulatórios, que funcionam em conjunto para formar um sistema de controle baseado em limiar ou em ponto de ajuste. Abaixo desse limiar, a AVP plasmática é suprimida para níveis que possibilitam o aparecimento de uma diurese hídrica máxima. Acima dele, a AVP plasmática aumenta de forma acentuada, em proporção direta com a osmolaridade plasmática, alcançando rapidamente níveis suficientes para provocar uma antidiurese máxima. Os níveis absolutos de osmolaridade/sódio plasmáticos nos quais ocorrem níveis efetivos mínimos e máximos de AVP plasmática diferem de uma pessoa para outra, aparentemente em função de influências genéticas sobre a regulação e a sensibilidade do sistema. Entretanto, o limiar médio, ou ponto de ajuste, para a liberação de AVP corresponde a osmolaridade e ao sódio plasmático de cerca de 275 mosmol/L ou 135 mEq/L, respectivamente; níveis de apenas 2 a 4% mais altos, em geral, resultam em antidiurese máxima.

O ponto de ajuste do osmostato diminui cerca de 1% durante a fase lútea do ciclo menstrual e cerca de 3% durante a gravidez. Também é reduzido pela diminuição da pressão arterial ou pela perda de volume de > 10 a 20%. Essas influências hemodinâmicas são mediadas por fibras

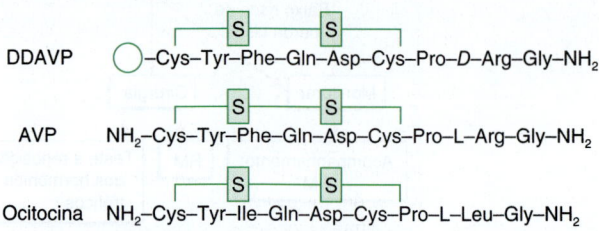

FIGURA 381-1 Estruturas primárias da arginina-vasopressina (AVP), da ocitocina e do acetato de desmopressina (DDAVP).

neuronais aferentes, que se originam nos receptores de pressão transmural do coração e das grandes artérias e que se projetam, por meio dos nervos vago e glossofaríngeo, para o tronco encefálico, que envia projeções pós-sinápticas até o hipotálamo. A secreção de AVP também pode ser estimulada por náusea, hipoglicemia aguda, deficiência de glicocorticoides, tabagismo e, possivelmente, hiperangiotensinemia. Estímulos eméticos são extremamente potentes, visto que provocam aumentos imediatos, de 50 a 100 vezes, na AVP plasmática, mesmo quando a náusea é transitória e não está associada a vômitos ou a outros sintomas. Eles parecem atuar por meio do centro emético do bulbo e podem ser bloqueados por completo pelo tratamento com antieméticos, como a flufenazina. Não existem evidências de que a dor ou outros estresses nocivos exerçam qualquer efeito sobre a AVP, a não ser que induzam uma reação vasovagal, com náusea e hipotensão associadas.

AÇÃO

A ação fisiológica mais importante, se não a única, da AVP consiste em reduzir a excreção de água, promovendo a concentração da urina. Esse efeito antidiurético é obtido, principalmente, pelo aumento da permeabilidade hidrosmótica das células que revestem o túbulo distal e os ductos coletores medulares do rim (Fig. 381-2). Na ausência de AVP, essas células são impermeáveis à água e reabsorvem pouco ou nada do volume relativamente grande do filtrado diluído que entra a partir do néfron proximal. Nessa condição, a taxa de produção de urina pode ser tão alta quanto 0,2 mL/kg por minuto e a densidade específica e a osmolaridade tão baixas quanto cerca de 1.000 e 50 mosmol/L, respectivamente. Quando a AVP é secretada, ela se liga aos receptores V_2 na superfície basal das células principais, fazendo com que canais de água compostos de aquaporina 2 sejam expostos na superfície apical da célula. Esses canais permitem que a água flua passivamente do lúmen através da célula a favor do gradiente osmótico criado pela hipertonicidade da medula renal. A magnitude desse efeito antidiurético varia em proporção direta com a AVP plasmática, a taxa de excreção de soluto e o nível de hipertonicidade na medula renal. A antidiurese máxima alcançável em humanos saudáveis ocorre em níveis plasmáticos de AVP na faixa de 1 a 3 pg/mL e resulta em uma osmolaridade urinária tão alta quanto 1.200 mosmol/L e uma taxa de produção tão baixa quanto 0,35 mL/min. Entretanto, a capacidade máxima de concentração varia consideravelmente dependendo do nível de hipertonicidade na medula renal e que, por sua vez, é função do nível e duração da readsorção de ureia estimulada pelo receptor AVP 2 (AVPR2) no néfron distal. Portanto, se a estimulação basal de AVPR2 por AVP for baixa por qualquer motivo (p. ex., uma alta ingestão basal de líquidos), o aumento da osmolaridade da urina, que ocorre imediatamente após o aumento nos níveis hormonais, pode ser tão atenuado que sugere um defeito na função antidiurética. Isso provavelmente explica as deficiências dos métodos indiretos tradicionais para o diagnóstico diferencial de diabetes insípido (ver abaixo).

Em altas concentrações, a AVP também provoca contração do músculo liso nos vasos sanguíneos da pele e do trato gastrintestinal, induz a glicogenólise no fígado e potencializa a liberação do hormônio adrenocorticotrófico (ACTH) pelo fator liberador da corticotrofina. Esses efeitos são mediados por receptores V_{1a} ou V_{1b} acoplados à fosfolipase C. Eles também podem afetar a sensibilidade do barorreceptor e influenciar os fluxos simpáticos e parassimpáticos para uma variedade de órgãos-alvo, incluindo o coração, a vasculatura periférica e os rins. Seu papel, se houver, na fisiologia/fisiopatologia humana ainda não foi determinado.

METABOLISMO

A AVP distribui-se rapidamente em um espaço aproximadamente igual ao volume de líquido extracelular. É depurada de modo irreversível, com meia-vida ($t_{1/2}$) de 10 a 30 minutos. A maior parte da depuração da AVP se deve à sua degradação no fígado e nos rins. Durante a gravidez, a depuração metabólica da AVP aumenta em 3 a 4 vezes, devido à produção placentária de uma peptidase N-terminal.

SEDE

Como a AVP é incapaz de reduzir a perda de água abaixo de determinado nível mínimo estabelecido pela carga de solutos urinários e pela evaporação a partir da pele e dos pulmões, é essencial a existência de um mecanismo que assegure um aporte adequado para evitar a desidratação. Essa função vital é desempenhada pelo mecanismo da sede. À semelhança da AVP, a sede e a ingestão de líquidos são reguladas principalmente por um osmostato, que está situado no hipotálamo anteromedial e que é capaz de detectar mudanças muito pequenas na concentração plasmática de sódio e seus ânions. O osmostato da sede parece ser "ajustado" em um nível cerca de 3% mais alto do que osmostato da AVP. Esse arranjo garante que a sede, a polidipsia e a diluição dos líquidos corporais não ocorram até que a osmolaridade/sódio plasmáticos ultrapassem a capacidade defensiva do mecanismo antidiurético. Defeitos neste mecanismo resultam em hipodipsia, diversas anormalidades na secreção de AVP e uma variedade de distúrbios clínicos do balanço hídrico (ver abaixo). O trato gastrintestinal também possui um mecanismo que detecta a ingestão de líquidos e inibe a sede e a secreção de AVP antes que a água seja absorvida o suficiente para diminuir a osmolaridade/sódio do plasma. No entanto, a inibição resultante da sede e de AVP é transitória a menos que a osmolaridade plasmática/sódio seja reduzida, e o papel desse sistema em distúrbios clínicos do equilíbrio hídrico não foi determinado.

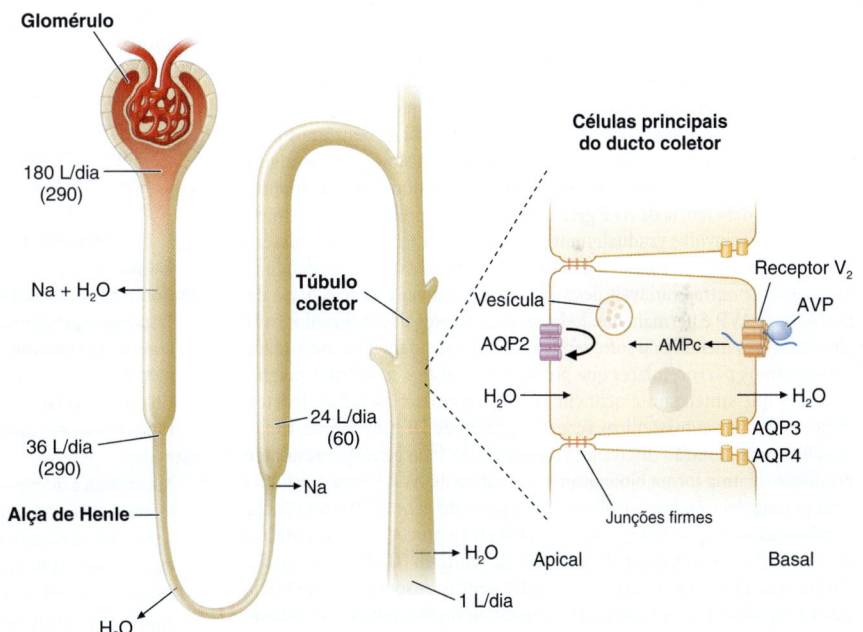

FIGURA 381-2 Efeito antidiurético da arginina-vasopressina (AVP) na regulação do volume urinário. Em um adulto típico de 70 kg, os rins filtram cerca de 180 L/dia de plasma. Desse volume, cerca de 144 L (80%) sofrem reabsorção isosmótica no túbulo proximal, enquanto outros 8 L (4-5%) são reabsorvidos sem soluto no ramo descendente da alça de Henle. O restante é diluído até uma osmolaridade com cerca de 60 mmol/kg pela reabsorção seletiva de sódio e de cloreto no ramo ascendente. Na ausência de AVP, a urina que sai da alça passa, em grande parte, sem qualquer modificação pelos túbulos distais e ductos coletores, resultando em diurese hídrica máxima. Na presença de AVP, a água isenta de solutos é reabsorvida osmoticamente pelas células principais dos ductos coletores, resultando na excreção de um volume muito menor de urina concentrada. Esse efeito antidiurético é mediado por um receptor V_2 acoplado à proteína G, que aumenta o monofosfato de adenosina (AMP) cíclico intracelular, induzindo, assim, a translocação dos canais de água aquaporina 2 (AQP2) para a membrana apical. O consequente aumento de permeabilidade permite um influxo de água, que se difunde para fora da célula pelos canais de água AQP3 e AQP4 na superfície basolateral. A taxa final do fluxo através da célula é determinada pelo número de canais de água AQP2 na membrana apical e pela força do gradiente osmótico entre o líquido tubular e a medula renal. As junções firmes na superfície lateral das células servem para impedir o fluxo desregulado de água. Os receptores V_2 e a AQP2 são codificados por genes nos cromossomos Xq28 e 12q13, respectivamente.

OCITOCINA

A ocitocina também é um nonapeptídeo que difere da AVP apenas nas posições 3 e 8 (Fig. 381-1). Entretanto, a ocitocina exerce um efeito antidiurético relativamente pequeno e parece atuar principalmente sobre os ductos mamários para facilitar a ejeção do leite durante a amamentação. Além disso, pode ajudar a iniciar ou facilitar o trabalho de parto ao estimular contração do músculo liso uterino, porém não está bem esclarecido se tal ação é fisiológica ou necessária para o parto normal.

DEFICIÊNCIAS NA SECREÇÃO E NA AÇÃO DA AVP

DIABETES INSÍPIDO

Características clínicas Diabetes insípido (DI) é uma síndrome caracterizada pela excreção de volumes anormalmente grandes de urina diluída. O volume de urina de 24 horas ultrapassa 40 mL/kg de peso corporal, e a osmolaridade de urina de 24 horas é < 280 mosm/L. A poliúria produz sintomas de aumento da frequência urinária, enurese e/ou noctúria. Além disso, resulta em discreta elevação da osmolaridade/sódio plasmático, que estimula a sede e um aumento proporcional na ingestão de líquidos (polidipsia). Assim, os sintomas clínicos e os sinais de desidratação são incomuns, a menos que a sede e/ou a ingestão de água também sejam prejudicadas.

Etiologia O DI é dividido em quatro tipos diferentes com base na etiologia. O mais comum é devido a uma deficiência primária da secreção de AVP. É chamado de *DI neurohipofisário*, *neurogênico*, *hipofisário*, *craniano* ou *central*. Pode ser causado por uma variedade de distúrbios congênitos, adquiridos ou genéticos, mas geralmente é idiopático (Tab. 381-1). Atualmente, são conhecidas seis formas genéticas de DI hipofisário. Sem dúvida alguma, a forma mais comum é transmitida de modo autossômico dominante e é causada por diversas mutações na região codificadora de um alelo do gene da AVP-neurofisina II (ou *AVP-NPII*). Todas as mutações alteram um ou mais aminoácidos, que são reconhecidamente críticos para o processamento e/ou dobramento corretos do pró-hormônio, interferindo, assim, em seu trânsito até o retículo endoplasmático. Presumivelmente, o precursor mutante mal dobrado se acumula e interfere na produção de AVP pelo alelo normal. Eventualmente, ele destrói os neurônios magnocelulares onde é produzido, uma vez que estudos histológicos em alguns pacientes mostram fibrose e falta de neurônios contendo AVP na hipófise posterior. A deficiência de AVP geralmente não está presente ao nascimento, mas se desenvolve gradualmente ao longo de um período de meses a anos, progredindo de parcial a grave em diferentes taxas, dependendo da mutação e de outras variáveis desconhecidas. Uma vez estabelecida, a deficiência de AVP é permanente; todavia, por motivos desconhecidos, o DI algumas vezes melhora ou sofre remissão completa no final da meia-idade. Os neurônios parvocelulares que produzem AVP e os neurônios magnocelulares que sintetizam a ocitocina não parecem ser afetados. Existem também formas autossômicas recessivas raras de DI hipofisário. Uma é devido a uma mutação inativadora na porção AVP do gene que resulta na produção de uma forma biologicamente inativa de AVP. Outra é devido a uma grande deleção que envolve a maior parte do gene AVP e sequências regulatórias na região intergênica. Uma terceira é provocada por mutações no gene *WFS1* responsável pela síndrome de Wolfram (DI, diabetes melito, atrofia óptica bilateral progressiva e surdez neurossensorial [DIDMOAD]). Um DI hipofisário de forma recessiva ligada ao Xq28 também foi relatado, mas o gene causador ainda não foi identificado. Finalmente, mutações no gene *PCSK1* têm sido associadas com diarreia malabsortiva precoce grave e uma síndrome de poliúria-polidipsia indefinida que se desenvolve antes dos 5 anos de idade.

O segundo tipo de DI é devido à supressão da secreção de AVP pela ingestão excessiva de líquidos. É comumente chamado de *polidipsia primária* e pode ser subdividido em três subcategorias. Em uma delas, chamada *DI dipsogênico*, a ingestão excessiva de líquidos parece ser causada por sede inadequada. Pode ocorrer após traumatismo craniano ou em associação com doenças multifocais do cérebro, como neurosarcoidose, meningite tuberculosa e esclerose múltipla, mas, como o DI hipofisário, geralmente é idiopática. A segunda subcategoria, a *polidipsia psicogênica*, não está associada à sede, e a polidipsia parece constituir uma característica de psicose ou transtorno obsessivo-compulsivo. A terceira subcategoria, *polidipsia iatrogênica*, deve-se ao aumento da ingestão de água motivada pela crença em seus benefícios à saúde.

TABELA 381-1 ■ Causas de diabetes insípido

Diabetes insípido hipofisário	Diabetes insípido gestacional
Adquirida	Gravidez (segundo e terceiro trimestres)
Traumatismo craniencefálico (fechado e penetrante), incluindo cirurgia da hipófise	**Diabetes insípido nefrogênico**
Neoplasias	Adquirida
Primárias	Medicamentos e substâncias
Craniofaringioma	Heparina
Adenoma hipofisário (suprasselar)	Demeclociclina
Disgerminoma	Metoxiflurano
Meningioma	Anfotericina B
Metastáticas (pulmão, mama)	Aminoglicosídeos
Hematológicas (linfoma, leucemia)	Cisplatina
Granulomas	Rifampicina
Sarcoidose	Foscarnete
Histiocitose	Metabólicas
Xantoma disseminado	Hipercalcemia, hipercalciúria
Infecciosas	Hipopotassemia
Meningite crônica	Obstrução (ureter ou uretra)
Encefalite viral	Vasculares
Toxoplasmose	Doença e traço falciformes
Inflamatórias	Isquemia (necrose tubular aguda)
Infundibuloneuro-hipofisite linfocítica	Granulomas
Granulomatose com poliangeíte (de Wegener)	Sarcoidose
Lúpus eritematoso	Neoplasias
Esclerodermia	Sarcoma
Toxinas químicas	Infiltração
Tetrodotoxina	Amiloidose
Veneno de cobra	Idiopática
Vasculares	Genéticas
Síndrome de Sheehan	Recessivo ligado ao X (gene do receptor de AVP 2)
Aneurisma (carótida interna)	Autossômico recessivo (gene AQP2)
By-pass aortocoronário	Autossômico dominante (gene AQP2)
Encefalopatia hipóxica	**Polidipsia primária**
Idiopática	Adquirida
Malformações congênitas	Psicogênica
Displasia septo-óptica	Esquizofrenia
Defeitos craniofaciais da linha média	Transtorno obsessivo-compulsivo
Holoprosencefalia	Dipsogênicas (sede anormal)
Hipogenesia, ectopia da hipófise	Granulomas (sarcoidose)
Genéticas	Infecciosa (meningite tuberculosa)
Autossômica dominante (gene *AVP-neurofisina*)	Traumatismo craniencefálico (fechado e penetrante)
Autossômica recessiva	Desmielinização (esclerose múltipla)
Tipo A (gene *AVP-neurofisina*)	Medicamentos e substâncias
Tipo B (gene *AVP-neurofisina*)	Idiopática
Tipo C (gene *Wolfram* [4p-WFS1])	Iatrogênica
Recessivo ligado ao X (Xq28)	

Sigla: AVP, arginina-vasopressina.

O terceiro tipo de DI também é devido a uma deficiência de AVP causada por uma taxa aumentada de degradação por uma aminopeptidase N-terminal produzida na placenta. Essa forma é designada como *DI gestacional*, visto que os sinais e os sintomas manifestam-se durante a gestação e costumam regredir algumas semanas após o parto. O quarto tipo de DI é causado pela insensibilidade renal à ação antidiurética da AVP. É chamado de DI *nefrogênico* e pode ser causado por um fármaco, como o lítio, um distúrbio, como a hipocalemia, ou uma mutação genética (Tab. 381-1). A forma genética mais comum é transmitida de forma semirrecessiva ligada ao X e se deve a mutações no gene no cromossomo Xq28 que codifica o receptor V_2. Existem também formas autossômicas recessivas ou dominantes de DI nefrogênico. Elas são causadas por mutações do gene no cromossomo 20 que codifica os canais de água aquaporina 2, necessários para a readsorção de água da urina diluída nos ductos coletores renais.

Fisiopatologia No DI hipofisário e nefrogênico, a falha na concentração da urina resulta em um aumento na taxa de excreção de água, em uma pequena diminuição (1-2%) na água corporal e em aumento proporcional de osmolaridade/sódio plasmáticos, que estimulam a sede e produzem aumento compensatório na ingestão de água. A gravidade do defeito na função antidiurética varia significativamente de paciente para paciente. Em alguns, esse defeito é quase completo e não pode ser superado nem mesmo por um estímulo intenso, como náusea ou desidratação grave. Em outros pacientes, o defeito na secreção ou na ação da AVP é incompleto, e um estímulo moderado, como algumas horas de privação de líquido, tabagismo ou uma reação vasovagal é suficiente para concentrar

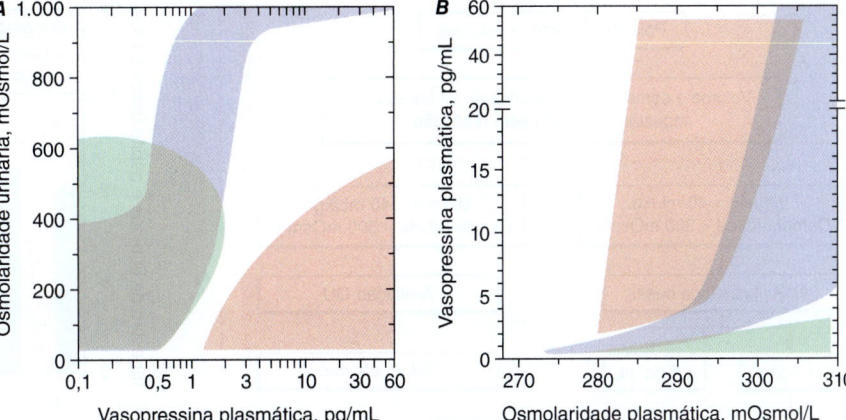

FIGURA 381-3 Relação da arginina-vasopressina (AVP) plasmática com a osmolaridade urinária (*A*) e a osmolaridade plasmática (*B*) antes e durante o teste de privação hídrica e infusão de solução salina hipertônica em pacientes normais ou que apresentam polidipsia primária (*áreas azuis*), diabetes insípido hipofisário (*áreas verdes*) ou diabetes insípido nefrogênico (*áreas rosas*).

a urina. No entanto, mesmo em pacientes com defeito parcial, o nível *máximo* de osmolaridade urinária produzido por esses estímulos é geralmente menor que o normal, em parte porque a deficiência prévia na estimulação de AVP basal diminui temporariamente a capacidade de concentração renal. No entanto, a causa subjacente do DI pode ser determinada pela análise da relação da osmolaridade da urina com a AVP plasmática **(Fig. 381-3A)** e da AVP plasmática com osmolaridade/sódio do plasma **(Fig. 381-3B)**.

A fisiopatologia da polidipsia primária é o inverso do DI hipofisário e nefrogênico. O aumento da ingestão de líquidos reduz osmolaridade/sódio plasmáticos e a secreção de AVP. A diluição urinária resultante produz um aumento compensatório na excreção urinária de água livre, que costuma compensar o aumento na ingestão e estabiliza osmolaridade/sódio plasmáticos a um nível abaixo do valor basal. Assim, a hiponatremia é incomum, a menos que a polidipsia seja muito grave ou a diurese hídrica compensatória esteja prejudicada. A privação de líquidos ou a infusão de solução salina hipertônica produzem um aumento normal da AVP plasmática, mas o aumento resultante na concentração de urina geralmente é subnormal porque a capacidade do rim de concentrar a urina é temporariamente diminuída pela falta de estimulação prévia por AVP. Assim, o nível *máximo* de osmolaridade urinária alcançado é muitas vezes indistinguível daquele produzido pela privação de líquidos e/ou pela administração de hormônio antidiurético no DI hipofisário parcial ou nefrogênico parcial. No entanto, ao contrário dos outros dois tipos de DI, as *relações* do aumento da AVP plasmática com o aumento da osmolaridade do plasma e da urina são normais na polidipsia primária **(Fig. 381-3)**.

Diagnóstico diferencial Se sintomas de aumento da frequência urinária, enurese, noctúria e/ou sede persistente estiverem presentes na ausência de glicosúria, a possibilidade de DI deve ser avaliada pela coleta de urina de 24 horas com ingestão irrestrita de líquidos. Se a osmolaridade for < 280 mosm/L e o volume for > 50 mL/kg por dia, o paciente apresenta DI e deve ser avaliado para determinar o tipo. Às vezes, o tipo pode ser inferido a partir do cenário clínico. Todavia, muitas vezes essa informação está ausente, ambígua ou mesmo equivocada, e são necessárias outras abordagens para o diagnóstico diferencial. Nos poucos pacientes em que a osmolaridade plasmática basal e/ou sódio estão acima da faixa normal, um teste de privação de líquidos é desnecessário e potencialmente perigoso porque a polidipsia primária pode ser excluída. Portanto, uma injeção de AVP (0,5 UI) ou de desmopressina (2 μg) seguida de determinações repetidas da osmolaridade da urina será suficiente para caracterizar se o DI é devido a um defeito grave na secreção ou na ação de AVP. No entanto, se a osmolaridade plasmática basal e o sódio estiverem dentro dos limites normais, como geralmente estão, algum outro método é necessário para determinar o tipo de DI. A abordagem tradicional é interromper toda a ingestão de líquidos por 4 a 6 horas e monitorar de perto as mudanças no peso corporal, osmolaridade/sódio plasmáticos e osmolaridade urinária. Se a osmolaridade plasmática e o sódio subirem acima da faixa normal *sem* concentrar a urina, a polidipsia primária é excluída e o efeito da injeção de AVP ou desmopressina na osmolaridade urinária determinará se o paciente tem DI hipofisário

grave ou nefrogênico grave. Se, no entanto, a privação de líquidos resultar em concentração da urina, o efeito na osmolaridade da urina da injeção de AVP ou desmopressina *não* distingue de forma confiável entre DI hipofisário *parcial*, DI nefrogênico *parcial* e polidipsia primária porque todos os três distúrbios diminuem temporariamente a capacidade de concentração renal, em intensidade variável, dependendo da gravidade da poliúria basal.

As ambiguidades inerentes ao método indireto de diagnóstico diferencial geralmente podem ser evitadas medindo-se a AVP plasmática antes e durante 4 a 6 horas de privação completa de líquidos e relacionando esses valores com o nível concomitante de osmolaridade plasmática e urinária **(Fig. 381-3)**. Essa abordagem distingue de forma confiável entre DI hipofisário e nefrogênico, mesmo quando a falha na secreção ou na ação da AVP é parcial. Também diferencia DI hipofisário parcial de polidipsia primária se a osmolaridade e o sódio plasmáticos subirem acima da faixa normal. Entretanto, esse nível de desidratação é difícil de alcançar com privação hídrica apenas quando ocorre concentração da urina. Portanto, geralmente, é necessário adicionar uma infusão curta de solução salina a 3% (0,1 mL/kg de peso corporal por minuto por 60 a 90 minutos) e repetir as medições de AVP plasmática quando a osmolaridade e o sódio plasmáticos subirem acima da faixa normal. Essa abordagem diferencia de forma confiável entre DI hipofisário parcial e polidipsia primária, conforme evidenciado por outros dados, incluindo ressonância magnética (RM) da hipófise posterior e um ensaio de terapia antidiurética devidamente dosado e cuidadosamente monitorado.

Um método mais simples e menos estressante, porém igualmente confiável para distinguir entre DI hipofisário, DI nefrogênico e polidipsia primária consiste em medir o nível plasmático basal de AVP e a osmolaridade urinária em condições de ingestão não restrita de líquido **(Fig. 381-4)**. Se a AVP estiver normal ou elevada (> 1 pg/mL) e a osmolaridade urinária concomitante estiver baixa (< 280 mosm/L), o paciente tem DI nefrogênico, e a única avaliação adicional necessária consiste em determinar a causa. Se, no entanto, a AVP plasmática basal for baixa ou indetectável (< 1 pg/mL), DI nefrogênico é muito improvável, e uma RM cerebral pode ser realizada para determinar se está presente o sinal hiperintenso normalmente emitido pela hipófise posterior nas imagens ponderadas em T1. Como esse "ponto brilhante" é uma função das reservas hipofisárias de AVP, ele está quase sempre presente na polidipsia primária, mas é anormalmente pequeno ou ausente no DI hipofisário, mesmo quando a deficiência de AVP é parcial ou devido à produção de uma forma biologicamente inativa do hormônio. O ponto brilhante também é fraco ou ausente no DI nefrogênico, presumivelmente porque o estímulo crônico à secreção de AVP esgota os estoques hipofisários do hormônio. Portanto, a RM não diferencia entre DI hipofisário e nefrogênico, a menos que revele outra patologia envolvendo a glândula. A outra ressalva é que o ponto brilhante hipofisário também está ausente em pacientes com sela vazia, mesmo na ausência de qualquer tipo de DI, e às vezes está presente em bebês nos estágios iniciais de DI hipofisário familiar.

Se a RM e os ensaios para AVP com a sensibilidade e a especificidade necessárias não estiverem disponíveis e a realização de um teste de privação hídrica não for prática nem desejável, uma terceira maneira de distinguir

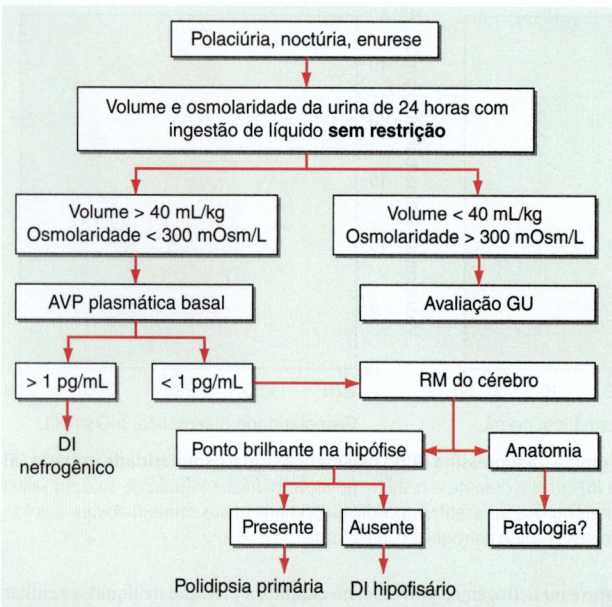

FIGURA 381-4 Abordagem simplificada ao diagnóstico diferencial de diabetes insípido (DI). Quando os sintomas sugerem a presença de DI, a síndrome deve ser diferenciada de uma anormalidade geniturinária (GU) pela medição do volume e da osmolaridade da urina de 24 horas com ingestão de líquido sem restrição. Se o DI for confirmado, deve-se determinar o nível plasmático basal de arginina-vasopressina (AVP) com ingestão de líquido sem restrição. Se o nível de AVP estiver normal ou elevado (> 1 pg/mL), é provável que o paciente tenha DI nefrogênico. Todavia, se o nível plasmático de AVP estiver baixo ou indetectável, o paciente apresenta DI hipofisário ou polidipsia primária. Nesse caso, a ressonância magnética (RM) do cérebro pode ser realizada para diferenciar ambas as condições, determinando se a neuro-hipófise normal apresenta ou não um ponto brilhante nas imagens sagitais médias ponderadas em T1. Além disso, a anatomia da área hipotalâmico-hipofisária pode ser examinada na RM à procura de evidências de patologia que algumas vezes causa DI hipofisário ou a forma dipsogênica da polidipsia primária. A RM não é confiável para o diagnóstico diferencial, a não ser que se tenha descartado a possibilidade de DI nefrogênico, visto que o ponto brilhante também está ausente, pequeno ou fraco nessa condição.

entre DI hipofisário, DI nefrogênico e polidipsia primária é uma prova terapêutica com desmopressina devidamente monitorada de perto (ver abaixo). No DI nefrogênico, essa prova terapêutica não tem efeito sobre a produção de urina, ingestão de líquidos ou osmolaridade/sódio do plasma. No DI hipofisário, elimina a poliúria e a polidipsia e reduz a osmolaridade/sódio do plasma em 1-2%. No entanto, na polidipsia primária, a prova terapêutica com desmopressina elimina a poliúria, mas não a polidipsia e, como consequência, produz hiponatremia moderada a grave em 8 a 24 horas.

A dosagem de copeptina plasmática também tem sido preconizada para o diagnóstico diferencial de DI, uma vez que é sintetizada e co-secretada com AVP. No entanto, como a copeptina é eliminada do plasma mais lentamente do que a AVP, sua relação com a osmolaridade do plasma e da urina não é diagnóstica, e outra abordagem baseada na *alteração* da copeptina plasmática após uma infusão de solução salina hipertônica foi relatada. Entretanto, diferentemente da dosagem da AVP plasmática, os diagnósticos obtidos pelo método copeptina não se correlacionam bem com os achados da RM ou com a resposta à prova terapêutica. A razão para essas disparidades continua a ser investigada.

TRATAMENTO
Diabetes insípido

Os sinais e sintomas de DI hipofisário não complicado podem ser eliminados mediante tratamento com acetato de desmopressina (DDAVP), um análogo sintético da AVP **(Fig. 381-1)**. O DDAVP atua de modo seletivo nos receptores V_2, aumentando a concentração urinária e diminuindo o

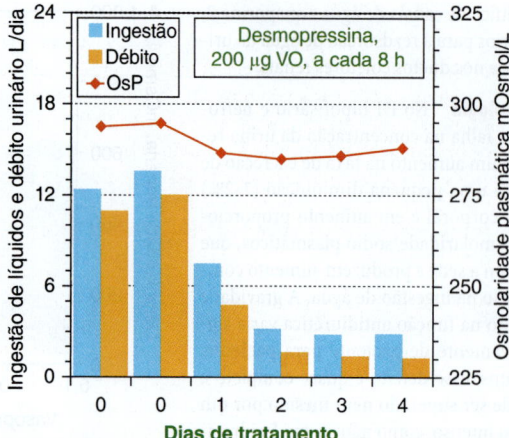

FIGURA 381-5 Efeito da terapia com desmopressina sobre a ingestão de líquidos (*barras azuis*), o débito urinário (*barras laranjas*) e a osmolaridade plasmática (*linha vermelha*) em um paciente com diabetes insípido hipofisário não complicado. Observe que o tratamento reduz rapidamente a ingestão de líquidos e o débito urinário para valores normais, com aumento apenas discreto da água corporal, conforme evidenciado pela ligeira redução da osmolaridade plasmática. VO, via oral.

fluxo de urina de maneira dose-dependente. É também mais resistente à degradação do que a AVP e apresenta uma duração de ação 3 a 4 vezes maior. O DDAVP pode ser administrado por injeção intravenosa ou subcutânea, inalação nasal ou comprimidos orais. As doses necessárias para controlar por completo o DI hipofisário variam, dependendo do paciente e da via de administração. Entretanto, variam habitualmente de 1 a 2 μg, uma ou duas vezes ao dia por injeção, de 10 a 20 μg, duas ou três vezes ao dia por aerossol nasal, ou de 100 a 400 μg, duas ou três vezes por dia por via oral. O início da antidiurese é rápido, variando de apenas 15 minutos após uma injeção até 60 minutos após administração oral. Quando administrada em uma dose que normaliza a osmolaridade urinária de 24 horas (400-800 mOsmol/L) e o volume (15 a 30 mL/kg de peso corporal), o DDAVP produz um discreto aumento da água corporal total e uma redução (1-2%) da osmolaridade/sódio plasmáticos, que elimina rapidamente a sede e a polidipsia **(Fig. 381-5)**. Em consequência, o balanço hídrico é mantido dentro da faixa normal. A hiponatremia raramente se desenvolve, a menos que o volume urinário seja reduzido para < 10 mL/kg por dia ou que a ingestão de líquido seja excessiva, devido a alguma anormalidade associada na sede ou na cognição. Felizmente, as anormalidades da sede são raras, e, se o paciente aprender a beber apenas quando estiver realmente com sede, o DDAVP pode ser administrado com segurança em doses suficientes para normalizar o débito urinário, sem a necessidade de permitir um escape intermitente para evitar a intoxicação hídrica.

A polidipsia primária não pode ser tratada de maneira segura com DDAVP ou com qualquer outro antidiurético, visto que a eliminação da poliúria não elimina o impulso de beber. Por conseguinte, produz invariavelmente hiponatremia e/ou outros sinais de intoxicação hídrica, em geral dentro de 8 a 24 horas se houver normalização completa do débito urinário. Não existe nenhuma maneira consistentemente efetiva de corrigir a polidipsia dipsogênica ou psicogênica, porém a forma iatrogênica pode responder à educação do paciente. Para reduzir ao máximo o risco de intoxicação hídrica, todos os pacientes devem ser avisados sobre o uso de outros medicamentos, como diuréticos tiazídicos ou carbamazepina, capazes de comprometer, direta ou indiretamente, a excreção urinária de água livre.

A poliúria e a polidipsia do DI nefrogênico não são afetadas pelo tratamento com doses convencionais de DDAVP. Se a resistência for parcial, ela pode ser superada com doses dez vezes maiores, mas esse tratamento é muito dispendioso e inconveniente para uso em longo prazo. Entretanto, o tratamento com doses convencionais de um diurético tiazídico e/ou amilorida, junto com uma dieta hipossódica e um inibidor da síntese de prostaglandinas (p. ex., indometacina), costuma reduzir a poliúria e a polidipsia em 30 a 70% e pode eliminá-las por completo. Os efeitos colaterais, como hipopotassemia e irritação gástrica, podem ser minimizados pelo uso de amilorida ou suplementos de potássio ou pela administração das medicações com as refeições.

HIPERNATREMIA HIPODÍPSICA

O aumento de osmolaridade/sódio plasmáticos acima da faixa normal (hipernatremia hipertônica) pode ser devido a uma diminuição na água corporal total ou a uma elevação no sódio corporal total. O primeiro resulta de uma falha em beber água suficiente para repor a perda urinária normal ou aumentada e perdas insensíveis devido à privação de água ou falta de sede (hipodipsia). Este capítulo trata da hipernatremia hipodípsica, a forma de hiponatremia decorrente de um defeito primário no mecanismo da sede. A hipernatremia causada por um aumento no sódio corporal total é descrita em outra parte (Cap. 386).

Características clínicas A hipernatremia hipodípsica é uma síndrome caracterizada por desidratação hipertônica crônica ou recorrente. A hipernatremia varia amplamente quanto à sua gravidade e, frequentemente, está associada a sinais de hipovolemia, como taquicardia, hipotensão postural, azotemia, hiperuricemia e hipopotassemia, devido ao hiperaldosteronismo secundário. Além disso, podem ocorrer fraqueza muscular, dor, rabdomiólise, hiperglicemia, hiperlipidemia e insuficiência renal aguda. Obnubilação ou coma podem estar presentes. Na apresentação, a AVP plasmática geralmente, mas nem sempre, é subnormal em relação à hipernatremia/hiperosmolemia concomitantes. O DI geralmente está ausente, mas pode se desenvolver durante a reidratação à medida que o volume sanguíneo, a pressão sanguínea e a osmolaridade/sódio plasmáticos voltam ao normal.

Etiologia A hipodipsia costuma ser devida à hipogenesia ou destruição dos osmorreceptores no hipotálamo anterior que regulam a sede. Esse defeito pode resultar de várias malformações congênitas das estruturas encefálicas da linha média ou pode ser adquirido devido a doenças, como cirurgia ou aneurismas da artéria comunicante anterior, tumores primários ou metastáticos do hipotálamo, traumatismo cranioencefálico, doenças granulomatosas como sarcoidose e histiocitose, síndrome da imunodeficiência humana (Aids) e encefalite por citomegalovírus. A hipernatremia adípsica sem lesões hipotalâmicas demonstráveis também tem sido associada a autoanticorpos dirigidos contra o órgão subfornical. Episódios de hipernatremia hipodípsica transitória também foram relatados associados à depressão ou outros distúrbios psicológicos, sugerindo que defeitos neuroquímicos reversíveis na osmorregulação da sede também podem ocorrer.

Fisiopatologia Uma deficiência na sede osmoticamente induzida resulta na incapacidade de beber água suficiente para repor as perdas renais e extrarrenais obrigatórias. Como resultado, ocorre elevação da osmolaridade e do sódio plasmáticos para níveis extremamente altos antes da identificação do distúrbio. Na maioria dos casos, a AVP plasmática é subnormal em relação à hiperosmolaridade/hipernatremia, mas ainda é adequada para prevenir DI. No entanto, durante a reidratação, a AVP plasmática às vezes cai para níveis que resultam em DI antes que a desidratação seja totalmente corrigida (Fig. 381-6). Em outros casos, a AVP plasmática não diminui mesmo quando o paciente está super-hidratado e desenvolve uma síndrome hiponatrêmica indistinguível de antidiurese inapropriada. Isso sugere que os osmorreceptores de AVP normalmente fornecem impulsos inibitório e estimulador para a neuro-hipófise. Em ambas as situações, a secreção de AVP responde normalmente a estímulos não osmóticos, como náusea, hipovolemia ou hipotensão, indicando que a neuro-hipófise está intacta. Entretanto, em alguns pacientes, a neuro-hipófise também está destruída, resultando em uma combinação de DI hipofisário crônico e hipodipsia, um distúrbio com risco de vida, que pode ser muito difícil de gerenciar. Raramente, a regulação da secreção de AVP é completamente normal, sugerindo que a falta de sede é devido a um defeito nas vias neurais pós-osmorreceptores para centros cognitivos superiores.

Diagnóstico diferencial A hipernatremia hipodípsica em geral pode ser diferenciada de outras causas de ingestão inadequada de líquidos (p. ex., coma, paralisia, contenções, ausência de água potável) com base na história clínica e no ambiente. A ocorrência de episódios prévios e/ou a negação da existência de sede ou a incapacidade de beber espontaneamente quando o paciente está consciente, sem contenções e com hipernatremia são praticamente diagnósticos. A hipernatremia devido à retenção ou ingestão excessiva de sódio pode ser distinguida pela presença de sede, bem como pelos sinais físicos e laboratoriais de hipervolemia, ao invés de hipovolemia.

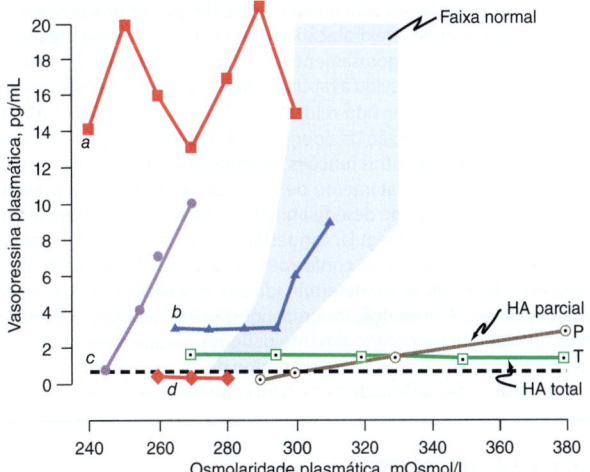

FIGURA 381-6 Heterogeneidade da disfunção osmorreguladora na hipernatremia adípsica (HA) e na síndrome da antidiurese inapropriada (SIAD). Cada linha representa esquematicamente a relação entre a arginina-vasopressina (AVP) plasmática e a osmolaridade plasmática durante uma sobrecarga de água e/ou infusão de solução salina a 3% em um paciente com HA (símbolos abertos) ou SIAD (símbolos fechados). A área sombreada indica a faixa normal da relação. A linha horizontal interrompida indica o nível plasmático de AVP abaixo do qual o hormônio torna-se indetectável, e a concentração urinária, em geral, não ocorre. As linhas P e T representam pacientes com deficiência seletiva na osmorregulação da sede e da AVP, que é parcial (⊙) ou total (⊡). Neste último caso, a AVP plasmática não se modifica em resposta a aumentos ou reduções da osmolaridade plasmática, porém permanece dentro de uma faixa suficiente para concentrar a urina, mesmo se a hiperidratação produzir hiponatremia hipotônica. Em contrapartida, se a deficiência osmorregulatória é parcial (⊙), a reidratação do paciente suprime a AVP plasmática para níveis que resultam em diluição da urina e poliúria antes que a osmolaridade e o sódio plasmáticos sejam reduzidos para valores normais. As linhas a-d representam diferentes defeitos na osmorregulação da AVP plasmática observados em pacientes com SIADH ou SIAD. Em a (■), a AVP plasmática está acentuadamente elevada e flutua bastante, sem qualquer relação com mudanças da osmolaridade plasmática, indicando uma perda completa da osmorregulação. Em b (▲), a AVP plasmática permanece fixa em um nível ligeiramente elevado até que a osmolaridade plasmática alcance a faixa normal, quando, então, começa a aumentar de modo apropriado, indicando um defeito seletivo no componente inibitório do mecanismo osmorregulador. Em c (●), ocorre elevação da AVP plasmática em estreita correlação com a osmolaridade plasmática, antes que esta última alcance a faixa normal, indicando um reajuste do osmostato para baixo. Em d (♦), a AVP plasmática parece estar normalmente osmorregulada, sugerindo que a antidiurese inapropriada seja causada por alguma outra anormalidade.

TRATAMENTO

Hipernatremia hipodípsica

A hipernatremia hipodípsica pode ser corrigida pela administração de água por via oral se o paciente estiver alerta e cooperativo ou pela infusão de líquidos hipotônicos (solução salina a 0,45% ou soro glicosado a 5%) se o paciente não estiver em condições. A quantidade de água livre em litros necessária para corrigir o déficit (ΔAL) pode ser estimada a partir do peso corporal em kg (PC) e da concentração sérica de sódio em mmol/L (S_{Na}), pela fórmula $\Delta AL = 0{,}5PC \times ([S_{Na} - 140]/140)$. Se a glicose sérica ($S_{Gli}$) estiver elevada, a S_{Na} medida deve ser corrigida (S_{Na}^*) pela fórmula $S_{Na}^* = S_{Na} + ([S_{Gli} - 90]/36)$. Essa quantidade, acrescida de uma cota para as perdas insensíveis e urinárias continuadas, deve ser administrada no decorrer de um período de 24 a 48 horas. A monitoração rigorosa do sódio sérico, bem como da ingestão de líquidos e do débito urinário, é essencial, visto que, dependendo do grau de deficiência dos osmorreceptores, alguns pacientes irão desenvolver DI com deficiência de AVP, exigindo terapia com DDAVP para obter uma reidratação completa; outros irão desenvolver hiponatremia e uma síndrome com quadro semelhante à antidiurese inapropriada (SIAD) se houver hiperidratação. Na presença de hiperglicemia e/ou hipopotassemia, deve-se administrar insulina e/ou suplementos de potássio com a expectativa de que ambos possam ser interrompidos quando a reidratação estiver completa. A ureia/creatinina plasmáticas devem ser rigorosamente monitoradas à procura de sinais de disfunção renal aguda devido à rabdomiólise, hipovolemia e hipotensão.

Após o paciente ter sido reidratado, deve-se realizar uma RM do cérebro e provas de função da adeno-hipófise à procura da causa e de defeitos colaterais em outras funções hipotalâmicas. Além disso, deve-se elaborar um plano de tratamento de longo prazo destinado a prevenir ou minimizar a recidiva do desequilíbrio hidreletrolítico. Isso deve incluir um método prático para regular a ingestão de líquidos de acordo com as variações do balanço hídrico, conforme indicado por alterações do peso corporal ou do sódio sérico determinado por analisadores de monitoração domiciliares. A prescrição de uma ingestão fixa de líquidos é muitas vezes problemática e potencialmente perigosa porque a perda urinária varia significativamente ao longo do tempo devido a mudanças na temperatura ambiente e atividade física, bem como dieta e antidiurese.

ANTIDIURESE INAPROPRIADA
(Ver também Cap. 53)

Características clínicas A SIAD é caracterizada por hiponatremia hiposmótica e diluição urinária prejudicada na ausência de hipovolemia, hipotensão ou outros estímulos não osmóticos à secreção de AVP. Se a hiponatremia se desenvolver gradualmente ou persistir por mais de alguns dias, pode ser em grande parte assintomática. No entanto, se a hiponatremia for grave ou se desenvolver de forma aguda, pode causar uma variedade de sintomas e sinais adversos, desde cefaleia, confusão e anorexia até náuseas, vômitos, coma e convulsões. A SIAD ocorre em diversos contextos clínicos (Tab. 381-2).

Etiologia A causa da SIAD é uma falha em diluir ao máximo a urina e promover uma diurese hídrica quando a ingestão total de água excede a perda urinária e insensível de água. Na maioria dos casos, a falha na diluição urinária é devido a uma anormalidade na secreção de AVP e é, comumente, referida como síndrome da secreção inapropriada de hormônio antidiurético (SIADH). A falha na osmorregulação da secreção de AVP pode assumir várias

TABELA 381-2 ■ Causas da síndrome da antidiurese inapropriada	
Neoplasias	Neurológico
Carcinomas	Síndrome de Guillain-Barré
Pulmões	Esclerose múltipla
Duodeno	*Delirium tremens*
Pâncreas	Esclerose lateral amiotrófica
Ovário	Hidrocefalia
Bexiga, ureter	Psicose
Outras neoplasias	Neuropatia periférica
Timoma	Malformações congênitas
Mesotelioma	Agenesia do corpo caloso
Adenoma brônquico	Fenda labial/palatina
Carcinoide	Outros defeitos da linha média
Gangliocitoma	Metabólicas
Sarcoma de Ewing	Porfiria intermitente aguda
Genéticas	Pulmonares
Receptor de AVP 2	Asma
Traumatismo craniencefálico (fechado e penetrante)	Pneumotórax
	Ventilação com pressão positiva
Infecções	Medicamentos e substâncias
Pneumonia, bacteriana ou viral	Vasopressina ou desmopressina
Abscesso, pulmonar ou cerebral	Inibidores da recaptação de serotonina
Cavitação (aspergilose)	
Tuberculose, pulmão ou cérebro	Ocitocina, altas doses
Meningite, bacteriana ou viral	Vincristina
Encefalite	Carbamazepina
Aids	Nicotina
Vasculares	Fenotiazinas
Hemorragia e oclusões cerebrovasculares	Ciclofosfamida
	Antidepressivos tricíclicos
Trombose de seio cavernoso	Inibidores da monoaminoxidase

Sigla: AVP, arginina-vasopressina.

formas diferentes (Fig. 381-6). A mais comum é aquela em que a secreção de AVP responde normalmente à estimulação e supressão osmótica, mas o limiar ou ponto de ajuste do sistema é inferior ao normal. Esses pacientes são capazes de diluir a urina se a osmolaridade/sódio plasmática for reduzida abaixo do ponto de ajuste anormal. Em outros, a secreção de AVP parece ser fixa ou totalmente errática. Em cerca de 10% dos casos, não há defeito demonstrável na osmorregulação da secreção de AVP, e a falha em diluir ao máximo a urina pode ser devido a uma anormalidade no rim. Essa forma pode ser chamada de SIAD nefrogênica (NSIAD). Em alguns desses pacientes, a antidiurese inapropriada foi atribuída a uma mutação ativadora constitutiva do gene do receptor V_2 ou da proteína G alfa estimuladora GNAS. Essa forma de antidiurese inapropriada pode ser chamada de NSIAD familiar.

Fisiopatologia Na SIADH e NSIAD, a falha em promover uma diurese hídrica quando a ingestão excede a perda urinária e insensível resulta em uma discreta expansão da água corporal total seguida por um aumento modesto na excreção urinária de sódio devido, pelo menos em parte, à supressão da atividade da renina plasmática e da secreção de aldosterona. Como resultado, a expansão do volume extracelular é mínima e o edema, clinicamente detectável, não se desenvolve. No entanto, o volume intracelular aumenta proporcionalmente à gravidade e rapidez da mudança no sódio plasmático. No cérebro, esse edema celular causa um aumento na pressão que desencadeia uma variedade de sintomas. Após vários dias, o edema e os sintomas podem diminuir devido à inativação de alguns solutos intracelulares e consequente diminuição do volume celular.

Diagnóstico diferencial SIADH e NSIAD devem ser diferenciadas de outros tipos de hiponatremia hipo-osmolar associada ao comprometimento da diluição urinária. Isso geralmente é possível a partir do histórico, exame físico e achados laboratoriais básicos (Tab. 381-3). A hiponatremia hipervolêmica (tipo I) geralmente ocorre em pacientes com edema generalizado devido a insuficiência cardíaca congestiva grave ou cirrose. A atividade da renina plasmática (ARP) e a aldosterona estão elevadas. A hiponatremia hipovolêmica (tipo II) ocorre em pacientes com perda de sódio e água devido a vômitos graves, diarreia ou insuficiência hipofisária primária. Geralmente está associada à hipotensão na posição deitada ou ereta e elevação da ARP. A hiponatremia euvolêmica (tipo III) é divisível em dois grupos, que precisam ser tratados de formas diferentes. Em um grupo, a causa é uma deficiência grave de cortisol ou tiroxina e deve ser tratada adequadamente. O outro grupo é composto por pacientes com SIADH e NSIAD. Em ambos, edema e histórico ou sinais de perda de sódio e água estão ausentes, o sódio urinário pode estar discretamente elevado e a ARP está frequentemente baixa. A dosagem da AVP plasmática geralmente tem pouco valor diagnóstico, exceto para diferenciar SIADH de NSIAD em crianças ou famílias com dois ou mais membros afetados. Se for indetectável, é indicado o sequenciamento do gene *AVPR2*.

TRATAMENTO
Antidiurese inapropriada

O tratamento da hiponatremia difere dependendo do tipo, bem como da gravidade e duração dos sintomas. Na hiponatremia hipervolêmica, o objetivo deve ser reduzir o sódio corporal total e a água. Se a hiponatremia for leve e sintomática, restringir a ingestão diária de líquidos a menos do que a perda de água urinária total e insensível, geralmente, é suficiente para prevenir a progressão e corrigir gradualmente o defeito. No entanto, se o débito urinário basal for muito baixo ou a hiponatremia for grave e/ou sintomática, um antagonista de AVP, como tolvaptana ou conivaptana, pode ser administrado para aumentar a taxa de excreção urinária de água (ver abaixo). Seu uso deve ser limitado a 30 dias de cada vez, pois períodos mais longos podem causar ou piorar os parâmetros bioquímicos hepáticos anormais. A infusão de solução salina hipertônica é absolutamente contraindicada na hiponatremia hipervolêmica porque aumenta ainda mais o sódio e a água corporal total, piora o edema e pode precipitar descompensação cardiovascular.

Na hiponatremia hipovolêmica, a restrição hídrica e os antagonistas da AVP são absolutamente contraindicados, pois agravam a hipovolemia e podem precipitar o colapso hemodinâmico. Em vez disso, um esforço deve ser feito para interromper a perda de sódio e água e substituir os déficits por via oral ou infusão de solução salina isotônica ou hipertônica. À semelhança do tratamento de outras formas de hiponatremia, é preciso

TABELA 381-3 Diagnóstico diferencial da hiponatremia com base na avaliação clínica do volume de líquido extracelular (VLEC)				
Dados clínicos	Tipo I, hipervolêmico	Tipo II, hipovolêmico	Tipo III, euvolêmico	SIADH e SIAD euvolêmicas
Histórico				
ICC, cirrose ou nefrose	Sim	Não	Não	Não
Perda de sal e de água	Não	Sim	Não	Não
Deficiência de ACTH-cortisol e/ou náusea e vômitos	Não	Não	Sim	Não
Exame físico				
Edema generalizado, ascite	Sim	Não	Não	Não
Hipotensão postural	Talvez	Talvez	Talvez[a]	Não
Laboratoriais				
Ureia, creatinina	Alta-normal	Alta-normal	Baixa-normal	Baixa-normal
Ácido úrico	Alto-normal	Alto-normal	Baixo-normal	Baixo-normal
Potássio sérico	Baixo-normal	Baixo-normal[b]	Normal[c]	Normal
Urato sérico	Alto	Alto	Baixo	Baixo
Albumina sérica	Baixa-normal	Alta-normal	Normal	Normal
Cortisol sérico	Normal-alto	Normal-alto[d]	Baixo[e]	Normal
Atividade plasmática da renina	Alta	Alta	Baixa[f]	Baixa
Sódio urinário (mEq por unidade de tempo)[g]	Baixo	Baixo[h]	Alto[i]	Alto[i]

[a]Pode ocorrer hipotensão postural na insuficiência suprarrenal secundária (dependente de ACTH), embora o VLEC e a aldosterona estejam habitualmente normais. [b]O potássio sérico pode estar elevado se a hipovolemia se dever à deficiência de aldosterona. [c]O potássio sérico pode estar baixo quando os vômitos causam alcalose. [d]O cortisol sérico está baixo se a hipovolemia se dever à insuficiência suprarrenal primária (doença de Addison). [e]O cortisol sérico estará normal ou elevado se a causa consistir em náusea e vômitos, e não em insuficiência suprarrenal secundária (dependente de ACTH). [f]A atividade da renina plasmática pode estar alta se a causa consistir em insuficiência suprarrenal secundária (ACTH). [g]O sódio urinário deve ser expresso como *taxa de excreção*, e não como concentração. Em um adulto com hiponatremia, uma taxa de excreção > 25 mEq/dia (ou 25 µEq/mg de creatinina) pode ser considerada alta. [h]A taxa de excreção urinária de sódio pode estar alta se a hipovolemia for decorrente de abuso de diuréticos, insuficiência suprarrenal primária ou outras causas de perda renal de sódio. [i]A taxa de excreção urinária de sódio pode estar baixa se a ingestão for limitada pelos sintomas ou pelo tratamento.
Siglas: ACTH, hormônio adrenocorticotrófico; ICC, insuficiência cardíaca congestiva; SIAD, síndrome de antidiurese inapropriada; SIADH, síndrome da secreção inapropriada de hormônio antidiurético.

ter cuidado para assegurar que o sódio plasmático não aumente muito rapidamente ou alcance níveis demasiado elevados, uma vez que isso pode produzir desmielinização osmótica no cérebro.

Na hiponatremia euvolêmica, o tratamento de escolha depende da causa. Se for deficiência de cortisol ou tiroxina, a reposição gradual costuma ser suficiente para eliminar todos os sinais e sintomas, inclusive a hiponatremia. Na SIADH, o excesso de água corporal deve ser eliminado. Se a hiponatremia for leve e em grande parte assintomática, a restrição da ingestão total de água a cerca de 30 mL/kg por dia a menos do que a produção de urina por vários dias ou até que a síndrome regrida espontaneamente geralmente será suficiente. Se, no entanto, a hiponatremia for grave e sintomática, o objetivo deve ser corrigi-la parcialmente por infusão intravenosa de solução salina hipertônica (3%) ou administração de um antagonista de AVP, como tolvaptana ou conivaptana (Fig. 381-7). A infusão de solução salina a 3% a uma taxa de cerca de 0,05 mL/kg de peso corporal por minuto aumenta o sódio sérico a uma taxa de cerca de 1-2 mEq/L por hora, não apenas substituindo o leve déficit de sódio, mas também promovendo uma diurese de solutos, o que reduz a água corporal total. Alternativamente, uma vaptana pode ser usada para reduzir a água corporal aumentando a produção de urina. A tolvaptana deve ser iniciada com uma dose de 15 mg/dia por via oral, e aumentada para 30 mg e 60 mg conforme necessário para produzir uma diurese aquosa rápida. Conivaptana pode ser administrada por via intravenosa começando com uma dose de ataque de 20 mg em 30 minutos, seguida por outros 20 mg intravenoso em 24 horas. Com qualquer uma das vaptanas, a ingestão de líquidos deve ser monitorada e restrita, de modo a sub-repor a produção de urina em cerca de 5 mL/kg de peso corporal por hora. Com solução salina hipertônica ou terapia com vaptana, a osmolaridade do plasma e/ou sódio deve ser verificada a cada 1 a 2 horas, e a ingestão de água ou o tratamento deve ser ajustado para manter a taxa de aumento em cerca de 1% por hora até que os valores atinjam cerca de 270 mOsm/L ou 130 mEq/L, momento em que o tratamento deve ser interrompido. Aumentar o sódio plasmático mais rápido ou além do normal pode aumentar o risco de mielinólise pontina central, uma síndrome neurológica aguda potencialmente fatal caracterizada por quadriparesia, ataxia e movimentos extraoculares anormais.

Na SIAD causada por mutação ativadora do receptor V_2, os antagonistas de V_2 em geral não bloqueiam a antidiurese nem elevam a osmolaridade/sódio plasmáticos. Nessa condição, o uso de um diurético osmótico, como a ureia, é relatado como eficaz na prevenção ou correção a longo prazo da hiponatremia. No entanto, algumas vaptanas podem ser eficazes em pacientes com um tipo diferente de mutação ativadora do receptor V_2, de modo que a resposta a essa terapia pode não ser previsível nem diagnóstica.

PERSPECTIVAS GLOBAIS

A incidência, as características clínicas, a etiologia, a fisiopatologia, o diagnóstico diferencial e os tratamentos dos distúrbios hidreletrolíticos nos países tropicais e não industrializados diferem, em alguns aspectos, daqueles nos Estados Unidos e em outras partes industrializadas do mundo. Por exemplo, a hiponatremia parece ser mais comum e tem mais tendência a ser causada por doenças infecciosas, como cólera, shigelose e outros distúrbios diarreicos. Nessas circunstâncias, a hiponatremia resulta, provavelmente, de perdas gastrintestinais de sal e de água (hipovolemia tipo II), porém outras anormalidades também podem contribuir, incluindo toxinas infecciosas não definidas. As causas de DI são semelhantes no mundo inteiro, com exceção da malária e dos venenos de picadas de cobras ou insetos, que são muito mais comuns em alguns climas tropicais.

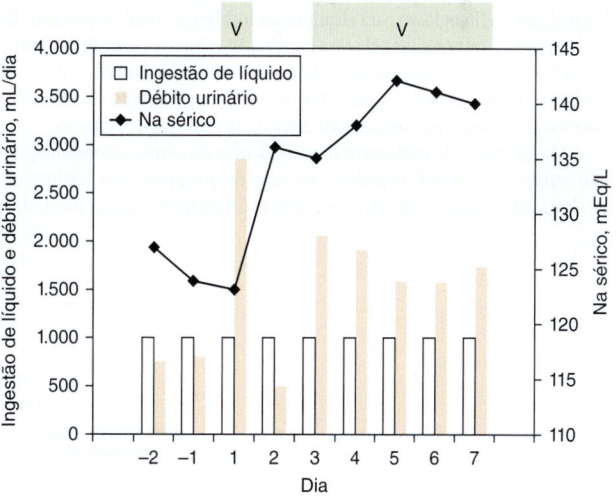

FIGURA 381-7 Efeito da terapia com vaptana sobre o balanço hídrico em um paciente com síndrome de secreção inapropriada de hormônio antidiurético (SIADH) crônica. Os períodos de terapia com vaptana (V) estão indicados pelos retângulos de coloração verde na parte superior. O débito urinário está indicado por barras cor de laranja. A ingestão de líquidos é mostrada pelas barras abertas. A ingestão foi restrita para 1 L/dia. O sódio sérico está indicado pela linha preta. Observe que o sódio aumentou progressivamente quando a vaptana aumentou o débito urinário para níveis que claramente ultrapassam a ingestão de líquidos.

LEITURAS ADICIONAIS

Bichet DG: Regulation of thirst and vasopressin release. Annu Rev Physiol 81:359, 2019.

Bichet DG et al: GNAS: A new nephrogenic cause of inappropriate antidiuresis. J Am Soc Nephrol 30:722, 2019.

Fenske W et al: A copeptin based approach in the diagnosis of diabetes insipidus. N Engl J Med 379:428, 2018.

Oiso Y et al: Clinical review: Treatment of neurohypophyseal diabetes insipidus. J Clin Endocrinol Metab 98:3958, 2013.

Robertson GL: Vaptans for the treatment of hyponatremia. Nat Rev Endocrinol 7:151, 2011.

Robertson GL: Diabetes insipidus: Differential diagnosis and management. Best Pract Res Clin Endocrinol Metab 30:205, 2016.

382 Glândula tireoide: fisiologia e avaliação

J. Larry Jameson, Susan J. Mandel, Anthony P. Weetman

A glândula tireoide produz dois hormônios relacionados, tiroxina (T_4) e tri-iodotironina (T_3) (Fig. 382-1). Atuando por meio dos receptores dos hormônios tireoidianos (TR) α e β, esses hormônios desempenham um papel extremamente importante na diferenciação celular durante o desenvolvimento e ajudam a manter a homeostase termogênica e metabólica no adulto. As doenças autoimunes da tireoide podem estimular a superprodução de hormônios tireoidianos (*tireotoxicose*) ou causar destruição da glândula e deficiência hormonal (*hipotireoidismo*). Os nódulos benignos e várias formas de câncer de tireoide são relativamente comuns e passíveis de identificação por meio de exame físico, ultrassonografia e outras técnicas de imagem.

ANATOMIA E DESENVOLVIMENTO

A tireoide (do grego *thyreos*, escudo, mais *eidos*, forma) consiste em dois lobos conectados por um istmo. Está localizada adiante da traqueia, entre a cartilagem cricóidea e a incisura supraesternal. A tireoide normal pesa 12 a 20 g, sendo altamente vascularizada e de consistência macia. Quatro glândulas paratireoides, que produzem o paratormônio (Cap. 410), estão localizadas posteriormente a cada polo da tireoide. Os nervos laríngeos recorrentes atravessam as bordas laterais da tireoide, devendo ser identificados durante a cirurgia dessa glândula para evitar a lesão e a paralisia das pregas vocais.

A tireoide se desenvolve a partir do assoalho da faringe primitiva durante a terceira semana de gestação. A glândula em desenvolvimento migra ao longo do ducto tireoglosso para alcançar sua localização final no pescoço. Tal característica é responsável pela rara localização ectópica do tecido tireoidiano na base da língua (tireoide lingual), assim como pela ocorrência de cistos do ducto tireoglosso ao longo desse trajeto de desenvolvimento. A síntese dos hormônios tireoidianos começa com cerca de 11 semanas de gestação.

Os derivados da crista neural provenientes do corpo ultimobranquial dão origem às células C medulares da tireoide que produzem calcitonina, um hormônio redutor do cálcio. As células C ficam espalhadas por toda a glândula, apesar de sua densidade ser maior na junção do terço superior com os dois terços inferiores da glândula. Nos humanos, a calcitonina desempenha um papel mínimo na homeostase do cálcio, porém as células C são importantes devido ao seu envolvimento no câncer medular da tireoide.

O desenvolvimento da tireoide é coordenado pela expressão sincronizada de vários fatores de transcrição de desenvolvimento. O fator de transcrição da tireoide (TTF)-1, o TTF-2, o NKX2-1 e o par de homeobox-8 (PAX-8) são expressos seletivamente, porém não exclusivamente, na tireoide. Em combinação, determinam o desenvolvimento das células tireoidianas e a indução de genes específicos da tireoide, como a tireoglobulina (Tg), a peroxidase tireoidiana (TPO), o cotransportador do sódio-iodeto (Na^+/I^-, NIS) e o receptor do hormônio estimulante da tireoide (TSH-R). As mutações nesses fatores de transcrição do desenvolvimento ou seus genes-alvo distais constituem causas raras de agenesia ou disormonogênese da tireoide, embora as causas da maioria das formas de hipotireoidismo congênito permaneçam desconhecidas (ver Cap. 383, Tab. 383-1). Como o hipotireoidismo congênito ocorre em cerca de 1 em 4.000 recém-nascidos, a triagem neonatal é atualmente realizada na maioria dos países industrializados. A passagem transplacentária do hormônio tireoidiano materno ocorre antes de a tireoide fetal começar a funcionar e proporciona um suporte hormonal parcial ao feto com hipotireoidismo congênito. A reposição precoce do hormônio tireoidiano em recém-nascidos com hipotireoidismo congênito previne anormalidades de desenvolvimento potencialmente graves.

A tireoide consiste em inúmeros folículos esféricos constituídos por células foliculares tireoidianas que circundam o coloide secretado, um líquido proteináceo que contém grandes quantidades de tireoglobulina, o precursor proteico dos hormônios tireoidianos (Fig. 382-2). As células foliculares tireoidianas são polarizadas – a superfície basolateral se justapõe à corrente sanguínea, e a superfície apical está voltada para o lúmen folicular. A demanda aumentada de hormônio tireoidiano é regulada pelo TSH, que se liga a seu receptor na superfície basolateral das células foliculares. Essa ligação leva à reabsorção da Tg do lúmen folicular e à proteólise no citoplasma, encaminhando os hormônios tireoidianos para secreção na corrente sanguínea.

REGULAÇÃO DO EIXO TIREOIDIANO

O TSH, que é secretado pelas células tireotróficas da adeno-hipófise, desempenha um papel primordial no controle do eixo tireoidiano e funciona como o marcador fisiológico mais útil da ação dos hormônios tireoidianos. O TSH é um hormônio de 31 kDa constituído por subunidades α e β; a subunidade α é comum aos outros hormônios glicoproteicos (hormônio luteinizante, hormônio folículo-estimulante, gonadotrofina coriônica humana [hCG]), enquanto a subunidade β é exclusiva do TSH. A extensão e a natureza da modificação dos carboidratos são moduladas pelo hormônio liberador da tirotrofina (TRH) e influenciam a atividade biológica do hormônio.

O eixo da tireoide é um exemplo clássico de alça de retroalimentação endócrina (Cap. 377). O TRH hipotalâmico estimula a produção hipofisária de TSH, o qual, por sua vez, estimula a síntese e secreção dos hormônios tireoidianos. Os hormônios tireoidianos atuam por retroalimentação negativa predominantemente por meio do receptor de hormônio tireoidiano β2 (TRβ2) para inibir a produção de TRH e TSH (Fig. 382-2). O "ponto de ajuste" nesse

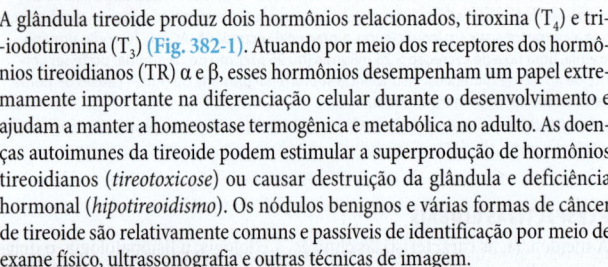

FIGURA 382-1 Estruturas dos hormônios tireoidianos. A tiroxina (T_4) contém quatro átomos de iodo. A desiodinação leva à produção do potente hormônio tri-iodotironina (T_3) ou do hormônio inativo, o T_3 reverso.

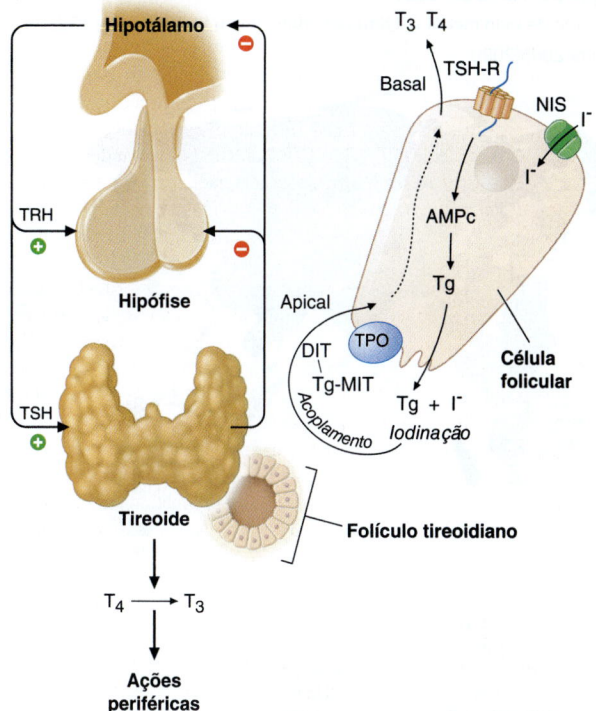

FIGURA 382-2 Regulação da síntese dos hormônios tireoidianos. À esquerda. Os hormônios tireoidianos T_4 e T_3 inibem, por retroalimentação, a produção hipotalâmica do hormônio liberador da tirotrofina (TRH) e a produção hipofisária do hormônio estimulante da tireoide (TSH). O TSH estimula a produção de T_4 e T_3 pela glândula tireoide. **À direita.** Os folículos tireoidianos são formados por células epiteliais tireoidianas que circundam o coloide proteico, o qual contém tireoglobulina. As células foliculares, que são polarizadas, sintetizam a tireoglobulina e realizam a biossíntese dos hormônios tireoidianos (ver texto para mais detalhes). AMPc, monofosfato de adenosina cíclico; DIT, di-iodotirosina; MIT, monoiodotirosina; NIS, cotransportador do sódio-iodeto; T_4, tiroxina; T_3, tri-iodotironina; Tg, tireoglobulina; TPO, peroxidase tireoidiana; TSH-R, receptor do hormônio estimulante da tireoide.

eixo é estabelecido pelo TSH. O TRH é o principal regulador positivo da síntese e secreção do TSH. O pico da secreção de TSH ocorre cerca de 15 minutos após a administração de TRH exógeno. Dopamina, glicocorticoides e somatostatina suprimem o TSH, porém não apresentam uma grande importância fisiológica, exceto quando esses agentes são administrados em doses farmacológicas. Os níveis reduzidos de hormônio tireoidiano elevam a produção basal de TSH e aumentam a estimulação de TSH mediada por TRH. Os altos níveis de hormônio tireoidiano suprimem rápida e diretamente a expressão gênica do TSH e inibem a secreção do TSH estimulada pelo TRH, indicando que os hormônios tireoidianos constituem os reguladores dominantes da produção de TSH. Como outros hormônios hipofisários, o TSH é liberado de maneira pulsátil e exibe um ritmo diurno; seus níveis mais altos ocorrem à noite. Entretanto, essas excursões do TSH são moderadas em comparação àquelas dos outros hormônios hipofisários, em parte porque o TSH possui meia-vida plasmática relativamente longa (50 minutos). Como consequência, as mensurações isoladas do TSH são adequadas para determinar seu nível circulante. O TSH é dosado utilizando ensaios imunorradiométricos, que são altamente sensíveis e específicos. Esses ensaios diferenciam prontamente os valores normais de TSH dos níveis suprimidos; por conseguinte, o TSH pode ser utilizado para estabelecer o diagnóstico de hipertireoidismo primário (baixo nível de TSH) ou de hipotireoidismo primário (nível elevado de TSH).

SÍNTESE, METABOLISMO E AÇÃO DOS HORMÔNIOS TIREOIDIANOS

SÍNTESE DOS HORMÔNIOS TIREOIDIANOS

Os hormônios tireoidianos derivam da Tg, uma grande glicoproteína iodada. Após ser secretada no folículo tireoidiano, a Tg é iodada aos resíduos de tirosina, que são subsequentemente acoplados por meio de uma ligação éter. A recaptação de Tg dentro da célula folicular da tireoide possibilita a proteólise e a liberação de T_4 e T_3 recém-sintetizados.

Metabolismo e transporte do iodo A captação de iodeto é uma primeira etapa extremamente importante na síntese dos hormônios tireoidianos. O iodo ingerido liga-se às proteínas séricas, em particular à albumina. O iodo livre é excretado na urina. A tireoide extrai o iodo da circulação de maneira altamente eficiente. Por exemplo, 10 a 25% do marcador radioativo (p. ex., I^{123}) são captados pela glândula tireoide normal ao longo de um período de 24 horas no estado de repleção de iodo; esse valor pode alcançar 70 a 90% na doença de Graves. A captação de iodeto é mediada pelo NIS, que é expresso na membrana basolateral das células foliculares da tireoide. O NIS se expressa mais altamente na tireoide, porém níveis baixos estão presentes nas glândulas salivares, na mama que está produzindo leite e na placenta. O mecanismo de transporte do iodo é altamente regulado, permitindo a adaptação às variações no suprimento dietético. Os baixos níveis de iodo fazem aumentar a quantidade de NIS e estimulam a captação, enquanto os altos níveis de iodo suprimem a expressão de NIS e a captação. A expressão seletiva de NIS na tireoide torna possível a cintilografia da tireoide, o tratamento do hipertireoidismo e a ablação do câncer de tireoide com os radioisótopos do iodo sem efeitos significativos sobre os outros órgãos. A mutação do gene *NIS* é uma causa rara do hipotireoidismo congênito, enfatizando sua importância na síntese dos hormônios tireoidianos. Outro transportador do iodo, a pendrina, localiza-se na superfície apical das células tireoidianas e medeia o efluxo de iodo para dentro do lúmen. A mutação do gene *pendrina* causa a *síndrome de Pendred*, um distúrbio caracterizado por organificação defeituosa do iodo, bócio e surdez neurossensorial.

A deficiência de iodo é prevalente em muitas regiões montanhosas, assim como na África Central, no centro da América do Sul e no norte da Ásia **(Fig. 382-3)**. A Europa continua apresentando uma leve deficiência de iodo, e os levantamentos de saúde indicam um declínio da ingestão de iodo nos Estados Unidos e na Austrália. A Organização Mundial da Saúde (OMS) estima que cerca de 2 bilhões de pessoas apresentam deficiência de iodo, com base nos dados da excreção urinária. Em áreas de deficiência relativa de iodo, observa-se uma prevalência aumentada de bócio e, quando a deficiência é grave, de hipotireoidismo e cretinismo. O *cretinismo* caracteriza-se por deficiência intelectual e retardo do crescimento que ocorre quando crianças que vivem em regiões com deficiência de iodo não são tratadas com iodo ou com hormônio tireoidiano para restaurar os níveis normais de hormônio tireoidiano no início da vida. Com bastante frequência, tais crianças nascem de mães com deficiência de iodo, sendo provável que a deficiência materna de hormônio tireoidiano possa agravar essa condição. A deficiência concomitante de selênio também pode contribuir para as manifestações neurológicas do cretinismo. A suplementação de iodo no sal, no pão e em outras substâncias alimentares reduziu acentuadamente a prevalência do cretinismo. Infelizmente, porém, a deficiência de iodo continua sendo a causa mais comum da deficiência intelectual passível de prevenção, na maioria das vezes por causa da resistência da sociedade aos aditivos alimentares ou do custo da suplementação. Além do cretinismo evidente, uma leve deficiência de iodo pode acarretar sutil redução no quociente de inteligência (QI). O suprimento excessivo de iodo, por meio de suplementos ou alimentos enriquecidos com iodo (p. ex., moluscos, algas marinhas), está associado a uma incidência maior de doença autoimune da tireoide. A ingestão dietética recomendada (RDA) é de 220 μg de iodo por dia para mulheres grávidas e 290 μg por dia para mulheres durante a amamentação. Como os efeitos da deficiência de iodo são mais graves em mulheres grávidas e seus lactentes, a American Thyroid Association recomendou que todas as mulheres grávidas e durante a amamentação nos Estados Unidos e no Canadá tomem um composto multivitamínico pré-natal contendo 150 μg de iodo por dia. O iodo urinário é > 100 μg/L nas populações com suficiência de iodo.

Organificação, acoplamento, armazenamento e liberação Após a sua entrada na tireoide, o iodeto é captado e transportado até a membrana apical das células foliculares tireoidianas, onde é oxidado em uma reação de organificação que envolve a TPO e o peróxido de hidrogênio produzido pela oxidase dual (DUOX) e o fator de maturação de DUOX (DUOXA). O átomo de iodo reativo é acrescentado a resíduos selecionados de tirosil dentro da Tg, uma grande proteína dimérica (660 kDa) que consiste em 2.769 aminoácidos. A seguir, as iodotirosinas na Tg são acopladas por meio de ligação éter em uma reação também catalisada pela TPO. Tanto T_4 quanto T_3 podem ser produzidos por essa reação, dependendo do número de átomos de iodo presentes nas iodotirosinas. Após o seu acoplamento, a Tg é levada de volta à célula tireoidiana, onde é processada nos lisossomos para liberar T_4 e T_3. As monoiodotirosinas e di-iodotirosinas (MIT, DIT) não acopladas podem

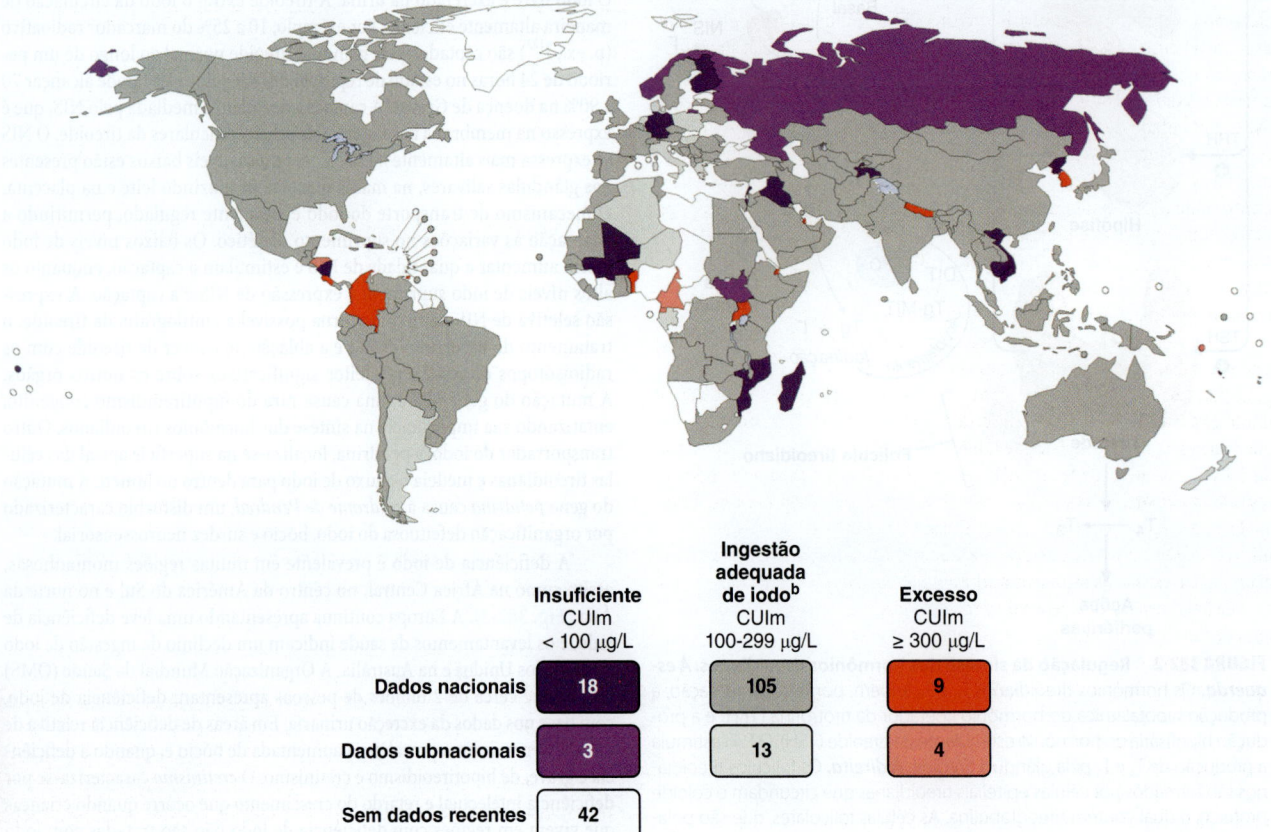

FIGURA 382-3   Estado nutricional mundial em relação ao iodo. [a]No monitoramento populacional do teor de iodo usando a concentração urinária de iodo (CUI), as crianças em idade escolar (CIE) servem como representante para a população geral; portanto, tem-se dado preferência aos estudos realizados em CIE. Os dados da CUI foram selecionados para cada país na seguinte ordem de prioridade: dados da mais recente pesquisa nacional conhecida, realizada entre 2005 e 2020 em (i) CIE, (ii) CIE e adolescentes, (iii) adolescentes, (iv) mulheres em idade reprodutiva, (v) outros adultos (excluindo mulheres grávidas ou lactantes) e (vi) outras populações elegíveis. Na ausência de pesquisas nacionais recentes, os dados subnacionais foram usados na mesma ordem de prioridade. As pesquisas subnacionais sobre a CUI são comumente realizadas para fornecer uma avaliação rápida do estado de iodo da população, mas, devido à falta de rigor na amostragem, elas podem super ou subestimar o estado de iodo em nível nacional e devem ser interpretadas com cautela. [b]A ingestão adequada de iodo em CIE corresponde a valores medianos de CUI na faixa de 100-299 μg/L, e inclui as categorias anteriormente referidas como "Adequado" (100-199 μg/L) e "Mais do que adequado" (200-299 μg/L). *(Reproduzida com a permissão de The Iodine Global Network. Global scorecard of iodine nutrition in 2021 in the general population based on data in school-age children (SAC). IGN: Ottawa, Canada. 2021)*

ser desiodinadas pela enzima desalogenase, reciclando, desse modo, qualquer iodo que não tenha sido transformado em hormônios tireoidianos.

Os distúrbios da síntese dos hormônios tireoidianos constituem causas raras de hipotireoidismo congênito **(Cap. 383)**. A grande maioria desses distúrbios deve-se a mutações recessivas na TPO ou Tg, porém foram identificados defeitos no TSH-R, NIS, pendrina, geração de peróxido de hidrogênio e desalogenase, bem como em genes envolvidos no desenvolvimento da glândula tireoide. No caso de defeitos biossintéticos, a glândula é incapaz de sintetizar quantidades adequadas de hormônio, levando ao aumento de TSH e a um grande bócio.

Ação do TSH   O TSH regula a função da glândula tireoide por meio do TSH-R, um receptor acoplado à proteína G (GPCR) que apresenta sete domínios transmembrana. O TSH-R é acoplado à subunidade α da proteína G estimuladora ($G_s\alpha$), que ativa a adenilato-ciclase, resultando em produção aumentada de monofosfato de adenosina cíclico (AMPc). O TSH também estimula a renovação do fosfatidilinositol pela ativação da fosfolipase C. Mutações recessivas de TSH-R com perda de função causam hipoplasia da tireoide e hipotireoidismo congênito. As mutações dominantes com ganho de função causam hipertireoidismo esporádico ou familiar que se caracteriza por bócio, hiperplasia das células da tireoide e função autônoma **(Cap. 384)**. A maioria dessas mutações ativadoras ocorre no domínio transmembrana do receptor. Essas mutações simulam as alterações de conformação induzidas pela ligação do TSH ou pelas interações das imunoglobulinas estimulantes da tireoide (TSIs) na doença de Graves. As mutações ativadoras de TSH-R ocorrem também como eventos somáticos, acarretando a seleção clonal e expansão das células foliculares tireoidianas afetadas e resultando na formação de nódulos tireoidianos de funcionamento autonômico (ver adiante).

Outros fatores que influenciam a síntese e a liberação dos hormônios
O TSH é o regulador hormonal dominante do crescimento e da função da tireoide, porém uma ampla variedade de fatores de crescimento, cuja maioria é produzida localmente na própria glândula, também influencia a síntese dos hormônios tireoidianos. Eles incluem o fator do crescimento semelhante à insulina tipo 1 (IGF-1), o fator de crescimento epidérmico, o fator de crescimento transformador β (TGF-β), as endotelinas e várias citocinas. Os papéis quantitativos desses fatores não são bem compreendidos, sendo, porém, importantes em certos estados patológicos. Na acromegalia, por exemplo, os maiores níveis de hormônio do crescimento e de IGF-1 estão associados ao bócio e à predisposição para o bócio multinodular (BMN). Certas citocinas e interleucinas (IL), produzidas em associação com a doença tireoidiana autoimune, induzem o crescimento da tireoide, enquanto outras resultam em apoptose. A deficiência de iodo induz um aumento no fluxo sanguíneo para a tireoide assim como uma super-regulação do NIS, estimulando uma captação mais eficiente de iodo. O excesso de iodo inibe transitoriamente a organificação do iodo na tireoide, fenômeno conhecido como *efeito de Wolff-Chaikoff*. Nos indivíduos com uma tireoide normal, a glândula consegue escapar desse efeito inibitório, e a organificação do iodo recomeça; porém, a ação supressiva dos altos níveis de iodo pode persistir nos pacientes com doença autoimune subjacente da tireoide.

FUNÇÃO DA TIREOIDE DURANTE A GRAVIDEZ

Cinco fatores alteram a função tireoidiana na gestação: (1) aumento transitório na hCG durante o primeiro trimestre, que estimula o TSH-R; (2) elevação na globulina ligadora de tiroxina (TBG) induzida pelo estrogênio durante o primeiro trimestre, que persiste durante toda a gestação; (3) alterações no sistema imune, levando ao início, exacerbação ou melhora da doença tireoidiana autoimune subjacente (ver anteriormente); (4) metabolismo aumentado dos hormônios tireoidianos pela desiodinase tipo III placentária; e (5) maior excreção urinária de iodeto, que pode ser responsável pela menor produção de hormônios tireoidianos nas áreas com suficiência limítrofe de iodo. As mulheres com ingestão diminuída de iodo (< 50 µg/dia) correm maior risco de desenvolver bócio durante a gravidez ou de dar à luz uma criança com bócio e hipotireoidismo. A OMS recomenda uma ingestão diária de iodo de 250 µg durante a gravidez e a lactação, e as vitaminas no pré-natal devem conter 150 µg por comprimido.

A elevação dos níveis circulantes de hCG durante o primeiro trimestre é acompanhada de queda recíproca do TSH, que persiste até a metade da gestação. Isso reflete a ligação fraca da hCG, que está presente em níveis muito altos, ao TSH-R. Foram descritos casos raros de indivíduos com sequências variantes de TSH-R que intensificam a ligação da hCG e a ativação do TSH-R. As alterações induzidas pela hCG na função da tireoide podem resultar em hipertireoidismo gestacional transitório, o qual pode estar associado à *hiperêmese gravídica*, uma condição caracterizada por náusea e vômitos intensos e risco de depleção de volume. Todavia, como o hipertireoidismo não é causal, os fármacos antitireoidianos não estão indicados, a não ser que haja suspeita de doença de Graves concomitante. A reposição parenteral de líquidos é habitualmente suficiente até a resolução dessa condição.

Os valores normais para a maioria das provas de função da tireoide diferem durante a gestação, e, quando disponíveis, devem-se utilizar os valores de referência específicos de cada trimestre quando se diagnostica uma disfunção da tireoide durante a gravidez. Os níveis de TSH diminuem no final do primeiro trimestre e, em seguida, aumentam à medida que a gestação progride, de modo que os intervalos de referência de não gestantes podem ser usados desde o meio da gestação até o parto. Os níveis totais de T_4 e de T_3 são cerca de 1,5 vezes maiores durante toda a gestação, porém o T_4, que é igual ou discretamente superior no final do 1º trimestre, diminui progressivamente de modo que os valores no terceiro trimestre de gestações saudáveis frequentemente estão abaixo do limite inferior do valor de referência para mulheres não gestantes.

Durante a gravidez, ocorre hipotireoidismo subclínico em 2% das mulheres, porém se observa a presença de hipotireoidismo franco em apenas 1 em 500. Ensaios clínicos controlados e randomizados prospectivos não demonstraram qualquer benefício da triagem universal da doença tireoidiana durante a gravidez. Recomenda-se um teste de TSH específico para hipotireoidismo em mulheres que planejam uma gravidez se tiverem forte história familiar de doença autoimune da tireoide, outros distúrbios autoimunes (p. ex., diabetes tipo 1), infertilidade, parto pré-termo anterior ou aborto recorrente, sinais ou sintomas de doença da tireoide ou idade acima de 30 anos. As necessidades de hormônios tireoidianos aumentam em até 45% durante a gravidez em mulheres com hipotireoidismo tratadas com levotiroxina.

TRANSPORTE E METABOLISMO DOS HORMÔNIOS TIREOIDIANOS

Proteínas séricas de ligação O T_4 é secretado pela glândula tireoide em um excesso de aproximadamente 20 vezes em relação ao T_3 (Tab. 382-1). Ambos os hormônios estão ligados a proteínas plasmáticas, como a TBG, a transtiretina (TTR, antes conhecida como pré-albumina ligadora da tiroxina [TBPA]) e a albumina. As proteínas plasmáticas de ligação aumentam o reservatório de hormônio circulante, retardam a depuração hormonal e podem modular o fornecimento do hormônio para certos locais teciduais. A concentração de TBG é relativamente baixa (1-2 mg/dL); todavia, em razão de sua alta afinidade pelos hormônios tireoidianos ($T_4 > T_3$), transporta cerca de 80% dos hormônios ligados. A albumina possui uma afinidade relativamente baixa pelos hormônios tireoidianos, porém ocorre em alta concentração plasmática (cerca de 3,5 g/dL) e liga-se a até 10% do T_4 e 30% do T_3. A TTR transporta cerca de 10% do T_4, porém pouco T_3.

Quando os efeitos das várias proteínas de ligação são combinados, cerca de 99,98% do T_4 e 99,7% do T_3 estão ligados às proteínas. Como o T_3 está menos fortemente ligado do que o T_4, a fração de T_3 livre é maior do que o T_4 não ligado, porém existe uma menor quantidade de T_3 não ligado na circulação, visto que ele é produzido em menores quantidades e depurado mais rapidamente que o T_4. As concentrações não ligadas ou "livres" dos hormônios são de cerca de 2×10^{-11} M para o T_4 e cerca de 6×10^{-12} M para o T_3, o que corresponde, aproximadamente, às constantes de ligação dos receptores para esses hormônios (ver adiante). Admite-se que o hormônio não ligado (livre) torna-se biologicamente disponível para os tecidos. Os mecanismos homeostáticos que regulam o eixo tireoidiano são dirigidos à manutenção das concentrações normais dos hormônios não ligados.

Anormalidades das proteínas de ligação dos hormônios tireoidianos Diversas anormalidades hereditárias e adquiridas afetam as proteínas de ligação dos hormônios tireoidianos. A deficiência de TBG ligada ao X está associada a níveis muito baixos de T_4 e T_3 totais. No entanto, como os níveis dos hormônios não ligados são normais, os pacientes são eutireoidianos, e os níveis de TSH se mostram normais. É importante reconhecer esse distúrbio para evitar esforços visando à normalização dos níveis totais de T_4, pois isso leva a tireotoxicose e constitui uma conduta fútil, em função da rápida depuração do hormônio na ausência de TBG. Os níveis de TBG são elevados pelo estrogênio, o que aumenta a sialilação e retarda a depuração de TBG. Como consequência, nas mulheres grávidas ou em uso de contraceptivos que contêm estrogênio, a TBG elevada aumenta os níveis totais de T_4 e T_3; todavia, os níveis de T_4 e T_3 livres estão normais. Essas características fazem parte da explicação da razão pela qual as mulheres com hipotireoidismo necessitam de maiores quantidades de reposição de L-tiroxina, visto que os níveis de TBG são aumentados pela gravidez ou pelo tratamento com estrogênio. As mutações na TBG, na TTR e na albumina podem aumentar a afinidade de ligação para o T_4 e/ou T_3 e causar distúrbios conhecidos como *hipertiroxinemia eutireoidiana* ou *hipertiroxinemia disalbuminêmica familiar* (HDF) (Tab. 382-2). Esses distúrbios resultam em aumento dos níveis totais de T_4 e/ou T_3, porém os níveis dos hormônios não ligados estão normais. A natureza familiar dos distúrbios e o fato de que os níveis de TSH são normais em vez de suprimidos deveriam sugerir esse diagnóstico. Os níveis hormonais livres (dosados preferencialmente por diálise) mostram-se normais na HDF. O diagnóstico pode ser confirmado utilizando os testes que medem as afinidades da ligação dos hormônios radiomarcados às proteínas transportadoras específicas ou realizando as análises de sequência do DNA dos genes das proteínas transportadoras anormais.

Certas medicações, como os salicilatos e o salsalato, podem deslocar os hormônios tireoidianos das proteínas de ligação circulantes. Apesar de tais fármacos perturbarem transitoriamente o eixo tireoidiano e aumentarem os níveis dos hormônios tireoidianos livres, o TSH é suprimido até ser alcançado um novo estado de equilíbrio dinâmico, restaurando, dessa forma, o eutireoidismo. Os fatores circulantes associados a uma doença aguda também podem deslocar o hormônio tireoidiano das proteínas de ligação (Cap. 384).

Desiodinases O T_4 pode ser considerado um precursor para o T_3 mais potente. O T_4 é convertido em T_3 pelas enzimas desiodinases (Fig. 382-1). A desiodinase tipo I, que está localizada principalmente na tireoide, no fígado e nos rins, apresenta uma afinidade relativamente baixa pelo T_4. A desiodinase tipo II possui uma afinidade mais alta pelo T_4, sendo encontrada sobretudo na hipófise, no cérebro, na gordura marrom e na tireoide. A expressão da desiodinase tipo II permite que a enzima regule localmente as concentrações de T_3, uma propriedade que pode ser importante no contexto da reposição de levotiroxina (T_4). A desiodinase tipo II também é regulada pelo hormônio tireoidiano; o hipotireoidismo induz a enzima, resultando

TABELA 382-1 ■ Características de tiroxina (T_4) e tri-iodotironina (T_3) circulantes

Propriedade dos hormônios	T_4	T_3
Concentrações séricas		
Hormônio total	8 µg/dL	0,14 µg/dL
Fração do hormônio total na forma livre (não ligada)	0,02%	0,3%
Hormônio livre (não ligado)	21×10^{-12} M	6×10^{-12} M
Meia-vida sérica	7 dias	2 dias
Fração proveniente diretamente da tireoide	100%	20%
Taxa de produção, incluindo conversão periférica	90 µg/dia	32 µg/dia
Fração do hormônio intracelular	Cerca de 20%	Cerca de 70%
Potência metabólica relativa	0,3	1
Ligação ao receptor	$10^{-10}M$	$10^{-11}M$

TABELA 382-2 ■ Condições associadas à hipertiroxinemia eutireoidiana

Distúrbio	Causa	Transmissão	Características
Hipertiroxinemia disalbuminêmica familiar (HDF)	Mutações da albumina, em geral R218H	AD	T_4 aumentado T_4 livre normal T_3 raramente aumentado
TBG			
Excesso familiar	Maior produção de TBG	LX	T_4 e T_3 totais aumentados T_4 e T_3 livres normais
Excesso adquirido	Medicamentos (estrogênios), gestação, cirrose, hepatite	Adquirida	T_4 e T_3 totais aumentados T_4 e T_3 livres normais
Transtiretina[a]			
Excesso	Tumores das ilhotas	Adquirida	T_4 e T_3 geralmente normais
Mutações	Afinidade aumentada por T_4 ou T_3	AD	T_4 e T_3 totais aumentados T_4 e T_3 livres normais
Medicamentos: propranolol, ipodato, ácido iopanoico, amiodarona	Conversão $T_4 \rightarrow T_3$ diminuída	Adquirida	T_4 aumentado T_3 diminuído TSH normal ou aumentado
Resistência ao hormônio tireoidiano (RTH)	Mutações do receptor do hormônio tireoidiano β	AD	T_4 e T_3 livres aumentados TSH normal ou aumentado Alguns pacientes clinicamente tireotóxicos

[a]Também conhecida como pré-albumina ligadora de tiroxina (TBPA).

Siglas: AD, autossômica dominante; T_4, tiroxina; T_3, tri-iodotironina; TBG, globulina ligadora da tiroxina; TSH, hormônio estimulante da tireoide; LX, ligada ao X.

em maior conversão de T_4 em T_3 em determinados tecidos, como o cérebro e a hipófise. A conversão de T_4 em T_3 é prejudicada pelo jejum, doença sistêmica ou traumatismo agudo, contrastes orais e uma variedade de medicamentos (p. ex., propiltiuracila, propranolol, amiodarona, glicocorticoides). A desiodinase tipo III inativa o T_4 e o T_3 e constitui a fonte mais importante de T_3 reverso (rT_3), incluindo a síndrome do eutireoidiano doente. Essa enzima é expressa na placenta humana, porém não é ativa nos indivíduos sadios. Na síndrome do eutireoidiano doente, particularmente na presença de hipoperfusão, a desiodinase tipo III é ativada no músculo e no fígado. Os hemangiomas maciços e outros tumores que expressam a desiodinase tipo III são uma causa rara de hipotireoidismo.

AÇÃO DO HORMÔNIO TIREOIDIANO

Transporte do hormônio tireoidiano Os hormônios tireoidianos circulantes penetram nas células por difusão passiva e por meio de transportadores específicos, como o transportador monocarboxilato 8 (MCT8), o MCT10 e o polipeptídeo transportador de ânions orgânicos 1C1. Foram identificadas mutações no gene *MCT8* em pacientes com retardo psicomotor ligado ao X e com anormalidades da função tireoidiana (T_4 baixo, T_3 elevado e TSH alto). Após a sua entrada nas células, os hormônios tireoidianos atuam principalmente por meio de receptores nucleares, embora também exerçam ações não genômicas mediante estimulação das respostas enzimáticas mitocondriais e possam atuar diretamente sobre os vasos sanguíneos e o coração por meio dos receptores de integrina.

Receptores nucleares dos hormônios tireoidianos Os hormônios tireoidianos ligam-se com alta afinidade aos TRs α e β nucleares. Tanto o TRα quanto o TRβ são expressos na maioria dos tecidos, porém seus níveis relativos de expressão variam entre os órgãos; o TRα é particularmente abundante no cérebro, nos rins, nas gônadas, no músculo e no coração, enquanto a expressão de TRβ é relativamente alta na hipófise e no fígado. Ambos os receptores se unem de maneira variável para formar isoformas únicas. A isoforma TRβ2, que apresenta uma extremidade aminoterminal única, se expressa seletivamente no hipotálamo e na hipófise, onde desempenha um papel proeminente no controle por retroalimentação do eixo tireoidiano (ver anteriormente). A isoforma TRα2 contém um carboxiterminal único que impede a ligação do hormônio tireoidiano; ela pode funcionar bloqueando a ação das outras isoformas do TR.

Os TRs contêm um domínio central de ligação do DNA e um domínio de ligação ao ligante C-terminal. Eles se ligam a sequências específicas de DNA, denominadas *elementos de resposta dos hormônios tireoidianos* (TRE), nas regiões promotoras dos genes-alvo (Fig. 382-4). Os receptores ligam-se como homodímeros ou, mais comumente, como heterodímeros com receptores X do retinoide (RXRs) (Cap. 377). O receptor ativado pode tanto estimular a transcrição gênica (p. ex., cadeia pesada α da miosina) quanto inibir a transcrição (p. ex., gene da subunidade β do TSH), dependendo da natureza dos elementos reguladores no gene-alvo.

Os hormônios tireoidianos (T_3 e T_4) ligam-se com afinidades semelhantes ao TRα e ao TRβ. Entretanto, diferenças estruturais nos domínios de ligação do ligante proporcionam o potencial para o desenvolvimento de agonistas ou antagonistas seletivos dos receptores, os quais estão em fase de pesquisa. O T_3 liga-se com afinidade 10 a 15 vezes maior do que o T_4, o que explica a sua maior potência hormonal. Embora o T_4 seja produzido em maiores quantidades do que o T_3, os receptores são ocupados principalmente pelo T_3, refletindo a conversão do T_4 em T_3 pelos tecidos periféricos, a maior biodisponibilidade do T_3 no plasma e a maior afinidade dos receptores pelo T_3. Após a ligação aos TRs, o hormônio tireoidiano induz alterações na conformação dos receptores que modificam suas interações com os fatores de transcrição acessórios. É importante assinalar que, na ausência de ligação ao hormônio tireoidiano, os aporreceptores ligam-se a proteínas correpressoras que inibem a transcrição gênica. A ligação hormonal dissocia os correpressores e permite o recrutamento dos coativadores que aceleram a transcrição. A descoberta das interações dos TRs com os correpressores explica o fato de o TR silenciar a expressão gênica na ausência de ligação hormonal. Como resultado, a deficiência de hormônio exerce um profundo efeito sobre a expressão gênica, pois acarreta a repressão gênica, assim como a perda da estimulação induzida por hormônios. Esse conceito foi corroborado pelo achado de que a deleção direcionada do gene TR em camundongos exerce um efeito fenotípico menos pronunciado do que a deficiência hormonal.

Resistência ao hormônio tireoidiano A resistência ao hormônio tireoidiano (RTH) é um distúrbio autossômico dominante caracterizado por níveis elevados desse hormônio e nível de TSH inapropriadamente normal ou elevado. Em geral, os indivíduos com RTH não exibem sinais e sintomas típicos do hipotireoidismo, pois a resistência hormonal é parcial e acaba

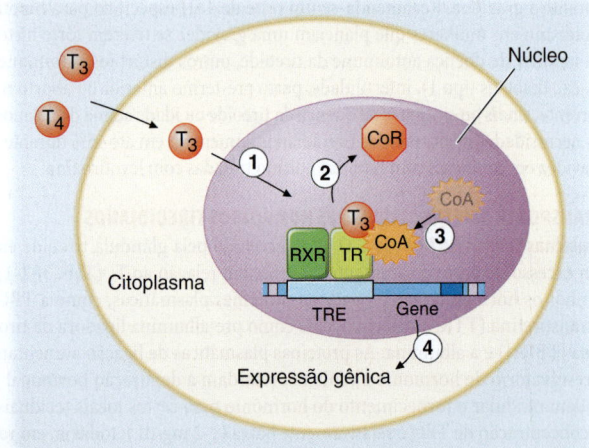

FIGURA 382-4 Mecanismo de ação dos receptores dos hormônios tireoidianos. O receptor do hormônio tireoidiano (TR) e o receptor X de retinoide (RXR) formam heterodímeros que se ligam especificamente aos elementos de resposta dos hormônios tireoidianos (TRE) nas regiões promotoras dos genes-alvo. Na ausência de hormônio, o TR liga-se às proteínas correpressoras (CoR) que silenciam a expressão gênica. Os números se referem a uma série de reações ordenadas que ocorrem em resposta ao hormônio tireoidiano: (1) o T_4 ou o T_3 entra no núcleo; (2) a ligação de T_3 dissocia o CoR do TR; (3) são recrutados coativadores (CoA) para o receptor ligado ao T_3; e (4) a expressão gênica é alterada. T_3, tri-iodotironina; T_4, tiroxina.

sendo compensada pelos maiores níveis de hormônio tireoidiano. As características clínicas da RTH podem incluir bócio, transtorno de déficit de atenção, leve redução no QI, maturação esquelética retardada, taquicardia e respostas metabólicas prejudicadas ao hormônio tireoidiano.

As formas clássicas de RTH são causadas por mutações no gene TRβ. Essas mutações, localizadas em regiões restritas do domínio de acoplamento do ligante, acarretam a perda da função dos receptores. No entanto, levando-se em conta que os receptores mutantes conservam a capacidade de se dimerizar com os RXRs, de se ligar ao DNA e de recrutar as proteínas correpressoras, eles funcionam como antagonistas dos receptores de TRβ e TRα normais restantes. Tal propriedade, denominada atividade "dominante negativa", explica o modo autossômico dominante de transmissão. Suspeita-se desse diagnóstico quando os níveis de hormônios tireoidianos livres mostram-se aumentados sem supressão do TSH. Anormalidades hormonais semelhantes são encontradas em outros membros da família acometidos, apesar de as mutações de TRβ se manifestarem *de novo* em cerca de 20% dos pacientes. A análise das sequências do DNA do gene TRβ permite fazer um diagnóstico definitivo. A RTH precisa ser diferenciada de outras causas de hipertiroxinemia eutireoidiana (p. ex., HDF) e da secreção inapropriada de TSH por adenomas hipofisários secretores de TSH (Cap. 380). Na maioria dos pacientes, não existe indicação para qualquer tipo de tratamento; a importância de fazer o diagnóstico reside em evitar o tratamento inapropriado de um hipertireoidismo equivocado e proporcionar aconselhamento genético.

Uma forma distinta de RTH é causada por mutações no gene TRα. Os pacientes acometidos apresentam muitas manifestações clínicas de hipotireoidismo congênito, incluindo retardo do crescimento, displasia esquelética e constipação intestinal grave. Diferentemente da RTH causada por mutações em TRβ, as provas de função tireoidiana revelam níveis normais de TSH, níveis baixos ou normais de T_4 e níveis normais ou elevados de T_3. Esses achados clínicos e laboratoriais distintos ressaltam a distribuição tecidual e os papéis funcionais diferentes do TRβ e do TRα. O tratamento com T_4 parece aliviar algumas das manifestações clínicas de pacientes com RTH causada por mutações em TRα.

EXAME FÍSICO

Além do exame da tireoide, o exame físico deve incluir uma busca de possíveis sinais de função tireoidiana anormal, bem como das características extratireoidianas de oftalmopatia e dermopatia (Cap. 384). O exame do pescoço deve começar pela inspeção frontal e lateral do paciente sentado, observando quaisquer cicatrizes cirúrgicas, massas óbvias ou veias distendidas. A tireoide pode ser palpada com ambas as mãos por trás ou colocando-se adiante do paciente, utilizando os polegares para palpar cada lobo. É preferível utilizar uma combinação desses métodos, em especial quando os nódulos são pequenos. O pescoço do paciente deve ser flexionado ligeiramente para relaxar seus músculos. Após localizar a cartilagem cricóidea, o istmo, que está fixado ao terço inferior dos lobos da tireoide, pode ser identificado e, em seguida, acompanhado lateralmente para localizar cada lobo (em condições normais, o lobo direito é levemente maior do que o esquerdo). Pedindo-se que o paciente degluta goles de água, a consistência da tireoide pode ser mais bem reconhecida quando a glândula se movimenta por debaixo dos dedos do examinador.

Os elementos a serem observados são tamanho, consistência, nodularidade e qualquer hipersensibilidade ou fixação da tireoide. Deve ser feita uma estimativa do tamanho da tireoide (em geral, pesa de 12 a 20 g), e um desenho constitui com frequência a melhor maneira de registrar os achados. A ultrassonografia possibilita a medição mais acurada do volume e nodularidade da tireoide e mostra-se útil na avaliação da prevalência de bócio em regiões com deficiência de iodo. Entretanto, a sua realização não está indicada se o exame físico da tireoide for normal. O tamanho, a localização e a consistência de quaisquer nódulos também devem ser definidos. Um sopro sobre a glândula, localizado na inserção das artérias tireóideas superior e inferior (súpero ou inferolateralmente), indica aumento da vascularização, que está associado a um fluxo sanguíneo turbulento, mais do que laminar, conforme observado no hipertireoidismo. Se as bordas inferiores dos lobos da tireoide não forem percebidas claramente, pode existir um bócio retroesternal. Os grandes bócios retroesternais podem acarretar distensão venosa no pescoço e dificuldade respiratória, sobretudo quando os braços são erguidos (sinal de Pemberton). Com qualquer massa central acima da tireoide, a língua deve ser colocada em extensão, pois os cistos tireoglossos se deslocam para cima. O exame da tireoide não terá sido completo sem uma avaliação para a possível presença de linfadenopatia nas regiões supraclavicular e cervical do pescoço.

AVALIAÇÃO LABORATORIAL

Dosagem dos hormônios tireoidianos

As maiores sensibilidade e especificidade dos *ensaios de TSH* aprimoraram grandemente a avaliação laboratorial da função tireoidiana. Como os níveis de TSH modificam-se dinamicamente em resposta a alterações do T_4 e do T_3, uma abordagem lógica aos testes da tireoide consiste em determinar, em primeiro lugar, se o TSH está suprimido, normal ou elevado. Com raras exceções (ver adiante), um nível normal de TSH exclui uma anormalidade primária da função tireoidiana. Essa estratégia depende da utilização dos ensaios imunoquimiluminométricos (ICMA) para o TSH suficientemente sensível para estabelecer a diferença entre o limite inferior da faixa de referência e os valores suprimidos que ocorrem com a tireotoxicose. Ensaios extremamente sensíveis são capazes de detectar níveis de TSH ≤ 0,004 mUI/L; entretanto, para finalidades práticas, ensaios sensíveis até ≤ 0,1 mUI/L são suficientes. A ampla disponibilidade do ICMA para o TSH tornou obsoleto o teste de estimulação com TRH, já que a ausência de elevação do TSH após um *bolus* intravenoso de 200 a 400 μg de TRH tem as mesmas implicações de um TSH basal suprimido medido pelo ICMA. Como os anticorpos usados no ICMA são biotinilados, suplementos de biotina, incluindo biotina em multivitamínicos, podem interferir na medição de TSH, resultando em valores falsamente baixos de TSH e níveis falsamente altos de T_4 ou T_3. Portanto, os pacientes devem ser aconselhados a parar de tomar biotina por pelo menos 2 dias antes do teste de função da tireoide.

O achado de um nível anormal de TSH deve ser acompanhado pelas dosagens dos níveis circulantes de hormônios tireoidianos a fim de confirmar o diagnóstico de hipertireoidismo (TSH suprimido) ou de hipotireoidismo (TSH elevado). Os imunoensaios automatizados estão amplamente disponíveis para T_4 *total* e T_3 *total* séricos. O T_4 e o T_3 estão altamente ligados às proteínas, e diversos fatores (doença, medicamentos, fatores genéticos) podem influenciar a ligação às proteínas. Por isso, é útil dosar os níveis hormonais livres ou não ligados, que correspondem ao reservatório de hormônios biologicamente disponíveis. Dois métodos diretos são usados para dosar os *hormônios tireoidianos livres* (não ligados): (1) competição dos hormônios tireoidianos livres com o T_4 radiomarcado (ou um análogo) pela ligação a um anticorpo de fase sólida e (2) separação física da fração hormonal livre por ultracentrifugação ou diálise de equilíbrio. Os primeiros ensaios para a identificação dos hormônios livres apresentavam alguns artefatos, porém os ensaios mais recentes se correlacionam muito bem com os resultados dos métodos de separação física tecnicamente muito mais difíceis e mais caros. Um método indireto que hoje é usado com menos frequência para estimar os níveis dos hormônios tireoidianos livres (não ligados) consiste em calcular o índice de T_3 livre ou de T_4 livre a partir da concentração total de T_4 ou de T_3 e a *relação de ligação dos hormônios tireoidianos* (THBR). Esse último método deriva do teste de captação de T_3 pela resina, o qual determina a distribuição do T_3 radiomarcado entre uma resina absorvente e as proteínas de ligação dos hormônios tireoidianos não ocupados na amostra. A ligação do T_3 marcado à resina aumenta quando existe um número reduzido de locais não ocupados de ligação às proteínas (p. ex., deficiência de TBG) ou maior quantidade de hormônio tireoidiano total na amostra; essa ligação diminui nas circunstâncias opostas. O produto da THBR e T_3 ou T_4 total proporciona o *índice de T_3 ou T_4 livre*. Com efeito, o índice serve para corrigir os valores hormonais totais anormais causados por anormalidades na ligação hormônio-proteína.

Os níveis totais de hormônios tireoidianos estão *elevados* quando a TBG aumenta em consequência dos estrogênios (gravidez, contraceptivos orais, terapia hormonal, tamoxifeno, moduladores seletivos dos receptores de estrogênio, doença hepática inflamatória) e *diminuídos* quando a ligação da TBG está reduzida (androgênios, síndrome nefrótica). Os distúrbios genéticos e as doenças agudas também podem causar anormalidades nas proteínas de ligação dos hormônios tireoidianos, e vários medicamentos (fenitoína, carbamazepina, salicilatos e anti-inflamatórios não esteroides [AINEs]) podem interferir na ligação dos hormônios tireoidianos. Como os níveis dos hormônios tireoidianos livres são normais e o paciente encontra-se em um estado eutireoidiano em todas essas circunstâncias, os ensaios que medem o hormônio livre são preferíveis àqueles para a determinação dos hormônios tireoidianos totais.

Para a maioria das finalidades, o nível de T_4 livre (não ligado) é suficiente para confirmar a tireotoxicose; todavia, 2 a 5% dos pacientes apresentam apenas um nível elevado de T_3 (toxicose por T_3). Por conseguinte, os níveis de T_3 livre devem ser medidos em pacientes com TSH suprimido, porém com níveis normais de T_4 livre.

Existem várias condições clínicas nas quais o uso de TSH como teste de triagem pode ser enganoso, em particular sem determinações simultâneas de T_4 livre. Qualquer doença grave não tireoidiana pode causar níveis anormais de TSH. Embora o hipotireoidismo constitua a causa mais comum de níveis elevados de TSH, as causas raras incluem tumor hipofisário secretor de TSH (Cap. 380), resistência aos hormônios tireoidianos e artefato do ensaio. Em contrapartida, um nível de TSH suprimido, particularmente de < 0,01 mUI/L, costuma indicar tireotoxicose. Entretanto, podem ser observados níveis subnormais entre 0,01 e 0,1 mUI/L durante o primeiro trimestre de gestação (devido à secreção de hCG), após tratamento do hipertireoidismo (visto que o TSH pode permanecer suprimido por vários meses) e em resposta a determinados medicamentos (p. ex., altas doses de glicocorticoides ou dopamina). Os níveis de TSH medidos por imunoensaio também podem estar suprimidos em pacientes que tomam suplementos de biotina < 18 horas antes de uma coleta de sangue, visto que os anticorpos de captura do TSH são biotinilados, e a biotina exógena pode interferir na captura subsequente de estreptavidina. Ainda mais importante, o hipotireoidismo secundário, causado por doença hipotalâmico-hipofisária, está associado a um nível de TSH variável (baixo a alto-normal), inapropriado para o nível de T_4 baixo. Portanto, *o TSH não deve ser usado como exame laboratorial isolado para avaliar a função tireoidiana em pacientes com doença hipofisária suspeitada ou conhecida.*

Os testes para os efeitos do excesso ou da depleção dos hormônios tireoidianos sobre órgãos-alvo, como a estimativa da taxa metabólica basal, as taxas de relaxamento dos reflexos tendíneos ou o colesterol sérico, são relativamente insensíveis e não são úteis como determinantes clínicos da função tireoidiana.

Testes para determinar a etiologia da disfunção tireoidiana A doença tireoidiana autoimune é identificada mais facilmente medindo os anticorpos circulantes contra TPO e Tg. Sabendo que os anticorpos para Tg isoladamente são incomuns, seria razoável medir apenas os anticorpos para TPO. Cerca de 5 a 15% das mulheres eutireoidianas e até 2% dos homens eutireoidianos possuem anticorpos antitireoidianos; esses indivíduos correm maior risco de vir a desenvolver disfunção da tireoide. Quase todos os pacientes com hipotireoidismo autoimune e até 80% daqueles com doença de Graves possuem anticorpos contra a TPO, geralmente em altos níveis.

As TSIs são anticorpos que estimulam o TSH-R na doença de Graves. Costumam ser dosadas por ensaios de deslocamento de marcadores comercialmente disponíveis denominados TRAb (anticorpo antirreceptor de TSH) com base no pressuposto de que os níveis elevados na presença de hipertireoidismo clínico refletem efeitos estimuladores sobre o TSH-R. Utiliza-se com menos frequência um bioensaio. As taxas de remissão em pacientes com doença de Graves após a interrupção dos medicamentos antitireoidianos são mais altas, com desaparecimento de TRAb em lugar de sua persistência. Além disso, o ensaio para TRAb é utilizado para prever a ocorrência de tireotoxicose tanto fetal quanto neonatal causada pela passagem transplacentária de níveis maternos elevados de TRAb ou TSI (> 3× o limite superior do normal) no último trimestre de gestação.

Os níveis *séricos de Tg* estão elevados em todos os tipos de tireotoxicose, exceto na *tireotoxicose factícia* causada pela autoadministração do hormônio tireoidiano. Os níveis de Tg ficam elevados particularmente na tireoidite, refletindo a destruição do tecido tireoidiano e a liberação de Tg. Entretanto, a dosagem de Tg tem seu principal papel no acompanhamento dos pacientes com câncer de tireoide. Após tireoidectomia total e radioablação, os níveis de Tg devem ser < 0,2 ng/mL na ausência de anticorpos anti-Tg; os níveis detectáveis indicam uma ablação incompleta ou recidiva do câncer.

Captação de iodo radioativo e cintilografia da tireoide A glândula tireoide transporta seletivamente radioisótopos do iodo (I^{123}, I^{125}, I^{131}) e ^{99m}Tc pertecnetato, possibilitando a obtenção de imagens da tireoide e a quantificação da captação fracional do marcador radioativo.

A imagem nuclear da doença de Graves caracteriza-se por uma glândula aumentada e maior captação do marcador que se distribui homogeneamente. Os adenomas tóxicos aparecem como áreas focais de maior captação, com a captação do marcador suprimida no restante da glândula (refletindo a supressão de TSH). No BMN tóxico, a glândula está aumentada – frequentemente com arquitetura distorcida –, e são observadas múltiplas áreas de captação do marcador relativamente aumentada (nódulos funcionantes) ou diminuída (parênquima da tireoide suprimido ou nódulos não funcionantes). A tireoidite subaguda, a tireoidite viral e a tireoidite pós-parto estão associadas a uma captação muito baixa devido ao dano das células foliculares e à supressão do TSH. A tireotoxicose factícia também está associada à baixa captação, já que o hormônio exógeno suprime o TSH. Além disso, se houver iodo exógeno circulante em excesso (p. ex., de fontes dietéticas ou de meio de contraste iodado), a captação de radionuclídeo apresenta-se baixa, mesmo na presença de produção aumentada de hormônio tireoidiano.

A cintilografia da tireoide não é usada na avaliação de rotina de pacientes com nódulos da tireoide, porém deve ser realizada se os níveis séricos de TSH estiverem subnormais para determinar a presença de nódulos tireoidianos funcionantes. Os nódulos funcionantes, ou "quentes", quase nunca são malignos, e a biópsia com aspiração por agulha fina (AAF) não está indicada. A grande maioria dos nódulos da tireoide não produz hormônio tireoidiano (nódulos "frios"), e esses nódulos têm mais tendência a ser malignos (cerca de 5 a 10%). A cintilografia de corpo inteiro e da tireoide também é usada no tratamento e, atualmente menos frequente, no monitoramento do câncer de tireoide. Após tireoidectomia para câncer de tireoide, os níveis de TSH são elevados com o uso de um protocolo de retirada de hormônio tireoidiano ou injeção de TSH humano recombinante (Cap. 385). A administração de I^{131} ou I^{123} (em atividade maior do que a utilizada para exame de imagem da glândula tireoide apenas) possibilita a realização de cintilografia de corpo inteiro (CCI) para detectar tireoide remanescente. A imagem de CCI também é realizada após a administração terapêutica de I^{131}, que confirma a ablação remanescente e pode revelar metástases ávidas de iodo.

Ultrassonografia da tireoide A ultrassonografia é a ferramenta mais valiosa para o diagnóstico e a avaliação de pacientes com doença nodular da tireoide (Cap. 385). As diretrizes baseadas em evidências recomendam a ultrassonografia da tireoide para todos os pacientes com suspeita de nódulos da tireoide pelo exame físico ou outro exame de imagem. Com o uso de transdutores lineares de 10 a 12 MHz, a resolução e a qualidade das imagens são excelentes, possibilitando a caracterização de nódulos e cistos de > 3 mm. Determinados padrões ultrassonográficos que combinam características suspeitas na ultrassonografia são altamente sugestivos de neoplasia maligna (p. ex., nódulos sólidos hipoecoicos com bordas infiltrativas e microcalcificações, risco de câncer de > 90%), enquanto outros padrões correlacionam-se com uma menor probabilidade de câncer (nódulos sólidos isoecoicos, risco de câncer de 5 a 10%). Alguns padrões sugerem uma natureza benigna (p. ex., nódulos espongiformes, definidos como nódulos com múltiplas áreas císticas internas pequenas ou cistos simples, com risco de câncer de < 3%) (ver Cap. 385, Fig. 385-2). Esses padrões foram incorporados em sistemas de estratificação de risco (SERs) validados para imagens ultrassonográficas de nódulos de tireoide (American College of Radiology [ACR], Thyroid Imaging Reporting and Data System [TI-RADS], American Thyroid Association, European Thyroid Association [EU-TIRADS] e outros) (ver Cap. 385, Fig. 385-1). Esses sistemas são relativamente equivalentes na classificação dos nódulos tireoidianos; eles diferem nas recomendações de pontos de corte de tamanho para AAF. Não surpreendentemente, os SERs com pontos de corte de tamanho mais baixos têm maior sensibilidade e menor especificidade para o diagnóstico de câncer de tireoide do que aqueles com pontos de corte mais altos. No entanto, todos demonstraram reduzir as AAFs desnecessárias em pelo menos 45%, em parte devido à recomendação de não realizar AAF de nódulos espongiformes.

Além de avaliar os nódulos da tireoide, a ultrassonografia mostra-se útil para monitorar o tamanho dos nódulos e para a aspiração de nódulos ou lesões císticas. A biópsia por AAF guiada por ultrassonografia de lesões da tireoide reduz a taxa de amostras inadequadas e diminui o erro das amostras, reduzindo, assim, as taxas de resultados não diagnósticos e falso-negativos da citologia por AAF. A ultrassonografia dos compartimentos de linfonodos cervicais central e lateral é indispensável na avaliação de pacientes com câncer de tireoide, no pré-operatório e durante o acompanhamento. Além disso, o ACR recomenda uma pesquisa dos linfonodos cervicais como parte de todo exame com ultrassonografia da tireoide.

LEITURAS ADICIONAIS

Alexander EK et al: 2017 Guidelines of the American Thyroid Association for the diagnosis and management of thyroid disease during pregnancy and postpartum. Thyroid 27:315, 2017.
Braun D, Schweizer U: Thyroid hormone transport and transporters. Vitam Horm 106:19, 2018.
Ortiga-Cavalho TM et al: Thyroid hormone receptors and resistance to thyroid hormone disorders. Nat Rev Endocrinol 10:582, 2014.
Rugge JB et al: Screening and treatment of thyroid dysfunction: An evidence review for the U.S. Preventive Services Task Force. Ann Intern Med 162:35, 2015.
Stoupa A et al: Update of thyroid developmental genes. Endocrinol Metab Clin North Am 45:243, 2016.
Tessler FN et al: ACR Thyroid Imaging Reporting and Data System (TI-RADS): White paper of the ACR TI-RADS Committee. J Am Coll Radiol 14:587 2017.
Zimmermann MB, Boelaert K: Iodine deficiency and thyroid disorders. Lancet Diabetes Endocrinol 3:286, 2015.

383 Hipotireoidismo
J. Larry Jameson, Susan J. Mandel, Anthony P. Weetman

HIPOTIREOIDISMO

A deficiência de iodo continua sendo uma causa comum de hipotireoidismo no mundo inteiro. Nas áreas com suficiência de iodo, a doença autoimune (tireoidite de Hashimoto) e as causas iatrogênicas (tratamento do hipertireoidismo) são mais comuns (Tab. 383-1).

HIPOTIREOIDISMO CONGÊNITO

Prevalência O hipotireoidismo ocorre em cerca de 1 a cada 2.000-4.000 recém-nascidos, e efetua-se uma triagem neonatal na maioria dos países industrializados. Pode ser transitório, especialmente se a mãe tiver anticorpos bloqueadores do receptor do hormônio estimulante da tireoide (TSH-R) ou se recebeu medicamentos antitireoidianos, porém o hipotireoidismo permanente ocorre na maioria dos casos. As causas do hipotireoidismo neonatal incluem disgenesia da glândula tireoide em 65%, erros inatos da síntese do hormônio tireoidiano em 30% e mediado por anticorpo anti TSH-R em 5% dos recém-nascidos afetados. As anormalidades de desenvolvimento são duas vezes mais comuns em meninas. As mutações que causam hipotireoidismo congênito estão sendo identificadas com frequência cada vez maior, porém a maioria dos casos continua sendo idiopática. Estas podem ser amplamente categorizadas como mutações que causam (1) hipotireoidismo central devido ao desenvolvimento hipotálamo-hipofisário anormal ou à perda de componentes específicos das vias hormonais do hormônio liberador da tirotrofina (TRH)/TSH; (2) desenvolvimento anormal da glândula tireoide ou disgenesia; ou (3) síntese e processamento anormal do hormônio da tireoide, ou disormonogênese (Tab. 383-2). A passagem transplacentária do hormônio tireoidiano materno ocorre antes de a tireoide fetal começar a funcionar e proporciona um suporte hormonal parcial ao feto com hipotireoidismo congênito.

TABELA 383-1 ■ Causas de hipotireoidismo

Primárias

Hipotireoidismo autoimune: tireoidite de Hashimoto, tireoidite atrófica

Iatrogênicas: tratamento com I^{131}, tireoidectomia subtotal ou total, irradiação externa do pescoço para linfoma ou câncer

Fármacos: excesso de iodo (incluindo meios de contraste que contêm iodo e amiodarona), lítio, fármacos antitireoidianos, ácido p-aminossalicílico, α-interferona e outras citocinas, aminoglutetinida, inibidores da tirosina-cinase (p. ex., sunitinibe), inibidores de *checkpoints* imunes (p. ex., ipilimumabe, nivolumabe, pembrolizumabe)

Hipotireoidismo congênito: tireoide ausente ou ectópica, disormonogênese, mutação de TSH-R

Deficiência de iodo

Distúrbios infiltrativos: amiloidose, sarcoidose, hemocromatose, esclerodermia, cistinose, tireoidite de Riedel

Superexpressão da desiodinase tipo III no hemangioma infantil e em outros tumores

Transitórias

Tireoidite silenciosa, incluindo a tireoidite pós-parto

Tireoidite subaguda

Suspensão do tratamento com tiroxina em doses suprafisiológicas em indivíduos com tireoide intacta

Após tratamento com I^{131} ou tireoidectomia subtotal para a doença de Graves

Secundárias

Hipopituitarismo: tumores, cirurgia ou irradiação da hipófise, distúrbios infiltrativos, síndrome de Sheehan, traumatismo, formas genéticas de deficiências combinadas dos hormônios hipofisários

Deficiência ou inatividade isolada de TSH

Tratamento com bexaroteno

Doenças hipotalâmicas: tumores, traumatismo, distúrbios infiltrativos, idiopática

Siglas: TSH, hormônio estimulante da tireoide; TSH-R, receptor do TSH.

Manifestações clínicas A maioria dos lactentes tem aparência normal por ocasião do nascimento, e, com o uso de rastreamento bioquímico, poucos casos são atualmente diagnosticados com base nas características clínicas, que incluem icterícia prolongada, problemas alimentares, hipotonia, língua de volume aumentado, maturação óssea atrasada e hérnia umbilical. Ainda mais importante, se o tratamento for retardado, o resultado será um dano neurológico permanente. Além disso, pode-se observar a presença das manifestações típicas do hipotireoidismo adulto (Tab. 383-3). Outras malformações congênitas, especialmente cardíacas, são quatro vezes mais comuns no hipotireoidismo congênito.

Diagnóstico e tratamento Tendo em vista as graves consequências neurológicas do hipotireoidismo congênito não tratado, foram estabelecidos programas de triagem neonatal. Em geral, baseiam-se na determinação dos níveis de TSH ou de tiroxina (T_4) em amostras de sangue obtidas por punção do calcanhar. Quando o diagnóstico é confirmado, o T_4 é administrado na posologia de 10 a 15 μg/kg/dia, sendo a dose ajustada pelo monitoramento cuidadoso dos níveis de TSH. As necessidades de T_4 são relativamente grandes durante o primeiro ano de vida, e um nível circulante elevado de T_4 costuma ser necessário para normalizar o TSH. O tratamento precoce com T_4 resulta em níveis normais de QI, porém pequenas anormalidades do neurodesenvolvimento podem ocorrer naqueles com hipotireoidismo mais grave ao diagnóstico ou quando o tratamento é protelado ou não ideal. Se houver suspeita de hipotireoidismo transitório ou o diagnóstico não estiver bem definido, o tratamento pode ser interrompido com segurança após os 3 anos de idade, seguido de avaliação posterior.

HIPOTIREOIDISMO AUTOIMUNE

Classificação O hipotireoidismo autoimune pode estar associado a um bócio (*tireoidite de Hashimoto, ou bócio*) ou tecido tireoidiano residual mínimo (*tireoidite atrófica*). Como o processo autoimune reduz gradualmente a função tireoidiana, existe uma fase de compensação quando os níveis normais de hormônios tireoidianos são mantidos por elevação no TSH. Embora alguns pacientes possam apresentar sintomas menores, esse estado é denominado *hipotireoidismo subclínico*. Em seguida, os níveis de T_4 livre caem, e os níveis de TSH sobem ainda mais; os sintomas tornam-se mais prontamente evidentes em tal estágio (em geral, TSH > 10 mUI/L), que recebe a designação de *hipotireoidismo clínico* ou *hipotireoidismo franco*.

Prevalência A taxa de incidência anual média do hipotireoidismo autoimune é de até 4 por 1.000 mulheres e de 1 por 1.000 homens. É mais comum em certas populações, como a japonesa, provavelmente devido a fatores genéticos e exposição crônica a uma dieta rica em iodo. A média da idade por ocasião do diagnóstico é de 60 anos, e a prevalência de hipotireoidismo aumenta com a idade. O hipotireoidismo subclínico é observado em 6 a 8% das mulheres (10% depois dos 60 anos) e 3% dos homens. O risco anual de desenvolver hipotireoidismo clínico é de cerca de 4% quando o hipotireoidismo subclínico está associado a anticorpos contra peroxidase tireoidiana (TPO) positivos.

Patogênese Na tireoidite de Hashimoto, existe acentuada infiltração linfocítica da tireoide com formação de centros germinativos, atrofia dos folículos tireoidianos acompanhada por metaplasia oxifílica, ausência de coloide e fibrose leve a moderada. Na tireoidite atrófica, a fibrose é muito mais extensa, a infiltração linfocítica é menos pronunciada e os folículos tireoidianos estão quase completamente ausentes. A tireoidite atrófica representa habitualmente o estágio final da tireoidite de Hashimoto, mais do que um distúrbio separado, embora ocorra uma forma distinta de fibrose acentuada, em que a glândula é infiltrada por plasmócitos IgG4 positivos.

À semelhança da maioria dos distúrbios autoimunes, a suscetibilidade ao hipotireoidismo autoimune, determinada por uma combinação de fatores genéticos e ambientais, assim como o risco de hipotireoidismo autoimune ou doença de Graves, é maior entre irmãos. Os polimorfismos HLA-DR são os fatores de risco genéticos mais bem documentados para o hipotireoidismo autoimune, especialmente HLA-DR3, HLA-DR4 e HLA-DR5 em indivíduos brancos. Existe uma fraca associação entre os polimorfismos no *CTLA-4*, um gene regulador da célula T, e o hipotireoidismo autoimune. Essas duas associações genéticas são compartilhadas por outras doenças autoimunes, o que pode explicar a relação entre o hipotireoidismo autoimune e outras doenças autoimunes, em particular diabetes melito tipo 1, doença de Addison, anemia perniciosa e vitiligo. Os polimorfismos de HLA-DR e *CTLA-4* são responsáveis por cerca da metade da suscetibilidade genética ao hipotireoidismo autoimune, e o papel de outros *loci* contribuintes ainda não foi esclarecido. Um gene no cromossomo 21 pode ser responsável pela

TABELA 383-2 ■ Exemplos de causas genéticas do hipotireoidismo congênito

Proteína do gene com defeito	Tipos de hipotireoidismo	Herança	Consequências
PROP-1	Hipotireoidismo central	Homozigoto recessivo	Deficiências combinadas de hormônios hipofisários, incluindo hormônio estimulante da tireoide (TSH), com preservação do hormônio adrenocorticotrófico
PIT-1	Hipotireoidismo central	Perda de função homozigótica ou heterozigótica	Deficiências combinadas de hormônio do crescimento, prolactina e TSH
IGSF1	Hipotireoidismo central	Perda de função ligada ao X	Perda da expressão do receptor de TSH (TSH-R), aumento testicular
TSHβ	Hipotireoidismo central	Perda de função heterozigótica	Deficiência de TSH
TTF-1 (TITF-1)	Primário, disgenesia da tireoide	Perda de função heterozigótica	Hipoplasia tireoidiana variável, coreoatetose, problemas pulmonares
TTF-2 (FOXE-1)	Primário, disgenesia da tireoide	Homozigoto recessivo	Agenesia da tireoide, atresia de coana, cabelos eriçados
PAX-8	Primário, disgenesia da tireoide	Perda de função heterozigótica	Disgenesia da tireoide, anormalidades renais
NKX2-1	Primário, disgenesia da tireoide	Perda de função heterozigótica	Disgenesia da tireoide, anormalidades cerebrais e pulmonares
NKX2-5	Primário, disgenesia da tireoide	Perda de função heterozigótica	Disgenesia da tireoide, anormalidades cardíacas
GLIS3	Primário, disgenesia da tireoide	Homozigoto recessivo	Disgenesia da tireoide, diabetes neonatal, anormalidades faciais
JAG-1	Primário, disgenesia da tireoide	Perda de função heterozigótica	Disgenesia da tireoide, síndrome de Alagille tipo 1, anormalidades cardíacas
Receptor do TSH	Primário, disgenesia e disormonogênese da tireoide	Homozigoto recessivo	Resistência ao TSH
$G_s\alpha$ (osteodistrofia hereditária de Albright)	Primário, disormonogênese da tireoide	Perda de função heterozigótica, *imprinting*	Resistência ao TSH
Cotransportador de Na^+/I^- (SLC5A5)	Primário, disormonogênese da tireoide	Homozigoto recessivo	Incapacidade de transportar iodeto
DUOX2 (THOX2)	Primário, disormonogênese da tireoide	Perda de função heterozigótica	Defeito de organificação
DUOXA2	Primário, disormonogênese da tireoide	Homozigoto recessivo	Defeito de organificação
Peroxidase tireoidiana	Primário, disormonogênese da tireoide	Homozigoto recessivo	Organificação defeituosa do iodeto
Tireoglobulina	Primário, disormonogênese da tireoide	Homozigoto recessivo	Síntese defeituosa dos hormônios tireoidianos
Pendrina (SLC26A4)	Primário, disormonogênese da tireoide	Homozigoto recessivo	Síndrome de Pendred: surdez neurossensorial e defeito parcial da organificação na tireoide
Desalogenase 1 (IYD)	Primário, disormonogênese da tireoide	Homozigoto recessivo	Perda de reutilização do iodeto

associação entre hipotireoidismo autoimune e síndrome de Down. A preponderância feminina da autoimunidade tireoidiana é mais provavelmente decorrente dos efeitos dos esteroides sexuais sobre a resposta imune, porém um fator genético relacionado com o cromossomo X também é possível e pode ser responsável pela alta frequência de hipotireoidismo autoimune na síndrome de Turner. Os fatores ambientais da suscetibilidade ainda não foram devidamente definidos. Uma alta ingestão de iodo e baixa ingestão de selênio e a exposição diminuída a microrganismos na infância aumentam o risco de hipotireoidismo autoimune. A cessação do tabagismo aumenta transitoriamente a incidência, enquanto o consumo de álcool parece ser protetor. Esses fatores podem ser responsáveis pelo aumento da prevalência nos últimos 20 a 30 anos.

O infiltrado linfocítico da tireoide no hipotireoidismo autoimune é constituído por células T ativadas e células B. A destruição das células da tireoide é mediada principalmente pelas células T citotóxicas CD8+, porém a produção local de citocinas, como o fator de necrose tumoral (TNF), a interleucina 1 (IL-1) e o γ-interferon (γ-IFN), derivadas do infiltrado inflamatório, pode tornar as células tireoidianas mais suscetíveis à apoptose mediada pelos receptores de morte, como Fas, e pelo estresse oxidativo. Essas citocinas também comprometem diretamente a função das células tireoidianas e induzem a expressão de outras moléculas pró-inflamatórias pelas próprias células tireoidianas, como citocinas, moléculas do HLA das classes I e II, moléculas de adesão, CD40 e óxido nítrico. A administração de altas concentrações de citocinas com finalidades terapêuticas (em especial de α-IFN) está associada a um maior número de casos de doença tireoidiana autoimune, possivelmente por mecanismos semelhantes aos que funcionam na doença esporádica. Novos tratamentos antineoplásicos e imunomoduladores, como inibidores da tirosina-cinase, inibidores de *checkpoints* imunes e alentuzumabe, também podem induzir tireoidite por meio de seus efeitos sobre a regulação das células T.

Os anticorpos contra TPO e tireoglobulina (Tg) são marcadores clinicamente úteis da autoimunidade tireoidiana, porém qualquer efeito patogênico se restringe a um papel secundário na amplificação de uma resposta autoimune em progressão. Os anticorpos contra TPO fixam o complemento, e os complexos de ataque à membrana do complemento estão presentes na tireoide no hipotireoidismo autoimune. Entretanto, a passagem transplacentária dos anticorpos contra Tg ou TPO não exerce qualquer efeito sobre a tireoide fetal, o que sugere que a lesão mediada pela célula T é necessária para iniciar o dano autoimune à tireoide.

TABELA 383-3 ■ Sinais e sintomas de hipotireoidismo (em ordem decrescente de frequência)

Sintomas	Sinais
Cansaço, fraqueza	Pele áspera e seca; extremidades periféricas frias
Pele seca	
Sensação de frio	Face, mãos e pés inchados (mixedema)
Queda de cabelo	Alopecia difusa
Dificuldade de concentração e problemas de memória	Bradicardia
	Edema periférico
Constipação	Relaxamento retardado dos reflexos tendíneos
Aumento de peso com apetite diminuído	Síndrome do túnel do carpo
Dispneia	Derrames serosos das cavidades
Voz rouca	
Menorragia (oligomenorreia ou amenorreia subsequentes)	
Parestesia	
Audição prejudicada	

Até 20% dos pacientes com hipotireoidismo autoimune apresentam anticorpos contra o TSH-R, os quais, diferentemente da imunoglobulina estimulante da tireoide (TSI), não estimulam o receptor, porém impedem a ligação do TSH. Por isso, tais anticorpos bloqueadores de TSH-R causam hipotireoidismo e, sobretudo em pacientes asiáticos, atrofia da tireoide. Sua passagem transplacentária pode induzir a um hipotireoidismo neonatal transitório. Raramente, os pacientes possuem uma mistura de anticorpos TSI e bloqueadores de TSH-R, e a função tireoidiana pode oscilar entre hipertireoidismo e hipotireoidismo quando um ou outro anticorpo se torna dominante. Nesses indivíduos, é difícil prever a evolução da doença, razão pela qual necessitam de um atento monitoramento da função tireoidiana. Os bioensaios podem ser utilizados para documentar que os anticorpos bloqueadores de TSH-R reduzem o efeito do TSH na indução do monofosfato de adenosina (AMP) cíclico em células cultivadas que expressam TSH-R, apesar de a execução desses ensaios ser difícil. Os ensaios para a imunoglobulina inibidora da ligação do TSH (TBII), que medem a ligação dos anticorpos ao receptor pela competição com TSH radiomarcado, não estabelecem a diferença entre os anticorpos TSI e bloqueadores do TSH-R; todavia, a obtenção de um resultado positivo em um paciente com hipotireoidismo espontâneo fornece uma poderosa evidência sobre a presença dos anticorpos bloqueadores. O uso desses ensaios, em geral, não altera a conduta clínica, porém pode ser útil para confirmar a causa do hipotireoidismo neonatal transitório.

Manifestações clínicas As principais características clínicas do hipotireoidismo estão resumidas na Tabela 383-3. O início costuma ser insidioso, e o paciente poderá tornar-se ciente dos sintomas somente depois que o eutireoidismo tiver sido restaurado. Os pacientes com tireoidite de Hashimoto podem apresentar-se em razão do bócio, e não devido aos sintomas de hipotireoidismo. O bócio pode não ser volumoso, porém costuma ser irregular e de consistência firme. Raramente, a tireoidite de Hashimoto não complicada está associada a dor.

Os pacientes com tireoidite atrófica ou no estágio final da tireoidite de Hashimoto apresentam-se com sinais e sintomas de hipotireoidismo. A pele é seca, e observam-se redução da transpiração, adelgaçamento da epiderme e hiperceratose do estrato córneo. O maior conteúdo de glicosaminoglicanos dérmicos é responsável pela retenção de água, dando origem ao espessamento da pele sem cacifo (*mixedema*). As características típicas consistem em face inchada com pálpebras edemaciadas e edema pré-tibial não depressível (Fig. 383-1). Existe palidez, na maioria das vezes com um matiz amarelado da pele devido ao acúmulo de caroteno. O crescimento ungueal é retardado, e os cabelos ficam secos, quebradiços, difíceis de pentear e caem facilmente. Além da alopecia difusa, observa-se adelgaçamento do terço externo das sobrancelhas, apesar de esse não ser um sinal específico do hipotireoidismo.

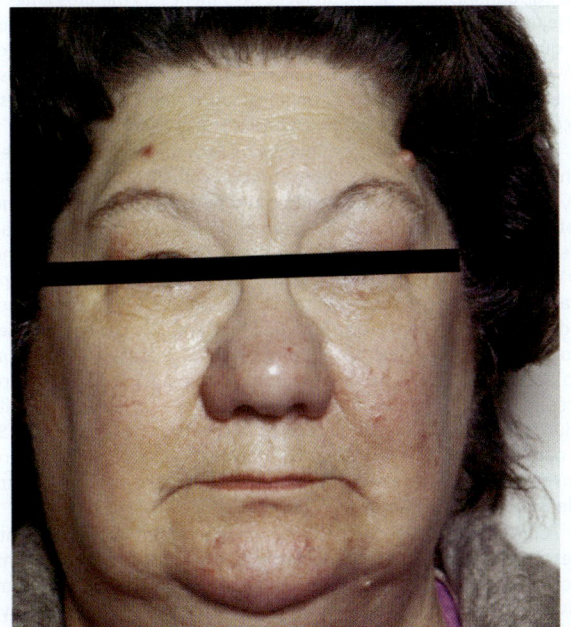

FIGURA 383-1 **Aspecto facial no hipotireoidismo.** Observe os olhos intumescidos e a pele espessada.

Outras características comuns são constipação intestinal e aumento de peso (apesar de apetite diminuído). Diferente da percepção popular, o aumento de peso costuma ser moderado e devido principalmente à retenção de líquidos nos tecidos mixedematosos. A libido está diminuída em ambos os sexos, e pode haver oligomenorreia ou amenorreia na doença de longa duração, porém pode ocorrer menorragia em um estágio inicial. A fertilidade está reduzida, e a incidência de abortamento aumenta. Com frequência, os níveis de prolactina estão moderadamente elevados (Cap. 380) e podem contribuir para alterações na libido e na fertilidade, além de causar galactorreia.

A contratilidade miocárdica e a frequência do pulso estão reduzidas, resultando em volume de ejeção sistólica reduzido e bradicardia. A maior resistência periférica pode ser acompanhada por hipertensão, particularmente do componente diastólico. O fluxo sanguíneo é desviado da pele, produzindo extremidades frias. Os derrames pericárdicos ocorrem em até 30% dos pacientes, porém raras vezes comprometem a função cardíaca. Apesar de terem sido documentadas alterações na expressão das isoformas das cadeias pesadas da miosina, a miocardiopatia é incomum. O líquido pode acumular-se também em outras cavidades serosas e na orelha média, dando origem à surdez de condução; surdez neurossensorial também pode ocorrer. Em geral, a função pulmonar está normal, porém a dispneia pode ser causada por derrame pleural, função prejudicada dos músculos ventilatórios, impulso ventilatório diminuído ou apneia do sono.

A síndrome do túnel do carpo e outras síndromes de encarceramento são comuns, o mesmo ocorrendo com o comprometimento da função muscular com rigidez, cãibras e dor. Ao exame, podem-se constatar o lento relaxamento dos reflexos tendíneos e pseudomiotonia. A memória e a concentração estão afetadas. Experimentalmente, a tomografia computadorizada por emissão de pósitrons (PET) para avaliação do metabolismo da glicose em indivíduos com hipotireoidismo revela uma menor atividade regional na tonsila, no hipocampo e no córtex cingulado anterior perigenual, entre outras regiões, e essa atividade é corrigida após reposição com T_4. Os problemas neurológicos mais raros consistem em ataxia cerebelar reversível, demência, psicose e coma mixedematoso. A *encefalopatia de Hashimoto* foi definida como uma síndrome responsiva aos esteroides associada aos anticorpos contra TPO, mioclonia e atividade com ondas lentas na eletrencefalografia, porém ainda não foi estabelecida a relação com a autoimunidade tireoidiana nem com o hipotireoidismo, e, se o paciente for eutireoidiano, a terapia com levotiroxina (LT4) não se mostrou eficaz no tratamento. A voz rouca e, ocasionalmente, a fala arrastada do hipotireoidismo refletem o acúmulo de líquido nas pregas vocais e na língua.

As características descritas anteriormente são uma consequência da deficiência dos hormônios tireoidianos. Entretanto, o hipotireoidismo autoimune pode estar associado a sinais ou sintomas de outras doenças autoimunes, particularmente vitiligo, anemia perniciosa, doença de Addison (síndrome de Schmidt), alopecia areata e diabetes melito tipo 1 (DM1). No distúrbio poligênico síndrome poliendócrina autoimune tipo 2, a doença autoimune da tireoide está presente em 70 a 75%, o DM1, em 40 a 60% e a doença de Addison, em 40 a 50%. As associações menos comuns são doença celíaca, dermatite herpetiforme, hepatite ativa crônica, artrite reumatoide, lúpus eritematoso sistêmico (LES), miastenia gravis, hipoparatireoidismo autoimune, hipogonadismo primário e síndrome de Sjögren. Em geral, ocorre oftalmopatia associada à tireoide na doença de Graves (ver adiante); todavia, em cerca de 5% dos pacientes, ela está associada ao hipotireoidismo autoimune.

O hipotireoidismo autoimune é incomum em crianças e, em geral, manifesta-se com crescimento lento e maturação facial e dentária atrasadas. A hipófise pode estar aumentada, devido à hiperplasia dos tireotrofos. A miopatia com edema muscular é mais comum em crianças do que em adultos. Na maioria dos casos, a puberdade é atrasada, porém às vezes ocorre puberdade precoce. Pode-se observar prejuízo intelectual quando o início ocorre antes dos 3 anos de idade, e a deficiência hormonal é grave.

Avaliação laboratorial Um resumo das investigações usadas para determinar a existência e a causa do hipotireoidismo é apresentado na Figura 383-2. Um nível normal de TSH descarta a possibilidade de hipotireoidismo primário (porém não a forma secundária). Se TSH estiver elevado, é necessário determinar o nível de T_4 livre ou não ligado (FT_4) para confirmar a presença de hipotireoidismo clínico; todavia, T_4 é inferior a TSH quando usado como teste de triagem, visto que não irá detectar a presença de hipotireoidismo subclínico. Os níveis circulantes de T_3 livre estão normais em cerca de 25% dos pacientes, refletindo respostas adaptativas das desiodinases ao hipotireoidismo. Por conseguinte, as dosagens de T_3 não estão indicadas.

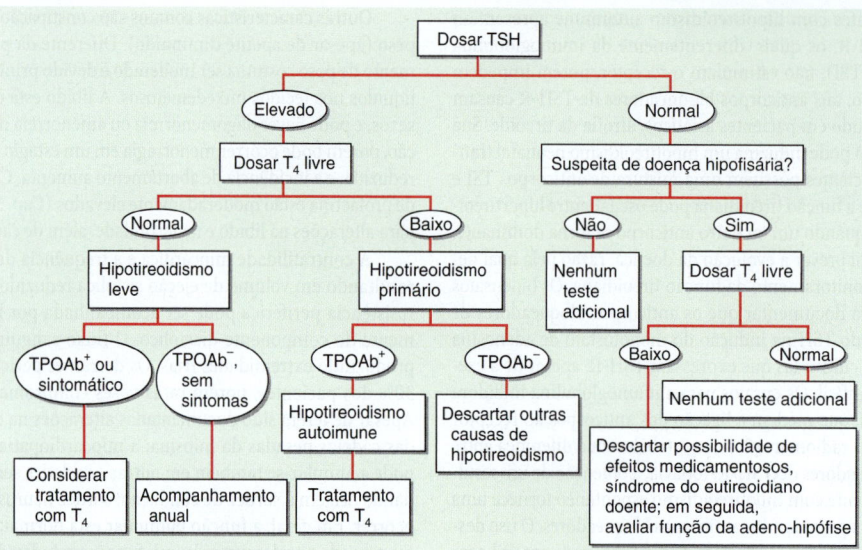

FIGURA 383-2 Avaliação do hipotireoidismo. TPOAb⁺, presença de anticorpos contra a peroxidase tireoidiana; TPOAb⁻, ausência de anticorpos contra a peroxidase tireoidiana; TSH, hormônio estimulante da tireoide; T₄, tiroxina.

Uma vez confirmado o hipotireoidismo clínico ou subclínico, a etiologia costuma ser estabelecida facilmente ao demonstrar a presença de anticorpos contra TPO e Tg, presentes em mais de 95% dos pacientes com hipotireoidismo autoimune. A TBII pode ser encontrada em 10 a 20% dos pacientes, porém a sua determinação não é rotineiramente necessária. Outros achados laboratoriais anormais no hipotireoidismo podem incluir creatina-fosfocinase aumentada, colesterol e triglicerídeos elevados e anemia (em geral, normocítica ou macrocítica). Exceto quando acompanhada por deficiência de ferro, a anemia e as outras anormalidades regridem de modo gradual com a reposição de T₄.

Diagnóstico diferencial Um bócio assimétrico na tireoidite de Hashimoto pode ser confundido com bócio multinodular (BMN) ou com carcinoma de tireoide, nos quais pode-se verificar também a presença de anticorpos antitireoidianos. A ultrassonografia pode ser usada para mostrar a presença de uma lesão solitária ou um BMN em vez do aumento da tireoide com ecogenicidade heterogênea típica da tireoidite de Hashimoto. A biópsia com aspiração por agulha fina é útil na investigação dos nódulos focais. As outras causas de hipotireoidismo são discutidas adiante e apresentadas na Tabela 383-1, porém raras vezes geram confusão diagnóstica.

OUTRAS CAUSAS DE HIPOTIREOIDISMO

O *hipotireoidismo iatrogênico* é uma causa comum de hipotireoidismo e, com frequência, pode ser detectado pela triagem antes do surgimento dos sintomas. Nos primeiros 3 a 4 meses após tratamento com iodo radioativo para a doença de Graves, pode ocorrer hipotireoidismo transitório, devido à lesão reversível causada pela radiação. O tratamento com pequenas doses de T₄ pode ser suspenso quando ocorre a recuperação. Sabendo que os níveis de TSH são suprimidos pelo hipertireoidismo, os níveis de T₄ livre constituem melhor medida da função tireoidiana do que o TSH nos meses subsequentes ao tratamento com iodo radioativo. Um hipotireoidismo leve após tireoidectomia subtotal também pode regredir após vários meses, pois o resíduo glandular é estimulado pelos maiores níveis de TSH.

A deficiência de iodo é responsável pelo bócio endêmico e cretinismo, sendo, porém, uma causa incomum do hipotireoidismo em adultos, a menos que a ingestão de iodo seja muito baixa ou estejam presentes fatores intercorrentes, como consumo de tiocianatos presentes na mandioca ou deficiência de selênio. O hipotireoidismo devido à deficiência de iodo pode ser tratado com T₄, porém as medidas de saúde destinadas a melhorar a ingestão de iodo devem visar a eliminação desse problema. Sal e pão iodados ou um único *bolus* de um óleo iodado oral ou intramuscular têm sido utilizados com sucesso.

Paradoxalmente, o excesso crônico de iodo também pode induzir ao bócio e hipotireoidismo. Os eventos intracelulares responsáveis por esse efeito são obscuros, porém os indivíduos com tireoidite autoimune mostram-se particularmente suscetíveis. O excesso de iodo é responsável pelo hipotireoidismo que ocorre em pacientes tratados com amiodarona **(Cap. 384)**. Outros fármacos, sobretudo o lítio, também podem causar hipotireoidismo. O hipotireoidismo transitório causado pela tireoidite é abordado adiante.

O *hipotireoidismo secundário ou central* costuma ser diagnosticado no contexto de outras deficiências dos hormônios da adeno-hipófise; a deficiência isolada de TSH é muito rara **(Cap. 379)**. Os níveis de TSH podem estar baixos, normais ou mesmo levemente aumentados no hipotireoidismo secundário; o último evento é decorrente da secreção de formas imunoativas, porém bioinativas, de TSH. O diagnóstico é confirmado pela detecção de um baixo nível de T₄ livre. A meta do tratamento consiste em manter níveis de T₄ na metade superior do valor de referência, visto que os níveis de TSH não podem ser usados para monitorar a terapia.

TRATAMENTO
Hipotireoidismo

HIPOTIREOIDISMO CLÍNICO

Se não houver nenhuma função residual da tireoide, a dose de reposição diária de LT4 costuma ser de 1,6 µg/kg de peso corporal (em geral, 100-150 µg), administrada, de modo ideal, pelo menos 30 minutos antes do desjejum. Em muitos pacientes, porém, doses mais baixas são suficientes até que o tecido tireoidiano residual seja destruído. Nos pacientes que desenvolvem hipotireoidismo após tratamento da doença de Graves, existe, com frequência, uma função autonômica subjacente, razão pela qual são necessárias doses de reposição mais baixas (em geral, 75-125 µg/dia).

Os pacientes adultos com menos de 60 anos de idade e sem evidência de doença cardíaca podem começar com 50 a 100 µg de LT4 ao dia. A dose deve ser ajustada tendo como base os níveis de TSH, sendo o objetivo do tratamento um TSH normal, preferencialmente na metade inferior do valor de referência. As respostas do TSH são graduais, devendo ser avaliadas cerca de 2 meses após ser instituído o tratamento ou após qualquer modificação subsequente na posologia de LT4. O aparecimento dos efeitos clínicos da reposição de LT4 é lento. Os pacientes podem não obter um alívio pleno dos sintomas até 3 a 6 meses após a restauração dos níveis normais de TSH. O ajuste na posologia de LT4 é feito por acréscimos de 12,5 ou 25 µg se o nível de TSH for alto; deverão ser feitas reduções da mesma amplitude quando se constatar a supressão do TSH. Os pacientes com TSH suprimido por qualquer causa, como tratamento com quantidades excessivas de LT4, correm maior risco de fibrilação atrial e densidade óssea reduzida.

Cerca de 10 a 15% dos pacientes podem ter sintomas persistentes apesar da restauração do eutireoidismo com LT4, por razões que permanecem obscuras. Embora se disponha de preparados de tireoide animal dissecada (extrato de tireoide USP), o seu uso não é recomendado, visto que a razão entre T₃ e T₄ não é fisiológica. O uso de LT4 combinada com liotironina (tri-iodotironina, T₃) foi investigado, porém os benefícios não foram confirmados em estudos prospectivos. Não existe nenhuma aplicação para a liotironina isoladamente como reposição em longo prazo, pois a sua meia-vida curta exige três ou quatro doses diárias, além de sua associação com níveis flutuantes de T_3.

Uma vez alcançada a reposição completa e obtidos níveis de TSH estáveis, recomenda-se a dosagem do TSH para acompanhamento em intervalos anuais. Entretanto, é importante assegurar uma adesão contínua ao tratamento, visto que os pacientes não percebem nenhuma diferença sintomática após falhar algumas doses de LT4, o que leva, algumas vezes, a uma suspensão do medicamento pelo próprio paciente.

Nos pacientes com peso corporal normal que estão tomando ≥ 200 µg de LT4 por dia, um nível elevado de TSH costuma ser sinal de adesão baixa ao tratamento. Essa é também a provável explicação para os níveis flutuantes de TSH, apesar de uma posologia constante de LT4. Com frequência, esses pacientes apresentam níveis normais ou elevados de T_4 livre, apesar dos níveis elevados de TSH, já que lembram de tomar a medicação por alguns dias antes do exame, o que é suficiente para normalizar o nível de T_4, mas não o de TSH. É importante considerar a adesão variável, visto que esse padrão de provas de função da tireoide é, nos demais aspectos, sugestivo de distúrbios associados a uma secreção inapropriada de TSH **(Cap. 382)**. Sabendo que o T_4 possui meia-vida longa (7 dias), os pacientes que esquecem uma dose podem ser aconselhados a ingerir duas doses dos comprimidos falhados de uma única vez. É preciso descartar a possibilidade de outras causas de aumento das necessidades de LT4, particularmente má-absorção (p. ex., doença celíaca, cirurgia de intestino delgado, gastrite atrófica ou relacionada ao *Helicobacter pylori*), medicamentos contendo estrogênio por via oral ou terapia com moduladores seletivos dos receptores de estrogênio, ingestão com uma refeição e fármacos que interferem na absorção ou no metabolismo do T_4, como sequestradores de ácidos biliares, sulfato ferroso, suplementos de cálcio, sevelâmer, sucralfato, inibidores da bomba de prótons, lovastatina, hidróxido de alumínio, rifampicina, amiodarona, carbamazepina, fenitoína e inibidores da tirosina-cinase.

HIPOTIREOIDISMO SUBCLÍNICO

Por definição, o hipotireoidismo subclínico refere-se à evidência bioquímica de deficiência dos hormônios tireoidianos em pacientes que não apresentam ou que apresentam poucas características clínicas aparentes de hipotireoidismo. Não existem recomendações universalmente aceitas para o manejo do hipotireoidismo subclínico; todavia, recomenda-se LT4 se o paciente for uma mulher que deseja conceber ou estiver grávida, ou para os casos em que os níveis de TSH estão acima de 10 mUI/L. A maioria dos outros pacientes pode simplesmente ser monitorada anualmente. Uma tentativa de tratamento pode ser considerada quando pacientes jovens ou de meia-idade apresentam sintomas de hipotireoidismo ou risco de doença cardíaca. É importante confirmar que qualquer elevação do TSH persiste por um período de 3 meses antes de iniciar o tratamento. O tratamento deve ser administrado começando com uma pequena dose de LT4 (25-50 µg/dia), com o objetivo de normalizar o TSH.

CONSIDERAÇÕES TERAPÊUTICAS ESPECIAIS

Raramente, a reposição de LT4 está associada a pseudotumor cerebral em crianças. A manifestação costuma ser idiossincrásica e ocorre meses após o início do tratamento.

Como o hipotireoidismo materno pode afetar adversamente o desenvolvimento neural do feto e pode estar associado a resultados adversos durante a gestação (aborto, parto pré-termo), a função da tireoide deve ser monitorada, de modo a preservar o eutireoidismo em mulheres com história ou alto risco de hipotireoidismo. Embora estudos epidemiológicos tenham demonstrado a associação de aborto espontâneo e parto prematuro com a presença de autoanticorpos tireoidianos detectados durante ou antes da gestação, ensaios controlados randomizados avaliando a terapia com LT4 nessa população não demonstraram benefício. Devido ao aumento conhecido nas necessidades de hormônio tireoidiano durante a gravidez em mulheres com hipotireoidismo, a terapia com LT4 deve ser direcionada para manter um TSH sérico na faixa normal, < 2,5 mUI/L antes da concepção. A função da tireoide deve ser avaliada imediatamente após confirmação da gravidez e a cada 4 semanas durante a primeira metade da gestação, com exames menos frequentes depois de 20 semanas de gestação (a cada 6 a 8 semanas, dependendo do ajuste da dose de LT4). O incremento do aumento da dosagem de LT4 depende da etiologia do hipotireoidismo, com mulheres atireóticas necessitando mais (~45%) do que aquelas com Hashimoto, que podem ter alguma função tireoidiana residual. As mulheres devem aumentar a LT4 de uma dose única ao dia para nove doses por semana tão logo a gravidez seja confirmada, de modo a antecipar essa alteração. Em seguida, a dose deve ser rigorosamente monitorada com a meta de um nível de TSH na metade inferior do valor de referência específico do trimestre, quando disponível, ou < 2,5 mUI/L, que permite a reserva se forem necessários aumentos adicionais da dosagem de LT4 à medida que a gravidez progride. No entanto, é importante reconhecer que a faixa normal de TSH na gravidez para o segundo e terceiro trimestres não é significativamente diferente da faixa de referência não gestacional. No entanto, o TSH sérico diminui no final do primeiro trimestre, e, se os intervalos específicos do trimestre não estiverem disponíveis, um intervalo apropriado para 7-12 semanas de gestação pode ser aproximado diminuindo o limite superior do intervalo de referência não gestacional em 0,5 mUI/L (~4,0 mUI/L) e o limite inferior em 0,4 mUI/L (~0,1 mUI/L).

Após o parto, as doses de LT4 normalmente retornam aos níveis antes da gravidez. As mulheres grávidas devem ser aconselhadas a separar a ingestão de vitaminas e suplementos de ferro pré-natais da LT4.

Os pacientes idosos podem necessitar de até 20% menos T_4 do que os pacientes mais jovens. Nos idosos, especialmente os pacientes com doença arterial coronariana conhecida, a dose inicial de LT4 é de 12,5 a 25 µg/dia, com incrementos semelhantes a cada 2 a 3 meses até a normalização do TSH. Em alguns pacientes, pode ser impossível conseguir uma reposição plena apesar de um tratamento antianginoso ideal. A *cirurgia emergencial* costuma ser segura nos pacientes com hipotireoidismo não tratado, porém a cirurgia de rotina em um paciente hipotireoidiano deve ser adiada até se atingir uma condição de eutireoidismo.

O *coma mixedematoso* continua apresentando uma taxa de mortalidade de 20 a 40%, apesar do tratamento intensivo, e os resultados não dependem dos níveis de T_4 e de TSH. As manifestações clínicas incluem um nível de consciência reduzido, às vezes associado a crises convulsivas, assim como a outras características do hipotireoidismo **(Tab. 383-3)**. A hipotermia pode alcançar 23°C. Pode existir uma história de hipotireoidismo tratado com adesão precária do paciente ao tratamento ou ele pode não ter sido diagnosticado previamente. O coma mixedematoso ocorre quase sempre no idoso e costuma ser desencadeado por fatores que afetam a respiração, como certos medicamentos (em especial sedativos, anestésicos, antidepressivos), pneumonia, insuficiência cardíaca congestiva, infarto agudo do miocárdio, hemorragia digestiva ou acidente vascular cerebral. A sepse também deve ser suspeitada. A exposição ao frio também pode ser um fator de risco. A hipoventilação, que resulta em hipoxia e hipercapnia, desempenha papel proeminente na patogênese; a hipoglicemia e a hiponatremia dilucional também contribuem para a instalação do coma mixedematoso.

Inicialmente, a LT4 pode ser administrada em *bolus* intravenoso (IV) único de 200 a 400 µg, que funciona como dose de ataque, seguido de dose oral diária de 1,6 µg/kg/dia, reduzida em 25% se o fármaco for administrado por via IV. Quando não se dispõe de um preparado IV apropriado, a mesma dose inicial de LT4 pode ser administrada por sonda nasogástrica (apesar de a absorção poder estar prejudicada no mixedema). Como a conversão de $T_4 \rightarrow T_3$ está comprometida no coma mixedematoso, existe uma base racional para acrescentar liotironina (T_3) por via IV ou por sonda nasogástrica ao tratamento com LT4, embora o excesso de liotironina tenha o potencial de provocar arritmias. Uma dose de ataque inicial de 5 a 20 µg de liotironina deve ser seguida de 2,5 a 10 µg a cada 8 horas, com doses mais baixas escolhidas para pacientes menores ou mais velhos e aqueles com risco cardiovascular.

A terapia de suporte deve ser fornecida para corrigir qualquer distúrbio metabólico associado. O aquecimento externo só está indicado se a temperatura for < 30°C, visto que pode resultar em colapso cardiovascular **(Cap. 464)**. Os cobertores espaciais devem ser usados para evitar qualquer perda adicional de calor. A hidrocortisona parenteral (50 mg a cada 6 horas) deve ser administrada, já que existe uma reserva suprarrenal comprometida no hipotireoidismo grave. Qualquer fator desencadeante deve ser tratado enquanto se espera pela exclusão de uma infecção, incluindo o uso precoce de antibióticos de largo espectro. O suporte ventilatório com gasometria regular costuma ser necessário durante as primeiras 48 horas. Pode ser necessário o uso de solução salina hipertônica ou glicose IV se houver hiponatremia ou hipoglicemia graves; deve-se evitar a administração de líquidos IV hipotônicos, pois podem exacerbar a retenção de água secundária à perfusão renal reduzida e a secreção inapropriada de vasopressina. O metabolismo da maioria das medicações é prejudicado, e os sedativos devem ser evitados, quando possível, ou usados em doses reduzidas. Os níveis sanguíneos das medicações devem ser monitorados, quando isso for exequível, a fim de orientar a posologia.

LEITURAS ADICIONAIS

ALEXANDER EK et al: 2017 Guidelines of the American Thyroid Association for the diagnosis and management of thyroid disease during pregnancy and postpartum. Thyroid 27:315, 2017.
BIONDI B et al: Subclinical hypothyroidism: A review. JAMA 322:153, 2019.
CHAKER L et al: Hypothyroidism. Lancet 390:1550, 2017.
ETTLESON MD et al: Individualized therapy for hypothyroidism: Is T4 enough for everyone? J Clin Endocrinol Metab 105:e3090, 2020.
JONKLAAS J et al: Guidelines for the treatment of hypothyroidism: Prepared by the American Thyroid Association Task Force on thyroid hormone replacement. Thyroid 24:1670, 2014.
WASSNER AJ: Congenital hypothyroidism. Clin Perinatol 45:1, 2018.

384 Hipertireoidismo e outras causas de tireotoxicose

J. Larry Jameson, Susan J. Mandel, Anthony P. Weetman

TIREOTOXICOSE

A *tireotoxicose* é definida como o estado de excesso de hormônios tireoidianos e não é um sinônimo de *hipertireoidismo*, o qual representa o resultado de uma função tireoidiana excessiva. Entretanto, as principais etiologias da tireotoxicose consistem em hipertireoidismo causado por doença de Graves, bócio multinodular (BMN) tóxico e adenomas tóxicos. As outras causas estão listadas na Tabela 384-1.

DOENÇA DE GRAVES

Epidemiologia A doença de Graves é responsável por 60 a 80% dos casos de tireotoxicose. A prevalência varia entre as populações, refletindo fatores genéticos e a ingestão de iodo (uma alta ingestão de iodo está associada à maior prevalência da doença de Graves). Tal doença ocorre em até 2% das mulheres, porém é dez vezes menos frequente em homens. O distúrbio raramente começa antes da adolescência e é observado entre os 20 e 50 anos de idade; também pode ocorrer nos idosos.

Patogênese À semelhança do hipotireoidismo autoimune, uma combinação de fatores ambientais e genéticos, incluindo polimorfismos em HLA-DR, genes imunorreguladores *CTLA-4, CD25, PTPN22, FCRL3* e *CD226*, bem como o gene que codifica o receptor do hormônio estimulante da tireoide (TSH-R), contribui para a suscetibilidade à doença de Graves. A concordância para a doença de Graves em gêmeos monozigotos é de 20 a 30% em comparação com menos de 5% em gêmeos dizigotos. A evidência indireta sugere que o estresse é um importante fator ambiental, funcionando presumivelmente por meio de efeitos neuroendócrinos sobre o sistema imune. O tabagismo é um fator de risco menos significativo para a doença de Graves e um fator de risco proeminente para o surgimento da oftalmopatia. Os aumentos súbitos na ingestão de iodo podem desencadear a doença de Graves, e observa-se um aumento de três vezes na ocorrência dessa doença no período pós-parto. A doença de Graves pode ocorrer durante a fase de reconstituição imune após terapia antirretroviral altamente ativa (HAART) ou tratamento com alentuzumabe e após o tratamento com inibidores de *checkpoints* imunes (p. ex., nivolumabe, pembrolizumabe).

O hipertireoidismo da doença de Graves é causado por imunoglobulinas estimulantes da tireoide (TSIs), que são sintetizadas pelos linfócitos na glândula tireoide, bem como na medula óssea e em linfonodos. Esses anticorpos podem ser detectados por bioensaios ou usando os imunoensaios mais amplamente disponíveis (anticorpo antirreceptor de TSH [TRAb]) que avaliam se o soro do paciente contém um anticorpo que pode deslocar TSH marcado, ou um anticorpo monoclonal antirreceptor de TSH, do receptor de TSH. A presença de TRAb em um paciente com tireotoxicose implica a existência de TSI, sendo tais ensaios úteis para monitorar as pacientes grávidas com doença de Graves, nas quais os altos níveis de TSI podem atravessar a placenta e causar tireotoxicose neonatal. Outras respostas autoimunes da tireoide, semelhantes às observadas no hipotireoidismo autoimune (ver anteriormente), ocorrem concomitantemente nos pacientes com doença de Graves. Em particular, ocorrem anticorpos contra a peroxidase tireoidiana (TPO) e a tireoglobulina (Tg) em até 80% dos casos. Uma vez que a tireoidite coexistente também pode afetar a função tireoidiana, não existe nenhuma correlação direta entre o nível de TSI e os níveis de hormônios tireoidianos na doença de Graves.

As citocinas parecem desempenhar um papel proeminente na oftalmopatia associada à tireoide. Ocorre infiltração dos músculos extraoculares pelas células T ativadas; a liberação de citocinas, como γ-interferon (γ-IFN), fator de necrose tumoral (TNF) e interleucina 1 (IL-1), resulta em ativação dos fibroblastos e síntese aumentada de glicosaminoglicanos, que aprisionam a água, resultando, assim, no edema muscular característico. Nas fases subsequentes da doença, observa-se fibrose irreversível dos músculos. A maior quantidade de gordura constitui uma causa adicional de expansão do tecido retrobulbar. O aumento da pressão intraorbitária pode resultar em proptose, diplopia e neuropatia óptica. Embora a patogênese da oftalmopatia associada à tireoide seja incompletamente compreendida, o TSH-R é um autoantígeno tireoidiano e é expresso nos tecidos orbitais. Além disso, a sinalização anormal via receptores do fator do crescimento semelhante à insulina 1 (IGF-1R) em fibroblastos orbitais também foi associada. Esses mecanismos são a base para novos tratamentos com anticorpos monoclonais (p. ex., teprotumumabe) que reduzem os níveis de complexos TSH-R/IGF-1R e atenuam a sinalização.

Manifestações clínicas Os sinais e sintomas incluem características comuns a qualquer causa de tireotoxicose (Tab. 384-2), assim como aquelas específicas da doença de Graves. A manifestação clínica depende da gravidade da tireotoxicose, duração da doença, suscetibilidade individual ao excesso de hormônio tireoidiano e idade do paciente. Nos idosos, as

TABELA 384-1 ■ Causas de tireotoxicose

Hipertireoidismo primário
Doença de Graves
Bócio multinodular tóxico
Adenoma tóxico
Metástases funcionantes do carcinoma de tireoide
Mutação ativadora do receptor de TSH
Mutação ativadora de $G_s\alpha$ (síndrome de McCune-Albright)
Struma ovarii
Medicamentos: excesso de iodo (fenômeno de Jod-Basedow)
Tireotoxicose sem hipertireoidismo
Tireoidite subaguda
Tireoidite silenciosa
Outras causas da destruição da tireoide: amiodarona, irradiação, infarto de adenoma
Ingestão de quantidade excessiva de hormônio tireoidiano (tireotoxicose factícia) ou tecido tireoidiano
Hipertireoidismo secundário
Adenoma hipofisário secretor de TSH
Síndrome de resistência ao hormônio tireoidiano: alguns pacientes podem exibir características de tireotoxicose
Tumores secretores de gonadotrofina coriônica[a]
Tireotoxicose gestacional[a]

[a]Os níveis circulantes de TSH estão baixos nessas formas de hipertireoidismo secundário.
Siglas: TSH, hormônio estimulante da tireoide; $G_s\alpha$, subunidade α da proteína G estimuladora.

TABELA 384-2 ■ Sinais e sintomas de tireotoxicose (em ordem decrescente de frequência)

Sintomas	Sinais[a]
Hiperatividade, irritabilidade, disforia	Taquicardia; fibrilação atrial no idoso
Intolerância ao calor e transpiração	Tremor
Palpitações	Bócio
Fadiga e fraqueza	Pele quente e úmida
Perda de peso com apetite aumentado	Fraqueza muscular, miopatia proximal
Diarreia	Retração ou retardo palpebral
Poliúria	Ginecomastia
Oligomenorreia, perda da libido	

[a]Excluindo os sinais de oftalmopatia e dermatopatia específicos da doença de Graves.

características de tireotoxicose podem ser sutis ou mascaradas, podendo os pacientes apresentarem-se principalmente com fadiga e perda de peso, condição conhecida como *tireotoxicose apática*.

A tireotoxicose pode acarretar perda de peso inexplicável, não obstante o maior apetite, em função da maior taxa metabólica. Porém, ocorre aumento de peso em 5% dos pacientes por causa da maior ingestão de alimentos. Outras características proeminentes incluem hiperatividade, nervosismo e irritabilidade, os quais acabam resultando em certa sensação de fatigabilidade fácil em alguns pacientes. A insônia e a concentração prejudicada são comuns; a tireotoxicose apática pode ser confundida com uma depressão no idoso. O tremor fino é um achado frequente, que pode ser evidenciado mais facilmente pedindo-se que o paciente realize a extensão de seus dedos enquanto a sensação transmitida pelas pontas digitais é percebida com a palma. As manifestações neurológicas comuns consistem em hiper-reflexia, perda muscular e miopatia proximal sem fasciculações. A coreia é rara. Algumas vezes, a tireotoxicose está associada a uma forma de paralisia periódica hipopotassêmica; esse distúrbio é particularmente comum em homens asiáticos com tireotoxicose, mas também ocorre em outros grupos étnicos.

A manifestação cardiovascular mais comum é a taquicardia sinusal, associada muitas vezes a palpitações, causadas ocasionalmente pela taquicardia supraventricular. O alto débito cardíaco produz pulso intenso, pressão de pulso divergente e sopro sistólico aórtico que pode resultar em agravamento da angina ou da insuficiência cardíaca no idoso ou naqueles com cardiopatia preexistente. A fibrilação atrial é mais comum nos pacientes com mais de 50 anos de idade. O tratamento do estado tireotóxico isolado converte a fibrilação atrial em ritmo sinusal normal em cerca de metade dos pacientes, sugerindo a existência de um problema cardíaco subjacente nos casos restantes.

A pele apresenta-se habitualmente quente e úmida, e o paciente pode queixar-se de sudorese e intolerância ao calor, em particular na vigência de um clima quente. Eritema palmar, onicólise e, menos comumente, prurido, urticária e hiperpigmentação difusa podem ser evidentes. A textura dos cabelos (pelos) pode tornar-se mais fina, e ocorre alopecia difusa em até 40% dos pacientes, persistindo por vários meses após a restauração do eutireoidismo. O tempo de trânsito gastrintestinal é reduzido, dando origem a maior frequência de evacuações, na maioria das vezes com diarreia e, ocasionalmente, com leve esteatorreia. As mulheres experimentam com frequência oligomenorreia ou amenorreia; nos homens, podem-se constatar função sexual prejudicada e, raras vezes, ginecomastia. O efeito direto dos hormônios tireoidianos sobre a reabsorção óssea resulta em osteopenia na tireotoxicose de longa duração; hipercalcemia leve ocorre em até 20% dos pacientes, porém a hipercalciúria é mais comum. Existe um pequeno aumento na taxa de fraturas nos pacientes com história prévia de tireotoxicose.

Na doença de Graves, a tireoide costuma ficar difusamente aumentada em duas ou três vezes o seu tamanho normal. A consistência é firme, porém não nodular. Pode haver um frêmito ou sopro, que é mais bem detectado nas margens inferolaterais dos lobos da tireoide devido ao aumento da vascularização da glândula e circulação hiperdinâmica.

A retração palpebral, que acarreta uma aparência de olhar fixo com olhos arregalados, pode ocorrer em qualquer forma de tireotoxicose e representa o resultado da hiperatividade simpática. Todavia, a doença de Graves está associada a sinais oculares específicos que constituem a *oftalmopatia de Graves* (Fig. 384-1A). Essa condição é também denominada *oftalmopatia associada à tireoide*, visto que ocorre na ausência de hipertireoidismo em 10% dos pacientes. A maioria desses indivíduos exibe hipotireoidismo autoimune ou é portadora de anticorpos antitireoidianos. O início da oftalmopatia de Graves ocorre ao longo do ano precedente ou após o diagnóstico de tireotoxicose em 75% dos pacientes, porém às vezes pode preceder ou acompanhar a tireotoxicose em vários anos, sendo responsável por alguns casos de oftalmopatia com eutireoidismo.

Cerca de um terço dos pacientes com doença de Graves apresenta evidência clínica de oftalmopatia. Entretanto, os músculos extraoculares aumentados, típicos da doença, e outras características sutis podem ser detectados em quase todos os pacientes quando investigados por ultrassonografia ou tomografia computadorizada (TC) das órbitas. Os sinais unilaterais são encontrados em até 10% dos pacientes com oftalmopatia. As manifestações mais precoces de oftalmopatia consistem geralmente em uma sensação de areia, desconforto ocular e lacrimejamento excessivo.

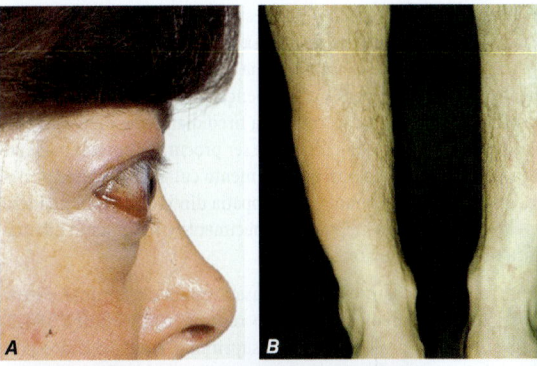
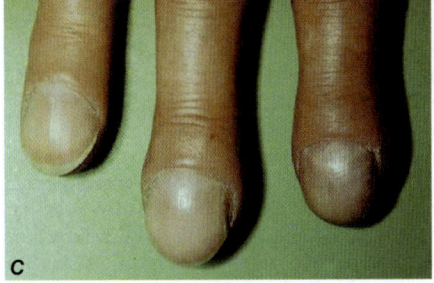

FIGURA 384-1 Características da doença de Graves. A. Oftalmopatia na doença de Graves; a retração palpebral, o edema periorbitário, a congestão conjuntival e a proptose são acentuados. **B.** Dermopatia tireoidiana sobre as superfícies laterais das pernas. **C.** Acropatia tireoidiana.

Cerca de um terço dos pacientes exibe proptose, detectada mais facilmente pela visualização das escleróticas entre a borda inferior da íris e a pálpebra inferior, com os olhos na posição primária. A proptose pode ser medida utilizando um exoftalmômetro. Nos casos graves, a proptose pode causar exposição e dano da córnea, sobretudo quando as pálpebras não se fecham durante o sono. Edema periorbitário, congestão das escleras e quemose também são frequentes. Em 5 a 10% dos pacientes, o edema muscular é tão intenso que acaba resultando em diplopia, tipicamente, porém não exclusivamente, quando o paciente olha para cima e lateralmente. A manifestação mais grave é a compressão do nervo óptico no ápice da órbita, resultando em papiledema, defeitos nos campos periféricos e, se não for tratada, perda permanente da visão.

O esquema de pontuação "NO SPECS" para avaliar a oftalmopatia é um acrônimo que deriva das seguintes alterações:

0 = **N**enhum sinal ou sintoma
1 = Apenas sinais (retração ou retardo palpebral) sem sintomas (***O**nly signs*)
2 = Comprometimento dos tecidos moles (edema periorbitário) (***S**oft tissue*)
3 = **P**roptose (> 22 mm)
4 = Comprometimento dos músculos **E**xtraoculares (diplopia)
5 = **C**omprometimento da córnea
6 = Perda da visão (***S**ight loss*)

Apesar de sua utilidade como recurso mnemônico, o esquema NO SPECS não é adequado para descrever por completo a doença ocular, e os pacientes não progridem necessariamente de uma classe para outra; sistemas de escore alternativos (p. ex., o sistema EUGOGO desenvolvido pelo European Group On Graves' Orbitopathy), que avaliam a atividade da doença, são preferíveis para fins de monitoramento e tratamento. Quando a doença ocular de Graves é ativa e intensa, indica-se o encaminhamento a um oftalmologista e são necessárias as mensurações objetivas, como largura da fissura palpebral; coloração da córnea com fluoresceína; e avaliação da função dos músculos extraoculares (p. ex., gráfico de Hess), da pressão intraocular e dos campos visuais, da acuidade e da visão colorida.

A *dermopatia tireoidiana* ocorre em < 5% dos pacientes com doença de Graves (Fig. 384-1B), quase sempre na presença de oftalmopatia moderada ou grave. Apesar de serem mais frequentes sobre as superfícies anterior e lateral da perna (daí a designação *mixedema pré-tibial*), as alterações cutâneas podem ocorrer em outros locais, sobretudo após um traumatismo. A lesão típica é uma placa sem inflamação, endurecida, com uma coloração rosada ou púrpura intensa e um aspecto de "casca de laranja." Pode ocorrer acometimento nodular, e a condição pode estender-se, embora raramente, por sobre toda a superfície inferior da perna e do pé, simulando elefantíase. A *acropatia tireoidiana* refere-se a uma forma de baqueteamento dos dedos observada em < 1% dos pacientes com doença de Graves (**Fig. 384-1C**). Está associada tão fortemente à dermopatia tireoidiana que uma causa alternativa de baqueteamento dos dedos deve ser procurada em um paciente com doença de Graves, porém sem acometimento cutâneo e orbitário concomitante. Oftalmopatia, dermopatia e acropatia diminuíram em incidência, provavelmente devido ao melhor reconhecimento e tratamento imediato da doença tireoidiana subjacente.

Avaliação laboratorial As investigações usadas para determinar a existência e a etiologia da tireotoxicose estão resumidas na **Figura 384-2**. Na doença de Graves, o nível de TSH está suprimido, e os níveis dos hormônios tireoidianos totais e livres mostram-se aumentados. De 2 a 5% dos pacientes (e ainda mais nas áreas com ingestão limitada de iodo), apenas a tri-iodotironina (T_3) está aumentado (toxicose por T_3). O estado inverso da toxicose por tiroxina (T_4), com níveis elevados de T_4 total e de T_4 livre e níveis normais de T_3, é observado em certas ocasiões, quando o hipertireoidismo é induzido por excesso de iodo, proporcionando um substrato excedente para a síntese dos hormônios tireoidianos. A dosagem dos anticorpos contra TPO ou TRAb pode ser útil se o diagnóstico não estiver clinicamente definido, porém não é necessária como rotina. As anormalidades associadas que podem causar confusão diagnóstica na tireotoxicose incluem uma elevação da bilirrubina, das enzimas hepáticas e da ferritina. Anemia microcítica e trombocitopenia também podem ocorrer.

Diagnóstico diferencial O diagnóstico da doença de Graves é simples no paciente com tireotoxicose bioquimicamente confirmada, bócio difuso à palpação, oftalmopatia e, com frequência, história pessoal ou familiar de distúrbios autoimunes. Para pacientes com tireotoxicose que carecem dessas características, o diagnóstico é, em geral, estabelecido por cintilografia com radionuclídeos (^{99m}Tc, I^{123} ou I^{131}) e captação da tireoide, que irá diferenciar a captação difusa e alta na doença de Graves da tireoidite destrutiva, do tecido tireoidiano ectópico e da tireotoxicose factícia, bem como o diagnóstico de adenoma tóxico ou BNM tóxico. Cada vez mais, devido à rapidez dos resultados dos testes laboratoriais, a dosagem de TRAb é usada, em vez da cintilografia com radionuclídeos para confirmar o diagnóstico da doença de Graves. A ultrassonografia com Doppler colorido pode distinguir entre hipertireoidismo (com aumento do fluxo sanguíneo) e tireoidite destrutiva. No hipertireoidismo secundário devido a tumor hipofisário secretor de TSH, existe também um bócio difuso. A presença de um nível de TSH não suprimido e o achado de tumor hipofisário na TC ou na ressonância magnética (RM) sugerem esse diagnóstico.

As manifestações clínicas da tireotoxicose podem simular certos aspectos de outros distúrbios, incluindo ataques de pânico, mania, feocromocitoma e perda de peso associada à neoplasia maligna. O diagnóstico de tireotoxicose pode ser facilmente excluído se os níveis de TSH e de T_4 e T_3 livres estiverem normais. Um TSH normal exclui também a doença de Graves como causa do bócio difuso.

Evolução clínica Em geral, as características clínicas são agravadas sem tratamento; a mortalidade era de 10 a 30% antes da introdução da terapia satisfatória. Alguns pacientes com doença de Graves leve experimentam remissões e recidivas espontâneas. Raramente, pode haver uma flutuação entre o hipotireoidismo e o hipertireoidismo devido a mudanças na atividade funcional dos anticorpos contra o TSH-R. Cerca de 15% dos pacientes que entram em remissão após o tratamento desenvolvem hipotireoidismo dentro de 10 a 15 anos em consequência do processo autoimune destrutivo.

A evolução clínica da oftalmopatia não acompanha a da doença tireoidiana, embora a disfunção da tireoide possa agravar os sinais oculares. Normalmente, ocorre agravamento da oftalmopatia nos 3 a 6 meses iniciais, seguido de uma fase de platô nos próximos 12 a 18 meses, com alguma melhora espontânea, particularmente nas alterações dos tecidos moles. Entretanto, a evolução é mais fulminante em até 5% dos pacientes, tornando necessária uma intervenção na fase aguda se houver compressão do nervo óptico ou ulceração corneana. A diplopia pode manifestar-se nas fases subsequentes da doença em razão da fibrose dos músculos extraoculares. O tratamento com iodo radioativo para o hipertireoidismo agrava a doença ocular em uma pequena proporção de pacientes (particularmente fumantes). Os fármacos antitireoidianos e a cirurgia não exercem efeitos adversos sobre a evolução clínica da oftalmopatia. A dermopatia tireoidiana, quando ocorre, costuma manifestar-se 1 a 2 anos após o surgimento do hipertireoidismo da doença de Graves, podendo melhorar de forma espontânea.

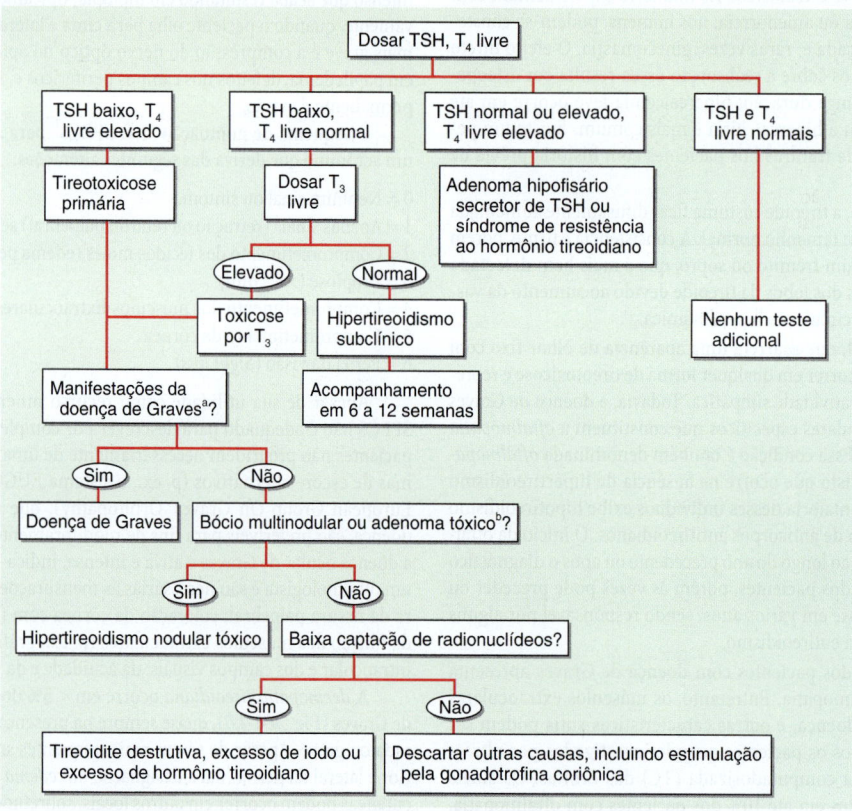

FIGURA 384-2 **Avaliação da tireotoxicose.** [a]Bócio difuso, anticorpos positivos para a peroxidase tireoidiana (TPO) ou anticorpos para o receptor do hormônio estimulante da tireoide (TSH) (TRAb), oftalmopatia, dermopatia. [b]Pode ser confirmado por cintilografia com radionuclídeos. T_3, tri-iodotironina; T_4, tiroxina.

TRATAMENTO

Doença de Graves

O *hipertireoidismo* da doença de Graves é tratado pela redução da síntese dos hormônios tireoidianos, utilizando fármacos antitireoidianos ou reduzindo a quantidade de tecido tireoidiano pelo tratamento com iodo radioativo (I^{131}) ou pela tireoidectomia. Os fármacos antitireoidianos constituem a terapia predominante em muitos centros na Europa e no Japão, enquanto o iodo radioativo representa, com frequência, a primeira linha de tratamento na América do Norte. Essas diferenças refletem o fato de que nenhuma abordagem isolada é ideal e que os pacientes podem necessitar de múltiplos tratamentos para conseguir a remissão.

Os principais *fármacos antitireoidianos* são as tionamidas, a propiltiouracila, o carbimazol (não disponível nos Estados Unidos nem no Brasil) e seu metabólito ativo, o metimazol. Todos inibem a função da TPO, reduzindo a oxidação e organificação do iodo. Esses fármacos reduzem também os níveis de anticorpos antitireoidianos por mecanismos ainda não devidamente esclarecidos e parece também que melhoram as taxas de remissão. A propiltiouracila inibe a desiodinação da T_4 em T_3. Todavia, esse efeito tem pouco benefício, exceto na tireotoxicose mais grave, e é compensado pela meia-vida muito mais curta desse fármaco (90 minutos) em comparação com metimazol (6 horas). Devido à hepatotoxicidade da propiltiouracila, a Food and Drug Administration (FDA) limitou as indicações de seu uso para o primeiro trimestre de gravidez, para o tratamento da tempestade tireoidiana e para pacientes com reações adversas menores ao metimazol. Se a propiltiouracila for usada, recomenda-se a monitoração das provas de função hepática.

Há vários esquemas terapêuticos com esses fármacos. A dose inicial do carbimazol ou metimazol é habitualmente de 10 a 20 mg a cada 8 ou 12 horas, mas uma dose única diária é possível depois que o eutireoidismo é restaurado. A propiltiouracila é administrada na dose de 100 a 200 mg a cada 6 a 8 horas, e, em geral, são fornecidas doses fracionadas ao longo de todo o tratamento. Doses mais baixas de cada fármaco podem ser suficientes nas áreas com baixa ingestão de iodo. A dose inicial dos fármacos antitireoidianos pode ser reduzida gradualmente (esquema de titulação) à medida que melhora a tireotoxicose. Com menos frequência, podem-se administrar doses altas em combinação com suplementação de levotiroxina (LT4) (esquema de bloqueio-reposição) para evitar o hipotireoidismo induzido por fármaco. O esquema de titulação costuma ser preferido para minimizar a dose do fármaco antitireoidiano e proporcionar um indicador da resposta ao tratamento.

As provas de função tireoidiana e as manifestações clínicas devem ser revistas 4 a 6 semanas após o início do tratamento, e a dose deve ser titulada com base nos níveis de T_4 livre. A maioria dos pacientes não consegue alcançar o eutireoidismo até 6 a 8 semanas após o início do tratamento. Com frequência, os níveis de TSH continuam suprimidos por vários meses e, por isso, não proporcionam um indicador sensível da resposta ao tratamento. As doses de manutenção diárias habituais dos fármacos antitireoidianos, no esquema com titulação, consistem em 2,5 a 10 mg de carbimazol ou metimazol e em 50 a 100 mg de propiltiouracila. No esquema de bloqueio-reposição, a dose inicial do fármaco antitireoidiano é mantida constante, e a dose de LT4 é ajustada para manter níveis normais de T_4 livre. Quando a supressão do TSH for revertida, os níveis desse hormônio poderão ser usados para monitorar a terapia.

As taxas máximas de remissão (de até 30-60% em algumas populações) são obtidas dentro de 12 a 18 meses para o regime de titulação em comparação com 6 meses para o regime de substituição de bloqueio e são maiores em pacientes nos quais os níveis de TRAb não são mais detectados do que naqueles com persistência de TRAb. Por motivos desconhecidos, as taxas de remissão parecem variar nas diferentes regiões geográficas. Os pacientes mais jovens, os homens, os fumantes e os pacientes com história de alergia, hipertireoidismo grave e bócios volumosos têm mais tendência a sofrer recidiva quando o tratamento é interrompido; todavia, é difícil prever os resultados. Todos os pacientes devem ser acompanhados atentamente para uma possível recidiva durante o primeiro ano após o tratamento e pelo menos a cada ano daí em diante.

Os efeitos colaterais menores comuns dos fármacos antitireoidianos consistem em exantema, urticária, febre e artralgia (1-5% dos pacientes). Esses efeitos colaterais podem desaparecer de modo espontâneo ou após substituição por um fármaco antitireoidiano alternativo; o exantema pode responder a um anti-histamínico. Os efeitos colaterais raros, porém graves, incluem hepatite (particularmente com propiltiouracila; evitar o seu uso em crianças) e colestase (metimazol e carbimazol); vasculite; e, ainda mais importante, agranulocitose (< 1%). É essencial que os fármacos antitireoidianos sejam suspensos e não sejam reiniciados se o paciente desenvolver efeitos colaterais significativos. Devem ser fornecidas instruções por escrito acerca dos sintomas de uma possível agranulocitose (p. ex., dor de garganta, febre, úlceras na mucosa oral) e da necessidade de interromper o tratamento enquanto são aguardados os resultados de um hemograma completo a fim de confirmar a ausência de agranulocitose. O manejo da agranulocitose é descrito no **Capítulo 102**. Não há utilidade em monitorar o hemograma prospectivamente, pois o início da agranulocitose é idiossincrásico e abrupto.

O *propranolol* (20 a 40 mg a cada 6 horas) ou os bloqueadores dos receptores β_1 seletivos de ação mais longa, como o atenolol, podem ser úteis para controlar os sintomas adrenérgicos, particularmente nos estágios iniciais, antes de serem observados os efeitos dos fármacos antitireoidianos. Os betabloqueadores também são úteis em pacientes com paralisia periódica tireotóxica, enquanto se aguarda a correção da tireotoxicose. Em consulta com um cardiologista, deve-se considerar a anticoagulação em todos os pacientes com fibrilação atrial; com frequência, ocorre reversão espontânea para o ritmo sinusal com o controle do hipertireoidismo, e, em geral, não há necessidade de anticoagulação em longo prazo. É necessária uma redução da dose de varfarina quando o paciente apresenta tireotoxicose. Se for utilizada digoxina, com frequência serão necessárias doses maiores no estado tireotóxico.

O *iodo radioativo* causa destruição progressiva das células tireoidianas, podendo ser usado como tratamento inicial ou para as recidivas após um período com fármacos antitireoidianos. Existe um pequeno risco de crise tireotóxica (ver adiante) após a administração de iodo radioativo, que pode ser minimizado pelo tratamento prévio com fármacos antitireoidianos por pelo menos 1 mês antes do tratamento. O tratamento prévio com um fármaco antitireoidiano e um betabloqueador deve ser considerado para todos os pacientes idosos ou para aqueles com problemas cardíacos. O carbimazol ou o metimazol devem ser interrompidos 2 a 3 dias antes da administração de iodo radioativo, de modo a obter uma captação ideal de iodo; esses fármacos podem ser reiniciados 3 a 7 dias após a administração de iodo radioativo nos pacientes com risco de complicações devido ao agravamento da tireotoxicose. A propiltiouracila parece exercer um efeito radioprotetor prolongado e deve ser interrompida por um maior período de tempo antes da administração de iodo radioativo, ou será necessária uma dose mais alta.

As tentativas de calcular uma dose ideal de iodo radioativo capaz de alcançar o eutireoidismo sem alta incidência de recaída ou progressão para hipotireoidismo não foram bem-sucedidas. Alguns pacientes recidivam inevitavelmente após uma única dose, pois os efeitos biológicos da irradiação variam entre os indivíduos, e o hipotireoidismo nem sempre pode ser evitado mesmo quando se utiliza uma dosimetria precisa. Uma estratégia prática consiste em administrar uma dose fixa com base nas características clínicas, como a gravidade da tireotoxicose, o tamanho do bócio (são necessários aumentos da dose) e o nível de captação do iodo radioativo (são necessárias reduções das doses). Em geral, a dose de I^{131} varia entre 370 MBq (10 mCi) e 555 MBq (15 mCi). Muitos autores preferem uma abordagem que tenha como meta a ablação da tireoide (em oposição ao eutireoidismo), pois a reposição de LT4 é extremamente simples e a maioria dos pacientes acaba progredindo para o hipotireoidismo ao longo de 5 a 10 anos, muitas vezes com algum atraso no diagnóstico do hipotireoidismo.

São necessárias algumas precauções de segurança para a irradiação nos primeiros dias após o tratamento com iodo radioativo, porém as diretrizes variam conforme os protocolos locais. Em geral, os pacientes precisam evitar um contato próximo e prolongado com crianças e mulheres grávidas durante 5 a 7 dias, devido à possível transmissão do isótopo residual e exposição à radiação que emana da glândula. Raramente, pode haver dor leve provocada por tireoidite actínica 1 a 2 semanas após o tratamento. O hipertireoidismo pode persistir por 2 a 3 meses antes de ser observado o efeito pleno do iodo radioativo. Por esse motivo, os bloqueadores β-adrenérgicos ou fármacos antitireoidianos podem ser usados para controlar os sintomas durante esse período. O hipertireoidismo persistente pode ser tratado com uma segunda dose de iodo radioativo, em geral 6 meses após a primeira dose. O risco de hipotireoidismo após a administração de iodo radioativo depende da dose, porém é de pelo menos 10 a 20% no primeiro ano e de 5% por ano daí em diante. Os pacientes devem ser informados dessa possibilidade antes do tratamento e necessitam de acompanhamento rigoroso durante o primeiro ano, seguido de provas de função tireoidiana anualmente.

A gravidez e a amamentação são contraindicações absolutas ao tratamento com iodo radioativo, porém as pacientes podem conceber sem qualquer risco 6 meses após o tratamento. A presença de oftalmopatia, particularmente em fumantes, exige cautela. A prednisona, 0,2-0,5 mg/kg/dia (dependendo da gravidade da oftalmopatia), no momento do tratamento com iodo radioativo, reduzida gradualmente ao longo de 6 a 12 semanas, pode evitar a exacerbação da oftalmopatia; entretanto, o iodo radioativo geralmente deve ser evitado em pacientes com doença ocular ativa moderada a grave. Apesar de muitos médicos evitarem o iodo radioativo em crianças e adolescentes por causa do potencial risco de possível neoplasia maligna, outros tem defendido o uso de iodo radioativo em crianças de mais idade. Um estudo recente de acompanhamento de longo prazo de adultos encontrou um modesto aumento do risco de cânceres sólidos ao longo da vida após o tratamento com iodo radioativo, ao contrário dos achados anteriores. Não está claro como isso irá alterar a gestão no futuro.

A *tireoidectomia total ou quase total* constitui uma opção para os pacientes que sofrem recidiva após a administração de fármacos antitireoidianos e que preferem esse tratamento ao iodo radioativo. Alguns especialistas recomendam a cirurgia em indivíduos jovens, sobretudo quando o bócio é muito volumoso. O controle cuidadoso da tireotoxicose com fármacos antitireoidianos, seguidos de iodeto de potássio (SSKI; 1 a 2 gotas por via oral (VO), três vezes ao dia, durante 10 dias), é necessário antes da cirurgia, de modo a evitar uma crise tireotóxica e reduzir a vascularização da glândula. As principais complicações da cirurgia – sangramento, edema laríngeo, hipoparatireoidismo e lesão dos nervos laríngeos recorrentes – são incomuns quando o procedimento é realizado por cirurgiões altamente experientes. As taxas de recidiva nas melhores séries são de < 2%, porém a taxa de hipotireoidismo assemelha-se àquela observada após tratamento com iodo radioativo, particularmente com a atual tendência de evitar a tireoidectomia subtotal.

Devem-se utilizar medicamentos antitireoidianos no manejo da doença de Graves durante a *gravidez*. Como a passagem transplacentária desses fármacos pode provocar hipotireoidismo e bócio fetais, se a dose materna for excessiva, a titulação da dose de fármaco antitireóideo materna deve ter como meta níveis séricos de T_4 livre ou total no valor de referência para gravidez ou logo acima. Quando disponível, deve-se utilizar a propiltiouracila até 14 a 16 semanas de gestação, devido à associação de raros casos de embriopatia por metimazol/carbimazol, incluindo *aplasia cutânea* e outros defeitos, como atresia de coanas e fístulas traqueoesofágicas. Devido ao potencial de efeitos teratogênicos, as recomendações recentes sugerem a interrupção da medicação antitireoidiana em mulher com doença de Graves recém-grávida, que está eutireoidiana com baixa dose de metimazol (< 5-10 mg/dia) ou propiltiouracila (< 100-200 mg/dia), após avaliação de provas recentes de função tireoidiana, história de doenças, tamanho do bócio, duração da terapia e dosagem de TRAb. Após suspensão, é fundamental proceder a um cuidadoso monitoramento das provas de função tireoidiana materna. Por outro lado, para mulheres com alto risco de desenvolver tireotoxicose se os fármacos antitireoidianos forem interrompidos (bócio volumoso, necessidade de doses mais altas de fármacos antitireoidianos), há necessidade de terapia continuada, com administração de propiltiouracila (quando disponível) no primeiro trimestre. Entretanto, devido à sua rara associação com hepatotoxicidade, a propiltiouracila deve limitar-se ao primeiro trimestre, e, em seguida, a terapia materna deve ser convertida em metimazol (ou carbimazol), em uma proporção de 15 a 20 mg de propiltiouracila para 1 mg de metimazol. Com frequência, é possível interromper o tratamento no último trimestre, já que as TSIs tendem a declinar durante a gestação. Entretanto, a transferência transplacentária desses anticorpos, quando presentes em níveis três vezes maiores do que o limite superior da normalidade, raramente provoca *tireotoxicose fetal* ou *neonatal*. O crescimento uterino restrito, uma frequência cardíaca fetal de > 160 batimentos/min, uma idade óssea avançada, a presença de bócio fetal e níveis elevados de TSI maternos depois de 26 semanas de gestação podem prenunciar essa complicação. Os fármacos antitireoidianos administrados à mãe podem ser usados para tratar o feto e podem ser necessários por 1 a 3 meses após o parto até que os anticorpos maternos tenham desaparecido da circulação do bebê. O período pós-parto é uma época de grande risco para uma possível recidiva da doença de Graves. A amamentação é segura com pequenas doses de fármacos antitireoidianos. A doença de Graves em *crianças* costuma ser controlada com metimazol ou carbimazol (deve-se evitar a propiltiouracila), frequentemente administrados em um tratamento prolongado com esquema de titulação. A cirurgia ou o iodo radioativo podem estar indicados para a doença grave ou recidivante.

A *crise tireotóxica*, ou *tempestade tireoidiana*, é rara, manifestando-se como exacerbação do hipertireoidismo capaz de ameaçar a vida, acompanhada por febre, *delirium*, crises convulsivas, coma, vômitos, diarreia e icterícia. A taxa de mortalidade devido à insuficiência cardíaca, arritmia ou hipertermia pode alcançar 30%, mesmo com tratamento. A crise tireotóxica em geral é desencadeada por uma doença aguda (p. ex., acidente vascular cerebral, infecção, traumatismo, cetoacidose diabética), cirurgia (sobretudo na tireoide) ou tratamento com iodo radioativo de paciente com hipertireoidismo tratado parcialmente ou não tratado. A conduta terapêutica exige monitoramento intensivo e cuidados de suporte, identificação e tratamento da causa desencadeante, bem como medidas capazes de reduzir a síntese dos hormônios tireoidianos. Devem-se administrar altas doses de propiltiouracila (dose de ataque de 500 a 1.000 mg e 250 mg a cada 4 horas) por VO, por sonda nasogástrica ou por via retal; a ação inibitória do fármaco sobre a conversão de T_4 em T_3 faz deste o fármaco antitireoidiano de escolha. Se não estiver disponível, pode-se utilizar o metimazol em doses de 20 mg, a cada 6 horas. Uma hora após a primeira dose de propiltiouracila, administra-se iodeto estável (5 gotas de SSKI a cada 6 horas) para bloquear a síntese dos hormônios tireoidianos por meio do efeito de Wolff-Chaikoff (a demora permite ao fármaco antitireoidiano evitar que o excesso de iodo seja incorporado no novo hormônio). O propranolol também deve ser administrado para reduzir a taquicardia e outras manifestações adrenérgicas (60 a 80 mg VO a cada 4 horas; ou 2 mg intravenoso [IV] a cada 4 horas). Embora outros bloqueadores β-adrenérgicos possam ser usados, o propranolol em altas doses diminui a conversão de T_4 em T_3, e as doses podem ser facilmente ajustadas. É necessário ter cautela para evitar os efeitos inotrópicos agudos negativos, porém o controle da frequência cardíaca é importante, pois alguns pacientes desenvolvem uma forma de insuficiência cardíaca de alto débito. Pode-se utilizar o esmolol IV de ação curta para diminuir a frequência cardíaca enquanto são monitorados os sinais de insuficiência cardíaca. Outras medidas terapêuticas incluem glicocorticoides (p. ex., *bolus* IV de 300 mg de hidrocortisona, seguido de 100 mg a cada 8 horas), antibióticos na presença de infecção, colestiramina para sequestrar os hormônios tireoidianos, resfriamento, oxigênio e líquidos IV.

A oftalmopatia não exige tratamento ativo quando leve ou moderada, visto que, em geral, ocorre melhora espontânea. As medidas gerais incluem o controle meticuloso dos níveis de hormônios tireoidianos, a cessação do tabagismo e a explicação sobre a história natural da oftalmopatia. O desconforto pode ser aliviado com lágrimas artificiais (p. ex., hipromelose a 0,3% ou gel oftálmico de carbômero a 0,2%), pomada oftálmica à base de parafina e uso de óculos escuros com armações laterais. O edema periorbitário pode responder a uma posição mais verticalizada para dormir ou um diurético. A exposição corneana durante o sono pode ser evitada com a utilização de vendas oculares ou mantendo as pálpebras fechadas com uma fita adesiva. Os menores graus de diplopia melhoram com prismas adaptados aos óculos. Algumas autoridades também defendem selênio 100 μg duas vezes ao dia. A oftalmopatia grave, com comprometimento do nervo óptico ou quemose que resulta em dano da córnea, constitui uma emergência que exige manejo conjunto com um oftalmologista. A pulsoterapia com metilprednisolona IV (p. ex., 500 mg de metilprednisolona uma vez por semana, durante 6 semanas; em seguida, 250 mg uma vez por semana, por 6 semanas) é preferível aos glicocorticoides orais, que são usados para a doença moderadamente ativa. Quando os glicocorticoides se revelam ineficazes, a descompressão orbitária pode ser conseguida removendo osso de qualquer parede da órbita, dessa forma tornando possível o deslocamento da gordura e dos músculos extraoculares edemaciados. A via transantral é usada com mais frequência, pois dispensa excisão externa. A proptose retrocede em uma média de 5 mm, mas pode haver diplopia residual ou, até mesmo, o seu agravamento. Depois que a doença ocular tiver sido estabilizada, a cirurgia poderá ser indicada para o alívio da diplopia e a correção da aparência. A radioterapia externa da órbita foi usada durante muitos anos, porém a sua eficácia permanece incerta, sendo mais bem reservada para pacientes com doença moderadamente ativa que não responderam ou que não são candidatos à terapia com glicocorticoides. O teprotumumabe, um anticorpo monoclonal humano, recebeu designação inovadora e foi aprovado pela FDA em 2020. Ensaios clínicos randomizados de pacientes com doença ocular tireoidiana ativa demonstraram efeitos rápidos na proptose, diplopia, escore de atividade clínica e qualidade de vida. As respostas parecem comparáveis à cirurgia. O teprotumumabe é administrado em uma dose inicial de 10 mg/kg IV e posteriormente 20 mg/kg IV a cada 3 semanas por 21 semanas.

A *dermopatia tireoidiana* não costuma exigir tratamento, mas pode causar problemas estéticos ou interferir na adaptação dos calçados. A exérese cirúrgica não está indicada. Se necessário, o tratamento consiste em pomada tópica de glicocorticoides de alta potência debaixo de curativo oclusivo. A octreotida pode ser benéfica em alguns casos.

OUTRAS CAUSAS DE TIREOTOXICOSE

A tireoidite destrutiva (tireoidite subaguda ou silenciosa) se manifesta com uma curta fase tireotóxica, devido à liberação de hormônios tireoidianos pré-formados e catabolismo da Tg (ver "Tireoidite subaguda", adiante). Não existe hipertireoidismo verdadeiro, conforme demonstrado por uma baixa captação do radionuclídeo. Normalmente, os níveis circulantes de Tg estão aumentados. Outras causas da tireotoxicose com captação baixa ou ausente do radionuclídeo pela tireoide são a *tireotoxicose factícia*, o excesso de iodo e, raramente, o tecido tireoidiano ectópico, em particular os teratomas do ovário (*struma ovarii*) e o carcinoma folicular metastático funcionante. Os estudos com radionuclídeo do corpo inteiro podem demonstrar tecido tireoidiano ectópico, e a tireotoxicose factícia deve ser diferenciada da tireoidite destrutiva pelas características clínicas e pelos baixos níveis de Tg. O tratamento com amiodarona está associado à tireotoxicose em até 10% dos pacientes, particularmente nas áreas com baixa ingestão de iodo (ver adiante).

O *adenoma hipofisário secretor de TSH* constitui uma causa rara de tireotoxicose. Caracteriza-se pela presença de níveis de TSH inapropriadamente normais ou elevados em um paciente com hipertireoidismo, bócio difuso e níveis elevados de T_4 e T_3 (Cap. 380). Os níveis elevados da subunidade α do TSH, liberada pelo adenoma secretor de TSH, sustentam esse diagnóstico, que pode ser confirmado ao demonstrar o tumor hipofisário pela RM ou TC. Uma combinação de cirurgia transesfenoidal, irradiação da sela túrcica e octreotida pode ser necessária para normalizar o TSH, visto que muitos desses tumores são volumosos e localmente invasivos no diagnóstico. O iodo radioativo ou os agentes antitireoidianos podem ser usados para controlar a tireotoxicose.

A tireotoxicose causada por *BMN tóxico* e *nódulos solitários hiperfuncionantes* é abordada adiante.

TIREOIDITE

Existem vários sistemas de classificação para descrever as síndromes clínicas da tireoidite. Um é baseado no início e duração da doença (Tab. 384-3); outros são baseados na ausência ou presença de dor.

TIREOIDITE AGUDA

A tireoidite aguda é rara, sendo decorrente de uma infecção supurativa da tireoide. Em crianças e adultos jovens, a causa mais comum é a presença de um seio piriforme, o qual representa um resíduo da quarta bolsa branquial que conecta a orofaringe com a tireoide. Esses seios estão localizados predominantemente no lado esquerdo. Um bócio de longa duração e a degeneração em neoplasia maligna da tireoide são fatores de risco nos idosos. O paciente se apresenta com dor na tireoide, que se irradia com frequência para a garganta ou as orelhas, e um pequeno bócio hipersensível que pode ser assimétrico. Febre, disfagia e eritema sobre a tireoide são comuns, o mesmo ocorrendo com os sintomas sistêmicos de uma doença febril e a linfadenopatia.

O diagnóstico diferencial de *dor na tireoide* inclui tireoidite subaguda ou, raramente, crônica, hemorragia para o interior de um cisto, neoplasia maligna incluindo linfoma e, raras vezes, amiloidose ou tireoidite induzida pela amiodarona. Contudo, a apresentação abrupta e as características clínicas da tireoidite aguda raramente causam confusão. A velocidade de hemossedimentação (VHS) e a contagem de leucócitos em geral se mostram elevadas, porém a função tireoidiana é normal. A biópsia por aspiração por agulha fina (AAF) revela infiltração de leucócitos polimorfonucleares; a cultura da amostra pode identificar o microrganismo. É necessário ter cautela nos pacientes imunocomprometidos, pois a tireoidite fúngica, micobacteriana ou por *Pneumocystis* pode ocorrer nessas circunstâncias. O tratamento antibiótico é orientado no início pela coloração de Gram e, subsequentemente, pela cultura da biópsia por AAF. A cirurgia pode ser necessária para drenar um abscesso, o qual pode ser localizado por TC ou ultrassonografia. Obstrução traqueal, sepse, abscesso retrofaríngeo, mediastinite e trombose venosa jugular podem complicar a tireoidite aguda, porém são incomuns com a utilização imediata de antibióticos.

TIREOIDITE SUBAGUDA

É designada também como *tireoidite de De Quervain*, *tireoidite granulomatosa* ou *tireoidite viral*. Muitos vírus já foram implicados, incluindo o da caxumba, coxsackievírus, influenzavírus, adenovírus e ecovírus, porém as tentativas de identificar o vírus em determinado paciente não costumam ser bem-sucedidas nem influenciam a conduta terapêutica. Recentemente, foi descrita a tireoidite subaguda associada ao SARS-CoV-2. O diagnóstico de tireoidite subaguda deixa de ser feito com bastante frequência, pois os sintomas podem simular uma faringite. O pico da incidência é observado aos 30 a 50 anos, e as mulheres são afetadas com uma frequência três vezes maior do que os homens.

Fisiopatologia A tireoide mostra um infiltrado inflamatório irregular característico, com ruptura dos folículos tireoidianos e células gigantes multinucleadas dentro de alguns folículos. As alterações foliculares progridem para granulomas acompanhados por fibrose. Por fim, a tireoide retorna ao normal, na maioria das vezes vários meses após o início. Durante a fase inicial da destruição folicular, ocorre liberação de Tg e de hormônios tireoidianos, levando a um aumento nos níveis circulantes de T_4 e T_3 e à supressão do TSH (Fig. 384-3). Durante essa fase destrutiva, a captação de iodo radioativo é baixa ou indetectável. Depois de várias semanas, ocorre depleção do hormônio tireoidiano armazenado na tireoide, e, em geral, observa-se uma fase de hipotireoidismo, com T_4 (e, algumas vezes, T_3) livre baixa e níveis moderadamente elevados de TSH. A captação do iodo radioativo retorna ao normal ou está aumentada como resultado da elevação no TSH. Finalmente, os níveis de hormônios tireoidianos e TSH se normalizam após a regressão da doença.

Manifestações clínicas O paciente geralmente se apresenta com a tireoide dolorida e aumentada de volume, às vezes acompanhada por febre. Podem existir elementos de tireotoxicose ou hipotireoidismo, dependendo da fase da doença. O mal-estar e os sintomas de infecção do trato respiratório superior podem preceder em várias semanas as características relacionadas com a tireoide. Em outros pacientes, o início é agudo, grave e sem um antecedente óbvio. O paciente queixa-se de dor de garganta, e o exame revela um pequeno bócio extremamente sensível. A dor irradia-se com frequência para a mandíbula ou a orelha. A resolução completa constitui o resultado habitual; todavia, ocorre hipotireoidismo permanente de início tardio em 15% dos casos, em particular naqueles com autoimunidade tireoidiana concomitante. Uma evolução prolongada ao longo de muitos meses, com uma ou mais recidivas, ocorre em um pequeno percentual dos pacientes.

Avaliação laboratorial Como mostra a Figura 384-3, as provas de função tireoidiana evoluem caracteristicamente ao longo de três fases distintas, durante cerca de 6 meses: (1) fase tireotóxica, (2) fase hipotireoidiana e (3) fase de recuperação. Na fase tireotóxica, os níveis de T_4 e T_3 estão aumentados, refletindo a sua liberação pelas células tireoidianas lesadas, e ocorre supressão do TSH. A razão T_4/T_3 é maior do que na doença de Graves ou

TABELA 384-3 ■ Causas de tireoidite
Aguda
Infecção bacteriana: especialmente *Staphylococcus*, *Streptococcus* e *Enterobacter*
Infecção fúngica: *Aspergillus*, *Candida*, *Coccidioides*, *Histoplasma* e *Pneumocystis*
Tireoidite actínica após tratamento com I^{131}
Amiodarona (pode ser também subaguda ou crônica)
Subaguda
Tireoidite viral (ou granulomatosa)
Tireoidite silenciosa (incluindo tireoidite pós-parto)
Infecção micobacteriana
Induzida por fármacos (interferona, amiodarona)
Crônica
Autoimunidade: tireoidite focal, tireoidite de Hashimoto, tireoidite atrófica
Tireoidite de Riedel
Tireoidite parasitária: equinococose, estrongiloidíase, cisticercose
Traumática: após palpação

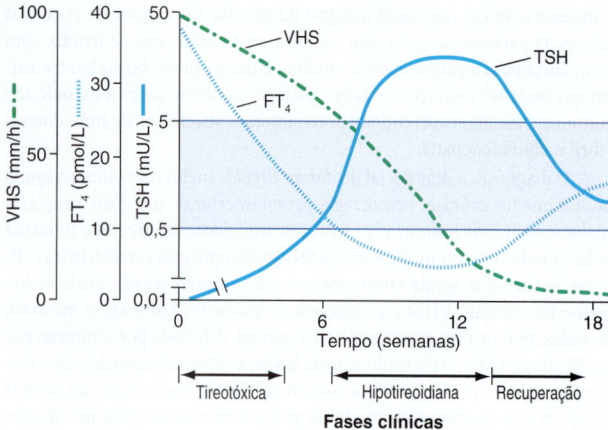

FIGURA 384-3 **Evolução clínica da tireoidite subaguda.** A liberação dos hormônios tireoidianos inicialmente está associada a uma fase tireotóxica e ao hormônio estimulante da tireoide (TSH) suprimido. Em seguida, sobrevém uma fase hipotireoidiana, com baixos níveis de tiroxina (T_4) e níveis de TSH que a princípio são baixos, mas que aumentam de modo gradual. Durante a fase de recuperação, os níveis de TSH aumentados, junto com a resolução da lesão folicular da tireoide, resultam em normalização da função tireoidiana, em geral vários meses após o início da doença. FT_4, T_4 livre ou não ligado; VHS, velocidade de hemossedimentação.

na autonomia da tireoide, em que o T_3 está, com frequência, desproporcionalmente aumentado. O diagnóstico é confirmado por uma VHS elevada e pela baixa captação de iodo radioativo (< 5%) ou ^{99m}Tc-pertecnetato (em comparação com a concentração de pertecnetato nas glândulas salivares). A contagem de leucócitos pode estar aumentada, e os anticorpos antitireoidianos são negativos. Se houver dúvida quanto ao diagnóstico, a biópsia por AAF poderá ser útil, sobretudo para distinguir o acometimento unilateral por sangramento para dentro de um cisto ou neoplasia.

TRATAMENTO

Tireoidite subaguda

Doses relativamente altas de ácido acetilsalicílico (p. ex., 600 mg a cada 4 a 6 horas) ou de anti-inflamatórios não esteroides (AINEs) são suficientes para controlar os sintomas em muitos casos. Se esse tratamento for inadequado ou o paciente apresentar sintomas locais ou sistêmicos acentuados, deve-se recorrer aos glicocorticoides. A dose inicial habitual é de 40 a 60 mg de prednisona, dependendo da gravidade. A dose deve ser reduzida de modo gradual no transcorrer de 6 a 8 semanas, em resposta à melhora dos sintomas e à VHS. Se ocorrer recidiva durante a retirada dos glicocorticoides, a dose deve ser aumentada e, em seguida, retirada de modo gradual. A função tireoidiana deve ser monitorada a cada 2 a 4 semanas utilizando os níveis de TSH e de T_4 livre. Os sintomas de tireotoxicose melhoram espontaneamente, mas podem ser aliviados pelos bloqueadores β-adrenérgicos; os fármacos antitireoidianos não desempenham nenhum papel no tratamento da fase tireotóxica. A reposição com LT4 pode ser necessária quando a fase hipotireoidiana é prolongada, porém a dose deve ser suficientemente baixa (50-100 μg/dia) para permitir que haja uma recuperação mediada por TSH.

TIREOIDITE SILENCIOSA

A *tireoidite indolor*, ou *tireoidite "silenciosa"*, ocorre em pacientes com doença autoimune subjacente da tireoide. A evolução clínica assemelha-se àquela da tireoidite subaguda. Essa condição ocorre em até 5% das mulheres 3 a 6 meses após o final da gestação e, em tais circunstâncias, recebe a designação *tireoidite pós-parto*. Em geral, as pacientes exibem uma breve fase de tireotoxicose que dura de 2 a 4 semanas, seguida por hipotireoidismo durante um período de 4 a 12 semanas e, a seguir, resolução dos sintomas; no entanto, com bastante frequência é evidenciada apenas uma única fase. A condição está associada à presença de anticorpos contra TPO antes do parto, sendo três vezes mais comum nas mulheres com diabetes melito tipo 1. À semelhança da tireoidite subaguda, a captação de ^{99m}Tc-pertecnetato ou de iodo radioativo é inicialmente suprimida. Além do bócio

indolor, a tireoidite silenciosa pode ser diferenciada da tireoidite subaguda por VHS normal e a presença de anticorpos contra TPO. O tratamento com glicocorticoides não está indicado na tireoidite silenciosa. Os sintomas tireotóxicos mais intensos podem ser controlados com um curto ciclo de propranolol, 20 a 40 mg, 3 ou 4 vezes ao dia. A reposição do T_4 poderá ser necessária para a fase hipotireoidiana, porém deverá ser suspensa após 6 a 9 meses, pois a recuperação constitui a regra. Daí em diante, recomenda-se o acompanhamento anual, visto que uma proporção desses pacientes desenvolve hipotireoidismo permanente. A condição pode recorrer em gestações subsequentes.

TIREOIDITE INDUZIDA POR FÁRMACOS

Os pacientes que recebem citocinas, como α-IFN ou inibidores de tirosina-cinase, ou inibidores de *checkpoints* imunes podem desenvolver tireoidite indolor. A α-IFN, usada para tratar as hepatites B ou C crônicas e as neoplasias malignas hematológicas e cutâneas, causa disfunção tireoidiana em até 5% dos pacientes tratados. Está associada a tireoidite indolor, hipotireoidismo e doença de Graves, sendo mais comum em mulheres com anticorpos contra TPO antes do tratamento. Para uma discussão sobre a amiodarona, ver "Efeitos da amiodarona sobre a função tireoidiana", adiante.

TIREOIDITE CRÔNICA

A tireoidite focal está presente em 20 a 40% dos casos de necrópsia em eutireoidianos, estando associada à evidência sorológica de autoimunidade, em particular à presença de anticorpos contra TPO. A causa mais comum clinicamente aparente da tireoidite crônica é a *tireoidite de Hashimoto*, um distúrbio autoimune que costuma se manifestar como bócio endurecido ou firme de tamanho variável (Cap. 383). A *tireoidite de Riedel* é um distúrbio raro que, em geral, acomete mulheres de meia-idade. Manifesta-se na forma de bócio indolor e insidioso, com sintomas locais devido à compressão do esôfago, traqueia, veias cervicais ou nervos laríngeos recorrentes. Uma fibrose densa destrói a arquitetura glandular normal, podendo estender-se para fora da cápsula da tireoide. Apesar dessas extensas alterações histológicas, a disfunção tireoidiana é incomum. O bócio é firme, indolor, com bastante frequência assimétrico e fixo, gerando a suspeita de se tratar de neoplasia maligna. O diagnóstico depende de uma biópsia aberta, pois a biópsia por AAF costuma ser inadequada. O tratamento é dirigido para o alívio cirúrgico dos sintomas compressivos. O tamoxifeno também pode ser benéfico. Existe uma associação entre a tireoidite de Riedel e a doença sistêmica relacionada com IgG4 que causa fibrose idiopática em outros locais (retroperitônio, mediastino, árvore biliar, pulmões e órbita).

SÍNDROME DO EUTIREOIDIANO DOENTE (DOENÇA NÃO TIREOIDIANA)

Qualquer doença aguda grave pode acarretar anormalidades nos níveis circulantes de TSH ou dos hormônios tireoidianos na ausência de doença subjacente da tireoide, o que torna essas mensurações potencialmente enganosas. A principal causa de tais alterações hormonais é a liberação de citocinas, como a IL-6. A não ser quando se suspeita fortemente de um distúrbio da tireoide, as provas de função tireoidiana de rotina devem ser evitadas nos pacientes agudamente doentes.

O padrão hormonal mais comum na síndrome do eutireoidiano doente (SED), também denominada doença não tireoidiana (DNT), consiste em uma redução dos níveis de T_3 total e livre (síndrome do T_3 baixo), com níveis normais de T_4 e TSH. A magnitude da queda do T_3 correlaciona-se com a gravidade da doença. A conversão de T_4 em T_3 por 5' (anel externo) desiodinação periférica está comprometida, resultando em aumento do T_3 reverso (rT_3). Como o rT_3 é metabolizado por 5' desiodinação, a sua depuração também está diminuída. Por conseguinte, a depuração diminuída, e não a produção aumentada, constitui a principal base responsável pelo aumento do rT_3. Além disso, o T_4 é metabolizado alternadamente no sulfato de T_3 hormonalmente inativo. Em geral, pressupõe-se que esse estado de T_3 baixo seja adaptativo, pois pode ser induzido nos indivíduos normais pelo jejum. Teleologicamente, a queda do T_3 pode limitar o catabolismo em pacientes com inanição ou doentes.

Os pacientes muito doentes podem exibir uma queda drástica nos níveis totais de T_4 e T_3 (síndrome de T_4 baixo). Com a diminuição da perfusão tecidual, a expressão da desiodinase tipo 3 no músculo e no fígado leva ao metabolismo acelerado de T_4 e T_3. Esse estado possui um prognóstico ruim. Outro fator essencial na queda dos níveis de T_4 é a ligação alterada à globulina ligadora de tiroxina (TBG). Os ensaios comumente usados para o T_4 livre estão sujeitos a artefato quando os níveis séricos das proteínas de ligação estão baixos e subestimam o verdadeiro nível de T_4 livre. A flutuação nos níveis de TSH também cria desafios na interpretação da função tireoidiana em indivíduos doentes. Os níveis de TSH podem variar de < 0,1 mUI/L nos pacientes muito doentes, sobretudo com terapia com dopamina ou glicocorticoides, até > 20 mUI/L durante a fase de recuperação da SED. Os mecanismos exatos responsáveis pelo TSH anormal, observado em 10% dos indivíduos doentes, e pelo TSH aumentado, observado em 5%, continuam sendo obscuros, porém podem ser mediados pelas citocinas, como IL-12 e IL-18.

Qualquer doença grave pode provocar mudanças nos níveis de hormônios tireoidianos, porém alguns distúrbios exibem um padrão distinto de anormalidades. A doença hepática aguda está associada a uma elevação inicial nos níveis totais (mas não nos níveis livres) de T_3 e T_4 devido à liberação de TBG; esses níveis tornam-se subnormais com a evolução para a insuficiência hepática. Observa-se um aumento transitório dos níveis de T_4 total e livre, em geral com nível normal de T_3, em 5 a 30% dos pacientes psiquiátricos agudamente doentes. Os valores do TSH podem ficar transitoriamente baixos, normais ou altos nesses pacientes. No estágio inicial da infecção pelo vírus da imunodeficiência humana (HIV), ocorre elevação dos níveis de T_3 e T_4, mesmo na presença de perda de peso. Os níveis de T_3 caem com a progressão para a síndrome da imunodeficiência humana (Aids); todavia, o TSH costuma permanecer normal. Com frequência, a doença renal é acompanhada de baixas concentrações de T_3, porém com níveis de rT_3 normais, em vez de aumentados, devido a um fator desconhecido que aumenta a captação de rT_3 no fígado.

O diagnóstico de DNT é desafiador. A anamnese pode ser limitada, e, com bastante frequência, os pacientes exibem múltiplos distúrbios metabólicos. O que precisa ser levado em conta consiste em história pregressa de doença tireoidiana e provas de função tireoidiana, avaliação da gravidade e evolução temporal da doença aguda do paciente, documentação das medicações que podem afetar a função tireoidiana ou os níveis de hormônios tireoidianos e as dosagens de rT_3 junto com os hormônios tireoidianos livres e TSH. O diagnóstico de DNT costuma ser puramente presuntivo em função do contexto clínico e padrão de valores laboratoriais; apenas a resolução dos resultados dos testes com recuperação clínica poderá estabelecer, de forma clara, o diagnóstico desse distúrbio. O tratamento da DNT com hormônio tireoidiano (T_4 e/ou T_3) é controverso; todavia, a maioria das autoridades recomenda o monitoramento das provas de função tireoidiana do paciente durante a recuperação, sem a administração de hormônio tireoidiano, a não ser que haja evidências clínicas ou na anamnese sugestivas de hipotireoidismo. É extremamente improvável que ensaios controlados e randomizados suficientemente extensos com a utilização do hormônio tireoidiano venham a solucionar essa controvérsia terapêutica em um futuro próximo, pois as manifestações clínicas e os resultados são altamente variáveis.

EFEITOS DA AMIODARONA SOBRE A FUNÇÃO TIREOIDIANA

A amiodarona é um agente antiarrítmico tipo III bastante usado (Cap. 252). Estruturalmente, a amiodarona está relacionada com o hormônio tireoidiano e contém 39% de iodo por peso. Assim, as doses típicas de amiodarona (200 mg/dia) estão associadas a uma ingestão muito alta de iodo, resultando em aumentos superiores a 40 vezes nos níveis plasmáticos e urinários de iodo. Além disso, levando em conta que a amiodarona é armazenada no tecido adiposo, os altos níveis de iodo persistem por mais de 6 meses após a interrupção do medicamento. A amiodarona inibe a atividade das desiodinases, e seus metabólitos funcionam como antagonistas fracos da ação dos hormônios tireoidianos. Ela exerce os seguintes efeitos sobre a função tireoidiana: (1) supressão transitória aguda da função tireoidiana; (2) inibição da conversão de T_4 em T_3 causando hipertiroxinemia eutireoidiana ou necessidade de aumento da dosagem de LT4 em pacientes com hipotireoidismo; (3) hipotireoidismo em pacientes suscetíveis aos efeitos inibitórios de uma alta carga de iodo; e (4) tireotoxicose que pode ser causada por um efeito Jod-Basedow da carga de iodo no cenário de BMN ou doença de Graves incipiente ou uma condição semelhante à tireoidite devido a um efeito tóxico nas células foliculares da tireoide.

O início do tratamento com amiodarona está associado a uma redução transitória dos níveis de T_4, refletindo o efeito inibitório do iodo sobre a liberação de T_4. Logo a seguir, a maioria dos indivíduos consegue escapar da supressão da tireoide iodeto-dependente (efeito de Wolff-Chaikoff), e os efeitos inibitórios sobre a atividade das desiodinases e a ação dos receptores dos hormônios tireoidianos se tornam predominantes. Esses eventos levam ao seguinte padrão de provas de função tireoidiana: T_4 aumentado, T_3 diminuído, aumento do rT_3 e elevação transitória do TSH (até 20 mUI/L). Os níveis de TSH se normalizam ou são levemente suprimidos dentro de 1 a 3 meses.

A incidência do hipotireoidismo devido à amiodarona varia nas diferentes regiões geográficas, o que se correlaciona aparentemente com a ingestão de iodo. O hipotireoidismo ocorre em até 13% dos pacientes tratados com amiodarona nos países que realizam a repleção do iodo, como nos Estados Unidos, porém é menos comum (incidência < 6%) nas áreas com menor ingestão de iodo, como Itália ou Espanha. A patogênese parece envolver a incapacidade da tireoide em escapar do efeito de Wolff-Chaikoff na tireoidite autoimune. Como resultado, o hipotireoidismo associado à amiodarona é mais comum em mulheres e nos indivíduos com anticorpos contra TPO positivos. Costuma ser desnecessário suspender a amiodarona por causa desse efeito colateral, visto que a LT4 pode ser usada para normalizar a função tireoidiana. Os níveis de TSH devem ser monitorados, pois, com frequência, os níveis de T_4 estão aumentados pelos motivos anteriormente descritos. Além disso, os níveis de TSH precisam ser monitorados em pacientes com hipotireoidismo tratados com LT4, pois muitas vezes é necessário aumentar a dosagem.

O tratamento da tireotoxicose induzida pela amiodarona (TIA) é complicado pelo fato de existirem diferentes causas de tireotoxicose e tendo em vista que os níveis aumentados de hormônios tireoidianos exacerbam as arritmias e a doença arterial coronariana subjacentes. O tratamento com amiodarona causa tireotoxicose em 10% dos pacientes que vivem em áreas com baixa ingestão de iodo e em 2% dos pacientes nas regiões com alta ingestão de iodo. Existem duas formas principais de TIA, apesar de alguns pacientes apresentarem características de ambas. A TIA tipo 1 está associada a uma anormalidade subjacente da tireoide (doença de Graves pré-clínica ou bócio nodular). A síntese dos hormônios tireoidianos passa a ser excessiva como resultado da maior exposição ao iodo (fenômeno de Jod-Basedow). A TIA tipo 2 ocorre em indivíduos sem anormalidades intrínsecas da tireoide e representa o resultado de uma ativação lisossômica induzida por fármaco, dando origem a uma tireoidite destrutiva com o acúmulo de histiócitos na tireoide; a incidência cresce com aumentos cumulativos das doses de amiodarona. As formas leves de TIA tipo 2 podem regredir espontaneamente ou, às vezes, podem evoluir para o hipotireoidismo. A ultrassonografia com Doppler colorido revela aumento da vascularização na TIA tipo 1, porém diminuição da vascularização no tipo 2. As cintilografias da tireoide são difíceis de interpretar nessas circunstâncias, pois os altos níveis de iodo endógeno reduzem a captação do marcador. Entretanto, a presença de uma captação normal ou, raramente, aumentada fala a favor de uma TIA tipo 1.

Na TIA, o medicamento deve ser suspenso, se possível, porém isso costuma ser pouco prático em razão do distúrbio cardíaco subjacente. A interrupção da amiodarona não tem um efeito agudo por causa de seu armazenamento e meia-vida prolongada. As altas doses de fármacos antitireoidianos podem ser utilizadas na TIA tipo 1, porém costumam ser ineficazes. O perclorato de potássio, 200 mg a cada 6 horas, tem sido usado para reduzir o conteúdo em iodeto da tireoide. O tratamento com perclorato está associado à agranulocitose, porém o risco parece relativamente baixo com o uso em curto prazo. Os glicocorticoides, administrados para tireoidite subaguda, têm benefício modesto na TIA tipo 2 e geralmente são iniciados com prednisona 40 mg VO, diariamente. O lítio bloqueia a liberação de hormônios tireoidianos e também pode proporcionar algum benefício. A tireoidectomia quase total reduz rapidamente os níveis de hormônios tireoidianos e pode ser a solução em curto prazo mais efetiva se o paciente puder ser submetido a esse procedimento com segurança.

LEITURAS ADICIONAIS

Biondi B, Cooper DS: Subclinical hyperthyroidism. N Engl J Med 378:2411, 2018.
De Leo S et al: Hyperthyroidism. Lancet 388:906, 2016.
Kitahara CM et al: Association of radioactive iodine treatment with cancer mortality in patients with hyperthyroidism. JAMA Intern Med 179:1034, 2019.
Ross DS et al: 2016 American Thyroid Association guidelines for diagnosis and management of hyperthyroidism and other causes of thyrotoxicosis. Thyroid 26:1343, 2016.
Smith TJ et al: Teprotumumab for the treatment of active thyroid eye Disease. N Engl J Med 382:341, 2020.

385 Doença nodular e câncer de tireoide

J. Larry Jameson, Susan J. Mandel, Anthony P. Weetman

BÓCIO E DOENÇA NODULAR DA TIREOIDE

O *bócio* refere-se a um aumento de volume da tireoide. Os defeitos de biossíntese, a deficiência de iodo, a doença autoimune e as doenças nodulares podem resultar em bócio, mas por meio de mecanismos diferentes. Os defeitos na biossíntese e a deficiência de iodo estão associados a uma eficiência reduzida da síntese de hormônios tireoidianos, levando a um aumento do hormônio estimulante da tireoide (TSH), que estimula o crescimento da glândula tireoide como mecanismo compensatório para superar o bloqueio na síntese hormonal. A doença de Graves e a tireoidite de Hashimoto também estão associadas ao bócio. Na doença de Graves, o bócio resulta principalmente dos efeitos das imunoglobulinas estimulantes da tireoide mediados pelo receptor do TSH (TSH-R). O bócio da tireoidite de Hashimoto ocorre devido a defeitos adquiridos na síntese de hormônios, resultando em níveis elevados de TSH e seus efeitos consequentes de crescimento. A infiltração linfocítica e os fatores de crescimento induzidos pelo sistema imune também contribuem para o aumento de volume da tireoide na tireoidite de Hashimoto.

A doença nodular da tireoide caracteriza-se pelo crescimento desordenado das células tireoidianas, que pode ser hiperplásico ou neoplásico. O paciente pode apresentar bócio multinodular (BMN), em que os nódulos da tireoide (geralmente hiperplásicos) substituem a maior parte do parênquima tireoidiano normal; essa apresentação é mais comum em áreas de deficiência limítrofe de iodo. Por outro lado, a glândula tireoide pode ser de tamanho normal e conter nódulos distintos. Como o tratamento do bócio depende da etiologia, a identificação de um aumento de volume da tireoide pelo exame físico deve levar a uma avaliação adicional para identificar sua causa.

A doença nodular da tireoide é comum, ocorrendo em cerca de 3 a 7% dos adultos quando avaliada pelo exame físico. Com o uso da ultrassonografia, identifica-se a presença de nódulos em até 50% dos adultos, sendo a maioria < 1 cm de diâmetro. Os nódulos da tireoide podem ser solitários ou múltiplos e funcionantes ou não funcionantes.

BÓCIO DIFUSO ATÓXICO (SIMPLES)

Etiologia e patogênese Quando o aumento difuso da tireoide ocorre na ausência de nódulos e de hipertireoidismo, recebe a designação de *bócio difuso atóxico*. Às vezes, é denominado *bócio simples* por causa da ausência de nódulos ou *bócio coloide* por causa da presença de folículos uniformes cheios de coloide. Em âmbito mundial, o bócio difuso é causado mais comumente pela deficiência de iodo e recebe a designação de *bócio endêmico* quando afeta mais de 5% da população. Nas regiões não endêmicas, ocorre o *bócio esporádico*, e a causa costuma ser desconhecida. O aumento de volume da tireoide em adolescentes às vezes é denominado *bócio juvenil*. Em geral, o bócio é mais comum em mulheres do que em homens, provavelmente em razão da maior prevalência de doença autoimune subjacente e das maiores demandas de iodo associadas à gravidez.

Nas *áreas com deficiência de iodo*, o aumento de volume da tireoide reflete um esforço compensatório destinado a captar o iodo e produzir uma quantidade suficiente de hormônio em condições nas quais a síntese hormonal se mostra relativamente ineficiente. É bastante surpreendente que os níveis de TSH em geral sejam normais ou apenas ligeiramente aumentados, sugerindo maior sensibilidade ao TSH ou a ativação de outras vias que levam ao crescimento da tireoide. O iodeto parece exercer ações diretas sobre a árvore vascular da tireoide, podendo afetar indiretamente o crescimento por meio de substâncias vasoativas, como as endotelinas e o óxido nítrico. O bócio endêmico é também causado pela exposição a *bociogênicos* ambientais, como a raiz da mandioca, que contém um tiocianato; vegetais da família das Cruciferae (conhecidos como vegetais crucíferos) (p. ex., couve-de-bruxelas, repolho e couve-flor); e leite das regiões em que os bociogênicos estão presentes na grama. Apesar de serem relativamente raros, os defeitos hereditários na síntese dos hormônios tireoidianos dão origem a um bócio difuso atóxico. Foram descritas anormalidades em cada etapa da síntese hormonal, incluindo transporte de iodeto (cotransporte sódio/iodo [NIS]), síntese de tireoglobulina (Tg), organificação e acoplamento (peroxidase tireoidiana [TPO]) e regeneração de iodeto (desalogenase).

MANIFESTAÇÕES CLÍNICAS E DISGNÓSTICO

Quando a função tireoidiana é preservada, a maioria dos bócios se mostra assintomática. O exame de um bócio difuso revela uma glândula simetricamente aumentada, indolor e, em geral, macia sem nódulos palpáveis. O bócio é definido, de forma bastante arbitrária, como um lobo lateral com um volume maior do que o polegar do indivíduo que está sendo examinado. Na ultrassonografia, um volume total da glândula tireoide acima de 30 mL é considerado anormal. Se a tireoide estiver acentuadamente aumentada de volume, poderá causar compressão traqueal ou esofágica. No entanto, essas características são incomuns na ausência de doença nodular e fibrose. O *bócio subesternal* pode obstruir o intróito torácico. O *sinal de Pemberton* refere-se à congestão facial e cervical devido à obstrução venosa jugular quando os braços são erguidos acima da cabeça, uma manobra que traciona a tireoide na abertura superior do tórax. As mensurações do fluxo respiratório e a tomografia computadorizada (TC) ou ressonância magnética (RM) devem ser utilizadas para avaliar o bócio subesternal nos pacientes com sinais ou sintomas obstrutivos.

As provas de função tireoidiana devem ser realizadas em todos os pacientes com bócio para excluir tireotoxicose ou hipotireoidismo. Não é raro, sobretudo na deficiência de iodo, encontrar um baixo nível de tiroxina (T_4) total, com tri-iodotironina (T_3) e TSH normais, refletindo uma conversão aumentada de T_4 em T_3. Um TSH baixo com níveis normais de T_3 e T_4 livres, particularmente em pacientes idosos, sugere a possibilidade de autonomia da tireoide ou de doença de Graves não diagnosticada, sendo a condição denominada *tireotoxicose subclínica*. O benefício do tratamento (em geral, com iodo radioativo) na tireotoxicose subclínica *versus* acompanhamento e implementação do tratamento se os níveis de T_3 ou T_4 livres se tornarem anormais não está bem definido; todavia, o tratamento está sendo cada vez mais recomendado no indivíduo idoso para reduzir o risco de fibrilação atrial e perda óssea. Os baixos níveis urinários de iodo (< 50 µg/L) confirmam o diagnóstico de deficiência de iodo. A cintilografia da tireoide, em geral, não é necessária, porém pode revelar maior captação na deficiência de iodo, assim como a maioria dos casos de disormonogênese.

TRATAMENTO

Bócio difuso atóxico (simples)

A reposição de iodo induz uma regressão variável do bócio na deficiência de iodo, dependendo da duração e do grau de hiperplasia, com fibrose associada, e da função autonômica que pode ter se desenvolvido. A cirurgia raramente está indicada para o bócio difuso. As exceções incluem evidências documentadas de compressão da traqueia ou obstrução do intróito torácico, que têm mais tendência a estarem associadas a BMN subesternal (ver adiante). A tireoidectomia subtotal ou quase total, realizada com essas finalidades ou por motivos estéticos, deve ser feita por um cirurgião experiente a fim de minimizar as taxas de complicações. A cirurgia deve ser seguida de reposição com levotiroxina (LT4).

BÓCIO MULTINODULAR ATÓXICO

Etiologia e patogênese Dependendo da população estudada, ocorrem BMN ou nódulos em uma glândula tireoide de tamanho normal em até 12% dos adultos. O BMN deve ser diferenciado da presença de nódulos na glândula de tamanho normal (ver "Abordagem ao paciente: Nódulos da tireoide"). O BMN é mais comum em mulheres do que em homens e aumenta de prevalência com a idade. É mais comum nas regiões com deficiência de iodo, porém ocorre também nas regiões com suficiência de iodo, refletindo múltiplas influências genéticas, autoimunes e ambientais sobre a patogênese.

Em geral, existe uma ampla variação no tamanho dos nódulos. A histologia revela um espectro de morfologias que oscilam desde regiões hipercelulares até áreas císticas cheias de coloide. A fibrose costuma ser extensa, podendo ser observadas áreas de hemorragia ou de infiltração linfocítica. Com a utilização de técnicas moleculares, a maioria dos nódulos dentro de um BMN é de origem policlonal, sugerindo uma resposta hiperplásica aos fatores de crescimento produzidos localmente e às citocinas. O TSH, que não costuma estar elevado, pode desempenhar um papel permissivo ou contributivo. Podem ocorrer também lesões neoplásicas monoclonais, refletindo mutações em genes que conferem uma vantagem seletiva de crescimento à célula progenitora.

Manifestações clínicas Os pacientes com BMN atóxico são, em sua maioria, assintomáticos e eutireoidianos. O BMN costuma desenvolver-se ao longo de muitos anos e é detectado no exame físico de rotina, quando o

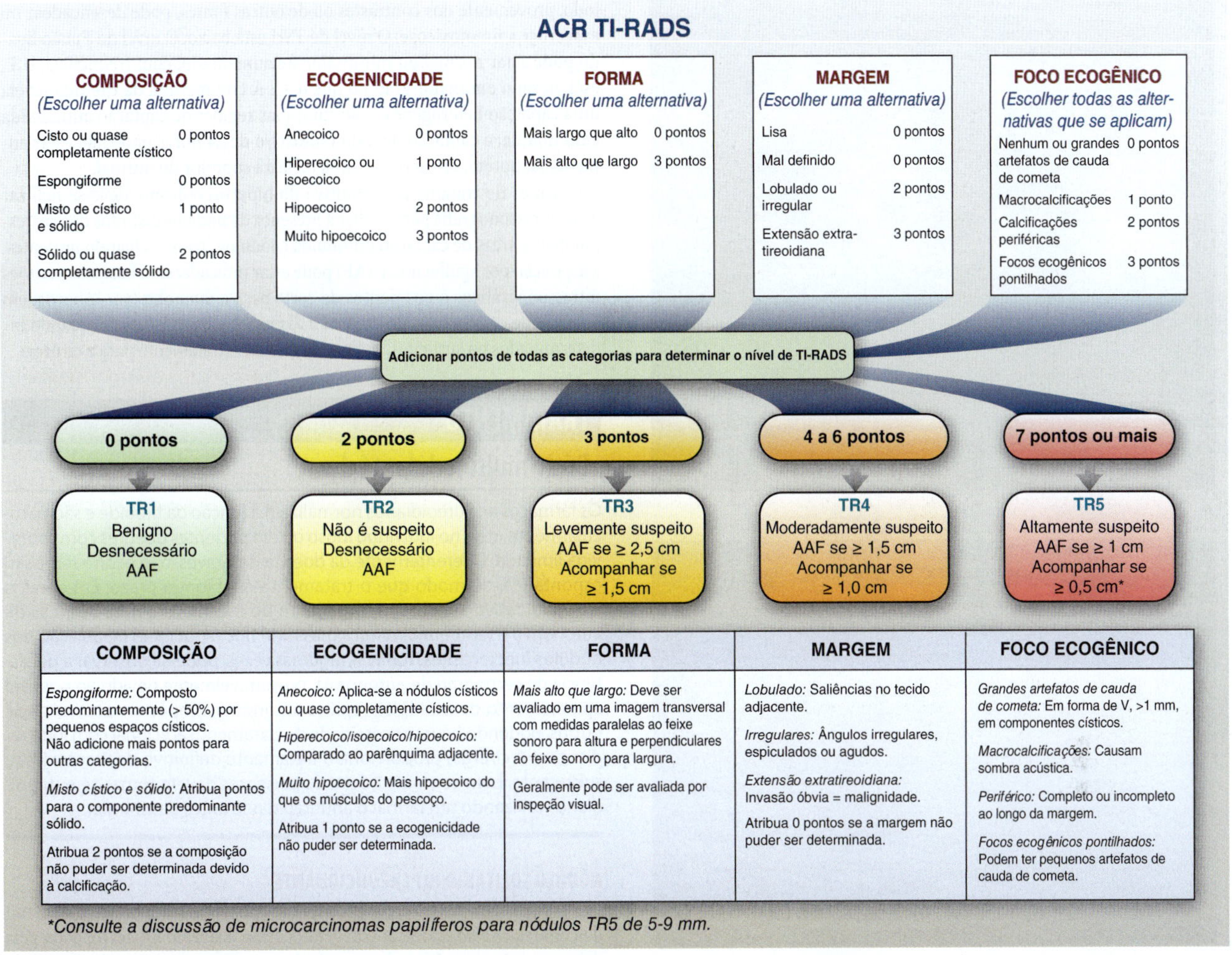

ACR TI-RADS

COMPOSIÇÃO (Escolher uma alternativa)	ECOGENICIDADE (Escolher uma alternativa)	FORMA (Escolher uma alternativa)	MARGEM (Escolher uma alternativa)	FOCO ECOGÊNICO (Escolher todas as alternativas que se aplicam)
Cisto ou quase completamente cístico — 0 pontos	Anecoico — 0 pontos	Mais largo que alto — 0 pontos	Lisa — 0 pontos	Nenhum ou grandes artefatos de cauda de cometa — 0 pontos
Espongiforme — 0 pontos	Hiperecoico ou isoecoico — 1 ponto	Mais alto que largo — 3 pontos	Mal definido — 0 pontos	Macrocalcificações — 1 ponto
Misto de cístico e sólido — 1 ponto	Hipoecoico — 2 pontos		Lobulado ou irregular — 2 pontos	Calcificações periféricas — 2 pontos
Sólido ou quase completamente sólido — 2 pontos	Muito hipoecoico — 3 pontos		Extensão extratireoidiana — 3 pontos	Focos ecogênicos pontilhados — 3 pontos

Adicionar pontos de todas as categorias para determinar o nível de TI-RADS

- **0 pontos → TR1** Benigno — Desnecessário AAF
- **2 pontos → TR2** Não é suspeito — Desnecessário AAF
- **3 pontos → TR3** Levemente suspeito — AAF se ≥ 2,5 cm — Acompanhar se ≥ 1,5 cm
- **4 a 6 pontos → TR4** Moderadamente suspeito — AAF se ≥ 1,5 cm — Acompanhar se ≥ 1,0 cm
- **7 pontos ou mais → TR5** Altamente suspeito — AAF se ≥ 1 cm — Acompanhar se ≥ 0,5 cm*

COMPOSIÇÃO	ECOGENICIDADE	FORMA	MARGEM	FOCO ECOGÊNICO
Espongiforme: Composto predominantemente (> 50%) por pequenos espaços císticos. Não adicione mais pontos para outras categorias. *Misto cístico e sólido:* Atribua pontos para o componente predominante sólido. Atribua 2 pontos se a composição não puder ser determinada devido à calcificação.	*Anecoico:* Aplica-se a nódulos císticos ou quase completamente císticos. *Hiperecoico/isoecoico/hipoecoico:* Comparado ao parênquima adjacente. *Muito hipoecoico:* Mais hipoecoico do que os músculos do pescoço. Atribua 1 ponto se a ecogenicidade não puder ser determinada.	*Mais alto que largo:* Deve ser avaliado em uma imagem transversal com medidas paralelas ao feixe sonoro para altura e perpendiculares ao feixe sonoro para largura. Geralmente pode ser avaliada por inspeção visual.	*Lobulado:* Saliências no tecido adjacente. *Irregulares:* Ângulos irregulares, espiculados ou agudos. *Extensão extratireoidiana:* Invasão óbvia = malignidade. Atribua 0 pontos se a margem não puder ser determinada.	*Grandes artefatos de cauda de cometa:* Em forma de V, >1 mm, em componentes císticos. *Macrocalcificações:* Causam sombra acústica. *Periférico:* Completo ou incompleto ao longo da margem. *Focos ecogênicos pontilhados:* Podem ter pequenos artefatos de cauda de cometa.

*Consulte a discussão de microcarcinomas papilíferos para nódulos TR5 de 5-9 mm.

FIGURA 385-1 *American College of Radiology* (ACR) *Thyroid Imaging Reporting and Data System* (TI-RADS). O TI-RADS é um sistema de cinco níveis que classifica a aparência ultrassonográfica dos nódulos da tireoide com base no aumento do risco de malignidade. Para cada nível (TR1-5), há recomendações tanto para os pontos de corte de tamanho mínimo para aspiração por agulha fina (AAF) quanto para o acompanhamento. *(Reproduzida com permissão de FN Tessler et al: ACR Thyroid Imaging, Reporting and Data System (TI-RADS): White Paper of the ACR TI-RADS Committee. J Am Coll Radiol 14:587, 2017.)*

indivíduo percebe um aumento de volume no pescoço, ou como achado incidental em exames de imagem. Se o bócio for grande o suficiente, poderá acabar resultando em sintomas compressivos, os quais incluem dificuldade de deglutição, dificuldade respiratória (compressão traqueal) ou pletora (congestão venosa), apesar de tais sintomas serem incomuns. Os BMNs sintomáticos costumam ser extremamente volumosos e/ou desenvolvem áreas fibróticas que causam compressão. A dor súbita em um BMN geralmente é causada por hemorragia em um nódulo. A rouquidão, refletindo o envolvimento do nervo laríngeo, pode sugerir malignidade, mas é mais comum devido a outras causas, como refluxo gastroesofágico.

Diagnóstico Ao exame, a estrutura da tireoide é distorcida e podem ser percebidos múltiplos nódulos com dimensões variáveis. Levando em conta que múltiplos nódulos estão embutidos profundamente no tecido tireóideo ou localizados em áreas posteriores ou subesternais, não é possível palpar todos os nódulos. O sinal de Pemberton, caracterizado por pletora facial quando o paciente eleva os braços acima da cabeça, sugere que o bócio aumentou a pressão no intróito torácico. Um nível de TSH deve ser dosado para excluir o hipertireoidismo ou hipotireoidismo subclínico, porém a função da tireoide costuma ser normal. O desvio da traqueia é comum, porém a compressão em geral terá de ser superior a 70% do diâmetro traqueal antes de ocorrer um comprometimento significativo da via aérea. As provas de função pulmonar podem ser usadas para avaliar os efeitos funcionais da compressão, que, em geral, provoca estridor inspiratório. A TC ou a RM podem ser usadas para avaliar a anatomia do bócio e a extensão do acometimento subesternal ou estreitamento da traqueia. A deglutição de bário pode revelar a extensão da compressão esofágica. O risco de neoplasia maligna no BMN é semelhante ao dos nódulos solitários. A ultrassonografia deve ser usada para identificar os nódulos que devem ser submetidos a biópsia, com base em uma combinação de tamanho e características ultrassonográficas (Fig. 385-1) (Cap. 382). Para nódulos com padrões ultrassonográficos mais suspeitos (p. ex., nódulos sólidos hipoecóicos com margens infiltrativas), recomenda-se a biópsia com ponto de corte mais baixo para o tamanho, em comparação com os que exibem características menos suspeitas no exame de imagem (Figs. 385-1 e 385-2).

TRATAMENTO
Bócio multinodular atóxico

Os BMNs atóxicos podem ser tratados, em sua maioria, por métodos conservadores. A supressão do T_4 raramente é efetiva para reduzir o tamanho do bócio e introduz o risco de tireotoxicose subclínica ou franca, sobretudo caso haja autonomia subjacente ou se houver o seu desenvolvimento durante o tratamento. Os contrastes e outras substâncias que contêm iodo devem ser evitados por causa do risco de induzir o *efeito de Jod-Basedow*, caracterizado por produção excessiva de hormônio tireoidiano pelos nódulos autônomos. O iodo radioativo tem sido utilizado quando a cirurgia está contraindicada em áreas onde os bócios nodulares volumosos são mais prevalentes (p. ex., algumas áreas da Europa e Brasil), visto que pode diminuir o volume do BMN e produzir ablação seletiva de regiões de autonomia. A dose de I^{131} depende do tamanho do bócio e da captação de iodo radioativo, mas costuma ser de aproximadamente 3,7 MBq (0,1 mCi) por grama de tecido corrigido para captação (dose típica de 370-1.070 MBq [10-29 mCi]). Pode ser necessário repetir o tratamento, e pode-se aumentar a sua eficiência pela administração concomitante de TSH recombinante em baixa dose (0,1 mg intramuscular [IM]). É possível conseguir uma redução de 40 a 50% no tamanho do bócio na maioria dos pacientes. A preocupação inicial acerca do edema da tireoide

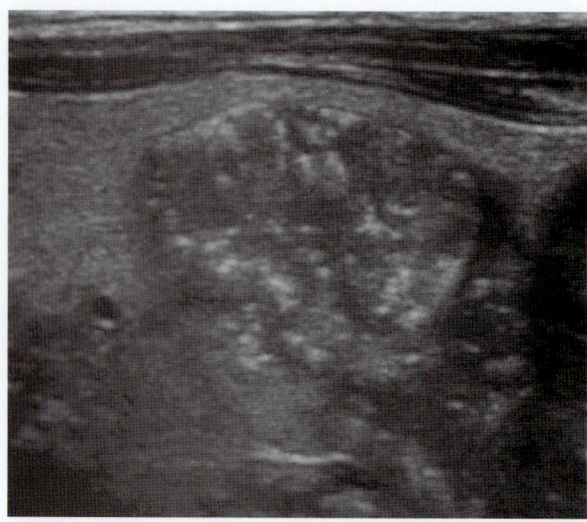
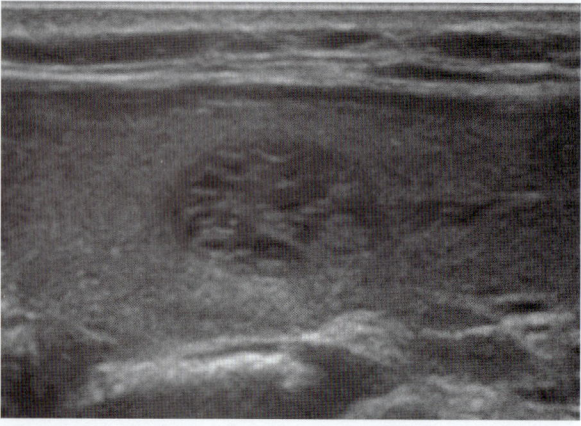

FIGURA 385-2 Padrões ultrassonográficos dos nódulos da tireoide. **A.** Padrão ultrassonográfico de alta suspeita para malignidade da tireoide, ACR TI-RADS TR5 (nódulo sólido hipoecoico com bordas irregulares e focos ecogênicos puntiformes). **B.** Padrão ultrassonográfico de baixa suspeita de neoplasia maligna da tireoide, ACR TI-RADS TR1 (nódulo espongiforme com áreas microcísticas representando > 50% do volume do nódulo). ACR TI-RADS, *American College of Radiology Thyroid Imaging Reporting and Data System.*

induzido por irradiação e da compressão traqueal diminuiu; os estudos realizados mostraram que essa complicação é rara. Quando ocorre compressão aguda, pode ser necessário o tratamento com glicocorticoides ou cirurgia. O hipotireoidismo induzido pela irradiação é menos comum do que o observado após o tratamento da doença de Graves. No entanto, a tireotoxicose autoimune pós-tratamento pode ocorrer em até 5% dos pacientes tratados para o BMN atóxico. A cirurgia continua sendo altamente eficaz, porém não está isenta de riscos, sobretudo nos pacientes mais idosos com doença cardiopulmonar subjacente.

BÓCIO MULTINODULAR TÓXICO

A patogênese do BMN tóxico parece ser semelhante à do BMN atóxico; a principal diferença é a presença de autonomia funcional no BMN tóxico. A base molecular para a autonomia no BMN tóxico continua sendo desconhecida. Como nos bócios atóxicos, muitos nódulos são policlonais, enquanto outros são monoclonais e variam em suas origens clonais. As anormalidades genéticas que conferem sabidamente a autonomia funcional, como as mutações ativadoras do TSH-R ou da subunidade α da proteína G estimuladora ($G_s\alpha$) (ver adiante), não costumam ser encontradas nas regiões autonômicas do BMN tóxico.

Além das características do bócio, a manifestação clínica do BMN tóxico inclui hipertireoidismo subclínico ou manifesto leve. Em geral, o paciente é idoso, podendo apresentar-se com fibrilação atrial ou palpitações, taquicardia, nervosismo, tremor ou perda de peso. A exposição recente ao iodo, proveniente dos contrastes ou de outras fontes, pode desencadear ou exacerbar a tireotoxicose. O nível de TSH está baixo. O nível de T_4 não ligado pode estar normal ou minimamente aumentado; com frequência, o T_3 está elevado em maior grau do que o T_4. A cintilografia da tireoide revela uma captação heterogênea, com múltiplas regiões de captação aumentada e diminuída; a captação de iodo radioativo de 24 horas pode não estar aumentada, porém, em geral, se situa na faixa superior do normal.

Antes do tratamento definitivo do hipertireoidismo, deve-se realizar uma ultrassonografia para avaliar a presença de nódulos distintos que correspondem a áreas de captação diminuída (nódulos "frios"). Quando presentes, a aspiração por agulha fina (AAF) pode estar indicada, com base nos padrões ultrassonográficos e nos pontos de corte para o tamanho (ver "Abordagem ao paciente com nódulo da tireoide"). Os resultados da citologia, quando indeterminados ou suspeitos, podem direcionar o tratamento para a cirurgia.

TRATAMENTO
Bócio multinodular tóxico

Os fármacos antitireoidianos normalizam a função da tireoide e são particularmente úteis no indivíduo idoso ou em pacientes doentes com sobrevida limitada. Diferentemente da doença de Graves, não ocorre remissão espontânea, de modo que o tratamento é de longo prazo. Em geral, o iodo radioativo constitui o tratamento de escolha; ele trata as áreas de autonomia e também diminui a massa do bócio por meio de ablação dos nódulos funcionantes. Todavia, algumas vezes, pode-se observar a persistência de certo grau de autonomia, presumivelmente devido ao possível aparecimento de múltiplas regiões autonômicas após o tratamento de outros, podendo haver necessidade de tratamento adicional com iodo radioativo. A cirurgia proporciona o tratamento definitivo da tireotoxicose subjacente, bem como do bócio. Os pacientes devem tornar-se eutireoidianos utilizando um fármaco antitireoidiano antes da cirurgia.

NÓDULO SOLITÁRIO HIPERFUNCIONANTE

Um nódulo solitário da tireoide com funcionamento autonômico é designado como *adenoma tóxico*. A patogênese desse distúrbio foi desvendada pela demonstração dos efeitos funcionais das mutações que estimulam a via de sinalização do TSH-R. A maioria dos pacientes com nódulos hiperfuncionantes solitários apresenta mutações ativadoras somáticas adquiridas no TSH-R (Fig. 385-3). Essas mutações, localizadas principalmente no domínio transmembrana do receptor, induzem o acoplamento constitutivo do receptor à $G_s\alpha$, aumentando os níveis de monofosfato de adenosina (AMP) cíclico e levando a um aumento na proliferação e função das células foliculares da tireoide. Menos comumente, são identificadas mutações somáticas na $G_s\alpha$. Essas mutações, que se assemelham àquelas observadas na síndrome de McCune-Albright (Cap. 412) ou em um subgrupo de adenomas somatotróficos (Cap. 380), comprometem a hidrólise do trifosfato de guanosina (GTP), causando ativação constitutiva da via de sinalização do AMP cíclico. Na maioria das séries, as mutações ativadoras nos genes do TSH-R ou da subunidade $G_s\alpha$ são identificadas em > 90% dos pacientes com nódulos hiperfuncionantes solitários.

A tireotoxicose é habitualmente leve e, em geral, apenas detectada quando um nódulo tem > 3 cm. O distúrbio é sugerido por um nível subnormal de TSH; pela presença do nódulo da tireoide, que é frequentemente volumoso o suficiente para ser palpável; e pela ausência de manifestações clínicas sugestivas de doença de Graves ou outras causas de tireotoxicose. A cintilografia da tireoide é um exame complementar definitivo que demonstra captação focal no nódulo hiperfuncionante e uma captação diminuída no restante da glândula, já que a atividade da tireoide normal está suprimida.

TRATAMENTO
Nódulo solitário hiperfuncionante

A ablação com iodo radioativo em geral constitui o tratamento de escolha. Como a função normal da tireoide está suprimida, o I^{131} é concentrado no nódulo hiperfuncionante com captação mínima e sem dano ao tecido tireoidiano normal. Foi constatado que a administração de doses relativamente altas de iodo radioativo (p. ex., 370-1.110 MBq [10-29,9 mCi] I^{131}) corrige a tireotoxicose em cerca de 75% dos pacientes dentro de 3 meses. Ocorre hipotireoidismo em menos de 10% dos pacientes no transcorrer

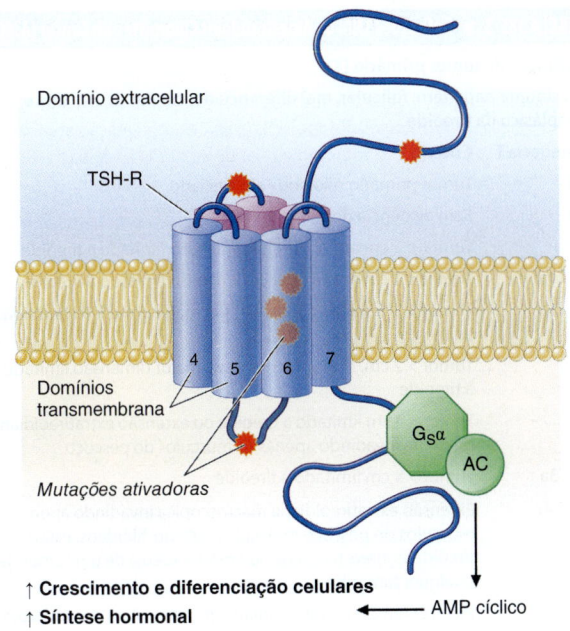

FIGURA 385-3 Mutações ativadoras do receptor do hormônio estimulante da tireoide (TSH-R). As mutações (*) que ativam o TSH-R residem principalmente nas alças transmembrana 5 e intracelular 3, embora tenham ocorrido mutações em várias localizações diferentes. O efeito dessas mutações consiste em induzir alterações na conformação que simulam a ligação do TSH, resultando, assim, em acoplamento à subunidade α da proteína G estimuladora ($G_s\alpha$) e ativação da adenilato-ciclase (AC), uma enzima que gera o monofosfato de adenosina (AMP) cíclico.

dos 5 anos seguintes. A ressecção cirúrgica também é efetiva e limita-se habitualmente à lobectomia, preservando, assim, a função da tireoide e reduzindo ao máximo o risco de hipoparatireoidismo ou de dano aos nervos laríngeos recorrentes. A terapia clínica utilizando fármacos antitireoidianos e betabloqueadores pode normalizar a função da tireoide, mas não constitui um tratamento ideal em longo prazo. Utilizando a ultrassonografia como guia, a ablação por meio de radiofrequência percutânea tem sido usada com sucesso em alguns centros para produzir ablação dos nódulos hiperfuncionantes; essa técnica também tem sido utilizada para reduzir o tamanho de nódulos não funcionantes da tireoide.

LESÕES BENIGNAS

Os vários tipos de nódulos benignos da tireoide estão listados na Tabela 385-1. Esses nódulos podem ser hiperplásicos e podem refletir uma combinação de arquitetura tanto macro quanto microfolicular ou podem ser adenomas neoplásicos encapsulados, que geralmente exibem um padrão microfolicular mais monótono. Se o adenoma for composto de células foliculares oncocíticas organizadas em um padrão folicular, ele é denominado adenoma de células de Hürthle. Em geral, os nódulos hiperplásicos aparecem como lesões císticas/sólidas mistas ou espongiformes na ultrassonografia. A definição de espongiforme exige a presença de áreas microcísticas que compreendem > 50% do volume do nódulo, com o conceito de que esse padrão ultrassonográfico microcítico recapitula a histologia dos macrofolículos contendo coloide (Fig. 385-2B). Entretanto, os nódulos sólidos (sejam eles hipo, iso ou hiperecóicos) também são, em sua maioria, benignos. A AAF, que é habitualmente realizada com orientação ultrassonográfica, constitui o procedimento diagnóstico de escolha para a avaliação dos nódulos da tireoide (ver seção "Abordagem ao paciente com nódulo da tireoide"). Os cistos puros da tireoide, que representam < 1% de todos os crescimentos da tireoide, consistem em coloide e também são benignos. Os cistos frequentemente sofrem recidiva, mesmo após aspiração repetida, e podem exigir excisão cirúrgica se forem volumosos. A ablação com etanol para produzir esclerose do cisto tem sido usada com sucesso em pacientes sintomáticos.

A supressão do TSH com LT4 não diminui o tamanho dos nódulos da tireoide em populações com aporte suficiente de iodo. Entretanto, se houver deficiência relativa de iodo, foi constatado que tanto o iodo quanto a terapia com LT4 diminuem o volume dos nódulos. Se for administrada

TABELA 385-1 ■ Classificação das neoplasias da tireoide

Benigna	
Hiperplasia	
Nódulo coloide	
Adenomas de células epiteliais foliculares	
Convencional	
Oncocítico (células de Hürthle)	
Maligna	**Prevalência aproximada (%)**
Célula epitelial folicular	
Carcinomas papilíferos	80-85
Variante clássica	
Variante folicular	
Variante esclerosante difusa	
Variantes com células altas, células colunares	
Carcinomas foliculares	5-12
Convencional	
Oncocítico (células de Hürthle)	
Carcinomas pouco diferenciados	3-5
Carcinomas anaplásicos (não diferenciados)	1
Com origem nas células C (produtoras de calcitonina)	
Câncer medular da tireoide	< 10
Esporádico	
Familiar	
NEM2	
Outras neoplasias malignas	
Linfomas	1
Metástases	
Mama, melanoma, pulmão, rim	
Outros	

Sigla: NEM, neoplasia endócrina múltipla.

LT4 nessa situação, o TSH deve ser mantido no limite inferior do normal ou imediatamente abaixo, porém não deve ser acentuadamente suprimido. Se não houver diminuição no tamanho do nódulo depois de 6 a 12 meses de terapia, o tratamento deve ser interrompido, visto que é provável que se obtenha pouco benefício do tratamento em longo prazo; deve-se considerar também o risco de tireotoxicose subclínica iatrogênica.

CÂNCER DE TIREOIDE

O carcinoma de tireoide é a neoplasia maligna mais comum do sistema endócrino. Os tumores malignos que derivam do epitélio folicular são classificados de acordo com as características histológicas. Os tumores diferenciados, como o câncer papilífero da tireoide (CPT) ou o câncer folicular da tireoide (CFT), podem ser curados com bastante frequência, e o prognóstico é bom para os pacientes identificados com a doença em estágio inicial. Em contrapartida, o câncer anaplásico da tireoide (CAT) é agressivo, responde precariamente ao tratamento e está associado a um prognóstico ruim.

Nos últimos 30 anos, a incidência do câncer de tireoide aumentou de 4,9 para > 15 casos por 100.000 indivíduos nos Estados Unidos. No entanto, a mortalidade específica da doença aumentou apenas minimamente. A incidência aumentada pode ser atribuída predominantemente a pequenos tumores de câncer papilífero T1 (< 2 cm), o que levou os especialistas a considerarem que está ocorrendo um sobrediagnóstico do câncer de tireoide, sugerindo a detecção de cânceres que têm pouca probabilidade de prejudicar um paciente. O conceito de sobrediagnóstico de câncer baseia-se na presença de um reservatório de doença (a prevalência do CPT em necrópsia é de cerca de 25%), procedimentos que levam à detecção da doença (aumento do diagnóstico por imagem com detecção incidental de nódulos) e divergência na taxa direcional entre diagnóstico e mortalidade (não houve mudança na taxa de mortalidade específica de câncer de tireoide em 40 anos). Foram observadas tendências semelhantes no mundo inteiro, particularmente nos países com maior proporção de financiamento privado dos cuidados de saúde, levando a uma maior utilização de recursos, incluindo exames de imagem.

TABELA 385-2 ■ Fatores de risco para carcinoma de tireoide em pacientes com nódulo da tireoide com base na história e exame físico

História de radiação da cabeça e pescoço antes dos 18 anos de idade, incluindo radiação em manto para doença de Hodgkin e radiação cerebral para leucemia infantil ou outras neoplasias malignas cranianas	História familiar de câncer papilífero da tireoide em dois ou mais parentes de primeiro grau, NEM2 ou outras síndromes genéticas associadas a neoplasia maligna da tireoide (p. ex., síndrome de Cowden, polipose adenomatoso familiar, complexo de Carney, PTEN [homólogo da fosfatase e tensina] tumor hamartoma)
Exposição à radiação ionizante por precipitação radioativa na infância ou adolescência	Paralisia das pregas vocais, voz rouca
Idade < 20 ou > 65 anos	Nódulo aderido às estruturas adjacentes
Massa no pescoço de rápida expansão	
Sexo masculino	Linfadenopatia cervical lateral (ipsilateral ao nódulo)

Sigla: NEM, neoplasia endócrina múltipla.

A taxa de mortalidade específica de doença em 20 anos para o câncer de tireoide de baixo risco é de 1%. Felizmente, dados epidemiológicos nos Estados Unidos documentam uma diminuição nos novos diagnósticos de câncer de tireoide (62.450 casos em 2015 e 52.070 casos em 2019), e essa tendência se correlaciona com a implementação de diretrizes baseadas em evidências que recomendam limites de tamanho mais altos para AAF de nódulo.

As tendências atuais no tratamento do câncer de tireoide se concentram em (1) evitar o sobrediagnóstico ao limitar a biópsia por AAF por meio de estratificação de risco ultrassonográfica com pontos de corte para o tamanho; (2) limitar a cirurgia, o iodo radioativo e a vigilância subsequente para tumores de baixo risco; e (3) identificar pacientes com maior risco de recorrência para tratamento mais agressivo e monitoramento. O prognóstico é pior em indivíduos idosos (> 65 anos de idade). O câncer de tireoide é duas vezes mais comum em mulheres do que em homens, porém o sexo masculino está associado também a um pior prognóstico. Outros fatores de risco importantes incluem história de radiação de cabeça ou pescoço na infância (antes dos 18 anos), evidência de fixação local de tumor ou comprometimento metastático visível de linfonodos e presença de metástases distantes (Tab. 385-2).

Várias características específicas do câncer de tireoide facilitam seu tratamento: (1) os nódulos da tireoide são acessíveis à biópsia por AAF; (2) podem ser utilizados radioisótopos do iodo para o diagnóstico (I^{123} e I^{131}) e o tratamento (I^{131}) do câncer de tireoide diferenciado, refletindo a captação singular desse ânion pela glândula tireoide; e (3) os marcadores séricos possibilitam a identificação de doença residual ou recorrente, incluindo o uso dos níveis de Tg para CPT e CFT, bem como de calcitonina para o câncer medular da tireoide (CMT).

CLASSIFICAÇÃO

As neoplasias da tireoide podem originar-se em cada um dos tipos de célula que povoam a glândula, como as células foliculares da tireoide, as células C produtoras de calcitonina, os linfócitos e os elementos estromais e vasculares, além das metástases provenientes de outros locais (Tab. 385-1). O sistema de estadiamento do American Joint Committee on Cancer (AJCC) usando a classificação de tumor, linfonodo, metástase (TNM) é o mais comumente usado (Tab. 385-3).

PATOGÊNESE E BASE GENÉTICA

Radiação Os estudos iniciais da patogênese do câncer de tireoide concentraram-se no papel da radiação externa, que predispõe a rupturas cromossômicas, resultando em rearranjos genéticos e perda dos genes supressores tumorais. A radiação externa do mediastino, da face, da cabeça e da região do pescoço era administrada no passado para tratar várias condições, como acne e aumento de volume do timo, das tonsilas e das adenoides. A exposição actínica aumenta o risco de nódulos benignos e malignos da tireoide, está associada a cânceres multicêntricos e desvia a incidência do câncer da tireoide para um grupo etário mais precoce. A radiação decorrente de partículas radioativas liberadas em explosões nucleares também eleva o risco de câncer tireoidiano. As crianças parecem ser mais predispostas aos efeitos da radiação do que os adultos.

TSH e fatores do crescimento Muitos cânceres diferenciados de tireoide expressam os receptores de TSH e, por isso, continuam respondendo ao TSH. Os níveis séricos mais elevados de TSH, mesmo dentro da faixa

TABELA 385-3 ■ Definições TNM do American Joint Committee on Cancer (AJCC)

Definição de tumor primário (T)

Carcinoma papilífero, folicular, mal diferenciado, células de Hürthle e anaplásico da tireoide

Categoria T	Critério T
TX	Tumor primário não pode ser avaliado
T0	Sem evidência do tumor primário
T1	Tumor ≤ 2 cm em sua maior dimensão limitado à tireoide
T1a	Tumor ≤ 1 cm em sua maior dimensão limitado à tireoide
T1b	Tumor > 1 cm, mas ≤ 2 cm em sua maior dimensão limitado à tireoide
T2	Tumor > 2 cm, mas ≤ 4 cm em sua maior dimensão limitado à tireoide
T3	Tumor > 4 cm limitado à tireoide ou extensão extratireoidiana grosseira invadindo apenas os músculos do pescoço
T3a	Tumor > 4 cm limitado à tireoide
T3b	Extensão extratireoidiana macroscópica invadindo apenas os músculos do pescoço (músculos esterno-hióideos, esternotireóideos, tireo-hióideos ou omo-hióideos) de um tumor de qualquer tamanho
T4	Inclui extensão extratireoidiana grosseira além dos músculos do pescoço
T4a	Extensão extratireoidiana macroscópica invadindo tecidos moles subcutâneos, laringe, traqueia, esôfago ou nervo laríngeo recorrente de um tumor de qualquer tamanho
T4b	Extensão extratireoidiana macroscópica invadindo a fáscia pré-vertebral ou envolvendo a artéria carótida ou vasos mediastinais de um tumor de qualquer tamanho

Nota: Todas as categorias podem ser subdivididas: (s) tumor solitário e (m) tumor multifocal (o maior tumor determina a classificação).

Definição de linfonodo regional (N)

Categoria N	Critério N
NX	Linfonodos regionais não podem ser avaliados
N0	Sem evidência de metástase nos linfonodos locorregionais
N0a	Um ou mais linfonodos benignos confirmados citológica ou histologicamente
N0b	Sem evidência radiológica ou clínica de metástase nos linfonodos locorregionais
N1	Metástase para linfonodos regionais
N1a	Metástase para linfonodos de nível VI ou VII (pré-traqueal, paratraqueal e pré-laríngeo/Delphiano ou mediastinal superior). Esta pode ser uma doença unilateral ou bilateral.
N1b	Metástase para linfonodos cervicais laterais unilaterais, bilaterais ou contralaterais (níveis I, II, III, IV ou V) ou linfonodos retrofaríngeos

Definição de metástase a distância (M)

Categoria M	Critério M
M0	Nenhuma metástase a distância
M1	Metástase a distância
MX	Metástases a distância não podem ser avaliadas

Fonte: Usada com permissão do American College of Surgeons, Chicago, Illinois. A fonte original para esta informação é o AJCC Cancer Staging System (2020).

normal, estão associados a um risco aumentado de câncer de tireoide em pacientes com nódulos da tireoide. Essas observações proporcionam uma justificativa para a supressão do TSH pelo T_4 em pacientes com câncer de tireoide. A expressão residual dos receptores de TSH também possibilita a terapia com I^{131} por meio de captação estimulada pelo TSH (ver adiante).

Oncogenes e genes supressores tumorais Os cânceres de tireoide são de origem monoclonal, o que é compatível com a ideia de que surgem como consequência de mutações que conferem uma vantagem de crescimento a uma única célula. Além das maiores taxas de proliferação, alguns cânceres de tireoide exibem reduzida apoptose e características que aceleram a invasão, a angiogênese e a ocorrência de metástases. As neoplasias da tireoide foram analisadas para uma variedade de alterações genéticas, porém sem qualquer evidência clara de aquisição ordenada de mutações somáticas à medida que progridem do estado benigno para o estado maligno. Por outro lado, determinadas mutações, como rearranjos de *RET/PTC* e *PAX8-PPARγ1*, são relativamente específicas da neoplasia da tireoide.

Conforme descrito anteriormente, as mutações ativadoras do TSH-R e da subunidade $G_s\alpha$ estão associadas a nódulos de funcionamento autônomo. Apesar de tais mutações induzirem o crescimento das células tireoidianas, esse tipo de nódulo é quase sempre benigno, provavelmente porque conduz vias de diferenciação.

A ativação da via de sinalização RET-RAS-BRAF é observada em até 70% dos CPTs, embora os tipos de mutações sejam heterogêneos. Diversos rearranjos que envolvem o gene *RET* no cromossomo 10 colocam esse receptor tirosina-cinase sob o controle de outros promotores, dando origem a uma expressão excessiva do receptor. Os rearranjos do *RET* ocorrem em 20 a 40% dos CPTs em diferentes séries, tendo sido observados com maior frequência nos tumores que se manifestaram após o acidente radioativo em Chernobyl. Os rearranjos no CPT também ocorreram em outro gene da tirosina-cinase, *TKR1*, localizado no cromossomo 1. Até agora, a identificação de CPT com os rearranjos *RET* ou *TKR1* não se revelou útil para permitir prever o prognóstico ou as respostas ao tratamento. As mutações V600E em *BRAF* parecem constituir a alteração genética mais comum no CPT. Essas mutações ativam a cinase, que estimula a cascata da proteína-cinase ativada por mitógeno (MAPK). As mutações *RAS*, que também estimulam a cascata MAPK, são encontradas em cerca de 20 a 30% das neoplasias da tireoide (NRAS > HRAS > KRAS), incluindo tanto o CPT quanto o CFT. Convém assinalar que mutações simultâneas em *RET*, *BRAF* e *RAS* não ocorrem no mesmo tumor, sugerindo que a ativação da cascata MAPK é essencial para o desenvolvimento do tumor, independentemente da etapa que inicia a cascata.

As mutações *RAS* também ocorrem no CFT. Além disso, um rearranjo do fator de transcrição do desenvolvimento da tireoide PAX8 com o receptor ativado pelo proliferador de peroxissomos tipo γ (PPARγ) é identificado em uma fração significativa de CFT. De modo global, cerca de 70% dos cânceres foliculares apresentam mutações ou rearranjos genéticos. A perda de heterozigose de 3p ou 11q, compatível com deleções dos genes supressores tumorais, também é comum nos CFTs.

A maioria das mutações observadas nos cânceres diferenciados de tireoide foi identificada também nos CATs. Mutações do promotor *TERT* ocorrem em < 10% dos CPTs diferenciados, porém são mais comuns no CAT. Foram observadas mutações em *BRAF* em até 50% dos CATs. As mutações no *CTNNB1*, que codifica a β-catenina, ocorrem em cerca de dois terços dos CATs, porém não nos CPTs nem nos CFTs. As mutações do supressor tumoral *P53* também desempenham um papel importante no desenvolvimento dos CATs. Tendo em vista que o *P53* desempenha um papel na vigilância do ciclo celular, no reparo do DNA e na apoptose, a sua perda pode contribuir para a rápida aquisição de instabilidade genética, bem como para as respostas inadequadas ao tratamento (Cap. 72).

O papel do diagnóstico molecular no tratamento clínico do câncer de tireoide está em fase de investigação. Em princípio, as análises de mutações específicas poderiam ajudar na classificação, no prognóstico e na escolha do tratamento, embora as mutações V600E em *BRAF* estejam associadas à perda de captação de iodo pelas células tumorais. Conforme discutido abaixo, estão em andamento ensaios com inibidores de múltiplas vias cinases como meio de restaurar a absorção de iodo e aumentar a sensibilidade ao tratamento com iodo radioativo. Taxas mais altas de recorrência têm sido variavelmente relatadas em pacientes com CPT *BRAF*-positivo, porém o impacto sobre as taxas de sobrevida não está bem definido.

O CMT, quando associado à neoplasia endócrina múltipla (NEM) tipo 2, contém uma mutação herdada do gene *RET*. Diferentemente dos rearranjos de *RET* observados no CPT, as mutações na NEM2 são mutações pontuais, que induzem a atividade constitutiva da tirosina-cinase (Cap. 388). O CMT é precedido por hiperplasia das células C, gerando a probabilidade de que "segundos eventos" ainda não identificados possam resultar em transformação celular. Um subgrupo de CMT esporádico contém mutações somáticas que ativam *RET*.

CÂNCER DE TIREOIDE BEM DIFERENCIADO

Papilífero O CPT é o tipo mais comum de câncer de tireoide, sendo responsável por 70 a 90% das neoplasias malignas tireoidianas bem diferenciadas. O CPT microscópico está presente em até 25% das tireoides por ocasião da necrópsia, porém muitas dessas lesões são extremamente pequenas (vários milímetros) e não são clinicamente significativas. Os aspectos citológicos característicos do CPT ajudam a estabelecer o diagnóstico por AAF

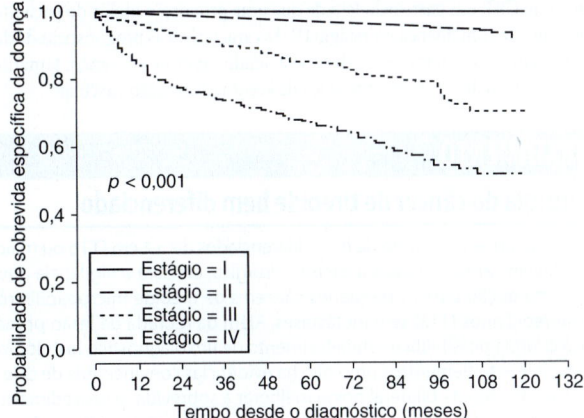

FIGURA 385-4 Curvas de sobrevida específicas da doença não ajustadas para pacientes com câncer papilífero de tireoide no sistema de estadiamento TNM da 8ª edição do American Joint Commission on Cancer/Union for International Cancer Control (AJCC/UICC). *(Reproduzida com permissão de LN Pontius et al: Projecting survival in papillary thyroid cancer: A comparison of the seventh and eighth editions of the American Joint Commission on Cancer/Union for International Cancer Control staging systems in two contemporary national patient cohorts. Thyroid 27:1408, 2017.)*

ou após ressecção cirúrgica; incluem grandes núcleos claros com cromatina dispersa (descrita como aspecto de "olhos de órfã Annie"), com fendas e nucléolos proeminentes. O achado histológico dessas células organizadas em estruturas papilíferas ou folículos distingue as variantes clássica e folicular de CPT, respectivamente. Existem vários subtipos de CPT. As variantes clássicas e foliculares mais diferenciadas tendem a ter um curso lento na ausência de angioinvasão ou adenopatia metastática. As variantes agressivas (células altas, células colunares, células em Hobnail, pouco diferenciadas) requerem terapia mais intensiva e acompanhamento mais próximo. Recentemente, um subtipo anteriormente conhecido como variante folicular CPT encapsulado, sem invasão capsular ou angioinvasão, deixou de ser considerado maligno e passou a ser denominado neoplasia folicular não invasiva da tireoide com características nucleares papilíferas (NIFTP).

O CPT pode ser multifocal e invadir localmente dentro da glândula tireoide, bem como através da cápsula da tireoide e no interior das estruturas adjacentes no pescoço. Exibe certa propensão à propagação via sistema linfático, porém pode metastatizar também pela via hematogênica, sobretudo para os ossos e pulmões. Por causa do crescimento relativamente lento do tumor, pode acumular-se um número significativo de metástases pulmonares, às vezes com uma quantidade extremamente pequena de sintomas. A implicação prognóstica da disseminação para os linfonodos depende do volume da doença metastática. As micrometástases, definidas como a presença de < 2 mm de câncer em um linfonodo, não afetam o prognóstico. Entretanto, o comprometimento metastático visível de múltiplos linfonodos de 2 a 3 cm indica uma probabilidade de recorrência de 25 a 30% e pode aumentar a mortalidade em pacientes idosos. O estadiamento do CPT pelo sistema TNM é delineado na Tabela 385-3. Os cânceres papilíferos são identificados, em sua maioria, nos estágios iniciais (> 95% nos estágios I ou II) e apresentam prognóstico excelente, com curvas de sobrevida que se assemelham à sobrevida esperada (Fig. 385-4). A mortalidade aumenta acentuadamente na doença de estágio IV, sobretudo na presença de metástases a distância (estágio IVB), porém esse grupo compreende apenas cerca de 1% dos pacientes. O tratamento do CPT é descrito adiante.

Folicular A incidência de CFT varia bastante nas diferentes regiões do mundo, sendo mais comum nas regiões com deficiência de iodo. Atualmente, o CFT responde por apenas cerca de 5% de todos os cânceres de tireoide diagnosticados nos Estados Unidos. O CFT é difícil de diagnosticar por AAF, visto que a distinção entre neoplasias foliculares benignas e malignas exige exame histológico, uma vez que as características nucleares dos adenomas e carcinomas foliculares não diferem. Com efeito, o carcinoma folicular é diagnosticado pela presença de invasão capsular e/ou vascular. Carcinomas foliculares com invasão apenas capsular têm um risco muito baixo de metástase, e a lobectomia por si só é suficiente. O CFT angioinvasivo é mais agressivo e pode metastatizar para os ossos, pulmão e sistema nervoso central. As taxas de mortalidade associadas ao CFT angioinvasivo são menos favoráveis do que as do CPT, em parte pelo fato de que uma proporção maior de pacientes apresenta-se com doença no estágio IV. As características prognósticas desfavoráveis incluem metástases a distância, idade superior a 55 anos, tamanho do tumor primário > 4 cm e presença de acentuada invasão vascular.

TRATAMENTO

Cirurgia do câncer de tireoide bem diferenciado

Todos os cânceres de tireoide bem diferenciados de > 1 cm (T1b ou maiores) devem ser submetidos a excisão cirúrgica, embora a vigilância ativa seja uma opção para os pequenos cânceres de tireoide micropapilíferos intratireoidianos (T1a) sem metástases. Além da retirada da lesão primária, a cirurgia possibilita o estabelecimento de um diagnóstico histológico acurado e estadiamento. Como não há evidências convincentes de que a cirurgia de tireoide bilateral possa melhorar a sobrevida, o procedimento cirúrgico inicial pode ser unilateral (lobectomia) ou bilateral (tireoidectomia quase total) para pacientes com cânceres intratireoidianos de > 1 cm e < 4 cm (tumores T1b e T2) na ausência de doença metastática e após uma cuidadosa avaliação ultrassonográfica para adenopatia cervical metastática. Para pacientes com alto risco de recorrência, a cirurgia bilateral possibilita a administração de iodo radioativo para ablação de remanescente e tratamento potencial das metástases com alta afinidade pelo iodo, quando indicado, bem como monitoramento dos níveis séricos de Tg. Por conseguinte, a tireoidectomia quase total é apropriada para tumores de > 4 cm ou na presença de metástases ou evidências clínicas de invasão extratireoidiana. Além disso, para pacientes que apresentam tumor de alto risco após lobectomia, com base nas características patológicas agressivas (p. ex., invasão vascular ou subtipo menos diferenciados), deve-se efetuar uma cirurgia complementar. As taxas de complicações cirúrgicas são aceitavelmente baixas se o cirurgião tiver grande experiência no procedimento. Deve-se efetuar uma ultrassonografia pré-operatória em todos os pacientes, de modo a avaliar os compartimentos de linfonodos cervicais central e laterais para suspeita de adenopatia, que, quando presente, deve ser submetida a AAF e removida, como indicado, na cirurgia.

TERAPIA DE SUPRESSÃO DO TSH

Levando em conta que a maioria dos tumores ainda responde ao TSH, a supressão desse hormônio com LT4 constitui uma base do tratamento do câncer de tireoide. Embora a supressão do TSH proporcione um benefício terapêutico, não foram conduzidos estudos prospectivos capazes de definir o nível ideal de supressão do TSH. O grau de supressão do TSH deve ser individualizado com base no risco de recorrência do paciente. Deve ser ajustado com o passar do tempo, à medida que os exames de sangue e de imagem de vigilância confirmam ausência de doença ou, de modo alternativo, indicam a possibilidade de câncer residual/recorrente. Para pacientes com baixo risco de recorrência, o TSH deve ser mantido no limite normal inferior (0,5-2,0 mUI/L). Para pacientes com risco intermediário ou alto de recorrência, os níveis de TSH devem ser mantidos em 0,1 a 0,5 mUI/L e < 0,1 mUI/L, respectivamente, se não houver contraindicação forte para a tireotoxicose leve. Os níveis de TSH devem ser menores que 0,1 mUI/L para pacientes com doença metastática conhecida.

TRATAMENTO COM IODO RADIOATIVO

Após tireoidectomia quase total, < 1 g de tecido tireoidiano permanece no leito da glândula tireoide. A radioablação pós-cirúrgica da tireoide remanescente elimina a tireoide normal residual, facilitando o uso das determinações de Tg. Além disso, o câncer de tireoide bem diferenciado frequentemente incorpora o iodo radioativo, embora de maneira menos eficiente do que as células foliculares normais da tireoide. A captação do iodo radioativo é determinada principalmente pela expressão do NIS e estimulada pelo TSH, exigindo a expressão do TSH-R. O tempo de retenção para a radioatividade é influenciado pelo grau em que o tumor conserva as funções diferenciadas, como retenção e organificação do iodeto. Em consequência, para pacientes com maior risco de recorrência e para aqueles com doença metastática a distância conhecida, a terapia com I^{131} pode desempenhar um papel adjuvante e tratar potencialmente as células tumorais residuais.

Indicações Nem todos os pacientes beneficiam-se da terapia com iodo radioativo. Nem as taxas de recorrência nem as de sobrevida melhoram em pacientes no estágio I com tumores T1 (≤ 2 cm) limitados à tireoide. Nenhum benefício foi demonstrado para tumores de baixo risco maiores (> 2 cm, mas < 4 cm). Entretanto, nos pacientes de maior risco (com tumores mais volumosos, variantes mais agressivas de câncer papilífero, invasão vascular tumoral, invasão extratireoidiana, presença de metástases de grande volume em linfonodos), o iodo radioativo reduz as recorrências e pode aumentar a sobrevida de pacientes idosos.

Tratamento e ablação da tireoide com I^{131} Conforme mencionado anteriormente, a decisão quanto ao uso do I^{131} para ablação da tireoide deve ser coordenada com a abordagem cirúrgica, visto que a radioablação é muito mais efetiva quando existe uma quantidade mínima de tecido tireoidiano normal remanescente. O iodo radioativo é administrado após depleção de iodo (o paciente segue uma dieta pobre em iodo durante 1-2 semanas) e na presença de níveis séricos elevados de TSH para estimular a captação do isótopo tanto na tireoide remanescente quanto potencialmente em qualquer tumor residual. Para obter níveis séricos elevados de TSH, existem duas abordagens. Pode-se suspender o hormônio tireoidiano, de modo que ocorra secreção endógena de TSH, e, de modo ideal, o nível sérico de TSH deve ser de > 25 mUI/L por ocasião da terapia com I^{131}. Uma estratégia típica consiste em tratar o paciente durante várias semanas no pós-operatório com liotironina (25 μg, 1 ou 2 vezes/dia), seguida de suspensão do hormônio tireoidiano por 2 semanas. De modo alternativo, administra-se TSH humano recombinante (rhTSH) em duas injeções consecutivas diárias (0,9 mg), com administração do I^{131} 24 horas após a segunda injeção. O paciente pode continuar tomando LT4 e permanecer eutireoidiano. Ambas as abordagens têm sucesso igual na ablação do remanescente.

Uma dose de I^{131} para cintilografia pré-tratamento (em geral, 111 MBq [3 mCi]) ou de I^{123} (74 MBq [2 mCi]) pode revelar a quantidade de tecido residual e proporcionar uma orientação sobre a dose necessária para conseguir a ablação. Todavia, devido a preocupações acerca do "atordoamento" radioativo que compromete o tratamento subsequente, existe uma tendência a evitar a cintilografia pré-tratamento com I^{131} e a utilizar o I^{123} ou proceder diretamente à ablação, a não ser que haja suspeita de que a quantidade de tecido residual irá alterar a terapia ou que exista doença metastática a distância. Nos Estados Unidos, doses ambulatoriais de até 6.475 MBq (175 mCi) podem ser administradas na maioria dos centros.* A dose administrada depende da indicação para tratamento, com administração de doses menores de 1.100 MBq (30 mCi) para ablação do remanescente, porém com doses mais altas de até 5.500 MBq (150 mCi) reservadas para o uso como terapia adjuvante se houver suspeita ou presença de doença residual. A cintilografia de corpo inteiro (CCI) após tratamento com iodo radioativo é realizada para confirmar a captação de I^{131} no remanescente e para identificar a possível presença de doença metastática.

Avaliação para vigilância A Tg sérica é um marcador sensível do câncer de tireoide residual/recorrente após ablação do tecido tireóideo residual pós-cirúrgico. Todavia, os ensaios mais recentes para Tg apresentam uma sensibilidade funcional de até 0,1 ng/mL, em comparação com ensaios mais antigos, cuja sensibilidade funcional era de 1 a 2 ng/mL, reduzindo, assim, o número de pacientes com níveis séricos de Tg efetivamente indetectáveis. Como a maioria das recorrências de CPT ocorre nos linfonodos cervicais, deve-se realizar uma ultrassonografia cervical cerca de 6 meses após a ablação da tireoide; a ultrassonografia demonstrou ser mais sensível do que a CCI nessa situação.

Nos pacientes de baixo risco que não apresentam nenhuma evidência clínica de doença residual após ablação, com ultrassonografia cervical negativa e nível basal de Tg < 0,2 ng/mL com o uso de LT4, o risco de recorrência estrutural é de < 3% em 5 anos, e a frequência de exames de acompanhamento pode ser reduzida a uma determinação anual dos níveis de TSH e Tg, com ultrassonografia apenas periódica.

O uso da CCI é reservado para pacientes com metástases conhecidas com alta afinidade pelo iodo ou para aqueles com níveis séricos elevados de Tg e imagem negativa na ultrassonografia, TC do tórax, imagem de corte transversal do pescoço e tomografia por emissão de pósitrons (PET) que podem necessitar de terapia adicional com I^{131}.

Além do iodo radioativo, a radioterapia externa também é utilizada para o tratamento da doença cervical residual macroscópica ou lesões metastáticas específicas, particularmente quando causam dor óssea ou ameaçam provocar lesão neurológica (p. ex., metástases vertebrais).

Novas terapias potenciais Os inibidores da cinase atingem vias que são comprovadamente ativas no câncer de tireoide, incluindo as vias de RAS, de BRAF, do receptor do fator de crescimento epidérmico (EGFR), do receptor do fator de crescimento do endotélio vascular (VEGFR) e da angiogênese. O tratamento demonstrou estabilizar a doença metastática progressiva refratária à terapia com iodo radioativo, embora apenas um estudo tenha demonstrado melhora na sobrevida. Dadas as toxicidades

---

*N. de R.T. No Brasil, de acordo com a Comissão Nacional de Energia Nuclear (norma CNEN 3.05 e resolução CNEN 159, de dezembro de 2013), a dose máxima ambulatorial é de 1.850 MBq (50 mCi).

significativas associadas e a necessidade de terapia contínua, a seleção de pacientes é fundamental para limitar a terapia sistêmica àqueles com risco significativo de morbidade. As diretrizes da American Thyroid Association recomendam vigilância ativa para pacientes assintomáticos com tumores metastáticos entre 1 e 2 cm e, em seguida, intervenção à medida que a taxa de crescimento do tumor aumenta. Além disso, com base em análises genéticas de metástases, inibidores de cinases mutação-seletivos estão sendo usados agora. Ensaios em andamento também estão explorando se os protocolos de diferenciação, visando a via MAPK, podem aumentar a captação e a eficácia do iodo radioativo.

CÂNCER ANAPLÁSICO DA TIREOIDE E OUTRAS FORMAS DE CÂNCER DE TIREOIDE

Câncer anaplásico da tireoide Conforme mencionado anteriormente, o CAT é um câncer pouco diferenciado e agressivo. O prognóstico é ruim, e a maioria dos pacientes morre em até 6 meses após o diagnóstico. Por causa do estado indiferenciado desses tumores, a captação de iodo radioativo costuma ser negligenciável, mas poderá ser utilizada com finalidades terapêuticas se houver captação residual. A quimioterapia foi tentada com múltiplos agentes, incluindo antraciclinas e paclitaxel, mas costuma ser ineficaz. A radioterapia externa pode ser tentada e continuada quando os tumores são responsivos. Tanto os inibidores de cinase multialvo quanto os direcionados por mutação estão em ensaios clínicos e podem prolongar a sobrevida em alguns meses.

Linfoma da tireoide O linfoma na glândula tireoide muitas vezes surge tendo como antecedente uma tireoidite de Hashimoto. A presença de massa tireoidiana com rápida expansão sugere a possibilidade desse diagnóstico. O linfoma difuso de grandes células é o tipo mais comum na tireoide. As biópsias revelam lâminas de células linfoides cuja diferenciação de um câncer de pulmão de pequenas células ou de um CAT pode ser extremamente difícil. Com bastante frequência, esses tumores são altamente sensíveis à radiação externa. A ressecção cirúrgica deve ser evitada como terapia inicial, pois pode disseminar a doença, em geral localizada apenas na tireoide. Se o estadiamento indicar a presença de doença fora da tireoide, o tratamento deve obedecer às diretrizes utilizadas para outras formas de linfoma (Cap. 108).

CARCINOMA MEDULAR DA TIREOIDE

O CMT pode ser esporádico ou familiar e engloba cerca de 5% dos cânceres de tireoide. Existem três formas familiares de CMT: NEM2A, NEM2B e CMT familiar sem outras características de NEM (Cap. 388). Em geral, o CMT é mais agressivo na NEM2B do que na NEM2A, e o CMT familiar é mais agressivo do que o CMT esporádico. A calcitonina sérica elevada representa um marcador de doença residual ou recorrente. Todos os pacientes com CMT devem ser testados para mutações *RET*, visto que podem ser oferecidos aconselhamento genético e testes dos familiares aos indivíduos com teste positivo para mutações.

O tratamento do CMT é principalmente cirúrgico. Antes da cirurgia, deve-se descartar a possibilidade de feocromocitoma em todos os pacientes com mutação no *RET*. Ao contrário dos tumores que derivam das células foliculares da tireoide, esses tumores não captam o iodo radioativo. O tratamento com radiação externa e os inibidores de cinase direcionados para alvos podem proporcionar paliação aos pacientes com doença avançada (Cap. 388).

ABORDAGEM AO PACIENTE

Nódulos da tireoide

Nódulos palpáveis da tireoide são encontrados em cerca de 5% dos adultos, porém a prevalência varia de maneira considerável em todo o mundo. Tendo em vista essa taxa elevada de prevalência, os médicos podem identificar nódulos da tireoide no exame físico. Entretanto, o uso aumentado de exames complementares de imagem (p. ex., ultrassonografia de carótida, RM da coluna cervical) levou a um aumento na frequência de detecção incidental de nódulos, respondendo pela maioria dos pacientes que atualmente se apresentam para avaliação de nódulos. O principal objetivo dessa avaliação consiste em identificar, de modo custo-efetivo, o pequeno subgrupo de indivíduos com lesões malignas que têm o potencial de serem clinicamente significativas.

Os nódulos são mais comuns nas áreas com deficiência de iodo, nas mulheres e nos indivíduos mais idosos. A maioria dos nódulos palpáveis tem > 1 cm de diâmetro, porém a capacidade de perceber um nódulo é influenciada por sua localização dentro da glândula (superficial vs. localizado profundamente), anatomia do pescoço do paciente e experiência do examinador. Métodos mais sensíveis de detecção, como TC, ultrassonografia de tireoide e exames patológicos, revelam a presença de nódulos da tireoide em até 50% das glândulas de indivíduos com > 50 anos de idade. A presença desses incidentalomas da tireoide deu origem a muito debate acerca da maneira de detectar os nódulos e de quais deles devem ser investigados em maior profundidade.

Uma abordagem para a avaliação de nódulos tireoidianos detectados por palpação ou imagem é descrita na Figura 385-5. A maioria dos pacientes com nódulos da tireoide possui provas de função tireoidiana normais. Não obstante, a função da tireoide deve ser avaliada pela dosagem de TSH, que pode estar suprimido por um ou mais nódulos de funcionamento

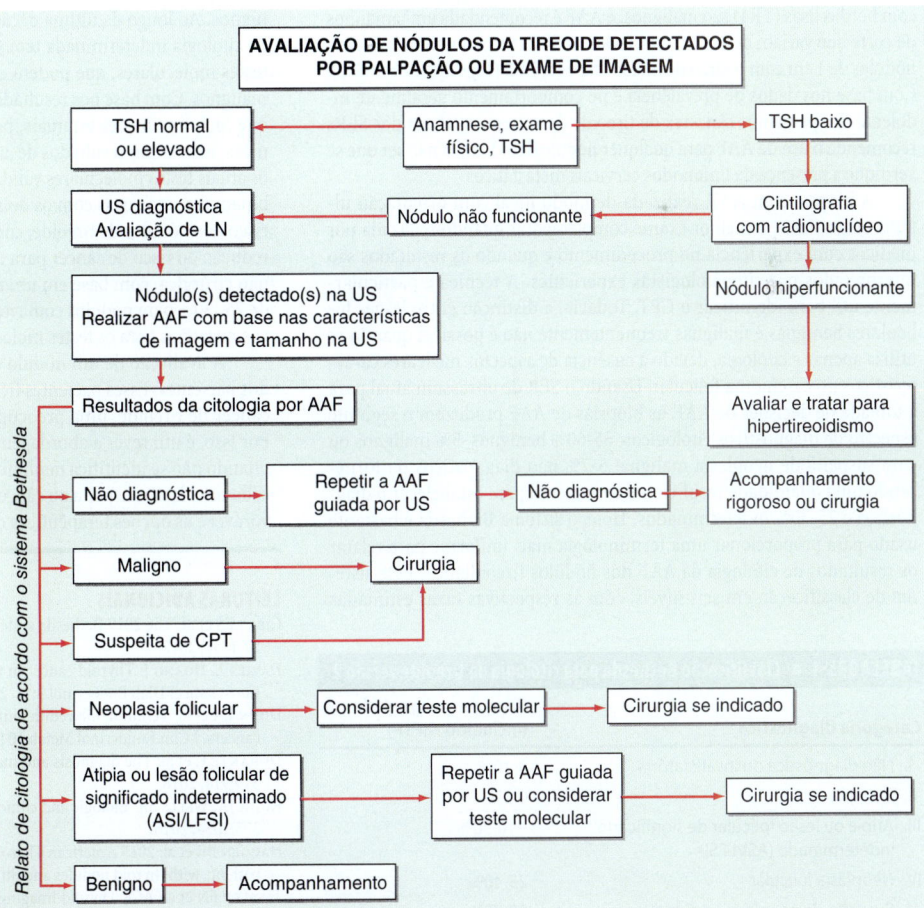

FIGURA 385-5 **Abordagem ao paciente com nódulo da tireoide.** Ver o texto e as referências para mais detalhes. AAF, aspiração por agulha fina; CPT, câncer papilífero da tireoide; LN, linfonodo; TSH, hormônio estimulante da tireoide; US, ultrassonografia.

autônomo. Se o TSH estiver suprimido, será indicada uma cintilografia com radionuclídeos para determinar se o nódulo identificado é "quente", já que as lesões com maior captação quase nunca são malignas, e a biópsia por AAF torna-se desnecessária. Caso contrário, a próxima etapa na avaliação consiste na realização de ultrassonografia de tireoide por três motivos. (1) Para nódulos detectados no exame físico, a ultrassonografia confirmará se o nódulo palpável é de fato um nódulo. Cerca de 15% dos nódulos "palpáveis" não são confirmados no exame de imagem, e, por conseguinte, não há necessidade de nenhuma avaliação adicional. (2) A ultrassonografia irá definir se existem nódulos não palpáveis adicionais para os quais a AAF pode ser recomendada, com base nas características e tamanho na imagem. (3) A ultrassonografia irá caracterizar os aspectos do nódulo na imagem, que, junto com o tamanho do nódulo, facilitam a tomada de decisão quanto à necessidade de AAF. Existem vários sistemas de estratificação de risco (SERs) validados para exames ultrassonográficos de nódulos de tireoide (American College of Radiology [ACR], Thyroid Imaging Reporting and Data System [TI-RADS], American Thyroid Association, European Thyroid Association [EU-TIRADS], entre outros). Estes demonstram estimativas de risco consistentes para câncer de tireoide com base em certos padrões ultrassonográficos. Todos fornecem recomendações de pontos de corte de tamanho para AAF de nódulo com base em padrões ultrassonográficos, com cortes de tamanho menores para nódulos com padrões ultrassonográficos mais suspeitos, mas os critérios de corte de tamanho específicos diferem entre os SERs. Não surpreendentemente, os SERs com pontos de corte de tamanho mais baixos têm maior sensibilidade e menor especificidade para o diagnóstico de câncer de tireoide do que aqueles com pontos de corte mais altos. No entanto, todos demonstraram reduzir as AAFs desnecessárias em pelo menos 45%, em parte devido à recomendação de não realizar AAF para nódulos espongiformes. ACR TI-RADS é atualmente o SER mais utilizado nos Estados Unidos, e os nódulos são classificados de TR1 a TR5 (Fig. 385-1).

Por exemplo, um nódulo espongiforme (TR1) tem uma chance < 3% de ser cancerígeno, e a observação, em vez de AAF, é geralmente recomendada por todos os SERs, enquanto 10-20% dos nódulos hipoecoicos sólidos com bordas lisas (TR4) são malignos, e AAF é recomendada em tamanhos de corte que variam de 1 a 1,5 cm. Todos os SERs recomendam AAF para nódulos de 1 cm com padrão de maior suspeita, TR5 (Figs. 385-1 e 385-2). Com base nos dados de prevalência e no comportamento geralmente indolente dos pequenos cânceres de tireoide de < 1 cm, nenhum dos SERs recomenda o uso da AAF para qualquer nódulo de < 1 cm, a não ser que se verifique a presença de linfonodos cervicais metastáticos.

A biópsia com AAF, realizada de modo ideal com orientação ultrassonográfica, é o melhor exame complementar quando realizada por médicos com experiência no procedimento e quando os resultados são interpretados por citopatologistas experientes. A técnica é particularmente útil para identificar o CPT. Todavia, a distinção entre lesões foliculares benignas e malignas frequentemente não é possível quando se utiliza apenas a citologia, devido à ausência de aspectos nucleares característicos no carcinoma folicular. Usando o SER de ultrassom atual para a tomada de decisões de AAF, as biópsias de AAF produzem o seguinte espectro de diagnósticos citológicos: 55-60% benignos, 5% malignos ou com suspeita de neoplasia maligna, 5-7% não diagnósticos ou fornecendo uma quantidade insuficiente de material para estabelecer o diagnóstico e 25-30% indeterminados. Hoje, o sistema Bethesda é bastante usado para proporcionar uma terminologia mais uniforme para relatar os resultados de citologia da AAF dos nódulos tireoidianos. Esse sistema de classificação em seis níveis, com as respectivas taxas estimadas de malignidade, é apresentado na Tabela 385-4. É importante ressaltar que, como a NIFTP só pode ser diagnosticada por patologia cirúrgica, ela é incluída nas estimativas de malignidade. Especificamente, o sistema Bethesda subclassificou as amostras de citologia previamente categorizadas como indeterminadas em três categorias: atipia ou lesão folicular de significado indeterminado (ASI/LFSI), neoplasia folicular e suspeita de neoplasia maligna.

Os resultados de citologia que indicam neoplasia maligna exigem cirurgia após a realização de ultrassonografia pré-operatória para avaliação dos linfonodos cervicais. Amostras de citologia não diagnósticas geralmente resultam de lesões císticas, mas também podem ocorrer em nódulos fibrosos de longa duração ou nódulos muito vasculares, em que o tempo de permanência mais longo da agulha pode resultar em uma amostra hemorrágica. A AAF guiada por ultrassonografia está indicada quando há necessidade de repetir a AAF. A repetição da AAF produz uma citologia diagnóstica em cerca de 50% dos casos. Dada a baixa taxa de falso-negativos de uma citologia benigna (< 3%), nódulos benignos com padrão ultrassonográfico de baixa suspeita (TR2, TR3) podem ser acompanhados. Aqueles com características ultrassonográficas mais preocupantes, especialmente nódulos TR5, devem passar novamente pela AAF devido à maior probabilidade de uma malignidade. O uso de LT4 para suprimir o nível sérico de TSH não é efetivo para reduzir os nódulos em populações suficientes em iodo, de modo que a supressão com LT4 não deve ser usada. As três novas classificações citológicas introduzidas pelo sistema Bethesda estão associadas a diferentes riscos de neoplasia maligna (Tab. 385-4). Para nódulos com suspeita de neoplasia maligna na citologia, recomenda-se a cirurgia após ultrassonografia para avaliação dos linfonodos cervicais. As opções a serem discutidas com o paciente incluem a lobectomia *versus* tireoidectomia total.

Por outro lado, os nódulos com resultados de ASI/LFSI e neoplasia folicular na citologia são, em sua maioria, benignos; a faixa de malignidade (FM) varia de 10 a 40%. A abordagem tradicional para esses pacientes consiste em lobectomia diagnóstica para diagnóstico histopatológico. Por conseguinte, muitos pacientes são submetidos a cirurgia para nódulos benignos. Ao longo da última década, a incerteza sobre a FM para nódulos de citologia indeterminada tem sido o motor para o desenvolvimento de testes moleculares, que podem diferenciar melhor nódulos benignos de malignos. Com base nos resultados de sequenciamento de última geração, que inclui mutações pontuais, pequenas inserções/deleções e fusões gênicas, bem como resultados de análises de microRNA e expressão gênica, os atuais testes moleculares validados e disponíveis comercialmente combinam essas técnicas com os dois objetivos a seguir: (1) estratificação de risco dos nódulos de tireoide, com base em um resultado positivo; e (2) a redução do risco de câncer para um nível aceitável por meio de vigilância não cirúrgica, com base em um resultado negativo. Assumindo uma FM de 25–30% para nódulos com citologia indeterminada, os valores preditivos negativos para os testes moleculares atualmente validados são > 95%.

A avaliação de um nódulo da tireoide é estressante para a maioria dos pacientes. Esses pacientes ficam preocupados com a possibilidade de câncer de tireoide, uma preocupação que pode ou não ser verbalizada. Por isso, é útil rever a abordagem diagnóstica e tranquilizar os pacientes quando não se identifica nenhuma neoplasia maligna. Quando é identificada uma lesão suspeita ou câncer de tireoide, o prognóstico em geral favorável e as opções terapêuticas disponíveis podem ser tranquilizadoras.

LEITURAS ADICIONAIS

Cibas ES et al: The 2017 Bethesda system for reporting thyroid cytopathology. Thyroid 27:1341, 2017.
Davies L, Hoang J: Thyroid cancer in the USA: Current trends and outstanding questions. Lancet Diab Endocrinol 9:11, 2021.
Dunn LA et al: Vemurafenib redifferentiation of BRAF mutant, RAI-refractory thyroid cancers. J Clin Endocrinol Metab 104:1417, 2019.
Durante C et al: The diagnosis and management of thyroid nodules: A review. JAMA 319:914, 2018.
Fagin JA, Wells SA: Biologic and clinical perspectives on thyroid cancer. N Engl J Med 375:1054, 2016.
Haugen BR et al: 2015 American Thyroid Association management guidelines for adult patients with thyroid nodules and differentiated thyroid cancer. Thyroid 26:1, 2016.
Tessler FN et al: ACR Thyroid Imaging Reporting and Data System (TI-RADS): White paper of the ACR TI-RADS committee. J Am Coll Radiol 14:587, 2017.
Tuttle RM et al: Updated American Joint Committee and Cancer/Tumor-Node-Metastasis Staging System for differentiated and anaplastic thyroid cancer (eighth edition): What changed and why? Thyroid 27:751, 2017.

TABELA 385-4 ■ Classificação Bethesda para citologia da tireoide versão 2

Categoria diagnóstica	Risco de malignidade (incluindo NIFTP)
I. Não diagnóstica ou insatisfatória	5-10%
II. Benigna	0-3%
III. Atipia ou lesão folicular de significado indeterminado (ASI/LFSI)	~10-30%
IV. Neoplasia folicular	25-40%
V. Suspeita de neoplasia maligna	50-75%
VI. Maligna	97-99%

Sigla: NIFTP, neoplasia folicular não invasiva da tireoide com características nucleares papilíferas.

386 Distúrbios do córtex suprarrenal

Wiebke Arlt

O córtex suprarrenal produz três classes de hormônios corticosteroides: os glicocorticoides (p. ex., o cortisol), os mineralocorticoides (p. ex., aldosterona) e os precursores androgênicos suprarrenais (p. ex., a desidroepiandrosterona [DHEA]) **(Fig. 386-1)**. Os glicocorticoides e os mineralocorticoides atuam por meio de receptores nucleares específicos, que regulam aspectos da resposta fisiológica ao estresse, bem como a pressão arterial e a homeostase dos eletrólitos. Os precursores androgênicos suprarrenais são convertidos nas gônadas e nas células-alvo periféricas em esteroides sexuais, os quais atuam via receptores nucleares de androgênios e estrogênios.

Os distúrbios do córtex suprarrenal caracterizam-se pela deficiência ou pelo excesso de uma ou mais das três principais classes de corticosteroides. A deficiência hormonal pode ser causada por distúrbios glandulares ou enzimáticos herdados ou pela destruição da hipófise ou da glândula suprarrenal por distúrbios autoimunes, infecção, infarto ou eventos iatrogênicos, como cirurgia ou supressão hormonal. O excesso de hormônio geralmente é resultado de neoplasia, levando ao aumento da produção de hormônio adrenocorticotrófico (ACTH) pelas células hipofisárias ou neuroendócrinas produtoras de ACTH ectópico ou aumento da produção de glicocorticoides, mineralocorticoides ou precursores de andrógenos adrenais por nódulos suprarrenais. Nódulos suprarrenais são cada vez mais identificados incidentalmente durante exames de imagem de tórax ou abdome realizadas por outros motivos.

ANATOMIA E DESENVOLVIMENTO DA SUPRARRENAL

Cada uma das glândulas suprarrenais normais pesa de 6 a 11 g. Localizam-se acima dos rins e possuem o seu próprio suprimento sanguíneo. O sangue arterial flui inicialmente para a região subcapsular e, em seguida, segue o seu trajeto da zona glomerular cortical externa, por meio da zona

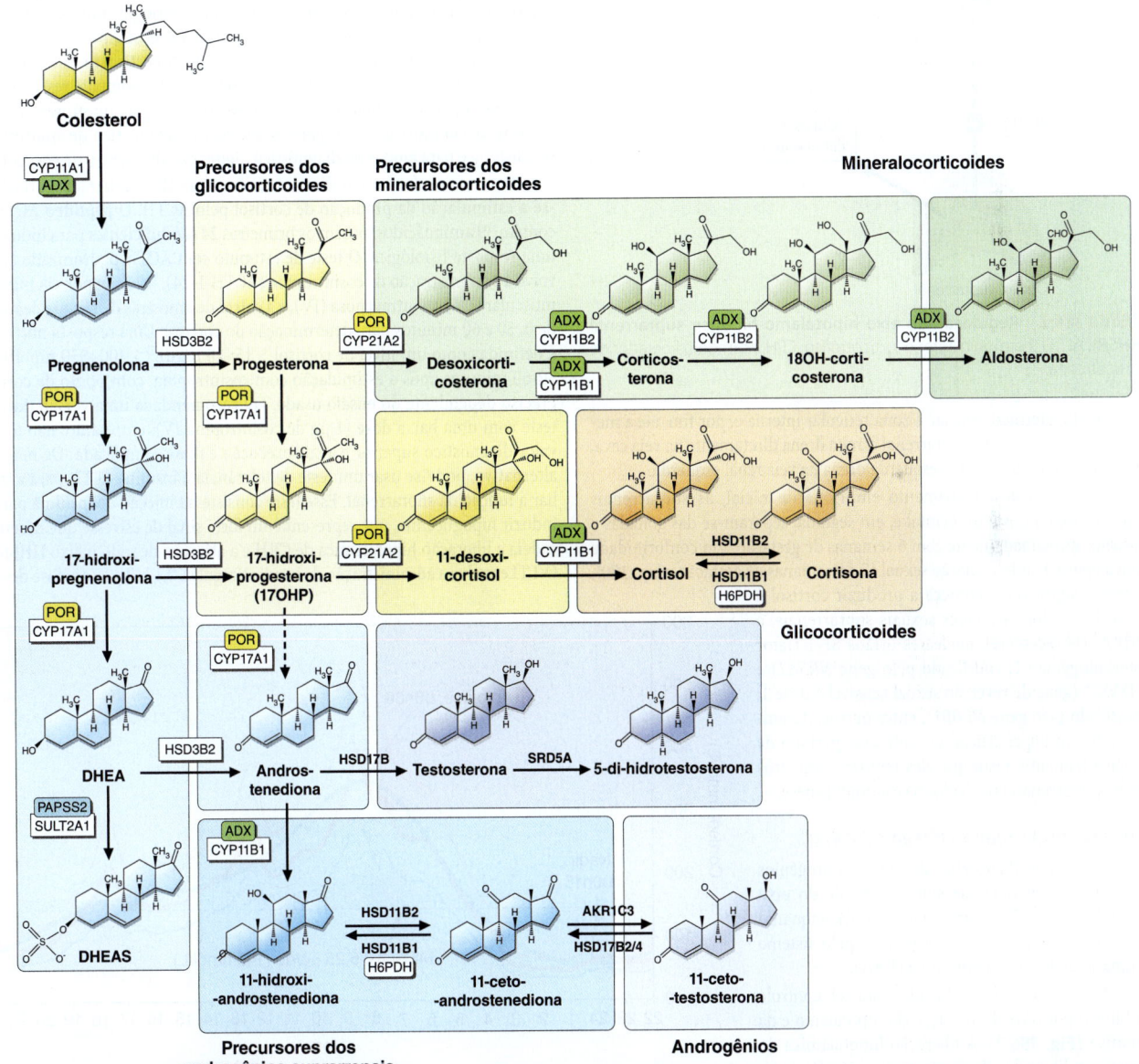

FIGURA 386-1 Esteroidogênese suprarrenal. ADX, adrenodoxina; AKR1C3, aldoceto redutase; CYP11A1, enzima de clivagem da cadeia lateral; CYP11B1, 11β-hidroxilase; CYP11B2, aldosterona-sintase; CYP17A1, 17α-hidroxilase/17,20-liase; CYP21A2, 21-hidroxilase; DHEA, desidroepiandrosterona; DHEAS, sulfato da desidroepiandrosterona; H6PDH, hexose-6-fosfato-desidrogenase; HSD11B1, 11β-hidroxiesteroide-desidrogenase tipo 1; HSD11B2, 11β-hidroxiesteroide-desidrogenase tipo 2; HSD17B, 17β-hidroxiesteroide-desidrogenase; HSD3B2, 3β-hidroxiesteroide-desidrogenase tipo 2; PAPSS2, PAPS-sintase tipo 2; POR, P450-oxidorredutase; SRD5A, 5α-redutase; SULT2A1, DHEA-sulfotransferase.

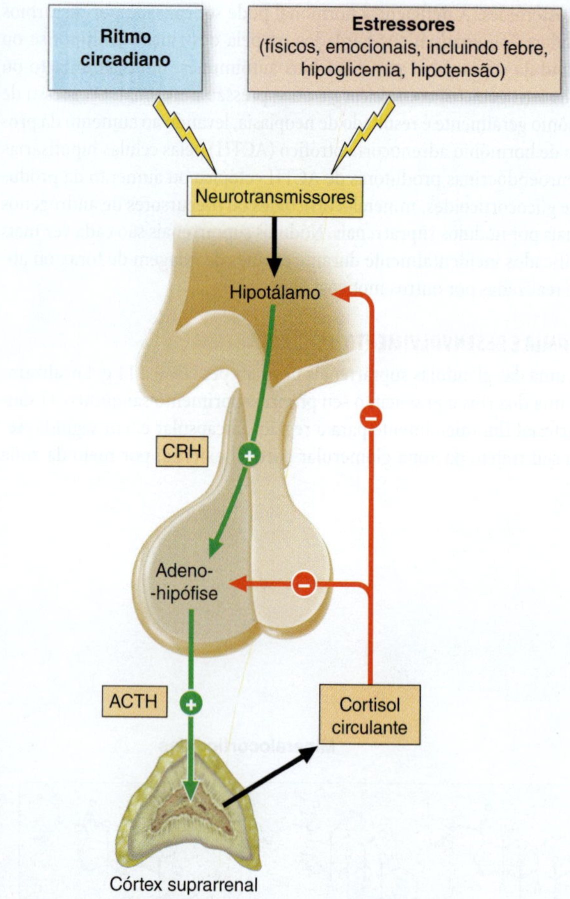

FIGURA 386-2 Regulação do eixo hipotálamo-hipófise-suprarrenal (HHSR). ACTH, hormônio adrenocorticotrófico; CRH, hormônio liberador de corticotrofina.

fasciculada intermediária, até a zona reticular interna e, por fim, até a medula suprarrenal. A veia suprarrenal direita drena diretamente na veia cava, enquanto a veia suprarrenal esquerda drena na veia renal esquerda.

Durante o desenvolvimento embrionário inicial, as suprarrenais originam-se da crista urogenital e, em seguida, separam-se das gônadas e dos rins aproximadamente com 6 semanas de gestação. Em conformidade com a época de diferenciação sexual (7 a 9 semanas de gestação, Cap. 390), o córtex suprarrenal começa a produzir cortisol e o precursor dos esteroides sexuais suprarrenais, a DHEA. Os receptores nucleares órfãos SF-1 (fator esteroidogênico 1; codificado pelo gene *NR5A1*) e o DAX-1 (gene de reversão sexual sensível à dose 1; codificado pelo gene *NR0B1*), entre outros, desempenham um papel crucial durante esse período de desenvolvimento, visto que eles regulam inúmeros genes suprarrenais envolvidos na esteroidogênese.

CONTROLE REGULADOR DA ESTEROIDOGÊNESE

A produção dos glicocorticoides e dos androgênios suprarrenais encontra-se sob o controle do eixo hipotálamo-hipófise-suprarrenal (HHSR), enquanto os mineralocorticoides são regulados pelo sistema renina-angiotensina-aldosterona (RAA).

A síntese de glicocorticoides está sob controle inibitório por retroalimentação do hipotálamo e da hipófise (Fig. 386-2). A liberação hipotalâmica do hormônio liberador de corticotrofina (CRH) ocorre em resposta ao estresse endógeno ou exógeno. O CRH estimula a clivagem do polipeptídeo de 241 aminoácidos, a pró-opiomelanocortina (POMC) pela pró-hormônio convertase 1 (PC1) específica da hipófise, produzindo o peptídeo de 39 aminoácidos, o ACTH. O ACTH é liberado pelas células corticotróficas da adeno-hipófise e atua como regulador central da síntese de cortisol, com efeitos adicionais de curto prazo sobre a síntese de mineralocorticoides e de androgênios suprarrenais. A liberação de CRH e, mais tarde, de ACTH ocorre de modo pulsátil, seguindo um ritmo circadiano sob o controle do hipotálamo, especificamente de seu núcleo supraquiasmático (NSQ), com regulação adicional por uma complexa rede de genes-relógio específicos de células. Refletindo o padrão de secreção do ACTH, a secreção suprarrenal de cortisol exibe um ritmo circadiano distinto, começando a aumentar nas primeiras horas da manhã antes do despertar, com níveis máximos pela manhã e baixos níveis no final da tarde (Fig. 386-3).

Os exames complementares que avaliam o eixo HHSR utilizam o fato de que tal eixo é regulado por retroalimentação negativa. O excesso de glicocorticoides é diagnosticado pelo teste de supressão da dexametasona. A dexametasona, um glicocorticoide sintético potente, suprime o CRH/ACTH por meio de sua ligação aos receptores de glicocorticoides (GRs) hipotalâmicos-hipofisários e, portanto, resulta em infrarregulação da síntese endógena de cortisol. Várias versões do teste de supressão da dexametasona são descritas de modo detalhado no Capítulo 380. Se a produção de cortisol for autônoma (p. ex., nódulo suprarrenal), o ACTH já está suprimido, e a dexametasona exerce pouco efeito adicional. Se a produção de cortisol for impulsionada por um adenoma hipofisário produtor de ACTH, a supressão pela dexametasona é ineficaz em baixas doses, porém costuma provocar supressão em altas doses. Se a produção de cortisol for estimulada por uma fonte ectópica de ACTH, os tumores são habitualmente resistentes à supressão pela dexametasona. Por conseguinte, o teste de supressão da dexametasona mostra-se útil para estabelecer o diagnóstico de síndrome de Cushing e para ajudar no diagnóstico diferencial do excesso de cortisol.

Por outro lado, para avaliar a deficiência de glicocorticoides, utiliza-se a estimulação da produção de cortisol pelo ACTH. O peptídeo ACTH contém 39 aminoácidos, porém os primeiros 24 são suficientes para induzir uma resposta fisiológica. O teste de estímulo com ACTH padronizado envolve a administração de cosintropina (ACTH 1-24), 0,25 mg por via intramuscular (IM) ou intravenosa (IV), e a coleta de amostras de sangue depois de 0, 30 e 60 minutos para determinação do cortisol. Uma resposta normal é definida como um nível de cortisol > 15–20 μg/dL (> 400–550 nmol/L) 30-60 minutos após a estimulação com cosintropina, com ponto de corte preciso dependente do ensaio usado. Foi recomendada uma versão desse teste com uma baixa dose (1 μg de cosintropina IV); entretanto, não tem valor diagnóstico superior e a sua execução é mais complicada. De modo alternativo, pode-se usar um teste de tolerância à insulina (TTI) para avaliar a função da suprarrenal. Esse teste consiste na injeção de insulina para induzir hipoglicemia, que representa um forte sinal de estresse que desencadeia a liberação hipotalâmica de CRH e a ativação de todo o eixo HHSR. O TTI envolve a administração de insulina regular, 0,1 U/kg IV (a dose deve

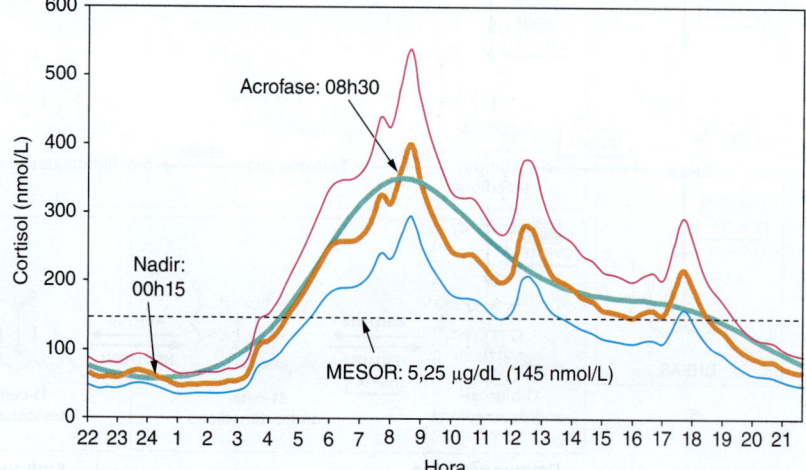

FIGURA 386-3 Ritmo circadiano fisiológico do cortisol. As concentrações de cortisol circulante (média geométrica ± valores de desvio-padrão e cosinor adaptado) caem abaixo da média ajustada para o ritmo (MESOR) no início da tarde, com níveis mínimos em torno da meia-noite e elevação nas primeiras horas da manhã; os níveis máximos são observados aproximadamente às 8h30 da manhã (acrofase). *(Reproduzida, com permissão, de M Debono et al: Modified-release hydrocortisone to provide circadian cortisol profiles. J Clin Endocrinol Metab 94:1548, 2009.)*

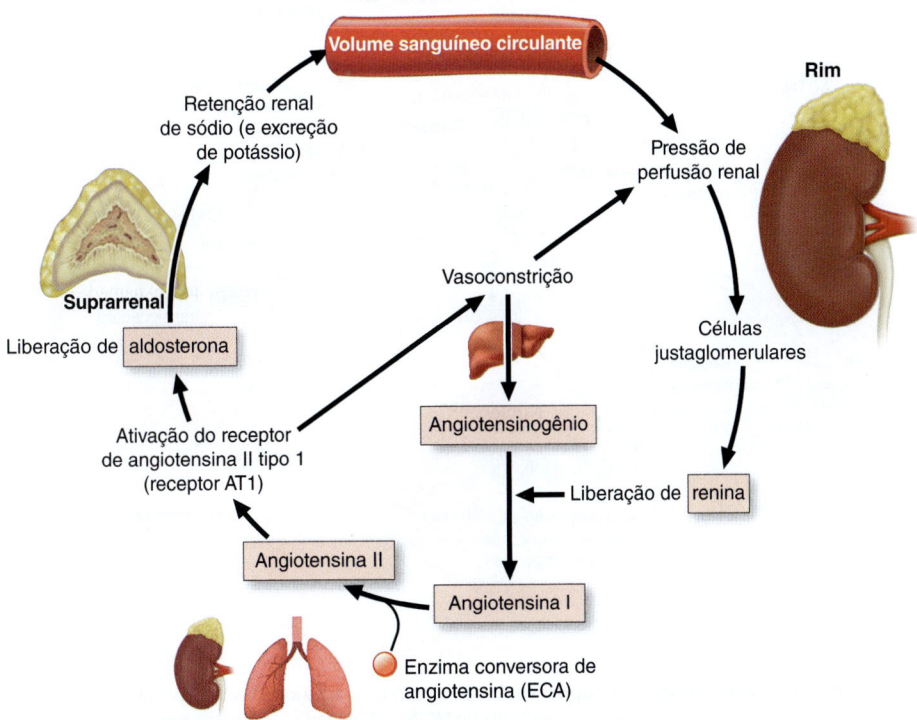

FIGURA 386-4 Regulação do sistema renina-angiotensina-aldosterona (RAA).

ser mais baixa se houver probabilidade de hipopituitarismo) e a coleta de amostras de sangue depois de 0, 30, 60 e 120 minutos para determinação da glicose, do cortisol e do hormônio do crescimento (GH) se o eixo do GH também for avaliado. Administra-se glicose oral ou IV após o aparecimento de hipoglicemia sintomática no paciente (em geral, nível de glicose plasmática < 40 mg/dL). Uma resposta normal é definida como cortisol > 20 µg/dL e GH > 5,1 µg/L, novamente com ponto de corte de acordo com o ensaio. O TTI exige uma cuidadosa monitoração clínica e determinações sequenciais da glicose. Sua realização está contraindicada em pacientes com doença arterial coronariana, doença cerebrovascular ou distúrbios convulsivos, razão pela qual o teste curto com cosintropina tornou-se o exame de primeira linha.

A produção de mineralocorticoides é controlada pelo ciclo regulador de RAA, que é iniciado pela liberação de renina pelas células justaglomerulares dos rins, resultando em clivagem do angiotensinogênio em angiotensina I no fígado (Fig. 386-4). A enzima conversora de angiotensina (ECA) cliva a angiotensina I em angiotensina II, que se liga ao receptor de angiotensina II tipo 1 (receptor AT1 [AT1R]) e o ativa, resultando em aumento da produção suprarrenal de aldosterona e vasoconstrição. A aldosterona aumenta a retenção de sódio e a excreção de potássio e provoca elevação da pressão de perfusão arterial, que, por sua vez, regula a liberação de renina. Como a síntese de mineralocorticoides está principalmente sob o controle do sistema RAA, a lesão hipotalâmico-hipofisária não produz impacto significativo na capacidade de síntese de aldosterona pela glândula suprarrenal.

À semelhança do eixo HHSR, a avaliação do sistema RAA pode ser utilizada para fins diagnósticos. Na presença de excesso de mineralocorticoides, ocorre uma infrarregulação contrarreguladora da renina plasmática (ver o teste, adiante). Por outro lado, na deficiência de mineralocorticoides, a renina plasmática está aumentada de forma acentuada. Fisiologicamente, uma carga de sódio oral ou IV resulta em supressão da aldosterona, uma resposta que está atenuada ou ausente em pacientes com excesso autonômico de mineralocorticoides.

SÍNTESE, METABOLISMO E AÇÃO DOS HORMÔNIOS ESTEROIDES

A estimulação pelo ACTH é necessária para o início da esteroidogênese. O receptor de ACTH, o MC2R (receptor de melanocortina 2), interage com a proteína acessória do MC2R, a MRAP, e o complexo é, então, transportado até a membrana celular adrenocortical, onde se liga ao ACTH (Fig. 386-5). A estimulação pelo ACTH gera monofosfato de adenosina cíclico (AMPc), que suprarregula a via de sinalização da proteína-cinase A (PKA). A PKA inativa é um tetrâmero de duas subunidades reguladoras e duas catalíticas, o qual é dissociado pelo AMPc em um dímero de duas subunidades reguladoras ligado ao AMPc e duas subunidades catalíticas livres e ativas. A ativação da PKA possui impacto sobre a esteroidogênese de três maneiras distintas: (1) aumenta a entrada de ésteres de colesterol; (2) aumenta a atividade da lipase hormônio-sensível, que cliva ésteres de colesterol a colesterol para importação na mitocôndria; e (3) aumenta a disponibilidade e a fosforilação da proteína de ligação ao elemento responsivo ao AMPc (CREB), um fator de transcrição que intensifica a transcrição da CYP11A1 e de outras enzimas necessárias para a síntese de glicocorticoides.

A esteroidogênese suprarrenal ocorre em zonas específicas, com síntese de mineralocorticoides na zona glomerular externa, síntese de glicocorticoides na zona fasciculada e biossíntese de androgênios suprarrenais na zona reticular interna, servindo como precursores para andrógenos clássicos e 11-oxigenados (Fig. 386-1). Todas as vias de esteroidogênese exigem a entrada de colesterol na mitocôndria, um processo iniciado pela ação da proteína reguladora aguda esteroidogênica (StAR), que realiza o transporte do colesterol da membrana mitocondrial externa para a interna. As enzimas esteroidogênicas são, em sua maioria, enzimas do citocromo P450 (CYP), que estão localizadas na mitocôndria (enzima de clivagem da cadeia lateral, CYP11A1; 11β-hidroxilase, CYP11B1; aldosterona-sintase, CYP11B2) ou na membrana do retículo endoplasmático (17α-hidroxilase, CYP17A1; 21-hidroxilase, CYP21A2; aromatase, CYP19A1). Essas enzimas necessitam da doação de elétrons por intermédio de cofatores redox enzimáticos específicos, a P450-oxidorredutase (POR) e a adrenodoxina/adrenodoxina-redutase (ADX/ADR) para as enzimas CYP microssomais e mitocondriais, respectivamente. Além disso, a desidrogenase de cadeia curta 3β-hidroxiesteroide-desidrogenase tipo 2 (3β-HSD2), também denominada Δ4,Δ5-isomerase, desempenha um importante papel na esteroidogênese suprarrenal.

A enzima de clivagem da cadeia lateral do colesterol, a CYP11A1, gera pregnenolona. A síntese de glicocorticoides requer a conversão da pregnenolona em progesterona pela 3β-HSD2, seguida de conversão em 17-hidroxiprogesterona pela CYP17A1, hidroxilação adicional no carbono 21 pela 21-hidroxilase e, por fim, 11β-hidroxilação pela CYP11B1 para gerar o cortisol ativo (Fig. 386-1). A síntese de mineralocorticoides também necessita da progesterona, que é inicialmente convertida em desoxicorticosterona pela CYP21A2 e, em seguida, convertida via corticosterona e 18-hidroxicorticosterona em aldosterona, em três etapas catalisadas pela CYP11B2. Para

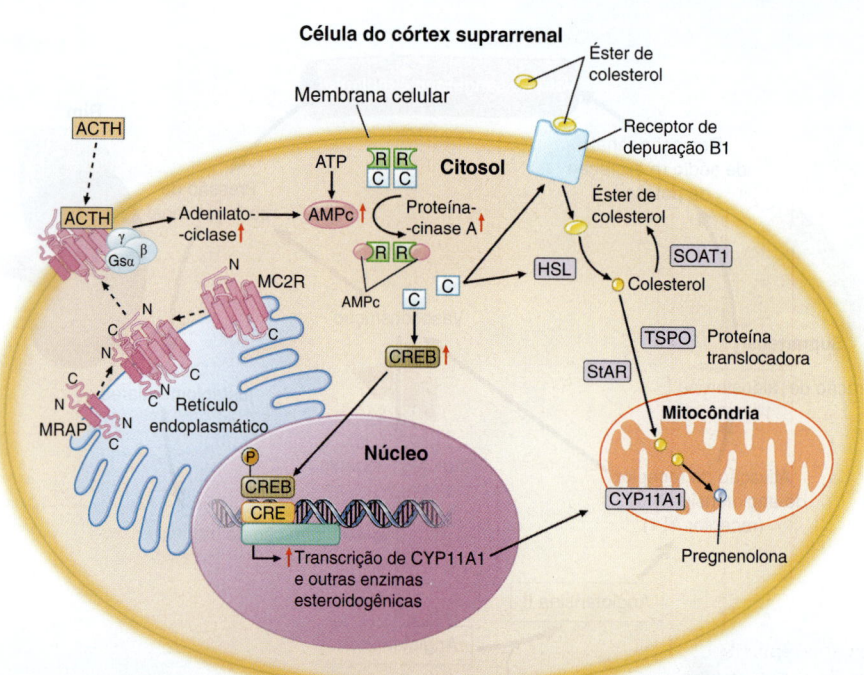

FIGURA 386-5 Efeitos do ACTH sobre a esteroidogênese suprarrenal. ACTH, hormônio adrenocorticotrófico; CREB, proteína de ligação ao elemento de resposta ao AMPc; HSL, lipase hormônio-sensível; MRAP, proteína acessória do MC2R; subunidade catalítica da proteína-cinase A (C; *PRKACA*), subunidade reguladora da PKA (R; *PRKAR1A*); SOAT1, esterol-O-aciltransferase 1; StAR, (proteína) reguladora aguda esteroidogênica; TSPO, proteína translocadora.

a síntese de androgênios suprarrenais, a pregnenolona sofre conversão pela CYP17A1, que catalisa exclusivamente duas reações enzimáticas. Por meio de sua atividade de 17α-hidroxilase, a CYP17A1 converte a pregnenolona em 17-hidroxipregnenolona, seguida de geração do precursor universal dos esteroides sexuais, a DHEA, via atividade 17,20-liase da CYP17A1. A maior parte da DHEA é secretada pela suprarrenal na forma de seu éster sulfato, o DHEAS, produzido pela DHEA sulfotransferase (SULT2A1). O DHEA é convertido em androstenediona, que pode ser ativada em testosterona ou canalizada para a via androgênica 11 oxigenada por 11β-hidroxilação (CYP11B1).

Após a sua liberação pela suprarrenal, o cortisol circula na corrente sanguínea ligado principalmente à globulina ligadora do cortisol (CBG) e, em menor grau, à albumina, com apenas uma pequena fração do hormônio circulando na forma livre ou não ligada. Acredita-se que o cortisol livre entre diretamente nas células, sem a necessidade de transporte ativo. Além disso, em muitos dos tecidos-alvo periféricos da ação dos glicocorticoides, incluindo o tecido adiposo, o fígado, o músculo e o cérebro, o cortisol é gerado a partir da cortisona inativa dentro da célula pela enzima 11β-hidroxiesteroide-desidrogenase tipo 1 (11β-HSD1) **(Fig. 386-6)**. Por conseguinte, a 11β-HSD1 atua como regulador pré-receptor da ação glicocorticoide tecido-específico. Para a conversão da cortisona inativa em cortisol ativo, a 11β-HSD1 exige a presença de fosfato de dinucleotídeo de adenina-nicotinamida (NADPH [forma reduzida]), que é fornecido pela enzima hexose-6-fosfato-desidrogenase (H6PDH). À semelhança do domínio catalítico da 11β-HSD1, a H6PDH localiza-se no lúmen do retículo endoplasmático e converte a glicose-6-fosfato (G6P) em 6-fosfogliconato (6PGL), com consequente regeneração do NADP$^+$ em NADPH, que impulsiona a ativação do cortisol a partir da cortisona pela 11β-HSD1.

No citosol das células-alvo, o cortisol liga-se ao GR e o ativa, resultando em dissociação das proteínas de choque térmico (HSPs) do receptor e dimerização subsequente **(Fig. 386-6)**. Os dímeros de GR ligados ao cortisol são translocados para o núcleo e ativam elementos de resposta aos glicocorticoides (GREs) na sequência do DNA, aumentando, assim, a transcrição dos genes regulados pelos glicocorticoides (transativação do GR). Entretanto, o GR ligado ao cortisol também pode formar heterodímeros com fatores de transcrição, como proteína ativadora 1 (AP-1) ou fator nuclear κB (NFκB), resultando em transrepressão de genes pró-inflamatórios, um mecanismo de grande importância na ação anti-inflamatória dos glicocorticoides.

É importante assinalar que a corticosterona também exerce atividade glicocorticoide, embora muito mais fracamente do que o próprio cortisol. Todavia, em roedores, a corticosterona constitui o principal glicocorticoide, e, em pacientes com deficiência de 17-hidroxilase, a ausência de cortisol pode ser compensada com concentrações mais altas de corticosterona, que se acumulam em consequência do bloqueio enzimático.

O cortisol é inativado a cortisona pela enzima microssomal 11β-hidroxiesteroide-desidrogenase tipo 2 (11β-HSD2) **(Fig. 386-7)**, principalmente no rim, mas também no cólon, nas glândulas salivares e em outros tecidos-alvo. O cortisol e a aldosterona ligam-se ao receptor mineralocorticoide (MR) com igual afinidade; entretanto, o cortisol circula na corrente sanguínea em uma concentração cerca de 1.000 vezes mais alta. Por conseguinte, apenas a inativação rápida do cortisol a cortisona pela 11β-HSD2 impede a ativação do MR pelo excesso de cortisol, atuando, assim, como modulador tecidual específico da via do MR. Além do cortisol e da aldosterona, DOC **(Fig. 386-1)** também exerce atividade mineralocorticoide. O acúmulo de DOC devido à deficiência de 11β-hidroxilase ou devido à produção excessiva associada a tumor pode resultar em excesso de mineralocorticoides.

A síntese de aldosterona nas células da zona glomerulosa é determinada pela enzima aldosterona-sintase (CYP11B2). A ligação da angiotensina II ao receptor AT1 provoca despolarização da membrana celular das células glomerulosas, aumentando o sódio intracelular por meio da inibição das enzimas sódio potássio (Na$^+$/K$^+$) adenosina-trifosfatase (ATPase), bem como dos canais de potássio. Isso estimula um aumento do cálcio intracelular por meio da abertura dos canais de cálcio dependentes de voltagem ou inibição das enzimas cálcio (Ca^{2+}) ATPase. Como consequência, a via de sinalização do cálcio é deflagrada, resultando em suprarregulação da transcrição de CYP11B2 **(Fig. 386-8)**.

De maneira análoga à ação do cortisol por meio do GR, a ligação da aldosterona (ou do cortisol) ao MR na célula tubular renal dissocia o complexo do receptor HSP, possibilitando a homodimerização do MR e a translocação do dímero de MR ligado ao hormônio para o núcleo **(Fig. 386-7)**. O MR ativado intensifica a transcrição do canal epitelial de sódio (CENa) e da cinase 1 sérica induzida pelo glicocorticoide (SGK1). No citosol, a interação do CENa com Nedd4 impede a expressão do CENa na superfície celular. Entretanto, a SGK1 fosforila resíduos de serina dentro da proteína Nedd4, diminui a interação entre Nedd4 e CENa e, consequentemente, aumenta o fluxo de CENa para a superfície celular, onde medeia a retenção do sódio.

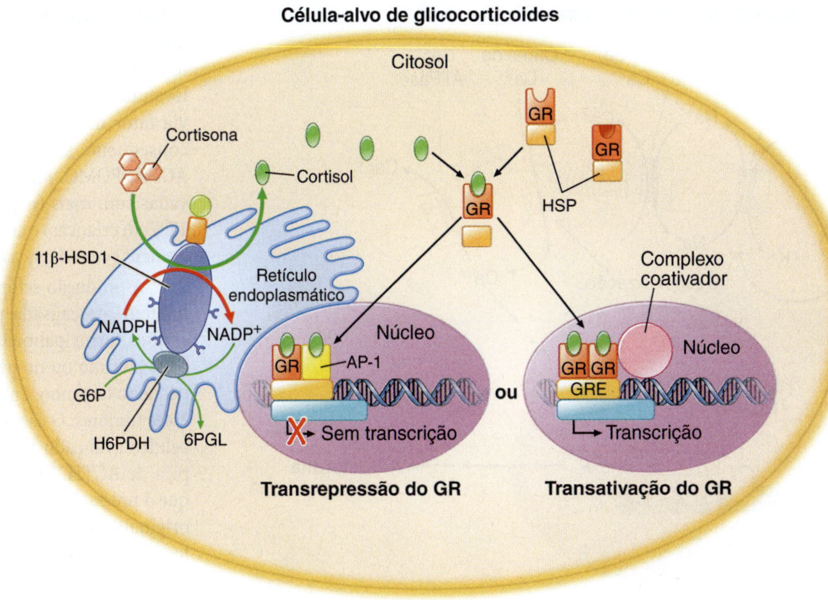

FIGURA 386-6 **Ativação pré-receptor do cortisol e ação do receptor dos glicocorticoides (GR).** AP-1, proteína ativadora 1; G6P, glicose-6-fosfato; GREs, elementos de resposta aos glicocorticoides; HSP, proteínas de choque térmico; NADPH, fosfato de dinucleotídeo adenina-nicotinamida (forma reduzida); 6PGL, 6-fosfogliconato; 11β-HSD1, 11β-hidroxiesteroide-desidrogenase tipo 1; H6PDH, hexose-6-fosfato-desidrogenase..

SÍNDROME DE CUSHING

(Ver também Cap. 380) A síndrome de Cushing reflete uma série de manifestações clínicas, as quais resultam da exposição crônica a um excesso de glicocorticoides de qualquer etiologia. O distúrbio pode ser dependente de ACTH (p. ex., adenoma corticotrófico hipofisário, secreção ectópica de ACTH por tumor não hipofisário) ou independente de ACTH (p. ex., adenoma adrenocortical, carcinoma adrenocortical, hiperplasia suprarrenal nodular), bem como iatrogênico (p. ex., administração de glicocorticoides exógenos para o tratamento de várias condições inflamatórias). O termo *doença de Cushing* refere-se, especificamente, à síndrome de Cushing causada por um adenoma corticotrófico hipofisário.

Epidemiologia A síndrome de Cushing costuma ser considerada uma doença rara. Sua incidência é de 1 a 2 por 100.000 indivíduos por ano. Entretanto, questiona-se se o excesso leve de cortisol pode ser mais prevalente entre pacientes com várias características da síndrome de Cushing, como obesidade centrípeta, diabetes tipo 2 e fraturas vertebrais osteoporóticas, tendo em vista o fato de que essas características são relativamente inespecíficas e comuns na população.

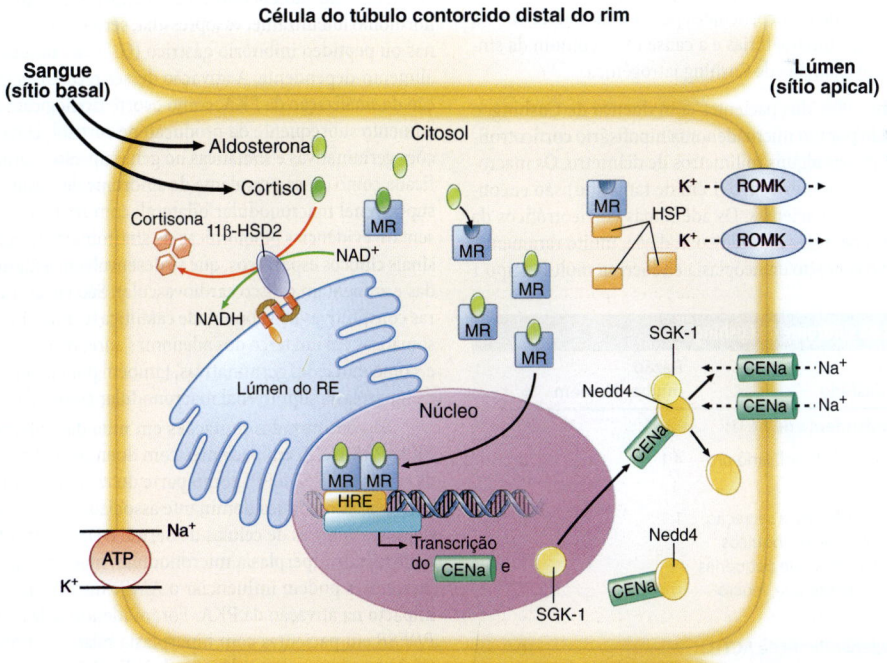

FIGURA 386-7 **Inativação do pré-receptor do cortisol e ação do receptor mineralocorticoide.** CENa, canal epitelial de sódio; HRE, elemento de resposta hormonal; Na⁺/K⁺-ATPase, sódio-potássio adenosina trifosfatase; NADH, dinucleotídeo de nicotinamida adenina; ROMK, canal de potássio medular externo renal; SGK-1, cinase-1 induzível por glicocorticoides séricos; 11β-HSD2, 11β-hidroxiesteroide-desidrogenase tipo 2; RE, retículo endoplasmático; HSP, proteínas de choque térmico; MR, receptor mineralocorticoide..

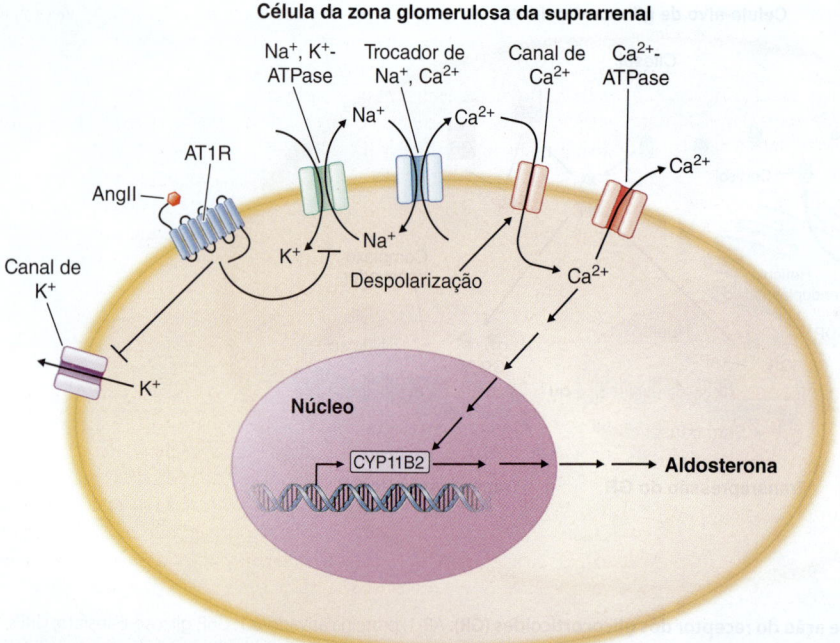

FIGURA 386-8 Regulação da síntese de aldosterona pela suprarrenal. AngII, angiotensina II; AT1R, receptor de angiotensina II tipo 1; CYP11B2, aldosterona-sintase.

Na maioria dos pacientes com síndrome de Cushing endógena, a causa subjacente é um adenoma corticotrófico produtor de ACTH da hipófise (Tab. 386-1), conforme inicialmente descrito por Harvey Cushing, em 1912. A doença de Cushing afeta mais as mulheres, exceto nos casos pré-puberais, quando é mais comum em meninos. Em contrapartida, a síndrome de ACTH ectópico é identificada com mais frequência em homens. Apenas 10% dos pacientes com síndrome de Cushing apresentam uma causa suprarrenal primária da doença (p. ex., excesso de cortisol autonômico, independente de ACTH), e a maioria desses pacientes consiste em mulheres. De modo global, o uso clínico de glicocorticoides para imunossupressão ou para o tratamento de doenças inflamatórias é a causa mais comum da síndrome de Cushing, também chamada de Cushing iatrogênica.

Etiologia Em pelo menos 90% dos pacientes com doença de Cushing, o excesso de ACTH é causado por um microadenoma hipofisário corticotrófico, frequentemente com apenas alguns milímetros de diâmetro. Os macroadenomas hipofisários (i.e., tumores com > 1 cm de tamanho) são encontrados em apenas 5 a 10% dos pacientes. Os adenomas corticotróficos da hipófise costumam ocorrer de modo esporádico; todavia, muito raramente, podem ser encontrados no contexto da neoplasia endócrina múltipla tipo 1 (NEM1) (Cap. 388). Os adenomas hipofisários que causam doença de Cushing frequentemente contêm mutações na desubiquitinase USP8, levando à ativação constitutiva da sinalização via fator de crescimento epidérmico (EGF) e consequente superexpressão do precursor do ACTH, POMC. Mutações em USP8 são observadas com mais frequência em adultos (41 vs. 17% em crianças) e em mulheres (43 vs. 17% em homens) com doença de Cushing.

A produção ectópica de ACTH é predominantemente causada por tumores carcinoides ocultos, principalmente no pulmão, mas também no timo ou no pâncreas. Em razão de seu pequeno tamanho, é muitas vezes difícil localizar esses tumores. O câncer de pulmão de pequenas células avançado pode causar produção ectópica de ACTH. Em raros casos, foi constatado que a produção ectópica de CRH e/ou de ACTH origina-se de carcinoma medular da tireoide ou feocromocitoma, apresentando, este último, uma cossecreção de catecolaminas e ACTH.

Os pacientes com excesso de cortisol independente de ACTH endógeno são, em sua maioria, portadores de adenoma suprarrenal produtor de cortisol; foram identificadas mutações somáticas na subunidade catalítica de PKA, *PRKACA*, como causa da doença em 40% desses tumores. Os carcinomas adrenocorticais (CACs) também podem causar doença independente de ACTH e, com frequência, são grandes, com produção excessiva de várias classes de corticosteroides.

Uma causa rara, porém notável, de excesso de cortisol suprarrenal é a hiperplasia primária suprarrenal macronodular bilateral (PBMAH), com baixos níveis circulantes de ACTH, porém com evidência de estimulação autócrina da produção de cortisol por meio da produção intrassuprarrenal de ACTH. Com frequência, esses nódulos hiperplásicos caracterizam-se também pela expressão ectópica de receptores acoplados à proteína G que, em geral, não são encontrados na suprarrenal, incluindo receptores para hormônio luteinizante, vasopressina, serotonina, interleucina 1, catecolaminas ou peptídeo inibitório gástrico (GIP), a causa da síndrome de Cushing alimento-dependente. A ativação desses receptores resulta na suprarregulação da sinalização da PKA, como ocorre fisiologicamente com o ACTH, com aumento subsequente da produção de cortisol. Uma combinação de mutações germinativas e somáticas no gene supressor tumoral *ARMC5* foi identificada como causa prevalente da síndrome de Cushing, devido à hiperplasia suprarrenal macronodular bilateral; com frequência, esses pacientes apresentam evidências bioquímicas de síndrome de Cushing, porém carecem de sinais clínicos específicos, que se desenvolvem lentamente ao longo de décadas e aumentam o risco cardiovascular. São encontradas mutações ativadoras constitutivas na subunidade catalítica de PKA, *PRKACA*, como mutações somáticas em um terço dos adenomas adrenocorticais produtores de cortisol e, como mutações germinativas, também podem representar uma causa rara de hiperplasia suprarrenal macronodular associada ao excesso de cortisol.

São encontradas mutações em uma das subunidades reguladoras da PKA, *PRKAR1A*, em pacientes com doença suprarrenal nodular pigmentada primária (DSRNPP) como parte do *complexo de Carney*, uma neoplasia múltipla autossômica dominante associada a mixomas cardíacos, hiperlentiginose, tumores de células de Sertoli e DSRNPP. A DSRNPP pode ocorrer na forma de hiperplasia micronodular, macronodular ou ambas. As fosfodiesterases podem influenciar o AMPc intracelular e, portanto, podem ter impacto na ativação da PKA. Foram identificadas mutações em *PDE11A* e *PDE8B* em pacientes com hiperplasia bilateral suprarrenal e síndrome de Cushing, com e sem evidências de DSRNPP.

Outra causa rara de síndrome de Cushing independente de ACTH é a *síndrome de McCune-Albright*, que também está associada a displasia fibrosa poliostótica, manchas café com leite unilaterais e puberdade precoce. A síndrome de McCune-Albright é causada por mutações ativadoras na subunidade alfa da proteína G estimuladora 1, GNAS-1 (polipeptídeo 1 com atividade estimuladora α, proteína de ligação do nucleotídeo guanina), e essas mutações também foram encontradas na hiperplasia macronodular

TABELA 386-1 ■ Causas da síndrome de Cushing		
Causas da síndrome de Cushing	Razão mulher:homem	%
Síndrome de Cushing dependente de ACTH		**90**
Doença de Cushing (= adenoma hipofisário produtor de ACTH)	4:1	75
Síndrome de ACTH ectópico (devido à secreção de ACTH por tumores carcinoides brônquicos ou pancreáticos, câncer de pulmão de pequenas células, carcinoma medular da tireoide, feocromocitoma e outros)	1:1	15
Síndrome de Cushing independente de ACTH	4:1	**10**
Adenoma adrenocortical		5-10
Carcinoma adrenocortical		1
Causas raras: hiperplasia suprarrenal macronodular; doença suprarrenal nodular pigmentada primária (micro e/ou macronodular); síndrome de McCune-Albright		< 1

Sigla: ACTH, hormônio adrenocorticotrófico.

TABELA 386-2 ■ Sinais e sintomas da síndrome de Cushing	
Compartimento corporal/sistema	Sinais e sintomas
Gordura corporal	Aumento do peso corporal, obesidade central, face redonda, coxim adiposo na região dorsocervical ("giba de búfalo")
Pele	Pletora facial, pele fina e quebradiça, equimoses espontâneas, estrias largas e purpúricas, acne, hirsutismo
Ossos	Osteopenia, osteoporose (fraturas vertebrais), desaceleração do crescimento linear em crianças
Músculos	Fraqueza, miopatia proximal (atrofia proeminente dos músculos glúteos e da coxa, com dificuldade em subir escadas ou levantar-se de uma cadeira)
Sistema cardiovascular	Hipertensão, hipopotassemia, edema, aterosclerose
Metabolismo	Intolerância à glicose/diabetes, dislipidemia
Sistema reprodutor	Diminuição da libido; em mulheres, amenorreia (devido à inibição da liberação de gonadotrofinas mediada pelo cortisol)
Sistema nervoso central	Irritabilidade, labilidade emocional, depressão, algumas vezes alterações cognitivas; nos casos graves, psicose paranoide
Sangue e sistema imune	Suscetibilidade aumentada às infecções, aumento da contagem de leucócitos, eosinopenia, hipercoagulabilidade com risco aumentado de trombose venosa profunda e embolia pulmonar

bilateral sem outras características de McCune-Albright e, em raros casos, também em adenomas suprarrenais isolados produtores de cortisol (Tab. 386-1; Cap. 412).

Manifestações clínicas Os glicocorticoides afetam quase todas as células do corpo; em consequência, os sinais de excesso de cortisol têm impacto em múltiplos sistemas fisiológicos (Tab. 386-2), com suprarregulação da gliconeogênese, da lipólise e do catabolismo das proteínas, causando manifestações mais proeminentes. Além disso, a secreção excessiva de glicocorticoides supera a capacidade da 11β-HSD2 de inativar rapidamente o cortisol a cortisona no rim, exercendo, assim, ações mineralocorticoides, as quais se manifestam na forma de hipertensão diastólica, hipopotassemia e edema. Os glicocorticoides em excesso também interferem nos sistemas reguladores centrais, levando à supressão das gonadotrofinas, com desenvolvimento subsequente de hipogonadismo e amenorreia, e à supressão do eixo hipotálamo-hipófise-tireoide, resultando em diminuição da secreção do hormônio estimulante da tireoide (TSH).

Os sinais e sintomas clínicos observados na síndrome de Cushing são, em sua maioria, relativamente inespecíficos e consistem em manifestações como obesidade, diabetes melito, hipertensão diastólica, hirsutismo e depressão, que são comumente observados em pacientes que não apresentam síndrome de Cushing. Por conseguinte, uma avaliação clínica cuidadosa constitui um importante aspecto na avaliação dos casos suspeitos. Deve-se considerar o diagnóstico de síndrome de Cushing quando são observadas várias manifestações clínicas no mesmo paciente, em particular quando características mais específicas são encontradas ou manifestadas em uma idade incomum, por exemplo, osteoporose em um paciente jovem. Características mais específicas incluem fragilidade da pele, com equimoses fáceis e estrias cutâneas largas (> 1 cm) e violáceas (Fig. 386-9), e sinais de miopatia proximal, que se torna mais evidente quando o paciente tenta se levantar de uma cadeira sem a ajuda das mãos ou quando sobe uma escada. As manifestações clínicas da síndrome de Cushing não diferem significativamente entre as diversas causas. Na síndrome de ACTH ectópico, pode-se observar uma hiperpigmentação das articulações dos dedos, das cicatrizes ou de áreas da pele expostas a maior atrito (Fig. 386-9), que é causada pelos efeitos estimuladores do excesso de ACTH e de outros produtos de clivagem da POMC sobre a produção de pigmento dos melanócitos. Além disso, os pacientes com síndrome de ACTH ectópico e alguns com carcinoma adrenocortical como causa de síndrome de Cushing podem ter um início mais súbito e progressão dos sinais e sintomas clínicos, nomeadamente edema, hipocalemia e hipertensão.

Os pacientes com síndrome de Cushing podem correr risco agudo de trombose venosa profunda, com embolia pulmonar subsequente, devido a um estado de hipercoagulabilidade associado à síndrome. A maioria dos pacientes também apresenta sintomas psiquiátricos, em sua maior parte na forma de ansiedade ou depressão; todavia, pode ocorrer psicose paranoide ou depressiva aguda. Mesmo depois da cura, o estado de saúde em longo prazo pode permanecer afetado, devido ao comprometimento persistente da qualidade de vida relacionada com o estado de saúde e a um risco aumentado de doença cardiovascular e osteoporose com fraturas vertebrais, dependendo da duração e do grau de exposição ao excesso significativo de cortisol.

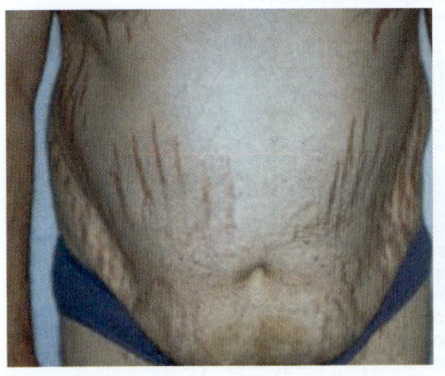

A

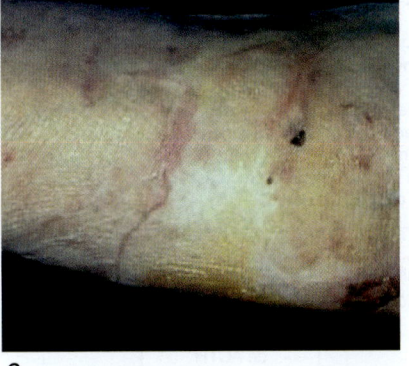

C

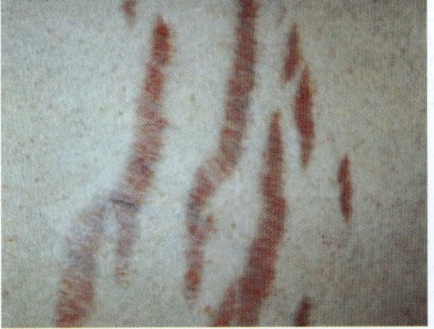

B

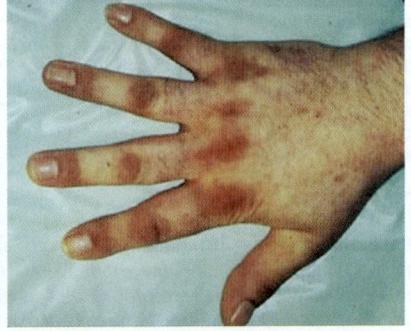

D

FIGURA 386-9 Manifestações clínicas da síndrome de Cushing. **A.** Observe a obesidade central e as estrias largas e violáceas (**B.** visão ampliada). **C.** Pele fina e frágil de um paciente idoso com síndrome de Cushing. **D.** Hiperpigmentação das articulações dos dedos da mão de um paciente com excesso de hormônio adrenocorticotrófico (ACTH) ectópico.

Diagnóstico A primeira etapa mais importante no manejo de pacientes com suspeita de síndrome de Cushing consiste em estabelecer o diagnóstico correto. Os erros no manejo clínico, que levam à realização desnecessária de exames de imagem ou de cirurgia, são cometidos, em sua maior parte, porque o protocolo diagnóstico não é seguido (Fig. 386-10). Esse protocolo requer o estabelecimento do diagnóstico da síndrome de Cushing de forma irrefutável antes de recorrer a quaisquer exames usados para o diagnóstico diferencial da condição. Em princípio, após excluir o uso de glicocorticoides exógenos como causa dos sinais e sintomas clínicos, é preciso submeter os casos suspeitos a exames na presença de manifestações múltiplas e progressivas da síndrome de Cushing, sobretudo características com valor discriminativo potencialmente mais alto. A exclusão da síndrome de Cushing também está indicada para pacientes com massas suprarrenais descobertas de modo incidental.

Esses exames podem incluir aumento da excreção de cortisol livre na urina de 24 horas em três coletas separadas, incapacidade de suprimir de maneira apropriada o cortisol pela manhã após exposição noturna à dexametasona e evidências de perda do ritmo circadiano de cortisol com níveis elevados à meia-noite, o momento em que a secreção está fisiologicamente mais baixa (Fig. 386-10). Os fatores que afetam potencialmente os resultados desses testes diagnósticos precisam ser excluídos, como coleta incompleta da urina de 24 horas ou rápida inativação da dexametasona, devido ao uso concomitante de medicamentos indutores da CYP3A4 (p. ex., anticonvulsivantes, rifampicina). O uso concomitante de contraceptivos orais que elevam a CBG e, portanto, o cortisol total pode levar a resultados falso-positivos no teste de supressão com dexametasona. Se houver qualquer dúvida, deve-se repetir os testes depois de 4 a 6 semanas sem estrogênios. Os pacientes com estados de pseudo-Cushing, isto é, relacionados com o consumo de álcool, e aqueles com síndrome de Cushing cíclica podem exigir a realização de exames adicionais para confirmar ou descartar com segurança o diagnóstico de síndrome de Cushing. Além disso, os ensaios bioquímicos empregados podem afetar os resultados dos testes, sendo a especificidade um problema comum com os ensaios baseados em anticorpos para a medição do cortisol livre urinário. Esses ensaios foram significativamente melhorados com a introdução da espectrometria de massa em *tandem* altamente específica.

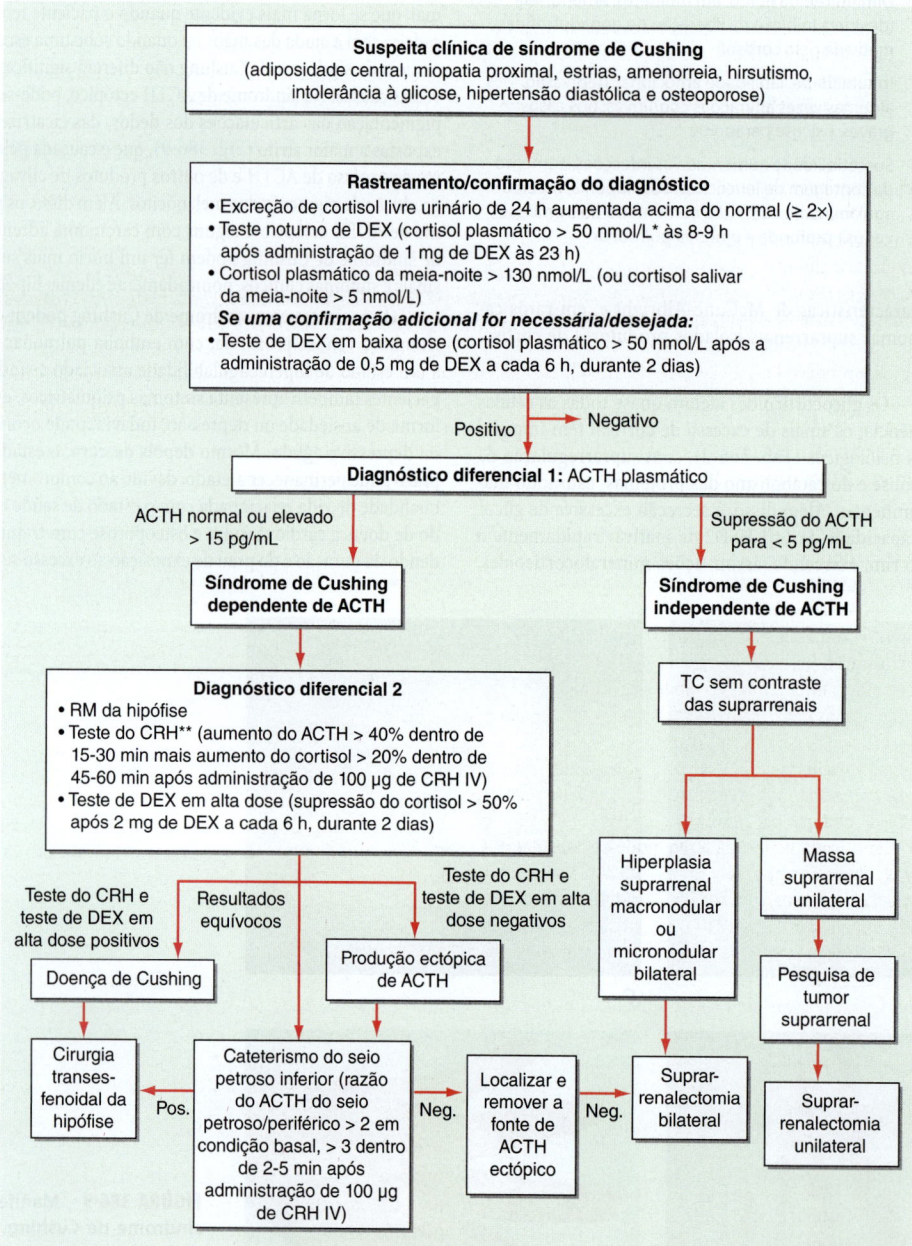

FIGURA 386-10 Manejo do paciente com suspeita de síndrome de Cushing. ACTH, hormônio adrenocorticotrófico; CRH, hormônio liberador de corticotrofina; DEX, dexametasona; RM, ressonância magnética; TC, tomografia computadorizada; IV, intravenoso.

*N. de R.T. Na maioria dos laboratórios no Brasil, o cortisol é liberado na unidade mcg/dL. O valor correspondente é 1,8 mcg/dL.
** N. de R.T. O CRH não está mais disponível comercialmente. Alternativamente, utiliza-se o acetato de desmopressina (DDAVP; 10 mcg intravenoso). Os critérios laboratoriais para diagnóstico são os mesmos utilizados no teste do CRH.

Diagnóstico diferencial A avaliação dos pacientes com síndrome de Cushing confirmada deve ser realizada por um endocrinologista e começa com o diagnóstico diferencial do excesso de cortisol dependente de ACTH e independente de ACTH (Fig. 386-10). Em geral, os níveis plasmáticos de ACTH estão suprimidos nos casos de excesso de cortisol suprarrenal autonômico em consequência do aumento da retroalimentação negativa para o hipotálamo e a hipófise. Em contrapartida, os pacientes com síndrome de Cushing dependente de ACTH apresentam níveis plasmáticos normais ou aumentados de ACTH, com níveis muito elevados observados em alguns pacientes com síndrome de ACTH ectópico. É importante assinalar que o exame de imagem só deve ser realizado após estabelecer se o excesso de cortisol é dependente ou independente de ACTH, visto que nódulos na hipófise ou nas suprarrenais constituem um achado comum na população geral. Nos pacientes com excesso independente de ACTH confirmado, indica-se um exame de imagem das suprarrenais (Fig. 386-11), de preferência com tomografia computadorizada (TC) sem contraste. Isso permite examinar a morfologia das suprarrenais e determinar a densidade do tumor em unidades Hounsfield (UHs), o que ajuda a distinguir entre lesões suprarrenais benignas e malignas.

No excesso de cortisol dependente de ACTH (Cap. 380), a ressonância magnética (RM) da sela túrcica constitui o exame de escolha; todavia, pode não revelar nenhuma anormalidade em até 40% dos casos, já que tumores pequenos estão abaixo da sensibilidade de detecção. Em geral, os adenomas corticotróficos hipofisários não apresentam realce após a administração de gadolínio em imagens de RM ponderadas em T1. Em todos os casos de síndrome de Cushing dependente de ACTH confirmada, são necessários exames adicionais para o diagnóstico diferencial da doença de Cushing hipofisária e da síndrome do ACTH ectópico. Esses testes exploram o fato de que a maioria dos adenomas corticotróficos hipofisários ainda exibe características reguladoras, incluindo supressão residual do ACTH por glicocorticoides em altas doses e responsividade ao CRH. Por outro lado, as fontes ectópicas de ACTH são resistentes à supressão com dexametasona e não respondem ao CRH (Fig. 386-10). Todavia, convém assinalar que uma pequena minoria de tumores produtores de ACTH ectópico exibe respostas dinâmicas semelhantes aos tumores de corticotrofos hipofisários. Se os dois testes tiverem resultados discordantes ou se houver qualquer motivo de dúvida, o diagnóstico diferencial pode ser esclarecido pela realização de amostragem do seio petroso inferior (IPSS) bilateral, com obtenção concomitante de amostras de sangue para medição do ACTH nos seios petrosos inferiores direito e esquerdo e na veia periférica. Um aumento da razão do ACTH plasmático central/periférico de > 2 no estado basal e de > 3 dentro de 2 a 5 minutos após a injeção de CRH indica a presença de doença de Cushing (Fig. 386-10), com sensibilidade e especificidade muito altas. É interessante observar que os resultados da IPSS não podem ser usados de modo confiável para lateralização (i.e., prever a localização do tumor dentro da hipófise), visto que existe uma ampla variabilidade interpessoal na drenagem venosa da região hipofisária. É importante ressaltar que nenhum agente capaz de reduzir o cortisol deve ser administrado antes da IPSS.

Se o teste para diagnóstico diferencial indicar síndrome do ACTH ectópico, os exames de imagem adicionais devem incluir TC de alta resolução e corte fino do tórax e do abdome para exame dos pulmões, do timo e do pâncreas. Se não for identificada nenhuma lesão, pode-se considerar a realização de RM do tórax, já que os tumores carcinoides costumam exibir um sinal hiperintenso nas imagens ponderadas em T2. Além disso, a cintilografia com octreotida pode ser útil em alguns casos, pois os tumores produtores de ACTH ectópico frequentemente expressam receptores de somatostatina. Dependendo da causa suspeita, os pacientes com síndrome de ACTH ectópico também devem realizar uma coleta de sangue para determinação dos hormônios intestinais em jejum, cromogranina A, calcitonina e exclusão bioquímica de feocromocitoma.

TRATAMENTO
Síndrome de Cushing

A síndrome de Cushing manifesta está associada a um prognóstico ruim se não tratada. Na doença independente de ACTH, o tratamento consiste na remoção cirúrgica do tumor suprarrenal. Para os tumores menores, pode-se utilizar uma abordagem minimamente invasiva, enquanto se prefere uma cirurgia aberta para os tumores mais volumosos e aqueles com suspeita de neoplasia maligna.

Na doença de Cushing, o tratamento de escolha consiste em remoção seletiva do tumor corticotrófico hipofisário, em geral por via transesfenoidal endoscópica. Essa abordagem resulta em uma taxa de cura inicial de 70 a 80% quando realizada por um cirurgião altamente experiente. Todavia, mesmo após remissão inicial depois da cirurgia, o acompanhamento em longo prazo é importante devido à ocorrência de recidivas tardias em um número significativo de pacientes. Se houver recidiva da doença hipofisária, dispõe-se de várias opções, incluindo segunda cirurgia, radioterapia, radiocirurgia estereotáxica e suprarrenalectomia bilateral. Essas opções devem ser aplicadas de modo altamente individualizado.

Em alguns pacientes com síndrome de Cushing manifesta e muito grave (p. ex., com controle difícil da hipertensão hipopotassêmica ou psicose aguda), pode ser necessário introduzir a terapia clínica para controlar rapidamente o excesso de cortisol durante o período que antecede a cirurgia, o que também pode ajudar a aliviar a hipercoagulabilidade e, portanto, o risco operatório. De modo semelhante, os pacientes com carcinomas produtores de glicocorticoides que metastatizaram podem precisar de tratamento em longo prazo com agentes antiglicocorticoides. No caso da síndrome de ACTH ectópico, em que não é possível localizar o tumor, deve-se avaliar cuidadosamente se o tratamento farmacológico ou a suprarrenalectomia bilateral constituem a escolha mais apropriada, visto que esta última facilita a cura imediata, porém exige reposição de corticosteroide por toda a vida. Nesse caso, é de suma importância assegurar um acompanhamento regular com exames de imagem para identificação da fonte de ACTH ectópico.

Os agentes orais de eficácia estabelecida na síndrome de Cushing são a metirapona e o cetoconazol. A metirapona inibe a síntese de cortisol em nível da 11β-hidroxilase (Fig. 386-1), enquanto o antimicótico cetoconazol inibe as etapas iniciais da esteroidogênese. As doses iniciais típicas são de 500 mg três vezes/dia para a metirapona (dose máxima de 6 g) e de 200 mg três vezes/dia para o cetoconazol (dose máxima de 1.200 mg). Recentemente, o potente inibidor da 11β-hidroxilase osilodrostate foi introduzido para o tratamento da síndrome de Cushing, e também exerce forte inibição da aldosterona-sintase (CYP11B2). O mitotano, um derivado do inseticida o,p'DDD, é um agente adrenolítico que também é efetivo para reduzir o cortisol. Devido a seu perfil de efeitos colaterais, o mitotano é mais comumente utilizado no contexto do CAC; entretanto, o tratamento em baixas doses (500-1.000 mg/dia) também tem sido utilizado na síndrome de Cushing benigna. Nos casos graves de excesso de cortisol, pode-se administrar etomidato, um agente que exerce potente bloqueio da 11β-hidroxilase e da aldosterona-sintase, para reduzir o cortisol. É administrado por infusão intravenosa contínua em baixas doses não anestésicas. Para a doença de Cushing, a administração subcutânea de pasireotida, um agonista do receptor de somatostatina, representa outra opção terapêutica, caso a cura cirúrgica não possa ser alcançada.

Após a remoção bem-sucedida de um tumor produtor de ACTH ou de cortisol, o eixo HHSR permanece suprimido. Por conseguinte, a reposição com hidrocortisona precisa ser iniciada no momento da cirurgia e reduzida lenta e gradualmente após a recuperação a fim de permitir uma adaptação fisiológica aos níveis normais de cortisol. Dependendo do grau e da duração do excesso de cortisol, o eixo HHSR pode necessitar de muitos meses ou até mesmo anos para reassumir a sua função normal e, algumas vezes, não se recupera. Em geral, a síndrome de ACTH ectópica apresenta a melhor taxa de recuperação (80%), enquanto a síndrome de Cushing suprarrenal tem a menor taxa (40%), com valores intermediários na doença de Cushing (60%).

EXCESSO DE MINERALOCORTICOIDES

Epidemiologia Após a primeira descrição de um paciente com adenoma suprarrenal produtor de aldosterona (*síndrome de Conn*), acreditou-se que o excesso de mineralocorticoides pudesse representar uma causa rara de hipertensão. Todavia, em estudos que procederam a uma triagem sistemática de todos os pacientes com hipertensão, foi reconhecida atualmente uma prevalência muito maior, que varia de 5 a 12%. A prevalência é maior quando os pacientes são pré-selecionados pela hipertensão hipopotassêmica.

Etiologia A causa mais comum de excesso de mineralocorticoide é o hiperaldosteronismo primário, refletindo a produção excessiva de aldosterona pela zona glomerulosa da suprarrenal. A hiperplasia micronodular bilateral é ligeiramente mais comum do que os adenomas suprarrenais unilaterais (Tab. 386-3). Foram identificadas mutações somáticas nos canais e nas enzimas responsáveis pelo aumento do influxo de sódio e de cálcio nas células da zona glomerulosa da suprarrenal como causas prevalentes de adenomas suprarrenais produtores de aldosterona (Tab. 386-3) e, no caso de mutações germinativas, também de aldosteronismo primário, devido à hiperplasia

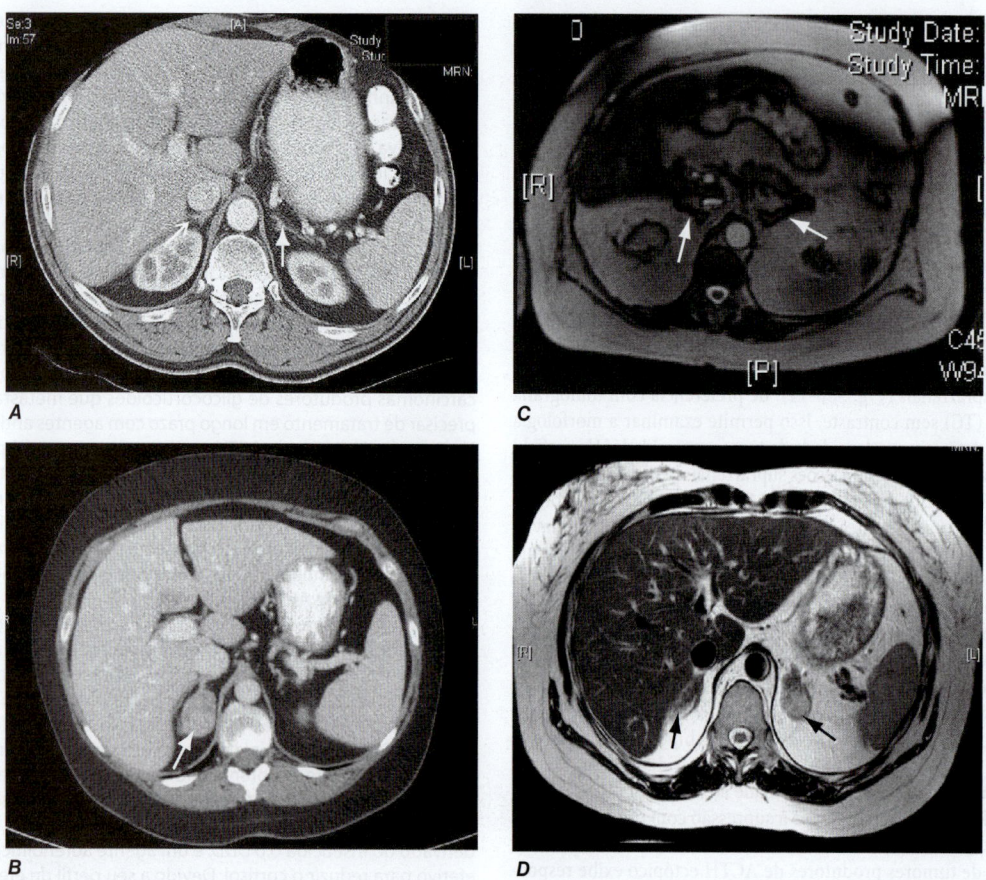

FIGURA 386-11 Imagem das suprarrenais na síndrome de Cushing. **A.** Tomografia computadorizada (TC) das suprarrenais, mostrando a morfologia bilateral normal das glândulas (*setas*). **B.** TC mostrando um adenoma adrenocortical direito (*seta*) causando síndrome de Cushing. **C.** Ressonância magnética (RM) mostrando a hiperplasia suprarrenal bilateral devido à estimulação excessiva do hormônio adrenocorticotrófico na doença de Cushing. **D.** RM revelando hiperplasia macronodular bilateral causando síndrome de Cushing.

suprarrenal macronodular bilateral. Entretanto, a hiperplasia suprarrenal bilateral como causa de excesso de mineralocorticoides costuma ser micronodular, mas também pode conter nódulos maiores, que podem ser identificados incorretamente como adenoma unilateral. Em raros casos, o aldosteronismo primário é causado por CAC. Os carcinomas devem ser considerados em pacientes mais jovens e naqueles com tumores mais volumosos, visto que os adenomas produtores de aldosterona medem habitualmente < 2 cm de diâmetro.

Uma causa rara de excesso de aldosterona é o aldosteronismo remediável por glicocorticoides (ARG), que é causado por um gene quimérico resultante do *crossing-over* de sequências do promotor entre os genes *CYP11B1* e *CYP11B2* que estão envolvidos na síntese de glicocorticoides e de mineralocorticoides, respectivamente (Fig. 386-1). Esse rearranjo faz a transcrição de *CYP11B2* estar sob o controle da sinalização do receptor de ACTH; como consequência, a produção de aldosterona é regulada pelo ACTH mais do que pela renina. A história familiar pode ser útil, uma vez que pode haver evidências de transmissão dominante da hipertensão. É importante reconhecer esse distúrbio, já que ele pode estar associado à hipertensão de início precoce e a acidentes vasculares cerebrais. Além disso, a supressão pelos glicocorticoides pode reduzir a produção de aldosterona.

Outras causas raras de excesso de mineralocorticoides estão listadas na Tabela 386-3. Uma causa importante consiste no excesso de ligação e ativação do MR por um esteroide diferente da aldosterona. O cortisol atua como potente mineralocorticoide quando escapa da inativação eficiente a cortisona pela 11β-HSD2 no rim (Fig. 386-7). Isso pode ser causado por mutações inativadoras no gene *HSD11B2*, resultando na síndrome do excesso aparente de mineralocorticoides (SEAM), que se manifesta com hipertensão hipopotassêmica grave na infância. Entretanto, mutações mais leves podem causar hipertensão normopotassêmica que se manifesta na vida adulta (SEAM tipo II). A inibição da 11β-HSD2 pela ingestão excessiva de alcaçuz também resulta em hipertensão hipopotassêmica, assim como a capacidade de conversão da 11β-HSD2, que é sobrepujada pelo excesso de cortisol na síndrome de Cushing. A DOC liga-se também ao MR e o ativa, podendo causar hipertensão

se as suas concentrações circulantes estiverem aumentadas. Isso pode surgir a partir da secreção autonômica de DOC por um carcinoma adrenocortical, mas também quando a DOC acumula-se em consequência de um bloqueio enzimático suprarrenal, como aquele observado na hiperplasia suprarrenal congênita (HSRC) devido à deficiência de CYP11B1 (11β-hidroxilase) ou CYP17A1 (17α-hidroxilase) (Fig. 386-1). A progesterona pode causar hipertensão hipopotassêmica em raros casos de indivíduos que apresentam uma mutação do receptor de mineralocorticoides que aumenta a ligação e a ativação pela progesterona; em nível fisiológico, a progesterona normalmente exerce uma atividade antimineralocorticoide. Por fim, o excesso de atividade mineralocorticoide pode ser causado por mutações nas subunidades β ou γ do CENa, rompendo a sua interação com Nedd4 (Fig. 386-7) e diminuindo, assim, a internalização do receptor e a sua degradação. O CENa constitutivamente ativo induz hipertensão hipopotassêmica, resultando em um distúrbio autossômico dominante denominado *síndrome de Liddle*.

Manifestações clínicas O excesso de ativação do receptor de mineralocorticoides leva à depleção de potássio e retenção aumentada de sódio, causando, esta última, uma expansão do volume extracelular e do volume plasmático. O aumento de atividade do CENa também resulta em depleção de hidrogênio, podendo causar alcalose metabólica. A aldosterona também possui efeitos diretos sobre o sistema vascular, onde aumenta o remodelamento cardíaco e diminui a complacência. O excesso de aldosterona pode causar lesão direta do miocárdio e dos glomérulos renais, além de lesão secundária em consequência da hipertensão sistêmica.

A característica clínica do excesso de mineralocorticoides é a hipertensão hipocalêmica; entretanto, apenas 50% dos pacientes com aldosteronismo primário apresentam hipocalemia. O nível sérico de sódio tende a ser normal devido à retenção concomitante de líquidos, que, em alguns casos, pode levar à formação de edema periférico. A hipomagnesemia também é um achado comum. A hipopotassemia pode ser exacerbada pelo tratamento com tiazídicos, que causa um aumento do aporte de sódio no túbulo renal distal, impulsionando, assim, a excreção de potássio. A hipopotassemia grave

TABELA 386-3 ■ Causas do excesso de mineralocorticoides		
Causas do excesso de mineralocorticoides	**Mecanismo**	**%**
Aldosteronismo primário		
Adenoma suprarrenal (de Conn)	O excesso autonômico de aldosterona pode ser causado por mutações somáticas (intratumorais) no canal de potássio GIRK4 (codificado por *KCNJ5*; identificado como causa de doença em 40% dos adenomas produtores de aldosterona; mutações germinativas raras podem causar hiperplasia suprarrenal macronodular bilateral). Outras causas incluem mutações somáticas que afetam a subunidade α da Na^+/K^+-ATPase (codificada por *ATP1A1*), a ATPase 3 transportadora de cálcio da membrana plasmática (codificada por *ATP2B3*) e mutações somáticas em *CACNA1D* ou *CACNA1H*, que codificam o canal de cálcio regulado por voltagem CaV1.3 e CaV3.2, respectivamente. Todas as mutações resultam em suprarregulação da CYP11B2 e, portanto, da síntese de aldosterona	40
Hiperplasia suprarrenal bilateral (micronodular)	Excesso autonômico de aldosterona, principalmente micronodular e raramente macronodular, com mutações germinativas em *KCNJ5* como causa rara	60
Hiperaldosteronismo remediável por glicocorticoides (hiperaldosteronismo supressível pela dexametasona)	O *crossing-over* entre os genes *CYP11B1* e *CYP11B2* resulta em produção de aldosterona estimulada pelo ACTH	< 1
Outras causas (raras)		< 1
Síndrome do excesso aparente de mineralocorticoides (SEAM)	Mutações em *HSD11B2* resultam na falha na inativação renal do cortisol em cortisona, levando à ativação excessiva do MR pelo cortisol (a inibição da 11β-hidroxiesteroide desidrogenase tipo 2 pela ingestão excessiva de alcaçuz pode ter efeitos semelhantes)	
Síndrome de Cushing	O excesso de cortisol supera a capacidade de HSD11B2 de inativar o cortisol a cortisona, saturando consequentemente o MR	
Resistência aos glicocorticoides	A suprarregulação da produção de cortisol devido a mutações do GR resulta em saturação do MR pelo cortisol	
Carcinoma adrenocortical	Excesso autonômico de aldosterona e/ou DOC	
Hiperplasia suprarrenal congênita	Acúmulo de DOC, devido a mutações em *CYP11B1* ou *CYP17A1*	
Hipertensão induzida por progesterona	A progesterona atua como ligante anormal, devido a mutações no gene MR	
Síndrome de Liddle	As subunidades β ou γ do CENa mutantes, resultando em diminuição da degradação do CENa, mantendo o canal de membrana na conformação aberta por mais tempo, com intensificação da ação mineralocorticoide	

Siglas: ACTH, hormônio adrenocorticotrófico; DOC, desoxicorticosterona; CENa, canal epitelial de sódio; GR, receptor de glicocorticoides; HSD11B2, 11β-hidroxiesteroide-desidrogenase tipo 2; MR, receptor mineralocorticoide.

pode estar associada a fraqueza muscular, miopatia proximal manifesta ou até mesmo paralisia hipopotassêmica. A alcalose grave contribui para as cãibras musculares e, nos casos graves, pode causar tetania.

É interessante assinalar que pacientes com aldosteronismo primário apresentam taxas aumentadas de osteoporose, diabetes tipo 2 e disfunção cognitiva. Uma proporção significativa de pacientes exibe leve excesso autonômico de cortisol concomitante (MACE, de *mild autonomous cortisol excess*), designado como *síndrome de Connshing*.

Diagnóstico O rastreamento diagnóstico para o excesso de mineralocorticoides não é atualmente recomendado para todos os pacientes com hipertensão; deve ser restrito aos que apresentam hipertensão associada a resistência a fármacos, hipopotassemia, massa suprarrenal ou início de doença antes dos 40 anos de idade (Fig. 386-12). O teste de rastreamento aceito consiste na medição concomitante da renina e da aldosterona no plasma, com cálculo subsequente da razão aldosterona-renina (RAR) (Fig. 386-12); é preciso normalizar o nível sérico de potássio antes da realização do teste. A interrupção da medicação anti-hipertensiva pode ser complicada, em particular nos pacientes com hipertensão grave. Por conseguinte, para fins práticos, em um primeiro momento, o paciente pode manter a medicação anti-hipertensiva habitual, exceto pelo fato de que os antagonistas do receptor mineralocorticoide precisam ser interrompidos pelo menos 4 semanas antes da determinação da RAR. Os demais agentes anti-hipertensivos, em geral, não afetam o resultado da RAR, com exceção do tratamento com β-bloqueadores, que podem causar resultados falso-positivos, e dos inibidores da ECA/AT1R, que podem produzir resultados falso-negativos nos casos mais leves (Tab. 386-4).

O rastreamento para RAR é positivo se a razão for > 750 pmol/L por ng/mL por hora*, com nível normal alto ou elevado de aldosterona determinado concomitantemente (Fig. 386-12). Quando o rastreamento baseia-se apenas na RAR, a probabilidade de uma RAR falso-positiva torna-se maior quando os níveis de renina estão muito baixos. As características dos ensaios bioquímicos também são importantes. Alguns laboratórios medem a atividade da renina plasmática, enquanto outros medem as concentrações plasmáticas de renina. Os ensaios baseados em anticorpos para a medição da aldosterona sérica carecem da confiabilidade dos ensaios por espectrometria de massa em *tandem*, porém estes ainda não estão universalmente disponíveis.

A confirmação diagnóstica de excesso de mineralocorticoides em um paciente com resultado positivo do rastreamento para RAR deve ser realizada por um endocrinologista, visto que os testes carecem de validação otimizada. O mais comumente utilizado é o teste de infusão de soro fisiológico, que envolve a administração intravenosa de 2 L de soro fisiológico durante um período de 4 horas. A ausência de supressão da aldosterona abaixo de 140 pmol/L (5 ng/dL) indica um excesso de mineralocorticoides autonômico. Outros testes incluem o teste de sobrecarga oral de sódio (300 mmol de NaCl/dia, durante 3 dias) ou o teste de supressão com fludrocortisona (0,1 mg a cada 6 horas, com 30 mmol de NaCl a cada 8 horas, durante 4 dias); este último teste pode ser difícil devido ao risco de hipopotassemia grave e piora da hipertensão. Nos pacientes com hipertensão hipopotassêmica franca, RAR fortemente positiva e elevação concomitante dos níveis de aldosterona, não costuma ser necessário realizar um teste confirmatório.

Diagnóstico diferencial e tratamento Uma vez estabelecido o diagnóstico de hiperaldosteronismo, a próxima etapa consiste em realizar um exame de imagem das suprarrenais para avaliação mais detalhada da causa. A TC de corte fino da região da suprarrenal é o método de escolha porque fornece excelente visualização da morfologia suprarrenal e a maioria dos adenomas produtores de aldosterona são < 1 cm. A TC identificará prontamente tumores maiores, suspeitos de malignidade, mas pode não identificar lesões < 5 mm. A diferenciação entre hiperplasia micronodular bilateral e adenoma unilateral só é necessária se uma abordagem cirúrgica for viável e desejada. Por conseguinte, o cateterismo das veias suprarrenais (CVSR) seletivo só deve ser realizado nos candidatos à cirurgia, sem lesão óbvia na TC ou evidência de lesão unilateral, mas com mais de 40 anos de idade, já que esse último grupo tem maior risco de abrigar um adenoma suprarrenal não funcionante coincidente (Fig. 386-12). O CVSR é usado para comparar os níveis de aldosterona na veia cava inferior e entre as veias suprarrenais direita e esquerda. Ele requer a medição concomitante do cortisol para

---
*N. de R.T. A maioria dos laboratórios no Brasil libera resultados de aldosterona em ng/dL; o valor correspondente é de 27 ng/dL/mL/h. Caso seja realizada a dosagem de renina, e não da sua atividade plasmática, pode ser feita a conversão dividindo-se o valor da renina por 12.

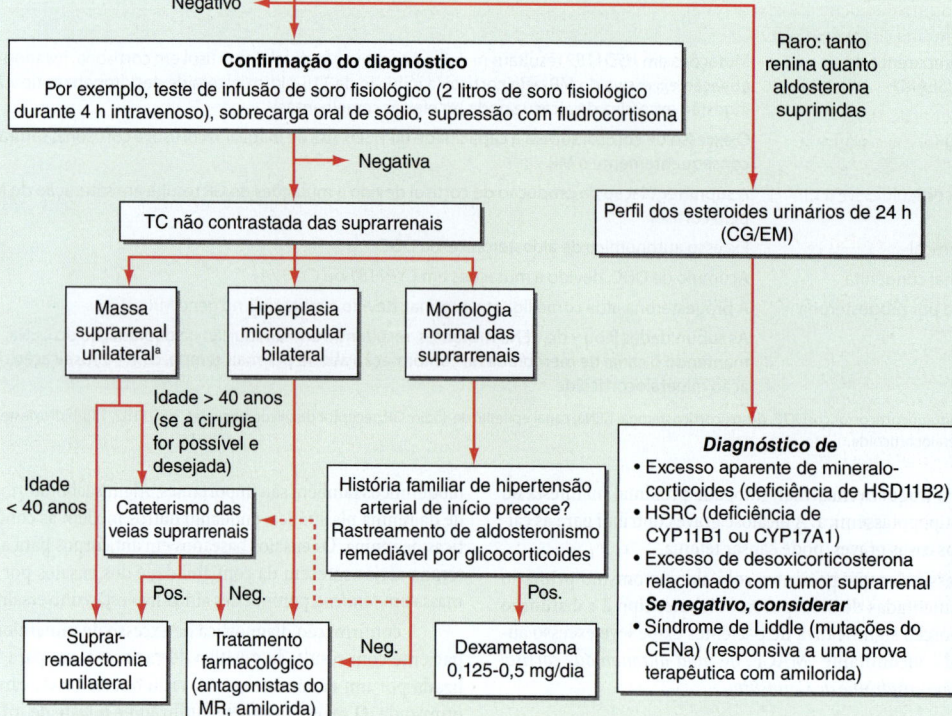

FIGURA 386-12 Manejo de pacientes com suspeita de excesso de mineralocorticoides. *Realizar avaliação para tumor suprarrenal (ver Fig. 386-13). PA, pressão arterial; HSRC, hiperplasia suprarrenal congênita; TC, tomografia computadorizada; CENa, canal epitelial de sódio; GC/EM, cromatografia gasosa/espectrometria de massa; MR, receptor mineralocorticoide.

*N. de R.T. A maioria dos laboratórios no Brasil libera resultados de aldosterona em ng/dL; o valor correspondente de 450 pmol/L é 16 ng/mL; RAR > 27 ng/dL/mL/h. Caso seja realizada a dosagem de renina, e não da sua atividade plasmática, pode ser feita a conversão dividindo-se o valor da renina por 12, para cálculo da RAR.

documentar a colocação correta do cateter nas veias suprarrenais e deve demonstrar um gradiente de cortisol > 3 entre a veia cava e cada veia suprarrenal. A lateralização é confirmada por uma razão aldosterona/cortisol pelo menos duas vezes maior em um dos lados do que no outro. O CVSR é um procedimento complexo que exige um radiologista intervencionista altamente qualificado. Mesmo assim, pode ser difícil proceder à canulação correta da veia suprarrenal direita, o que invalida o procedimento. Além disso, não há consenso quanto à realização de canulação das duas veias suprarrenais de modo simultâneo ou sucessivamente e quanto ao fato de a estimulação com ACTH melhorar o valor diagnóstico do CVSR.

Os pacientes com menos de 40 anos de idade com excesso mineralocorticoide confirmado e lesão unilateral podem ser tratados diretamente com cirurgia, que também está indicada para pacientes com lateralização confirmada, documentada por um procedimento de CVSR válido. A suprarrenalectomia laparoscópica constitui a abordagem preferida. Os pacientes que não são candidatos à cirurgia ou aqueles que apresentam evidências de hiperplasia bilateral com base na TC ou no CVSR devem receber tratamento clínico **(Fig. 386-12)**. O tratamento clínico, que também pode ser considerado antes da cirurgia para evitar o hipoaldosteronismo pós-cirúrgico, consiste principalmente no antagonista do MR, a espironolactona. A espironolactona pode ser iniciada em uma dose de 12,5 a 50 mg duas vezes/dia e titulada até um máximo de 400 mg/dia para controlar a pressão arterial

TABELA 386-4 ■ Efeitos dos medicamentos anti-hipertensivos sobre a razão aldosterona-renina (RAR)			
Fármacos	Efeito sobre a renina	Efeito sobre aldosterona	Efeito final sobre a RAR
β-bloqueadores	↓	↑	↑
α$_1$-bloqueadores	→	→	→
α$_2$-simpaticomiméticos	→	→	→
Inibidores da ECA	↑	↓	↓
Bloqueadores de AT1R	↑	↓	↓
Antagonistas do cálcio	→	→	→
Diuréticos	(↑)	(↑)	→/(↓)

Siglas: AT1R, receptor de angiotensina II tipo 1; ECA, enzima conversora de angiotensina.

e normalizar o potássio. Os efeitos colaterais consistem em irregularidade menstrual, diminuição da libido e ginecomastia. Pode-se utilizar também a eplerenona, o antagonista mais seletivo do MR. As doses iniciais são de 25 mg, duas vezes/dia, e podem ser tituladas até 200 mg/dia. Outro fármaco útil é o bloqueador do canal de sódio amilorida (5-10 mg duas vezes/dia).

Em pacientes com morfologia normal das suprarrenais e história familiar de hipertensão grave de início precoce, deve-se considerar um diagnóstico de ARG, que pode ser avaliado por um teste genético. O tratamento do ARG consiste na administração de dexametasona, utilizando a menor dose possível para controlar a pressão arterial. Alguns pacientes também necessitam de tratamento adicional com antagonista do MR.

O diagnóstico de excesso de mineralocorticoides não relacionado à aldosterona baseia-se na documentação da supressão da renina e da aldosterona na presença de hipertensão hipopotassêmica. Esse teste é mais bem realizado com o uso do perfil dos metabólitos esteroides urinários por cromatografia gasosa/espectrometria de massa (CG/EM). A obtenção de uma relação aumentada entre cortisol livre e cortisona livre sugere SEAM, que pode ser tratada com dexametasona. O perfil dos esteroides por CG/EM também detecta os esteroides associados à deficiência de CYP11B1 e CYP17A1 ou o padrão de secreção irregular de esteroides em um carcinoma adrenocortical produtor de DOC (Fig. 386-12). Se o perfil por CG/EM for normal, deve-se considerar a síndrome de Liddle. Esta é muito sensível ao tratamento com amilorida, porém não responde ao tratamento com agonista do MR, visto que o defeito se deve a um CENa constitutivamente ativado.

ABORDAGEM AO PACIENTE: MASSA SUPRARRENAL INCIDENTALMENTE DESCOBERTA

Epidemiologia As massas suprarrenais incidentalmente descobertas, em geral denominadas "incidentalomas" suprarrenais, são comuns, com prevalência de pelo menos 2 a 5% na população geral, conforme documentado em séries de TC e necrópsia. A prevalência aumenta com a idade, com presença de massa suprarrenal em 1% dos indivíduos com 40 anos de idade e em 7% daqueles com 70 anos. O uso disseminado de exames de imagem também aumentou a prevalência reconhecida.

Etiologia Os tumores suprarrenais solitários são, em sua maioria, neoplasias monoclonais. Várias síndromes genéticas, incluindo NEM1 (*MEN1*), NEM2 (*RET*), complexo de Carney (*PRKAR1A*) e síndrome de McCune-Albright (*GNAS1*), podem apresentar tumores suprarrenais como uma de suas características. Foram identificadas mutações somáticas em *MEN1*, *GNAS1* e *PRKAR1A* em uma pequena proporção de adenomas adrenocorticais esporádicos. Foi identificada uma expressão aberrante dos receptores de membrana (receptores de GIP, α e β-adrenérgicos, do hormônio luteinizante, da vasopressina V1 e da interleucina 1) em alguns casos esporádicos de hiperplasia adrenocortical macronodular.

Os nódulos suprarrenais são, em sua maioria, adenomas adrenocorticais não funcionantes. Entretanto, séries maiores sugerem que até 25% dos nódulos suprarrenais são hormonalmente ativos devido a um adenoma adrenocortical produtor de cortisol ou de aldosterona ou a um feocromocitoma associado a um excesso de catecolaminas (Tab. 386-5). O CAC é raro, porém constitui a causa de massa suprarrenal em 5% dos pacientes. Entretanto, as metástases que se originam de outro tumor sólido constituem uma causa adicional de incidentaloma suprarrenal e apresentam maior incidência em pacientes submetidos a exames de imagem para estadiamento de tumor ou monitoramento para acompanhamento (Tab. 385-5).

Diagnóstico diferencial e tratamento Os pacientes portadores de massa suprarrenal > 1 cm devem ser submetidos a uma avaliação diagnóstica. Duas questões essenciais devem ser respondidas: (1) o tumor secreta hormônios de modo autônomo capazes de exercer um efeito prejudicial sobre a saúde? (2) A massa suprarrenal é benigna ou maligna?

A secreção de hormônio por uma massa suprarrenal ocorre ao longo de um *continuum*, com aumento gradual das manifestações clínicas paralelamente aos níveis hormonais. A exclusão de excesso de catecolaminas por um feocromocitoma que se origina a partir da medula suprarrenal constitui uma parte obrigatória da pesquisa diagnóstica (Fig. 386-13). Além disso, a secreção de cortisol que resulta em síndrome de Cushing deve ser excluída, bem como o aldosteronismo primário em pacientes com hipertensão ou baixos níveis séricos de potássio. Os incidentalomas suprarrenais podem estar associados a MACE, e os pacientes habitualmente não apresentam manifestações clínicas evidentes de síndrome de Cushing. Entretanto, podem apresentar um ou mais componentes da síndrome metabólica (p. ex., obesidade, diabetes tipo 2 ou hipertensão). Há uma contínua discussão sobre o tratamento ideal para esses pacientes. A produção excessiva de precursores androgênicos suprarrenais, a DHEA e seu sulfato, é rara e, com mais frequência, é observada no contexto do CAC, assim como níveis aumentados de precursores esteroides, como 17OHP.

Para a diferenciação das massas suprarrenais benignas das malignas, o exame de imagem é relativamente sensível, embora sua especificidade seja abaixo do ideal. A TC constitui o procedimento de escolha para o exame de imagem das glândulas suprarrenais (Fig. 386-11). Um diagnóstico de CAC, feocromocitoma e mielolipoma suprarrenal benigno torna-se mais provável quanto maior o diâmetro da massa suprarrenal. Entretanto, o tamanho por si só tem pouco valor preditivo, com apenas 80% de especificidade para a diferenciação de massas benignas de malignas ao usar um ponto de corte de 4 cm. As metástases são raras, porém são encontradas com frequência semelhante em massas suprarrenais de todos os tamanhos. O valor do coeficiente de atenuação do tumor na TC sem contraste é de alto valor diagnóstico, visto que muitos adenomas adrenocorticais são ricos em lipídeos e, portanto, apresentam baixos valores de atenuação (i.e., densidades de < 20 UHs).* Entretanto, números semelhantes de adenomas adrenocorticais são pobres em lipídeos e apresentam maior valor de UH, tornando difícil diferenciá-los dos CACs, bem como dos feocromocitomas, ambos os quais sempre exibem altos valores de atenuação (i.e., densidades > 20 UHs em TC pré-contraste). Em geral, as lesões benignas são arredondadas e homogêneas, enquanto as lesões malignas aparecem, em sua maioria, lobuladas e não homogêneas. O feocromocitoma e o mielolipoma também podem exibir características lobuladas e não homogêneas. A RM também proporciona a visualização das glândulas suprarrenais com resolução ligeiramente mais baixa do que a da TC. Entretanto, como ela não envolve uma exposição à radiação ionizante, é preferida para crianças e adultos jovens, bem como durante a gravidez. A RM desempenha um papel valioso na caracterização de lesões suprarrenais indeterminadas utilizando a análise de desvio químico, em que os tumores malignos raramente exibem perda de sinal na RM na sequência fora de fase; todavia, isso também pode ser observado em uma certa proporção de adenomas adrenocorticais benignos.

A aspiração por agulha fina (AAF) ou a biópsia guiada por TC de uma massa suprarrenal são raramente indicadas. A AAF de um feocromocitoma

TABELA 386-5 ■ Classificação das massas suprarrenais unilaterais	
Massa	Prevalência aproximada (%)
Benigna	
Adenoma adrenocortical	
Não funcionante	60-85
Produtor de cortisol	5-10
Produtor de aldosterona	2-5
Feocromocitoma	5-10
Mielolipoma suprarrenal	< 1
Ganglioneuroma suprarrenal	< 0,1
Hemangioma suprarrenal	< 0,1
Cisto suprarrenal	< 1
Hematoma/infarto hemorrágico suprarrenal	< 1
Indeterminada	
Oncocitoma adrenocortical	< 1
Maligna	
Carcinoma adrenocortical	2-5
Feocromocitoma maligno	< 1
Neuroblastoma suprarrenal	< 0,1
Linfomas (incluindo linfoma suprarrenal primário)	< 1
Metástases (mais frequentes: mama, pulmão)	1-2

Nota: Massas/aumentos suprarrenais bilaterais podem ser causados por hiperplasia suprarrenal congênita, hiperplasia macronodular bilateral, hemorragia bilateral (devido à síndrome antifosfolipídeo ou síndrome de Waterhouse-Friderichsen associada à sepse), granuloma, amiloidose ou doença infiltrativa, incluindo tuberculose.

---

*N. de R.T. Diretrizes mais recentes, como a da European Endocrine Society de 2016, recomendam o ponto de corte de 10 UH para discriminar lesões benignas daquelas com potencial de malignidade.

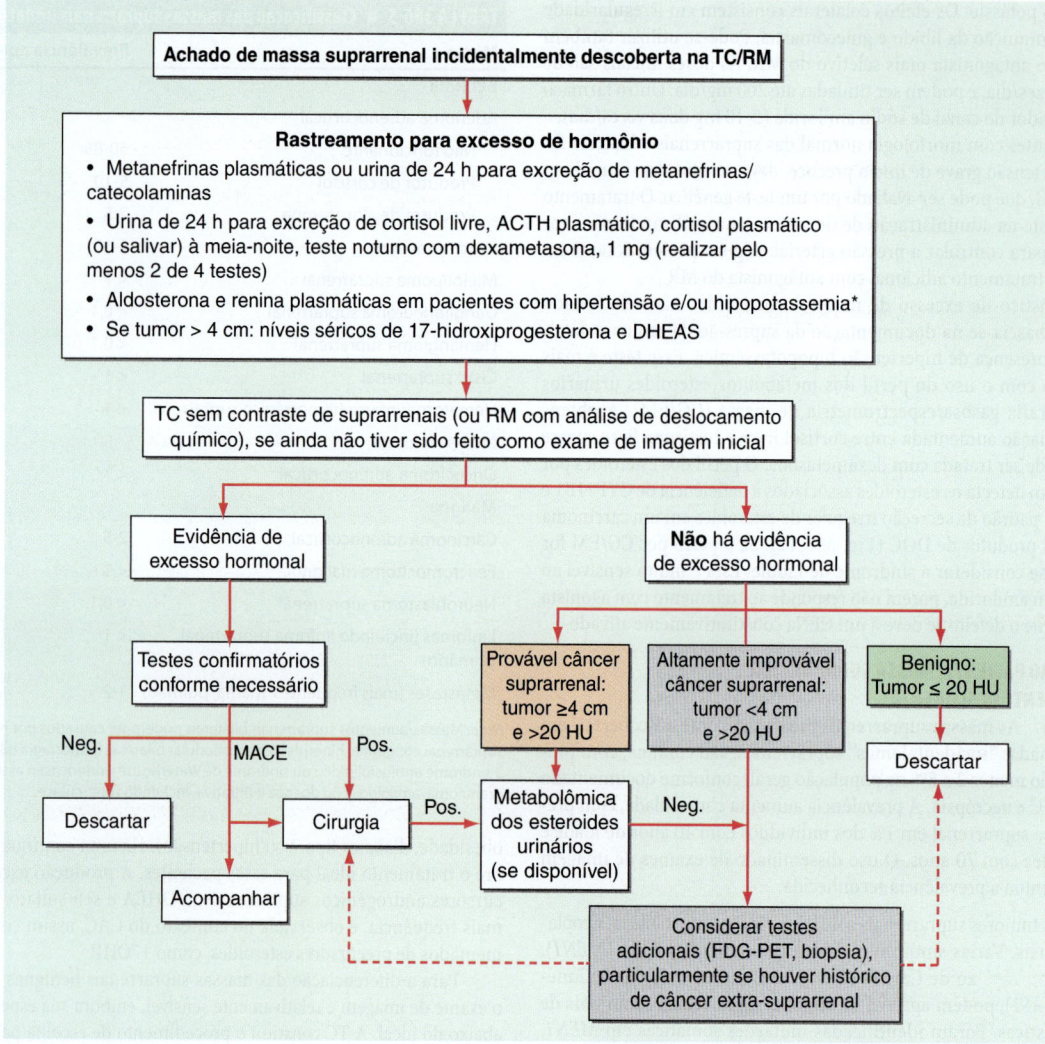

FIGURA 386-13 Manejo do paciente com massa suprarrenal incidentalmente descoberta. ACTH, hormônio adrenocorticotrófico; TC, tomografia computadorizada; FDG-PET, tomografia por emissão de pósitrons com fluorodesoxiglicose; MACE, leve excesso de cortisol autônomo; RM, ressonância magnética.

pode provocar uma crise hipertensiva potencialmente fatal. A AAF de um CAC viola a cápsula do tumor e pode causar metástase no trajeto da agulha. A AAF só deve ser considerada em paciente com história de neoplasia maligna não suprarrenal ou de massa suprarrenal recentemente detectada, após descartar cuidadosamente a possibilidade de feocromocitoma e se o resultado for influenciar a conduta terapêutica. É importante reconhecer que, em 25% dos pacientes com história pregressa de neoplasia maligna não suprarrenal, uma massa recentemente detectada na TC não representa uma metástase. Embora possa diagnosticar neoplasias malignas extrassuprarrenais, a AAF tem capacidade muito limitada de diferenciar as lesões adrenocorticais benignas das malignas e, portanto, não deve ser usada para o diagnóstico de CAC.

As massas suprarrenais associadas a um excesso confirmado de hormônio ou suspeita de neoplasia maligna costumam ser tratadas com cirurgia **(Fig. 386-13)** ou, se a suprarrenalectomia não for possível ou desejada, com medicação. A exclusão pré-operatória de excesso de glicocorticoides é particularmente importante para prever a supressão pós-operatória da glândula suprarrenal contralateral, que exige reposição de glicocorticoides no peri e pós-operatório. Massas suprarrenais com bioquímica endócrina normal ao diagnóstico e radiodensidade do tumor < 20 UHs na TC sem contraste podem ser consideradas benignas e não requerem acompanhamento adicional. Para massas suprarrenais com achados de imagem suspeitos (> 20 UHs), exames complementares e cirurgia são opções viáveis **(Fig. 386-13)**; no entanto, esta última ainda resultará em cirurgia desnecessária para tumores benignos. Um teste diagnóstico recentemente introduzido, a metabolômica de esteroides na urina, tem um valor preditivo positivo duas vezes maior do que a imagem na detecção de carcinoma adrenocortical, com base em uma "impressão digital de esteroides" com acúmulo de esteroides precursores na urina de 24 horas.

CARCINOMA ADRENOCORTICAL

O CAC é uma neoplasia maligna rara, com incidência anual de 1 a 2 por milhão da população. Em geral, o CAC é considerado um tumor altamente maligno; entretanto, exibe uma ampla variabilidade interpessoal no que concerne às características biológicas e ao comportamento clínico. São encontradas mutações somáticas no gene supressor tumoral *TP53* em 25% dos CACs aparentemente esporádicos. As mutações germinativas *TP53* constituem a causa da síndrome de Li-Fraumeni associada a múltiplos cânceres de órgãos sólidos, incluindo o CAC, e são encontradas em 25% dos casos pediátricos de CAC; a mutação *TP53*, R337H, é observada em quase todos os casos de CAC pediátrico no Brasil. Outras alterações genéticas identificadas no CAC incluem alterações na via Wnt/β-catenina e no grupamento do fator do crescimento semelhante à insulina tipo 2 (IGF-2); ocorre hiperexpressão do IGF-2 em 90% dos CACs.

Os pacientes com grandes tumores suprarrenais com suspeita de neoplasia maligna devem ser tratados por uma equipe multidisciplinar de especialistas, incluindo um endocrinologista, um oncologista, um cirurgião, um radiologista e um histopatologista. A AAF não está indicada para os casos com suspeita de CAC: em primeiro lugar, tanto a citologia quanto a histopatologia de uma biópsia não podem diferenciar as massas suprarrenais primárias benignas das malignas; em segundo lugar, a AAF viola a cápsula do tumor e pode, até mesmo, causar metástases no trajeto da agulha. Mesmo quando se dispõe de uma amostra de todo o tumor, a diferenciação histopatológica entre lesões adrenocorticais benignas e malignas representa

TABELA 386-6 ■ Sistema de classificação para o estadiamento do carcinoma adrenocortical		
Estágio ENSAT	Estágio TNM	Definições de TNM
I	T1,N0,M0	T1, tumor ≤ 5 cm
		N0, nenhum linfonodo positivo
		M0, nenhuma metástase a distância
II	T2,N0,M0	T2, tumor > 5 cm
		N0, nenhum linfonodo positivo
		M0, nenhuma metástase a distância
III	T1-T2,N1,M0	N1, linfonodo(s) positivo(s)
	T3-T4,N0-N1,M0	M0, nenhuma metástase a distância
		T3, infiltração do tumor no tecido adjacente
		T4, invasão do tumor em órgãos adjacentes *ou* trombo tumoral venoso na veia cava ou na veia renal
IV	T1-T4,N0-N1,M1	M1, presença de metástases a distância

Siglas: ENSAT, European Network for the Study of Adrenal Tumors; TNM, tumor, linfonodo, metástase.

um desafio diagnóstico. A classificação histopatológica mais comum é o escore de Weiss, que leva em consideração alto grau nuclear; índice mitótico (> 5/campo de grande aumento); mitoses atípicas; < 25% de células claras; arquitetura difusa; e presença de necrose, invasão venosa e invasão das estruturas sinusoidais e da cápsula do tumor. A presença de três ou mais elementos sugere um CAC. No entanto, a AAF é uma opção viável ao procurar metástases de um tumor primário extrassuprarrenal ou outras entidades tumorais suprarrenais, como ganglioneuroma.

Embora 60 a 70% dos CACs tenham evidências bioquímicas de produção excessiva de esteroides, em muitos pacientes isso não é clinicamente aparente devido à produção relativamente ineficiente de esteroides pelas células do câncer adrenocortical. A produção excessiva de glicocorticoides e precursores androgênicos adrenais é mais comum e indicativa de malignidade.

O estadiamento do tumor no diagnóstico com base no ACC (Tab. 386-6) tem implicações prognósticas importantes e requer uma avaliação por imagem do tórax e abdome à procura de invasão local de órgãos, linfadenopatia e metástases. É necessário o uso de meio de contraste IV para obter uma sensibilidade máxima para as metástases hepáticas. Pode ser difícil estabelecer uma origem suprarrenal na TC axial convencional se os tumores forem volumosos e invasivos; todavia, as reconstruções de TC e a RM fornecem mais informações (Fig. 386-14) utilizando múltiplos planos e diferentes sequências. A invasão vascular e de órgãos adjacentes é diagnóstica de neoplasia maligna. A tomografia por emissão de pósitrons com 18-fluoro-2-desoxi-D-glicose (18-FDG-PET) é altamente sensível para a detecção de neoplasia maligna e pode ser usada para a identificação de pequenas metástases ou de recidiva local, que podem não ser evidentes na TC (Fig. 386-14). Entretanto, a FDG-PET possui especificidade limitada e, portanto, não pode ser usada para diferenciar as lesões suprarrenais benignas das malignas. As metástases no CAC ocorrem mais frequentemente para o fígado e o pulmão.

Não existe nenhum sistema de classificação estabelecido para o CAC, e o escore de Weiss não tem valor prognóstico; o parâmetro histopatológico prognóstico mais importante é o índice de proliferação Ki67, com Ki67 < 10% indicando uma velocidade de crescimento lenta a moderada, enquanto Ki67 ≥ 10% está associado a um prognóstico ruim, incluindo alto risco de recidiva e rápida progressão.

A cura do CAC só pode ser obtida por meio de detecção precoce e remoção cirúrgica completa. A violação da cápsula durante a cirurgia primária, a presença de metástases por ocasião do diagnóstico e o tratamento primário em um centro não especializado e por um cirurgião não especializado constituem os principais determinantes de uma baixa sobrevida. Se o tumor primário invadir órgãos adjacentes, deve-se considerar a remoção em bloco do rim e do baço, de modo a reduzir o risco de recidiva, e a dissecção dos linfonodos regionais pode reduzir ainda mais esse risco. A cirurgia também pode ser considerada em um paciente com metástases se houver excesso pronunciado de hormônios relacionado ao tumor. Essa indicação precisa ser cuidadosamente ponderada em relação ao risco cirúrgico, incluindo complicações tromboembólicas, e a consequente demora na introdução de outras opções terapêuticas. Os pacientes com CAC confirmado e remoção bem-sucedida do tumor primário devem receber tratamento coadjuvante com mitotano (o,p'DDD), particularmente em pacientes com alto risco de recidiva, com base no tamanho do tumor > 8 cm, sinais histopatológicos de invasão vascular, invasão ou violação da cápsula e índice de proliferação Ki67 ≥ 10%. O mitotano, como tratamento adjuvante, deve ser continuado durante pelo menos 2 anos, se tolerados os efeitos colaterais. O monitoramento regular dos níveis plasmáticos de mitotano é obrigatório (faixa terapêutica de 14-20 mg/L; complicações neurotóxicas mais frequentes com > 20 mg/L). Em geral, o mitotano é iniciado em uma dose de 500 mg três vezes/dia, com aumentos sequenciais até uma dose máxima de 2.000 mg três vezes/dia dentro de dias (saturação com alta dose) ou semanas (saturação de baixa dose), de acordo com a tolerância do paciente. Uma vez alcançada a faixa terapêutica dos níveis plasmáticos de mitotano, a dose pode ser reduzida para doses de manutenção, que variam principalmente de 1.000 a 1.500 mg três vezes/dia. O tratamento com mitotano resulta em interrupção da síntese de cortisol e, portanto, exige a reposição de glicocorticoides; a dose de reposição de glicocorticoides deve ser pelo menos duas vezes aquela habitualmente usada na insuficiência suprarrenal (i.e., 20 mg três vezes/dia), visto que o mitotano induz a atividade da CYP3A4 hepática, resultando em rápida inativação dos glicocorticoides. O mitotano também aumenta a CBG circulante, diminuindo, assim, a fração disponível do cortisol livre. As metástases isoladas podem ser tratadas cirurgicamente ou com ablação por radiofrequência, quando apropriado. Se o tumor sofrer recidiva ou progredir durante o tratamento com mitotano, deve-se considerar a quimioterapia; o

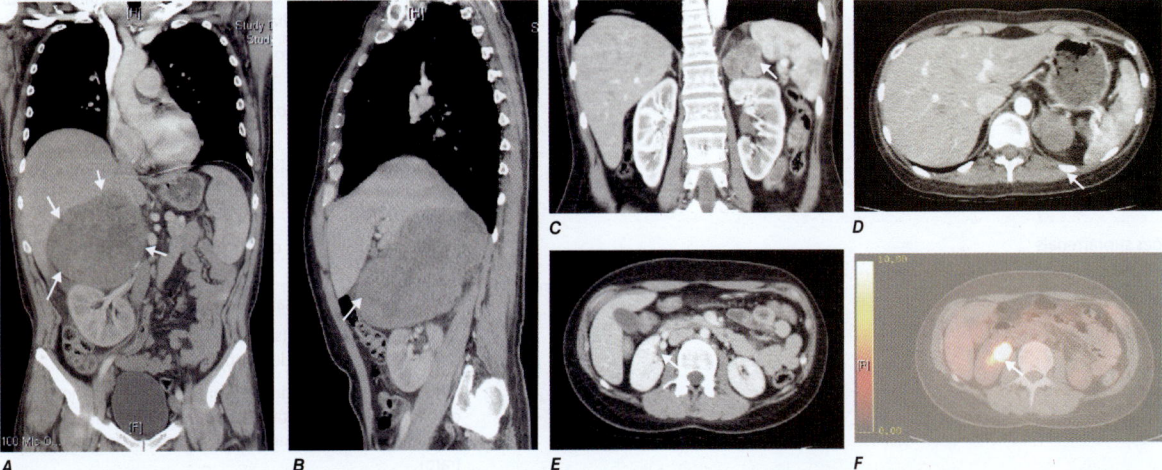

FIGURA 386-14 Imagens no carcinoma adrenocortical (CAC). Ressonância magnética com cortes (*A*) frontal e (*B*) lateral de um CAC direito, que foi detectado de modo incidental. Tomografia computadorizada (TC) com cortes (*C*) coronal e (*D*) transverso, mostrando um CAC do lado direito. Observe a borda irregular e a estrutura heterogênea. TC (*E*) e tomografia por emissão de pósitrons/TC (*F*) com visualização de uma metástase peritoneal de CAC em estreita proximidade com o rim direito (*seta*).

esquema estabelecido de quimioterapia de primeira linha consiste na combinação de cisplatina, etoposídeo e doxorrubicina, mais mitotano continuado. As metástases ósseas dolorosas respondem à irradiação. A taxa de sobrevida global no CAC continua precária, com taxas de sobrevida em 5 anos de 30 a 40% e sobrevida mediana de 15 meses no CAC metastático.

INSUFICIÊNCIA SUPRARRENAL

Epidemiologia A prevalência de insuficiência suprarrenal permanente bem documentada é de 5 em 10.000 indivíduos na população geral. A origem hipotalâmico-hipofisária da doença é mais frequente, com prevalência de 3 em 10.000, enquanto a insuficiência suprarrenal primária tem uma prevalência de 2 em 10.000. Cerca de 50% destes últimos casos são adquiridos, em sua maior parte causados pela destruição autoimune das glândulas suprarrenais; os outros 50% são genéticos, causados mais comumente por bloqueios enzimáticos distintos na esteroidogênese suprarrenal que afetam a síntese dos glicocorticoides (i.e., HSRC).

A insuficiência suprarrenal que se origina da supressão do eixo HHSR em consequência do tratamento com glicocorticoides exógenos é muito mais comum, ocorrendo em 0,5 a 2% da população nos países desenvolvidos.

Etiologia A *insuficiência suprarrenal primária* é mais comumente causada por adrenalite autoimune. A adrenalite autoimune isolada responde por 30 a 40% dos casos, enquanto 60 a 70% desenvolvem insuficiência suprarrenal como parte das síndromes poliglandulares autoimunes (SPAs) (Cap. 388) (Tab. 386-7). A SPA1, também denominada APECED (poliendocrinopatia autoimune-candidíase-distrofia ectodérmica), constitui a causa subjacente em 10% dos pacientes portadores de SPA. A SPA1 é transmitida de modo autossômico recessivo, sendo causada por mutações no gene regulador autoimune *AIRE*. As condições autoimunes associadas superpõem-se àquelas observadas na SPA2, mas também podem incluir alopecia total, hipoparatireoidismo primário e, em raros casos, linfoma. Os pacientes com SPA1 invariavelmente desenvolvem candidíase mucocutânea crônica, que em geral se manifesta na infância e precede a insuficiência suprarrenal em vários anos ou décadas. A SPA2, muito mais prevalente, é de herança poligênica, com associações confirmadas à região do gene *HLA-DR3* no complexo principal de histocompatibilidade e regiões de genes distintas envolvidas na regulação imune (*CTLA-4, PTPN22, CLEC16A*). As doenças autoimunes coincidentes consistem mais frequentemente em doença autoimune da tireoide, vitiligo e insuficiência ovariana prematura. Com menos frequência, outras características podem incluir diabetes melito tipo 1 e anemia perniciosa causada pela deficiência de vitamina B_{12}.

A adrenoleucodistrofia ligada ao X tem uma incidência de 1:20.000 indivíduos do sexo masculino e é causada por mutações no gene *X-ALD*, que

TABELA 386-7 ■ Causas de insuficiência suprarrenal primária

Diagnóstico	Gene	Características associadas
Síndrome poliglandular autoimune 1 (SPA1)	AIRE	Hipoparatireoidismo, candidíase mucocutânea crônica, outros distúrbios autoimunes, raramente linfomas
Síndrome poliglandular autoimune 2 (SPA2)	Associações com HLA-DR3, CTLA-4	Hipotireoidismo, hipertireoidismo, insuficiência ovariana prematura, vitiligo, diabetes melito tipo 1, anemia perniciosa
Adrenalite autoimune isolada	Associações com HLA-DR3, CTLA-4	
Hiperplasia suprarrenal congênita (HSRC)	CYP21A2, CYP11B1, CYP17A1, HSD3B2, POR	Ver Tabela 386-10 (e também Cap. 390)
Hiperplasia suprarrenal congênita lipoide (HSRCL)	STAR, CYP11A1	DDS 46,XY, insuficiência gonadal (ver também Cap. 390)
Hipoplasia congênita suprarrenal (HCSR)	NR0B1 (DAX-1), NR5A1 (SF-1)	DDS 46,XY, insuficiência gonadal (ver também Cap. 390)
Adrenoleucodistrofia (ALD), adrenomieloneuropatia (AMN)	ABCD1	Desmielinização do sistema nervoso central (ALD) ou da medula espinal e nervos periféricos (AMN)
Deficiência de glicocorticoides familiar	MC2R	Estatura alta
	MRAP	Ausente
	STAR	Ausente
	NNT	Ausente
	TXNRD2	Ausente
	MCM4	Retardo do crescimento, deficiência de células *natural killer*
Síndrome do triplo A	AAAS	Alacrimia, acalasia, comprometimento neurológico
Síndrome de Smith-Lemli-Opitz	SLOS	Distúrbio na síntese de colesterol associado a deficiência intelectual, malformações craniofaciais, retardo do crescimento
Síndrome de Kearns-Sayre	Deleções do DNA mitocondrial	Oftalmoplegia externa progressiva, degeneração retiniana pigmentar, defeitos de condução cardíaca, insuficiência gonadal, hipoparatireoidismo, diabetes tipo 1
Síndrome de IMAGe	CDKN1C	Retardo do crescimento intrauterino, displasia metafisária, anomalias genitais
Síndrome de MIRAGE	SAMD9	Mielodisplasia, infecção, restrição do crescimento, fenótipos genitais e enteropatia
Deficiência de esfingosina-1-fosfato-liase	SGPL1	Síndrome nefrótica resistente aos esteroides, imunodeficiência, defeitos neurológicos, ictiose, hipotireoidismo primário, criptorquidia
Infecções suprarrenais		Tuberculose, HIV, CMV, criptococose, histoplasmose, coccidioidomicose
Infiltração suprarrenal		Metástases, linfomas, sarcoidose, amiloidose, hemocromatose
Hemorragia suprarrenal		Sepse meningocócica (síndrome de Waterhouse-Friderichsen), síndrome antifosfolipídeo primária
Induzida por fármacos		Mitotano, aminoglutetimida, abiraterona, trilostano, etomidato, cetoconazol, osilodrostato, suramina, RU486, interferona-alfa, ribavirina, acetato de megestrol, inibidores de *checkpoint* imune (raro)
Suprarrenalectomia bilateral		Por exemplo, no tratamento da síndrome de Cushing ou após nefrectomia bilateral

Siglas: AIRE, regulador autoimune; CMV, citomegalovírus; DDS, distúrbio do desenvolvimento sexual; HIV, vírus da imunodeficiência humana; MC2R, receptor de ACTH; MCM4, homólogo 4 de deficiência de manutenção minicromossômico; MRAP, proteína acessória do MC2R; NNT, nicotinamida-nucleotídeo-trans-hidrogenase.

codifica a proteína transportadora de membrana peroxissomal ABCD1; a sua ruptura leva ao acúmulo de ácidos graxos de cadeia muito longa (> 24 átomos de carbono). Cerca de 50% dos casos manifestam-se no início da infância com doença da substância branca rapidamente progressiva (adrenoleucodistrofia cerebral); 35% manifestam-se durante a adolescência ou no início da vida adulta com características neurológicas que indicam comprometimento da mielina e do sistema nervoso periférico (adrenomieloneuropatia [AMN]). Nos 15% remanescentes, a insuficiência suprarrenal constitui a única manifestação da doença. É importante assinalar que mutações distintas manifestam-se com penetrância e fenótipo variáveis dentro das famílias afetadas.

Causas mais raras de insuficiência suprarrenal envolvem a destruição das glândulas suprarrenais em consequência de infecção, hemorragia ou infiltração (Tab. 386-7); a adrenalite tuberculosa continua sendo uma causa frequente de doença nos países em desenvolvimento. As metástases suprarrenais raramente provocam insuficiência suprarrenal, e isso só ocorre nos casos de metástases volumosas e bilaterais.

As causas inatas de insuficiência suprarrenal primária, além da HSRC, são raras, sendo responsáveis por < 1% dos casos. Todavia, a sua elucidação proporciona conhecimentos importantes sobre o desenvolvimento e a fisiologia das glândulas suprarrenais. As mutações que causam insuficiência suprarrenal primária (Tab. 386-7) incluem fatores que regulam o desenvolvimento e a esteroidogênese das suprarrenais (DAX-1, SF-1), a síntese, a importação e a clivagem do colesterol (DHCR7, StAR, CYP11A1) e elementos da via de resposta do ACTH suprarrenal (MC2R, MRAP) (Fig. 386-5), bem como fatores envolvidos na regulação redox (NNT, TXNRD2) e reparo do DNA (MCM4, CDKN1C).

A *insuficiência suprarrenal secundária (ou central)* representa a consequência de uma disfunção do componente hipotalâmico-hipofisário do eixo HHSR (Tab. 386-8). Com a exceção da supressão iatrogênica, a esmagadora maioria dos casos é produzida por tumores hipofisários ou hipotalâmicos ou pelo seu tratamento por cirurgia ou irradiação (Cap. 380). As causas mais raras incluem apoplexia hipofisária, como consequência de infarto de adenoma hipofisário ou redução transitória do suprimento sanguíneo da hipófise durante uma cirurgia ou após rápida perda de sangue associada ao parto, também denominada síndrome de Sheehan. A deficiência de ACTH isolada é raramente causada por doença autoimune ou infiltrativa da hipófise (Tab. 386-8). As mutações no precursor do ACTH, a POMC, ou em fatores que regulam o desenvolvimento da hipófise constituem causas genéticas da deficiência de ACTH (Tab. 386-8).

Manifestações clínicas Em princípio, as manifestações clínicas da insuficiência suprarrenal primária (doença de Addison) caracterizam-se pela perda da secreção tanto dos glicocorticoides quanto dos mineralocorticoides (Tab. 386-9). Na insuficiência suprarrenal secundária, ocorre apenas deficiência de glicocorticoides, visto que a própria glândula suprarrenal está intacta e, portanto, passível de responder à regulação pelo sistema RAA. A secreção de androgênios suprarrenais está comprometida na insuficiência suprarrenal tanto primária quanto secundária (Tab. 386-9). A doença hipotalâmico-hipofisária pode levar a manifestações clínicas adicionais devido ao comprometimento de outros eixos endócrinos (tireoide, gônadas, GH, prolactina) ou comprometimento visual com hemianopsia bitemporal causada por compressão quiasmática. É importante reconhecer que a insuficiência suprarrenal iatrogênica causada pela supressão do eixo HHSR por glicocorticoides exógenos pode resultar em todos os sintomas associados à deficiência de glicocorticoides (Tab. 386-9) se os glicocorticoides exógenos forem interrompidos de maneira abrupta. Entretanto, os pacientes estarão clinicamente cushingoides em consequência da exposição prévia excessiva aos glicocorticoides.

A *insuficiência suprarrenal crônica* manifesta-se na forma de sinais e sintomas relativamente inespecíficos, como fadiga e perda de energia, resultando frequentemente em diagnóstico tardio ou despercebido (p. ex., como depressão ou anorexia). Uma característica diferencial da insuficiência suprarrenal primária é a hiperpigmentação, causada pela estimulação excessiva dos melanócitos pelo ACTH. A hiperpigmentação é mais pronunciada em áreas da pele expostas a maior atrito ou estresse de cisalhamento e é aumentada pela exposição à luz solar (Fig. 386-15). Em contrapartida, na insuficiência suprarrenal secundária, a pele exibe uma palidez semelhante ao alabastro, devido à falta de secreção de ACTH.

A hiponatremia constitui um achado bioquímico característico na insuficiência suprarrenal primária e é encontrada em 80% dos pacientes na apresentação. Verifica-se a presença de hiperpotassemia em 40% dos pacientes no diagnóstico inicial. A hiponatremia é principalmente causada pela deficiência de mineralocorticoides, mas também pode ocorrer na insuficiência

TABELA 386-8 ■ Causas de insuficiência suprarrenal secundária

Diagnóstico	Gene	Características associadas
Tumores hipofisários (adenomas funcionantes e não funcionantes, muito raro: carcinoma)		Dependendo do tamanho e da localização do tumor: comprometimento do campo visual (hemianopsia bilateral), hiperprolactinemia, hipotireoidismo secundário, hipogonadismo, deficiência do hormônio do crescimento
Outras lesões expansivas que afetam a região hipotalâmico-hipofisária		Craniofaringioma, meningioma, ependimoma, metástases
Irradiação da hipófise		Radioterapia administrada para tumores hipofisários, tumores cerebrais ou irradiação cranioespinal na leucemia
Hipofisite autoimune		Frequentemente associada a gravidez; pode ocorrer com pan-hipopituitarismo ou deficiência de ACTH isolada; pode estar associada a doença autoimune da tireoide, mais raramente a vitiligo, insuficiência ovariana prematura, diabetes tipo 1, anemia perniciosa
Apoplexia/hemorragia hipofisária		Infarto hemorrágico de grandes adenomas hipofisários ou infarto hipofisário em consequência de perda traumática significativa de sangue (p. ex., cirurgia ou gravidez; síndrome de Sheehan)
Infiltração da hipófise		Tuberculose, actinomicose, sarcoidose, histiocitose X, granulomatose com poliangeíte (de Wegener), metástases
Induzida por fármacos		Excesso crônico de glicocorticoides (endógenos ou exógenos). inibidores de *checkpoints* imunes
Deficiência de ACTH isolada congênita	TBX19 (Tpit)	
Deficiência combinada de hormônios hipofisários (CPHD)	PROP-1	Desenvolvimento progressivo de CPHD na seguinte sequência: GH, PRL, TSH, LH/FSH, ACTH
	HESX1	CPHD e displasia septo-óptica
	LHX3	CPHD e rotação limitada do pescoço, surdez neurossensorial
	LHX4	CPHD e anormalidades cerebelares
	SOX3	CPHD e deficiência intelectual variável
Deficiência de pró-opio-melanocortina (POMC)	POMC	Obesidade de início precoce, pigmentação vermelha dos cabelos

Siglas: ACTH, hormônio adrenocorticotrófico; GH, hormônio do crescimento; LH/FSH, hormônio luteinizante/folículo-estimulante; PRL, prolactina; TSH, hormônio estimulante da tireoide.

suprarrenal secundária, devido à inibição diminuída da liberação de hormônio antidiurético (ADH) pelo cortisol, resultando em leve síndrome da secreção inapropriada de ADH (SIADH). A deficiência de glicocorticoides também resulta em ligeiro aumento das concentrações de TSH, que se normalizam dentro de poucos dias a semanas após o início da reposição com glicocorticoides.

A *insuficiência suprarrenal aguda*, também denominada crise suprarrenal, ocorre habitualmente depois de um período prolongado de queixas inespecíficas e é observada, com mais frequência, em pacientes com insuficiência suprarrenal primária, devido à perda da secreção de glicocorticoides e de mineralocorticoides. A hipotensão postural pode progredir para choque hipovolêmico. A insuficiência suprarrenal pode simular manifestações do abdome agudo, com hipersensibilidade abdominal, náusea, vômitos e febre. Em alguns casos, a apresentação primária pode lembrar uma doença neurológica, com diminuição da responsividade, evoluindo para estupor e coma. Uma crise suprarrenal pode ser deflagrada por doença intercorrente, estresse cirúrgico ou outro estresse ou inativação aumentada dos glicocorticoides (p. ex., hipertireoidismo). Dados prospectivos indicam 8,3 crises suprarrenais e 0,5 morte por crise suprarrenal por 100 pacientes-ano.

Diagnóstico O diagnóstico de insuficiência suprarrenal é estabelecido pelo teste curto de cosintropina, um instrumento seguro e confiável, com

TABELA 386-9 ■ Sinais e sintomas de insuficiência suprarrenal
Causados por deficiência de glicocorticoides
Fadiga, falta de energia
Perda de peso, anorexia
Mialgia, dor articular
Febre
Anemia normocrômica, linfocitose, eosinofilia
Nível de TSH ligeiramente elevado (devido à perda de inibição da liberação de TSH por retroalimentação)
Hipoglicemia (mais frequente em crianças)
Pressão arterial baixa, hipotensão postural
Hiponatremia (devido à perda de inibição da liberação de AVP por retroalimentação)
Causados por deficiência de mineralocorticoides (apenas insuficiência suprarrenal primária)
Dor abdominal, náusea, vômitos
Tontura, hipotensão postural
Avidez por sal
Pressão arterial baixa, hipotensão postural
Aumento da creatinina sérica (devido à depleção de volume)
Hiponatremia
Hiperpotassemia
Causados por deficiência de androgênios suprarrenais
Falta de energia
Pele seca e pruriginosa (em mulheres)
Perda da libido (em mulheres)
Perda dos pelos axilares e púbicos (em mulheres)
Outros sinais e sintomas
Hiperpigmentação (apenas insuficiência suprarrenal primária) (devido ao excesso de peptídeos derivados da pró-opiomelanocortina [POMC])
Pele pálida cor de alabastro (apenas insuficiência suprarrenal secundária) (devido à deficiência de peptídeos derivados da POMC)

Siglas: AVP, arginina-vasopressina; TSH, hormônio estimulante da tireoide.

excelente valor diagnóstico preditivo (Fig. 386-16). O ponto de corte para insuficiência é habitualmente definido com níveis de cortisol de < 450 a 500 nmol/L (16-18 μg/dL), determinados em amostras obtidas 30 a 60 minutos após estimulação com ACTH; o ponto de corte exato depende do ensaio disponível no local, geralmente com pontos de corte mais baixos para ensaios baseados na espectrometria de massa. Durante a fase inicial de interrupção do eixo HHSR (p. ex., dentro de 4 semanas de insuficiência hipofisária), os pacientes ainda podem responder ao estímulo com ACTH exógeno. Nessa circunstância, o TTI constitui uma escolha alternativa, porém é mais invasivo e só deve ser realizado com supervisão de um especialista (ver anteriormente). A indução de hipoglicemia está contraindicada para indivíduos com diabetes melito, doença cardiovascular ou história de crises convulsivas. As medições aleatórias do nível sérico de cortisol têm valor diagnóstico limitado, já que os níveis basais podem estar coincidentemente baixos devido ao ritmo diurno fisiológico da secreção de cortisol (Fig. 386-3). De forma semelhante, muitos pacientes com insuficiência suprarrenal secundária apresentam níveis basais de cortisol relativamente normais, porém são incapazes de ter uma resposta apropriada do cortisol ao ACTH, que só pode ser revelada por um teste de estímulo. É importante ressaltar que os testes realizados para estabelecer o diagnóstico de insuficiência suprarrenal nunca devem retardar o tratamento. Por conseguinte, em um paciente com suspeita de crise suprarrenal, é razoável obter os níveis basais de cortisol, instituir uma terapia de reposição e adiar os testes de estímulo formais para uma data posterior.

Uma vez confirmada a insuficiência suprarrenal, a próxima etapa consiste na determinação do ACTH plasmático, cujos níveis aumentados ou inapropriadamente baixos definem a origem primária e secundária da doença, respectivamente (Fig. 386-16). Na insuficiência suprarrenal primária, o aumento dos níveis plasmáticos de renina irá confirmar a presença de deficiência de mineralocorticoides. Na apresentação inicial, os pacientes com insuficiência suprarrenal primária devem ser submetidos a rastreamento para autoanticorpos esteroides como marcadores de adrenalite autoimune. Se esses testes forem negativos, indica-se uma TC das glândulas suprarrenais para investigar a possível presença de hemorragia, infiltração ou massas. Em pacientes do sexo masculino com autoanticorpos plasmáticos negativos, os ácidos graxos de cadeia muito longa devem ser determinados para excluir a possibilidade de X-ALD. Os pacientes com nível de ACTH inapropriadamente baixo, na presença de deficiência de cortisol confirmada, devem realizar um exame de imagem da região hipotálamo-hipofisária por RM. As manifestações sugestivas de apoplexia hipofisária prévia, como cefaleia intensa de início súbito ou história pregressa de traumatismo craniencefálico, devem ser cuidadosamente investigadas, sobretudo em pacientes sem lesão óbvia na RM.

TRATAMENTO

Insuficiência suprarrenal aguda

A insuficiência suprarrenal aguda exige reidratação imediata, em geral com infusão de soro fisiológico em uma velocidade inicial de 1 L/hora, com monitoração cardíaca contínua. A reposição de glicocorticoides deve ser iniciada com injeção em *bolus* de 100 mg de hidrocortisona, seguida da administração de 200 mg de hidrocortisona durante 24 horas, de preferência por infusão contínua ou, de modo alternativo, por injeções IV ou IM em *bolus*. A reposição de mineralocorticoides pode ser iniciada após redução da dose diária de hidrocortisona para < 50 mg, visto que a hidrocortisona, em doses mais altas, fornece uma estimulação suficiente dos MRs.

A **reposição de glicocorticoides** para o tratamento da insuficiência suprarrenal crônica deve ser administrada em uma dose capaz de substituir a produção diária fisiológica de cortisol, o que é habitualmente obtido pela administração oral de 15 a 25 mg de hidrocortisona, em 2 a 3 doses fracionadas. A gravidez pode exigir um aumento de 50% na dose de hidrocortisona durante o último trimestre. Em todos os pacientes, pelo menos metade da dose diária deve ser administrada pela manhã. As preparações de glicocorticoides atualmente disponíveis não imitam o ritmo de secreção fisiológico do cortisol (Fig. 386-3). Os glicocorticoides de ação longa, como a prednisolona ou a dexametasona, não são preferidos, pois resultam em exposição aumentada aos glicocorticoides, devido à extensa ativação dos receptores de glicocorticoides em períodos de secreção fisiologicamente baixa de cortisol. Não existe nenhuma equivalência de doses bem estabelecidas; entretanto, como orientação, pode-se admitir uma equipotência para 1 mg de hidrocortisona, 1,6 mg de acetato de cortisona, 0,2 mg de prednisolona, 0,25 mg de prednisona e 0,025 mg de dexametasona.

O monitoramento da reposição de glicocorticoides baseia-se principalmente na história e no exame à procura de sinais e sintomas sugestivos de reposição excessiva ou insuficiente de glicocorticoides, incluindo medida do peso corporal e da pressão arterial. O nível plasmático de ACTH, o cortisol livre urinário de 24 horas ou as curvas diárias do cortisol sérico refletem se a hidrocortisona foi ou não administrada, porém não fornecem informações confiáveis acerca da qualidade da reposição. Em pacientes com insuficiência suprarrenal isolada, o monitoramento deve incluir rastreamento para doença autoimune da tireoide, e as pacientes devem ser alertadas quanto à possibilidade de insuficiência ovariana prematura. O tratamento com glicocorticoides em níveis suprafisiológicos, com doses equivalentes a 30 mg ou mais de hidrocortisona, irá afetar o metabolismo ósseo, de modo que esses pacientes devem ser submetidos a uma avaliação regular da densidade mineral óssea. Todos os pacientes com insuficiência suprarrenal precisam ser instruídos sobre a necessidade de ajustes nas doses de glicocorticoides relacionados ao estresse. Em geral, esses ajustes consistem em duplicar a dose oral de rotina de glicocorticoides em caso de doença intercorrente com febre e repouso no leito e em necessidade de injeção IV ou IM imediata de 100 mg de hidrocortisona seguida de infusão IV de 200 mg de hidrocortisona/24 h em casos de vômitos prolongados, cirurgia ou trauma. Todos os pacientes, em particular os que residem ou que viajam para regiões com acesso restrito a serviços de emergência, devem dispor de um *kit* de emergência de autoinjeção de hidrocortisona, além de seus cartões e pulseiras habituais de emergência para esteroides, e devem receber treinamento para seu uso.

A **reposição de mineralocorticoides** na insuficiência suprarrenal primária deve ser iniciada em uma dose de 100 a 150 μg de fludrocortisona. A adequação do tratamento pode ser avaliada pela aferição da pressão arterial, na posição sentada e ortostática, para avaliar hipotensão postural indicando a presença de hipovolemia. Além disso, os níveis séricos de sódio e potássio e o nível plasmático de renina devem ser medidos a intervalos regulares. Os níveis de renina devem ser mantidos no limite superior do valor de referência. As mudanças na dose de glicocorticoides também podem ter impacto na reposição de mineralocorticoides, visto que o cortisol liga-se também ao MR; 40 mg de hidrocortisona equivalem a 100 μg de fludrocortisona. É importante notar que a prednisona e a prednisolona têm atividade mineralocorticoide reduzida

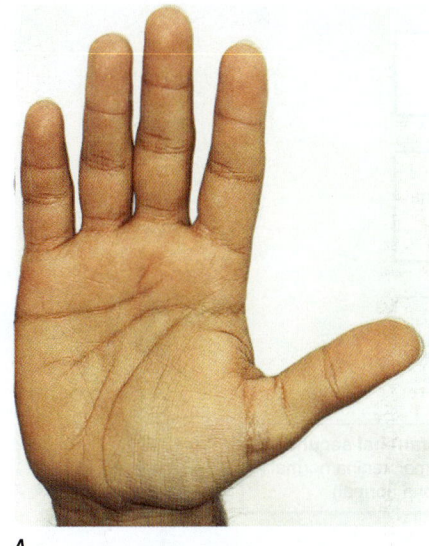
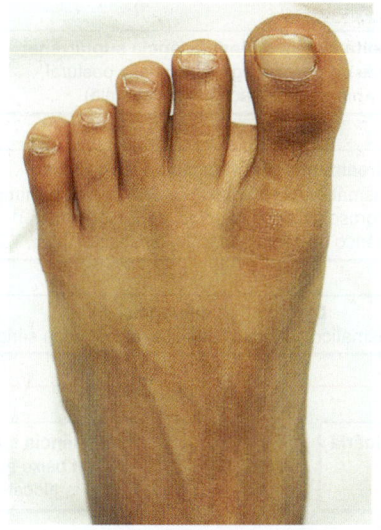
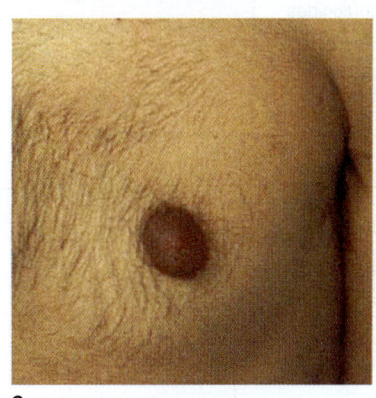
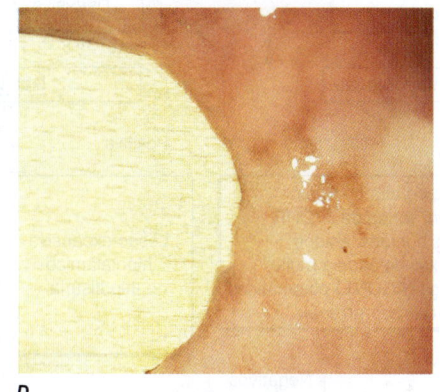

FIGURA 386-15 Manifestações clínicas da doença de Addison. Observe a hiperpigmentação em áreas de maior atrito, incluindo (**A**) sulcos palmares, (**B**) parte dorsal do pé, (**C**) mamilos e região axilar e (**D**) hiperpigmentação irregular da mucosa oral.

e a dexametasona não tem nenhuma. Em pacientes que residem ou que viajam para áreas de clima quente ou tropical, a dose de fludrocortisona deve ser aumentada em 50 a 100 μg durante o verão. Além disso, pode ser necessário ajustar a dose de mineralocorticoides durante a gravidez, devido à atividade antimineralocorticoide da progesterona, porém esse ajuste é menos necessário do que o ajuste na dose de hidrocortisona. A renina plasmática não pode servir como instrumento de monitoração durante a gravidez devido à sua elevação fisiológica durante a gestação.

A **reposição de androgênios suprarrenais** constitui uma opção em pacientes com falta de energia, apesar da reposição otimizada de glicocorticoides e mineralocorticoides. Pode estar também indicada para mulheres com manifestações de deficiência de androgênio, incluindo perda da libido. A reposição de androgênios suprarrenais pode ser efetuada pela administração de 25 a 50 mg de DHEA uma vez/dia. O tratamento é monitorado pela determinação do DHEAS, da androstenediona, da testosterona e da globulina de ligação ao hormônio sexual (SHBG) dentro de 24 horas após a última dose de DHEA.

HIPERPLASIA SUPRARRENAL CONGÊNITA

(Ver também Cap. 390) A HSRC é causada por mutações em genes que codificam as enzimas esteroidogênicas envolvidas na síntese de glicocorticoides (*CYP21A2, CYP17A1, HSD3B2, CYP11B1*) ou no cofator da enzima P450-oxidorredutase, que atua como doador de elétrons para CYP21A2 e CYP17A1 (Fig. 386-1). Invariavelmente, os pacientes portadores de HSRC apresentam deficiência de glicocorticoides. Dependendo da etapa exata de bloqueio enzimático, esses pacientes também podem apresentar produção excessiva de mineralocorticoides ou produção deficiente de esteroides sexuais (Tab. 386-10). O diagnóstico de HSRC é prontamente estabelecido pela medição dos esteroides que se acumulam antes do bloqueio enzimático específico, seja no soro ou na urina, de preferência com ensaios baseados na espectrometria de massa (Tab. 386-10).

As mutações em *CYP21A2* constituem a causa mais prevalente de HSRC, responsável por 90 a 95% dos casos. A deficiência de 21-hidroxilase compromete a síntese de glicocorticoides e de mineralocorticoides (Fig. 386-1), resultando em diminuição da retroalimentação negativa através do eixo HHSR. Isso leva a uma liberação aumentada de ACTH pela hipófise, que impulsiona um aumento na síntese de precursores dos androgênios suprarrenais, com excesso subsequente de androgênios. O grau de comprometimento da secreção de glicocorticoides e mineralocorticoides depende da gravidade das mutações. As mutações com perda de função importantes resultam em deficiência combinada de glicocorticoides e mineralocorticoides (HSRC clássica, apresentação neonatal), enquanto as mutações menos graves afetam apenas a síntese de glicocorticoides (HSRC virilizante simples, apresentação neonatal ou no início da infância). As mutações mais leves resultam no fenótipo clínico menos grave, a HSRC não clássica, que, em geral, se manifesta durante a adolescência e no início da vida adulta, com produção preservada de glicocorticoides.

Em todos os pacientes, verifica-se a presença de um excesso de androgênios, que se manifesta com ampla variabilidade fenotípica, incluindo desde uma grave virilização da genitália externa em meninas no período neonatal (p. ex., distúrbio do desenvolvimento sexual [DDS] 46,XX) até hirsutismo e oligomenorreia, similar ao fenótipo da síndrome dos ovários policísticos em mulheres jovens com HSRC não clássica. Nos países que não dispõem de triagem neonatal para HSRC, os meninos com HSRC clássica em geral se apresentam com crise suprarrenal potencialmente fatal nas primeiras semanas de vida (crise perdedora de sal); um genótipo virilizante simples manifesta-se com pseudopuberdade precoce e idade óssea avançada no início da infância, enquanto os homens com HSRC não clássica são, em geral, identificados apenas por meio de triagem familiar.

O tratamento com glicocorticoides é mais complexo do que aquele para outras causas de insuficiência suprarrenal primária, visto que é necessário não apenas repor os glicocorticoides ausentes, como também

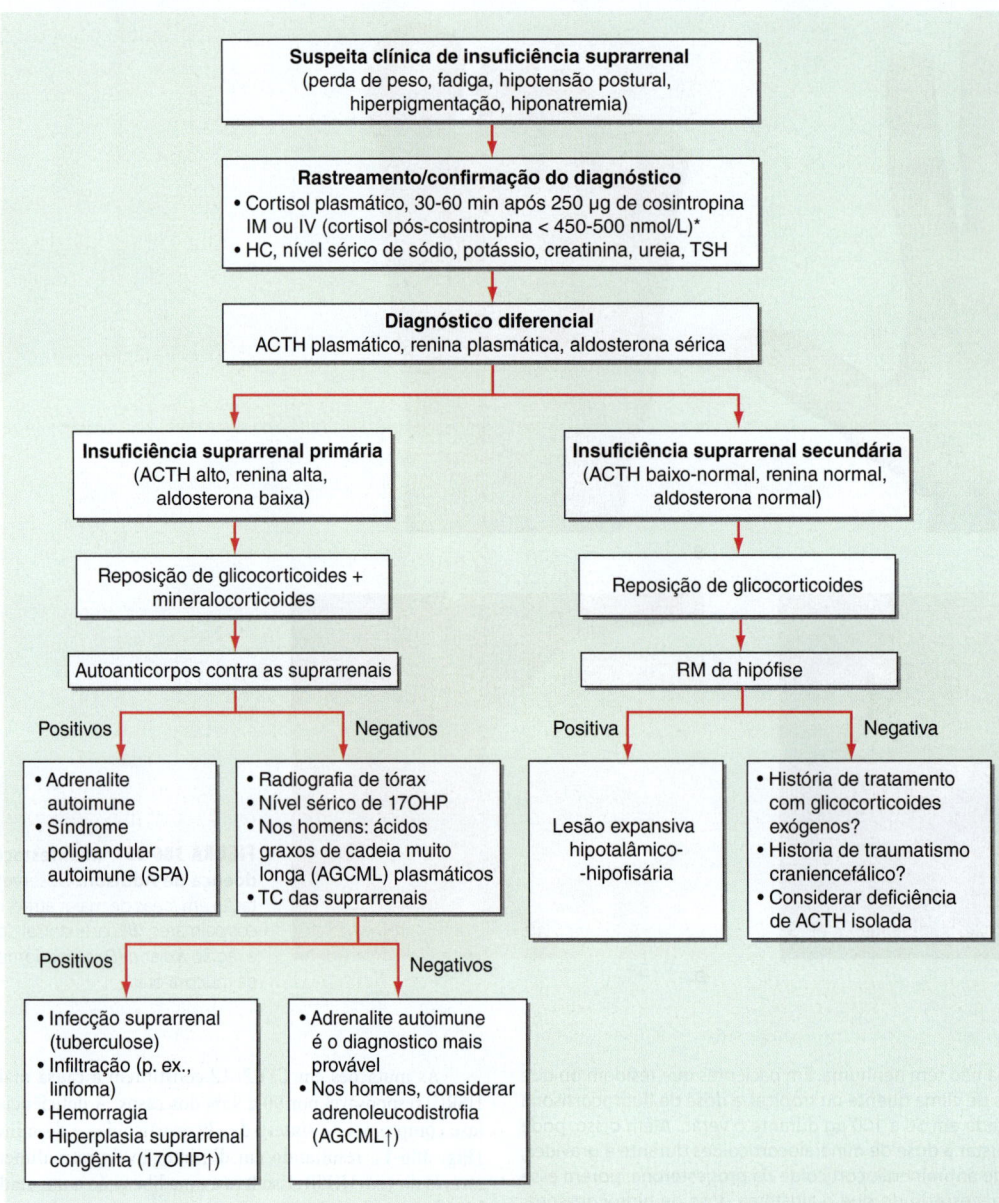

FIGURA 386-16 Manejo do paciente com suspeita de insuficiência suprarrenal. ACTH, hormônio adrenocorticotrófico; HC, hemograma completo; RM, ressonância magnética; TSH, hormônio estimulante da tireoide; IM, intramuscular; IV, intravenosa; TC, tomografia computadorizada.
*N. de R.T. 450-500 nmol/L equivalem a 16-18 mcg/dL (unidade utilizada em laboratórios no Brasil).

TABELA 386-10 ■ Variantes da hiperplasia suprarrenal congênita			
Variante	Gene	Impacto sobre a síntese de esteroides	Marcadores esteroidais diagnósticos no soro (e na urina)
Deficiência de 21-hidroxilase (21OHD)	CYP21A2	Deficiência de glicocorticoides, deficiência de mineralocorticoides, excesso de andrógenos suprarrenais	17-hidroxiprogesterona, 21-desoxicortisol (pregnanetriol, 17-hidroxipregnenolona, pregnanetriolona)
Deficiência de 11β-hidroxilase (11OHD)	CYP11B1	Deficiência de glicocorticoides, excesso de mineralocorticoides, excesso de andrógenos suprarrenais	11-desoxicortisol, 11-desoxicorticosterona (tetra-hidro-11-desoxicortisol, tetra-hidro-11-desoxicorticosterona)
Deficiência de 17α-hidroxilase (17OHD)	CYP17A1	(Deficiência de glicocorticoides), excesso de mineralocorticoides, deficiência de andrógenos	11-desoxicorticosterona, corticosterona, pregnenolona, progesterona (tetra-hidro-11-desoxicorticosterona, tetra-hidrocorticosterona, pregnenediol, pregnanediol)
Deficiência de 3β-hidroxiesteroide-desidrogenase (3βHSDD)	HSD3B2	Deficiência de glicocorticoides, (deficiência de mineralocorticoides), excesso de andrógenos suprarrenais (mulheres e homens), deficiência de andrógenos gonadais (homens)	17-hidroxipregnenolona (pregnanetriol)
Deficiência de P450-oxidorredutase (PORD)	POR	Deficiência de glicocorticoides, (excesso de mineralocorticoides), excesso pré-natal e deficiência pós-natal de andrógenos, malformações esqueléticas	Pregnenolona, progesterona, 17-hidroxiprogesterona (pregnanediol, pregnanetriol)

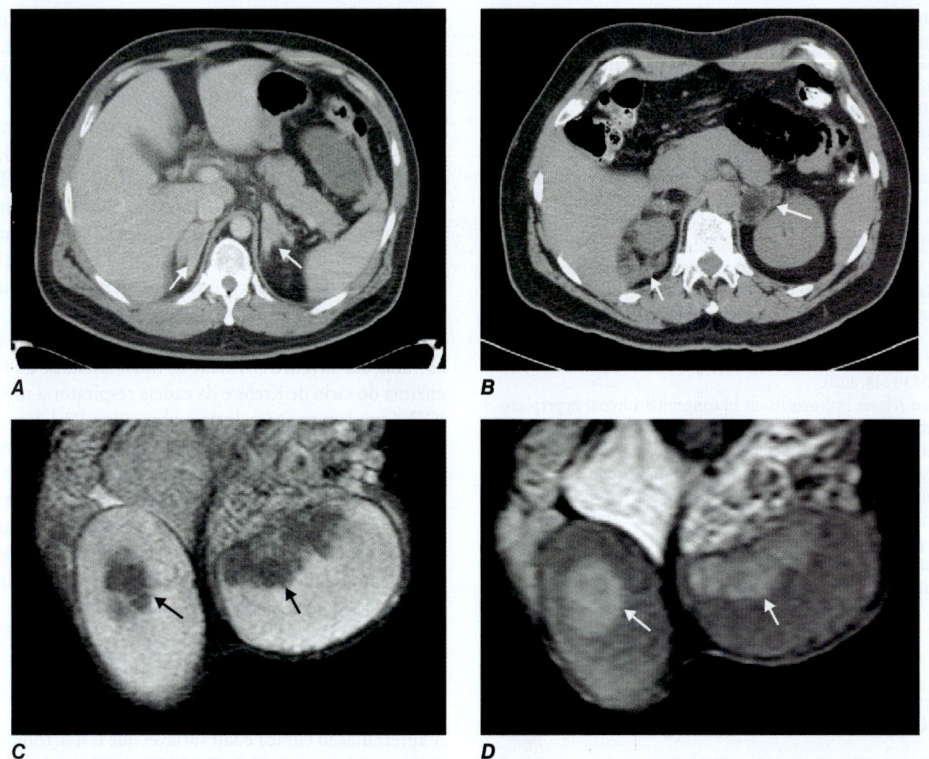

FIGURA 386-17 **Imagens na hiperplasia suprarrenal congênita (HSRC).** Tomografia computadorizada das suprarrenais, mostrando a presença de hiperplasia bilateral homogênea em um paciente jovem com HSRC clássica (**A**) e hiperplasia bilateral macronodular (**B**) em um paciente de meia-idade portador de HSRC clássica, com controle inadequado da doença de longa duração. Ressonância magnética com imagens ponderadas em T1 (**C**) e em T2 (**D**) mostram tumores de restos suprarrenais testiculares bilaterais (*setas*) em um paciente jovem com HSRC perdedora de sal. (*Utilizada com a permissão de N. Reisch.*)

controlar a estimulação aumentada do ACTH e o excesso subsequente de androgênios. O tratamento atual é dificultado pela falta de preparações de glicocorticoides capazes de simular o perfil diurno de secreção de cortisol, resultando em um período prolongado de estimulação do ACTH e produção subsequente de androgênios nas primeiras horas da manhã. Na infância, a otimização do crescimento e o desenvolvimento puberal constituem metas importantes do tratamento com glicocorticoides, além da prevenção das crises suprarrenais e do tratamento do DDS 46,XX. Nos adultos, o foco está na preservação da fertilidade e prevenção dos efeitos colaterais do tratamento excessivo com glicocorticoides, isto é, síndrome metabólica e osteoporose. A fertilidade pode estar comprometida em mulheres devido à oligo/amenorreia, com anovulação crônica em consequência do excesso de androgênios. Os homens podem desenvolver tecido residual suprarrenal testicular (TART) (Fig. 386-17), consistindo de células hiperplásicas com características suprarrenais e gonadais compartilhadas localizadas na rede testicular, o que não deve ser confundido com tumores testiculares. Os TARTs podem comprometer a produção de espermatozoides e induzir fibrose, que pode ser irreversível.

TRATAMENTO

Hiperplasia suprarrenal congênita

A hidrocortisona constitui uma boa opção de tratamento para a prevenção da crise suprarrenal; entretanto, a prednisolona de ação mais longa pode ser necessária para controlar o excesso de androgênios. Nas crianças, a hidrocortisona é administrada em doses fracionadas, em uma taxa de 1 a 1,5 vez a produção normal de cortisol (cerca de 10-13 mg/m^2 por dia). Nos adultos, se a hidrocortisona não for suficiente, podem ser administrados glicocorticoides de ação intermediária (p. ex., prednisona), utilizando a menor dose necessária para suprimir a produção excessiva de androgênios. Para obter a fertilidade, o tratamento com dexametasona pode ser necessário, porém só deve ser administrado durante o menor período de tempo possível para limitar os efeitos colaterais metabólicos. A recente introdução de hidrocortisona modificada e de liberação lenta, que imita o padrão de liberação de cortisol fisiológico endógeno, é promissora, proporcionando controle efetivo do excesso de precursor de esteroides enquanto a dose diária de hidrocortisona é menor do que a necessária para a hidrocortisona de liberação imediata.

A monitoração bioquímica deve incluir a androstenediona e a testosterona, tendo como alvo o valor de referência específico para o sexo. A 17OHP é um marcador útil de tratamento excessivo, indicado por níveis de 17OHP dentro da faixa normal de controles sadios. O tratamento excessivo com glicocorticoides pode suprimir o eixo hipotálamo-hipófise-gônadas. Por conseguinte, o tratamento precisa ser cuidadosamente titulado em relação às características clínicas de controle da doença. Os glicocorticoides em doses de estresse devem ser administrados em duas ou três vezes a dose diária para cirurgia, doença aguda ou traumatismo grave. A HSRC inadequadamente controlada pode resultar em hiperplasia adrenocortical, que deu à doença o seu nome, e pode manifestar-se na forma de hiperplasia macronodular após excesso de ACTH de longa duração (Fig. 386-17). As áreas nodulares podem desenvolver produção autonômica de androgênios suprarrenais e podem não responder ao tratamento com glicocorticoides. A prevalência de mielolipomas está aumentada na HSRC; estes são benignos, mas podem exigir intervenção cirúrgica devido ao crescimento não autolimitado.

As necessidades de mineralocorticoides modificam-se durante a vida e são maiores em crianças, o que é explicado pela relativa resistência aos mineralocorticoides, que diminui com a maturação contínua do rim. As crianças com HSRC costumam receber reposição de mineralocorticoides e sal. Entretanto, os adultos jovens com HSRC devem efetuar uma reavaliação de sua reserva de mineralocorticoides. Os níveis plasmáticos de renina devem ser monitorados regularmente e mantidos dentro da metade superior do valor de referência.

LEITURAS ADICIONAIS

Arlt W et al: Steroid metabolome analysis reveals prevalent glucocorticoid excess in primary aldosteronism. JCI Insight 2:e93136, 2017.
Bancos I et al: Urine steroid metabolomics for the differential diagnosis of adrenal incidentalomas in the EURINE-ACT study: A prospective test validation study. Lancet Diabetes Endocrinol 8:773, 2020.
Bornstein SR et al: Diagnosis and treatment of primary adrenal insufficiency: An Endocrine Society Clinical Practice guideline. J Clin Endocrinol Metab 101:364, 2016.
Claahsen-Van Der Grinten HL et al: Congenital adrenal hyperplasia: Current insights in pathophysiology, diagnostics and management. Endocr Rev 2021;7:bnab016.

Ebbehoj A et al: Epidemiology of adrenal tumours in Olmsted County, Minnesota, USA: A population-based cohort study. Lancet Diabetes Endocrinol 8:894, 2020.

Fassnacht M et al: Management of adrenal incidentalomas: European Society of Endocrinology Clinical Practice Guideline in collaboration with the European Network for the Study of Adrenal Tumors. Eur J Endocrinol 175:G1, 2016.

Feelders RA et al: Advances in the medical treatment of Cushing's syndrome. Lancet Diabetes Endocrinol 7:300, 2019.

Funder JW et al: The management of primary aldosteronism: Case detection, diagnosis and treatment: An Endocrine Society Clinical Practice guideline. J Clin Endocrinol Metab 101:1889, 2016.

Hahner S et al: Adrenal insufficiency. Nat Rev Dis Primers 7:19, 2021.

Lodish M, Stratakis CA: A genetic and molecular update on adrenocortical causes of Cushing syndrome. Nat Rev Endocrinol 12:255, 2016.

Loriaux DL: Diagnosis and differential diagnosis of Cushing's syndrome. N Engl J Med 376:1451, 2017.

Merke DP, Auchus RJ: Congenital adrenal hyperplasia due to 21-hydroxylase deficiency. N Engl J Med 383:1248, 2020.

Merke DP et al: Modified-release hydrocortisone in congenital adrenal hyperplasia. J Clin Endocrinol Metab 106:e2063, 2021.

Mulatero P et al: Genetics, prevalence, screening and confirmation of primary aldosteronism: Position statement and consensus of the Working Group on Endocrine Hypertension of the European Society of Hypertension. J Hypertens 38:1919, 2020.

Nanba K, Rainey WE: Genetics in endocrinology: Impact of race and sex on genetic causes of aldosterone-producing adenomas. Eur J Endocrinol 185:R1, 2021.

Prete A et al: Prevention of adrenal crisis: Cortisol responses to major stress compared to stress dose hydrocortisone delivery. J Clin Endocrinol Metab 105:2262, 2020.

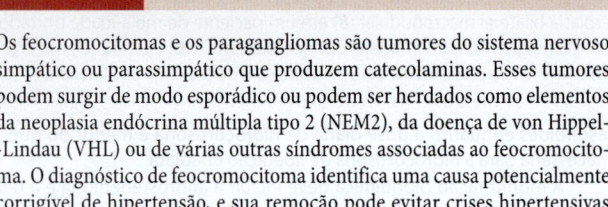

387 Feocromocitoma
Hartmut P. H. Neumann

Os feocromocitomas e os paragangliomas são tumores do sistema nervoso simpático ou parassimpático que produzem catecolaminas. Esses tumores podem surgir de modo esporádico ou podem ser herdados como elementos da neoplasia endócrina múltipla tipo 2 (NEM2), da doença de von Hippel-Lindau (VHL) ou de várias outras síndromes associadas ao feocromocitoma. O diagnóstico de feocromocitoma identifica uma causa potencialmente corrigível de hipertensão, e sua remoção pode evitar crises hipertensivas que podem ser letais. A apresentação clínica é variável, incluindo desde um incidentaloma suprarrenal até uma crise hipertensiva com complicações vasculares cerebrais ou cardíacas associadas.

EPIDEMIOLOGIA

Estima-se que o feocromocitoma ocorra em 2 a 8 pessoas por milhão ao ano, com cerca de 0,1% dos pacientes hipertensos apresentando um feocromocitoma. A média de idade ao diagnóstico é de aproximadamente 40 anos, embora o tumor possa ocorrer desde o início da infância até as fases mais avançadas da vida. A "regra dos 10" clássica para os feocromocitomas estabelece que cerca de 10% são bilaterais, 10% são extrassuprarrenais e 10% são metastáticos.

ETIOLOGIA E PATOGÊNESE

Os feocromocitomas e os paragangliomas são tumores bem vascularizados, que se originam de células derivadas dos paragânglios simpáticos (p. ex., medula suprarrenal ou tronco simpático) ou parassimpáticos (p. ex., glomo carotídeo, glomo timpânico, glomo jugular, glomo vagal) (Fig. 387-1). O termo *feocromocitoma* reflete a coloração preta produzida pela oxidação cromafim das catecolaminas. Embora tenha sido utilizada uma variedade de termos para descrever esses tumores, a maioria dos médicos emprega essa designação para descrever os tumores sintomáticos produtores de catecolaminas, incluindo aqueles que se encontram em sítios extrassuprarrenais retroperitoneais, pélvicos e torácicos. O termo *paraganglioma* é usado para descrever tumores produtores de catecolaminas na base do crânio e no pescoço; esses tumores podem secretar poucas catecolaminas ou nenhuma. Em contraponto ao linguajar clínico comum, a Organização Mundial da Saúde (OMS) restringe o termo *feocromocitoma* para tumores suprarrenais e emprega o termo *paraganglioma* para referir-se a tumores em todos os outros locais.

A etiologia dos feocromocitomas e dos paragangliomas esporádicos permanece desconhecida. Entretanto, 25 a 33% dos pacientes apresentam uma condição hereditária, incluindo mutações germinativas nos genes classicamente reconhecidos *RET* (*reorganizado durante a transfecção*), *VHL*, *NF1* (neurofibromatose tipo 1), *SDHB, SDHC* e *SDHD* (subunidades de succinato-desidrogenase [SDH]) ou nos genes mais recentemente identificados *SDHA, SDHAF2, TMEM127* (proteína transmembrana 127), *MAX* (fator X associado a myc), *FH* (fumarato-hidratase), *PDH1, PDH2* (piruvato-desidrogenase), *HIF1α* e *HIF2α* (fator induzível por hipoxia), *MDH2* (malato-desidrogenase), *KIF1Bβ* (membro da família da cinesina), *IDH1* (isocitrato desidrogenase 1), *SLC25A11* (oxoglutarato/malato), *H-RAS* (proteína transformadora p21) e *DNMTA3* (DNA metiltransferase 3 alfa). A inativação gênica bialélica, uma característica dos genes supressores tumorais, foi demonstrada para os genes *VHL, NF1, SDHx, TMEM127, MAX, FH, PDH1, PDH2, MDH2* e *KIF1Bβ*. Por outro lado, *RET* é um proto-oncogene, e as mutações ativam a atividade de tirosina-cinase do receptor. A SDH é uma enzima do ciclo de Krebs e da cadeia respiratória mitocondrial. A proteína VHL é um componente de uma ubiquitina-E3-ligase. As mutações de *VHL* reduzem a degradação proteica, resultando em suprarregulação dos componentes envolvidos na progressão do ciclo celular, no metabolismo da glicose e na percepção do oxigênio. Além das mutações germinativas, foram observadas mutações somáticas em mais de 20 genes, amplamente agrupados em três grupos diferentes de genes patogeneticamente relevantes: grupo 1, o grupo pseudohipóxia compreendendo principalmente os genes *SDHx* (subunidades de SDH), *FH, VHL* e *HIF2A*; grupo 2, o grupo de sinalização da cinase (*RET, NF1, TMEM127, MAX, HRAS, KIF1Bβ, PDH*); e grupo 3, o grupo de sinalização Wnt (*CSDE1, MAML3*).

MANIFESTAÇÕES CLÍNICAS

A apresentação clínica é tão variável que o feocromocitoma foi denominado "o grande mascarado" (Tab. 387-1). Entre as manifestações iniciais, os episódios de palpitações, cefaleia e sudorese profusa são típicos e constituem uma tríade clássica. A presença dos três sintomas em associação com hipertensão torna o feocromocitoma um diagnóstico provável. Todavia, um feocromocitoma pode permanecer assintomático durante vários anos, e alguns tumores crescem até alcançar dimensões consideráveis antes que os pacientes percebam quaisquer sintomas.

O sinal dominante é a hipertensão. Classicamente, os pacientes sofrem de hipertensão episódica, porém a hipertensão sustentada também é comum. As crises induzidas pelas catecolaminas podem resultar em insuficiência cardíaca, edema pulmonar, arritmias e hemorragia intracraniana. Durante os episódios de liberação hormonal, que podem ocorrer em intervalos muito irregulares, os pacientes ficam ansiosos e pálidos e experimentam taquicardia e palpitações. Em geral, esses paroxismos duram < 1 hora e podem ser precipitados por cirurgia, mudanças de posição, exercício, gravidez, micção (sobretudo com os feocromocitomas vesicais) e vários medicamentos (p. ex., antidepressivos tricíclicos, opiáceos, metoclopramida).

DIAGNÓSTICO

O diagnóstico baseia-se na documentação do excesso de catecolaminas por exames bioquímicos e na localização do tumor por exames de imagem. Esses dois critérios têm importância igual, embora a determinação das catecolaminas ou das metanefrinas (seus metabólitos metilados) seja tradicionalmente a primeira etapa no diagnóstico.

Exames bioquímicos Os feocromocitomas e os paragangliomas sintetizam e armazenam catecolaminas, que incluem norepinefrina (noradrenalina), epinefrina (adrenalina) e dopamina. Os níveis plasmáticos e urinários elevados de catecolaminas e de metanefrinas constituem a base para o estabelecimento do diagnóstico. As flutuações características na atividade hormonal dos tumores resultam em considerável variação nas medições seriadas das catecolaminas. Entretanto, a maioria dos tumores produz continuamente metabólitos O-metilados, que são detectados pelas determinações das metanefrinas.

As catecolaminas e as metanefrinas podem ser medidas por diferentes métodos, incluindo cromatografia líquida de alto desempenho, enzimaimunoensaio e cromatografia líquida/espectrometria de massa. Quando há suspeita de feocromocitoma em bases clínicas (i.e., quando os valores estão três vezes acima do limite superior do normal), esse diagnóstico é altamente provável, independentemente do ensaio utilizado. Entretanto, conforme resumido na Tabela 387-2, a sensibilidade e a especificidade dos testes bioquímicos disponíveis variam bastante, e essas diferenças são importantes

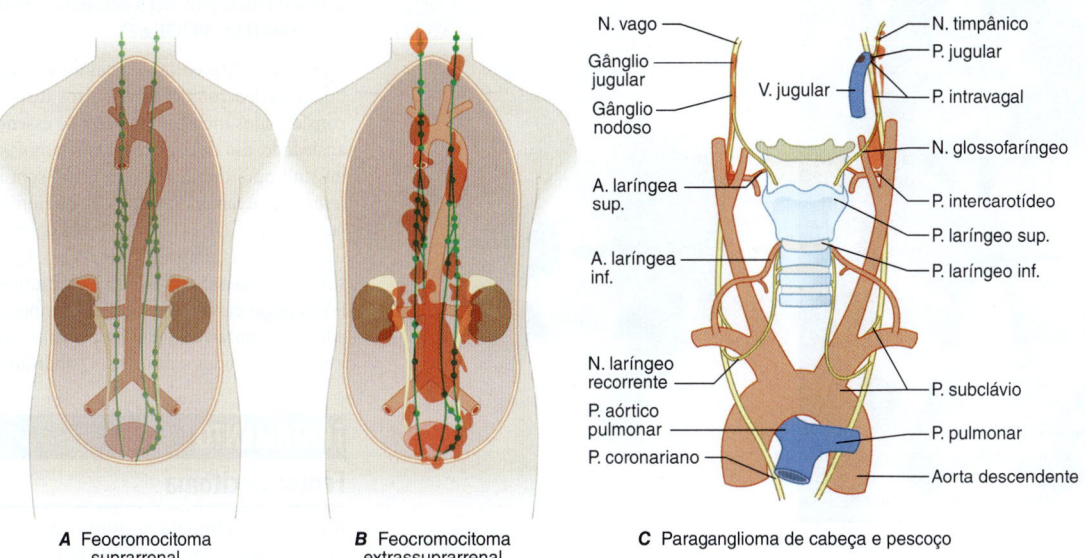

FIGURA 387-1 O sistema paraganglionar e os locais topográficos (em vermelho) dos feocromocitomas e paragangliomas. *(Figuras A, B reproduzidas com a permissão de WM Manger, RW Gifford: Clinical and experimental pheochromocytoma. Cambridge: Blackwell Science; 1996.)*

na avaliação de pacientes com elevações limítrofes de diferentes compostos. Os testes urinários para as metanefrinas (totais ou fracionadas) e para as catecolaminas estão amplamente disponíveis e costumam ser usados para avaliação inicial. Entre esses testes, os das metanefrinas fracionadas e catecolaminas são os mais sensíveis. Os testes plasmáticos são mais convenientes e incluem determinações das catecolaminas e metanefrinas. As medições das metanefrinas plasmáticas são as mais sensíveis e menos suscetíveis a elevações falso-positivas em consequência de estresse, incluindo a punção venosa. Embora a incidência de resultados falso-positivos nos testes tenha sido reduzida pela introdução de ensaios mais recentes, as respostas ao estresse fisiológico e as medicações que aumentam as catecolaminas ainda podem causar confusão nos testes. Como os tumores são relativamente raros, as elevações limítrofes tendem a representar um resultado falso-positivo. Nessa circunstância, é importante excluir a dieta ou fatores relacionados com fármacos (retirada da levodopa ou uso de simpaticomiméticos, diuréticos, antidepressivos tricíclicos, alfa e betabloqueadores) passíveis de produzir resultados falso-positivos e, em seguida, repetir os testes ou realizar um teste de supressão com clonidina (i.e., determinação da normetanefrina plasmática dentro de 3 horas após a administração oral de clonidina). Outros testes farmacológicos, como o teste com fentolamina e o teste de estímulo com glucagon, possuem sensibilidade relativamente baixa e não são recomendados.

Diagnóstico por imagem Foram utilizados diversos métodos para localizar os feocromocitomas e os paragangliomas (Tab. 387-2, Figs. 387-2, 387-3 e 387-4). A tomografia computadorizada (TC) e a ressonância magnética (RM) apresentam sensibilidade semelhante e devem ser realizadas com contraste. A RM ponderada em T2 com contraste de gadolínio é ideal para a detecção de feocromocitomas e ligeiramente superior à TC para a obtenção de imagens de feocromocitomas extrassuprarrenais e paragangliomas. Cerca de 5% dos incidentalomas suprarrenais, que geralmente são detectados por TC ou RM, revelam-se feocromocitomas na avaliação endocrinológica, mas a presença de feocromocitomas é improvável se a TC sem contraste revelar um coeficiente de atenuação < 10 unidades Hounsfield (UHs).

Os tumores também podem ser localizados por procedimentos que utilizam marcadores radioativos, incluindo cintilografia com I^{131} ou I^{123}-metaiodobenzilguanidina (MIBG), cintilografia com análogos da In^{111}-somatostatina, tomografia por emissão de pósitrons (PET) com ^{18}F-DOPA, PET com Ga^{68}-DOTATATE ou PET/TC com F^{18}-fluordesoxiglicose (FDG) **(Figs. 387-2B e 387-4A e B)**. Para PET/TC com ^{68}Ga-DOTATATE e ^{18}F-DOPA, a sensibilidade e especificidade são muito altas (> 95%). Esses agentes são particularmente úteis na documentação de síndromes hereditárias, mas também no feocromocitoma metastático, visto que só há captação nos paragangliomas e metástases.

TABELA 387-1 ■ Manifestações clínicas associadas ao feocromocitoma, listadas por frequência de ocorrência

1. Cefaleias
2. Sudorese profusa
3. Palpitações e taquicardia
4. Hipertensão, sustentada ou paroxística
5. Ansiedade e crises de pânico
6. Palidez
7. Náuseas
8. Dor abdominal
9. Fraqueza
10. Perda de peso
11. Resposta paradoxal aos agentes anti-hipertensivos
12. Poliúria e polidipsia
13. Constipação
14. Hipotensão ortostática
15. Miocardiopatia dilatada
16. Eritrocitose
17. Elevação da glicemia
18. Hipercalcemia

TABELA 387-2 ■ Métodos bioquímicos e de imagem usados para o diagnóstico de feocromocitoma e paraganglioma

Método diagnóstico	Sensibilidade	Especificidade
Testes urinários de 24 h		
Catecolaminas	+++	+++
Metanefrinas fracionadas	++++	++
Metanefrinas totais	+++	++++
Testes plasmáticos		
Catecolaminas	+++	++
Metanefrinas livres	++++	+++
De imagem		
TC	++++	+++
Ressonância magnética	++++	+++
Cintilografia com MIBG	++	++++
Cintilografia para o receptor de somatostatina[a]	++	++
PET com ^{18}fluor-DOPA	++++	++++
^{68}Galio-DOTATOC ou DOTATATE PET/TC	++++	++++

[a]Os valores são particularmente altos nos paragangliomas de cabeça e pescoço.
Siglas: TC, tomografia computadorizada; MIBG, metaiodobenzilguanidina; PET, tomografia por emissão de pósitrons. Para os testes bioquímicos, as classificações correspondem, de modo global, às taxas de sensibilidade e especificidade como segue: ++, < 85%; +++, 85 a 95%; e ++++, > 95%.

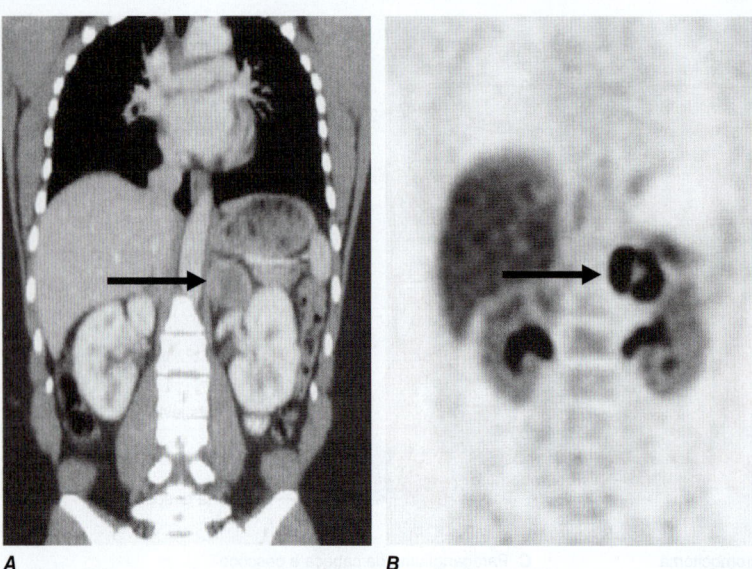

FIGURA 387-2 **Feocromocitoma típico (suprarrenal unilateral). A.** Ressonância magnética (RM). **B.** Tomografia por emissão de pósitrons (PET) com ^{18}F-DOPA. Tumor indicado por *setas*. *(Parte A fornecida por cortesia do Dr. Tobias Krauss, Freiburg. Parte B fornecida por cortesia do Dr. Juri Ruf, Freiburg.)*

tornando mais provável a ocorrência de mutações germinativas (Fig. 387-5*E* e *F*).

Diagnóstico diferencial Quando se cogita a possibilidade de feocromocitoma, outros distúrbios a serem considerados incluem hipertensão essencial, crises de ansiedade, uso de cocaína ou anfetaminas, mastocitose ou síndrome carcinoide (em geral, sem hipertensão), lesões intracranianas, suspensão da clonidina, epilepsia autonômica e crises factícias (habitualmente devido ao uso de aminas simpaticomiméticas). Quando se identifica uma massa suprarrenal assintomática, os diagnósticos prováveis, além do feocromocitoma, incluem adenoma suprarrenal não funcionante, aldosteronoma e adenoma produtor de cortisol (síndrome de Cushing).

TRATAMENTO
Feocromocitoma

A remoção completa do tumor, que é a meta terapêutica final, pode ser obtida por meio de suprarrenalectomia parcial ou total. É importante preservar o córtex da suprarrenal normal, de modo a evitar a doença de Addison, particularmente em distúrbios hereditários em que há maior probabilidade de feocromocitomas bilaterais. É preciso considerar a preparação pré-operatória do paciente, e a pressão arterial deve estar consistentemente < 160/90 mmHg. Classicamente, a pressão arterial tem sido controlada com bloqueadores α-adrenérgicos (fenoxibenzamina oral, 0,5 a 4 mg/kg de peso corporal). Como esses pacientes apresentam depleção de volume, o aporte livre de sal e a hidratação são necessários para evitar a hipotensão ortostática. A prazosina oral ou a fentolamina intravenosa podem ser usadas para o controle dos paroxismos, enquanto se aguarda um adequado bloqueio alfa-adrenérgico. Em seguida, podem ser acrescentados betabloqueadores (p. ex., 10 mg de propranolol, três ou quatro vezes ao dia). Outros anti-hipertensivos, como os bloqueadores dos canais de cálcio ou os inibidores da enzima conversora de angiotensina, também foram usados efetivamente.

Patologia Os feocromocitomas e os paragangliomas são encontrados nos locais clássicos da medula suprarrenal (Fig. 387-2) e paragânglios (Fig. 387-3). Do ponto de vista histológico, os tumores frequentemente exibem um padrão "Zellballen" característico, que consiste em agrupamentos de células principais neuroendócrinas com células de sustentação periféricas semelhantes às células gliais. Entretanto, pode-se observar um amplo espectro de características arquitetônicas e citológicas. A imuno-histoquímica é positiva para cromogranina e sinaptofisina nas células principais e para S-100 nas células de sustentação (Fig. 387-5*A-D*). A coloração com anticorpos contra as proteínas codificadas pelos genes de suscetibilidade para feocromocitomas hereditários, como SDHB, está sendo cada vez mais usada para demonstrar histologicamente a presença de defeitos dessas proteínas,

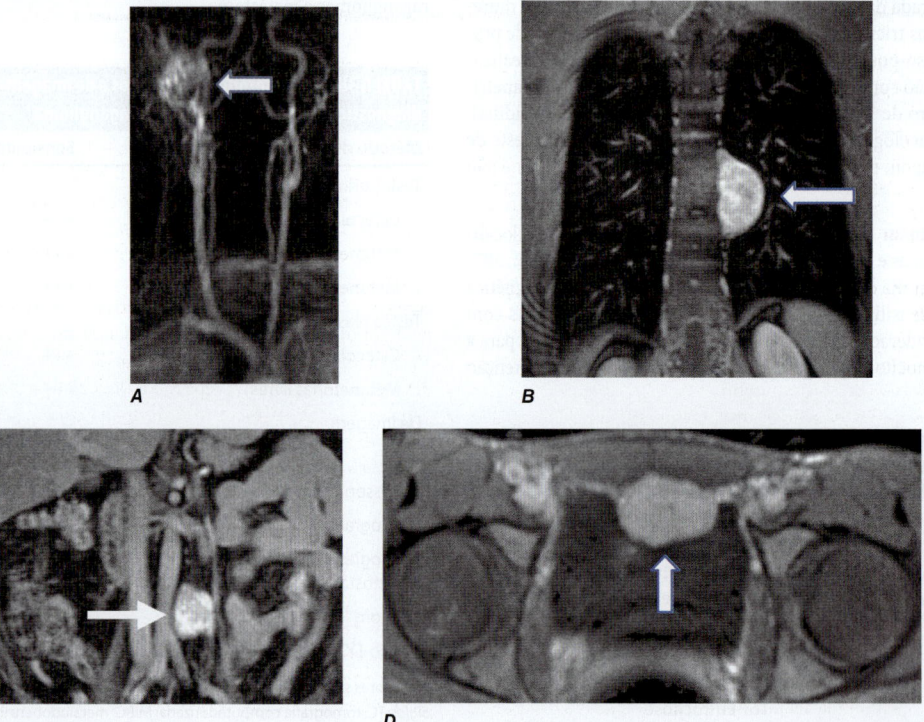

FIGURA 387-3 **Paragangliomas (feocromocitomas extrasuprarrenais). A.** Tumor de glomo carotídeo. **B.** Tumor torácico. **C.** Tumor para-aórtico. **D.** Tumor pélvico na parede anterior da bexiga urinária. Tumores indicados por *setas*. *(Parte A fornecida por cortesia do Dr. Carsten Boedeker, Stralsund. Partes B e D fornecidas por cortesia do Dr. Tobias Krauss, Freiburg. Parte C fornecida por cortesia do Dr. Martin Walz, Essen.)*

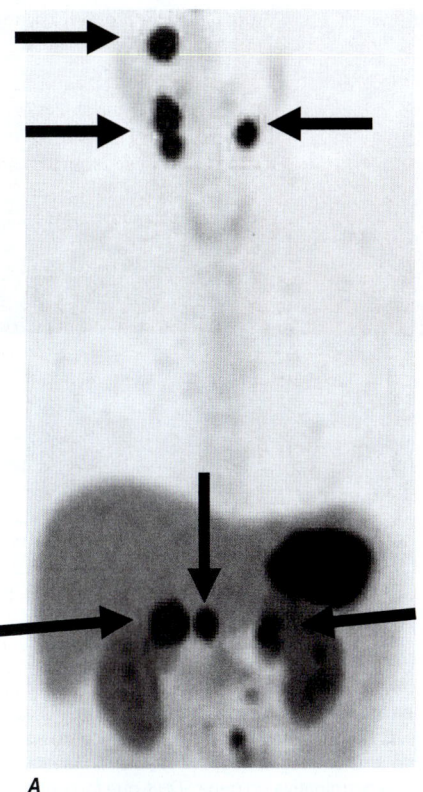 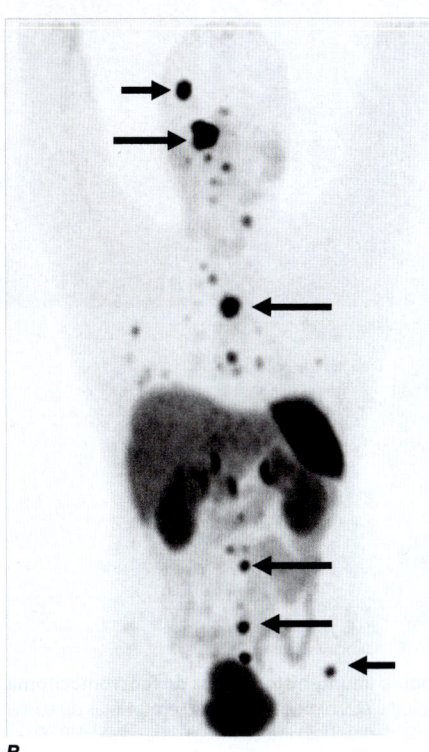

FIGURA 387-4 **Feocromocitoma múltiplo e metastático. A.** Síndrome de paraganglioma. Um paciente com a mutação *SDHD W5X* e tomografia por emissão de pósitrons (PET) com PGL1 ^{68}Ga-DOTATATE, demonstrando a captação do tumor no glomo jugular direito, glomo carotídeo direito e esquerdo, ambas as glândulas suprarrenais e paragânglio interaortocavo (*setas*). Observe o acúmulo fisiológico do radiofármaco nos rins e no fígado. **B.** PET com ^{18}F-DOPA de um paciente com feocromocitoma metastático. Várias metástases indicadas por *setas*. (*Partes A e B fornecidas por cortesia do Dr. Juri Ruf, Freiburg.*)

A cirurgia deve ser realizada por equipes de cirurgiões e anestesiologistas com experiência no tratamento de feocromocitomas. A pressão arterial pode ser lábil durante a cirurgia, em particular no início da intubação ou quando o tumor está sendo manipulado. A infusão de nitroprusseto de sódio é útil para as crises hipertensivas intraoperatórias, e a hipotensão costuma responder à infusão de volume. O último efeito colateral pode, no entanto, ser evitado em pacientes com feocromocitoma normotensos, tendo apenas nitroprussiato intraoperatório de reserva, que demonstrou ser seguro e que evita a hipotensão pós-operatória frequentemente causada por α-bloqueadores; as clássicas diretrizes de tratamento pré-operatório obrigatório com bloqueadores alfa estão em discussão.

As técnicas minimamente invasivas (laparoscopia ou retroperitonioscopia) tornaram-se as abordagens padrão na cirurgia para feocromocitoma. Essas técnicas estão associadas a menos complicações, recuperação mais rápida e melhores resultados estéticos. Os feocromocitomas abdominais extrassuprarrenais e a maioria dos feocromocitomas torácicos também podem ser removidos por endoscopia. No pós-operatório, deve-se documentar a normalização dos níveis de catecolaminas. Deve-se realizar um teste do hormônio adrenocorticotrófico para descartar a possibilidade de deficiência de cortisol quando se realiza uma cirurgia com preservação bilateral do córtex suprarrenal.

Os paragangliomas de cabeça e pescoço representam um desafio para os cirurgiões, visto que qualquer dano aos tecidos adjacentes, principalmente vasos ou nervos cranianos, é um efeito colateral geralmente permanente. É importante considerar cuidadosamente a melhor conduta, e a radioterapia pode ser uma alternativa, particularmente para os paragangliomas de cabeça e pescoço volumosos.

FEOCROMOCITOMA METASTÁTICO

Cerca de 5 a 10% dos feocromocitomas e dos paragangliomas são metastáticos. O diagnóstico de feocromocitoma maligno é problemático. Os critérios histológicos típicos de atipia celular, a presença de mitoses e a invasão vascular ou dos tecidos adjacentes não são suficientes para o diagnóstico de neoplasia maligna no feocromocitoma. Por conseguinte, o termo *feocromocitoma maligno* tem sido substituído por *feocromocitoma metastático* pela OMS, e é restrito a tumores com metástases para linfonodos ou a distância, sendo estas últimas mais comumente encontradas por exames de imagem de medicina nuclear nos pulmões, ossos ou fígado, sugerindo uma via de disseminação vascular (**Fig. 387-4B**). Como as síndromes hereditárias estão associadas a tumores multifocais, essas características devem ser antecipadas em pacientes com mutações germinativas, particularmente de *RET*, *VHL*, *SDHD* ou *SDHB*. Entretanto, ocorrem também metástases a distância nessas síndromes, particularmente nos portadores de mutações de *SDHB*.

O tratamento dos feocromocitomas ou paragangliomas metastáticos é desafiador. As opções incluem redução da massa tumoral, bloqueadores alfa para alívio dos sintomas, quimioterapia, radioterapia com medicina nuclear e radioterapia estereotáxica. O tratamento de primeira linha consiste em terapia de medicina nuclear para metástases documentadas por cintilografia, de preferência com I^{131}-MIBG, em doses de 100 a 300 mCi em 3 a 6 ciclos. Outras opções para tratamento com radionuclídeos incluem ligantes do receptor de somatostatina, por exemplo, DOTATOC marcado com Ítrio-90 ou Lutécio-177, ambos para resultados paliativos. O protocolo de quimioterapia de Averbuch inclui a dacarbazina (600 mg/m^2 nos dias 1 e 2), a ciclofosfamida (750 mg/m^2 no dia 1) e a vincristina (1,4 mg/m^2 no dia 1), sendo o esquema repetido a cada 21 dias por 3 a 6 ciclos. O efeito paliativo (doença estável e redução do tumor) é obtido em cerca de metade dos pacientes. Devido aos avanços crescentes na genética do feocromocitoma e suas vias moleculares, novas opções quimioterápicas direcionadas para alvos específicos estão em fase de desenvolvimento, como sunitinibe e temozolomida/talidomida. O prognóstico dos feocromocitomas ou paragangliomas metastáticos é variável, com taxas de sobrevida em 5 anos de 30 a 60%.

FEOCROMOCITOMA DURANTE A GESTAÇÃO

Os feocromocitomas ocasionalmente são diagnosticados na gravidez e podem ser muito difíceis de gerenciar. A remoção endoscópica, de preferência entre o quarto e o sexto mês de gestação, é possível e pode ser seguida por parto sem intercorrências. A triagem regular nas famílias com feocromocitomas hereditários proporciona a oportunidade de identificar e remover tais tumores em mulheres em idade reprodutiva.

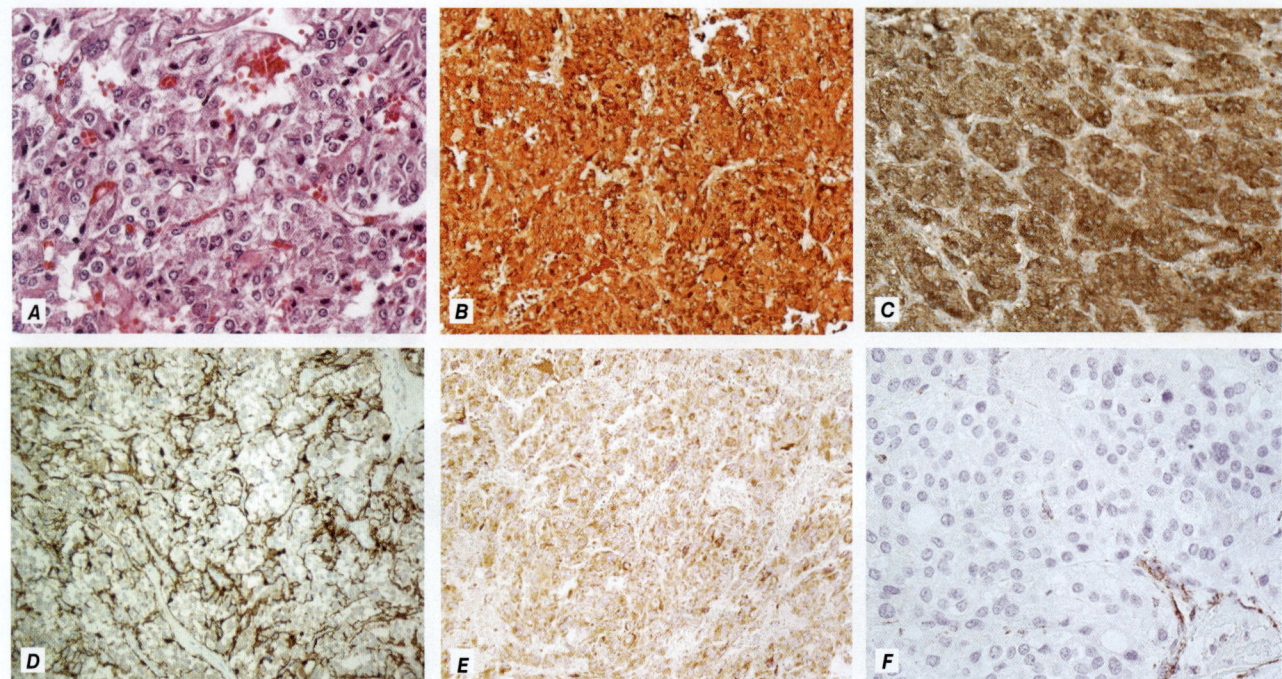

FIGURA 387-5 Histologia e imuno-histoquímica do feocromocitoma. **A.** Hematoxilina e eosina. **B.** Cromogranina. **C.** Sinaptofisina. **B** e **C**. Coloração positiva das células principais. **D.** Coloração de S-100 em células de sustentação. **E, F.** Imuno-histoquímica com anticorpo anti-SDHB: a coloração positiva (coloração citoplasmática granular) indica integridade de SDHB (**E**), enquanto uma coloração negativa (células endoteliais positivas como controle interno) (**F**) indica alteração estrutural ou ausência de SDHB, devido a uma mutação germinativa no gene *SDHB*, que foi confirmada por análise genética molecular de uma amostra de sangue. *(Partes A-D e F foram utilizadas com a pemissão da Dra. Helena Leijon, Helsinki. Parte E fornecida por cortesia do Dr. Kurt Werner Schmid, Essen.)*

SÍNDROMES ASSOCIADAS AO FEOCROMOCITOMA

Cerca de 25 a 33% dos pacientes com feocromocitoma ou paraganglioma apresentam uma síndrome hereditária. Por ocasião do diagnóstico, os pacientes com síndromes hereditárias são, em média, cerca de 15 anos mais jovens do que aqueles com tumores esporádicos.

A síndrome associada ao feocromocitoma mais bem conhecida é o distúrbio autossômico dominante NEM2 (Cap. 388). Ambos os tipos de NEM2 (2A e 2B) são causados por mutações em *RET*, que codifica uma tirosina-cinase. As localizações das mutações *RET* correlacionam-se com a gravidade da doença e o tipo de NEM2 (Cap. 388). A NEM2A caracteriza-se pela ocorrência de carcinoma medular da tireoide (CMT), feocromocitoma e hiperparatireoidismo; a NEM2B também inclui CMT e feocromocitoma, bem como múltiplos neuromas mucosos, hábito marfanoide e outros distúrbios do desenvolvimento, embora normalmente não curse com hiperparatireoidismo. O CMT é observado em praticamente todos os pacientes com NEM2, porém o feocromocitoma só ocorre em cerca de 50% desses indivíduos. Quase todos os feocromocitomas na NEM2 são benignos e estão localizados nas suprarrenais, frequentemente bilaterais. O feocromocitoma pode ser sintomático antes do CMT. A tireoidectomia profilática vem sendo realizada em muitos portadores de mutações *RET*; deve-se excluir a presença de feocromocitomas antes de realizar qualquer cirurgia nesses pacientes.

A doença de VHL é um distúrbio autossômico dominante, que predispõe a hemangioblastomas da retina e cerebelares, os quais também ocorrem no tronco encefálico e na medula espinal (Fig. 387-6). Outras características importantes da síndrome de VHL consistem em carcinomas renais de células claras, tumores neuroendócrinos do pâncreas, tumores do saco endolinfático da orelha interna, cistadenomas do epidídimo e do ligamento largo e múltiplos cistos pancreáticos ou renais. Embora o gene *VHL* possa ser inativado por todos os tipos de mutações, os pacientes portadores de feocromocitoma apresentam predominantemente mutações missense. Cerca de 30% dos pacientes com síndrome de VHL apresentam feocromocitomas; todavia, em algumas famílias, a incidência pode atingir 90%. O reconhecimento do feocromocitoma como uma característica associada à síndrome de VHL proporciona a oportunidade de diagnosticar tumores retinianos, do sistema nervoso central, renais e pancreáticos em um estágio no qual o tratamento efetivo ainda pode ser possível.

A NF1 foi a primeira síndrome associada ao feocromocitoma descrita. O gene *NF1* funciona como supressor tumoral por meio da regulação da cascata de sinalização Ras. As manifestações clássicas da neurofibromatose incluem neurofibromas múltiplos, manchas café com leite, sardas na pele das axilas e nódulos de Lisch na íris. Os feocromocitomas ocorrem em apenas cerca de 1% desses pacientes e localizam-se predominantemente nas suprarrenais. O feocromocitoma metastático não é incomum em NF1.

As *síndromes de paragangliomas* (PGLs) foram classificadas por análises genéticas de famílias com paragangliomas de cabeça e pescoço. Os genes de suscetibilidade codificam subunidades da enzima SDH, um componente do ciclo de Krebs e da cadeia de transporte de elétrons mitocondrial. A SDH é formada de quatro subunidades (A-D). As mutações de *SDHA* (PGL5), *SDHB* (PGL4), *SDHC* (PGL3), *SDHD* (PGL1) e *SDHAF2* (PGL2) predispõem às PGLs. A transmissão da doença em portadores de mutações germinativas de *SDHA, SDHB* e *SDHC* é autossômica dominante. Por outro lado, em praticamente todas as famílias com *SDHD* e *SDHAF2*, apenas a progênie dos pais afetados desenvolve tumores quando herdam a mutação. A PGL1 é mais comum, seguida de PGL4; PGL2, PGL3 e PGL5 são raras. Os feocromocitomas suprarrenais, abdominais extrassuprarrenais e torácicos, que são componentes da PGL1, PGL4 e PGL5, são raros na PGL3 e ausentes na PGL2 (Fig. 387-4A). Cerca de um terço dos pacientes com PGL4 desenvolve metástases, que é a taxa mais alta nas síndromes associadas ao feocromocitoma. Outras síndromes de feocromocitomas metastáticos são principalmente VHL, NF1 e PGL1.

Outro feocromocitoma familiar foi atribuído a tumores hereditários, principalmente suprarrenais em pacientes com mutações germinativas nos genes *TMEM127* e *MAX*. A transmissão também é autossômica dominante, e mutações de *MAX*, à semelhança daquelas de *SDHD*, causam tumores apenas quando herdadas do pai.

RASTREAMENTO GENÉTICO DE PACIENTES COM FEOCROMOCITOMA OU PARAGANGLIOMA

A medicina preventiva efetiva para o feocromocitoma e as doenças associadas a ele exige um manejo de acordo com as mutações germinativas identificadas nos genes de suscetibilidade. Além da história familiar, características gerais que sugerem uma síndrome hereditária incluem idade jovem, tumores multifocais, tumores extrassuprarrenais e tumores metastáticos

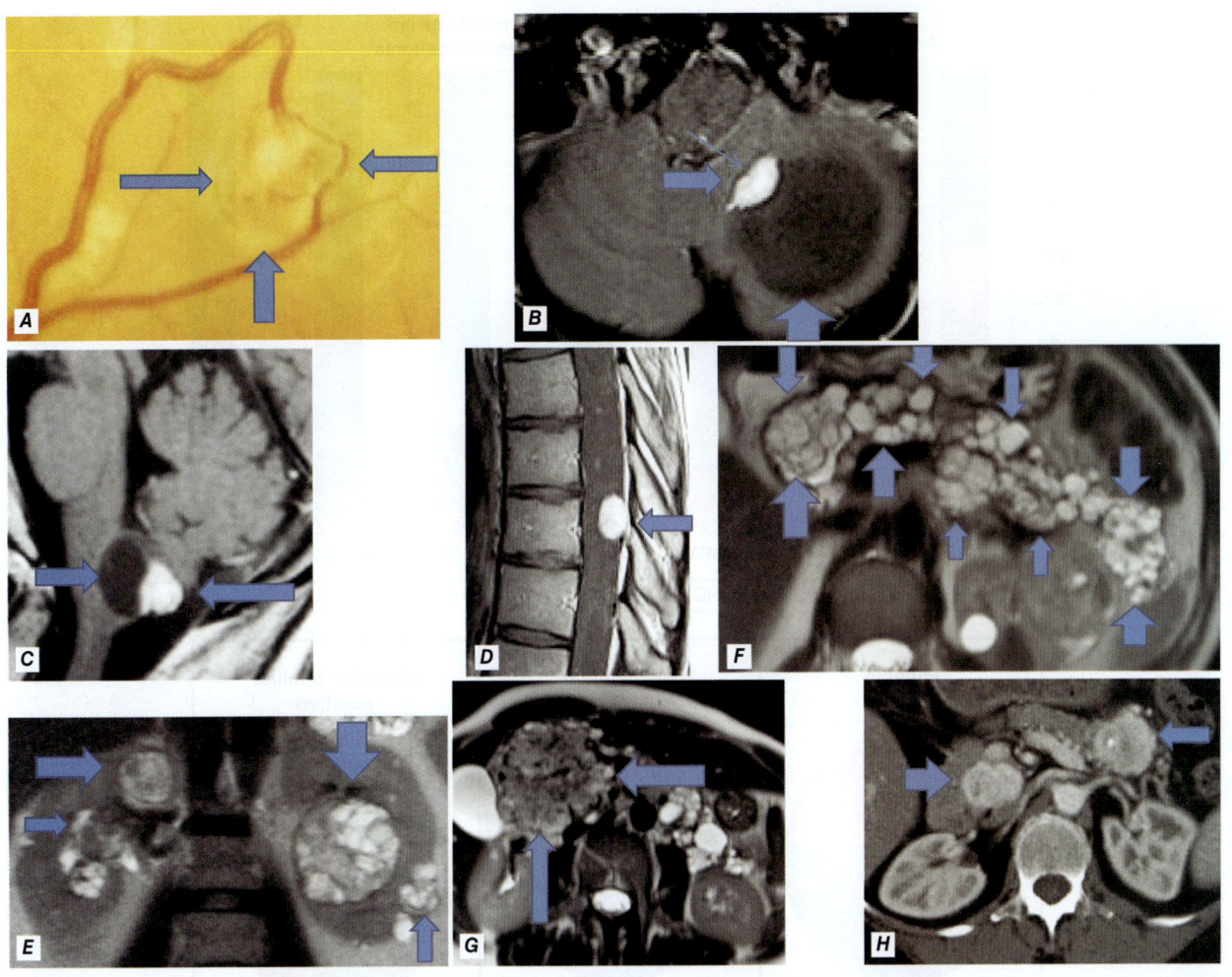

FIGURA 387-6 **Doença de von Hippel-Lindau.** Tumores e cistos indicados por *setas*. **A.** Angioma retiniano (*setas* com um par de vasos nutrientes). Todos os painéis subsequentes mostram os achados na ressonância magnética (RM). **B-D.** Hemangioblastomas do cerebelo (grande cisto e tumor mural sólido) (**B**) no tronco encefálico (em parte cístico) (**C**) e na medula espinal (torácico) (**D**). **E.** Carcinomas de células claras renais bilaterais com dois tumores de cada lado. **F.** Múltiplos cistos pancreáticos. **G.** Cistoadenoma pancreático seroso microcístico (com múltiplos espaços minúsculos). **H.** Dois tumores de células das ilhotas pancreáticas. *(Parte A fornecida por cortesia do Dr. Dieter Schmidt. Parte B fornecida por cortesia do Dr. Christian Taschner, Freiburg. Parte C fornecida por cortesia do Dr. Sven Glaesker, Brussels. Parte D utilizada com a permissão de Dr. Jan-Helge Klingler, Freiburg. Parte E fornecida por cortesia do Dr. Cordula Jilg, Freiburg. Partes F-H fornecidas por cortesia do Dr. Tobias Krauss, Freiburg.)*

(Tab. 387-3 e Fig. 387-7). Tendo em vista a prevalência relativamente alta de síndromes familiares entre pacientes que apresentam feocromocitoma ou paraganglioma, é útil identificar as mutações germinativas, até mesmo em pacientes sem história familiar conhecida. A primeira etapa consiste em investigar as características clínicas das síndromes hereditárias e obter uma história familiar mais profunda, de múltiplas gerações. Cada uma dessas síndromes tem transmissão autossômica dominante com penetrância variável, porém um caso índice com mãe portadora de tumores paraganglionares não tem predisposição à PLG1 e PGL2 (portador de mutação *SDHD* e *SDHAF2*). Os neurofibromas cutâneos, as manchas café com leite

TABELA 387-3 ■ Padrões de ocorrência nas síndromes hereditárias associadas a feocromocitoma e paraganglioma

Gene com mutação	Tumores suprarrenais	Tumores de cabeça e pescoço	Tumores retroperitoneais extrassuprarrenais ou pélvicos	Tumores torácicos	Tumores múltiplos	Tumores suprarrenais bilaterais	Tumores metastáticos	História familiar em casos índices para componentes da síndrome específica
MAX	+++++	<x	+	<x	+++++	++++	++	+++
NF1	+++++	<+	+	<+	+	++	+	++
RET	+++++	<+	<+	<+	++++	++++	<+	+
SDHA	++	++++	++	+	+	<+	+	+
SDHB	++++	+++	+++	+	++	<+	+++	++
SDHC	<+	+++++	<+	+	<+	<+	<+	++
SDHD	++	+++++	+	+	++++	<+	+	+++
VHL	+++++	<+	+	+	++++	+++	+	++++
TMEM127	+++++	+	+	+	++	++	<+	+

Nota: Frequências em porcentagem (<+: 0-4%; +: 5-19%; ++: 20-39%; +++: 40-59%; ++++: 60-79%; +++++: 80-100%) das características clínicas de feocromocitomas/paragangliomas de pacientes com mutações germinativas dos genes *MAX, NF1, RET, SDHA, SDHB, SDHC, SDHD, VHL* e *TMEM127*; para outros genes, os dados são muito limitados para serem incluídos neste resumo.

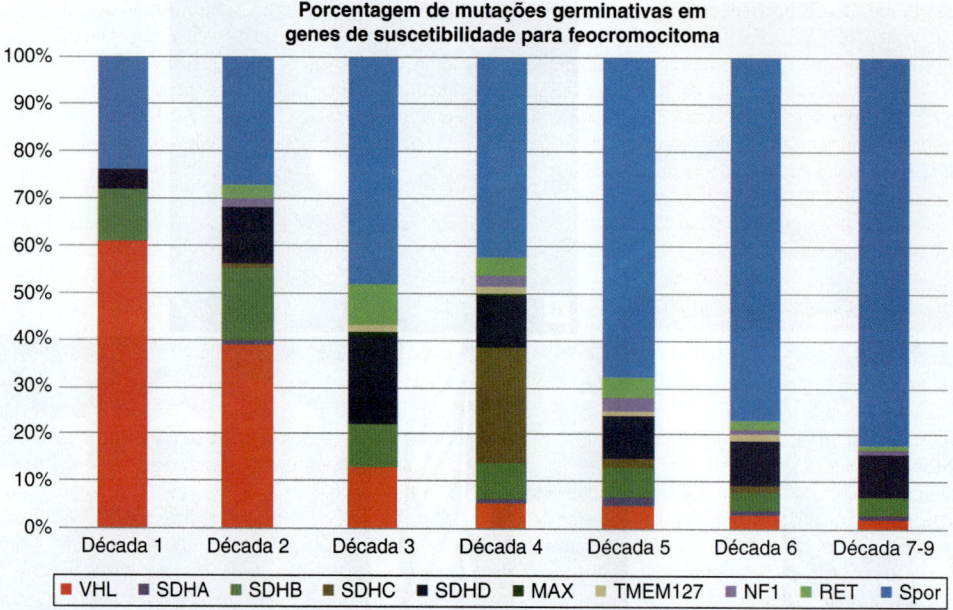

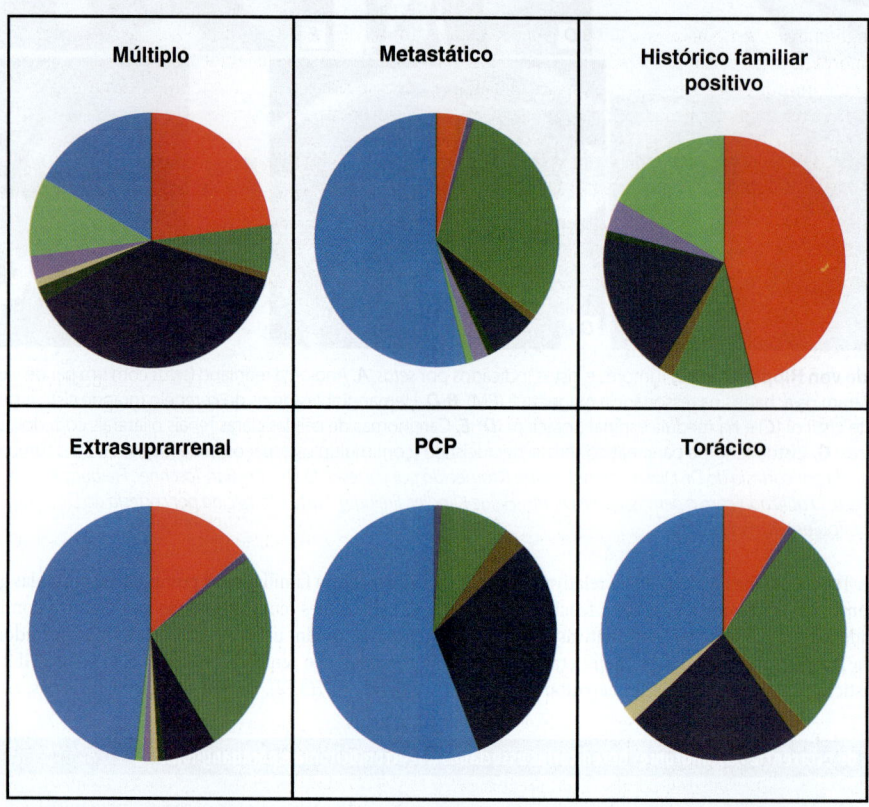

FIGURA 387-7 **Distribuição das mutações** nos genes *VHL, RET, SDHB, SDHC, SDHD* e *NF1* em 4.156 pacientes com feocromocitomas e paragangliomas do European-American Pheochromocytoma-Paraganglioma Registry baseado em Freiburg, na Alemanha, Padova, na Itália, e Rochester, em Minnesota, atualizado em 20 de dezembro de 2020. **A.** Correlação com a idade. As barras representam a frequência das formas esporádicas (Esp) ou de várias formas hereditárias de feocromocitoma em diferentes grupos etários. Os distúrbios hereditários são muito mais comuns entre indivíduos mais jovens que apresentam feocromocitoma. **B.** Porcentagens de genes com mutações nos feocromocitomas e paragangliomas hereditários. **C-G.** Mutações germinativas de acordo com paragangliomas múltiplos (**C**), metastáticos (**D**), hereditários (**E**), retroperitoneais extrassuprarrenais (**F**), paraganglionares de cabeça e pescoço (PCP) (**G**) e torácicos (**H**). *(Dados do Freiburg International Pheochromocytoma and Paraganglioma Registry, 2017. Figuras por cortesia de Dr. Charis Eng, Cleveland; Dr. Irina Bancos, Rochester; Dr. Birke Bausch, Freiburg; Dr. Giuseppe Opocher e Dr. Francesca Schiavi, Padova.)*

e as sardas axilares sugerem neurofibromatose. Quase nunca são relatadas mutações germinativas em *NF1* em pacientes com feocromocitomas esporádicos. Por esse motivo, não há necessidade de um teste para *NF1* na ausência de outras manifestações clínicas de neurofibromatose. Uma história pessoal ou familiar de CMT ou uma elevação dos níveis séricos de calcitonina sugerem fortemente NEM2 e devem levar à realização de um teste para mutações *RET*. Um histórico de deficiência visual ou tumores do cerebelo, tronco cerebral, medula espinal ou rim sugerem a possibilidade de VHL. Uma história pessoal e/ou familiar de paraganglioma de cabeça e pescoço sugere PGL1 ou PGL4.

Um único feocromocitoma suprarrenal em um paciente com história inespecífica nos demais aspectos ainda pode estar associado a mutações de *VHL, RET, SDHB* ou *SDHD* (por ordem decrescente de frequência). Dois terços dos tumores extrassuprarrenais estão associados a uma dessas síndromes, e os tumores multifocais ocorrem com frequência decrescente em portadores das mutações *RET, SDHD, VHL, SDHB* e *MAX*. Cerca de 30% dos paragangliomas de cabeça e pescoço estão associados a mutações germinativas de um dos genes das subunidades da SDH (mais frequentemente *SDHD*) e são raros em portadores das mutações *VHL, RET, MAX* e *TMEM127*. A imuno-histoquímica mostra-se útil na pré-seleção do feocromocitoma hereditário. A imunocoloração negativa para anticorpos contra SDHB (Fig. 387-5*F*), TMEM127 e MAX pode prever mutações dos genes *SDHx* (PGL1-5), *TMEM127* e *MAX*, respectivamente.

A análise da sequência do genoma inteiro está substituindo cada vez mais o sequenciamento direcionado de Sanger. Atualmente é possível pesquisar mutações germinativas em uma série de genes, de modo que todos os genes de suscetibilidade para síndromes associadas ao feocromocitoma possam ser analisados em apenas um procedimento. É interessante assinalar que protocolos de sequenciamento podem não detectar grandes deleções em um ou mais éxons.

Uma vez diagnosticada síndrome subjacente, o benefício dos testes genéticos pode ser estendido aos familiares. Para esse propósito, é necessário identificar a mutação germinativa no caso índice e, após aconselhamento genético, efetuar análises da sequência do DNA do gene responsável nos parentes, de modo a determinar se estão afetados. Outros membros da família podem ser beneficiados quando indivíduos portadores de uma mutação germinativa são submetidos a rastreamento bioquímico para tumores paraganglionares.

Os tumores paraganglionares assintomáticos, muitas vezes detectados em pacientes com tumores hereditários e seus familiares, representam um desafio de manejo. Foram introduzidas estratégias de espera vigilante. Os paragangliomas de cabeça e pescoço – principalmente tumores do glomo carotídeo, jugulares e vagais – são cada vez mais tratados com irradiação, visto que a cirurgia costuma estar associada a uma paralisia permanente dos nervos cranianos II, VII, IX, X, XI e XII. Todavia, os paragangliomas timpânicos tornam-se sintomáticos precocemente, e a maioria desses tumores é passível de ressecção, com melhora subsequente da audição e alívio do zumbido.

LEITURAS ADICIONAIS

Bancos I et al: Maternal and fetal outcomes in pheochromocytoma and pregnancy: A multi-center retrospective cohort study and systematic review of literature. Lancet Diabetes Endocrinol 9:13, 2021.

Berends AMA et al: Incidence of pheochromocytoma and sympathetic paraganglioma in the Netherlands: A nationwide study and systematic review. Eur Intern Med 51:68, 2018.

Canu L et al: CT characteristics of pheochromocytoma: Relevance for the evaluation of adrenal incidentaloma. J Clin Endocrinol Metab 104:312, 2019.

Groeben H et al: International multicentre review of perioperative management and outcome for catecholamine-producing tumours. Br J Surg 107:e170, 2020.

Hamidi O et al: Malignant pheochromocytoma and paraganglioma: 272 patients over 55 years. J Clin Endocrinol Metab 10:3296, 2017.

Lenders JW et al: Genetics, diagnosis, management and future directions of research of phaeochromocytoma and paraganglioma: A position statement and consensus of the Working Group on Endocrine Hypertension of the European Society of Hypertension. J Hypertens 38:1443, 2020.

Neumann HPH et al: Comparison of pheochromocytoma-specific morbidity and mortality among adults with bilateral pheochromocytomas undergoing total adrenalectomy vs cortical-sparing adrenalectomy. JAMA Netw Open 2:e198898, 2019.

Taïeb D et al: European Association of Nuclear Medicine Practice Guideline/Society of Nuclear Medicine and Molecular Imaging Procedure Standard 2019 for radionuclide imaging of phaeochromocytoma and paraganglioma. Eur J Nucl Med Mol Imaging 46:2112, 2019.

388 Síndromes de neoplasia endócrina múltipla
R. V. Thakker

A neoplasia endócrina múltipla (NEM) é caracterizada por uma predileção por tumores envolvendo duas ou mais glândulas endócrinas. Quatro formas principais de NEM são reconhecidas e chamadas de NEM tipos 1 a 4 (NEM1 a 4) (Tab. 388-1). Cada tipo de NEM é herdado como uma síndrome autossômica dominante ou pode ocorrer esporadicamente, ou seja, sem uma história familiar. Contudo, essa distinção entre formas familiar e esporádica costuma ser difícil porque os membros da família com a doença podem ter morrido antes do desenvolvimento dos sintomas. Além de NEM1 a 4, pelo menos seis outras síndromes estão associadas com neoplasias endócrinas múltiplas e de outros órgãos (NEMOs) (Tab. 388-2). Essas NEMOs incluem a síndrome de hiperparatireoidismo com tumor mandibular (HPT-TM), o complexo de Carney, a doença de von Hippel-Lindau (Cap. 387), a neurofibromatose do tipo 1 (Cap. 90), a síndrome de Cowden (SCW) e a síndrome de McCune-Albright (SMA) (Cap. 412); todas são herdadas como distúrbios autossômicos dominantes, exceto a SMA, que é causada pela expressão em mosaico de uma mutação pós-zigótica de células somáticas (Tab. 388-2).

Um diagnóstico de uma síndrome NEM ou NEMO pode ser estabelecido em um indivíduo por um de três critérios: (1) características clínicas (dois ou mais dos tumores [ou lesões] associados em um indivíduo); (2) padrão familiar (um dos tumores [ou lesões] associados em um parente de primeiro grau de um paciente com um diagnóstico clínico da síndrome); e (3) análise genética (uma mutação germinativa no gene associado em um indivíduo, que pode ser clinicamente afetado ou assintomático). A análise mutacional nas síndromes NEM e NEMO é útil na prática clínica para (1) confirmar o diagnóstico clínico; (2) identificar familiares que abrigam a mutação e necessitam de rastreamento para detecção de tumores relevantes e tratamento precoce/adequado; e (3) identificar os cerca de 50% dos membros da família que não apresentam a mutação germinativa e que, portanto, podem ficar aliviados da ansiedade de desenvolver tumores associados. Esse último aspecto também ajuda a reduzir os custos com cuidados de saúde pela redução da necessidade de investigações bioquímicas e radiológicas desnecessárias.

NEOPLASIA ENDÓCRINA MÚLTIPLA TIPO 1

Manifestações clínicas A NEM tipo 1 (NEM1), também chamada de síndrome de Wermer, é caracterizada pela tríade de tumores envolvendo as paratireoides, as ilhotas pancreáticas e a adeno-hipófise. Além disso, tumores do córtex da suprarrenal, tumores carcinoides geralmente do intestino anterior, meningiomas, angiofibromas faciais, colagenomas e lipomas também podem ocorrer em alguns pacientes com NEM1. Combinações das glândulas afetadas e suas características patológicas (p. ex., adenomas hiperplásicos das glândulas paratireoides) podem diferir em membros da mesma família e mesmo entre gêmeos idênticos. Além disso, uma forma não familiar (p. ex., esporádica) ocorre em 8 a 14% dos pacientes com NEM1, e estudos genéticos moleculares confirmaram a ocorrência de mutações *de novo* do gene *MEN1* em aproximadamente 10% dos pacientes com NEM1. A prevalência de NEM1 gira em torno de 0,25% com base em estudos *post mortem* escolhidos aleatoriamente, mas é de 1 a 18% entre pacientes com hiperparatireoidismo primário, 16 a 38% entre pacientes com tumores das ilhotas pancreáticas e < 3% entre pacientes com tumores hipofisários. O distúrbio afeta todos os grupos etários, com uma faixa etária relatada de 5 a 81 anos, com manifestações clínicas e bioquímicas se desenvolvendo na maioria em torno dos 50 anos. As manifestações clínicas de NEM1 estão relacionadas com os locais dos tumores e seus produtos hormonais. Na ausência de tratamento, os tumores endócrinos então associados a uma mortalidade precoce em pacientes com NEM1, com uma probabilidade de 50% de morte em torno dos 50 anos de idade. A causa de morte costuma ser um tumor maligno, frequentemente originário de um tumor neuroendócrino (TNE) pancreático ou carcinoide do intestino anterior. Além disso, os desfechos do tratamento de pacientes com tumores associados a NEM1 não são tão bem-sucedidos quanto os de pacientes com tumores não NEM1. Isso ocorre porque os tumores associados com a NEM1, com exceção dos TNEs hipofisários, em geral são múltiplos, tornando difícil alcançar uma cura cirúrgica. A doença metastática oculta é também mais prevalente na NEM1, e os tumores podem ser maiores, mais agressivos e resistentes ao tratamento.

Tumores da paratireoide (Ver também Cap. 410) O hiperparatireoidismo primário ocorre em cerca de 90% dos pacientes e constitui a característica mais comum da NEM1. Os pacientes podem ter hipercalcemia assintomática ou sintomas vagos associados com hipercalcemia (p. ex., poliúria, polidipsia, constipação, mal-estar ou dispepsia). Nefrolitíase e osteíte fibrosa cística (menos comumente) também podem ocorrer. Investigações bioquímicas revelam hipercalcemia, em geral associada com paratormônio

TABELA 388-1 ■ Síndromes de neoplasia endócrina múltipla		
Tipo (localização cromossômica)	Tumores (penetrância estimada)	Gene e códons com mutação mais frequente
NEM1 (11q13)	Adenoma da paratireoide (90%) Tumor enteropancreático (30-70%) • Gastrinoma (> 50%) • Insulinoma (10-30%) • Não funcionante e PPoma (20-55%) • Glucagonoma (< 3%) • VIPoma (< 1%) Adenoma hipofisário (15-50%) • Prolactinoma (60%) • Somatotrofinoma (25%) • Corticotrofinoma (< 5%) • Não funcionante (< 5%) Tumores associados • Tumor cortical suprarrenal (20-70%) • Feocromocitoma (< 1%) • TNE broncopulmonar (2%) • TNE tímico (2%) • TNE gástrico (10%) • Lipomas (> 33%) • Angiofibromas (85%) • Colagenomas (70%) • Meningiomas (8%)	*MEN1* 83/84, del 4 pb (≈4%) 119, del 3 pb (≈3%) 209-211, del 4 pb (≈8%) 418, del 3 pb (≈4%) 514-516, del ou ins (≈7%) Íntron 4 ss (≈10%)
NEM2 (10 cen-10q11.2)		
NEM2A	CMT (90%) Feocromocitoma (> 50%) Adenoma da paratireoide (10-25%)	*RET* 634, p. ex., Cys → Arg (~85%)
CMT apenas	CMT (100%)	*RET* 618, missense (> 50%)
NEM2B (também conhecida como NEM3)	CMT (> 90%) Feocromocitoma (> 50%) Anormalidades associadas (40-50%) • Neuromas da mucosa • Hábito marfanoide • Fibras meduladas dos nervos corneanos • Megacólon	*RET* 918, Met → Thr (> 95%)
NEM4 (12p13)	Adenoma da paratireoide[a] Adenoma hipofisário[a] Tumores de órgãos reprodutores[a] (p. ex., câncer testicular, carcinoma cervical neuroendócrino) ? Tumores renais + suprarrenais[a]	*CDKN1B*; nenhuma mutação comum identificada até o momento

[a] Números insuficientes relatados para fornecer informação sobre prevalência.
Nota: A hereditariedade autossômica dominante das síndromes de NEM foi estabelecida.
Siglas: CMT, carcinoma medular da tireoide; del, deleções; ins, inserção; PPoma, tumor secretor de polipeptídeo pancreático; TNE, tumor neuroendócrino; VIPoma, tumor secretor de peptídeo intestinal vasoativo; NEM, neoplasia endócrina múltipla.
Fonte: Adaptada com a permissão de RV Thakker: Multiple endocrine neoplasia—syndromes of the twentieth century. J Clin Endocrinol Metab 83:2617, 1998.

TABELA 388-2 ■ Síndromes neoplásicas endócrinas múltiplas e de outros órgãos (NEMOs)		
Doença[a]	Produto gênico	Localização cromossômica
Hiperparatireoidismo com tumor mandibular (HPT-TM)	Parafibromina	1q31.2
Complexo de Carney (CNC)		
CNC1	PRAKAR1A	17q24.2
CNC2	?[b]	2p16
Doença de von Hippel-Lindau (VHL)	pVHL (elonguina)	3p25
Neurofibromatose do tipo 1 (NF1)	Neurofibromina	17q11.2
Síndrome de Cowden (SCW)		
SCW1	PTEN	10q23.31
SCW2	SDHB	1p36.13
SCW3	SDHD	11q23.1
SCW4	KLLN	10q23.31
SCW5	PIK3CA	3q26.32
SCW6	AKT1	14q32.33
SCW7	SEC23B	20p11.23
Síndrome de McCune-Albright (SMA)	$G_s\alpha$	20q13.32

[a] A herança desses distúrbios é autossômica dominante, exceto a SMA, devido a mosaicismo que resulta do gene *GNAS1* pós-zigótico em células somáticas, codificando $G_s\alpha$. [b] ?, desconhecido.
Sigla: $G_s\alpha$, subunidade α da proteína G estimuladora.

TRATAMENTO
Tumores da paratireoide

A remoção cirúrgica das paratireoides anormalmente hiperativas em pacientes com NEM1 é o tratamento definitivo. Contudo, há controvérsias quanto à realização de paratireoidectomia subtotal (p. ex., remoção de 3,5 glândulas) ou total, com ou sem autotransplante de tecido da paratireoide no antebraço, e quanto à realização da cirurgia em um estágio inicial ou tardio. A paratireoidectomia minimamente invasiva não é recomendada porque todas as quatro glândulas paratireoides em geral são afetadas com múltiplos adenomas ou hiperplasia. A experiência cirúrgica deve ser levada em consideração devido à variabilidade na patologia na NEM1. Os calcimiméticos (p. ex., cinacalcete), que agem por meio de receptor sensível ao cálcio, têm sido usados para tratar o hiperparatireoidismo primário em alguns pacientes quando a cirurgia não é bem-sucedida ou é contraindicada.

Tumores pancreáticos (Ver também Cap. 84) A incidência de tumores das células das ilhotas pancreáticas, que são TNEs, em pacientes com NEM1 varia de 30 a 80% em diferentes séries. A maioria desses tumores (Tab. 388-1) produz quantidades excessivas de hormônios (p. ex., gastrina, insulina, glucagon, polipeptídeo intestinal vasoativo [VIP]) e está associada com síndromes clínicas distintas, embora alguns sejam não funcionantes ou não secretórios. Esses tumores de células das ilhotas pancreáticas têm um início em idade mais baixa em pacientes com NEM1 do que em pacientes sem NEM1.

Gastrinoma Os tumores secretores de gastrina (gastrinomas) estão associados com acentuada produção de ácido gástrico e ulcerações pépticas recorrentes, uma combinação chamada síndrome de Zollinger-Ellison. Os gastrinomas ocorrem mais frequentemente em pacientes com NEM1 que têm > 30 anos de idade. Múltiplas úlceras pépticas graves recorrentes, que podem perfurar, e caquexia são os principais contribuintes para a alta mortalidade. Os pacientes com síndrome de Zollinger-Ellison também podem sofrer de diarreia e esteatorreia. O diagnóstico é estabelecido pela demonstração de uma elevada concentração de gastrina sérica de jejum em associação com aumento da secreção basal de ácido gástrico (Tab. 388-3). Contudo, o diagnóstico da síndrome de Zollinger-Ellison pode ser difícil em pacientes hipercalcêmicos com NEM1, porque a hipercalcemia também pode causar hipergastrinemia. Ultrassonografia, ultrassonografia

(PTH) circulante elevado (Tab. 388-3). A hipercalcemia costuma ser leve, e a hipercalcemia grave ou o câncer de paratireoide é uma ocorrência rara. Diferenças adicionais no hiperparatireoidismo primário de pacientes com NEM1, em oposição àqueles sem NEM1, incluem uma idade de início mais precoce (20-25 anos vs. 55 anos) e uma proporção igual entre homens e mulheres (1:1 vs. 1:3). As imagens pré-operatórias (p. ex., ultrassonografia do pescoço com cintilografia da paratireoide com ^{99m}Tc-sestamibi) têm benefício limitado porque todas as glândulas paratireoides podem ser afetadas, e a exploração do pescoço pode ser necessária independentemente de estudos de localização pré-operatórios.

TABELA 388-3 ■ Rastreamento bioquímico e radiológico na neoplasia endócrina múltipla tipo 1			
Tumor	Idade de início (anos)	Exame bioquímico anual (plasma ou soro)	Exame de imagem (intervalo de tempo)
Paratireoide	8	Cálcio, PTH	Ausente
TNEs pancreáticos			
Gastrinoma	20	Gastrina (± pH gástrico)	Ausente
Insulinoma	5	Glicose de jejum, insulina	Ausente
Outros TNEs pancreáticos	< 10	Cromogranina A; polipeptídeo pancreático, glucagon, peptídeo intestinal vasoativo	RM, TC ou USE (anualmente)
Adeno-hipófise	5	Prolactina, IGF-1	RM (a cada 3 anos)
Suprarrenal	< 10	Nenhum a não ser que haja sintomas ou sinais de tumor funcionante e/ou tumor > 1 cm seja identificado na imagem	RM ou TC (anualmente com imagem pancreática)
Carcinoide tímico e brônquico	15	Ausente	TC ou RM (a cada 1-2 anos)

Siglas: IGF-1, fator do crescimento semelhante à insulina tipo 1; PTH, paratormônio; RM, ressonância magnética; TC, tomografia computadorizada; TNEs, tumores neuroendócrinos; USE, ultrassonografia endoscópica.
Fonte: Dados de PJ Newey, RV Thakker: Role of multiple endocrine neoplasia type 1 mutational analysis in clinical practice. Endocr Pract 17, 2011 and RV Thakker: Multiple endocrine neoplasia type 1 (MEN1). Translational Endocrinology and Metabolism, Vol 2. Chevy Chase, MD: The Endocrine Society; 2011.

endoscópica, tomografia computadorizada (TC), ressonância magnética (RM), angiografia abdominal seletiva, amostra venosa e cintilografia com receptores de somatostatina (SRS) são úteis na localização do tumor antes da cirurgia. Os gastrinomas representam > 50% de todos os TNEs pancreáticos em pacientes com NEM1, e cerca de 20% dos pacientes com gastrinomas também irão apresentar NEM1. Os gastrinomas, que também podem ocorrer na mucosa duodenal, são a principal causa de morbidade e mortalidade em pacientes com NEM1.

TRATAMENTO
Gastrinoma

O tratamento clínico de pacientes com NEM1 e síndrome de Zollinger-Ellison é dirigido à redução da produção basal de ácido para < 10 mmol/L. Os inibidores da H^+-K^+-adenosina-trifosfatase (ATPase) das células parietais (p. ex., omeprazol ou lansoprasol) reduzem a produção de ácido e são os fármacos de escolha para os gastrinomas. Alguns pacientes também podem precisar de tratamento adicional com antagonistas dos receptores H_2 da histamina, cimetidina ou ranitidina. O papel da cirurgia no tratamento dos gastrinomas em pacientes com NEM1 é controverso. O objetivo da cirurgia é reduzir o risco de doença metastática a distância e melhorar a sobrevida. Para um gastrinoma não metastático situado no pâncreas, a excisão cirúrgica frequentemente é eficaz. Contudo, o risco de metástases hepáticas aumenta com o tamanho do tumor, de modo que 25 a 40% dos pacientes com TNEs pancreáticos > 4 cm desenvolvem metástases hepáticas, e 50 a 70% dos pacientes com tumores de 2 a 3 cm de tamanho têm metástases nos linfonodos. A sobrevida em pacientes com NEM1 com gastrinomas < 2,5 cm de tamanho é de 100% em 15 anos, mas de 52% em 15 anos se estiver presente doença metastática. A presença de metástase nos linfonodos não parece afetar adversamente a sobrevida. A cirurgia para gastrinomas que têm mais de 2 a 2,5 cm tem sido recomendada, pois a sobrevida relacionada à doença nesses pacientes melhora após a cirurgia. Além disso, gastrinomas duodenais, que ocorrem mais em pacientes com NEM1, têm sido tratados com sucesso cirurgicamente. Contudo, na maioria dos pacientes com NEM1, os gastrinomas são múltiplos ou extrapancreáticos, e, com exceção dos gastrinomas duodenais, a cirurgia raras vezes é bem-sucedida. Por exemplo, os resultados de um estudo revelaram que apenas cerca de 15% dos pacientes com NEM1 estavam livres da doença imediatamente após a cirurgia, e em 5 anos esse número havia diminuído para cerca de 5%; os desfechos respectivos em pacientes sem NEM1 estavam melhores, em 45 e 40%. Devido a esses achados, a maioria dos especialistas recomenda o manejo não cirúrgico para gastrinomas em NEM1, exceto como observado antes para lesões menores, isoladas. O tratamento dos gastrinomas disseminados é difícil. A quimioterapia com estreptozotocina e 5-fluoruracila; a terapia hormonal com octreotida ou lanreotida, que são análogos da somatostatina humana (SSAs); a radioterapia interna selecionada (SIRT); a ablação por radiofrequência; a terapia com radiopeptídeos (PRRT); a embolização da artéria hepática; a administração de interferon leucocitária humana; e a remoção de todos os tumores ressecáveis foram terapias bem-sucedidas em alguns pacientes.

Insulinoma Esses tumores de células β das ilhotas secretores de insulina representam 10 a 30% dos tumores pancreáticos em pacientes com NEM1. Os pacientes com um insulinoma apresentam sintomas hipoglicêmicos (p. ex., fraqueza, cefaleia, sudorese, desmaio, convulsão, alteração do comportamento, ganho de peso) que se desenvolvem geralmente após jejum ou esforço e melhoram após a ingestão de glicose. O teste mais confiável é um jejum supervisionado de 72 horas. As investigações bioquímicas revelam aumento das concentrações de insulina plasmática em associação com hipoglicemia (Tab. 388-3). As concentrações circulantes de peptídeo C e proinsulina, que também estão aumentadas, são úteis para estabelecer o diagnóstico. Também é importante demonstrar a ausência de sulfonilureias em amostras de plasma e de urina obtidas durante a investigação de hipoglicemia (Tab. 388-3). O sucesso cirúrgico é bastante aumentado pela localização pré-operatória por ultrassonografia endoscópica, TC ou angiografia do tronco celíaco. Os métodos adicionais de localização podem incluir amostra venosa portal trans-hepática percutânea pré-operatória e perioperatória, estimulação intra-arterial seletiva com amostragem venosa hepática e ultrassonografia pancreática intraoperatória direta. Os insulinomas ocorrem em associação com gastrinomas em 10% dos pacientes com NEM1, e os dois tumores podem surgir em momentos diferentes. Os insulinomas ocorrem mais frequentemente em pacientes com NEM1 que têm < 40 anos, e alguns surgem em indivíduos com < 20 anos. Por outro lado, em pacientes sem NEM1, os insulinomas ocorrem, em geral, em indivíduos com > 40 anos. Os insulinomas podem ser a primeira manifestação de NEM1 em 10% dos pacientes, e cerca de 4% dos pacientes com insulinoma terão NEM1.

TRATAMENTO
Insulinoma

O tratamento clínico, que consiste em refeições frequentes à base de carboidratos e uso de diazóxido ou octreotida, nem sempre é bem-sucedido, e a cirurgia é o tratamento ideal. O tratamento cirúrgico, que varia desde a enucleação de um tumor único até uma pancreatectomia distal ou pancreatectomia parcial, tem sido curativo em muitos pacientes. Quimioterapia (estreptozotocina, 5-fluoruracila e doxorrubicina), PRRT (p. ex., com ^{177}Lu-DOTATATE) ou embolização da artéria hepática tem sido usada para doença metastática.

Glucagonoma Esses TNEs pancreáticos secretores de glucagon ocorrem em < 3% dos pacientes com NEM1. As manifestações clínicas características de erupção cutânea (eritema necrolítico migratório), perda de peso, anemia e estomatite podem estar ausentes. O tumor pode ter sido detectado em um paciente assintomático com NEM1 submetido à imagem pancreática ou pelo achado de intolerância à glicose e hiperglucagonemia.

TRATAMENTO

Glucagonoma

A remoção cirúrgica do glucagonoma é o tratamento de escolha. Contudo, o tratamento pode ser difícil porque aproximadamente 50 a 80% dos pacientes têm metástases no momento do diagnóstico. O tratamento clínico com SSAs (p. ex., octreotida ou lanreotida) ou quimioterapia com estreptozotocina e 5-fluoruracila tem sido bem-sucedido em alguns pacientes, e a embolização da artéria hepática tem sido usada para tratar a doença metastática.

Tumores secretores de peptídeo intestinal vasoativo (VIPomas) Os tumores secretores de peptídeo intestinal vasoativo (VIPomas) têm sido relatados em apenas alguns pacientes com NEM1. Essa síndrome clínica caracteriza-se por diarreia aquosa, hipopotassemia e acloridria (síndrome WDHA), que também é designada como síndrome de Verner-Morrison ou síndrome VIPoma. O diagnóstico é estabelecido pela exclusão de uso abusivo de laxantes e diuréticos, pela confirmação de um volume de fezes de 0,5 a 1,0 L/dia durante um jejum e pela documentação de um aumento acentuado na concentração de VIP plasmático.

TRATAMENTO

VIPomas

O tratamento cirúrgico dos VIPomas, que estão localizados principalmente na cauda do pâncreas, pode ser curativo. Contudo, em pacientes com tumor não ressecável, os SSAs, como octreotida e lanreotida, podem ser eficazes. A estreptozotocina com 5-fluoruracila pode ser benéfica, junto com embolização da artéria hepática para o tratamento de metástases.

Tumores secretores de polipeptídeos pancreáticos (PPomas) e TNEs pancreáticos não funcionantes Os tumores secretores de polipeptídeo pancreático (PPomas) são encontrados em um grande número de pacientes com NEM1. Não há sequelas patológicas de secreção excessiva de polipeptídeos (PP) aparentes, e o significado clínico do PP é desconhecido. Muitos PPomas podem não ter sido reconhecidos ou classificados como TNEs pancreáticos não funcionantes, que provavelmente representam o TNE enteropancreático mais comum associado com NEM1 (Fig. 388-1). A ausência de uma síndrome clínica e de anormalidades bioquímicas específicas pode resultar em um diagnóstico tardio de TNEs pancreáticos não funcionantes, que estão associados com um pior prognóstico do que outros tumores funcionantes, incluindo insulinoma e gastrinoma. O método ideal de rastreamento e seu intervalo de tempo para TNEs pancreáticos não funcionantes ainda precisam ser estabelecidos. No momento, a ultrassonografia endoscópica provavelmente representa o método mais sensível de detecção dos pequenos tumores pancreáticos, mas a SRS é o método mais confiável para detecção de doença metastática (Tab. 388-3).

TRATAMENTO

PPomas e TNEs pancreáticos não funcionantes

O manejo dos TNEs pancreáticos não funcionantes no paciente assintomático é controverso. Uma recomendação é realizar a cirurgia independentemente do tamanho do tumor depois de se completar a avaliação bioquímica. De modo alternativo, outros especialistas recomendam a cirurgia com base no tamanho do tumor, usando > 1 cm ou > 2 cm em centros diferentes. A cirurgia pancreatoduodenal é bem-sucedida na remoção dos tumores em 80% dos pacientes, porém mais de 40% deles desenvolvem complicações, incluindo diabetes melito, esteatorreia frequente, síndromes de *dumping* precoce ou tardia e outros sintomas gastrintestinais. Contudo, cerca de 50 a 60% dos pacientes tratados cirurgicamente sobrevivem > 5 anos. Quando se consideram essas recomendações, é importante ter em mente que é provável que a doença metastática oculta (p. ex., tumores não detectados por investigações de imagens) esteja presente em uma proporção substancial desses pacientes no momento da apresentação. Os inibidores dos receptores de tirosina-cinase (TKRs) e das vias de sinalização dos alvos da rapamicina em mamíferos (mTOR) foram relatados como eficazes no tratamento dos

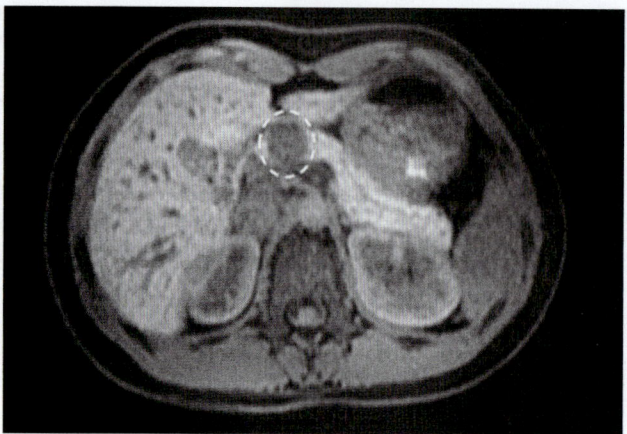

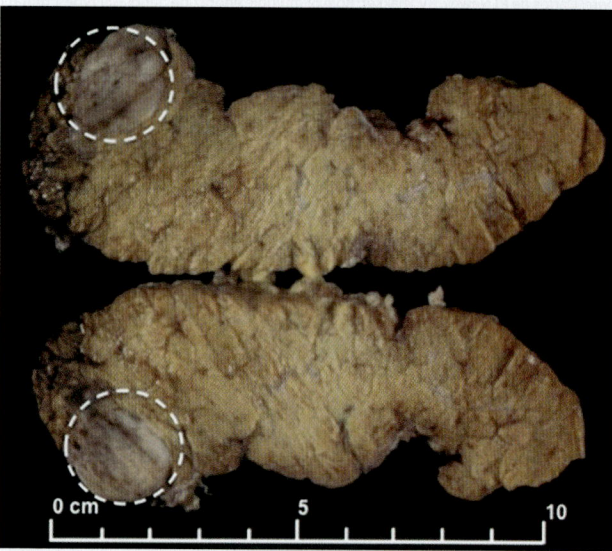

FIGURA 388-1 Tumor neuroendócrino (TNE) pancreático não funcionante em um paciente de 14 anos com neoplasia endócrina múltipla tipo 1 (NEM1). **A.** Uma imagem de ressonância magnética revelou um tumor > 2 cm de baixa intensidade (diâmetro anteroposterior máximo) dentro do colo do pâncreas. Não havia evidência de invasão das estruturas adjacentes ou metástases. O tumor está indicado pelo *círculo branco tracejado*. **B.** O TNE pancreático foi removido por cirurgia, e o exame macroscópico confirmou a localização do tumor (*círculos brancos tracejados*) no colo do pâncreas. A imuno-histoquímica mostrou o tumor corado para cromogranina A, mas não peptídeos gastrintestinais ou menin, confirmando, assim, que era um TNE não secretor devido à perda de expressão de menin. *(Parte A reproduzida com permissão de PJ Newey et al: Asymptomatic children with multiple endocrine neoplasia type 1 mutations may harbor nonfunctioning pancreatic neuroendocrine tumors. J Clin Endocrinol Metab 94:3640, 2009.)*

TNEs pancreáticos metastáticos e na duplicação do tempo de sobrevida livre de progressão. Tratamentos adicionais para doença metastática incluem PRRT usando ^{177}Lu-DOTATATE, quimioterapia, ablação por radiofrequência, quimioembolização transarterial e SIRT.

Outros TNEs pancreáticos Os TNEs secretores de hormônio liberador do hormônio do crescimento (GHRH), GHRHomas, foram relatados raramente em pacientes com NEM1. Estima-se que cerca de 33% dos pacientes com GHRHomas têm outros tumores relacionados com NEM1. Os GHRHomas podem ser diagnosticados pela demonstração de concentrações séricas elevadas de hormônio do crescimento e GHRH. Mais de 50% dos GHRHomas ocorrem no pulmão, 30% ocorrem no pâncreas e 10% são encontrados no intestino delgado. Os somatostinomas secretam somatostatina, um peptídeo que inibe a secreção de vários hormônios, resultando em hiperglicemia, colelitíase, baixa produção de ácidos, esteatorreia, diarreia, dor abdominal, anemia e perda de peso. Embora 7% dos TNEs pancreáticos secretem somatostatina, as características clínicas da síndrome do somatostinoma são incomuns em pacientes com NEM1.

Tumores hipofisários (Ver também Cap. 380) Os tumores hipofisários ocorrem em 15 a 50% dos pacientes com NEM1 (Tab. 388-1), e cerca de 75% destes são microadenomas (< 1 cm de diâmetro). Os tumores ocorrem a partir dos 5 anos de idade ou até a nona década. Os adenomas hipofisários no contexto da NEM1 são mais frequentes em mulheres do que homens, nos quais são frequentemente macroadenomas (> 1 cm de diâmetro). Não há parâmetro histológico específico que diferencie entre tumores hipofisários NEM1 e não NEM1. Aproximadamente 60% dos tumores hipofisários associados a NEM1 secretam prolactina, < 25% secretam hormônio do crescimento, 5% secretam hormônio adrenocorticotrófico (ACTH) e o restante parece ser não funcionante, com alguns secretando subunidades glicoproteicas (Tab. 388-1). Contudo, tumores hipofisários derivados de pacientes com NEM1 podem exibir imunorreatividade a vários hormônios. Em particular, há maior frequência de tumores mamossomatotróficos. Os prolactinomas constituem a primeira manifestação de NEM1 em cerca de 15% dos pacientes, enquanto os tumores de somatotrofos ocorrem com mais frequência em pacientes com > 40 anos. Menos de 3% dos pacientes com tumores hipofisários terão NEM1. As manifestações clínicas são semelhantes às de pacientes com tumores hipofisários esporádicos sem NEM1 e dependem dos hormônios secretados e do tamanho do tumor. Assim, os pacientes podem ter sintomas de hiperprolactinemia (p. ex., amenorreia, infertilidade e galactorreia em mulheres ou disfunção erétil e infertilidade em homens) ou apresentar características de acromegalia ou doença de Cushing. Além disso, tumores hipofisários crescentes podem comprimir estruturas adjacentes, como o quiasma óptico ou tecido hipofisário normal, causando distúrbios visuais e/ou hipopituitarismo. Em pacientes sintomáticos com NEM1, a monitoração bioquímica periódica da prolactina sérica e dos níveis do fator do crescimento semelhante à insulina tipo 1 (IGF-1), bem como a RM da sela túrcica, pode levar à identificação de tumores hipofisários (Tab. 388-3). Em pacientes com resultados anormais, a avaliação laboratorial do eixo hipotálamo-hipófise-glândulas-alvo deve caracterizar a natureza da lesão hipofisária e seus efeitos sobre a secreção de outros hormônios hipofisários.

TRATAMENTO
Tumores hipofisários

O tratamento dos tumores hipofisários em pacientes com NEM1 consiste em terapias semelhantes às usadas em pacientes sem NEM1 e inclui terapia clínica apropriada (p. ex., bromocriptina ou cabergolina para prolactinoma; ou octreotida ou lanreotida para tumores somatotróficos) ou adenomectomia transesfenoidal seletiva, se possível, com radioterapia reservada para tecido tumoral residual não ressecável.

Tumores associados Pacientes com NEM1 também podem desenvolver tumores carcinoides, tumores do córtex da suprarrenal, angiofibromas faciais, colagenomas, tumores da tireoide e lipomas.

Tumores carcinoides (Ver também Cap. 84) Os tumores carcinoides ocorrem em > 3% dos pacientes com NEM1 (Tab. 388-1). O tumor carcinoide pode estar localizado nos brônquios, no trato gastrintestinal, no pâncreas ou no timo. No momento do diagnóstico, a maioria dos pacientes é assintomática e não tem as características clínicas da síndrome carcinoide. Vale notar que nenhuma anormalidade hormonal ou bioquímica (p. ex., cromogranina A plasmática) é observada consistentemente em indivíduos com tumores carcinoides tímicos ou brônquicos. Assim, o rastreamento para esses tumores é dependente de imagens radiológicas. O método ideal de rastreamento não foi estabelecido. A TC e a RM são sensíveis para a detecção de tumores tímicos e brônquicos (Tab. 388-3), embora a repetição da TC levante preocupações acerca da exposição repetida a doses de radiação ionizante. A cintilografia com octreotida também pode revelar alguns carcinoides tímicos e brônquicos, embora não haja evidência suficiente para recomendar seu uso de rotina. Os carcinoides gástricos, dos quais os carcinoides de células tipo enterocromafim (ECL) gástricas do tipo II (ECLomas) estão associados com NEM1 e síndrome de Zollinger-Ellison, podem ser detectados incidentalmente durante endoscopia gástrica para sintomas dispépticos em pacientes com NEM1. Esses tumores, que podem ser encontrados em > 10% dos pacientes com NEM1, costumam ser múltiplos e menores do que 1,5 cm. Os carcinoides brônquicos em pacientes com NEM1 ocorrem predominantemente em mulheres (proporção homens:mulheres de 1:4). Em contrapartida, os carcinoides tímicos em pacientes europeus com NEM1 ocorrem predominantemente em homens (proporção homens:mulheres de 20:1), com os tabagistas apresentando maior risco para tais tumores; os carcinoides tímicos em pacientes japoneses com NEM1 têm uma diferença entre sexos menos acentuada (proporção homens:mulheres de 2:1). O curso dos carcinoides tímicos em NEM1 parece ser particularmente agressivo. A presença de tumores tímicos em pacientes com NEM1 está associada com uma sobrevida média após o diagnóstico de cerca de 9,5 anos, com 70% dos pacientes morrendo como resultado direto do tumor.

TRATAMENTO
Tumores carcinoides

Se ressecáveis, a remoção cirúrgica dos tumores carcinoides é o tratamento de escolha. Para pacientes com tumores irressecáveis e aqueles com doença metastática, o tratamento com SSAs, radioterapia, agentes quimioterápicos (p. ex., fluoruracila, temozolomida, cisplatina, etoposídeo), inibidores de mTOR (p. ex., everolimo) ou terapia PRRT resultou em melhora dos sintomas e regressão de alguns tumores. Pouco se sabe sobre o potencial maligno dos ECLomas gástricos tipo II, mas o tratamento com SSAs tem resultado na regressão desses ECLomas.

Tumores adrenocorticais (Ver também Cap. 386) Os tumores adrenocorticais assintomáticos ocorrem em 20 a 70% dos pacientes com NEM1, dependendo dos métodos de rastreamento radiológico usados (Tab. 388-1). A maioria desses tumores, que inclui adenomas corticais, hiperplasia, adenomas múltiplos, hiperplasia nodular, cistos e carcinomas, é não funcionante. De fato, < 10% dos pacientes com glândulas suprarrenais aumentadas têm hipersecreção hormonal, com hiperaldosteronismo primário e síndrome de Cushing independente de ACTH sendo encontrados mais comumente. Por vezes, pode ocorrer hiperandrogenismo em associação com carcinoma adrenocortical. O feocromocitoma em associação com NEM1 é raro. A investigação bioquímica (p. ex., concentrações de renina e aldosterona plasmática, teste de supressão com dexametasona em baixas doses, catecolaminas e/ou metanefrinas urinárias) deve ser feita naqueles com sintomas ou sinais sugestivos de tumores suprarrenais funcionantes ou naqueles com tumores > 1 cm. O carcinoma adrenocortical ocorre em aproximadamente 1% dos pacientes com NEM1, mas aumenta para > 10% para tumores suprarrenais com mais de 1 cm.

TRATAMENTO
Tumores adrenocorticais

Não há consenso sobre o manejo dos tumores suprarrenais não funcionantes associados à NEM1 porque eles são benignos na maior parte dos casos. Contudo, o risco de malignidade aumenta com o tamanho, particularmente para tumores com diâmetro > 4 cm. As indicações de cirurgia para tumores suprarrenais incluem: tamanho > 4 cm de diâmetro; características radiológicas atípicas ou suspeitas (p. ex., unidade Hounsfield aumentada na TC sem contraste) e tamanho de 1 a 4 cm de diâmetro; ou crescimento mensurável significativo durante um período de 6 meses. O tratamento dos tumores suprarrenais funcionantes (p. ex., secretores de hormônio) é semelhante ao de tumores que ocorrem em pacientes sem NEM1.

Meningioma Tumores do sistema nervoso central (SNC), incluindo ependimomas, schwannomas e meningiomas, foram relatados em pacientes com NEM1 (Tab. 388-1). Os meningiomas são encontrados em < 10% dos pacientes com outras manifestações clínicas de NEM1 (p. ex., hiperparatireoidismo primário) por > 15 anos. A maioria dos meningiomas não está associada com sintomas, e 60% não aumentam. O tratamento dos meningiomas associados a NEM1 é semelhante ao de pacientes sem NEM1.

Lipomas Os lipomas subcutâneos ocorrem em > 33% dos pacientes com NEM1 (Tab. 388-1) e frequentemente são múltiplos. Além disso, os lipomas viscerais, pleurais ou retroperitoneais podem ocorrer em pacientes com NEM1. O manejo é conservador. Contudo, quando removidos cirurgicamente por motivos estéticos, eles, em geral, não voltam a ocorrer.

Angiofibromas faciais e colagenomas A ocorrência de múltiplos angiofibromas faciais em pacientes com NEM1 pode variar desde > 20 a > 90%, e a ocorrência de colagenomas pode variar de 0 a > 70% (Tab. 388-1). Esses achados cutâneos podem permitir o diagnóstico pré-sintomático de NEM1 em parentes de pacientes com NEM1. O tratamento para tais lesões cutâneas não costuma ser necessário.

Tumores de tireoide Tumores da tireoide, incluindo adenomas, bócio coloide e carcinomas, foram relatados em > 25% dos pacientes com NEM1. Contudo, a prevalência de distúrbios da tireoide na população geral é alta, e foi sugerido que a associação de anormalidades da tireoide em pacientes com NEM1 pode ser incidental. O tratamento dos tumores da tireoide em pacientes com NEM1 é similar ao de pacientes sem NEM1.

Genética e rastreamento O gene *MEN1* está localizado no cromossomo 11q13 e consiste em 10 éxons, que codificam uma proteína de 610 aminoácidos, menin, a qual regula a transcrição, a estabilidade do genoma, a divisão celular e a proliferação. A fisiopatologia da NEM1 segue a hipótese de Knudson de dois eventos com um papel de supressor tumoral para menin. A herança de uma mutação germinativa do *MEN1* predispõe um indivíduo ao desenvolvimento de um tumor que surge após uma mutação somática, a qual pode ser uma mutação pontual ou, mais comumente, uma deleção, levando à perda de heterozigose (PDH) no DNA do tumor. As mutações germinativas do gene *MEN1* estão espalhadas por toda a região codificadora de 1.830 pb e sítios de *splicing*, e não há correlação aparente entre a localização das mutações em *MEN1* e as manifestações clínicas do distúrbio, em contraste com a situação em pacientes com NEM2 (Tab. 388-1). Mais de 10% das mutações germinativas de *MEN1* são mutações *de novo* e podem ser transmitidas às gerações subsequentes. Algumas famílias com mutações do MEN1 desenvolvem tumores paratireóideos como a única endocrinopatia, e essa condição é chamada de hiperparatireoidismo familiar isolado (HFI). Contudo, entre 5 e 25% dos pacientes com NEM1 não abrigam as mutações germinativas ou deleções no gene *MEN1*. Tais pacientes com tumores associados a NEM1, mas sem mutações em *MEN1*, podem representar fenocópias ou ter mutações envolvendo outros genes. Outros genes associados a características do tipo NEM1 incluem *CDC73*, que codifica a parafibromina, cujas mutações resultam na síndrome de HPT-TM; o gene do receptor sensor de cálcio (*CaSR*), cujas mutações resultam em hipercalcemia hipocalciúrica familiar benigna (HHFB); e o gene da proteína de interação do receptor aril hidrocarboneto (*AIP*), um supressor tumoral localizado no cromossomo 11q13, cujas mutações estão associadas a adenomas hipofisários isolados familiares (AHIF). Os testes genéticos para determinar o *status* da mutação em *MEN1* em membros sintomáticos da família em uma linhagem de NEM1, bem como em todos os casos índices (p. ex., pacientes) com dois ou mais tumores endócrinos, são recomendados. Se uma mutação *MEN1* não for identificada no caso índice com dois ou mais tumores endócrinos, então os testes clínicos e genéticos para outros distúrbios como síndrome de HPT-TM, HHFB, AHIF, NEM2 ou NEM4 devem ser considerados, porque esses pacientes podem representar fenocópias para NEM1.

As diretrizes atuais recomendam que a pesquisa de mutação de *MEN1* seja realizada em (1) um caso índice com dois ou mais tumores endócrinos associados a NEM1 (p. ex., tumores paratireóideos, pancreáticos ou hipofisários); (2) parentes de primeiro grau assintomáticos de um indivíduo sabidamente portador de mutação *MEN1*; e (3) parentes de primeiro grau de um portador de mutação *MEN1* com sintomas, sinais ou evidência bioquímica ou radiológica de um ou mais tumores associados a NEM1. Além disso, a pesquisa de mutação de *MEN1* deve ser considerada em pacientes com suspeita de NEM1 ou com quadro atípico. Isso inclui indivíduos com adenomas de paratireoide antes dos 30 anos de idade ou doença multiglandular das paratireoides; indivíduos com gastrinoma ou múltiplos TNEs pancreáticos em qualquer idade; ou indivíduos que têm dois ou mais tumores associados à NEM1 que não são parte da tríade clássica de tumores das paratireoides, das ilhotas pancreáticas e da adeno-hipófise (p. ex., tumor das paratireoides mais tumor da suprarrenal). Membros da família, incluindo indivíduos assintomáticos que foram identificados como portadores de mutação *MEN1*, irão necessitar de rastreamento bioquímico e radiológico (Tab. 388-3). Ao contrário, parentes que não têm a mutação *MEN1* apresentam um risco de desenvolver tumores endócrinos associados a NEM1 que é semelhante ao da população em geral; assim, parentes sem a mutação *MEN1* não precisam de rastreamento para esses tumores.

A pesquisa de mutação em indivíduos assintomáticos deve ser realizada na primeira oportunidade e, se possível, na primeira década de vida, porque os tumores se desenvolvem em algumas crianças em torno dos 5 anos de idade. As investigações bioquímicas e radiológicas adequadas (Tab. 388-3) dirigidas à detecção do desenvolvimento de tumores devem, então, ser realizadas nos indivíduos afetados. Os portadores de genes mutados devem ser submetidos ao rastreamento bioquímico pelo menos uma vez ao ano e também ter um exame de imagem basal da sela túrcica e abdome (RM ou TC), que deve ser repetido a cada 1 a 3 anos (Tab. 388-3). O rastreamento deve começar após os 5 anos de idade e continuar por toda a vida, porque a doença pode se manifestar até na oitava década. A história inicial e o exame físico devem buscar sintomas e sinais de hipercalcemia, nefrolitíase, doença péptica ulcerativa, neuroglicopenia, hipopituitarismo, galactorreia e amenorreia em mulheres, acromegalia, doença de Cushing e perda de campo visual e presença de lipomas subcutâneos, angiofibromas e colagenomas. O rastreamento bioquímico deve incluir medidas do cálcio sérico, PTH, hormônios gastrintestinais (p. ex., gastrina, insulina com uma glicose de jejum, glucagon, VIP, PP), cromogranina A, prolactina e IGF-1 em todos os indivíduos. Testes mais específicos da função endócrina devem ser realizados em indivíduos que têm sintomas ou sinais sugestivos de uma síndrome clínica específica. O rastreamento bioquímico para o desenvolvimento de tumores NEM1 em membros assintomáticos de famílias com NEM1 é de grande importância para reduzir a morbidade e a mortalidade pelos tumores associados.

NEOPLASIA ENDÓCRINA MÚLTIPLA TIPOS 2 E 3

Manifestações clínicas A NEM tipo 2 (NEM2), também chamada de síndrome de Sipple, é caracterizada pela associação de carcinoma medular da tireoide (CMT), feocromocitomas e tumores das paratireoides (Tab. 388-1). São reconhecidas três variantes clínicas de NEM2: NEM2A, NEM2B e CMT apenas. A NEM2A, frequentemente chamada de NEM2, é a variante mais comum. Na NEM2A, o CMT está associado com feocromocitomas em 50% dos pacientes (pode ser bilateral) e com tumores da paratireoide em 20% dos pacientes. A NEM2A, raras vezes, pode ocorrer em associação com a doença de Hirschsprung, causada pela ausência de células autonômicas ganglionares no intestino posterior terminal, resultando em dilatação colônica, constipação grave e obstrução. A NEM2A também pode estar associada com líquen amiloide cutâneo, uma lesão liquenoide pruriginosa que costuma estar localizada no dorso superior. A NEM2B, também chamada de NEM3, representa 5% de todos os casos de NEM2 e é caracterizada pela ocorrência de CMT e feocromocitoma em associação com um hábito marfanoide; neuromas mucosos de lábios, língua e pálpebras; fibras medulares corneanas; e disfunção ganglionar autonômica intestinal levando a múltiplos divertículos e megacólon. Os tumores da paratireoide geralmente não ocorrem na NEM2B. O CMT apenas (CMT familiar [CMTF]) é uma variante na qual o CMT é a única manifestação da síndrome. Todavia, a distinção entre CMTF e NEM2A é difícil e só deve ser considerada se houver pelo menos quatro membros da família com > 50 anos de idade afetados por CMT, sem feocromocitomas ou hiperparatireoidismo primário. Todas as variantes da NEM2 são devidas a mutações do proto-oncogene rearranjo durante a transfecção (*RET*), que codifica um TKR. Além disso, há uma correlação entre as localizações de mutações *RET* e variantes NEM2. Assim, em torno de 95% dos pacientes com NEM2A têm mutações que envolvem o domínio extracelular rico em cisteína, com mutações do códon 634 respondendo por cerca de 85% das mutações da NEM2A; os pacientes com CMTF também têm mutações do domínio extracelular rico em cisteína, com a maioria das mutações ocorrendo no códon 618. Em contraste, aproximadamente 95% dos pacientes com NEM2B/NEM3 têm mutações do códon 918 do domínio intracelular da tirosina-cinase (Tabs. 388-1 e 388-4).

TABELA 388-4 ■ Recomendações para testes e cirurgia na NEM2 e NEM3[a]						
		Idade recomendada (anos) para teste/intervenção				
Mutação RET, localização do éxon (EX) e códon envolvido	Risco[b]	Análise de mutação de RET	Primeira calcitonina sérica e ultrassom do pescoço	Tireoidectomia profilática	Rastreamento para feocromocitoma	Rastreamento para HPTP
Ex8 (533)[c]; Ex10 (609, 611, 618, 620)[c]; Ex11 (630, 631, 666)[c]; Ex13 (768, 790)[c]; Ex14 (804)[c]; Ex15 (891)[c]; Ex16 (912)[c]	+	< 3-5	5	< 5[d]	16[e]	16
Ex11 (634)[c]; Ex15 (883)[c]	++	< 3	< 3	< 5[f]	11[e]	11
Ex15 (883)[g]; Ex16 (918)[g]	+++	LQP e com < 1	LQP e com < 0,5-1	LQP e com < 1	11[e]	–[h]

[a]Dados de American Thyroid Association Guidelines, RT Kloos et al: Medullary thyroid cancer: management guidelines of the American Thyroid Association. Thyroid 19:565, 2009 e revisado de SA Wells Jr et al: Revised American Thyroid Association guidelines for the management of medullary thyroid carcinoma. Thyroid 25:567, 2015. [b]Risco de desenvolvimento precoce de metástases e crescimento agressivo de carcinoma medular da tireoide: +++, maior; ++, alto; e +, moderado. [c]Mutações associadas com NEM2A (ou apenas carcinoma medular da tireoide). [d]O momento da cirurgia baseia-se na elevação da calcitonina sérica e/ou discussão em conjunto com o pediatra, cirurgião e pais/família. A cirurgia posterior pode ser adequada se a calcitonina sérica e a ultrassonografia cervical forem normais. [e]Deve-se descartar a presença de feocromocitoma antes de qualquer intervenção cirúrgica, bem como em mulheres com mutação RET que estejam planejando uma gravidez ou estejam grávidas. [f]A realização de cirurgia antes dos 5 anos baseia-se na elevação da calcitonina sérica. O momento ideal para a cirurgia deve ser decidido pelo cirurgião e pelo pediatra, juntamente com os pais da criança. [g]Mutações associadas a NEM2B (NEM3). [h]Não necessário porque HPTP não é uma característica de NEM2B (NEM3).

Siglas: HPTP, hiperparatireoidismo primário; LQP, logo que possível; NEM, neoplasia endócrina múltipla.

Carcinoma medular da tireoide O CMT é a característica mais comum de NEM2A e NEM2B e ocorre em quase todos os indivíduos afetados. O CMT representa 5 a 10% de todos os carcinomas da tireoide, e 20% dos pacientes com CMT têm uma história familiar do distúrbio. O uso da pesquisa de mutação do *RET* para identificar membros da família em risco para as formas hereditárias do CMT tem alterado a apresentação do CMT de um tumor sintomático para uma doença pré-clínica para a qual a tireoidectomia profilática (Tab. 388-4) é realizada com o objetivo de melhorar o prognóstico e resultar em cura. Contudo, em pacientes que não têm uma história familiar conhecida de NEM2A, CMTF ou NEM2B e, portanto, não tiveram uma pesquisa de mutação do *RET*, o CMT pode se apresentar como uma massa palpável no pescoço, que pode ser assintomática ou associada com sintomas compressivos ou disfagia em > 15% dos pacientes. Diarreia ocorre em 30% dos pacientes e está associada com concentrações elevadas de calcitonina circulante ou secreção de serotonina e prostaglandinas relacionadas ao tumor. Alguns pacientes também podem experimentar rubor. Além disso, a produção ectópica de ACTH pelo CMT pode causar síndrome de Cushing. O diagnóstico de CMT baseia-se na demonstração de hipercalcitoninemia (> 90 pg/mL no estado basal); testes de estímulo usando pentagastrina intravenosa (IV) (0,5 mg/kg) e/ou infusão de cálcio (2 mg/kg) raramente são usados agora, refletindo melhoras nos ensaios de calcitonina. A ultrassonografia cervical com aspiração por agulha fina dos nódulos pode confirmar o diagnóstico. A cintilografia da tireoide com radionucleotídeos pode revelar tumores do tipo CMT como nódulos "frios". A radiografia pode revelar calcificações irregulares densas dentro das porções envolvidas da glândula tireoide e nos linfonodos envolvidos com metástases. A tomografia por emissão de pósitrons (PET) pode ajudar a identificar o CMT e metástases (Fig. 388-2). Metástases de CMT em geral ocorrem nos linfonodos cervicais nos estágios iniciais e nos linfonodos mediastinais, pulmão, fígado, traqueia, suprarrenal, esôfago e ossos nos estágios finais. Elevações na concentração de calcitonina sérica costumam ser o primeiro sinal de recorrência ou doença persistente, e o tempo de duplicação da calcitonina sérica é útil para a determinação do prognóstico. O CMT pode ter um curso clínico agressivo, com metástases precoces e morte em aproximadamente 10% dos pacientes. Uma história familiar de CMT agressivo ou NEM2B pode ser descoberta.

TRATAMENTO
Carcinoma medular da tireoide

Indivíduos com mutações *RET* que não têm manifestações clínicas de CMT devem ser submetidos à cirurgia profilática entre as idades de < 1 e 5 anos. O momento da cirurgia irá depender do tipo de mutação *RET* e seu risco associado para desenvolvimento precoce, metástase e crescimento agressivo de CMT (Tab. 388-4). Tais pacientes devem ser submetidos à tireoidectomia total com dissecção central sistemática do pescoço para remover metástases linfonodais ocultas, embora o valor da realização de uma dissecção central do pescoço esteja sujeito à discussão. A tireoidectomia profilática, com reposição da tiroxina por toda a vida, tem melhorado drasticamente os desfechos em pacientes com NEM2 e NEM3, de modo que cerca de 90% dos pacientes jovens com mutações *RET* submetidos a uma tireoidectomia profilática não têm evidência de CMT persistente ou recorrente 7 anos após a cirurgia. Em pacientes com CMT clinicamente evidente, uma tireoidectomia total com ressecção central bilateral é recomendada, e uma dissecção lateral ipsilateral do pescoço deve ser realizada se o tumor primário for > 1 cm ou se houver evidência de metástase linfonodal na região central do pescoço. A cirurgia é a única terapia curativa para CMT. A sobrevida em 10 anos em pacientes com CMT metastático fica em torno de 20%. Para

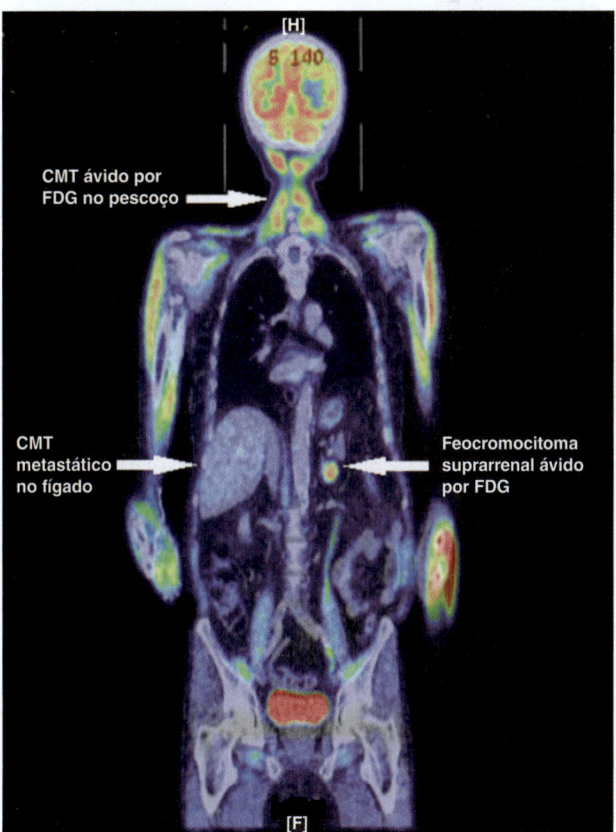

FIGURA 388-2 Cintilografia realizada por tomografia por emissão de pósitrons com fluordesoxiglicose (FDG) em um paciente com neoplasia endócrina múltipla tipo 2A, mostrando carcinoma medular da tireoide (CMT) com metástases hepática e esquelética (braço esquerdo) e um feocromocitoma suprarrenal esquerdo. Observe a presença de composto FDG excretado na bexiga. *(Reproduzida com permissão de A Naziat et al: Genes confusos: A patient with MEN2A and Cushing's disease. Clin Endocrinol (Oxf) 78:966, 2013.)*

o CMT inoperável ou doença metastática, os inibidores dos TKRs (p. ex., vandetanibe, cabozantinibe, selpercatinibe) melhoraram os tempos de sobrevida livre de progressão. Foi relatado que a PRRT com ^{177}Lu-DOTATATE é benéfica para CMTs metastáticos que expressam receptores de somatostatina, identificados por SRS. Outros tipos de quimioterapia têm eficácia limitada, mas a radioterapia pode ajudar a paliar a doença local.

Feocromocitoma (Ver também Cap. 387) Esses tumores secretores de noradrenalina e adrenalina ocorrem em > 50% dos pacientes com NEM2A e NEM2B e constituem uma importante causa de morbidade e mortalidade. Os pacientes podem ter sintomas e sinais de secreção de catecolaminas (p. ex., cefaleia, palpitações, sudorese, hipertensão mal controlada) ou podem ser assintomáticos com a detecção por meio de rastreamento bioquímico baseado em uma história familiar de NEM2A, NEM2B ou CMT. Os feocromocitomas em pacientes com NEM2A e NEM2B diferem significativamente em distribuição quando comparados com pacientes sem NEM2A e NEM2B. Os feocromocitomas extrassuprarrenais, que ocorrem em 10% dos pacientes sem NEM2A e NEM2B, raras vezes são observados em pacientes com NEM2A e NEM2B. Os feocromocitomas malignos são muito menos comuns em pacientes com NEM2A e NEM2B. A investigação bioquímica e radiológica do feocromocitoma em pacientes com NEM2A e NEM2B é semelhante à de pacientes sem NEM2 e inclui a medida de metanefrinas fracionadas livres no plasma (obtidas de pacientes em posição supina) e na urina (p. ex., normetanefrinas e metanefrinas medidas separadamente), TC ou RM, cintilografia com metaiodo-(I^{123} ou I^{131})-benzilguanidina (MIBG) e PET usando (^{18}F)-fluordopamina ou (^{18}F)-fluor-2-desóxi-D-glicose (Fig. 388-2).

TRATAMENTO
Feocromocitoma

A remoção cirúrgica do feocromocitoma, usando o bloqueio dos receptores alfa e beta-adrenérgicos antes e durante a cirurgia, é o tratamento recomendado. Outros agentes anti-hipertensivos, incluindo bloqueadores dos canais de cálcio, são algumas vezes necessários para o controle adequado da pressão arterial. A cirurgia endoscópica poupando a suprarrenal, que diminui a morbidade pós-operatória, a permanência hospitalar e o custo, em comparação com a cirurgia aberta, tornou-se o método de escolha.

Tumores da paratireoide (Ver também Cap. 410) Os tumores na paratireoide ocorrem em 10 a 25% dos pacientes com NEM2A. Entretanto, > 50% desses pacientes não têm hipercalcemia. A presença de paratireoides anormalmente aumentadas, que são incomumente hiperplásicas, costuma ser vista em pacientes normocalcêmicos submetidos à tireoidectomia para CMT. A investigação bioquímica e o tratamento dos pacientes hipercalcêmicos com NEM2A são semelhantes aos dos pacientes com NEM1.

Genética e rastreamento Até o momento, aproximadamente 50 mutações *RET* diferentes foram relatadas, estando localizadas nos éxons 5, 8, 10, 11, 13, 14, 15 e 16. As mutações germinativas do *RET* são detectadas em > 95% das famílias com NEM2A, CMTF e NEM2B, com Cys634Arg sendo mais comum em NEM2A, Cys618Arg sendo mais comum em CMTF e Met918Thr sendo mais comum em NEM2B (Tabs. 388-1 e 388-4). Entre 5 e 10% dos pacientes com CMT ou tumores associados a NEM2A têm mutações germinativas *de novo* do *RET*, e cerca de 50% dos pacientes com NEM2B apresentam mutações germinativas *de novo* de *RET*. Essas mutações germinativas *de novo* do *RET* sempre ocorrem no alelo paterno. Em torno de 5% dos pacientes com feocromocitoma esporádico têm uma mutação germinativa do *RET*, mas tais mutações germinativas do *RET* não parecem estar associadas com hiperparatireoidismo primário esporádico. Assim, a pesquisa de mutação do *RET* deve ser realizada em (1) todos os pacientes com CMT que têm uma história familiar de tumores associados com NEM2, CMTF ou NEM3, de modo que o diagnóstico possa ser confirmado e o teste genético oferecido aos parentes assintomáticos; (2) todos os pacientes com CMT e feocromocitoma sem uma história familiar conhecida de NEM2 ou NEM3; (3) todos os pacientes com CMT, mas sem uma história familiar de NEM2, CMTF ou NEM3, porque esses pacientes podem ter uma mutação germinativa *de novo* do *RET*; (4) todos os pacientes com feocromocitoma bilateral; e (5) pacientes com feocromocitoma unilateral, particularmente se ocorre com níveis elevados de calcitonina.

O rastreamento de tumores associados a NEM2/NEM3 em pacientes com mutações germinativas do *RET* deve ser realizado anualmente e inclui medida da calcitonina sérica, ultrassonografia cervical para CMT, metanefrinas fracionadas no plasma (ou na urina de 24 horas) para feocromocitoma e cálcio sérico corrigido para albumina ou cálcio ionizado com PTH para hiperparatireoidismo primário. Em pacientes com mutações *RET* associadas a NEM2, o rastreamento para CMT deve começar entre 1 e 5 anos; para feocromocitoma, aos 11 a 16 anos; e para hiperparatireoidismo, aos 11 a 16 anos de idade (Tab. 388-4).

NEOPLASIA ENDÓCRINA MÚLTIPLA TIPO 4

Manifestações clínicas Foram relatados pacientes com tumores associados a NEM1, como os adenomas da paratireoide, adenomas hipofisários e TNEs pancreáticos, que ocorrem em associação com tumores gonadais, suprarrenais, renais e da tireoide, e mutações no gene que codifica o inibidor da cinase de 196 aminoácidos dependente da ciclina (CK1) p27 kip1 (*CDKN1B*). Tais famílias com tumores associados a NEM1 e mutações em *CDKN1B* são designadas NEM4 (Tab. 388-1). As investigações e o tratamento para os tumores associados a NEM4 são semelhantes aos dos tumores NEM1 e não NEM1.

Genética e rastreamento Até o momento, foram relatados 50 pacientes com NEM (de < 20 famílias) com mutações em *CDKN1B*, que está localizado no cromossomo 12p13, e todas essas mutações parecem resultar em perda de função. Esses pacientes com NEM4 podem representar cerca de 3% dos 5 a 10% dos pacientes com NEM1 que não têm mutações do gene *MEN1*. As mutações germinativas do *CDKN1B* raramente podem ser encontradas em pacientes com formas esporádicas (i.e., não familiar) de hiperparatireoidismo primário.

SÍNDROME DE HIPERPARATIREOIDISMO COM TUMOR MANDIBULAR
(Ver também Cap. 410)

Manifestações clínicas A síndrome de hiperparatireoidismo com tumor mandibular (HPT-TM) é um distúrbio autossômico dominante caracterizado pelo desenvolvimento de tumores da paratireoide (15% são carcinomas) e tumores fibro-ósseos da mandíbula. Além disso, alguns pacientes também podem desenvolver tumores de Wilms, cistos renais, hamartomas renais, adenomas corticais renais, carcinoma de células renais (CCR), adenocarcinomas pancreáticos, tumores uterinos, tumores de células germinativas mistas testiculares com componente de seminoma importante e adenomas de tireoide das células de Hürthle. Os tumores das paratireoides podem ocorrer isoladamente e sem qualquer evidência de tumor mandibular, e isso pode causar confusão com outros distúrbios hipercalcêmicos hereditários, como NEM1. Contudo, o teste genético para identificar a mutação responsável irá ajudar a estabelecer o diagnóstico correto. A investigação e tratamento dos tumores associados a HPT-TM são similares aos de pacientes sem HPT-TM, exceto que a paratireoidectomia precoce é aconselhável devido à maior frequência de carcinoma da paratireoide.

Genética e rastreamento O gene que causa a HPT-TM está localizado no cromossomo 1q31.2 e codifica uma proteína de 531 aminoácidos, a parafibromina (Tab. 388-2). A parafibromina também é chamada de proteína 73 do ciclo de divisão celular (CDC73) e tem um papel na transcrição. O teste genético em famílias ajuda a identificar portadores de mutações que devem ser rastreados periodicamente para o desenvolvimento de tumores (Tab. 388-5).

DOENÇA DE VON HIPPEL-LINDAU
(Ver também Cap. 387)

Manifestações clínicas A doença de von Hippel-Lindau (VHL) é um distúrbio autossômico dominante caracterizado por hemangioblastomas da retina e do SNC; cistos envolvendo os rins, pâncreas e epidídimo; CCR; feocromocitomas; e tumores de células das ilhotas pancreáticas. Os hemangioblastomas retinianos e do SNC são tumores vasculares benignos que podem ser múltiplos; aqueles no SNC podem causar sintomas pela compressão de estruturas adjacentes e/ou pelo aumento da pressão intracraniana. No SNC, o cerebelo e a medula espinal são os locais mais envolvidos.

TABELA 388-5 ■ Diretrizes de rastreamento para HPT-TM		
Tumor[a]	Teste	Frequência[b]
Paratireoide	Cálcio sérico, PTH	6-12 meses
Fibroma mandibular ossificante	Radiografia panorâmica da mandíbula com proteção do pescoço[c]	5 anos
Renal	RM abdominal[c,d]	5 anos
Uterino	Ultrassonografia (transvaginal ou transabdominal) e imagens adicionais ± D&C se indicado[e]	Anual

[a]O rastreamento para os tumores mais comuns associados com HPT-TM é considerado. A avaliação para outros tipos de tumores relatados pode estar indicada (p. ex., tumores pancreáticos, tireoidianos, testiculares). [b]Frequência de repetição dos exames após a realização dos exames basais. [c]Radiografias e exames por imagem envolvendo radiação ionizante devem ser evitados para minimizar o risco de gerar mutações subsequentes. [d]A ultrassonografia é recomendada se a RM não estiver disponível. [e]Tal imagem pélvica seletiva deve ser considerada após a obtenção de história menstrual detalhada.
Siglas: D&C, dilatação e curetagem; HPT-TM, síndrome de hiperparatireoidismo com tumor mandibular; RM, ressonância magnética; PTH, paratormônio.
Fonte: Reproduzida com permissão de PJ Newey et al: Cell division cycle protein 73 homolog (CDC73) mutations in the hyperparathyroidism-jaw tumor syndrome (HPT-JT) and parathyroid tumors. Hum Mutat 31:295, 2010.

As anormalidades renais consistem em cistos e carcinomas, e o risco de CCR ao longo da vida na doença de VHL é de 70%. Os tumores endócrinos na VHL consistem em feocromocitomas e tumores de células das ilhotas pancreáticas. A apresentação clínica do feocromocitoma na doença de VHL é semelhante à de casos esporádicos, exceto pela maior frequência de tumores bilaterais ou múltiplos, que podem envolver locais extrassuprarrenais na doença de VHL. As lesões pancreáticas mais frequentes na VHL são cistadenomas múltiplos, que raras vezes causam doença clínica. Contudo, os tumores não funcionantes de células das ilhotas pancreáticas ocorrem em < 10% dos pacientes com VHL, que, em geral, são assintomáticos. Os tumores pancreáticos nesses pacientes costumam ser detectados pelo rastreamento regular usando exames de imagem do abdome. Os feocromocitomas devem ser investigados e tratados como descrito anteriormente para NEM2. Os tumores de células das ilhotas pancreáticas frequentemente se tornam malignos, e a cirurgia precoce é recomendada.

 Genética e rastreamento O gene *VHL*, que está localizado no cromossomo 3p26-p25, é expresso amplamente nos tecidos humanos e codifica uma proteína de 213 aminoácidos (pVHL) (Tab. 388-2). Uma ampla variedade de mutações germinativas do *VHL* foi identificada. O *VHL* age como um gene supressor tumoral. Foi relatada uma correlação entre o tipo de mutação e o fenótipo clínico; grandes deleções e mutações que causam truncamento de proteínas estão associadas a uma baixa incidência de feocromocitomas, enquanto algumas mutações missense em pacientes com VHL estão associadas ao feocromocitoma (designado como VHL tipo 2C). Outras mutações *missense* podem estar associadas com hemangioblastomas e CCR, mas não feocromocitoma (chamado de VHL tipo 1), enquanto mutações *missense* distintas estão associadas com hemangioblastomas, CCR e feocromocitoma (VHL tipo 2B). A VHL tipo 2A, que se refere à ocorrência de hemangioblastomas e feocromocitoma sem CCR, está associada com raras mutações *missense*. A base para essa complexa relação genótipo-fenótipo ainda precisa ser elucidada. Uma função importante de pVHL, que também é chamada de elonguina, é infrarregular a expressão do fator de crescimento do endotélio vascular (VEGF) e outros mRNAs induzíveis por hipoxia. Assim, o pVHL, em complexo com outras proteínas, regula a expressão de fatores induzíveis por hipoxia (HIF-1 e HIF-2) de modo que a perda de pVHL funcional leva à estabilização dos complexos proteicos HIF, resultando em superexpressão de VEGF e angiogênese tumoral. O rastreamento para o desenvolvimento de feocromocitomas e tumores das ilhotas pancreáticas é feito como descrito anteriormente para NEM2 e NEM1, respectivamente (Tabs. 388-3 e 388-4).

NEUROFIBROMATOSE
Manifestações clínicas A neurofibromatose do tipo 1 (NF1), também chamada de doença de von Recklinghausen, é um distúrbio autossômico dominante caracterizado pelas seguintes manifestações: neurológicas (p. ex., neurofibromas periféricos e espinais); oftalmológicas (p. ex., gliomas ópticos e hamartomas da íris como os nódulos de Lisch); dermatológicas (p. ex., manchas café com leite); esqueléticas (p. ex., escoliose, macrocefalia, baixa estatura, pseudoartrose); vasculares (p. ex., estenose das artérias renais e intracranianas); e endócrinas (p. ex., feocromocitoma, tumores carcinoides, puberdade precoce). A neurofibromatose tipo 2 (NF2) também é um distúrbio autossômico dominante, porém caracterizado pelo desenvolvimento de schwannomas vestibulares bilaterais (neuromas acústicos) que levam à surdez, zumbido ou vertigem. Alguns pacientes com NF2 também desenvolvem meningiomas, schwannomas espinais, neurofibromas dos nervos periféricos e manchas café com leite. Anormalidades endócrinas não são encontradas na NF2 e estão associadas unicamente com NF1. Ocorrem feocromocitomas, tumores carcinoides e puberdade precoce em cerca de 1% dos pacientes com NF1, e foi também relatada a presença de deficiência de hormônio do crescimento. As características dos feocromocitomas na NF1 são semelhantes às de pacientes sem NF1, com 90% dos tumores localizados dentro da medula suprarrenal e os 10% restantes em uma localização extrassuprarrenal, que frequentemente envolve a região para-aórtica. Os tumores carcinoides primários, em geral, são periampulares e também podem ocorrer no íleo, mas raramente no pâncreas, na tireoide ou nos pulmões. Metástases hepáticas estão associadas com sintomas da síndrome carcinoide, os quais incluem rubor, diarreia, broncoconstrição e doença da válvula tricúspide. A puberdade precoce costuma estar associada a extensão de um glioma óptico para dentro do hipotálamo com resultante ativação inicial da secreção do hormônio liberador da gonadotrofina. A deficiência de hormônio do crescimento também tem sido observada em alguns pacientes com NF1, que podem ou não ter gliomas do quiasma óptico, mas é importante observar que a baixa estatura é frequente na ausência de deficiência de hormônio do crescimento em pacientes com NF1. A investigação e o tratamento para tumores são semelhantes àqueles para cada tipo respectivo de tumor em pacientes não NF1.

Genética e rastreamento O gene *NF1*, que está localizado no cromossomo 17q11.2 e age como um supressor tumoral, consiste em 60 éxons que medem mais de 350 kb de DNA genômico (Tab. 388-2). Mutações em *NF1* são de tipos diversos e estão espalhadas por todos os éxons. O produto do gene NF1 é a proteína neurofibromina, que tem homologia com a p120GAP (proteína ativadora da guanosina-trifosfatase [GTPase]), e age em p21ras convertendo a forma ligada do trifosfato de guanosina (GTP) ativa na sua forma difosfato de guanosina (GDP) inativa. Mutações do *NF1* comprometem a sua regulação para baixo da via de sinalização no p21ras, que, por sua vez, resulta em uma proliferação celular anormal. O rastreamento para o desenvolvimento de feocromocitomas e tumores carcinoides é igual ao descrito antes para NEM2 e NEM1, respectivamente (Tabs. 388-3 e 388-4).

COMPLEXO DE CARNEY
Manifestações clínicas O complexo de Carney (CNC) é um distúrbio autossômico dominante caracterizado por pigmentação pontilhada da pele (geralmente da face, dos lábios e da conjuntiva), mixomas (em geral das pálpebras e do coração, mas também de língua, palato, mama e pele), schwannomas melanóticos psamomatosos (normalmente da cadeia nervosa simpática e do trato gastrintestinal superior) e tumores endócrinos que envolvem a suprarrenal, células de Sertoli, somatotrofos, tireoide e ovário. A síndrome de Cushing, o resultado da doença suprarrenal nodular pigmentada primária (DSRNPP), é a manifestação endócrina mais comum de CNC e pode ocorrer em um terço dos pacientes. Pacientes com CNC e síndrome de Cushing frequentemente têm um aspecto diferente por serem magros (em oposição à obesidade truncal). Além disso, eles podem ter baixa estatura, desgaste muscular e cutâneo e osteoporose. Esses pacientes costumam ter níveis de cortisol urinário livre normais ou apenas pouco aumentados. A produção de cortisol pode flutuar periodicamente com dias ou semanas de hipercortisolismo; esse padrão é chamado de "síndrome de Cushing periódica". Os pacientes com síndrome de Cushing, em geral, têm perda do ritmo circadiano da produção de cortisol. A acromegalia, o resultado de um tumor somatotrófico, afeta em torno de 10% dos pacientes com CNC. Os tumores testiculares também podem ocorrer em um terço dos pacientes com CNC. Eles podem ser tumores de grandes células de Sertoli calcificados, restos adrenocorticais ou tumores das células de Leydig. Os tumores das células de Sertoli ocasionalmente podem ser secretores de estrogênio e provocar puberdade precoce ou ginecomastia. Alguns pacientes

com CNC desenvolveram tumores foliculares da tireoide, cistos ovarianos ou adenomas dos ductos mamários.

Genética e rastreamento O CNC tipo 1 (CNC1) é devido a mutações da proteína-cinase A (PKA) regulatória, subunidade 1 α (R1α) (*PRAKAR1A*), um supressor tumoral, cujo gene está localizado no cromossomo 17q.24.2 (Tab. 388-2). O gene que causa CNC tipo 2 (CNC2) está localizado no cromossomo 2p16 e ainda não foi identificado. É interessante observar, contudo, que alguns tumores não mostram PDH de 2p16, mas, ao contrário, mostram instabilidade genômica, sugerindo que esse gene CNC pode não ser um supressor tumoral. O rastreamento e o tratamento desses tumores endócrinos são semelhantes aos descritos anteriormente para pacientes com NEM1 e NEM2 (Tabs. 388-3 e 388-4).

SÍNDROME DE COWDEN

Manifestações clínicas Múltiplas lesões hamartomatosas, especialmente da pele, das membranas mucosas (p. ex., bucal, intestinal, colônica), da mama e da tireoide, são características da síndrome de Cowden (SCW), que é um distúrbio autossômico dominante. Anormalidades da tireoide ocorrem em dois terços dos pacientes com SCW, e elas, em geral, consistem em bócios multinodulares ou adenomas benignos, embora < 10% dos pacientes possam ter um carcinoma folicular da tireoide. Anormalidades mamárias ocorrem em > 75% dos pacientes e consistem em doença fibrocística ou adenocarcinomas. A investigação e o tratamento dos tumores da SCW são semelhantes aos de pacientes sem SCW.

Genética e rastreamento A SCW é geneticamente heterogênea, e são reconhecidos sete tipos (SCW1 a 7) (Tab. 388-2). A SCW1 é devida a mutações do gene homólogo da fosfatase e tensina deletado no cromossomo 10 (*PTEN*), localizado no cromossomo 10q23.31. A SCW2 é causada por mutações no gene da subunidade B da succinato-desidrogenase (*SDHB*), localizado no cromossomo 1p36.13; e a SCW3 é causada por mutações no gene *SDHD*, localizado no cromossomo 11q13.1. As mutações *SDHB* e *SDHD* também estão associadas com feocromocitoma. A SCW4 é causada por hipermetilação do gene Killin (*KLLN*), o promotor que compartilha o mesmo local de transcrição que *PTEN* no cromossomo 10q23.31. A SCW5 é causada por mutações do gene da fosfatidilinositol-3-cinase catalítica alfa (*PIK3CA*) no cromossomo 3q26.32. A SCW6 é causada por mutações do gene homólogo 1 do oncogene viral do timoma murino V-Akt (*AKT1*) no cromossomo 14q32.33, enquanto a SCW7 é causada por mutações do gene B homólogo de *Saccharomyces cerevisiae (SEC23B)* no cromossomo 20p11.23. O rastreamento de anormalidades da tireoide requer ultrassonografia cervical e aspiração por agulha fina com análise da citologia celular.

SÍNDROME DE MCCUNE-ALBRIGHT
(Ver também Cap. 412)

Manifestações clínicas A síndrome de McCune-Albright (SMA) caracteriza-se pela tríade de displasia fibrosa poliostótica, que pode estar associada a raquitismo hipofosfatêmico, pigmentação cutânea café com leite e puberdade precoce periférica. Outras anormalidades endócrinas incluem tireotoxicose, que pode estar associada a bócio multinodular, tumores somatotróficos e síndrome de Cushing (devido a tumores suprarrenais). A investigação e o tratamento de cada endocrinopatia são semelhantes aos usados em pacientes sem SMA.

Genética e rastreamento A SMA é um distúrbio de mosaicismo que resulta de mutações pós-zigóticas nas células somáticas da subunidade α da proteína G estimuladora ($G_s\alpha$), codificada pelo gene *GNAS1*, localizado no cromossomo 20q13.32 (Tab. 388-2). As mutações $G_s\alpha$, que incluem Arg201Cys, Arg201His, Glu227Arg ou Glu227His, são ativadoras e encontradas apenas em células de tecidos anormais. O rastreamento para hiperfunção de glândulas endócrinas relevantes e desenvolvimento de hipofosfatemia, que pode estar associada com concentrações séricas elevadas do fator de crescimento dos fibroblastos 23 (FGF23), deve ser realizado em pacientes com SMA.

Agradecimento O autor agradece ao National Institute of Health Research (NIHR) Oxford Biomedical Research Centre Programme pelo apoio e à Sra. Tracey Walker pela digitação do manuscrito.

LEITURAS ADICIONAIS

Brandi ML et al: Multiple endocrine neoplasia type 1: Latest insights. Endocr Rev 42:133, 2021.
Cardoso L et al: Molecular genetics of syndromic and non-syndromic forms of parathyroid carcinoma. Hum Mutat 38:1621, 2017.
Frederiksen A et al: Clinical features of multiple endocrine neoplasia type 4: Novel pathogenic variant and review of published cases. J Clin Endocrinol Metab 1:3637, 2019.
Frost M et al: Current and emerging therapies for PNETs in patients with or without MEN1. Nat Rev Endocrinol 14:216, 2018.
Hannan FM et al: The calcium-sensing receptor in physiology and in calcitropic and noncalcitropic diseases. Nat Rev Endocrinol 15:33, 2018.
Parghane RV et al: Clinical utility of 177 Lu-DOTATATE PRRT in somatostatin receptor-positive metastatic medullary carcinoma of thyroid patients with assessment of efficacy, survival analysis, prognostic variables, and toxicity. Head Neck 4:401, 2020.
Salpea P, Stratakis CA: Carney complex and McCune Albright syndrome: An overview of clinical manifestations and human molecular genetics. Mol Cell Endocrinol 386:85, 2014.
Thakker RV et al: Clinical practice guidelines for multiple endocrine neoplasia type 1 (MEN1). J Clin Endocrinol Metab 97:2990, 2012.
Wells SA Jr et al: Revised American Thyroid Association guidelines for the management of medullary thyroid carcinoma. Thyroid 25:567, 2015.
Wirth LJ et al: Efficacy of selpercatinib in RET-altered thyroid cancers. N Engl J Med 383:825, 2020.

389 Síndromes poliendócrinas autoimunes
Peter A. Gottlieb, Aaron W. Michels

As síndromes de deficiência poliglandular têm recebido diferentes nomes, refletindo um amplo espectro de distúrbios que vêm sendo associados com essas síndromes e a heterogeneidade de suas apresentações clínicas. O nome usado neste capítulo para tal grupo de distúrbios é *síndrome poliendócrina autoimune* (SPA). De modo geral, esses distúrbios são divididos em duas categorias principais, SPA tipo 1 (SPA-1) e SPA tipo 2 (SPA-2). Alguns grupos ainda subdividiram a SPA-2 em SPA tipo 3 (SPA-3) e SPA tipo 4 (SPA-4), dependendo do tipo de autoimunidade envolvida. Para a maioria, tal classificação adicional não ajuda a nossa compreensão da patogênese da doença ou a prevenção de complicações em pacientes individuais. É importante observar que há muitas associações de doenças não endócrinas incluídas nessas síndromes, sugerindo que, embora o distúrbio autoimune subjacente envolva predominantemente alvos endócrinos, ele não exclui outros tecidos. As associações de doenças encontradas em SPA-1 e SPA-2 são resumidas na Tabela 389-1. A compreensão de tais síndromes e suas manifestações pode levar ao diagnóstico precoce e ao tratamento de distúrbios adicionais em pacientes e membros de sua família.

SPA-1 A SPA-1 (Online Mendelian Inheritance in Man [OMIM] 240300) também tem sido chamada de poliendocrinopatia autoimune-candidíase-distrofia ectodérmica (APECED). A candidíase mucocutânea, o hipoparatireoidismo e a doença de Addison formam os três maiores componentes deste distúrbio. Contudo, como resumido na Tabela 389-1, muitos outros sistemas orgânicos podem ser envolvidos com o tempo. A SPA-1 é rara, com menos de 500 casos relatados na literatura.

A forma clássica da SPA-1 é um distúrbio autossômico recessivo causado por mutações no gene *AIRE* (gene regulador autoimune) encontrado no cromossomo 21. Esse gene é mais expresso nas células epiteliais medulares tímicas (mTECs), onde controla a expressão de autoantígenos tissulares específicos (p. ex., insulina). A deleção desse regulador leva à diminuição da expressão dos autoantígenos tissulares específicos e supõe-se que permita que as células T autorreativas evitem a deleção clonal que ocorre normalmente durante a maturação das células T no timo. O gene *AIRE* também é expresso nas células epiteliais encontradas nos órgãos linfoides periféricos, mas o seu papel em tais células extratímicas permanece controverso. Até o momento, foram descritas mais de 100 mutações nesse gene, e observa-se uma maior frequência em determinados grupos étnicos, incluindo judeus iranianos, habitantes da Sardênia, finlandeses, noruegueses e irlandeses. Recentemente, foram identificadas várias mutações autossômicas

TABELA 389-1 ■ Associações de doenças com síndromes poliendócrinas autoimunes

Síndrome poliendócrina autoimune tipo 1	Síndrome poliendócrina autoimune tipo 2	Outros distúrbios poliendócrinos autoimunes
Endócrino	**Endócrino**	IPEX (desregulação imune, poliendocrinopatia, enteropatia ligada ao X)
Doença de Addison	Doença de Addison	Tumores tímicos
Hipoparatireoidismo	Diabetes tipo 1	Anticorpos antirreceptor de insulina
Hipogonadismo	*Doença de Graves ou tireoidite autoimune*	Síndrome POEMS
Doença de Graves ou tireoidite autoimune	Hipogonadismo	Síndrome insulínica autoimune (síndrome de Hirata)
Diabetes tipo 1		Deficiência combinada de hormônios hipofisários (CPHD) no adulto com autoanticorpos anti-Pit1
		Síndrome de Kearns-Sayre
		Síndrome DIDMAOS
Não endócrina	**Não endócrina**	Rubéola congênita associada com tireoidite e/ou diabetes
Candidíase mucocutânea	Doença celíaca, dermatite herpetiforme	
Hepatite crônica ativa	Anemia perniciosa	
Anemia perniciosa	Vitiligo	
Vitiligo	*Alopecia*	
Asplenismo	*Miastenia gravis*	
Displasia ectodérmica	*Deficiência de IgA*	
Alopecia	*Doença de Parkinson*	
Síndromes de má--absorção	*Trombocitopenia idiopática*	
Deficiência de IgA		

Siglas: DIDMAOS, *d*iabetes *i*nsípido, *d*iabetes *m*elito, *a*trofia óptica bilateral progressiva e surdez neurossensorial; IgA, imunoglobulina A; POEMS, polineuropatia, organomegalia, endocrinopatia, proteína *M* (monoclonal) e alterações cutâneas (skin).
Nota: As condições em itálico indicam distúrbios menos comuns.

TABELA 389-2 ■ Comparação da SPA-1 e da SPA-2

SPA-1	SPA-2
Início precoce: infância	Início tardio
Irmãos frequentemente afetados e em risco	Múltiplas gerações
Distribuição sexual equivalente	Mulheres mais afetadas do que homens
Monogênica: gene *AIRE*, cromossomo 21, autossômica recessiva	Poligênica: *HLA, MICA, PTNP22, CTLA4*
Não associado com HLA por toda a síndrome, algum risco para componentes específicos	Associada a DR3/DR4; outras associações com genes HLA classe III observadas
Autoanticorpos contra interferons tipo 1 e IL-17 e IL-22	Nenhum autoanticorpo contra citocinas
Autoanticorpos contra órgãos-alvo específicos	Autoanticorpos contra órgãos-alvo específicos
Asplenismo	Nenhuma imunodeficiência definida
Candidíase mucocutânea	Associação com outros distúrbios imunológicos não endócrinos como miastenia gravis e púrpura trombocitopênica idiopática

Siglas: SPA, síndrome poliendócrina autoimune; HLA, antígeno leucocitário humano; IL, interleucina.

dominantes, que estão localizadas principalmente no domínio PHD1 do gene *AIRE*, e não na região CARD, onde foi encontrada a mutação autossômica recessiva. Os indivíduos com essa forma de SPA-1 não clássica podem ter início mais tardio dos sintomas e doença menos agressiva, sem a expressão do espectro completo de componentes autoimunes.

Manifestações clínicas A SPA-1 clássica desenvolve-se muito cedo na vida, frequentemente na lactância (Tab. 389-2). A candidíase mucocutânea crônica sem sinais de doença sistêmica costuma ser a primeira manifestação. Ela afeta a boca e as unhas mais do que a pele e o esôfago. A candidíase oral crônica pode resultar em doença atrófica com áreas sugestivas de leucoplasia, que pode trazer risco de carcinoma futuro. A etiologia está associada com autoanticorpos anticitocina (anti-interleucina [IL] 17A, IL-17F e IL-22) relacionados com células T auxiliares (T_H) 17 T e produção reduzida dessas citocinas pelas células mononucleares do sangue periférico. O hipoparatireoidismo geralmente se desenvolve a seguir, seguido por insuficiência suprarrenal. O tempo desde o desenvolvimento de um componente do distúrbio até o próximo pode ser de muitos anos, e a ordem de aparecimento da doença é variável.

A candidíase crônica está quase sempre presente e não é muito responsiva ao tratamento. O hipoparatireoidismo é encontrado em > 85% dos casos, e a doença de Addison é encontrada em quase 80%. A insuficiência gonadal parece afetar mulheres mais do que homens (70 vs. 25%, respectivamente), e a hipoplasia do esmalte dentário também ocorre com frequência (77% dos pacientes). Outros distúrbios endócrinos que ocorrem com menos frequência incluem diabetes tipo 1 (23%) e doença autoimune da tireoide (18%). As manifestações não endócrinas que se apresentam menos frequentemente incluem alopecia (40%), vitiligo (26%), má-absorção intestinal (18%), anemia perniciosa (31%), hepatite crônica ativa (17%) e distrofia das unhas. Uma manifestação debilitante e incomum do distúrbio é o desenvolvimento de diarreia/constipação refratária que pode estar relacionada à destruição de células enterocromafins ou tipo enterocromafins mediadas por autoanticorpos. As taxas de incidência de muitos desses distúrbios atingem um pico na primeira ou segunda década de vida, mas os componentes individuais da doença continuam a surgir ao longo do tempo. Portanto, as prevalências podem ser maiores do que o relatado originalmente.

Diagnóstico O diagnóstico de SPA-1, em geral, é feito clinicamente quando dois ou três dos componentes principais são encontrados em um paciente. Irmãos de indivíduos com SPA-1 devem ser considerados afetados mesmo se apenas um distúrbio for detectado devido à conhecida hereditariedade da síndrome. A análise genética do gene *AIRE* deve ser realizada para identificar mutações. A detecção do anticorpo anti-α-interferon e anti-ω-interferon pode identificar quase 100% dos casos com SPA-1. O autoanticorpo surge independentemente do tipo de mutação do gene *AIRE* e não é encontrado em outros distúrbios autoimunes.

O diagnóstico de cada distúrbio subjacente deve ser feito com base em suas apresentações clínicas típicas (Tab. 389-3). A candidíase mucocutânea pode se apresentar por todo o trato gastrintestinal e pode ser detectada na mucosa oral ou em amostras fecais. A avaliação por um gastrenterologista para examinar o esôfago à procura de candidíase ou uma estenose secundária pode ser considerada com base nos sintomas. Outras manifestações gastrintestinais de SPA-1, incluindo má-absorção e constipação, também podem trazer esses jovens pacientes à atenção dos gastrenterologistas para a primeira avaliação. Os achados específicos do exame físico de hiperpigmentação, vitiligo, alopecia, tetania e sinais de hiper ou hipotireoidismo devem ser considerados como sinais de desenvolvimento de distúrbios que podem fazer parte da síndrome.

O desenvolvimento de ensaios para autoanticorpos específicos das doenças pode ajudar a confirmar a doença e também detectar o risco de doença futura. Por exemplo, quando possível, a detecção de anticorpos anticitocina para IL-17 e IL-22 confirmaria o diagnóstico de candidíase mucocutânea por SPA-1. A presença de anticorpo anti-21-hidroxilase ou anticorpo anti-17-hidroxilase (que podem ser encontrados mais comumente na insuficiência suprarrenal associada com SPA-1) confirmaria a presença ou o risco de doença de Addison. Outros autoanticorpos encontrados no diabetes tipo 1 (p. ex., anti-GAD65), na anemia perniciosa e em outras condições

TABELA 389-3 ▪ Manifestações clínicas e acompanhamento recomendado para SPA-1 e SPA-2

Componente da doença	Avaliação recomendada
SPA-1	
Doença de Addison	Sódio, potássio, ACTH, cortisol, autoanticorpos para 21 e 17-hidroxilase
Diarreia	História
Displasia ectodérmica	Exame físico
Hipoparatireoidismo	Cálcio sérico, fosfato, PTH
Hepatite	Provas de função hepática
Hipotireoidismo/doença de Graves	TSH; autoanticorpos antiperoxidase tireoidiana e/ou antitireoglobulina e Ac antirreceptor de TSH
Hipogonadismo masculino	FSH/LH, testosterona
Má-absorção	Exame físico, autoanticorpos anti-IL-17 e anti--IL-22
Candidíase mucocutânea	Exame físico, esfregaço da mucosa, amostras fecais
Constipação	História
Insuficiência ovariana	FSH/LH, estradiol
Anemia perniciosa	Hemograma completo, níveis de vitamina B_{12}
Atrofia esplênica	Esfregaço sanguíneo para corpos de Howell--Jolly; contagem de plaquetas; ultrassonografia se positivo
Diabetes tipo 1	Glicose, hemoglobina A_{1c}, autoanticorpos associados ao diabetes (insulina, GAD65, IA-2, ZnT8)
SPA-2	
Doença de Addison	Autoanticorpo anti-21-hidroxilase, teste de estímulo do ACTH se positivo
Alopecia	Exame físico
Hiper ou hipotireoidismo autoimune	TSH; autoanticorpo antiperoxidase tireoidiana e/ou antitireoglobulina, Ac antirreceptor de TSH
Doença celíaca	Autoanticorpo antitransglutaminase; biópsia do intestino delgado se positivo
Ataxia cerebelar	Ditada por sinais e sintomas da doença
Polineuropatia desmielinizante inflamatória crônica	Ditada por sinais e sintomas da doença
Hipofisite	Ditada por sinais e sintomas da doença, autoanticorpo anti-Pit1
Bloqueio cardíaco idiopático	Ditada por sinais e sintomas da doença
Deficiência de IgA	Nível de IgA
Miastenia gravis	Ditada por sinais e sintomas da doença, Ac antiacetilcolinesterase
Miocardite	Ditada por sinais e sintomas da doença
Anemia perniciosa	Autoanticorpo anticélulas parietais
	Hemograma completo, níveis de vitamina B_{12} se positivo
Serosite	Ditada por sinais e sintomas da doença
Síndrome da pessoa rígida	Ditada por sinais e sintomas da doença
Vitiligo	Exame físico, polimorfismo NALP-1

Siglas: Ac, anticorpo; ACTH, hormônio adrenocorticotrófico; FSH, hormônio folículo-estimulante; IgA, imunoglobulina A; IL, interleucina; LH, hormônio luteinizante; PTH, paratormônio; SPA, síndrome poliendócrina autoimune; TSH, hormônio estimulante da tireoide.

que fazem parte da síndrome devem ser rastreadas regularmente (6 a 12 meses de intervalo, dependendo da idade do indivíduo).

Os exames laboratoriais, incluindo um painel metabólico completo, fósforo e magnésio, hormônio estimulante da tireoide (TSH), hormônio adrenocorticotrófico (ACTH; matinal), hemoglobina A_{1c}, vitamina B_{12} plasmática e hemograma completo com esfregaço periférico buscando corpos de Howell-Jolly (asplenismo), também devem ser realizados nesse momento.

A detecção de achados físicos ou resultados de exames anormais deve estimular exames subsequentes de sistemas orgânicos relevantes (p. ex., a presença de corpos de Howell-Jolly indica a necessidade de ultrassonografia do baço).

TRATAMENTO

SPA-1

A terapia dos componentes individuais da doença é realizada como delineado em outros capítulos pertinentes. A reposição de hormônios deficientes (p. ex., suprarrenal, pâncreas, ovários/testículos) irá tratar a maioria das endocrinopatias observadas. Vários aspectos peculiares merecem ênfase especial. A insuficiência suprarrenal pode ser mascarada pelo hipotireoidismo primário por prolongar a meia-vida do cortisol. O alerta, portanto, é que a terapia de reposição com hormônio tireoidiano pode precipitar uma crise suprarrenal em indivíduos não diagnosticados. Por conseguinte, todos os pacientes com hipotireoidismo e possibilidade de SPA devem ser rastreados para insuficiência suprarrenal para permitir o tratamento com glicocorticoides antes do início da reposição do hormônio tireoidiano. O tratamento da candidíase mucocutânea com cetoconazol em um indivíduo com insuficiência suprarrenal subclínica também pode precipitar uma crise suprarrenal. Além disso, a candidíase mucocutânea pode ser difícil de erradicar completamente. Casos graves de envolvimento da doença podem exigir terapia sistêmica imunomoduladora, mas isso não costuma ser necessário.

SPA-2 A SPA-2 (OMIM 269200) é mais comum do que a SPA-1, com uma prevalência de 1-2 em 100.000. Ela tem um viés de gênero e ocorre mais em pacientes do sexo feminino, com uma proporção de pelo menos 3:1 comparada com pacientes do sexo masculino. Em contraste com a SPA-1, a SPA-2 costuma iniciar na idade adulta, com um pico de incidência entre 20 e 60 anos de idade. Ela mostra uma herança familiar de múltiplas gerações (Tab. 389-2). A presença de duas ou mais das seguintes deficiências endócrinas no mesmo paciente define a presença de SPA-2: insuficiência suprarrenal primária (doença de Addison, 50-70%), doença de Graves ou tireoidite autoimune (15-69%), diabetes melito tipo 1 (DT1; 40-50%) e hipogonadismo primário. As condições autoimunes frequentemente associadas incluem doença celíaca (3-15%), miastenia gravis, vitiligo, alopecia, serosite e anemia perniciosa. Essas condições ocorrem com frequência aumentada em pacientes afetados, mas também são encontradas nos membros da sua família (Tab. 389-3).

 Considerações genéticas O fator de risco decisivo para SPA-2 foi localizado nos genes do complexo do antígeno linfocitário humano (HLA) no cromossomo 6. A insuficiência suprarrenal primária na SPA-2, mas não SPA-1, está fortemente associada com HLA-DR3 e HLA--DR4. Outros genes e alelos de classe I e II, como HLA-B8, HLA-DQ2 e HLA-DQ8 e o subtipo HLA-DR como DRB1*04:04, parecem contribuir para a suscetibilidade à doença específica ao órgão (Tab. 389-4). As doenças associadas ao HLA-B8 e HLA-DR3 incluem deficiência seletiva de imunoglobulina A (IgA), dermatomiosite juvenil, dermatite herpetiforme, alopecia, esclerodermia, púrpura trombocitopênica autoimune, hipofisite, osteopenia metafisária e serosite.

Vários outros genes imunes foram propostos como associados com a doença de Addison e, portanto, com SPA-2 (Tab. 389-3). O alelo "5.1" de um gene do complexo principal de histocompatibilidade (MHC) é uma molécula HLA atípica classe I MIC-A. O alelo MIC-A5.1 tem uma associação muito forte com a doença de Addison que não é justificada pelo desequilíbrio da ligação com DR3 ou DR4. O seu papel é complicado porque certos genes HLA classe I podem compensar esse efeito. *PTPN22* codifica para um polimorfismo de uma proteína tirosina-fosfatase, que age na via de sinalização intracelular nos linfócitos T e B. Ele foi implicado em DT1, doença de Addison e outras condições autoimunes. O *CTLA4* é um receptor na superfície das células T, que modula o estado de ativação da célula como parte da via do sinal 2 (i.e., ligação à CD80/86 nas células apresentadoras de antígenos). Polimorfismos desse gene parecem causar uma infrarregulação da expressão do receptor da superfície celular, levando a uma ativação e proliferação diminuída da célula T. Isso parece contribuir para a doença de Addison e potencialmente outros componentes da SPA-2. As variantes alélicas da IL-2Rα são ligadas ao

TABELA 389-4 ■ Associação da SPA-2 e outros distúrbios poliendócrinos

Doença	Associação com HLA	Fator precipitante	Mecanismo	Autoantígeno
Doença de Graves	DR3	Iodo Anti-CD52	Anticorpo	Receptor do TSH
Miastenia gravis	DR3, DR7	Timoma Penicilamina	Anticorpo	Receptor de acetilcolina
Antirreceptor de insulina	?	LES ou outra doença autoimune	Anticorpo	Receptor de insulina
Hipoparatireoidismo	?	?	Anticorpo	Inibidor da superfície celular
Síndrome insulínica autoimune	DR4, DRB1*0406	Metimazol Drogas contendo sulfidrila	Anticorpo	Insulina
Doença celíaca	DQ2/DQ8	Dieta com glúten	Célula T	Transglutaminase
Diabetes tipo 1	DR3/DR4 DQ2/DQ8	? Rubéola congênita	Célula T	Insulina, GAD65, IA-2, ZnT8, IGRP
Doença de Addison	DR3/DR4 DRB1*0404	Desconhecida	Célula T	21-hidroxilase P450-5cc
Tireoidite	DR3/DQB1*0201 DQA1*0301	Iodo α-interferona	Célula T	Tireoglobulina Peroxidase tireoidiana
Anemia perniciosa	?	?	Célula T	Fator intrínseco H^+/K^+-ATPase
Vitiligo	?	Melanoma Antígeno de imunização	?	Melanócito
Disgenesia cromossômica – trissomia do 21 e síndrome de Turner	DQA1*0301	?	?	Tireoide, ilhotas, transglutaminase
Hipofisite	?	Pit-1, TDRD6	?	Hipófise, Pit-1

Siglas: HLA, antígeno linfocitário humano; LES, lúpus eritematoso sistêmico; SPA, síndrome poliendócrina autoimune; TSH, hormônio estimulante da tireoide.

desenvolvimento de DT1 e de doença autoimune da tireoide e poderiam contribuir para o fenótipo de SPA-2 em certos indivíduos.

Diagnóstico Quando um dos distúrbios que fazem parte da síndrome está presente, um segundo distúrbio associado ocorre mais comumente do que na população em geral (Tab. 389-3). Há controvérsias quanto aos testes a serem usados e com que frequência rastrear indivíduos para a doença. Uma forte história familiar de autoimunidade deve levantar suspeita em um indivíduo com um componente diagnóstico inicial. O desenvolvimento de uma forma mais rara de autoimunidade, como a doença de Addison, deve levar a um rastreamento mais extenso de outros distúrbios ligados, visto que cerca de 50% dos pacientes portadores de doença de Addison desenvolvem outras doenças autoimunes durante a vida.

Os autoanticorpos circulantes, como discutido anteriormente, podem preceder o desenvolvimento da doença em muitos anos, mas permitem ao clínico acompanhar o paciente e identificar a instalação da doença nos seus primórdios (Tabs. 389-3 e 389-4). Para cada um dos componentes endócrinos do distúrbio, ensaios adequados dos autoanticorpos são listados e, se positivos, devem desencadear testes fisiológicos para diagnosticar doença clínica ou subclínica. Para doença de Addison, anticorpos para 21-hidroxilase são altamente indicativos do risco de insuficiência suprarrenal. Entretanto, podem ser necessários muitos anos para o desenvolvimento de sintomas evidentes de hipoadrenalismo. O rastreamento de pacientes positivos para anticorpos anti-21-hidroxilase pode ser realizado medindo o ACTH e o cortisol matinal anualmente. Valores crescentes de ACTH com o tempo ou baixo cortisol matinal em associação com sinais ou sintomas de insuficiência suprarrenal devem estimular a investigação por teste de estímulo da cosintropina (Cap. 386). O DT1 pode ser rastreado pela mensuração dos autoanticorpos dirigidos contra a insulina, GAD65, IA-2 e ZnT8. O risco de progressão para a doença baseia-se no número de anticorpos (a presença de ≥ 2 autoanticorpos dirigidos contra as ilhotas com tolerância normal à glicose é atualmente definida como estágio 1 do DT1, visto que o risco de desenvolvimento de sintomas clínicos ao longo da vida é de quase 100%) e em fatores metabólicos (comprometimento da tolerância à glicose oral). Muitos esforços estão em andamento para rastrear em parentes de pacientes com DT1 e na população em geral para identificar indivíduos portadores de autoanticorpos anti-ilhotas e pré-diabéticos, que possam se qualificar para ensaios de intervenção para alterar o curso da doença antes do início clínico.

Os testes de rastreamento para doença da tireoide podem incluir autoanticorpos antiperoxidase tireoidiana ou antitireoglobulina ou anticorpos antirreceptor de TSH para a doença de Graves. As medições anuais de TSH podem então ser usadas para acompanhar esses indivíduos. A doença celíaca pode ser rastreada usando o teste de anticorpo antitransglutaminase tecidual (tTg). Para aqueles com < 20 anos de idade, deve ser realizado o teste a cada 1 a 2 anos, enquanto o teste menos frequente está indicado após os 20 anos porque a maioria dos indivíduos que desenvolve doença celíaca tem o anticorpo precocemente. O resultado positivo do teste de anticorpo tTg deve ser confirmado pela repetição do teste, seguido por biópsia do intestino delgado para documentar alterações patológicas da doença celíaca. Muitos pacientes têm doença celíaca assintomática que é, todavia, associada com osteopenia e comprometimento do crescimento. Foi relatado que a doença celíaca sintomática, quando não tratada, está associada a um risco aumentado de neoplasia gastrintestinal, particularmente linfoma, e osteoporose posteriormente na vida.

O conhecimento das associações particulares da doença deve orientar outros testes de autoanticorpo ou de laboratório. Um histórico completo e um exame físico devem ser realizados a cada 1 a 3 anos, incluindo hemograma, painel metabólico, TSH e níveis de vitamina B_{12} para rastrear as possíveis anormalidades. Testes mais específicos devem ser baseados em achados específicos da história e do exame físico.

TRATAMENTO

SPA-2

Com exceção da doença de Graves, o manejo de cada um dos componentes endócrinos da SPA-2 envolve a reposição hormonal e é abordado em detalhes nos capítulos sobre doenças das suprarrenais (Cap. 386), da tireoide (Cap. 382), das gônadas (Caps. 391 e 392) e das paratireoides (Cap. 410). Como observado para SPA-1, a insuficiência suprarrenal pode ser mascarada pelo hipotireoidismo primário e deve ser considerada e tratada como discutido anteriormente. Em pacientes com DT1, a redução da necessidade de insulina ou hipoglicemia, sem causas secundárias óbvias, pode indicar o surgimento de insuficiência suprarrenal. A hipocalcemia em pacientes com SPA-2 é mais provavelmente causada por má-absorção, potencialmente devido à doença celíaca não diagnosticada, do que por hipoparatireoidismo.

A imunoterapia para doença endócrina autoimune tem sido reservada para DT1, na maioria dos casos, refletindo a carga vitalícia da doença para o paciente e para a sociedade. Embora várias imunoterapias (p. ex., anti-CD3 modificado, rituximabe, abatacepte, globulina antitimocitária de baixa dose) possam prolongar a fase de lua de mel do DT1, nenhuma atingiu sucesso em longo prazo. O anticorpo monoclonal anti-CD3 (teplizumabe) retarda o início do diabetes clínico em uma média de 2 anos, quando administrado a indivíduos com DT1 em estágio 2 (p. ex., aqueles com autoanticorpos e tolerância à glicose reduzida). A pesquisa ativa, básica e clínica, usando novas abordagens e terapias combinadas, pode alterar o tratamento dessa doença ou de outras condições autoimunes que compartilham vias similares.

AUTOIMUNIDADE ENDÓCRINA INDUZIDA POR INIBIDORES DE *CHECKPOINTS* IMUNES

As terapias que bloqueiam os *checkpoints* imunes, como a proteína de morte celular programada 1 (PD-1), seu ligante (PD-L1) ou CTLA-4, são imunoterapias benéficas para muitos cânceres em estágio avançado. Esses inibidores de *checkpoints* imunes (ICIs) bloqueiam a regulação imunológica negativa, permitindo assim uma resposta imune direcionada contra células tumorais. No entanto, eventos adversos relacionados ao sistema imunológico também ocorrem, especialmente autoimunidade direcionada a tecidos próprios. DT1, doença da tireoide, hipofisite e insuficiência suprarrenal induzidas por ICI foram relatadas. Hipotireoidismo ocorre em cerca de 8% e DT1 em 1% daqueles que recebem anticorpos monoclonais direcionados contra PD-1 ou PD-L1, e hipofisite e insuficiência suprarrenal ocorrem em < 1% dos pacientes tratados. Esses efeitos colaterais autoimunes podem se desenvolver durante ou após a terapia, principalmente dentro de algumas semanas a meses após o início da terapia. A DT1 induzida por ICI tem início muito rápido, apresenta-se com cetoacidose diabética, é permanente e requer terapia com insulina exógena ao longo da vida para tratamento. Existe uma associação genética com HLA-DR4 e autoanticorpos anti-ilhotas em cerca de 40 a 50% dos pacientes no momento do diagnóstico. A patogênese é imunomediada, pois foi documentada a infiltração de linfócitos T nas ilhotas pancreáticas de um paciente com DT1-ICI. Determinar os mecanismos de desenvolvimento de doenças autoimunes após terapia com ICIs e desenvolver biomarcadores para estratificar o risco de efeitos colaterais autoimunes antes da terapia são áreas ativas de pesquisa.

IPEX A síndrome de desregulação *i*mune, *p*oliendocrinopatia, *e*nteropatia ligada ao *X* (IPEX; OMIM 304790) é um raro distúrbio recessivo ligado ao X. O início da doença ocorre na infância e é caracterizado por enteropatia grave, DT1 e doença cutânea, bem como uma associação variável com vários outros distúrbios autoimunes. Muitos bebês morrem dentro dos primeiros dias de vida, mas o curso é variável, com algumas crianças sobrevivendo por 12 a 15 anos. O início precoce de DT1, com frequência ao nascer, é altamente sugestivo do diagnóstico porque quase 80% dos pacientes com IPEX desenvolvem DT1. Embora o tratamento dos distúrbios individuais possa melhorar temporariamente a situação, o tratamento da deficiência imune subjacente é necessário e inclui terapia imunossupressora, em geral seguida por transplante de células-tronco hematopoiéticas. O transplante é a única forma de salvar a vida e pode ser totalmente curativo por normalizar o desequilíbrio do sistema imune encontrado neste distúrbio.

A IPEX é causada por mutações no gene *FOXP3*, que também sofre mutação no camundongo Scurfy, um modelo animal que compartilha muito do mesmo fenótipo dos pacientes com IPEX. O fator de transcrição FOXP3 é expresso nas células T regulatórias designadas CD4+CD25+FOXP3+ (Treg). A falta desse fator causa uma deficiência profunda dessa população Treg e resulta em autoimunidade exuberante devido à falta de tolerância periférica fornecida normalmente por essas células. Certas mutações podem levar a várias formas de expressão da síndrome completa, e há raros casos nos quais o gene *FOXP3* está intacto, mas outros genes envolvidos nessa via (p. ex., CD25, IL-2Rα) podem ser responsáveis. O futuro tratamento com células T CD4+ autólogas transfectadas com um gene *FOXP3* funcionante poderá oferecer um melhor resultado em longo prazo do que aquele observado em pacientes tratados com transplante de células-tronco.

TUMORES TÍMICOS

Os timomas e a hiperplasia tímica estão associados com várias doenças autoimunes, a mais comum sendo miastenia gravis (44%) e aplasia de eritrócitos (20%). A doença de Graves, o DT1 e a doença de Addison também podem estar associados com tumores tímicos. Pacientes com miastenia gravis e timoma podem ter autoanticorpos antirreceptores de acetilcolina singulares. Muitos timomas não expressam o AIRE dentro do timoma, e isso pode ser um fator potencial no desenvolvimento de autoimunidade. Em apoio a esse conceito, o timoma é a outra doença com desenvolvimento "frequente" de anticorpos anticitocina e candidíase mucocutânea em adultos. A maioria dos tumores é maligna, e remissões temporárias da condição autoimune podem ocorrer com a ressecção do tumor.

ANTICORPOS ANTIRRECEPTORES DE INSULINA

Esse é um distúrbio muito raro no qual a resistência grave à insulina (tipo B) é causada pela presença de anticorpos antirreceptores de insulina. Está associado com acantose nigricans, que também pode estar associada com outras formas menos graves de resistência à insulina. Cerca de um terço dos pacientes tem uma doença autoimune associada, como o lúpus eritematoso sistêmico ou a síndrome de Sjögren. Portanto, a presença de fatores antinucleares, velocidade de hemossedimentação elevada, hiperglobulinemia, leucopenia e hipocomplementemia podem acompanhar a apresentação. A presença de autoanticorpos antirreceptores de insulina leva a uma acentuada resistência à insulina, exigindo > 100.000 unidades de insulina administradas diariamente, com controle apenas parcial da hiperglicemia. Os pacientes também podem ter hipoglicemia grave devido à ativação parcial do receptor de insulina pelo anticorpo. O curso da doença é variável, e muitos pacientes podem ter remissões espontâneas. Uma abordagem terapêutica direcionada para os linfócitos B, incluindo rituximabe, ciclofosfamida e pulsoterapia com esteroides, foi validada em relatos de acompanhamento de casos, com indução da remissão da doença.

SÍNDROME INSULÍNICA AUTOIMUNE (SÍNDROME DE HIRATA)

A síndrome insulínica autoimune, associada com a doença de Graves e com a terapia com metimazol (ou outras medicações contendo sulfidrila), é de particular interesse devido a uma associação notavelmente forte com um haplótipo HLA específico. Tais pacientes com títulos elevados de autoanticorpos anti-insulina, em geral, apresentam hipoglicemia. No Japão, a doença é restrita a indivíduos HLA-DR4 positivos com DRB1*04:06, enquanto pacientes caucasianos têm predominantemente DRB1*04:03 (que está relacionado a DRB1*04:06). Na síndrome de Hirata, os anticorpos anti-insulina frequentemente são policlonais. A descontinuação da medicação, em geral, leva à resolução da síndrome ao longo do tempo. Existem casos muito raros de síndrome insulínica autoimune não associada a medicamentos contendo sulfidrila, que resultam em acentuada hipoglicemia potencialmente fatal. O tratamento envolve tratar o distúrbio subjacente que causa a produção de anticorpos anti-insulina, como linfoma de linfócitos B (que tende a apresentar anticorpos anti-insulina monoclonais) ou lúpus eritematoso sistêmico. Como a hipoglicemia é pronunciada quando títulos elevados de anticorpos anti-insulina de alta afinidade ligam-se à insulina secretada e, em seguida, a liberam na circulação, o tratamento começa com glicocorticoides em altas doses, e rituximabe direcionado para os linfócitos B demonstrou ser eficaz.

SÍNDROME POEMS

Os pacientes com a síndrome POEMS (*p*olineuropatia, *o*rganomegalia, *e*ndocrinopatia, proteína *M* e alterações cutâneas [*s*kin]; também conhecida como síndrome Crown-Fukase; OMIM 192240) geralmente se apresentam com uma polineuropatia sensitivo-motora progressiva, diabetes melito (50%), insuficiência gonadal primária (70%) e discrasia de plasmócitos com lesões ósseas escleróticas. Os achados associados podem ser hepatoesplenomegalia, linfadenopatia e hiperpigmentação. Com frequência, os pacientes apresentam-se na quinta e sexta décadas de vida e têm uma sobrevida mediana de < 3 anos após o diagnóstico. A síndrome é assumida como secundária às imunoglobulinas circulantes, mas os pacientes têm excesso de fator de crescimento do endotélio vascular, bem como níveis elevados de outras citocinas inflamatórias como IL1-β, IL-6 e fator de necrose tumoral α. Os pacientes têm sido tratados com talidomida e, mais recentemente, com lenalidomida, resultando em diminuição do fator de crescimento do endotélio vascular. A hiperglicemia responde a pequenas doses de insulina subcutânea. O hipogonadismo é devido à doença gonadal primária com níveis plasmáticos elevados de hormônio folículo-estimulante e hormônio luteinizante. A resolução temporária das manifestações da síndrome POEMS, incluindo normalização da glicemia, pode ocorrer após radioterapia para plasmocitomas localizados ou após quimioterapia, lenalidomida e dexametasona ou transplante autólogo de células-tronco.

OUTROS DISTÚRBIOS

Outros distúrbios podem exibir deficiências poliendócrinas, incluindo síndrome de Kearns-Sayre, DIDMAOS (*d*iabetes *i*nsípido, *d*iabetes *m*elito, *a*trofia *ó*ptica bilateral progressiva e *s*urdez neurossensorial; também chamada de síndrome de Wolfram), síndrome de Down ou trissomia do 21 (OMIM 190685), síndrome de Turner (monossomia X, 45,X0) e rubéola congênita.

A síndrome de Kearns-Sayre (OMIM 530000) é um raro distúrbio do DNA mitocondrial caracterizado por anormalidades miopáticas que levam à oftalmoplegia e fraqueza progressiva em associação com várias anormalidades endócrinas, incluindo hipoparatireoidismo, insuficiência gonadal primária, diabetes melito e hipopituitarismo. Inclusões mitocondriais cristalinas são encontradas em amostras de biópsia muscular, e tais inclusões também foram observadas no cerebelo. Anticorpos antiparatireoides não foram descritos; contudo, anticorpos contra a adeno-hipófise e contra o músculo estriado foram identificados, e a doença pode ter componentes autoimunes. Essas mutações no DNA mitocondrial ocorrem esporadicamente e não parecem estar associadas com uma síndrome familiar.

A síndrome de Wolfram (OMIM 222300, cromossomo 4; OMIM 598500, mitocondrial) é uma rara doença autossômica recessiva também chamada DIDMAOS. Distúrbios neurológicos e psiquiátricos são proeminentes na maioria dos pacientes e podem causar grave incapacidade. A doença é causada por defeitos no gene da *síndrome de Wolfram 1* (*WFS1*), que codifica uma proteína transmembrana de 100 kDa, que foi localizada no retículo endoplasmático e que é encontrada no tecido neuronal e neuroendócrino. A sua expressão induz a atividade dos canais iônicos com um aumento resultante no cálcio intracelular e pode ter um papel importante na homeostase do cálcio intracelular. A síndrome de Wolfram parece ser um processo neurodegenerativo lentamente progressivo, e ocorre uma destruição seletiva não autoimune das células beta pancreáticas. O diabetes melito com início na infância constitui habitualmente a primeira manifestação. O diabetes melito e a atrofia óptica estão presentes em todos os casos relatados, mas a expressão das outras características é variável. Tratamentos direcionados para a disfunção do retículo endoplasmático estão sendo testados e podem servir de ponte até que a terapia gênica possa ser desenvolvida para tratar os casos mais gravemente afetados.

A síndrome de Down, ou trissomia do 21 (OMIM 190685), está associada com o desenvolvimento de DT1, tireoidite e doença celíaca. Pacientes com síndrome de Turner também parecem estar em maior risco de desenvolvimento de doença da tireoide e doença celíaca. É recomendado rastrear regularmente pacientes com trissomia do 21 e síndrome de Turner para doenças autoimunes associadas.

CONSIDERAÇÕES GLOBAIS

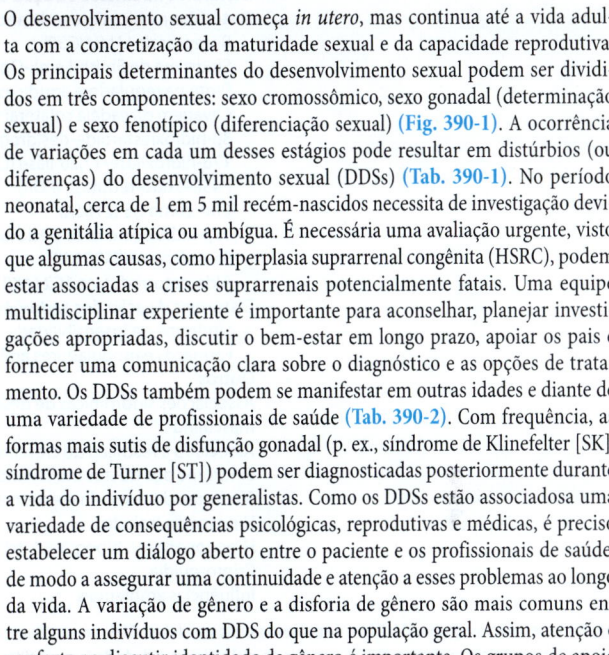

A identificação dessas síndromes requer acesso a laboratórios centrais com capacidade de detectar autoanticorpos específicos e proceder ao sequenciamento dos genes específicos que podem estar subjacentes a esses distúrbios. O reconhecimento precoce das manifestações clínicas desses distúrbios e o encaminhamento e/ou consulta em centros de atendimento terciário no momento oportuno para confirmar o diagnóstico e iniciar a terapia são importantes para melhorar os resultados. As mutações recessivas do gene *AIRE*, encontradas na SPA-1, foram originalmente descritas com alta frequência em diversas populações, incluindo finlandeses, judeus iranianos, habitantes da Sardênia, noruegueses e irlandeses. Embora se tenha constatado atualmente que indivíduos de muitos outros países apresentam essas mutações, bem como as mutações dominantes do gene *AIRE* recém-identificadas, a compreensão da frequência na população de base pode aumentar o nível de suspeita do médico para esses distúrbios raros. A síndrome de Hirata foi relatada originalmente em populações japonesas, mas também pode ser encontrada em outras populações.

LEITURAS ADICIONAIS

ANDERSON MS, SU MA: AIRE expands: New roles in immune tolerance and beyond. Nat Rev Immunol 16:247, 2016.
HUSEBYE ES et al: Autoimmune polyendocrine syndromes. N Engl J Med 378:1132, 2018.
POSTOW MA et al: Immune-related adverse events associated with immune checkpoint blockade. N Engl J Med 378:158, 2018.

Seção 2 Medicina relacionada a sexo e gênero

390 Desenvolvimento sexual
Courtney Finlayson, J. Larry Jameson, John C. Achermann

O desenvolvimento sexual começa *in utero*, mas continua até a vida adulta com a concretização da maturidade sexual e da capacidade reprodutiva. Os principais determinantes do desenvolvimento sexual podem ser divididos em três componentes: sexo cromossômico, sexo gonadal (determinação sexual) e sexo fenotípico (diferenciação sexual) **(Fig. 390-1)**. A ocorrência de variações em cada um desses estágios pode resultar em distúrbios (ou diferenças) do desenvolvimento sexual (DDSs) **(Tab. 390-1)**. No período neonatal, cerca de 1 em 5 mil recém-nascidos necessita de investigação devido à genitália atípica ou ambígua. É necessária uma avaliação urgente, visto que algumas causas, como hiperplasia suprarrenal congênita (HSRC), podem estar associadas a crises suprarrenais potencialmente fatais. Uma equipe multidisciplinar experiente é importante para aconselhar, planejar investigações apropriadas, discutir o bem-estar em longo prazo, apoiar os pais e fornecer uma comunicação clara sobre o diagnóstico e as opções de tratamento. Os DDSs também podem se manifestar em outras idades e diante de uma variedade de profissionais de saúde **(Tab. 390-2)**. Com frequência, as formas mais sutis de disfunção gonadal (p. ex., síndrome de Klinefelter [SK], síndrome de Turner [ST]) podem ser diagnosticadas posteriormente durante a vida do indivíduo por generalistas. Como os DDSs estão associados a uma variedade de consequências psicológicas, reprodutivas e médicas, é preciso estabelecer um diálogo aberto entre o paciente e os profissionais de saúde, de modo a assegurar uma continuidade e atenção a esses problemas ao longo da vida. A variação de gênero e a disforia de gênero são mais comuns entre alguns indivíduos com DDS do que na população geral. Assim, atenção e conforto ao discutir identidade de gênero é importante. Os grupos de apoio também têm um papel valioso para muitos pacientes e familiares.

O cuidado dos indivíduos com DDS evoluiu do foco primordial na intervenção médica e cirúrgica da "genitália" para uma abordagem mais holística, envolvendo assistência médica, cirúrgica e psicossocial, reconhecendo que a melhor maneira de cuidar dos indivíduos com DDS nem sempre é clara e deve ser individualizada. Isso inclui muitas controvérsias, particularmente sobre se genitoplastia ou gonadectomia profilática em condições específicas devem ser realizadas para bebês e crianças pequenas antes da idade de consentimento. A nomenclatura aceita também é controversa. Termos anteriores, como *intersexo* e *hermafrodita*, foram alterados pela Declaração de Consenso de 2006 para *transtorno do desenvolvimento sexual* e *DDS ovotesticular*, mas esses termos não são universalmente aceitos.

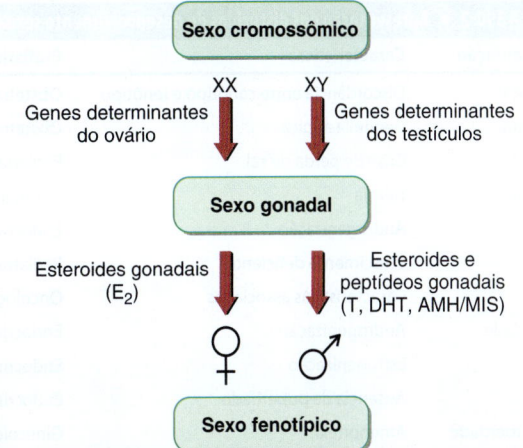

FIGURA 390-1 O desenvolvimento sexual pode ser dividido em três componentes principais: sexo cromossômico, sexo gonadal e sexo fenotípico. AMH, hormônio antimülleriano, também conhecido como substância inibidora mülleriana, MIS; DHT, di-hidrotestosterona; T, testosterona.

TABELA 390-1 ■ Classificação dos distúrbios do desenvolvimento sexual (DDSs)[a]		
DDSs dos cromossomos sexuais	DDS 46,XY (ver Tab. 390-3)	DDS 46,XX (ver Tab. 390-4)

47,XXY (síndrome de Klinefelter e variantes)
45,X (síndrome de Turner e variantes)
Mosaicismo 45,X/46,XY (disgenesia gonadal mista)
46,XX/46,XY (quimerismo/mosaicismo)
	Distúrbios do desenvolvimento gonadal (testicular)
	Disgenesia gonadal completa ou parcial (p. ex., *SRY, SOX9, SF1, WT1, DMRT1, DHH, GATA4, ZFPM2, MAP3K1, ESR2, ZNRF3, SOX8, DHX37*)
	Comprometimento da função das células de Leydig fetais (p. ex., *SF1/NR5A1, CXorf6/MAMLD1, HHAT, SAMD9*)
	DDS ovotesticular
	Regressão testicular
	Distúrbios na síntese ou ação dos androgênios
	Distúrbios na biossíntese de androgênios
	  Receptor de LH (*LHCGR*)
	  Síndrome de Smith-Lemli-Opitz (*DHCR7*)
	  Proteína reguladora aguda esteroidogênica (*StAR*)
	  Clivagem da cadeia colateral do colesterol (*CYP11A1*)
	  3β-hidroxiesteroide-desidrogenase II (*HSD3B2*)
	  17α-hidroxilase/17,20-liase (*CYP17A1*)
	  P450-oxidorredutase (*POR*)
	  Citocromo b5 (*CYB5A*)
	  17β-hidroxiesteroide-desidrogenase III (*HSD17B3*)
	  5α-redutase II (*SRD5A2*)
	  Aldo-cetorredutase 1C2 (*AKR1C2*)
	Distúrbios da ação dos androgênios
	  Síndrome da insensibilidade androgênica
	  Fármacos e moduladores ambientais
	Outros
	Associações sindrômicas de desenvolvimento genital masculino
	Associado à restrição do crescimento fetal
	Síndrome dos ductos müllerianos persistentes
	Síndrome do testículo evanescente
	Hipospadia isolada
	Hipogonadismo hipogonadotrófico congênito
	Criptorquidia
	Influências ambientais
		Distúrbios do desenvolvimento gonadal (ovariano)
		Disgenesia gonadal
		DDS ovotesticular
		DDS testicular (p. ex., *SRY+, dup SOX9, RSPO1, SF1/NR5A1, NR2F2, WT1*)
		Excesso de androgênio
		Fetal
		  3β-hidroxiesteroide-desidrogenase II (*HSD3β2*)
		  21-hidroxilase (*CYP21A2*)
		  P450-oxidorredutase (*POR*)
		  11β-hidroxilase (*CYP11B1*)
		Fetoplacentário
		  Deficiência de aromatase (*CYP19*)
		  Deficiência de oxidorredutase (*POR*)
		Materno
		  Tumores virilizantes maternos (p. ex., luteomas)
		  Fármacos androgênicos
		Outros
		Associações sindrômicas (p. ex., anormalidades cloacais)
		Agenesia/hipoplasia mülleriana (p. ex., MRKH)
		Anormalidades uterinas (p. ex., MODY5)
		Atresia vaginal (p. ex., McKusick-Kaufman)
		Aderências labiais

[a] Alguns especialistas e grupos de defesa de pacientes preferem definir DDSs como *diferenças de desenvolvimento sexual* em vez de *distúrbios do desenvolvimento sexual*.
Siglas: LH, hormônio luteinizante; MODY, diabetes de início na maturidade do jovem; MRKH, síndrome de Mayer-Rokitansky-Kuster-Hauser.
Fonte: Reproduzida com autorização de IA Hughes et al: Consensus statement on management of intersex disorders. J Pediatr Urol 2:148, 2006.

DESENVOLVIMENTO SEXUAL

O *sexo cromossômico*, definido pelo cariótipo, descreve o complemento cromossômico X e/ou Y (46,XY; 46,XX), estabelecido na fertilização. A presença de um cromossomo Y normal determina que ocorrerá o desenvolvimento dos testículos, mesmo na presença de múltiplos cromossomos X (p. ex., 47,XXY). A perda de um cromossomo X prejudica o desenvolvimento das gônadas (45,X ou o mosaicismo 45,X/46,XY). Os fetos sem cromossomo X (45,Y) não são viáveis.

O *sexo gonadal* refere-se às características histológicas e funcionais do tecido gonadal, como testículo ou ovário. A gônada embrionária é inicialmente "bipotencial" e pode desenvolver-se (a partir de aproximadamente 42 dias de gestação) tanto em testículo quanto em ovário (Fig. 390-2). O desenvolvimento do testículo é iniciado pela expressão do gene *SRY* (região determinante do sexo no cromossomo Y). A suspensão da expressão de *SRY* impede o desenvolvimento dos testículos nos indivíduos 46,XY, enquanto a translocação do *SRY* em indivíduos 46,XX induz o desenvolvimento dos testículos e um fenótipo masculino. O principal alvo de SRY é o gene *SOX9*

TABELA 390-2 ■ Apresentação dos distúrbios do desenvolvimento sexual (DDSs) em diferentes fases da vida			
Apresentação	Características	Profissional	Exemplos
Pré-natal	Discordância entre cariótipo e fenótipo	Obstetra; medicina fetal	Muitos
Neonatal	Genitália atípica	Obstetra; medicina neonatal	Muitos
	Crise de perda de sal	Pediatra	HSRC (*CYP21*)
Infância	Hérnia	Cirurgião	SIAC
	Androgenização	Endocrinologista	HSRC (*CYP21, CYP11B1*)
	Crescimento deficiente	Pediatra	Síndrome de Turner, 45,X/46,XY
	Características associadas	Oncologista/nefrologista	Tumor de Wilms
Puberdade	Androgenização	Endocrinologista	17β-HSD, 5α-redutase, SF-1
	Estrogenização	Endocrinologista	Ovotesticular
	Ausência de puberdade	Endocrinologista	Disgenesia gonadal, HSRC (*CYP17A1*), síndrome de Turner
Pós-puberdade	Amenorreia	Ginecologista	SIAC
Adultos	Infertilidade	Andrologista	Síndrome de Klinefelter, 45,X/46,XY, SF-1

Siglas: 17β-HSD, deficiência de 17β-hidroxiesteroide-desidrogenase; HSRC, hiperplasia suprarrenal congênita; SF-1, fator esteroidogênico 1 (*NR5A1*); SIAC, síndrome de insensibilidade androgênica completa.

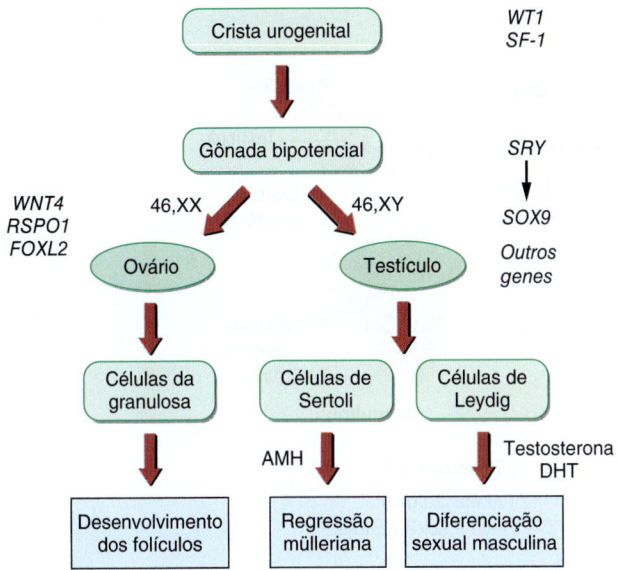

FIGURA 390-2 A regulação gênica do desenvolvimento gonadal. Ver o texto para genes adicionais envolvidos. AMH, hormônio antimülleriano (substância inibidora mülleriana); DHT, di-hidrotestosterona; *FOXL2*, fator de transcrição forkhead L2; *RSPO1*, R-espondina 1; *SF-1*, fator esteroidogênico 1 (também conhecido como NR5A1); *SOX9*, gene *SRY-related HMG-box 9*; SRY, região determinante do sexo no cromossomo Y; *WNT4*, local de integração MMTV do tipo sem asas 4; *WT1*, gene 1 relacionado ao tumor de Wilms.

(gene *SRY-related HMG-box 9*). O *SOX9* é suprarregulado nos testículos em desenvolvimento, porém é suprimido nos ovários. Muitos outros genes estão envolvidos no desenvolvimento dos testículos, inclusive na maturação das células de Sertoli e na diferenciação/esteroidogênese das células de Leydig. Além dos fatores de transcrição, esses genes codificam uma série de moléculas sinalizadoras e fatores de crescimento parácrinos, alguns dos quais influenciam outros sistemas orgânicos. Por exemplo, *WT1* (gene 1 relacionado ao tumor de Wilms) atua precocemente na via genética e também regula o desenvolvimento renal, enquanto o fator esteroidogênico 1 (*SF-1, NR5A1*) influencia o desenvolvimento das gônadas e da hipófise. Variantes patogênicas que causam perda de função do *SF-1* são encontradas em cerca de 10% dos pacientes XY com disgenesia gonadal e androgenização prejudicada. É importante notar que a duplicação do gene relacionado, *DAX1/NR0B1*, prejudica o desenvolvimento do testículo, revelando a extrema sensibilidade da via determinante do testículo aos efeitos da dosagem do gene.

Embora o desenvolvimento ovariano tenha sido outrora considerado uma via genética "padrão", hoje está claro que genes específicos são expressos durante os estágios mais iniciais do desenvolvimento ovariano. Alguns desses fatores podem reprimir o desenvolvimento dos testículos (p. ex., WNTA4, R-espondina-1) (Fig. 390-2). Uma vez formado o ovário, são necessários fatores adicionais para o desenvolvimento folicular normal (p. ex., receptor do hormônio folículo-estimulante [FSH]). A esteroidogênese no ovário exige o desenvolvimento de folículos que contenham células da granulosa e da teca circundando os ovócitos (Cap. 392). Por conseguinte, a esteroidogênese ovariana é relativamente limitada até a puberdade.

As células germinativas também se desenvolvem de maneira dismórfica sexual. No ovário em desenvolvimento, as células germinativas primordiais (CGPs) proliferam e entram em meiose, enquanto proliferam e, em seguida, sofrem parada mitótica no testículo em desenvolvimento. A entrada das CGPs na meiose é potencialmente iniciada pelo ácido retinoico. O testículo em desenvolvimento produz altos níveis de CYP26B1, uma enzima que degrada o ácido retinoico, impedindo a entrada das CGPs em meiose. Cerca de 7 milhões de células germinativas estão presentes no ovário fetal no segundo trimestre, e 1 milhão permanece no nascimento. Apenas 400 sofrem ovulação durante a vida reprodutiva de uma mulher (Cap. 392).

O *sexo fenotípico* refere-se às estruturas das genitálias externa e interna, bem como às características sexuais secundárias. Além das gônadas bipotenciais nos fetos, eles também possuem inicialmente genitália interna e externa, que podem se desenvolver ao longo de uma via típica masculina ou feminina, com desenvolvimento específico do sexo ocorrendo como resultado da ação hormonal (Fig. 390-3). O testículo em desenvolvimento libera hormônio antimülleriano (AMH; também conhecido como substância inibidora mülleriana [MIS]) pelas células de Sertoli e testosterona pelas células de Leydig. O AMH atua por meio de receptores específicos para causar regressão das estruturas müllerianas a partir de 60 a 80 dias após a concepção. Com cerca de 60 a 140 dias após a concepção, a testosterona suporta a manutenção das estruturas wolffianas, incluindo os epidídimos, os ductos deferentes e as vesículas seminais. A testosterona é o precursor da di-hidrotestosterona (DHT), um androgênio potente que promove o desenvolvimento da genitália externa, incluindo o pênis e o escroto (com 60-100 dias e posteriormente) (Fig. 390-3). O seio urogenital desenvolve-se e forma a próstata e a parte prostática da uretra no homem, enquanto se transforma na uretra e porção inferior da vagina na mulher. O tubérculo genital torna-se a glande do pênis no homem e o clitóris na mulher. As tumefações urogenitais formam a bolsa escrotal ou os lábios maiores do pudendo, e as pregas uretrais fundem-se para formar o corpo do pênis e a uretra masculina ou os lábios menores do pudendo. Na mulher, os ductos de Wolff regridem, enquanto os ductos müllerianos formam as tubas uterinas, o útero e o segmento superior da vagina. Um fenótipo feminino irá se desenvolver na ausência da gônada, porém é necessária a presença de estrogênio para a maturação do útero e da mama por ocasião da puberdade.

O ambiente hormonal pré-natal é provavelmente um dos muitos fatores que influenciam os aspectos da identidade e do comportamento de gênero. Essa é uma área de pesquisa contínua, que está além dos objetivos deste capítulo.

DISTÚRBIOS DOS CROMOSSOMOS SEXUAIS

Variações no número e na estrutura dos cromossomos sexuais podem manifestar-se como DDSs (p. ex., 45,X/46,XY). A SK (47,XXY) e a ST (45,X) em geral não apresentam ambiguidade genital, porém estão associadas a disfunção gonadal (Tab. 390-3).

SÍNDROME DE KLINEFELTER (47,XXY)

Fisiopatologia A forma clássica da SK (47,XXY) ocorre após a não disjunção meiótica dos cromossomos sexuais durante a gametogênese (40% durante a espermatogênese, 60% durante a ovogênese). Outras formas de SK (incluindo mosaico 46,XY/47,XXY [10-20%], 48,XXYY e 48,XXXY) são menos comuns. A SK apresenta uma incidência de pelo menos 1 em 1.000 homens, porém cerca de 75% dos casos não são diagnosticados. Dos diagnosticados, historicamente apenas 10% foram identificados na pré-puberdade. No entanto, o advento dos testes pré-natais não invasivos está levando a um aumento da detecção em uma idade mais precoce.

Manifestações clínicas A SK é mais comumente caracterizada por testículos pequenos, infertilidade, ginecomastia, alta estatura/aumento no comprimento das pernas e hipogonadismo em indivíduos com fenótipo masculino. Ao nascimento, a maioria dos bebês com essa síndrome não apresenta características clínicas, embora haja taxas mais altas de criptorquidia e hipospadia. A maioria dos pacientes apresenta-se na puberdade com interrupção do desenvolvimento puberal, causado por insuficiência testicular. Outros são diagnosticados após a puberdade, baseando-se em baixos níveis de androgênios, ginecomastia ou infertilidade. Os testículos são pequenos e de consistência firme (comprimento mediano de 2,5 cm [volume de 4 mL]; quase sempre < 3,5 cm [12 mL]) e parecem ser inapropriadamente pequenos para o grau de androgenização. Em geral, as biópsias não são necessárias, mas costumam revelar hialinização dos túbulos seminíferos e azoospermia. Outras características clínicas da SK estão listadas na Tabela 390-3. As concentrações plasmáticas de FSH e hormônio luteinizante (LH) estão aumentadas na maioria dos adultos com 47,XXY, enquanto a testosterona plasmática está diminuída (50-75%), refletindo insuficiência gonadal primária. Com frequência, o estradiol está aumentado, resultando em ginecomastia (Cap. 391). Os pacientes com formas em mosaico de SK apresentam manifestações clínicas menos graves, testículos maiores e, algumas vezes, conseguem fertilidade espontânea.

TRATAMENTO
Síndrome de Klinefelter

O crescimento, a função endócrina e a mineralização óssea devem ser monitorados, particularmente a partir da adolescência. O apoio tanto educacional quanto psicológico é importante para muitos indivíduos

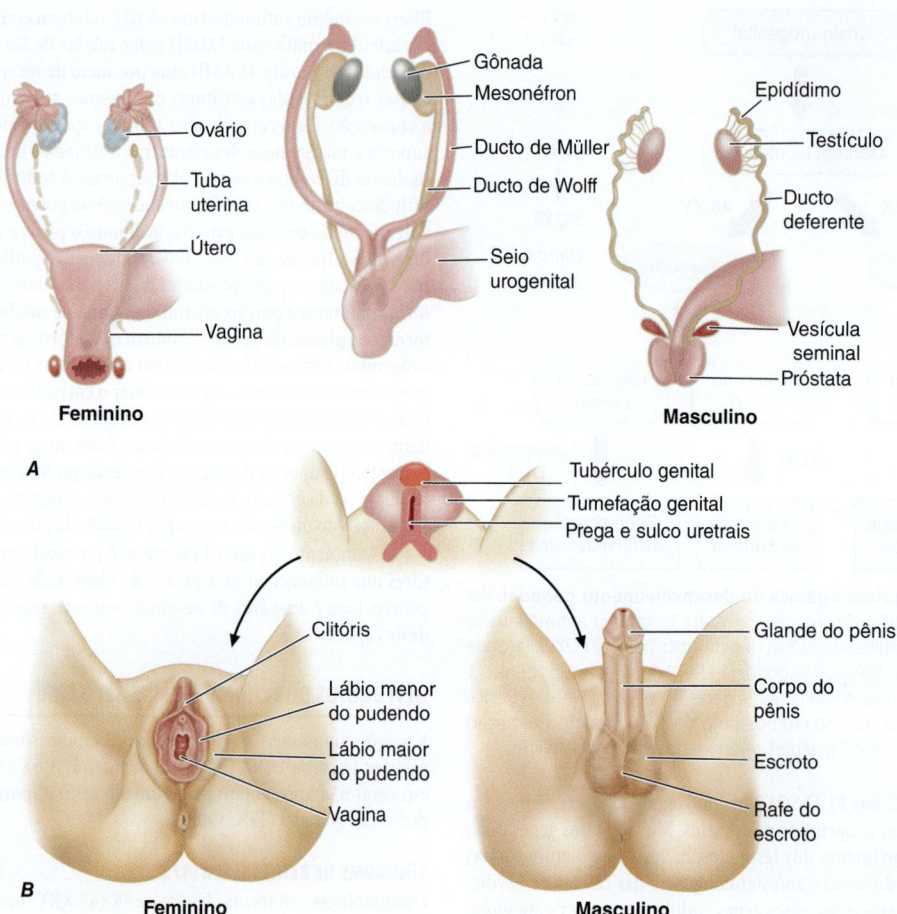

FIGURA 390-3 Desenvolvimento sexual. **A.** Trato urogenital interno. **B.** Genitália externa.

com SK. A suplementação com androgênio melhora a virilização, a libido, a energia, a hipofibrinólise e a mineralização óssea em homens com baixos níveis de testosterona; todavia, em certas ocasiões, pode agravar a ginecomastia **(Cap. 391)**. A ginecomastia pode ser tratada mediante redução cirúrgica quando causa preocupação **(Cap. 391)**. A fertilidade tem sido alcançada com a utilização da fertilização *in vitro* em homens com oligospermia ou pela injeção intracitoplasmática de espermatozoides (ICSI) após a obtenção de espermatozoides por técnicas de extração testicular de espermatozoides. Em centros especializados, a obtenção bem-sucedida de espermatozoides com a utilização dessa técnica é possível em mais de 50% dos homens com SK na forma não mosaico. Os resultados podem ser melhores em homens mais jovens. Após ICSI e transferência do embrião, podem ser obtidas gestações bem-sucedidas em cerca de 50% desses casos. O risco de transmissão de anomalias cromossômicas precisa ser considerado e deve ser fornecido aconselhamento, embora esse resultado seja muito menos comum do que originalmente previsto. A monitoração em longo prazo de homens com SK é importante, tendo em vista o risco aumentado de câncer de mama, doença cardiovascular, síndrome metabólica, osteoporose e distúrbios autoimunes. Como a maioria dos homens com SK nunca tem um diagnóstico estabelecido, é importante que todos os generalistas considerem tal diagnóstico em homens com essas manifestações que procuram assistência médica por outras condições.

SÍNDROME DE TURNER (DISGENESIA GONADAL; 45,X)

Fisiopatologia A ST é causada pela perda completa ou parcial de um cromossomo X e afeta aproximadamente 1 em 2,5 mil mulheres. Cerca de metade das mulheres com ST apresentam um cariótipo 45,X, cerca de 20% exibem mosaicismo 45,X/46,XX e o restante tem anormalidades estruturais do cromossomo X, como fragmentos X, isocromossomos, anéis ou material do cromossomo Y. As características clínicas da ST resultam de uma haploinsuficiência de múltiplos genes do cromossomo X (p. ex., homeobox para baixa estatura, *SHOX*) diretamente ou por meio de efeitos na expressão de genes autossômicos. Entretanto, os genes impressos também podem ser afetados quando o X herdado tem origens parentais diferentes.

Manifestações clínicas A ST é caracterizada por genitália externa feminina, baixa estatura, hipogonadismo hipergonadotrófico, infertilidade e outras características fenotípicas (Tab. 390-3). Os bebês podem apresentar linfedema, pescoço alado, baixa implantação da linha dos cabelos ou defeitos cardíacos do lado esquerdo ou, mais tarde na infância, baixa estatura ou puberdade tardia. Embora o desenvolvimento puberal espontâneo limitado ocorra em até 30% das meninas com ST (10%, 45,X; 60%, 45,X/46,XX) e até 20% tenham menarca, a grande maioria das mulheres com ST desenvolve insuficiência ovariana completa. Por conseguinte, esse diagnóstico deve ser considerado em todas as mulheres que apresentam amenorreia primária ou secundária e níveis elevados de gonadotrofinas.

TRATAMENTO
Síndrome de Turner

O tratamento de meninas e mulheres com ST requer um cuidado multidisciplinar para abordar os diversos sistemas orgânicos potencialmente afetados, de acordo com as diretrizes da prática para ST. Os indivíduos com defeitos cardíacos congênitos (DCCs) (30%) (valva aórtica bicúspide, 30-50%; coarctação da aorta, 30%; dilatação da croça da aorta, 5%) exigem acompanhamento em longo prazo por um cardiologista experiente, profilaxia antibiótica para procedimentos odontológicos ou cirúrgicos e exames de ressonância magnética (RM) seriados das dimensões da croça da aorta, visto que a dilatação progressiva está associada a um risco aumentado de dissecção aórtica. Os indivíduos que apresentam malformações congênitas renais e do trato urinário (30%) correm risco de infecções do trato urinário, hipertensão e nefrocalcinose. A hipertensão, que pode ocorrer independentemente das malformações cardíacas e renais, deve ser monitorada e tratada como em outros pacientes com hipertensão essencial. A avaliação regular da função tireoidiana, do peso, da dentição,

TABELA 390-3 ■ Possíveis características clínicas associadas aos distúrbios cromossômicos do desenvolvimento sexual (DDSs)

Distúrbio	Complemento cromossômico comum	Gônada	Genitália Externa	Genitália Interna	Desenvolvimento das mamas
Síndrome de Klinefelter	47,XXY ou 46,XY/47,XXY	Testículos hialinizados	Masculina	Masculina	Ginecomastia
	Manifestações clínicas				
	Testículos pequenos, azoospermia, diminuição dos pelos faciais e axilares, libido diminuída, alta estatura e aumento do comprimento das pernas, micropênis, risco aumentado de tumores da mama, doença tromboembólica, dificuldades de aprendizagem, ansiedade, fala tardia e diminuição do quociente de inteligência (QI) verbal, obesidade, diabetes melito, síndrome metabólica, varizes, hipotireoidismo, lúpus eritematoso sistêmico, epilepsia				
Síndrome de Turner	45,X ou 45,X/46,XX	Gônada em fita ou ovário imaturo	Feminina	Feminina hipoplásica	Feminina imatura
	Manifestações clínicas				
	Lactância: linfedema, pescoço alado, tórax em escudo, baixa implantação da linha dos cabelos, defeitos cardíacos e coarctação da aorta, malformações do trato urinário e rim em ferradura				
	Infância: baixa estatura, cúbito valgo, pescoço curto, quarto metacarpiano curto, unhas hipoplásicas, micrognatia, escoliose, otite média e perda auditiva neurossensorial, ptose e ambliopia, múltiplos nevos e formação de queloides, doença autoimune da tireoide, dificuldades de aprendizagem visuoespacial				
	Vida adulta: ausência de puberdade e amenorreia primária, hipertensão, obesidade, dislipidemia, intolerância à glicose e resistência à insulina, doença autoimune da tireoide, doença cardiovascular, dilatação da croça da aorta, osteoporose, doença inflamatória intestinal, disfunção hepática crônica, risco aumentado de câncer de cólon, perda auditiva				
Mosaicismo 45,X/46,XY	45,X/46,XY	Testículo ou gônada em fita	Variável	Variável	Geralmente masculino
	Manifestações clínicas				
	Baixa estatura, risco aumentado de tumores gonadais, algumas características da síndrome de Turner				
DDS ovotesticular	46,XX/46,XY	Testículo e ovário ou ovotestis	Variável	Variável	Ginecomastia
	Manifestações clínicas				
	Possível risco aumentado de tumores gonadais				

da audição, da fala, da visão e das questões educacionais deve ser realizada durante a infância. Deve-se fornecer aconselhamento sobre o crescimento e a fertilidade em longo prazo. Existem grupos de apoio ativos para essas pacientes no mundo inteiro, os quais podem desempenhar um papel inestimável.

A baixa estatura é comum, e a altura final sem tratamento raramente ultrapassa 150 cm na ST 45,X não mosaico. O hormônio do crescimento recombinante tem sido usado na tentativa de estimular o crescimento, às vezes com oxandrolona em crianças mais velhas. As meninas com evidências de insuficiência gonadal necessitam de reposição estrogênica para induzir o desenvolvimento das mamas e do útero, sustentar o crescimento e manter a mineralização óssea. Atualmente, a maioria dos médicos inicia a terapia com estrogênios em baixas doses para induzir a puberdade em um momento apropriado da idade (cerca de 11 anos). As doses de estrogênio são aumentadas de modo gradual para possibilitar o desenvolvimento no decorrer de um período de 2 a 4 anos. Mais tarde, são acrescentadas progestinas para regular o sangramento induzido por interrupção. Uma porcentagem muito pequena de mulheres com ST teve gravidez espontânea, enquanto outras conseguiram uma gestação bem-sucedida após doação de óvulo e fertilização *in vitro*, porém os riscos de complicações cardíacas são altos, e há necessidade de aconselhamento e tratamento especializados. O acompanhamento em longo prazo de mulheres com ST inclui uma cuidadosa vigilância relativa à reposição dos hormônios sexuais e à função reprodutora, mineralização óssea, função cardíaca e dimensões da croça da aorta, pressão arterial, peso e tolerância à glicose, perfis hepático e lipídico, função da tireoide, exame de pele e audição. Esse serviço é oferecido por clínicas especializadas em ST em alguns centros.

MOSAICISMO 45,X/46,XY

O fenótipo de indivíduos com mosaicismo 45,X/46,XY (algumas vezes denominado *disgenesia gonadal mista*) pode variar de modo considerável. Alguns têm um fenótipo predominantemente feminino (ver ST anteriormente). A maioria dos indivíduos 45,X/46,XY apresenta fenótipo masculino e testículos, e o diagnóstico é estabelecido de modo incidental após amniocentese ou durante a investigação de infertilidade. Na prática, a maioria dos recém-nascidos encaminhados para avaliação possui genitália atípica e características somáticas variáveis. Frequentemente há assimetria marcada, com uma gônada em fita e hemiútero de um lado e um testículo disgenético parcialmente descido e hemiscroto do outro lado. Muitas crianças são criadas como meninos, mas, em algumas crianças, a designação do sexo (criar o bebê como homem ou mulher) deve ser decidida pelos pais e pela equipe multidisciplinar. Nessas crianças, a identidade de gênero pode ser mais difícil de prever. Há um risco aumentado de câncer de células germinativas (CCG) de até 35% nas gônadas intra-abdominais; portanto, a remoção profilática das gônadas intra-abdominais é geralmente considerada. Os indivíduos criados como homens em geral necessitam de cirurgia reconstrutiva para hipospadia e remoção das gônadas disgenéticas ou em fita, quando não é possível trazê-las até o escroto. Os testículos escrotais podem ser preservados, porém exigem exame regular quanto ao possível desenvolvimento de tumor e ultrassonografia na época da puberdade. Recomenda-se a realização de biópsia para carcinoma *in situ* na adolescência, e pode ser necessária uma suplementação com testosterona para sustentar a androgenização na puberdade ou quando são detectados baixos níveis de testosterona na vida adulta. Como o mosaicismo 45,X/46,XY pode estar associado a outras características (p. ex., cardíaca, renal), os indivíduos devem ser monitorados de acordo com as diretrizes para ST. A infertilidade é típica, mas tem sido relatada ausência de azoospermia ou espermatogênese focal, destacando a importância de abordagens individualizadas para o tratamento.

DDS OVOTESTICULAR

O DDS ovotesticular (OTDDS) é uma condição na qual um indivíduo possui tecido ovariano e testicular, seja por ter um ovário e um testículo ou por ter um ovotestis. A maioria dos indivíduos com esse diagnóstico tem um cariótipo 46,XX (especialmente em indivíduos de ascendência africana), embora também seja possível um quimerismo 46,XX/46,XY e, raramente, um cariótipo 46,XY. O OTDDS geralmente se apresenta com genitália atípica ao nascimento e, às vezes, desenvolvimento mamário, hematúria cíclica e/ou desenvolvimento fálico na puberdade. A regressão progressiva do componente ovariano e/ou testicular pode ocorrer ao longo do tempo. A identidade de gênero varia no OTDDS, mas geralmente se alinha com o sexo atribuído. O risco de CCG também é elevado em OTDDS (cerca de 3%) e pode ocorrer no componente ovariano ou testicular. A infertilidade é típica (especialmente em testículos 46,XX sem cromossomo Y), mas nascimentos ocorreram através de um óvulo ou do esperma de indivíduos com outras formas de OTDDS.

DISTÚRBIOS DO SEXO GONADAL E FENOTÍPICO

Os distúrbios do sexo gonadal e fenotípico podem resultar em diminuição da produção ou ação dos androgênios em indivíduos com cariótipo 46,XY (DDS 46,XY) ou em produção excessiva de androgênios em indivíduos com cariótipo 46,XX (DDS 46,XX) (Tab. 390-1). Essas condições abrangem um espectro de fenótipos, que variam desde mulheres fenotípicas com um cromossomo Y até homens fenotípicos com cariótipo 46,XX e indivíduos com genitália atípica. O cariótipo constitui um ponto inicial de investigação útil para o diagnóstico, porém não define o gênero de um indivíduo.

DDS 46,XY

A androgenização deficiente do feto 46,XY reflete defeitos na produção ou na ação dos androgênios. Pode resultar de distúrbios do desenvolvimento testicular, defeitos na síntese dos androgênios ou resistência à testosterona e à DHT (Tab. 390-1).

Distúrbios do desenvolvimento testicular • DISGENESIA TESTICULAR
A *disgenesia gonadal completa* (DGC, *síndrome de Swyer*) está associada a gônadas em fita, estruturas müllerianas (devido à secreção insuficiente de AMH/MIS) e ausência completa de androgenização. As mulheres fenotípicas com essa condição costumam procurar assistência médica devido à ausência de desenvolvimento puberal, e constata-se que possuem um cariótipo 46,XY. Os níveis séricos de esteroides sexuais, AMH/MIS e inibina B estão baixos, enquanto os níveis de LH e FSH estão elevados. Indivíduos com DGC geralmente se identificam como mulheres. O risco de CCG é alto, e as gônadas intra-abdominais devem ser removidas. Em contraste, pacientes com *disgenesia gonadal parcial* (DGP, *testículos disgenéticos*) podem produzir MIS suficiente para haver regressão do útero e testosterona suficiente para uma androgenização parcial; em consequência, apresentam-se habitualmente no período pós-natal com genitália atípica, destacando o espectro de características que normalmente são vistas com muitos DDSs.

A disgenesia testicular pode resultar da ruptura de genes promotores de testículos (p. ex., *WT1*, *SF-1*, *SRY*, *SOX9*, *MAP3K1*, *DHH*, *DHX37* e outros) ou, raramente, da duplicação de lócus cromossômicos contendo genes "antitestis" (p. ex., *DAX1*) (Tab. 390-4). Entre esses genes, as deleções ou mutações do *SRY* e as mutações heterozigotas do *SF-1* (*NR5A1*) ou *DHX37* parecem ser as mais comuns, porém ainda são responsáveis, em seu conjunto, por menos de 30% dos casos. Podem existir manifestações clínicas associadas, refletindo a existência de papéis funcionais adicionais para esses genes. Por exemplo, ocorre disfunção renal em pacientes com mutações específicas do *WT1* (síndromes de Denys-Drash e de Frasier), observa-se a ocorrência de insuficiência suprarrenal primária em uma minoria dos pacientes com *SF-1* interrompido, e anormalidades graves da cartilagem (displasia campomélica) são as características clínicas predominantes de variantes patogênicas na *SOX9*. Um histórico familiar de DDS, hipospadia, infertilidade ou menopausa precoce é importante já que variações em alguns genes (p. ex., *SF-1/NR5A1*, *SOX8*) podem estar associadas a uma variedade de fenótipos reprodutivos. As variantes de *SF-1* às vezes são herdadas da mãe de maneira dominante limitada ao sexo (o que pode imitar a herança ligada ao X), e uma mulher pode mais tarde desenvolver insuficiência ovariana primária devido ao efeito de *SF-1* no ovário. A identidade de gênero pode ser variável no DGP. Os testículos disgenéticos têm um risco aumentado de CCG. Para testículos descidos, o monitoramento por meio de exame físico é apropriado. Se os testículos forem intra-abdominais e não puderem ser tracionados, eles podem ser removidos para prevenir o CCG (risco de até 35% se intra-abdominal). Os testículos disgenéticos podem ou não produzir testosterona suficiente para a puberdade. Naqueles que se identificam como homens, a reposição de testosterona pode ser necessária. Naquelas que se identificam como mulheres, a reposição de estrogênio será necessária para o desenvolvimento puberal típico feminino e para a continuidade da reposição na vida adulta. A *síndrome do testículo ausente (evanescente) (anorquia bilateral)* reflete a regressão do testículo durante o desenvolvimento. A ausência de estruturas müllerianas indica secreção adequada de AMH precocemente *in utero*. Em geral, a androgenização da genitália externa é normal. A etiologia é muitas vezes desconhecida, mas às vezes associada a variantes patogênicas no *DHX37*. Esses indivíduos podem receber próteses testiculares e reposição androgênica na adolescência e normalmente se identificam como homens.

Distúrbios da síntese de androgênios
Os defeitos na via que regula a síntese de androgênios (Fig. 390-4) causam androgenização deficiente do feto 46,XY (Tab. 390-1). A regressão mülleriana não é afetada porque a função das células de Sertoli é preservada e não há um útero. Essas condições podem se manifestar com um espectro de características genitais, variando desde uma genitália externa típica feminina ou clitoromegalia em alguns indivíduos até hipospadia penoescrotal ou micropênis em outros indivíduos.

RECEPTOR DE LH As mutações no receptor de LH (LHCGR) causam hipoplasia das células de Leydig e deficiência de androgênios, devido à ação reduzida da gonadotrofina coriônica humana *in utero* e LH posteriormente na gestação e durante o período neonatal. Em consequência, ocorre redução na síntese de testosterona e DHT.

VIAS DAS ENZIMAS ESTEROIDOGÊNICAS As mutações na *proteína reguladora aguda esteroidogênica* (StAR) e *CYP11A1* afetam a esteroidogênese tanto suprarrenal quanto gonadal (Fig. 390-4; Cap. 386). Os indivíduos afetados (46,XY) habitualmente têm uma forma grave e de início precoce de insuficiência suprarrenal perdedora de sal e apresentam um fenótipo feminino, embora variantes mais leves de início tardio sejam cada vez mais relatadas. Os defeitos na *3β-hidroxiesteroide-desidrogenase tipo 2* (*HSD3B2*) também causam insuficiência suprarrenal nos casos graves, porém o acúmulo de desidroepiandrosterona (DHEA) exerce um leve efeito androgenizante, resultando em genitália atípica ou hipospadia. Ocorre perda de sal em muitas crianças. Os pacientes com HSRC devido à *deficiência de 17α-hidroxilase* (*CYP17A1*) apresentam androgenização deficiente variável e desenvolvem hipertensão e hipocalemia devido aos potentes efeitos da corticosterona e da 11-desoxicorticosterona sobre a retenção de sal. Os pacientes com perda completa da função da 17α-hidroxilase costumam apresentar-se com fenótipo feminino que não conseguem entrar na puberdade e que têm testículos inguinais e hipertensão na adolescência. Algumas mutações em *CYP17* comprometem seletivamente a atividade da 17,20-liase, sem alterar a atividade da 17α-hidroxilase, resultando em androgenização deficiente sem excesso de mineralocorticoides e hipertensão. De modo semelhante, pode ocorrer ruptura da coenzima *citocromo b5* (*CYB5A*), e em geral se observa a presença de metemoglobinemia. As mutações na *P450-oxidorredutase* (*POR*) afetam múltiplas enzimas esteroidogênicas, resultando em diminuição da produção de androgênios e em um padrão bioquímico de deficiência combinada aparente de 21-hidroxilase e 17α-hidroxilase, algumas vezes com anormalidades esqueléticas (craniossinostose de Antley-Bixler). Os defeitos na *17β-hidroxiesteroide-desidrogenase tipo 3* (*HSD17B3*) e na *5α-redutase tipo 2* (*SRD5A2*) interferem na síntese de testosterona e DHT, respectivamente. Essas condições caracterizam-se por androgenização mínima ou ausente *in utero*; entretanto, pode ocorrer algum desenvolvimento do pênis durante a adolescência em razão da ação de outras isoformas da enzima. Os indivíduos com deficiência de 5α-redutase tipo 2 possuem estruturas wolffianas normais e, em geral, não desenvolvem tecido mamário. Na puberdade, o aumento da testosterona induz a formação da massa muscular e outras características virilizantes, apesar da deficiência de DHT. O gel de DHT pode melhorar o crescimento pré-puberal do pênis em pacientes criados como homens. A prevenção da exposição à testosterona (por gonadectomia ou supressão puberal) na adolescência e reposição de estrogênio na puberdade podem ser consideradas em indivíduos que se identificam como mulheres. Além disso, pode haver interrupção das vias alternativas para a produção de DHT fetal na presença de DDS 46,XY (*AKR1C2/AKR1C4*).

Distúrbios da ação dos androgênios • SÍNDROME DA INSENSIBILIDADE ANDROGÊNICA
As variantes patogênicas no receptor de androgênio causam resistência à ação dos androgênios (testosterona, DHT), ou *síndrome da insensibilidade androgênica* (SIA). A SIA representa um espectro de distúrbios que afeta pelo menos 1 em 100 mil indivíduos 46,XY. Como o receptor de androgênios está ligado ao X, apenas os indivíduos 46,XY são afetados. A condição geralmente é herdada da mãe, que carrega a sequência variante, mas também pode surgir *de novo*. Os indivíduos XY com *SIA completa* (antes denominada *síndrome de feminização testicular*) apresentam um fenótipo feminino, desenvolvimento normal das mamas (devido à aromatização da testosterona), vagina curta, porém sem útero (devido à produção normal de AMH/MIS), pelos púbicos e axilares escassos e, tipicamente, identidade de gênero e comportamento sexual femininos. Os níveis de gonadotrofinas e testosterona podem estar baixos, normais ou elevados, dependendo do

TABELA 390-4 ■ Causas genéticas selecionadas de distúrbios do desenvolvimento sexual (DDSs) 46,XY

Gene	Herança	Gônada	Útero	Genitália externa	Características associadas
Distúrbios do desenvolvimento testicular					
WT1	AD	Testículo disgenético	+/–	Feminina ou ambígua	Tumor de Wilms, anormalidades renais, tumores gonadais (WAGR, síndromes de Denys-Drash e de Frasier)
SF-1/NR5A1	AR/AD (LS)	Testículo disgenético, disfunção de Leydig	+/–	Feminina, ambígua ou masculina	Insuficiência suprarrenal primária (rara); hiposplenia (rara); insuficiência ovariana primária em parentes do sexo feminino (46,XX)
SRY	Y	Testículo disgenético ou ovotestis	+/–	Feminina ou ambígua	
SOX9	AD	Testículo disgenético ou ovotestis	+/–	Feminina ou ambígua	Displasia campomélica
MAP3K1	AD (LS)	Testículo disgenético	+/–	Feminina ou ambígua	
DHX37	AD	Testículo disgenético	+/–	Feminina, ambígua ou masculina	Síndrome da regressão testicular
DHH	AR	Testículo disgenético, disfunção de Leydig	+	Feminina	Neuropatia minifascicular

Outras causas de disgenesia testicular incluem: *DMRT1, CBX2, SOX8, ZNRF3, GATA4* e *ZFPM2* (doença cardíaca congênita); *ARX* (lisencefalia ligada ao X); *TSPYL1* (morte súbita infantil); *MYRF* (hérnia diafragmática); *ESR2/NR3A2, SAMD9* (síndrome MIRAGE); *MAMLD1,* dupXp21, dup1p35, del9p24, del10q23

Gene	Herança	Gônada	Útero	Genitália externa	Características associadas
Distúrbios da síntese de androgênios					
LHCGR	AR	Testículo	–	Feminina, ambígua ou micropênis	Hipoplasia das células de Leydig
DHCR7	AR	Testículo	–	Variável	Síndrome de Smith-Lemli-Opitz: face grosseira, sindactilia do segundo e terceiro dedos do pé, atraso do crescimento, atraso de desenvolvimento, anormalidades cardíacas e viscerais
StAR	AR	Testículo	–	Feminina ou ambígua	HSRC lipoide (insuficiência suprarrenal primária)
CYP11A1	AR	Testículo	–	Feminina ou ambígua	Insuficiência suprarrenal primária
HSD3B2	AR	Testículo	–	Ambígua	HSRC, insuficiência suprarrenal primária ± perda de sal, androgenização parcial devido à DHEA ↑
CYP17A1	AR	Testículo	–	Feminina ou ambígua	HSRC, hipertensão devido à ↑ corticosterona e 11-desoxicorticosterona, exceto na deficiência isolada de 17,20-liase
CYB5A	AR	Testículo	–	Ambígua	Deficiência aparente isolada de 17,20-liase; metemoglobinemia
POR	AR	Testículo	–	Ambígua ou masculina	Características mistas da deficiência de 21-hidroxilase e 17α-hidroxilase/17,20-liase, às vezes associada à craniossinostose de Antley-Bixler
HSD17B3	AR	Testículo	–	Feminina ou ambígua	Androgenização parcial na puberdade, ↑ razão androstenediona:testosterona
SRD5A2	AR	Testículo	–	Ambígua ou micropênis	Androgenização parcial na puberdade, ↑ razão testosterona: di-hidrotestosterona
AKR1C2 (AKR1C4)	AR	Testículo	–	Feminina ou ambígua	Produção de DHT fetal diminuída
Distúrbios da ação dos androgênios					
Receptor de androgênio	X	Testículo	–	Feminina, ambígua, micropênis ou masculina normal	Espectro fenotípico que vai desde a síndrome da insensibilidade androgênica completa (genitália externa feminina) e insensibilidade androgênica parcial (ambígua) até a genitália masculina normal e infertilidade

Siglas: AD, autossômico dominante; *AKR1C2,* membro da família aldo-cetorredutase; AR, autossômico recessivo; *ARX,* homeobox relacionado à ausência de arestas, ligado ao X; *CBX2,* chromobox homologue 2; *CYB5A,* citocromo b5; *CYP11A1,* P450 clivagem da cadeia lateral do colesterol; *CYP17A1,* citocromo P450 família 17 subfamília A membro 1; DAX1, reversão sexual dose-sensível, hipoplasia adrenal congênita no cromossomo X, gene 1; DHEA, desidroepiandrosterona; *DHCR7,* esterol 7δ-redutase; *DHH,* hedgehog; DHT, di-hidrotestosterona; *DMRT1,* fator de transcrição 1 relacionado ao sexo duplo e mab3; *GATA4,* proteína de ligação à GATA 4; *HSD17B3,* 17β-hidroxiesteroide-desidrogenase tipo 3; *HSD3B2,* 3β-hidroxiesteroide-desidrogenase tipo 2; HSRC, hiperplasia suprarrenal congênita; *LHR,* receptor de LH; LS, limitado ao sexo; *MAP3K1,* proteína-cinase cinase cinase 1 ativada por mitógeno; MIRAGE, mielodisplasia, infecção, restrição do crescimento, hipoplasia suprarrenal, fenótipo genital e enteropatia; *MYRF,* fator regulador de mielina; POR, P450-oxidorredutase; *SF-1,* fator esteroidogênico 1; *SOX8,* gene SRY-related HMG-box 8; *SOX9,* gene SRY-related HMG-box 9; *SRD5A2,* 5α-redutase tipo 2; *SRY,* gene relacionado ao sexo no cromossomo Y; *StAR,* proteína reguladora aguda esteroidogênica; *TSPYL1,* testis-specific Y-encoded-like protein 1; WAGR, tumor de Wilms, aniridia, malformações geniturinárias e deficiência intelectual; *WNT4,* sítio 4 de integração do vírus tumoral mamário de camundongo tipo sem asas; *WT1,* gene 1 relacionado com o tumor de Wilms; *ZFPM2,* proteína dedo de zinco, multitipo 2; *ZNRF3,* zinco e dedo de anel 3.

grau de resistência aos androgênios e da contribuição do estradiol para a inibição do eixo hipotálamo-hipófise-gonadal por retroalimentação. Os níveis de AMH/MIS estão normais ou elevados na infância. A SIA completa algumas vezes apresenta-se com hérnias inguinais (contendo testículos) na infância ou, mais frequentemente, com amenorreia primária no final da adolescência. No passado, a gonadectomia era recomendada na infância, mas, devido ao baixo risco de malignidade (aproximadamente 2%), cada vez mais as gônadas são deixadas *in situ* até que o desenvolvimento da mama esteja completo. Subsequentemente, o adolescente ou adulto jovem deve ser aconselhado sobre o risco de malignidade e a opção de gonadectomia (com reposição de estrogênio), especialmente porque atualmente não é possível a detecção precoce de alterações pré-malignas por imagem ou biomarcadores. O uso de dilatadores graduados na adolescência costuma ser suficiente para dilatar a vagina a fim de possibilitar a relação sexual.

A SIA parcial (*síndrome de Reifenstein*) resulta de mutações do receptor de androgênios que mantém uma função residual. Com frequência, os pacientes se apresentam na lactância com hipospadia penoescrotal, testículos criptorquídicos pequenos e aparecimento de ginecomastia na puberdade. A identidade de gênero pode ser variável. Na puberdade, os testículos produzem testosterona com desenvolvimento fenotípico variável. Para aqueles que se identificam como homens, testosterona em altas doses tem sido administrada para sustentar o desenvolvimento, se não houver progressão da puberdade, porém os dados de longo prazo são limitados. Para aquelas criadas como mulheres, os efeitos da testosterona na puberdade podem ser prevenidos (por gonadectomia ou supressão puberal), e a

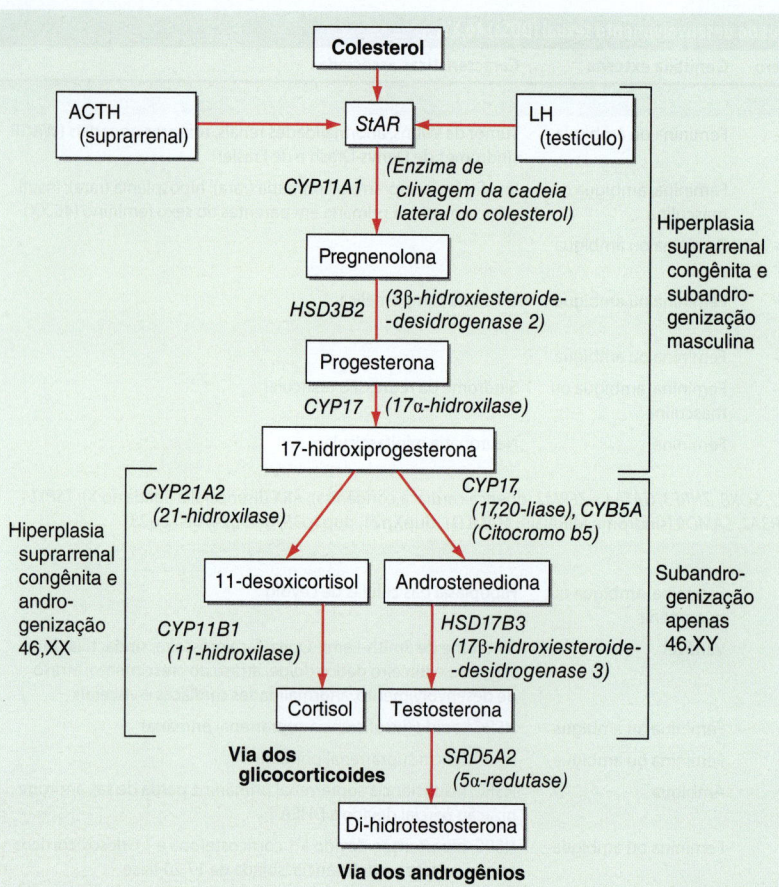

FIGURA 390-4 Visão global simplificada das vias de síntese dos glicocorticoides e androgênios. Os defeitos em *CYP21A2* e *CYP11B1* desviam os precursores esteroides para a via dos androgênios e causam androgenização do feto 46,XX. A testosterona é sintetizada nas células de Leydig testiculares e convertida perifericamente em di-hidrotestosterona. Os defeitos nas enzimas envolvidas na síntese de androgênios resultam em androgenização deficiente do feto 46,XY. ACTH, hormônio adrenocorticotrófico; LH, hormônio luteinizante; StAR, (proteína) reguladora aguda esteroidogênica.

DDS 46,XX

A androgenização do feto 46,XX ocorre quando a gônada (ovário) contém material testicular que secreta androgênios ou após exposição aumentada aos androgênios, que geralmente são de origem suprarrenal (Tab. 390-1).

DDS testicular 46,XX O tecido testicular pode se desenvolver em 46,XX DDS testicular (46,XX homens) mais frequentemente após a translocação de *SRY*. Isso pode ser diagnosticado com discordância cariótipo/fenótipo ou mais tarde durante a avaliação de hipogonadismo ou infertilidade. Indivíduos com essa condição desenvolvem testículos com produção normal de testosterona, levando ao fenótipo masculino externo *in utero*, e produzem AMH/MIS para regredir estruturas müllerianas. Eles têm azoospermia devido à falta da região AZF do cromossomo Y. A regressão testicular progressiva e o hipogonadismo são comuns. A identidade de gênero é tipicamente masculina.

DDS 46,XX OTDDS Ovotestis (ou testículos) também podem se desenvolver em indivíduos com cariótipo 46,XX após regulação positiva de *SOX9* ou *SOX3* ou defeitos em *RSPO1*, *NR2F2*, *WT1* ou *SF-1/NR5A1* (Tab. 390-5). OTDDS é discutido em "Distúrbios do sexo cromossômico".

Exposição aumentada aos androgênios • DEFICIÊNCIA DE 21-HIDROXILASE (HIPERPLASIA SUPRARRENAL CONGÊNITA) A *forma clássica* da deficiência de 21-hidroxilase (21-OHD) constitui a causa mais comum de HSRC (Cap. 386) e é a causa mais comum de androgenização em mulheres com cariótipo 46,XX (incidência entre 1 em 10 mil e 1 em 15 mil) (Tab. 390-5). Os indivíduos afetados são homozigotos ou heterozigotos compostos para variantes de sequência gravemente disruptivas no gene (*CYP21A2*) que codifica a enzima 21-OHD. A atividade prejudicada da 21-OHD impede a síntese de glicocorticoides e mineralocorticoides suprarrenais, desviando os precursores de esteroides para a via de síntese de andrógenos (Fig. 390-4). A síntese aumentada de androgênios *in utero* provoca androgenização do feto 46,XX no primeiro trimestre. A genitália atípica é observada no nascimento, com graus variáveis de hiperplasia do clitóris e fusão labial.

Uma crise com perda de sal, em geral, se manifesta entre 5 e 21 dias de vida e constitui um evento potencialmente fatal que exige reanimação urgente com líquidos e tratamento com esteroides. Por conseguinte, deve-se considerar um diagnóstico de 21-OHD em qualquer lactente com genitália ambígua e gônadas não palpáveis bilateralmente. Os indivíduos do sexo masculino (46,XY) com 21-OHD não apresentam anormalidades genitais por ocasião do nascimento, porém são igualmente suscetíveis à insuficiência suprarrenal e a crises com perda de sal. A produção excessiva de androgênios pode causar puberdade precoce gonadotrofina-independente em homens com 21-OHD.

As pacientes com 21-OHD *não clássica* produzem quantidades normais de cortisol e aldosterona, porém à custa da produção de androgênios em excesso. Os sintomas podem incluir hirsutismo, disfunção menstrual, infertilidade e abortamentos de repetição. Trata-se de um dos distúrbios recessivos mais comuns em humanos, com uma incidência de até 1 em 100 a 500 em muitas populações e de 1 em 27 em judeus asquenazes de origem leste-europeia.

puberdade típica feminina, induzida com estrogênio. Elas também têm um risco aumentado de CCG, novamente levantando a questão de se e quando realizar a gonadectomia. A *azoospermia* e a infertilidade devido ao fator masculino também já foram descritas em associação a mutações leves com perda de função no receptor dos androgênios.

OUTROS DISTÚRBIOS QUE AFETAM HOMENS 46,XY

A *síndrome dos ductos müllerianos persistentes* é a presença de um útero em um homem normal nos demais aspectos. Essa condição pode resultar de variantes patogênicas de AMH ou em seu receptor (AMHR2). O útero pode ser removido, porém apenas se for possível evitar o dano dos ductos deferentes e do suprimento sanguíneo para os testículos. Ocorre *hipospadia isolada* em cerca de 1 em 250 indivíduos do sexo masculino. Os casos são, em sua maioria, idiopáticos, embora evidências de hipospadia penoescrotal, hipodesenvolvimento do pênis e/ou criptorquidia bilateral exijam uma investigação à procura de DDS subjacente (p. ex., disgenesia gonadal parcial, defeito leve na ação da testosterona ou, até mesmo, formas graves de HSRC 46,XX). O testículo não descido (criptorquidia) unilateral afeta > 3% dos meninos por ocasião do nascimento. A orquidopexia deve ser considerada quando o testículo não desceu até 6 a 9 meses de idade. A criptorquidia bilateral ocorre com menos frequência e deve levantar a suspeita de deficiência de gonadotrofinas ou DDS. As *associações sindrômicas* e o *atraso do crescimento intrauterino* também ocorrem com frequência relativa em associação ao comprometimento da função testicular ou responsividade dos tecidos-alvo, porém a etiologia subjacente de muitas dessas condições continua sendo desconhecida.

TRATAMENTO
Hiperplasia suprarrenal congênita

As crises agudas com perda de sal exigem reanimação com líquidos, hidrocortisona intravenosa e correção da hipoglicemia. Uma vez

TABELA 390-5 ■ Causas genéticas selecionadas de distúrbios do desenvolvimento sexual (DDSs) 46,XX					
Gene	Herança	Gônada	Útero	Genitália externa	Características associadas
DDS testicular/ovotesticular					
SRY	Translocação	Testículo ou ovotestis	–	Masculina ou ambígua	
SOX9	dup17q24	Testículo ou ovotestis	–	Masculina ou ambígua	
SF-1/NR5A1 (códon 92)	AD	Testículo ou ovotestis	+/–	Masculina ou ambígua	
WT1 (dedo de zinco 4)	AD	Testículo ou ovotestis	+/–	Masculina ou ambígua	
Outras causas de DDS testicular/ovotesticular incluem: COUP-TF2/NR2F2 (doença cardíaca congênita), RSPO1 (hiperqueratose palmar plantar, carcinoma de pele de células escamosas), WNT4 (síndrome SERKAL), desregulação/duplicação de SOX3 (Xq27)					
Aumento da síntese de androgênios					
HSD3B2	AR	Ovário	+	Clitoromegalia	HSRC, insuficiência suprarrenal primária, ligeira androgenização devido ao ↑ de DHEA
CYP21A2	AR	Ovário	+	Ambígua	HSRC, espectro fenotípico desde as formas graves com perda de sal associadas à insuficiência suprarrenal até as formas virilizantes simples com função suprarrenal compensada, ↑ de 17-hidroxiprogesterona
POR	AR	Ovário	+	Ambígua ou feminina	Características mistas da deficiência de 21-hidroxilase e 17α-hidroxilase/17,20-liase, às vezes associada à craniossinostose de Antley-Bixler
CYP11B1	AR	Ovário	+	Ambígua	HSRC, hipertensão devido ao ↑ de 11-desoxicorticosterona
CYP19	AR	Ovário	+	Ambígua	Virilização materna durante a gestação, desenvolvimento mamário ausente durante a puberdade

Siglas: AD, autossômico dominante; AR, autossômico recessivo; COUP-TF2, fator de transcrição do promotor a montante de ovalbumina de frango 2; CYP11B1, 11β-hidroxilase; CYP19, aromatase; CYP21A2, 21-hidroxilase; DHEA, desidroepiandrosterona; HSD3B2, 3β-hidroxiesteroide-desidrogenase tipo 2; HSRC, hiperplasia suprarrenal congênita; POR, P450-oxidorredutase; RSPO1, R-espondina 1; SERKAL, reversão sexual, disgenesia renal, suprarrenal e pulmonar; SF-1, fator esteroidogênico 1; SOX3, gene SRY-related HMG-box 3; SOX9, gene SRY-related HMG-box 9; SRY, gene relacionado ao sexo no cromossomo Y; WT1, gene 1 relacionado ao tumor de Wilms.

estabilizado o paciente, devem-se administrar glicocorticoides para corrigir a insuficiência de cortisol e suprimir a estimulação do hormônio adrenocorticotrófico (ACTH), impedindo, assim, virilização adicional, maturação esquelética acelerada, formação de tumor suprarrenal e desenvolvimento de ovários policísticos. A reposição de mineralocorticoides pode ser necessária, juntamente com suplementos de sal no início da vida. Na infância, o tratamento também é titulado cuidadosamente para evitar o comprometimento do crescimento linear. No futuro, diferentes formas de reposição de glicocorticoides e terapias multimodais podem melhorar as opções de tratamento. **Ver Capítulo 386 para discussão detalhada sobre reposição hormonal.**

Indivíduos com HSRC 46,XX devido à 21-OHD clássica historicamente foram submetidos à genitoplastia na infância, mas se e quando esses procedimentos devem ser realizados é discutível. Surgiram preocupações sobre a importância da concordância/consentimento do indivíduo para a cirurgia genital, sobre os potenciais efeitos colaterais em longo prazo relacionados à função sexual e capacidade de atingir o orgasmo e sobre o aumento da incidência de identidade de gênero não feminina. As opções cirúrgicas incluem vaginoplastia e clitoroplastia. Quando a vaginoplastia é realizada na infância, a revisão cirúrgica ou dilatação vaginal ainda pode ser necessária na adolescência ou na idade adulta e, se adiada, pode ser necessária para fluxo menstrual ou relação sexual. As diretrizes atuais recomendam que os pais sejam informados de todas as opções cirúrgicas, incluindo a opção de adiar a cirurgia. Mulheres com 21-OHD frequentemente desenvolvem ovários policísticos e têm infertilidade. Esta ocorre devido a vários fatores, incluindo barreiras anatômicas, desequilíbrios hormonais e efeitos psicológicos da condição. Recomenda-se aconselhamento genético pré-concepção. Devido a preocupações com o desenvolvimento neurológico fetal, o tratamento pré-natal com dexametasona para prevenir a androgenização do feto atualmente não é recomendado, a não ser em um protocolo de estudo que permita o acompanhamento em longo prazo de todas as crianças tratadas.

O tratamento das outras formas de HSRC (incluindo indivíduos 46,XY) inclui a reposição de mineralocorticoides e glicocorticoides para as condições com perda de sal (p. ex., StAR, CYP11A1, HSD3B2), supressão do estímulo do ACTH com glicocorticoides nos distúrbios associados à hipertensão (p. ex., CYP11B1) e reposição adequada dos hormônios sexuais na adolescência e na vida adulta, quando necessário.

OUTRAS CAUSAS
Pode ocorrer também síntese aumentada de androgênios na HSRC devido a defeitos em POR, em 11β-hidroxilase (CYP11B1) e em 3β-hidroxiesteroide-desidrogenase tipo 2 (HSD3B2), bem como em mutações nos genes que codificam a aromatase (CYP19). A maior exposição aos androgênios in utero pode ocorrer com os tumores virilizantes maternos, luteomas e a ingestão de compostos androgênicos.

OUTROS DISTÚRBIOS QUE AFETAM MULHERES 46,XX
A ausência congênita da vagina ocorre em associação com a agenesia ou hipoplasia mülleriana como parte da síndrome de Mayer-Rokitansky-Kuster-Hauser (MRKH). Esse diagnóstico deve ser considerado em indivíduos com fenótipo feminino com amenorreia primária. As características associadas incluem anormalidades renais (agenesia) e da coluna cervical.

CONSIDERAÇÕES GLOBAIS
A abordagem à criança ou ao adolescente com genitália atípica ou outra DDS exige sensibilidade cultural, visto que os conceitos de sexo e gênero variam bastante ao redor do mundo. Podem ocorrer DDSs genéticos raros mais frequentemente em populações específicas (p. ex., 5α-redutase tipo 2 na República Dominicana). Diferentes formas de HSRC mostram também uma variabilidade étnica e geográfica. Em muitos países, testes bioquímicos apropriados não estão facilmente disponíveis, e o acesso a formas adequadas de tratamento e suporte pode ser limitado.

LEITURAS ADICIONAIS
Ahmed SF et al: Turner HE. Society for Endocrinology UK Guidance on the initial evaluation of a suspected difference or disorder of sex development (Revised 2021). Clin Endocrinol (Oxf) 818, 2021.
Cools M et al: Caring for individuals with a difference of sex development (DSD): A Consensus Statement. Nat Rev Endocrinol 14:415, 2018.
Gravholt CH et al: Clinical practice guidelines for the care of girls and women with Turner syndrome: Proceedings from the 2016 Cincinnati International Turner Syndrome Meeting. Eur J Endocrinol 177:G1, 2017.
Merke DP, Auchus RG: Congenital adrenal hyperplasia due to 21-hydroxylase deficiency. N Engl J Med 383:1248, 2020.
Mongan NP et al: Androgen insensitivity syndrome. Best Pract Res Clin Endocrinol Metab 29:569, 2015.
Zitzmann M et al: European Academy of Andrology guidelines on Klinefelter syndrome: Endorsing organization: European Society of Endocrinology. Andrology 9:145, 2021.

391 Distúrbios dos testículos e do sistema reprodutor masculino

Shalender Bhasin, J. Larry Jameson

O sistema reprodutor masculino regula a diferenciação sexual, a virilização e as alterações hormonais que acompanham a puberdade, as quais acabam resultando em espermatogênese e fertilidade. Sob o controle dos hormônios hipofisários – hormônio luteinizante (LH) e hormônio folículo-estimulante (FSH) –, as células de Leydig dos testículos produzem testosterona e as células germinativas são estimuladas pelas células de Sertoli para se dividirem, diferenciarem e amadurecerem, transformando-se em espermatozoides. Durante o desenvolvimento embrionário, a testosterona e a di-hidrotestosterona (DHT) induzem a formação do ducto de Wolff (ducto mesonéfrico) e a virilização da genitália externa. Durante a puberdade, a testosterona promove o crescimento somático e o desenvolvimento das características sexuais secundárias. No adulto, a testosterona é necessária para a espermatogênese, a estimulação da libido e a função sexual normal, bem como para a manutenção da massa muscular e óssea. Este capítulo concentra-se na fisiologia dos testículos e nos distúrbios associados a uma menor produção de androgênio, que pode ser causada por deficiência de gonadotrofina ou por disfunção testicular primária. A infertilidade ocorre em cerca de 5% dos homens e vem sendo tratada com uma frequência cada vez maior por meio de reposição hormonal ou técnicas de transferência de espermatozoides. Para uma discussão mais detalhada da disfunção sexual, dos distúrbios da próstata e do câncer de testículo, ver os Capítulos 397, 87 e 88, respectivamente.

DESENVOLVIMENTO E ESTRUTURA DO TESTÍCULO

Os testículos do feto desenvolvem-se a partir de uma única população de células progenitoras bipotenciais na gônada indiferenciada, após a expressão de uma cascata genética, que é iniciada pelo gene que codifica SRY (gene relacionado com o sexo no cromossomo Y) (Cap. 390). O SRY, cuja expressão é regulada pela modificação de histonas e metilação do DNA, induz a diferenciação das células de Sertoli, que circundam as células germinativas e, junto com as células mioides peritubulares, formam os cordões testiculares que, em seguida, transformam-se em túbulos seminíferos. As células de Leydig fetais e as células endoteliais migram para a gônada a partir do mesonéfron adjacente, mas também podem se originar de células intersticiais que residem entre os cordões testiculares. As células de Leydig fetais sofrem atrofia após o nascimento e não contribuem para a origem das células de Leydig do adulto, que se originam de células progenitoras indiferenciadas, que aparecem no testículo após o nascimento e adquirem a sua função esteroidogênica plena durante a puberdade. A testosterona produzida pelas células de Leydig fetais sustentam o crescimento e a diferenciação das estruturas dos ductos de Wolff, que se transformam em epidídimo, ducto deferente e glândulas seminais. A testosterona é transformada também em DHT (ver adiante), que induz a formação da próstata e da genitália masculina externa, incluindo o pênis, a uretra e a bolsa escrotal. A descida dos testículos pelo canal inguinal é controlada, em parte, pelas células de Leydig que produzem o fator semelhante à insulina 3 (INSL3), o qual atua por meio de um receptor denominado *great* (*r*eceptor *a*coplado à proteína *G* que afeta a descida dos *t*estículos). As células de Sertoli produzem a substância inibidora mülleriana (MIS), que causa a regressão das estruturas müllerianas, incluindo a tuba uterina, o útero e o segmento superior da vagina.

DESENVOLVIMENTO PUBERAL MASCULINO NORMAL

A *puberdade* refere-se comumente à maturação do eixo reprodutor e ao desenvolvimento das características sexuais secundárias. Além dos hormônios reprodutores, envolve uma resposta coordenada de vários sistemas hormonais, incluindo sinais metabólicos (p. ex., leptina), bem como os eixos suprarrenal e do hormônio do crescimento (GH) (Fig. 391-1). O desenvolvimento das características sexuais secundárias é iniciado pela *adrenarca*, que, em geral, ocorre entre 6 e 8 anos de idade, quando a suprarrenal começa a produzir maiores quantidades de androgênios a partir da zona reticular, o principal local de produção de desidroepiandrosterona (DHEA). O processo de maturação sexual é acelerado, em grande parte, pela ativação do eixo hipotálamo-hipófise e pela produção do hormônio liberador

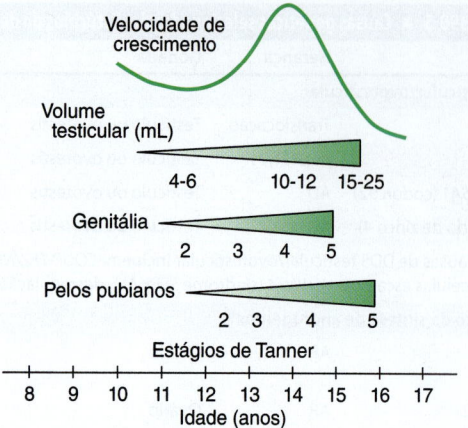

FIGURA 391-1 Eventos puberais nos homens. Graus de maturidade sexual para a genitália e os pelos pubianos, divididos em cinco estágios.

das gonadotrofinas (GnRH). O gerador de pulsos de GnRH no hipotálamo é ativo durante a vida fetal e no início da lactância, porém permanece reprimido até os estágios iniciais da puberdade por um freio neuroendócrino imposto pelas ações inibidoras do glutamato e do ácido γ-aminobutírico (GABA) no hipotálamo mediobasal e do neuropeptídeo Y. Embora as vias que iniciam a reativação do gerador de pulsos de GnRH no início da puberdade ainda não estejam totalmente elucidadas, evidências crescentes sustentam a participação do GPR54, um receptor acoplado à proteína G que se liga a um ligante endógeno, denominado kisspeptina. Os indivíduos com mutações do GPR54 não conseguem entrar na puberdade, e experimentos realizados em primatas demonstraram que a infusão do ligante é suficiente para induzir puberdade prematura. A sinalização da kisspeptina desempenha um importante papel na mediação da ação dos esteroides sexuais por retroalimentação na secreção das gonadotrofinas, bem como na regulação do andamento da maturação sexual na puberdade. A leptina, um hormônio produzido pelas células adiposas, desempenha um papel permissivo no ressurgimento da secreção de GnRH no início da puberdade, uma vez que os indivíduos com deficiência de leptina também não conseguem entrar na puberdade (Cap. 401). O hormônio do adipócito leptina, o hormônio intestinal grelina, o neuropeptídeo Y e a kisspeptina integram os sinais que se originam nas reservas energéticas e tecidos metabólicos, com mecanismos que controlam o início da puberdade por meio da regulação da secreção de GnRH. O déficit e o excesso de energia e a ocorrência de estresse metabólico estão associados a distúrbios da maturação reprodutiva e do momento adequado da puberdade.

Os estágios iniciais da puberdade se caracterizam por oscilações noturnas de LH e FSH. O crescimento dos testículos, em geral, constitui o primeiro sinal de puberdade, refletindo um aumento no volume dos túbulos seminíferos. Níveis crescentes de testosterona tornam a voz mais grave e estimulam o crescimento muscular. A transformação de testosterona em DHT induz o crescimento da genitália externa e dos pelos pubianos. A DHT estimula também o crescimento da próstata e dos pelos faciais e inicia a recessão da linha temporal da implantação dos cabelos. O estirão de crescimento ocorre com um volume testicular em torno de 10 a 12 mL. O GH aumenta no início da puberdade e é estimulado em parte pela elevação nos esteroides gonadais. O GH aumenta o nível do fator do crescimento semelhante à insulina 1 (IGF-1), que intensifica o crescimento linear dos ossos. A exposição puberal prolongada aos esteroides gonadais (principalmente estradiol) acaba acarretando o fechamento epifisário e limita qualquer crescimento adicional dos ossos.

REGULAÇÃO DA FUNÇÃO TESTICULAR

REGULAÇÃO DO EIXO HIPOTALÂMICO-HIPOFISÁRIO-TESTICULAR NO HOMEM ADULTO

A secreção pulsátil de GnRH no hipotálamo é regulada pelos neurônios KNDy através da liberação de kisspeptina, neurocinina B (NKB) e dinorfina (Fig. 391-2). A kisspeptina se liga aos receptores kisspeptina (GPR54) nos corpos celulares dos neurônios GnRH, bem como nos terminais nervosos GnRH na eminência mediana para induzir a secreção pulsátil de GnRH no sangue portal. Como um componente desta alça autócrina/parácrina,

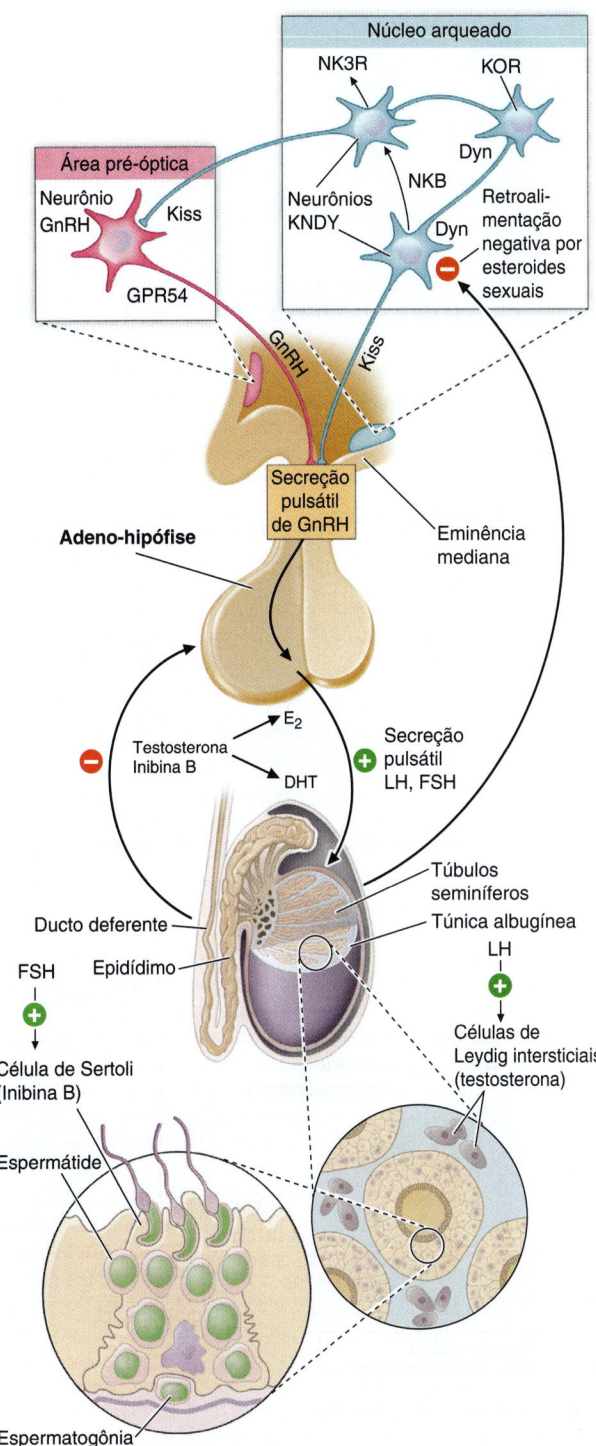

FIGURA 391-2 Eixo hipotalâmico hipofisário das gonadotrofinas, estrutura do testículo e do tubo seminífero. DHT, di-hidrotestosterona; Dyn, dinorfina A; E_2, 17β-estradiol; FSH, hormônio folículo-estimulante; GnRH, hormônio liberador de gonadotrofina; GPR54, receptor 54 de kisspeptina acoplado à proteína G; Kiss, kisspeptina; KNDY, neurônios kisspeptina, neurocinina B, dinorfina; LH, hormônio luteinizante; NKB, neurocinina B; NK3R, receptor 3 de neurocinina.

o NKB liberado pelos neurônios KNDy ativa o NK3R para estimular a liberação de kisspeptina. Os neurônios KNDy também produzem dinorfina A, que inibe a liberação de kisspeptina estimulada por NKB e basal através da mediação do receptor opioide do tipo K. Os efeitos da retroalimentação negativa da testosterona, estradiol e progesterona são mediados por neurônios KNDy na área pré-óptica pela inibição da liberação de kisspeptina.

O GnRH regula a produção das gonadotrofinas hipofisárias, LH e FSH (Fig. 391-2). O GnRH é liberado em pulsos distintos aproximadamente a cada 2 horas, resultando em pulsos correspondentes de LH e FSH. Esses pulsos hormonais dinâmicos são responsáveis em parte pelas amplas variações no LH e na testosterona, até no mesmo indivíduo. O LH atua principalmente sobre a célula de Leydig para estimular a síntese de testosterona. O controle regulador da síntese de androgênios é modulado pela integração dinâmica dos elementos de anteroalimentação exercidos sobre o testículo pelo LH e FSH e da retroalimentação exercida pela testosterona e pelo estrogênio sobre o hipotálamo e a hipófise. O FSH atua sobre a célula de Sertoli, regulando a espermatogênese e a produção de produtos dessa célula, como a inibina B, que atua para suprimir seletivamente o FSH hipofisário. Apesar dessas vias um tanto distintas reguladas pelas células de Leydig e de Sertoli, a função testicular é integrada em vários níveis: o GnRH regula ambas as gonadotrofinas; a espermatogênese necessita de altos níveis de testosterona; e são necessárias numerosas interações parácrinas entre as células de Leydig e de Sertoli para a função normal dos testículos.

A CÉLULA DE LEYDIG: SÍNTESE DOS ANDROGÊNIOS

O LH liga-se a seu receptor de sete domínios transmembrana acoplado à proteína G para ativar a via do monofosfato de adenosina (AMP) cíclico. A estimulação do receptor de LH induz a proteína reguladora aguda esteroidogênica (StAR), juntamente com várias enzimas esteroidogênicas que participam na síntese dos androgênios. As mutações no receptor de LH causam hipoplasia ou agenesia das células de Leydig, o que revela a importância dessa via para o desenvolvimento e a função da célula de Leydig. O processo que limita a velocidade na síntese de testosterona é o transporte do colesterol intracelular pela proteína StAR até a membrana mitocondrial interna. Mutações na proteína StAR estão associadas à hiperplasia suprarrenal lipoide congênita, uma forma rara de hiperplasia suprarrenal congênita (HSRC), caracterizada por níveis muito baixos de esteroides suprarrenais e gonadais. O receptor periférico de benzodiazepina, uma proteína mitocondrial ligada ao colesterol, também é um regulador agudo da esteroidogênese da célula de Leydig. As cinco principais etapas enzimáticas envolvidas na síntese de testosterona estão resumidas na **Figura 391-3**. Após o transporte do colesterol para dentro da mitocôndria, a formação de pregnenolona pela CYP11A1 (enzima responsável pela clivagem das cadeias laterais) é uma etapa enzimática limitante. As reações de 17α-hidroxilase e 17,20-liase são catalisadas por uma única enzima, a CYP17A1; a modificação pós-traducional (fosforilação) dessa enzima e a presença de cofatores enzimáticos específicos conferem seletividade para a atividade de 17,20-liase no testículo e na zona reticular da suprarrenal. Embora CYP17A1 seja capaz de catalisar a conversão de progesterona em 17α-hidroxiprogesterona, a maior parte da δ4-androstenediona em humanos não é derivada de 17α-hidroxiprogesterona, mas sim da conversão de 17α-hidroxipregnenolona em DHEA na via δ5 e posterior conversão de DHEA em δ4-androstenediona. A abiraterona é um inibidor duplo das atividades da 17α-hidroxilase e 17,20-liase, que pode desempenhar um importante papel na síntese de androgênios em cânceres de próstata resistentes à castração. A testosterona pode ser convertida na DHT mais potente por uma família de enzimas esteroide 5α-redutases ou pode ser aromatizada a estradiol pela CYP19 (aromatase). Foram descritas duas isoformas da esteroide 5α-redutase, a SRD5A1 e SRD5A2; todos os indivíduos com deficiência de 5α-redutase apresentam mutações em SRD5A2, a forma predominante existente na próstata e na pele. A finasterida inibe predominantemente SRD5A2, enquanto a dutasterida é um inibidor duplo da SRD5A1 e SRD5A2. A DHT também pode ser produzida por meio da via alternativa, em que a 17α-hidroxiprogesterona é convertida em androsterona e, finalmente, em DHT. Relatos recentes de mutações em genes *AKR1C2/4* em indivíduos 46, XY com virilização deficiente sugerem que a via alternativa de formação da DHT, que foi originalmente descrita no canguru da espécie *Macropus eugenii*, é ativa no testículo do feto humano. A progesterona placentária serve como substrato para a síntese de androsterona através da via alternativa, que é, então, convertida em DHT no tubérculo genital.

Transporte e metabolismo da testosterona Nos homens, 95% da testosterona circulante deriva da produção testicular (3-10 mg/dia). A secreção direta da testosterona pela suprarrenal e a conversão periférica da androstenediona em testosterona são responsáveis, em conjunto, por cerca de 0,5 mg/dia de testosterona. Apenas uma pequena quantidade de DHT (70 μg/dia) é secretada diretamente pelo testículo; a maior parte da DHT circulante deriva da conversão periférica da testosterona. A maior parte da produção diária de estradiol (cerca de 45 μg/dia) nos homens deriva da conversão periférica da testosterona e da androstenediona mediada pela aromatase.

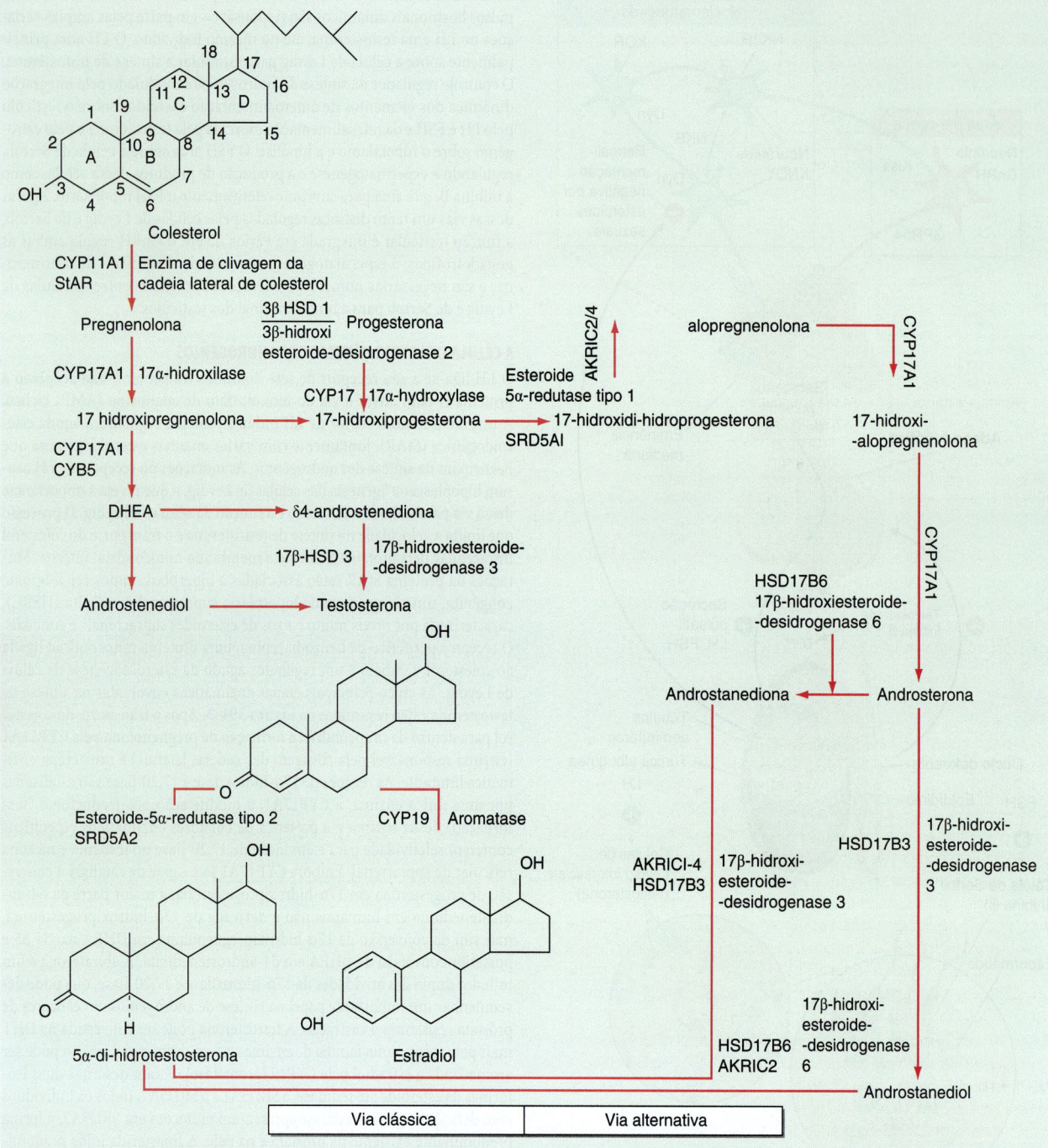

FIGURA 391-3 **A via bioquímica** na conversão do esterol colesterol de 27 carbonos em androgênios e estrogênios.

A testosterona circulante está ligada predominantemente à globulina de ligação ao hormônio sexual (SHBG) e à albumina **(Fig. 391-4)** e, em menor grau, à globulina de ligação do cortisol (CBG) e à orosomucoide. A SHBG liga-se à testosterona com afinidade muito maior do que a albumina, a CBG e a orosomucoide. As proteínas de ligação regulam o transporte e a biodisponibilidade de testosterona. A SHBG circula como um dímero, e a ligação da testosterona à SHBG envolve alosteria intermonomérica de tal forma que nem a conformação nem a afinidade de ligação dos dois monômeros são equivalentes. Da mesma forma, a ligação do estradiol à SHBG envolve alosteria bidirecional intermonomérica que altera a distribuição de ambos os monômeros entre vários estados energéticos e conformacionais. A alosteria intermonomérica oferece um mecanismo para estender a faixa de ligação de SHBG e regular a biodisponibilidade hormonal, pois as concentrações de hormônios sexuais variam amplamente durante a vida. A albumina sérica humana (ASH) contém múltiplos sítios de ligação alostéricos para a testosterona. A testosterona compartilha esses sítios de ligação em ASH com ácidos graxos livres. Medicamentos comumente usados, como ibuprofeno e antibióticos, podem deslocar a testosterona da ASH sob vários estados fisiológicos ou patológicos, afetando sua biodisponibilidade. As concentrações de SHBG são reduzidas por androgênios, obesidade, diabetes melito, hipotireoidismo, síndrome nefrótica e fatores genéticos. Em contrapartida, a administração de estrogênio, o hipertireoidismo, muitas doenças inflamatórias crônicas, as infecções como o vírus da imunodeficiência humana (HIV) ou as hepatites B e C, o envelhecimento e o uso de alguns anticonvulsivantes estão associados a concentrações elevadas de SHBG.

A testosterona é metabolizada predominantemente no fígado, apesar de alguma degradação ocorrer também nos tecidos periféricos, em particular na próstata e na pele. No fígado, a testosterona é transformada em androsterona, etiocolanolona, DHT e 3α-androstanediol por uma série de etapas enzimáticas que envolvem as 5α e 5β-redutases, as 3α e 3β-hidroxiesteroide-desidrogenases e a 17β-hidroxiesteroide-desidrogenase. Esses compostos sofrem glicuronidação ou sulfatação antes de serem excretados pelos rins.

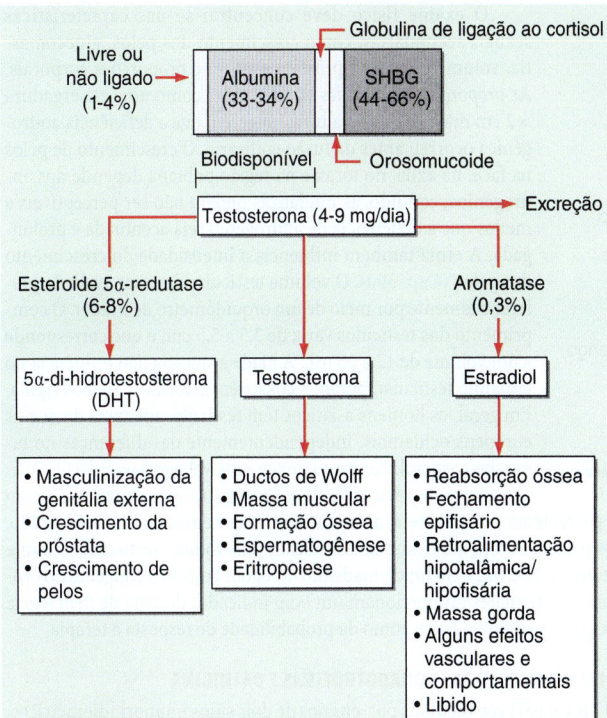

FIGURA 391-4 **Metabolismo e ações dos androgênios.** SHBG, globulina de ligação aos hormônios sexuais.

Mecanismo de ação dos androgênios A testosterona exerce parte de seus efeitos biológicos por meio de sua ligação ao receptor de androgênio (AR), diretamente ou após a sua conversão em DHT pela esteroide 5α-redutase. As ações da testosterona sobre as estruturas wolffianas, o músculo esquelético, a eritropoiese e os ossos nos homens não exigem a sua conversão obrigatória em DHT. Todavia, a conversão da testosterona em DHT é necessária para a masculinização do seio urogenital e do tubérculo genital. A aromatização da testosterona em estradiol medeia efeitos adicionais da testosterona sobre a reabsorção óssea, o fechamento epifisário, o desejo sexual, o endotélio vascular e a gordura. A DHT também pode ser convertida em alguns tecidos pelas ações combinadas da 3α-hidroxiesteroide-desidrogenase e 3β-hidroxiesteroide-desidrogenase em 5α-androstano-3β,17β-diol, que é um ligante de alta afinidade e agonista do receptor β de estrogênio. A 5α-DHT é ainda convertida em alguns tipos celulares em 5α-androstano-3α,17β-diol, um modulador dos receptores GABA$_A$.

O AR está estruturalmente relacionado com os receptores nucleares de estrogênio, glicocorticoides e progesterona (Cap. 377). O AR, uma proteína de 919 aminoácidos com massa molecular de cerca de 110 kDa, é codificado por um gene no braço longo do cromossomo X. Uma região polimórfica na porção aminoterminal do receptor, que contém um número variável de repetições da glutamina e glicina, modifica a atividade transcricional do receptor. A proteína do AR se distribui tanto no citoplasma quanto no núcleo. A ligação do ligante ao AR induz mudanças conformacionais, que possibilitam o recrutamento e a montagem de cofatores teciduais específicos e levam à sua translocação para o interior do núcleo, onde se liga a elementos de resposta androgênicos específicos no DNA ou a outros fatores de transcrição já ligados ao DNA. Por conseguinte, o AR é um fator de transcrição regulado por ligante, que regula a expressão de genes dependentes de androgênio de maneira específica para o tecido. A testosterona liga-se ao AR com metade da afinidade da DHT. O complexo DHT-AR também tem maior termoestabilidade e um ritmo de dissociação mais lento do que o complexo testosterona-AR. Todavia, a base molecular para as ações seletivas da testosterona *versus* DHT ainda não foi totalmente explicada. Alguns efeitos androgênicos, como aqueles observados no músculo liso, podem ser mediados por vias não genômicas de transdução de sinais de AR. As ações não genômicas da testosterona envolvem a ativação direta das cascatas de sinalização via cinase, como a proteína-cinase ativada por mitógeno e o fator de transcrição da proteína de ligação do elemento de resposta ao AMP cíclico. Alguns efeitos da testosterona na proliferação celular e autofagia requerem a mediação de GPRC6A.

OS TÚBULOS SEMINÍFEROS: ESPERMATOGÊNESE

Os túbulos seminíferos são alças fechadas convolutas com ambas as extremidades desaguando na rede do testículo (*rete testis*), uma rede de ductos eferentes progressivamente maiores que acaba formando o epidídimo (Fig. 391-2). Os túbulos seminíferos têm um comprimento total de cerca de 600 m e representam cerca de dois terços do volume testicular. As paredes dos túbulos são formadas por células de Sertoli polarizadas que entram em aposição com as células mioides peritubulares. As junções firmes entre as células de Sertoli criam a barreira hematotesticular. As células germinativas constituem a maior parte do epitélio seminífero (cerca de 60%) e estão implantadas profundamente dentro das extensões citoplasmáticas das células de Sertoli, que funcionam como "células nutrientes". As células germinativas progridem por meio de estágios característicos de divisões mitóticas e meióticas. Um reservatório de espermatogônias tipo A funciona como células-tronco capazes de autorrenovação. Os espermatócitos primários derivam das espermatogônias tipo B e sofrem meiose antes de progredir para espermátides, que sofrem espermiogênese (um processo de diferenciação que implica condensação da cromatina, aquisição de um acrossomo, alongamento do citoplasma e formação de uma cauda) e são liberados pelas células de Sertoli como espermatozoides maduros. O processo completo de diferenciação em espermatozoides maduros leva 74 dias. A ação tipo peristáltica executada pelas células mioides peritubulares transporta o esperma para o interior dos ductos eferentes. Os espermatozoides passam outros 21 dias no epidídimo, onde sofrem maturação e capacitação adicionais. Os testículos adultos normais produzem > 100 milhões de espermatozoides por dia.

As mutações de ocorrência natural no FSHβ ou no receptor de FSH confirmam um papel importante, porém não essencial, para essa via na espermatogênese. As mulheres que apresentam mutações em FSHβ ou no receptor de FSH apresentam hipogonadismo e infertilidade, visto que não ocorre maturação dos folículos ovarianos; os homens com essas mutações exibem graus variáveis de espermatogênese reduzida, presumivelmente devido ao comprometimento da função das células de Sertoli. Já que as células de Sertoli produzem inibina B, que é um inibidor do FSH, o dano aos túbulos seminíferos (p. ex., por radiação) acarreta um aumento seletivo do FSH. A testosterona alcança concentrações locais muito altas no testículo e é essencial para a espermatogênese. As ações cooperativas do FSH e da testosterona são importantes na progressão da meiose e da espermatogênese. No testículo pré-puberal, a testosterona sozinha é insuficiente para completar a espermatogênese; entretanto, homens com deficiência de gonadotrofina de início após a puberdade, gonadotrofina coriônica humana (hCG) ou LH recombinante podem reiniciar a espermatogênese sem FSH. O FSH e a testosterona regulam a sobrevida das células germinativas por meio de mecanismos apoptóticos intrínsecos e extrínsecos. O FSH também pode desempenhar um importante papel na sustentação das espermatogônias. A RNA-helicase testicular regulada por gonadotrofinas (GRTH/DDX25), uma RNA-helicase regulada por gonadotrofina/androgênio específica do testículo, é encontrada nas células germinativas e nas células de Leydig e pode constituir um importante fator na regulação parácrina do desenvolvimento das células germinativas. Várias citocinas e fatores de crescimento também estão envolvidos na regulação da espermatogênese por mecanismos parácrinos e autócrinos. Vários modelos murinos de deleção (*knockout*) exibem deterioração do desenvolvimento das células germinativas ou da espermatogênese, o que permite prever a ocorrência de possíveis mutações associadas à infertilidade masculina.

O cromossomo Y humano contém duas regiões pseudoautossômicas que estão localizadas nas duas pontas do cromossomo Y e podem se recombinar com regiões homólogas do cromossomo X (Fig. 391-5). Os genes nas regiões pseudoautossômicas estão envolvidos em sinalização celular, regulação da transcrição e função mitocondrial. Mutações em genes na região pseudoautossômica 1 estão associadas a transtornos mentais e baixa estatura. A parte eucromática do cromossomo Y que não se recombina com o cromossomo X recebe a designação de região masculina específica do cromossomo Y (MSY). A MSY contém nove famílias de genes multicópias específicos de Y; muitos desses genes específicos de Y são também específicos do testículo e são necessários para a espermatogênese. Microdeleções em várias sub-regiões sem superposição do cromossomo Y – AZFa, AZFb, AZFc e AZFd, que contêm muitos genes espermatogênicos (p. ex., motivo de ligação ao RNA, *RBM*; deleção na azoospermia, *DAZ*) – estão associadas a oligospermia ou azoospermia. Cerca de 15% dos homens inférteis com

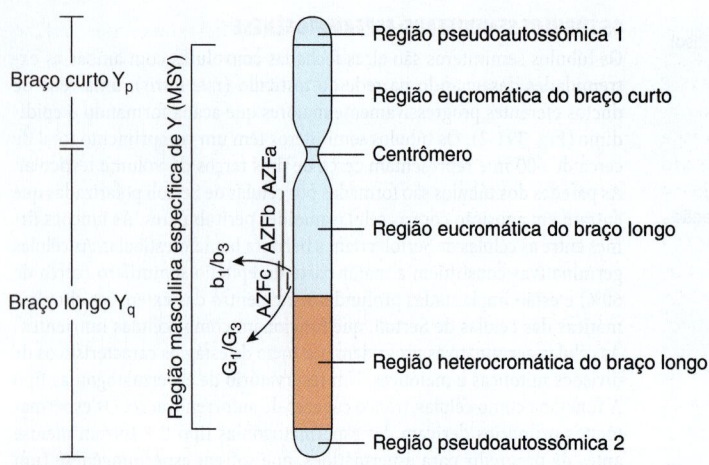

FIGURA 391-5 Estrutura do cromossomo Y relevante para a espermatogênese.

azoospermia e cerca de 6% daqueles com oligozoospermia grave abrigam uma microdeleção Y. Deleções completas das subregiões AZFa e AZFb estão normalmente associadas apenas com células de Sertoli e azoospermia e um prognóstico ruim para a recuperação de espermatozoides. Por outro lado, as microdeleções da AZFc estão normalmente associadas a oligozoospermia e maior taxa de sucesso de recuperação de espermatozoides. A microdeleção envolvendo os genes *DAZ* na região AZFc é uma das microdeleções mais comuns do cromossomo Y em homens inférteis. Várias deleções parciais da região AZFc foram descritas, incluindo a deleção gr/gr, que está associada à infertilidade em homens caucasianos na Europa e na região do Pacífico Ocidental, enquanto a deleção b2/b3 está associada à infertilidade masculina em homens africanos e dravidianos.

TRATAMENTO
Infertilidade por fator masculino

As opções terapêuticas para infertilidade por fator masculino aumentaram muito nos últimos anos. O hipogonadismo secundário pode ser tratado com GnRH pulsátil ou gonadotrofinas (ver adiante). As tecnologias de reprodução assistida, como a fertilização *in vitro* (FIV) e a injeção intracitoplasmática de espermatozoides (ICSI), proporcionaram novas oportunidades para pacientes com insuficiência testicular primária e distúrbios no transporte de espermatozoides. A escolha das opções terapêuticas iniciais depende da concentração e motilidade dos espermatozoides. No início, deve-se tentar uma conduta expectante em homens com infertilidade causada por fator masculino (contagem de espermatozoides de 15-20 × 10^6/mL e motilidade normal). O tratamento da infertilidade masculina moderada (10-15 × 10^6/mL e motilidade de 20-40%) deve iniciar apenas com inseminação intrauterina ou em combinação com o tratamento da parceira usando clomifeno ou gonadotrofinas, embora possa haver necessidade de FIV com ou sem ICSI. Para homens com defeito grave (contagem de espermatozoides de < 10 × 10^6/mL, com 10% de motilidade), a FIV com ICSI ou espermatozoides de doador tornou-se o tratamento de escolha. Microdeleções de Yq serão transmitidas pela ICSI do pai afetado ao filho do sexo masculino se forem usados espermatozoides portadores de microdeleção Yq.

AVALIAÇÃO CLÍNICA E LABORATORIAL DA FUNÇÃO REPRODUTORA MASCULINA

HISTÓRIA E EXAME FÍSICO

A anamnese deve concentrar-se nas etapas do desenvolvimento humano, como puberdade e estirão puberal, assim como nos eventos que dependem dos androgênios, como ereções matinais, frequência e intensidade de pensamentos sexuais e frequência de masturbação ou relações sexuais. A libido e a frequência geral de relações sexuais são reduzidas nos homens com deficiência androgênica, porém os homens hipogonádicos jovens podem conseguir ereções em resposta a estímulos eróticos visuais. Os homens com deficiência androgênica adquirida frequentemente relatam diminuição da energia e tristeza.

O exame físico deve concentrar-se nas características sexuais secundárias, como crescimento dos pelos, ginecomastia, volume testicular, próstata e altura e proporções corporais. As *proporções eunucoides* são definidas como uma envergadura > 2 cm maior do que a altura e sugerem que a deficiência androgênica ocorreu antes da fusão epifisária. O crescimento de pelos na face, na axila, no tórax e na região pubiana depende dos androgênios; contudo, as mudanças podem não ser perceptíveis a menos que a deficiência de androgênio seja acentuada e prolongada. A etnia também influencia a intensidade do crescimento dos pelos (Cap. 394). O volume testicular deve ser avaliado preferencialmente por meio de um orquidômetro de Prader. O comprimento dos testículos varia de 3,5 a 5,5 cm, o que corresponde a um volume de 12 a 25 mL. A idade avançada não influencia no tamanho testicular, porém a consistência torna-se menos rígida. Em geral, os homens asiáticos têm testículos menores do que os europeus ocidentais, independentemente das diferenças no tamanho corporal. Por causa de seu possível papel na infertilidade, a presença de varicocele deve ser pesquisada por palpação com o paciente na posição ereta; a varicocele é mais comum no lado esquerdo. Os pacientes com síndrome de Klinefelter têm volume testicular bastante reduzido (1-2 mL). No hipogonadismo hipogonadotrófico congênito, os volumes testiculares proporcionam um bom indicador do grau de deficiência de gonadotrofinas, assim como da probabilidade de resposta à terapia.

DETERMINAÇÕES DAS GONADOTROFINAS E DA INIBINA

O LH e o FSH são medidos por ensaios de dois sítios imunorradiométricos, imunofluorométricos ou quimioluminescência, os quais têm uma reatividade cruzada muito baixa com outros hormônios glicoproteicos hipofisários e a hCG e possuem sensibilidade suficiente para medir os baixos níveis presentes nos pacientes com hipogonadismo hipogonadotrófico. Nos homens com baixo nível de testosterona, o nível de LH permite distinguir entre hipogonadismo primário (LH alto) e secundário (LH baixo ou inadequadamente normal). Um nível elevado de LH indica defeito primário nos testículos, enquanto um nível baixo ou inadequadamente normal de LH sugere defeito em nível hipotalâmico-hipofisário. Os pulsos de LH ocorrem aproximadamente a cada 1 a 3 horas nos homens normais. Assim sendo, os níveis das gonadotrofinas flutuam, e várias amostras devem ser colhidas ou obtidas novamente quando os resultados são duvidosos. O FSH é menos pulsátil do que o LH, pois tem uma meia-vida mais longa. O aumento seletivo do FSH sugere dano nos túbulos seminíferos. A inibina B, um produto das células de Sertoli que suprime o FSH, é reduzida quando existe algum dano nos túbulos seminíferos. A inibina B é um dímero com subunidades α-β_B e deve ser medida por imunoensaios de dois sítios.

Teste de estimulação com GnRH O teste com GnRH é realizado pela medição das concentrações de LH e FSH em condições basais e 30 e 60 minutos após a administração intravenosa de 100 µg de GnRH. Uma resposta minimamente aceitável seria um aumento de duas vezes do LH e um aumento de 50% do FSH. No período pré-puberal ou na presença de deficiência grave de GnRH, o gonadotrofo pode não responder a um único bolus de GnRH, visto que não foi preparado pelo GnRH hipotalâmico endógeno; nesses pacientes, a responsividade ao GnRH pode ser restaurada pela administração pulsátil crônica de GnRH. Com a disponibilidade de ensaios sensíveis e específicos para LH, o teste de estimulação com GnRH é raramente utilizado.

ENSAIOS PARA TESTOSTERONA

Testosterona total A testosterona total inclui a testosterona tanto livre quanto ligada à proteína e deve ser medida por radioimunoensaios, ensaios imunométricos ou cromatografia líquida acoplada à espectrometria de massa em *tandem* (LC-MS/MS). A LC-MS/MS envolve a extração do soro por solventes orgânicos, a separação da testosterona de outros esteroides por cromatografia líquida de alto desempenho e espectrometria de massa e a quantificação de fragmentos únicos de testosterona por espectrometria de massa. A LC-MS/MS possibilita fazer mensurações precisas e sensíveis dos níveis de testosterona até mesmo na faixa baixa e está emergindo como o método de escolha para a mensuração da testosterona. O uso de LC-MS/MS para a dosagem de testosterona em laboratórios que foram certificados pelo Hormone Standardization Program for Testosterone (HoST) do Centers for Disease Control and Prevention (CDC) pode assegurar que as determinações da testosterona são acuradas e calibradas com um padrão internacional.

Uma única amostra pela manhã em jejum possibilita uma boa aproximação da concentração média de testosterona, tendo em vista que os níveis de testosterona flutuam por causa de seus ritmos secretores pulsáteis, diurnos e circanuais. Em geral, a testosterona é mais baixa no final da tarde e pode ser reduzida por enfermidades agudas. A faixa de referência harmonizada para a testosterona total, medida com o uso da LC-MS/MS em populações não obesas de homens europeus e americanos de 19 a 39 anos de idade, é de 264 a 916 ng/dL. Esse intervalo de referência harmonizado pode ser aplicado a valores de laboratórios certificados pelo programa HoST do CDC.

As alterações nos níveis de SHBG por envelhecimento, obesidade, diabetes melito, hipertireoidismo, alguns tipos de medicações ou enfermidade crônica ou base genética podem afetar os níveis totais de testosterona. Os fatores hereditários contribuem substancialmente para a variação dos níveis de testosterona em nível populacional, e os estudos de associação genômica ampla revelaram polimorfismos no gene SHBG como importantes fatores que contribuem para a variação nos níveis de testosterona.

Mensuração dos níveis de testosterona livre
A maior parte da testosterona circulante está ligada à SHBG e à albumina; apenas 2 a 4% da testosterona circulante não está ligada, isto é, está na forma "livre". A concentração de testosterona livre deve ser medida, idealmente, por diálise de equilíbrio em condições padronizadas, utilizando um ensaio acurado e confiável para testosterona total. A concentração de testosterona não ligada também pode ser calculada a partir da testosterona total, da SHBG ou da concentração de albumina. Pesquisas recentes mostraram que a ligação da testosterona à SHBG é um processo de múltiplas etapas, que envolve interações alostéricas complexas entre os dois sítios de ligação dentro do dímero da SHBG; um novo modelo alostérico em conjunto da ligação da testosterona a dímeros de SHBG fornece uma boa estimativa das concentrações de testosterona livre. As antigas equações da lei de ação das massas, baseadas em modelos lineares de ligação da testosterona à SHBG, utilizavam pressupostos que demonstraram ser errôneos. Os métodos com análogos de marcadores são relativamente baratos e convenientes, porém não são acurados. O termo "*testosterona biodisponível*" refere-se à testosterona não ligada ou livre mais a testosterona ligada frouxamente à albumina e reflete o conceito de que a testosterona ligada à albumina pode se dissociar nos capilares, particularmente nos tecidos com tempo de trânsito longo, como o fígado e o cérebro. A *testosterona biodisponível* pode ser determinada pelo método de precipitação com sulfato de amônio. Entretanto, a medição da testosterona biodisponível por meio de precipitação com sulfato de amônio representa um desafio técnico, passível de imprecisão, e não é recomendada.

Teste de estimulação com hCG
O teste de estimulação com hCG é realizado pela administração de uma única injeção de 1.500 a 4.000 UI de hCG intramuscular e pela medição dos níveis de testosterona basal e 24, 48, 72 e 120 horas após a injeção de hCG. Um esquema alternativo consiste em três injeções de 1.500 unidades de hCG em dias sucessivos e na determinação dos níveis de testosterona dentro de 24 horas após a última dose. Uma resposta aceitável à hCG é uma duplicação da concentração de testosterona em homens adultos. Em meninos pré-púberes, um aumento na testosterona para > 150 ng/dL indica a presença de tecido testicular. A ausência de resposta pode indicar a ausência de tecido testicular ou uma acentuada deterioração da função das células de Leydig. A mensuração de MIS, que é um produto que deriva das células de Sertoli, também é usada para identificar a presença de testículos em meninos pré-púberes com criptorquidia.

ANÁLISE DO SÊMEN
A análise do sêmen é a etapa mais importante na avaliação da infertilidade masculina. As amostras são coletadas por masturbação depois de um período de abstinência de 2 a 3 dias. Os volumes do sêmen e as concentrações de espermatozoides variam de modo considerável entre os homens férteis, e podem ser necessárias várias amostras antes que seja possível concluir que os resultados são anormais. A análise deve ser realizada dentro de 1 hora após a coleta. Utilizando amostras de sêmen de mais de 4.500 homens em 14 países, cujas parceiras apresentaram um intervalo de tempo para engravidar de < 12 meses, a Organização Mundial da Saúde (OMS) forneceu os seguintes limites de referência para os parâmetros de sêmen: volume de sêmen, 1,5 mL; contagem total de espermatozoides, 39 milhões por ejaculação; concentração de espermatozoides, 15 milhões por mL; vitalidade, 58% vivos; motilidade progressiva, 32%; motilidade total (progressiva + não progressiva), 40%; e formas morfologicamente normais, 4,0%. Não obstante, alguns homens com baixas contagens de espermatozoides são férteis. Alguns estudos sugerem que a contagem de espermatozoides diminuiu nas últimas décadas. Vários testes para a função dos espermatozoides podem ser realizados em laboratórios especializados, porém acrescentam relativamente pouco às opções de tratamento.

BIÓPSIA TESTICULAR
A biópsia testicular é útil em alguns pacientes com oligospermia ou azoospermia como recurso acessório para estabelecer o diagnóstico e como indicação para a exequibilidade do tratamento. A biópsia por aspiração por agulha fina é realizada sob anestesia local para aspirar uma amostra de tecido para exame histológico. Como alternativa, as biópsias abertas podem ser feitas sob anestesia local ou geral quando é necessário mais tecido. Uma biópsia normal em um homem azoospérmico com um nível normal de FSH sugere obstrução do ducto deferente, que pode ser corrigida cirurgicamente. As biópsias são usadas também com a finalidade de obter espermatozoides para a ICSI e para classificar os distúrbios, como hipospermatogênese (todos os estágios presentes, porém em números reduzidos), parada de desenvolvimento das células germinativas (em geral, no estágio de espermatócito primário) e síndrome de células de Sertoli apenas (células germinativas ausentes) ou hialinização (esclerose com ausência de elementos celulares).

Teste para microdeleções do cromossomo Y
As microdeleções do cromossomo Y são detectadas por meio de extração do DNA dos leucócitos do sangue periférico e uso da amplificação por reação em cadeia da polimerase (PCR), utilizando *primers* para cerca de 300 sítios de sequência marcada no cromossomo Y, seguidos de eletroforese em gel para determinar a presença das sequências de DNA que correspondem aos marcadores selecionados do cromossomo Y. Entretanto, como cerca de 300 marcadores do cromossomo Y respondem por apenas uma pequena fração dos 23 milhões de pares de bases no cromossomo Y, um resultado negativo não exclui a possível presença de microdeleções em outras sub-regiões do cromossomo Y.

DISTÚRBIOS DA DIFERENCIAÇÃO SEXUAL
Ver Capítulo 390.

DISTÚRBIOS DA PUBERDADE
O início e a progressão da puberdade variam acentuadamente na população geral e são afetados por fatores genéticos e ambientais. Embora uma fração substancial da variância no momento da puberdade seja explicada por fatores hereditários, os genes envolvidos permanecem desconhecidos.

PUBERDADE PRECOCE
A puberdade em meninos de < 9 anos de idade é considerada precoce. O início precoce da puberdade está associado ao aumento do risco de vários tipos de câncer, doenças cardiovasculares, hipertensão, diabetes tipo 2, pigmentação do cabelo e menor expectativa de vida. Estudos de associação do genoma com a idade da menarca em meninas e com a idade de aprofundamento da voz em meninos identificaram 389 *loci* independentes em meninas e 76 *loci* independentes para o momento da puberdade em meninos.

A *precocidade isossexual* refere-se ao desenvolvimento sexual prematuro compatível com o sexo fenotípico e inclui características como desenvolvimento dos pelos faciais e crescimento fálico. A precocidade isossexual é dividida em causas de excesso de androgênio dependentes e independentes de gonadotrofinas **(Tab. 391-1)**. A *precocidade heterossexual* refere-se ao desenvolvimento prematuro de características estrogênicas em meninos, como o desenvolvimento mamário.

Puberdade precoce dependente de gonadotrofinas
Esse distúrbio, denominado *puberdade precoce central* (PPC), é menos comum em meninos do que em meninas. É causado pela ativação prematura do gerador de pulsos de GnRH, às vezes em razão de lesões do sistema nervoso central (SNC), como hamartomas hipotalâmicos, porém, na maioria das vezes, é idiopático. A PPC caracteriza-se por níveis de gonadotrofinas que são inadequadamente elevados para a idade. Pelo fato de já ter ocorrido a devida preparação da hipófise, o GnRH induz respostas do LH e FSH típicas daquelas observadas na puberdade ou nos adultos. Deve-se realizar uma ressonância magnética (RM) para descartar a possibilidade de massa, defeito estrutural, infecção ou processo inflamatório. As mutações em kisspeptina, receptor de kisspeptina e *MKRN3*, um gene que sofre fenômeno de *imprinting* e codifica a proteína makorin ring-finger 3, que só é expressa no alelo de herança paterna, têm sido associadas à PPC. Mutações de perda de função em *MKRN3* removem o freio que limita o GnRH pulsátil, resultando em puberdade precoce.

TABELA 391-1 ■ Causas de puberdade precoce ou tardia em meninos

I. Puberdade precoce
   A. Dependente de gonadotrofinas
      1. Idiopática
      2. Hamartoma hipotalâmico ou outras lesões
      3. Tumor ou estado inflamatório do SNC
      4. Mutações em genes que regulam a secreção de GnRH, como kisspeptina (*KISS1*), receptor de kisspeptina (*KISS1R*) e proteína 3 do dedo anelar de makorina (*MKRN3*)
   B. Independente de gonadotrofinas
      1. Hiperplasia suprarrenal congênita
      2. Tumor secretor de hCG
      3. Síndrome de McCune-Albright
      4. Mutação ativadora do receptor de LH
      5. Androgênios exógenos
      6. Tumores da suprarrenal ou do testículo produtores de androgênio
II. Puberdade atrasada
   A. Retardo constitucional do crescimento e da puberdade
   B. Doenças sistêmicas
      1. Doença crônica
      2. Desnutrição
      3. Anorexia nervosa
   C. Tumores do SNC e seu tratamento (radioterapia e cirurgia)
   D. Causas hipotalâmico-hipofisárias de falência puberal (gonadotrofinas baixas)
      1. Distúrbios congênitos associados à deficiência de GnRH ou gonadotrofina (Tab. 391-2)
      2. Distúrbios adquiridos
         a. Tumores hipofisários
         b. Hiperprolactinemia
         c. Distúrbios infiltrativos, como hemocromatose
   E. Causas gonadais de falência puberal (gonadotrofinas elevadas)
      1. Síndrome de Klinefelter
      2. Testículos criptorquídicos bilaterais
      3. Orquite
      4. Quimioterapia ou radioterapia
      5. Anorquia
   F. Insensibilidade aos androgênios

Siglas: hCG, gonadotrofina coriônica humana; LH, hormônio luteinizante; SNC, sistema nervoso central; GnRH, hormônio liberador das gonadotrofinas.

Puberdade precoce independente de gonadotrofinas Os androgênios dos testículos ou das glândulas suprarrenais estão aumentados, porém as gonadotrofinas estão baixas. Esse grupo de distúrbios inclui os tumores secretores de hCG; a HSRC; os tumores produtores de esteroides sexuais do testículo, da suprarrenal e do ovário; a administração acidental ou deliberada de esteroides sexuais exógenos; o hipotireoidismo; e as mutações ativadoras do receptor de LH ou da subunidade α da proteína G estimuladora ($G_s\alpha$).

Puberdade precoce familiar limitada ao sexo masculino Também denominada *testotoxicose*, a puberdade precoce familiar limitada aos homens é um distúrbio autossômico dominante causado por mutações ativadoras no receptor de LH, resultando em estimulação constitutiva da via do AMP cíclico e em produção de testosterona. As características clínicas incluem androgenização prematura em meninos, aceleração do crescimento no início da infância e idade óssea avançada seguida de fusão epifisária prematura. A testosterona apresenta-se elevada, e o LH é suprimido. As opções de tratamento incluem inibidores da síntese de testosterona (p. ex., cetoconazol, acetato de medroxiprogesterona), antagonistas do AR (p. ex., flutamida e bicalutamida) e inibidores da aromatase (p. ex., anastrozol).

SÍNDROME DE MCCUNE-ALBRIGHT Trata-se de um distúrbio esporádico causado por mutações ativadoras somáticas (pós-zigóticas) na subunidade $G_s\alpha$, que liga os receptores acoplados à proteína G às vias de sinalização intracelulares (Cap. 412). As mutações comprometem a atividade da guanosina-trifosfatase da proteína $G_s\alpha$, levando a sinalização independente de ligante do receptor acoplado a G_s e ativação constitutiva da adenililciclase. Como acontece com as mutações ativadoras do receptor de LH, isso estimula a produção de testosterona e causa puberdade precoce independente de gonadotrofina. Além da precocidade sexual, os indivíduos acometidos podem ter autonomia nas suprarrenais, na hipófise e na tireoide. As manchas *café com leite* são lesões cutâneas características que refletem o início das mutações somáticas nos melanócitos durante o desenvolvimento embrionário. A ativação constitutiva de $G_s\alpha$ nas células-tronco esqueléticas multipotentes pós-natais leva à formação de tecido ósseo imaturo e à substituição da medula óssea por estroma fibrótico (displasia fibrosa poliostótica). O tratamento é semelhante àquele adotado nos pacientes com mutações ativadoras do receptor de LH. Os bisfosfonatos foram usados para tratar as lesões ósseas.

HIPERPLASIA SUPRARRENAL CONGÊNITA Os meninos com HSRC que não são bem controlados por meio de supressão do hormônio adrenocorticotrófico (ACTH) com glicocorticoides podem desenvolver virilização prematura, devido à produção excessiva de androgênios pelas glândulas suprarrenais (Caps. 386 e 390). O nível de LH está baixo, e os testículos são pequenos. Restos suprarrenais podem desenvolver-se dentro dos testículos de pacientes inadequadamente controlados com HSRC devido à estimulação crônica do ACTH; os restos suprarrenais não exigem remoção cirúrgica e regridem com terapia efetiva com glicocorticoides. Algumas crianças com HSRC podem desenvolver puberdade precoce dependente de gonadotrofina, com maturação precoce do eixo hipotálamo-hipófise-gônadas, níveis elevados de gonadotrofinas e crescimento testicular.

Precocidade sexual heterossexual O aumento de volume das mamas em meninos pré-púberes pode resultar de um excesso familiar de aromatase, de tumores produtores de estrogênio na suprarrenal, de tumores das células de Sertoli no testículo, do fumo de maconha ou dos estrogênios ou androgênios exógenos. Ocasionalmente, os tumores de células germinativas que secretam hCG podem estar associados a um aumento de volume das mamas devido à estimulação excessiva da produção de estrogênio (ver "Ginecomastia", adiante).

ABORDAGEM AO PACIENTE
Puberdade precoce

Após a constatação do desenvolvimento precoce, devem-se medir os níveis séricos de LH e FSH para determinar se as gonadotrofinas estão aumentadas em relação à idade cronológica (dependente de gonadotrofinas) ou se a secreção de esteroides sexuais está ocorrendo independentemente de LH e FSH (independente de gonadotrofinas). Nas crianças com puberdade precoce dependente de gonadotrofinas, as lesões do SNC devem ser excluídas pela anamnese, pelo exame neurológico e pela RM de crânio. Se não forem encontradas causas orgânicas, fica-se com o diagnóstico de precocidade central idiopática. Os pacientes com altas concentrações de testosterona, porém com LH suprimido têm precocidade independente de gonadotrofina; nesses pacientes, devem ser medidos o sulfato de DHEA (DHEAS) e a 17α-hidroxiprogesterona. Altos níveis de testosterona e de 17α-hidroxiprogesterona sugerem a possibilidade de HSRC devido a uma deficiência de 21α-hidroxilase ou 11β-hidroxilase. Se a testosterona e o DHEAS estiverem elevados, deve-se descartar a possibilidade de tumores suprarrenais pela obtenção de uma tomografia computadorizada (TC) das glândulas suprarrenais. Os pacientes com testosterona elevada, porém sem aumento de 17α-hidroxiprogesterona ou DHEAS devem ser submetidos a uma avaliação minuciosa do testículo por palpação e ultrassonografia a fim de excluir neoplasia de células de Leydig. Deve-se considerar a presença de mutações ativadoras do receptor do LH em crianças com puberdade precoce independente de gonadotrofina nas quais a HSRC, o uso abusivo de androgênio e as neoplasias suprarrenais e testiculares foram excluídos.

TRATAMENTO
Puberdade precoce

Nos pacientes com uma causa conhecida (p. ex., lesão do SNC ou tumor testicular), a terapia deve ser dirigida ao distúrbio subjacente. Em pacientes com PPC idiopática, o tratamento com análogos de GnRH de ação prolongada é indicado em meninos que apresentam progressão puberal rápida, que estão mais avançados no desenvolvimento puberal (p. ex., desenvolvimento genital estágio 3 de Tanner ou maior) e experimentam crescimento linear rápido aparente na primeira consulta. Análogos do GnRH suprimem as gonadotrofinas e a testosterona, interrompem o desenvolvimento puberal precoce, retardam a maturação óssea acelerada, previnem o fechamento epifisário precoce, promovem um ganho na estatura final e reduzem as consequências psicossociais do desenvolvimento puberal precoce sem causar osteoporose. O tratamento é mais eficaz para aumentar a estatura final adulta se for iniciado antes dos 6 anos de idade. A puberdade recomeça após a interrupção do análogo de GnRH. O aconselhamento constitui um aspecto importante da estratégia terapêutica global.

Em crianças com puberdade precoce independente de gonadotrofinas, foram utilizados empiricamente inibidores da esteroidogênese, como cetoconazol, antagonistas do AR e inibidores da aromatase. Foi relatado que o tratamento em longo prazo com espironolactona (um antagonista androgênico fraco) e cetoconazol normaliza o ritmo de crescimento e a maturação óssea e melhora a estatura prevista em ensaios clínicos não randomizados de pequeno porte em meninos com puberdade precoce familiar limitada aos homens. Os inibidores da aromatase, como a testolactona e o letrozol, têm sido usados como adjuvantes da terapia antiandrogênica para crianças com puberdade precoce familiar limitada ao sexo masculino, HSRC e síndrome de McCune-Albright. Novos inibidores mais potentes da síntese de testosterona, como abiraterona, não foram avaliados em meninos com puberdade precoce independente de gonadotrofinas.

PUBERDADE TARDIA

A puberdade é considerada tardia em meninos quando não se concretizou por volta dos 14 anos, idade que fica 2 a 2,5 desvios-padrão acima da média para crianças sadias. O atraso na puberdade não é necessariamente patológico e pode ser uma variante do desenvolvimento puberal normal em algumas crianças. A puberdade tardia tem sido associada a menor pico de massa óssea, maior risco de distúrbios metabólicos e cardiovasculares e menor risco de câncer de mama e endométrio em mulheres.

A puberdade tardia é mais comum em meninos do que em meninas. Existem quatro categorias principais de puberdade tardia: (1) retardo constitucional do crescimento e da puberdade (cerca de 60% dos casos), (2) hipogonadismo hipogonadotrófico funcional causado por enfermidade sistêmica ou má nutrição (cerca de 20% dos casos), (3) hipogonadismo hipogonadotrófico causado por defeitos genéticos ou adquiridos na região hipotálamo-hipofisária (cerca de 10% dos casos) e (4) hipogonadismo hipergonadotrófico secundário a uma falência gonadal primária (cerca de 15% dos casos) **(Tab. 391-1)**. O atraso constitucional do crescimento e da puberdade é a causa mais comum que responde por quase dois terços dos meninos e um terço das meninas com puberdade tardia. O atraso constitucional do crescimento e da puberdade acumula-se nas famílias e apresenta um padrão de herança complexo, tendo um padrão de herança autossômico dominante em algumas famílias, mas um padrão autossômico recessivo ligado ao X ou bilinear em outras famílias. Apenas raramente foram identificadas mutações em genes conhecidos por interferir com o eixo hipotálamo-hipófise-gonadal em casos de atraso puberal; a maioria dessas mutações foi relatada em parentes de pacientes com hipogonadismo hipogonadotrófico idiopático. O hipogonadismo hipogonadotrófico funcional é mais comum em meninas do que em meninos. As causas permanentes de hipogonadismo hipogonadotrófico ou hipergonadotrófico são identificadas em menos de 25% dos meninos com puberdade tardia.

ABORDAGEM AO PACIENTE
Puberdade tardia

Deve-se verificar a presença de história de enfermidade sistêmica, transtornos alimentares, exercício excessivo, problemas sociais e psicológicos e padrões anormais de crescimento linear durante a infância. Os meninos com atraso puberal podem ter imaturidade emocional e física concomitante em relação a seus pares, o que pode ser fonte de ansiedade. O exame físico deve concentrar-se em altura; envergadura; peso; campimetria; e características sexuais secundárias, incluindo crescimento dos pelos, volume testicular, tamanho do pênis e vermelhidão e adelgaçamento das bolsas escrotais. Tamanho testicular > 2,5 cm, em geral, indica que a criança entrou na puberdade.

O principal desafio diagnóstico é distinguir aqueles que apresentam atraso constitucional, que farão sua progressão pela puberdade em uma idade subsequente, daqueles que têm um processo patológico subjacente. Deve-se suspeitar de atraso constitucional quando existe uma história familiar e quando se constatam idade óssea atrasada e estatura baixa. O preparo apropriado da hipófise pelo GnRH pulsátil é necessário antes de o LH e FSH serem sintetizados e secretados normalmente. Por conseguinte, as respostas atenuadas ao GnRH exógeno podem ser observadas em pacientes com atraso constitucional, deficiência de GnRH ou distúrbios hipofisários. Por outro lado, os níveis basais baixos anormais de gonadotrofinas ou a obtenção de uma resposta normal ao GnRH exógeno são compatíveis com um estágio precoce da puberdade, que muitas vezes é prenunciado por uma secreção noturna de GnRH. Assim, o atraso constitucional é um diagnóstico de exclusão que requer uma avaliação permanente até o início da puberdade e do estirão puberal.

TRATAMENTO
Puberdade tardia

Se a terapia for considerada apropriada, pode-se começar com 25 a 50 mg de enantato de testosterona ou cipionato de testosterona a cada 2 semanas ou utilizando-se um adesivo com 2,5 mg de testosterona ou um gel com 25 mg de testosterona. Sabendo-se que a aromatização da testosterona para estrogênio é indispensável para mediar os efeitos androgênicos sobre a fusão epifisária, o tratamento concomitante com inibidores da aromatase pode possibilitar que seja alcançada uma altura adulta final ainda maior. O tratamento com testosterona deve ser interrompido depois de 6 meses a fim de determinar se ocorreu secreção endógena de LH e de FSH. Outras causas de puberdade tardia devem ser consideradas quando existem características clínicas associadas ou quando os meninos não entram na puberdade espontaneamente após 1 ano de observação ou de tratamento.

A tranquilização sem tratamento hormonal é apropriada para muitos indivíduos com hipotético atraso constitucional da puberdade. No entanto, deve-se levar em conta o impacto do atraso do crescimento e da progressão puberal sobre as relações sociais da criança e o desempenho escolar. Além disso, os meninos com atraso constitucional da puberdade têm menor probabilidade de alcançar seu potencial genético pleno em termos de altura e poderão ter massa óssea total reduzida quando adultos, principalmente em razão do estreitamento dos ossos dos membros e das vértebras, como resultado de uma menor expansão periosteal durante a puberdade. Além disso, o momento de início da puberdade está associado negativamente ao conteúdo e densidade mineral do osso em meninos na maturidade esquelética. O uso criterioso da terapia androgênica em meninos cuidadosamente selecionados com atraso constitucional pode levar à indução e progressão da puberdade e promover um crescimento em curto prazo, sem comprometer a estatura final; quando administrada com um inibidor da aromatase, pode melhorar a estatura final.

DISTÚRBIOS DO EIXO REPRODUTOR MASCULINO DURANTE A VIDA ADULTA

HIPOGONADISMO HIPOGONADOTRÓFICO

Como o LH e o FSH são hormônios tróficos para os testículos, a secreção diminuída dessas gonadotrofinas hipofisárias resulta em hipogonadismo secundário, o qual se caracteriza por baixos níveis de testosterona na vigência de baixos níveis de LH e FSH. Os indivíduos com deficiência mais acentuada exibem ausência completa de desenvolvimento puberal, infantilismo sexual e, em alguns casos, hipospadia e testículos criptorquídicos. Os pacientes com deficiência parcial de gonadotrofinas exibem atraso ou interrupção do desenvolvimento sexual. Os perfis de secreção de LH durante 24 horas são heterogêneos nos pacientes com hipogonadismo hipogonadotrófico, refletindo anormalidades variáveis na frequência ou na amplitude dos pulsos de LH. Nos casos graves, o LH basal é baixo e seus pulsos estão ausentes. Um subgrupo menor de pacientes possui pulsos de LH de baixa amplitude ou uma frequência dos pulsos acentuadamente reduzida. Por vezes, ocorrem apenas os pulsos de LH induzidos pelo sono, o que representa uma reminiscência do padrão observado nos estágios iniciais da puberdade. O hipogonadismo hipogonadotrófico pode ser classificado em distúrbios congênitos e adquiridos. Os distúrbios congênitos envolvem mais comumente uma deficiência de GnRH, que resulta em deficiência de gonadotrofinas. Os distúrbios adquiridos são mais comuns do que os distúrbios congênitos e podem resultar de uma variedade de lesões expansivas da sela túrcica ou de doenças infiltrativas do hipotálamo ou da hipófise ou podem ser devidos aos efeitos de medicamentos, transtornos nutricionais ou psiquiátricos ou doenças sistêmicas.

Distúrbios congênitos associados à deficiência de gonadotrofinas (Ver Cap. 379) O hipogonadismo hipogonadotrófico congênito é um grupo heterogêneo de distúrbios que se caracterizam por secreção diminuída de gonadotrofinas e disfunção testicular devido ao comprometimento na função do gerador de pulsos do GnRH ou do gonadotrofo. Os distúrbios caracterizados pela deficiência de GnRH constituem uma família de distúrbios oligogênicos, cujo fenótipo abrange um amplo espectro. Alguns indivíduos com deficiência de GnRH podem apresentar ausência completa de desenvolvimento puberal, enquanto outros podem manifestar graus variáveis de deficiência de gonadotrofinas e atraso puberal; por fim, um subgrupo que apresenta as mesmas mutações de seus familiares acometidos pode até mesmo apresentar função reprodutora normal. Em cerca de 10% dos homens com hipogonadismo hipogonadotrófico idiopático (HHI), pode ocorrer reversão da deficiência de gonadotrofinas na vida adulta após tratamento com esteroides sexuais. Além disso, uma pequena fração de homens com HHI pode apresentar deficiência de androgênios e infertilidade na vida adulta após ter passado por um desenvolvimento puberal aparentemente normal. O estresse nutricional, emocional ou metabólico pode revelar uma deficiência de gonadotrofinas e disfunção reprodutora (de maneira análoga à amenorreia hipotalâmica) em alguns pacientes que apresentam mutações nos genes candidatos, mas que anteriormente tinham uma função reprodutora normal. O fenótipo clínico pode incluir anosmia ou hiposmia isolada. A oligogenicidade e as interações de genes entre si e entre genes e o ambiente podem contribuir para variações no fenótipo clínico.

Mutações em vários dos genes envolvidos no desenvolvimento e na migração dos neurônios de GnRH ou na regulação da secreção de GnRH foram ligadas à deficiência de GnRH, embora o defeito genético permaneça indefinido em quase dois terços dos casos. O hipogonadismo hipogonadotrófico familiar pode ter padrão de transmissão ligado ao X (20%), autossômico recessivo (30%) ou autossômico dominante (50%). Alguns indivíduos com HHI apresentam mutações esporádicas nos mesmos genes que causam formas hereditárias do distúrbio. Os defeitos genéticos associados à deficiência de GnRH podem ser classificados de modo conveniente em anósmicos (síndrome de Kallmann) ou normósmicos (Tab. 391-2), embora a ocorrência das formas anósmica e normósmica de deficiência de GnRH em uma mesma família possa sugerir uma uniformização dos mecanismos fisiopatológicos. A *síndrome de Kallmann*, a forma anósmica da deficiência de GnRH, pode resultar de mutações em um ou mais genes do neurodesenvolvimento, associados à morfogênese do bulbo olfatório e à migração de neurônios de GnRH de sua origem, na região do placoide olfatório, ao longo do arcabouço estabelecido pelos nervos olfatórios, ao longo da lâmina cribriforme até a sua localização final na região pré-óptica do hipotálamo. Por conseguinte, em pacientes com síndrome de Kallmann, foram descritas mutações em *KAL1*, sinalização sinaptonuclear do receptor *N*-metil-D-aspartato (NMDA) e fator de migração neuronal (*NSMF*), em genes envolvidos na sinalização do fator de crescimento dos fibroblastos (FGF) (*FGF8, FGFR1, FGF17, IL17RD, DUSP6, SPRY4* e *FLRT3*), *NELF*, genes envolvidos na sinalização de PROK (*PROK2* e *PROK2R*), *WDR11, SOX10, TUBB3, SEMA3, HS6ST1, CHD7* e *FEZF1*. Uma forma de HHI ligada ao X é causada por mutações no gene *KAL1*, que codifica a anosmina, uma proteína que medeia a migração de progenitores neurais do bulbo olfatório e neurônios produtores de GnRH. Esses indivíduos têm deficiência de GnRH e combinações variáveis de anosmia ou hiposmia, defeitos renais e anormalidades neurológicas, incluindo movimentos em espelho. Proteínas como aquelas envolvidas no FGF e na sinalização da pró-cineticina e KAL1, que respondem pela grande maioria dos casos de síndrome de Kallmann, interagem com compostos de glicosaminoglicano de sulfato de heparina dentro da matriz extracelular, dando suporte à migração neuronal do GnRH. As mutações no gene *FGFR1* causam uma forma autossômica dominante de hipogonadismo hipogonadotrófico, que é clinicamente semelhante à síndrome de Kallmann; a ocorrência de mutações em seu suposto ligante, o produto do gene *FGF8*, também foi associada ao HHI. Os tecidos craniofaciais e as células de revestimento olfatórias também desempenham importantes papéis na neurogênese e migração dos neurônios de GnRH, e outras proteínas, que regulam esses tipos celulares, também podem estar envolvidas na patogênese da síndrome de Kallmann. A ocorrência simultânea de anormalidades dos dentes, fenda palatina, anomalias craniofaciais, pigmentação e defeitos neurológicos em pacientes com síndrome de Kallmann sugere que a síndrome pode constituir parte do espectro das neurocristopatias. Outras características dismórficas associadas a algumas formas de HHI incluem agenesia renal, perda auditiva, sincinesia, metacarpos curtos, anormalidades do movimento ocular, ataxia cerebelar e agenesia dentária. A presença dessas características dismórficas pode oferecer pistas para a anormalidade genética subjacente e orientar os testes genéticos.

A deficiência de GnRH normósmica resulta de defeitos na secreção pulsátil, regulação ou ação do GnRH sobre o gonadotrofo e tem sido associada a mutações nos genes *GnRHR, GNRH1, KISS1R, TAC3, TACR3, NROB1* (*DAX1*), leptina ou receptor de leptina. Algumas mutações, tais como em *PROK2, PROKR2, NSMF, FGFR1, FGF8, SEMA3A, WDR11* e *CHD7*, foram associadas a formas anósmicas e normósmicas de HHI; é possível que esses genes estejam envolvidos na migração neuronal de GnRH, bem como na regulação da secreção de GnRH. As mutações no *GnRHR*, que constituem a causa identificável mais frequente de HHI normósmico, respondem por cerca de 40% dos casos autossômicos recessivos e 10% dos casos esporádicos de hipogonadismo hipogonadotrófico. Esses pacientes exibem uma menor resposta do LH ao GnRH exógeno. Algumas mutações dos receptores alteram a afinidade de ligação ao GnRH, o que torna possível a ocorrência de respostas aparentemente normais às doses farmacológicas de GnRH exógeno, enquanto outras mutações podem alterar a transdução dos sinais a jusante da ligação hormonal. Foram também relatadas mutações do gene *GnRH1* em pacientes com hipogonadismo hipogonadotrófico, embora sejam raras. O receptor acoplado à proteína G *KISS1R* (*GPR54*) e seu ligante cognato, a kisspeptina (*KISS1*), são importantes reguladores da maturação sexual nos primatas. As mutações recessivas em *GPR54* causam deficiência de gonadotrofinas sem anosmia. Os pacientes conservam a sua capacidade de responder ao GnRH exógeno, sugerindo uma anormalidade nas vias neurais que controlam a liberação de GnRH. Os genes que codificam NKB (*TAC3*), que está envolvida na ativação preferencial da liberação de GnRH no início do desenvolvimento, e seu receptor (*TAC3R*) foram implicados em algumas famílias com HHI normósmico. A via da neurocinina desempenha um papel importante na ativação do GnRH durante a "mini-puberdade", bem como na puberdade. A procinética 2 (PROK2) e seu receptor (PROK2R) são altamente expressos no ventrículo olfatório e na zona subventricular do ventrículo lateral e estão associados à neurogênese dos bulbos olfatórios e à migração das células neuronais olfativas. Mutações no gene *CHD7*, que codifica a proteína de ligação ao DNA cromodomínio-helicase 7, causa a síndrome CHARGE, caracterizada por coloboma ocular, anomalias cardíacas, atresia de coanas, atraso do crescimento e desenvolvimento, anomalias geniturinárias, hipogonadismo e anormalidades da orelha. O hipogonadismo hipogonadotrófico ligado ao X também ocorre na *hipoplasia suprarrenal congênita*, um distúrbio causado por mutações no gene *DAX1*, que codifica um receptor nuclear na glândula suprarrenal e no eixo reprodutor. A hipoplasia suprarrenal congênita caracteriza-se por ausência de desenvolvimento da zona adulta do córtex suprarrenal, resultando em insuficiência suprarrenal neonatal. A puberdade não costuma ocorrer ou é bloqueada, refletindo graus variáveis de deficiência de gonadotrofinas. Embora a diferenciação sexual esteja normal, a maioria dos pacientes apresenta disgenesia testicular e comprometimento da espermatogênese, apesar da reposição com gonadotrofinas. Menos comumente, a hipoplasia suprarrenal congênita, a reversão sexual e o hipogonadismo hipogonadotrófico podem ser causados por mutações do fator esteroidogênico 1 (SF-1). Raramente, foram descritas mutações recessivas nos genes *LHβ* ou *FSHβ* em pacientes com deficiências seletivas dessas gonadotrofinas.

Diversos fatores de transcrição de homeodomínios participam no desenvolvimento e na diferenciação das células especializadas produtoras de hormônios dentro da hipófise (Tab. 391-2). Os pacientes com mutações de *PROP1* têm uma deficiência combinada dos hormônios hipofisários que inclui GH, prolactina (PRL), hormônio estimulante da tireoide (TSH), LH e FSH, porém não ACTH. As mutações de *LHX3* causam uma deficiência combinada de hormônios hipofisários em associação com rigidez da coluna cervical. As mutações de *HESX1* causam displasia septo-óptica e deficiência combinada dos hormônios hipofisários. As mutações de *ARNT1*, herdadas como distúrbio autossômico recessivo, estão associadas ao diabetes insípido, deficiência de ACTH, GH, LH e FSH; hipoplasia da adeno-hipófise; hipoplasia dos lobos frontal e temporal; corpo caloso fino; fronte proeminente; e retrognatismo. Os pacientes com mutações de *SOX2* podem apresentar deficiência de gonadotrofinas, deficiências variáveis de TSH e ACTH, hipoplasia da hipófise, microftalmia e deficiência intelectual.

A *síndrome de Prader-Willi* (SPW) caracteriza-se por obesidade, hipotonia muscular, deficiência intelectual, hipogonadismo, baixa estatura e mãos e pés pequenos. A SPW é um distúrbio de *imprinting* genômico causado por deleções na porção proximal da região 15q11-15q13 do cromossomo paterno, que contém um centro de *imprinting* bipartido, dissomia uniparental dos alelos maternos ou mutações dos genes/*loci* envolvidos no

TABELA 391-2 ■ Causas de hipogonadismo hipogonadotrófico congênito

Gene	Locus	Herança	Características associadas
A. Hipogonadismo hipogonadotrófico devido à deficiência de GnRH			
A1. Deficiência de GnRH associada com hiposmia ou anosmia			
KAL1	Xp22	Ligada ao X	Anosmia, agenesia renal, sincinesia, fenda labial/palatina, defeitos oculomotores/visuoespaciais, malformações do intestino
NELF	9q34.3	AR	Anosmia, hipogonadismo hipogonadotrófico
FGF8	10q24	AR	Anosmia (alguns pacientes podem ser normósmicos), anormalidades esqueléticas
FGF17	8p21.3	AR	Anosmia (alguns pacientes podem ser normósmicos)
FGFR1	8p11-p12	AD	Anosmia, fenda labial/palatina, sincinesia, sindactilia
PROK2	3p21	AR	Anosmia/desregulação do sono
PROK2R	20p12.3	AR	Variável
CHD7	8q12.1	AR	Anosmia, outras características da síndrome CHARGE
FEZ1	8p22	AR	Anosmia, aplasia do bulbo olfatório
WDR11	10q26	AD	Anosmia
SOX10	22q13		Surdez
SEMA3A	7q21		Anosmia; alguns indivíduos com mutações são normais
HS6ST1	2q14	Complexa	Anosmia
TUBB3	Tubulina β 3	AR	Anosmia
NSMF	9q34.3	AR	Anosmia (alguns pacientes podem ser normósmicos)
DUSP6	12q21.33	AR	Anosmia
GLCE	15q23	AR	Anosmia (alguns pacientes podem ser normósmicos)
FLRT3	20p12.1	AR	Anosmia (alguns pacientes podem ser normósmicos)
SPRY4	5q31.3	AR	Anosmia (alguns pacientes podem ser normósmicos)
IL17RD	3p14.3	AR	Anosmia
A2. Deficiência de GnRH com olfato normal			
GNRHR	4q21	AR	Ausente
GnRH1	8p21	AR	Ausente
KISS1R	19n13	AR	Ausente
TAC3	12q13	AR	Micropênis, criptorquidia, reversão da deficiência de GnRH
TAC3R	4q25	AR	Micropênis, criptorquidia, reversão da deficiência de GnRH
LEPR	1p31	AR	Obesidade
LEP	7q31	AR	Obesidade
DMXL2	15q21.2	AR	Síndrome de polineuropatia poliendócrina
OTUD4	4q31.21	AR	Ataxia
RNF216	7p22.1	AR	Ataxia
STUB1	16p13.3	AR	Ataxia
POLR3B	12q23.3	AR	Ataxia
PNPLA6	19p13.2	AR	Ataxia
NR0B1	Xp21.2	Ligada ao X	Insuficiência suprarrenal primária
B. Hipogonadismo hipogonadotrófico não causado pela deficiência de GnRH			
PC1	5q15-21	AR	Obesidade, diabetes melito, deficiência de ACTH
HESX1	3p21	AR	Displasia septo-óptica, CPHD
		AD	Deficiência isolada de GH
LHX3	9q34	AR	CPHD (ACTH preservado), rigidez da coluna cervical
PROP1	5q35	AR	CPHD (ACTH habitualmente preservado)
FSHβ	11p13	AR	↑ LH
LHβ	19q13	AR	↑ FSH
SF-1 (NR5A1)	9p33	AD/AR	Insuficiência suprarrenal primária, reversão sexual XY

Siglas: ACTH, hormônio adrenocorticotrófico; AD, autossômico dominante; AR, autossômico recessivo; CHARGE, síndrome de coloboma ocular, anomalias cardíacas, atresia de coanas, atraso no crescimento e desenvolvimento, anomalias geniturinárias, hipogonadismo e, anormalidades da orelha; CPHD, deficiência combinada de hormônios hipofisários; *DAX1*, reversão sexual sensível à dosagem, hipoplasia adrenal congênita, cromossomo X; *DMXL2*, DMX tipo 2; *DUSP6*, fosfatase de especificidade dupla 6; *FGFR1*, receptor 1 do fator de crescimento de fibroblastos; *FGF17*, fator de crescimento de fibroblastos 17; *FSHβ*, subunidade β do hormônio folículo-estimulante; *FLRT3*, domínio semelhante à fibronectina contendo proteína transmembranar 3 rica em leucina; GH, hormônio do crescimento; *GLCE*, ácido glucurônico epimerase; *GNRHR*, receptor do hormônio liberador de gonadotrofinas; *GPR54*, receptor acoplado à proteína G 54; *HESX1*, gene homeobox expresso em células-tronco embrionárias 1; *KAL1*, gene 1 do intervalo da síndrome de Kallmann, também conhecido como anosmia 1; *LEP*, leptina; *LEPR*, receptor de leptina; *LHX3*, LIM homeobox gene 3; *LHβ*, subunidade β do hormônio luteinizante; *NELF*, fator do hormônio liberador do hormônio luteinizante embrionário nasal; *NSMF*, sinalização sinaptonuclear do receptor NMDA e fator de migração neuronal; *NR0B1*, subfamília de receptores nucleares 0, grupo B, membro 1; *OTUD4*, proteína 4 contendo domínio OUT; *PNPLA6*, proteína 6 contendo domínio de fosfolipase semelhante a patatina; *PC1*, pró-hormônio convertase 1; *PROK2*, procineticina 2; *PROP1*, prophet of pit 1; *RNF216*, proteína ring finger 216; *POLR3B*, subunidade B da RNA polimerase III; *SF-1*, fator esteroidogênico 1; *SPRY4*, sprouty RTK signaling antagonist 4; *STUB1*, srip 1 homologous and U box containing protein 1; *TUBB3*, tubulina beta 3; *IL17RD*, receptor D de interleucina 17.

imprinting (Cap. 466). Estudos recentes sugerem que pelo menos algumas das principais manifestações da SPW podem ser devidas à expressão reduzida da pró-hormônio convertase 1.

A *síndrome de Laurence-Moon* é um distúrbio autossômico recessivo caracterizado por obesidade, hipogonadismo, deficiência intelectual, polidactilia e retinite pigmentosa. As mutações recessivas da leptina ou de seu receptor causam obesidade grave e parada puberal, aparentemente devido à deficiência de GnRH hipotalâmico (Cap. 401).

Distúrbios hipogonadotróficos adquiridos • **DOENÇA GRAVE, ESTRESSE, DESNUTRIÇÃO E EXERCÍCIO** Esses fatores podem causar deficiência reversível de gonadotrofinas. Apesar de a deficiência de gonadotrofinas e a disfunção reprodutora terem sido bem documentadas nessas condições em mulheres, os homens exibem respostas semelhantes, porém menos pronunciadas. Diferentemente das mulheres, a maioria dos corredores do sexo masculino e outros atletas de esportes de resistência têm níveis normais de gonadotrofinas e esteroides sexuais, apesar de uma gordura corporal baixa e exercício intensivo frequente. Os níveis de testosterona caem no início da enfermidade e se restabelecem durante a recuperação. A magnitude da supressão das gonadotrofinas, em geral, se correlaciona com a gravidade da doença. Apesar de o hipogonadismo hipogonadotrófico ser a causa mais comum de deficiência androgênica nos pacientes com enfermidade aguda, alguns têm níveis elevados de LH e FSH, o que sugere uma disfunção gonadal primária. A fisiopatologia da disfunção reprodutora durante uma enfermidade aguda é desconhecida, porém envolve, provavelmente, uma combinação de efeitos das citocinas e/ou dos glicocorticoides. Observa-se uma alta frequência de baixos níveis de testosterona nos pacientes com enfermidades crônicas, como infecção pelo HIV, doença renal em estágio terminal, doença pulmonar obstrutiva crônica e muitos tipos de câncer, assim como nos pacientes que estão recebendo glicocorticoides. Cerca de 20% dos homens infectados pelo HIV com baixos níveis de testosterona têm níveis elevados de LH e FSH; esses pacientes sofrem presumivelmente de uma disfunção testicular primária. Os 80% restantes apresentam níveis normais ou baixos de LH e FSH; esses homens têm um defeito hipotálamo-hipofisário central ou um defeito duplo que envolve tanto o testículo quanto os centros hipotálamo-hipofisários. A perda muscular é comum na doença crônica associada ao hipogonadismo, que também resulta em fragilidade, má qualidade de vida e evolução desfavorável da doença. Existe um grande interesse em explorar estratégias passíveis de reverter a deficiência de androgênio ou atenuar a sarcopenia associada à doença crônica.

Os homens que usam opioides para alívio da dor causada pelo câncer ou não cancerosa ou por adição costumam apresentar níveis suprimidos de testosterona e LH e uma alta prevalência de disfunção sexual e osteoporose; o grau da supressão está relacionado com a dose e é particularmente grave com opioides de ação longa, como a metadona. Os opioides suprimem a secreção de GnRH e alteram a sensibilidade à retroalimentação inibitória induzida pelos esteroides gonadais. Os homens que são usuários inveterados de maconha exibem uma redução na secreção de testosterona e na produção de espermatozoides. O mecanismo do hipogonadismo induzido pela maconha consiste em menor secreção de GnRH. A ginecomastia observada nos usuários de maconha também pode ser causada por estrogênios vegetais nos preparados não refinados. A terapia de privação androgênica em homens com câncer de próstata tem sido associada a um risco aumentado de fraturas ósseas, diabetes melito, eventos cardiovasculares, fadiga, disfunção sexual e má qualidade de vida.

OBESIDADE Nos homens com obesidade leve a moderada, os níveis de SHBG sofrem uma redução proporcional ao grau de obesidade, resultando em níveis totais mais baixos de testosterona. Contudo, os níveis de testosterona livre geralmente permanecem dentro da variação normal. A produção de SHBG no fígado é inibida por lipídeos hepáticos e pelo fator de necrose tumoral α e interleucina 1, porém não é afetada pela insulina. Por conseguinte, os baixos níveis de SHBG observados na obesidade e no diabetes provavelmente resultam da inflamação de baixo grau e da quantidade aumentada de lipídeos hepáticos, e não dos níveis elevados de insulina. Os níveis de estradiol estão mais elevados em homens obesos do que em controles sadios não obesos devido à aromatização da testosterona a estradiol no tecido adiposo. A perda de peso está associada à reversão dessas anormalidades, incluindo um aumento nos níveis de testosterona total e livre e uma redução nos níveis de estradiol. Um subgrupo de homens com obesidade moderada a grave pode apresentar um defeito no eixo hipotálamo-hipofisário, conforme sugerido pelos baixos níveis de testosterona livre na ausência de gonadotrofinas elevadas. O aumento de peso em homens adultos pode acelerar o ritmo de declínio nos níveis de testosterona relacionado com a idade.

HIPERPROLACTINEMIA (Ver também Cap. 380) Os níveis elevados de PRL estão associados ao hipogonadismo hipogonadotrófico. A PRL inibe a secreção hipotalâmica de GnRH tanto diretamente quanto por meio da modulação das vias dopaminérgicas tuberoinfundibulares. Um tumor secretor de PRL também pode destruir os gonadotrofos circundantes por invasão ou compressão da haste hipofisária. O tratamento com agonistas dopaminérgicos reverte a deficiência de gonadotrofinas, porém pode haver um retardo em relação à supressão da PRL.

LESÕES SELARES EXPANSIVAS As lesões neoplásicas e não neoplásicas no hipotálamo ou na hipófise podem afetar direta ou indiretamente a função dos gonadotrofos. Em adultos, os adenomas hipofisários constituem as principais lesões expansivas, afetando a produção de gonadotrofinas e de outros hormônios hipofisários. Os adenomas hipofisários que se estendem para a região supraselar podem prejudicar a secreção de GnRH e aumentar ligeiramente a secreção de PRL (em geral, < 50 µg/L) pela perda da inibição tônica pelas vias dopaminérgicas. Esses tumores que provocam hiperprolactinemia por compressão da haste hipofisária devem ser diferenciados dos prolactinomas, que normalmente estão associados a níveis mais elevados de PRL. A presença de diabetes insípido sugere a possibilidade de craniofaringioma, distúrbio infiltrativo ou outras lesões hipotalâmicas (Cap. 381).

HEMOCROMATOSE (Ver também Cap. 414) Tanto a hipófise quanto o testículo podem ser afetados pelo depósito excessivo de ferro. Entretanto, o defeito hipofisário é a lesão predominante na maioria dos pacientes com hemocromatose e hipogonadismo. O diagnóstico de hemocromatose é sugerido pela associação de manchas cutâneas características, aumento de volume do fígado ou disfunção hepática, diabetes melito, artrite, defeitos da condução cardíaca e hipogonadismo.

CAUSAS TESTICULARES PRIMÁRIAS DE HIPOGONADISMO

As causas comuns de disfunção testicular primária incluem síndrome de Klinefelter, criptorquidia não corrigida, quimioterapia para câncer, irradiação dos testículos, traumatismo, torção, orquite infecciosa, infecção pelo HIV, síndrome de anorquia e distrofia miotônica. Os distúrbios testiculares primários podem estar associados a espermatogênese comprometida, menor produção de androgênio ou ambas. Ver Capítulo 390 para distúrbios do desenvolvimento dos testículos, síntese de androgênios e sua ação.

Síndrome de Klinefelter (Ver também Cap. 390) A síndrome de Klinefelter é o distúrbio cromossômico mais comum associado à disfunção testicular e infertilidade masculina. Ocorre em cerca de 1 em 600 homens nascidos vivos. Azoospermia é a regra em homens com síndrome de Klinefelter que têm o cariótipo 47,XXY devido à perda progressiva de células-tronco espermatogoniais 47,XXY; no entanto, os homens com mosaicismo podem ter células germinativas, em especial em uma idade mais jovem. O fenótipo clínico da síndrome de Klinefelter pode ser variável, possivelmente em consequência de mosaicismo, polimorfismos no gene do AR, origem parental do cromossomo X, variações no número de cópias ligadas ao X, efeitos de dose de genes juntamente com inativação do cromossomo X, níveis variáveis de testosterona ou outros fatores genéticos. A histologia testicular mostra hialinização dos túbulos seminíferos e aplasia de células germinativas. No entanto, a espermatogênese pode ser observada em um pequeno número de túbulos dos quais os espermatozoides podem ser colhidos durante a extração de espermatozoides testiculares para FIV. Apesar de sua função ser afetada, o número de células de Leydig parece aumentar. A testosterona está reduzida, e o estradiol, aumentado, dando origem às características clínicas de subvirilização e ginecomastia. Os homens com síndrome de Klinefelter correm risco aumentado de lúpus eritematoso sistêmico, síndrome de Sjögren, câncer de mama, diabetes melito, osteoporose, linfoma não Hodgkin e alguns tipos de câncer de pulmão, bem como risco reduzido de câncer de próstata. A mamografia periódica como vigilância para câncer de mama é recomendada para homens com síndrome de Klinefelter. A fertilidade pode ser obtida pela injeção intracitoplasmática de espermatozoides coletados cirurgicamente dos testículos de homens com síndrome de Klinefelter, incluindo alguns homens com forma não mosaica da síndrome de Klinefelter. Embora a recuperação de esperma para preservação não ofereça nenhum benefício em relação à colheita na idade adulta, o aconselhamento sobre fertilidade, incluindo o potencial de recuperação de esperma, deve ser oferecido antes de iniciar a terapia de reposição de testosterona. Os cariótipos 48,XXXY e 49,XXXXY estão associados a um fenótipo mais grave, a um risco aumentado de malformações congênitas e a uma inteligência mais baixa do que os indivíduos 47,XXY.

Criptorquidia A criptorquidia ocorre quando existe uma descida incompleta do testículo da cavidade abdominal para a bolsa escrotal. Cerca de 1 a 4% dos lactentes do sexo masculino nascidos a termo e 30% dos prematuros apresentam pelo menos um testículo não descido por ocasião do nascimento, porém a descida costuma completar-se durante as primeiras semanas de vida. Cinquenta por cento dos testículos que não desceram ao nascimento descerão espontaneamente nos primeiros 6 a 18 meses de vida; consequentemente, a incidência de criptorquidia é < 1% aos 9 meses de idade. A criptorquidia deve ser diferenciada dos testículos retráteis que podem ser tracionados para a bolsa escrotal durante o exame físico e não requerem tratamento.

Os androgênios regulam predominantemente a descida inguinoescrotal dos testículos por meio da degeneração do ligamento suspensor cranial e de um encurtamento dos gubernáculos, respectivamente. Em alguns pacientes com criptorquidia, foram encontradas mutações em *INSL3* e na família com repetições ricas em leucina do receptor acoplado à proteína G 8 (*LGR8*), que regulam a porção transabdominal da descida dos testículos.

A criptorquidia está associada a um risco aumentado de neoplasia maligna, infertilidade, hérnia inguinal e torção. A criptorquidia unilateral, até mesmo quando corrigida antes da puberdade, está associada a uma contagem reduzida de espermatozoides, o que reflete possivelmente algum dano que não foi reconhecido no testículo descido ou outros fatores genéticos. Portanto, a correção cirúrgica geralmente é realizada entre 6 e 18 meses de idade, dependendo da localização dos testículos, tamanho da criança e preferência dos pais. A evidência epidemiológica, clínica e molecular apoia a ideia de que a criptorquidia, a hipospadia, a espermatogênese comprometida e o câncer testicular podem ter uma relação causal com perturbações genéticas e ambientais comuns e são componentes da síndrome de disgenesia testicular.

Defeitos testiculares adquiridos A *orquite viral* pode ser causada por vírus da caxumba, echovírus, vírus da coriomeningite linfocítica e arbovírus do grupo B. Ocorre orquite em até um quarto dos homens adultos com caxumba; a orquite é unilateral em cerca de dois terços dos casos e bilateral no restante. Ela, em geral, se manifesta poucos dias após o início da parotidite, embora possa precedê-la. O testículo pode readquirir seu tamanho e sua função normais ou sofrer atrofia. A análise do sêmen se normaliza em três quartos dos homens com acometimento unilateral, mas somente em um terço daqueles que têm orquite bilateral. O *traumatismo*, incluindo torção testicular, também pode causar atrofia secundária dos testículos. A posição exposta dos testículos na bolsa escrotal torna-os suscetíveis a traumatismos tanto térmicos quanto físicos, sobretudo em homens com risco ocupacional.

Os efeitos adversos tardios do tratamento do câncer na saúde reprodutiva surgiram como uma preocupação importante entre os sobreviventes do câncer. Muitas sociedades profissionais de câncer publicaram diretrizes sobre a preservação da fertilidade em pacientes com câncer e endossaram a consideração formal de medidas de preservação da fertilidade antes do início do tratamento do câncer. Os testículos são sensíveis aos *danos da radiação* devido aos efeitos diretos das partículas radioativas ionizadas, bem como aos efeitos indiretos dos radicais livres gerados a partir da água. Embora doses de radiação tão baixas quanto 0,75 Gy possam aumentar transitoriamente o LH, apenas doses > 20 Gy estão associadas à disfunção das células de Leydig e aumento dos níveis de FSH e LH. Doses de radiação < 1,0 Gy estão associadas apenas a um declínio transitório na densidade do esperma; doses entre 1,0 e 2,0 Gy estão associadas à azoospermia temporária; e doses > 2,0 Gy geralmente estão associadas à azoospermia permanente. A deficiência permanente de androgênio em homens adultos é incomum após radiação terapêutica; no entanto, a maioria dos meninos que recebem radioterapia testicular direta para leucemia linfocítica aguda exibe níveis permanentemente baixos de testosterona. A radiação testicular direta e a radiação de corpo inteiro antes do transplante de medula óssea representam o maior risco de dano testicular permanente.

A quimioterapia combinada para leucemia aguda, doença de Hodgkin e cânceres testiculares e de outros órgãos pode afetar a função das células de Leydig e causar infertilidade. O grau de disfunção gonadal depende do tipo de agente quimioterápico e da dose e duração da terapia. Por causa das altas taxas de resposta e da idade jovem desses homens, a infertilidade e a deficiência de androgênios emergiram como importantes complicações de longo prazo da quimioterapia para câncer. A ciclofosfamida e os esquemas combinados contendo agentes alquilantes como a procarbazina são particularmente tóxicos para as células germinativas. Assim sendo, 90% dos homens com linfoma de Hodgkin que recebem terapia MOPP (mecloretamina, vincristina [Oncovin], procarbazina, prednisona) desenvolvem azoospermia ou oligozoospermia extrema; os esquemas mais recentes que não incluem procarbazina, como ABVD (doxorrubicina, bleomicina, vimblastina, dacarbazina), são menos tóxicos para as células germinativas. A azoospermia é incomum com doses de ciclofosfamida equivalentes a < 4.000 mg/m^2, e doses mais altas de agentes alquilantes geralmente estão associadas a graus variados de dano às células germinativas. Os resultados das tecnologias de reprodução assistida em sobreviventes de câncer usando esperma criopreservado coletado antes do tratamento antitumoral são semelhantes aos de homens inférteis que não têm câncer. Um subconjunto menor de sobreviventes de câncer tratados com grandes doses de agentes alquilantes também pode sofrer de deficiência de testosterona e disfunção sexual.

Determinadas *substâncias* interferem na função testicular por vários mecanismos, incluindo inibição da síntese de testosterona (p. ex., cetoconazol), bloqueio da ação dos androgênios (p. ex., espironolactona), aumento do estrogênio (p. ex., maconha) e efeitos tóxicos sobre a espermatogênese (p. ex., quimioterapia).

O álcool, quando consumido em excesso por períodos prolongados, reduz a testosterona, independentemente da presença de doença hepática ou desnutrição. Níveis elevados de estradiol e reduzidos de testosterona podem ocorrer em homens que tomam digitálicos.

A história ocupacional e recreativa deve ser avaliada cuidadosamente em todos os homens com infertilidade devido aos efeitos tóxicos de numerosos *agentes químicos* sobre a espermatogênese. Os riscos ambientais conhecidos incluem pesticidas (p. ex., vinclozolina, dicofol, atrazina), contaminantes de detritos (p. ex., etinilestradiol em contraceptivos orais, surfactantes, como octilfenol, nonifenol), plastificantes (p. ex., ftalatos), retardadores de chama (p. ex., bifenil policlorados, éteres difenol-polibromados), poluentes industriais (p. ex., metais pesados como cádmio e chumbo, dioxinas, hidrocarbonetos aromáticos policíclicos), micro-ondas e ultrassom. Em algumas populações, admite-se que a densidade de espermatozoides declinou em até 40% nos últimos 50 anos. Os androgênios ou antiandrogênios ambientais podem, em parte, ser responsáveis.

A insuficiência testicular também ocorre como parte da *síndrome poliendócrina autoimune* (Cap. 388). Os anticorpos para os espermatozoides podem causar infertilidade masculina isolada. Em algumas circunstâncias, esses anticorpos são fenômenos secundários que resultam de obstrução ductal ou de vasectomia. As doenças granulomatosas podem afetar os testículos, e a atrofia testicular ocorre em 10 a 20% dos homens com hanseníase lepromatosa devido à invasão tecidual direta por micobactérias. Inicialmente são acometidos os túbulos, seguidos por endarterite e destruição das células de Leydig.

A *doença sistêmica* pode causar disfunção testicular primária além de suprimir a produção de gonadotrofinas. Na cirrose, uma anormalidade combinada testicular e hipofisária resulta em menor produção de testosterona independentemente dos efeitos tóxicos diretos do etanol. Uma extração hepática insuficiente da androstenediona suprarrenal resulta em conversão extraglandular para estrona e estradiol, que suprimem parcialmente o LH. Atrofia testicular e ginecomastia estão presentes em cerca de metade dos homens com cirrose. Na insuficiência renal crônica, a síntese dos androgênios e a produção de espermatozoides diminuem apesar das gonadotrofinas elevadas. O nível elevado de LH deve-se a uma depuração reduzida, mas isso não restaura a produção normal de testosterona. Cerca de um quarto dos homens com insuficiência renal exibe hiperprolactinemia. A melhora na produção de testosterona com a hemodiálise é incompleta, porém o transplante renal bem-sucedido pode normalizar a função testicular. Existe atrofia testicular em um terço dos homens com anemia falciforme. O defeito pode estar tanto em nível testicular quanto hipotálamo-hipofisário. A densidade espermática pode diminuir temporariamente após uma enfermidade febril aguda na ausência de uma mudança na produção de testosterona. A infertilidade em homens com doença celíaca está associada a um padrão hormonal típico da resistência aos androgênios, ou seja, níveis elevados de testosterona e LH.

As doenças neurológicas associadas a uma função testicular alterada incluem distrofia miotônica, atrofia muscular espinobulbar e paraplegia. Na distrofia miotônica, testículos pequenos podem estar associados a um comprometimento tanto da espermatogênese quanto da função das células de Leydig. A atrofia muscular espinobulbar é causada por uma expansão das sequências repetidas de glutamina na região aminoterminal do AR; essa expansão afeta a função do AR, porém ainda não foi esclarecido de que maneira a alteração está relacionada com as manifestações neurológicas. Com frequência, homens com atrofia muscular espinobulbar exibem virilização deficiente e infertilidade como manifestação tardia. A lesão da medula espinal que causa paraplegia frequentemente está associada a baixos níveis de testosterona e pode provocar defeitos persistentes na espermatogênese; alguns pacientes conservam a capacidade de ereção peniana e ejaculação.

SÍNDROMES DE INSENSIBILIDADE AOS ANDROGÊNIOS

As mutações no AR causam resistência à ação da testosterona e da DHT. Essas mutações ligadas ao X estão associadas a graus variáveis de desenvolvimento fenotípico masculino defeituoso e virilização deficiente (Cap. 390). Apesar de tecnicamente não serem síndromes de insensibilidade hormonal, dois distúrbios genéticos dificultam a transformação da testosterona em esteroides sexuais ativos. As mutações no gene *SRD5A2*, que codifica a 5α-redutase tipo 2, impedem a conversão da testosterona em DHT, necessária para o desenvolvimento normal da genitália externa masculina. As mutações no gene *CYP19*, que codifica a aromatase, impedem a transformação da testosterona em estradiol. Os homens com mutações *CYP19* apresentam retardo da fusão epifisária, alta estatura, proporções eunucoides, adiposidade visceral e osteoporose, compatível com a evidência fornecida por um indivíduo com deficiência do receptor de estrogênios de que essas ações da testosterona são mediadas pelo estrogênio.

GINECOMASTIA

A ginecomastia refere-se ao aumento de volume da mama masculina. É causada pela ação excessiva do estrogênio e, em geral, representa o resultado de um aumento da razão estrogênio-androgênio. A ginecomastia verdadeira está associada a um tecido mamário glandular que tem > 4 cm de diâmetro e, com frequência, é hipersensível. O aumento de volume do tecido glandular deve ser diferenciado do excesso de tecido adiposo: o tecido glandular é mais resistente e contém cordões fibrosos. A ginecomastia ocorre como fenômeno fisiológico normal no recém-nascido (devido à transferência transplacentária de estrogênios maternos e placentários), durante a puberdade (razão elevada entre estrogênio e androgênio nos estágios iniciais da puberdade) e com o envelhecimento (aumento do tecido adiposo e maior atividade da aromatase, juntamente com o declínio do nível de testosterona relacionado com a idade), mas também pode resultar de condições patológicas associadas à deficiência de androgênio ou ao excesso de estrogênio. A prevalência de ginecomastia aumenta com a idade e com o índice de massa corporal (IMC), provavelmente por causa da maior atividade da aromatase no tecido adiposo. As medicações que alteram o metabolismo ou a ação dos androgênios também podem causar ginecomastia. O risco relativo de câncer de mama é maior nos homens com ginecomastia, apesar de o risco absoluto ser relativamente pequeno.

GINECOMASTIA PATOLÓGICA

Qualquer causa de *deficiência de androgênio* pode resultar em ginecomastia, refletindo um aumento da razão estrogênio-androgênio, pois a síntese de estrogênio ainda ocorre pela aromatização dos androgênios suprarrenais e gonadais residuais. A ginecomastia é um aspecto característico da síndrome de Klinefelter (Cap. 390). Os distúrbios de *insensibilidade aos androgênios* também causam ginecomastia. A *produção excessiva de estrogênio* pode ser causada por tumores, incluindo os tumores das células de Sertoli isoladamente ou em associação com a síndrome de Peutz-Jeghers ou o complexo de Carney. Os tumores que produzem hCG, incluindo alguns tumores testiculares, estimulam a síntese de estrogênio pela célula de Leydig. A *conversão aumentada de androgênios em estrogênios* pode ser o resultado de uma disponibilidade maior de substrato (androstenediona) para a formação extraglandular de estrogênio (HSRC, hipertireoidismo e a maioria dos tumores suprarrenais feminizantes) ou do menor catabolismo de androstenediona (hepatopatia), de modo que os precursores dos androgênios são desviados para a aromatase nos tecidos periféricos. A obesidade está associada a uma aromatização maior dos precursores dos androgênios para estrogênios. A atividade extraglandular da aromatase também pode estar aumentada nos tumores do fígado ou da suprarrenal, ou raramente como um distúrbio hereditário. Foram descritas várias famílias com *aumento da atividade da aromatase periférica*, herdada como distúrbio autossômico dominante ou ligado ao X. Em algumas famílias com esse distúrbio, uma inversão no cromossomo 15q21.2-3 provoca ativação do gene *CYP19* pelos elementos reguladores dos genes contíguos resultando em produção excessiva de estrogênio na gordura e em outros tecidos extragonadais. A síndrome de excesso de aromatase familiar, devido à mutação *CYP19* ou a rearranjo cromossômico, caracteriza-se pelo início pré ou peripuberal de ginecomastia, idade óssea avançada, baixa estatura do adulto em decorrência do fechamento prematuro das epífises e hipogonadismo hipogonadotrófico. A síndrome de Peutz-Jeghers é caracterizada por hamartomas intestinais, pigmentação mucocutânea, tumores calcificantes de células de Sertoli e ginecomastia pré-puberal devido ao aumento da aromatização e fechamento epifisário prematuro. Determinados *fármacos* podem provocar ginecomastia, atuando diretamente como substâncias estrogênicas (p. ex., contraceptivos orais, fitoestrogênios, digitálicos) ou inibindo a síntese de androgênios (p. ex., cetoconazol) ou a sua ação (p. ex., espironolactona, bloqueadores de AR como enzalutamida); para muitos fármacos, como a cimetidina, o imatinibe ou alguns agentes antirretrovirais para HIV, o mecanismo preciso não é conhecido. A exposição não intencional a agentes estrogênicos em produtos para cuidados com a pele tem sido relatada como causa de ginecomastia em crianças pré-púberes.

Levando-se em conta que até dois terços dos meninos púberes e metade dos homens hospitalizados têm tecido glandular palpável que é de natureza benigna, uma investigação ou intervenção detalhada não está indicada em todos os homens que se apresentam com ginecomastia (Fig. 391-6). Além da extensão da ginecomastia, o início recente, o crescimento rápido, o tecido hipersensível e a ocorrência em um indivíduo magro devem levar a uma avaliação mais extensa. Essa avaliação deve incluir história medicamentosa minuciosa, mensuração e exame dos testículos, avaliação da virilização e da função hepática e mensurações hormonais que incluem testosterona, estradiol, androstenediona, LH e hCG. Concentrações marcadamente elevadas de estradiol, juntamente com LH reduzido, devem levar à busca por um tumor secretor de estrogênio testicular ou suprarrenal. Deve-se obter um cariótipo nos homens com testículos muito pequenos a fim de se excluir síndrome de Klinefelter. Apesar de uma avaliação extensa, a etiologia só é estabelecida em menos da metade dos pacientes.

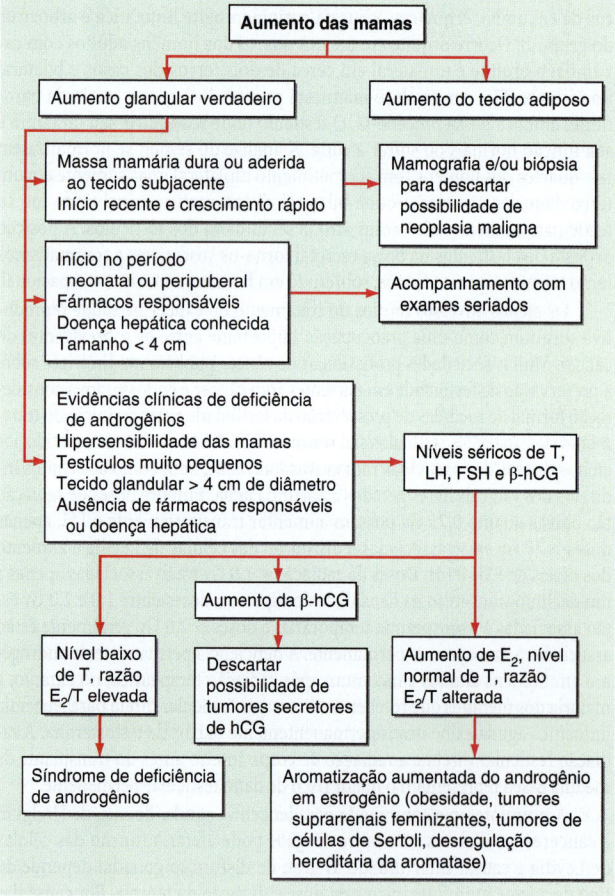

FIGURA 391-6 Avaliação da ginecomastia. E_2, 17β-estradiol; FSH, hormônio folículo-estimulante; β-hCG, gonadotrofina coriônica humana β; LH, hormônio luteinizante; T, testosterona.

TRATAMENTO

Ginecomastia

Quando a causa primária pode ser identificada e corrigida logo após o início da ginecomastia, o aumento de volume da mama regride habitualmente no decorrer de vários meses. Entretanto, se a ginecomastia for de longa duração, a cirurgia constitui a terapia mais eficaz. As indicações para cirurgia incluem problemas psicológicos e/ou estéticos significativos, crescimento ou hipersensibilidade persistente e suspeita de neoplasia maligna. Nos pacientes com ginecomastia dolorosa e nos quais a cirurgia não pode ser realizada, o tratamento com antiestrogênios, como tamoxifeno (20 mg/dia), consegue reduzir a dor e o tamanho do tecido mamário em mais da metade dos pacientes. Em ensaios clínicos de pequeno porte, foi relatado que os antagonistas dos receptores de estrogênio, o tamoxifeno e o raloxifeno, reduzem o tamanho das mamas em homens com ginecomastia puberal, embora a regressão completa do aumento das mamas seja incomum com o uso de antagonistas dos receptores de estrogênio. Os inibidores da aromatase podem ser efetivos na fase proliferativa inicial do distúrbio. Entretanto, em um ensaio clínico randomizado realizado em homens com ginecomastia estabelecida, o anastrozol não foi mais efetivo do que o placebo na redução da mama. O tamoxifeno é efetivo na prevenção e no tratamento do aumento e da dor das mamas em homens com câncer de próstata em uso de terapia com antiandrogênios.

ALTERAÇÕES DA FUNÇÃO REPRODUTORA MASCULINA RELACIONADAS COM O ENVELHECIMENTO

Diversos estudos transversais e longitudinais (p. ex., o Baltimore Longitudinal Study of Aging, o Framingham Heart Study, o Massachusetts Male Aging Study e o European Male Aging Study [EMAS]) estabeleceram que as concentrações de testosterona diminuem com o avanço da idade. Esse declínio relacionado com a idade começa na terceira década de vida e progride lentamente; a taxa de declínio das concentrações de testosterona é maior em homens obesos, em pacientes com doença crônicas e naqueles que tomam medicações. Já que as concentrações de SHBG são mais altas em homens mais idosos do que em homens mais jovens, as concentrações da testosterona livre ou biodisponível declinam com o envelhecimento em maior grau do que as concentrações da testosterona total. O declínio da testosterona relacionado com a idade se deve aos defeitos em todos os níveis do eixo hipotalâmico-hipofisário-testicular: a secreção pulsátil de GnRH é atenuada, a resposta do LH ao GnRH é reduzida e a resposta testicular ao LH é prejudicada. Entretanto, o aumento gradual do LH com o envelhecimento sugere que a disfunção testicular constitui a principal causa dos níveis declinantes dos androgênios. O termo *andropausa* foi usado para denotar o declínio relacionado com a idade nas concentrações de testosterona; esse termo é uma designação incorreta, pois não existe um momento específico no qual as concentrações de testosterona declinam bruscamente.

Vários estudos epidemiológicos, como o Framingham Heart Study, o EMAS e o Study of Osteoporotic Fractures in Men (MrOS), que utilizaram a espectrometria de massa para medir os níveis de testosterona, relataram uma prevalência de cerca de 10% de baixos níveis de testosterona em homens de meia-idade e idosos; a prevalência de níveis inequivocadamente baixos de testosterona e sintomas sexuais em homens de 40 a 70 anos de idade no estudo EMAS foi de 2,1% e aumentou com a idade, de 0,1% em homens de 40 a 49 anos de idade para 5,1% naqueles com 70 a 79 anos de idade. O declínio da testosterona relacionado com a idade deve ser distinguido do hipogonadismo clássico causado por doenças dos testículos, da hipófise e do hipotálamo. Concentrações baixas de testosterona total e biodisponível foram associadas a uma redução da massa e resistência dos músculos do esqueleto apendicular, diminuição da função física com base em autorrelatos e maior massa de gordura visceral, resistência à insulina e risco aumentado de doença arterial coronariana e mortalidade. Uma análise dos sinais e sintomas em homens mais velhos no EMAS revelou uma associação sindrômica de sintomas sexuais a níveis de testosterona total < 320 ng/dL e níveis de testosterona livre < 64 pg/mL em homens mais velhos residentes em comunidades.

Uma série de ensaios clínicos de testosterona controlados por placebo forneceu informações importantes sobre a eficácia da testosterona na melhora dos resultados em homens idosos. A reposição de testosterona em homens idosos com ≥ 65 anos de idade com sintomas sexuais melhorou a atividade e o desejo sexuais, bem como a função erétil, em comparação com placebo. A reposição de testosterona não melhorou a fadiga nem a função cognitiva e só exerceu um pequeno efeito sobre o humor e a mobilidade. Entre homens idosos com baixos níveis de testosterona e comprometimento da memória associado à idade, a reposição de testosterona não melhorou a memória nem outras medidas da cognição em relação ao placebo. A reposição de testosterona foi associada a um aumento significativamente maior da densidade mineral óssea das vértebras e do fêmur e resistência estimada do osso em relação ao placebo. A reposição de testosterona também foi associada a uma maior elevação dos níveis de hemoglobina e corrigiu a anemia em uma maior proporção de homens que apresentavam anemia inexplicável do envelhecimento. A administração de testosterona foi associada a um aumento significativamente maior no volume da placa não calcificada em artéria coronária, com base na angiotomografia das artérias coronárias. Nem os ensaios clínicos de testosterona nem um ensaio clínico randomizado sobre os efeitos da testosterona na progressão da aterosclerose em homens idosos (ensaio clínico TEAAM) com níveis baixos ou baixos-normais de testosterona observaram diferenças significativas entre os grupos de testosterona e de placebo nas taxas de alterações nos escores de cálcio das artérias coronárias ou espessura da íntima e média da artéria carótida comum. Nenhum dos ensaios clínicos foi de duração suficiente ou de grande porte o suficiente para determinar os efeitos da terapia de reposição com testosterona sobre a próstata ou eventos cardiovasculares adversos significativos. Em revisões sistemáticas de ensaios clínicos controlados e randomizados, a terapia com testosterona em homens idosos, porém sadios com níveis de testosterona baixos ou baixos-normais foi associada a maiores incrementos na massa corporal magra, na força de preensão e na função física autorrelatada em comparação com o grupo placebo. A terapia com testosterona não demonstrou melhorar a depressão clínica, o risco de fratura, a progressão para a demência, a progressão do pré-diabetes para o diabetes ou a resposta a inibidores da fosfodiesterase em homens idosos.

Os riscos em longo prazo da terapia com testosterona continuam sendo, em grande parte, desconhecidos. Embora não haja nenhuma evidência de que a testosterona possa causar câncer de próstata, existe a preocupação de que o tratamento com testosterona possa provocar o crescimento de cânceres de próstata subclínicos. A terapia com testosterona está associada a um risco aumentado de detecção de eventos prostáticos.

Os dados relacionados ao risco de doença cardiovascular (DCV) e de tromboembolismo venoso (TEV) com o uso de suplementação de testosterona em homens com baixos níveis de testosterona e sintomas de hipogonadismo são escassos e inconclusivos. A relação da testosterona com eventos cardiovasculares em estudos de coorte prospectivos tem sido inconsistente. Em um pequeno número de estudos epidemiológicos, foi relatada uma relação inversa entre as concentrações de testosterona e a espessura da íntima e média da artéria carótida comum. Os níveis baixos de testosterona têm sido associados a um risco aumentado de mortalidade de todas as causas, particularmente de mortalidade cardiovascular. É possível que a testosterona seja um marcador de morte; homens idosos com múltiplas comorbidades que correm risco aumentado de morte podem apresentar baixos níveis de testosterona em consequência de condições comórbidas.

A maioria das metanálises não demonstrou uma associação estatisticamente significativa entre a testosterona e eventos cardiovasculares, eventos cardiovasculares adversos significativos ou mortes. Não foi conduzido nenhum ensaio clínico randomizado adequadamente validado para determinar os efeitos da reposição de testosterona nos eventos cardiovasculares adversos. Assim, não há dados suficientes para estabelecer uma relação causal entre a terapia com testosterona e eventos cardiovasculares.

A triagem populacional de todos os homens idosos para níveis baixos de testosterona não é recomendada, e os testes deverão restringir-se aos homens que relatam sintomas ou que apresentam características físicas que possam ser atribuídas à deficiência de androgênios. A terapia com testosterona não é recomendada para todos os homens mais velhos com baixos níveis de testosterona. Em homens idosos com sintomas significativos de deficiência de androgênio, que apresentam níveis inequivocadamente baixos de testosterona, pode-se considerar a terapia com testosterona de maneira individualizada; essa terapia deve ser instituída após cuidadosa discussão dos riscos e benefícios (ver "Reposição de testosterona", adiante).

A morfologia testicular, a produção de sêmen e a fertilidade são mantidas até uma idade muito avançada nos homens. Apesar de preocupações acerca de aumentos relacionados com a idade nas mutações de células germinativas e no comprometimento dos mecanismos de reparo do DNA, não há evidências claras de um aumento na frequência de aneuploidia cromossômica nos espermatozoides de homens mais velhos. Contudo, a incidência de doenças autossômicas dominantes, como acondroplasia, polipose colônica, síndrome de Marfan e síndrome de Apert, aumenta na prole de homens de idade mais avançada, o que é compatível com a transmissão de mutações esporádicas missense. A idade paterna avançada pode estar associada a uma taxa aumentada de mutações *de novo*, que podem contribuir para um maior risco de doenças do neurodesenvolvimento, como esquizofrenia e autismo. As mutações somáticas nas células germinativas masculinas que aumentam a proliferação das células germinativas poderiam levar a uma expansão intratesticular de linhagens clonais mutantes, favorecendo, assim, a propagação de células germinativas portadoras dessas mutações patogênicas e aumentando o risco de mutações em filhos de pais com idade mais avançada (a hipótese da "seleção espermatogônica egoísta").

ABORDAGEM AO PACIENTE
Deficiência de androgênios

Com frequência, o hipogonadismo caracteriza-se por diminuição do impulso sexual, menor frequência de relações sexuais, incapacidade de manter as ereções, crescimento diminuído da barba, perda da massa muscular, diminuição do tamanho testicular e ginecomastia. A disfunção erétil e a deficiência de androgênio constituem dois distúrbios clínicos distintos que podem coexistir em homens de meia-idade e idosos. Alguns pacientes com disfunção erétil têm deficiência de testosterona. Por conseguinte, seria útil avaliar os pacientes com disfunção erétil à procura de deficiência de androgênio. Com exceção dos casos extremos, pode ser difícil diferenciar essas manifestações clínicas de deficiência de androgênio das mudanças que ocorrem com o envelhecimento normal. Além disso, a deficiência androgênica pode instalar-se gradualmente. Quando os sintomas ou as manifestações clínicas sugerem a possibilidade de deficiência de androgênios, a avaliação laboratorial é iniciada pela determinação da testosterona total em uma amostra em jejum, de preferência pela manhã, por meio de um ensaio confiável, como a LC-MS/MS, que foi calibrada para um padrão de testosterona internacional (Fig. 391-7). Um nível de testosterona total consistentemente baixo, abaixo do limite inferior da faixa masculina normal, medido por um ensaio em LC-MS/MS em um laboratório certificado pelo CDC e em associação com sintomas é evidência de deficiência de testosterona. Um nível de testosterona matinal > 400 ng/dL torna improvável o diagnóstico de deficiência androgênica. Em homens com níveis de testosterona entre 200 e 400 ng/dL, deve-se repetir a medição do nível de testosterona total e também fazer a medição do nível de testosterona livre. Nos homens idosos e nos pacientes com outros estados clínicos que estejam associados a alterações nos níveis de SHBG, uma mensuração direta do nível de testosterona livre por diálise de equilíbrio pode ser útil para revelar uma deficiência de testosterona.

Quando a deficiência de androgênio é confirmada pelas concentrações consistentemente baixas de testosterona, deve-se medir o LH para classificar o paciente como portador de hipogonadismo primário (nível elevado de LH) ou secundário (nível de LH baixo ou inapropriadamente normal). Um nível elevado de LH indica que o defeito está nos testículos. As causas comuns de insuficiência testicular primária incluem síndrome de Klinefelter, infecção pelo HIV, criptorquidia não corrigida, agentes quimioterápicos para câncer, radiação, orquiectomia cirúrgica e orquite infecciosa prévia. A menos que as causas de insuficiência testicular primária sejam conhecidas, deve-se obter um cariótipo em homens com testosterona baixa e LH elevado para se excluir síndrome de Klinefelter. Os homens com testosterona baixa, porém com níveis de LH "inapropriadamente normais" ou baixos, apresentam hipogonadismo secundário; o defeito reside no nível hipotálamo-hipofisário. As causas comuns de hipogonadismo secundário adquirido incluem lesões expansivas da sela túrcica, hiperprolactinemia, doença crônica, hemocromatose, exercício excessivo e uso de esteroides anabólicos androgênicos, opiáceos, maconha, glicocorticoides e álcool. A mensuração da PRL e a realização de RM da região hipotálamo-hipofisária podem ajudar a excluir a presença de uma lesão expansiva. Os pacientes nos quais as causas conhecidas de hipogonadismo hipogonadotrófico foram excluídas são classificados como tendo HHI. Com certa frequência, as causas congênitas de hipogonadismo hipogonadotrófico, como a síndrome de Kallmann, são diagnosticadas em adultos jovens.

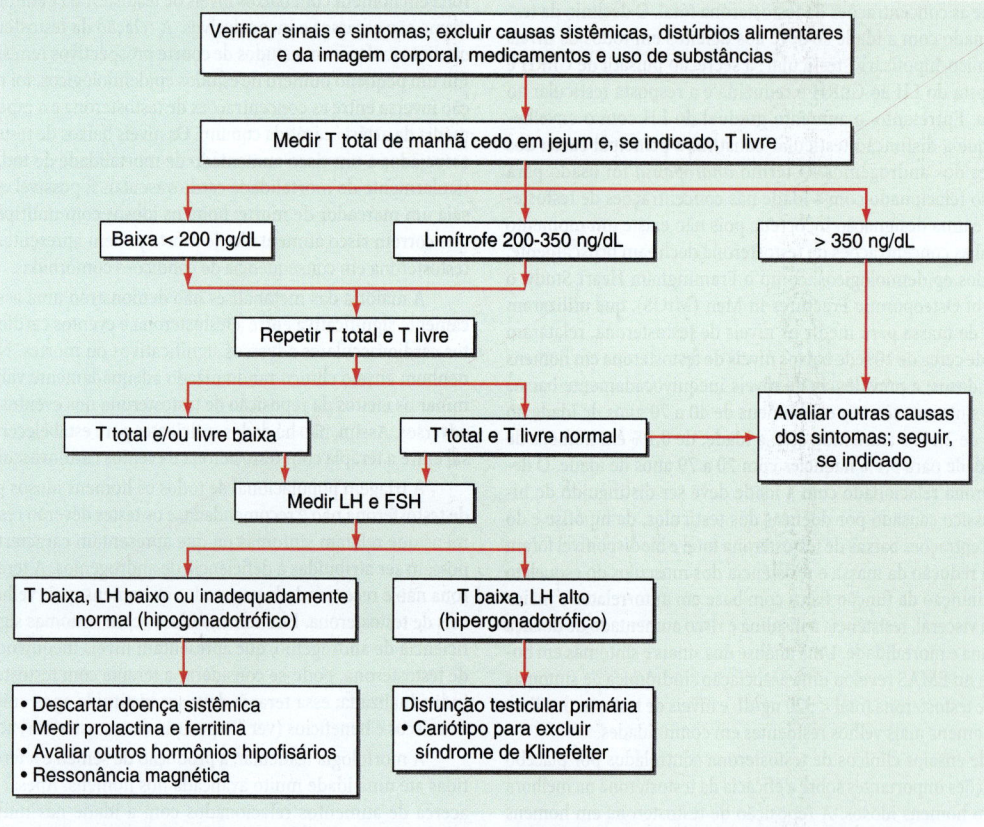

FIGURA 391-7 Avaliação do hipogonadismo. FSH, hormônio folículo-estimulante; LH, hormônio luteinizante; T, testosterona.

TRATAMENTO
Deficiência de androgênios

GONADOTROFINAS

A terapia com gonadotrofinas é usada para estabelecer ou restaurar a fertilidade em pacientes que apresentam deficiência de gonadotrofinas de qualquer etiologia. Estão disponíveis vários preparados de gonadotrofinas. A gonadotrofina menopáusica humana (hMG; purificada a partir da urina de mulheres na pós-menopausa) contém 75 UI de FSH e 75 UI de LH em cada frasco. A hCG (purificada a partir da urina de mulheres grávidas) tem pouca atividade FSH e é muito semelhante ao LH em sua capacidade de estimular a produção de testosterona pelas células de Leydig. Dispõe-se também de LH recombinante. O tratamento é habitualmente iniciado apenas com hCG, e a hMG é acrescentada posteriormente para promover os estágios de desenvolvimento das espermátides que dependem do FSH. Está disponível atualmente o FSH humano recombinante (hFSH), o qual é indiferenciável do hFSH urinário purificado em sua atividade biológica e farmacocinética in vitro e in vivo, apesar de a subunidade β madura do hFSH recombinante possuir menos sete aminoácidos. O hFSH recombinante está disponível em ampolas que contêm 75 UI (cerca de 7,5 μg de FSH), que são responsáveis por mais de 99% do conteúdo proteico. Depois que a espermatogênese tiver sido restaurada com a utilização da terapia combinada com FSH e LH, a hCG isoladamente costuma ser suficiente para manter a espermatogênese.

Apesar de serem utilizados vários esquemas de tratamento, 1.000 a 2.000 UI de hCG ou de LH humano recombinante (rhLH) administradas por via intramuscular três vezes por semana constituem uma dose inicial razoável. Os níveis de testosterona devem ser medidos 6 a 8 semanas depois e 48 a 72 horas após a injeção de hCG ou de rhLH; a dose de hCG/rhLH deve ser ajustada de modo a proporcionar níveis de testosterona na faixa média a normal. As contagens de espermatozoides devem ser monitoradas a cada mês. Poderão ser necessários vários meses para a restauração da espermatogênese; portanto, é importante alertar antecipadamente os pacientes acerca da duração potencial e do custo do tratamento, proporcionando estimativas conservadoras acerca das taxas de sucesso. Se os níveis de testosterona se encontrarem na faixa média a normal, mas as concentrações de espermatozoides continuarem baixas após 6 meses de terapia com hCG apenas, convém acrescentar FSH. Isso pode ser feito com a utilização de hMG, hFSH urinário altamente purificado ou hFSH recombinante. A escolha da dose de FSH é empírica. Uma prática comum consiste em começar com o acréscimo de 75 UI de FSH três vezes por semana junto com a injeção de hCG/rhLH. Se as densidades de espermatozoides continuarem baixas após 3 meses de tratamento combinado, a dose de FSH deve ser aumentada para 150 UI. Ocasionalmente, poderá ser necessário um período de ≥ 18 a 24 meses para a restauração da espermatogênese.

Os dois melhores preditores de sucesso da terapia com gonadotrofinas em homens hipogonadotróficos são o volume testicular por ocasião da apresentação e o momento de início da deficiência de gonadotrofinas. Em geral, os homens com volumes testiculares > 8 mL demonstram melhores taxas de resposta do que aqueles com volumes testiculares < 4 mL. Os pacientes que se tornaram hipogonadotróficos após a puberdade conseguem taxas de sucesso mais altas do que aqueles que nunca evidenciaram alterações puberais. Em geral, a espermatogênese pode ser restaurada apenas com hCG, obtendo-se uma alta taxa de sucesso em homens com hipogonadotrofismo de início pós-puberal. A presença de uma anormalidade testicular primária, como criptorquidia, atenuará a resposta testicular à terapia com gonadotrofinas. A terapia androgênica prévia não impede uma resposta subsequente à terapia com gonadotrofinas, embora alguns estudos indiquem que ela pode atenuar a resposta à terapia subsequente com gonadotrofinas.

REPOSIÇÃO DE TESTOSTERONA

A terapia com androgênios está indicada para normalizar os níveis de testosterona, de modo a corrigir os aspectos da deficiência androgênica em homens que apresentam hipogonadismo orgânico, devido a doenças conhecidas dos testículos, da hipófise e do hipotálamo. A reposição de testosterona induz as características sexuais secundárias, melhora a libido e a atividade sexual global, aumenta a massa muscular magra, a hemoglobina, o hematócrito e a densidade mineral óssea e diminui a massa de gordura. Os benefícios da terapia de reposição de testosterona só foram comprovados em homens com deficiência documentada de androgênios, conforme demonstrada por níveis de testosterona bem abaixo do limite inferior do normal.

A testosterona está disponível em uma variedade de formulações com farmacocinética distinta (Tab. 391-3). A testosterona funciona como um pró-hormônio e é transformada em 17β-estradiol pela aromatase e em 5α-DHT pela 5α-redutase. Portanto, na avaliação das formulações de testosterona, é importante levar em conta se a formulação que está sendo usada consegue proporcionar concentrações fisiológicas de estradiol e DHT, além das concentrações normais de testosterona. A recomendação atual consiste em restaurar os níveis de testosterona para a faixa média a normal.

Derivados orais de testosterona A testosterona é bem absorvida após administração oral, porém é rapidamente degradada durante a primeira passagem pelo fígado. Portanto, é difícil conseguir níveis sanguíneos persistentes de testosterona após a administração oral da testosterona cristalina. Os derivados 17α-alquilados da testosterona (p. ex., 17α-metiltestosterona, oxandrolona, fluoximesterona) são relativamente resistentes à degradação hepática e podem ser administrados por via oral; contudo, por causa do potencial para hepatotoxicidade, incluindo icterícia colestática, peliose e hepatoma, essas formulações não devem ser usadas para reposição da testosterona. O angioedema hereditário devido à deficiência de C1-esterase é a única exceção a essa recomendação geral; nessa condição, os androgênios orais 17α-alquilados são úteis porque estimulam a síntese hepática do inibidor de C1-esterase.

Formas injetáveis de testosterona A esterificação da testosterona na posição 17β-hidróxi torna a molécula hidrofóbica e prolonga a duração de sua ação. A liberação lenta do éster de testosterona a partir de um depósito oleoso no músculo é responsável pela duração prolongada de sua ação. Quanto mais longa a cadeia lateral, maior a hidrofobicidade do éster e maior a duração de sua ação. Por conseguinte, o enantato, o cipionato e o undecanoato de testosterona com cadeias laterais mais longas apresentam maior duração de ação do que o propionato de testosterona. Dentro de 24 horas após a administração intramuscular de 200 mg de enantato ou cipionato de testosterona, os níveis de testosterona sobem e alcançam a faixa alta normal ou suprafisiológica e, em seguida, declinam gradualmente para a faixa hipogonadal no transcorrer das 2 semanas seguintes. Por conseguinte, um esquema bimensal de enantato ou cipionato de testosterona resulta em picos e valores mínimos dos níveis de testosterona, que podem ser acompanhados de mudanças do humor, desejo sexual e nível de energia. A administração semanal de enantato ou cipionato de testosterona pode reduzir essas variações dos níveis de testosterona durante o intervalo entre as doses. A cinética do enantato e a do cipionato de testosterona são semelhantes. Os níveis de estradiol e de DHT estão normais se a reposição de testosterona for fisiológica.

O undecanoato de testosterona em óleo, de ação longa, administrado em uma dose inicial de 750 mg por via intramuscular, seguida de uma segunda dose de 750 mg dentro de 4 semanas e, após, de uma dose de manutenção de 750 mg a cada 10 semanas, mantém os níveis séricos de testosterona, estradiol e DHT na faixa normal e corrige os sintomas de deficiência androgênica na maioria dos homens tratados. No entanto, suas desvantagens relativas são o grande volume de injeção e o risco de microembolia pulmonar por óleo (POME) em uma proporção muito pequena de pacientes.

Adesivo transdérmico de testosterona Os adesivos de testosterona não genitais, quando aplicados em uma dose adequada, podem normalizar os níveis de testosterona, DHT e estradiol dentro de 4 a 12 horas após a sua aplicação. A função sexual e o bem-estar são restaurados nos homens com deficiência de androgênio tratados com adesivo não genital. Um único adesivo de 5 mg pode não ser suficiente para aumentar a testosterona até a faixa masculina média normal em todos os homens hipogonádicos; alguns homens podem necessitar de dois adesivos de 5 mg diariamente para alcançar as concentrações almejadas de testosterona. O uso de adesivos de testosterona pode estar associado à irritação da pele em alguns indivíduos.

Testosterona em gel Vários géis de testosterona transdérmica, tanto de marcas comerciais quanto alguns genéricos, quando aplicados topicamente à pele em doses adequadas (Tab. 391-3), podem manter as concentrações de testosterona total e testosterona livre dentro da faixa normal em homens hipogonádicos. As recomendações atuais consistem em administrar uma dose inicial recomendada pela Food and Drug Administration (FDA) e ajustá-la com base nos níveis de testosterona. As vantagens do gel de testosterona incluem a facilidade de sua aplicação. A principal

TABELA 391-3 ■ Farmacologia clínica de algumas formulações de testosterona

Formulação	Esquema	Perfil farmacocinético	DHT e E2	Vantagens	Desvantagens
Enantato ou cipionato de T	150–200 mg IM 2x por semana ou 70-100 mg/semana	Após uma única injeção IM, os níveis séricos de T aumentam até a faixa suprafisiológica; em seguida, declinam de modo gradual para a faixa normal ou hipogonadal no final do intervalo entre as doses	Os níveis de DHT e E2 aumentam proporcionalmente com a elevação dos níveis de T; as razões T:DHT e T:E2 não se modificam	Corrige os sintomas de deficiência de androgênios; relativamente barato se for autoadministrado; flexibilidade da posologia	Requer injeção IM; picos e vales nos níveis séricos de T que estão associados a flutuações no humor, nível de energia e desejo sexual do paciente
T tópica em gel e solução de T axilar	Disponível em sachês, tubos e bombas	Quando usadas em doses adequadas, essas formulações tópicas restauram os níveis séricos de T e E2 para a faixa masculina fisiológica	Os níveis séricos de DHT e a razão DHT:T estão mais elevados em homens hipogonádicos tratados com géis transdérmicos do que em homens eugonádicos sadios	Corrige os sintomas de deficiência de androgênios; facilidade de aplicação; boa tolerabilidade da pele	Possibilidade de transferência para uma parceira ou uma criança em razão do contato direto pele a pele; irritação da pele em uma pequena proporção de homens tratados; níveis de DHT moderadamente altos; considerável variação interpessoal e intrapessoal nos níveis de T durante o tratamento
Adesivo transdérmico	1 ou 2 adesivos, desenvolvidos para fornecer 4-8 mg de T durante 24 h, aplicados diariamente em áreas sem pressão	Restaura os níveis séricos de T, DHT e E2 para a faixa masculina fisiológica	Os níveis de T:DHT e T:E2 estão dentro da faixa masculina fisiológica	Facilidade de aplicação; corrige os sintomas de deficiência de androgênios	Os níveis séricos de T em alguns homens com deficiência de androgênios podem estar dentro da faixa normal a baixa; nesses homens, pode ser necessária a aplicação de dois adesivos por dia; com frequência, ocorre irritação da pele no local de aplicação em muitos pacientes
Comprimidos de T bucais bioadesivos*	Comprimidos bioadesivos de 30 mg de liberação controlada, duas vezes ao dia	Absorvidos pela mucosa bucal	Normalizam os níveis séricos de T e DHT em homens hipogonádicos	Corrigem os sintomas de deficiência de androgênios	Eventos adversos relacionados à gengiva em 16% dos homens tratados
Microesferas de T*	Várias microesferas implantadas SC; a dose e o esquema variam de acordo com a formulação	O nível sérico de T alcança um pico em 1 mês e, em seguida, é mantido na faixa normal por 3-4 meses, dependendo da formulação	As razões T:DHT e T:E2 não se modificam	Corrigem os sintomas de deficiência de androgênios	Exigem incisão cirúrgica para inserção; podem ser expelidas espontaneamente
17α-Metil-T	Esse composto 17α-alquilado *não* deve ser usado devido ao potencial de toxicidade hepática	Ativa por VO			As respostas clínicas são variáveis; potencial de hepatotoxicidade; *não* deve ser usada para tratamento da deficiência de androgênios
Undecanoato de T (TU) oral	237 mg VO, 2x ao dia com alimentos	TU formulado em um sistema de liberação de fármacos autoemulsificante, que inclui excipientes hidrofílicos e lipofílicos para permitir a solubilização de TU e sua absorção pelos vasos linfáticos, após a ingestão oral com uma refeição típica. Após cada administração, os níveis séricos de T aumentam e retornam à linha de base em 12 h. Quando administrado na dose recomendada, os níveis séricos médios de T são mantidos na faixa normal na maioria dos homens tratados	Razão DHT:T elevada	Conveniência da administração oral	Razão DHT:T elevada
TU em óleo de ação prolongada, injetável	750 mg IM, seguidos de 750 mg dentro de 4 semanas e 750 mg a cada 10 semanas	Quando administrado na dose recomendada, os níveis séricos de T são mantidos na faixa normal na maioria dos homens tratados	Os níveis de DHT e E2 aumentam proporcionalmente com a elevação dos níveis de T; as razões T:DHT e T:E2 não se modificam	Corrige os sintomas de deficiência de androgênios; exige administração infrequente	Requer injeção IM de um grande volume; reações graves de microembolia pulmonar por óleo (POME), caracterizadas por tosse, dispneia, aperto na garganta, dor no peito, tontura e síncope e episódios de anafilaxia foram relatados durante ou imediatamente após a injeção em um número muito pequeno de pacientes; os pacientes devem ser observados quanto à reação POME por 30 minutos após cada injeção
T em matriz adesiva[a]	2 adesivos de 60 cm^2, que fornecem cerca de 4,8 mg de T/dia	Restaura os níveis séricos de T, de DHT e de E2 para a faixa fisiológica	As razões T:DHT e T:E2 estão na faixa fisiológica	Duração de 2 dias	Alguma irritação da pele
T intranasal	2 aplicações da bomba com dose dosimetrada (11 mg) em cada narina, três vezes ao dia	Restaura a T dentro da faixa masculina normal	As razões T:DHT e T:E2 estão na faixa fisiológica		Exige aplicação 3 vezes ao dia; irritação nasal, epistaxe, nasofaringite

[a]Essas formulações não estão aprovadas para uso clínico nos Estados Unidos, porém estão disponíveis em muitos países. Os médicos nos países onde essas formulações estão disponíveis devem seguir os esquemas aprovados dos fármacos.
*N. de R.T. Não disponíveis no Brasil.
Siglas: DHT, di-hidrotestosterona; E2, estradiol; IM, intramuscular; T, testosterona; SC, subcutânea; VO, via oral.

preocupação é a possível transferência involuntária do gel para uma parceira sexual ou crianças que possam entrar em contato próximo com o paciente. A razão entre as concentrações de DHT e as de testosterona é mais alta nos homens tratados com testosterona em gel do que em homens sadios. Além disso, existe uma considerável variação intrapessoal e interpessoal nos níveis séricos de testosterona em homens tratados com gel transdérmico devido a variações na absorção transdérmica e na depuração plasmática da testosterona. Por conseguinte, pode ser necessário monitorar os níveis séricos de testosterona e realizar vários ajustes da dose para obter níveis de testosterona na faixa-alvo e mantê-los.

Testosterona em adesivo bucal
Um sistema bucal de testosterona que adere à mucosa bucal e libera a testosterona à medida que ela é dissolvida lentamente já foi aprovado. Após aplicação duas vezes por dia de tabletes com 30 mg, os níveis séricos de testosterona são mantidos dentro da variação masculina normal na maioria dos homens hipogonádicos tratados. Os efeitos adversos incluem ulceração bucal e problemas gengivais em alguns poucos indivíduos. Os efeitos dos alimentos e da escovação dos dentes sobre a absorção não foram estudados em detalhes.

As microesferas de testosterona cristalina podem ser inseridas no tecido subcutâneo por meio de uma pequena incisão na pele. A testosterona é liberada por erosão superficial do implante e absorvida na circulação sistêmica; os níveis de testosterona podem ser mantidos na faixa normal por um período de 3 a 4 meses. Os possíveis inconvenientes são a necessidade de fazer uma incisão na pele para a sua introdução e remoção, bem como a extrusão espontânea e a fibrose no local do implante.

O undecanoato de testosterona, formulado em um sistema de liberação de fármacos autoemulsificante, que inclui excipientes hidrofílicos e lipofílicos para permitir sua solubilização no intestino, é absorvido pelos vasos linfáticos após a ingestão oral com uma refeição típica e é protegido da degradação de primeira passagem no fígado. Após cada administração, os níveis séricos de testosterona aumentam e retornam à linha de base em 12 h. Quando administrado na dose recomendada, os níveis séricos médios de testosterona são mantidos na faixa normal, na maioria dos homens tratados, mas as proporções de DHT-testosterona são maiores em homens hipogonádicos tratados com undecanoato de testosterona oral, em comparação com homens eugonádicos.

Atualmente, dispõe-se de um gel de testosterona intranasal na forma de bomba dosimetrada, que é normalmente administrado em uma dose inicial de 11 mg de testosterona, duas aplicações da bomba, uma em cada narina, três vezes ao dia. Os efeitos adversos específicos da formulação incluem rinorreia, desconforto nasal, epistaxe, nasofaringite e crosta nasal.

Novas formulações de androgênios
Várias formulações de androgênios com farmacocinética melhorada e perfis de atividade mais seletivos estão sendo desenvolvidas. Foram também investigadas formulações de microesferas biodegradáveis de ação longa. A 7α-metil-19-nortestosterona é um androgênio que não pode ser reduzido à forma 5α; portanto, em comparação com a testosterona, exerce uma atividade agonista relativamente maior no músculo, além da supressão das gonadotrofinas, porém exibe menor atividade sobre a próstata.

Os moduladores seletivos AR (SARMs) constituem uma classe de ligantes de AR, que se ligam ao AR e exercem ações teciduais seletivas. Diversos SARMs não esteroides, que atuam como agonistas no músculo e no osso e que preservam em vários graus a próstata, progrediram para ensaios clínicos humanos de fase 3. Os SARMs não esteroides não atuam como substratos para a esteroide 5α-redutase ou para a CYP19 (aromatase). A ligação do SARM ao AR induz alterações específicas na conformação da proteína do AR, que então modula interações proteína-proteína entre o AR e seus correguladores, resultando em regulação da expressão gênica tecido-específica. Os SARMs, que são potentes agonistas para o músculo, o osso e a função sexual e antagonistas para a próstata, podem ser valiosos no tratamento de homens com câncer de próstata, que estão recebendo terapia de privação androgênica.

Usos farmacológicos dos androgênios
Os androgênios e os SARMs estão sendo avaliados como terapias anabólicas para limitações funcionais associadas ao envelhecimento e a doenças crônicas. A suplementação com testosterona induz aumentos na massa muscular esquelética, na força voluntária máxima e na potência muscular em homens sadios, homens hipogonádicos, homens mais idosos com baixos níveis de testosterona, homens infectados pelo HIV com perda de peso e homens que estão recebendo glicocorticoides. Esses efeitos anabólicos da testosterona estão relacionados com sua posologia e sua concentração circulante. As revisões sistemáticas confirmaram que a terapia com testosterona em homens infectados pelo HIV com perda de peso promove melhoras no peso corporal, na massa corporal magra, na força muscular e nas taxas de depressão, levando à recomendação de que a testosterona deve ser considerada como terapia adjuvante nos homens infectados pelo HIV que estão sofrendo uma redução ponderal inexplicável e que apresentam baixos níveis de testosterona. Não se sabe se a terapia com testosterona em homens idosos com limitações funcionais é segura e efetiva para melhorar a função física, a vitalidade e a qualidade de vida relacionada com a saúde e para reduzir a incapacidade. As preocupações acerca dos efeitos adversos potenciais da testosterona sobre a próstata e as taxas de eventos cardiovasculares incentivaram o desenvolvimento de SARMs, que são preferencialmente anabólicos e que preservam a próstata.

A administração de testosterona induz hipertrofia das fibras dos tipos 1 e 2 e acarreta um aumento no número de células satélites (células progenitoras musculares) e mionucleares. Os androgênios promovem a diferenciação das células progenitoras mesenquimais multipotentes para a linhagem miogênica e inibem sua diferenciação para a linhagem adipogênica. A ligação da testosterona ao AR promove a associação do AR ligado à β-catenina e a sua translocação para o interior do núcleo, onde se liga ao TCF-4 e ativa os genes Wnt-alvo, incluindo a folistatina, que bloqueia a sinalização por meio da via do fator de crescimento transformador β, promovendo, assim, a diferenciação miogênica das células progenitoras musculares. A testosterona pode exercer outros efeitos sobre a replicação das células satélites e a via poliamina, o que pode contribuir para um aumento na massa muscular esquelética.

Outras indicações para a terapia androgênica voltam-se para alguns pacientes com anemia por insuficiência da medula óssea (uma indicação que é suplantada em grande parte pela eritropoietina) ou angioedema hereditário.

Contracepção hormonal masculina com base na administração combinada de testosterona e inibidores das gonadotrofinas
As doses suprafisiológicas de testosterona (200 mg de enantato de testosterona por semana) suprimem a secreção do LH e de FSH e induzem azoospermia em 50% dos homens brancos e em > 95% dos homens chineses. Os ensaios clínicos de eficácia multicêntricos, patrocinados pela OMS, demonstraram que a supressão da espermatogênese até obter azoospermia ou oligozoospermia acentuada (< 3 milhões/mL) pela administração de doses suprafisiológicas de enantato de testosterona a homens resulta em contracepção altamente efetiva. Por causa da preocupação acerca dos efeitos adversos em longo prazo das doses suprafisiológicas de testosterona, estão sendo investigados esquemas que combinam outros inibidores das gonadotrofinas, como os antagonistas de GnRH e as progestinas com doses de reposição de testosterona. Os esquemas contendo um androgênio mais uma progestina, como acetato de medroxiprogesterona de depósito, etonogestrel ou enantato de noretisterona, têm sido altamente efetivos para induzir azoospermia ou oligozoospermia acentuada (densidade espermática < 1 milhão/mL) em quase 99% dos homens tratados durante um período de 1 ano. Os esquemas combinados de testosterona mais progestina têm sido associados a aumento de peso, acne, alterações do humor, incluindo humor deprimido, alterações da libido e diminuição do nível plasmático de colesterol das lipoproteínas de alta densidade (HDL), e a sua segurança em longo prazo não foi demonstrada. Um desses ensaios clínicos com esquema combinado de undecanoato de testosterona mais enantato de noretisterona foi interrompido precocemente, devido à ocorrência de eventos adversos. Os SARMs, que são inibidores mais potentes das gonadotrofinas do que a testosterona e que preservam a próstata, mostram-se promissores, em virtude de seu potencial contraceptivo.

Esquemas recomendados para reposição de androgênios
Os ésteres de testosterona costumam ser administrados em doses de 70 a 100 mg no músculo por semana ou 14 a 200 mg a cada 2 semanas. O undecanoato de testosterona é administrado em uma dose inicial de 750 mg, seguida, depois de 4 semanas, de uma segunda injeção de 750 mg e, em seguida, 750 mg a cada 10 semanas. Os géis de testosterona são normalmente aplicados sobre uma área coberta de pele, em doses iniciais que variam de acordo com a formulação. Os pacientes devem lavar as mãos após a aplicação do gel e manter a área de aplicação coberta com roupa, de modo a minimizar o risco de transferência do gel para outra pessoa. Um ou dois adesivos não genitais de 4 mg de testosterona são aplicados diariamente sobre a pele das costas, da coxa ou do braço, longe das áreas de pressão. Geralmente, os sistemas de testosterona bucal bioadesivos, em uma dose de 30 mg, são aplicados duas vezes ao dia na mucosa bucal. O undecanoato de testosterona oral é tomado duas vezes ao dia com as refeições, em dose inicial de 237 mg. A testosterona intranasal é administrada como um *spray* em cada narina três vezes ao dia (33 mg/d).

Avaliando a eficácia da terapia de reposição com testosterona Como não se dispõe de nenhum marcador clinicamente útil da ação dos androgênios, a correção dos sintomas, a indução e a manutenção das características sexuais secundárias e a restauração dos níveis de testosterona para a faixa normal média continuam sendo as metas da terapia. As mensurações de LH e FSH não são úteis para se determinar a adequação da reposição de testosterona. A testosterona deve ser medida 3 meses após o início da terapia, a fim de determinar sua adequação. Existe uma variabilidade interpessoal substancial nos níveis séricos de testosterona, particularmente com os géis transdérmicos, presumivelmente devido a diferenças genéticas na depuração da testosterona e a uma variação substancial na absorção transdérmica. Nos pacientes que são tratados com enantato ou cipionato de testosterona, os níveis desse hormônio devem ser de 350 a 600 ng/dL 1 semana após a injeção. Se os níveis de testosterona estiverem fora dessa faixa, deverão ser feitos ajustes na dose ou no intervalo entre as injeções. Em homens tratados com adesivo transdérmico, gel ou testosterona bucal, os níveis de testosterona devem alcançar a faixa média a normal (400-750 ng/dL) dentro de 4 a 12 horas após a aplicação. Se os níveis de testosterona estiverem fora dessa faixa, a dose deve ser ajustada. Com frequência, são necessários múltiplos ajustes da dose para alcançar níveis de testosterona na faixa terapêutica desejada.

A restauração da função sexual, a indução e a manutenção das características sexuais secundárias, o bem-estar e a manutenção da saúde muscular e óssea constituem objetivos importantes da terapia de reposição com testosterona. O paciente deve ser indagado também acerca do desejo e da atividade sexuais, da presença de ereções matinais e da capacidade de alcançar e manter ereções adequadas para as relações sexuais. O crescimento dos pelos em resposta à reposição de androgênios varia e depende da etnia. Os homens hipogonádicos com início pré-puberal da deficiência androgênica que iniciam a terapia com testosterona no final da segunda ou na terceira décadas de vida podem ter dificuldade em ajustar-se à sua sexualidade recém-encontrada e poderão ser beneficiados pelo aconselhamento. Se o paciente tem uma parceira sexual, esta deve ser incluída no aconselhamento, por causa das mudanças físicas e sexuais radicais que ocorrem com o tratamento androgênico.

Contraindicações para a administração de androgênios A administração de testosterona está contraindicada para homens com câncer de próstata ou de mama (Tab. 391-4). A terapia com testosterona não deve ser administrada sem uma avaliação urológica adicional para homens com nódulo ou induração palpáveis da próstata, níveis do antígeno prostático específico de > 3 ng/mL ou com sintomas graves do trato urinário inferior (escore de sintomas do trato urinário inferior > 19 de acordo com a American Urological Association). Não se deve realizar reposição de testosterona em homens com hematócrito basal ≥ 50%, apneia obstrutiva do sono grave não tratada, insuficiência cardíaca congestiva não controlada ou inadequadamente controlada, infarto agudo do miocárdio, acidente vascular cerebral ou síndrome coronariana aguda nos 3 meses precedentes.

TABELA 391-4 ■ Condições em que a administração de testosterona está associada a um risco aumentado de resultados adversos

Condições nas quais a administração de testosterona está associada a um risco muito alto de desfechos adversos graves:
Câncer de próstata metastático
Câncer de mama
Condições nas quais a administração de testosterona está associada a um risco moderado a alto de desfechos adversos:
Nódulo ou endurecimento da próstata não diagnosticados
PSA > 3
Eritrocitose (hematócrito > 50%)
Sintomas graves do trato urinário inferior associados à hipertrofia prostática benigna, conforme indicado por um escore de > 19 da American Urological Association/International Prostate Symptom Score
Insuficiência cardíaca congestiva não controlada ou inadequadamente controlada
Infarto agudo do miocárdio, acidente vascular cerebral ou síndrome coronariana aguda nos 3 meses anteriores

Sigla: PSA, antígeno prostático específico.
Fonte: Modificada com permissão de S Bhasin et al: Testosterone therapy in men with androgen deficiency syndromes: an Endocrine Society clinical practice guideline. J Clin Endocrinol Metab 95:2536, 2010.

Monitoramento das possíveis experiências adversas A eficácia clínica e a segurança da terapia de reposição com testosterona devem ser avaliadas 3 a 6 meses após o início do tratamento e anualmente daí em diante (Tab. 391-5). Os efeitos adversos potenciais incluem acne, oleosidade da pele, eritrocitose, hipersensibilidade e aumento de tamanho das mamas, edema de membros inferiores e risco aumentado de detecção de eventos prostáticos. Além disso, podem ser observados efeitos adversos específicos das formulações, como irritação da pele com adesivos transdérmicos; risco de transferência de gel para uma parceira sexual com os géis de testosterona; ulceração bucal e problemas gengivais com a testosterona bucal; dor e flutuações do humor com ésteres de testosterona injetáveis; tosse e dor no local de injeção com o undecanoato de testosterona de ação longa; e irritação nasal, epistaxe e crosta nasal com a formulação intranasal.

Nível de hemoglobina A administração de testosterona a homens com deficiência de androgênio está tipicamente associada a apenas um pequeno (~3%) aumento nos níveis de hemoglobina, devido aos efeitos diretos da testosterona nas células progenitoras hematopoiéticas da medula óssea, estimulação da eritropoietina, supressão da hepcidina e aumento da disponibilidade de ferro para eritropoiese. A magnitude do aumento da hemoglobina durante a terapia com testosterona é maior nos homens idosos do que nos homens mais jovens, bem como naqueles que apresentam apneia do sono, história significativa de tabagismo ou doença pulmonar obstrutiva crônica ou que residem em grandes altitudes. A frequência de eritrocitose é mais alta em homens hipogonádicos tratados com ésteres de testosterona injetáveis do que naqueles tratados com formulações transdérmicas, presumivelmente por causa da dose de testosterona mais alta aplicada pelos esquemas típicos dos ésteres de testosterona. A eritrocitose é o evento adverso mais frequente relatado em ensaios clínicos de testosterona em homens de meia-idade e idosos e também constitui a causa mais comum de interrupção do tratamento nesses ensaios clínicos. Se o hematócrito sobe acima de 54%, a terapia com testosterona deve ser suspensa até que o hematócrito tenha caído para menos de 50%. Após a avaliação do paciente para hipoxia e apneia do sono, a terapia com testosterona pode ser reiniciada com uma dose mais baixa.

Níveis de antígeno prostático específico (PSA) na próstata e no soro A terapia de reposição da testosterona provoca um aumento no volume da próstata até o tamanho observado nos controles de idade equivalente, porém não aumenta o volume da próstata além daquele esperado para a idade. Não existem evidências de que a terapia com testosterona cause câncer de próstata. Entretanto, a administração de androgênios pode exacerbar um câncer de próstata metastático preexistente. Muitos homens idosos têm na próstata focos microscópicos de câncer. Não se sabe se a administração em longo prazo de testosterona induzirá o crescimento desses focos microscópicos e sua transformação em cânceres clinicamente significativos.

Os níveis de antígeno prostático específico (PSA) são mais baixos em homens com deficiência de testosterona e normalizam-se após a reposição desse hormônio. Existe considerável variabilidade entre os vários testes nas mensurações do PSA. Os aumentos nos níveis de PSA após a suplementação com testosterona em homens com deficiência de androgênios, em geral, são < 0,5 ng/mL, e aumentos > 1,0 ng/mL durante um período de 3 a 6 meses são incomuns. O intervalo de confiança de 90% para a mudança nos valores do PSA em homens com hipertrofia prostática benigna, medido com intervalo de 3 a 6 meses, é de 1,4 ng/mL. Por esse motivo, o grupo de especialistas da Endocrine Society sugere que um aumento do PSA > 1,4 ng/mL em qualquer ano após início do tratamento com testosterona, se confirmado, deve exigir uma avaliação urológica. O critério de velocidade do PSA pode ser usado para os pacientes que fazem mensurações sequenciais do PSA por mais de 2 anos; uma mudança de > 0,40 ng/mL por ano justifica um acompanhamento urológico mais atento. O nível de PSA > 4 ng/mL durante o tratamento, se confirmado por testes repetidos, requer avaliação urológica adicional.

Risco cardiovascular Conforme discutido anteriormente, dispõe-se de evidências insuficientes para determinar se a terapia de reposição com testosterona aumenta o risco de eventos cardiovasculares adversos significativos em homens hipogonádicos. Em dois estudos randomizados, controlados por placebo, a taxa de progressão da aterosclerose da artéria coronária não diferiu entre os homens tratados com testosterona e placebo. Em outro estudo randomizado, comparado ao placebo, o tratamento com testosterona foi associado ao aumento no volume da placa não calcificada nas artérias coronárias, avaliada por cineangiocoronariografia por TC. Um grande estudo prospectivo e randomizado em andamento

TABELA 391-5 ■ Monitoração de homens que estão em terapia com testosterona

1. Avaliar o paciente 3-6 meses após o início do tratamento e, em seguida, anualmente até estabelecer se os sintomas responderam ao tratamento e se o paciente está apresentando quaisquer efeitos adversos.
2. Monitorar os níveis de testosterona dentro de 3-6 meses após o início da terapia com testosterona:
   - A terapia deve ter como meta elevar os níveis séricos de testosterona para a faixa média-normal.
   - Enantato ou cipionato de testosterona injetável: medir os níveis séricos de testosterona entre as injeções. Se a testosterona estiver > 600 ng/dL (20,9 nmol/L) ou < 350 ng/dL (12,2 nmol/L), ajustar a dose ou a frequência.
   - Adesivos transdérmicos: determinar os níveis de testosterona dentro de 3-12 h após a aplicação do adesivo; ajustar a dose para obter um nível na porção média da faixa normal.
   - Comprimido bioadesivo de testosterona bucal: determinar os níveis imediatamente antes da aplicação de um novo sistema.
   - Géis transdérmicos e solução: determinar os níveis de testosterona 2-12 h após o paciente receber tratamento durante pelo menos 2 semanas; ajustar a dose para obter um nível sérico de testosterona dentro da faixa média-normal.
   - Microesferas de testosterona: medir os níveis de testosterona no final do intervalo entre as doses. Ajustar o número de microesferas e/ou o intervalo entre as doses para obter níveis séricos de testosterona dentro da faixa normal.
   - Undecanoato de testosterona oral: medir os níveis de testosterona 4-6 h após uma dose oral.
   - Undecanoato de testosterona injetável: medir os níveis séricos de testosterona imediatamente antes de cada injeção subsequente e ajustar o intervalo entre as doses para manter o nível sérico de testosterona dentro da faixa média normal.
3. Verificar o hematócrito em condições basais dentro de 3-6 meses e, a partir daí, anualmente. Se o hematócrito for > 54%, interromper a terapia até que diminua para um nível seguro; avaliar o paciente quanto à hipoxia e apneia do sono; reiniciar a terapia com uma dose reduzida.
4. Medir a densidade mineral óssea da coluna lombar e/ou do colo do fêmur dentro de 1-2 anos após terapia com testosterona em homens hipogonádicos com osteoporose ou que sofreram fratura a mínimo trauma, de acordo com o padrão regional de assistência.
5. Em homens com ≥ 40 anos de idade com PSA basal > 0,6 ng/mL, realizar o toque retal e verificar o nível de PSA antes de iniciar o tratamento, dentro de 3-6 meses e a partir daí de acordo com as diretrizes para rastreamento do câncer de próstata, dependendo da idade e da etnia do paciente.
6. Obter parecer urológico se houver:
   - Aumento da concentração sérica de PSA > 1,4 ng/mL em qualquer momento dentro de um período de 12 meses de tratamento com testosterona, confirmado pela repetição do teste.
   - Um nível de PSA > 4 ng/mL a qualquer momento durante o tratamento, confirmado pela repetição do teste.
   - Detecção de anormalidade prostática ao exame de toque retal.
   - Um escore de sintomas prostáticos da AUA/IPSS de > 19, juntamente com aumento do escore de IPSS de ≥ 5 pontos acima do valor basal.
7. Avaliar os efeitos adversos específicos da formulação a cada consulta:
   - Comprimidos de testosterona bucais[a]: perguntar ao paciente sobre a ocorrência de alterações do paladar e examinar as gengivas e a mucosa oral à procura de irritação.
   - Ésteres de testosterona injetáveis (enantato, cipionato e undecanoato): perguntar sobre a ocorrência de flutuações do humor ou da libido e, raramente, tosse após as injeções.
   - Adesivos de testosterona: procurar a ocorrência de reação cutânea no local de aplicação.
   - Géis de testosterona: aconselhar os pacientes a cobrir o local de aplicação com roupa e a lavar a pele com água e sabão antes de ter qualquer contato pele a pele, visto que esses géis deixam um resíduo de testosterona sobre a pele que pode ser transferido a uma mulher ou criança com quem podem ter contato próximo. Os níveis séricos de testosterona são mantidos quando o local de aplicação é lavado 4-6 h após a aplicação do gel de testosterona.
   - Undecanoato de testosterona injetável: observar os pacientes quanto à reação POME por 30 minutos após cada injeção.
   - Microesferas de testosterona: procurar sinais de infecção, fibrose ou expulsão das microesferas.
   - Testosterona intranasal: procurar sinais de irritação ou crosta nasal.

[a]Não aprovado para uso clínico nos Estados Unidos.

Siglas: AUA/IPSS, American Urological Association International Prostate Symptom Score; POME, microembolia oleosa pulmonar; PSA, antígeno prostático específico.

Fonte: Modificado com permissão de S Bhasin et al: Testosterone therapy in men with androgen deficiency syndromes: an Endocrine Society clinical practice guideline. J Clin Endocrinol Metab 95:2536, 2010.

(estudo TRAVERSE) determinará os efeitos da terapia de reposição de testosterona nos principais eventos adversos cardiovasculares em homens hipogonádicos de meia-idade e idosos com risco aumentado de DCV.

Abuso de androgênios por atletas e fisiculturistas amadores O uso ilícito de esteroides anabólicos androgênicos (EAA) com a finalidade de aumentar o desempenho atlético surgiu pela primeira vez na década de 1950 entre levantadores de peso e disseminou-se rapidamente para outros esportes, entre atletas profissionais, universitários e fisiculturistas amadores. No início da década de 1980, o uso de EAA disseminou-se além da comunidade atlética e alcançou a população geral, de modo que, atualmente, até 3 a 4 milhões de americanos – a maior parte constituída por homens – provavelmente já usaram esses compostos. Os usuários de EAA não são, em sua maioria, atletas, mas sim fisiculturistas amadores, quase todos homens, que utilizam essas substâncias para ter uma aparência magra e mais musculosa. Um subconjunto de usuários de EAA sofre de dismorfia muscular, uma forma de distúrbio da imagem corporal caracterizada por preocupação excessiva com magreza e muscularidade e mau funcionamento na vida social e ocupacional. Uma transformação secular na imagem corporal idealizada em direção a uma maior musculatura e magreza contribuiu para o aumento da prevalência de distúrbios da imagem corporal e o uso de drogas anabólicas para hipertrofia muscular em homens jovens.

Os EAA mais usados incluem ésteres de testosterona, nandrolona, estanozolol, metandienona e metenolol. Em geral, os usuários de EAA utilizam grandes doses de vários esteroides em ciclos, uma prática conhecida como empilhamento. Os usuários de EAA também podem usar outras substâncias que podem atuar na hipertrofia muscular ou no aumento de desempenho, como GH humano; agentes estimulantes da eritropoiese; insulina; estimulantes, como anfetamina, clembuterol, cocaína, efedrina e tiroxina; e fármacos percebidos como capazes de reduzir os efeitos adversos, como hCG, inibidores da aromatase ou antagonistas dos estrogênios. Os últimos anos testemunharam o aumento do uso de SARMs não esteroidais não aprovados e secretagogos de GH comprados em *sites* da internet.

A maior parte das informações sobre os efeitos adversos dos EAA provém de relatos de casos, estudos não controlados ou ensaios clínicos que usaram doses de reposição de testosterona. Os dados relativos aos eventos adversos de ensaios clínicos que usaram doses de reposição fisiológicas de testosterona foram extrapolados de modo injustificável a usuários de EAA que podem administrar 10 a 100 vezes as doses de reposição de testosterona ao longo de muitos anos e para fundamentar a alegação de que o uso de EAA é seguro e administrável. Os eventos adversos associados ao uso de EAA podem ser devidos aos próprios EAA, ao uso concomitante de outras substâncias, a comportamentos de alto risco e a características do usuário que podem tornar esses indivíduos mais suscetíveis ao uso de EAA ou a outros comportamentos de alto risco.

As altas taxas de mortalidade prematura e de morbidade observadas em usuários de EAA são alarmantes. Um estudo finlandês relatou um risco de morte 4,6 vezes maior entre levantadores de peso de elite em comparação com homens da mesma idade da população geral. As causas de morte entre levantadores de peso incluíram suicídios, infarto agudo do miocárdio e insuficiência hepática. Uma revisão retrospectiva de registros de pacientes na Suécia também relatou uma relação padronizada de mortalidade mais alta para usuários de EAA do que para não usuários e aumento das taxas de mortalidade por suicídio, homicídio e acidentes.

Quatro categorias de eventos adversos associados ao abuso de EAA representam uma preocupação particular: eventos cardiovasculares, transtornos psiquiátricos, supressão prolongada do eixo hipotálamo-hipófise-testicular e neurotoxicidade potencial. Numerosos relatos de morte cardíaca entre usuários jovens de EAA geram preocupação acerca dos efeitos cardiovasculares adversos dos EAA. Os EAA em altas doses podem induzir dislipidemia pró-aterogênica, aumentar o risco de trombose devido a seus efeitos sobre os fatores da coagulação e as plaquetas e induzir vasospasmo por seus efeitos sobre o óxido nítrico vascular. O uso de EAA em longo prazo pode estar associado a hipertrofia e fibrose do miocárdio. Foi constatado que o tecido miocárdico de levantadores de peso que fazem uso de EAA apresenta infiltração com tecido fibroso e gotículas lipídicas. Os usuários atuais de EAAs apresentam função sistólica e diastólica do ventrículo esquerdo significativamente reduzida em comparação a ex-usuários e não usuários. Além disso, estudos usando angiografia por TC relataram maior volume de placa de artéria coronária em usuários de EAA do que em não usuários. A dose de EAA ao longo da vida está fortemente associada à carga aterosclerótica coronariana. Os atletas de resistência que fazem uso de EAA costumam apresentar intervalos QT curtos, porém aumento da dispersão QT, podendo predispô-los a arritmias ventriculares.

Diferentemente das doses de reposição de testosterona, que estão associadas apenas a uma pequena redução do colesterol-HDL e a pouco ou nenhum efeito sobre os níveis de colesterol total, lipoproteína de baixa densidade (colesterol-LDL) e triglicerídeos, as doses suprafisiológicas de testosterona e a administração oral de EAA não aromatizáveis 17α-alquilados estão associadas a uma acentuada redução do colesterol-HDL e a aumentos do colesterol-LDL.

Alguns usuários de EAA desenvolvem sintomas de hipomania e mania (irritabilidade, agressividade, comportamento imprudente e sintomas psicóticos ocasionais, algumas vezes associados a violência) durante a exposição a EAA, bem como depressão, algumas vezes associada a risco de suicídio durante a abstinência de EAA. Os usuários também podem ser suscetíveis a outras formas de abuso de substâncias ilícitas.

O uso prolongado de EAA suprime a produção de LH, FSH e testosterona e a espermatogênese. Homens que fizeram uso de EAA por mais de alguns meses apresentam acentuada supressão do eixo hipotalâmico-hipofisário-testicular (HHT) após a interrupção dos EAA, que pode estar associada a disfunção sexual, fadiga, infertilidade, humor deprimido e até mesmo risco de suicídio. Em alguns usuários de EAA de longo prazo, a recuperação do eixo HHT pode levar muito tempo, pode ser incompleta ou pode nunca ocorrer. Os sintomas de deficiência androgênica causados pela retirada do androgênio podem fazer alguns homens voltarem a usar EAA, levando ao uso contínuo e à dependência de EAA. Até 30% dos usuários de EAAs desenvolvem síndrome de dependência de EAA, caracterizada pelo uso em longo prazo de EAAs, apesar dos efeitos clínicos e psiquiátricos adversos. O hipogonadismo por suspensão de EAA emergiu como importante causa de deficiência de androgênio, respondendo por uma fração substancial de prescrições de testosterona em muitas clínicas de saúde para homens; portanto, o uso de EAA deve ser considerado no diagnóstico diferencial de hipogonadismo em homens jovens.

Doses suprafisiológicas de testosterona também podem comprometer a sensibilidade à insulina. Os androgênios administrados por via oral também foram associados a uma resistência à insulina e diabetes melito.

Os usuários de EAA são mais propensos a se envolver em comportamentos de alto risco, como práticas inseguras na administração de injetáveis, e têm maiores taxas de encarceramento, que pode expô-los a maior risco de HIV e hepatite B e C. Os usuários de EAA são mais propensos a relatar sexo anal desprotegido de alto risco do que os não usuários.

Enzimas hepáticas elevadas, icterícia colestática, neoplasias hepáticas e peliose hepática têm sido relatadas com EAA 17-α-alquilado oral. O uso de EAA pode causar hipertrofia muscular, sem adaptações compensatórias nos tendões, ligamentos e articulações, aumentando, assim, o risco de lesões dos tendões e das articulações. Rupturas de tendões dos membros superiores são observadas quase exclusivamente entre levantadores de peso que utilizam EAA. O uso de EAA está associado a acne, calvície e aumento dos pelos corporais.

ABORDAGEM AO PACIENTE
Uso de esteroides anabólicos androgênicos

A suspeita de uso de EAA pode aumentar pelo achado de níveis elevados de hemoglobina e hematócrito, níveis suprimidos de LH, FSH e testosterona, baixo nível de colesterol-HDL e volume testicular e densidade de espermatozoides reduzidos em um indivíduo que apresenta aumento acentuado da massa muscular. Em usuários de EAA que procuram atendimento médico, a avaliação por meio do *Appearance and Performance Enhancing Drug Use Schedule* (APEDUS), uma entrevista semi-estruturada e validada, é suficiente para avaliar transtorno associado a imagem corporal ou alimentar, sintomas psiquiátricos e o uso de EAA e outros substâncias; testes formais para EAA geralmente não são necessários. Histórico de uso de EAA deve ser obtido em todos os homens jovens avaliados para hipogonadismo. Como o uso de EAA é frequentemente associado ao uso de outras substâncias, uma triagem de outras substâncias na urina é útil para orientar o tratamento. Se necessário, laboratórios credenciados utilizam cromatografia gasosa-espectrometria de massa ou a cromatografia líquida-espectrometria de massa para detectar o abuso de esteroides anabólicos. A espectrometria de massa de alta resolução e a espectrometria de massa sequencial melhorou ainda mais a sensibilidade da detecção do uso de EAA. O uso ilícito de testosterona é geralmente detectado pela determinação da razão entre testosterona e epitestosterona na urina e confirmado pela razão $C^{13}:C^{12}$ na testosterona usando a razão isotópica da espectrometria de combustão em massa. A administração exógena de testosterona aumenta a excreção urinária de glicuronídeo de testosterona e, consequentemente, a razão entre testosterona e epitestosterona. Razões > 4 sugerem o uso de testosterona exógena, mas também podem refletir uma variação genética. As variações genéticas na uridina difosfoglicuronil-transferase 2B17 (*UGT2B17*), a principal enzima para glicuronidação da testosterona, afetam a relação entre testosterona e epitestosterona. A testosterona sintética apresenta uma razão $C^{13}:C^{12}$ mais baixa do que a testosterona de produção endógena, e essas diferenças na razão $C^{13}:C^{12}$ podem ser detectadas pela espectrometria de massa de razões isotópicas com interface de combustão, que é realizada para confirmar o uso de testosterona exógena em indivíduos com alta razão entre testosterona e epitestosterona.

O tratamento do transtorno por uso de EAA requer uma equipe multidisciplinar que inclui um endocrinologista ou um generalista para tratar o hipogonadismo por retirada de EAA e outros problemas médicos; um especialista em saúde mental para tratar o transtorno por uso de substâncias e sintomas depressivos e para abordar o risco de suicídio e o transtorno da imagem corporal; e às vezes um assistente social para a coordenação do cuidado. Em pacientes que desejam interromper ou que já interromperam o uso de EAA, o passo inicial é restaurar o eixo hipotálamo-hipófise-gonadal administrando clomifeno (ou seu enantiômero *trans* enclomifeno), um agonista parcial de estrogênio, em uma dose inicial de 50 mg por dia ou hCG na dose de 750-1.000 UI três vezes por semana. Alguns homens podem não responder ao clomifeno e podem exigir a mudança para hCG. Os usuários de EAA também precisam de avaliação e tratamento do distúrbio de imagem corporal subjacente. A terapia de exposição ao espelho, na qual o paciente fica na frente de um espelho e descreve sua aparência corporal para o profissional de saúde mental, tem sido moderadamente eficaz em pequenos ensaios randomizados. A dismorfia corporal pode exigir terapia cognitivo-comportamental ou farmacoterapia com inibidores seletivos da captação de serotonina ou antidepressivos tricíclicos.

LEITURAS ADICIONAIS

Bangalore KK et al: Use of gonadotropin-releasing hormone analogs in children: Update by an International Consortium. Horm Res Paediatr 91:357, 2019.
Bhasin S: Testosterone replacement in aging men: An evidence-based patient-centric perspective. J Clin Invest 131: e146607, 2021.
Bhasin S et al: Testosterone therapy in men with hypogonadism: An Endocrine Society Clinical Practice Guideline. J Clin Endocrinol Metab 103:1715, 2018.
Finkelstein JS et al: Gonadal steroids and body composition, strength, and sexual function in men. N Engl J Med 369:1011, 2013.
Hildebrandt T et al: Body image disturbance in 1000 male appearance and performance enhancing drug users. J Psychiatr Res 44:841, 2010.
Hollis B et al: Genomic analysis of male puberty timing highlights shared genetic basis with hair color and lifespan. Nat Commun 11:1536, 2020.
Hughes JF, Page DC: The biology and evolution of mammalian Y chromosomes. Annu Rev Genet 49:507, 2015.
Jasuja R et al: Estradiol binding induces bidirectional allosteric coupling and repartitioning of sex hormone binding globulin monomers among various conformational states. iScience 24:102414, 2021.
O'Shaughnessy PJ et al: Alternative (backdoor) androgen production and masculinization in the human fetus. PLoS Biol 17:e3000002, 2019.
Pope HG Jr et al: Adverse health consequences of performance-enhancing drugs: An Endocrine Society scientific statement. Endocr Rev 35:341, 2014.
Sedlmeyer IL et al: Delayed puberty: Analysis of a large case series from an academic center. J Clin Endocrinol Metab 87:1613, 2002.
Snyder PJ et al: Effects of testosterone treatment in older men. N Engl J Med 74:611, 2016.
Stamou MI et al: Kallmann syndrome: Phenotype and genotype of hypogonadotropic hypogonadism. Metabolism 86:124, 2018.
Travison TG et al: Harmonized reference ranges for circulating testosterone levels in men of four cohort studies in the USA and Europe. J Clin Endocrinol Metab 102:1161, 2017.
Weems PW et al: The roles of neurokinins and endogenous opioid peptides in control of pulsatile LH secretion. Vitam Horm 107:89, 2018.
Zakharov MN et al: A multi-step, dynamic allosteric model of testosterone's binding to sex hormone binding globulin. Mol Cell Endocrinol 399:190, 2015.

392 Distúrbios do sistema reprodutor feminino

Janet E. Hall, Anuja Dokras

O sistema reprodutor feminino regula as alterações hormonais responsáveis pela puberdade e função reprodutora. A função reprodutora normal nas mulheres requer a integração dinâmica dos sinais hormonais provenientes do hipotálamo, da hipófise e do ovário, resultando em ciclos repetitivos de desenvolvimento folicular, ovulação e preparação do revestimento endometrial do útero se a concepção ocorrer.

Para uma discussão mais detalhada de tópicos relacionados, ver os seguintes capítulos: amenorreia e dor pélvica (Cap. 393), infertilidade e contracepção (Cap. 396), menopausa (Cap. 395), distúrbios do desenvolvimento sexual (Cap. 390) e distúrbios do sistema reprodutor masculino (Cap. 391).

DESENVOLVIMENTO DO OVÁRIO E CRESCIMENTO FOLICULAR INICIAL

O ovário coordena o desenvolvimento e a liberação de um ovócito maduro e secreta hormônios (p. ex., estrogênio, progesterona, inibinas A e B, relaxina), que desempenham papéis fundamentais em uma variedade de tecidos-alvo, incluindo mama, osso e útero, além do hipotálamo e da hipófise. Para desempenhar essas funções em ciclos mensais repetidos, o ovário sofre algumas das alterações mais dinâmicas que qualquer outro órgão no corpo. As células germinativas primordiais podem ser identificadas em torno da terceira semana de gestação, e a sua migração para a crista genital é completada com 6 semanas de gestação. As células germinativas persistem dentro da crista genital e são, então, designadas como *ovogônias*, sendo essenciais para a indução do desenvolvimento ovariano. Em pacientes com síndrome de Turner 45,X, as células germinativas primordiais proliferam e migram para a crista genital, porém não persistem, visto que a sua sobrevivência depende das células da pré-granulosa, que dependem da presença de ambos os cromossomos X (Cap. 390).

A população de células germinativas se expande, e, a partir de cerca de 8 semanas de gestação, as ovogônias começam a entrar na prófase da primeira divisão meiótica e transformam-se em ovócitos primários. Isso permite ao ovócito ser circundado por uma única camada de células da granulosa achatadas, formando um folículo primordial (Fig. 392-1). As células da granulosa derivam das células mesonéfricas que migram para o ovário no início de seu desenvolvimento, empurrando as células germinativas para a periferia. Embora haja evidências de que pode ocorrer formação de células semelhantes a ovócitos e de estruturas semelhantes a folículos a partir de células-tronco embrionárias em cultura, ainda não foram obtidas evidências definidas de que isso ocorre *in vivo*, e, portanto, o ovário parece conter um reservatório de células germinativas que não pode ser renovado. Por meio dos processos combinados de mitose, meiose e atresia, a população de ovogônias alcança o seu máximo de 6 a 7 milhões com 20 semanas do feto, quando ocorre, então, uma perda progressiva tanto de ovogônias quanto de folículos primordiais por meio do processo de atresia. Aparentemente, a entrada na meiose proporciona algum grau de proteção contra a morte celular programada. Por ocasião do nascimento, não existem mais ovogônias no ovário, permanecendo apenas 1 a 2 milhões de células germinativas na forma de folículos primordiais (Fig. 392-2). O ovócito persiste na prófase da primeira divisão meiótica até imediatamente antes da ovulação, quando a meiose recomeça.

Os folículos primordiais quiescentes são recrutados para crescimento adicional e diferenciação mediante um processo altamente regulado que limita o tamanho do grupo em desenvolvimento a fim de garantir que a foliculogênese possa prosseguir ao longo de toda a vida reprodutiva. Esse recrutamento inicial de folículos primordiais para formar folículos primários (Fig. 392-1) caracteriza-se pelo crescimento do ovócito e pela transição das células da granulosa escamosas para cuboides. As células da teca interna que circundam o folículo em desenvolvimento começam a se formar à medida que o folículo primário cresce. A aquisição de uma zona pelúcida pelo ovócito e a presença de várias camadas de células da granulosa cuboides circundantes demarcam o desenvolvimento dos folículos secundários. É nesse estágio que as células da granulosa desenvolvem receptores para o hormônio folículo-estimulante (FSH), o estradiol e os androgênios, e comunicam-se umas com as outras por meio da formação de junções comunicantes.

A sinalização bidirecional entre as células germinativas e as células somáticas no ovário constitui um componente necessário subjacente à maturação do ovócito e capacidade de secreção hormonal. Por exemplo, o fator de diferenciação do crescimento 9 (GDF-9) derivado dos ovócitos e a proteína morfogênica do osso 15 (BMP-15), também conhecida como GDF-9b, são necessários para a migração das células da pré-granulosa e pré-teca até a superfície externa do folículo em desenvolvimento e, portanto, para a formação inicial do folículo. O GDF-9 também é necessário para a formação dos folículos secundários, assim como o ligante KIT (KITL) derivado das células da granulosa e o fator de transcrição *forkhead* (FOXL2). Foi identificado um número significativo de genes que são necessários para o desenvolvimento do complemento normal de ovogônias no ovário, desenvolvimento inicial dos folículos e resistência à perda de folículos; todos são candidatos à insuficiência ovariana prematura (IOP), e foram identificadas mutações em > 50 genes em pacientes com IOP, e um número ainda maior foi associado a uma idade mais precoce de menopausa natural.

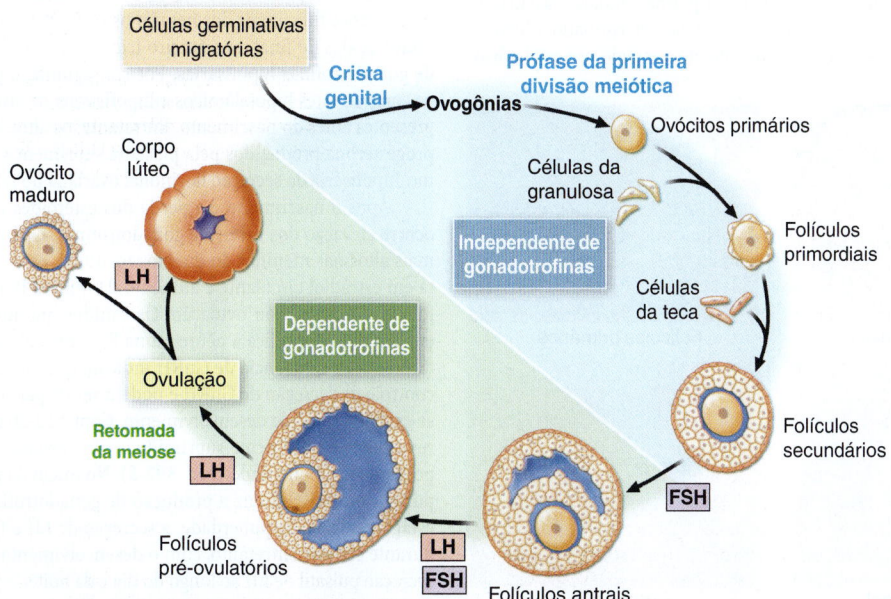

FIGURA 392-1 **Estágios do desenvolvimento ovariano** desde a chegada das células germinativas migratórias na crista genital por meio das fases independente e dependente de gonadotrofinas que resultam finalmente na ovulação de um ovócito maduro. FSH, hormônio folículo-estimulante; LH, hormônio luteinizante.

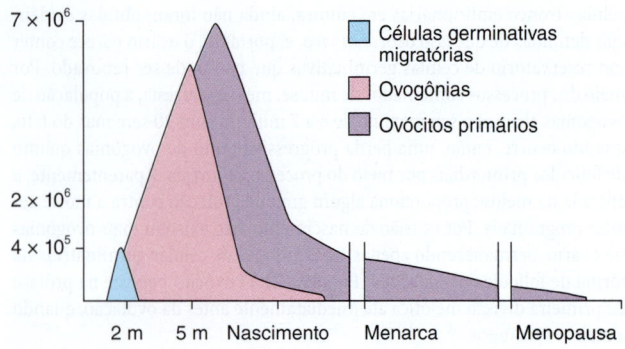

FIGURA 392-2 **O número de células germinativas ovarianas** é máximo na metade da gestação e, a partir daí, diminui de modo acentuado.

DESENVOLVIMENTO DE UM FOLÍCULO MADURO

Os estágios iniciais do crescimento folicular são impulsionados principalmente por fatores intraovarianos. A maturação subsequente até o estágio pré-ovulatório, incluindo a retomada da meiose no ovócito, exige o estímulo combinado do FSH e do hormônio luteinizante (LH) (Fig. 392-1). O recrutamento dos folículos secundários a partir do reservatório de folículos em repouso exige a ação direta do FSH, enquanto o hormônio antimülleriano (AMH), produzido a partir dos pequenos folículos em crescimento (pré-antral), restringe esse efeito do FSH no controle do número de folículos que entram no reservatório de crescimento ativo. O acúmulo de líquido folicular entre as camadas de células da granulosa cria um antro, que divide as células da granulosa em dois grupos funcionalmente distintos: as células murais, que revestem a parede do folículo, e as células do cúmulo, que circundam o ovócito (Fig. 392-3). Além de seu papel no desenvolvimento normal do sistema mülleriano, a via de sinalização WNT é necessária para o desenvolvimento normal dos folículos antrais e também pode desempenhar um papel na esteroidogênese ovariana. Em geral, ocorre recrutamento para o pequeno estágio antral ao longo de vários ciclos, com crescimento subsequente até um tamanho folicular de > 4 a 7 mm, em ondas durante um único ciclo. Um único folículo dominante emerge do reservatório de folículos em crescimento dentro dos primeiros 5 a 7 dias após o início da menstruação, e a maioria dos folículos abandona sua trajetória de crescimento e sofre atresia. As ações autócrinas da ativina e da BMP-6, derivadas das células da granulosa, e as ações parácrinas do GDF-9, da BMP-15, da BMP-6 e da Gpr149, derivados do ovócito, estão envolvidas na proliferação das células da granulosa e na modulação da responsividade ao FSH. A exposição diferencial a esses fatores e ao fator de crescimento do endotélio vascular (VEGF) pode alterar a densidade e a permeabilidade vasculares, explicando, provavelmente, o mecanismo pelo qual determinado folículo é selecionado para continuar o seu crescimento até o estágio pré-ovulatório.

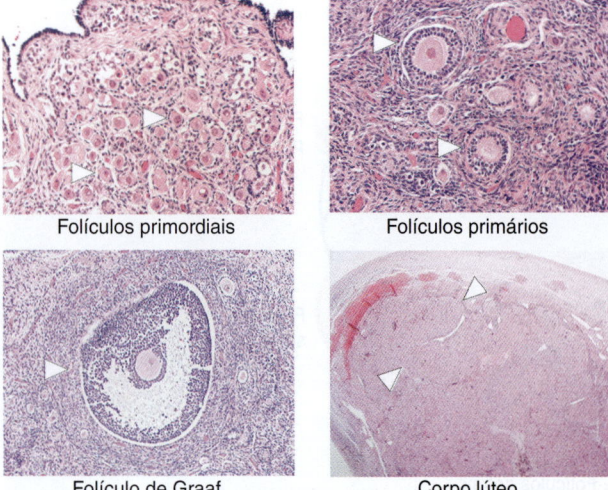

FIGURA 392-3 **Desenvolvimento dos folículos ovarianos.** O folículo de Graaf também é conhecido como folículo terciário ou pré-ovulatório. (Cortesia de Eichhorn e D. Roberts, Massachusetts General Hospital; com permissão.)

O folículo dominante pode ser distinguido pelo seu tamanho, evidência de proliferação das células da granulosa, grande número de receptores de FSH, alta atividade da aromatase e concentrações elevadas de estradiol e inibina A no líquido folicular. Além disso, a secreção de estradiol e de inibina pelo folículo dominante inibe o FSH e o crescimento de outros folículos.

O folículo dominante sofre rápida expansão durante os 5 a 6 dias que antecedem a ovulação, refletindo a proliferação das células da granulosa e o acúmulo de líquido folicular. O FSH induz os receptores de LH nas células da granulosa, e o folículo pré-ovulatório, ou de Graaf, desloca-se para a superfície externa do ovário, preparando-se para a ovulação. O pico de LH desencadeia o reinício da meiose, a supressão da proliferação das células da granulosa e a indução da cicloxigenase 2 (COX-2), das prostaglandinas, do receptor de progesterona e dos fatores de crescimento semelhantes ao fator de crescimento epidérmico (EGF), anfirregulina, epirregulina, betacelulina e neurorregulina 1, todos os quais são necessários para a ovulação. A ovulação também envolve a produção de matriz extracelular, levando à expansão da população de células do cúmulo que circunda o ovócito e à expulsão controlada do ovo e do líquido folicular. Tanto a progesterona quanto as prostaglandinas (induzidas pelo estímulo ovulatório) são essenciais para esse processo, visto que são membros da família de metaloproteinases da matriz. Após a ovulação, a luteinização das células da teca e da granulosa é induzida pelo LH, juntamente com a aquisição de uma rica rede vascular em resposta ao VEGF e ao fator de crescimento do fibroblasto (FGF) básico. Os reguladores tradicionais do controle reprodutivo central, o hormônio liberador das gonadotrofinas (GnRH) e seu receptor (GnRHR), bem como a kisspeptina, também são produzidos no ovário e podem estar envolvidos na função do corpo lúteo.

REGULAÇÃO DA FUNÇÃO OVARIANA

SECREÇÃO HIPOTALÂMICA E HIPOFISÁRIA

Os neurônios de GnRH originam-se do placoide olfatório e, em menor grau, da crista neural. Migram ao longo do arcabouço dos neurônios olfatórios, através da lâmina cribriforme, até o hipotálamo, onde separam-se dos neurônios olfatórios. Estudos de pacientes com deficiência de GnRH que não entram na puberdade forneceram uma compreensão dos genes que controlam a ontogenia e a função dos neurônios de GnRH (Fig. 392-4). *KAL1, FGF8/FGFR1, PROK2/PROKR2, NSMF, HS6SD1* e *CDH7*, entre outros (Cap. 391), foram implicados na migração de neurônios GnRH para o hipotálamo, enquanto *KISS, TAC3, Dyn* e seus receptores estão envolvidos na regulação a montante da secreção de GnRH. Cerca de 7.000 neurônios de GnRH, espalhados por todo o hipotálamo basal medial, estabelecem contato com capilares do sistema portal hipofisário na eminência mediana. O GnRH é secretado no sistema portal hipofisário em pulsos distintos para estimular a síntese e a secreção do LH e do FSH dos gonadotrofos hipofisários, que compreendem cerca de 10% das células na hipófise (Cap. 378). As conexões funcionais dos neurônios de GnRH com o sistema portal são estabelecidas no final do primeiro trimestre, coincidindo com a produção de gonadotrofinas hipofisárias. Por conseguinte, à semelhança do ovário, os componentes hipotalâmicos e hipofisários do sistema reprodutor estão presentes antes do nascimento. Entretanto, os altos níveis de estradiol e de progesterona produzidos pela placenta suprimem a estimulação hipotálamo-hipofisária da secreção hormonal ovariana no feto.

Após o nascimento e a perda dos esteroides derivados da placenta, ocorre elevação dos níveis de gonadotrofinas. Os níveis de FSH são muito mais altos nas meninas do que nos meninos. Essa elevação do FSH resulta em estradiol circulante e aumento da inibina B, porém sem maturação folicular terminal ou ovulação. Os estudos que identificaram mutações em *TAC3*, que codifica a neurocinina B, e em seu receptor, *TAC3R*, em pacientes com deficiência de GnRH indicam que ambos estão envolvidos no controle da secreção de GnRH e podem ser de particular importância nesse estágio inicial de desenvolvimento. Com 12 a 20 meses de idade, o eixo reprodutor é novamente suprimido, e um período de quiescência relativa persiste até a puberdade (Fig. 392-5). No início da puberdade, a secreção pulsátil de GnRH induz a produção de gonadotrofinas pela hipófise. Nos estágios iniciais da puberdade, a secreção de LH e FSH é aparente apenas durante o sono; entretanto, com o desenvolvimento da puberdade, ocorre secreção pulsátil de LH ao longo do dia e da noite.

Os mecanismos responsáveis pela quiescência infantil e reativação puberal do eixo reprodutor ainda não estão totalmente elucidados. Os neurônios de GnRH no hipotálamo respondem a fatores tanto excitatórios quanto inibitórios. A maior sensibilidade à influência inibitória dos esteroides

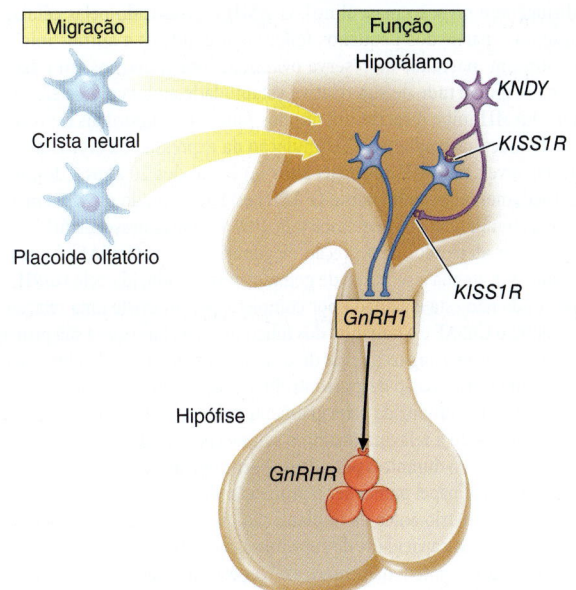

FIGURA 392-4 **Estudos genéticos em pacientes com formas congênitas de hipogonadismo hipogonadotrófico** ampliaram nosso conhecimento sobre o desenvolvimento e a migração dos neurônios de hormônio liberador das gonadotrofinas (GnRH) a partir do placoide olfatório e da crista neural para o hipotálamo, bem como sobre a regulação proximal da secreção de GnRH por kisspeptina (*KISS1*), neurocinina B (*TAC3*) e dinorfina (*Dyn*) que são coexpressas nos neurônios KNDY.

gonadais foi implicada, há muito tempo, na inibição da secreção de GnRH durante a infância, porém não foi definitivamente estabelecida em humanos. Determinados sinais metabólicos, como a leptina derivada dos adipócitos, desempenham um papel permissivo na função reprodutora **(Cap. 401)**. Estudos de pacientes com deficiência isolada de GnRH revelam que a ocorrência de mutações no gene do receptor acoplado à proteína G 54 (*GPR54*) (hoje conhecido como *KISS1R*) impede o início da puberdade. O ligante para esse receptor deriva do peptídeo kisspeptina-1 (*KISS1*), sendo um poderoso estimulante para a liberação de GnRH. Foi sugerido um papel potencial para a kisspeptina no início da puberdade pela suprarregulação das transcrições do *KISS1* e do *KISS1R* no hipotálamo por ocasião da puberdade. O *TAC3*, que estimula secreção de GnRH por meio da sinalização da kisspeptina, e a dinorfina (*Dyn*), que desempenha um papel inibitório no controle do GnRH, são frequentemente coexpressos com *KISS1* nos neurônios KNDy da eminência mediana que se projetam para os neurônios de GnRH. Esse sistema está estreitamente envolvido na regulação da secreção de GnRH por retroalimentação negativa do estrogênio e da progesterona.

Os peptídeos relacionados à RFamida (RFRPs) são ortólogos mamíferos do hormônio inibitório das gonadotrofinas (GnIH), que foi inicialmente descoberto na codorna. Embora os neurônios RFRP-1 e RFRP-3 emitam projeções axônicas para os neurônios de GnRH nos seres humanos e os RFRPs sejam secretados no sistema portal hipofisário, são necessários estudos adicionais para estabelecer o seu potencial papel fisiológico nos seres humanos.

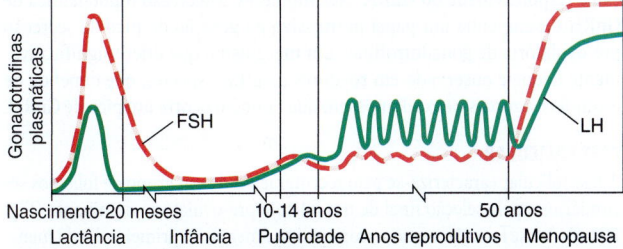

FIGURA 392-5 **O hormônio folículo-estimulante (FSH) e o hormônio luteinizante (LH) estão aumentados durante os anos neonatais,** porém passam por um período de quiescência na infância antes de aumentar novamente durante a puberdade. Os níveis de gonadotrofinas são cíclicos durante os anos reprodutivos e aumentam drasticamente com a perda da retroalimentação negativa que acompanha a menopausa.

ESTEROIDES OVARIANOS

As células produtoras de esteroides ovarianos não armazenam hormônios, mas os produzem em resposta ao FSH e ao LH durante o ciclo menstrual normal. A sequência de etapas e as enzimas envolvidas na síntese dos hormônios esteroides são semelhantes no ovário, na suprarrenal e nos testículos. Entretanto, as enzimas necessárias para catalisar etapas específicas são compartimentalizadas e podem não ser abundantes ou sequer estar presentes em todos os tipos de célula. Dentro do folículo ovariano em desenvolvimento, a síntese de estrogênio a partir do colesterol requer uma íntima integração entre as células da teca e as da granulosa – algumas vezes denominada *modelo de duas células para a esteroidogênese* **(Fig. 392-6)**. Os receptores de FSH estão confinados nas células da granulosa, enquanto os receptores de LH encontram-se restritos nas células da teca até os estágios avançados do desenvolvimento folicular, quando são também encontrados nas células da granulosa. As células da teca que circundam o folículo são altamente vascularizadas e utilizam o colesterol, derivado sobretudo das lipoproteínas circulantes, como o ponto de partida para a síntese de androstenediona e testosterona sob o controle do LH. Esses precursores esteroides atravessam a lâmina basal até as células da granulosa, que recebem suprimento sanguíneo direto. As células da granulosa murais são particularmente ricas em aromatase e, sob o controle do FSH, produzem estradiol, o principal esteroide secretado pelo ovário na fase folicular e o estrogênio mais potente. A androstenediona e, em menor grau, a testosterona produzidas pelas células da teca também são secretadas no sangue periférico, onde podem ser convertidas em di-hidrotestosterona na pele e em estrogênios no tecido adiposo. As células intersticiais hilares do ovário são funcionalmente semelhantes às células de Leydig e também são capazes de secretar androgênios. As células estromais proliferam em resposta aos androgênios (como na síndrome dos ovários policísticos [SOP]), porém não secretam androgênios. Entretanto, níveis elevados de androgênios podem ser produzidos pelas células da teca luteinizadas em mulheres com hipertecose.

O desenvolvimento da rica rede capilar após a ruptura do folículo por ocasião da ovulação permite que grandes moléculas, como a lipoproteína de baixa densidade (LDL), alcancem as células da granulosa luteinizadas e células luteínicas da teca. Como no folículo, ambos os tipos de células são necessários para a esteroidogênese no corpo lúteo. As células da granulosa luteinizadas constituem a principal fonte de produção de progesterona, enquanto as células luteínicas menores da teca produzem 17-hidroxiprogesterona e substratos androgênicos para aromatização a estradiol pelas células da granulosa luteinizadas. A produção de metabólitos do estrogênio pelo corpo lúteo desempenha um papel significativo na manutenção da vascularização necessária para a sua função. O LH é essencial para a formação e a manutenção da estrutura e função do corpo lúteo. O LH e a gonadotrofina coriônica humana (hCG) ligam-se a um receptor comum; por conseguinte, nos ciclos de concepção, a hCG produzida após a fertilização resgata a

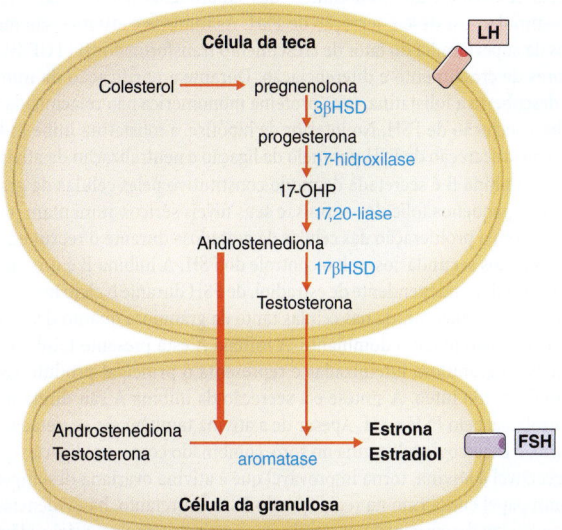

FIGURA 392-6 **A produção de estrogênios no ovário** requer a função cooperativa das células da teca e da granulosa sob o controle do hormônio luteinizante (LH) e do hormônio folículo-estimulante (FSH). HSD, hidroxiesteroide-desidrogenase; OHP, hidroxiprogesterona.

função em declínio do corpo lúteo, mantendo a secreção de esteroides e peptídeos durante as primeiras 10 semanas de gravidez. A hCG é comumente usada para suporte da fase lútea no tratamento da infertilidade.

Ações dos hormônios esteroides Tanto o estrogênio quanto a progesterona desempenham papéis de importância crítica na expressão das características sexuais secundárias nas mulheres (Cap. 377). O estrogênio promove o desenvolvimento de ductos na mama, enquanto a progesterona é responsável pelo desenvolvimento glandular. No trato reprodutor, os estrogênios criam um ambiente receptivo à fertilização, bem como apoiam a gestação e o parto por meio de alterações minuciosamente coordenadas no endométrio, no espessamento da mucosa vaginal, na diluição do muco cervical e no crescimento e nas contrações do útero. A progesterona induz uma atividade secretória no endométrio preparado pelo estrogênio, aumenta a viscosidade do muco cervical e inibe as contrações uterinas. Ambos os esteroides gonadais desempenham papéis fundamentais na retroalimentação positiva e negativa das gonadotrofinas. A progesterona também eleva a temperatura corporal basal e, por isso, tem sido usada clinicamente como um marcador da ovulação.

A grande maioria dos estrogênios e androgênios circulantes é transportada no sangue, ligada às proteínas carreadoras, que restringem sua difusão livre para o interior das células e prolongam sua depuração, funcionando como um reservatório. As proteínas de ligação de alta afinidade consistem na globulina de ligação aos hormônios sexuais (SHBG), que se liga aos androgênios com uma afinidade bem maior do que os estrogênios, e globulina ligadora dos corticosteroides (CBG), que também se liga à progesterona. As modulações nos níveis de proteínas de ligação induzidas por insulina, androgênios e estrogênios contribuem para os altos níveis de testosterona biodisponível na SOP e altos níveis circulantes de estrogênio e progesterona durante a gestação.

Os estrogênios atuam principalmente por meio da ligação aos receptores nucleares, os receptores de estrogênio (ER) α e β. Os coativadores da transcrição e correpressores modulam a ação do ER (Cap. 377). Ambos os subtipos de ER estão presentes no hipotálamo, na hipófise, no ovário e no trato reprodutor. Embora o ERα e o ERβ exibam alguma redundância funcional, existe também um alto grau de especificidade, em particular na expressão dentro dos tipos celulares. Por exemplo, o ERα funciona nas células ovarianas da teca, enquanto o ERβ é essencial à função das células da granulosa. Também há evidência de sinalização iniciada na membrana pelo estrogênio. Mecanismos de sinalização semelhantes atuam para a progesterona, com evidências de regulação transcricional por meio das isoformas das proteínas A e B do PR, bem como para rápida sinalização de membrana.

PEPTÍDEOS OVARIANOS

A inibina foi isolada inicialmente do líquido gonadal com base em sua capacidade de inibir de forma seletiva a secreção de FSH pelas células hipofisárias. É um heterodímero constituído por uma subunidade α e uma subunidade βA ou βB para formar a inibina A ou B, ambas secretadas pelo ovário. A ativina é um homodímero das subunidades β com a capacidade de estimular a síntese e secreção de FSH. As inibinas e ativinas são membros da superfamília do fator de crescimento transformador β (TGF-β) dos fatores de crescimento e diferenciação. Durante a purificação da inibina, foi descoberta a folistatina, uma proteína monomérica não relacionada que inibe a secreção de FSH. No interior da hipófise, a folistatina inibe indiretamente a secreção de FSH por meio da ligação e neutralização da ativina.

A inibina B é secretada de modo constitutivo pelas células da granulosa dos pequenos folículos antrais, e seus níveis séricos aumentam juntamente com a proliferação das células da granulosa durante o recrutamento dos folículos secundários, sob o controle do FSH. A inibina B é um importante inibidor, independente de estradiol, de FSH durante o ciclo menstrual. A inibina A é encontrada nas células tanto da granulosa quanto da teca e é secretada pelo folículo dominante. A inibina A está presente também nas células da granulosa luteinizadas e representa o principal produto secretório do corpo lúteo. A síntese e a secreção da inibina A são diretamente controladas pelo FSH e LH. Apesar de a ativina também ser secretada pelo ovário, o excesso de folistatina no soro, combinado com a sua ligação quase irreversível à ativina, torna improvável que a ativina ovariana desempenhe algum papel endócrino na regulação do FSH. Entretanto, há evidências de que a ativina desempenha um papel autócrino/parácrino no ovário, além de seu papel intra-hipofisário na modulação da produção de FSH.

O AMH (também conhecido como substância inibidora mülleriana) é importante na biologia ovariana, além da função da qual deriva o seu nome (i.e., promover a degeneração do sistema mülleriano durante a embriogênese no sexo masculino). O AMH é produzido pelas células da granulosa a partir dos pequenos folículos pré-antrais e antrais iniciais e constitui um marcador da reserva ovariana, com vantagens em relação à inibina B, em virtude de sua relativa estabilidade ao longo do ciclo menstrual. O AMH inibe o recrutamento dos folículos primordiais no reservatório de folículos e opõe-se à estimulação da expressão da aromatase pelo FSH. Os níveis de AMH são mais altos no início dos 20 anos e diminuem acentuadamente na menopausa. O AMH está aumentado na SOP em associação à abundância dos pequenos folículos presentes nesse distúrbio.

O fator atenuador da secreção de gonadotrofinas (GnSAF) é um fator ovariano que atenua a secreção de gonadotrofinas induzida pelo GnRH. Seu papel ainda não está elucidado por completo, porém existe uma relação inversa entre o GnSAF e o tamanho dos folículos, sugerindo que a sua principal função envolve os estágios iniciais do desenvolvimento dos folículos, mais do que restringe a secreção de gonadotrofinas, como o próprio nome sugere.

A relaxina é produzida principalmente pelas células luteínicas da teca do corpo lúteo. Tanto a relaxina quanto o seu receptor, RXFP1, estão altamente expressos no útero durante o período de peri-implantação na fêmea do sagui, e o seu principal papel parece ser a promoção da decidualização e vascularização do endométrio antes da implantação. A relaxina recebeu o seu nome em virtude de sua capacidade de suprimir a contratilidade do miométrio em suínos e roedores, porém não parece exercer essa atividade nas mulheres.

INTEGRAÇÃO HORMONAL DO CICLO MENSTRUAL NORMAL

A sequência de mudanças responsáveis pela função reprodutora madura é coordenada por uma série de alças de retroalimentação negativas e positivas, as quais alteram a secreção pulsátil de GnRH, a resposta hipofisária ao GnRH e a secreção relativa de LH e de FSH do gonadotrofo. A frequência e a amplitude da secreção pulsátil de GnRH modula diferencialmente a síntese e a secreção de LH e FSH. Frequências lentas do pulso de GnRH favorecem a síntese de FSH, enquanto aumentos na frequência e amplitude dos pulsos de GnRH favorecem a síntese de LH. A ativina é produzida tanto nos gonadotrofos hipofisários quanto nas células estreladas foliculares e estimula a síntese e a secreção de FSH por meio de mecanismos autócrinos e parácrinos que são modulados pela folistatina. As inibinas funcionam como potentes antagonistas das ativinas por meio da sequestração dos receptores de ativina. Embora a inibina seja expressa na hipófise, a inibina gonadal constitui a principal fonte de inibição do FSH por retroalimentação.

Na maior parte do ciclo, o sistema reprodutor funciona segundo uma modalidade endócrina clássica de retroalimentação negativa. O estradiol e a progesterona inibem a secreção de GnRH, atuando por meio da kisspeptina e da dinorfina nos neurônios KNDy, enquanto as inibinas atuam na hipófise, inibindo seletivamente a síntese e a secreção de FSH (Fig. 392-7). O estradiol também contribui para a retroalimentação negativa na hipófise, com efeito maior para o FSH do que para o LH. Esse controle do FSH altamente regulado por retroalimentação negativa é fundamental para o desenvolvimento do único ovócito maduro que caracteriza a função reprodutora normal nas mulheres. Além desses controles por retroalimentação negativa, o ciclo menstrual depende principalmente da retroalimentação positiva induzida pelo estrogênio para produzir um pico de LH, essencial para a ovulação de um folículo maduro. A retroalimentação negativa do estrogênio nas mulheres ocorre principalmente no hipotálamo, com pequena contribuição da hipófise, enquanto a retroalimentação positiva do estrogênio é observada na hipófise em mulheres com suprarregulação da sinalização e responsividade do GnRH. Nas mulheres, a secreção hipotalâmica de GnRH desempenha um papel permissivo na geração do pico de secreção pré-ovulatória de gonadotrofinas, um mecanismo que difere significativamente daquele observado em roedores e outras espécies, que depende de estímulos sazonais e circadianos, em que também ocorre um pico de GnRH.

FASE FOLICULAR

A fase folicular caracteriza-se pelo recrutamento de um grupo de folículos secundários e pela seleção final de um folículo pré-ovulatório dominante (Fig. 392-8). A fase folicular começa, convencionalmente, no primeiro dia da menstruação. Entretanto, o recrutamento dos folículos é iniciado pela elevação do FSH que começa na fase lútea final, junto com a perda de retroalimentação negativa dos esteroides gonadais e, provavelmente, da inibina A. O fato de que um aumento de 20 a 30% no FSH é adequado para o recrutamento folicular aponta para uma acentuada sensibilidade do reservatório de folículos em repouso ao FSH. A consequente proliferação das células da granulosa é responsável pelo

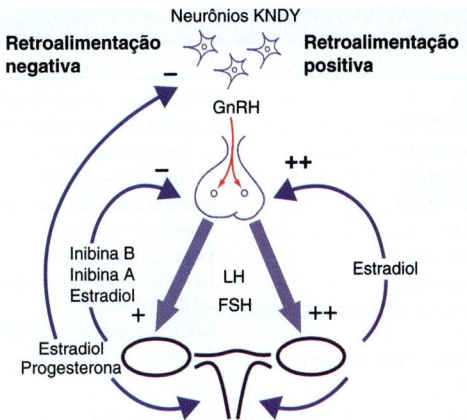

FIGURA 392-7 **O sistema reprodutor nas mulheres** depende criticamente da retroalimentação negativa dos esteroides gonadais e da inibina para modular a secreção do hormônio folículo-estimulante (FSH), bem como da retroalimentação positiva do estrogênio para gerar o pico pré-ovulatório de hormônio luteinizante (LH). GnRH, hormônio liberador das gonadotrofinas.

aumento dos níveis de inibina B no início da fase folicular. A inibina B, em combinação com a elevação dos níveis de estradiol, e provavelmente a inibina A restringem a secreção de FSH durante esse período crítico, de modo que apenas um único folículo amadurece na maioria dos ciclos. O risco aumentado de gestação múltipla associada aos níveis elevados de FSH característicos da idade materna avançada ou à administração de gonadotrofina exógena no tratamento da infertilidade atesta a importância da regulação do FSH por retroalimentação negativa. Com o crescimento adicional do folículo dominante, o estradiol e a inibina A aumentam de modo exponencial, e o folículo adquire receptores de LH. Os níveis crescentes de estradiol são responsáveis pelas alterações proliferativas que ocorrem no endométrio. A elevação exponencial do estradiol resulta em retroalimentação positiva sobre a hipófise, levando à geração de um pico de LH (e um pico menor de FSH), desencadeando, assim, a ovulação e a luteinização das células da granulosa e da teca.

FASE LÚTEA

A fase lútea começa com a formação do corpo lúteo a partir do folículo que sofreu ruptura (Fig. 392-8). A progesterona e a inibina A são produzidas pelas células da granulosa luteinizadas, que continuam aromatizando os precursores do androgênio derivados da teca, produzindo estradiol. As ações combinadas do estrogênio e da progesterona são responsáveis pelas alterações secretórias no endométrio necessárias à implantação. O corpo lúteo é estimulado pelo LH, mas possui um espectro de vida finito por causa da menor sensibilidade ao LH. A morte do corpo lúteo resulta em um declínio progressivo no suporte hormonal do endométrio. A inflamação ou hipoxia e isquemia locais resultam em alterações vasculares no endométrio que induzem à liberação de citocinas, morte celular e descamação do endométrio.

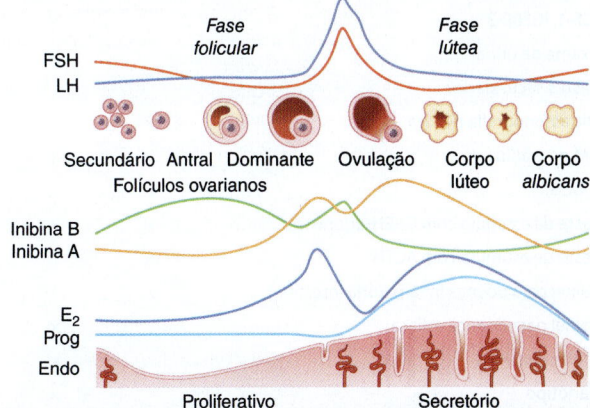

FIGURA 392-8 Relação entre as gonadotrofinas, o desenvolvimento do folículo, a secreção gonadal e as alterações endometriais durante o ciclo menstrual normal. E_2, estradiol; Endo, endométrio; FSH, hormônio folículo-estimulante; LH, hormônio luteinizante; Prog, progesterona.

Se ocorrer concepção, a hCG produzida pelo trofoblasto liga-se aos receptores de LH no corpo lúteo, mantendo a produção de hormônios esteroides e impedindo a involução do corpo lúteo até que a função hormonal seja assumida pelo placenta nas primeiras 6 a 10 semanas após a concepção.

AVALIAÇÃO CLÍNICA DA FUNÇÃO OVARIANA

O sangramento menstrual deve tornar-se regular 2 a 4 anos após a menarca, apesar de os ciclos anovulatórios e irregulares serem comuns antes desse período. Para o restante da vida reprodutiva adulta, a duração do ciclo, contada a partir do primeiro dia da menstruação até o primeiro dia da menstruação subsequente, é de cerca de 28 dias, com uma variação de 25 a 35 dias. Entretanto, a variabilidade de ciclo para ciclo, em relação a determinada mulher, é de ± 2 dias. A duração da fase lútea é relativamente constante entre 12 e 14 dias nos ciclos normais; por conseguinte, a maior parte da variabilidade na duração do ciclo deve-se a variações na duração da fase folicular. A duração do sangramento menstrual nos ciclos ovulatórios varia entre 4 e 6 dias. Ocorre uma redução gradual da duração do ciclo com a idade, de modo que as mulheres com > 35 anos apresentam ciclos mais curtos do que durante os anos reprodutivos mais jovens. Os ciclos anovulatórios aumentam à medida que as mulheres se aproximam da menopausa, e os padrões de sangramento podem ser erráticos.

As mulheres que relatam sangramento mensal regular em geral possuem ciclos ovulatórios, porém vários outros sinais clínicos podem ser usados para determinar a probabilidade de ovulação. Algumas mulheres experimentam *mittelschmerz*, descrita como desconforto pélvico na metade do ciclo, tendo como possível causa a rápida expansão do folículo dominante por ocasião da ovulação. Uma série de sintomas pré-menstruais extremamente incômodos, como distensão abdominal, hipersensibilidade mamária, alterações de humor e vontade incontida de ingerir certos alimentos, ocorre com frequência vários dias antes da menstruação nos ciclos ovulatórios, porém sua ausência não pode ser utilizada como evidência de anovulação. Os métodos que podem ser usados para determinar se a ovulação ocorreu consistem em um nível sérico de progesterona > 3 ng/mL cerca de 7 dias após a ovulação, elevação na temperatura corporal basal de 0,24°C na segunda metade do ciclo em função do efeito termorregulador da progesterona ou identificação do pico urinário de LH utilizando *kits* que permitem prever a ovulação. Como a ovulação ocorre cerca de 36 horas após o pico de LH, pode ser útil determinar o LH urinário para estabelecer o momento apropriado para a relação sexual, de modo a coincidir com a ovulação.

A ultrassonografia pode ser utilizada para detectar o crescimento do antro cheio de líquido do folículo em desenvolvimento, bem como para avaliar o espessamento endometrial em resposta a níveis crescentes de estradiol na fase folicular. Além disso, pode ser realizada para obter evidências de ovulação, documentando o colapso do folículo dominante e/ou a presença de corpo lúteo, bem como a ecogenicidade característica do endométrio secretório na fase lútea.

PUBERDADE

DESENVOLVIMENTO PUBERAL NORMAL EM MENINAS

A primeira menstruação (*menarca*) ocorre relativamente tarde na série de marcos do desenvolvimento que caracterizam a puberdade normal (Tab. 392-1). A menarca é precedida pelo aparecimento de pelos pubianos e, a seguir, axilares (*adrenarca*) como resultado da maturação da zona reticular na suprarrenal e da maior secreção de androgênios suprarrenais, sobretudo desidroepiandrosterona (DHEA). O gatilho para a adrenarca continua sendo desconhecido, mas pode envolver aumentos no índice de massa corporal, assim como fatores *in utero* e neonatais. A menarca também é

TABELA 392-1 ■ Idade média (anos) dos marcos puberais em meninas				
	Início do desenvolvimento das mamas/pelos pubianos	Idade de velocidade máxima de aumento da altura	Menarca	Desenvolvimento final das mamas/pelos pubianos	Altura adulta
Branca	10,2	11,9	12,6	14,3	17,1
Negra	9,6	11,5	12	13,6	16,5

Fonte: Reproduzida com permissão de FM Biro et al: Pubertal correlates in black and white girls. J Pediatr 148:234, 2006.

precedida pelo desenvolvimento das mamas (*telarca*). A mama é extremamente sensível aos níveis muito baixos de estrogênio que resultam da conversão periférica dos androgênios suprarrenais, bem como aos baixos níveis de estrogênio secretados pelo ovário no início da maturação puberal. Essa sensibilidade ao estrogênio também explica por que os bebês ocasionalmente desenvolvem tecido mamário em resposta a estrogênios exógenos ou ambientais. O desenvolvimento das mamas precede o aparecimento dos pelos púbicos e axilares em cerca de 60% das meninas. O intervalo entre o início do desenvolvimento das mamas e a menarca é de cerca de 2 anos. Houve um declínio gradual na idade da menarca no transcorrer do último século, atribuído, em grande parte, à melhora na nutrição, e observa-se uma relação entre a adiposidade e a maturação sexual mais precoce em meninas. Nos Estados Unidos, a menarca ocorre com uma média etária de 12,5 anos (Tab. 392-1).

Grande parte da variação do momento de ocorrência da puberdade deve-se a fatores genéticos. As estimativas de hereditariedade obtidas de estudos de gêmeos variam entre 50 e 80%. A adrenarca e a telarca ocorrem cerca de 1 ano mais cedo em meninas negras, em comparação com brancas, embora a diferença no momento de ocorrência da menarca seja menos pronunciada. Estudos de associação genômica ampla identificaram mais de uma centena de genes associados ao momento de ocorrência da puberdade em ambos os sexos, atestando o elevado grau de coordenação desse marco reprodutivo e de crescimento. Esses achados incluem genes envolvidos na secreção de GnRH (p. ex., *TACR3* e o gene com *imprinting* materno, *MKRN3*, que tem sido associado à puberdade precoce familiar), desenvolvimento e função da hipófise (p. ex., *POU1F1*), síntese e bioatividade hormonais (p. ex., *STARD4, ESR1, RXRG*), retroalimentação gonadal (p. ex., *INHBA, ESR1*) e homeostase energética e crescimento, incluindo *LIN28B*, um gene sentinela de puberdade, que é um potente regulador do processamento de micro-RNA.

Ocorrem também outras alterações hormonais importantes em combinação com a puberdade. Os níveis de hormônio do crescimento (GH) aumentam no início da puberdade, estimulados, em parte, pelos aumentos puberais na secreção de estrogênio. O GH aumenta o fator do crescimento semelhante à insulina tipo 1 (IGF-1), que acelera o crescimento linear. O estirão do crescimento é, em geral, menos pronunciado nas meninas do que nos meninos, com velocidade máxima de crescimento de cerca de 7 cm/ano. O crescimento linear acaba sendo limitado pelo fechamento das epífises nos ossos longos como resultado da prolongada exposição ao estrogênio. A puberdade está associada também com leve resistência à insulina.

DISTÚRBIOS DA PUBERDADE

O diagnóstico diferencial da puberdade precoce e da puberdade tardia é semelhante em meninos (Cap. 391) e meninas. Contudo, existem diferenças no momento da puberdade normal e diferenças na frequência relativa de distúrbios específicos em meninas em comparação com meninos.

Puberdade precoce Tradicionalmente, a puberdade precoce tem sido definida como o desenvolvimento das características sexuais secundárias antes dos 8 anos de idade em meninas, com base nos dados de Marshall e Tanner em meninas britânicas estudadas na década de 1960. Estudos mais recentes levaram a recomendações de que as meninas sejam avaliadas para a puberdade precoce se houver desenvolvimento das mamas ou presença de pelos pubianos com < 7 anos de idade para meninas brancas ou < 6 anos para meninas negras; entretanto, essas diretrizes não foram amplamente aceitas, preferindo-se um cuidadoso acompanhamento das meninas que se apresentam com < 8 anos de idade.

A puberdade precoce nas meninas é, com mais frequência, um fenômeno de mediação central (Tab. 392-2), resultando da ativação precoce do eixo hipotalâmico-hipofisário-ovariano. Caracteriza-se pela secreção pulsátil de LH (que inicialmente está associada ao sono profundo) e por um aumento da resposta do LH e do FSH ao GnRH exógeno ou a um agonista do GnRH (estimulação duas a três vezes maior) (Tab.392-3). A puberdade verdadeira caracteriza-se por um avanço na idade óssea de > 2 desvios-padrão, história recente de aceleração do crescimento e progressão das características sexuais secundárias. Nas meninas, a puberdade precoce central (PPC) é idiopática em cerca de 85% dos casos; entretanto, é preciso considerar as causas neurogênicas. Foram encontradas mutações ativadoras em *KISS* e *KISS1R* em um pequeno número de pacientes com PPC, e foram relatadas mutações com perda de função em *MKRN3* na PPC familiar. Todavia, a frequência dessas mutações não é suficiente para justificar o seu uso em teste clínico de rotina. Os agonistas do GnRH que induzem a dessensibilização hipofisária constituem a base do tratamento destinado a prevenir o fechamento epifisário prematuro e preservar a altura adulta, assim como a controlar as repercussões psicossociais da puberdade precoce.

TABELA 392-2 ■ Diagnóstico diferencial da puberdade precoce

Central (dependente de GnRH)	Periférica (independente de GnRH)
Idiopática	Hiperplasia suprarrenal congênita
Tumores do SNC	Tumores produtores de estrogênios
Hamartomas	Tumores suprarrenais
Astrocitomas	Tumores ovarianos
Adenomiomas	Tumores produtores de gonadotrofinas/hCG
Gliomas	Exposição exógena ao estrogênio ou androgênio ou óleo de lavanda ou de melaleuca
Germinomas	
Infecção do SNC	
Genética, isto é, *KISS1, KISS1R, MKRN3, DLK1*	Síndrome de McCune-Albright
Traumatismo craniencefálico	Síndrome de excesso de aromatase
Iatrogênica	
Radiação	
Quimioterapia	
Cirurgia	
Malformação do SNC	
Cistos aracnóideos ou suprasselares	
Displasia septo-óptica	
Hidrocefalia	

Siglas: SNC, sistema nervoso central; *DLK1*, gene homólogo semelhante ao delta 1; GnRH, hormônio liberador de gonadotrofinas; hCG, gonadotrofina coriônica humana; *KISS1*, gene kisspeptina; *KISS1R*, gene do receptor de kisspeptina; *MKRN3*, gene proteína 3 do dedo anelar de makorina.

TABELA 392-3 ■ Avaliação da puberdade precoce e tardia

	Precoce	Tardia
Testes de rastreamento iniciais		
Anamnese e exame físico	×	×
Avaliação da velocidade de crescimento	×	×
Idade óssea	×	×
LH, FSH	×	×
Estradiol, testosterona	×	×
DHEAS	×	×
17-hidroxiprogesterona	×	
TSH, T$_4$ livre	×	×
Hemograma completo		×
Velocidade de hemossedimentação, proteína C-reativa		×
Eletrólitos, função renal		×
Enzimas hepáticas		×
IGF-1, IGFBP-3		×
Exame de urina		×
Testes secundários		
Ultrassonografia pélvica	×	
RM de crânio	×	×
β-hCG	×	
Teste de estímulo com GnRH/agonista	×	×
Teste de estímulo com ACTH	×	
Painel para doença inflamatória intestinal	×	×
Painel para doença celíaca		×
Prolactina (PRL)		×
Cariótipo		×

Siglas: ACTH, hormônio adrenocorticotrófico; DHEAS, sulfato de desidroepiandrosterona; FSH, hormônio folículo-estimulante; GnRH, hormônio liberador das gonadotrofinas; hCG, gonadotrofina coriônica humana; IGF-1, fator do crescimento semelhante à insulina tipo 1; IGFBP-3, proteína de ligação ao IGF 3; LH, hormônio luteinizante; RM, ressonância magnética; TSH, hormônio estimulante da tireoide; T$_4$, tiroxina.

A puberdade precoce periférica não envolve a ativação do eixo hipotalâmico-hipofisário-ovariano e se caracteriza por gonadotrofinas suprimidas na presença de estradiol elevado. O manejo da puberdade precoce periférica envolve o tratamento do distúrbio subjacente (Tab. 392-2) e a limitação dos efeitos dos esteroides gonadais com o uso de inibidores da aromatase, inibidores da esteroidogênese e bloqueadores de ER. É importante estar ciente de que a PCC pode manifestar-se também em meninas cuja precocidade representava inicialmente um fenômeno de mediação periférica, como ocorre na síndrome de McCune-Albright e na hiperplasia suprarrenal congênita.

Formas incompletas e intermitentes de puberdade precoce também podem ocorrer. Por exemplo, o desenvolvimento prematuro das mamas pode ser verificado em meninas antes dos 2 anos de idade, sem nenhuma progressão adicional nem qualquer avanço significativo na idade óssea, produção de androgênios ou comprometimento da altura. A adrenarca prematura também pode ocorrer na ausência de desenvolvimento puberal progressivo, mas deve ser diferenciada da hiperplasia suprarrenal congênita de início tardio e dos tumores secretores de androgênio, caso em que pode ser denominada *precocidade heterossexual*. A adrenarca prematura pode estar associada à obesidade, à hiperinsulinemia e à subsequente predisposição à SOP.

Puberdade tardia   A puberdade tardia (Tab. 392-4) é definida pela ausência de características sexuais secundárias em torno dos 13 anos nas meninas. As considerações diagnósticas são muito semelhantes àquelas da amenorreia primária (Cap. 393). Entre 25 e 40% dos casos de puberdade tardia em meninas são de origem ovariana, sendo a síndrome de Turner responsável pela maioria desses casos. Pode ocorrer puberdade tardia na presença de doenças sistêmicas, incluindo doença celíaca e doença renal crônica, e endocrinopatias, como diabetes e hipotireoidismo. Além disso, as meninas parecem ser particularmente suscetíveis aos efeitos adversos da redução do equilíbrio energético em consequência de exercício, dieta e/ou transtornos alimentares, de modo que a amenorreia hipotalâmica (AH) funcional pode ocorrer com amenorreia primária. Em conjunto, essas condições reversíveis são responsáveis por cerca de 25% dos casos de puberdade tardia em meninas. O hipogonadismo hipogonadotrófico congênito em meninas ou meninos pode ser causado por mutações em vários genes diferentes ou em combinações de genes (Fig. 392-4, Cap. 391, Tab. 392-2). Em torno de 50% das meninas com hipogonadismo hipogonadotrófico congênito, com ou sem anosmia, apresentam história de algum grau de desenvolvimento das mamas, e 10% relatam 1 a 2 episódios de sangramento vaginal. Estudos realizados em famílias sugerem que os genes identificados em associação à ausência de puberdade também podem causar puberdade tardia, e relatos recentes também sugeriram que uma suscetibilidade genética a estresses ambientais, como dieta e exercício, pode ser responsável por pelo menos alguns casos de AH funcional, inclusive meninas que apresentam amenorreia primária. Embora as causas neuroanatômicas de puberdade tardia sejam consideravelmente menos comuns em meninas do que em meninos, é sempre importante excluí-las na presença de hipogonadismo hipogonadotrófico.

TABELA 392-4 ■ Diagnóstico diferencial da puberdade tardia

Hipergonadotrófica
- Ovariana
  - Síndrome de Turner
  - Disgenesia gonadal
  - Quimioterapia/radioterapia
  - Galactosemia
  - Ooforite autoimune
  - Hiperplasia lipoide congênita
- Anormalidades das enzimas esteroidogênicas
  - Deficiência 17α-hidroxilase
  - Deficiência de aromatase
- Mutações da gonadotrofina/receptor
  - *FSHβ, LHR, FSHR*
- Síndrome de resistência aos androgênios

Hipogonadotrófica
- Genéticas
  - Síndromes hipotalâmicas
    - Leptina/receptor de leptina
    - *HESX1* (displasia septo-óptica)
    - *PC1* (pró-hormônio-convertase)
  - HHI e síndrome de Kallmann
    - *KAL1, FGF8, FGFR1, NSMF, PROK2, PROKR2, SEM3A, HS6ST1, WDR11, CHD7*
    - *KISS1, KISS1R, TAC3, TAC3R, GnRH1, GnRHR* e outros
  - Anormalidades do desenvolvimento/função da hipófise
    - *PROP1*
- Tumores/distúrbios infiltrativos do SNC
  - Craniofaringioma
  - Astrocitoma, germinoma, glioma
  - Prolactinomas, outros tumores hipofisários
  - Histiocitose X
- Quimioterapia/radioterapia
- Funcional
  - Doenças crônicas
  - Desnutrição
  - Exercício excessivo
  - Transtornos alimentares

Siglas: CHD7, proteína de ligação de cromodomínio-helicase-DNA 7; *FGF8*, fator de crescimento dos fibroblastos 8; *FGFR1*, receptor do fator de crescimento dos fibroblastos 1; *FSHβ*, cadeia β do hormônio folículo-estimulante; *FSHR*, receptor de FSH; *GnRHR*, receptor do hormônio liberador das gonadotrofinas; *HESX1*, homeobox, célula-tronco embrionária expresso 1; *HS6ST1*, sulfato de heparina 6-O sulfotransferase 1; HHI, hipogonadismo hipogonadotrófico idiopático; *KAL*, Kallmann; *KISS1*, kisspeptina 1; *KISSR1*, receptor de KISS1; *LHR*, receptor do hormônio luteinizante; *NSMF*, receptor de NMDA, sinalização sinaptonuclear e fator de migração neuronal; *PROK2*, procineticina 2; *PROKR2*, receptor de procineticina 2; *PROP1*, prophet de Pit1, fator de transcrição de homeodomínio semelhante a pareado; *SEM3A*, semaforina-3A; SNC, sistema nervoso central; *WDR11*, proteína contendo a repetição WD 11.

LEITURAS ADICIONAIS

Bradley SH et al: Precocious puberty. BMJ 368:l6597, 2020.
Euster EA: Update on precocious puberty. J Pediatr Adolesc Gynecol 32:455, 2019.
George JT et al: Effect of gonadotropin-inhibitory hormone on luteinizing hormone secretion in humans. Clin Endocrinol (Oxf) 86:731, 2017.
Kaplowitz P, Bloch C: The section on endocrinology. Evaluation and referral of children with signs of early puberty. Pediatrics 137:e20153732, 2016.
Mishra GD et al: EMAS position statement: Predictors of premature and early natural menopause. Maturitas 123:8, 2019.
Neocleous V et al: GnRH deficient patients with congenital hypogonadotropic hypogonadism: Novel genetic findings in *ANOS1, RNF216, WDR11, FGFR1, CHD7*, and *POLR3A* genes in a case series and review of the literature. Front Endocrinol (Lausanne) 11:626, 2020
Richards JS: The ovarian cycle. Vitam Horm 107:1, 2018.
Stamou MI et al: Discovering genes essential to the hypothalamic regulation of human reproduction using a human disease model: Adjusting to life in the "-omics" era. Endocr Rev 36:603, 2015.
Tucker EJ et al: Premature ovarian insufficiency: New perspectives on genetic cause and phenotypic spectrum. Endocr Rev 37:609, 2016.
Willemsen RH, Dunger DB: Normal variation in pubertal timing: Genetic determinants in relation to growth and adiposity. Endocr Dev 29:17, 2016.

393 Distúrbios menstruais e dor pélvica

Janet E. Hall, Anuja Dokras

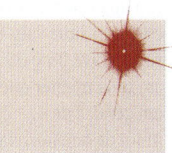

A disfunção menstrual pode sinalizar uma anormalidade subjacente que pode trazer consequências para a saúde em longo prazo. Embora o sangramento frequente ou prolongado costume induzir a mulher a procurar atendimento médico, o sangramento infrequente ou ausente pode parecer menos preocupante, e a paciente pode não procurar um médico. Assim, concentrar-se na história menstrual é uma parte muito importante de toda consulta feminina. A dor pélvica é uma queixa comum que pode relacionar-se com uma anormalidade dos órgãos reprodutivos, mas também pode ser de origem gastrintestinal, do trato urinário ou musculoesquelética. Dependendo da causa, a dor pélvica pode requerer atenção cirúrgica. As diretrizes recentes não recomendam mais o exame pélvico de rotina em mulheres assintomáticas de risco médio, a não ser a triagem periódica para câncer de colo do útero. Entretanto, o exame pélvico é uma importante parte na avaliação da amenorreia, do sangramento uterino anormal e da dor pélvica.

DISTÚRBIOS MENSTRUAIS

DEFINIÇÃO E PREVALÊNCIA

A *amenorreia* se refere à ausência de ciclos menstruais. Ela é classificada como *primária* se o sangramento menstrual nunca tiver ocorrido na ausência de tratamento hormonal ou *secundária* se os ciclos menstruais forem ausentes por 3 a 6 meses. A amenorreia primária é um distúrbio raro que ocorre em < 1% da população feminina. Entretanto, 3 a 5% das mulheres têm pelo menos 3 meses de amenorreia secundária em um determinado ano. Não há evidências de que a raça ou a etnia influencie na prevalência de amenorreia. Entretanto, devido à importância da nutrição adequada para que haja uma função reprodutiva normal, tanto a idade na menarca quanto a prevalência de amenorreia secundária variam significativamente em diferentes partes do mundo.

A *oligomenorreia* é definida como um ciclo com duração > 35 dias ou < 10 menstruações por ano. Tanto a frequência como a quantidade de sangramento vaginal são irregulares na oligomenorreia, e os sintomas pré-menstruais (hipersensibilidade mamária, compulsão alimentar, labilidade emocional) sugestivos de ovulação estão presentes de forma variável. A anovulação também pode ocorrer com intervalos intermenstruais de < 24 dias. O sangramento irregular frequente ou intenso é chamado de *sangramento uterino disfuncional* caso se excluam lesões uterinas anatômicas e do trato de saída ou uma diátese hemorrágica. A oligo-ovulação e a anovulação estão mais frequentemente associadas à síndrome do ovário policístico (SOP).

Amenorreia primária A ausência de menarca (primeira menstruação) aos 16 anos de idade tem sido usada tradicionalmente para definir a amenorreia primária. Entretanto, outros fatores, como crescimento, características sexuais secundárias e presença de dor pélvica cíclica, também influenciam a idade em que a amenorreia primária deve ser investigada. Estudos recentes sugerem que a puberdade está ocorrendo em uma idade mais precoce, particularmente em meninas obesas. Entretanto, é importante assinalar que esses dados refletem apenas um desenvolvimento mais precoce das mamas, com alteração mínima na idade da menarca. Assim, deve-se iniciar uma avaliação para amenorreia aos 15 ou 16 anos de idade, na presença de crescimento normal e características sexuais secundárias; aos 13 anos, na ausência de características sexuais secundárias ou se a altura for menor do que o terceiro percentil; aos 12 ou 13 anos, na presença de desenvolvimento das mamas e dor pélvica cíclica; ou nos 2 anos de desenvolvimento das mamas se a menarca, definida como a primeira menstruação, não ocorrer.

Amenorreia secundária ou oligomenorreia Os ciclos irregulares são relativamente comuns por um período de até 3 anos após a menarca e por 1 a 2 anos do período perimenopausa. Nos anos entre esse intervalo, a duração do ciclo menstrual é de aproximadamente 28 dias, com um intervalo intermenstrual que normalmente varia entre 25 e 35 dias. A variabilidade ciclo a ciclo em uma mulher que esteja ovulando sistematicamente, em geral, é de +/– 2 dias. A gravidez é a causa mais comum de amenorreia, devendo ser excluída no início de qualquer avaliação de irregularidade menstrual. Contudo, muitas mulheres algumas vezes "pulam" um ciclo menstrual. Três meses de amenorreia secundária ou 6 meses em mulheres com ciclos previamente irregulares devem exigir uma avaliação, assim como uma história de intervalos intermenstruais de > 35 ou < 21 dias ou sangramento que persista por > 7 dias.

DIAGNÓSTICO

A gravidez constitui a causa mais comum de amenorreia e precisa ser excluída em todos os casos, independentemente da história da paciente. A avaliação da disfunção menstrual depende da compreensão das inter-relações entre os quatro componentes essenciais do trato reprodutivo: (1) o hipotálamo, (2) a hipófise, (3) os ovários e (4) o útero, bem como a via de saída (Fig. 393-1; Cap. 392). Esse sistema é mantido por alças de retroalimentação negativa e retroalimentação positiva complexas que envolvem os esteroides ovarianos (estradiol e progesterona) e peptídeos (inibina B e inibina A), bem como componentes hipotalâmicos (hormônio liberador de gonadotrofina [GnRH]) e hipofisários (hormônio folículo-estimulante [FSH] e hormônio luteinizante [LH]) desse sistema (Fig. 393-1).

Os distúrbios da função menstrual podem ser considerados em duas categorias principais: distúrbios do útero e da via de saída e distúrbios da ovulação. Grande parte dos problemas que causam amenorreia primária é congênita, mas não é reconhecida até a época da puberdade normal (p. ex., anormalidades genéticas, cromossômicas e anatômicas). Todas as causas de amenorreia secundária também podem provocar amenorreia primária.

Distúrbios uterinos ou da via de saída As anormalidades uterinas ou da via de saída apresentam-se como amenorreia primária. Nas pacientes com desenvolvimento puberal normal e vagina cega, o diagnóstico diferencial inclui *obstrução* por um septo vaginal transverso ou hímen imperfurado; *agenesia mülleriana* (síndrome de Mayer-Rokitansky-Kuster-Hauser) associada a mutações no gene *WNT4*; e *síndrome da insensibilidade androgênica* (SIA), um distúrbio recessivo ligado ao X responsável por aproximadamente 10% de todos os casos de amenorreia primária (Cap. 391). As pacientes com SIA têm cariótipo 46,XY; entretanto, devido à falta de responsividade do receptor de androgênio, as que apresentam SIA completa carecem de manifestações de androgenização e têm genitália feminina externa. A ausência de pelos pubianos e axilares as distingue clinicamente das pacientes com agenesia mülleriana, bem como um nível de testosterona na faixa masculina. Os raros casos com deficiência de 5α-redutase tipo 2 têm uma apresentação semelhante, porém ocorre virilização na época da puberdade. A *síndrome de Asherman* apresenta-se como amenorreia secundária

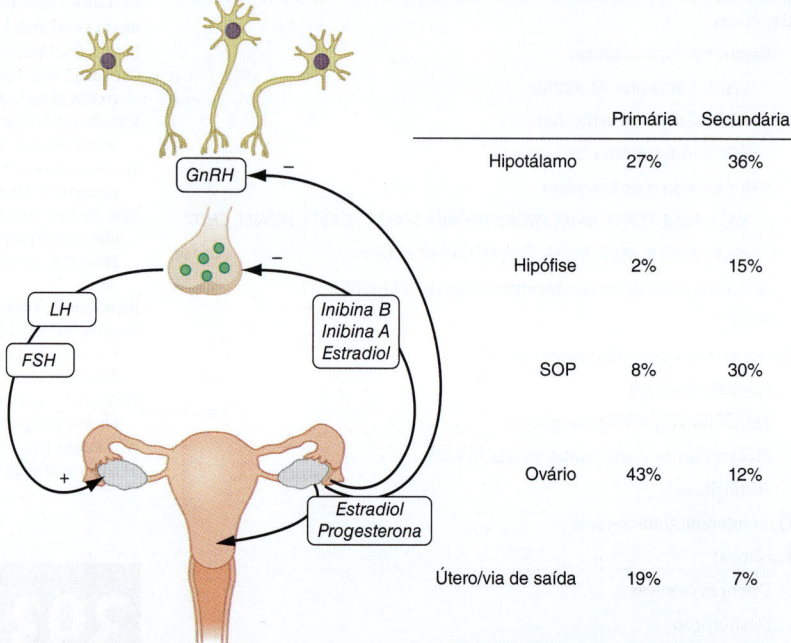

FIGURA 393-1 **Papel do eixo hipotalâmico-hipofisário-gonadal na etiologia da amenorreia.** A secreção do hormônio liberador de gonadotrofina (GnRH) a partir do hipotálamo estimula o hormônio folículo-estimulante (FSH) e a secreção do hormônio luteinizante (LH) a partir da hipófise para induzir foliculogênese ovariana e esteroidogênese. A secreção ovariana de estradiol e progesterona controla a descamação do endométrio, resultando na menstruação, e, em combinação com as inibinas, fornece regulação de retroalimentação do hipotálamo e da hipófise para controlar a secreção de FSH e LH. A prevalência de amenorreia que resulta das anormalidades em cada nível do sistema reprodutivo (hipotálamo, hipófise, ovário, útero e via de saída) varia dependendo de a amenorreia ser primária ou secundária. SOP, síndrome do ovário policístico.

ou hipomenorreia e resulta de obliteração parcial ou completa da cavidade uterina por aderências que evitam crescimento normal e descamação do endométrio. A curetagem realizada devido a complicações da gravidez é responsável por > 90% dos casos; a tuberculose genital é uma causa importante nas regiões endêmicas.

TRATAMENTO

Distúrbios uterinos ou da via de saída

A *obstrução* da via de saída geralmente se apresenta como dismenorreia ou dor cíclica abdominal inferior sem menstruação. A avaliação da paciente inclui um histórico médico, exame físico, incluindo um exame perineal, e ultrassonografia. Em alguns casos, uma ressonância magnética (RM) pode identificar com mais precisão a anomalia do trato reprodutivo antes da cirurgia. É importante que a cirurgia seja realizada tão logo o diagnóstico seja estabelecido, visto que o risco de endometriose aumenta com o fluxo menstrual retrógrado. A *agenesia mülleriana* também pode requerer intervenção cirúrgica para permitir as relações sexuais, embora a dilatação vaginal seja adequada em alguns casos. Como a função ovariana se mostra normal, técnicas de reprodução assistida podem ser usadas com uma barriga de aluguel. Mais recentemente, houve alguns casos de transplante uterino bem-sucedido em mulheres com agenesia mülleriana. A SIA (Cap. 390) exige gonadectomia, devido ao risco de gonadoblastoma nas gônadas disgenéticas, embora a cirurgia geralmente seja adiada até a ocorrência do desenvolvimento das mamas e estirão de crescimento puberal. A reposição de estrogênio está indicada após gonadectomia, e a dilatação vaginal pode ser necessária para possibilitar a relação sexual.

Distúrbios da ovulação Uma vez excluídas as anormalidades uterinas e da via de saída, as outras causas de amenorreia envolvem distúrbios da ovulação. O diagnóstico diferencial baseia-se nos resultados dos exames iniciais, incluindo exame de gravidez, um nível de FSH (para determinar se a causa é ovariana ou central) e avaliação de hiperandrogenismo (Fig. 393-2).

HIPOGONADISMO HIPOGONADOTRÓFICO Níveis baixos de estrogênio, em combinação com níveis normais ou baixos de LH e FSH, são observados nas anormalidades anatômicas, genéticas ou funcionais que interferem na secreção hipotalâmica de GnRH ou na responsividade hipofisária ao GnRH. Embora relativamente incomum, os tumores e doenças infiltrativas devem ser considerados no diagnóstico diferencial de hipogonadismo hipogonadotrófico (Cap. 380). Esses distúrbios podem apresentar-se com amenorreia primária ou secundária. Eles podem ocorrer em associação com outras manifestações sugestivas de disfunção hipotalâmica ou hipofisária, como baixa estatura, diabetes insípido, galactorreia e cefaleia. O hipogonadismo hipogonadotrófico também pode ser observado após radioterapia craniana. No período pós-parto, a amenorreia ocorre normalmente em associação à amamentação, mas também pode ser causada por necrose hipofisária (síndrome de Sheehan) ou hipofisite linfocítica. Como a disfunção reprodutiva é comumente associada à hiperprolactinemia devido a lesões neuroanatômicas ou medicamentos, a prolactina deve ser medida em todos os pacientes com hipogonadismo hipogonadotrófico (Cap. 380).

O hipogonadismo hipogonadotrófico isolado (HHI) ocorre em mulheres, embora seja três vezes mais comum em homens. O HHI geralmente se manifesta com amenorreia primária, porém 50% dos casos têm algum grau de desenvolvimento das mamas, e cerca de 10% das pacientes relatam 1-2 menstruações. O HHI está associado a anosmia em metade das mulheres (denominado síndrome de Kallmann). As causas genéticas do HHI foram identificadas em aproximadamente 50% das pacientes (Caps. 391 e 392).

A amenorreia hipotalâmica (AH) funcional é um diagnóstico de exclusão de outras causas de hipogonadismo hipogonadotrófico, incluindo doenças crônicas (diabetes tipo 1, doença celíaca, hipertireoidismo, síndrome de Cushing) e uso de opioides, glicocorticoides ou agentes psicotrópicos que aumentam os níveis de prolactina. A AH funcional está mais comumente associada a condições que causam um desequilíbrio entre o consumo e a obtenção de energia e/ou estresse significativo. Variantes nos genes associados ao HHI podem aumentar a suscetibilidade a esses estímulos ambientais, respondendo, em parte, pela variabilidade clínica desse distúrbio. A sinalização metabólica e de estresse é transduzida no eixo reprodutivo, pelo menos em parte, por meio da sinalização da leptina da periferia e por meio de controle do GnRH pela kisspeptina hipotalâmica. O diagnóstico de AH, em geral, pode ser feito com base em anamnese e exame físico cuidadosos, bem como na demonstração de baixos níveis de

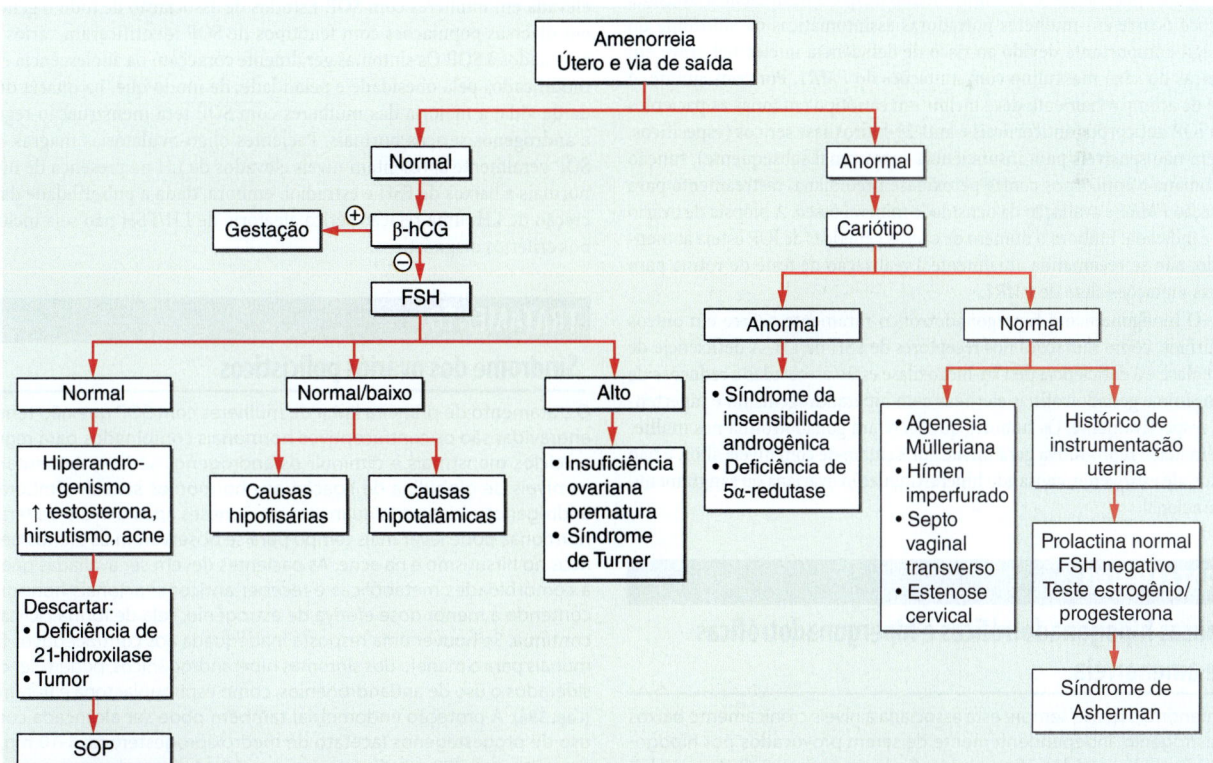

FIGURA 393-2 Algoritmo para avaliação da amenorreia. β-hCG, gonadotrofina coriônica humana β; FSH, hormônio folículo-estimulante; SOP, síndrome do ovário policístico.

gonadotrofinas e níveis normais de prolactina. Os transtornos alimentares, exercício excessivo e as doenças crônicas têm de ser especificamente excluídos. História atípica, presença de cefaleia, sinais de outra disfunção hipotalâmica ou hiperprolactinemia, mesmo quando leve, exigem a realização de RM de crânio, de modo a excluir uma causa neuroanatômica. Até 10% das mulheres com AH podem ter algumas características da SOP (menstruação irregular, aumento do volume ovariano com aparência policística, níveis mais elevados de hormônio antimülleriano [AMH] e níveis ligeiramente elevados de andrógenos).

HIPOGONADISMO HIPERGONADOTRÓFICO A insuficiência ovariana é considerada prematura quando ocorre em mulheres com < 40 anos de idade e é responsável por aproximadamente 10% da amenorreia secundária. A *insuficiência ovariana primária* (IOP) substituiu os termos *menopausa prematura* e *insuficiência ovariana prematura*, reconhecendo o avanço do comprometimento da função ovariana demonstrado por esse distúrbio. A insuficiência ovariana está associada à perda da inibição da retroalimentação negativa no hipotálamo e na hipófise, resultando em aumento dos níveis de FSH e LH. O FSH é um marcador mais adequado de insuficiência ovariana, devido à perda dos efeitos de retroalimentação negativa do estradiol e das inibinas e visto que seus níveis variam menos que os do LH. Os níveis de AMH também estão baixos em pacientes com IOP, porém são mais frequentemente usados no manejo da infertilidade. Assim como na menopausa normal, a IOP pode ir e vir, e as medições seriadas podem ser necessárias para se estabelecer o diagnóstico. A manifestação pode incluir menstruação irregular ou cessação completa da menstruação, ondas de calor e ressecamento vaginal.

Uma vez estabelecido o diagnóstico de IOP, uma avaliação adicional é indicada em razão de outros problemas de saúde que podem ser associados à IOP. Embora a IOP seja mais comumente de causa desconhecida, ela também ocorre em associação a uma variedade de anormalidades cromossômicas (mais frequentemente síndrome de Turner), síndromes de insuficiência poliglandular autoimune e outros distúrbios raros. A radioterapia e a quimioterapia podem reduzir a reserva ovariana, exercendo efeitos nos ovócitos e nas células da granulosa de sustentação. Novas abordagens, incluindo criopreservação de ovários, ovócitos e embriões, devem ser oferecidas às mulheres em idade reprodutiva antes de quimioterapia gonadotóxica ou radioterapia pélvica. O reconhecimento de que a insuficiência ovariana precoce ocorre em mulheres portadoras assintomáticas da síndrome do X frágil é importante devido ao risco de deficiência intelectual grave em crianças do sexo masculino com mutações do *FMR1*. Por conseguinte, o teste de acompanhamento deve incluir um cariótipo em todas as pacientes com IOP, anticorpos anticorticais e anti-21-hidroxilase séricos (específicos, porém não sensíveis para insuficiência suprarrenal subsequente), função tireoidiana e anticorpos contra peroxidase tireoidiana, rastreamento para mutação *FMR1* e avaliação da densidade mineral óssea. A biópsia de ovário não é indicada. Embora o número de causas genéticas de IOP esteja aumentando, não se recomenda atualmente a realização de teste de rotina para outras mutações além de *FMR1*.

O hipogonadismo hipergonadotrófico raramente ocorre em outros distúrbios, como mutações nos receptores de FSH ou LH. A deficiência de aromatase e a deficiência de 17α-hidroxilase estão associadas a reduções de estrogênio e gonadotrofinas elevadas com hiperandrogenismo e hipertensão, respectivamente. Os tumores que secretam gonadotrofina nas mulheres em idade reprodutiva geralmente apresentam-se com níveis altos, e não baixos, de estrogênio, causando hiperestimulação ovariana ou sangramento disfuncional.

TRATAMENTO
Causas hipogonadotróficas e hipergonadotróficas de amenorreia

A amenorreia quase sempre está associada a níveis cronicamente baixos de estrogênio, independentemente de serem provocados por hipogonadismo hipogonadotrófico ou insuficiência ovariana. O desenvolvimento de características sexuais secundárias requer a titulação gradual de reposição de estradiol com a subsequente adição de um progestágeno. A reposição hormonal com regimes de baixa dose de estrogênio/progesterona ou contraceptivos orais é recomendada até a idade habitual da menopausa para a proteção óssea e cardiovascular. Em mulheres com AH funcional ou anorexia nervosa, a reposição hormonal isoladamente pode não ser suficiente para restaurar ou manter a densidade óssea. Pacientes com hipogonadismo hipogonadotrófico que têm interesse em manter a fertilidade necessitam de tratamento com FSH e LH exógenos. As pacientes com IOP podem considerar a doação de ovócitos, que tem alta taxa de sucesso nessa população, embora seu uso em mulheres com síndrome de Turner seja limitado pelo significativo risco cardiovascular da gestação.

SÍNDROME DOS OVÁRIOS POLICÍSTICOS O diagnóstico de SOP é feito em mulheres adultas usando os critérios de Rotterdam: menstruação irregular (< 8 menstruações por ano), hiperandrogenismo clínico ou bioquímico (testosterona total ou livre elevada, escore de Ferriman-Gallwey modificado > 4-6, dependendo da etnia, ver **Cap. 394**) e ovários com aparência policística na ultrassonografia (≥ 20 folículos antrais ou volume ovariano ≥ 10 cm^3 em pelo menos um ovário). A presença de dois dos três critérios confirmará o diagnóstico, resultando em diferentes fenótipos, a saber, hiperandrogênicos ou não hiperandrogênicos. A SOP é um diagnóstico de exclusão, e outras etiologias para menstruação irregular e hiperandrogenismo devem ser excluídas (hipotireoidismo, hiperprolactinemia, fontes suprarrenais para hiperandrogenismo). O diagnóstico em adolescentes pode ser difícil de ser estabelecido, e recomenda-se esperar pelo menos 3 anos após a menarca antes de confirmar o diagnóstico. Em adolescentes, o diagnóstico é baseado apenas em menstruação irregular e critérios de hiperandrogenismo, pois os critérios ultrassonográficos não são estabelecidos para essa faixa etária. A prevalência de obesidade é alta na SOP e aumenta significativamente o risco de comorbidades, incluindo síndrome metabólica, diabetes tipo 2, dislipidemia e hipertensão. A falha na ovulação regular resulta em menstruação irregular e aumento do risco de hiperplasia endometrial e câncer endometrial (risco 2-6 vezes maior). As anormalidades na pulsatilidade do GnRH resultam em LH elevado e aumento da produção de andrógenos ovarianos. A resistência à insulina associada à SOP também pode contribuir para o aumento da produção de andrógenos ovarianos estimulada pela insulina. Uma fonte alternativa de andrógenos, ou seja, andrógenos 11-oxigenados, também se mostrou elevada em mulheres com SOP. Estudos de associação de todo o genoma em diversas populações com fenótipos de SOP identificaram vários *loci* associados à SOP. Os sintomas geralmente começam na adolescência e são modificados pela obesidade e pela idade, de modo que, na quarta década de vida, a maioria das mulheres com SOP terá menstruação regular e andrógenos séricos normais. Pacientes oligo-ovulatórias magras com SOP geralmente apresentam níveis elevados de LH na presença de níveis normais a baixos de FSH e estradiol, embora, dada a pulsatilidade da secreção de LH, uma relação sérica aleatória de LH/FSH não seja incluída nos critérios diagnósticos.

TRATAMENTO
Síndrome dos ovários policísticos

O tratamento de primeira linha de mulheres com SOP que não tentam engravidar são os contraceptivos hormonais combinados para regular os ciclos menstruais e diminuir os andrógenos séricos, aumentando os níveis de globulina de ligação aos hormônios sexuais. Embora os andrógenos séricos diminuam em até 3 meses após o início da terapia hormonal, pode levar mais tempo para se observarem os efeitos benéficos no hirsutismo e na acne. As pacientes devem ser avaliadas quanto a comorbidades metabólicas e receber anticoncepcionais hormonais contendo a menor dose efetiva de estrogênio, seja de forma cíclica ou contínua. Se houver uma resposta inadequada aos contraceptivos hormonais para o manejo dos sintomas hiperandrogênicos, podem ser considerados o uso de antiandrogênios, como espironolactona e flutamida **(Cap. 394)**. A proteção endometrial também pode ser alcançada com o uso de progestágenos (acetato de medroxiprogesterona, 5-10 mg, ou progesterona, 200 mg, diariamente, por 10-14 dias, pelo menos a cada 3 meses, ou um dispositivo intrauterino [DIU] de levonorgestrel). Todas as mulheres com SOP devem ser rastreadas para obesidade, hipertensão e controle glicêmico no momento do diagnóstico e depois em intervalos regulares. Mulheres com sobrepeso e obesas também devem ter um perfil lipídico em jejum no momento do diagnóstico. O manejo do estilo de vida deve ser recomendado em todas as mulheres com SOP, e a metformina deve ser considerada para o manejo dos fatores de risco cardiometabólicos **(Cap. 408)**. Mulheres com SOP têm um risco aumentado de diabetes gestacional, hipertensão gestacional e pré-eclâmpsia. O manejo do estilo de vida é o tratamento de primeira linha antes de tentar engravidar **(Cap. 396)**. O letrozol, um inibidor da aromatase, e o citrato de clomifeno, um modulador seletivo da resposta ao estrogênio, são tratamentos eficazes de primeira linha para a indução da ovulação. As gonadotrofinas exógenas podem ser usadas por profissionais experientes; um diagnóstico de ovários policísticos aumenta o risco de hiperestimulação, até mesmo em mulheres com ciclos menstruais ovulatórios regulares. A metformina é frequentemente usada em pacientes com SOP e é apropriada como adjuvante de dieta e exercício para mulheres obesas com SOP ou para tratamento do diabetes ou diminuição da tolerância à glicose, assim como em pacientes sem SOP. Entretanto, a metformina sozinha não é recomendada para proteção endometrial nem para tratamento de sintomas hiperandrogênicos, infertilidade, aborto ou prevenção do diabetes gestacional.

DOR PÉLVICA

Os mecanismos que causam dor pélvica são semelhantes àqueles que causam dor abdominal **(Cap. 15)** e incluem inflamação do peritônio parietal, obstrução de víscera oca, distúrbios vasculares e dor que se origina na parede abdominal. A dor pélvica pode refletir doença pélvica propriamente dita, mas também pode refletir distúrbios extrapélvicos que referem a dor na pelve. Em até 60% dos casos, a dor pélvica pode ser atribuída a problemas gastrintestinais que incluem apendicite, colecistite, infecções, obstrução intestinal, diverticulite e doença inflamatória intestinal. O trato urinário e os distúrbios musculoesqueléticos também são causas comuns de dor pélvica.

ABORDAGEM À PACIENTE
Dor pélvica

Como em todos os tipos de dor abdominal, a prioridade é identificar condições que ameacem a vida (choque, sinais de irritação peritoneal) e que possam necessitar de manejo cirúrgico de emergência. A possibilidade de gravidez deve ser identificada o mais rápido possível pelo histórico menstrual e por testes de gonadotrofina coriônica humana β (β-hCG). Uma anamnese abrangente, que inclui tipo, localização, irradiação e recorrência, pode ajudar a identificar a causa da dor pélvica aguda. Associações com sangramento vaginal, atividade sexual, defecação, micção, movimento ou ingestão de alimentos devem ser procuradas. Determinar se a dor é aguda ou crônica e cíclica ou não cíclica irá direcionar as investigações adicionais **(Tab. 393-1)**. Entretanto, os distúrbios que causam dor cíclica podem, ocasionalmente, causar dor não cíclica, e o contrário também é verdadeiro.

TABELA 393-1 ■ Causas ginecológicas de dor pélvica

	Aguda	Crônica
Dor pélvica cíclica		*Mittelschmerz* (dor na ovulação)
		Dismenorreia
Dor pélvica não cíclica	Doença inflamatória pélvica	Endometriose
	Cisto ovariano roto ou hemorrágico, endometrioma ou torção ovariana	Fibroides
		Adenomiose
		Aderências e retroversão do útero
	Gravidez ectópica	
	Endometrite	Neoplasias malignas pélvicas
	Crescimento agudo ou degeneração de mioma uterino	Vulvodinia
		Doença inflamatória pélvica crônica
	Ameaça de abortamento	Salpingite tuberculosa
		História de abuso sexual
		Síndrome da congestão pélvica

DOR PÉLVICA AGUDA

A *doença inflamatória pélvica* (DIP) refere-se à infecção do trato genital superior e pode se apresentar com um espectro de sintomas. No quadro agudo, a manifestação mais comum é dor abdominal inferior bilateral que pode ser exacerbada com a atividade sexual. Os fatores de risco para DIP incluem história de múltiplos parceiros sexuais, infecções sexualmente transmissíveis (ISTs) anteriores, história de procedimentos uterinos recentes e idade < 25 anos. No entanto, qualquer mulher sexualmente ativa pode estar em risco de DIP. A DIP associada a abscesso tubo-ovariano ou peritonite pode apresentar dor intensa, febre e sinais de irritação peritoneal. Sangramento uterino anormal pode ocorrer em cerca de um terço das pacientes. Sensibilidade ao movimento cervical, dor uterina e anexial e corrimento vaginal são achados comuns no exame pélvico. A presença de dor no quadrante superior direito é sugestiva de peri-hepatite (síndrome de Fitz-Hugh-Curtis).

O diagnóstico de DIP é estabelecido com base nos sintomas e no exame clínico e pode ser auxiliado por uma preparação úmida de corrimento vaginal e testes de amplificação de ácido nucleico para *Chlamydia trachomatis* e *Neisseria gonorrhoeae*. Vale ressaltar que um diagnóstico clínico presuntivo é suficiente para prescrever o tratamento mesmo na ausência de resultados de testes positivos, pois a DIP pode ocorrer devido a outros patógenos vaginais e entéricos. A imagem pélvica pode ser obtida de acordo com os sintomas, achados do exame pélvico ou se houver falta de resposta à terapia. Com os esforços de saúde pública para controlar as ISTs, a incidência e a gravidade da DIP declinaram nos Estados Unidos e na Europa, embora isso não seja observado nos países em desenvolvimento. A DIP subclínica com seus riscos associados de infertilidade e gravidez ectópica continua sendo um problema significativo no mundo inteiro. As organizações de saúde pública e profissionais recomendam um teste anual para *C. trachomatis* em todas as mulheres sexualmente ativas com < 25 anos de idade e para *C. trachomatis* e *N. gonorrhea* em todas as mulheres com risco aumentado. A *patologia anexial* pode ocorrer de maneira aguda e pode ser causada por ruptura, sangramento ou torção de cistos ovarianos ou, com muito menos frequência, das tubas uterinas. A ruptura de um cisto ovariano pode ser diagnosticada com base na manifestação aguda em uma mulher em idade reprodutiva e nos achados ultrassonográficos pélvicos de um cisto simples, colapsado ou hemorrágico, com ou sem líquido livre na pelve. A torção ovariana geralmente se apresenta com início agudo de dor unilateral e intermitente e é um diagnóstico de exclusão, a menos que a ausência de fluxo sanguíneo para o ovário seja demonstrada por meio de ultrassonografia com Doppler. As neoplasias do ovário e das tubas uterinas são causas muito menos comuns de dor aguda. A *gravidez ectópica* representa 2% de todas as gestações e ocorre mais comumente nas tubas uterinas. Pode apresentar-se como dor aguda no abdome inferior, instabilidade hemodinâmica e sinais de irritação peritoneal. Deve-se ter um alto grau de suspeição em qualquer mulher em idade reprodutiva que apresente dor abdominal ou sangramento vaginal, independentemente de estar em uso de contracepção. Os fatores de risco para uma gravidez ectópica incluem história de doença tubária, infecção pélvica, cirurgia tubária, gravidez ectópica anterior, infertilidade, tabagismo e uso de DIU, embora uma grande proporção possa não ter fatores de risco. A ruptura da tuba uterina continua sendo uma emergência com risco de vida; a incidência depende do acesso à assistência médica, porém é de cerca de 18% nos países desenvolvidos. O diagnóstico de uma gravidez ectópica pode ser estabelecido avaliando-se o histórico e os sintomas menstruais da paciente, medindo-se os níveis de β-hCG e realizando-se ultrassonografia pélvica. A zona discriminatória refere-se aos valores de β-hCG acima dos quais os marcos de uma gravidez intrauterina normal devem ser vistos na ultrassonografia. A ausência de uma gravidez intrauterina e a presença de uma massa anexial ou líquido livre aumentam a probabilidade de uma gravidez ectópica. *Ameaça de aborto* também pode apresentar amenorreia, dor abdominal e sangramento vaginal no contexto de uma gravidez intrauterina com batimentos cardíacos fetais no primeiro trimestre de gravidez. Embora seja mais comum que a gravidez ectópica, ela raramente está associada a sinais sistêmicos. A *patologia uterina* inclui endometrite e, menos frequentemente, leiomiomas em degeneração (miomas) presentes com dor aguda. A endometrite comumente está associada a sangramento vaginal e a sinais sistêmicos de infecção. Ocorre em caso de ISTs, instrumentação uterina ou infecção pós-parto.

TRATAMENTO

Dor pélvica aguda

O tratamento de dor pélvica aguda depende da etiologia suspeita, mas pode exigir intervenção cirúrgica ou ginecológica. O tratamento imediato da DIP é indicado no momento do diagnóstico, mesmo que o diagnóstico seja presumido ou os sintomas sejam leves, devido a complicações de longo prazo que resultam em aumento do risco de gravidez ectópica e infertilidade. A intervenção em pacientes elegíveis para tratamento ambulatorial inclui 250 mg de ceftriaxona intramuscular e um curso de 14 dias de doxiciclina oral, 100 mg, duas vezes ao dia. Se a manifestação for aguda com febre alta, náuseas, vômitos, dor abdominal intensa ou presença de abscesso tubo-ovariano, a internação é recomendada (Cap. 136). O tratamento conservador é considerado importante para *cistos ovarianos*, caso não haja suspeita de torção, para evitar cirurgia desnecessária e riscos associados de redução da fertilidade devido a cistectomia ou aderências. Se a cirurgia for realizada, é preferível realizar uma cistectomia, removendo a parede do cisto e deixando o ovário remanescente, em mulheres em idade reprodutiva. Os contraceptivos hormonais combinados são recomendados em mulheres com histórico de formação recorrente de cisto ovariano. O tratamento cirúrgico pode ser necessário para *gestações ectópicas* quando a paciente apresenta dor aguda, está hemodinamicamente instável ou apresenta sinais de sangramento intraperitoneal. A escolha da salpingectomia *versus* salpingostomia é baseada na manifestação da paciente, desejo de engravidar no futuro e infecções pélvicas anteriores. Em mulheres clinicamente estáveis que apresentam gravidez ectópica sem ruptura, pode ser adequado o tratamento com metotrexato, efetivo em cerca de 90% dos casos quando são administradas múltiplas doses. Ameaça de aborto é tratada de forma conservadora mesmo na presença de hemorragia subcoriônica. O tratamento da endometrite é semelhante ao da DIP. A dor de um mioma em degeneração, se visualizado na ultrassonografia pélvica, pode ser controlada com anti-inflamatórios não esteroides (AINEs).

DOR PÉLVICA CRÔNICA

A dor pélvica crônica é uma condição complexa, resultante de órgãos ginecológicos, urológicos ou gastrintestinais e contribui para frustração significativa e carga da doença. Condições ginecológicas comuns que contribuem para a dor crônica são endometriose, miomas, adenomiose e patologia anexial. As taxas de prevalência estimadas variam de 5 a 20% para dor cíclica e não cíclica. Além de um histórico detalhado e exame físico, a avaliação da dor pélvica crônica normalmente inclui uma ultrassonografia pélvica. Como são comuns outras causas, além daquelas relacionadas ao sistema reprodutor feminino, deve ser feito o encaminhamento para outros especialistas, conforme apropriado. Etiologias neuromusculares e psicossomáticas também devem ser consideradas.

Algumas mulheres sentem desconforto na época da ovulação (*mittelschmerz* ou *dor na ovulação*). A dor pode ser bastante intensa, mas geralmente é de curta duração. Acredita-se que o mecanismo envolva rápida expansão do folículo dominante, embora também possa ser causada por irritação peritoneal devido à liberação de líquido folicular no momento da ovulação.

A *dismenorreia* geralmente se refere ao desconforto abdominal inferior na linha média com cólicas, que começa com o início do sangramento menstrual e reduz-se gradualmente nas 12 a 72 horas seguintes. Pode estar associada a náuseas, diarreia, fadiga e cefaleia, ocorrendo em 60 a 93% das adolescentes, começando com o estabelecimento de ciclos ovulatórios regulares. Sua prevalência cai após a gravidez e com o uso de contraceptivos orais. A *dismenorreia primária* resulta, na maioria dos casos, de mecanismos da via das prostaglandinas (PG) dependentes de hormônio, que causam intensas contrações uterinas, diminuição do fluxo sanguíneo e aumento da hipersensibilidade dos nervos periféricos, resultando em dor. Entretanto, a variabilidade na resposta aos inibidores da cicloxigenase sugere que as vias independentes de PG, como o fator de ativação plaquetária, também podem mediar a inflamação. A *dismenorreia secundária* é causada por patologia pélvica subjacente.

A *endometriose* resulta da presença de glândulas endometriais e estroma fora do útero. Esses depósitos de endométrio ectópico respondem à estimulação hormonal e estão associados a dismenorreia, relações sexuais dolorosas, movimentos intestinais dolorosos e nódulos sensíveis que podem ser palpados ao longo dos ligamentos uterossacros durante o exame pélvico. O estágio/gravidade da endometriose nem sempre se correlaciona com a extensão da dor, e a dor associada à endometriose pode ser cíclica ou contínua. A ultrassonografia pélvica transvaginal é parte da avaliação inicial e pode detectar um endometrioma dentro do ovário ou, em casos graves, nódulos retovaginais ou na bexiga. O nível de CA125 pode ser aumentado, mas tem valor preditivo negativo baixo. A laparoscopia diagnóstica é realizada quando as pacientes não respondem ao tratamento empírico. Se a endometriose for detectada, a gravidade pode ser classificada, e as lesões endometrióticas, removidas ou excisadas. A prevalência é menor em mulheres negras e hispânicas em comparação com as brancas e asiáticas.

Miomas grandes podem causar dor pélvica crônica ou pressão, e miomas submucosos podem estar associados à dismenorreia. *Outras causas secundárias* de dismenorreia incluem a adenomiose, uma condição causada pela presença de glândulas endometriais ectópicas e estroma no interior do miométrio. A DIP crônica pode estar associada à dor pélvica contínua e está associada a tuberculose ou a actinomicose. A *síndrome de congestão pélvica* está associada a varicosidades pélvicas com baixo fluxo sanguíneo, resultando em congestão venosa pélvica. No entanto, isso não é uma evidência clara para indicar que esse achado está associado à dor pélvica crônica.

TRATAMENTO

Dor pélvica crônica

DISMENORREIA

A aplicação local de calor tem algum benefício. Foi sugerido o benefício de exercício, atividade sexual, dieta vegetariana, uso de vitaminas D, B_1, B_6, E e óleo de peixe, acupuntura e ioga, porém os estudos não são adequados para fornecer quaisquer recomendações. Entretanto, os AINEs são muito efetivos e produzem taxas de resposta sustentada de > 80%. Ibuprofeno, naproxeno, cetoprofeno, ácido mefenâmico e nimesulida são superiores ao placebo. Para melhor resposta, o tratamento deve começar antes do início da menstruação e continuar por pelo menos 2 a 3 dias. Os contraceptivos orais combinados tomados de forma cíclica ou contínua reduzem efetivamente os sintomas da dismenorreia.

ENDOMETRIOSE

Contraceptivos hormonais combinados ou progestina contínua (oral ou DIU de levonorgestrel) são usados para o tratamento da endometriose. Um endometrioma evidenciado na ultrassonografia pode ser tratado clinicamente e não requer remoção cirúrgica, a menos que seja sintomático. As pacientes que não respondem ao tratamento médico e à ressecção laparoscópica de lesões endometrióticas podem receber a supressão do agonista de GnRH com terapia *add-back* ou inibidores da aromatase.

A dor crônica e a dismenorreia associadas aos *miomas* podem ser tratadas cirurgicamente, dependendo do número e da localização dos miomas e dos sintomas associados. A dor crônica e a dismenorreia associadas à adenomiose podem ser abordadas com tratamento hormonal combinado, DIU de levonorgestrel ou histerectomia após a conclusão da gravidez.

LEITURAS ADICIONAIS

Bloomfield H et al: Screening pelvic examinations in asymptomatic average risk adult women. WA-ESP Project #09-009; 2013.
Bouilly J et al: Identification of multiple gene mutations accounts for the new genetic architecture of ovarian insufficiency. J Clin Endocrinol Metab 101:4541, 2016.
Brunham RC et al: Pelvic inflammatory disease. N Engl J Med 372:2039, 2015.
Fourman LR, Fazeli PK: Neuroendocrine causes of amenorrhea—An update. J Clin Endocrinol Metab 100:812, 2015.
Ju H et al: The prevalence and risk factors of dysmenorrhea. Epidem Rev 36:104, 2014.
Morley LC et al: On behalf of the Royal College of Obstetricians and Gynecologists. Metformin therapy for the management of infertility in women with polycystic ovary syndrome. Scientific Impact Paper No. 13. BJOG 124:e306, 2017.
Oladosu FA et al: Nonsteroidal anti-inflammatory drug resistance in dysmenorrhea: Epidemiology, causes, and treatment. Am J Obstet Gynecol 218:390, 2018.
Teede HJ et al: Recommendations from the international evidence-based guideline for the assessment and management of polycystic ovary syndrome. International PCOS Network. Fertil Steril 110:364, 2018.
Vercellini P et al: Endometriosis: Pathogenesis and treatment. Nat Rev Endocrinol 10:261, 2014.

394 Hirsutismo
David A. Ehrmann

DEFINIÇÃO DE HIRSUTISMO
O pelo pode ser categorizado como *velo* (fino, macio e não pigmentado) ou *terminal* (longo, grosso e pigmentado). Aproximadamente 10% das mulheres em idade reprodutiva apresentam hirsutismo, definido pela presença de crescimento excessivo de pelos terminais. Com mais frequência, o hirsutismo é idiopático ou ocorre em consequência de hiperandrogenismo associado à síndrome dos ovários policísticos (SOP). Menos frequentemente, resulta de produção excessiva de androgênio pela suprarrenal, como ocorre na hiperplasia suprarrenal congênita (HSRC) (Tab. 394-1). A *androgenização* ou *virilização* refere-se a um distúrbio em que os níveis de androgênios estão altos o suficiente para provocar tonalidade mais grave da voz, atrofia das mamas, aumento da massa muscular, clitoromegalia e aumento da libido. A androgenização pode ser causada pela hiperplasia benigna das células da teca e estromais do ovário (p. ex., *hipertecose*); também pode ser um prenúncio de uma condição subjacente grave, como uma neoplasia ovariana ou suprarrenal. As manifestações cutâneas geralmente associadas ao hirsutismo incluem acne e diminuição da densidade do cabelo ou queda de cabelo (alopecia androgênica).

CRESCIMENTO E DIFERENCIAÇÃO DO FOLÍCULO PILOSO
O número de folículos pilosos permanece inalterado ao longo da vida, mas o tamanho do folículo e o tipo de cabelo podem mudar em resposta a vários fatores, particularmente androgênios. Os androgênios são necessários para o desenvolvimento do pelo terminal e da glândula sebácea e medeiam a diferenciação de unidades pilossebáceas (UPSs) em um folículo piloso terminal e/ou em uma glândula sebácea. No primeiro caso, os androgênios transformam o velo em pelo terminal; no último, o componente sebáceo prolifera, e o pelo permanece veloso.

Existem três fases no ciclo de crescimento dos pelos: (1) *anágena* (fase de crescimento), (2) *catágena* (fase de involução) e (3) *telógena* (fase de repouso). De acordo com a localização no corpo, a regulação hormonal pode desempenhar uma função importante no ciclo de crescimento de pelos. O crescimento de pelos na face, tórax, abdome superior e costas normalmente requer concentrações elevadas de androgênios. No entanto, a correlação entre os níveis de androgênio e o grau de crescimento de pelos é modesta. Isso pode ser explicado pelo fato de o crescimento de pelos a partir dos folículos também depender de fatores locais e da variabilidade na sensibilidade do órgão-alvo (PSU) aos androgênios. Fatores genéticos e a origem étnica também influenciam no crescimento de pelos. O excesso de androgênios em mulheres pode resultar em queda ou afinamento do cabelo porque os androgênios fazem os cabelos do couro cabeludo passarem menos tempo na fase anágena.

Em geral, as pessoas de cabelo escuro tendem a ser mais hirsutas do que as louras ou claras. Os asiáticos e os nativos norte-americanos apresentam relativa escassez de pelos nas regiões sensíveis a níveis elevados de androgênios, enquanto indivíduos de ascendência mediterrânea são mais hirsutos.

AVALIAÇÃO CLÍNICA
Os elementos relevantes da anamnese para a avaliação do hirsutismo incluem idade de início e velocidade de progressão do crescimento dos pelos e sinais ou sintomas associados (p. ex., irregularidade menstrual e acne). Dependendo da causa, o crescimento excessivo de pelos é caracteristicamente observado pela primeira vez durante a segunda e a terceira décadas de vida. Em geral, o crescimento é lento, porém progressivo. O surgimento súbito e a rápida progressão do hirsutismo sugerem a possibilidade de neoplasia secretora de androgênios, e, nesse caso, é possível que também haja androgenização.

A idade de início dos ciclos menstruais (menarca) e o padrão do ciclo menstrual devem ser verificados; oligomenorreia (< 8 ciclos por ano) a partir do momento da menarca é mais provável que resulte de excesso de androgênio ovariano do que da suprarrenal. Sintomas associados, como galactorreia, determinam investigação de hiperprolactinemia (Cap. 380) ou, possivelmente, hipotireoidismo (Cap. 382). Hipertensão arterial, estrias, equimoses espontâneas ou a mínimo trauma e ganho ponderal centrípeto sugerem hipercortisolismo (síndrome de Cushing; Cap. 386). Raramente, pacientes com acromegalia apresentam hirsutismo. Medicamentos, como fenitoína, minoxidil e ciclosporina, podem estar associados ao crescimento excessivo de pelos independentemente de androgênios (i.e., hipertricose). Antecedentes familiares de infertilidade e/ou de hirsutismo podem indicar distúrbios hereditários, como HSRC não clássica (Cap. 386).

O exame físico deve incluir medição de estatura e peso e cálculo do índice de massa corporal (IMC). Um IMC > 25 kg/m^2 é indicativo de excesso de peso para a estatura, e valores > 30 kg/m^2 são frequentemente observados em associação com hirsutismo, provavelmente como resultado do aumento da conversão de precursores de androgênio em testosterona. Deve-se registrar a pressão arterial, pois as causas suprarrenais podem ser acompanhadas de hipertensão. Entre os sinais cutâneos por vezes associados ao excesso de androgênios e à resistência à insulina, estão acantose nigricans e papilomas cutâneos.

A avaliação clínica objetiva da distribuição e quantidade de pelos é fundamental na avaliação de qualquer paciente do sexo feminino que esteja preocupada com um crescimento excessivo dos pelos. Essa avaliação permite a distinção entre hirsutismo e hipertricose e fornece um ponto de referência basal para se mensurar a resposta ao tratamento. Um método simples e comumente utilizado para graduar o crescimento dos pelos é a escala modificada de Ferriman e Gallwey (Fig. 394-1), em que cada um dos nove locais sensíveis ao androgênio é graduado de 0 (sem crescimento de pelo) a 4 (crescimento de pelo tipicamente observado em homens adultos). Embora seja normal que a maioria das mulheres tenha algum crescimento de pelo em locais sensíveis aos androgênios, cerca de 95% das mulheres brancas e afro-americanas não hispânicas têm uma pontuação < 8 nessa escala. Escores > 8 sugerem excesso de crescimento de pelos mediado por androgênio, achado que deve ser mais bem pesquisado por meio de avaliação hormonal (ver adiante). Mulheres asiáticas e nativas americanas são menos propensas a manifestar hirsutismo, e a única evidência cutânea de excesso de androgênios pode ser acne pustulosa e queda de cabelo.

TABELA 394-1 ■ Causas de hirsutismo

- Hiperandrogenismo gonadal
  - Hiperandrogenismo ovariano
  - Síndrome do ovário policístico/hiperandrogenismo ovariano funcional
  - Bloqueios da esteroidogênese ovariana
  - Síndromes de resistência extrema à insulina
  - Neoplasias ovarianas
  - Hipertecose
- Hiperandrogenismo suprarrenal
  - Adrenarca prematura
  - Hiperandrogenismo suprarrenal funcional
  - Hiperplasia suprarrenal congênita (clássica e não clássica)
  - Ação/metabolismo anormal do cortisol
  - Neoplasias suprarrenais
- Outros distúrbios endócrinos
  - Síndrome de Cushing
  - Hiperprolactinemia
  - Acromegalia
- Hiperprodução periférica de androgênio
  - Obesidade
  - Idiopática
- Hiperandrogenismo relacionado com a gravidez
  - Hiper-reação luteínica
  - Tecoma da gravidez
- Medicamentos e substâncias
  - Androgênios
  - Contraceptivos orais contendo progestágenos androgênicos
  - Minoxidil
  - Fenitoína
  - Diazóxido
  - Ciclosporina
  - Ácido valproico
- Distúrbios ovotesticulares do desenvolvimento sexual

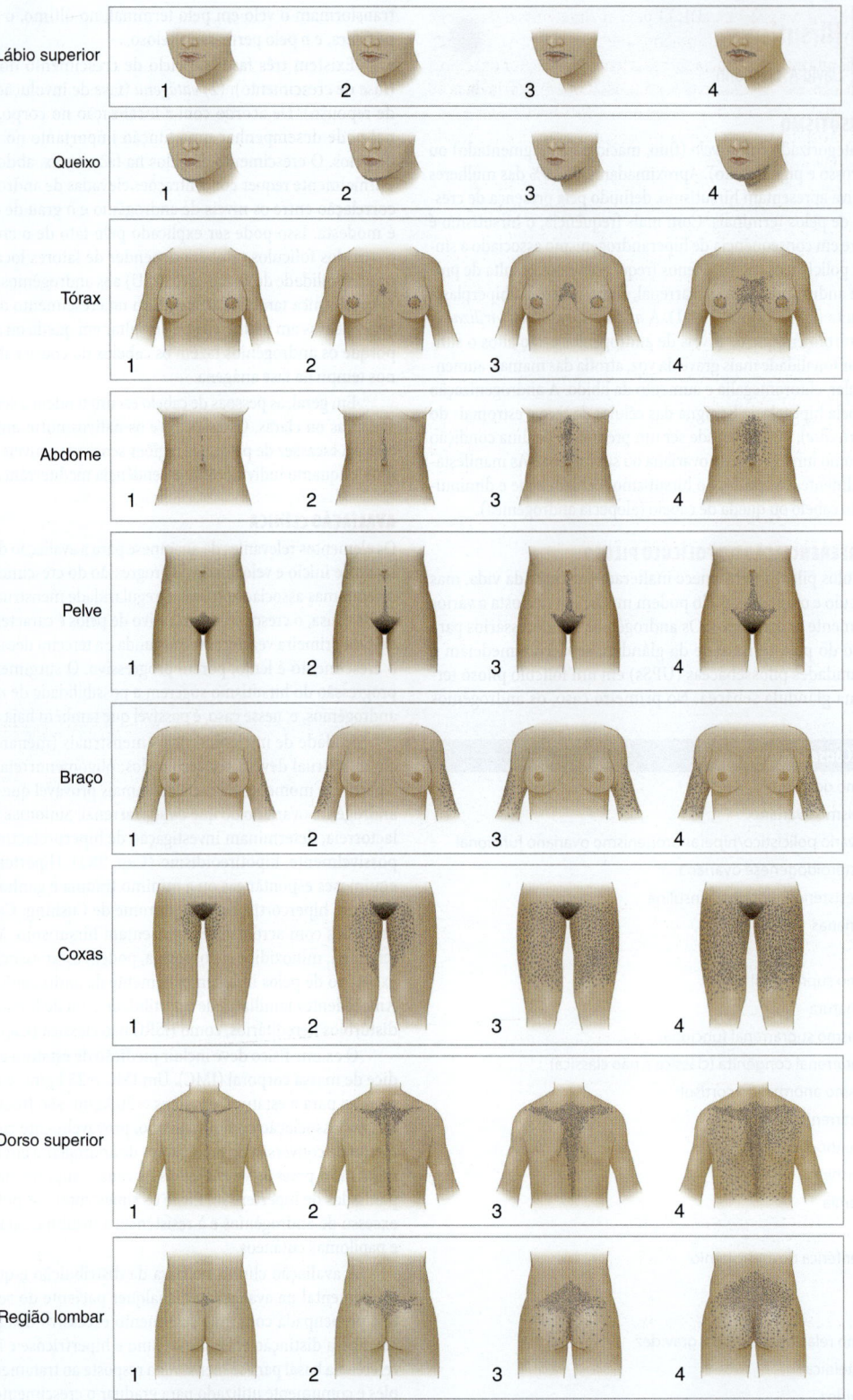

FIGURA 394-1 **Escala de Ferriman e Gallwey para graduação do hirsutismo.** As nove regiões do corpo com sensibilidade aos androgênios são graduadas de 0 (nenhum pelo terminal) a 4 (francamente viril) para que se obtenha o escore final. Considera-se normal um escore de hirsutismo < 8. *(Modificada, com autorização, de LJ DeGroot, JL Jameson: Endocrinology, 5th ed. Philadelphia, PA: Saunders; 2006.)*

AVALIAÇÃO HORMONAL

Os androgênios são secretados pelos ovários e pelas glândulas suprarrenais em resposta a seus respectivos hormônios tróficos, o hormônio luteinizante (LH) e o hormônio adrenocorticotrófico (ACTH). A testosterona é o principal esteroide circulante envolvido na etiologia do hirsutismo; outros esteroides que podem contribuir para o desenvolvimento do hirsutismo incluem a androstenediona, a desidroepiandrosterona (DHEA) e sua forma sulfatada (DHEAS). Normalmente, os ovários e as glândulas suprarrenais contribuem, de forma aproximadamente idêntica, para a produção de testosterona. Cerca de metade da testosterona total origina-se de secreção glandular direta, e o restante é derivado da conversão periférica de androstenediona e de DHEA (Cap. 381).

A testosterona é o androgênio circulante mais importante, mas é um hormônio precursor na mediação do hirsutismo. A testosterona é convertida em di-hidrotestosterona (DHT) pela enzima 5α-redutase, que está localizada na UPS. A DHT é mais potente que a testosterona, pois tem uma afinidade mais alta e uma dissociação mais lenta do receptor de androgênio. A produção local de DHT faz esta ser a mediadora primária da ação androgênica no nível da UPS. Há duas isoenzimas da 5α-redutase: o tipo 2 é encontrado na próstata e nos folículos pilosos, e o tipo 1 é encontrado principalmente nas glândulas sebáceas.

Uma abordagem para a avaliação e tratamento do hirsutismo é mostrada na Figura 394-2. Além de medir os níveis sanguíneos de testosterona e DHEAS, muitas vezes é importante medir o nível de testosterona livre (ou não ligada), ou seja, a fração de testosterona que não está ligada à sua proteína transportadora, a globulina de ligação ao hormônio sexual (SHBG). A testosterona não ligada está biologicamente disponível para conversão em DHT e para ligação a receptores androgênicos. Tanto a hiperinsulinemia quanto o excesso de androgênio diminuem a produção hepática de SHBG, resultando em níveis de testosterona total dentro da faixa alta-normal, enquanto a fração livre do hormônio apresenta-se bastante elevada. Embora haja um declínio da síntese de testosterona após a menopausa, a produção ovariana de estrogênio diminui ainda mais, e a concentração de SHBG é reduzida. Em consequência, há um aumento na proporção relativa de testosterona livre, o que pode exacerbar o hirsutismo após a menopausa.

Um nível plasmático basal de testosterona total > 12 nmol/L (> 3,5 ng/mL) indica habitualmente um tumor produtor de androgênio, enquanto um nível > 7 nmol/L (> 2 ng/mL) é sugestivo de tumor, mas também pode ser observado em mulheres com hipertecose. Um nível basal de DHEAS > 18,5 μmol/L (> 7.000 μg/L) sugere tumor de suprarrenal. Embora a DHEAS tenha sido proposta como um "marcador" do excesso de androgênios predominantemente originário das suprarrenais, não é raro encontrar elevações modestas na DHEAS entre mulheres com SOP. Deve-se empregar a tomografia computadorizada (TC) ou a ressonância magnética (RM) para localizar massa suprarrenal, sendo que a ultrassonografia será suficiente para identificar massa ovariana se a avaliação clínica e os níveis hormonais sugerirem essas possibilidades.

A SOP é a causa mais comum de excesso de androgênio ovariano (Cap. 392). Observa-se aumento característico na razão entre LH e hormônio folículo-estimulante (FSH) nas pacientes com SOP cuidadosamente estudadas. No entanto, devido à natureza pulsátil da secreção de gonadotrofina, a dosagem aleatória de LH e FSH pode ser equívoca e não é recomendada. Classicamente, a ultrassonografia transvaginal mostra ovários maiores, estroma aumentado e múltiplos "cistos" em mulheres com SOP. Esses chamados cistos são, na verdade, folículos pré-antrais e antrais iniciais que resultam da maturação folicular anormal. Ovários "císticos" também podem ser encontrados em mulheres com amenorreia hipotalâmica (Cap. 392) e mesmo entre mulheres sem características clínicas ou laboratoriais de SOP. Assim, a ultrassonografia muitas vezes não é necessária para diagnosticar a SOP, dada sua especificidade relativamente baixa e seu alto grau de dependência do examinador.

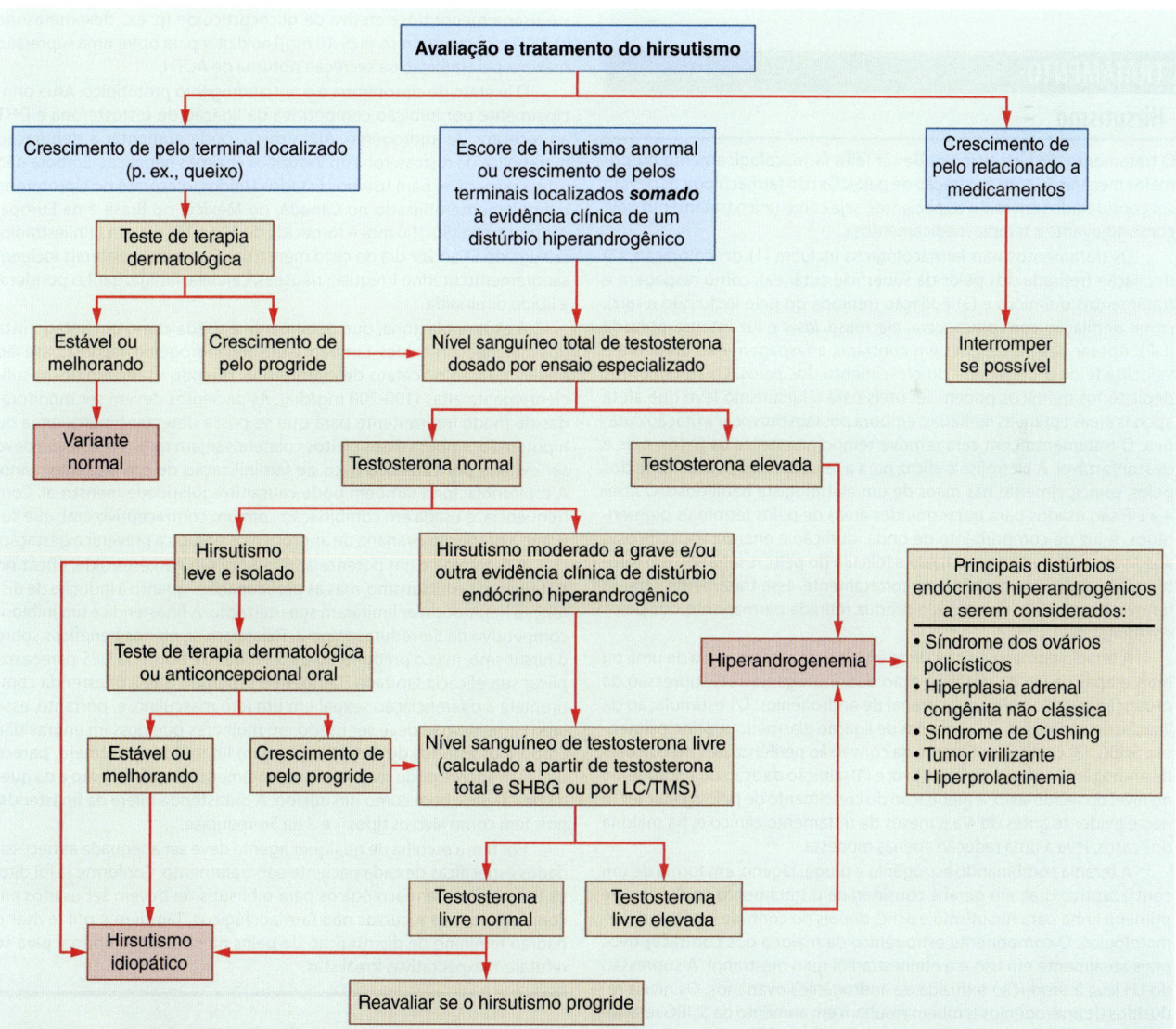

FIGURA 394-2 **Algoritmo para avaliação e tratamento do hirsutismo.** LC/TMS, cromatografia líquida/espectrometria de massa em *tandem*; SHBG, globulina de ligação ao hormônio sexual. *(Reproduzida, com autorização, de KA Martin et al: Evaluation and treatment of hirsutism in premenopausal women: An endocrine society clinical practice guideline. J Clin Endocrinol Metab 103:1233, 2018.)*

Como os androgênios suprarrenais são prontamente suprimidos por doses baixas de glicocorticoides, o teste de supressão de androgênio com dexametasona pode amplamente distinguir entre superprodução de androgênios de origem ovariana e de origem suprarrenal. Coletam-se amostras de sangue antes e após a administração de dexametasona (0,5 mg, via oral [VO], a cada 6 horas, durante 4 dias). A supressão da testosterona livre até a faixa de normalidade sugere origem suprarrenal. A supressão incompleta sugere que o excesso de androgênio tem origem ovariana. O teste de supressão feito com a administração de 1 mg de dexametasona na noite anterior e medição do cortisol sérico às 8 horas da manhã é útil nos casos em que houver suspeita de síndrome de Cushing (Cap. 386).

A HSRC não clássica é causada com maior frequência pela deficiência de 21-hidroxilase, mas também pode ser provocada por defeitos autossômicos recessivos em outras enzimas esteroidogênicas essenciais à síntese de corticosteroides pela suprarrenal (Cap. 386). Em razão do defeito enzimático, a glândula suprarrenal não secreta glicocorticoides de maneira eficiente (especialmente o cortisol). Isso resulta na diminuição da inibição por retroalimentação negativa do ACTH, ocasionando hiperplasia suprarrenal compensatória e acúmulo de precursores de esteroides, que depois são convertidos em androgênios. A possibilidade de deficiência da 21-hidroxilase pode ser afastada com segurança se a dosagem do nível matinal de 17-hidroxiprogesterona for < 6 nmol/L (< 2 μg/L) (coletado na fase folicular). Como alternativa, pode-se diagnosticar deficiência de 21-hidroxilase pela medição da 17-hidroxiprogesterona 1 hora após a administração intravenosa de 250 μg de ACTH sintético (cosintropina).

TRATAMENTO
Hirsutismo

O tratamento do hirsutismo pode ser feito farmacologicamente ou por meios mecânicos, com a extração de pelos. Os não farmacológicos devem ser considerados em todas as pacientes, seja como único tratamento, seja como adjuvante à terapia medicamentosa.

Os tratamentos não farmacológicos incluem (1) descoloração, (2) depilação (retirada dos pelos da superfície cutânea), como raspagem e tratamentos químicos e (3) epilação (retirada do pelo incluindo a raiz), como depilação com pinça, cera, eletrólise, *laser* e luz intensa pulsada (LIP). Apesar das percepções em contrário, a raspagem não aumenta a velocidade ou a densidade do crescimento dos pelos. Os tratamentos depilatórios químicos podem ser úteis para o hirsutismo leve que afeta apenas áreas cutâneas limitadas, embora possam provocar irritação cutânea. O tratamento com cera remove temporariamente os pelos, mas é desconfortável. A eletrólise é eficaz para a retirada mais permanente dos pelos, principalmente nas mãos de um eletrologista habilidoso. O *laser* e a LIP são usados para tratar grandes áreas de pelos terminais pigmentados. A luz de comprimento de onda, duração e energia específicos é absorvida pela melanina na haste e folículo do pelo, resultando em fototermólise. Quando administrado corretamente, esse tratamento retarda o novo crescimento dos pelos e produz retirada permanente dos pelos em muitas pacientes.

A terapia farmacológica é direcionada para a interrupção de uma ou mais etapas na via da síntese e ação dos androgênios: (1) supressão da produção ovariana e/ou suprarrenal de androgênios; (2) estimulação da ligação de androgênio às proteínas de ligação plasmáticas, principalmente a SHBG; (3) comprometimento da conversão periférica dos precursores de androgênio em androgênio ativo; e (4) inibição da ação do androgênio no nível do tecido-alvo. A atenuação do crescimento de pelos geralmente não é evidente antes de 4 a 6 meses de tratamento clínico e, na maioria dos casos, leva a uma redução apenas modesta.

A terapia combinando estrogênio e progestágeno, em forma de um contraceptivo oral, em geral é considerada o tratamento endócrino de primeira linha para hirsutismo e acne, depois do controle estético e dermatológico. O componente estrogênico da maioria dos contraceptivos orais atualmente em uso é o etinilestradiol ou o mestranol. A supressão do LH leva à produção reduzida de androgênios ovarianos. Os níveis reduzidos de androgênios também resultam em aumento da SHBG relacionado com a dose, reduzindo, desse modo, a fração livre de testosterona plasmática. Os estrogênios também exercem um efeito supressor direto, dependente da dose, no funcionamento da célula sebácea.

A escolha de um contraceptivo oral específico deve ser fundamentada no componente progestacional, já que os progestágenos variam quanto a seu efeito supressor sobre os níveis de SHBG e quanto a seu potencial androgênico. O diacetato de etinodiol tem potencial androgênico relativamente baixo, enquanto os progestágenos, como o norgestrel e o levonorgestrel, são particularmente androgênicos, a julgar pela atenuação do aumento na SHBG induzida por estrogênio. O norgestimato é um exemplo de uma nova geração de progestágenos que praticamente não tem atividade androgênica. A drospirenona, um análogo da espironolactona com ações antimineralocorticoide e antiandrogênica, é geralmente usada como agente progestacional em combinação com o etinilestradiol.

Os contraceptivos orais estão contraindicados para mulheres com história de doença tromboembólica e naquelas sob risco aumentado de câncer de mama ou outros cânceres dependentes de estrogênio (Cap. 395). Há contraindicação relativa ao uso de contraceptivos orais em fumantes e em mulheres com hipertensão arterial ou história de enxaqueca. Na maioria dos estudos, a terapia isolada com estrogênio-progestágeno melhora a extensão da acne até o máximo de 50 a 70%. O efeito sobre o crescimento de pelos pode não ser evidente nos primeiros 6 meses, e o resultado máximo pode exigir 9 a 12 meses em razão da extensão do ciclo de crescimento de pelos. A melhora no hirsutismo, em geral, se situa na faixa de 20%, mas a progressão adicional do crescimento de pelos pode ser interrompida.

Como os contraceptivos orais são eficazes e têm menos efeitos colaterais, são recomendados em vez dos glicocorticoides no tratamento de primeira linha do hirsutismo na HSRC. Se a resposta aos contraceptivos orais for inadequada, podem-se administrar glicocorticoides. Deve-se usar a menor dose efetiva de glicocorticoide (p. ex., dexametasona [0,2-0,5 mg] ou prednisona [5-10 mg]) ao deitar para obter uma supressão máxima pela inibição da secreção noturna de ACTH.

O acetato de ciproterona é o antiandrogênio prototípico. Atua principalmente por inibição competitiva da ligação de testosterona e DHT ao receptor de androgênio. Além disso, pode aumentar a depuração metabólica da testosterona ao induzir as enzimas hepáticas. Embora não esteja disponível para uso nos Estados Unidos, o acetato de ciproterona é amplamente utilizado no Canadá, no México, no Brasil e na Europa. A ciproterona (50-100 mg) é fornecida do 1º ao 15º dia, e o etinilestradiol (50 μg), do 5º ao 26º dia do ciclo menstrual. Os efeitos colaterais incluem sangramento uterino irregular, náuseas, cefaleia, fadiga, ganho ponderal e libido diminuída.

A espironolactona, que geralmente é usada como um antagonista dos mineralocorticoides, também é um antiandrogênio fraco. É quase tão efetiva quanto o acetato de ciproterona, quando usada em doses suficientemente altas (100-200 mg/dia). As pacientes devem ser monitoradas de modo intermitente para que se possa detectar hipercalemia ou hipotensão, embora esses efeitos colaterais sejam raros. A gestação deve ser evitada por causa do risco de feminilização de um feto masculino. A espironolactona também pode causar irregularidade menstrual. Com frequência, é usada em combinação com um contraceptivo oral, que suprime a produção ovariana de androgênios e ajuda a prevenir a gestação.

A flutamida é um potente antiandrogênio não esteroide, eficaz no tratamento do hirsutismo, mas as preocupações quanto à indução de disfunção hepatocelular limitaram sua utilização. A finasterida é um inibidor competitivo da 5α-redutase tipo 2. Relataram-se efeitos benéficos sobre o hirsutismo, mas o predomínio da 5α-redutase tipo 1 na UPS parece explicar sua eficácia limitada. Também é esperado que a finasterida comprometa a diferenciação sexual em um feto masculino, e, portanto, esse medicamento não deve ser usado em mulheres que possam engravidar. Embora os estudos de dutasterida sejam limitados em número, parece que esse agente pode ter eficácia no tratamento do afinamento e da queda de cabelos, bem como hirsutismo. A dutasterida difere da finasterida, pois tem como alvo os tipos 1 e 2 da 5α-redutase.

Por fim, a escolha de qualquer agente deve ser adequada às necessidades específicas de cada paciente sob tratamento. Conforme já foi dito, os tratamentos farmacológicos para o hirsutismo devem ser usados em conjunto com os recursos não farmacológicos. Também é útil revisar o padrão feminino de distribuição de pelos na população normal para se refutarem expectativas irrealistas.

LEITURAS ADICIONAIS

Azarchi S et al: Androgens in women: Hormone-modulating therapies for skin disease. J Am Acad Derm 80:1509, 2019.

Brown DL et al: Ovarian stromal hyperthecosis: Sonographic features and histologic associations. J Ultrasound Med 28:587, 2009.

Haak CS et al: Hair removal in hirsute women with normal testosterone levels: A randomized controlled trial of long-pulsed diode laser vs. intense pulsed light. Br J Dermatol 163:1007, 2010.

Martin KA et al: Evaluation and treatment of hirsutism in premenopausal women: An Endocrine Society clinical practice guideline. J Clin Endocrinol Metab 103:1233, 2018.

Mc Cartney CR, Marshall JC: Polycystic ovary syndrome. N Engl J Med 375:1398, 2016.

Rosenfield RL, Ehrmann DA: The pathogenesis of polycystic ovary syndrome (PCOS): The hypothesis of PCOS as functional ovarian hyperandrogenism revisited. Endocr Rev 37:467, 2016.

Van Zuuren EJ, Fedorowicz Z : Interventions for hirsutism excluding laser and photoepilation therapy alone: Abridged Cochrane systematic review including GRADE assessments. Br J Dermatol 175:45, 2016.

395 Menopausa e terapia hormonal pós-menopausa
JoAnn E. Manson, Shari S. Bassuk

A menopausa é a cessação permanente da menstruação devido à perda da função folicular ovariana. É diagnosticada de modo retrospectivo depois de 12 meses de amenorreia. A média de idade da menopausa é de 51 anos entre as mulheres norte-americanas. A *perimenopausa* refere-se ao período que precede a menopausa, quando a fertilidade declina e a irregularidade dos ciclos menstruais aumenta, até o primeiro ano após a parada das menstruações. O início da perimenopausa precede as menstruações finais em 2 a 8 anos, com duração média de 4 anos. O fumo acelera a transição menopáusica em 2 anos.

Embora as transições da peri e da pós-menopausa compartilhem muitos sintomas, a fisiologia e o manejo clínico das duas diferem. Os contraceptivos orais de baixa dosagem passaram a constituir a base da terapia na perimenopausa, enquanto a terapia hormonal (TH) pós-menopausa tem sido um método comum para o alívio dos sintomas depois que a menstruação cessa.

PERIMENOPAUSA

FISIOLOGIA

A massa ovariana e a fertilidade declinam de forma acentuada depois dos 35 anos de idade e ainda mais bruscamente durante a perimenopausa; a depleção dos folículos primários, um processo que começa antes do nascimento, ocorre de maneira uniforme até a menopausa (Cap. 392). Na perimenopausa, observa-se uma redução significativa nos intervalos intermenstruais (geralmente, em 3 dias) em consequência de uma fase folicular acelerada. Os níveis de hormônio folículo-estimulante (FSH) aumentam devido à foliculogênese alterada e redução da secreção de inibina. Diferentemente da elevação consistente dos níveis de FSH e baixos níveis de estradiol observados na menopausa, a perimenopausa caracteriza-se por níveis hormonais "irregularmente irregulares". A maior propensão a ciclos anovulatórios pode produzir um ambiente hiperestrogênico e hipoprogestagênico que pode ser responsável pela maior incidência de hiperplasia endometrial ou carcinoma, pólipos uterinos e leiomiomas observada entre as mulheres em idade perimenopáusica. Os níveis séricos médios de alguns hormônios ovarianos e hipofisários durante a transição menopáusica são mostrados na Figura 395-1. Com a transição para a menopausa, os níveis de estradiol caem de modo acentuado, enquanto os níveis de estrona são relativamente preservados, um padrão que reflete a aromatização periférica dos androgênios suprarrenais e ovarianos. Os níveis de FSH aumentam mais do que os do hormônio luteinizante, presumivelmente devido à perda da retroalimentação pela inibina, bem como pelo estrogênio.

EXAMES DIAGNÓSTICOS

A classificação do Stages of Reproductive Aging Workshop +10 (STRAW+10) fornece uma estrutura abrangente para a avaliação clínica do envelhecimento ovariano. Como mostra a Figura 395-2, as características do ciclo menstrual constituem os principais critérios para caracterizar a transição da menopausa, em que as determinações dos biomarcadores servem como critérios de apoio. Por causa de sua enorme variabilidade intraindividual, os níveis de FSH e estradiol são indicadores diagnósticos

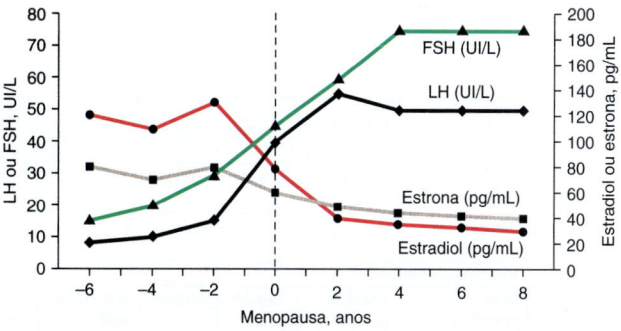

FIGURA 395-1 Níveis séricos médios dos hormônios ovarianos e hipofisários durante a transição menopáusica. FSH, hormônio folículo-estimulante; LH, hormônio luteinizante. *(Dados de G Rannevik et al: A longitudinal study of the perimenopausal transition: altered profiles of steroid and pituitary hormones, SHBG and bone mineral density. Maturitas 21:103, 1995.)*

imperfeitos da perimenopausa nas mulheres que continuam menstruando. Entretanto, um nível de FSH consistentemente baixo no início da fase folicular (dias 2 a 5) do ciclo menstrual não sustenta um diagnóstico de perimenopausa, enquanto níveis > 25 UI/L em uma amostra de sangue aleatória são característicos da transição final da menopausa. A determinação do FSH também pode ajudar na avaliação da fertilidade; níveis de < 20 UI/L, de 20 a < 30 UI/L e de ≥ 30 UI/L medidos no dia 3 do ciclo indicam, respectivamente, uma probabilidade boa, razoável e pequena de engravidar. O hormônio antimülleriano e a inibina B também podem ser úteis para avaliar o envelhecimento reprodutivo.

SINTOMAS

É difícil determinar se os sintomas que surgem na meia-idade são devidos à senescência ovariana ou a outras alterações relacionadas com a idade. Existe forte evidência de que a transição menopáusica pode causar ondas de calor, suores noturnos, sangramento irregular e ressecamento vaginal, assim como evidência moderada de que pode causar distúrbios do sono em algumas mulheres. Há evidência inconclusiva ou insuficiente de que o envelhecimento ovariano é uma importante causa de oscilações do humor, depressão, memória ou concentração alteradas, sintomas somáticos, incontinência urinária ou disfunção sexual. Em um estudo norte-americano, quase 60% das mulheres relataram ondas de calor nos 2 anos que precediam suas menstruações finais. Intensidade, duração, frequência e efeitos dos sintomas sobre a qualidade de vida são altamente variáveis.

TRATAMENTO
Perimenopausa

TERAPIA PERIMENOPAUSA

Para as mulheres com menstruações irregulares ou excessivamente abundantes ou com sintomas relacionados a hormônios que prejudicam a qualidade de vida, os contraceptivos orais, combinados em pequenas doses, constituem a base da terapia. As doses fixas de estrogênio e progestina (p. ex., 20 µg de etinilestradiol e 1 mg de acetato de noretindrona diariamente durante 21 dias a cada mês) podem eliminar os sintomas vasomotores e restaurar os ciclos regulares. Os contraceptivos orais proporcionam outros benefícios, como proteção contra os cânceres ovarianos e endometriais, assim como maior densidade óssea, apesar de não ter ficado claro se o uso durante a perimenopausa reduz o risco de fratura nas fases subsequentes da vida. Além disso, o benefício contraceptivo é importante, tendo em vista que a taxa de gestação não intencional entre as mulheres em sua quinta década de vida compete com a das adolescentes. As contraindicações para o uso de contraceptivos orais incluem tabagismo, doença hepática, história de tromboembolismo ou doença cardiovascular (DCV), câncer de mama ou sangramento vaginal inexplicável. As formulações que contêm apenas progestina (p. ex., 0,35 mg de noretindrona diariamente) ou injeções de medroxiprogesterona (p. ex., 150 mg intramuscular [IM], a cada 3 meses) podem proporcionar uma alternativa ao tratamento da menorragia perimenopáusica nas mulheres que fumam ou que têm fatores de risco cardiovasculares. As progestinas não regularizam os ciclos nem reduzem o número de dias com sangramento, mas conseguem reduzir o volume do fluxo menstrual.

	Menarca						UPM (0)			
Estágio	−5	−4	−3b	−3a	−2	−1	+1a	+1b	+1c	+2
Terminologia	Reprodutiva				Transição para a menopausa		Pós-menopausa			
	Inicial	Pico	Final		Inicial	Final	Inicial			Final
					Perimenopausa					
Duração	Variável				Variável	1-3 anos	2 anos (1 + 1)	3-6 anos		Persiste durante o restante da vida
Principais critérios										
Ciclo menstrual	Variável a regular	Regular	Regular	Alterações sutis no fluxo/duração	Duração variável Diferença persistente de ≥ 7 dias na duração de ciclos consecutivos	Intervalo de amenorreia de ≥ 60 dias				
Critérios de confirmação										
Endócrinos FSH AMH Inibina B			Baixo Baixo	Variável* Baixo Baixa	↑ Variável* Baixo Baixa	↑ > 25 UI/L** Baixo Baixa	↑ Variável Baixo Baixa	Estabilização Muito baixo Muito baixa		
Contagem de folículos antrais			Baixa	Baixa	Baixa	Baixa	Muito baixa	Muito baixa		
Características descritivas										
Sintomas					Sintomas vasomotores *Prováveis*	Sintomas vasomotores *Muito prováveis*				Sintomas *crescentes* de atrofia urogenital

*Coleta de sangue nos dias 2 a 5 do ciclo ↑ = níveis elevados.
**Nível aproximado esperado com base em ensaios que utilizam o padrão hipofisário internacional atual.

FIGURA 395-2 O sistema de estadiamento do Stages of Reproductive Aging Workshop +10 (STRAW +10) para o envelhecimento reprodutivo nas mulheres. AMH, hormônio antimülleriano; FSH, hormônio folículo-estimulante; UPM, último período menstrual. *(Reproduzida com permissão de SD Harlow et al: Executive summary of the Stages of Reproductive Aging Workshop + 10: addressing the unfinished agenda of staging reproductive aging. Menopause 19:387, 2012).*

As estratégias não hormonais destinadas a reduzir o fluxo menstrual incluem o uso de agentes anti-inflamatórios não esteroides, como o ácido mefenâmico (dose inicial de 500 mg no início das menstruações, a seguir 250 mg quatro vezes ao dia, durante 2 a 3 dias), ou, quando as abordagens clínicas falham, a ablação endometrial. É importante observar que a menorragia torna necessária uma avaliação destinada a excluir a presença de distúrbios uterinos. A ultrassonografia (US) transvaginal com realce por solução salina é útil para identificar leiomiomas ou pólipos, enquanto a aspiração endometrial consegue identificar alterações hiperplásicas.

TRANSIÇÃO PARA A MENOPAUSA

Para as mulheres sexualmente ativas que utilizam hormônios contraceptivos a fim de eliminar os sintomas da perimenopausa, deve-se avaliar caso a caso a questão de quando e se convém mudar para a TH. As doses de estrogênio e progestogênio (tanto as progestinas sintéticas quanto as formas naturais de progesterona) na TH são mais baixas do que as adotadas nos contraceptivos orais, e não foi possível documentar que sejam capazes de evitar a gravidez. A ausência por 1 ano de menstruações espontâneas indica, de forma confiável, a parada da ovulação, porém não será possível determinar o padrão menstrual natural enquanto a mulher estiver tomando contraceptivo oral. As mulheres que desejam mudar para um método de contracepção de barreira devem fazê-lo; se as menstruações ocorrerem espontaneamente, o contraceptivo oral pode ser reiniciado. A média de idade das menstruações finais entre parentes pode funcionar como um guia para o período no qual deve ser iniciado esse processo, que pode ser repetido a cada ano até que a menopausa tenha ocorrido.

MENOPAUSA E TH PÓS-MENOPAUSA

Uma das decisões de assistência de saúde mais complexas com a qual se deparam as mulheres é definir se devem utilizar a TH pós-menopausa. Tendo sido prescrita no passado principalmente para aliviar os sintomas vasomotores, a TH foi promovida como uma estratégia destinada a prevenir vários distúrbios que aceleram após a menopausa, como osteoporose e DCV. Em 2000, quase 40% das mulheres na pós-menopausa com 50 a 74 anos de idade nos Estados Unidos haviam utilizado a TH. Tal utilização generalizada ocorreu apesar da escassez de dados conclusivos, até recentemente, acerca das consequências dessa terapia para a saúde. Apesar de muitas mulheres confiarem em seus provedores de assistência de saúde para uma resposta definitiva acerca da questão de se devem ou não utilizar hormônios pós-menopausa, o equilíbrio entre os benefícios e os riscos para cada paciente é desafiador.

Estudos observacionais sugerem que a TH previne doenças crônicas cardiovasculares e de outra natureza, mas os aparentes benefícios podem resultar, pelo menos em parte, de diferenças entre as mulheres que decidem tomar os hormônios pós-menopausa e as que decidem o contrário. As que escolhem a TH costumam ser mais sadias, ter maior acesso aos cuidados médicos, apresentar maior adesão aos tratamentos prescritos e manter um estilo de vida com maior potencial de promover a saúde. Os ensaios randomizados, que eliminam esses fatores intercorrentes, nem sempre confirmaram os benefícios constatados nos estudos observacionais. Na verdade, o maior ensaio sobre a TH realizado até agora, a Women's Health Initiative (WHI), que examinou mais de 27.000 mulheres na pós-menopausa com 50 a 79 anos de idade (média de 63 anos), por um período médio de 5 a 7 anos, foi interrompido precocemente por causa de uma relação risco-benefício global desfavorável no braço com estrogênio-progestina e risco excessivo de acidente vascular cerebral (AVC) que não era contrabalançado por menor risco de doença cardíaca coronariana (DCC) no braço apenas com estrogênio.

O resumo adiante oferece um guia para a tomada de decisões com base em uma síntese das evidências atualmente disponíveis. A prevenção da DCV é eliminada da equação em razão da falta de evidência desses benefícios nos recentes ensaios clínicos randomizados.

BENEFÍCIOS E RISCOS DA TH PÓS-MENOPAUSA
Ver Tabela 395-1.

Benefícios definidos • **SINTOMAS DA MENOPAUSA** Evidências incontestáveis, incluindo dados de ensaios clínicos randomizados, indicam que a terapia estrogênica é altamente eficaz no controle dos sintomas vasomotores e genituinários. As abordagens alternativas, incluindo uso de antidepressivos (como paroxetina, 10-25 mg/dia; sal de paroxetina, 7,5 mg/dia; ou venlafaxina, 37,5-75 mg/dia), análogos do ácido gama-aminobutírico (como gabapentina, 300 mg à noite, até 900 mg em doses fracionadas; ou pregabalina,

75-150 mg/dia, 2 vezes/dia), ou adesivo de clonidina (0,1-0,3 mg/semana), também podem aliviar os sintomas vasomotores, embora sejam menos efetivas do que a TH. A paroxetina é o único fármaco não hormonal aprovado pela Food and Drug Administration para o tratamento dos sintomas vasomotores. O bazedoxifeno, um agonista/antagonista do estrogênio, em associação com estrogênios conjugados, também foi aprovado para esse uso. Em ensaios clínicos randomizados, a terapia cognitivo-comportamental e a hipnose clínica demonstraram ajudar no manejo dos sintomas vasomotores. A perda de peso, a redução do estresse baseada em *mindfulness*, o bloqueio do gânglio estrelado e o consumo de derivados de S-equol da soja também são estratégias promissoras, embora seja necessária a realização de mais ensaios clínicos. Para a síndrome geniturinária da menopausa, a eficácia do estrogênio vaginal em baixa dose assemelha-se àquela do estrogênio oral ou transdérmico; o ospemifeno oral ou a prasterona vaginal são outras opções.

OSTEOPOROSE   (Ver também Cap. 411)

Densidade óssea   Ao reduzir as velocidades de remodelamento e reabsorção ósseas, o estrogênio torna mais lenta a perda óssea relacionada com a idade experimentada pela maioria das mulheres na pós-menopausa. Mais de 50 ensaios clínicos randomizados demonstraram que a terapia com estrogênio na pós-menopausa, com ou sem progestogênio, aumenta rapidamente a densidade mineral óssea em 4 a 6% na coluna vertebral e em 2 a 3% no quadril, sendo esses aumentos mantidos durante o tratamento.

Fraturas   Os dados dos estudos observacionais indicam um risco 50 a 80% mais baixo de fratura vertebral e 25 a 30% mais baixo de fraturas de quadril, punho e outras fraturas periféricas entre as atuais usuárias de estrogênio; o acréscimo de um progestogênio não parece modificar esse benefício. Na WHI, um período de 5 a 7 anos de terapia combinada com estrogênio-progestina ou apenas com estrogênio esteve associado a uma redução de 30 a 40% nas fraturas de quadril e a um total 20 a 30% mais baixo de fraturas entre uma população não selecionada para osteoporose. Os bisfosfonatos (como alendronato, 10 mg/dia ou 70 mg 1 vez/semana; risedronato, 5 mg/dia ou 35 mg 1 vez/semana; ibandronato, 2,5 mg/dia ou 150 mg 1 vez/mês ou 3 mg a cada 3 meses intravenoso [IV]; ou ácido zoledrônico, 5 mg uma vez por ano IV) e o denosumabe (60 mg 2 vezes/ano subcutâneo [SC]) aumentam a densidade da massa óssea ao reduzir a reabsorção óssea e, em ensaios clínicos randomizados, demonstraram diminuir as taxas de fratura. Outras opções para o tratamento incluem bazedoxifeno em associação com estrogênios conjugados; o modulador seletivo do receptor de estrogênio (SERM) raloxifeno (60 mg/dia); e paratormônio (teriparatida, 20 μg/dia SC). Diferentemente do estrogênio, essas terapias alternativas não parecem ter efeitos adversos sobre o endométrio ou a mama. O aumento dos exercícios de impacto e resistência, o aporte adequado de cálcio (1.000-1.200 mg/dia por meio da dieta ou de suplementos em 2 ou 3 doses fracionadas) e o aporte adequado de vitamina D (600-1.000 UI/dia) também podem reduzir o risco de fraturas relacionadas com a osteoporose. De acordo com um relatório de 2011 do Institute of Medicine (atualmente National Academy of Medicine), níveis sanguíneos de 25-hidroxivitamina D de ≥ 50 nmol/L são suficientes para a manutenção da densidade óssea e a prevenção de fraturas. O escore Fracture Risk Assessment (FRAX*), um algoritmo que combina o escore da densidade óssea do indivíduo com a idade e outros fatores de risco para prever o risco em 10 anos de fraturas osteoróticas maiores e de quadril, pode ser utilizado na orientação de decisões acerca do tratamento farmacológico (ver *https://www.sheffield.ac.uk/FRAX/*).

Riscos definidos   • **CÂNCER ENDOMETRIAL (COM ESTROGÊNIO ISOLADAMENTE)** Uma análise combinada de 30 estudos observacionais encontrou um risco de câncer endometrial três vezes maior entre usuárias de curto prazo (1-5 anos) de estrogênio sem oposição e um risco quase dez vezes maior entre usuárias de longo prazo (≥ 10 anos). Esses achados são confirmados pelos resultados do ensaio clínico randomizado Postmenopausal Estrogen/Progestin Interventions (PEPI), em que 24% das mulheres designadas para tratamento com estrogênio sem oposição por um período de 3 anos desenvolveram hiperplasia endometrial atípica – uma lesão pré-maligna – em comparação com apenas 1% das mulheres designadas para placebo. O uso de um progestogênio, que se opõe aos efeitos do estrogênio sobre o endométrio, elimina esses riscos e pode até mesmo reduzir o risco (ver adiante).

TROMBOEMBOLISMO VENOSO   Uma metanálise de estudos observacionais constatou que o uso atual de estrogênio oral estava associado a um aumento de 2,5 vezes no risco de tromboembolismo venoso em mulheres na pós-menopausa. Uma metanálise de ensaios clínicos randomizados, incluindo a WHI, encontrou um aumento de 2,1 vezes no risco. Os resultados da WHI indicam um aumento de quase duas vezes no risco de embolia pulmonar e de trombose venosa profunda com estrogênio-progestina e um aumento de 35 a 50% nesses riscos com terapia estrogênica apenas. O estrogênio transdérmico, administrado isoladamente ou com certos progestogênios (progesterona micronizada ou derivados do pregnano), parece representar uma alternativa mais segura no que concerne ao risco trombótico.

CÂNCER DE MAMA (COM ESTROGÊNIO-PROGESTINA)   Um maior risco de câncer de mama foi observado entre as usuárias recentes ou atuais de estrogênio em estudos observacionais; esse risco está diretamente relacionado com a duração da administração. Em uma metanálise de 51 estudos de caso-controle e de coorte, o uso de curto prazo (< 5 anos) da TH pós-menopausa não elevou, de maneira significativa, a incidência de câncer de mama, enquanto o uso de longo prazo (≥ 5 anos) esteve associado a um aumento de 35% nesse risco. Diferente dos achados para o câncer endometrial, os esquemas combinados de estrogênio-progestina parecem aumentar o risco de câncer de mama mais do que apenas o estrogênio. Os dados de ensaios randomizados também indicam que a combinação estrogênio-progestina eleva o risco de câncer de mama. Na WHI, as mulheres designadas para receber hormônios combinados por um período médio de 5,6 anos tiveram uma probabilidade 24% maior de vir a desenvolver câncer de mama do que as mulheres designadas para receber um placebo, apesar de um período de 7,1 anos de terapia apenas com estrogênio não ter aumentado esse risco. De fato, a WHI mostrou certa tendência à redução no risco de câncer de mama apenas com estrogênio, apesar de não ter sido esclarecido se esse achado seria válido para outras formulações diferentes dos estrogênios equinos conjugados ou para durações do tratamento superiores a 7 anos. No Heart and Estrogen/Progestin Replacement Study (HERS), um período de 4 anos de terapia combinada esteve associado a um aumento de 27% no risco de câncer de mama. Apesar de o último achado não ser estatisticamente significativo, a totalidade da evidência implica enfaticamente a terapia com estrogênio-progestina na carcinogênese mamária.

Alguns dados observacionais sugerem que o intervalo decorrido entre o início da menopausa e o início da TH pode influenciar a associação entre essa terapia e o risco de câncer de mama, em que um "intervalo de tempo" de < 3 a 5 anos confere maior risco de câncer de mama associado à TH (esse padrão de achados contrasta com o da DCC, conforme discutido adiante neste capítulo). Todavia, essa associação permanece inconclusiva e pode constituir um achado espúrio atribuível a taxas mais altas de mamografia de triagem e, portanto, a uma detecção mais precoce de câncer nas usuárias de TH do que nas não usuárias, particularmente no início da menopausa. Com efeito, no ensaio clínico da WHI, as razões de risco para TH e risco de câncer de mama não diferem entre mulheres de 50 a 59 anos de idade, entre 60 e 69 anos e entre 70 e 79 anos por ocasião de sua entrada no ensaio clínico (não houve poder suficiente para examinar categorias mais específicas de idade). São necessárias pesquisas adicionais para esclarecer a questão.

DOENÇA DA VESÍCULA BILIAR   Estudos observacionais de grande porte relatam um risco de 2 a 3 vezes maior de cálculos biliares ou colecistectomia entre as mulheres na pós-menopausa que tomam estrogênio oral. Na WHI, as mulheres randomizadas para estrogênio-progestina ou para estrogênio isoladamente apresentaram uma probabilidade cerca de 55% maior de desenvolver doença da vesícula biliar, em comparação com as mulheres designadas para o grupo placebo. Os riscos também foram elevados no HERS. A TH transdérmica pode ser uma alternativa mais segura, mas é necessária pesquisa adicional nessa área.

Riscos e benefícios prováveis ou incertos   • **DOENÇA CARDÍACA CORONARIANA/ACIDENTE VASCULAR CEREBRAL**   Até recentemente, a TH vinha sendo recomendada entusiasticamente como um possível agente cardioprotetor. Nas três últimas décadas, múltiplos estudos observacionais sugeriram, coletivamente, que o uso de estrogênio acarreta uma redução de 35 a 50% na incidência de DCC entre as mulheres na pós-menopausa. A plausibilidade biológica dessa associação é apoiada por dados de ensaios randomizados que demonstram que o estrogênio exógeno reduz os níveis plasmáticos de colesterol da lipoproteína de baixa densidade (LDL) e eleva os de colesterol da lipoproteína de alta densidade (HDL) em 10 a 15%. A administração de estrogênio também afeta favoravelmente os níveis de lipoproteína(a), a oxidação do LDL, a função do endotélio vascular, o fibrinogênio e o inibidor do ativador do plasminogênio 1. Entretanto, a terapia estrogênica também exerce efeitos desfavoráveis sobre outros biomarcadores do risco cardiovascular: eleva os

TABELA 395-1 ■ Benefícios e riscos da terapia hormonal pós-menopausa na população geral de mulheres de 50 a 79 anos na fase de intervenção dos ensaios de estrogênio-progestina e estrogênio isoladamente da Women's Health Initiative (WHI)[a]

Desfecho	Efeito	Estrogênio-progestina — Risco ou benefício relativo	Estrogênio-progestina — Risco ou benefício absoluto[b]	Estrogênio isoladamente — Risco ou benefício relativo	Estrogênio isoladamente — Risco ou benefício absoluto[b]
Benefícios definidos					
Sintomas de menopausa	Melhora definida	Redução de 65 a 90% do risco[c]		Redução de 65 a 90% do risco[c]	
Osteoporose	Aumento definido na densidade mineral óssea e redução no risco de fratura	Redução de 33% no risco de fratura de quadril	6 casos a menos (11 vs. 17) de fratura de quadril	Redução de 33% no risco de fratura de quadril	6 casos a menos (13 vs. 19) de fratura de quadril
Riscos definidos[h]					
Câncer endometrial	Aumento definido no risco com estrogênio isoladamente (ver abaixo para estrogênio-progestina)	Ver abaixo	Ver abaixo		4,6 casos a mais (estudos observacionais)
Embolia pulmonar	Aumento definido no risco	Aumento de 98% no risco	9 casos a mais (18 vs. 9)	Aumento de 35% no risco (n.s.)	4 casos a mais (14 vs. 10)
Trombose venosa profunda	Aumento definido no risco	Aumento de 87% no risco	11,5 casos a mais (25 vs. 14)	Aumento de 48% no risco	7,5 casos a mais (23 vs. 15)
Câncer de mama	Aumento definido no risco com uso em longo prazo (≥ 5 anos) de estrogênio-progestina	Aumento de 24% no risco	8,5 casos a mais (43 vs. 35)	Redução de 21% no risco (n.s.)	7 casos a menos (28 vs. 35)
Doença da vesícula biliar	Aumento definido no risco	Aumento de 57% no risco	47 casos a mais (131 vs. 84)	Aumento de 55% no risco	58 casos a mais (164 vs. 106)
Riscos e benefícios prováveis ou incertos[h]					
Doença cardíaca coronariana[d]	Provável aumento no risco entre as mulheres mais velhas e aquelas que já passaram pela menopausa há muitos anos; possível redução no risco ou nenhum efeito em mulheres mais jovens ou naquelas que passaram recentemente pela menopausa[e]	Aumento de 18% no risco (n.s.)	6 casos a mais (41 vs. 35)	Nenhum aumento no risco	Nenhuma diferença no risco
Infarto agudo do miocárdio	Interação significativa do grupo etário para estrogênio isoladamente, com risco reduzido em mulheres mais jovens – mas não naquelas mais velhas (p para tendência por idade = 0,02)	Aumento de 24% no risco (n.s.)	6 casos a mais (35 vs. 29)	Nenhum aumento no risco[e]	Nenhuma diferença no risco[e]
Acidente vascular cerebral	Provável aumento no risco	Aumento de 37% no risco	9 casos a mais (33 vs. 24)	Aumento de 35% no risco	11 casos a mais (45 vs. 34)
Câncer ovariano	Provável aumento no risco com o uso em longo prazo (≥ 5 anos)	Aumento de 41% no risco (n.s.)	1 caso a mais (5 vs. 4)	Não disponível	Não disponível
Câncer endometrial	Provável diminuição no risco com estrogênio-progestina durante o acompanhamento em longo prazo (ver anteriormente para estrogênio isoladamente)	Redução de 33% no risco[f]	3 casos a menos (7 vs. 10)	Ver acima	Ver acima
Incontinência urinária	Provável aumento no risco	Aumento de 49% no risco	549 casos a mais (1.661 vs. 1.112)	Aumento de 61% no risco	852 casos a mais (2.255 vs. 1.403)
Câncer colorretal	Provável redução no risco com estrogênio-progestina; possível aumento no risco em mulheres mais velhas com estrogênio isoladamente (p para tendência de acordo com a idade = 0,02 para estrogênio isoladamente)	Redução de 38% no risco	6,5 casos a menos (10 vs. 17)	Nenhum aumento ou redução no risco[e]	Nenhuma diferença no risco[e]
Diabetes tipo 2	Provável redução no risco	Redução de 19% no risco	16 casos a menos (72 vs. 88)	Redução de 14% no risco	21 casos a menos (134 vs. 155)
Demência (idade ≥ 65)	Aumento no risco em mulheres mais velhas (porém dados inconsistentes de estudos observacionais e ensaios clínicos randomizados)	Aumento de 101% no risco	23 casos a mais (46 vs. 23)	Aumento de 47% no risco (n.s.)	15 casos a mais (44 vs. 29)
Mortalidade total	Possível aumento do risco entre mulheres mais velhas e aquelas que já passaram pela menopausa há muitos anos; possível redução do risco ou nenhum efeito em mulheres mais jovens ou naquelas que passaram recentemente pela menopausa (p para tendência relacionada com a idade < 0,05 para ambos os ensaios clínicos combinados)	Nenhum aumento no risco	Nenhuma diferença no risco	Nenhum aumento no risco[e]	Nenhuma diferença no risco[e]
Índice global[g]	Provável aumento do risco ou nenhum efeito entre mulheres mais velhas e aquelas que já passaram pela menopausa há muitos anos; possível redução do risco ou nenhum efeito em mulheres mais jovens ou naquelas que passaram recentemente pela menopausa (p para tendência relacionada com a idade = 0,02 para estrogênio isoladamente)	Aumento de 12% no risco	20,5 casos a mais (189 vs. 168)	Nenhum aumento no risco[e]	Nenhuma diferença no risco[e]

[a]O braço estrogênio-progestina da WHI analisou o uso de estrogênio equino conjugado (0,625 mg/dia) mais acetato de medroxiprogesterona (2,5 mg/dia) versus placebo durante 5,6 anos. O braço estrogênio isoladamente da WHI avaliou o uso de estrogênio equino conjugado (0,625 mg/dia) versus placebo durante 7,1 anos. [b]Número de casos por 10.000 mulheres por ano. [c]A WHI não foi delineada para avaliar o efeito da terapia hormonal (TH) sobre os sintomas da menopausa. Dados de outros ensaios clínicos randomizados sugerem que a TH diminui o risco de sintomas menopáusicos em 65 a 90%. [d]A *doença cardíaca coronariana* (DCC) é definida como a ocorrência de infarto agudo do miocárdio não fatal ou morte coronariana. [e]Houve uma interação significativa com base na idade, isto é, a associação entre a TH e o desfecho especificado foi diferente em mulheres mais jovens e mulheres mais velhas. [f]Esta é a redução do risco que foi observada durante um período de acompanhamento cumulativo de 13 anos (5,6 anos de tratamento mais 8,2 anos de observação pós-intervenção). [g]O *índice global* é um desfecho composto que representa o primeiro evento de cada participante entre os seguintes: DCC, acidente vascular cerebral (AVC), embolia pulmonar, câncer de mama, câncer colorretal, câncer endometrial (braço estrogênio-progestina isoladamente), fratura de quadril e morte. Como as participantes podem apresentar mais de um tipo de evento, o índice global não pode ser deduzido por uma simples soma dos eventos componentes. [h]Inclui alguns desfechos em que os resultados foram divergentes entre o braço estrogênio-progestina e o braço estrogênio isoladamente.

Sigla: n.s., não significativo estatisticamente.

Fonte: Dados de JE Manson et al: Menopausal hormone therapy and health outcomes during the intervention and extended poststopping phases of the Women's Health Initiative randomized trials. JAMA 310:1353, 2013.

níveis de triglicerídeos; promove a coagulação via fator VII, fragmentos 1 e 2 da protrombina, bem como elevações do fibrinopeptídeo A; e eleva os níveis do marcador inflamatório representado pela proteína C-reativa.

Os ensaios randomizados de estrogênio ou estrogênio-progestina combinados em mulheres com DCV preexistente não confirmaram os benefícios relatados nos estudos observacionais. No HERS (um ensaio clínico de prevenção secundária destinado a testar a eficácia e a segurança da terapia com estrogênio-progestina em relação aos desfechos cardiovasculares clínicos), a incidência em 4 anos de mortalidade coronariana e infarto agudo do miocárdio não fatal foi semelhante nos grupos de tratamento ativo e placebo, e foi observado um aumento de 50% no risco de eventos coronarianos durante o primeiro ano entre as participantes designadas para o grupo de tratamento ativo. Embora seja possível que a progestina possa mitigar os benefícios do estrogênio, o ensaio clínico Estrogen Replacement and Atherosclerosis (ERA) indicou que uma progressão determinada angiograficamente da aterosclerose coronariana não foi afetada pelo tratamento com estrogênio isolado ou associado à progestina. Além disso, o Papworth Hormone Replacement Therapy Atherosclerosis Study, um ensaio clínico de estradiol transdérmico com e sem noretindrona; o Women's Estrogen for Stroke Trial (WEST), um ensaio clínico de 17β-estradiol oral; e o Estrogen in the Prevention of Reinfarction Trial (ESPRIT), um ensaio de valerato de estradiol oral, não constataram quaisquer benefícios cardiovasculares. Assim, nos ensaios clínicos, a TH não se revelou efetiva para a prevenção secundária da DCV em mulheres na pós-menopausa.

Os ensaios clínicos de prevenção primária também sugerem um aumento inicial no risco cardiovascular e a ausência de cardioproteção com a TH pós-menopausa. Na WHI, as mulheres designadas para terapia com estrogênio-progestina durante 5,6 anos tiveram uma probabilidade superior a 18% de desenvolver DCC (definida nas análises primárias como a ocorrência de infarto agudo do miocárdio não fatal ou doença coronariana) em comparação com aquelas designadas para placebo, embora essa elevação no risco não tenha sido estatisticamente significativa. Além disso, durante o primeiro ano do ensaio clínico, houve um aumento significativo de 80% no risco, com diminuição nos anos subsequentes (p para a tendência relacionada com o tempo = 0,03). No braço estrogênio isoladamente da WHI, não foi observado nenhum efeito global sobre a DCC no decorrer dos 7,1 anos do ensaio clínico e tampouco em qualquer ano específico de acompanhamento. Esse padrão de resultados foi semelhante àquele para o desfecho de infarto agudo do miocárdio total.

Entretanto, uma inspeção mais atenta dos dados disponíveis sugere que o momento do início da TH pode influenciar acentuadamente a associação entre essa terapia e a DCC. O estrogênio pode tornar mais lentos os estágios iniciais da aterosclerose, porém pode exercer efeitos adversos sobre as lesões ateroscleróticas mais avançadas. Foi considerada a hipótese de que os efeitos protrombóticos e pró-inflamatórios do estrogênio se manifestam predominantemente entre as mulheres com lesões subclínicas que iniciam a TH bem depois da transição menopáusica, enquanto as mulheres com menos dano arterial que iniciam a TH durante as fases iniciais da menopausa podem usufruir benefícios cardiovasculares, pois ainda não desenvolveram lesões avançadas. Dados de experimentos em primatas não humanos e de alguns ensaios clínicos randomizados recentes em seres humanos sustentam esse conceito. Os estrogênios conjugados não exerceram nenhum efeito sobre a extensão da placa nas artérias coronárias em macacos Cynomolgus designadas a receber estrogênio isoladamente ou combinado com progestina, começando 2 anos (cerca de 6 anos para os humanos) após a ooforectomia e bem depois do estabelecimento da aterosclerose. Contudo, a administração de hormônios exógenos imediatamente após a ooforectomia, durante os estágios iniciais da aterosclerose, reduziu a extensão da placa em 70%. No Early Versus Late Intervention Trial with Estradiol (ELITE), um ensaio clínico de 6 anos realizado em 643 mulheres sadias na pós-menopausa, que foi planejado para testar se os efeitos do estrogênio sobre o desenvolvimento e a progressão da aterosclerose dependem da idade no início da terapia, o 17β-estradiol administrado por via oral, com ou sem progesterona micronizada vaginal, reduziu significativamente a progressão da aterosclerose de carótida em mulheres nos primeiros 6 anos após o início da menopausa (idade média de 55,4 anos), porém não em mulheres com mais de 10 anos após o início da menopausa (idade média de 65,4 anos) (p para interação = 0,007). Por outro lado, no Kronos Early Estrogen Prevention Study (KEEPS), um ensaio clínico de 4 anos com 729 mulheres sadias na pós-menopausa com entrada no estudo nos primeiros 3 anos após o início da menopausa (idade média de 53 anos), nem os estrogênios conjugados orais nem o estradiol transdérmico, administrado com progesterona micronizada oral, afetaram a progressão da aterosclerose de carótida. Entretanto, a baixa prevalência desse desfecho na população geral do estudo pode ter reduzido o poder de detectar uma diferença de tratamento.

Os resultados de análises de subgrupos de dados obtidos de estudos observacionais e ensaios clínicos de grande porte proporcionam maior credibilidade à hipótese. Por exemplo, entre mulheres que participaram do ensaio clínico da WHI com um perfil de colesterol relativamente favorável, o estrogênio com ou sem progestina levou a um risco 40% menor de DCC incidental. Entre mulheres que entraram no ensaio clínico com um perfil mais desfavorável do colesterol, a terapia resultou em um risco maior de 73% (p para interação = 0,02). A presença ou ausência da síndrome metabólica (Cap. 408) também influenciou fortemente a relação entre a TH e a DCC incidental. Entre as mulheres com síndrome metabólica, a TH aumentou em mais de duas vezes o risco de DCC, ao passo que não foi observada nenhuma associação entre mulheres sem a síndrome. Além disso, embora não tenha havido nenhuma associação entre a terapia com estrogênio isoladamente e a DCC no grupo do ensaio clínico da WHI como um todo, essa terapia foi associada a uma redução no risco de DCC de 40% entre as participantes com 50 a 59 anos de idade. Em contrapartida, foi observada uma redução do risco de apenas 5% entre mulheres de 60 a 69 anos de idade, enquanto foi constatado um aumento do risco de 9% entre aquelas com 70 a 79 anos (p para tendência relacionada com a idade = 0,08). Para o desfecho de infarto agudo do miocárdio completo, o estrogênio isoladamente foi associado a uma redução limítrofe significativa de 45% e a um aumento não significativo de 24% do risco entre as mulheres mais jovens e mais velhas, respectivamente (p para tendência relacionada com a idade = 0,02). O estrogênio também foi associado a níveis mais baixos de placa calcificada nas artérias coronárias no grupo etário mais jovem. Embora a idade não tenha tido um efeito semelhante no braço estrogênio-progestina da WHI, os riscos de DCC aumentaram com os anos transcorridos desde a menopausa (p para tendência = 0,08), com risco significativamente elevado entre mulheres com menopausa ocorrida há ≥ 20 anos. Para o desfecho de infarto agudo do miocárdio completo, a terapia com estrogênio-progestina foi associada a uma redução do risco de 9% entre mulheres com menopausa ocorrida há < 10 anos, em comparação com um aumento de 16% no risco entre mulheres com menopausa ocorrida há 10 a 19 anos e um aumento de duas vezes no risco entre mulheres cuja menopausa ocorreu há > 20 anos (p para tendência = 0,01). No grande estudo observacional Nurses' Health Study, as mulheres que decidiram iniciar a TH dentro de 4 anos após a menopausa experimentaram um menor risco de DCC em relação às não usuárias, enquanto aquelas que iniciaram a terapia 10 ou mais anos após a menopausa pareciam usufruir de um benefício coronariano muito pequeno. Os estudos observacionais incluem uma alta proporção de mulheres que iniciam a TH dentro de 3 a 4 anos após a menopausa, enquanto os ensaios clínicos incluem uma alta proporção de mulheres com ≥ 12 anos depois da menopausa; essa diferença ajuda a reconciliar algumas das discrepâncias aparentes entre os dois tipos de estudos.

Quanto ao desfecho de AVC, as participantes da WHI designadas à terapia com estrogênio-progestina ou com estrogênio isoladamente tiveram uma probabilidade cerca de 35% maior de sofrer AVC em comparação com aquelas designadas para placebo. Ainda não está bem elucidado se a idade por ocasião do início da TH influencia o risco de AVC. Na WHI e no Nurses' Health Study, a TH foi associada a um risco excessivo de AVC em todos os grupos etários. São necessárias pesquisas adicionais acerca da idade, do tempo transcorrido desde a menopausa e de outras características individuais (incluindo biomarcadores) que permitam prever aumentos ou reduções no risco cardiovascular associado à TH exógena. Além disso, ainda não foi esclarecido se diferentes posologias, formulações ou vias de administração da TH poderão produzir diferentes efeitos cardiovasculares.

CÂNCER COLORRETAL Estudos observacionais sugeriram que a TH reduz os riscos de cânceres colônico e retal, apesar de as magnitudes estimadas dos benefícios relativos oscilarem 8 a 34% nas várias metanálises. Na WHI (único ensaio a examinar esse tópico), a combinação estrogênio-progestina esteve associada a uma redução significativa de 38% no câncer colorretal durante um período de 5,6 anos, apesar de nenhum benefício ter sido observado com um período de 7 anos de terapia apenas com estrogênio. Entretanto, foi observado um efeito modificador da idade, com duplicação do risco com TH em mulheres de 70 a 79 anos de idade, porém sem elevação do risco em mulheres mais jovens (p para tendência relacionada com a idade = 0,02).

DECLÍNIO COGNITIVO E DEMÊNCIA Uma metanálise de dez estudos de caso-controle e dois estudos de coorte sugeriu que a TH pós-menopausa está associada a uma redução de 34% no risco de demência. Todavia, ensaios clínicos randomizados subsequentes (incluindo WHI) não conseguiram demonstrar qualquer benefício da terapia com estrogênio isoladamente ou com estrogênio-progestina sobre a evolução da doença de Alzheimer leve a moderada e/ou indicaram um efeito adverso potencial da TH sobre a incidência de demência, pelo menos em mulheres com ≥ 65 anos de idade. Entre mulheres randomizadas para TH (em comparação com placebo) de 50 a 55 anos de idade na WHI, não foi observado nenhum efeito sobre a cognição durante a fase pós-intervenção. É necessário realizar estudos adicionais para determinar se o momento do início da TH influencia os desfechos cognitivos.

CÂNCER DE OVÁRIO E OUTROS DISTÚRBIOS Com base em um número limitado de dados randomizados e observacionais, foi levantada a hipótese de que a TH aumenta o risco de câncer ovariano e reduz o risco de diabetes melito tipo 2. Os resultados da WHI apoiam essas hipóteses. A WHI também constatou que o uso da TH foi associado a um risco aumentado de incontinência urinária, e a terapia com estrogênio-progestina foi associada a um aumento nas taxas de mortalidade devida a câncer de pulmão.

CÂNCER ENDOMETRIAL (COM ESTROGÊNIO-PROGESTINA) Na WHI, o uso de estrogênio-progestina foi associado a uma redução não significativa de 17% no risco de câncer endometrial. Uma redução significativa do risco surgiu durante o período pós-intervenção (ver adiante).

MORTALIDADE POR TODAS AS CAUSAS Na coorte global WHI, o estrogênio com ou sem progestina não esteve associado a mortalidade por todas as causas. Entretanto, houve uma tendência em direção à redução da mortalidade em mulheres mais jovens, em particular aquelas tratadas com estrogênio isoladamente. Para mulheres de 50 a 59, 60 a 69 e 70 a 79 anos de idade, os riscos relativos (RRs) associados à terapia com estrogênio isoladamente foram de 0,70; 1,01; e 1,21, respectivamente (p para tendência = 0,04).

PERFIL DE RISCO-BENEFÍCIO GLOBAL A terapia com estrogênio-progestina esteve associada a um perfil de benefício-risco desfavorável (excluindo o alívio dos sintomas menopáusicos) quando medida por um "índice global" – um desfecho composto incluindo DCC, AVC, embolia pulmonar, câncer de mama, câncer colorretal, câncer endometrial, fratura de quadril e morte **(Tab. 395-1)** – na coorte da WHI como um todo, e essa associação não variou dentro de um grupo etário de 10 anos. A terapia com estrogênio isoladamente esteve associada a um perfil de benefício-risco neutro na coorte da WHI como um todo. Entretanto, houve uma tendência significativa a um perfil de benefício-risco mais favorável entre mulheres mais jovens e a um perfil menos favorável entre mulheres mais velhas, com RRs de 0,84; 0,99; e 1,17 para mulheres de 50 a 59, 60 a 69 e 70 a 79 anos de idade, respectivamente (p para tendência relacionada com a idade = 0,02). A **Figura 395-3** mostra o equilíbrio entre os benefícios e os riscos do estrogênio, com ou sem progestina, entre mulheres de 50 a 59 anos de idade.

MUDANÇAS NO ESTADO DE SAÚDE APÓS A INTERRUPÇÃO DA TH Na WHI, muitos dos riscos e benefícios associados ao uso da TH – mas nem todos – dissiparam-se dentro de 5 a 7 anos após a interrupção do tratamento. Para a terapia com estrogênio-progestina, um risco elevado de câncer de mama persistiu (RR = 1,28; intervalo de confiança [IC] de 95%, 1,11-1,48]) durante um período de acompanhamento cumulativo de 13 anos (5,6 anos de tratamento mais 8,2 anos de observação pós-intervenção); todavia, os

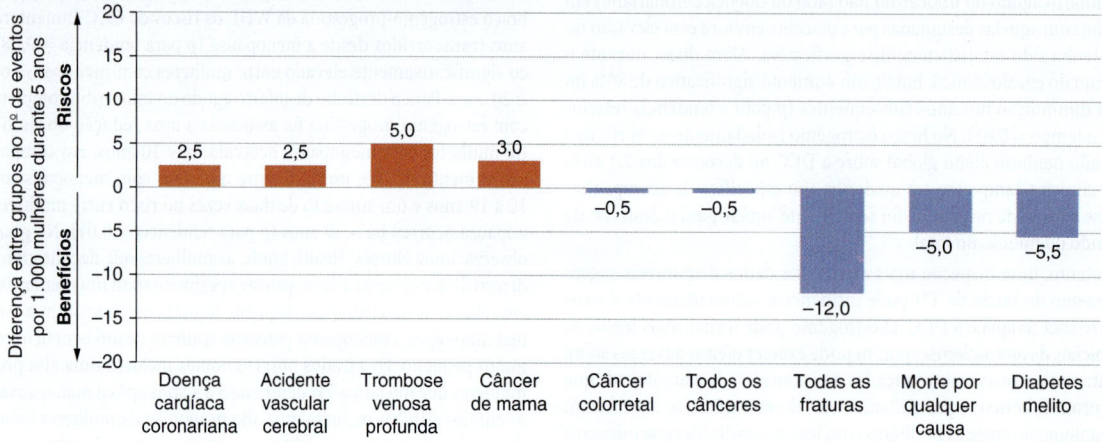

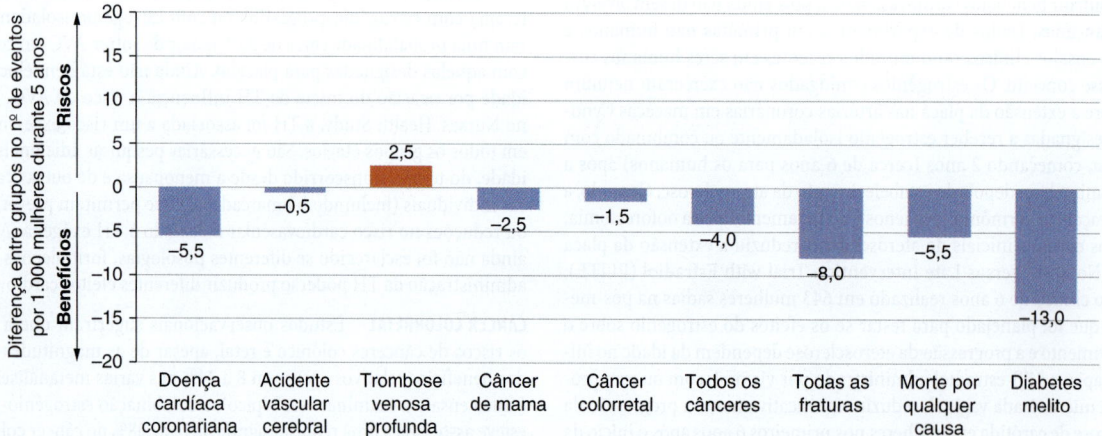

FIGURA 395-3 **Benefícios e riscos de duas formulações de terapia hormonal (TH) avaliadas na Women's Health Initiative em mulheres de 50 a 59 anos de idade.** Os resultados são apresentados para as duas formulações: estrogênios equinos conjugados (EEC) isoladamente ou em associação com acetato de medroxiprogesterona (AMP). Os riscos e benefícios são expressos como a diferença no número de eventos (número no grupo de TH menos número no grupo placebo) por 1.000 mulheres ao longo de 5 anos. *(Reproduzida com a permissão de JE Manson, AM Kaunitz. Menopause Management--Getting Clinical Care Back on Track. N Engl J Med 374:803, 2016.)*

riscos de DCV tornaram-se, em sua maioria, neutros. A redução no risco de fratura de quadril persistiu (RR = 0,81; IC 95%, 0,68–0,97), e foi observado o aparecimento de uma redução significativa no risco de câncer endometrial (RR = 0,67; IC 95%, 0,49–0,91). Para a terapia com estrogênio isoladamente, a redução no risco do câncer de mama tornou-se estatisticamente significativa (RR = 0,79; IC 95%, 0,65-0,97) durante um período de acompanhamento cumulativo de 13 anos (6,8 anos de tratamento mais 6,6 anos de observação pós-intervenção), e diferenças significativas com base no grupo etário persistiram para o infarto agudo do miocárdio completo e o índice global, com resultados mais favoráveis nas mulheres mais jovens. Durante o acompanhamento cumulativo médio de 18 anos, o estrogênio isoladamente foi associado a uma redução significativa na mortalidade por todas as causas em mulheres com idade entre 50 e 59 anos (RR = 0,79; IC 95%, 0,64-0,96); o efeito protetor foi observado principalmente naquelas com ooforectomia bilateral (RR = 0,68; IC 95%, 0,48–0,96).

ABORDAGEM À PACIENTE

TH pós-menopausa

O uso racional da TH pós-menopausa exige uma consideração dos benefícios e riscos potenciais. A Tabela 395-2 fornece uma abordagem para a tomada de decisões. Essa abordagem se aplica a mulheres com sintomas da menopausa com 45 anos ou mais ou a mulheres que tiveram a remoção de ambos os ovários, independentemente da idade. Mulheres com idade inferior a 45 anos ou aquelas com a condição menopáusica incerta podem precisar de avaliação clínica adicional antes de determinar um plano de tratamento. O clínico deve primeiro avaliar se a paciente tem ondas de calor moderadas a graves e/ou sudorese noturna – a principal indicação para o início da TH sistêmica – que não desaparecem em resposta a modificações comportamentais/de estilo de vida (o folheto da paciente com modificações de estilo de vida sugeridas pode ser encontrado em *http://www.menopause.org/docs/for-women/mnflashes.pdf*). A TH sistêmica também pode ser usada para prevenção da osteoporose em mulheres com alto risco de fratura que não conseguem tolerar tratamentos alternativos para a osteoporose (o estrogênio vaginal ou outros medicamentos podem ser usados para tratar a síndrome geniturinária da menopausa na ausência de sintomas vasomotores [ver abaixo]). Os benefícios e riscos dessa terapia devem ser revistos com a paciente, dando mais ênfase às medidas absolutas que às relativas do efeito, enfatizando as incertezas no conhecimento clínico quando for relevante. Como as taxas de doenças crônicas geralmente aumentam com a idade, os riscos absolutos tendem a ser maiores nas mulheres mais velhas, mesmo quando os RRs permanecem semelhantes. Os efeitos colaterais potenciais – sobretudo o sangramento vaginal que pode resultar do uso de formulações combinadas de estrogênio-progestogênio recomendadas às mulheres com um útero intacto – devem ser observados. A própria preferência da paciente acerca da terapia deve ser explicitada e levada em conta na decisão. As contraindicações devem ser avaliadas de modo rotineiro e devem incluir sangramento vaginal inexplicável, disfunção ou doença hepática, tromboembolismo venoso, distúrbio da coagulação conhecido ou trombofilia (o estrogênio transdérmico pode ser uma opção), hipertensão não tratada, história de câncer endometrial (exceto no estágio 1 sem invasão profunda), câncer de mama ou outro câncer dependente de estrogênio e história de DCC, AVC ou ataque isquêmico transitório. As contraindicações relativas à TH sistêmica incluem o risco elevado de câncer de mama (p. ex., mulheres que têm um ou mais parentes de primeiro grau com câncer de mama, genes de suscetibilidade como *BRCA1* ou *BRCA2*, história pessoal de atipia celular detectada por biópsia de mama); hipertrigliceridemia (> 400 mg/dL); risco elevado de DCV; e doença ativa da vesícula biliar (estrogênio transdérmico pode ser uma opção nos três últimos casos, já que tem menos efeitos adversos sobre os níveis de triglicerídeos, fatores de coagulação e fatores de inflamação do que a TH oral). A prevenção primária da doença cardíaca não deve ser considerada como um benefício esperado da TH, e deve-se considerar um aumento no número de AVC, bem como um pequeno aumento inicial no risco de DCC. Não obstante, essa terapia pode ser apropriada se os benefícios não coronarianos do tratamento superarem claramente os riscos. Reavalie os benefícios e riscos pelo menos uma vez a cada 6 a 12 meses, assumindo a preferência contínua da paciente por TH, ou se o estado de saúde da paciente mudar. Uma mulher que sofre um evento coronariano agudo ou AVC enquanto está recebendo TH deve interromper imediatamente a terapia.

Muitas opções de TH sistêmica estão disponíveis. O estrogênio isoladamente é recomendado para mulheres com histerectomia, enquanto o estrogênio mais progestagênio é recomendado para mulheres com útero. Nos Estados Unidos, os estrogênios orais mais comumente prescritos para tratamento sistêmico de sintomas vasomotores são o 17β-estradiol (1,0 ou 0,5 mg/dia ou outras doses) e estrogênios equinos conjugados (EEC; 0,625, 0,45 ou 0,3 mg/dia ou outras doses). Os produtos de estrogênio transdérmico mais comumente prescritos são os adesivos cutâneos de 17β-estradiol (0,035 ou 0,05 mg/dia ou outras doses). Os progestagênios mais comumente prescritos são acetato de medroxiprogesterona (AMP; 2,5, 5 ou 10 mg/dia) e progesterona micronizada (100 ou 200 mg/dia). Dispõe-se também de combinações orais de estrogênio-progestina, como EEC e AMP por via oral, 17β-estradiol oral ou etinilestradiol com acetato de noretindrona, estradiol oral com progesterona e outras opções. O EEC/bazedoxifeno pode ser uma opção para mulheres com útero, particularmente aquelas com problemas de hipersensibilidade e densidade das mamas ou sangramento uterino. As contraindicações para EEC/bazedoxifeno assemelham-se àquelas para TH sistêmica.

O *uso de curto prazo* (< 5 anos para estrogênio-progestogênio e < 7 anos para estrogênio isoladamente) é apropriado para o alívio dos sintomas menopáusicos entre mulheres sem contraindicações para essa utilização. Entretanto, tal terapia deve ser evitada entre as mulheres com risco basal elevado de futuros eventos cardiovasculares. As mulheres que têm contraindicações para a TH ou que se opõem a ela podem obter benefício do uso de certos antidepressivos (incluindo venlafaxina, fluoxetina ou paroxetina), gabapentina ou pregabalina ou clonidina.

TABELA 395-2 ■ Abordagem para iniciar a terapia hormonal da menopausa para o tratamento dos sintomas vasomotores

1. Avaliação dos sintomas vasomotores

Confirmar se as ondas de calor e/ou suores noturnos estão afetando negativamente o sono, o funcionamento diurno ou a qualidade de vida

2. Avaliação dos fatores de risco

Confirmar que não há contraindicações absolutas à terapia hormonal da menopausa
- Câncer de mama, endométrio ou outro câncer dependente de estrogênio
- Doença cardiovascular (doença cardíaca, acidente vascular cerebral, ataque isquêmico transitório)
- Hepatopatia ativa
- Sangramento vaginal não diagnosticado

3. Início da terapia hormonal na menopausa

Recomendado	Considerar com cautela	Evitar
Idade < 60 anos e Início da menopausa dentro de 10 anos e Baixo risco de câncer de mama[a] e doenças cardiovasculares[b]	Idade ≥ 60 anos OU Início da menopausa há > 10 anos OU Risco moderado de câncer de mama[a] ou doença cardiovascular[b]	Alto risco de câncer de mama[a] ou doenças cardiovasculares[b] OU ≥ 60 anos de idade ou início da menopausa há > 10 anos e Risco moderado de câncer de mama[a] ou doenças cardiovasculares[b]

[a] Para ferramentas *on-line* para avaliar o risco de câncer de mama, consulte AH McClintock et al: Breast cancer risk assessment: A step-wise approach for primary care providers on the front lines of shared decision making. Mayo Clin Proc 95:1268, 2020. [b] Para ferramentas *on-line* para avaliar o risco de doença cardiovascular, consulte D Lloyd-Jones et al: Use of risk assessment tools to guide decision-making in the primary prevention of atherosclerotic cardiovascular disease: A special report from the American Heart Association and American College of Cardiology. Circulation 139:e1162, 2019.

Fonte: Dados de AM Kaunitz, JE Manson: Management of menopausal symptoms. Obstet Gynecol 126:859, 2015 e Manson JE et al: Algorithm and mobile app for menopausal symptom management and hormonal/non-hormonal therapy decision making: A clinical decision-support tool from The North American Menopause Society. Menopause 22:247, 2015.

O *uso de longo prazo* (≥ 5 anos para estrogênio-progestogênio e ≥ 7 anos para estrogênio isoladamente) é mais problemático, visto que é preciso considerar um risco aumentado de câncer de mama na tomada de decisão, em particular para estrogênio-progestogênio. As candidatas elegíveis a essa utilização incluem mulheres na pós-menopausa e englobam aquelas que relatam sintomas vasomotores graves e persistentes junto com maior risco de osteoporose (p. ex., aquelas com osteopenia, história familiar ou pessoal de fratura não traumática ou um peso abaixo de 56,7 kg), que não relatam história pessoal ou familiar de câncer de mama em parente de primeiro grau ou nenhuma outra contraindicação e que demonstram forte preferência pessoal pela terapia. As candidatas não elegíveis são mulheres com risco cardiovascular elevado, as que correm risco aumentado de câncer de mama e aquelas com baixo risco de osteoporose. Mesmo para as candidatas elegíveis, devem ser adotadas estratégias capazes de minimizar a dose e duração da administração. Por exemplo, as mulheres que utilizam TH para eliminar os sintomas vasomotores intensos na fase inicial da pós-menopausa devem pensar em interromper a terapia antes de 5 anos, reiniciando-a somente se esses sintomas persistirem. Tendo em vista o papel dos progestagênios no aumento do risco de câncer de mama, os esquemas que utilizam exposições cíclicas em vez de exposições contínuas ao progestogênio, bem como outras formulações além do AMP, devem ser considerados se o tratamento for prolongado. Para a prevenção da osteoporose, certas terapias alternativas, como bisfosfonatos ou SERMs, devem ser levadas em conta. A pesquisa sobre progestogênios alternativos e preparados contendo androgênio tem sido limitada, particularmente no que concerne à sua segurança em longo prazo. Pesquisas adicionais acerca dos efeitos desses agentes sobre a DCV, a tolerância à glicose e o câncer de mama serão de interesse particular.

Para sintomas geniturinários, como ressecamento vaginal ou dor na relação sexual/atividade sexual, cremes, comprimidos ou anéis intravaginais de estrogênio; prasterona (desidroepiandrosterona vaginal); e ospemifeno são opções. As contraindicações ao estrogênio vaginal de baixa dose incluem sangramento vaginal inexplicável ou câncer de mama, câncer de endométrio ou outro câncer dependente de estrogênio. As contraindicações para o ospemifeno e a prasterona assemelham-se àquelas para o estrogênio vaginal em baixa dose, e as contraindicações para o ospemifeno também incluem doença tromboembólica venosa ou arterial, doença hepática grave e uso de estrogênios ou agonistas-antagonistas dos estrogênios.

Além da TH, escolhas de estilo de vida, como abstenção do fumo, atividade física adequada e dieta saudável, podem desempenhar um papel no controle dos sintomas e na prevenção de doença crônica. Uma variedade cada vez maior de opções farmacológicas (p. ex., bisfosfonatos, SERMs e outros agentes para osteoporose; agentes redutores do colesterol ou anti-hipertensivos para DCV) também deve reduzir a dependência generalizada do uso de hormônios. Entretanto, a TH de curto prazo ainda pode beneficiar algumas mulheres.

LEITURAS ADICIONAIS

Bassuk SS, Manson JE: Menopausal hormone therapy and cardiovascular disease risk: Utility of biomarkers and clinical factors for risk stratification. Clin Chem 60:68, 2014.
Canonico M et al: Hormone replacement therapy and risk of venous thromboembolism in postmenopausal women: Systematic review and meta-analysis. BMJ 336:1227, 2008.
Kaunitz AM, Manson JE: Management of menopausal symptoms. Obstet Gynecol 126:859, 2015.
Manson JE, Bassuk SS: *Hot Flashes, Hormones and Your Health*. New York, McGraw-Hill, 2007.
Manson JE et al: Menopausal hormone therapy and health outcomes during the intervention and extended poststopping phases of the Women's Health Initiative randomized trials. JAMA 310:1353, 2013.
Manson JE et al: The Women's Health Initiative trials of menopausal hormone therapy: Lessons learned. Menopause 27:918, 2020.
North American Menopause Society: The 2017 hormone therapy position statement of the North American Menopause Society. Menopause 24:728, 2017.
North American Menopause Society: The 2020 genitourinary syndrome of menopause position statement of the North American Menopause Society. Menopause 27:976, 2020.
Pinkerton JV: Hormone therapy for postmenopausal women. N Engl J Med 382:446, 2020.
Shifren JL et al: Menopausal hormone therapy. JAMA 321:2458, 2019.

396 Infertilidade e contracepção
Anuja Dokras, Janet E. Hall

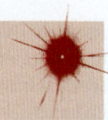

INFERTILIDADE

A Organização Mundial da Saúde (OMS) classifica a infertilidade como uma doença do sistema reprodutivo. A infertilidade é a terceira doença mais comum em todo o mundo, afetando cerca de 48 milhões de casais. É definida como a incapacidade de conseguir uma gravidez com mais de 12 meses de relações sexuais desprotegidas. A prevalência de infertilidade, cerca de 15% mundialmente, permaneceu relativamente estável nas últimas décadas. A infertilidade primária ocorre em casais que nunca conseguiram uma gravidez, enquanto a infertilidade secundária refere-se à infertilidade após alcançar pelo menos uma gravidez. Durante o primeiro ano de tentativa de gravidez, a taxa de fecundidade, definida como a capacidade de obter uma gravidez dentro de um ciclo menstrual, é mais alta nos primeiros 3 meses e diminui nos 9 meses seguintes. Aproximadamente 85% dos casais alcançarão a gravidez após 12 meses, e 95% alcançarão a gravidez após 24 meses. As tendências crescentes à gravidez tardia podem ter implicações significativas devido à diminuição, relacionada à idade, na taxa de fecundidade. Em comparação com mulheres de 30 a 31 anos, a fecundidade é reduzida em 14% em mulheres de 34 a 35 anos, 19% em mulheres de 36 a 37 anos, 53% em mulheres de 40 a 41 anos e 59% em mulheres de 42 a 44 anos.

ETIOLOGIA

As causas da infertilidade são geralmente classificadas como femininas, masculinas e inexplicáveis **(Fig. 396-1)**. As causas femininas incluem fatores tubários (doença inflamatória pélvica, salpingite ístmica nodosa, endometriose, cirurgia prévia), etiologia uterina (malformações congênitas, miomas, cicatrizes uterinas), disfunção ovulatória (síndrome do ovário policístico [SOP], diminuição da reserva ovariana, insuficiência ovariana prematura) e disfunção endócrina (hipotireoidismo, hiperprolactinemia). Embora a probabilidade de engravidar diminua após os 35 anos em mulheres, principalmente devido a anormalidades cromossômicas no ovócito durante a meiose, um declínio semelhante na fertilidade não foi observado em homens com idade < 50 anos. As causas masculinas de infertilidade incluem fatores anatômicos no sistema reprodutivo (vasectomia, infecção, ausência do ducto), fatores endócrinos (hipogonadismo hipogonadotrófico, hipotireoidismo, hiperprolactinemia, obesidade mórbida, medicamentos), disfunção sexual (disfunção erétil ou ejaculatória, diminuição da libido) e fatores genéticos que contribuem para a disfunção testicular primária, incluindo defeitos na espermatogênese (síndrome de Klinefelter, microdeleções do cromossomo Y). A distribuição dessas causas varia significativamente em casais em todo o mundo. No geral, os fatores femininos estão presentes em 30 a 40% dos casais com infertilidade, os fatores masculinos estão presentes em 40 a 50%, e os fatores masculinos e femininos são identificados em 20 a 30%. A infertilidade inexplicada refere-se à ausência de qualquer anormalidade identificada após a conclusão do exame de fertilidade e ocorre em 10 a 15% dos casais. Como resultado, uma avaliação completa de ambos os parceiros é recomendada em todos os casais que apresentem infertilidade.

AVALIAÇÃO DA FERTILIDADE

A avaliação diagnóstica para infertilidade geralmente é iniciada após 1 ano de relações sexuais desprotegidas, já que 80 a 85% dos casais conseguirão uma gravidez durante esse período. A avaliação do casal pode ser iniciada antes mesmo de atender à definição de infertilidade, principalmente se eles apresentarem fatores de risco para infertilidade. Se a idade da parceira for > 35 anos, recomenda-se iniciar a avaliação após 6 meses de tentativa de gravidez. Se a idade da parceira for > 40 anos, recomenda-se iniciar a avaliação do casal imediatamente. A avaliação inicial deve incluir histórico médico detalhado, exames laboratoriais e aconselhamento pré-concepcional para ambos os parceiros. Como múltiplas causas de infertilidade podem ser identificadas, é melhor realizar a avaliação diagnóstica completa antes de iniciar o tratamento.

Histórico e exame físico Um histórico detalhado obtido de ambos os parceiros é essencial para identificar fatores de risco para infertilidade.

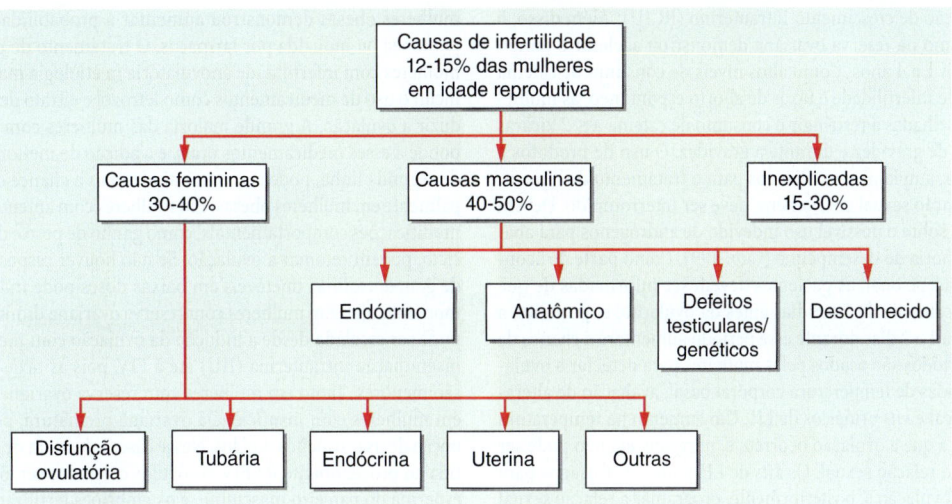

FIGURA 396-1 Causas de infertilidade.

Na parceira, histórico ginecológico (frequência menstrual, menorragia, dismenorreia, histórico de infecções sexualmente transmissíveis [ISTs], endometriose), histórico médico e endócrino, exposição à radiação pélvica, cirurgias abdominais ou pélvicas, uso de tabaco e álcool, uso de medicamentos incluindo fármacos citotóxicos, histórico familiar de menopausa precoce e histórico prévio de gravidez devem ser avaliados. Além disso, a frequência da relação sexual, o momento da relação sexual, o uso de métodos para detectar a ovulação e os indícios de disfunção sexual nos últimos meses devem ser verificados. O exame físico da parceira deve incluir avaliação do peso e pressão arterial (PA), exame de tireoide e mama, avaliação de sinais de hiperandrogenismo e exame pélvico para avaliar o tamanho uterino, massas anexiais e fatores que podem afetar a relação sexual. Da mesma forma, uma história detalhada deve ser obtida no parceiro masculino com perguntas específicas sobre lesões e cirurgias no trato reprodutor masculino; orquite por caxumba; exposição à radiação pélvica; uso de andrógenos, fármacos citotóxicos e outros medicamentos; e fertilidade com qualquer parceira anterior. O exame no parceiro masculino deve incluir índice de massa corporal (IMC), PA e exame físico completo, incluindo exame testicular.

Ultrassonografia Uma ultrassonografia abdominal e pélvica transvaginal pode avaliar anormalidades uterinas (miomas, adenomiose, anomalias müllerianas) e anexiais (endometriose, ovários policísticos) e avaliar a reserva ovariana (número de folículos antrais em ambos os ovários).

Avaliação da ovulação As mulheres que têm ciclos menstruais regulares entre 25 e 35 dias normalmente terão ciclos ovulatórios. A ovulação pode ser avaliada usando-se tiras de detecção de ovulação em casa para detectar o hormônio luteinizante (LH) urinário ou medindo-se o nível sérico de progesterona 7 dias após a ovulação. As temperaturas basais do corpo também podem ser usadas para confirmar a ovulação quando um aumento na temperatura é observado na fase lútea. No entanto, as medições da temperatura corporal basal são menos confiáveis do que os métodos anteriores.

Histerossalpingografia Uma histerossalpingografia (HSG) é realizada durante a fase folicular para avaliar a luz das tubas uterinas, injetando contraste radiopaco através do colo do útero no útero e visualizando o fluxo de contraste através de uma ou ambas as tubas. Além de identificar a patologia tubária, uma HSG pode identificar anormalidades intrauterinas, como pólipos, miomas submucosos e aderências. Embora o valor preditivo negativo da HSG para avaliar o nível de obstrução tubária seja alto, o valor preditivo positivo é relativamente baixo. Curiosamente, as taxas de gravidez mostraram ser mais altas em mulheres após um teste de HSG em comparação com aquelas que não fizeram o teste, provavelmente relacionadas à lavagem tubária. Opções alternativas que são cada vez mais usadas incluem injeção de contraste salino agitado através do colo do útero. A obstrução tubária é avaliada pela demonstração da passagem de contraste salino através das tubas ou acúmulo no fundo de saco, conforme visualizado por ultrassonografia. A ultrassonografia com infusão salina é mais precisa na avaliação de patologias intrauterinas, como pólipos e cicatrizes intrauterinas, em comparação com a HSG e pode ser combinada com a avaliação ultrassonográfica da pelve.

Avaliação da reserva ovariana A avaliação da reserva ovariana inclui a dosagem sérica de hormônio folículo-estimulante (FSH) e estradiol no dia 2 ou 3 do ciclo menstrual e do hormônio antimülleriano (AMH) sérico. Esses exames de triagem combinados com a idade da parceira e a contagem de folículos antrais medidos por ultrassonografia podem identificar a diminuição da reserva ovariana e fornecer informações sobre a urgência de iniciar o tratamento. As contagens de AMH e de folículos antrais também são usadas para determinar as doses iniciais de gonadotrofinas para tratamento da fertilidade. Esses marcadores de reserva ovariana, no entanto, não predizem a probabilidade de gravidez e nascidos vivos.

Testes endócrinos Em mulheres com menstruação irregular, hormônio estimulante da tireoide (TSH) sérico, prolactina e andrógenos devem ser medidos para identificar outras causas de anovulação.

Análise do sêmen (ver Cap. 391) A amostra de sêmen é coletada após 2 a 7 dias de abstinência e fornece uma avaliação da contagem de espermatozoides, motilidade, morfologia, volume e pH. Embora haja sobreposição significativa entre os parâmetros do sêmen de homens férteis e inférteis, aqueles com parâmetros anormais de esperma com base nos critérios da OMS (*oligoastenozoospermia* é definida como contagem de espermatozoides < 15 milhões/mL, motilidade < 40% e morfologia normal < 4%) devem fazer exame físico e, posteriormente, endócrino (FSH, LH, prolactina e TSH séricos) e avaliação genética (cariótipo e microdeleção do cromossomo Y).

Triagem genética Todos os casais podem realizar triagem genética pré-concepção com base na etnia, histórico familiar ou condições autossômicas recessivas comuns.

É importante notar que laparoscopia diagnóstica, teste pós-coito, biópsia endometrial, trombofilia, testes imunológicos e cariótipo não são indicados como parte da investigação inicial da infertilidade.

ACONSELHAMENTO E TRATAMENTO

Aconselhamento pré-concepção Todos os pacientes que procuram cuidados de fertilidade devem receber aconselhamento pré-concepcional. Isso inclui aconselhamento sobre distúrbios alimentares ou modificações no estilo de vida para controle de peso, pois a obesidade em mulheres está associada a um aumento de ciclos anovulatórios, taxas de aborto espontâneo e complicações maternas e fetais na gravidez. A obesidade em homens está associada a parâmetros anormais do esperma. O aconselhamento pré-concepcional sobre a cessação do tabagismo é importante, pois há evidências que sugerem que a cessação do tabagismo pode reverter o impacto prejudicial do tabagismo na fecundidade. Fumar diminui as taxas de fertilidade por um impacto direto no DNA do ovócito e também aumenta o risco de aborto espontâneo e gravidez ectópica. Além disso, fumar durante a gravidez está associado a um risco aumentado de descolamento prematuro da placenta e restrição de crescimento intrauterino (RCIU). Além disso, o impacto do tabagismo na reserva ovariana demonstrou acelerar o tempo até a menopausa em 1 a 4 anos. Como altos níveis de consumo de cafeína aumentam o risco de infertilidade e taxas de aborto espontâneo, as mulheres devem ser aconselhadas a restringir o consumo de cafeína a ≤ 2 xícaras durante a tentativa de gravidez e durante a gravidez. O uso de produtos à base de testosterona, amplamente utilizados para o tratamento de hipoandrogenismo e disfunção sexual em homens, deve ser interrompido. Devem ser feitas perguntas sobre o possível uso indevido de andrógenos para aparência física ou melhoria do desempenho (Cap. 399). Como parte do aconselhamento pré-concepcional, as pacientes devem ser informadas de que a janela fértil é tipicamente de 5 a 6 dias antes da ovulação, e, portanto, a relação sexual a cada 1 a 2 dias durante esse período aumentará a chance de gravidez. Vários métodos são usados pelas mulheres para detectar a ovulação, incluindo medidas de temperatura corporal basal, avaliação de alterações no muco cervical e *kits* urinários de LH. Um aumento na temperatura corporal basal indica que a ovulação ocorreu, e, portanto, ela não pode ser usada para marcar a relação sexual. Os *kits* de LH podem ser usados para detectar o início da ovulação e, posteriormente, programar a relação sexual para o dia do pico de LH e para o dia seguinte.

Tratamento As recomendações de tratamento dependem dos resultados da avaliação de fertilidade descritos anteriormente (Tab. 396-1). O sucesso de diferentes tratamentos depende de vários fatores, incluindo idade da parceira, avaliação da reserva ovariana, histórico de tabagismo, IMC e raça.

Infertilidade por fator tubário A infertilidade por fator tubário constitui 30 a 35% dos casos de infertilidade feminina, e a grande maioria é secundária à obstrução tubária resultante de ISTs. A fertilização *in vitro* (FIV) foi desenvolvida pela primeira vez como um tratamento para a infertilidade por fator tubário, pois ignora as tubas uterinas e permite a fertilização de ovócitos em laboratório antes da transferência para o útero. A FIV oferece as maiores taxas de sucesso para casais com infertilidade por fator tubário. A reparação ou reconstrução das tubas não é recomendada na maioria dos casos associados a infecções tubárias subjacentes ou hidrossalpinge, devido à baixa taxa de sucesso na desobstrução tubária e ao aumento do risco de gravidez ectópica. Na verdade, a remoção de hidrossalpinges por salpingectomia melhorará as taxas de gravidez em tratamentos subsequentes de FIV. Se um bloqueio tubário proximal for observado na HSG, pode-se tentar a canulação guiada radiograficamente das tubas uterinas. Em mulheres com laqueadura bilateral, a decisão entre reanastomose microcirúrgica *versus* FIV dependerá de vários fatores, incluindo idade da paciente, reserva ovariana, número de filhos desejados, parâmetros do sêmen do parceiro e experiência do cirurgião.

Disfunção ovulatória Condições endócrinas, como hipotireoidismo e hiperprolactinemia, devem ser tratadas antes do uso de medicamentos para indução da ovulação. Modificações no estilo de vida devem ser recomendadas em pacientes com baixo IMC ou obesidade. A perda de peso em mulheres obesas demonstrou aumentar a probabilidade de ovulação espontânea ou induzida por fármacos. O tratamento de primeira linha para mulheres com infertilidade anovulatória (a etiologia mais comum é a SOP) inclui o uso de medicamentos como letrozol e citrato de clomifeno para induzir a ovulação. A grande maioria das mulheres com SOP (60-80%) responde a esses medicamentos orais, e a adição de metformina, como agente de segunda linha, pode aumentar ainda mais a chance de ovulação, principalmente em mulheres obesas. Em mulheres com amenorreia hipotalâmica, modificações comportamentais, como ganho de peso e diminuição do exercício, podem retomar a ovulação. Se não houver resposta, o uso criterioso de gonadotrofinas injetáveis em baixas doses pode induzir o crescimento monofolicular. Em mulheres com reserva ovariana diminuída, o tratamento pode ser escalado desde a indução da ovulação com medicamentos orais e inseminação intrauterina (IIU) até a FIV, pois as taxas gerais de gravidez são menores. Tanto em mulheres com reserva ovariana diminuída quanto em mulheres com insuficiência ovariana prematura, pode ser oferecida a opção de usar ovócitos doados. Nesse caso, a doadora de óvulos será submetida ao procedimento de FIV, os óvulos coletados serão fertilizados com o esperma do parceiro masculino, e os embriões fertilizados serão transferidos para o útero da paciente.

Infertilidade masculina Dada a alta prevalência de infertilidade por fator masculino (40-50%), recomenda-se avaliação e tratamento oportunos. Em homens sem esperma (azoospermia) no ejaculado, uma avaliação adicional, incluindo exame físico, testes endócrinos e estudos genéticos, deve ser realizada para identificar se a etiologia é obstrutiva (40% de prevalência entre homens com azoospermia) ou não obstrutiva. O tratamento de primeira linha para infertilidade masculina leve a moderada inclui IIU isoladamente ou IIU combinada com indução da ovulação, dependendo da idade da parceira e de outras causas de infertilidade. Em homens com infertilidade por fator masculino grave, recomenda-se a FIV com injeção intracitoplasmática de espermatozoides. Em homens com azoospermia obstrutiva, o esperma pode ser obtido por aspiração direta do epidídimo ou testículo. Em homens com ausência congênita bilateral do ducto deferente, são indicados testes para mutações de *CFTR* e aconselhamento genético. Em homens com azoospermia não obstrutiva, a recuperação de esperma dos testículos pode ser menos bem-sucedida, e o uso de esperma de doador para IIU é uma alternativa. Homens com hipogonadismo hipogonadotrófico (p. ex., síndrome de Kallmann) podem ser tratados com gonadotrofinas para iniciar a espermatogênese seguida de IIU ou FIV. Tratar a disfunção sexual masculina e evitar o uso de andrógenos exógenos são estratégias eficazes para abordar a infertilidade masculina. A correção de uma varicocele moderada a grande é recomendada quando associada a parâmetros anormais do sêmen ou se a varicocele for sintomática.

Infertilidade não explicada Em 15 a 30% dos casais, nenhuma causa clara de infertilidade é identificada. Nesses casos, é apropriado iniciar a estimulação ovariana com medicamentos orais para aumentar o número de ovócitos em desenvolvimento e combiná-la com a IIU programada para o período de ovulação e, assim, aumentar o número de espermatozoides móveis no trato reprodutivo. Dependendo da idade da parceira, essa abordagem oferece taxas de sucesso modestas e pode ser usada por 3 a 6 meses antes de recomendar a FIV. Em geral, a FIV está associada a um baixo risco de complicações; o risco de síndrome de hiperestimulação ovariana foi significativamente reduzido pelo monitoramento criterioso da estimulação e uso de protocolos alternativos. A gravidez múltipla continua sendo o maior risco associado à FIV, apesar das melhorias na criopreservação de embriões e das diretrizes baseadas na idade para o número de embriões a serem transferidos. Em alguns casais, o tratamento de FIV pode revelar uma causa subjacente de infertilidade, como taxas mais baixas de fertilização ou clivagem de embriões. É importante notar que as diretrizes de diferentes sociedades médicas em todo o mundo variam quanto à rapidez de oferecer FIV para infertilidade inexplicada.

Fatores uterinos Os miomas são os tumores benignos mais comuns do trato reprodutivo e ocorrem em 50 a 70% das mulheres em idade reprodutiva. Não está claro se os miomas diminuem a probabilidade de gravidez; miomas submucosos e miomas intramurais que distorcem a cavidade endometrial podem diminuir as taxas de gravidez e aumentar o risco de perda gestacional. A remoção de miomas submucosos, pólipos uterinos e aderências por histeroscopia pode melhorar as taxas de gravidez subsequentes.

TABELA 396-1 ■ Tecnologias de reprodução assistida

Indução da ovulação Agentes orais Hormônios injetáveis	Citrato de clomifeno (modulador seletivo da resposta ao estrogênio) Letrozol (inibidor da aromatase) FSH, LH (gonadotrofinas)
Inseminação intrauterina (IIU)	Procedimento realizado em consultório pelo qual o esperma ejaculado lavado e concentrado é depositado na cavidade uterina por meio de um cateter macio, passado pelo colo do útero
Fertilização *in vitro* (FIV)	Os ovócitos são coletados por via transvaginal sob anestesia local ou sedação intravenosa e incubados com esperma para facilitar a fertilização. Os embriões fertilizados são cultivados por 3 dias (fase de clivagem) ou 5 dias (fase de blastocisto) antes da implantação transcervical de um ou mais embriões, dependendo da idade da paciente, na cavidade uterina, sob orientação de ultrassom
Injeção intracitoplasmática de espermatozoides (ICSI)	Em casos de infertilidade por fator masculino grave, um único espermatozoide móvel é injetado no ovócito para facilitar a fertilização

Siglas: FSH, hormônio folículo-estimulante; LH, hormônio luteinizante.

Endometriose A endometriose é uma condição ginecológica comum associada a dor pélvica e dismenorreia e, em casos graves, está associada a infertilidade tubo-ovariana. Aproximadamente 25 a 50% das mulheres inférteis têm endometriose, e 30 a 50% das mulheres com endometriose têm infertilidade. O tratamento médico prolongado para suprimir as lesões endometrióticas e o tratamento cirúrgico da endometriose estágios 1 e 2 não demonstraram melhorar as taxas de fertilidade subsequentes. A remoção cirúrgica de lesões endometrióticas em mulheres com endometriose estágios 3 ou 4 pode melhorar as taxas de gravidez subsequentes. O tratamento de primeira linha da infertilidade associada apenas à endometriose inclui o uso de medicamentos orais para indução da ovulação e IIU.

ASPECTOS PSICOLÓGICOS DA INFERTILIDADE

Sabe-se que a infertilidade está associada a estresse psicológico, relacionado não apenas ao diagnóstico e aos próprios procedimentos terapêuticos, mas também aos ciclos repetidos de esperança e perda associados a cada novo procedimento ou ciclo de tratamento que não resulta no nascimento de uma criança. Com frequência, esses sentimentos são combinados com uma sensação de isolamento em relação aos amigos e à família. As técnicas de aconselhamento e manejo do estresse devem ser oferecidas desde o início na avaliação da infertilidade. É importante ressaltar que a infertilidade e o seu tratamento não parecem estar associados a sequelas psicológicas em longo prazo.

CONTRACEPÇÃO

O número ideal desejado de filhos por família varia em todo o mundo e é de aproximadamente 2,6 nos Estados Unidos. Casais que não usam qualquer forma de contracepção têm 85% de chance de engravidar em 1 ano. Com base nesses dados, os casais passam a maior parte de sua vida reprodutiva prevenindo uma gravidez e uma proporção muito menor tentando engravidar ou estar grávida. Portanto, não é de surpreender que a maioria das mulheres sexualmente ativas tenha usado alguma forma de contracepção para evitar uma gravidez. A gravidez indesejada ocorre principalmente devido à falta de uso ou uso inconsistente de contraceptivos, em vez de falha do método contraceptivo usado. Das diferentes formas de contracepção usadas em todo o mundo em 2019, a esterilização tubária foi a mais comum (cerca de 219 milhões), seguida pelo uso de preservativo masculino (189 milhões), dispositivo intrauterino (DIU) (159 milhões) e pílula (anticoncepcional) (151 milhões). As taxas de esterilização feminina aumentaram de forma constante no último século e agora mostram uma ligeira diminuição, provavelmente devido ao crescente uso de agentes anticoncepcionais reversíveis de ação prolongada (ARAPs), como DIU e implantes, que são tão eficazes quanto a esterilização. A conveniência do uso de anticoncepcionais determina sua adesão e eficácia; os anticoncepcionais que requerem uso diário e os relacionados ao coito apresentam taxas de falha mais altas em comparação com os métodos reversíveis de ação prolongada e os permanentes. Os Critérios Médicos de Elegibilidade dos Estados Unidos (USMEC, de *U.S. Medical Eligibility Criteria*) para uso de contraceptivos são diretrizes baseadas em evidências para ajudar os profissionais de saúde a recomendar contraceptivos apropriados para mulheres com condições médicas crônicas (Tab. 396-2). Esse excelente recurso é adaptado da orientação da OMS e é mantido atualizado por meio de revisão contínua da literatura publicada.

TIPOS DE CONTRACEPÇÃO

Os tipos de contracepção podem ser classificados de várias maneiras, como permanente *versus* reversível, hormonal *versus* não hormonal ou barreira *versus* não barreira (Tab. 396-3).

Contracepção permanente As formas permanentes de contracepção incluem esterilização tubária e vasectomia, com duas vezes mais mulheres escolhendo a esterilização permanente em comparação com os homens. A vasectomia é um procedimento de baixo risco, normalmente realizado em ambulatório, com uma taxa de falha muito baixa – de 0,1 gestação por 100 mulheres por ano. Não é imediatamente eficaz, e os pacientes devem ser orientados a usar outras formas de contracepção por no mínimo 3 meses após o procedimento. A esterilização tubária pode ser realizada no período logo após o parto ou depois e tem uma taxa de falha de 0,5 gestação por 100 mulheres por ano. A esterilização pós-parto pode ser realizada durante uma cesariana ou após um parto vaginal por meio de minilaparotomia. A esterilização tubária pode ser realizada por laparoscopia ou por minilaparotomia e inclui salpingectomia parcial ou completa ou oclusão das tubas uterinas usando eletrocoagulação ou dispositivos mecânicos, como clipes. Esses métodos permanentes de contracepção são altamente eficazes, pois evitam a necessidade de contracepção dependente do usuário. Todos os pacientes devem passar por aconselhamento pré-procedimento quanto ao risco de falha, caráter permanente do procedimento, arrependimento e alternativas.

Contraceptivos hormonais • **CONTRACEPTIVOS COMBINADOS COM ESTROGÊNIO E PROGESTINA** O mecanismo de ação dos contraceptivos hormonais envolve retroalimentação negativa, já que a administração contínua de estrogênio diminui a secreção de FSH, o desenvolvimento folicular e a formação de um folículo dominante. A progestina contínua suprime a secreção de LH e inibe a ovulação, altera a receptividade endometrial, engrossa o muco cervical e prejudica a motilidade tubária. Esses hormônios podem ser administrados por meio de pílulas orais para serem tomadas diariamente; como um adesivo transdérmico, que é trocado semanalmente; ou um anel vaginal, que é substituído mensalmente ou anualmente. Existem inúmeras *pílulas* disponíveis contendo diferentes doses de estrogênio (< 50 μg) e tipos de progestágenos, além de doses variadas dentro de uma embalagem (monofásico vs. multifásico); as pílulas podem ser tomadas em um esquema cíclico ou contínuo. A eficácia contraceptiva é semelhante com doses variadas de estrogênio e progesterona. A redução no número de dias sem hormônios pode diminuir alguns efeitos colaterais associados à menstruação, como enxaquecas menstruais e dismenorreia. A taxa geral de falha para contraceptivos hormonais combinados é de 8 gestações por 100 mulheres por ano, embora a adesão ao uso diário de pílulas possa ser menor, afetando a eficácia. O adesivo anticoncepcional e o anel vaginal apresentam maior adesão em relação às pílulas diárias. O uso de *adesivo contraceptivo* está associado a um baixo risco de reações cutâneas e menor eficácia em mulheres que pesam > 90 kg. A via transdérmica está associada a um estado de equilíbrio mais alto comparável ao de um contraceptivo oral de 40 μg de etinilestradiol. Os contraceptivos

TABELA 396-2 ■ **Critérios de Elegibilidade Médica dos EUA (USMEC) para o uso de anticoncepcionais**

USMEC categoria 4 (condição que representa um risco inaceitável para a saúde se o método contraceptivo for usado)
Mulheres com > 35 anos de idade que fumam ≥ 15 cigarros por dia
Cardiopatia isquêmica diagnosticada ou múltiplos fatores de risco para doença cardiovascular (idade avançada, tabagismo, diabetes e hipertensão)
TVP aguda
Evento tromboembólico prévio; alto risco de TVP recorrente
AVC ou mutações trombogênicas conhecidas
Cardiopatia valvar complicada
Cardiomiopatia periparto
Transplante de órgãos sólidos complicados
Hipertensão (sistólica ≥ 160 mmHg ou diastólica ≥ 100 mmHg, doença vascular)
Lúpus eritematoso sistêmico (anticorpos antifosfolipídeos positivos ou desconhecidos)
Cirrose, adenoma hepático ou hepatoma
Hepatite viral, surto agudo
Gravidez ou pós-parto inicial (< 21 dias)
Amamentação < 21 dias pós-parto
Câncer de mama
USMEC categoria 3 (condição para a qual os riscos teóricos ou comprovados não superam as vantagens de usar o método)
Evento tromboembólico prévio; menor risco de TVP recorrente
História pregressa de câncer de mama e nenhuma evidência por 5 anos
Hipertensão (adequadamente controlada ou sistólica 140-159 mmHg ou diastólica 90-99 mmHg)
Mulheres que recebem terapia com agentes anticonvulsivantes
Mulheres que recebem terapia antirretroviral para prevenção ou tratamento do HIV
Mulheres após cirurgia bariátrica (*bypass* gástrico em Y de Roux ou derivação biliopancreática)
Amamentação, 21-42 dias pós-parto

Siglas: AVC, acidente vascular cerebral; TVP, trombose venosa profunda; HIV, vírus da imunodeficiência humana.

TABELA 396-3 Eficácia das diferentes formas de contracepção				
Método de contracepção	Eficácia teórica (%)	Eficácia real (%)	Uso contínuo em 1 ano (%)	Uso do método por mulheres norte-americanas com risco de gravidez não intencional (%)
Nenhum método	15	15		10
Consciência da fertilidade	96	76	47	1,2
Coito interrompido	96	78	46	4,4
Métodos de barreira				
Preservativos	98	82	43	13,7
Diafragma	94	82	57	2
Espermicidas	82	72	43	1
Esterilização				
Feminina	99,5	99,5	100	22,6
Masculina	99,5	99,9	100	7,4
Dispositivo intrauterino				9,3
De cobre T	99,4	99,8	85	
Contendo progestina	99,8	99,8	88	
Contraceptivos hormonais				
Combinados e apenas progestina	99,7	91	67	23,3
Adesivo transdérmico	99,7	91	67	0,5
Anel vaginal	99,7	91	67	1,8
Implante				1,2
Depo-Provera	99,8	94	56	
Implante subdérmico	99,5	99,5	84	
Contracepção de emergência	95	–	–	11

Fontes: Dados de J Trussell et al: Contraceptive Efficacy, in Contraceptive Technology, 20th revised ed, RA Hatcher et al (eds). New York, Ardent Media, 2011; CDC. NCHS National Survey of Family Growth, 2011-2013; J Jones et al: Current contraceptive use in the United States, 2006-2010, and changes in patterns of use since 1995. Natl Health Stat Report 60:1, 2012 e NE Birgisson et al: Preventing unintended pregnancy: The contraceptive CHOICE project in review. J Womens Health (Larchmt) 24:349, 2015.

hormonais oferecem benefícios adicionais, como a regulação dos ciclos menstruais; supressão de cistos ovarianos; e diminuição dos sintomas de menorragia, dismenorreia e hiperandrogenismo; além disso, reduzem o risco de câncer endometrial (redução de 50%) e de ovário (redução de 40%). Os efeitos colaterais comuns incluem náusea, sensibilidade mamária, inchaço e sangramento intermenstrual. Pode haver um leve aumento da PA em algumas pacientes, e recomenda-se verificar a PA nas visitas de acompanhamento. Em grandes estudos e metanálises, os contraceptivos hormonais não estão associados a ganho de peso significativo, alterações de humor ou efeito na libido. Antes de administrar contraceptivos hormonais, deve-se obter um histórico detalhado da paciente para determinar quaisquer contraindicações absolutas ou relativas ao seu uso. Devido ao baixo, mas ligeiramente aumentado, risco de trombose venosa profunda (TVP) associado aos anticoncepcionais hormonais contendo estrogênio (3-15 por 10 mil mulheres-anos), eles são contraindicados no período pós-parto imediato, em fumantes com idade superior a 35 anos e em mulheres com história de trombofilias hereditárias ou TVP. A associação entre risco de TVP e diferentes doses de estrogênio (etinilestradiol < 35 µg) ou diferentes vias de administração (adesivo transdérmico) é fraca. Existe, no entanto, alguma associação entre progestinas de terceira e quarta geração e risco de TVP. A triagem de rotina para distúrbios trombóticos familiares não é recomendada antes da prescrição de contraceptivos hormonais. Embora a obesidade esteja associada à diminuição da fertilidade, a grande maioria das mulheres com obesidade não apresenta infertilidade. O USMEC classifica a obesidade isoladamente como categoria de risco 2, na qual os benefícios de tomar contraceptivos hormonais superam qualquer risco teórico.

CONTRACEPÇÃO HORMONAL SOMENTE COM PROGESTINA Diferentes tipos de progestágenos são usados para contracepção em pílulas orais, formas injetáveis, implantes subdérmicos e DIU e podem ser uma opção para mulheres que têm contraindicações ao uso de contraceptivos contendo estrogênio (p. ex., enxaqueca com aura, TVP, acidente vascular cerebral, amamentação). A taxa de falha das *pílulas de progestina* é de 9 gestações por 100 mulheres por ano, enquanto a taxa de falha de DIUs de progestina é de 0,1 gestação por 100 mulheres por ano. Além de atuar como espermicida, o *DIU de levonorgestrel* também engrossa o muco cervical e afina o endométrio, diminuindo sua receptividade. O efeito colateral comum é sangramento irregular, dor e, raramente, expulsão do dispositivo. Sangramento de escape ou sangramento não programado é comumente relatado, pois o estrogênio geralmente serve para estabilizar o revestimento endometrial, e a exposição prolongada apenas à progestina resulta em um revestimento decidualizado mais fino. Dependendo do dispositivo usado, o DIU de progestina é eficaz por 3 a 7 anos. A *forma injetável de progesterona* (acetato de medroxiprogesterona) é administrada a cada 3 meses com uma taxa de falha de 3 gestações por 100 mulheres por ano. Seus efeitos colaterais incluem ganho de peso, menstruação irregular, amenorreia e alterações de humor, e há um retorno lento da ovulação e fertilidade após a interrupção (6-9 meses). O *implante subdérmico* contém etonogestrel e é colocado facilmente sobre o músculo tríceps na parte interna do braço usando anestesia local. Dura até 5 anos e tem uma taxa de insucesso de 0,05 gestação por 100 mulheres por ano. Os resultados do projeto de pesquisa Contraceptive Choice mostraram que as taxas de adesão foram maiores para ARAPs (DIUs e implantes) em comparação com métodos de ação curtos. Os ARAPs são a forma reversível mais eficaz de contracepção com altas taxas de adesão e satisfação; portanto, são uma boa escolha em adolescentes e mulheres nulíparas.

DIU não hormonal Os DIUs são uma forma de contracepção comumente usada em todo o mundo e estão disponíveis como dispositivos hormonais e não hormonais. O DIU de cobre não hormonal funciona como espermicida e é eficaz por até 12 anos, com uma taxa de falha de < 1 gravidez por 100 mulheres por ano. As pacientes devem ser aconselhadas sobre o risco aumentado de sangramento vaginal intenso e dismenorreia, resultando em taxas mais altas de descontinuação em comparação com os DIUs contendo levonorgestrel. Os DIUs podem ser usados em adolescentes e mulheres adultas e normalmente são inseridos e removidos como um procedimento de consultório, com uso de analgésicos leves. Eles podem ser inseridos a qualquer momento durante um ciclo menstrual, referido como inserção de intervalo, e no período pós-parto imediato e pós-aborto.

Contracepção de barreira As formas de contracepção de barreira incluem preservativos (masculino, feminino), diafragma e capuz cervical, e apresentam menor eficácia secundária ao uso inconsistente e incorreto. Eles oferecem várias vantagens, incluindo efeitos colaterais mínimos, menor custo, ausência de necessidade de receita médica e proteção contra ISTs. A taxa de falha para preservativos masculinos e femininos é de 17 a 21 gestações por 100 mulheres por ano. Os espermicidas podem ser usados em conjunto com métodos de barreira para melhorar a eficácia.

Contracepção lactacional A lactação pode servir como uma forma eficaz de contracepção durante os primeiros 6 meses pós-parto se houver aleitamento materno exclusivo e os ciclos menstruais não forem retomados. O efeito contraceptivo ocorre devido à supressão da liberação pulsátil do hormônio liberador de gonadotrofina associada à sucção. A taxa de insucesso nessas circunstâncias pode ser tão baixa quanto 0,5 a 1,5 gestação por 100 mulheres por ano.

Consciência da fertilidade O método rítmico, ou tabelinha, é normalmente usado por mulheres com ciclos menstruais regulares, por meio do qual elas rastreiam seus ciclos para evitar relações sexuais dos dias 8 a 19 do ciclo.

Contracepção de emergência Também conhecido como contracepção pós-coito, esse método é usado após um ato sexual desprotegido ou inadequadamente protegido. A probabilidade de gravidez independente da época do mês é de 8%, porém a probabilidade varia significativamente em relação à proximidade da ovulação, podendo alcançar 30%. Muitas mulheres não estão cientes da disponibilidade da contracepção de emergência e seu uso adequado. Como a probabilidade de gravidez é maior se houve relação sexual desprotegida durante os 3 dias anteriores à ovulação, o momento da administração e o tipo de contraceptivo de emergência usado determinam a eficácia. As opções de contracepção de emergência incluem o DIU de cobre e medicamentos orais, como acetato de ulipristal, levonorgestrel e pílulas hormonais combinadas. O DIU de cobre previne a fertilização e implantação e é a escolha mais eficaz se inserido dentro de 5 dias após a relação sexual desprotegida. Também pode ser oferecido a mulheres obesas nas quais outras formas hormonais de contracepção de emergência podem ser menos eficazes. O acetato de ulipristal, um antagonista do receptor de progesterona, bloqueia a capacidade da progesterona endógena de agir em seus receptores e inibe o pico de LH, retardando ou inibindo a ovulação, podendo inibir diretamente a ruptura folicular. É administrado em dose única de 30 mg até 5 dias após a relação sexual desprotegida. O levonorgestrel administrado em dose única previne ou retarda a ovulação e está associado a menos efeitos colaterais em comparação com as pílulas hormonais combinadas. No geral, a taxa de falha para todos os contraceptivos hormonais de emergência é de 1 a 3%, sendo o acetato de ulipristal o mais eficaz. A contracepção de emergência deve ser oferecida a todas as mulheres que a solicitarem até 5 dias após a relação sexual desprotegida e não adiada para obter um teste de gravidez ou realizar um exame clínico. Embora o peso corporal possa afetar a eficácia da contracepção hormonal de emergência, ela não deve ser negada a mulheres com sobrepeso e obesas.

ACONSELHAMENTO DE CONTRACEPÇÃO

As pacientes devem receber informações sobre os diferentes métodos de contracepção, efeitos colaterais, benefícios não contraceptivos, eficácia, necessidade de adesão estrita e impacto na fertilidade futura. A fim de facilitar o cuidado centrado na paciente, o profissional deve discutir os planos para uma futura gravidez e se a maternidade está completa. Um histórico detalhado da paciente deve ser revisado para identificar possíveis contraindicações, como enxaqueca com aura, tabagismo e hipertensão. Os profissionais de saúde devem consultar as diretrizes mais atualizadas dos Critérios Médicos de Elegibilidade para Uso de Anticoncepcionais do USMEC ou da OMS ao aconselhar pacientes com comorbidades associadas. Como parte da abordagem de tomada de decisão compartilhada, a escolha do paciente deve ser o fator orientador, e a discussão deve ser imparcial. Os adolescentes devem ter acesso a toda a gama de opções contraceptivas. Em uma paciente de baixo risco, os anticoncepcionais hormonais podem ser prescritos desde a menarca até a menopausa; no entanto, são necessárias avaliação regular de efeitos colaterais e avaliação de alterações no histórico médico da paciente.

LEITURAS ADICIONAIS

Centers for Disease Control and Prevention: Reproductive health. Available at https://www.cdc.gov/reproductivehealth/Infertility/#e. Accessed December 23, 2020.
Cooper TG et al: World Health Organization reference values for human semen characteristics. Hum Reprod Update 16:231, 2010.
Curtis KM, Peipert JF: Long-acting reversible contraception. N Engl J Med 376:461, 2017
Curtis KM et al: U.S. medical eligibility criteria for contraceptive use, 2016. MMWR Recomm Rep 65(3):1, 2016.
Infertility Workup for the Women's Health Specialist: ACOG Committee Opinion, Number 781. Obstet Gynecol 133:e377, 2019.
Kulkarni AD et al: Fertility treatments and multiple births in the United States. N Engl J Med 369:2218, 2013.
Mascarenhas MN et al. National, regional, and global trends in infertility prevalence since 1990: A systematic analysis of 277 health surveys. PLoS Med 9:e1001356, 2012.
Slama R et al: Estimation of the frequency of involuntary infertility on a nation-wide basis. Hum Reprod 27:1489, 2012.
Steiner AZ et al: Association between biomarkers of ovarian reserve and infertility among older women of reproductive age. JAMA 318:1367, 2017.
World Health Organization: Infertility. https://www.who.int/news-room/fact-sheets/detail/infertility. Accessed December 23, 2020.

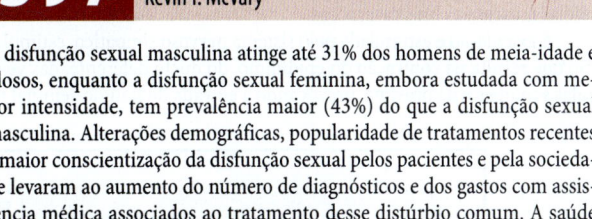

397 Disfunção sexual
Kevin T. McVary

A disfunção sexual masculina atinge até 31% dos homens de meia-idade e idosos, enquanto a disfunção sexual feminina, embora estudada com menor intensidade, tem prevalência maior (43%) do que a disfunção sexual masculina. Alterações demográficas, popularidade de tratamentos recentes e maior conscientização da disfunção sexual pelos pacientes e pela sociedade levaram ao aumento do número de diagnósticos e dos gastos com assistência médica associados ao tratamento desse distúrbio comum. A saúde sexual e a satisfação com a vida sexual são importantes aspectos da qualidade de vida para muitas pessoas, inclusive para aquelas com saúde debilitada. Como muitos pacientes relutam em iniciar a discussão sobre sua vida sexual, o médico, para descobrir uma história de disfunção sexual, deve abordar esse tópico diretamente. A abordagem específica da saúde sexual deve ser parte rotineira da entrevista clínica.

DISFUNÇÃO SEXUAL MASCULINA

FISIOLOGIA DA RESPOSTA SEXUAL MASCULINA

A função sexual masculina normal inclui (1) libido suficiente; (2) capacidade de alcançar e manter a ereção peniana; (3) ejaculação; e (4) detumescência. A *libido* relaciona-se com o desejo sexual e é influenciada por vários estímulos visuais, olfatórios, táteis, auditivos, imaginativos e hormonais. Os esteroides sexuais, particularmente a testosterona, atuam para aumentar a libido. A libido pode ser diminuída pelo contexto emocional, doença sistêmica, distúrbios hormonais, distúrbios psiquiátricos e medicamentos.

A tumescência peniana que leva à ereção depende de um aumento do fluxo sanguíneo para a rede lacunar acompanhado de relaxamento completo das artérias e da musculatura lisa dos corpos cavernosos. A microarquitetura dos corpos cavernosos compõe-se de uma massa de músculo liso (trabécula) que contém uma rede de vasos revestidos por endotélio (espaços lacunares). A subsequente compressão do músculo liso trabecular contra a túnica albugínea fibroelástica provoca o fechamento passivo das veias emissárias e o acúmulo de sangue nos corpos cavernosos. Quando há ereção completa e mecanismo valvar competente, os corpos cavernosos tornam-se cilindros não compressíveis dos quais o sangue não escapa. Essa cascata de relaxamento e oclusão venosa culmina em uma ereção rígida.

O sistema nervoso central (SNC) exerce uma influência importante ao estimular ou antagonizar as vias espinais que desencadeiam a função erétil e a ejaculação. A resposta erétil é mediada por uma combinação de inervação central (psicogênica) e periférica (reflexogênica). Os nervos sensitivos que se originam de receptores na pele do pênis e da glande convergem, formando o nervo dorsal do pênis, cujo trajeto alcança os gânglios das raízes dorsais de S2-S4 via nervo pudendo. As fibras nervosas parassimpáticas que chegam ao pênis emergem de neurônios nas colunas intermediolaterais dos segmentos medulares sacros S2-S4. A inervação simpática origina-se dos segmentos medulares T-11 até L-2 e segue ao longo do plexo hipogástrico.

Os impulsos neurais para o tônus da musculatura lisa são fundamentais para o início e a manutenção de uma ereção. Também há interação complexa entre as células da musculatura lisa dos corpos cavernosos e seu revestimento de células endoteliais sobrejacentes (Fig. 397-1). O óxido nítrico, que induz relaxamento vascular, promove a ereção e é antagonizado pela endotelina 1 (ET-1) e pela Rho-cinase, que medeiam a contração vascular. O óxido nítrico é sintetizado a partir de L-arginina pela óxido nítrico-sintase (NOS) e liberado do suprimento nervoso autonômico não adrenérgico e não colinérgico (NANC), atuando sobre as células musculares lisas com estimulação pós-juncional. O óxido nítrico aumenta a produção de 3′,5′-monofosfato de guanosina cíclico (GMPc), que relaxa a musculatura lisa (Fig. 397-2). O GMPc é metabolizado pela fosfodiesterase tipo 5 (PDE-5). Os inibidores da PDE-5, como os medicamentos orais sildenafila, tadalafila, vardenafila e avanafila, mantêm ereções por meio de redução da degradação do GMPc. No entanto, se o óxido nítrico não for produzido em algum nível, os inibidores da PDE-5 deixam de ser eficazes, uma vez que tais fármacos facilitam, mas não desencadeiam, a cascata enzimática inicial. Além do óxido nítrico, prostaglandinas vasoativas (PGE_1, $PGF_{2\alpha}$) são sintetizadas no interior do tecido cavernoso e elevam os níveis de monofosfato de adenosina (AMP) cíclico, levando também ao relaxamento das células musculares lisas cavernosas.

A *ejaculação* é estimulada pelo sistema nervoso simpático, estimulação que resulta na contração do epidídimo, do ducto deferente, das vesículas seminais e da próstata, provocando a entrada do líquido seminal na uretra. A emissão do líquido seminal é seguida de contrações rítmicas dos músculos bulbocavernoso e isquiocavernoso, provocando a ejaculação. Esta é seguida de expulsão, caracterizada por contrações rítmicas estereotípicas dos músculos perineais estriados, levando à expulsão vigorosa do sêmen com o colo da bexiga fechado. Essa emissão e expulsão são controladas pelos centros medulares autonômicos (parassimpático e simpático) e somáticos, respectivamente. A sincronização entre os centros medulares autonômico e somático é coordenada por interneurônios, que formam um gerador de ejaculação medular presente em todos os mamíferos, incluindo o homem.

A *ejaculação precoce* geralmente está relacionada com ansiedade ou é um comportamento adquirido e é sensível a terapia comportamental ou a tratamento com medicamentos, como os inibidores seletivos da recaptação de serotonina (ISRSs). Ocorre *ejaculação retrógrada* (ER) quando o esfíncter uretral interno não se fecha, podendo ocorrer em homens que têm diabetes ou após cirurgia que envolva o colo da bexiga. A *anejaculação*, a falha de uma parte ou de todo o processo de emissão, muitas vezes confundida com ER, é comumente o resultado de alfabloqueadores seletivos usados na disfunção miccional masculina (p. ex., tansulosina, silodosina).

A *detumescência* é mediada pela norepinefrina dos nervos simpáticos, pela endotelina oriunda da superfície vascular e pela contração da musculatura lisa induzida pelos receptores α-adrenérgicos pós-sinápticos e pela ativação da Rho-cinase. Tais eventos aumentam o fluxo de saída venoso

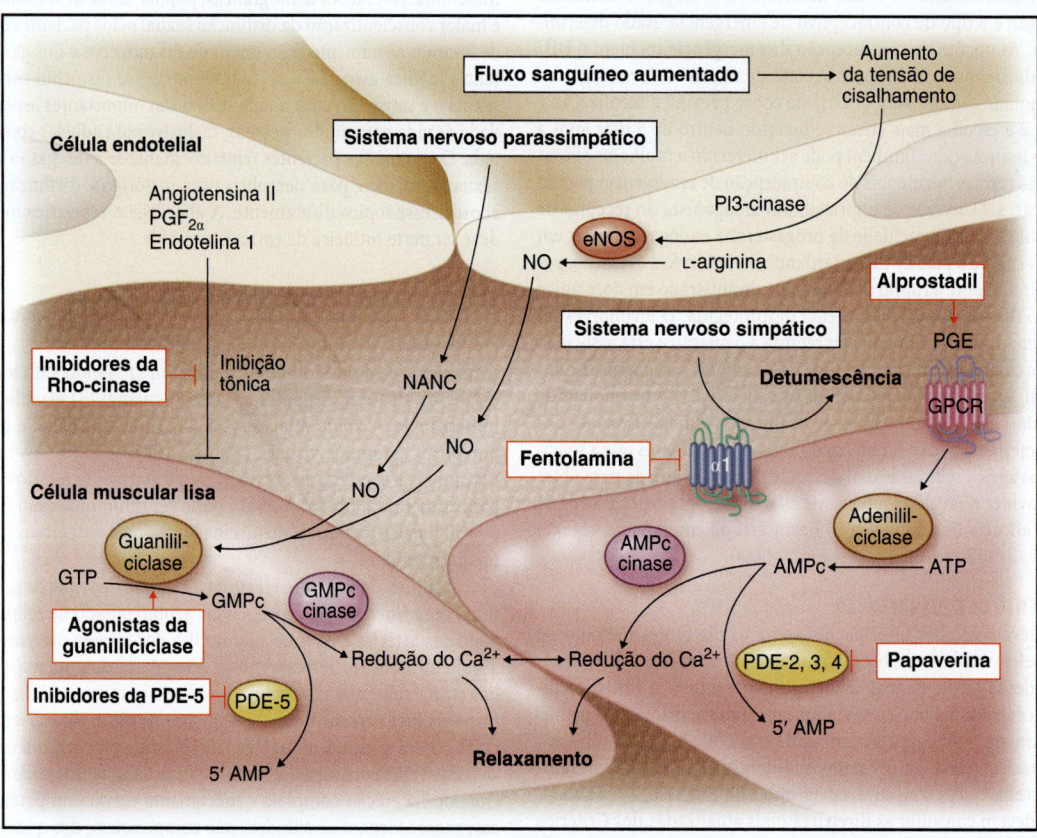

FIGURA 397-1 Vias que controlam a ereção e a detumescência. A estimulação originada no sistema nervoso parassimpático leva ao relaxamento dos sinusoides cavernosos de duas maneiras, ambas aumentando a concentração de óxido nítrico (NO) nas células musculares lisas. Na primeira, o NO é o neurotransmissor nas fibras não adrenérgicas e não colinérgicas (NANC); no segundo, a estimulação da óxido nítrico-sintase endotelial (eNOS), por meio do débito colinérgico, causa aumento na produção de NO. O NO produzido no endotélio sofre difusão para o interior das células musculares lisas e reduz a concentração intracelular de cálcio por uma via mediada pelo monofosfato de guanosina cíclico (GMPc), induzindo relaxamento. Um mecanismo independente que reduz o nível intracelular de cálcio é mediado pelo monofosfato de adenosina cíclico (AMPc). Com o aumento do fluxo sanguíneo cavernoso, assim como com os níveis elevados do fator de crescimento do endotélio vascular (VEGF), a liberação endotelial de NO é adicionalmente sustentada pela via do fosfatidilinositol-3′-cinase (PI3K). Os tratamentos ativos (retângulos em vermelho) incluem fármacos que afetam a via do GMPc (inibidores da fosfodiesterase tipo 5 [PDE-5] e agonistas da guanililciclase), a via do AMPc (alprostadil) ou ambas as vias (papaverina), juntamente com mediadores do tônus neural (fentolamina e inibidores da Rho-cinase). Os agentes que estão sendo desenvolvidos incluem agonistas da guanililciclase (para contornar a necessidade de NO endógeno) e inibidores da Rho cinase (para inibir a contração tônica de células musculares lisas mediadas por endotelina). α1, receptor α-adrenérgico; GPCR, receptor acoplado à proteína G; GTP, trifosfato de guanosina; iCa^{2+}, cálcio intracelular; NOS, óxido nítrico-sintase; PGE, prostaglandina E; PGF, prostaglandina F. *(Reproduzida com a permissão de KT McVary: Clinical practice. Erectile dysfunction. N Engl J Med 357:2472, 2007.)*

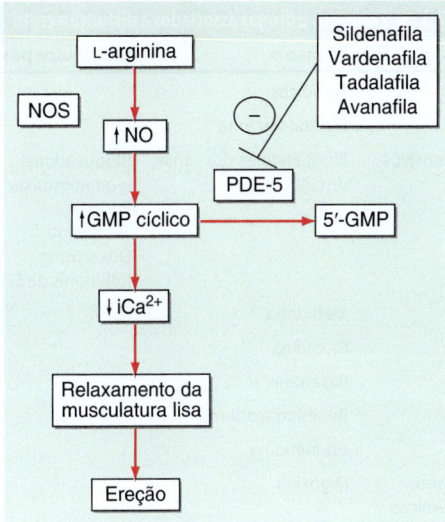

FIGURA 397-2 Vias bioquímicas modificadas pelos inibidores da fosfodiesterase tipo 5 (PDE-5). Sildenafila, vardenafila, tadalafila e avanafila melhoram a função erétil inibindo a PDE-5 e, assim, mantendo níveis altos do 3',5'-monofosfato de guanosina cíclico (GMP cíclico). iCa^{2+}, cálcio intracelular; NO, óxido nítrico; NOS, óxido nítrico-sintase.

e restabelecem o estado flácido. O extravasamento venoso pode provocar detumescência prematura e é causado por relaxamento insuficiente da musculatura lisa dos corpos cavernosos, e não por um defeito anatômico específico. O termo *priapismo* refere-se à ereção persistente e dolorosa, e pode estar associado à anemia falciforme, aos estados de hipercoagulação, ao traumatismo raquimedular ou à injeção de agentes vasodilatadores no pênis.

DISFUNÇÃO ERÉTIL

Epidemiologia A disfunção erétil (DE) não é considerada uma parte normal do processo de envelhecimento. Não obstante, está associada a determinadas alterações fisiológicas e psicológicas relacionadas com a idade. No Massachusetts Male Aging Study (MMAS), uma pesquisa de base comunitária envolvendo homens de 40 a 70 anos de idade, 52% dos respondentes relataram algum grau de DE. Em 10% dos respondentes, ocorria DE completa, moderada em 25% e mínima em 17%. A incidência de DE moderada ou grave mais que dobrou entre os 40 e os 70 anos de idade. Nos Estados Unidos, na pesquisa National Health and Social Life Survey (NHSLS), que incluiu uma amostra de homens e mulheres na faixa de 18 a 59 anos de idade, 10% dos homens relataram serem incapazes de manter uma ereção (correspondendo à proporção de homens no estudo MMAS que relatava DE grave). A incidência foi mais alta entre os homens na faixa etária de 50 a 59 anos (21%), naqueles muito pobres (14%), divorciados (14%) e com nível de instrução mais baixa (13%).

A incidência de DE também é mais alta entre homens portadores de certos distúrbios clínicos, tais como diabetes melito, obesidade, sintomas do trato urinário inferior secundários à hiperplasia prostática benigna (STUI/HPB), cardiopatia, hipertensão arterial, níveis reduzidos de lipoproteína de alta densidade (HDL) e doenças associadas à inflamação sistêmica (p. ex., artrite reumatoide). As doenças cardiovasculares e a DE compartilham etiologias e fisiopatologia (p. ex., disfunção endotelial), e parece que o grau de DE está correlacionado com a gravidade da doença cardiovascular. Consequentemente, a DE representa um "sintoma sentinela" para pacientes com doença cardiovascular e vascular periférica oculta.

O tabagismo também é um fator de risco importante para o desenvolvimento de DE. Os medicamentos usados no tratamento do diabetes ou das doenças cardiovasculares são fatores de risco adicionais (ver adiante). A incidência de DE é mais alta entre homens que foram submetidos a radiação ou a cirurgia para tratar câncer de próstata e naqueles que sofreram lesão na medula espinal inferior. As causas psicológicas da disfunção erétil incluem depressão, raiva, estresse ocupacional ou de relacionamentos, ansiedade e outras causas relacionadas ao estresse.

Fisiopatologia A DE pode advir de três mecanismos básicos: (1) dificuldade de iniciação (psicogênica, endócrina ou neurogênica); (2) dificuldade de enchimento (arteriogênica); e (3) dificuldade de manutenção de um volume sanguíneo adequado dentro da rede lacunar (disfunção veno-oclusiva). Essas categorias não se excluem mutuamente, e múltiplos fatores contribuem para DE em muitos pacientes. Por exemplo, a redução na pressão de enchimento pode acarretar extravasamento venoso secundário. Frequentemente, os fatores psicogênicos coexistem com outros fatores etiológicos e devem ser considerados em todos os casos. Causas diabéticas, ateroscleróticas e relacionadas com fármacos são responsáveis por mais de 80% dos casos de DE em homens idosos.

Vasculogênica A causa orgânica mais comum de DE é um distúrbio do fluxo sanguíneo de entrada e de saída do pênis. A doença arterial, aterosclerótica ou traumática, pode diminuir o fluxo para os espaços lacunares, resultando em redução da rigidez do pênis e em aumento do tempo necessário para que a ereção esteja completa. Um fluxo de saída em excesso pelas veias, mesmo com influxo adequado, também pode contribuir para DE. Alterações estruturais dos componentes fibroelásticos dos corpos cavernosos podem causar perda da complacência e incapacidade de comprimir as veias da túnica. Essa situação pode decorrer de envelhecimento, entrecruzamento aumentado das fibras de colágeno induzido por glicosilação não enzimática, hipoxemia ou alteração da síntese de colágeno associada à hipercolesterolemia.

Neurogênica Distúrbios que afetem a medula espinal sacral ou as fibras autônomicas dirigidas ao pênis impedem o relaxamento do músculo liso peniano pelo sistema nervoso e, dessa forma, provocam DE. Nos pacientes que sofreram traumatismo raquimedular, o grau de DE depende da extensão e do nível da lesão. Os pacientes com lesões ou traumatismos incompletos da parte superior da medula espinal são mais propensos a manter a habilidade erétil do que aqueles que apresentam lesões ou traumatismos completos da parte inferior. Embora 75% dos pacientes que sofreram lesão medular apresentem alguma capacidade de ereção, apenas 25% conseguem ereções suficientes para a penetração. Outras doenças neurológicas que comumente estão associadas à DE são esclerose múltipla e neuropatia periférica. A neuropatia periférica frequentemente é causada por diabetes melito ou por alcoolismo. A cirurgia pélvica pode causar DE em razão de ruptura do suprimento nervoso autonômico.

Endocrinológica Os androgênios aumentam a libido, mas sua participação exata na função erétil permanece incerta. Os indivíduos com níveis de testosterona compatíveis com castração podem alcançar ereções provocadas por estímulos visuais ou sexuais. No entanto, os níveis normais de testosterona parecem ser importantes para a função erétil, em que a regulação positiva da NOS e da cascata do óxido nítrico é otimizada (**Fig. 397-1A**). A terapia de reposição de androgênio pode melhorar a função erétil reduzida quando ela for secundária a hipogonadismo; entretanto, será inútil para a DE quando os níveis de testosterona endógena forem normais. A prolactina aumentada pode diminuir a libido por suprimir o hormônio liberador de gonadotrofinas (GnRH), resultando na redução dos níveis de testosterona. O tratamento da hiperprolactinemia com agonistas dopaminérgicos pode restabelecer a libido e autonômico.

Diabética A DE ocorre em 35 a 75% dos homens com diabetes melito. Os mecanismos patológicos estão relacionados principalmente com as complicações vasculares e neurológicas associadas ao diabetes. As complicações macrovasculares do diabetes estão relacionadas principalmente com a idade, enquanto as microvasculares se relacionam com a duração do diabetes e com o grau de controle glicêmico (**Cap. 403**). Os indivíduos com diabetes também apresentam quantidades reduzidas de NOS nos tecidos endoteliais e neurais.

Psicogênica Dois mecanismos contribuem para a inibição da ereção na DE psicogênica. Em primeiro lugar, os estímulos psicogênicos na medula sacra podem inibir respostas reflexogênicas, bloqueando, assim, a ativação dos impulsos vasodilatadores para o pênis. Em segundo lugar, a estimulação simpática excessiva no homem ansioso pode aumentar o tônus da musculatura lisa peniana. As causas mais comuns de DE psicogênica são ansiedade quanto ao desempenho, depressão, conflito na relação, perda de atração, inibição sexual, conflitos acerca de preferência sexual, abuso sexual na infância e temor de gestação ou de infecção sexualmente transmissível. Quase todos os pacientes com DE, mesmo quando a disfunção tem base orgânica definida, desenvolvem um componente psicogênico reacional.

Relacionada a medicamentos Estima-se que a DE induzida por medicamentos (Tab. 397-1) ocorra em 25% dos homens atendidos em clínicas médicas. Os efeitos adversos relacionados com terapias farmacológicas são aditivos, especialmente em homens idosos. Além do efeito do próprio medicamento, é provável que a doença sob tratamento contribua para a disfunção sexual (p. ex., hipertensão). Entre os agentes anti-hipertensivos, os diuréticos tiazídicos e os betabloqueadores são os implicados com maior frequência. Os bloqueadores dos canais de cálcio e os inibidores da enzima conversora da angiotensina são citados com menor frequência. Tais fármacos podem atuar diretamente ao nível dos corpos cavernosos (p. ex., bloqueadores dos canais de cálcio) ou indiretamente, reduzindo a pressão arterial pélvica, que é importante para que aconteça a rigidez peniana. Os bloqueadores α-adrenérgicos são menos propensos a causar DE. Estrogênios, agonistas do GnRH, antagonistas de H_2 e espironolactona causam DE por suprimirem a produção de gonadotrofinas ou por bloquearem a ação do androgênio. Antidepressivos e antipsicóticos – em particular neurolépticos, tricíclicos e ISRSs – estão associados a dificuldades de ereção, ejaculação, orgasmo e desejo sexual. Entre os ISRSs, a paroxetina e o escitalopram foram associados a um maior risco de disfunção sexual. A bupropiona, a nefazodona e a mirtazapina parecem ter menos tendência a causar disfunção sexual. Diversas vias moleculares foram implicadas nos eventos adversos sexuais induzidos por antidepressivos. Foi aventada a hipótese de que a serotonina inibe a resposta normal ao diminuir a libido, a excitação e a ereção intensificadas pela dopamina e ao aumentar a liberação de prolactina. Também foi constatado que os ISRSs são potentes inibidores da NOS.

Se houver associação evidente entre a instituição de um fármaco e o início de DE, deve-se considerar a possibilidade de utilizar medicamentos alternativos. Do contrário, em geral é mais prático tratar a DE sem tentar muitas alterações na medicação, já que pode ser difícil estabelecer uma relação causal com um fármaco.

ABORDAGEM AO PACIENTE
Disfunção erétil

Uma boa relação médico-paciente ajuda a revelar possíveis causas de DE, muitas das quais implicam na discussão de assuntos pessoais e sensíveis. Por essa razão, com frequência o ideal é que o médico da atenção primária inicie a investigação. Contudo, um percentual significativo de homens sofrem de DE e permanecem sem diagnóstico a não ser que sejam questionados especificamente acerca do problema. De longe, as duas razões mais comuns para subnotificação de DE são vergonha do paciente e percepção de falta de atenção do médico para o problema. Uma vez que o tópico seja iniciado pelo médico, os pacientes, em geral, se mostram dispostos a falar sobre questões de potência sexual. Deve-se proceder a uma anamnese clínica e sexual completa, na tentativa de avaliar se a causa da DE é orgânica, psicogênica ou multifatorial (Fig. 397-3).

Tanto o paciente quanto sua parceira sexual devem ser entrevistados sobre a história sexual. A DE deve ser diferenciada de outros problemas sexuais, como ejaculação precoce. Fatores comportamentais, como orientação sexual, nível de estresse causado pela DE, ansiedade quanto ao desempenho e detalhes sobre as técnicas sexuais, devem ser abordados. Questionários validados estão disponíveis para avaliar a disfunção erétil, incluindo o Índice Internacional de Função Erétil (IIFE) e o Inventário de Saúde Sexual para Homens (SHIM), uma versão resumida validada do IIFE. Eles podem avaliar a gravidade da disfunção erétil, medir a eficácia do tratamento e orientar o tratamento futuro. A avaliação inicial da DE começa com uma revisão das histórias médica, cirúrgica, sexual e psicossocial do paciente. À luz do crescente reconhecimento da relação entre sintomas do trato urinário inferior (STUI/HPB) e DE, é aconselhável avaliar a presença de sintomas urinários associados. As perguntas devem enfocar o início dos sintomas, a presença e a duração de ereções parciais e a progressão da

TABELA 397-1 ■ Fármacos e drogas associados à disfunção erétil

Classificação	Fármacos	Substitutos possíveis
Diuréticos	Tiazídicos	
	Espironolactona	
Anti-hipertensivos	Bloqueadores dos canais de cálcio	Bloqueadores α-adrenérgicos Prazosina Terazosina Doxazosina Inibidores da ECA
	Metildopa	
	Clonidina	
	Reserpina	
	Betabloqueadores	
	Guanetidina	
Cardíacos/anti-hiperlipidêmicos	Digoxina	
	Genfibrozila	
	Clofibrato	
Antidepressivos	ISRS	Bupropiona Nefazodona Mirtazapina
	Antidepressivos tricíclicos	
	Heparina	
	Inibidores da monoaminoxidase	
Tranquilizantes	Butirofenonas	
	Fenotiazinas	
Antagonistas H_2	Ranitidina	Inibidores da bomba de próton (IBP) Omeprazol Esomeprazol Pantoprazol Rabeprazol
	Cimetidina	
Hormônios	Progesterona	
	Estrogênios	
	Corticosteroides	
	Agonistas do GnRH	
	Inibidores da 5α-redutase	
	Acetato de ciproterona	
Agentes citotóxicos	Ciclofosfamida	
	Metotrexato	
	Alfainterferona 2a	
Anticolinérgicos	Disopiramida	
	Anticonvulsivantes	
Drogas recreativas	Etanol	
	Cocaína	
	Maconha	

Siglas: ISRS, inibidor seletivo da recaptação de serotonina; ECA, enzima conversora de angiotensina; GnRH, hormônio liberador das gonadotrofinas.

DE. Um relato de ereções noturnas ou matinais pode ser útil para se distinguir a DE fisiológica da psicogênica. As ereções noturnas ocorrem durante o sono com movimentos oculares rápidos (REM) e requerem sistemas neurológico e circulatório íntegros. Causas orgânicas de DE geralmente caracterizam-se por alteração gradual e persistente na rigidez ou incapacidade de manter ereções noturnas, durante o coito ou autoestimuladas. O paciente deve ser perguntado acerca da presença

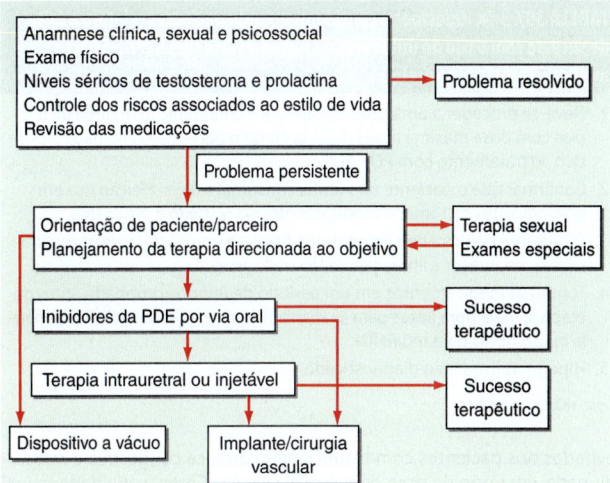

FIGURA 397-3 Algoritmo para avaliação e tratamento de pacientes com disfunção erétil. PDE, fosfodiesterase.

e/ou DE podem ser sintomas iniciais de um prolactinoma ou de outras lesões expansivas da sela (Cap. 380). O nível sérico de testosterona deve ser dosado, e, se estiver baixo, devem-se também dosar as gonadotrofinas para se determinar se o hipogonadismo é de origem primária (testicular) ou secundária (hipotálamo-hipofisário) (Cap. 391). Não havendo exames recentes, hemograma completo, hemoglobina A_{1c} e lipidograma podem ser importantes, pois podem evidenciar anemia, diabetes melito, hiperlipidemia ou outras doenças sistêmicas associadas à DE.

Raramente há necessidade de outros exames diagnósticos na avaliação de DE. Contudo, em alguns pacientes, testes especializados podem proporcionar uma visão mais clara sobre os mecanismos patológicos envolvidos e auxiliar na escolha do tratamento. Os testes especializados opcionais são: (1) estudos sobre tumescência e rigidez peniana noturna; (2) exames vasculares (injeção no consultório de substâncias vasoativas, ultrassonografia com Doppler do pênis, angiografia do pênis, cavernosografia/cavernosometria com infusão dinâmica); (3) exames neurológicos (percepção vibratória graduada com biotesiometria; potenciais evocados somatossensitivos); e (4) testes diagnósticos psicológicos. As informações potencialmente obtidas com esses procedimentos devem ser ponderadas em relação a sua invasividade, custo e impacto no resultado final do tratamento.

Os médicos devem aconselhar os homens com disfunção erétil e comorbidades conhecidas por afetar negativamente a função erétil a modificar o estilo de vida, incluindo mudanças na dieta e aumento da atividade física, para melhorar a saúde geral e a função erétil.

TRATAMENTO
Disfunção erétil masculina

ORIENTAÇÃO DO PACIENTE
A orientação do paciente e da parceira é fundamental para o tratamento da DE. Na terapia guiada por objetivo, a orientação facilita a compreensão da doença, dos resultados dos testes e da escolha do tratamento. A discussão das opções terapêuticas ajuda a esclarecer como o tratamento pode ser mais eficiente e a estratificar as terapias como de primeira e segunda linha. Os pacientes que apresentem problemas relacionados com estilo de vida de alto risco, como obesidade, tabagismo, abuso de álcool ou uso de drogas ilícitas, devem ser informados sobre a participação desses fatores no desenvolvimento de DE.

As terapias atualmente usadas para o tratamento da DE incluem inibidores da PDE-5 (PDE-5i) por via oral (mais comumente utilizados), terapias com injeção, terapia com testosterona, dispositivos penianos e psicoterapia. Além disso, há dados limitados a sugerir que o tratamento para fatores de risco ou comorbidades – por exemplo, perda ponderal, exercícios, redução do estresse e cessação do tabagismo – podem melhorar a função erétil. As decisões acerca do tratamento devem ser tomadas levando em consideração as preferências e expectativas de pacientes e parceiros.

AGENTES ORAIS
Sildenafila, tadalafila, vardenafila e avanafila são os únicos agentes orais aprovados e efetivos para o tratamento de DE. Esses quatro medicamentos melhoraram sobremaneira o tratamento da DE porque são efetivos para uma ampla gama de causas, incluindo a psicogênica, a diabética, a vasculogênica, a pós-prostatectomia radical (procedimentos que preservam nervos) e o traumatismo raquimedular. Tais fármacos pertencem à classe dos inibidores seletivos e potentes da PDE-5, a isoforma de fosfodiesterase predominante no pênis. São administrados em doses graduais e intensificam as ereções após estimulação sexual (Fig. 397-2). O início da ação dá-se em aproximadamente 30 a 120 minutos, dependendo do medicamento utilizado e de outros fatores, como ingestão recente de alimentos. Doses iniciais reduzidas devem ser consideradas para os pacientes idosos, para aqueles que estejam tomando concomitantemente α-bloqueadores, para os que apresentam insuficiência renal ou, ainda, para os que estejam tomando medicamentos que inibam a via metabólica CYP3A4 no fígado (p. ex., eritromicina, cimetidina, cetoconazol, claritromicina, diltiazem, itraconazol, ritonavir, verapamil, toranja e

de curvatura peniana ou de dor durante o coito. É importante enfocar a libido, pois o impulso sexual diminuído e a DE às vezes são os primeiros sinais de anormalidades endócrinas (p. ex., níveis de prolactina elevados, níveis de testosterona diminuídos). É útil questionar se o problema ocorre apenas com uma ou também envolve outras parceiras; a DE surge não raramente com relações sexuais novas ou extraconjugais. A DE circunstancial, diferentemente da constante, sugere causas psicogênicas. Para homens em tratamento para disfunção erétil, o encaminhamento a um profissional de saúde mental deve ser considerado para promover a adesão ao tratamento, reduzir a ansiedade de desempenho e integrar os tratamentos no relacionamento sexual. A ejaculação é afetada com frequência muito menor do que a ereção, mas devem ser feitas perguntas quanto a ser normal, precoce, tardia ou ausente. Devem-se identificar fatores de risco relevantes, tais como diabetes melito, doença arterial coronariana (DAC) ou distúrbios neurológicos. O histórico cirúrgico do paciente deve ser explorado com ênfase em procedimentos realizados no intestino, na bexiga, na próstata ou nos vasos sanguíneos. Um histórico completo de drogas, incluindo tabaco, álcool, maconha e drogas ilícitas, também é importante. Alterações sociais que podem desencadear DE também são fundamentais para a avaliação, incluindo preocupações com a saúde, morte do cônjuge, divórcio, dificuldades na relação e preocupações financeiras.

Uma vez que a DE frequentemente envolve diversos fatores de risco para células endoteliais, os homens que têm tal disfunção apresentam índices mais elevados de infarto agudo do miocárdio franco ou silencioso. Sendo assim, o surgimento de DE em um indivíduo assintomático implica na possibilidade de outros distúrbios vasculares, inclusive DAC.

Os homens que sofrem de DE correm alto risco de ocorrência concomitante de STUI em consequência de HPB e vice-versa. Tendo em vista que alguns tratamentos de um dos distúrbios terão impacto no outro, o médico deve considerar uma avaliação para STUI em todo paciente com DE.

O exame físico é um elemento essencial para o diagnóstico de DE. Sinais de hipertensão, bem como evidências de doenças tireoidianas, hepáticas, hematológicas, cardiovasculares ou renais, devem ser pesquisados. Os sistemas endócrino e vascular devem ser examinados, assim como a genitália externa e a próstata. O pênis deve ser palpado com cuidado ao longo dos corpos cavernosos à procura de placas fibróticas. Tamanho testicular diminuído e perda de características sexuais secundárias sugerem hipogonadismo. O exame neurológico deve incluir avaliação do tônus do esfíncter anal e do reflexo bulbocavernoso e pesquisa de neuropatia periférica.

Embora a hiperprolactinemia seja incomum, deve-se dosar o nível sérico de prolactina em homens hipogonádicos, pois libido diminuída

possivelmente itraconazol e mibefradil), pois esses fármacos podem aumentar a concentração sérica dos iPDE-5 ou levar a hipotensão.

Inicialmente, houve preocupação acerca da segurança cardiovascular desses fármacos. Sabe-se que eles podem atuar como vasodilatadores leves, e há advertências sobre a possibilidade de hipotensão ortostática com o uso concomitante de alfa-bloqueadores. Não há contraindicação para o uso de PDE-5is nos homens que estejam sendo tratados com α-bloqueadores, mas eles devem ser estabilizados com a medicação antes de iniciar a terapia com PDE-5i. A preocupação inicial de que o uso de PDE-5i iria aumentar os eventos cardiovasculares foi atenuada com os resultados de vários ensaios clínicos controlados, mostrando não haver nenhum aumento dos eventos isquêmicos miocárdicos ou da mortalidade global em comparação com a população geral.

Diversos ensaios randomizados demonstraram a eficácia dessa classe de medicamentos. Não há dados convincentes para apoiar a superioridade de um dos PDE-5i sobre os demais. Diferenças sutis entre esses agentes têm relevância clínica variável (Tab. 397-2).

Alguns pacientes podem não responder ao tratamento com PDE-5i por diversos motivos (Tab. 397-3). Alguns não toleram os PDE-5is em razão de eventos adversos produzidos pela vasodilatação em tecidos não penianos que expressam a PDE-5 ou em razão da inibição de isoenzimas homólogas não penianas (i.e., a PDE-6 encontrada na retina). As alterações visuais atribuídas ao efeito dos PDE-5is sobre a PDE-6 da retina têm curta duração, foram relatadas apenas com a sildenafila e não se acredita que tenham significância clínica. Mais preocupante é a possibilidade de os PDE-5is causarem neuropatia óptica isquêmica anterior não arterítica (NOIANA); embora os dados que corroboram essa associação sejam limitados, é prudente evitar o uso desses agentes em homens com antecedentes pessoais de NOIANA.

A suplementação de testosterona associada ao uso de um PDE-5i pode ser benéfica na melhora da função erétil em homens portadores de hipogonadismo e DE que não tenham respondido bem ao uso isolado do inibidor de PDE-5is. Esses medicamentos não afetam a ejaculação, o orgasmo ou o impulso sexual. Os efeitos colaterais associados aos PDE-5is incluem cefaleia (19%), rubor facial (9%), dispepsia (6%) e congestão nasal (4%). Aproximadamente 7% dos homens que utilizam a sildenafila experimentam uma alteração transitória da visão colorida (efeito do halo azul), e 6% dos que tomam tadalafila podem sentir dor lombar. Os PDE-5is estão contraindicados para homens tratados com nitrato para doença cardiovascular, incluindo agentes administrados pelas vias oral, sublingual, transnasal ou tópica. Tais agentes podem potencializar o efeito hipotensor produzindo choque profundo. Da mesma forma, os nitritos voláteis (conhecidos como *poppers*) à base de amilbutil podem ter efeito sinérgico fatal sobre a pressão arterial. Os PDE-5is também devem ser evitados nos pacientes com insuficiência cardíaca congestiva e miocardiopatia, em razão do risco de colapso vascular. Como a atividade sexual provoca incremento no dispêndio fisiológico (5-6 equivalentes metabólicos [METs]), os médicos têm sido orientados a terem cautela na prescrição de qualquer fármaco para atividade sexual em pacientes que apresentem DAC ativa, insuficiência cardíaca, hipotensão limítrofe ou hipovolemia e naqueles tratados com esquemas anti-hipertensivos complexos.

Embora as diversas formas de PDE-5is tenham um mecanismo de ação comum, há algumas diferenças a serem ressaltadas entre esses quatro agentes (Tab. 397-2). A tadalafila é singular em sua meia-vida longa, enquanto a avanafila parece ter início de ação mais rápido. Todos os quatro fármacos são efetivos para pacientes de todas as idades portadores de DE de quaisquer gravidade e etiologia. Ainda que haja diferenças farmacocinéticas e farmacodinâmicas entre esses agentes, não é evidente a existência de diferenças clinicamente relevantes.

TERAPIA ANDROGÊNICA

A reposição de testosterona é usada para tratar o hipogonadismo tanto primário quanto secundário (Cap. 391). Homens com DE e deficiência de testosterona (DT) que estão considerando o tratamento da DE com PDE-5i devem ser informados que os PDE-5is podem ser mais eficazes quando combinados com terapia à base de testosterona. A suplementação de androgênios em paciente com níveis normais de testosterona não é eficaz no tratamento da DE e é desencorajada secundariamente ao risco adicional de toxicidade sem benefício. Os métodos de reposição de androgênios incluem adesivos e géis transdérmicos, incluindo géis nasais

TABELA 397-3 ■ Questões a considerar quando pacientes relatam a falta de sucesso com o uso de inibidores da fosfodiestase tipo 5 (PDE-5i) na melhora da disfunção erétil

1. Deve-se proceder a uma prova terapêutica com duração mínima de 6 dias com dose máxima antes de se declarar o paciente como não responsivo ao tratamento com PDE-5i.
2. Confirmar que o paciente não tenha consumido uma refeição rica em gordura antes de tomar o medicamento; diz respeito à sildenafila.
3. O paciente não recebeu estimulação física e psíquica durante as preliminares para induzir a liberação de NO endógeno.
4. Tomou os medicamentos em um período de tempo apropriado antes da etapa 3: meia hora antes para avanafila, 1 hora para sildenafila/vardenafila ou 2,5 horas para tadalafila.
5. Hipogonadismo não diagnosticado.

Sigla: NO, óxido nítrico

TABELA 397-2 ■ Inibidores da PDE-5[a]

Fármaco	Início da ação	$T_{1/2}$	Dose	Efeitos adversos	Contraindicações
Sildenafila	$T_{máx}$, 30-120 min Duração, 4 h Refeições muito gordurosas reduzem a absorção O uso de álcool pode afetar a eficácia	2-5 h	25-100 mg Dose inicial, 50 mg	Cefaleia, rubor, dispepsia, congestão nasal, alteração da visão	Nitratos Hipotensão Fatores de risco cardiovasculares Retinite pigmentar Modificar a dose com alguns antirretrovirais Deve estar com a dose de α-bloqueadores estabilizada
Vardenafila	$T_{máx}$, 30-120 min Duração, 4-5 h Refeições muito gordurosas reduzem a absorção O álcool pode afetar a eficácia	4,5 h	5-10 mg	Cefaleia, rubor, rinite, dispepsia	As mesmas da sildenafila É possível haver pequeno prolongamento do intervalo QT Uso concomitante de antiarrítmicos de classe I
Tadalafila	$T_{máx}$, 30-60 min Duração, 12-36 h Concentração plasmática não afetada por alimento ou álcool	17,5 h	10 ou 20 mg; 2,5 ou 5 mg para dose diária	Cefaleia, dispepsia, dor nas costas, congestão nasal, mialgia	As mesmas da sildenafila
Avanafila	$T_{máx}$, 30 min Duração, 2 h Concentração plasmática não afetada por alimento	3-5 h	Doses de 50, 100 e 200 mg	Cefaleia, rubor, congestão nasal, nasofaringite, dor lombar	As mesmas da sildenafila

[a]Sildenafila, vardenafila, tadalafila e a opção mais recente, avanafila, parecem ser igualmente eficazes, mas a tadalafila tem uma duração de ação mais longa e a avanafila tem um início mais rápido.

Sigla: PDE-5, fosfodiesterase tipo 5.

e axilares cutâneos. Dispõe-se também de ésteres de testosterona de longa duração parenteral (enantato e cipionato), implantes subcutâneos de longa duração e preparações orais (derivados 17α-alquilados) (Cap. 391). Com a possível exceção de um undecanoato de testosterona oral mais recente, as preparações androgênicas orais têm potencial para hepatotoxicidade e devem ser evitadas.

O maior controle sobre o uso da testosterona levou a Food and Drug Administration (FDA) a publicar uma advertência, ressaltando a constatação de um "sinal fraco" de que a terapia de reposição com testosterona aumenta o risco de eventos tromboembólicos e pode ter propriedades viciantes. Embora a terapia com testosterona tenha riscos conhecidos, como retenção hídrica em pacientes com insuficiência cardíaca e agravamento da apneia do sono, evidências crescentes sugerem que, quando monitorada adequadamente, essa terapia diminui o risco da síndrome metabólica, modifica a composição corporal por um aumento na massa muscular magra e melhora a sensibilidade à insulina e o nível médio de hemoglobina A_{1c}. Essas evidências, somadas ao fato de que o hipogonadismo representa um fator de risco conhecido para a síndrome metabólica e a doença cardiovascular, levaram à conclusão de que a terapia com testosterona para o hipogonadismo relacionado com a idade melhora, na verdade, a saúde geral e diminui o risco de eventos cardiovasculares. É importante assinalar que os homens com hipogonadismo secundário que desejem obter fertilidade não devem receber tratamento direto com testosterona, mas, sim, com um agente alternativo, como o modulador seletivo do receptor de estrogênio (SERM), citrato de clomifeno, que aumenta os níveis de gonadotrofinas, estimulando a produção testicular de testosterona.

A testosterona circula no corpo em duas formas: a testosterona livre ou não ligada e a testosterona ligada a proteínas, como a albumina ou a globulina de ligação ao hormônio sexual (SHBG). A SHBG tem afinidade muito alta pela testosterona, de modo que a testosterona ligada à SHBG não se liga ao receptor de androgênios e não está biodisponível. A testosterona biodisponível inclui qualquer testosterona que não esteja ligada à SHBG. Infelizmente, os ensaios confiáveis para a dosagem direta da testosterona biodisponível ou livre são de alto custo e de execução difícil, de modo que não são oferecidos pela maioria dos laboratórios. Entretanto, a determinação direta da SHBG é de baixo custo e confiável, permitindo o cálculo da testosterona livre e biodisponível.

Os pacientes do sexo masculino tratados com testosterona devem ser reavaliados após 3 a 6 meses e no mínimo uma vez ao ano em diante. As avaliações devem incluir níveis de testosterona, função erétil e efeitos adversos, incluindo ginecomastia, apneia do sono, desenvolvimento ou agravamento de STUI ou de HPB, câncer da próstata, redução do HDL, eritrocitose, alteração nas provas de função hepática e redução da fertilidade. A reavaliação periódica deve incluir dosagem de hemoglobina e do antígeno específico da próstata, além de toque retal. A terapia deve ser suspensa em pacientes que não respondem dentro de 6 meses sem explicação alternativa (p. ex., estradiol elevado).

DISPOSITIVOS DE CONSTRIÇÃO A VÁCUO

Os dispositivos de constrição a vácuo (DCVs) fazem parte de terapia não invasiva bem estabelecida. Eles são uma alternativa razoável de tratamento para determinados pacientes que não possam fazer uso de PDE-5is ou não desejem outras intervenções. Os DCVs direcionam sangue venoso para o pênis e utilizam um anel de constrição para limitar o retorno venoso e manter a tumescência. Os eventos adversos relacionados com o uso dos DCVs incluem dor, dormência, formação de hematoma e ejaculação alterada. Além disso, muitos pacientes queixam-se de que os dispositivos são volumosos e induzem ereções com características e sensações não fisiológicas.

ALPROSTADIL INTRAURETRAL

Se um paciente não responde bem a agentes orais, outra opção razoável é a administração intrauretral ou por autoinjeção de substâncias vasoativas. A prostaglandina E_1 intrauretral (alprostadil), em forma de comprimido semissólido (doses de 125 a 1.000 μg), é administrada com um aplicador. Aproximadamente 65% dos homens que utilizam alprostadil intrauretral respondem com uma ereção quando testados no consultório; no entanto, menos de 50% conseguem coito bem-sucedido em casa. A inserção intrauretral está associada a uma incidência muito reduzida de priapismo quando comparada àquela observada com a injeção intracavernosa.

AUTOINJEÇÃO INTRACAVERNOSA

A injeção de formulações sintéticas de alprostadil é eficaz em 70 a 80% dos pacientes com DE, mas as taxas de abandono do tratamento são altas em razão da natureza invasiva da administração. A dose varia de 1 a 40 μg. A terapia injetável está contraindicada nos homens com história de hipersensibilidade ao fármaco e naqueles sob alto risco de priapismo (estados de hipercoagulabilidade, anemia falciforme). Os efeitos colaterais incluem eventos adversos locais, ereções prolongadas, dor e fibrose com o uso crônico. Diversas associações de alprostadil, fentolamina e/ou papaverina são usadas ocasionalmente.

CIRURGIA

Uma forma de terapia importante para DE, mas menos usada, é a implantação cirúrgica de prótese peniana semirrígida ou inflável. Em razão da permanência da prótese, os pacientes devem considerar primeiro as opções menos invasivas. Esses tratamentos cirúrgicos estão associados a uma baixa taxa de complicações e são usados por aqueles que não desejam os tratamentos médicos menos espontâneos, na DE refratária aos PDE-5is ou em homens que não toleram esses medicamentos. Apesar da necessidade de cirurgia, as próteses penianas estão associadas a taxas muito altas de satisfação do paciente e da parceira.

TERAPIA SEXUAL

Um programa de terapia sexual pode ser útil para abordagem de fatores interpessoais específicos que possam estar prejudicando a função sexual. Essas abordagens podem ser úteis em pacientes que tenham componentes psicogênicos ou sociais contribuindo para a DE, embora os dados de ensaios randomizados sejam limitados e inconsistentes. Se o paciente estiver envolvido em um relacionamento estável, é preferível incluir ambos os parceiros na terapia.

DISFUNÇÃO SEXUAL FEMININA

A disfunção sexual feminina (DSF) tradicionalmente inclui distúrbios de desejo, excitação, dor e falta de orgasmo. Os fatores de risco associados à DSF são semelhantes aos dos homens: doença cardiovascular, distúrbios endócrinos, hipertensão arterial, distúrbios neurológicos e tabagismo (Tab. 397-4). As mulheres com hipertensão relatam uma satisfação sexual significativamente menor (em particular as mulheres mais jovens).

EPIDEMIOLOGIA

Os dados epidemiológicos são limitados, mas as estimativas existentes sugerem que até 43% das mulheres se queixam de pelo menos um problema sexual. Apesar do interesse recente pelas causas orgânicas da DSF, os distúrbios de desejo e da fase de excitação (incluindo queixas quanto à

TABELA 397-4 ■ Fatores de risco para disfunção sexual feminina

Doença neurológica: acidente vascular cerebral, traumatismo raquimedular, parkinsonismo
Traumatismo, cirurgia genital, radiação
Endocrinopatias: diabetes, hiperprolactinemia
Insuficiências hepática e/ou renal
Doença cardiovascular, particularmente hipertensão
Fatores psicológicos e distúrbios do relacionamento interpessoal: abuso sexual, situações estressantes
Medicamentos
Antiandrogênios: cimetidina, espironolactona
Antidepressivos, álcool, hipnóticos, sedativos
Antiestrogênios ou antagonistas do GnRH
Anti-histamínicos, aminas simpaticomiméticas
Anti-hipertensivos: diuréticos, bloqueadores dos canais de cálcio
Agentes alquilantes
Anticolinérgicos

Sigla: GnRH, hormônio liberador das gonadotrofinas.

lubrificação) continuam a ser os problemas mais comuns nos inquéritos de base comunitária.

FISIOLOGIA DA RESPOSTA SEXUAL FEMININA

A resposta sexual feminina normal requer a presença de estrogênios. É possível que os androgênios também exerçam um papel, mas isso não está bem estabelecido. Os estrogênios e os androgênios atuam sinergicamente no SNC para aumentar a excitação e a resposta sexual. Vários trabalhos relatam aumento da libido em mulheres durante a fase pré-ovulatória do ciclo menstrual, sugerindo que os hormônios envolvidos na ovulação (p. ex., estrogênios) aumentem o desejo.

A motivação sexual é fortemente influenciada pelo contexto, incluindo fatores ambientais e relacionados com o parceiro. Uma vez atingido um desejo sexual suficiente, a excitação é mediada pelos sistemas nervosos central e autônomo. Acredita-se que as vias eferentes simpáticas cerebrais aumentem o desejo, enquanto a atividade parassimpática periférica produza congestão clitoridiana e secreção vaginal (lubrificação).

Os neurotransmissores para o intumescimento do corpo clitoridiano são semelhantes àqueles do tecido peniano masculino, e o controle neural da musculatura lisa e o óxido nítrico (NO) liberado pelo endotélio têm papéis de destaque. Uma delicada rede de nervos e arteríolas vaginais produz um transudato vaginal. Os principais transmissores dessa resposta vaginal complexa não foram claramente identificados, mas suspeita-se que o NO e o polipeptídeo vasointestinal (PVI) tenham papéis relevantes. Os pesquisadores que estudam a resposta sexual feminina normal têm posto em dúvida a concepção há muito mantida de uma relação linear estrita entre desejo inicial, excitação, vasocongestão, lubrificação e, finalmente, orgasmo. Os profissionais de saúde devem pensar na possibilidade de um modelo que admita como resultados emocionais e físicos positivos a ocorrência de um, múltiplos ou nenhum orgasmo.

Ainda que haja diferenças anatômicas e variações na densidade dos leitos vascular e neural entre homens e mulheres, os principais efetores da resposta sexual são notavelmente semelhantes. A integridade sensitiva é importante para a excitação. Assim, é mais comum a observação de níveis reduzidos de função sexual em mulheres que apresentam neuropatias periféricas (p. ex., diabetes). A lubrificação vaginal é um transudato de soro resultante do aumento do fluxo sanguíneo pélvico associado à excitação. A insuficiência vascular por diferentes causas pode comprometer uma lubrificação adequada e causar dispareunia. O relaxamento da musculatura lisa cavernosa e arteriolar ocorre via aumento da atividade da NOS e provoca intumescimento do clitóris e do vestíbulo circundante. Para que o orgasmo ocorra, é essencial um trato simpático eferente e íntegro; por isso, os distúrbios orgásticos são comuns em pacientes que sofreram traumatismo raquimedular.

ABORDAGEM À PACIENTE
Disfunção sexual feminina

Muitas mulheres não fornecem voluntariamente informações relativas às suas reações sexuais. A formulação de questões abertas em uma atmosfera acolhedora pode ajudar a iniciar a discussão acerca da integridade sexual em mulheres que se mostrem relutantes em debater tais questões. Havendo uma queixa, deve-se realizar uma avaliação ampla, incluindo histórias clínica e psicossocial, exame físico e alguns exames laboratoriais.

A história deve incluir as informações clínicas, cirúrgicas, obstétricas, psicológicas, ginecológicas, sexuais e sociais usuais. Devem-se avaliar ainda as experiências passadas, a existência de relacionamentos íntimos, os conhecimentos sobre o tema e a disponibilidade de parceiros. Quadros clínicos capazes de afetar a saúde sexual devem ser investigados. Entre eles, estão diabetes, doença cardiovascular, doenças ginecológicas, história obstétrica, depressão, transtorno de ansiedade e doença neurológica. Os medicamentos utilizados pela paciente devem ser revistos, uma vez que podem afetar a excitação, a libido e o orgasmo. Devem-se identificar fatores de estresse e a necessidade de orientação psicológica. O exame físico deve avaliar a genitália, incluindo o clitóris. Com o exame do assoalho pélvico, é possível identificar prolapsos ou outros distúrbios. São necessários exames laboratoriais, especialmente se houver dúvidas quanto a um eventual estado de menopausa. Geralmente são solicitadas as dosagens de estradiol, do hormônio folículo-estimulante (FSH) e do hormônio luteinizante (LH) e deve-se considerar a possibilidade de dosar a desidroepiandrosterona (DHEA), uma vez que seus níveis refletem a secreção de androgênio pela suprarrenal. Hemograma completo e avaliação da função hepática e do perfil lipídico podem ser úteis. Avaliações diagnósticas mais complexas, como ultrassonografia com Doppler e biotesiometria do clitóris, requerem equipamentos de alto custo, e sua utilidade é discutível. É importante que a paciente identifique os sintomas que lhe causam mais sofrimento.

Antigamente, a investigação dos casos de DSF ocorria exclusivamente em um contexto psicossocial. No entanto, as inconsistências observadas entre as categorias diagnósticas criadas com base unicamente em considerações psicossociais e o reconhecimento de etiologias orgânicas levaram a uma nova classificação para as DSFs. Esse esquema diagnóstico é baseado em quatro componentes que não são mutuamente excludentes: (1) *desejo sexual hipoativo* – a falta persistente ou recorrente de pensamentos sexuais e/ou receptividade à atividade sexual, causando sofrimento pessoal; desejo sexual hipoativo pode resultar de insuficiência endócrina ou pode estar associado a distúrbios psicológicos ou emocionais; (2) *transtorno de excitação sexual* – a incapacidade persistente ou recorrente de atingir ou manter a excitação sexual, provocando sofrimento pessoal; (3) *transtorno orgásmico* – a perda persistente ou recorrente de potencial orgásmico após estimulação e excitação sexuais suficientes, causando sofrimento pessoal; e (4) *transtorno de dor sexual* – dor genital persistente ou recorrente associada à estimulação sexual sem penetração, que provoca sofrimento pessoal. Essa nova classificação enfatiza o "sofrimento pessoal" como uma necessidade para que se defina a disfunção e garante aos médicos uma estrutura para avaliação antes ou em conjunto com os métodos mais tradicionais de aconselhamento.

TRATAMENTO
Disfunção sexual feminina

GERAL

É importante que se discuta abertamente sobre a questão com a paciente, uma vez que é possível que o casal necessite de orientações acerca das reações anatômicas e fisiológicas normais, incluindo o papel do orgasmo nos encontros sexuais. Devem ser explicadas as alterações fisiológicas associadas ao envelhecimento e/ou a doenças. Talvez seja necessário lembrar ao casal que a estimulação do clitóris, e não a penetração, pode ser mais eficaz.

Os primeiros passos devem ser as modificações comportamentais e as terapias não farmacológicas. É possível que o aconselhamento do casal melhore a comunicação e desfaça tensões do relacionamento. Modificações no estilo de vida relacionadas com fatores de risco conhecidos podem ser importantes para o processo de tratamento. É importante enfatizar a importância de se buscarem atividades que favoreçam a saúde física e evitar comportamentos (p. ex., tabagismo, abuso de álcool) e medicamentos que possam produzir DSF (Tab. 397-3). O uso de lubrificantes tópicos talvez resolva queixas como dispareunia e ressecamento vaginal. É possível que seja necessário modificar a prescrição de medicamentos, tais como antidepressivos, que possam estar contribuindo para o problema, inclusive com sua substituição por outros que causem menor impacto na função sexual, com diminuição da dosagem ou, ainda, com sua suspensão temporária.

TERAPIA HORMONAL

Em mulheres pós-menopáusicas, a terapia de reposição de estrogênio pode ser útil para tratar a atrofia vaginal, diminuir a dor ao coito e aumentar a sensibilidade do clitóris (Cap. 395). A menopausa e a sua transição representam fatores de risco significativos para o desenvolvimento de disfunção sexual relacionada à atrofia vulvovaginal. As preparações de estrogênios vaginais disponíveis incluem estrogênios equinos conjugados, creme vaginal de estradiol, anel intravaginal de estradiol de liberação prolongada ou comprimido de estradiol em baixa dose. As preparações de estrogênio vaginais com menor taxa de absorção sistêmica podem ser preferidas para mulheres com história de câncer de mama e atrofia vaginal pronunciada. Os lubrificantes vaginais e hidratantes aplicados de modo regular têm eficácia comparável à terapia estrogênica local e devem ser oferecidos a mulheres que desejem evitar o uso de estrogênios vaginais. Se for escolhido um suplemento hormonal, a reposição de estrogênio na forma de creme local é o método preferido, visto que evita efeitos colaterais sistêmicos. Os níveis de androgênio diminuem substancialmente nas mulheres antes da menopausa. Contudo, níveis baixos de testosterona ou de DHEA não são fatores preditivos efetivos de desfecho terapêutico positivo para a terapia androgênica. O uso disseminado de androgênios exógenos não encontra apoio na literatura médica, exceto em algumas circunstâncias (insuficiência ovariana prematura ou estados de menopausa) e nos distúrbios secundários da excitação.

A vaginite atrófica é muito comum em mulheres na pós-menopausa e é mais comumente tratada com tratamentos à base de estrogênio. Entretanto, muitas mulheres hesitam em usar tratamentos à base de estrogênio, devido a preocupações com a saúde, ou não podem usá-los, devido a uma história de câncer de mama ou câncer endometrial. O gel vaginal de ácido hialurônico demonstrou ser eficaz no tratamento da vaginite atrófica.

AGENTES ORAIS

A flibanserina, originalmente desenvolvida como antidepressivo, foi aprovada pela FDA como tratamento para o baixo desejo sexual em mulheres na pré-menopausa. Trata-se de um agonista pós-sináptico do receptor de serotonina 1A e antagonista do receptor de serotonina 2A, que aumenta o desejo sexual e reduz o estresse resultante em mulheres com transtorno de desejo hipossexual (TDHS) com poucos efeitos adversos. A flibanserina tem duas ações farmacológicas principais nos microcircuitos neurais: atua como agonista total nos receptores $5\text{-}HT_{1A}$ pós-sinápticos e como antagonista nos receptores $5\text{-}HT_{2A}$ pós-sinápticos. A ligação exclusiva a esses receptores diferencia a flibanserina da buspirona e da bupropiona. Essa ação no córtex pré-frontal causa a liberação a jusante de dopamina e norepinefrina e redução de serotonina. A flibanserina atua seletivamente nos neurônios piramidais que excitam os neurônios 5-HT do tronco cerebral, mas também seletivamente nos neurônios piramidais que inibem os neurônios de norepinefrina e dopamina do tronco cerebral.

A flibanserina pode aumentar a excitação sexual em mulheres que têm baixo desejo sexual e que consideram a experiência um sofrimento. O medicamento deve ser interrompido se não houver melhora da excitação sexual depois de 8 semanas. Os efeitos colaterais potencialmente graves incluem pressão arterial baixa, tontura e desmaio, particularmente se for misturado com álcool. Outros efeitos adversos comuns incluem tontura, náusea, fadiga, sonolência e insônia. Os profissionais de saúde e as farmácias que trabalham com flibanserina precisam passar por um processo de certificação (avaliação de risco e estratégia de mitigação [AREM]), e as pacientes precisam fazer um acordo por escrito de abstinência de álcool. O objetivo da AREM da flibanserina é informar as pacientes sobre o risco aumentado de hipotensão e síncope devido a uma interação com o álcool.

Bremelanotida, um agonista do receptor de melanocortina 4, foi recentemente aprovado para TDHS. Demonstra melhora significativa no desejo e uma diminuição significativa no sofrimento relacionado à falta de desejo. Os efeitos adversos mais comuns incluem náusea (39,9%), rubor facial (20,4%) e cefaleia (11%). O lugar da bremelanotida na terapia é desconhecido, pois os ensaios clínicos encontraram significância estatística para mudança nos elementos do desejo sexual e angústia relacionada ao desejo sexual, mas o benefício clínico pode ser apenas modesto. É uma injeção subcutânea administrada 45 minutos antes da atividade sexual. Bremelanotida não tem interações clinicamente significativas com etanol. As diretrizes de prescrição recomendam não mais do que uma dose em 24 horas e não mais do que oito doses por mês. Os indivíduos devem descontinuar o uso após 8 semanas sem benefício.

A eficácia de PDE-5is na DSF foi muito decepcionante, considerando-se o papel proposto da fisiologia dependente de NO na resposta sexual feminina normal. O uso de PDE-5is para DSF deve ser desestimulado até que se prove efetivo.

DISPOSITIVO CLITORIDIANO A VÁCUO

Nas pacientes que apresentam dificuldades de excitação e de orgasmo, pode-se optar pelo emprego do dispositivo clitoridiano a vácuo. Esse dispositivo manual operado com bateria tem uma pequena abóbada plástica macia que aplica vácuo sobre o clitóris estimulado. Com isso, ocorrem aumento do fluxo sanguíneo cavernoso, ingurgitamento e lubrificação vaginal.

LEITURAS ADICIONAIS

Bhasin S: A perspective on the evolving landscape in male reproductive medicine. J Clin Endocrinol Metab 101:827, 2016.
Burnett AL et al: Erectile dysfunction: AUA Guideline. J Urol 200:633, 2018.
Cappelleri JC, Rosen RC: The Sexual Health Inventory for Men (SHIM): A 5-year review of research and clinical experience. Int J Impot Res 17:307, 2005.
Geerkens MJM et al: Sexual dysfunction and bother due to erectile dysfunction in the healthy elderly male population: Prevalence from a systematic review. Eur Urol Focus 6:776, 2020.
McVary KT: Clinical practice. Erectile dysfunction. N Engl J Med 357:2472, 2007.
Wheeler LJ, Guntupalli SR: Female sexual dysfunction: Pharmacologic and therapeutic interventions. Obstet Gynecol 136:174, 2020.

398 Saúde da mulher
Emily Nosova, Andrea Dunaif

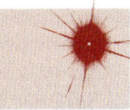

A disciplina clínica da saúde da mulher está bem estabelecida. De fato, sua ênfase em maior atenção à educação da paciente e tomada de decisões clínicas é um paradigma que se tornou conhecido como cuidados de saúde centrados no paciente. Além disso, o reconhecimento de que há diferenças sexuais na expressão gênica, nos processos patológicos e nos desfechos na saúde é um importante exemplo de medicina de precisão. A expressão diferença sexual refere-se às diferenças biológicas conferidas pelos cromossomos e hormônios sexuais. Em contrapartida, as diferenças de gênero estão relacionadas com os papéis psicossociais e expectativas culturais. O estudo das diferenças sexuais continua se expandindo como disciplina científica. Em 2016, o National Institutes of Health reconheceu a sua importância, concretizando a expectativa de que o sexo deve ser reconhecido como variável biológica nos planejamentos de estudos, análises e relatórios não apenas nos seres humanos, mas também na pesquisa de animais vertebrados. É preciso fornecer uma forte justificativa científica para limitar a pesquisa a apenas um sexo.

RISCO DE DOENÇA: REALIDADE E PERCEPÇÃO

As principais causas de morte são iguais nos dois sexos: (1) doença cardíaca e (2) câncer **(Fig. 398-1)**. A principal causa de morte por câncer, o câncer de pulmão, é a mesma em ambos os sexos. O câncer de mama é a segunda principal causa de morte por câncer em mulheres, mas causa cerca de 70% menos mortes totais do que o câncer de pulmão. Os homens têm mais tendência do que as mulheres a morrer por suicídio e acidentes.

A mortalidade materna continua a ser maior nos Estados Unidos do que em outras nações industrializadas e está associada a disparidades substanciais de saúde nas mortes maternas. As taxas de mortalidade materna nos Estados Unidos diminuíram durante a maior parte do século XX devido a melhorias nos cuidados de maternidade e técnicas cirúrgicas mais seguras; no entanto, as taxas começaram a subir novamente no ano 2000. Os dados nacionais mais atuais de mortalidade materna foram relatados em 2018, mais de 10 anos depois da estatística anterior. Na última década, a taxa de mortalidade permaneceu relativamente estável. Em 2018, a taxa de mortalidade foi de 17,4 óbitos por 100 mil nascidos vivos. As taxas de mortalidade para mulheres negras não hispânicas foram mais altas, de 37,3 mortes por 100 mil nascidos vivos (2,5 vezes a taxa de mulheres brancas não hispânicas [14,9 mortes por 100 mil nascidos vivos], 3,2 vezes a taxa para mulheres hispânicas [11,8 mortes] e 2,8 vezes a taxa para mulheres asiáticas [13,3 mortes]).

O risco de muitas doenças nas mulheres aumenta por ocasião da menopausa. Nas mulheres brancas, a mediana de idade da menopausa em países industrializados é entre 50 e 52 anos, de modo que as mulheres passam um terço de sua vida no período pós-menopausa. A menopausa ocorre mais cedo em mulheres hispânicas e afrodescendentes, bem como em mulheres de nível socioeconômico mais baixo. Os níveis de estrogênio sofrem queda abrupta na menopausa, induzindo várias respostas fisiológicas e metabólicas. As taxas de doenças cardiovasculares (DCVs) aumentam, e a densidade óssea diminui rapidamente após a menopausa.

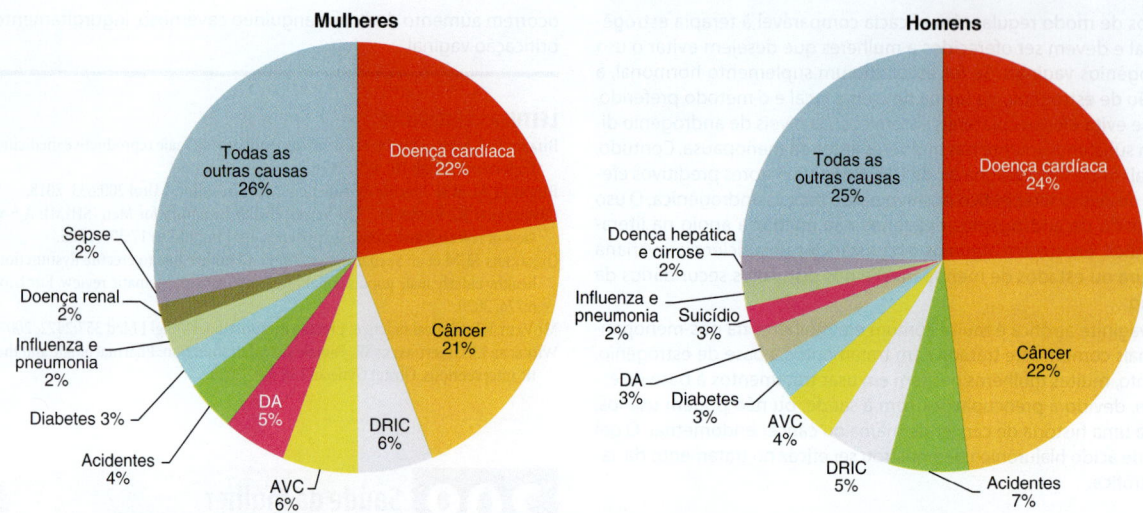

FIGURA 398-1 Distribuição percentual das dez principais causas de morte em (A) mulheres em comparação com (B) homens nos Estados Unidos, em 2018. Tanto nas mulheres quanto nos homens, a primeira e a segunda causas principais de morte são as mesmas: doença cardíaca e câncer, respectivamente. Em seguida, as causas de morte divergem de acordo com o sexo. Por exemplo, os acidentes são a terceira causa principal de morte em homens, porém a sexta causa principal nas mulheres. A doença crônica do trato respiratório inferior (DRIC), o acidente vascular cerebral (AVC) e a doença de Alzheimer (DA) são responsáveis por uma maior porcentagem de mortes nas mulheres do que nos homens. O suicídio está entre as dez principais causas de morte nos homens, mas não nas mulheres. (*Dados de SL Murphy, J Xu, KD Kochanek, E Arias, B Tejada-Vera: Deaths: Final Data for 2018. Natl Vital Stat Rep 69:1, 2021.*)

Nos Estados Unidos, as mulheres vivem, em média, 5 anos mais do que os homens, com uma expectativa de vida ao nascimento, em 2018, de 81,2 anos em comparação com 76,2 anos nos homens de todas as raças. A expectativa de vida foi menor em afrodescendentes de ambos os sexos e maior em hispânicos de ambos os sexos do que indivíduos brancos da mesma idade. As mulheres idosas são mais numerosas do que os homens idosos, de modo que as doenças relacionadas com a idade, como a hipertensão arterial, exibem predomínio feminino.

DIFERENÇAS SEXUAIS NA SAÚDE E NA DOENÇA

DOENÇA DE ALZHEIMER

(Ver também Cap. 431) A doença de Alzheimer (DA) afeta cerca de duas vezes mais mulheres do que homens. Como o risco de DA aumenta com a idade, parte dessa diferença sexual deve-se ao fato de que as mulheres vivem mais. No entanto, mesmo em grupos relativamente mais jovens (60-70 anos), ainda há uma maior incidência de DA entre as mulheres. Outros fatores podem contribuir para o risco aumentado de DA nas mulheres, como diferenças sexuais no tamanho, na estrutura e na organização funcional do cérebro. A neuroimagem multimodal demonstrou que certos biomarcadores da fase pré-clínica da DA, incluindo declínio na função mitocondrial do neurônio e prejuízo do metabolismo da glicose cerebral, são evidentes mais cedo nas mulheres e são até distinguíveis durante a transição endócrina da perimenopausa. Há evidências crescentes de diferenças específicas para o sexo na expressão gênica não apenas dos genes nos cromossomos X e Y como também de alguns genes autossômicos. Essas diferenças genéticas podem se traduzir em gravidade variável da DA, com as mulheres apresentando maiores déficits na cognição. O alelo ε4 do gene da apolipoproteína E (*APOε4*), um transportador de colesterol responsável pelo transporte de lipídeos no cérebro, é um importante fator de risco para DA. Estudos recentes mostram que o genótipo *APOε4* está fortemente ligado ao desenvolvimento de DA esporádica em mulheres (Fig. 398-2). As mulheres que carregam a isoforma homo ou heterozigótica de *APOε4* têm um risco aumentado de progredir de padrões de envelhecimento saudável para comprometimento cognitivo ou DA, enquanto os homens que carregam qualquer das isoformas experimentam um impacto marginal em sua memória ou cognição.

Os estrogênios têm efeitos pleiotrópicos genômicos e não genômicos no sistema nervoso central, incluindo ações neurotróficas em áreas-chave envolvidas na cognição e na memória. As mulheres que têm DA apresentam níveis mais baixos de estrogênios endógenos em comparação com as que não têm a doença. Essas observações levaram à hipótese de que o estrogênio é neuroprotetor. O Women's Health Initiative Memory Study (WHIMS), um estudo complementar da Women's Health Initiative (WHI), realizado em mulheres de ≥ 65 anos de idade, constatou um aumento significativo no risco de demência e prejuízo cognitivo leve em mulheres tratadas com estrogênio isoladamente ou estrogênio com progestina, em comparação com placebo. Entretanto, o Kronos Early Estrogen Prevention Study (KEEPS), um ensaio clínico randomizado de início precoce da terapia hormonal (TH) após o início da menopausa, que comparou estrogênio equino conjugado (EEC), estradiol transdérmico (ambos os braços de estrogênio incluíram progesterona micronizada oral cíclica) e placebo, não encontrou efeito adverso da TH na função cognitiva. Em resumo, não há evidências, com base em ensaios clínicos controlados com placebo, de que a TH possa melhorar a função cognitiva.

Embora os estudos tenham mostrado uma ligação entre o sexo feminino e a DA, outros distúrbios neurodegenerativos, incluindo a doença de Parkinson (DP) e a esclerose lateral amiotrófica (ELA), exibem uma associação mais forte com o sexo masculino. Os homens são 1,5 vez mais propensos a desenvolver DP do que as mulheres em todas as faixas etárias. Uma possível explicação para a predileção masculina pode ser o efeito da região determinante do sexo do gene exclusivo do cromossomo Y (SRY) nos neurônios dopaminérgicos nigroestriatais (NSDA) – o SRY aumenta o número de neurônios, a síntese de dopamina e o metabolismo dos neurônios.

A ELA é uma doença altamente variável em sintomatologia e idade de início. Os homens são diagnosticados com ELA mais cedo na vida e apresentam um curso mais grave da doença, embora os padrões de sobrevivência sejam semelhantes entre os dois sexos. Apesar dessa variabilidade, dados epidemiológicos têm demonstrado que, no sexo feminino, a ELA começa no trato bulbar, enquanto, no sexo masculino, tende a iniciar nos neurônios motores do trato lombar. As razões para as diferenças sexuais observadas na ELA permanecem indefinidas. No entanto, há algumas evidências que sugerem que uma condição reprodutiva mais prolongada, definida como uma exposição de longa duração ao estrogênio via uso de anticoncepcional oral *versus* menopausa natural, pode exercer um papel neuroprotetor nos neurônios motores em mulheres diagnosticadas com ELA.

DCV E ACIDENTE VASCULAR CEREBRAL

(Ver também Cap. 273) Há duas diferenças sexuais principais em DCVs, a principal causa de morte nos países desenvolvidos. Entretanto, há também diferenças importantes de gênero, devido à percepção, tanto pelas mulheres quanto pelos profissionais de saúde, de que a mulher corre menor risco de DCV. Como consequência dessas percepções errôneas, as mulheres têm menos tendência a procurar assistência médica quando apresentam sintomas de DCV. Os profissionais de saúde têm menos tendência a suspeitar de DCV em mulheres, de modo que as mulheres são submetidas a menos intervenções para fatores de risco modificáveis e também a menos intervenções agudas em comparação com os homens. As mulheres e os profissionais de saúde também têm menos percepção de que os sintomas prodrômicos de doença cardíaca diferem nas mulheres em comparação com os homens. As mulheres

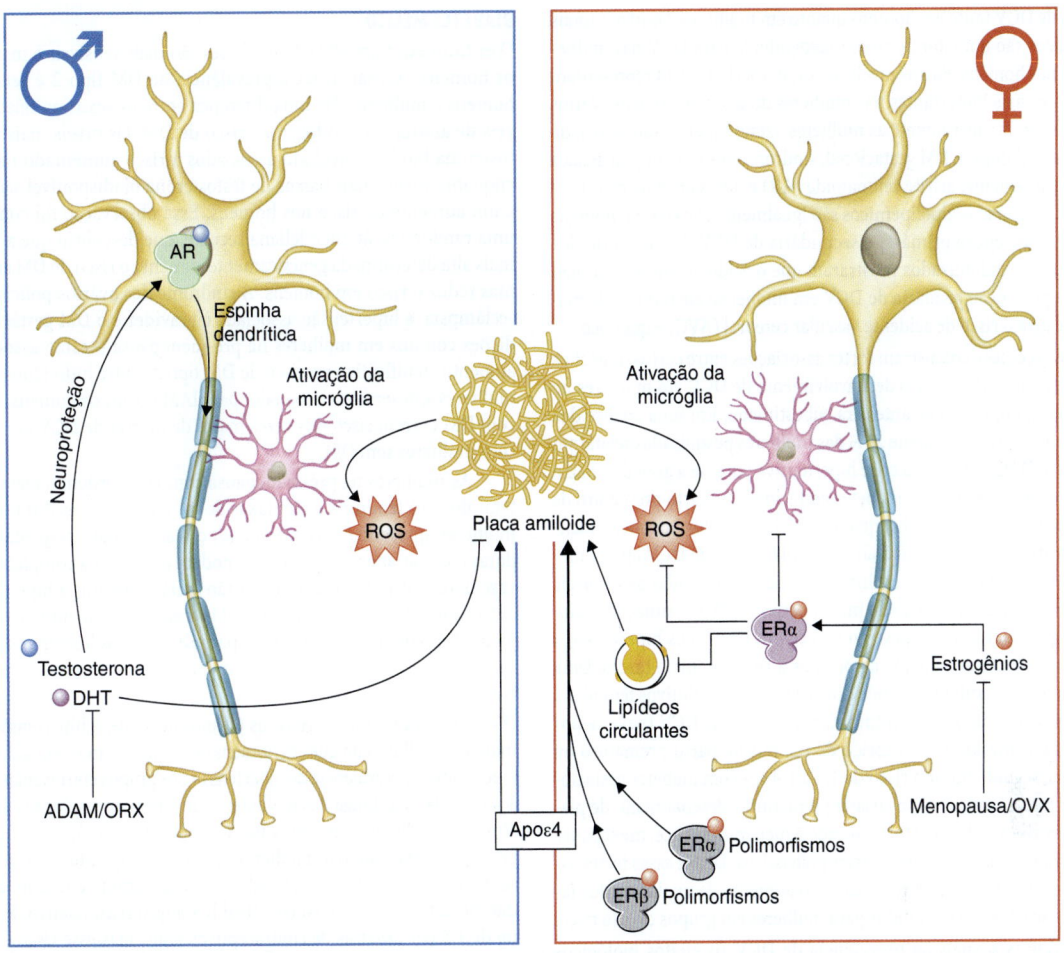

FIGURA 398-2 Diferenças sexuais e ações dos hormônios esteroides sexuais na deposição de placas amiloides, neuroinflamação e neuroproteção. O alelo ε4 do gene da apolipoproteína E (*APOε4*), um transportador integral de colesterol para o transporte de lipídeos no cérebro, foi identificado como um importante fator de risco genético para o desenvolvimento esporádico da doença de Alzheimer (DA). Mulheres que carregam a isoforma *APOε4* homo ou heterozigótica têm taxas mais altas de deposição de placa amiloide. A variante *APOε4* tem efeitos relativamente limitados em homens com isoformas homo ou heterozigóticas. ADAM, deficiência de androgênios em homens mais velhos; AR, receptor de androgênio; DHT, di-hidrotestosterona; ER, receptor de estrogênio; ROS, espécies reativas de oxigênio; ORX, orquiectomia; OVX, ooforectomia. *(Reproduzida, com permissão, de E Vegeto et al: The role of sex and sex hormones in neurodegenerative diseases. Endocr Rev 41:273, 2020.)*

têm menos tendência do que os homens a ter dor torácica e mais provavelmente irão se queixar de fadiga, dispneia, indigestão/náusea e ansiedade.

Os esteroides sexuais exercem efeitos importantes no sistema cardiovascular e no metabolismo dos lipídeos. O estrogênio aumenta a lipoproteína de alta densidade (HDL) e reduz a lipoproteína de baixa densidade (LDL), enquanto os androgênios têm efeito oposto. O estrogênio tem efeitos vasodilatadores diretos no endotélio vascular, aumenta a sensibilidade à insulina e tem propriedades antioxidantes e anti-inflamatórias. Há um aumento notável de DCV após a menopausa natural ou cirúrgica, sugerindo que os estrogênios endógenos são cardioprotetores. As mulheres também apresentam intervalos QT mais longos no eletrocardiograma, o que aumenta sua suscetibilidade a determinadas arritmias.

A apresentação da DCV é diferente nas mulheres, geralmente 10 a 15 anos mais velhas que os homens acometidos e que têm maior probabilidade de comorbidades, como hipertensão, insuficiência cardíaca congestiva e diabetes melito (DM). No estudo de Framingham, a angina foi o sintoma inicial mais comum de DCV em mulheres, enquanto o infarto agudo do miocárdio (IAM) constitui o achado inicial mais comum em homens. Com mais frequência, as mulheres exibem sintomas atípicos, como fadiga, ansiedade, náusea, indigestão e dor nas costas. Embora a conscientização de que a cardiopatia é a principal causa de morte em mulheres tenha quase duplicado nos últimos 15 anos, as mulheres permanecem menos conscientes de que seus sintomas costumam ser atípicos e têm menor chance de contatar um serviço de emergência ao apresentarem tais sintomas.

As mortes por DCV diminuíram muito em homens desde 1980, enquanto as mortes por DCV apenas começaram a diminuir substancialmente em mulheres em 2000. Após 2010, as taxas de mortalidade por DCV em ambos os sexos estabilizaram e até começaram a aumentar discretamente nos homens. As mulheres com IAM são mais propensas a sofrer parada cardíaca ou choque cardiogênico, enquanto os homens têm maior probabilidade de taquicardia ventricular. Além disso, as mulheres mais jovens com IAM correm um risco mais alto de morrer do que os homens de idade semelhante. Entretanto, essa diferença na mortalidade diminuiu substancialmente nos últimos anos porque as mulheres mais jovens apresentaram maior melhora na sobrevida após IAM em comparação com os homens. A melhora na sobrevida é amplamente causada por uma redução nas comorbidades, sugerindo maior atenção para fatores de risco modificáveis nas mulheres.

As diferenças entre os sexos são responsáveis por resultados de curto prazo mais variáveis observados entre as mulheres com DCV que recebem intervenção terapêutica, em comparação com os homens. As mulheres submetidas à cirurgia de revascularização do miocárdio (CRM) apresentam doença mais avançada, taxa de mortalidade perioperatória mais alta, menos alívio da angina e menor perviedade do enxerto; contudo, as taxas de sobrevida após 5 e 10 anos são semelhantes. As mulheres submetidas à angioplastia coronariana transluminal percutânea apresentam taxas mais baixas de sucesso angiográfico e clínico inicial do que os homens, mas também têm taxa mais baixa de reestenose e melhor resultado em longo prazo. Elas podem extrair benefícios menores e ter complicações hemorrágicas graves mais frequentes da terapia trombolítica se comparadas com os homens. Fatores como idade avançada, maior número de comorbidades, menor tamanho corporal e DCV mais grave em mulheres no momento dos eventos ou procedimentos explicam, em parte, as diferenças observadas entre os sexos.

Níveis elevados de colesterol, hipertensão, tabagismo, obesidade, baixos níveis de colesterol HDL, DM e sedentarismo são fatores de risco importantes de DCV tanto em homens quanto em mulheres. Os níveis totais de triglicerídeos são um fator de risco independente para DCV nas mulheres, mas não nos homens. Baixos níveis de colesterol HDL e DM representam fatores de risco mais importantes nas mulheres do que nos homens. Vários distúrbios afetam exclusivamente as mulheres, como hipertensão associada à gravidez, pré-eclâmpsia, DM gestacional, síndrome dos ovários policísticos ou, predominantemente, artrite reumatoide (AR) e lúpus eritematoso sistêmico (LES). Os fármacos hipolipêmicos são igualmente eficazes em homens e mulheres na prevenção primária e secundária de DCV. Ao contrário dos homens, estudos randomizados mostraram que o ácido acetilsalicílico não foi efetivo na prevenção primária de DCV em mulheres; ele reduziu de maneira significativa o risco de acidente vascular cerebral (AVC) isquêmico.

Estudos recentes demonstram fortes associações entre certos desfechos adversos da gravidez (DAGs) e o desenvolvimento de DCV em mulheres na pós-menopausa, um risco que antes era subestimado. Em uma análise dos dados da WHI, aproximadamente 29% das mulheres pesquisadas relataram pelo menos um DAG, como uma crise hipertensiva durante a gravidez, baixo ou alto peso neonatal ao nascer, diabetes gestacional ou parto prematuro de 3 semanas ou mais. Cada desfecho, quando analisado de forma independente, foi significativamente associado ao desenvolvimento de DCV após a menopausa. Quando a modelagem multivariada incorporou todas as variáveis de DAGs e levou em conta índice de massa corporal (IMC), situação socioeconômica e paridade, o baixo peso ao nascer e os distúrbios hipertensivos permaneceram significativamente associados à DCV de início tardio. Uma metanálise recente examinou a associação de fatores reprodutivos femininos e o desenvolvimento de DCV no futuro. O maior risco de DCV (pelo menos duas vezes) foi conferido por histórico de natimorto, parto prematuro ou pré-eclâmpsia, seguido por um risco de 1,5 a 1,9 vez com diabetes gestacional e hipertensão, insuficiência ovariana prematura e descolamento de placenta; o menor risco (< 1,5 vez) foi associado à menarca precoce, menopausa precoce, paridade e síndrome dos ovários policísticos. Dadas essas fortes associações, o aconselhamento direcionado e o aumento da vigilância dos fatores de risco de DCV são garantidos para mulheres em grupos de alto risco.

As diferenças sexuais na prevalência de DCV, os efeitos biológicos benéficos do estrogênio no sistema cardiovascular e o risco reduzido de DCV em estudos observacionais levaram à hipótese de que a TH era cardioprotetora. Entretanto, a WHI, que estudou > 16 mil mulheres tratadas com EEC mais acetato de medroxiprogesterona (AMP) ou placebo e > 10 mil mulheres com histerectomia em uso de EEC isoladamente ou placebo, não demonstrou qualquer benefício da TH para a prevenção primária ou secundária de DCV. Além disso, o uso de EEC mais AMP foi associado a um aumento do risco para DCV, particularmente no primeiro ano da terapia, enquanto o EEC isoladamente não aumentou nem reduziu o risco para DCV. Ambos os grupos de TH foram associados a um risco aumentado de AVC isquêmico. Em uma análise do estudo WHI, no subgrupo tratado somente com estrogênio, uma idade relativamente mais jovem (50-59 anos) combinada com uma história de salpingo-ooforectomia bilateral (SOB) foi associada a uma redução > 30% relacionada ao tratamento com EEC, na mortalidade por todas as causas, enquanto as mulheres mais velhas tratadas com EEC com SOB prévia não viram uma redução significativa em quaisquer outros resultados, incluindo incidência de doença arterial coronariana, câncer de mama invasivo, mortalidade por todas as causas e um índice composto desses resultados mencionados, mais AVC, fratura de quadril, embolia pulmonar e câncer colorretal. Esses resultados sugerem que a TH em mulheres na pós-menopausa, com menos de 60 anos e SOB prévia pode ter benefícios relacionados à mortalidade, enquanto mulheres com mais de 60 anos e SOB podem sofrer consequências associadas à TH. Dados mais recentes do KEEPS indicam que, mesmo que a terapia com estrogênio seja iniciada logo após a transição da menopausa, ela não reduz a progressão aterosclerótica ou afeta os resultados de DCV. Além disso, os grupos TH e placebo têm resultados semelhantes em relação ao tromboembolismo venoso e câncer de mama. Embora a TH não retarde o desenvolvimento de DCV como se pensava anteriormente, os achados do KEEPS sugerem que as mulheres tratadas experimentam melhorias significativas nos sintomas vasomotores, humor, função sexual e densidade óssea, especialmente quando a terapia é iniciada mais cedo, logo após o início da menopausa.

A TH é discutida de modo mais detalhado no Capítulo 395.

DIABETES MELITO

(Ver também Cap. 403) As mulheres são mais sensíveis à insulina do que os homens. Apesar disso, a prevalência de DM tipo 2 é semelhante em homens e mulheres. Há uma diferença entre os sexos na relação entre níveis de androgênio endógeno e risco de DM. Os níveis mais altos de testosterona biodisponível são associados a risco aumentado nas mulheres, enquanto níveis mais baixos de testosterona biodisponível são associados a um aumento de risco nos homens. Essa observação foi confirmada em uma randomização mendeliana recente, que descobriu que a testosterona mais alta determinada geneticamente aumenta o risco de DM em mulheres, mas reduz o risco em homens. A síndrome dos ovários policísticos, a pré-eclâmpsia, a hipertensão associada à gravidez e o DM gestacional – condições comuns em mulheres na pré-menopausa – estão associados a um aumento significativo no risco de DM tipo 2. Entre indivíduos com DM, as mulheres apresentam risco maior para IAM do que os homens. As mulheres com DM correm risco seis vezes maior de morrer de DCV em comparação com mulheres sem DM.

As mulheres na pré-menopausa com DM perdem o efeito cardioprotetor do sexo feminino e têm taxas de DCV idênticas às dos homens. Essas mulheres apresentam prejuízo da função endotelial e respostas vasodilatadoras coronarianas reduzidas, que podem predispor a complicações cardiovasculares. As mulheres com DM são mais propensas à hipertrofia ventricular esquerda. As mulheres com DM recebem tratamento menos agressivo para fatores de risco modificáveis para DCV que os homens com DM.

HIPERTENSÃO

(Ver também Cap. 277) Após os 60 anos de idade, a hipertensão é mais comum em mulheres do que em homens norte-americanos, em grande parte devido à elevada prevalência de hipertensão nos grupos etários mais avançados e à sobrevida mais longa das mulheres. A hipertensão sistólica isolada acomete 30% das mulheres com > 60 anos de idade. Os hormônios sexuais afetam a pressão arterial. Tanto as mulheres normotensas quanto as hipertensas apresentam níveis de pressão arterial mais altos durante a fase folicular do que durante a fase lútea. No Nurses Health Study, o risco relativo de hipertensão foi de 1,8 em usuárias de contraceptivos orais, mas esse risco é menor com as preparações mais recentes de contraceptivos de baixa dose. A TH não está associada à hipertensão. Entre as causas secundárias de hipertensão, há uma preponderância feminina de displasia fibromuscular da artéria renal.

Os benefícios do tratamento da hipertensão têm sido notáveis tanto em mulheres quanto em homens. Uma metanálise dos efeitos do tratamento da hipertensão, o Individual Data Analysis of Antihypertensive Intervention Trial, constatou uma redução do risco de AVC e de eventos cardiovasculares nas mulheres. A eficácia de vários agentes anti-hipertensivos parece ser comparável em ambos os sexos; todavia, as mulheres podem apresentar mais efeitos colaterais, como tosse com inibidores da enzima conversora de angiotensina.

DISTÚRBIOS AUTOIMUNES

(Ver também Cap. 355) A maioria dos distúrbios autoimunes ocorre mais comumente em mulheres do que em homens, incluindo doenças autoimunes da tireoide e do fígado, LES, AR, esclerodermia, esclerose múltipla (EM) e púrpura trombocitopênica idiopática. Entretanto, não há qualquer diferença sexual na incidência de DM tipo 1, e a espondilite anquilosante ocorre mais comumente em homens. Foram relatadas diferenças entre os sexos tanto nas respostas imunes quanto nas reações adversas a vacinas. Por exemplo, verifica-se um predomínio feminino de artrite após vacinação.

As respostas imunes adaptativas são mais potentes nas mulheres do que nos homens, o que pode ser explicado pelas ações estimuladoras dos estrogênios e pelas ações inibitórias dos androgênios sobre os mediadores celulares da imunidade. Em concordância com o papel importante dos hormônios sexuais, observa-se uma variação das respostas imunes durante o ciclo menstrual, e a atividade de certas doenças autoimunes é alterada pela castração ou gravidez (p. ex., AR e EM podem remitir durante a gravidez). Não obstante, a maioria dos estudos realizados mostra que os estrogênios e as progestinas exógenas, em forma de TH ou de contraceptivos orais, não alteram a incidência ou atividade das doenças autoimunes. Especulou-se que a exposição a antígenos fetais, incluindo células fetais circulantes que persistem em certos tecidos, aumentaria o risco de respostas autoimunes. Certamente existe um componente genético importante na autoimunidade, conforme indicado pela agregação familiar e associação de muitas dessas doenças ao HLA (antígeno do *locus* de histocompatibilidade). Genes no cromossomo X também contribuem para diferenças sexuais na imunidade. De fato, a inativação não aleatória do cromossomo X pode ser um fator de risco para doenças autoimunes.

INFECÇÃO PELO HIV
(Ver também Cap. 202) As mulheres responderam por quase 18% dos cerca de 36.400 novos diagnósticos de vírus da imunodeficiência humana (HIV) nos Estados Unidos em 2018. Os diagnósticos anuais de HIV permaneceram estáveis entre as mulheres de 2014 a 2018. Em 2018, a taxa de infectividade das mulheres negras/afro-americanas foi 13 vezes a taxa das mulheres brancas e 4 vezes maior do que a das mulheres hispânicas/latinas. Todavia, a Aids continua sendo uma importante causa de morte em mulheres mais jovens, particularmente mulheres afrodescendentes de 25 a 44 anos de idade. O contato heterossexual com um parceiro de risco constitui a categoria de transmissão que está aumentando mais rapidamente, e as mulheres são mais suscetíveis à infecção pelo HIV durante o sexo vaginal do que os homens. Essa maior suscetibilidade deve-se, em parte, a uma prevalência aumentada de infecções sexualmente transmissíveis, como gonorreia e sífilis, nas mulheres.

Alguns estudos sugeriram que os contraceptivos hormonais podem aumentar o risco de transmissão do HIV. Demonstrou-se que a progesterona aumenta a suscetibilidade à infecção pelo HIV em modelos primatas não humanos. As mulheres também têm maior probabilidade de serem infectadas por múltiplas variantes do vírus em comparação com os homens. As mulheres infectadas pelo HIV apresentam reduções mais rápidas das contagens de células CD4 do que os homens. Em comparação com os homens, as mulheres infectadas pelo HIV desenvolvem mais frequentemente candidíase, porém o sarcoma de Kaposi é menos comum nelas do que nos homens. As mulheres têm mais reações adversas com terapia antirretroviral, como lipodistrofia, dislipidemia e erupção cutânea, do que os homens. Essa observação é explicada em parte por diferenças sexuais na farmacocinética de determinados fármacos antirretrovirais, resultando em concentrações plasmáticas mais altas em mulheres.

OBESIDADE
(Ver também Cap. 402) A prevalência de obesidade (IMC ≥ 30 kg/m^2) e de obesidade abdominal (circunferência da cintura ≥ 88 cm em mulheres) são similares em mulheres e homens nos Estados Unidos. Em 2018, a prevalência de obesidade ajustada por idade em adultos nos Estados Unidos foi de 42,4%, e não houve diferenças significativas entre mulheres e homens, mesmo em diferentes faixas etárias. Em 2018, a prevalência de obesidade foi de 41,9% para mulheres e 43% para homens. A prevalência de obesidade foi maior entre mulheres negras não hispânicas (56,9%) em comparação com mulheres brancas não hispânicas (39,8%), hispânicas (43,7%) e mulheres asiáticas não hispânicas (17,2%). Mulheres negras não hispânicas apresentaram maior prevalência de obesidade em comparação com homens negros não hispânicos. Não houve diferença significativa na prevalência entre homens e mulheres dentre adultos brancos não hispânicos, asiáticos não hispânicos ou hispânicos. Mais de 80% dos pacientes submetidos à cirurgia bariátrica são mulheres. A gravidez e a menopausa são fatores de risco para obesidade.

Há diferenças sexuais importantes na distribuição da gordura corporal. As mulheres caracteristicamente apresentam uma distribuição de gordura glútea e femoral ou de padrão ginecoide, enquanto os homens apresentam um padrão central ou androide. As mulheres têm mais gordura subcutânea do que os homens. Nas mulheres, os níveis de androgênio endógeno são positivamente associados à obesidade abdominal, e a administração de androgênios aumenta a gordura visceral. Em contrapartida, há uma relação inversa entre níveis de androgênio endógeno e obesidade abdominal nos homens. Além disso, administração de androgênio reduz a gordura visceral nesses homens obesos. As razões para essas diferenças sexuais na relação entre gordura visceral e andrógenos são desconhecidas; no entanto, evidências emergentes sugerem que há uma contribuição da variação genética. Estudos em humanos também sugerem que os esteroides sexuais desempenham um papel na modulação da ingestão de alimentos e no consumo de energia.

Em homens e mulheres, a obesidade abdominal, caracterizada por aumento de gordura visceral, está associada a um aumento do risco de DCV e DM. A obesidade aumenta o risco da mulher para determinados cânceres, em particular os cânceres de mama e de endométrio pós-menopausa, em parte porque o tecido adiposo fornece uma fonte extragonadal de estrogênio por meio da aromatização dos androgênios suprarrenais e gonadais circulantes, especialmente a conversão de androstenediona em estrona. A obesidade aumenta o risco de infertilidade, abortamento e complicações da gravidez.

OSTEOPOROSE
(Ver também Cap. 411) A osteoporose é cerca de cinco vezes mais comum nas mulheres pós-menopausa do que nos homens da mesma idade, sendo as fraturas osteoporóticas de quadril uma causa importante de morbidade em mulheres idosas. Os homens acumulam mais massa óssea e perdem osso mais lentamente do que as mulheres. São observadas diferenças entre os sexos na massa óssea desde a lactância. A ingestão de cálcio, a vitamina D e o estrogênio desempenham papéis importantes na formação e perda ósseas. Especialmente durante a adolescência, a ingestão de cálcio é um determinante importante do pico de massa óssea. A deficiência de vitamina D é surpreendentemente comum em mulheres idosas, ocorrendo em > 40% das mulheres que vivem no Hemisfério Norte. Foram identificados receptores de estrogênios e de androgênios no osso. A deficiência de estrogênio está associada a um aumento da atividade dos osteoclastos e redução do número de unidades formadoras de osso, resultando em perda óssea efetiva. A enzima aromatase, que converte androgênios em estrogênios, também está presente no osso. O estrogênio é um determinante importante da massa óssea nos homens (derivado da aromatização dos androgênios), bem como nas mulheres.

FARMACOLOGIA
Em média, as mulheres têm menor peso corporal, órgãos menores, maior porcentagem de gordura corporal e menos água corporal total do que os homens. Existem também importantes diferenças entre os sexos na ação e no metabolismo dos fármacos que não podem ser explicadas por essas diferenças no tamanho ou na composição do corpo. Os esteroides sexuais alteram a ligação e o metabolismo de vários fármacos. Além disso, a fase do ciclo menstrual e a gravidez podem alterar a ação dos medicamentos. Mulheres também tomam mais medicação do que os homens, incluindo formulações e suplementos adquiridos sem receita médica. O maior uso de fármacos associado a essas diferenças biológicas pode explicar a frequência mais alta relatada de reações medicamentosas adversas nas mulheres em comparação com os homens.

Cerca de dois terços dos casos induzidos por fármacos de *torsades des pointes*, uma arritmia ventricular rara e ameaçadora da vida, ocorrem em mulheres porque elas têm um intervalo QT mais longo e mais vulnerável. Esses fármacos, que incluem determinados anti-histamínicos, antibióticos, antiarrítmicos e antipsicóticos, podem prolongar a repolarização cardíaca por meio de bloqueio dos canais de potássio regulados por voltagem.

TRANSTORNOS PSICOLÓGICOS
(Ver também Cap. 452) A depressão, a ansiedade e os transtornos afetivos e alimentares (bulimia e anorexia) são mais comuns em mulheres do que em homens. Estudos epidemiológicos, realizados em países desenvolvidos e em países em desenvolvimento, constataram repetidamente que a depressão maior é duas vezes mais comum em mulheres, e essa diferença sexual torna-se evidente no início da adolescência. Ocorre depressão em 10% das mulheres grávidas e em 10 a 15% das mulheres no puerpério. Existe alta probabilidade de recidiva da depressão puerperal em gestações subsequentes. A incidência de depressão maior diminui depois dos 45 anos de idade e não aumenta com o início da menopausa. A depressão feminina parece ter um prognóstico mais grave do que a depressão masculina; os episódios são de maior duração, e verifica-se uma taxa mais baixa de remissão espontânea. A esquizofrenia e os transtornos bipolares ocorrem com frequência igual nos dois sexos, embora possa haver diferenças sexuais nos sintomas.

Os fatores biológicos e sociais são responsáveis pela maior prevalência de transtornos depressivos nas mulheres. Os homens apresentam níveis mais elevados do neurotransmissor serotonina. Os esteroides sexuais também afetam o humor, e as flutuações observadas durante o ciclo menstrual foram associadas a sintomas da tensão pré-menstrual. Os hormônios sexuais afetam de maneira diferente as respostas hipotalâmico-hipofisário-suprarrenais ao estresse. A testosterona parece atenuar as respostas do cortisol ao hormônio liberador da corticotrofina. Tanto os níveis baixos como altos de estrogênio podem ativar o eixo hipotalâmico-hipofisário-suprarrenal.

INFECÇÃO POR COVID-19
(Ver também Cap. 199) Logo após a descoberta da covid-19, identificada em novembro de 2019, em Wuhan, China, como causada pelo novo coronavírus, SARS-CoV-2, ficou evidente que havia diferenças apreciáveis entre os sexos na gravidez e nos desfechos. De fato, os dados observacionais iniciais do fim de 2019 e início de 2020 demonstraram uma maior incidência geral de casos de infecção, hospitalizações, internações em unidades de

terapia intensiva e taxas de letalidade entre os homens em comparação com as mulheres. Diferenças sexuais mais pronunciadas foram observadas com a idade avançada, com maior incidência geral nos grupos etários masculinos mais velhos. Essas diferenças sexuais persistiram entre diferentes grupos raciais, étnicos e socioeconômicos e em todos os continentes, à medida que o SARS-CoV-2 se tornou uma pandemia global.

Existem vários mecanismos potenciais para esses efeitos específicos do sexo da infecção por SARS-CoV-2. O ponto de entrada do vírus nas células é o receptor da enzima conversora de angiotensina 2 (ECA2) ligado à membrana e também aproveita o iniciador TMPRSS2, uma serina-protease celular (Fig. 398-3). Níveis circulantes da ECA2, que é expressa em uma variedade de tecidos, incluindo pulmão, coração e rins, foram relatados como relativamente mais altos em homens com diabetes e/ou doença renal, bem como em homens saudáveis; no entanto, nem todos os estudos relataram diferenças sexuais semelhantes. Uma hipótese é que a regulação positiva do receptor ECA2 em homens pode proporcionar maior oportunidade para entrada celular, replicação viral e desenvolvimento de sintomas e sequelas deletérias.

A ECA2 desempenha um papel crucial em células secretoras transitórias brônquicas/células alveolares tipo II, bem como no sistema renina-angiotensina-aldosterona (SRAA). No SRAA, a ECA2 se opõe às ações vasoconstritoras da angiotensina II, convertendo angiotensina II em angiotensina vasodilatadora 1-7 em tecidos críticos, incluindo miócitos cardíacos, fibroblastos cardíacos e células endoteliais coronárias. É importante ressaltar que evidências recentes mostraram o impacto do sexo e dos hormônios sexuais no SRAA e na ECA2: o estrogênio regula negativamente o receptor de angiotensina II tipo 1 e regula a atividade da renina, bem como modula o SRAA local no miocárdio atrial. Além disso, foi demonstrado que fêmeas ooforectomizadas têm atividade e expressão de ECA2 aumentadas em seus rins e tecido adiposo e que a reposição de estradiol reduz a expressão de ECA2. Já os machos orquiectomizados, contrariamente, têm atividade ECA2 diminuída. O estrogênio parece reduzir a expressão de ECA2 no coração e nos rins em estudos com roedores e humanos.

TMPRSS2, um contribuinte vital para a invasão celular pelo SARS-CoV-2, é uma proteína que é mais abundantemente expressa no tecido epitelial da próstata, incluindo câncer de próstata de alto grau e metástases. Assim, acredita-se que o envolvimento da proteína na apresentação do antígeno viral seja uma razão importante para a maior taxa de letalidade observada em homens; no entanto, a associação ainda não foi comprovada. O TMPRSS2 também é expresso no epitélio das vias aéreas, onde sua função fisiológica não é totalmente clara. A transcrição da proteína celular é regulada por ligantes androgênicos e elemento de ligação ao receptor androgênico; não se sabe se o estrogênio desempenha um papel na sua regulação. Estudos *in vitro* emergentes demonstraram que um inibidor de TMPRSS2 bloqueia a entrada viral nas células. Esses dados podem servir como uma base importante para abordagens terapêuticas futuras, específicas para o sexo do paciente e personalizadas.

ABUSO DE SUBSTÂNCIAS E TABACO

(Ver também Caps. 453 e 454) O abuso de substâncias é mais comum nos homens do que nas mulheres. Entretanto, um terço dos norte-americanos que sofrem de alcoolismo são mulheres. As mulheres são menos propensas a serem diagnosticadas com alcoolismo do que os homens. Uma proporção maior de homens do que de mulheres procura ajuda devido ao abuso de álcool e de substâncias. Os homens são mais propensos a procurar uma instituição para tratamento pelo uso abusivo de álcool ou drogas, enquanto as mulheres tendem a solicitar a ajuda de um médico de atenção primária ou um profissional de saúde mental sob o disfarce de um problema psicossocial. Os níveis sanguíneos de álcool são mais elevados nas mulheres do que nos homens após a ingestão de quantidades equivalentes de álcool ajustadas para o peso corporal. Essa maior biodisponibilidade do álcool nas mulheres deve-se ao menor volume de distribuição e ao metabolismo gástrico mais lento do álcool em virtude da atividade mais baixa da lactato desidrogenase gástrica nas mulheres em comparação com a dos homens. Mulheres com alcoolismo têm uma taxa de mortalidade maior do que mulheres e homens sem alcoolismo. As mulheres também parecem manifestar doença hepática alcoólica e outras doenças relacionadas com o álcool após um período menor de alcoolismo e com níveis inferiores de consumo de álcool. O abuso de álcool também constitui um risco especial para a mulher, afetando adversamente a fertilidade e a saúde do bebê (síndrome alcoólica fetal). Nas mulheres, mesmo o uso moderado de álcool eleva o risco de câncer de mama, hipertensão e AVC.

Mais homens do que mulheres fumam, mas essa diferença sexual continua a diminuir. As mulheres têm carga muito maior de doenças relacionadas ao tabagismo. O tabagismo aumenta acentuadamente o risco de DCV em mulheres antes da menopausa e está associado a uma redução na idade da menopausa. As mulheres fumantes são mais propensas a ter doença pulmonar obstrutiva crônica e câncer de pulmão do que os homens, com níveis mais baixos de exposição ao tabaco. As mulheres na pós-menopausa e que fumam têm menor densidade óssea que as mulheres que nunca fumaram. O fumo durante a gestação aumenta o risco de partos pré-termo e de lactentes com baixo peso ao nascer.

VIOLÊNCIA CONTRA A MULHER

Mais de um quarto das mulheres nos Estados Unidos já sofreram estupro, violência física e/ou perseguição por um parceiro íntimo. As mulheres adultas têm maior probabilidade de serem estupradas pelo marido, pelo ex-marido ou por um homem conhecido do que por um estranho. A violência

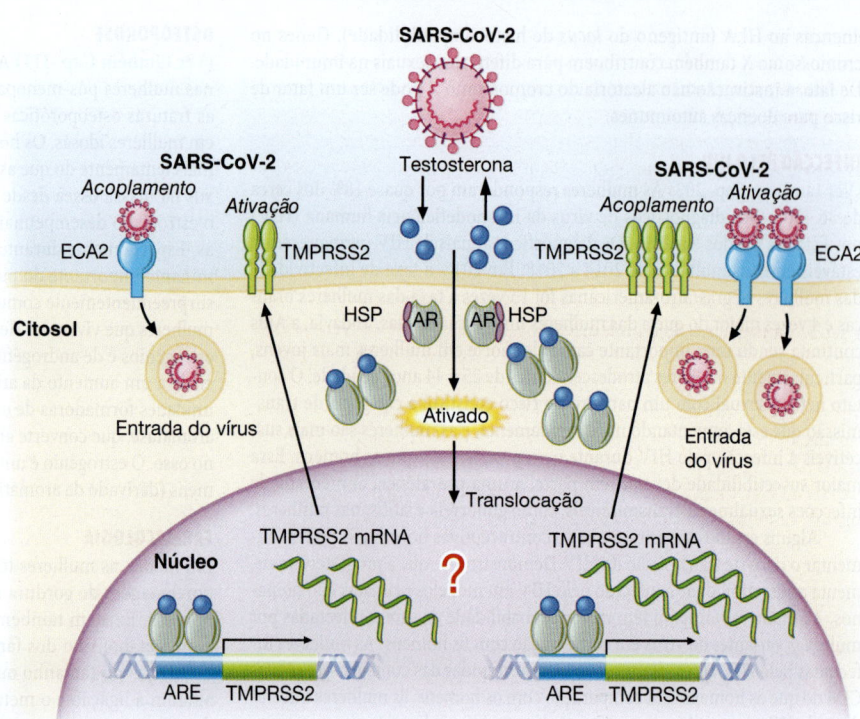

FIGURA 398-3 **Hipótese sobre a diferença dos hormônios sexuais na entrada, mediada por TMPRSS2, de SARS-CoV-2 nas células hospedeiras.** O ponto de entrada do vírus nas células é o receptor da enzima conversora de angiotensina 2 (ECA2) ligado à membrana. A protease da membrana celular, TMPRSS2, também é vital para a invasão da célula hospedeira. Os níveis circulantes de ECA2, expressos abundantemente nos tecidos pulmonar, cardíaco e renal, foram relatados como relativamente mais altos em homens. A regulação positiva do receptor ECA2 em homens pode proporcionar maior oportunidade para invasão celular, replicação viral, desenvolvimento de sintomas e envolvimento de múltiplos órgãos. AR, receptor de androgênio; HSP, proteínas de choque térmico; mRNA, RNA mensageiro. *(Reproduzida, com permissão, de C Gebhard et al: Impact of sex and gender on COVID-19 outcomes in Europe. Biol Sex Differ 11:29, 2020.)*

por parceiro íntimo é uma das principais causas de morte entre mulheres jovens. As taxas de violência por parceiro íntimo relatadas nos Estados Unidos aumentaram drasticamente devido ao isolamento doméstico durante a pandemia de covid-19. A violência pelo parceiro íntimo é um fator de risco importante para depressão, abuso de substâncias e suicídio entre mulheres. Os instrumentos de triagem podem identificar com precisão as mulheres que sofrem violência doméstica e devem ser administrados em ambientes que garantam privacidade e segurança adequadas.

RESUMO

A saúde da mulher é hoje uma disciplina estabelecida, e se reconhece a importância das diferenças entre os sexos nos processos biológicos. Entretanto, percepções errôneas contínuas sobre o risco de doença, não apenas entre mulheres, mas também entre seus médicos, resultam em uma atenção inadequada para os fatores de risco modificáveis. As pesquisas sobre os mecanismos fundamentais dessas diferenças sexuais irão fornecer conhecimentos biológicos importantes. Além disso, esses conhecimentos terão um impacto tanto na saúde feminina como também na masculina.

LEITURAS ADICIONAIS

Bunders MJ, Altfeld M: Implications of sex differences in immunity for SARS-CoV-2 pathogenesis and design of therapeutic interventions. Immunity 53:3, 2020.
Manson JE et al: Menopausal estrogen-alone therapy and health outcomes in women with and without bilateral oophorectomy: A randomized trial. Ann Intern Med 171:6, 2019.
National Institutes of Health: Sex/gender influences in health and disease. https://orwh.od.nih.gov/sex-gender/sexgender-influences-health-and-disease.
Vegeto E et al: The role of sex and sex hormones in neurodegenerative diseases. Endocr Rev 41:273, 2020.
Zhao D et al: Endogenous sex hormones and incident cardiovascular disease in post-menopausal women. J Am Coll Cardiol 71:22, 2018.

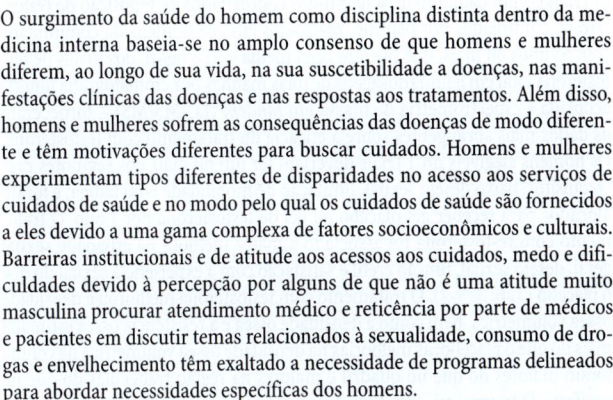

399 Saúde do homem
Shalender Bhasin

O surgimento da saúde do homem como disciplina distinta dentro da medicina interna baseia-se no amplo consenso de que homens e mulheres diferem, ao longo de sua vida, na sua suscetibilidade a doenças, nas manifestações clínicas das doenças e nas respostas aos tratamentos. Além disso, homens e mulheres sofrem as consequências das doenças de modo diferente e têm motivações diferentes para buscar cuidados. Homens e mulheres experimentam tipos diferentes de disparidades no acesso aos serviços de cuidados de saúde e no modo pelo qual os cuidados de saúde são fornecidos a eles devido a uma gama complexa de fatores socioeconômicos e culturais. Barreiras institucionais e de atitude aos acessos aos cuidados, medo e dificuldades devido à percepção por alguns de que não é uma atitude muito masculina procurar atendimento médico e reticência por parte de médicos e pacientes em discutir temas relacionados à sexualidade, consumo de drogas e envelhecimento têm exaltado a necessidade de programas delineados para abordar necessidades específicas dos homens.

As diferenças sexuais na prevalência, suscetibilidade e manifestações clínicas de doenças foram discutidas no Capítulo 398 ("Saúde da mulher") e não serão tratadas aqui. É notável que as duas principais causas de morte tanto em homens quanto em mulheres – doença cardíaca e câncer – sejam as mesmas. Entretanto, os homens têm maior prevalência de distúrbios do neurodesenvolvimento e degenerativos, transtornos de abuso de substâncias, incluindo o uso de substâncias para aumento do desempenho e dependência de álcool, diabetes e doença cardiovascular, enquanto as mulheres têm maior prevalência de distúrbios autoimunes, depressão, distúrbios reumatológicos e osteoporose. Os homens são substancialmente mais propensos a morrer de acidentes, suicídios e homicídios do que as mulheres. Entre homens na faixa etária de 15 a 34 anos, lesões não intencionais, homicídios e suicídios são responsáveis por mais de três quartos de todas as mortes. Entre homens na faixa de 35 a 64 anos de idade, doença cardíaca, câncer e lesões não intencionais são as principais causas de morte. Entre homens com idade ≥ 65 anos de idade, doença cardíaca, câncer, infecções do trato respiratório inferior e acidente vascular cerebral são as principais causas de morte.

De 1999 a 2010, as taxas de mortalidade nos Estados Unidos diminuíram para homens e mulheres de todas as faixas etárias, em grande parte devido à redução das taxas de mortalidade por ataques cardíacos, câncer, lesões em veículos motorizados e infecção pelo vírus da imunodeficiência humana (HIV). No entanto, durante a última década, disparidades preocupantes nas taxas de mortalidade, específicas por sexo, surgiram entre homens de meia-idade nos Estados Unidos. De 2010 a 2017, as taxas de mortalidade aumentaram e a expectativa de vida diminuiu para homens jovens e de meia-idade. O aumento nas taxas de mortalidade entre pessoas de 25 a 64 anos foi o mais alto no Vale de Ohio e Apalaches e nos estados de New Hampshire, Maine e Vermont da Nova Inglaterra. As crescentes taxas de mortalidade em homens jovens e de meia-idade têm sido atribuídas a um aumento nas mortes por *overdose* de drogas, doenças hepáticas relacionadas ao álcool e suicídio. As taxas crescentes de "mortes por desespero" entre homens jovens e de meia-idade, especialmente brancos não hispânicos, têm sido associadas ao declínio do bem-estar econômico e social, taxas reduzidas de casamento e da participação na força de trabalho e deficiências físicas e mental.

As bases biológicas das diferenças sexuais na suscetibilidade, progressão e manifestação de doenças permanecem compreendidas de forma incompleta e provavelmente são multifatoriais. Indubitavelmente, as diferenças específicas por sexo na arquitetura genética e nos hormônios sexuais circulantes influenciam o fenótipo das doenças; além disso, efeitos epigenéticos dos hormônios sexuais durante a vida fetal, início da infância e desenvolvimento da puberdade podem imprimir comportamentos sexuais e não sexuais, composição corporal e suscetibilidade a doenças. As concentrações circulantes e teciduais de hormônios sexuais diferem substancialmente nos homens e nas mulheres, e essas diferenças hormonais podem afetar a expressão gênica nas células de homens e mulheres em todas as partes do corpo. A presença de um único cromossomo X nos homens os torna mais suscetíveis a distúrbios ligados ao X do que as mulheres. Devido à inativação de um cromossomo X aleatoriamente escolhido, o corpo da mulher contém duas populações de células epigeneticamente diferentes. Os genes que não sofrem inativação do X exibem diferenças de dosagem entre células masculinas e femininas. A expressão do cromossomo Y nos homens pode afetar a função das células somáticas que contêm esse cromossomo. As diferenças no *imprinting* de genes de origem materna e paterna também podem contribuir para as diferenças sexuais na expressão de doenças. A carga reprodutiva e as alterações fisiológicas durante a gravidez, incluindo profundos desvios hormonais e metabólicos e o microquimerismo (transferência de células da mãe para o feto e do feto para a mãe), podem afetar a suscetibilidade a doenças e a gravidade delas em mulheres. As normas socioculturais das práticas de criação infantil, as expectativas sociais dos papéis de gênero e o impacto econômico em longo prazo dessas práticas e papéis de gêneros influenciam os comportamentos de saúde e o risco de doença. Além disso, as trajetórias das alterações nos hormônios sexuais, relacionadas com a idade durante os anos reprodutivos e pós-reprodutivos, variam de modo substancial entre homens e mulheres e influenciam padrões de evolução temporal específicos do sexo de condições relacionadas com a idade, como osteoporose, câncer de mama e doença autoimune.

Em um reflexo da crescente atenção dispensada a questões relacionadas com a saúde do homem, clínicas de saúde do homem cresceram rapidamente em todos os Estados Unidos. Embora as principais ameaças à saúde do homem não tenham mudado – doença cardíaca, câncer e lesão não intencional continuam a dominar a lista das principais causas médicas de morbidade e mortalidade –, os homens que frequentam as clínicas de saúde do homem o fazem principalmente por preocupações com a saúde sexual, reprodutiva e urológica, envolvendo condições comuns, como síndromes de deficiência de androgênio, declínio nos níveis de testosterona relacionados à idade, disfunção sexual, dismorfia muscular e uso de esteroides anabólicos androgênicos (EAAs), sintomas do trato urinário inferior (STUIs) e complicações clínicas da terapia do câncer de próstata, todas abordadas neste capítulo. Além disso, surgiram novas categorias de transtornos da imagem corporal em homens que não haviam sido reconhecidos até a década de 1980, como a síndrome de dismorfia corporal e o uso de substâncias para aumentar o desempenho, de modo a aumentar a musculatura e a aparência magra. Embora a menopausa em mulheres tenha sido o tema de intensa investigação por mais de cinco décadas, os temas que são específicos à saúde do homem estão apenas começando a ganhar a atenção que merecem devido à sua elevada prevalência e impacto na saúde global, bem-estar e qualidade de vida.

ALTERAÇÕES DA FUNÇÃO REPRODUTORA MASCULINA RELACIONADAS COM O ENVELHECIMENTO

Diversos estudos transversais e longitudinais (p. ex., o Baltimore Longitudinal Study of Aging, o Framingham Heart Study [FHS], o Massachusetts Male Aging Study e o European Male Aging Study [EMAS]) estabeleceram que as concentrações de testosterona diminuem com o avanço da idade. Esse declínio relacionado com a idade começa na terceira década de vida e progride lentamente (Fig. 399-1); a taxa de declínio das concentrações de testosterona é maior em homens obesos, em homens com doença crônica e naqueles que usam medicações em comparação com homens saudáveis de mais idade. Como as concentrações de globulina de ligação ao hormônio sexual (SHBG, de *sex hormone-binding globulin*) são mais altas em homens idosos do que nos jovens, as concentrações de testosterona livre ou biodisponível declinam com o envelhecimento em maior grau do que as concentrações de testosterona total. O declínio da testosterona relacionado com a idade deve-se a defeitos em todos os níveis do eixo hipotalâmico-hipofisário-testicular (HHT): a secreção pulsátil do hormônio liberador de gonadotrofinas (GnRH) está atenuada, a resposta do hormônio luteinizante (LH) ao GnRH está reduzida e a resposta testicular ao LH está comprometida. Entretanto, a subida gradual do LH com o envelhecimento sugere que a disfunção testicular constitui a principal causa dos níveis declinantes dos androgênios. A magnitude e a trajetória do declínio relacionado à idade nos níveis de testosterona são afetadas pela adiposidade e mudança de peso, comorbidades e fatores genéticos. No estudo EMAS, 2,1% dos homens da comunidade com idade entre 40 e 70 anos tinham níveis de testosterona total < 317 ng/dL e um nível de testosterona livre < 64 pg/mL, bem como sintomas sexuais.

Em pesquisas epidemiológicas, baixas concentrações de testosterona total e biodisponível em homens de meia-idade e idosos têm sido associadas à diminuição do desejo sexual, ereções deficientes e ereções matinais diminuídas; menor massa muscular esquelética apendicular, força muscular e função física autorreferida; aumento do risco de limitação de mobilidade e quedas; maior massa de gordura visceral, resistência à insulina e diabetes tipo 2; redução do comprimento dos telômeros e aumento da mortalidade por todas as causas e cardiovascular; menor densidade mineral óssea areal e volumétrica e qualidade óssea; e taxas mais altas de fraturas ósseas (Tab. 399-1). Homens hipogonádicos geralmente relatam mau humor. No entanto, os níveis de testosterona não foram consistentemente associados ao transtorno depressivo maior; em vez disso, os baixos níveis de testosterona estão mais fortemente associados ao transtorno depressivo persistente de início tardio, de baixo grau, anteriormente referido como distimia. Uma análise dos sinais e sintomas em homens mais velhos no EMAS revelou uma associação sindrômica de sintomas sexuais a níveis de testosterona total < 320 ng/dL e níveis de testosterona livre < 64 pg/mL em homens mais velhos residentes em comunidades. Nem os níveis de testosterona nem de di-hidrotesterona estão associados ao risco de câncer de próstata ou STUIs.

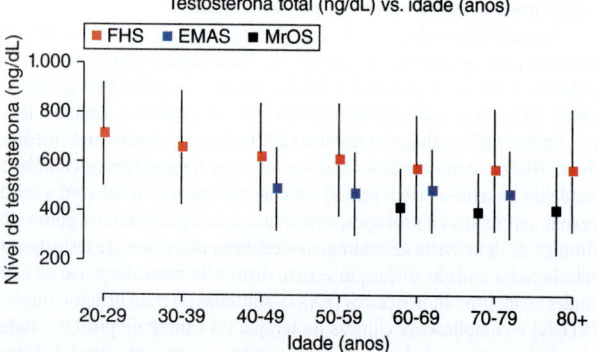

FIGURA 399-1 Declínio nos níveis de testosterona total relacionado com a idade. Níveis de testosterona total, dosados usando cromatografia líquida acoplada à espectrometria de massas em *tandem*, em homens do Framingham Heart Study (FHS), do European Male Aging Study (EMAS) e do Osteoporotic Fractures in Men Study (MrOS). *(Reproduzida, com permissão, de S Bhasin et al: Reference ranges for testosterone in men generated using liquid chromatography tandem mass spectrometry in a community-based sample of healthy nonobese young men in the Framingham Heart Study and applied to three geographically distinct cohorts. J Clin Endocrinol Metab 96:2430, 2011.)*

TABELA 399-1 ■ Associação dos níveis de testosterona com desfechos em homens idosos

1. Associados positivamente a:
   - Massa muscular e força muscular
   - Medidas de função física autorrelatadas e baseadas no desempenho
   - Desejo sexual
   - Densidade mineral óssea, geometria e qualidade óssea e densidade mineral óssea volumétrica
2. Associados negativamente ao risco de:
   - Doença arterial coronariana
   - Diabetes melito tipo 2
   - Síndrome metabólica
   - Mortalidade por todas as causas
   - Risco de quedas e fraturas
   - Demência e doença de Alzheimer
   - Fragilidade
   - Transtorno depressivo persistente de baixo grau de início tardio (distimia)
3. Não associados a:
   - Sintomas do trato urinário inferior
   - Disfunção erétil
   - Transtorno depressivo maior

Estudos de randomização mendeliana usando dados do United Kingdom Biobank Study encontraram uma relação sexual dimórfica entre os níveis de testosterona geneticamente determinados e o risco de diabetes tipo 2; em homens, os níveis mais baixos de testosterona, geneticamente determinada, foram associados a maior risco de diabetes tipo 2, mas, em mulheres, níveis mais altos de testosterona geneticamente determinados foram associados a maior risco de diabetes tipo 2. Níveis mais elevados de testosterona geneticamente determinados também foram associados a aumento do risco de câncer de próstata em homens nesse estudo.

Dentre o pequeno número de estudos randomizados que avaliaram a eficácia do tratamento com testosterona em homens idosos, o Testosterone Trials (TTrials) – um conjunto de sete estudos coordenados de reposição de testosterona, controlados por placebo, realizados em 788 homens da comunidade com 65 anos ou mais, que tiveram uma média < 275 ng/dL dos níveis de testosterona total em jejum (dosagens de duas manhãs por cromatografia líquida acoplada à espectrometria de massa em *tandem* (LC-MS/MS) – forneceram os dados mais abrangentes sobre a eficácia do tratamento com testosterona. Os homens elegíveis no TTrials deveriam ter um ou mais dos seguintes pré-requisitos: baixo desejo sexual, limitação de mobilidade e/ou fadiga; e foram alocados para receber gel placebo ou gel de testosterona por 1 ano. O tratamento com testosterona foi associado a maior melhora na atividade sexual geral, desejo sexual, função erétil e satisfação com a experiência sexual do que o placebo (Tab. 399-2). O tratamento com testosterona melhorou a densidade óssea volumétrica, bem como a densidade óssea e a resistência óssea estimada mais do que o placebo; as melhorias na densidade óssea volumétrica na coluna foram maiores do que no quadril e maiores na região trabecular do que na periferia. O tratamento com testosterona também corrigiu a anemia em uma proporção maior do que o placebo, em homens mais velhos com anemia inexplicável. Nenhum estudo foi grande ou longo o suficiente para determinar os benefícios a longo prazo do tratamento com testosterona, em homens mais velhos, sobre desfechos clinicamente importantes, como incapacidade, fraturas, progressão de pré-diabetes para diabetes, remissão de distimia e progressão para doença de Alzheimer (DA) em homens com risco de DA.

A terapia com testosterona de homens idosos saudáveis com níveis baixos ou normais-baixos de testosterona está associada a maiores aumentos da massa muscular, força de preensão e algumas medidas de função física do que aquelas associadas ao placebo (Fig. 399-2). No TTrials, a terapia com testosterona de homens idosos hipogonádicos, com limitação de mobilidade autorrelatada, melhorou consistentemente a capacidade autorreferida de caminhada e melhorou modestamente a distância de caminhada de 6 minutos em todos os participantes do TTrials, mas não afetou as quedas. O tratamento com testosterona de homens hipogonádicos sem transtorno depressivo foi associado a uma melhora pequena, mas significativamente maior, nos sintomas depressivos em comparação ao placebo; no entanto,

TABELA 399-2 ■ Os principais achados dos Testosterone Trials (TTrials)		
Teste	Desfecho(s) primários	Principais resultados
Teste de função sexual	Atividade sexual	O tratamento com testosterona melhorou a atividade sexual, o desejo sexual e a função erétil.
Teste de função física	Distância percorrida em 6 minutos e função física autorrelatada	O tratamento com testosterona melhorou consistentemente a capacidade autorrelatada de caminhada e melhorou modestamente a distância do teste de caminhada de 6 minutos em todos os participantes do TTrials, mas não afetou as quedas.
Teste de vitalidade	Energia medida usando a Avaliação Funcional da Terapia de Doenças Crônicas	A testosterona não melhorou a energia, mas melhorou modestamente o humor e os sintomas depressivos.
Teste de anemia	A proporção de homens com anemia inexplicada que aumentaram sua hemoglobina ≥ 1 g/dL e tiveram correção da anemia	O tratamento com testosterona, comparado ao placebo, foi associado a uma proporção maior de homens com anemia inexplicada que aumentaram sua hemoglobina em ≥ 1 g/dL, corrigindo a anemia.
Teste de função cognitiva	Recordação tardia (escala Wechsler-Memory, uma medida de memória)	O tratamento com testosterona não melhorou a recordação tardia de parágrafos em textos, a memória visual, a capacidade espacial, as queixas subjetivas de memória ou a função cognitiva global.
Teste ósseo	Densidade mineral óssea volumétrica (DMOv) avaliada usando tomografia computadorizada quantitativa	O tratamento com testosterona aumentou, mais do que o placebo, a DMOv do osso trabecular e periférico na coluna e no quadril e aumentou a força óssea estimada na coluna e no quadril.
Teste cardiovascular	Volume da placa não calcificada da artéria coronária, determinado por angiotomografia computadorizada	O tratamento com testosterona foi associado a um maior aumento no volume das placas não calcificadas nas artérias coronárias do que o placebo.

Nota: O TTrials foi um conjunto de sete ensaios coordenados, controlados por placebo, cujo objetivo principal era determinar se o tratamento com testosterona por 1 ano de homens com 65 anos ou mais, com uma média < 275 ng/dL dos níveis de testosterona total em jejum (dosagens de duas manhãs), mais uma ou mais de três condições (baixo desejo sexual, limitação de mobilidade e/ou baixa vitalidade) foi mais eficaz do que o placebo na melhora da função sexual, mobilidade e/ou vitalidade. Os outros quatro estudos vinculados avaliaram os efeitos do tratamento com testosterona na densidade mineral óssea volumétrica, anemia, função cognitiva e volume da placa da artéria coronária.

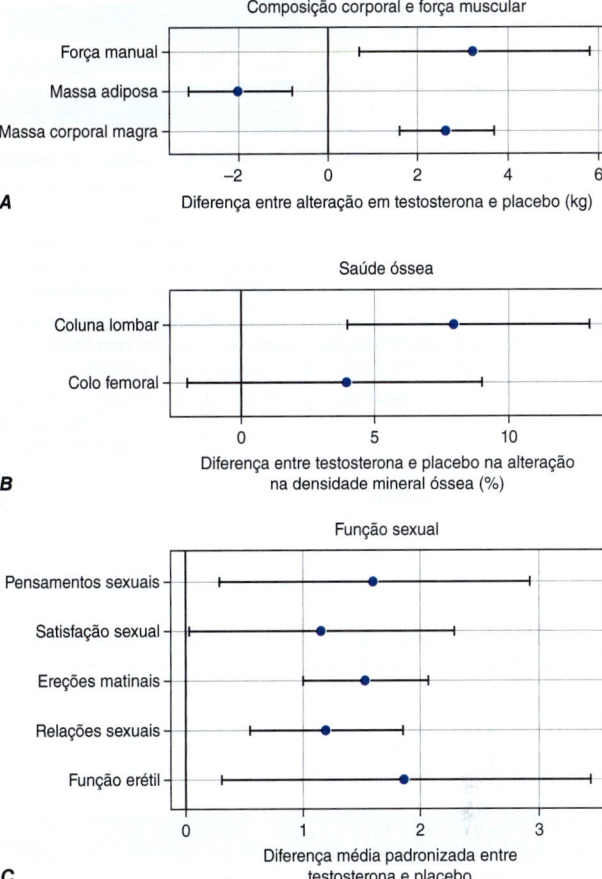

FIGURA 399-2 Os efeitos da terapia com testosterona sobre a composição corporal, força muscular, densidade mineral óssea (DMO) e função sexual em estudos de intervenção. As estimativas do ponto e os intervalos de confiança de 95% são mostrados. **A.** Os efeitos da terapia com testosterona sobre a massa magra, força manual e massa adiposa em uma metanálise de estudos randomizados. **B.** Os efeitos da terapia com testosterona sobre a DMO lombar e femoral em uma metanálise de ensaios clínicos randomizados. **C.** Os efeitos da terapia com testosterona sobre medidas da função sexual em homens com testosterona basal < 10 nmol/L (290 ng/dL). (**A.** Dados de S Bhasin et al: Drug insight: Testosterone and selective androgen receptor modulators as anabolic therapies for chronic illness and aging. Nat Clin Pract Endocrinol Metab 2:146, 2006. **B.** Dados de MJ Tracz et al: Testosterone use in men and its effects on bone health. A systematic review and meta-analysis of randomized placebo-controlled trials. J Clin Endocrinol Metab 91:2011, 2006. **C.** Dados de AM Isidori et al: Effects of testosterone on sexual function in men: results of a meta-analysis. Clin Endocrinol (Oxf) 63:381, 2005.)

o tratamento com testosterona isoladamente ou como adjuvante da terapia farmacológica antidepressiva não se mostrou eficaz no transtorno depressivo maior. Dois pequenos estudos randomizados em homens com transtorno depressivo persistente de baixo grau e início tardio (distimia) relataram melhorias nos sintomas depressivos em homens distímicos com baixos níveis de testosterona. Em um grande estudo randomizado (T4DM Trial) em homens de 50 a 74 anos sem hipogonadismo, com circunferência da cintura ≥ 95 cm e tolerância à glicose diminuída ou diabetes tipo 2 recém-diagnosticado, o tratamento com testosterona em conjunto com um programa de estilo de vida por 2 anos reduziu a proporção de participantes com diabetes tipo 2 mais do que placebo somado ao programa de estilo de vida. A terapia com testosterona não demonstrou melhorar risco de fratura, função cognitiva e resposta a inibidores da fosfodiesterase em homens idosos.

Nem os riscos em longo prazo nem os benefícios clínicos da terapia com testosterona em homens mais velhos foram demonstrados em estudos clínicos adequadamente validados. A eritrocitose é o evento adverso mais frequente associado ao tratamento com testosterona. Embora não haja evidência de que a testosterona possa causar câncer de próstata, existe a preocupação de que o tratamento com testosterona possa provocar o crescimento de cânceres de próstata subclínicos. A terapia com testosterona está associada a um risco aumentado de detecção de eventos prostáticos.

A testosterona não piora os STUIs em homens idosos que não têm STUI grave antes do tratamento.

Não há evidências claras de que o tratamento com testosterona aumente o risco de eventos adversos cardiovasculares maiores (MACEs, de *major adverse cardiac events*). Nenhum estudo randomizado até o momento foi suficientemente longo ou amplo o suficiente para determinar se a testosterona aumenta o risco de MACE. Em dois ensaios controlados por placebo, as taxas de progressão da aterosclerose não diferiram significativamente entre os grupos de testosterona e placebo. Na Triagem Cardiovascular do TTrials, o tratamento com testosterona foi associado a um maior aumento no volume da placa não calcificada em comparação ao placebo. Um grande estudo randomizado para determinar os efeitos da terapia de reposição de testosterona nos MACEs em homens hipogonádicos de meia-idade e idosos, com idades entre 45 e 85 anos (TRAVERSE Trial, identificador ClinicalTrials.gov: NCT03518034) está em andamento. O número de eventos tromboembólicos venosos em ensaios clínicos randomizados com testosterona tem sido muito pequeno para fazer inferências significativas. O risco de eventos tromboembólicos venosos pode ser maior em homens com estados de hipercoagulabilidade.

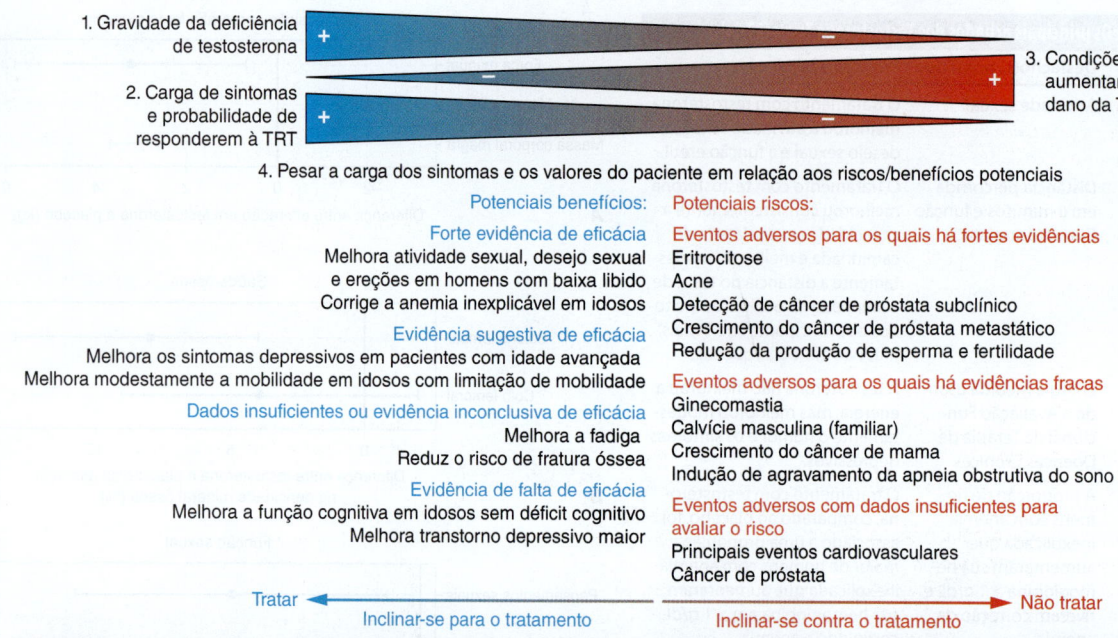

FIGURA 399-3 Uma abordagem individualizada e centrada no paciente para a tomada de decisão compartilhada sobre tratamento em homens idosos com deficiência de testosterona. O tratamento com testosterona não é indicado para todos os homens idosos com baixos níveis de testosterona. A decisão de tratar deve ser individualizada com base em considerações sobre a gravidade da deficiência de testosterona, a carga de sintomas e condições associadas à deficiência de testosterona, a presença de condições que podem aumentar o risco de dano ao paciente pelo tratamento com testosterona, os valores e a disposição do paciente em aceitar a incerteza dos benefícios e riscos em longo prazo e o ônus do tratamento e monitoramento. TRT, terapia de reposição de testosterona. (*Reproduzida, com permissão, de S Bhasin. Testosterone replacement in aging men: an evidence-based patient-centric perspective. J Clin Invest 131:e146607, 2021.*)

ABORDAGEM AO PACIENTE

Homens idosos com declínio de testosterona relacionado à idade

O rastreamento populacional de todos os homens idosos para níveis baixos de testosterona não é recomendado, e os testes deverão restringir-se aos homens que relatam sintomas ou que apresentam características físicas que possam ser atribuídas à deficiência de androgênios. O tratamento com testosterona em homens idosos com deficiência sintomática de testosterona oferece alguns benefícios clínicos (p. ex., melhora dos sintomas sexuais em homens com baixa libido, correção da anemia), mas, devido à falta de evidências de segurança a longo prazo e evidências limitadas de eficácia a longo prazo, um painel de especialistas da Endocrine Society não recomendou o tratamento com testosterona em *todos* os homens idosos com baixos níveis de testosterona. Em vez disso, o painel de especialistas recomendou que "a terapia com testosterona deve ser oferecida de forma individualizada ... em homens > 65 anos que apresentem sintomas ou condições sugestivas de deficiência de testosterona (p. ex., baixa libido ou anemia inexplicável) e testosterona consistentemente baixa". A decisão de oferecer tratamento com testosterona a homens idosos com baixos níveis de testosterona deve ser uma decisão compartilhada, guiada por uma avaliação individualizada dos potenciais benefícios e riscos e ponderação cuidadosa da carga de sintomas/condições em relação aos potenciais benefícios e riscos **(Fig. 399-3)**. Avalie se o paciente tem evidências claras de deficiência de testosterona. O diagnóstico de deficiência de testosterona deve ser feito com base nos níveis de testosterona em jejum, de duas ou mais manhãs, abaixo do limite inferior do normal para homens jovens saudáveis mais a presença de sintomas. Considere a carga dos sintomas/condições *versus* os benefícios conhecidos e a incerteza dos danos em longo prazo. Verifique se o paciente tem alguma condição que possa aumentar o risco de dano, como câncer de próstata, STUI grave, eritrocitose ou trombose venosa profunda. Homens idosos que considerem a suplementação de testosterona devem passar por uma avaliação inicial dos fatores de risco para câncer de próstata. O início do rastreamento e monitoramento da próstata deve ser uma decisão compartilhada, pois o rastreamento do câncer de próstata apresenta alguns riscos. Uma decisão compartilhada de tratamento deve ser acompanhada por um plano de monitoramento padronizado para otimizar a relação risco-benefício.

ALTERAÇÕES DA FECUNDIDADE RELACIONADAS À IDADE

Embora a morfologia testicular, a produção de sêmen e a fertilidade sejam mantidas até uma idade muito avançada nos homens, a idade avançada é um fator de risco para redução da fertilidade. Comparados aos homens de 21 a 25 anos, os homens > 50 anos têm menor motilidade espermática e morfologia espermática, maior frequência de defeitos na cauda do esperma e menor fecundidade. A fecundidade é reduzida quando o casal tem > 40 anos de idade. O aumento da participação na força de trabalho e as mudanças nas expectativas de carreira das mulheres, a maior idade na união reprodutiva e a disponibilidade de contraceptivos que permitem que os casais separem suas vidas sexual e procriativa sustentaram poderosas tendências seculares de adiamento da gravidez para uma idade mais avançada. A idade média da primeira gestação tem aumentado constantemente em todo o mundo; esse adiamento para uma idade mais avançada aumenta o risco de esterilidade involuntária por causa dos efeitos adversos da idade materna e paterna avançadas sobre a fecundidade, aumento do risco de comorbidades que podem afetar indiretamente a fecundidade e as mudanças relacionadas à idade nos comportamentos reprodutivos. O aumento da idade paterna está associado ao aumento do risco de mutações germinativas nos genes *FGFR2*, *FGFR3* e *RET* e das doenças autossômicas dominantes associadas, como acondroplasia, síndrome de Pfeiffer, síndrome de Crouzon, síndrome de Apert, neoplasia endócrina múltipla (NEM) 2A e NEM2B. A idade paterna avançada também aumenta o risco de síndrome de Klinefelter, trissomia do 13 e do 18, transtornos do neurodesenvolvimento, como esquizofrenia, autismo e transtornos bipolares, e malformações cardíacas, como defeitos do septo ventricular, defeitos do septo atrial e persistência do canal arterial.

Disfunção sexual A disfunção sexual em suas várias formas é o fator principal de motivação para homens que buscam cuidados em clínicas de saúde masculina. As descrições características do ciclo de resposta sexual humana de Master e Johnson, demonstrando que homens e mulheres apresentam respostas fisiológicas previsíveis após estimulação sexual, forneceram as bases para a classificação racional dos distúrbios sexuais humanos. Consequentemente, os distúrbios sexuais foram classificados em quatro categorias, dependendo da fase do ciclo da resposta sexual na qual a anormalidade existe:

1. Distúrbio do desejo sexual hipoativo
2. Disfunção erétil
3. Distúrbios ejaculatório e orgásmico
4. Distúrbios da dor

A classificação do distúrbio do paciente nessas categorias é importante porque os fatores etiológicos, os testes diagnósticos e as estratégias terapêuticas variam para cada classe de distúrbio sexual. Historicamente, a classificação e a nomenclatura dos distúrbios sexuais eram baseadas no *Manual diagnóstico e estatístico de transtornos mentais* (DSM), com base na crença errônea de que os distúrbios sexuais em homens são, em grande parte, de origem psicogênica. Contudo, o reconhecimento da disfunção erétil como manifestação de doença sistêmica e a disponibilidade de inibidores seletivos da fosfodiesterase-5 (PDE-5) de uso fácil colocaram os distúrbios sexuais masculinos dentro do alcance dos provedores de cuidados primários. Esses distúrbios foram discutidos no Capítulo 397 ("Disfunção sexual").

SÍNDROME DE DISMORFIA MUSCULAR EM HOMENS – UMA FORMA DE TRANSTORNO DA IMAGEM CORPORAL

A dismorfia muscular é uma forma de distúrbio da imagem corporal caracterizada por uma preocupação patológica com musculatura e magreza. Os homens com dismorfia muscular expressam um forte desejo de serem mais musculosos e magros. Esses homens descrevem vergonha e embaraço sobre o tamanho e a forma corporal e frequentemente relatam sintomas adversos como insatisfação com o aspecto, preocupação com fisiculturismo e musculatura e comprometimento funcional. Os pacientes com dismorfia muscular também relatam taxas mais altas de transtornos do humor e ansiedade, bem como comportamentos obsessivos e convulsivos em comparação com indivíduos sem história de dismorfia muscular. Esses homens frequentemente experimentam comprometimento do funcionamento social e ocupacional.

Os pacientes com síndrome de dismorfia muscular – quase todos homens – estão quase sempre envolvidos em levantamento de peso e fisiculturismo e têm mais tendência a usar substâncias para aumentar o desempenho, particularmente EAAs, do que os homens na população geral ou até mesmo levantadores de peso sem dismorfia corporal. O distúrbio de dismorfia muscular predispõe homens a um risco aumentado de doenças devido a efeitos interativos combinados da intensidade do exercício físico, uso de substâncias que aumentam o desempenho e outros fatores do estilo de vida associados a levantamento de peso e ao uso de substâncias que aumentam o desempenho. Esses pacientes também correm risco aumentado de ter baixo desempenho em sua profissão e vida social do que homens sem esse transtorno. Não foram conduzidos estudos randomizados sobre qualquer modalidade de tratamento; anedoticamente, terapias comportamentais e cognitivas foram tentadas com graus variáveis de sucesso.

Abuso de EAAs por atletas e fisiculturistas amadores O uso ilícito de EAAs para aumentar o desempenho atlético surgiu pela primeira vez na década de 1950 entre levantadores de peso e disseminou-se rapidamente para outros esportes, atletas profissionais e universitários e fisiculturistas amadores. No início dos anos 1980, o uso de EAAs se espalhou além da comunidade atlética para a população em geral. Até 3 milhões de norte-americanos – a maior parte homens – provavelmente já fizeram uso desses compostos. Os usuários de EAA não são, em sua maioria, atletas, mas sim fisiculturistas amadores, que utilizam essas substâncias para ter uma aparência magra e mais musculosa.

Os EAAs mais usados incluem ésteres de testosterona, nandrolona, estanozolol, metandienona e metenolona Em geral, os usuários de EAAs utilizam doses cada vez mais altas de múltiplos esteroides, em uma prática conhecida como empilhamento.

Os efeitos adversos do abuso de EAAs em longo prazo não estão bem definidos. A maior parte das informações a respeito dos efeitos adversos dos EAAs surgiu de relatos de casos, estudos não controlados ou ensaios clínicos que usaram doses de reposição de testosterona (Tab. 399-3). Os dados relativos aos eventos adversos de ensaios clínicos que usaram doses de reposição fisiológicas de testosterona foram extrapolados de modo injustificável a usuários de EAAs que podem administrar 10 a 100 vezes as doses de reposição de testosterona ao longo de muitos anos e para fundamentar a alegação de que o uso de EAAs é seguro. Uma fração substancial de usuários de EAAs também usa outras substâncias que são construtoras musculares ou que aumentam o desempenho, como o hormônio do crescimento; agentes que estimulam a eritropoiese; insulina; estimulantes, como a anfetamina, clembuterol, cocaína, efedrina e tiroxina; e substâncias que reduzem os efeitos adversos, como a gonadotrofina coriônica humana (hCG), inibidores da aromatase ou antagonistas do estrogênio. Os homens que abusam de

TABELA 399-3 ■ Efeitos adversos potenciais associados ao uso de esteroides anabólicos androgênicos (EAAs)

Sistema orgânico	Efeito
Cardiovascular	Dislipidemia Doença aterosclerótica Morte súbita Fibrose miocárdica, miocardiopatia Anormalidades da condução cardíaca Hipertensão arterial
Neuroendócrino	Supressão do HHT; hipogonadismo na retirada de EAA Ginecomastia
Mulheres	Efeitos virilizantes
Neuropsiquiátrico	Transtornos do humor (mania, hipomania, depressão) Agressão, violência Dependência de EAA Apoptose neuronal; déficit cognitivo
Hematológico	Policitemia Hipercoagulabilidade e trombose
Hepático	Efeitos inflamatórios e colestáticos Peliose hepática (rara) Neoplasia (rara)
Musculoesquelético	Fechamento prematuro das epífises (em adolescentes) Ruptura de tendão
Renal	Insuficiência renal secundária à rabdomiólise Glomerulosclerose segmentar focal
Dermatológico	Acne Estrias

Sigla: HHT, eixo hipotalâmico-hipofisário-testicular.
Fonte: Dados de HG Pope Jr et al: Adverse health consequences of performance-enhancing drugs: an Endocrine Society scientific statement. Endocr Rev 35:341, 2014.

EAAs são mais prováveis de se engajar em outros comportamentos de alto risco do que os não usuários. Os eventos adversos associados ao uso de EAA podem ser devidos aos próprios EAAs, ao uso concomitante de outras substâncias, a comportamentos de alto risco e a características do usuário que podem tornar esses indivíduos mais suscetíveis ao uso de EAAs ou a outros comportamentos de alto risco.

As altas taxas de mortalidade e de morbidade observadas em usuários de EAAs são alarmantes. Um estudo finlandês relatou um risco de morte 4,6 vezes maior entre levantadores de peso de elite do que entre homens da mesma idade da população geral. As causas de morte entre levantadores de peso incluíram suicídios, infarto agudo do miocárdio, coma hepático e linfoma não Hodgkin. Uma revisão retrospectiva de registros de pacientes na Suécia também relatou uma relação padronizada de mortalidade mais alta para usuários de EAAs do que para não usuários. Os estudos indicam que 32% das mortes entre usuários de EAAs foram por suicídio, 26%, por homicídios, e 35%, acidentais. A mediana de idade de morte entre usuários de EAAs – 24 anos – é ainda menor que a dos usuários de heroína ou anfetamina.

Diversos relatos de morte cardíaca entre usuários jovens de EAAs geram preocupação acerca dos efeitos cardiovasculares adversos dessas substâncias. Doses elevadas de EAAs podem induzir dislipidemia pró-aterogênica, aumentar o risco de trombose por meio de efeitos sobre os fatores de coagulação e plaquetas, induzir vasoespasmo por meio de seus efeitos sobre o óxido nítrico vascular e induzir hipertrofia miocárdica e fibrose.

Doses de reposição de testosterona, quando administradas por via parenteral, estão associadas apenas a uma pequena redução no colesterol da lipoproteína de alta densidade (HDL) e têm pouco ou nenhum efeito sobre os níveis de colesterol total, colesterol da lipoproteína de baixa densidade (LDL) e triglicerídeos. Em contrapartida, doses suprafisiológicas de testosterona e EAA não aromatizado, 17-α-alquilado, administrado por via oral, estão associados a reduções acentuadas no colesterol HDL e a aumentos no colesterol LDL.

Estudos recentes de usuários de EAAs utilizando Doppler tecidual, *strain* miocárdico e ressonância magnética (RM) relataram a presença de disfunção diastólica e sistólica, incluindo velocidades teciduais significativamente menores no início e final da diástole, diminuição da razão E/A e redução do pico de distensão sistólica máxima em usuários de EAAs, em comparação com não usuários. Os atletas de resistência que fazem uso de EAAs costumam apresentar intervalos QT curtos, porém aumento da dispersão QT, podendo predispô-los a arritmias ventriculares. O uso de EAAs em longo prazo pode estar associado a hipertrofia e fibrose do miocárdio. Foi constatado que o tecido miocárdico de levantadores de peso que fazem uso de EAAs apresenta infiltração com tecido fibroso e gotículas lipídicas. Os usuários de EAAs demonstram maior volume da placa da artéria coronária do que os não usuários, e a dose dessas substâncias ao longo da vida está associada à carga aterosclerótica coronariana.

O uso de EAAs em longo prazo suprime a secreção de LH e de hormônio folículo-estimulante (FSH) e inibe a produção endógena de testosterona e a espermatogênese. Os homens que fizeram uso de EAAs por mais de alguns meses apresentam uma acentuada supressão do eixo HHT após a interrupção dessas substâncias, que pode estar associada a disfunção sexual, fadiga, infertilidade e sintomas depressivos. Em alguns usuários de EAAs, a supressão do eixo HHT pode durar mais de 1 ano, e, em alguns indivíduos, pode não ocorrer recuperação completa. Os sintomas de deficiência androgênica durante a retirada de EAAs podem levar alguns homens a voltar ao seu uso, levando ao uso continuado e à dependência de EAAs. Até 30% dos usuários de EAAs desenvolvem uma síndrome de dependência, caracterizada pelo uso em longo prazo de EAAs, apesar dos efeitos clínicos e psiquiátricos adversos. Em algumas clínicas de saúde masculina, até 25% dos homens jovens que recebem terapia de reposição de testosterona têm hipogonadismo por retirada de esteroides anabolizantes.

Doses suprafisiológicas de testosterona também podem comprometer a sensibilidade à insulina. Os androgênios administrados por via oral têm sido associados a resistência à insulina e diabetes.

As práticas não seguras de injeções, os comportamentos de alto risco e as taxas aumentadas de detenção fazem com que os usuários de EAA corram maior risco de HIV e hepatite B e C. Em um levantamento realizado, quase 1 em 10 homens homossexuais tinha injetado EAAs ou outras substâncias, e os usuários de EAAs têm maior tendência a relatar a prática de sexo anal desprotegido de alto risco do que outros homens.

Alguns usuários de EAAs desenvolvem sintomas hipomaníacos e maníacos durante a exposição ao EAA (irritabilidade, agressividade, comportamento descuidado e sintomas psicóticos ocasionais, às vezes associados a violência) e depressão maior (às vezes associado a ideação suicida) durante a retirada. Os usuários também podem fazer uso de outras formas de substâncias ilícitas, o que pode ser potencializado ou exacerbado pelos EAAs.

O uso de EAAs tem sido associado a dificuldades com memória espacial e de trabalho, resolução de problemas, atenção e a mudanças estruturais e funcionais em muitas regiões do cérebro envolvidas no controle inibitório e na regulação emocional. Um estudo de RM estrutural de usuários de altas doses de EAAs relatou volumes menores da região cortical, substância cinzenta, putame e corpo caloso. Tanto níveis baixos quanto altos de andrógenos foram associados a níveis aumentados de Aβ e tau-P e toxicidade de Aβ. Esses dados levantaram a preocupação de que o uso de EAAs em longo prazo pode aumentar o risco de DA e demências relacionadas.

Enzimas hepáticas elevadas, icterícia colestática, neoplasias hepáticas e peliose hepática têm sido relatadas com EAA 17-α-alquilado oral. O uso de EAAs pode causar hipertrofia muscular, sem adaptações compensatórias nos tendões, ligamentos e articulações, aumentando, assim, o risco de lesões nos tendões e nas articulações. O uso de EAAs está associado a acne, calvície e aumento dos pelos corporais.

ABORDAGEM AO PACIENTE
Detecção do uso de EAAs

Os usuários de EAAs geralmente não confiam nos médicos e raramente buscam ajuda médica; quando eles procuram o médico, geralmente é para o tratamento de síndrome de abstinência de EAAs, infertilidade, ginecomastia ou outras complicações médicas ou psiquiátricas do uso dessas substâncias. A suspeita de uso de EAAs pode aumentar pelo achado de níveis elevados de hemoglobina e hematócrito, níveis suprimidos de LH, FSH e testosterona, baixo nível de colesterol HDL e volume testicular e densidade de espermatozoides reduzidos em um indivíduo que apresenta aumento acentuado da massa muscular (Tab. 399-4). Uma combinação desses achados com autorrelato do uso de EAAs pelo paciente – que habitualmente pode ser obtido por meio de entrevista cuidadosa – é frequentemente suficiente para estabelecer um diagnóstico na prática clínica.

TABELA 399-4 ■ Detecção do uso de esteroides anabólicos androgênicos

Indicadores clínicos que devem levantar a suspeita de uso de esteroides anabólicos androgênicos
1. Fenótipo muito musculoso
2. Volume testicular reduzido (< 15 mL)

Indicadores laboratoriais
1. Níveis suprimidos de LH e FSH
2. Hematócrito aumentado

Detecção de esteroides anabólicos androgênicos
1. Análise urinária por LC-MS/MS

Detecção do uso de testosterona exógena
1. Proporção urinária de testosterona:epitestosterona
2. Análise por espectrometria de massa da proporção de isótopos para detectar diferenças na proporção de $C^{13}:C^{12}$ na testosterona exógena e endógena

Nota: Em contextos clínicos, o uso de esteroides anabolizantes androgênicos muitas vezes pode ser determinado simplesmente por meio de perguntas diretas. Volume testicular reduzido, LH e FSH suprimidos e hematócrito aumentado em um homem extraordinariamente musculoso devem levantar a suspeita de uso de esteroides anabólicos androgênicos. Embora raramente necessário na prática clínica, o uso recente de esteroides anabólicos androgênicos pode ser confirmado pela análise da urina por LC-MS/MS. O uso de testosterona exógena pode ser detectado usando a relação testosterona-epitestosterona urinária e a análise de espectrometria de massa da razão isotópica para detectar diferenças na razão $C^{13}:C^{12}$ na testosterona exógena e endógena.
Siglas: FSH, hormônio folículo-estimulante; LC-MS/MS, cromatografia líquida e espectrometria de massa em *tandem*; LH, hormônio luteinizante.

Laboratórios credenciados usam a cromatografia gasosa e a espectrografia de massa ou a cromatografia líquida e a espectrografia de massa para detectar o abuso de EAAs. Nos últimos anos, a disponibilidade de espectrometria de massa de alta resolução e espectrometria de massa sequencial melhorou ainda mais a sensibilidade da detecção do abuso de EAAs. O uso ilícito de testosterona é geralmente detectado pela aplicação da determinação da razão entre testosterona e epitestosterona na urina e confirmado pelo uso da razão $C^{13}:C^{12}$ na testosterona com o uso da razão isotópica da espectrometria de combustão em massa. A administração exógena de testosterona aumenta a excreção urinária de glicuronídeo de testosterona e, consequentemente, a razão entre testosterona e epitestosterona. Razões > 4 sugerem o uso de testosterona exógena, mas também podem refletir uma variação genética. As variações genéticas na uridina difosfoglicuronil-transferase 2B17 (*UGT2B17*), a principal enzima para glicuronidação da testosterona, afetam a relação entre testosterona e epitestosterona. A testosterona sintética apresenta uma razão $C^{13}:C^{12}$ mais baixa do que a testosterona de produção endógena, e essas diferenças na razão $C^{13}:C^{12}$ podem ser detectadas pela razão isotópica na espectrometria de combustão em massa, realizada para confirmar o uso de testosterona exógena em indivíduos com alta razão entre testosterona e epitestosterona.

TRATAMENTO
Gestão integrada dos pacientes em uso de EAAs

Os levantadores de peso não atletas que abusam de EAAs frequentemente não procuram tratamento médico e, em geral, desconfiam dos médicos. Eles também não consideram essas substâncias e o estilo de vida associado prejudiciais à sua saúde. Por sua vez, muitos clínicos interpretam erroneamente o abuso de EAAs em grande parte como problema de fraude nos esportes competitivos, enquanto, na verdade, os usuários de EAAs em sua maioria não são atletas. Do mesmo modo, os médicos frequentemente têm uma compreensão deficiente dos fatores que motivam o uso desses fármacos de aumento do desempenho, dos efeitos em longo prazo para a saúde e das psicopatologias associadas que podem afetar as opções de tratamento.

Além de tratar o distúrbio dismórfico subjacente que motiva o uso dessas substâncias, o tratamento deve ser dirigido aos sintomas ou à condição para a qual o paciente busca terapia, como infertilidade, disfunção sexual, ginecomastia ou sintomas depressivos. Por conseguinte, a terapia pode incluir alguma combinação de terapia cognitivo-comportamental para a síndrome de dismorfia muscular, terapia antidepressiva para a depressão, inibidores seletivos da PDE-5 para a disfunção erétil e/ou uso de moduladores seletivos dos receptores de estrogênio ou inibidores da aromatase para reativar o eixo HHT ou hCG para restaurar os níveis de testosterona.

Conforme discutido anteriormente, os EAAs suprimem o eixo hipotalâmico-hipofisário-gonadal nos homens, e homens com uso prolongado de EAAs podem ter sintomas de deficiência grave de androgênios, como disfunção sexual, fadiga e sintomas depressivos durante a retirada da substância. Alguns desses pacientes podem voltar a usar EAAs ou começar a utilizar outras substâncias para combater os sintomas desagradáveis da abstinência. Não existe nenhum ensaio clínico randomizado de qualquer terapia para a retirada dos EAAs. Relatos de casos e a experiência clínica sugerem que a administração de moduladores seletivos dos receptores de estrogênio, inibidores da CYP19 aromatase ou hCG podem restaurar os níveis circulantes de testosterona. O citrato de clomifeno, um agonista parcial dos receptores de estrogênio, administrado em uma dose de 25-50 mg em dias alternados, pode aumentar os níveis de LH e FSH e restaurar os níveis de testosterona em uma grande maioria dos homens com síndrome de abstinência dos EAA. Entretanto, a recuperação da função sexual durante a administração de clomifeno é variável, apesar da melhora nos níveis de testosterona. Anedoticamente, outros inibidores da aromatase, como o anastrozol, também têm sido usados. A hCG, administrada por injeção intramuscular de 750-1.500 UI, três vezes a cada semana, pode elevar os níveis de testosterona até a faixa normal. Alguns pacientes podem não responder à terapia com clomifeno ou hCG, levantando a possibilidade de efeitos tóxicos prolongados irreversíveis do EAAs sobre a função das células de Leydig.

Pode haver necessidade de terapia cognitivo-comportamental adjuvante ou uso de antidepressivos para tratar a depressão que responde inadequadamente à terapia endócrina isoladamente. Surgiram evidências em seres humanos e animais sugerindo que EAAs e opioides tendem a promover dependência por meio de mecanismos comuns. O antagonista do opioide naltrexona bloqueia a dependência de EAAs em animais. Por conseguinte, tratamentos para a dependência de opioides em humanos também podem beneficiar a dependência de EAAs. Muitos pacientes em abuso de EAAs sofrem de transtorno da imagem corporal e necessitam de tratamento psiquiátrico para esse transtorno subjacente.

STUIs EM HOMENS

Os STUIs em homens incluem sintomas de armazenamento (urgência, polaciúria diurna e noturna e incontinência de urgência), distúrbios da micção (jato lento ou intermitente, dificuldade em iniciar a micção, esforço para urinar, dor ou desconforto durante a passagem da urina e gotejamento terminal) ou sintomas pós-miccionais (sensação de micção incompleta após a passagem de urina e gotejamento pós-miccional). A síndrome da bexiga hiperativa se refere à urgência com ou sem incontinência de urgência, geralmente com polaciúria e noctúria, e frequentemente é devida à hiperatividade do músculo detrusor. Um diagnóstico presuntivo de hiperplasia prostática benigna deve ser feito apenas em homens com STUIs que têm evidência demonstrável de aumento da próstata e obstrução baseada no tamanho da próstata. Os STUIs têm sido atribuídos historicamente à hiperplasia prostática benigna, embora tenha se tornado aparente que os mecanismos fisiopatológicos dos STUIs são complexos e multifatoriais e podem incluir anormalidades estruturais e funcionais da bexiga, do colo vesical, da próstata, do mecanismo do esfíncter distal e da uretra, bem como anormalidades no controle neural do trato urinário inferior. Diuréticos, anti-histamínicos, antidepressivos e outras medicações que têm propriedades anticolinérgicas podem causar ou exacerbar os STUIs em homens mais velhos. A intensidade dos STUIs tende a flutuar com o tempo.

Os STUIs são altamente prevalentes em homens idosos, afetando quase 50% dos homens com > 65 anos e 70% dos homens com > 80 anos de idade. Os STUIs afetam adversamente a qualidade de vida devido ao seu impacto no sono, na capacidade de realizar as atividades da vida diária e por causarem sintomas depressivos. Os STUIs frequentemente estão associados à disfunção erétil.

ABORDAGEM AO PACIENTE
Sintomas do trato urinário inferior

A avaliação médica deve incluir uma investigação das causas potenciais dos sintomas; medicamentos, incluindo fitoterápicos e produtos de venda livre passíveis de contribuir para os sintomas; a gravidade e o incômodo dos sintomas usando um Escore Internacional de Sintomas Prostáticos e, em alguns pacientes, um gráfico de frequência-volume. O impacto dos STUIs no sono, nas atividades da vida diária e na qualidade de vida deve ser avaliado. A avaliação também deve incluir exame de próstata por toque retal, exame neurológico focado no períneo e membros inferiores, exame de urina, glicemia em jejum, eletrólitos, creatinina e antígeno prostático específico (PSA). Estudos urodinâmicos não são necessários na maioria dos pacientes, mas são recomendados quando terapias cirúrgicas invasivas estão sendo consideradas. Um encaminhamento urológico pode ser apropriado se o paciente tiver hidronefrose, insuficiência renal, infecções recorrentes do trato urinário, hematúria ou história de retenção urinária aguda.

TRATAMENTO
Pacientes com STUIs

A consideração da gravidade dos sintomas; o impacto dos sintomas sobre o sono, as atividades da vida diária e a qualidade de vida; a história natural da doença; e os potenciais efeitos adversos da intervenção devem orientar a decisão de intervir. Em homens com STUIs leves a moderadamente graves, os sintomas, em geral, progridem lentamente ao longo de muitos anos e podem permanecer estáveis ou até mesmo melhorar em alguns casos. Os homens com sintomas leves geralmente podem ser tranquilizados e acompanhados. Várias medidas simples, como reduzir o consumo de cafeína e álcool, particularmente no final do dia, tomar o diurético no início do dia, evitar a ingestão excessiva de água perto da hora de deitar, treinamento da bexiga, exercícios do assoalho pélvico, incluindo *biofeedback* para promover o relaxamento do assoalho pélvico, e regimes de micção cronometrados ou urinar duas vezes, para assegurar o esvaziamento completo da bexiga, podem ser úteis para reduzir a gravidade dos sintomas. Homens com STUIs leves a moderados podem ser tratados efetivamente com antagonistas α-adrenérgicos, inibidores da 5α-redutase, inibidores da PDE-5 ou agentes anticolinérgicos isoladamente ou em combinação. Os antagonistas α-adrenérgicos seletivos normalmente são a terapia de primeira linha; seus efeitos colaterais podem incluir hipotensão, tontura, congestão nasal, ejaculação retrógrada ou retardada e raramente síndrome da íris flácida. Em homens com provável obstrução prostática benigna, aumento da glândula e STUIs, a terapia com inibidores da 5α-redutase, finasterida ou dutasterida, por 1 ou mais anos melhora os sintomas urinários e a velocidade do fluxo e reduz o volume prostático. O tratamento em longo prazo com inibidores da 5α-redutase pode reduzir o risco de retenção urinária aguda e a necessidade de cirurgia de próstata. A administração combinada de um inibidor de 5α-redutase e um bloqueador $α_1$-adrenérgico pode melhorar rapidamente os sintomas urinários e reduzir o risco relativo de retenção urinária aguda e cirurgia. Os inibidores da PDE-5, quando administrados isoladamente de forma crônica ou em combinação com um bloqueador α-adrenérgico, são eficazes para melhorar os STUIs e a disfunção erétil por meio de seus efeitos sobre o óxido nítrico-monofosfato de guanosina cíclico (GMPc) na bexiga, uretra e próstata. Os inibidores da PDE-5 não melhoram os parâmetros do fluxo urinário, e seu efeito hipotensor pode ser potencializado por bloqueadores $α_1$-adrenérgicos. Os fármacos anticolinérgicos são usados para o tratamento da bexiga hiperativa em homens com sintomas irritativos proeminentes, como polaciúria, urgência e incontinência, e sem evidência de urina residual pós-miccional elevada. Os produtos de contenção, como absorventes, podem ajudar a melhorar a vida social de homens que têm sintomas de armazenamento graves, incluindo incontinência. A cirurgia está indicada quando a terapia clínica falha, os sintomas progridem a despeito do tratamento clínico ou o paciente desenvolve retenção urinária aguda, hidronefrose, insuficiência renal ou infecções recorrentes do trato urinário ou se tiver um volume urinário residual pós-miccional de > 25% do volume vesical de urina.

COMPLICAÇÕES CLÍNICAS DA TERAPIA DO CÂNCER DE PRÓSTATA

O câncer de próstata é a neoplasia maligna mais comum entre homens norte-americanos, respondendo por 19% de todos os cânceres diagnosticados e aproximadamente 8% de todas as mortes por câncer; a sua incidência está se elevando, devido parcialmente ao maior rastreamento com PSA. A American Cancer Society estima que, em 2021, 248.530 novos casos de câncer de próstata serão diagnosticados nos Estados Unidos e 34.130 homens morrerão dessa doença. A maioria desses homens tem câncer de próstata de baixo grau, confinado ao órgão, e excelente chance de sobrevida a longo prazo. A melhora substancial da sobrevida em homens com câncer de próstata concentrou a atenção na alta prevalência de disfunção sexual, disfunção física e baixa vitalidade, que são importantes contribuintes para a baixa qualidade de vida entre pacientes tratados para câncer de próstata. A fisiopatologia desses sintomas após a prostatectomia radical é multifatorial, mas a denervação e a deficiência de androgênios são contribuintes importantes para eles.

A deficiência de androgênio é comum em homens com câncer de próstata. Os níveis de testosterona declinam com a idade, e homens com câncer de próstata estão em risco de ter níveis baixos de testosterona simplesmente em virtude da sua idade. Entretanto, os níveis de testosterona total e livre são ainda mais baixos em homens com câncer de próstata que foram submetidos a prostatectomia em comparação com controles da mesma idade sem câncer. Essa deficiência de androgênio relacionada com a idade em homens com câncer de próstata está associada a fadiga, disfunção sexual, limitação da mobilidade e diminuição da função física. Mesmo com procedimento bilateral com preservação dos nervos, > 50% dos homens desenvolvem disfunção sexual após a cirurgia. Embora haja alguma recuperação da função sexual com o passar do tempo, 40 a 50% dos homens submetidos a prostatectomia radical consideram o seu desempenho sexual um problema moderado a grave dentro de 18 meses após a cirurgia. Problemas no desempenho sexual são uma fonte de estresse psicossocial em homens com câncer de próstata localizado. Homens com câncer de próstata localmente avançado ou metastático submetidos à terapia de privação androgênica (TPA) têm sintomas ainda mais incômodos, devido à deficiência grave de androgênio. Além de fadiga, disfunção sexual e ondas de calor, esses homens correm risco aumentado de diabetes, síndrome metabólica, doença cardíaca coronariana e fragilidade.

Terapia com testosterona em homens com história de câncer de próstata

Uma história de câncer de próstata tem sido considerada historicamente uma contraindicação à terapia com testosterona. Essa orientação é baseada em observações de que a testosterona promove o crescimento de câncer de próstata metastático. Em geral, o câncer de próstata metastático regride após orquiectomia e TPA. A sinalização do receptor de androgênio tem um papel central na manutenção do crescimento de uma próstata normal e no câncer de próstata. Os níveis de PSA são mais baixos em homens hipogonádicos e aumentam após a terapia com testosterona. O volume prostático é menor em homens hipogonádicos e aumenta após a terapia com testosterona para níveis vistos em controles pareados por idade.

Contudo, o papel da testosterona no câncer de próstata é complexo. Estudos epidemiológicos e suas metanálises não revelaram nenhuma relação consistente entre a testosterona sérica e o câncer de próstata. Outros estudos relataram uma associação dos baixos níveis de testosterona com câncer de alto grau. Em um estudo randomizado de referência, a terapia com testosterona de homens mais velhos com baixa testosterona não afetou os níveis intraprostáticos de androgênio ou a expressão dos genes prostáticos dependentes de androgênio. A supressão dos níveis circulantes de testosterona com antagonista do GnRH também não afeta as concentrações de androgênio intraprostático. Estudos abertos e análises retrospectivas da terapia com testosterona em homens com câncer de próstata, que foram submetidos à prostatectomia radical e têm níveis indetectáveis de PSA após prostatectomia radical, encontraram taxas muito baixas de recorrência de PSA. Mesmo em homens com neoplasia intraepitelial prostática de alto grau (NIPAG) – um grupo em alto risco de desenvolver câncer de próstata –, a terapia com testosterona por 1 ano não aumentou o PSA ou as taxas de câncer de próstata.

A maioria dos homens com diagnóstico de câncer de próstata atualmente tem doença localizada que pode ser potencialmente curada por prostatectomia radical. Os homens com câncer de próstata confinado ao órgão (pT2, N0, M0) e escore de Gleason < 6 correm risco muito baixo de recorrência da doença após prostatectomia radical, com taxa de recorrência bioquímica de 0,5% e taxa de recorrência local de 0,2% > 10 a 15 anos. De modo semelhante, um PSA pré-operatório < 10 ng/mL está associado a um menor risco de recorrência da doença do que um PSA > 10 ng/mL. Após a prostatectomia radical, na ausência de câncer residual, o PSA se torna indetectável dentro de 1 mês. Um PSA indetectável após uma prostatectomia radical é um bom indicador de sobrevida por 5 anos livre de recorrência bioquímica. Portanto, homens com câncer de próstata confinado ao órgão (pT2), escore de Gleason < 6 e um PSA pré-operatório de < 10 ng/mL, que têm níveis de PSA indetectáveis (< 0,1 ng/mL) por > 2 anos após a prostatectomia radical, têm risco muito baixo de recorrência da doença (< 0,5% em 10 anos) e podem ser considerados para terapia com testosterona em bases individuais. Se a terapia com testosterona for instituída, ela deve ser associada à monitoração cuidadosa dos níveis de PSA e cuidadosa consulta com um urologista.

COMPLICAÇÕES CLÍNICAS DA TPA

Em pacientes com câncer de próstata e metástases a distância, a TPA melhora a sobrevida. Em pacientes com doença avançada localmente, a TPA em combinação com radiação por feixe externo ou como uma terapia adjuvante (após prostatectomia e linfadenectomia pélvica) também mostrou melhorar a sobrevida. Contudo, a TPA está sendo usada cada vez mais como terapia primária em homens com doença localizada e em homens com recorrência bioquímica sem evidência clara de vantagem na sobrevida. O uso geral de TPA em homens com câncer de próstata aumentou nessas últimas décadas, e o seu uso em homens com doença localizada e recorrência bioquímica é responsável por uma fração substancial desse aumento. Como a maioria dos homens com câncer de próstata morre de condições que não a neoplasia primária, o reconhecimento e manejo desses efeitos adversos é fundamental.

O hipogonadismo grave resultante de TPA está associado a disfunção sexual, sintomas vasomotores, ginecomastia, diminuição da massa e da força muscular, fragilidade, massa gorda aumentada, anemia, fadiga, perda óssea, perda de pelo corporal, sintomas depressivos e qualidade de vida reduzida. O diabetes e a doença cardiovascular foram adicionados recentemente na lista dessas complicações (Fig. 399-4). O tratamento com agonistas do GnRH em homens com câncer de próstata está associado a indução rápida de resistência à insulina, hiperinsulinemia e aumento significativo no risco de diabetes. A síndrome metabólica é prevalente em > 50% dos homens submetidos à TPA prolongada, em comparação com homens da mesma idade portadores de câncer de próstata não submetidos à TPA (22%) e indivíduos da mesma idade com eugonadismo (20%). Alguns estudos – mas não todos – relataram um risco aumentado de eventos cardiovasculares, morte por eventos cardiovasculares e doença vascular periférica em homens submetidos à TPA. Alguns relatos sugerem que os homens que recebem TPA correm risco aumentado de eventos tromboembólicos e disfunção cognitiva. As taxas de lesão renal aguda são maiores em homens recebendo TPA atualmente do que em homens que não estão recebendo TPA; o maior risco parece estar associado, particularmente, ao uso de esquemas combinados de um agonista do GnRH mais um antiandrógeno. A TPA também está associada a um risco substancialmente aumentado de osteoporose e fraturas ósseas.

ABORDAGEM AO PACIENTE
Homens em uso de TPA

Os benefícios da TPA no tratamento do câncer de próstata não metastático devem ser pesados cuidadosamente em relação aos riscos dos eventos adversos induzidos pela TPA (Tab. 399-5). No caso de ser clinicamente indicada, deve-se considerar se a TPA intermitente é uma opção exequível. Homens que estão sendo considerados para TPA devem ser avaliados para risco cardiovascular, diabetes e fratura; essa avaliação pode incluir a determinação do nível de glicemia, lipídeos plasmáticos e densidade mineral óssea por absortometria de raios X de dupla energia. Devem ser instituídas medidas para prevenir a perda óssea, incluindo atividade física, ingestão adequada de cálcio e vitamina D e terapia farmacológica em homens com uma fratura de mínimo trauma prévia e aqueles com um risco em 10 anos de fratura osteoporótica importante > 20%, a não ser que seja contraindicada. Os bisfosfonatos e o denosumabe demonstraram reduzir o risco de fratura em homens submetidos à TPA, e o ácido zoledrônico e o denosumabe foram aprovados pela Food and Drug Administration dos Estados Unidos para a prevenção de eventos esqueléticos relacionados à metástase nessa população. Homens com câncer de próstata que estão recebendo TPA devem ser monitorados para ganho de peso e diabetes. Devem ser encorajadas intervenções no estilo de vida, incluindo atividade física e exercício, e atenção ao peso, pressão arterial, perfil lipídico, glicemia e cessação do tabagismo, para reduzir o risco de

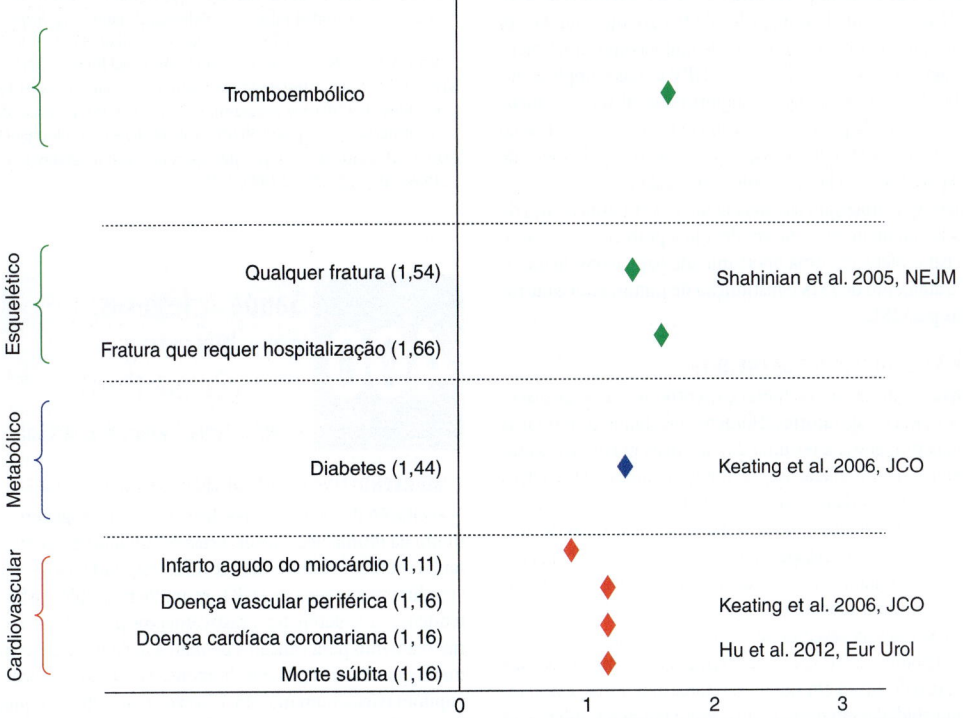

FIGURA 399-4 Efeitos adversos cardiometabólicos e esqueléticos da terapia de privação androgênica (TPA) para câncer de próstata. A administração de TPA tem sido associada a risco aumentado de eventos tromboembólicos, fraturas e diabetes. Alguns estudos – mas não todos – relataram risco aumentado de eventos cardiovasculares em homens recebendo TPA. *(Dados de VB Shahinian et al: N Engl J Med 352:154, 2005; NL Keating et al: J Clin Oncol 24:4448, 2006; JC Hu et al: Eur Urol 61:1119, 2012.)*

complicações cardiometabólicas. Em ensaios clínicos randomizados, a medroxiprogesterona, o acetato de ciproterona e um inibidor da recaptação de serotonina, a venlafaxina, demonstraram ser mais eficazes do que o placebo no alívio das ondas de calor. Os efeitos colaterais dessas medicações – aumento do apetite e ganho de peso com medroxiprogesterona, ginecomastia com compostos estrogênicos e boca seca com venlafaxina – devem ser ponderados em relação à sua eficácia relativa. A acupuntura, os produtos à base de soja, a vitamina E, os fitoterápicos e o estradiol transdérmico têm sido usados empiricamente para o tratamento dos sintomas vasomotores, sem evidência clara de sua eficácia. A ginecomastia pode ser prevenida pelo uso de um antiestrogênio, um inibidor de aromatase ou radioterapia local; essas terapias são eficazes no alívio da dor e da sensibilidade, mas são menos eficazes na redução da ginecomastia estabelecida. Para a ginecomastia prolongada que persiste após cessação da TPA e que é desagradável, a mamoplastia é uma opção de tratamento efetivo.

TABELA 399-5 ■ *Checklist* para homens submetidos à terapia de privação androgênica (TPA)

1. Pesar os riscos e benefícios da TPA e se a TPA intermitente é uma opção exequível e segura.
2. Realizar uma avaliação basal incluindo glicemia de jejum, lipídeos plasmáticos, pressão arterial, densidade mineral óssea e escore FRAX.
3. Otimizar a ingestão de cálcio e vitamina D, encorajar atividade física estruturada e exercícios e considerar terapia farmacológica em homens com fratura de mínimo trauma prévia e naqueles com um risco em 10 anos de uma fratura osteoporótica > 20%, a não ser que seja contraindicada.
4. Monitorar peso corporal, glicose de jejum, lipídeos plasmáticos, pressão arterial e densidade mineral óssea e encorajar a atividade física e a cessação do tabagismo.
5. Em homens recebendo TPA e que apresentam ondas de calor desconfortáveis, como indicado por distúrbios do sono ou interferência com o trabalho ou atividades da vida diária, considerar a terapia inicial com venlafaxina. Se ineficaz, adicionar acetato de medroxiprogesterona.
6. Em homens que apresentam aumento doloroso da mama, considerar a terapia com um antagonista do receptor de estrogênio, como o tamoxifeno.

PREVENÇÃO DE INFECÇÕES SEXUALMENTE TRANSMISSÍVEIS

Adolescentes e homens jovens de 15 a 24 anos de idade, homens que fazem sexo com homens, que têm múltiplos parceiros sexuais, que fazem sexo desprotegido sem preservativo ou que têm relações sexuais com profissionais do sexo, homens que fazem uso de substâncias ilícitas, homens que têm história pregressa de infecção sexualmente transmissível (IST) e homens transgêneros correm risco aumentado de ISTs. As ISTs aumentam o risco de cânceres orofaríngeo e anogenital, doença hepática, dor pélvica, infertilidade, transmissão inadvertida de infecção a outras pessoas e visitas ao serviço de emergência e constituem uma causa evitável de excessiva morbidade e mortalidade. As infecções pelo HIV e pelos vírus da hepatite B e C e a sífilis podem ter complicações adicionais específicas da doença. A prevenção e o tratamento das ISTs são discutidos no **Capítulo 136**. Além disso, o Centers for Disease Control and Prevention (CDC) e a U.S. Preventive Services Task Force (USPSTF) publicaram diretrizes sobre prevenção, tratamento e profilaxia pré e pós-exposição de ISTs. A abordagem para a prevenção das ISTs inclui uma avaliação estruturada do risco, aconselhamento sobre práticas sexuais seguras, incluindo o uso de preservativo, imunização dos indivíduos que correm risco, diagnóstico e tratamento dos indivíduos infectados, estejam ou não sintomáticos, detecção e tratamento dos parceiros sexuais e orientação sexual direcionada para adolescentes e homens jovens que correm alto risco de ISTs. A USPSTF recomenda o rastreamento para HIV em todos os homens, de 15 a 65 anos de idade, independentemente do risco, e para o vírus da hepatite B e sífilis nos homens com risco aumentado. Como mais da metade das ISTs ocorrem em indivíduos de 15 a 24 anos de idade, a USPSTF também recomenda um aconselhamento comportamental para todos os adolescentes e homens adultos sexualmente ativos com risco aumentado de ISTs para incentivar o uso de preservativo e outros comportamentos protetores, incluindo consideração de abstinência, redução do número de parceiros sexuais e evitar práticas sexuais não seguras. O uso consistente e correto de preservativos é o método mais importante para a prevenção de ISTs. Dispõe-se de imunização efetiva contra a hepatite B, o papilomavírus humano (HPV) e a *Neisseria meningitidis*. O Advisory Committee on Immunization Practices (ACIP) do CDC recomenda a imunização universal contra hepatite B para todos os adultos não vacinados que procuram uma clínica de ISTs, para todos os adultos infectados pelo HIV e para os profissionais de saúde.

Embora o ACIP recomende a vacinação contra HPV em indivíduos do sexo masculino de 9 a 21 anos de idade e naqueles de 9 a 26 anos que fazem sexo com homens ou apresentam uma condição de imunocomprometimento, dados recentes sugerem que a prevalência do HPV e suas complicações continuam aumentando até a meia-idade, e alguns especialistas recomendam estender o limite de idade para a vacinação contra HPV. A vacinação meningocócica está indicada para homens que fazem sexo com homens de uma área de surto e para todos os homens infectados pelo HIV.

Como os homens que procuram assistência médica em uma clínica de saúde para homens frequentemente o fazem devido a problemas sexuais e urogenitais, essas visitas oferecem uma oportunidade para aconselhamento, rastreamento e tratamento de ISTs e instituição de imunização e outras medidas preventivas para ISTs.

DIFERENÇAS SEXUAIS NOS DESFECHOS DA COVID-19

A pandemia de covid-19 destacou as diferenças entre os sexos na susceptibilidade a infecções virais respiratórias. Homens infectados com o vírus SARS-CoV-2 são mais propensos a ter uma doença mais grave, necessitar de ventilação mecânica, ter complicações da doença e morrer. Diferenças sexuais semelhantes em morbidade e mortalidade foram relatadas para a infecção por influenza. Nos Estados Unidos, a incidência e as taxas de hospitalização por influenza são maiores em homens do que em mulheres em todas as faixas etárias. No entanto, as taxas de mortalidade específicas por sexo associadas à gripe variam substancialmente entre os países e as faixas etárias. As diferenças sexuais na susceptibilidade à infecção e morbidade por SARS-CoV-2 foram atribuídas a fatores comportamentais, como taxas mais altas de tabagismo e uso de álcool em homens; fatores biológicos, como taxas mais altas de comorbidades em homens do que em mulheres; diferenças sexuais nas respostas imunes, incluindo uma resposta fraca de linfócitos T à infecção por SARS-CoV-2; e menores níveis de expressão, nos homens, de genes ligados ao X e que estão envolvidos na detecção inata de vírus de RNA e que escapam da inativação do X em mulheres, resultando em níveis de expressão mais altos em mulheres. Além disso, a expressão da enzima conversora de angiotensina 2 (ECA2) e da serino-protease transmembrana 2 da superfície celular (TMPRSS2), as duas proteínas hospedeiras que facilitam a entrada do SARS-CoV-2 nas células alveolares, é regulada por andrógenos em subconjuntos de células epiteliais pulmonares, e é possível que níveis mais elevados de testosterona em homens possam contribuir para o aumento da susceptibilidade à infecção.

LEITURAS ADICIONAIS

Abrams P et al: Evaluation and treatment of lower urinary tract symptoms in older men. J Urol 189:S93, 2013.
Baggish A et al: Cardiovascular toxicity of illicit anabolic-androgenic steroid use. Circulation 135:1991, 2017.
Basaria S: Cardiovascular disease associated with androgen deprivation therapy: Time to give it due respect. J Clin Oncol 33:1232, 2015.
Bhasin S: Testosterone replacement in aging men: An evidence-based patient-centric perspective. J Clin Invest 131:e146607, 2021.
Bhasin S et al: Testosterone therapy in men with hypogonadism: An Endocrine Society clinical practice guideline. J Clin Endocrinol Metab 103:1715, 2018.
Bhasin S et al: The implications of reproductive aging for the health, vitality and economic welfare of human societies. J Clin Endocrinol Metab 104:3821, 2019.
Case A, Deaton A: Mortality and morbidity in the 21st century. Brookings Papers on Economic Activity, Spring 2017.
Centers for Disease Control and Prevention: Mortality tables. http://www.cdc.gov/nchs/deaths.htm (HHS, CDC, NCHS).
Centers for Disease Control and Prevention: Sexually transmitted diseases treatment guidelines. MMWR Recomm Rep 64:51, 2015.
Choi PY et al: Muscle dysmorphia: A new syndrome in weightlifters. Br J Sports Med 36:375, 2002.
Dos Santos MR, Bhasin S: Benefits and risks of testosterone treatment in men with age-related decline in testosterone. Annu Rev Med 72:75, 2021.
Jones C et al: Management of lower urinary tract symptoms in men: Summary of NICE guidance. BMJ 340:c2354, 2010.
López AM et al: Fracture risk in patients with prostate cancer on androgen deprivation therapy. Osteoporos Int 16:707, 2005.
Pope HG Jr et al: Adverse health consequences of performance-enhancing drugs: An endocrine society scientific statement. Endocr Rev 35:341, 2014.
Ruth KS et al: Using human genetics to understand the disease impacts of testosterone in men and women. Nat Med 26:252, 2020.
Smith MR et al: Denosumab in men receiving androgen deprivation therapy for prostate cancer. N Engl J Med 361:745, 2009.
Snyder PJ et al: Effects of testosterone treatment in older men. N Engl J Med 374:611, 2016.
U.S. Preventive Health Services Task Force. Final recommendation statement sexually transmitted infections: Behavioral counseling. https://www.uspreventiveservicestaskforce.org/Page/Document/RecommendationStatementFinal/sexually-transmitted-infections-behavioral-counseling1. Accessed June 21, 2017.
Wittert G et al: Testosterone treatment to prevent or revert type 2 diabetes in men enrolled in a lifestyle programme (T4DM): A randomised, double-blind, placebo-controlled, 2-year, phase 3b trial. Lancet Diabetes Endocrinol 9:32, 2021.
Woolf SH, Schoomaker H: Life expectancy and mortality rates in the United States, 1959–2017. JAMA 322:1996, 2019.

400 Saúde de lésbicas, gays, bissexuais e transgêneros (LGBT)

Baligh R. Yehia, Zachary B. R. McClain

COMPREENDENDO AS DISPARIDADES DE ATENÇÃO À SAÚDE LGBT

A aceitação de lésbicas, gays, bissexuais e transgêneros (LGBT) aumentou muito na última década em certas comunidades e partes do mundo. No entanto, inúmeros estudos destacam as disparidades de saúde que envolvem o atendimento às pessoas LGBT. As mulheres lésbicas e bissexuais têm menor tendência a se submeter a rastreamentos preventivos recomendados, como rastreamento para cânceres de mama, colo do útero e colorretal. Entre homens que fazem sexo com homens, as taxas de câncer anal associado ao papilomavírus humano são 17 vezes mais altas do que as observadas em homens heterossexuais. Além disso, os gays e os homens bissexuais responderam por 70% de todos os novos diagnósticos de vírus da imunodeficiência humana (HIV) em 2018 nos Estados Unidos, e essa população adquire desproporcionalmente infecções sexualmente transmissíveis. Em 2018, homens que fazem sexo com homens responderam por 64% dos casos de sífilis primária e secundária nos Estados Unidos em que o sexo do parceiro sexual era conhecido. Indivíduos transgêneros têm maior prevalência de infecção pelo HIV e suicídio em comparação com outros grupos.

As pesquisas realizadas constataram que os indivíduos LGBT têm maior tendência a apresentar depressão, ansiedade e uso de álcool e de substâncias em comparação com pessoas que não pertencem a essa população. Mais preocupantes são as taxas de tentativa e ideação suicidas entre a comunidade LGBT, particularmente entre os jovens. Jovens lésbicas, gays e bissexuais (LGB) são quatro vezes mais propensos a tentar o suicídio do que seus pares heterossexuais, e 61% dos jovens com variantes de gênero relataram ideação suicida em algum momento de sua vida. Além disso, a recente Transgender Survey dos Estados Unidos descobriu que 40% dos jovens adultos e adultos transgêneros relataram ter tentado suicídio em algum momento de suas vidas.

Além disso, estudos conduzidos nos Estados Unidos indicam que o abuso de substâncias é duas vezes mais comum em jovens LGBT em comparação com jovens que não pertencem a essa comunidade. Esses achados também são observados entre adultos LGBT: a prevalência de transtornos por abuso de substâncias é de 20 a 30%, em comparação com 9% na população geral.

Essas questões de saúde são agravadas por barreiras estruturais à atenção à saúde, incluindo menor acesso à assistência médica, falta de percepção das necessidades peculiares relativas à saúde da população LGBT e estigmas e discriminação em relação a essa comunidade. Muitos indivíduos LGB percebem o ambiente e os prestadores de cuidados de saúde como ameaçadores, o que pode levar a evitar os cuidados médicos necessários ou a ocultar informações médicas importantes. Uma grande pesquisa realizada nos Estados Unidos identificou que 8% da população LGB e 27% dos indivíduos transgêneros tiveram a sua assistência médica necessária negada, e quase 11% dos indivíduos LGB e 21% dos transgêneros relataram ter sido tratados com linguajar rude ou abusivo por profissionais de saúde. Além dos ambientes de atenção à saúde, mais de dois terços das pessoas LGB relatam sofrer discriminação em suas vidas privadas, e 90% dos transgêneros relatam assédio, maus tratos ou discriminação no trabalho. A exposição crônica a altos níveis de estresse em consequência de discriminação real ou antecipada, designado como "estresse de minoria", pode ser um importante fator que esteja contribuindo para os resultados precários de saúde apresentados pela população LGBT.

Embora algumas pesquisas sobre a saúde LGBT tenham sido realizadas, ainda há uma grande oportunidade para entender melhor as necessidades e experiências dos indivíduos LGBT. Além disso, muitos indivíduos LGBT apresentam disparidades de saúde ao longo de sua vida (p. ex., os jovens LGBT correm maior risco de suicídio e falta de moradia, enquanto os indivíduos LGBT idosos deparam-se com barreiras à saúde, devido ao isolamento e menor apoio da família), exigindo uma abordagem longitudinal ao estudo dos problemas de saúde LGBT. Existem dados mais limitados sobre a saúde da população LGBT fora dos Estados Unidos e Europa. Entretanto, os estudos demonstram que os problemas são maiores nos locais onde as pessoas não podem se abrir sobre a sua orientação sexual e identidade de gênero. Estimular uma maior aceitação e acesso da população LGTB aos cuidados de saúde será fundamental para melhorar os resultados e as experiências das comunidades LGBT.

CRIANDO EXPERIÊNCIAS POSITIVAS DE ATENÇÃO À SAÚDE EM PACIENTES LGBT

Compreendendo a identidade de gênero e a orientação sexual

A abordagem às disparidades de atenção à saúde e a construção de uma experiência positiva de saúde exigem uma compreensão da diversidade de expressão cultural e das vidas das pessoas LGBT. Primeiro, os profissionais de saúde devem ser capazes de distinguir *identidade de gênero* de *orientação sexual*. A identidade de gênero é a percepção interna de gênero de uma pessoa. Não deve ser confundida com o sexo atribuído ao nascimento, que se baseia na anatomia e na biologia. A identidade de gênero expande-se além do binário masculino e feminino e inclui pessoas que consideram que o seu gênero contém elementos de ambos ou de nenhum. Muitos indivíduos que não se identificam com o gênero que se correlaciona com o sexo atribuído ao nascimento frequentemente utilizam os termos *transgênero* ou *transexual masculino/feminino* para se identificar. A orientação sexual refere-se a como uma pessoa considera a sua atração física ou emocional por outras pessoas. A orientação sexual tem três dimensões: atração, comportamento e identidade. A *atração* refere-se ao desejo de estar com alguém, independentemente do comportamento ou da identidade declarada. Por exemplo, uma mulher pode sentir-se atraída por outra mulher, porém essa atração pode nunca ser concretizada e pode não fazer parte de sua identidade sexual. O *comportamento* refere-se aos parceiros sexuais e românticos de uma pessoa. Embora a identidade sexual frequentemente esteja alinhada com o comportamento, alguns indivíduos que se identificam como heterossexuais podem ter parceiros do mesmo gênero, e algumas pessoas que se identificam como lésbicas ou gays podem ter parceiros de gênero diferente. Por fim, a *identidade* refere-se a como uma pessoa define a sua própria sexualidade. Os termos comuns para referir-se à identidade sexual incluem *gay, lésbica, bissexual, heterossexual, homossexual* e *assexual* (Tab. 400-1). À medida que os indivíduos avançam no processo de compreender a sua sexualidade e autoidentidade com o passar do tempo, eles podem modificar o modo pelo qual definem a sua identidade sexual.

A criação de um ambiente acolhedor exige que não se faça qualquer pressuposição sobre a identidade de gênero ou a orientação sexual de uma pessoa. Tanto os recepcionistas quanto os médicos devem ter competência em sua comunicação com o paciente. Por exemplo:

- *Em vez de dizer* "Como posso ajudá-lo, senhor?", *diga* "Como posso ajudar?"
- *Em vez de dizer* "Ela está aqui para a consulta", *diga* "O paciente está aqui na sala de espera".
- *Em vez de dizer* "Você tem uma esposa?", *diga* "Você está em um relacionamento?"
- *Em vez de dizer* "Quais são os nomes da sua mãe e do seu pai?", *diga* "Quais os nomes dos seus pais?"

Desenvolvendo um ambiente confortável e competência na saúde sexual

Desenvolver um ambiente confortável para discutir saúde e intimidade sexuais é fundamental para fornecer cuidados apropriados. Depois de perguntar sobre relacionamentos saudáveis e *status* de relacionamento, um bom ponto de partida é perguntar se o paciente é sexualmente ativo e, em caso afirmativo, com quem, com que frequência e que tipos de interações físicas e tipos de sexo ele mantém com seu(s) parceiro(s). Essa conversa pode permitir aos profissionais de saúde concentrar as discussões subsequentes nos problemas mais relevantes na saúde do paciente. Por exemplo, um homem gay com múltiplos parceiros sexuais que pratica sexo anal receptivo sem o uso de preservativos corre alto risco de infecção pelo HIV e infecções sexualmente transmissíveis (ISTs). Será importante recomendar exames mais frequentes para ISTs e discutir o uso de profilaxia pré-exposição (PrEP) e preservativos para prevenir HIV e ISTs. Além disso, se você estiver examinando um homem transgênero, será importante saber se ele ainda tem genitália feminina, para assegurar um rastreamento apropriado para câncer, se tem desejo de ter filhos biológicos e das necessidades contraceptivas. De maneira notável, muitos transgêneros, senão a maioria, ainda não se submeteu à cirurgia de afirmação de gênero e conservam seus órgãos sexuais originais.

Criando um ambiente acolhedor e seguro na atenção à saúde

Os hospitais e as clínicas podem tomar diversas medidas para criar um espaço acolhedor e seguro para pacientes LGBT. Isso começa com a necessidade de estabelecer e comunicar uma política não discriminativa que claramente inclua proteção para a identidade de gênero, a expressão de gênero e a orientação sexual. Além disso, os hospitais e as clínicas podem desenvolver e implementar uma política de visitação igualitária para assegurar uma igualdade na visitação para pacientes LGBT de parceiros do mesmo sexo, parentes e outros familiares e amigos. O treinamento da equipe nos cuidados centrados a pacientes LGBT também é um componente fundamental para criar ambientes de saúde inclusivos. Isso abrange adquirir uma competência cultural LGBT, cuidar de pacientes LGBT, criar um ambiente inclusivo para pacientes LGBT e equipe e outros tópicos importantes à saúde LGBT.

À medida que hospitais e clínicas continuam adotando prontuários eletrônicos, a coleta de informações sobre a orientação sexual e a identidade de gênero torna-se cada vez mais importante para fornecer cuidados personalizados à população LGBT. Permite aos profissionais de saúde monitorar a qualidade da assistência e acompanhar resultados baseados na população. Essa informação pode ser obtida com três perguntas:

- *Como você se autoidentifica?* Como heterossexual; lésbica, gay ou homossexual; bissexual; algo diferente; não sabe; escolhe não revelar.
- *Qual a sua atual identidade de gênero?* Masculina; feminina; transgênero homem/homem trans/mulher para homem (FTM); transgênero mulher/mulher trans/homem para mulher; queer, não exclusivamente masculino nem feminino; categoria adicional, especificar; escolhe não revelar.
- *Qual sexo lhe foi atribuído ao nascimento em sua certidão de nascimento original?* Sexo masculino; sexo feminino; escolhe não revelar.

O ambiente físico de um hospital ou clínica é importante, porém a maioria dos espaços clínicos não demonstram ser espaços seguros para pacientes LGBT. A maioria dos cartazes, panfletos e materiais de cuidados de saúde apresentam indivíduos heterossexuais ou casais; a adição de imagens e textos que simpatizem com a população LGBT pode ajudar a sinalizar que o hospital ou a clínica é um espaço seguro para minorias sexuais e de gênero. Além disso, a identificação fácil de profissionais competentes em LGBT por meio do uso de *sites* e broches pode ajudar pacientes a selecionar um profissional e a se sentir à vontade quando marcar uma consulta. Por fim, é importante ter banheiros para todos os gêneros de modo a criar espaços acolhedores, particularmente para indivíduos transgêneros e que não estão conformados com o seu gênero.

ORIENTAÇÕES FUTURAS NA SAÚDE LGBT

Embora a aceitação social e cultural da comunidade LGBT tenha melhorado em certas partes do mundo, muitas pessoas LGBT continuam sofrendo discriminação, estigmatização e violência. As políticas e práticas de desigualdade na atenção à saúde, a falta de reconhecimento dos problemas de saúde na população LGBT e a compreensão limitada das necessidades de saúde singulares desses indivíduos contribuem para um menor acesso à assistência e para as disparidades nos resultados de saúde de indivíduos LGBT. Para vencer essas barreiras, serão necessárias uma melhora na coleta de dados da população LGBT; a compreensão da interseccionalidade da identidade de gênero, orientação sexual, raça/etnia e outros determinantes socioculturais da saúde; e uma pesquisa centrada nos resultados ao longo da vida. No esforço de proporcionar uma vivência de alta qualidade no atendimento de todos os pacientes, os hospitais, clínicas e profissionais de saúde deverão se concentrar em atender as necessidades da comunidade LGBT.

TABELA 400-1 ■ Terminologia e definições comuns da comunidade de lésbicas, gays, bissexuais e transgêneros (LGBT)

Termo	Definição
Agênero	Identifica-se como não tendo gênero.
Assexual	Que sente pouca ou nenhuma atração sexual por outras pessoas.
Atração pelo mesmo sexo	Descreve a experiência de uma pessoa que sente atração emocional e sexual por pessoas do mesmo gênero. O uso desse termo não é indicativo do comportamento sexual da pessoa.
Bissexual	Orientação sexual que descreve uma pessoa que sente atração emocional e sexual por pessoas de seu próprio gênero e pessoas de outros gêneros.
Cisgênero	Pessoa em que há concordância na identidade de gênero e sexo atribuído ao nascimento (i.e., uma pessoa que não é transgênero).
Disforia de gênero	Transtorno apresentado por alguns indivíduos cuja identidade de gênero não corresponde ao sexo biológico atribuído ao nascimento. Manifesta-se clinicamente como sofrimento significativo ou comprometimento nas áreas sociais, ocupacional ou outras áreas importantes de funcionamento.
Expressão de gênero	A maneira como a pessoa atua, se veste, fala e se comporta (i.e., feminina, masculina, andrógena). A expressão de gênero não corresponde necessariamente ao sexo biológico atribuído ou à identidade de gênero.
Gay	Orientação sexual que descreve uma pessoa emocional e sexualmente atraída por pessoas do próprio gênero. O termo pode ser usado independentemente da identidade de gênero, porém é usado mais comumente para descrever homens.
Heterossexual	Orientação sexual que descreve mulheres emocional e sexualmente atraídas por homens e homens emocional e sexualmente atraídos por mulheres.
Homem trans/homem transgênero/mulher para homem (MPH)	Um indivíduo transgênero cuja identidade de sexo é masculina pode usar esses termos para se descrever. Alguns simplesmente usam o termo *homem*.
Homens que fazem sexo com homens (HSH)/mulheres que fazem sexo com mulheres (MSM)	Categorias usadas em pesquisa e em saúde pública para descrever pessoas que têm comportamento sexual com indivíduos do mesmo sexo, independente de sua orientação sexual. Esses indivíduos raramente usam os termos HSH ou MSM para descrever a si próprios.
Identidade de gênero	Percepção interna de uma pessoa de ser homem/homem, mulher/mulher, ambos, nenhum ou outro gênero.
Inconformidade de gênero	Que expressa um gênero que difere das normas de determinada sociedade para homens e mulheres.
Intersexo (distúrbios do desenvolvimento sexual)	Grupo de condições raras em que os órgãos reprodutores e genitais não se desenvolvem conforme o esperado.
Lésbica	Orientação sexual que descreve mulheres que sentem atração emocional e sexual por outras mulheres.
Mulher trans/mulher transgênero/mulher transexual/homem para mulher (HPM)	Um indivíduo transgênero cuja identidade de gênero é feminina pode usar esses termos para se descrever. Alguns simplesmente usam o termo *mulher*.
Orientação sexual	Descreve como uma pessoa caracteriza sua atração física e emocional por outras pessoas. A orientação sexual é distinta do sexo, da identidade de gênero e da expressão de gênero.
Pangênero	Descreve uma pessoa cuja identidade de gênero compreende muitos gêneros.
Pansexual	Orientação sexual que descreve uma pessoa que sente atração emocional ou sexual por pessoas independentemente de seu gênero.
Queer	Termo abrangente usado por alguns para descrever pessoas que consideram a sua orientação sexual ou identidade de gênero fora das normas da sociedade. Algumas pessoas consideram o termo mais fluido e inclusivo do que categorias tradicionais para orientação sexual e identidade de gênero. Em virtude de seu histórico como termo depreciativo, não é adotado nem usado por todos os membros da comunidade LGBT.
Questionando	Descreve um indivíduo que está inseguro ou explorando a sua própria orientação sexual e/ou identidade de gênero.
Sexo atribuído ao nascimento	Sexo (masculino ou feminino) atribuído a uma criança por ocasião do nascimento, mais frequentemente baseado na anatomia externa da criança. Também designado como sexo biológico ou sexo.
Transgênero	Descreve um indivíduo cuja identidade de gênero e sexo atribuído ao nascimento não correspondem. Também usado como termo abrangente para incluir as identidades de gênero fora de masculina e feminina.
Transição/afirmação	Para pessoas transgênero, o processo de reconhecer, aceitar e expressar a sua própria identidade de gênero. Com mais frequência, refere-se ao período durante o qual uma pessoa realiza mudanças sociais, legais e/ou médicas, como mudar as roupas que veste, o nome e a designação do sexo, bem como o uso de intervenções médicas.

Nota: É importante assinalar que as definições variam entre comunidades, que elas se modificam com o passar do tempo e que nem todas as pessoas LGBT concordam com essas definições.

LEITURAS ADICIONAIS

Centers for Disease Control and Prevention: Lesbian, Gay, Bisexual, and Transgender Health. 2018. Available at *www.cdc.gov/lgbthealth/*. Accessed December 10, 2019.

Fenway Health: Glossary of LGBT Terms for Health Care Teams. March 2018. Available at *www.lgbthealtheducation.org/wp-content/uploads/LGBT-Glossary_March2016.pdf*. Accessed December 10, 2019.

Institute of Medicine: The Health of Lesbian, Gay, Bisexual, and Transgender (LGBT) People: Building a Foundation for Better Understanding. 2011. Available at *www.nap.edu/catalog.php?record_id=13128*. Accessed December 10, 2019.

Institute of Medicine: Collecting Sexual Orientation and Gender Identity Data in Electronic Health Records: Workshop Summary. 2013. Available at *https://www.nap.edu/catalog/18260/collecting-sexual-orientation-and-gender-identity-data-in-electronic-health-records*. Accessed December 10, 2019.

Joint Commission: Advancing Effective Communication, Cultural Competence, Patient- and Family-Centered Care for the Lesbian, Gay, Bisexual, and Transgender Community: A Field Guide. 2011. Available at *www.jointcommission.org/lgbt*. Accessed December 10, 2019.

National Center for Transgender Equality: The Report of the 2015 U.S. Transgender Survey. 2015. Available at *http://www.ustranssurvey.org/reports#USTS*. Accessed December 10, 2019.

Safer JD, Tangpricha V: Care of transgender persons. N Engl J Med 381:2451, 2019.

Substance Abuse and Mental Health Services Administration: Top Health Issues for LGBT Populations Information & Resource Kit. 2012. Available at *https://store.samhsa.gov/product/top-health-issues-lgbt-populations/sma12-4684*. Accessed December 10, 2019.

Seção 3 Obesidade, diabetes melito e síndrome metabólica

401 Biopatologia da obesidade
Stephen O'Rahilly, I. Sadaf Farooqi

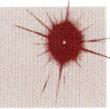

O tecido adiposo evoluiu como solução para o desafio da disponibilidade intermitente de alimentos. Em tempos em que a comida é abundante, o excesso de calorias é convertido em triglicerídeos e eficientemente armazenado nas gotículas lipídicas uniloculares que ocupam a maior parte do volume das células adiposas. Quando necessário, o triglicerídeo é rapidamente decomposto em ácidos graxos livres e glicerol, que fornecem uma fonte de energia para outros locais do corpo. No entanto, em ambientes onde a alimentação é abundante e quando os indivíduos tendem a ser sedentários, o excesso crônico de ingestão de energia em relação ao gasto leva à obesidade. Os riscos de se tornar obeso nessas circunstâncias e de desenvolver as doenças associadas à obesidade variam muito entre os indivíduos, sendo que essa variação tem uma forte base genética.

DEFINIÇÃO DE OBESIDADE E SOBREPESO

A obesidade é definida como um estado de excesso de tecido adiposo que afeta negativamente a saúde. A determinação direta da massa adiposa não é algo que seja prontamente realizado na prática clínica de rotina, portanto, uma medida representativa, o índice de massa corporal (IMC), é geralmente usada. Ele é calculado como peso/altura^2 (em kg/m^2) (Fig. 401-1). As definições de obesidade e sobrepeso baseadas no IMC foram estabelecidas com base em associações com certas morbidades e com excesso de mortalidade. Essas definições foram baseadas principalmente em estudos de populações ocidentais predominantemente brancas, e há evidências crescentes de que a relação entre IMC e eventos adversos pode ser diferente em pessoas de outros grupos étnicos, geralmente na direção de piores resultados de saúde sendo observados em níveis mais baixos de IMC. A Organização Mundial da Saúde (OMS) define um IMC de 30 kg/m^2 como ponto de corte para obesidade, enquanto indivíduos com valores entre 25 e 30 kg/m^2 são classificados como sobrepeso. Para indivíduos com um *habitus* corporal muito musculoso, o IMC pode superestimar a quantidade de gordura corporal. Para qualquer IMC, as mulheres geralmente terão uma porcentagem maior de gordura corporal do que os homens.

A extensão em que os diferentes depósitos adiposos se expandem em resposta à supernutrição crônica varia acentuadamente entre as pessoas. Em geral, as mulheres armazenam mais gordura nos tecidos subcutâneos, especialmente nas nádegas, coxas e braços, enquanto os homens são mais propensos a armazenar gordura nos locais subcutâneos intra-abdominais e tronculares. Uma medida simples da distribuição de gordura é fornecida pela relação cintura-quadril. Independentemente de quão obesa uma pessoa é, uma relação cintura-quadril > 0,9 em mulheres e > 1 em homens está associada a resultados adversos à saúde, como diabetes tipo 2 e dislipidemia.

EPIDEMIOLOGIA

O National Health and Nutrition Examination Survey (NHANES) fornece um registro contínuo da prevalência da obesidade nos Estados Unidos. Entre 2017 e 2018, 42,4% dos adultos norte-americanos com idade ≥ 20 anos eram obesos, sem diferenças significativas na prevalência por faixa etária. Os negros não hispânicos tiveram a maior prevalência de obesidade em 49,6%, seguidos pelos hispânicos (44,8%), brancos não hispânicos (42,2%) e asiáticos não hispânicos (17,4%). Nos Estados Unidos, os asiáticos representam um grupo altamente heterogêneo que abrange tanto o Leste quanto o Sul da Ásia, bem como uma comunidade filipina substancial. Os riscos da obesidade e suas complicações podem diferir muito entre pessoas de diferentes partes da Ásia; em geral, a prevalência de obesidade é um pouco maior nas mulheres do que nos homens, tendo as mulheres negras a maior prevalência com 56,9%. Houve um aumento acentuado na prevalência, da obesidade ao longo do tempo. Por exemplo, entre 1976 e 1980, a pesquisa NHANES relatou uma prevalência de 14,5%, indicando um aumento de quase três vezes nos últimos 40 anos.

Essa tendência é global. Segundo a OMS, a obesidade quase triplicou em todo o mundo desde 1975. Em 2016, > 1,9 bilhão de adultos com idade ≥ 18 anos estavam acima do peso. Desses, > 650 milhões eram obesos; 39% dos adultos com idade ≥ 18 anos estavam acima do peso em 2016, e 13% eram obesos. A maioria da população mundial vive em países onde o sobrepeso e a obesidade matam mais pessoas do que o baixo peso.

Durante esse período, uma das mudanças mais marcantes foi na prevalência da obesidade em crianças. Em crianças, a relação entre IMC e gordura corporal varia consideravelmente com a idade e com a maturação puberal; no entanto, quando ajustado para idade e sexo, o IMC é uma representação razoável para a massa adiposa. Usando pontos de corte de IMC específicos para idade e sexo (sobrepeso ≥ percentil 91; obesidade ≥ percentil 99), em 2019, a OMS estimou que 38 milhões de crianças menores de 5 anos estavam com sobrepeso ou obesidade e, em 2016, relatou que 340 milhões de crianças e adolescentes de 5 a 19 anos estavam com sobrepeso ou obesos.

REGULAÇÃO FISIOLÓGICA DO EQUILÍBRIO ENERGÉTICO

As discussões sobre a obesidade concentram-se com tanta frequência nas questões de escolha pessoal ou no ambiente obesogênico que pode ser fácil esquecer que a quantidade de energia armazenada em nossos corpos está sujeita ao controle homeostático por processos fisiológicos fundamentais essenciais à nossa sobrevivência. Na década de 1940, foi demonstrado que os roedores defendem seu nível de gordura corporal; uma vez que retornaram às dietas *ad libitum* após um curto período de restrição calórica forçada ou excesso, os animais consumiram mais ou menos calorias até retornarem ao seu estado anterior. Desde então, a pesquisa dissecou progressivamente os sinais que detectam os estoques de nutrientes e o conteúdo de nossas dietas e como essas informações são integradas para controlar a fome, a saciedade e o gasto de energia. O local-chave para a integração desses sinais é o hipotálamo, uma área do cérebro, pelo menos parcialmente, fora da barreira hematencefálica, que facilita sua capacidade de receber sinais hormonais e combiná-los com informações sensoriais, cognitivas e outras neurais.

O hipotálamo recebe dois tipos amplos de sinais hormonais relevantes para o balanço energético (Fig. 401-2). A concentração circulante de leptina, um hormônio peptídico produzido pelas células de gordura, aumenta à medida que as reservas de gordura aumentam e diminui à medida que as reservas de gordura se esgotam. É importante ressaltar que, em condições de restrição calórica, os níveis circulantes de leptina caem mais rapidamente do que o desaparecimento da gordura. Os seres humanos nascidos sem leptina ou receptores de leptina funcionais, embora com peso normal ao nascer, tornam-se severamente obesos desde cedo, em grande parte como resultado de um apetite insaciável e intenso. Claramente, uma redução da leptina abaixo do nível normal é um poderoso estímulo para a ingestão de alimentos e explica em grande parte o excesso de rebote e a recuperação do peso que ocorre após um período de inanição ou dieta. O hipotálamo também recebe sinais hormonais que estão mais imediatamente relacionados com a quantidade e o tipo de alimento ingerido. Hormônios periféricos, como colecistocinina (CCK) do estômago, peptídeo 1 relacionado com o glucagon (GLP-1, de *glucagon-related peptide-1*) e polipeptídeo inibidor gástrico (GIP, de *gastric inhibitory peptide*) das células enteroendócrinas do intestino delgado e peptídeo YY (PYY) e oxintomodulina do intestino

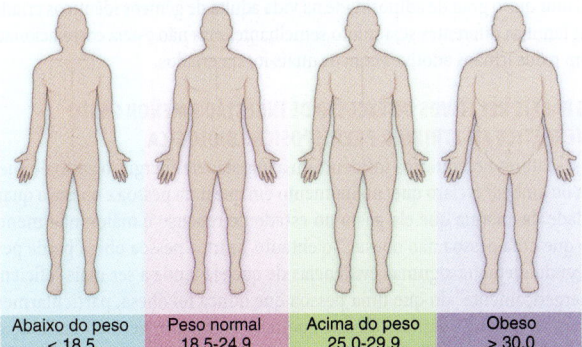

FIGURA 401-1 Definições de sobrepeso e obesidade. A Organização Mundial da Saúde define a obesidade com base no índice de massa corporal (IMC), que é calculado como o peso em quilogramas dividido pela altura em metros quadrados.

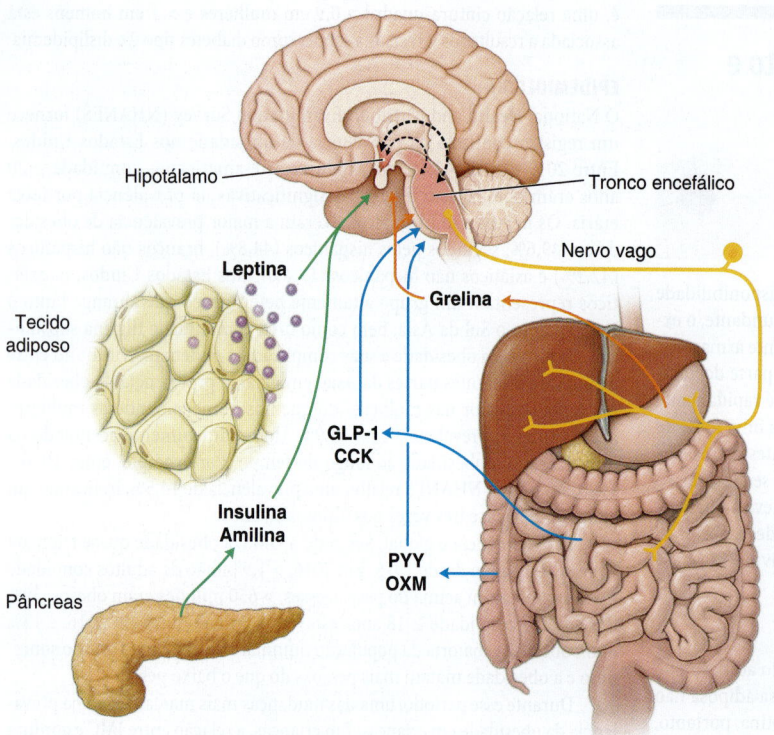

FIGURA 401-2   A regulação homeostática do peso corporal. Na maioria das pessoas, o peso corporal permanece estável por longos períodos de tempo, apesar das flutuações na quantidade de alimentos que ingerimos e na quantidade de atividade que realizamos. Essa regulação homeostática do peso corporal é controlada pelos neurônios do hipotálamo, que recebem sinais hormonais do tecido adiposo, como a leptina, e sinais neurais e hormonais do intestino em resposta às refeições. Peptídeo 1 relacionado com o glucagon (GLP-1) e colecistocinina (CCK) das células enteroendócrinas do intestino delgado e peptídeo YY (PYY) e oxintomodulina (OXM) do intestino grosso são secretados em resposta à ingestão de uma refeição e/ou à presença de nutrientes no lúmen intestinal. Sua liberação, juntamente com sinais neurais do nervo vago e do sistema nervoso entérico, contribui para a saciedade, agindo no hipotálamo por meio de projeções do tronco encefálico. A insulina, produzida pelo pâncreas em resposta a refeições ricas em carboidratos e proteínas e potencializada pela ação de alguns hormônios intestinais, também tem efeitos sobre os neurônios hipotalâmicos que controlam o balanço energético. No estado não alimentado, aumenta a liberação do hormônio grelina pelo estômago, que induz o apetite agindo nos neurônios hipotalâmicos, bem como nos receptores do tronco cerebral.

grosso, são secretados em resposta à ingestão de uma refeição e/ou à presença de nutrientes no lúmen intestinal. Sua liberação juntamente com sinais neurais do nervo vago e do sistema nervoso entérico contribui para a saciedade, muitas vezes agindo indiretamente no hipotálamo por meio de projeções do tronco encefálico. A insulina, produzida pelo pâncreas em resposta a refeições ricas em carboidratos e proteínas, também tem efeitos sobre os neurônios hipotalâmicos que controlam o balanço energético.

O propeptídeo pró-opiomelanocortina (POMC) é expresso em uma população altamente restrita de neurônios hipotalâmicos que se projetam amplamente por todo o cérebro (Fig. 401-3). Esses neurônios respondem aos sinais endócrinos descritos anteriormente e são cruciais para a regulação do balanço energético. Os peptídeos derivados da POMC α e β hormônio estimulador dos melanócitos (MSH) atuam no receptor de melanocortina 4 (MC4R) para regular tanto a ingestão de alimentos quanto os aspectos do gasto energético que são influenciados pelo sistema nervoso simpático. O γ-MSH age principalmente por intermédio do receptor MC3 e parece desempenhar mais um papel no controle do crescimento linear e na distribuição de nutrientes em tecidos magros *versus* tecidos adiposos. A sinalização por meio de ambos os receptores de melanocortina também está sujeita a controle negativo por uma população diferente de neurônios, que produzem e liberam o peptídeo relacionado com a proteína aguti (AgRP), o neuropeptídeo Y (NPY) e o neurotransmissor inibitório ácido γ-aminobutírico (GABA). O AgRP desliga ativamente os receptores de melanocortina. A leptina, que suprime a ingestão de alimentos, estimula simultaneamente os neurônios POMC e inibe os neurônios NPY/AgRP. O balanço energético humano é altamente sensível à sinalização por esse sistema, pois as pessoas que têm um defeito genético em apenas uma das duas cópias do gene *MC4R* são muito propensas a comer demais (hiperfagia) e a ganhar peso.

A FISIOLOGIA DO ARMAZENAMENTO DE NUTRIENTES NO TECIDO ADIPOSO

Quando a ingestão de energia excede o gasto de energia, uma pequena quantidade desse excesso é armazenada como glicogênio no fígado e no músculo esquelético. Mas, se o desequilíbrio é maior, então nossos corpos são projetados para armazenar esse excesso de energia, de maneira mais eficiente, como triacilglicerol (triglicerídeo). Essa gordura é mais eficiente porque, ao contrário do glicogênio, os triglicerídeos não são hidratados e, quando metabolizados, geram quase três vezes mais energia por grama do que os carboidratos. Os adipócitos (células de gordura) evoluíram para conter uma organela altamente especializada, a gota de gordura unilocular, que mantém o triglicerídeo dentro de uma única camada de fosfolipídeo contendo todos os componentes necessários para as enzimas que produzem e quebram os triglicerídeos, de forma que respondem rapidamente às necessidades metabólicas. Nenhum outro tipo de célula é especificamente projetado para armazenar gordura com segurança dessa maneira, e muitas das consequências adversas da obesidade, provavelmente, são causadas não pelo excesso de gordura nos adipócitos, mas por células "não profissionais" sendo forçadas a absorver e armazenar gordura. Algumas novas células de gordura podem ser produzidas na idade adulta, quando cerca de 10% de nossa população de células de gordura são recicladas a cada ano.

AS CAUSAS DA OBESIDADE: UMA INTERAÇÃO DE GENES E AMBIENTE

Para que uma pessoa se torne obesa, a ingestão de energia deve exceder o gasto de energia de maneira suficientemente sustentada para resultar no acúmulo de um grande excesso de triglicerídeos no tecido adiposo. Como a obesidade é uma patologia cumulativa, se a ingestão de energia exceder o gasto de energia, mesmo que seja uma pequena quantidade (até 7 kcal/dia), isso é suficiente para desenvolver obesidade em questão de anos ou décadas. Mesmo onde a obesidade é comum, há muitas pessoas que não estão acima do peso. É provável que fatores econômicos e sociais desempenhem um papel, pois há mais pessoas com peso normal em grupos mais ricos e mais favorecidos socialmente, pelo menos nas sociedades ocidentais. Também é verdade, porém, que devido à discriminação, as pessoas obesas podem se tornar social e economicamente desfavorecidas, o que dificulta a interpretação desses dados. Podemos, no entanto, afirmar com considerável certeza que os fatores genéticos desempenham um papel importante na predisposição das pessoas a uma gama de adiposidade. Sabemos disso a partir de um grande número de estudos comparando gêmeos idênticos e não idênticos. É particularmente revelador que o grau de adiposidade na vida adulta de gêmeos idênticos criados em famílias diferentes seja muito semelhante, mas não esteja correlacionado com o dos irmãos adotivos com os quais foram criados.

OS PAPÉIS RELATIVOS DO EXCESSO DE INGESTÃO E MENOR GASTO ENERGÉTICO EM ATRIBUIR PREDISPOSIÇÃO BIOLÓGICA

Esses fatores hereditários influenciam a ingestão de energia, o gasto de energia ou ambos? É claro que, no momento em que uma pessoa é obesa, a quantidade de energia que ela gasta no estado de repouso é maior, não menor, do que uma pessoa não obesa. No entanto, se uma pessoa obesa perde peso fazendo dieta, há algumas evidências de que ela tende a ser mais "eficiente energeticamente" do que uma pessoa que nunca foi obesa, particularmente em termos de quantas calorias queima durante um período definido de atividade muscular. No entanto, os efeitos são sutis. Parece muito provável que existam alguns indivíduos que são predominantemente predispostos a desenvolver obesidade em virtude de uma taxa metabólica mais baixa, mas, até agora, além do hipotireoidismo grave, exemplos concretos são escassos. Em contraste, um corpo de evidências muito mais consistente e convincente

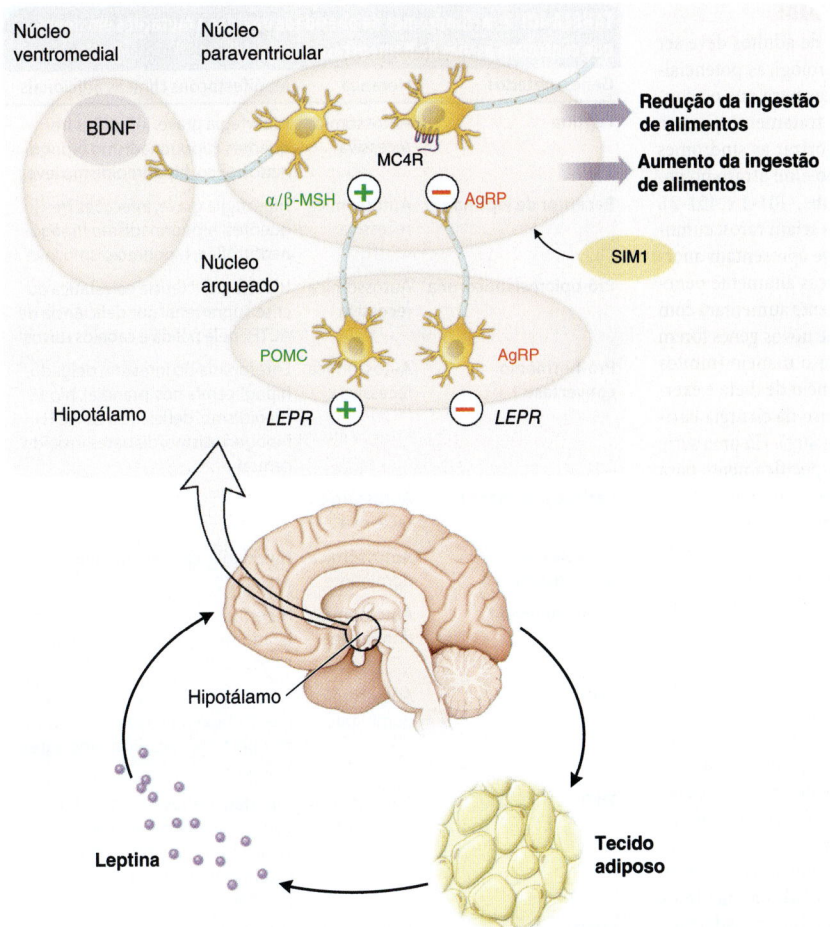

FIGURA 401-3   Vias hipotalâmicas que regulam o peso corporal. Neurônios no hipotálamo regulam a ingestão e o gasto de energia em resposta à leptina e outros hormônios. No estado alimentado, a leptina estimula neurônios primários no núcleo arqueado do hipotálamo que expressam pró-opiomelanocortina (POMC). Os peptídeos derivados de POMC, α e β hormônio estimulador de melanócitos (MSH), atuam no receptor de melanocortina 4 (MC4R) expresso em neurônios no núcleo paraventricular para reduzir a ingestão de energia e aumentar o gasto energético. Ao mesmo tempo, a leptina inibe os neurônios que expressam o peptídeo relacionado com a proteína aguti (AgRP), que desliga os receptores de melanocortina. Quando essas e outras moléculas-chave, como o fator neurotrófico derivado do encéfalo (BDNF) e o *single minded-1* (SIM1), são truncadas por mutações herdadas, os indivíduos afetados apresentam hiperfagia e obesidade grave.

apoia a ideia de que a predisposição genética para a obesidade é amplamente mediada pelo controle cerebral da ingestão de alimentos. Quando estudados em ambientes controlados, os indivíduos que carregam variantes genéticas que predispõem à obesidade tendem a comer mais e a saciar-se menos prontamente. Isso é facilmente demonstrável quando a mutação tem um efeito importante na predisposição à obesidade, mas dados semelhantes estão surgindo no caso de variantes genéticas comuns com efeitos menores.

FATORES AMBIENTAIS QUE PREDISPÕEM À OBESIDADE

A obesidade não pode existir na ausência de alimentos suficientes para estabelecer e manter o excesso de reservas de gordura. Esse fato, muitas vezes, leva à crença de que a principal causa da obesidade deve ser a ignorância da pessoa obesa sobre o papel do excesso de ingestão calórica ou sua escolha consciente de priorizar os prazeres imediatos de comer sobre os danos à saúde em longo prazo associados à obesidade. Levadas ao extremo, essas visões podem gerar séria discriminação social, econômica e médica contra pessoas obesas. É claro que os fatores genéticos, por mais importantes que sejam na predisposição de um indivíduo à obesidade, não podem explicar o aumento acentuado da prevalência de obesidade que ocorreu nas últimas décadas. Temos que olhar para um ambiente que se tornou cada vez mais obesogênico para explicar esse fenômeno. Na maioria dos países desenvolvidos e em desenvolvimento, alimentos e bebidas ricos em energia e altamente palatáveis têm sido comercializados agressivamente, tornados mais baratos do que nunca, fornecidos em porções maiores e disponibilizados de forma ubíqua e contínua. Isso foi combinado com a redução da atividade física no trabalho e na vida doméstica devido à mecanização e à mudança na natureza do emprego. Mesmo o controle de nossa temperatura externa por aquecimento e resfriamento artificial significou menos energia gasta na termorregulação. Juntos, esses são provavelmente os principais fatores que impulsionam o recente aumento da obesidade. É importante lembrar, no entanto, que uma proporção substancial da população permanece com peso normal nessas circunstâncias, e grande parte disso é atribuível à sua boa sorte genética.

Atualmente, há muita investigação sobre outros fatores ambientais que podem influenciar o desenvolvimento da obesidade. Debates acalorados continuam sobre o equilíbrio ideal de macronutrientes na dieta para manter o peso normal e a boa saúde. Muitos giram em torno dos potenciais benefícios de reduzir a proporção relativa de carboidratos na dieta (Cap. 402). Parece haver um consenso razoável de que, em curto prazo, dietas ricas em proteínas e gorduras e pobres em carboidratos resultam mais prontamente em perda de peso rápida. Isso pode ser porque os hormônios intestinais (discutidos anteriormente) que suprimem o apetite aumentam mais em resposta à proteína do que ao carboidrato, induzindo, assim, uma saciedade mais precoce. No entanto, estudos de longo prazo até o momento são menos convincentes, e os aumentos de longo prazo na ingestão de proteínas e gorduras não são isentos de riscos, pelo menos teóricos. Um crescente corpo de evidências sugere que exposições precoces na vida, seja no útero ou no início da vida pós-natal, podem "programar" indivíduos para desenvolver obesidade e/ou doença cardiometabólica por meio de efeitos que são frequentemente atribuídos à "epigenética" (Cap. 483). Essa é uma ideia atraente e, se for verdade, significaria que intervenções limitadas no tempo e acessíveis no início da vida podem ter benefícios ao longo da vida. Inevitavelmente, levará tempo para ver se a promessa de tais intervenções será cumprida. Muita excitação foi gerada pelo crescente reconhecimento da diversidade do nosso microbioma intestinal, que claramente tem relevância para a saúde gastrintestinal (Cap. 471). Atualmente, é prematuro atribuir qualquer papel significativo ao microbioma humano na obesidade ou em suas consequências adversas.

POR QUE A LEPTINA NÃO PREVINE A OBESIDADE?

A leptina é conhecida por suprimir a ingestão de alimentos, e seus níveis aumentam à medida que as reservas de gordura se expandem. Então, por que isso não impede de nos tornarmos obesos? A explicação mais plausível está na história evolutiva da leptina e no fato de que ela parece atuar vigorosamente contra a perda das reservas de gordura corporal, sendo que a queda na leptina circulante abaixo do nível habitual é um poderoso estímulo para a ingestão de alimentos, enquanto a resposta ao aumento da leptina acima do nível normal é menos pronunciada. Em níveis mais altos de leptina, a administração de quantidades extras do hormônio pode não ter nenhum efeito discernível – um fenômeno que veio a ser chamado de resistência à leptina. É importante lembrar que, mesmo que uma pessoa pareça ser resistente à leptina, alguma ação da leptina está ocorrendo; caso contrário, a pessoa se tornaria tão insaciavelmente faminta e progressivamente obesa quanto alguém com deficiência congênita de leptina (ver adiante). Também parece provável que um subgrupo de pessoas possa ter níveis relativamente baixos de leptina, o que desempenha um papel na etiologia de sua obesidade. Existem provavelmente outros sinais hormonais produzidos na obesidade grave que, ao contrário da leptina, continuam a exercer um efeito supressor na ingestão de alimentos e ajudam a garantir que a expansão do tecido adiposo não se torne cumulativa indefinidamente.

TRANSTORNOS DE UM ÚNICO GENE QUE LEVAM À OBESIDADE

A avaliação de crianças gravemente obesas e, de fato, de adultos deve ser direcionada à triagem de condições endócrinas e neurológicas potencialmente tratáveis e à identificação de condições genéticas para que o aconselhamento genético adequado e, em alguns casos, o tratamento possam ser iniciados. Clinicamente, continua sendo útil categorizar as síndromes genéticas da obesidade como aquelas com dismorfismo e/ou atraso no desenvolvimento e aquelas sem essas características (Tabs. 401-1 e 401-2). Embora individualmente esses distúrbios monogênicos sejam raros, cumulativamente, até 20% das crianças com obesidade grave apresentam anormalidades cromossômicas raras e/ou mutações genéticas altamente penetrantes que levam à obesidade. Esse número provavelmente aumentará com maior acessibilidade aos testes genéticos e à medida que novos genes forem identificados. Um diagnóstico genético pode informar o manejo (muitos desses pacientes acham muito difícil perder peso por meio de dieta e exercícios) e também a tomada de decisão clínica sobre o uso da cirurgia bariátrica (viável em alguns; de alto risco em outros) (Cap. 402). Há uma série de medicamentos em ensaios clínicos direcionados especificamente para pacientes com síndromes genéticas de obesidade. Especificamente, setmelanotida, um agonista de MC4R, tem sido usado de forma eficaz em ensaios clínicos de fase 2/3 em crianças geneticamente deficientes de POMC ou do receptor de leptina. Também está sendo explorado para o tratamento de outras síndromes genéticas da obesidade que afetam a via da melanocortina.

TRANSTORNOS SINDRÔMICOS CLÁSSICOS

Várias síndromes foram identificadas por médicos muito antes de sua causa genética exata ser conhecida. Nessas síndromes, a obesidade está associada a um conjunto estereotipado de outras anomalias, muitas vezes do tipo neurodesenvolvimental. A base genética precisa para a maioria dessas síndromes é agora conhecida. A síndrome de Prader-Willi (SPW) é a causa sindrômica mais comum de obesidade, com uma prevalência estimada de cerca de 1 em 25 mil. É um distúrbio autossômico dominante causado pela deleção de uma região impressa no cromossomo 15 paterno (Cap. 466). As características clínicas típicas são hipotonia, dificuldades alimentares na infância, atraso no desenvolvimento, hipogonadismo hipogonadotrófico, hiperfagia (aumento da ingestão alimentar) e obesidade. Crianças com SPW são baixas, com massa magra reduzida e massa adiposa aumentada, características semelhantes às observadas na deficiência de hormônio do crescimento (GH); o tratamento com GH diminui a gordura corporal e aumenta o crescimento linear e a massa muscular e, atualmente, é o tratamento padrão para essa condição. Baixos níveis de expressão no sistema nervoso central do neuropeptídeo ocitocina e do fator de crescimento de nervos, fator neurotrófico derivado do encéfalo (BDNF), em pacientes com SPW sugeriram novas oportunidades terapêuticas para esses pacientes.

Mutações herdadas ou *de novo* (não encontradas em nenhum dos pais) em outro gene impresso, *GNAS1*, que codifica a subunidade α da proteína G estimuladora (Gsα), causam uma síndrome conhecida como osteodistrofia hereditária de Albright (OHA) (Cap. 412). A transmissão materna de mutações em *GNAS1* leva a OHA (caracterizada por baixa estatura, obesidade e defeitos esqueléticos) e a resistência a vários hormônios (p. ex., hormônio da paratireoide), enquanto a transmissão paterna leva apenas ao fenótipo OHA. O espectro clínico é muito amplo, e alguns pacientes podem apresentar apenas obesidade.

A síndrome de Bardet-Biedl é uma doença autossômica recessiva rara caracterizada por obesidade, atraso no desenvolvimento, polidactilia, distrofia retiniana ou retinopatia pigmentar, hipogonadismo e anormalidades renais. As mesmas características clínicas podem surgir de mutações em mais de 20 genes, que interrompem a sinalização ciliar primária. Características clínicas sobrepostas são observadas em várias outras síndromes genéticas de obesidade (Tab. 401-1).

TRANSTORNOS DA SINALIZAÇÃO LEPTINA-MELANOCORTINA

Mutações homozigóticas que interrompem a produção ou a ação da leptina são raras, mas resultam em um distúrbio tratável. Crianças com mutações homozigóticas de leptina com perda de função têm ganho de peso rápido nos primeiros meses de vida, resultando em obesidade grave devido a um intenso desejo de comer (hiperfagia) e saciedade prejudicada, com comportamento de busca de alimentos logo após o término de uma refeição. A deficiência congênita de leptina pode ser tratada com injeções subcutâneas de leptina recombinante, que reduzem a fome, aumentam a saciedade e levam à perda de peso. Características clínicas semelhantes são observadas em pacientes com mutações homozigóticas no gene do receptor de leptina,

TABELA 401-1 ■ Síndromes de obesidade genética clássicas

Síndrome	Herança	Manifestações clínicas adicionais
Prader-Willi	Autossômica dominante	Hipotonia, déficit de crescimento na infância, atraso no desenvolvimento, baixa estatura, hipogonadismo hipogonadotrófico, distúrbios do sono, comportamento obsessivo
Osteodistrofia hereditária de Albright	Autossômica dominante	Baixa estatura em alguns, defeitos esqueléticos, atraso no desenvolvimento, metacarpos encurtados; resistência hormonal quando a mutação é no alelo herdado da mãe
Bardet-Biedl	Autossômica recessiva	Sindactilia/braquidactilia/polidactilia, atraso no desenvolvimento, distrofia retiniana ou retinopatia pigmentar, hipogonadismo, anormalidades renais
Cohen	Autossômica recessiva	Dismorfismo facial, microcefalia, hipotonia, atraso no desenvolvimento, retinopatia
Carpenter	Autossômica recessiva	Acrocefalia, braquidactilia, atraso no desenvolvimento, defeitos cardíacos congênitos; retardo de crescimento, hipogonadismo
Alström	Autossômica recessiva	Distrofia progressiva de cone-bastonete, perda auditiva neurossensorial, hiperinsulinemia, diabetes melito tipo 2 precoce, cardiomiopatia dilatada, fibrose pulmonar, hepática e renal
Tubby	Autossômica recessiva	Distrofia progressiva de cone-bastonete, perda auditiva

TABELA 401-2 ■ Síndromes de obesidade devidas a mutações em genes que controlam as vias da homeostase energética

Genes afetados	Herança	Manifestações clínicas adicionais
Leptina	Autossômica recessiva	Hiperfagia grave, infecções frequentes, hipogonadismo hipogonadotrófico, hipotireoidismo leve
Receptor de leptina	Autossômica recessiva	Hiperfagia grave, infecções frequentes, hipogonadismo hipogonadotrófico, hipotireoidismo leve
Pró-opiomelanocortina	Autossômica recessiva	Hiperfagia, icterícia colestática ou crise suprarrenal por deficiência de ACTH, pele pálida e cabelos ruivos
Pró-hormônio convertase 1	Autossômica recessiva	Enteropatia do intestino delgado, hipoglicemia pós-prandial, hipotireoidismo, deficiência de ACTH, hipogonadismo, diabetes insípido central
Carboxipeptidase E	Autossômica recessiva	
Receptor de melanocortina 4	Autossômica dominante	Hiperfagia, crescimento linear acelerado
Single-minded 1	Autossômica dominante	Hiperfagia, crescimento linear acelerado, atraso de fala e linguagem, traços autistas
BDNF	Autossômica dominante	Hiperfagia, atraso no desenvolvimento, hiperatividade, problemas comportamentais, incluindo agressividade
TrkB	Autossômica dominante	Hiperfagia, atraso de fala e linguagem, atraso de desenvolvimento variável, hiperatividade, problemas comportamentais, incluindo agressividade
SH2B1	Autossômica dominante	Hiperfagia, hiperinsulinemia desproporcional, diabetes melito tipo 2 precoce, problemas comportamentais, incluindo agressividade

Siglas: ACTH, hormônio adrenocorticotrófico; BDNF, fator neurotrófico derivado do encéfalo; SH2B1, proteína 1 do adaptador de SH2B; TrkB, receptor de tropomiosina-cinase B.

mas eles não respondem ao tratamento com leptina (Tab. 401-2). O desenvolvimento puberal normal raramente ocorre em adultos com deficiência de leptina ou do receptor de leptina, com evidência bioquímica de hipogonadismo hipogonadotrófico. No entanto, há alguma evidência para o início tardio, mas espontâneo, da menstruação em um pequeno número de adultos com deficiência de leptina e receptores de leptina. O tratamento com leptina permite a progressão do desenvolvimento puberal, sugerindo que ela seja um fator permissivo para o desenvolvimento da puberdade.

Mutações homozigóticas ou heterozigóticas compostas em POMC levam a hiperfagia e obesidade de início precoce. Como o hormônio adrenocorticotrófico (ACTH) é produzido na hipófise pela clivagem da POMC, os pacientes também apresentam deficiência isolada de ACTH (hipoglicemia neonatal e icterícia colestática). Na pele, os peptídeos de melanocortina derivados da POMC atuam nos receptores de melanocortina 1 para induzir a pigmentação. Por essa razão, a falta de peptídeos derivados de POMC em pacientes obesos com deficiência de POMC resulta em hipopigmentação da pele e cabelo, o que é mais perceptível em pessoas de ascendência caucasiana que geralmente têm cabelos ruivos. O pró-hormônio convertase 1 (PCSK1) é uma enzima envolvida na clivagem de POMC em ACTH, que é, então, clivada para produzir α-MSH pela carboxipeptidase E. O processamento prejudicado da POMC contribui para a obesidade hiperfágica de início precoce e grave e para a deficiência de ACTH em pessoas sem PCSK1, que desenvolvem também hipogonadismo hipogonadotrófico, hipoglicemia pós-prandial (devido ao processamento prejudicado de proinsulina em insulina) e enteropatia neonatal na primeira infância. Mutações heterozigóticas que prejudicam a função do MC4R são encontradas em 5 a 6% dos pacientes com obesidade grave de início precoce e com uma frequência de cerca de 1 em 300 na população geral, tornando este o gene mais comum em que as variantes contribuem para a obesidade. As mutações em MC4R são herdadas de maneira codominante, com penetrância e expressão variáveis em portadores heterozigotos; portadores homozigotos são severamente obesos. Os pacientes são frequentemente hiperfágicos desde a primeira infância, hiperinsulinêmicos e apresentam aumento da massa magra e do crescimento linear.

SUBTIPOS GENÉTICOS DE OBESIDADE ASSOCIADOS A ANORMALIDADES NEUROCOMPORTAMENTAIS

Tanto os pacientes com SPW quanto os pacientes com mutações no *SIM1* (um gene que atua a jusante do MC4R) exibem um espectro de anormalidades comportamentais que se sobrepõem a características semelhantes ao autismo, que podem estar relacionadas à sinalização prejudicada de ocitocina (Tab. 401-2). As mutações que afetam o BDNF e seu receptor tropomiosina-cinase B (TrkB) causam atraso de fala e linguagem, hiperfagia e obesidade grave, bem como hiperatividade, traços autistas e comprometimento da memória de curto prazo. Curiosamente, uma variante comum do BDNF (V66M), encontrada na forma heterozigótica em cerca de 20% da população, está associada a vários traços e distúrbios neuropsiquiátricos, incluindo ansiedade e depressão. A deleção cromossômica e as mutações que afetam a proteína 1 do adaptador de SH2B (*SH2B1*) estão associadas a obesidade grave de início precoce e padrão de herança dominante, resistência desproporcional à insulina, diabetes tipo 2 de início precoce e problemas comportamentais, incluindo comportamento agressivo.

OBESIDADE SECUNDÁRIA A OUTROS TRANSTORNOS

Distúrbios endócrinos Pacientes com hipotireoidismo podem ganhar peso e tornar-se obesos, embora raramente seja a única causa de obesidade grave. No entanto, é prudente sempre avaliar a função da tireoide em um paciente que apresenta obesidade. A dosagem do hormônio estimulante da tireoide (TSH) detectará doença primária significativa da tireoide, mas, para hipotireoidismo secundário raro, é necessária a dosagem adicional dos níveis de tiroxina livre (Cap. 383). O ganho de peso também pode ser uma característica da síndrome de Cushing. Clinicamente, a presença de hematomas espontâneos, estrias violáceas, miopatia e distribuição centrípeta acentuada da gordura corporal ajudam a distinguir o hipercortisolismo endógeno verdadeiro da obesidade comum. Essa condição geralmente é razoavelmente simples de diagnosticar com base em testes que avaliam as taxas de produção de cortisol (cortisol livre urinário de 24 horas) ou a supressão do cortisol sérico pela dexametasona (Cap. 386). Ocasionalmente, em pacientes com obesidade grave, os efeitos da adiposidade no metabolismo dos glicocorticoides podem dificultar a interpretação dos resultados, e testes mais sofisticados, incluindo os que medem o ritmo diurno do cortisol, podem ser necessários para estabelecer ou excluir o diagnóstico com segurança. O ganho de peso também pode ser uma característica de apresentação de pacientes com insulinoma, impulsionado em grande parte pela necessidade de comer com mais frequência do que o normal para evitar hipoglicemia.

Dano hipotalâmico As regiões hipotalâmicas que controlam o balanço energético podem ser comprometidas por tumores (como craniofaringiomas), massas inflamatórias ou após um traumatismo craniencefálico grave (Cap. 379). Nesses casos, muitas vezes há alguma evidência concomitante de interrupção das funções hormonais da hipófise anterior ou posterior, embora possa ser sutil e a história de hiperfagia e ganho de peso geralmente seja curta. Vale ressaltar que, na obesidade comum, os níveis de GH em resposta ao teste provocativo podem estar um pouco abaixo do normal, mas isso não sugere necessariamente a presença de uma lesão estrutural.

CONSEQUÊNCIAS ADVERSAS DA OBESIDADE

Considerações mecanicistas A obesidade está associada a uma ampla gama de patologias que podem impactar negativamente a morbidade e a mortalidade (Cap. 408). Algumas dessas consequências estão relacionadas, pelo menos em parte, aos efeitos mecânicos ou gravitacionais diretos da própria massa adiposa expandida (Fig. 401-4). No entanto, os principais mecanismos por trás de muitas das complicações da obesidade são menos prováveis de serem devidos à própria massa adiposa expandida, mas mais intimamente relacionados ao próprio estado crônico de supernutrição e a seus efeitos nos tecidos por todo o corpo.

À medida que as pessoas se tornam obesas, uma das primeiras e mais proeminentes anormalidades bioquímicas que se desenvolve é a necessidade de aumento das concentrações circulantes de insulina para manter a homeostase da glicose. Esse estado de resistência à insulina geralmente piora com um grau maior de obesidade, mas há um alto grau de variabilidade interindividual. É mais proeminente quando a gordura é distribuída mais centralmente. A resistência à insulina/hiperinsulinemia provavelmente desempenha um papel importante na predisposição a doenças metabólicas endócrinas e cardiovasculares observadas com mais frequência na

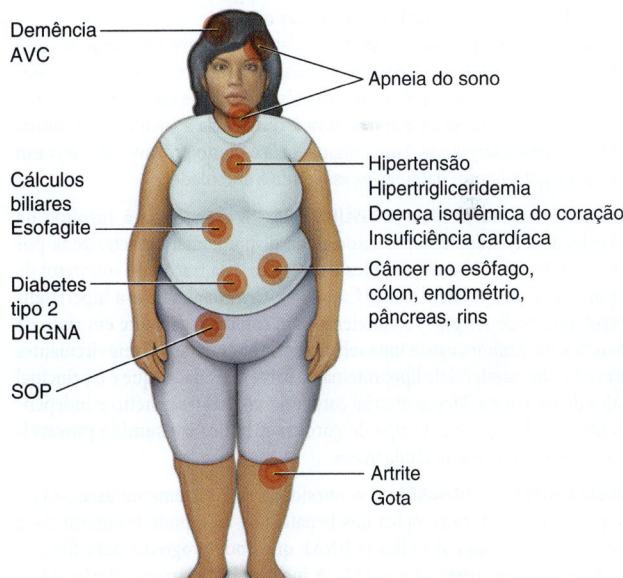

FIGURA 401-4 **Complicações relacionadas à obesidade.** A massa adiposa expandida que caracteriza a obesidade predispõe a certas complicações relacionadas à obesidade (p. ex., osteoartrite de joelhos, esofagite de refluxo e apneia obstrutiva do sono) diretamente por meio de sua massa e/ou volume. No entanto, no caso das complicações metabólicas, endócrinas e cardiovasculares, a ligação é menos clara. Mais pesquisas são necessárias para estabelecer se algumas características da massa adiposa expandida influenciam o desenvolvimento dessas complicações ou se outros aspectos do estado de supernutrição crônica, como o excesso de gordura fora do depósito de gordura, são mais relevantes. AVC, acidente vascular cerebral; DHGNA, doença hepática gordurosa não alcoólica; SOP, síndrome do ovário policístico.

obesidade e pode até desempenhar um papel na predisposição de pessoas obesas a desenvolver certos tipos de câncer.

Os principais locais de ação da insulina no organismo são o fígado e o músculo esquelético. Assim, para que a resistência à insulina seja evidente em todo o corpo, a ação da insulina deve estar alterada em um ou em ambos os tecidos. Parece improvável que uma massa de células de gordura expandida faça isso diretamente. Como, então, a obesidade leva a um estado de resistência à insulina? Uma hipótese sugere um papel central para a inflamação que ocorre no tecido adiposo na obesidade (Fig. 401-5). Isso sem dúvida acontece, pois há mais macrófagos em tecidos adiposos obesos do que nos não obesos, e isso está associado a níveis mais altos de marcadores inflamatórios na circulação de pessoas obesas. A maioria dos macrófagos no tecido adiposo obeso é encontrada em aglomerados ao redor de adipócitos mortos ou danificados, então parece que essas células estão limpando os detritos após a morte celular. Estudos em modelos animais fornecem forte suporte para a noção de que esse estado inflamatório está mecanicamente ligado à resistência à insulina, mas a evidência em humanos para isso não é tão forte.

Uma hipótese alternativa é que, à medida que os indivíduos se tornam mais obesos, eles se tornam menos capazes de armazenar nutrientes com segurança em seu tecido adiposo e começam a redirecionar macronutrientes para outros tecidos que não são projetados para armazenamento de gordura e podem ser danificados pelo excesso de nutrientes. Isso certamente acontece com pessoas que nascem com falta de tecido adiposo (lipodistrofia) e que, no início da vida, desenvolvem versões graves de todas as complicações metabólicas que são vistas na obesidade, pois não possuem depósito seguro para armazenar o excesso de nutrientes. Em humanos, existem dados mais fortes dos estudos genéticos e farmacológicos para a existência desse último mecanismo. De que forma a gordura ectópica leva à resistência à insulina e a outros efeitos prejudiciais ainda é um enigma, mas é muito provável que seja um dos principais fatores patológicos associado à obesidade.

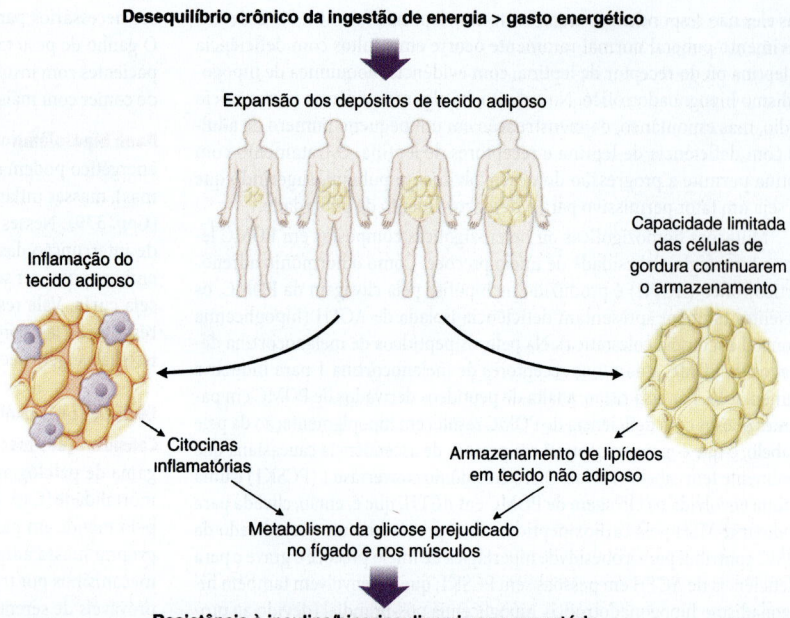

FIGURA 401-5 Como a obesidade causa doenças metabólicas? A resistência à insulina é uma das primeiras complicações da obesidade e está subjacente e precede muitas de suas consequências adversas para a saúde. A eliminação e a produção de glicose pelos tecidos mais importantes, músculo e fígado, respectivamente, tornam-se menos sensíveis à insulina, e isso resulta em um aumento compensatório da secreção de insulina pelo pâncreas. Existem duas teorias principais para a associação da obesidade com a resistência à insulina. Na primeira, produtos de macrófagos e outras células inflamatórias mais abundantes no tecido adiposo obeso podem, por vias parácrinas ou endócrinas, perturbar a ação da insulina nas células musculares e hepáticas. Na segunda, à medida que os depósitos de armazenamento adiposo se enchem, eles se tornam menos capazes de absorver calorias excessivas, que acabam sendo armazenadas como lipídeo ectópico em tecidos como músculo e fígado, que não são projetados para armazenar nutrientes desse tipo. A evidência em humanos é mais forte para a última hipótese.

Complicações metabólicas • DISLIPIDEMIA A resistência à insulina na obesidade é frequentemente associada à dislipidemia, caracterizada por triglicerídeos circulantes elevados e nível baixo da fração do colesterol de lipoproteína de alta densidade (Cap. 407). Ocasionalmente, a hipertrigliceridemia pode ser grave o suficiente para colocar o paciente em risco de pancreatite. Embora exista uma relação entre obesidade e níveis circulantes elevados do colesterol de lipoproteína de baixa densidade (que é o principal fator de risco para doença arterial coronariana), fatores genéticos independentes da obesidade e do tipo de gordura dietética consumida provavelmente têm um impacto ainda maior.

DOENÇA HEPÁTICA GORDUROSA A obesidade está fortemente associada à presença de gordura ectópica nos hepatócitos. Isso pode progredir para esteato-hepatite não alcoólica (EHNA), que pode progredir para fibrose, a precursora da cirrose (Cap. 343). A incidência de cirrose relacionada à EHNA e de carcinoma hepatocelular aumentou acentuadamente, em sintonia com o aumento da prevalência de obesidade em adolescentes e adultos.

DIABETES TIPO 2 A resistência à insulina característica do estado de supernutrição predispõe fortemente ao desenvolvimento de diabetes tipo 2 em pessoas que, em grande parte por razões genéticas, são menos capazes de manter os altos níveis de secreção de insulina por muitas décadas. Tolerância à glicose prejudicada e diabetes tipo 2 estão entre as complicações mais comuns da obesidade (Cap. 403).

Complicações endócrinas No sexo feminino, a resistência à insulina/hiperinsulinemia, frequentemente encontrada na obesidade, predispõe fortemente ao desenvolvimento de ovários policísticos, caracterizados por menstruação irregular, infertilidade anovulatória e hirsutismo por hiperandrogenismo. Nos homens, a obesidade é mais frequentemente associada a um grau de hipogonadismo central, em que o baixo nível de testosterona circulante está associado a níveis de hormônio luteinizante e hormônio folículo-estimulante que não aumentam adequadamente para compensar o estado de deficiência de testosterona.

Complicações dermatológicas A obesidade pode resultar em problemas com dobras cutâneas excessivas que podem causar desconforto por irritação mecânica e também podem ser infectadas por fungos. A resistência à insulina/hiperinsulinemia está associada à acantose nigricans, condição que leva áreas como axila, virilha e nuca desenvolverem hiperpigmentação aveludada. A hidradenite supurativa é uma condição de pele potencialmente incapacitante bastante associada à obesidade. É caracterizada por furúnculos recorrentes, muitas vezes com tratos sinusais de drenagem crônica, afetando áreas da pele contendo glândulas sudoríparas apócrinas.

Complicações cardiovasculares Pessoas obesas, mesmo que não tenham diabetes, têm maior morbidade e mortalidade por doença vascular aterotrombótica, incluindo doença arterial coronariana e acidente vascular cerebral. Os fatores que levam a isso são complexos e envolvem o aumento da prevalência de hipertensão, dislipidemia e resistência à insulina/hiperinsulinemia. A rara condição de púrpura trombocitopênica trombótica, que causa trombose microvascular por plaquetas, trombocitopenia e anemia hemolítica devido à presença de multímeros de fator de von Willebrand anormalmente grandes, está fortemente associada à obesidade.

Independentemente da doença arterial oclusiva, as pessoas obesas também apresentam risco aumentado de insuficiência cardíaca, caracterizada principalmente por disfunção diastólica, e de fibrilação atrial, a arritmia mais comum.

Complicações respiratórias A dispneia de esforço é comum na obesidade, contribuindo para o aumento do trabalho necessário para mover uma massa maior, bem como os impactos da pressão sobre o diafragma e a caixa torácica na complacência da parede torácica. O aumento dos tecidos moles da boca e garganta e os depósitos adiposos ao redor das vias aéreas contribuem para a alta prevalência de apneia do sono, embora outros fatores possam contribuir para algumas formas, nas quais também ocorre hipoventilação central noturna.

Distúrbios gastrintestinais A esofagite de refluxo é a complicação gastrintestinal mais comum da obesidade, ocorrendo particularmente naqueles com pressão intra-abdominal elevada. Os cálculos biliares também são mais comuns em pessoas obesas, aumentando os riscos de cólica biliar, colecistite, pancreatite e câncer de vesícula biliar.

Distúrbios reumatológicos Osteoartrite no joelho e gota são as duas condições reumatológicas mais comuns claramente associadas à obesidade. Curiosamente, apesar de a obesidade ser descrita como um estado pró-inflamatório, não há evidências de aumento da artrite reumatoide ou das artrites soronegativas entre pessoas obesas.

Cânceres A obesidade é um fator de risco para uma série de cânceres comuns. De fato, calculou-se recentemente que, pelo menos em alguns países, a obesidade ultrapassou o tabagismo como o maior fator de risco para o desenvolvimento de câncer. Pesquisas recentes descobriram que, à medida que o IMC aumenta em 5 kg/m^2, a mortalidade por câncer aumenta em 10%. Os maiores efeitos são no câncer colorretal, renal e pancreático, adenocarcinoma do esôfago e, nas mulheres, carcinoma endometrial. O rápido aumento recente na prevalência de adenocarcinoma de esôfago provavelmente está relacionado ao recente aumento acentuado da esofagite de refluxo devido à pressão intra-abdominal elevada (com ou sem hérnia de hiato), característica da obesidade central.

Resposta à infecção O fato de a obesidade poder influenciar o desfecho de algumas infecções ficou muito evidente com a pandemia de covid-19. Pacientes obesos têm desfechos substancialmente piores se infectados por SARS-CoV-2, por meio de mecanismos que ainda não estão claros. Pacientes obesos também parecem ser mais suscetíveis a infecções bacterianas de feridas e sepse pós-operatória.

Distúrbios do sistema nervoso central Há evidências crescentes de que a obesidade é um fator de risco para demência na vida adulta, embora não esteja claro como esse risco é mediado. A hipertensão intracraniana idiopática é uma doença rara que está fortemente associada à obesidade.

CONCLUSÃO

A obesidade é um distúrbio médico que vem aumentando muito sua prevalência, devido a fatores ambientais que são onipresentes em países desenvolvidos e em desenvolvimento. No entanto, é importante ter em mente que é uma condição altamente heterogênea, que em algumas pessoas é atribuível inteiramente a causas genéticas e que a variação genética subjacente influencia fortemente o risco de obesidade em todas as pessoas. É uma condição séria que leva a múltiplos resultados adversos à saúde e considerável sofrimento humano. À medida que nossa compreensão de sua patogênese aumenta, nosso dever de tratar pacientes obesos com compreensão e compaixão e de desenvolver novas e melhores opções para seu tratamento e prevenção é digno de ênfase.

LEITURAS ADICIONAIS

Casazza K et al: Myths, presumptions, and facts about obesity. N Engl J Med 368:446, 2013.
Farooqi IS, O'Rahilly S: The genetics of obesity in humans. In: Feingold KR et al (eds). Endotext. South Dartmouth, MA, 2000.
Friedman JM: Leptin and the endocrine control of energy balance. Nat Metab 1:754, 2019.
Heymsfield SB, Wadden TA: Mechanisms, pathophysiology, and management of obesity. N Engl J Med 376:1492, 2017.
Leibel RL et al: Changes in energy expenditure resulting from altered body weight. N Engl J Med 332:621, 1995.
NCD Risk Factor Collaboration (NCD-RISC): Worldwide trends in body-mass index, underweight, overweight, and obesity from 1975 to 2016: A pooled analysis of 2416 population-based measurement studies in 128·9 million children, adolescents, and adults. Lancet 390:2627, 2017.
O'Rahilly S: Harveian Oration 2016: Some observations on the causes and consequences of obesity. Clin Med (Lond) 16:551, 2016.

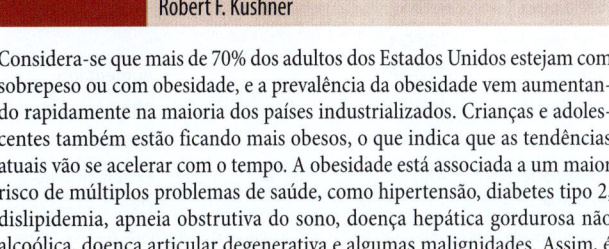

402 Avaliação e tratamento da obesidade
Robert F. Kushner

Considera-se que mais de 70% dos adultos dos Estados Unidos estejam com sobrepeso ou com obesidade, e a prevalência da obesidade vem aumentando rapidamente na maioria dos países industrializados. Crianças e adolescentes também estão ficando mais obesos, o que indica que as tendências atuais vão se acelerar com o tempo. A obesidade está associada a um maior risco de múltiplos problemas de saúde, como hipertensão, diabetes tipo 2, dislipidemia, apneia obstrutiva do sono, doença hepática gordurosa não alcoólica, doença articular degenerativa e algumas malignidades. Assim, é importante que os profissionais de saúde identifiquem, avaliem e tratem os pacientes com obesidade e condições associadas de comorbidade.

AVALIAÇÃO

Os profissionais de saúde deverão proceder ao rastreamento para obesidade de todos os pacientes adultos, bem como oferecer aconselhamento intensivo e intervenções comportamentais para promover uma perda de peso sustentada. As quatro etapas principais na avaliação da obesidade, conforme descrito a seguir, são (1) anamnese voltada para a obesidade, que inclui perguntas sobre dieta, atividade física, sono e estresse; (2) exame físico para determinar o grau e o tipo de obesidade; (3) avaliação de comorbidades; e (4) avaliação da disposição do paciente para alterar seu estilo de vida.

Anamnese voltada para a obesidade O primeiro passo para se fazer uma anamnese com foco na obesidade é abordar o tema de maneira sensível. A razão para essa preocupação é que a palavra *obesidade* é um termo altamente carregado e emotivo. Tem um significado pejorativo relevante para muitos pacientes, fazendo-os se sentirem julgados e culpados quando rotulados como tal. Esse não é o caso quando os pacientes são informados de que têm outras doenças crônicas, como diabetes ou hipertensão. Os pacientes preferem que os médicos usem palavras ou termos mais neutros, como *peso*, *excesso de peso*, *índice de massa corporal* (IMC) ou *peso não saudável*, em vez de termos mais estigmatizantes, como *obesidade*, *obesidade mórbida* ou *gordura*.

As informações obtidas com a anamnese devem se basear nas sete perguntas seguintes:

- Que fatores contribuem para a obesidade do paciente?
- De que forma a obesidade está afetando a saúde do paciente?
- Qual o nível de risco da obesidade para o paciente?
- Qual a dificuldade encontrada pelo paciente em controlar o peso?
- Quais as metas e as expectativas do paciente?
- O paciente está motivado para começar um programa de controle de peso?
- De que tipo de ajuda o paciente precisa?

Embora a grande maioria dos casos de obesidade seja promovida por fatores comportamentais que afetam a dieta e os padrões de atividade física, a anamnese pode sugerir causas secundárias que requeiram maior avaliação. Os distúrbios a considerar são síndrome dos ovários policísticos, hipotireoidismo, síndrome de Cushing e doença hipotalâmica. O ganho de peso induzido por fármacos também deve ser considerado. As causas comuns incluem medicamentos para diabetes (insulina, sulfonilureias, tiazolidinedionas), hormônios esteroides, agentes antipsicóticos (clozapina, olanzapina, risperidona), estabilizadores do humor (lítio), antidepressivos (tricíclicos, inibidores da monoaminoxidase, paroxetina, mirtazapina) e antiepiléticos (valproato, gabapentina, carbamazepina). Outras medicações, como os anti-inflamatórios não esteroides e os bloqueadores dos canais de cálcio, podem causar edema periférico, mas não aumentam a gordura corporal.

A alimentação e os padrões de atividade física atuais do paciente podem revelar fatores que contribuem para o desenvolvimento da obesidade e podem identificar comportamentos com vistas ao tratamento. A aptidão física, em particular, é um importante preditor da taxa de mortalidade por todas as causas, independentemente do IMC e da composição corporal, e destaca a importância de se fazer um histórico de atividade física e exercício durante o exame, bem como enfatizar a atividade física como abordagem de tratamento.

TABELA 402-1 ■ Classificação do peso e risco de doença			
Classificação	Índice de massa corporal (kg/m^2)	Classe de obesidade	Risco de doença
Baixo peso	< 18,5	–	–
Peso saudável	18,5-24,9	–	–
Sobrepeso	25,0-29,9	–	Aumentado
Obesidade	30,0-34,9	I	Alto
Obesidade	35,0-39,9	II	Muito alto
Obesidade extrema	≥ 40	III	Extremamente alto

Fonte: Adaptada, com permissão, de WHO Consultation on Obesity (1997): Geneva, Switzerland, World Health Organization. Division of Noncommunicable Diseases & World Health Organization. Programme of Nutrition, Family and Reproductive Health (1998). Obesity: preventing and managing the global epidemic: report of a WHO Consultation on Obesity, Geneva, 3–5 June 1997. World Health Organization. https://apps.who.int/iris/bitstream/handle/10665/63854/WHO_NUT_NCD_98.1_%28p159-276%29.pdf?sequence=2&isAllowed=y

Também é importante indagar sobre a saúde do sono, abordando regularidade, duração, eficiência e satisfação. Embora os mecanismos sejam incertos, a privação do sono está associada a alterações metabólicas na regulação do apetite, hiperatividade do sistema nervoso simpático, sensibilidade à insulina e alterações no ritmo circadiano. O estresse também pode contribuir para a obesidade, em parte devido à ativação do eixo cortical adrenal, elevando os níveis de cortisol e pelo seu impacto na saúde emocional e nos comportamentos. Essa informação histórica é melhor obtida pela combinação de um questionário com uma entrevista.

IMC e circunferência da cintura Há três medidas antropométricas importantes para se avaliar o grau de obesidade: o peso, a estatura e a circunferência da cintura. O IMC, calculado como peso (kg)/altura (m)^2, é usado para classificar a condição do peso e o risco de doença (Tab. 402-1). O IMC está altamente correlacionado com a gordura corporal e está relacionado ao risco de doença. Foram propostos limiares baixos de IMC para o sobrepeso e a obesidade para a região asiática do Pacífico porque essa população parece ter um risco aumentado de alterações glicídicas e lipídicas em faixas de IMC mais baixas.

O excesso de gordura abdominal, avaliado pela medida da circunferência da cintura, é associado de forma independente a um maior risco de síndrome metabólica, diabetes melito e doença cardiovascular. A medição da circunferência da cintura é um indicador do tecido adiposo visceral e deverá ser feita no plano horizontal, acima da crista ilíaca (Tab. 402-2).

Comorbidades associadas à obesidade A avaliação das condições mórbidas concomitantes deve basear-se na manifestação de sintomas, nos fatores

TABELA 402-2 ■ Valores dos pontos de corte étnico-específicos para a circunferência da cintura	
Grupo étnico	Circunferência da cintura
Europeus	
Homens	> 94 cm
Mulheres	> 80 cm
Sul da Ásia e chineses	
Homens	> 90 cm
Mulheres	> 80 cm
Japoneses	
Homens	> 85 cm
Mulheres	> 90 cm
Etnias das Américas do Sul e Central	Usar as recomendações para os asiáticos do Sul até que estejam disponíveis dados mais específicos
Africanos da região Subsaariana	Usar os dados para os europeus até que estejam disponíveis dados mais específicos
Populações do Leste do Mediterrâneo e do Oriente Médio (Arábia)	Usar os dados para os europeus até que estejam disponíveis dados mais específicos

Fonte: KG Alberti, P Zimmet, J Shaw; IDF Epidemiology Task Force Consensus Group. The metabolic syndrome–a new worldwide definition. Lancet 366: 1059, 2005.

TABELA 402-3 ■ Revisão dos sistemas orgânicos relacionados com a obesidade	
Cardiovascular	**Respiratório**
Hipertensão arterial	Dispneia
Insuficiência cardíaca congestiva	Apneia obstrutiva do sono
Cor pulmonale	Síndrome hipoventilatória
Varizes	Síndrome de Pickwick
Embolia pulmonar	Asma
Doença arterial coronariana	**Gastrintestinal**
Endócrino	Doença do refluxo gastresofágico
Síndrome metabólica	Doença hepática gordurosa não alcoólica
Diabetes tipo 2	
Dislipidemia	Colelitíase
Síndrome dos ovários policísticos	Hérnias
Musculoesquelético	Câncer colorretal
Hiperuricemia e gota	**Geniturinário**
Imobilidade	Incontinência urinária de esforço
Osteoartrite (joelhos e quadris)	Glomerulopatia relacionada à obesidade
Dor lombar	
Síndrome do túnel do carpo	Hipogonadismo (masculino)
Psicológico	Cânceres de mama e uterino
Depressão/baixa autoestima	Complicações da gravidez
Transtorno da imagem corporal	**Neurológico**
Estigmatização social	Acidente vascular cerebral
Tegumentar	Hipertensão intracraniana idiopática
Estrias	
Estase e pigmentação das pernas	Meralgia parestética
Linfedema	Demência
Celulite	
Intertrigo, carbúnculos	
Acantose nigricans	
Acrocórdons (apêndices cutâneos)	
Hidradenite supurativa	

de risco e no índice de suspeita. Para todos os pacientes, devem ser avaliados o perfil lipídico em jejum (níveis de colesterol total, lipoproteína de baixa e de alta densidade e triglicerídeos), o painel químico e a hemoglobina glicada, além de determinar a pressão arterial. Os sintomas e as doenças direta e indiretamente relacionados com a obesidade constam na Tabela 402-3. Apesar da variação individual, o número e a gravidade das condições específicas de comorbidade geralmente aumentam com níveis maiores de obesidade.

Identificação do paciente de alto risco Esforços estão sendo feitos para desenvolver avaliações mais práticas e úteis com a finalidade de identificar pacientes de alto risco, além do uso isolado do IMC. De modo análogo a outros sistemas de estadiamento comumente usados para a insuficiência cardíaca congestiva ou a doença renal crônica, a American Association of Clinical Endocrinology (AACE) e as diretrizes do American College of Endocrinology (ACE) defendem um sistema simples e clinicamente útil de estadiamento da obesidade, baseado em pontos de corte de IMC específicos da etnia, juntamente com avaliação das complicações relacionadas com a adiposidade (Fig. 402-1). O estágio 0 compreende os indivíduos com sobrepeso ou obesidade de acordo com a classificação do IMC, porém sem nenhuma complicação, enquanto os estágios 1 e 2 são definidos como indivíduos com sobrepeso ou obesidade pela classificação do IMC e que apresentam uma ou mais complicações leves a moderadas (estágio 1) ou pelo menos uma complicação grave (estágio 2). Um sistema de estadiamento funcional diferente para a obesidade, denominado Sistema de Estadiamento da Obesidade de Edmonton (Edmonton Obesity Staging System [EOSS]), classifica os indivíduos com obesidade em cinco categorias (0-4), com base na morbidade e no perfil de saúde-risco em três domínios – médico, funcional e mental. Nesse sistema, o estadiamento é realizado independentemente do IMC.

Avaliação da disposição do paciente para alterar seu estilo de vida Uma tentativa de iniciar modificações no estilo de vida quando o paciente ainda não está pronto geralmente acarreta frustração e pode prejudicar esforços

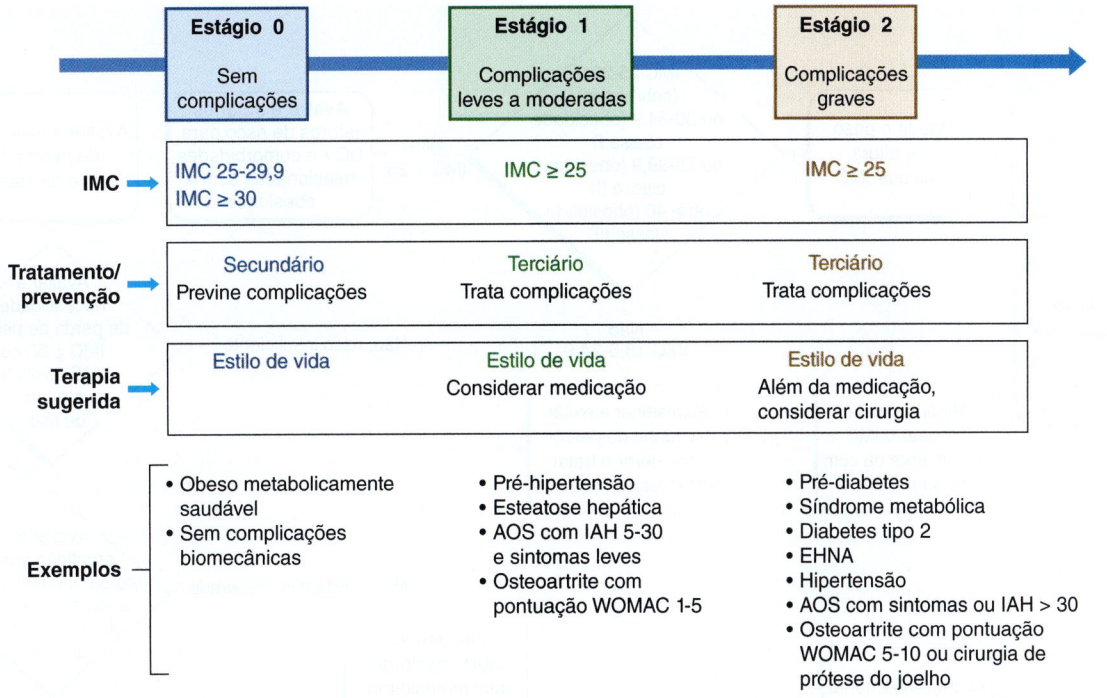

FIGURA 402-1 Classificando a gravidade da obesidade usando as diretrizes de prática clínica da American Association of Clinical Endocrinology. AOS, apneia obstrutiva do sono; EHNA, esteato-hepatite não alcoólica; IAH, índice de apneia-hipopneia; IMC, índice de massa corporal; WOMAC, Índice de Osteoartrite da Western Ontario e McMaster Universities (uma medida de desfecho da osteoartrite, relatada pelo paciente, que registra dor, rigidez e função). (Dados de WT Garvey et al: American Association of Clinical Endocrinologists and American College of Endocrinology comprehensive clinical practice guidelines for medical care of patients with obesity. Endocr Pract 22 (Suppl 3):1, 2016.)

futuros para emagrecer. A avaliação inclui motivação e apoio ao paciente, eventos estressantes da vida, estado psiquiátrico, disponibilidade e limitações de tempo, além de estabelecimento de metas e expectativas apropriadas. A disposição do paciente pode ser vista como o equilíbrio entre duas forças opostas: (1) a motivação ou a vontade do paciente de mudar e (2) a resistência ou a relutância do paciente à mudança.

Um método útil para começar uma avaliação é o uso de uma técnica de entrevista motivacional para "ancorar" o interesse e o compromisso do paciente a uma escala numérica. Nessa técnica, pede-se ao paciente que classifique – em uma escala de 0 a 10, com 0 significando não tão importante (ou confiante) e 10 significando muito importante (ou confiante) – seu nível de interesse e de confiança sobre perder peso naquele momento. Tal exercício ajuda a estabelecer a disposição do paciente para mudar e serve como base para diálogos futuros.

TRATAMENTO
Obesidade

OBJETIVO DA TERAPIA
Os principais objetivos do tratamento são melhorar as comorbidades e a qualidade de vida relacionadas à obesidade e reduzir o risco de desenvolver complicações futuras relacionadas à obesidade. A informação obtida a partir da anamnese, do exame físico e dos testes diagnósticos é usada para determinar o risco e elaborar um plano de tratamento (**Fig. 402-2**). A decisão quanto a instituir um tratamento até certo ponto agressivo e qual modalidade usar é determinada pelo risco do paciente, por suas expectativas e pelos recursos disponíveis. Nem todos os pacientes que são considerados obesos pela triagem do IMC precisam ser tratados, pois o IMC sozinho não mede diretamente a gordura corporal, não distingue a distribuição da gordura corporal ou avalia o estado de saúde de um indivíduo. Entretanto, pacientes que apresentam comorbidades relacionadas com a obesidade e que se beneficiariam de uma intervenção para perda de peso deverão ser tratados de forma proativa. O tratamento da obesidade sempre começa com uma mudança no estilo de vida e pode incluir farmacoterapia ou cirurgia bariátrica, dependendo da categoria de risco do IMC (**Tab. 402-4**). Uma perda de peso de 8 a 10% em 6 meses constitui uma meta realista.

MANEJO DO ESTILO DE VIDA
O tratamento da obesidade abrange atenção a três elementos essenciais do estilo de vida: hábitos alimentares, atividade física e modificação do comportamento. Como a obesidade é fundamentalmente uma doença decorrente do desequilíbrio energético, todos os pacientes precisam aprender como e quando a energia (alimento) é consumida, como e quando é gasta (atividade física) e como incorporar essas informações a seu cotidiano (terapia comportamental). Mostrou-se que a mudança no estilo de vida resulta em perda de peso modesta (em geral, 3-5 kg) em comparação com a ausência de tratamento ou a conduta habitual.

Terapia dietética O foco primário da terapia alimentar é reduzir o consumo global de calorias. As diretrizes da American Heart Association/ American College of Cardiology/The Obesity Society (AHA/ACC/TOS) recomendam iniciar o tratamento com um déficit calórico de 500 a 750 kcal/dia, em comparação com a alimentação habitual do paciente. Como alternativa, pode-se prescrever uma dieta de 1.200 a 1.500 kcal/dia para mulheres e 1.500 a 1.800 kcal/dia para os homens (ajustada para o peso corporal do indivíduo). Essa redução é compatível com uma meta de perda de cerca de 450 a 900 g/semana. O déficit calórico poderá ser instituído por alimentos substitutos ou alternativos. Exemplos incluem escolher porções menores, comer mais frutas, legumes e vegetais, consumir mais cereais integrais, escolher cortes de carne e laticínios com menos gordura, reduzir o consumo de alimentos fritos e de outros alimentos com gorduras e óleos adicionados e beber água em vez de bebidas adoçadas com açúcar. É importante que o aconselhamento dietético continue centrado no paciente e que as metas estabelecidas sejam específicas, mensuráveis, aceitáveis, realistas e oportunas.

A composição dos macronutrientes da dieta irá variar de acordo com a preferência e a condição clínica do paciente. As diretrizes de 2020 do Department of Agriculture Dietary para os americanos (**Cap. 332**), que são focadas na promoção da saúde e na redução do risco, podem ser aplicadas ao tratamento de pacientes com sobrepeso ou obesidade. As recomendações incluem manter uma dieta rica em grãos integrais, frutas, vegetais e fibras alimentares, diminuir o aporte de sódio para < 2.300 mg/dia, consumir laticínios sem gordura ou com baixo teor de gordura e manter o consumo de açúcares adicionados e gordura saturada em < 10% das calorias diárias. A aplicação dessas diretrizes a metas calóricas específicas pode ser encontrada no site *www.choosemyplate.gov*. O controle das porções é uma das estratégias mais difíceis para os pacientes; o

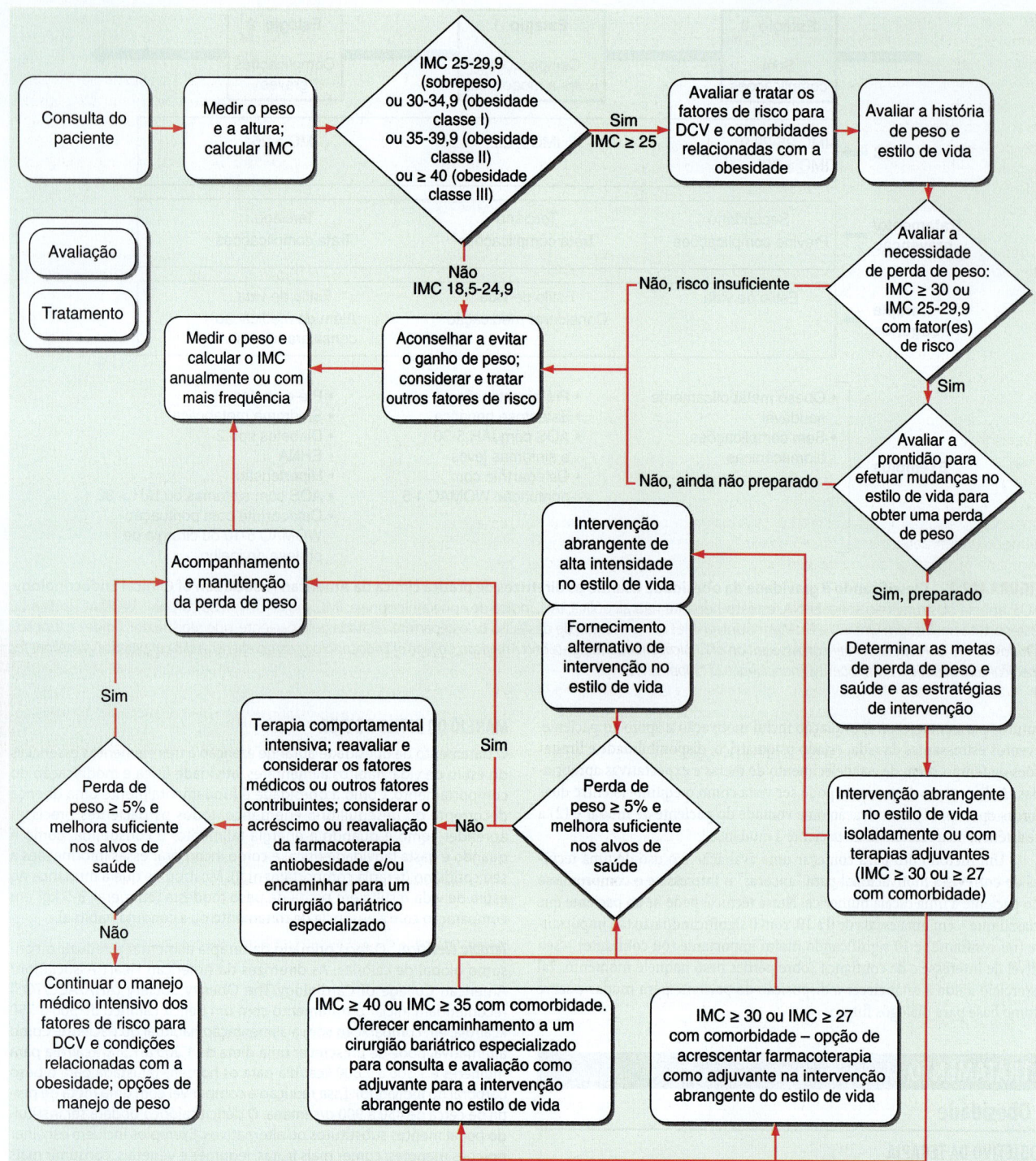

FIGURA 402-2 Algoritmo de tratamento – modelo de manejo de doença crônica para assistência primária de pacientes com sobrepeso e obesidade. Esse algoritmo aplica-se à avaliação do sobrepeso e da obesidade e decisões subsequentes baseadas nessa avaliação. DCV, doença cardiovascular; IMC, índice de massa corporal. *(Reproduzida, com permissão, de MD Jensen et al: 2013 AHA/ACC/TOS guideline for the management of overweight and obesity in adults: A report of the American College of Cardiology/American Heart Association task force on practice guidelines and The Obesity Society. Circulation 129(25 Suppl 2):S102, 2014.)*

TABELA 402-4 ■ Um guia de alternativas de tratamento para obesidade					
	Categoria do IMC (kg/m^2)				
Tratamento	25-26,9	27-29,9	30-34,9	35-39,9	≥ 40
Dieta, exercício, terapia comportamental	Com comorbidades	Com comorbidades	+	+	+
Farmacoterapia	–	Com comorbidades	+	+	+
Tratamento cirúrgico	–	–	–	Com comorbidades	+

Fonte: Reproduzida, com permissão, do U.S. Department of Health and Human Services Public Health Service. National Institutes of Health, National Heart, Lung and Blood Institute: The Practical Guide Identification, Evaluation, and Treatment of Overweight and Obesity in Adults. NIH Publication Number 00-4084. October 2000.
Sigla: IMC, índice de massa corporal.

uso de produtos preparados previamente, como substitutos de refeições, é uma sugestão simples e conveniente. São exemplos as refeições congeladas, *shakes* de proteínas e barras de cereais. O uso de substituições de refeições na alimentação tem levado a uma perda de peso de 7 a 8%.

Diversos ensaios clínicos randomizados comparando dietas de diferentes composições de macronutrientes (p. ex., pobre em carboidratos, pobre em gorduras, mediterrânea) mostraram que a perda de peso depende primariamente da redução da ingestão de calorias totais e da adesão à dieta prescrita, e não às proporções específicas de carboidratos, gorduras e proteínas na dieta. A composição dos macronutrientes será, em última análise, determinada pelas preferências de paladar, estilo de cozinha e cultura do paciente. Entretanto, os problemas médicos básicos do paciente também são importantes na orientação da composição alimentar recomendada. A prescrição alimentar irá variar de acordo com o perfil metabólico e os fatores de risco do paciente. Uma consulta com um nutricionista registrado para o tratamento médico nutricional é particularmente útil para se considerar a preferência do paciente e o tratamento de condições de comorbidades.

Outra abordagem alimentar a ser considerada se baseia no conceito de *densidade energética*, que se refere ao número de calorias (i.e., quantidade de energia) contido em um alimento por unidade de peso. As pessoas tendem a ingerir um volume constante de alimento, qualquer que seja seu conteúdo calórico ou de macronutrientes. O acréscimo de água ou fibras a um alimento diminui sua densidade energética por aumentar o peso sem afetar o conteúdo calórico. São exemplos de alimentos com baixa densidade energética as sopas, as frutas, os legumes e as verduras, a farinha de aveia e as carnes magras. Os alimentos secos e os ricos em gordura, como *pretzels*, queijos, gema de ovo, batatas fritas e carne vermelha, têm alta densidade energética. Mostrou-se que as dietas que contêm alimentos com baixa densidade energética controlam a fome e, portanto, resultam em baixo consumo calórico e perda de peso.

Ocasionalmente, dietas muito pobres em calorias (DMPCs) são prescritas como uma forma de terapia dietética agressiva. O objetivo primário de uma DMPC é promover uma perda de peso rápida e significativa (13-23 kg) em curto prazo, em um período de 3 a 6 meses. As fórmulas comerciais elaboradas com esse objetivo costumam fornecer ≤ 800 kcal, 50 a 80 g de proteína e 100% do consumo diário recomendado de vitaminas e minerais. De acordo com uma revisão da National Task Force on the Prevention and Treatment of Obesity, as indicações para se iniciar uma DMPC incluem o envolvimento de indivíduos com obesidade moderada a grave bem motivados, que tenham falhado nas abordagens mais conservadoras para perda de peso e que tenham uma condição clínica que poderia melhorar imediatamente com a perda rápida de peso. Tais condições incluem diabetes tipo 2 não controlado, hipertrigliceridemia, apneia obstrutiva do sono e edema periférico sintomático. No estudo DiRECT com pacientes com diabetes tipo 2 e obesidade, uma dieta com fórmula de baixa caloria (825-853 kcal/dia) foi administrada por 3 meses, seguida por um programa mensal estruturado. Aos 12 meses, quase metade dos participantes alcançou a remissão para um estado não diabético e não estava tomando medicamentos antidiabéticos. O uso de fórmulas dietéticas deve ser prescrito por profissionais treinados em um ambiente de assistência médica onde o monitoramento médico e a intervenção de estilo de vida de alta intensidade possam ser fornecidos.

Terapia com atividade física Embora o exercício isoladamente tenha eficácia apenas moderada em termos de perda de peso, combinado com a modificação alimentar, constitui a abordagem comportamental mais efetiva no tratamento da obesidade. O papel mais importante do exercício parece ser na manutenção da perda de peso. As Physical Activity Guidelines for Americans (www.health.gov/paguidelines) de 2018 recomendam que os adultos devam se engajar em atividades físicas aeróbicas de intensidade moderada durante 150 minutos por semana ou de intensidade vigorosa durante 75 minutos por semana, preferencialmente distribuídas ao longo da semana. O foco deverá ser a sugestão de maneiras simples de acrescentar atividade física à rotina diária normal por meio de atividades de lazer, viagens e trabalho doméstico. São exemplos as caminhadas, o uso de escadas, os cuidados da casa e de sua área externa e a prática de algum esporte. Além disso, é importante reduzir o comportamento sedentário, que está associado à mortalidade por todas as causas e mortalidade por doença cardiovascular em adultos. Uma estratégia útil é pedir que o paciente use um pedômetro ou acelerômetro para monitorar o acúmulo total de passos ou calorias gastas como parte das atividades cotidianas. A contagem de passos tem alta correlação com o nível de atividade. Estudos demonstraram que as atividades do estilo de vida são tão efetivas quanto programas estruturados de exercícios para melhorar a aptidão cardiorrespiratória e a perda de peso. Um nível elevado de atividade física (> 300 minutos de atividade de intensidade moderada por semana) normalmente é necessário para perder e sustentar a perda de peso. Essas recomendações de exercícios assustam a maioria dos pacientes, precisando ser implementadas gradualmente. A consulta a um fisiologista especializado em exercícios ou a um *personal trainer* poderá ser útil.

Terapia comportamental A terapia cognitivo-comportamental é usada para ajudar a mudança e o reforço de novos comportamentos alimentares e de atividade física. As estratégias incluem técnicas de automonitoração (p. ex., um diário, verificação do peso, quantificação do alimento e da atividade), controle do estresse e dos estímulos (p. ex., uso de pratos menores, não comer vendo televisão ou no carro), apoio social, solução de problemas e reestruturação cognitiva para ajudar os pacientes a desenvolverem ideias mais positivas e realistas sobre si mesmos. Ao recomendar qualquer mudança comportamental no estilo de vida, deve-se pedir ao paciente que identifique qual, quando, onde e como a mudança de comportamento será feita. O paciente deverá manter um registro da modificação comportamental esperada, de modo que o progresso possa ser revisto na próxima consulta. Como a implementação dessas técnicas demanda tempo, sua supervisão com frequência é realizada por uma equipe auxiliar do consultório, como um profissional experiente ou nutricionista registrado.

FARMACOTERAPIA

Os tratamentos farmacológicos adjuvantes devem ser considerados para pacientes com IMC ≥ 30 kg/m² ou para aqueles com IMC ≥ 27 kg/m² que apresentam doenças concomitantes relacionadas com a obesidade e para aqueles nos quais a terapia dietética e a atividade física não tiveram êxito. Quando se prescreve um medicamento antiobesidade, os pacientes devem estar ativamente engajados em um programa de mudança do estilo de vida que forneça as estratégias e as habilidades necessárias ao uso efetivo do fármaco, pois tal apoio aumenta a perda de peso total.

Medicamentos para obesidade se dividem em duas categorias principais: aqueles que afetam o apetite e aqueles que inibem a absorção de gordura gastrintestinal. Desde 2012, quatro novos medicamentos para controle do apetite foram aprovados pela Food and Drug Administration (FDA) com indicação para controle de peso crônico, embora um tenha sido retirado voluntariamente em fevereiro de 2020. Esses medicamentos funcionam biologicamente para suprimir o apetite, afetando a fome, a saciedade e o desejo por alimentos altamente prazerosos, tornando mais fácil para os pacientes seguir suas intenções alimentares para restringir a ingestão calórica. Além disso, uma cápsula que é considerada um dispositivo médico foi comercializada em 2020.

Medicamentos de ação central Essa classe de medicamentos afeta a saciedade (sensação de saciedade após uma refeição), a fome (sensação biológica que leva a comer) e o desejo (desejo intenso por um alimento específico). Ao controlar o apetite, esses agentes ajudam os pacientes a reduzir a ingestão calórica sem uma sensação de privação. O alvo para as ações desses medicamentos é principalmente o hipotálamo e os centros de recompensa no sistema nervoso central (Cap. 401). Os agentes adrenérgicos simpatomiméticos clássicos (benzfetamina, fendimetrazina, dietilpropiona, mazindol e fentermina) atuam estimulando a liberação da norepinefrina ou bloqueando sua reabsorção. Dentre esses agentes, a fentermina é a mais comumente prescrita, porém os dados em longo prazo sobre a sua efetividade são limitados. Uma revisão de 2002 de seis ensaios clínicos randomizados controlados por placebo de fentermina para o controle de peso mostrou que os pacientes perderam 0,6 a 6 kg de peso adicionais durante 2 a 24 semanas de tratamento. Os efeitos colaterais mais comuns dos agentes derivados da anfetamina são agitação, insônia, boca seca, constipação e aumento da pressão arterial e frequência cardíaca.

O PHEN/TPM é um fármaco combinado que contém um liberador de catecolamina (fentermina) e um anticonvulsivante (topiramato). O topiramato é aprovado pela FDA como anticonvulsivante para o tratamento da epilepsia e para a profilaxia de enxaquecas. A perda de peso foi identificada como um efeito colateral indesejado do topiramato durante ensaios clínicos para epilepsia. O mecanismo responsável pela perda de peso causada pelo topiramato é desconhecido, porém acredita-se que seja

TABELA 402-5 ■ Ensaios clínicos para medicamentos antiobesidade

	PHEN/TPM		Naltrexona SR/Bupropiona SR			Liraglutida	
	EQUIP	**CONQUER**	**COR-I**	**COR-II**	**COR-BMOD**	**SCALE**	**SCALE maintenance**
Nº de participantes (IDT-UOR)	1.230	2.487	1.742	1.496	793	3.731	422
IMC (kg/m^2)	≥ 35	27-45	30-45	30-45	30-45	≥ 27	≥ 27
Idade (anos)	18-70	18-70	18-65	18-65	18-65	≥ 18	≥ 18
Comorbidades (cardiovasculares e metabólicas)	≥ 1	≥ 2	≥ 1	≥ 1	≥ 1	≥ 1	≥ 1
Perda de peso média (%) com tratamento vs. placebo	10,9 vs. 1,6	7,8 vs. 1,2	6,1 vs. 1,3	6,5 vs. 1,9	9,3 vs. 5,1	8,0 vs. 2,6	6,2 vs. 0,2
Perda de peso subtraída do placebo (%)	9,3	6,6	4,8	4,6	4,2	5,4	6,0
Alteração categórica em perda de peso de 5% com tratamento vs. placebo	66,7 vs. 17,3	62 vs. 21	48 vs. 16	50,5 vs. 17,1	66,4 vs. 42,5	63,2 vs. 27,1	81,4 vs. 48,9
Taxa de conclusão do estudo, tratamento vs. placebo (%)	66,4 vs. 52,9	69 vs. 57	50	54	57,9 vs. 58,4	71,9 vs. 64,4	75 vs. 69,5

Nota: EQUIP, PHEN/TPM = dose de 15/92 mg; CONQUER, PHEN/TPM = dose de 7,5/46 mg.
Siglas: IDT-UOR, intenção de tratamento, última observação realizada; IMC, índice de massa corporal; PHEN-TPM, fentermina-topiramato de liberação prolongada.

realizado por sua modulação de receptores do ácido γ-aminobutírico, inibição da anidrase carbônica e antagonismo do glutamato. O PHEN/TPM participou de dois ensaios-piloto randomizados de 1 ano duplos-cegos controlados por placebo de eficácia e segurança: EQUIP e CONQUER. Em um terceiro estudo, SEQUEL, 78% dos pacientes do CONQUER continuaram a receber o tratamento cego por 1 ano adicional. Todos os participantes receberam aconselhamento nutricional e de exercícios físicos. O número de participantes, a elegibilidade, as características e os resultados da perda de peso estão mostrados na Tabela 402-5. A perda de peso em 1 ano subtraída do placebo com intenção de tratamento com PHEN/TPM foi de 9,3% (dose de 15 mg/92 mg) e de 6,6% (dose de 7,5 mg/46 mg), respectivamente, nos ensaios clínicos EQUIP e CONQUER. A melhora clínica e estatística dose-dependente foi vista em avaliações de resultados cardiovasculares e metabólicos que foram relatados para a perda de peso. Os eventos adversos mais comuns experimentados pelo grupo randomizado para o fármaco foram parestesia, boca seca, constipação, disgeusia e insônia. Devido ao risco aumentado de formação congênita de fendas orais no feto devido ao topiramato, as mulheres de idade fértil devem ter um teste de gravidez negativo antes de iniciar o tratamento e, em seguida, mensalmente, além do uso de contracepção efetiva consistentemente durante o tratamento farmacológico.

A lorcasserina foi aprovada pela FDA para controle de peso crônico em 2012 e retirada do mercado em 2020. A lorcasserina foi desenvolvida como um agonista seletivo do receptor de 5-HT2$_C$ com uma seletividade funcional cerca de 15 vezes superior à dos receptores de 5-HT2$_A$ e 100 vezes àquela dos receptores de 5-HT2$_B$. Essa seletividade é importante, já que a valvulopatia induzida por fármacos documentada com dois outros agentes serotonérgicos que foram removidos do mercado – fenfluramina e dexfenfluramina – foi devida à ativação de receptores de 5-HT2$_B$ expressos nas células intersticiais das valvas cardíacas. Pela ativação do receptor de 5-HT2$_C$, acredita-se que a lorcasserina reduza a ingestão de alimento por meio do sistema pró-opiomelanocortina (POMC) dos neurônios.

A lorcasserina participou de dois ensaios randomizados duplos-cegos controlados por placebo para a sua eficácia e segurança. A perda de peso em 1 ano subtraída do placebo com intenção de tratamento foi de 3,6% e 3%, respectivamente, em dois ensaios fundamentais. Foi observada uma modesta melhora estatística consistente com a perda de peso em avaliações selecionadas de resultados metabólicos e cardiovasculares. No entanto, um estudo de desfecho cardiovascular pós-comercialização identificou que um maior número de pacientes que tomaram lorcasserina (7,7%) foram diagnosticados com câncer, em comparação com aqueles que tomaram placebo (7,1%). O estudo foi conduzido com 12 mil pacientes ao longo de 5 anos. Uma variedade de tipos de câncer foi relatada, com vários tipos diferentes de câncer ocorrendo com mais frequência no grupo lorcasserina, incluindo de pâncreas, colorretal e de pulmão.

A naltrexona SR/bupropiona SR (NB) é uma combinação de antagonista opioide e inibidor leve da recaptação de dopamina e norepinefrina, respectivamente. A naltrexona isoladamente foi aprovada pela FDA para o tratamento da dependência de álcool e para o bloqueio dos efeitos da administração exógena de opioides, enquanto a bupropiona foi aprovada como antidepressivo e para auxílio na cessação do tabagismo. Quando usadas em combinação, cada componente atua em conjunto: a bupropiona estimula a secreção do hormônio estimulador dos melanócitos α (MSH) a partir da POMC, enquanto a naltrexona bloqueia os efeitos inibitórios dos receptores de opioides por retroalimentação ativados pela β-endorfina liberada pelo hipotálamo, permitindo, assim, que os efeitos inibitórios do MSH reduzam o consumo de alimento.

O medicamento foi submetido a três ensaios clínicos duplos-cegos controlados por placebo randomizados para a sua eficácia e segurança. Os participantes foram randomizados para receber NB (dois comprimidos de 8 mg/90 mg, duas vezes ao dia) ou placebo nos três estudos COR. Enquanto os participantes receberam aconselhamento nutricional e de exercício padronizado nos estudos COR-I e COR-II, um programa mais intensivo de modificação do comportamento foi fornecido no COR-BMOD (Tab. 402-5). A perda de peso em 1 ano subtraída do placebo com intenção de tratamento foi de 4,8%, 5,1% e 4,2%, respectivamente, nos ensaios clínicos COR-I, COR-II e COR-BMOD. A melhora clínica e estatística dose-dependente foi vista em avaliações de resultados cardiovasculares e metabólicos que foram relatados para a perda de peso. Entretanto, a medicação resultou em ligeiro aumento ou reduções menores da pressão arterial e do pulso em comparação com placebo. Os efeitos adversos mais comuns apresentados pelos grupos randomizados para o fármaco incluíram náusea, constipação, cefaleia, vômitos, tontura, diarreia, insônia e boca seca.

A liraglutida, o quarto fármaco novo, é um análogo do peptídeo relacionado com o glucagon 1 (GLP-1), com 97% de homologia com o GLP-1 humano, anteriormente aprovado para o tratamento do diabetes tipo 2 em doses de até 1,8 mg, uma vez ao dia. Além de seus efeitos como hormônio incretina (secreção de insulina induzida pela glicose), a liraglutida inibe tanto o esvaziamento gástrico quanto a secreção de glucagon e estimula os receptores GLP-1 no núcleo arqueado do hipotálamo, de modo a reduzir a ingestão de alimento.

A liraglutida foi submetida a três ensaios clínicos duplos-cegos controlados por placebo randomizados para a sua eficácia e segurança. Os participantes foram randomizados para receber liraglutida (3 mg/dia, subcutâneo) ou placebo para perda de peso inicial – SCALE (pacientes sem diabetes) e SCALE Diabetes (pacientes com diabetes) ou para manutenção do peso após uma perda de peso inicial (SCALE Maintenance) (Tab. 402-5). Todos os participantes receberam aconselhamento nutricional e de exercícios físicos. Nos estudos SCALE e SCALE Maintenance, os pacientes apresentavam sobrepeso ou obesidade e tinham hipertensão ou dislipidemia tratadas ou sem tratamento. A perda de peso em 1 ano subtraída do placebo com intenção de tratamento foi de 5,4% e 6,1%, respectivamente, nos ensaios clínicos SCALE e SCALE Maintenance. Foram observadas melhoras dependentes da dose clínicas e estatísticas nas medições dos resultados cardiovasculares e metabólicos selecionados; entretanto, houve um pequeno aumento na frequência cardíaca. Os efeitos adversos mais comuns consistiram em náusea, diarreia, constipação e vômitos. Os agonistas do GLP-1 não devem ser prescritos a pacientes com história familiar ou pessoal de câncer medular ou de tireoide ou neoplasia endócrina múltipla.

Na aprovação dos novos medicamentos antiobesidade, a FDA introduziu uma nova cláusula com relevância clínica importante: um período de ensaio de prescrição para avaliar a eficácia. A resposta a essas medicações deve ser avaliada depois de 12 semanas de tratamento para a combinação de PHEN/TPM (ou após 16 semanas para NB e a liraglutida, visto que há aumento dos títulos dessas medicações durante o primeiro mês). A determinação da responsividade com 3 ou 4 meses baseia-se em dados de observação *post hoc* de que os pacientes que não perderam uma quantidade predeterminada de peso no início do tratamento tiveram menos sucesso em 1 ano. No caso do PHEN/TPM, se o paciente não tiver perdido pelo menos 3% de peso corporal em 3 meses, o médico poderá aumentar a dose e reavaliar o progresso em 6 meses ou interromper o tratamento completamente. No caso da NB, o medicamento deve ser interrompido caso o paciente não tenha perdido pelo menos 5% de peso corporal. O alvo correspondente para a liraglutida é uma perda de peso de 4%.

Medicações de ação periférica O orlistate é um derivado hidrogenado sintético de um inibidor da lipase de ocorrência natural, a lipostatina, que é produzido pelo fungo *Streptomyces toxytricini*. Esse fármaco consiste em um inibidor potente, lentamente reversível, das lipases pancreáticas, gástricas e carboxiléster e da fosfolipase A_2, que são necessárias à hidrólise da gordura alimentar em ácidos graxos e monoacilgliceróis. O orlistate atua no lúmen do estômago e intestino delgado formando uma ligação covalente com o sítio ativo dessas lipases. Administrado em uma dose terapêutica de 120 mg, três vezes ao dia, o orlistate bloqueia a digestão e a absorção de cerca de 30% da gordura alimentar. Após a interrupção de sua administração, o conteúdo de gordura fecal, em geral, volta ao normal em 48 a 72 horas.

Vários estudos randomizados duplos-cegos controlados por placebo mostraram que, após 1 ano, o orlistate induz uma perda de peso de cerca de 9 a 10%, enquanto os receptores de placebo apresentaram uma perda de peso de 4 a 6%. Como a absorção do orlistate do trato gastrintestinal é mínima (< 1%), ele não apresenta efeitos colaterais sistêmicos.

A tolerabilidade ao fármaco está relacionada à má-absorção de gordura alimentar e à subsequente passagem de gordura pelas fezes. Efeitos gastrintestinais adversos, incluindo flatulência com descarga fecal, urgência fecal, fezes gordurosas/oleosas e aumento da evacuação, são relatados por pelo menos 10% dos pacientes tratados com orlistate. Em geral, tais efeitos colaterais são observados precocemente, diminuem à medida que os pacientes controlam o consumo de gordura e poucas vezes fazem os pacientes abandonarem os ensaios clínicos. Quando administrado em conjunto, o muciloide de psílio é útil no controle dos efeitos colaterais gastrintestinais induzidos pelo orlistate. Como as concentrações séricas das vitaminas lipossolúveis D e E e do betacaroteno podem ficar reduzidas em consequência do tratamento com orlistate, os suplementos vitamínicos são recomendados para prevenir possíveis deficiências. O orlistate foi aprovado para venda sem prescrição em 2007.

Dispositivo oral Gelesis100 é um gel não sistêmico e solúvel em água, aprovado pela FDA em 2019. No estômago, a cápsula libera o microgel de celulose, que absorve água e forma uma matriz com consistência de alimento, ocupando cerca de 25% do estômago. No intestino grosso, é decomposto por enzimas e a celulose é excretada. Gelesis100 e placebo foram avaliados durante 24 semanas em pacientes com IMC de 27 a ≤ 40 kg/m^2 e glicemia de jejum de 90 a 145 mg/dL. A perda de peso do placebo subtraída pela intenção de tratar, de 24 semanas, foi de 2,1% (6,4% vs. 4,4%). O tratamento com Gelesis100 não apresentou riscos de segurança aumentados aparentes. As cápsulas são aprovadas para pacientes com IMC ≥ 25 kg/m^2, com ou sem comorbidades.

CIRURGIA

A cirurgia bariátrica **(Fig. 402-3)** pode ser considerada para os pacientes com obesidade grave (IMC ≥ 40 kg/m^2) ou para aqueles com obesidade moderada (IMC ≥ 35 kg/m^2) associada a uma série de comorbidades. As cirurgias de perda de peso foram tradicionalmente classificadas em três categorias com base nas alterações anatômicas: restritivas, restritivas malabsortivas e malabsortivas. Entretanto, mais recentemente, os

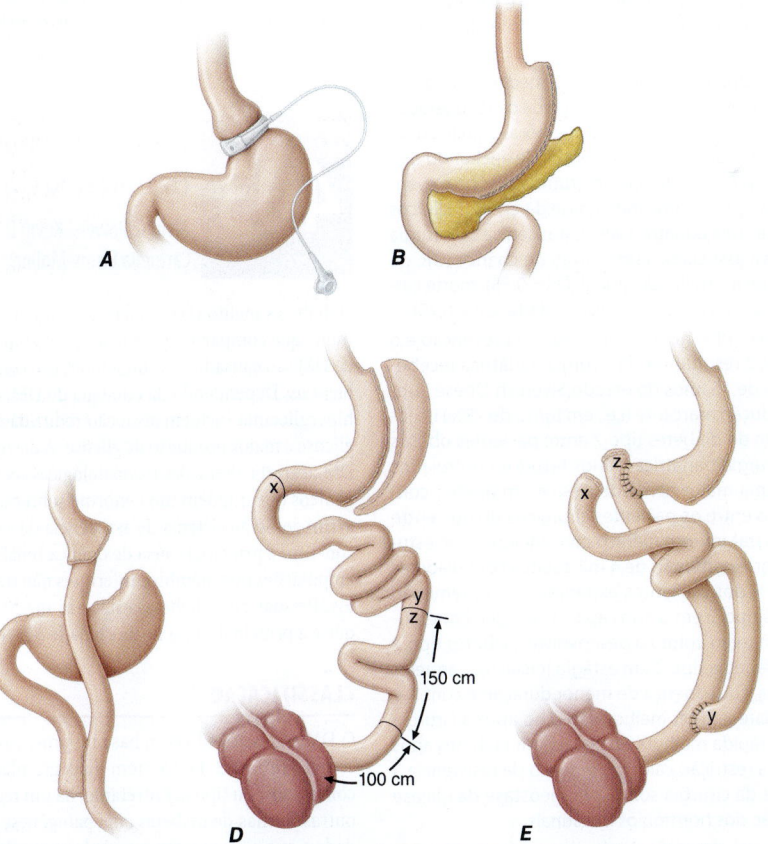

FIGURA 402-3 Procedimentos de cirurgia bariátrica. Exemplos de intervenções operatórias usadas para a manipulação cirúrgica do trato gastrintestinal. *A.* Banda gástrica ajustável laparoscópica. *B.* Gastrectomia laparoscópica em *sleeve*. *C.* Derivação gástrica em Y de Roux. *D.* Desvio biliopancreático com *switch* duodenal. *E.* Desvio biliopancreático.

benefícios clínicos da cirurgia bariátrica na obtenção de uma perda de peso e alívio das comorbidades metabólicas foram atribuídos, em grande parte, a mudanças nas respostas fisiológicas dos hormônios intestinais, metabolismo dos ácidos biliares, microbiota e metabolismo do tecido adiposo. Os efeitos metabólicos resultantes do *bypassing* do intestino anterior incluem as respostas alteradas da grelina, do GLP-1, do peptídeo YY3-36 e da oxintomodulina. Efeitos adicionais na ingestão alimentar e no controle do peso corporal podem ser atribuídos às alterações na sinalização vagal. A perda de massa gordurosa, em particular da gordura visceral, está associada às múltiplas alterações metabólicas, nas adipocinas e inflamatórias que incluem uma melhor sensibilidade à insulina e eliminação da glicose; à redução do fluxo de ácidos graxos livres; ao aumento dos níveis de adiponectina e à redução dos níveis de interleucina 6, fator de necrose tumoral α e proteína C-reativa ultrassensível.

As cirurgias restritivas limitam a quantidade de alimento que o estômago consegue reter e tornam a taxa de esvaziamento gástrico mais lenta. A *banda gástrica ajustável laparoscópica* representa o protótipo dessa categoria. O primeiro dispositivo de banda, a LAP-BAND, foi aprovado para uso nos Estados Unidos em 2001. Diferentemente dos dispositivos anteriores, essa banda apresenta diâmetro ajustável por meio de sua conexão com um reservatório implantado sob a pele. A injeção de solução salina no interior do reservatório e a remoção de solução salina do reservatório apertam ou afrouxam o diâmetro interno da banda, respectivamente, modificando, assim, o tamanho da abertura gástrica. Embora a porcentagem média de perda de peso corporal total em 5 anos seja estimada em 20 a 25%, um acompanhamento mais prolongado foi mais decepcionante, levando praticamente ao abandono do procedimento. Na *gastrectomia laparoscópica em sleeve*, o estômago é restrito por grampeamento e divisão vertical, removendo cerca de 80% de sua curvatura maior e deixando um estômago remanescente fino, em forma de banana ao longo da curvatura menor. A perda de peso após esse procedimento é superior à observada após a banda gástrica ajustável laparoscópica.

Os três procedimentos de *bypass* restritivo-malabsortivo combinam os elementos de restrição gástrica e má-absorção seletiva: derivação gástrica em Y de Roux, desvio biliopancreático e desvio biliopancreático com *switch* duodenal **(Fig. 402-3)**. O procedimento em Y de Roux é o mais comumente realizado e o mais aceito. Esses procedimentos são realizados de modo rotineiro por laparoscopia.

Esses procedimentos geralmente produzem uma média de perda de peso corporal total de 30 a 35% em 12 a 18 meses, seguida de recuperação de peso variável a partir de então. Foram relatadas melhoras significativas em diversas comorbidades relacionadas com a obesidade, incluindo diabetes tipo 2, hipertensão, dislipidemia, apneia obstrutiva do sono e eventos cardiovasculares em longo prazo. Uma metanálise de ensaios clínicos controlados comparando a cirurgia bariátrica *versus* a ausência de cirurgia mostrou que a cirurgia estava associada a uma razão de chance (OR, de *odds ratio*) reduzida do risco de mortalidade global (OR = 0,55), morte cardiovascular (OR = 0,58) e de todas as causas de mortalidade (OR = 0,70).

Entre os benefícios observados nas comorbidades, a prevenção e o tratamento do diabetes tipo 2 resultantes da cirurgia bariátrica receberam a maior atenção. Dados de 15 anos do estudo Swedish Obese Subjects demonstraram uma redução marcante (i.e., em torno de 78%) na incidência do desenvolvimento do diabetes tipo 2 entre pacientes obesos que foram submetidos à cirurgia bariátrica. Vários estudos controlados randomizados mostraram uma maior perda de peso e um melhor controle glicêmico em 1 e 5 anos entre os pacientes cirúrgicos do que entre os pacientes que receberam tratamento médico convencional. Um estudo retrospectivo de uma coorte com mais de 4 mil adultos com diabetes mostrou que, no total, 68,2% dos pacientes experimentaram remissão completa inicial do diabetes tipo 2 em 5 anos após a cirurgia. Entretanto, entre esses pacientes, um terço voltou a desenvolver diabetes tipo 2 em 5 anos. Pacientes com diabetes tipo 2 em estágio inicial (i.e., aqueles que não precisam de insulina, com doença de menor duração e com hemoglobina A_{1c} mais baixa) parecem ter melhor desfecho após a cirurgia bariátrica. Acredita-se que a rápida melhora observada no diabetes após a cirurgia bariátrica se deva à restrição calórica, redução da resistência à insulina e efeitos específicos da cirurgia sobre a homeostase da glicose em consequência da alteração dos hormônios intestinais.

A taxa de mortalidade em decorrência da cirurgia bariátrica, em geral, é < 1%, mas varia de acordo com o procedimento, com a idade do paciente e suas comorbidades e com a experiência da equipe cirúrgica. As complicações cirúrgicas mais comuns consistem em estenose da boca anastomótica ou úlceras na margem da anastomose (que ocorrem em 5-15% dos pacientes), as quais se manifestam por náuseas e vômitos prolongados após comer ou impossibilidade de voltar a consumir uma dieta sólida. Tais complicações são tratadas por dilatação endoscópica com balão e terapia de supressão ácida, respectivamente. Para os pacientes submetidos à banda gástrica ajustável laparoscópica, não há anormalidades na absorção intestinal além da redução mecânica no tamanho e no efluxo gástricos. Por isso, as deficiências seletivas são incomuns, a menos que haja desequilíbrios nos hábitos alimentares. Em contrapartida, os procedimentos restritivos mal-absortivos possuem um risco aumentado para a ocorrência de deficiências de micronutrientes, como vitamina B_{12}, ferro, folato, cálcio e vitamina D. Pacientes submetidos aos procedimentos restritivos malabsortivos requerem suplementação com esses micronutrientes pelo resto da vida.

Balões gástricos intraluminais Três dispositivos de balão gástrico, que são colocados no estômago endoscopicamente (os dispositivos REHAPE e ORBERA) ou engolidos (OBALON), são aprovados para perda de peso. A eficácia dos dispositivos em 6 meses, com base na média ponderada da perda de peso percentual agrupada, foi de 9,7%, e a perda de peso percentual subtraída do controle foi de 5,6%. Os dispositivos são aprovados apenas para uso por um período de até 6 meses em adultos com IMC de 30 a 40 kg/m². Os efeitos adversos incluem náusea, vômitos e dor abdominal.

LEITURAS ADICIONAIS

Apovian CM et al: Pharmacological management of obesity: An Endocrine Society clinical practice guideline. J Clin Endocrinol Metab 100:342, 2015.
Garvey WT et al: American Association of Clinical Endocrinologists and American College of Endocrinology Comprehensive clinical practice guidelines for medical care of patients with obesity. Endocr Pract 22(suppl 3):1, 2016.
Jensen MD et al: 2013 AHA/ACC/TOS guideline for the management of overweight and obesity in adults: A report of the American College of Cardiology/American Heart Association Task Force on Practice Guidelines and The Obesity Society. Circulation 129(suppl 2):S102, 2014.
Obesity Canada: Canadian Adult Obesity Clinical Guidelines (CPGs). Available at https://obesitycanada.ca/guidelines/. Accessed December 25, 2020.

403 Diabetes melito: diagnóstico, classificação e fisiopatologia
Alvin C. Powers, Kevin D. Niswender, Carmella Evans-Molina

O diabetes melito (DM) refere-se a um grupo de distúrbios metabólicos comuns que compartilham o fenótipo da hiperglicemia. Vários tipos distintos de DM são causados por uma interação complexa de fatores genéticos e ambientais. Dependendo da etiologia do DM, os fatores que contribuem para a hiperglicemia incluem secreção reduzida de insulina, menor utilização de glicose e maior produção de glicose. A desregulação metabólica associada ao DM acarreta alterações fisiopatológicas secundárias em muitos sistemas orgânicos que impõem uma enorme sobrecarga aos indivíduos com diabetes, assim como ao sistema de assistência de saúde. Nos Estados Unidos, o DM constitui a principal causa de doença renal em estágio terminal (DRET), de amputações dos membros inferiores não traumáticas e de cegueira em adultos. Pessoas com diabetes estão em maior risco de doença cardiovascular, que é a principal causa de morbidade e mortalidade nessa população.

CLASSIFICAÇÃO

O DM é classificado com base no processo patogênico que leva à hiperglicemia **(Tab. 403-1)**. Existem duas grandes categorias de DM, designadas como tipo 1 ou tipo 2. Entretanto, há um reconhecimento cada vez maior de outras formas de diabetes cuja patogênese molecular está mais bem elucidada e que podem estar associadas a um defeito monogênico. Essas formas alternativas, bem como outras formas "atípicas", podem compartilhar características do DM tipo 1 e/ou tipo 2. O DM tipo 1 desenvolve-se em consequência da autoimunidade dirigida contra as células beta produtoras de insulina, resultando em deficiência de insulina. O DM tipo 2 é um grupo heterogêneo de distúrbios, caracterizados por graus variáveis de resistência à insulina, comprometimento da secreção de insulina e aumento na produção hepática de glicose. Defeitos na ação e/ou na secreção da insulina dão origem ao fenótipo comum da hiperglicemia no DM tipo 2 e comportam importantes implicações terapêuticas potenciais agora que estão disponíveis agentes farmacológicos cujos alvos são desarranjos metabólicos específicos. Tanto o diabetes tipo 1 quanto o tipo 2 são precedidos por um período de piora progressiva da homeostase da glicose, seguido de desenvolvimento de hiperglicemia, que ultrapassa o limiar para o diagnóstico clínico. No diabetes tipo 2, essa fase é designada como pré-diabetes e é mais especificamente classificada como glicemia em jejum alterada (GJA) ou tolerância à glicose diminuída (TGD) (Fig. 403-1). Recentemente, esses estágios distintos do DM tipo 1 foram definidos com base no desenvolvimento de autoanticorpos contra antígenos das células beta pancreáticas ou ocorrência de disglicemia progressiva (discutida adiante).

OUTROS TIPOS DE DM

Outras etiologias de DM incluem defeitos genéticos específicos na secreção ou na ação da insulina, anormalidades metabólicas que prejudicam a secreção

TABELA 403-1 ■ Classificação etiológica do diabetes melito

I. Diabetes tipo 1 (destruição imunomediada das células beta, levando geralmente à deficiência absoluta de insulina)

II. Diabetes tipo 2 (pode variar predominantemente desde uma resistência à insulina com deficiência relativa de insulina até um defeito predominantemente secretor da insulina com resistência à insulina)

III. Tipos específicos de diabetes (monogênico ou MODY)
   A. Defeitos genéticos no desenvolvimento ou na função das células beta, caracterizados por mutações em:
      1. Fator de transcrição nuclear dos hepatócitos (HNF) 4α
      2. Glicocinase
      3. HNF-1α
      4. Fator promotor de insulina 1, HNF-1β, NeuroD1 e outros reguladores/proteínas das ilhotas pancreáticas, como *KLF11, PAX4, BLK, GATA4, GATA6, SLC2A2* (GLUT2), *RFX6, GLIS3*
      5. Insulina, levando ao diabetes neonatal permanente
      6. Subunidades do canal de potássio sensível ao ATP, levando ao diabetes neonatal permanente
      7. DNA mitocondrial
   B. Diabetes neonatal transitório
   C. Doenças do pâncreas exócrino – pancreatite, pancreatectomia, neoplasia, fibrose cística, hemocromatose, pancreatopatia fibrocalculosa, mutações da carboxiléster-lipase
   D. Defeitos genéticos na ação da insulina, incluindo insulinorresistência tipo A, leprechaunismo, síndrome de Rabson-Mendenhall, síndromes de lipodistrofia
   E. Endocrinopatias – acromegalia, síndrome de Cushing, glucagonoma, feocromocitoma, hipertireoidismo, somatostatinoma, aldosteronoma
   F. Induzido por fármacos ou substâncias – glicocorticoides, calcineurina e inibidores de mTOR (depois do transplante de órgãos), vacor (um rodenticida), pentamidina, ácido nicotínico, diazóxido, agonistas β-adrenérgicos, tiazídicos, hidantoínas, asparaginase, alfainterferona, inibidores de protease, antipsicóticos (atípicos e outros), epinefrina
   G. Infecções – rubéola congênita, citomegalovírus, vírus Coxsackie
   H. Formas incomuns de diabetes imunomediadas – síndrome da "pessoa rígida", anticorpos antirreceptor de insulina
   I. Outras síndromes genéticas algumas vezes associadas ao diabetes – síndrome de Wolfram, síndrome de Down, síndrome de Klinefelter, síndrome de Turner, ataxia de Friedreich, coreia de Huntington, síndrome de Laurence-Moon-Biedl, distrofia miotônica, porfiria, síndrome de Prader-Willi

IV. Diabetes melito gestacional (DMG)

Siglas: ATP, trifosfato de adenosina; mTOR, alvo da rapamicina em mamíferos; MODY, diabetes de início na maturidade do jovem; ver texto.

Fonte: Dados da American Diabetes Association. Standards of medical care in diabetes–2014. Diabetes Care 37:S14, 2014.

		Hiperglicemia		
		Pré-diabetes*	Diabetes melito	
	Tolerância à glicose normal	Glicemia em jejum alterada ou tolerância à glicose diminuída	Não requer insulina	Requer insulina para o controle	Requer insulina para a sobrevida
			Sintomas de diabetes + concentração de glicose sanguínea aleatória ≥ 11,1 mmol/L (200 mg/dL)[a]		
GPJ	< 5,6 mmol/L (100 mg/dL)	5,6-6,9 mmol/L (100-125 mg/dL)	≥ 7,0 mmol/L (126 mg/dL)[b]		
HbA$_{1c}$	< 5,6%	5,7-6,4%	≥ 6,5%[c]		
GP em 2 h	< 7,8 mmol/L (140 mg/dL)	7,8-11,0 mmol/L (140-199 mg/dL)	≥ 11,1 mmol/L (200 mg/dL)[d]		

FIGURA 403-1 Espectro da homeostase da glicose e diagnóstico do diabetes melito (DM). A homeostase da glicose é um espectro de tolerância normal à glicose (*parte esquerda da figura*) até diabetes (*parte direita da figura*), incluindo DM tipo 1, DM tipo 2, tipos específicos de diabetes e DM gestacional. Os critérios diagnósticos para diabetes são mostrados na parte inferior direita da figura e incluem a hemoglobina A$_{1c}$ (HbA$_{1c}$), a glicose plasmática em jejum (GPJ) e a glicemia plasmática (GP) de 2 horas após sobrecarga com glicose. Na maioria dos tipos de DM, o indivíduo passa de uma tolerância normal à glicose para a tolerância à glicose diminuída para diabetes manifesto (essas passagens não devem ser consideradas como categorias abruptas, mas como um espectro). Alterações na tolerância à glicose podem ser bidirecionais em alguns tipos de diabetes. Por exemplo, os indivíduos com DM tipo 2 podem retornar à categoria de tolerância à glicose diminuída, com perda de peso; no DM gestacional, o diabetes pode reverter para a tolerância à glicose diminuída ou tolerância normal à glicose após o parto. [a]Aleatório é definido como sem considerar o período desde a última refeição. [b]O jejum é definido como a ausência de aporte calórico durante pelo menos 8 horas. [c]O teste da HbA$_{1c}$ deve ser realizado em um laboratório que utilize um método aprovado pelo National Glycohemoglobin Standardization Program e correlacionado com o ensaio de referência do Diabetes Control and Complications Trial. A HbA$_{1c}$ pontual não deve ser usada para fins de diagnóstico. [d]O teste deve ser realizado utilizando uma sobrecarga de glicose que contenha o equivalente a 75 g de glicose anidra dissolvida em água; não é recomendado para uso clínico de rotina. A avaliação da glicose de 1 hora pode ser útil na previsão do risco de diabetes em indivíduos com fibrose cística ou outras formas de doença pancreática. Na ausência de hiperglicemia inequívoca e de descompensação metabólica aguda, os critérios de glicose no sangue devem ser confirmados pela repetição do teste em um dia diferente. Esses valores não se aplicam ao DM gestacional. *Alguns empregam o termo *risco aumentado de diabetes* ou *hiperglicemia intermediária* (Organização Mundial da Saúde) em lugar de *pré-diabetes*. (Dados da American Diabetes Association. 2. Classification and Diagnosis of Diabetes: Standards of Medical Care in Diabetes-2021. Diabetes Care 44:S15, 2021.)

de insulina, anormalidades mitocondriais e inúmeras condições que prejudicam a tolerância à glicose (Tab. 403-1). O *diabetes de início na maturidade do jovem* (MODY, de *maturity-onset diabetes of the young*) e o *diabetes monogênico* constituem subtipos de DM que se caracterizam por herança autossômica dominante, início precoce de hiperglicemia (em geral, com < 25 anos de idade; algumas vezes no período neonatal) e comprometimento da secreção de insulina (discutido adiante). As mutações no receptor de insulina causam um grupo de distúrbios raros, caracterizados por grave resistência à insulina.

O DM também pode se desenvolver em consequência de fibrose cística ou pancreatite crônica, em que as ilhotas são danificadas, devido a um processo patológico primário que se origina no tecido do pâncreas exócrino. Os hormônios que antagonizam a ação da insulina podem levar ao DM. A hiperglicemia é frequentemente uma característica de endocrinopatias, como acromegalia e doença de Cushing. As infecções virais foram implicadas na destruição das ilhotas pancreáticas, mas constituem uma causa extremamente rara de DM. Uma forma de início agudo do diabetes tipo 1, denominada *diabetes fulminante*, foi observada no Japão e pode estar relacionada com uma infecção viral das ilhotas.

DM GESTACIONAL

A intolerância à glicose que se desenvolve durante o segundo ou terceiro trimestre da gravidez é classificada como diabetes melito gestacional (DMG). A resistência à insulina está relacionada com as alterações metabólicas da gestação, durante a qual o aumento das demandas de insulina pode levar à TGD ou ao diabetes. A American Diabetes Association (ADA) recomenda que o diabetes diagnosticado no primeiro trimestre seja classificado como diabetes pré-gestacional preexistente em vez de DMG. Em 2019, a International Diabetes Federation (IDF) estimou que 16% das gestações no mundo inteiro foram afetadas por DMG ou DM preexistente. Na maioria das mulheres com DMG, ocorre normalização da tolerância à glicose no pós-parto, porém essas pacientes correm risco substancial (35-60%) de desenvolver DM nos próximos 10 a 20 anos. Além disso, as crianças nascidas de uma mãe com DMG também correm risco aumentado de desenvolver síndrome metabólica e DM tipo 2 posteriormente durante a vida. Atualmente, a ADA recomenda que as mulheres com história de DMG sejam submetidas a rastreamento durante toda a vida para o desenvolvimento de diabetes ou pré-diabetes, pelo menos a cada 3 anos.

DIABETES ATÍPICA

É cada vez mais reconhecido que algumas formas de diabetes têm características de diabetes tipo 1 e tipo 2. Elas são distintas das formas monogênicas (MODY), pois não foram associadas a defeitos em um único gene. O desenvolvimento de um fenótipo de diabetes tipo 2 antes da puberdade e um fenótipo de diabetes tipo 2 em indivíduos muito magros são exemplos de diabetes atípico. Um exemplo adicional é o diabetes com tendência à cetose, em que os indivíduos apresentam cetoacidose, mas não necessitam de terapia com insulina exógena em longo prazo. Muitos desses indivíduos são afro-americanos ou asiáticos por herança. Os mecanismos subjacentes às formas atípicas de diabetes estão sendo ativamente estudados.

EPIDEMIOLOGIA E CONSIDERAÇÕES GLOBAIS

A prevalência mundial do DM aumentou drasticamente no decorrer das últimas duas décadas, de um número estimado de 30 milhões de casos em 1985 para 463 milhões em 2019 (Fig. 403-2). Com base nas tendências atuais, a IDF estima que, no ano de 2040, 642 milhões de indivíduos terão diabetes (ver http://www.idf.org/). Apesar de a prevalência do DM tanto tipo 1 quanto tipo 2 estar aumentando em todo o mundo, a prevalência do DM tipo 2 está subindo muito mais rapidamente, devido, presumivelmente, às mudanças dietéticas, à obesidade crescente, aos níveis de atividade reduzidos à medida que os países se tornam mais industrializados e ao envelhecimento da população. A incidência do diabetes tipo 1 está aumentando em uma taxa de 3% ao ano no mundo inteiro, com claras diferenças geográficas. A causa desse aumento não está bem definida, porém o DM tipo 1 está sendo cada vez mais diagnosticado em idades mais jovens. Em 2019, a prevalência de diabetes em indivíduos de 20 a 79 anos em todo o mundo foi de 9,3%, variando de 4,7 a 12,2%. Os países com maior número de indivíduos portadores de diabetes em 2019 foram China (116,4 milhões), Índia (77 milhões), Estados Unidos (31 milhões), Paquistão (19,4 milhões), Brasil (16,8 milhões) e México (12,8 milhões). Em sua estimativa mais recente para os Estados Unidos (2020), o Centers for Disease Control and Prevention (CDC) apontou que 10,5% da população eram portadores de diabetes. O diabetes afetou 13% de todos os adultos norte-americanos, e até 34%, ou 88 milhões de adultos norte-americanos, tinham pré-diabetes. Aproximadamente 21,4% dos adultos com diabetes nos Estados Unidos não foram diagnosticados; globalmente, estima-se que até 50% dos indivíduos com diabetes podem não ser diagnosticados. A prevalência do DM aumenta com a idade. A prevalência de DM nos Estados Unidos foi estimada em 0,25% em indivíduos com idade < 20 anos, 4,2% em pessoas de 18 a 44 anos e 17,5% em pessoas de 45 a 64 anos. Nos indivíduos com > 65 anos, a prevalência do DM foi de 26,8%. Foram observadas tendências semelhantes relacionadas com a idade no mundo inteiro.

Existe uma considerável variação geográfica na incidência tanto de DM tipo 1 quanto tipo 2. Atualmente, a Escandinávia, seguida por Sardenha e Portugal, tem a maior incidência de DM tipo 1; a incidência mais baixa é na Orla do Pacífico, onde é 20 a 30 vezes menor. O Norte da Europa e os Estados Unidos apresentam uma taxa intermediária. Admite-se que grande parte do maior risco de DM tipo 1 reflita a frequência do antígeno leucocitário humano (HLA, de *human leukocyte antigen*) de alto risco entre os grupos étnicos de diferentes localizações geográficas. Entretanto, as populações com menor quantidade desses alelos HLA clássicos de alto risco estão apresentando um aumento mais rápido na incidência de DM tipo 1, sugerindo a influência dos fatores ambientais.

A prevalência do DM tipo 2 e de seu precursor, a TGD, é mais alta em certas ilhas do Pacífico e no Oriente Médio e intermediária em países como a Índia e os Estados Unidos. É provável que essa variabilidade seja decorrente de fatores genéticos, comportamentais e ambientais. A prevalência do DM também varia entre diferentes populações étnicas em determinado país, com a população nativa, em geral, apresentando uma maior incidência de diabetes do que a população geral do país. Por exemplo, o CDC estima que a prevalência de DM ajustada para a idade nos Estados Unidos (idade > 20 anos; 2017-2018) seja de 7,5% em brancos não hispânicos, 9,2% em americanos asiáticos, 12,5% em hispânicos e 11,7% em negros não hispânicos, mas excede 14% em populações nativas americanas-indígenas e do Alasca. O início do DM tipo 2 ocorre, em média, em uma idade mais precoce nos outros grupos étnicos diferentes dos brancos não hispânicos. Na Ásia, a prevalência de diabetes está aumentando rapidamente, com início em menor índice de massa corporal (IMC) e idade mais jovem, maior adiposidade visceral e redução da capacidade de secreção de insulina.

O diabetes é uma importante causa de mortalidade. Nesses últimos anos, o diabetes ocupou o sétimo lugar como principal causa de morte nos Estados Unidos; entretanto, vários estudos indicam que, provavelmente, há uma subnotificação das mortes relacionadas com o diabetes. Dados da IDF sugerem que, em 2019, o diabetes foi responsável por quase 4,2 milhões de mortes em todo o mundo, representando 11,3% da mortalidade global por todas as causas em adultos de 20 a 79 anos. O diabetes também tem implicações econômicas importantes. Em 2019, foi estimado que US$ 760 bilhões em gastos com saúde em todo o mundo foram gastos em diabetes (uma faixa de 8-19% do total dos gastos em todas as regiões). Até 75% dos indivíduos diabéticos vivem em países de renda média ou baixa.

DIAGNÓSTICO

A tolerância à glicose é classificada em três grandes categorias: homeostase normal da glicose, comprometimento da homeostase da glicose ou DM (Fig. 403-1). A tolerância à glicose pode ser determinada com o uso da glicose plasmática em jejum (GPJ), a resposta a uma sobrecarga de glicose oral ou a hemoglobina A_{1c} (HbA_{1c}). Uma GPJ < 5,6 mmol/L (100 mg/dL), uma glicose plasmática < 7,9 mmol/L (140 mg/dL) após uma sobrecarga de glicose oral e uma HbA_{1c} < 5,7% são consideradas para definir a tolerância à glicose normal. O International Expert Committee, com membros

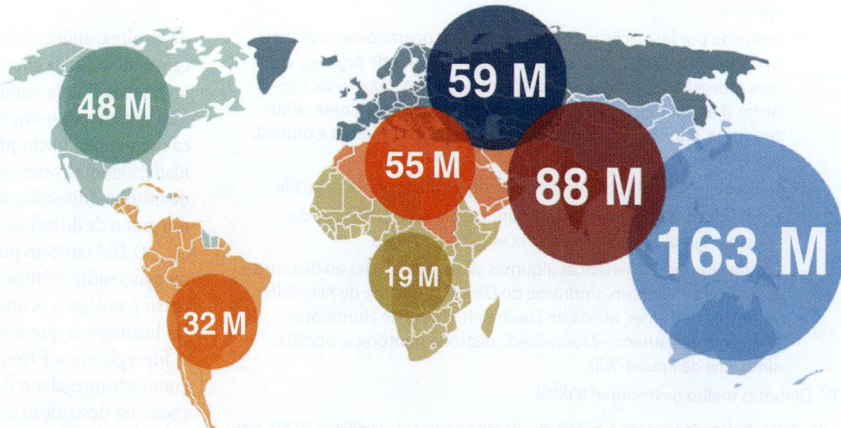

FIGURA 403-2 Prevalência mundial do diabetes melito. A estimativa global é de 463 milhões de indivíduos com diabetes em 2019. São mostradas as estimativas regionais do número de indivíduos com diabetes (20-79 anos de idade) nesse mesmo ano. (*Dados do IDF Diabetes Atlas, 9th ed. The International Diabetes Federation; 2019.*)

TABELA 403-2 ■ Critérios para triagem de diabetes melito tipo 2 em adultos
1. Considere testar em pessoas com sobrepeso ou obesidade (IMC ≥ 25 kg/m²; ≥ 23 kg/m² em asiáticos americanos ou outra definição etnicamente relevante) que tenham esses fatores de risco: • História familiar de diabetes (i.e., genitor ou irmão com diabetes tipo 2) • Raça/etnia (p. ex., negro, latino, nativo americano, asiático, nativo das Ilhas do Pacífico) • Hipertensão (pressão arterial ≥ 140/90 mmHg) • Nível de colesterol HDL < 35 mg/dL (0,90 mmol/L) e/ou nível de triglicerídeos > 250 mg/dL (2,82 mmol/L) • Síndrome dos ovários policísticos ou acantose nigricans • História de doença cardiovascular • Inatividade física • Outra condição associada à resistência à insulina (obesidade grave, acantose nigricans) 2. Indivíduos com GJA, TGD ou hemoglobina A_{1c} de 5,7-6,4% previamente identificados devem ser rastreados anualmente. 3. Mulheres que tiveram DMG devem ser rastreadas pelo menos a cada 3 anos. 4. Para outros indivíduos, inicie o teste aos 45 anos de idade e repita a cada 3 anos. 5. Indivíduos com HIV.

Siglas: DMG, diabetes melito gestacional; GJA, glicemia em jejum alterada; HDL, lipoproteína de alta densidade; HIV, vírus da imunodeficiência humana; IMC, índice de massa corporal; TGD, tolerância à glicose diminuída.
Fonte: Adaptada, com permissão, da American Diabetes Association. 2. Classification and diagnosis of diabetes: Standards of medical care in diabetes-2021. Diabetes Care 44:S15, 2021.

nomeados pela ADA, European Association for the Study of Diabetes e IDF, publicou critérios diagnósticos para o DM (Tab. 403-2) com base nas seguintes premissas: (1) a GPJ, a resposta a uma sobrecarga de glicose oral (teste oral de tolerância à glicose [TOTG]) e a HbA_{1c} diferem entre os indivíduos e (2) o DM é definido como o nível de glicemia no qual ocorrem complicações específicas do diabetes, e não como desvios em relação a uma média de base populacional. Por exemplo, a prevalência de retinopatia em nativos americanos (população de índios Pima) começa a aumentar com uma GPJ > 6,4 mmol/L (116 mg/dL) (Fig. 403-3).

A homeostase anormal da glicose pode ser diagnosticada por três critérios distintos (Fig. 403-1). Primeiro, a *glicemia em jejum alterada* (GJA) é definida como o valor de GPJ de 5,6 a 6,9 mmol/L (100-125 mg/dL). Em segundo lugar, a *tolerância diminuída à glicose* (TGD) é definida como um nível de glicose plasmática de 7,8 a 11 mmol/L (140-199 mg/dL) após uma sobrecarga oral de glicose. Terceiro, a HbA_{1c} de 5,7 a 6,4% reflete a disglicemia por todos os mecanismos. Enquanto HbA_{1c} de 5,7 a 6,4%, GJA e TGD

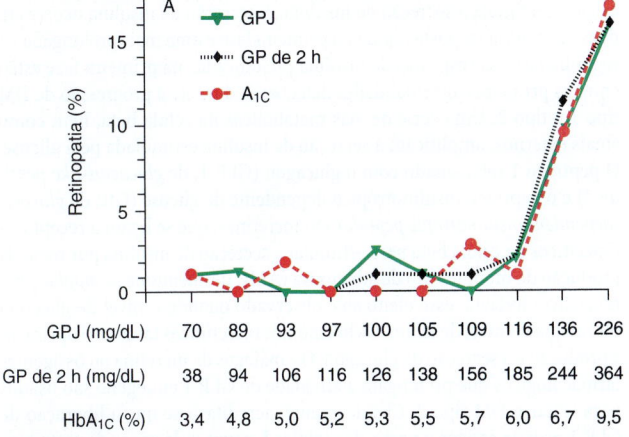

FIGURA 403-3 Relação entre complicação específica do diabetes e tolerância à glicose. Essa figura mostra a incidência de retinopatia em índios Pima como função da glicose plasmática em jejum (GPJ), da glicose plasmática de 2 horas após uma carga de glicose oral de 75 g (GP de 2 horas) ou da hemoglobina A_{1c} (HbA_{1c}). Observe que a incidência de retinopatia aumenta muito com GPJ > 116 mg/dL, GP de 2 horas de 185 mg/dL ou HbA_{1c} > 6,5%. (Os valores da glicemia são mostrados em mg/dL; para conversão em mmol/L, dividir o valor por 18.) (*Modificada, com permissão, de Expert Committee on the Diagnosis and Classification of Diabetes Mellitus: Report of the expert committee on the diagnosis and classification of diabetes mellitus. Diabetes Care 26:55, 2003.*)

não identificam os mesmos indivíduos (i.e., diferentes mecanismos biológicos envolvidos), os indivíduos incluídos em todos os três grupos correm maior risco de progredir para o DM tipo 2, correm maior risco de doença cardiovascular e devem ser aconselhados sobre maneiras de diminuir esses riscos (ver adiante). Alguns utilizam o termo *pré-diabetes*, *risco aumentado de diabetes* ou *hiperglicemia intermediária* (Organização Mundial da Saúde) e índices ligeiramente diferentes para essa categoria.

É importante reconhecer se esses valores de GPJ, do nível de glicose após uma sobrecarga oral com glicose e de HbA_{1c} são variáveis contínuas, e não discretas; o risco de comorbidades aumenta continuamente, e não discretamente por categoria diagnóstica. Uma GPJ ≥ 7 mmol/L (126 mg/dL), uma glicose de ≥ 11,1 mmol/L (200 mg/dL) 2 horas após uma sobrecarga de glicose oral ou uma HbA_{1c} ≥ 6,5% preenchem os critérios para o diagnóstico de DM (Fig. 403-1). Uma concentração plasmática de glicose ao acaso ≥ 11,1 mmol/L (200 mg/dL), acompanhada de sintomas clássicos de DM (poliúria, polidipsia, perda de peso), também é suficiente para o diagnóstico de DM. Os critérios atuais para o diagnóstico de DM ressaltam que a HbA_{1c} e a GPJ constituem os testes mais confiáveis e convenientes para a identificação do DM em indivíduos assintomáticos. Todavia, alguns indivíduos podem preencher os critérios para um teste, mas não para outro. Além disso, é também importante observar que a raça e a etnia podem ter impacto na confiabilidade dos níveis de HbA_{1c}. Por exemplo, os negros têm um valor mais alto de HbA_{1c}, em comparação com brancos não hispânicos com nível semelhante de glicemia. O TOTG, apesar de ser um meio válido para o diagnóstico de DM, não é frequentemente usado na assistência clínica de rotina, com exceção dos cuidados durante a gestação e do rastreamento para diabetes gestacional.

O diagnóstico de DM tem profundas implicações para o indivíduo, tanto do ponto de vista médico quanto financeiro. Por conseguinte, as anormalidades nos testes de triagem para diabetes devem ser repetidas antes de se estabelecer um diagnóstico definitivo de DM, a não ser quando estão presentes distúrbios metabólicos agudos ou uma acentuada elevação da glicose plasmática. Esses critérios também permitem que o diagnóstico de DM seja revogado em situações em que a intolerância à glicose se normaliza.

RASTREAMENTO

O uso disseminado da GPJ ou da HbA_{1c} como teste de rastreamento para o DM tipo 2 é recomendado porque (1) um grande número de indivíduos que preenchem os critérios atuais para DM é assintomático e não tem conhecimento de que sofre desse distúrbio, (2) os estudos epidemiológicos sugerem que o DM tipo 2 pode estar presente por até uma década antes do estabelecimento do diagnóstico, (3) alguns indivíduos com DM tipo 2 apresentam uma ou mais complicações específicas do diabetes por ocasião do diagnóstico, (4) o tratamento do DM tipo 2 pode alterar favoravelmente a história natural do DM e (5) o diagnóstico de pré-diabetes deve estimular os esforços para a prevenção do diabetes. A ADA recomenda o rastreamento de todos os indivíduos com > 45 anos de idade a cada 3 anos e o rastreamento de indivíduos em uma idade mais jovem quando apresentam sobrepeso (IMC > 25 kg/m² ou definição etnicamente relevante de sobrepeso) e apresentam um fator de risco adicional para diabetes. Diversos marcadores imunológicos para o DM tipo 1 estão se tornando disponíveis (discutidos adiante), porém seu uso rotineiro fora de um ensaio clínico não é incentivado, enquanto se aguarda a identificação de intervenções clinicamente benéficas para os indivíduos com alto risco de desenvolver DM tipo 1.

REGULAÇÃO DA HOMEOSTASE DA GLICOSE

REGULAÇÃO GLOBAL DA HOMEOSTASE DA GLICOSE

A homeostase da glicose reflete um equilíbrio entre o aporte de energia proveniente do alimento ingerido, a produção hepática de glicose (gliconeogênese) e a captação e utilização da glicose nos tecidos periféricos. A insulina é o regulador mais importante desse equilíbrio metabólico, porém o influxo neural, os sinais metabólicos e outros hormônios (p. ex., glucagon) resultam no controle integrado do suprimento e da utilização da glicose (Fig. 403-4). Os órgãos que regulam a glicose e os lipídeos se comunicam por mecanismos neurais e humorais com a gordura e o músculo, produzindo adipocinas, miocinas e metabólitos que influenciam a função hepática. No jejum, baixos níveis de insulina, juntamente com aumentos modestos no glucagon, aumentam a produção de glicose promovendo a gliconeogênese hepática e a degradação do glicogênio (glicogenólise). Paralelamente, a captação de

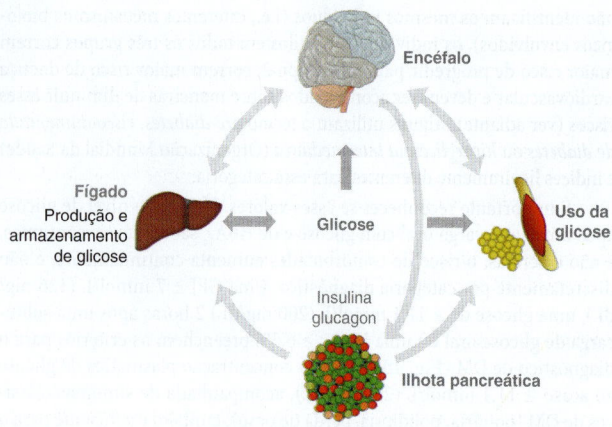

FIGURA 403-4 Regulação da homeostase da glicose. Os órgãos ilustrados contribuem para a utilização, a produção ou o armazenamento da glicose. Ver o texto para uma descrição das comunicações (setas), que podem ser neurais ou humorais. Embora não estejam ilustrados, o trato gastrintestinal e o osso produzem fatores que influenciam a homeostase da glicose.

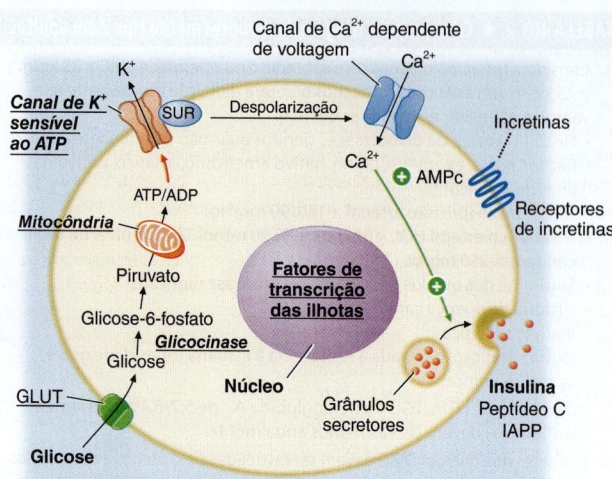

FIGURA 403-5 Mecanismos de secreção da insulina estimulada por glicose e anormalidades no diabetes. A glicose e outros nutrientes regulam a secreção de insulina pela célula beta pancreática. A glicose é transportada por um transportador de glicose (GLUT1 e/ou GLUT2 nos seres humanos, GLUT2 em roedores); o metabolismo subsequente da glicose pela célula β altera a atividade dos canais iônicos, levando à secreção de insulina. O receptor SUR é o local de ligação de alguns fármacos que atuam como secretagogos da insulina. As mutações nos eventos ou nas proteínas sublinhados constituem uma causa de formas monogênicas de diabetes. ADP, difosfato de adenosina; AMPc, monofosfato de adenosina cíclico; ATP, trifosfato de adenosina; IAPP, polipeptídeo amiloide das ilhotas ou amilina; SUR, receptor de sulfonilureia (de sulfonylurea receptor).

glicose nos tecidos sensíveis à insulina (músculo esquelético e gordura) é reduzida e há maior mobilização de precursores gliconeogênicos, como aminoácidos e ácidos graxos livres (lipólise). Em condições normais, as células alfa aumentam a secreção de glucagon apenas quando os níveis de glicose ou insulina no sangue estão baixos ou durante o exercício, mas aumenta em jejum e no pós-prandial em indivíduos com DM e estimula o excesso de glicogenólise e gliconeogênese pelo fígado e em pequeno grau pela medula renal **(Cap. 406)**. Inversamente, em pessoas saudáveis, a carga de glicose pós-prandial provoca um aumento na insulina e uma queda no glucagon, levando à mobilização otimizada da glicose. A insulina, que é um hormônio anabólico, promove o armazenamento dos carboidratos e a síntese de gorduras e proteínas. A maior parte da glicose pós-prandial é utilizada pelo músculo esquelético, sendo um efeito da captação de glicose estimulada pela insulina. Outros tecidos, mais notavelmente o cérebro, utilizam a glicose de uma maneira independente da insulina. Fatores secretados pelos miócitos esqueléticos, adipócitos (p. ex., leptina, resistina, adiponectina) e ossos também influenciam a homeostase da glicose.

BIOSSÍNTESE DA INSULINA

A insulina, produzida pelas células beta das ilhotas pancreáticas, é inicialmente sintetizada como polipeptídeo precursor de cadeia simples de 86 aminoácidos, a pré-proinsulina. O processamento proteolítico subsequente remove o peptídeo de sinal aminoterminal, dando origem à proinsulina. Do ponto de vista estrutural, a proinsulina está relacionada com os fatores de crescimento semelhantes à insulina I e II, os quais se ligam fracamente ao receptor de insulina. A clivagem de um fragmento interno de 31 resíduos da proinsulina gera o peptídeo C com as cadeias A (21 aminoácidos) e B (30 aminoácidos) da insulina, que estão conectadas por ligações dissulfeto. A molécula madura de insulina e o peptídeo C são armazenados juntos e cossecretados pelos grânulos secretores das células beta. Como o peptídeo C é depurado mais lentamente do que a insulina, constitui um marcador útil da secreção de insulina e possibilita a discriminação das fontes endógenas e exógenas de insulina na avaliação da hipoglicemia **(Caps. 406 e 84)**. Foram observados níveis séricos elevados de proinsulina no DM tipo 1 e tipo 2, e acredita-se que possam indicar uma disfunção das células beta. As células beta pancreáticas cossecretam o polipeptídeo amiloide das ilhotas (IAPP, de *islet amyloid polypeptide*) ou amilina, um polipeptídeo com 37 aminoácidos, em conjunto com a insulina. O papel do IAPP na fisiologia normal não está totalmente definido, porém constitui o principal componente das fibrilas amiloides encontradas nas ilhotas de pacientes com diabetes tipo 2, e um análogo é utilizado ocasionalmente no tratamento do DM tipo 1 e tipo 2 **(Cap. 404)**.

SECREÇÃO DE INSULINA

A glicose é o principal regulador da secreção de insulina pelas células beta pancreáticas; porém, os aminoácidos, as cetonas, vários nutrientes, os peptídeos gastrintestinais e os neurotransmissores também influenciam a secreção de insulina. Os níveis de glicose > 3,9 mmol/L (70 mg/dL) estimulam a síntese de insulina, principalmente por acelerarem a tradução e o processamento das proteínas. A estimulação da secreção de insulina pela glicose começa com seu transporte para dentro da célula beta por um transportador facilitador de glicose **(Fig. 403-5)**. A fosforilação da glicose pela glicocinase é a etapa limitante do ritmo que controla a secreção de insulina regulada pela glicose. O metabolismo adicional da glicose-6-fosfato pela glicólise gera trifosfato de adenosina (ATP, de *adenosine triphosphate*), que inibe a atividade de um canal de K$^+$ sensível ao ATP. Esse canal consiste em duas proteínas separadas: uma é o sítio de ligação para certos hipoglicemiantes orais (p. ex., sulfonilureias, meglitinidas); a outra é uma proteína que retifica internamente o canal de K$^+$ (Kir6.2). A inibição desse canal de K$^+$ induz a despolarização das membranas das células beta, o que abre os canais de cálcio dependentes de voltagem (dando origem a um influxo de cálcio) e estimula a secreção de insulina. A secreção de insulina ocorre em duas fases, uma resposta rápida na primeira fase e uma mais prolongada na segunda fase. As respostas de insulina prejudicadas na primeira fase estão entre as primeiras anormalidades detectáveis durante a progressão de DM tipo 1 e tipo 2. Uma série de vias metabólicas na célula beta, bem como sinais externos, amplificam a secreção de insulina estimulada pela glicose. O peptídeo 1 relacionado com o glucagon (GLP-1, de *glucagon-like peptide-1*) e o peptídeo insulinotrópico dependente de glicose (GIP, de *glucose-dependent insulinotropic peptide*) são incretinas, que se ligam a receptores específicos na célula beta para estimular a secreção de insulina por meio da produção de monofosfato de adenosina (AMP, de *adenosine monophosphate*) cíclico; todavia, esse efeito só é observado quando o nível de glicemia está acima do nível de jejum. Os hormônios incretínicos também suprimem a produção e a secreção de glucagon. Os análogos da incretina ou os agentes farmacológicos que prolongam a atividade do GLP-1 endógeno são usados para tratar o DM tipo 2. Classicamente, acreditava-se que a liberação de GLP-1 ocorria apenas a partir das células L neuroendócrinas do trato gastrintestinal após a ingestão de alimento. Entretanto, estudos pré-clínicos recentes sugerem que a produção de GLP-1 dentro das ilhotas pelas células alfa pode desempenhar um papel na regulação da secreção de insulina.

AÇÃO DA INSULINA

A insulina é secretada no sistema porta venoso e atua para suprimir a produção endógena de glicose hepática e aumentar a captação hepática de glicose. Uma grande porção (50%) da insulina secretada é depurada pelo fígado nessa primeira passagem, produzindo um gradiente de concentração de insulina da veia porta para a periferia de cerca de 2:1, com implicações importantes para o uso clínico de insulina exógena (Cap. 404). A insulina não depurada entra na circulação sistêmica, onde se liga a receptores em tecidos-alvo periféricos, como músculo esquelético e tecido adiposo. A ligação da insulina a seu receptor estimula a atividade intrínseca de tirosina-cinase, levando à autofosforilação do receptor e ao recrutamento de moléculas sinalizadoras intracelulares, incluindo os importantes substratos do receptor de insulina (IRSs, de *insulin receptor substrates*). Os IRSs e as outras proteínas adaptadoras iniciam uma complexa cascata de reações de fosforilação e de desfosforilação, resultando nos amplos efeitos metabólicos e mitogênicos da insulina. Como exemplo, a ativação da via fosfatidilinositol-3'-cinase (PI-3-cinase) estimula a translocação de um transportador facilitador da glicose (p. ex., GLUT4) para a superfície celular, um evento que é de primordial importância para a captação da glicose pelo músculo esquelético e pela gordura. A ativação de outras vias de sinalização do receptor de insulina induz a síntese de glicogênio, a síntese de proteínas, a lipogênese e a regulação de vários genes nas células que respondem à insulina.

PATOGÊNESE

DM TIPO 1

O DM tipo 1 resulta de interações de fatores genéticos, ambientais e imunológicos que acabam acarretando a destruição das células beta pancreáticas, assim como uma deficiência de insulina. O DM tipo 1 pode se desenvolver em qualquer idade. A maioria, mas não todos, dos indivíduos com DM tipo 1 tem evidência de reação autoimune dirigida às ilhotas, que é detectada pela presença de autoanticorpos contra antígenos de células beta no sangue. A presença de dois ou mais autoanticorpos é agora designada como DM tipo 1 estágio 1 (Fig. 403-6). O declínio temporal da função e da massa de células beta que precede o desenvolvimento do DM tipo 1 é mostrado esquematicamente na Figura 403-6. Nos indivíduos suscetíveis, acredita-se que o processo autoimune seja desencadeado por um estímulo infeccioso ou ambiental. Na maioria dos pacientes, autoanticorpos contra antígenos de células beta aparecem depois desse evento desencadeante, seguidos de perda progressiva da secreção de insulina. A taxa de declínio da função das células beta varia amplamente entre os indivíduos, e alguns pacientes progridem rapidamente para o diabetes clínico, enquanto outros têm uma evolução mais lenta para o diabetes ao longo de um período de vários anos. As características do diabetes só se tornam evidentes após ser alcançado um limiar de perda de secreção de insulina e de massa de células beta. Estudos de necropsia sugerem que o grau de perda da massa de células beta é variável por ocasião da apresentação da doença. Nesse ponto, existem células beta funcionantes residuais, porém o seu número e qualidade são insuficientes para manter a tolerância à glicose. Os eventos que induzem a transição da intolerância à glicose para o diabetes franco estão associados, com frequência, a maiores demandas de insulina, como poderia ocorrer durante infecções ou na puberdade. Após a manifestação clínica inicial do DM tipo 1, pode seguir-se uma fase de "lua de mel", durante a qual o controle glicêmico é conseguido com doses moderadas de insulina ou, raramente, a insulina não é necessária. Entretanto, essa fase transitória de produção endógena de insulina pelas células beta residuais desaparece, e o indivíduo torna-se deficiente em insulina. Muitos indivíduos com DM tipo 1 de longa data produzem uma pequena quantidade de insulina (como refletido pela produção de peptídeo C), e estudos de autópsia mostram que as células beta podem persistir no pâncreas décadas após o diagnóstico.

CONSIDERAÇÕES GENÉTICAS

A suscetibilidade ao DM tipo 1 envolve múltiplos genes. A concordância do DM tipo 1 em gêmeos idênticos varia entre 30 e 70%, indicando que fatores modificadores adicionais provavelmente participam para determinar se o diabetes irá se instalar. O principal gene de suscetibilidade ao DM tipo 1 fica localizado na região HLA no cromossomo 6. Os polimorfismos no complexo HLA são responsáveis por aproximadamente 50% do risco genético para o surgimento de DM tipo 1. Essa região contém genes que codificam as moléculas do complexo de histocompatibilidade principal (MHC, de *major histocompatibility complex*) de classe II, que apresentam o antígeno às células T auxiliares (*helper*) e, dessa forma, participam do desencadeamento da resposta imune (Cap. 349). A capacidade das moléculas do MHC de classe II de apresentarem o antígeno depende da composição de aminoácidos de seus sítios para a fixação do antígeno. As substituições de aminoácidos podem influenciar a especificidade da resposta imune por alterarem a afinidade de fixação de diferentes antígenos para as moléculas de classe II.

Muitos indivíduos com DM tipo 1 possuem o haplótipo HLA DR3 e/ou DR4. Os aperfeiçoamentos na genotipagem dos *loci* HLA mostraram que os haplótipos DQA1*0301, DQB1*0302 e DQB1*0201 estão mais fortemente associados ao DM tipo 1. Esses haplótipos estão presentes em 40% das crianças com DM tipo 1, em comparação com 2% da população norte-americana que não têm DM tipo 1. No entanto, a maioria dos indivíduos com haplótipos predisponentes não desenvolve diabetes.

Além das associações do MHC classe II, estudos de associação ampla do genoma identificaram mais de 60 *loci* genéticos adicionais, que contribuem para a suscetibilidade ao DM tipo 1 (i.e., polimorfismos na região promotora do gene da insulina, gene CTLA-4, receptor de interleucina 2 e PTPN22 etc.). A avaliação combinada de *loci* HLA e não HLA usando escores de risco genético tem sido usada para melhorar a previsão do risco de diabetes tipo 1. Notavelmente, dentre as coortes recentes de indivíduos com diabetes tipo 1 de início recente, observa-se menor representação dos alelos HLA de maior risco e aumento da penetrância da doença nos genótipos classicamente associados a um menor risco, sugerindo que fatores ambientais podem ter um papel crescente na patogênese da doença. Existem também genes que conferem proteção contra o surgimento da doença. O haplótipo DQA1*0102, DQB1*0602 é extremamente raro em indivíduos com DM tipo 1 (< 1%) e parece proporcionar uma proteção contra o DM tipo 1.

Embora o risco de desenvolver DM tipo 1 seja maior em parentes de indivíduos com a doença, o risco é relativamente baixo: 1 a 9% se o genitor tiver DM tipo 1 e 6 a 7% em um irmão (dependendo dos haplótipos HLA compartilhados). Assim, a maioria dos indivíduos com DM tipo 1 (> 90%) não tem um familiar com esse transtorno.

Fisiopatologia Patologicamente, as ilhotas pancreáticas apresentam uma infiltração modesta de linfócitos (processo denominado *insulite*); no entanto, a frequência de insulite é heterogênea tanto dentro como entre os indivíduos. Estudos do processo autoimune identificaram as seguintes anormalidades nas divisões inatas e adaptativas do sistema imunológico: (1) autoanticorpos contra as células das ilhotas (ICAs, de *islet cell autoantibodies*); (2) linfócitos ativados nas ilhotas e nos linfonodos peripancreáticos;

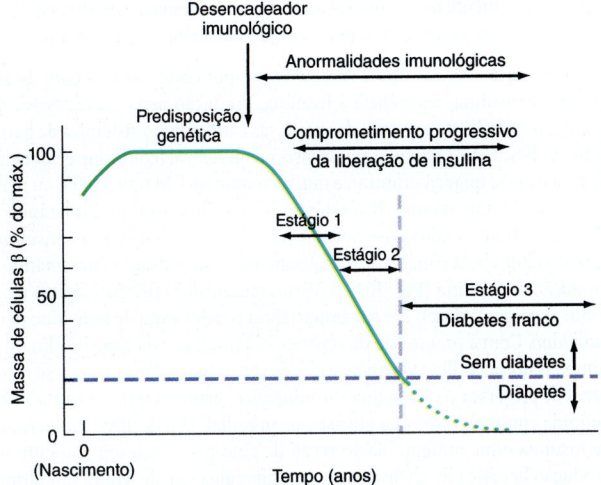

FIGURA 403-6 Modelo temporal para o desenvolvimento do diabetes tipo 1. Os indivíduos com predisposição genética são expostos a um fator desencadeante que inicia um processo autoimune, resultando no desenvolvimento de autoanticorpos contra as ilhotas pancreáticas e declínio gradual na massa e função das células beta. A doença no estágio 1 caracteriza-se pelo desenvolvimento de dois ou mais autoanticorpos contra as células das ilhotas, porém com manutenção da normoglicemia. A doença no estágio 2 é definida por autoimunidade continuada e desenvolvimento de disglicemia. O estágio 3 é definido pelo desenvolvimento de hiperglicemia que excede os critérios diagnósticos para o diagnóstico de diabetes. A inclinação descendente da massa de células beta varia entre indivíduos e pode não ser contínua. Pode-se observar uma fase de "lua de mel" nos primeiros 1 ou 2 anos após o início do diabetes, que está associada a uma redução das necessidades de insulina. (Modificada, com permissão, de ER Kaufman: *Medical Management of Type 1 Diabetes*, 6th ed. Alexandria, VA: American Diabetes Association; 2012.)

(3) linfócitos T que proliferam quando estimulados por proteínas das ilhotas; e (4) liberação de citocinas dentro da insulite. Os ICAs são uma combinação de diferentes anticorpos dirigidos contra moléculas das ilhotas pancreáticas, como GAD, insulina, IA-2/ICA-512 e ZnT-8, e funcionam como marcadores do processo autoimune do DM tipo 1. O teste para ICAs pode ser útil na classificação do DM como tipo 1, pois estão presentes na maioria dos indivíduos (> 85%) diagnosticados com DM tipo 1 de início recente. Os ICAs também podem identificar indivíduos não diabéticos em risco de desenvolver DM tipo 1, embora seu uso para esse fim tenha sido restrito principalmente a estudos de pesquisa. Em crianças com alto risco genético acompanhadas como parte de algum estudo de coorte desde o nascimento, a presença de dois ou mais ICAs foi associada a um risco de quase 70% de desenvolver DM tipo 1 após 10 anos de acompanhamento e a um risco de 80% de desenvolver diabetes após 15 anos de acompanhamento. Essas observações levaram a uma revisão no sistema de estadiamento do DM tipo 1 **(Fig. 403-5)**, no qual o desenvolvimento de múltiplos autoanticorpos é agora definido como o início do estágio 1 do DM tipo 1. Embora os ICAs possam ser detectados no soro e sua presença seja um importante biomarcador de risco de diabetes tipo 1, os anticorpos não têm um papel direto na morte das células beta. A destruição de células beta se dá por citotoxicidade direta, mediada por células T CD8+. As células beta podem exacerbar esse processo por meio do desenvolvimento de proteínas modificadas ou "neoantígenos" e pelo aumento da apresentação desses antígenos na superfície celular por meio da regulação positiva das moléculas do MHC classe I. Além disso, as células beta podem ser danificadas pelos efeitos tóxicos das citocinas (ou seja, fator de necrose tumoral α [TNF-α, de *tumor necrosis factor alpha*], gamainterferon e interleucina 1 [IL-1]), bem como espécies reativas de oxigênio geradas pela infiltração de células imunes. Os esforços para suprimir o processo autoimune por ocasião do diagnóstico de diabetes têm sido, em grande parte, ineficazes ou apenas temporariamente efetivos para diminuir a velocidade de destruição das células beta. Por esse motivo, dá-se maior ênfase atualmente às intervenções mais precoces na evolução da doença (i.e., durante os estágios 1 e 2 da doença; **Fig. 403-6**). Em apoio a essa noção, um único curso de 14 dias de teplizumabe, um anticorpo monoclonal anti-CD3 sem ligação ao receptor Fc, atrasou o início do estágio 3 do DT1 em indivíduos de alto risco, com múltiplos autoanticorpos e disglicemia (i.e., DT1 em estágio 2) em média 2,7 anos.

Embora outros tipos de células das ilhotas (células alfa [produtoras de glucagon], células delta [produtoras de somatostatina] ou células PP [produtoras do polipeptídeo pancreático]) sejam funcional e embriologicamente semelhantes às células beta, são poupadas da destruição autoimune. Entretanto, padrões alterados de secreção hormonal por esses outros tipos de células no DM tipo 1 provavelmente contribuem para a instabilidade metabólica. A disfunção das células alfa é refletida por hiperglucagonemia em jejum e pós-prandial, mas resposta prejudicada do glucagon à hipoglicemia.

Fatores ambientais Foram propostos inúmeros eventos ambientais como desencadeantes do processo autoimune em indivíduos geneticamente suscetíveis; contudo, nenhum deles foi associado de maneira conclusiva ao diabetes. A identificação de um desencadeante ambiental tem sido difícil, pois o evento pode preceder o início do DM em vários anos **(Fig. 403-6)**. Os supostos fatores ambientais desencadeantes incluem vírus (Coxsackie, rubéola, enterovírus de modo mais proeminente), proteínas do leite de vaca, compostos de nitrosureia, deficiência de vitamina D e toxinas ambientais. Há um interesse crescente no microbioma e diabetes tipo 1 **(Cap. 471)**.

DM TIPO 2

A resistência à insulina e a secreção anormal de insulina são essenciais para o surgimento do DM tipo 2. Apesar de o defeito primário ser controverso, a maioria dos estudos apoia a opinião de que a resistência à insulina precede um defeito na secreção de insulina, mas que o diabetes se instala somente quando a secreção de insulina se torna inadequada. O DM tipo 2 tende a abranger uma variedade de distúrbios com o fenótipo comum de hiperglicemia. Historicamente, nossa compreensão da fisiopatologia e da genética baseia-se em estudos de indivíduos de origem europeia. Estudos em populações mais diversas produziram percepções únicas sobre diferenças fisiopatológicas entre grupos étnicos. Em geral, os latinos apresentam maior resistência à insulina, enquanto os indivíduos no Leste e no Sul da Ásia têm mais disfunção das células beta, embora ambos os defeitos sejam observados em ambas as populações. Os indivíduos do Leste e do Sul da Ásia parecem desenvolver DM tipo 2 em uma idade mais jovem e com IMC mais baixo. Em alguns grupos, observa-se algumas vezes a ocorrência de DM com propensão à cetose (frequentemente em indivíduos obesos) ou resistente à cetose (frequentemente, indivíduos magros). Por exemplo, os afro-americanos podem ser mais propensos à apresentação hiperosmolar não cetótica de exacerbações do diabetes. Em muitas formas de DM tipo 2, os determinantes sociais da saúde desempenham um papel importante nas taxas de DM tipo 2.

CONSIDERAÇÕES GENÉTICAS

O DM tipo 2 tem um poderoso componente genético. A concordância do DM tipo 2 em gêmeos idênticos fica entre 70 e 90%. Os indivíduos com um progenitor com DM tipo 2 correm maior risco de diabetes; se ambos os pais sofrem de DM tipo 2, o risco aproxima-se de 70%. A resistência à insulina, conforme demonstrado por uma utilização reduzida da glicose no músculo esquelético, está presente em muitos parentes de primeiro grau não diabéticos de indivíduos com DM tipo 2. A doença é poligênica e multifatorial, pois, além da suscetibilidade genética, fatores ambientais (como obesidade, nutrição e atividade física) modulam o fenótipo. Fatores ambientais e de estilo de vida compartilhados também contribuem para a alta concordância nas famílias. Além disso, o ambiente *in utero* contribui, e o peso ao nascer aumentado ou reduzido eleva o risco de DM tipo 2 na vida adulta. As crianças e as gestações complicadas por hiperglicemia gestacional também exibem um risco aumentado de DM tipo 2.

A identificação dos genes que predispõem ao DM tipo 2 não está completa, mas recentes estudos de associação ampla de genoma identificaram um grande número de genes que transmitem um risco relativamente pequeno de DM tipo 2 (várias centenas de genes, cada um com um risco relativo de 1,06-1,5). Ainda mais proeminente é uma variante do gene 2 semelhante ao fator de transcrição 7, que foi associado com DM tipo 2 e TGD em várias populações. Polimorfismos genéticos associados ao diabetes tipo 2 também foram encontrados nos genes que codificam o receptor γ ativado pelos proliferadores do peroxissomo, o canal de potássio retificador interno, o transportador de zinco, o IRS e a calpaína 10. Os mecanismos pelos quais esses *loci* genéticos aumentam a suscetibilidade ao diabetes tipo 2 não estão esclarecidos, porém acredita-se que a maioria altere a função ou o desenvolvimento das ilhotas ou a secreção de insulina. Embora a suscetibilidade genética ao DM tipo 2 esteja em fase de investigação ativa (estima-se que < 10% do risco genético seja determinado por *loci* identificados até o momento), atualmente não é possível utilizar uma combinação de *loci* genéticos conhecidos para prever com segurança o desenvolvimento de DM tipo 2.

Fisiopatologia O DM tipo 2 caracteriza-se por comprometimento da secreção de insulina, resistência à insulina, produção hepática excessiva de glicose, metabolismo anormal das gorduras e inflamação sistêmica de baixo grau. A obesidade, particularmente visceral ou central (conforme evidenciada pela relação quadril-cintura), é muito comum no DM tipo 2 (80% ou mais dos pacientes são obesos). Nos estágios iniciais do distúrbio, a tolerância à glicose continua sendo quase normal, não obstante a resistência à insulina, pois as células beta pancreáticas realizam uma compensação aumentando a produção de insulina **(Fig. 403-7)**. Vários mecanismos fisiopatológicos contribuem para o DM tipo 2, e sua importância relativa varia de indivíduo para indivíduo. Com a progressão da resistência à insulina e da hiperinsulinemia compensatória, as ilhotas pancreáticas de certos indivíduos tornam-se incapazes de preservar o estado hiperinsulinêmico, manifestando-se como TGD, definida como elevações na glicose pós-prandial. Um declínio na secreção de insulina e/ou aumento da secreção de glucagon causa um aumento na produção hepática de glicose, levando à hiperglicemia de jejum. Em última análise, a falha das células beta surge como uma combinação desses mecanismos, que levam à manifestação do diabetes tipo 2.

Anormalidades metabólicas A resistência à insulina, a menor capacidade da insulina em agir efetivamente sobre os tecidos-alvo (em especial, músculo, fígado e gordura), constitui uma característica proeminente do DM tipo 2 e resulta de uma combinação de suscetibilidade genética, obesidade e inflamação metabólica. No entanto, a resistência à insulina é relativa, pois os níveis supranormais de insulina circulante acabarão normalizando a glicose plasmática. No DM tipo 2, tanto a potência quanto a eficácia da insulina são reduzidas, levando a uma diminuição geral na utilização de glicose sob muitas condições (30-60% menor do que em indivíduos saudáveis). A resistência à insulina prejudica a utilização da glicose pelos tecidos sensíveis à insulina (músculo esquelético) e, no fígado, juntamente com o glucagon elevado, leva ao aumento da produção hepática de glicose. O maior débito

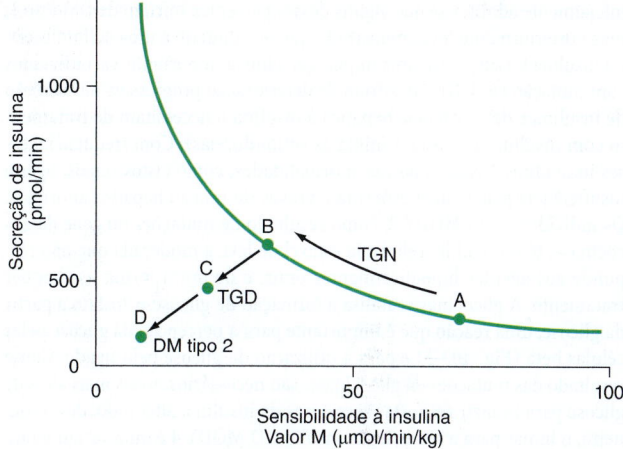

FIGURA 403-7 Alterações metabólicas durante o desenvolvimento do diabetes melito (DM) tipo 2. A secreção de insulina e a sensibilidade à insulina estão relacionadas, e, à medida que o indivíduo se torna mais resistente à insulina (passando do ponto A para o ponto B), a secreção de insulina aumenta. A incapacidade de realizar uma compensação pelo aumento da secreção de insulina resulta inicialmente em tolerância à glicose diminuída (TGD; ponto C) e, finalmente, em DM tipo 2 (ponto D). TGN, tolerância à glicose normal. *(Dados de SE Kahn: Clinical review 135: The importance of beta-cell failure in the development and progression of type 2 diabetes. J Clin Endocrinol Metab 86:4047, 2001 e RN Bergman, M Ader: Free fatty acids and pathogenesis of type 2 diabetes mellitus. Trends Endocrinol Metab 11:351, 2000.)*

hepático de glicose é responsável predominantemente pelos maiores níveis de GPJ, enquanto a menor utilização periférica da glicose resulta em hiperglicemia pós-prandial.

O mecanismo molecular preciso que resulta em resistência à insulina no DM tipo 2 ainda não foi elucidado. Os níveis do receptor da insulina e a atividade da tirosina-cinase no músculo esquelético são reduzidos, mas essas alterações são mais provavelmente secundárias à hiperinsulinemia e não constituem defeito primário. Por conseguinte, os defeitos "pós-receptores" na fosforilação/desfosforilação reguladas pela insulina parecem desempenhar um papel predominante na insulinorresistência. Outras anormalidades incluem o acúmulo de lipídeos dentro dos miócitos esqueléticos, o que pode prejudicar a fosforilação oxidativa das mitocôndrias e reduzir a produção de ATP mitocondrial estimulada pela insulina. A oxidação prejudicada dos ácidos graxos e o acúmulo de lipídeos dentro dos miócitos esqueléticos também podem gerar espécies reativas do oxigênio, como os peróxidos lipídicos. Esses e outros mecanismos também geram inflamação metabólica de baixo grau que retroalimenta e piora diretamente a resistência à insulina. Convém assinalar que nem todas as vias de transdução dos sinais para insulina são resistentes aos efeitos da insulina (p. ex., aqueles que controlam o crescimento e a diferenciação celulares utilizando a via da proteína-cinase ativada por mitógenos). Consequentemente, a hiperinsulinemia pode exacerbar a ação da insulina por meio dessas vias, acelerando potencialmente as condições relacionadas com o diabetes, como aterosclerose.

Acredita-se que a obesidade que acompanha o DM tipo 2, em particular de localização central ou visceral, seja parte do processo patogênico **(Cap. 401)**. Além desses depósitos de gordura branca, os seres humanos possuem gordura marrom, a qual apresenta uma capacidade termogênica muito maior. Esforços estão sendo feitos para aumentar a atividade ou a quantidade de gordura marrom. A maior massa de adipócitos leva a níveis elevados de ácidos graxos livres circulantes e de outros produtos dos adipócitos. Por exemplo, os adipócitos secretam inúmeros produtos biológicos (ácidos graxos livres não esterificados, proteína 4 fixadora do retinol, leptina, TNF-α, resistina, IL-6 e adiponectina). Além disso, os macrófagos residentes nos adipócitos são uma importante fonte de inflamação metabólica no diabetes. Além de regularem o peso corporal, o apetite e o gasto de energia, as adipocinas também modulam a sensibilidade à insulina. A maior produção de ácidos graxos livres e de algumas adipocinas pode acarretar resistência à insulina no músculo esquelético e no fígado. A drenagem venosa dos leitos adiposos viscerais é a circulação portal, que provavelmente contribui para a disfunção hepática. Os ácidos graxos livres também prejudicam a utilização da glicose no músculo esquelético, promovem a produção de glicose pelo fígado e afetam a função das células beta. Por outro lado, a produção pelos adipócitos de adiponectina, um peptídeo sensibilizador da insulina, está reduzida na obesidade, o que pode contribuir para a resistência hepática à insulina. Os produtos dos adipócitos e as adipocinas produzem também um estado inflamatório e podem explicar por que certos marcadores da inflamação, como a IL-6 e a proteína C-reativa, com frequência estão elevados no DM tipo 2.

COMPROMETIMENTO DA SECREÇÃO DE INSULINA A secreção de insulina e a sensibilidade à insulina estão inter-relacionadas **(Fig. 403-7)**. No DM tipo 2, inicialmente a secreção de insulina aumenta em resposta à resistência à insulina a fim de manter uma tolerância à glicose normal. No início, o defeito secretor da insulina é leve e envolve seletivamente a secreção de insulina estimulada pela glicose, incluindo uma acentuada redução da primeira fase secretora. A resposta a outros secretagogos diferentes da glicose, como a arginina, é preservada, porém a função beta global está reduzida em até 50% no início do DM tipo 2. As anormalidades no processamento da proinsulina refletem-se por um aumento da secreção de proinsulina no DM tipo 2. Por fim, o defeito secretor da insulina é progressivo.

As razões para o declínio da capacidade secretora de insulina no DM tipo 2 são desconhecidas. A pressuposição é a de que um segundo defeito genético – sobreposto à resistência à insulina – resulte em defeitos na função das células beta, na massa e, potencialmente, na identidade e estado de diferenciação celulares. O polipeptídeo amiloide das ilhotas ou amilina é cossecretado pela célula beta e forma o depósito fibrilar amiloide encontrado nas ilhotas de indivíduos com DM tipo 2 de longa duração. Ainda não foi esclarecido se os depósitos amiloides das ilhotas constituem um evento primário ou secundário. O ambiente metabólico do diabetes também tem impacto negativo sobre a função das ilhotas. Por exemplo, paradoxalmente, a hiperglicemia crônica prejudica a função das ilhotas ("glicotoxicidade") e induz um agravamento da hiperglicemia. Uma melhora do controle glicêmico com frequência está associada a uma recuperação parcial da função das ilhotas, uma consideração clínica importante. Além disso, os níveis elevados de ácidos graxos livres ("lipotoxicidade") e as elevações sistêmicas e locais das citocinas pró-inflamatórias a partir de números aumentados de macrófagos associados às ilhotas pancreáticas também podem piorar a função das ilhotas.

AUMENTO NA PRODUÇÃO HEPÁTICA DE GLICOSE E LIPÍDEOS No DM tipo 2, a resistência à insulina no fígado reflete a incapacidade da hiperinsulinemia de suprimir a gliconeogênese, o que resulta em hiperglicemia de jejum e menor armazenamento de glicogênio pelo fígado no estado pós-prandial. A maior produção hepática de glicose ocorre no início da evolução do diabetes, porém, provavelmente, após o início das anormalidades secretoras de insulina e glucagon e da resistência à insulina no músculo esquelético. Em consequência da resistência à insulina no tecido adiposo, a lipólise e o fluxo de ácidos graxos livres a partir dos adipócitos aumentam e são eliminados de maneira eficiente pelo fígado, levando a um aumento na síntese de lipoproteínas de densidade muito baixa (VLDL, de *very low density lipoprotein*)-triglicerídeos nos hepatócitos e secreção hepática. Isso também é responsável pela dislipidemia observada no DM tipo 2 (triglicerídeos elevados, lipoproteína de alta densidade [HDL, de *high-density lipoprotein*] reduzida e maior número de pequenas partículas densas de lipoproteína de baixa densidade [LDL, de *low-density lipoprotein*]). Se esse lipídeo for retido, a esteatose hepática pode levar à doença hepática gordurosa não alcoólica e a provas anormais de função hepática.

Síndromes de resistência à insulina A condição de resistência à insulina engloba um amplo espectro de distúrbios, com a hiperglicemia representando um dos aspectos mais prontamente diagnosticados. *Síndrome metabólica*, *síndrome de resistência à insulina* e *síndrome X* são termos usados para descrever uma quantidade de desarranjos metabólicos que inclui resistência à insulina, hipertensão, dislipidemia (HDLs diminuídas e triglicerídeos elevados), obesidade central ou visceral, diabetes tipo 2 ou TGD/GJA e doença cardiovascular acelerada. Essa síndrome é discutida no **Capítulo 408**.

Várias formas relativamente raras de resistência acentuada à insulina incluem aspectos do DM tipo 2 ou TGD **(Tab. 403-1)**. As mutações no receptor de insulina que interferem na ligação ou na transdução de sinais constituem uma causa rara de resistência à insulina. A acantose nigricans e os sinais de hiperandrogenismo (hirsutismo, acne e oligomenorreia em mulheres) também são características físicas comuns. Duas síndromes distintas de insulinorresistência grave foram descritas em adultos: (1) tipo A, que afeta mais severamente mulheres jovens e se caracteriza por acentuada hiperinsulinemia, obesidade e características de hiperandrogenismo, e (2) tipo B, que afeta mulheres de meia-idade e se caracteriza por acentuada hiperinsulinemia, características de hiperandrogenismo e distúrbios autoimunes. Os indivíduos com síndrome de resistência à insulina tipo A têm um defeito ainda não definido na via sinalizadora da insulina; os indivíduos com síndrome de resistência à insulina tipo B têm autoanticorpos dirigidos contra o receptor da insulina. Esses autoanticorpos contra receptores podem bloquear a ligação da insulina ou estimular o receptor da insulina, dando origem a uma hipoglicemia intermitente.

A síndrome do ovário policístico (SOP) é um distúrbio comum que afeta as mulheres no menacme e que se caracteriza por anovulação crônica e hiperandrogenismo (Cap. 392). A resistência à insulina é observada em um subgrupo significativo de mulheres com SOP, e o distúrbio eleva de maneira substancial o risco de DM tipo 2, independentemente dos efeitos da obesidade.

As lipodistrofias são um grupo de distúrbios heterogêneos caracterizados por perda seletiva do tecido adiposo, resultando em grave resistência à insulina e hipertrigliceridemia. As lipodistrofias podem ser herdadas ou adquiridas e estão associadas a graus variáveis de perda do tecido adiposo.

Prevenção O DM tipo 2 é precedido por um período de TGD ou de GJA, e diversas modificações no estilo de vida, bem como agentes farmacológicos, previnem ou atrasam o início do DM. Os indivíduos com pré-diabetes ou risco aumentado de diabetes devem ser encaminhados a um programa estruturado para reduzir o peso corporal e aumentar a atividade física, bem como para triagem para doença cardiovascular. O Diabetes Prevention Program (DPP) demonstrou que mudanças intensivas no estilo de vida (dieta e exercício por 30 minutos por dia, 5 vezes por semana) nos indivíduos com TGD previnem ou atrasam o surgimento de DM tipo 2 em 58% em comparação com placebo. Esse efeito foi observado em indivíduos independentemente de idade, sexo ou grupo étnico. No mesmo estudo, a metformina preveniu ou atrasou o diabetes em 31% em comparação com o placebo. O grupo com intervenção no estilo de vida perdeu 5 a 7% do peso corporal durante o período de 3 anos do estudo; os efeitos da intervenção persistiram durante pelo menos 15 anos. Estudos realizados em populações finlandesas e chinesas observaram uma eficácia semelhante de dieta e exercício na prevenção ou no atraso no desenvolvimento do DM tipo 2. Diversos agentes, incluindo inibidores da α-glicosidase, metformina, tiazolidinedionas, modificadores da via do receptor de GLP-1, inibidores de cotransportador de sódio-glicose-2 e orlistate, impedem ou atrasam o DM tipo 2, porém não foram aprovados pela Food and Drug Administration para essa finalidade. Os indivíduos com uma história familiar significativa de DM tipo 2 e aqueles com GJA ou TGD devem ser enfaticamente encorajados a alcançar um IMC normal e a se engajarem em uma atividade física regular. A terapia farmacológica para os indivíduos com pré-diabetes ainda é controversa, pois seu custo e sua eficácia, bem como seu perfil de segurança, são desconhecidos. A ADA sugeriu que a metformina seja considerada em indivíduos com GJA e TGD que correm alto risco de progressão para o diabetes (< 60 anos de idade, IMC ≥ 35 kg/m^2 e mulheres com história de DMG). Os indivíduos com GJA, TGD ou HbA$_{1c}$ de 5,7 a 6,4% devem ser monitorados anualmente para determinar a presença de critérios diagnósticos para diabetes.

FORMAS MONOGÊNICAS GENETICAMENTE DEFINIDAS DE DM RELACIONADAS COM SECREÇÃO REDUZIDA DE INSULINA

Foram identificadas várias formas monogênicas de DM. Casos de MODY ou diabetes monogênico são causados por mutações em genes que codificam fatores de transcrição enriquecidos nas ilhotas ou glicocinase (Fig. 403-5; Tab. 403-1) e apresentam um modo de transmissão autossômico dominante. MODY 1, MODY 3 e MODY 5 são causados por mutações no fator de transcrição nuclear dos hepatócitos (HNF, de *hepatocyte nuclear factor*) 4α, no HNF-1α e no HNF-1β, respectivamente. Como está implícito em seus nomes, esses fatores de transcrição se expressam no fígado, mas também em outros tecidos, incluindo as ilhotas pancreáticas e o rim. Esses fatores afetam, mais provavelmente, o desenvolvimento das ilhotas e a expressão de genes importantes para a secreção de insulina estimulada por glicose ou na manutenção da massa de células beta. Por exemplo, os indivíduos com mutação em HNF-1α (MODY 3) revelam um declínio progressivo no controle glicêmico, mas podem responder às sulfonilureias. Na verdade, inicialmente admitia-se que alguns desses pacientes sofriam de DM tipo 1, mas posteriormente foi demonstrado que respondiam a uma sulfonilureia, e a insulina foi suspensa, uma implicação clínica importante. Os indivíduos com mutação em HNF-1β sofrem de deterioração progressiva na secreção de insulina e de resistência hepática à insulina e necessitam de tratamento com insulina (resposta mínima às sulfonilureias). Com frequência, esses indivíduos possuem outras anormalidades, como cistos renais, ligeira insuficiência pancreática exócrina e provas de função hepática anormais. Os indivíduos com MODY 2, como resultado de mutações no gene da glicocinase, têm uma hiperglicemia estável de leve a moderada que não responde aos agentes hipoglicemiantes orais, e de outra forma não requer tratamento. A glicocinase catalisa a formação de glicose-6-fosfato a partir da glicose, uma reação que é importante para a percepção da glicose pelas células beta (Fig. 403-5) e para a utilização da glicose pelo fígado. Como resultado das mutações da glicocinase, são necessários níveis mais altos de glicose para induzir respostas secretoras da insulina, alterando, dessa maneira, o limiar para a secreção da insulina. O MODY 4 é uma variante rara causada por mutações no homeobox 1 pancreático e duodenal, um fator de transcrição que regula o desenvolvimento pancreático e a transcrição do gene da insulina. As mutações inativadoras homozigotas causam agenesia pancreática, enquanto as mutações heterozigotas podem resultar em DM. Estudos de populações com DM tipo 2 sugerem que as mutações nos genes associados ao MODY constituem uma causa incomum (< 5%) de DM tipo 2.

Ocorre diabetes neonatal transitório ou permanente (início < 6 meses de idade). O diabetes neonatal permanente é um grupo heterogêneo de distúrbios causados por mutações genéticas que têm impacto na função das células beta e/ou no desenvolvimento pancreático (Fig. 403-5). Normalmente, os indivíduos afetados necessitam de tratamento com insulina e exibem sobreposição fenotípica com o DM tipo 1. As mutações ativadoras nas subunidades dos canais de potássio sensíveis ao ATP (Kir6.2 e ABCC8) comprometem a secreção de insulina estimulada pela glicose. Todavia, esses indivíduos podem responder às sulfonilureias e podem ser tratados com esses agentes. As mutações no fator de transcrição de *GATA6* constituem a causa mais comum de agenesia do pâncreas. As mutações homozigotas na glicocinase causam uma forma grave de diabetes neonatal, enquanto mutações no DNA mitocondrial estão associadas a diabetes e surdez. Foi constatado que várias mutações identificadas na sequência codificadora do gene da insulina interferem no enovelamento, processamento e bioatividade da proinsulina e foram designadas como diabetes do jovem induzido pelo gene *Ins* mutante (MIDY, de *mutant Ins-gene-induced diabetes of youth*). Algumas das síndromes de diabetes neonatal estão associadas a um espectro de disfunção neurológica e a uma variedade de manifestações extrapancreáticas. Todo indivíduo que desenvolveu diabetes aos 6 meses de idade ou que apresenta características atípicas de diabetes tipo 1 ou tipo 2 deve ser submetido a rastreamento para formas de diabetes monogênico.

ABORDAGEM AO PACIENTE
Diabetes melito

Uma vez estabelecido o diagnóstico de DM, a atenção deve ser focada nos sintomas relacionados com o diabetes (agudos e crônicos) e na classificação do tipo de diabetes. O DM e suas complicações produzem uma ampla variedade de sinais e sintomas; aqueles secundários à hiperglicemia aguda podem ocorrer em qualquer estágio da doença, enquanto aqueles relacionados com hiperglicemia crônica começam a aparecer durante a segunda década de hiperglicemia (Cap. 405). Devido à longa demora no reconhecimento clínico, os indivíduos com DM tipo 2 previamente não detectado podem apresentar complicações crônicas do DM por ocasião do diagnóstico. A anamnese e o exame físico devem avaliar os sinais ou sintomas de hiperglicemia aguda e investigar complicações microvasculares e macrovasculares crônicas e condições associadas ao DM (Cap. 405).

ANAMNESE

Deve-se obter uma história médica completa, com ênfase especial nos aspectos relevantes do DM, como peso atual, bem como quaisquer alterações recentes no peso, história familiar de DM e suas complicações, história do sono, fatores de risco para doença cardiovascular, exercício, tabagismo, história de doença pancreática e consumo de álcool. Os sintomas de hiperglicemia incluem poliúria, polidipsia, perda de peso, fadiga, fraqueza, visão turva, infecções superficiais frequentes (vaginite, infecções fúngicas da pele) e cicatrização lenta das lesões cutâneas após pequenos traumatismos. As alterações metabólicas estão relacionadas principalmente com a hiperglicemia (diurese osmótica) e o estado catabólico do paciente (perda urinária de glicose e de calorias, diminuição da massa muscular devido à degradação proteica e à menor síntese de proteínas). A visão turva resulta de alterações no conteúdo hídrico do cristalino e regride à medida que a hiperglicemia é controlada.

Em um paciente com DM estabelecido, a avaliação inicial deve incluir uma revisão dos sintomas por ocasião do diagnóstico inicial de diabetes. Essa é uma parte essencial da história, que pode ajudar a definir se foi diagnosticado o tipo correto de DM. Deve-se dar uma ênfase especial ao tratamento prévio do diabetes, incluindo tipos de terapias usadas, natureza de qualquer intolerância às terapias anteriores, níveis prévios de HbA_{1c}, resultados do automonitoramento da glicemia, frequência de hipoglicemia (< 3 mmol/L, < 54 mg/dL), presença de complicações específicas do DM e avaliação do conhecimento do paciente sobre diabetes, exercício, nutrição e história do sono. As complicações relacionadas com o diabetes podem acometer vários sistemas orgânicos, e determinado paciente pode exibir alguns, todos ou nenhum dos sintomas relacionados com as complicações do DM (Cap. 405). Além disso, a presença de comorbidades relacionadas com o DM deve ser pesquisada (doença cardiovascular, hipertensão, dislipidemia). O planejamento de gravidez deve ser considerado em mulheres em idade reprodutiva. A ADA recomenda que todas as mulheres de idade fértil sejam aconselhadas sobre a importância do controle rigoroso da glicemia (HbA_{1c} < 6,5%) antes da concepção.

EXAME FÍSICO

Além de um exame físico completo, convém dar uma atenção especial aos aspectos relevantes para o DM, como peso ou IMC, exame retiniano, pressão arterial ortostática, exame do pé, pulsos periféricos e locais das injeções de insulina. Dependendo de outros fatores de risco, uma pressão arterial > 130/80 mmHg ou > 140/90 mmHg é considerada hipertensão em indivíduos com diabetes. Sabendo-se que a doença periodontal é mais frequente no DM, os dentes e as gengivas também devem ser examinados.

Um exame anual dos pés deve (1) avaliar o fluxo sanguíneo (pulsos pediosos), sensibilidade (sensibilidade vibratória [diapasão de 128 MHz colocado na base do hálux], capacidade de perceber o toque com um monofilamento [monofilamento de 5,07 de 10 g]), sensação produzida por alfinetada, reflexo aquileu e cuidados das unhas; (2) pesquisar a presença de deformidades do pé, como dedo em martelo ou em garra e pé de Charcot; e (3) identificar locais com potencial de ulceração. A ADA recomenda um rastreamento anual para neuropatia simétrica distal, iniciado por ocasião do diagnóstico inicial do diabetes, com triagem anual para neuropatia autonômica dentro de 5 anos após o diagnóstico de DM tipo 1 e por ocasião do diagnóstico de DM tipo 2. Esse teste tem por objetivo detectar a perda da sensibilidade protetora (PSP) causada pela neuropatia diabética (Cap. 405).

CLASSIFICAÇÃO DO DM EM DETERMINADO PACIENTE

A etiologia do diabetes em um indivíduo com doença de início recente em geral pode ser imputada com base em critérios clínicos. Os indivíduos com DM tipo 1 são mais propensos a ter as seguintes características: (1) constituição corporal magra; (2) necessidade de insulina como terapia inicial; (3) propensão para desenvolver cetoacidose; e (4) histórico familiar ou pessoal de outros distúrbios autoimunes, como doença autoimune da tireoide, insuficiência adrenal, anemia perniciosa, doença celíaca e vitiligo. Em contrapartida, os indivíduos com DM tipo 2 exibem com frequência as seguintes características: (1) obesidade; 80% são obesos, porém os indivíduos idosos podem ser magros; (2) pode não haver necessidade de terapia com insulina, inicialmente; e (3) pode haver condições associadas, como resistência à insulina, hipertensão, doença cardiovascular, dislipidemia ou SOP. No DM tipo 2, a resistência à insulina com frequência está associada à obesidade abdominal (em oposição à obesidade no quadril e nas coxas) e à hipertrigliceridemia. A maioria dos indivíduos diagnosticados com DM tipo 2 é constituída por pessoas mais velhas, porém a idade ao ser feito o diagnóstico está declinando, e observa-se um grande aumento entre crianças e adolescentes com sobrepeso. Alguns indivíduos com DM fenotípico tipo 2 se apresentam com cetoacidose diabética, porém carecem de marcadores autoimunes e, posteriormente, poderão ser tratados com agentes orais redutores da glicose em vez de insulina (esse quadro clínico é algumas vezes denominado *DM tipo 2 com propensão à cetose*). Por outro lado, alguns indivíduos (5-10%) com aparência fenotípica de DM tipo 2 não apresentam uma deficiência absoluta de insulina, porém têm marcadores autoimunes (autoanticorpos GAD e outros autoanticorpos ICA) sugestivos de DM tipo 1 (por vezes denominado *diabetes autoimune latente do adulto*). Esses indivíduos são mais propensos a necessitar de tratamento com insulina dentro de 5 anos. As formas monogênicas de diabetes devem ser consideradas nos pacientes com início do diabetes na infância ou no início da vida adulta e, em particular, naqueles diagnosticados nos primeiros 6 meses de vida, um padrão de herança autossômica do diabetes, diabetes sem as características típicas do diabetes tipo 1 ou 2 e hiperglicemia em jejum leve estável. Deve-se considerar a realização de teste genético em indivíduos com suspeita de uma forma monogênica de diabetes, visto que isso pode orientar a escolha da terapia. Apesar dos progressos recentes na compreensão da patogênese do diabetes, continua sendo difícil categorizar alguns pacientes de forma inequívoca. Os indivíduos que se desviam do perfil clínico de DM tipos 1 e 2 ou que possuem outros defeitos associados, como surdez, doença exócrina pancreática (DM tipo 3c) e outros distúrbios endócrinos, devem ser classificados de acordo com esses achados (Tab. 403-1). Um dos principais objetivos é a medicina personalizada ou de precisão no diagnóstico e tratamento do diabetes.

AVALIAÇÃO LABORATORIAL

A avaliação laboratorial deve determinar, em primeiro lugar, se o paciente preenche os critérios diagnósticos para DM (Fig. 403-1) e, em seguida, estabelecer o grau de controle glicêmico (Cap. 404). Além da avaliação laboratorial padronizada, o paciente deve ser submetido a uma triagem para condições associadas ao DM (p. ex., albuminúria, dislipidemia, disfunção da tireoide).

A classificação do tipo de DM pode ser facilitada por avaliações laboratoriais. As determinações séricas do peptídeo C podem ser úteis, porém devem ser sempre interpretadas com a dosagem concomitante do nível de glicemia. Um baixo nível de peptídeo C na presença de níveis elevados de glicemia pode confirmar a necessidade de insulina. Entretanto, os níveis de peptídeo C são incapazes de diferenciar por completo o DM tipo 1 do tipo 2, visto que muitos indivíduos com DM tipo 1 continuam apresentando alguma produção de peptídeo C. A determinação dos ICAs no início do diabetes pode ser útil se o tipo de DM não estiver definido com base nas características descritas anteriormente.

LEITURAS ADICIONAIS

Chung WK et al: Precision medicine in diabetes: A Consensus Report from the American Diabetes Association (ADA) and the European Association for the Study of Diabetes (EASD). Diabetologia 63:1671, 2020.
Classification and Diagnosis of Diabetes: Diabetes Care 44:S15, 2021.
Cole JB, Florez JC: Genetics of diabetes mellitus and diabetes complications. Nat Rev Nephrol 16:377, 2020.
Dimeglio LA et al: Type 1 diabetes. Lancet 391:2449, 2018.
Hill-Briggs F et al: Social determinants of health and diabetes: A scientific review. Diabetes Care 44:258, 2021.
Insel RA et al: Staging presymptomatic type 1 diabetes: A scientific statement of JDRF, the Endocrine Society, and the American Diabetes Association. Diabetes Care 38:1964, 2015.
Powers AC: Type 1 diabetes mellitus: Much progress, many opportunities. J Clin Invest 131:142242, 2021.
Selph S et al: Screening for type 2 diabetes mellitus: A systematic review for the U.S. Preventive Services Task Force. Ann Intern Med 162:765, 2015.
Skyler JS et al: Differentiation of diabetes by pathophysiology, natural history, and prognosis. Diabetes 66:241, 2017.
Zhang H et al: Monogenic diabetes: a gateway to precision medicine in diabetes. J Clin Invest 131:e142244, 2021.

404 Diabetes melito: controle e tratamentos

Alvin C. Powers, Michael J. Fowler*
Michael R. Rickels

METAS GERAIS

As metas da terapia para o diabetes melito (DM) tipo 1 ou tipo 2 consistem em (1) eliminar os sintomas relacionados com a hiperglicemia, (2) reduzir ou eliminar as complicações microvasculares e macrovasculares de longo prazo do DM (Cap. 405) e (3) permitir que o paciente possa levar um estilo de vida o mais normal possível. Para concretizar essas metas, o médico deve identificar o nível-alvo de controle glicêmico para cada paciente, proporcionar ao paciente os recursos de orientação e farmacológicos necessários para que possa alcançar esse nível e monitorar/tratar as complicações relacionadas com o DM. Os sintomas de diabetes costumam regredir quando a glicose plasmática é < 11,1 mmol/L (200 mg/dL) e, assim, a maior parte do tratamento do DM se concentra na concretização do segundo e do terceiro objetivos. Este capítulo começa com uma revisão do tratamento vigente do diabetes em base ambulatorial e, em seguida, discute o tratamento da hiperglicemia grave, bem como o tratamento do diabetes em pacientes hospitalizados.

O atendimento de um indivíduo com DM tanto do tipo 1 quanto do tipo 2 requer uma equipe multiprofissional. De primordial importância para o sucesso dessa equipe são a participação, a opinião e o entusiasmo do paciente, todos essenciais para um controle ideal do diabetes. Os membros da equipe de assistência à saúde geralmente incluem o profissional de assistência primária e/ou endocrinologista ou diabetologista, um educador graduado em diabetes, um nutricionista, um psicólogo e, possivelmente, um assistente social. Além disso, quando surgem complicações do DM, alguns especialistas (incluindo oftalmologistas, neurologistas, podiatras, nefrologistas, cardiologistas e cirurgiões cardiovasculares) com experiência nas complicações relacionadas com o DM são essenciais.

ASPECTOS VIGENTES DA ASSISTÊNCIA ABRANGENTE AO DIABETES

Várias designações são algumas vezes aplicadas às diferentes abordagens aos cuidados do diabetes, como insulinoterapia intensiva, controle glicêmico intensivo e "controle rigoroso". Este capítulo e outras fontes utilizam o termo *assistência abrangente ao diabetes* para ressaltar o fato de que a terapia ideal do diabetes envolve muito mais do que o controle da glicose plasmática e o uso de medicamentos e é centrada no paciente e individualizada, conforme preconizado pela American Diabetes Association (ADA). Embora o controle sistêmico seja essencial para o tratamento ideal do diabetes, a assistência abrangente no DM tipo 1 e tipo 2 também deve detectar e controlar as complicações específicas do DM (Cap. 405) e modificar os fatores de risco para doenças associadas ao DM. Os elementos essenciais na assistência abrangente ao diabetes estão resumidos na Tabela 404-1. A morbidade e a mortalidade do DM podem ser acentuadamente reduzidas por meio de vigilância consistente e oportuna, incluindo detecção, prevenção e controle das complicações relacionadas com o DM (Tab. 404-1 e Cap. 405), e o tratamento sintomático constituem a base da terapia. Esses procedimentos de rastreamento estão indicados para todos os indivíduos com DM; entretanto, muitos indivíduos diabéticos não recebem esses tratamentos ou cuidados abrangentes do diabetes. Além dos aspectos físicos do DM, os problemas sociais, familiares, financeiros, culturais e profissionais podem exercer algum impacto sobre o tratamento do diabetes. As metas do tratamento para pacientes com diabetes, resumidas na Tabela 404-2, devem ser individualizadas. A prevenção e o tratamento da hipoglicemia clinicamente significativa (< 3,0 mmol/L ou 54 mg/dL) são discutidas no Capítulo 406. Neste capítulo, embora se reconheça que os recursos disponíveis para o tratamento do diabetes variam amplamente em todo o mundo, são fornecidas orientações para o tratamento abrangente do diabetes em ambientes de saúde com recursos sociais consideráveis.

Controle do estilo de vida no tratamento do diabetes
O paciente com DM tipo 1 ou tipo 2 deve receber orientação acerca de nutrição, atividade física, apoio psicossocial e assistência ao diabetes durante uma enfermidade

---

*Falecido.

TABELA 404-1 ■ Diretrizes para a assistência médica abrangente contínua a indivíduos com diabetes

- Meta glicêmica e plano terapêutico individualizados
- Automonitoramento, em frequência individualizada, da glicemia sanguínea (capilar/medidor) ou da glicemia intersticial (monitoramento contínuo de glicose)
- Teste para HbA$_{1c}$ (2-4 vezes/ano)
- Controle do estilo de vida no tratamento do diabetes, incluindo:
  - Orientação e apoio para autocontrole do diabetes
  - Terapia nutricional
  - Atividade física
  - Cuidados psicossociais, incluindo avaliação de depressão, ansiedade
- Detecção, prevenção ou manejo das complicações relacionadas com diabetes, incluindo:
  - Exame oftalmológico relacionado com o diabetes (anual ou semestral; Cap. 405)
  - Exame dos pés relacionado com o diabetes (1-2 vezes/ano pelo médico; diariamente pelo paciente; Cap. 403)
  - Exame para neuropatia relacionada com o diabetes (anual; Cap. 403)
  - Exame para nefropatia diabética (anual; Cap. 405)
- Controle ou tratamento de condições relevantes do diabetes, incluindo:
  - Pressão arterial (medir 2-4 vezes/ano; Cap. 405)
  - Lipídeos (1-2 vezes/ano; Cap. 405)
  - Considerar terapia antiplaquetária com ácido acetilsalicílico em baixa dose (Cap. 405)
  - Vacinas influenza/pneumocócica/hepatite B/coronavírus (Cap. 6)

Sigla: HbA$_{1c}$, hemoglobina A$_{1c}$ glicada.

e medicações utilizadas para reduzir a glicose plasmática. A educação do paciente permite e incentiva os indivíduos com DM a assumirem maior responsabilidade por seus cuidados, levando a uma melhor adesão.

Educação e suporte para o autocontrole do diabetes (ESAD) A ESAD refere-se às maneiras de melhorar o conhecimento, as competências e as habilidades do paciente necessárias para o autocuidado do diabetes e também deve enfatizar as questões psicossociais e o bem-estar emocional. A educação do paciente é um processo contínuo com visitas regulares para reforço; não é um processo concluído após uma ou duas visitas. Deve receber ênfase especial no diagnóstico do diabetes, anualmente ou nos momentos em que os objetivos do tratamento do diabetes não são alcançados e durante as transições na vida ou na assistência médica. A ESAD é ministrada por um educador em diabetes, um profissional de saúde (enfermeiro, nutricionista ou farmacêutico) com habilidades especializadas em educação de pacientes e certificado em orientação sobre diabetes (p. ex., Association of Diabetes Care & Education Specialists). Os tópicos de educação importantes para

TABELA 404-2 ■ Metas do tratamento para adultos com diabetes[a]

Índice de controle glicêmico[b]	Objetivo (adultos não gestantes)	Objetivo (adultos idosos/de alto risco)
HbA$_{1c}$	< 7,0% (53 mmol/mol)[c]	< 8,0% (64 mmol/mol)[c]
Glicose sanguínea capilar pré-prandial	4,4-7,2 mmol/L (80-130 mg/dL)	5,0-7,8 mmol/L (90-140 mg/dL)
Glicose sanguínea capilar pós-prandial[d]	< 10,0 mmol/L (< 180 mg/dL)	< 11,1 mmol/L (200 mg/dL)
Tempo no intervalo 3,9-10,0 mmol/L (70-180 mg/dL)[e]	> 70%	> 50%
Tempo inferior a 3,9 mmol/L (70 mg/dL)[e]	< 4%	< 1%
Variabilidade da glicose, % do coeficiente de variação[e]	≤ 36%	< 33%

[a]Conforme recomendado pela American Diabetes Association; as metas devem ser individualizadas para cada paciente (ver texto) com objetivos personalizados para diferentes pacientes. [b]HbA$_{1c}$ é o objetivo principal e também pode ser estimado a partir de 14 ou mais dias de dados de monitoramento contínuo da glicose (MCG) como o indicador de gerenciamento de glicose (IGG). [c]Ensaio baseado no Diabetes Control and Complications Trial. [d]De 1-2 horas após o início de uma refeição. [e]Derivado de 14 dias de dados de MCG.

Sigla: HbA$_{1c}$, hemoglobina A$_{1c}$ glicada.

Fonte: Dados da American Diabetes Association: 6. Glycemic targets: Standards of medical care in diabetes-2021. Diabetes Care 44(Suppl 1):S73, 2021.

uma assistência ideal ao diabetes incluem automonitoramento da glicose sanguínea (AMGS) e/ou monitoramento contínuo de glicose (MCG); monitoramento das cetonas urinária ou sanguínea (DM tipo 1); administração de insulina; diretrizes para o controle do diabetes durante doenças; prevenção e controle da hipoglicemia (Cap. 406); cuidados com os pés e a pele; controle do diabetes antes, no decorrer e depois do exercício; e atividades modificadoras dos fatores de risco. O objetivo é fornecer uma educação individualizada centrada no paciente. O contato mais frequente entre o paciente e a equipe responsável pelo controle do diabetes (p. ex., por meios eletrônicos, telefone, vídeo) melhora o controle da glicemia.

Terapia nutricional Terapia nutricional médica (TNM) é um termo usado pela ADA para descrever a coordenação ideal da ingesta calórica com outros aspectos da terapia para o diabetes (insulina, exercício, perda de peso). Alguns aspectos da TNM são direcionados a prevenir ou retardar o início do DM tipo 2 nos indivíduos de alto risco (obesos ou com pré-diabetes) pela promoção de uma redução ponderal. Outras medidas da TNM são direcionadas para melhorar o controle glicêmico por meio da limitação da ingestão de carboidratos, evitando açúcares simples e frutose, e do manejo de complicações relacionadas ao diabetes (doença cardiovascular [DCV], nefropatia). O tratamento médico da obesidade, incluindo abordagens farmacológicas que facilitem a perda de peso e a cirurgia bariátrica, devem ser considerados em pacientes selecionados (Caps. 401 e 402).

Em geral, os componentes da TNM ideal são semelhantes para indivíduos com DM tipo 1 ou tipo 2 – alta qualidade, rica em nutrientes e com ingestão limitada de carboidratos, necessária para controle glicêmico e controle de peso (Tab. 404-3). Os dados são atualmente inconclusivos sobre vários padrões alimentares (jejum intermitente etc.). O aconselhamento dietético deve ser individualizado, reconhecendo preferências pessoais, cultura e tradições religiosas. O uso do *índice glicêmico*, uma estimativa da elevação pós-prandial da glicemia quando determinada quantidade do alimento é consumida, pode reduzir as excursões pós-prandiais de glicose e melhorar o controle glicêmico.

O objetivo da TNM no DM tipo 1 consiste em coordenar e equilibrar o consumo de carboidrato, tanto em termos temporais quanto quantitativos, com a quantidade adequada de insulina. A TNM no DM tipo 1 é baseada no AMGS e/ou MCG que devem ser integrados de modo a definir o esquema ideal de insulina. Com base na estimativa feita pelo paciente do conteúdo em carboidratos de uma refeição, uma razão de insulina:carboidratos determina a dose de insulina necessária para uma refeição ou um lanche. A TNM deve ser suficientemente flexível para permitir a realização do exercício, e o esquema de insulina deve tornar possível a realização de variações na ingestão calórica. Um componente importante da TNM no DM tipo 1 consiste em minimizar o aumento de peso frequentemente associado à terapia intensiva com insulina e é melhor alcançado colocando limites na ingestão de carboidratos.

Os objetivos da TNM no DM tipo 2 devem concentrar-se na perda de peso e considerar a prevalência acentuadamente aumentada dos fatores de risco cardiovasculares (hipertensão, dislipidemia, obesidade) e de doença nessa população. Esses indivíduos são, em sua maioria, obesos, e a perda de peso deve ser fortemente incentivada. Dietas com teor muito baixo de carboidratos que induzem a perda de peso podem resultar em redução rápida e drástica da glicose em indivíduos com DM tipo 2 de início recente. A TNM para DM tipo 2 deve enfatizar redução calórica modesta, aumento da atividade física e perda de peso (meta é perder pelo menos 5-10%). A perda de peso e o exercício, cada um independentemente, melhoram a sensibilidade à insulina.

O jejum por razões religiosas, como durante o Ramadã, representa um desafio para indivíduos diabéticos, particularmente para os que tomam medicamentos para reduzir o nível plasmático de glicose. De acordo com as diretrizes da International Diabetes Federation (IDF) sobre o jejum durante o Ramadã, os indivíduos são estratificados com base no risco em indivíduos que podem praticar o jejum de maneira segura com avaliação e supervisão médicas e naqueles para os quais não se recomenda o jejum. Assim, a educação do paciente e o monitoramento regular da glicose são fundamentais.

Atividade física O exercício tem múltiplos benefícios positivos, incluindo redução do risco cardiovascular, queda da pressão arterial, manutenção da massa muscular, redução da gordura corporal e perda de peso. Para os indivíduos com DM tipo 1 ou tipo 2, é útil também para baixar a glicose plasmática (durante e após o exercício) e aumentar a sensibilidade à insulina. Nos pacientes com diabetes, a ADA recomenda 150 minutos por semana (distribuídos ao longo de pelo menos 3 dias) de atividade física aeróbica moderada, com intervalos que não devem ser de mais de 2 dias. São aconselhados exercícios de resistência, treinamento em flexibilidade e equilíbrio e redução do comportamento sedentário durante o dia.

Apesar de seus benefícios, o exercício pode gerar desafios para alguns indivíduos com DM, pois eles carecem dos mecanismos glicorreguladores normais (normalmente, a insulina cai e o glucagon sobe durante o exercício). O músculo esquelético é o principal local para o consumo de combustível metabólico no estado de repouso, e a atividade muscular aumentada durante o exercício aeróbio vigoroso induz um grande aumento das necessidades de combustível. Os indivíduos com DM tipo 1 são propensos à hiperglicemia ou à hipoglicemia durante o exercício, dependendo da glicose plasmática pré-exercício, do nível de insulina e lactato circulante e do nível de catecolaminas induzidas pelo exercício. Se o nível de insulina estiver muito baixo, a liberação de lactato para o fígado e o aumento das catecolaminas podem levar ao aumento excessivo da glicose plasmática, promover a formação de corpos cetônicos e, possivelmente, resultar em cetoacidose. Inversamente, se o nível de insulina circulante for excessivo, essa hiperinsulinemia relativa pode reduzir a produção hepática de glicose (diminuição da glicogenólise e da gliconeogênese) e aumentar a entrada de glicose no músculo, resultando em hipoglicemia.

Para evitar a hiperglicemia ou a hipoglicemia relacionadas com o exercício, os indivíduos com DM tipo 1 devem (1) monitorar a glicemia antes, no decorrer e depois do exercício; (2) adiar o exercício se o nível de glicemia for > 14 mmol/L (250 mg/dL) e for constatada a presença de cetonas; (3) se o nível de glicemia for < 5,0 mmol/L (90 mg/dL), ingerir carboidratos antes da realização do exercício; (4) monitorar a glicose durante o exercício e ingerir carboidratos quando necessário para prevenir a hipoglicemia; (5) diminuir as doses de insulina (com base na experiência prévia) antes e depois do exercício e injetar insulina em uma área que não está sendo exercitada; e (6) aprender as respostas individuais da glicose a diferentes tipos de exercício. Nos indivíduos com DM tipo 2, a hipoglicemia relacionada com o exercício é menos comum, mas pode ocorrer nos indivíduos que estão recebendo insulina ou secretagogos da insulina. A retinopatia proliferativa não tratada é uma contraindicação relativa para o exercício vigoroso, pois pode resultar em hemorragia do vítreo ou em descolamento da retina (Cap. 405).

Assistência psicossocial Como o indivíduo com DM enfrenta desafios que afetam muitos aspectos da vida diária, a avaliação e o apoio psicossociais constituem uma parte fundamental da assistência abrangente ao diabetes. O próprio paciente deve se considerar como membro essencial da equipe de

TABELA 404-3 ■ Recomendações nutricionais para adultos com diabetes ou pré-diabetes[a]

Diretrizes dietéticas gerais
- Vegetais, frutas, grãos integrais, legumes, laticínios com baixo teor de gordura, alimentos mais ricos em fibras e com menor conteúdo glicêmico; composição ideal da dieta e padrões alimentares não são conhecidos

Gordura na dieta (% ideal na dieta não é conhecida; deve ser individualizada)
- Dieta de estilo mediterrâneo rica em ácidos graxos mono e poli-insaturados
- Consumo mínimo ou nenhum de gordura trans

Carboidratos na dieta (% ideal na dieta não é conhecida; deve ser individualizada)
- Monitorar a ingestão de carboidratos em relação às calorias e estabelecer limites para as refeições para reduzir a glicemia pós-prandial
- Evitar bebidas que contenham frutose e sacarose e minimizar o consumo de alimentos com adição de açúcar que podem substituir escolhas alimentares mais saudáveis e ricas em nutrientes e elevar a glicemia pós-prandial
- Estimar gramas de carboidratos na dieta para dosagem flexível de insulina (diabetes melito [DM] tipo 1 e DM tipo 2 dependente de insulina)
- Considerar o uso do índice glicêmico para prever como o consumo de determinado alimento pode afetar o nível glicêmico

Proteína na dieta (% ideal na dieta não é conhecida; deve ser individualizada)

Outros componentes
- Adoçantes que não sejam nutritivos e com calorias reduzidas podem ser úteis
- Os suplementos rotineiros de vitaminas, antioxidantes e oligoelementos não são indicados pelas evidências
- Ingestão de sódio recomendada como a da população geral

[a]Ver texto para diferenças em pacientes com diabetes tipo 1 ou tipo 2.
Fonte: Dados da American Diabetes Association: 5. Facilitating behavior change and well-being to improve health outcomes: Standards of medical care in diabetes-2021. Diabetes Care 44(Suppl 1):S53, 2021.

tratamento do diabetes, e não apenas como alguém que está sendo cuidado pela equipe especializada no controle do diabetes. Até mesmo com um esforço considerável, a normoglicemia poderá ser uma meta ilusória, e as soluções para o controle glicêmico em deterioração podem não ser identificadas com facilidade. A depressão, a ansiedade ou o "sofrimento emocional do diabetes", definido pela ADA como "[...] reações psicológicas negativas relacionadas com a carga emocional [...] em ter que controlar uma doença crônica como o diabetes", devem ser reconhecidos e podem exigir os cuidados de um especialista em saúde mental. O estresse emocional pode provocar uma mudança no comportamento, fazendo os indivíduos deixarem de aderir ao esquema dietético, de exercícios ou terapêutico. Os transtornos alimentares, incluindo transtornos alimentares compulsivos, bulimia e anorexia nervosa, parecem ocorrer com mais frequência em indivíduos com DM tipo 1 ou tipo 2.

MONITORAMENTO DO NÍVEL DE CONTROLE GLICÊMICO

O monitoramento ideal do controle glicêmico envolve determinações da glicose pelo paciente e avaliação do controle em longo prazo pelos profissionais da equipe de tratamento do diabetes (medição da hemoglobina A_{1c} [HbA_{1c}] e revisão do AMGS e/ou MCG do paciente). Essas medições são complementares: aquelas realizadas pelo paciente fornecem um quadro do controle glicêmico em curto prazo, enquanto a HbA_{1c} reflete o controle glicêmico médio ao longo dos 2 a 3 meses precedentes. A maioria das dosagens deve ser realizada antes de uma refeição e suplementada com medidas pós-prandiais para ajudar a alcançar os alvos da glicose (Tab. 404-2). Ao combinar as determinações da glicose com a história da dieta e atividade física, a equipe de saúde e o paciente podem melhorar o controle glicêmico. A prática clínica está mudando rapidamente, com o MCG substituindo o AMGS em muitos pacientes, especialmente naqueles com DM tipo 1.

Automonitoramento da glicose sanguínea
No AMGS, uma pequena gota de sangue (3-10 µL) e uma reação enzimática permitem a medição rápida e precisa da glicemia capilar por monitores de glicose (calibrados para fornecer o valor da glicose plasmática, mesmo que a glicose no sangue seja detectada). O sangue é obtido da ponta do dedo; locais de teste alternativos (p. ex., antebraço) são menos confiáveis. A frequência das medições no AMGS deve ser individualizada. Indivíduos com DM tipo 1 ou indivíduos com DM tipo 2 que tomam múltiplas injeções de insulina por dia devem medir sua glicemia > 3 vezes ao dia (algumas medem > 10 vezes ao dia). A maioria dos indivíduos com DM tipo 2 necessita de monitoramento menos frequente, porém a frequência ideal do AMGS ainda não foi definida claramente. Os indivíduos com DM tipo 2 que estão utilizando insulina devem utilizar o AMGS com maior frequência do que aqueles que estão recebendo agentes orais. Os indivíduos com DM tipo 2 tratados com medicamentos orais devem usar o AMGS como meio de avaliar a eficácia da medicação e o impacto das escolhas dietéticas e do exercício. Como os níveis de glicose flutuam menos nesses indivíduos, uma ou duas medições por dia do AMGS podem ser suficientes.

Monitoramento contínuo de glicose
A tecnologia MCG utiliza um sensor ou eletrodo para detectar a glicose intersticial, que está em equilíbrio com a glicose no sangue, mas pode atrasar quando a glicose no sangue está mudando. Em uma abordagem MCG, a glicose intersticial é detectada e relatada, essencialmente, continuamente, enquanto, em outra abordagem, o sensor está instalado, mas a glicose é registrada apenas quando um detector é colocado sobre o sensor. Os sensores de glicose são colocados por via subcutânea (SC) e são substituídos a cada 3 a 14 dias. Alguns MCGs requerem calibração pelo AMGS. O MCG fornece dados de glicose ilimitados que podem ser usados para definir o tempo de um intervalo glicêmico (tempo de intervalo), o perfil de glicose ambulatorial, a quantidade de tempo na faixa hipoglicêmica e o indicador de gerenciamento de glicose (IGG), que se correlaciona com A_{1C} (Fig. 404-1; Tab. 404-2). O tempo de intervalo e IGG são métricas úteis, mas o MCG também permite que o paciente monitore a taxa de alteração da glicose e as tendências de glicose que podem ser usadas para evitar hiper ou hipoglicemia. O MCG no DM tipo 1, especialmente naqueles com percepção reduzida da hipoglicemia, pode diminuir a frequência de hipoglicemia grave (especialmente a noturna). A combinação de um dispositivo de infusão de insulina (discutido adiante) e um MCG pode automatizar a administração de insulina com suspensão preditiva da administração da insulina para evitar hipoglicemia ou controle de circuito fechado que ajusta automaticamente a administração de insulina por um algoritmo preditivo (Fig. 404-1).

Avaliação do controle glicêmico em longo prazo
A determinação da hemoglobina glicada (HbA_{1c}) constitui o método padrão para avaliar o controle glicêmico em longo prazo. Quando a glicose plasmática está consistentemente elevada, ocorre aumento na glicação não enzimática da hemoglobina;

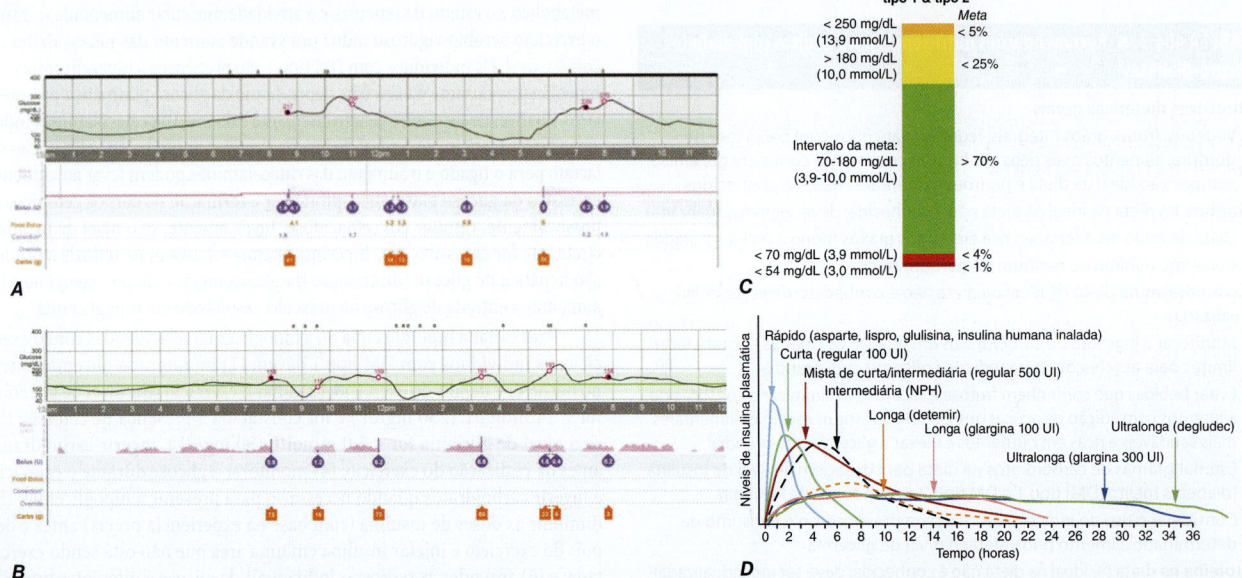

FIGURA 404-1 Opções de monitoramento glicêmico e administração de insulina para o tratamento do diabetes. **A.** O perfil do monitoramento contínuo de glicose (MCG) e a oferta do análogo de insulina de ação rápida por bomba de infusão subcutânea e contínua envolve uma taxa basal (*linha roxa clara*) e *bolus* prandial e de correção (*círculos roxos*) com base na ingestão estimada de carboidratos (*quadrados laranja*) e no fator de sensibilidade à insulina. **B.** O perfil do MCG por meio de bomba de insulina com comunicação por sensor que automatiza a administração de insulina, suspendendo a administração para hipoglicemia prevista e aumentando a administração basal para hiperglicemia prevista (*curvas roxas claras*), enquanto ainda requer a participação do usuário para ingestão estimada de carboidratos (*quadrados laranja*) para fornecer *bolus* de insulina prandial (*círculos roxos*). **C.** O perfil do MCG é usado para gerar uma estimativa de tempo de intervalo, com a meta glicêmica exposta no lado esquerdo da barra e a % de tempo-alvo naquela faixa glicêmica exposta no lado direito da barra. **D.** Perfil farmacocinético de produtos de insulina individuais. (*C. Reproduzida, com permissão, de T Battelino et al: Clinical targets for continuous glucose monitoring data interpretation: Recommendations from the International Consensus on Time in Range. Diabetes Care 42:1593, 2019; **D.** Adaptada, com permissão, de JJ Neumiller: Insulin update: New and emerging insulins. American Diabetes Association, 2018.*)

essa alteração reflete a história glicêmica no decorrer dos 2 a 3 meses precedentes, visto que os eritrócitos têm uma duração média de vida de 120 dias (o nível de glicemia no mês precedente contribui com cerca de 50% para o valor da HbA_{1c}). A medição da HbA_{1c} no "local de assistência" possibilita uma retroalimentação mais rápida e, portanto, pode ajudar a efetuar um ajuste no tratamento.

A HbA_{1c} deve ser medida em todos os indivíduos com DM durante sua avaliação inicial e como parte de sua assistência abrangente ao diabetes. Como preditor principal das complicações de longo prazo do DM, a HbA_{1c} deve refletir, até certo ponto, as medições de curto prazo do AMGS ou do MCG. As dosagens de HbA_{1c} e os níveis reais de glicose são complementares, pois doenças intercorrentes recentes podem afetar as medições do AMGS ou do MCG, mas não a HbA_{1c}. A HbA_{1c} pode refletir hiperglicemia pós-prandial ou noturna não detectada pelo AMGS de glicemia capilar em jejum e pré-prandial. No entanto, não detecta hipoglicemia interprandial ou noturna – essas requerem AMGS ou MCG muito frequentes para detecção. A HbA_{1c} representa uma "média" e, portanto, não detecta a variabilidade da glicemia como pode fazê-lo o AMGS ou o MCG. Nos ensaios padronizados, a HbA_{1c} aproxima-se dos seguintes valores plasmáticos médios da glicose: uma HbA_{1c} de 6% = 7,0 mmol/L (126 mg/dL), 7% = 8,6 mmol/L (154 mg/dL), 8% = 10,2 mmol/L (183 mg/dL), 9% = 11,8 mmol/L (212 mg/dL), 10% = 13,4 mmol/L (240 mg/dL), 11% = 14,9 mmol/L (269 mg/dL) e 12% = 16,5 mmol/L (298 mg/dL). Entretanto, existe uma variabilidade interpessoal da HbA_{1c} para a relação com a glicose média, e, em negros, a HbA_{1c} é, em média, 0,4% mais alta do que nos brancos para o mesmo valor médio de glicose. Determinadas condições clínicas que resultam em parâmetros eritrocitários anormais, como hemoglobinopatias, anemias, reticulocitose, transfusões e uremia, podem alterar o resultado da HbA_{1c}. Nos pacientes que alcançam o alvo glicêmico, a ADA recomenda a determinação da HbA_{1c} pelo menos duas vezes ao ano. Testes mais frequentes (a cada 3 meses) justificam-se quando o controle glicêmico é inadequado, quando a terapia foi modificada ou na maioria dos pacientes com DM tipo 1. Padrões laboratoriais para o teste da HbA_{1c} foram estabelecidos e devem estar correlacionados com o ensaio de referência do Diabetes Control and Complications Trial (DCCT). O grau de glicação de outras proteínas, como albumina, ou a determinação do 1,5-anidroglucitol podem ser usados como indicador alternativo de curto prazo para o controle glicêmico, quando a HbA_{1c} não é precisa. O ensaio da frutosamina (que mede a albumina glicada) reflete o estado da glicemia no decorrer das 2 semanas precedentes.

TRATAMENTO FARMACOLÓGICO DO DIABETES

A assistência abrangente ao DM tipo 1 e tipo 2 exige uma ênfase na nutrição, nos exercícios e no monitoramento do controle da glicemia, mas também costuma envolver o uso de medicamento(s) hipoglicemiante(s). Este capítulo descreve as classes desses medicamentos, porém não discute cada agente hipoglicemiante disponível no mundo inteiro. O primeiro passo é selecionar um alvo glicêmico individualizado para cada paciente.

ESTABELECIMENTO DO NÍVEL-ALVO DE CONTROLE GLICÊMICO

Como as complicações do DM estão relacionadas com o controle glicêmico, a normoglicemia ou quase normoglicemia é a meta desejada, porém com frequência ilusória, para a maioria dos pacientes. A normalização ou quase normalização da glicose plasmática por longos períodos é extremamente difícil, conforme demonstrado pelo DCCT e pelo United Kingdom Prospective Diabetes Study (UKPDS). Independentemente do nível de hiperglicemia, a melhora do controle glicêmico irá reduzir o risco de complicações específicas do diabetes, mais notavelmente as complicações microvasculares (Cap. 405).

O alvo para o controle glicêmico (conforme refletido pela HbA_{1c}) deve ser individualizado, e as metas da terapia devem ser elaboradas em uma conversa com o paciente após levar em conta inúmeros problemas médicos, sociais e relacionados com o estilo de vida. A ADA denomina essa conduta como *abordagem centrada no paciente*, e outras organizações, como a IDF e a American Association of Clinical Endocrinologists (AACE), também sugerem uma meta glicêmica individualizada. Os fatores importantes a considerar incluem a idade do paciente e a capacidade de compreender e implementar um esquema de tratamento complexo, a presença de gravidade de complicações do diabetes, a ocorrência de DCV, a capacidade de reconhecer os sintomas hipoglicêmicos, a presença de outras condições clínicas ou tratamentos passíveis de afetar a sobrevida ou a resposta à terapia, o estilo de vida e a ocupação (p. ex., possíveis consequências de sofrer um episódio de hipoglicemia no trabalho) e o nível de apoio disponível pela família e pelos amigos.

Em geral, a ADA sugere que a meta consista em alcançar uma HbA_{1c} o mais próximo possível do normal, sem hipoglicemia significativa. Na maioria dos indivíduos, o valor-alvo da HbA_{1c} deve ser de < 7% (Tab. 404-2), com um alvo mais rigoroso (≤ 6,5%) para alguns pacientes. Com a moderna implementação da terapia com insulina intensiva para o DM tipo 1, o nível de HbA_{1c} não está mais inversamente relacionado com a frequência e a gravidade da hipoglicemia, conforme observado no DCCT; entretanto, pode ser ainda apropriado estabelecer um alvo maior para a HbA_{1c} de < 7,5 ou 8% para pacientes com alteração da percepção da hipoglicemia. Um nível-alvo mais alto da HbA_{1c} pode ser apropriado para o indivíduo muito jovem ou idoso ou para aqueles com expectativa de vida limitada ou condições comórbidas. Para indivíduos que usam o MCG, maximizar o tempo no intervalo entre 70 e 180 mg/dL, representando normoglicemia, e minimizar o tempo abaixo de 70 mg/dL, representando hipoglicemia, são alvos da terapia de curto prazo.

O controle mais rigoroso da glicemia (HbA_{1c} ≤ 6%) não é benéfico e pode ser prejudicial em pacientes com DM tipo 2 e com alto risco de DCV. Ensaios clínicos de grande porte (UKPDS, Action to Control Cardiovascular Risk in Diabetes [ACCORD], Action in Diabetes and Vascular Disease: Preterax and Diamicron MR Controlled Evaluation [ADVANCE], Veterans Affairs Diabetes Trial [VADT]; Cap. 405) examinaram o controle glicêmico no DM tipo 2 em indivíduos com baixo risco de DCV, alto risco de DCV ou com DCV estabelecida e constataram que a obtenção de um controle mais intenso da glicemia não é benéfica e, em algumas populações de pacientes, pode até mesmo ter um impacto negativo em alguns resultados. Esses resultados divergentes ressaltam a necessidade de metas glicêmicas individualizadas com base nas seguintes diretrizes gerais: (1) no início da evolução do diabetes tipo 2, quando o risco de DCV é menor, a melhora no controle da glicemia provavelmente irá levar a um melhor resultado cardiovascular, porém esse benefício pode ser observado mais de uma década após o período de melhora do controle glicêmico; (2) o controle glicêmico intenso em indivíduos com DCV estabelecida ou com alto risco de DCV não é vantajoso e pode ser deletério no decorrer de um acompanhamento de 3 a 5 anos; (3) deve-se evitar a hipoglicemia nessas populações de alto risco (idosos, DCV); e (4) a melhora do controle glicêmico reduz as complicações microvasculares do diabetes (Cap. 405) mesmo se não melhorar as complicações macrovasculares, como DCV.

DIABETES MELITO TIPO 1

Aspectos gerais As recomendações da ADA para as metas glicêmicas e para as metas da HbA_{1c} estão resumidas na Tabela 404-2. A meta consiste em planejar e implementar esquemas de insulina que simulem a secreção fisiológica de insulina. Tendo em vista que os indivíduos com DM tipo 1 carecem parcial ou totalmente de produção endógena de insulina, a administração de insulina basal é essencial para regular a degradação do glicogênio, a gliconeogênese, a lipólise e a cetogênese (i.e., modulando, em grande parte, o metabolismo hepático e do tecido adiposo). Do mesmo modo, a reposição de insulina para as refeições deve ser apropriada à ingestão de carboidratos e à sensibilidade à insulina, promovendo a utilização e o armazenamento normais de glicose.

Tratamento intensivo A insulinoterapia intensiva tem como objetivo alcançar uma glicemia quase normal. Essa abordagem requer múltiplos recursos, incluindo uma orientação completa e contínua do paciente, registros minuciosos das mensurações da glicose plasmática e da ingesta nutricional por parte do paciente e um esquema variável de insulina que seja comparável à ingestão de glicose e à dose de insulina. Os esquemas de insulina incluem esquemas de múltiplos componentes, múltiplas injeções diárias (MID) ou infusão SC contínua de insulina (ISCI).

Os benefícios da insulinoterapia intensiva e da melhora do controle glicêmico incluem redução das complicações metabólicas agudas e microvasculares crônicas do DM. Do ponto de vista psicológico, o paciente consegue maior controle sobre seu diabetes e, com frequência, constata uma maior sensação de bem-estar, uma maior flexibilidade nos horários e no conteúdo das refeições e a capacidade de alterar a posologia da insulina com a realização de um exercício. Além disso, a terapia intensiva com insulina antes e durante a gestação diminui o risco de malformações e morbidade fetais. O controle intensivo do diabetes é enfaticamente encorajado nos pacientes recém-diagnosticados com DM tipo 1, pois pode prolongar o período de produção do peptídeo C, que pode resultar em melhor controle glicêmico e em risco reduzido de

TABELA 404-4 ■ Propriedades das preparações de insulina[a]

Preparação	Tempo de ação		
	Início (h)	Pico (h)	Duração efetiva (h)
De ação curta			
Asparte[b]	< 0,25	0,5-1,5	3-5
Glulisina	< 0,25	0,5-1,5	3-5
Lispro[c]	< 0,25	0,5-1,5	3-5
Regular[d]	0,5-1,0	2-3	4-8
Insulina humana inalada	< 0,5	1-2	3
De ação longa			
Degludeca	1-9	—[e]	42[f]
Detemir	1-4	—[e]	12-24[f]
Glargina[g]	2-4	—[e]	20-24
NPH	2-4	4-10	10-16
Exemplos de combinações de insulinas[h]			
75/25-75% de protamina lispro, 25% de lispro	< 0,25	Dual[i]	10-16
70/30-70% de protamina asparte, 30% de asparte	< 0,25	Dual[i]	15-18
50/50-50% de protamina lispro, 50% de lispro	< 0,25	Dual[i]	10-16
70/30-70% de NPH, 30% de insulina regular	0,5-1	Dual[i]	10-16
Combinação de insulina de ação longa e agonista do receptor de peptídeo 1 relacionado com o glucagon (GLP-1)	Ver texto		

[a]Preparações de insulina injetáveis (com exceção da formulação inalada) disponíveis nos Estados Unidos; outras estão disponíveis no Reino Unido e na Europa. As formulações padrão são de 100 UI (100 unidades de insulina por mL de solução). [b]A formulação com niacinamida (vitamina B₃) tem início e final da ação ligeiramente mais rápidos. [c]A formulação de Lispro-aabc tem início e final da ação ligeiramente mais rápidos; ambas as formulações também estão disponíveis na concentração 200 UI. [d]Formulação também disponível na concentração 500 UI com início e final da ação retardados. [e]Degludeca, detemir e glargina têm pico de atividade mínimo. [f]A duração é dose-dependente. [g]A formulação também está disponível na concentração de 300 UI com início e final da ação retardados. [h]Outras combinações de insulina estão disponíveis. [i]Dual: dois picos – um 2-3 horas depois e o segundo várias horas depois.

hipoglicemia grave. O controle intensivo confere benefícios impressionantes, mas é acompanhado também de custos pessoais e financeiros significativos e, portanto, pode não ser sempre apropriado para todos os indivíduos.

Preparações de insulina As preparações de insulina atuais são geradas pela tecnologia do DNA recombinante e consistem na sequência de aminoácidos da insulina humana ou de suas variações. Nos Estados Unidos, a maioria das preparações de insulina são formuladas em 100 U (100 unidades/mL); a insulina de ação curta formulada em 200 U (200 unidades/mL; lispro) e a insulina de ação longa formulada em 300 U (300 unidades/mL; glargina) estão disponíveis para limitar o volume de injeção nos pacientes com alta necessidade de insulina. A insulina regular formulada em 500 U (500 unidades/mL) é algumas vezes usada em pacientes com grave resistência à insulina. A insulina humana tem sido formulada com farmacocinética distinta (a insulina regular e a insulina protamina neutra Hagedorn [NPH, de *neutral protamine Hagedorn*] têm a mesma sequência de aminoácidos da insulina nativa) ou geneticamente modificada para alterar a absorção da insulina e, portanto, a sua ação. As insulinas podem ser classificadas em insulinas de ação rápida ou de ação longa (Tab. 404-4; Fig. 404-1D). Por exemplo, uma formulação de insulina de ação rápida, a insulina lispro, é um análogo da insulina no qual o 28º e o 29º aminoácidos (lisina e prolina) da cadeia B da insulina foram invertidos pela tecnologia do DNA recombinante. A insulina asparte e a insulina glulisina são análogos geneticamente modificados da insulina, com propriedades semelhantes à insulina lispro. Uma versão biossimilar da lispro foi aprovada. Esses análogos da insulina exercem atividade biológica completa, porém têm menos tendência à autoagregação, resultando em absorção e início de ação mais rápidos e em menor duração da ação. Essas características são particularmente vantajosas por permitirem o emparelhamento da injeção e a ação da insulina aos níveis em elevação da glicose plasmática após as refeições. A menor duração da ação também parece estar associada ao menor número de episódios hipoglicêmicos, principalmente porque o declínio da ação da insulina corresponde ao declínio na glicose plasmática após uma refeição. Por conseguinte, a insulina asparte, a insulina lispro ou a insulina glulisina são preferidas à insulina regular para cobertura prandial em muitos pacientes. A insulina glargina é uma insulina humana biossintética de ação longa, que difere da insulina normal pela substituição da asparagina pela glicina no aminoácido 21, com adição de dois resíduos de arginina na extremidade C terminal da cadeia B, levando à formação de microprecipitados em pH fisiológico no tecido subcutâneo. Em comparação com a insulina NPH, o início de ação da insulina glargina é mais tardio, a duração da ação é mais longa (cerca de 24 horas) e o pico alcançado é menos pronunciado. Uma menor incidência de hipoglicemia, em especial à noite, foi relatada com a insulina glargina quando comparada com a insulina NPH. Uma versão biossimilar está disponível. A insulina detemir tem uma cadeia lateral de ácidos graxos que se liga reversivelmente à albumina e prolonga a sua ação ao reduzir a velocidade de absorção e catabolismo, porém a sua duração de ação pode alcançar apenas 12 a 20 horas. Algumas vezes, são necessárias injeções de glargina, duas vezes ao dia, ou especialmente de detemir, para fornecer uma cobertura ideal de insulina basal de 24 horas. Em virtude da modificação e extensão da extremidade carboxiterminal da cadeia B, a insulina degludeca forma multi-hexâmeros no tecido subcutâneo e liga-se à albumina, prolongando a sua duração de ação (> 42 horas); proporciona um controle glicêmico semelhante ao da insulina glargina, porém com hipoglicemia noturna e grave menos frequentes. Outras insulinas modificadas, como uma insulina com duração de ação de vários dias, estão em fase de desenvolvimento.

As necessidades basais de insulina são fornecidas por formulações de insulina de ação longa (insulina NPH, insulina glargina, insulina detemir ou insulina degludeca) (Fig. 404-1D; Tab. 404-4). Em geral, elas são prescritas com uma insulina de ação rápida na tentativa de reproduzir a liberação fisiológica da insulina com as refeições. A mistura das formulações de insulina NPH e de ação rápida constitui uma prática comum, mas essa mistura pode alterar o perfil de absorção da insulina (em especial, das insulinas de ação rápida). Por exemplo, a absorção de lispro é retardada pela mistura com NPH. A alteração na absorção da insulina quando o paciente mistura diferentes formulações de insulina não deve desencorajar as misturas de insulinas. Entretanto, devem ser obedecidas as seguintes diretrizes: (1) misturar as diferentes formulações de insulina na seringa imediatamente antes da injeção (injetar 2 minutos após fazer a mistura); (2) não guardar a insulina como uma mistura; (3) adotar a mesma rotina em termos de mistura e administração das insulinas a fim de padronizar a resposta fisiológica à insulina injetada; e (4) não misturar a insulina glargina ou detemir com outras insulinas. A miscibilidade de algumas insulinas possibilita a produção de combinações de insulina que contêm 70% de NPH e 30% de regular (70/30) ou misturas iguais de NPH e regular (50/50). Ao incluir o análogo da insulina misturado com protamina, várias combinações apresentam um perfil de ação rápida e ação longa (Tab. 404-4; Fig. 404-1D). Apesar de serem mais convenientes para o paciente (apenas duas injeções ao dia), as formulações com insulinas combinadas não permitem fazer um ajuste independente da atividade de ação rápida e de ação prolongada. Dispõe-se de várias formulações de insulina na forma de canetas de insulina, que são mais convenientes para alguns pacientes. A administração de insulina por inalação para fornecer insulina nas refeições foi aprovada, porém não é amplamente usada. Antes de seu uso, é necessário determinar o volume expiratório forçado em 1 segundo (VEF_1). A insulina inalada pode causar broncospasmo e tosse e não deve ser usada por indivíduos com doença pulmonar ou tabagistas. Combinações de insulina de ação longa/agonista do receptor do peptídeo 1 relacionado com o glucagon 1 (GLP-1) em doses fixas (degludeca + liraglutida ou glargina + lixisenatida) são efetivas e estão associadas a menor ganho de peso.

Esquemas de insulina Há uma variação considerável de paciente para paciente no pico e na duração. Em todos os esquemas, as insulinas de ação longa (NPH, glargina, detemir ou degludeca) fornecem insulina basal, enquanto as insulinas regular, asparte, glulisina ou lispro fornecem a insulina prandial (Fig. 404-1D; Tab. 404-4). Os análogos da insulina de ação curta devem ser injetados imediatamente antes de uma refeição (< 10 minutos), e a insulina regular, 30 a 45 minutos antes. Algumas vezes, análogos da insulina de ação rápida são injetados logo após uma refeição (gastroparesia, ingestão imprevisível de alimento).

Um inconveniente dos atuais esquemas é que a insulina injetada penetra imediatamente na circulação sistêmica, enquanto a insulina endógena é secretada e lançada no sistema portal venoso. Por conseguinte, a administração de insulina exógena expõe o fígado a níveis subfisiológicos de insulina. Nenhum regime de insulina atual reproduz o padrão preciso de secreção de insulina da ilhota pancreática. Entretanto, os esquemas mais fisiológicos exigem injeções mais frequentes de insulina, maior dependência da insulina de ação curta e AMGS e/ou MCG mais frequentes. Em geral, os indivíduos com DM tipo 1 necessitam de 0,3 a 0,7 U/kg/dia de insulina dividida em múltiplas doses, com aproximadamente 50% da insulina diária administrada como insulina basal e 50% como insulina prandial.

Os esquemas de MID referem-se à combinação de insulina basal e insulina em *bolus* (insulina de ação curta pré-prandial). A hora e a dose da insulina pré-prandial de ação rápida são alteradas para se ajustarem aos resultados do AMGS ou MCG, à ingestão prevista de alimento e à atividade física. Esses esquemas proporcionam ao paciente com diabetes tipo 1 maior flexibilidade em termos de estilo de vida e melhor probabilidade de alcançar a quase normoglicemia. Na maioria das vezes, a insulina basal com glargina, detemir ou degludeca é usada em conjunto com insulina pré-prandial lispro, glulisina ou asparte. A dose de insulina asparte, glulisina ou lispro baseia-se em algoritmos individualizados que integram a glicose pré-prandial e a ingestão prevista de carboidratos. Para determinar o componente de refeição da dose de insulina pré-prandial, o paciente utiliza uma relação insulina:carboidrato (uma relação comum para o DM tipo 1 é de 1 unidade/10-15 g de carboidrato, porém deverá ser determinada para cada indivíduo). A essa dose de insulina é acrescentada a insulina suplementar ou corretiva com base na glicose sanguínea pré-prandial (uma fórmula utiliza 1 unidade de insulina para cada 1,6-3,3 mmol/L [30-60 mg/dL] acima do alvo da glicose pré-prandial; esse fator de correção pode ser estimado a partir de 1.500/[dose diária total de insulina]). Esses cálculos precisam ser ajustados com base na sensibilidade de cada indivíduo à insulina. Outras variações desse esquema utilizam a NPH duas vezes ao dia como insulina basal, mas têm a desvantagem de que a NPH tem um pico significativo, tornando a hipoglicemia mais comum. O AMGS frequente (≥ 4 vezes por dia) ou o MCG são essenciais para esses tipos de regimes de insulina.

A ISCI é um esquema muito efetivo de insulina para o paciente com DM tipo 1 (Fig. 404-1). Para a infusão de insulina basal, uma insulina pré-prandial (*bolus*) é aplicada pelo dispositivo de infusão de insulina com base nas instruções proporcionadas pelo paciente, que utiliza um algoritmo individualizado, que incorpora a glicose plasmática pré-prandial e a ingestão prevista de carboidratos (ver anteriormente). Esses dispositivos sofisticados podem fornecer de modo acurado pequenas doses de insulina (microlitros por hora) e têm várias vantagens: (1) múltiplas velocidades de infusão basal podem ser programadas para atender à demanda de insulina basal noturna *versus* diurna; (2) as velocidades de infusão basal podem ser alteradas durante os períodos de exercício; (3) diferentes formatos de onda da infusão de insulina com o *bolus* relacionado com as refeições permitem melhor equivalência da insulina, dependendo da composição da refeição; e (4) algoritmos programados levam em conta a administração prévia de insulina e os valores da glicose sanguínea para calcular a dose de insulina. Esses dispositivos exigem instrução por um profissional da área de saúde com considerável experiência nos dispositivos de infusão de insulina e interações frequentes do paciente com a equipe de controle do diabetes. Os dispositivos de infusão de insulina podem apresentar desafios singulares, como infecção no local da infusão, hiperglicemia inexplicável devido à obstrução do equipo de infusão ou cetoacidose diabética (CAD) em caso de desconexão do dispositivo de infusão de insulina. Levando-se em conta que a maioria dos médicos utiliza lispro, glulisina ou asparte na ISCI, a meia-vida extremamente curta dessas insulinas acarreta rapidamente uma deficiência de insulina se o sistema de fornecimento for interrompido. Para o uso seguro dos dispositivos de infusão, é essencial uma orientação completa ao paciente, bem como AMGS e/ou MCG frequente e um segundo plano de segurança para administrar insulina de ação longa e/ou rápida, em caso de falha do dispositivo de infusão de insulina. Os dispositivos de infusão de insulina com sensor de MCG integram a informação obtida do MCG para a administração de insulina (Fig. 404-1). Atualmente, funções de comunicação do sensor podem interromper a administração de insulina basal durante a hipoglicemia (suspensão limiar) ou quando há antecipação de hipoglicemia (suspensão preditiva), o que pode ser particularmente útil para o controle da hipoglicemia noturna. Recentemente, um sistema híbrido de circuito fechado tornou-se disponível, que combina a administração de *bolus* pré-prandiais determinada pelo paciente com ajuste automático da administração entre a insulina da refeição e basal, com base no MCG. A experiência clínica com os sistemas de circuito fechado está crescendo e se expandindo rapidamente. Dispositivos de infusão com dois hormônios, que fornecem tanto insulina quanto glucagon, estão em fase de desenvolvimento.

Outros agentes que melhoram o controle da glicemia Ainda não foi demonstrado o papel da amilina, um peptídeo com 37 aminoácidos cossecretado com a insulina pelas células beta pancreáticas, na homeostase normal da glicose. No entanto, com base na análise lógica de que os pacientes com deficiência de insulina também são deficientes em amilina, foi criado um análogo da amilina (pranlintida) que se revelou capaz de reduzir as excursões glicêmicas pós-prandiais em indivíduos com diabetes tipo 1 e tipo 2 que tomam insulina. A pranlintida injetada imediatamente antes de uma refeição torna mais lento o esvaziamento gástrico e suprime o glucagon, porém sem alterar os níveis de insulina. A pranlintida foi aprovada para os pacientes tratados com insulina e com DM tipos 1 ou 2. O acréscimo de pranlintida produz uma redução moderada da HbA_{1c} e parece reduzir as excursões da glicose relacionadas com as refeições. No DM tipo 1, a pranlintida é iniciada como uma injeção SC de 15 µg antes de cada refeição e será titulada até um máximo de 30 a 60 µg, conforme tolerada. No DM tipo 2, a pranlintida é iniciada como uma injeção SC de 60 µg antes de cada refeição e pode ser titulada até um máximo de 120 µg. Os principais efeitos colaterais são náuseas e vômitos, e os aumentos nas doses devem ser lentos para limitá-los. Por retardar o esvaziamento gástrico, a pranlintida pode influenciar a absorção de outras medicações e não deve ser usada em combinação com outros fármacos que reduzem a motilidade gastrintestinal. Inicialmente, a insulina de ação rápida administrada antes da refeição deve ser reduzida para evitar a hipoglicemia e, em seguida, titulada quando os efeitos da pranlintida se tornam evidentes. Como a pranlintida suprime o glucagon, pode piorar a recuperação da hipoglicemia e não deve ser usada em pacientes com perda da percepção da hipoglicemia.

DIABETES MELITO TIPO 2
Aspectos gerais As metas da terapia de controle da glicemia para o DM tipo 2 assemelham-se àquelas do DM tipo 1. Enquanto o controle glicêmico tende a dominar o tratamento do DM tipo 1, a assistência dos indivíduos com DM tipo 2 também precisa incluir atenção ao tratamento das condições associadas ao DM tipo 2 (p. ex., obesidade, hipertensão, dislipidemia, DCV) e identificação/tratamento das complicações relacionadas com o DM (Fig. 404-2; Cap. 405). A redução do risco cardiovascular é de primordial importância, pois essa é a principal causa de mortalidade nesses indivíduos.

O controle do DM tipo 2 deve começar com a TNM (discutida anteriormente). Deve-se instituir também um programa de exercícios para aumentar a sensibilidade à insulina e promover a perda de peso. As abordagens farmacológicas ao tratamento do DM tipo 2 incluem agentes hipoglicemiantes orais, insulina e outros agentes que melhoram o controle da glicose; a maioria dos médicos e dos pacientes prefere agentes hipoglicemiantes orais como escolha inicial. Qualquer terapia capaz de melhorar o controle da glicemia irá reduzir a "glicotoxicidade" para as células beta e poderá melhorar a secreção de insulina endógena. Todavia, o DM tipo 2 é um distúrbio progressivo que, em última análise, exige múltiplos agentes terapêuticos e, com frequência, a administração de insulina na maioria dos pacientes.

Agentes hipoglicemiantes Os avanços na terapia do DM tipo 2 geraram agentes hipoglicemiantes orais que possuem como alvos os diferentes processos fisiopatológicos que acontecem no DM tipo 2. Com base nos seus mecanismos de ação, os agentes hipoglicemiantes são subdivididos em agentes que aumentam a secreção de insulina, que reduzem a produção de glicose, que aumentam a sensibilidade à insulina, que intensificam a ação do GLP-1

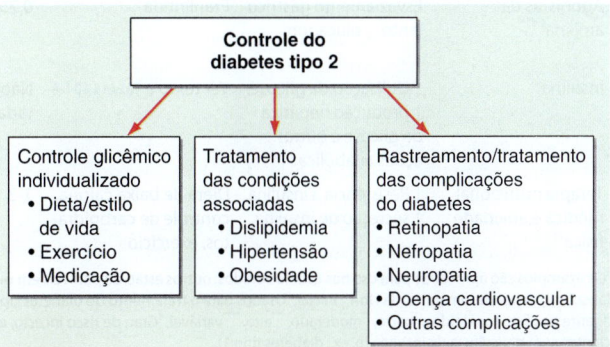

FIGURA 404-2 Elementos essenciais na assistência abrangente ao diabetes tipo 2.

ou que promovem a excreção urinária de glicose (Tab. 404-5). Os agentes hipoglicemiantes além da insulina (com exceção do análogo da amilina) são ineficazes no DM tipo 1 e não devem ser usados para o controle da glicose em indivíduos gravemente doentes com DM tipo 2. A insulina constitui algumas vezes o agente inicial usado para reduzir os níveis de glicose no DM tipo 2.

BIGUANIDAS A metformina, o representante dessa classe de agentes, reduz a produção hepática de glicose e melhora ligeiramente a utilização periférica da glicose (Tab. 404-5). Ela ativa a proteína-cinase dependente de monofosfato de adenosina (AMP, de *adenosine monophosphate*) e penetra nas células por meio de transportadores de cátions orgânicos (cujos polimorfismos podem influenciar a resposta à metformina). A metformina atua em vários tecidos, mas seu mecanismo de ação permanece indefinido. Há evidências da redução da produção de glicose hepática por antagonizar a formação de AMP cíclico nos hepatócitos, bem como de ações no intestino. A metformina reduz os níveis de glicose plasmática em jejum (GPJ) e de insulina, melhora o perfil lipídico e promove uma perda modesta de peso. Dispõe-se de uma forma de liberação prolongada, que pode apresentar menos efeitos colaterais gastrintestinais (diarreia, anorexia, náusea, gosto metálico). Por causa do início de ação relativamente lento da metformina e dos sintomas gastrintestinais com doses mais altas, a dose inicial deve ser baixa e, em seguida, escalonada a cada 1 a 2 semanas até a dose máxima tolerada de 2.000 mg ao dia. A metformina mostra-se efetiva como monoterapia e pode ser usada em combinação com outros agentes orais ou com insulina. O uso em longo prazo está associado a uma redução das complicações

TABELA 404-5 ■ Agentes usados para o tratamento do diabetes tipo 1 ou tipo 2

	Mecanismo de ação	Exemplos[a]	Redução da HbA$_{1c}$ (%)[b]	Vantagens específicas do agente	Desvantagens específicas do agente	Contraindicações
Formulações orais						
Biguanidas[c*]	↓ Produção de glicose hepática, ↑ sensibilidade à insulina, influencia a função intestinal	Metformina	1-2	Neutras quanto ao peso, não causam hipoglicemia, de baixo custo, experiência extensa, ↓ eventos CVs	Diarreia, náusea, acidose láctica, deficiência de vitamina B$_{12}$	Insuficiência renal (ver texto para TFG < 30 mL/min), ICC, exames radiológicos contrastados, pacientes hospitalizados, acidose
Inibidores da α-glicosidase[c***]	↓ Absorção GI da glicose	Acarbose, miglitol, voglibose	0,5-0,8	Reduzem a glicemia pós-prandial	Flatulência GI, eleva as provas de função hepática	Insuficiência renal/hepática
Inibidores da dipeptidil-peptidase IV[c****]	Prolongam a ação do GLP-1 endógeno; ↑ insulina, ↓ glucagon	Alogliptina, linagliptina, saxagliptina, sitagliptina, vildagliptina	0,5-0,8	Bem tolerados, não causam hipoglicemia	Angioedema/efeitos dermatológicos urticariformes e imunomediados	Dose reduzida na insuficiência renal
Secretagogo de insulina: sulfonilureias[c*]	↑ Secreção de insulina	Glibornurida, gliclazida, glimepirida, glipizida, gliquidona, gliburida, gliclopiramida	1-2	Início rápido de ação, reduzem a glicose pós-prandial, de baixo custo	Hipoglicemia, ganho de peso	Insuficiência renal/hepática
Secretagogo de insulina: não sulfonilureias[c****]	↑ Secreção de insulina	Mitiglinida nateglinida, repaglinida	0,5-1,0	Início rápido de ação, reduzem a glicose pós-prandial	Hipoglicemia	Insuficiência renal/hepática (exceto repaglinida)
Inibidores do cotransportador de sódio-glicose-2[c****]	↑ Excreção renal de glicose	Canagliflozina, dapagliflozina, empagliflozina, ertugliflozina	0,5-1,0	Não causam hipoglicemia, ↓ peso e PA, protetor renal, ↓ eventos CVs	Infecções urinárias e genitais, poliúria, desidratação, exacerbam a tendência à hipercalemia e CAD; ver texto	Insuficiência renal moderada, DM com deficiência de insulina[f]
Tiazolidinedionas[c****]	↓ Resistência à insulina, ↑ utilização de glicose	Pioglitazona, rosiglitazona	0,5-1,4	Menor necessidade de insulina	Edema periférico, ICC, ganho de peso, fraturas, edema macular	ICC, insuficiência renal/hepática
Parenteral/oral						
Agonistas do receptor de GLP-1[c****]	↑ Insulina, ↓ glucagon, esvaziamento gástrico lento, saciedade	Dulaglutida, exenatida, liraglutida, lixisenatida, semaglutida (formulação oral disponível)	0,5-1,0	Perda de peso, não causa hipoglicemia (a menos que combinado com outro secretagogo de insulina ou insulina); ↓ eventos CVs	Injeção, náusea, pancreatite[e]	Doença renal, agentes que também diminuem a motilidade GI; carcinoma medular de tireoide, doença pancreática
Formulações parenterais						
Agonistas da amilina[c,d***]	Esvaziamento gástrico lento, ↓ glucagon	Pranlintida	0,25-0,5	Reduzem a glicemia pós-prandial; perda de peso	Injeção, náusea, ↑ risco de hipoglicemia com insulina	Agentes que também reduzem a motilidade GI
Insulina[c,d****]	↑ Utilização da glicose, ↓ produção hepática de glicose e outras ações anabólicas	Ver texto e Tabela 404-4	Não limitada	Perfil de segurança conhecido	Injeção, ganho de peso, hipoglicemia	Ausente
Terapia nutricional médica e atividade física[c*]	↓ Resistência à insulina, ↑ secreção de insulina	Dieta de baixa caloria, controle de carboidratos, exercício	1-3	Outros benefícios para a saúde	Adesão difícil, pouco sucesso em longo prazo	Ausente

[a]Os exemplos são aprovados para uso nos Estados Unidos; outros estão disponíveis em outros países. Os exemplos podem não incluir todos os agentes da classe. [b]A redução da HbA$_{1c}$ (absoluta) depende, em parte, da HbA$_{1c}$ inicial. [c]Usados para o tratamento do diabetes tipo 2. [d]Usados em combinação com a insulina para o tratamento do diabetes tipo 1. Custo do agente nos Estados Unidos: *baixo, **moderado, ***alto, ****variável. [e]Grau de risco incerto, evitar em indivíduos com fatores de risco para pancreatite. [f]Risco de CAD euglicêmica em pacientes com deficiência de insulina (p. ex., diabetes tipo 1).

Nota: Alguns agentes usados no tratamento do diabetes tipo 2 não estão incluídos na tabela (ver texto).

Siglas: CAD, cetoacidose diabética; CV, cardiovascular; DM, diabetes melito; GI, gastrintestinal; GLP-1, peptídeo 1 relacionado com o glucagon; HbA$_{1c}$, hemoglobina A$_{1c}$ glicada; ICC, insuficiência cardíaca congestiva; PA, pressão arterial; TFG, taxa de filtração glomerular; IV, intravenoso.

micro e macrovasculares. A principal toxicidade da metformina, a acidose láctica, é muito rara e pode ser evitada pela seleção cuidadosa dos pacientes. Os níveis de vitamina B_{12} são mais baixos durante o tratamento com metformina e devem ser monitorados. Ela não deve ser usada em pacientes com insuficiência renal (taxa de filtração glomerular [TFG] < 30 mL/min), com qualquer forma de acidose, insuficiência cardíaca congestiva (ICC) instável, doença hepática ou hipoxemia grave. A metformina deve ser suspensa nos pacientes hospitalizados, naqueles com dieta zero e naqueles que recebem meio de contraste radiográfico. A insulina deve ser usada até que a metformina possa ser reiniciada.

SECRETAGOGOS DE INSULINA – AGENTES QUE AFETAM O CANAL DE K⁺ SENSÍVEL AO ATP

Os secretagogos da insulina estimulam a secreção de insulina ao interagir com o canal de potássio sensível ao trifosfato de adenosina (ATP, de *adenosine triphosphate*) na célula beta (Cap. 403). Esses fármacos são mais efetivos nos indivíduos com DM tipo 2 de início relativamente recente (< 5 anos) que ainda exibem uma produção endógena residual de insulina. As sulfonilureias de primeira geração (clorpropamida, tolazamida, tolbutamida) apresentam uma meia-vida mais longa, maior incidência de hipoglicemia e interações medicamentosas mais frequentes e, hoje, não são mais usadas. As sulfonilureias de segunda geração têm início mais rápido de ação e melhor cobertura para a elevação pós-prandial da glicose, porém a meia-vida mais curta de alguns agentes pode exigir um esquema posológico com mais de uma dose diária. As sulfonilureias reduzem os níveis de glicose tanto em jejum quanto pós-prandiais e devem ser iniciadas em pequenas doses, que serão aumentadas a intervalos de 1 a 2 semanas tendo como base o AMGS. Em geral, as sulfonilureias elevam rapidamente os níveis de insulina e, assim, devem ser tomadas imediatamente antes de uma refeição; com a terapia crônica, porém, a liberação de insulina é mais uniforme. O uso em longo prazo está associado a uma redução das complicações micro e macrovasculares. A glimepirida e a glipizida podem ser administradas em dose diária única e são preferidas à gliburida, em particular no indivíduo idoso. A repaglinida, a nateglinida e a mitiglinida não são sulfonilureias, mas também interagem com o canal de potássio sensível ao ATP. Em virtude de sua meia-vida curta, esses agentes glinidas são administrados imediatamente antes de cada refeição, de modo a reduzir as excursões da glicose relacionadas com as refeições.

Os secretagogos de insulina, em particular os de ação mais longa, têm o potencial de provocar hipoglicemia, especialmente nos indivíduos idosos. A hipoglicemia está normalmente relacionada com atrasos nos horários das refeições, aumento da atividade física, consumo de álcool ou insuficiência renal. Os indivíduos que ingerem uma superdosagem de alguns agentes desenvolvem hipoglicemia prolongada e grave e devem ser rigorosamente monitorados no hospital (Cap. 406). A maioria das sulfonilureias é metabolizada no fígado formando compostos (alguns dos quais são ativos, como os de gliburida e glinida nateglinida) que são depurados pelo rim. Assim, sua utilização em indivíduos com disfunções hepática ou renal significativa não é aconselhável. Para pacientes com doença renal crônica (DRC) que requerem um secretagogo de insulina, as sulfonilureias de ação mais curta glimepirida, glipizida ou a repaglinida devem ser usadas com cautela. O aumento de peso, um efeito colateral comum da terapia com sulfonilureias, resulta dos maiores níveis de insulina e da melhora do controle glicêmico. Algumas sulfonilureias apresentam interações medicamentosas significativas com álcool e com algumas outras medicações, incluindo varfarina, ácido acetilsalicílico, cetoconazol, inibidores de α-glicosidase e fluconazol. Uma isoforma afim dos canais do potássio sensíveis ao ATP está presente no miocárdio e no cérebro. Todos esses agentes, com exceção de gliburida, possuem baixa afinidade para essa isoforma. Apesar das preocupações de que esse agente possa afetar a resposta do miocárdio à isquemia e dos estudos observacionais sugerindo que as sulfonilureias aumentam o risco cardiovascular, estudos demonstraram não haver aumento da mortalidade cardíaca com a gliburida ou outros agentes dessa classe.

SECRETAGOGOS DE INSULINA – AGENTES QUE INTENSIFICAM A SINALIZAÇÃO DO RECEPTOR DE GLP-1

As "incretinas" amplificam a secreção de insulina estimulada pela glicose (Cap. 403). Os agentes que atuam como agonistas do receptor de GLP-1 ou que aumentam a atividade endógena do GLP-1 foram aprovados para o tratamento do DM tipo 2 (Tab. 404-5). Os agentes dessa classe não causam hipoglicemia devido à natureza dependente de glicose da secreção de insulina estimulada pelas incretinas (a não ser que haja uso concomitante de um agente capaz de induzir hipoglicemia – sulfonilureias etc.). Os agonistas do receptor de GLP-1 aumentam a secreção de insulina estimulada pela glicose, suprimem o glucagon e retardam o esvaziamento gástrico. Esses agentes não promovem qualquer aumento de peso; na verdade, a maioria dos pacientes exibe uma redução ponderal moderada e supressão do apetite. Os agonistas do receptor GLP-1 de ação curta são: exenatida, duas vezes ao dia, liraglutida, diariamente, e lixisenatida, diariamente. Os agonistas do receptor GLP-1 de ação prolongada incluem: exenatida de liberação sustentada, dulaglutida, lixisenatida e semaglutida, todos administrados semanalmente. Os agonistas do receptor de GLP-1 de ação rápida proporcionam uma cobertura principalmente pós-prandial, enquanto os agonistas de ação longa reduzem a glicose tanto pós-prandial quanto em jejum. A semaglutida oral diária está agora disponível e depende da absorção gástrica para evitar a degradação proteolítica no intestino delgado. Todos são modificados para evitar a inativação enzimática pela dipeptidil-peptidase IV (DPP-IV) na circulação.

Por exemplo, a exenatida, uma versão sintética de um peptídeo inicialmente identificado na saliva do monstro-de-gila (exendina-4), é um análogo do GLP-1. Ao contrário do GLP-1 nativo, que tem meia-vida de cerca de 2 minutos, as diferenças na sequência de aminoácidos da exenatida a tornam resistente a DPP-IV. Assim, a exenatida tem atividade tipo GLP-1 prolongada. A liraglutida, outro agonista do receptor de GLP-1, é quase idêntica ao GLP-1 nativo, com exceção de uma substituição de aminoácido e adição de um grupo de ácido graxo (acoplado a um espaçador de ácido γ-glutâmico), que promove a ligação à albumina e às proteínas plasmáticas e que prolonga sua meia-vida. Doses mais altas de liraglutida e semaglutida do que as usadas para efeitos de redução da glicose são eficazes para a terapia de perda de peso para obesidade. O tratamento com liraglutida também foi associado a uma redução dos eventos de DCV em pacientes com DM tipo 2 e DCV estabelecida, bem como a taxas mais baixas de nefropatia diabética. Em populações semelhantes de pacientes, o tratamento com semaglutida foi associado a menor índice de eventos cardiovasculares e redução da doença renal diabética, mas com aumento da taxa de complicações relacionadas à retinopatia, enquanto o tratamento com dulaglutida tem sido associado a uma redução dos eventos CV e de retinopatia microvascular composta, além de complicações relacionadas à nefropatia, impulsionadas principalmente pela prevenção de eventos renais. Reduções semelhantes nos eventos de DCV não foram observadas com exenatida uma vez por semana ou lixisenatida. O tratamento com os agonistas de receptor de GLP-1 deve ser iniciado em uma dose baixa para minimizar os efeitos colaterais iniciais (sendo a náusea o fator limitante). Os agonistas do receptor de GLP-1 podem ser usados como terapia de combinação com metformina, sulfonilureias e tiazolidinedionas. Alguns pacientes tratados com secretagogos de insulina podem exigir uma redução desses agentes para evitar a hipoglicemia. Os principais efeitos colaterais consistem em náuseas, vômitos e diarreia. Algumas formulações têm uma tarja preta de advertência da Food and Drug Administration (FDA), devido ao risco aumentado de tumores de células C da tireoide em roedores, e estão contraindicadas para indivíduos com carcinoma medular da tireoide ou neoplasia endócrina múltipla. Como os agonistas do receptor de GLP-1 lentificam o esvaziamento gástrico, eles podem influenciar a absorção de outros fármacos. Não se sabe se os agonistas do receptor de GLP-1 lentificam a sobrevida das células beta ou promovem a sua proliferação em seres humanos, conforme observado em roedores; todavia, esses agentes não parecem alterar a história natural do DM tipo 2.

Os inibidores da DPP-IV inibem a degradação do GLP-1 nativo e, portanto, intensificam o efeito das incretinas. A DPP-IV, que está amplamente expressa na superfície celular das células endoteliais e de alguns linfócitos, degrada uma ampla variedade de peptídeos (não específica do GLP-1). Os inibidores da DPP-IV promovem a secreção de insulina sem provocar hipoglicemia ou aumento de peso e parecem exercer um efeito preferencial sobre a glicemia pós-prandial. Os níveis de ação do GLP-1 no paciente são maiores com o uso de agonistas do receptor de GLP-1 do que com inibidores da DPP-IV. Os inibidores da DPP-IV são usados isoladamente ou em combinação com outros agentes orais no DM tipo 2. Devem-se administrar doses reduzidas a pacientes com insuficiência renal. Alergia, incluindo erupção cutânea, reações de hipersensibilidade (incluindo anafilaxia, angioedema e síndrome de Stevens-Johnson) e dor articular intensa foram relatadas com inibidores da DPP-IV. Há evidências sobre um risco potencialmente aumentado de pancreatite aguda com agonistas do receptor de GLP-1 e menos com inibidores de DPP-IV. Por enquanto, é razoável evitar esses agentes em pacientes com doença pancreática ou com outros fatores de risco significativos para pancreatite aguda (p. ex., consumo maciço de álcool, elevação pronunciada dos triglicerídeos séricos, hipercalcemia).

INIBIDORES DA α-GLICOSIDASE Os inibidores da α-glicosidase reduzem a hiperglicemia pós-prandial ao retardar a absorção da glicose; esses fármacos não afetam a utilização da glicose nem a secreção de insulina (Tab. 404-5). A hiperglicemia pós-prandial, secundária a uma ineficaz utilização hepática e periférica da glicose, contribui acentuadamente para o estado hiperglicêmico no DM tipo 2. Esses medicamentos, tomados imediatamente antes de cada refeição, reduzem a absorção de glicose por inibirem a enzima responsável pela clivagem dos oligossacarídeos e sua transformação em açúcares simples no lúmen intestinal. A terapia deve ser iniciada com uma pequena dose na refeição noturna e aumentada até uma dose máxima ao longo de semanas a meses. Os principais efeitos colaterais (diarreia, flatulência, distensão abdominal) estão relacionados com o maior fornecimento de oligossacarídeos ao intestino grosso e podem ser reduzidos até certo ponto pela titulação ascendente gradual da posologia. Os inibidores de α-glicosidase podem elevar os níveis de sulfonilureias e aumentar a incidência de hipoglicemia. O tratamento simultâneo com resinas de ácidos biliares e antiácidos deve ser evitado. Esses agentes não devem ser utilizados nos indivíduos com doença inflamatória intestinal, gastroparesia ou uma creatinina sérica > 177 μmol/L (2 mg/dL). Essa classe de agentes não é tão potente quanto outros fármacos orais para reduzir a HbA_{1c}, porém é singular, visto que reduz a elevação da glicose pós-prandial. Se a hipoglicemia decorrente de outros tratamentos do diabetes ocorre enquanto estão sendo administrados esses agentes, o paciente terá que consumir glicose, pois a degradação e a absorção dos carboidratos complexos serão retardadas.

TIAZOLIDINEDIONAS As tiazolidinedionas (Tab. 404-5) reduzem a resistência à insulina por meio de sua ligação ao receptor nuclear ativado por proliferador de peroxissomos tipo γ (PPARγ, de *peroxisome proliferator-activated receptor* γ), que forma um heterodímero com o receptor X retinoide. O receptor do PPARγ é encontrado em níveis mais altos nos adipócitos, porém se expressa em níveis mais baixos em muitos outros tecidos. Os agonistas desse receptor regulam um grande número de genes, promovem a diferenciação dos adipócitos, reduzem o acúmulo hepático de gorduras e promovem o armazenamento dos ácidos graxos. As tiazolidinedionas promovem uma redistribuição da gordura das localizações centrais para as áreas periféricas. Os níveis circulantes de insulina diminuem com o uso de tiazolidinedionas, indicando uma redução na resistência à insulina. Embora não se disponha de comparações diretas, as duas tiazolidinedionas atualmente disponíveis parecem apresentar uma eficácia semelhante. O protótipo dessa classe de medicamentos, a troglitazona, foi retirado do mercado norte-americano após relatos de hepatotoxicidade e de uma associação com uma reação hepática idiossincrásica que resultava, ocasionalmente, em insuficiência hepática. Embora a rosiglitazona e a pioglitazona não pareçam induzir as anormalidades hepáticas observadas com a troglitazona, a FDA recomenda a realização de provas de função hepática antes de iniciar a terapia. A presença de níveis de transaminases modestamente elevados relacionados com esteatose hepática subjacente não deve impedir o tratamento, visto que esses níveis podem melhorar com o uso de tiazolidinedionas, devido a uma redução no conteúdo de gordura hepática.

A rosiglitazona eleva ligeiramente os níveis de lipoproteína de baixa densidade (LDL), lipoproteína de alta densidade (HDL) e triglicerídeos. A pioglitazona eleva em maior grau as HDLs e em menor grau as LDLs, mas reduz os triglicerídeos. O significado clínico dessas alterações lipídicas observadas com esses agentes não é conhecido e sua averiguação poderá ser difícil, pois a maioria dos pacientes com DM tipo 2 também é tratada com uma estatina.

As tiazolidinedionas estão associadas a um aumento de peso (2-3 kg), uma pequena redução no hematócrito e um ligeiro aumento no volume plasmático. O edema periférico e a ICC são mais comuns nos indivíduos tratados com esses agentes. Esses fármacos estão contraindicados para pacientes com insuficiência hepática ou ICC (classe III ou IV). A FDA alertou que alguns raros pacientes que tomam esses agentes podem sofrer um agravamento do edema macular diabético. Um maior risco de fraturas foi observado em mulheres que tomam os agentes. Foi constatado que as tiazolidinedionas induzem a ovulação em mulheres na pré-menopausa com síndrome do ovário policístico. As mulheres devem ser alertadas acerca do risco de engravidarem, pois ainda não foi estabelecida a segurança das tiazolidinedionas durante a gestação.

Preocupações acerca de um risco cardiovascular aumentado associado à rosiglitazona levaram a consideráveis restrições em seu uso, e a FDA divulgou um alerta de tarja preta em 2007. Entretanto, com base em novas informações, a FDA procedeu a uma revisão de suas diretrizes e considera a rosiglitazona semelhante a outros fármacos para o DM tipo 2. De acordo com uma revisão da FDA, a pioglitazona pode estar associada a um risco aumentado de câncer de bexiga. Em um estudo, a pioglitazona reduziu o risco de acidente vascular cerebral recorrente ou infarto agudo do miocárdio em indivíduos com resistência à insulina sem diabetes que sofreram acidente vascular cerebral prévio ou ataque isquêmico transitório.

Inibidores do cotransportador de sódio-glicose-2 (SGLT-2) Esses agentes (Tab. 404-5) reduzem o nível de glicemia por meio da inibição seletiva desse cotransportador, que é expresso quase exclusivamente no túbulo contorcido proximal do rim. Isso inibe a reabsorção de glicose, diminui o limiar renal para a glicose e leva a uma excreção urinária aumentada de glicose. Por conseguinte, o efeito de redução da glicose é independente da insulina e não está relacionado com alterações na sensibilidade à insulina ou em sua secreção. A perda de glicose na urina pode promover uma redução modesta do peso. Como esses agentes também comprometem a reabsorção proximal de sódio, o seu uso está associado a um efeito diurético e a uma redução de 3 a 6 mmHg da pressão arterial sistólica. Em virtude do aumento da glicose urinária, as infecções micóticas urinárias e genitais são mais comuns em ambos os sexos, e o efeito diurético pode levar a uma redução do volume intravascular e ao comprometimento agudo da função renal. A inibição do cotransportador de sódio-glicose-2 (SGLT-2) pode levar a um aumento do glucagon e, consequentemente, produção hepática de glicose e cetonas. Pode ocorrer CAD euglicêmica durante períodos de doença ou quando a glicosúria mascara as necessidades de insulina induzidas pelo estresse. Esses agentes não devem ser prescritos a pacientes com DM tipo 1 ou com formas pancreatogênicas de DM associadas à deficiência de insulina. A empagliflozina ou a canagliflozina reduzem os eventos de DCV e de todas as causas de mortalidade cardiovascular em pacientes com DM tipo 2 e DCV estabelecida. Todos os inibidores de SGLT-2 podem reduzir a hospitalização por ICC. Empagliflozina, canagliflozina e dapagliflozina demonstraram reduzir a progressão da doença renal diabética, mas não devem ser iniciadas em pacientes com DRC estágio 3b (TFG estimada [TFGe] < 45 mL/min por 1,73 m²) e não devem ser usadas na DRC estágio 4 (TFGe < 30 mL/min por 1,73 m²). Um possível aumento do risco de câncer de bexiga foi observado com dapagliflozina.

OUTRAS TERAPIAS PARA O DM TIPO 2 • Resinas de ligação aos ácidos biliares Evidências indicam que os ácidos biliares, por meio de sua sinalização nos receptores nucleares, podem desempenhar um papel no metabolismo. O metabolismo dos ácidos biliares é anormal no DM tipo 2. O colesevelam, uma resina sequestradora de ácidos biliares, foi aprovado para o tratamento do DM tipo 2 (já aprovado para o tratamento da hipercolesterolemia). Tendo em vista a absorção mínima das resinas sequestradoras de ácidos biliares na circulação sistêmica, não se sabe como esses agentes reduzem o nível de glicemia. Os efeitos colaterais mais comuns são gastrintestinais (constipação, dor abdominal e náusea). As resinas sequestradoras de ácidos biliares podem aumentar os níveis plasmáticos de triglicerídeos e devem ser utilizadas com cautela em pacientes com tendência à hipertrigliceridemia. O papel dessa classe de fármacos no tratamento do DM tipo 2 ainda não foi definido.

Bromocriptina Uma formulação do agonista do receptor de dopamina, a bromocriptina, foi aprovada pela FDA para o tratamento do DM tipo 2. Entretanto, seu papel no tratamento do DM tipo 2 é incerto.

INSULINOTERAPIA NO DM TIPO 2 A insulina deve ser considerada como a terapia inicial no DM tipo 2, em particular nos indivíduos magros ou naqueles com uma acentuada redução ponderal, nos indivíduos com doenças renal ou hepática subjacentes para as quais está contraindicada a utilização de agentes orais redutores da glicose ou nos indivíduos hospitalizados ou gravemente enfermos. A insulinoterapia acaba sendo necessária em um número substancial de indivíduos com DM tipo 2 por causa da natureza progressiva do distúrbio e da deficiência relativa de insulina que se instala nos pacientes com diabetes de longa duração. A relutância tanto do médico quanto do paciente costuma atrasar o início da insulinoterapia, porém o controle glicêmico e o bem-estar do paciente melhoram com a insulinoterapia nos pacientes que não alcançaram o alvo glicêmico.

Tendo em vista que a secreção endógena de insulina continua e é capaz de proporcionar alguma cobertura para a ingestão calórica na hora da refeição, a insulina costuma ser iniciada em uma dose única de insulina de ação longa (0,1-0,4 U/kg ao dia), administrada à noite (NPH) ou imediatamente antes de deitar (NPH, glargina, detemir ou degludeca). Sabendo-se que a hiperglicemia de jejum e a maior produção hepática de glicose são características proeminentes do DM tipo 2, a insulina ao deitar-se é mais eficaz nos ensaios clínicos do que uma única dose de insulina pela manhã. A glargina administrada ao deitar produz menos hipoglicemia noturna que a insulina NPH. Alguns médicos preferem uma dose inicial fixa e relativamente baixa de insulina de ação longa (5-15 unidades) ou uma dose com base no peso (0,1 unidade/kg). A seguir, a dose de insulina pode ser ajustada em acréscimos de 10 a 20%, conforme indicado pelos resultados do AMGS. A insulina de ação prolongada tanto pela manhã quanto ao deitar pode ser usada em combinação com agentes orais redutores da glicose. Inicialmente, a insulina basal pode ser suficiente; entretanto, com mais frequência, a cobertura insulínica prandial com múltiplas injeções de insulina torna-se necessária com a progressão do diabetes (ver esquemas de insulina usados no DM tipo 1). Outras formulações de insulina que possuem uma combinação de insulina de ação curta e de ação prolongada (Tab. 404-4) algumas vezes são usadas nos pacientes com DM tipo 2 por causa da maior conveniência, porém não permitem fazer um ajuste independente da dose de insulina de ação rápida e de ação prolongada e, com frequência, não alcançam o mesmo grau de controle glicêmico dos esquemas basal/*bolus*. Em pacientes selecionados com DM tipo 2 deficientes de insulina, pode-se considerar o uso de dispositivos de infusão de insulina.

ESCOLHA DO AGENTE HIPOGLICEMIANTE INICIAL O nível de hiperglicemia e a meta individualizada do paciente (ver "Estabelecimento do nível-alvo de controle glicêmico") devem influenciar a escolha inicial da terapia. Os pacientes com hiperglicemia leve (GPJ < 7,0-11,0 mmol/L [126-199 mg/dL]) frequentemente respondem bem a um único agente hipoglicemiante oral, enquanto aqueles com hiperglicemia moderada (GPJ 11,1-13,9 mmol/L [200-250 mg/dL]) geralmente necessitam de mais de um agente oral ou insulina. Os pacientes com hiperglicemia mais acentuada (GPJ > 13,9 mmol/L [250 mg/dL]) podem apresentar uma resposta parcial, porém é improvável que consigam a normoglicemia com a monoterapia oral. A insulina pode ser usada como terapia inicial nos indivíduos com hiperglicemia acentuada (GPJ < 13,9-16,7 mmol/L [250-300 mg/dL]) ou naqueles que apresentam sintomas de hiperglicemia. Essa abordagem baseia-se na lógica de que o controle glicêmico mais rápido reduzirá a "glicotoxicidade" para as células das ilhotas, melhorará a secreção endógena de insulina e, possivelmente, permitirá que os agentes orais redutores da glicose sejam mais efetivos. Quando isso ocorre, a insulina pode ser suspensa.

Os secretagogos de insulina, as biguanidas, os inibidores da α-glicosidase, as tiazolidinedionas, os agonistas do receptor de GLP-1, os inibidores da DPP-IV, os inibidores do SGLT-2 e a insulina foram aprovados para a monoterapia do DM tipo 2. Embora cada classe de agentes orais para redução da glicose tenha suas vantagens e desvantagens (Tab. 404-5), podem ser feitas algumas generalizações: (1) os secretagogos de insulina, as biguanidas, os agonistas do receptor de GLP-1 e as tiazolidinedionas melhoram o controle glicêmico em grau semelhante (redução de 1-2% na HbA$_{1c}$) e são mais efetivos do que os inibidores da α-glicosidase, os inibidores da DPP-IV e os inibidores do SGLT-2; (2) os secretagogos da insulina, os agonistas do receptor de GLP-1, os inibidores da DPP-IV, os inibidores da α-glicosidase e os inibidores do SGLT-2 começam a baixar imediatamente os níveis plasmáticos de glicose, enquanto os efeitos de redução da glicose das biguanidas e das tiazolidinedionas demoram várias semanas; (3) nem todos os agentes são efetivos em todos os indivíduos com DM tipo 2; (4) as biguanidas, os inibidores da α-glicosidase, os agonistas do receptor de GLP-1, os inibidores da DPP-IV, as tiazolidinedionas e os inibidores do SGLT-2 não causam diretamente hipoglicemia; (5) a maioria dos indivíduos acaba necessitando de um tratamento com mais de uma classe de agentes orais de redução da glicose ou de insulina, refletindo a natureza progressiva do DM tipo 2; e (6) a durabilidade do controle glicêmico é ligeiramente menor para a gliburida, em comparação com a metformina ou a rosiglitazona.

Existe considerável experiência clínica com a metformina e as sulfonilureias, visto que estão disponíveis há várias décadas. Admite-se que os inibidores da α-glicosidase, os agonistas do GLP-1, os inibidores da DPP-IV, as tiazolidinedionas e os inibidores do SGLT-2 irão reduzir as complicações relacionadas com o DM ao melhorar o controle glicêmico. A pioglitazona pode reduzir os eventos de DCV já que é direcionada a corrigir uma anormalidade fundamental no DM tipo 2, a resistência à insulina. Uma redução nos eventos de DCV e na progressão da doença renal diabética observada com alguns agonistas de GLP-1 e inibidores de SGLT-2 também pode operar por meio de mecanismos independentes de glicose (Cap. 405).

Os algoritmos para tratamento fornecidos por várias sociedades profissionais (ADA/European Association for the Study of Diabetes [EASD], IDF, AACE) sugerem a metformina como terapia inicial em virtude de sua eficácia, do perfil conhecido de efeitos colaterais e de seu baixo custo (Fig. 404-3). O início da terapia farmacológica deve ser acompanhado por uma ênfase na modificação do estilo de vida (p. ex., TNM, aumento da atividade física e perda de peso). A metformina tem a vantagem de promover uma ligeira perda de peso, reduzir os níveis de insulina e melhorar ligeiramente o perfil lipídico. Com base nos resultados do AMGS e da HbA$_{1c}$, a dose de metformina deve ser aumentada até alcançar o alvo glicêmico ou a dose máxima.

TERAPIA DE COMBINAÇÃO COM AGENTES HIPOGLICEMIANTES Diversas combinações de agentes terapêuticos são bem-sucedidas no DM tipo 2: metformina + um segundo agente oral, metformina + agonista do receptor de GLP-1, metformina + insulina ou combinações de insulina de ação longa e agonista do receptor de GLP-1. Tendo-se em vista que os mecanismos de ação do primeiro e do segundo agente devem ser diferentes, o efeito sobre o controle glicêmico costuma ser aditivo. Existem poucos dados para sustentar a escolha de uma combinação em relação a outra. Resultados recentes do estudo NIH-funded Glycemia Reduction Approaches in Diabetes: A Comparative Effectiveness Study (GRADE) indicou que a adição de liraglutida ou insulina basal à metformina leva a um melhor controle glicêmico do que a glimepirida ou a sitagliptina (os inibidores de SGLT-2 não foram estudados). Com base em demonstrações recentes de um efeito cardiovascular benéfico em certos indivíduos com DM tipo 2 e DCV ou com alto risco de DCV, um agonista do receptor de GLP-1 ou um inibidor de SGLT-2 deve atualmente ser considerado nessas populações. Os custos dos medicamentos variam de modo considerável (Tab. 404-5), e esse aspecto geralmente influencia na escolha da medicação. Estão disponíveis várias combinações posológicas fixas de agentes orais, porém falta qualquer evidência de que sejam superiores à titulação de um único agente até ser alcançada uma dose máxima e, a seguir, realizando-se o acréscimo de um segundo agente. Se não for obtido um controle adequado com a combinação de dois agentes (com base na reavaliação da HbA$_{1c}$ a cada 3 meses), deve-se acrescentar um terceiro agente oral, agonista do receptor de GLP-1 ou insulina basal (Fig. 404-3). As abordagens ao tratamento variam de modo considerável entre diferentes

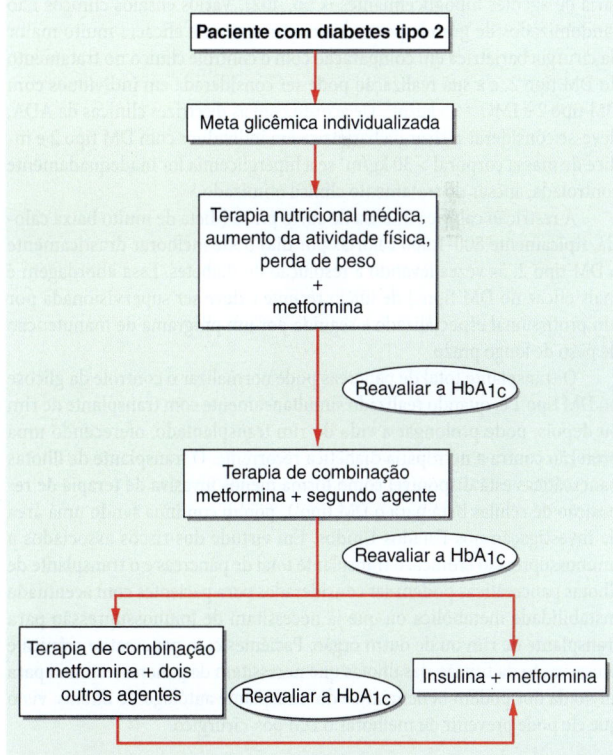

FIGURA 404-3 Controle glicêmico do diabetes tipo 2. Ver texto para uma discussão do tratamento da hiperglicemia grave ou da hiperglicemia sintomática. Os agentes que podem ser combinados com a metformina incluem secretagogos de insulina, tiazolidinedionas, inibidores da α-glicosidase, inibidores da dipeptidil-peptidase IV (DPP-IV), agonistas do receptor de peptídeo 1 relacionado com o glucagon (GLP-1), inibidores do cotransportador de sódio-glicose-2 (SGLT-2) e insulina. HbA$_{1c}$, hemoglobina A$_{1c}$.

países. Por exemplo, os inibidores da α-glicosidase são usados comumente em pacientes do Sul da Ásia (Índia), porém raramente nos Estados Unidos ou na Europa. Não se sabe ao certo se isso reflete uma diferença subjacente na doença ou uma preferência do médico.

O tratamento com insulina torna-se frequentemente necessário quando o DM tipo 2 entra na fase de deficiência relativa de insulina, sinalizada por um controle glicêmico inadequado com um ou dois agentes hipoglicemiantes orais. A insulina isoladamente ou em combinação deve ser usada nos pacientes que não alcançam o alvo glicêmico. Por exemplo, uma dose única de insulina de ação longa ao deitar geralmente é efetiva em combinação com metformina. À medida que a produção endógena de insulina cai ainda mais, são necessárias múltiplas injeções de insulina de ação longa em combinação com a de ação rápida para controlar as excursões glicêmicas pós-prandiais. Esses esquemas de insulina são idênticos aos esquemas de combinação de ação longa e de ação rápida discutidos anteriormente para o DM tipo 1, embora geralmente em doses mais altas tendo em vista a resistência à insulina. O ganho de peso e a hipoglicemia constituem os principais efeitos adversos da insulinoterapia. A dose diária de insulina necessária pode se tornar muito alta (1-2 unidades/kg por dia) à medida que a produção endógena de insulina cai e a resistência à insulina persiste. Indivíduos que requerem > 1 unidade/kg por dia de insulina de ação prolongada devem ser considerados para terapia combinada com metformina, um agonista do receptor de GLP-1, ou uma tiazolidinediona, pois estes podem reduzir as necessidades de insulina em alguns pacientes com DM tipo 2. A insulina mais uma tiazolidinediona promove aumento de peso e pode estar associada ao edema periférico. O acréscimo de uma tiazolidinediona ao esquema de insulina de determinado paciente pode tornar necessária uma redução na dose de insulina para evitar a hipoglicemia. Os pacientes que necessitam de grandes doses de insulina (> 200 unidades por dia) podem ser tratados com uma forma mais concentrada de insulina.

OUTRAS TERAPIAS PARA O DIABETES

A cirurgia metabólica (também denominada bariátrica) para indivíduos obesos com DM tipo 2 demonstrou ser muito promissora, algumas vezes com notável resolução do diabetes ou reduções significativas na dose necessária de agentes hipoglicemiantes (Cap. 402). Vários ensaios clínicos não randomizados de grande porte demonstraram uma eficácia muito maior da cirurgia bariátrica em comparação com o controle clínico no tratamento do DM tipo 2, e a sua realização pode ser considerada em indivíduos com DM tipo 2 e IMC > 35 kg/m². De acordo com as diretrizes clínicas da ADA, deve-se considerar a cirurgia bariátrica em indivíduos com DM tipo 2 e índice de massa corporal > 30 kg/m² se a hiperglicemia for inadequadamente controlada, apesar do tratamento clínico otimizado.

A restrição calórica intensa de curto prazo (dieta de muito baixa caloria, tipicamente 800-1.000 calorias por dia) pode melhorar drasticamente o DM tipo 2, às vezes levando à resolução do diabetes. Essa abordagem é mais eficaz no DM tipo 2 de início recente e deve ser supervisionada por um profissional especializado e seguida por um programa de manutenção de peso de longo prazo.

O transplante total de pâncreas pode normalizar o controle da glicose no DM tipo 1 e, quando realizado simultaneamente com transplante de rim ou depois, pode prolongar a vida do rim transplantado, oferecendo uma proteção contra a nefropatia diabética recorrente. O transplante de ilhotas pancreáticas está disponível como forma menos invasiva de terapia de reposição de células beta para o DM tipo 1, porém continua sendo uma área de investigação nos Estados Unidos. Em virtude dos riscos associados à imunossupressão crônica, o transplante total de pâncreas e o transplante de ilhotas pancreáticas podem ser considerados para pacientes com acentuada instabilidade metabólica ou que já necessitam de imunossupressão para transplante de rim ou de outro órgão. Pacientes com pancreatite crônica e preservação da função das ilhotas que necessitam de pancreatectomia para alívio da dor podem beneficiar-se do transplante autólogo de ilhotas, visto que ele pode prevenir ou melhorar o DM pós-cirúrgico.

TERAPIAS EMERGENTES

Muitos indivíduos com DM tipo 1 de longa duração produzem quantidades muito pequenas de insulina ou possuem células insulino-positivas dentro do pâncreas. Isso sugere que as células beta podem regenerar lentamente, porém estão sendo destruídas rapidamente pelo processo autoimune. Particularmente no início do curso da doença, os esforços para suprimir o processo autoimune, por exemplo, com anticorpos monoclonais anti-CD3 que visam linfócitos T, estão sendo testados no momento do diagnóstico de DM tipo 1 e para prevenção em indivíduos autoanticorpo-positivos em estágios 1 e 2 do DM tipo 1 (Cap. 403). Os agentes que têm como alvo a proteína de interação com a tiorredoxina (TXNIP), especialmente os bloqueadores dos canais de Ca^{++}, têm alguma promessa em DM1 de início recente e em modelos de diabetes em roedores. Os dispositivos de infusão de insulina de circuito fechado que automatizam a administração de insulina em resposta à alteração dos níveis de glicose estão progredindo rapidamente. Novas terapias em avaliação ou desenvolvimento para DM tipo 2 incluem ativadores de glicocinase, inibidores da 11β-hidroxiesteroide-desidrogenase tipo 1, agonistas de GPR40, agonistas duplos visando o receptor de polipeptídeo insulinotrópico dependente de glicose e o receptor GLP-1, inibidores combinados de SGLT-1 e SGLT-2 e agentes que podem reduzir a inflamação, por exemplo, inibindo interleucina (IL) 1β.

Como o transplante total de pâncreas e o transplante de ilhotas pancreáticas são limitados pela disponibilidade de órgãos de doadores falecidos, as células das ilhotas derivadas de células-tronco e ilhotas de fontes xenogênicas poderão permitir futuramente um suprimento ilimitado de células produtoras de insulina para transplante.

EFEITOS ADVERSOS DA TERAPIA PARA DM

À semelhança de qualquer terapia, os benefícios dos esforços direcionados para a obtenção de um controle glicêmico devem ser avaliados em relação aos riscos do tratamento (Tab. 404-5). Os efeitos colaterais do tratamento intensivo incluem maior frequência de hipoglicemia grave, aumento de peso, maiores custos econômicos e demandas impostas ao paciente. No DCCT, a qualidade de vida era muito semelhante nos grupos com terapia intensiva e padronizada. A complicação mais grave da terapia para DM é a hipoglicemia, cujo tratamento com glicose oral ou injeção de glucagon é discutido no Capítulo 406. Uma hipoglicemia grave, recorrente ou inexplicada justifica um reexame do esquema de tratamento e do objetivo glicêmico para cada paciente. Ocorre aumento de peso com a maioria das terapias (insulina, secretagogos de insulina, tiazolidinedionas), porém nem todas (metformina, inibidores da α-glicosidase, agonistas do receptor de GLP-1, inibidores da DPP-IV). O ganho de peso é devido, em parte, aos efeitos anabólicos da insulina e à redução na glicosúria.

DISTÚRBIOS AGUDOS RELACIONADOS COM HIPERGLICEMIA GRAVE

Os indivíduos com DM tipo 1 ou tipo 2 e hiperglicemia grave (> 13,9 mmol/L [250 mg/dL]) devem ser avaliados quanto à estabilidade clínica, incluindo estado mental e hidratação. Dependendo do paciente e da velocidade e duração da hiperglicemia grave, o indivíduo pode necessitar de tratamento mais intenso e rápido para baixar o nível de glicemia. Todavia, muitos pacientes com diabetes inadequadamente controlado e hiperglicemia apresentam poucos sintomas. O médico deve avaliar se o paciente está estável ou se é preciso considerar a possibilidade de CAD ou estado hiperosmolar hiperglicêmico (EHH). As cetonas, que constituem um indicador de CAD, devem ser medidas nos indivíduos com DM tipo 1 quando o nível de glicose plasmática é persistentemente > 13,9 mmol/L (250 mg/dL) durante uma doença concomitante ou na presença de sintomas como náuseas, vômitos ou dor abdominal. A mensuração de β-hidroxibutirato no sangue é preferida aos testes urinários com ensaios com base no nitroprussiato que medem apenas o acetoacetato e a acetona.

A CAD e o EHH são distúrbios agudos graves diretamente relacionados com o diabetes. A CAD era outrora considerada uma característica essencial do DM tipo 1, porém também ocorre em indivíduos com DM tipo 2, que algumas vezes podem ser tratados subsequentemente com agentes hipoglicemiantes orais (em geral, em indivíduos de descendência hispânica ou negra). O EHH é observado principalmente nos indivíduos com DM tipo 2. Ambos os distúrbios estão associados a uma deficiência absoluta ou relativa de insulina, depleção volêmica e anormalidades acidobásicas. A CAD e o EHH existem ao longo de um *continuum* de hiperglicemia, com ou sem cetose. As semelhanças e as diferenças metabólicas na CAD e no EHH estão indicadas na Tabela 404-6. Ambos os distúrbios estão associados a complicações potencialmente graves se não forem diagnosticados e tratados prontamente.

CETOACIDOSE DIABÉTICA

Manifestações clínicas Os sinais e sintomas físicos de CAD estão listados na Tabela 404-7 e costumam se instalar ao longo de um período de 24 horas. A CAD pode ser o complexo sintomático inicial que dá origem a um diagnóstico de DM tipo 1, porém ocorre com mais frequência em indivíduos com

TABELA 404-6 ■ Valores laboratoriais na cetoacidose diabética (CAD), estado hiperosmolar hiperglicêmico (EHH) e CAD euglicêmica (faixas representativas por ocasião da apresentação)

	CAD	EHH	CAD euglicêmica[c]
Glicose,[a] mmol/L (mg/dL)	13,9-33,3 (250-600)	33,3-66,6 (600-1.200)	< 11,1-13,9 (< 200-250)[c]
Sódio (mEq/L)	125-135	135-145	Cerca de 135
Potássio[a,b]	Normal a ↑	Normal	Normal a ↑
Magnésio[a]	Normal	Normal	Normal
Cloreto[a]	Normal	Normal	Normal
Fosfato[a,b]	Normal	Normal	Normal
Creatinina	Ligeira a moderadamente ↑	Moderadamente ↑	Ligeiramente ↑
Osmolalidade (mOsm/mL)	300-320	330-380	Cerca de 300
Cetonas sérica/urinária[a]	++++	+/−	++++
β-hidroxibutirato sérico (mmol/L)	> 2,5	< 1,0	> 2,5
Bicarbonato sérico[a] (mEq/L)	< 18	> 18	< 18
pH arterial	6,8-7,3	> 7,3	6,8-7,3
PCO_2 arterial[a] (mmHg)	20-30	Normal	20-30
Anion gap[a] (Na − [Cl + HCO_3])	↑	Normal a ligeiramente ↑	↑

[a]Grandes mudanças ocorrem durante o tratamento da CAD. [b]Embora os níveis plasmáticos possam ser normais ou altos na apresentação, os estoques corporais totais geralmente estão baixos. [c]Às vezes ocorre com o tratamento com inibidor de cotransportador de sódio-glicose-2 (SGLT-2); glicosúria desproporcional é consistente com efeito inibidor de SGLT-2.

Sigla: PCO_2, pressão parcial arterial de dióxido de carbono.

diabetes já estabelecido. Náuseas e vômitos costumam ser proeminentes, e sua presença em um indivíduo com diabetes justifica a realização de uma avaliação laboratorial para a possível presença de CAD. A dor abdominal pode ser intensa e semelhante àquela da pancreatite aguda ou de ruptura visceral. A hiperglicemia resulta em glicosúria, depleção volêmica e taquicardia. A hipotensão pode ocorrer em virtude da depleção volêmica em combinação com vasodilatação periférica. A respiração de Kussmaul e um cheiro semelhante ao de fruta no hálito do paciente (secundário à acidose metabólica e à maior quantidade de acetona) são sinais clássicos desse distúrbio. A letargia e a depressão do sistema nervoso central podem evoluir para o coma na CAD grave, porém devem também levar a uma avaliação à procura de outras causas de alteração do estado mental (p. ex., infecção, hipóxia). O edema cerebral, que é uma complicação extremamente grave da CAD, é observado com mais frequência em crianças. Os sinais de infecção, que pode desencadear a CAD, devem ser procurados ao exame físico, até mesmo na ausência de febre. A falha em aumentar a terapia com insulina durante o estresse fisiológico geralmente agrava o problema. A isquemia tecidual (cardíaca, cerebral) também pode ser um fator desencadeante. A falta de insulina devido a oclusão do local de administração da bomba de infusão ou o mau funcionamento do dispositivo, transtorno alimentar, transtornos mentais ou ambiente psicossocial instável algumas vezes podem constituir um fator passível de precipitar a CAD. A omissão completa ou a administração inadequada de insulina pelo paciente ou pela equipe de assistência de saúde (em um paciente hospitalizado com DM tipo 1) podem precipitar a CAD.

Fisiopatologia A CAD resulta da deficiência relativa ou absoluta de insulina combinada com excesso dos hormônios contrarreguladores (glucagon, catecolaminas, cortisol e hormônio do crescimento). Tanto a deficiência de insulina quanto o excesso de glucagon, em particular, são necessários para a instalação da CAD. A menor relação de insulina com o glucagon promove a gliconeogênese, a glicogenólise e a formação de corpos cetônicos no fígado, assim como aumentos no fornecimento de substratos provenientes da gordura e do músculo (ácidos graxos livres, aminoácidos) ao fígado. A cetose resulta de um aumento acentuado na liberação de ácidos graxos livres pelos adipócitos, com um desvio resultante na direção da síntese de corpos cetônicos no fígado. Os níveis reduzidos de insulina, em combinação com elevações nas catecolaminas e no hormônio do crescimento, também aceleram a lipólise e a liberação de ácidos graxos livres. Os marcadores inflamatórios (citocinas, proteína C-reativa) estão elevados tanto na CAD quanto no EHH.

Anormalidades laboratoriais e diagnóstico O diagnóstico oportuno da CAD é crucial e torna possível a adoção imediata da terapia. A CAD caracteriza-se por hiperglicemia (glicose sérica > 13,9 mmol/L [250 mg/dL]), cetose e acidose metabólica [bicarbonato sérico < 15-18 mmol/L com *anion gap* aumentado]), juntamente com várias alterações metabólicas secundárias (Tab. 404-6). Em certas ocasiões, a glicose sérica está apenas minimamente elevada e pode até mesmo estar normal (CAD euglicêmica). Isso tem sido observado especialmente em indivíduos tratados com inibidores de SGLT-2. O pH arterial, geralmente, varia entre 6,8 e 7,3, dependendo da gravidade da acidose. Apesar de um déficit corporal total de potássio, o nível sérico de potássio na apresentação pode estar ligeiramente elevado, em consequência da acidose e da depleção de volume. As reservas corporais totais de sódio, cloro, fósforo e magnésio também estão reduzidas na CAD, porém não são refletidas de forma exata por seus níveis no soro por causa da desidratação e da hiperglicemia. A ureia sanguínea elevada e os níveis séricos de creatinina refletem a depleção do volume intravascular. Leucocitose, hipertrigliceridemia e hiperlipoproteinemia também são comumente observadas. A hiperamilasemia pode sugerir um diagnóstico de pancreatite, em especial quando acompanhada por dor abdominal. Contudo, na CAD, a amilase costuma ser de origem salivar e, assim, não é diagnóstica para pancreatite. A lipase sérica deve ser obtida quando se suspeita de pancreatite.

O sódio sérico medido está reduzido em consequência da hiperglicemia (redução de 1,6 mmol/L [1,6 mEq] no sódio sérico para cada elevação de 5,6 mmol/L [100 mg/dL] na glicose sérica). Um sódio sérico normal na vigência da CAD indica um déficit mais acentuado de água.

Na CAD, o corpo cetônico β-hidroxibutirato é sintetizado em um ritmo três vezes maior que o acetoacetato; no entanto, o acetoacetato é identificado preferencialmente por um reagente de identificação da cetose usado comumente (nitroprussiato). As cetonas séricas estão presentes em níveis significativos (em geral, positivas para uma diluição sérica de ≥ 1:8).

TABELA 404-7 ■ Manifestações da cetoacidose diabética

Sintomas	Achados físicos
Náuseas/vômitos	Taquicardia
Sede/poliúria	Desidratação/hipotensão
Dor abdominal	Taquipneia/respirações de Kussmaul/angústia respiratória
Falta de ar	
Eventos desencadeantes	Hipersensibilidade abdominal (pode assemelhar-se à pancreatite aguda ou a um abdome cirúrgico)
Administração inadequada de insulina	
Infecção (pneumonia/ITU/gastrenterite/sepse)	Letargia/obnubilação/edema cerebral/possivelmente coma
Infarto (cerebral, coronariano, mesentérico, periférico)	
Pancreatite	
Drogas (cocaína)	
Gestação	

Sigla: ITU, infecção do trato urinário.

O comprimido de nitroprussiato ou a fita reagente são usados com frequência para detectar cetonas na urina; certas medicações, como o captopril ou a penicilamina, podem causar reações falso-positivas. Os ensaios séricos ou plasmáticos para β-hidroxibutirato são preferidos, visto que refletem com maior exatidão o verdadeiro nível de corpos cetônicos.

As alterações metabólicas da CAD existem ao longo de um espectro, começando com leve acidose e hiperglicemia moderada e evoluindo para achados mais graves. O grau de acidose e a hiperglicemia não evidenciam necessariamente uma correlação muito íntima, pois vários fatores determinam o nível de hiperglicemia (ingestão oral, perda urinária de glicose). A cetonemia é um achado consistente na CAD e a diferencia da hiperglicemia simples. O diagnóstico diferencial de CAD inclui cetose do jejum, cetoacidose alcoólica (em geral, um bicarbonato > 15 mEq/L) e outras formas de acidose com *anion gap* aumentado (Cap. 55).

TRATAMENTO
Cetoacidose diabética

O tratamento da CAD está delineado na **Tabela 404-8**. Após iniciar a reposição intravenosa (IV) de líquidos e a terapia com insulina, o agente ou o evento que desencadeou o episódio de CAD deve ser procurado e tratado agressivamente. Se o paciente está vomitando ou apresenta um estado mental alterado, uma sonda nasogástrica deve ser introduzida para prevenir a aspiração do conteúdo gástrico. Essenciais para o tratamento bem-sucedido da CAD são a monitoração minuciosa e a reavaliação frequente para se ter certeza de que o paciente e os desarranjos metabólicos estão melhorando. Um fluxograma completo deve registrar as alterações cronológicas nos sinais vitais, na infusão e na eliminação de líquidos e nos valores laboratoriais como uma função da insulina administrada.

Após o *bolus* inicial de solução salina normal ou com solução de Ringer com lactato, a reposição do déficit de sódio e de água livre é realizada no transcorrer das 24 horas seguintes (com bastante frequência, o déficit de líquidos é de 3-5 L). Após ter conseguido a estabilidade hemodinâmica e um débito urinário adequado, os líquidos IV devem ser substituídos por solução salina a 0,45% ou solução de Ringer com lactato, dependendo do déficit volêmico calculado. A mudança para uma solução salina a 0,45% ou Ringer com lactato ajuda a reduzir a tendência para a hipercloremia nas fases subsequentes durante a evolução da CAD.

Em geral, administra-se imediatamente um *bolus* de insulina regular de ação rápida IV (0,1 unidade/kg) **(Tab. 404-8)**, e o tratamento subsequente deve proporcionar níveis contínuos e adequados de insulina circulante. A administração IV é preferida (0,1 unidade/kg/h de insulina regular) em paciente com CAD grave ou complicada, pois garante uma distribuição rápida e torna possível o ajuste da velocidade da infusão à medida que o paciente responde à terapia. CAD não complicada leve a moderada também pode ser tratada com análogos da insulina SC de ação rápida. Se escolhida, a insulina regular IV deve ser continuada até que a acidose se resolva e o paciente esteja metabolicamente estável. Com a regressão da acidose e da resistência à insulina observada com a CAD, o ritmo de infusão da insulina pode ser reduzido (0,02-0,1 unidade/kg/h). A insulina de ação prolongada, em combinação com a insulina de ação rápida SC, deve ser administrada logo que o paciente recupere a capacidade de comer, pois isso facilita a transição para um esquema ambulatorial de insulina e reduz o período de permanência hospitalar. É crucial prosseguir com a infusão de insulina ou insulina SC até serem conseguidos níveis adequados pela administração de insulina de ação longa por via SC. Períodos até mesmo relativamente curtos de administração inadequada de insulina nessa fase de transição podem resultar em recorrência da CAD. Na CAD euglicêmica associada a inibidores de SGLT-2, o efeito farmacológico pode persistir por 10 a 14 dias após a descontinuação da terapia com inibidores de SGLT-2 como evidenciado pela glicosúria em curso apesar da normoglicemia (glicose < 180 mg/dL), durante o qual a recaída da cetoacidose é comum se a ingestão nutricional não avançar (p. ex., no pós-operatório).

A hiperglicemia costuma melhorar com um ritmo de 4,2 a 5,6 mmol/L (50-100 mg/dL) por hora como resultado da eliminação da glicose mediada pela insulina, da liberação hepática reduzida de glicose e da reidratação. A reidratação reduz as catecolaminas, aumenta as perdas urinárias de glicose e expande o volume intravascular. O declínio da glicose plasmática durante as primeiras 1 a 2 horas pode ser mais rápido e está relacionado principalmente com a expansão volêmica. Quando a glicose plasmática alcança 11,1 a 13,9 mmol/L (200-250 mg/dL), deve-se acrescentar glicose à infusão de solução salina a 0,45% para manter a glicose plasmática na

TABELA 404-8 ■ Conduta na CAD

1. Confirmar o diagnóstico (↑ glicose sérica, ↑ β-hidroxibutirato sérico, acidose metabólica).
2. Realizar hospitalização; pode ser necessário um ambiente de terapia intensiva para monitoração frequente, se pH < 7,00, respiração difícil ou rebaixamento do nível de consciência.
3. Avaliar:
   Eletrólitos séricos (K^+, Na^+, Mg^{2+}, Cl^-, bicarbonato, fosfato)
   Equilíbrio acidobásico – pH, HCO_3^-, PCO_2, β-hidroxibutirato
   Função renal (creatinina, débito urinário)
4. Repor os líquidos: 2-3 L de solução salina a 0,9% ou solução de Ringer com lactato durante as primeiras 1-3 h (10-20 mL/kg/h); subsequentemente, solução salina a 0,45% a 250-500 mL/h; mudar para glicose 5% e solução salina a 0,45% ou Ringer com lactato a 150-250 mL/h quando a glicose sanguínea alcançar 250 mg/dL (13,9 mmol/L).
5. Administrar insulina regular de ação rápida: IV (0,1 unidade/kg); a seguir, 0,1 unidade/kg/h por infusão IV contínua; aumentar de 2-3 vezes se não houver resposta no transcorrer de 2-4 h. Se o potássio sérico inicial for < 3,3 mmol/L (3,3 mEq/L), não administrar insulina até que o potássio seja corrigido. A insulina SC pode ser usada na CAD não complicada, leve a moderada, com monitoramento rigoroso.
6. Avaliar o paciente: o que desencadeou o episódio (falta de adesão ao tratamento, infecção, traumatismo, gravidez, infarto, cocaína)? Iniciar uma pesquisa apropriada para a identificação do evento desencadeante (culturas, RXT, ECG etc.).
7. Medir a glicose sanguínea a cada 1-2 h; medir os eletrólitos (em particular, K^+, bicarbonato, fosfato) e o *anion gap* a cada 4 h, durante as primeiras 24 h.
8. Monitorar a pressão arterial, o pulso, a frequência respiratória, o nível de consciência, a ingestão e a excreção de líquidos a cada 1-4 h.
9. Repor o K^+: 10 mEq/h quando o K^+ plasmático for < 5,0-5,2 mEq/L (ou 20-30 mEq/L de líquido de infusão), o ECG estiver normal, o fluxo urinário e a creatinina normal estiverem documentados; administrar 40-80 mEq/h quando o K^+ plasmático for < 3,5 mEq/L ou se for administrado bicarbonato. Se o nível sérico de potássio inicial for > 5,2 mmol/L (5,2 mEq/L), não fornecer suplementação de K^+ até a correção do potássio.
10. Ver o texto sobre a suplementação de bicarbonato ou de fosfato.
11. Prosseguir de acordo com a conduta anterior até que o paciente esteja estável, a meta da glicose tenha alcançado 8,3-11,1 mmol/L (150-200 mg/dL) e haja resolução da acidose. A infusão de insulina pode ser reduzida para 0,02-0,1 unidade/kg/h.
12. Administrar insulina de ação longa tão logo o paciente esteja se alimentando. Permitir uma sobreposição de 2-4 horas na infusão de insulina e injeção de insulina SC de ação prolongada.

Siglas: CAD, cetoacidose diabética; ECG, eletrocardiograma; IV, intravenoso; RXT, radiografia de tórax; SC, subcutânea.

Fonte: Dados de M Sperling, in *Therapy for Diabetes Mellitus and Related Disorders*, 3rd ed. Alexandria, VA: American Diabetes Association; 1998 e EA Nyenwe, AE Kitabchi: The evolution of diabetic ketoacidosis: An update of its etiology, pathogenesis and management. Metabolism 65:507, 2016.

faixa de 8,3 a 11,1 mmol/L (150-200 mg/dL), e a infusão de insulina deve ser continuada em velocidade menor para inibir a cetogênese. A correção mais rápida da glicose sérica pode precipitar o desenvolvimento de edema cerebral. A cetoacidose começa a regredir à medida que a insulina reduz a lipólise, aumenta a utilização periférica dos corpos cetônicos, suprime a formação hepática de corpos cetônicos e promove a regeneração do bicarbonato. Entretanto, a acidose e a cetose regridem mais lentamente que a hiperglicemia. Dependendo da elevação do cloreto sérico, o *anion gap* (porém não o bicarbonato) será normalizado. Uma acidose hiperclorêmica (bicarbonato sérico de 15-18 mmol/L [15-18 mEq/L]) acompanha com frequência o tratamento bem-sucedido e regride gradualmente quando os rins regeneram o bicarbonato e excretam o cloreto.

Ocorre depleção das reservas de potássio na CAD (déficit estimado de 3-5 mmol/kg [3-5 mEq/kg]). Durante o tratamento com insulina e líquidos, vários fatores contribuem para o desenvolvimento de hipocalemia, incluindo o transporte do potássio mediado pela insulina para o interior da célula, a resolução da acidose (que também promove a entrada de potássio no interior das células) e a perda urinária de sais de potássio dos ácidos orgânicos. Assim, a repleção de potássio deve começar logo após ter sido documentado um débito urinário adequado e um potássio sérico normal. Se o nível sérico inicial de potássio estiver elevado, então sua repleção deve ser adiada até que o potássio caia e entre na variação normal. A inclusão de

20 a 40 mEq de potássio em cada litro de líquido IV constitui uma conduta razoável, porém poderão ser necessários também suplementos adicionais de potássio. Para reduzir a quantidade de cloro administrada, o fosfato ou o acetato de potássio poderá substituir o sal de cloro. O objetivo consiste em manter o potássio sérico em > 3,5 mmol/L (3,5 mEq/L).

Não obstante a existência de um déficit de bicarbonato, sua reposição não costuma ser necessária. Na verdade, argumentos teóricos sugerem que a administração de bicarbonato e a reversão rápida da acidose podem prejudicar a função cardíaca, reduzir a oxigenação tecidual e promover a hipocalemia. Os resultados da maioria dos ensaios clínicos não apoiam o uso sistemático da reposição de bicarbonato, e um estudo realizado em crianças constatou que o uso de bicarbonato estava associado a maior risco de edema cerebral. No entanto, na presença de acidose grave (pH arterial < 7,0), bicarbonato de sódio (50 mmol/L [mEq/L] em 200 mL de água estéril com KCl 10 mEq/L por hora) pode ser administrado nas primeiras 2 horas até que o pH seja > 7,0. A hipofosfatemia pode resultar da maior utilização de glicose, porém os ensaios clínicos randomizados não demonstraram que a reposição do fosfato seja benéfica na CAD. Se o fosfato sérico for < 0,32 mmol/L (1 mg/dL), então o suplemento de fosfato deve ser aventado e o cálcio sérico deve ser monitorado. A hipomagnesemia pode manifestar-se durante a terapia da CAD e também pode tornar necessária a suplementação.

Com uma terapia apropriada, a taxa de mortalidade da CAD é baixa (inferior a 1%) e está muito mais relacionada com o evento subjacente ou desencadeante, como uma infecção ou um infarto agudo do miocárdio. A trombose venosa, a hemorragia digestiva alta e a síndrome de angústia respiratória aguda complicam ocasionalmente a CAD. A principal complicação não metabólica da terapia da CAD é o edema cerebral, que se instala com mais frequência em crianças quando a CAD está regredindo. A etiologia e a terapia ideal do edema cerebral ainda não estão bem estabelecidas, porém deve-se evitar uma reposição excessiva de água livre e uma rápida normalização da glicose sérica.

Após o tratamento, o médico e o paciente deverão rever a sequência de eventos que resultou na CAD a fim de prevenir recorrências futuras. De primordial importância é a orientação do paciente acerca dos sintomas de CAD, de seus fatores desencadeantes e do tratamento do diabetes durante uma enfermidade concomitante.

ESTADO HIPEROSMOLAR HIPERGLICÊMICO

Manifestações clínicas O paciente típico com EHH é um indivíduo idoso com DM tipo 2, com uma história de várias semanas de poliúria, perda de peso e ingestão oral reduzida que culmina em confusão mental, letargia ou coma. O exame físico reflete uma desidratação profunda e hiperosmolalidade e revela hipotensão, taquicardia e rebaixamento do nível de consciência. Estão particularmente ausentes os sintomas de náuseas, vômitos e dor abdominal, assim como a respiração de Kussmaul característica da CAD. O EHH é desencadeado com frequência por uma enfermidade grave concomitante, como infarto agudo do miocárdio ou acidente vascular cerebral. Sepse, pneumonia e outras infecções graves são desencadeantes frequentes e devem ser procuradas. Além disso, uma condição debilitante (acidente vascular cerebral prévio ou demência) ou uma situação social que comprometa a ingestão de água costumam contribuir para o surgimento desse distúrbio.

Fisiopatologia A deficiência relativa de insulina e a ingestão inadequada de líquido são as causas subjacentes de EHH. A deficiência de insulina induz um aumento da produção hepática de glicose (por meio da glicogenólise e da gliconeogênese) e prejudica a utilização de glicose no músculo esquelético (ver discussão sobre CAD anteriormente). A hiperglicemia induz uma diurese osmótica que acarreta depleção do volume intravascular, que será exacerbada por uma reposição inadequada de líquidos. A ausência de cetose no EHH não é compreendida. Presumivelmente, a deficiência de insulina é apenas relativa e menos acentuada do que na CAD. Em alguns estudos, foram encontrados níveis mais baixos de hormônios contrarreguladores e ácidos graxos livres no EHH do que na CAD. É possível também que o fígado seja menos capaz de sintetizar corpos cetônicos ou que a relação insulina/glucagon não favoreça a cetogênese.

Anormalidades laboratoriais e diagnóstico As características laboratoriais do EHH estão resumidas na Tabela 404-6. Mais impressionantes são a acentuada hiperglicemia (a glicose plasmática pode ser > 55,5 mmol/L [1.000 mg/dL]), a hiperosmolalidade (> 350 mOsm/L) e a azotemia pré-renal. O sódio sérico medido pode ser normal ou ligeiramente baixo, não obstante a hiperglicemia acentuada. O sódio sérico corrigido costuma estar aumentado (acrescentar 1,6 mEq ao sódio medido para cada elevação de 5,6 mmol/L [100 mg/dL] na glicose sérica). Ao contrário da CAD, a acidose e a cetonemia estão ausentes ou são apenas leves. Uma acidose metabólica com pequeno *anion gap* pode estar presente em virtude da maior quantidade de ácido lático. Uma cetonúria moderada, quando presente, é secundária ao jejum.

TRATAMENTO
Estado hiperosmolar hiperglicêmico

A depleção volêmica e a hiperglicemia são aspectos proeminentes tanto do EHH quanto da CAD. Em consequência, a terapia desses distúrbios compartilha vários elementos **(Tab. 404-8)**. Em ambos os distúrbios, é crucial a monitoração minuciosa do estado hídrico do paciente, dos valores laboratoriais e da velocidade de infusão da insulina. Os problemas subjacentes ou desencadeantes devem ser procurados e tratados agressivamente. No EHH, as perdas de líquidos e a desidratação, em geral, são mais pronunciadas do que na CAD em virtude da duração mais prolongada da enfermidade. Em geral, o paciente com EHH é mais velho, apresenta maior probabilidade de possuir alterações no estado mental, assim como um evento desencadeante capaz de ameaçar a vida com comorbidades concomitantes. Até mesmo com um tratamento apropriado, o EHH comporta uma taxa de mortalidade substancialmente mais alta que a CAD (de até 15% em algumas séries clínicas).

A reposição de líquidos deve estabilizar inicialmente o estado hemodinâmico do paciente (1-3 L de solução salina normal a 0,9% durante as primeiras 2-3 horas). Levando-se em conta que o déficit hídrico no EHH se acumulou durante um período de dias a semanas, a rapidez da reversão do estado hiperosmolar deverá balancear a necessidade de repleção de água livre com o risco de que uma reversão excessivamente rápida possa piorar a função neurológica. Se o sódio sérico for > 150 mmol/L (150 mEq/L), deverá ser utilizada uma solução salina a 0,45%. Uma vez alcançada a estabilidade hemodinâmica, a administração de líquido IV é direcionada para reverter o déficit de água livre, utilizando líquidos hipotônicos (solução salina a 0,45% inicialmente e, a seguir, solução de glicose a 5% [D_5W, de *5% dextrose in water*]). O déficit calculado de água livre (que pode chegar a 9-10 L) deve ser corrigido durante os próximos 1 a 2 dias (velocidades de infusão de 200-300 mL/h de solução hipotônica). A repleção de potássio costuma ser necessária e deve ser determinada por mensurações repetidas do potássio sérico. Nos pacientes que tomam diuréticos, o déficit de potássio pode ser bastante significativo e acompanhado por deficiência de magnésio. A hipofosfatemia, que pode ocorrer durante o tratamento, pode ser melhorada com o uso de KPO_4 e o início da nutrição.

Como acontece na CAD, a reidratação e a expansão volêmica reduzem inicialmente a glicose plasmática, mas a insulina também é necessária. Um esquema razoável para o EHH começa com um *bolus* IV de insulina de 0,1 unidade/kg seguido por insulina IV a um ritmo constante de infusão de 0,1 unidade/kg por hora. Se a glicose sérica não cair, deve-se duplicar o ritmo de infusão de insulina. Como na CAD, a glicose deve ser adicionada ao fluido IV quando a glicose plasmática cai para 11,1 a 13,9 mmol/L (200-250 mg/dL), e a taxa de infusão de insulina deve ser reduzida para 0,02 a 0,1 unidade/kg por hora. A infusão de insulina deve ser continuada até que o paciente volte a comer e possa ser transferido para um regime de insulina SC. O paciente deverá receber alta hospitalar ainda com prescrição de insulina, apesar de alguns pacientes poderem trocar, posteriormente, para agentes hipoglicemiantes orais.

CONTROLE DO DIABETES NO PACIENTE HOSPITALIZADO

Praticamente todas as especialidades médicas e cirúrgicas participam da assistência dos pacientes hospitalizados com diabetes. A hiperglicemia, tanto em paciente com diabetes conhecido quanto em alguém sem diabetes conhecido, parece ser um preditor de resultado desfavorável nos pacientes hospitalizados. Anestesia geral, cirurgia, infecção ou enfermidade concomitante elevam os níveis dos hormônios contrarreguladores (cortisol, hormônio do crescimento, catecolaminas e glucagon) e das citocinas que podem resultar em resistência transitória à insulina, assim como em hiperglicemia. Esses fatores elevam as demandas de insulina por aumentarem a produção de glicose e prejudicarem sua utilização e, assim, podem piorar o controle glicêmico. A enfermidade ou o procedimento cirúrgico concomitante pode dar origem a uma absorção variável da insulina e impedir também que o paciente com DM possa comer normalmente, podendo promover um quadro de hipoglicemia. O controle glicêmico deve ser avaliado na admissão utilizando a HbA$_{1c}$. Devem ser determinados também os eletrólitos, a função renal e o estado volêmico intravascular. A alta prevalência de DCV em indivíduos com DM (em particular, no DM tipo 2) pode exigir uma avaliação cardiovascular pré-operatória (Cap. 405).

As metas do tratamento do diabetes durante a hospitalização consistem em quase normoglicemia, prevenção da hipoglicemia e transição de volta ao esquema de tratamento ambulatorial do diabetes. No momento da internação, deve-se iniciar uma monitoração frequente da glicemia, bem como planejar o controle do diabetes depois da alta. O MCG no hospital ou na unidade de terapia intensiva (UTI) não é aprovado pela FDA, mas está em estudo. O controle glicêmico parece melhorar os resultados clínicos em uma variedade de circunstâncias, porém as metas glicêmicas ideais para o paciente hospitalizado ainda não estão totalmente definidas. Em vários estudos de coorte transversal de pacientes com diabetes, um maior grau de hiperglicemia foi associado a resultados cardíacos, neurológicos e infecciosos mais graves. Em alguns estudos, os pacientes que não apresentam diabetes preexistente, mas que desenvolvem elevações moderadas do nível de glicemia durante a hospitalização, parecem ser beneficiados quando se consegue atingir uma quase normoglicemia com a utilização do tratamento insulínico. Entretanto, um ensaio clínico randomizado de grande porte (Normoglycemia in Intensive Care Evaluation Survival Using Glucose Algorithm Regulation [NICE-SUGAR]) de pacientes na UTI (cuja maioria estava sob ventilação mecânica) constatou uma taxa de mortalidade aumentada e um maior número de episódios de hipoglicemia grave com um controle glicêmico muito estrito (glicemia-alvo de 4,5-6 mmol/L ou 81-108 mg/dL) em comparação com indivíduos com meta glicêmica mais moderada (nível médio de glicemia de < 10 mmol/L ou 180 mg/dL). Na atualidade, a maioria dos dados sugere que o controle muito estrito da glicemia em pacientes agudamente enfermos tende a piorar os resultados e aumenta a frequência de hipoglicemia. A ADA sugere as seguintes metas glicêmicas para pacientes hospitalizados: (1) em pacientes em estado crítico ou não crítico: glicose de 7,8 a 10,0 mmol/L ou 140 a 180 mg/dL; (2) em pacientes selecionados: glicose de 6,1 a 7,8 mmol/L ou 110 a 140 mg/dL, evitando a hipoglicemia; (3) a faixa-alvo no período perioperatório deve ser de 80 a 180 mg/dL (4,4-10,0 mmol/L).

Os aspectos críticos para os cuidados ideais de pacientes com diabetes no hospital incluem os seguintes: (1) é necessária uma abordagem sistêmica hospitalar para o tratamento da hiperglicemia e a prevenção da hipoglicemia. Equipes para controle do diabetes em pacientes internados, que consistem em enfermeiros e médicos, são cada vez mais comuns. (2) Os planos de tratamento do diabetes devem focar a transição da UTI e a transição do ambiente hospitalar para o ambulatorial. (3) É necessário um ajuste no esquema de tratamento para alta de pacientes cujo diabetes estava inadequadamente controlado por ocasião da internação (com base na HbA$_{1c}$).

O médico que cuida de um indivíduo com diabetes no período perioperatório, durante episódios de infecção ou de enfermidade física grave ou simplesmente quando o paciente está em jejum para algum procedimento diagnóstico deve monitorar com muito cuidado a glicose plasmática, ajustar o esquema de tratamento do diabetes e administrar uma infusão de glicose, se necessário. A hipoglicemia é frequente nos pacientes hospitalizados, e muitos desses episódios podem ser evitados. Os sistemas hospitalares devem dispor de um protocolo de tratamento do diabetes para evitar a ocorrência de hipoglicemia no paciente internado. As medidas para reduzir ou prevenir a hipoglicemia incluem monitoramento frequente da glicose, mas também é importante prevenir a hipoglicemia antecipando quedas na necessidade de insulina por fatores como diminuição da função renal, diminuição das doses de glicocorticoides ou interrupção da nutrição (parenteral ou enteral ou via oral).

Dependendo da gravidade da enfermidade do paciente e do ambiente hospitalar, o médico pode utilizar uma infusão de insulina ou insulina SC. As infusões de insulina são preferidas na UTI e em situação clinicamente instável, visto que a meia-vida da insulina infundida é muito curta (minutos). A absorção da insulina SC pode ser variável nessas situações. As infusões de insulina também podem controlar efetivamente a glicose plasmática no período perioperatório e quando o paciente for incapaz de qualquer ingestão oral, embora, para procedimentos relativamente curtos (< 4 horas), a maioria dos pacientes pode permanecer com insulina SC. A insulina regular é usada em lugar de análogos da insulina para infusão IV, visto que é menos dispendiosa e igualmente efetiva. O médico deve considerar cuidadosamente o contexto clínico no qual será utilizada uma infusão de insulina, incluindo a disponibilidade de pessoal auxiliar adequado para monitorar com frequência a glicose sanguínea e se os profissionais são capazes de ajustar a velocidade de infusão da insulina para manter a glicose sanguínea dentro da faixa ideal. Os algoritmos para infusão de insulina devem integrar a sensibilidade do paciente à insulina, a monitoração frequente da glicemia e a tendência a alterações do nível de glicemia para determinar a velocidade de infusão da insulina. São aconselhados algoritmos para infusão de insulina desenvolvidos e implementados em conjunto pela equipe de enfermagem e pelos médicos. Devido à meia-vida curta da insulina regular IV, é necessário administrar insulina de ação longa antes de interromper a infusão de insulina (2-4 horas antes da interrupção da infusão) para evitar um período de deficiência de insulina.

Em pacientes que não estão em estado crítico ou que não se encontram na UTI, a insulina basal ou "programada" é fornecida pela insulina de ação longa administrada por via SC e suplementada por insulina prandial e/ou "corretiva" utilizando uma insulina de ação curta (são preferidos os análogos da insulina). Insulina de ação rápida em "escala móvel" isoladamente, em que nenhuma insulina é administrada a não ser que o nível de glicemia esteja elevado, é inadequado para o controle da glicose nos pacientes internados e não deve ser adotado. A dose pré-prandial de insulina de ação rápida deve incluir a cobertura para o consumo de alimentos (com base na ingestão prevista de carboidratos), mais insulina corretiva com base na sensibilidade do paciente à insulina e na glicose sanguínea. Por exemplo, se o paciente for magro (e provavelmente sensível à insulina), um fator de correção de insulina pode ser de 1 unidade para cada 2,7 mmol/L (50 mg/dL) acima da meta de glicose. Se o paciente for obeso e resistente à insulina, então o fator de correção da insulina pode ser de 2 unidades para cada 2,7 mmol/L (50 mg/dL) acima da meta de glicose. É de suma importância individualizar o esquema e ajustar com frequência a dose de insulina basal ou "programada", tendo como base a insulina corretiva necessária. Um plano de refeição para diabetes consistente com carboidratos controlados para pacientes hospitalizados fornece uma quantidade previsível de carboidratos em determinada refeição a cada dia (mas não necessariamente a mesma quantidade no desjejum, almoço e jantar) e evita doces concentrados. Os indivíduos com DM tipo 1 submetidos a anestesia geral e cirurgia ou que estão em estado crítico devem receber insulina contínua, seja por meio de infusão de insulina IV, dispositivo de infusão de insulina ou administração SC de uma dose reduzida de insulina de ação longa. Apenas a insulina de ação rápida é insuficiente. O prolongamento de um procedimento cirúrgico ou uma demora na sala de recuperação não é incomum e pode resultar em períodos de deficiência de insulina que evolui para CAD. A infusão de insulina é o método preferido para o controle de pacientes com DM tipo 1 ao longo de um período perioperatório prolongado (várias horas) ou na presença de doença concomitante grave (0,5-1,0 unidade por hora de insulina regular). Se o procedimento diagnóstico ou cirúrgico for breve (< 4 horas), uma dose reduzida de insulina SC pode ser suficiente (redução basal de 20-50%, com suspensão ou redução do *bolus* de insulina de ação rápida). Essa abordagem impede a interrupção da terapia com dispositivo de infusão de insulina ou, no caso de MID, facilita a transição de volta à insulina de ação longa após o procedimento. A glicose sanguínea deve ser monitorada com frequência durante a enfermidade ou no período perioperatório.

Os indivíduos com DM tipo 2 podem ser tratados com uma infusão de insulina ou com insulina SC de ação longa (redução de 20-50%, dependendo da situação clínica) mais uma insulina pré-prandial de ação rápida. Os agentes hipoglicemiantes orais devem ser suspensos após a admissão (ou até 1 semana antes da admissão planejada para inibidores de SGLT-2) e não são úteis na regulação da glicose plasmática em situações clínicas em que as necessidades de insulina e a ingestão de glicose estão mudando rapidamente. Além disso, esses agentes orais podem ser perigosos se o paciente estiver em jejum (p. ex., hipoglicemia com sulfonilureias, CAD euglicêmica com inibidores de SGLT-2) ou com risco de declínio da função renal devido, por exemplo, a meios de contraste radiográficos ou ICC instável (acidose láctica com metformina). Uma vez clinicamente estável, pode-se retomar os agentes hipoglicemiantes orais antes da alta do paciente.

CONSIDERAÇÕES ESPECIAIS NO DM

NUTRIÇÃO PARENTERAL TOTAL (NPT)/NUTRIÇÃO ENTERAL TOTAL (NET)
(Ver também Cap. 335) A nutrição parenteral total (NPT) ou a nutrição enteral total (NET) aumentam muito as necessidades de insulina. Além disso, os indivíduos cujo DM não era conhecido previamente podem se tornar hiperglicêmicos durante a NPT ou NET e necessitar de tratamento insulínico. Para a NPT, a infusão IV de insulina constitui o tratamento preferido para a hiperglicemia, e a titulação rápida até ser alcançada a dose necessária

de insulina é realizada de maneira mais eficiente ao utilizar uma infusão em separado de insulina. Uma vez determinada a dose total de insulina, parte dela pode ser acrescentada diretamente à solução de NPT para suprir as necessidades nutricionais de insulina e ajustada com base na necessidade de modificação da dose de insulina de ação curta. Na NET, a hiperglicemia pode ser limitada pelo uso de formulações hiperproteicas; todavia, com frequência, é necessário o tratamento com insulina. As insulinas de ação rápida devem ser usadas para cobrir a alimentação enteral em *bolus* ou contínua, de modo a minimizar o risco de hipoglicemia se a NET for interrompida ou suspensa. Pacientes com deficiência de insulina (DM tipo 1 e DM pancreatogênico) também devem receber insulina de ação longa (0,1-0,2 unidade/kg por dia) para suprir as necessidades de insulina basal se a NPT ou a NET forem interrompidas ou cicladas.

GLICOCORTICOIDES

Os glicocorticoides aumentam a resistência à insulina, reduzem a utilização de glicose, aceleram a produção hepática de glicose e retardam a secreção de insulina. Essas alterações levam a um agravamento do controle glicêmico em indivíduos com DM e podem desencadear hiperglicemia em outros indivíduos. Se a hiperglicemia de início recente persiste durante o tratamento crônico com doses suprafisiológicas de glicocorticoides (> 5 mg de prednisona ou equivalente), o DM pode ser designado como "diabetes induzido por esteroides". Os efeitos dos glicocorticoides sobre a homeostase da glicose estão relacionados com a dose, em geral são reversíveis, são mais pronunciados no período pós-prandial e dependem do tempo e tipo de glicocorticoide. Se a GPJ estiver próxima da faixa normal, os agentes orais para diabetes (p. ex., sulfonilureias, metformina) podem ser suficientes para reduzir a hiperglicemia. Se a GPJ for > 11,1 mmol/L (200 mg/dL), em geral os agentes orais não são eficazes, e torna-se necessária a insulinoterapia. A insulina de ação rápida pode ser suficiente isoladamente ou com insulina de ação longa para controlar as excursões pós-prandiais de glicose.

CONTROLE DO DIABETES EM INDIVÍDUOS IDOSOS

O diabetes é muito comum em idosos, acometendo cerca de 25% dos indivíduos com mais de 65 anos de idade. Cada vez mais, indivíduos com DM tipo 1 de muitos anos de duração fazem parte da população de pacientes. Conforme já discutido, as metas e modalidades terapêuticas individualizadas em pacientes idosos devem considerar a idade biológica, outras comorbidades e fatores de risco (hipertensão, DCV etc.), estados neurocognitivo e funcional físico, meio de subsistência, apoio social e outras medicações. Por exemplo, a meta de HbA_{1c} para um indivíduo de 80 anos de idade altamente funcional deve ser diferente do nível para um indivíduo com diabetes em uma instituição de cuidados prolongados (com enfermagem especializada). No primeiro, a meta da HbA_{1c} (< 7,0-7,5%) e as terapias selecionadas podem ser semelhantes àquelas de indivíduos mais jovens, ao passo que, no indivíduo com saúde complexa/precária ou comprometimento cognitivo, uma meta para a HbA_{1c} de < 8,0-8,5% seria razoável. É fundamental evitar a hipoglicemia para o controle do diabetes em todos os indivíduos idosos, visto que ela pode agravar o comprometimento cognitivo subjacente ou a DCV. Para indivíduos que usam MCG, é aceitável que < 1% do tempo deve estar com glicose < 70 mg/dL e > 50% do tempo no intervalo-alvo de 70 a 180 mg/dL. Por conseguinte, os medicamentos passíveis de causar hipoglicemia (secretagogos da insulina, insulina) devem ser usados com cautela. Na escolha dos medicamentos para controle do diabetes, os efeitos adversos (Tab. 404-5) devem ser considerados (particularmente insuficiência cardíaca, insuficiência renal etc.). A hipertensão e a dislipidemia devem ser tratadas em indivíduos idosos com diabetes, visto que existe um claro benefício do controle da pressão arterial, com benefício menos claramente demonstrado para os medicamentos que reduzem os lipídeos.

QUESTÕES RELACIONADAS COM A REPRODUÇÃO

A capacidade reprodutiva tanto dos homens quanto das mulheres com DM parece ser normal. Os ciclos menstruais podem estar associados a alterações no controle glicêmico nas mulheres com DM. A gravidez está associada a uma acentuada resistência à insulina; as necessidades aumentadas de insulina frequentemente desencadeiam DM e levam ao diagnóstico de diabetes melito gestacional (DMG). A glicose, que, em altos níveis, é um teratógeno para o feto em desenvolvimento, atravessa prontamente a placenta, porém a insulina não consegue fazer o mesmo. Assim, a hiperglicemia da circulação materna pode estimular a secreção de insulina no feto. Os efeitos anabólicos e de crescimento da insulina podem resultar em macrossomia. O DMG complica cerca de 7% (faixa de 1-14%) das gestações. A incidência de DMG é bastante aumentada em certos grupos étnicos, incluindo os negros e latinos, o que é consistente com um aumento semelhante no risco de DM tipo 2. As recomendações atuais aconselham o rastreamento para intolerância à glicose entre as semanas 24 e 28 de gestação em mulheres sem diagnóstico de diabetes. A terapia para o DMG é semelhante àquela adotada para as pessoas com diabetes associado à gravidez e envolve TNM e insulina se a hiperglicemia persistir. Os agentes hipoglicemiantes orais não foram aprovados para uso durante a gestação, porém os estudos que usaram a metformina ou a gliburida demonstraram sua eficácia e não encontraram qualquer toxicidade. Com as práticas atuais, a morbidade e a mortalidade da mãe com DMG e do feto não são diferentes daquelas observadas na população sem diabetes. As mulheres que desenvolvem DMG correm risco aumentado de desenvolver DM tipo 2 no futuro e devem ser submetidas a rastreamento periódico para DM (ver recomendações para rastreamento no Cap. 403). A maioria das pessoas com DMG reverte para uma tolerância normal à glicose após o parto, porém algumas continuarão tendo diabetes franco ou deterioração na tolerância à glicose depois do parto. Além disso, os filhos de mulheres com DMG parecem correr um alto risco de obesidade e intolerância à glicose e têm maior risco de diabetes com início nos estágios finais da adolescência.

A gravidez nas pessoas com DM conhecido torna necessário um planejamento meticuloso e a devida adesão a esquemas terapêuticos rígidos. A terapia intensiva com insulina e a quase normalização da HbA_{1c} (< 6,5%) são essenciais para as mulheres com DM já presente que estão planejando uma gravidez. Deve-se considerar o uso de dispositivos de infusão de insulina e MCG que podem ajudar a melhorar o controle glicêmico antes da concepção, visto que o período mais crucial do controle glicêmico é observado logo após a fertilização. O risco de malformações fetais aumenta 4 a 10 vezes em mulheres com DM não controlado por ocasião da concepção, e a meta deve consistir em glicose sanguínea normal durante o período pré-concepção e ao longo dos períodos de desenvolvimento dos órgãos do feto, com monitoramento mais frequente da HbA_{1c}, a cada 2 meses, durante toda a gestação. A manutenção da HbA_{1c} < 6,0 a 6,5% reduz a incidência e gravidade da macrossomia fetal e hipoglicemia neonatal relacionada ao hiperinsulinismo fetal estimulado pela glicose materna elevada.

DM LIPODISTRÓFICO

A lipodistrofia, ou perda do tecido adiposo SC, pode ser generalizada em certas condições genéticas, como leprechaunismo, ou adquirida como parte de um distúrbio autoimune. A lipodistrofia generalizada está associada a uma deficiência de leptina e grave resistência à insulina e, com frequência, é acompanhada de acantose nigricans, esteatose hepática e hipertrigliceridemia grave. A leptina humana recombinante (metreleptina) pode permitir a obtenção do controle metabólico na lipodistrofia generalizada, porém está associada ao desenvolvimento de anticorpos neutralizantes e só está disponível por meio de um programa restrito na Risk Evaluation and Mitigation Strategy (REMS). A lipodistrofia parcial também pode ser causada por certas condições genéticas ou adquiridas (p. ex., tratamento da infecção pelo vírus da imunodeficiência humana [HIV]) que produzem uma síndrome metabólica de resistência à insulina, acúmulo de gordura ectópica (esteatose hepática) e intolerância à glicose e dislipidemia. O tratamento do câncer infantil com irradiação total do corpo pode afetar o desenvolvimento do tecido adiposo e predispor os sobreviventes a uma síndrome metabólica semelhante, de disfunção do tecido adiposo com resistência à insulina potencialmente grave, esteatose hepática, hipertrigliceridemia e diabetes.

Lipodistrofia associada ao HIV Os inibidores da protease e inibidores nucleosídicos da transcriptase reversa usados no tratamento da doença causada pelo HIV (Cap. 202) foram associados ao acúmulo centrípeto de gordura (área visceral e abdominal), acúmulo de gordura na região dorsocervical, perda da gordura nas extremidades, diminuição da sensibilidade à insulina (elevações do nível de insulina em jejum e tolerância reduzida à glicose no teste de tolerância à glicose IV), esteatose hepática e dislipidemia. Apesar de muitos elementos do aspecto físico desses indivíduos serem semelhantes à síndrome de Cushing, os níveis de cortisol aumentados não são responsáveis por esse aspecto. Permanece a possibilidade de que isso esteja relacionado à infecção pelo HIV ou à terapia antirretroviral altamente ativa, por algum mecanismo indefinido, pois a síndrome pode ser observada em indivíduos não tratados com inibidores de protease. A terapia para a lipodistrofia relacionada ao HIV e a disfunção metabólica associada pode incluir metformina, especialmente para o acúmulo de gordura abdominal e pioglitazona, especialmente para a lipoatrofia e a esteatose hepática. A tesamorelina, um análogo do hormônio liberador do hormônio do crescimento, é eficaz para reduzir o excesso de gordura abdominal, mas requer monitoramento do nível sérico do fator do crescimento semelhante à insulina tipo 1 (IGF-1, de *insulin-like growth factor-1*) e pode piorar a tolerância à glicose ou exacerbar a hiperglicemia em indivíduos com diabetes.

LEITURAS ADICIONAIS

American Diabetes Association: Lifestyle management. Diabetes Care 41:S38, 2018.
American Diabetes Association: Comprehensive medical evaluation and assessment of comorbidities: Standards of Medical Care in Diabetes—2021. Diabetes Care 44 (Suppl. 1):S40, 2021.
American Diabetes Association: Facilitating behavior change and wellbeing to improve health outcomes: Standards of Medical Care in Diabetes—2021. Diabetes Care 44(Suppl. 1):S5, 2021.
American Diabetes Association: Pharmacologic approaches to glycemic treatment: Standards of Medical Care in Diabetes—2021. Diabetes Care 44(Suppl. 1): S111, 2021.
American Diabetes Association: Older adults: Standards of Medical Care in Diabetes—2021. Diabetes Care 44(Suppl. 1):S168, 2021.
American Diabetes Association: Diabetes technology: Standards of Medical Care in Diabetes—2021. Diabetes Care 44(Suppl. 1):S85, 2021.
Evert AB et al: Nutrition therapy for adults with diabetes or prediabetes: A consensus report. Diabetes Care 42:731, 2019.
Hirsch IB et al: The evolution of insulin and how it informs therapy and treatment choices. Endocr Rev 41:733, 2020.
Ibrahim M et al: Recommendations for management of diabetes during Ramadan: update 2020, applying the principles of the ADA/EASD consensus. BMJ Open Diabetes Res Care 8:e001248, 2020.
Kalyani RR: Glucose-lowering drugs to reduce cardiovascular risk in type 2 diabetes. N Engl J Med 384:1248, 2021.
Nyenwe EA, Kitabchi AE: The evolution of diabetic ketoacidosis: An update of its etiology, pathogenesis and management. Metabolism 65:507, 2016.
Palmer SC et al: Sodium-glucose cotransporter protein-2 (SGLT-2) inhibitors and glucagon-like peptide-1 (GLP-1) receptor agonists for type 2 diabetes: Systematic review and network meta-analysis of randomised controlled trials. BMJ 372:m4573, 2021.
Powers AC: Type 1 diabetes mellitus: Much progress, many opportunities. J Clin Invest 131:142242, 2021.
Qaseem A et al: Oral pharmacologic treatment of type 2 diabetes mellitus: A clinical practice guideline update from the American College of Physicians. Ann Intern Med 166:279, 2017.
Rubino F et al: Metabolic surgery in the treatment algorithm for type 2 diabetes: A joint statement by international diabetes organizations. Diabetes Care 39:86, 2016.
Satin LS et al: New aspects of diabetes research and therapeutic development. Pharmacol Rev 73:1001, 2021.
Thabit H, Hovorka R: Coming of age: The artificial pancreas for type 1 diabetes. Diabetologia 59:1795, 2016.
Young-Hyman D et al: Psychosocial care for people with diabetes: A position statement of the American Diabetes Association. Diabetes Care 39:2126, 2016.

405 Diabetes melito: complicações
Alvin C. Powers, John M. Stafford, Michael R. Rickels

As complicações relacionadas com o diabetes melito (DM) afetam muitos sistemas orgânicos e são responsáveis pela maior parte da morbidade e da mortalidade associadas à doença. Durante muitos anos, nos Estados Unidos, o diabetes tem sido a principal causa de cegueira em adultos, de insuficiência renal e de amputação não traumática dos membros inferiores e é um dos principais contribuintes para a doença cardíaca coronariana (DCC). As complicações microvasculares associadas ao diabetes geralmente não aparecem até a segunda década de hiperglicemia. Por outro lado, o risco de DCC associado ao diabetes, que em parte está relacionado com a resistência à insulina e a dislipidemia resultante, pode surgir antes do estabelecimento da hiperglicemia. Como o DM tipo 2 tem, com frequência, um longo período assintomático de hiperglicemia antes do diagnóstico, muitos indivíduos com DM tipo 2 já apresentam complicações relacionadas com a glicose e com a insulinorresistência por ocasião do diagnóstico. Felizmente, muitas das complicações relacionadas ao diabetes podem ser prevenidas ou mitigadas com controle agressivo da glicemia, dos lipídeos e da pressão arterial, bem como esforços de detecção precoce.

As complicações relacionadas com o diabetes podem ser divididas em complicações vasculares e não vasculares e assemelham-se no DM tipo 1 e tipo 2 (Tab. 405-1). As complicações vasculares do DM são ainda

TABELA 405-1 ■ Complicações relacionadas com o diabetes

Microvasculares
　Doença ocular
　　Retinopatia (não proliferativa/proliferativa)
　　Edema macular
　Neuropatia
　　Sensitiva e motora (mononeuropatia e polineuropatia)
　　Autonômica
　Nefropatia (albuminúria e declínio da função renal)
Macrovasculares
　Doença cardíaca coronariana
　Doença arterial periférica
　Doença cerebrovascular
Outras
　Gastrintestinais (gastroparesia, diarreia)
　Geniturinárias (uropatia/disfunção sexual)
　Dermatológicas
　Infecciosas
　Cataratas
　Glaucoma
　Queiroartropatia[a]
　Doença periodontal
　Perda auditiva

Outras comorbidades associadas ao diabetes tipo 1 ou tipo 2 (sua relação com a hiperglicemia é incerta): depressão, apneia obstrutiva do sono, esteatose hepática, fratura de quadril, osteoporose, comprometimento cognitivo ou demência, baixo nível de testosterona nos homens.

[a]Espessamento da pele e redução da mobilidade articular.

subdivididas em complicações microvasculares (retinopatia, neuropatia, nefropatia) e macrovasculares (DCC, doença arterial periférica [DAP], doença cerebrovascular). As complicações microvasculares são específicas do diabetes, enquanto as macrovasculares possuem características fisiopatológicas adicionais que são compartilhadas com a população em geral. As complicações não vasculares incluem infecções, alterações na pele, perda auditiva e aumento do risco de demência e função cognitiva prejudicada.

CONTROLE GLICÊMICO E COMPLICAÇÕES

As complicações microvasculares do DM tanto tipo 1 quanto tipo 2 resultam da hiperglicemia crônica (Fig. 405-1). As evidências de que a hiperglicemia crônica exerce uma função no desenvolvimento de complicações macrovasculares são menos conclusivas, pois outros fatores, como dislipidemia e hipertensão, também desempenham papéis importantes nas complicações macrovasculares. Os eventos e as taxas de mortalidade da DCC são 2 a 4 vezes maiores em pacientes com DM tipo 2 e correlacionam-se com os níveis plasmáticos de glicose em jejum e pós-prandiais, bem como

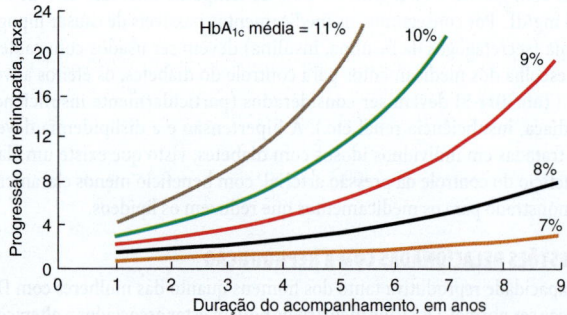

FIGURA 405-1 Relação do controle glicêmico e da duração do diabetes com a retinopatia diabética. A progressão da retinopatia nos indivíduos incluídos no Diabetes Control and Complications Trial é representada graficamente como função da duração do acompanhamento com diferentes curvas para diferentes valores da hemoglobina A$_{1c}$ (HbA$_{1c}$). (*Modificada, com permissão, de The relationship of glycemic exposure (HbA1c) to the risk of development and progression of retinopathy in the diabetes control and complications trial. Diabetes 44:968, 1995.*)

com a hemoglobina A_{1c} (HbA_{1c}), e podem ser reduzidos com o controle rígido do diabetes, como demonstrado em pacientes com DM tipo 1.

O Diabetes Control and Complications Trial (DCCT) proporcionou uma prova definitiva de que a redução da hiperglicemia crônica pode prevenir muitas das complicações do DM tipo 1 (Fig. 405-1). Esse ensaio clínico multicêntrico de grande porte randomizou mais de 1,4 mil indivíduos com DM tipo 1 para tratamento intensivo ou convencional do diabetes e avaliou de modo prospectivo o desenvolvimento de complicações relacionadas com o diabetes durante um acompanhamento médio de 6,5 anos. Indivíduos no grupo de tratamento intensivo de diabetes receberam insulina por meio de múltiplas injeções diárias ou pela administração por bomba, juntamente com amplo suporte educacional, psicológico e médico, e alcançaram uma HbA_{1c} substancialmente mais baixa (7,3%) do que os indivíduos no grupo de tratamento convencional do diabetes (9,1%). Após os resultados do DCCT terem sido publicados em 1993, todos os participantes do estudo receberam terapia intensiva e continuam a ser seguidos pelo ensaio clínico Epidemiology of Diabetes Intervention and Complications (EDIC), que completou > 30 anos de acompanhamento (DCCT + EDIC). Durante o acompanhamento subsequente de > 18 anos, a separação inicial no controle glicêmico desapareceu com ambos os grupos mantendo uma HbA_{1c} média de 8%, permitindo avaliar um efeito legado de 6,5 anos de quase normoglicemia no desenvolvimento de complicações em longo prazo.

O DCCT demonstrou que uma melhora do controle glicêmico reduziu a retinopatia não proliferativa e a proliferativa (redução de 47%), a albuminúria (redução de 39%), a nefropatia clínica (redução de 54%) e a neuropatia (redução de 60%). O controle glicêmico aprimorado tornou também mais lenta a progressão das complicações diabéticas iniciais. Durante a fase do DCCT, o ganho de peso (4,6 kg) e a ocorrência de hipoglicemia grave (exigindo a assistência de outra pessoa para seu tratamento) foram mais comuns no grupo da terapia intensiva. Os benefícios de uma melhora no controle glicêmico ocorreram em toda a faixa de valores elevados de HbA_{1c} (Fig. 405-1). Os resultados do DCCT permitiram prever que os indivíduos no grupo do tratamento intensivo do diabetes poderiam ganhar 7,7 anos adicionais de visão, 5,8 anos adicionais sem doença renal em estágio terminal (DRET) e 5,6 anos sem amputações dos membros inferiores. Se todas as complicações do DM fossem combinadas, os indivíduos no grupo do tratamento intensivo do diabetes poderiam usufruir de > 15,3 anos de vida adicionais sem complicações microvasculares ou neurológicas significativas do DM, em comparação com os indivíduos que receberam terapia padronizada. Isso equivale a um período adicional de 5,1 anos de expectativa de vida para os indivíduos no grupo do tratamento intensivo do diabetes. Os dados de acompanhamento de 30 anos no grupo do tratamento intensivo mostraram uma redução contínua de retinopatia, nefropatia e doença cardiovascular (DCV). Por exemplo, os indivíduos no grupo do tratamento intensivo tiveram uma redução de 42 a 57% nos eventos cardiovasculares (infarto agudo do miocárdio [IAM] não fatal, acidente vascular cerebral [AVC] ou morte em consequência de um evento cardiovascular), com um período médio de acompanhamento de 18 anos, embora seu controle glicêmico subsequente tenha sido o mesmo daqueles incluídos no grupo do tratamento convencional do diabetes de 6,5 a 17 anos. Durante a fase do ensaio clínico EDIC, < 1% da coorte teve cegueira, sofreu amputação de um membro ou necessitou de diálise. Outras complicações do diabetes, incluindo neuropatia autonômica, disfunção vesical e sexual e neuropatia autonômica cardíaca, foram reduzidas no grupo de terapia intensiva.

O United Kingdom Prospective Diabetes Study (UKPDS) estudou a evolução de mais de 5 mil indivíduos com DM tipo 2 por um período superior a 10 anos. Esse estudo utilizou múltiplos esquemas terapêuticos e monitorou o efeito do controle glicêmico intensivo e do tratamento dos fatores de risco sobre o surgimento de complicações diabéticas. Os indivíduos recém-diagnosticados com DM tipo 2 foram randomizados para (1) tratamento intensivo utilizando várias combinações de insulina, uma sulfonilureia ou metformina ou (2) terapia convencional utilizando modificação dietética e farmacoterapia com o objetivo de prevenir os sintomas. Além disso, os indivíduos foram distribuídos aleatoriamente para diferentes esquemas anti-hipertensivos. Os indivíduos no grupo de tratamento intensivo alcançaram uma HbA_{1c} de 7%, comparado a 7,9% no grupo do tratamento padronizado. O UKPDS demonstrou que cada redução de 1 ponto percentual na HbA_{1c} foi associada a uma redução de 35% nas complicações microvasculares. Como aconteceu no DCCT, houve uma relação contínua entre controle glicêmico e surgimento de complicações. A melhora do controle glicêmico também reduziu a taxa de eventos cardiovasculares no período de acompanhamento de > 10 anos.

Um dos principais achados do UKPDS foi que o controle rígido da pressão arterial reduziu acentuadamente tanto as complicações macrovasculares quanto as microvasculares. Na verdade, os efeitos benéficos do controle da pressão arterial foram maiores que os efeitos benéficos do controle glicêmico. Uma queda da pressão arterial para metas moderadas (144/82 mmHg) reduziu o risco de morte relacionada com o DM, AVC, parâmetros de avaliação microvasculares, retinopatia e insuficiência cardíaca (reduções do risco entre 32 e 56%). A American Diabetes Association (ADA) recomenda controle da pressão arterial < 130/80 mmHg para indivíduos com alto risco cardiovascular e < 140/90 mmHg para indivíduos com menor risco cardiovascular.

Reduções semelhantes nos riscos de retinopatia e de nefropatia foram observadas também em um pequeno ensaio de japoneses magros com DM tipo 2 randomizados para um controle glicêmico intensivo ou para a terapia padronizada com insulina (estudo Kumamoto). Esses resultados demonstram a eficácia do controle glicêmico aprimorado em indivíduos de diferentes etnias e, presumivelmente, uma etiologia diferente do DM (i.e., fenotipicamente diferente daquela do DCCT e do UKPDS). Os ensaios clínicos Action to Control Cardiovascular Risk in Diabetes (ACCORD) e Action in Diabetes and Vascular Disease: Preterax and Diamicron MR Controlled Evaluation (ADVANCE) também constataram que a melhora do controle glicêmico reduziu as complicações microvasculares.

Por conseguinte, esses ensaios clínicos de grande porte do DM tipo 1 e tipo 2 indicam que a hiperglicemia crônica desempenha um papel causal na patogênese das complicações micro e macrovasculares diabéticas. Em ambos os estudos DCCT e UKPDS, houve redução dos eventos cardiovasculares durante o acompanhamento de > 10 anos, embora a melhora do controle glicêmico não tenha sido mantida. Esse efeito legado, o impacto positivo do período de controle glicêmico nas complicações posteriores do diabetes, foi atribuído aos benefícios da *memória metabólica*. É importante notar que, apesar de alguns indivíduos terem DM de longa data, eles nunca desenvolvem retinopatia ou nefropatia, sugerindo uma suscetibilidade genética para o desenvolvimento de complicações específicas.

MECANISMOS DAS COMPLICAÇÕES

A hiperglicemia crônica é um fator etiológico importante responsável pelas complicações do DM, porém o mecanismo ou mecanismos pelos quais ela leva a essa disfunção celular e orgânica tão diversificada não são conhecidos. As complicações são provavelmente multifatoriais, com uma hipótese emergente de que a hiperglicemia leva a alterações epigenéticas (Cap. 466) que influenciam a expressão gênica nas células afetadas. A hiperglicemia crônica leva à formação dos produtos finais da glicosilação avançada (AGEs, de *advanced glycosylation end-products*; p. ex., pentosidina, glicosepano e carboximetil-lisina), que se ligam a receptores de superfície celular específicos e/ou glicosilação não enzimática de proteínas intra e extracelulares, com consequente ligação cruzada de proteínas, disfunção glomerular, disfunção endotelial, composição alterada da matriz extracelular e aterosclerose acelerada. A redução da entrada de glicose na célula, proporcionada em certos tecidos como miocárdio e epitélio tubular renal por meio da inibição do cotransportador de sódio-glicose-2 (SGLT-2, de *sodium-glucose cotransporter-2*), pode contribuir para a redução de eventos coronarianos e efeitos protetores renais.

Os fatores de crescimento podem desempenhar um importante papel em algumas complicações relacionadas com o diabetes, e sua produção é aumentada pela maioria dessas vias propostas. O fator de crescimento do endotélio vascular A (VEGF-A, de *vascular endothelial growth fator A*), por exemplo, está aumentado localmente na retinopatia proliferativa diabética, diminui após fotocoagulação a *laser* e é o alvo inibido pela terapia de injeção intravítrea. Um possível mecanismo unificador é que a hiperglicemia leva à produção aumentada de espécies reativas do oxigênio ou de superóxido nas mitocôndrias, podendo ativar várias vias. Apesar de a hiperglicemia funcionar como fator desencadeante inicial para as complicações do diabetes, ainda não foi esclarecido se os mesmos processos fisiopatológicos operam em todas as complicações ou se algumas vias predominam em certos órgãos.

Os mecanismos das complicações macrovasculares associadas ao diabetes, incluindo IAM e AVC, são relacionados com a glicose; todavia, incluem também fatores de risco cardiovasculares tradicionais (dislipidemia, hipertensão) e insulinorresistência. No diabetes tipo 2, a insulinorresistência já está presente anos antes do estabelecimento do diagnóstico e está associada à obesidade e ao acúmulo ectópico de lipídeos no músculo e no fígado. Além disso, a insulina não consegue suprimir adequadamente

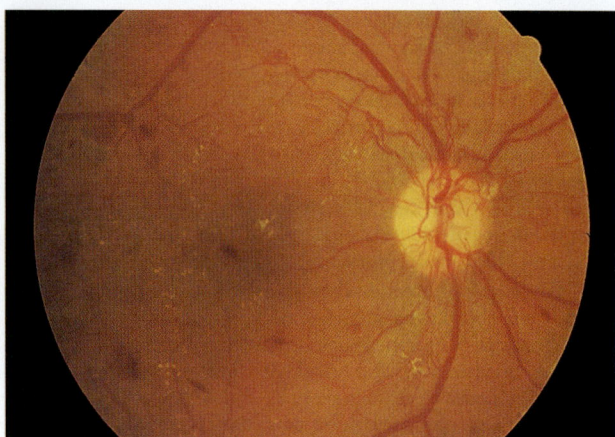

FIGURA 405-2 **A retinopatia diabética resulta em hemorragias dispersas, exsudatos amarelados e neovascularização.** Este paciente tem vasos neovasculares que proliferam a partir do disco óptico, tornando necessária uma fotocoagulação a *laser* panretiniana urgente.

a lipólise do tecido adiposo, o que resulta em aumento do aporte de ácidos graxos ao fígado, músculo, células endoteliais e tecido cardíaco, com consequente acúmulo tecidual de triglicerídeos, diacilglicerol e ceramidas.

COMPLICAÇÕES OFTALMOLÓGICAS DO DIABETES MELITO

O DM é a principal causa de cegueira entre os 20 e os 74 anos nos Estados Unidos. A perda da visão resulta principalmente da retinopatia diabética progressiva, que leva ao edema macular significativo e à neoformação de vasos sanguíneos. A retinopatia diabética é classificada em dois estágios: não proliferativa e proliferativa. A retinopatia diabética não proliferativa, em geral, aparece no final da primeira década ou no início da segunda década de hiperglicemia e se caracteriza por microaneurismas vasculares retinianos, exsudatos hemorrágicos e exsudatos algodonosos **(Fig. 405-2)**. Uma retinopatia não proliferativa leve pode progredir para uma doença mais extensa, caracterizada por mudanças no calibre dos vasos venosos, anormalidades microvasculares intrarretinianas e um maior número de microaneurismas e de hemorragias. Os mecanismos fisiopatológicos envolvidos na retinopatia não proliferativa incluem desaparecimento dos pericitos retinianos, aumento da permeabilidade vascular retiniana, alterações no fluxo sanguíneo retiniano e microvasculatura retiniana anormal, que resultam em isquemia retiniana.

O aparecimento da neovascularização em resposta à hipoxemia retiniana constitui o elemento mais característico da retinopatia diabética proliferativa **(Fig. 405-2)**. Esses vasos recém-formados aparecem nas proximidades do nervo óptico e/ou da mácula e sofrem ruptura facilmente, dando origem a hemorragia do vítreo, fibrose e, finalmente, descolamento da retina. Nem todos os indivíduos com retinopatia não proliferativa desenvolvem uma retinopatia proliferativa, porém, quanto mais grave for a doença não proliferativa, maior será a probabilidade de evolução para uma retinopatia proliferativa em 5 anos. Isso cria uma importante oportunidade para a identificação e o tratamento precoces da retinopatia diabética. Pode ocorrer edema macular clinicamente significativo na presença de retinopatia não proliferativa ou proliferativa. A angiografia com fluoresceína e a tomografia de coerência óptica são úteis para detectar o edema macular, o qual está associado a uma probabilidade de 25% de perda visual moderada no decorrer dos próximos 3 anos. A duração do DM e o grau de controle glicêmico são os melhores preditores do desenvolvimento da retinopatia; a hipertensão, a nefropatia e a dislipidemia também são fatores de risco. A retinopatia não proliferativa é observada em muitos indivíduos que sofrem de DM por > 20 anos. Apesar de existir uma suscetibilidade genética para a retinopatia, ela confere menos influência que a duração do DM ou o grau de controle glicêmico.

TRATAMENTO

Retinopatia diabética

A terapia mais efetiva para a retinopatia diabética é a prevenção. O controle glicêmico e da pressão arterial intensivo retardará o surgimento e tornará mais lenta a progressão da retinopatia nos indivíduos com DM tanto tipo 1 quanto tipo 2. Paradoxalmente, durante os primeiros 6 a 12 meses de melhora do controle glicêmico, a retinopatia diabética já estabelecida pode evidenciar uma piora transitória. Felizmente, essa progressão é temporária, e, em longo prazo, o controle glicêmico melhorado está associado a menos retinopatia diabética. Indivíduos com retinopatia conhecida podem ser candidatos à fotocoagulação profilática a *laser* ao iniciar a terapia intensiva e, especialmente, antes do transplante de pâncreas ou ilhotas que podem normalizar rapidamente a glicemia. Mulheres com DM tipo 1 ou tipo 2 que planejam engravidar devem ser examinadas antes e durante a gravidez. Quando já está presente uma retinopatia avançada, o melhor controle glicêmico confere menos benefício, apesar de a assistência oftalmológica adequada poder prevenir a maioria dos casos de cegueira. A redução dos níveis elevados de triglicerídeos com fenofibrato pode reduzir a progressão da retinopatia.

Exames oculares abrangentes e regulares são essenciais para todos os indivíduos com DM **(ver Tab. 404-1)**. A maior parte da doença ocular diabética pode ser tratada com sucesso se for detectada precocemente. Os exames oculares de rotina sem dilatação, realizados pelo profissional de assistência primária ou especialista em diabetes, não são adequados para detectar a presença de doença ocular diabética, que exige um exame com dilatação realizado por um optometrista ou oftalmologista, com manejo subsequente por um especialista em retina. O tratamento da retinopatia proliferativa ou não proliferativa graves ou do edema macular com fotocoagulação a *laser* e/ou terapia com anti-VEGF (injeção intravítrea) é geralmente bem-sucedido na preservação da visão. A terapia com ácido acetilsalicílico (AAS – até 650 mg/dia) não parece influenciar a história natural da retinopatia diabética, e os agentes antiplaquetários e a anticoagulação podem ser continuados em pacientes que recebem injeções intravítreas de agentes anti-VEGF. Pacientes com retinopatia proliferativa grave com hemorragia vítrea e/ou tração envolvendo a mácula geralmente necessitam de vitrectomia cirúrgica.

COMPLICAÇÕES RENAIS DO DIABETES MELITO

A nefropatia diabética é a principal causa de doença renal crônica (DRC) e DRET que requer transplante renal. A DRC em indivíduos com DM está associada a um risco aumentado de DCV, e o prognóstico de indivíduos com diabetes em diálise é ruim. Os indivíduos com nefropatia diabética costumam apresentar também retinopatia diabética. A presença de DRC em indivíduos com DM e sem retinopatia deve levar à investigação de causas alternativas da doença renal.

Como outras complicações microvasculares, a patogênese da nefropatia diabética está relacionada com a hiperglicemia crônica. Os mecanismos pelos quais a hiperglicemia crônica resulta em nefropatia diabética, embora não estejam totalmente definidos, envolvem os efeitos de fatores solúveis (fatores de crescimento, angiotensina II, endotelina, AGEs), alterações hemodinâmicas da microcirculação renal (hiperfiltração ou hiperperfusão glomerulares, aumento da pressão capilar glomerular) e alterações estruturais no glomérulo (aumento da matriz extracelular, espessamento da membrana basal, expansão mesangial, fibrose). Alguns desses efeitos podem ser mediados pelos receptores da angiotensina II e de mineralocorticoides. O tabagismo acelera o declínio na função renal. Tendo em vista que apenas 20 a 40% dos pacientes com diabetes desenvolvem nefropatia diabética, outros fatores de suscetibilidade genéticos ou ambientais provavelmente contribuem. Os fatores de risco conhecidos incluem histórico familiar de nefropatia diabética. A nefropatia diabética e a DRET secundárias em consequência do DM desenvolvem-se mais comumente em negros, norte-americanos nativos e hispânicos com diabetes.

A história natural da nefropatia diabética caracteriza-se por uma sequência de eventos, que foi inicialmente definida para indivíduos com DM tipo 1, mas que parece ser semelhante no DM tipo 2 **(Fig. 405-3)**. A hiperperfusão glomerular e a hipertrofia renal ocorrem nos primeiros anos após o início do DM e estão associadas a um aumento da taxa de filtração glomerular (TFG). Durante os primeiros 5 anos de DM, o espessamento da membrana basal glomerular, a hipertrofia glomerular e a expansão do volume mesangial ocorrem quando a TFG retorna ao normal. Depois de 5 a 10 anos de DM tipo 1, muitos indivíduos começam a excretar pequenas quantidades de albumina na urina. A ADA define albuminúria como um aumento persistente da relação albumina/creatinina urinária > 30 mg/g em uma amostra isolada de urina. Em alguns indivíduos com DM e albuminúria de curta duração, a albuminúria pode regredir com melhora no controle glicêmico **(Fig. 405-4)** ou com melhora no controle da pressão arterial com

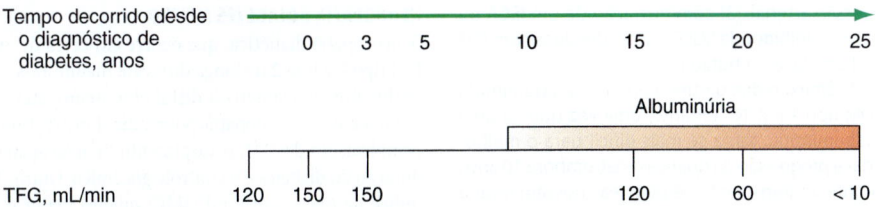

FIGURA 405-3 Evolução temporal do desenvolvimento da nefropatia diabética. A figura mostra a relação do tempo transcorrido desde o início do diabetes, a albuminúria e a taxa de filtração glomerular (TFG). Essa figura é típica para diabetes tipo 1; indivíduos com diabetes tipo 2 podem apresentar uma TFG mais baixa no momento do diagnóstico.

inibição do sistema angiotensina-aldosterona e/ou terapia com inibidor de SGLT-2. A nefropatia diabética refere-se à presença de albuminúria e redução da TFG (< 60 mL/min/1,73 m^2); a DRC relacionada ao diabetes, que pode não ser acompanhada de albuminúria, também é discutida no Capítulo 311. Com a presença de albuminúria acentuada e redução da TFG, as alterações patológicas tendem a ser irreversíveis.

A nefropatia que se desenvolve no DM tipo 2 difere daquela do DM tipo 1, pois a albuminúria pode estar presente quando o DM tipo 2 é diagnosticado, refletindo seu longo período assintomático, e a hipertensão mais frequentemente contribui para albuminúria e redução da TFG. Finalmente, deve ser assinalado que a albuminúria no DM tipo 2 pode ser secundária a fatores que não estão relacionados com o DM, como hipertensão, insuficiência cardíaca congestiva (ICC), doença da próstata ou infecção.

Como parte dos cuidados abrangentes do diabetes (Cap. 404), a albuminúria deve ser detectada em um estágio inicial, quando terapias efetivas podem ser instituídas. Como alguns indivíduos com DM tipo 1 ou tipo 2 apresentam um declínio da TFG na ausência de albuminúria, a avaliação deve incluir a razão entre albumina e creatinina em amostra de urina de uma única micção e TFG estimada. A dosagem da proteína urinária no exame de urina de rotina não detecta os baixos níveis de excreção de albumina. A triagem para albuminúria deve começar 5 anos após o início do DM tipo 1, assim como ao ser feito o diagnóstico de DM tipo 2.

A acidose tubular renal tipo IV (hipoaldosteronismo hiporreninêmico) pode ocorrer no DM tipo 1 ou 2. Esses indivíduos desenvolvem uma propensão à hipercalemia e acidemia, que podem ser exacerbadas por medicamentos (particularmente inibidores da enzima conversora de angiotensina [IECAs], bloqueadores dos receptores de angiotensina [BRAs] e antagonistas dos receptores de mineralocorticoides). Os pacientes com DM estão predispostos à nefrotoxicidade induzida por contrastes radiográficos. Os fatores de risco para a nefrotoxicidade induzida por contrastes radiográficos são representados por nefropatia preexistente e depleção volêmica. Os indivíduos com DM submetidos a procedimentos radiográficos com contraste devem ser bem hidratados antes e após a exposição ao contraste, e a creatinina sérica deve ser monitorada por 24 a 48 horas após o procedimento. A metformina deve ser suspensa até confirmação da preservação da função renal após intervenção.

TRATAMENTO
Nefropatia diabética

A terapia ideal para a nefropatia diabética consiste em prevenção por meio de controle da glicemia (o Cap. 404 descreve as metas glicêmicas e as abordagens). As intervenções eficazes em retardar a progressão da albuminúria e declínio da função renal incluem: (1) melhora do controle glicêmico,

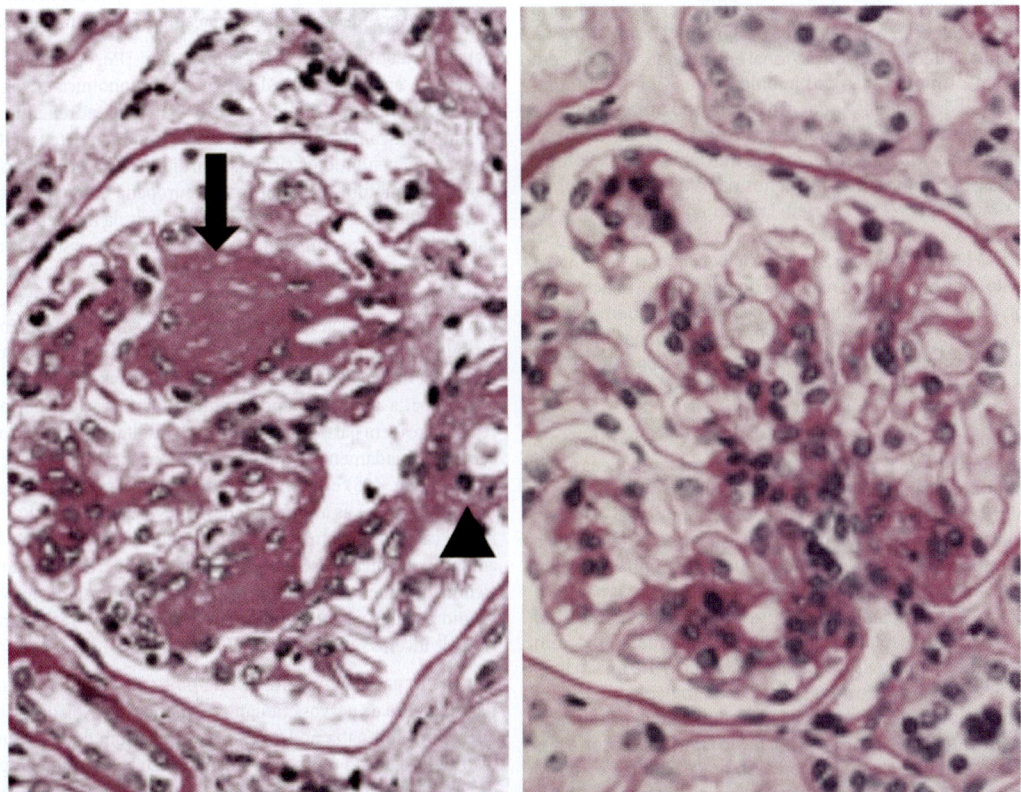

FIGURA 405-4 Alterações glomerulares diabéticas em um paciente com diabetes tipo 1 são revertidas por 10 anos de normoglicemia, como resultado do transplante de pâncreas. O painel esquerdo mostra glomerulosclerose diabética (*seta*) e hialinose arteriolar (*ponta de seta*) na biópsia renal. O painel direito mostra um glomérulo quase normal no mesmo paciente após 10 anos de normoglicemia devido ao transplante de pâncreas. *(Reproduzida, com permissão, de P Fioretto et al: Reversal of lesions of diabetic nephropathy after pancreas transplantation. N Engl J Med 339:69, 1998.)*

(2) controle estrito da pressão arterial, (3) administração de um IECA ou BRA e (4) administração de um inibidor de SGLT-2 em indivíduos com DM tipo 2. A dislipidemia também deve ser tratada.

O melhor controle glicêmico reduz o ritmo com que a albuminúria aparece e progride no DM tipo 1 e 2. No entanto, uma vez que há uma grande quantidade de albuminúria, torna-se mais difícil para o melhor controle glicêmico retardar a progressão da doença renal, embora 10 anos de normoglicemia resultante do transplante de pâncreas possam levar à regressão das lesões glomerulares mesangiais (Fig. 405-4). Durante a fase mais avançada de declínio da função renal, as necessidades de insulina podem cair, visto que o rim é um local de degradação da insulina. À medida que a TFG diminui com a nefropatia progressiva, o uso e a dose dos agentes que reduzem a glicose devem ser reavaliados (ver Tab. 404-5). Alguns medicamentos hipoglicemiantes (sulfonilureias e metformina) são contraindicados na insuficiência renal avançada, enquanto outros podem exigir ajuste de dose (glinidas e inibidores da DPP-4).

Muitos indivíduos com DM tipo 1 ou 2 desenvolvem hipertensão. Numerosos estudos tanto do DM tipo 1 quanto do tipo 2 demonstram a eficácia do controle rígido da pressão arterial no sentido de reduzir a excreção de albumina e de tornar mais lento o declínio da função renal. A pressão arterial deve ser mantida em < 140/90 mmHg nos indivíduos com diabetes e, possivelmente, em < 130/80 mmHg naqueles com risco aumentado de DCV e progressão para DRC.

Tanto os IECAs quanto os BRAs devem ser usados para reduzir a albuminúria e o declínio associado da TFG em indivíduos com DM tipo 1 ou tipo 2 (ver "Hipertensão" adiante). A maioria dos especialistas acredita que as duas classes de fármacos são equivalentes no paciente com diabetes. Os BRAs podem ser usados como uma alternativa nos pacientes que desenvolvem tosse ou angioedema associados aos IECAs. Após iniciar a terapia, alguns aumentam a dose e monitoram a albumina urinária. A intervenção antes do aparecimento da albuminúria ou o uso de uma combinação de IECA e BRA não tem nenhum benefício. Se o uso de IECAs ou de BRAs não for possível ou se a pressão arterial não for controlada, pode-se usar, então, diuréticos, bloqueadores dos canais de cálcio (da classe não di-hidropiridina) ou betabloqueadores (com cautela em indivíduos com risco aumentado de apresentar hipoglicemia). Os antagonistas dos receptores de mineralocorticoides podem ajudar a reduzir a pressão arterial e a albuminúria em casos refratários, mas requerem monitoramento cuidadoso do potássio sérico. Os inibidores de SGLT-2 podem reduzir a albuminúria e, após um declínio inicial (cerca de 3 mL/min por 1,73 m^2) na TFG, podem lentificar o declínio da função renal em indivíduos com e sem DM2 e DRC. O mecanismo de ação dos inibidores de SGLT-2 é multifatorial e inclui indução de natriurese, redução da pressão intraglomerular por meio de retroalimentação tubuloglomerular e potencial alteração das vias de sinalização relacionadas à detecção de nutrientes (p. ex., proteína-cinase ativada por monofosfato de adenosina [AMPK, de *adenosine monophosphate-activated protein kinase*]). Devido ao risco elevado de cetoacidose diabética euglicêmica com inibidores de SGLT-2, o uso em indivíduos com DM tipo 1 e DM tipo 2 com deficiência de insulina não é recomendado. Alguns agonistas do receptor do peptídeo 1 relacionado com o glucagon (GLP-1, de *glucagon-related peptide-1*) também podem melhorar o controle glicêmico e reduzir a progressão da doença renal diabética em indivíduos com DM tipo 2 e DCV estabelecida (Cap. 404). A ADA sugere um aporte de proteínas de 0,8 mg/kg de peso corporal/dia em indivíduos com nefropatia diabética.

A consulta com um nefrologista deve ser considerada quando a TFG estimada for < 30 mL/min por 1,73 m^2 ou com características atípicas como hematúria, função renal em declínio rápido ou proteinúria > 3 g/dia. As complicações da aterosclerose constituem a principal causa de morte em indivíduos diabéticos com nefropatia, e a hiperlipidemia deve ser tratada de modo agressivo. Deve-se efetuar um encaminhamento do paciente para avaliação de transplante quando a TFG se aproxima de 20 mL/min por 1,73 m^2. O transplante de rim preventivo (antes da diálise) de um doador vivo ou o transplante simultâneo de pâncreas-rim de um doador falecido oferecem melhor sobrevida do paciente e do rim em relação à espera por apenas um rim de doador falecido. O transplante de pâncreas-rim combinado oferece a promessa de normoglicemia e liberdade tanto da insulina quanto da diálise. Em comparação com o que ocorre nos indivíduos que não têm diabetes, a hemodiálise nos pacientes com DM está associada a complicações mais frequentes, como hipotensão (decorrente de neuropatia autonômica ou da perda da taquicardia reflexa), um acesso vascular mais difícil e uma progressão acelerada da retinopatia.

NEUROPATIA E DIABETES MELITO

A neuropatia diabética, que ocorre em cerca de 50% dos indivíduos com DM tipo 1 e tipo 2 de longa duração, manifesta-se como neuropatia difusa (polineuropatia simétrica distal e/ou neuropatia autonômica), mononeuropatia e/ou radiculopatia/polirradiculopatia. Como acontece com outras complicações do DM, o surgimento de neuropatia correlaciona-se com a duração do diabetes e o controle glicêmico. Outros fatores de risco incluem índice de massa corporal (IMC; quanto maior o IMC, maior o risco de neuropatia) e tabagismo. A presença de DCV, de níveis elevados de triglicerídeos e de hipertensão também está associada à neuropatia periférica diabética. As fibras nervosas tanto mielinizadas quanto não mielinizadas são perdidas. Como as manifestações clínicas da neuropatia diabética se assemelham àquelas de outras neuropatias, o diagnóstico de neuropatia diabética só deve ser estabelecido após se descartar a possibilidade de outras etiologias (Cap. 446).

Polineuropatia simétrica distal (PSD) A polineuropatia simétrica distal (PSD), a forma mais comum de neuropatia diabética, manifesta-se com mais frequência com perda sensitiva distal e dor, porém até 50% dos pacientes não têm sintomas de neuropatia. Os sintomas podem incluir uma sensação de dormência, formigamento, dureza ou queimação que começa nos pés e se propaga proximalmente. Hiperestesia, parestesia e disestesia também podem ocorrer. A dor costuma acometer as extremidades inferiores, geralmente se manifesta em repouso e piora à noite. Pode ocorrer tanto uma forma aguda (com duração de < 12 meses) quanto crônica de neuropatia diabética com dor. A forma aguda está algumas vezes relacionada com o tratamento, ocorrendo no contexto da melhora do controle glicêmico. À medida que a neuropatia diabética progride, a dor diminui e, por fim, desaparece, porém o déficit sensitivo persiste, e pode haver desenvolvimento de defeitos motores. Com frequência, o exame físico (Cap. 403) revela perda sensitiva (a monofilamento de 10 g e/ou vibração), perda dos reflexos tendíneos profundos do tornozelo, sensação anormal de posição e atrofia muscular ou queda do pé. O rastreamento anual para PSD deve começar 5 anos após o diagnóstico de DM tipo 1 e por ocasião do diagnóstico do DM tipo 2 e tem por objetivo detectar a ocorrência de perda da sensibilidade protetora (PSP). A PSP e a PSD constituem importantes fatores de risco para ulceração do pé e quedas, devido à disfunção das fibras nervosas pequenas e grandes, e predispõem à amputação de membros inferiores.

Neuropatia autonômica Indivíduos com DM tipo 1 ou 2 de longa data podem desenvolver sinais de disfunção autonômica envolvendo os sistemas parassimpático (colinérgico) e simpático (adrenérgico). A neuropatia autonômica relacionada com o DM pode acometer múltiplos sistemas orgânicos, incluindo os sistemas cardiovascular, gastrintestinal, geniturinário, sudomotor e metabólico. A neuropatia autonômica cardiovascular, manifestada por diminuição da variabilidade da frequência cardíaca, taquicardia em repouso e hipotensão ortostática, está associada a um aumento de DCV. A hipotensão ortostática, uma complicação tardia e incomum do diabetes, às vezes é observada em pacientes com PSD associada e disfunção parassimpática grave. Relatos de morte súbita no DM também têm sido atribuídos à neuropatia autonômica que afeta o sistema cardiovascular e predispõe à hipoglicemia grave, podendo ambas prolongar o intervalo QTc. A neuropatia autonômica pode reduzir a liberação dos hormônios contrarreguladores (em particular epinefrina), resultando em incapacidade de perceber adequadamente a hipoglicemia (ausência de percepção da hipoglicemia) (Cap. 406) e submetendo o paciente a risco de hipoglicemia grave. A gastroparesia e as anormalidades do esvaziamento vesical são frequentemente causadas pela neuropatia autonômica observada no DM (abordada adiante). A hiperidrose das extremidades superiores e a anidrose das extremidades inferiores resultam da disfunção do sistema nervoso simpático. A anidrose dos pés pode promover pele seca com rachaduras, com maior risco de úlceras no pé.

Mononeuropatia e/ou radiculopatia/polirradiculopatia A mononeuropatia (disfunção de nervos cranianos ou periféricos isolados) é menos comum que a polineuropatia no DM e se manifesta com dor e fraqueza motora na distribuição de um único nervo. Podem ocorrer mononeuropatias em sítios de encarceramento, como o túnel do carpo, ou podem ser não compressivas. O acometimento do terceiro nervo craniano é mais comum e se manifesta com diplopia. O exame físico revela ptose e oftalmoplegia com constrição pupilar normal à luz. Algumas vezes, são afetados outros nervos cranianos, como IV, VI ou VII (paralisia de Bell). As mononeuropatias periféricas ou o acometimento simultâneo de mais de um único nervo (mononeuropatia múltipla) também podem ocorrer. A polirradiculopatia diabética é uma síndrome caracterizada por dor intensa e incapacitante na distribuição de uma ou mais raízes nervosas. Pode ser acompanhada por fraqueza motora. A radiculopatia intercostal ou troncular causa dor sobre o tórax ou o abdome. O acometimento do plexo lombar ou do nervo femoral pode acarretar dor intensa na coxa ou no quadril e pode estar associado a uma fraqueza muscular nos flexores ou nos extensores do quadril (amiotrofia diabética). Felizmente, as polirradiculopatias diabéticas em geral são autolimitadas e regridem no decorrer de 6 a 12 meses.

TRATAMENTO
Neuropatia diabética

A prevenção da neuropatia diabética é fundamental por meio de melhora do controle glicêmico. O tratamento da neuropatia diabética é pouco satisfatório. As modificações no estilo de vida (exercício, dieta) têm alguma eficácia na PSD no DM tipo 2, e tanto a hipertensão quanto a hipertrigliceridemia devem ser tratadas. Os esforços para melhorar o controle glicêmico no diabetes de longa duração podem ser complicados pela ausência de percepção da hipoglicemia. Os pacientes devem evitar neurotoxinas (incluindo álcool) e fumar, e considerar a suplementação com vitaminas para possíveis deficiências (B_{12}, folato; **Cap. 333**). A metformina pode reduzir a absorção intestinal de vitamina B_{12} no DM tipo 2, e a anemia perniciosa é mais comum no DM tipo 1, no qual está associada a autoanticorpos anticélulas parietais e pode exigir reposição sublingual ou parenteral de B_{12}. Os pacientes devem ser orientados sobre o fato de que a perda da sensibilidade nos pés aumenta o risco de ulceração e suas sequelas e que a prevenção desses problemas é de suma importância. Os pacientes com sinais ou sintomas de neuropatia ou PSP devem examinar os pés diariamente e tomar precauções (calçados) destinadas a prevenir a formação de calosidades ou ulcerações. Se houver deformidades nos pés, deve haver a participação de um podiatra.

A neuropatia diabética crônica dolorosa é difícil de tratar, tendo em vista a disponibilidade de tratamento sintomático apenas; não há evidências da eficácia de um melhor controle da glicemia na neuropatia diabética dolorosa. Dois agentes orais aprovados pela Food and Drug Administration (FDA), dos Estados Unidos, duloxetina e pregabalina, ou gabapentina, geralmente são usados inicialmente para dor associada à neuropatia diabética. A neuropatia diabética pode responder aos antidepressivos tricíclicos, venlafaxina, carbamazepina, tramadol ou produtos tópicos de capsaicina. Um adesivo de capsaicina 8% requer aplicação por um profissional de saúde. O tapentadol*, um opioide de ação central, também foi aprovado pela FDA, porém tem apenas eficácia modesta e está associado a um risco de adição, de modo que tanto esse fármaco quanto outros opioides são menos desejáveis e não constituem uma terapia de primeira linha. Não se dispõe de nenhuma comparação direta dos fármacos, e é razoável mudar para outros agentes quando não há qualquer resposta ou quando surgem efeitos colaterais. O encaminhamento para um centro especializado no controle da dor poderá ser necessário.

A terapia da hipotensão ortostática secundária à neuropatia autonômica também é difícil. As manobras não farmacológicas (ingestão adequada de sal, evitar a desidratação e os diuréticos, uso de meias compressivas para os membros inferiores e atividade física) podem proporcionar algum benefício. Uma variedade de agentes tem sucesso limitado (a midodrina e a droxidopa têm aprovação da FDA para a hipotensão ortostática de qualquer etiologia). Nos pacientes com taquicardia em repouso, pode-se considerar a terapia com betabloqueadores com cautela se existe perda da percepção de hipoglicemia. Pacientes com DM tipo 1 e hipotensão ortostática devem ser avaliados para insuficiência adrenal primária (doença de Addison) que pode estar associada a autoanticorpos anti-21-hidroxilase como parte de uma síndrome poliendócrina autoimune (**Cap. 389**).

DISFUNÇÃO GASTRINTESTINAL/GENITURINÁRIA

Os DMs tipo 1 e tipo 2 de longa duração podem afetar a motilidade e a função dos sistemas gastrintestinal (GI) e geniturinário. Os sintomas GIs mais proeminentes são o esvaziamento gástrico retardado (gastroparesia) e a motilidade alterada dos intestinos delgado e grosso (constipação ou diarreia). A gastroparesia pode manifestar-se com sintomas de anorexia, náuseas, vômitos, saciedade precoce e distensão abdominal. É comum a presença de complicações microvasculares (retinopatia e neuropatia). A cintilografia após a ingestão de uma refeição marcada com uma substância radioativa pode documentar o esvaziamento gástrico atrasado, porém pode não apresentar uma boa correlação com os sintomas do paciente. Estão surgindo "testes respiratórios" não invasivos após a ingestão de uma refeição marcada com substância radioativa como instrumento diagnóstico. A disfunção parassimpática secundária à hiperglicemia crônica é importante no surgimento da gastroparesia, porém a própria hiperglicemia também prejudica o esvaziamento gástrico. A diarreia noturna, alternando com constipação, constitui uma característica da neuropatia autonômica GI relacionada com o DM. No DM tipo 1, esses sintomas também devem levar à avaliação para doença celíaca que está associada a autoanticorpos antitransglutaminase tecidual devido à sua frequência aumentada.

A neuropatia autonômica diabética pode resultar em disfunção geniturinária, incluindo cistopatia e disfunção sexual feminina (diminuição do desejo sexual, dispareunia, lubrificação vaginal reduzida). Os sintomas de cistopatia diabética começam com a incapacidade de perceber a bexiga cheia e a impossibilidade de realizar uma micção completa. À medida que a contratilidade vesical piora, a capacidade vesical e o volume residual pós-miccional aumentam, dando origem a sintomas de irritação urinária, menor frequência miccional, incontinência e infecções recorrentes do trato urinário.

A disfunção erétil e a ejaculação retrógrada são muito comuns no DM e podem constituir um dos primeiros sinais de neuropatia diabética (**Cap. 397**). A disfunção erétil, cuja frequência aumenta com a idade do paciente e a duração do diabetes, pode ocorrer na ausência de outros sinais de neuropatia autonômica diabética.

TRATAMENTO
Disfunção gastrintestinal/geniturinária

Os tratamentos atuais para essas complicações do DM são inadequados e inespecíficos. A melhora do controle glicêmico deve ser um dos objetivos, porém não demonstrou claramente ter qualquer benefício. Refeições menores e mais frequentes que sejam mais fáceis de digerir (líquidos) ou com um baixo conteúdo de gorduras e fibras podem minimizar os sintomas da gastroparesia. Deve-se evitar o uso de medicamentos que retardam o esvaziamento gástrico (opioides, agonistas do receptor de GLP-1). A metoclopramida pode ser usada na presença de sintomas graves, porém é restrita a tratamento em curto prazo tanto nos Estados Unidos quanto na Europa. Os sintomas da doença do refluxo gastresofágico podem exigir terapia de inibição da secreção ácida, com um antagonista do receptor de histamina 2 ou um inibidor da bomba de prótons. Dispõe-se de dispositivos de estimulação elétrica gástrica, porém seu uso não está aprovado. A diarreia diabética na ausência de supercrescimento bacteriano é tratada de modo sintomático (**Cap. 325**).

A cistopatia diabética deve ser tratada com micção programada ou autocateterismo. Os fármacos que inibem a fosfodiesterase tipo 5 são efetivos para a disfunção erétil, porém sua eficácia nos indivíduos com DM é discretamente menor que na população não diabética (**Cap. 397**).

MORBIDADE E MORTALIDADE CARDIOVASCULARES

A DCV tem sua incidência aumentada em indivíduos com DM tipo 1 ou tipo 2. O Framingham Heart Study revelou um acentuado aumento na DAP, na doença arterial coronariana (DAC), no IAM e na ICC (aumento do risco de 1-5 vezes) no DM. Além disso, o prognóstico para indivíduos com diabetes que apresentam DAC ou IAM é pior do que para não diabéticos. É mais provável que a DCC possa acometer múltiplos vasos nos indivíduos com DM. Além da DCC, a doença cerebrovascular está aumentada nos indivíduos com DM (aumento de três vezes na incidência de AVC). Por conseguinte, após o controle de todos os fatores de risco cardiovasculares conhecidos, o DM tipo 1 e tipo 2 aumenta em duas vezes a taxa de morte cardiovascular nos homens e em quatro vezes nas mulheres. A ICC é comum no DM de longa duração.

---
*N. de R.T. Ainda não disponível no Brasil.

A American Heart Association considera o DM como fator de risco controlável para DCV; em alguns estudos, pacientes com DM tipo 2 sem IAM prévio apresentam um risco semelhante para eventos relacionados com as artérias coronárias, em comparação com indivíduos não diabéticos que sofreram IAM prévio. A avaliação dos riscos cardiovasculares no DM tipo 2 deve envolver uma abordagem diferenciada. O risco cardiovascular é menor, e não equivalente, no indivíduo mais jovem com DM tipo 2 de curta duração em comparação com um indivíduo idoso com DM tipo 2 de longa duração. Em indivíduos sem diagnóstico conhecido de diabetes, a elevação de HbA_{1c} é preditora não apenas para risco de diabetes, mas também para risco de DCC, AVC e mortalidade por todas as causas. Por causa da prevalência extremamente alta de DCV subjacente nos indivíduos com diabetes (em especial no DM tipo 2), a evidência de doença vascular aterosclerótica (p. ex., teste com estresse cardíaco) deve ser procurada em um indivíduo com diabetes que apresenta sintomas sugestivos de isquemia cardíaca ou DAP ou doença arterial carotídea. O rastreamento de indivíduos assintomáticos com diabetes para DCC não é recomendado nem custo-efetivo. A ausência de dor torácica ("isquemia silenciosa") é comum nos indivíduos com diabetes, e deve-se considerar uma avaliação cardíaca completa antes da realização de procedimentos cirúrgicos de grande porte.

O aumento das taxas de morbidade e de mortalidade cardiovasculares no diabetes parece estar relacionado com o sinergismo da hiperglicemia com outros fatores de risco cardiovasculares, como dislipidemia (elevação dos triglicerídeos, baixos níveis de colesterol de lipoproteína de alta densidade [HDL] e colesterol de lipoproteína de baixa densidade [LDL] pequena e densa), hipertensão, obesidade, atividade física reduzida e tabagismo. Outros fatores de risco que são prevalentes incluem DRC (albuminúria, redução da TFG), função plaquetária anormal, aumento dos marcadores da inflamação e disfunção endotelial. Os resultados dos ensaios clínicos ACCORD e Veterans Affairs Diabetes Trial (VADT) demonstraram que o controle rigoroso da glicose possui benefício limitado nos resultados cardiovasculares de indivíduos com DCV estabelecida, sugerindo a importância da insulinorresistência e da dislipidemia.

TRATAMENTO
Doença cardiovascular

O tratamento da doença coronariana no indivíduo com DM apresenta uma sobreposição substancial com o tratamento de indivíduos sem DM (Cap. 273). Os procedimentos de revascularização para DCC, incluindo intervenções coronarianas percutâneas (ICPs) e cirurgia de revascularização do miocárdio (CRM), poderão ser menos eficazes nos indivíduos com DM. As taxas de sucesso inicial das ICPs em indivíduos com DM são semelhantes àquelas observadas na população não diabética, mas taxas mais altas de reestenose e taxas mais baixas de permeabilidade e sobrevida em longo prazo foram relatadas. A CRM, juntamente com tratamento clínico ideal, tende a produzir melhores resultados do que a ICP em indivíduos com diabetes.

A modificação agressiva do risco cardiovascular em todos os indivíduos com DM e o controle glicêmico devem ser individualizados, conforme discutido no Capítulo 404. Em pacientes com DCC conhecida e DM tipo 2, deve-se considerar o uso de IECA ou BRA, uma estatina e AAS. Os betabloqueadores podem ser utilizados em indivíduos com diabetes após IAM. Em pacientes com ICC, as tiazolidinedionas não devem ser usadas (Cap. 404). Todavia, a metformina pode ser administrada a pacientes com ICC estável se a função renal for normal. Algumas terapias de redução de glicose mais recentes também têm benefícios cardiovasculares, incluindo os análogos de GLP-1 liraglutida (estudo LEADER), semaglutida (estudo SUSTAIN-6) e dulaglutida (estudo REWIND) e os inibidores de SGLT-2 empagliflozina (estudo EMPA-REG) e canagliflozina (ensaio CANVAS). Todos os inibidores de SGLT-2 demonstraram apresentar benefícios na prevenção de exacerbações de ICC. Um possível aumento do risco de amputação de membros inferiores e gangrena de Fournier foi relatado com a terapia com inibidores de SGLT-2.

A terapia antiplaquetária diminui os eventos cardiovasculares em indivíduos com DM que apresentam DCC e é recomendada. A ADA recomenda considerar o uso do AAS para a prevenção primária de eventos coronarianos em indivíduos com diabetes e risco cardiovascular aumentado (> 50 anos de idade com pelo menos um fator de risco, como hipertensão, dislipidemia, tabagismo, história familiar ou albuminúria). O AAS não é recomendado para prevenção primária em indivíduos com baixo risco cardiovascular (< 50 anos de idade sem nenhum fator de risco). A dose de AAS é a mesma usada em indivíduos sem diabetes.

Fatores de risco cardiovasculares • DISLIPIDEMIA Os indivíduos com DM podem apresentar várias formas de dislipidemia (Cap. 407). Devido ao risco cardiovascular aditivo da hiperglicemia e da hiperlipidemia, as anormalidades lipídicas devem ser avaliadas de modo agressivo e tratadas como parte do cuidado abrangente do diabetes (Cap. 404). O padrão mais comum de dislipidemia é hipertrigliceridemia e níveis reduzidos de colesterol HDL. O DM em si não aumenta os níveis de LDL, porém as partículas pequenas e densas de LDL encontradas no DM tipo 2 são mais aterogênicas, visto que são glicadas com mais facilidade e tornam-se suscetíveis à oxidação.

Quase todos os estudos sobre o tratamento da dislipidemia diabética foram realizados em indivíduos com DM tipo 2 por causa da maior frequência de dislipidemia nessa forma de diabetes. Os estudos de intervenção mostraram que os efeitos benéficos da redução das LDLs com estatinas são semelhantes nas populações diabética e não diabética. Nenhum estudo prospectivo abordou questões semelhantes nos indivíduos com DM tipo 1. Como a frequência de DCV é baixa em crianças e adultos jovens com diabetes, a avaliação do risco cardiovascular deve ser incorporada nas diretrizes discutidas adiante.

Com base nas diretrizes fornecidas pela ADA, todos os indivíduos com diabetes devem ser orientados sobre modificações no estilo de vida, incluindo dieta, perda de peso e aumento da atividade física (Cap. 404). Quando indivíduos com diabetes apresentam níveis elevados de triglicerídeos (> 1,7 mmol/L [150 mg/dL]) ou baixos níveis de colesterol HDL (< 1 mmol/L [40 mg/dL] nos homens e < 1,3 mmol/L [50 mg/dL] nas mulheres), é preciso ressaltar ainda mais a importância da modificação do estilo de vida e melhora do controle glicêmico. Se os triglicerídeos permanecerem > 5,7 mmol/L (500 mg/dL), o tratamento com óleo de peixe, fibratos e icosapente pode reduzir o risco de pancreatite. O icosapente* também reduz o risco de DCC.

Em termos de terapia farmacológica, a ADA recomenda o seguinte: (1) todos os pacientes com diabetes e DCV aterosclerótica devem receber terapia com estatina de alta intensidade; (2) em pacientes com idade entre 40 e 75 anos sem DCV, considerar terapia com estatina de intensidade moderada para obter níveis de colesterol LDL < 100 mg/dL (sem fatores de risco adicionais) ou terapia com estatina de alta intensidade para obter níveis de colesterol LDL < 70 mg/dL (com fatores de risco); e (3) em pacientes de 20 a 39 anos com fatores de risco adicionais, considerar terapia com estatina de intensidade moderada. A triagem para calcificação da artéria coronária com tomografia computadorizada (TC) por feixe de elétrons, que detecta de forma não invasiva a presença de aterosclerose da artéria coronária, pode ajudar a orientar o início ou a intensidade do tratamento em casos ambíguos ou pacientes ambivalentes. A atorvastatina e a rosuvastatina são geralmente bem toleradas se iniciadas em doses mais baixas e tituladas até atingir as metas lipídicas. A atorvastatina é a estatina de escolha em pacientes com doença renal. Se o paciente for intolerante às estatinas ou a meta de colesterol LDL não for atingida, considerar a adição de ezetimiba ou um inibidor de PCSK9 (Cap. 407). O icosapente resulta na redução do risco cardiovascular acima do tratamento com estatina e pode ter um benefício maior em indivíduos diabéticos. O uso das estatinas está associado a um discreto aumento no risco de desenvolvimento de DM tipo 2. Esse risco é maior em indivíduos com outros fatores de risco para DM tipo 2 (Cap. 403). Entretanto, os benefícios cardiovasculares do uso de estatinas superam o risco levemente aumentado de diabetes. O uso de niacina está associado a um risco ainda maior de DM tipo 2 ou piora do controle glicêmico e não é recomendado devido à falta de melhora nos desfechos cardiovasculares.

Em indivíduos com DM tipo 2 e doença renal ou DM tipo 2 e DCV aterosclerótica ou múltiplos fatores de risco ateroscleróticos, a ADA recomenda um inibidor de SGLT-2 ou agonista do receptor de GLP-1 como agente de segunda linha após a metformina. Em indivíduos com DM tipo 2 e insuficiência cardíaca (fração de ejeção reduzida), a ADA recomenda um inibidor de SGLT-2. Indivíduos com DCV aterosclerótica e DM tipo 1 ou tipo 2 devem ser tratados com IECA ou BRA, além

---

*N. de R.T. O icosapente ainda não está disponível no Brasil.

de betabloqueadores e terapia antiplaquetária, como na população sem diabetes (Cap. 273).

HIPERTENSÃO A hipertensão pode acelerar outras complicações do DM, em particular DCV, nefropatia e retinopatia. A pressão arterial deve ser medida em cada visita clínica. Ao ter como alvo uma meta de pressão arterial de < 140/90 mmHg, a terapia deve inicialmente enfatizar modificações no estilo de vida, como perda de peso, exercício, controle do estresse e restrição de sódio. A meta da pressão arterial deve ser individualizada. Em alguns indivíduos mais jovens ou naqueles com risco cardiovascular aumentado, o médico pode estabelecer um alvo de < 130/80 mmHg para a pressão arterial. Reconhecendo-se que, em geral, será necessário mais de um agente para alcançar a meta da pressão arterial, a ADA recomenda que todos os pacientes com diabetes e hipertensão devem ser tratados com um IECA ou um BRA. Subsequentemente, os agentes que reduzem o risco cardiovascular (betabloqueadores, diuréticos tiazídicos e bloqueadores dos canais de cálcio) devem ser incorporados nesse esquema. Os IECAs e os BRAs são provavelmente equivalentes na maioria dos pacientes com diabetes e doença renal, porém não devem ser combinados. A adição de um diurético poupador de potássio ou um antagonista do receptor mineralocorticoide pode ajudar a atingir as metas de pressão arterial em casos refratários. O potássio sérico e a função renal devem ser monitorados.

Por causa da alta prevalência de doença aterosclerótica nos indivíduos com DM tipo 2, a possibilidade de hipertensão renovascular deve ser aventada quando a pressão arterial não é prontamente controlada.

COMPLICAÇÕES NOS MEMBROS INFERIORES

O DM é a principal causa de amputação não traumática dos membros inferiores nos Estados Unidos. Úlceras e infecções no pé também constituem uma importante fonte de morbidade nos indivíduos com DM. As razões para a maior incidência desses distúrbios no DM envolvem a interação de vários fatores patogênicos: neuropatia, biomecânica anormal do pé, DAP e cicatrização deficiente de feridas. A neuropatia sensitiva periférica interfere nos mecanismos protetores normais e permite ao paciente suportar traumatismos significativos ou menores, porém repetidos, que acometem o pé, na maioria das vezes sem tomarem conhecimento da lesão. A propriocepção prejudicada acarreta um apoio anormal do peso ao caminhar e a subsequente formação de uma calosidade ou ulceração. A neuropatia motora e sensitiva leva a uma mecânica muscular anormal do pé e a alterações estruturais do pé (dedo em martelo, deformidade em garra, cabeças dos metatarsos proeminentes, articulação de Charcot). A neuropatia autonômica resulta em anidrose e fluxo sanguíneo superficial alterado no pé, o que promove o ressecamento da pele e a formação de fissuras. A DAP e a cicatrização deficiente de feridas dificultam a resolução de pequenas rupturas na pele, permitindo-lhes que aumentem de tamanho e que se tornem infectadas.

Muitos indivíduos com DM desenvolvem úlcera do pé (o hálux ou as áreas metatarsofalângicas são mais comuns), e um subgrupo significativo que apresenta uma ulceração será submetido à amputação (risco de 14-24% com essa úlcera ou com ulceração subsequente). Os fatores de risco para úlceras ou amputação do pé incluem sexo masculino, diabetes de > 10 anos de duração, neuropatia periférica, estrutura anormal do pé (anormalidades ósseas, calosidades, unhas espessadas), DAP, tabagismo, história pregressa de úlcera ou de amputação, comprometimento visual, controle glicêmico precário e nefropatia diabética, particularmente diálise. Com frequência, as grandes calosidades são precursoras de ulcerações ou se sobrepõem a elas. O tratamento agressivo do colesterol LDL com o inibidor de PCSK9 evolocumabe demonstrou reduzir o risco de futuros eventos adversos importantes em membros de pacientes com DAP.

TRATAMENTO
Complicações nos membros inferiores

A terapia ideal para úlceras e amputações do pé é a prevenção pela identificação dos pacientes de alto risco, a orientação do paciente e a adoção de medidas destinadas a prevenir a ulceração. Os pacientes de alto risco devem ser identificados durante o exame anual de rotina dos pés realizado em todos os pacientes com DM (ver "Aspectos vigentes da assistência abrangente ao diabetes", no Cap. 404). Se o teste do monofilamento ou um dos testes forem anormais, o paciente é diagnosticado com PSP (Cap. 403). O médico deve considerar o rastreamento para DAP assintomática em indivíduos com > 50 anos de idade que apresentam diabetes e outros fatores de risco, utilizando o índice tornozelo-braquial (Cap. 281). A orientação do paciente deve enfatizar: (1) a escolha cuidadosa de calçados, (2) a inspeção diária dos pés para identificar os sinais precoces de uma adaptação inadequada ao calçado ou de pequenos traumatismos, (3) a higiene diária dos pés a fim de manter a pele limpa e úmida, (4) o evitamento do autotratamento das anormalidades do pé, assim como de qualquer comportamento de alto risco (p. ex., andar descalço) e (5) a consulta imediata com um profissional de saúde quando surge alguma anormalidade. As calosidades e as deformidades das unhas devem ser tratadas com podiatra. As intervenções orientadas para a modificação dos fatores de risco incluem calçados e dispositivos ortóticos, tratamento das calosidades, cuidados com as unhas e medidas profiláticas para reduzir o aumento da pressão sobre a pele produzido por uma estrutura óssea anormal. A atenção a outros fatores de risco para doença vascular (tabagismo, dislipidemia, hipertensão) e a otimização do controle glicêmico também são importantes.

Apesar das medidas preventivas, a ulceração e a infecção do pé são comuns e representam um problema sério. Por causa da patogênese multifatorial das úlceras da extremidade inferior, o controle dessas lesões é multidisciplinar e, com frequência, exige especialistas em ortopedia, cirurgia vascular, endocrinologia, podiatria e doenças infecciosas. A superfície plantar do pé é o local mais comum de ulceração. As úlceras podem ser primariamente neuropáticas (sem infecção concomitante) ou podem apresentar celulite circundante ou osteomielite. A celulite sem ulceração deve ser tratada com antibióticos que proporcionem cobertura de amplo espectro (ver adiante).

A infecção de uma úlcera é um diagnóstico clínico, visto que a cultura superficial de qualquer ulceração provavelmente irá identificar múltiplas espécies bacterianas de significado indeterminado. A infecção da úlcera do pé pode ser devida a múltiplos microrganismos, sendo os cocos Gram-positivos aeróbios (estafilococos, incluindo *Staphylococcus aureus* resistente à meticilina [MRSA], estreptococos do grupo A e B) os mais comuns, enquanto os bacilos Gram-negativos aeróbios e/ou anaeróbios obrigatórios aparecem como copatógenos.

A gangrena gasosa pode se desenvolver na ausência de infecção por clostrídeos. Devem-se obter culturas da base da úlcera desbridada ou da secreção purulenta ou aspiração da ferida. A profundidade da ferida deve ser determinada pela inspeção e realizando-se uma sondagem com um instrumento esterilizado de ponta romba. Uma ferida que se estende até o osso representa uma evidência clínica de osteomielite. Radiografias simples do pé devem ser obtidas para determinar a possibilidade de osteomielite nas úlceras crônicas que não responderam à terapia. A ressonância magnética (RM) constitui a modalidade mais específica, enquanto a cintilografia e os estudos com leucócitos marcados constituem alternativas. O desbridamento cirúrgico é frequentemente necessário.

A osteomielite é mais bem tratada por meio de combinação de antibioticoterapia prolongada e desbridamento do osso infectado, quando possível. A possível contribuição da insuficiência vascular deve ser aventada em todos os pacientes. Os procedimentos de *bypass* arterial periférico geralmente são efetivos para promover a cicatrização das feridas e diminuir a necessidade de amputação do membro isquêmico (Cap. 281).

As intervenções com eficácia demonstrada nas úlceras ou feridas do pé diabético são as seguintes: (1) eliminação das sobrecargas, (2) desbridamento, (3) curativos das feridas, (4) uso apropriado de antibióticos, (5) revascularização e (6) amputação limitada. A eliminação da carga consiste em evitar completamente o apoio do peso corporal sobre a úlcera, o que elimina o traumatismo mecânico que retarda a cicatrização da ferida. O repouso no leito e uma ampla variedade de dispositivos ortóticos ou de imobilizadores de contato limitam o apoio do peso corporal sobre as feridas ou os pontos de maior pressão. O desbridamento cirúrgico é importante e efetivo, porém a eficácia de outras modalidades para cicatrização de feridas (enzimas, fatores de crescimento, terapia celular, oxigênio hiperbárico) não está bem definida. Os curativos, como curativos de hidrocoloide, promovem a cicatrização das feridas, criando um ambiente úmido, controlando o exsudato e protegendo a ferida. Os agentes antissépticos devem ser evitados. Os antibióticos tópicos apresentam um valor limitado. O encaminhamento para fisioterapia, avaliação ortótica e reabilitação devem ser realizados após o controle da infecção.

As infecções leves ou que não ameaçam o membro podem ser tratadas com antibióticos orais direcionados predominantemente contra estafilococos sensíveis à meticilina e estreptococos (p. ex., dicloxacilina, cefalosporina, amoxicilina/clavulanato). Todavia, em pacientes com história pregressa de MRSA e em locais de alta prevalência de MRSA, prefere-se o tratamento com clindamicina, doxiciclina ou sulfametoxazol-trimetoprima. O sulfametoxazol-trimetoprima proporciona uma cobertura menos confiável para estreptococos do que os β-lactâmicos, e os pacientes com diabetes podem desenvolver efeitos adversos, incluindo lesão renal aguda e hipercalemia. O desbridamento cirúrgico do tecido necrótico, os cuidados locais da ferida (evitando a sustentação de peso sobre a úlcera) e a vigilância rigorosa quanto à possível progressão da infecção são cruciais. As infecções mais graves exigem antibióticos intravenosos, bem como não sustentar peso sobre a úlcera e cuidados locais da ferida. O desbridamento cirúrgico urgente pode ser necessário. A otimização do controle glicêmico deve ser uma meta. Os antibióticos intravenosos devem proporcionar uma cobertura de amplo espectro dirigida contra *S. aureus*, incluindo MRSA, estreptococos, aeróbios Gram-negativos e bactérias anaeróbias. Os regimes antimicrobianos iniciais incluem vancomicina mais um inibidor de β-lactâmico/β-lactamase ou carbapenêmico, ou vancomicina mais uma quinolona com metronidazol. Em alguns casos, daptomicina, ceftarolina ou linezolida podem ser substituídas por vancomicina em consulta com um especialista em doenças infecciosas. Se a infecção ao redor da úlcera não estiver melhorando com os antibióticos intravenosos, estarão indicados a reavaliação da cobertura antibiótica e um novo exame da necessidade de desbridamento cirúrgico ou revascularização. Se houver melhora clínica, os antibióticos orais e os cuidados locais da ferida poderão ser continuados em bases ambulatoriais com um acompanhamento atento.

INFECÇÕES

Os indivíduos com DM apresentam infecções com maior frequência e de maior gravidade. As razões incluem anormalidades incompletamente definidas da imunidade celular e da função dos fagócitos associadas à hiperglicemia, bem como diminuição da vascularização. A hiperglicemia facilita a colonização e o crescimento de uma ampla variedade de organismos (*Candida* e outras espécies de fungos). Muitas infecções comuns são mais frequentes e mais graves na população com diabetes, enquanto várias infecções raras são observadas quase exclusivamente nessa população. Os exemplos dessa última categoria incluem mucormicose rinocerebral, infecções enfisematosas da vesícula biliar e do trato urinário e otite externa "maligna" ou invasiva. Essa última costuma ser secundária a uma infecção por *Pseudomonas aeruginosa* nos tecidos moles ao redor do meato acústico externo, em geral começa com dor e secreção e pode progredir rapidamente para osteomielite e meningite. Essas infecções devem ser investigadas, em particular nos pacientes que apresentam hiperglicemia grave (Cap. 404).

A pneumonia, as infecções do trato urinário e as infecções da pele e dos tecidos moles são mais comuns na população com diabetes. Em geral, os microrganismos que causam infecções pulmonares são semelhantes àqueles encontrados na população sem diabetes; entretanto, microrganismos Gram-negativos, *S. aureus* e *Mycobacterium tuberculosis* são os patógenos mais frequentes. Adultos com DM devem receber vacinação contra pneumococo, anualmente contra influenza, e agora também contra o SARS-CoV-2, que causa aumento da morbimortalidade em indivíduos obesos e pacientes com DM (Cap. 199). Além da antibioticoterapia precoce para infecções bacterianas presumidas, os pacientes com DM devem ser considerados para intervenção precoce com agentes antivirais (p. ex., contra influenza na gripe ou vírus varicela-zóster no herpes-zóster) ou com anticorpos monoclonais na covid-19. As infecções do trato urinário (tanto do trato urinário inferior quanto a pielonefrite) são o resultado de agentes bacterianos comuns, como *Escherichia coli*, apesar de várias espécies de fungos (p. ex., *Candida albicans* e *Candida glabrata*) serem observadas comumente. As complicações das infecções do trato urinário incluem pielonefrite enfisematosa e cistite enfisematosa. A bacteriúria ocorre frequentemente em indivíduos com cistopatia diabética e não requer antibioticoterapia, exceto em circunstâncias específicas, como gravidez ou procedimento urológico planejado. Observa-se um aumento da suscetibilidade a furunculose, infecções superficiais por *Candida* e vulvovaginite. O mau controle glicêmico é um denominador comum nos indivíduos com essas infecções.

Os indivíduos com diabetes apresentam uma taxa aumentada de colonização por *S. aureus* nas dobras cutâneas e narinas. Indivíduos com diabetes também apresentam maior risco de infecções de feridas pós-operatórias, que podem ser mitigadas por protocolos perioperatórios de administração de insulina para manter o controle glicêmico.

MANIFESTAÇÕES DERMATOLÓGICAS

As manifestações cutâneas mais comuns do DM consistem em xerose e prurido e costumam ser aliviadas por hidratantes. A cicatrização demorada das feridas e as ulcerações cutâneas também são complicações frequentes. A dermopatia diabética, algumas vezes designada como *pápulas pré-tibiais pigmentadas*, ou "manchas diabéticas da pele", começa como uma mácula ou pápula eritematosa que evolui em uma área de hiperpigmentação circular. Essas lesões resultam de pequenos traumatismos mecânicos na região pré-tibial e são mais comuns em homens idosos com DM. São também observadas doenças bolhosas, como doença bolhosa do diabetes (ulcerações ou erosões superficiais na região pré-tibial). A *necrobiose lipoide diabética* é um distúrbio incomum que acompanha o diabetes predominantemente em mulheres jovens. Ela, em geral, começa na região pré-tibial como placa eritematosa ou pápulas que aumentam gradualmente de tamanho, ficam mais escuras e desenvolvem margens irregulares, com centros atróficos e ulceração central. Geralmente são dolorosas. Vitiligo e alopecia areata ocorrem com maior frequência em indivíduos com DM tipo 1. A *acantose nigricans* (placas hiperpigmentadas aveludadas observadas no pescoço, na axila ou nas superfícies extensoras) pode representar uma característica de acentuada resistência à insulina e do diabetes subsequente. O *granuloma anular* generalizado ou localizado (placas eritematosas nos membros ou no tronco), o *líquen plano* (pápulas violáceas na superfície cutânea com ou sem erosões na boca e na genitália) e o *escleredema* (áreas de espessamento da pele no dorso ou no pescoço em locais de infecções superficiais prévias) são mais comuns na população com diabetes. A *lipoatrofia* e a *lipo-hipertrofia* podem ocorrer nos locais de injeção de insulina, porém atualmente são incomuns com o uso da insulina humana, e a sua ocorrência é evitada com o revezamento dos sítios de injeção.

LEITURAS ADICIONAIS

American Diabetes Association: Cardiovascular disease and risk management: Standards of Medical Care in Diabetes-2021. Diabetes Care 44(suppl 1):S125, 2021.
American Diabetes Association: Microvascular complications and foot care: Standards of Medical Care in Diabetes-2021. Diabetes Care 44(suppl 1):S151, 2021.
Drucker DJ: Diabetes, obesity, metabolism, and SARS-CoV-2 infection: The end of the beginning. Cell Metab 33:479, 2021.
Hingorani A et al: The management of diabetic foot: A clinical practice guideline by the Society for Vascular Surgery in collaboration with the American Podiatric Medical Association and the Society for Vascular Medicine. J Vasc Surg 63:3S, 2016.
Holman RR et al: 10-year follow-up of intensive glucose control in type 2 diabetes. N Engl J Med 359:1577, 2008.
Nathan DM et al: Diabetes control and complications trial/epidemiology of diabetes interventions and complications study at 30 years: Advances and contributions. Diabetes 62:3976, 2013.
Pop-Busui R et al: Diabetic neuropathy: A position statement by the American Diabetes Association. Diabetes Care 40:136, 2017.
Solomon SD et al: Diabetic retinopathy: A position statement by the American Diabetes Association. Diabetes Care 40:412, 2017.
Williams DM et al: Renal outcomes in type 2 diabetes: A review of cardiovascular and renal outcome trials. Diabetes Ther 11:369, 2020.

406 Hipoglicemia
Stephen N. Davis, Philip E. Cryer

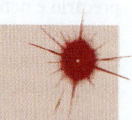

A hipoglicemia é causada por insulina ou medicamentos produtores de insulina usados para tratar o diabetes melito ou pela exposição a outras substâncias, incluindo o álcool. Entretanto, vários outros distúrbios, incluindo falência crítica de órgãos, sepse e inanição, deficiências hormonais, tumores de células não β, insulinoma e cirurgia gástrica prévia, podem causar hipoglicemia (Tab. 406-1). A hipoglicemia pode ser documentada pela *tríade de Whipple*: (1) sintomas compatíveis com hipoglicemia, (2) baixa concentração plasmática de glicose medida por um método preciso e (3) alívio dos sintomas após a elevação do nível plasmático de glicose. Normalmente, o

TABELA 406-1 ■ Causas de hipoglicemia em adultos
Indivíduo enfermo ou medicado

1. Medicamentos e substâncias
    Insulina ou secretagogo da insulina
    Álcool
    Outros

2. Doença crítica
    Insuficiência hepática, renal ou cardíaca
    Sepse
    Inanição

3. Deficiência hormonal
    Cortisol
    Hormônio do crescimento
    Glucagon e epinefrina (no diabetes com deficiência de insulina)

4. Tumor de células não ilhotas (p. ex., tumores mesenquimais)
Indivíduo aparentemente bem

5. Hiperinsulinismo endógeno
    Insulinoma
    Distúrbios funcionais das células β (nesidioblastose)
        Hipoglicemia pancreatogênica sem insulinoma
        Hipoglicemia pós-derivação gástrica
    Hipoglicemia autoimune para a insulina
        Anticorpo contra a insulina
        Anticorpo contra o receptor de insulina
    Secretagogo de insulina
    Outros

6. Distúrbios da gliconeogênese e da oxidação dos ácidos graxos
7. Exercício físico
8. Hipoglicemia acidental, sub-reptícia ou mal-intencionada

Fonte: Modificada com permissão de PE Cryer et al: Evaluation and management of adult hypoglycemic disorders: An Endocrine Society clinical practice guideline. J Clin Endocrinol Metab 94:709, 2009.

limite inferior da concentração plasmática de glicose em jejum é de cerca de 70 mg/dL (cerca de 3,9 mmol/L); todavia, ocorrem níveis mais baixos de glicose no sangue venoso em condições normais, dentro de algumas horas após uma refeição, durante a gravidez e durante um jejum prolongado (> 24 horas). A hipoglicemia grave pode causar morbidades importantes e aumentar o risco de eventos cardiovasculares críticos, além de aumentar a mortalidade durante e após o episódio inicial de hipoglicemia. A sua presença deve ser considerada em qualquer paciente com episódios de confusão, nível alterado de consciência ou crise convulsiva.

EQUILÍBRIO SISTÊMICO DA GLICOSE E CONTRARREGULAÇÃO DA GLICOSE

A glicose é um combustível metabólico obrigatório para o cérebro em condições fisiológicas. O cérebro é incapaz de sintetizar a glicose ou de armazenar um suprimento na forma de glicogênio por mais de alguns minutos e, por conseguinte, necessita de um suprimento contínuo de glicose a partir da circulação arterial. Quando a concentração plasmática de glicose no sangue arterial cai abaixo da faixa fisiológica, o transporte de glicose do sangue para o cérebro torna-se insuficiente para sustentar o metabolismo energético e a função do cérebro. Entretanto, diversos mecanismos contrarreguladores integrados da glicose normalmente impedem ou corrigem rapidamente a hipoglicemia.

As concentrações plasmáticas de glicose normalmente são mantidas dentro de uma faixa relativamente estreita – cerca de 70 a 110 mg/dL (3,9 a 6,1 mmol/L) em jejum, com excursões transitórias mais altas depois de uma refeição –, apesar de amplas variações no suprimento exógeno de glicose a partir das refeições e na utilização da glicose endógena por parte dos músculos em atividade, por exemplo. Entre as refeições e durante o jejum, os níveis plasmáticos de glicose são mantidos pela produção endógena de glicose, pela glicogenólise hepática e pela gliconeogênese hepática (e renal) (Fig. 406-1). Embora as reservas hepáticas de glicogênio, em geral, sejam suficientes para manter os níveis plasmáticos de glicose por cerca de 8 horas, esse período pode ser mais curto se houver aumento da demanda de oxigênio pelo exercício ou se ocorrer depleção das reservas de glicogênio por doença ou inanição.

A gliconeogênese normalmente exige baixos níveis de insulina e presença de hormônios anti-insulina (contrarreguladores), em conjunto com um suprimento coordenado de precursores do músculo e do tecido adiposo para o fígado e para os rins. O músculo fornece lactato, piruvato, alanina, glutamina e outros aminoácidos. Os triglicerídeos no tecido adiposo são degradados em ácidos graxos e glicerol, que é um precursor gliconeogênico. Os ácidos graxos proporcionam um combustível oxidativo alternativo para outros tecidos diferentes do cérebro (que necessita de glicose).

O equilíbrio sistêmico da glicose, isto é, a manutenção da concentração plasmática normal de glicose, é obtido por meio de uma rede de hormônios, sinais neurais e efeitos de determinados substratos, que regulam a produção endógena de glicose e a sua utilização pelos tecidos, além do cérebro (Cap. 403). Entre os fatores reguladores, a insulina desempenha um papel dominante (Tab. 406-2; Fig. 406-1). À medida que os níveis plasmáticos de glicose declinam dentro da faixa fisiológica, a secreção de insulina pelas células β do pâncreas diminui, aumentando, assim, a glicogenólise hepática e a gliconeogênese hepática (e renal). Os baixos níveis de insulina também reduzem a utilização da glicose nos tecidos periféricos, induzindo lipólise e proteólise, com consequente liberação de precursores gliconeogênicos. Por conseguinte, uma diminuição da secreção de insulina constitui a primeira defesa contra a hipoglicemia.

Quando os níveis plasmáticos de glicose declinam imediatamente abaixo da faixa fisiológica, ocorre liberação dos hormônios contrarreguladores da glicose (que elevam os níveis plasmáticos de glicose) (Tab. 406-2; Fig. 406-1). Entre esses hormônios, o glucagon das células α do pâncreas e a epinefrina adrenomedular desempenham um papel primário. O glucagon estimula a glicogenólise e a gliconeogênese hepáticas. A epinefrina adrenomedular também estimula a glicogenólise e a gliconeogênese hepáticas (bem como a gliconeogênese renal), porém limita a captação periférica de glicose e estimula a lipólise, com produção de glicerol e ácidos graxos. A epinefrina torna-se fundamental quando o glucagon está deficiente. Quando a hipoglicemia se prolonga por mais de cerca de 4 horas, o cortisol e o hormônio do crescimento também sustentam a produção de glicose e restringem sua utilização em uma quantidade limitada (ambos os mecanismos são reduzidos em ~80% em comparação com a epinefrina). Por conseguinte, o cortisol e o hormônio do crescimento não desempenham qualquer papel na defesa contra a hipoglicemia aguda.

À medida que os níveis plasmáticos de glicose caem ainda mais, os sintomas desencadeiam uma defesa comportamental contra a hipoglicemia, incluindo a ingestão de alimento (Tab. 406-2; Fig. 406-1). Os limiares glicêmicos normais para essas respostas à diminuição das concentrações plasmáticas de glicose são mostrados na Tabela 406-2. Entretanto, esses limiares são dinâmicos. Eles se desviam para níveis de glicose acima do normal em indivíduos com diabetes inadequadamente controlado, que podem apresentar sintomas de hipoglicemia quando os níveis de glicose declinam para a faixa normal (pseudo-hipoglicemia). Por outro lado, os limiares desviam-se para níveis de glicose abaixo do normal em indivíduos com hipoglicemia recorrente; por exemplo, pacientes com diabetes ou com insulinoma tratados de modo intensivo apresentam sintomas com níveis de glicose abaixo daqueles que produzem sintomas nos indivíduos sadios.

Manifestações clínicas As manifestações neuroglicopênicas de hipoglicemia constituem o resultado direto da privação de glicose do sistema nervoso central. Essas manifestações incluem alterações do comportamento, confusão, fadiga, crises convulsivas, perda da consciência, arritmias cardíacas e, se a hipoglicemia for grave, morte. As manifestações neurogênicas (ou autonômicas) da hipoglicemia resultam da percepção das alterações fisiológicas causadas pela descarga simpaticoadrenal mediada pelo sistema nervoso central, que é desencadeada pela hipoglicemia. Incluem sintomas *adrenérgicos* (mediados, em grande parte, pela norepinefrina liberada dos neurônios pós-ganglionares simpáticos, mas talvez também pela epinefrina liberada da medula suprarrenal), como palpitações, tremor e ansiedade, bem como sintomas *colinérgicos* (mediados pela acetilcolina liberada dos neurônios pós-ganglionares simpáticos), como sudorese, fome e parestesias. Evidentemente, trata-se de sintomas inespecíficos. Sua atribuição à hipoglicemia exige a presença de concentração plasmática baixa correspondente de glicose e a resolução dos sintomas após a elevação dos níveis de glicose (conforme delineado pela tríade de Whipple).

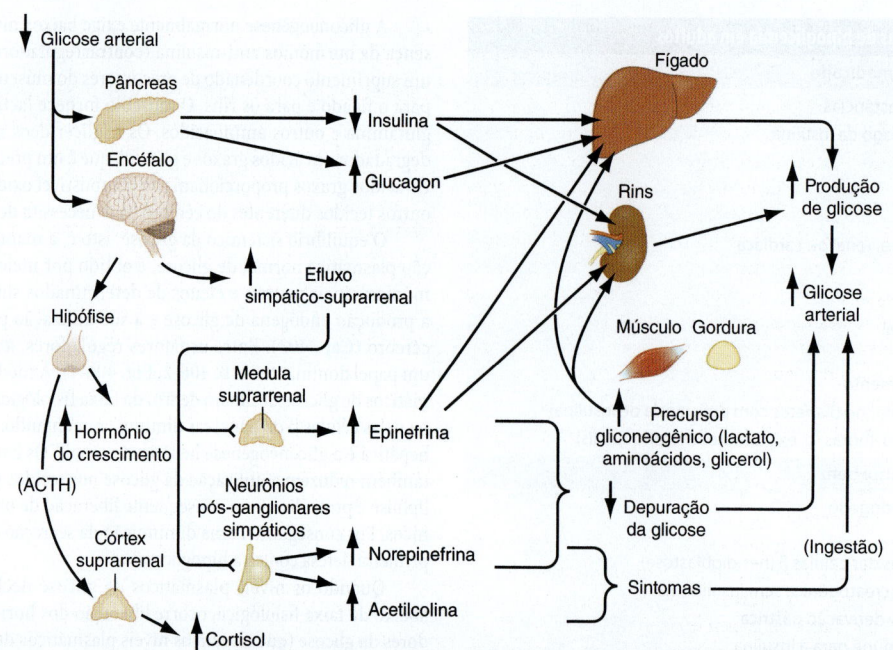

FIGURA 406-1 Fisiologia da contrarregulação da glicose: mecanismos que normalmente previnem ou corrigem rapidamente a hipoglicemia. No diabetes com deficiência de insulina, as respostas contrarreguladoras essenciais – supressão da insulina e aumento do glucagon – são perdidas, e a estimulação do efluxo simpaticoadrenal é atenuada. ACTH, hormônio adrenocorticotrófico.

Os sinais comuns de hipoglicemia consistem em diaforese e palidez. A frequência cardíaca e a pressão arterial sistólica estão aumentadas, porém podem não estar elevadas em um indivíduo que sofreu episódios recentes e repetidos de hipoglicemia. Com frequência, podem-se observar manifestações neuroglicopênicas. Em certas ocasiões, ocorrem déficits neurológicos focais transitórios. Os déficits neurológicos permanentes são raros.

Etiologia e fisiopatologia A hipoglicemia ativa respostas pró-inflamatórias, pró-coagulantes e pró-aterotrombóticas em indivíduos com diabetes melito tipo 1 (DM1), diabetes melito tipo 2 (DM2) e sem diabetes. Essas respostas aumentam a agregação plaquetária, reduzem o equilíbrio fibrinolítico (aumentam o inibidor do ativador do plasminogênio 1) e aumentam a coagulação intravascular. A hipoglicemia também reduz os mecanismos vasodilatadores arteriais protetores mediados pelo óxido nítrico em indivíduos saudáveis e indivíduos com DM1 e DM2.

HIPOGLICEMIA NO DIABETES

Impacto e frequência A hipoglicemia constitui o fator limitante no controle glicêmico do DM. Em primeiro lugar, causa morbidade recorrente na maioria dos indivíduos com DM1 e em muitos com DM2 avançado, sendo algumas vezes fatal. Em segundo lugar, impede a manutenção da euglicemia durante a vida do paciente com diabetes e, portanto, a obtenção total dos benefícios vasculares bem estabelecidos do controle glicêmico. Em terceiro lugar, provoca um ciclo vicioso de hipoglicemia recorrente por produzir falência autonômica associada à hipoglicemia – isto é, as síndromes clínicas de contrarregulação deficiente da glicose e de perda da percepção da hipoglicemia (ver adiante).

A hipoglicemia é um fato na vida dos indivíduos com DM1 quando tratados com insulina, sulfonilureias ou glinidas. Esses pacientes sofrem, em média, dois episódios de hipoglicemia sintomática por semana e pelo menos um episódio de hipoglicemia grave e, pelo menos temporariamente, um episódio incapacitante a cada ano. Estima-se que 6 a 10% dos indivíduos com DM1 morrem como resultado da hipoglicemia. A incidência de hipoglicemia é menor no DM2 do que no DM1. Entretanto, sua prevalência no DM2 que necessita de insulina é surpreendentemente alta. Estudos recentes revelaram uma prevalência da hipoglicemia que se aproxima de 70%. Na verdade, como os pacientes com DM2 são 10 a 20 vezes mais numerosos do que os com DM1, a prevalência da hipoglicemia atualmente é maior no DM2. A hipoglicemia pode ocorrer em qualquer nível de hemoglobina A_{1c} (HbA_{1C}). Embora a hipoglicemia grave ocorra duas vezes mais em níveis mais baixos de HbA_{1C} no DM1, ela ainda ocorre em níveis de $HbA_{1C} > 8\%$. No DM2 com necessidade de insulina, a hipoglicemia grave pode ocorrer em valores mais baixos de HbA_{1C}, mas também em valores de 8 a 10%.

TABELA 406-2 ■ Respostas fisiológicas a concentrações plasmáticas decrescentes de glicose

Resposta	Limiar glicêmico, mmol/L (mg/dL)	Efeitos fisiológicos ↓	Papel na prevenção ou na correção da hipoglicemia (contrarregulação da glicose)
↓ Insulina	4,4-4,7 (80-85)	↑ R_a (↓ R_d), aumento da lipólise; ↑ AGL; ↑ Glicerol	Fator regulador primário da glicose/primeira defesa contra a hipoglicemia
↑ Glucagon	3,6-3,9 (65-70)	↑ R_a	Fator contrarregulador primário da glicose/segunda defesa contra a hipoglicemia
↑ Epinefrina	3,6-3,9 (65-70)	↑ R_a, ↓ R_c, aumento da lipólise; ↑ AGL e glicerol	Terceira defesa contra a hipoglicemia; crítica quando o glucagon está deficiente
↑ Cortisol e hormônio do crescimento	3,6-3,9 (65-70)	↑ R_a, ↓ R_c	Envolvidos na defesa contra a hipoglicemia prolongada; não críticos
Sintomas	2,8-3,1 (50-55)	Reconhecimento da hipoglicemia	Defesa comportamental imediata contra a hipoglicemia (ingestão de alimento)
↓ Cognição	< 2,8 (< 50)	–	Compromete a defesa comportamental contra a hipoglicemia

Nota: R_a, velocidade de aparecimento da glicose, de produção da glicose pelo fígado e pelos rins; R_c, velocidade de depuração da glicose, de utilização da glicose em relação às concentrações plasmáticas de glicose por tecidos sensíveis à insulina; R_d, velocidade de desaparecimento da glicose, de utilização da glicose por tecidos sensíveis à insulina, como músculo esquelético. A R_d pelo cérebro não é alterada por insulina, glucagon, epinefrina, cortisol ou hormônio do crescimento.
Sigla: AGL, ácidos graxos livres.
Fonte: Reproduzida com a permissão de PE Cryer, in S Melmed et al: *Williams Textbook of Endocrinology*, 12th ed. New York, NY: Elsevier; 2012.

A hipoglicemia grave no DM2 promove um risco aumentado de morbidade e mortalidade cardiovascular e cerebrovascular graves, por até 1 ano após o evento. O risco de hipoglicemia grave e um evento adverso cardiovascular subsequente é, na verdade, relativamente aumentado ao tentar melhorar o controle da glicose em alguns indivíduos com DM2, com valores de HbA_{1C} persistentemente elevados. Portanto, melhorias no controle glicêmico nesses indivíduos devem ser realizadas de forma progressiva e cuidadosa para evitar episódios de hipoglicemia. A insulina, as sulfonilureias ou as glinidas podem causar hipoglicemia no DM2. A metformina, as tiazolidinedionas, os inibidores da α-glicosidase, os agonistas do receptor de peptídeo 1 relacionado com o glucagon (GLP-1), os inibidores do cotransportador de sódio-glicose-2 e os inibidores da dipeptidil-peptidase IV (DPP-IV) não causam hipoglicemia. Entretanto, esses fármacos aumentam o risco quando combinados com sulfonilureia, glinida ou insulina. De maneira notável, a frequência da hipoglicemia aproxima-se daquela observada no DM1, visto que os indivíduos com DM2 desenvolvem deficiência de insulina absoluta e necessitam de tratamento mais complexo com insulina.

Fatores de risco convencionais Os fatores de risco convencionais para hipoglicemia no diabetes são identificados com base no excesso relativo ou absoluto de insulina. Isso ocorre quando (1) as doses de insulina (ou de secretagogo da insulina) são excessivas, administradas a intervalos inadequados ou do tipo incorreto; (2) o influxo de glicose exógena é reduzido (p. ex., durante um jejum noturno ou após refeições ou lanches que foram omitidos); (3) a utilização de glicose independente de insulina é aumentada (p. ex., durante o exercício); (4) a sensibilidade à insulina está aumentada (p. ex., com melhora do controle glicêmico, no meio da noite, após o exercício ou com maior aptidão física ou perda de peso); (5) a produção de glicose endógena está reduzida (p. ex., após o consumo de álcool); e (6) a depuração de insulina está reduzida (p. ex., na insuficiência renal). Todavia, esses fatores de risco convencionais isoladamente explicam apenas uma minoria dos episódios; outros fatores costumam estar envolvidos.

Falência autônomica associada à hipoglicemia (FAAH) Enquanto o excesso pronunciado de insulina por si só pode provocar hipoglicemia, a hipoglicemia iatrogênica no diabetes (DM1 e/ou DM2) normalmente resulta da interação de um excesso terapêutico relativo ou absoluto de insulina e do comprometimento das defesas fisiológicas e comportamentais contra o declínio das concentrações plasmáticas de glicose (Tab. 406-2; Fig. 406-2). A contrarregulação deficiente da glicose compromete as defesas fisiológicas (em particular, reduções da insulina e aumentos do glucagon e da epinefrina), enquanto a perda da percepção da hipoglicemia compromete a defesa comportamental (ingestão de carboidratos).

CONTRARREGULAÇÃO DEFICIENTE DA GLICOSE No contexto de uma deficiência absoluta de insulina endógena, os níveis de insulina não diminuem quando os níveis plasmáticos de glicose caem; a primeira defesa contra a hipoglicemia é perdida. Depois de uma duração da doença de alguns anos no DM1, os níveis de glucagon não aumentam quando ocorre declínio dos níveis plasmáticos de glicose; a segunda defesa contra hipoglicemia é perdida. Ocorre também uma redução da resposta do glucagon à hipoglicemia no DM2 de longa duração. Todavia, as células alfa do pâncreas que produzem glucagon estão presentes nos mesmos números e no mesmo tamanho do que no DM1, quando comparadas com as de indivíduos sem diabetes de idade correspondente. Por conseguinte, o defeito que restringe a liberação de glucagon durante a hipoglicemia no DM1 (e, presumivelmente, no DM2 de longa duração) parece ser um defeito de sinalização, visto que as respostas do glucagon a outros estresses fisiológicos são preservadas no DM1 (p. ex., exercício). Por fim, o aumento dos níveis de epinefrina, a terceira defesa fundamental contra a hipoglicemia aguda, normalmente está atenuado. O limiar glicêmico para a resposta simpaticoadrenal (epinefrina adrenomedular e norepinefrina neural simpática) é desviado para concentrações plasmáticas de glicose mais baixas. Em geral, esse desvio resulta de hipoglicemia iatrogênica antecedente recente. No contexto da ausência de redução da insulina e da ausência de aumento do glucagon, a elevação atenuada da epinefrina leva à síndrome clínica de contrarregulação deficiente da glicose. Os pacientes afetados correm um risco ≥ 25 vezes maior de hipoglicemia iatrogênica grave durante a terapia glicêmica intensiva do diabetes em comparação com aqueles que apresentam respostas normais à epinefrina. Esse distúrbio funcional – e potencialmente reversível – é distinto da neuropatia autônomica diabética clássica, que inclui também todos os defeitos fisiopatológicos acima, e é um distúrbio estrutural e irreversível.

PERDA DA PERCEPÇÃO DA HIPOGLICEMIA A resposta simpaticoadrenal atenuada (em grande parte, a redução da resposta neural simpática) à hipoglicemia provoca a síndrome clínica de perda da *percepção da hipoglicemia*, isto é, a perda dos sintomas adrenérgicos e colinérgicos de alerta que anteriormente permitiam ao paciente reconhecer a hipoglicemia em desenvolvimento e, portanto, abortar o episódio pela ingestão de carboidratos. Os pacientes afetados correm risco seis vezes maior de hipoglicemia iatrogênica grave durante a terapia glicêmica intensiva do diabetes.

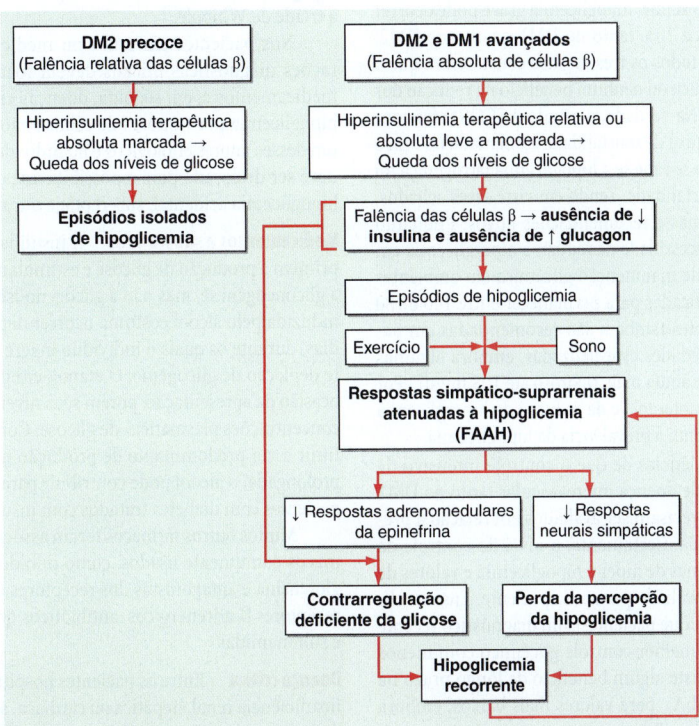

FIGURA 406-2 Falência autônomica associada à hipoglicemia (FAAH) no diabetes com deficiência de insulina. DM, diabetes melito. *(Modificada de PE Cryer: Hypoglycemia in Diabetes. Pathophysiology, Prevalence, and Prevention, 2nd ed. © American Diabetes Association, 2012.)*

FAAH NO DIABETES O conceito de falência autonômica associada à hipoglicemia (FAAH) no diabetes postula que a hipoglicemia iatrogênica antecedente recente (ou o sono ou a realização prévia de exercício) provoca uma contrarregulação deficiente da glicose (ao reduzir a resposta da epinefrina a determinado nível de hipoglicemia subsequente no contexto de uma resposta ausente da insulina e do glucagon) e perda da percepção da hipoglicemia (ao reduzir a resposta simpaticoadrenal a determinado nível de hipoglicemia subsequente). Essas respostas prejudicadas, que podem ocorrer em indivíduos com DM1 ou DM2, criam um ciclo vicioso de hipoglicemia iatrogênica recorrente **(Fig. 406-2)**. A perda da percepção da hipoglicemia e, em até certo ponto, o componente reduzido da epinefrina na contrarregulação deficiente da glicose podem ser reversíveis com apenas 2 a 3 semanas evitando-se hipoglicemia, na maioria dos pacientes afetados.

Com base nessa fisiopatologia, os fatores de risco adicionais para a hipoglicemia no diabetes incluem (1) deficiência absoluta de insulina, indicando que os níveis de insulina não irão diminuir e que os níveis de glucagon não irão aumentar com o declínio dos níveis plasmáticos de glicose; (2) história de hipoglicemia grave ou perda da percepção da hipoglicemia, implicando a ocorrência de hipoglicemia antecedente recente, bem como exercício prévio ou sono, indicando que a resposta simpaticoadrenal estará atenuada; (3) comprometimento da função renal, resultando em depuração diminuída da insulina exógena e endógena; (4) neuropatia autonômica diabética clássica; e (5) níveis mais baixos de HbA_{1c} ou metas glicêmicas mais baixas até mesmo na presença de níveis elevados de HbA_{1c} (8-10%), visto que representam uma probabilidade aumentada de hipoglicemia antecedente recente.

Redução dos fatores de risco de hipoglicemia

Vários ensaios clínicos controlados, randomizados e multicêntricos recentes, que investigaram os benefícios potenciais do controle rigoroso da glicose tanto em pacientes hospitalizados quanto no contexto ambulatorial, relataram uma alta prevalência de hipoglicemia grave. No estudo Normoglycemia in Intensive Care Evaluation Survival Using Glucose Algorithm Regulation (NICE-SUGAR), as tentativas de controlar os níveis plasmáticos de glicose em pacientes hospitalizados para alcançar níveis fisiológicos resultaram em aumento do risco de mortalidade. Os estudos Action in Diabetes and Vascular Disease: Preterax and Diamicron MR Controlled Evaluation (ADVANCE) e Action to Control Cardiovascular Risk in Diabetes (ACCORD) e o Veterans Affairs Diabetes Trial (VADT) também constataram uma incidência significativa de hipoglicemia grave entre pacientes com DM2. Ocorreu também hipoglicemia grave acompanhada de morbidade e mortalidade cardiovasculares no grupo controle em todos os estudos acima e em outro grande estudo em indivíduos com pré-diabetes e DM2 (ORIGIN). Assim, como citado acima, hipoglicemia grave pode ocorrer e ocorre em valores de HbA_{1c} de 8 a 10% tanto no DM1 quanto no DM2. De modo um tanto surpreendente, todos os três estudos constataram que o controle intensivo da glicose tem pouco ou nenhum benefício na redução dos eventos macrovasculares no DM2. Na verdade, o estudo ACCORD foi concluído precocemente devido a uma taxa de mortalidade aumentada no braço de controle intensivo da glicose. Não se sabe se a hipoglicemia iatrogênica foi a causa do aumento no risco de mortalidade. Tendo em vista esses achados, foram formulados alguns paradigmas e recomendações novos. Enquanto existe pouca controvérsia sobre a necessidade de reduzir a hiperglicemia em pacientes hospitalizados, as metas de manutenção glicêmica em ambientes de cuidados intensivos foram modificadas para permanecer entre 140 e 180 mg/dL. Metas glicêmicas semelhantes também são recomendadas em pacientes não críticos por várias sociedades especializadas, embora algumas recomendem um controle de glicose ainda mais rigoroso até 108 mg/dL. Por conseguinte, os benefícios da insulinoterapia e da redução da hiperglicemia podem ser obtidos enquanto se diminui a prevalência da hipoglicemia.

De forma semelhante, há evidências de que o controle intensivo da glicose pode reduzir a prevalência de doença microvascular tanto no DM1 quanto no DM2. Esses benefícios precisam ser avaliados em relação à prevalência aumentada de hipoglicemia. Certamente, o nível de controle da glicose (i.e., o valor de HbA_{1c}, sintomas de hiper e hipoglicemia e valores de glicose medidos em casa) deve ser avaliado para cada paciente. Ensaios clínicos multicêntricos demonstraram que pacientes com diagnóstico recente de DM1 ou DM2 podem obter um melhor controle glicêmico com menos hipoglicemia. Além disso, ainda existe algum benefício de longo prazo na redução dos níveis mais altos de HbA_{1c} para valores mais baixos, embora ainda acima dos níveis recomendados. Talvez uma meta terapêutica razoável seja o menor nível de HbA_{1c} que não provoque hipoglicemia grave e que preserve a percepção da hipoglicemia.

O transplante de pâncreas (tanto de órgão inteiro quanto de células das ilhotas) tem sido usado, em parte, como tratamento para a hipoglicemia grave. Em geral, as taxas de hipoglicemia diminuem após o transplante. Essa redução parece ocorrer devido a respostas fisiológicas aumentadas da insulina e do glucagon durante a hipoglicemia.

O uso de monitoramento contínuo da glicose (MCGs), isoladamente ou em combinação com infusão subcutânea contínua por meio de bomba portátil, é promissor como método para reduzir a hipoglicemia, enquanto melhora a HbA_{1c}. Especificamente, o MCG associado à suspensão temporária da infusão de insulina subcutânea quando o monitor antecipa uma baixa concentração de glicose é particularmente promissor. Estudos que investigam o uso de MCG durante a internação para pacientes pediátricos e adultos com diabetes, que necessitam de insulina, estão em andamento. Ademais, foi estabelecido o progresso utilizando um "pâncreas artificial" portátil que incorpora a modulação contínua do sensor de glicose com insulina isoladamente ou entrega bi-hormonal de insulina e glucagon. Além disso, as células β derivadas de células-tronco também são promissoras como nova intervenção terapêutica para reduzir a hipoglicemia.

Outras intervenções para estimular as respostas contrarreguladoras, como inibidores seletivos da recaptação de serotonina, antagonistas dos receptores β-adrenérgicos, antagonistas dos receptores de opiáceos e frutose, continuam sendo experimentais e não foram avaliadas em ensaios clínicos de grande escala.

Por conseguinte, a terapia glicêmica intensiva **(Cap. 404)** precisa ser aplicada em combinação com orientação e capacitação do paciente, automonitoramento frequente da glicemia, esquemas flexíveis de insulina (e de outros fármacos) (incluindo o uso de análogos da insulina, de ação tanto curta quanto mais longa), metas glicêmicas individualizadas, orientação e apoio profissionais constantes e análise tanto dos fatores de risco convencionais quanto daqueles que indicam comprometimento da contrarregulação da glicose. Tendo em vista uma história de perda da percepção da hipoglicemia, indica-se um período de 2 a 3 semanas durante o qual é preciso evitar a hipoglicemia.

HIPOGLICEMIA SEM DIABETES

Existem muitas causas de hipoglicemia **(Tab. 406-1)**. Como a hipoglicemia é comum no diabetes tratado com insulina ou com secretagogos da insulina, com frequência é razoável supor que um episódio clinicamente suspeito foi o resultado de hipoglicemia. Por outro lado, como a hipoglicemia é rara na ausência de diabetes tratado com fármacos (gravidez e durante episódios graves de enjoo matinal), é razoável concluir que a presença de distúrbio hipoglicêmico só é observada em pacientes nos quais é possível demonstrar a tríade de Whipple.

Nos pacientes enfermos ou medicados, em particular, as considerações diagnósticas iniciais devem focar a possibilidade de atuação de medicamentos e, em seguida, doenças críticas, deficiências hormonais ou hipoglicemia por tumores de células não ilhotas. Na ausência de qualquer um desses fatores etiológicos e no indivíduo aparentemente saudável, o foco deve ser deslocado para a possibilidade de hiperinsulinismo endógeno ou hipoglicemia acidental, sub-reptícia ou, até mesmo, mal-intencionada.

Medicamentos e substâncias

A insulina e os secretagogos da insulina suprimem a produção de glicose e estimulam sua utilização. O etanol bloqueia a gliconeogênese, mas não a glicogenólise. Por conseguinte, a hipoglicemia induzida pelo álcool costuma ocorrer depois de abuso de etanol por vários dias, durante os quais o indivíduo ingere pouco alimento, com consequente depleção de glicogênio. O etanol, em geral, é mensurável no sangue por ocasião da apresentação, porém seus níveis exibem pouca correlação com as concentrações plasmáticas de glicose. Como a gliconeogênese passa a constituir a via predominante de produção de glicose durante a hipoglicemia prolongada, o álcool pode contribuir para a progressão da hipoglicemia em pacientes com diabetes tratados com insulina.

Muitos outros fármacos foram associados à hipoglicemia. Incluem fármacos comumente usados, como inibidores da enzima conversora de angiotensina e antagonistas dos receptores de angiotensina, antagonistas dos receptores β-adrenérgicos, antibióticos quinolonas, indometacina, quinina e sulfonamidas.

Doença crítica

Entre os pacientes hospitalizados, as doenças graves, como insuficiência renal, hepática ou cardíaca, sepse e inanição, ocupam o segundo lugar após os fármacos como causas de hipoglicemia.

A destruição hepática rápida e extensa (p. ex., hepatite tóxica) provoca hipoglicemia de jejum, visto que o fígado constitui o principal local de produção endógena de glicose. O mecanismo da hipoglicemia nos pacientes com insuficiência cardíaca é desconhecido. Pode envolver congestão hepática e hipoxia. Embora os rins sejam uma fonte de produção de glicose, a hipoglicemia em pacientes com insuficiência renal também é causada pela depuração reduzida da insulina (aumentando inapropriadamente a insulina em relação aos níveis de glicose prevalecentes) e pela redução da mobilização de precursores gliconeogênicos na insuficiência renal.

A sepse constitui uma causa relativamente comum de hipoglicemia. O aumento da utilização de glicose é induzido pela produção de citocinas nos tecidos ricos em macrófagos, como o fígado, o baço e o pulmão. Ocorre desenvolvimento de hipoglicemia quando a produção de glicose não consegue manter o ritmo. A inibição da gliconeogênese induzida pelas citocinas no contexto da depleção nutricional de glicogênio, em combinação com a hipoperfusão hepática e renal, também pode contribuir para a hipoglicemia.

A hipoglicemia pode ser observada na inanição. Devido à conversão e utilização de substratos alternativos pelo cérebro, como lactato, piruvato e corpos cetônicos, observa-se apenas uma resposta do sistema nervoso autônomo e neuroendócrina contrarreguladora modesta. Durante períodos de inanição (jejum) prolongada, os níveis plasmáticos de glicose são mais baixos nas mulheres do que nos homens, talvez devido à perda das reservas corporais totais de gordura e depleção subsequente dos precursores gliconeogênicos (p. ex., aminoácidos), exigindo um aumento na utilização da glicose.

Deficiências hormonais Nem o cortisol nem o hormônio do crescimento são essenciais para a prevenção da hipoglicemia, pelo menos em adultos. Todavia, pode ocorrer hipoglicemia com jejum prolongado em pacientes com insuficiência adrenocortical primária (doença de Addison) ou com hipopituitarismo. A anorexia e a perda de peso constituem características típicas da deficiência crônica de cortisol e tendem a resultar em depleção de glicogênio. A deficiência de cortisol está associada a um comprometimento da gliconeogênese e a baixos níveis dos precursores gliconeogênicos; essas associações sugerem que a gliconeogênese limitada por substratos, na presença de depleção de glicogênio, constitua a causa da hipoglicemia. A deficiência de hormônio do crescimento pode causar hipoglicemia em crianças pequenas. Além do jejum prolongado, as altas taxas de utilização de glicose (p. ex., durante o exercício ou na gravidez) ou as baixas taxas de produção de glicose (p. ex., após o consumo de álcool) podem precipitar hipoglicemia em adultos com hipopituitarismo previamente não diagnosticado.

A hipoglicemia não constitui uma característica do estado de deficiência de epinefrina que resulta da suprarrenalectomia bilateral, quando a reposição de glicocorticoides é adequada, e tampouco ocorre durante o bloqueio adrenérgico farmacológico, quando outros sistemas glicorreguladores estão intactos. As deficiências combinadas de glucagon e de epinefrina desempenham um papel essencial na patogênese da hipoglicemia iatrogênica em indivíduos com diabetes com deficiência de insulina, conforme discutido anteriormente. De outro modo, as deficiências desses hormônios, em geral, não são consideradas no diagnóstico diferencial de um distúrbio hipoglicêmico.

Tumores de células não β A hipoglicemia de jejum, com frequência denominada *hipoglicemia por tumor de células não ilhotas*, ocorre ocasionalmente em pacientes com grandes tumores mesenquimais ou epiteliais (p. ex., hepatomas, carcinomas adrenocorticais, carcinoides). Os padrões cinéticos de glicose assemelham-se aos do hiperinsulinismo (ver adiante), porém a secreção de insulina é suprimida apropriadamente durante a hipoglicemia. Na maioria dos casos, a hipoglicemia deve-se à produção excessiva de uma forma incompletamente processada do fator de crescimento semelhante à insulina II ("IGF-II grande"), que normalmente não forma complexos com as proteínas ligadoras circulantes e que, portanto, consegue acesso mais prontamente aos tecidos-alvo. Em geral, os tumores são clinicamente evidentes, a razão entre IGF-II e IGF-I no plasma está elevada, e os níveis de IGF-II livre (bem como os níveis de pró-IGF-II [1-21]) estão aumentados. A cirurgia curativa raramente é possível, porém a redução do volume do tumor pode melhorar a hipoglicemia. Foi também relatado que a terapia com glicocorticoides, hormônio do crescimento ou ambos alivia a hipoglicemia. A hipoglicemia atribuída à produção ectópica de IGF-I tem sido relatada, porém sua ocorrência é rara.

Hiperinsulinismo endógeno A hipoglicemia em consequência de hiperinsulinismo endógeno pode ser causada por (1) um distúrbio primário das células β – em geral, um tumor de células β (*insulinoma*), algumas vezes múltiplos insulinomas ou um distúrbio funcional das células β com hipertrofia ou hiperplasia dessas células; (2) um anticorpo dirigido contra a insulina ou contra o receptor de insulina; (3) um secretagogo das células β, como sulfonilureia; ou, talvez, (4) secreção ectópica de insulina, entre outros mecanismos muito raros. Nenhuma dessas causas são comuns.

A característica fisiopatológica fundamental do hiperinsulinismo endógeno causado por um distúrbio primário das células β ou por um secretagogo da insulina consiste na incapacidade da secreção de insulina de cair para níveis muito baixos durante a hipoglicemia. Esse aspecto é avaliado pela dosagem das concentrações plasmáticas de insulina, peptídeo C (o peptídeo de conexão que é clivado da proinsulina para produzir a insulina), proinsulina e glicose durante a hipoglicemia. Os níveis de insulina, peptídeo C e proinsulina não precisam estar elevados em relação aos valores euglicêmicos normais; com efeito, estão inapropriadamente altos na presença de uma baixa concentração plasmática de glicose. Os achados diagnósticos fundamentais consistem em uma concentração plasmática de insulina ≥ 3 µU/mL (≥ 18 pmol/L), uma concentração plasmática do peptídeo C ≥ 0,6 ng/mL (≥ 0,2 nmol/L) e uma concentração plasmática de proinsulina ≥ 5,0 pmol/L quando a concentração plasmática de glicose é < 55 mg/dL (< 3 mmol/L), com sintomas de hipoglicemia. Uma baixa concentração plasmática de β-hidroxibutirato (≤ 2,7 mmol/L) e a elevação do nível plasmático de glicose de > 25 mg/dL (> 1,4 mmol/L) após a administração intravenosa (IV) de glucagon (1,0 mg) indicam uma ação aumentada da insulina (ou do IGF).

A estratégia diagnóstica consiste em (1) dosar as concentrações plasmáticas de glicose, insulina, peptídeo C, proinsulina e β-hidroxibutirato e efetuar uma triagem para agentes hipoglicemiantes orais circulantes durante um episódio de hipoglicemia e (2) avaliar os sintomas durante o episódio e buscar sua resolução após a correção da hipoglicemia com glicose (oral ou parenteral) ou por injeção IV de glucagon (i.e., para documentar a tríade de Whipple). Essa abordagem é direta quando o paciente apresenta hipoglicemia por ocasião de sua avaliação. Como os distúrbios de hiperinsulinemia endógena geralmente, mas nem sempre, causam hipoglicemia de jejum, pode ocorrer um episódio diagnóstico após um jejum ambulatorial relativamente curto. A obtenção de amostras seriadas durante um teste de jejum prolongado de até 72 horas com o paciente internado ou depois de uma refeição mista é mais problemática. Uma alternativa consiste em fornecer ao paciente uma lista detalhada das dosagens necessárias e solicitar que procure um ambulatório ou pronto-socorro com a lista durante um episódio sintomático. Naturalmente, uma concentração plasmática normal de glicose durante um episódio sintomático indica que os sintomas não resultam de hipoglicemia.

Um *insulinoma* – um tumor de células β das ilhotas pancreáticas secretor de insulina – é o protótipo da causa de hiperinsulinismo endógeno, de modo que sua presença deve ser investigada em pacientes com síndrome clínica compatível. Entretanto, o insulinoma não constitui a única causa de hiperinsulinismo endógeno. Alguns pacientes com hipoglicemia hiperinsulinêmica endógena de jejum apresentam comprometimento difuso das ilhotas com hipertrofia e, algumas vezes, hiperplasia das células β. Esse padrão é comumente designado como *nesidioblastose*, embora nem sempre se observe a presença de brotamento de células β dos ductos. Outros pacientes exibem um padrão das ilhotas semelhante, porém com hipoglicemia pós-prandial, um distúrbio designado como *hipoglicemia pancreatogênica não insulinoma*. A hipoglicemia pós-prandial pós-derivação gástrica, que mais frequentemente ocorre após derivação gástrica em Y de Roux, caracteriza-se também por comprometimento difuso das ilhotas e hiperinsulinismo endógeno. Múltiplos mecanismos fisiopatológicos têm sido sugeridos, incluindo respostas exacerbada do GLP-1 às refeições, resultando em hiperinsulinemia, hipoglucagonemia e hipoglicemia. No entanto, outros mecanismos podem ser responsáveis pela hiperinsulinemia relativa, como a redução da depuração da insulina e a redução das respostas do glucagon à hipoglicemia. A patogênese relevante não foi claramente estabelecida. No entanto, se o tratamento farmacológico com agentes como inibidor da α-glicosidase, diazóxido ou octreotida falhar, pode ser necessária a realização de pancreatectomia parcial. As hipoglicemias autoimunes incluem aquelas causadas por anticorpo contra a insulina, que se liga à insulina pós-prandial e, em seguida, sofre dissociação gradual, com consequente hipoglicemia pós-prandial tardia. Alternativamente, um anticorpo dirigido contra o receptor de insulina pode atuar como agonista. A presença de um secretagogo da insulina, como uma sulfonilureia ou glinida, resulta em um padrão clínico e bioquímico que se assemelha àquele do insulinoma, mas que pode ser diferenciado pela presença de secretagogo circulante. Por fim, há relatos de fenômenos muito raros, como secreção ectópica de insulina, mutação do receptor de insulina com ganho de função e hiperinsulinemia induzida pelo exercício.

Os insulinomas são incomuns, com incidência anual estimada em 1 em 250.000. Como > 90% dos insulinomas são benignos, eles representam uma causa tratável de hipoglicemia potencialmente fatal. A mediana de idade na apresentação é de 50 anos nos casos esporádicos; todavia, o tumor costuma se manifestar na terceira década, quando é um componente de neoplasia endócrina múltipla tipo 1 (Cap. 388). Mais de 99% dos insulinomas estão localizados dentro da substância do pâncreas, e os tumores, em geral, são pequenos (< 2,0 cm de diâmetro em 90% dos casos). Por conseguinte, chamam a atenção do clínico devido à hipoglicemia, mais do que aos efeitos expansivos. A tomografia computadorizada (TC) ou a ressonância magnética (RM) detectam cerca de 70 a 80% dos insulinomas. Esses métodos identificam metástases em cerca de 10% dos pacientes com insulinoma maligno. A ultrassonografia transabdominal raramente identifica os insulinomas, e a ultrassonografia endoscópica tem uma sensibilidade de cerca de 90%. Acredita-se que a cintilografia dos receptores de somatostatina detecte os insulinomas em cerca de metade dos pacientes. A injeção seletiva de gluconato de cálcio em cada uma das artérias que suprem o pâncreas, tendo como parâmetro um aumento acentuado dos níveis de insulina na veia hepática, regionalizam os insulinomas com alta sensibilidade; todavia, esse procedimento invasivo raramente é necessário, exceto para confirmar o hiperinsulinismo endógeno nos distúrbios difusos das ilhotas. A ultrassonografia pancreática intraoperatória quase sempre localiza os insulinomas que não são prontamente palpáveis pelo cirurgião. A ressecção cirúrgica de um insulinoma solitário, em geral, é curativa. O diazóxido, que inibe a secreção de insulina, ou o análogo da somatostatina, a octreotida, podem ser usados para tratar a hipoglicemia em pacientes com tumores não ressecáveis; o everolimo, um inibidor de alvo da rapamicina em mamífero (mTOR), também foi bem-sucedido em combinação com as abordagens acima.

HIPOGLICEMIA ACIDENTAL, SUB-REPTÍCIA OU MAL-INTENCIONADA

Podem ocorrer ingestão acidental de um secretagogo da insulina (p. ex., em consequência de erro de farmácia ou outro erro médico) ou administração acidental de insulina. A hipoglicemia factícia, causada pela administração sub-reptícia ou até mesmo mal-intencionada de insulina ou de um secretagogo da insulina, compartilha muitas características clínicas e laboratoriais com o insulinoma. É mais comum entre profissionais de saúde, pacientes com diabetes ou seus parentes e indivíduos com história de outras doenças factícias. Entretanto, deve ser considerada em todos os pacientes que estão sendo avaliados para hipoglicemia de causa obscura. A ingestão de um secretagogo da insulina provoca hipoglicemia com aumento dos níveis de peptídeo C, enquanto a insulina exógena causa hipoglicemia com baixos níveis de peptídeo C, refletindo a supressão da secreção de insulina.

O erro analítico na dosagem das concentrações plasmáticas de glicose é raro. Por outro lado, monitores de glicose portáteis e contínuos, empregados para orientar o tratamento do diabetes, não são instrumentos quantitativos, em particular na presença de baixos níveis de glicose, e não devem ser usados para o diagnóstico definitivo de hipoglicemia. Até mesmo com um método quantitativo, as baixas concentrações de glicose medidas podem ser artificiais – por exemplo, o resultado do metabolismo contínuo da glicose pelos elementos figurados do sangue *ex vivo*, em particular na presença de leucocitose, eritrocitose ou trombocitose, ou se houver demora na separação do soro dos elementos figurados (pseudo-hipoglicemia).

ERROS INATOS DO METABOLISMO QUE CAUSAM HIPOGLICEMIA

A hipoglicemia não diabética também resulta de erros inatos do metabolismo. Esse tipo de hipoglicemia ocorre mais comumente na lactância, mas também pode ser observado na vida adulta. Os casos em adultos podem ser classificados naqueles que resultam em hipoglicemia de jejum, hipoglicemia pós-prandial e hipoglicemia induzida por exercício.

Hipoglicemia de jejum Apesar de raros, os distúrbios da glicogenólise podem resultar em hipoglicemia de jejum. Esses distúrbios incluem doenças de depósito de glicogênio (DDG) tipos 0, I, III e IV e síndrome de Fanconi-Bickel (Cap. 419). Em geral, os pacientes com DDG tipos I e III apresentam níveis sanguíneos elevados de lactato antes e depois das refeições, respectivamente. Ambos os grupos têm hipertrigliceridemia, porém as cetonas estão elevadas na DDG tipo III. A ocorrência de defeitos na oxidação dos ácidos graxos também resulta em hipoglicemia de jejum. Esses defeitos podem incluir (1) defeitos no ciclo da carnitina; (2) distúrbios na β-oxidação dos ácidos graxos; (3) distúrbios na transferência de elétrons; e (4) distúrbios da cetogênese. Por fim, foram relatados defeitos na gliconeogênese (frutose-1--1,6-bifosfatase), que resultam em hipoglicemia recorrente e acidose láctica.

Hipoglicemia pós-prandial Os erros inatos do metabolismo que resultam em hipoglicemia pós-prandial também são raros. Esses erros incluem (1) mutações de glicocinase, SUR1 e canais de potássio Kir6.2, (2) distúrbios congênitos da glicosilação e (3) intolerância hereditária à frutose.

Hipoglicemia induzida por exercício A hipoglicemia induzida por exercício ocorre, por definição, após uma atividade física. Resulta em hiperinsulinemia causada pela atividade aumentada do transportador de monocarboxilato 1 nas células β.

ABORDAGEM AO PACIENTE
Hipoglicemia

Além do reconhecimento e da documentação da hipoglicemia, bem como de seu tratamento (com frequência urgente), o diagnóstico do mecanismo hipoglicêmico é de importância crítica para a seleção de um tratamento capaz de prevenir ou, pelo menos, minimizar a hipoglicemia recorrente.

RECONHECIMENTO E DOCUMENTAÇÃO

Deve-se suspeitar de hipoglicemia em pacientes com sintomas típicos; na presença de confusão, de alteração do nível de consciência ou de uma crise convulsiva; ou em um contexto clínico no qual se sabe que a hipoglicemia ocorre. Sempre que possível, deve-se obter uma amostra de sangue antes da administração de glicose para permitir a documentação de uma baixa concentração plasmática de glicose. A documentação convincente da hipoglicemia exige o preenchimento da tríade de Whipple. Por conseguinte, o momento ideal para medir o nível plasmático de glicose é durante um episódio sintomático. A obtenção de um nível normal de glicose exclui a possibilidade de hipoglicemia como causa dos sintomas. Um baixo nível de glicose confirma que a hipoglicemia constitui a causa dos sintomas, contanto que estes desapareçam após a elevação do nível de glicose. Quando a causa do episódio hipoglicêmico é obscura, as dosagens adicionais – realizadas enquanto o nível de glicose está baixo e antes do tratamento – devem incluir os níveis plasmáticos de insulina, peptídeo C, proinsulina e β-hidroxibutirato; a triagem para agentes hipoglicemiantes orais circulantes e a avaliação dos sintomas antes e após a elevação da concentração plasmática de glicose também são de importância crítica.

Quando a história sugere hipoglicemia prévia e não se identifica qualquer mecanismo potencial aparente, a estratégia diagnóstica consiste em avaliar o paciente, conforme descrito anteriormente, e em identificar a tríade de Whipple durante e após um episódio de hipoglicemia. Por outro lado, embora não possa ser ignorada, uma concentração plasmática de glicose nitidamente baixa, dosada em um paciente sem sintomas correspondentes, levanta a possibilidade de um artefato (pseudo-hipoglicemia).

DIAGNÓSTICO DO MECANISMO HIPOGLICÊMICO

Em um paciente com hipoglicemia documentada, um mecanismo hipoglicêmico plausível com frequência pode ser deduzido a partir da anamnese, do exame físico e dos dados laboratoriais disponíveis (Tab. 406-1). Os fármacos e as substâncias, em particular álcool ou agentes usados no tratamento do diabetes, devem ser os primeiros a serem considerados – mesmo na ausência de uso conhecido de um fármaco relevante – devido à possibilidade de administração sub-reptícia, acidental ou mal-intencionada. Outras considerações incluem evidências de doença crítica relevante, deficiências hormonais (menos comumente) e tumor de células não β cujo diagnóstico pode ser pesquisado (raramente). Na ausência de um desses mecanismos, em um indivíduo aparentemente saudável nos demais aspectos, deve-se considerar a possibilidade de hiperinsulinismo endógeno e deve-se prosseguir com as dosagens e a avaliação dos sintomas durante a hipoglicemia espontânea ou em condições passíveis de induzir hipoglicemia.

TRATAMENTO DE URGÊNCIA

Se o paciente for capaz e demonstrar vontade, o tratamento oral com comprimidos de glicose ou com líquidos contendo glicose, doce ou alimento é apropriado. Uma dose inicial razoável é de 15 a 20 g de glicose. Se o paciente for incapaz ou relutar (devido à neuroglicopenia) em ingerir carboidratos orais, a terapia parenteral torna-se necessária. A administração

IV de glicose (25 g) deve ser seguida de infusão de glicose orientada pelas dosagens seriadas da glicose plasmática. Se a terapia IV não for prática, pode-se utilizar o glucagon por via subcutânea (SC) ou intramuscular (IM) (1,0 mg em adultos), em particular nos pacientes com DM1. Como atua por meio da estimulação da glicogenólise, o glucagon é ineficaz nos indivíduos com depleção de glicogênio (p. ex., aqueles com hipoglicemia induzida por álcool). O glucagon também estimula a secreção de insulina e, portanto, é menos útil no DM2. O análogo da somatostatina, a octreotida, pode ser usado para suprimir a secreção de insulina na hipoglicemia induzida por sulfonilureias. Esses tratamentos elevam as concentrações plasmáticas de glicose apenas de modo transitório, e, portanto, os pacientes devem ser incentivados a comer logo que for possível para obter a repleção das reservas de glicogênio.

PREVENÇÃO DA HIPOGLICEMIA RECORRENTE

A prevenção da hipoglicemia recorrente exige uma compreensão do mecanismo hipoglicêmico. Os fármacos agressores podem ser suspensos, ou suas doses podem ser reduzidas. A hipoglicemia causada por uma sulfonilureia pode persistir por várias horas ou, até mesmo, dias. Com frequência, as doenças críticas subjacentes podem ser tratadas. Pode-se proceder à reposição de cortisol e de hormônio do crescimento se estiverem deficientes. A redução cirúrgica, radioterapêutica ou quimioterápica de um tumor de células não ilhotas pode aliviar a hipoglicemia, mesmo quando o tumor não pode ser curado; a administração de glicocorticoide ou de hormônio do crescimento também pode reduzir os episódios hipoglicêmicos nesses pacientes. A ressecção cirúrgica de um insulinoma é curativa; a terapia clínica com diazóxido ou octreotida pode ser utilizada se a ressecção não for possível, bem como em pacientes com distúrbio de células β não tumoral. A pancreatectomia parcial pode ser necessária nesses últimos pacientes. O tratamento da hipoglicemia autoimune (p. ex., com glicocorticoides ou agentes imunossupressores) é problemático, porém esses distúrbios algumas vezes são autolimitados. Se esses tratamentos falharem, podem ser necessárias refeições frequentes, bem como evitar os períodos de jejum. A administração de amido de milho cru ao deitar ou até mesmo uma infusão intragástrica noturna de glicose podem ser necessárias em alguns pacientes.

LEITURAS ADICIONAIS

Cryer PE: *Hypoglycemia in Diabetes*, 3rd ed. Alexandria, VA, American Diabetes Association, 2016.

Cryer PE: Hypoglycemia, in *Williams Textbook of Endocrinology*, 13th ed, S Melmed et al (eds). Philadelphia, Saunders, 2016, pp. 1582–1607.

Lee AK et al: The association of severe hypoglycemia with incident cardiovascular events and mortality in adults with type 2 diabetes. Diabetes Care 41:104, 2018.

Russell SJ et al: Outpatient glycemic control with a bionic pancreas in type 1 diabetes. N Engl J Med 371:313, 2014.

Salehi M et al: Hypoglycemia after gastric bypass surgery: Current concepts and controversies. J Clin Endocrinol Metab 103:2815, 2018.

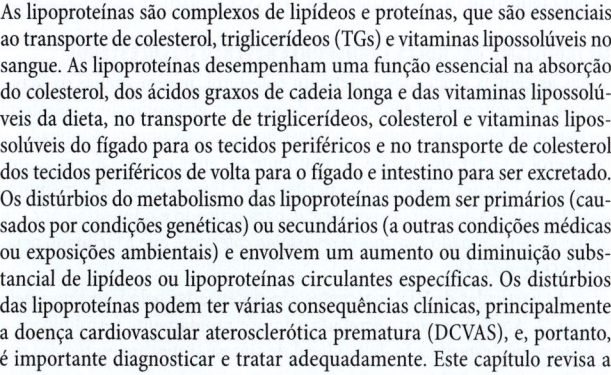

407 Distúrbios do metabolismo das lipoproteínas
Daniel J. Rader

As lipoproteínas são complexos de lipídeos e proteínas, que são essenciais ao transporte de colesterol, triglicerídeos (TGs) e vitaminas lipossolúveis no sangue. As lipoproteínas desempenham uma função essencial na absorção do colesterol, dos ácidos graxos de cadeia longa e das vitaminas lipossolúveis da dieta, no transporte de triglicerídeos, colesterol e vitaminas lipossolúveis do fígado para os tecidos periféricos e no transporte de colesterol dos tecidos periféricos de volta para o fígado e intestino para ser excretado. Os distúrbios do metabolismo das lipoproteínas podem ser primários (causados por condições genéticas) ou secundários (a outras condições médicas ou exposições ambientais) e envolvem um aumento ou diminuição substancial de lipídeos ou lipoproteínas circulantes específicas. Os distúrbios das lipoproteínas podem ter várias consequências clínicas, principalmente a doença cardiovascular aterosclerótica prematura (DCVAS), e, portanto, é importante diagnosticar e tratar adequadamente. Este capítulo revisa a etiologia e a fisiopatologia dos distúrbios do metabolismo das lipoproteínas e as abordagens clínicas para seu diagnóstico e tratamento.

ESTRUTURA E METABOLISMO DA LIPOPROTEÍNA

As lipoproteínas contêm um núcleo de "gotículas de óleo" de lipídeos hidrofóbicos (TGs e ésteres de colesteril), circundados por uma camada de lipídeos hidrofílicos (fosfolipídeos, colesterol não esterificado) e proteínas (denominadas apolipoproteínas), que interagem com os líquidos corporais (**Fig. 407-1**). As lipoproteínas plasmáticas são divididas nas principais classes com base em sua densidade relativa: os quilomícrons, as lipoproteínas de densidade muito baixa (VLDLs), as lipoproteínas de densidade intermediária (IDLs), as lipoproteínas de baixa densidade (LDLs) e as lipoproteínas de alta densidade (HDLs). Cada classe de lipoproteína compreende uma família de partículas que variam ligeiramente quanto à sua densidade, ao seu tamanho e à sua composição proteica. Como o lipídeo é menos denso do que a água, a densidade de uma partícula de lipoproteína é determinada principalmente pela quantidade de lipídeos por partícula. Os quilomícrons são as partículas de lipoproteína mais ricas em lipídeos e, portanto, menos densas, enquanto as HDLs têm menos lipídeos e, portanto, são as mais densas. As partículas de lipoproteínas variam amplamente em tamanho, sendo as partículas maiores as mais ricas em lipídeos (quilomícrons) e as partículas menores as mais densas (HDL).

As proteínas associadas às lipoproteínas, denominadas *apolipoproteínas* (Apo) (**Tab. 407-1**), são necessárias para a montagem, a estrutura, a função e o metabolismo das lipoproteínas. As apolipoproteínas fornecem uma base estrutural para as lipoproteínas, ativam enzimas importantes no metabolismo das lipoproteínas e atuam como ligantes de receptores de superfície celular. ApoB é a principal proteína estrutural de quilomícrons, VLDLs, IDLs e LDLs (coletivamente conhecidas como lipoproteínas contendo apoB). Uma molécula de apoB, ou apoB-48 (quilomícrons) ou apoB-100 (VLDL, IDL ou LDL), está presente em cada partícula de lipoproteína. O fígado humano sintetiza apoB-100 de comprimento total (uma das maiores proteínas em humanos), enquanto o intestino produz apoB-48 mais curta, que é derivada da transcrição do mesmo gene *APOB* após a edição pós-transcricional do mRNA. As HDLs apresentam apolipoproteínas diferentes, que definem essa classe de lipoproteínas, principalmente a ApoA-I, que é sintetizada no fígado e no intestino e encontrada em praticamente todas as partículas de HDL. A ApoA-II é a segunda apolipoproteína mais abundante das HDLs, sendo encontrada em cerca de dois terços das partículas de HDL. A ApoC-II, a ApoC-III e a ApoA-V regulam o metabolismo das lipoproteínas ricas em TG. A ApoE desempenha um papel de importância crítica no metabolismo e na depuração das partículas ricas em TGs. A maioria das apolipoproteínas, excluindo a ApoB, apresenta uma troca ativa entre as partículas de lipoproteínas no sangue. A apolipoproteína(a) [Apo(a)] é uma apolipoproteína distinta, discutida mais adiante, que resulta na formação de uma lipoproteína conhecida como lipoproteína(a) [Lp(a)].

TRANSPORTE DOS LIPÍDEOS DA DIETA DERIVADOS DO INTESTINO PELOS QUILOMÍCRONS

O papel crítico dos quilomícrons é o transporte eficiente de lipídeos da dieta, absorvidos do intestino, para os tecidos que requerem ácidos graxos para energia ou armazenamento e, então, o transporte de volta do colesterol para o fígado (**Fig. 407-2**). Os TGs provenientes dos alimentos são hidrolisados por lipases no lúmen intestinal e emulsificados com ácidos biliares, formando micelas. O colesterol, os ácidos graxos e as vitaminas lipossolúveis da dieta são absorvidos na parte proximal do intestino delgado. O colesterol e o retinol são esterificados (pelo acréscimo de um ácido graxo) nos enterócitos, formando ésteres de colesteril e ésteres de retinil, respectivamente. Os ácidos graxos de cadeia mais longa (> 12 carbonos) são incorporados em TGs e acondicionados com ApoB-48, fosfolipídeos, ésteres do colesteril, ésteres de retinil e α-tocoferol (vitamina E), em um processo que requer a ação da proteína de transferência microssômica (MTP) de TG para a formação de quilomícrons. Os quilomícrons nascentes são secretados na linfa intestinal e transportados pelo ducto torácico diretamente para a circulação sistêmica, onde sofrem extenso processamento pelos tecidos periféricos antes de alcançar o fígado. As partículas encontram a lipoproteína-lipase (LPL), que está ancorada na superfície endotelial dos capilares no tecido adiposo, no coração e no músculo esquelético (**Fig. 407-2**). A ApoC-II e a ApoA-V são apolipoproteínas que são transferidas para os quilomícrons circulantes a partir das HDLs no estado pós-prandial; a ApoC-II atua como

TABELA 407-1 ■ Principais apolipoproteínas

Apolipoproteína	Principal fonte	Associação com lipoproteínas	Função
ApoA-I	Intestino, fígado	HDL, quilomícrons	Proteína estrutural central de HDL, promove efluxo de lipídeos celulares via ABCA1, ativa LCAT
ApoA-II	Fígado	HDL, quilomícrons	Proteína estrutural das HDLs
ApoA-V	Fígado	VLDL, quilomícrons	Promove a lipólise dos triglicerídeos mediada pela LPL
Apo(a)	Fígado	Lp(a)	Proteína estrutural para Lp(a)
ApoB-48	Intestino	Quilomícrons, remanescentes de quilomícrons	Proteína estrutural central dos quilomícrons
ApoB-100	Fígado	VLDL, IDL, LDL, Lp(a)	Proteína estrutural central de VLDL, LDL, IDL, Lp(a); ligante do receptor de LDL
ApoC-II	Fígado	Quilomícrons, VLDL, HDL	Cofator da LPL
ApoC-III	Fígado, intestino	Quilomícrons, VLDL, HDL	Inibe a atividade da LPL e a ligação das lipoproteínas aos receptores
ApoE	Fígado	Remanescentes de quilomícrons, IDL, HDL	Ligante para ligação ao receptor de LDL e outros receptores

Siglas: HDL, lipoproteína de alta densidade; IDL, lipoproteína de densidade intermediária; LCAT, lecitina-colesterol-aciltransferase; LDL, lipoproteína de baixa densidade; Lp(a), lipoproteína (a); LPL, lipoproteína-lipase; VLDL, lipoproteína de densidade muito baixa.

cofator necessário para a ativação da LPL, enquanto a ApoA-V serve como facilitador da atividade da LPL. Os TGs nos quilomícrons são hidrolisados pela LPL, e os ácidos graxos livres são liberados e captados pelos miócitos ou adipócitos adjacentes e são oxidados para produzir energia ou reesterificados e armazenados na forma de TG. Alguns dos ácidos graxos livres liberados ligam-se à albumina antes de penetrar nas células e são transportados para outros tecidos, em especial para o fígado. A partícula de quilomícron diminui progressivamente de tamanho à medida que o cerne hidrofóbico é hidrolisado, e o excesso de lipídeos hidrofílicos (colesterol e fosfolipídeos) e as apolipoproteínas sobre a superfície da partícula são transferidos para as HDLs, criando os remanescentes de quilomícrons.

Os remanescentes de quilomícrons contêm apoB-48, que não possui a região de apoB-100 que se liga ao receptor de LDL. No entanto, eles são rapidamente removidos da circulação pelo fígado através de um processo que requer criticamente apoE como ligante para receptores no fígado. Poucos quilomícrons ou remanescentes de quilomícrons, ou até mesmo nenhum, em geral estão presentes no sangue depois de um jejum de 12 horas, exceto em pacientes com certos distúrbios do metabolismo das lipoproteínas.

TRANSPORTE DOS LIPÍDEOS HEPÁTICOS PELAS VLDLs E LDLs

Outro papel fundamental das lipoproteínas é o transporte dos lipídeos hepáticos do fígado para a periferia **(Fig. 407-2)** para fornecer uma fonte de energia durante o jejum. No estado de jejum, a lipólise dos TGs do tecido adiposo gera ácidos graxos que são transportados até o fígado, que também é capaz de sintetizar ácidos graxos por meio de lipogênese *de novo*. Esses ácidos graxos são esterificados pelo fígado em TGs, que são acondicionados em partículas de VLDL, juntamente com ApoB-100, fosfolipídeos, ésteres de colesterol e vitamina E em um processo que também requer MTP. Por conseguinte, as VLDLs assemelham-se aos quilomícrons por serem "lipoproteínas ricas em TGs", porém contêm ApoB-100, em lugar de ApoB-48, são menores, têm menor flutuabilidade e apresentam maior razão entre colesterol e TG (cerca de 1 mg de colesterol para cada 5 mg de TG, enquanto, nos quilomícrons, essa proporção é mais próxima de ~1:8). Após a secreção pelo fígado no plasma, os TGs circulantes na VLDL são hidrolisados pela LPL. Depois que os remanescentes de VLDL relativamente depletados de TG se dissociam da LPL, eles são chamados de IDLs, que contêm quantidades aproximadamente semelhantes, em massa, de colesterol e TG. O fígado remove cerca de 40 a 60% de IDL por endocitose mediada pelo receptor por meio de sua ligação à ApoE, que é adquirida através da transferência dessa proteína a partir das HDLs. O restante da IDL é remodelado pela lipase hepática (LH), formando LDL. Durante esse processo, os fosfolipídeos e os TGs na partícula são hidrolisados, e a maior parte das apolipoproteínas remanescentes, com exceção da ApoB-100, é transferida para outras lipoproteínas. O LDL é basicamente um subproduto do transporte de energia na forma de ácidos graxos pelo VLDL, com pouco papel fisiológico verdadeiro; uma exceção é que o LDL pode ser parcialmente responsável pela entrega de vitamina E à retina e ao cérebro. O LDL é finalmente removido da circulação por endocitose mediada por receptor (principalmente através do receptor de LDL) no fígado, com uma região de apoB-100 servindo como ligante específico ao receptor de LDL. Convém assinalar que a ApoB-48 não contém a região de ligante de ligação ao receptor de LDL, e, portanto, a depuração dos remanescentes de quilomícrons que contêm ApoB-48 depende da depuração mediada pela ApoE, conforme assinalado anteriormente. Algumas partículas de LDL sofrem processamento lipolítico, produzindo partículas de LDL pequenas e densas que se acredita serem especialmente aterogênicas.

A lipoproteína A (Lp[a]) é uma proteína semelhante à LDL em sua composição de lipídeos e proteínas, porém contém uma proteína adicional, denominada apo(a). A Apo(a) é sintetizada no fígado e fixada à ApoB-100 por uma ligação de dissulfeto. O principal local de depuração da Lp(a) é o fígado, porém sua via de captação não é conhecida. Atualmente, está estabelecido que Lp(a) é fator causador de DCVAS e um nível elevado de Lp(a) serve como fator de risco independente e merece uma terapia mais agressiva para reduzir os níveis de colesterol LDL (ver abaixo).

METABOLISMO DAS HDLs E TRANSPORTE REVERSO DO COLESTEROL

Todas as células nucleadas sintetizam colesterol, porém apenas os hepatócitos e os enterócitos são capazes de excretar efetivamente o colesterol do corpo na bile ou no lúmen do intestino, respectivamente. No fígado, o colesterol é secretado na bile, diretamente ou após conversão em ácidos biliares. O colesterol nas células periféricas é transportado das membranas plasmáticas das células periféricas para o fígado e o intestino por um processo denominado *transporte reverso do colesterol*, que é facilitado pelas HDLs **(Fig. 407-3)**.

As partículas de HDL nascentes são sintetizadas pelo intestino e pelo fígado. A ApoA-I recém-secretada adquire rapidamente fosfolipídeos e colesterol não esterificado de seu local de síntese (intestino ou fígado) por

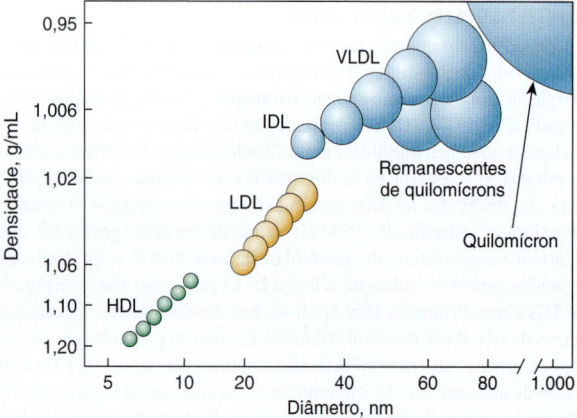

FIGURA 407-1 Distribuição das principais classes de partículas de lipoproteínas de acordo com sua densidade e tamanho. As lipoproteínas são classificadas de acordo com sua densidade e tamanho, que são inversamente relacionados. HDL, lipoproteína de alta densidade; IDL, lipoproteína de densidade intermediária; LDL, lipoproteína de baixa densidade; VLDL, lipoproteína de densidade muito baixa.

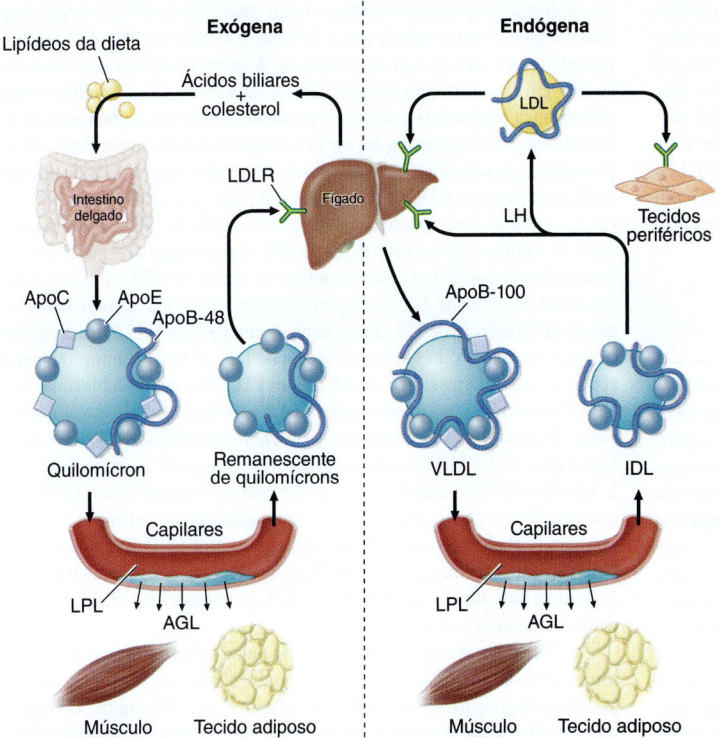

FIGURA 407-2   As vias metabólicas exógena e endógena das lipoproteínas. A via exógena transporta lipídeos da dieta para a periferia e para o fígado. A via endógena transporta lipídeos hepáticos para a periferia. AGL, ácidos graxos livres; LH, lipase hepática; IDL, lipoproteína de densidade intermediária; LDL, lipoproteína de baixa densidade; LDLR, receptor de lipoproteína de baixa densidade; LPL, lipoproteína-lipase; VLDL, lipoproteína de densidade muito baixa.

meio do efluxo promovido pela proteína de membrana, a proteína A1 de ligação ao cassete de trifosfato de adenosina (ABCA1, de *ATP-binding cassette protein A1*). Esse processo resulta na formação de partículas discoides de HDL, que, a seguir, recrutam colesterol não esterificado adicional a partir das células ou lipoproteínas circulantes. No interior da partícula de HDL, o colesterol é esterificado a éster de colesteril (EC) pela adição de um ácido graxo por meio da lectina-colesterol-aciltransferase (LCAT), uma enzima plasmática associada às HDLs; o EC hidrofóbico forma o cerne da partícula

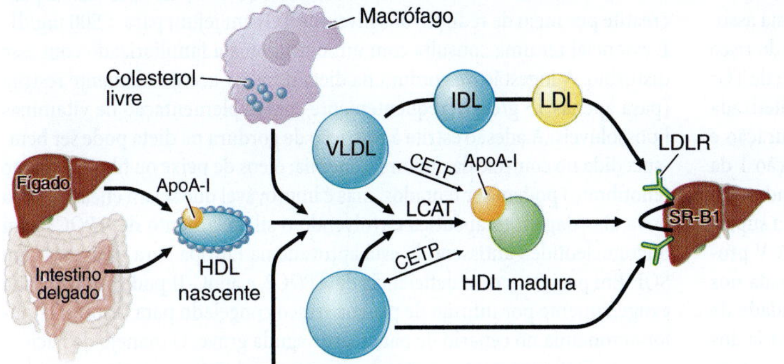

FIGURA 407-3   Metabolismo das lipoproteínas de alta densidade (HDLs) e transporte reverso do colesterol. A via da HDL transporta o excesso de colesterol da periferia de volta ao fígado para sua excreção na bile. O fígado e o intestino produzem HDLs nascentes. O colesterol livre é adquirido dos macrófagos e de outras células periféricas e esterificado pela lectina-colesterol-aciltransferase (LCAT), formando HDLs maduras. O colesterol HDL pode ser seletivamente captado pelo fígado por meio do SR-B1 (receptor de depuração da classe B1). De modo alternativo, o éster de colesteril das HDLs pode ser transferido pela proteína de transferência de ésteres de colesteril (CETP) das HDLs para as lipoproteínas de densidade muito baixa (VLDLs) e os quilomícrons, que, em seguida, podem ser captados pelo fígado. IDL, lipoproteína de densidade intermediária; LDL, lipoproteína de baixa densidade; LDLR, receptor de lipoproteína de baixa densidade.

madura de HDL. À medida que a HDL adquire maiores quantidades de EC, a partícula torna-se esférica, e as apolipoproteínas e os lipídeos adicionais são transferidos para as partículas a partir das superfícies dos quilomícrons e das VLDLs durante o processo de lipólise.

O colesterol HDL sanguíneo é transportado até os hepatócitos por duas vias principais. O EC das HDLs pode ser "seletivamente" captado pelos hepatócitos por meio do receptor de depuração da classe B1 (SR-B1), um receptor de HDL de superfície celular que medeia a transferência seletiva do EC das HDLs, com dissociação subsequente e "reciclagem" da partícula de HDL. Além disso, o EC das HDLs pode ser transferido para lipoproteínas contendo ApoB em troca de TG pela proteína de transferência de EC (CETP). A seguir, os EC são removidos da circulação por endocitose mediada pelo receptor de LDL. O EC derivado das HDLs captado pelo hepatócito por meio dessas vias é hidrolisado, e grande parte do colesterol é, por fim, excretada diretamente na bile ou convertida em ácidos biliares com excreção na bile, fornecendo uma via biliar no lúmen intestinal. Há também evidências de que, em determinadas condições, o colesterol HDL possa ser transportado diretamente no lúmen intestinal, sem a necessidade de uma via transepatobiliar, um processo conhecido como *excreção transintestinal do colesterol*.

As partículas de HDL sofrem extensa remodelagem dentro do compartimento plasmático por uma variedade de proteínas de transferência de lipídeos e lipases. A proteína de transferência de fosfolipídeos (PLTP) transfere fosfolipídeos de outras lipoproteínas para as HDLs ou entre diferentes classes de partículas de HDL e constitui um regulador do metabolismo das HDLs. Após a troca de lipídeos mediada pela CETP e pela PLTP, a HDL enriquecida com TGs passa a constituir um substrato mais adequado para a LH, que hidrolisa os TGs e os fosfolipídeos, gerando partículas menores de HDL. Uma enzima relacionada, denominada lipase endotelial, hidrolisa os fosfolipídeos das HDLs, produzindo partículas menores de HDL, que são catabolizadas mais rapidamente. A remodelagem das HDLs influencia o metabolismo, a função e as concentrações plasmáticas das HDLs.

RASTREAMENTO

A dislipidemia é um importante fator causal na DCVAS, e o tratamento provou reduzir substancialmente o risco cardiovascular. Portanto, todos os adultos (e muitas crianças) devem ser ativamente rastreados quanto aos lipídeos plasmáticos. Um painel lipídico deve ser dosado, de preferência após um jejum noturno. Na maioria dos laboratórios clínicos, o colesterol total e os TGs no plasma são medidos enzimaticamente, e, após a precipitação das lipoproteínas contendo apoB, o colesterol no sobrenadante é quantificado para determinar o colesterol HDL (HDL-C). O colesterol LDL (LDL-C) é então estimado usando a seguinte equação (a fórmula de Friedewald):

$$LDL\text{-}C = \text{colesterol total} - (TG/5) - HDL\text{-}C$$

(O conteúdo de colesterol VLDL é calculado pela divisão dos TGs do plasma por 5, refletindo a razão entre TG e colesterol nas partículas de VLDL.) Essa fórmula é razoavelmente acurada se os resultados do teste forem obtidos a partir de uma amostra de plasma em jejum e se os níveis de TGs não ultrapassarem cerca de 200 mg/dL; por convenção, não pode ser utilizada se o nível de TGs for > 400 mg/dL. O LDL-C pode ser dosado diretamente por vários métodos. O não HDL-C pode ser facilmente calculado subtraindo o HDL-C do colesterol total. Tem a vantagem de incorporar o colesterol contido no VLDL e IDL, que na maioria dos casos também é aterogênico e associado ao aumento do risco de DCVAS. Há evidências crescentes de que a dosagem dos níveis plasmáticos de apoB pode fornecer uma melhor avaliação do risco cardiovascular do que o nível de LDL-C e até mesmo o nível de colesterol não HDL, sendo recomendada por alguns especialistas. Embora isso ainda não tenha se tornado prática clínica padrão, os dados que apoiam o uso de apoB como marcador de risco e guia para intervenção terapêutica são bastante fortes. Há também um interesse crescente em Lp(a), um fator de risco independente de DCVAS que é altamente hereditário e pode ser útil na estratificação de risco. Em pacientes com evidência de dislipidemia, avaliação e tratamento adicionais são baseados em evidências de DCVAS preexistente e avaliação clínica de risco cardiovascular usando calculadoras de risco, como a calculadora de risco da American Heart Association (AHA)/ American College of Cardiology (ACC), bem como, em alguns casos, com base em abordagens adicionais para avaliação de risco, como apoB e Lp(a) (ver "Abordagem ao paciente" para uma discussão mais detalhada).

DISTÚRBIOS ASSOCIADOS A LIPOPROTEÍNAS CONTENDO APOB ELEVADO

Os distúrbios do metabolismo das lipoproteínas que causam níveis elevados de lipoproteínas contendo apoB estão entre as dislipoproteinemias mais comuns e clinicamente importantes. Eles são geralmente caracterizados por níveis plasmáticos aumentados de colesterol total, acompanhados por aumento de TGs, LDL-C ou ambos. Muitos pacientes com hiperlipidemia têm alguma combinação de predisposição genética (geralmente poligênica) e contribuição médica ou ambiental (condição médica, dieta, estilo de vida ou medicamento). Muitos pacientes com hiperlipidemia, porém nem todos, correm risco aumentado de DCVAS, o principal motivo do estabelecimento do diagnóstico, visto que a intervenção pode reduzir substancialmente esse risco. Além disso, pacientes com hipertrigliceridemia grave podem correr risco de pancreatite aguda e exigem intervenção para diminuir esse risco.

Embora centenas de proteínas influenciem o metabolismo das lipoproteínas e variantes genéticas da maioria dos genes que as codificam interajam entre si e com o ambiente para produzir dislipidemia, há um número limitado de "nós" ou vias discretas que regulam o metabolismo das lipoproteínas e são disfuncionais em dislipidemias específicas. Dentre eles, estão (1) lipólise de lipoproteínas ricas em TG por LPL; (2) captação mediada por receptor de lipoproteínas contendo apoB pelo fígado; (3) metabolismo celular do colesterol no hepatócito e no enterócito; (4) montagem e secreção de VLDLs pelo fígado; e (5) transferência de lipídeos neutros e hidrólise de fosfolipídeos no plasma. Distúrbios genéticos primários do metabolismo de lipoproteínas causados por mutações de um único gene (Tab. 407-2) nos ensinaram muito sobre os papéis fisiológicos de proteínas específicas nessas vias em humanos e são clinicamente importantes para diagnosticar e tratar.

HIPERTRIGLICERIDEMIA GRAVE

A hipertrigliceridemia (HTG) grave é definida por níveis de TG em jejum > 500 mg/dL e geralmente é acompanhada por níveis de colesterol total moderadamente elevados e níveis reduzidos de HDL-C, geralmente sem elevação importante de LDL-C ou apoB. É clinicamente importante porque está associada ao risco de pancreatite aguda e, em alguns casos, ao aumento do risco de DCVAS. HTG grave é geralmente causada por lipólise prejudicada de TGs em lipoproteínas ricas em TG (LRTs) pela enzima LPL. A LPL é sintetizada por adipócitos, miócitos esqueléticos e cardiomiócitos, e sua maturação e dobramento pós-traducional requerem a ação do fator de maturação 1 da lipase (LMF1). Após a secreção, é transportada da superfície subendotelial para a superfície endotelial vascular pela GPIHPB1, que o ancora na superfície endotelial. ApoC-II é um cofator necessário para a LPL, e apoA-V promove a atividade da LPL; ambos são transportados para a LPL ligada nos LRTs. Distúrbios mendelianos de gene único que reduzem a atividade de LPL foram descritos (Tab. 407-3) conforme revisado abaixo; a maioria dos pacientes com HTG grave tem uma predisposição poligênica a fatores secundários como obesidade ou resistência à insulina.

Causas primárias (genéticas) de hipertrigliceridemia grave • SÍNDROME DE QUILOMICRONEMIA FAMILIAR (SQF)
A LPL é necessária para a hidrólise dos TGs em quilomícrons e VLDLs. A deficiência genética ou a inatividade da LPL resulta em comprometimento da lipólise e elevação pronunciada nos TGs plasmáticos, principalmente nos quilomícrons. Apesar do predomínio da quilomicronemia, esses pacientes, na verdade, também apresentam com frequência níveis plasmáticos elevados de VLDL. O plasma em jejum é turvo, e, quando permanecem em repouso por várias horas, os quilomícrons flutuam na superfície e formam um sobrenadante cremoso. Os níveis de TG em jejum são > 500 mg/dL e geralmente > 1.000 mg/dL. Como os quilomícrons contêm colesterol, os níveis de colesterol total em jejum também são elevados. Existem cinco genes nos quais as mutações podem resultar em síndrome de quilomicronemia familiar (SQF) (Tab. 407-2). A SQF tem uma frequência estimada de cerca de 1 em 200.000-300.000, embora sua verdadeira prevalência seja desconhecida. A causa molecular mais comum de SQF envolve mutações no gene *LPL*. A *deficiência de LPL* tem herança autossômica recessiva (mutações de perda de função em ambos os alelos). Os heterozigotos com *mutações em LPL* frequentemente apresentam elevações moderadas dos níveis plasmáticos de TGs e risco aumentado de doença cardíaca coronariana (DCC). A SQF também pode ser causada por mutações em genes que afetam o processamento ou a atividade da LPL. Por exemplo, a ApoC-II é um cofator necessário para a LPL. A *deficiência de APOC2* devido a mutações de perda de função em ambos os alelos *APOC2* resulta em falta funcional de atividade da LPL e hiperquilomicronemia grave, que é indistinguível da deficiência de LPL. Segue também um padrão de herança recessiva e é muito mais rara do que a deficiência de LPL. Outra apolipoproteína, apoA-V, facilita a associação das LRTs com a LPL e promove a hidrólise dos TGs. Os indivíduos que possuem mutações de perda de função em ambos os alelos do gene *APOA5*, causando *deficiência de APOA5*, desenvolvem uma forma de SQF. A GPIHBP1 é necessária para o transporte e a fixação da LPL à superfície luminal endotelial. A homozigose para mutações em *GPIHBP1* que interferem na sua síntese ou no seu envelamento provoca SQF. Foi também relatada a produção de autoanticorpos anti-GPIHBP1 que causam hiperquilomicronemia grave. Finalmente, *LMF1* é necessário para o processamento e dobramento apropriados da LPL, e mutações bialélicas de perda de função podem causar SQF.

A SQF pode se manifestar na infância ou na vida adulta com dor abdominal intensa causada por pancreatite aguda. Nesse contexto, deve-se suspeitar do diagnóstico se o nível de TGs em jejum for > 500 mg/dL. Os xantomas eruptivos, que consistem em pequenas pápulas brancas e amareladas, com frequência aparecem em grupos nas costas, nas nádegas e nas faces extensoras dos braços e das pernas. Na fundoscopia, os vasos sanguíneos da retina podem ser opalescentes (lipemia retinalis). A hepatoesplenomegalia é algumas vezes observada em consequência da captação de quilomícrons circulantes pelas células reticuloendoteliais no fígado e no baço. Geralmente, a DCVAS prematura não é uma característica da SQF.

O diagnóstico de SQF é um diagnóstico clínico baseado na persistência e gravidade da HTG, com histórico de pancreatite aguda ou xantomas eruptivos aumentando a suspeita. Embora a atividade da LPL possa ser dosada no "plasma pós-heparina" obtido após injeção intravenosa (IV) de heparina para liberar a LPL fixada ao endotélio, esse ensaio não está amplamente disponível. Testes genéticos de um painel de genes candidatos da SQF podem ser usados para confirmar o diagnóstico, porém não são necessários para o estabelecimento do diagnóstico clínico.

Devido ao risco de pancreatite, é importante considerar esse diagnóstico e instituir intervenções terapêuticas na SQF. A meta é prevenir a pancreatite por meio de redução dos níveis de TGs em jejum para < 500 mg/dL. É essencial ter uma consulta com um nutricionista familiarizado com esse distúrbio. A ingestão de gordura na dieta deve ser acentuadamente restrita (para apenas 15 g/dia), frequentemente com suplementação de vitaminas lipossolúveis. A adesão estrita à restrição de gordura na dieta pode ser bem-sucedida no controle da quilomicronemia; óleos de peixe ou fibratos (como fenofibrato) podem ser tentados, mas é improvável que sejam eficazes. Uma nova abordagem terapêutica envolvendo o silenciamento de *APOC3* com oligonucleotídeo antissentido está aprovada na Europa para pacientes com SQF. Em pacientes com deficiência de *APOC2*, a apoC-II pode ser fornecida exogenamente por infusão de plasma fresco congelado para resolver a quilomicronemia no cenário de pancreatite aguda grave. O manejo de pacientes com SQF representa, particularmente, um desafio durante a gravidez, quando a produção de VLDL está aumentada.

LIPODISTROFIA PARCIAL FAMILIAR (LPF) A lipodistrofia parcial familiar (LPF) é uma condição genética na qual a geração de tecido adiposo em determinados depósitos de gordura é prejudicada e em outros é excessiva. A LPF é uma causa monogênica não reconhecida de HTG grave, provavelmente devido ao aumento da síntese de lipídeos e à produção de VLDL, bem como à redução da depuração de LRTs mediada por LPL. A LPF é tipicamente um distúrbio hereditário dominante causado por mutações em vários genes diferentes, incluindo lamina A/C (*LMNA*), PPARγ (*PPARG*), perilipina (*PLIN1*), AKT2 e ADRA2A (Tab. 407-2). A LPF é caracterizada pela perda de gordura subcutânea nas extremidades e nádegas, muitas vezes acompanhada de aumento da gordura visceral. Devido à redução ou ausência de gordura subcutânea nos braços e pernas, os pacientes são frequentemente

TABELA 407-2 ■ Dislipoproteinemias primárias causadas por mutações conhecidas de um único gene

Distúrbio genético	Genes mutados	Lipoproteínas afetadas	Achados clínicos	Transmissão genética	Prevalência estimada
Hipertrigliceridemia grave					
Síndrome de quilomicronemia familiar (SQF)	Mutações bialélicas de perda de função em *LPL, APOC2, APOA5, GPIHBP1, LMF1*	Elevada: Quilomícrons, VLDL Reduzida: HDL	Pancreatite, xantomas eruptivos, hepatoesplenomegalia	AR	~1/200.000–300.000
Lipodistrofia parcial familiar (LPF)	Mutações heterozigóticas de perda de função em *LMNA, PPARG, PLIN1, AKT2, ADRA2A*	Elevada: Quilomícrons, VLDL, LDL Reduzida: HDL	Resistência à insulina, doença hepática gordurosa, pancreatite, obesidade central, falta de tecido adiposo subcutâneo nas extremidades	AD	< 1/1.000.000
Hipercolesterolemia					
Hipercolesterolemia familiar (HF)	Mutações heterozigóticas de perda de função em *LDLR*	Elevada: LDL	Xantomas tendinosos, doença cardiovascular aterosclerótica prematura (DCVAS)	AD	Cerca de 1/250
Deficiência familiar de ApoB-100 (DFB)	Mutações heterozigóticas de perda de função de *APOB*, na região de ligação ao receptor	Elevada: LDL	Xantomas tendinosos, DCVAS	AD	Cerca de 1/1.500
Hipercolesterolemia autossômica dominante (HAD), tipo 3	Mutações heterozigóticas de ganho de função em *PCSK9*	Elevada: LDL	Xantomas tendinosos, DCVAS	AD	< 1/1.000.000
Hipercolesterolemia autossômica recessiva (HAR)	Mutações bialélicas de perda de função em *LDLRAP1*	Elevada: LDL	Xantomas tendinosos, DCVAS	AR	< 1/1.000.000
Sitosterolemia	Mutações bialélicas de perda de função em *ABCG5, ABCG8*	Elevada: LDL	Xantomas tendinosos, DCVAS	AR	< 1/1.000.000
Deficiência de lipase ácida lisossômica	Mutações bialélicas de perda de função em *LIPA*	Elevada: LDL Reduzida: HDL	Esteatose hepática, cirrose micronodular	AR	< 1/1.000.000
Dislipidemia mista					
Disbetalipoproteinemia familiar (DBLF)	Carreadores bialélicos da variante *APOE2*	Elevada: Remanescentes de quilomícrons, IDL	Xantomas palmares e tubero-eruptivos, DCVAS prematura	AR	Cerca de 1/10.000
Deficiência de lipase hepática	Mutações bialélicas de perda de função em *LIPC*	Elevada: Remanescentes de quilomícrons, IDL, HDL	DCVAS prematura	AR	< 1/1.000.000
Síndromes hipolipemiantes					
Abetalipoproteinemia	Mutações bialélicas de perda de função em *MTTP*	Ausente: LDL Reduzida: TG, HDL	Degeneração espinocerebelar, degeneração da retina	AR	< 1/1.000.000
Hipobetalipoproteinemia familiar	Mutações heterozigóticas truncadas em *APOB*	Reduzida: LDL	Fígado gorduroso, risco reduzido de DCVAS	AD	< 1/1.000.000
Deficiência familiar de PCSK9	Mutações heterozigóticas de perda de função em *PCSK9*	Reduzida: LDL	Risco reduzido de DCVAS	AD	Cerca de 1/1.000
Hipolipidemia combinada familiar	Mutações heterozigóticas de perda de função em *ANGPTL3*	Reduzida: TG, LDL, HDL	Risco reduzido de DCVAS	AD	< 1/1.000.000
Síndromes primárias de colesterol HDL baixo					
Deleções/mutações de ApoA-I	Mutações heterozigóticas estruturais em *APOA1*	Reduzida: HDL	Variável dependendo da mutação: DCVAS prematura, amiloidose sistêmica	AD	< 1/1.000.000
Doença de Tangier	Mutações bialélicas de perda de função em *ABCA1*	Praticamente ausente: HDL Reduzida: LDL Elevada: TG	Neuropatia periférica, hepatoesplenomegalia	AR	< 1/1.000.000
Deficiência familiar de LCAT (FLD); doença do olho de peixe (DOP)	Mutações bialélicas de perda de função em *LCAT*	Significativamente reduzida: HDL	Opacidades da córnea (tanto FLD quanto DOP), doença renal crônica progressiva (somente FLD)	AR	< 1/1.000.000

Siglas: AD, autossômica dominante; apo, apolipoproteína; AR, autossômico recessivo; HDL, lipoproteína de alta densidade; IDL, lipoproteína de densidade intermediária; LCAT, lectina-colesterol-aciltransferase; LDL, lipoproteína de baixa densidade; LPL, lipoproteína-lipase; TG, triglicerídeo; VLDL, lipoproteína de muito baixa densidade.

descritos como tendo uma aparência "muscular". Além da HTG grave, os pacientes com LPF geralmente apresentam resistência à insulina, muitas vezes bastante grave, acompanhada de diabetes tipo 2 e hepatoesteatose. A pancreatite secundária à HTG pode ser uma complicação; além disso, o risco de DCVAS é aumentado em pacientes com LPF. O diagnóstico de LPF é um diagnóstico clínico baseado no conjunto de achados metabólicos, acompanhados pela distribuição distinta do tecido adiposo. Testes genéticos de um painel de genes candidatos da SQF podem ser usados para confirmar o diagnóstico, porém não são necessários para o estabelecimento do diagnóstico clínico. Como a LPF é um distúrbio dominante, a descoberta de uma mutação causal deve levar a uma triagem familiar.

A dislipidemia na LPF pode ser difícil de gerenciar clinicamente. Os pacientes devem ser tratados agressivamente não apenas para reduzir os níveis de TG, mas também com estatinas e, se necessário, terapias adicionais de redução de LDL para reduzir as lipoproteínas aterogênicas. O diabetes resistente à insulina muitas vezes também requer tratamento agressivo. Alguns pacientes têm progressão da doença hepática gordurosa para esteato-hepatite não alcoólica e fibrose. Um grupo diferente de pacientes, muito raros, tem lipodistrofia generalizada congênita, uma doença recessiva causada por mutações nos genes *AGPAT2* e *BSCL2*. Esses pacientes apresentam ausência quase completa de gordura subcutânea, acompanhada de acentuada deficiência de leptina, resistência à insulina, HTG grave e

TABELA 407-3 Causas secundárias de níveis alterados de lipídeos e lipoproteínas

TG elevado	LDL-C		HDL-C		LP(a) elevada
	Elevado	Reduzido	Elevado	Reduzido	
Dieta rica em carboidratos	Hipotireoidismo	Dieta vegana	Dieta rica em gordura	Hipertrigliceridemia	Doença renal crônica
Álcool	Colestase	Má-absorção	Álcool	Dieta vegana	Síndrome nefrótica
Obesidade	Síndrome nefrótica	Desnutrição	Exercício físico	Má-absorção	Inflamação
Resistência à insulina	Síndrome de Cushing	Doença hepática grave	Fármacos: estrogênio	Desnutrição	Menopausa
Diabetes tipo 2	Porfiria intermitente aguda	Doença de Gaucher		Estilo de vida sedentário	Orquidectomia
Lipodistrofia		Doença infecciosa crônica		Tabagismo	Hipotireoidismo
Doença renal crônica	Fármacos: corticosteroides, ciclosporina, sirolimus, carbamazepina	Hipertireoidismo		Obesidade	Acromegalia
Síndrome nefrótica				Doença de Gaucher	Fármacos: hormônio do crescimento, isotretinoína
Hepatite viral				Deficiência de LAL	
Sepse				Fármacos: esteroides anabolizantes, testosterona, betabloqueadores	
Síndrome de Cushing					
Acromegalia					
Doença de depósito do glicogênio					
Gestação					
Substâncias: estrogênio, glicocorticoides, isotretinoína, bexaroteno, outros retinoides, betabloqueadores, resinas de ligação de ácidos biliares					

Siglas: HDL-C, colesterol de lipoproteína de alta densidade; LAL, lipase ácida lisossomal; LDL-C, colesterol de lipoproteína de baixa densidade; Lp(a), lipoproteína(a); TG, triglicerídeo.

acúmulo de TG em vários tecidos, incluindo o fígado. Pacientes com lipodistrofia generalizada podem ser efetivamente tratados com administração de leptina recombinante, que muitas vezes gerencia os múltiplos problemas metabólicos nesses pacientes.

Hipertrigliceridemia multifatorial grave A maioria dos pacientes com HTG grave não tem uma mutação de um único gene, mas tem uma etiologia multifatorial que inclui genética e ambiente. A prevalência deste fenótipo é aproximadamente 1 em 1.000. A HTG geralmente ocorre em famílias, e o termo *HTG familiar* tem sido empregado; no entanto, exceto para os genes em que as mutações causam SQF ou LPF, revisados acima, nenhuma outra causa mendeliana clássica de HTG foi identificada até o momento. Em vez disso, extensos estudos genéticos humanos estabeleceram claramente uma base poligênica para esse fenótipo que consiste em duas categorias: (1) variantes heterozigóticas raras nos cinco genes discutidos anteriormente que causam SQF no estado homozigoto e (2) uma alta carga de variantes comuns que têm pequenos efeitos individuais no aumento de TGs. Os pacientes que herdam alguma combinação de alelos raros e comuns de aumento de TG, geralmente, têm fatores ambientais que exacerbam sua HTG. Esses fatores "secundários" são revisados em detalhes a seguir, mas os fatores quantitativamente mais importantes que promovem a HTG incluem obesidade, diabetes tipo 2, resistência à insulina e uso de álcool. A HTG multifatorial é caracterizada por elevados níveis de TGs em jejum, níveis médios a abaixo da média de LDL-C e baixos níveis de HDL-C; os níveis de apoB geralmente não são elevados. Essa condição, em geral, não está associada a um risco significativamente aumentado de DCVAS. Entretanto, se a HTG for exacerbada por fatores ambientais, condições clínicas ou fármacos, os TGs podem aumentar e alcançar um nível em que surge o risco de pancreatite aguda. De fato, o tratamento de pacientes com essa condição é, em sua maior parte, direcionado para a redução dos TGs, de modo a prevenir a pancreatite. É importante considerar e descartar a possibilidade de causas secundárias de HTG. Os pacientes que correm alto risco de DCVAS devido a outros fatores de risco devem ser tratados com estatinas. Em pacientes que nos demais aspectos não correm alto risco de DCVAS, o tratamento com agentes hipolipêmicos com frequência pode ser evitado com mudanças apropriadas na dieta e no estilo de vida. Pacientes com níveis plasmáticos de TG de > 500 mg/dL após uma prova terapêutica com dieta e exercício devem ser considerados para tratamento farmacológico com fibrato ou óleo de peixe, a fim de reduzir os TGs para a prevenção de pancreatite. Esses pacientes também devem ser cuidadosamente avaliados quanto ao risco de DCVAS e podem ser candidatos à terapia com estatinas para reduzir ainda mais o colesterol e o risco cardiovascular.

HIPERCOLESTEROLEMIA (LDL-C ELEVADO)

O LDL-C elevado é comum e é clinicamente importante porque está associado ao risco de DCVAS prematura. O LDL-C elevado é frequentemente causado pela absorção prejudicada de LDL pelo fígado. Conforme discutido anteriormente, o receptor de LDL é o principal receptor responsável pela captação de LDL, e a maioria das causas de níveis elevados de LDL-C converge para a redução da expressão ou da atividade do receptor de LDL no fígado. Um fator ambiental importante que reduz a atividade do receptor de LDL é uma dieta rica em gorduras saturadas e trans. Outras condições clínicas que reduzem a atividade dos receptores de LDL incluem hipotireoidismo e deficiência de estrogênio. Distúrbios mendelianos de gene único envolvendo diversos genes que influenciam a depuração de LDL devem ser considerados em pacientes com níveis de LDL-C > 190 mg/dL **(Tab. 407-2)**. No entanto, a maioria dos pacientes com LDL-C elevado tem uma predisposição poligênica exacerbada por fatores secundários, como uma dieta rica em gorduras saturadas e trans.

Causas primárias (genéticas) de LDL-C elevado • HIPERCOLESTEROLEMIA FAMILIAR (HF) A hipercolesterolemia familiar (HF) é uma doença autossômica dominante caracterizada por níveis plasmáticos elevados de LDL-C geralmente com níveis de TG relativamente normais. A HF é causada por mutações que levam a uma redução da função do receptor de LDL, sendo as mutações mais comuns no próprio gene *LDLR*. A redução na atividade do receptor de LDL no fígado resulta em taxa reduzida de depuração das LDLs na circulação. O nível plasmático de LDL aumenta e alcança um nível a ponto de a taxa de produção de LDL ser igual à taxa de depuração das LDLs pelo receptor de LDL residual, bem como por mecanismos que não utilizam o receptor de LDL. Os indivíduos com mutação em dois alelos do gene *LDLR* (homozigotos ou heterozigotos compostos) apresentam níveis de LDL-C muito mais altos do que os indivíduos com um alelo mutante, causando uma condição conhecida como *HF homozigótica*.

Embora as mutações no *LDLR* sejam a causa mais comum de HF (e originalmente o termo *HF* foi usado especificamente para pacientes com mutações no *LDLR*), mutações em pelo menos dois outros genes, *APOB* e *PCSK9*, também podem causar HF. A ApoB-100 é a proteína estrutural fundamental na LDL e contém um domínio que serve de ligante para a sua ligação ao receptor de LDL. Mutações no domínio de ligação ao receptor de LDL de apoB-100 reduzem a afinidade de ligação de apoB/LDL ao receptor de LDL, de modo que o LDL é removido da circulação a uma taxa reduzida. Esta condição também foi denominada *defeito familiar da apoB* (DFB). É importante notar que mutações truncadas em *APOB* causam *baixos* níveis de LDL-C (ver adiante). A pró-proteína convertase subtilisina quexina tipo 9 (PCSK9) é uma proteína secretada, que se liga ao receptor de LDL e o direciona para degradação lisossômica. Normalmente, após a ligação da LDL ao receptor de LDL, é internalizada em conjunto com o receptor, e, no pH baixo do endossomo, o receptor de LDL dissocia-se da LDL e é reciclado para a superfície celular. Quando a PCSK9 circulante liga-se ao receptor, o complexo é internalizado, e o receptor é direcionado para o lisossomo, e não para a superfície celular, reduzindo o número de receptores de LDL ativos. Mutações de *ganho de função* em *PCSK9*, que aumentam a atividade da PCSK9, causam uma forma de HF também conhecida como HAD tipo 3. Convém assinalar que as mutações de perda de função do gene *PCSK9* *reduzem* os níveis de LDL-C (ver adiante).

A frequência da HF heterozigota na população foi originalmente estimada em 1 em 500 indivíduos; todavia, dados recentes sugerem que pode chegar a 1 em 250 indivíduos, tornando-a o distúrbio monogênico mais comum nos seres humanos. A HF apresenta uma prevalência muito mais alta em determinadas populações fundadoras, como africâneres da África do Sul, libaneses cristãos, franco-canadenses e *amish* de Lancaster. A HF heterozigota caracteriza-se por níveis plasmáticos elevados de LDL-C (geralmente 190 a 400 mg/dL) e por níveis de TGs relativamente normais. Pacientes com HF têm hipercolesterolemia desde o nascimento, e o diagnóstico de HF geralmente é baseado na detecção de hipercolesterolemia na triagem lipídica de rotina; isso serve de base para a recomendação de triagem de crianças entre 9 e 11 anos. Um histórico familiar de hipercolesterolemia ou DCVAS prematura deve levar à triagem direcionada. A herança da HF é dominante, o que significa que a condição é herdada de um dos pais, e pode-se esperar que cerca de 50% dos irmãos e filhos do paciente tenham HF. Por esse motivo, o "rastreamento em cascata" familiar pode ser muito efetivo na identificação de outros indivíduos com HF. Em muitos pacientes com HF, mas não em todos eles, os achados físicos podem incluem arco corneano e xantomas tendíneos, os quais acometem particularmente o dorso das mãos e o tendão do calcâneo. A HF heterozigota sem tratamento está associada a um risco acentuadamente aumentado de doença cardiovascular; os homens não tratados com HF heterozigota apresentam uma probabilidade de cerca de 50% de sofrer infarto agudo do miocárdio antes dos 60 anos, enquanto as mulheres com HF heterozigota também correm risco substancialmente aumentado. A idade de início da doença cardiovascular é altamente variável e depende do defeito molecular específico, do nível de LDL-C e dos fatores de risco cardiovasculares coexistentes.

O diagnóstico de HF é, em geral, um diagnóstico clínico baseado na presença de hipercolesterolemia com LDL-C >190 mg/dL, na ausência de etiologia secundária e idealmente com histórico familiar de hipercolesterolemia e/ou DCVAS prematura. É necessário descartar a possibilidade de causas secundárias de hipercolesterolemia significativa, como hipotireoidismo, síndrome nefrótica e doença hepática obstrutiva. O sequenciamento de um painel de genes relacionados à HF (*LDLR*, *APOB*, *PCSK9*) para confirmar o diagnóstico está amplamente disponível e merece consideração; indivíduos com HF molecularmente confirmada estão em maior risco de DCVAS e, portanto, podem se beneficiar de um tratamento mais agressivo, e a descoberta de uma variante causal específica tem implicações para a triagem em cascata familiar.

Os pacientes com HF devem ser tratados ativamente para reduzir os níveis plasmáticos de LDL-C, começando, de preferência, na infância. Recomenda-se iniciar uma dieta com baixo teor de gorduras saturadas e trans, porém os pacientes com HF heterozigota quase sempre necessitam de terapia farmacológica para o controle efetivo dos níveis de LDL-C. As estatinas são a classe inicial de medicamento de escolha, e geralmente é necessária uma terapia com estatinas de "alta intensidade". Muitos pacientes com HF não conseguem obter um controle adequado dos níveis de LDL-C, mesmo com terapia com estatinas de alta intensidade, e um inibidor da absorção de colesterol (ezetimiba), um inibidor de PCSK9, um inibidor da adenosina trifosfato-citrato liase (ACL) (ácido bempedoico) e um quelante de ácido biliar são outras classes de drogas que podem ser adicionadas às estatinas **(Tab. 407-4)**. Alguns pacientes com HF heterozigótica grave não podem ser tratados adequadamente com as terapias existentes e são candidatos à aférese de LDL, um método físico de depurar o LDL do sangue, no qual as partículas de LDL são removidas seletivamente da circulação. Outras novas abordagens para esses pacientes estão em desenvolvimento.

A HF homozigótica (HFho) é causada por mutações de perda de função em ambos os alelos do receptor de LDL ou dupla heterozigose para mutações em dois genes da HF. Os pacientes com HFho têm sido classificados em pacientes com praticamente nenhuma atividade detectável do receptor de LDL (*receptor negativo*) e em pacientes com atividade do receptor de LDL acentuadamente reduzida, porém detectável (*receptor anômalo*). Os níveis de LDL-C nos pacientes com HFho variam de cerca de 400 a > 1.000 mg/dL; os pacientes com receptores anômalos encontram-se na extremidade inferior da faixa, enquanto aqueles com receptores negativos estão na extremidade superior. Os TGs, em geral, estão relativamente normais. Alguns pacientes com HFho, em particular aqueles com receptores negativos, apresentam, na infância, xantoma plano cutâneo nas mãos, nos punhos, nos cotovelos, nos joelhos, nos calcanhares ou nas nádegas. A consequência devastadora da HFho consiste em DCVAS, que costuma se manifestar na infância ou no início da vida adulta. Com frequência, a aterosclerose surge inicialmente na raiz da aorta, onde pode causar estenose da valva aórtica ou supravalvar, estendendo-se aos óstios das artérias coronárias, que sofrem estenose. Os sintomas podem ser atípicos, e não é rara a ocorrência de morte súbita. Os pacientes não tratados com HFho com receptores negativos raramente sobrevivem além da segunda década; os pacientes com receptores de LDL anômalos apresentam um melhor prognóstico, mas quase sempre desenvolvem doença vascular aterosclerótica clinicamente aparente em torno dos 30 anos e, com frequência, muito mais cedo.

Deve-se suspeitar de HFho em uma criança ou adulto jovem com LDL > 400 mg/dL, sem qualquer causa secundária. O diagnóstico é confirmado pela presença de xantomas cutâneos, evidências de DCVAS e/ou hipercolesterolemia em ambos os pais. Embora o diagnóstico seja geralmente feito em bases clínicas, os testes genéticos devem ser realizados para identificar variantes causais específicas. Os pacientes com HFho precisam ser tratados de modo intensivo para adiar o início e a progressão da doença cardiovascular (DCV). Embora os pacientes com receptores negativos não respondam às estatinas e aos inibidores da PCSK9, os pacientes com receptores anômalos podem ter uma resposta modesta a esses medicamentos, e deve-se tentar a sua administração a pacientes com HFho. Dois fármacos que reduzem a produção hepática de VLDL e, portanto, de LDL, uma pequena molécula inibidora da MTP de TGs e um oligonucleotídeo antissenso de ApoB, além de um anticorpo que inibe ANGPLT3, estão aprovados para o tratamento de pacientes com HFHo e devem ser considerados em pacientes que apresentam resposta insuficiente às estatinas e aos inibidores de PCSK9. A aférese de LDL deve ser considerada em pacientes com HFHo que apresentam níveis persistentemente elevados de LDL-C apesar da terapia medicamentosa. O transplante de fígado mostra-se efetivo para diminuir os níveis plasmáticos de LDL-C nesse distúrbio e, algumas vezes, é utilizado como último recurso. A terapia gênica dirigida ao fígado está em desenvolvimento para HFho, assim como outras novas abordagens terapêuticas destinadas a atender às necessidades médicas ainda não atendidas.

A HF é um distúrbio autossômico dominante. Existem algumas condições raras que produzem um fenótipo semelhante ao da HF de modo autossômico recessivo, e a sua possível presença deve ser considerada em pacientes com hipercolesterolemia grave que não relatam uma história familiar de hipercolesterolemia ou DCC prematura.

HIPERCOLESTEROLEMIA AUTOSSÔMICA RECESSIVA (HAR) A hipercolesterolemia autossômica recessiva (HAR) é um distúrbio autossômico recessivo muito raro, que foi originalmente relatado em indivíduos de ascendência da Sardenha. A doença é causada por mutações no gene *LDLRAP1* que codifica a proteína adaptadora LDLR (também denominada proteína da HAR), necessária para a endocitose mediada pelos receptores de LDL no fígado. A HAR liga-se ao domínio citoplasmático do receptor de LDL e liga o receptor ao mecanismo de endocitose. Na ausência de LDLRAP1, a LDL liga-se ao domínio extracelular do receptor de LDL, porém o complexo lipoproteína-receptor não é internalizado. À semelhança da HFho, a HAR caracteriza-se por hipercolesterolemia, xantomas tendíneos e doença arterial coronariana (DAC) prematura. Os níveis de LDL-C tendem a ser intermediários entre os níveis observados em homozigotos e em heterozigotos para a HF, e a DAC, em geral, não é sintomática até a terceira década de vida. A função dos receptores de LDL em cultura de fibroblastos está normal ou apenas moderadamente reduzida na HAR, enquanto a função dos receptores de LDL no fígado é insignificante. Diferentemente dos homozigotos para a HF, a hiperlipidemia responde ao tratamento com estatinas, porém esses pacientes, em geral, necessitam de tratamento adicional para reduzir os níveis plasmáticos de LDL-C para valores aceitáveis.

SITOSTEROLEMIA A sitosterolemia é uma doença autossômica recessiva rara, causada por mutações bialélicas com perda de função em um de dois membros da família do transportador de ligação ao cassete de trifosfato de adenosina (ABC), *ABCG5* e *ABCG8*. Esses genes são expressos tanto nos enterócitos quanto nos hepatócitos. As proteínas sofrem heterodimerização para formar um complexo funcional, que transporta esteróis vegetais, como o sitosterol e o campesterol, bem como esteróis animais, predominantemente colesterol, através da membrana biliar apical dos hepatócitos para dentro da bile e através da membrana apical dos enterócitos no lúmen do intestino, assim, reduzindo a sua (re)absorção e promovendo a sua excreção. Nos indivíduos normais, < 5% dos esteróis vegetais da dieta são absorvidos pela parte

TABELA 407-4 ■ Medicamentos usados para tratar a dislipidemia

Fármaco	Principais indicações	Dose inicial	Dose máxima	Mecanismo	Efeitos adversos
Fármacos redutores de LDL					
Inibidores da HMG-CoA-redutase (estatinas)	Níveis elevados de LDL-C Risco CV elevado			↓ Inibição da síntese de colesterol → ↑ receptores de LDL hepáticos	Mialgias e miopatias, ↑ transaminases, ↑ risco de diabetes
Lovastatina		20-40 mg/dia	80 mg/dia		
Pravastatina		40-80 mg/dia	80 mg/dia		
Sinvastatina		20-40 mg/dia	80 mg/dia		
Fluvastatina		20-40 mg/dia	80 mg/dia		
Atorvastatina		20-40 mg/dia	80 mg/dia		
Rosuvastatina		5-20 mg/dia	40 mg/dia		
Pitavastatina		1-2 mg/dia	4 mg/dia		
Inibidores da absorção do colesterol	Níveis elevados de LDL-C			↓ Absorção do colesterol → ↑ receptores de LDL	↑ Transaminases
Ezetimiba		10 mg/dia	10 mg/dia		
Agentes sequestradores de ácidos biliares	Níveis elevados de LDL-C			↑ Excreção de ácidos biliares → ↑ receptores de LDL	Distensão, constipação, níveis elevados de TG
Colestiramina		4 g/dia	32 g/dia		
Colestipol		5 g/dia	40 g/dia		
Colesevelam		3.750 mg/dia	4.375 mg/dia		
Inibidor PCSK9 Evolocumabe (Ab) Alirocumabe (Ab)	Níveis elevados de LDL-C	140 mg SC a cada 2 semanas 75 mg SC a cada 2 semanas	420 mg SC a cada mês (HFho) 150 mg SC a cada 2 semanas	↓ Atividade de PCSK9 devido à inibição pelo Ab → ↑ receptores de LDL	Reação no local da injeção
Inclisiran (siRNA)		300 mg SC a cada 6 meses	300 mg SC a cada 6 meses	↓ Síntese de PCSK9 devido ao silenciamento por siRNA → ↑ receptores de LDL	Reação no local da injeção
Inibidor da ATP citrato liase Ácido bempedoico	Níveis elevados de LDL-C	180 mg/dia	180 mg/dia	↓ Inibição da síntese de colesterol → ↑ receptores de LDL	↑ Ácido úrico e gota Ruptura de tendão
Inibidor da MTP Lomitapida*	HFho	5 mg/dia	60 mg/dia	Inibição de MTP → ↓ montagem e secreção de VLDL	Náusea, diarreia, aumento da gordura hepática
Inibidor de ApoB (ASO) Mipomerseno*	HFho	200 mg SC semanalmente	200 mg SC semanalmente	↓ Síntese de ApoB devido ao silenciamento de ASO → ↓ secreção de ApoB/VLDL	Reações no local de injeção, sintomas gripais, aumento da gordura hepática
Inibidores da ANGPTL3 (Ab) Evinacumabe	HFho	15 mg/kg IV a cada 4 semanas	15 mg/kg IV a cada 4 semanas	↓ Atividade de ANGPTL3 devido à inibição pelo Ab → ↑ atividade de LPL, ↑ catabolismo de LDL	Níveis reduzidos de HDL-C
Fármacos redutores de TG					
Derivados do ácido fíbrico (fibratos) Genfibrozila Fenofibrato	Níveis elevados de TG	600 mg, 2 vezes/dia 40-160 mg por dia, dependendo do produto	600 mg, 2 vezes/dia 40-160 mg por dia, dependendo do produto	↑ LPL, ↓ síntese de VLDL	Dispepsia, mialgia, cálculos biliares, elevação das transaminases
Ácidos graxos ômega 3 Ésteres do ácido etílico	Níveis elevados de TG	4 g/dia	4 g/dia	↑ Catabolismo dos TG	Dispepsia, odor de peixe na respiração
Icosapente etil		4 g/dia	4 g/dia		

Siglas: Ab, anticorpo; CV, cardiovascular; HDL-C, colesterol das lipoproteínas de alta densidade; HFho, hipercolesterolemia familiar homozigótica; LDL, lipoproteína de baixa densidade; LDL-C, colesterol-LDL; LPL, lipoproteína-lipase; TG, triglicerídeo; VLDL, lipoproteína de densidade muito baixa; HMG-CoA, hidroximetilglutaril-coenzima A; ATP, trifosfato de adenosina; MTP, proteína de transferência microssômica; PCKS9, pró-proteína convertase subtilisina quexina tipo 9; siRNA, RNA pequeno de interferência; SC, subcutânea; IV, intravenosa.
*N. de R.T. Uso ainda não aprovado no Brasil.

proximal do intestino delgado. As pequenas quantidades de esteróis vegetais que entram na circulação são excretadas preferencialmente na bile, e, por conseguinte, os níveis de esteróis vegetais são mantidos muito baixos nos tecidos. Na sitosterolemia, a absorção intestinal de esteróis está aumentada, e a excreção biliar e fecal está reduzida, com consequente aumento dos níveis plasmáticos e teciduais de esteróis vegetais e colesterol. O aumento nos níveis de esteróis hepáticos resulta em supressão da transcrição da expressão de LDL, com consequente captação reduzida de LDL e aumento substancial dos níveis de LDL-C. Além do quadro clínico de hipercolesterolemia grave, frequentemente acompanhado de xantomas tendíneos e DCVAS prematura, esses pacientes também apresentam anisocitose e poiquilocitose dos eritrócitos e megatrombócitos, devido à incorporação dos esteróis vegetais nas membranas celulares. Os episódios de hemólise e de esplenomegalia constituem uma manifestação clínica distinta dessa doença, em comparação com outras formas genéticas de hipercolesterolemia, podendo constituir um indício para o diagnóstico. Deve-se suspeitar de sitosterolemia em um paciente com hipercolesterolemia grave sem história familiar ou que não responde à terapia com estatinas. A sitosterolemia pode ser diagnosticada pelo achado laboratorial de aumento substancial dos níveis plasmáticos de sitosterol e/ou outros esteróis vegetais, devendo ser confirmada por meio de sequenciamento dos genes *ABCG5* e *ABCG8*. É importante estabelecer o diagnóstico, visto que os sequestradores de ácidos biliares e os inibidores da absorção de colesterol constituem os agentes mais efetivos para reduzir os níveis de LDL-C e de esteróis vegetais plasmáticos nesses pacientes. Atualmente, foi reconhecido que a heterozigose para mutações em *ABCG5* ou *ABCG8* produz uma forma moderada de hipercolesterolemia.

DEFICIÊNCIA DE LIPASE ÁCIDA LISOSSÔMICA (DLAL) A DLAL, também conhecida como *doença de depósito de EC*, é um distúrbio autossômico recessivo causado por variantes com perda de função em ambos os alelos do gene *LIPA* que codifica a enzima lipase ácida lisossômica (LAL). A LAL é responsável pela hidrólise dos lipídeos neutros, em particular TGs e ECs, após liberação no lisossomo por receptores de superfície celular, como o receptor de LDL. É particularmente importante no fígado, que depura grandes quantidades de lipoproteínas da circulação. A DLAL caracteriza-se por níveis elevados de LDL-C, habitualmente em associação a baixos níveis de HDL-C e a elevações variáveis dos níveis de TGs, juntamente com esteatose hepática progressiva, levando finalmente à fibrose hepática. A deficiência genética de LAL resulta em acúmulo de lipídeos neutros nos hepatócitos, com consequente hepatoesplenomegalia, esteatose microvesicular e, por fim, fibrose e doença hepática terminal. A forma mais grave dessa doença, a doença de Wolman, manifesta-se na lactância e é rapidamente fatal. A etiologia dos níveis elevados de LDL-C consiste principalmente em comprometimento da depuração das LDLs mediada pelos receptores de LDL. Deve-se suspeitar de DLAL particularmente em pacientes não obesos que apresentam níveis elevados de LDL-C, HDL-C baixo e evidências de esteatose hepática na ausência de resistência à insulina franca. O diagnóstico pode ser estabelecido com ensaio da atividade da LAL em sangue seco e confirmado por genotipagem do DNA para a mutação mais comum, seguida, se necessário, de sequenciamento do gene para identificar a segunda mutação. A biópsia hepática é necessária para avaliar o grau de inflamação e de fibrose. A DLAL é subdiagnosticada; é de importância crítica suspeitá-la e estabelecer o diagnóstico, visto que, atualmente, dispõe-se de terapia de reposição enzimática com sebelipase alfa, altamente efetiva no tratamento dessa condição.

As condições citadas anteriormente provocam principalmente elevações das LDLs devido ao comprometimento do catabolismo das LDLs do sangue. Existem algumas formas de dislipidemia primária que comprometem o catabolismo de LRTs "remanescentes" (após o seu processamento pela LPL), causando, assim, elevações tanto do colesterol quanto dos TGs, devido ao acúmulo de remanescentes.

Hipercolesterolemia multifatorial
A maioria dos pacientes com LDL-C elevado não tem um distúrbio de um único gene, como descrito anteriormente, mas têm uma etiologia multifatorial que inclui genética e meio ambiente. A variação genética contribui substancialmente para os níveis elevados de LDL-C na população geral. Foi estimado que pelo menos 50% da variação no LDL-C é geneticamente determinada. Muitos pacientes com níveis elevados de LDL-C apresentam *hipercolesterolemia poligênica*, devido a múltiplas variantes genéticas comuns, exercendo efeitos modestos sobre a elevação das LDLs. Indivíduos que estão no topo do escore de risco poligênico para LDL-C geralmente apresentam níveis de LDL-C semelhantes aos da HF. Em pacientes com predisposição genética a níveis mais elevados de LDL-C, a dieta desempenha um papel agravante; com efeito, o aumento das gorduras saturadas e trans na dieta da população desloca toda a distribuição dos níveis de LDL-C para a direita. Conforme descrito com mais detalhes a seguir, os pacientes com LDL-C elevado devem ser cuidadosamente avaliados quanto ao risco de DCVAS e tratados com modificação do estilo de vida e medicamentos redutores de LDL, conforme necessário para reduzir o LDL-C e o risco de DCVAS.

HIPERLIPIDEMIA MISTA (TG E LDL-C ELEVADOS)
A hiperlipidemia mista pode ser definida como TGs em jejum > 150 mg/dL e evidência de aumento das lipoproteínas contendo colesterol (como LDL-C > 130 mg/dL ou não HDL-C > 160 mg/dL). É um dos tipos mais comuns de distúrbios lipídicos observados na prática clínica, devido tanto à predisposição genética quanto à influência de condições médicas e fatores ambientais (ver a seguir). Geralmente está associada a risco elevado de DCVAS, e, portanto, pacientes com hiperlipidemia mista devem ser cuidadosamente avaliados e gerenciados para reduzir esse risco.

Causas primárias (genéticas) de hiperlipidemia mista • DISBETALIPOPROTEINEMIA FAMILIAR (DBLF)
A disbetalipoproteinemia familiar (DBLF) (também conhecida como *hiperlipoproteinemia tipo III*) é um distúrbio recessivo caracterizado por hiperlipidemia mista devido ao acúmulo de partículas de lipoproteínas remanescentes (remanescentes de quilomícrons e de VLDL ou IDL). A ApoE, que está presente em múltiplas cópias nos remanescentes de quilomícrons e na IDL, medeia sua remoção por meio dos receptores de lipoproteínas hepáticos (Fig. 407-2). O gene *APOE* é polimórfico em sequência, resultando na expressão de três isoformas comuns: apoE3, que é o mais comum (~78% de frequência [FA] alélica global), apoE4 (~14% FA global) e apoE2 (~8% FA global). O alelo apoE4, que tem uma arginina em vez de uma cisteína na posição 112, é amplamente conhecido por ser o principal fator de risco genético para a doença de Alzheimer. Está associado a níveis discretamente mais elevados de LDL-C e risco aumentado de DCVAS, mas não está associado a DBLF. O alelo apoE2, que tem uma cisteína na posição 158 em vez de uma arginina, é a causa da DBLF quando presente em ambos os alelos. A ApoE2 possui menor afinidade pelo receptor de LDL; por conseguinte, os remanescentes de quilomícrons e as IDLs que contêm ApoE2 são removidos mais lentamente do plasma, levando ao seu acúmulo no sangue.

Cerca de 0,5% da população geral são homozigotos ApoE2/E2, mas apenas uma pequena minoria desses indivíduos desenvolve de fato hiperlipidemia característica da DBLF (que tem uma prevalência de ~1 em 10.000). Assim, um fator adicional, às vezes identificável, precipita o desenvolvimento de disbetalipoproteinemia, evidente em homozigotos apoE2/E2. Os fatores precipitantes mais comuns são dieta rica em gordura, sedentarismo, obesidade, uso de álcool, menopausa, diabetes melito, hipotireoidismo, doença renal, infecção pelo vírus da imunodeficiência humana (HIV) ou certos medicamentos. Algumas mutações dominante negativas na ApoE podem causar uma forma dominante de DBLF, em que a hiperlipidemia manifesta-se totalmente no estado heterozigoto; todavia, essas mutações são muito raras.

Os pacientes com DBLF, em geral, manifestam a doença na idade adulta com hiperlipidemia, xantomas ou doença coronariana prematura ou doença vascular periférica. Diferentemente de outros distúrbios com níveis elevados de TGs, na DBLF, os níveis plasmáticos de colesterol e TG com frequência estão elevados em grau semelhante, e o nível de HDL-C costuma estar normal. São observados dois tipos distintos de xantomas nos pacientes com DBLF, os xantomas tuberoeruptivos e os palmares. Os xantomas tuberoeruptivos surgem como grupos de pequenas pápulas nos cotovelos, nos joelhos ou nas nádegas e podem crescer até o tamanho de pequenos cachos de uvas. Os xantomas palmares (alternativamente denominados *xantomas estriados palmares*) consistem em pigmentações amarelo-alaranjadas das dobras das palmas das mãos e dos punhos. Ambos os tipos de xantomas são praticamente patognomônicos da DBLF. Os indivíduos com DBLF apresentam DCVAS prematura e tendem a apresentar mais doença vascular periférica do que costuma ser observado na HF.

O diagnóstico definitivo de DBLF pode ser estabelecido pela documentação de níveis muito altos de lipoproteínas remanescentes e pela identificação do genótipo ApoE2/E2. Utiliza-se uma variedade de métodos para identificar as lipoproteínas remanescentes no plasma, incluindo a "quantificação β" por ultracentrifugação (razão entre colesterol VLDL diretamente medido e TGs plasmáticos totais > 0,30), eletroforese das lipoproteínas (banda β larga) ou perfil de lipoproteínas na ressonância magnética nuclear. A fórmula de Friedewald para o cálculo do LDL-C não é válida na DBLF, visto que há depleção das partículas de VLDL nos TGs, enquanto estão enriquecidas no colesterol. Os níveis plasmáticos de LDL-C na verdade estão baixos nesse distúrbio, devido ao metabolismo deficiente das VLDLs em LDL. A genotipagem da apoE com base no DNA pode ser efetuada para confirmar a homozigose para apoE2, que é diagnóstico para DBLF. Entretanto, a ausência do genótipo ApoE2/E2 não exclui estritamente o diagnóstico de DBLF, visto que outras mutações da ApoE podem causar (raramente) esse distúrbio.

Em virtude de sua associação a um risco aumentado de DCVAS prematura, a DBLF deve ser tratada de modo intensivo. Outros distúrbios metabólicos passíveis de agravar a hiperlipidemia (ver anteriormente) devem ser tratados. Os pacientes com DBLF são tipicamente responsivos à dieta e podem responder favoravelmente às dietas com baixo teor de colesterol, baixo teor de gorduras e redução de peso. O consumo de álcool deve ser reduzido. Com frequência, há necessidade de terapia farmacológica, e as estatinas constituem os fármacos de primeira linha no tratamento. No caso de intolerância às estatinas ou controle insuficiente da hiperlipidemia, inibidores de absorção de colesterol, inibidores de PCSK9 e fibratos também são eficazes no tratamento de DBLF.

DEFICIÊNCIA DE LIPASE HEPÁTICA
A LH (nome do gene: *LIPC*) é um membro da mesma família gênica da LPL e hidrolisa os TGs e os fosfolipídeos em lipoproteínas remanescentes e HDL. A hidrólise dos lipídeos das partículas remanescentes pela LH contribui para sua captação hepática, por um processo mediado pela ApoE. A deficiência de LH é uma doença autossômica recessiva muito rara causada por mutações bialélicas de perda de função em *LIPC*. É caracterizada por níveis plasmáticos elevados de colesterol e TGs (hiperlipidemia mista), devido ao acúmulo de remanescentes de lipoproteínas, acompanhado de níveis plasmáticos elevados de HDL-C. O diagnóstico é confirmado pela identificação de mutações patogênicas em ambos os alelos de *LIPC*. Devido ao pequeno número de pacientes com deficiência de LH, a associação desse defeito genético com a DCVAS não está totalmente

estabelecida, embora tenham sido descritos, de modo informal, pacientes com deficiência de LH que apresentam DCV prematura. À semelhança da DBLF, recomenda-se a terapia com estatinas para diminuir as lipoproteínas remanescentes e o risco cardiovascular.

HIPERLIPIDEMIA COMBINADA FAMILIAR (HLCF) A hiperlipidemia combinada familiar (HLCF) é um dos distúrbios lipídicos familiares mais comuns; estima-se que ocorra em aproximadamente 1 em 100 a 200 indivíduos. A HLCF é caracterizada por elevações nos níveis plasmáticos de TGs (VLDL) e LDL-C (incluindo especialmente uma forma pequena e densa de LDL) e níveis plasmáticos reduzidos de HDL-C. Esse distúrbio é um importante contribuinte para a DCC prematura; aproximadamente 20% dos pacientes que desenvolvem DCC com menos de 60 anos têm HLCF. A HLCF pode manifestar-se na infância; todavia, em geral só se expressa totalmente na idade adulta. A doença ocorre em famílias, e os familiares afetados, em geral, apresentam um dos três fenótipos possíveis: (1) níveis plasmáticos elevados de LDL-C, (2) níveis plasmáticos elevados de TGs, devido a um aumento das VLDLs, ou (3) níveis plasmáticos elevados de LDL-C e TGs. O perfil das lipoproteínas pode mudar, passando por esses três fenótipos no mesmo indivíduo com o decorrer do tempo, e pode depender de diversos fatores, como dieta, exercício físico, peso e sensibilidade à insulina. Os pacientes com HLCF apresentam níveis plasmáticos de ApoB substancialmente elevados, com frequência desproporcionalmente altos em relação à concentração plasmática de LDL-C, indicando a presença de pequenas partículas densas de LDL, que são características dessa síndrome.

Em geral, os indivíduos com esse fenótipo compartilham o mesmo defeito metabólico, que consiste na produção excessiva de VLDL e apoB pelo fígado. A etiologia molecular desse distúrbio ainda não está bem elucidada, e não foi identificado nenhum gene isolado em que a ocorrência de mutações possa causar, convincentemente, esse distúrbio de modo mendeliano simples. É provável que defeitos em uma combinação de genes possam produzir o distúrbio, sugerindo que um termo mais adequado poderia ser *hiperlipidemia combinada poligênica*.

A presença de dislipidemia mista (níveis plasmáticos de TG entre 150 e 500 mg/dL e níveis de colesterol total entre 200 e 400 mg/dL, em geral com níveis de HDL-C de < 40 mg/dL nos homens e de < 50 mg/dL nas mulheres) e uma história familiar de dislipidemia mista e/ou DCC prematura sugerem fortemente o diagnóstico. A determinação dos níveis de apoB plasmática pode ajudar a confirmar o diagnóstico, se estiverem substancialmente elevados, particularmente em relação ao nível de LDL-C. Os indivíduos com esse distúrbio devem ser tratados de modo intensivo devido a um risco significativamente aumentado de DCC prematura, muitas vezes desproporcional ao nível de LDL-C. Uma diminuição no aporte dietético de carboidrato simples, a prática de exercício aeróbico e a perda de peso podem ter efeitos benéficos sobre o perfil lipídico. Os pacientes com diabetes tipo 2 devem ser tratados de modo intensivo para manter um bom controle da glicose. Praticamente todos os pacientes com DBLF necessitam de terapia medicamentosa hipolipemiante para reduzir os níveis de lipoproteínas contendo apoB e diminuir o risco de DCVAS. As estatinas de alta intensidade são de primeira linha, mas muitos pacientes com HLCF requerem terapia combinada que inclui ezetimiba, um inibidor de PCSK9 e/ou ácido bempedoico.

CONTRIBUINTES SECUNDÁRIOS PARA NÍVEIS ELEVADOS DE LIPOPROTEÍNAS CONTENDO APOB

Existem muitos fatores "secundários" que contribuem para a dislipidemia (Tab. 407-3), muitas vezes atuando em conjunto com a predisposição poligênica, conforme revisado anteriormente. Alguns afetam principalmente os TGs, alguns afetam principalmente o LDL-C e outros influenciam ambos, com grande variabilidade. A seguir, os principais fatores secundários são revisados.

Fatores secundários que elevam principalmente os níveis de TG • **DIETA RICA EM CARBOIDRATOS** Os carboidratos da dieta são utilizados como substratos para a síntese de ácidos graxos no fígado. Alguns dos ácidos graxos recém-sintetizados são esterificados, formando TGs, e secretados nas VLDLs. Por conseguinte, o aporte excessivo de calorias na forma de carboidratos, que é frequente na sociedade ocidental, leva à secreção hepática aumentada de VLDL-TG e a níveis elevados de TG. A redução no consumo de carboidratos pode ter um efeito substancial na redução dos níveis de TG, embora a substituição de carboidratos por gordura saturada possa elevar os níveis de LDL-C.

OBESIDADE, RESISTÊNCIA À INSULINA E DIABETES TIPO 2 (Ver também Caps. 401-403) Obesidade, resistência à insulina e diabetes melito tipo 2 são os fatores mais frequentes para a dislipidemia, principalmente por influenciar os TG. O aumento na massa de adipócitos e a diminuição concomitante da sensibilidade à insulina associada à obesidade têm múltiplos efeitos sobre o metabolismo dos lipídeos, dos quais um dos principais efeitos consiste na produção hepática excessiva de VLDL. Ocorre liberação de maiores quantidades de ácidos graxos livres do tecido adiposo expandido e resistente à insulina para o fígado, onde são reesterificados nos hepatócitos para formar TGs, que são acondicionados nas VLDLs para secreção na circulação. Além disso, os níveis elevados de insulina promovem a síntese aumentada de ácidos graxos no fígado. Em pacientes com resistência à insulina que progridem para o diabetes melito tipo 2, a dislipidemia é comum, mesmo quando o paciente se encontra sob controle glicêmico relativamente satisfatório. Além da produção aumentada de VLDL, a resistência à insulina também pode resultar em diminuição da atividade da LPL, com consequente redução do catabolismo dos quilomícrons e das VLDLs e HTG mais grave. Isso pode ser devido, em parte, aos efeitos da resistência dos tecidos à insulina, levando a uma transcrição diminuída da LPL no músculo esquelético e no tecido adiposo, bem como à produção aumentada do inibidor da LPL ApoC-III pelo fígado. Essa redução na atividade da LPL frequentemente exacerba os efeitos da produção aumentada de VLDL e contribui para a dislipidemia observada nesses pacientes. A dislipidemia nesse cenário é, quase invariavelmente, associada também a baixos níveis de HDL-C. Um conjunto de fatores de risco metabólico são frequentemente encontrados juntos, incluindo obesidade, resistência à insulina, hipertensão, TGs altos e HDL-C baixo (a chamada "síndrome metabólica", Cap. 408).

CONSUMO DE ÁLCOOL O consumo excessivo de álcool inibe a oxidação hepática dos ácidos graxos livres, promovendo, assim, a síntese hepática de TG e a secreção de VLDL, levando ao aumento dos níveis plasmáticos de TG. O consumo regular de álcool também eleva os níveis plasmáticos de HDL-C e deve ser considerado em pacientes com a combinação incomum de níveis elevados de TGs e HDL-C normal ou elevado. Um histórico cuidadoso do uso de álcool deve ser feito em pacientes com TGs elevados. A redução no consumo de álcool muitas vezes pode ter um efeito substancial na redução dos níveis de TG.

DOENÇA RENAL CRÔNICA (Ver também Cap. 311) A doença renal crônica (DRC) é frequentemente associada a HTG leve (150-400 mg/dL) devido ao acúmulo de VLDLs e lipoproteínas remanescentes na circulação. A lipólise dos TGs e a depuração dos remanescentes estão reduzidas em pacientes com insuficiência renal. Como o risco de DCVAS está aumentado na DRC, os pacientes devem ser habitualmente tratados com agentes hipolipêmicos, particularmente com estatinas.

ESTROGÊNIO E OUTROS FÁRMACOS Muitos fármacos possuem impacto sobre o metabolismo dos lipídeos e podem resultar em alterações significativas no perfil das lipoproteínas (Tab. 407-3). Os estrogênios geralmente elevam os níveis de TG, e os níveis de TG também podem aumentar durante a gravidez. Em mulheres com HTG, os níveis plasmáticos de TG devem ser monitorados quando pílulas anticoncepcionais ou terapia de estrogênio pós-menopausa são iniciadas e durante a gravidez. O uso de preparações de estrogênio em baixa dose ou adesivo de estrogênio pode reduzir ao máximo o efeito dos estrogênios exógenos sobre os lipídeos. A terapia com isotretinoína para acne pode causar elevações substanciais nos TGs, e os níveis de TG devem ser verificados no início e após o início da terapia. A terapia com bexaroteno para linfoma cutâneo de células T geralmente causa aumentos substanciais nos TGs, e os pacientes devem ser monitorados adequadamente.

Fatores secundários que elevam os níveis de LDL-C • **DIETA RICA EM GORDURAS SATURADAS E TRANS** As gorduras saturadas e trans da dieta atuam regulando negativamente a expressão do receptor de LDL no fígado, levando à elevação dos níveis de LDL-C e ao aumento do risco de DCVAS. Um histórico alimentar cuidadoso deve ser feito em indivíduos com LDL-C elevado, com foco em fontes de gorduras saturadas e trans. A redução no consumo de gorduras saturadas e trans pode, às vezes, ter um efeito substancial na redução dos níveis de LDL-C e é a base do manejo não farmacológico inicial da hipercolesterolemia.

HIPOTIREOIDISMO (Ver também Cap. 382) O hipotireoidismo é o fator secundário mais importante que causa níveis elevados de LDL-C. Ele causa níveis plasmáticos elevados de LDL-C devido à regulação negativa do receptor de LDL hepático, que normalmente é aumentado pela ação do hormônio tireoidiano. Como o hipotireoidismo é muitas vezes sutil e, portanto, facilmente ignorado, todos os pacientes que apresentam níveis plasmáticos elevados de LDL-C, especialmente se houver um aumento inexplicável de LDL-C, devem ser rastreados para hipotireoidismo dosando o hormônio estimulante da tireoide (TSH). A terapia de reposição com hormônio da tireoide em geral reduz os níveis de LDL-C; caso contrário, o paciente provavelmente apresenta um distúrbio primário das lipoproteínas e pode necessitar de tratamento com agentes hipolipêmicos, como uma estatina.

DOENÇAS HEPÁTICAS (Ver também Cap. 336) A colestase está quase invariavelmente associada à hipercolesterolemia devido a níveis elevados de LDL-C e, às vezes, de partículas chamadas Lp-X. Uma importante via de excreção de colesterol do corpo é sua secreção na bile, diretamente ou após conversão em ácidos biliares, e a presença de colestase bloqueia essa importante via de excreção. O aumento do colesterol hepatocelular resulta na regulação negativa do receptor de LDL, levando ao aumento dos níveis plasmáticos de LDL-C. Na colestase grave, o excesso de colesterol livre, juntamente com fosfolipídeos, é liberado no plasma como constituinte de uma partícula lamelar chamada Lp-X. Essas partículas incomuns, que não são lipoproteínas, carecem de apoB e têm um núcleo lipídico aquoso e não neutro, são ricas em colesterol livre e podem se depositar na pele, produzindo xantomas às vezes observados em pacientes com colestase. Alguns distúrbios hepáticos podem afetar os níveis de lipídeos plasmáticos de outras maneiras. Hepatite viral pode aumentar os TGs, e a insuficiência hepática pode resultar na redução do colesterol plasmático e dos TGs.

SÍNDROME NEFRÓTICA (Ver também Cap. 311) A síndrome nefrótica é uma causa clássica de produção excessiva de VLDL, levando à elevação de TGs e LDL-C. O mecanismo molecular da superprodução de VLDL permanece pouco compreendido, mas tem sido atribuído aos efeitos da hipoalbuminemia levando ao aumento da síntese de proteínas hepáticas. O tratamento efetivo da doença renal subjacente pode normalizar o perfil lipídico, porém muitos pacientes com síndrome nefrótica crônica requerem terapia medicamentosa hipolipemiante com estatinas e, às vezes, medicamentos adicionais.

SÍNDROME DE CUSHING (Ver também Cap. 386) O excesso endógeno de glicocorticoides na síndrome de Cushing está associado ao aumento da síntese e secreção de VLDL, levando à dislipidemia caracterizada por HTG e LDL-C elevado. O tratamento da causa subjacente geralmente é suficiente para controlar a dislipidemia, mas às vezes é necessária terapia medicamentosa hipolipemiante.

TERAPIA IMUNOSSUPRESSORA E CORTICOSTEROIDES Vários dos imunossupressores usados após transplante de órgãos sólidos, incluindo ciclosporina e sirolimus, podem causar elevação substancial nos níveis de LDL-C e TG. Esses pacientes podem apresentar um problema de difícil manejo clínico. O uso crônico de corticosteroides, seja após transplante ou em outras condições inflamatórias, também pode resultar em elevações nos níveis de LDL-C e TG, às vezes produzindo uma dislipidemia mista substancial. Quando o imunossupressor ou esteroide deve ser continuado, o que geralmente é o caso, a terapia medicamentosa com estatinas pode ser indicada em certos pacientes, com atenção cuidadosa ao potencial de efeitos colaterais indesejáveis relacionados aos músculos.

DISTÚRBIOS ASSOCIADOS À REDUÇÃO DE LIPOPROTEÍNAS CONTENDO APOB

As concentrações plasmáticas de LDL-C < 60 mg/dL são incomuns. Embora, em alguns casos, níveis de LDL-C nessa faixa possam refletir uma desnutrição ou doença crônica grave, a presença de LDL-C < 60 mg/dL em um indivíduo saudável nos demais aspectos sugere uma condição hereditária. As principais causas hereditárias de baixos níveis de LDL-C são consideradas aqui e listadas na Tabela 407-2.

Abetalipoproteinemia A síntese e a secreção de lipoproteínas contendo ApoB nos enterócitos da parte proximal do intestino delgado e nos hepatócitos envolvem uma complexa série de eventos que coordenam o acoplamento de vários lipídeos com a ApoB-48 e a ApoB-100, respectivamente. A abetalipoproteinemia é uma doença autossômica recessiva rara, causada por mutações com perda de função do gene que codifica a MTP (nome do gene: *MTTP*) de TG, uma proteína que transfere lipídeos para quilomícrons nascentes e VLDLs no intestino e no fígado, respectivamente. Os níveis plasmáticos de colesterol e de TG estão extremamente baixos nesse distúrbio, e os quilomícrons, as VLDLs, as LDLs e a ApoB são indetectáveis no plasma. Os pais de pacientes com abetalipoproteinemia (heterozigotos obrigatórios) apresentam níveis plasmáticos normais de lipídeos e de ApoB. Em geral, a abetalipoproteinemia manifesta-se no início da infância com diarreia e atraso do crescimento devido à má-absorção de gordura. As manifestações neurológicas iniciais consistem em perda dos reflexos tendíneos profundos, seguida de diminuição da sensação proprioceptiva e vibratória na parte distal dos membros inferiores, dismetria, ataxia e aparecimento de marcha espástica, geralmente na terceira ou na quarta década de vida. Os pacientes com abetalipoproteinemia também desenvolvem uma retinopatia pigmentada progressiva, que se manifesta na forma de redução da visão noturna e para cores, seguida de redução da acuidade visual diurna e, por fim, evolução para quase cegueira. A presença de degeneração espinocerebelar e de retinopatia pigmentada nessa doença levou ao diagnóstico incorreto de ataxia de Friedreich em alguns pacientes com abetalipoproteinemia.

A maioria das manifestações clínicas da abetalipoproteinemia resulta de defeitos na absorção e no transporte de vitaminas lipossolúveis. A vitamina E e os ésteres de retinil normalmente são transportados dos enterócitos para o fígado pelos quilomícrons, e a vitamina E depende das VLDLs para seu transporte do fígado para a circulação. Em consequência de sua incapacidade de secretar partículas contendo ApoB, os pacientes com abetalipoproteinemia apresentam deficiência acentuada de vitamina E e também exibem deficiência leve a moderada das vitaminas A e K. Os pacientes com abetalipoproteinemia devem ser encaminhados a centros especializados para confirmação do diagnóstico e tratamento apropriado. O tratamento consiste em uma dieta pobre em gordura, rica em calorias e enriquecida com vitaminas, acompanhada de altas doses suplementares de vitamina E. É imperativo que o tratamento seja instituído o mais rápido possível para prevenir o desenvolvimento de sequelas neurológicas, as quais podem evoluir mesmo com terapia de altas doses de vitamina E. Novas terapias para esta doença grave, embora rara, são necessárias. A descoberta de que a perda genética de MTP causa a ausência de LDL-C levou ao desenvolvimento de um inibidor de MTP para tratar a HF homozigótica (veja a seguir).

Hipobetalipoproteinemia familiar (HBLF) A hipobetalipoproteinemia familiar (HBLF) refere-se, em geral, a uma condição com baixos níveis de colesterol total, LDL-C e ApoB, devido a mutações no gene *APOB*. A maioria das mutações que causam HBLF resulta em uma proteína ApoB truncada, com consequente comprometimento na montagem e na secreção dos quilomícrons dos enterócitos e das VLDLs do fígado. Quaisquer partículas de VLDL secretadas, contendo uma proteína apoB truncada, são removidas da circulação a uma taxa acelerada, o que também contribui para os baixos níveis de LDL-C e apoB. Os indivíduos heterozigotos para essas mutações em geral apresentam níveis de LDL-C de < 60 a 80 mg/dL e também tendem a exibir baixos níveis plasmáticos de TG. Muitos pacientes com HBLF têm níveis elevados de gordura hepática (devido à exportação reduzida de VLDL) e, algumas vezes, níveis aumentados de transaminases hepáticas, embora pareça que esses pacientes raramente desenvolvem inflamação hepática e fibrose associadas.

As mutações truncadas em ambos os alelos ApoB causam HBLF homozigótica, um distúrbio extremamente raro que se assemelha à abetalipoproteinemia com níveis quase indetectáveis de LDL-C e ApoB. Os defeitos neurológicos na hipobetalipoproteinemia homozigótica são semelhantes aos observados na abetalipoproteinemia, mas tendem a ser menos graves. A hipobetalipoproteinemia homozigótica pode ser diferenciada da abetalipoproteinemia pelo exame do padrão de herança dos níveis plasmáticos de LDL-C. Os níveis de LDL-C e ApoB são normais nos pais de pacientes com abetalipoproteinemia, uma condição recessiva clássica, e baixos naqueles de pacientes com hipobetalipoproteinemia homozigótica, uma condição codominante. A descoberta de que mutações truncadas em apoB reduzem o LDL-C levou ao desenvolvimento de um oligonucleotídeo antisenso para tratar HFho (ver a seguir).

Deficiência familiar de PCSK9 Outra causa hereditária de baixos níveis de LDL-C resulta de mutações com perda de função da *PCSK9*. A PCSK9 é uma proteína secretada que se liga ao domínio extracelular do receptor de LDL no fígado e que promove a degradação do receptor. A heterozigose para mutações *nonsense* no gene *PCSK9* que interferem na síntese da proteína está associada a um aumento na atividade hepática do receptor de LDL e a níveis plasmáticos reduzidos de LDL-C. Essas mutações são particularmente frequentes em indivíduos de origem africana. Os indivíduos heterozigotos para uma mutação com perda de função na *PCSK9* apresentam uma redução de cerca de 30 a 40% nos níveis plasmáticos de LDL-C e têm uma proteção substancial contra a DCC, em comparação com aqueles sem mutação da *PCSK9*, presumivelmente devido aos níveis plasmáticos mais baixos de colesterol desde o nascimento. Foram descritos homozigotos para essas mutações *nonsense*, que apresentam níveis extremamente baixos de LDL-C (< 20 mg/dL), mas que parecem saudáveis nos demais aspectos. Uma variação de sequência de frequência ligeiramente mais alta (R46L) é encontrada predominantemente em indivíduos de origem europeia. Essa mutação compromete a função da PCSK9, porém não a destrói por completo. Em consequência, os níveis plasmáticos de LDL-C nos indivíduos portadores dessa mutação estão moderadamente reduzidos (cerca de 15-20%); os indivíduos com essas mutações têm uma redução de 45% no risco de DCC. A descoberta dessa condição levou ao desenvolvimento de terapias que antagonizam ou silenciam PCSK9, reduzindo, assim, os níveis de LDL-C e o risco de DCC (ver a seguir).

Hipolipidemia combinada familiar Mutações *nonsense* em ambos os alelos do gene da angiopoietina-like 3 (*ANGPTL3*) resultam em baixos níveis plasmáticos de todas as três principais frações lipídicas – TG, LDL-C e HDL-C –, um fenótipo denominado *hipolipidemia combinada familiar*. A ANGPTL3 é uma proteína sintetizada pelo fígado e secretada na corrente sanguínea. Inibe a LPL, retardando, assim, a depuração das LRTs do sangue, com consequente aumento de suas concentrações. A deficiência de ANGPTL3, portanto, aumenta a atividade da LPL e reduz TG no sangue; também reduz o LDL-C e aumenta os níveis de HDL-C, aparentemente relacionados aos efeitos de ANGPTL3 na lipase endotelial. A deficiência de ANGPTL3 está associada a um risco reduzido de DCC. A descoberta dessa condição levou ao desenvolvimento de terapias que antagonizam ou silenciam ANGPTL3 para reduzir os níveis de LDL-C e TG (ver a seguir).

DISTÚRBIOS ASSOCIADOS À REDUÇÃO DE HDLs

Níveis baixos de HDL-C, geralmente definidos como < 50 mg/dL em mulheres e < 40 mg/dL em homens, são muito comuns na prática clínica. A presença de baixos níveis de HDL-C é um importante preditor independente de risco cardiovascular aumentado, que tem sido usado regularmente em cálculos padronizados de risco. Como fator de risco independente, tem valor clínico na avaliação do risco cardiovascular, e um paciente com HDL-C baixo geralmente deve ser considerado com maior risco de DCVAS. Entretanto, atualmente, há dúvidas sobre a possibilidade de um baixo nível de HDL-C constituir diretamente uma *causa* do desenvolvimento de DCVAS. Assim, embora o HDL-C continue sendo um biomarcador importante para avaliar o risco cardiovascular, não é considerado um alvo particularmente atraente para a intervenção terapêutica de elevar os níveis de HDL-C a fim de reduzir o risco cardiovascular. As terapias direcionadas para HDL que permanecem em desenvolvimento clínico incluem um inibidor de CETP e uma infusão IV de uma partícula de apoA-I em lipídeos.

O metabolismo das HDLs é fortemente influenciado pelo metabolismo dos TGs, pela resistência à insulina e pela inflamação, entre outros fatores ambientais e clínicos. Por conseguinte, a dosagem do HDL-C integra vários fatores de risco cardiovasculares, o que explica provavelmente sua forte associação inversa com a DCVAS. A maioria dos pacientes com baixos níveis de HDL-C apresenta alguma combinação de predisposição genética e fatores secundários. Variantes em centenas de genes demonstraram influenciar os níveis de HDL-C. Ainda mais importante do ponto de vista quantitativo, a obesidade e a resistência à insulina possuem um forte efeito supressor sobre o HDL-C, e observa-se amplamente a presença de baixos níveis de HDL-C nessas condições. Além disso, a grande maioria dos pacientes com TGs elevados tem níveis reduzidos de HDL-C devido à interação substancial entre o metabolismo de LRTs e HDL (ver acima). A maioria dos pacientes com baixo HDL-C que foram estudados em detalhes tem catabolismo acelerado de HDL e de sua proteína apoA-I associada como a base fisiológica para o baixo HDL-C. Distúrbios mendelianos de gene único que reduzem a atividade de HDL-C foram descritos **(Tab. 407-2)**, mas são raros; a grande maioria dos pacientes com baixo HDL-C tem uma predisposição poligênica com fatores secundários, como obesidade, resistência à insulina ou HTG.

CAUSAS PRIMÁRIAS (GENÉTICAS) DO BAIXO NÍVEL DE HDL-C

Mutações em três genes-chave que codificam proteínas que desempenham papéis críticos na síntese e catabolismo de HDL resultam em hipoalfalipoproteinemia (níveis baixos primários de HDL-C). Ao contrário das formas genéticas de hipercolesterolemia, que estão invariavelmente associadas à aterosclerose coronariana prematura, as formas genéticas de hipoalfalipoproteinemia geralmente não estão associadas a um risco claramente aumentado de DCVAS. No entanto, no cenário clínico de um nível de HDL-C < 20 mg/dL sem HTG grave associada, essas condições raras devem ser consideradas.

Deleções de genes e mutações missense em *APOA1* A deficiência genética completa de ApoA-I devido a uma deleção completa do gene *APOA1* resulta na ausência potencial de HDL circulante, comprovando o papel crítico da apoA-I na biogênese do HDL. O gene *APOA1* faz parte de um agrupamento de genes no cromossomo 11 que inclui *APOA5*, *APOC3* e *APOA4*. Alguns pacientes que não têm ApoA-I apresentam grandes deleções genômicas que incluem outros genes do grupamento. O raro paciente que não tem apoA-I pode ter depósitos de colesterol na córnea e na pele, e, em contraste com outros distúrbios genéticos de baixo HDL-C, foi relatada doença coronariana prematura. Heterozigotos para deleções de apoA-I apresentam baixos níveis de HDL-C, mas sem sequelas clínicas evidentes.

Mais comuns, mas ainda raras, são as mutações missense heterozigóticas no gene *APOA1* associadas a baixos níveis plasmáticos de HDL-C. O primeiro exemplo relatado, e ainda o mais conhecido, é uma substituição Arg173Cys na apoA-I (chamada apoA-I$_{Milano}$), encontrada em vários moradores de uma cidade no norte da Itália. Heterozigotos para esta mutação têm níveis plasmáticos muito baixos de HDL-C (< 25 mg/dL) devido à ativação prejudicada de LCAT e à eliminação acelerada das partículas de HDL contendo a apoA-I anormal. Apesar de terem níveis plasmáticos muito baixos de HDL-C, esses indivíduos não parecem ter um risco aumentado de DCC prematura (nem estão protegidos contra a DCC, como se acreditava inicialmente). Muitas outras mutações missense raras de *APOA1*, causando baixo HDL-C, foram relatadas. Algumas dessas mutações em *APOA1* (assim como algumas mutações em *APOA2*) promovem a formação de fibrilas amiloides, causando amiloidose sistêmica.

Doença de Tangier (deficiência de *ABCA1*) A doença de Tangier é uma forma autossômica codominante rara de níveis plasmáticos extremamente baixos de HDL-C, sendo causada por mutações no gene *ABCA1*, que codifica o ABCA1, um transportador celular que facilita o efluxo de colesterol não esterificado e fosfolipídeos das células para a ApoA-I, como um aceptor **(Fig. 407-3)**. Através do transporte de lipídeos celulares, ABCA1 nos hepatócitos e nos enterócitos intestinais promove a lipidação extracelular da apoA-I secretada pelas membranas basolaterais desses tecidos. Na ausência genética de ABCA1, a ApoA-I nascente com lipidação deficiente é rapidamente depurada da circulação. Por conseguinte, os pacientes com doença de Tangier (ambos os alelos *ABCA1* mutados) apresentam níveis plasmáticos circulantes extremamente baixos de HDL-C (< 5 mg/dL) e de ApoA-I (< 5 mg/dL). O colesterol acumula-se no sistema reticuloendotelial desses pacientes, resultando em hepatoesplenomegalia e aumento patognomônico das tonsilas, que exibem uma cor alaranjada ou amarelo-acinzentada. Nesse distúrbio, pode-se observar também a presença de neuropatia periférica intermitente (mononeurite múltipla) ou de um distúrbio neurológico semelhante à esfingomielia. A doença de Tangier pode estar associada a algum risco aumentado de DCVAS, embora a associação não seja tão forte quanto se poderia esperar com base nos níveis extremamente baixos de HDL-C nesses pacientes. Os indivíduos portadores de doença de Tangier também apresentam baixos níveis plasmáticos de LDL-C, o que pode atenuar o risco aterosclerótico. Os heterozigotos para mutações do *ABCA1* exibem uma redução moderada dos níveis plasmáticos de HDL-C (aproximadamente 15-40 mg/dL), e o efeito sobre o risco de DCVAS permanece incerto.

Deficiência de LCAT familiar Esse distúrbio autossômico recessivo raro é causado por mutações na LCAT, uma enzima sintetizada pelo fígado e secretada no plasma, onde circula em associação a lipoproteínas **(Fig. 407-3)**. Conforme assinalado anteriormente, a enzima é ativada pela ApoA-I e medeia a esterificação do colesterol para formar ésteres de colesteril. Em consequência, na deficiência familiar de LCAT, a proporção de colesterol livre nas lipoproteínas circulantes está acentuadamente aumentada (de cerca de 25% para > 70% do colesterol plasmático total). A deficiência dessa enzima interfere na maturação das partículas de HDL e resulta em rápido catabolismo da ApoA-I circulante.

Nos seres humanos, foram descritas duas formas genéticas de deficiência de LCAT familiar: a deficiência completa (também denominada *deficiência clássica de LCAT*) e a deficiência parcial (também denominada *doença do olho de peixe*). A opacidade progressiva da córnea, devido ao depósito de colesterol livre na córnea, os níveis plasmáticos muito baixos de HDL-C (em geral, < 10 mg/dL) e a HTG variável constituem características de ambos os distúrbios. Na deficiência parcial de LCAT, não há outras sequelas clínicas conhecidas. Em contrapartida, os pacientes com deficiência completa de LCAT apresentam anemia hemolítica e insuficiência renal progressiva, que acaba evoluindo para doença renal em estágio terminal (DRET). É notável assinalar que, a despeito dos níveis plasmáticos extremamente baixos de HDL-C e de ApoA-I, a DCVAS prematura não constitui uma característica consistente da deficiência de LCAT ou da doença do olho de peixe. O diagnóstico pode ser confirmado em um laboratório especializado pelo ensaio da atividade da LCAT no plasma ou pelo sequenciamento do gene *LCAT*.

Hipoalfalipoproteinemia primária   A hipoalfalipoproteinemia primária é definida por um nível plasmático de HDL-C abaixo do percentil dez na presença de níveis relativamente normais de colesterol e TG, sem causas secundárias aparentes para os baixos níveis de HDL-C e na ausência de sinais clínicos de deficiência de LCAT ou de doença de Tangier. Com frequência, essa síndrome é designada como *HDL baixa isolada*. Um histórico familiar de HDL-C baixo sugere uma condição hereditária e pode levar a uma avaliação de uma das causas mendelianas de hipoalfalipoproteinemia. No entanto, a maioria dos pacientes com HDL baixa isolada não tem um distúrbio de um único gene identificável e provavelmente tem uma etiologia poligênica, possivelmente exacerbada por um fator secundário. O defeito fisiológico parece ser o catabolismo acelerado de HDL e suas apolipoproteínas. Foram descritas várias famílias com hipoalfalipoproteinemia primária e incidência aumentada de DCC prematura, embora não esteja bem estabelecido se o baixo nível de HDL-C constitui a causa da aterosclerose acelerada nessas famílias.

FATORES SECUNDÁRIOS QUE REDUZEM OS NÍVEIS DE HDL-C

Hipertrigliceridemia   O HDL-C baixo é muito comumente encontrado em associação com níveis elevados de TG. A lipólise de LRTs gera lipídeos que são transferidos para HDL, e, portanto, qualquer comprometimento na lipólise (a causa mais comum de TGs elevados) leva à redução da biossíntese de HDL. Em cenários de TGs elevados, em que o HDL-C não está reduzido, explicações alternativas (p. ex., DBLF, álcool, estrogênios) devem ser consideradas. Por outro lado, um HDL-C baixo isolado na presença de TGs normais deve levantar a consideração de uma etiologia genética primária (como descrita anteriormente) ou fatores secundários específicos (ver a seguir).

Dieta muito pobre em gordura   A gordura da dieta está positivamente associada aos níveis de HDL-C. Os indivíduos que se alimentam com dietas veganas com muito baixo teor de gordura, que têm anorexia ou má-absorção grave de gordura, geralmente, têm baixos níveis de HDL-C, secundários à baixa gordura na dieta. Nesse cenário, os níveis de LDL-C também costumam ser baixos. Não há nenhum dano conhecido para níveis baixos de HDL-C neste cenário e nenhuma indicação para flexibilizar a dieta apenas com o propósito de aumentar o HDL-C.

Estilo de vida sedentário e obesidade   A atividade física é conhecida por ter um efeito (geralmente modesto) no aumento dos níveis de HDL-C, e, inversamente, um estilo de vida sedentário é frequentemente associado a baixos níveis de HDL-C. De acordo com essa observação, a obesidade está frequentemente associada a baixos níveis de HDL-C, mesmo quando resistência à insulina ou HTG não estão presentes. O aumento da atividade física e a perda de peso geralmente têm algum efeito no aumento do HDL-C, que não é a principal razão para recomendar essas intervenções, mas pode ter uma influência motivadora no paciente.

ESTEROIDES ANABÓLICOS E TESTOSTERONA
Os esteroides anabólicos têm um efeito bem estabelecido na redução dos níveis de HDL-C, às vezes de forma bastante dramática. A suplementação de testosterona também pode reduzir os níveis de HDL-C, embora não no grau causado por esteroides anabólicos. Em um paciente jovem do sexo masculino que apresenta HDL-C inexplicavelmente muito baixo, um histórico cuidadoso do uso de medicamentos e suplementos deve ser feito.

ABORDAGEM AO PACIENTE
Distúrbios das lipoproteínas

Os principais objetivos no diagnóstico e manejo clínico de distúrbios das lipoproteínas são (1) prevenção de pancreatite aguda em pacientes com HTG grave e (2) prevenção de DCV e eventos cardiovasculares relacionados. Tendo em vista a alta prevalência das dislipidemias e o comprovado benefício clínico do diagnóstico precoce e instituição da terapia, é essencial que o médico proceda a um rastreamento sistemático dos lipídeos, exclua causas secundárias de dislipidemia, suspeite de distúrbios hereditários do metabolismo das lipoproteínas, quando apropriado, promova ativamente o rastreamento em cascata da família, avalie cuidadosamente o risco de DCVAS e considere abordagens adicionais de estratificação de risco, além de estar bem informado sobre a ampla gama de opções terapêuticas existentes para dislipidemia. O campo da lipidologia clínica amadureceu e está progredindo para uma aplicação clínica mais sistemática da medicina genômica. O sequenciamento do DNA ou genotipagem para o diagnóstico de pacientes com suspeita de SQF, LPF, HF e DBLF tem o potencial de melhorar o diagnóstico molecular, facilitar intervenções terapêuticas adequadas e promover o rastreamento em cascata das famílias.

DIAGNÓSTICO

A primeira etapa fundamental no manejo de um distúrbio das lipoproteínas consiste em tentar determinar a classe ou as classes de lipoproteínas que estão aumentadas ou diminuídas no paciente. Após a classificação acurada da dislipidemia, os esforços devem ser direcionados para identificar ou excluir qualquer causa secundária possível (Tab. 407-3). Deve-se obter uma cuidadosa história social, médica e familiar. Em pacientes com níveis elevados de TG (> 150 mg/dL), deve-se obter glicemia de jejum e/ou hemoglobina A_{1c} para descartar diabetes. Em pacientes com níveis elevados de LDL-C (> 160 mg/dL), um TSH deve ser obtido para descartar hipotireoidismo e deve-se considerar a possibilidade de doença hepática ou renal. Uma vez excluídas as causas secundárias, deve-se procurar estabelecer o diagnóstico do distúrbio primário dos lipídeos, visto que o defeito genético subjacente pode fornecer informações prognósticas importantes sobre o risco de pancreatite na HTG grave e o risco de DCVAS em outras dislipidemias, bem como o impacto na escolha da terapia medicamentosa e na triagem de outros membros da família. Com frequência, o estabelecimento do diagnóstico correto exige histórico familiar detalhado, análises dos lipídeos nos membros da família e, algumas vezes, testes especializados ou genéticos.

Hipertrigliceridemia grave   Se o nível plasmático de TG em jejum for > 500 mg/dL, o paciente tem HTG grave e pode estar em risco de pancreatite. Se os níveis de TG estiverem grave e persistentemente elevados, especialmente se forem > 1.000 mg/dL, e a razão colesterol total/TG for > 8, a SQF deve ser considerada e o teste genético de um painel de genes envolvidos na SQF pode ser indicado (Tab. 407-2). Se obesidade central, resistência à insulina e/ou doença hepática gordurosa também estiverem presentes, deve-se considerar a possibilidade de LPF, e um painel de genes envolvidos na LPF pode ser indicado (Tab. 407-2). No entanto, a maioria dos indivíduos com HTG grave não tem um distúrbio de gene único, mas apresenta risco poligênico aumentado para TGs elevados, muitas vezes exacerbados por fatores secundários (dieta, álcool, obesidade, resistência à insulina, medicamentos). Esses pacientes ainda correm risco de pancreatite aguda e devem ser tratados para reduzir os níveis de TGs e, portanto, o risco de pancreatite (ver a seguir).

Hipercolesterolemia   Se os níveis de LDL-C forem > 190 mg/dL, o paciente tem hipercolesterolemia grave e está em risco de DCVAS prematura. Na ausência de causas secundárias, a HF deve ser considerada, particularmente se houver histórico familiar de hipercolesterolemia e/ou DCC prematura, e o teste genético de um painel de genes envolvido na HF pode ser indicado (Tab. 407-2). Embora a HF seja um diagnóstico clínico, a descoberta de uma mutação causal pode levar, apropriadamente, a uma terapia mais precoce e combativa para reduzir o LDL-C e possibilita também realizar a triagem em cascata na família, de acordo com as diretrizes do Centers for Disease Control and Prevention, que rotula a HF como um condição de Nível 1. As formas recessivas de hipercolesterolemia grave são raras; todavia, se um paciente com hipercolesterolemia grave tiver pais com níveis normais de colesterol, deve-se considerar a possibilidade de HAR, sitosterolemia e DLAL, e testes genéticos podem ser indicados (Tab. 407-2). Os pacientes sem uma variante genética identificada ou com hipercolesterolemia mais moderada, provavelmente, terão hipercolesterolemia poligênica, mas ainda devem ser considerados em risco e elegíveis para tratamento (ver a seguir).

Hiperlipidemia mista Elevações nos níveis plasmáticos em jejum de TGs (> 150 mg/dL) e LDL-C (> 130 mg/dL), muitas vezes acompanhadas por níveis reduzidos de HDL-C (< 40 mg/dL em homens e < 50 mg/dL em mulheres), são comuns, e esses pacientes são frequentemente diagnosticados como tendo "hiperlipidemia mista". A maioria desses pacientes tem risco aumentado de DCVAS e deve considerar intervenção no estilo de vida e/ou farmacológica. Fatores secundários, particularmente obesidade, resistência à insulina e diabetes tipo 2, são comuns nesses pacientes, que muitas vezes também apresentam risco poligênico aumentado para dislipidemia. A presença de xantomas palmares ou tuberosos ou um perfil lipídico incomum (colesterol total e níveis de TG na mesma faixa e HDL-C que não está reduzido) deve levar à consideração de DBLF ou hiperlipidemia tipo III e pode ser diagnosticada por um perfil lipoproteico de ressonância magnética nuclear (RMN) ou teste genético para o genótipo *APOE2*. Os pacientes com DBLF devem ser tratados de forma agressiva devido ao risco substancialmente aumentado de DCVAS. Mais comumente, pacientes com hiperlipidemia mista, particularmente aqueles com histórico familiar de dislipidemia ou DCVAS prematura, têm hiperlipidemia combinada familiar (HLCF). ApoB deve ser dosada em tais pacientes, e a descoberta de níveis substancialmente elevados de apoB pode ajudar a identificar pacientes com HLCF, que estão em risco especialmente aumentado de DCVAS e requerem tratamento mais agressivo.

TRATAMENTO

Hipertrigliceridemia grave

Existe uma relação observacional bem estabelecida entre a HTG grave, particularmente quilomicronemia, e pancreatite aguda; no entanto, nunca houve um ensaio clínico projetado ou desenvolvido para provar definitivamente que a intervenção para reduzir os TGs reduz o risco de pancreatite. Todavia, a prática clínica de intervir em pacientes com TGs > 500 mg/dL, em geral, é considerada adequada para reduzir o risco de pancreatite. Permanece incerto se a quilomicronemia por si só aumenta o risco de DCVAS. É importante ressaltar que a HTG moderada (TG 150–500 mg/dL) está associada ao aumento do risco de DCVAS; o tratamento desses pacientes é focado na redução do risco de DCVAS e na redução do LDL-C, não HDL-C e apoB.

ESTILO DE VIDA E FATORES MODIFICÁVEIS

Em pacientes com HTG grave, a modificação do estilo de vida pode estar associada a uma redução significativa no nível plasmático de TG. Os pacientes que consomem álcool devem ser incentivados a diminuir ou, de preferência, a eliminar esse consumo. Os pacientes com HTG grave frequentemente se beneficiam de uma consulta formal com um nutricionista familiarizado no aconselhamento de pacientes para controle dietético dos níveis elevados de TGs. A ingestão de gordura dietética deve ser restrita para diminuir a formação de quilomícrons no intestino. O consumo excessivo de carboidrato simples deve ser desencorajado, visto que a insulina estimula a produção de TG no fígado. O exercício aeróbico e até mesmo um aumento na atividade física regular podem ter um efeito positivo sobre a redução dos níveis de TG e devem ser fortemente estimulados. Para pacientes com sobrepeso, a perda de peso pode ajudar a reduzir os níveis de TG. Nos casos extremos, foi constatado que a cirurgia bariátrica não apenas produz uma perda de peso efetiva, como também diminui substancialmente os níveis plasmáticos de TG. Muitos pacientes com diabetes têm HTG, e um melhor controle do diabetes pode resultar na redução dos TGs. Finalmente, certos medicamentos podem exacerbar HTG **(Tab. 407-3)**.

TERAPIA FARMACOLÓGICA

Apesar das intervenções no estilo de vida, muitos pacientes com HTG grave necessitam de terapia farmacológica **(Tab. 407-4)**. Os pacientes que apresentam persistentemente níveis de TG em jejum > 500 mg/dL, apesar do controle ativo no estilo de vida, são candidatos à terapia farmacológica. As duas principais classes de fármacos usados no manejo desses pacientes são os fibratos e os ácidos graxos ômega 3 (óleos de peixe). Além disso, as estatinas podem reduzir os níveis plasmáticos de TG e também diminuir o risco de DCVAS, de modo que devem ser usadas em pacientes com HTG grave que correm risco aumentado de DCVAS.

Fibratos Os derivados do ácido fíbrico ou fibratos são antagonistas do PPARα, um receptor nuclear envolvido na regulação do metabolismo dos lipídeos. Os fibratos estimulam a atividade da LPL (aumentando a hidrólise dos TGs), diminuem a síntese de ApoC-III (aumentando a depuração dos remanescentes das lipoproteínas), promovem a β-oxidação dos ácidos graxos e podem reduzir a produção de TG de VLDL. Os fibratos reduzem os níveis de TG em aproximadamente 30% em indivíduos com HTG grave e são frequentemente usados como terapia de primeira escolha. Às vezes, eles aumentam modestamente os níveis de LDL-C. Os fibratos são geralmente bem tolerados, mas podem causar miopatia, especialmente quando combinados com estatinas, podem aumentar a creatinina e estão associados a um aumento de cálculos biliares. Os fibratos podem potencializar o efeito da varfarina e de certos hipoglicemiantes orais.

Ácidos graxos ômega 3 (óleos de peixe) Os ácidos graxos ômega 3 ou ácidos graxos poli-insaturados ômega 3 (AGPIs n-3), comumente conhecidos como óleos de peixe, são encontrados em altas concentrações em peixes e sementes de linhaça. Os AGPIs n-3 usados para o tratamento da HTG são o ácido eicosapentanoico (EPA) e o ácido docosaexanoico (DHA). Os AGPIs n-3 têm sido concentrados em cápsulas e, quando administrados em doses de 3 a 4 g/dia, são efetivos para reduzir os níveis de TG em jejum em aproximadamente 30%. Os óleos de peixe podem causar aumento dos níveis plasmáticos de LDL-C em alguns pacientes. O icosapenta etil é um produto constituído pelo EPA isolado, que demonstrou reduzir eventos cardiovasculares em pacientes com HTG. Em geral, eles são bem tolerados, e o principal efeito colateral consiste em dispepsia. Parecem ser seguros, pelo menos em doses até 3 a 4 g, porém podem estar associados a um prolongamento do tempo de sangramento. Os óleos de peixe podem ser terapia de primeira escolha para o tratamento de HTG grave ou podem ser usados em combinação com fibratos.

Silenciamento de APOC3 ApoC-III inibe a captação de LPL e LRT, e variantes genéticas do gene *APOC3* reduzem os níveis de TG e o risco de DCVAS. Volanesorsena é um oligonucleotídeo antisense direcionado ao mRNA de *APOC3* no fígado; reduz significativamente os níveis plasmáticos de apoC-III e TG e é aprovado na Europa para pacientes com SQF.* Tem sido associada com trombocitopenia grave. Abordagens terapêuticas adicionais para APOC3 e outros alvos para redução de TG estão em desenvolvimento.

Hipercolesterolemia (LDL-C elevado com ou sem TG elevado)

Existem dados abundantes e convincentes de que a intervenção para reduzir o LDL-C reduz substancialmente o risco de DCVAS, incluindo infarto do miocárdio e acidente vascular cerebral, bem como a taxa mortalidade em geral. Por conseguinte, é imperativo que os pacientes com hipercolesterolemia sejam cuidadosamente avaliados para risco cardiovascular e necessidade de intervenção. Também é importante enfatizar que os pacientes com alto risco de DCVAS, que apresentam níveis plasmáticos de LDL-C na faixa plasmática "normal" ou média, também se beneficiam da intervenção para reduzir os níveis de LDL-C.

ESTILO DE VIDA E FATORES MODIFICÁVEIS

Em pacientes com LDL-C elevado, as modificações no estilo de vida podem ser eficazes, mas geralmente são menos eficazes do que no HTG. Os pacientes devem receber aconselhamento nutricional para reduzir o teor de gorduras saturadas e gorduras trans na dieta. Pacientes obesos devem fazer um esforço para perder peso. O exercício aeróbico regular tem relativamente pouco impacto na redução dos níveis plasmáticos de LDL-C, embora tenha um benefício cardiovascular, independentemente da redução do LDL-C. Pacientes com hipotireoidismo devem ser controlados de forma otimizada. Finalmente, certos medicamentos podem elevar os níveis de LDL-C **(Tab. 407-3)**.

TERAPIA FARMACOLÓGICA

A decisão quanto ao uso do tratamento farmacológico para reduzir a LDL **(Tab. 407-4)** – com uma estatina como tratamento de primeira linha – depende da presença de DCVAS ou, se ausente, do nível de LDL-C, bem como do nível do risco cardiovascular. Em pacientes com DCVAS

---

*N. de T. Foi registrada na Agência Nacional de Vigilância Sanitária (ANVISA), em agosto de 2021, a solicitação de autorização para comercialização no Brasil.

estabelecida, a terapia medicamentosa de redução de LDL-C é bem apoiada por dados de ensaios clínicos para reduzir o LDL-C, enquanto permanecer > 70 mg/dL, usando terapia medicamentosa combinada, se necessário. Na ausência de DCVAS, os pacientes com HF devem ser tratados para reduzir o alto risco de DCVAS ao longo da vida, e o tratamento deve ser iniciado o mais cedo possível, idealmente durante a infância. Nos demais casos, a decisão quanto ao início da terapia com agentes que reduzem as LDLs, em geral, é determinada pelo nível de risco cardiovascular. Para pacientes com > 40 anos sem DCV clínica, a calculadora de risco da AHA/ACC pode ser usada para determinar o risco absoluto de 10 anos para DCV, e as diretrizes atuais sugerem que, para um risco de 10 anos de > 7,5%, deve-se considerar o tratamento com estatinas, independentemente do nível plasmático de LDL-C. Para pacientes mais jovens, a avaliação do risco para DCV durante a vida pode ajudar a fornecer informações para a decisão quanto ao início de uma estatina, bem como uma avaliação cuidadosa da história familiar de DCVAS. Em pacientes para os quais a decisão de iniciar uma estatina é incerta devido ao risco limítrofe de DCVAS e/ou níveis limítrofes de LDL-C, uma estratificação de risco adicional pode ser considerada. Os exames de sangue que predizem o risco de DCVAS, além dos fatores de risco tradicionais, incluem apoB, Lp(a) e proteína C reativa de alta sensibilidade (PCR-as). Em pacientes com idade suficiente (homens > 40 anos e mulheres > 50 anos), o escore de cálcio da artéria coronária (CAC) demonstrou fornecer informações independentes sobre o risco de DAC. Níveis elevados de um ou mais desses biomarcadores ou um escore CAC elevado podem ser usados para justificar o início da terapia com estatina na prevenção primária para pacientes que estão em uma zona limítrofe em relação ao tratamento. Finalmente, dada a forte contribuição poligênica para DCVAS, há um interesse crescente no conceito de que um escore de risco poligênico para DAC pode eventualmente ser de utilidade clínica na avaliação de risco ao longo da vida e na tomada de decisões sobre a terapia com estatinas na prevenção primária.

Inibidores da HMG-CoA-redutase (estatinas) As estatinas inibem a HMG-CoA-redutase, uma enzima essencial na biossíntese do colesterol. Ao inibir a síntese de colesterol no fígado, as estatinas levam a um aumento contrarregulatório na expressão do receptor de LDL e, assim, aceleram a depuração de LDL circulante, resultando em uma redução dose-dependente nos níveis plasmáticos de LDL-C. A magnitude da redução do LDL-C associada ao tratamento com estatina (~30-55%) varia de acordo com a estatina e entre os indivíduos, mas, uma vez que o paciente está em uso de estatina, a duplicação da dose de estatina produz uma redução adicional de cerca de 6% no nível de LDL-C no plasma. Um extenso corpo de ensaios clínicos randomizados estabeleceu claramente que a terapia com estatinas reduz significativamente os eventos cardiovasculares maiores (e em alguns casos a mortalidade total) tanto na prevenção primária quanto na secundária. As sete estatinas atualmente disponíveis diferem em sua potência de redução de LDL-C (Tab. 407-4). As recomendações atuais são o uso de terapia com estatina de alta intensidade em pacientes com DCVAS ou considerados de alto risco de DCVAS. As estatinas também reduzem os TGs plasmáticos de forma dose-dependente, que é aproximadamente proporcional aos seus efeitos de redução do LDL-C.

As estatinas, tomadas em comprimidos uma vez ao dia, são notavelmente seguras e bem toleradas. O efeito colateral mais importante associado à terapia com estatinas é a dor muscular, ou mialgia, que ocorre em 3 a 5% dos pacientes, e alguns são incapazes de tolerar qualquer estatina. Miopatia grave (associada a um aumento da creatina-cinase [CK] plasmática) e até rabdomiólise podem ocorrer raramente com o tratamento com estatinas. O risco de mialgia ou miopatia associada às estatinas aumenta com a presença de idade avançada, fraqueza, insuficiência renal e coadministração de fármacos que interferem no metabolismo das estatinas, como eritromicina e antibióticos relacionados, agentes antifúngicos, agentes imunossupressores e derivados do ácido fíbrico (em particular genfibrozila). Na presença de sintomas musculares, pode-se dosar os níveis plasmáticos de CK para diferenciar a miopatia da mialgia. Os níveis séricos de CK não precisam ser monitorados de modo rotineiro em pacientes em uso de estatinas, visto que a elevação da CK na ausência de sintomas não indica a possibilidade de desenvolvimento de miopatia e tampouco sugere a necessidade de suspender o fármaco. As estatinas podem resultar em elevação das transaminases hepáticas (alanina-aminotransferase [ALT] e aspartato-aminotransferase [AST]), mas geralmente é leve, transitória e não requer descontinuação. Finalmente, metanálises de grandes ensaios clínicos randomizados e controlados com estatinas indicam um discreto aumento na incidência de diabetes tipo 2, uma observação ainda não totalmente compreendida. No entanto, os benefícios cardiovasculares associados à terapia com estatinas superam em muito o discreto aumento na incidência de diabetes. Com base em sua segurança e benefícios amplamente documentados em relação aos desfechos cardiovasculares, as estatinas constituem a classe de fármacos de escolha para redução dos níveis de LDL-C e são, sem dúvida alguma, a classe mais amplamente utilizada de fármacos hipolipêmicos.

Inibidor da absorção do colesterol O colesterol que se encontra no lúmen do intestino delgado deriva da dieta (cerca de um terço) e da bile (cerca de dois terços) e sofre absorção ativa pelo enterócito, por meio de um processo que envolve a proteína NPC1L1. A ezetimiba (Tab. 407-4) é um inibidor da absorção do colesterol que se liga diretamente à NCP1L1, inibindo-a e bloqueando a absorção intestinal do colesterol. A ezetimiba (10 mg ingerida uma vez ao dia) inibe a absorção do colesterol em quase 60%, resultando em uma redução do aporte de esteróis dietéticos no fígado e um aumento compensatório da expressão do receptor de LDL hepático. A redução média dos níveis plasmáticos de LDL-C com a administração de ezetimiba (10 mg) é de 18%, e o efeito é aditivo quando o fármaco é utilizado em combinação com uma estatina. Os efeitos sobre os níveis de TG e HDL-C são insignificantes. A ezetimiba adicionada a uma estatina demonstrou reduzir significativamente os eventos cardiovasculares maiores em comparação com a estatina isolada. Geralmente, é considerada a opção de segunda linha para adicionar a uma estatina a fim de obter uma redução adicional do LDL-C. A ezetimiba é muito segura e bem tolerada. Quando usada em associação com uma estatina, recomenda-se a monitoração das transaminases hepáticas. O único papel da ezetimiba na monoterapia consiste em seu uso em pacientes que não toleram as estatinas e em pacientes com sitosterolemia.

Inibidores da PCSK9 A PCSK9 circulante tem como alvo o receptor de LDL para degradação lisossomal, reduzindo, assim, sua reciclagem e abundância na superfície do hepatócito. A perda genética da função de *PCSK9* resulta em baixos níveis de LDL-C e proteção contra DAC. Anticorpos anti-PCSK9 (Tab. 407-4) o sequestram e aumentam o número de receptores de LDL funcionais disponíveis para remover o LDL do sangue. Esses inibidores são altamente efetivos para reduzir os níveis de LDL-C, com redução de aproximadamente 60%. Eles também reduzem modestamente os níveis plasmáticos de Lp(a). Ambos os anticorpos anti-PCSK9 demonstraram reduzir significativamente os eventos cardiovasculares quando adicionados a uma estatina em pacientes com DAC estabelecida. Esses anticorpos são administrados por via subcutânea, a cada 2 semanas. Em geral, são bem tolerados, e o principal efeito colateral consiste em reações no local de injeção. Estão, geralmente, indicados como terapia de segunda linha (adicionados à estatina) ou de terceira linha (adicionados à estatina mais ezetimiba) em pacientes com HF ou DCVAS, cujos níveis de LDL-C não são reduzidos para valores aceitáveis com a administração de estatinas isoladamente (com ou sem ezetimiba). Uma abordagem alternativa para silenciar *PCSK9*, inclisiran, é uma molécula de RNA pequeno de interferência (siRNA) terapêutica que tem como alvo o mRNA de *PCSK9* no fígado. Ao contrário dos anticorpos, é administrado por via subcutânea a cada 6 meses. É eficaz na redução do LDL-C em cerca de 60% e parece ser bem tolerado e seguro; um estudo sobre os desfechos cardiovasculares está em andamento.

Inibidor da ATP citrato liase O ácido bempedoico é um inibidor competitivo, o primeiro membro da classe dos inibidores da ACL, enzima que atua no citrato derivado da mitocôndria gerando acetil-CoA, que é posteriormente usado para a síntese de colesterol. Assim, reduz a síntese de colesterol através de um mecanismo diferente das estatinas, finalmente regulando positivamente o receptor hepático de LDL. Nos estudos de fase 3, o ácido bempedoico 180 mg diários reduziu o LDL-C em cerca de 18% quando adicionado a uma estatina e em cerca de 23% como monoterapia. Um estudo sobre os desfechos cardiovasculares está em andamento. O ácido bempedoico é um pró-fármaco que requer ativação pela acil-CoA sintetase-1 de cadeia muito longa (ASCVL1), que não é expressa no músculo esquelético, possivelmente explicando por que tem menos associação com mialgias do que as estatinas; de fato, demonstrou ser relativamente bem tolerado em pacientes com intolerância a estatinas. Está disponível em uma combinação de dose fixa com ezetimiba, que reduziu o LDL-C em cerca de 36%, para pacientes intolerantes a estatinas. Pode ser usado em combinação com estatinas, mas não deve ser usado com sinvastatina em dose > 20 mg. O ácido bempedoico está associado ao aumento dos níveis de ácido úrico e à incidência de gota; também foi associado ao aumento da incidência de ruptura do tendão em estudos de fase 3. Ao contrário das estatinas, não foi associado ao aumento da incidência de diabetes.

Sequestradores de ácidos biliares (resinas) Os sequestradores de ácidos biliares (SAB) ligam-se aos ácidos biliares presentes no intestino e promovem sua excreção, em lugar de sua reabsorção no íleo. Para manter o tamanho do reservatório de ácidos biliares, o fígado desvia o colesterol para a síntese de ácidos biliares. A redução do conteúdo hepático intracelular de colesterol resulta em suprarregulação do receptor de LDL e aumento da depuração das LDLs do plasma. Os SABs, incluindo a colestiramina, o colestipol e o colesevelam (Tab. 407-4), reduzem principalmente os níveis plasmáticos de LDL-C, mas podem causar aumento dos TGs plasmáticos. Por conseguinte, os pacientes com HTG geralmente não devem ser tratados com resinas de ligação de ácidos biliares. A colestiramina e o colestipol são resinas insolúveis que precisam ser misturadas com líquidos. O colesevelam está disponível em comprimidos; todavia, em geral, são necessários até 6 a 7 comprimidos por dia para uma redução efetiva do LDL-C. Os SABs são eficazes em combinação com estatinas e em combinação com ezetimiba. Os efeitos colaterais das resinas limitam-se ao trato gastrintestinal e consistem em distensão e constipação intestinal. Como os SABs não sofrem absorção sistêmica, são muito seguros e constituem os fármacos de escolha para reduzir o colesterol em crianças e em mulheres grávidas, amamentando ou ativamente tentando engravidar. No entanto, eles são medicamentos de quarta ou quinta linha para redução de LDL-C em outras populações.

Fármacos especializados para HFho Três medicamentos "órfãos" são aprovados especificamente para o tratamento da HFho, uma condição rara causada por mutações bialélicas nos principais genes que causam HF, na qual os pacientes respondem mal aos medicamentos tradicionais para baixar o LDL. A lomitapida é uma pequena molécula inibidora de MTP, que reduz o LDL-C em cerca de 50%; e o mipomerseno é um oligonucleotídeo antisenso contra apoB que reduz o LDL-C em cerca de 25%. Ambos os fármacos reduzem a produção hepática de VLDL e, portanto, os níveis de LDL-C; no entanto, devido ao seu mecanismo de ação, eles provocam um aumento da gordura hepática, cujas consequências a longo prazo são desconhecidas. Além disso, a lomitapida está associada a efeitos colaterais relacionados ao trato gastrintestinal, e o mipomerseno está associado a reações cutâneas e a sintomas gripais. Finalmente, um anticorpo inibidor de ANGPTL3, evinacumabe, foi aprovado em 2021 para o tratamento de HFho. Em um estudo de fase 3, uma infusão intravenosa a cada 4 semanas reduziu os níveis de LDL-C em pacientes com HFho em cerca de 50% e foi bem tolerada. Um desses três fármacos deve ser considerado em pacientes com HFho quando uma prova terapêutica com estatina de alta intensidade e possivelmente um inibidor de PCSK9 demonstrar ser insuficiente para reduzir os níveis de LDL-C.

Aférese das LDLs Os pacientes com hipercolesterolemia grave que não conseguem reduzir os níveis de LDL-C para valores aceitáveis, apesar da combinação de terapias farmacológicas serem bem toleradas, são candidatos à aférese das LDLs. Nesse processo, o plasma do paciente passa por uma coluna que remove seletivamente as LDLs, com retorno do plasma isento de LDL ao paciente. A aférese das LDLs está indicada para pacientes submetidos a tratamento farmacológico de combinação máxima tolerada (incluindo um inibidor de PCSK9), que apresentam DCC e níveis plasmáticos de LDL-C > 200 mg/dL ou sem DCC e com níveis plasmáticos de LDL-C de > 300 mg/dL; a aférese das LDLs pode ser considerada em pacientes de alto risco que apresentam níveis de LDL-C > 160 mg/dL com tratamento máximo.

LEITURAS ADICIONAIS

Baass A et al: Familial chylomicronemia syndrome: An under-recognized cause of severe hypertriglyceridaemia. J Intern Med 287:340, 2020.

Brown EE et al: Genetic testing in dyslipidemia: A scientific statement from the National Lipid Association. J Clin Lipidol 14:398, 2020.

Feingold KR: Approach to the patient with dyslipidemia. In *Endotext*. Available at https://www.ncbi.nlm.nih.gov/books/NBK326736/. Last updated May 11, 2020.

Hussain I et al: Lipodystrophies, dyslipidaemias and atherosclerotic cardiovascular disease. Pathology 51:202, 2019.

Li F, Zhang H: Lysosomal acid lipase in lipid metabolism and beyond. Arterioscler Thromb Vasc Biol 39:850, 2019.

Luirink IK et al: 20-Year follow-up of statins in children with familial hypercholesterolemia. N Engl J Med 381:1547, 2019.

Schmidt AF et al: PCSK9 monoclonal antibodies for the primary and secondary prevention of cardiovascular disease. Cochrane Database Syst Rev 10:CD011748, 2020.

Sniderman AD et al: Apolipoprotein B particles and cardiovascular disease: A narrative review. JAMA Cardiol 4:1287, 2019.

Sturm AC et al: Clinical genetic testing for familial hypercholesterolemia: JACC scientific expert panel. J Am Coll Cardiol 72:662, 2019.

Trinder M et al: Association of monogenic vs polygenic hypercholesterolemia with risk of atherosclerotic cardiovascular disease. JAMA Cardiol 5:390, 2020.

408 Síndrome metabólica
Robert H. Eckel

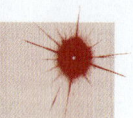

A síndrome metabólica (síndrome X, síndrome de resistência à insulina) consiste em um grupo de anormalidades metabólicas que conferem aumento de risco de doença cardiovascular (DCV) e diabetes melito. A evolução dos critérios para a síndrome metabólica desde a definição original feita pela Organização Mundial da Saúde em 1998 reflete as crescentes evidências e análises clínicas por uma variedade de conferências de consenso e organizações profissionais. As principais características da síndrome metabólica incluem obesidade central, hipertrigliceridemia, níveis baixos de colesterol de lipoproteína de alta densidade (HDL), hiperglicemia e hipertensão (Tab. 408-1).

SAÚDE/EPIDEMIOLOGIA GLOBAL

A característica mais desafiadora da síndrome metabólica a ser definida é a circunferência abdominal. A circunferência intra-abdominal (tecido adiposo visceral) é considerada mais fortemente relacionada com a resistência à insulina e o risco de diabetes e DCV e, para qualquer circunferência abdominal dada, a distribuição de tecido adiposo entre depósitos subcutâneos e viscerais varia substancialmente. Assim, entre as populações e dentro delas, há um risco menor *versus* maior com a mesma circunferência abdominal. Essas diferenças nas populações são refletidas na faixa de circunferências abdominais consideradas como de risco em diferentes localizações geográficas (Tab. 408-1).

A prevalência da síndrome metabólica varia em todo o mundo, refletindo em parte a idade e a etnia das populações estudadas e os critérios diagnósticos aplicados. Em geral, a prevalência da síndrome metabólica aumenta com a idade. A prevalência da síndrome metabólica na população adulta dos Estados Unidos que atende aos critérios do National Cholesterol Education Program (NCEP) e do Adult Treatment Panel III (ATPIII) é de cerca de 35%. A maior industrialização global está associada a taxas crescentes de obesidade e a um aumento esperado na prevalência da síndrome metabólica, particularmente com o envelhecimento da população. Além disso, a prevalência e a gravidade crescentes da obesidade entre crianças reflete características da síndrome metabólica em uma população mais jovem, atualmente estimada em 12 a 30% entre crianças obesas e com sobrepeso, respectivamente.

De acordo com os dados do National Health and Nutrition Examination Survey (NHANES) de 2012 a 2016, a prevalência de síndrome metabólica nos Estados Unidos foi de 34,7% e não foi diferente entre homens (35,1%) e mulheres (34,3%). A maior prevalência foi em "outra" raça/etnia (39,0%), seguido por hispânicos (36,3%) e brancos não hispânicos (36,0%). Embora tenha aumentado de 32,5% em 2010 a 2012, o aumento não foi significativo; no entanto, a prevalência aumentou significativamente entre aqueles com idade entre 20 e 39 anos (de 16,2 para 21,3%) e em mulheres (de 31,7 para 36,6%), participantes asiáticos (de 19,9 para 26,2%) e participantes hispânicos (de 32,9 para 40,4%). Assim como nos dados anteriores, a prevalência da síndrome metabólica aumentou com o aumento da idade em todos os subgrupos, ou seja, de 19,5% entre os 20 e 39 anos para 48,6% entre os ≥ 60 anos.

A distribuição da frequência dos cinco componentes da síndrome para a população dos Estados Unidos (NHANES III) é resumida na Figura 408-1. Aumentos da circunferência abdominal predominam entre mulheres, enquanto aumentos dos níveis de triglicerídeos plasmáticos de jejum (i.e., para > 150 mg/dL), reduções nos níveis de colesterol HDL e hiperglicemia são mais prováveis em homens.

FATORES DE RISCO

Sobrepeso/obesidade A síndrome metabólica foi descrita pela primeira vez no início do século XX; entretanto, o sobrepeso/obesidade epidêmicos no mundo inteiro tem sido recentemente a força motora de seu crescente reconhecimento. A adiposidade central é uma característica essencial da síndrome, e a prevalência da síndrome reflete a forte relação entre a circunferência abdominal e o aumento de adiposidade. Entretanto, apesar da importância da obesidade, os pacientes que têm peso normal também podem ser insulinorresistentes e podem ter a síndrome metabólica. Esse fenótipo é particularmente evidente em populações da Índia, do Sudeste da Ásia e da América Central.

TABELA 408-1 ■ NCEP: ATPIII[a] 2001 e critérios de definição de harmonização para síndrome metabólica			
NCEP:ATPIII 2001	**Definição de harmonização[b]**		
Três ou mais dos seguintes:	Três dos seguintes:		
• Obesidade central: circunferência abdominal > 102 cm (homens), > 88 cm (mulheres)	Circunferência abdominal (cm)		
• Hipertrigliceridemia: nível de triglicerídeos ≥ 150 mg/dL ou medicação específica	Homens	Mulheres	Etnia
	≥ 94	≥ 80	Povos da Europa, da África Subsaariana, do Oriente e do Oriente Médio
• Colesterol HDL[c] baixo: < 40 mg/dL e < 50 mg/dL para os homens e as mulheres, respectivamente, ou medicação específica	≥ 90	≥ 80	Sul da Ásia, chineses e povos das Américas do Sul e Central
	≥ 85	≥ 90	Japoneses
• Hipertensão: pressão arterial ≥ 130 mmHg sistólica ou ≥ 85 mmHg diastólica ou medicação específica	• Triglicerídeos em jejum > 150 mg/dL ou medicação específica		
	• Colesterol HDL < 40 mg/dL e < 50 mg/dL para os homens e as mulheres, respectivamente, ou medicação específica		
• Glicemia de jejum ≥ 100 mg/dL ou medicação específica ou diabetes tipo 2 previamente diagnosticado	• Pressão arterial > 130 mmHg sistólica ou > 85 mmHg diastólica ou diagnóstico anterior ou medicação específica		
	• Glicemia plasmática em jejum ≥ 100 mg/dL (indicação alternativa: tratamento medicamentoso de glicemia elevada)		

[a]Panel III National Cholesterol Education Program and Adult Treatment. [b]Nesta análise, foram usados os seguintes limites para a circunferência abdominal: homens brancos, ≥ 94 cm; homens negros, ≥ 94 cm; homens mexicano-americanos, ≥ 90 cm; mulheres brancas, ≥ 80 cm; mulheres negras, ≥ 80 cm; mulheres mexicano-americanas, ≥ 80 cm. Para os participantes cuja designação foi "outra etnia – incluindo multirracial", foram usados os limiares anteriormente baseados em pontos de corte europeus (≥ 94 cm para os homens e ≥ 80 cm para as mulheres) e em pontos de corte sul-asiáticos (≥ 90 cm para os homens e ≥ 80 cm para as mulheres). Para os participantes considerados "outros hispânicos", foram usados os limiares da International Diabetes Federation para povos das Américas do Sul e Central. [c]Lipoproteína de alta densidade.

Estilo de vida sedentário A falta de atividade física e o menor condicionamento cardiorrespiratório são preditores de eventos de DCV e do risco relacionado de morte. Muitos componentes da síndrome metabólica estão associados a um estilo de vida sedentário, incluindo aumento do tecido adiposo (predominantemente central), colesterol HDL reduzido e aumento dos triglicerídeos, da pressão arterial e da glicose nas pessoas geneticamente suscetíveis. Comparados com os indivíduos que assistem televisão ou vídeos ou usam o computador por menos de 1 hora/dia, aqueles que realizam essas atividades por mais de 4 horas/dia apresentaram um risco duas vezes maior de síndrome metabólica.

Genética Nenhum gene isolado explica o complexo fenótipo designado como síndrome metabólica. Entretanto, com o uso das abordagens de associação genômica ampla e genes candidatos, diversas variantes genéticas estão associadas à síndrome metabólica. Embora muitos dos *loci* tenham função desconhecida, muitos outros estão relacionados com o peso e a composição corporais, a resistência à insulina e distúrbios desfavoráveis no metabolismo de lipídeos e lipoproteínas.

Envelhecimento A síndrome metabólica afeta quase 50% da população dos Estados Unidos com > 60 anos, e as mulheres de > 60 anos de idade são mais frequentemente acometidas. Observa-se que a prevalência da síndrome depende da idade na maioria das populações mundiais.

Diabetes melito O diabetes melito pode ser incluído tanto nas definições de síndrome metabólica pelo NCEP quanto nas definições de harmonização, porém o maior valor da síndrome metabólica, em particular a glicose em jejum, é prever o diabetes tipo 2. A grande maioria (cerca de 75%) dos pacientes com diabetes tipo 2 ou com tolerância diminuída à glicose tem síndrome metabólica. A presença da síndrome metabólica nessas populações está relacionada com uma prevalência maior de DCV do que em pacientes com diabetes tipo 2 ou comprometimento da tolerância à glicose, mas que não têm essa síndrome.

Doença cardiovascular Indivíduos com síndrome metabólica são duas vezes mais propensos a morrer de DCV em comparação com aqueles que não a têm, e seu risco de um infarto agudo do miocárdio ou acidente vascular cerebral (AVC) é três vezes maior. A prevalência aproximada da síndrome metabólica em pacientes com doença cardíaca coronariana (DCC) é de 60%, com uma prevalência de cerca de 35% em pacientes com doença arterial coronariana prematura (com 45 anos de idade ou menos) e uma prevalência particularmente alta nas mulheres. Com reabilitação cardíaca apropriada e alterações no estilo de vida (p. ex., nutrição, atividade física, redução do peso e, em alguns casos, agentes farmacológicos), a prevalência da síndrome pode ser reduzida.

Lipodistrofia Os distúrbios de lipodistrofia, em geral, estão associados à síndrome metabólica. Além disso, é muito comum que esses pacientes apresentem a síndrome metabólica. Tanto a lipodistrofia genética (p. ex., lipodistrofia congênita de Berardinelli-Seip, lipodistrofia parcial familiar de Dunnigan) quanto a lipodistrofia adquirida (p. ex., lipodistrofia relacionada com o vírus da imunodeficiência humana [HIV] em pacientes tratados com terapia antirretroviral) podem dar origem a resistência grave à insulina e muitos dos componentes da síndrome metabólica.

ETIOLOGIA

Resistência à insulina A hipótese mais aceita e unificadora para descrever a fisiopatologia da síndrome metabólica é a insulinorresistência, que é causada sistemicamente por um defeito da ação da insulina que ainda não está elucidado por completo (Cap. 403). O início da resistência à insulina é anunciado por hiperinsulinemia pós-prandial, seguida da hiperinsulinemia de jejum e, finalmente, hiperglicemia.

Um grande contribuinte precoce para o desenvolvimento da resistência à insulina é uma abundância dos ácidos graxos circulantes (Fig. 408-2). Os ácidos graxos livres (AGLs) ligados à albumina plasmática são derivados predominantemente dos estoques de triglicerídeos do tecido adiposo liberados pelas enzimas lipolíticas intracelulares. A lipólise das lipoproteínas ricas em triglicerídeos nos tecidos pela lipoproteína-lipase também produz ácidos graxos. A insulina medeia tanto a antilipólise quanto a estimulação da lipoproteína-lipase no tecido adiposo. É importante salientar que a inibição da lipólise no tecido adiposo é a via mais sensível de ação da insulina. Por conseguinte, quando ocorre resistência à insulina, o aumento da lipólise produz mais ácidos graxos, os quais reduzem ainda mais o efeito antilipolítico da insulina. O excesso de ácidos graxos aumenta a disponibilidade do substrato e cria resistência à insulina, modificando a sinalização a jusante. Os ácidos graxos comprometem a captação de glicose mediada pela insulina e acumulam-se como triglicerídeos tanto no músculo esquelético quanto no cardíaco, enquanto o fluxo aumentado de ácidos graxos aumenta a produção de glicose e a produção e acúmulo de triglicerídeos no fígado.

A resistência à leptina também pode ser um mecanismo fisiopatológico para explicar a síndrome metabólica. Fisiologicamente, a leptina reduz o apetite, promove o gasto energético e aumenta a sensibilidade à insulina quando a resistência à insulina está associada à deficiência de leptina. Além disso, a leptina pode regular a função cardíaca e vascular por um mecanismo dependente de óxido nítrico. No entanto, quando há desenvolvimento de obesidade, ocorre hiperleptinemia, com evidência de resistência à leptina no cérebro e em outros tecidos que resulta em inflamação, resistência à insulina, hiperlipidemia e uma gama de distúrbios cardiovasculares, como hipertensão, aterosclerose, DCC e insuficiência cardíaca.

A hipótese do estresse oxidativo fornece uma teoria unificadora para o envelhecimento e a predisposição à síndrome metabólica. Em estudos de indivíduos insulinorresistentes com obesidade ou diabetes tipo 2, na prole de pacientes com diabetes tipo 2 e nos indivíduos idosos, a presença de um defeito na fosforilação oxidativa mitocondrial leva ao acúmulo de triglicerídeos e moléculas lipídicas relacionadas no músculo, no fígado e, talvez, em outros tecidos, isto é, células β.

Recentemente, o microbioma intestinal emergiu como um importante contribuinte para o desenvolvimento da obesidade e distúrbios metabólicos relacionados, incluindo inflamação e componentes da síndrome

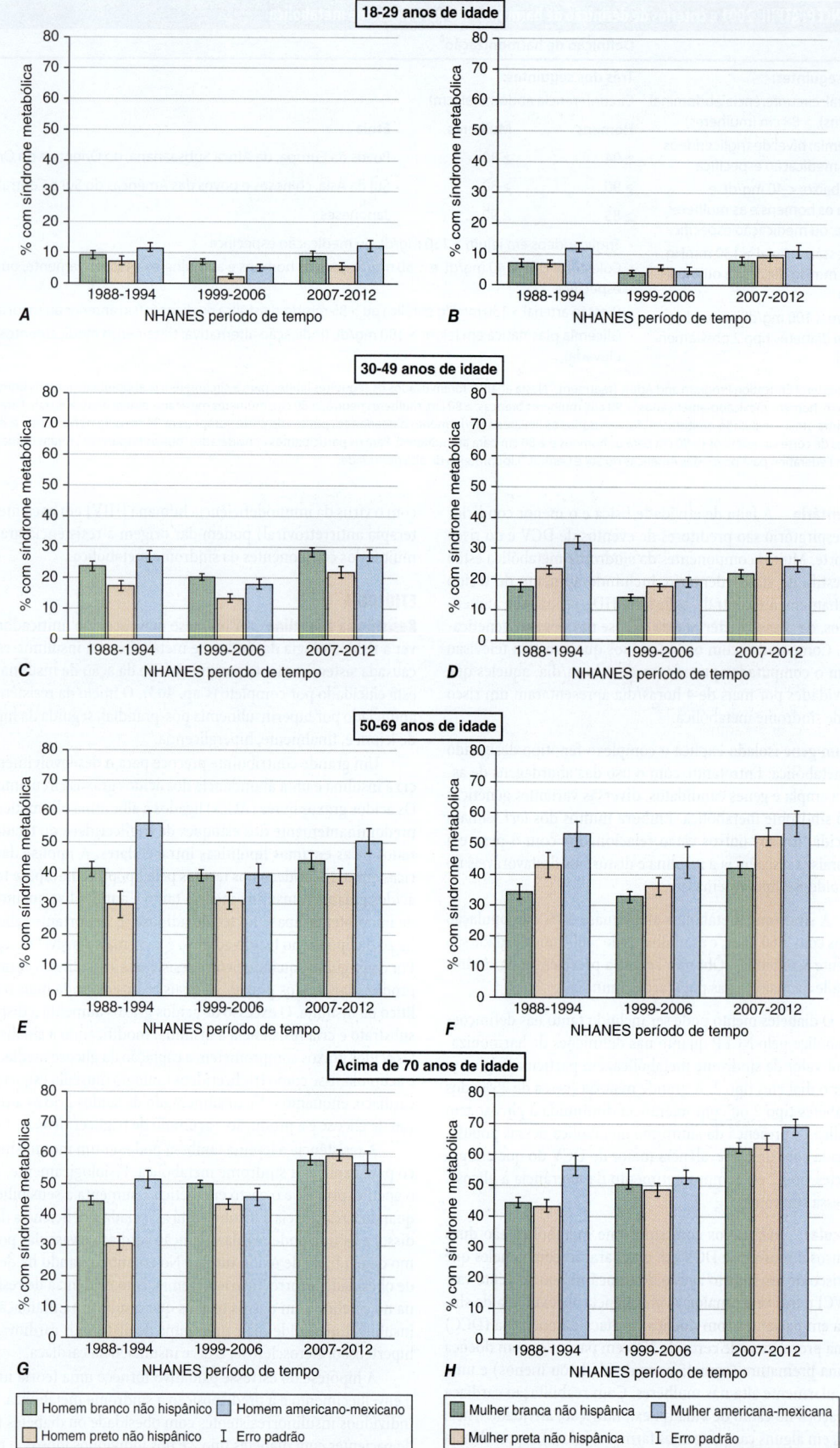

FIGURA 408-1 Prevalência de síndrome metabólica entre adultos norte-americanos ao longo do tempo por raça/etnia-sexo e faixa etária, National Health and Nutrition Examination Survey (NHANES), 1988-2012. A síndrome metabólica foi definida usando os critérios acordados conjuntamente pela International Diabetes Federation; o US National Heart, Lung, and Blood Institute dos Estados Unidos; American Heart Association; World Heart Federation; International Atherosclerosis Society; e International Association for the Study of Obesity. *(Reproduzida com permissão de JX Moore, N Chaudhary, T Akinyemiju. Metabolic syndrome prevalence by race/ethnicity and sex in the United States, National Health and Nutrition Examination Survey, 1988-2012. Prev Chronic Dis 14:E24, 2017.)*

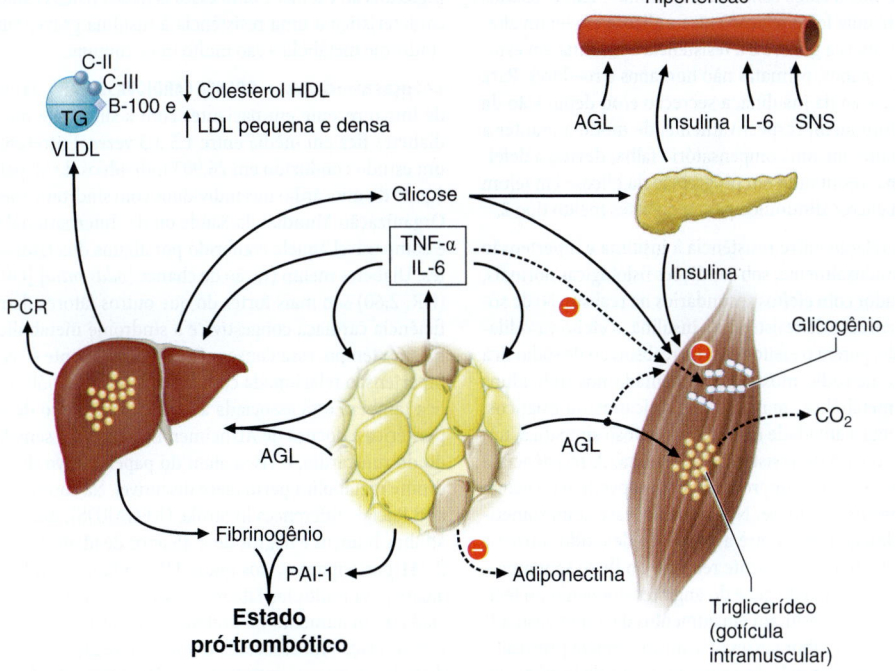

FIGURA 408-2 **Fisiopatologia da síndrome metabólica.** Os ácidos graxos livres (AGLs) são liberados em abundância da massa de tecido adiposo expandida. No fígado, determinam um aumento da produção de glicose e triglicerídeos e secreção das lipoproteínas de densidade muito baixa (VLDLs). As anormalidades lipídicas/lipoproteicas associadas consistem em reduções do colesterol da lipoproteína de alta densidade (HDL) e um aumento do número de partículas do colesterol da lipoproteína de baixa densidade (LDL). Os AGLs também reduzem a sensibilidade à insulina no músculo, inibindo a captação de glicose mediada pela insulina. Os defeitos associados consistem em redução da glicose a partir do glicogênio e aumento do acúmulo de lipídeos nos triglicerídeos (TGs). O aumento da glicose circulante e, até certo ponto, dos AGLs aumenta a secreção de insulina pancreática, resultando em hiperinsulinemia. A hiperinsulinemia pode resultar em aumento da reabsorção de sódio e aumento da atividade do sistema nervoso simpático (SNS) e contribui para hipertensão, assim como os níveis mais altos de AGL circulante. O estado pró-inflamatório sobrepõe-se e contribui para a resistência à insulina produzida pelo excesso de AGLs. O aumento da secreção de interleucina 6 (IL-6) e fator de necrose tumoral α (TNF-α) produzido por adipócitos e macrófagos derivados dos monócitos resulta em mais resistência à insulina e lipólise dos estoques de tecido adiposo em AGL circulante. A IL-6 e outras citocinas também aumentam a produção hepática de glicose, produção de VLDL pelo fígado, hipertensão e resistência à insulina no músculo. A resistência à insulina também contribui para o aumento do acúmulo de TGs no fígado (doença hepática gordurosa não alcoólica). As citocinas e os AGLs aumentam ainda a produção hepática de fibrinogênio e a dos adipócitos do inibidor do ativador do plasminogênio tipo 1 (PAI-1), resultando em um estado protrombótico. Níveis mais altos de citocinas circulantes estimulam a produção hepática de proteína C-reativa (PCR). A produção reduzida da adiponectina, uma citocina anti-inflamatória e sensível à insulina, também está associada à síndrome metabólica. *(Reproduzida com permissão de RH Eckel et al: The metabolic syndrome. Lancet 365: 1415, 2005.)*

metabólica. Embora os mecanismos permaneçam incertos, a interação entre predisposição genética, dieta, metabolismo dos ácidos biliares e flora intestinal é importante.

Aumento da circunferência abdominal A circunferência abdominal é um importante componente dos critérios diagnósticos mais recentes e mais frequentemente aplicados para a síndrome metabólica. Entretanto, medir a circunferência abdominal não distingue de maneira confiável os aumentos do tecido adiposo abdominal subcutâneo (SC) daqueles decorrentes da gordura visceral; essa distinção requer tomografia computadorizada (TC) ou ressonância magnética (RM). Com aumentos no tecido adiposo visceral, os AGLs derivados do tecido adiposo alcançam o fígado mais facilmente. Por outro lado, aumentos da gordura SC abdominal liberam produtos da lipólise na circulação sistêmica e, portanto, exercem menos efeitos diretos sobre o metabolismo hepático. Aumentos relativos no tecido adiposo visceral *versus* subcutâneo, com o aumento da circunferência abdominal nos asiáticos e indiano-asiáticos, podem explicar a maior prevalência da síndrome nessas populações, se comparados com os homens negros, nos quais predomina a gordura SC. Também é possível que a gordura visceral seja um marcador para o excesso de AGLs pós-prandiais na obesidade, mas não sua origem.

Dislipidemia (Ver também Cap. 407). Em geral, o fluxo de AGLs para o fígado resulta no aumento da produção de lipoproteínas de densidade muito baixa (VLDLs) contendo apolipoproteína (apo) B, ricas em triglicerídeos. O efeito da insulina nesse processo é complexo, mas a *hipertrigliceridemia* é um excelente marcador do distúrbio de resistência à insulina. A hipertrigliceridemia não apenas é uma característica da síndrome metabólica, como também os pacientes com síndrome metabólica apresentam níveis elevados de ApoC-III carregadas nas VLDLs e outras lipoproteínas. Esse aumento da ApoC-III é inibitório para a lipoproteína-lipase, reduz a remoção de remanescentes de lipoproteínas ricas em triglicerídeos, contribuindo ainda mais para a hipertrigliceridemia, e confere maior risco de doença cardiovascular aterosclerótica (DCVAS).

Outro distúrbio principal das lipoproteínas na síndrome metabólica é uma *redução do colesterol HDL*. Essa redução é uma consequência das modificações na composição e no metabolismo da HDL. Em presença de hipertrigliceridemia, a redução no conteúdo de colesterol HDL é uma consequência da redução do conteúdo de éster de colesteril do núcleo da lipoproteína em combinação com alterações mediadas pela proteína de transferência do éster de colesteril nos triglicerídeos, tornando essa partícula de HDL menor e mais densa. Essa alteração na composição da lipoproteína também resulta em um aumento da depuração de HDL da circulação. Essas alterações na HDL têm uma relação com a resistência à insulina que provavelmente é indireta, ocorrendo em consonância com mudanças no metabolismo das lipoproteínas ricas em triglicerídeos.

Além das HDLs, as lipoproteínas de baixa densidade (LDLs) apresentam alterações na sua composição na síndrome metabólica. Com triglicerídeos séricos de jejum > 2,0 mM (cerca de 180 mg/dL), quase sempre há uma predominância de LDL pequena e densa, que é considerada mais aterogênica, embora sua associação com hipertrigliceridemia e HDLs baixas dificulte a avaliação de sua contribuição independente para DCVAS. Os indivíduos com hipertrigliceridemia frequentemente têm aumentos no teor de colesterol das subfrações de VLDL1 e VLDL2 e no número de partículas de LDL. Ambas alterações da lipoproteína podem contribuir para o risco aterogênico em pacientes com síndrome metabólica.

Intolerância à glicose (Ver também Cap. 403) Os defeitos na ação da insulina na síndrome metabólica levam ao comprometimento da supressão da produção de glicose pelo fígado (e pelos rins) e redução da captação de glicose e do metabolismo nos tecidos sensíveis à insulina – isto é, tecidos muscular e adiposo. Existe uma forte relação entre a glicose em jejum alterada ou a redução da tolerância à glicose e a resistência à insulina em estudos realizados em seres humanos, primatas não humanos e roedores. Para compensar os defeitos na ação da insulina, a secreção e/ou depuração da insulina aumentam ou diminuem, respectivamente, de modo a manter a euglicemia. Por fim, esse mecanismo compensatório falha, devido a defeitos na secreção de insulina, resultando em progressão da glicose em jejum alterada e/ou tolerância à glicose diminuída para o diabetes melito tipo 2.

Hipertensão arterial A relação entre resistência à insulina e hipertensão está bem estabelecida. Paradoxalmente, sob condições fisiológicas normais, a insulina é um vasodilatador com efeitos secundários na reabsorção de sódio nos rins. Entretanto, em caso de resistência à insulina, o efeito vasodilatador da insulina é perdido, porém o efeito renal na reabsorção de sódio fica preservado. A reabsorção de sódio mostra-se aumentada nos indivíduos brancos com síndrome metabólica, mas não nos africanos ou asiáticos. A insulina também aumenta a atividade do sistema nervoso simpático, um efeito que é preservado no caso de resistência à insulina. A resistência à insulina também está associada ao comprometimento específico da via na sinalização da fosfatidilinositol-3-cinase. No endotélio, esse comprometimento pode causar um desequilíbrio entre a produção de óxido nítrico e a secreção de endotelina 1, com consequente redução do fluxo sanguíneo. Além disso, aumentos na expressão do gene do angiotensinogênio no tecido adiposo de indivíduos obesos resultam em aumentos da angiotensina II circulante e em vasoconstrição. Embora esses mecanismos sejam provocativos, a avaliação da ação da insulina pela dosagem dos níveis de insulina em jejum ou pela avaliação do modelo de homeostase mostra que a resistência à insulina contribui apenas modestamente para o aumento da prevalência de hipertensão na síndrome metabólica.

Outro mecanismo possível subjacente à hipertensão na síndrome metabólica é o papel vasoativo do tecido adiposo perivascular. As espécies reativas do oxigênio liberadas pela NADPH-oxidase comprometem a função endotelial e resultam em vasoconstrição local. Outros efeitos parácrinos, como a leptina ou outras citocinas pró-inflamatórias liberadas do tecido adiposo, como o fator de necrose tumoral α (TNF-α), também podem ser importantes.

A hiperuricemia é outra consequência da resistência à insulina na síndrome metabólica. Há evidências crescentes não apenas de que o ácido úrico está associado à hipertensão, mas também de que a redução do ácido úrico normaliza a pressão arterial em adolescentes hiperuricêmicos com hipertensão. O mecanismo parece estar relacionado com um efeito adverso causado pelo ácido úrico na sintase do óxido nítrico na mácula densa do rim e estimulação do sistema renina-angiotensina-aldosterona.

Citocinas pró-inflamatórias Os aumentos nas citocinas pró-inflamatórias – incluindo as interleucinas 1, 6 e 18, a resistina, o TNF-α e o biomarcador sistêmico proteína C-reativa – refletem uma produção excessiva pela massa expandida de tecido adiposo **(Fig. 408-2)**. Os macrófagos derivados de tecido adiposo podem ser a fonte primária das citocinas pró-inflamatórias localmente e na circulação sistêmica. No entanto, ainda não se sabe quanto da resistência à insulina é causada pelos efeitos parácrinos dessas citocinas e quanto é causada pelos efeitos endócrinos.

Adiponectina A adiponectina é uma citocina anti-inflamatória produzida exclusivamente por adipócitos. Ela aumenta a sensibilidade à insulina e inibe muitas etapas no processo inflamatório. No fígado, inibe a expressão das enzimas gliconeogênicas e a taxa de produção de glicose. No músculo, a adiponectina aumenta o transporte de glicose e aumenta a oxidação do ácido graxo, parcialmente pela ativação de AMP-cinase. As reduções nos níveis de adiponectinas são comuns na síndrome metabólica. A contribuição relativa da deficiência de adiponectina e da abundância excessiva das citocinas pró-inflamatórias não está bem esclarecida.

MANIFESTAÇÕES CLÍNICAS
Sinais e sintomas A síndrome metabólica normalmente não está associada a sintomas. Ao exame físico, a circunferência abdominal e a pressão arterial estão frequentemente aumentadas. A presença de um ou de ambos os sinais deve alertar o médico sobre a necessidade de buscar anormalidades bioquímicas que possam estar associadas à síndrome metabólica. Com muito menos frequência, verifica-se a presença de lipoatrofia ou acantose nigricans ao exame. Como esses achados físicos estão associados de modo característico a uma resistência à insulina grave, outros componentes da síndrome metabólica são muito mais comuns.

Doenças associadas • **DOENÇA CARDIOVASCULAR** O risco relativo para DCV de início recente em pacientes com a síndrome metabólica que não têm diabetes fica em média entre 1,5 a 3 vezes. Entretanto, no INTERHEART, um estudo conduzido em 26.903 indivíduos de 52 países, o risco de infarto agudo do miocárdio nos indivíduos com síndrome metabólica (definição da Organização Mundial da Saúde ou da International Diabetes Federation) é comparável àquele conferido por alguns dos fatores de risco componentes. Diabetes melito (razão de chance [*odds ratio*] [OR], 2,72) e hipertensão (OR, 2,60) são mais fortes do que outros fatores de risco. Embora a insuficiência cardíaca congestiva e a síndrome metabólica possam ocorrer ao mesmo tempo, essa consequência normalmente é secundária à DCVAS ou hipertensão relacionada com a síndrome metabólica. A síndrome metabólica também está associada a aumentos no risco de AVC, doença vascular periférica e doença de Alzheimer. Entretanto, à semelhança do infarto agudo do miocárdio, o risco além do papel aditivo dos componentes da síndrome metabólica permanece discutível. Na coorte Reasons for Geographic and Racial Differences in Stroke (REGARDS), um estudo observacional de adultos brancos e negros de ≥ 45 anos de idade nos Estados Unidos, houve 9.741 participantes, dos quais 41% tinham a síndrome metabólica. Após ajuste para múltiplos fatores de confusão, a síndrome metabólica foi associada a um aumento na proteína C-reativa de alta sensibilidade (PCR-as), e essa relação foi associada a um risco relativo de 1,34 para a mortalidade de todas as causas; entretanto, < 50% das mortes foram causadas por DCV. O risco atribuível da população foi de 9,5% para a síndrome metabólica isoladamente e de 14,7% para a síndrome metabólica e aumento da PCR-as. A relação da síndrome metabólica e da PCR-as com a mortalidade foi maior para indivíduos brancos do que para negros.

DIABETES TIPO 2 De modo geral, o risco para diabetes tipo 2 em pacientes com síndrome metabólica é aumentado 3 a 5 vezes. No acompanhamento de 8 anos de participantes de meia-idade do Framingham Offspring Study, o risco atribuível da população de síndrome metabólica para o desenvolvimento de diabetes tipo 2 foi de 62% nos homens e de 47% nas mulheres; entretanto, aumentos da glicose plasmática em jejum explicaram a maior parte desse risco aumentado, mas não todo ele.

Outros distúrbios associados Além das características especificamente usadas para definir a síndrome metabólica, outras alterações metabólicas são secundárias à resistência à insulina ou a acompanham. Essas alterações incluem aumentos da ApoB e ApoC-III, ácido úrico, fatores protrombóticos (fibrinogênio, inibidor do ativador do plasminogênio 1), viscosidade do soro, dimetilarginina assimétrica, homocisteína, contagem de leucócitos, citocinas pró-inflamatórias, proteína C-reativa, razão albumina/creatinina na urina, doença hepática gordurosa não alcoólica (DHGNA) e/ou esteato-hepatite não alcoólica (EHNA), síndrome dos ovários policísticos e apneia obstrutiva do sono.

DOENÇA HEPÁTICA GORDUROSA NÃO ALCOÓLICA A DHGNA tornou-se a doença hepática mais comum, em parte como consequência da resistência à insulina da síndrome metabólica. O mecanismo está relacionado com aumento no fluxo de AGLs e redução da oxidação intra-hepática dos ácidos graxos, com consequente aumento na biossíntese de triglicerídeos e acúmulo hepatocelular, com inflamação variável e estresse oxidativo. A EHNA mais grave, uma consequência da DHGNA em alguns pacientes e um precursor da cirrose e da doença hepática em estágio terminal, inclui uma contribuição pró-inflamatória mais substancial. A DHGNA afeta cerca de 25% da população global e até 45% dos pacientes com síndrome metabólica; mais da metade desses pacientes tem EHNA. À medida que a prevalência do sobrepeso/obesidade e da síndrome metabólica aumenta, a EHNA pode se tornar uma das principais causas de doença hepática em estágio terminal e carcinoma hepatocelular.

HIPERURICEMIA (Ver também Cap. 417) A hiperuricemia reflete defeitos na ação da insulina na reabsorção tubular renal de ácido úrico e pode contribuir para hipertensão por seu efeito no endotélio. Um aumento da dimetilarginina assimétrica, um inibidor endógeno da óxido nítrico-sintase, também está correlacionado com disfunção endotelial. Além disso, aumentos na razão albumina/creatinina da urina podem estar relacionados a alterações da fisiopatologia endotelial no estado de insulinorresistência.

SÍNDROME DOS OVÁRIOS POLICÍSTICOS (Ver também Cap. 392) A síndrome dos ovários policísticos é altamente associada à resistência à insulina (50-80%) e à síndrome metabólica, com prevalência da síndrome entre 12 e 60% com base nos fenótipos D a A.

APNEIA OBSTRUTIVA DO SONO (Ver também Cap. 31) A apneia obstrutiva do sono é comumente associada a obesidade, hipertensão, aumento das citocinas circulantes, comprometimento da tolerância à glicose e resistência à insulina. Na verdade, a apneia obstrutiva do sono pode prever a ocorrência de síndrome metabólica, mesmo na ausência de excesso de adiposidade. Além disso, quando os biomarcadores da resistência à insulina são comparados entre pacientes com apneia obstrutiva do sono e controles com o mesmo peso, a resistência à insulina é observada como mais grave nos pacientes com apneia. O tratamento com pressão positiva contínua das vias aéreas melhora a sensibilidade à insulina em pacientes com apneia obstrutiva do sono.

DIAGNÓSTICO

O diagnóstico da síndrome metabólica é estabelecido a partir do atendimento aos critérios listados na Tabela 408-1, por meio da utilização de recursos à beira do leito e no laboratório. A anamnese deve incluir a avaliação dos sintomas para apneia obstrutiva do sono em todos os pacientes e síndrome dos ovários policísticos nas mulheres na pré-menopausa. A história familiar irá ajudar a determinar o risco para DCV e diabetes melito. As medidas da pressão arterial e da circunferência abdominal fornecem informações necessárias ao diagnóstico.

Exames de laboratório O lipidograma e a glicemia em jejum são necessários para determinar se há a presença da síndrome metabólica. A dosagem dos biomarcadores adicionais associados com resistência à insulina pode ser individualizada. Esses exames podem incluir ApoB, PCR-as, fibrinogênio, ácido úrico, razão albumina/creatinina na urina e função hepática. Deve-se realizar um estudo do sono caso haja a presença de sintomas de apneia obstrutiva do sono. Se houver suspeita de síndrome dos ovários policísticos com base nas manifestações clínicas e anovulação, é necessário dosar a testosterona, o hormônio luteinizante e o hormônio folículo-estimulante. A DHGNA pode ser ainda avaliada pelo escore de fibrose DHGNA (FIB4) ou elastografia.

TRATAMENTO
Síndrome metabólica

ESTILO DE VIDA (VER TAMBÉM CAP. 402)

A obesidade, particularmente abdominal, é a força motora por trás da síndrome metabólica. Assim, a redução do peso é a abordagem primária ao distúrbio. Com uma redução do peso de pelo menos 5% e ainda mais com uma redução de 10%, a melhora da sensibilidade à insulina resulta em modificações favoráveis em muitos componentes da síndrome metabólica. Em geral, as recomendações para a perda de peso incluem uma combinação de restrição calórica, aumento da atividade física e modificação do comportamento. A restrição calórica é o componente mais importante, enquanto os aumentos na atividade física são importantes para a manutenção da perda de peso. Algumas das evidências sugerem que a adição da prática de exercícios à restrição calórica pode promover uma perda maior da gordura visceral. A tendência para readquirir o peso após a redução bem-sucedida do peso enfatiza a necessidade de mudanças comportamentais de longa duração.

Dieta Antes de prescrever uma dieta para a perda de peso, é importante enfatizar que o paciente levou um tempo para desenvolver uma massa gordurosa aumentada; assim, a correção não precisa ocorrer rapidamente. Como cerca de 3.500 kcal = 0,5 kg de gordura, uma restrição de cerca de 500 kcal diárias equipara-se a uma redução de peso de 0,5 kg por semana. As dietas com restrição de carboidratos normalmente promovem uma perda de peso inicial mais rápida. No entanto, após 1 ano, a quantidade de redução de peso é minimamente reduzida ou não é diferente daquela apenas com restrição calórica. Por conseguinte, a adesão à dieta é mais importante do que o tipo de dieta escolhido. Além disso, há uma preocupação quanto às dietas com baixo teor de carboidratos ricas em gordura saturada, em particular para os pacientes com risco de DCVAS. Portanto, um padrão de dieta de alta qualidade – i.e., uma dieta rica em frutas, vegetais, grãos integrais, carnes magras de aves e peixes – deve ser estimulado para fornecer o benefício máximo de saúde global.

Atividade física Antes de prescrever um programa de atividade física a pacientes com síndrome metabólica, é importante assegurar que o aumento de atividade não cause risco. Alguns pacientes de alto risco devem submeter-se à avaliação cardiovascular completa antes de iniciar um programa de exercícios. Para um participante inativo, aumentos graduais na atividade física devem ser incentivados, visando aumentar a adesão e evitar lesões. Embora os aumentos na atividade física possam levar a uma redução modesta de peso, 60 a 90 minutos diários de atividade física de intensidade moderada a alta são necessários para atingir esse objetivo. Mesmo que um adulto com sobrepeso ou obeso seja incapaz de atingir tal nível de atividade, haverá um benefício de saúde com pelo menos 30 minutos de atividade diária de intensidade moderada. O valor calórico de 30 minutos de uma variedade de atividades pode ser encontrado em https://www.health.harvard.edu/diet-and-weight-loss/calories-burned--in-30-minutes-of-leisure-and-routine-activities. É importante salientar que várias atividades rotineiras – como jardinagem, caminhada e limpeza da casa – requerem gasto calórico moderado. Assim, a atividade física não precisa ser definida somente em termos de exercícios formais, como corrida, natação ou tênis.

Modificação do comportamento O tratamento comportamental normalmente inclui recomendações para restrição dietética e mais atividade física, proporcionando uma perda de peso suficiente para beneficiar a saúde metabólica. O desafio subsequente é a duração do programa, pois o reganho de peso frequentemente acompanha uma redução de peso bem-sucedida. Os melhores resultados em longo prazo são geralmente observados após uma variedade de métodos, como aconselhamento pessoal ou em grupo, internet, rede social e telefone para manter contato entre profissionais de saúde e pacientes.

Obesidade (Ver também Cap. 402) Em alguns pacientes com síndrome metabólica, as opções de tratamento precisam estender-se além da intervenção no estilo de vida. Os fármacos para a perda de peso encontram-se em duas classes: supressores do apetite e inibidores da absorção. Os supressores do apetite aprovados pela Food and Drug Administration (FDA) incluem fentermina (apenas para uso em curto prazo [3 meses]), bem como as adições mais recentes de fentermina/topiramato, naltrexona/bupropiona, liraglutida em alta dose (3,0 mg) (em lugar de 1,8 mg, dose máxima para tratamento do diabetes tipo 2) e semaglutida (2,4 mg) que foram aprovadas sem restrições quanto à duração da terapia. Em ensaios clínicos, a combinação fentermina/topiramato de liberação prolongada resultou em uma perda de peso de cerca de 8% em relação ao placebo em 50% dos pacientes. Os efeitos colaterais incluem palpitações, cefaleia, parestesias, constipação e insônia. A combinação de naltrexona/bupropiona de liberação prolongada reduz o peso corporal em ≥ 10% em cerca de 20% dos pacientes; todavia, essa combinação está contraindicada para indivíduos com distúrbios convulsivos ou na presença de qualquer condição passível de predispor a crises convulsivas. Essa combinação também aumenta o pulso e a pressão arterial e não deve ser administrada a pacientes com hipertensão não controlada. Liraglutida de alta dose, um agonista do receptor do peptídeo 1 relacionado com o glucagon (GLP-1), resulta em cerca de 6% de perda de peso em relação ao placebo, com cerca de 33% dos pacientes com > 10% de perda de peso. Os efeitos colaterais comuns limitam-se ao trato gastrintestinal superior, incluindo náusea e, com menos frequência, vômitos. A semaglutida (2,4 mg semanalmente), recentemente aprovada pela FDA, mostrou produzir uma perda de peso média de 14,9% ao longo de 68 semanas.

O orlistate inibe a absorção de gordura em cerca de 30%, sendo moderadamente eficaz se comparado com o placebo (cerca de 4% de perda de peso). Além disso, o orlistate reduziu a incidência de diabetes tipo 2, um efeito particularmente evidente em pacientes com comprometimento da tolerância à glicose em condições basais. Esse fármaco, com frequência, é difícil de tomar devido à perda de gordura nas fezes. Em geral, para todos os fármacos que produzem perda de peso, uma maior redução do peso corporal leva a uma maior melhora nos componentes da síndrome metabólica, incluindo conversão do pré-diabetes em diabetes tipo 2.

A cirurgia metabólica ou bariátrica é uma opção importante para os pacientes com síndrome metabólica que têm um índice de massa corporal de mais de 40 kg/m² ou mais de 35 kg/m² com comorbidades. Uma aplicação em desenvolvimento para cirurgia metabólica inclui pacientes com índice de massa corporal de apenas 30 kg/m² e diabetes tipo 2. O *bypass* gástrico ou a gastrectomia vertical em "*sleeve*" resulta em drástica redução do peso e melhora das manifestações da síndrome metabólica. Já foi realizado um estudo sobre benefício de sobrevida.

COLESTEROL LDL (VER TAMBÉM CAP. 407)

A justificativa para o desenvolvimento de critérios para a síndrome metabólica pelo NCEP foi ir além do colesterol LDL na identificação e redução do risco de DCVAS. A hipótese do painel foi de que as metas para o colesterol LDL já haviam sido atingidas e de que evidências crescentes sustentam uma redução linear dos eventos de DCVAS com a progressiva redução do colesterol LDL com estatinas, com benefícios subsequentes usando agentes adicionais para baixar o colesterol LDL. As diretrizes para o colesterol do American College of Cardiology (ACC)/American Health Association (AHA) de 2019 não têm recomendações específicas para pacientes com síndrome metabólica; no entanto, eles recomendam que pacientes com idade entre 20 e 75 anos com níveis de colesterol LDL ≥190 mg/dL devem usar uma estatina de alta intensidade (p. ex., atorvastatina 40-80 mg ou rosuvastatina 20-40 mg diariamente) e aqueles com diabetes tipo 2 com idade entre 40 e 75 anos devem usar uma estatina de intensidade moderada e, se ou quando a estimativa de risco for alta, uma estatina de alta intensidade. Para pacientes com síndrome metabólica, mas sem diabetes, a estimativa de risco de 10 anos para DCVAS deve ser empregada, e pacientes com risco ≥ 7,5% e ≤ 20% ou pacientes com idade entre 20 e 59 anos com risco elevado ao longo da vida devem ter uma discussão com seu médico sobre o início da terapia com estatinas para prevenção primária de DCVAS. Um escore de cálcio coronariano pode ajudar nessa decisão.

Dietas com restrição de gorduras saturadas (menos de 6% de calorias) e gorduras *trans* (o menos possível) devem ser aplicadas de maneira intensiva. Embora as evidências sejam controversas, o colesterol da dieta também pode ser restrito. Se o colesterol continuar elevado, é necessária intervenção farmacológica. Com base em evidências substanciais, o tratamento com estatinas, que reduz o colesterol LDL em 15 a 60%, é a intervenção farmacológica de primeira escolha. É preciso salientar que, para cada duplicação da dose da estatina, o colesterol LDL é reduzido ainda mais em apenas cerca de 6%. A hepatotoxicidade (aumento de mais de três vezes nas aminotransferases hepáticas) é raro, porém ocorre miopatia em cerca de 10 a 20% dos pacientes. O inibidor da absorção do colesterol ezetimiba é bem tolerado, devendo ser uma segunda escolha de intervenção medicamentosa. A ezetimiba reduz o colesterol LDL em 15 a 20%. O ácido bempedoico isoladamente ou em combinação com ezetimiba é outra opção, com redução de até 35% do colesterol LDL quando em combinação. O ácido bempedoico pode aumentar o ácido úrico plasmático. Os inibidores da pró-proteína convertase subtilisina quexina tipo 9 (PCSK9) são fármacos potentes para redução do colesterol LDL (cerca de 45 a 60%), porém não são necessários para a maioria dos pacientes com síndrome metabólica. Naturalmente, se esses pacientes também apresentam hipercolesterolemia familiar ou redução insuficiente do colesterol LDL com o uso de estatinas, com ou sem ezetimiba, deve-se considerar um inibidor de PCSK9. Os sequestradores de ácidos biliares, colestiramina, colestipol e colesevalam podem ser mais efetivos do que a ezetimiba isoladamente; todavia, como podem aumentar os níveis de triglicerídeos, precisam ser usados com cautela em pacientes com síndrome metabólica quando os triglicerídeos em jejum são > 300 mg/dL. Os efeitos colaterais consistem em sintomas gastrintestinais (distúrbios do paladar, distensão abdominal, eructação, constipação, irritação anal). O ácido nicotínico tem uma capacidade semelhante de redução do colesterol LDL (< 20%). Os fibratos são mais bem empregados para reduzir o colesterol LDL quando os triglicerídeos não estão elevados. O fenofibrato pode ser mais eficaz do que a genfibrozila nesse grupo.

TRIGLICERÍDEOS (VER TAMBÉM CAP. 407)

As diretrizes para o colesterol da ACC/AHA de 2019 declararam que triglicerídeos em jejum > 500 mg/dL devem ser tratados para prevenir hipertrigliceridemia e pancreatite mais graves. Embora um valor dos triglicerídeos em jejum de > 150 mg/dL seja um componente da síndrome metabólica, análises *post hoc* de múltiplos ensaios com fibratos sugeriram uma redução dos desfechos primários da DCVAS em pacientes (com ou sem terapia concomitante com estatinas) com triglicerídeos em jejum > 200 mg/dL, frequentemente na presença de níveis reduzidos de colesterol HDL. Permanece incerto se os triglicerídeos causam DCVAS ou se os níveis estão apenas associados ao aumento do risco de DCVAS.

Um fibrato (genfibrozila ou fenofibrato) é uma classe fármacos de escolha para reduzir os triglicerídeos em jejum, que costumam atingir uma diminuição de 30 a 45%. A administração concomitante com fármacos metabolizados pelo sistema 3A4 do citocromo P450 (incluindo algumas estatinas) aumenta o risco de miopatia. Nesses casos, o fenofibrato pode ser preferível à genfibrozila. No Veterans Affairs HDL Intervention Trial, a genfibrozila foi administrada a homens com DCC conhecida e níveis de colesterol HDL de menos de 40 mg/dL. Um evento de doença arterial coronariana e benefício na taxa de mortalidade foram experimentados predominantemente em homens com hiperinsulinemia e/ou diabetes, sendo que muitos deles foram identificados, retrospectivamente, como tendo a síndrome metabólica. É importante notar que o grau de redução dos triglicerídeos nesse ensaio ou outros estudos de fibratos não previram benefício.

Outros fármacos que reduzem os níveis de triglicerídeos incluem estatinas, ácido nicotínico e prescrição de ácidos graxos ômega 3. Para esse propósito, uma dose intermediária ou alta das estatinas "mais potentes" (atorvastatina, rosuvastatina) é necessária. O efeito do ácido nicotínico nos triglicerídeos em jejum está relacionado com a dose e é de cerca de 20 a 35%, um efeito que é menos pronunciado do que aquele dos fibratos. Em pacientes com síndrome metabólica e diabetes, o ácido nicotínico pode aumentar os níveis de glicemia em jejum, e ensaios clínicos com ácido nicotínico mais uma estatina não conseguiram reduzir os eventos de DCVAS. A prescrição de preparações de ácido graxo ômega 3 que incluem altas doses de ácido eicosapentaenoico (EPA) com ou sem ácido docosa-hexaenoico (DHA) (cerca de 1,5 a 4,5 g/dia) reduz os níveis de triglicerídeos em jejum em cerca de 25 a 40%. Os dois ensaios controlados e randomizados de ômega 3 associados à redução do risco de DCVAS, JELIS e REDUCE-IT, usaram apenas EPA enquanto o estudo STRENGTH, que foi encerrado prematuramente, usou EPA mais DHA. Não ocorre qualquer interação medicamentosa com fibratos ou estatinas, e o principal efeito colateral de seu uso é a eructação com gosto de peixe. O congelamento do nutracêutico pode bloquear parcialmente esse efeito colateral desagradável. É importante ressaltar que a redução de triglicerídeos com qualquer um dos produtos farmacêuticos não provou ser um preditor independente de desfechos de DCV.

COLESTEROL HDL (VER TAMBÉM CAP. 407)

Pouquíssimos compostos modificadores de lipídeos aumentam os níveis de colesterol HDL. Estatinas, fibratos e sequestradores de ácido biliar têm efeitos modestos (5-10%), enquanto a ezetimiba e os ácidos graxos de ômega 3 não têm qualquer efeito. O ácido nicotínico é o único fármaco atualmente disponível com propriedades de elevação do colesterol HDL previsíveis. A resposta está relacionada com a dose, e o ácido nicotínico pode aumentar o colesterol HDL em cerca de 30% acima da linha de base. Após vários ensaios de ácido nicotínico *versus* placebo em pacientes tratados com estatina, ainda não há evidências de que elevar a HDL com ácido nicotínico afete de maneira benéfica os eventos de DCVAS em pacientes com ou sem síndrome metabólica.

PRESSÃO ARTERIAL (VER TAMBÉM CAP. 277)

A relação direta entre a pressão arterial e a taxa de mortalidade por todas as causas foi bem-estabelecida em estudos que comparam os pacientes com hipertensão (> 140/90 mmHg), os pacientes com pré-hipertensão (> 120/80 mmHg, porém < 140/90 mmHg) e os indivíduos com pressão arterial normal (< 120/80 mmHg). Em pacientes com síndrome metabólica sem diabetes, a melhor escolha para o anti-hipertensivo inicial é um inibidor da enzima conversora de angiotensina (ECA) ou um bloqueador do receptor de angiotensina II, visto que essas duas classes de fármacos são efetivas e bem toleradas. Agentes adicionais incluem um diurético, bloqueador dos canais de cálcio, betabloqueador e inibidor de mineralocorticoide, como o recentemente aprovado pela FDA, o antagonista do receptor de mineralocorticoide finerenona. Em todos os pacientes com hipertensão, deve-se recomendar um padrão de dieta com restrição de sódio, rica em frutas e vegetais e laticínios com baixo teor de gordura. O monitoramento doméstico da pressão arterial pode ajudar a manter um bom controle da pressão arterial.

ALTERAÇÃO DA GLICEMIA DE JEJUM (VER TAMBÉM CAP. 403)

Em pacientes com síndrome metabólica e diabetes tipo 2, o controle glicêmico intensivo pode modificar, de maneira favorável, os níveis de triglicerídeos em jejum e/ou colesterol HDL. Nos pacientes com comprometimento da glicemia em jejum sem diagnóstico de diabetes, uma intervenção no estilo de vida que inclua redução do peso, restrição dietética de gordura e aumento da atividade física mostra reduzir a incidência de diabetes tipo 2. A metformina também reduz a incidência de diabetes, embora o efeito seja menor do que o observado com intervenção no estilo de vida.

RESISTÊNCIA À INSULINA (VER TAMBÉM CAP. 404)

Várias classes de fármacos (biguanidas, tiazolidinedionas [TZDs]) aumentam a sensibilidade à insulina. Pelo fato de a resistência à insulina ser o mecanismo fisiopatológico primário para a síndrome metabólica, os fármacos representativos nessas classes reduzem sua prevalência. Tanto a metformina quanto as TZDs aumentam a ação da insulina no fígado e suprimem a produção endógena de glicose. As TZDs, mas não a metformina, também melhoram a captação de glicose mediada pela insulina no músculo e no tecido adiposo. Em uma metanálise de nove ensaios clínicos envolvendo 12.026 participantes, a TZD pioglitazona *versus* placebo foi associada a uma redução dos eventos de DCVAS em pacientes com resistência à insulina (síndrome metabólica), pré-diabetes e diabetes tipo 2. Entretanto, foram observados efeitos adversos, incluindo ganho de peso, fratura óssea e insuficiência cardíaca congestiva com/sem edema. Foi observado um benefício das TZDs em pacientes com DHGNA e da metformina em mulheres com síndrome dos ovários policísticos, e foi constatado que ambas as classes de fármacos reduzem os marcadores da inflamação.

LEITURAS ADICIONAIS

Alberti KG et al: Harmonizing the metabolic syndrome: A joint interim statement of the International Diabetes Federation Task Force on Epidemiology and Prevention; National Heart, Lung, and Blood Institute; American Heart Association; World Heart Federation; International Atherosclerosis Society; and International Association for the Study of Obesity. Circulation 120:1640, 2009.

Brown AE, Walker M: Genetics of insulin resistance and the metabolic syndrome. Curr Cardiol Rep 18:75, 2016.

Eckel RH et al: The metabolic syndrome. Lancet 365:1415, 2005.

Genser L et al: Obesity, type 2 diabetes, and the metabolic syndrome: Pathophysiologic relationships and guidelines for surgical intervention. Surg Clin North Am 96:681, 2016.

Lechner K et al: High-risk atherosclerosis and metabolic phenotype: The roles of ectopic adiposity, atherogenic dyslipidemia, and inflammation. Metab Syndr Relat Disord 18:176, 2020.

Lim S, Eckel RH: Pharmacological treatment and therapeutic perspective of metabolic syndrome. Rev Endocr Metab Disord 15:329, 2014.

Neeland IJ et al: Visceral and ectopic fat, atherosclerosis, and cardiometabolic disease: A position statement. Lancet Diabetes Endocrinol 7:715, 2019.

Seção 4   Distúrbios do metabolismo ósseo e mineral

409 Metabolismo ósseo e mineral na saúde e na doença

F. Richard Bringhurst, Henry M. Kronenberg, Eva S. Liu

ESTRUTURA E METABOLISMO DO OSSO

O osso é um tecido dinâmico remodelado constantemente ao longo da vida. O arranjo do osso compacto e esponjoso proporciona força e densidade apropriadas tanto para a mobilidade quanto para a proteção. O osso compacto ou cortical forma a casca aproximadamente cilíndrica dos ossos longos, enquanto o osso esponjoso ou trabecular forma a rede semelhante a uma placa, que sustenta internamente a camada cortical. Além disso, o osso proporciona um reservatório para o cálcio, o magnésio, o fósforo, o sódio e outros íons necessários para as funções homeostáticas. Ele também abriga e regula a hematopoiese, proporcionando nichos para a proliferação das células hematopoiéticas e a sua diferenciação. O esqueleto é altamente vascularizado e recebe cerca de 10% do débito cardíaco. O remodelamento ósseo é realizado por dois tipos distintos de células: os osteoblastos, que produzem a matriz óssea, e os osteoclastos, que a reabsorvem. As atividades dessas células são coordenadas pelos osteócitos, as células reguladoras de vida longa alojadas na matriz óssea.

Os componentes extracelulares do osso consistem em uma fase mineral sólida em estreita associação a uma matriz orgânica, da qual 90 a 95% são constituídos por colágeno tipo I (Cap. 413). A porção não colagenosa da matriz orgânica é heterogênea e contém proteínas séricas como albumina, assim como muitas proteínas produzidas no local, cujas funções não são bem compreendidas. Essas proteínas incluem as proteínas para a ligação celular/sinalização, como trombospondina, osteopontina e fibronectina, as proteínas que se ligam ao cálcio, como a proteína gla da matriz e a osteocalcina, e as proteoglicanas, como biglicano e decorina. Algumas das proteínas organizam-se em fibrilas colágenas, enquanto outras influenciam a mineralização e a ligação da fase mineral à matriz.

A fase mineral é constituída por cálcio e fosfato e se caracteriza melhor por uma hidroxiapatita pouco cristalina. A fase mineral do osso é depositada inicialmente em íntima relação com as fibrilas colágenas e é encontrada em localizações específicas nos "orifícios" entre as fibrilas colágenas. Essa organização arquitetônica do mineral e da matriz resulta em um material de duas fases perfeitamente apropriado para suportar os estresses mecânicos. A organização do colágeno influencia a quantidade e o tipo de fase mineral formada no osso. Apesar de as estruturas primárias do colágeno tipo I na pele e nos tecidos ósseos serem semelhantes, existem diferenças nas modificações pós-traducionais e na distribuição das ligações cruzadas intermoleculares. Os orifícios na estrutura de compactação do colágeno são maiores no colágeno mineralizado do osso e da dentina do que nos colágenos não mineralizados, como aqueles dos tendões. Substituições de um único aminoácido na porção helicoidal das cadeias tanto α1 (*COL1A1*) quanto α2 (*COL1A2*) do colágeno tipo I rompem a organização do osso na doença, osteogênese imperfeita. A acentuada fragilidade esquelética associada a esse grupo de distúrbios reforça a importância da matriz fibrilar na estrutura do osso (Cap. 413).

Os *osteoblastos* sintetizam e secretam a matriz orgânica e regulam sua mineralização. Eles provêm de células de origem mesenquimal (Fig. 409-1A). Os osteoblastos ativos são encontrados na superfície do osso recém-formado. À medida que um osteoblasto secreta a matriz, que, em seguida, é mineralizada, a célula transforma-se em um *osteócito*, ainda conectado ao seu suprimento de nutrientes por uma série de canalículos. Os osteócitos constituem a grande maioria das células no osso. Admite-se que representam os mecanossensores no osso que comunicam os sinais aos osteoblastos superficiais e a seus progenitores pela rede canalicular, atuando, assim, como principais reguladores da formação e da reabsorção ósseas. Notavelmente, os osteócitos também secretam o fator de crescimento do fibroblasto 23 (FGF23, de *fibroblast growth factor 23*), um importante regulador do metabolismo do fosfato (ver adiante). A mineralização da matriz, tanto no osso trabecular quanto nos ósteons do osso cortical compacto (*sistemas de Havers*), começa logo depois que a matriz é secretada (mineralização primária), porém só será completada várias semanas depois ou após períodos ainda mais longos (mineralização secundária). Embora essa mineralização ganhe a vantagem da alta concentração de cálcio e fosfato já próximos da saturação no sangue, a mineralização é um processo minuciosamente regulado, o qual depende da atividade da fosfatase alcalina derivada dos osteoblastos, que funciona provavelmente hidrolisando os inibidores da mineralização, tal como pirofosfato.

Os estudos genéticos em seres humanos e camundongos identificaram vários genes essenciais que controlam o desenvolvimento dos osteoblastos. O *Runx2* é um fator de transcrição que se expressa especificamente nos progenitores dos condrócitos (células da cartilagem) e dos osteoblastos, assim como nos condrócitos hipertróficos e nos osteoblastos maduros. O *Runx2* regula a expressão de várias proteínas importantes do osteoblasto, incluindo osterix (outro fator de transcrição necessário para a maturação do osteoblasto), osteopontina, sialoproteína óssea, colágeno tipo I, osteocalcina e ligante do ativador do receptor do fator nuclear κB (NFκB) (RANK). A expressão de *Runx2* é regulada, em parte, pelas proteínas morfogênicas do osso (BMPs). Os camundongos deficientes em *Runx2* não possuem

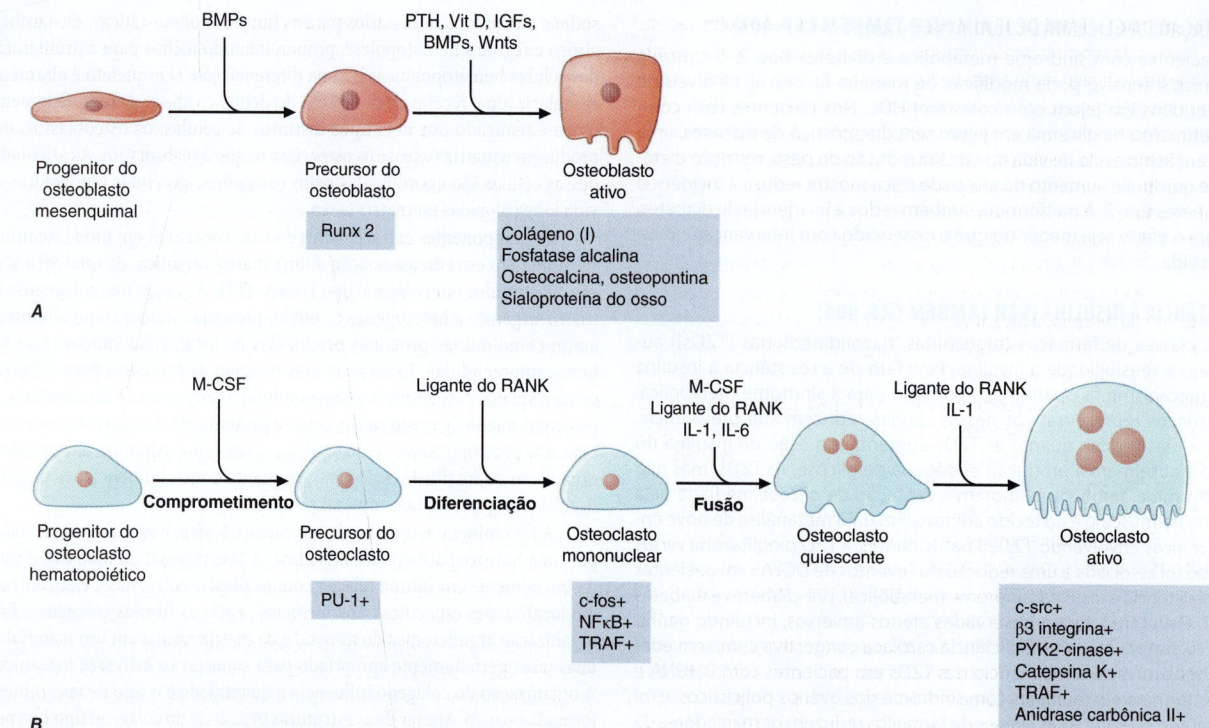

FIGURA 409-1 Vias que regulam o desenvolvimento (A) dos osteoblastos e (B) dos osteoclastos. Hormônios, citocinas e fatores do crescimento que controlam a proliferação e a diferenciação das células são mostrados acima das *setas*. Os fatores de transcrição e outros marcadores específicos para vários estágios do desenvolvimento são representados abaixo das setas. BMPs, proteínas morfogênicas do osso; IGFs, fatores de crescimento semelhantes à insulina; IL-1, interleucina 1; IL-6, interleucina 6; M-CSF, fator estimulador de colônias de macrófagos; NFκB, fator nuclear κB; PTH, paratormônio; PU-1, um fator de transcrição da família ets específico para monócitos e linfócitos B; ligante RANK, ativador do receptor do ligante NFκB; Runx2, fator de transcrição 2 relacionado a Runt; TRAF, fator associado ao receptor do fator de necrose tumoral; Vit D, vitamina D; wnts, local de integração do vírus do tumor mamário de camundongo do tipo sem asas. *(Modificada com permissão de T Suda et al: Modulation of osteoclast differentiation and function by the new members of the tumor necrosis factor receptor and ligand families. Endocr Rev 20:345, 1999.)*

osteoblastos, enquanto os camundongos com deleção de apenas 1 alelo (*Runx2* +/–) exibem um atraso na formação das clavículas e de alguns ossos cranianos. As últimas anormalidades são semelhantes às observadas no distúrbio humano *displasia cleidocraniana*, também causada por mutações inativadoras heterozigotas no *Runx2*.

A molécula de sinalização parácrina, *Indian hedgehog* (Ihh), também desempenha um papel de importância crítica no desenvolvimento dos osteoblastos, conforme evidenciado por camundongos deficientes em Ihh, que carecem de osteoblastos no tipo de osso formado sobre um molde de cartilagem (ossificação endocondral). Sinais originados de membros da família wnt (a combinação de "sem asas", um gene de desenvolvimento de *Drosophila* e "int-1", um gene análogo de mamífero, ativado pela integração do genoma do vírus tumoral de camundongo, nas proximidades) de fatores parácrinos também são importantes para a proliferação e diferenciação de osteoblastos. Os osteócitos regulam os osteoblastos, em parte por meio da secreção de um potente inibidor da sinalização de wnt, denominado esclerostina. Numerosos outros fatores reguladores do crescimento afetam a função dos osteoblastos, incluindo os três fatores de crescimento transformadores β intimamente aparentados, os FGFs 2 e 18, o fator de crescimento derivado de plaquetas e os fatores de crescimento semelhantes à insulina (IGFs) I e II. Certos hormônios, como o paratormônio (PTH) e a 1,25-di-hidroxivitamina D (1,25[OH]$_2$D), ativam receptores expressos pelos osteoblastos para garantir a homeostase mineral e influenciar uma variedade de funções das células ósseas. Os osteoclastos que reabsorvem o osso (ver abaixo) também regulam os osteoblastos pela liberação de fatores de crescimento da matriz óssea e pela síntese de proteínas que podem regular diretamente a osteoblastogênese.

A reabsorção do osso é realizada principalmente pelos *osteoclastos*, células multinucleadas que são formadas pela fusão de células que derivam do precursor comum de macrófagos e osteoclastos. Por conseguinte, essas células derivam da linhagem hematopoiética, muito diferentes das células da linhagem mesenquimal que se transformam em osteoblastos. Foram identificados múltiplos fatores que regulam o desenvolvimento dos osteoclastos **(Fig. 409-1*B*).** Os fatores produzidos pelos osteócitos, pelos osteoblastos ou pelas células do estroma medular permitem que as células da linhagem dos osteoblastos controlem o desenvolvimento e a atividade dos osteoclastos. O fator estimulador de colônia de macrófagos (M-CSF) desempenha um papel crítico em várias etapas nessa via e acaba levando à fusão das células progenitoras dos osteoclastos para formar osteoclastos ativos multinucleados. O ligante do RANK, um membro da família do fator de necrose tumoral (TNF) é expresso na superfície dos osteócitos, osteoblastos e fibroblastos estromais. Em um processo que envolve interações célula-célula, o ligante do RANK une-se ao receptor RANK nos progenitores dos osteoclastos, estimulando a diferenciação e a ativação dos osteoclastos. Alternativamente, um receptor chamariz solúvel, denominado osteoprotegerina, pode unir-se ao ligante do RANK e inibir a diferenciação dos osteoclastos. Vários fatores de crescimento e citocinas (incluindo as interleucinas 1, 6 e 11, o TNF e o γ-interferon) modulam a diferenciação e a função dos osteoclastos. Os hormônios que influenciam a função dos osteoclastos não são direcionados, em sua maioria, para essas células, porém atuam sobre células da linhagem dos osteoblastos para aumentar a produção de M-CSF e RANK. Tanto o PTH quanto a 1,25(OH)$_2$D aumentam o número e a atividade dos osteoclastos por esse mecanismo indireto. Em contrapartida, a calcitonina une-se a seu receptor sobre a superfície basal dos osteoclastos e inibe diretamente sua função. O estradiol possui múltiplos alvos celulares no osso, incluindo osteoclastos, células imunes e osteoblastos; as ações sobre todas essas células servem para diminuir o número de osteoclastos e a reabsorção óssea.

A reabsorção do osso mediada pelos osteoclastos ocorre em espaços recortados (*lacunas de Howship*), onde os osteoclastos estão fixados por meio de uma integrina αvβ3 específica aos componentes da matriz óssea, como a osteopontina. O osteoclasto forma uma vedação impermeável para a matriz subjacente e secreta prótons, cloreto e proteinases para o interior de um espaço confinado, que é comparado a um lisossomo extracelular. A superfície dos osteoclastos ativos forma uma borda preguada que contém uma ATPase especializada de bomba de prótons, que secreta ácido e solubiliza a fase mineral. A anidrase carbônica (isoenzima tipo II) dentro do osteoclasto gera os prótons necessários. A matriz óssea é reabsorvida no ambiente ácido adjacente à borda preguada por proteases, como a catepsina K, que atua em pH baixo.

No embrião e na criança em crescimento, o osso desenvolve-se, em grande parte, pela substituição da cartilagem previamente calcificada (ossificação endocondral) com remodelamento subsequente ou, em alguns ossos, é formado sem matriz cartilaginosa (ossificação intramembranosa). Durante a formação do osso endocondral, os condrócitos proliferam, secretam e mineralizam uma matriz, aumentam de tamanho (hipertrofia) e, a seguir, morrem, aumentando as dimensões do osso e proporcionando a matriz e os fatores que estimulam a formação óssea endocondral. Esse programa é regulado tanto por fatores locais, como IGF-I e IGF-II, Ihh, peptídeo relacionado com o paratormônio (PTHrP), BMPs e FGFs, quanto por hormônios sistêmicos, como hormônio do crescimento, glicocorticoides e estrogênio. Alguns condrócitos hipertróficos não morrem, mas, em vez disso, por meio de etapas ainda pouco compreendidas, podem se tornar osteoblastos e células do estroma ósseo.

O osso novo, independentemente de ter sido formado em lactentes ou em adultos durante o reparo, possui uma relação relativamente alta de células para matriz e se caracteriza por feixes de fibras grosseiras de colágeno que se entrelaçam e se dispersam aleatoriamente (osso não lamelar). Nos adultos, o osso mais maduro é organizado com feixes de fibras distribuídos regularmente em lâminas paralelas ou concêntricas (osso lamelar). Nos ossos longos, a deposição de osso lamelar em uma organização concêntrica ao redor dos vasos sanguíneos forma os sistemas de Havers. O crescimento longitudinal dos ossos depende da proliferação das células da cartilagem e da sequência endocondral na placa de crescimento. O crescimento em largura e espessura é realizado pela formação de osso na superfície periosteal e pela reabsorção na superfície endosteal, com a velocidade de formação ultrapassando a de reabsorção. Nos adultos, após o fechamento das placas de crescimento da cartilagem por meio da ação do estrogênio, o crescimento longitudinal e a ossificação endocondral cessam. Até mesmo em adultos, porém, o remodelamento ósseo (dentro dos sistemas de Havers, assim como ao longo das superfícies do osso trabecular) prossegue ao longo da vida. Em adultos, cerca de 4% da superfície do osso trabecular (como a crista ilíaca) participa na reabsorção ativa, enquanto 10 a 15% das superfícies trabeculares são cobertas com osteoide, o novo osso não mineralizado formado pelos osteoblastos. Os estudos com radioisótopos indicam que até 18% do cálcio total do esqueleto são depositados e removidos a cada ano. Assim sendo, o osso é um tecido com metabolismo ativo que requer um suprimento sanguíneo intacto. O ciclo de reabsorção e formação ósseas é um processo altamente coordenado, dirigido pelos osteócitos e executado pela unidade multicelular básica, que é constituída por um grupo de osteoclastos e osteoblastos (Fig. 409-2).

A resposta do osso a fraturas, infecção e interrupção do suprimento sanguíneo, assim como a lesões expansivas, é relativamente limitada. O osso morto deve ser reabsorvido, e o osso novo deve ser formado, processo executado em associação ao crescimento de novos vasos sanguíneos que penetram na área envolvida. Nas lesões que destroem a organização do tecido, como uma fratura na qual os fragmentos estão desalinhados ou quando existe algum movimento na área da fratura, as células estromais progenitoras recapitulam a formação do osso endocondral do desenvolvimento inicial e produzem cartilagem, que é substituída por osso e, de modo variável, por tecido fibroso. Quando existe um bom alinhamento com fixação e pouca movimentação no local da fratura, o reparo se processa predominantemente pela formação de osso novo sem outro tecido mediador.

O remodelamento ósseo ocorre ao longo de linhas de força geradas pelo estresse mecânico. Os sinais provenientes desses estresses mecânicos são percebidos pelos osteócitos, que transmitem os sinais aos osteoclastos e aos osteoblastos ou a seus precursores. Um desses sinais produzidos pelos osteócitos é a esclerostina, um inibidor da sinalização wnt. As forças mecânicas suprimem a produção de esclerostina e, dessa maneira, aumentam a formação óssea pelos osteoblastos. As lesões ósseas expansivas, como os tumores, induzem a reabsorção na superfície em contato com o tumor, pela produção de ligantes, como o PTHrP, que estimulam a diferenciação e a função dos osteoclastos. Assim sendo, a plasticidade do osso reflete as interações de células entre si e com o meio ambiente.

A mensuração dos produtos da atividade osteoblástica e osteoclástica pode ajudar no diagnóstico e no tratamento das doenças do osso. A atividade osteoblástica pode ser avaliada medindo-se a fosfatase alcalina sérica específica do osso. De maneira semelhante, a osteocalcina, uma proteína secretada pelos osteoblastos, é produzida quase exclusivamente pelos osteoblastos. A determinação do fragmento amino-terminal de procolágeno I também é um índice efetivo de formação óssea. A atividade osteoclástica pode ser avaliada medindo-se os produtos da degradação do colágeno. As moléculas de colágeno estão ligadas de modo covalente entre si na matriz extracelular por meio da formação de ligações cruzadas de hidroxipiridínio (Cap. 413). Após digestão pelos osteoclastos, esses peptídeos com ligações cruzadas podem ser dosados tanto na urina quanto no sangue.

METABOLISMO DO CÁLCIO

Mais de 99% dos 1 a 2 kg de cálcio presentes normalmente no corpo humano adulto estão localizados no esqueleto, em que esse mineral proporciona estabilidade mecânica e funciona como um reservatório que se torna necessário, ocasionalmente, para preservar a concentração de cálcio no líquido extracelular (LEC) (Fig. 409-3). O acréscimo de cálcio esquelético torna-se significativo pela primeira vez durante o terceiro trimestre da vida fetal, é acelerado ao longo de toda a infância e a adolescência, alcança um pico no início da vida adulta e, gradualmente, declina daí em diante com ritmos que raramente ultrapassam 1 a 2% ao ano. Essas alterações lentas no conteúdo total de cálcio esquelético contrastam com as velocidades diárias relativamente altas dos fluxos muito semelhantes de cálcio para dentro e para fora do osso (cerca de 250 a 500 mg cada), processo mediado pela atividade acoplada osteoblástica e osteoclástica. Uma quantidade adicional de 0,5 a 1% de cálcio esquelético é permutada livremente (p. ex., em equilíbrio químico) com aquela existente no LEC.

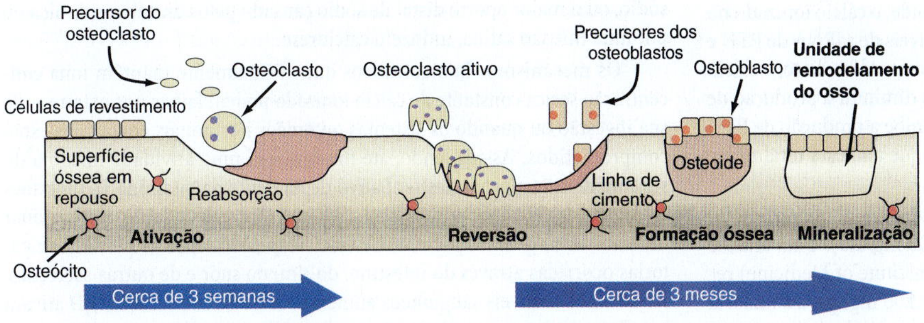

A concentração de cálcio ionizado no LEC deve ser mantida dentro de uma faixa estreita, por causa do papel extremamente importante que desempenha em uma ampla gama de funções celulares, em especial aquelas envolvidas na atividade neuromuscular, na secreção e na transdução dos sinais. Os níveis intracelulares de cálcio livre citosólico são de cerca de 100 nmol/L e são 10.000 vezes mais baixos do que as concentrações de cálcio ionizado no sangue e no LEC (1,1 a 1,3 mmol/L). O cálcio citosólico não desempenha o papel estrutural desempenhado pelo cálcio extracelular; na verdade, ele tem uma função de sinalização. O acentuado gradiente químico do cálcio de fora para dentro da célula promove o influxo rápido de cálcio através de vários canais do cálcio da membrana que podem ser ativados por hormônios, metabólitos ou neurotransmissores, modificando rapidamente a função celular. No sangue, a concentração total de cálcio normalmente é de 2,2 a 2,6 mM (8,5 a 10,5 mg/dL), dos quais cerca de 50% são ionizados. O restante liga-se por processos iônicos às proteínas com

FIGURA 409-2 Representação esquemática do remodelamento ósseo. O ciclo de remodelamento ósseo é executado pela unidade multicelular básica (UMB), formada por um grupo de osteoclastos e osteoblastos. No osso cortical, as UMBs formam túneis através do tecido, enquanto, no osso esponjoso, elas se movimentam através da superfície trabecular. O processo de remodelação óssea é iniciado pelo recrutamento de precursores de osteoclastos, talvez para locais de microdanos. Esses precursores fundem-se para formar osteoclastos ativos multinucleados que mediam a reabsorção óssea. Os osteoclastos aderem ao osso e, subsequentemente, removem-no por acidificação e digestão proteolítica. À medida que as UMBs avançam, os osteoclastos deixam o local de reabsorção, e os osteoblastos, derivados de precursores da medula e de células do revestimento ósseo previamente inativas, penetram para cobrir a área escavada e iniciar o processo de formação de osso novo pela secreção de osteoide, que acaba sendo mineralizado e transformado em osso novo. Após a mineralização do osteoide, os osteoblastos achatam-se e formam uma camada de células de revestimento sobre o osso novo, tornam-se osteócitos ou morrem.

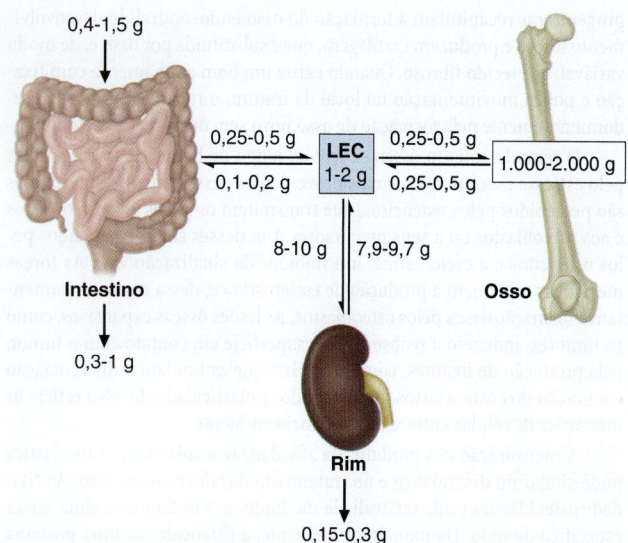

FIGURA 409-3 Homeostase do cálcio. Ilustração esquemática do conteúdo de cálcio do líquido extracelular (LEC) e do osso, bem como da dieta e das fezes; a magnitude do fluxo de cálcio por dia, conforme calculada por vários métodos, é mostrada nos locais de transporte no intestino, no rim e no osso. As faixas dos valores mostrados são aproximadas e foram escolhidas para ilustrar certos pontos discutidos no texto. Em condições de equilíbrio do cálcio, as velocidades de liberação do cálcio e de sua captação no osso são iguais.

carga negativa (predominantemente, albumina e imunoglobulinas) ou combina-se fracamente com fosfato, citrato, sulfato e outros ânions. As alterações nas concentrações séricas das proteínas afetam diretamente a concentração sanguínea total de cálcio, até mesmo quando a concentração de cálcio ionizado continua normal. Um algoritmo destinado a corrigir as alterações proteicas ajusta o cálcio sérico total (em mg/dL) para cima em 0,8 vez o déficit na albumina sérica (g/dL) ou em 0,5 vez o déficit na imunoglobulina sérica (em g/dL). No entanto, essas correções proporcionam aproximações apenas imperfeitas das concentrações reais de cálcio livre e podem ser enganosas, em particular durante uma doença aguda. A acidose também altera o cálcio ionizado por reduzir sua associação às proteínas. A melhor conduta consiste em dosar o cálcio sanguíneo ionizado diretamente por um método que utiliza eletrodos seletivos para o cálcio nas situações agudas durante as quais podem ocorrer anormalidades do cálcio.

O controle da concentração de cálcio ionizado no LEC, em geral, é feito por ajustes nas taxas de movimentação do cálcio através dos epitélios intestinais e renais e para dentro e para fora dos ossos. Esses ajustes são mediados principalmente por mudanças nos níveis sanguíneos dos hormônios PTH e 1,25(OH)$_2$D. Atuando através da ligação a receptores sensores de cálcio (CaSRs) na superfície das células da paratireoide, o cálcio ionizado no sangue suprime a secreção de PTH reduzindo os níveis de mRNA de PTH e promovendo a clivagem de PTH em peptídeos inativos. Além disso, o cálcio ionizado afeta indiretamente a secreção de PTH ao diminuir a produção de 1,25(OH)$_2$D. Esse metabólito ativo da vitamina D inibe a produção de PTH por um mecanismo de retroalimentação negativa que não está totalmente elucidado (**Cap. 410**).

A ingestão dietética normal de cálcio nos Estados Unidos varia amplamente, oscilando de 10 a 37 mmol/dia (400 a 1.500 mg/dia). Uma análise da National Academy of Medicine (antigamente, Institute of Medicine) recomenda uma ingestão de 25 a 30 mmol (1.000 a 1.200 mg) para a maioria dos adultos. A absorção intestinal do cálcio ingerido envolve mecanismos tanto ativos (transcelulares) quanto passivos (paracelulares). A absorção passiva do cálcio não é saturável e se aproxima de 5% de sua ingestão diária, enquanto a absorção ativa envolve a entrada apical de cálcio através de canais iônicos específicos (TRPV5 nos rins e TRPV6 no intestino), cuja expressão é controlada principalmente pela 1,25(OH)$_2$D. Esse mecanismo de transporte ativo normalmente é responsável pela absorção de 20 a 70% do cálcio da dieta. O transporte ativo do cálcio ocorre principalmente no intestino delgado proximal (duodeno e jejuno proximal), apesar de alguma absorção ativa do cálcio ocorrer na maioria dos segmentos do intestino delgado. O ácido gástrico é necessário para ocorrerem taxas ideais de absorção do cálcio. Isso é particularmente verdadeiro para os suplementos de cálcio fracamente dissolvidos, como o carbonato de cálcio. Na verdade, grandes quantidades de carbonato de cálcio são pouco absorvidas por causa de seu efeito neutralizante sobre o ácido gástrico. Nos indivíduos aclorídricos e para aqueles que tomam medicamentos que inibem a secreção de ácido gástrico, os suplementos devem ser tomados às refeições para otimizar sua absorção. O uso de citrato de cálcio pode ser preferível nessas circunstâncias. A absorção de cálcio pode ser reduzida também em estados patológicos como insuficiência pancreática ou biliar, nos quais o cálcio ingerido continua ligado aos ácidos graxos não absorvidos ou a outros componentes alimentares. Quando ocorre grande ingestão de cálcio, a síntese de 1,25(OH)$_2$D é reduzida; isso diminui o ritmo de sua absorção intestinal ativa. O oposto ocorre com uma restrição dietética de cálcio. Certa quantidade de cálcio, cerca de 2,5 a 5 mmol/dia (100 a 200 mg/dia), é excretada como componente obrigatório das secreções intestinais e não é regulada por hormônios calciotrópicos.

A regulação hormonal da eficiência absortiva intestinal, controlada por retroalimentação, resulta em uma absorção diária global de cálcio relativamente constante de cerca de 5 a 10 mmol/dia (200 a 400 mg/dia), não obstante as grandes mudanças na ingestão dietética diária de cálcio. Essa carga diária de cálcio absorvido é excretada pelos rins de maneira também rigidamente regulada pela concentração do cálcio ionizado no sangue. Cerca de 8 a 10 g/dia de cálcio são filtrados pelos glomérulos, dos quais apenas 2 a 3% aparecem na urina. A maior parte do cálcio filtrado (65%) é reabsorvida nos túbulos proximais, por uma via paracelular passiva que é acoplada com a reabsorção concomitante de NaCl e não é especificamente regulada. O ramo ascendente cortical espesso da alça de Henle (cTAL, de *cortical thick ascending limb of Henle loop*) reabsorve aproximadamente outros 20% do cálcio filtrado, também por um mecanismo paracelular. A reabsorção do cálcio no cTAL requer uma proteína das junções firmes, denominada paracelina 1, e é inibida pelas maiores concentrações sanguíneas de cálcio ou de magnésio, agindo pelo CaSR, que está muito expresso na membrana basolateral nesse segmento do néfron. A intervenção dos CaSRs renais proporciona um mecanismo, independente daqueles engajados diretamente por PTH ou 1,25(OH)$_2$D, por meio do qual o cálcio sérico ionizado consegue controlar a reabsorção renal de cálcio. Por fim, cerca de 10% do cálcio filtrado são reabsorvidos nos túbulos contorcidos distais (TCDs) por um mecanismo transcelular. O cálcio penetra na superfície luminal da célula através de canais apicais específicos de cálcio (TRPV5), cujo número é regulado. Em seguida, passa através da célula em associação a uma proteína específica fixadora do cálcio (calbindina D28k) que tampona a concentração citosólica de cálcio a partir da grande massa de cálcio transportado. As Ca^{2+}-ATPases e os trocadores de Na^+/Ca^{2+} expelem ativamente o cálcio através da superfície basolateral e, portanto, mantêm o gradiente transcelular de cálcio. Todos esses processos são estimulados, direta ou indiretamente, pelo PTH. O TCD também é o local de ação dos diuréticos tiazídicos, os quais reduzem a excreção urinária de cálcio ao induzir a depleção de sódio e, portanto, ao aumentar a reabsorção proximal de cálcio. Inversamente, grandes ingestões de sódio, ou o maior aporte distal de sódio causado pelos diuréticos de alça ou por uma infusão salina, induzem calciurese.

Os mecanismos homeostáticos que normalmente mantêm uma concentração sérica constante de cálcio ionizado podem falhar nos extremos de sua ingestão ou quando os sistemas ou órgãos hormonais envolvidos estão comprometidos. Assim sendo, até mesmo com uma atividade máxima do sistema de transporte intestinal ativo dependente da vitamina D, ingestões contínuas de cálcio < 5 mmol/dia (< 200 mg/dia) não poderão proporcionar uma absorção global suficiente de cálcio capaz de repor as perdas obrigatórias ocorridas através do intestino, do rim, do suor e de outras secreções. Nesse caso, os níveis sanguíneos aumentados de PTH e 1,25(OH)$_2$D ativam a reabsorção óssea osteoclástica para obter do osso o cálcio necessário, o que resulta em perda progressiva de osso e balanço negativo do cálcio. Os níveis aumentados de PTH e de 1,25(OH)$_2$D também intensificam a reabsorção renal de cálcio, e a 1,25(OH)$_2$D aumenta a absorção do cálcio no intestino. Com ingestões de cálcio muito altas (> 100 mmol/dia [> 4 g/dia]), a absorção intestinal passiva continua proporcionando cálcio ao LEC, não obstante o transporte ativo intestinal maximamente suprimido e a reabsorção tubular renal de cálcio. Isso pode acarretar uma hipercalciúria acentuada, nefrocalcinose, insuficiência renal progressiva e hipercalcemia (p. ex., a "síndrome leite-álcali"). A deficiência ou o excesso de PTH ou de vitamina D, a presença de doença intestinal e a insuficiência renal representam outros desafios comumente enfrentados para uma homeostase normal do cálcio (**Cap. 410**).

METABOLISMO DO FÓSFORO

Embora 85% dos cerca de 600 g de fósforo corporal estejam presentes no mineral ósseo, o fósforo também representa um importante constituinte intracelular, tanto na forma de ânions livres quanto como componente de numerosos compostos organofosforados, os quais incluem proteínas estruturais, enzimas, fatores de transcrição, carboidratos e intermediários lipídicos, reservas de alta energia (trifosfato de adenosina [ATP, de *adenosine triphosphate*], fosfato de creatina) e ácidos nucleicos. Diferentemente do cálcio, o fósforo existe no interior das células em concentrações próximas daquelas observadas no LEC (p. ex., 1 a 2 mmol/L). Nas células e no LEC, o fósforo encontra-se em várias formas, predominantemente como $H_2PO_4^-$ ou $NaHPO_4^-$ e talvez 10% como HPO_4^{2-}. A mistura de ânions receberá aqui a designação de "fosfato". No soro, cerca de 12% do fósforo estão ligados às proteínas. As concentrações dos fosfatos no sangue e no LEC, em geral, são expressas em termos de fósforo elementar, sendo a faixa normal em adultos de 0,75 a 1,45 mmol/L (2,5 a 4,5 mg/dL). Levando-se em conta que o volume do compartimento líquido intracelular é duas vezes maior do que aquele do LEC, as dosagens do fosfato no LEC podem não refletir com exatidão a disponibilidade de fosfato dentro das células que acompanha desvios até mesmo moderados do fosfato de um compartimento para outro.

O fosfato está amplamente disponível nos alimentos e é absorvido com eficiência (65%) pelo intestino delgado, até mesmo na ausência de vitamina D. Entretanto, a eficiência absortiva de fosfato pode ser aumentada (para 85 a 90%) por meio de mecanismos de transporte ativo estimulados pela $1,25(OH)_2D$. Esses mecanismos envolvem a ativação dos cotransportadores de Na^+/PO_4^{2-}, como o Npt2b, que transportam o fosfato para dentro das células intestinais contra um gradiente eletroquímico desfavorável. A absorção intestinal diária efetiva de fosfato varia amplamente de acordo com a composição da dieta, porém, em geral, fica na faixa de 500 a 1.000 mg/dia. A absorção do fosfato pode ser inibida por altas doses de sais de cálcio ou pelo cloridrato de sevelâmer (Renagel), estratégias usadas comumente para controlar os níveis de fosfato sérico na insuficiência renal. Os antiácidos que contêm hidróxido de alumínio também reduzem a absorção de fosfato, mas são menos usados pela potencial toxicidade do alumínio. Os baixos níveis séricos de fosfato estimulam a síntese de $1,25(OH)_2D$ pelo túbulo proximal renal, talvez por meio da supressão dos níveis sanguíneos de FGF23 (ver adiante).

Os níveis séricos de fosfato variam em até 50% ao longo de um dia normal. Isso reflete o efeito da ingestão de alimentos, mas também a existência de um ritmo circadiano subjacente que produz um valor mínimo entre 7 e 10 horas da manhã. A administração de carboidratos, especialmente na forma de soluções de dextrose intravenosa (IV) em indivíduos em jejum, pode diminuir o fosfato sérico em > 0,7 mmol/L (2 mg/dL) durante o tratamento de cetoacidose ou durante alcalose metabólica ou respiratória. Por causa dessa ampla variação no fosfato sérico, é preferível realizar as mensurações no estado basal em jejum.

O controle do fosfato sérico é determinado principalmente pela taxa de reabsorção tubular renal da carga filtrada, que é de cerca de 4 a 6 g/dia. Como a absorção intestinal de fosfato é muito eficiente, a excreção urinária não é constante, mas varia diretamente com a ingestão dietética. A excreção fracionada de fosfato (razão fosfato:depuração de creatinina) geralmente fica na taxa de 10 a 15%. O túbulo proximal constitui o principal local onde a reabsorção renal de fosfato é regulada. Essa regulação é realizada por alterações nos níveis de expressão apical e atividade de cotransportadores específicos de Na^+/PO_4^{2-} (NaPi-2a e NaPi-2c) no túbulo proximal. Os níveis desses transportadores na superfície apical dessas células são rapidamente reduzidos pelo PTH, um importante regulador hormonal da excreção renal de fosfato. O FGF23 pode prejudicar drasticamente a reabsorção de fosfato por um mecanismo semelhante. Mutações ativadoras em *FGF23* causam o raro distúrbio conhecido como raquitismo hipofosfatêmico autossômico dominante (RHAD). Ao contrário do PTH, o FGF23 induz também uma síntese reduzida de $1,25(OH)_2D$, o que pode agravar a hipofosfatemia resultante ao reduzir a absorção intestinal de fosfato. A reabsorção renal de fosfato é responsiva às mudanças na ingestão dietética, de forma que uma restrição experimental do fosfato dietético resulta em uma queda significativa do fosfato urinário em poucas horas, precedendo qualquer declínio no fosfato sérico (p. ex., carga filtrada). Essa adaptação renal fisiológica às mudanças na disponibilidade do fosfato dietético ocorre independentemente do PTH e pode ser mediada, em parte, por alterações nos níveis séricos de FGF23. Os achados em camundongos *FGF23*-knockout sugerem que o FGF23 atua normalmente para reduzir os níveis sanguíneos de fosfato e de $1,25(OH)_2D$. Por sua vez, a elevação do fosfato sanguíneo aumenta os níveis de FGF23.

A reabsorção renal de fosfato é prejudicada pela hipocalcemia, hipomagnesemia e hipofosfatemia grave. A depuração do fosfato é acelerada pela expansão do volume de LEC e prejudicada pela desidratação. A retenção do fosfato constitui uma importante característica fisiopatológica da insuficiência renal (Cap. 311).

HIPOFOSFATEMIA

Causas A hipofosfatemia pode ocorrer por um ou mais de três mecanismos primários: (1) absorção intestinal inadequada de fosfato, (2) excreção renal excessiva de fosfato e (3) redistribuição rápida do fosfato do LEC para osso ou tecidos moles (Tab. 409-1). Como o fosfato é muito abundante nos alimentos, a ocorrência de absorção intestinal inadequada quase nunca é observada, visto que, atualmente, os antiácidos de hidróxido de alumínio, que se ligam ao fosfato no intestino, não são mais amplamente usados. No entanto, o jejum ou a inanição podem resultar em depleção do fosfato corporal e predispor uma hipofosfatemia subsequente durante o processo de realimentação, em especial quando isso é feito apenas com glicose IV.

A hipofosfatemia crônica, em geral, significa a presença de um distúrbio tubular renal persistente, com perda de fosfato. A ativação excessiva dos receptores de PTH/PTHrP no túbulo proximal em consequência de hiperparatireoidismo primário ou secundário ou em virtude da síndrome de hipercalcemia mediada por PTHrP na neoplasia maligna (Cap. 410) está entre as causas mais comuns de hipofosfatemia renal. A hipercalcemia hipocalciúrica familiar e a condrodistrofia de Jansen constituem exemplos raros de distúrbios genéticos nessa categoria (Cap. 410).

Várias doenças genéticas e adquiridas causam perda tubular de fosfato independente do receptor de PTH/PTHrP, com raquitismo e osteomalácia associados. Todas essas doenças manifestam hipofosfatemia grave, perda renal de fosfato, algumas vezes acompanhada de aminoacidúria, níveis sanguíneos inadequadamente baixos de $1,25(OH)_2D$, níveis séricos normais-baixos de cálcio e evidência de mineralização inadequada da cartilagem ou do osso. A análise dessas doenças resultou na descoberta do hormônio FGF23, que é um importante regulador fisiológico do metabolismo do fosfato. O FGF23 diminui a reabsorção de fosfato no túbulo proximal e também suprime a 1α-hidroxilase responsável pela síntese de $1,25(OH)_2D$. O FGF23 é sintetizado por células da linhagem osteoblástica, principalmente osteócitos. As dietas ricas em fosfato elevam os níveis de FGF23, e as dietas pobres em fosfato os reduzem. O RHAD foi a primeira doença ligada a anormalidades em FGF23 e resulta de mutações ativadoras no gene que codifica o FGF23. Essas mutações alteram o sítio de clivagem que normalmente possibilita a inativação do FGF23 intacto. Vários outros distúrbios genéticos apresentam níveis elevados de FGF23 e hipofosfatemia. O mais comum desses distúrbios é o raquitismo hipofosfatêmico ligado ao X (RHLX), que resulta de mutações inativadoras em uma endopeptidase denominada *PHEX* (do inglês, *p*hosphate-regulating gene with *h*omologies to *e*ndopeptidases on the *X* chromosome), que é expressa de maneira mais abundante na superfície dos osteócitos e dos osteoblastos maduros. Os pacientes com RHLX em geral possuem altos níveis de FGF23, e a ablação do gene *FGF23* reverte a hipofosfatemia observada na versão murina de RHLX. Não foi determinado de que maneira a inativação de PHEX resulta em maiores níveis de FGF23. Duas síndromes hipofosfatêmicas raras, de herança autossômica recessiva, associadas a níveis elevados de FGF23, são causadas por mutações inativadoras da proteína da matriz de dentina 1 (DMP1, de *dentin matrix protein 1*) e da pirofosfatase/fosfodiesterase ectonucleotídica 1 (ENPP1, de *ectonucleotide pyrophosphatase/phosphodiesterase 1*), que normalmente estão muito expressas no osso e que regulam a produção de FGF23. Um distúrbio hipofosfatêmico incomum, a osteomalácia induzida por tumor (OIT), é um distúrbio adquirido em que tumores, em geral de origem mesenquimal e histologicamente benignos, secretam FGF23 que induz perda renal de fosfato. A síndrome hipofosfatêmica regride completamente em questão de horas a dias após a ressecção bem-sucedida do tumor responsável. Esses tumores expressam grandes quantidades do mRNA do FGF23, e os pacientes com OIT costumam exibir aumento de FGF23 no sangue.

A doença de Dent é um distúrbio recessivo ligado ao X causado por mutações inativadoras em *CLCN5*, um transportador do cloreto expresso nos endossomos dos túbulos proximais; as características incluem hipercalciúria, hipofosfatemia e cálculos renais recorrentes. A perda renal de fosfato é comum entre os pacientes diabéticos mal controlados e etilistas, que apresentam, portanto, alto risco de hipofosfatemia iatrogênica quando tratados com insulina

TABELA 409-1 ■ Causas de hipofosfatemia

I. Redução da reabsorção tubular renal de fosfato
  A. Dependente de PTH/PTHrP
    1. Hiperparatireoidismo primário
    2. Hiperparatireoidismo secundário
      a. Deficiência/resistência à vitamina D
      b. Privação/má-absorção de cálcio
      c. Síndrome de Bartter
      d. Hipercalciúria renal autossômica recessiva com hipomagnesemia
    3. Hipercalcemia tumoral dependente de PTHrP
    4. Hipercalcemia hipocalciúrica familiar
  B. Independente de PTH/PTHrP
    1. Excesso de FGF23 ou outras "fosfatoninas"
      a. Raquitismo hipofosfatêmico ligado ao X (RHLX)
      b. Hipofosfatemia autossômica recessiva (HFAR)
      c. Raquitismo hipofosfatêmico autossômico recessivo (RHAR) (deficiência de DMP1, ENPP1)
      d. Síndrome de osteomalácia induzida por tumor (OIT)
      e. Síndrome de McCune-Albright (displasia fibrosa)
      f. Síndrome do nevo epidérmico
    2. Doença renal intrínseca
      a. Síndrome(s) de Fanconi
      b. Cistinose
      c. Doença de Wilson
      d. Mutações de NaPi-2a ou NaPi-2c
    3. Outros distúrbios sistêmicos
      a. Diabetes melito inadequadamente controlado
      b. Alcoolismo
      c. Hiperaldosteronismo
      d. Hipomagnesemia
      e. Amiloidose
      f. Síndrome hemolítico-urêmica
      g. Transplante renal ou ressecção parcial do fígado
      h. Reaquecimento ou hipertermia induzida
    4. Fármacos e toxinas
      a. Etanol
      b. Acetazolamida, outros diuréticos
      c. Estrogênios ou glicocorticoides em altas doses
      d. Metais pesados (chumbo, cádmio, óxido férrico sacaratado)
      e. Tolueno, N-metil formamida
      f. Cisplatina, ifosfamida, foscarnete, rapamicina
II. Comprometimento da absorção intestinal de fosfato
  A. Antiácidos contendo alumínio
  B. Sevelamer
III. Desvios do fosfato extracelular para dentro das células
  A. Glicose intravenosa
  B. Insulinoterapia para hiperglicemia prolongada ou cetoacidose diabética
  C. Catecolaminas (epinefrina, dopamina, salbutamol)
  D. Alcalose respiratória aguda
  E. Sepse por microrganismos Gram-negativos, síndrome do choque tóxico
  F. Recuperação da inanição ou acidose
  G. Proliferação celular rápida
    1. Crise blástica leucêmica
    2. Eritropoietina intensiva, terapia com outros fatores de crescimento
IV. Formação óssea acelerada
  A. Após paratireoidectomia
  B. Tratamento da deficiência de vitamina D, doença de Paget
  C. Metástases osteoblásticas

Siglas: DMP1, proteína da matriz de dentina 1; ENPP1, pirofosfatase/fosfodiesferase ectonucleotídica 1; PTH, paratormônio; PTHrP, peptídeo relacionado com o paratormônio; FGF23, fator de crescimento do fibroblasto 23.

ou glicose IV, respectivamente. Os diuréticos e outros medicamentos e toxinas podem causar reabsorção tubular renal anormal do fosfato (Tab. 409-1).

Nos pacientes hospitalizados, a hipofosfatemia pode ser atribuída, com frequência, a uma redistribuição maciça do fosfato do LEC para dentro das células. A insulinoterapia para a cetoacidose diabética constitui um paradigma para esse fenômeno, no qual a gravidade da hipofosfatemia está relacionada com o grau de depleção presente anteriormente de fosfato e outros eletrólitos (Cap. 404). A hipofosfatemia, em geral, é maior em algum momento muitas horas após o início da insulinoterapia, e é difícil prever quando uma azotemia pré-renal pode obscurecer uma depleção significativa de fosfato com base nas mensurações basais do fosfato sérico feitas na apresentação. Outros fatores que podem contribuir para essa hipofosfatemia redistributiva aguda incluem inanição ou desnutrição prévias, administração de glicose IV sem outros nutrientes, catecolaminas sanguíneas elevadas (endógenas ou exógenas), alcalose respiratória e recuperação após acidose metabólica.

A hipofosfatemia também pode ocorrer transitoriamente (por semanas a meses) durante a fase de formação acelerada do osso após uma paratireoidectomia para hiperparatireoidismo primário grave ou durante o tratamento da deficiência da vitamina D ou da doença de Paget lítica. Isso costuma ser mais proeminente nos pacientes que possuíam evidência pré-operatória de remodelamento ósseo acelerado (p. ex., altos níveis séricos de fosfatase alcalina). Metástases osteoblásticas também podem dar origem a essa síndrome.

Achados clínicos e laboratoriais As manifestações clínicas de hipofosfatemia grave refletem um defeito generalizado no metabolismo energético celular em virtude da depleção de ATP, de um desvio da fosforilação oxidativa para a glicólise e da disfunção tecidual ou orgânica associada. A hipofosfatemia aguda grave ocorre exclusiva ou principalmente em pacientes hospitalizados com doenças clínicas ou cirúrgicas graves subjacentes e depleção preexistente de fosfato devido a perdas urinárias excessivas, má-absorção acentuada ou desnutrição. A hipofosfatemia crônica tende a ser menos grave, com manifestação clínica dominada por queixas musculoesqueléticas, como dor óssea, osteomalácia, pseudofraturas e fraqueza muscular proximal ou, em crianças, raquitismo e baixa estatura.

As manifestações neuromusculares da hipofosfatemia grave são variáveis, mas podem incluir fraqueza muscular, letargia, confusão, desorientação, alucinações, disartria, disfagia, paralisias oculomotoras, anisocoria, nistagmo, ataxia, tremor cerebelar, balismo, hiporreflexia, falta de controle esfincteriano, déficits sensitivos distais, parestesia, hiperestesia, paralisia ascendente generalizada ou semelhante à síndrome de Guillain-Barré, crises convulsivas, coma e até mesmo morte. Sequelas sérias, como paralisia, confusão e crises convulsivas, podem acontecer somente com concentrações de fosfato < 0,25 mmol/L (< 0,8 mg/dL). A rabdomiólise pode manifestar-se durante uma hipofosfatemia rapidamente progressiva. O diagnóstico de rabdomiólise induzida por hipofosfatemia pode passar despercebido, pois até 30% dos pacientes com hipofosfatemia aguda (< 0,7 mM) exibem elevações de creatina-fosfocinase que alcançam um pico 1 a 2 dias depois do nadir no fosfato sérico, quando a liberação de fosfato pelos miócitos lesionados pode ter acarretado uma quase normalização dos níveis circulantes de fosfato.

A insuficiência respiratória e a disfunção cardíaca, que são reversíveis pelo tratamento com fosfato, podem ocorrer com níveis séricos de fosfato de 0,5 a 0,8 mmol/L (1,5 a 2,5 mg/dL). Os defeitos tubulares renais, incluindo acidose tubular, glicosúria e reabsorção alterada de sódio e cálcio, também podem ocorrer. As anormalidades hematológicas correlacionam-se com reduções no ATP e no 2,3-difosfoglicerato intracelulares e podem incluir microesferocitose e hemólise dos eritrócitos; diminuição da dissociação da oxiemoglobina; quimiotaxia, fagocitose e destruição bacteriana defeituosas pelos leucócitos; e disfunção plaquetária com hemorragia gastrintestinal espontânea.

TRATAMENTO

Hipofosfatemia

A hipofosfatemia grave (< 0,75 mmol/L [< 2 mg/dL]), em particular na vigência de uma depleção subjacente de fosfato, constitui uma anormalidade eletrolítica perigosa que deve ser corrigida de imediato. Lamentavelmente, o déficit cumulativo no fosfato corporal não pode ser previsto diretamente a partir do conhecimento do nível circulante de fosfato, e a terapia deverá ser abordada de forma empírica. O limiar para a terapia com fosfato IV e, consequentemente, a dose de fosfato a ser administrada

TABELA 409-2 ■ Terapia intravenosa da hipofosfatemia

Considerar

Provável gravidade da depleção subjacente de fosfato

Administração concomitante de glicose parenteral

Presença de complicações neuromusculares, cardiopulmonares ou hematológicas da hipofosfatemia

Função renal (reduzir a dose em 50% se a creatinina sérica for > 220 μmol/L [> 2,5 mg/dL])

Nível sérico de cálcio (corrigir em primeiro lugar a hipocalcemia; reduzir a dose em 50% na hipercalcemia)

Diretrizes

Fósforo sérico, mm (mg/dL)	Velocidade de infusão, mmol/h	Duração, h	Total administrado, mmol
< 0,8 (< 2,5)	2	6	12
< 0,5 (< 1,5)	4	6	24
< 0,3 (< 1)	8	6	48

Nota: As velocidades de infusão mostradas são calculadas para um indivíduo de 70 kg; os níveis séricos de cálcio e de fósforo devem ser dosados a cada 6 a 12 h durante a terapia; as infusões podem ser repetidas para obter níveis séricos estáveis de fósforo > 0,8 mmol/L (> 2,5 mg/dL); a maioria das formulações disponíveis nos Estados Unidos fornece 3 mmol/mL de fosfato de sódio ou potássio.

deve refletir uma análise da função renal, da provável gravidade e duração da depleção subjacente de fosfato e da presença e gravidade dos sintomas consistentes com hipofosfatemia. Nos adultos, o fosfato pode ser administrado com segurança por via IV como misturas neutras de sais de fosfato de sódio ou de potássio, em doses iniciais de 0,2 a 0,8 mmol/kg de fósforo elementar durante 6 horas (p. ex., 10 a 50 mmol durante 6 horas), com doses > 20 mmol/6 horas reservadas para aqueles que apresentam níveis séricos < 0,5 mmol/L (1,5 mg/dL) e função renal normal. A **Tabela 409-2** fornece uma abordagem sugerida. Os níveis séricos de fosfato e cálcio devem ser monitorados atentamente (a cada 6-12 h) ao longo de todo o tratamento. É necessário evitar um produto cálcio-fósforo sérico > 50 mg^2/dL^2 para reduzir o risco de calcificação heterotópica. A hipocalcemia, quando presente, deve ser corrigida antes de administrar o fosfato IV. Uma hipofosfatemia menos acentuada, na faixa de 0,5 a 0,8 mmol/L (1,5 a 2,5 mg/dL), em geral pode ser tratada com fosfato oral em doses fracionadas de 750 a 2.000 mg/dia, na forma de fósforo elementar; as doses mais altas podem causar distensão abdominal e diarreia.

O tratamento da hipofosfatemia crônica depende do conhecimento da(s) causa(s) do distúrbio. A hipofosfatemia relacionada com o hiperparatireoidismo secundário à deficiência de vitamina D costuma responder ao tratamento apenas com vitamina D e cálcio. O RHLX, o RHAD, a OIT e os distúrbios tubulares renais relacionados costumam ser tratados com doses orais fracionadas de fosfato, com frequência com suplementos de cálcio e de 1,25(OH)$_2$D para contornar o bloqueio na síntese renal de 1,25(OH)$_2$D e prevenir o hiperparatireoidismo secundário causado pela supressão dos níveis de cálcio no LEC. Deve-se tomar cuidado para garantir que o cálcio oral e o fosfato não sejam administrados ao mesmo tempo, para evitar precipitação antes da absorção. Diuréticos tiazídicos podem ser usados para prevenir a nefrocalcinose nos pacientes tratados dessa maneira. A normalização completa da hipofosfatemia, em geral, não é possível nessas condições. O burosumabe, um anticorpo monoclonal humano que inibe o FGF23, foi aprovado para o tratamento do RHLX. Corrige a hipofosfatemia, melhora a dor óssea e cicatriza fraturas em adultos e crianças.

O tratamento ideal da OIT é a exérese do tumor responsável, que pode ser localizado pelo inventário ósseo radiográfico ou por uma cintilografia óssea (muitos estão localizados no osso) ou por uma cintilografia com radionuclídeos utilizando sestamibi ou octreotida marcada. O tratamento bem-sucedido da hipofosfatemia induzida por OIT com octreotida foi relatado em um pequeno número de pacientes. O tratamento com burosumabe, originalmente usado para RHLX, também se mostra promissor como tratamento para OIT.

HIPERFOSFATEMIA

Causas Quando a carga filtrada de fosfato e a taxa de filtração glomerular (TFG) são normais, o controle dos níveis séricos de fosfato é conseguido ajustando-se a velocidade com que o fosfato é reabsorvido pelos

TABELA 409-3 ■ Causas de hiperfosfatemia

I. Comprometimento da excreção renal de fosfato
   A. Insuficiência renal
   B. Hipoparatireoidismo
      1. Do desenvolvimento
      2. Doenças autoimunes
      3. Após cirurgia ou radiação do pescoço
      4. Mutações ativadoras do receptor sensor de cálcio
   C. Supressão das paratireoides
      1. Hipercalcemia independente das paratireoides
         a. Intoxicação por vitamina D ou por vitamina A
         b. Sarcoidose, outras doenças granulomatosas
         c. Imobilização, metástases osteolíticas
         d. Síndrome leite-álcali
      2. Hipermagnesemia ou hipomagnesemia grave
   D. Pseudo-hipoparatireoidismo
   E. Acromegalia
   F. Calcinose tumoral
   G. Terapia com heparina
II. Cargas maciças de fosfato no líquido extracelular
   A. Administração rápida de fosfato exógeno (intravenosa, oral, retal)
   B. Lesão ou necrose celulares extensas
      1. Lesões por esmagamento
      2. Rabdomiólise
      3. Hipertermia
      4. Hepatite fulminante
      5. Quimioterapia citotóxica
      6. Anemia hemolítica grave
   C. Desvios transcelulares de fosfato
      1. Acidose metabólica
      2. Acidose respiratória

cotransportadores tubulares proximais NaPi-2. Os principais reguladores hormonais da atividade de NaPi-2 são o PTH e o FGF23. A hiperfosfatemia, definida em adultos como uma concentração sérica de fosfato em jejum > 1,8 mmol/L (5,5 mg/dL), costuma resultar de uma filtração glomerular reduzida, hipoparatireoidismo, aporte excessivo de fosfato para o LEC (a partir do osso, do intestino ou por terapia parenteral com fosfato) ou uma combinação desses fatores (Tab. 409-3). O limite superior das concentrações séricas normais de fosfato é mais alto em crianças e recém-nascidos (2,4 mmol/L [7 mg/dL]). É útil distinguir a hiperfosfatemia causada por uma excreção renal reduzida de fosfato daquela que resulta do aporte excessivo de fosfato para o LEC (Tab. 409-3).

Na insuficiência renal crônica, uma TFG reduzida resulta em retenção de fosfato. Por sua vez, a hiperfosfatemia compromete ainda mais a síntese renal de 1,25(OH)$_2$D, aumenta os níveis de FGF23 e estimula a secreção de PTH e a hipertrofia da glândula paratireoide tanto direta quanto indiretamente (reduzindo os níveis de cálcio ionizado no sangue). Por conseguinte, a hiperfosfatemia constitui uma importante causa de hiperparatireoidismo secundário da insuficiência renal e precisa ser corrigida precocemente durante a evolução da doença (Caps. 311 e 410).

O hipoparatireoidismo resulta em hiperfosfatemia em virtude da maior expressão dos cotransportadores NaPi-2 no túbulo proximal. O hipoparatireoidismo, ou supressão das paratireoides, comporta múltiplas causas potenciais, as quais incluem doença autoimune; ausência do tecido paratireoideo funcional por desenvolvimento, cirúrgica ou induzida por radiação; intoxicação pela vitamina D ou outras causas de hipercalcemia independente do PTH; resistência celular ao PTH (pseudo-hipoparatireoidismo ou hipomagnesemia); distúrbios infiltrativos, como doença de Wilson e hemocromatose; e secreção comprometida de PTH causada por hipermagnesemia, hipomagnesemia grave ou mutações ativadoras no CaSR. A hipocalcemia também pode contribuir diretamente para comprometer a depuração do fosfato, pois a infusão de cálcio pode induzir hiperfosfatúria nos indivíduos hipoparatireóideos. A maior reabsorção tubular de fosfato também ocorre na acromegalia, durante a administração de heparina e na calcinose tumoral. A calcinose tumoral é causada por um grupo raro de distúrbios genéticos, em que o FGF23 é processado de tal modo que resulta em baixos níveis de FGF23 ativo na corrente sanguínea. Isso pode resultar de mutações na sequência do FGF23 ou de mutações inativadoras no gene *GALNT3*, que codifica uma galactosaminil-transferase, que normalmente acrescenta resíduos de açúcar ao FGF23, os quais retardam sua proteólise. Uma síndrome semelhante resulta da resistência ao FGF23, devido a mutações inativadoras no correceptor de FGF23 Klotho. Essas anormalidades causam níveis séricos elevados de 1,25(OH)$_2$D, supressão das paratireoides, maior absorção intestinal de cálcio e hiperostose focal com grandes ossificações heterotópicas periarticulares lobuladas (em especial no nível dos ombros ou dos quadris) e são acompanhadas por hiperfosfatemia. Em algumas formas de calcinose tumoral, os níveis séricos de fósforo estão normais.

Quando grandes quantidades de fosfato são lançadas rapidamente no LEC, pode ocorrer hiperfosfatemia apesar de uma função renal normal. Os exemplos incluem terapia vigorosa com fosfato IV, administração oral ou retal de grandes quantidades de laxativos ou enemas que contêm fosfato (em especial em crianças), lesão ou necrose extensa dos tecidos moles (lesões por esmagamento, rabdomiólise, hipertermia, hepatite fulminante, quimioterapia citotóxica), anemia hemolítica grave e trocas transcelulares de fosfato induzidas por uma acidose metabólica ou respiratória grave.

Achados clínicos As consequências clínicas da hiperfosfatemia aguda grave são devidas principalmente à formação de grandes precipitados de fosfato de cálcio e à consequente hipocalcemia. Assim sendo, podem ocorrer tetania, crises convulsivas, nefrocalcinose acelerada (com insuficiência renal, hiperpotassemia, hiperuricemia e acidose metabólica) e calcificações pulmonares ou cardíacas (incluindo a ocorrência de bloqueio cardíaco agudo). A gravidade dessas complicações está relacionada com a elevação dos níveis séricos de fosfato, que pode alcançar concentrações de até 7 mmol/L (20 mg/dL) nos casos de lesão maciça dos tecidos moles ou da síndrome de lise tumoral.

TRATAMENTO
Hiperfosfatemia

As opções terapêuticas para o tratamento da hiperfosfatemia grave são limitadas. A expansão volêmica pode acelerar a depuração renal de fosfato. Os antiácidos que contêm hidróxido de alumínio ou o sevelâmer podem ser úteis como elementos de quelação e por limitarem a absorção dos sais de fosfato presentes no intestino. A hemodiálise é a estratégia terapêutica mais efetiva e deve ser aventada precocemente durante a evolução da hiperfosfatemia grave, em especial na vigência de insuficiência renal e hipocalcemia sintomática.

METABOLISMO DO MAGNÉSIO

O magnésio é o principal cátion divalente intracelular. Concentrações normais de magnésio e cálcio extracelulares são essenciais para uma atividade neuromuscular normal. O magnésio intracelular forma um complexo fundamental com o ATP e constitui um importante cofator para uma ampla variedade de enzimas, transportadores e ácidos nucleicos necessários para a função celular normal, a replicação e o metabolismo energético. A concentração de magnésio no soro é regulada rigorosamente dentro da faixa de 0,7 a 1 mmol/L (1,5-2 mEq/L; 1,7 a 2,4 mg/dL), sendo que 30% estão ligados às proteínas e outros 15% estão fracamente ligados ao fosfato e a outros ânions. Metade dos 25 g (1.000 mmol) do magnésio corporal total está localizada no osso, com apenas metade dessa quantidade sendo insolúvel na fase mineral. Quase todo o magnésio extraesquelético está presente dentro das células, onde a concentração total é de 5 m*M*, com 95% ligados às proteínas e a outras macromoléculas. Uma vez que apenas 1% do magnésio corporal fica no LEC, as mensurações dos níveis séricos desse elemento podem não refletir com exatidão o nível das reservas corporais totais de magnésio.

O conteúdo dietético de magnésio normalmente varia de 6 a 15 mmol/dia (140 a 360 mg/dia), dos quais 30 a 40% são absorvidos, principalmente no jejuno e no íleo. A eficiência da absorção intestinal do magnésio é estimulada pela 1,25(OH)$_2$D e pode alcançar 70% durante a privação de magnésio. A excreção urinária de magnésio normalmente equivale à sua absorção intestinal efetiva e é de cerca de 4 mmol/dia (100 mg/dia). A regulação das concentrações séricas de magnésio é conseguida principalmente pelo controle da reabsorção renal desse elemento. Apenas 20% do magnésio filtrado são reabsorvidos no túbulo proximal, enquanto 60% são recuperados no cTAL, e outros 5 a 10%, no TCD. A reabsorção do magnésio no cTAL ocorre por uma via paracelular que requer tanto um potencial luminal positivo, criado pela reabsorção de NaCl, quanto proteínas da junção firme codificadas por membros da família do gene Claudina. A reabsorção do magnésio no cTAL é aumentada pelo PTH, mas inibida pela hipercalcemia ou hipermagnesemia, com ambas ativando o CaSR nesse segmento do néfron.

HIPOMAGNESEMIA

Causas A hipomagnesemia, em geral, significa uma depleção substancial das reservas corporais de magnésio (0,5 a 1 mmol/kg). Ela pode resultar de má-absorção intestinal; vômitos, diarreia ou drenagem intestinal prolongados; reabsorção tubular renal defeituosa do magnésio; ou trocas rápidas do magnésio do LEC para dentro das células, do osso ou do terceiro espaço **(Tab. 409-4)**. A deficiência dietética de magnésio é improvável, exceto possivelmente na vigência de alcoolismo. Foi descrito um distúrbio genético raro que causa má-absorção intestinal seletiva de magnésio (hipomagnesemia infantil primária). Outro distúrbio hereditário raro (hipomagnesemia com hipocalcemia secundária) é causado por mutações no gene que codifica a TRPM6, uma proteína que, em conjunto com a TRPM7, forma um canal importante para o transporte transcelular do magnésio tanto intestinal quanto renal tubular distal. Os estados de má-absorção, com frequência acompanhados por deficiência de vitamina D, podem limitar de forma acentuada a absorção de magnésio e causar hipomagnesemia, não obstante os efeitos compensatórios do hiperparatireoidismo secundário e da hipocalcemia e da hipomagnesemia que aceleram a reabsorção do magnésio pelo cTAL. A diarreia ou o líquido de drenagem cirúrgica pode conter ≥ 5 mmol/L de magnésio. Os inibidores da bomba de prótons (omeprazol e outros) podem provocar hipomagnesemia por um mecanismo desconhecido, que não envolve a perda renal de magnésio.

Foram descritas várias síndromes genéticas de perda de magnésio, incluindo mutações inativadoras dos genes que codificam o cotransportador de NaCl no TCD (síndrome de Gitelman), proteínas necessárias para o transporte de Na-K-2Cl no cTAL (síndrome de Bartter), claudina 16 ou claudina 19 (hipomagnesemia renal autossômica recessiva com hipercalciúria), uma subunidade γ da Na$^+$,K$^+$-ATPase do TCD (hipomagnesemia renal autossômica dominante com hipocalciúria), canais de K$^+$ (Kv1.1, Kir4.1) no TCD e um gene mitocondrial que codifica um RNA transportador (tRNA). As mutações ativadoras do CaSR podem causar hipomagnesemia, bem como hipocalcemia. A expansão do LEC, a hipercalcemia e a depleção grave de fosfato podem prejudicar a reabsorção de magnésio, bem como várias formas de lesão renal, incluindo aquelas causadas por medicamentos, como cisplatina, ciclosporina, aminoglicosídeos e pentamidina, assim como o anticorpo inibidor do receptor do fator de crescimento epidérmico (EGF, de *epidermal growth factor*), o cetuximabe (a ação do EGF é necessária para a expressão apical normal do TRPM6 no TCD) **(Tab. 409-4)**. Uma concentração sanguínea crescente de etanol prejudica diretamente a reabsorção tubular de magnésio, e a glicosúria persistente com diurese osmótica resulta em perda de magnésio e provavelmente contribui para a alta frequência de hipomagnesemia em pacientes diabéticos sob controle inadequado. A depleção de magnésio é agravada pela acidose metabólica, que acarreta também perdas intracelulares.

A hipomagnesemia devida às trocas rápidas de magnésio do LEC para o compartimento intracelular pode ocorrer durante a recuperação da cetoacidose diabética, inanição ou acidose respiratória. Trocas menos agudas podem ser observadas durante a formação rápida de osso após paratireoidectomia, com o tratamento da deficiência de vitamina D ou com metástases osteoblásticas. Grandes quantidades de magnésio podem ser perdidas nos casos de pancreatite aguda, queimaduras extensas, sudorese prolongada e intensa e durante a gestação e a lactação.

Achados clínicos e laboratoriais A hipomagnesemia pode causar alterações generalizadas na função neuromuscular, incluindo tetania, tremores, crises convulsivas, fraqueza muscular, ataxia, nistagmo, vertigem, apatia, depressão, irritabilidade, *delirium* e psicose. Em geral, os pacientes estão assintomáticos quando as concentrações séricas de magnésio são > 0,5 mmol/L (1 mEq/L; 1,2 mg/dL), embora a gravidade dos sintomas possa não se correlacionar bem com os níveis séricos de magnésio. Podem ocorrer arritmias cardíacas, incluindo taquicardia sinusal, outras taquicardias supraventriculares e arritmias ventriculares. As anormalidades

TABELA 409-4 ■ Causas de hipomagnesemia

I. Comprometimento da absorção intestinal
   A. Hipomagnesemia com hipocalcemia secundária (mutações em *TRPM6*)
   B. Síndromes de má-absorção
   C. Deficiência de vitamina D
   D. Inibidores da bomba de próton
II. Aumento das perdas intestinais
   A. Vômitos/diarreia prolongados
   B. Drenagem, fístulas intestinais
III. Comprometimento da reabsorção tubular renal
   A. Síndromes genéticas de perda de magnésio
      1. Síndrome de Gitelman
      2. Síndrome de Bartter
      3. Mutações de Claudina 16 ou 19
      4. Mutações nos canais de potássio (Kv1.1, Kir4.1)
      5. Mutações da subunidade γ da Na^+,K^+-ATPase (FXYD2)
   B. Doença renal adquirida
      1. Doença tubulointersticial
      2. Pós-obstrução, NTA (fase diurética)
      3. Transplante renal
   C. Fármacos e toxinas
      1. Etanol
      2. Diuréticos (de alça, tiazídicos, osmóticos)
      3. Cisplatina
      4. Pentamidina, foscarnete
      5. Ciclosporina
      6. Aminoglicosídeos, anfotericina B
      7. Cetuximabe
   D. Outras
      1. Expansão do volume do líquido extracelular
      2. Hiperaldosteronismo
      3. SIADH
      4. Diabetes melito
      5. Hipercalcemia
      6. Depleção de fosfato
      7. Acidose metabólica
      8. Hipertireoidismo
IV. Trocas rápidas do líquido extracelular
   A. Redistribuição intracelular
      1. Recuperação da cetoacidose diabética
      2. Síndrome de realimentação
      3. Correção da acidose respiratória
      4. Catecolaminas
   B. Formação óssea acelerada
      1. Pós-paratireoidectomia
      2. Tratamento da deficiência de vitamina D
      3. Metástases osteoblásticas
   C. Outras
      1. Pancreatite, queimaduras, sudorese excessiva
      2. Gravidez (terceiro trimestre) e lactação

Siglas: NTA, necrose tubular aguda; SIADH, síndrome da secreção inapropriada de hormônio antidiurético; ATPase, adenosina-trifosfatase.

TRATAMENTO

Hipomagnesemia

A hipomagnesemia leve assintomática pode ser tratada com sais de magnésio ($MgCl_2$, MgO, $Mg[OH]_2$) por via oral, em doses fracionadas, até um total de 20 a 30 mmol/dia (40 a 60 mEq/dia). Pode ocorrer diarreia com doses mais altas. A hipomagnesemia mais grave deve ser tratada por via parenteral, de preferência com $MgCl_2$ por via IV, que pode ser administrado com segurança na forma de infusão contínua de 50 mmol/dia (100 mEq Mg^{2+}/dia) se a função renal estiver normal. Se houver uma redução da TFG, a velocidade de infusão deve ser reduzida em 50 a 75%. O uso de $MgSO_4$ por via intramuscular (IM) é desencorajado; as injeções são dolorosas e proporcionam uma quantidade relativamente pequena de magnésio (2 mL de $MgSO_4$ a 50% fornecem apenas 4 mmol). O $MgSO_4$ pode ser administrado por via IV em lugar do $MgCl_2$, embora os ânions sulfato possam ligar-se ao cálcio no soro e na urina, agravando a hipocalcemia. O magnésio sérico deve ser monitorado a intervalos de 12 a 24 horas durante a terapia, que poderá prosseguir por vários dias em virtude da conservação renal comprometida do magnésio (apenas 50-70% da dose diária IV de magnésio são retidos) e da repleção retardada dos déficits intracelulares, que podem ser de até 1 a 1,5 mmol/kg (2 a 3 mEq/kg).

É importante levar em conta a necessidade de suplementação com cálcio, potássio e fosfato nos pacientes com hipomagnesemia. A deficiência de vitamina D coexiste com bastante frequência e deve ser tratada com vitamina D oral ou parenteral ou 25(OH)D – porém não $1,25(OH)_2D$, que pode prejudicar a reabsorção tubular de magnésio, possivelmente pela supressão do PTH. Nos pacientes profundamente hipomagnesêmicos com hipocalcemia concomitante e hipofosfatemia, a administração apenas de magnésio IV pode agravar a hipofosfatemia, provocando sintomas neuromusculares ou rabdomiólise, em virtude da estimulação rápida da secreção de PTH, previamente suprimida. Isso é evitado administrando-se tanto cálcio quanto magnésio.

HIPERMAGNESEMIA

Causas A hipermagnesemia raramente é observada na ausência de insuficiência renal, pois os rins normais conseguem excretar grandes quantidades (250 mmol/dia) de magnésio. Hipermagnesemia leve devido à reabsorção excessiva no cTAL ocorre com mutações do CaSR na hipercalcemia hipocalciúrica familiar e tem sido descrita em alguns pacientes com insuficiência suprarrenal, hipotireoidismo ou hipotermia. A exposição maciça ao magnésio exógeno, em geral pelo trato gastrintestinal, pode sobrepujar a capacidade de excreção renal e causar hipermagnesemia potencialmente fatal **(Tab. 409-5)**. Um exemplo notável disso é a retenção prolongada de quantidades até mesmo normais de catárticos que contêm magnésio nos pacientes com íleo intestinal, obstrução ou perfuração. A lesão ou a necrose extensa dos tecidos moles também podem liberar grandes quantidades de magnésio no LEC em pacientes que sofreram traumatismo, choque, sepse, parada cardíaca ou queimaduras extensas. Além disso, a infusão de magnésio em mulheres grávidas com eclâmpsia pode levar à hipocalcemia.

Achados clínicos e laboratoriais As manifestações clínicas mais proeminentes da hipermagnesemia são vasodilatação e bloqueio neuromuscular,

TABELA 409-5 ■ Causas de hipermagnesemia

I. Aporte excessivo de magnésio
   A. Catárticos, irritantes urológicos
   B. Administração parenteral de magnésio
II. Mobilização rápida dos tecidos moles
   A. Traumatismo, choque, sepse
   B. Parada cardíaca
   C. Queimaduras
III. Comprometimento da excreção de magnésio
   A. Insuficiência renal
   B. Hipercalcemia hipocalciúrica familiar
IV. Outras
   A. Insuficiência suprarrenal
   B. Hipotireoidismo
   C. Hipotermia

eletrocardiográficas podem incluir intervalos PR ou QT prolongados, achatamento ou inversão da onda T e retificação de ST. A sensibilidade à toxicidade digitálica pode ser exacerbada.

Outras anormalidades eletrolíticas com frequência observadas com a hipomagnesemia, incluindo hipocalcemia (com hipocalciúria) e hipopotassemia, podem não ser corrigidas facilmente, a não ser que se administre também magnésio. A hipocalcemia pode ser o resultado de uma deficiência concomitante de vitamina D, embora a hipomagnesemia possa causar menor síntese de $1,25(OH)_2D$, resistência celular ao PTH e, com um magnésio sérico muito baixo (< 0,4 mmol/L [< 0,8 mEq/L; < 1 mg/dL]), um defeito na secreção de PTH; tais anormalidades são reversíveis com a terapia.

que podem aparecer com concentrações séricas de magnésio > 2 mmol/L (> 4 mEq/L; > 4,8 mg/dL). A hipotensão, que é refratária aos vasopressores ou à expansão volêmica, pode ser um sinal precoce. Náuseas, letargia e fraqueza podem progredir para insuficiência respiratória, paralisia e coma, com reflexos tendíneos hipoativos e níveis séricos de magnésio > 4 mmol/L. Outros achados podem incluir hipomobilidade gastrintestinal ou íleo paralítico; rubor facial; dilatação pupilar; bradicardia paradoxal; prolongamento dos intervalos PR, QRS e QT; bloqueio cardíaco; e, com níveis séricos de magnésio que se aproximam de 10 mmol/L, assistolia.

A hipermagnesemia, agindo pelo CaSR, causa hipocalcemia e hipercalciúria em virtude tanto da supressão das paratireoides quanto da menor reabsorção de cálcio pelo cTAL.

TRATAMENTO

Hipermagnesemia

O tratamento bem-sucedido da hipermagnesemia, em geral, envolve a identificação e a interrupção da(s) fonte(s) de magnésio e a utilização de medidas destinadas a aumentar a depuração do magnésio a partir do LEC. A utilização de catárticos ou enemas isentos de magnésio pode ajudar a eliminar o magnésio ingerido do trato gastrintestinal. A hidratação IV vigorosa deve ser tentada, se for apropriada. A hemodiálise é efetiva e poderá ser necessária nos pacientes com insuficiência renal significativa. O cálcio, administrado por via IV em doses de 100 a 200 mg durante 1 a 2 horas, revelou ser capaz de proporcionar melhora temporária nos sinais e sintomas de hipermagnesemia.

VITAMINA D

SÍNTESE E METABOLISMO

A 1,25(OH)2D é o principal hormônio esteroide envolvido na regulação da homeostase dos íons minerais. A vitamina D e seus metabólitos são hormônios e precursores hormonais, mais do que vitaminas, pois no ambiente biológico apropriado podem ser sintetizados por mecanismos endógenos (Fig. 409-4). Em resposta à radiação ultravioleta da pele, uma clivagem fotoquímica resulta na formação de vitamina D a partir de 7-desidrocolesterol. A produção cutânea de vitamina D é reduzida pela melanina e pelos altos fatores de proteção solar produzidos por protetores, os quais dificultam efetivamente a penetração da pele pela luz ultravioleta. A maior utilização de bloqueadores solares na América do Norte e na Europa Ocidental e uma redução na magnitude da exposição solar por parte da população geral durante as últimas décadas resultaram em maior dependência das fontes dietéticas de vitamina D. Nos Estados Unidos e no Canadá, essas fontes consistem essencialmente em cereais e produtos lácteos enriquecidos, além de óleos de peixe e gemas de ovo. A vitamina D proveniente de fontes vegetais é encontrada na forma de vitamina D_2, enquanto aquela proveniente de fontes animais ocorre como vitamina D_3. Essas duas formas possuem uma atividade biológica equivalente e são ativadas igualmente bem pelas hidroxilases da vitamina D em seres humanos. A vitamina D penetra na circulação, independentemente de ter sido absorvida pelo intestino ou sintetizada na pele, ligada à proteína de ligação de vitamina D, uma α-globulina sintetizada no fígado. Subsequentemente, a vitamina D é 25-hidroxilada no fígado por uma oxidase do citocromo P450 nas mitocôndrias e microssomos. A atividade dessa hidroxilase não é regulada de forma rígida, e o metabólito resultante, 25-hidroxivitamina D (25[OH]D), é a principal forma circulante e de armazenamento da vitamina D. Cerca de 88% da 25(OH)D circula ligada à proteína de ligação da vitamina D, 0,03% é livre, e o restante circula ligado à albumina. A meia-vida da 25(OH)D é de cerca de 2 a 3 semanas, e a da 25(OH)D_2 é mais curta que a da 25(OH)D_3, devido à menor afinidade da proteína de ligação da vitamina D pela primeira. A meia-vida da 25(OH)D também é acentuadamente encurtada quando os níveis de proteína de ligação da vitamina D estão reduzidos, como pode ocorrer na presença de perdas urinárias aumentadas na síndrome nefrótica.

A segunda hidroxilação, que é necessária para a formação do hormônio maduro, ocorre no rim (Fig. 409-5). A 25-hidroxivitamina D-1α-hidroxilase (codificada pelo gene *CYP27B1*) é uma oxidase de função mista semelhante ao citocromo P450 rigidamente regulada, que se expressa nas células do túbulo contorcido proximal do rim. O PTH e a hipofosfatemia são os principais indutores dessa enzima microssomal no

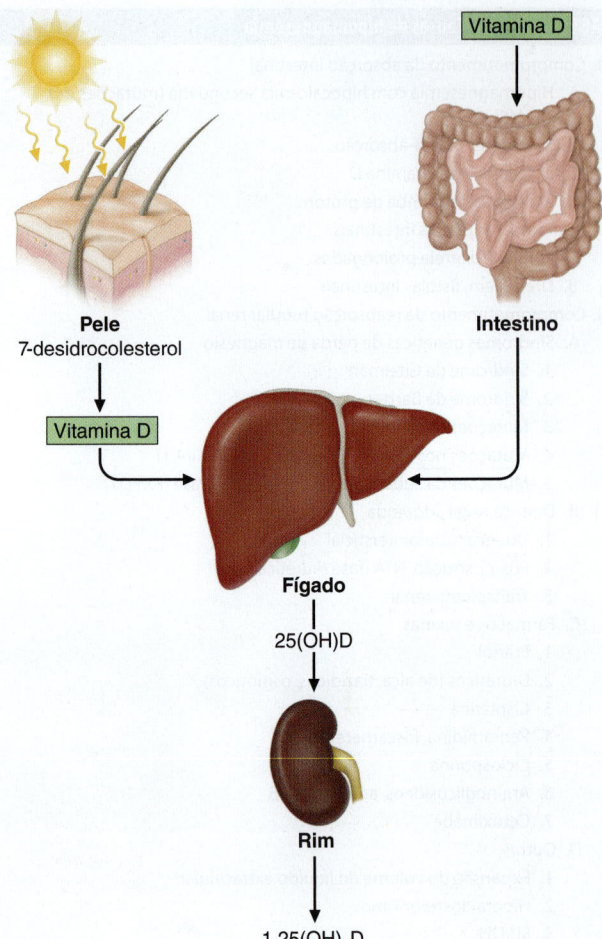

FIGURA 409-4 Síntese e ativação da vitamina D. A vitamina D é sintetizada na pele em resposta à radiação ultravioleta e também é absorvida da dieta. A seguir, é transportada até o fígado, onde sofre 25-hidroxilação. Esse metabólito constitui a principal forma circulante de vitamina D. A etapa final na ativação do hormônio, a 1α-hidroxilação, ocorre no rim. 1,25(OH)2D, 1,25-di-hidroxivitamina D.

rim, enquanto o cálcio, o FGF23 e o produto da enzima, 1,25(OH)$_2$D, a reprimem. A 25-hidroxivitamina D-1α-hidroxilase também está presente em numerosos outros tipos de células, onde não está sujeita a regulação hormonal. É expressa nos queratinócitos da epiderme, porém acredita-se que a produção de 1,25(OH)$_2$D pelos queratinócitos não contribua para os níveis circulantes desse hormônio. Além de estar presente na camada trofoblástica da placenta, a 1α-hidroxilase é produzida pelos macrófagos associados a granulomas e linfomas. Nesses últimos estados patológicos, a atividade da enzima é induzida pelo γ-interferon e pelo TNF-α, porém não é regulada pelo cálcio nem pela 1,25(OH)$_2$D; por conseguinte, pode-se observar a ocorrência de hipercalcemia associada a níveis elevados de 1,25(OH)$_2$D. O tratamento da hipercalcemia associada à sarcoidose com glicocorticoides, cetoconazol ou cloroquina reduz a produção de 1,25(OH)$_2$D e diminui efetivamente o cálcio sérico. Em contrapartida, a cloroquina não parece reduzir os níveis séricos elevados de 1,25(OH)$_2$D em pacientes com linfoma.

A principal via de inativação dos metabólitos da vitamina D é uma etapa adicional de hidroxilação por parte da 24-hidroxilase da vitamina D, enzima que se expressa na maioria dos tecidos. A 1,25(OH)$_2$D é o principal indutor dessa enzima; portanto, esse hormônio promove sua própria inativação, limitando, dessa forma, seus efeitos biológicos. O FGF23 também induz essa hidroxilase, reduzindo, assim, os níveis circulantes de 1,25(OH)$_2$D por meio de um aumento de sua inativação, bem como pelo comprometimento de sua síntese. As mutações no gene que codifica essa enzima (*CYP24A1*) podem levar à hipercalcemia infantil e, naqueles menos gravemente afetados, podem ocorrer hipercalciúria de longa duração, nefrocalcinose e nefrolitíase.

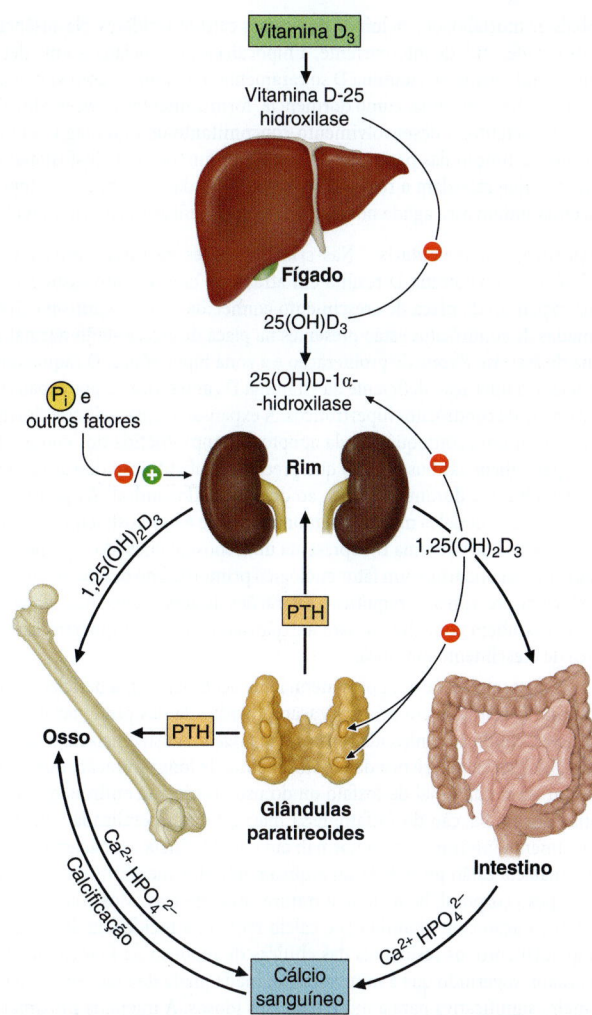

FIGURA 409-5 Representação esquemática da alça de controle hormonal para o metabolismo e a função da vitamina D. Uma redução do cálcio sérico abaixo de cerca de 2,2 mmol/L (8,8 mg/dL) causa um aumento proporcional na secreção de paratormônio (PTH) e, assim, mobiliza uma quantidade adicional de cálcio a partir do osso. O PTH promove a síntese de 1,25(OH)$_2$D no rim, o que, por sua vez, estimula a mobilização do cálcio do osso e do intestino e regula a síntese de PTH por retroalimentação negativa.

Os metabólitos polares da 1,25(OH)$_2$D são secretados na bile e reabsorvidos pela circulação êntero-hepática. O comprometimento dessa recirculação, que é observado nas doenças do íleo terminal, acarreta perdas aceleradas dos metabólitos da vitamina D.

AÇÕES DA 1,25(OH)$_2$D

A 1,25(OH)$_2$D medeia seus efeitos biológicos ligando-se a um membro da superfamília de receptores nucleares, o receptor da vitamina D (VDR, de *vitamin D receptor*). Esse receptor pertence à subfamília que inclui os receptores dos hormônios tireoidianos, os receptores retinoides e os receptores ativados por proliferador de peroxissomos; no entanto, ao contrário dos outros membros dessa subfamília, apenas uma isoforma do VDR foi isolada. O VDR liga-se às sequências-alvo do DNA como um heterodímero com o receptor X retinoide, recrutando uma série de coativadores que modificam a cromatina e aproximam o VDR do aparelho transcricional basal, resultando na indução da expressão do gene-alvo. O mecanismo da repressão transcricional pelo VDR varia com os diferentes genes-alvo, mas foi demonstrado que envolve seja a interferência com a ação de fatores ativadores da transcrição, seja o recrutamento de novas proteínas para o complexo VDR, resultando em repressão da transcrição.

A afinidade do VDR pela 1,25(OH)$_2$D é cerca de três ordens de magnitude mais alta que aquela para outros metabólitos da vitamina D. Em circunstâncias fisiológicas normais, não se acredita que esses outros metabólitos possam estimular ações dependentes do receptor.

Entretanto, nos estados de toxicidade da vitamina D, níveis extremamente elevados de 25(OH)D podem resultar em hipercalcemia por interagirem diretamente com o VDR e deslocarem a 1,25(OH)$_2$D da proteína de ligação da vitamina D, resultando em maior biodisponibilidade do hormônio ativo.

O VDR se expressa em uma ampla variedade de células e tecidos. As ações moleculares da 1,25(OH)$_2$D foram estudadas mais extensamente nos tecidos que participam na regulação da homeostase mineral. Esse hormônio é o principal indutor de calbindina 9K, uma proteína ligadora do cálcio que se expressa no intestino e que desempenha um papel importante no transporte ativo do cálcio através do enterócito. Os dois principais transportadores de cálcio expressos pelo epitélio intestinal, o TRPV5 e o TRPV6 (vaniloide com potencial de receptor transitório), também respondem à vitamina D. A 1,25(OH)$_2$D, em virtude de sua capacidade de induzir a expressão desses e de outros genes no intestino delgado, aumenta a eficiência da absorção intestinal de cálcio, e foi também constatado que exerce várias ações importantes no esqueleto. O VDR é expresso nos osteoblastos e regula a expressão de vários genes nessa célula. Esses genes incluem as proteínas da matriz óssea, a osteocalcina e a osteopontina, que são suprarreguladas pela 1,25(OH)$_2$D, além do colágeno tipo I, que sofre repressão transcricional pela 1,25(OH)$_2$D. Tanto a 1,25(OH)$_2$D quanto o PTH induzem a expressão do ligante do RANK, que promove a diferenciação dos osteoclastos e aumenta sua atividade por se ligar ao RANK nos progenitores dos osteoclastos, assim como nas formas maduras dessas células. Esse é o mecanismo pelo qual a 1,25(OH)$_2$D induz a reabsorção óssea. A 1,25(OH)$_2$D regula a homeostase do fosfato, principalmente pela indução da expressão do FGF23 nos osteócitos. Entretanto, as características esqueléticas associadas aos camundongos VDR-knockout (raquitismo, osteomalácia) são essencialmente corrigidas ao se aumentar a ingestão de cálcio e de fósforo, o que realça a importância da ação da vitamina D no intestino.

O VDR é expresso pela glândula paratireoide, e foi constatado que a 1,25(OH)$_2$D exerce efeitos antiproliferativos sobre as células paratireóideas e suprime a transcrição do gene do PTH. Esses efeitos da 1,25(OH)$_2$D sobre a paratireoide representam uma parte importante da base lógica para as atuais terapias destinadas a prevenir e tratar o hiperparatireoidismo associado à insuficiência renal.

O VDR se expressa também em tecidos e órgãos que não desempenham qualquer papel na homeostase dos íons minerais. A esse respeito, é digna de nota a observação de que a 1,25(OH)$_2$D exerce um efeito antiproliferativo sobre vários tipos de células, incluindo queratinócitos, células do câncer de mama e células do câncer de próstata. Os efeitos da 1,25(OH)$_2$D e do VDR sobre os queratinócitos são particularmente intrigantes, visto que o VDR é basicamente um repressor da transcrição nessas células. A alopecia é observada em seres humanos e camundongos com VDRs mutantes, porém não constitui uma característica da deficiência de vitamina D; assim sendo, os efeitos do VDR sobre o folículo piloso independem do ligante.

DEFICIÊNCIA DE VITAMINA D

A preocupação crescente acerca da relação entre a exposição solar e o desenvolvimento de câncer de pele levou a uma maior dependência das fontes dietéticas de vitamina D. Embora a prevalência da deficiência de vitamina D varie, o terceiro National Health and Nutrition Examination Survey (NHANES III) revelou que a deficiência de vitamina D é prevalente em todo o território dos Estados Unidos, sendo a prevalência de > 29% em crianças obesas. A síndrome clínica de deficiência de vitamina D pode resultar da produção deficiente de vitamina D na pele, da falta de ingestão dietética, de perdas aceleradas de vitamina D, do comprometimento da ativação da vitamina D ou de resistência aos efeitos biológicos da 1,25(OH)$_2$D (Tab. 409-6). Os idosos e os que residem em clínicas de repouso correm um risco particularmente alto de ter deficiência de vitamina D, pois tanto a eficiência na síntese de vitamina D na pele quanto a absorção de vitamina D a partir do intestino diminuem com a idade. A presença de doença do íleo terminal também resulta em comprometimento da circulação êntero-hepática dos metabólitos da vitamina D. Enquanto a má-absorção intestinal de gorduras dietéticas e a síndrome do intestino curto, incluindo aquela associada a cirurgia de derivação intestinal, levam à deficiência de vitamina D, a causa da deficiência nos indivíduos obesos ainda não está bem elucidada. Além das doenças intestinais, a inativação acelerada dos metabólitos da vitamina D pode ser observada com fármacos

TABELA 409-6 ■ Causas do comprometimento da ação da vitamina D

Deficiência de vitamina D	Comprometimento da 1α-hidroxilação
Comprometimento da produção cutânea	Hipoparatireoidismo
Ausência dietética	Cetoconazol
Má-absorção (síndrome do intestino curto, *bypass* gástrico)	Mutação da 1α-hidroxilase
	Excesso de fator de crescimento do fibroblasto 23 (FGF23)
Perda acelerada de vitamina D	Osteomalácia oncogênica
Aumento do metabolismo (barbitúricos, fenitoína, rifampicina)	Raquitismo hipofosfatêmico
Comprometimento da circulação êntero-hepática	Displasia fibrosa
	Doença renal crônica
Síndrome nefrótica	Resistência do órgão-alvo
Mutação do *CYP3A4*	Mutação do receptor da vitamina D
Comprometimento da 25-hidroxilação	Fenitoína
Doença hepática, isoniazida	Outras
Mutação da 25-Hidroxilase	Obesidade

que induzem as oxidases de função mista do citocromo P450 hepático, como barbitúricos, fenitoína e rifampicina. Mutações com ganho de função no *CYP3A4* aceleram a oxidação e inativação dos metabólitos da vitamina D, resultando em níveis séricos diminuídos de 25OHD e 1,25(OH)$_2$D. Essa forma de raquitismo é autossômica recessiva, se apresenta durante a primeira infância e pode ser tratada com altas doses de calcitriol ou vitamina D. A 25-hidroxilação prejudicada, associada a doença hepática grave ou isoniazida, é uma causa incomum de deficiência de vitamina D. Foi identificada uma mutação no gene responsável pela 25-hidroxilação em algumas famílias. O aumento dos níveis circulantes de FGF23 prejudica a 1α-hidroxilação, impedindo a produção de 1,25(OH)$_2$D. Níveis elevados de FGF23 são observados naqueles com distúrbios genéticos associados ao raquitismo hipofosfatêmico, sendo a hipofosfatemia ligada ao X o mais comum, e são prevalentes em populações com disfunção renal profunda. Assim sendo, as intervenções terapêuticas devem ser aventadas nos pacientes cuja depuração da creatinina for < 0,5 mL/s (30 mL/min). As mutações na 1α-hidroxilase renal são a base para o distúrbio genético raquitismo por pseudodeficiência de vitamina D (também chamado de raquitismo dependente de vitamina D tipo I). Esse distúrbio autossômico recessivo manifesta-se na forma da síndrome de deficiência de vitamina D no primeiro ano de vida. Os pacientes apresentam atraso do crescimento, raquitismo e convulsões hipocalcêmicas. Os níveis séricos de 1,25(OH)$_2$D estão baixos, apesar dos níveis normais de 25(OH)D e dos níveis elevados de PTH. O tratamento com metabólitos da vitamina D que não exigem 1α-hidroxilação para a sua atividade resulta em remissão da doença, embora seja necessária uma terapia permanente. Um segundo distúrbio autossômico recessivo, o raquitismo hereditário resistente à vitamina D (também chamado de raquitismo dependente de vitamina D tipo II), uma consequência de mutações no receptor de vitamina D, é um desafio terapêutico maior. Esses pacientes apresentam-se de maneira semelhante durante o primeiro ano de vida, porém o distúrbio é frequentemente acompanhado de alopecia, demonstrando um papel funcional do VDR na população de células-tronco dos queratinócitos necessária para a regeneração dos folículos. Os níveis séricos de 1,25(OH)$_2$D estão acentuadamente elevados nesses indivíduos devido a uma produção aumentada em consequência do estímulo da atividade da 1α-hidroxilase, como resultado do hiperparatireoidismo secundário, e devido à inativação prejudicada, visto que a indução da 24-hidroxilase pela 1,25(OH)$_2$D exige a presença de VDR intacto. Levando-se em conta que a mutação do receptor resulta em resistência ao hormônio, infusões diárias de cálcio e fosfato poderão ser necessárias para contornar o defeito na absorção intestinal de íons minerais.

Seja qual for a causa, as manifestações clínicas da deficiência da vitamina D representam essencialmente uma consequência da menor absorção intestinal de cálcio. Uma deficiência leve a moderada de vitamina D é assintomática, enquanto uma deficiência mais prolongada dessa vitamina resulta em hipocalcemia acompanhada por hiperparatireoidismo secundário, mineralização óssea prejudicada (osteopenia no exame radiográfico ou densidade mineral óssea reduzida) e miopatia proximal. Foi também constatada a associação da deficiência de vitamina D a um aumento nas taxas globais de mortalidade, incluindo por causas cardiovasculares. Na ausência de uma enfermidade intercorrente, a hipocalcemia associada a uma deficiência prolongada de vitamina D só raramente se manifesta com sintomas agudos de hipocalcemia, como dormência, formigamentos e crises convulsivas. Entretanto, o desenvolvimento concomitante de hipomagnesemia, que afeta a função das paratireoides, ou a administração de bisfosfonatos potentes, que retardam a reabsorção óssea, pode dar origem a uma hipocalcemia sintomática aguda nos indivíduos com deficiência de vitamina D.

Raquitismo e osteomalácia Nas crianças, antes da fusão epifisária, a deficiência de vitamina D resulta em atraso do crescimento associado a uma expansão da placa de crescimento conhecida como *raquitismo*. Três camadas de condrócitos estão presentes na placa de crescimento normal: a zona de reserva, a zona de proliferação e a zona hipertrófica. O raquitismo associado a uma ação deficiente da vitamina D caracteriza-se por expansão da camada de condrócitos hipertróficos. A expansão da placa de crescimento constitui uma consequência da apoptose comprometida dos condrócitos hipertróficos tardios, evento que precede a substituição dessas células por osteoblastos durante a formação de osso endocondral. As pesquisas realizadas em modelos murinos demonstram que a hipofosfatemia, a qual, na deficiência de vitamina D, representa uma consequência do hiperparatireoidismo secundário, é um fator etiológico primordial no desenvolvimento da placa de crescimento raquítica. Alterações de ações específicas da vitamina D também contribuem para a expansão da camada hipertrófica na placa de crescimento raquítica.

A hipocalcemia e a hipofosfatemia que acompanham a deficiência de vitamina D resultam em mineralização prejudicada das proteínas da matriz óssea, condição conhecida como *osteomalácia*. A osteomalácia também constitui uma característica da hipofosfatemia de longa duração, que pode resultar da perda renal de fosfato ou do uso crônico de etidronato ou de antiácidos de ligação do fosfato. Essa matriz hipomineralizada é biomecanicamente inferior ao osso normal; em consequência, os pacientes com osteomalácia estão propensos ao arqueamento dos membros que sustentam o peso corporal, bem como a fraturas esqueléticas. Mostrou-se que a suplementação com vitamina D e cálcio reduziu a incidência de fraturas do quadril entre os residentes das clínicas de repouso na França que deambulam, sugerindo que a mineralização inadequada do osso contribui de maneira significativa para a morbidade nos idosos. A miopatia proximal é uma característica marcante da deficiência grave de vitamina D tanto em crianças quanto em adultos. A resolução rápida da miopatia é observada após o tratamento com vitamina D.

Embora a deficiência de vitamina D seja a causa mais comum de raquitismo e osteomalácia, muitos distúrbios podem resultar em mineralização inadequada da placa de crescimento e do osso. A deficiência de cálcio sem deficiência de vitamina D, os distúrbios do metabolismo da vitamina D abordados previamente e a hipofosfatemia podem todos resultar em mineralização ineficiente. Até mesmo na presença de níveis normais de cálcio e fosfato, a acidose crônica e os medicamentos como os bisfosfonatos podem resultar em osteomalácia. A fase mineral inorgânica de cálcio/fosfato do osso não pode se formar em pH baixo. Os bisfosfonatos ligam-se aos cristais de hidroxiapatita e impedem o seu crescimento. Sabendo-se que a fosfatase alcalina é necessária para a deposição mineral normal, provavelmente porque a enzima pode hidrolisar os inibidores da mineralização como o pirofosfato inorgânico, a inativação genética do gene da fosfatase alcalina (hipofosfatasia hereditária) também pode resultar em osteomalácia na vigência de níveis normais de cálcio e de fosfato.

Diagnóstico de deficiência de vitamina D, raquitismo e osteomalácia O teste de triagem mais específico para deficiência de vitamina D em indivíduos sadios nos demais aspectos é o nível sérico de 25(OH)D. Embora as faixas normais variem, os níveis de 25(OH)D < 37 nmol/L (< 15 ng/mL) estão associados a níveis crescentes de PTH e a uma densidade óssea mais baixa. A National Academy of Medicine definiu a suficiência de vitamina D como um nível > 50 nmol/L (> 20 ng/mL), embora possam ser necessários níveis mais altos para otimizar a absorção intestinal de cálcio no indivíduo idoso e em pacientes com patologias subjacentes, incluindo obesidade. A deficiência de vitamina D é responsável por menor absorção intestinal de cálcio, resultando em reduções nos valores séricos de cálcio total e ionizado. Essa hipocalcemia resulta em hiperparatireoidismo secundário, uma resposta homeostática que inicialmente serve para manter os níveis séricos de cálcio às custas do esqueleto. Por causa do aumento do remodelamento ósseo induzido pelo PTH, os níveis de fosfatase alcalina aumentam com bastante frequência. Além de aumentar a reabsorção óssea, o PTH diminui a excreção urinária de cálcio, enquanto promove a fosfatúria. Isso resulta em hipofosfatemia, que exacerba o defeito de mineralização no esqueleto. Com a deficiência prolongada de vitamina D resultando em osteomalácia, as reservas de cálcio no esqueleto tornam-se relativamente inacessíveis, pois os osteoclastos não conseguem reabsorver o osteoide não mineralizado e instala-se uma hipocalcemia franca. Como o PTH representa um importante estímulo para a 25(OH)D 1α-hidroxilase renal, observa-se uma síntese aumentada do hormônio ativo, $1,25(OH)_2D$. Paradoxalmente, os níveis desse hormônio geralmente estão normais na deficiência grave de vitamina D. Por conseguinte, as determinações da $1,25(OH)_2D$ não constituem um reflexo acurado das reservas de vitamina D e não devem ser usadas para o diagnóstico da deficiência dessa vitamina em pacientes com função renal normal.

As características radiológicas da deficiência de vitamina D em crianças incluem uma placa de crescimento alargada e dilatada, típica do raquitismo. Esses achados não apenas são evidentes nos ossos longos, mas também estão presentes na junção costocondral, onde a expansão da placa de crescimento dá origem a uma tumefação conhecida como "rosário raquítico". O comprometimento da mineralização óssea intramembranosa leva a uma fusão tardia das suturas da calota craniana e a uma diminuição da radiopacidade do osso cortical nos ossos longos. Se a deficiência de vitamina D ocorrer após a fusão epifisária, o principal achado radiológico será uma diminuição na espessura cortical e na radiotransparência relativa do esqueleto. Uma característica radiológica específica da osteomalácia, que pode estar associada ao desgaste do fosfato ou a uma deficiência de vitamina D, é representada pelas pseudofraturas, ou zonas de Looser. Trata-se de linhas radiotransparentes que ocorrem onde as grandes artérias estão em contato com os elementos esqueléticos subjacentes; admite-se que as pulsações arteriais dão origem a essas radiotransparências. Como resultado, essas pseudofraturas geralmente possuem poucos milímetros de largura, têm vários centímetros de comprimento e são observadas particularmente na escápula, na pelve e no colo do fêmur.

TRATAMENTO
Deficiência de vitamina D

Com base no relatório da National Academy of Medicine de 2010, a ingestão diária recomendada de vitamina D é de 600 UI de 1 aos 70 anos e de 800 UI para indivíduos com mais de 70 anos. Com base na observação de que um aporte de 800 UI de vitamina D, com suplementação de cálcio, diminui o risco de fraturas de quadril em mulheres idosas, acredita-se que essa dose mais alta constitua uma ingestão diária apropriada para prevenção da deficiência de vitamina D em adultos. O estudo Vitamin D and Omega-3 Trial (VITAL) revelou que a suplementação de vitamina D em pessoas > 50 anos de idade com níveis normais de vitamina D, em doses acima da ingestão diária recomendada, não melhora ainda mais a densidade mineral óssea ou a microarquitetura esquelética e não previne quedas. A margem de segurança para vitamina D é grande, e a toxicidade da vitamina D costuma ser observada apenas nos pacientes que tomam doses na faixa de 40.000 UI diariamente. O tratamento da deficiência de vitamina D deve ser dirigido ao distúrbio subjacente, se possível, e ajustado também à gravidade dessa condição. A vitamina D deve ser sempre administrada em conjunto com a suplementação de cálcio, pois a maioria das consequências da deficiência de vitamina D representa o resultado de uma homeostase comprometida dos íons minerais. Nos pacientes com comprometimento da 1α-hidroxilação, os metabólitos que não exigem essa etapa de ativação constituem o tratamento de escolha. Incluindo $1,25(OH)_2D_3$ (calcitriol [Rocaltrol], 0,25 a 0,5 μg/dia) e 1α-hidroxivitamina D_2 (Hectorol, 2,5 a 5 μg/dia). Fora dos Estados Unidos, 1α-hidroxivitamina D_3 (alfacalcidol [One-Alpha], 0,25–1,0 μg/dia) também é usada. Se a via necessária para a ativação da vitamina D estiver intacta, a deficiência grave de vitamina D pode ser tratada inicialmente pela reposição farmacológica (50.000 UI por semana durante 3-12 semanas), seguida por terapia de manutenção (800 UI diariamente). Podem ser necessárias doses farmacológicas para a terapia de manutenção em pacientes em uso de determinados medicamentos, como barbitúricos ou fenitoína, que aceleram o metabolismo da $1,25(OH)_2D$ ou que causam resistência a ela. Polimorfismos nos genes das 25-hidroxilase e 24-hidroxilase também podem levar a diferentes respostas à ingestão diária recomendada de vitamina D. A enzima hepática citocromo P450 3A4 (CYP3A4) é um forte indutor do catabolismo dos metabólitos da vitamina D. Polimorfismos do gene *CYP3A4* e certos fármacos, como fenitoína e rifampicina, levam a uma forte indução dessa enzima; logo, os afetados também podem necessitar de doses mais altas de suplementação de vitamina D. A suplementação de cálcio deve incluir 1,5 a 2 g/dia de cálcio elementar. A normocalcemia costuma ser observada dentro de uma semana após a instituição da terapia, embora aumentos nos níveis de PTH e de fosfatase alcalina possam persistir por 3 a 6 meses. Os métodos mais eficazes para monitorar o tratamento e a resolução da deficiência de vitamina D são as mensurações séricas e urinárias de cálcio. Nos pacientes com repleção de vitamina D e em uso de suplementação adequada de cálcio, a excreção urinária de cálcio na urina de 24 horas deve estar na faixa de 100 a 250 mg/24 horas. A presença de níveis mais baixos sugere problemas com a adesão do paciente ao esquema de tratamento ou com a absorção dos suplementos de cálcio ou de vitamina D. Níveis > 250 mg/24 horas predispõem à nefrolitíase e devem indicar uma redução da dose de vitamina D e/ou da suplementação de cálcio.

Agradecimento *Os autores gostariam de agradecer o conselho de Marie Demay (também ex-autora deste capítulo), Michael Mannstadt e Marc Wein, que nos ajudaram a montar este capítulo.*

LEITURAS ADICIONAIS

Amrein K et al: Vitamin D deficiency 2.0: An update on the current status worldwide. Eur J Clin Nutr 74:1498, 2020.
Bikle D et al: Vitamin D metabolites in captivity? Should we measure free or total 25(OH)D to assess vitamin D status? J Steroid Biochem Mol Biol 173:105, 2017.
Carpenter TO et al: Burosumab therapy in children with X-linked hypophosphatemia. N Engl J Med 378:1987, 2018.
Christakos S et al: Vitamin D: Metabolism, molecular mechanism of action, and pleiotropic effects: Physiol Rev 96:365, 2016.
De Baaij JH et al: Magnesium in man: Implications for health and disease. Physiol Rev 95:1, 2015.
Institute of Medicine (IOM): *Dietary Reference Intakes for Calcium and Vitamin D*. Washington, DC, National Academies Press, 2011.
Kim JM et al: Osteoblast-osteoclast communication and bone homeostasis. Cells 10:2073, 2020.
Robling AG, Bonewald LF: The osteocyte: New insights. Ann Rev Physiol 82:485, 2020.
Siddiqui JA, Partridge NC: Physiological bone remodeling: Systemic regulation and growth factor involvement. Physiology 31:233, 2016.
Zofkova I: Hypercalcemia. Pathophysiological aspects. Phys Res 65:1, 2016.

410 Distúrbios das glândulas paratireoides e homeostase do cálcio
John T. Potts Jr., Harald Jüppner

DISTÚRBIOS DAS GLÂNDULAS PARATIREOIDES
INTRODUÇÃO

Quatro glândulas paratireoides estão localizadas posteriormente à glândula tireoide. Elas produzem o paratormônio (PTH, de *parathyroid hormone*), que é o principal regulador da fisiologia do cálcio. O PTH atua diretamente nos ossos, onde induz a liberação de cálcio (e fosfato), e no rim, onde aumenta a reabsorção de cálcio nos túbulos distais. Nos túbulos renais proximais, o PTH aumenta a excreção de fosfato e a síntese de 1,25-di-hidroxivitamina D ($1,25[OH]_2D$), hormônio que aumenta a absorção gastrintestinal de cálcio. Os níveis séricos de PTH são rigorosamente regulados por uma alça de retroalimentação negativa. O cálcio, agindo por meio do receptor sensor de cálcio, e a vitamina D, atuando por meio de seu receptor nuclear, reduzem a liberação e a síntese do PTH. Evidências adicionais indicam que o fator de crescimento do fibroblasto 23 (FGF23, de *fibroblast growth factor 23*), um hormônio fosfatúrico, pode suprimir a secreção de

PTH. A compreensão das vias hormonais que regulam os níveis de cálcio e fosfato, assim como o metabolismo ósseo, é essencial para o diagnóstico e o tratamento efetivos de uma ampla variedade de distúrbios hipercalcêmicos e hipocalcêmicos.

O hiperparatireoidismo, caracterizado pela produção excessiva de PTH, é uma causa comum da hipercalcemia e, em geral, resulta de adenomas com funcionamento autonômico ou de hiperplasia. A cirurgia para esse distúrbio é altamente eficaz e se revelou capaz de reverter alguns dos efeitos deletérios do excesso prolongado de PTH sobre a densidade óssea. A hipercalcemia humoral do câncer (HHC) também é uma causa comum de hipercalcemia, em geral sendo decorrente da superprodução do peptídeo relacionado com o PTH (PTHrP, de *parathyroid hormone-related peptide*) pelas células neoplásicas. Já foi demonstrado que as semelhanças entre as características bioquímicas do hiperparatireoidismo e as da HHC, assinaladas pela primeira vez por Albright em 1941, refletem as ações do PTH e do PTHrP por meio do mesmo receptor de PTH/PTHrP acoplado à proteína G (PTHR1). O inverso, ou seja, a hipocalcemia, pode ser causado pela falta de PTH funcional, isto é, hipoparatireoidismo, ou pela redução da resposta ao PTH dos túbulos renais proximais, isto é, pseudo-hipoparatireoidismo (PHP).

A base genética de hiperparatireoidismo, neoplasia endócrina múltipla (NEM) tipos 1 e 2, hipercalcemia hipocalciúrica familiar (HHF), síndrome de Jansen, diferentes formas de hipoparatireoidismo e PHP, distúrbios do excesso de excreção urinária de fosfato e da síntese, ação e metabolismo da vitamina D e os eventos moleculares associados à neoplasia da glândula paratireoide forneceram novas percepções sobre a regulação da homeostase do cálcio e do fosfato. Além disso, o PTH e, possivelmente, alguns de seus análogos são agentes terapêuticos promissores para o tratamento da osteoporose pós-menopausa ou senil, e os agentes calcimiméticos, que ativam o receptor sensor de cálcio, forneceram novas abordagens para a supressão do PTH.

DISTÚRBIOS DAS GLÂNDULAS PARATIREOIDES

PTH

Estrutura e fisiologia O PTH é um peptídeo com uma única cadeia de 84 aminoácidos. A porção aminoterminal, o PTH(1-34), é altamente conservada, sendo essencial às ações biológicas da molécula. Fragmentos sintéticos modificados da sequência aminoterminal tão pequenos quanto o PTH(1-11) são suficientes para ativar o receptor de PTH/PTHrP, se fornecido em concentrações suficientemente altas (ver adiante). A porção carboxi-terminal do PTH(1-84) completo também pode se ligar a uma proteína/receptor de ligação distintos; no entanto, suas propriedades e funções biológicas, se houver, permanecem indefinidas.

A função primária do PTH consiste em manter a concentração de cálcio no líquido extracelular (LEC) dentro de uma faixa normal estreita. O hormônio atua diretamente sobre o osso e o rim e indiretamente sobre o intestino, graças a seus efeitos sobre a síntese da 1,25(OH)$_2$D, de modo a aumentar as concentrações séricas de cálcio; por sua vez, a produção de PTH é rigorosamente regulada pela concentração do cálcio sérico ionizado. Esse sistema de retroalimentação é o mecanismo homeostático fundamental para a manutenção do cálcio no LEC. Qualquer tendência à hipocalcemia, como a que pode ser induzida por dietas com deficiência de cálcio ou de vitamina D, é contrabalançada pela secreção aumentada de PTH. Por sua vez, isso (1) aumenta a velocidade de dissolução do mineral ósseo, aumentando, assim, o fluxo de cálcio (e fosfato) do osso para o sangue; (2) diminui a depuração renal de cálcio, devolvendo a maior parte do cálcio e do fosfato filtrados no glomérulo para o LEC; e (3) aumenta a eficiência da absorção do cálcio no intestino ao estimular a produção de 1,25(OH)$_2$D. O controle imediato do cálcio no sangue se deve aos efeitos do PTH sobre o osso e, em menor grau, sobre a depuração renal de cálcio. Por outro lado, a manutenção do balanço do cálcio em estado de equilíbrio dinâmico provavelmente resulta dos efeitos da 1,25(OH)$_2$D sobre a absorção de cálcio (**Cap. 409**). As ações renais do PTH são exercidas em múltiplos locais e incluem aumento na excreção urinária de fosfato (túbulo proximal), aumento da reabsorção de cálcio (túbulo distal) e estimulação da 25(OH)D-1α-hidroxilase renal. Até 12 mmol (500 mg) de cálcio são transferidos diariamente entre o LEC e o osso (quantidade considerável em relação ao reservatório total de cálcio no LEC), com o PTH desempenhando um efeito muito significativo sobre essa transferência. O papel homeostático do hormônio preserva a concentração do cálcio no sangue às custas da desmineralização óssea.

O PTH exerce múltiplas ações sobre o osso, algumas diretas e outras indiretas. As modificações mediadas pelo PTH na liberação de cálcio pelo osso podem ser observadas em poucos minutos. Os efeitos crônicos do PTH consistem em aumentar o número de células ósseas, tanto osteoblastos quanto osteoclastos, e acelerar o remodelamento do osso; esses efeitos se tornam evidentes poucas horas após a administração do hormônio e persistem por horas depois que o PTH é suspenso. A exposição contínua ao PTH elevado (como no hiperparatireoidismo ou nas infusões prolongadas em animais) resulta em maior reabsorção óssea mediada pelos osteoclastos. Entretanto, a administração intermitente de pequenas quantidades de PTH, elevando diariamente os níveis hormonais por 1 a 2 horas, leva a um aumento efetivo de massa óssea em vez de perda óssea. Aumentos expressivos, em especial no osso trabecular da coluna vertebral e do quadril, foram relatados com o uso do PTH. O PTH(1-34) como monoterapia acarretou redução altamente significativa na incidência de fraturas em um ensaio mundial controlado por placebo.

Os osteoblastos (ou seus precursores das células estromais), que possuem receptores do PTH/PTHrP, são de primordial importância para esse efeito de formação de osso do PTH. Quando o PTH ativa os receptores PTH/PTHrP nos osteócitos, a liberação de cálcio da matriz que envolve essas células é aumentada; os osteoclastos, que mediam a degradação óssea, carecem desses receptores. A estimulação dos osteoclastos mediada pelo PTH é indireta, agindo em parte por meio das citocinas liberadas pelos osteoblastos de forma a ativar os osteoclastos; em estudos experimentais de reabsorção óssea *in vitro*, é indispensável a presença de osteoblastos para que o PTH possa ativar a reabsorção óssea pelos osteoclastos (**Cap. 409**).

Síntese, secreção e metabolismo • SÍNTESE As células das paratireoides dispõem de múltiplos métodos de adaptação às maiores necessidades para a produção de PTH. O mais rápido (em minutos) é a secreção de hormônio pré-formado em resposta à hipocalcemia. O segundo, a expressão do mRNA do PTH, é induzido horas depois por hipocalcemia persistente. Por fim, um estímulo prolongado leva, dentro de alguns dias, à replicação celular para aumentar a massa das glândulas paratireoides.

O PTH é sintetizado, inicialmente, como molécula maior (hormônio pré-pró-paratireoidiano, que consiste em 115 aminoácidos). Depois de uma primeira clivagem para remover a sequência "pré" de 25 resíduos de aminoácidos, uma segunda etapa de clivagem remove a sequência "pró" de 6 resíduos de aminoácidos antes da secreção do peptídeo maduro constituído de 84 resíduos. A ocorrência de mutações na região pré-pró do gene pode causar hipoparatireoidismo ao interferir na síntese, no transporte ou na secreção do hormônio.

A supressão transcricional do gene do PTH pelo cálcio é quase máxima nas concentrações fisiológicas de cálcio. A hipocalcemia aumenta a atividade transcricional em horas. A 1,25(OH)$_2$D suprime fortemente a transcrição do gene do PTH. Nos pacientes com doença renal crônica (DRC), a administração intravenosa (IV) de níveis suprafisiológicos de 1,25(OH)$_2$D ou de análogos desse metabólito ativo pode suprimir drasticamente a superprodução de PTH e, portanto, é usada clinicamente para controlar o hiperparatireoidismo secundário grave. A regulação da destruição proteolítica do hormônio pré-formado (regulação pós-tradução da produção do hormônio) constitui um importante mecanismo para mediar as rápidas alterações (minutos) na disponibilidade hormonal. O nível elevado de cálcio aumenta a destruição proteolítica do hormônio armazenado, enquanto os níveis baixos de cálcio a inibem.

REGULAÇÃO DA SECREÇÃO DE PARATORMÔNIO A secreção de PTH aumenta acentuadamente, até um valor máximo de cerca de cinco vezes a taxa basal de secreção, à medida que a concentração de cálcio cai do normal para 1,9 a 2,0 mmol/L (7,6-8,0 mg/dL; medido como cálcio total). Todavia, a fração ionizada de cálcio no sangue constitui um importante determinante da secreção hormonal. Uma deficiência significativa de magnésio intracelular prejudica a secreção de PTH (ver adiante).

O cálcio do LEC controla a secreção de PTH pela sua interação com o receptor sensor de cálcio (CaSR), um receptor acoplado à proteína G (GPCR), para o qual os íons Ca^{2+} atuam como principal ligante (ver adiante). Esse receptor, que contém também locais de ligação de fosfato, é um membro de um subgrupo distinto da superfamília de GPCR, que media suas ações por meio de duas subunidades alfa intimamente relacionadas de proteínas G sinalizadoras, isto é, Gαq e Gα11, e que se caracteriza por um grande domínio extracelular apropriado para o "acoplamento" da pequena molécula de ligante. A estimulação do CaSR pelos altos níveis de cálcio suprime a secreção de PTH. O CaSR está presente nas glândulas paratireoides e nas células secretoras de calcitonina da tireoide (células C), bem como em vários outros locais, incluindo o cérebro e o rim. Evidências genéticas revelaram que o CaSR desempenha um papel biológico essencial na responsividade das glândulas paratireoides ao cálcio e na depuração renal de cálcio. Mutações heterozigotas com perda de função no CaSR provocam a síndrome de HHF, em que a anormalidade do cálcio sanguíneo se assemelha àquela observada no hiperparatireoidismo, porém com hipocalciúria. Duas variantes mais recentemente definidas de HHF, a HHF2 e a HHF3, são causadas por mutações heterozigóticas de perda de função em Gα11, a subunidade alfa de uma das proteínas de sinalização a jusante do CaSR, ou por mutações heterozigóticas em AP2A1. Mutações homozigotas com perda de função no CaSR constituem a causa de hiperparatireoidismo neonatal grave, um distúrbio que é tipicamente letal se não for tratado nos primeiros dias de vida. Por outro lado, as mutações em heterozigose com ganho de função causam uma forma de hipocalcemia semelhante ao hipoparatireoidismo (ver adiante).

METABOLISMO A forma secretada de PTH é indistinguível, pelos critérios imunológicos e pelo tamanho molecular, do peptídeo com 84 aminoácidos (PTH[1-84]) extraído das glândulas. No entanto, grande parte do material imunorreativo encontrado na circulação é menor do que o hormônio extraído ou secretado. Os principais fragmentos circulantes do hormônio imunorreativo não possuem uma porção da importante sequência aminoterminal indispensável à sua atividade biológica e, como consequência, são fragmentos biologicamente inativos (denominados fragmentos médios carboxiterminais). Grande parte da proteólise do hormônio ocorre no fígado e no rim. O metabolismo periférico do PTH não parece ser regulado por estados fisiológicos (cálcio alto vs. baixo etc.); consequentemente, o metabolismo periférico do hormônio, apesar de responsável pela rápida depuração do hormônio secretado, parece ser um processo catabólico metabolicamente invariável de alta capacidade.

A velocidade de depuração do sangue do peptídeo de 84 aminoácidos secretado é mais rápida que a de depuração dos fragmentos biologicamente inativos que correspondem às regiões média e carboxiterminal do PTH. Como consequência, a interpretação dos resultados obtidos com radioimunoensaios para o PTH mais antigos é influenciada pela natureza dos fragmentos do peptídeo identificados pelos anticorpos anti-PTH utilizados nesses ensaios.

Embora os problemas inerentes nas mensurações do PTH tenham sido essencialmente eliminados pelo uso de ensaios imunométricos com anticorpos duplos, sabe-se hoje que alguns desses ensaios detectam, além da molécula intacta, grandes formas com porção aminoterminal truncada do PTH, que estão presentes em indivíduos normais e urêmicos, além do PTH(1-84). A concentração desses fragmentos em relação ao comprimento total do PTH(1-84) é mais alta com a hipercalcemia induzida do que nas condições eucalcêmicas ou hipocalcêmicas, sendo também mais alta nos pacientes com insuficiência renal. O PTH(7-84) foi identificado como importante componente desses fragmentos com extremidade aminoterminal truncada. Algumas evidências sugerem que o PTH(7-84) (e, provavelmente, os fragmentos com porção aminoterminal truncada relacionados) pode atuar, por meio de mecanismos que ainda não foram definidos, como a inibição da ação do PTH, e portanto pode ter significado clínico, em particular em pacientes com DRC. Nesse grupo de pacientes, os esforços para prevenir o hiperparatireoidismo secundário por uma variedade de medidas (análogos da vitamina D, maior aporte de cálcio, cálcio mais elevado no dialisado, estratégias para reduzir o fosfato e agentes calcimiméticos) podem levar a uma supressão excessiva das glândulas paratireoides, visto que alguns fragmentos de PTH com porção aminoterminal truncada, como o PTH(7-84), reagem em muitos ensaios imunométricos de PTH (atualmente denominados *ensaios de segunda geração*; ver adiante, em "Diagnóstico"), consequentemente superestimando os níveis de PTH intacto biologicamente ativo. A supressão excessiva das glândulas paratireoides na DRC pode levar à doença óssea adinâmica (ver adiante), que tem sido associada a maior comprometimento do crescimento em crianças e a uma taxa aumentada de fraturas ósseas em adultos, podendo resultar ainda em hipercalcemia significativa. A medição do PTH com ensaios imunométricos de terceira geração mais recentes, que utilizam a detecção de anticorpos dirigidos contra epítopos do PTH aminoterminal extremos e, portanto, que detectam apenas o PTH(1-84), de comprimento integral, podem proporcionar alguma vantagem para a prevenção da doença óssea na DRC.

PTHrP

Estrutura e fisiologia O PTHrP é responsável pela maioria dos casos de HHC (Cap. 93), uma síndrome semelhante ao hiperparatireoidismo primário, porém sem níveis elevados de PTH. A maioria dos tipos de células produz PTHrP, como cérebro, pâncreas, coração, pulmão, tecido mamário, placenta, células endoteliais e músculo liso. Em fetos animais, o PTHrP orienta a transferência transplacentária do cálcio, e altas concentrações de PTHrP são produzidas no tecido mamário e secretadas no leite, porém o significado biológico desse hormônio no leite materno é desconhecido. O PTHrP também pode desempenhar um papel essencial na formação do osso endocondral e na morfogênese de ramificação da mama e, possivelmente, na contração uterina e em outras funções biológicas.

O PTH e o PTHrP, apesar de serem produtos de diferentes genes, exibem uma considerável homologia funcional e estrutural (Fig. 410-1) e evoluíram a partir de um gene ancestral comum. No entanto, a estrutura do gene do PTHrP humano é mais complexa que a do PTH, contendo múltiplos éxons adicionais, os quais podem sofrer padrões de junções alternativas durante a formação do mRNA maduro. São produzidos derivados proteicos com 139, 141 e 173 aminoácidos, e outras formas moleculares podem resultar da degradação tecidual específica em sítios internos de clivagem acessíveis. Os papéis biológicos dessas várias espécies moleculares e a natureza das formas circulantes de PTHrP ainda não foram esclarecidos. Na verdade, não se sabe ao certo se o PTHrP circula em algum nível significativo em crianças sadias e em adultos. Como fator parácrino, o PTHrP pode ser produzido, agir e ser destruído localmente dentro dos tecidos. Nos adultos, o PTHrP parece exercer pouca influência sobre a homeostase do cálcio, exceto nos estados patológicos, quando grandes tumores, em especial do tipo de células escamosas, bem como carcinomas de células renais, resultam em superprodução maciça do hormônio e em hipercalcemia.

Tanto o PTH quanto o PTHrP ligam-se ao receptor de PTH/PTHrP e o ativam. O receptor de PTH/PTHrP (também conhecido como receptor de PTH-1, PTHR1) pertence a uma subfamília dos GPCRs que inclui os receptores de calcitonina, glucagon, secretina, peptídeo intestinal vasoativo e alguns outros peptídeos. Apesar de ambos os ligantes ativarem o PTHR1, os dois peptídeos induzem respostas distintas no receptor, o que explica como

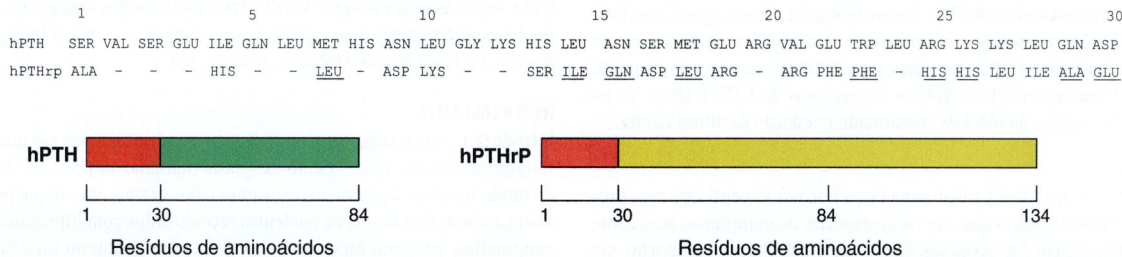

FIGURA 410-1 Diagrama esquemático para ilustrar as semelhanças e as diferenças na estrutura do paratormônio humano (hPTH) e do peptídeo relacionado com o PTH humano (hPTHrP). Existe uma estreita homologia estrutural (e funcional) entre os primeiros 30 aminoácidos do hPTH e do hPTHrP. A sequência do PTHrP pode ter ≥ 139 resíduos de aminoácidos de comprimento. O PTH possui apenas 84 resíduos de comprimento; depois do resíduo 30, existe pouca homologia estrutural entre os dois. Os traços na sequência do PTHrP indicam identidade; os resíduos sublinhados, apesar de diferentes daqueles do PTH, ainda representam alterações conservadoras (carga ou polaridade preservadas). Dez aminoácidos são idênticos, e um total de 20 de 30 são homólogos.

um único receptor sem isoformas pode desempenhar papéis biológicos diferentes. As regiões extracelulares do receptor estão envolvidas na ligação hormonal, e os domínios intracelulares, após a ativação hormonal, unem-se às subunidades da proteína G para transformar a sinalização dos hormônios em respostas celulares por meio da estimulação da formação dos segundos mensageiros. Um segundo receptor que se liga ao PTH, originalmente denominado receptor de PTH-2 (PTH2R), é principalmente expresso no cérebro, no pâncreas e nos testículos. Diferentes PTHR1s de mamíferos respondem de modo equivalente ao PTH e ao PTHrP, pelo menos quando testados com ensaios tradicionais, enquanto apenas o PTH2R humano responde de maneira eficiente ao PTH, mas não ao PTHrP. Os PTH2Rs de outras espécies exibem pouca ou nenhuma estimulação da formação de segundos mensageiros em resposta ao PTH ou ao PTHrP. Na verdade, foi constatado que o ligante endógeno do PTH2R é um peptídeo hipotalâmico, designado como peptídeo infundibular tubular de 39 resíduos, o TIP39 (de *tubular infundibular peptide of 39 residues*), que possui uma relação distante com o PTH. O PTHR1 e o PTH2R podem ser rastreados na escala evolutiva aos peixes. Além disso, o genoma do peixe-zebra contém, além dos ortólogos PTHR1 e PTH2R, um terceiro receptor, o PTH3R, que está mais estreitamente relacionado ao PTHR1 do que ao PTH2R de peixe. A conservação evolutiva da estrutura e da função sugere importantes papéis biológicos para esses receptores, mesmo nos peixes, que carecem de glândulas paratireoides distintas, mas que produzem duas moléculas que estão estreitamente relacionadas ao PTH de mamíferos.

Os estudos que utilizaram o PTHR1 clonado confirmam que ele pode ser acoplado a mais de uma via da proteína G e de segundos mensageiros, o que explica, aparentemente, a multiplicidade de vias estimuladas pelo PTH. A ativação de proteínas-cinases (A e C) e dos canais de transporte de cálcio está associada a uma variedade de respostas teciduais específicas de hormônio. Essas respostas incluem a inibição do transporte de fosfato e bicarbonato, a estimulação do transporte de cálcio e a ativação da 1α-hidroxilase renal no rim. As respostas no osso incluem efeitos sobre a síntese de colágeno, atividades da fosfatase alcalina, ornitina-descarboxilase, citrato-descarboxilase e glicose-6-fosfato desidrogenase, síntese de fosfolipídeos e transporte de cálcio e de fosfato. Basicamente, esses eventos bioquímicos resultam em resposta hormonal integrada na renovação óssea e homeostase do cálcio. O PTH também ativa os trocadores de Na^+/Ca^{2+} em sítios dos túbulos renais distais e estimula a translocação dos canais pré-formados de transporte de cálcio, transferindo-os do interior para a superfície apical, a fim de aumentar a captação tubular de cálcio. A estimulação dependente de PTH da excreção de fosfato envolve expressão reduzida de dois cotransportadores de fosfato dependentes de sódio, NPT2a e NPT2c, na membrana apical, reduzindo, assim, a reabsorção de fosfato nos túbulos renais proximais. Mecanismos semelhantes podem estar envolvidos em outros transportadores tubulares renais que são influenciados pelo PTH. Estudos recentes reafirmam a ligação de importância crítica da redução do fosfato do sangue à entrada efetiva de cálcio no sangue pela ação do PTH e ressaltam a participação das células ósseas, além dos osteoclastos, nas rápidas ações do PTH sobre a elevação do nível de cálcio.

O PTHrP exerce importantes influências de desenvolvimento sobre o desenvolvimento ósseo fetal, assim como na fisiologia do adulto. A ablação homozigota do gene que codifica o PTHrP (ou a ruptura do gene PTHR1) em camundongos provoca um fenótipo letal, no qual os animais nascem com aceleração pronunciada da maturação dos condrócitos, que se assemelha a uma forma letal de condrodisplasia em seres humanos, a qual é causada por mutações inativadoras do PTHR1 homozigotas ou heterozigotas compostas (Fig. 410-2). Além disso, as mutações heterozigóticas inativadoras do PTHR1 em humanos podem ser uma causa de atraso na erupção dentária, enquanto as mutações heterozigóticas inativadoras do PTHrP levam ao fechamento prematuro da placa de crescimento e redução da altura adulta.

CALCITONINA

(Ver também Cap. 388) A calcitonina é um hormônio peptídico com propriedades hipocalcêmicas que, em várias espécies de mamíferos, atua como antagonista indireto das ações calcêmicas do PTH. Parece comportar um significado fisiológico limitado nos seres humanos, pelo menos no que concerne à homeostase do cálcio. Possui significado médico por causa de seu papel como um marcador tumoral nos casos esporádicos e hereditários de carcinoma medular da tireoide e de sua utilização médica como tratamento coadjuvante na hipercalcemia grave e na doença de Paget do osso. Os níveis também podem ser elevados em pacientes com PHP.

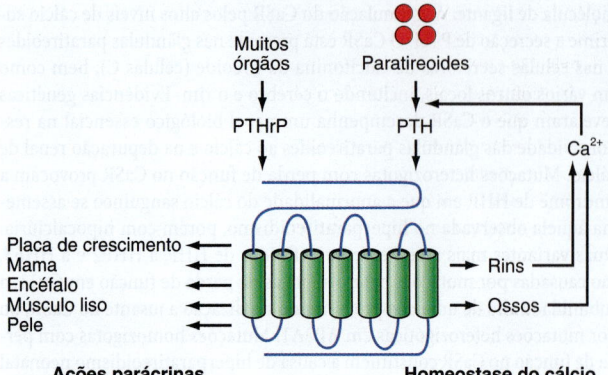

FIGURA 410-2 Papel duplo das ações do receptor de PTH/PTHrP (PTHR1). O paratormônio (PTH; homeostase endócrina do cálcio) e o peptídeo relacionado com o PTH (PTHrP; ações parácrinas em múltiplos tecidos, incluindo a cartilagem da placa de crescimento no osso em desenvolvimento) utilizam o único receptor para suas funções diversificadas mediadas pelos 34 resíduos aminoterminais de cada peptídeo. Outras regiões de ambos os ligantes interagem com outros receptores (não mostrados).

A atividade hipocalcêmica da calcitonina é explicada principalmente pela inibição da reabsorção óssea mediada por osteoclastos e secundariamente pela estimulação da depuração renal do cálcio. Esses efeitos são mediados por receptores existentes nos osteoclastos e nas células dos túbulos renais. A calcitonina exerce efeitos adicionais por meio de receptores presentes no cérebro, no trato gastrintestinal e no sistema imune. O hormônio, por exemplo, exerce efeitos analgésicos diretamente sobre as células no hipotálamo e nas estruturas correlatas, possivelmente por interagir com receptores dos hormônios peptídicos correlatos, como o peptídeo relacionado com o gene da calcitonina (CGRP, de *calcitonin gene-related peptide*) ou a amilina. Ambos os ligantes possuem receptores específicos de alta afinidade que compartilham uma considerável semelhança estrutural com o PTHR1 e que também podem se ligar aos receptores de calcitonina e ativá-los. O receptor da calcitonina compartilha uma semelhança estrutural com o PTHR1.

As calcitoninas de ocorrência natural consistem em uma cadeia peptídica de 32 aminoácidos. Existe considerável variabilidade de sequências entre as espécies. A calcitonina do salmão, utilizada com finalidades terapêuticas, é 10 a 100 vezes mais potente do que as formas dos mamíferos para reduzir o cálcio sérico.

O nível circulante de calcitonina nos seres humanos é mais baixo que o de muitas outras espécies. Nos seres humanos, mesmo variações extremas na produção de calcitonina não modificam o metabolismo do cálcio e do fosfato; não existem efeitos específicos que possam ser atribuídos a uma deficiência de calcitonina (pacientes submetidos à tireoidectomia total e que recebem apenas tiroxina de reposição) nem a seu excesso (pacientes com carcinoma medular de tireoide, um tumor secretor de calcitonina) (Cap. 388). A calcitonina tem sido um agente farmacológico útil para suprimir a reabsorção óssea na doença de Paget (Cap. 412) e a osteoporose (Cap. 411), bem como no tratamento da hipercalcemia de neoplasia maligna (ver adiante). Todavia, os bisfosfonatos, em geral, são mais efetivos, e o papel fisiológico da calcitonina nos seres humanos, se houver algum, permanece incerto. Por outro lado, a ablação do gene da calcitonina (combinada, em virtude da estreita proximidade, com a ablação do gene CGRP) em camundongos leva a uma redução da densidade mineral óssea (DMO), sugerindo que seu papel biológico nos mamíferos ainda não está totalmente elucidado.

HIPERCALCEMIA

Introdução (Ver também Cap. 54) A hipercalcemia pode ser uma manifestação de doença grave, como neoplasia maligna, ou pode ser detectada de modo incidental por meio de exames laboratoriais em um paciente sem doença óbvia. O número de pacientes reconhecidos com hipercalcemia assintomática, em geral hiperparatireoidismo, aumentou no final do século XX, quando testes mais amplos se tornaram prontamente disponíveis.

Sempre que a hipercalcemia é confirmada, deve ser estabelecido um diagnóstico definitivo. Apesar de o hiperparatireoidismo, uma causa frequente da hipercalcemia assintomática, ser um distúrbio crônico no qual as manifestações, se vierem a ocorrer, podem ser expressas apenas após meses ou anos, a hipercalcemia pode ser também a manifestação mais precoce

TABELA 410-1 ■ Classificação das causas da hipercalcemia

I. Relacionada com as paratireoides
  A. Hiperparatireoidismo primário
    1. Adenoma(s)
    2. Neoplasia endócrina múltipla
    3. Carcinoma
  B. Terapia com lítio
  C. Hipercalcemia hipocalciúrica familiar

II. Relacionada com neoplasia maligna
  A. Tumor sólido com metástases (mama)
  B. Tumor sólido com mediação humoral de hipercalcemia (pulmão, rim)
  C. Neoplasias malignas hematológicas (mieloma múltiplo, linfoma, leucemia)

III. Relacionada com a vitamina D
  A. Intoxicação pela vitamina D
  B. ↑ 1,25(OH)$_2$D; sarcoidose e outras doenças granulomatosas
  C. ↑ 1,25(OH)$_2$D; comprometimento do metabolismo da 1,25(OH)$_2$D devido à deficiência de 24-hidroxilase ou ao aumento da síntese de 1,25(OH)$_2$D devido a mutações de perda de função envolvendo os cotransportadores de fosfato dependentes de sódio

IV. Associada a um remodelamento ósseo aumentado
  A. Hipertireoidismo
  B. Imobilização
  C. Tiazídicos
  D. Intoxicação por vitamina A
  E. Necrose gordurosa

V. Associada à insuficiência renal
  A. Hiperparatireoidismo secundário grave
  B. Intoxicação por alumínio e doença óssea adinâmica
  C. Síndrome leite-álcali

Sigla: 1,25(OH)2D, 1,25-di-hidroxivitamina D.

de malignidade, a segunda causa mais comum da hipercalcemia no adulto. As causas de hipercalcemia são numerosas (Tab. 410-1), mas o hiperparatireoidismo e o câncer são responsáveis por 90% de todos os casos.

Antes de empreender uma pesquisa diagnóstica, é essencial certificar-se de que existe uma hipercalcemia verdadeira, e não um teste de laboratório falso-positivo. Um diagnóstico falso-positivo de hipercalcemia, em geral, representa o resultado de hemoconcentração inadvertida durante a coleta de sangue ou elevação nas proteínas séricas, como a albumina. A hipercalcemia, na maior parte dos casos, é um problema crônico, constituindo uma conduta custo-efetiva realizar várias mensurações do cálcio sérico; esses testes não precisam ser feitos em jejum.

As características clínicas são úteis para fazer o diagnóstico diferencial. A hipercalcemia em adulto assintomático costuma ser decorrente do hiperparatireoidismo primário. Na hipercalcemia associada à neoplasia maligna, a doença não costuma ser oculta; pelo contrário, os sintomas da neoplasia maligna trazem o paciente até o médico, e a hipercalcemia é descoberta durante a avaliação. Nesses pacientes, o intervalo entre a identificação da hipercalcemia e a morte, em especial se não for adotado um tratamento vigoroso, costuma ser inferior a 6 meses. Como consequência, se um indivíduo assintomático teve hipercalcemia ou alguma manifestação de hipercalcemia, como cálculos renais, por mais de 1 ou 2 anos, é improvável que a causa seja malignidade. Não obstante, às vezes pode ser difícil diferenciar o hiperparatireoidismo primário de neoplasia maligna oculta, o que torna necessária uma avaliação minuciosa, em particular quando a duração da hipercalcemia é desconhecida. A hipercalcemia que não é causada por hiperparatireoidismo ou por neoplasia maligna pode resultar da ação excessiva da vitamina D, do comprometimento do metabolismo da 1,25(OH)$_2$D, do alto remodelamento ósseo em consequência de qualquer uma de várias causas ou de insuficiência renal (Tab. 410-1). A história dietética e a história de ingestão de vitaminas ou drogas são úteis, com bastante frequência, para diagnosticar algumas das causas menos frequentes. Os ensaios imunométricos para o PTH funcionam como o principal exame laboratorial para estabelecer o diagnóstico.

A hipercalcemia de qualquer causa pode resultar em fadiga, depressão, confusão mental, anorexia, náuseas, vômitos, constipação, defeitos tubulares renais reversíveis, micção mais frequente, intervalo QT curto no eletrocardiograma e, em alguns pacientes, arritmias cardíacas. Existe uma relação variável de um paciente para outro entre a gravidade da hipercalcemia e os sintomas. Em geral, os sintomas são mais comuns com níveis de cálcio > 2,9 a 3 mmol/L (11,6-12,0 mg/dL), porém alguns pacientes, mesmo com esse nível, continuam assintomáticos. Quando o nível de cálcio é > 3,2 mmol/L (12,8 mg/dL), ocorrem calcificações nos rins, na pele, nos vasos sanguíneos, nos pulmões, no coração e no estômago, podendo instalar-se um quadro de insuficiência renal, em particular quando os níveis sanguíneos de fosfato são normais ou estão elevados em virtude da função renal comprometida. Hipercalcemia significativa, em geral definida como ≥ 3,7 a 4,5 mmol/L (14,8-18,0 mg/dL), pode ser uma emergência médica, podendo ocorrer coma e parada cardíaca.

O controle agudo da hipercalcemia costuma ser bem-sucedido. O tipo de tratamento baseia-se na gravidade da hipercalcemia e na natureza dos sintomas associados, como delineado adiante.

HIPERPARATIREOIDISMO PRIMÁRIO

Fisiopatologia • HISTÓRIA NATURAL E INCIDÊNCIA O hiperparatireoidismo primário é um distúrbio generalizado do metabolismo do cálcio, do fosfato e do osso em razão de maior secreção de PTH. A elevação do hormônio circulante costuma resultar em hipercalcemia e hipofosfatemia. Observa-se uma grande variação nas manifestações. Os pacientes podem apresentar múltiplos sinais e sintomas, incluindo nefrolitíase recorrente, úlceras pépticas, alterações mentais e, com menos frequência, reabsorção óssea extensa. No entanto, graças ao maior reconhecimento da doença e ao uso mais extenso dos testes de triagem multifásicos, como as mensurações do cálcio no sangue, com frequência o diagnóstico é feito em pacientes sem sintomas e com sinais mínimos ou inexistentes da doença, além da hipercalcemia e dos níveis elevados de PTH. As manifestações podem ser sutis, e a doença pode adotar uma evolução benigna por muitos anos ou durante a vida inteira. Essa forma mais leve da doença é habitualmente denominada *hiperparatireoidismo assintomático*. Raramente, o hiperparatireoidismo instala-se ou é agravado bruscamente e gera complicações graves, como intensa desidratação e coma, constituindo a denominada crise paratireoidiana hipercalcêmica.

A incidência anual da doença é calculada, sendo de até 0,2% nos pacientes com mais de 60 anos, com uma prevalência estimada, incluindo os pacientes assintomáticos que ainda não foram descobertos, de 1% ou mais; alguns relatos sugerem que a incidência pode estar declinando. Se isso for confirmado, tais estimativas mutáveis poderão refletir testes de rotina menos frequentes do cálcio sérico nos últimos anos, avaliação excessiva da incidência no passado ou fatores desconhecidos. A doença exibe um pico de incidência entre a terceira e a quinta década, mas pode ocorrer em crianças pequenas e idosos.

ETIOLOGIA Os tumores das paratireoides são encontrados com mais frequência como adenomas isolados sem outra endocrinopatia. Podem ter origem também em síndromes hereditárias, como as síndromes de NEM. Foi constatado que até 10% dos pacientes com hiperparatireoidismo apresentam mutações em 1 de 11 genes (ver adiante). Os tumores das paratireoides também podem ser secundários a uma doença subjacente (estimulação excessiva no hiperparatireoidismo secundário, em especial insuficiência renal crônica) ou após outras formas de estimulação excessiva, como a terapia com lítio. As etiologias são abordadas adiante.

Adenomas solitários Uma única glândula anormal é a causa em cerca de 80% dos pacientes; a anormalidade na glândula, em geral, é uma neoplasia benigna ou um adenoma e raramente um carcinoma das paratireoides. Alguns cirurgiões e patologistas relatam que o aumento de múltiplas glândulas é comum; já foram relatados adenomas duplos. Em cerca de 15% dos pacientes, todas as glândulas são hiperfuncionantes; a *hiperplasia das células principais das paratireoides* costuma ser hereditária e, com frequência, está associada a outras anormalidades endócrinas.

Síndromes hereditárias e tumores múltiplos das paratireoides O hiperparatireoidismo hereditário pode ocorrer sem outras anormalidades endócrinas, mas geralmente faz parte de uma síndrome NEM (Cap. 388). A NEM1 (síndrome de Wermer) consiste em hiperparatireoidismo e tumores da hipófise e do pâncreas, frequentemente associados à hipersecreção gástrica e doença ulcerosa péptica (síndrome de Zollinger-Ellison). A NEM2A caracteriza-se por feocromocitoma e carcinoma medular de tireoide, bem como hiperparatireoidismo; a NEM2B apresenta características associadas adicionais, como neuromas múltiplos, porém carece habitualmente de hiperparatireoidismo. Cada uma dessas síndromes de NEM é transmitida em conformidade com um padrão autossômico dominante aparente, porém, como assinalado anteriormente, a base genética da NEM1 envolve a perda bialélica de um supressor tumoral.

A síndrome de *hiperparatireoidismo com tumor mandibular* (HPT-TM) ocorre em famílias com tumores paratireoidianos (às vezes, carcinomas) em associação a tumores mandibulares benignos. Esse distúrbio é causado por mutações em CDC73 (HRPT2), e foram também observadas mutações desse gene em cânceres de paratireoides esporádicos. Alguns parentes exibem hiperparatireoidismo hereditário sem outras endocrinopatias, que tem sido referido como *hiperparatireoidismo familiar isolado não sindrômico* (HPFI). Em alguns desses casos familiares, a doença cossegrega com mutações heterozigóticas em GCM2. Mutações inativadoras ou ativadoras neste fator de transcrição específico da paratireoide foram inicialmente identificadas em formas familiares de hipoparatireoidismo. No entanto, a identificação de uma mutação no GCM2 em um adenoma de paratireoide levantou a possibilidade de que mutações nesse gene também pudessem estar causando algumas formas de HPFI. Além disso, foram feitas especulações de que alguns casos de HPFI podem ser exemplos de uma expressão variável de outras síndromes, como NEM1, NEM2 ou síndrome de HPT-TM, embora possam ter também causas genéticas distintas ainda não identificadas.

Defeitos genéticos associados ao hiperparatireoidismo Como acontece em muitos outros tipos de neoplasia, dois tipos fundamentais de defeitos genéticos foram identificados nos tumores das paratireoides: (1) hiperatividade dos proto-oncogenes e (2) perda de função dos genes supressores tumorais. O primeiro, por definição, pode resultar em crescimento celular descontrolado e função por ativação (mutação com ganho de função) de um único alelo do gene responsável, enquanto o último requer a perda de função de ambas as cópias alélicas. A perda de função bialélica de um gene supressor tumoral geralmente caracteriza-se por um defeito na linhagem germinativa (todas as células) e por deleção/mutação somática adicional no tumor (Fig. 410-3).

As mutações no *locus* do gene MEN1, que codifica a proteína menin, sobre o cromossomo 11q13 são responsáveis por causar a NEM1; o alelo normal desse gene se encaixa na definição de um gene supressor tumoral. A herança de um único alelo que sofreu mutação nessa síndrome hereditária, seguida por perda do outro alelo por mutação das células somáticas, resulta em expansão monoclonal e desenvolvimento de um tumor. Além disso, em cerca de 15 a 20% dos adenomas esporádicos das paratireoides, ambos os alelos do *locus* MEN1 no cromossomo 11 sofrem deleção somática, implicando que o mesmo defeito responsável pela NEM1 também possa causar a doença esporádica (Fig. 410-3A). De acordo com a hipótese de Knudson em duas etapas para a neoplasia em certas síndromes de câncer hereditário (Cap. 71), o início mais precoce do hiperparatireoidismo nas síndromes hereditárias reflete a necessidade de apenas um evento de mutação para desencadear o crescimento monoclonal. Nos adenomas esporádicos, que ocorrem nas fases subsequentes da vida, devem ocorrer dois eventos somáticos diferentes antes de o gene MEN1 ser silenciado.

Outros antioncogenes presumidamente envolvidos no hiperparatireoidismo incluem um gene ainda não identificado, mapeado no cromossomo 1p, observado em 40% dos adenomas esporádicos das paratireoides, e um gene mapeado no cromossomo Xp11 nos pacientes com hiperparatireoidismo secundário e insuficiência renal, que progridem para o hiperparatireoidismo "terciário", o que reflete sabidamente crescimentos monoclonais dentro de glândulas previamente hiperplásicas.

Um padrão mais complexo, ainda não completamente esclarecido, é observado com defeitos genéticos e carcinoma das paratireoides. Isso parece ser devido à perda bialélica de uma cópia funcionante de um gene, HRPT2 (ou CDC73), identificado originalmente como a causa da síndrome de HPT-TM. Várias mutações inativadoras foram identificadas no HRPT2 (localizado no cromossomo 1q21-31), que codifica uma proteína de 531 aminoácidos denominada parafibromina. As mutações genéticas responsáveis no HRPT2 (ou outro gene) parecem ser necessárias, porém não suficientes, para o câncer das paratireoides.

Em geral, a identificação de defeitos genéticos adicionais nessas síndromes relacionadas com tumores das paratireoides e a variação observada na expressão/penetrância fenotípica indicam a multiplicidade de fatores genéticos responsáveis. Todavia, a capacidade de detectar a presença dos principais elementos genéticos de contribuição ajudou enormemente o tratamento mais adequado de familiares de pacientes identificados com síndromes hereditárias, como NEM1, NEM2 e HPT-TM.

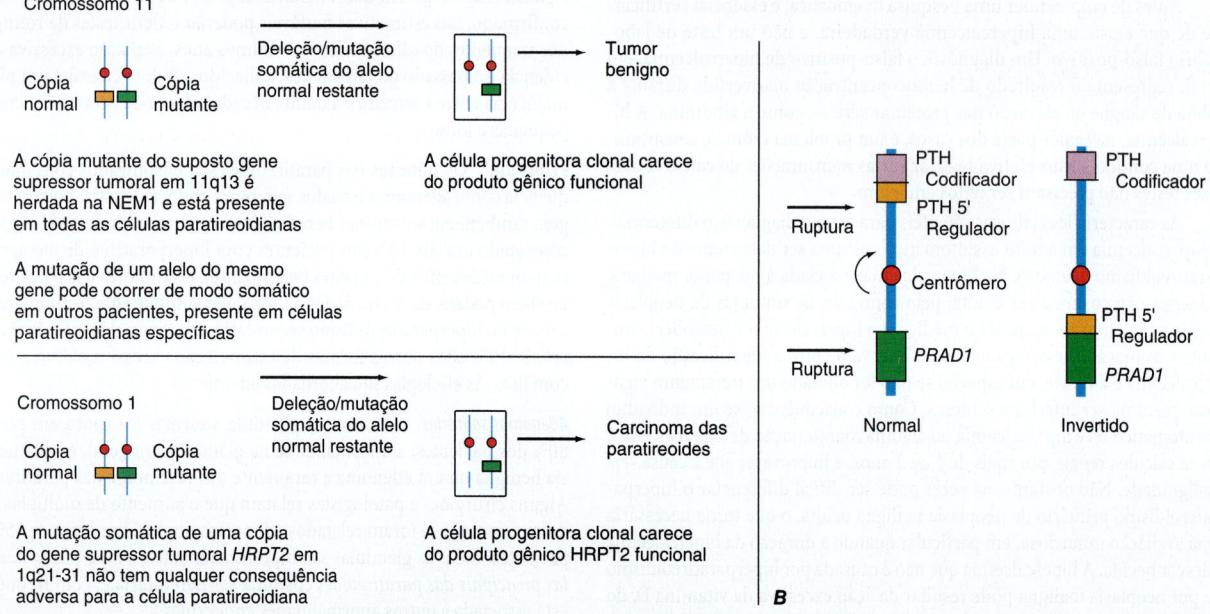

FIGURA 410-3 **A.** Diagrama esquemático indicando os eventos moleculares na suscetibilidade tumoral. O paciente com a anormalidade hereditária (neoplasia endócrina múltipla [NEM]) é considerado como portador de um gene defeituoso herdado do progenitor afetado no cromossomo 11, porém com uma cópia do gene normal presente e proveniente do outro progenitor. No tumor monoclonal (tumor benigno), um evento somático, representado aqui por uma deleção cromossômica parcial, remove da célula o gene normal remanescente. Nos tumores não hereditários, podem ocorrer duas mutações somáticas sucessivas, um processo que leva mais tempo. Por qualquer uma das vias, a célula, privada da influência reguladora do crescimento por esse gene, sofre crescimento desregulado e transforma-se em tumor. Um *locus* gênico distinto, também envolvendo a perda de um gene supressor de tumor denominado HRPT2, está envolvido na patogênese do carcinoma de paratireoide. **B.** Ilustração esquemática do mecanismo e das consequências do rearranjo gênico e da hiperexpressão do proto-oncogene PRAD1 (inversão pericentromérica do cromossomo 11) em adenomas das paratireoides. A expressão excessiva de PRAD1 (uma proteína de controle do ciclo celular, a ciclina D1) pelo promotor do gene do paratormônio (PTH) altamente ativo na célula das paratireoides contribui para o excesso de proliferação celular. (*Imagem A reproduzida com a permissão de A Arnold: Genetic basis of endocrine disease 5. Molecular genetics of parathyroid gland neoplasia. J Clin Endocrinol Metab 77:1108, 993. Imagem B reproduzida com a permissão de J Habener, in L DeGroot, JL Jameson (eds): Endocrinology, 4th ed. Philadelphia, PA: Saunders; 2001.*)

Uma contribuição importante, por parte dos estudos sobre a origem genética do carcinoma das paratireoides, foi o reconhecimento de que as mutações envolvem uma via diferente da envolvida nos aumentos benignos da glândula. Diferentemente da patogênese das alterações genéticas observadas no câncer de cólon, em que as lesões evoluem de adenomas benignos para doença maligna por alterações genéticas progressivas, as alterações observadas comumente na maioria dos cânceres das paratireoides (mutações em *HRPT2*) são raramente verificadas nos adenomas esporádicos das paratireoides.

As anormalidades no gene *Rb* foram as primeiras a serem observadas no câncer de paratireoides. O gene *Rb*, um gene supressor tumoral localizado no cromossomo 13q14, esteve associado inicialmente ao neuroblastoma; porém, desde então, passou a ser implicado em outras neoplasias, incluindo o carcinoma das paratireoides. Os primeiros estudos implicavam as deleções alélicas do gene *Rb* em muitos carcinomas das paratireoides e na expressão reduzida ou ausente da proteína Rb. No entanto, por existirem, com frequência, grandes deleções no cromossomo 13 que incluem muitos genes além do locus *Rb* (com achados semelhantes em alguns carcinomas hipofisários), continua sendo possível que outros genes supressores tumorais no cromossomo 13 estejam desempenhando algum papel no carcinoma das paratireoides.

O estudo dos cânceres de paratireoides identificados em alguns pacientes com a síndrome de HPT-TM resultou na identificação de um papel muito mais significativo para as mutações no gene *HRPT2* na maioria dos carcinomas das paratireoides, incluindo as que se manifestam esporadicamente, sem qualquer associação aparente com a síndrome de HPT-TM. Mutações na região codificadora foram identificadas em 75 a 80% dos cânceres das paratireoides analisados, permitindo concluir que, com o acréscimo de mutações hipotéticas nas regiões não codificadoras, esse defeito genético pode ser observado essencialmente em todos os carcinomas das paratireoides. De importância especial foi a descoberta de que, em alguns cânceres esporádicos das paratireoides, foram identificadas mutações germinativas, o que deu origem a uma investigação minuciosa das famílias desses pacientes, assim como a uma nova indicação clínica para os testes genéticos em tais circunstâncias.

A hipercalcemia que ocorre em membros da família (nos quais se verifica também a presença de mutações germinativas) pode levar ao achado, por ocasião da cirurgia nas paratireoides, de tumores pré-malignos dessas glândulas.

Em síntese, parece que existem múltiplos fatores no câncer das paratireoides, além dos genes *HRPT2* e *Rb*, apesar de a mutação no gene *HRPT2* ser a anormalidade mais constante. O *RET* codifica um receptor tipo tirosina-cinase; mutações hereditárias específicas na linha germinativa deram origem a uma ativação constitutiva do receptor, explicando, dessa forma, a modalidade autossômica dominante de transmissão e o início relativamente precoce da neoplasia. Na síndrome NEM2, o proto-oncogene *RET* pode ser responsável pelo distúrbio detectado mais precocemente, o distúrbio policlonal (hiperplasia das células C, em seguida transformada em um crescimento clonal – um carcinoma medular com a participação de outros defeitos genéticos ainda não devidamente caracterizados).

Em alguns adenomas das paratireoides, foi identificada a ativação de um proto-oncogene (**Fig. 410-3B**). Foi identificada uma translocação recíproca envolvendo o cromossomo 11 que justapõe o promotor do gene *PTH* a montante de *CCND1*, codificando uma proteína ciclina D que desempenha um papel fundamental na divisão celular normal. Essa translocação mais outros mecanismos que causam uma expressão excessiva equivalente da ciclina D1 são observados em 20 a 40% dos adenomas das paratireoides.

Os modelos murinos confirmaram o papel de vários dos principais defeitos genéticos identificados na doença das paratireoides e nas síndromes de NEM. A perda do *locus* do gene *MEN1* e a expressão excessiva do proto-oncogene *CCND1* ou do proto-oncogene *RET* que sofreu mutação foi analisada por manipulação genética em camundongos, com o início esperado de tumores das paratireoides ou carcinoma medular, respectivamente.

Patologia Os adenomas localizam-se com mais frequência nas paratireoides inferiores, porém, em 6 a 10% dos pacientes, os adenomas paratireoidianos podem estar localizados no timo, na tireoide, no pericárdio ou atrás do esôfago. Os adenomas costumam pesar 0,5 a 5 g, mas podem pesar até 10 a 20 g (as glândulas normais pesam, em média, 25 mg). As células principais predominam tanto na hiperplasia quanto no adenoma. Com a hiperplasia das células principais, o aumento de volume pode ser tão assimétrico que algumas glândulas envolvidas parecem macroscopicamente normais. No entanto, se houver hiperplasia generalizada, o exame histológico revelará um padrão uniforme de células principais e desaparecimento da gordura mesmo na ausência de um aumento no peso da glândula. Por conseguinte, o exame microscópico de amostras de biópsia de várias glândulas é fundamental para interpretar os achados na cirurgia.

O carcinoma de paratireoides com frequência não é agressivo. A sobrevida em longo prazo sem recidiva é comum se, na cirurgia inicial, toda glândula for removida sem ruptura da cápsula. O carcinoma recorrente das paratireoides costuma evidenciar um crescimento lento com disseminação local no pescoço, e a correção cirúrgica da doença recorrente pode ser exequível. Ocasionalmente, porém, o carcinoma das paratireoides é mais agressivo, com metástases a distância (pulmão, fígado e osso) encontradas por ocasião da operação inicial. Pode ser difícil reconhecer inicialmente que um tumor primário é um carcinoma; maiores números de figuras mitóticas e um aumento da fibrose do estroma glandular podem preceder a invasão. Com bastante frequência, o diagnóstico de carcinoma é feito retrospectivamente. O hiperparatireoidismo em consequência de carcinoma de paratireoide pode ser indistinguível de outras formas de hiperparatireoidismo primário, porém costuma ser clinicamente mais grave. Um indício potencial para fazer o diagnóstico é oferecido pelo grau de elevação do cálcio. Valores do cálcio de 3,5 a 3,7 mmol/L (14 a 15 mg/dL) são frequentes com o carcinoma, podendo alertar o cirurgião para a necessidade de remover a glândula anormal com os devidos cuidados para evitar a ruptura da cápsula. Descobertas recentes sobre a base genética de alguns pacientes com carcinoma de paratireoide (diferente dos adenomas benignos) indicam a necessidade, nessas famílias, de triagem familiar (ver adiante).

Sinais e sintomas Muitos pacientes com hiperparatireoidismo são assintomáticos. As manifestações do hiperparatireoidismo envolvem principalmente os rins e o sistema esquelético. O acometimento renal, seja por deposição de cálcio no parênquima ou por uma nefrolitíase recorrente, estava presente em 60 a 70% dos pacientes antes de 1970. Com uma identificação mais precoce, as complicações renais ocorrem em menos de 20% dos pacientes em muitas grandes séries. Os cálculos renais, em geral, são formados por oxalato de cálcio ou fosfato de cálcio. Em alguns pacientes, os episódios repetidos de nefrolitíase ou a formação de grandes cálculos podem resultar em obstrução do trato urinário, infecção e perda da função renal. A nefrocalcinose pode ser responsável também pela redução da função renal e pela retenção de fosfato.

A manifestação óssea distintiva do hiperparatireoidismo é a *osteíte fibrosa cística*, que ocorria em 10 a 25% dos pacientes nas séries relatadas 50 anos atrás. Ao exame histológico, as características patognomônicas são um aumento no número de osteoclastos multinucleados gigantes em algumas áreas sobre a superfície do osso (lacunas de Howship), bem como a substituição dos elementos celulares e medulares normais por tecido fibroso. As alterações radiográficas consistem em reabsorção dos tufos das falanges e substituição do contorno cortical geralmente nítido do osso nos dedos por um contorno irregular (reabsorção subperiosteal). Nos últimos anos, a osteíte fibrosa cística tem sido rara no hiperparatireoidismo primário, provavelmente por causa da identificação mais precoce da doença.

A absortometria com raios X de dupla energia da coluna vertebral proporciona estimativas quantitativas reprodutíveis (com uma variação percentual mínima) da densidade óssea vertebral. Do mesmo modo, a densidade óssea nas extremidades pode ser quantificada por densitometria do quadril ou do rádio distal em um local escolhido por ser essencialmente cortical. A tomografia computadorizada (TC) é uma técnica muito sensível para a estimativa da densidade óssea vertebral, porém a reprodutibilidade da TC padrão não ultrapassa 5%. As técnicas de TC mais recentes (TC "extrema" espiralada) são mais reprodutíveis, mas estão disponíveis atualmente apenas em um número limitado de centros médicos. A densidade óssea cortical é reduzida, enquanto a densidade do osso esponjoso, em especial na coluna vertebral, fica relativamente preservada.

Nos pacientes sintomáticos, ocorrem também disfunções do sistema nervoso central (SNC), de nervos periféricos e músculos, do trato gastrintestinal e das articulações. Foi relatado que manifestações neuropsiquiátricas significativas podem ser revertidas pela paratireoidectomia. Quando presentes em pacientes sintomáticos, as manifestações neuromusculares podem incluir fraqueza muscular proximal, fatigabilidade fácil e atrofia muscular, podendo ser tão impressionantes a ponto de sugerir um distúrbio neuromuscular primário. O elemento diferencial é a regressão completa da doença neuromuscular após a correção cirúrgica do hiperparatireoidismo.

As manifestações gastrintestinais às vezes são sutis, consistindo em queixas abdominais vagas e distúrbios do estômago e do pâncreas. Novamente, a relação de causa e efeito não é clara. Nos pacientes vítimas da

NEM1 com hiperparatireoidismo, a úlcera duodenal pode resultar de tumores pancreáticos associados que secretam quantidades excessivas de gastrina (síndrome de Zollinger-Ellison). A pancreatite foi relatada em associação com o hiperparatireoidismo, porém a incidência e o mecanismo não foram estabelecidos.

Nesses últimos anos, muita atenção vem sendo dispensada para as manifestações do hiperparatireoidismo assintomático e a abordagem ideal das estratégias empregadas. Trata-se, atualmente, da forma mais prevalente da doença. O *hiperparatireoidismo primário assintomático* é definido como a presença de hiperparatireoidismo bioquimicamente confirmado (níveis de PTH elevados ou inapropriadamente normais, apesar da hipercalcemia), com ausência dos sinais e sintomas associados ao hiperparatireoidismo mais grave, como manifestações de doença renal ou óssea.

Quatro conferências sobre o assunto foram realizadas nos Estados Unidos nessas duas últimas décadas, sendo a mais recente em 2014. As atas publicadas incluem a discussão de manifestações mais sutis da doença, sua história natural (sem paratireoidectomia) e as diretrizes tanto para indicações para cirurgia quanto para monitoração clínica em pacientes não operados.

Os problemas de maior preocupação incluem o potencial de deterioração cardiovascular, a presença de sintomas neuropsiquiátricos e o estado de longo prazo da integridade óssea em pacientes não tratados cirurgicamente. O consenso atual é de que a monitoração clínica, mais do que a correção cirúrgica do hiperparatireoidismo, pode ser justificada em certos pacientes. De acordo com as recomendações atuais, os pacientes que apresentam doença leve, conforme definido pelas diretrizes da reunião (Tab. 410-2), podem ser acompanhados com segurança de acordo com as diretrizes de tratamento (Tab. 410-3). Entretanto, há uma incerteza crescente sobre as manifestações sutis da doença e, portanto, a indicação de cirurgia para a maioria dos pacientes. Entre as questões, destacam-se as evidências de deterioração subsequente (> 8 anos) na DMO depois de uma década de relativa estabilidade. Existe a preocupação de que essa deterioração de início tardio na densidade óssea dos pacientes não operados possa contribuir significativamente para o risco bem conhecido de fraturas dependente da idade (osteoporose). Foi observada uma melhora significativa e sustentada da DMO após paratireoidectomia bem-sucedida, com algumas evidências de redução das fraturas.

De acordo com os relatos, a doença cardiovascular, incluindo hipertrofia ventricular esquerda, defeitos funcionais cardíacos e disfunção endotelial, foi reversível em pacientes na Europa com doença sintomática mais grave após a cirurgia, levando à realização de numerosos estudos dessas manifestações cardiovasculares em pacientes com doença mais leve. Existem relatos de disfunção endotelial em pacientes com hiperparatireoidismo assintomático leve, porém os especialistas concluíram que há necessidade de mais observações, particularmente se há reversibilidade com a cirurgia.

Um tópico de interesse considerável e de alguma controvérsia é a avaliação do estado neuropsiquiátrico e da qualidade de vida relacionados à saúde em pacientes com hiperparatireoidismo, tanto antes da cirurgia quanto em resposta à paratireoidectomia. Vários estudos observacionais sugerem uma melhora no escore dos sintomas após cirurgia. Entretanto, estudos randomizados de cirurgia *versus* observação forneceram resultados inconclusivos, em particular no que concerne aos benefícios da cirurgia. Muitos estudos relatam que o hiperparatireoidismo está associado a um aumento dos sintomas neuropsiquiátricos, porém não é possível, no momento atual, determinar quais pacientes podem melhorar após a cirurgia.

Diagnóstico Normalmente, o diagnóstico é estabelecido pela detecção de níveis elevados de PTH imunorreativo em um paciente com hipercalcemia assintomática (Fig. 410-4). O fosfato sérico costuma ser baixo, mas pode se mostrar normal, especialmente quando já se instalou um quadro de insuficiência renal.

Foram introduzidas várias modificações nos ensaios do PTH em um esforço de melhorar sua utilidade à luz das informações sobre o metabolismo do PTH (conforme discutido anteriormente). Os ensaios de primeira geração tinham como base o deslocamento do PTH radiomarcado de

TABELA 410-2 ■ Diretrizes para a cirurgia no hiperparatireoidismo primário assintomático[a]

Parâmetros	Diretrizes
Cálcio sérico (acima do normal)	> 1 mg/dL
Renal	Depuração da creatinina < 60 mL/min Urina de 24 h para cálcio > 400 mg/dia e risco aumentado de cálculos com base na análise bioquímica de risco de cálculos Presença de nefrolitíase ou nefrocalcinose por radiografia, ultrassonografia ou TC
Ósseo	DMO por DEXA: escore T < -2,5 na coluna lombar, quadril, colo do fêmur ou terço distal do rádio Fratura vertebral por radiografia, TC, RM ou AFV
Idade	< 50

Siglas: DMO, densidade mineral óssea; TC, tomografia computadorizada; DEXA, absortometria de raios X de dupla energia; RM, ressonância magnética; AFV, avaliação de fratura vertebral.

[a]Dados de JP Bilezikian et al: Guidelines for the management of asymptomatic primary hyperparathyroidism: Summary statement from the Fourth International Workshop. J Clin Endocrinol Metab 99:3561, 2014.

TABELA 410-3 ■ Diretrizes para o monitoramento do hiperparatireoidismo primário assintomático

Parâmetros	Diretrizes
Cálcio sérico	Anualmente
Renal	TFGe anualmente; creatinina sérica anualmente. Se houver suspeita de cálculos renais, perfil bioquímico de cálculos de 24 h, imagem renal por radiografia, ultrassonografia ou TC
Creatinina sérica	Anualmente
Ósseo	A cada 1-2 anos (três locais), radiografia ou AFV da coluna, quando clinicamente indicado (p. ex., perda de altura, dor lombar)

Siglas: TC, tomografia computadorizada; TFGe, taxa de filtração glomerular estimada; AFV, avaliação de fratura vertebral.
Fonte: Dados de JP Bilezikian et al: Guidelines for the management of asymptomatic primary hyperparathyroidism: Summary statement from the Fourth International Workshop. J Clin Endocrinol Metab 99:3561, 2014.

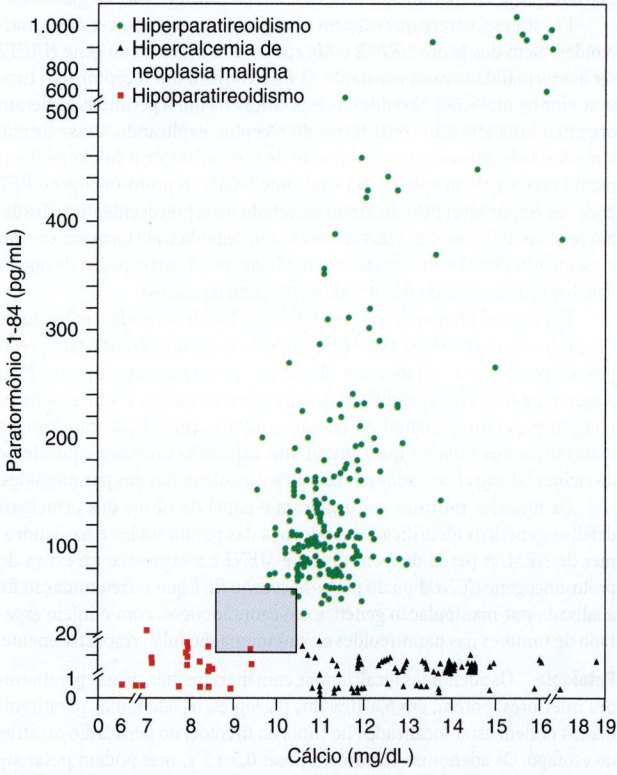

FIGURA 410-4 **Níveis de paratormônio (PTH) imunorreativo detectado em pacientes** com hiperparatireoidismo primário, hipercalcemia da neoplasia maligna e hipoparatireoidismo. A área dentro do retângulo representa os limites superior e normal do cálcio e/ou PTH imunorreativo no sangue. *(Reproduzida com permissão de SR Nussbaum et al (eds): Endocrinology, 4th ed. Philadelphia, PA: Saunders; 2001.)*

anticorpos que reagem com o PTH (também frequentemente denominados fragmentos de PTH). Os ensaios imunométricos ou de anticorpo duplo (um anticorpo em geral dirigido contra a porção carboxiterminal do PTH intacto para capturar o hormônio e um segundo anticorpo marcado radioativamente ou com enzima, em geral dirigido contra a porção aminoterminal do PTH intacto) melhoraram bastante a discriminação diagnóstica dos testes para eliminar a interferência de fragmentos circulantes e biologicamente inativos, os quais eram detectados pelos ensaios de primeira geração originais. Na atualidade, os ensaios com anticorpos duplos são designados como ensaios de segunda geração. Esses ensaios para o PTH em alguns centros e laboratórios foram substituídos por ensaios de terceira geração após a descoberta de que os grandes fragmentos de PTH, desprovidos apenas da porção aminoterminal extrema da molécula de PTH, também estão presentes no sangue e são incorretamente detectados como PTH de comprimento completo. Esses fragmentos de PTH aminoterminais truncados deixaram de ser identificados nos ensaios mais recentes de terceira geração pelo uso de um anticorpo de detecção dirigido contra o epítopo aminoterminal extremo. Esses ensaios podem ser úteis para estudos de pesquisa clínica, como no tratamento da DRC, porém o consenso é de que os ensaios tanto de segunda quanto de terceira geração são úteis no diagnóstico do hiperparatireoidismo primário e no diagnóstico da doença óssea com alto remodelamento na DRC.

TRATAMENTO
Hiperparatireoidismo

A excisão cirúrgica do tecido paratireoidiano anormal constitui o tratamento definitivo para essa doença. Entretanto, conforme assinalado anteriormente, a vigilância clínica sem cirurgia para pacientes com doença assintomática leve continua sendo preferida por alguns médicos e pacientes, em particular quando esses pacientes são mais idosos. Há evidências cada vez mais numerosas que favorecem a cirurgia, quando clinicamente viável, devido a preocupações relacionadas com doença óssea, cardiovascular e neuropsiquiátrica, mesmo no hiperparatireoidismo leve.

Em geral, são praticadas duas abordagens cirúrgicas. O procedimento convencional de paratireoidectomia consistia na exploração do pescoço com anestesia geral; esse procedimento está sendo substituído em muitos centros, sempre que possível, por um procedimento ambulatorial com anestesia local, denominado *paratireoidectomia minimamente invasiva*.

A exploração das paratireoides constitui um desafio, devendo ser realizada por um cirurgião experiente. Certas características ajudam a prever a patologia (p. ex., múltiplas glândulas anormais nos casos familiares). Entretanto, algumas decisões importantes acerca da conduta terapêutica só poderão ser tomadas durante a operação.

Com a cirurgia convencional, uma abordagem ainda se baseia na opinião de que apenas uma glândula (o adenoma) é anormal. Se for encontrada uma glândula aumentada de tamanho, deverá ser procurada também uma glândula normal. Nessa opinião, se uma biópsia de uma segunda glândula de tamanho normal confirmar sua normalidade histológica (e hipoteticamente também sua normalidade funcional), nenhuma exploração adicional, biópsia ou excisão será necessária. No outro extremo, existe o ponto de vista minoritário de que todas as quatro glândulas devem ser procuradas, com remoção da maior parte da massa total de tecido paratireoidiano. A preocupação com a primeira abordagem é de que a taxa de recidiva do hiperparatireoidismo pode ser alta no caso de passar despercebida uma segunda glândula anormal. A última abordagem pode envolver uma cirurgia desnecessária e uma taxa inaceitável de hipoparatireoidismo. Quando glândulas normais são encontradas em conjunto com uma glândula aumentada, a excisão do único adenoma costuma resultar em cura ou pelo menos em alguns anos sem sintomas. Os estudos de acompanhamento em longo prazo, destinados a estabelecer as verdadeiras taxas de recidiva, são limitados.

Recentemente, foi acumulada maior experiência com novas estratégias cirúrgicas que se caracterizam por uma abordagem minimamente invasiva orientada pela localização pré-operatória aprimorada e pelo monitoramento intraoperatório com ensaios para o PTH. As cintilografias pré-operatórias com sestamibi marcado com Tc^{99m} com TC por emissão de fótons únicos (SPECT, de *single photon emission CT*) são usadas para prever a localização de uma glândula normal e obter amostras intraoperatórias do PTH antes e a intervalos de 5 minutos após a remoção de um adenoma suspeito, a fim de confirmar uma rápida queda (> 50%) para níveis normais de PTH. Em vários centros, uma combinação de imagens pré-operatórias de TC e ultrassonografia quadridimensional (4D) e, menos frequentemente, imagem com sestamibi, anestesia por bloqueio cervical, incisão cirúrgica mínima e mensurações intraoperatórias do PTH tornou possível a conduta cirúrgica bem-sucedida na condição de pacientes ambulatoriais com um benefício incontestável em termos de custo em comparação com a anestesia geral e uma cirurgia mais extensa no pescoço. O uso dessas abordagens minimamente invasivas depende do raciocínio clínico para selecionar os pacientes com pouquíssima probabilidade de terem doença de múltiplas glândulas (p. ex., NEM ou hiperparatireoidismo secundário). A crescente aceitação da técnica e sua facilidade relativa para o paciente reduziram o limiar para a realização da cirurgia.

A hipercalcemia grave pode proporcionar um indício pré-operatório sobre a presença de carcinoma das paratireoides. Nesses casos, quando se realiza uma exploração cervical, o tecido deve ser amplamente excisado. Deve-se evitar a ruptura da cápsula a fim de prevenir a semeadura local das células tumorais.

A hiperplasia de múltiplas glândulas, como pode ser prevista nos casos familiares, gera questões mais difíceis para a conduta cirúrgica. Estabelecido o diagnóstico de hiperplasia, todas as glândulas devem ser identificadas. Foram propostos dois esquemas para tratamento cirúrgico. Um deles consiste na remoção total de três glândulas, com excisão parcial da quarta glândula; é preciso ter cuidado para deixar um bom suprimento sanguíneo para a glândula remanescente. Outros cirurgiões defendem a paratireoidectomia total com transplante imediato de porção de uma paratireoide removida e fragmentada nos músculos do antebraço, com a ideia de que a excisão cirúrgica será mais fácil a partir da área ectópica no braço se a hiperfunção vier a recidivar.

Em uma minoria dos casos, se não forem encontradas paratireoides anormais no pescoço, deverá ser decidida a questão de uma exploração adicional. Existem casos documentados de cinco ou seis paratireoides e de localizações incomuns para os adenomas, como no mediastino.

Quando é indicada uma segunda exploração das paratireoides, as técnicas minimamente invasivas para a localização pré-operatória, como ultrassonografia, TC e cintilografia com isótopos, são combinadas com a amostragem venosa e/ou arteriografia digital seletiva em um centro especializado nesses procedimentos. O monitoramento intraoperatório dos níveis de PTH por imunoensaios rápidos para o PTH pode ser útil para orientar a cirurgia. Em um centro, foram conseguidas curas em longo prazo com embolização seletiva ou injeção de grandes quantidades de material de contraste na circulação arterial terminal que alimenta o tumor paratireoidiano.

Um declínio no cálcio sérico ocorre ao longo de 24 horas após uma cirurgia bem-sucedida, e, em geral, os níveis sanguíneos de cálcio caem para valores baixos-normais por 3 a 5 dias até que o tecido paratireoidiano restante reinicie a secreção hormonal plena. Hipocalcemia pós-operatória aguda será provável somente se houver déficits minerais ósseos significativos ou se ocorrerem lesões de todas as paratireoides normais durante a cirurgia. Em geral, haverá poucos problemas nos pacientes com doença não complicada, como um único adenoma (claramente a maioria), que não sofrem de doença óssea sintomática nem de um grande déficit mineral ósseo, suficientes em termos de vitamina D e magnésio, e que possuem boas funções renal e gastrintestinal. A extensão da hipocalcemia pós-operatória varia de acordo com a abordagem cirúrgica. Se todas as glândulas forem biopsiadas, a hipocalcemia poderá ser transitoriamente sintomática e mais prolongada. É mais provável que a hipocalcemia seja sintomática após uma segunda exploração das paratireoides, em particular quando o tecido paratireoidiano normal foi removido por ocasião da operação inicial e quando a manipulação e/ou a biópsia das glândulas normais restantes foram mais extensas na busca do adenoma que não havia sido identificado.

Os pacientes com hiperparatireoidismo apresentam uma absorção intestinal de cálcio eficiente devido aos níveis aumentados de $1,25(OH)_2D$ estimulados pelo excesso de PTH. Sabendo que a hipocalcemia significa que a cirurgia foi bem-sucedida, os pacientes podem passar a adotar uma alta ingestão de cálcio ou receber suplementos orais de cálcio. Apesar de uma hipocalcemia leve, a maioria dos pacientes não necessita de terapia parenteral. Se o cálcio sérico cai para < 2 mmol/L (8 mg/dL) e *se o nível de fosfato sobe simultaneamente*, deve ser aventada a possibilidade de que a cirurgia tenha causado hipoparatireoidismo. Na presença de hipocalcemia inesperada, deve-se considerar a possibilidade de hipomagnesemia coexistente, visto que interfere na secreção de PTH e causa hipoparatireoidismo funcional **(Cap. 409)**.

Os sinais de hipocalcemia consistem em espasmos musculares, sensação geral de ansiedade e sinais positivos de Chvostek e

Trousseau em conjunto com um nível de cálcio sérico consistentemente < 2 mmol/L (8 mg/dL). A reposição parenteral do cálcio em um nível baixo deve ser instituída quando a hipocalcemia é sintomática. A velocidade e a duração da terapia intravenosa são determinadas pela intensidade dos sintomas e pela resposta do cálcio sérico ao tratamento. Uma infusão de 0,5 a 2 mg/kg por hora ou 30 a 100 mL/hora de uma solução com 1 mg/mL costuma ser suficiente para aliviar os sintomas. Em geral, a terapia parenteral é necessária apenas por poucos dias. Se os sintomas pioram ou se o cálcio parenteral é necessário por mais de 2 a 3 dias, deve ser iniciada a terapia com um análogo da vitamina D e/ou cálcio oral (2 a 4 g/dia) (ver adiante). O uso de calcitriol é custo-efetivo (nas doses de 0,5 a 1 μg/dia) por causa da rapidez do início do efeito e da interrupção imediata da ação quando o medicamento é suspenso, em comparação com outras formas de vitamina D. Uma elevação dos níveis sanguíneos de cálcio após vários meses de reposição de vitamina D pode indicar restauração e normalização da função paratireóidea. É apropriado também monitorar os níveis séricos seriados de PTH a fim de estimar a função glandular nesses pacientes.

Nos casos em que o paciente tenha deficiência de magnésio, ela pode complicar a evolução pós-operatória, visto que a deficiência de magnésio compromete a secreção de PTH. A hipomagnesemia deve ser corrigida sempre que for identificada. A reposição de magnésio pode ser efetiva por via oral (p. ex., $MgCl_2$, $MgOH_2$), porém a reposição parenteral é habitual para assegurar a recuperação pós-operatória, se houver suspeita de deficiência de magnésio devido à presença de baixos níveis sanguíneos de magnésio. Sabendo-se que o efeito depressivo do magnésio sobre as funções do SNC e dos nervos periféricos não ocorre com níveis < 2 mmol/L (faixa normal de 0,8 a 1,2 mmol/L), a reposição parenteral pode ser realizada rapidamente. Uma dose cumulativa de até 0,5 a 1 mmol/kg de peso corporal pode ser administrada se houver uma hipomagnesemia significativa; com bastante frequência, porém, são suficientes as doses totais de 20 a 40 mmol.

TRATAMENTO CLÍNICO

As diretrizes para a recomendação de intervenção cirúrgica, quando viável (Tab. 410-2), bem como para monitoramento dos pacientes com hiperparatireoidismo assintomático que decidem não efetuar a paratireoidectomia (Tab. 410-3), refletem as mudanças ocorridas desde a primeira conferência sobre esse assunto, realizada em 1990. O monitoramento clínico em lugar da cirurgia corretiva continua sendo aceitável, porém é evidente que a intervenção cirúrgica constitui a opção recomendada mais frequentemente pelos motivos citados anteriormente. As diretrizes rigorosas que favorecem a cirurgia incluem redução do nível recomendado de elevação do cálcio sérico, atenção mais cuidadosa para a integridade óssea por meio de referência com a massa óssea máxima em condições basais (escores T), em lugar da densidade óssea ajustada para a idade (escores Z), bem como a presença de qualquer fratura por fragilidade. As outras alterações assinaladas nas duas diretrizes (Tabs. 410-2 e 410-3) refletem a experiência acumulada e as considerações práticas, como dificuldade na quantidade de coletas de urina. Apesar da utilidade das diretrizes, a importância da decisão de cada paciente e do médico e de suas preferências é evidente em todas as recomendações.

Quando não se opta pela cirurgia ou quando esta não é clinicamente viável, há interesse no valor potencial de terapias clínicas específicas. Não existe qualquer experiência de longo prazo com relação a resultados clínicos específicos como prevenção de fraturas, porém já está estabelecido que os bisfosfonatos aumentam significativamente a DMO, sem modificar o nível sérico de cálcio (como ocorre com os estrogênios, porém não são preferidos devido aos efeitos adversos relatados em outros sistemas orgânicos). Os calcimiméticos que reduzem a secreção de PTH diminuem os níveis de cálcio, porém não afetam a DMO.

OUTRAS CAUSAS DE HIPERCALCEMIA RELACIONADAS COM AS PARATIREOIDES

Terapia com lítio O lítio, que é usado no tratamento da depressão bipolar e em outros transtornos psiquiátricos, provoca hipercalcemia em cerca de 10% dos pacientes tratados. A hipercalcemia depende do tratamento contínuo com lítio, regredindo e recidivando quando é suspenso e reiniciado. Os adenomas das paratireoides relatados em alguns pacientes hipercalcêmicos que estão sendo submetidos à terapia com lítio podem refletir a presença de um tumor paratireoidiano de ocorrência independente; não é necessário implicar um efeito permanente do lítio sobre o crescimento das paratireoides, pois a maioria dos pacientes consegue a reversão completa da hipercalcemia quando o lítio é suspenso. Entretanto, a estimulação prolongada da replicação das células paratireoidianas pelo lítio pode predispor ao surgimento de adenomas (como documentado no hiperparatireoidismo secundário e na insuficiência renal).

Com os níveis alcançados no sangue em pacientes tratados, pode-se mostrar *in vitro* que o lítio desloca a curva de secreção de PTH para a direita em resposta ao cálcio; isto é, são necessários níveis mais altos de cálcio para reduzir a secreção de PTH, agindo provavelmente ao nível do sensor do cálcio (ver adiante). Esse efeito pode induzir níveis elevados de PTH e consequente hipercalcemia em indivíduos normais em outros aspectos. Felizmente, em geral existem medicações alternativas para o transtorno psiquiátrico subjacente. A cirurgia das paratireoides não deve ser recomendada a menos que a hipercalcemia e os níveis elevados de PTH persistam após a suspensão do lítio.

DISTÚRBIOS GENÉTICOS QUE CAUSAM SÍNDROMES SEMELHANTES AO HIPERPARATIREOIDISMO

Hipercalcemia hipocalciúrica familiar A HHF (também denominada *hipercalcemia benigna familiar*) é herdada como um traço autossômico dominante. Os indivíduos afetados são descobertos em virtude de hipercalcemia assintomática. Na maioria dos casos, a HHF (HHF1) é causada por uma mutação inativadora em um único alelo do CaSR (ver adiante), levando à secreção inapropriadamente normal ou até mesmo aumentada de PTH, enquanto outro distúrbio hipercalcêmico, isto é, a doença de Jansen extremamente rara, é causado por um receptor de PTH/PTHrP constitutivamente ativo nos tecidos-alvo. Entretanto, nem a HHF1 nem a doença de Jansen constituem distúrbios de crescimento das paratireoides. Outras formas de HHF são causadas por mutações heterozigotas em *GNA11* (que codifica Gα11), uma das proteínas de sinalização do CaSR (HHF2) ou por mutações heterozigóticas em *AP1A1* (HHF3).

A fisiopatologia da HHF1 já está elucidada. O principal defeito consiste na percepção anormal do cálcio sanguíneo pela glândula paratireoide e pelo túbulo renal, causando secreção inapropriada de PTH e reabsorção excessiva de cálcio nos túbulos renais distais. O CaSR é um membro da terceira família de GPCRs (tipo C ou tipo III). O receptor responde à concentração aumentada de cálcio no LEC, suprimindo a secreção de PTH por meio da sinalização de segundos mensageiros do CaSR, que envolvem as subunidades α da proteína G, Gα11 e Gαq, proporcionando, assim, uma regulação da secreção de PTH por retroalimentação negativa. Foram identificadas muitas mutações inativadoras diferentes do CaSR em pacientes com HHF1. Essas mutações diminuem a capacidade do sensor de ligar-se ao cálcio, e os receptores mutantes funcionam como se os níveis sanguíneos de cálcio estivessem baixos; ocorre secreção excessiva de PTH por uma glândula normal nos demais aspectos. Cerca de dois terços dos pacientes com HHF possuem mutações na região de codificação das proteínas do gene. O um terço restante das famílias pode apresentar mutações no promotor/íntrons do gene CaSR ou são causados por mutações em outros genes.

Mesmo antes da elucidação da fisiopatologia da HHF, uma grande quantidade de evidência clínica serviu para distinguir o distúrbio do hiperparatireoidismo primário, sendo essas características clínicas ainda úteis no diagnóstico diferencial. Os pacientes com hiperparatireoidismo primário apresentam menos de 99% de reabsorção renal do cálcio, enquanto a maioria dos pacientes com HHF realiza mais de 99% de reabsorção. A hipercalcemia na HHF pode ser identificada com frequência nos membros afetados das famílias durante a primeira década de vida, enquanto a hipercalcemia raramente ocorre nos pacientes com hiperparatireoidismo primário ou com as síndromes de NEM que têm menos de 10 anos de idade. O PTH pode estar elevado nas diferentes formas de HHF, porém os valores, em geral, estão normais ou mais baixos para o mesmo grau de elevação do cálcio observado em pacientes com hiperparatireoidismo primário. A cirurgia das paratireoides, realizada em uns poucos pacientes com HHF antes de a natureza da síndrome ter sido compreendida, resultou em hipoparatireoidismo permanente; não obstante, a hipocalciúria persistia, demonstrando que a hipocalciúria não depende do PTH (sabe-se agora que é decorrente do CaSR anormal no rim).

Observa-se a presença de poucos sinais ou sintomas clínicos em pacientes com HHF, o que não ocorre com outras anormalidades endócrinas. A maioria dos pacientes é identificada como resultado de triagem familiar depois que a hipercalcemia é detectada em um caso-índice. Nos pacientes operados inadvertidamente para hiperparatireoidismo primário, as glândulas paratireoides aparecem normais ou moderadamente hiperplásicas. A cirurgia das paratireoides não é apropriada, e, em vista da ausência de sintomas, o tratamento clínico também não parece necessário para conseguir baixar o cálcio. Uma exceção notável à regra contra cirurgia das paratireoides nessa síndrome é a ocorrência, em geral em casamentos consanguíneos (em virtude da raridade da mutação gênica), de um estado homozigoto ou heterozigoto composto, resultando em grave comprometimento da função do CaSR. Nessa condição, de hipercalcemia neonatal grave, a paratireoidectomia total é obrigatória, porém agentes calcimiméticos têm sido utilizados como medida temporária. Foram relatados casos raros, porém bem documentados, de hipercalcemia hipocalciúrica adquirida devido a anticorpos dirigidos contra o CaSR. Esses casos parecem constituir uma complicação de um distúrbio autoimune subjacente e respondem às terapias dirigidas contra o distúrbio subjacente.

Doença de Jansen As mutações ativadoras no receptor de PTH/PTHrP (PTHR1) foram identificadas como a causa dessa rara síndrome autossômica dominante. Levando em conta que as mutações resultam em ativação constitutiva da função do receptor, uma única cópia anormal do receptor mutante é suficiente para causar a doença, sendo responsável, portanto, por sua modalidade dominante de transmissão. Além da hipercalcemia frequentemente grave, os pacientes afetados pela doença de Jansen apresentam nanismo com membros curtos, devido à regulação anormal da maturação dos condrócitos nas placas de crescimento do osso, que são formadas por meio de um processo endocondral. Na vida adulta, existem várias anormalidades no osso, incluindo múltiplas áreas de reabsorção císticas semelhantes às observadas no hiperparatireoidismo grave. Em geral, observa-se a presença de hipercalcemia e hipofosfatemia com níveis indetectáveis ou baixos de PTH. A patogênese das anormalidades nas placas de crescimento na doença de Jansen foi confirmada por experiências transgênicas nas quais a expressão direcionada do receptor mutante de PTH/PTHrP na camada de proliferação de condrócitos da placa de crescimento imitava várias características do distúrbio humano. A **Figura 410-5** ilustra outras mutações genéticas nas glândulas paratireoides ou nas células-alvo do PTH que afetam o metabolismo do Ca^{2+}.

HIPERCALCEMIA RELACIONADA COM NEOPLASIA MALIGNA

Síndromes clínicas e mecanismos da hipercalcemia A hipercalcemia causada por neoplasia maligna é comum (ocorre em até 20% dos pacientes com câncer, em especial com certos tipos de tumor, como o carcinoma de pulmão), na maioria das vezes grave e difícil de controlar e, em raras ocasiões, difícil de distinguir do hiperparatireoidismo primário. Apesar de a neoplasia maligna ser clinicamente óbvia com bastante frequência ou prontamente identificável pela história médica, ocasionalmente a hipercalcemia pode ser causada por um tumor oculto. Antigamente, a hipercalcemia associada à neoplasia maligna era considerada como provocada por invasão local e destruição do osso pelas células tumorais; agora, são conhecidos muitos casos que resultam da elaboração, pelas células malignas, de mediadores humorais da hipercalcemia. O PTHrP é o agente humoral responsável na maioria dos tumores sólidos que causam hipercalcemia.

Na previsão da hipercalcemia, a natureza histológica do tumor é mais importante que a extensão das metástases esqueléticas. O carcinoma de pequenas células (*oat cell*) e o adenocarcinoma de pulmão, apesar de serem os tumores pulmonares mais comuns associados a metástases esqueléticas, raramente causam hipercalcemia. Em contrapartida, muitos pacientes com carcinomas de células escamosas do pulmão desenvolvem hipercalcemia. Os estudos histológicos do osso em pacientes com o carcinoma de células escamosas ou epidermoide de pulmão, em locais invadidos pelo tumor, assim como em áreas afastadas da invasão tumoral, revelam maior reabsorção óssea.

Dois mecanismos principais de hipercalcemia entram em ação na hipercalcemia do câncer. Muitos tumores sólidos associados a hipercalcemia, em particular os tumores de células escamosas e renais, produzem e secretam PTHrP que causa maior reabsorção óssea e medeia a hipercalcemia por ações sistêmicas sobre o esqueleto. De modo alternativo, ocorre invasão direta da medula óssea com neoplasias malignas hematológicas, como leucemia, linfoma e mieloma múltiplo. Linfocinas e citocinas (incluindo PTHrP) produzidas pelas células envolvidas na resposta da medula óssea

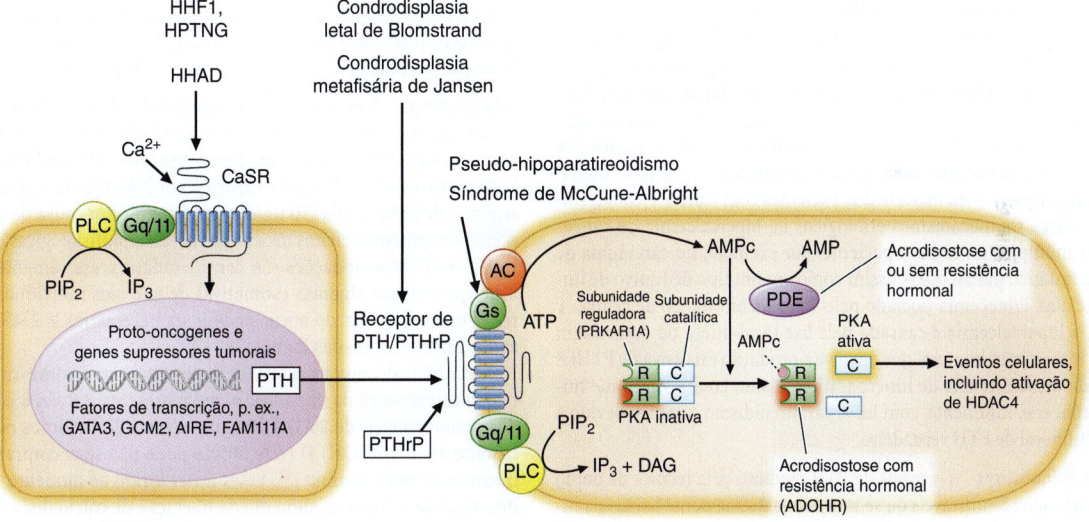

FIGURA 410-5 Ilustração de algumas mutações genéticas que alteram o metabolismo do cálcio por meio de seus efeitos sobre a célula das paratireoides ou as células-alvo de ação do paratormônio (PTH). As alterações na produção de PTH pela célula das paratireoides podem ser causadas por mudanças na resposta ao cálcio do líquido extracelular (Ca^{2+}), que são detectadas pelo receptor sensor de cálcio (CaSR). Além disso, o PTH (ou o peptídeo relacionado com o PTH [PTHrP]) pode apresentar eficácia alterada nas células-alvo, como nas células tubulares proximais, por meio da função alterada de seu receptor (receptor de PTH/PTHrP) ou das proteínas de transdução de sinais, proteínas G, como a $G_s\alpha$, que está ligada à adenilato-ciclase (AC), a enzima responsável pela produção de monofosfato de adenosina cíclico (AMPc) (estão também ilustradas as Gq/11, que ativam uma via alternativa de transmissão de sinais do receptor envolvendo a geração de trifosfato de inositol [IP_3] ou diacilglicerol [DAG]). As mutações em heterozigose com perda de função em heterozigose no CaSR provocam hipercalcemia hipocalciúrica familiar (HHF) benigna, enquanto as mutações homozigotas (mutação de ambos os alelos) causam hiperparatireoidismo neonatal grave (HPTNG); a mutação em heterozigose com ganho de função causa hipocalcemia hipocalciúrica autossômica dominante (HHAD). Outros defeitos na função das células das paratireoides que ocorrem em nível da regulação gênica (oncogenes ou genes supressores tumorais) ou fatores de transcrição são discutidos no texto. A condrodisplasia letal de Blomstrand é causada por mutações com perda de função homozigóticas ou heterozigóticas compostas no receptor de PTH/PTHrP, um distúrbio letal no período neonatal, enquanto o pseudo-hipoparatireoidismo envolve a inativação em nível das proteínas G, especificamente mutações que eliminam ou que reduzem a atividade da $G_s\alpha$ no rim (ver texto para mais detalhes). Pode ocorrer acrodisostose com (subunidade reguladora mutante da PKA) ou sem resistência hormonal (*PDE4D* ou *PDE3A* mutantes). A condrodisplasia metafisária de Jansen e a síndrome de McCune-Albright representam mutações com ganho de função no receptor de PTH/PTHrP e na proteína de $G_s\alpha$, respectivamente.

aos tumores promovem a reabsorção do osso por meio da destruição local. Vários hormônios, análogos de hormônios, citocinas e fatores do crescimento foram implicados como resultado de ensaios clínicos, testes *in vitro* ou isolamento químico. O fator etiológico produzido pelos linfócitos normais ativados, bem como pelas células do mieloma e do linfoma, denominado originalmente *fator ativador dos osteoclastos*, parece agora representar a ação biológica de várias citocinas, provavelmente a interleucina 1 e a linfotoxina ou o fator de necrose tumoral (TNF, de *tumor necrosis factor*). Em alguns linfomas, existe um terceiro mecanismo, causado por maior nível sanguíneo de 1,25(OH)$_2$D, produzido pelos linfócitos anormais ou macrófagos adjacentes.

No mecanismo mais comum, em geral denominado HHC, os tumores sólidos (em particular, cânceres de pulmão e rim), nos quais as metástases ósseas estão ausentes, são mínimas ou não podem ser identificadas clinicamente, secretam PTHrP, que pode ser medido por imunoensaio. A secreção pelos tumores do fator semelhante ao PTH, PTHrP, ativa o PTHR1, resultando em fisiopatologia estreitamente semelhante àquela do hiperparatireoidismo, porém com níveis normais ou suprimidos de PTH. O quadro clínico assemelha-se ao do hiperparatireoidismo primário (a hipofosfatemia acompanha a hipercalcemia), e a eliminação ou a regressão do tumor primário resulta em desaparecimento da hipercalcemia.

À semelhança do hiperparatireoidismo, os pacientes com HHC apresentam excreção urinária elevada de monofosfato de adenosina cíclico (AMPc) nefrogênico, hipofosfatemia e aumento da depuração urinária de fosfato. Entretanto, na HHC, o PTH imunorreativo é suprimido ou não se mostra identificável, o que torna mais fácil o diagnóstico diferencial. Outras características do distúrbio diferem daquelas do hiperparatireoidismo verdadeiro. Embora as ações biológicas do PTH e do PTHrP sejam exercidas pelo mesmo receptor, diferenças sutis na ativação do receptor pelos dois ligantes devem ser responsáveis por parte da discordância observada na fisiopatologia, quando ocorre excesso de um ou do outro peptídeo. Outras citocinas elaboradas pela neoplasia maligna também podem contribuir para as variações decorrentes do hiperparatireoidismo nesses pacientes. Os pacientes com HHC podem ter níveis baixos ou normais de 1,25(OH)$_2$D, em vez dos níveis elevados como acontece no hiperparatireoidismo verdadeiro. Em alguns pacientes com HHC, a reabsorção osteoclástica não é acompanhada por resposta osteoblástica ou de formação do osso, o que implica a inibição do acoplamento normal da formação e reabsorção do osso.

Vários ensaios diferentes (anticorpo único ou duplo, epítopos diferentes) foram desenvolvidos para detectar o PTHrP. A maioria dos dados indica que os níveis circulantes de PTHrP são indetectáveis ou baixos nos indivíduos normais, exceto, talvez, durante a gravidez (níveis altos no leite humano), e elevados na maioria dos pacientes com câncer e com a síndrome humoral. Os mecanismos etiológicos na hipercalcemia do câncer podem ser múltiplos no mesmo paciente. Por exemplo, no carcinoma de mama (metastático para o osso), assim como em um tipo distintivo de linfoma de células T/leucemia iniciado pelo vírus I linfotrópico de células T humanas, a hipercalcemia é causada pela lise local direta do osso, assim como por mecanismo humoral que envolve a produção excessiva de PTHrP. Foi relatada a coexistência de hiperparatireoidismo com a síndrome humoral de câncer e, raramente, com hiperparatireoidismo ectópico devido à produção tumoral de PTH verdadeiro.

Problemas diagnósticos Os níveis de PTH medidos pela técnica de duplo anticorpo não são identificáveis ou se mostram extremamente baixos na hipercalcemia tumoral, como seria de se esperar com a mediação da hipercalcemia por um fator diferente do PTH (a hipercalcemia suprime as glândulas paratireoides normais). Em um paciente com sintomas mínimos que possam ser atribuídos à hipercalcemia, os níveis de PTH baixos ou que não podem ser identificados podem chamar a atenção para possível neoplasia maligna oculta (exceto por casos muito raros de hiperparatireoidismo ectópico).

Comumente, o diagnóstico de hipercalcemia do câncer não é difícil, pois os sintomas causados pelo tumor são proeminentes quando a hipercalcemia é detectada. Na verdade, a hipercalcemia pode ser observada incidentalmente durante a pesquisa de paciente com neoplasia maligna conhecida ou presumida. A suspeita clínica de que a neoplasia maligna constitui a causa da hipercalcemia é realçada quando existem outros sinais ou sintomas de um processo paraneoplásico, como perda de peso, fadiga, fraqueza muscular ou erupção cutânea inexplicável, ou quando há sintomas específicos para determinado tumor. Os tumores de células escamosas estão associados mais frequentemente a hipercalcemia, em particular os tumores de pulmão, rim, cabeça e pescoço e trato urogenital. O exame radiológico pode concentrar-se nessas áreas quando a evidência clínica não é clara. As cintilografias ósseas com bisfosfonato marcado com tecnécio são úteis à identificação das metástases osteolíticas. A sensibilidade é alta, porém a especificidade é baixa; os resultados devem ser confirmados pelas radiografias convencionais a fim de certificar-se de que as áreas de maior captação são de fato decorrentes das metástases osteolíticas. As biópsias de medula óssea são úteis nos pacientes com anemia ou esfregaços anormais do sangue periférico.

TRATAMENTO
Hipercalcemia relacionada com câncer

O tratamento da hipercalcemia do câncer deve ser dirigido primeiro ao controle do tumor; a redução da massa tumoral costuma corrigir a hipercalcemia. Quando um paciente apresenta hipercalcemia grave, porém tem uma boa probabilidade de responder à terapia efetiva do tumor, o tratamento da hipercalcemia deve ser vigoroso, enquanto se aguardam os resultados da terapia definitiva (ver "Abordagem geral aos estados hipercalcêmicos", adiante). Se a hipercalcemia ocorre nos estágios mais avançados de tumor resistente à terapia antitumoral, o tratamento da hipercalcemia deve ser criterioso, pois os altos níveis de cálcio podem exercer ligeiro efeito sedativo. As terapias padronizadas para a hipercalcemia (abordadas adiante) são aplicáveis aos pacientes com câncer.

HIPERCALCEMIA RELACIONADA COM A VITAMINA D

A hipercalcemia mediada pela vitamina D pode ser causada pela ingestão excessiva de análogos da vitamina D ou pelo metabolismo anormal da vitamina. Em geral, o metabolismo anormal é adquirido em associação a um distúrbio granulomatoso disseminado. O metabolismo da vitamina D é estreitamente regulado, em particular a atividade da 1α-hidroxilase renal, a enzima responsável pela produção de 1,25(OH)$_2$D (Cap. 409). A regulação da 1α-hidroxilase e a supressão por retroalimentação normal pela 1,25(OH)$_2$D parecem atuar menos adequadamente em lactentes do que em adultos, e sua atuação encontra-se deficiente, ou mesmo inexistente, em sítios além dos túbulos renais. Esses fenômenos podem explicar a ocorrência de hipercalcemia em consequência da produção excessiva de 1,25(OH)$_2$D em lactentes com síndrome de Williams (ver adiante) e em adultos com sarcoidose ou linfoma.

Intoxicação por vitamina D A ingestão crônica de 40 a 100 vezes a demanda fisiológica normal de vitamina D (quantidades > 40.000 a 100.000 U/dia) costuma ser necessária para produzir uma hipercalcemia significativa em indivíduos normais. O limite superior estabelecido de ingestão dietética segura é de 2.000 U/dia (50 μg/dia) em adultos, por causa da preocupação acerca dos possíveis efeitos tóxicos das doses suprafisiológicas cumulativas. Hoje, essas recomendações são consideradas excessivamente restritivas, visto que existem algumas estimativas de que, nos indivíduos idosos que residem em latitudes do norte, podem ser necessárias ≥ 2.000 U/dia para evitar a insuficiência de vitamina D.

A hipercalcemia na intoxicação por vitamina D deve-se a uma ação biológica excessiva da vitamina, o que representa, talvez, a consequência dos maiores níveis de 25(OH)D, e não apenas dos maiores níveis do metabólito ativo 1,25(OH)$_2$D (este último pode não se encontrar elevado na intoxicação por vitamina D). Essas ações levam ao aumento da absorção intestinal de cálcio e ao aumento da liberação de cálcio dos ossos. A atividade biológica de 25(OH)D é incontestável, embora baixa, no intestino e no osso. A produção de 25(OH)D é regulada menos rigorosamente do que a da 1,25(OH)$_2$D. Por conseguinte, as concentrações de 25(OH)D estão elevadas várias vezes em pacientes com aporte excessivo de vitamina D.

O diagnóstico é consubstanciado ao documentar a existência de níveis elevados de 25(OH)D superiores a 100 ng/mL. A hipercalcemia costuma ser controlada pela restrição da ingestão dietética de cálcio e pela atenção apropriada à hidratação. Essas medidas, mais a suspensão da vitamina D, em geral levam à resolução da hipercalcemia. No entanto, devido ao aumento da reabsorção óssea causada pelos altos níveis de vitamina D, a simples interrupção da ingestão de cálcio costuma ser uma terapia insuficiente. Além disso, as reservas de vitamina D na gordura podem ser substanciais, e a intoxicação pela vitamina D pode persistir por várias semanas após a interrupção da ingestão da vitamina. Esses pacientes respondem aos glicocorticoides, que, nas doses de 40 a 100 mg/dia de prednisona ou de seu equivalente, costumam normalizar os níveis séricos de cálcio depois de vários dias; a intoxicação grave pode exigir uma terapia intensiva.

Sarcoidose e outras doenças granulomatosas Nos pacientes com sarcoidose e outras doenças granulomatosas, como tuberculose e infecções fúngicas, um excesso de 1,25(OH)$_2$D é sintetizado nos macrófagos ou outras células nos granulomas. Com efeito, foram relatados níveis aumentados de 1,25(OH)$_2$D em pacientes anéfricos com sarcoidose e hipercalcemia. Os macrófagos obtidos do tecido granulomatoso convertem a 25(OH)D em 1,25(OH)$_2$D em uma taxa aumentada. Existe uma correlação positiva nos pacientes com sarcoidose entre os níveis de 25(OH)D (que refletem o aporte de vitamina D) e as concentrações circulantes de 1,25(OH)$_2$D, enquanto normalmente não há qualquer aumento da 1,25(OH)$_2$D com níveis crescentes de 25(OH)D devido a múltiplos controles por retroalimentação sobre a 1α-hidroxilase renal (Cap. 409). A regulação habitual da produção de metabólitos ativos pelo cálcio e pelo fosfato ou pelo PTH não funciona nesses pacientes. Em vez disso, os macrófagos aumentam a produção do receptor de vitamina D e da 1α-hidroxilase em resposta ao fator de necrose tumoral e outros estímulos inflamatórios. A depuração da 1,25(OH)$_2$D do sangue também pode estar diminuída na sarcoidose. Em geral, os níveis de PTH são baixos, e os níveis de 1,25(OH)$_2$D são elevados, porém o hiperparatireoidismo primário e a sarcoidose podem coexistir em alguns pacientes.

O tratamento da hipercalcemia pode ser empreendido com frequência evitando a exposição excessiva à luz solar, bem como limitando a ingestão de vitamina D e cálcio. No entanto, pode-se presumir que a sensibilidade anormal à vitamina D e a regulação anormal da síntese da 1,25(OH)$_2$D persistirão enquanto a doença estiver em atividade. Como alternativa, os glicocorticoides na posologia equivalente a 100 mg/dia de hidrocortisona ou doses equivalentes de glicocorticoides podem ajudar a controlar a hipercalcemia. Parece que os glicocorticoides atuam ao bloquear a produção excessiva de 1,25(OH)$_2$D, bem como a resposta a essa vitamina nos órgãos-alvo.

Hipercalcemia na infância Diversas variantes desta rara anormalidade da homeostase do cálcio são agora conhecidas. Por exemplo, a *síndrome de Williams* é um distúrbio autossômico dominante caracterizado por múltiplos defeitos congênitos do desenvolvimento, como estenose aórtica supravalvar, deficiência intelectual e fácies de elfo, em associação com a hipercalcemia decorrente da sensibilidade anormal à vitamina D. A hipercalcemia associada à síndrome foi reconhecida pela primeira vez na Inglaterra, onde se pensava, incorretamente, ser causado pelo enriquecimento do leite com vitamina D. As anormalidades cardíacas e de desenvolvimento foram descritas independentemente, porém a conexão entre esses defeitos e a hipercalcemia só foi descrita posteriormente. Os níveis de 1,25(OH)$_2$D podem estar elevados, variando de 46 a 120 nmol/L (150 a 500 pg/mL). O mecanismo da sensibilidade anormal à vitamina D e dos níveis circulantes aumentados de 1,25(OH)$_2$D continua obscuro. Os estudos sugerem que mutações genéticas envolvendo microdeleções no *locus* da elastina e talvez em outros genes no cromossomo 7 podem desempenhar algum papel na patogênese. Outras causas de hipercalcemia em lactentes e crianças pequenas definidas mais recentemente podem ser deficiência de 24-hidroxilase, que compromete o metabolismo da 1,25(OH)$_2$D, ou mutações homozigóticas envolvendo os transportadores de fosfato dependentes de sódio (as mutações em NPT2a levam a hipercalcemia mais grave do que as mutações em NPT2c).

ACENTUADO ESTADO DE RENOVAÇÃO ÓSSEA

Hipertireoidismo Até 20% dos pacientes hipertireoidianos possuem concentrações séricas de cálcio altas, normais ou ligeiramente elevadas; a hipercalciúria é ainda mais comum. A hipercalcemia deve-se a um aumento do remodelamento ósseo, com a reabsorção do osso ultrapassando sua formação. Grandes elevações de cálcio não são comumente vistas, e sua presença sugere uma doença concomitante, como o hiperparatireoidismo. Em geral, o diagnóstico é evidente; todavia, em certas ocasiões, os sinais de hipertireoidismo podem ser ocultos, em particular no indivíduo idoso (Cap. 384). A hipercalcemia é controlada pelo tratamento do hipertireoidismo. Os relatos de que o próprio hormônio estimulante da tireoide (TSH, de *thyroid-stimulating hormone*) exerce normalmente um efeito protetor do osso sugerem que os níveis de TSH suprimidos também podem desempenhar algum papel na hipercalcemia.

Imobilização É uma causa rara da hipercalcemia em adultos na ausência de doença associada, mas pode provocar hipercalcemia em crianças e adolescentes, em particular após lesão da medula espinal e paraplegia ou tetraplegia. Com o reinício da deambulação, os níveis de cálcio em crianças costumam normalizar-se.

O mecanismo parece envolver uma desproporção entre a formação e a reabsorção do osso, estando a primeira diminuída, e a segunda, aumentada. A hipercalciúria e maior mobilização do cálcio esquelético podem manifestar-se em voluntários normais submetidos a prolongado repouso no leito, apesar de a hipercalcemia ser incomum. No entanto, a imobilização de adulto com doença associada a alto remodelamento do osso, como a doença de Paget, pode causar hipercalcemia.

Tiazídicos A administração de benzotiadiazinas (tiazídicos) pode causar hipercalcemia em pacientes com altas taxas de remodelamento ósseo. Geralmente, os tiazídicos estão associados a um agravamento da hipercalcemia no hiperparatireoidismo primário, porém esse efeito também pode ser observado em outros estados de alto remodelamento do osso. O mecanismo da ação dos tiazídicos é complexo. A administração crônica de tiazídicos induz uma redução no cálcio urinário; o efeito hipocalciúrico parece refletir a exacerbação da reabsorção tubular proximal de sódio e cálcio em resposta à depleção de sódio. Parte desse efeito renal é decorrente da intensificação da ação do PTH, sendo mais pronunciado nos indivíduos com secreção intacta de PTH. Entretanto, os tiazídicos causam hipocalciúria nos pacientes hipoparatireoidianos que estão recebendo altas doses de vitamina D e reposição oral de cálcio quando a ingestão de sódio é restrita. Esse achado representa a base lógica para o uso dos tiazídicos como um adjuvante da terapia nos pacientes hipoparatireoidianos, como é abordado adiante. A administração de tiazídicos em indivíduos normais acarreta um aumento transitório no cálcio sanguíneo (em geral, dentro da variação alta/normal) que reverte aos níveis preexistentes após cerca de 1 semana de administração contínua. Se a função hormonal e o metabolismo do cálcio e do osso forem normais, os controles homeostáticos serão restaurados para contrabalançar o efeito dos tiazídicos que consiste em elevar os níveis de cálcio. Na presença de hiperparatireoidismo ou de maior remodelamento ósseo decorrente de outra causa, os mecanismos homeostáticos são ineficazes. Os efeitos anormais dos tiazídicos sobre o metabolismo do cálcio desaparecem alguns dias após a interrupção do medicamento.

Intoxicação por vitamina A A intoxicação por vitamina A constitui uma causa rara de hipercalcemia e aparece mais comumente como efeito colateral de modismo dietético (Cap. 333). Os níveis de cálcio podem se mostrar elevados na faixa de 3 a 3,5 mmol/L (12 a 14 mg/dL) após a ingestão de 50.000 a 100.000 unidades de vitamina A diariamente (10 a 20 vezes a demanda diária mínima). Os aspectos típicos da hipercalcemia significativa são fadiga, anorexia e, em alguns casos, dor muscular e óssea intensa. Admite-se que a ingestão excessiva de vitamina A acelere a reabsorção óssea.

O diagnóstico pode ser estabelecido pela anamnese e pela mensuração dos níveis de vitamina A no soro. Ocasionalmente, as radiografias esqueléticas revelam calcificações periosteais, em particular nas mãos. A suspensão da vitamina costuma estar associada ao imediato desaparecimento da hipercalcemia e à reversão das alterações esqueléticas. À semelhança da intoxicação pela vitamina D, a administração de 100 mg/dia de hidrocortisona ou de seu equivalente leva a uma rápida normalização dos níveis séricos de cálcio.

HIPERCALCEMIA ASSOCIADA À INSUFICIÊNCIA RENAL

Hiperparatireoidismo secundário grave A patogênese do hiperparatireoidismo secundário na DRC não está totalmente elucidada. A resistência ao nível normal de PTH constitui um importante fator que contribui para o desenvolvimento da hipocalcemia, que, por sua vez, representa um estímulo para o aumento de volume das glândulas paratireoides. Achados recentes indicaram que ocorre um aumento na produção de FGF23 pelos osteócitos (e, possivelmente, pelos osteoblastos) do osso bem antes da detecção de uma elevação do PTH. O FGF23 é um potente inibidor da 1α-hidroxilase renal, e a redução da 1,25(OH)$_2$D dependente do FGF23 parece constituir um importante estímulo para o desenvolvimento do hiperparatireoidismo secundário.

O hiperparatireoidismo secundário ocorre não apenas em pacientes com insuficiência renal, mas também naqueles com osteomalácia devido a múltiplas causas (Cap. 409), incluindo deficiência da ação da vitamina D e PHP (resposta deficiente ao PTH distalmente ao PTHR1 nos túbulos renais proximais). Em ambos os distúrbios, a hipocalcemia parece ser o denominador comum para desencadear o hiperparatireoidismo secundário. Do ponto de vista conceitual, o hiperparatireoidismo primário e o secundário podem ser diferenciados pelo crescimento autônomo das paratireoides no hiperparatireoidismo primário (presumivelmente irreversível) e pela resposta adaptativa das paratireoides no hiperparatireoidismo secundário (reversível). Na verdade, a reversão ao longo de algumas semanas a partir de um padrão anormal de secreção, acompanhada pela involução da massa das paratireoides e sua normalização, ocorre nos pacientes com osteomalácia que foram tratados efetivamente com cálcio e vitamina D. Entretanto, já foi reconhecido que um crescimento clonal excessivo verdadeiro (irreversível) pode manifestar-se na insuficiência renal crônica de longa duração tratada de maneira inadequada (p. ex., hiperparatireoidismo terciário; ver adiante).

Os pacientes com hiperparatireoidismo secundário podem desenvolver dor óssea, calcificação ectópica e prurido. A doença óssea observada em pacientes com hiperparatireoidismo secundário à DRC é denominada *osteodistrofia renal* e afeta principalmente o remodelamento ósseo. Entretanto, a osteomalácia frequentemente também é encontrada e pode estar relacionada aos níveis circulantes de FGF23.

Dois outros distúrbios esqueléticos foram frequentemente associados, no passado, a pacientes com DRC tratados com diálise em longo prazo, que receberam agentes de ligação do fosfato contendo alumínio. A deposição de alumínio no osso (ver adiante) leva a um quadro semelhante ao da osteomalácia. A outra entidade é uma doença com baixo remodelamento ósseo, denominada doença óssea "aplásica" ou "adinâmica"; os níveis de PTH estão mais baixos do que aqueles em geral observados em pacientes portadores de DRC com hiperparatireoidismo secundário. Admite-se que a condição seja causada, pelo menos em parte, pela supressão excessiva do PTH, que pode ser ainda maior do que anteriormente se admitia em vista da evidência de que parte do PTH imunorreativo, detectado pela maioria dos ensaios para PTH existentes no comércio, não representa a molécula biologicamente ativa de comprimento total (como abordado anteriormente), mas pode consistir em fragmentos cujas regiões aminoterminais foram truncadas e não ativam o PTHR1. Acredita-se que o baixo nível de PTH contribua para a baixa formação óssea e consequente diminuição da capacidade do esqueleto de incorporar o cálcio circulante na matriz óssea.

TRATAMENTO
Hipercalcemia no hiperparatireoidismo secundário

A terapia clínica destinada a reverter o hiperparatireoidismo secundário na DRC consiste em redução do fosfato sanguíneo excessivo por restrição do fosfato dietético, uso de antiácidos não absorvíveis e acréscimo minucioso e seletivo de calcitriol (0,25 a 2 µg/dia) ou análogos relacionados. O carbonato de cálcio tornou-se preferido aos antiácidos que contêm alumínio para prevenir a doença óssea induzida por alumínio. Todavia, os géis sintéticos que também se ligam ao fosfato (como sevelâmer; **Cap. 311**) são, hoje, amplamente usados, com a vantagem de evitar não apenas a retenção de alumínio, como também uma carga excessiva de cálcio, que pode contribuir para calcificações cardiovasculares. O calcitriol IV (ou análogos relacionados), administrado na forma de vários pulsos por semana, ajuda a controlar o hiperparatireoidismo secundário. A terapia clínica, administrada de forma agressiva, porém cuidadosa, pode, com bastante frequência, mas nem sempre, reverter o hiperparatireoidismo, bem como seus sintomas e manifestações.

Alguns pacientes desenvolvem manifestações graves de hiperparatireoidismo secundário, como hipercalcemia, prurido, calcificações extraesqueléticas e ossos doloridos, apesar dos esforços médicos agressivos de suprimir o hiperparatireoidismo. A hipersecreção de PTH que não responde mais ao tratamento clínico, um estado de hiperparatireoidismo grave em pacientes com DRC que exige cirurgia, foi designada como *hiperparatireoidismo terciário*. A cirurgia das paratireoides é necessária para controlar essa condição. Com base na evidência genética proporcionada pelo exame de amostras dos tumores nesses pacientes, a emergência de uma função paratireoidiana autonômica é decorrente de um crescimento monoclonal excessivo de uma ou mais glândulas paratireoides anteriormente hiperplásicas. A resposta adaptativa tornou-se um componente independente para a doença, achado que parece enfatizar a importância do controle clínico ideal para reduzir a resposta proliferativa das células paratireoidianas que torna possível a mudança genética irreversível.

OUTRAS CAUSAS DE HIPERCALCEMIA
Intoxicação por alumínio Essa intoxicação (e, com frequência, a hipercalcemia como complicação do tratamento clínico) era observada no passado nos pacientes em diálise crônica; as manifestações consistiam em demência aguda e osteomalácia refratária e grave. Ocorrem dor óssea, múltiplas fraturas que não consolidam, em particular das costelas e da pelve, além de miopatia proximal. A hipercalcemia instala-se quando esses pacientes são tratados com vitamina D ou calcitriol por causa da responsividade esquelética comprometida. O alumínio está presente no local da mineralização osteoide, a atividade osteoblástica é mínima, e a incorporação do cálcio no esqueleto mostra-se comprometida. Atualmente, o distúrbio é raro, visto que se evita o uso de antiácidos contendo alumínio ou de alumínio em excesso no esquema de diálise.

Síndrome de leite-álcali A síndrome de leite-álcali deve-se à ingestão excessiva de cálcio e antiácidos absorvíveis, como leite ou carbonato de cálcio. Tornou-se muito menos frequente desde que os inibidores da bomba de prótons e outros tratamentos se tornaram disponíveis para a doença ulcerosa péptica. Durante certo tempo, a maior utilização do carbonato de cálcio no tratamento do hiperparatireoidismo secundário resultou no reaparecimento da síndrome. Foram descritas várias apresentações clínicas – aguda, subaguda e crônica –, as quais exibem hipercalcemia, alcalose e insuficiência renal. A forma crônica da doença, denominada *síndrome de Burnett*, está associada ao dano renal irreversível. As síndromes agudas são revertidas quando o excesso de cálcio e os álcalis absorvíveis são suspensos.

A suscetibilidade individual é importante na patogênese, pois alguns pacientes são tratados com esquemas que contêm carbonato de cálcio e álcalis sem desenvolverem a síndrome. Uma variável é a fração de absorção do cálcio em função da ingestão de cálcio. Alguns indivíduos absorvem alta fração de cálcio, mesmo com ingestões maiores ou iguais a 2 g de cálcio elementar por dia, em vez de reduzirem a absorção de cálcio com alta ingestão, como ocorre na maioria dos indivíduos normais. Foi postulado que a ligeira hipercalcemia resultante após as refeições nesses pacientes contribui para o surgimento da alcalose. A instalação da hipercalcemia induz a maior excreção de sódio e alguma depleção da água corporal total. Esses fenômenos e talvez alguma supressão da secreção de PTH endógeno decorrente de ligeira hipercalcemia resultam em maior reabsorção de bicarbonato e em alcalose na vigência de contínua ingestão de carbonato de cálcio. A própria alcalose acelera seletivamente a reabsorção de cálcio no néfron distal, agravando, assim, a hipercalcemia. O ciclo de leve hipercalcemia → retenção de bicarbonato → alcalose → retenção renal de cálcio → hipercalcemia significativa perpetua e agrava a hipercalcemia, bem como a alcalose, enquanto continuarem sendo ingeridos o cálcio e os álcalis absorvíveis.

DIAGNÓSTICO DIFERENCIAL DA HIPERCALCEMIA

O diagnóstico diferencial de hipercalcemia é mais bem estabelecido pelo uso de critérios clínicos; todavia, os ensaios imunométricos para medir o PTH são particularmente úteis para diferenciar as principais causas **(Fig. 410-6)**. As manifestações clínicas que merecem ênfase são a presença ou a ausência de sinais ou sintomas de doença e a evidência de cronicidade. Se for excluída a fadiga ou a depressão, mais de 90% dos pacientes com hiperparatireoidismo primário sofrerão de *hipercalcemia assintomática*; em geral, os sintomas de malignidade estão presentes na hipercalcemia associada ao câncer. Outros distúrbios distintos do hiperparatireoidismo e das neoplasias causam menos de 10% dos casos de hipercalcemia, e algumas das causas não paratireoidianas estão associadas a manifestações claras, como insuficiência renal.

O hiperparatireoidismo é o diagnóstico provável em pacientes com *hipercalcemia crônica*. Se a hipercalcemia se manifestou por mais de 1 ano, em geral a neoplasia maligna pode ser excluída como causa. Um aspecto impressionante da hipercalcemia associada à neoplasia maligna é a rapidez da evolução, fazendo os sinais e sintomas da neoplasia maligna subjacente ficarem evidentes meses após a identificação da hipercalcemia. As considerações clínicas são úteis para chegar ao diagnóstico correto da causa de hipercalcemia, porém os testes laboratoriais apropriados são essenciais para fazer um diagnóstico definitivo. A dosagem de PTH por imunoensaio costuma distinguir o hiperparatireoidismo de todas as outras causas de hipercalcemia (as exceções incluem relatos muito raros de produção ectópica de excesso de PTH por tumores não paratireoidianos). Os pacientes com hiperparatireoidismo possuem níveis elevados de PTH apesar da hipercalcemia, enquanto os pacientes com câncer e com as outras causas da hipercalcemia (exceto os distúrbios mediados pelo PTH, como a hipercalcemia induzida pelo lítio) possuem níveis de hormônio abaixo dos valores normais ou impossíveis de detectar. Os ensaios com base no método com duplo anticorpo contra o PTH exibem sensibilidade muito alta (em especial se for avaliado simultaneamente o cálcio sérico), assim como alta especificidade para o diagnóstico de hiperparatireoidismo primário **(Fig. 410-4)**.

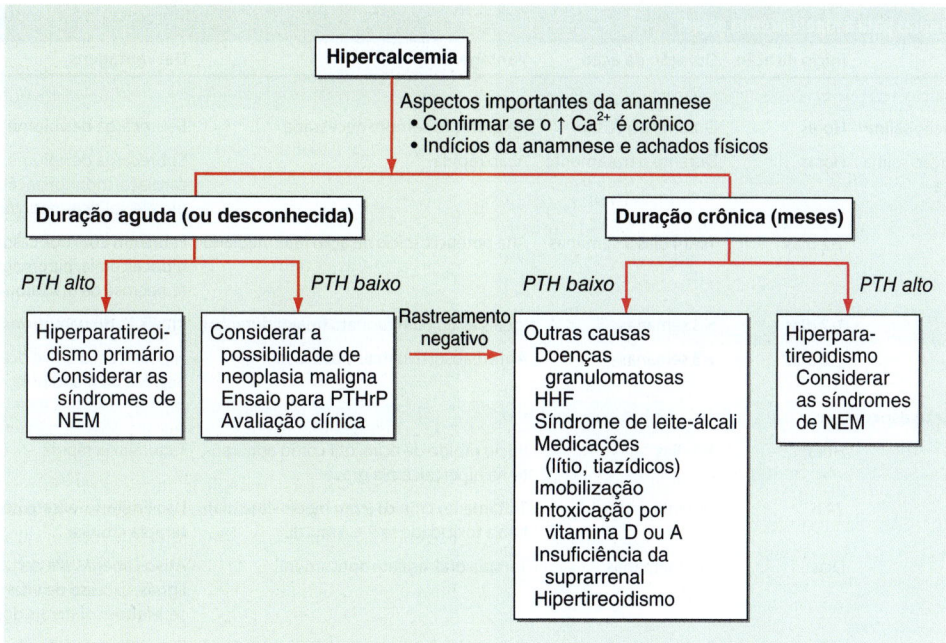

FIGURA 410-6 **Algoritmo para a avaliação de pacientes com hipercalcemia.** Os níveis de PTH (altos ou baixos) devem ser interpretados no contexto dos níveis séricos de cálcio, pois podem ser inapropriadamente altos ou baixos de acordo com o nível sérico de cálcio. Ver detalhes no texto. HHF, hipercalcemia hipocalciúrica familiar; NEM, neoplasia endócrina múltipla; PTH, paratormônio; PTHrP, peptídeo relacionado com o paratormônio.

Em resumo, os valores de PTH mostram-se elevados em mais de 90% das causas de hipercalcemia relacionadas com as paratireoides, não são identificáveis ou se encontram baixos na hipercalcemia relacionada com a neoplasia maligna e não são identificáveis ou se mostram normais nas causas da hipercalcemia relacionadas com a vitamina D e com alto remodelamento ósseo. Em vista da especificidade do imunoensaio para o PTH e da alta frequência de hiperparatireoidismo nos pacientes hipercalcêmicos, é uma conduta custo-efetiva medir o nível de PTH em todos os pacientes hipercalcêmicos, a menos que a neoplasia maligna ou doença não paratireoidiana específica sejam óbvias. Resultados falso-positivos de ensaios de PTH são raros, mas podem ser devidos a anticorpos heterotópicos. Os imunoensaios para o PTHrP são úteis, ajudando a fazer o diagnóstico de certos tipos de hipercalcemia associada à neoplasia maligna. Apesar de a HHF estar relacionada com as paratireoides, a doença deve ser tratada de maneira diferente do hiperparatireoidismo. As características clínicas e a baixa excreção urinária de cálcio podem ajudar a fazer essa distinção. Sabendo que a malignidade e o hiperparatireoidismo aumentam de incidência com a idade, eles podem coexistir como duas causas independentes da hipercalcemia.

Os níveis de 1,25(OH)$_2$D estão elevados em muitos pacientes (mas não em todos) com hiperparatireoidismo primário. Em outros distúrbios associados à hipercalcemia, as concentrações de 1,25(OH)$_2$D estão baixas ou, quando muito, estão normais. Todavia, esse teste possui baixa especificidade e não é custo-efetivo, visto que nem todos os pacientes com hiperparatireoidismo apresentam níveis elevados de 1,25(OH)$_2$D, e nem todos aqueles com hipercalcemia não associada às paratireoides exibem supressão da 1,25(OH)$_2$D. Entretanto, a determinação da 1,25(OH)$_2$D é extremamente valiosa para estabelecer a causa da hipercalcemia na sarcoidose e em certos linfomas.

Uma abordagem geral útil é esboçada na **Figura 410-6**. Quando o paciente está *assintomático* e existe evidência de *cronicidade* de hipercalcemia, o hiperparatireoidismo é quase certamente a causa. Se os níveis de PTH (em geral, medidos pelo menos duas vezes) estiverem elevados, a impressão clínica é confirmada, e pouquíssima avaliação adicional será necessária. Se houver apenas uma curta história ou ausência de dados acerca da duração da hipercalcemia, deverá ser aventada *neoplasia maligna oculta*; não estando os níveis de PTH elevados, deverá ser realizada uma avaliação abrangente para possível neoplasia maligna, incluindo radiografia de tórax, TC de tórax e abdome e cintilografia óssea. Os imunoensaios para o PTHrP podem ser particularmente úteis nessas situações. Convém dar também a devida atenção aos indícios de possíveis distúrbios hematológicos subjacentes, como anemia, globulina plasmática aumentada e imunoeletroforese sérica anormal; as cintilografias ósseas podem ser negativas em alguns pacientes com metástases, como acontece no mieloma múltiplo. Finalmente, se um paciente com hipercalcemia crônica estiver assintomático e, portanto, a neoplasia maligna parecer improvável em bases clínicas, mas os valores do PTH não estiverem elevados, é útil procurar outras causas crônicas da hipercalcemia, como sarcoidose oculta. Uma história de uso de suplementos dietéticos e de medicamentos pode sugerir intoxicação por vitaminas D ou A ou utilização de tiazídicos.

TRATAMENTO

Abordagem geral aos estados hipercalcêmicos

A abordagem ao tratamento clínico da hipercalcemia varia de acordo com a sua gravidade. Uma hipercalcemia leve, < 3 mmol/L (12 mg/dL), pode ser controlada com hidratação. A hipercalcemia mais grave (níveis de 3,2 a 3,7 mmol/L [13 a 15 mg/dL]) precisa ser tratada de modo intensivo; acima desse nível, a hipercalcemia pode apresentar risco de vida e exige medidas de emergência **(Tab. 410-4)**. Ao utilizar uma combinação de abordagens na hipercalcemia grave, a concentração sérica de cálcio pode ser reduzida em 24 a 48 horas na maioria dos pacientes, o que é suficiente para eliminar os sintomas agudos, prevenir a morte provocada por possível crise hipercalcêmica e permitir a realização de avaliação diagnóstica. A seguir, a terapia pode ser dirigida ao distúrbio subjacente – o que constitui a segunda prioridade.

A hipercalcemia instala-se em virtude da liberação excessiva de cálcio esquelético, da maior absorção intestinal de cálcio ou da excreção renal inadequada de cálcio. Uma boa compreensão da patogênese específica ajuda a orientar a terapia. Por exemplo, a hipercalcemia nos pacientes com neoplasia maligna deve-se principalmente à liberação excessiva de cálcio esquelético, por isso consegue-se melhora apenas mínima com a restrição de cálcio dietético. Por outro lado, os pacientes com hipersensibilidade à vitamina D ou intoxicação pela vitamina D exibem absorção intestinal excessiva de cálcio, e a restrição de cálcio dietético é benéfica. Função renal diminuída ou depleção do LEC reduzem a excreção urinária de cálcio. Nessas situações, a reidratação consegue reduzir rapidamente ou reverter a hipercalcemia, apesar de a maior reabsorção óssea persistir. Como esboçado adiante, quanto mais intensa for a hipercalcemia, maior será o número de terapias combinadas a serem utilizadas. As abordagens de ação rápida (horas) – reidratação, diurese forçada e calcitonina – podem ser usadas com os agentes antirreabsortivos mais eficazes, como os bisfosfonatos (pois a hipercalcemia grave costuma envolver reabsorção óssea excessiva).

TABELA 410-4 ■ Terapias para a hipercalcemia grave

Tratamento	Início da ação	Duração da ação	Vantagens	Desvantagens
Terapias mais úteis				
Hidratação com solução salina	Horas	Durante a infusão	Reidratação sempre necessária	Sobrecarga de volume
Diurese forçada; solução salina mais diurético de alça	Horas	Durante o tratamento	Ação rápida	Sobrecarga de volume, descompensação cardíaca, monitorização intensiva, distúrbio eletrolítico, inconveniência
Pamidronato	1-2 dias	10-14 dias a semanas	Alta potência; início de ação intermediário	Febre em 20% dos casos, hipofosfatemia, hipocalcemia, hipomagnesemia, raramente necrose da mandíbula
Zoledronato	1-2 dias	> 3 semanas	Iguais às do pamidronato (maior duração)	Iguais às do pamidronato, acima
Denosumabe	1-2 dias	> 3 semanas	Antirreabsortivo mais poderoso	Hipocalcemia grave ocasional, raramente necrose da mandíbula, infecções cutâneas
Terapias com indicação especial				
Calcitonina	Horas	1-2 dias	Início rápido de ação, útil como adjuvante na hipercalcemia grave	Taquifilaxia rápida
Fosfato oral	24 h	Durante o uso	Tratamento crônico (com hipofosfatemia); baixa toxicidade se P < 4 mg/dL	Uso limitado, exceto como adjuvante ou terapia crônica
Glicocorticoides	Dias	Dias, semanas	Terapia oral, agente antitumoral	Ativos apenas em certas neoplasias malignas, excesso de vitamina D e sarcoidose; efeitos colaterais dos glicocorticoides
Diálise	Horas	Durante o uso e 24-48 h após	Útil na insuficiência renal; início do efeito em horas; pode reverter imediatamente a hipercalcemia potencialmente fatal	Procedimento complexo, reservado para circunstâncias extremas ou especiais

Fonte: Dados de JP Bilezikian et al: Guidelines for the management of asymptomatic primary hyperparathyroidism: Summary statement from the Fourth International Workshop. J Clin Endocrinol Metab 99:3561, 2014.

HIDRATAÇÃO, AUMENTO NO APORTE DE SAL E DIURESE LEVE E FORÇADA

O primeiro princípio do tratamento consiste em restaurar a hidratação normal. Muitos pacientes hipercalcêmicos ficam desidratados por causa dos vômitos, da inanição e/ou dos defeitos induzidos pela hipercalcemia na capacidade de concentração urinária. A queda resultante na taxa de filtração glomerular é acompanhada por redução adicional na depuração tubular renal de sódio e cálcio. A restauração de um volume normal do LEC corrige essas anormalidades e aumenta a excreção urinária de cálcio em 2,5 a 7,5 mmol/dia (100 a 300 mg/dia). Ao aumentar a excreção urinária de sódio para 400 a 500 mmol/dia, consegue-se tornar maior a excreção urinária de cálcio do que apenas com a reidratação. Após ter conseguido a reidratação, podem-se administrar solução salina ou furosemida ou ácido etacrínico duas vezes ao dia para deprimir os mecanismos de reabsorção tubular para o cálcio (devendo-se tomar cuidado em prevenir a desidratação). O uso combinado dessas terapias consegue aumentar a excreção urinária de cálcio para ≥ 12,5 mmol/dia (500 mg/dia) na maioria dos pacientes hipercalcêmicos. Como isso representa uma porcentagem substancial do reservatório de cálcio permutável, a concentração sérica de cálcio em geral cai para 0,25 a 0,75 mmol/L (1 a 3 mg/dL) dentro de 24 horas. É preciso tomar precauções para evitar a depleção de potássio e de magnésio; os cálculos renais que contêm cálcio constituem uma complicação potencial.

Nas circunstâncias que representam ameaça à vida, a abordagem descrita anteriormente pode ser adotada de maneira mais intensiva, porém a disponibilidade de agentes efetivos para bloquear a reabsorção óssea (como os bisfosfonatos) reduziu a necessidade de esquemas de diurese extrema (Tab. 410-4). A depleção de potássio e magnésio é inevitável, a não ser quando se faz sua reposição; edema pulmonar pode ser desencadeado. As complicações potenciais podem ser reduzidas pelo monitoramento cuidadoso da pressão venosa central e dos eletrólitos plasmáticos ou urinários; pode ser necessária a cateterização vesical. O tratamento com diálise pode ser necessário quando a função renal está comprometida.

BISFOSFONATOS

Os bisfosfonatos são análogos do pirofosfato, com alta afinidade pelo osso, em especial nas áreas de maior remodelamento ósseo, onde funcionam como poderosos inibidores da reabsorção óssea. Esses compostos com tropismo para o osso mostram-se estáveis *in vivo* porque as enzimas fosfatases não conseguem hidrolisar a ligação central carbono-fósforo-carbono. Os bisfosfonatos concentram-se em áreas de alto remodelamento ósseo e são captados pelos osteoclastos e inibem sua ação; o mecanismo de ação é complexo. As moléculas dos bisfosfonatos que contêm grupos amino na estrutura das cadeias laterais (ver adiante) interferem na prenilação das proteínas, podendo resultar em apoptose celular. Os bisfosfonatos que contêm grupos não amino altamente ativos também são metabolizados em produtos citotóxicos.

Diversos compostos de segunda ou de terceira geração passaram a constituir os esteios da terapia antirreabsortiva para o tratamento da hipercalcemia e da osteoporose. Os bisfosfonatos mais recentes possuem relação altamente favorável de bloqueio da reabsorção *versus* inibição da formação óssea; eles inibem a reabsorção esquelética mediada pelos osteoclastos, porém não causam defeitos de mineralização nas posologias habituais. Possuem estruturas semelhantes, porém as vias de administração, a eficácia, a toxicidade e os efeitos colaterais variam. A potência dos compostos para a inibição da reabsorção óssea varia em mais de 10.000 vezes, aumentando na ordem de etidronato, tiludronato, pamidronato, alendronato, risedronato e zoledronato. O uso IV do pamidronato e do zoledronato foi aprovado para o tratamento da hipercalcemia; entre 30 e 90 mg de pamidronato, administrados como uma única dose IV durante poucas horas, normalizam o cálcio sérico em 24 a 48 horas com um efeito que dura várias semanas em 80 a 100% dos pacientes. O zoledronato administrado como infusão em doses de 4 ou 8 mg/5 minutos tem efeito mais rápido e mais duradouro do que o pamidronato em comparação direta.

Esses fármacos são extensamente usados nos pacientes com câncer. Melhoras absolutas, em termos de sobrevida, são observadas com o pamidronato e o zoledronato, por exemplo, no mieloma múltiplo. No entanto, apesar de ainda raros, estão sendo feitos relatos cada vez mais frequentes de necrose mandibular, em especial após cirurgia odontológica, principalmente em pacientes com câncer tratados com múltiplas doses dos bisfosfonatos mais potentes.

DENOSUMABE

O denosumabe, terapia antirreabsortiva mais recente a ser aprovada para o tratamento da hipercalcemia, é um anticorpo monoclonal que se liga ao RANK (RANKL) e o impede de se ligar ao receptor RANK em precursores de osteoclastos e osteoclastos maduros. A inibição da diferenciação, ativação e função dos osteoclastos leva a uma redução da reabsorção óssea. Possui efeito supressor profundo sobre os marcadores bioquímicos da reabsorção óssea e constitui o agente antirreabsortivo mais poderoso atualmente disponível. Doses repetidas de denosumabe, 120 mg por via subcutânea (SC), podem ser efetivas para pacientes com hipercalcemia da neoplasia maligna que perderam a responsividade aos bisfosfonatos.

OUTROS TRATAMENTOS

A *calcitonina* atua poucas horas após sua administração, principalmente por meio de receptores existentes nos osteoclastos, bloqueando a reabsorção óssea. A *calcitonina*, depois de 24 horas de uso, não é mais efetiva para reduzir o cálcio. A taquifilaxia, um fenômeno conhecido com esse medicamento, parece explicar esse resultado, visto que o medicamento é, no início, frequentemente efetivo. Por conseguinte, na hipercalcemia que representa ameaça à vida, a calcitonina pode ser usada efetivamente nas primeiras 24 horas em combinação com a reidratação e a diurese salina, enquanto se espera pelos efeitos mais persistentes de um bisfosfonato, administrado simultaneamente, como o pamidronato. As doses habituais de calcitonina são de 2 a 8 U/kg de peso corporal por via IV, SC ou intramuscular (IM), a cada 6 a 12 horas. A *plicamicina* (anteriormente mitramicina), que inibe a reabsorção óssea, e o *nitrato de gálio*, que exerce uma ação hipocalcêmica também ao inibir a reabsorção óssea, não são mais utilizados, devido à disponibilidade de alternativas superiores, como os bisfosfonatos.

Os *glicocorticoides* são úteis, em particular na hipercalcemia que complica certas neoplasias malignas. Esses fármacos aumentam a excreção urinária de cálcio e diminuem sua absorção intestinal quando administrados em doses farmacológicas; todavia, causam também um equilíbrio negativo do cálcio esquelético. Nos indivíduos normais e nos pacientes com hiperparatireoidismo primário, os glicocorticoides não aumentam nem reduzem a concentração sérica de cálcio. No entanto, nos pacientes com hipercalcemia decorrente de certas malignidades osteolíticas, os glicocorticoides podem ser eficazes em virtude de seus efeitos antitumorais. As neoplasias malignas nas quais a hipercalcemia responde aos glicocorticoides consistem em mieloma múltiplo, leucemia, doença de Hodgkin, outros linfomas e carcinoma de mama, pelo menos no início da evolução da doença. Os glicocorticoides também são efetivos no tratamento da hipercalcemia causada por intoxicação pela vitamina D e sarcoidose. São igualmente úteis na forma rara de hipercalcemia, atualmente reconhecida em determinados distúrbios autoimunes nos quais anticorpos inativadores contra o receptor imitam a HHF. Os níveis elevados de PTH e cálcio são reduzidos efetivamente pelos glicocorticoides. Em todas as situações citadas, o efeito hipocalcêmico manifesta-se ao longo de vários dias, e a posologia habitual de glicocorticoides é de 40 a 100 mg de prednisona (ou de seu equivalente) diariamente, em quatro doses fracionadas. Os efeitos colaterais da terapia crônica com glicocorticoides podem ser aceitáveis em algumas circunstâncias.

A *diálise* geralmente constitui o tratamento de escolha para a hipercalcemia grave complicada por insuficiência renal, cujo tratamento clínico é extremamente difícil. A diálise peritoneal com líquido de diálise isento de cálcio consegue remover 5 a 12,5 mmol (200 a 500 mg) de cálcio em 24 a 48 horas e baixar a concentração sérica de cálcio em 0,7 a 2,2 mmol/L (3 a 9 mg/dL). São perdidas grandes quantidades de fosfato durante a diálise, e a concentração sérica de fosfato inorgânico costuma cair, agravando potencialmente a hipercalcemia. Por isso, a concentração sérica de fosfato inorgânico deve ser medida após a diálise, e os suplementos de fosfato devem ser acrescentados na dieta ou nos líquidos de diálise, se necessário.

A terapia com *fosfato* por via oral (VO) ou IV desempenha um papel limitado em certas circunstâncias (Cap. 409). A correção da hipofosfatemia reduz a concentração sérica de cálcio por vários mecanismos, como a troca de osso/cálcio. O tratamento oral habitual consiste em 1 a 1,5 g de fósforo ao dia durante vários dias, em doses fracionadas. Em geral, acredita-se, porém sem que isso tenha sido estabelecido, que a toxicidade não ocorre quando a terapia se limita a restaurar e normalizar as concentrações séricas do fosfato inorgânico.

Ao se elevar a concentração sérica do fosfato inorgânico até acima do valor normal, consegue-se reduzir os níveis séricos de cálcio, às vezes de forma impressionante. O fosfato IV constitui um dos tratamentos mais significativamente efetivos disponíveis para a hipercalcemia grave, sendo, porém, tóxico e até mesmo perigoso (hipocalcemia fatal). Por esses motivos, raramente é usado e apenas nos pacientes profundamente hipercalcêmicos com insuficiência cardíaca ou renal em que a diálise, que constitui a alternativa preferível, não é exequível ou não está disponível.

RESUMO

As várias terapias para a hipercalcemia são listadas na Tabela 410-4. A escolha depende da doença subjacente, da gravidade da hipercalcemia, do nível sérico de fosfato inorgânico e das funções renal, hepática e da medula óssea. Uma hipercalcemia leve (≤ 3 mmol/L [12 mg/dL]) em geral pode ser controlada pela hidratação. Uma hipercalcemia acentuada (≥ 3,7 mmol/L [15 mg/dL]) torna necessária uma correção rápida. Devem-se administrar pamidronato ou zoledronato IV ou denosumabe por via SC. Além disso, durante as primeiras 24 a 48 horas, deve-se induzir uma diurese agressiva de sódio-cálcio com solução salina IV, e, após reidratação, devem-se administrar grandes doses de furosemida ou ácido etacrínico, porém apenas quando se dispõe de monitoramento apropriado e quando as funções cardíaca e renal estão adequadas. Os graus intermediários de hipercalcemia entre 3,0 e 3,7 mmol/L (12 e 15 mg/dL) devem ser abordados com hidratação vigorosa, e, a seguir, deve ser feita a escolha mais apropriada entre as combinações usadas para o paciente com hipercalcemia grave.

HIPOCALCEMIA
(Ver também Cap. 54)

Fisiopatologia A *hipocalcemia crônica* é menos comum do que a hipercalcemia; as causas incluem DRC, hipoparatireoidismo hereditário e adquirido, deficiência de vitamina D, resistência a PTH e hipomagnesemia.

A hipocalcemia mais aguda do que crônica é observada em pacientes gravemente enfermos ou como consequência de certas medicações e, com bastante frequência, não requer tratamento específico. A hipocalcemia transitória é observada na sepse grave, em queimaduras, na lesão renal aguda e em transfusões extensas com sangue citratado. Foi relatado que até metade dos pacientes em ambiente de terapia intensiva possuem concentrações de cálcio < 2,1 mmol/L (8,5 mg/dL), porém a maioria deles não apresenta redução no cálcio ionizado. Os pacientes com sepse grave podem ter uma redução no cálcio ionizado (hipocalcemia verdadeira), porém, em outros indivíduos gravemente enfermos, a hipoalbuminemia é a causa primária da menor concentração total de cálcio. A alcalose aumenta a ligação do cálcio às proteínas.

Medicações como a protamina, a heparina e o glucagon podem causar hipocalcemia transitória. Essas formas de hipocalcemia não costumam estar associadas à tetania e regridem com a melhora da condição médica global. A hipocalcemia observada após transfusões repetidas de sangue citratado costuma regredir rapidamente.

Os pacientes com *pancreatite aguda* apresentam hipocalcemia que persiste durante a inflamação aguda e cujo grau varia de acordo com a gravidade da doença. A causa da hipocalcemia não foi esclarecida. Foi relatado que os valores do PTH ficam baixos, normais ou elevados, e já foram postuladas tanto a resistência ao PTH quanto sua secreção comprometida. Ocasionalmente, um cálcio total cronicamente baixo e concentração baixa de cálcio ionizado são detectados em pacientes idosos, sem causa óbvia e com escassez de sintomas; a patogênese não foi esclarecida.

Contudo, a hipocalcemia crônica, em geral, é sintomática, requerendo tratamento. As manifestações neuromusculares e neurológicas da hipocalcemia crônica consistem em espasmos musculares, espasmo carpopedal, caretas faciais e, em casos extremos, espasmo laríngeo e convulsões. Pode ocorrer parada respiratória. O aumento da pressão intracraniana ocorre em alguns pacientes com hipocalcemia de longa duração, na maioria das vezes em associação com papiledema. As alterações mentais são irritabilidade, depressão e psicose. O intervalo QT no eletrocardiograma é prolongado, ao contrário de seu encurtamento observado com a hipercalcemia. Ocorrem arritmias, e a eficácia dos digitálicos pode ser reduzida. Pode haver cólicas intestinais e má-absorção crônica. Os sinais de Chvostek ou Trousseau podem ser usados para confirmar uma tetania latente.

Classificação da hipocalcemia A classificação da hipocalcemia, mostrada na Tabela 410-5, baseia-se em uma premissa útil, do ponto de vista organizacional, de que o PTH é responsável pela regulação minuto a minuto da concentração plasmática de cálcio e, portanto, de que a ocorrência de hipocalcemia deve significar uma falência da ação homeostática do PTH. Pode ocorrer ausência de resposta ao PTH se houver falência hereditária ou adquirida das glândulas paratireoides, se houver secreção de PTH mutante, se o PTH for ineficaz nos órgãos-alvo ou se a sua ação for sobrepujada pela perda de cálcio do LEC em uma taxa mais rápida do que a sua reposição.

Ausência de PTH As formas hereditárias ou adquiridas de hipoparatireoidismo têm vários componentes comuns. A doença é rara, e as estimativas de todas as causas são de cerca de 25 a 35 pacientes/100.000 da população (com base em estimativas dos Estados Unidos e Dinamarca). Os sintomas

TABELA 410-5 ■ Classificação funcional da hipocalcemia (excluindo as condições neonatais)

Ausência de PTH	
Hipoparatireoidismo hereditário	Hipomagnesemia
Hipoparatireoidismo adquirido	
Ineficácia de PTH	
Doença renal crônica	Vitamina D ativa ineficaz
Ausência da vitamina D ativa	Má-absorção intestinal
↓ Ingestão dietética ou luz solar	Raquitismo tipo II dependente de vitamina D
Metabolismo defeituoso:	
Terapia anticonvulsivante	Pseudo-hipoparatireoidismo
Raquitismo tipo I dependente de vitamina D	PTH mutante, menos ativo
Sobrecarga de PTH	
Hiperfosfatemia aguda grave	Osteíte fibrosa após paratireoidectomia
Lise tumoral	
Lesão renal aguda	
Rabdomiólise	

Sigla: PTH, paratormônio.

da hipocalcemia não tratada são compartilhados por ambos os tipos de hipoparatireoidismo, embora o início do hipoparatireoidismo hereditário possa ser mais gradual e possa estar associado a outros defeitos de desenvolvimento. A calcificação dos núcleos da base e as síndromes extrapiramidais são mais comuns e de início mais precoce no hipoparatireoidismo hereditário. O hipoparatireoidismo adquirido secundário a uma cirurgia no pescoço continua sendo mais comum do que o hipoparatireoidismo hereditário, porém a frequência de falência das paratireoides induzidas cirurgicamente diminuiu em consequência dos avanços nas técnicas cirúrgicas que preservam as glândulas paratireoides e do maior uso do tratamento não cirúrgico para o hipertireoidismo. O PHP, um exemplo de resistência à ação do PTH em vez de falha na produção da glândula paratireoide, pode compartilhar várias características com o hipoparatireoidismo, incluindo calcificação extraóssea e manifestações extrapiramidais, como movimentos coreoatetóticos e distonia.

Papiledema, aumento da pressão intracraniana e cataratas lenticulares podem ocorrer tanto no hipoparatireoidismo hereditário quanto no adquirido, assim como alterações crônicas nas unhas e cabelos, estas últimas geralmente reversíveis com o tratamento da hipocalcemia. Certas manifestações cutâneas, incluindo alopecia e candidíase, são características do hipoparatireoidismo hereditário associado à insuficiência poliglandular autoimune (Cap. 388).

A hipocalcemia associada à hipomagnesemia está associada tanto à liberação deficiente do PTH quanto a uma responsividade comprometida ao hormônio. Os pacientes com hipocalcemia secundária à hipomagnesemia possuem níveis baixos de PTH circulante, o que é indicativo de liberação reduzida do hormônio, não obstante um estímulo fisiológico máximo por parte da hipocalcemia. O hipoparatireoidismo pode ser devido a causas hereditárias ou adquiridas ou disfunção glandular aguda, mas reversível (hipomagnesemia).

CAUSAS GENÉTICAS O hipoparatireoidismo hereditário pode ocorrer como entidade isolada sem outras manifestações endócrinas ou dermatológicas ou em associação com outras anormalidades (Cap. 388).

Hipoparatireoidismo associado a outras anormalidades O hipoparatireoidismo associado ao desenvolvimento defeituoso tanto do timo quanto das paratireoides recebe a designação de *síndrome de DiGeorge* ou *síndrome velocardiofacial*. Estão presentes defeitos congênitos cardiovasculares, faciais e outros defeitos de desenvolvimento, e os pacientes podem morrer no início da infância com infecções graves, hipocalcemia e crises convulsivas ou complicações cardiovasculares. Os pacientes podem sobreviver até a idade adulta, e formas mais leves e incompletas podem se manifestar na infância ou adolescência. A maioria dos casos é esporádica, mas existem formas autossômicas dominantes envolvendo microdeleções do cromossomo 22q11.2 ou mutações pontuais no fator de transcrição TBX1 nessa região cromossômica. Outro defeito de desenvolvimento autossômico dominante com hipoparatireoidismo, surdez e displasia renal (HDR) é causado por mutações no fator de transcrição GATA3 (cromossomo 10p14), que é importante no desenvolvimento embrionário e se expressa no rim em desenvolvimento, nas estruturas do ouvido e nas paratireoides. Os distúrbios autossômicos recessivos que compreendem o hipoparatireoidismo incluem a *síndrome de Kenney-Caffey tipo 1*, que também apresenta baixa estatura, osteosclerose e ossos corticais espessos, e a *síndrome de Sanjad-Sakati*, que também apresenta falha no crescimento e outras características dismórficas. Ambas as síndromes envolvem mutações em uma proteína chaperona chamada *TBCE* (cromossomo 1q42-q43), que é relevante para a função da tubulina. Defeitos em FAM111A (cromossomo 11q12.1) foram identificados como a causa da *síndrome de Kenney-Caffey tipo 2*.

O hipoparatireoidismo que pode ocorrer em associação com uma complexa síndrome autoimune hereditária que envolve a falência das suprarrenais, dos ovários, do sistema imune e das paratireoides em associação com candidíase mucocutânea recorrente, alopecia, vitiligo e anemia perniciosa é comumente chamado de *deficiência autoimune poliglandular tipo 1* (Cap. 388). Esse distúrbio é causado por mutações no gene *AIRE* (cromossomo 21q22.3). Ocorre uma mutação formando um códon de terminação em muitas famílias finlandesas com esse distúrbio, enquanto outra mutação (Y85C) geralmente é observada em judeus do Iraque e descendentes iranianos.

O hipoparatireoidismo também é observado em dois distúrbios associados à disfunção mitocondrial e à miopatia, um denominado *síndrome de Kearns-Sayre* (SKS), com oftalmoplegia e retinopatia pigmentar, e o outro denominado *síndrome MELAS*, com encefalopatia mitocondrial, acidose láctica e episódios semelhantes a acidente vascular cerebral (de *m*itochondrial *e*ncephalopathy, *l*actic *a*cidosis and *s*troke-like episodes). Já foram identificadas mutações ou deleções em genes mitocondriais.

Hipoparatireoidismo isolado Várias formas de hipoparatireoidismo, raras em frequência, são observadas como defeitos isolados; os mecanismos genéticos são variados. A herança inclui caráter autossômico dominante, autossômico recessivo e ligado ao X.

Mutações em PTH Três defeitos autossômicos distintos envolvendo a sequência prepro do PTH foram identificados. As formas dominantes são causadas por mutações pontuais em uma região crítica envolvida no transporte intracelular do precursor do hormônio. Por exemplo, uma mutação de Arg para Cys interfere no processamento do precursor, e acredita-se que possa desencadear uma resposta celular apoptótica, atuando, assim, como dominante negativa. As duas formas recessivas requerem que ambos os alelos PTH que codificam a sequência prepro estejam mutados. Apenas uma mutação homozigótica afetando o PTH secretado (Arg25>Cys25) foi descrita até hoje e leva a uma forma autossômica recessiva de hipoparatireoidismo. O defeito para uma forma recessiva ligada ao X de hipoparatireoidismo foi localizado no cromossomo Xq26-q27, talvez envolvendo o gene *SOX3*.

Mutações em CaSR São detectadas anormalidades no CaSR em três distúrbios hipocalcêmicos distintos. Todas são raras, porém diversas mutações diferentes com ganho de função foram encontradas em uma forma de hipocalcemia denominada *hipercalciúria hipocalcêmica autossômica dominante* (HHAD). O receptor percebe o nível de cálcio no ambiente como excessivo e suprime a secreção de PTH, resultando em hipocalcemia. A hipocalcemia é agravada pela atividade constitutiva do receptor no túbulo renal, causando excreção de quantidades inapropriadas de cálcio. O reconhecimento da síndrome é importante, pois os esforços para tratar a hipocalcemia com análogos da vitamina D e maior ingestão de cálcio oral exacerbam a excreção urinária de cálcio já excessiva (vários gramas ou mais por 24 horas), dando origem a dano renal irreversível em virtude dos cálculos e das calcificações ectópicas.

Outras causas de hipoparatireoidismo isolado Estas incluem mutações inativadoras homozigóticas do fator de transcrição específico das paratireoides, GCM2, ou mutações pontuais heterozigóticas nessa proteína, que possuem um efeito negativo dominante sobre a proteína tipo selvagem, levando, assim, a uma forma autossômica dominante de hipoparatireoidismo. Além disso, foram identificadas mutações heterozigotas em Gα11, uma das duas proteínas de sinalização distais do CaSR, como causa de hipoparatireoidismo autossômico dominante. A *síndrome de Bartter* é um grupo de distúrbios associados a distúrbios no equilíbrio eletrolítico e acidobásico, às vezes com nefrocalcinose e outras características. Estão envolvidos vários tipos de canais iônicos ou de transportadores. Curiosamente, a *síndrome de Bartter tipo V* apresenta distúrbios eletrolíticos e de pH, mas é causada por uma mutação de ganho de função no CaSR. O defeito pode ser mais grave que na HHAD e explica as características adicionais observadas além da hipocalcemia e da hipercalciúria. Como acontece com os distúrbios autoimunes que bloqueiam o CaSR (abordados anteriormente em condições hipercalcêmicas), existem autoanticorpos que pelo menos transitoriamente ativam o CaSR, resultando em secreção suprimida de PTH e hipocalcemia.

HIPOPARATIREOIDISMO ADQUIRIDO O *hipoparatireoidismo crônico adquirido* costuma representar o resultado da remoção cirúrgica inadvertida de todas as glândulas paratireoides; em alguns casos, nem todo o tecido é removido, porém a parte restante sofre um comprometimento do suprimento vascular secundário às alterações fibróticas no pescoço que ocorrem após a cirurgia. No passado, a causa mais frequente de hipoparatireoidismo adquirido era a cirurgia para o hipertireoidismo. Atualmente, o hipoparatireoidismo, em geral, ocorre após cirurgia para o hiperparatireoidismo quando o cirurgião, ao se deparar com o dilema de remover uma quantidade muito pequena de tecido e, portanto, de não curar o hiperparatireoidismo, acaba removendo uma quantidade excessiva. A função paratireoidiana pode não estar totalmente ausente em todos os pacientes com hipoparatireoidismo pós-operatório.

As causas raras do hipoparatireoidismo crônico adquirido consistem em dano actínico subsequente à terapia com iodo radioativo do hipertireoidismo e dano glandular observado nos pacientes com hemocromatose ou hemossiderose após repetidas transfusões de sangue. A infecção pode acometer uma ou mais paratireoides, porém não costuma causar hipoparatireoidismo, pois raramente são afetadas as quatro glândulas.

O *hipoparatireoidismo transitório* é frequente após cirurgia para o hiperparatireoidismo. Depois de um período variável de hipoparatireoidismo, a função normal das paratireoides pode retornar graças à hiperplasia ou à recuperação do tecido restante. Ocasionalmente, a recuperação ocorre meses após a cirurgia.

TRATAMENTO
Hipoparatireoidismo adquirido e hereditário

O tratamento convencional envolve a reposição com vitamina D e 1,25(OH)$_2$D (calcitriol) combinada com uma alta ingestão oral de cálcio. Na maioria dos pacientes, os níveis séricos de cálcio e fosfato são mantidos satisfatoriamente, mas alguns pacientes apresentam tendência a alternar entre hipocalcemia e hipercalcemia, exigindo, portanto, um acompanhamento rigoroso de cada paciente. Em comparação com as necessidades diárias típicas de pacientes euparatireoidianos (200 a 1.000 U/d), doses muito mais altas de vitamina D são necessárias para o tratamento de pacientes com hipoparatireoidismo (até 100 vezes mais), o que reflete a conversão reduzida de vitamina D em 1,25(OH)$_2$D. Assim, o tratamento com 1,25(OH)$_2$D (0,5-1 µg/d de calcitriol) é frequentemente preferido, principalmente porque o calcitriol é eliminado da circulação muito mais rapidamente do que a vitamina D.

Cálcio e vitamina D orais restauram o equilíbrio global do cálcio-fosfato, porém não revertem a reabsorção urinária reduzida de cálcio típica do hipoparatireoidismo. Portanto, os níveis de cálcio no sangue devem ser mantidos nesses pacientes no limite inferior da faixa normal, a fim de evitar a excreção excessiva de cálcio na urina; caso contrário, podem ocorrer nefrocalcinose e cálculos renais, e o risco de DRC aumenta. Os diuréticos tiazídicos reduzem o cálcio na urina em até 100 mg/dia nos pacientes hipoparatireoidianos que estão recebendo vitamina D, desde que sejam mantidos em uma dieta pobre em sódio. O uso de tiazídicos parece benéfico por diminuir a hipercalciúria e facilitar o controle diário desses pacientes.

Até recentemente, o hipoparatireoidismo era o único distúrbio endócrino que não era tratado com a reposição do hormônio ausente. Após o uso experimental inicial de PTH(1-34), o fragmento de PTH sintético usado no tratamento da osteoporose, mostrar-se promissor, o PTH(1-84) completo mostrou-se eficaz e agora está aprovado pela U.S. Food and Drug Administration para terapia de hipoparatireoidismo. Relatórios publicados ilustram que seu uso reduziu substancialmente os requisitos de cálcio suplementar e vitamina ativa para manter o cálcio sérico, mas não impediu, ao longo do dia, perdas excessivas de cálcio urinário.

HIPOMAGNESEMIA A hipomagnesemia grave (< 0,4 mmol/L; < 0,8 mEq/L) está associada à hipocalcemia **(Cap. 409)**. A restauração do déficit corporal total de magnésio induz uma rápida reversão da hipocalcemia. Existem pelo menos duas causas da hipocalcemia – secreção comprometida do PTH e responsividade reduzida ao PTH. **Para uma discussão mais detalhada das causas e do tratamento da hipomagnesemia, ver Capítulo 409.**

Os níveis de PTH não são identificáveis ou se mostram inapropriadamente baixos na hipomagnesemia grave não obstante o estímulo da hipocalcemia acentuada, e a repleção aguda do magnésio induz um rápido aumento no nível de PTH. Com frequência, os níveis séricos de fosfato não estão elevados, diferentemente da situação observada no hipoparatireoidismo adquirido ou idiopático, provavelmente porque a deficiência de fosfato é, com frequência, observada na hipomagnesemia. Além da diminuição da secreção de PTH, alguns pacientes com baixos níveis de cálcio e magnésio apresentam uma resposta periférica atenuada ao PTH exógeno, conforme documentado pela resposta subnormal na excreção urinária de fósforo e AMPc.

TRATAMENTO
Hipomagnesemia

A repleção de magnésio cura a condição. A repleção deve ser feita por via parenteral. Merece muita atenção à restauração do déficit intracelular, que pode ser considerável. Após a administração IV de magnésio, seus níveis séricos podem retornar transitoriamente até a faixa normal – porém, a menos que a terapia de reposição seja adequada, o magnésio sérico acabará caindo novamente. Se a hipomagnesemia for causada por perda renal de magnésio, pode ser necessária a administração prolongada de magnésio para evitar a recidiva **(Cap. 409)**.

Ineficácia de PTH O PTH é ineficaz quando o complexo da proteína de sinalização PTHR1 está defeituoso (como nas diferentes formas de PHP, discutidas a seguir) ou na DRC, em que a atividade de elevação do cálcio do PTH está prejudicada.

Em geral, a hipofosfatemia é mais grave do que a hipocalcemia nos estados de deficiência de vitamina D devido ao aumento dos níveis de PTH, que, embora seja parcialmente efetiva na elevação do cálcio sanguíneo, é prontamente capaz de promover a excreção urinária de fosfato.

Por outro lado, o PHP apresenta uma fisiopatologia diferente daquela dos outros distúrbios de ação inefetiva do PTH. O PHP é semelhante ao hipoparatireoidismo (no qual a síntese do PTH é deficiente) e manifesta-se por hipocalcemia e hiperfosfatemia, apesar de os níveis de PTH estarem elevados. A causa do distúrbio consiste em ativação dependente de PTH defeituosa do complexo de proteínas G estimuladoras ou do efetor distal, a proteína-cinase A (PKA), resultando na incapacidade do PTH de aumentar o AMPc intracelular ou de responder a níveis elevados de AMPc (ver adiante).

DRC Os progressos no tratamento clínico da DRC permitem que muitos pacientes sobrevivam por várias décadas; como consequência, disponibiliza tempo suficiente para desenvolver características de osteodistrofia renal, que devem ser controladas para evitar morbidade adicional. A produção prejudicada de 1,25(OH)$_2$D é o principal fator que causa deficiência de cálcio, hiperparatireoidismo secundário e doença óssea; a hiperfosfatemia, que reduz ainda mais os níveis de cálcio no sangue, geralmente ocorre apenas nos estágios avançados da doença. Os baixos níveis de 1,25(OH)$_2$D, devido à produção aumentada de FGF23 no osso (e possivelmente em outros tecidos), são de importância crítica no desenvolvimento da hipocalcemia. É notável que os níveis de FGF23 sejam, com frequência, dramaticamente elevados na doença renal terminal (DRCT). O estado urêmico também causa redução da absorção intestinal por mecanismos diferentes dos defeitos no metabolismo da vitamina D. Todavia, o tratamento com quantidades suprafisiológicas da vitamina D ou de calcitriol pode corrigir a absorção de cálcio comprometida. Os níveis aumentados de FGF23 já são observados durante os estágios iniciais da DRC e têm sido correlacionados com progressão da doença renal, aumento da mortalidade e hipertrofia ventricular esquerda. Estratégias envolvendo diferentes quelantes orais de fosfato foram, portanto, adotadas para diminuir a absorção intestinal de fosfato no início do curso da doença renal e, assim, diminuir os níveis de FGF23. No entanto, essas abordagens têm sido bastante decepcionantes. Além disso, existe a preocupação de saber se a suplementação com análogos ativados de vitamina D aumentam ainda mais os níveis circulantes de FGF23 e os seus efeitos "fora do alvo" em pacientes com DRC.

TRATAMENTO

Doença renal crônica

A terapia para a DRC (Cap. 311) envolve o controle apropriado dos pacientes antes da diálise e o ajuste dos esquemas após o início da diálise. Deve-se atentar para a restrição de fosfato na dieta; evitar antiácidos ligantes de fosfato contendo alumínio; fornecimento de uma ingestão adequada de cálcio por VO, geralmente 1 a 2 g/dia; e suplementação com 0,25 a 1 μg/dia de calcitriol ou outras formas ativadas de vitamina D. O objetivo da terapia é restabelecer o equilíbrio normal de cálcio para prevenir osteomalácia e hiperparatireoidismo secundário grave (geralmente é recomendado manter os níveis de PTH entre 100 e 300 pg/mL) e, à luz da evidência de alterações genéticas e crescimento monoclonal das glândulas paratireoides em pacientes com DRC, evitar que o hiperparatireoidismo secundário se transforme em hiperparatireoidismo autônomo. A redução da hiperfosfatemia e a restauração da absorção intestinal normal do cálcio pelo calcitriol podem melhorar os níveis sanguíneos de cálcio e reduzir as manifestações do hiperparatireoidismo secundário. Levando em conta que a doença óssea adinâmica pode ocorrer em associação com baixos níveis de PTH, é importante evitar a supressão excessiva das paratireoides ao mesmo tempo em que são reconhecidos os efeitos benéficos do controle do hiperparatireoidismo secundário. Esses pacientes devem ser atentamente monitorados por meio de dosagens de PTH, que detectam apenas o PTH(1-84) bioativo e de comprimento completo, para garantir que os fragmentos de PTH inativos e inibitórios não sejam medidos. O uso de agentes orais de ligação de fosfato, como o sevelamer, reduz os níveis de fosfato no sangue na DRC, mas seu uso em estágios iniciais da DRC não parece ser benéfico na redução dos níveis de fosfato no sangue e na prevenção do aumento do FGF23.

DEFICIÊNCIA DE VITAMINA D DEVIDO A DIETA E/OU LUZ SOLAR INADEQUADAS

A deficiência de vitamina D provocada por ingestão insuficiente de produtos lácteos enriquecidos com vitamina D, ausência de suplementação dessa vitamina e exposição reduzida à luz solar nos idosos, em particular durante o inverno nas latitudes setentrionais, é mais comum nos Estados Unidos do que antes se reconhecia. As biópsias de osso em pacientes idosos com fratura de quadril (o que documenta a osteomalácia), bem como os níveis anormais de metabólitos da vitamina D, PTH, cálcio e fosfato, indicam que a deficiência de vitamina D pode ocorrer em até 25% dos pacientes idosos, em particular nas latitudes setentrionais nos Estados Unidos. As concentrações de 25(OH)D são baixas ou baixo-normais nesses pacientes. A análise histomorfométrica quantitativa de amostras de biópsia óssea desses indivíduos revela suturas osteoides alargadas compatíveis com osteomalácia (Cap. 409). A hipersecreção de PTH compensa a tendência à queda do cálcio no sangue, porém também aumenta a excreção renal de fosfato e, portanto, causa osteomalácia.

O tratamento envolve a reposição adequada com vitamina D e cálcio até que as deficiências tenham sido corrigidas. A hipocalcemia grave raramente ocorre na deficiência de vitamina D moderadamente grave em idosos, porém a deficiência de vitamina D deve ser aventada no diagnóstico diferencial de hipocalcemia leve.

Hipocalcemia leve, hiperparatireoidismo secundário, hipofosfatemia acentuada e uma grande variedade de deficiências nutricionais ocorrem com as doenças gastrintestinais. A disfunção hepatocelular pode acarretar redução nos níveis de 25(OH)D, como ocorre na cirrose hepática portal ou na biliar, e a má-absorção de vitamina D e de seus metabólitos, incluindo 1,25(OH)$_2$D, pode ocorrer em várias doenças intestinais, hereditárias ou adquiridas. A própria hipocalcemia pode resultar em esteatorreia, devido à produção deficiente de enzimas pancreáticas e sais biliares. Dependendo do distúrbio, a vitamina D ou seus metabólitos podem ser administrados por via parenteral, garantindo níveis sanguíneos adequados de metabólitos ativos.

METABOLISMO ANÔMALO DA VITAMINA D

Terapia anticonvulsivante A terapia anticonvulsivante com qualquer um de vários agentes induz uma deficiência adquirida de vitamina D por aumentar a conversão da vitamina D em compostos inativos e/ou por causar resistência à sua ação. Quanto mais precária for a ingestão de vitamina D na dieta, maior será a probabilidade de a terapia anticonvulsivante resultar em metabolismo mineral e ósseo anormal.

Raquitismo tipo I dependente de vitamina D O raquitismo tipo I dependente de vitamina D, anteriormente chamado de *raquitismo pseudorresistente à vitamina D*, é causado por mutações homozigóticas ou heterozigóticas compostas no gene que codifica a 25(OH)D-1α-hidroxilase. Difere do verdadeiro raquitismo resistente à vitamina D (raquitismo dependente de vitamina D tipo II, ver a seguir) porque é tipicamente menos grave e as anormalidades bioquímicas e radiográficas podem ser prontamente revertidas com doses fisiológicas do metabólito ativo da vitamina, 1,25(OH)$_2$D (Cap. 409). As características clínicas incluem hipocalcemia, frequentemente com tetania ou convulsões; hipofosfatemia por hiperparatireoidismo secundário; e, assim, osteomalácia e aumento dos níveis de fosfatase alcalina.

Raquitismo tipo II dependente de vitamina D O raquitismo dependente de vitamina D tipo II resulta da resistência do órgão-alvo ao metabólito ativo 1,25(OH)$_2$D. As manifestações clínicas assemelham-se às da doença tipo I e incluem hipocalcemia, hipofosfatemia, hiperparatireoidismo secundário e raquitismo, bem como alopecia parcial ou total. Os níveis plasmáticos de 1,25(OH)$_2$D estão elevados de acordo com a refratariedade dos órgãos-alvo. Esse distúrbio é causado por mutações homozigóticas ou heterozigóticas compostas no gene que codifica o receptor da vitamina D; o tratamento requer infusões regulares de cálcio, geralmente noturnas, que normalizam os níveis de PTH, reduzindo a excreção urinária de fosfato e, assim, melhorando o raquitismo e o crescimento, mas não restauram o crescimento do cabelo (Cap. 409).

PSEUDO-HIPOPARATIREOIDISMO

O PHP refere-se a um grupo de distúrbios hereditários distintos. Os pacientes afetados por PHP tipo Ia (PHP1A) desenvolvem sintomas e sinais de hipocalcemia em associação com defeitos esqueléticos e de desenvolvimento característicos, referidos como osteodistrofia hereditária de Albright (OHA). A hipocalcemia se deve a uma resposta deficiente de PTH nos túbulos renais proximais, provavelmente levando à produção insuficiente de 1,25(OH)$_2$D e, portanto, à absorção intestinal de cálcio prejudicada. Além disso, a resistência ao PTH nessa porção do rim prejudica a excreção urinária de fosfato, levando a níveis séricos elevados de fosfato. Os pacientes afetados pelo PHP tipo Ib (PHP1B) também apresentam hipocalcemia e hiperfosfatemia, mas menos frequentemente com características óbvias de OHA. Em resposta à hipocalcemia observada em ambos os distúrbios, os níveis de PTH aumentam, levando à hiperplasia da paratireoide e, em alguns casos, à secreção autônoma de PTH. Estudos tanto clínicos quanto básicos esclareceram alguns aspectos desses distúrbios, incluindo o espectro clínico variável, a fisiopatologia, os defeitos genéticos e seu modo de herança.

Uma classificação funcional das várias formas de PHP é apresentada na Tabela 410-6. O esquema de classificação baseia-se nos sinais de ação ineficaz do PTH (baixo nível de cálcio e nível elevado de fosfato), na resposta baixa ou normal do AMPc urinário ao PTH exógeno, na presença ou ausência de OHA e em ensaios para dosar a concentração da subunidade G$_s$α da enzima adenilato-ciclase. Com a utilização desses critérios, identificam-se quatro tipos: PHP tipos Ia e Ib (PHP1A e PHP1B); pseudopseudo-hipoparatireoidismo (PPHP) e PHP tipo II (PHP2). Outra classificação foi proposta recentemente, que está sendo debatida.

PHP1A e PHP1B Os indivíduos com PHP tipo I (PHP1), o mais comum dos distúrbios, têm uma resposta deficiente de excreção de AMPc urinário à administração de PTH exógeno. Os pacientes com PHP1 são classificados em PHP1A e PHP1B. Os pacientes com PHP1A exibem evidências de OHA e quantidades reduzidas de proteína/atividade de G$_s$α, conforme determinado em tecidos facilmente acessíveis, como eritrócitos, linfócitos ou fibroblastos. Apenas alguns pacientes com PHP1B apresentam normalmente características de OHA, mas, geralmente, com atividade normal de G$_s$α. O PHP1C, algumas vezes classificado como uma terceira forma de PHP1, representa, na realidade, uma variante de PHP1A, embora a G$_s$α mutante exiba atividade normal em certos ensaios *in vitro*.

A maioria dos pacientes que apresenta PHP1A revela manifestações características de OHA, que consistem em baixa estatura, obesidade de início precoce, face arredondada, obesidade, anomalias esqueléticas (braquidactilia), comprometimento intelectual e/ou calcificações heterotópicas. Os pacientes possuem níveis de cálcio baixos e de fosfato altos, como acontece com o hipoparatireoidismo verdadeiro. No entanto, os níveis de PTH mostram-se elevados, refletindo resistência à ação do hormônio. Além disso, observa-se resistência hormonal em outros receptores

TABELA 410-6 ■ Classificação do pseudo-hipoparatireoidismo (PHP) e do pseudopseudo-hipoparatireoidismo (PPHP)

Tipo	Hipocalcemia, hiperfosfatemia	Resposta do AMPc urinário ao PTH	PTH sérico	Deficiência da subunidade $G_s\alpha$	OHA	Resistência a outros hormônios além do PTH
PHP1A	Sim	↓	↑	Sim	Sim	Sim
PPHP	Não	Normal	Normal	Sim	Sim	Não
PHP1B	Sim	↓	↑	Não	Sim (com menos frequência e geralmente menos grave)	Sim (em alguns pacientes)
PHP2	Sim	Normal	↑	Não	Não	Não
Acrodisostose devido a mutações PRKAR1A com resistência hormonal	Sim	Normal (porém resposta fosfatúrica ↓)	↑	Não	Sim	Sim

Siglas: ↓, reduzida; ↑, aumentada; AMPc, monofosfato de adenosina cíclico; Gsα, subunidade α da proteína G estimuladora; OHA, osteodistrofia hereditária de Albright; PTH, paratormônio.

acoplados à $G_s\alpha$, principalmente no receptor de TSH, levando a níveis elevados desse hormônio.

Depósitos amorfos de cálcio e fosfato são encontrados nos núcleos da base. O encurtamento típico dos ossos metacarpo e metatarso é causado pelo fechamento prematuro das epífises e é provavelmente um sinal, particularmente sensível, de maturação esquelética em geral avançada, resultando em baixa estatura adulta.

HERANÇA E DEFEITOS GENÉTICOS Foram identificados múltiplos defeitos no *locus GNAS* em pacientes com PHP1A, PHP1B e PPHP. Esse gene, que está localizado no cromossomo 20q13.3, codifica a subunidade α da proteína G estimuladora ($G_s\alpha$), entre outros produtos (ver adiante). As mutações envolvendo os éxons de *GNAS* que codificam $G_s\alpha$, que são a causa de PHP1A e PPHP, incluem anormalidades nas regiões de ligação durante o processamento alternativo, mutações pontuais, inserções e/ou deleções que resultam em uma proteína $G_s\alpha$ com função anômala, resultando em 50% de redução da atividade de $G_s\alpha$ *in vitro*, em eritrócitos ou outras células. Enquanto PHP1A é causado por mutações que inativam $G_s\alpha$ no alelo materno, PPHP é causado pelas mesmas mutações ou mutações semelhantes no alelo *GNAS* paterno **(Fig. 410-7)**. O transcrito $G_s\alpha$ é expresso de forma bialélica na maioria dos tecidos; no entanto, a expressão do alelo paterno é silenciada por mecanismos ainda desconhecidos em alguns tecidos, incluindo túbulos renais proximais, tireoide e hipófise. Consequentemente, a herança de um defeito molecular envolvendo os éxons paternos que codificam $G_s\alpha$ não tem implicações em relação à função hormonal, enquanto mutações inativadoras de $G_s\alpha$ envolvendo o alelo *GNAS* materno levam a pouca ou nenhuma proteína $G_s\alpha$ nesses tecidos **(Cap. 466)**. Dessa maneira, as mulheres com PHP1A ou PPHP terão filhos com PHP1A, se essas crianças herdarem o alelo com a mutação *GNAS*; em contrapartida, se o alelo mutante for herdado de um homem afetado por um dos distúrbios, a prole irá exibir PPHP. No entanto, os pacientes afetados por qualquer um dos distúrbios desenvolvem algumas, mas não todas as características de OHA, tornando provável que a haploinsuficiência de $G_s\alpha$ ocorra durante o desenvolvimento embrionário ou pós-natal.

Os mecanismos complexos que controlam o gene *GNAS* contribuem para os desafios enfrentados para desvendar a patogênese do PHP1B. A análise de famílias nas quais múltiplos membros são afetados por PHP1B, bem como estudos da complexa metilação parente-específica de quatro regiões dentro do complexo *locus GNAS*, revelaram que as formas autossômicas dominantes de PHP1B (AD-PHP1B) são causadas por microdeleções, duplicações ou inversões dentro ou a montante do *locus GNAS*. Essas mutações genéticas estão associadas a uma perda da metilação do DNA em um ou vários *loci* no alelo *GNAS* materno **(Tab. 410-6)**. Essas anormalidades na metilação silenciam a expressão da $G_s\alpha$ materna, levando à resistência ao PTH, nos túbulos renais proximais – onde a $G_s\alpha$ parece ser expressa predominantemente a partir do alelo materno. Embora a maior parte dos casos de AD-PHP1B já esteja resolvida em nível molecular, o defeito genético responsável pela variante esporádica de PHP1B (esporPHP1B), a forma mais frequente de PHP1B, ainda não foi definida, exceto nos casos de esporPHP1B causados por isodissomia/heterodissomia uniparental paterna do cromossomo 20q (patUPD20q).

Pacientes com PHP1B, que raramente desenvolvem um fenótipo OHA tão grave quanto no PHP1A, desenvolvem hipocalcemia e hiperfosfatemia causadas pela resistência ao PTH e, portanto, níveis elevados de PTH. O teste de Ellsworth-Howard usado antigamente para avaliar a presença ou ausência de resistência hormonal é utilizado com muito menos frequência, principalmente por causa dos ensaios sensíveis de dosagem de PTH rotineiramente disponíveis **(Tab. 410-6)**. Quanto ao PHP1A, essas anormalidades endócrinas tornam-se aparentes apenas se as mutações causadoras da doença forem herdadas da mãe. A responsividade do osso pode ser excessiva, em lugar de atenuada, em pacientes com PHP1B (e PHP1A), com base em relatos de casos que ressaltaram a existência de um padrão semelhante ao da osteíte fibrosa em vários pacientes com PHP1B. Alguns pacientes apresentam resistência ao PTH na ausência de características da OHA e sem alterações na metilação do *GNAS*; ainda não está

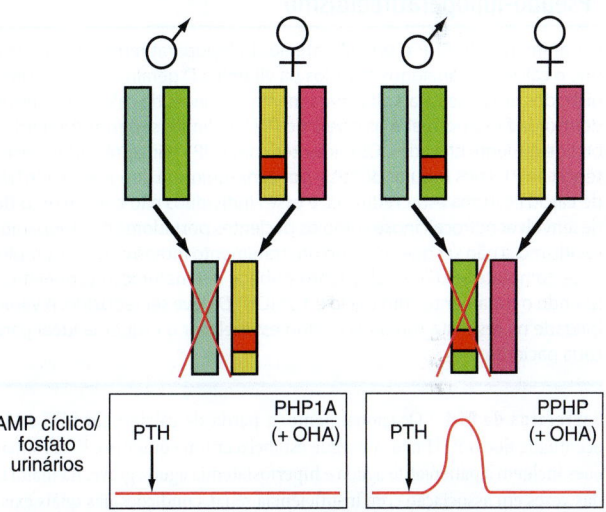

FIGURA 410-7 Impressão (*imprinting*) paterna da resistência renal ao paratormônio (PTH) (gene *GNAS* para a subunidade α da proteína G estimuladora [Gsα]) no pseudo-hipoparatireoidismo (PHP1A e PHP1B). Excreção prejudicada de monofosfato de adenosina (AMP) cíclico urinário e fosfato é observada em pacientes com PHP tipo I. No córtex renal, há silenciamento seletivo da expressão da $G_s\alpha$ paterna; consequentemente, mutações envolvendo os éxons de *GNAS* materno que codificam $G_s\alpha$ ou perda de metilação no éxon A/B de *GNAS* levam à proteína $G_s\alpha$ reduzida ou completamente ausente nesta porção do rim. A doença manifesta-se apenas nos pacientes que herdam o gene defeituoso de portadora feminina obrigatória (*à esquerda*). Se um defeito genético envolvendo éxons de *GNAS* que codificam $G_s\alpha$ for herdado de um portador masculino obrigatório da mutação (paciente PHP1A ou PPHP), nenhuma anormalidade bioquímica é encontrada, e a administração de PTH causa um aumento apropriado na concentração urinária de AMP cíclico e fosfato (pseudoPHP [PPHP]; *à direita*). Ambos os padrões de herança levam a algumas, mas não a todas, características da osteodistrofia hereditária de Albright (OHA), provavelmente devido à haploinsuficiência; por exemplo, a proteína $G_s\alpha$ derivada de ambos os alelos de *GNAS* parentais deve estar ativa para o desenvolvimento ósseo normal. A herança materna de uma mutação (deleção, duplicação ou inversão dentro ou a montante do *locus GNAS*) causa formas autossômicas dominantes de PHP1B (AD-PHP1B), enquanto a herança paterna não leva a nenhuma anormalidade detectável.

claro por que essa variante do PHP se resolve prontamente com o tratamento com suplementos de vitamina D.

O PHP2 refere-se a pacientes com hipocalcemia e hiperfosfatemia, que apresentam excreção de AMPc urinário normal, porém com comprometimento da resposta fosfatúrica ao PTH. Em uma variante de PHP2, designada como acrodisostose com resistência hormonal, os pacientes apresentam um defeito heterozigoto na subunidade reguladora da PKA (PRKAR1A) que medeia a resposta ao PTH distalmente à produção de AMPc. A acrodisostose sem ou apenas com leve resistência hormonal pode ser causada por mutações heterozigóticas na fosfodiesterase 4D, enzima seletiva para AMPc. Em pacientes com uma variante de acrodisostose associada à hipertensão, foi demonstrado que ela é causada por mutações heterozigóticas da fosfodiesterase 3A.

O diagnóstico desses estados de resistência hormonal, geralmente, pode ser feito quando há uma histórico familiar positivo para sinais e sintomas de hipocalcemia com ou sem características de OHA. Em ambas as categorias – PHP1A e PHP1B –, os níveis séricos de PTH estão elevados, principalmente quando os pacientes começam a apresentar hipocalcemia durante a infância. No entanto, pacientes com PHP1B ou PHP2 sem achados esqueléticos apresentam apenas hipocalcemia e níveis elevados de PTH como evidência de resistência hormonal. No PHP1A e no PHP1B, a resposta do AMPc urinário à administração de PTH exógeno está atenuada. O diagnóstico de PHP2, na ausência de acrodisostose, é mais complexo, e deve-se descartar a possibilidade de deficiência de vitamina D antes de se poder considerar esse diagnóstico.

TRATAMENTO
Pseudo-hipoparatireoidismo

O tratamento do PHP é semelhante ao do hipoparatireoidismo, exceto que o cálcio e os análogos ativados da vitamina D geralmente são administrados em doses mais altas para manter os níveis de cálcio no sangue dentro da faixa normal e os níveis de PTH no limite superior do normal ou ligeiramente elevados. Os pacientes com PHP1 não apresentam resistência ao PTH nos túbulos distais – por conseguinte, a depuração urinária de cálcio costuma estar reduzida, e esses indivíduos não correm risco de desenvolver nefrocalcinose como os pacientes portadores de hipoparatireoidismo, a não ser que seja feito um tratamento intensivo, por exemplo, após completar o desenvolvimento puberal e a maturação esquelética, quando o tratamento com cálcio e 1,25(OH)$_2$D deve ser reduzido. A variabilidade na resposta torna necessário estabelecer o esquema ideal para cada paciente.

Sobrecarga de PTH Ocasionalmente, a perda de cálcio pelo LEC é tão acentuada que o PTH não consegue estabelecer um equilíbrio. Essas situações incluem a pancreatite aguda e hiperfosfatemia aguda grave, na maioria das vezes em associação com insuficiência renal, condições nas quais existe um efluxo rápido de cálcio a partir do LEC. A hipocalcemia grave pode instalar-se rapidamente; o PTH sobe em resposta à hipocalcemia, porém não consegue normalizar o cálcio no sangue.

HIPERFOSFATEMIA AGUDA GRAVE A hiperfosfatemia grave está associada a uma extensa lesão tecidual ou destruição celular **(Cap. 409)**. A combinação de maior liberação de fosfato pelo músculo e menor capacidade de excretar o fósforo em virtude da insuficiência renal causa hiperfosfatemia moderada a grave, sendo a última responsável pela saída de cálcio do sangue e por hipocalcemia leve a moderada. A hipocalcemia, em geral, é abolida com o reparo tecidual e a restauração da função renal quando os valores do fósforo e da creatinina se normalizam. Pode haver mesmo um curto período hipercalcêmico na fase oligúrica da recuperação da função renal. Esta sequência, hipocalcemia grave seguida por hipercalcemia leve, reflete a deposição generalizada de cálcio no músculo e subsequente redistribuição de parte do cálcio para o LEC depois que os níveis de fosfato se normalizam.

Outras causas de hiperfosfatemia incluem hipotermia, insuficiência hepática maciça e neoplasias malignas hematológicas devido à alta renovação celular da neoplasia maligna ou à destruição celular induzida pela quimioterapia.

TRATAMENTO
Hiperfosfatemia aguda grave

O tratamento tem como objetivo reduzir o fosfato no sangue pela administração de antiácidos ligadores de fosfato ou diálise. A reposição do cálcio poderá ser necessária quando a hipocalcemia for intensa e sintomática, porém a administração de cálcio durante o período hiperfosfatêmico tende a aumentar a deposição extraóssea de cálcio e agravar o dano tecidual. Os níveis de 1,25(OH)$_2$D podem ser baixos durante a fase hiperfosfatêmica e retornar ao normal durante a fase oligúrica da recuperação.

OSTEÍTE FIBROSA APÓS PARATIREOIDECTOMIA A hipocalcemia intensa após cirurgia das paratireoides é rara agora que a osteíte fibrosa cística constitui uma manifestação infrequente do hiperparatireoidismo. Porém, quando a osteíte fibrosa cística é grave, podem existir déficits significativos do mineral ósseo. Após a paratireoidectomia, a hipocalcemia poderá persistir por vários dias se a reposição do cálcio for inadequada. O tratamento pode exigir a administração parenteral de cálcio; o acréscimo de calcitriol e a suplementação oral de cálcio são necessários ocasionalmente por semanas a 1 ou 2 meses até que os defeitos ósseos tenham sido corrigidos (o que, evidentemente, comporta benefícios terapêuticos no esqueleto), tornando possível suspender o cálcio parenteral e/ou reduzir sua dose.

Diagnóstico diferencial Deve-se tomar cuidado de se certificar se existe de fato hipocalcemia verdadeira; além disso, a hipocalcemia transitória aguda pode ser manifestação de ampla variedade de enfermidades agudas graves, como discutido anteriormente. Porém, a *hipocalcemia crônica*, em geral, pode ser atribuída a poucos distúrbios associados a PTH ausente ou ineficaz. Os critérios clínicos importantes são a duração da doença, os sinais ou sintomas de distúrbios associados e a presença de características que sugerem anormalidade hereditária. A história nutricional pode ser útil para reconhecer uma baixa ingestão de vitamina D e de cálcio nos idosos, e história de ingestão excessiva de álcool pode sugerir deficiência de magnésio.

O hipoparatireoidismo e o PHP são enfermidades que duram a vida inteira, em geral (porém nem sempre) aparecendo por ocasião da adolescência; assim, o início recente de hipocalcemia em um adulto deve-se mais provavelmente a deficiências nutricionais, DRC ou distúrbios intestinais que resultam em deficiência ou ineficácia da vitamina D. No entanto, uma cirurgia no pescoço, mesmo em passado remoto, pode estar associada ao início tardio do hipoparatireoidismo pós-operatório. Uma história de distúrbio convulsivo aponta para o tópico de medicação anticonvulsivante. Os defeitos de desenvolvimento podem apontar para o diagnóstico de PHP1A. O raquitismo, bem como uma ampla variedade de síndromes e deformidades neuromusculares, pode indicar uma ação ineficaz da vitamina D, seja em virtude de defeitos no metabolismo dessa vitamina, seja por causa de sua deficiência.

Um padrão de *cálcio baixo com fósforo alto* na ausência de insuficiência renal ou de destruição tecidual maciça significa quase invariavelmente hipoparatireoidismo ou PHP. Um padrão de *cálcio e fósforo baixos* aponta para a ausência ou ineficácia da vitamina D, prejudicando, dessa forma, a ação do PTH sobre o metabolismo do cálcio (porém não a depuração do fosfato). A ineficácia relativa do PTH na homeostase do cálcio na deficiência de vitamina D, a terapia anticonvulsivante, os distúrbios gastrintestinais e os defeitos hereditários no metabolismo da vitamina D resultam em hiperparatireoidismo secundário como mecanismo de compensação. O excesso de PTH, agindo sobre o transporte de fosfato no túbulo renal, é responsável pela perda renal de fosfato e hipofosfatemia.

LEITURAS ADICIONAIS

Bastepe M, Jüppner H: Pseudohypoparathyroidism, Albright's hereditary osteodystrophy, and progressive osseous heteroplasia: Disorders caused by inactivating GNAS mutations, in *Endocrinology*, 6th ed, in *Endocrinology*, JL Jameson, LJ DeGroot (eds). Philadelphia, W.B. Saunders Company, 2016.

Bilezikian JP et al: Guidelines for the management of asymptomatic primary hyperparathyroidism: Summary statement from the fourth international workshop. J Clin Endocrinol Metab 99:3561, 2014.

Thakker RV et al: Genetic disorders of calcium homeostasis caused by abnormal regulation of parathyroid hormone secretion or responsiveness, in *Endocrinology*, 6th ed, in *Endocrinology*, JL Jameson, LJ DeGroot (eds). Philadelphia, W.B. Saunders Company, 2016.

411 Osteoporose
Robert Lindsay, Blossom Samuels

A osteoporose, uma condição caracterizada por redução da resistência do osso, é prevalente entre mulheres na pós-menopausa, porém também ocorre tanto em mulheres quanto em homens em função da idade e na presença de condições subjacentes ou fatores de risco importantes associados à perda de massa óssea. Suas principais manifestações clínicas são as fraturas vertebrais e do quadril, embora possam ocorrer fraturas em qualquer local do esqueleto. A osteoporose afeta mais de 10 milhões de indivíduos nos Estados Unidos, porém apenas uma parte é diagnosticada e tratada.

DEFINIÇÃO

A *osteoporose* é definida como uma redução na resistência do osso que resulta em maior risco de fraturas. A perda de tecido ósseo causa deterioração na microarquitetura esquelética, e, portanto, o processo de perda óssea causa um prejuízo maior à resistência óssea do que pode ser estimada pela simples medida da "densidade" óssea. A Organização Mundial da Saúde (OMS) oferece uma definição operacional da osteoporose como a densidade óssea que cai em 2,5 desvios-padrão (DPs), ou mais, abaixo da média para adultos jovens saudáveis do mesmo sexo – também denominado como um *escore T* de –2,5. As mulheres na pós-menopausa que estão na extremidade inferior da faixa normal dos jovens (um escore T < –1) são definidas como tendo densidade óssea baixa e podem estar em risco aumentado de osteoporose. Embora o risco de fratura seja menor nesse grupo, > 50% das fraturas entre mulheres na pós-menopausa, incluindo fraturas de quadril, ocorrem naquelas com baixa densidade óssea, pois o tamanho numérico dessa população é maior do que o grupo com osteoporose pela densidade óssea. Em consequência, a avaliação clínica evoluiu para incluir o risco estimado de fratura, incorporando a densidade mineral óssea (DMO) à idade, ao gênero e a outros fatores de risco clínico, para permitir o cálculo do risco de fratura de quadril ou de fratura maior relacionada à osteoporose no período de 10 anos. Isso evoluiu para uma segunda definição de osteoporose com pontos de corte para intervenção que variam em diferentes regiões geográficas.

As fraturas relacionadas com a osteoporose são definidas como fraturas de qualquer osso em adulto, que ocorrem em situações de traumatismo menor ou igual ao produzido por uma queda da própria altura do indivíduo na posição ortostática, com exceção dos dedos das mãos e dos pés, da face e do crânio. No entanto, em indivíduos com risco de osteoporose, qualquer fratura traumática deve ser considerada como possivelmente indicativa de um problema esquelético subjacente, o que leva à consideração de uma avaliação mais aprofundada.

EPIDEMIOLOGIA

Nos Estados Unidos, cerca de 10,8 milhões de mulheres e 2,5 milhões de homens têm osteoporose (escore T < –2,5 para DMO na coluna lombar, quadril total ou colo do fêmur). Isso não inclui pessoas que apresentam uma fratura relacionada à osteoporose, mas com baixa massa óssea (escore T < –1 a –2,5). Estima-se que 2 milhões de fraturas relacionadas à osteoporose ocorram a cada ano nos Estados Unidos, a um custo de 19 bilhões de dólares, um problema que aumentará à medida que a população envelhece, com uma estimativa de 3 milhões de fraturas e 25 bilhões de dólares em custos até 2025. Estima-se que a falha em identificar a primeira fratura e intervir custe 6 bilhões de dólares apenas para o Medicare em fraturas secundárias. Cerca de 40 milhões de indivíduos têm baixa massa óssea (escore T < –1 a –2,5) que os coloca potencialmente em risco aumentado de fraturas e de desenvolver osteoporose. A osteoporose está principalmente relacionada à idade, pois o tecido ósseo é perdido progressivamente. Nas mulheres, a perda da função ovariana por ocasião da menopausa (por volta dos 50 anos de idade) desencadeia uma rápida perda óssea, razão pela qual a maioria das mulheres preenche critério para o diagnóstico de osteoporose aos 70 a 80 anos de idade. À medida que a população envelhece, aumenta o número de indivíduos com osteoporose e fraturas. Como muitas das fraturas definidas como relacionadas à osteoporose ocorrem em indivíduos com baixa massa óssea, a identificação daqueles com alto risco de fratura e sua avaliação e tratamento tornaram-se questões importantes no manejo clínico.

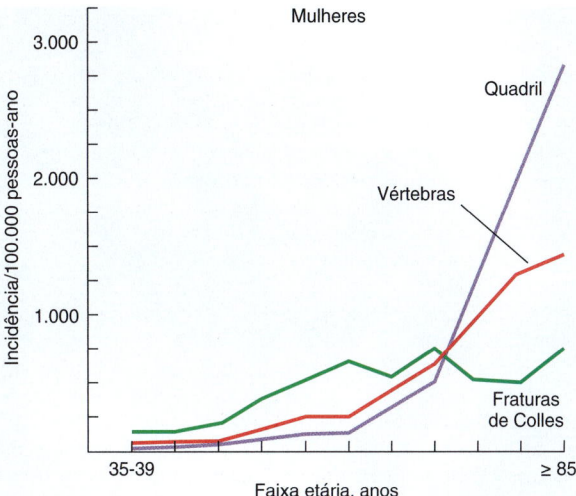

FIGURA 411-1 Epidemiologia das fraturas vertebrais, de quadril e de Colles conforme a idade. *(Reproduzida com permissão de C Cooper, LJ Melton 3rd: Epidemiology of osteoporosis. Trends Endocrinol Metab 3:224, 1992.)*

A epidemiologia das fraturas segue a tendência à perda da densidade óssea, e a maioria das fraturas, particularmente as do quadril e das vértebras, exibe aumentos exponenciais com o avanço da idade (Fig. 411-1). O risco de fratura osteoporótica durante a vida de uma mulher branca que alcança os 50 anos de idade é de cerca de 50%, enquanto o risco correspondente para um homem de 50 anos é de cerca de 25%. Dados recentes sugerem que as fraturas estão aumentando, apesar da disponibilidade de medicamentos eficazes. Isso pode estar relacionado à falha na avaliação de pacientes que se enquadram em um grupo de alto risco para problemas esqueléticos subjacentes que levam a fraturas.

Nos Estados Unidos, ocorrem cerca de 300 mil fraturas de quadril a cada ano, e quase todas exigem hospitalização e intervenção cirúrgica de emergência. A probabilidade de que um indivíduo branco com 50 anos de idade sofra uma fratura de quadril ao longo da vida é de 14% para as mulheres e de 5% para os homens; o risco para afro-americanos é de cerca da metade dessas taxas, enquanto o risco para asiáticos e hispânicos não afro-americanos parece ser semelhante ao dos brancos. A intervenção cirúrgica para fraturas de quadril está associada a uma alta incidência de mortalidade e morbidade, com 20 a 25%% dos pacientes morrendo no ano seguinte à lesão, com taxas de mortalidade mais altas entre homens e afro-americanos. Cerca de 30% dos sobreviventes exigem cuidados em longo prazo (pelo menos temporariamente), e muitos nunca readquirem a independência que tinham antes da fratura.

Ocorrem cerca de 500 mil fraturas vertebrais sintomáticas por ano nos Estados Unidos, porém mais de 1 milhão de fraturas vertebrais podem realmente ocorrer anualmente, uma vez que apenas cerca de um terço são reconhecidas clinicamente no momento do evento. Muitas dessas fraturas vertebrais inicialmente "silenciosas" são identificadas de modo incidental durante uma radiografia para outras finalidades (Fig. 411-2). Mesmo quando assintomáticas, essas fraturas vertebrais representam um importante sinal de fragilidade esquelética e podem ter o mesmo valor preditivo para fraturas subsequentes. As fraturas vertebrais só raramente exigem hospitalização, porém estão associadas à morbidade em longo prazo e a um leve aumento nas taxas de mortalidade. A ocorrência da primeira fratura aumenta o risco de novas fraturas, principalmente no primeiro ano após fraturas clinicamente evidentes. A consequência é a perda de altura (geralmente de vários centímetros), cifose, dor e desconforto secundários, relacionados à biomecânica alterada do tronco. As fraturas torácicas podem estar associadas a doença pulmonar restritiva, enquanto as fraturas lombares estão associadas a sintomas abdominais que incluem distensão, saciedade precoce e constipação.

Nos Estados Unidos, ocorrem cerca de 400 mil fraturas de punho a cada ano. As fraturas de outros ossos (incluindo cerca de 150 mil fraturas pélvicas e > 100 mil fraturas da parte proximal do úmero) também ocorrem com a osteoporose. Embora algumas fraturas resultem de traumatismo significativo, o limiar para a ocorrência de fratura é reduzido no osso osteoporótico (Fig. 411-3). A ocorrência de uma fratura traumática em alguém com risco de osteoporose requer avaliação da redução da massa óssea e, se

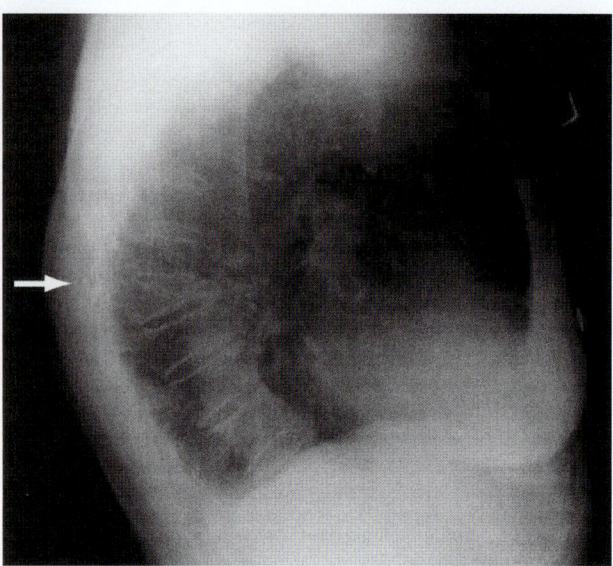

FIGURA 411-2 **Radiografia lateral da coluna** mostrando osteopenia grave e deformidade grave tipo em cunha (compressão anterior grave).

TABELA 411-1 ■ Fatores de risco para fratura por osteoporose	
Não modificáveis	**Potencialmente modificáveis**
História pessoal de fratura na vida adulta	Tabagismo atual
História de fratura em parente de primeiro grau	Deficiência de estrogênio
Sexo feminino	Menopausa precoce (< 45 anos) ou ooforectomia bilateral
Idade avançada	Amenorreia pré-menstrual prolongada (> 1 ano)
Raça branca	Nutrição deficiente, particularmente baixa ingestão de cálcio e vitamina D
Demência	Alcoolismo
	Visão diminuída, apesar de correção adequada
	Quedas recorrentes
	Atividade física inadequada
	Saúde precária/fragilidade

apropriado, intervenção para reduzir o risco de fratura futura. Menos de 10% desses pacientes são atualmente investigados para osteoporose dentro de 6 meses após uma nova fratura. Além da redução da densidade óssea com o avanço da idade, existem diversos fatores de risco para fraturas, dos quais os mais comuns estão resumidos na Tabela 411-1. As fraturas prévias, a história familiar de fraturas relacionadas com a osteoporose (particularmente fraturas de quadril), o baixo peso corporal, o tabagismo e o consumo excessivo de álcool são todos preditores independentes de fratura. As doenças crônicas com um componente inflamatório que aumenta o remodelamento ósseo, como a artrite reumatoide, elevam o risco de osteoporose, o mesmo ocorrendo com as doenças associadas à má-absorção. As doenças crônicas que aumentam o risco de quedas ou de fragilidade, incluindo demência, doença de Parkinson e esclerose múltipla, também aumentam o risco de fratura (Tab. 411-1). Muitos outros fatores de risco para osteoporose foram descritos, incluindo poluição do ar, triclosana, cirurgia de *bypass* gástrico, diabetes, acidente vascular cerebral (AVC), demência (incluindo Alzheimer), morte de um cônjuge e depressão e seu tratamento, para citar alguns.

A fragilidade crescente relacionada à idade é um fator de risco potente para fratura, assim como a desatenção sensorial (p. ex., caminhar enquanto olha para o celular).

Nos Estados Unidos e na Europa, as fraturas relacionadas com a osteoporose são mais comuns entre as mulheres do que nos homens, presumivelmente em virtude de um pico mais baixo da massa óssea, assim como da perda óssea na pós-menopausa observada em mulheres. No entanto, essa diferença sexual na densidade óssea e o aumento relacionado com a idade nas fraturas de quadril não são tão evidentes em algumas outras culturas, possivelmente em virtude da genética, do nível de atividade física ou da dieta.

As próprias fraturas representam fatores de risco para a ocorrência de fraturas futuras (Tab. 411-1). As fraturas vertebrais aumentam o risco de outras fraturas vertebrais, assim como de fraturas do esqueleto periférico, como quadril e punho. As fraturas do punho também elevam o risco de fraturas vertebrais e do quadril. Entre indivíduos com > 50 anos de idade, qualquer fratura, com exceção das fraturas dos dedos das mãos e dos pés, da face e do crânio, deve ser considerada potencialmente relacionada com a osteoporose, independentemente das circunstâncias específicas da fratura. A fratura do osso osteoporótico é mais provável do que aquela do osso normal para qualquer nível de traumatismo, e uma fratura em alguém com mais de 50 anos de idade torna necessária uma avaliação para detectar a possível presença de osteoporose. Isso frequentemente não ocorre, visto que os cuidados após a fratura são irregulares. Tentativas recentes de coordenar o atendimento por meio de um profissional de saúde focado em fraturas, para orientar os pacientes utilizando o sistema e garantir sua avaliação e tratamento para osteoporose, podem melhorar o atendimento, mas é mais difícil de fazer nos sistemas abertos de atendimento médico nos Estados Unidos. Nos países com sistemas únicos de contribuintes, essa abordagem parece ser efetiva, o que também é o caso dos sistemas de assistência médica fechados nos Estados Unidos.

O risco de fraturas futuras após uma primeira fratura não é linear. O maior risco ocorre nos 2 primeiros anos após a primeira fratura. Um estudo recente do banco de dados de grande porte Medicare indicou que quase 20% das mulheres terão uma segunda fratura nos 2 primeiros anos após a primeira. O risco diminui para menos da metade dessa taxa nos 3 anos subsequentes e declina para valores basais posteriormente para a maior parte das fraturas, embora o risco após uma fratura vertebral ou de quadril possa persistir.

FISIOPATOLOGIA

REMODELAMENTO ÓSSEO

A osteoporose resulta da perda óssea devido a modificações relacionadas com a idade no remodelamento ósseo, assim como devido a fatores extrínsecos e intrínsecos que exageram esse processo. Essas modificações podem se sobrepor a um baixo pico de massa óssea. Por conseguinte, a compreensão do processo de remodelamento ósseo é fundamental para entender a fisiopatologia da osteoporose (Cap. 409) e os efeitos da intervenção farmacológica. Durante o crescimento, o esqueleto aumenta de tamanho por crescimento linear e por aposição de um novo tecido ósseo sobre as superfícies externas da cortical (Fig. 411-4). Este último processo é denominado *modelagem*, um processo que também permite aos ossos longos adaptarem seu formato aos estresses que lhes são impostos. Uma produção maior de hormônios sexuais na puberdade é necessária para a maturação esquelética, que alcança massa e densidade máximas no início da vida adulta. Dados recentes sugerem que a puberdade tardia pode estar associada à baixa massa óssea que persiste na idade adulta. O dimorfismo sexual no tamanho do esqueleto torna-se evidente após a puberdade, embora a densidade óssea verdadeira permaneça semelhante entre os sexos. A nutrição e o estilo de vida também desempenham um papel importante no crescimento, porém os fatores genéticos são os principais determinantes da massa e da densidade esqueléticas máximas.

Numerosos genes controlam o crescimento esquelético, o pico da massa óssea e as dimensões corporais, assim como a estrutura e a densidade esqueléticas. Estimativas de hereditariedade de 50 a 80% para a densidade e o tamanho dos ossos foram obtidas tendo como base estudos realizados em gêmeos. Apesar de o pico de massa óssea ser mais baixo com bastante frequência entre os indivíduos com antecedentes familiares de osteoporose, os estudos de associação de genes candidatos (receptor da vitamina D; colágeno tipo I, receptores de estrogênio [ERs, de *estrogen receptor*] e interleucina 6 [IL-6]; e fator de crescimento semelhante à insulina tipo 1 [IGF-1, de *insulin-like*

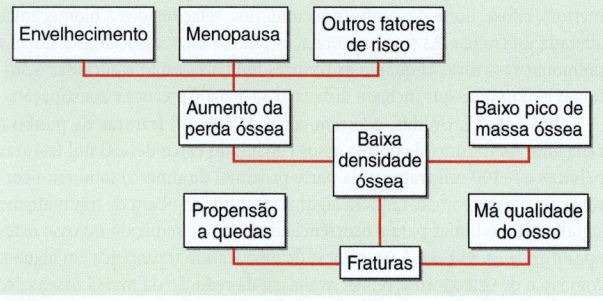

FIGURA 411-3 Fatores que levam a fraturas osteoporóticas.

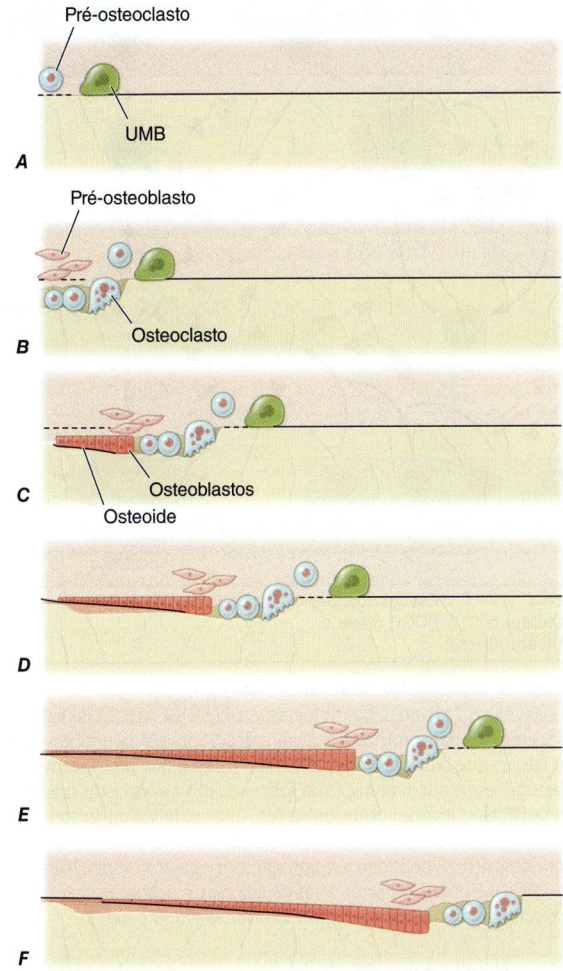

FIGURA 411-4 Mecanismo de remodelamento ósseo. A unidade molecular básica (UMB) movimenta-se ao longo da superfície trabecular com uma velocidade de cerca de 10 μm/dia. A figura mostra o remodelamento durante um período de cerca de 120 dias. **A.** A geração de células que revestem a UMB se contrai para expor o colágeno e atrair os pré-osteoclastos. **B.** Os osteoclastos fundem-se em células multinucleadas que reabsorvem uma cavidade. As células mononucleares continuam o processo de reabsorção, e os pré-osteoblastos são estimulados a proliferar. **C.** Os osteoblastos alinham-se na parte inferior da cavidade e começam a formar osteoide (em preto). **D.** Os osteoblastos continuam a formação e a mineralização. O osteoide precedente começa a se mineralizar (*linhas horizontais*). **E.** Os osteoblastos começam a se achatar. **F.** Os osteoblastos transformam-se em células de revestimento; o remodelamento ósseo na superfície inicial (à esquerda do desenho) está agora completo, porém a UMB ainda está avançando (para a direita). *(Adaptada com permissão de SM Ott, in JP Bilezikian, LG Raisz, GA Rodan: Principles of Bone Biology, vol. 18. San Diego, CA: Academic Press; 1996.)*

de um estresse excessivo ou acumulado. As demandas agudas de cálcio envolvem a reabsorção mediada pelos osteoclastos e o transporte do cálcio pelos osteócitos. As demandas crônicas de cálcio resultam em hiperparatireoidismo secundário, remodelamento ósseo aumentado e perda global de tecido ósseo. O remodelamento ósseo ocorre por meio da atividade bem coordenada dos osteócitos, osteoblastos e osteoclastos. Os osteócitos são as células diferenciadas terminais derivadas dos osteoblastos após incorporação no tecido ósseo recém-formado. Os osteoblastos derivam da linhagem de células mesenquimais, e os osteoclastos, da linhagem de monócitos/macrófagos. Os locais de remodelamento são unidades discretas com osteoclastos iniciando o processo pela remoção de tecido ósseo e osteoblastos sintetizando novo osso orgânico que se torna gradualmente mineralizado.

O remodelamento ósseo também é regulado por diversos hormônios, incluindo estrogênios (em ambos os gêneros), androgênios, vitamina D e paratormônio (PTH), bem como fatores de crescimento produzidos localmente, como IGF-1, fator de crescimento transformador β (TGF-β, de *transforming growth factor*), peptídeo relacionado com o PTH (PTHrP), ILs, prostaglandinas e membros da superfamília do fator de necrose tumoral (TNF, de *tumor necrosis factor*). Esses fatores modulam principalmente o ritmo com que são ativados os novos locais de remodelamento, processo que resulta, inicialmente, em reabsorção óssea pelos osteoclastos, seguida por um período de reparo durante o qual um novo tecido ósseo é sintetizado pelos osteoblastos (Cap. 409). A citocina responsável pela comunicação entre os osteoblastos, outras células da medula e os osteoclastos é o ligante do ativador do receptor do fator nuclear κB (RANKL, de *receptor activator of nuclear factor-κB ligand*). O RANKL, um membro da família do TNF, é secretado pelos osteócitos, osteoblastos e por certas células do sistema imune. Nos osteoclastos, o receptor para essa proteína é denominado *RANK*. A ativação do RANK pelo RANKL é uma via comum final no desenvolvimento e na ativação dos osteoclastos. Um chamariz humoral para o RANKL, também secretado pelos osteoblastos, é denominado *osteoprotegerina* (Fig. 411-5). A modulação do recrutamento e da atividade dos osteoclastos parece relacionada com a interação entre esses três fatores. Influências adicionais incluem nutrição (em particular, a ingestão de cálcio) e nível de atividade física. A produção de RANKL é regulada em parte pela via de sinalização Wnt canônica. A ativação de Wnt por meio de carga mecânica ou por fatores hormonais ou citocinas estimula a formação óssea, aumentando a produção e a atividade dos osteoblastos, e diminui a secreção de RANKL, que inibe a produção e a atividade dos osteoclastos. A esclerostina, que também é uma proteína dos osteócitos, é um importante inibidor da ativação de Wnt e da formação óssea. Ambas as vias do RANKL e Wnt se tornaram alvos importantes para o tratamento farmacológico da osteoporose (ver adiante).

Em adultos jovens, o osso reabsorvido é substituído por uma quantidade igual de tecido ósseo novo. Por conseguinte, a massa do esqueleto permanece constante após ter sido alcançado o pico de massa óssea aproximadamente aos 20 anos de idade. Entretanto, após os 30 a 45 anos de idade, os processos de reabsorção e de formação sofrem um desequilíbrio, e a reabsorção supera a formação. Esse desequilíbrio pode começar em idades diferentes e varia em diferentes locais do esqueleto, tornando-se exacerbado nas mulheres após a menopausa ou em qualquer outra causa de deficiência de estrogênio. A perda óssea excessiva pode ser devida a um aumento na atividade osteoclástica e/ou a uma redução na atividade osteoblástica. Além disso, um aumento na frequência de ativação do remodelamento e, consequentemente, no número de locais de remodelamento pode ampliar o pequeno desequilíbrio observado em cada unidade de remodelamento. Um maior recrutamento dos locais de remodelamento ósseo produz uma redução reversível no tecido ósseo, mas também pode resultar em perda permanente de tecido e desarranjo da arquitetura esquelética, com desequilíbrio entre reabsorção e formação dentro de cada ciclo. No osso trabecular, se os osteoclastos penetram nas trabéculas, deixará de existir um molde para a ocorrência da formação de osso novo e, como consequência, haverá uma perda rápida de osso, e a conectividade esponjosa será prejudicada. Um maior número de locais de remodelamento aumenta a probabilidade desse evento. No osso cortical, uma ativação maior do remodelamento cria um osso mais poroso. O efeito dessa porosidade aumentada sobre a resistência do osso cortical pode ser modesto se o diâmetro global do osso não for modificado. Entretanto, uma menor aposição de osso novo sobre a superfície periosteal acoplada a uma reabsorção endocortical aumentada do osso reduz a resistência biomecânica dos ossos longos. Até mesmo um discreto exagero na perda óssea normal aumenta o risco de fraturas relacionadas com a

growth factor I]) com a massa óssea, a renovação óssea e a prevalência de fraturas foram inconsistentes. Os estudos de ligação sugerem que um *locus* genético no cromossomo 11 está associado a alta massa óssea. Mostrou-se que as famílias com alta massa óssea e sem muita perda óssea aparente relacionada com a idade possuem uma mutação pontual em LRP5, uma proteína relacionada com o receptor da lipoproteína de baixa densidade. O papel desse gene na população geral não é claro, porém uma mutação não funcionante resulta em síndrome de osteoporose-pseudoglioma, e a sinalização de LRP5 parece ser importante no controle da formação óssea. Estudos do genoma para massa óssea reduzida sugerem a participação de múltiplos genes, muitos dos quais também estão implicados no controle do tamanho corporal.

Nos adultos, é o *remodelamento* ósseo, e não a modelagem, que representa o processo esquelético metabólico principal. O remodelamento ósseo desempenha duas funções primárias: (1) reparar as microlesões dentro do esqueleto para manter a resistência esquelética e o vigor relativo do esqueleto e (2) suprir cálcio a partir do esqueleto para manter o cálcio sérico. O remodelamento pode ser ativado por microlesões do osso como resultado

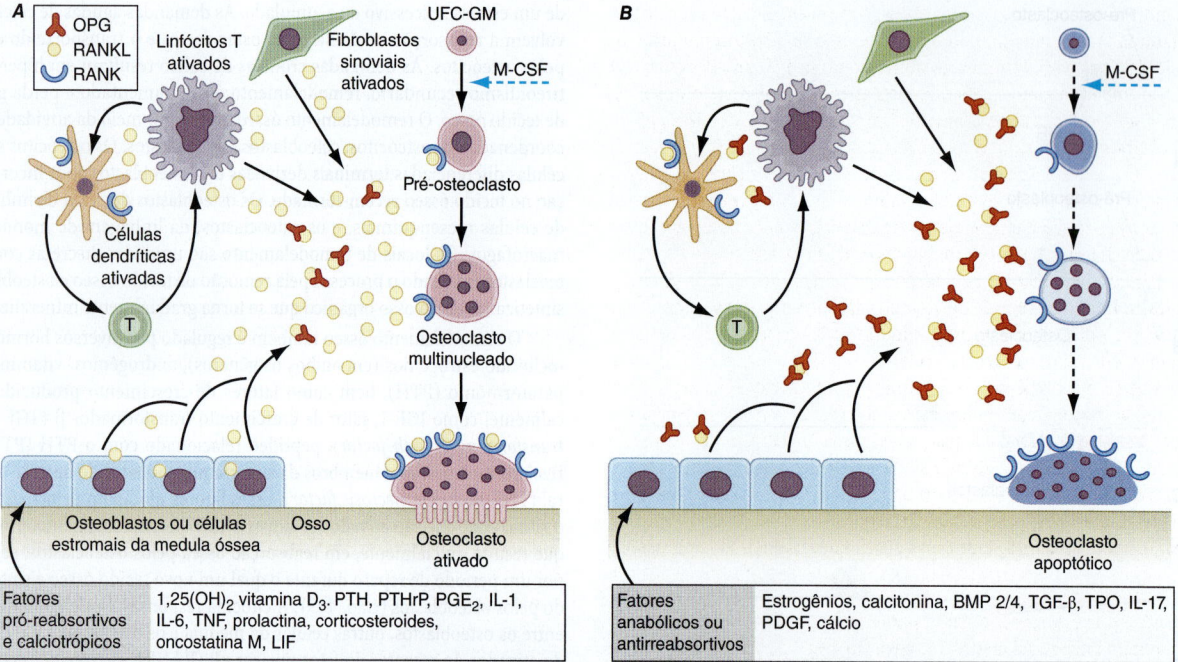

FIGURA 411-5 Controle hormonal da reabsorção óssea. **A.** Fatores pró-reabsortivos e calciotrópicos. **B.** Fatores anabólicos e antiosteoclásticos. A expressão do ligante do ativador do receptor do NF-κB (RANKL) é induzida nos osteoblastos, nas células T ativadas, nos fibroblastos sinoviais e nas células estromais da medula óssea. Liga-se ao receptor do ativador do receptor do NF-κB (RANK) ligado à membrana para promover a diferenciação, a ativação e a sobrevida dos osteoclastos. Em contrapartida, a expressão da osteoprotegerina (OPG) é induzida por fatores que bloqueiam o catabolismo ósseo e que promovem efeitos anabólicos. A OPG liga-se ao RANKL e o neutraliza, resultando em bloqueio na osteoclastogênese e em diminuição da sobrevida dos osteoclastos preexistentes. BMP, proteína morfogenética do osso (de *bone morphogenic proteins*); IL, interleucina; LIF, fator inibidor de leucemia (de *leukemia inhibitory factor*); M-CSF, fator estimulador de colônia de macrófagos (de *macrophage colony-stimulating factor*); OPG-L, ligante de osteoprotegerina; PDGF, fator de crescimento derivado de plaquetas (de *platelet-derived growth factor*); PGE$_2$, prostaglandina E$_2$; PTH, paratormônio; PTHrP, peptídeo relacionado com o paratormônio; TGF-β, fator de crescimento transformador β; TNF, fator de necrose tumoral; TPO, trombospondina; UFC-GM, unidades formadoras de colônias, macrófagos granulócitos; 1,25(OH)2D, 1,25-di-hidroxivitamina D. *(Reproduzida com permissão de WJ Boyle et al: Osteoclast differentiation and activation. Nature 423:337, 2003.)*

osteoporose, devido às alterações arquiteturais que ocorrem, e a osteoporose é, em grande parte, uma doença de desorganização da arquitetura esquelética, embora atualmente o único instrumento clínico geralmente disponível (absortometria de raios X de dupla energia [DEXA, de *dual-energy X-ray absorptiometry*]) mede a massa (estimativa do mineral existente no osso), e não a arquitetura. Vários instrumentos estão se tornando disponíveis e poderão fornecer mais informações sobre a arquitetura do esqueleto (incluindo escore do osso trabecular, um acréscimo não invasivo à DEXA).

NUTRIÇÃO COM CÁLCIO

O pico da massa óssea pode ser afetado por uma ingestão inadequada de cálcio durante o crescimento, entre outros fatores nutricionais (calorias, proteína e outros minerais), resultando em maior risco de osteoporose nas fases subsequentes da vida. Durante a fase adulta da vida, uma ingestão insuficiente de cálcio contribui para o hiperparatireoidismo secundário e para um aumento na taxa de remodelamento ósseo, ajudando a manter níveis normais de cálcio sérico. O PTH estimula a hidroxilação da vitamina D no rim, dando origem a maiores níveis de 1,25-di-hidroxivitamina D (1,25[OH]$_2$D), assim como a um aumento na absorção gastrintestinal de cálcio. O PTH reduz também a perda renal de cálcio. Essas são respostas homeostáticas compensatórias apropriadas, capazes de ajustar a economia do cálcio, porém os efeitos em longo prazo são prejudiciais para o esqueleto, pois as taxas de remodelamento aumentadas e o desequilíbrio persistente entre a reabsorção e a formação nos locais de remodelamento se combinam para acelerar a perda de tecido ósseo.

Ingestões diárias totais de cálcio < 400 mg são prejudiciais ao esqueleto, e ingestões na faixa de 600 a 800 mg, aproximadamente a ingestão média entre adultos nos Estados Unidos, provavelmente também não são ideais. A ingestão diária recomendada de 1.000 a 1.200 mg para adultos acomoda a heterogeneidade populacional no controle do balanço do cálcio **(Cap. 332)**. Esses aportes devem ser, de preferência, de fontes dietéticas, e os suplementos só devem ser usados quando houver escassez de aporte dietético que não pode ser modificada facilmente. O suplemento deve ser suficiente para proporcionar um aporte total de cerca de 1.200 mg/dia. Estudos recentes sugeriram que podem haver diferenças na segurança, com base na fonte de cálcio; um elevado aporte principalmente a partir de suplementos parece resultar em maior risco de cálculos renais e, talvez, de calcificações cardiovasculares (embora a literatura seja inconsistente e controversa). Aumentar a ingestão de cálcio acima desse nível não melhora a homeostase do cálcio ou a formação óssea. O aumento da ingestão de cálcio por si só não impedirá a perda óssea devido a outros fatores (p. ex., estado pós-menopausa).

VITAMINA D

(Ver também Cap. 409) A deficiência grave de vitamina D provoca raquitismo em crianças e osteomalácia em adultos. Entretanto, a insuficiência de vitamina D (níveis circulantes de 25-hidroxivitamina D [25(OH)D] que podem ser inadequados, mas acima do nível que resulta em raquitismo) pode ser mais prevalente do que se acreditava anteriormente, sobretudo em indivíduos com risco aumentado, como indivíduos idosos, aqueles que vivem em latitudes setentrionais e indivíduos com nutrição deficiente, obesidade, má-absorção ou doença hepática ou renal crônica. Indivíduos de pele escura também têm alto risco de vitamina D na faixa de insuficiência ou inferior, mas os afro-americanos têm baixo risco de osteoporose, com melhor homeostase de cálcio do que os brancos.

Embora haja considerável controvérsia sobre as metas ideais de saúde geral para a 25(OH)D sérica, há evidências de que, para uma saúde esquelética ideal, a 25(OH)D sérica deve ser > 75 nmol/L (30 ng/mL). Para atingir esse nível na maioria dos adultos, é necessária a exposição da pele à luz solar (estimada como exposição do rosto e braços por pelo menos meia hora por dia) ou a ingestão de pelo menos 800 a 1.000 unidades/dia, ou até mais, em indivíduos com fatores de risco (conforme descrito anteriormente).

A insuficiência de vitamina D resulta em hiperparatireoidismo secundário compensatório e constitui um fator de risco importante para a osteoporose e as fraturas. Alguns estudos mostram que mais de 50% dos pacientes internados em um serviço de clínica geral exibem características bioquímicas de deficiência de vitamina D, incluindo maiores níveis de PTH e de fosfatase alcalina e níveis mais baixos de cálcio ionizado. Entre aqueles que vivem nas latitudes setentrionais, os níveis de vitamina D diminuem durante os meses de inverno sem suplementação. Isso está associado à perda óssea sazonal, refletindo maior renovação do osso. Até mesmo entre indivíduos ambulatoriais saudáveis, a prevalência da deficiência leve de vitamina D está aumentando. Em parte, isso se deve à diminuição da exposição à luz solar associada ao aumento do uso de protetores solares potentes, embora nem todos os estudos sugiram que os protetores solares inibam a síntese de vitamina D na pele. O tratamento com vitamina D pode normalizar os níveis (> 75 μmol/L [30 ng/mL]) e prevenir o aumento da perda óssea e a ocorrência de fraturas, associados ao remodelamento ósseo. Taxas reduzidas de quedas e fraturas também foram documentadas entre indivíduos que residem em latitudes setentrionais e que apresentam maior ingestão de vitamina D e níveis mais altos de 25(OH)D (embora um estudo tenha sugerido um risco aumentado de queda com níveis de 25[OH]D > 70 ng/mL). Embora os níveis de vitamina D possam afetar o risco e/ou a gravidade de outras doenças, incluindo cânceres (colorretal, de próstata e de mama), doenças autoimunes, esclerose múltipla, doença cardiovascular e diabetes, a maioria dos ensaios clínicos controlados não confirmou esses efeitos. Para a maioria dos adultos nos Estados Unidos, suplementos de 1.000 a 2.000 UI/dia são adequados e seguros. Dados recentes sugerindo que indivíduos com baixos níveis de vitamina D têm um curso clínico mais grave do que aqueles com níveis normais de vitamina D aumentaram o ímpeto para garantir que os níveis de vitamina D sejam normais em todos os adultos, embora uma relação de causa e efeito não tenha sido estabelecida.

ESTADO ESTROGÊNICO

A deficiência de estrogênio provoca perda óssea por dois mecanismos distintos, porém inter-relacionados: (1) ativação de novos locais de remodelamento ósseo e (2) início ou exagero de um desequilíbrio entre formação e reabsorção óssea, em favor da última. A mudança na frequência de ativação causa uma perda óssea transitória até que tenha sido alcançado um novo estado de equilíbrio dinâmico entre reabsorção e formação. Entretanto, o desequilíbrio no remodelamento resulta em uma redução permanente na massa. Além disso, a própria presença de mais locais de remodelamento no esqueleto eleva a probabilidade de penetração das trabéculas, eliminando o molde sobre o qual poderá ser formado o osso novo e acelerando a perda de tecido ósseo. A consequência é a perda da arquitetura esquelética, particularmente nos ossos trabeculares, e é possível que, em qualquer densidade óssea, o risco de fratura seja maior naqueles que sofreram perda óssea do que naqueles para quem esse nível de massa óssea representa o normal. A adição recente do escore do osso trabecular nas medições por DEXA é uma tentativa de capturar essas mudanças arquiteturais.

O estado mais comum de deficiência de estrogênio é a interrupção da função ovariana por ocasião da menopausa, a qual ocorre, em média, aos 51 anos de idade (Cap. 395). Assim, com a atual expectativa de vida, uma mulher comum passará cerca de 30 anos sem um aporte ovariano de estrogênio. O tratamento do câncer de mama com inibidores da aromatase é uma causa cada vez mais comum de deficiência de estrogênios ainda mais grave. O mecanismo pelo qual a deficiência de estrogênio causa perda óssea está resumido na Figura 411-5. As células da medula óssea (macrófagos, monócitos, precursores dos osteoclastos, mastócitos), assim como as células ósseas (osteoblastos, osteócitos, osteoclastos), expressam ambos ERs (α e β). A perda de estrogênio aumenta a produção de RANKL e diminui a produção de osteoprotegerina, aumentando a formação e o recrutamento dos osteoclastos. O estrogênio também pode desempenhar um papel importante por determinar o período de vida das células ósseas, controlando a taxa de apoptose. Sendo assim, nas situações de privação de estrogênio, a sobrevida dos osteoblastos pode ser reduzida, enquanto a longevidade e a atividade dos osteoclastos aumentam. A velocidade e a duração da perda óssea após a menopausa são heterogêneas e imprevisíveis. Após a perda da superfície no osso esponjoso, a velocidade da perda óssea declina. No osso cortical, a perda é mais lenta, porém continua por um maior período de tempo.

Uma vez que o remodelamento é iniciado na superfície do osso, conclui-se que o osso trabecular – que possui uma área de superfície consideravelmente maior (80% do total) do que o osso cortical – será afetado preferencialmente pela deficiência estrogênica. As fraturas ocorrem mais precocemente nos locais em que o osso trabecular contribui mais para a resistência do osso; como consequência, as fraturas vertebrais são a consequência mais precoce da deficiência estrogênica.

Nos homens, o estrogênio pode desempenhar um importante papel na regulação do remodelamento ósseo. Em um experimento em que foi induzida uma deficiência de estrogênio e androgênio em homens, a restauração do suprimento de estrogênio reduziu a taxa de remodelamento mais do que a restauração androgênica.

ATIVIDADE FÍSICA

A inatividade, como a advinda de repouso prolongado no leito ou paralisia, resulta em perda óssea significativa. Em consequência, os atletas têm maior massa óssea do que os não atletas. Essas alterações na massa esquelética são mais acentuadas quando o estímulo começa durante o crescimento e antes da idade da puberdade. Os adultos são menos capazes do que as crianças de aumentar a massa óssea após a restauração da atividade física. Os dados epidemiológicos confirmam os efeitos benéficos dos altos níveis crônicos de atividade física sobre o esqueleto. O risco de fratura é menor nas comunidades rurais e nos países em que a atividade física é mantida até uma idade mais avançada. Contudo, quando o exercício é iniciado durante a vida adulta, os efeitos de um exercício moderado sobre o esqueleto são modestos, com um aumento da massa óssea de 1 a 2% nos estudos em curto prazo com menos de 2 anos de duração. Argumenta-se que os indivíduos mais ativos apresentam menor probabilidade de sofrer quedas e são mais capazes de se proteger ao caírem, reduzindo, assim, o risco de fratura. A continuação da atividade física nos anos mais avançados parece retardar o declínio cognitivo, uma outra razão importante para incluir programas de atividade física na população idosa.

DOENÇAS CRÔNICAS

Várias doenças genéticas e adquiridas estão associadas a um aumento no risco de osteoporose (Tab. 411-2). Os mecanismos que contribuem para a perda óssea são diferentes para cada doença e resultam de múltiplos fatores, incluindo nutrição, níveis reduzidos de atividade física e fatores que afetam as taxas de remodelamento ósseo. Na maioria das circunstâncias, o diagnóstico primário é feito antes de a osteoporose se manifestar clinicamente. Tanto o diabetes melito tipo 1 quanto o tipo 2 estão associados a um risco aumentado de fraturas, com risco aumentado na presença de maior densidade óssea em comparação com a população não diabética. Isso pode ser devido a diferenças na composição química do tecido ósseo que é mais frágil do que o normal, a uma predileção para conversão de precursores em células adiposas em lugar de osteoblastos e às sequelas do diabetes que aumentam o risco de quedas e lesão.

A perda óssea grave ocorre em indivíduos tetraplégicos e paraplégicos abaixo do nível da lesão. A combinação da perda da função muscular e da inervação tanto do músculo quanto do osso contribui para a falha na recuperação da mobilidade, o que leva a um alto risco de fratura naqueles que tentam continuar a prática de atividades atléticas apesar do diagnóstico primário (p. ex., atletas em cadeira de rodas). A perda óssea também segue um AVC e é novamente dependente da gravidade da paralisia. O risco de fratura

TABELA 411-2 ■ Doenças associadas a um risco aumentado de osteoporose generalizada em adultos

Estados hipogonádicos	**Distúrbios hematológicos/neoplasias malignas**
Síndrome de Turner	
Síndrome de Klinefelter	Mieloma múltiplo
Anorexia nervosa	Linfoma e leucemia
Amenorreia hipotalâmica	Produção do peptídeo relacionado ao paratormônio (PTHrP) associado à neoplasia maligna
Hiperprolactinemia	
Outros estados de hipogonadismo primário ou secundário	
	Mastocitose
Distúrbios endócrinos	Hemofilia
Síndrome de Cushing	Talassemia
Hiperparatireoidismo	**Distúrbios hereditários específicos**
Tireotoxicose	Osteogênese imperfeita
Diabetes melito (tipos 1 e 2)	Síndrome de Marfan
Acromegalia	Hemocromatose
Insuficiência suprarrenal	Hipofosfatasia
Distúrbios nutricionais e gastrintestinais	Doenças do depósito de glicogênio
Desnutrição	Homocistinúria
Nutrição parenteral	Síndrome de Ehlers-Danlos
Síndromes de má-absorção	Porfiria
Gastrectomia	Síndrome de Menkes
	Epidermólise bolhosa
Doença hepática grave, particularmente cirrose biliar	**Outros distúrbios**
Anemia perniciosa	Imobilização
Distúrbios reumatológicos	Doença pulmonar obstrutiva crônica
Artrite reumatoide	Gravidez e lactação
Espondilite anquilosante	Escoliose
	Esclerose múltipla
	Sarcoidose
	Amiloidose

TABELA 411-3 ■ Fármacos associados a um risco aumentado de osteoporose generalizada em adultos

Glicocorticoides	Ciclosporina
Fármacos citotóxicos	Anticonvulsivantes
Inibidores da aromatase	Inibidores seletivos da recaptação da serotonina
Tiroxina em excesso	Alumínio
Agonistas do hormônio liberador das gonadotrofinas	Heparina
Lítio	Inibidores da bomba de prótons
	Tiazolidinedionas
	Terapias de privação de androgênio

pode ser previsto pelo escore FRAX (*Fracture Risk Assessment*) e parece maior no primeiro ano após o diagnóstico de AVC. A crescente prevalência de indivíduos transgêneros e com inconformidade de gênero levou a uma diretriz para avaliação da densidade óssea nessa população pela International Society of Clinical Densitometry, publicada em 2019.

MEDICAMENTOS

Um grande número de medicamentos usados na prática clínica tem efeitos potencialmente deletérios sobre o esqueleto (Tab. 411-3). Os *glicocorticoides* são a causa mais comum de osteoporose induzida por medicação. Com frequência, não é possível determinar o grau com que a osteoporose está relacionada ao tratamento com glicocorticoides ou a outros fatores, visto que os efeitos da medicação se sobrepõem aos da doença primária, que por si só pode estar associada à perda óssea (p. ex., artrite reumatoide). As doses excessivas de hormônio tireoidiano podem acelerar o remodelamento ósseo e resultar em perda óssea.

Outras medicações exercem efeitos menos prejudiciais sobre o esqueleto do que as doses farmacológicas de glicocorticoides. Acredita-se que os *anticonvulsivantes* aumentam o risco de osteoporose, embora muitos indivíduos acometidos tenham insuficiência concomitante de 1,25(OH)$_2$D, visto que alguns anticonvulsivantes induzem o sistema do citocromo P450 e o metabolismo da vitamina D. Os pacientes submetidos a transplante correm alto risco de perda óssea rápida e de fratura, não apenas em virtude dos glicocorticoides, mas também devido ao tratamento com outros agentes *imunossupressores*, como ciclosporina e tacrolimo (FK506). Além disso, com bastante frequência, esses pacientes sofrem de anormalidades metabólicas subjacentes, como insuficiência hepática ou renal, que predispõem à perda óssea. Recentemente, em estudos observacionais, foi constatado que o uso prolongado de inibidores da bomba de prótons está associado a um maior risco de fraturas. Tendo em vista o seu uso em longo prazo disseminado e frequente, o efeito sobre o esqueleto é importante dentro de uma perspectiva de saúde pública e quando se analisa o risco de fratura em indivíduos.

Os inibidores da aromatase, os quais bloqueiam significativamente a enzima aromatase que transforma os androgênios e outros precursores suprarrenais em estrogênio, reduzem drasticamente os níveis circulantes de estrogênio pós-menopausa. Mostrou-se que esses agentes, que são usados em vários estágios do tratamento do câncer de mama, também exercem um efeito prejudicial sobre a densidade óssea e elevam o risco de fratura. As terapias de privação de androgênios, usadas no tratamento de homens com câncer de próstata, também resultam em rápida perda óssea e aumento no risco de fratura. Vários medicamentos para tratamento do diabetes, incluindo as tiazolidinedionas, bem como antidepressivos, incluindo inibidores seletivos da recaptação de serotonina, aumentam o risco de osteoporose e fratura. Em alguns casos, é difícil separar o risco adquirido pela doença subjacente daquele atribuível ao medicamento. Por conseguinte, tanto a depressão quanto o diabetes são fatores de risco em si para fraturas.

TABAGISMO

O tabagismo produz efeitos deletérios sobre a massa óssea, mediados diretamente por efeitos tóxicos sobre os osteoblastos ou indiretamente pela modificação do metabolismo dos estrogênios. Em média, as tabagistas alcançam a menopausa 1 a 2 anos antes que a população geral. O fumo de cigarros exerce também efeitos secundários que podem modular o estado esquelético, incluindo doenças respiratórias e de outra natureza intercorrente, fragilidade, quantidade reduzida de exercício, nutrição precária e necessidade de utilizar medicações adicionais (p. ex., glicocorticoides para doença pulmonar).

OUTROS POTENCIAIS FATORES

Nos últimos anos, um grande número de potenciais fatores de risco para fraturas foi identificado. Isso inclui ingestão excessiva de álcool e outras substâncias de abuso, poluição, uso de triclosana, doença pulmonar obstrutiva crônica, excesso de vitamina B e terapias hormonais utilizadas entre a população transgênero.

DIAGNÓSTICO

MEDIDA DA MASSA ÓSSEA

Dispõe-se de várias técnicas não invasivas para estimar a massa esquelética ou DMO. Elas incluem absorciometria de raios X de energia única (SXA), DEXA, tomografia computadorizada (TC) quantitativa e ultrassonografia. A DEXA é uma técnica radiográfica altamente acurada que se tornou o padrão para medir a densidade óssea. Embora possa ser usada para as mensurações de qualquer área esquelética, as determinações clínicas, em geral, são feitas para a coluna lombar e o quadril. A DEXA também pode ser usada para medir a massa óssea corporal total do punho e a composição corporal. Duas energias de raios X são usadas para estimar o tecido mineralizado, permitindo a correção da atenuação causada por tecido mole. O conteúdo mineral é dividido pela área óssea, que corrige parcialmente para o tamanho do corpo e do osso. Entretanto, essa correção é apenas parcial, pois a DEXA é uma técnica de rastreamento bidimensional que não pode estimar a profundidade nem o comprimento posteroanterior do osso. Por conseguinte, os indivíduos pequenos e magros tendem a apresentar uma DMO abaixo da média, uma característica que é importante na interpretação das medidas de DMO. Os esporões ósseos, que são comuns na osteoartrite, tendem a aumentar falsamente a densidade óssea, principalmente da coluna vertebral, e representam um problema particular na determinação da DMO da coluna vertebral em indivíduos idosos. Como os aparelhos para medição da DEXA são fornecidos por dois fabricantes distintos, o resultado varia em termos absolutos. Consequentemente, tornou-se uma prática padrão relacionar os resultados a valores "normais" usando escores T (um escore T de 1 é igual a 1 DP), que comparam os resultados individuais com os de uma população de adultos jovens pareada por raça e sexo. O valor médio recebe uma pontuação de zero e o intervalo +2,5 a –2,5 (i.e., 2,5 DPs acima ou abaixo da média). Os escores Z (também DPs) comparam os resultados individuais com aqueles de uma população de referência de idade e gênero equivalentes. Assim sendo, uma mulher de 60 anos com um escore Z de –1 (1 DP abaixo da média para a idade) possui um escore T de –2,5 (2,5 DPs abaixo da média para um grupo-controle jovem) (Fig. 411-6). Um escore T < –2,5 na coluna lombar, no colo do fêmur ou no quadril foi definido como osteoporose. Embora os resultados de diferentes instrumentos e, mais importante, de diferentes fabricantes se correlacionem bem, diferentes máquinas usadas ao longo do tempo podem apresentar alterações na DMO, que podem ser atribuídas a alterações biológicas ou simplesmente ao resultado de diferenças entre as máquinas. Isso é particularmente verdadeiro com as medições do quadril. Portanto, recomenda-se que as medições em série sejam realizadas na mesma máquina e preferencialmente pelo mesmo técnico.

Conforme assinalado anteriormente, como > 50% das fraturas ocorrem em indivíduos com massa óssea baixa (i.e., um escore T entre –1 e –2,5), é comum relatar o risco de fratura, além da DMO. Para essa finalidade, o instrumento de avaliação de risco de fratura absoluto, FRAX, frequentemente acompanha o resultado da densidade óssea. As estimativas do FRAX incluem idade, gênero, altura, peso, história de fratura, fratura de quadril em

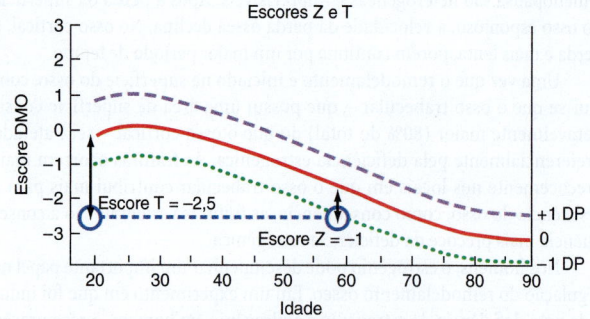

FIGURA 411-6 Relação entre os escores Z e T em uma mulher de 60 anos de idade. DMO, densidade mineral óssea; DP, desvio-padrão.

um dos genitores, uso de esteroides, artrite reumatoide, outras causas secundárias e densidade óssea do colo do fêmur. Em seguida, o programa calcula o risco estimado ao longo de um período de 10 anos para fraturas importantes relacionadas com a osteoporose (coluna vertebral, quadril, punho e parte proximal do úmero), bem como fratura de quadril.

A TC também pode ser usada para medir a coluna vertebral e o quadril, porém raramente é usada em clínica, em parte pelo fato de que a exposição à radiação e o custo são muito mais altos do que aqueles associados à DEXA. A tomografia computadorizada quantitativa (TCQ) periférica de alta resolução pode ser usada para medir o osso no antebraço ou na tíbia e constitui um instrumento de pesquisa que fornece informações sobre a arquitetura esquelética de modo não invasivo. A ressonância magnética (RM) também pode ser usada para obter alguma informação sobre a arquitetura no antebraço e, talvez, no quadril, porém também é, no momento atual, principalmente um instrumento de pesquisa.

A ultrassonografia pode ser usada para medir a massa óssea, calculando a atenuação do sinal à medida que passa através do osso ou a velocidade com que o atravessa. Embora a técnica ultrassonográfica tenha como finalidade avaliar outras propriedades do osso além da massa (p. ex., qualidade), isso não foi confirmado. Em virtude de seu custo relativamente baixo e mobilidade, a medida da densidade óssea por ultrassonografia é acessível para uso como procedimento de rastreamento em estabelecimentos e feiras de saúde.

Todas essas técnicas para medir a DMO foram aprovadas pela Food and Drug Administration (FDA) com base em sua capacidade de prever o risco de fratura. O quadril é o local preferido da mensuração na maioria dos indivíduos, pois permite prever o risco de sua fratura, que é a consequência mais importante da osteoporose, melhor do que qualquer outro local de mensuração da densidade óssea. Quando as mensurações do quadril são realizadas por DEXA, a coluna vertebral é avaliada ao mesmo tempo. Nos indivíduos mais jovens, como as mulheres na perimenopausa ou no início da pós-menopausa, as mensurações da coluna podem ser o indicador mais sensível de perda óssea. Quando não é possível medir a coluna vertebral, o quadril devido à presença de doença degenerativa grave da coluna vertebral, escoliose ou cirurgia prévia de coluna ou quadril, a DMO do punho é frequentemente medida.

INDICAÇÕES PARA MEDIÇÃO DA MASSA ÓSSEA

Foram desenvolvidas diversas diretrizes clínicas para o uso da densitometria óssea na prática clínica (Tab. 411-4). As diretrizes da National Osteoporosis Foundation (NOF) recomendam mensurações da massa óssea em mulheres na pós-menopausa que tenham um ou mais fatores de risco para osteoporose, além da idade, sexo e deficiência de estrogênio. As diretrizes também recomendam que a mensuração da massa óssea deva ser considerada em *todas* as mulheres por volta dos 65 anos de idade, posição ratificada pela U.S. Preventive Health Services Task Force. Nos homens, a determinação da densidade óssea não é recomendada até os 70 anos de idade na ausência de múltiplos fatores de risco ou ocorrência de fratura relacionada com a osteoporose.

O escore FRAX incorpora os fatores de risco (idade, fratura prévia, história familiar de fratura de quadril, baixo peso corporal, tabagismo, consumo excessivo de álcool, uso de esteroides e artrite reumatoide) com a DMO para avaliar a probabilidade de fratura em 10 anos. Dispõe-se de calculadoras de probabilidade para risco de fratura como parte do resultado em todos os aparelhos de DEXA, que também estão disponíveis *online* (*https://www.sheffield.ac.uk/FRAX/*) (Fig. 411-7). Nos Estados Unidos, o tratamento tem sido considerado custo-efetivo se o risco de fratura osteoporótica importante em 10 anos pelo FRAX for ≥ 20% e/ou o risco de fratura de quadril em 10 anos for ≥ 3%. O FRAX é um instrumento imperfeito, visto que não inclui qualquer avaliação de risco de quedas, e as causas secundárias são excluídas

TABELA 411-4 ■ Indicações para o teste da medição da densidade mineral óssea
• Mulheres com ≥ 65 anos de idade e homens com ≥ 70 anos, independentemente dos fatores de risco clínicos
• Mulheres mais jovens na pós-menopausa, mulheres na transição da menopausa e homens de 50 a 69 anos de idade com fatores de risco clínicos para fratura
• Adultos que sofreram fratura aos 50 anos de idade ou posteriormente
• Adultos com uma condição (p. ex., artrite reumatoide) ou em uso de medicamento (p. ex., glicocorticoides, em uma dose diária de > 5 mg de prednisona ou equivalente por > 3 meses) associados a uma baixa massa óssea ou a uma perda óssea

quando a DMO é considerada. O aspecto mais importante é que o FRAX não distingue a contribuição para a probabilidade de fratura futura de uma fratura recente aguda *versus* a importância menor da fratura mais remota. Além disso, não existe nenhuma atribuição para o diagnóstico de fratura vertebral e nenhuma probabilidade de fratura adicional estimada para pacientes que sofreram múltiplas fraturas. Entretanto, é útil como instrumento educacional para pacientes, particularmente para os que têm preocupação excessiva com os níveis de DMO, apesar de sua juventude e saúde relativas.

EXAME DE IMAGEM DA COLUNA VERTEBRAL

O equipamento de DEXA também pode ser usado para obter imagens laterais da coluna torácica e lombar, uma técnica denominada avaliação de fraturas vertebrais (AFV). Embora não seja tão definitiva quanto a radiografia, é uma excelente ferramenta de triagem para anormalidades vertebrais em mulheres e homens com base na idade e na DMO, mesmo na ausência de qualquer sintoma específico, visto que as fraturas vertebrais são, em sua maioria, assintomáticas por longo período de tempo. Além disso, a AFV pode ser usada para avaliar a anormalidade vertebral como causa de perda de altura ou a dor lombar que sugerem a possibilidade de fratura vertebral não diagnosticada.

Como as fraturas vertebrais são frequentemente assintomáticas quando ocorrem pela primeira vez, o diagnóstico de fratura vertebral raramente é feito no momento da ocorrência da fratura. Tendo em vista que as fraturas vertebrais, sejam elas sintomáticas ou assintomáticas, estão associadas às mesmas sequelas clínicas, é fundamental identificar os pacientes com essas fraturas. Nos Estados Unidos, a prevalência de fraturas vertebrais na população com base nos *National Health and Nutrition Evaluation Studies* (NHANES) parece ser de cerca de 10% na década de 1970 e 20% na década de 1980, quando são utilizados critérios mais estritos para o diagnóstico. A NOF e outras organizações recomendaram que as mulheres aos 65 anos de idade e os homens aos 70 anos sejam submetidos a exame de imagem das vértebras se o escore T for ≤ –1,5 na coluna vertebral, quadril ou colo do fêmur. A imagem vertebral também é recomendada para mulheres com 70 anos de idade e homens com 80 anos de idade, se o escore T for < –1. Para indivíduos mais jovens, recomenda-se o exame de imagem das vértebras àqueles com fratura relacionada com a osteoporose, perda de altura ou uso de glicocorticoides. (Ver Tab. 411-5.)

ABORDAGEM AO PACIENTE

Osteoporose

O desenvolvimento de alterações esqueléticas subjacentes é um processo gradual que ocorre sob uma variedade de influências ao longo da vida adulta. O reconhecimento dessas influências permite a intervenção em vários pontos, embora a necessidade de manejo agressivo dependa claramente de uma avaliação cuidadosa de cada paciente individualmente.

A transição da menopausa afeta todas as mulheres no final dos 50 anos e representa uma oportunidade para iniciar uma discussão sobre a perda óssea, o papel da perda de estrogênio e outros fatores de risco que podem exacerbá-la. A avaliação do risco de fratura usando uma ferramenta como FRAX (com ou sem densidade óssea) fornece uma estimativa de 10 anos do risco de fratura do quadril e osteoporose grave e abre a discussão sobre medidas preventivas, incluindo, se necessário, o uso de medicamentos. Se o risco for baixo, nutrição e estilo de vida são o foco. Se os sintomas da menopausa forem proeminentes e a intervenção com estrogênio for necessária, a proteção adicional contra a perda óssea deve ser enfatizada.

Entre as mulheres mais velhas, a ocorrência de uma fratura deve precipitar uma avaliação do estado esquelético, incluindo teste de densidade óssea. Nesse caso, qualquer fratura, traumática ou não, deve levar à avaliação. Embora a osteoporose esteja associada a um risco de fratura em consequência de trauma mínimo, os indivíduos com osteoporose são mais propensos a fraturar em casos de maiores níveis de trauma, e tais indivíduos não devem ser excluídos da avaliação de osteoporose simplesmente por causa do nível de trauma. Esse conceito, embora óbvio, ainda precisa ser enfatizado com pacientes, médicos e contribuintes individuais.

Os pacientes que apresentam fraturas de quadril ou coluna, por definição, têm osteoporose e precisarão de tratamento tanto para a própria fratura quanto para o distúrbio ósseo subjacente. Outras fraturas de ossos longos (p. ex., rádio distal) são gatilhos para avaliação óssea na qual as decisões de tratamento podem ser baseadas.

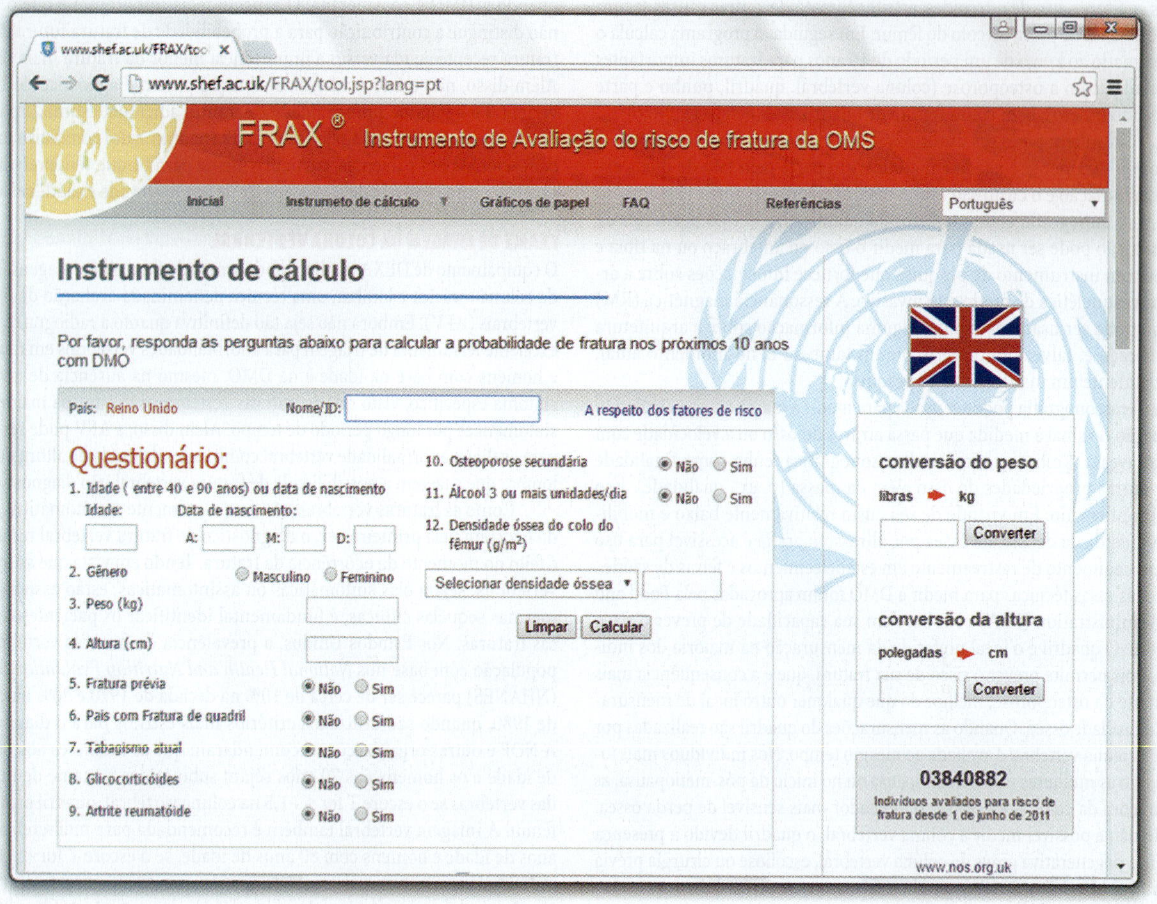

FIGURA 411-7 Instrumento de cálculo FRAX. Quando as respostas às perguntas indicadas são preenchidas, a calculadora pode ser usada para avaliar a probabilidade de fratura em 10 anos. A calculadora (disponível *online* em http://www.shef.ac.uk/FRAX/tool.jsp?locationValue=9) também pode ajustar o risco para vários grupos étnicos. DMO, densidade mineral óssea; IMC, índice de massa corporal.

Em todos os indivíduos que apresentam uma fratura como resultado de uma queda, as estratégias de prevenção de quedas são um complemento importante para outras intervenções nutricionais e de estilo de vida que devem ser revisadas com todos os pacientes.

AVALIAÇÃO LABORATORIAL DE ROTINA

Não existe nenhum algoritmo estabelecido para a avaliação das mulheres que se apresentam com osteoporose. A avaliação geral, que inclui hemograma completo, cálcio sérico e urinário de 24 horas e provas de função renal e hepática, é útil para identificar causas secundárias selecionadas de massa óssea baixa, sobretudo em mulheres com fraturas ou escores Z inesperadamente baixos. Um nível sérico elevado de cálcio sugere hiperparatireoidismo ou neoplasia maligna, enquanto um nível sérico reduzido de cálcio pode refletir desnutrição ou doença de má-absorção, como doença celíaca. Na presença de hipercalcemia, o nível sérico de PTH estabelece a diferença entre hiperparatireoidismo (PTH↑) e uma neoplasia maligna (PTH↓), e um nível alto de PTHrP pode ajudar a documentar a presença de hipercalcemia humoral da malignidade **(Cap. 410)**. Um cálcio urinário baixo (< 50 mg/24 h) sugere desnutrição ou má-absorção, enquanto um cálcio urinário elevado (> 300 mg/24 h) com aporte normal de cálcio (excluindo os suplementos de cálcio durante pelo menos 1 semana antes da coleta de urina) é indicativo de hipercalciúria. A hipercalciúria ocorre principalmente em três situações: (1) perda renal de cálcio, que é mais comum em homens com osteoporose; (2) hipercalciúria absortiva, que pode ser idiopática ou estar associada a quantidades aumentadas de $1,25(OH)_2D$ na doença granulomatosa; ou (3) neoplasias malignas hematológicas ou condições associadas a uma renovação óssea excessiva, como doença de Paget, hiperparatireoidismo e hipertireoidismo. A hipercalciúria renal é tratada com diuréticos tiazídicos, os quais reduzem o cálcio urinário e ajudam a melhorar a economia do cálcio. Nessa situação, os diuréticos tiazídicos isoladamente podem melhorar a massa óssea e reduzir possivelmente o risco de fratura. Além disso, podem diminuir o risco de cálculos renais.

Os indivíduos com fraturas relacionadas com a osteoporose ou densidade óssea na faixa osteoporótica devem fazer uma dosagem do nível sérico de 25(OH)D, pois a ingestão de vitamina D necessária para conseguir um nível-alvo > 30 ng/mL é altamente variável. O hipertireoidismo deve ser avaliado dosando-se o hormônio estimulante da tireoide (TSH, de *thyroid-stimulating hormone*).

Quando existe suspeita clínica da síndrome de Cushing, o nível urinário de cortisol livre ou o cortisol sérico em jejum deve ser dosado após a administração de dexametasona na noite do dia anterior. Quando se suspeita de doença intestinal, má-absorção ou desnutrição, devem-se

TABELA 411-5 ■ Indicações para exame de imagem das vértebras

Considerar a realização de exames de imagem das vértebras nos seguintes indivíduos:[a]

- Todas as mulheres de ≥ 70 anos de idade e todos os homens de ≥ 80 anos se o escore T para a densidade mineral óssea (DMO) for < 1 na coluna vertebral, no quadril ou no colo do fêmur
- Mulheres de 65 a 69 e homens de 70 a 79 anos se o escore T para DMO for < 1,5 na coluna vertebral, no quadril ou no colo do fêmur
- Mulheres na pós-menopausa e homens com ≥ 50 anos de idade com fatores de risco específicos:
  - Fratura causada por pequeno traumatismo na vida adulta (≥ 50 anos de idade)
  - História de perda de altura de ≥ 4 cm[b]
  - Perda de altura prospectiva de ≥ 2 cm[c]
  - Tratamento com glicocorticoides recente ou atual de longo prazo

[a]Se não houver disponibilidade de mensuração da densidade óssea, pode-se considerar o exame de imagem da coluna vertebral baseando-se apenas na idade. [b]Altura atual comparada com a altura máxima na infância. [c]Perda cumulativa de altura medida durante o intervalo de avaliação médica.

verificar os níveis séricos de albumina e colesterol e deve-se solicitar um hemograma. A má-absorção assintomática pode ser prenunciada por anemia (macrocítica – deficiência de vitamina B_{12} ou de folato; microcítica – deficiência de ferro) ou níveis séricos baixos de colesterol ou urinários de cálcio. Se essas ou outras características sugerirem má-absorção, torna-se necessária uma avaliação adicional. A doença celíaca assintomática com má-absorção seletiva está sendo identificada com frequência cada vez maior; o diagnóstico pode ser estabelecido pela pesquisa de anticorpos IgA contra a transglutaminase, porém pode exigir confirmação por biópsia endoscópica. Uma prova terapêutica com dieta isenta de glúten também pode ser confirmatória (Cap. 325). Quando a osteoporose é observada em associação a sintomas de erupção cutânea, múltiplas alergias, diarreia ou rubor, a mastocitose deve ser excluída utilizando-se a coleta urinária de 24 horas para a dosagem da histamina ou a triptase sérica.

O mieloma pode disfarçar-se como osteoporose generalizada, porém manifesta-se mais comumente com dor óssea e lesões características "em saca-bocado" na radiografia. A eletroforese do soro e da urina e/ou a determinação das cadeias leves livres no soro e cadeias leves na urina são necessárias para excluir esse diagnóstico. Com mais frequência, verifica-se a presença de gamopatia monoclonal de significado indeterminado (MGUS), e o paciente é subsequentemente monitorado para assegurar que não se trata de mieloma incipiente. A própria MGUS pode estar associada a um risco aumentado de osteoporose. Uma biópsia da medula óssea poderá ser necessária para excluir o mieloma (nos pacientes com resultados eletroforéticos duvidosos) e pode ser usada também para excluir mastocitose, leucemia e outros distúrbios infiltrativos da medula óssea, como a doença de Gaucher.

Uma importante causa de fratura entre a população idosa é o diabetes, tanto tipo 1 quanto tipo 2. Pacientes com diabetes parecem, em qualquer densidade óssea, estar em maior risco de fratura do que os não diabéticos. As razões incluem os efeitos nos músculos e nervos que aumentam o risco de quedas, mas também a possibilidade de que haja uma fragilidade óssea subjacente como parte das consequências metabólicas do próprio diabetes.

BIÓPSIA ÓSSEA

A marcação óssea com tetraciclina permite determinar a velocidade de remodelamento, assim como avaliar para a detecção de outras doenças ósseas metabólicas. O uso atual dos testes para DMO, em associação com avaliação hormonal e marcadores bioquímicos de remodelamento ósseo, substituiu, em grande parte, o uso clínico da biópsia óssea, embora continuem sendo um importante instrumento no diagnóstico de doença mineral óssea por doença renal crônica (DMO-DRC) na avaliação do mecanismo de ação dos medicamentos para osteoporose e na pesquisa clínica.

MARCADORES BIOQUÍMICOS

Dispõe-se de vários testes bioquímicos que fornecem um índice da velocidade global de remodelamento ósseo (Tab. 411-6). Os marcadores bioquímicos, em geral, são caracterizados por aqueles relacionados principalmente com a *formação óssea* ou a *reabsorção óssea*. Esses testes medem o estado global de remodelamento ósseo em um único ponto no tempo. Sua utilização clínica foi dificultada pela variabilidade biológica (relacionada, em parte, com o ritmo circadiano), assim como pela variabilidade analítica, embora a última esteja melhorando.

Em sua maior parte, os marcadores de remodelamento não fornecem uma previsão suficientemente precisa das taxas de perda óssea nos indivíduos para uma avaliação acurada das alterações potenciais futuras na densidade óssea. Todavia, fornecem informações auxiliares que ajudam tanto na avaliação do paciente quanto na avaliação da resposta ao tratamento. Os marcadores da reabsorção óssea podem ajudar na previsão do risco de fratura, independentemente da densidade óssea, em particular nos indivíduos idosos. Nas mulheres com 65 anos de idade ou mais, quando os resultados da densidade óssea são maiores do que os limiares habituais para tratamento já assinalados, um alto nível de reabsorção óssea deve levar à consideração da necessidade de tratamento. O principal uso dos marcadores bioquímicos reside no monitoramento da resposta ao tratamento. Com a introdução dos agentes terapêuticos antirreabsortivos, o remodelamento ósseo declina rapidamente, com a queda na reabsorção ocorrendo mais precocemente que a queda na formação. A inibição da reabsorção óssea é máxima dentro de 3 meses ou mais. Por conseguinte, a avaliação da reabsorção óssea (o telopeptídeo C-terminal sérico dosado em uma amostra em jejum é o marcador preferido) antes de iniciar a terapia e dentro de 2 a 6 meses após sua instituição fornece uma estimativa mais precoce da resposta do paciente do que a densitometria óssea. Um declínio nos marcadores reabsortivos pode ser verificado após tratamento com bisfosfonatos, denosumabe ou estrogênio; esse efeito é menos pronunciado após tratamento com agentes mais fracos, como raloxifeno ou calcitonina. Os marcadores de renovação óssea também são úteis para monitorar os efeitos do 1-34hPTH ou teriparatida, que aumentam rapidamente a formação óssea (P1NP é o mais sensível, porém a osteocalcina também é um marcador de formação muito adequado) e reabsorção óssea subsequente. A sugestão recente de "períodos sem medicação" (ver adiante) criou outra aplicação dos marcadores bioquímicos, possibilitando a avaliação do efeito livre de fármacos, como os bisfosfonatos.

TRATAMENTO

Osteoporose

MANEJO DOS PACIENTES COM FRATURAS

O tratamento de um paciente com osteoporose envolve, com frequência, o controle das fraturas agudas, assim como o tratamento da doença subjacente. As fraturas de quadril exigem quase sempre o reparo cirúrgico para que o paciente possa voltar a deambular. Dependendo da localização e da gravidade da fratura, da condição da articulação adjacente e do estado geral do paciente, os procedimentos podem incluir redução aberta e fixação interna com pinos e placas, hemiartroplastias e artroplastias totais. Esses procedimentos cirúrgicos são seguidos de reabilitação intensa na tentativa de devolver ao paciente o seu nível funcional antes da fratura. As fraturas de ossos longos frequentemente exigem fixação externa ou interna. Outras fraturas (p. ex., vertebrais, das costelas e pélvicas) frequentemente podem ser manejadas com tratamento de suporte, dispensando qualquer tratamento ortopédico específico.

Apenas cerca de 25 a 30% das fraturas vertebrais por compressão manifestam-se com dor de início súbito nas costas. Para as fraturas agudamente sintomáticas, o tratamento com analgésicos é necessário, incluindo anti-inflamatórios não esteroides e/ou paracetamol, às vezes com o acréscimo de um agente opioide (alguns ensaios clínicos randomizados de pequeno porte sugerem que a calcitonina pode reduzir a dor relacionada com a fratura vertebral aguda por compressão). Uma técnica que envolve injeção percutânea de cimento artificial (polimetilmetacrilato) dentro do corpo vertebral (vertebroplastia ou cifoplastia) pode proporcionar alívio significativo da dor em alguns pacientes; todavia, ensaios clínicos controlados desses procedimentos lançaram alguma dúvida sobre a sua eficácia em longo prazo. Além disso, os riscos incluem extravasamento agudo do cimento fora do corpo vertebral, com comprometimento neurológico e, possivelmente, risco aumentado de fratura em vértebras adjacentes, devido à maior rigidez do corpo vertebral tratado. Períodos curtos de repouso no leito podem ser úteis para o controle da dor; no entanto, em geral a mobilização precoce é recomendada porque ajuda a prevenir a perda óssea adicional associada à imobilização. Ocasionalmente, o uso de uma órtese elástica macia pode facilitar a mobilização mais precoce. Os espasmos musculares ocorrem, com frequência, nas fraturas agudas por compressão e podem ser tratados com relaxantes musculares e calor local. A dor intensa, em geral, regride em 6 a 10 semanas. A dor intensa mais crônica pode sugerir a possibilidade de mieloma múltiplo ou outras condições subjacentes.

As fraturas vertebrais podem causar perda da altura, devido à perda da altura do corpo vertebral durante a sua compressão. Essas fraturas podem produzir uma postura cifótica, particularmente quando em forma

TABELA 411-6 ■ Marcadores bioquímicos do metabolismo ósseo na prática clínica

Formação óssea
- Fosfatase alcalina sérica específica do osso
- Osteocalcina sérica
- Propeptídeo do pró-colágeno tipo I sérico

Reabsorção óssea
- Telopeptídeo N de ligação cruzada no soro e na urina
- Telopeptídeo C de ligação cruzada no soro e na urina

de cunha ou perda da altura torácica. A dor crônica após fratura vertebral provavelmente não é de origem óssea; com efeito, está relacionada a uma pressão anormal exercida sobre os músculos, ligamentos e tendões e à artrite secundária dos processos articulares associada a alterações no formato do tórax e/ou abdome. A dor crônica também pode resultar de costelas apoiadas exatamente no ápice das cristas ilíacas, particularmente em pacientes que sofreram múltiplas fraturas por compressão vertebral. O tratamento efetivo da dor crônica é difícil e pode exigir analgésicos, às vezes incluindo opioides, com o consequente risco de dependência. O repouso frequente e intermitente em decúbito dorsal ou em posição semirreclinada costuma ser necessário para permitir o relaxamento dos tecidos moles que estão sob tensão. Os exercícios de fortalecimento das costas e centrais podem ser benéficos. O calor local ajuda a relaxar os músculos e a reduzir o componente muscular do desconforto. Várias modalidades físicas, como o ultrassom e a estimulação neural transcutânea, podem ser benéficas em alguns pacientes. A dor também ocorre na região do pescoço, não como resultado das fraturas por compressão (que quase nunca ocorrem na coluna cervical como resultado da osteoporose), mas em virtude da sobrecarga crônica associada às tentativas de elevar a cabeça em uma pessoa com cifose torácica acentuada.

As fraturas vertebrais múltiplas geralmente estão associadas a sintomas psicológicos; essa situação nem sempre é reconhecida. As mudanças na configuração corporal e a dor nas costas podem dar origem a uma enorme perda da autoimagem e depressão secundária. O equilíbrio alterado, induzido pela cifose e pelo deslocamento anterior do centro da gravidade do corpo, gera o temor de cair, com uma tendência consequente a permanecer em ambientes fechados e ao início do isolamento social. Algumas vezes, esses sintomas podem ser aliviados pelo apoio da família e/ou por psicoterapia. As medicações poderão ser necessárias quando houver características depressivas.

Diversos estudos mostram que os pacientes que sofrem fratura depois dos 50 anos (até mesmo fraturas tradicionalmente relacionadas com a osteoporose) em sua maioria não são avaliados nem tratados para a osteoporose. As estimativas sugerem que menos de 25% dos pacientes com fraturas recebem cuidados de acompanhamento. Recentemente, vários estudos demonstraram a eficiência de um programa relativamente simples e de baixo custo que diminui o risco de fraturas subsequentes. No sistema de Kaiser, estima-se um declínio de 20% na ocorrência de fratura de quadril com a introdução de um serviço de ligação para fraturas. Essa abordagem também foi bem-sucedida em outros sistemas de saúde fora dos Estados Unidos. Isso envolve um profissional de saúde (geralmente uma enfermeira ou um médico assistente) cujo trabalho é educar os pacientes e coordenar a avaliação e o tratamento da osteoporose à medida que os pacientes passam pela sala de emergência, internação em um hospital de cuidados intensivos, cuidados hospitalares de reabilitação e/ou ortopedia prática ao manejo ambulatorial. Se a experiência de Kaiser puder ser repetida, deverá haver não apenas uma economia significativa nos custos relacionados aos cuidados de saúde, como também uma acentuada queda na incidência de fraturas de quadril e melhora pronunciada nas taxas de morbidade e mortalidade entre a população idosa.

TRATAMENTO DA DOENÇA DE BASE

Redução dos fatores de risco Após a avaliação dos riscos, os pacientes devem receber uma educação abrangente para reduzir o impacto dos fatores de risco modificáveis associados a perda óssea e a quedas. Devem-se rever as medicações, de modo a assegurar que todas sejam necessárias e prescritas na menor dose necessária. Os glicocorticoides, quando incluídos, devem ser avaliados para determinar se estão verdadeiramente indicados e administrados nas menores doses possíveis. Para os que recebem reposição com hormônio tireoidiano, deve-se efetuar uma avaliação do TSH para estabelecer se o paciente não está recebendo uma dose excessiva, visto que a tireotoxicose iatrogênica pode estar associada a um aumento da perda óssea. Para os pacientes que fumam, devem ser feitos todos os esforços para facilitar a cessação do tabagismo. A redução dos fatores de risco para a ocorrência de quedas também inclui o tratamento do abuso de álcool e uma revisão do esquema terapêutico para quaisquer medicamentos que possam estar associados à hipotensão ortostática e/ou sedação, incluindo hipnóticos e ansiolíticos. Se houver noctúria, a frequência deve ser reduzida, se possível (p. ex., diminuindo ou modificando o uso de diuréticos), pois a necessidade de levantar-se no meio da noite constitui um fator desencadeante comum de queda.

TABELA 411-7 ■ Ingestão adequada de cálcio

Grupo por estágio de vida	Estimativa da ingestão diária adequada de cálcio (mg/dia)
Crianças pequenas (1-3 anos)	500
Crianças mais velhas (4-8 anos)	800
Adolescentes e adultos jovens (9-18 anos)	1.300
Homens e mulheres (19-50 anos)	1.000
Homens e mulheres (≥ 51 anos)	1.200

Nota: As necessidades durante a gravidez e a lactação são as mesmas das mulheres não grávidas (p. ex., 1.300 mg/dia para adolescentes/adultos jovens e 1.000 mg/dia para aqueles com ≥ 19 anos de idade).
Fonte: Dados do Institute of Medicine. Dietary Reference Intakes for Calcium, Phosphorus, Magnesium, Vitamin D, and Fluoride. Washington, DC: The National Academies Press; 1997.

Os pacientes devem ser instruídos acerca da segurança ambiental no que concerne à eliminação de fios elétricos expostos, cordas de cortinas, capachos escorregadiços e mesas móveis. Evitar o apoio dos pés descalços sobre assoalhos de madeira, checar as condições dos tapetes (em particular, nas escadas) e proporcionar boa iluminação nos trajetos para os banheiros e para fora da casa são medidas preventivas importantes. Recomenda-se o tratamento para uma visão inadequada, a qual representa um problema particularmente com a percepção da profundidade, que está associada principalmente a maior risco de quedas. Os pacientes idosos com deficiências neurológicas (p. ex., AVC, doença de Parkinson, doença de Alzheimer) correm um risco particularmente alto de cair e necessitam de supervisão e assistência especializadas. Em pacientes com fatores de risco para quedas, especialmente aqueles que moram sozinhos ou passam muito tempo sozinhos, sistemas de alerta médico devem ser prescritos.

Recomendações nutricionais • **Cálcio** Um grande conjunto de dados indica que a ingestão de cálcio abaixo do ideal resulta em perda óssea. Consequentemente, uma ingestão adequada suprime o remodelamento ósseo. Os aportes recomendados pelo Institute of Medicine (IOM) são mostrados na Tabela 411-7. O NHANES documentou de modo consistente que o aporte médio de cálcio está consideravelmente abaixo dessas recomendações. A fonte preferida de cálcio é a alimentação, porém muitos pacientes necessitam de suplementação de cálcio para que o aporte alcance cerca de 1.000 mg/dia. As melhores fontes de cálcio incluem produtos lácteos (leite, iogurte e queijo), leites de origem não animal (amêndoa, arroz, soja) e alimentos enriquecidos, como certos cereais, *waffles*, lanches, sucos e biscoitos. Alguns desses alimentos enriquecidos contêm a mesma quantidade de cálcio do leite por porção. Vários vegetais e frutas, como couve, brócolis e figos secos, contêm uma concentração de cálcio razoavelmente alta, embora parte dele possa não estar totalmente biodisponível. Existem calculadoras de aporte de cálcio disponíveis em *NOF.org* ou *NYSOPEP.org*, que fornecem uma ideia aproximada do aporte total de cálcio.

Se houver necessidade de suplementos de cálcio, eles devem ser tomados em doses suficientes para elevar o aporte total até o nível desejado (cerca de 1.000 mg/dia). As doses de suplemento devem ser ≤ 600 mg para cada dose, visto que a fração de absorção do cálcio diminui com doses mais altas. Os suplementos de cálcio devem ser calculados com base no teor de cálcio elementar do suplemento, e não no peso do sal de cálcio

TABELA 411-8 ■ Teor de cálcio elementar de várias preparações de cálcio por via oral

Preparação de cálcio	Teor de cálcio elementar
Citrato de cálcio	60 mg/300 mg
Lactato de cálcio	80 mg/600 mg
Gliconato de cálcio	40 mg/500 mg
Carbonato de cálcio	400 mg/g
Carbonato de cálcio + 5 μg de vitamina D_2 (OsCal 250)	250 mg/comprimido
Carbonato de cálcio (Tums 500)	500 mg/comprimido

Fonte: Adaptada com permissão de SM Krane, MF Holick, in *Harrison's Principles of Internal Medicine*, 14th ed. New York, NY: McGraw Hill; 1998.

(Tab. 411-8). Os suplementos de cálcio que contêm carbonato devem ser tomados preferencialmente com os alimentos, pois necessitam de ácido para sua solubilidade. Os suplementos de citrato de cálcio podem ser tomados a qualquer hora. Para confirmar a biodisponibilidade, os suplementos de cálcio podem ser colocados em vinagre destilado. Devem se dissolver dentro de 30 minutos.

Vários ensaios clínicos controlados de cálcio, principalmente em associação com vitamina D, confirmaram reduções na incidência de fraturas clínicas, incluindo fraturas do quadril (redução do risco de cerca de 20-30%), particularmente em indivíduos idosos que têm mais tendência a ter uma dieta deficiente. Todos os estudos recentes de agentes farmacológicos foram empreendidos no contexto de reposição do cálcio (± vitamina D). Assim sendo, constitui uma prática padronizada garantir a ingestão adequada de cálcio e vitamina D nos pacientes com osteoporose, independentemente de estarem ou não recebendo terapia farmacológica adicional. Uma revisão sistemática confirmou uma resposta maior da DMO à terapia antirreabsortiva quando a ingestão de cálcio era adequada.

Embora os efeitos colaterais do cálcio suplementar sejam mínimos (eructação e constipação, principalmente com sais de carbonato), nos indivíduos com história de cálculos renais deve-se fazer uma dosagem do cálcio urinário de 24 horas antes de recomendar maior ingestão de cálcio, a fim de evitar uma hipercalciúria significativa. Uma análise recente dos dados publicados sugeriu que um elevado aporte de cálcio proveniente de suplementos está associado ao aumento no risco de cálculos renais, calcificação nas artérias e, potencialmente, um risco aumentado de doença cardíaca e AVC. Trata-se de um assunto em evolução, com dados que confirmam e refutam o achado. Como um elevado aporte de cálcio também aumenta o risco de cálculos renais e não confere nenhum benefício adicional ao esqueleto, a recomendação de um aporte total entre 1.000 e 1.500 mg/dia parece ser razoável.

Vitamina D Apenas com a dieta, raramente se obtém vitamina D suficiente para manter os níveis-alvo na circulação (25[OH]D sérico consistentemente > 75 μmol/L [30 ng/mL]). A vitamina D é sintetizada a partir de um precursor na pele sob a influência do calor e da luz ultravioleta (Cap. 409). A produção é bloqueada com o uso de protetores solares e com a falta de exposição ao sol. No entanto, grandes segmentos da população não obtém uma quantidade suficiente de vitamina D a partir da produção pela pele ou de fontes dietéticas. Como a suplementação com vitamina D em doses que poderiam proporcionar esses níveis séricos é segura e de baixo custo, a National Academy of Medicine (anteriormente, IOM) recomenda um aporte diário de 200 UI para adultos com < 50 anos de idade, 400 UI para aqueles com 50 a 70 anos e 600 UI para aqueles com > 70 anos (com base na obtenção de um nível sérico de 20 ng/mL, inferior ao nível recomendado pela maioria das outras diretrizes). Os comprimidos com múltiplas vitaminas, em geral, contêm 400 UI, e muitos suplementos de cálcio também contêm vitamina D. Alguns dados sugerem que podem ser necessárias doses mais altas (≥ 1.000 UI) nos idosos e em pacientes com doenças crônicas. O relatório do IOM sugere que é seguro tomar até 4.000 UI/dia. Para indivíduos com osteoporose ou para os que correm risco de osteoporose, o uso de 1.000 a 2.000 UI/dia habitualmente pode manter níveis séricos de 25(OH)D acima de 30 ng/mL. A suplementação de vitamina D por si só não parece reduzir o risco de fratura, mas a combinação de ingestão adequada de cálcio e vitamina D diminui o risco de fratura. Baixos níveis de vitamina D parecem estar associados a resultados mais graves em resposta à covid-19. Não se sabe se essa é uma relação de causa e efeito ou uma ocorrência casual, mas certamente é um argumento para assegurar os níveis normais de vitamina D na circulação.

Outros nutrientes Outros nutrientes, como sal, altas ingestões de proteína animal e cafeína, podem ter efeitos modestos sobre a excreção ou a absorção do cálcio. O estado adequado da vitamina K é necessário para a carboxilação adequada da osteocalcina. Os estados em que a nutrição ou o metabolismo da vitamina K é prejudicado, como acontece com a terapia prolongada com varfarina, estiveram associados a massa óssea reduzida. A pesquisa acerca da ingestão de refrigerantes gaseificados à base de cola é controversa, porém sugere uma possível associação a massa óssea reduzida por meio de fatores que parecem independentes da cafeína.

O magnésio é abundante nos alimentos, e sua deficiência é bastante rara na ausência de uma doença crônica grave. A suplementação de magnésio pode estar justificada nos pacientes com doença inflamatória intestinal, doença celíaca, quimioterapia, diarreia intensa, desnutrição ou alcoolismo. Os fitoestrogênios dietéticos, que derivam principalmente dos produtos com soja e dos legumes (p. ex., grão-de-bico e lentilhas), exercem alguma atividade estrogênica, mas são insuficientemente potentes para justificar sua utilização no lugar de um agente farmacológico no tratamento da osteoporose.

Os pacientes com fraturas do quadril costumam ser frágeis e relativamente desnutridos. Alguns dados sugerem um melhor resultado nesses pacientes quando lhes é fornecida uma suplementação calórica e proteica. A ingestão excessiva de proteína pode aumentar a excreção renal de cálcio, porém isso pode ser corrigido por uma ingestão adequada de cálcio. O estrôncio, como mineral da dieta, também foi implicado com o ranelato de estrôncio aprovado em alguns países para o tratamento da osteoporose. Nenhuma evidência sugere que o estrôncio em doses usadas em suplementos possa reduzir o risco de fratura, mas, em virtude da substituição do cálcio no osso pelo átomo de estrôncio maior, esse suplemento pode produzir um aumento na densidade óssea de significado questionável.

Exercício físico Nos indivíduos jovens, o exercício aumenta a probabilidade de que venham a alcançar o pico máximo de massa óssea determinado geneticamente. As metanálises de estudos realizados em mulheres na pós-menopausa indicam que o exercício com carga previne a perda óssea, mas não parece resultar em qualquer ganho substancial de massa óssea. Esse efeito benéfico desaparece quando o exercício é interrompido. A maioria dos estudos é de curta duração, e um efeito mais substancial sobre a massa óssea é provável quando o exercício continua por um período mais longo. O exercício também exerce efeitos benéficos sobre a função neuromuscular e aprimora a coordenação, o equilíbrio e a resistência, reduzindo, assim, o risco de quedas. Um programa de caminhadas constitui uma forma prática de começar. Outras atividades, como dança, esportes com raquete, esqui *cross-country* e o uso de equipamento de ginástica, também são recomendadas, dependendo da preferência pessoal e da condição geral do paciente. Até mesmo as mulheres que não conseguem caminhar são beneficiadas pela natação ou pelos exercícios aquáticos, nem tanto pelos efeitos sobre o osso, que são relativamente pequenos, mas em virtude dos efeitos sobre o músculo. Os hábitos relacionados com o exercício devem ser consistentes, de preferência pelo menos 3 vezes por semana. Para a maioria dos pacientes, sugerimos a participação em atividades físicas que sejam prazerosas, de modo a melhorar a adesão ao exercício. Ressaltamos também a importância de tornar o exercício uma atividade social, mais uma vez para melhorar a adesão do paciente. Muitos indivíduos experimentam um medo de cair que pode levar ao isolamento social e à depressão. Os exercícios em grupo podem ajudar a aliviar esse problema, proporcionando um senso de conectividade social entre os participantes.

Tai chi é uma arte marcial tradicional chinesa que utiliza uma série de movimentos suaves e fluidos para promover e manter a flexibilidade, o equilíbrio, a resistência, a propriocepção e a força. Envolve movimentos constantes através de todas as três dimensões espaciais. Como um exercício tridimensional, o tai chi pode ser incorporado como parte do programa de treinamento de equilíbrio para indivíduos com osteoporose. O *tai chi* é geralmente considerado uma atividade segura. A evidência para a prevenção de quedas no *tai chi* foi avaliada em ensaios controlados randomizados. Os resultados foram controversos; no entanto, revisões sistemáticas recentes forneceram um conjunto crescente de evidências para indicar que a participação no *tai chi* pode reduzir significativamente o risco de quedas em adultos mais velhos. O benefício parece ser maior quando o *tai chi* é praticado com maior frequência.

Recomenda-se que indivíduos com osteoporose ou fraturas vertebrais osteoporóticas participem de programas de exercícios que envolvam treinamento de resistência e equilíbrio. Movimentos lentos e controlados são recomendados para evitar lesões. Modificações de exercícios e evitar certas posturas (como flexão da coluna) podem ser aconselhadas para aqueles com lesões anteriores e dores nas costas ou nas articulações. Deve-se ter cuidado para evitar atividades que possam levar a possíveis fraturas, como realizar atividades em superfícies escorregadias ou torcer ou dobrar a coluna rapidamente durante a transição entre diferentes posições. Precauções devem ser tomadas para evitar lesões ao se exercitar com cargas e realizar exercícios que desafiem o equilíbrio. Para indivíduos com osteoporose que apresentam alto risco de fratura, fraturas vertebrais, estilo de vida sedentário ou comorbidades que afetam a tolerância ao exercício, recomenda-se a consulta com fisioterapeutas para aprender práticas seguras de exercícios.

TRATAMENTO FARMACOLÓGICO DA OSTEOPOROSE

Várias diretrizes para o tratamento da osteoporose foram publicadas nos últimos anos. Os pacientes que apresentam fraturas do quadril e da coluna devem ser avaliados para tratamento. Os pacientes que apresentam fraturas de baixo trauma no cenário de uma DMO na faixa de baixa massa óssea ou osteoporose devem ser tratados com agentes farmacológicos. De acordo com a maioria das diretrizes, deve-se considerar o tratamento do paciente quando o escore T para DMO é ≤ −2,5, um nível compatível com o diagnóstico de osteoporose. O tratamento deve ser considerado nas mulheres na pós-menopausa com fatores de risco, até mesmo quando a DMO não se enquadra na faixa para osteoporose. Os limiares de tratamento dependem das análises de custo-efetividade; todavia, nos Estados Unidos, são de > 20% para probabilidade de fratura significativa em 10 anos e de > 3% para probabilidade de fratura de quadril em 10 anos. Todavia, é preciso ressaltar que, à semelhança de outras doenças, a avaliação do risco é uma ciência inexata quando aplicada a pacientes individuais. As fraturas são ocorrências casuais, que podem acontecer com qualquer pessoa e, de fato, acontecem! Com frequência, os pacientes aceitam riscos que são mais altos do que o médico gostaria, com a preocupação do risco (em geral, consideravelmente menor) de eventos adversos dos fármacos.

As terapias farmacológicas para a osteoporose são antirreabsortivas ou anabólicas. Os agentes antirreabsortivos incluem fármacos que têm amplos efeitos, como terapia hormonal/com estrogênio e moduladores seletivos dos receptores de estrogênio (SERMs), bem como agentes específicos para o tratamento da osteoporose (bisfosfonatos, denosumabe e calcitonina). Os agentes anabolizantes são teriparatida, abaloparatida e romosozumabe. O denosumabe, considerado um antirreabsortivo, permite a continuação da formação óssea, e, assim, há um aumento da densidade óssea além do que ocorre com agentes que inibem a reabsorção, levando diretamente à redução da formação óssea.

Agentes antirreabsortivos • Estrogênios

Uma grande quantidade de dados proporcionados por ensaios clínicos indica que vários tipos de estrogênios (estrogênios equinos conjugados, estradiol, estrona, estrogênios esterificados, etinilestradiol e mestranol) reduzem a renovação óssea, previnem a perda óssea e induzem pequenos aumentos na massa óssea da coluna vertebral, do quadril e do corpo como um todo. Os efeitos do estrogênio são observados em mulheres com menopausa natural ou cirúrgica, assim como em mulheres na pós-menopausa com ou sem osteoporose estabelecida. Os estrogênios são eficazes quando administrados por via oral (VO), transdérmica ou implante subcutâneo. Para as vias de administração tanto oral quanto transdérmica, agora os preparados combinados de estrogênio/progestina estão disponíveis em muitos países, eliminando o problema de ter que tomar dois comprimidos ou de utilizar um adesivo e progestina oral.

Para os estrogênios orais, as doses convencionais recomendadas são de 0,3 mg/dia para os estrogênios esterificados, 0,625 mg/dia para os estrogênios equinos conjugados e 5 µg/dia para o etinilestradiol. Para o estrogênio transdérmico, a dose usada comumente fornece 50 µg de estradiol ao dia, apesar de uma dose menor poder ser apropriada para algumas pacientes. Os dados de dose-resposta para os estrogênios equinos conjugados indicam que as doses mais baixas (0,3 e 0,45 mg/dia) são efetivas. Doses ainda mais baixas também demonstraram retardar a perda óssea.

Dados relacionados com fraturas Os bancos de dados epidemiológicos indicam que as mulheres em reposição estrogênica têm uma redução de 50%, em média, nas fraturas relacionadas com a osteoporose, incluindo fraturas de quadril. O efeito benéfico do estrogênio é maior entre aquelas que iniciam a reposição precocemente e continuam realizando o tratamento; o benefício declina após a interrupção, de forma a não existir um efeito protetor residual contra as fraturas 10 anos após essa interrupção. O primeiro ensaio clínico destinado a avaliar as fraturas como consequências secundárias, o *Heart and Estrogen-Progestin Replacement Study* (HERS), não mostrou efeito algum da terapia hormonal sobre as fraturas do quadril ou outras fraturas clínicas em mulheres com doença arterial coronariana já estabelecida. Esses dados tornaram extremamente importantes os resultados da Women's Health Initiative (WHI) (Cap. 395). O braço de tratamento com estrogênio-progestina da WHI em > 16 mil mulheres saudáveis na pós-menopausa indicou que a terapia hormonal reduz o risco de fratura de quadril e vertebral clínica em 34% e diminui o risco de todas as fraturas clínicas em 24%.

Alguns ensaios clínicos menores avaliaram a ocorrência de fraturas vertebrais como um desfecho da terapia estrogênica. Eles mostraram

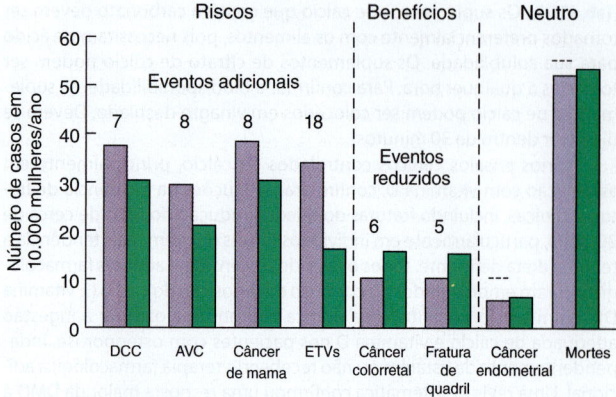

FIGURA 411-8 Efeitos da terapia hormonal sobre as taxas de eventos: verde, placebo; roxo, estrogênio e progestina. AVC, acidente vascular cerebral; DCC, doença cardíaca coronariana; ETVs, eventos tromboembólicos venosos. *(Adaptada com permissão de Women's Health Initiative. WHI HRT Update).*

consistentemente que o tratamento estrogênico reduz a incidência de fratura vertebral por compressão.

A WHI já proporcionou uma enorme quantidade de dados sobre os efeitos multissistêmicos da terapia hormonal. Os estudos observacionais precedentes sugeriram que a reposição estrogênica poderia reduzir a doença cardíaca, porém a WHI mostrou que o tratamento combinado com estrogênio-progestina aumenta o risco de infarto agudo do miocárdio fatal e não fatal em cerca de 29%, confirmando os dados do estudo HERS. Outros riscos relativos importantes incluíram um aumento de 40% no AVC, de 100% na doença tromboembólica venosa e de 26% no risco de câncer de mama. As análises subsequentes confirmaram o risco aumentado de AVC e, em um subestudo, mostraram um aumento de duas vezes na incidência de demência. Outros benefícios, além das reduções na incidência de fraturas assinaladas, incluíram uma redução de 37% no risco de câncer de cólon. Esses riscos relativos devem ser interpretados levando em consideração o risco absoluto (Fig. 411-8). Por exemplo, de um total de 10 mil mulheres tratadas com estrogênio-progestina durante 1 ano, haverá um excesso de 8 infartos, um excesso de 8 cânceres de mama, um excesso de 18 eventos tromboembólicos venosos, menos 5 fraturas do quadril, menos 44 fraturas clínicas e menos 6 cânceres colorretais. Esses números devem ser multiplicados pelo número de anos de tratamento hormonal. Não foi constatado efeito do tratamento hormonal combinado sobre o risco de câncer uterino ou de mortalidade total.

É importante assinalar que esses achados da WHI se aplicam especificamente ao tratamento hormonal na forma de estrogênio equino conjugado mais acetato de medroxiprogesterona. Os benefícios e riscos relativos do estrogênio sem qualquer oposição nas mulheres submetidas a histerectomia variam bastante. Ainda se observam benefícios contra a ocorrência de fraturas, assim como um maior risco de trombose venosa e AVC, de magnitude semelhante aos riscos da terapia hormonal combinada. Em contrapartida, porém, o braço apenas com estrogênio da WHI não indicou aumento do risco de infarto nem de câncer de mama. Os dados sugerem que pelo menos alguns dos efeitos prejudiciais da terapia combinada estão relacionados com o componente progestina. Além disso, existe a possibilidade, sugerida por dados obtidos em primatas, de que o risco aumenta principalmente em mulheres que apresentam deficiência de estrogênio de alguns anos de duração antes de iniciar o tratamento. No entanto, há uma acentuada relutância entre as mulheres para a terapia com estrogênio/hormonal, e a U.S. Preventive Services Task Force sugeriu especificamente que a terapia com estrogênio/hormonal não seja usada para prevenção de doenças.

Mecanismo de ação Dois subtipos de ERs, α e β, foram identificados no osso e em outros tecidos. As células de linhagem monocítica expressam tanto ERα quanto ERβ, o mesmo ocorrendo com os osteoblastos. Os efeitos mediados pelo estrogênio variam de acordo com o tipo de receptor. Ao utilizar modelos de camundongos *knockout* de ER, a eliminação do ERα produz uma redução moderada na massa óssea, enquanto uma mutação de ERβ exerce menor efeito sobre o osso. Um paciente do sexo masculino com uma mutação homozigota de ERα apresentou uma densidade óssea extremamente reduzida, assim como anormalidades no fechamento das epífises, confirmando o importante papel do ERα na biologia do osso. O mecanismo da ação do estrogênio no osso é uma área de investigação ativa **(Fig. 411-5)**. Apesar de os dados serem conflitantes, os estrogênios podem inibir diretamente os osteoclastos. Entretanto, os efeitos dos estrogênios (e dos androgênios) sobre a reabsorção óssea são mediados, em sua maioria, indiretamente por meio de fatores parácrinos produzidos pelos osteoblastos. Essas ações incluem (1) aumento da produção de osteoprotegerina pelos osteoblastos, (2) aumento do IGF-1 e TGF-β e (3) supressão da IL-1 (α e β), IL-6, TNF-α e da síntese de osteocalcina. As ações indiretas dos estrogênios diminuem principalmente a reabsorção óssea.

Progestinas Nas mulheres com útero, a progestina diária ou a progestina cíclica pelo menos 12 dias por mês são prescritas em combinação com os estrogênios, com a finalidade de reduzir o risco de câncer uterino. O acetato de medroxiprogesterona e o acetato de noretindrona enfraquecem a resposta da lipoproteína de alta densidade ao estrogênio, porém isso não ocorre com a progesterona micronizada. Acetato de medroxiprogesterona e progesterona micronizada não parecem exercer um efeito independente sobre o osso; com doses mais baixas de estrogênio, o acetato de noretindrona pode exercer um benefício adicional. No tecido mamário, as progestinas podem ser responsáveis pelo aumento no risco de câncer de mama com o tratamento combinado.

SERMs Dois SERMs são usados atualmente em mulheres na pós-menopausa: o raloxifeno, aprovado pela FDA para a prevenção e o tratamento da osteoporose, bem como para a prevenção do câncer de mama, e o tamoxifeno, aprovado para a prevenção e o tratamento do câncer de mama. Um terceiro SERM, o bazedoxifeno, é comercializado em combinação com estrogênio conjugado para o tratamento dos sintomas da menopausa e prevenção da perda óssea. O bazedoxifeno protege o útero e a mama dos efeitos dos estrogênios e torna o uso de progestina desnecessário.

O *tamoxifeno* reduz a renovação óssea e a perda de osso em mulheres na pós-menopausa, em comparação com os grupos que receberam placebo. Esses achados confirmam o conceito de que o tamoxifeno atua como um agente estrogênico no osso. Existem dados limitados acerca do efeito do tamoxifeno sobre o risco de fraturas, porém o estudo Breast Cancer Prevention indicou uma possível redução nas fraturas clínicas vertebrais, do quadril e de Colles. O tamoxifeno não foi aprovado pela FDA para prevenção ou tratamento da osteoporose. O principal benefício do tamoxifeno é na ocorrência e recorrência do câncer de mama em mulheres com tumores ER-positivos. O ensaio clínico sobre prevenção do câncer de mama indicou que a administração de tamoxifeno durante 4 a 5 anos reduziu a incidência de novo câncer de mama invasivo e não invasivo em cerca de 45% nas mulheres com risco aumentado de câncer de mama. A incidência de cânceres de mama ER-positivos foi reduzida em 65%. O tamoxifeno aumenta o risco de câncer de útero nas mulheres na pós-menopausa, limitando o seu uso para a prevenção do câncer de mama em mulheres com risco baixo ou moderado.

O *raloxifeno* (60 mg/dia) exerce efeitos sobre a renovação óssea e a massa óssea muito semelhantes aos observados com o tamoxifeno, indicando que esse agente também é estrogênico sobre o esqueleto. O efeito do raloxifeno sobre a densidade óssea (+ 1,4-2,8% vs. placebo na coluna vertebral, no quadril e no corpo como um todo) é algo menor do que o observado com doses padronizadas de estrogênios. O raloxifeno reduz a ocorrência de fratura vertebral em 30 a 50%, dependendo da população; no entanto, não existem dados confirmados que o raloxifeno possa reduzir o risco de fraturas não vertebrais durante um período de 8 anos de observação.

O raloxifeno, como o tamoxifeno e o estrogênio, exerce efeitos em outros sistemas orgânicos. O efeito mais benéfico parece ser uma redução na ocorrência de câncer de mama invasivo (principalmente uma redução no tipo ER-positivo) de cerca de 65% nas mulheres que tomam raloxifeno em comparação com placebo. Em um estudo direto, o raloxifeno foi tão efetivo quanto o tamoxifeno na prevenção do câncer de mama em mulheres de alto risco, e, atualmente, o raloxifeno já está aprovado pela FDA para essa indicação. Em outro estudo, o raloxifeno não exerceu qualquer efeito sobre a doença cardíaca em mulheres com risco aumentado desse evento. Ao contrário do tamoxifeno, o raloxifeno não está associado a um aumento no risco de câncer uterino nem de doença uterina benigna. O raloxifeno aumenta a ocorrência de ondas de calor, mas reduz o colesterol sérico total e das lipoproteínas de baixa densidade, a lipoproteína(a) e o fibrinogênio. O raloxifeno, que exerce efeitos positivos sobre o câncer de mama e as fraturas vertebrais, tornou-se um agente útil para o tratamento das mulheres assintomáticas mais jovens na pós-menopausa. Em algumas mulheres, pode ocorrer recidiva dos sintomas da menopausa. Em geral, essa recorrência é evanescente; todavia, em certas ocasiões, tem impacto suficiente sobre a vida diária e o sono para exigir a interrupção do fármaco. O raloxifeno aumenta o risco de trombose venosa profunda e pode aumentar o risco de morte por AVC entre mulheres idosas. Em consequência, o seu uso não é habitualmente recomendado para mulheres acima dos 70 anos de idade.

MODO DE AÇÃO DOS SERMs

Todos os SERMs se unem ao ER, porém cada agente produz uma conformação única receptor-medicamento. Em consequência, proteínas coativadoras ou correpressoras específicas ligam-se ao receptor **(Cap. 377)**, resultando em efeitos diferenciais sobre a transcrição gênica, que variam dependendo dos fatores de transcrição presentes na célula. Outro aspecto da seletividade é a afinidade de cada SERM para os diferentes subtipos de ERα e ERβ, que se expressam diferentemente em vários tecidos. Esses efeitos teciduais seletivos dos SERMs proporcionam a possibilidade de ajustar a terapia estrogênica de forma a satisfazer melhor as necessidades e o perfil dos fatores de risco de determinado paciente.

Bisfosfonatos Os bisfosfonatos tornaram-se o pilar do tratamento da osteoporose, em parte relacionado ao custo à medida que se tornam genéricos. O alendronato, o risedronato, o ibandronato e o ácido zoledrônico foram aprovados para a prevenção e o tratamento da osteoporose pós-menopausa. O alendronato, o risedronato e o ácido zoledrônico também foram aprovados para o tratamento da osteoporose induzida por esteroides, enquanto o risedronato e o ácido zoledrônico foram aprovados para a prevenção da osteoporose induzida por esteroides. O alendronato, o risedronato e o ácido zoledrônico estão aprovados para o tratamento da osteoporose em homens.

O *alendronato* diminui a renovação óssea e aumenta a massa óssea na coluna vertebral em até 8% *versus* placebo e, no quadril, em 6% *versus* placebo. Múltiplos ensaios clínicos avaliaram seu efeito sobre a ocorrência de fraturas. O *Fracture Intervention Trial* forneceu evidência em mais de 2 mil mulheres com fraturas vertebrais prevalentes de que o tratamento diário com alendronato (5 mg/dia, durante 2 anos, e, após, 10 mg/dia, durante 9 meses) reduz o risco de fraturas vertebrais em cerca de 50%, de fraturas vertebrais múltiplas em até 90% e de fraturas do quadril em até 50%. Esses achados foram confirmados por vários ensaios clínicos subsequentes **(Fig. 411-9)**. Por exemplo, em um estudo com mais de 1.900 mulheres com baixa massa óssea tratadas com alendronato (10 mg/dia) *versus* placebo, a incidência de todas as fraturas não vertebrais foi reduzida em cerca de 47% após apenas 1 ano. Nos Estados Unidos, a dose semanal de 70 mg é aprovada para o tratamento da osteoporose, e a dose de 35 mg por semana é aprovada para a prevenção, com essas doses mostrando equivalência à dosagem diária com base na renovação óssea e na resposta da massa óssea.

Como consequência, a terapia realizada uma única vez por semana, em geral, é preferida, por causa da baixa incidência de efeitos colaterais gastrintestinais e da facilidade de administração. O alendronato deve ser administrado com um copo cheio de água antes do desjejum, depois do jejum durante a noite, visto que os bisfosfonatos são pouco absorvidos. Por causa do potencial de irritação esofágica, o alendronato está contraindicado nos pacientes com estreitamento ou esvaziamento inadequado do esôfago. Recomenda-se que os pacientes permaneçam na posição ereta (posição ortostática ou sentada) durante pelo menos 30 minutos após tomar a medicação, de modo a evitar a irritação gástrica, devendo-se evitar alimentos e líquidos (exceto água) pelo mesmo período de tempo. Nos ensaios clínicos realizados, a sintomatologia gastrintestinal global não foi diferente com o alendronato e o placebo; todavia, na prática, todos os bisfosfonatos orais foram associados a irritação e inflamação esofágicas.

O *risedronato* também reduz a renovação óssea e aumenta a massa óssea. Ensaios clínicos controlados demonstraram uma redução de 40 a 50% no risco de fraturas vertebrais durante 3 anos, acompanhada por uma redução de 40% nas fraturas clínicas não vertebrais. O único ensaio clínico planejado especificamente para avaliar o resultado em termos de fratura do quadril (HIP) indicou que o risedronato reduziu em 40% o risco de fratura do quadril em mulheres na sétima década de vida com osteoporose confirmada. Em contrapartida, o risedronato não foi eficaz para reduzir a ocorrência de fraturas do quadril em mulheres mais idosas (com mais de 80 anos) sem osteoporose comprovada. Os estudos mostraram que a dose de 35 mg de risedronato administrada uma vez por semana é terapeuticamente equivalente a 5 mg/dia. As instruções para

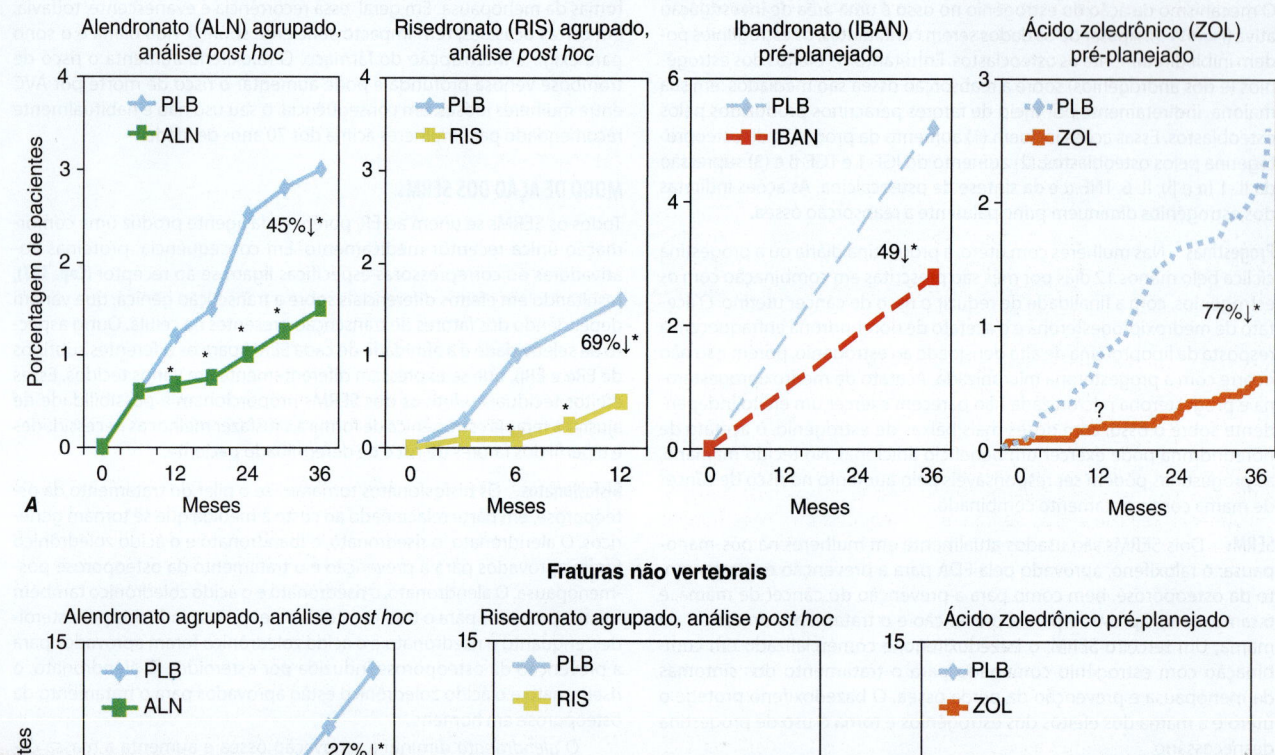
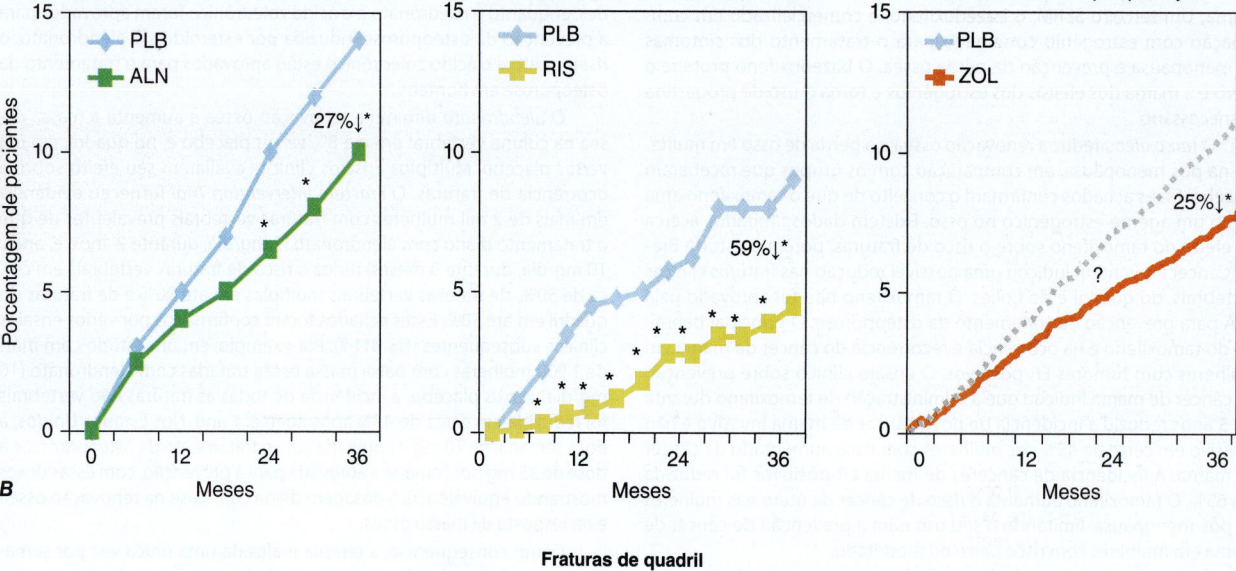
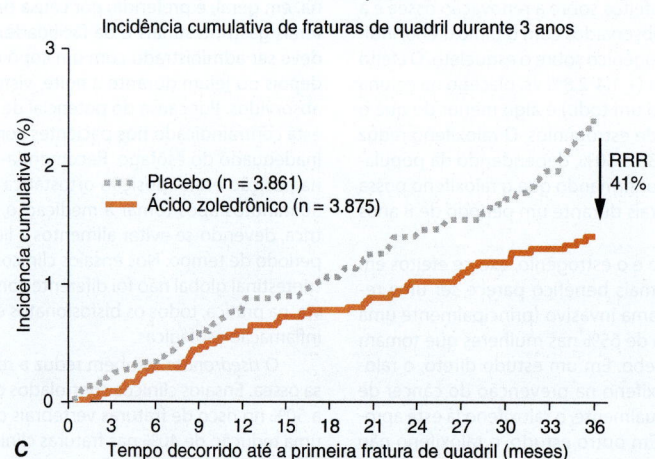

FIGURA 411-9 Efeitos de vários bisfosfonatos na fratura. *A.* Fraturas vertebrais clínicas. *B.* Fraturas não vertebrais. *C.* Fraturas de quadril. PLB, placebo; RRR, redução do risco relativo. *(Dados de DM Black et al: J Clin Endocrinol Metab 85:4118, 2000; C Roux et al: Curr Med Res Opin 4:433, 2004; CH Chesnut et al: J Bone Miner Res 19: 1241, 2004; DM Black et al: N Engl J Med 356:1809, 2007; JT Harrington et al: Calcif Tissue Int 74:129, 2003.)*

administração oral indicadas para o alendronato se aplicam a todos os três bisfosfonatos orais. Existe também uma preparação de risedronato (35 mg) que pode ser tomada após o café da manhã. O risedronato é o único bisfosfonato que possui essa flexibilidade de dosagem.

O *ibandronato* é o terceiro aminobisfosfonato aprovado nos Estados Unidos. Em ensaios clínicos, foi constatado que o ibandronato (2,5 mg/dia) reduz o risco de fratura vertebral em cerca de 40%, porém não exerce qualquer efeito global sobre as fraturas não vertebrais. Em uma análise *post hoc* de indivíduos com um escore T de –3 ou ainda mais baixo para o colo do fêmur, o ibandronato reduziu o risco de fraturas não vertebrais em cerca de 60%. Em ensaios clínicos, doses de ibandronato de 150 mg/mês VO ou de 3 mg a cada 3 meses por via intravenosa (IV) exerceram maiores efeitos sobre a renovação e a massa óssea do que 2,5 mg/dia. Os pacientes devem tomar o ibandronato oral da mesma forma que os outros bisfosfonatos, porém com um período de 1 hora antes de ingerir qualquer outro alimento ou bebida (a não ser água).

O *ácido zoledrônico* é um poderoso bisfosfonato com um esquema de administração único (5 mg por infusão IV de 30 minutos, no máximo uma vez por ano). Dados sobre esse fármaco confirmam que ele é altamente efetivo na redução do risco de fratura. Em um estudo de > 7 mil mulheres acompanhadas durante 3 anos, o ácido zoledrônico (5 mg, IV, anualmente) reduziu o risco de fraturas vertebrais em 70%, de fraturas não vertebrais em 25% e de fraturas de quadril em 40%. Esses resultados estiveram associados a menor perda de altura e incapacidade. Na população tratada, houve um risco aumentado de quase 25% de reação de fase aguda em pacientes sem exposição prévia aos bisfosfonatos (febre, mialgias, cefaleia, mal-estar), porém os efeitos foram de curta duração (2-3 dias). A avaliação detalhada de todos os bisfosfonatos não conseguiu confirmar qualquer risco de fibrilação atrial. O ácido zoledrônico também foi estudado em um ensaio clínico controlado com placebo de mulheres e homens nos primeiros 3 meses após fratura de quadril aguda. O risco de fratura recorrente foi reduzido em 35% e houve uma redução de 28% na mortalidade, maior do que se poderia esperar pela redução isolada da fratura de quadril.

Efeitos adversos comuns de todos os bisfosfonatos Todos os bisfosfonatos têm sido associados a algumas dores musculoesqueléticas e articulares de etiologia incerta, que, em certas ocasiões, são intensas. Há também o potencial de nefrotoxicidade, e os bisfosfonatos estão contraindicados para pacientes com filtração glomerular estimada < 30 a 35 mL/min. Pode ocorrer hipocalcemia.

Tem havido uma preocupação relacionada com dois efeitos colaterais potenciais associados ao uso dos bisfosfonatos. O primeiro é a osteonecrose dos maxilares (ONM). A ONM ocorre geralmente após procedimento dentário em que há exposição do osso (extrações e implantes dentários). Acredita-se que o osso exposto se torne infectado e morra. A ONM é mais comum entre pacientes com câncer que recebem altas doses de bisfosfonatos para metástases ósseas. É rara entre indivíduos com osteoporose tratados com doses habituais de bisfosfonatos. Os colutórios de antibióticos orais e os antibióticos sistêmicos orais podem ser úteis para prevenir esse raro evento adverso se for percebido um risco particularmente alto. O segundo é denominado fratura atípica de fêmur. Trata-se de fraturas incomuns que ocorrem na região subtrocantérica do fêmur ou em algum ponto na parte distal do fêmur até o trocanter menor. Com frequência, são precedidas de dor na parte lateral da coxa ou na virilha, que pode ocorrer durante semanas, meses ou até mesmo anos antes da fratura. As fraturas ocorrem com traumatismo trivial, são horizontais com quebra medial e não são cominutivas. Um comitê reunido pela American Society for Bone and Mineral Research descreveu os critérios maiores e menores para essas fraturas, que parecem estar relacionadas com a duração da terapia com bisfosfonatos. O risco global parece ser muito baixo, particularmente em comparação com o número de fraturas de quadril evitadas por essas terapias; entretanto, com frequência, exigem fixação cirúrgica, e a sua consolidação é difícil. Algumas evidências sugerem que, se as fraturas forem identificadas precocemente, quando há evidência de reação periosteal ou fratura por estresse, antes da ocorrência de fratura franca, a teriparatida pode ajudar a consolidar a fratura e evitar a necessidade de reparo cirúrgico. Temos o hábito de alertar os pacientes que começam a tomar bisfosfonatos sobre a necessidade de avisar se tiverem dor na coxa ou na virilha. Algumas vezes, radiografias de rotina detectam espessamento cortical ou até mesmo fratura por estresse; todavia, com mais frequência, é necessária a realização de RM ou de cintilografia óssea com tecnécio. A presença de uma anormalidade requer um período mínimo de modificação da sustentação do peso, e pode ser necessário o uso de haste profilática para o fêmur. É importante saber que podem ser bilaterais (cerca de 50% das vezes), de modo que, quando se identifica uma anormalidade, deve-se examinar o outro fêmur. Não se sabe se os pacientes que sofrem essas fraturas atípicas de fêmur poderão receber novamente uma terapia antirreabsortiva no futuro, porém parece ser prudente evitar o seu uso na maioria desses indivíduos.

Mecanismo de ação Os bisfosfonatos são estruturalmente relacionados com os pirofosfatos, compostos que são incorporados dentro da matriz óssea. Os bisfosfonatos prejudicam especificamente a função dos osteoclastos e reduzem o número dessas células, em parte ao induzirem apoptose. Evidências recentes sugerem que os bisfosfonatos que contêm nitrogênio inibem também a prenilação proteica, um dos produtos finais na via do ácido mevalônico, ao inibirem a enzima farnesil-pirofosfato-sintase. Esse efeito altera a movimentação intracelular das proteínas e pode levar, finalmente, à apoptose. Alguns bisfosfonatos são retidos por longos períodos no esqueleto e podem exercer efeitos em longo prazo. As consequências disso, se houver alguma, são desconhecidas.

Calcitonina A calcitonina é um hormônio polipeptídico produzido na glândula tireoide **(Cap. 410)**. Seu papel fisiológico não é claro, pois nenhuma doença esquelética foi descrita em associação à deficiência ou ao excesso de calcitonina. Os preparados de calcitonina foram aprovados pela FDA para doença de Paget, hipercalcemia e osteoporose em mulheres > 5 anos após a menopausa.

A calcitonina injetável produz pequenos aumentos na massa óssea da coluna lombar. Contudo, a dificuldade de administração e as reações frequentes, incluindo náuseas e rubor facial, limitam sua utilização generalizada. Um *spray* nasal que contém calcitonina (200 UI/dia) está disponível para o tratamento da osteoporose em mulheres na pós-menopausa. Um estudo sugere que a calcitonina nasal produz pequenos incrementos da massa óssea e uma pequena redução na incidência de novas fraturas vertebrais em pacientes tratados com calcitonina (uma dose) *versus* aqueles que recebem apenas cálcio. Não houve eficácia comprovada contra as fraturas não vertebrais. A calcitonina não está indicada para a prevenção da osteoporose e não é suficientemente potente para prevenir a perda óssea em mulheres na pós-menopausa inicial. Ela pode exercer um efeito analgésico sobre a dor óssea, tanto na forma subcutânea quanto possivelmente na forma nasal. Surgiram preocupações sobre um possível aumento na incidência de câncer associado ao uso da calcitonina. Inicialmente, o câncer observado acometeu a próstata, porém uma análise de todos os dados sugeriu um aumento mais generalizado no risco de câncer. Na Europa, a European Medicines Agency removeu a indicação de osteoporose, e um Comitê Consultivo da FDA votou por uma mudança semelhante nos Estados Unidos.

Mecanismo de ação A calcitonina suprime a atividade osteoclástica pela ação direta sobre o receptor da calcitonina nos osteoclastos. Os osteoclastos expostos à calcitonina não conseguem manter sua borda preguealada ativa, que mantém normalmente um íntimo contato com o osso subjacente.

Denosumabe Denosumabe é um novo agente que, quando administrado duas vezes por ano, por via subcutânea, em um ensaio clínico controlado e randomizado de mulheres na pós-menopausa com osteoporose, demonstrou aumentar a DMO na coluna, no quadril e no antebraço e reduzir as fraturas vertebrais, de quadril e não vertebrais durante um período de 3 anos em 70%, 40% e 20%, respectivamente **(Fig. 411-10)**. Outros ensaios clínicos indicam a capacidade de aumentar a massa óssea em mulheres na pós-menopausa com baixa massa óssea (acima da faixa osteoporótica) e em mulheres na pós-menopausa com câncer de mama tratadas com inibidores da aromatase. Na literatura oncológica, o denosumabe reduz o risco de fraturas em mulheres em uso de inibidores da aromatase. Em um estudo realizado em homens com câncer de próstata tratados com terapia de privação androgênica, o denosumabe aumentou a massa óssea e reduziu a ocorrência de fraturas vertebrais. Uma análise de cinco estudos controlados com placebo sugeriu redução do risco de quedas em pacientes com osteoporose tratados com denosumabe.

O denosumabe foi aprovado pela FDA, em 2010, para o tratamento de mulheres na pós-menopausa que correm alto risco de fraturas osteoporóticas, incluindo aquelas com história de fraturas ou múltiplos fatores de risco para fraturas e aquelas que não responderam ou que são intolerantes a outros tratamentos para a osteoporose. O denosumabe

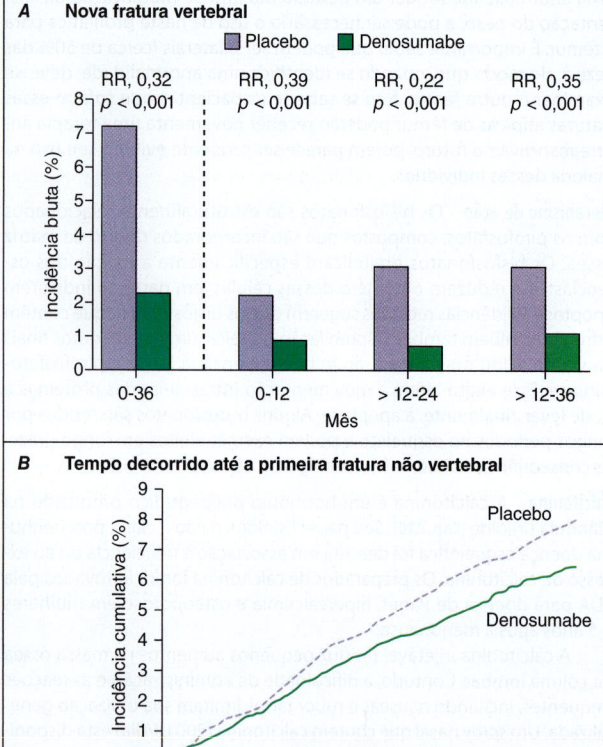

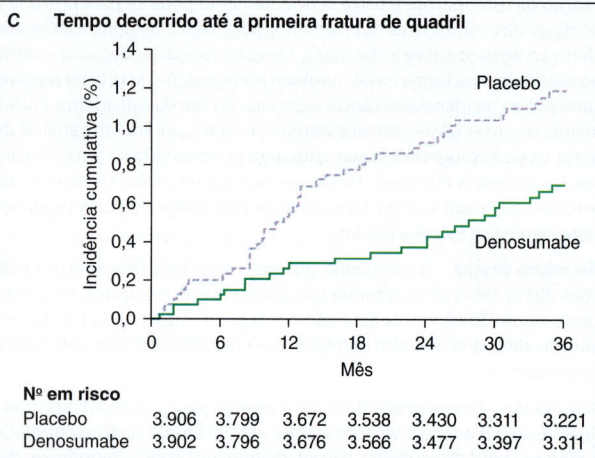

FIGURA 411-10 Efeitos do denosumabe em: **A.** novas fraturas vertebrais; e **B** e **C.** momento da fratura não vertebral e de quadril. RR, risco relativo. *(Reproduzida com permissão de SR Cummings et al: Denosumab for prevention of fractures in postmenopausal women with osteoporosis. N Engl J Med 361:756, 2009.)*

também foi aprovado para o tratamento da osteoporose em homens com alto risco de fraturas, bem como mulheres com câncer de mama tratadas com inibidores da aromatase e homens com câncer de próstata submetidos a tratamento de privação androgênica. Uma extensão observacional de longo prazo do principal ensaio clínico com mulheres na pós-menopausa forneceu evidências de que a DMO continua aumentando tanto na coluna vertebral quanto no quadril nos primeiros 3 a 10 anos de tratamento com denosumabe, com taxas de fraturas pelo menos tão baixas quanto aquelas observadas durante o ensaio clínico controlado com placebo.

O denosumabe pode aumentar o risco de ONM e de fraturas atípicas do fêmur de modo semelhante aos bisfosfonatos. A incidência estimada é de 5/10 mil pacientes-ano para a ONM e de 1/10 mil paciente-ano para fraturas atípicas do fêmur. O denosumabe pode causar reações de hipersensibilidade, hipocalcemia e reações cutâneas, incluindo dermatite, exantema e eczema. As preocupações iniciais sobre um desequilíbrio nas infecções com denosumabe foram, em grande parte, afastadas.

Quando se suspende o denosumabe, ocorrem aumento rebote na renovação óssea e aceleração aparente da perda óssea. Isso provavelmente reflete a maturação dos precursores dos osteoclastos que se acumularam na medula quando o fármaco foi administrado, podendo se transformar em células maduras de reabsorção óssea após a suspensão do fármaco. A consequência desse aumento rebote no remodelamento e perda óssea associada consiste em rápido aumento no risco de fraturas, particularmente fraturas vertebrais, e aumento específico na ocorrência de múltiplas fraturas vertebrais. Nos pacientes que precisam interromper o denosumabe ou naqueles em que foram alcançadas as metas de DMO e redução do risco de fraturas, o tratamento temporário com bisfosfonatos deve evitar o aumento rebote no remodelamento e rápida perda óssea. Na prática clínica, uma única infusão de ácido zoledrônico parece manter a DMO por 1 a 2 anos, mas pode precisar ser repetida. Bisfosfonatos orais também podem ser prescritos. Em ambos os casos, a duração necessária do uso de bisfosfonatos para eliminar o efeito rebote não é clara e pode variar consideravelmente entre os pacientes.

Mecanismo de ação O denosumabe é um anticorpo monoclonal inteiramente humano dirigido contra o RANKL, o efetor comum final da formação, da atividade e da sobrevida dos osteoclastos. O denosumabe liga-se ao RANKL, inibindo sua capacidade de iniciar a formação dos osteoclastos maduros a partir dos precursores osteoclásticos e de levar os osteoclastos maduros até a superfície óssea, iniciando a reabsorção óssea. Ele também desempenha um papel na redução da sobrevida dos osteoclastos. Por meio dessas ações sobre os osteoclastos, o denosumabe induz uma ação antirreabsortiva potente, conforme avaliação bioquímica e histomorfométrica.

Agentes anabólicos • **Paratormônio** O PTH endógeno é um peptídeo de 84 aminoácidos que é, em grande parte, responsável pela homeostase do cálcio **(Cap. 410)**. Embora a elevação crônica do PTH, como a que ocorre no hiperparatireoidismo, esteja associada a uma perda óssea (particularmente do osso cortical), o PTH também pode exercer um efeito anabólico sobre o osso. Em concordância com isso, alguns estudos observacionais indicaram que o hiperparatireoidismo endógeno leve está associado a uma manutenção da massa óssea trabecular, porém à perda de osso cortical. Com base nesses achados, estudos observacionais preliminares em pequena escala mostraram que análogos do PTH podem aumentar a DMO trabecular. Ensaios clínicos controlados subsequentes confirmaram que o PTH pode aumentar a massa óssea e reduzir a ocorrência de fraturas. O primeiro ensaio clínico controlado e randomizado com mulheres na pós-menopausa mostrou que o PTH (1-34), quando combinado à terapia com estrogênio, produziu um incremento substancial da massa óssea (13% ao longo de um período de 3 anos em comparação com estrogênio isoladamente) e reduziu o risco de deformidade por compressão vertebral. No estudo central (duração mediana de 19 meses), a administração de 20 µg de PTH (1-34) por injeção subcutânea diária (sem terapia adicional) reduziu em 65% as fraturas vertebrais e em 40 a 50% as fraturas não vertebrais **(Fig. 411-11)**. A teriparatida produz aumentos rápidos e vigorosos na formação óssea e, em seguida, no remodelamento ósseo global, resultando em aumentos substanciais da massa óssea e melhora da microarquitetura, incluindo conectividade do osso esponjoso e largura cortical. Os efeitos sobre a DMO, particularmente no quadril, são menores quando pacientes passam dos bisfosfonatos para a teriparatida, possivelmente de modo proporcional à potência do agente antirreabsortivo. O efeito sobre a DMO do quadril está particularmente prejudicado quando os pacientes passam do denosumabe para a teriparatida. Em pacientes tratados com denosumabe que necessitam de tratamento com teriparatida, a terapia de combinação pode desempenhar um papel importante. Em mulheres previamente não tratadas, a teriparatida é administrada como monoterapia e seguida de um potente agente antirreabsortivo, como denosumabe ou bisfosfonato. A terapia combinada é geralmente evitada devido ao custo e potencial inibição da atividade anabólica da teriparatida.

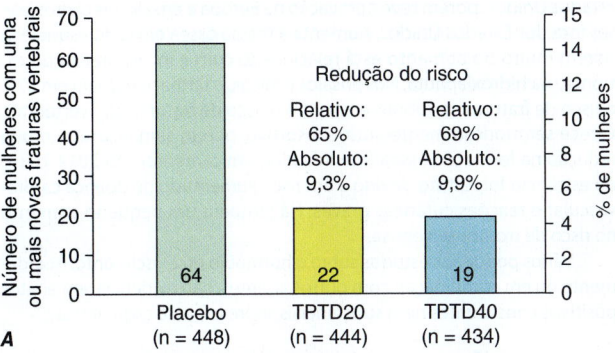

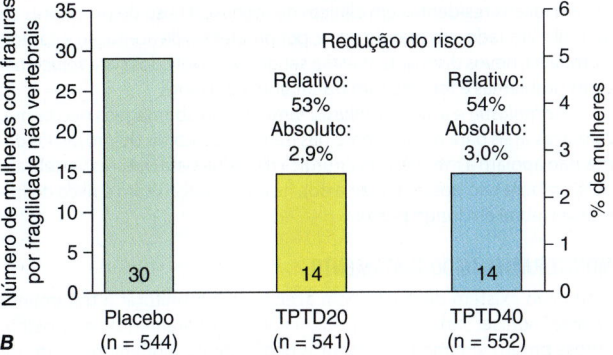

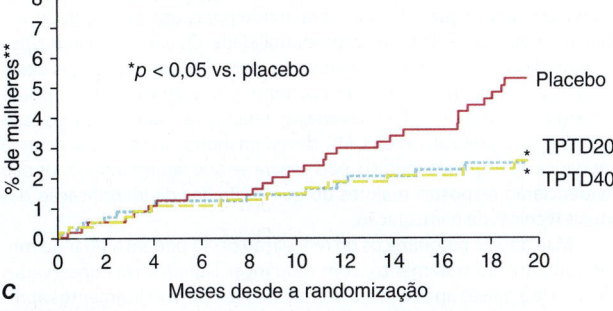

FIGURA 411-11 Efeitos da teriparatida (TPT) em: **A.** novas fraturas vertebrais; e **B** e **C.** fraturas por fragilidade não vertebral. *(A e B são dados de RM Neer et al: Effect of parathyroid hormone (1–34) on fractures and bone mineral density in postmenopausal women with osteoporosis. N Engl J Med May 344:1434, 2001. C é reproduzida com permissão de RM Neer et al: Effect of parathyroid hormone (1–34) on fractures and bone mineral density in postmenopausal women with osteoporosis. N Engl J Med May 344:1434, 2001.)*

Em mulheres com fraturas vertebrais osteoporóticas agudas e dolorosas, a teriparatida reduziu em cerca de 50% a ocorrência de fraturas vertebrais subsequentes em comparação com o risedronato. Não houve nenhuma diferença no resultado de fraturas não vertebrais entre os dois fármacos. Em um estudo comparando a teriparatida com o risedronato em pacientes com fraturas vertebrais prevalentes, foi constatado um benefício significativo da teriparatida contra fraturas vertebrais, com benefício quase significativo do fármaco contra fraturas não vertebrais.

Os efeitos colaterais da teriparatida são, em geral, leves e podem incluir dor muscular, fraqueza, tontura, cefaleia e náusea. Roedores submetidos a tratamento prolongado com PTH em altas doses (3-60 vezes a dose humana) desenvolveram sarcomas osteogênicos depois de cerca de 18 meses de tratamento. Foram descritos raros casos de osteossarcoma em pacientes tratados com teriparatida, consistente com a evidência de base de osteossarcoma em adultos. Estudos de vigilância em longo prazo com uma alta proporção de pacientes diagnosticados com osteossarcoma na vida adulta tanto nos Estados Unidos quanto na Escandinávia revelaram não ter ocorrido nenhuma exposição prévia à teriparatida em nenhum dos casos.

O uso de teriparatida pode ser limitado pelo custo e seu modo de administração (injeção subcutânea diária). Modos alternativos de administração foram investigados, mas nenhum provou ser bem-sucedido. Com base nos dados de osteossarcomas em roedores e tendo em vista a duração máxima da teriparatida no ensaio clínico central de 2 anos, a FDA limitou o tratamento com teriparatida a 2 anos, se tornando o uso máximo na vida. Como resultado, muitas vezes considera-se restringir o uso inicial a 1 ano (usando a resposta da densidade óssea em 1 ano como guia) e salvar o segundo ano para uso futuro, se necessário.

Mecanismo de ação O PTH administrado exogenamente parece ter ações diretas sobre a atividade dos osteoblastos, com evidências bioquímicas e histomorfométricas de formação óssea *de novo* em 1 ou 2 semanas em resposta à teriparatida. Posteriormente, há reabsorção. Subsequentemente, a teriparatida ativa o remodelamento ósseo, porém ainda parece favorecer muito mais a formação do que a reabsorção de osso. A teriparatida administrada por injeção diária estimula o recrutamento e a atividade dos osteoblastos por meio de ativação da sinalização de Wnt. A teriparatida produz um aumento verdadeiro no tecido ósseo e uma restauração aparente da microarquitetura do osso **(Fig. 411-12)**.

Abaloparatida A abaloparatida é um análogo sintético do PTHrP humano, que tem homologia significativa com o PTH e também se liga ao receptor PTH tipo 1. A abaloparatida e a teriparatida têm diferentes afinidades de ligação às duas conformações distintas do receptor, R^0 e RG. Quando comparada com teriparatida, a abaloparatida liga-se com semelhante alta afinidade à conformação RG, porém com muito menos afinidade à conformação R^0. Essas diferenças parecem resultar em estímulo semelhante para a formação óssea, porém em menor estímulo para a reabsorção óssea, e a abaloparatida foi especificamente escolhida para desenvolvimento entre um grande número de análogos de PTH e PTHrP com base no que parecia ser um perfil anabólico otimizado.

No estudo *Abaloparatide Comparator Trial in Vertebral Endpoints* (ACTIVE) de fase 3, 2.463 mulheres na pós-menopausa com osteoporose foram randomizadas de modo cego para abaloparatida ou por via subcutânea diariamente *versus* placebo ou teriparatida de modo aberto. Com 18 meses, o aumento da DMO vertebral foi semelhante com abaloparatida e teriparatida (11,2% para abaloparatida e 10,5% para teriparatida); no quadril, os incrementos da DMO foram discretamente maiores com a abaloparatida (4,2% vs. 3,3%). A incidência de novas fraturas vertebrais foi reduzida em 86% com abaloparatida e em 80% com teriparatida, em comparação com placebo (ambas $p < 0,001$). A taxa de risco para abaloparatida *versus* teriparatida não foi citada. Fraturas não vertebrais foram reduzidas em 43% com abaloparatida ($p = 0,05$) e em 28% com teriparatida (não significativo; $p = 0,22$). O estudo ACTIVE foi estendido, com

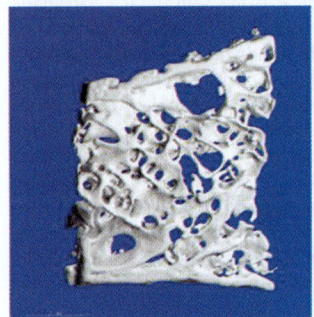
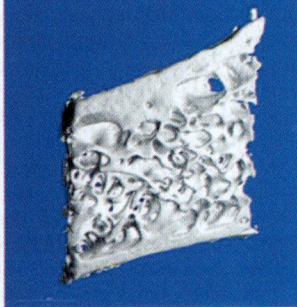

FIGURA 411-12 Efeito do tratamento com paratormônio (PTH) sobre a microarquitetura óssea. Duas amostras de biópsia de uma mulher de 64 anos de idade antes (**A**) e depois (**B**) do tratamento com PTH. *(Reproduzida com permissão de DW Dempster et al: Effects of daily treatment with parathyroid hormone on bone microarchitecture and turnover in patients with osteoporosis: A paired biopsy study. J Bone Miner Res 16:1846, 2001.)*

92% dos participantes elegíveis dos grupos tratados com abaloparatida e com placebo direcionados para o alendronato em estudo aberto, para um período de tratamento total de 24 meses com alendronato. Fraturas vertebrais e não vertebrais foram menos comuns no grupo que fez a transição de abaloparatida para alendronato, sugerindo que a proteção contra fratura com abaloparatida pode ser mantida com o tratamento antirreabsortivo.

Romosozumabe O romosozumabe é um anticorpo humanizado, que bloqueia a produção de esclerostina pelos osteócitos, resultando em aumento da formação óssea e declínio da reabsorção. No ensaio clínico central (FRAME), 7.180 mulheres na pós-menopausa com osteoporose foram randomizadas de modo cego para receber romosozumabe por via subcutânea (210 mg) mensalmente ou placebo por um período de 1 ano, seguido de transição para denosumabe subcutâneo (60 mg) de modo aberto, a cada 6 meses, por 1 ano adicional. A DMO aumentou em mais de 13% na coluna vertebral e em quase 7% no quadril no decorrer de 1 ano com o romosozumabe. Com 1 ano, a incidência de novas fraturas vertebrais no grupo tratado com romosozumabe foi significativamente reduzida em 73%, em comparação com placebo. O risco de fraturas clínicas (fraturas não vertebrais e fraturas vertebrais clínicas combinadas) foi significativamente reduzido em 36%. As fraturas não vertebrais também foram reduzidas, porém a diferença perdeu significância estatística, talvez devido a diferenças geográficas. Na região da América Latina de alto recrutamento, não houve nenhuma redução significativa nas fraturas não vertebrais, provavelmente devido a uma incidência geral muito baixa nessa região. No resto do mundo, houve uma redução significativa das fraturas não vertebrais em > 40%. No segundo ano do estudo FRAME, foi realizada uma transição de ambos os grupos para o denosumabe. No decorrer de 24 meses, as mulheres que tinham recebido romosozumabe nos primeiros 12 meses e, em seguida, denosumabe tiveram uma redução de 75% na ocorrência de novas fraturas vertebrais, em comparação com as que receberam placebo durante 1 ano, seguido de denosumabe. Houve também uma tendência quase significativa para uma redução das fraturas clínicas e não vertebrais no grupo do romosozumabe/denosumabe. Em comparação com valores basais, a DMO aumentou em 17,6% na coluna vertebral e em 8,8% no quadril dos indivíduos do grupo do romosozumabe/denosumabe. A segurança e a tolerabilidade dos dois fármacos foram semelhantes, com incidência discretamente maior de reações no local de injeção no grupo tratado com denosumabe. O estudo FRAME está em extensão contínua, em que todas as participantes receberam denosumabe contínuo por 1 ano adicional. Um estudo paralelo com pacientes de alto risco, todos com fraturas vertebrais prevalentes, também está em andamento e compara o romosozumabe ao alendronato durante 1 ano, seguido de transição ou continuação do alendronato por mais 2 anos. Em um estudo, houve um aumento nos efeitos colaterais cardiovasculares, levando a um aviso na bula.

OUTROS AGENTES FARMACOLÓGICOS NÃO APROVADOS NOS ESTADOS UNIDOS

O odanacatibe, um inibidor da catepsina K, inibe a enzima colagenase dos osteoclastos, impedindo a reabsorção óssea, sem afetar a viabilidade dos osteoclastos. Esse agente estava em estágio final de desenvolvimento. Em um ensaio clínico controlado de grande porte (cerca de 17 mil mulheres na pós-menopausa com osteoporose), houve aumento substancial da massa óssea na coluna vertebral e quadril e redução das fraturas vertebrais, de quadril e não vertebrais. Infelizmente, o odanacatibe foi associado a um aumento significativo no risco de AVC, e o seu desenvolvimento foi interrompido em setembro de 2016.

A testosterona tem sido usada no tratamento da osteoporose associada a baixos níveis de testosterona nos homens. Existem dados que indicam que a testosterona pode aumentar a densidade óssea, mas não há dados que indiquem melhora em quaisquer desfechos de fratura. Como a testosterona tem muitos outros efeitos, particularmente em homens mais velhos (incluindo hipertrofia da próstata), a decisão quanto a seu uso no tratamento da osteoporose precisa levar em consideração os efeitos multissistêmicos.

O fluoreto de sódio foi testado em dois ensaios clínicos paralelos de grande porte no final de década de 1980. Apesar de um aumento substancial da DMO, esse aumento foi, em parte, devido à incorporação do fluoreto ao cristal de hidroxiapatita. O risco de fratura não foi reduzido e, na verdade, foi aumentado nos ossos não vertebrais. Por essa razão, o fluoreto não é mais considerado uma opção viável para o tratamento da osteoporose.

O ranelato de estrôncio nunca foi aprovado para a osteoporose nos Estados Unidos, porém teve aprovação na Europa e em alguns outros países fora dos Estados Unidos. Aumenta a massa óssea em todo esqueleto, porém muito do aumento está relacionado com a incorporação do estrôncio na hidroxiapatita. Nos ensaios clínicos, o fármaco reduziu em 37% o risco de fraturas vertebrais e em 14% o risco de fraturas não vertebrais. Parece ser modestamente antirreabsortivo, porém sem acarretar muita redução na formação óssea (medida bioquimicamente). Em 2014, o uso do estrôncio foi restrito devido a um risco aumentado de doença cardiovascular e reações cutâneas graves. Há também um pequeno aumento no risco de trombose venosa.

Vários pequenos estudos sobre o hormônio do crescimento, isoladamente ou em combinação com outros agentes, não evidenciaram efeitos positivos consistentes nem substanciais sobre a massa esquelética.

ABORDAGENS NÃO FARMACOLÓGICAS

Almofadas protetoras usadas ao redor da parte externa da coxa, que cobrem a região troncantérica do quadril, podem prevenir fraturas de quadril em idosos residentes em clínicas de repouso. O uso de protetores de quadril é limitado, em grande parte, por problemas de aceitação e conforto; todavia, novos dispositivos estão sendo desenvolvidos para solucionar esses problemas e fornecer um tratamento adjuvante.

A *cifoplastia* e a *vertebroplastia* também são abordagens não farmacológicas úteis para o tratamento das fraturas vertebrais dolorosas. Os dados não apoiam a intervenção cirúrgica de rotina para fraturas vertebrais, pois, embora isso possa reduzir a dor, há preocupação com o risco de fratura vertebral em longo prazo.

MONITORAMENTO DO TRATAMENTO

Ainda não existem diretrizes bem aceitas para monitorar o tratamento da osteoporose. Sabendo-se que a maioria dos tratamentos para osteoporose produz, em média, aumentos pequenos ou moderados da massa óssea, seria razoável considerar a DMO como um instrumento de monitoramento. As mudanças devem ser superiores a cerca de 4% na coluna vertebral e 6% no quadril para serem consideradas significativas em qualquer indivíduo. O quadril é o local preferido por causa da área de superfície mais extensa e da maior reprodutibilidade. Os aumentos induzidos pela medicação podem levar vários anos para produzir mudanças dessa magnitude (se é que realmente ocorrem). Como consequência, pode-se argumentar que a DMO deveria ser repetida a cada 2 anos. Apenas as reduções significativas da DMO deveriam induzir a realização de uma mudança no esquema médico, pois espera-se que muitos indivíduos não evidenciarão respostas maiores do que os limites de identificação das atuais técnicas de mensuração.

Marcadores bioquímicos de renovação óssea podem ajudar no monitoramento do tratamento, com mudanças significativas observadas dentro de 3 meses após o início do tratamento com medicamentos aprovados e o possível benefício de melhorar a adesão. Ainda não está claro qual marcador é mais útil. Se forem utilizados os marcadores da renovação óssea, deverá ser feita uma dosagem antes de começar a terapia, que será repetida ≥ 3 a 4 meses depois de iniciada. Em geral, uma mudança nos marcadores da renovação óssea deve ser 30 a 40% mais baixa que a dosagem basal para ser significativa por causa da variabilidade biológica e da técnica inerente a esses testes. Como os marcadores mudam mais rapidamente do que a densidade óssea, eles frequentemente são sinais precoces do efeito do tratamento. Atualmente, o telopeptídeo C do colágeno dosado em uma amostra de soro em jejum pela manhã é o marcador preferido de reabsorção óssea, enquanto a osteocalcina ou o propeptídeo do colágeno tipo 1 (P1NP) são os marcadores preferidos para a formação óssea.

OSTEOPOROSE INDUZIDA POR GLICOCORTICOIDES

As fraturas osteoporóticas são uma consequência bem caracterizada do hipercortisolismo associado à síndrome de Cushing. No entanto, o uso terapêutico de glicocorticoides é incontestavelmente a forma mais comum de osteoporose induzida por glicocorticoides (OIGC). Esses agentes são usados amplamente no tratamento de uma grande variedade de distúrbios, incluindo distúrbios pulmonares crônicos, artrite reumatoide e outras doenças do tecido conectivo, doença inflamatória intestinal e após transplante. A osteoporose e as fraturas correlatas são efeitos colaterais graves da terapia crônica com glicocorticoides. Levando-se em conta que os efeitos dos glicocorticoides sobre o esqueleto com frequência se sobrepõem às consequências do envelhecimento e da menopausa, não é de surpreender que as mulheres e os idosos sejam acometidos mais frequentemente. Entretanto, a resposta do osso aos glicocorticoides é extremamente heterogênea, e até mesmo os indivíduos jovens em fase de crescimento tratados com glicocorticoides podem apresentar fraturas.

O risco de fratura depende da dose e da duração da terapia com glicocorticoide, apesar de dados recentes sugerirem que pode não existir uma dose totalmente segura. A perda óssea é mais rápida durante os meses iniciais do tratamento, e o osso trabecular é afetado mais intensamente que o osso cortical. Como resultado, mostrou-se que as fraturas aumentam 3 meses após o início do tratamento com esteroides. Observa-se um aumento no risco de fratura no esqueleto tanto axial quanto apendicular, incluindo o risco de fratura do quadril. A perda óssea pode ocorrer com qualquer via de administração de esteroides, incluindo os glicocorticoides inalados em altas doses e as injeções intra-articulares. A administração em dias alternados não parece reduzir os efeitos ósseos dos glicocorticoides.

FISIOPATOLOGIA
Os glicocorticoides aumentam a perda óssea por múltiplos mecanismos, incluindo (1) inibição da função osteoblástica e aumento na apoptose dos osteoblastos, resultando em menor síntese de osso novo; (2) estimulação da reabsorção óssea, provavelmente como um efeito secundário; (3) comprometimento da absorção intestinal de cálcio, provavelmente por um efeito que independe da vitamina D; (4) aumento na perda urinária de cálcio e talvez indução de um certo grau de hiperparatireoidismo secundário; (5) redução dos androgênios suprarrenais e supressão da secreção ovariana e testicular de estrogênios e androgênios; e (6) indução da miopatia devido aos glicocorticoides, que pode exacerbar os efeitos sobre o esqueleto e a homeostase do cálcio, além de aumentar o risco de quedas.

AVALIAÇÃO DO PACIENTE
Por causa da prevalência de OIGC, é importante avaliar o estado do esqueleto em todos os pacientes que irão iniciar ou já estejam sob terapia com glicocorticoides de longo prazo. Os fatores de risco modificáveis devem ser identificados, incluindo aqueles relacionados com as quedas. O exame deve incluir a determinação da altura e da força muscular. A avaliação laboratorial deve incluir uma dosagem do cálcio urinário de 24 horas. Todos os pacientes que estão recebendo glicocorticoides em longo prazo (> 3 meses) devem ter sua massa óssea medida tanto na coluna vertebral quanto no quadril utilizando DEXA. Se puder ser medida apenas uma única área esquelética, é preferível avaliar a coluna nos indivíduos com < 60 anos e o quadril naqueles com > 60 anos.

PREVENÇÃO
A perda óssea causada pelos glicocorticoides pode ser prevenida, e pode-se conseguir uma redução significativa no risco de fratura. As estratégias devem incluir o uso da menor dose de glicocorticoide que seja adequada para o controle da doença. As vias de administração tópica e inalada são preferidas, quando apropriadas. A redução dos fatores de risco é importante, incluindo a cessação do tabagismo, a limitação no consumo de álcool e a participação em exercícios com carga e resistência, quando apropriado. Todos os pacientes devem receber uma quantidade adequada de cálcio e de vitamina D na alimentação ou em suplementos.

TRATAMENTO
Osteoporose induzida por glicocorticoides

Em ensaios clínicos de grande porte, foi demonstrado que vários bisfosfonatos (alendronato, risedronato e ácido zoledrônico) reduzem o risco de fraturas em pacientes tratados com glicocorticoides e foram aprovados pela FDA para tratamento da OIGC. A teriparatida também foi aprovada para tratamento da OIGC. Em um ensaio clínico que comparou teriparatida com alendronato, os aumentos da DMO foram muito maiores e a redução do risco de fraturas vertebrais muito mais substancial com a teriparatida, em comparação com o alendronato. Um estudo do denosumabe indica uma maior eficácia do denosumabe em comparação com o risedronato no tratamento da OIGC. O American College of Rheumatology divulgou novas diretrizes para o manejo da OIGC.

LEITURAS ADICIONAIS
BLACK DM, ROSEN CJ: Postmenopausal osteoporosis. N Engl J Med 374:2096, 2016.
BLACK DM et al: Atypical femur fracture risk versus fragility fracture prevention with bisphosphonates. N Engl J Med 383:743, 2020.
COMPSTON J: Glucocorticoid-induced osteoporosis: An update. Endocrine 61:7, 2018.
COSMAN F et al: Spine fracture prevalence in a nationally representative sample of US women and men aged >/=40 years: results from the National Health and Nutrition Examination Survey (NHANES) 2013–2014. Osteoporos Int 28:2319, 2017.
COSMAN F et al: Treatment sequence matters: Anabolic and antiresorptive therapy for osteoporosis. J Bone Miner Res 32:198, 2017.
KHOSLA S, HOFBAUER LC: Osteoporosis treatment: Recent developments and ongoing challenges. Lancet Diabetes Endocrinol 5:898, 2017.
REID IR: A broader strategy for osteoporosis interventions. Nat Rev Endocrinol 16:333, 2020.
ROUX C, BRIOT K: Imminent fracture risk. Osteoporos Int 28:1765, 2017.

412 Doença de Paget e outras displasias ósseas
Rajesh K. Jain, Tamara J. Vokes

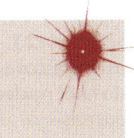

DOENÇA ÓSSEA DE PAGET

A doença de Paget é um distúrbio localizado do remodelamento ósseo que afeta extensas áreas não contíguas do esqueleto. O processo patológico é iniciado por uma reabsorção hiperativa do osso osteoclástico, acompanhada por um aumento compensatório na formação de osso novo osteoblástico, resultando em um mosaico estruturalmente desorganizado de osso reticulado e lamelar. O osso pagético é expandido, menos compacto e mais vascular; por conseguinte, é mais suscetível a deformidades e fraturas. Apesar de a maioria dos pacientes ser assintomática, não é rara a ocorrência de sintomas que resultam diretamente do acometimento ósseo (dor óssea, artrite secundária, fraturas) ou secundariamente da expansão do osso, causando compressão do tecido neural circundante.

Epidemiologia Existe uma enorme variação geográfica na frequência da doença de Paget, com alta prevalência na Europa Ocidental (Grã-Bretanha, França e Alemanha, excluindo, porém, Suíça e Escandinávia) e entre aqueles que imigraram para a Austrália, a Nova Zelândia, a África do Sul e as Américas do Norte e do Sul. A doença é rara nas populações nativas das Américas, da África, da Ásia e do Oriente Médio; quando ela ocorre, os indivíduos acometidos, em geral, têm uma ancestralidade europeia, confirmando a teoria da migração. Por motivos que ainda não foram esclarecidos, a prevalência e a gravidade da doença de Paget estão diminuindo, enquanto a idade por ocasião do diagnóstico está aumentando.

A prevalência é maior em homens e aumenta com a idade. As séries de necrópsia revelam a presença de doença de Paget em cerca de 3% daqueles com mais de 40 anos. A prevalência de radiografias esqueléticas positivas em pacientes com > 55 anos de idade é de 2,5% para homens e de 1,6% para mulheres. Os níveis elevados de fosfatase alcalina (ALP, de *alkaline phosphatase*) nos pacientes assintomáticos evidenciam uma incidência ajustada à idade de 12,7 e 7 por 100.000 pessoas-ano em homens e mulheres, respectivamente.

Etiologia A etiologia da doença óssea de Paget continua sendo desconhecida, porém a evidência apoia etiologias tanto genéticas quanto virais. Uma história familiar positiva é encontrada em 15 a 25% dos pacientes e, quando presente, eleva 7 a 10 vezes a prevalência da doença entre os parentes de primeiro grau.

Foi estabelecida uma base genética clara para vários distúrbios ósseos familiares raros que se assemelham clínica e radiologicamente à doença de Paget, mas que têm uma apresentação mais grave e um início mais precoce. Uma deleção homozigótica do gene *TNFRSF11B*, que codifica a osteoprotegrina **(Fig. 412-1)**, causa a *doença de Paget juvenil*, também conhecida como *hiperfosfatasia idiopática familiar*, um distúrbio que se caracteriza

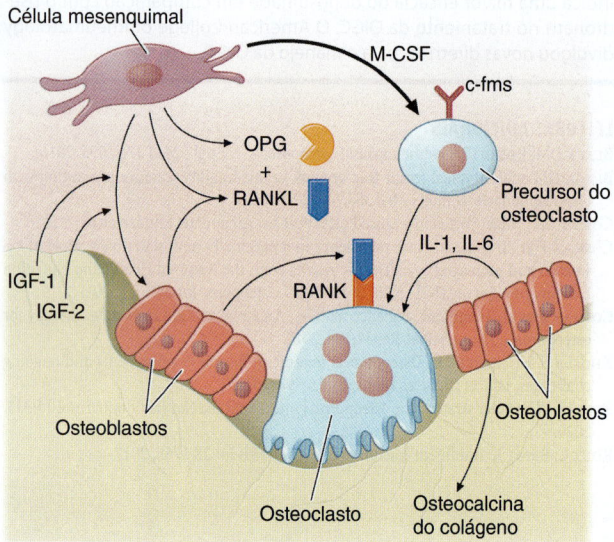

FIGURA 412-1 Fatores que promovem a diferenciação e a função dos osteoclastos e dos osteoblastos e o papel da via do ativador do receptor do fator nuclear κB (RANK). As células estromais da medula óssea (mesenquimais) e os osteoblastos diferenciados produzem múltiplos fatores de crescimento e citocinas, incluindo o fator estimulador das colônias de macrófagos (M-CSF, de *macrophage colony-stimulating factor*), para modular a osteoclastogênese. O RANKL (ligante do ativador do receptor do fator nuclear κB [NF-κB]) é produzido pelos progenitores dos osteoblastos e por osteoblastos maduros e pode ligar-se a um receptor "chamariz" solúvel, conhecido como OPG (osteoprotegerina) para inibir a ação do RANKL. Como alternativa, uma interação célula-célula entre os progenitores dos osteoblastos e dos osteoclastos permite ao RANKL ligar-se a seu receptor acoplado à membrana, RANK, estimulando, desse modo, a diferenciação e a função dos osteoclastos. O RANK liga-se a proteínas intracelulares denominadas fatores associados ao receptor do fator de necrose tumoral (TRAFs, de *tumor necrosis factor receptor-associated factors*), que fazem a mediação da sinalização do receptor por meio de fatores de transcrição, como o NF-κB. O M-CSF liga-se a seu receptor, c-fms, que é o homólogo celular do oncogene do *fms*. Ver no texto o papel potencial dessas vias nos distúrbios da função dos osteoclastos, como a doença de Paget e a osteopetrose. IGF, fator de crescimento semelhante à insulina; IL, interleucina.

por diferenciação e reabsorção osteoclásticas descontroladas. Os padrões familiares da doença em várias grandes famílias são compatíveis com um padrão de herança autossômica dominante com penetrância variável. A *osteólise expansível familiar*, a *hiperfosfatasia esquelética expansível* e a *doença de Paget de início precoce* estão associadas a mutações no gene *TNFRSF11A*, que codifica o ativador do receptor do fator nuclear κB (RANK, de *receptor activator of nuclear factor-κB*), um membro da superfamília do fator de necrose tumoral que é essencial para a diferenciação dos osteoclastos (Fig. 412-1). Uma mutação na profilina 1, uma pequena proteína de actina que atua como supressora tumoral, também causa a doença de Paget de início precoce com predisposição para o desenvolvimento de osteossarcoma. Por fim, as mutações no gene da proteína contendo valosina provocam uma síndrome rara com herança autossômica dominante e penetrância variável, conhecida como *miopatia com corpúsculo de inclusão com doença de Paget e demência frontotemporal* (MCIDPDF). O papel dos fatores genéticos está menos elucidado na forma mais comum de doença de Paget de início tardio. As mutações mais comuns identificadas nos casos familiares e esporádicos de doença de Paget têm sido no gene *SQSTM1* (sequestassomo-1 ou proteína p62) no domínio C-terminal de ligação da ubiquitina. Os outros genes candidatos incluem *CSF1* (1p13), que codifica o fator estimulador de colônias de macrófagos (M-CSF), uma citocina necessária para a diferenciação dos osteoclastos; *RIN3* (14q32), que codifica um fator de troca de guanina denominado Rab e Ras ligante 3; *OPTN* (10p13), que está envolvido na regulação do NFκB; *TNFRSF11A* (18q21), que codifica o ativador do receptor de fator nuclear κB (NFκB) (RANK), um receptor essencial para a diferenciação dos osteoclastos; e *TM7SF4*, que codifica a proteína transmembrana específica das células dendríticas (DC-STAMP), uma molécula essencial para a fusão dos osteoclastos. A variabilidade fenotípica nos pacientes com mutações

SQSTM1 sugere que fatores adicionais, como outras influências genéticas ou infecções virais, podem influenciar a expressão clínica da doença.

Várias linhas de evidência sugerem que uma infecção viral pode contribuir para as manifestações clínicas da doença de Paget, incluindo (1) a presença de inclusões citoplasmáticas e nucleares semelhantes aos paramixovírus (vírus do sarampo e sincicial respiratório) nos osteoclastos pagéticos e (2) mRNA viral nos osteoclastos precursores e maduros. A etiologia viral é apoiada também pela conversão dos precursores dos osteoclastos para osteoclastos semelhantes aos pagéticos por vetores que contêm o nucleocapsídeo do vírus do sarampo ou genes da matriz. O declínio na incidência da doença de Paget coincide com a vacinação disseminada contra o sarampo, também compatível com o papel potencial do vírus no desenvolvimento da doença. Entretanto, a etiologia viral tem sido questionada pela impossibilidade de se cultivar um vírus vivo a partir do osso pagético e de clonar genes virais inteiros a partir do material obtido de pacientes com a doença de Paget. Além disso, os pacientes com doença de Paget não apresentam níveis mais elevados de anticorpos contra paramixovírus ou sarampo em comparação com os controles, nem os níveis de anticorpos se correlacionam com a gravidade da doença naqueles com doença de Paget.

Fisiopatologia A principal anormalidade na doença de Paget é o aumento no número e na atividade dos osteoclastos. Os osteoclastos pagéticos são grandes – seu número aumenta 10 a 100 vezes – e possuem um número maior de núcleos (até 100, em comparação com 3 a 5 núcleos no osteoclasto normal). Os osteoclastos hiperativos podem gerar um aumento de sete vezes nas superfícies reabsortivas e uma velocidade de erosão de 9 μg/dia (o normal é de 1 μg/dia). Foram identificadas várias causas para o aumento do número e da atividade dos osteoclastos pagéticos: (1) os precursores osteoclásticos são hipersensíveis a $1,25(OH)_2D_3$; (2) os osteoclastos são hiper-responsivos ao ligante do RANK (RANKL), o fator estimulador dos osteoclastos que media os efeitos da maioria dos fatores osteotrópicos sobre a formação dos osteoclastos; (3) as células estromais da medula óssea das lesões pagéticas exibem maior expressão de RANKL; (4) o recrutamento dos precursores dos osteoclastos é aumentado pela interleucina (IL) 6, cujos níveis sanguíneos são mais altos nos pacientes com doença de Paget ativa e cuja expressão é mais acentuada nos osteoclastos pagéticos; (5) a expressão do proto-oncogene *c-fos*, que acelera a atividade osteoclástica, é aumentada; e (6) o oncogene antiapoptótico *Bcl-2* no osso pagético exibe uma expressão mais acentuada. Numerosos osteoblastos são recrutados para os locais de reabsorção ativa e produzem grandes quantidades de matriz de osso novo. Como resultado, a renovação óssea é alta, e a massa óssea é normal ou aumentada, em vez de reduzida, a não ser que exista deficiência concomitante de cálcio e/ou de vitamina D.

O aspecto mais característico da doença de Paget é uma reabsorção óssea aumentada, acompanhada por formação acelerada do osso. Uma fase osteolítica inicial envolve reabsorção óssea proeminente e hipervascularização acentuada. Ao exame radiográfico, isso se manifesta como uma cunha lítica expansiva, ou lesão em "chama de vela". A segunda fase é um período de formação e reabsorção ósseas muito ativas que substituem o osso lamelar normal por osso imaturo (reticulado). O tecido conectivo fibroso pode substituir a medula óssea normal. Na fase esclerótica final, a reabsorção óssea declina progressivamente e produz um osso pagético ou em mosaico duro, denso e menos vascularizado, que representa a denominada fase de exaustão da doença de Paget. Todas as três fases podem estar presentes ao mesmo tempo em locais esqueléticos diferentes.

Manifestações clínicas O diagnóstico, com frequência, é estabelecido em pacientes assintomáticos devido à detecção de níveis elevados de ALP nos exames de rotina da bioquímica do sangue ou devido a uma anormalidade em uma radiografia óssea obtida para outra indicação. As áreas esqueléticas envolvidas mais comumente são a pelve, os corpos vertebrais, o crânio, o fêmur e a tíbia. Os casos familiares com apresentação precoce geralmente exibem numerosos locais ativos de acometimento esquelético.

O sintoma inicial mais comum consiste em dor, que pode resultar de aumento da vascularização óssea, lesões líticas expandidas, fraturas, arqueamento ou outras deformidades. O arqueamento do fêmur ou da tíbia acarreta anormalidades da marcha e produz estresses mecânicos anormais com osteoartrite secundária das articulações do quadril ou do joelho. O arqueamento dos ossos longos causa também dor nos membros por distensão dos músculos que se inserem no osso amolecido pelo processo pagético. A dor nas costas resulta de vértebras pagéticas aumentadas, fraturas por

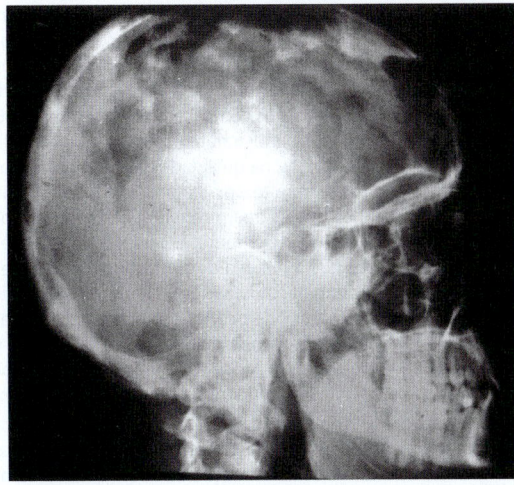
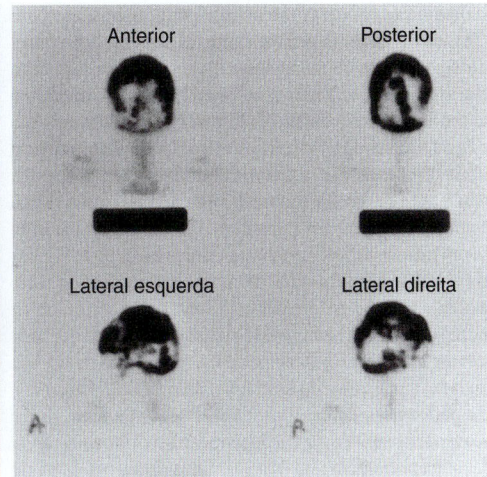

FIGURA 412-2 Mulher de 48 anos com doença de Paget no crânio. À esquerda. Radiografia lateral mostrando áreas de reabsorção e esclerose do osso. **À direita.** Cintilografia óssea com ^{99m}Tc HDP (difosfonato de hidroximetileno) com vistas anterior, posterior e lateral do crânio mostrando a captação difusa do isótopo pelos ossos frontal, parietal, occipital e petroso.

compressão vertebral, estenose vertebral, alterações degenerativas das articulações e mecânica corporal alterada, com cifose e inclinação anterógrada do segmento superior do dorso. Raramente, a compressão da medula espinal pode resultar do aumento de volume do osso ou da síndrome do roubo vascular. O acometimento do crânio pode causar cefaleias, aumento simétrico ou assimétrico dos ossos parietais ou frontais (bossa frontal) e aumento do tamanho da cabeça. A expansão craniana pode estreitar os forames cranianos e causar complicações neurológicas, incluindo perda auditiva secundária ao dano do nervo coclear devido ao acometimento do osso temporal, paralisias de nervos cranianos e amolecimento da base do crânio (*platibasia*), com o risco de compressão do tronco encefálico. O acometimento pagético dos ossos faciais pode causar deformidade facial, queda dos dentes e outras condições odontológicas e, raramente, compressão da via aérea.

As fraturas são complicações sérias da doença de Paget e, em geral, ocorrem nos ossos longos em áreas de lesões líticas ativas ou expansivas. Os locais comuns de fraturas são a diáfise femoral e as regiões subtrocantéricas. As neoplasias com origem no osso pagético são raras (< 0,5%). A incidência de sarcoma parece estar diminuindo, possivelmente por causa do tratamento mais efetivo e mais precoce com os potentes agentes antirreabsortivos. A maioria dos tumores é representada por osteossarcomas, que, em geral, se manifestam com dor recente em uma lesão pagética de longa duração. Os tumores de células gigantes benignos ricos em osteoclastos podem ter origem em áreas adjacentes ao osso pagético e respondem à terapia com glicocorticoides.

As complicações cardiovasculares podem ocorrer nos pacientes com acometimento de grandes porções (15 a 35%) do esqueleto e alto grau de atividade da doença (ALP quatro vezes acima do valor normal). A extensa derivação arteriovenosa (*shunt*) e os grandes aumentos no fluxo sanguíneo através do osso pagético vascularizado dão origem a um estado de alto débito e aumento cardíaco. Entretanto, a insuficiência cardíaca de alto débito é relativamente rara e, em geral, instala-se nos pacientes com alguma patologia cardíaca concomitante. Além disso, estenose aórtica calcificada e calcificações vasculares difusas já foram associadas à doença de Paget.

Diagnóstico O diagnóstico pode ser sugerido durante o exame clínico pela presença de um crânio aumentado de volume com bossa frontal, arqueamento de um membro ou baixa estatura com postura simiesca. Um membro com alguma área de calor e hipersensibilidade à palpação pode sugerir uma lesão pagética subjacente. Outros achados incluem deformidade óssea da pelve, do crânio, da coluna e dos membros; acometimento artrítico das articulações adjacentes às lesões; e discrepância no comprimento das pernas que resulta de deformidades dos ossos longos.

A doença de Paget, em geral, é diagnosticada a partir de anormalidades radiológicas e bioquímicas. Os achados radiográficos típicos da doença de Paget incluem aumento ou expansão de um osso inteiro ou de uma única área de um osso longo, espessamento cortical, irregularidade das demarcações trabeculares e alterações líticas e escleróticas típicas. As radiografias do crânio (Fig. 412-2) revelam regiões de "flocos de algodão", ou de osteoporose circunscrita, espessamento de áreas diploicas e aumento de volume e esclerose de uma única porção ou de um osso inteiro ou de mais de um osso do crânio. O espessamento cortical vertebral das placas terminais superior e inferior cria uma vértebra tipo "moldura". O aumento difuso e radiodenso de uma vértebra recebe a designação de "vértebra de marfim". As radiografias da pelve podem demonstrar ruptura ou fusão das articulações sacroilíacas; lesões poróticas e radiodensas do ilíaco com espirais de trabeculação grosseira; linha ileopectínea espessada e esclerótica (sinal da borda); e amolecimento com protrusão do acetábulo, com migração axial dos quadris e contratura funcional em flexão. As radiografias dos ossos longos revelam uma deformidade com arqueamento e alterações pagéticas típicas de espessamento e expansão corticais e áreas de transparência e esclerose (Fig. 412-3). As cintilografias ósseas com radionuclídeo marcado com ^{99m}Tc são menos específicas, porém mais sensíveis que as radiografias comuns para identificar os locais de lesões esqueléticas ativas. Embora a tomografia computadorizada (TC) e a ressonância magnética (RM) não sejam necessárias na maioria dos casos, a TC pode ser útil para avaliar a possibilidade de fratura, enquanto a RM é necessária para estabelecer a possibilidade de sarcoma, tumor de células gigantes e doença metastática no osso pagético. O diagnóstico definitivo de neoplasia maligna geralmente exige a realização de uma biópsia óssea.

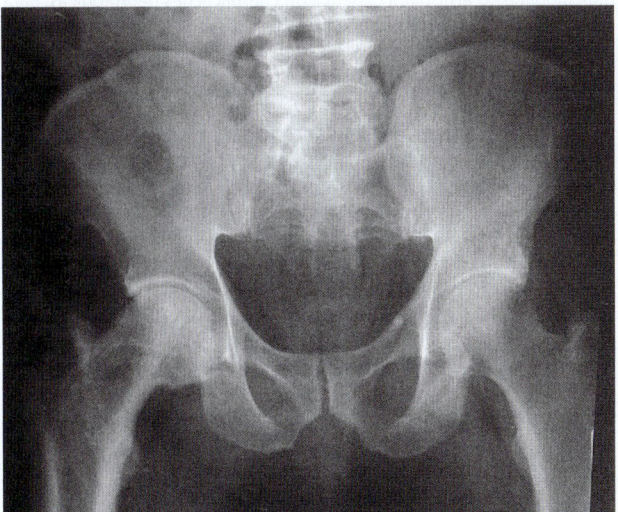

FIGURA 412-3 Radiografia de um homem de 73 anos com doença de Paget no fêmur proximal direito. Observa-se a natureza grosseira do padrão trabecular, com acentuado espessamento cortical e estreitamento do espaço articular compatível com osteoartrite secundária à deformidade pagética do fêmur direito.

A avaliação bioquímica é útil para fazer o diagnóstico, assim como para o tratamento da doença de Paget. O grande aumento na renovação óssea pode ser monitorado com o uso de marcadores bioquímicos da formação e da reabsorção ósseas. A elevação paralela nos marcadores de formação e reabsorção do osso confirma o acoplamento da formação e da reabsorção ósseas na doença de Paget. O grau de elevação dos marcadores ósseos reflete a extensão e a gravidade da doença. Para a maioria dos pacientes, a ALP sérica total continua sendo o teste de escolha tanto para estabelecer o diagnóstico quanto para determinar a resposta ao tratamento. Por vezes, um paciente sintomático com evidência de progressão em um único local pode ter um nível total normal de ALP, porém um aumento na ALP específica do osso. Por motivos que ainda não estão esclarecidos, a osteocalcina sérica, outro marcador de formação óssea, nem sempre está elevada, razão pela qual sua utilização não é recomendada para o diagnóstico e o tratamento da doença de Paget. Por outro lado, o marcador de formação óssea P1NP reflete a atividade da doença e pode ser usado em lugar da ALP total. Os marcadores da reabsorção óssea (N-telopeptídeo ou C-telopeptídeo séricos ou urinários dosados no sangue ou na urina) também estão elevados na doença de Paget ativa e diminuem mais rapidamente em resposta à terapia do que a ALP.

Os níveis séricos de cálcio e de fosfato são normais na doença de Paget. A imobilização de um paciente com doença de Paget ativa pode, raramente, causar hipercalcemia e hipercalciúria e aumentar o risco de nefrolitíase. Entretanto, a descoberta de hipercalcemia, até mesmo na presença de imobilização, deve induzir a realização de uma busca de outra causa de hipercalcemia. Em contrapartida, a hipocalcemia ou um discreto hiperparatireoidismo secundário podem manifestar-se nos pacientes com doença de Paget que apresentam formação óssea muito ativa e ingestão insuficiente de cálcio e vitamina D dietéticos, em particular durante a terapia com bisfosfonatos quando a reabsorção óssea é suprimida rapidamente e a formação ativa do osso prosseguir. Por conseguinte, a ingestão adequada de cálcio e de vitamina D deve ser instituída antes da administração de bisfosfonatos.

TRATAMENTO
Doença óssea de Paget

O desenvolvimento de agentes farmacológicos efetivos e potentes (Tab. 412-1) mudou a filosofia terapêutica do tratamento apenas dos pacientes sintomáticos para o tratamento dos pacientes assintomáticos que correm risco de complicações. De acordo com as diretrizes Endocrine Society Clinical Practice Guidelines publicadas em 2014, a terapia farmacológica está indicada para a maioria dos pacientes com doença de Paget ativa que correm risco de complicações. A terapia farmacológica está indicada nas seguintes circunstâncias: para controlar os sintomas causados pela doença de Paget metabolicamente ativa, como dor óssea, fratura, cefaleia, dor da radiculopatia ou artropatia pagética ou complicações neurológicas; para reduzir o fluxo sanguíneo local e minimizar a perda sanguínea operatória nos pacientes que precisam se submeter a uma cirurgia em uma área pagética ativa; para reduzir a hipercalciúria que pode ocorrer durante a hospitalização; e para reduzir o risco de complicações quando a atividade da doença é alta (ALP elevada) e o sítio de acometimento envolve ossos que participam na sustentação do peso corporal, áreas adjacentes às grandes articulações, corpos vertebrais e crânio. Ainda não foi determinado se a terapia precoce previne as complicações subsequentes. Estudos randomizados no Reino Unido mostraram não haver qualquer diferença na dor óssea, na taxa de fraturas, na qualidade de vida e na perda auditiva entre pacientes que receberam terapia farmacológica para controlar os sintomas (dor óssea) e aqueles que receberam bisfosfonatos para normalizar os níveis séricos de ALP. No entanto, as conclusões desses estudos são discutíveis, uma vez que a maioria dos indivíduos já havia recebido terapia com bisfosfonatos no passado, talvez limitando a generalização, e porque as deformidades ósseas que ocorrem com a doença de Paget podem levar muitos anos para se manifestar. Parece provável que a restauração da arquitetura normal do osso após a supressão da atividade pagética irá prevenir a ocorrência de deformidades e complicações adicionais.

Os agentes aprovados para o tratamento da doença de Paget suprimem os ritmos muito altos de reabsorção óssea e, secundariamente, reduzem as altas taxas de formação óssea (Tab. 412-1). Como resultado da menor renovação do osso, os padrões estruturais pagéticos, incluindo as áreas de osso reticulado precariamente mineralizado, são substituídos por um osso esponjoso ou lamelar mais normal. A renovação óssea reduzida pode ser documentada por um declínio nos marcadores séricos de formação (ALP e P1NP) e nos marcadores urinários e séricos de reabsorção (N-telopeptídeo, C-telopeptídeo).

Os bisfosfonatos constituem a base da terapia farmacológica da doença de Paget. Entre eles, o ácido zoledrônico é atualmente recomendado como fármaco de primeira escolha, em particular para pacientes com doença grave ou que necessitam de rápida normalização da renovação óssea (sintomas neurológicos, dor óssea intensa devido à presença de lesão lítica, risco de fratura iminente ou tratamento prévio antes de cirurgia eletiva em uma área de doença ativa). O ácido zoledrônico normalizou mais rapidamente a renovação óssea e em uma proporção mais alta de pacientes (mais de 90%) do que bisfosfonatos orais, com persistência do efeito terapêutico por meses ou até mesmo anos. É administrado em uma dose de 5 mg como infusão intravenosa durante 20 minutos, embora sejam recomendadas velocidades mais lentas de infusão para pacientes idosos ou aqueles com comprometimento leve da função renal. A presença de comprometimento renal mais significativo (taxa de filtração glomerular < 35 mL/min) é uma contraindicação para o uso do ácido zoledrônico, devido ao maior risco de deterioração adicional da função renal. Cerca de 20 a 25% dos pacientes desenvolvem uma síndrome do tipo gripal após a primeira infusão, que pode ser melhorada, em parte, por meio de tratamento prévio com paracetamol ou anti-inflamatórios não esteroides (AINEs). Os bisfosfonatos orais, alendronato e risedronato, podem ser administrados a indivíduos com doença leve ou com certo grau de comprometimento renal. Os bisfosfonatos orais devem ser os primeiros a serem tomados pela manhã com estômago vazio, seguidos de manutenção da postura ereta sem ingerir alimento ou bebidas e sem tomar outras medicações durante 30 a 60 minutos. O primeiro agente clinicamente útil, o etidronato, não é mais usado, em virtude de sua baixa potência e do maior risco de induzir osteomalácia. A eficácia de agentes diferentes, com base na sua capacidade de normalizar ou diminuir os níveis de ALP, está resumida na Tabela 412-1, embora as taxas de resposta não sejam comparáveis, visto que foram obtidas de estudos diferentes.

A forma injetável subcutânea de calcitonina de salmão foi aprovada para o tratamento da doença de Paget, porém é raramente usada devido à sua baixa potência e deve ser reservada para pacientes que não toleram os bisfosfonatos ou que têm alguma contraindicação para o seu uso. Para pacientes com contraindicações para o uso de bisfosfonatos, outra alternativa é o denosumabe, um anticorpo contra RANKL que resulta em redução da ALP. Entretanto, não foi aprovado para essa indicação e tem efeito menos completo e menos durável do que os bisfosfonatos.

DISTÚRBIOS ÓSSEOS ESCLEROSANTES

OSTEOPETROSE

A *osteopetrose* refere-se a um grupo de distúrbios causados por acentuada deterioração da reabsorção óssea mediada por osteoclastos. Outros termos usados com frequência incluem doença óssea marmórea, que engloba o aspecto radiográfico sólido do esqueleto envolvido, e doença de Albers-Schonberg, que se refere à forma adulta mais leve de osteopetrose, também

TABELA 412-1 ■ Agentes farmacológicos aprovados para o tratamento da doença de Paget

Nome	Dose e forma de administração	Normalização da fosfatase alcalina (ALP)
Ácido zoledrônico	5 mg IV durante 15 min	90% dos pacientes em 6 meses
Pamidronato	30 mg IV/dia durante 4 h por 3 dias	Cerca de 50% dos pacientes
Risedronato	30 mg/dia VO por 2 meses	73% dos pacientes
Alendronato	40 mg/dia VO por 6 meses	63% dos pacientes
Tiludronato	800 mg/dia VO por 3 meses	35% dos pacientes
Etidronato	200-400 mg/dia VO por 6 meses	15% dos pacientes
Calcitonina	100 U SC diariamente durante 6-18 meses (pode ser reduzida para 50 U 3×/semana)	(Redução da ALP em até 50%)

Siglas: IV, intravenoso; VO, via oral; SC, subcutâneo.

conhecida como osteopetrose autossômica dominante tipo II. Os principais tipos de osteopetrose incluem as formas maligna (grave, infantil, autossômica recessiva) e benigna (adulta, autossômica dominante) tipos I e II. Uma forma intermediária rara autossômica recessiva comporta um prognóstico mais benigno. A deficiência da anidrase carbônica (CA) autossômica recessiva II produz osteopetrose de gravidade intermediária associada a acidose tubular renal e calcificação cerebral.

Etiologia e genética Modelos animais de ocorrência natural e de supressão (*knockout*) gênica com fenótipos semelhantes àqueles dos distúrbios humanos foram utilizados para explorar a base genética da osteopetrose. O defeito primário na osteopetrose é a inexistência de reabsorção do osso osteoclástico e a preservação da formação normal de osso osteoblástico. A osteoprotegerina (OPG) é um receptor "chamariz" solúvel que se une ao RANKL derivado dos osteoblastos, que faz a mediação da diferenciação e da ativação dos osteoclastos (Fig. 412-1). Camundongos transgênicos com expressão excessiva de OPG desenvolvem osteopetrose, presumivelmente por bloquearem o RANKL. Os camundongos com deficiência de RANK carecem de osteoclastos e desenvolvem uma osteopetrose grave.

As mutações recessivas da CA II impedem que os osteoclastos possam gerar um ambiente ácido na zona clara entre sua borda pregueada e a superfície mineral adjacente. Portanto, a ausência de CA II prejudica a reabsorção óssea osteoclástica. Em outras formas de doença humana, há defeitos genéticos menos claros. Cerca de metade dos pacientes com osteopetrose infantil maligna possuem uma mutação no gene *TCIRG1* que codifica a subunidade específica do osteoclasto da bomba protônica vacuolar, que medeia a acidificação da interface entre o mineral ósseo e a borda pregueada do osteoclasto. As mutações no gene para o canal do cloreto *CLCN7* causam osteopetrose autossômica dominante tipo II.

Apresentação clínica A incidência de osteopetrose grave (maligna) autossômica recessiva oscila de 1 em 200.000 a 1 em 500.000 nascidos vivos. Se houver falha no remodelamento ósseo e na cartilagem, poderá ocorrer paralisia de um ou mais nervos cranianos, em virtude do estreitamento dos forames cranianos. A falha da modelagem esquelética resulta também em espaço medular inadequado, resultando em hematopoiese extramedular com hiperesplenismo e pancitopenia. A hipocalcemia provocada pela ausência de reabsorção osteoclástica do osso pode ocorrer em lactentes e crianças pequenas. A doença infantil sem tratamento é fatal, na maioria das vezes antes dos 5 anos de idade.

A osteopetrose adulta (benigna) é uma doença autossômica dominante, em geral diagnosticada pela descoberta de alterações esqueléticas típicas em adultos jovens submetidos a avaliação radiológica para detectar uma possível fratura. A prevalência é de 1 em 100.000 a 1 em 500.000 adultos. A evolução nem sempre é benigna, visto que as fraturas podem ser acompanhadas por perda da visão, surdez, atraso psicomotor, osteomielite mandibular e outras complicações geralmente associadas à forma juvenil. Em algumas famílias, a não penetrância resulta em gerações saltadas; ao mesmo tempo, algumas crianças com acometimento acentuado nascem em famílias com doença benigna. A forma da doença mais leve não costuma exigir tratamento.

Radiografia Existem aumentos simétricos generalizados na massa óssea, com espessamento do osso tanto cortical quanto trabecular. Ocorre espessamento das diáfises e das metáfises, bem como faixas alternantes escleróticas e brilhantes podem ser visualizadas nas cristas ilíacas, nas extremidades dos ossos longos e nos corpos vertebrais. Em geral, o crânio fica espessado, em particular em sua base, havendo pneumatização inadequada dos seios paranasais e das células mastóideas.

Achados laboratoriais Os únicos achados laboratoriais significativos são os níveis séricos elevados da fosfatase ácida resistente ao tartarato (TRAP, de *tartrate-resistant acid phosphatase*) que deriva dos osteoclastos e a isoenzima cerebral da creatina-cinase. O cálcio sérico pode ser baixo na doença grave, e os níveis de paratormônio e de 1,25-di-hidroxivitamina D podem estar elevados em resposta à hipocalcemia.

TRATAMENTO
Osteopetrose

O transplante de medula óssea alogênico HLA-idêntico tem sido bem-sucedido em algumas crianças. Após o transplante, a medula óssea contém células progenitoras e osteoclastos com funcionamento normal. Com o acompanhamento a longo prazo após o transplante, observam-se melhoras radiográficas, como melhora das deformidades em frasco de Erlenmeyer, embora não haja normalização completa. A cura é mais provável quando as crianças são submetidas ao transplante antes dos 4 anos de idade. O transplante de medula óssea proveniente de doadores não idênticos HLA-compatíveis apresenta uma taxa de insucesso muito mais alta. Estudos limitados realizados em pequenos números de pacientes sugeriram a ocorrência de benefícios variáveis após o tratamento com γ-interferona 1β, 1,25-di-hidroxivitamina D (que estimula diretamente os osteoclastos), metilprednisolona e uma dieta pobre em cálcio/rica em fosfato.

A intervenção cirúrgica está indicada para eliminar a compressão do nervo óptico ou auditivo. O atendimento ortopédico é necessário para o tratamento cirúrgico de fraturas e suas complicações, incluindo consolidação viciosa e deformidade pós-fratura.

PICNODISOSTOSE

É uma forma autossômica recessiva de osteosclerose que se acredita ter afetado o pintor impressionista francês Henri de Toulouse-Lautrec. A base molecular envolve mutações no gene que codifica a catepsina K, uma metaloproteinase lisossômica altamente expressa nos osteoclastos e importante para a degradação da matriz óssea. Os osteoclastos estão presentes, porém não funcionam normalmente. A picnodisostose é uma forma de nanismo com membros curtos que se manifesta com fraturas frequentes, porém, em geral, com duração normal da vida do indivíduo. As características clínicas incluem baixa estatura; cifoescoliose e deformidades do tórax; palato alto e arqueado; proptose; escleróticas azuladas; características dismórficas que incluem face e queixo pequenos, proeminência frontoccipital, nariz afilado e bicudo, crânio volumoso e ângulo mandibular obtuso; e mãos pequenas e quadradas com unhas hipoplásicas. As radiografias demonstram um aumento generalizado na densidade óssea, porém, ao contrário da osteopetrose, os ossos longos exibem um formato normal. As suturas cranianas separadas, incluindo a patência persistente da fontanela anterior, são características desse distúrbio. Pode haver também hipoplasia dos seios paranasais, da mandíbula, das clavículas distais e das falanges distais. A persistência dos dentes decíduos e a esclerose da calvária (calota craniana) e da base do crânio também são comuns. A avaliação histológica mostra uma arquitetura normal do osso cortical com atividades osteoblásticas e osteoclásticas reduzidas. A bioquímica sérica é normal, e, diferentemente da osteopetrose, não existe anemia. Não se conhece tratamento para essa condição, e não há relatos de tentativas de transplante de medula óssea.

DISPLASIA DIAFISÁRIA PROGRESSIVA

Também conhecida como *doença de Camurati-Engelmann*, a displasia diafisária progressiva é um distúrbio autossômico dominante que se caracteriza radiograficamente por hiperostose diafisária e espessamento simétrico e aumento do diâmetro das superfícies endosteais e periosteais das diáfises dos ossos longos, em particular do fêmur e da tíbia e, com menos frequência, da fíbula, do rádio e da ulna. O defeito genético responsável pela doença foi localizado na área do cromossomo 19q13.2, que codifica o fator de crescimento tumoral (TGF, de *tumor growth factor*) β1. A mutação promove a ativação do TGF-β1. A gravidade clínica é variável. Os sintomas de apresentação mais comuns são dor e hipersensibilidade nas áreas acometidas, fadiga, desgaste muscular e distúrbios da marcha. A fraqueza pode ser confundida com distrofia muscular. A constituição corporal característica inclui membros finos com pouca massa muscular, porém proeminente, ossos palpáveis e, quando o crânio é acometido, cabeça volumosa com fronte proeminente e proptose. Os pacientes também podem apresentar sinais de paralisia dos nervos cranianos, hidrocefalia, hipogonadismo central e fenômeno de Raynaud. Ao exame radiográfico, observa-se a formação endosteal e periosteal progressiva e irregular de osso novo nas diáfises dos ossos longos. A cintilografia óssea mostra maior captação do radiomarcador nas áreas acometidas.

O tratamento com pequenas doses de glicocorticoides elimina a dor óssea e pode reverter a formação de osso anormal. A terapia intermitente com bisfosfonatos produziu melhora clínica em um número limitado de pacientes. A atividade da doença também pode atenuar à medida que os pacientes entram na idade adulta.

HIPEROSTOSE CORTICAL GENERALIZADA

Conhecida também como *doença de van Buchem*, é um distúrbio autossômico recessivo que se caracteriza por hiperostose endosteal em que a osteosclerose acomete o crânio, a mandíbula, as clavículas e as costelas. As principais manifestações devem-se aos foramens cranianos estreitados com compressões neurais que podem resultar em atrofia óptica, paralisia facial e surdez. Os adultos podem ter a mandíbula aumentada. Os níveis séricos de ALP podem estar elevados, o que reflete o remodelamento ósseo não acoplado com altas taxas de formação osteoblástica e baixa reabsorção osteoclástica. Como resultado, existe maior acúmulo de osso normal. A hiperostose endosteal com sindactilia, conhecida como *esclerosteose*, é uma forma mais grave. Os defeitos genéticos tanto na esclerosteose quanto na doença de van Buchem foram associados a mutações no gene *SOST*.

MELORREOSTOSE

A melorreostose (do grego, que significa "hiperostose de fluxo [corrente]") pode ocorrer esporadicamente ou adotar um padrão compatível com o distúrbio autossômico recessivo. A principal manifestação é a hiperostose linear progressiva em um ou mais ossos de um único membro, geralmente inferior. O nome provém do aspecto radiográfico do osso acometido, que é semelhante à cera fundida que escorreu ao longo de uma vela. Os sintomas aparecem durante a infância, como dor ou rigidez na área do osso esclerótico. Podem existir massas associadas de tecido mole ectópico, constituídas por cartilagem ou tecido ósseo, e alterações cutâneas sobre o osso envolvido, que consistem em áreas semelhantes à esclerodermia e à hipertricose. A doença não progride em adultos, porém a dor e a rigidez podem persistir. Os exames laboratoriais não apresentam alterações. Mutações somáticas em *MAP2K1*, que aumenta a atividade de MEK1 a jusante da via RAS, e *SMAD3*, que regula positivamente a via TGF-β/SMAD, foram identificadas no osso afetado em pacientes com melorreostose. Não há tratamento específico. Muitas vezes, as intervenções cirúrgicas destinadas a corrigir as contraturas não são bem-sucedidas.

OSTEOPOIQUILOSE

A tradução literal de osteopoiquilose é "ossos manchados"; trata-se de uma condição autossômica dominante benigna na qual inúmeros pequenos focos com formatos variáveis (em geral, arredondados ou ovais) de esclerose óssea são observados nas epífises e nas metáfises adjacentes. As lesões podem acometer qualquer osso, com exceção do crânio, das costelas e das vértebras. Elas podem ser identificadas erroneamente como lesões metastáticas. Os principais aspectos que permitem fazer a diferenciação são que as lesões ósseas da osteopoiquilose são estáveis ao longo do tempo e não acumulam o radionucleotídeo à cintilografia óssea. Em algumas famílias, a osteopoiquilose está associada a nevos de tecido conectivo, conhecidos como *dermatofibrose lenticular disseminada*, também denominada *síndrome de Buschke-Ollendorff*. A maioria dos casos é causada por mutações no *LEMD3*, que está envolvido com a sinalização da proteína morfogênica do osso (BMP). O exame histológico revela trabéculas espessadas normais nos demais aspectos e ilhas de osso cortical normal. Nenhum tratamento está indicado para essa afecção.

OSTEOSCLEROSE ASSOCIADA À HEPATITE C

A osteosclerose associada à hepatite C (HCAO, de *hepatitis C-associated osteosclerosis*) é uma osteosclerose rara difusa adquirida em adultos com infecção prévia por hepatite C. Após um período latente de vários anos, os pacientes desenvolvem dor óssea apendicular difusa e aumento generalizado na massa óssea com ALP sérica elevada. A biópsia óssea e a histomorfometria revelam maiores ritmos de formação óssea, reabsorção óssea diminuída com acentuada redução nos osteoclastos e osso lamelar denso. Um paciente possuía níveis séricos aumentados de OPG, e a biópsia óssea mostrou grandes números de osteoblastos positivos para OPG e um número reduzido de osteoclastos. A terapia empírica inclui controle da dor, e pode haver uma resposta benéfica aos bisfosfonatos. A terapia antiviral por longo prazo pode reverter a doença óssea.

DISTÚRBIOS ASSOCIADOS À MINERALIZAÇÃO DEFEITUOSA

HIPOFOSFATASIA

Trata-se de um distúrbio hereditário raro que se manifesta como raquitismo em lactentes e crianças ou como osteomalácia em adultos, com níveis séricos paradoxalmente baixos de ALP. A frequência das formas graves neonatal e infantil é de cerca de 1 em 100.000 nascidos vivos no Canadá, onde a doença é mais comum em virtude de sua alta prevalência entre menonitas e huteritas. É rara em negros. A gravidade da doença é extremamente variável, oscilando de morte intrauterina associada à profunda hipomineralização esquelética em um extremo até a perda prematura dos dentes como a única manifestação em alguns adultos. Os casos raros são herdados de forma autossômica recessiva, porém os padrões genéticos são menos claros para as formas mais leves. A doença é causada por uma deficiência da ALP tecidual inespecífica (osso/fígado/rim) (TNSALP, de *tissue nonspecific ALP*), que, apesar de ubíqua, resulta apenas em anormalidades ósseas. Os níveis e as funções das proteínas das outras isoenzimas de ALP (células germinativa, intestinal, placentária) são normais. A ALP defeituosa torna possível o acúmulo de seus principais substratos de ocorrência natural, incluindo fosfoetanolamina (PEA), pirofosfato inorgânico (PPi) e 5′-fosfato de piridoxal (PLP). O acúmulo de PPi interfere na mineralização em virtude de sua ação como um poderoso inibidor do crescimento dos cristais de hidroxiapatita.

A hipofosfatasia perinatal manifesta-se durante a gestação e é complicada, com frequência, por polidrâmnio e morte intrauterina. A forma infantil torna-se clinicamente evidente antes dos 6 meses de idade, com ausência de crescimento, deformidades raquíticas, craniossinostose funcional apesar de fontanelas amplamente abertas (que, na verdade, são áreas hipomineralizadas da calota craniana), pressão intracraniana elevada e tórax instável, além de predisposição à pneumonia. Hipercalcemia e hipercalciúria são comuns. Essa forma tem uma taxa de mortalidade de cerca de 50%. O prognóstico parece ser melhor em crianças que sobrevivem à idade de lactente. A hipofosfatasia infantil comporta uma apresentação clínica variável. A perda prematura dos dentes decíduos (antes dos 5 anos) constitui o elemento mais característico da doença. O raquitismo é responsável pela deambulação atrasada com marcha anserina (gingante), baixa estatura e crânio dolicocefálico com bossa frontal. A doença costuma melhorar durante a puberdade, mas pode recidivar na vida adulta. A hipofosfatasia adulta manifesta-se durante a meia-idade com fraturas de estresse extremamente dolorosas dos metatarsos cuja consolidação é precária ou com dor na coxa causada por pseudofraturas femorais. A apresentação pode ser sutil com dores musculares ou dores de cabeça recorrentes como sintomas predominantes. É importante reconhecer a hipofosfatasia em adultos, visto que o tratamento com bisfosfonatos pode resultar mais em aumento da fragilidade óssea do que em sua redução.

A pesquisa laboratorial revela baixos níveis de ALP e níveis normais ou elevados de cálcio e fósforo séricos apesar da evidência clínica e radiológica de raquitismo ou osteomalácia. Os níveis séricos de paratormônio, 25-hidroxivitamina D e 1,25-di-hidroxivitamina D são normais. A elevação de PLP é específica para a doença óssea e pode estar presente até mesmo nos pais assintomáticos de crianças gravemente acometidas. Como a vitamina B_6 induz um aumento nos níveis de PLP, os suplementos dessa vitamina devem ser suspensos 1 semana antes de iniciar a realização dos testes. Há testes clínicos disponíveis para detectar mutações de perda de função dentro do gene *ALPL* que codifica TNSALP.

Ao contrário do que ocorre com as outras formas de raquitismo e osteomalácia, a suplementação de cálcio e vitamina D deve ser evitada, visto que pode agravar a hipercalcemia e a hipercalciúria. Uma dieta pobre em cálcio, os glicocorticoides e a calcitonina foram usados em um pequeno número de pacientes com respostas variáveis. Sabendo-se que a consolidação das fraturas é precária, a colocação de hastes intramedulares é preferível para o reparo das fraturas agudas e para a prevenção de fraturas. Em 2015, a asfotase alfa, uma ALP tecidual inespecífica, foi aprovada como terapia de reposição enzimática para formas de início perinatal/infantil e juvenil. Com 7 anos de terapia, crianças com formas perinatais/infantis apresentaram melhorias sustentadas na mineralização, juntamente com melhorias em outras características, como função respiratória e crescimento.

OSTEOMALÁCIA AXIAL

Distúrbio raro que se caracteriza por mineralização esquelética defeituosa, apesar de níveis séricos normais de cálcio e fosfato. Clinicamente, o distúrbio manifesta-se em homens de meia-idade ou idosos com desconforto crônico no esqueleto axial. Dor na coluna cervical também pode estar presente. Os achados radiográficos consistem principalmente em osteosclerose decorrente do padrão trabecular grosseiro típico da osteomalácia. Coluna, pelve e costelas são mais comumente afetadas. As alterações histológicas mostram mineralização defeituosa e osteoblastos inativos. O defeito primário parece ser um defeito adquirido na função dos osteoblastos. A evolução é benigna, e não existe tratamento estabelecido. As terapias com cálcio e vitamina D não são efetivas.

FIBROGÊNESE ÓSSEA IMPERFEITA

Essa é uma condição rara e de etiologia desconhecida. Ela se manifesta em ambos os sexos, na meia-idade ou nas fases subsequentes da vida, com dor esquelética refratária progressiva e fraturas, agravamento da imobilização e evolução debilitante. A única anormalidade bioquímica é ALP elevada. A avaliação radiográfica revela osteomalácia generalizada, osteopenia e pseudofraturas ocasionais. As características histológicas incluem um padrão desordenado de fibrilas colágenas com osteoblastos e osteoclastos abundantes. O uso do hormônio do crescimento levou a uma melhora clínica substancial a curto prazo em dois pacientes adultos, mas os resultados a longo prazo são desconhecidos. Nenhum outro tratamento eficaz é conhecido. A remissão espontânea foi relatada em um pequeno número de pacientes.

DISPLASIA FIBROSA E SÍNDROME DE McCUNE-ALBRIGHT

A displasia fibrosa é um distúrbio esporádico que se caracteriza pela presença de uma (forma monostótica) ou mais (forma poliostótica) lesões esqueléticas fibrosas em expansão constituídas por mesênquima formador de osso. A associação da forma poliostótica com manchas café com leite e hiperfunção de um sistema endócrino, como a pseudopuberdade precoce de origem ovariana, é conhecida como *síndrome de McCune-Albright* (SMA). Um espectro dos fenótipos é causado por mutações ativadoras no gene *GNAS1*, que codifica a subunidade α da proteína G estimuladora ($G_s\alpha$). Como as mutações pós-zigóticas ocorrem em diferentes estágios do desenvolvimento inicial, a extensão e o tipo de tecidos afetados são variáveis e explicam o padrão em mosaico das alterações cutâneas e ósseas. A ligação ao trifosfato de guanosina (GTP) ativa a proteína reguladora $G_s\alpha$ e as mutações nas regiões de $G_s\alpha$ inibem de maneira seletiva a atividade da guanosina-trifosfatase (GTPase), resultando em estimulação constitutiva da via de transdução do sinal da proteína-cinase A do monofosfato de adenosina (AMP) cíclico. Tais mutações do receptor acoplado à proteína $G_s\alpha$ podem causar função autonômica no osso (receptor do paratormônio), na pele (receptor do hormônio estimulador dos melanócitos) e em várias glândulas endócrinas, incluindo ovário (receptor do hormônio folículo-estimulante), tireoide (receptor do hormônio estimulante da tireoide), suprarrenal (receptor do hormônio adrenocorticotrófico) e hipófise (receptor do hormônio liberador do hormônio do crescimento). As lesões esqueléticas são formadas essencialmente por células mesenquimais que não se diferenciam em osteoblastos, resultando na formação de um osso imperfeito. Em algumas áreas do osso, células semelhantes aos fibroblastos adquirem características dos osteoblastos, pois passam a produzir uma matriz extracelular que se organiza em osso reticulado. Pode haver calcificações em algumas áreas. Em outras áreas, as células possuem características de condrócitos e produzem uma matriz extracelular semelhante à cartilagem.

Apresentação clínica A displasia fibrosa ocorre com frequência igual em ambos os sexos, enquanto a SMA com puberdade precoce é mais comum (10:1) em meninas. A forma monostótica é a mais comum e costuma ser diagnosticada em pacientes entre 20 e 30 anos sem lesões cutâneas associadas. A forma poliostótica manifesta-se em crianças com menos de 10 anos e pode progredir à medida que a idade aumenta. A doença de início precoce costuma ser mais grave. As lesões podem tornar-se quiescentes na puberdade e progredir durante a gestação ou com a terapia estrogênica. Na displasia fibrosa poliostótica, as lesões acometem mais comumente a maxila e outros ossos craniofaciais, as costelas e as porções metafisárias ou diafisárias do fêmur proximal ou da tíbia. As lesões ósseas em expansão podem causar dor, deformidade, fraturas e encarceramento de nervos. A degeneração sarcomatosa com acometimento dos ossos faciais ou do fêmur é rara (menos de 1%). O risco de transformação maligna aumenta com a irradiação, que revelou ser um tratamento ineficaz. Em raros pacientes com lesões disseminadas, a perda renal de fosfato e a hipofosfatemia podem causar raquitismo ou osteomalácia. A hipofosfatemia pode ser causada pela produção de um fator fosfatúrico pelo tecido fibroso anormal.

Os pacientes com SMA podem apresentar manchas café com leite, que são lesões cutâneas planas e hiperpigmentadas que possuem bordas irregulares ("costa de Maine"), ao contrário das lesões café com leite da neurofibromatose, que possuem bordas regulares ("costa da Califórnia"). A endocrinopatia mais comum é a pseudopuberdade precoce isossexual em meninas. Outros distúrbios endócrinos menos comuns incluem tireotoxicose, síndrome de Cushing, acromegalia, hiperparatireoidismo, hiperprolactinemia e pseudopuberdade precoce em meninos.

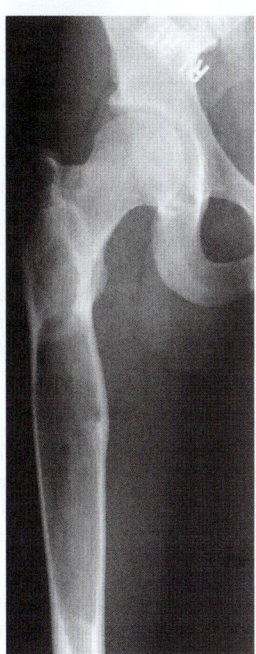

FIGURA 412-4 Radiografia de um jovem de 16 anos com displasia fibrosa do fêmur proximal direito. Observe as múltiplas lesões císticas, incluindo a grande lesão transparente na diáfise média proximal com recortes da superfície interior. O colo do fêmur contém duas lesões císticas transparentes.

Achados radiográficos Nos ossos longos, as lesões fibrosas displásicas são áreas bem definidas e radiotransparentes com corticais finas e um aspecto de vidro fosco. As lesões podem ser lobuladas, com áreas trabeculadas de radiotransparência (Fig. 412-4). O acometimento dos ossos faciais, em geral, manifesta-se como lesões radiodensas, que podem dar origem a um aspecto leonino (leontíase óssea). As lesões cranianas expansíveis podem acarretar o estreitamento dos forames e causar lesões ópticas, reduzir a audição e criar outras manifestações de compressão dos nervos cranianos.

Resultados laboratoriais A ALP sérica ocasionalmente está elevada, porém os níveis de cálcio, paratormônio, 25-hidroxivitamina D e 1,25-di-hidroxivitamina D são normais. Os pacientes com lesões poliostóticas extensas podem apresentar hipofosfatemia, hiperfosfatúria e osteomalácia. A hipofosfatemia e a fosfatúria estão relacionadas diretamente com os níveis do fator de crescimento do fibroblasto 23 (FGF23, de *fibroblast growth factor 23*). Os marcadores bioquímicos de remodelamento ósseo podem estar elevados.

TRATAMENTO
Displasia fibrosa e SMA

A consolidação espontânea das lesões não ocorre, e nenhum tratamento efetivo foi estabelecido. Melhora na dor óssea e resolução parcial ou completa das lesões radiográficas foram relatadas após a terapia intravenosa com bisfosfonatos. O denosumabe administrado a cada 3 meses é eficaz na redução dos marcadores de renovação óssea e pode ser uma opção terapêutica em casos difíceis. A estabilização cirúrgica é utilizada para prevenir a fratura patológica ou a destruição do espaço articular de uma grande articulação, assim como para eliminar a compressão das raízes nervosas ou dos nervos cranianos ou a obstrução dos seios da face.

OUTRAS DISPLASIAS DE OSSOS E CARTILAGENS

PAQUIDERMOPERIOSTOSE

A paquidermoperiostose, ou osteoartropatia hipertrófica (primária ou idiopática), é um distúrbio autossômico dominante que se caracteriza pela formação de osso novo periosteal que envolve as extremidades distais. As lesões manifestam-se como baqueteamento digital e hiperidrose e espessamento da pele, principalmente da face e da fronte. As alterações, em geral, aparecem durante a adolescência, progridem ao longo da próxima década e, em seguida, tornam-se quiescentes. Durante a fase ativa, o aumento progressivo das mãos e dos pés produz um aspecto semelhante a uma pata, que pode ser confundido com a acromegalia. Podem ocorrer também artralgias, pseudogota e mobilidade limitada. O distúrbio deve ser diferenciado da osteopatia hipertrófica secundária que se instala durante a evolução dos distúrbios pulmonares graves. As duas condições podem ser diferenciadas pela radiografia convencional dos dedos, na qual a paquidermoperiostose secundária exibe uma exuberante formação de osso novo periosteal e uma superfície lisa e ondulante. Em contrapartida, a osteopatia hipertrófica primária exibe uma superfície periosteal irregular.

Não existem exames de sangue ou de urina que sejam diagnósticos. O líquido sinovial não possui um perfil inflamatório. Não há tratamento específico, porém uma experiência limitada com colchicina sugere algum benefício no controle das artralgias.

OSTEOCONDRODISPLASIAS

Incluem várias centenas de distúrbios hereditários do tecido conectivo. Essas anormalidades primárias da cartilagem manifestam-se como distúrbios no crescimento da cartilagem e do osso. São descritas aqui algumas condrodisplasias selecionadas da placa de crescimento. Para uma discussão das condrodisplasias, ver Capítulo 413.

Acondrodisplasia   Trata-se de uma forma relativamente comum de nanismo com membros curtos que ocorre em 1 em 15.000 a 1 em 40.000 nascidos vivos. A doença é causada por uma mutação do gene do receptor 3 do fator de crescimento do fibroblasto (*FGFR3*) que resulta em um estado com ganho de função. A maioria dos casos é representada por mutações esporádicas. No entanto, quando o distúrbio aparece em determinadas famílias, o padrão de herança é compatível com um distúrbio autossômico dominante. O defeito primário reside na proliferação anormal dos condrócitos na placa de crescimento, que acarreta no surgimento de ossos longos curtos, porém proporcionalmente espessos. Outras regiões dos ossos longos podem ser relativamente preservadas. O distúrbio manifesta-se pela presença de membros curtos (em particular as porções proximais), tronco normal, cabeça volumosa, nariz em sela e uma lordose lombar exagerada. A deformidade vertebral acentuada pode resultar em compressão medular. O distúrbio homozigótico é mais grave que a forma esporádica e pode acarretar morte neonatal. Vosoritide, um análogo do peptídeo natriurético tipo C, aumentou o crescimento de crianças em ensaios clínicos de fase 3. O tratamento é controverso entre as comunidades de apoio ao paciente. O infigratinibe, um inibidor seletivo da tirosina-cinase FGFR1-3, está em fase 2 de ensaios clínicos. A pseudoacondroplasia é clinicamente semelhante à acondrodisplasia, porém sem anormalidades cranianas.

Encondromatose   Também denominada *discondroplasia* ou *doença de Ollier*, é um distúrbio da placa de crescimento no qual a cartilagem primária não é reabsorvida. A ossificação da cartilagem prossegue normalmente, porém não ocorre sua reabsorção normal, resultando em acúmulo de cartilagem. As alterações são mais acentuadas nas extremidades dos ossos longos, onde ocorrem os ritmos de crescimento mais acelerados. O condrossarcoma só se instala raramente. A associação de encondromatose e hemangiomas cavernosos da pele e dos tecidos moles é conhecida como *síndrome de Maffucci*. Tanto a doença de Ollier quanto a síndrome de Maffucci estão associadas a várias doenças malignas, incluindo o tumor de células da granulosa do ovário e o glioma cerebral.

Osteocondromas múltiplos   Também chamado de *exostoses múltiplas* ou *aclase diafisária*; é um distúrbio genético que segue um padrão de herança autossômico dominante. Nessa condição, áreas das placas de crescimento acabam sendo deslocadas, presumivelmente pelo crescimento através de um defeito no pericôndrio. As lesões começam com a invasão vascular da cartilagem da placa de crescimento, resultando em um achado radiográfico característico de uma massa que está em comunicação direta com a cavidade medular do osso progenitor. A cortical subjacente é reabsorvida. A doença é causada por mutações inativadoras dos genes *EXT1* e *EXT2*, cujos produtos normalmente sintetizam cadeias de heparan sulfato. A deficiência de heparan sulfato resultante afeta as vias de sinalização e leva à condrogênese ectópica. Lesões solitárias ou múltiplas estão localizadas nas metáfises dos ossos longos. Apesar de, em geral, serem assintomáticas, as lesões podem interferir na função das articulações ou dos tendões ou comprimir os nervos periféricos. O aumento de tamanho das lesões deixa de ocorrer quando o crescimento cessa, mas pode recidivar durante a gravidez. Existe um pequeno risco de transformação maligna para condrossarcoma. Palovaroteno, um agonista do receptor de ácido retinoico, está em ensaios clínicos.

CALCIFICAÇÃO E OSSIFICAÇÃO EXTRAESQUELÉTICA (ECTÓPICA)

A deposição de cristais de fosfato de cálcio (*calcificação*) ou a formação de osso verdadeiro (*ossificação*) em tecidos moles não ósseos podem ocorrer por um de três mecanismos: (1) calcificação metastática decorrente de um produto supranormal da concentração de cálcio × fosfato no líquido extracelular; (2) calcificação distrófica decorrente de deposição mineral dentro de um tecido metabolicamente deteriorado ou morto não obstante os níveis séricos normais de cálcio e fosfato; e (3) ossificação ectópica, ou formação óssea verdadeira. Os distúrbios que podem causar calcificação ou ossificação extraesqueléticas estão listados na Tabela 412-2.

CALCIFICAÇÃO METASTÁTICA

A calcificação dos tecidos moles pode complicar as doenças associadas a hipercalcemia significativa, a hiperfosfatemia ou a ambas. Além disso, os tratamentos com vitamina D e fosfato ou a administração de cálcio na presença de hiperfosfatemia leve, como ocorre durante a hemodiálise, podem induzir calcificação ectópica. A precipitação de fosfato de cálcio pode complicar qualquer distúrbio quando o produto da concentração sérica de cálcio × fosfato for > 75. A deposição inicial de fosfato de cálcio ocorre na forma de pequenos cristais precariamente organizados, os quais subsequentemente se organizam em cristais de hidroxiapatita. A calcificação que ocorre nos estados hipercalcêmicos com fosfato normal ou baixo demonstra certa predileção pelos rins, pelos pulmões e pela mucosa gástrica. A hiperfosfatemia com cálcio sérico normal ou baixo pode promover a calcificação dos tecidos moles com predileção pelos rins e pelas artérias. Os distúrbios do cálcio e do fosfato na insuficiência renal e na hemodiálise são causas comuns de calcificação dos tecidos moles (metastática).

CALCINOSE TUMORAL

Distúrbio genético raro que se caracteriza por massas de calcificações metastáticas nos tecidos moles ao redor das principais articulações, com mais frequência os ombros, os quadris e os tornozelos. A calcinose tumoral difere dos outros distúrbios porque as massas periarticulares contêm cristais de hidroxiapatita ou complexos amorfos de fosfato de cálcio, enquanto, na fibrodisplasia ossificante progressiva (adiante), ocorre a formação de um osso verdadeiro nos tecidos moles. Cerca de um terço dos casos de calcinose tumoral são de natureza familiar, tendo sido relatadas modalidades de herança tanto autossômica recessiva quanto autossômica dominante. A doença está associada também a uma anormalidade com expressão variável da dentição que se caracteriza pela presença de raízes bulbosas curtas, calcificação da polpa e dentina radicular depositada nas espirais. O distúrbio é causado por mutações genéticas em *GALNT3*, *FGF23* ou α-*Klotho*, levando à deficiência ou resistência ao FGF23. A atividade reduzida de FGF23

TABELA 412-2 ■ Doenças e condições associadas à calcificação e à ossificação ectópicas

Calcificação metastática	Calcificação distrófica
Estados hipercalcêmicos	Distúrbios inflamatórios
Hiperparatireoidismo primário	Esclerodermia
Sarcoidose	Dermatomiosite
Intoxicação pela vitamina D	Lúpus eritematoso sistêmico
Síndrome leite-álcali	Induzida por trauma
Insuficiência renal	Ossificação ectópica
Hiperfosfatemia	Miosite ossificante
Calcinose tumoral	Pós-cirurgia
Hiperparatireoidismo secundário	Queimaduras
Pseudo-hipoparatireoidismo	Lesão neurológica
Insuficiência renal	Outros traumatismos
Hemodiálise	Fibrodisplasia ossificante progressiva
Lise celular após quimioterapia	
Terapia com vitamina D e fosfato	

leva ao aumento da reabsorção tubular renal de fosfato, fosfato sérico elevado e calcificação espontânea de tecidos moles devido a elevada concentração de fosfato de cálcio.

A doença, em geral, manifesta-se na infância e persiste por toda a vida do paciente. As massas calcificadas são indolores e crescem com ritmos variáveis, às vezes tornando-se volumosas e proeminentes. Com frequência, as massas estão localizadas perto das principais articulações, mas permanecem sendo extracapsulares. A amplitude de movimento articular não costuma ser restrita, a não ser quando os tumores são muito volumosos. As complicações incluem compressão das estruturas neurais e ulceração da pele suprajacente com drenagem de um líquido calcário e risco de infecção secundária. Os pequenos depósitos que não são detectados pelas radiografias convencionais podem ser identificados pela cintilografia óssea com ^{99m}Tc. Os achados laboratoriais mais comuns são hiperfosfatemia e elevação dos níveis de 1,25-di-hidroxivitamina D. Os níveis séricos de cálcio, paratormônio e ALP, em geral, são normais. A função renal também costuma ser normal. As excreções urinárias de cálcio e fosfato são baixas, e os equilíbrios de cálcio e fosfato são positivos.

Uma forma adquirida da doença pode ocorrer com outras causas de hiperfosfatemia, como o hiperparatireoidismo secundário associado a hemodiálise, o hipoparatireoidismo, o pseudo-hipoparatireoidismo e a lise celular maciça após quimioterapia para leucemia. Os traumatismos teciduais provocados pelo movimento articular podem contribuir para as calcificações periarticulares. As calcificações metastáticas são observadas também nas condições associadas à hipercalcemia, como sarcoidose, intoxicação pela vitamina D, síndrome leite-álcali e hiperparatireoidismo primário. No entanto, nessas condições, os depósitos minerais ocorrem mais provavelmente nos órgãos responsáveis pelo transporte de prótons, como rins, pulmões e mucosa gástrica, nos quais um meio alcalino é gerado pelas bombas de prótons.

TRATAMENTO
Calcinose tumoral

Os sucessos terapêuticos foram conseguidos com a remoção cirúrgica das massas subcutâneas calcificadas, as quais não tendem a recidivar se toda a calcificação tiver sido removida do local. A redução do fosfato sérico pela restrição crônica de fósforo pode ser conseguida utilizando apenas uma baixa ingestão dietética de fósforo ou em combinação com os quelantes orais do fosfato. O acréscimo do agente fosfatúrico acetazolamida pode ser útil. A experiência limitada com a utilização da ação fosfatúrica da calcitonina merece testes adicionais.

CALCIFICAÇÃO DISTRÓFICA

A calcificação pós-traumática pode ocorrer com níveis séricos normais de cálcio e fosfato e um produto de solubilidade iônica normal. O mineral é depositado na forma de fosfato de cálcio amorfo ou cristais de hidroxiapatita. A calcificação dos tecidos moles que complica os distúrbios do tecido conectivo, como esclerodermia, dermatomiosite e lúpus eritematoso sistêmico, pode afetar áreas localizadas da pele ou o tecido subcutâneo mais profundo e recebe a designação de *calcinose circunscrita*. A deposição mineral em locais de lesão tecidual mais profunda, incluindo as áreas periarticulares, é denominada *calcinose universal*.

OSSIFICAÇÃO ECTÓPICA

A formação óssea extraesquelética verdadeira que começa em áreas de fascite após cirurgia, traumatismo, queimaduras ou lesão neurológica é denominada *miosite ossificante*. O osso formado é organizado como estrutura lamelar ou trabecular, com osteoblastos e osteoclastos normais conduzindo um remodelamento ativo. Podem estar presentes sistemas de Havers bem desenvolvidos e elementos medulares. Uma segunda causa de formação óssea ectópica ocorre no distúrbio hereditário denominado *fibrodisplasia ossificante progressiva*.

FIBRODISPLASIA OSSIFICANTE PROGRESSIVA

Também denominada *miosite ossificante progressiva*, trata-se de um distúrbio autossômico dominante raro que se caracteriza por deformidades congênitas das mãos e dos pés e edema episódico dos tecidos moles que acabam sofrendo ossificação. O distúrbio é causado por uma mutação ativadora no receptor de ativina A tipo 1. A formação óssea ectópica ocorre nas fáscias, nos tendões, nos ligamentos e no tecido conectivo dentro dos músculos voluntários. O endurecimento sensível e emborrachado, às vezes induzido por traumatismos, instala-se no tecido mole e sofre calcificação gradual. Eventualmente, forma-se um osso heterotópico nesses locais de traumatismo dos tecidos moles. A morbidade resulta da interferência do osso heterotópico no movimento e na função normais dos músculos e de outros tecidos moles. A mortalidade, em geral, está relacionada com a doença pulmonar restritiva causada pela impossibilidade de expansão torácica. Os exames laboratoriais não proporcionam dados especiais.

Não há terapia clínica efetiva. Bisfosfonatos, glicocorticoides e uma dieta pobre em cálcio não conseguiram interromper a progressão da ossificação. Palovaroteno e REGN2477 (também conhecido como garetosmabe), um anticorpo anti-activina A, estão atualmente em ensaios clínicos. A remoção cirúrgica do osso ectópico não é recomendada, visto que o traumatismo da cirurgia pode induzir a formação de novas áreas de osso heterotópico. Complicações dentárias, incluindo a mandíbula congelada, podem ocorrer após a injeção de anestésicos locais.

Agradecimento Os autores agradecem a contribuição do Dr. Murray J. Favus para este capítulo nas edições anteriores de Harrison.

LEITURAS ADICIONAIS

BOYCE AM, COLLINS MT: Fibrous dysplasia/McCune-Albright syndrome: A rare, mosaic disease of Gα$_s$ activation. Endocr Rev 41:345, 2020.
MAJOOR BC et al: Outcome of long-term bisphosphonate therapy in McCune-Albright syndrome and polyostotic fibrous dysplasia. J Bone Miner Res 32:264, 2017.
RALSTON SH et al: Diagnosis and management of Paget's disease of bone in adults: A clinical guideline. J Bone Miner Res 34:579, 2019.
REID IR et al: Treatment of Paget's disease of bone with denosumab: Case report and literature review. Calcif Tissue Int 99:322, 2016.
SHAPIRO JR, LEWIECKI EM: Hypophosphatasia in adults: Clinical assessment and treatment considerations. J Bone Miner Res 32:1977, 2017.
SINGER FR et al: Paget's disease of bone: An endocrine society clinical practice guideline. J Clin Endocrinol Metab 99:4408, 2014.
TAN A et al: Long-term randomized trial of intensive versus symptomatic management in Paget's disease of the bone: The PRISM-EZ Study. J Bone Miner Res 32:1165, 2017.
WU CC et al: Diagnosis and management of osteopetrosis: Consensus guidelines from the osteopetrosis working group. J Clin Endocrinol Metab 102:3111, 2017.

Seção 5 Distúrbios do metabolismo intermediário

413 Distúrbios hereditários do tecido conectivo

Joan C. Marini, Fransiska Malfait

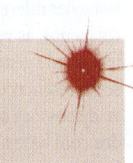

CLASSIFICAÇÃO DOS DISTÚRBIOS DO TECIDO CONECTIVO

Algumas das condições mais comuns que são transmitidas geneticamente em famílias consistem em distúrbios que provocam alterações clinicamente evidentes no osso, na cartilagem, na pele ou em tecidos relativamente acelulares, como tendões, os quais têm sido amplamente definidos como tecidos conectivos. Por serem hereditários, alguns desses distúrbios foram reconhecidos como potencialmente atribuíveis a mutações de genes logo após a introdução, na medicina, dos princípios de genética por Garrod e outros pesquisadores. Cerca de 50 anos depois, McKusick ressaltou a especificidade de muitas das doenças por determinados tecidos conectivos e sugeriu que eram provavelmente causadas por mutações em genes que codificam as principais proteínas encontradas nesses tecidos. Nas últimas décadas, mutações em várias centenas de genes diferentes, expressos em tecidos conectivos, foram identificadas como a causa de muitos distúrbios desse tecido. Todavia, a classificação dos distúrbios com base em suas manifestações clínicas ou nas mutações que os causam continua representando um desafio tanto para o médico quanto para o biologista molecular.

As informações sobre os distúrbios continuaram a ser obtidas em dois níveis. As classificações clínicas iniciais sugeridas por McKusick e muitos outros tiveram que ser aprimoradas com o exame de mais pacientes. Por exemplo, alguns pacientes exibiam alterações cutâneas semelhantes àquelas comumente observadas na síndrome de Ehlers-Danlos (SED), porém essa característica foi obscurecida por outras manifestações, como hipotonia extrema ou ruptura súbita de vasos sanguíneos de grande calibre. Para explicar todo o espectro de apresentações observadas nos pacientes e suas famílias, muitos dos distúrbios foram reclassificados várias vezes, dividindo-se cada um em uma série de subtipos.

A identificação de mutações que causam as doenças seguiu um caminho paralelo. Os primeiros genes clonados relacionados com os tecidos conectivos foram dois genes que codificam o colágeno tipo I (COL1A1 e COL1A2), a proteína mais abundante nos ossos, na pele, nos tendões e em vários outros tecidos. Isso facilitou estudos iniciais em pacientes com osteogênese imperfeita (OI) que revelaram mutações nos genes do colágeno tipo I. Dados bioquímicos obtidos principalmente com culturas de fibroblastos da pele de indivíduos afetados demonstraram que as mutações alteram drasticamente a síntese das cadeias α ou a estrutura das fibras colágenas. Os resultados estimularam esforços para identificar mutações adicionais em genes que codificam proteínas estruturais. Os genes dos colágenos proporcionaram um paradigma atrativo para a pesquisa de mutações, visto que foi encontrada uma série de diferentes tipos de colágenos em diferentes tecidos conectivos, e os genes dos colágenos foram facilmente isolados em virtude de suas sequências individuais singulares. Além disso, os genes dos colágenos são vulneráveis a um grande número de diferentes mutações, devido às exigências estruturais incomuns da proteína. A pesquisa de mutações nos genes dos colágenos demonstrou ser produtiva, visto que foram identificadas mutações na maioria dos pacientes com OI, em muitos pacientes com hiperelasticidade da pele e articulações hipermóveis, em alguns pacientes com nanismo e em pacientes portadores de outros distúrbios, incluindo alguns como a síndrome de Alport (SA), que inicialmente não foram classificados como distúrbios do tecido conectivo. Além disso, mutações nos genes do colágeno foram encontradas em um subconjunto de pacientes com osteoartrite (OA) ou osteoporose, provavelmente representando a extremidade mais branda do espectro sindrômico. Entretanto, a pesquisa de mutações expandiu-se rapidamente para centenas de outros genes, incluindo genes para outras proteínas estruturais, modificações e processamento pós-tradução das proteínas estruturais, chaperonas e fatores de crescimento e seus receptores, bem como outros genes cujas funções ainda não estão totalmente elucidadas.

Em muitos casos, as mutações ajudaram a definir o subtipo clínico do distúrbio, enquanto, em outros, revelaram a heterogeneidade genética das mesmas apresentações clínicas. Por outro lado, alguns pacientes com manifestações diferentes apresentaram mutações nos mesmos genes. Em genes não colágenos, às vezes era difícil estabelecer se uma mudança na estrutura de determinado gene causava as alterações fenotípicas observadas nos pacientes ou se representava simplesmente um polimorfismo neutro. Por conseguinte, houve discussões contínuas para decidir se os distúrbios deveriam ser classificados com base nas suas manifestações clínicas ou pelos genes causadores. Para ilustrar esses problemas, foram identificadas mutações em 437 genes associadas aos 461 distúrbios definidos do esqueleto. A nosologia mais recente dos distúrbios permanece de natureza "híbrida", já que a classificação nem sempre é baseada nos mesmos critérios. Algumas doenças são agrupadas com base na origem genética, outras são listadas juntas porque compartilham características radiográficas comuns e outras ainda são reunidas devido a um curso clínico semelhante (letalidade) ou envolvimento de partes semelhantes do esqueleto. Um sistema mais simples de classificação demonstrou ser possível para um distúrbio hereditário raro da pele, a epidermólise bolhosa. O distúrbio foi inicialmente definido clinicamente em subtipos com base nas camadas da pele que foram clivadas em bolhas induzidas pela fricção. Subsequentemente, foi constatado que os pacientes em cada subtipo apresentavam, em sua maioria, mutações em genes expressos na camada correspondente da pele. Mesmo com esses pacientes, a força da correlação genótipo-fenótipo varia, e as mutações ainda não foram encontradas em todos os pacientes.

O melhor caminho a seguir por esse labirinto de informações é provavelmente começar estabelecendo uma correspondência dos sinais e sintomas de um paciente com as apresentações que definem cada classificação clínica. O enfoque deve ser direcionado para os distúrbios mais comuns, tendo em vista que os sinais e sintomas podem variar entre diferentes indivíduos e membros da família com o mesmo diagnóstico. Em seguida, deve-se procurar chegar a uma decisão, com o parecer do paciente, dos parentes e de um especialista, sobre a indicação de uma análise do DNA para pesquisa de provável mutação. Entre os aspectos a se considerar, estão o custo, o rigor com que a manifestação clínica foi associada a mutações de genes, a tranquilidade que o diagnóstico pode proporcionar ao paciente e a seus familiares, o uso da informação para diagnóstico pré-natal e a possibilidade de futuro desenvolvimento de terapias direcionadas especificamente para as mutações. Para os pacientes com as formas mais graves, é provavelmente mais apropriado consultar um especialista na doença para determinar um programa multidisciplinar para o gerenciamento e a terapia. Grupos de apoio aos pacientes formaram-se para muitas das doenças e constituem uma importante fonte de informações.

Os pacientes com as formas mais comuns dos distúrbios apresentam mutações em um número limitado de genes. Este capítulo trata principalmente desses distúrbios. Além disso, fornece um breve resumo da biossíntese e da estrutura dos tecidos conectivos, que pode ajudar a guiar o médico desde a natureza das mutações até suas manifestações clínicas.

COMPOSIÇÃO DOS TECIDOS CONECTIVOS

Os tecidos conectivos, como a pele, os ossos, a cartilagem, os ligamentos e os tendões, são os arcabouços estruturais fundamentais do corpo. Consistem em uma complexa rede de matriz extracelular de colágenos, proteoglicanas e grande número de glicoproteínas e proteínas não colágenas. Embora essas combinações precisas de até cerca de 500 unidades de construção potenciais da matriz extracelular proporcionem uma função tecidual específica, existem muitas semelhanças gerais na composição, como o papel das fibrilas de colágeno compostas na produção da força e do formato, fibrilas de elastina e proteoglicanas e outras proteínas de interação e glicoproteínas que aprimoram a função (Tab. 413-1). Os componentes mais abundantes de muitos tecidos conectivos consistem em três colágenos fibrilares semelhantes (tipos I, II e III). Eles possuem força de tração semelhante, comparável àquela de fios de aço. Os três colágenos fibrilares são distribuídos de maneira tecido-específica: o colágeno tipo I é responsável pela maior parte da proteína da derme, dos ligamentos, dos tendões e do osso desmineralizado; o tipo I e o tipo III são as proteínas mais abundantes dos vasos sanguíneos de grande calibre; e o tipo II é a proteína mais abundante da cartilagem.

BIOSSÍNTESE E RENOVAÇÃO DOS TECIDOS CONECTIVOS

Os tecidos conectivos estão entre os componentes mais estáveis dos organismos vivos, porém não são inertes. Durante o desenvolvimento embrionário, as membranas dos tecidos conectivos já aparecem no blastocisto de quatro células, proporcionando um arcabouço estrutural para o embrião em desenvolvimento. Com a formação dos vasos sanguíneos e do esqueleto, ocorre um rápido aumento na síntese, na degradação e na ressíntese dos tecidos conectivos. A renovação prossegue em um ritmo mais lento, porém ainda rápido, durante todo o desenvolvimento pós-natal e, em seguida, alcança um pico durante o estirão de crescimento da puberdade. Durante a vida adulta, a renovação metabólica da maioria dos tecidos conectivos é lenta, porém prossegue em um ritmo moderado no osso. Com a idade, a desnutrição, a falta de atividade física e um baixo estresse gravitacional, a taxa de degradação da maioria dos tecidos conectivos, em particular o osso e a pele, começa a ultrapassar a taxa de síntese, de modo que ocorre retração dos tecidos. Na inanição, uma grande fração do colágeno na pele e em outros tecidos conectivos sofre degradação e fornece aminoácidos para a gliconeogênese (Cap. 334). Tanto na OA quanto na artrite reumatoide, ocorre extensa degradação do colágeno das cartilagens articulares. Os glicocorticoides enfraquecem a maioria dos tecidos ao diminuir a síntese de colágeno. Entretanto, em alguns estados patológicos, observa-se um depósito de colágeno em excesso. Na maioria das lesões teciduais, as respostas inflamatórias e imunes estimulam o depósito de fibrilas de colágeno na forma de cicatrizes fibróticas. Nos seres humanos, diferentemente de muitas outras espécies, o depósito das fibrilas é, em grande parte, irreversível e impede a regeneração dos tecidos normais em determinadas doenças, como cirrose hepática, fibrose pulmonar, aterosclerose e nefrosclerose.

Estrutura e biossíntese dos colágenos fibrilares

A força de tração das fibras de colágeno provém principalmente da automontagem dos monômeros de proteínas em grandes estruturas fibrilares, em um processo que se assemelha à cristalização. A automontagem requer monômeros de estrutura altamente uniforme e relativamente rígida. Depende também de uma complexa série de etapas de processamento pós-tradução, que mantém a

TABELA 413-1 ■ Constituintes dos tecidos conectivos e condições hereditárias associadas

Proteína	Distribuição tecidual	Doença	Principais manifestações
Colágeno I	Osso, córnea, derme, tendão	Osteogênese imperfeita	Fragilidade óssea com fraturas e deformidades; esclera azul; dentinogênese imperfeita; perda de audição
		SED (vários subtipos raros)	Hipermobilidade articular; hiperextensibilidade da pele; fragilidade da pele; fragilidade do tecido conectivo mole
		Doença de Caffey	Formação de novo osso subperiosteal; irritabilidade; edema dos tecidos moles
Colágeno II	Cartilagem, vítreo	Condrodisplasia grave	Displasia esquelética; manifestações oculares; perda de audição; achados orofaciais
Colágeno III	Derme, aorta, útero, intestino	SED vascular	Fragilidade arterial, intestinal e uterina; pele fina translúcida; contusões fáceis
Colágeno IV	Membranas basais	Síndrome de Alport (COL4A3/A4/A5)	Hematúria; perda de audição; anormalidades oculares
		Doença de pequenos vasos cerebrais (COL4A1/A2)	Porencefalia; hemorragia intracerebral; tortuosidade arteriolar retiniana; catarata congênita; hematúria; cistos renais; cãibras musculares
Colágeno V	Tecido placentário, osso, derme, córnea	SED clássica	Hipermobilidade articular; hiperextensibilidade da pele; cicatriz atrófica
Colágeno VI	Útero, derme, córnea, cartilagem	Miopatia de Bethlem e distrofia muscular congênita de Ullrich	Fraqueza muscular; contraturas articulares; hipermobilidade articular
Colágeno VII	Pele, membrana amniótica, epitélio da mucosa	Epidermólise bolhosa	Bolhas na pele; bolhas orais e esofágicas; erosões da córnea
Colágeno VIII	Membrana de Descemet, células endoteliais	Distrofia corneana	Distrofia endotelial da córnea; edema estromal
Colágeno IX	Cartilagem, vítreo	Síndrome de Stickler	Displasia espondiloepifisária; osteoartrite de início precoce; miopia alta; anormalidades vitreorretinianas; perda de audição; fenda palatina; hipoplasia facial média
Colágeno X	Cartilagem calcificada	Displasia epifisária múltipla	Displasia epifisária; osteoartrite de início precoce
Colágeno XI	Cartilagem, disco intervertebral	Condrodisplasias variadas	Displasia esquelética; manifestações oculares; perda de audição; achados orofaciais
Colágeno XII	Derme, tendão, cartilagem	SED miopática	Hipermobilidade articular; hipotonia e/ou atrofia muscular congênita; contraturas articulares proximais
Proteína de matriz oligomérica da cartilagem (COMP)	Cartilagem, tendão, ligamento, osso	Pseudoacondroplasia	Nanismo de membros curtos; osteoartrite de início precoce
		Displasia epifisária múltipla	Baixa estatura leve; osteoartrite de início precoce
Elastina	Derme, parede arterial, pulmão	Pele flácida	Pele enrugada, redundante, flácida e inelástica
		Síndrome de Williams	Doença cardiovascular (especialmente estenose aórtica supravalvar); características orofaciais; déficit intelectual; anormalidades do tecido conectivo; anormalidades endócrinas
Fibrilina 1	Derme, parede arterial, pulmão	Síndrome de Marfan	Aneurisma ou dissecção da raiz aórtica; ectopia lenticular; *habitus* marfanoide
		Síndrome de Weill-Marchesani	Baixa estatura; rigidez articular; anormalidades da lente; características cardiovasculares
		Síndrome da pele rígida	Pele dura como pedra progressiva; contraturas em flexão; hipertricose
		Displasia geleofísica	Baixa estatura; rigidez articular; pele espessa; doença valvar cardíaca progressiva; características orofaciais
Fibronectina	Derme, tendão, ligamentos	Glomerulopatia com depósitos de fibronectina	Glomerulopatia com depósitos de fibronectina
		Displasia espondilometafisária, tipo fratura do canto	Displasia espondilometafisária caracterizada por centros de ossificação semelhantes a flocos, triangulares ou curvilíneos nas bordas de metáfises irregulares que simulam fraturas; baixa estatura
Agrecana	Cartilagem	Displasia espondiloepifisária tipo Kimberley	Baixa estatura; *habitus*; osteoartropatia progressiva; displasia espondiloepifisária
		Baixa estatura; idade óssea avançada, com ou sem osteoartrite de início precoce e/ou osteocondrite dissecante	Baixa estatura e idade óssea avançada, com ou sem osteoartrite de início precoce e/ou osteocondrite dissecante
		Displasia espondiloepimetafisária, tipo agrecana	Baixa estatura grave; displasia espondiloepimetafisária
Decorina	Derme, tendões, ligamentos, córnea	Distrofia estromal congênita da córnea	Opacificação do estroma da córnea; perda visual; aumento da espessura da córnea
Biglicana	Osso, cartilagem, tendões	Síndrome de Meester-Loeys	Aneurisma ou dissecção aórtica; características orofaciais; hipermobilidade articular; dilatação ventricular em imagens cerebrais; macrocefalia relativa; luxação do quadril; platispondilia; displasia falangeana; epífises displásicas dos ossos longos
		Displasia espondiloepimetafisária ligada ao cromossomo X	Nanismo de tronco curto grave; braquidactilia; displasia espondiloepimetafisária

Sigla: SED, síndrome de Ehlers-Danlos.

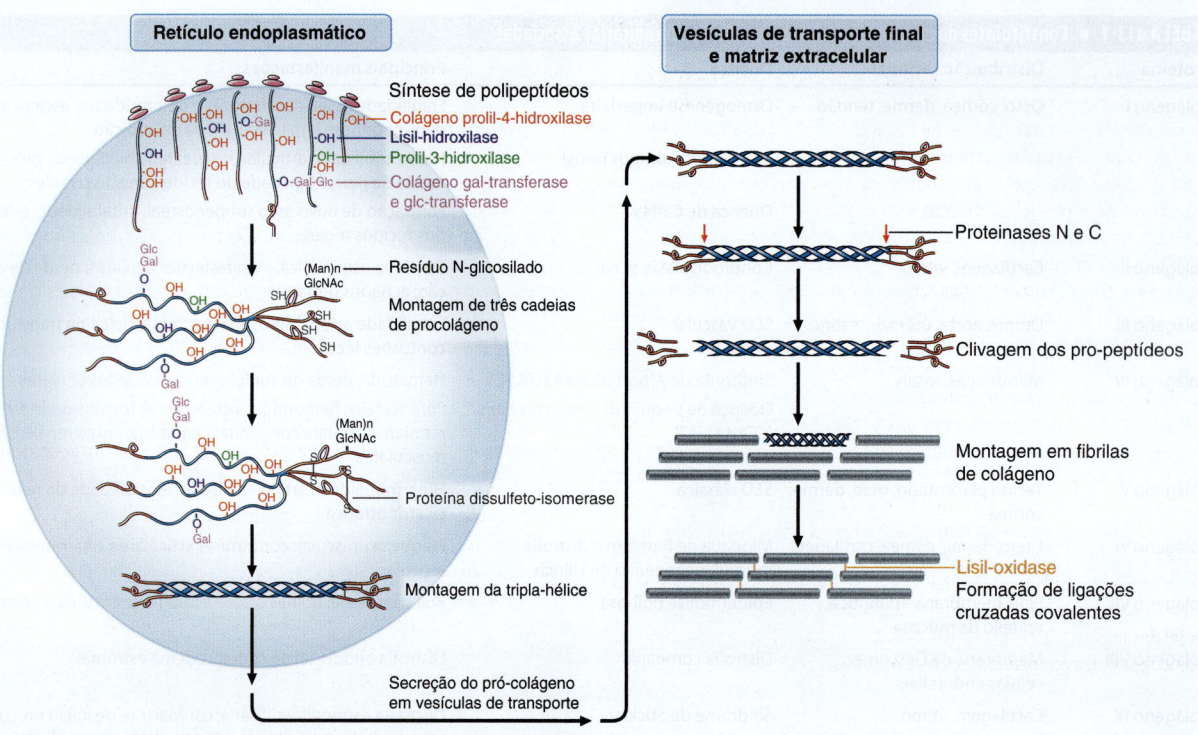

FIGURA 413-1   Resumo esquemático da biossíntese dos colágenos fibrilares. *(Reproduzida com permissão de J Myllyharju, KI Kivirikko: Collagens, modifying enzymes and their mutations in humans, flies and worms. Trends Genet 20:33, 2004.)*

solubilidade dos monômeros até que eles sejam transportados aos sítios extracelulares apropriados para a montagem das fibrilas. Devido à necessidade estrita de uma automontagem correta, não é surpreendente que a ocorrência de mutações nos genes dos colágenos fibrilares provoque muitas das doenças hereditárias dos tecidos conectivos.

Os monômeros dos três colágenos fibrilares são formados a partir de três cadeias polipeptídicas, denominadas cadeias α, que se enrolam uma ao redor da outra em uma conformação de tripla-hélice semelhante a uma corda. A tripa-hélice é uma estrutura singular entre as proteínas, conferindo rigidez à molécula. Ela também orienta as cadeias laterais de aminoácidos de "dentro para fora" em relação à maioria das outras proteínas, de modo que os resíduos com carga elétrica e hidrofóbicos na superfície podem direcionar a automontagem dos monômeros em fibrilas. A conformação helicoidal tríplice do monômero é gerada porque cada uma das cadeias α possui uma sequência repetitiva de aminoácidos, em que a glicina (Gly) aparece a cada terceiro aminoácido. Cada cadeia α contém cerca de 1.000 aminoácidos. Por conseguinte, a sequência de cada cadeia α pode ser designada como $(-Gly-X-Y-)_n$, em que X e Y representam aminoácidos diferentes da glicina e n é > 338. A presença de glicina, o menor dos aminoácidos, a cada terceira posição na sequência é crítica, visto que esse resíduo precisa se encaixar em um espaço esfericamente restrito no interior da hélice, onde as três cadeias se reúnem. A necessidade de um resíduo de glicina a cada terceira posição explica os efeitos clínicos significativos das mutações que convertem um resíduo de glicina em um aminoácido com cadeia lateral mais volumosa (ver adiante). Muitos dos aminoácidos nas posições X e Y consistem em prolina e hidroxiprolina, que, em virtude de suas estruturas em anel, conferem rigidez adicional à tripla hélice. Outras posições X e Y são ocupadas por aminoácidos com carga elétrica ou hidrofóbicos que dirigem, com precisão, a montagem lateral e longitudinal dos monômeros em fibrilas finas altamente organizadas. As mutações que substituem aminoácidos em algumas posições X e Y, particularmente substituições de arginina por cisteína, podem produzir doenças genéticas.

As fibras formadas pelos três colágenos fibrilares diferem quanto à sua espessura e ao seu comprimento, embora tenham uma estrutura fina semelhante. Quando examinadas à microscopia eletrônica, todas exibem um padrão característico de estriações transversais, que têm cerca de um quarto do comprimento dos monômeros e refletem o acondicionamento preciso em fibrilas. Entretanto, os três colágenos fibrilares diferem nas sequências encontradas nas posições X e Y das cadeias α e, portanto, em algumas de suas propriedades físicas. O colágeno tipo I é um heterotrímero, composto de duas cadeias α1(I) e de uma terceira cadeia α2(I), que difere ligeiramente em sua sequência de aminoácidos. Os colágenos tipos II e III são homotrímeros, cada um composto por três cadeias α idênticas, distintas daquele tipo de colágeno.

Para que um monômero de estrutura correta alcance o local apropriado de montagem das fibrilas, a biossíntese dos colágenos fibrilares envolve um grande número de etapas de processamento singulares **(Fig. 413-1)**. O monômero, inicialmente sintetizado na forma de um precursor solúvel denominado *pró-colágeno*, contém um domínio globular adicional em cada extremidade. À medida que as cadeias pré-pró-α de pró-colágeno são sintetizadas nos ribossomos, as extremidades N-terminais livres deslocam-se para o interior das cisternas do retículo endoplasmático (RE) rugoso. Os peptídeos sinalizadores nas extremidades N-terminais são clivados e começam reações pós-tradução adicionais. Os resíduos de prolina e lisina na posição Y da tríade Gly-X-Y são hidroxilados ao longo do comprimento da hélice pelas enzimas prolil-4-hidroxilase (P4H1) e lisil-hidroxilase (LH1), respectivamente. Resíduos de hidroxiprolina são essenciais para o enovelamento das três cadeias α do monômero em uma tripla-hélice, na temperatura corporal. P4H1 requer a presença de ácido ascórbico como um cofator essencial, uma observação que explica por que as feridas não cicatrizam no escorbuto **(Cap. 333)**. No escorbuto, algumas das proteínas insuficientemente hidroxiladas e não enoveladas acumulam-se nas cisternas do RE rugoso e são degradadas. Muitos resíduos de hidroxilisina são glicosilados com galactose ou com galactose e glicose. Além disso, um grande oligossacarídeo rico em manose é montado no propeptídeo C-terminal de cada cadeia. As cadeias pró-α são montadas por meio de interações entre esses propeptídeos C-terminais que controlam a seleção das cadeias associadas apropriadas para formar hetero ou homotrímeros e fornecer o registro de cadeias corretas necessário para a formação subsequente da tripla-hélice do colágeno. Após a montagem das três cadeias pró-α pelos propeptídeos C-terminais, forma-se um núcleo de tripla-hélice próximo à extremidade C-terminal, e a conformação helicoidal propaga-se em direção à extremidade N-terminal como um zíper que se assemelha ao processo de cristalização. O enovelamento na tripla-hélice é espontâneo em solução; entretanto, conforme discutido adiante, a identificação de mutações raras que causam OI demonstrou que o enovelamento no *interior da célula* é auxiliado por determinadas proteínas auxiliares, que também impedem a formação de fibrilas de colágeno dentro do RE. Em seguida, o pró-colágeno totalmente enovelado é transportado até o complexo de Golgi por meio de um processo vesicular específico de COPII. Após modificações adicionais no aparelho de Golgi, o pró-colágeno é secretado no espaço pericelular, onde proteases distintas removem os propeptídeos N e C-terminais em locais de clivagem específicos. A liberação dos propeptídeos diminui a solubilidade do colágeno resultante em cerca de 1.000 vezes. A energia entrópica liberada impulsiona a automontagem do colágeno em fibrilas. As fibras colágenas automontadas exibem considerável força de tração, porém sua força é aumentada ainda mais por reações de ligação cruzada que formam ligações covalentes entre as cadeias α em uma molécula e as cadeias α em moléculas adjacentes. As fibras resultantes, constituídas por centenas ou milhares de monômeros de tripla-hélice, exibem algumas das propriedades de um cristal, porém têm imperfeições inatas que as tornam altamente flexíveis.

Embora a montagem dos monômeros de colágeno em fibras seja uma reação espontânea, o processo nos tecidos é modulado pela presença de colágenos menos abundantes (tipo V com tipo I, e tipo XI com tipo II) e por outros componentes, como uma série de pequenas proteínas ricas em leucina (SLRPs, de *small leucine-rich proteins*). Alguns dos componentes menos abundantes alteram a taxa de montagem das fibrilas, enquanto outros modificam a morfologia das fibrilas ou suas interações com células e outras moléculas. A presença desses outros componentes explica por que, em alguns tecidos, ocorre montagem adicional das fibras em grandes tendões; em outros, em lâminas; e, em outros ainda, em estruturas complexas, como a disposição hexagonal das fibras que conferem à córnea resistência e transparência.

As fibras de colágeno são resistentes à maioria das proteases; entretanto, durante a degradação dos tecidos conectivos, são clivadas por metaloproteinases (colagenases) específicas da matriz, que provocam a abertura parcial das triplas-hélices em estruturas semelhantes à gelatina, as quais são ainda degradadas por proteinases menos específicas.

OUTROS COLÁGENOS E MOLÉCULAS RELACIONADAS

As propriedades singulares da tripla-hélice são usadas para definir uma família de pelo menos 28 colágenos que contêm sequências repetitivas de -Gly--X-Y- e formam triplas-hélices de comprimento e complexidade variáveis. As proteínas são heterogêneas tanto em sua estrutura quanto em sua função, e muitas delas constituem os sítios de mutações que provocam doenças genéticas. Por exemplo, o colágeno tipo IV encontrado nas membranas basais é composto de três cadeias α sintetizadas a partir de qualquer um de seis genes diferentes; mutações nos genes *COL4A3*, *COL4A4* ou *COL4A5* causam SA.

Agregados de fibrilina e elastina Além da força de tração, muitos tecidos, como o pulmão, os vasos sanguíneos de grande calibre e os ligamentos, necessitam de elasticidade. A elasticidade foi originalmente atribuída a uma proteína amorfa semelhante à borracha, denominada elastina. Análises subsequentes estimuladas, em grande parte, por descobertas de mutações que causam a síndrome de Marfan (SMF) demonstraram que a elasticidade reside em fibras finas compostas principalmente por glicoproteínas grandes, denominadas fibrilinas. As fibrilinas contêm grandes números de domínios semelhantes ao fator de crescimento epidérmico intercalados com domínios característicos ricos em cisteína, que também são encontrados em proteínas de ligação do fator de crescimento transformador β (TGF-β, de *transforming growth factor* β). As fibrilinas são montadas em longos filamentos semelhantes a esferas, que também contêm numerosos outros componentes, incluindo quantidades pequenas e variáveis de elastina, proteínas morfogênicas do osso (BMPs, de *bone morphogenic proteins*) e glicoproteínas associadas a microfibrilas (MAGPs, de *microfibril-associated glycoproteins*). Além de contribuir para a estrutura da matriz extracelular, o papel importante das fibrilinas na sinalização do TGF-β foi enfatizado pela descoberta de mutações em genes que codificam proteínas envolvidas na sinalização canônica do TGF-β em pacientes com manifestações do tipo Marfan, incluindo aneurisma da aorta torácica.

Proteoglicanas A resiliência à compressão dos tecidos conectivos, como a cartilagem ou a aorta, é explicada, em grande parte, pela presença das proteoglicanas. As proteoglicanas são compostas de uma proteína central à qual está ligada uma grande série de polímeros de dissacarídeos de carga negativa (em grande parte, sulfatos de condroitina). Foram identificadas pelo menos 30 proteoglicanas. Essas proteoglicanas variam em sua ligação aos colágenos e a outros componentes da matriz, porém ainda não foram definidas funções específicas para a maioria deles. A principal proteoglicana da cartilagem, denominada agrecana, possui uma proteína central de 2 mil aminoácidos que é decorada com cerca de 100 cadeias laterais de sulfato de condroitina e sulfato de queratina. Por sua vez, a proteína central liga-se a longas cadeias do dissacarídeo polimérico, o hialuronano, para formar agregados de proteoglicanas, uma das maiores estruturas macromoleculares solúveis na natureza. Em virtude de sua carga altamente negativa e estrutura extensa, o agregado de proteoglicanas liga-se a grandes quantidades de água e pequenos íons para distender a arcada tridimensional de fibras de colágeno encontradas nos mesmos tecidos. Por conseguinte, esse agregado torna a cartilagem resiliente à pressão.

DISTÚRBIOS ESPECÍFICOS

OSTEOGÊNESE IMPERFEITA

A OI é uma doença generalizada do tecido conectivo, fenotípica e geneticamente heterogênea. As características marcantes da OI são maior suscetibilidade a fraturas esqueléticas, deformidade óssea e deficiência no crescimento. A fragilidade óssea é baseada na diminuição da massa óssea e no aumento da fragilidade óssea devido à mineralização anômala. As características secundárias da OI são altamente variáveis, mesmo dentro de um tipo, e incluem esclera azulada, dentinogênese imperfeita, perda auditiva, invaginação basilar, comprometimento da função pulmonar, anormalidades das válvulas cardíacas e frouxidão ligamentar. A maioria dos pacientes apresenta defeitos na estrutura ou na quantidade de colágeno tipo I.

Classificação A OI foi originalmente classificada nos subtipos *congênita* e *tardia*, dependendo da idade de início dos sintomas. Sillence propôs a classificação, que leva seu nome, para quatro tipos com base em achados clínicos e radiológicos e no modo de herança. A extensão da classificação de Sillence baseou-se primeiro na histologia óssea (tipos V e VI da OI) e posteriormente na descoberta de novos genes recessivos (tipos VII-XVIII). O debate entre a classificação por gravidade fenotípica ou defeitos genéticos resultou em classificações clínicas e genéticas. A classificação clínica pode ser útil para o manejo, mas resulta em atribuições de diferentes tipos na mesma família ou até no mesmo indivíduo ao longo da vida. A classificação genética (Tab. 413-2) agrupa os pacientes pelo gene causador. Como os genes causadores relacionados foram descobertos próximos uns dos outros, a classificação genética agrupa ainda mais os tipos por mecanismo geral e apresenta a OI como um distúrbio relacionado ao colágeno.

As OIs tipos I a IV são devidas a defeitos quantitativos ou estruturais no próprio colágeno tipo I. O tipo I é o subtipo mais brando, com quantidade reduzida de colágeno estruturalmente normal, podendo produzir deformidades esqueléticas leves ou não aparentes. A maioria dos pacientes apresenta escleras nitidamente azuis. Os tipos II, III e IV são todos causados por defeitos estruturais em uma das cadeias α do colágeno tipo I. O tipo II produz ossos tão frágeis que os bebês têm fraturas de costelas e ossos longos *in utero* e morrem no período perinatal. O tipo III é progressivamente deformante com deformidade óssea moderada a grave, e o tipo IV tem fragilidade óssea leve a moderada e características secundárias. Os tipos subsequentes raros de OI recessiva são todos relacionados ao colágeno. Os tipos V e VI (*ITITM5* e *SERPINF1*) comprometem particularmente a mineralização da matriz. Os tipos VII, VIII e IX (*CRTAP*, *P3H1* e *PPIB*) representam defeitos nos componentes do complexo de 3-hidroxilação de prolil-pró-colágeno, que modifica o colágeno pós-traducionalmente. Os tipos X a XII (*SERPINH1*, *FKBP10* e *BMP1*) comprometem o processamento e a reticulação do pró-colágeno. O agrupamento final dos tipos XIII a XVIII (*SP7*, *TMEM38B*, *WNT1*, *CREBL1*, *SPARC* e *MBTPS2*) altera a diferenciação osteoblástica e prejudica a qualidade da matriz de colágeno.

A heterogeneidade clínica dos indivíduos afetados dentro de um determinado tipo de OI e mesmo com a mesma mutação não é compreendida, com fatores modificadores desconhecidos, presumivelmente, envolvidos. Entre os adultos com OI, as mulheres são propensas a fraturas durante a gravidez e após a menopausa. Algumas variantes de OI leve são detectadas pela primeira vez na perimenopausa e devem ser diferenciadas da osteoporose pós-menopausa.

Incidência Na América do Norte e na Europa, a incidência estimada de OI é de 1 por 10 a 15 mil nascimentos, com base em uma combinação de casos reconhecidos no nascimento e pesquisas populacionais para casos mais leves. Em populações com alto nível de consanguinidade ou uma mutação fundadora, a incidência das raras formas recessivas de OI é um acréscimo significativo à prevalência de defeitos de colágeno dominantes.

Efeitos em sistemas teciduais As características fenotípicas da OI são altamente variáveis, mesmo dentro dos tipos causados por defeitos no colágeno tipo I. A seção a seguir se concentra, em geral, nas formas dominantes que compreendem a maioria dos casos, exceto o que está especificado, mas as descrições podem ser generalizadas em grande parte.

TABELA 413-2 ■ Diferentes tipos de osteogênese imperfeita

	Tipos de OI	Herança	Gene com defeito	Proteína	OMIM	Locus	Hipermineralização	Características distintas
Defeitos na estrutura e processamento do colágeno	I	AD	COL1A1	Colágeno α1	166200	17q21.33	Sim	Perda de função de um dos alelos COL1A1
	II-IV	AD	COL1A1, COL1A2	Colágeno α1 ou α2	166210, 259420, 166220	17q21.33, 7q21.3	Sim	Defeitos estruturais na hélice de colágeno ou nos propeptídeos C
Defeitos de processamento de pró-colágeno	OI/SED	AD	COL1A1, COL1A2	Pró-colágeno α1 ou α2	NA	17q21.33, 7q21.3	Sim	Defeitos em 90 resíduos em N-terminal da hélice de colágeno que diminui o processamento pN
	MOE	AD	COL1A1, COL1A2	Colágeno α1 ou α2	NA	17q21.33	Sim	Defeitos no local de clivagem do propeptídeo C, DEXA normal a aumentada
	XIII	AR	BMP1	BMP1	614856	8p21.3	Sim	Deficiência de C-propeptidase
Defeitos de mineralização óssea	V	AD	IFITM5	BRIL (BRIL5'MALEP)	610967	11p15.5	Sim	Calcificação da membrana interóssea, banda metafisária densa, calo hiperplásico, padrão em malha no osso lamelar
	VI atípica	AD	IFITM5	BRIL (BRIL Ser40Leu)	610967	11p15.5	Sim	Aumento dos osteoides, padrão de escamas de peixe no osso lamelar, aumento dos níveis de ALP na infância, início dos sintomas no nascimento
	VI	AR	SERPINF1	PEDF	613982	17p13.3	Sim	Deficiência de PEDF, aumento dos osteoides, padrão de escamas de peixe no osso lamelar, aumento dos níveis de ALP na infância, início após 1 ano de idade
Defeitos na modificação do colágeno	VII	AR	CRTAP	CRTAP	610682	3q22.3	Sim	Prolil pró-colágeno ausente 3-hidroxilação; SM completa, rizomelia, esclera branca
	VIII	AR	LERPE1	P3H1	610915	1p34.2	Sim	Prolil pró-colágeno ausente 3-hidroxilação; SM completa, rizomelia, metáfises em "pipoca"; esclera branca
	IX	AR	PPIB	CyPB	259440	15q22.31	Sim	Prolil pró-colágeno ausente 3-hidroxilação; modificação da hélice varia, sem rizomelia, esclera branca
Defeitos no dobramento e reticulação do colágeno	XIV	AR	TMEM38B	TRIC-B	615066	9q31.2	Não	Diminuição da modificação da hélice de colágeno
	X	AR	SERPINH1	HSP47	613848	11q13.5	ND	Deformidade esquelética grave, esclera azulada, DI, anormalidades cutâneas, hérnias inguinais
	NA	AR	KDELR2	Receptor de retenção de proteína KDEL ER; interage com HSP47	619131	7p22.1	ND	Baixa estatura, deformação esquelética progressiva que requer intervenções cirúrgicas recorrentes
	XI	AR	FKBP10	FKBP65	610968	17q21.2	Sim	Pode ter contraturas congênitas
	NA	AR	PLOD2	LH2	609220	3q24	Sim	Contraturas articulares progressivas
Função e diferenciação dos osteoblastos	XII	AR	SP7	OSTERIX	613849	12q13.13	ND	Deformidade esquelética grave, atraso na erupção dentária, hipoplasia facial
	XV	AD/AR	WNT1	WNT1	615220	12q13.12	Não	Pode ter defeitos neurológicos
	XVI	AR	CREB3L1	OASIS	616215	11p11.2	Sim	Defeito na via da RIP
	XVII	AR	SPARC	SPARC	616507	5q33.1	Sim	Fragilidade óssea progressiva grave
	XVIII	XR	MBTPS2	S2P	301014	Xp22.12	Sim	OI ligada ao cromossomo X, defeito na via RIP, rizomelia
Distúrbios não classificados	NA	AR	FAM46A	FAM46A	617952	6q14.1	ND	Defeito na via de sinalização BMP/TGF-β
	NA	AR	MESD	LRP chaperona MESD	618644	15q25.1	ND	Também pode ser classificado como distúrbios relacionados a LRP5/6
	NA	AR	CCDC134	Proteína 134 contendo domínio super-hélice	618788	22q13.2	ND	Também pode ser classificado como displasias esqueléticas MAPK/ERK

Siglas: AD, autossômica dominante; ALP, fosfatase alcalina; AR, autossômica recessiva; BMP, proteína morfogênica do osso; DEXA, absortometria de raios X de dupla energia; DI, dentinogênese imperfeita; ERK, cinase regulada pelo sinal extracelular (*de extracellular signal-regulated kinase*); MAPK, proteína-cinase ativada por mitógeno (*de mitogen-activated protein kinase*); MOE, massa óssea elevada; NA, não aplicável; ND, não determinado; OI, osteogênese imperfeita; OMIM, *Online Mendelian Inheritance in Man*; RIP, proteólise regulatória intramembrana; SED, síndrome de Ehlers-Danlos; SM, supermodificação; TGF, fator de crescimento transformador; XR, recessivo ligado ao X.

Efeitos musculoesqueléticos O osso na OI é fraco e quebradiço. Na extremidade mais branda do espectro (OI tipo I), os indivíduos podem ter apenas várias fraturas na infância e ser limitados apenas em caso de esportes de contato. Formas mais graves de OI exigem que o osso seja parcialmente aliviado com dispositivos auxiliares, como andadores ou bengalas; muitos pacientes graves usam cadeiras elétricas tanto para suportar o peso quanto para a velocidade normal de mobilidade. Na OI dominante, as fraturas por fragilidade em geral diminuem acentuadamente após o ganho de massa óssea adequada na puberdade. As radiografias geralmente mostram osteopenia em todos os tipos, com organização desordenada da matriz detectada mais facilmente nos ossos longos inferiores nas formas moderada e grave. Na OI letal, as radiografias mostram contínuas tumefações pós-fratura das costelas em consolidação e ossos longos amassados e subtubulados. As radiografias laterais do crânio podem mostrar ilhas de ossos wormianos, mesmo em formas leves. A aparência de "pipoca" nas metáfises dos ossos longos ocorre em muitas crianças dos tipos III e IV e coincide com o aumento no atraso do crescimento. Frequentemente, esses ossos são tão moles que a tração muscular normal pode produzir deformidades graves. A cifoescoliose está associada a compressões vertebrais, mas não é prevenida por bisfosfonatos, sugerindo uma contribuição da flacidez dos ligamentos.

O osso resultante de OI é fraco, visto que fratura com sobrecarga menor do que a normal, e frágil, visto que não tolera deslocamento pós-rendimento e quebra como giz. A fragilidade resulta do aumento paradoxal da mineralização do osso na OI. Embora as medições de densidade óssea por absortometria de raios X de dupla energia (DEXA) retornem uniformemente um valor reduzido para osso na OI, ela é realizada em um espectro e detecta cristais minerais que estão em alinhamento adequado. Em contraste, as imagens eletrônicas retroespalhadas quantitativas ou de tomografia computadorizada (TC) tridimensional (3D), que detectam todos os minerais em 3D, revelam que o osso na OI dominante e recessiva (exceto os tipos XIV e XV) é hipermineralizado. Na histomorfometria, o osso da OI dominante tem formação adequada de lamelas, mas aumento da renovação, causando diminuição do volume ósseo. A OI tipo V tem lamelas ósseas em forma de malha, bem como cabeça radial deslocada, e pode ter formação de calo hiperplásico, enquanto a OI tipo VI tem lamelas distintas em escamas de peixe na microscopia de luz polarizada.

Muitos pacientes com OI em todo o espectro de gravidade têm aumento da flacidez dos ligamentos. Os pacientes com defeitos no processamento do propeptídeo N-terminal do pró-colágeno tipo I apresentam hipermobilidade das articulações grandes e pequenas, semelhante à SED. Fraqueza muscular de etiologia desconhecida também ocorre na OI, e a fraqueza e a flacidez dos ligamentos contribuem para o atraso no desenvolvimento motor.

Pulmonares A principal causa de morte na OI é a doença pulmonar. Crianças pequenas com OI grave frequentemente apresentam pneumonias de repetição; doença restritiva ou obstrutiva geralmente se desenvolve em adultos. A função pulmonar é prejudicada por escoliose acentuada e deformidade da parede torácica, mas também decorre de defeitos intrínsecos do parênquima pulmonar contendo colágeno tipo I, como demonstrado pelo declínio da função pulmonar ao longo do tempo em crianças sem escoliose. Camundongos com mutações nulas em *CRTAP* (OI tipo VII) têm desenvolvimento alveolar anormal, e os pacientes com formas recessivas também apresentam complicações pulmonares. A avaliação por espirometria, até mesmo de pacientes com OI assintomática moderada a grave, deve iniciar as intervenções pulmonares padrão.

Cardiovascular Os efeitos cardiovasculares da OI manifestam-se predominantemente em adultos. Com o colágeno tipo I como principal componente da matriz nas válvulas cardíacas e na parede aórtica, as manifestações mais frequentes são valvares, especialmente regurgitação mitral e dilatação da raiz aórtica. Propriedades mecânicas prejudicadas ocasionalmente levam à dissecção aórtica. A ecocardiografia é apropriada em caso de sopros cardíacos ou sintomas cardíacos e a cada 3 a 5 anos em pacientes assintomáticos.

Dentinogênese imperfeita A dentinogênese imperfeita (DI) está associada à OI tipos III e IV e aos tipos recessivos com defeitos de processamento do colágeno. Agenesia dentária, principalmente de pré-molares, também é encontrada em OI tipos III/IV. Dentes com formação de dentina afetada durante o desenvolvimento podem ser cinza translúcido ou ter coloração amarelada ou acastanhada. Os defeitos se manifestam predominantemente em dentes decíduos; a detecção em dentes secundários pode exigir radiografias para identificar câmaras pulpares estreitas ou obliteradas. O desmoronamento na junção dentina-esmalte pode exigir o coroamento dos dentes.

Maxila hipoplásica e prognatismo mandibular relativo em OI moderada a grave podem resultar em má oclusão tipo III e prejudicar a mastigação normal, necessitando de correção cirúrgica.

Perda auditiva Cerca de metade dos pacientes com OI tipos I, III e IV desenvolvem perda auditiva, mas sua incidência nos tipos recessivos é desconhecida. A perda auditiva geralmente começa na segunda década e, então, progride. A perda de condução inicial, baseada em alterações na orelha interna que levam à fixação da platina do estribo, pode evoluir para uma perda mista de condução e neurossensorial. A triagem regular permite o encaminhamento para aparelhos auditivos, cirurgia de estribo ou implantes cocleares, conforme apropriado.

Outras manifestações Uma intensidade variável de esclera azul ou acinzentada é uma característica bem conhecida da OI. A cor é mais marcante com defeitos de colágeno, especialmente na OI tipos I e II e defeitos que afetam o processamento do pró-colágeno N-terminal. A esclera azul geralmente ocorre em outros distúrbios do tecido conectivo, como SED ou SMF, e pode ocorrer em indivíduos sem defeitos do tecido conectivo. A OI neonatal grave com esclera branca deve levar em consideração as formas recessivas, especialmente defeitos de prolil 3-hidroxilação. Anormalidades da base do crânio, como platibasia e invaginação basilar, às vezes evoluem para uma impressão basilar clinicamente devastadora. Os pacientes com escores Z de altura < –3 devem ser submetidos a TC em intervalos de 3 a 5 anos. O atraso significativo no crescimento é uma característica principal da OI, variando de minimamente mais baixa do que irmãos em formas leves a maiores extensões em alguns casos graves, com adultos menores do que crianças de 5 anos de idade. Ocorre tanto a resistência do órgão-alvo ao hormônio do crescimento (GH) quanto a transição defeituosa para o osso na placa de crescimento. As OIs tipos I e IV são frequentemente responsivas à terapia com GH recombinante.

Defeitos moleculares A grande maioria (80-85%) dos casos de OI é causada por mutações heterozigóticas em qualquer um dos genes que codificam as cadeias do pró-colágeno tipo I, *COL1A1* ou *COL1A2* (Tab. 413-2). Embora milhares de mutações únicas tenham sido identificadas no colágeno tipo I, elas se enquadram em vários tipos estruturais. Mutações nulas nas cadeias de colágeno são menos prejudiciais do que defeitos estruturais. As mutações nulas em *COL1A1* resultam em cerca de metade do nível normal de síntese de colágeno, mas o colágeno na matriz é estruturalmente normal. Esses pacientes têm OI tipo I leve. Mutações nulas em *COL1A2* são raras, levando a uma condição semelhante à SED, com defeitos valvulares cardíacos progressivos.

As mutações que produzem alterações estruturais nas cadeias α do colágeno tipo I causam OI tipos II, III e IV. As mais comuns são as mutações que resultam em substituições de resíduos de glicina necessários a cada três resíduos ao longo da hélice. Com efeito, qualquer um dos 338 resíduos de glicina no domínio helicoidal da cadeia pró-α1 ou pró-α2 do pró-colágeno tipo I constitui um local potencial de mutação produtora de doença. Outras mutações afetam o processamento alternativo dos éxons que codificam as cadeias α. Como cada éxon de colágeno codifica uma tríade Gly-X-Y distinta, os produtos anormais do processamento alternativo geralmente estão na ordem de leitura e causam anormalidades estruturais graves. O processamento alternativo incomum pode levar ao término prematuro, imitando mutações nulas e um fenótipo mais brando. Anormalidades estruturais na região helicoidal do pró-colágeno retardam o dobramento do colágeno e expõem as cadeias à hidroxilação/glicosilação pós-traducional por mais tempo. O pró-colágeno anormal desencadeia uma cascata de eventos intracelulares e extracelulares, incluindo dobramento tardio do colágeno, estresse do RE, interação anormal com moléculas não colágenas, desenvolvimento prejudicado de osteoblastos e comunicação cruzada com osteoclastos e mineralização anormal. Existem alguns conjuntos especiais de mutações estruturais de pró-colágeno, com mecanismos distintos dentro dos tipos II, III e IV. As mutações no propeptídeo C atrasam significativamente a montagem da cadeia, e o pró-colágeno resultante é mal localizado no lúmen do RE. Parte desse pró-colágeno é alvo de degradação pela via proteossomal associada ao ER, enquanto as moléculas secretadas atrasam o processamento pericelular do propeptídeo C. As mutações no próprio local de clivagem do propeptídeo C impedem o processamento do propeptídeo, deixando o colágeno pC para ser incorporado à matriz. Isso afeta a mineralização da matriz, resultando em uma forma incomum de OI com alta massa óssea, que se enquadra na extremidade mais branda do fenótipo de OI tipo IV. Não surpreendentemente, mutações nulas na enzima C-propeptidase,

BMP1, causam OI tipo XII recessiva. A OI tipo XII é uma condição grave porque a BMP1 é a peptidase que cliva os pró-colágenos tipos I, II e III e a glicoproteína decorina, que é um regulador da fibrilogênese. Os defeitos de processamento do N-propeptídeo ocorrem no próprio local de clivagem ou nos 90 resíduos da hélice na extremidade amino. A persistência do N--propeptídeo em uma fração das moléculas interfere na automontagem do colágeno normal, resultando na formação de fibrilas de colágeno finas e irregulares. Elas causam flacidez extrema de grandes e pequenas articulações, esclera intensamente azulada e uma gravidade de OI comparável ao tipo III/IV. Substituições raras de aminoácidos com carga elétrica (Asp, Arg) ou de um aminoácido ramificado (Val) nas posições X ou Y produzem fenótipos letais, aparentemente porque estão localizados em sítios de montagem lateral dos monômeros ou ligação de outros componentes da matriz.

A partir de 2006, foi identificada uma série de genes não colagenosos que causam (principalmente) OI recessiva. É importante ressaltar que todos os genes codificam proteínas ou processos celulares relacionados ao colágeno, mudando o paradigma da OI para OI dominante, causada por defeitos no colágeno ou *IFITM5*, e OI recessiva, causada por proteínas relacionadas à modificação, processamento, dobramento e reticulação do colágeno, além da diferenciação de osteoblastos. O maior grupo de pacientes com OI não causada por mutações no gene do colágeno apresenta OI dos tipos V e VI, afetando a mineralização óssea. OI tipo V, com herança dominante, é incomum, porque todos os pacientes têm a mesma mutação recorrente na extremidade 5' de *IFITM5*, que gera um novo códon de iniciação na proteína transmembrana BRIL. A mutação de ganho de função causa achados radiológicos (ossificação da membrana interóssea e banda metafisária densa) e fenotípicos (calo hipertrófico) distintos. Os osteoblastos de OI tipo V têm maior mineralização e diferenciação em cultura. A OI tipo VI é uma forma recessiva causada por mutações nulas no *PEDF*, uma molécula que interage com colágeno e tem conhecido efeito antiangiogênico. Uma conexão entre OI dos tipos V e VI foi revelada por um conjunto de pacientes com uma substituição p.S42L em BRIL, que têm características clínicas, histológicas, séricas e fenotípicas da OI tipo VI. Tanto os osteoblastos de OI tipo VI quanto os osteoblastos BRIL p.S42L diminuíram a mineralização celular e a expressão de SERPINEF1, enquanto os osteoblastos clássicos de OI tipo V apresentam achados opostos. Todos os três tipos diminuem a produção de colágeno.

Os tipos VII, VIII e IX de OI são formas recessivas graves causadas pela deficiência de um dos componentes do complexo pró-colágeno prolil-3-hidroxilação, *P3H1*, *CRTAP* ou ciclofilina B (*PPIB*/CyPB). Esse complexo 3-hidroxila um resíduo de prolina por cadeia α, mais criticamente α1(I) P986, em contraste com a 4-hidroxilação de prolina de múltiplos resíduos helicoidais pela P4H1. Em modelos murinos, a perda da função do complexo resulta em um fenótipo grave; a mutação do resíduo P986 prejudica a reticulação do colágeno e o ajuste fino do alinhamento do colágeno nas fibrilas. O fenótipo desses pacientes é distinto para esclera branca, rizomelia e falta de macrocefalia relativa; eles compartilham a fragilidade e a alta renovação óssea, além da elevada mineralização óssea da OI clássica.

Alguns tipos recessivos de OI que prejudicam a função osteoblástica são causados por mutações em genes que não se sabia anteriormente que afetavam o osso. A proteólise regulatória intramembrana (RIP, de *regulatory intramembrane proteolysis*) é bem conhecida por seu papel na síntese de colesterol, na qual as células transportam proteínas reguladoras da membrana do RE para a membrana do Golgi em tempos de estresse celular, onde as proteases S1P e S2P do Golgi clivam sequencialmente os fatores de transcrição, ativando-os para entrar no núcleo. OI tipo XVIII ligada ao X com *MBTPS2*/S2P defeituoso e OI tipo XVI com deficiência do substrato Oasis da RIP, um membro da família ATF6 de sensores de estresse, indicam a importância da RIP para a formação óssea **(Tab. 413-2)**.

Herança e mosaicismo nas células de linhagem germinativa e nas células somáticas

Os tipos I a V de OI são herdados como traços autossômicos dominantes, enquanto as formas raras são predominantemente recessivas. Muitos pacientes com OI dominante leve representam traços familiares, enquanto novas mutações esporádicas são frequentemente responsáveis por casos graves ou letais dominantes. O mosaicismo germinativo em um dos pais pode ser a etiologia de uma mutação dominante grave na criança; nessa circunstância, um segundo filho pode ser afetado com a mesma mutação dominante de pais não afetados. Mutações recessivas nos genes que causam as formas raras de OI levam a resultados clínicos mais graves; muitos desses descendentes não sobrevivem à infância, mas adultos jovens moderada a gravemente afetados nos mostram que essas condições também devem ser consideradas.

Diagnóstico A OI, em geral, é diagnosticada com base em critérios clínicos e radiográficos. A presença de fraturas, em conjunto com escleras azuis, DI ou história familiar da doença, costuma ser suficiente para estabelecer o diagnóstico. As radiografias revelam uma diminuição da densidade óssea que pode ser verificada pela densitometria óssea por DEXA, bem como deformidades características de ossos longos, tórax e crânio. O diagnóstico diferencial varia com a idade, incluindo síndrome da criança espancada, deficiências nutricionais, malignidades e outros distúrbios hereditários, como condrodisplasias e hipofosfatasia, que podem ter apresentações sobrepostas. Atualmente, um diagnóstico molecular é obtido rotineiramente, usando o sequenciamento de genes-alvo, às vezes começando com o colágeno dominante e o painel IFITM5. Embora quase todos os casos possam ser diagnosticados por sequenciamento, alguns podem exigir histologia óssea e sequenciamento do exoma.

TRATAMENTO
Osteogênese imperfeita

A terapia deve ser direcionada para maximizar as atividades de cada indivíduo, o que inclui a diminuição de fraturas e deformidades que interferem na função. Fisioterapia e terapia ocupacional são modalidades cruciais. Elas são mais comumente utilizadas após fraturas graves ou grandes cirurgias e também devem ser usadas de forma consistente ao longo da vida para maximizar a mobilidade, as funções da vida diária e a extensão do condicionamento físico possível. A hidroterapia é particularmente útil em todas as idades. A dieta deve incluir a ingestão adequada de cálcio e vitamina D. Muitos pacientes estão abaixo do peso para a altura quando crianças, mas acima do peso quando adultos, e o controle nutricional pode ser útil. Procedimentos ortopédicos são necessários para deformidades de ossos longos que interferem na postura ereta ou na caminhada ou quando um osso sofreu fraturas repetidas. As hastes intramedulares são frequentemente inseridas quando as crianças estão prontas para ficar em pé e conforme necessário a partir de então, para manter os segmentos ósseos em bom alinhamento e fornecer descarga parcial do peso dos ossos. Se a escoliose progredir, pode ser necessária a estabilização da coluna para manter a curvatura < 60°. O tratamento médico também deve incluir triagem pré-sintomática para perda auditiva, disfunção da válvula cardíaca, função pulmonar e, em indivíduos graves, invaginação basilar.

Os medicamentos que foram desenvolvidos para a terapia da osteoporose pós-menopausa são benéficos para alguns pacientes. Os bisfosfonatos, medicamentos antirreabsortivos que inibem os osteoclastos, aumentam a densidade óssea avaliada por DEXA e aliviam as compressões vertebrais na maioria dos pacientes. Eles são considerados como um dos pilares do cuidado em muitos centros pediátricos. No entanto, vários relatos Cochrane não dão suporte à clara redução na taxa de fratura ou na dor óssea de seu uso, e a dose e a duração do uso são controversas. Atualmente, fármacos que atuam na formação óssea estão em testes para OI, especialmente anticorpos monoclonais antiesclerostina, que aliviam sua inibição da sinalização osteoblástica Wnt/β-catenina, inibidores de TGF-β e um análogo do paratormônio (PTH) que estimula osteoblastos e é mais benéfico para adultos com OI mais leve. Terapias potenciais sob investigação em modelos animais incluem chaperonas químicas e terapia com células-tronco mesenquimais.

SÍNDROMES DE EHLERS-DANLOS

As SEDs compreendem um grupo geneticamente heterogêneo de condições hereditárias que compartilham várias características, como pele macia e hiperextensível, cicatrização anormal de feridas, hematomas fáceis e hipermobilidade articular. Características clínicas adicionais que diferem entre os subtipos de SED incluem fragilidade de tecidos moles, vasos sanguíneos e órgãos ocos, além do envolvimento do sistema musculoesquelético. Mutações em genes que codificam colágenos fibrilares (tipo I, III ou V) são encontradas em muitos pacientes, mas outros genes são afetados em formas raras.

Classificação Vários tipos de SED foram definidos com base em características clínicas, modo de herança e defeitos moleculares **(Tab. 413-3)**, e a classificação desses tipos tem sido um processo dinâmico. A classificação atual define 13 tipos clínicos de SED que são causados por alterações em 19 genes diferentes, mas um estudo recente descreveu outro tipo de SED, geneticamente distinto, elevando o número total de genes associados à SED para 20. A classificação da SED orienta o diagnóstico clínico, a confirmação molecular e o aconselhamento genético dos indivíduos acometidos e seus familiares.

TABELA 413-3 ■ Diferentes formas da síndrome de Ehlers-Danlos (SED)

	Tipo de SED	Herança	OMIM	Locus	Gene	Proteína	Principais manifestações
Defeitos na estrutura primária e no processamento do colágeno	SED clássica (SEDc)	AD	130000 130010	9q34.3 2q32.2	COL5A1 COL5A2	Proα1(V) Proα2(V)	Hiperextensibilidade da pele com cicatriz atrófica Hipermobilidade articular generalizada
	SED clássica (SEDc)	AD	/	17q21.33	COL1A1	Proα1(I) p.Arg312Cys	Hiperextensibilidade da pele com cicatriz atrófica Hipermobilidade articular generalizada Ruptura arterial em idade jovem
	SED vascular (SEDv)	AD	130050	2q32.2	COL3A1	Proα1(III)	Ruptura arterial em idade jovem Perfuração espontânea do cólon sigmoide na ausência de doença conhecida do cólon Ruptura uterina durante o terceiro trimestre da gravidez Fístula carotideocavernosa (na ausência de trauma)
	SED artrocalásica (SEDa)	AD	130060 130060	17q21.33 7q21.3	COL1A1 COL1A2	Proα1(I) Proα2(I)	Luxação bilateral congênita do quadril Hipermobilidade articular generalizada grave, com luxações múltiplas Hiperextensibilidade da pele
	SED dermatosparaxia (SEDd)	AR	225410	5q35.3	ADAMTS2	ADAMTS2	Extrema fragilidade da pele com rasgos congênitos ou pós-natais Características craniofaciais Pele progressivamente redundante e flácida com dobras cutâneas excessivas Aumento do enrugamento palmar Possibilidade de hematomas graves Hérnia umbilical Retardo do crescimento pós-natal com membros curtos Complicações perinatais relacionadas à fragilidade tecidual
	SED valvar cardíaca (SEDvc)	AR	225320	7q21.3	COL1A2	proα2(I)	Insuficiência cardíaca valvar progressiva grave Envolvimento da pele Hipermobilidade articular
Defeitos no dobramento e na reticulação do colágeno	SED cifoescoliótica (SEDci-PLOD1) SED cifoescoliótica (SEDci-FKBP14)	AR AR	225400 614557	1p36.22 7p14.3	PLOD1 FKBP14	Lisil-hidroxilase 1 FKBP22	Hipotonia muscular congênita Cifoescoliose congênita ou de início precoce Hipermobilidade articular generalizada com (sub)luxações
Defeitos na estrutura e função da miomatriz, a interface entre o músculo e a MEC	SED clássica tipo 1 (SEDcl1)	AR	606408	6p21.33-p21.32	TNXB	Tenascina XB	Hiperextensibilidade da pele com textura aveludada e ausência de cicatrizes atróficas Hipermobilidade articular generalizada Pele facilmente suscetível a hematomas/equimoses espontâneas
	SED miopática (SEDm)	AD/AR	616471	6q13-q14	COL12A1	Proα1(XII)	Hipotonia muscular congênita e/ou atrofia muscular Contraturas articulares Hipermobilidade articular

(Continua)

TABELA 413-3 ■ Diferentes formas da síndrome de Ehlers-Danlos (SED) *(Continuação)*

	Tipo de SED	Herança	OMIM	Locus	Gene	Proteína	Principais manifestações
Defeitos na biossíntese de glicosaminoglicanos	SED espondilodisplásica (SEDsp-B4GALT7)	AR	130070	5q35.3	*B4GALT7*	Galactosiltransferase I β4GalT7	Baixa estatura (progressiva na infância) Hipotonia muscular (variando de congênita grave a leve de início tardio) Encurvamento de membros Displasia esquelética
	SED espondilodisplásica (SEDsp-B3GALT6)	AR	615349	1p36.33	*B3GALT6*	Galactosiltransferase II β3GalT6	
	SED musculocontratural (SEDmc-CHST14)	AR	601776	15q15.1	*CHST14*	Dermatan-4 sulfotransferase-1	Múltiplas contraturas congênitas (tipicamente contraturas de adução/flexão e *talipes equinovarus* – pé torto) Características craniofaciais Hiperextensibilidade da pele, hematomas fáceis, fragilidade da pele com cicatrizes atróficas Aumento do enrugamento palmar
	SED musculocontratural (SEDmc-DSE)	AR	615539	6q22.1	*DSE*	Dermatan sulfato epimerase-1	
Defeitos nas vias do complemento	SED periodontal (SEDp)	AD	130080	12p13.31	*C1R* *C1S*	C1r C1s	Periodontite de início precoce, grave e intratável Ausência de gengiva aderida Placas pré-tibiais
Defeitos em processos intracelulares	SED espondilodisplásica (SEDsp-SLC39A13)	AR	612350	11p11.2	*SLC39A13*	ZIP13	Baixa estatura (progressiva na infância) Hipotonia muscular (variando de congênita grave a leve de início tardio) Encurvamento de membros Displasia esquelética
	Síndrome da córnea frágil (SCF)	AR	229200 614170	16q24 4q27	*ZNF469* *PRDM5*	ZNF469 PRDM5	Córnea fina com/sem ruptura Ceratocone progressivo de início precoce e/ou ceratoglobo Esclera azul
Não classificado	SED clássica tipo 2 (SEDcl2)	AR	618000	7p13	*AEBP1*	AEBP1 (ACLP)	Hiperextensibilidade da pele com cicatriz atrófica Hipermobilidade articular generalizada Deformidades nos pés Osteopenia de início precoce
Desconhecida	SED hipermóvel (SEDh)	? (AD)	130020	?	?	?	Hipermobilidade articular generalizada Manifestações sistêmicas de fragilidade generalizada do tecido conectivo Queixas musculoesqueléticas Histórico familiar positivo Exclusão de outros tipos de SED e outras condições associadas à hipermobilidade articular

Siglas: AD, autossômica dominante; AR, autossômica recessiva; MEC, matriz extracelular; OMIM, *Online Mendelian Inheritance in Man*.

Incidência Foi proposta uma incidência de cerca de 1 em 5 mil indivíduos para todas as formas de SED, sem aparente predisposição étnica. O diagnóstico de SED hipermóvel é mais comum em mulheres do que em homens, mas não se sabe se isso se deve a uma incidência aumentada ou a uma manifestação mais grave. A incidência de outros tipos de SED é semelhante em homens e mulheres. Com incidências de 1 em 20 mil e 1 em 50 a 200 mil, respectivamente, as SEDs clássica e vascular são os tipos mais comuns de SED geneticamente elucidados. Para os outros tipos de SED para as quais foram identificadas variantes causais, não há estimativas de incidência, mas o número de pessoas que foram relatadas, em todo o mundo, com esses distúrbios varia entre cerca de 5 e cerca de 100 indivíduos por tipo de SED. Os pacientes com as formas mais leves geralmente não procuram assistência médica.

Pele Uma das principais características da SED é a hiperextensibilidade da pele – ou seja, a pele se estica facilmente, mas se retrai após a liberação. A pele geralmente tem uma sensação suave, macia ou aveludada e pode ser fina e translúcida. É frágil e rasga facilmente, mesmo após um pequeno trauma, e cicatriza lentamente. Cicatrizes atróficas alargadas e finas são frequentemente observadas em diferentes tipos de SED. Especialmente na SED clássica, cicatrizes atróficas podem ser generalizadas, especialmente sobre pontos de pressão e áreas expostas, como testa, cotovelos, joelhos e canelas, com alargamento acentuado das cicatrizes, que são cobertas por uma pele muito fina e inelástica (cicatrizes papiráceas). Indivíduos com SED vascular geralmente não apresentam pele hiperextensível aveludada, mas a pele pode ser fina e translúcida com veias superficiais visíveis. A contusão fácil é comum à maioria dos tipos de SED e pode se manifestar como hematomas espontâneos ou recorrentes. Eles podem causar descoloração da pele devido à deposição de hemossiderina, muitas vezes referida como cicatrizes "hemossideróticas", especialmente na SED clássica, vascular e periodontal.

Alterações nos ligamentos e articulações A hipermobilidade articular, outro sinal fundamental, é variável em gravidade e geralmente, mas nem sempre, generalizada. Embora muitas vezes seja um "recurso" na infância, pode se tornar um fardo sério com o tempo, muitas vezes complicado por subluxações repetitivas, luxações, entorses e dores articulares crônicas difíceis de tratar. Outras características musculoesqueléticas observadas incluem luxação bilateral congênita do quadril, deformidades da coluna vertebral (escoliose, cifose), deformidades *pectus* (*pectus carinatum*, *pectus excavatum*), pés tortos e outras contraturas e, em alguns tipos raros, uma (leve) displasia esquelética. A hipotonia muscular é observada em vários tipos de SED e, em combinação com a frouxidão articular, pode causar a síndrome do lactente flácido ou um atraso no desenvolvimento motor.

Outras manifestações Sinais de fraqueza e fragilidade mais generalizada do tecido conectivo podem ser observados em vários graus e podem ajudar a distinguir entre os diferentes tipos de SED. A ruptura de artérias de médio e grande calibre é típica da SED vascular, mas também foi relatada em alguns outros tipos, como no tipo clássico e cifoescoliótico. Pacientes com SED vascular também apresentam maior risco de ruptura do trato gastrintestinal, especialmente do cólon sigmoide, e do útero gravídico. Defeitos valvares e dilatação da raiz da aorta são raros e também estão restritos a alguns dos tipos mais raros de SED. Podem ocorrer complicações obstétricas e pélvicas, como insuficiência cervical, ruptura prematura de membranas, lacerações vaginais e prolapsos de órgãos (útero, bexiga, reto). A esclerótica pode ficar azulada, e complicações oftalmológicas mais graves, incluindo ceratocone, ceratoglobo e ruptura da esclera ou da córnea, podem ser observadas em alguns tipos raros.

Defeitos moleculares Subconjuntos de pacientes com diferentes tipos de SED têm mutações nos genes estruturais do colágeno fibrilar tipos I, III e V (Tab. 413-3). Cerca de 90% dos pacientes com SED clássica apresentam uma mutação heterozigótica em *COL5A1* ou *COL5A2* que codifica o colágeno tipo V, um colágeno menor encontrado em associação com o colágeno tipo I. Mutações heterozigóticas no gene *COL3A1* para o colágeno tipo III, abundante na parede dos vasos sanguíneos, são responsáveis pela SED vascular. A SED artrocalásica é causada por mutações heterozigóticas em *COL1A1* ou *COL1A2* que tornam o pró-colágeno tipo I resistente à clivagem pela pró-colágeno N-proteinase, enquanto a SED dermatosparaxia é causada por mutações bialélicas no gene que codifica a própria pró-colágeno N-proteinase, reduzindo, assim, sua atividade enzimática. A persistência do N-propeptídeo causa a formação de fibrilas de colágeno que são finas e irregulares. Outras mutações específicas em *COL1A1* ou *COL1A2* dão origem a alguns subtipos raros de SED. Dentre eles, está o tipo cardiovalvar causado por mutações bialélicas em *COL1A2*, levando a uma completa ausência de cadeias α2(I). Os pacientes com essa condição correm o risco de doença valvar cardíaca grave e progressiva, necessitando de substituição da válvula. Uma substituição específica de arginina por cisteína na cadeia α do colágeno tipo I (p.Arg312Cys) está associada a um fenótipo de SED que se assemelha ao da SED clássica, mas os pacientes parecem ter um risco aumentado de ruptura vascular de artérias de tamanho médio. Alguns pacientes com um fenótipo que combina SED com sinais de miopatia moderada a grave apresentam mutações heterozigóticas ou homozigóticas em *COL12A1*, que codifica o colágeno tipo XII, um colágeno associado a fibrilas com triplas-hélices interrompidas. A SED cifoescoliótica é causada por mutações bialélicas no gene *PLOD1*, que codifica a pró-colágeno-lisina 5-dioxigenase (lisil-hidroxilase 1), uma enzima necessária para a formação de ligações cruzadas estáveis nas fibras de colágeno, ou no gene *FKBP14*, que codifica FKBP22, uma chaperona molecular residente no RE que atua no controle de qualidade da tripla-hélice dobrada do colágeno tipo III. Alguns pacientes com características clínicas que se assemelham às da SED clássica apresentam mutações bialélicas em *TNXB*, que codifica tenascina X, uma glicoproteína da matriz extracelular que parece regular a montagem de fibras de colágeno, ou em *AEBP1*, que codifica a proteína de ligação ao intensificador de adipócitos associada à matriz extracelular (AEBP1), que auxilia na polimerização do colágeno. A SED espondilodisplásica é causada por mutações bialélicas em *B3GALT7*, que codifica a galactosiltransferase I, ou em *B3GALT6*, que codifica a galactosiltransferase II, ambas enzimas-chave na biossíntese da região ligante dos glicosaminoglicanos. A SED musculocontratural resulta de mutações em genes que codificam enzimas responsáveis pela biossíntese de dermatan: *CHST14*, dermatan 4-*O*-sulfotransferase 1 e *DSE*, dermatan sulfato epimerase. Um tipo de SED espondilodisplásica rara é causado por mutações bialélicas em *SLC39A13*, que codifica o transportador de zinco intracelular ZIP13. A síndrome da córnea frágil é causada por mutações bialélicas em *ZNF469* ou *PRDM5*, ambos (supostos) reguladores da transcrição. Finalmente, a SED periodontal é causada por mutações heterozigóticas em *C1R* ou *C1S*, codificando os componentes da via do complemento C1q e C1s, respectivamente.

Diagnóstico A investigação diagnóstica compreende o exame clínico e deve ser seguida por testes genéticos em indivíduos com suspeita de um subtipo de SED. O teste genético pode incluir análise de mutação direcionada naqueles com histórico familiar de SED causada por uma variante genética conhecida ou, mais frequentemente, sequenciamento de última geração usando painéis multigênicos. O diagnóstico genético deve levar a testes familiares. É importante observar que a causa genética da SED hipermóvel não foi determinada, e, portanto, o diagnóstico dessa condição é baseado na presença de manifestações clínicas. As correlações entre genótipo e fenótipo são desafiadoras e estão apenas começando a surgir, e, como em outras doenças hereditárias do tecido conectivo, há um grande grau de variabilidade entre membros da mesma família portadores da mesma mutação.

TRATAMENTO

Síndrome de Ehlers-Danlos

Todos os pacientes com SED devem receber atendimento multidisciplinar e, se disponível, fazer parte de uma comunidade de defesa do paciente. O tratamento preciso depende do subtipo de SED e das manifestações clínicas. A fisioterapia é essencial para pacientes com problemas musculoesqueléticos. Capacetes e/ou proteções de pele ou proteções articulares, órteses ou talas podem ser usados para reduzir o risco de lesões em pacientes com fragilidade cutânea ou hipermobilidade articular. Exercícios de baixa resistência (como caminhar ou nadar) podem melhorar a estabilidade das articulações, e exercícios que exerçam uma tensão considerável nas articulações (como ginástica ou levantamento de peso) devem ser evitados. O monitoramento de alterações cardiovasculares por meio de procedimentos não invasivos é recomendado apenas em pacientes com risco de eventos cardiovasculares adversos. Dada a raridade da SED vascular, o encaminhamento para um centro especializado em SED é de vital importância. Deve ser estabelecido um protocolo claro para avaliação no pronto-socorro em caso de complicações graves, e os pacientes devem levar documentação de seu diagnóstico genético, como um MedicAlert. O impacto psicossocial de um diagnóstico de SED vascular geralmente requer cuidados psicológicos.

CONDRODISPLASIAS

(Ver também Cap. 412) As condrodisplasias (CDs), também conhecidas como displasias esqueléticas ou osteocondrodisplasias, abrangem um grupo heterogêneo de distúrbios caracterizados por anormalidades intrínsecas da cartilagem e do osso e são geralmente caracterizadas por nanismo e proporções corporais anormais (baixa estatura desproporcional). Muitos indivíduos afetados desenvolvem alterações articulares degenerativas, podendo ser difícil diferenciar a CD leve em adultos da OA generalizada primária.

Classificação A Nosologia e Classificação dos Distúrbios Genéticos do Esqueleto compreende 461 distúrbios distintos baseados em fenótipos clínicos, radiográficos e/ou moleculares. Variantes patogênicas que afetam 437 genes diferentes foram encontradas atualmente em 425 de 461 (92%) desses distúrbios. As condições são divididas em 42 grupos com base em famílias de genes/proteínas (p. ex., o grupo de colágeno tipo II), apresentação fenotípica (p. ex., displasia espondilometafisária) e fisiopatologia (i.e., distúrbios de armazenamento lisossômico). Um gene pode ser responsável por mais de uma condição (p. ex., mutações *COL2A1* podem causar acondrogênese tipo 2, hipocondrogênese, displasia espondiloepifisária congênita, síndromes de Kniest e Stickler), ou uma condição pode ser devida a mutações em mais de um gene (p. ex., a displasia geleofísica pode ser causada por mutações em *ADAMTSL2*, *FBN1* e *LTBP3*).

Incidência A incidência global de todas as formas de CD varia de 1 por 2,5 mil a 1 por 4 mil nascimentos. Os dados sobre a frequência de CDs individuais são incompletos, mas estima-se que a incidência da síndrome de Stickler varie entre 1 em 7,5 mil e 1 em 9 mil. Por conseguinte, a doença provavelmente está entre os distúrbios hereditários mais comuns do tecido conectivo. A forma mais comum de baixa estatura desproporcional hereditária é a acondroplasia, com uma incidência estimada de 1 por 26 mil a 1 por 28 mil nascidos vivos.

Defeitos moleculares Mutações no gene *COL2A1*, que codifica a cadeia α do colágeno tipo II da cartilagem, são encontradas em um grupo de pacientes com CDs leves e graves. Por exemplo, uma mutação em *COL2A1* substituindo um resíduo de cisteína por uma arginina foi encontrada em algumas famílias não relacionadas com displasia espondiloepifisária (DEE) e OA generalizada precoce. Foram também encontradas mutações no gene em algumas CDs letais, caracterizadas por deformidades visíveis dos ossos e da cartilagem, como aquelas observadas na DEE congênita, na displasia espondiloepimetafisária congênita, na hipocondrogênese/acondrogênese tipo II e na síndrome de Kniest. Entretanto, a maior incidência de mutações de *COL2A1* ocorre em pacientes com as manifestações distintas da síndrome de Stickler, que se caracteriza por alterações esqueléticas, anormalidades orofaciais e anormalidades oftalmológicas e auditivas. As mutações no *COL2A1* são, em sua maioria, códons de interrupção prematura que produzem haploinsuficiência. Além disso, alguns dos pacientes com a síndrome de Stickler, ou com uma síndrome estreitamente relacionada, apresentam mutações em dois genes específicos para o colágeno tipo XI (*COL11A1* e *COL11A2*), que é um heterotrímero incomum formado por cadeias α codificadas por *COL2A1*, *COL11A1* e *COL11A2*. São também encontradas mutações no gene *COL11A1* em pacientes com síndrome de Marshall, que se assemelha à síndrome de Stickler clássica, porém com perda auditiva e manifestações dismórficas mais graves, como face média plana ou retraída com ponte nasal plana, nariz curto, narinas antevertidas, filtro longo e olhos grandes.

As CDs também são causadas por mutações nos colágenos menos abundantes encontrados na cartilagem. Por exemplo, pacientes com CD metafisária de Schmid exibem mutações no gene do colágeno tipo X, um colágeno curto que forma redes, encontrado na zona hipertrófica da cartilagem endocondral. A síndrome caracteriza-se por baixa estatura, coxa vara, metáfises alargadas e marcha anserina. Tal como acontece com outros genes de colágeno, as mutações mais comuns são de dois tipos: mutações *nonsense* que levam à haploinsuficiência e mutações estruturais que comprometem a montagem do colágeno.

Alguns pacientes apresentam mutações em genes para proteínas que interagem com os colágenos. Os pacientes com pseudoacondroplasia ou displasia epifisária múltipla autossômica dominante apresentam mutações no gene da proteína da matriz oligomérica da cartilagem (*COMP*, de *cartilage oligomeric matrix protein*), uma proteína que interage tanto com os colágenos quanto com as proteoglicanas na cartilagem. Entretanto, algumas famílias com displasia epifisária múltipla exibem um defeito em um dos três genes do colágeno tipo IX (*COL9A1*, *COL9A2* e *COL9A3*) ou na matrilina 3, outra proteína extracelular encontrada na cartilagem.

Algumas CDs são causadas por mutações em genes que afetam o desenvolvimento inicial da cartilagem e estruturas relacionadas. A acondroplasia é causada por mutações no gene de um receptor do fator de crescimento do fibroblasto (*FGFR3*, de *fibroblast growth factor receptor 3*). As mutações no gene *FGFR3* que causam acondroplasia são incomuns em vários aspectos. Uma mutação de uma única base no gene que converte glicina em arginina na posição 380 do gene *FGFR3* está presente em > 90% dos pacientes. A maioria dos pacientes possui uma nova mutação esporádica, e, por conseguinte, essa alteração do nucleotídeo é uma das mutações recorrentes mais comuns no genoma humano. A mutação causa a desregulação da transdução de sinais por meio do receptor e o desenvolvimento inapropriado da cartilagem. Foram encontradas mutações que alteram outros domínios do *FGFR3* em pacientes com os distúrbios mais graves de hipocondroplasia e displasia tanatofórica, bem como em algumas famílias com uma variante de craniossinostose. Entretanto, a maioria dos pacientes com craniossinostose parece exibir mutações no gene *FGFR2*. As semelhanças entre os fenótipos produzidos por mutações nos genes dos receptores do fator de crescimento de fibroblastos (FGF, de *fibroblast growth factor*) e por mutações em proteínas estruturais da cartilagem provavelmente são explicadas pela observação de que a atividade dos FGFs é regulada, em parte, pela ligação dos FGFs a proteínas sequestradas na matriz extracelular. Por conseguinte, a situação acompanha as interações entre os TGFs e a fibrilina na SMF (ver adiante).

Outras mutações envolvem as proteoglicanas da cartilagem, a agrecana (*AGC1*) e a perlecana (*HSPG2*), e a via de sulfatação pós-tradução das proteoglicanas (*DTDST*, *PAPSS2* e *CHST3*). Foram definidas mutações em > 45 outros genes nas CDs.

Diagnóstico O diagnóstico das CDs é estabelecido com base na aparência física, nos exames oftalmológicos com lâmpada de fenda, nos achados radiológicos, nas alterações histológicas e na evolução clínica. Para o diagnóstico molecular, são utilizados sequenciamento de genes específicos e do exoma ou estratégias de sequenciamento mais globais. Tendo em vista o amplo espectro de fenótipos da CD, esses testes genéticos estão se tornando instrumentos diagnósticos essenciais. Para a síndrome de Stickler, critérios diagnósticos mais precisos possibilitaram a identificação de variantes tipo I com mutações no gene *COL2A1* com alto grau de acurácia. Foi sugerido que a variante tipo II com mutações no gene *COL11A1* pode ser identificada com base em um fenótipo vítreo "em esferas", enquanto a variante tipo III com mutações no gene *COL11A2* pode ser identificada com base nas manifestações sistêmicas características sem comprometimento ocular. É possível estabelecer um diagnóstico pré-natal com base na análise do DNA obtido das vilosidades coriônicas ou do líquido amniótico.

TRATAMENTO

Condrodisplasias

O tratamento da CD é sintomático e direcionado às manifestações secundárias, como artrite degenerativa. Muitos pacientes necessitam de substituição cirúrgica da articulação e cirurgia corretiva da fenda palatina. Os olhos devem ser cuidadosamente monitorados à procura de desenvolvimento de cataratas e da necessidade de terapia com *laser* para evitar o descolamento da retina. Em geral, os pacientes devem ser aconselhados a evitar a obesidade e os esportes de contato. O aconselhamento para os problemas psicológicos relacionados com a baixa estatura é fundamental. Existem vários ensaios clínicos em andamento dirigidos terapeuticamente para a via *FGFR3* na acondroplasia.

DOENÇA HEREDITÁRIA DO ANEURISMA DA AORTA TORÁCICA

A doença hereditária do aneurisma da aorta torácica (DHAT) engloba condições nas quais a doença aórtica tem uma ocorrência familiar, devido a

TABELA 413-4 ■ Doença hereditária da aorta torácica e genes e proteínas associados

	Gene	Proteína	Condição	OMIM	Locus
Proteínas da matriz extracelular	COL3A1	Cadeia α1(III) de colágeno	SED vascular	130050	2q32
	FBN1	Fibrilina 1	Síndrome de Marfan	154700	15q21.1
	MFAP5	Proteína 5 associada a microfibrilar	Aneurisma da aorta torácica familiar 9	616166	12p13.31
	LOX	Lisil-oxidase	Aneurisma da aorta torácica familiar 10	617168	5q23.1
Sinalização de TGF-β	TGFBR1	Receptor 1 do TGF	Síndrome de Loeys-Dietz 1	609192	9q22.33
	TGFBR2	Receptor 2 do TGF	Síndrome de Loeys-Dietz 2	610168	3p24.1
	SMAD3	Mães contra homólogo decapentaplégica 3 de drosófila	Síndrome de Loeys-Dietz 3	613795	15q22.33
	TGFB2	TGF-β2	Síndrome de Loeys-Dietz 4	614816	1q41
	TGFB3	TGF-β3	Síndrome de Loeys-Dietz 5	615582	14q23.3
	SMAD2	Mães contra homólogo decapentaplégica 2 de drosófila	Aneurismas e dissecções arteriais	/	18q21.1
	ACTA2	Actina α2 do músculo liso	Aneurisma da aorta torácica familiar 6	611788	10q23.31
Contração do músculo liso	MYH11	Cadeia pesada de miosina 11 do músculo liso	Aneurisma da aorta torácica familiar 4	132900	16p13.11
	MYLK	Cinase da cadeia leve de miosina	Aneurisma da aorta torácica familiar 7	613780	3q21.1
	PRKG1	Proteína-cinase dependente de GMPc tipo 1	Aneurisma da aorta torácica familiar 8	615436	10q11.2-q21.1

Siglas: GMPc, monofosfato de guanosina cíclico (de *cyclic guanosine monophosphate*); OMIM, *Online Mendelian Inheritance in Man*; SED, síndrome de Ehlers-Danlos; TGF, fator transformador de crescimento.

um defeito genético subjacente. A DHAT é classificada como sindrômica ou não sindrômica. A DHAT sindrômica pode associar-se a características oculares, craniofaciais, musculoesqueléticas e cutâneas, com um fenótipo reconhecível, mas, às vezes, sutil. Elas são causadas por mutações em genes que codificam proteínas da matriz extracelular. Além da DHAT sindrômica, existem várias formas não sindrômicas de DHAT; os pacientes com essas condições não exibem um fenótipo reconhecível externamente e são classificados como portadores de aneurisma familiar da aorta torácica (AFAT). No entanto, triagens genéticas mais extensas em coortes de pacientes com aneurisma da aorta torácica estão, lentamente, revelando que não há limite estrito entre entidades DHAT sindrômicas e não sindrômicas (Tab. 413-4) (Cap. 280).

Classificação A forma mais comum de DHAT sindrômica é a SMF, causada por mutações no gene da fibrilina 1 (*FBN1*). A SMF foi inicialmente caracterizada por uma tríade de manifestações: (1) alterações esqueléticas, que incluem membros longos e finos, frequentemente associados a articulações frouxas; (2) visão reduzida em consequência de luxação das lentes (ectopia lenticular); e (3) aneurismas aórticos. Um grupo internacional de especialistas desenvolveu uma série de critérios de Ghent, que são úteis na classificação dos pacientes. Outras DHATs sindrômicas incluem diferentes variantes genéticas da síndrome de Loeys-Dietz (SLD) (*TGFBR1, TGFBR2, TGFB2, TGFB3, SMAD2* e *SMAD3*) e SED vascular (*COL3A1*). Formas raras de DHAT sindrômica incluem síndrome de Shprintzen-Goldberg (*SKI*), síndrome de Meester-Loeys (*BGN*) e síndrome de tortuosidade arterial (ATS) (*SLC2A10*).

Incidência e herança A incidência de SMF está entre as mais altas de qualquer doença hereditária: cerca de 1 em 3 a 5 mil nascimentos na maioria dos grupos raciais e étnicos. As síndromes relacionadas são menos comuns. Em geral, as mutações são herdadas como traços autossômicos dominantes, porém cerca de um quarto dos pacientes apresentam mutações novas esporádicas. As SLDs são menos comuns, mas sua incidência exata é atualmente desconhecida.

Efeitos esqueléticos Pacientes com SMF, geralmente, exibem um *habitus* marfanoide com estatura alta e membros longos. A razão entre o segmento superior (do topo da cabeça até o topo do ramo púbico) e o segmento inferior (do topo do ramo púbico até o solo) costuma ser de dois desvios-padrão abaixo da média para a idade, a raça e o sexo. As mãos e os dedos são longos e finos, possuindo a aparência de uma aranha (aracnodactilia). Características sobrepostas entre SMF e SLD incluem escoliose ou cifoescoliose; deformidades torácicas anteriores, incluindo *pectus excavatum* (depressão do esterno e costelas na frente do tórax), *pectus carinatum* ou assimetria; pé plano; pneumotórax; e ectasia dural. Alguns pacientes exibem hipermobilidade articular grave semelhante à SED. Pés tortos, contraturas articulares e instabilidade da coluna cervical são observados com mais frequência na SLD. Pacientes com mutações em *SMAD3* são particularmente propensos à OA prematura.

Manifestações cardiovasculares As anormalidades cardiovasculares constituem a principal fonte de morbidade e mortalidade em SMF e SLD (Cap. 280). Pacientes com SMF, geralmente, apresentam prolapso da válvula mitral que surge precocemente na vida e, em cerca de um quarto dos pacientes, evolui para a insuficiência da valva mitral de gravidade crescente. A dilatação da raiz da aorta e dos seios de Valsalva constituem manifestações características e alarmantes da SMF que podem surgir em qualquer idade. A taxa de dilatação é imprevisível, mas pode levar à insuficiência aórtica, à dissecção da aorta e à ruptura. A dilatação provavelmente é acelerada por estresses físico e emocional, bem como pela gravidez. As características cardiovasculares da SLD também incluem dilatação da raiz da aorta ao nível do seio de Valsalva, que pode progredir para dissecção ou ruptura quando não tratada. A SLD também é conhecida pelo envolvimento de aneurismas que afetam ramos arteriais da cabeça, pescoço, aorta torácica e abdominal, pulmão e extremidades inferiores e pela presença de tortuosidades nesses vasos. Em contraste com a SMF, as malformações cardíacas congênitas são frequentemente observadas.

Manifestações oculares A miopia é a característica ocular mais comum da SMF e frequentemente se apresenta na primeira infância. O deslocamento do cristalino do centro da pupila (ectopia lenticular) ocorre em aproximadamente 60% dos pacientes com SMF. O globo ocular é frequentemente alongado. Pode ocorrer descolamento de retina, formação precoce de catarata e glaucoma. A ectopia lenticular geralmente não ocorre na SDL, mas outras características oculares podem estar presentes, como esclera azulada, estrabismo, ambliopia e miopia.

Outras manifestações Os pacientes com SMF, geralmente, têm palato arqueado e alto. Pacientes com SLD apresentam, tipicamente, hipertelorismo (olhos muito espaçados) e fenda palatina ou úvula bífida (dividida). Eles também podem ter craniossinostose. As características mucocutâneas compartilhadas incluem estrias, geralmente sobre os ombros e nádegas, e hérnias inguinais e incisionais. Pacientes com SLD podem apresentar características de pele mais semelhantes à SED, como pele translúcida fina e cicatrizes alargadas.

Defeitos moleculares Mais de 90% dos pacientes clinicamente classificados como portadores de SMF pelos critérios de Ghent apresentam uma mutação no gene da fibrilina 1 (*FBN1*). São encontradas mutações no mesmo gene em alguns pacientes que não preenchem os critérios de Ghent. A maior parte das mutações no gene *FBN1* são únicas e distribuídas através de seus 65 éxons de codificação. Aproximadamente 10% são mutações novas recorrentes que estão localizadas, em grande parte, em sequências CpG, conhecidas como "pontos quentes". Cerca de um terço das mutações introduz códons de terminação prematura, e cerca de dois terços consistem em mutações *missense* que alteram domínios de ligação do cálcio nos domínios repetitivos da proteína semelhantes ao fator de crescimento da epiderme. Mutações mais raras alteram o processamento da proteína. Como em muitas doenças genéticas, não é possível prever a gravidade do fenótipo a partir da natureza da mutação. Na SLD, os componentes da via de sinalização do TGF-β sofrem mutação, incluindo as citocinas (TGFβ2, TGFβ3), os receptores (TGFBR1, TGFBR2) e os efetores a jusante (SMAD2, SMAD3).

A descoberta de que síndromes semelhantes à SMF são causadas por alterações na via de sinalização do TGF-β voltaram a focar a atenção na similaridade estrutural entre a fibrilina 1 e as proteínas de ligação do TGF-β que sequestram o TGF-β na matriz extracelular. Em consequência, foi constatado que algumas das manifestações da SMF surgem de alterações em sítios de ligação que modulam a biodisponibilidade do TGF-β durante o desenvolvimento do esqueleto e de outros tecidos. Tanto na SMF quanto na SLD, os mecanismos patogênicos envolvem uma sinalização aumentada do TGF-β, o que contribui para a formação de aneurismas.

Diagnóstico Quando a DHAT está presente, o teste genético pode confirmar o diagnóstico e permitir a identificação de indivíduos em risco. O encaminhamento para um serviço especializado em genética é extremamente importante, e o aconselhamento genético antes do teste é recomendado. Tendo em vista a sobreposição fenotípica entre a DHAT sindrômica, um painel multigênico (geralmente incluindo genes para DHAT sindrômica e não sindrômica) é recomendado. Todos os pacientes com suspeita de diagnóstico de SMF devem ser submetidos a um exame com lâmpada de fenda e a uma ecocardiografia. Além disso, deve-se descartar a possibilidade de homocistinúria pela análise dos aminoácidos no plasma (Cap. 420). O diagnóstico de SMF de acordo com os padrões internacionais de Ghent enfatiza duas características cardinais, dilatação da aorta ascendente com ou sem dissecção e ectopia lenticular. Outras manifestações cardiovasculares e oculares e achados em outros sistemas de órgãos, como esqueleto, dura-máter, pele e pulmões, contribuem para um escore sistêmico que orienta o diagnóstico quando a doença aórtica está presente, mas não a ectopia lenticular.

TRATAMENTO
Síndrome de Marfan e síndromes de Loeys-Dietz

Os pacientes devem ser alertados de que os riscos vasculares são aumentados por esforço físico intenso, tabagismo, estresse emocional e gravidez. Exercícios aeróbicos moderados de baixo nível e limites para exercícios isométricos são recomendados. A terapia profilática com betabloqueador e/ou bloqueador do receptor da angiotensina II é prescrita em indivíduos normotensos, e o controle da pressão arterial é importante para aqueles com hipertensão. A correção cirúrgica da aorta e das valvas aórtica e mitral foi bem-sucedida em muitos pacientes, porém os tecidos, com frequência, são friáveis. A escoliose tende a ser progressiva, e pode ser necessária estabilização cirúrgica. A luxação do cristalino raramente exige remoção cirúrgica, porém os pacientes devem ser rigorosamente acompanhados à procura de descolamento da retina.

Agradecimento Darwin J. Prockop e John F. Bateman contribuíram para este capítulo na 20ª edição, e parte do material daquele capítulo foi mantida aqui.

LEITURAS ADICIONAIS

DE BACKER J et al: Genetic testing for aortopathies: primer for the nongeneticist. Curr Opin Cardiol 34:585, 2019.
FORLINO A, MARINI JC: Osteogenesis imperfecta. Lancet 387:1657, 2016.
LOEYS BL et al: The revised Ghent nosology for the Marfan syndrome. J Med Genet 47:476, 2010.
MALFAIT F et al: The Ehlers-Danlos syndromes. Nat Rev Dis Primers 6:64, 2020.
MARINI JC et al: Osteogenesis imperfecta. Nat Rev Dis Primers 3:17052, 2017.
MARZIN P, CORMIER-DAIRE V: New perspectives on the treatment of skeletal dysplasia. Ther Adv Endocrinol Metab 11:2042018820904016, 2020.
MORTIER GR et al: Nosology and classification of genetic skeletal disorders: 2019 revision. Am J Med Genet A 179:2393, 2019.
PROCKOP DJ, KIVIRIKKO, KI: Collagen: Molecular biology, diseases and potentials for therapy. Ann Rev Biochem 64:403, 1995.

414 Hemocromatose
Lawrie W. Powell, David M. Frazer

DEFINIÇÃO

A hemocromatose é uma doença hereditária, relativamente comum, do metabolismo do ferro prevalente nas populações europeias. Outrora considerada como uma entidade patológica isolada, sabe-se hoje que se trata de um distúrbio de armazenamento do ferro com heterogeneidade genética, porém com uma via metabólica comum final, resultando na liberação celular inapropriadamente alta de ferro. Isso leva a um aumento na absorção intestinal de ferro e ao armazenamento do excesso de ferro nas células parenquimatosas, com lesão tecidual e falência orgânica final. Assim, o termo *hemocromatose* refere-se, atualmente, a um grupo de doenças genéticas que predispõem à sobrecarga de ferro, levando potencialmente à fibrose e falência orgânica. As principais manifestações clínicas consistem em cirrose hepática, diabetes melito, artrite, miocardiopatia e hipogonadismo hipogonadotrófico.

A seguinte terminologia é amplamente aceita.

1. A *hemocromatose hereditária* é mais frequentemente causada por uma mutação no gene do regulador homeostático de ferro (*HFE*), que está estreitamente ligado ao *locus* HLA-A no cromossomo 6p. Os indivíduos que são homozigotos para a mutação correm risco aumentado de sobrecarga de ferro e respondem por 80 a 90% dos casos de hemocromatose hereditária clínica em indivíduos de descendência da Europa Setentrional. Nessas pessoas, a doença relacionada à sobrecarga de ferro caracteriza-se pela presença de fibrose hepática, cirrose, artropatia ou carcinoma hepatocelular. Formas mais raras de hemocromatose não relacionada ao *HFE* são causadas por mutações de outros genes envolvidos no metabolismo do ferro (Tab. 414-1). A doença pode ser reconhecida durante os estágios iniciais, quando a sobrecarga de ferro e a lesão orgânica são mínimas. Nesse estágio, a doença é mais bem designada como *hemocromatose precoce* ou *hemocromatose pré-cirrótica*.

2. A *sobrecarga de ferro secundária* ocorre em consequência de uma anemia com sobrecarga de ferro, como talassemia ou anemia sideroblástica, em que a eritropoiese está aumentada, porém é ineficaz. Nos distúrbios adquiridos de sobrecarga de ferro, os depósitos maciços de ferro nos tecidos parenquimatosos podem resultar nas mesmas manifestações clínicas e patológicas observadas na hemocromatose.

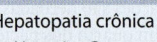

TABELA 414-1 ■ Classificação dos estados de sobrecarga de ferro	
Hemocromatose hereditária	
Hemocromatose relacionada ao *HFE* (tipo 1)	
Homozigose C282Y	
Heterozigose composta C282Y/H63D	
Hemocromatose não relacionada ao *HFE*	
Hemocromatose juvenil (tipo 2A) (mutação da hemojuvelina)	
Hemocromatose juvenil (tipo 2B) (mutações da hepcidina)	
Mutação do receptor de transferrina 2, *TFR2* (tipo 3)	
Mutação do gene da ferroportina 1, *SLC40A1* (tipo 4)	
Sobrecarga de ferro adquirida	
Anemias com sobrecarga de ferro	Hepatopatia crônica
Talassemia major	Hepatite C
Anemia sideroblástica	Cirrose alcoólica, especialmente quando avançada
Anemias hemolíticas crônicas	Esteato-hepatite não alcoólica
Sobrecarga de ferro transfusional e parenteral	Porfiria cutânea tardia
Sobrecarga de ferro dietética	Síndrome de sobrecarga de ferro dismetabólica
	Após derivação portocava
Diversas	
Sobrecarga de ferro na África Subsaariana	
Sobrecarga neonatal de ferro	
Aceruloplasminemia	
Atransferrinemia congênita	

PREVALÊNCIA

Embora as mutações na hemocromatose associada ao *HFE* sejam comuns, a prevalência varia em diferentes grupos étnicos. É mais comum em populações do norte da Europa, nas quais cerca de 1 em cada 10 pessoas são portadoras heterozigotas e 0,3 a 0,5% são homozigotas, com porcentagens ainda maiores em algumas populações celtas, como as que residem na Irlanda e na Bretanha. Todavia, a expressão da doença mostra-se variável e é modificada por diversos fatores, em especial o consumo de álcool, a ingestão alimentar de ferro, a perda de sangue associada à menstruação e à gravidez e a doação de sangue. Estudos populacionais recentes indicam que cerca de 30% dos homens homozigotos podem desenvolver doença relacionada à sobrecarga de ferro, enquanto cerca de 6% desenvolvem cirrose hepática. Para as mulheres, a incidência é mais próxima de 1%. Além disso, ainda existem genes modificadores não identificados responsáveis pela expressão. Quase 70% dos pacientes não tratados desenvolvem os primeiros sintomas entre 40 e 60 anos. A doença raramente manifesta-se antes dos 20 anos, embora com o uso de rastreamento familiar (ver "Rastreamento para hemocromatose", adiante) e exames periódicos de saúde seja possível identificar indivíduos assintomáticos com sobrecarga de ferro, incluindo mulheres jovens que menstruam.

Em contraste com a hemocromatose associada ao gene *HFE*, as formas de hemocromatose não associadas ao *HFE* (Tab. 414-1) são raras, porém acometem todas as populações e podem afetar pessoas jovens (hemocromatose juvenil).

Estas resultam de mutações em um ou mais dos genes que codificam proteínas na via da hepcidina (Fig. 414-1), incluindo hepcidina, hemojuvelina e receptor 2 da transferrina (TFR2). A doença clínica resultante é muito semelhante à doença relacionada com HFE, visto que todas levam à deficiência de hepcidina, que é a via comum final (Fig. 414-1).

Uma forma autossômica dominante rara de hemocromatose resulta de dois tipos de mutações no gene para o transportador de ferro, a ferroportina. Mutações de perda de função diminuem a localização da ferroportina na superfície celular de certos tecidos, reduzindo, assim, a sua capacidade de exportar ferro ("doença da ferroportina"). Uma segunda mutação suprime a internalização e a degradação da ferroportina induzidas pela hepcidina, resultando em "ganho de função". Neste caso, a distribuição tecidual do ferro assemelha-se àquela da doença relacionada com HFE (p. ex., nas células parenquimatosas).

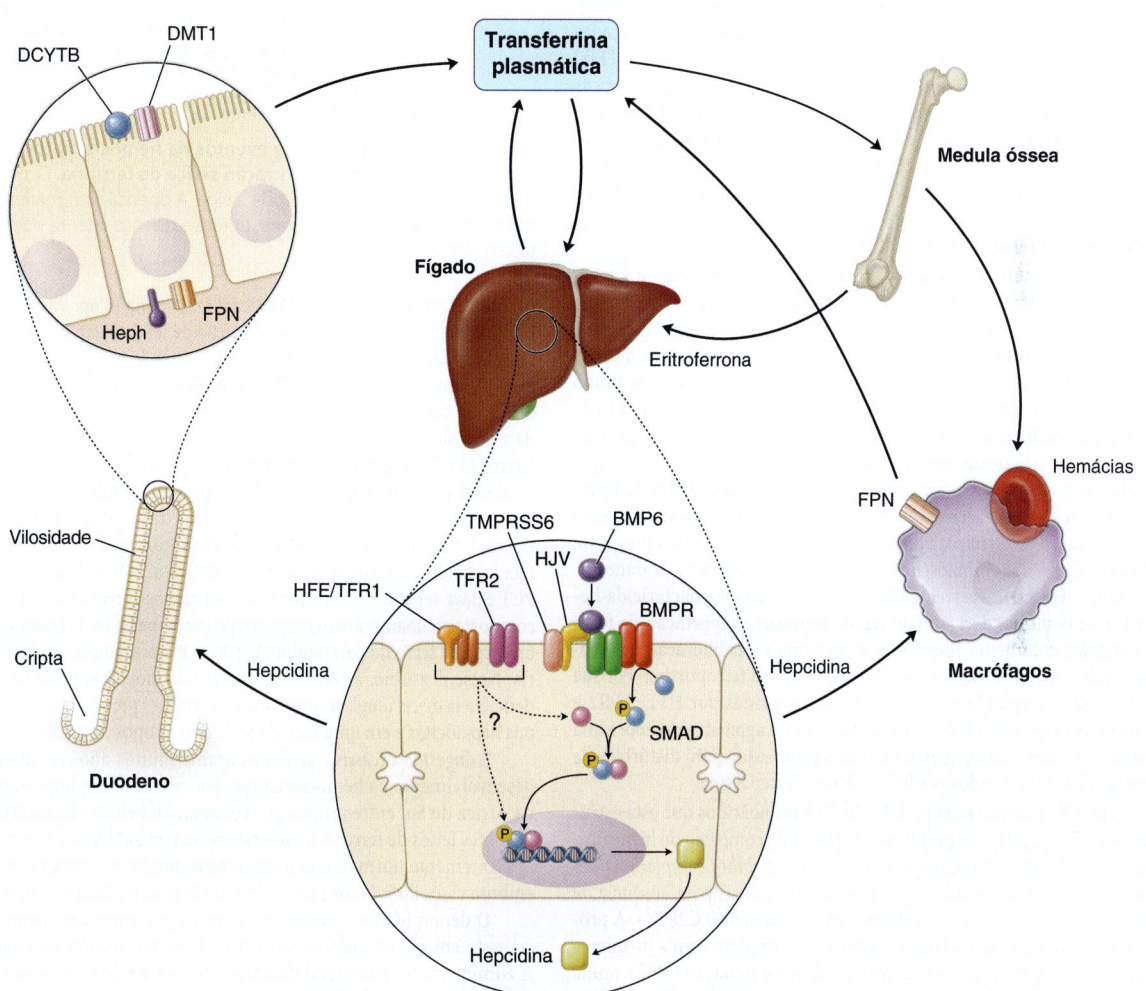

FIGURA 414-1 Vias de homeostase normal do ferro. O ferro inorgânico proveniente da dieta atravessa a borda em escova dos enterócitos duodenais por meio do transportador de metal divalente 1 tipo (DMT1, de *divalent metal-ion transporter 1*) após redução do ferro do estado férrico (Fe^{3+}) em ferroso (Fe^{2+}) por ferrirredutases intestinais, como o citocromo B duodenal (DCYTB). A seguir, o ferro é transferido do enterócito para a circulação por um processo que exige o exportador de ferro basolateral, a ferroportina (FPN), e a ferro-oxidase hefaestina (Heph, de *hephaestin*). Na circulação, o ferro liga-se à transferrina plasmática, sendo, então, distribuído para locais de utilização e armazenamento de ferro. Grande parte dessa transferrina diférrica fornece o ferro às células eritroides imaturas na medula óssea para a síntese de hemoglobina. No final de sua vida, os eritrócitos senescentes são fagocitados por macrófagos, e o ferro retorna à circulação após exportação pela ferroportina. O peptídeo derivado do fígado, a hepcidina, reprime o transporte basolateral de ferro no intestino, bem como a liberação de ferro dos macrófagos e de outras células, e atua como regulador central do trânsito corporal de ferro. Pelo menos dois sinais separados regulam a produção da hepcidina em resposta a mudanças nas necessidades corporais de ferro. O primeiro envolve a detecção da transferrina diférrica circulante pelo HFE e TFR2. O segundo sinal depende das reservas hepáticas de ferro ativando a via da proteína morfogenética do osso (BMP) dependente de hemojuvelina (HJV)/SMAD. Essa via é modificada pela eritroferrona liberada das células precursoras eritroides, que se liga à BMP6 e inibe sua função. TMPRSS6 é uma protease que regula a produção de hepcidina, possivelmente modulando a atividade da HJV. O heme é metabolizado pela heme-oxigenase no interior dos enterócitos, e o ferro liberado segue, então, a mesma via. As mutações nos genes que codificam o HFE, o TFR2, a HJV e a hepcidina produzem redução da liberação de hepcidina e aumento da absorção de ferro, resultando em hemocromatose (Tab. 414-1).

BASE GENÉTICA

A mutação mais comum no gene *HFE* é uma transição homozigótica de G para A que leva a uma substituição de cisteína para tirosina na posição 282 (C282Y) da proteína HFE. Tem sido identificada em 85 a 90% dos pacientes com hemocromatose hereditária em populações de ascendência da Europa Setentrional, porém é encontrada em apenas 60% dos casos em populações do Mediterrâneo. Uma segunda variante *HFE* relativamente comum (H63D) resulta na substituição de ácido aspártico por histidina no resíduo 63 da proteína HFE. A homozigose para H63D não está associada a uma sobrecarga de ferro clinicamente significativa. Alguns heterozigotos compostos (i.e., uma cópia de cada C282Y e H63D) exibem um aumento leve a moderado das reservas corporais de ferro, porém desenvolvem doença clínica apenas em associação a cofatores, como consumo maciço de álcool ou esteatose hepática. A hemocromatose associada ao gene *HFE* é herdada como caráter autossômico recessivo; e os heterozigotos apresentam um aumento mínimo ou inexistente das reservas de ferro. Todavia, esse leve aumento do ferro hepático pode atuar como cofator, podendo modificar a expressão de outras doenças, como a porfiria cutânea tardia (PCT) ou a esteato-hepatite não alcoólica (EHNA).

Mutações em outros genes envolvidos no metabolismo do ferro são responsáveis pela hemocromatose não associada ao *HFE*, incluindo a hemocromatose juvenil, que acomete indivíduos na segunda e na terceira décadas de vida (**Tab. 414-1**). As mutações nos genes que codificam hepcidina, TFR2 e hemojuvelina (**Fig. 414-1**) resultam em características clinicopatológicas que são indistinguíveis da hemocromatose associada ao *HFE*. Entretanto, as mutações de perda de função na ferroportina, que é responsável pelo efluxo de ferro da maioria dos tipos de células, resultam em sobrecarga de ferro nos macrófagos reticuloendoteliais, bem como nas células parenquimatosas.

FISIOPATOLOGIA E FUNÇÃO DA HEPCIDINA

Em condições normais, o conteúdo corporal de ferro, da ordem de 3 a 4 g, é mantido, de modo que sua absorção pela mucosa intestinal seja igual à perda. Essa quantidade é de cerca de 1 mg/dia nos homens e de 1,5 mg/dia nas mulheres que menstruam. Na hemocromatose, a absorção pela mucosa é maior do que as necessidades corporais e alcança ≥ 4 mg/dia. O acúmulo progressivo de ferro aumenta os níveis plasmáticos de ferro e a saturação de transferrina e resulta em elevação progressiva da ferritina plasmática (**Fig. 414-2**). A descoberta de um hormônio-chave regulatório, que permite que a medula óssea e outros tecidos comuniquem suas necessidades de ferro, transformou nossa compreensão da coordenação da absorção, mobilização e armazenamento de ferro para atender às necessidades de ferro do corpo. Esse hormônio foi denominado hepcidina, com base em sua atividade antibacteriana ("**HEP**atic bacterio**CID**al prote**IN**", "proteína bactericida hepática"). Este peptídeo derivado do fígado reprime a exportação de ferro basolateral dos enterócitos intestinais, bem como a sua liberação dos macrófagos e de outras células por meio de sua ligação à ferroportina. Por sua vez, a hepcidina responde a sinais no fígado mediados por HFE, TFR2 e hemojuvelina (**Fig. 414-1**). O desenvolvimento de agonistas de hepcidina representa uma nova abordagem terapêutica promissora para distúrbios de sobrecarga de ferro causados por baixos níveis de hepcidina.

O gene *HFE* codifica uma proteína de 343 aminoácidos que está estruturalmente relacionada com proteínas da classe I do complexo de histocompatibilidade principal (MHC, de *major histocompatibility complex*). O defeito básico na hemocromatose associada ao *HFE* consiste na ausência de expressão de HFE na superfície celular (devido à mutação C282Y). A proteína HFE normal (do tipo selvagem) forma um complexo com a β_2-microglobulina e o receptor 1 da transferrina (TFR1), e a mutação C282Y anula completamente essa interação. Como resultado, a proteína HFE mutante permanece presa dentro da célula. Embora a função precisa do HFE na superfície celular não seja conhecida, as mutações nessa proteína reduzem a produção de hepcidina, levando ao aumento da absorção de ferro dietético (**Fig. 414-1**). Na doença avançada, o organismo pode conter 20 g ou mais de ferro, que se depositam principalmente nas células parenquimatosas do fígado, do pâncreas e do coração. O depósito de ferro na hipófise provoca hipogonadismo hipogonadotrófico em ambos os sexos. A lesão tecidual pode resultar da ruptura dos lisossomos carregados de ferro, da peroxidação lipídica das organelas subcelulares pelo excesso de ferro ou da estimulação da síntese de colágeno por células estreladas ativadas.

Ocorre *sobrecarga de ferro secundária* com depósito de ferro nas células parenquimatosas em distúrbios crônicos da eritropoiese, em particular naqueles causados por defeitos na síntese de hemoglobina ou por eritropoiese

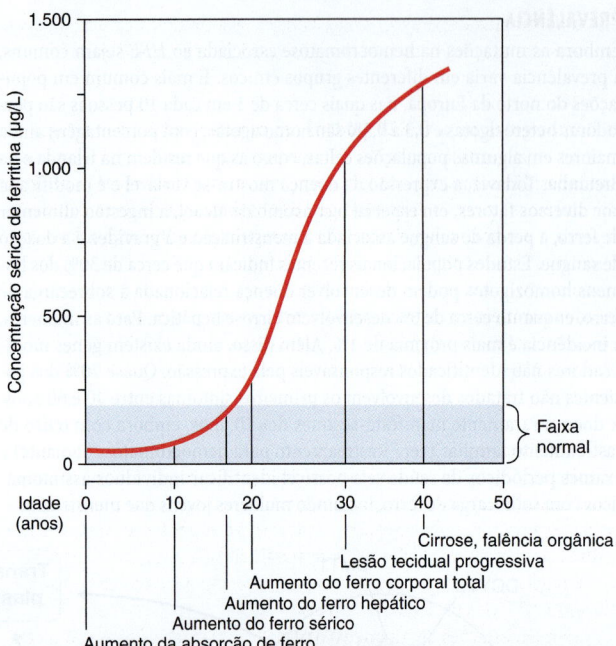

FIGURA 414-2   Sequência de eventos na hemocromatose genética e sua correlação com a concentração sérica de ferritina. Ocorre aumento da absorção de ferro durante toda a vida. A doença sintomática franca, em geral, surge entre os 40 e 60 anos, porém a doença latente pode ser detectada muito antes.

ineficaz, como anemia sideroblástica e talassemia (**Cap. 98**). Nesses distúrbios, observa-se um aumento da absorção de ferro. Além disso, esses pacientes necessitam de transfusão de sangue e, com frequência, são tratados inapropriadamente com ferro. A PCT, um distúrbio que se caracteriza por um defeito na biossíntese das porfirinas (**Cap. 416**), também pode estar associada a depósitos excessivos de ferro no parênquima. A magnitude da carga de ferro na PCT, em geral, é insuficiente para provocar lesão tecidual. Entretanto, alguns pacientes com PCT também apresentam mutações no gene *HFE*, e alguns deles têm infecção associada ao vírus da hepatite C (HCV, de *hepatitis C virus*). Embora a relação entre esses distúrbios ainda não tenha sido esclarecida, a sobrecarga de ferro acentua a deficiência hereditária de enzimas na PCT e deve ser evitada, em conjunto com outros agentes (álcool, estrogênios, compostos haloaromáticos) capazes de exacerbar a PCT. Outra causa de sobrecarga de ferro no parênquima hepático é a aceruloplasminemia hereditária. Nesse distúrbio, o comprometimento da mobilização do ferro devido à deficiência de ceruloplasmina (uma ferroxidase) provoca sobrecarga de ferro nos hepatócitos e em uma variedade de outros tipos de células.

A *ingestão excessiva de ferro* durante muitos anos raramente leva ao desenvolvimento da hemocromatose. Foi relatada uma importante exceção na África do Sul entre grupos que consumiam bebidas fermentadas em recipientes feitos de ferro. A hemocromatose tem sido descrita em indivíduos aparentemente normais que usaram ferro medicinal durante muitos anos, embora esses indivíduos provavelmente tivessem distúrbios genéticos.

O denominador comum em todos os pacientes com hemocromatose consiste em *quantidades excessivas de ferro nos tecidos parenquimatosos*. A administração parenteral de ferro sob a forma de transfusões de sangue ou de preparações de ferro resulta predominantemente em sobrecarga de ferro nas células reticuloendoteliais. Isso parece produzir menos lesão tecidual do que a sobrecarga de ferro das células parenquimatosas.

No fígado, o ferro parenquimatoso encontra-se nas formas de ferritina e hemossiderina. Nos estágios iniciais, esses depósitos localizam-se nas células parenquimatosas periportais, em especial no interior dos lisossomos do citoplasma pericanalicular dos hepatócitos. Esse estágio progride para a fibrose perilobular e para septos fibrosos, devido à ativação das células estreladas. No estágio avançado, verifica-se o desenvolvimento de cirrose macronodular ou macro e micronodular mista. A fibrose e a cirrose hepáticas correlacionam-se significativamente com a concentração hepática de ferro.

Histologicamente, observa-se um aumento do ferro em muitos órgãos, em particular no fígado, no coração e no pâncreas e, em menor grau, nas glândulas endócrinas. A epiderme é fina, e a melanina encontra-se aumentada nas células da camada basal e da derme. Verifica-se a presença de depósitos de ferro ao redor das células de revestimento sinovial das articulações.

MANIFESTAÇÕES CLÍNICAS

Os homozigotos para C282Y podem ser caracterizados pelo estágio de progressão da seguinte maneira: (1) uma predisposição genética sem anormalidades; (2) sobrecarga de ferro sem sintomas; (3) sobrecarga de ferro com sintomas (p. ex., artrite e fadiga); e (4) sobrecarga de ferro com lesão orgânica – em particular, cirrose. Por conseguinte, muitos indivíduos com sobrecarga significativa de ferro são assintomáticos. Por exemplo, em um estudo com 672 indivíduos homozigotos para C282Y assintomáticos (identificados por meio de rastreamento familiar ou exames de saúde de rotina), houve sobrecarga hepática de ferro (graus 2-4) em 56 e 34,5% dos homens e das mulheres, respectivamente; fibrose hepática (estágios 2-4) em 18,4 e 5,4%, respectivamente; e cirrose em 5,6 e 1,9%, respectivamente.

Os sintomas iniciais de hemocromatose são, com frequência, inespecíficos e consistem em letargia, artralgia, pigmentação cutânea, perda da libido e manifestações de diabetes melito. Na doença avançada, os sinais proeminentes incluem hepatomegalia, aumento da pigmentação, angiomas aracneiformes, esplenomegalia, artropatia, ascite, arritmias cardíacas, insuficiência cardíaca congestiva, perda dos pelos corporais, atrofia testicular e icterícia.

Em geral, o *fígado* é o primeiro órgão a ser afetado, e ocorre hepatomegalia em > 95% dos pacientes sintomáticos.

As manifestações de hipertensão portal e varizes esofágicas são menos comuns do que na cirrose de outras etiologias. O carcinoma hepatocelular desenvolve-se em cerca de 30% dos pacientes com cirrose e constitui a causa mais comum de morte em pacientes tratados – por isso a importância do diagnóstico e do tratamento precoces. A incidência aumenta com a idade, sendo mais comum nos homens. Ocorre quase exclusivamente em pacientes cirróticos.

Os pacientes com doença avançada apresentam pigmentação cutânea excessiva. A tonalidade metálica ou cinza-ardósia típica algumas vezes é descrita como *bronzeamento* e resulta do aumento da melanina e do ferro na derme. Em geral, a pigmentação é difusa e generalizada.

O *diabetes melito,* que ocorre em cerca de 65% dos pacientes com doença avançada, tem mais tendência a acometer indivíduos com história familiar de diabetes, sugerindo que a lesão direta das ilhotas pancreáticas pelo depósito de ferro ocorre em combinação com outros fatores de risco. O tratamento assemelha-se ao de outras formas de diabetes.

Verifica-se o desenvolvimento de *artropatia* em 25 a 50% dos pacientes sintomáticos. Em geral, ela surge depois dos 50 anos, mas pode ocorrer como primeira manifestação ou muito tempo depois do tratamento. As articulações das mãos, sobretudo a segunda e a terceira articulações metacarpofalangianas, em geral são as primeiras articulações acometidas, uma característica que ajuda a distinguir a condrocalcinose associada à hemocromatose da forma idiopática (Cap. 372). Além disso, pode ocorrer poliartrite progressiva, acometendo punhos, quadris, tornozelos e joelhos. Os episódios agudos e breves de sinovite podem estar associados a depósitos de pirofosfato de cálcio (condrocalcinose ou pseudogota), principalmente nos joelhos. As manifestações radiológicas incluem alterações císticas dos ossos subcondrais, perda da cartilagem articular com estreitamento do espaço articular, desmineralização difusa, proliferação óssea hipertrófica e calcificação sinovial. A artropatia tende a progredir, a despeito da remoção do ferro por flebotomia. Embora a relação dessas anormalidades com o metabolismo do ferro seja desconhecida, a ocorrência de alterações semelhantes em outras formas de sobrecarga de ferro sugere que o ferro está diretamente envolvido.

O *comprometimento cardíaco* constitui a manifestação inicial em cerca de 15% dos pacientes sintomáticos. A manifestação mais comum consiste em insuficiência cardíaca congestiva, que ocorre em cerca de 10% dos adultos jovens com a doença, em especial naqueles com hemocromatose juvenil. Os sintomas de insuficiência cardíaca congestiva podem surgir subitamente, com rápida evolução para morte se não for tratada. O coração é difusamente aumentado. Isso pode ser diagnosticado erroneamente como cardiomiopatia idiopática se outras manifestações típicas estiverem ausentes. As arritmias cardíacas incluem batimentos supraventriculares prematuros, taquiarritmias paroxísticas, *flutter* atrial, fibrilação atrial e graus variáveis de bloqueio atrioventricular.

O *hipogonadismo,* que é observado em ambos os sexos, pode preceder outras manifestações clínicas. As manifestações incluem perda da libido, impotência, amenorreia, atrofia testicular, ginecomastia e pelos corporais escassos. Essas alterações resultam primariamente da produção diminuída de gonadotrofinas, devido ao comprometimento da função hipotalâmico-hipofisária pelo depósito de ferro.

DIAGNÓSTICO

A associação de (1) hepatomegalia, (2) pigmentação cutânea, (3) diabetes melito, (4) cardiopatia, (5) artrite e (6) hipogonadismo deve sugerir o diagnóstico. Entretanto, conforme assinalado anteriormente, pode haver sobrecarga significativa de ferro na ausência dessas manifestações ou com apenas algumas delas. Por conseguinte, é necessário um alto índice de suspeita para estabelecer o diagnóstico precoce. A instituição do tratamento antes da ocorrência de lesão orgânica permanente pode reverter a toxicidade do ferro e restaurar a expectativa de vida ao normal.

A anamnese deve ser particularmente detalhada quanto à ocorrência de doença em outros familiares e deve incluir informações sobre consumo de álcool, ingestão de ferro e uso de grandes doses de ácido ascórbico, que promovem a absorção de ferro (Cap. 333). Devem-se efetuar exames apropriados para excluir o depósito de ferro em consequência de doença hematológica. A presença de doenças hepática, pancreática, cardíaca e articular deve ser confirmada pelo exame físico, por radiografias e por provas de função desses órgãos.

O grau de aumento das reservas corporais totais de ferro pode ser avaliado por meio de (1) determinação do ferro sérico e porcentagem de saturação da transferrina (ou da capacidade de ligação do ferro não saturada), (2) determinação da concentração sérica de ferritina, (3) biópsia hepática com determinação da concentração de ferro e cálculo do índice de ferro hepático (Tab. 414-2) e (4) ressonância magnética (RM) do fígado. Além disso, a realização de flebotomia semanal e o cálculo da quantidade de ferro removido antes da depleção das reservas de ferro (1 mL de sangue = cerca de 0,5 mg de ferro) também proporcionam uma avaliação retrospectiva das reservas corporais de ferro.

Cada um desses métodos para avaliação das reservas de ferro tem suas vantagens e limitações. O nível sérico de ferro e a porcentagem de saturação da transferrina apresentam-se elevados no início da evolução da doença, porém sua especificidade é reduzida pela taxa significativa de resultados falso-positivos e falso-negativos. Por exemplo, a concentração sérica de ferro pode encontrar-se aumentada em pacientes com doença hepática alcoólica sem sobrecarga de ferro; todavia, nessa situação, o índice de ferro hepático não costuma estar aumentado como na hemocromatose (Tab. 414-2). Em indivíduos saudáveis sob os demais aspectos, uma saturação da transferrina sérica em jejum de > 45% é anormal e sugere homozigose para a hemocromatose.

TABELA 414-2 ■ Valores representativos do ferro em indivíduos normais, em pacientes com hemocromatose e naqueles com doença hepática alcoólica					
Determinação	Normal	Hemocromatose sintomática	Homozigotos com hemocromatose assintomática precoce	Heterozigotos	Doença hepática alcoólica
Ferro plasmático, µmol/L (µg/dL)	9-27 (50-150)	32-54 (180-300)	Geralmente elevado	Elevado ou normal	Frequentemente elevado
Capacidade total de ligação do ferro, µmol/L (µg/dL)	45-66 (250-370)	36-54 (200-300)	36-54 (200-300)	Normal	45-66 (250-370)
Saturação da transferrina, %	22-45	50-100	50-100	Normal ou elevada	27-60
Ferritina sérica, µg/L		1.000-6.000	200-500	Geralmente < 500	10-500
Homens	20-250				
Mulheres	15-150				
Ferro hepático, µg/g de peso seco	300-1.400	6.000-18.000	2.000-4.000	300-3.000	300-2.000
Índice do ferro hepático	< 1,0	> 2	1,5-2	< 2	< 2

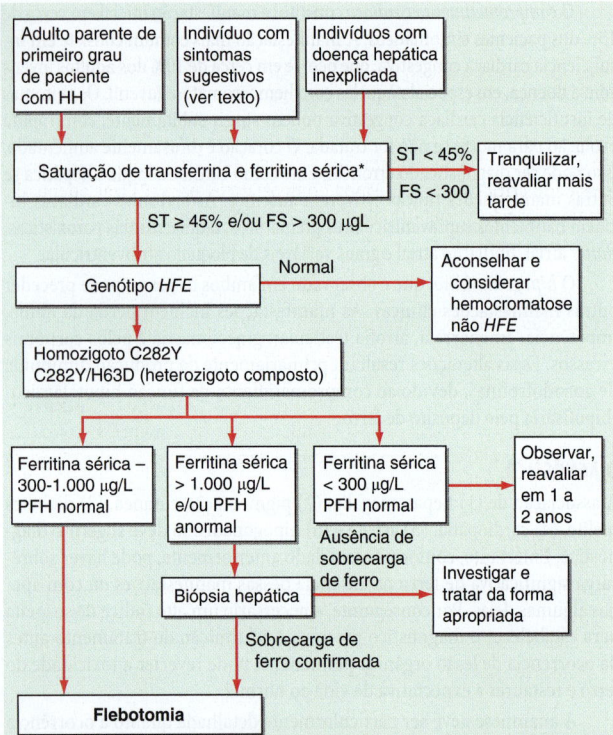

FIGURA 414-3 Algoritmo para rastreamento da hemocromatose associada ao *HFE*. HH, hemocromatose hereditária, indivíduo homozigoto (C282Y +/+); PFH, prova de função hepática; FS, concentração de ferritina sérica; ST, saturação da transferrina; PFH, provas de função hepática.

Em geral, a concentração sérica de ferritina fornece um bom índice das reservas corporais de ferro, esteja ela diminuída ou aumentada. Na verdade, um aumento de 1 μg/L nos níveis séricos de ferritina reflete um aumento de cerca de 8 a 10 mg nas reservas corporais. Na maioria dos pacientes com hemocromatose que não recebem tratamento, o nível sérico de ferritina apresenta-se significativamente aumentado (Fig. 414-2 e Tab. 414-2), e a obtenção de um nível sérico de ferritina superior a 1.000 μg/L constitui o preditor mais definitivo de expressão da doença entre indivíduos homozigotos para a mutação C282Y. Todavia, em pacientes com inflamação e necrose hepatocelular, os níveis séricos de ferritina podem estar elevados desproporcionalmente em relação às reservas corporais de ferro devido à liberação aumentada dos tecidos. Por conseguinte, deve-se repetir a dosagem da ferritina sérica após regressão da lesão hepatocelular aguda (p. ex., na doença hepática alcoólica). Em geral, as dosagens combinadas da porcentagem de saturação de transferrina e dos níveis séricos de ferritina proporcionam uma prova de rastreamento simples e confiável para a hemocromatose, incluindo a fase pré-cirrótica da doença. Se um desses exames estiver anormal, deve-se efetuar um teste genético para hemocromatose (Fig. 414-3).

O papel da biópsia hepática no diagnóstico e no tratamento da hemocromatose foi reavaliado em decorrência da ampla disponibilidade do teste genético para a mutação C282Y. A ausência de fibrose grave pode ser prevista de modo acurado na maioria dos pacientes por meio de variáveis clínicas e bioquímicas. Por conseguinte, praticamente não existe risco de fibrose grave em um indivíduo homozigoto C282Y com (1) níveis séricos de ferritina inferiores a 1.000 μg/L, (2) valores séricos normais de alanina-aminotransferase, (3) ausência de hepatomegalia e (4) ausência de consumo excessivo de álcool. Entretanto, é preciso frisar que a biópsia hepática constitui o único método confiável para estabelecer ou excluir a presença de cirrose hepática, que é um fator fundamental na determinação do prognóstico e do risco de desenvolvimento de carcinoma hepatocelular. A biópsia também permite uma estimativa histoquímica do ferro tecidual, bem como a determinação da concentração hepática de ferro. O aumento da densidade hepática secundária ao depósito de ferro pode ser demonstrado por tomografia computadorizada (TC) ou por RM, e, com o avanço da tecnologia, a RM tornou-se mais acurada na determinação da concentração hepática de ferro.

RASTREAMENTO PARA HEMOCROMATOSE

Uma vez estabelecido o diagnóstico de hemocromatose, é importante proceder ao aconselhamento e ao rastreamento de outros membros da família (Cap. 467). Os familiares assintomáticos e sintomáticos com a doença, em geral, apresentam aumento da saturação de transferrina e concentrações séricas elevadas de ferritina. Essas alterações ocorrem até mesmo antes do aumento acentuado nas reservas (Fig. 414-2). Todos os parentes de primeiro grau dos pacientes com hemocromatose devem ser testados para as mutações C282Y e H63D e aconselhados adequadamente (Fig. 414-3). Nos indivíduos acometidos, é importante confirmar ou excluir a presença de cirrose e começar o tratamento o mais cedo possível. Para os filhos de um probando identificado, o teste para mutações de *HFE* do outro genitor é útil, visto que, se for normal, a criança é simplesmente um heterozigoto obrigatório e não corre qualquer risco. De outro modo, para fins práticos, as crianças não precisam ser avaliadas antes dos 18 anos.

O papel do rastreamento de população para a hemocromatose é controverso. Estudos recentes indicam que, para os médicos, é altamente efetivo proceder a um rastreamento dos indivíduos utilizando a saturação de transferrina e os níveis séricos de ferritina. Esse rastreamento também detecta a presença de deficiência de ferro. A triagem genética da população normal é viável, mas permanece controversa em termos de custo-efetividade.

TRATAMENTO
Hemocromatose

O tratamento da hemocromatose envolve a remoção do excesso de ferro corporal e o tratamento de suporte dos órgãos lesados. A remoção do ferro é melhor realizada por flebotomia de 500 mL semanalmente ou, com grande carga de ferro, duas vezes por semana. Embora ocorra um declínio inicial moderado do hematócrito para cerca de 35 mL/dL, o nível estabiliza-se depois de várias semanas. A saturação da transferrina plasmática permanece aumentada até que ocorra depleção das reservas de ferro disponíveis. Em contrapartida, a concentração plasmática de ferritina cai progressivamente, refletindo a diminuição gradual das reservas corporais de ferro. Uma unidade de 500 mL de sangue contém 200 a 250 mg de ferro, e pode ser necessário remover ≥ 25 g de ferro. Por conseguinte, em pacientes com doença avançada, a flebotomia semanal pode ser necessária durante 1 a 2 anos e deve ser mantida até que o nível sérico de ferritina seja inferior ou igual a 100 μg/L. Em seguida, são efetuadas flebotomias a intervalos apropriados para manter níveis de ferritina ≤ 100 μg/L. A saturação da transferrina flutua e pode ainda estar elevada, porém não deve determinar a necessidade de terapia adicional a não ser que seja persistentemente de 100%, quando pode haver circulação do ferro livre. Em geral, é suficiente uma flebotomia a cada 3 meses. Entretanto, é importante não tratar o paciente em excesso, levando a uma deficiência de ferro.

Os agentes quelantes, como a desferroxamina, quando administrados por via parenteral, removem de 10 a 20 mg de ferro por dia, ou seja, uma quantidade muito menor do que a mobilizada por uma flebotomia semanal. A flebotomia também é menos dispendiosa, mais conveniente e mais segura para a maioria dos pacientes. Entretanto, os agentes quelantes estão indicados quando a anemia ou a hipoproteinemia são graves o suficiente para impedir a realização de flebotomia. A infusão subcutânea de desferroxamina utilizando uma bomba portátil constitui a maneira mais efetiva de administrar o fármaco.

Atualmente, estão disponíveis agentes quelantes de ferro orais e eficazes, o deferasirox (Exjade) e a deferiprona. Esses agentes mostram-se efetivos na talassemia e na sobrecarga de ferro secundária, porém são de alto custo e estão associados a um risco de efeitos colaterais significativos.

O consumo de álcool deve ser fortemente reduzido ou eliminado, visto que aumenta quase 10 vezes o risco de cirrose na hemocromatose hereditária. Não há necessidade de ajustes dietéticos, embora se deva evitar o uso de vitamina C e suplementos de ferro. O tratamento das insuficiências hepática e cardíaca, bem como do diabetes melito, assemelha-se ao tratamento convencional dessas afecções. A perda da libido e as alterações nas características sexuais secundárias são tratadas com reposição de testosterona e tratamento com gonadotrofinas (Cap. 391).

A doença hepática terminal pode constituir uma indicação para transplante de fígado, embora os resultados sejam melhores quando se pode remover previamente o excesso de ferro. As evidências disponíveis indicam que a anormalidade metabólica fundamental da hemocromatose é revertida pelo transplante de fígado bem-sucedido.

PROGNÓSTICO

As principais causas de morte consistem em insuficiência cardíaca, insuficiência hepatocelular ou hipertensão portal e carcinoma hepatocelular.

Obtém-se melhora da expectativa de vida com a remoção das reservas excessivas de ferro e a manutenção dessas reservas em níveis quase normais. A taxa de sobrevida em 5 anos com o tratamento aumenta de 33 para 89%. Com flebotomias repetidas, o fígado diminui de tamanho, a função hepática melhora, a pigmentação da pele diminui e a insuficiência cardíaca pode ser revertida. Observa-se melhora do diabetes em cerca de 40% dos pacientes, porém a remoção do excesso de ferro tem pouco efeito sobre o hipogonadismo ou a artropatia. A fibrose hepática pode diminuir, porém a cirrose estabelecida é irreversível. Ocorre carcinoma hepatocelular como sequela tardia em pacientes que apresentam cirrose no início da doença. O aumento aparente de sua incidência em pacientes tratados provavelmente está relacionado com o aumento do tempo de sobrevida. O carcinoma hepatocelular raramente se desenvolve se a doença for tratada no estágio pré-cirrótico. Com efeito, a expectativa de vida dos homozigotos tratados antes do desenvolvimento de cirrose é normal.

Não é demais ressaltar a importância do rastreamento familiar e do diagnóstico e tratamento precoces. Os indivíduos assintomáticos detectados por meio de estudos familiares devem ser submetidos ao tratamento com flebotomia se houver aumento moderado a intenso das reservas de ferro. A avaliação das reservas de ferro a intervalos apropriados também é importante. Com essa abordagem de tratamento, é possível evitar a maioria das manifestações da doença.

PAPEL DAS MUTAÇÕES DO *HFE* EM OUTRAS DOENÇAS HEPÁTICAS

Existe um considerável interesse no papel das mutações do *HFE* e do ferro hepático em várias outras doenças hepáticas. Diversos estudos mostraram uma prevalência aumentada de mutações do *HFE* em pacientes que apresentam PCT. O ferro acentua a deficiência enzimática hereditária na PCT e suas manifestações clínicas. A situação na EHNA não está bem esclarecida, porém alguns estudos demonstraram uma prevalência aumentada de mutações do *HFE* em pacientes com EHNA. Entretanto, o papel da terapia com flebotomia não está comprovado, apesar de uma curiosa queda nos níveis das enzimas hepáticas. Na infecção crônica pelo HCV, as mutações do *HFE* não são mais comuns, porém alguns indivíduos apresentam aumento do ferro hepático. Antes de iniciar o tratamento antiviral nesses pacientes, é razoável efetuar uma flebotomia para remover as reservas excessivas de ferro, visto que esse procedimento reduz os níveis das enzimas hepáticas.

Não há aumento na frequência de mutações do *HFE* na doença hepática alcoólica. A hemocromatose no indivíduo com consumo maciço de álcool pode ser diferenciada da doença hepática alcoólica pela presença da mutação C282Y.

A doença hepática terminal também pode estar associada a um grau de sobrecarga de ferro observado na hemocromatose. O mecanismo é incerto, embora os estudos conduzidos tenham demonstrado que o álcool suprime a secreção hepática de hepcidina. A hemólise também desempenha um papel importante. As mutações do *HFE* não são comuns.

Há controvérsias quanto ao fato de os indivíduos homozigotos para C282Y terem risco aumentado de câncer de mama e câncer colorretal.

CONSIDERAÇÕES GLOBAIS

A mutação do *HFE* tem sua origem na Europa Setentrional (céltica ou nórdica), com uma taxa de portador heterozigoto de cerca de 1 em 10 (1 em 8 na Irlanda). Por conseguinte, a hemocromatose associada ao *HFE* é muito rara em populações não europeias, por exemplo, na Ásia. Entretanto, a hemocromatose não associada ao *HFE*, resultante de mutações em outros genes envolvidos no metabolismo de ferro **(Fig. 414-1)**, é ubíqua e deve ser considerada quando for constatada a presença de sobrecarga de ferro.

A sobrecarga de ferro africana ocorre principalmente na África Subsaariana, e, antigamente, acreditava-se que fosse decorrente do consumo de uma bebida de milho fermentada rica em ferro. Entretanto, evidências recentes sugerem que essa forma de sobrecarga de ferro resulta principalmente de um traço genético não relacionado ao *HFE*, que é exacerbado pela sobrecarga de ferro dietético. Foi descrita uma forma semelhante de sobrecarga de ferro em afro-americanos. São necessárias mais pesquisas para esclarecer essa condição.

LEITURAS ADICIONAIS

Anderson GJ, Bardou-Jacquet E: Revisiting hemochromatosis: Genetic vs. phenotypic manifestations. Ann Transl Med 9:731, 2021.
Piperno A et al: Inherited iron overload disorders. Transl Gastroenterol Hepatol 5:25, 2020.
Powell LW et al: Haemochromatosis. Lancet 388:706, 2016.

415 Doença de Wilson
Stephen G. Kaler

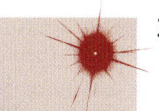

A doença de Wilson é um distúrbio humano e hereditário, do transporte de cobre, que afeta principalmente o fígado e o cérebro. Isso reflete a necessidade crítica de mecanismos homeostáticos para utilizar adequadamente traços desse metal, tanto sistemicamente quanto no sistema nervoso central. Desde a descrição clínica detalhada inicial, em 1912, a doença de Wilson emergiu como um dos erros inatos do metabolismo humano, indiscutivelmente, mais bem caracterizados e gerenciados da forma mais eficaz. A condição resulta de variantes do gene *ATP7B*, uma adenosina-trifosfatase (ATPase, de *adenosine triphosphatase*) íon-motriz do tipo P, altamente conservada, que normalmente media a remoção do íon cobre do fígado via excreção biliar e previne o acúmulo de cobre no cérebro. O diagnóstico imediato na fase sintomática precoce da doença (ou detecção pré-sintomática) e o tratamento ao longo da vida são necessários para evitar a mortalidade prematura de indivíduos afetados.

HISTÓRIA DA DOENÇA DE WILSON

A doença de Wilson (degeneração hepatolenticular) foi descrita pela primeira vez em 1912 pelo neurologista S.A.K. Wilson, que reconheceu o aspecto hereditário da condição. Em 1948, o patologista J.N. Cumings propôs uma conexão etiológica com a sobrecarga de cobre. Vários anos depois, um quelante de metal desenvolvido para neutralizar um agente de guerra química à base de arsênio (lewisita) foi usado para tratar, com sucesso, a doença de Wilson avançada. Em 1956, a quelação de cobre por D-penicilamina foi introduzida e considerada preferível à antilewisita em relação à administração e ao perfil de efeitos colaterais. No início da década de 1970, um quelante de cobre alternativo, trietileno tetramina, tornou-se o segundo tratamento aprovado pela Food and Drug Administration (FDA) para a doença de Wilson. Também no início da década de 1970, os primeiros transplantes de fígado foram realizados para a doença de Wilson, resultando na correção da insuficiência hepática e das deficiências neurológicas incapacitantes em pacientes que não responderam a terapias farmacológicas. O potencial terapêutico dos sais de zinco para reduzir a absorção gastrintestinal de cobre na doença de Wilson foi reconhecido no início da década de 1960, levando à aprovação da FDA para essa indicação. O tetratiomolibdato (que forma um complexo tripartite com cobre e albumina) e um peptídeo bacteriano, a metanobactina (que atravessa membranas mitocondriais), são os quelantes de cobre mais recentemente propostos, com potencial para o tratamento da doença de Wilson.

Em 1993, o gene para a doença de Wilson foi identificado e caracterizado por codificar uma ATPase transportadora de cobre, ATP7B, expressa principalmente no fígado e nos rins. Além de fornecer uma base molecular para o diagnóstico e correlações genótipo-fenótipo, a descoberta apresenta oportunidades atuais para terapia gênica viral, que pode impactar o tratamento futuro dessa doença.

FENÓTIPOS

CLÍNICA

As características clínicas da doença de Wilson incluem doença hepática inespecífica, anormalidades neurológicas, doença psiquiátrica, anemia hemolítica, síndrome de Fanconi tubular renal e várias anormalidades esqueléticas. A idade influencia a apresentação específica da doença de Wilson. Quase todos os indivíduos que apresentam doença hepática têm menos de 30 anos de idade, enquanto aqueles que apresentam sinais neurológicos ou psiquiátricos podem ter idade entre a primeira e a quinta décadas. Isso reflete a sequência de eventos na patogênese da doença. No entanto, independentemente da apresentação clínica, algum grau de doença hepática está, invariavelmente, presente.

Apresentação hepática   Na apresentação hepática, os sinais e sintomas incluem icterícia, hepatomegalia, edema ou ascite. Hepatite viral e cirrose são frequentemente considerações diagnósticas iniciais em indivíduos que, na verdade, têm a doença de Wilson.

Apresentação neurológicas   Em pacientes com apresentações neurológicas, as anormalidades incluem dificuldade de fala (disartria), distonia, rigidez, tremor ou movimentos coreiformes, marcha anormal e caligrafia descoordenada. A doença de Wilson pode ser classificada como um distúrbio

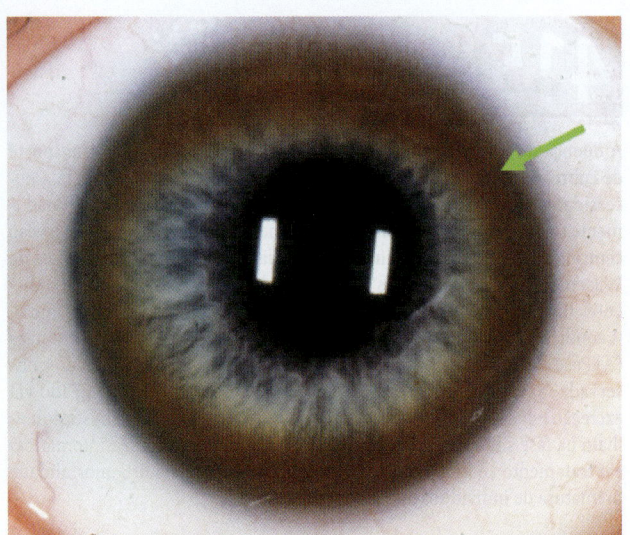

FIGURA 415-1 Anel de Kayser-Fleischer na doença de Wilson, representando deposição de cobre na membrana de Descemet da córnea. *(A imagem é cortesia de Tjaard U. Hoogenraad MD, PhD, Department of Neurology, University Medical Centre Utrecht, Utrecht, The Netherlands.)*

do movimento. Os sinais e sintomas neurológicos refletem a predileção pelos gânglios da base (p. ex., caudado, putame) nos cérebros das pessoas afetadas. A doença de Parkinson ou outros distúrbios do movimento podem ser diagnosticados erroneamente.

Apresentação psiquiátrica Em apresentações psiquiátricas, alterações na personalidade (irritabilidade, raiva, autocontrole deficiente), depressão e ansiedade são sintomas comuns. Normalmente, os pacientes que se apresentam dessa forma estão no final da adolescência ou no início dos 20 anos, período durante o qual o abuso de substâncias também é uma consideração diagnóstica. A doença de Wilson deve ser formalmente excluída em todos os adolescentes e adultos jovens com sinais psiquiátricos de início recente.

Manifestações oculares O olho é um local primário de deposição de cobre na doença de Wilson, produzindo um sinal patognomônico, o anel de Kayser-Fleischer **(Fig. 415-1)**, uma faixa dourada a marrom-esverdeada na córnea periférica. Esse importante sinal diagnóstico aparece primeiro como um crescente superior, depois se desenvolve inferiormente e, finalmente, torna-se circunferencial. Exames com lâmpada de fenda ou tomografia de coerência óptica são necessários para detectar anéis em seu estágio inicial de formação. O cobre também pode se acumular no cristalino e produzir cataratas de "girassol". Aproximadamente 95% dos pacientes com doença de Wilson com sinais neurológicos manifestam o anel de Kayser-Fleischer, em comparação com aproximadamente 65% daqueles com apresentações hepáticas. A terapia de quelação de cobre causa redução e eventual desaparecimento do cobre da córnea.

Outras manifestações clínicas Os efeitos endócrinos secundários da doença hepática associada a Wilson podem incluir puberdade tardia ou amenorreia. A disfunção tubular renal na doença de Wilson leva a perdas anormais de aminoácidos, eletrólitos, cálcio, fósforo e glicose. Presumivelmente, esse efeito está relacionado à toxicidade do cobre. Níveis elevados de cobre foram previamente observados nos rins de pacientes com doença de Wilson. O tratamento com quelantes de cobre geralmente melhora os distúrbios renais. Também pode haver efeitos esqueléticos da doença de Wilson, incluindo osteoporose e raquitismo, e eles podem ser atribuídos a perdas renais de cálcio e fósforo. A osteoartrite que afeta principalmente os joelhos e os pulsos pode envolver excesso de deposição de cobre no osso e na cartilagem.

A anemia hemolítica causada pelos efeitos tóxicos diretos do cobre nas membranas das hemácias geralmente está associada à liberação de grandes quantidades de cobre hepático na circulação, um fenômeno que pode ser súbito e catastrófico.

BIOQUÍMICA
Os achados laboratoriais que suportam o diagnóstico da doença de Wilson incluem baixos níveis de cobre sérico e ceruloplasmina sérica, níveis elevados de transaminases hepáticas, aminoacidúria e anemia hemolítica. A incorporação de ^{64}Cu radiomarcado na ceruloplasmina sérica, medida como o aparecimento de cobre no soro após uma carga oral, é um teste diagnóstico altamente específico; pacientes com doença de Wilson incorporam muito pouco ^{64}Cu na ceruloplasmina.

O aumento da excreção urinária de cobre (> 100 μg/24 h) é um teste diagnóstico importante e de fácil execução para a doença de Wilson. Devem ser usados recipientes de coleta lavados com ácido (sem cobre). O teste com penicilamina é uma variação que usa dosagens seriadas de cobre na urina, em que 500 mg de penicilamina são administrados por via oral após a coleta de urina de 24 horas para linha de base. A dose de penicilamina é repetida após 12 horas, ponto médio da segunda coleta de urina de 24 horas. Um aumento de várias vezes na excreção de cobre na segunda coleta é sugestivo do diagnóstico.

Embora invasiva, a biópsia hepática por agulha percutânea para dosagem do cobre hepático continua sendo a técnica padrão-ouro para o diagnóstico da doença de Wilson. Valores de cobre hepático > 200 μg por grama de peso seco (normal 20-50 μg) são característicos da doença de Wilson. Indutivamente, a espectrometria de massa com fonte de plasma acoplada a espectrometria de absorção atômica são os métodos quantitativos preferidos; a coloração histoquímica para cobre em amostras de biópsia hepática não é confiável.

MOLECULAR
A doença de Wilson é causada por variantes de perda de função no *ATP7B*. Apesar das estruturas genômicas semelhantes, grandes deleções são muito menos comuns em *ATP7B* do que em *ATP7A*, o gene ligado ao cromossomo X responsável pela doença de Menkes. Várias variantes *missense* do *ATP7B* são comuns (H1069Q, M645R e R778L), com diversas frequências alélicas refletindo diferenças geográficas, raciais e/ou étnicas. Os principais bancos de dados listam mais de 650 variantes patogênicas ou provavelmente patogênicas de *ATP7B*. As estimativas de prevalência baseadas na população e na genômica variam de 1 em 7 mil a 1 em 30 mil, com constatações baseadas no genoma que sustentam a prevalência mais alta. Essa disparidade pode refletir a penetrância incompleta, embora haja poucas dúvidas de que alguns indivíduos afetados, infelizmente, escapam do atendimento médico.

DIAGNÓSTICO
O diagnóstico formal da doença de Wilson depende de uma combinação de características clínicas, bioquímicas e moleculares **(Tab. 415-1)**. Um sistema de pontuação (Leipzig) que pondera e agrupa vários sinais e sintomas foi produzido por um grupo internacional de especialistas em 2001 e continua sendo um guia valioso para o diagnóstico endossado pela European Association for the Study of the Liver (EASL).

TRATAMENTO
Doença de Wilson

QUELAÇÃO DE COBRE
A era do tratamento bem-sucedido da doença de Wilson começou com o uso de antilewisita britânica (BAL, de *British anti-lewisite*), por um regime definido de injeções intramusculares. Uma alternativa administrada por via oral foi a D-penicilamina, um tiol livre que se liga ao cobre. Esse medicamento quelante não corrige formalmente o defeito básico da excreção prejudicada de cobre na bile. No entanto, aumenta muito a excreção urinária de cobre e, assim, corrige e previne a sobrecarga de cobre e seus efeitos. A piridoxina (vitamina B_6) geralmente é prescrita concomitantemente para contrapor a tendência de desenvolvimento de deficiência dessa vitamina durante a administração crônica de penicilamina.

No entanto, certos indivíduos são intolerantes à penicilamina e experimentam efeitos colaterais significativos que incluem nefrotoxicidade, anormalidades hematológicas e uma erupção cutânea característica, a *elastose perfurante serpiginosa* (geralmente envolvendo o pescoço e as axilas). Além disso, em alguns pacientes com doença de Wilson com apresentações neurológicas, o tratamento com penicilamina induz piora paradoxal do estado neurológico. O dicloridrato de trietilenotetramina (cloridrato de trientina) é um agente quelante alternativo, com um perfil de efeitos colaterais um pouco menos extenso.

TABELA 415-1 ■ Principais características diagnósticas da doença de Wilson		
Sinais/sintomas clínicos	Achados bioquímicos/laboratoriais	Descobertas moleculares

Hepáticos:
  Icterícia
  Anorexia
  Vômito
  Ascite e/ou edema
  Esplenomegalia
Neurológicos:
  Disartria
  Careta facial (sorriso sarcástico)
  Salivação
  Disfagia
  Disgrafia
  Distonia
  Tremor ("bater asas")
  Ataxia
  Convulsões (raras)
Oculares:
  Anel de Kayser-Fleischer
  Catarata de girassol (raro)
Psiquiátricos:
  Declínio na escola
  Mudança de personalidade
  Transtorno do humor
  Esquizofrenia
	Cobre sérico baixo
	Ceruloplasmina sérica baixa
	Aumento da excreção urinária de cobre
	Elevação das enzimas hepáticas
	Hipoalbuminemia
	Aumento do nível de cobre no fígado
	Fígado gorduroso
	Fígado cirrótico
	Anemia hemolítica
	Síndrome renal de Fanconi
		Variantes em *ATP7B* em ambos os cromossomos
		Variantes ou polimorfismos em outros genes (*CAT, SOD2, MTHFR*) podem influenciar a expressão clínica da doença de Wilson em alguns indivíduos

O tetratiomolibdato (TM) é outra molécula no arsenal terapêutico da doença de Wilson. Ele forma, com a albumina e o cobre, complexos tripartites estáveis. Essa substância funciona tanto para diminuir a absorção de cobre quanto para reduzir o cobre livre circulante. É de ação rápida e pode restaurar o equilíbrio normal de cobre dentro de algumas semanas em comparação com os vários meses necessários com outros quelantes de cobre ou com zinco. Este fármaco é objeto de ensaios clínicos recentes e pode um dia ser um tratamento aprovado para o câncer de mama avançado, bem como para a doença de Wilson.

Tratamento de quelação de cobre durante a gravidez Aborto espontâneo está aumentado em mulheres com doença de Wilson não tratada. Do ponto de vista do risco/benefício, é importante manter o tratamento com quelação de cobre durante a gravidez para prevenir recidivas hepáticas ou neurológicas, bem como para diminuir o risco de aborto espontâneo. Alguns centros acadêmicos advogam pela redução da dose do quelante de cobre durante a gravidez, embora evidências sugiram que é seguro manter a dose diária usual se a monoterapia com zinco (ver a seguir) estiver em vigor no momento da concepção. Como todos os medicamentos anticobre passam para o leite materno, a amamentação não é recomendada para mães com doença de Wilson.

REDUÇÃO DA ABSORÇÃO DE COBRE

O acetato de zinco provou ser altamente eficaz no tratamento da doença de Wilson. O mecanismo envolve a indução da síntese de metalotioneína nas células epiteliais intestinais; o aumento da síntese de metalotioneína resulta em maior ligação do cobre da dieta e, portanto, diminuição da absorção. A terapia com zinco tem valor particular em (1) pacientes jovens e pré-sintomáticos; (2) pacientes grávidas, dados os possíveis efeitos teratogênicos fetais de outros compostos; e (3) como terapia de manutenção para pacientes após a conclusão do "descobreamento" inicial. O acetato de zinco tem efeitos colaterais mínimos. A única desvantagem de seu uso é o tempo relativamente longo (4-6 meses) necessário para a restauração do equilíbrio adequado do cobre, quando usado como monoterapia nos estágios iniciais do tratamento.

TRANSPLANTE DE FÍGADO

O transplante de fígado é uma consideração para a doença de Wilson em estágios avançados e/ou quando a condição não responde à terapia farmacológica. Isso geralmente é necessário apenas nos casos em que o diagnóstico tardio ou a baixa adesão resultem em danos hepáticos irreversíveis. Uma alternativa, recentemente proposta para essa circunstância, é a metanobactina, um peptídeo bacteriano que se liga ao cobre avidamente, melhora drasticamente a sobrecarga de cobre mitocondrial e restaura a morfologia mitocondrial normal em um modelo pré-clínico (rato).

TERAPIA GÊNICA

Em um modelo pré-clínico diferente (camundongo) de doença de Wilson, foi recentemente demonstrada a prova de conceito de que pode ser eficaz a adição aos hepatócitos do gene *ATP7B*, mediada por adenovírus. A transdução de apenas 20% dos hepatócitos foi suficiente para normalizar a homeostase do cobre no modelo animal. Esses resultados, potencialmente, abrem caminho para ensaios clínicos de terapia genética em pacientes com doença de Wilson.

PERSPECTIVA FUTURA

A doença de Wilson é, indiscutivelmente, um dos erros inatos humanos do metabolismo mais bem caracterizados sob as perspectivas clínicas, bioquímicas e moleculares combinadas, devido à atenção detalhada dedicada a essa condição. Conforme observado, novos quelantes de cobre ainda estão sendo avaliados, e formulações genéricas de medicamentos estabelecidos estão contribuindo para aumentar a acessibilidade dos pacientes e suas famílias. Terapia gênica viral para fornecer versões funcionais de *ATP7B* para o fígado, rim e cérebro ou moléculas de edição de genes para corrigir alelos mutantes específicos são, atualmente, uma perspectiva emergente. Além disso, os avanços na tecnologia de triagem neonatal podem eventualmente permitir uma triagem populacional mais ampla para a doença de Wilson, o que pode ajudar a resolver questões persistentes sobre penetrância clínica. O progresso na triagem neonatal também evitaria a tragédia que representa os diagnósticos perdidos desse distúrbio do transporte de cobre, que é eminentemente tratável.

LEITURAS ADICIONAIS

BANDMANN O et al: Wilson's disease and other neurological copper disorders. Lancet Neurol 14:103, 2015.
EUROPEAN ASSOCIATION FOR STUDY OF LIVER: EASL Clinical Practice Guidelines: Wilson's disease. J Hepatol 56:671, 2012.
GAO J et al: The global prevalence of Wilson disease from next-generation sequencing data. Genet Med 21:1155, 2019.
KUMAR M et al: WilsonGen: A comprehensive clinically annotated genomic variant resource for Wilson's disease. Sci Rep 10:9037, 2020.
MURILLO O et al: Liver expression of a MiniATP7B gene results in long-term restoration of copper homeostasis in a Wilson disease model in mice. Hepatology 70:108, 2019.
SANDAHL TD et al: The prevalence of Wilson's disease: An update. Hepatology 71:722, 2020.
WALLACE DF, DOOLEY JS: ATP7B variant penetrance explains differences between genetic and clinical prevalence estimates for Wilson disease. Hum Genet 139:1065, 2020.

416 Porfirias
Robert J. Desnick, Manisha Balwani

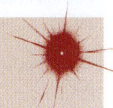

INTRODUÇÃO

As porfirias são distúrbios metabólicos que resultam, cada uma delas, da deficiência ou do aumento de atividade de uma enzima específica na via de biossíntese do heme **(Fig. 416-1 e Tab. 416-1)**. Esses distúrbios enzimáticos são herdados como traços autossômicos dominantes, autossômicos recessivos ou ligados ao X, com exceção da porfiria cutânea tardia (PCT), que habitualmente é esporádica **(Tab. 416-1)**. As porfirias são classificadas em *hepáticas* ou *eritropoiéticas*, dependendo do local primário de produção excessiva e de acúmulo das porfirinas ou de seus respectivos precursores **(Tabs. 416-1 e 416-2)**, embora algumas exibam características que se superpõem. Por exemplo, a PCT, a porfiria mais comum, é hepática e manifesta-se na forma de fotossensibilidade cutânea com formação de vesículas, que, em geral, caracteriza as porfirias eritropoiéticas.

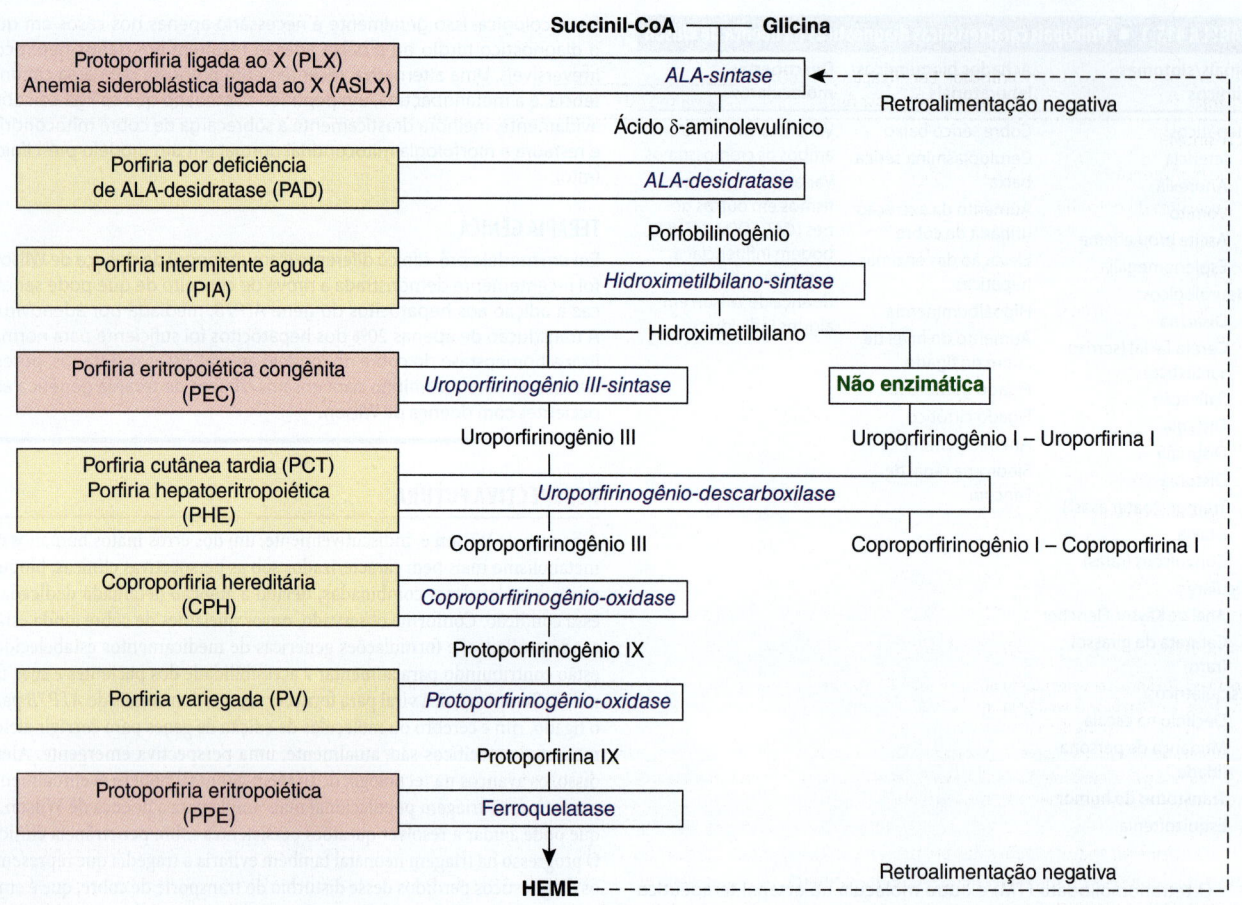

FIGURA 416-1 **A via de biossíntese do heme nos seres humanos,** indicando, nos *quadros ligados*, a enzima que, quando deficiente ou expressa em excesso, provoca a respectiva porfiria. As porfirias hepáticas são mostradas nos *quadros amarelos*, e as porfirias eritropoiéticas, nos *quadros rosa*.

TABELA 416-1 ■ Porfirias humanas: principais características clínicas e laboratoriais

Porfiria	Enzima deficiente	Herança	Principais sintomas: NV ou FC+	Atividade enzimática, % do normal	Aumento dos precursores das porfirinas e/ou das porfirinas		
					Eritrócitos	Urina	Fezes
Porfirias hepáticas							
Porfiria por deficiência de 5-ALA (PAD)	ALA-desidratase	AR	NV	Cerca de 5	Zn-protoporfirina	ALA, coproporfirina III	–
Porfiria intermitente aguda (PIA)	HMB-sintase	AD	NV	Cerca de 50	–	ALA, PBG, uroporfirina	–
Porfiria cutânea tardia (PCT)	URO-descarboxilase	AD	FC	Cerca de 20	–	Uroporfirina, 7-carboxilato porfirina	Isocoproporfirina
Coproporfiria hereditária (CPH)	COPRO-oxidase	AD	NV e FC	Cerca de 50	–	ALA, PBG, coproporfirina III	Coproporfirina III
Porfiria variegada (PV)	PROTO-oxidase	AD	NV e FC	Cerca de 50	–	ALA, PBG, coproporfirina III	Coproporfirina III, protoporfirina
Porfirias eritropoiéticas							
Porfiria eritropoiética congênita (PEC)	URO-sintase	AR	FC	1-5	Uroporfirina I Coproporfirina I	Uroporfirina I[a] Coproporfirina I[a]	Coproporfirina I
Protoporfiria eritropoiética (PPE)	Ferroquelatase	AR	FC	Cerca de 20-30	Protoporfirina	–	Protoporfirina
Protoporfiria ligada ao X (PLX)	ALA-sintase 2	LX	FC	> 100[b]	Protoporfirina	–	Protoporfirina

[a]Isômeros tipo I. [b]Atividade aumentada devido a mutações de ganho de função no éxon 11 de *ALAS2*.
Siglas: AD, autossômica dominante; ALA, ácido 5-aminolevulínico; AR, autossômica recessiva; COPRO, coproporfirina; FC, fotossensibilidade cutânea; NV, neurovisceral; PBG, porfobilinogênio; PROTO, protoporfirina; URO, uroporfirina; LX, ligada ao X; HMB, hidroximetilbilano.

TABELA 416-2 ■ Enzimas e genes de biossíntese do heme nos seres humanos										
Enzima	Símbolo do gene	Localização cromossômica	cDNA (pb)	Gene Tamanho (kb)	Gene Éxons[a]	Proteína (aa)	Localização subcelular	Mutações conhecidas[b]	Estrutura tridimensional[c]
ALA-sintase									
De manutenção	ALAS1	3p21.1	2199	17	11	640	M	–	
Específica do eritroide	ALAS2	Xp11.2	1937	22	11	587	M	> 30	–
ALA-desidratase									
De manutenção	ALAD	9q32	1149	15,9	12 (1A + 2 – 12)	330	C	12	L
Específica do eritroide	ALAD	9q32	1154	15,9	12 (1B + 2 – 12)	330	C	–	
HMB-sintase									
De manutenção	HMBS	11q23.3	1086	11	15 (1 + 3 – 15)	361	C	400	E
Específica do eritroide	HMBS	11q23.3	1035	11	15 (2 – 15)	344	C	10	
URO-sintase									
De manutenção	UROS	10q26.2	1296	34	10 (1 + 2B – 10)	265	C	45	H
Específica do eritroide	UROS	10q26.2	1216	34	10 (2A + 2B – 10)	265	C	4	
URO-descarboxilase	UROD	1p34.1	1104	3	10	367	C	122	H
COPRO-oxidase	CPOX	3q12.1	1062	14	7	354	M	70	H
PROTO-oxidase	PPOX	1q23.3	1431	5,5	13	477	M	181	–
Ferroquelatase	FECH	18q21.31	1269	45	11	423	M	192	B

[a]O número de éxons e aqueles que codificam formas de manutenção e específicas do eritroide distintas estão indicados entre parênteses. [b]Número de mutações conhecidas do Human Gene Mutation Database (www.hgmd.org). [c]Cristalizada da enzima purificada humana (H), murina (M), de *Escherichia coli* (E), de *Bacillus subtilis* (B) ou enzima purificada de levedura (L); referências no Protein Data Bank (www.rcsb.org).
Siglas: ALA, ácido 5-aminolevulínico; C, citoplasma; COPRO, coproporfirina; HMB, hidroximetilbilano; M, mitocôndrias; PROTO, protoporfirina; URO, uroporfirina; cDNA, DNA complementar.
Fonte: Reproduzida com permissão de KE Anderson et al: Disorders of heme biosynthesis: X-linked sideroblastic anemia and the porphyrias, in Scriver CR: The Metabolic and Molecular Bases of Inherited Diseases. New York, NY: McGraw-Hill; 2001.

As principais manifestações das porfirias hepáticas agudas são neurológicas, incluindo dor abdominal neuropática, neuropatia motora periférica e transtornos mentais, sendo as crises, com frequência, desencadeadas por dieta, determinados fármacos e alterações hormonais. Enquanto as porfirias hepáticas mostram-se sintomáticas principalmente em adultos, as variantes homozigóticas raras das porfirias hepáticas autossômicas dominantes, em geral, manifestam-se clinicamente antes da puberdade. Por outro lado, as porfirias eritropoiéticas geralmente manifestam-se no nascimento ou no início da infância na forma de fotossensibilidade cutânea ou, no caso da porfiria eritropoiética congênita (PEC), até mesmo *in utero*, como hidropsia fetal não imune. A sensibilidade cutânea à luz solar deve-se à excitação das porfirinas em excesso na pele pela luz ultravioleta de ondas longas, resultando em lesão celular, fibrose e desfiguramento. Por conseguinte, as porfirias são distúrbios metabólicos em que fatores ambientais, fisiológicos e genéticos interagem para causar a doença.

Como muitos sintomas das porfirias são inespecíficos, o estabelecimento do diagnóstico frequentemente é tardio. É necessário efetuar a determinação laboratorial dos precursores das porfirinas (ácido 5′-aminolevulínico [ALA] e porfobilinogênio [PBG]) na urina ou das porfirinas na urina, no plasma, nos eritrócitos ou nas fezes, de modo a confirmar ou excluir os vários tipos de porfirias (ver adiante). Todavia, o diagnóstico definitivo exige a demonstração do defeito gênico específico (Tab. 416-3). Os genes que codificam todas as enzimas de biossíntese do heme foram caracterizados, possibilitando a identificação das mutações que causam cada porfiria (Tab. 416-2). Hoje, as análises de genética molecular tornaram possível a identificação precisa dos heterozigotos ou homozigotos e o estabelecimento do diagnóstico pré-natal em famílias com mutações conhecidas.

Além de revisões recentes das porfirias, *sites* informativos e atualizados são patrocinados pela American Porphyria Foundation (www.porphyriafoundation.com) e pela European Porphyria Network (www.porphyria-europe.org). Uma extensa lista de fármacos seguros e não seguros para os indivíduos com porfirias agudas é fornecida na Drug Database for Acute Porphyrias (http://www.drugs-porphyria.org).

CONSIDERAÇÕES GLOBAIS

As porfirias são doenças metabólicas pan-étnicas que afetam indivíduos no mundo inteiro. As porfirias hepáticas agudas – a porfiria intermitente aguda (PIA), a coproporfiria hereditária (CPH) e a porfiria variegada (PV) – são distúrbios autossômicos dominantes. A frequência da PIA, a porfiria hepática mais comum, é de cerca de 1 em 20.000 indivíduos brancos de ancestralidade da Europa Ocidental; a doença é particularmente frequente nos escandinavos, com uma frequência de cerca de 1 em 10.000 na Suécia. Entretanto, estudos recentes que utilizaram bases de dados genômicas/exômicas mostraram uma frequência estimada de variantes patogênicas no gene *HMBS* de cerca de 1 em 1.700. Por conseguinte, a penetrância da PIA e, provavelmente, das outras porfirias hepáticas agudas é baixa, com cerca de 1% daquelas com mutações patogênicas que apresentam ataques agudos (ver adiante).

A PV é particularmente frequente na África do Sul, onde sua alta prevalência (> 10.000 pacientes afetados) resulta, em parte, de um "efeito fundador" genético. A porfiria hepática aguda autossômica recessiva, a porfiria por deficiência de ALA-desidratase (PAD), é muito rara, e < 20 pacientes foram identificados no mundo inteiro.

As porfirias eritropoiéticas – CEP, protoporfiria eritropoiética (PPE) e protoporfiria ligada ao cromossomo X (PLX) – também são pan-étnicas. A PPE é a porfiria mais comum em crianças, enquanto a PEC é muito rara, com cerca de 200 casos relatados no mundo inteiro. A frequência da PPE varia globalmente, visto que a maioria dos pacientes apresenta a mutação de ferroquelatase (*FECH*) de baixa expressão comum, cuja frequência varia em diferentes populações. O alelo ocorre raramente em africanos, é encontrado em cerca de 10% dos indivíduos brancos e é frequente (cerca de 30%) nos japoneses. A prevalência relatada da PPE na população branca varia de 1 em 75.000 a 1 em 150.000.

As porfirias autossômicas recessivas – PAD, PEC, porfiria hepatoeritropoiética (PHE) – são mais frequentes em regiões com altas taxas de casamentos consanguíneos. A PCT, que geralmente é esporádica, ocorre com mais frequência em países onde seus fatores de risco predisponentes, como hepatite C e vírus da imunodeficiência humana (HIV), são mais prevalentes.

BIOSSÍNTESE DO HEME

A biossíntese do heme envolve oito etapas enzimáticas na conversão da glicina e da succinil-CoA em heme (Fig. 416-2 e Tab. 416-2). Essas oito enzimas são codificadas por nove genes, visto que a primeira enzima da via, a ALA-sintase, possui dois genes que codificam isozimas de manutenção específica (*ALAS1*) e específica do eritroide (*ALAS2*). A primeira e as

TABELA 416-3 Diagnóstico das porfirias agudas e cutâneas

Sintomas	Exames de primeira linha: anormalidades	Possível porfiria	Exames de segunda linha se o de primeira linha der positivo: incluir: porfirinas urinária (U), plasmática (P) e fecal (F); para as porfirias agudas, acrescentar HMB-sintase eritrocitária; para as lesões cutâneas bolhosas, acrescentar as porfirinas P e eritrocitárias	Exame confirmatório: ensaio enzimático e/ou análise da mutação
Neuroviscerais	Amostra de U de uma única micção: ↑↑ALA e PBG normal	PAD	Porfirinas U: ↑↑, principalmente COPRO III Porfirinas P e F: normais ou ligeiramente ↑ HMB-sintase eritrocitária: normal	Excluir as outras causas da elevação do ALA; ↓↓ atividade da ALA-desidratase eritrocitária (< 10%); análise da mutação de ALA-desidratase
	Amostra de U de uma única micção: ↑↑PBG	PIA	Porfirinas U: ↑↑, principalmente URO e COPRO Porfirinas P e F: normais ou ligeiramente ↑ HMB-sintase eritrocitária: habitualmente ↓	Análise da mutação de HMB-sintase
	"	CPH	Porfirinas U: ↑↑, principalmente COPRO III Porfirinas P: normais ou ligeiramente ↑ (↑ na presença de lesões cutâneas) Porfirinas F: ↑↑, principalmente COPRO III	Determinação da HMB-sintase eritrocitária: atividade normal Análise da mutação de COPRO-oxidase
	"	PV	Porfirinas U: ↑↑, principalmente COPRO III Porfirinas P: ↑↑ (pico de fluorescência característico em pH neutro) Porfirinas F: ↑↑, principalmente COPRO e PROTO	Determinação da HMB-sintase eritrocitária: atividade normal Análise da mutação de PROTO-oxidase
Lesões cutâneas bolhosas	P: ↑ porfirinas	PCT e PHE	Porfirinas U: ↑↑, principalmente URO e heptacarboxilato porfirina Porfirinas P: ↑↑ Porfirinas F: ↑↑, incluindo o aumento da ISOCOPRO Porfirinas eritrocitárias: ↑↑ PROTO zinco na PHE[a]	Atividade da URO-descarboxilase eritrocitária: 50% do normal na PCT familiar (cerca de 20% de todos os casos de PCT); substancialmente deficiente na PHE. Análise da mutação de URO-descarboxilase: presença de mutação(ões) na PCT familiar (heterozigota) e na PHE (homozigota)
	"	CPH e PV	Ver CPH e PV acima. Além disso, ALA e PBG U: podem estar ↑	
	"	PEC	Porfirinas eritrocitárias e U: ↑↑, principalmente URO I e COPRO I Porfirinas F: ↑↑, principalmente COPRO I	↓↓ da URO-sintase eritrocitária (< 15%) Análise da mutação de URO-sintase
Fotossensibilidade não bolhosa	P: habitualmente porfirinas ↑	PPE	Porfirinas eritrocitárias: ↓↓, principalmente PROTO livre Porfirinas U: normais Porfirinas F: normais ou ↓, principalmente PROTO	Análise da mutação de FECH
	P: habitualmente porfirinas ↑	PLX	Porfirinas eritrocitárias: ↑↑, PROTO livre e zinco aproximadamente iguais Porfirinas U: normais Porfirinas F: normais ou ↑, principalmente PROTO	Análise da mutação de ALAS2

[a] Aumentos inespecíficos nas protoporfirinas ligadas ao zinco são comuns em outras porfirias.

Siglas: PAD, porfiria por deficiência de 5-ALA-desidratase; PIA, porfiria intermitente aguda; ALA, ácido 5-aminolevulínico; PEC, porfiria eritropoiética congênita; COPRO I, coproporfirina I; COPRO III, coproporfirina III; PPE, protoporfiria eritropoiética; CPH, coproporfiria hereditária; PHE, porfiria hepatoeritropoiética; ISOCOPRO, isocoproporfirina; PBG, porfobilinogênio; PCT, porfiria cutânea tardia; PROTO, protoporfirina IX; URO I, uroporfirina I; URO III, uroporfirina III; PV, porfiria variegada; PLX, protoporfiria ligada ao X; HMB, hidroximetilbilano.

Fonte: Dados de KE Anderson et al: Recommendations for the diagnosis and treatment of the acute porphyrias. Ann Intern Med 142:439, 2005.

últimas três enzimas da via estão localizadas nas mitocôndrias, enquanto as outras quatro localizam-se no citoplasma. O heme é necessário para uma variedade de hemoproteínas, como a hemoglobina, a mioglobina, os citocromos da cadeira respiratória e as enzimas do citocromo P450 (CYP). A síntese da hemoglobina nas células precursoras eritroides responde por cerca de 85% da síntese diária do heme nos seres humanos. Os hepatócitos são responsáveis pela maior parte da síntese restante, principalmente para a síntese de CYPs, que são particularmente abundantes no retículo endoplasmático do fígado e cuja renovação é mais rápida que a de muitas outras hemoproteínas, como os citocromos da cadeia respiratória mitocondrial. Conforme ilustrado na **Figura 416-2**, os intermediários da via são os precursores porfirínicos ALA e PBG, bem como as porfirinas (principalmente em suas formas reduzidas, conhecidas como *porfirinogênios*). Pelo menos nos seres humanos, esses intermediários não se acumulam em quantidades significativas em condições normais nem desempenham funções fisiológicas importantes.

A primeira enzima, a ALA-sintase, catalisa a condensação da glicina, ativada por piridoxal fosfato e succinil-CoA, formando ALA. No fígado, essa enzima limitadora de velocidade pode ser induzida por uma variedade de fármacos, esteroides e outras substâncias químicas. Diferentes formas não eritroides (p. ex., de manutenção) e específicas dos eritroides da ALA-sintase são codificadas por genes distintos, localizados nos cromossomos 3p21.1 (*ALAS1*) e Xp11.2 (*ALAS2*), respectivamente. A ocorrência de defeitos no gene eritroide *ALAS2*, que diminuem sua atividade, causa anemia sideroblástica ligada ao X (ASLX). As mutações com ganho de função no último éxon (11) da *ALAS2*, que aumentam a sua atividade, provocam uma forma de PPE ligada ao X, conhecida como PLX.

A segunda enzima, a ALA-desidratase, catalisa a condensação de duas moléculas de ALA para formar PBG. A hidroximetilbilano-sintase (HMB-sintase, também conhecida como PBG-desaminase) catalisa a condensação entre a cabeça e a cauda de quatro moléculas de PBG por uma série de desaminações, com a formação do tetrapirrol linear HMB. A uroporfirinogênio III-sintase (URO-sintase) catalisa o rearranjo e a rápida ciclização do HMB para formar o porfirinogênio octacarboxilato fisiológico assimétrico, o uroporfirinogênio (UROgênio) III.

A quinta enzima da via, a uroporfirinogênio-descarboxilase (URO-descarboxilase), catalisa a remoção sequencial dos quatro grupos carboxila das cadeias laterais de ácido acético do UROgênio III para formar o coproporfirinogênio (COPROgênio) III, um porfirinogênio tetracarboxilato. A seguir, esse composto penetra nas mitocôndrias por meio de um transportador específico, ABCB6, onde a COPRO-oxidase, a sexta enzima, catalisa a descarboxilação de dois dos quatro grupos do ácido propiônico para formar os dois grupos vinila do protoporfirinogênio (PROTOgênio) IX, um porfirinogênio decarboxilato. A seguir, a PROTO-oxidase oxida o PROTOgênio IX em protoporfirina IX pela remoção de seis átomos de hidrogênio. O produto da reação é uma porfirina (forma oxidada), diferente dos intermediários tetrapirrólicos anteriores, que são porfirinogênios (formas reduzidas). Por fim, ocorre a inserção do ferro ferroso na protoporfirina IX para formar o heme, uma reação catalisada pela oitava enzima da via, a ferroquelatase (também conhecida como heme-sintetase ou proto-heme-ferroliase).

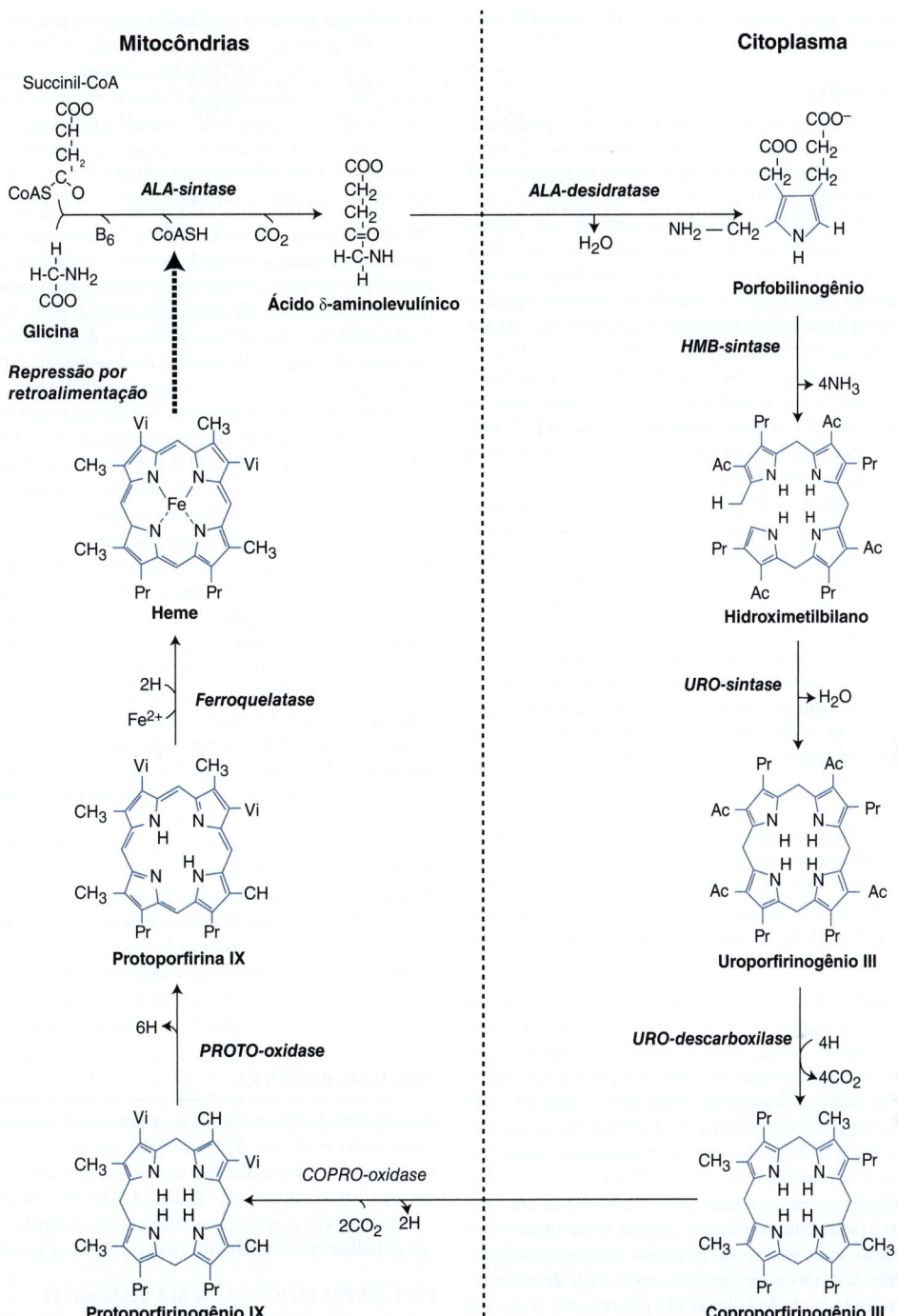

FIGURA 416-2   A via de biossíntese do heme, mostrando as oito enzimas e seus substratos e produtos. Quatro das enzimas estão localizadas nas mitocôndrias; as demais, no citosol.

REGULAÇÃO DA BIOSSÍNTESE DO HEME

A regulação da síntese do heme difere nos dois tecidos principais envolvidos na formação do heme, o fígado e a hemácia. No fígado, a concentração de heme "livre" regula a síntese e a translocação mitocondrial da forma de manutenção da ALA-sintase 1. O heme reprime a síntese do RNA mensageiro (mRNA) da ALA-sintase 1 e interfere no transporte da enzima do citosol para dentro das mitocôndrias. A ALA-sintase 1 hepática é aumentada por muitas das mesmas substâncias químicas que induzem as enzimas CYP no retículo endoplasmático do fígado. Como a maior parte do heme no fígado é utilizada para a síntese das enzimas CYP, a ALA-sintase 1 hepática e as CYPs são reguladas de modo coordenado, e muitos fármacos que induzem a ALA-sintase 1 hepática também induzem a expressão dos genes CYP. As outras enzimas da biossíntese hepática do heme estão presumivelmente expressas em níveis constantes, embora suas atividades relativas e propriedades cinéticas sejam diferentes. Por exemplo, os indivíduos normais exibem alta atividade da ALA-desidratase, porém baixa atividade da HMB-sintase, sendo esta última a segunda etapa limitadora de velocidade da via.

Na hemácia, os novos mecanismos reguladores permitem a produção das quantidades muito grandes de heme necessárias à síntese da hemoglobina. A resposta a estímulos para a síntese da hemoglobina ocorre durante a diferenciação celular, resultando em aumento no número de células. A ALA-sintase 2 específica dos eritroides é expressa em níveis mais altos do que a enzima de manutenção, e os mecanismos de controle específicos das células eritroides regulam outras enzimas da via, bem como o transporte de ferro nas células eritroides. Foram identificadas transcrições distintas específicas das células eritroides e não eritroides ou "de manutenção" para as primeiras quatro enzimas da via. Conforme assinalado anteriormente, as ALA-sintases de manutenção e específicas das células eritroides são codificadas por genes em cromossomos diferentes; porém, para cada um dos três genes seguintes da via, transcritos tanto eritroides quanto não eritroides, são transcritos por promotores alternativos de seus respectivos genes únicos (Tab. 416-2).

CLASSIFICAÇÃO DAS PORFIRIAS

Conforme assinalado anteriormente, as porfirias podem ser classificadas em *hepáticas* ou *eritropoiéticas*, dependendo de os intermediários da biossíntese do heme que se acumulam terem sua origem inicial no fígado ou nos eritrócitos em desenvolvimento, ou em *agudas* ou *cutâneas*, com base nas manifestações clínicas. A Tabela 416-1 relaciona as porfirias, seus principais sintomas e anormalidades bioquímicas fundamentais. Três das cinco porfirias hepáticas – a PIA, a CPH e a PV – manifestam-se habitualmente durante a vida adulta com crises agudas de manifestações neurológicas e níveis elevados de um ou de ambos os precursores das porfirinas, ALA e PBG e, portanto, são classificadas como *porfirias hepáticas agudas*. Pacientes com PAD também manifestaram a doença na lactância e adolescência e habitualmente apresentam níveis elevados de ALA, com níveis normais ou ligeiramente elevados de PBG. O quinto distúrbio hepático, a PCT, manifesta-se na forma de lesões cutâneas bolhosas. A CPH e a PV também apresentam manifestações cutâneas semelhantes às da PCT.

As porfirias eritropoiéticas – a PEC, a PPE e a PLX – caracterizam-se por elevações das porfirinas na medula óssea e nos eritrócitos e manifestam-se na forma de fotossensibilidade cutânea. As lesões cutâneas na PEC assemelham-se às da PCT, porém, em geral, são muito mais graves, enquanto a PPE e a PLX provocam um tipo mais imediato, doloroso e não vesiculoso de fotossensibilidade. A PPE é a porfiria mais comum que causa sintomas antes da puberdade. Cerca de 20% dos pacientes com PPE desenvolvem pequenas anormalidades da função hepática, com aproximadamente até 5% desenvolvendo complicações que podem levar à insuficiência hepática que requer transplante de fígado. A PLX tem uma apresentação clínica semelhante à da PPE, causando fotossensibilidade e doença hepática.

DIAGNÓSTICO DA PORFIRIA

Deverão ser utilizados alguns exames de laboratório de primeira linha específicos e sensíveis sempre que houver sinais ou sintomas sugerindo o diagnóstico de porfiria (Tab. 416-3). Se um exame de primeira linha for significativamente anormal, é necessário efetuar testes mais abrangentes para estabelecer o tipo de porfiria, incluindo a mutação gênica específica responsável.

Porfirias hepáticas agudas Deve-se suspeitar de porfiria hepática aguda em pacientes com sintomas neuroviscerais após a puberdade. Os sintomas incluem dor abdominal aguda, náusea, vômitos, taquicardia, hipertensão e neuropatia motora. Como esses sintomas são comuns, é preciso descartar a possibilidade de outras causas. O diagnóstico é estabelecido pela determinação dos precursores das porfirinas na urina (ALA e PBG) em uma amostra aleatória de urina (Fig. 416-2). O PBG urinário praticamente mostra-se sempre aumentado durante crises agudas de PIA, CPH e PV, enquanto não fica consideravelmente elevado em qualquer outra afecção clínica. Por conseguinte, essa medida é tanto sensível quanto específica. Os resultados dos exames de uma única micção são altamente informativos, visto que se espera a ocorrência de elevações consideráveis do PBG durante crises agudas de porfiria. Uma coleta de 24 horas não é necessária. A mesma amostra de urina de uma única micção deve ser preservada para a determinação quantitativa de ALA, PBG e creatinina, a fim de confirmar o resultado qualitativo do PBG e também de detectar pacientes com PAD. As porfirinas urinárias podem permanecer elevadas por mais tempo do que os precursores das porfirinas na CPH e na PV. Por conseguinte, é útil dosar as porfirinas urinárias totais na mesma amostra, tendo em mente que as elevações das porfirinas urinárias são frequentemente inespecíficas. A determinação das porfirinas urinárias isoladamente deve ser evitada para triagem, visto que as porfirinas podem ficar aumentadas em outros distúrbios além das porfirias, como doença hepática crônica, e o estabelecimento de um diagnóstico incorreto de porfiria pode resultar de elevações mínimas das porfirinas urinárias que carecem de significado diagnóstico. A determinação da HMB-sintase eritrocitária não é útil como exame de primeira linha. Além disso, a atividade enzimática não está diminuída em todos os pacientes com PIA, a obtenção de um valor normal baixo limítrofe não é diagnóstica, e a enzima não está deficiente em outras porfirias agudas.

Justifica-se a realização de um exame mais extenso quando o teste inicial é positivo. Uma elevação considerável do PBG pode se dever a PIA, CPH ou PV. Essas porfirias agudas podem ser diferenciadas pela determinação das porfirinas urinárias (utilizando a mesma amostra de urina de micção única), das porfirinas fecais e das porfirinas plasmáticas. Os ensaios para COPRO-oxidase ou PROTO-oxidase não estão disponíveis para exames clínicos. Mais especificamente, a análise das mutações por meio de sequenciamento dos genes que codificam a HMB-sintase, a COPRO-oxidase e a PROTO-oxidase irá detectar quase todas as mutações que causam doença e estabelecer o diagnóstico, mesmo quando os níveis urinários de ALA e PBG retornam a seus valores normais ou quase normais.

Porfirias cutâneas As lesões cutâneas bolhosas que surgem na porfiria são quase sempre acompanhadas de aumentos das porfirinas plasmáticas totais. Prefere-se o uso de um método fluorométrico, visto que as porfirinas plasmáticas de pacientes com PV estão, em sua maior parte, ligadas de modo covalente às proteínas plasmáticas e podem ser detectadas menos facilmente por meio de cromatografia líquida de alto desempenho (HPLC, de *high-performance liquid chromatography*). A faixa normal das porfirinas plasmáticas fica discretamente maior em pacientes com doença renal em estágio terminal.

Embora a dosagem das porfirinas plasmáticas totais, em geral, possa detectar a presença de PPE e PLX, a determinação da protoporfirina eritrocitária é mais sensível. Ocorrem elevações da protoporfirina eritrocitária em muitas outras afecções. Por conseguinte, o diagnóstico de PPE deve ser confirmado pela demonstração de um aumento predominante na protoporfirina livre mais do que na protoporfirina ligada ao zinco. Na PLX, tanto a porfirina livre quanto a que forma complexo com zinco estão acentuadamente aumentadas. A interpretação dos resultados laboratoriais pode ser difícil, visto que o termo *protoporfirina eritrocitária livre* algumas vezes representa, na realidade, a protoporfirina ligada ao zinco.

As várias porfirias que causam lesões cutâneas bolhosas podem ser diferenciadas pela determinação das porfirinas na urina, nas fezes e no plasma. As porfirias devem ser confirmadas por testes genéticos e pela demonstração da variante patogênica causadora. Com frequência, é difícil estabelecer o diagnóstico ou "excluir" uma porfiria em pacientes que tiveram sintomas sugestivos há vários meses ou anos, bem como em parentes de pacientes com porfirias agudas, visto que os precursores das porfirinas e as porfirinas podem estar normais. Nessas situações, a detecção da mutação gênica específica no caso-índice pode estabelecer o diagnóstico e facilitar o diagnóstico e o aconselhamento genético de familiares em risco. Com o aumento do acesso e da precisão dos testes genéticos, eles muitas vezes precedem os testes bioquímicos secundários na prática clínica. O parecer de um laboratório e médico especialista irá ajudar a selecionar o gene ou os genes de biossíntese do heme a serem sequenciados.

PORFIRIAS HEPÁTICAS

As concentrações plasmáticas e urinárias acentuadamente elevadas dos precursores das porfirinas, ALA e/ou PBG, que se originam do fígado, são particularmente evidentes durante os episódios de manifestações neurológicas das quatro porfirias agudas – PAD, PIA, CPH e PV. Na PCT, as porfirinas em excesso também se acumulam inicialmente no fígado e provocam a formação de bolhas crônicas nas áreas da pele expostas ao sol.

PORFIRIA POR DEFICIÊNCIA DE ALA-DESIDRATASE

A PAD é uma porfiria hepática aguda autossômica recessiva rara, causada por deficiência grave na atividade da ALA-desidratase. Até hoje, existem poucos casos documentados, alguns deles em crianças ou adultos jovens, nos quais foram identificadas mutações genéticas específicas. Esses homozigotos afetados apresentavam menos de 10% da atividade normal da ALA-desidratase nos eritrócitos, enquanto os pais clinicamente assintomáticos e parentes heterozigotos apresentavam níveis de atividade de cerca da metade dos valores normais e não excretavam maiores quantidades de ALA. A frequência da PAD não é conhecida, porém a frequência dos indivíduos heterozigotos com atividade da ALA-desidratase de menos de 50% do normal foi de cerca de 2% em um estudo de rastreamento conduzido na Suécia. Como existem múltiplas causas para a atividade deficiente da ALA-desidratase, é importante confirmar o diagnóstico de PAD por meio de análise das mutações.

Manifestações clínicas A apresentação clínica depende da quantidade de atividade residual da ALA-desidratase. Dos seis pacientes documentados, quatro eram adolescentes do sexo masculino que exibiam sintomas semelhantes aos da PIA, incluindo dor abdominal e neuropatia. Um desses pacientes era um lactente com doença mais grave, incluindo atraso do crescimento que já começou ao nascimento. A idade mais precoce de início e as manifestações mais graves observadas nesse paciente refletem uma deficiência mais significativa na atividade da ALA-desidratase. Outro paciente desenvolveu polineuropatia motora aguda aos 63 anos, que estava associada a distúrbio mieloproliferativo. Era heterozigoto para uma mutação da ácido δ-aminolevulínico desidratase (*ALAD*), que presumivelmente estava presente nos eritroblastos que sofreram expansão clonal, devido à neoplasia maligna da medula óssea.

Diagnóstico Todos os pacientes apresentaram níveis significativamente elevados de ALA no plasma e na urina e coproporfirina (COPRO) III urinária; a atividade da ALAD nos eritrócitos foi de menos de 10% do normal. Deve-se considerar a possibilidade de tirosinemia hereditária tipo 1 (deficiência de fumaril-acetoacetase) e intoxicação pelo chumbo no diagnóstico diferencial, visto que a succinil-acetona (que se acumula na tirosinemia hereditária e que se assemelha estruturalmente ao ALA) ou o chumbo podem inibir a ALA-desidratase, aumentar a excreção urinária de ALA e COPRO III, bem como produzir manifestações que se assemelham às das porfirias agudas. Os heterozigotos são clinicamente assintomáticos e não excretam maiores níveis de ALA, mas podem ser detectados pela demonstração de níveis intermediários de atividade da ALA-desidratase eritrocitária ou pela identificação de mutação específica no gene *ALAD*. Até o momento, estudos moleculares de pacientes com PAD identificaram 12 mutações patogênicas, incluindo mutações *missense*, mutações no local de junção e uma deleção de duas bases no gene *ALAD* (Human Gene Mutation Database; www.hgmd.org). Os pais em cada um desses casos não eram consanguíneos, e os casos-índices herdaram uma mutação diferente de *ALAD* de cada genitor. O diagnóstico pré-natal desse distúrbio é possível pela determinação da atividade da ALA-desidratase e/ou mutação gênica em culturas de vilosidades coriônicas ou amniócitos.

Tratamento O tratamento das crises agudas de PAD assemelha-se ao da PIA (ver adiante). O lactente gravemente acometido, citado anteriormente, recebeu suporte com hiperalimentação e transfusões sanguíneas periódicas, porém não respondeu à hemina intravenosa e morreu após transplante de fígado.

PORFIRIA INTERMITENTE AGUDA

Essa porfiria hepática é um distúrbio autossômico dominante, resultante de níveis de atividade da HMB-sintase de 50% do normal. A doença é disseminada, sendo, porém, especialmente comum na Escandinávia e na Grã-Bretanha. A expressão clínica é altamente variável, e a ativação da doença, com frequência, está relacionada com fatores ambientais ou hormonais, como fármacos, dieta e hormônios esteroides. É possível prevenir os episódios evitando os fatores precipitantes conhecidos. Foi também descrita a ocorrência de PIA dominante homozigota rara em crianças (ver adiante).

Manifestações clínicas Acredita-se que a indução e o aumento da expressão do gene hepático limitante da taxa, *ALAS1*, em heterozigotos com atividade da HMB-sintase 50% do normal esteja na base dos episódios agudos na PIA. O distúrbio permanece latente (ou assintomático) na maioria dos indivíduos heterozigotos para mutações patogênicas em *HMBS*, sendo este quase sempre o caso antes da puberdade. Nos pacientes que não apresentam história de sintomas agudos, a excreção dos precursores das porfirinas costuma ser normal, sugerindo que uma atividade da HMB-sintase hepática de 50% do normal é suficiente, não havendo aumento na atividade da ALA-sintase. Todavia, em condições nas quais ocorre o aumento da síntese do heme no fígado, a atividade da HMB-sintase de 50% do normal pode tornar-se um fator limitante, podendo haver acúmulo e excreção urinária de ALA, PBG e outros intermediários da via do heme. Os fatores precipitantes comuns incluem esteroides endógenos e exógenos, agentes porfirinogênicos, consumo de álcool e dieta com baixo teor calórico, em geral instituída para perda de peso.

O fato de a PIA ser quase sempre latente antes da puberdade sugere que os níveis de hormônios esteroides no adulto são importantes para sua expressão clínica. Os sintomas são mais comuns em mulheres, sugerindo um papel importante para os estrogênios ou os progestogênios. As crises pré-menstruais são provavelmente decorrentes do aumento da progesterona endógena durante a fase lútea do ciclo menstrual. As porfirias agudas são, algumas vezes, exacerbadas por esteroides exógenos, incluindo contraceptivos orais contendo progestogênios. Surpreendentemente, a gravidez é, em geral, bem tolerada, sugerindo que alterações metabólicas benéficas possam melhorar os efeitos dos níveis elevados de progesterona. Existem extensas listas de fármacos não seguros e seguros disponíveis em *websites* e patrocinadas pela American Porphyria Foundation (www.porphyriafoundation.com), pela European Porphyria Network (https://porphyria.eu/) e no *website*

Drug Database for Acute Porphyrias (www.drugs-porphyria.org). A redução da ingestão de calorias e carboidratos, como a que pode ocorrer na doença ou na tentativa de perder peso, também pode aumentar a excreção de precursores das porfirinas e induzir episódios de porfiria. Estudos realizados em um modelo murino de PIA *knockout* indicam que o gene *ALAS1* hepático é regulado, em parte, pelo coativador do receptor γ ativado por proliferador de peroxissomos 1α (PGC-1α). O PGC-1α hepático é induzido pelo jejum, o que ativa, por sua vez, a transcrição de *ALAS1*, resultando em aumento na biossíntese do heme. Esse achado sugere a existência de uma importante ligação entre o estado nutricional e as crises nas porfirias agudas. As crises também podem ser provocadas por infecções, cirurgia e etanol.

Como os sintomas neuroviscerais raramente ocorrem antes da puberdade e, com frequência, são inespecíficos, é necessário um elevado índice de suspeita para estabelecer o diagnóstico. A doença pode ser incapacitante, porém raramente é fatal. A dor abdominal, o sintoma mais comum, é mal localizada, porém pode estar associada a cólicas, íleo paralítico, distensão abdominal e redução dos ruídos intestinais. Todavia, podem ocorrer aumento dos ruídos intestinais e diarreia. Hipersensibilidade abdominal, febre e leucocitose, em geral, são ausentes ou leves, visto que os sintomas se mostram mais neurológicos do que inflamatórios. Ocorrem náusea, vômito, constipação, taquicardia, hipertensão, sintomas mentais, dor nos membros, na cabeça, no pescoço ou no tórax, fraqueza muscular, perda sensitiva, disúria e retenção urinária. Taquicardia, hipertensão, inquietação, tremor e sudorese excessiva são causados pela hiperatividade simpática.

A neuropatia periférica, que se deve à degeneração axonal (mais do que à desmielinização), afeta primariamente os neurônios motores. Não ocorre neuropatia significativa em todas as crises; os sintomas abdominais costumam ser mais proeminentes. A neuropatia motora afeta inicialmente os músculos proximais, com maior frequência os dos ombros e dos braços. A evolução e o grau de comprometimento mostram-se variáveis e, algumas vezes, podem ser focais, acometendo nervos cranianos. Os reflexos tendíneos profundos podem ser normais ou hiperativos, mas se tornam diminuídos ou ausentes com a evolução da neuropatia. As alterações sensitivas, como parestesias e perda da sensibilidade, são menos proeminentes. Ocorre progressão para paralisia respiratória e bulbar e morte especialmente quando o diagnóstico e o tratamento são adiados. A morte súbita pode resultar de hiperatividade simpática e arritmias cardíacas.

Nas crises agudas, podem ocorrer sintomas mentais, como ansiedade, insônia, depressão, desorientação, alucinações e paranoia. As convulsões podem ser decorrentes de efeitos neurológicos ou da hiponatremia. O tratamento das crises convulsivas é difícil, visto que a maioria dos fármacos anticonvulsivantes pode exacerbar a PIA (o clonazepam pode ser mais seguro do que a fenitoína ou os barbitúricos). A hiponatremia resulta do comprometimento do hipotálamo e da secreção inapropriada de vasopressina ou da depleção dos eletrólitos em consequência de vômitos, diarreia, ingestão deficiente ou perda renal excessiva de sódio. Com a resolução do episódio, a dor abdominal pode desaparecer em poucas horas, e a paresia começa a melhorar no decorrer de alguns dias, podendo continuar melhorando durante vários anos.

A PIA homozigota dominante (PIA-HD) é uma forma rara de PIA em que os pacientes herdam mutações de *HMBS* de cada um dos genitores heterozigotos; em consequência, esses pacientes apresentam uma atividade enzimática muito baixa (< 2%). A doença foi descrita em uma menina holandesa, dois irmãos ingleses jovens e um menino espanhol. Nesses pacientes homozigotos acometidos, a doença manifestou-se na lactância com retardo do crescimento, atraso do desenvolvimento, cataratas bilaterais e/ou hepatoesplenomegalia. As concentrações urinárias de ALA e PBG estavam acentuadamente elevadas. Todas as mutações de *HMBS* desses pacientes (R167W, R167Q e R172Q) situavam-se no éxon 10, a cinco bases de distância entre si. Os exames de imagem de ressonância magnética (RM) do cérebro de crianças com PIA homozigota sugeriram a ocorrência de lesão primariamente na substância branca mielinizada no pós-natal, enquanto os tratos mielinizados no período pré-natal estavam normais. Em sua maioria, as crianças com PIA homozigota morrem em uma idade precoce. Recentemente, PIA-HD de início tardio foi descrita em um adulto com leucoencefalopatia.

Diagnóstico Os níveis de ALA e PBG estão substancialmente elevados no plasma e na urina, particularmente durante episódios agudos. Por exemplo, a excreção urinária de PBG durante uma crise é geralmente de 50 a 200 mg/24 horas (220 a 880 μmol/24 horas) (normal, 0 a 4 mg/24 horas, [0 a 18 μmol/24 horas]), enquanto a excreção urinária de ALA é de 20 a 100 mg/24 horas (150 a 760 μmol/24 horas) (normal, 1 a 7 mg/24 h [8 a 53 μmol/24 horas]). Como os níveis frequentemente permanecem elevados após a resolução dos sintomas, o diagnóstico de um episódio agudo em um paciente com PIA bioquimicamente comprovada baseia-se, em grande parte, nas manifestações clínicas. A excreção de ALA e de PBG diminui no decorrer de alguns dias após a administração intravenosa de hemina ou do tratamento com givosiran (ver adiante). A normalidade dos níveis urinários de PBG antes da hemina exclui efetivamente a PIA como causa dos sintomas recorrentes. Em geral, as porfirinas fecais mostram-se normais ou exibem elevação mínima na PIA, diferente da CPH e da PV. A maioria dos heterozigotos com PIA sem história de sintomas apresenta uma excreção urinária normal de ALA e PBG, e esses casos são classificados como latentes. Os pacientes também podem apresentar níveis urinários elevados de PBG e de ALA, sem sintomas clínicos. Esses pacientes podem ter uma história pregressa de episódio agudo. Esses pacientes são classificados como altos excretores assintomáticos (AEA) ou altos excretores crônicos (AEC). Por conseguinte, a detecção da mutação de *HMBS* na família irá diagnosticar os familiares assintomáticos. ALA e PBG urinários diagnosticarão pacientes com AEC, que podem ter um risco maior de um ataque se experimentarem um fator precipitante como a administração de um medicamento porfirinogênico.

Os pacientes com mutações de *HMBS* no início do códon de tradução no éxon 1 e no sítio doador 5' de *splice* do íntron 1 apresentam níveis enzimáticos normais nos eritrócitos e atividade deficiente apenas nos tecidos não eritroides. Isso se deve ao fato de que as formas eritroide e de manutenção da HMB-sintase são codificadas por um único gene, que possui dois promotores. Por conseguinte, o ensaio enzimático pode não ser diagnóstico, e deve-se realizar um teste genético para confirmar o diagnóstico.

Foram identificadas mais de 515 mutações de *HMBS* na PIA, incluindo mutações *missense*, *nonsense* e de junção, bem como inserções e deleções, sendo a maioria das mutações encontrada apenas em uma ou algumas famílias (Human Gene Mutation Database, http://www.hgmd.org). O diagnóstico pré-natal de um feto de alto risco pode ser estabelecido pela análise da mutação familiar em células amnióticas cultivadas ou das vilosidades coriônicas. Entretanto, esse estudo raramente é efetuado, visto que o prognóstico dos indivíduos com mutações de *HMBS* costuma ser favorável.

TRATAMENTO
Porfiria intermitente aguda

Durante os episódios agudos, pode ser necessário o uso de analgésicos narcóticos para a dor abdominal, enquanto os fenotiazínicos mostram-se úteis para náuseas, vômitos, ansiedade e inquietação. Pode-se administrar hidrato de cloral para a insônia, e os benzodiazepínicos provavelmente são seguros em baixas doses, se houver necessidade de tranquilizante leve. Uma carga de carboidratos, em geral com glicose intravenosa (pelo menos 300 g ao dia), pode ser efetiva nas crises agudas mais leves de porfiria (na ausência de paresia, hiponatremia etc.) se não houver disponibilidade de hemina. A hemina intravenosa é mais efetiva e deve ser usada como terapia de primeira linha para todos os episódios agudos. O esquema padrão é de 3 a 4 mg/kg de heme na forma de hematina liofilizada (Panhematin, Recordati Rare Diseases), heme albumina (hematina reconstituída com albumina humana) ou heme arginato (Orphan Europe), infundidos diariamente, durante 4 dias. O heme arginato e a heme albumina são quimicamente estáveis e têm menos tendência a produzir flebite ou efeito anticoagulante do que a hematina. A recuperação depende do grau de lesão neuronal e, em geral, é rápida com a instituição precoce do tratamento. A recuperação da neuropatia motora grave pode exigir meses ou anos. Ao identificar e evitar os fatores desencadeantes, é possível acelerar a recuperação de uma crise e prevenir episódios futuros. Os fatores desencadeantes, em geral, são múltiplos, e a remoção de um ou mais deles acelera a recuperação, bem como ajuda a prevenir episódios futuros. As crises frequentes observadas durante a fase lútea do ciclo menstrual podem ser evitadas com um análogo do hormônio liberador das gonadotrofinas, o qual impede a ovulação e a produção de progesterona, ou pela administração preventiva de hematina ou de givosiran.

Recentemente, uma terapia de interferência de RNA (RNAi) direcionada ao fígado, Givosiran (Givlarri, Alnylam Pharmaceuticals), foi aprovada pela Food and Drug Administration e pela European Medicines Agency para o tratamento de porfirias hepáticas agudas. Givosiran, uma injeção subcutânea mensal de 2,5 mg/kg, foi desenvolvido para silenciar a expressão do mRNA do *ALAS1* hepático e foi inicialmente demonstrado em ensaios clínicos que reduz acentuadamente os níveis de ALA e PBG em pacientes AEC e em pacientes com crises recorrentes. Em um estudo de fase 3 em pacientes com porfiria hepática aguda com crises recorrentes, a terapia com RNAi reduziu significativamente a frequência de crises agudas, diminuiu a utilização de hemina e melhorou os escores diários de dor.

O risco de hipertensão e de doença renal crônica em longo prazo apresenta-se aumentado na PIA; vários pacientes foram submetidos a transplante renal bem-sucedido. Estudos demonstraram que até 59% dos pacientes sintomáticos com PIA desenvolverão doença renal crônica. O genótipo polimórfico do receptor PEPT2 afeta a gravidade e o prognóstico da doença renal associada à porfiria, com o alelo PEPT2 *1 polimórfico de alta afinidade e os genótipos PEPT2 *1*1 e, em menor grau, *1*2 associados à diminuição da função renal. É comum a detecção de anormalidades crônicas de baixo grau nas provas de função hepática, e verifica-se um aumento no risco de carcinoma hepatocelular. Recomenda-se a obtenção de imagens hepáticas pelo menos a cada 6 meses para a detecção precoce desses tumores. Outras complicações em longo prazo incluem neuropatia, fadiga, dor crônica, náusea, depressão e/ou ansiedade.

O transplante de fígado ortotópico (TFO) tem sido bem-sucedido e é curativo em pacientes com episódios graves, incapacitantes e intratáveis, que são refratários à terapia com hemina. Relatos do Reino Unido e dos Estados Unidos mostram acentuada melhora, sem episódios subsequentes, melhora das manifestações neuropáticas e normalização dos níveis urinários de PBG e de ALA após transplante de fígado. O TFO está associado a morbidade e mortalidade e deve ser considerado como tratamento de último recurso nesses pacientes. Além disso, os pacientes que já apresentam neuropatia avançada são considerados de alto risco para transplante. Alguns pacientes com crises recorrentes e doença renal em estágio terminal beneficiaram-se do transplante de fígado e rim combinados.

A terapia gênica direcionada para o fígado demonstrou ter sucesso na prevenção de episódios bioquímicos induzidos por fármacos em um modelo murino de PIA humana, e foram iniciados ensaios clínicos de transferência do gene por vetor vírus associado ao adenovírus (AAV)-*HMBS*. Embora a terapia fosse segura, não houve praticamente nenhuma evidência bioquímica de sua eficácia e tampouco impediu os episódios recorrentes nos pacientes tratados.

PORFIRIA CUTÂNEA TARDIA

A PCT, a mais comum das porfirias, pode ser esporádica (tipo 1) ou familiar (tipo 2), podendo, também, desenvolver-se após a exposição do indivíduo a hidrocarbonetos aromáticos halogenados. A URO-descarboxilase hepática está deficiente em todos os tipos de PCT, e, para que haja manifestação de sintomas clínicos, a deficiência dessa enzima precisa ser substancial (cerca de 20% da atividade normal ou menos); é atualmente atribuída à geração de um inibidor da URO-descarboxilase no fígado, que forma uroporfometeno na presença de ferro e em condições de estresse oxidativo. Os pacientes com PCT não apresentam, em sua maioria (cerca de 80%), mutações de *UROD* e são considerados como portadores de doença esporádica (tipo 1). Os pacientes que apresentam PCT e são heterozigotos para mutações de *UROD* possuem PCT familiar (tipo 2). Nesses pacientes, a herança de mutação de *UROD* de um dos genitores resulta em 50% da atividade enzimática normal no fígado e em todos os outros tecidos, constituindo um fator predisponente significativo, porém insuficiente por si só, para causar PCT sintomática. Conforme discutido adiante, outros fatores genéticos e ambientais contribuem para a suscetibilidade a ambos os tipos de PCT. Como a penetrância do traço genético é baixa, muitos pacientes com PCT familiar (tipo 2) não apresentam história familiar da doença. A PHE é uma forma autossômica recessiva de porfiria devido à herança de duas mutações patogênicas no gene *UROD*, resultando na deficiência sistêmica acentuada da atividade da URO-descarboxilase com sintomas clínicos na infância.

Manifestações clínicas A principal manifestação clínica consiste em lesões cutâneas bolhosas que aparecem mais comumente no dorso das mãos **(Fig. 416-3)**. Essas bolhas sofrem ruptura e formam crostas, deixando áreas de atrofia e cicatrizes. As lesões também podem ocorrer nos antebraços, na face, nas pernas e nos pés. É comum haver a friabilidade da pele e pequenas pápulas brancas, denominadas milia, em especial no dorso das mãos e dedos. A hipertricose e a hiperpigmentação, sobretudo na face, são particularmente desagradáveis nas mulheres. Em certas ocasiões, a pele nas áreas expostas ao sol sofre acentuado espessamento, com cicatrizes e calcificação que lembram a esclerose sistêmica. Não há manifestações neurológicas.

Diversos fatores de suscetibilidade, além das mutações herdadas de *UROD* na PCT tipo 2, podem ser reconhecidos clinicamente, podendo

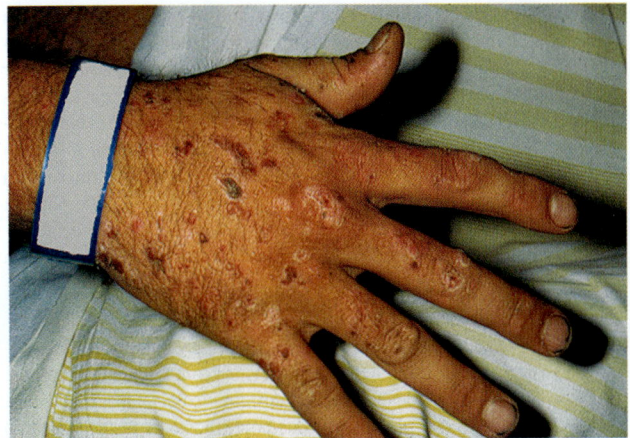

FIGURA 416-3 Lesões cutâneas típicas em paciente com porfiria cutânea tardia. Lesões crostosas crônicas resultantes da formação de bolhas devido à fotossensibilidade no dorso da mão de um paciente com porfiria cutânea tardia. *(Utilizada com a permissão de Dr. Karl E. Anderson.)*

afetar o tratamento do paciente. Esses fatores consistem em hepatite C, HIV, consumo excessivo de álcool, níveis elevados de ferro e estrogênios. A importância do excesso de ferro hepático como fator precipitante é reforçada pelo achado de que a incidência das mutações comuns que causam hemocromatose, as mutações do gene da hemocromatose (*HFE*) p.C282Y e p.H63D, está aumentada em pacientes com PCT tipos 1 e 2 **(Cap. 414)**. O consumo excessivo de álcool é um fator contribuinte reconhecido há muito tempo, assim como o uso de estrogênio em mulheres. O HIV é, provavelmente, um fator de risco independente, porém menos comum, que, à semelhança da hepatite C, não causa PCT isoladamente. Múltiplos fatores de suscetibilidade que parecem atuar de modo sinérgico podem ser identificados em pacientes individuais. Os pacientes com PCT apresentam doença hepática crônica e, algumas vezes, cirrose, correndo maior risco de carcinoma hepatocelular. Diversas substâncias químicas também podem induzir a PCT; na década de 1950, ocorreu uma epidemia de PCT no leste da Turquia, em consequência do consumo de trigo contaminado com o fungicida hexaclorobenzeno. A PCT também ocorre após exposição a outras substâncias químicas, como os di e triclorofenóis, bem como 2,3,7,8-tetraclorodibenzo--(*p*)-dioxina (TCDD, dioxina).

Diagnóstico As porfirinas mostram-se aumentadas no fígado, no plasma, na urina e nas fezes. O nível urinário de ALA pode ficar discretamente elevado, enquanto o nível de PBG está normal. As porfirinas urinárias consistem principalmente em uroporfirinas e heptacarboxilato porfirina, com quantidades menores de coproporfirina e hexa e pentacarboxilato porfirinas. As porfirinas plasmáticas também se apresentam aumentadas, e a cintilografia fluorométrica do plasma diluído em pH neutro pode diferenciar rapidamente a PV da PCT **(Tab. 416-3)**. As isocoproporfirinas, aumentadas nas fezes e, algumas vezes, no plasma e na urina, são diagnósticas da deficiência de URO-descarboxilase hepática.

A PCT tipo 2 e a PHE podem ser diferenciadas do tipo 1 pelo achado de atividade reduzida da URO-descarboxilase nos eritrócitos. A atividade da URO-descarboxilase no fígado, nos eritrócitos e nos fibroblastos cutâneos em cultura na PCT tipo 2 é de cerca de 50% do normal nos indivíduos acometidos, bem como nos familiares heterozigóticos assintomáticos. Na PHE, a atividade da URO-descarboxilase mostra-se acentuadamente deficiente, com níveis típicos de 3 a 10% do normal. Foram identificadas mais de 145 mutações no gene *UROD* (Human Gene Mutation Database; www.hgmd.org). Entre as mutações listadas no banco de dados, cerca de 65% consistem em mutações *missense* ou *nonsense*, e cerca de 8% consistem em mutações de local de junção. Muitas das mutações de *UROD* foram identificadas em apenas uma ou duas famílias.

TRATAMENTO
Porfiria cutânea tardia

O álcool, os estrogênios, os suplementos de ferro e, se possível, qualquer fármaco capaz de exacerbar a doença devem ser suspensos; todavia, essa conduta nem sempre produz melhora. Pode-se obter quase sempre uma resposta completa por meio de tratamento padrão, isto é, flebotomias repetidas, para reduzir o ferro hepático. É possível remover uma unidade (450 mL) de sangue a cada 1 a 2 semanas. A meta é reduzir gradualmente o excesso de ferro hepático até que os níveis séricos de ferritina alcancem os limites inferiores da normalidade. Como a sobrecarga de ferro não é acentuada na maioria dos casos, pode ocorrer remissão depois de apenas cinco ou seis flebotomias; todavia, os pacientes com PCT que apresentam hemocromatose podem necessitar de mais tratamentos para reduzir os níveis de ferro à sua faixa normal. Para documentar qualquer melhora na PCT, é mais conveniente acompanhar a concentração plasmática total de porfirina, que se normaliza algum tempo após ser alcançado o nível-alvo de ferritina. É necessário acompanhar rigorosamente os níveis de hemoglobina ou o hematócrito e a ferritina sérica para evitar o desenvolvimento de deficiência de ferro e anemia. Após a remissão, pode não ser necessário continuar a flebotomia. Os níveis plasmáticos de porfirina devem ser acompanhados em intervalos de 6 a 12 meses para a detecção precoce de recorrências, tratadas com flebotomias adicionais.

Quando a flebotomia está contraindicada ou é pouco tolerada, uma alternativa consiste no uso de um esquema de cloroquina ou hidroxicloroquina em baixas doses, que formam complexos com as porfirinas em excesso, promovendo sua excreção. Devem-se administrar pequenas doses (p. ex., 125 mg de fosfato de cloroquina duas vezes por semana), visto que as doses padrão podem induzir aumentos transitórios e, por vezes, acentuados na fotossensibilidade e na lesão hepatocelular. Estudos indicam que a hidroxicloroquina em baixas doses é tão segura e efetiva quanto a flebotomia na PCT. A obtenção de imagem hepática pode estabelecer o diagnóstico ou excluir a complicação de carcinoma hepatocelular. O tratamento da PCT em pacientes com doença renal em estágio terminal é facilitado pela administração de eritropoietina.

Como o vírus da hepatite C (HCV) é um fator precipitante comum que causa PCT, o recente desenvolvimento de antivirais orais de ação direta contra o HCV provou ser eficaz como primeiro tratamento primário em pacientes com PCT infectados pelo HCV.

COPROPORFIRIA HEREDITÁRIA

A CPH é uma porfiria hepática autossômica dominante que decorre de uma atividade da COPRO-oxidase de metade do normal. A doença manifesta-se com crises agudas, como na PIA. Pode ocorrer também fotossensibilidade cutânea, embora seja observada com muito menos frequência do que na PV. Os pacientes com CPH podem apresentar crises agudas e fotossensibilidade cutânea em conjunto ou separadamente. A CPH é menos comum do que a PIA e a PV. A CPH dominante homozigota e a harderoporfiria, uma variante bioquimicamente distinguível da CPH, apresentam sintomas clínicos em crianças (ver adiante).

Manifestações clínicas A CPH é influenciada pelos mesmos fatores que provocam episódios na PIA. A doença permanece latente antes da puberdade, e os sintomas, praticamente idênticos aos da PIA, são mais comuns nas mulheres. A CPH é, em geral, menos grave do que a PIA. As lesões cutâneas bolhosas são idênticas às da PCT e da PV, surgindo na infância nos raros casos homozigotos.

Diagnóstico A COPRO III mostra-se acentuadamente aumentada na urina e nas fezes em pacientes com doença sintomática, frequentemente persistindo, em especial nas fezes, na ausência de sintomas. Os níveis urinários de ALA e PBG mostram-se maiores (porém menores do que na PIA) durante as crises, porém podem normalizar-se mais rapidamente do que na PIA após a resolução dos sintomas. As porfirinas no plasma, em geral, mostram-se normais ou apenas ligeiramente aumentadas, mas podem ficar mais elevadas nos casos em que apresentam lesões cutâneas. O diagnóstico de CPH é facilmente confirmado pelo aumento das porfirinas fecais, que consistem quase exclusivamente em COPRO III, diferenciando-a de outras porfirias.

Embora o diagnóstico possa ser confirmado pela determinação da atividade da COPRO-oxidase, os ensaios para essa enzima mitocondrial não estão amplamente disponíveis, exigindo células diferentes dos eritrócitos. Até o momento, foram identificadas mais de 90 mutações no gene *CPOX*, das quais cerca de 70% consistem em mutações *missense* ou *nonsense* (Human Gene Mutation Database; www.hgmd.org). A detecção de uma mutação de *CPOX* em um indivíduo sintomático permite a identificação de familiares assintomáticos.

TRATAMENTO
Coproporfiria hereditária

Os sintomas neurológicos devem ser tratados como na PIA (ver anteriormente). A flebotomia e a cloroquina não são efetivas para as lesões cutâneas.

PORFIRIA VARIEGADA

A PV é uma porfiria hepática autossômica dominante que resulta da atividade deficiente da PROTO-oxidase, a sétima enzima na via de biossíntese do heme, podendo manifestar-se na forma de sintomas neurológicos, fotossensibilidade ou ambos. A PV é particularmente comum na África do Sul, onde 3 em cada 1.000 indivíduos brancos são acometidos. A maioria desses indivíduos consiste em descendentes de um casal que emigrou da Holanda para a África do Sul em 1688. Em outros países, a PV é menos comum do que a PIA. Foram também relatados casos raros de PV dominante homozigota, que se manifesta na infância com sintomas cutâneos.

Manifestações clínicas A PV pode manifestar-se na forma de fotossensibilidade cutânea, crises neuroviscerais agudas ou ambas. Em dois estudos de grande porte de pacientes com PV, 60% tinham apenas lesões cutâneas, 20% exibiam apenas crises agudas e 20% apresentavam ambas. As crises agudas são idênticas às da PIA, sendo precipitadas pelos mesmos fatores observados na PIA (ver anteriormente). As manifestações cutâneas bolhosas assemelham-se às da PCT, porém são mais difíceis de tratar, sendo, em geral, de maior duração. A PV homozigota está associada a fotossensibilidade, sintomas neurológicos e distúrbios do desenvolvimento, incluindo retardo do crescimento na lactância ou na infância. Todos os casos apresentam níveis eritrocitários aumentados de protoporfirina ligada ao zinco, um achado típico em todas as porfirias homozigotas descritas até hoje.

Diagnóstico Os níveis urinários de ALA e PBG mostram-se aumentados durante as crises agudas; todavia, podem normalizar-se mais rapidamente do que na PIA. Os aumentos na protoporfirina e na COPRO III fecais, assim como na COPRO III urinária, são mais persistentes. Os níveis plasmáticos de porfirina também se mostram elevados, em particular na presença de lesões cutâneas. A PV pode ser diferenciada rapidamente das outras porfirias pelo exame do espectro de emissão de fluorescência das porfirinas no plasma, em pH neutro, visto que a PV possui um pico de fluorescência singular em pH neutro.

Os ensaios para a atividade da PROTO-oxidase em fibroblastos ou linfócitos em cultura não estão amplamente disponíveis. Foram identificadas mais de 205 mutações no gene *PPOX* de pacientes não aparentados com PV (Human Gene Mutation Database; www.hgmd.org). A mutação *missense* R59W constitui a mutação comum na maioria dos indivíduos da África do Sul com PV de descendência holandesa. Cinco mutações *nonsense* foram comuns em pacientes ingleses e franceses com PV; entretanto, a maioria das mutações foi encontrada em apenas uma ou em algumas famílias.

TRATAMENTO
Porfiria variegada

As crises agudas devem ser tratadas como na PIA, e o tratamento com hemina deve ser instituído precocemente na maioria dos casos. Givosiran provou ser eficaz em ensaios clínicos para pacientes com crises recorrentes. Além de evitar a exposição ao sol, existem poucas medidas efetivas para o tratamento das lesões cutâneas. O β-caroteno, as flebotomias e a cloroquina não são úteis.

PORFIRIAS ERITROPOIÉTICAS

Nas porfirias eritropoiéticas, as porfirinas em excesso dos precursores dos eritrócitos na medula óssea são transportadas pelo plasma até a pele, resultando em fotossensibilidade cutânea.

ANEMIA SIDEROBLÁSTICA LIGADA AO X

A ASLX resulta da atividade deficiente da forma eritroide da ALA-sintase (ALA-sintase 2) e está associada a uma eritropoese ineficaz, fraqueza e palidez.

Manifestações clínicas Em geral, os indivíduos do sexo masculino com ASLX desenvolvem anemia hemolítica refratária, palidez e fraqueza durante a lactância. Apresentam hiperesplenismo secundário, passam a exibir sobrecarga de ferro e podem desenvolver hemossiderose. A gravidade depende do nível de atividade residual da ALA-sintase eritroide e da responsividade da mutação específica à suplementação com piridoxal 5´-fosfato (ver adiante). O esfregaço de sangue periférico revela anemia microcítica hipocrômica com acentuada anisocitose, poiquilocitose e policromasia; os leucócitos e as plaquetas exibem aspecto normal. O conteúdo de hemoglobina mostra-se reduzido, e tanto o volume corpuscular médio quanto a concentração de hemoglobina corpuscular média estão diminuídos. Recentemente, foram descritos pacientes com doença mais leve de início tardio.

Diagnóstico O exame da medula óssea revela hipercelularidade com desvio para a esquerda e eritropoiese megaloblástica com maturação anormal. Observa-se uma variedade de sideroblastos corados pelo azul da Prússia. Os níveis urinários dos precursores das porfirinas e as porfirinas tanto urinárias quanto fecais mostram-se normais. A atividade da ALA-sintase 2 eritroide encontra-se diminuída na medula óssea, porém é difícil medir essa enzima na presença da enzima de manutenção ALA-sintase 1 normal. O diagnóstico definitivo requer a demonstração de mutações de perda de função no gene eritroide *ALAS2*, das quais > 110 foram identificadas.

Tratamento A anemia grave pode responder à suplementação com piridoxina. Esse cofator é essencial à atividade da ALA-sintase, tendo sido detectadas mutações no local de ligação da piridoxina da enzima em vários pacientes que responderam ao tratamento. A suplementação do cofator pode permitir a eliminação da transfusão ou reduzir sua frequência. Os pacientes que não respondem podem tornar-se dependentes de transfusões e exigir terapia com agentes quelantes.

PORFIRIA ERITROPOIÉTICA CONGÊNITA

A PEC, também conhecida como doença de Günther, é um distúrbio autossômico recessivo. Ela é causada pela atividade acentuadamente deficiente, porém não ausente, da URO-sintase, com consequente acúmulo dos isômeros URO I e COPRO I. A PEC está associada a anemia hemolítica e lesões cutâneas.

Manifestações clínicas Normalmente, a fotossensibilidade cutânea grave já começa desde o nascimento. A pele sobre as áreas expostas ao sol é friável, e as bolhas e as vesículas tendem a sofrer ruptura e infecção. Ocorrem espessamento da pele, hipo e hiperpigmentação focais, assim como hipertricose da face e dos membros. A infecção secundária das lesões cutâneas pode resultar em desfiguramento da face e das mãos. As porfirinas depositam-se nos dentes e nos ossos. Em consequência, os dentes adquirem uma coloração marrom e fluorescem com exposição à luz ultravioleta de ondas longas. A hemólise provavelmente decorre do acentuado aumento das porfirinas eritrocitárias, resultando em esplenomegalia. Foram também descritos adultos com uma forma mais leve de início mais tardio da doença.

Diagnóstico A URO e a COPRO (principalmente os isômeros tipo I) acumulam-se na medula óssea, nos eritrócitos, no plasma, na urina e nas fezes. A porfirina predominante nas fezes é a COPRO I. O diagnóstico de PEC pode ser confirmado pela demonstração de deficiência acentuada na atividade da URO-sintase e/ou identificação de mutações específicas no gene *UROS*. A doença pode ser detectada *in utero* pela determinação das porfirinas no líquido amniótico e pela atividade da URO-sintase em culturas de células amnióticas ou vilosidades coriônicas ou pela detecção das mutações gênicas específicas da família. As análises moleculares dos alelos mutantes de pacientes não aparentados revelaram a presença de mais de 55 mutações do gene *UROS*, incluindo seis no promotor específico eritroide do gene *UROS*. As correlações entre genótipo e fenótipo podem prever a gravidade da doença. O fenótipo da PEC pode ser modulado por variações de sequência na ALA-sintase 2 eritroide específica, cuja mutação, em geral, causa PLX. Foi identificada uma mutação (p.ArgR216WTrp) em *GATA1*, que codifica o fator de transcrição específico eritroide ligado ao X, a proteína de ligação de GATA 1 (*GATA1*), em um indivíduo com PEC, trombocitopenia e β-talassemia.

TRATAMENTO
Porfiria eritropoiética congênita

Os casos graves geralmente exigem transfusões para a anemia. As transfusões crônicas de eritrócitos frescos suficiente para suprimir a eritropoiese são efetivas para reduzir a produção de porfirina, porém resultam em sobrecarga de ferro. A esplenectomia pode reduzir a hemólise e diminuir as necessidades de transfusões. A proteção da luz solar e de qualquer traumatismo mínimo da pele é importante. As infecções bacterianas que complicam o quadro devem ser prontamente tratadas. Recentemente, pacientes não dependentes de transfusão foram tratados com flebotomias periódicas para diminuir os níveis de ferro, diminuindo, assim, a eritropoiese e o acúmulo de porfirina. Essa abordagem não foi avaliada em ensaios clínicos até o momento. O transplante de medula óssea e do sangue do cordão umbilical demonstrou ser curativo em crianças que dependiam de transfusões, proporcionando uma base racional para a terapia gênica de células-tronco.

PROTOPORFIRIA ERITROPOIÉTICA

A PPE é um distúrbio autossômico recessivo, que resulta da atividade deficiente da FECH, a última enzima na via de biossíntese do heme. A PPE é a porfiria eritropoiética mais comum em crianças e, depois da PCT, a segunda porfiria mais comum em adultos. Os pacientes com PPE apresentam uma baixa atividade de FECH, de apenas 15 a 25% do normal nos linfócitos e em cultura de fibroblastos. A protoporfirina IX acumula-se nos reticulócitos da medula óssea e nos eritrócitos circulantes, é liberada no plasma e então é captada pelo fígado e excretada na bile e nas fezes. A protoporfirina IX plasmática absorvida pelas células vasculares da pele é fotoativada na exposição à luz solar, causando danos celulares fototóxicos e terrivelmente dolorosos, sem formação de bolhas. Na maioria dos pacientes sintomáticos (mais de 95%) com esse distúrbio, uma mutação deletéria em um alelo *FECH* é herdada com a alteração intrônica 3 (IVS3) (IVS3-48T>C) relativamente comum (cerca de 10% dos indivíduos brancos) no outro alelo, resultando em baixa expressão da enzima normal. Em cerca de 2% das famílias com PPE, foram encontradas duas mutações deletérias em *FECH*.

A PLX é um distúrbio menos comum com o mesmo fenótipo em homens afetados, incluindo níveis elevados de protoporfirina IX eritrocitária em consequência de mutações com ganho de função no último éxon da forma eritroide específica da 5-aminolevulinato-sintase 2 (*ALAS2*). Essas mutações causam deleção ou alteração dos aminoácidos C-terminais da ALAS2, resultando em aumento de atividade e acúmulo subsequente de protoporfirina IX. As manifestações em mulheres heterozigotas com PLX podem variar desde casos assintomáticos até um distúrbio tão grave quanto aquele observado em homens afetados. A variação na presença e na gravidade das manifestações em heterozigotos para a PLX resulta principalmente da inativação randômica do cromossomo X. A PLX é responsável por cerca de 2 a 10% dos casos com fenótipo PPE na Europa e na América do Norte. Pacientes raros com sintomas de PPE e níveis elevados de protoporfirina IX eritrocitária não apresentam mutações em *FECH* ou *ALAS2* em testes genéticos. Em uma família afetada com sintomas de PPE e acúmulo de protoporfirina IX, uma mutação autossômica dominante foi encontrada no CLPX, um modulador da biossíntese do heme em humanos.

Manifestações clínicas Em pacientes com PLX do sexo masculino e pacientes com PPE, a fotossensibilidade da pele, que difere daquela em outras porfirias cutâneas, geralmente começa na primeira infância. Os sintomas iniciais da exposição ao sol consistem em sensações de formigamento, picadas, coceira ou calor/queimação na pele exposta, ocorrendo dentro de menos de 10 a 30 minutos após a exposição, em mais de 60% dos pacientes; a maioria terá esses sintomas prodrômicos dentro de 1 hora após a exposição ao sol. Os sintomas prodrômicos são o "sinal de alerta" para sair do sol, evitando assim um ataque doloroso incapacitante grave que pode durar de 2 a 5 dias. A fotossensibilidade está associada a elevações substanciais da protoporfirina IX eritrocitária e só ocorre em pacientes com genótipos que resultam em atividade da ferroquelatase abaixo de cerca de 35% do normal. As lesões bolhosas são incomuns. Vermelhidão e edema se desenvolvem após exposição prolongada ao sol e se assemelham a angioedema (Fig. 416-4). Os sintomas dolorosos podem parecer desproporcionais em relação ao comprometimento cutâneo visível. As alterações cutâneas crônicas podem incluir liquenificação, pseudovesículas de consistência coriácea, sulcos labiais e alterações ungueais. A cicatrização pronunciada é rara, assim como alterações pigmentares, friabilidade e hirsutismo. A não ser que surjam complicações hepáticas ou outras complicações, os níveis de protoporfirina IX e os sintomas de fotossensibilidade tendem a permanecer notavelmente estáveis no decorrer de muitos anos na maioria dos pacientes. Os fatores que exacerbam as porfirias hepáticas não desempenham nenhum papel na PPE ou na PLX.

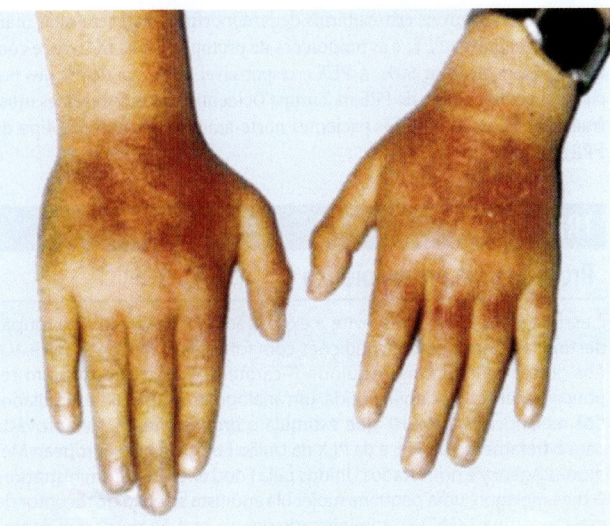

FIGURA 416-4 **Eritema e edema das mãos** decorrente de fotossensibilidade aguda em um menino de 10 anos com protoporfiria eritropoiética. *(Reproduzida com permissão de P Poblete-Gutiérrez et al: The porphyrias: clinical presentation, diagnosis and treatment. Eur J Dermatol 16:230, 2006.)*

A fonte primária do excesso de protoporfirina é constituída pelas células eritroides da medula óssea. A protoporfirina IX eritrocitária apresenta-se na forma livre (não formando complexo com zinco) e liga-se principalmente à hemoglobina. No plasma, a protoporfirina IX liga-se à albumina. Em geral, a hemólise e a anemia são ausentes ou, geralmente, leves.

Embora a PPE seja uma porfiria eritropoiética, até 27% dos pacientes acometidos podem apresentar anormalidades mínimas da função hepática, e, em cerca de 2 a 5% desses pacientes, o acúmulo das protoporfirinas provoca doença hepática crônica, que pode evoluir para insuficiência hepática e morte. A protoporfirina IX é insolúvel, e as quantidades excessivas formam estruturas cristalinas nos hepatócitos (Fig. 416-4), podendo diminuir o fluxo biliar hepático. Estudos realizados no modelo murino de PPE mostraram que o epitélio dos ductos biliares pode ser lesado pela bile tóxica, resultando em fibrose biliar. Por conseguinte, a doença hepática rapidamente progressiva parece relacionada com os efeitos colestáticos das protoporfirinas e está associada a níveis crescentes de protoporfirina IX hepática devido ao comprometimento da excreção hepatobiliar e à maior fotossensibilidade. As complicações hepáticas também se caracterizam frequentemente por crescentes níveis de protoporfirinas nos eritrócitos e no plasma, bem como por dor abdominal e dor nas costas intensas, em especial no quadrante superior direito. Em alguns pacientes, ocorrem cálculos biliares constituídos, pelo menos em parte, de protoporfirina IX. As complicações hepáticas parecem ser maiores na PPE devido a duas mutações patogênicas do *FECH* e em homens com PLX.

Diagnóstico Essa doença caracteriza-se, fundamentalmente, por um considerável aumento da protoporfirina IX eritrocitária, que se mostra predominantemente na forma livre, não formando complexo com zinco. Os níveis de protoporfirina também estão variavelmente aumentados na medula óssea, no plasma, na bile e nas fezes. As concentrações de protoporfirina IX eritrocitária são maiores em outras condições, como intoxicação pelo chumbo, deficiência de ferro, vários distúrbios hemolíticos, todas as formas homozigotas de outras porfirias e, algumas vezes, mesmo nas porfirias agudas. Todavia, em todas essas condições, diferente da PPE, a protoporfirina IX forma complexo com zinco. Por conseguinte, após a detecção de um aumento da protoporfirina IX eritrocitária em um paciente com suspeita de PPE, é importante confirmar o diagnóstico por um ensaio capaz de distinguir a protoporfirina livre da protoporfirina que forma complexo com zinco. Os eritrócitos na PPE também exibem fluorescência vermelha sob microscopia de fluorescência em 620 nm. Os níveis urinários de porfirinas e seus precursores mostram-se normais. A atividade da FECH em culturas de linfócitos ou fibroblastos está diminuída (< 30% do valor médio normal). Recomenda-se o diagnóstico por análise de mutações no DNA para detectar a(s) mutação(ões) *FECH* causadora(s) e/ou a presença do alelo de baixa expressão IVS3-48T>C. Até o momento, foram identificadas mais de 220 mutações no gene *FECH*, muitas das quais resultam em uma proteína enzimática instável ou ausente (alelos nulos) (Human Gene Mutation Database; *www.hgmd.org*).

Na PLX, os níveis eritrocitários de protoporfirina parecem estar mais elevados do que na PPE, e as proporções de protoporfirinas IX livres e com zinco podem alcançar 50%. A PLX é responsável por cerca de 2% dos pacientes com o fenótipo de PPE na Europa Ocidental. Estudos recentes mostram que cerca de 10% dos pacientes norte-americanos com fenótipo de PPE apresentam PLX.

TRATAMENTO

Protoporfiria eritropoiética

É essencial que o paciente evite a exposição à luz solar e utilize roupas destinadas a proteger de condições com fotossensibilidade crônica. Vários outros tratamentos, incluindo β-caroteno oral, demonstraram ter pouco benefício. A afamelanotida, um análogo do hormônio estimulador dos melanócitos α (MSH), que estimula o bronzeamento, foi aprovada para o tratamento da PPE e da PLX na União Europeia pela European Medicines Agency e nos Estados Unidos pela Food and Drug Administration. O dersimelagon, uma pequena molécula agonista seletivo do receptor de melanocortina 1 (MC1R), administrado por via oral, aumenta a melanina da pele sem exposição ao sol, e está atualmente em fase 3 de ensaios clínicos para PPE e PLX.

O tratamento das complicações hepáticas, que podem ser acompanhadas de neuropatia motora, é difícil. A colestiramina e outros absorventes de porfirinas, como o carvão ativado, podem interromper a circulação êntero-hepática da protoporfirina e promover sua excreção fecal, resultando em alguma melhora. A plasmaférese e a hemina por via intravenosa algumas vezes são benéficas.

O transplante de fígado foi realizado em alguns pacientes com PPE e PLX que apresentavam complicações hepáticas graves; com frequência, o transplante é bem-sucedido em curto prazo. Entretanto, a doença costuma sofrer recidiva no fígado transplantado devido à contínua produção de protoporfirina em excesso na medula óssea. Em um estudo retrospectivo de 17 pacientes com PPE submetidos a transplante de fígado, 11 (65%) tiveram doença hepática com PPE recorrente. Deve-se considerar o tratamento com hematina e plasmaférese após o transplante para prevenir a recidiva da doença hepática. Entretanto, o transplante de medula óssea, que tem sido bem-sucedido na PPE humana e que evitou a ocorrência de doença hepática em um modelo murino, deve ser considerado após o transplante hepático, se for possível encontrar um doador apropriado.

Agradecimento *Os autores agradecem ao Dr. Karl E. Anderson pela revisão dos originais, bem como pelos comentários e sugestões úteis. Este trabalho foi financiado, em parte, pelo Porphyrias Consortium (U54 DK083909), uma parte da Rare Disease Clinical Research Network (RDCRN) do National Institutes of Health (NIH), financiado por meio de colaboração entre o NIH Office of Rare Diseases Research (ORDR) no National Center for Advancing Translational Science (NCATS) e o National Institute of Diabetes and Digestive and Kidney Diseases (NIDDK). O conteúdo é exclusivamente da responsabilidade dos autores e não representa necessariamente a visão oficial do NIH.*

LEITURAS ADICIONAIS

Balwani M et al: Acute hepatic porphyrias: Recommendations for evaluation and long-term management. Hepatology 66:1314, 2017.

Balwani M et al: Clinical, biochemical, and genetic characterization of North American patients with erythropoietic protoporphyria and X-linked protoporphyria. JAMA Dermatol 153:789, 2017.

Balwani M et al: Phase 3 trial of RNAi therapeutic givosiran for acute intermittent porphyria. N Engl J Med 382:2289, 2020.

Bissell DM et al: Porphyria. N Engl J Med 377:862, 2017.

Chen B et al: Acute intermittent porphyria: Predicted pathogenicity of HMBS variants indicates extremely low penetrance of the autosomal dominant disease. Hum Mutat 37:1215, 2016.

Kazamel M et al: Porphyric neuropathy: Pathophysiology, diagnosis, and updated management. Curr Neurol Neurosci Rep 20:56, 2020.

Langendonk JG et al: Afamelanotide for erythropoietic protoporphyria. N Engl J Med 373:48, 2015.

Singal AK et al: Hepatitis C treatment in patients with porphyria cutanea tarda. Am J Med Sci 353:523, 2017.

Tchernitchko D et al: A variant of peptide transporter 2 predicts the severity of porphyria-associated kidney disease. J Am Soc Nephrol 28:1924, 2017.

Yasuda M et al: Liver transplantation for acute intermittent porphyria: Biochemical and pathologic studies of the explanted liver. Mol Med 21:487, 2015.

417 Distúrbios do metabolismo das purinas e das pirimidinas

John N. Mecchella, Christopher M. Burns

As purinas (adenina e guanina) e as pirimidinas (citosina, timina, uracila) desempenham funções fundamentais na replicação do material genético, na transcrição gênica, na síntese das proteínas e no metabolismo celular. Os distúrbios que envolvem anormalidades no metabolismo dos nucleotídeos incluem desde doenças relativamente comuns – como a hiperuricemia e a gota, em que ocorre aumento na produção ou diminuição na excreção de um produto metabólico final do metabolismo das purinas (ácido úrico) – até deficiências enzimáticas raras, que afetam a síntese ou a degradação das purinas e das pirimidinas. A compreensão dessas vias bioquímicas levou, em alguns casos, ao desenvolvimento de formas específicas de tratamento, como o uso do alopurinol e do febuxostate para reduzir a produção de ácido úrico.

METABOLISMO DO ÁCIDO ÚRICO

O ácido úrico é o produto da degradação final das purinas nos seres humanos. Trata-se de um ácido fraco com pK_a de 5,75 e 10,3. Os uratos, que são as formas ionizadas do ácido úrico, predominam no plasma, no líquido extracelular e no líquido sinovial, com cerca de 98% na forma de urato monossódico em pH 7,4.

O plasma é saturado com urato monossódico em uma concentração de 405 μmol/L (6,8 mg/dL) a 37°C. Por conseguinte, em concentrações mais altas, o plasma torna-se supersaturado, criando o potencial de precipitação de cristais de urato. Entretanto, a concentração plasmática de urato pode atingir 4.800 μmol/L (80 mg/dL) sem precipitação, talvez devido à presença de substâncias solubilizantes.

O pH da urina influencia acentuadamente a solubilidade do ácido úrico. Na presença de pH 5,0, a urina é saturada com ácido úrico em concentrações que variam de 360 a 900 μmol/L (6-15 mg/dL). Em pH 7,0, ocorre saturação em concentrações situadas entre 9.840 e 12.000 μmol/L (158-200 mg/dL). As formas ionizadas do ácido úrico na urina consistem em uratos monossódicos, dissódicos, de potássio, de amônio e de cálcio.

Embora os nucleotídeos das purinas sejam sintetizados e degradados em todos os tecidos, o urato só é produzido nos tecidos que contêm xantinoxidase, principalmente o fígado e o intestino delgado. A produção de urato varia de acordo com o conteúdo de purina da dieta e as taxas de biossíntese, degradação e recuperação das purinas **(Fig. 417-1)**. Em condições normais, dois terços a três quartos do urato é excretado pelos rins, enquanto a maior parte do restante é eliminada pelo intestino.

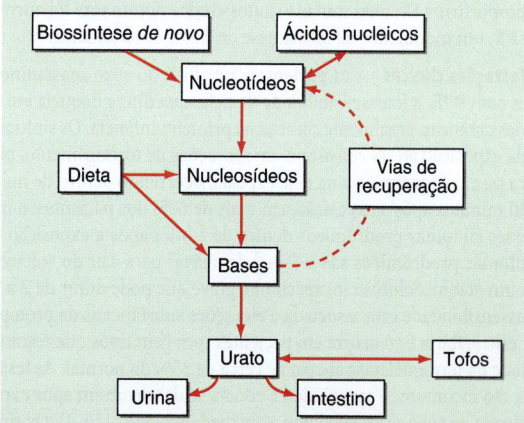

FIGURA 417-1 O reservatório do urato corporal total é o resultado líquido entre a produção e a excreção de urato. A produção de urato é influenciada pela ingestão alimentar das purinas e pelas taxas de biossíntese *de novo* das purinas a partir de precursores não purínicos, renovação dos ácidos nucleicos e recuperação pelas atividades da fosforribosiltransferase. O urato formado é normalmente excretado pelas vias urinária e intestinal. A hiperuricemia pode resultar do aumento da produção, da diminuição da excreção ou da combinação de ambos os mecanismos. Na presença de hiperuricemia, o urato pode precipitar e depositar-se nos tecidos na forma de tofos.

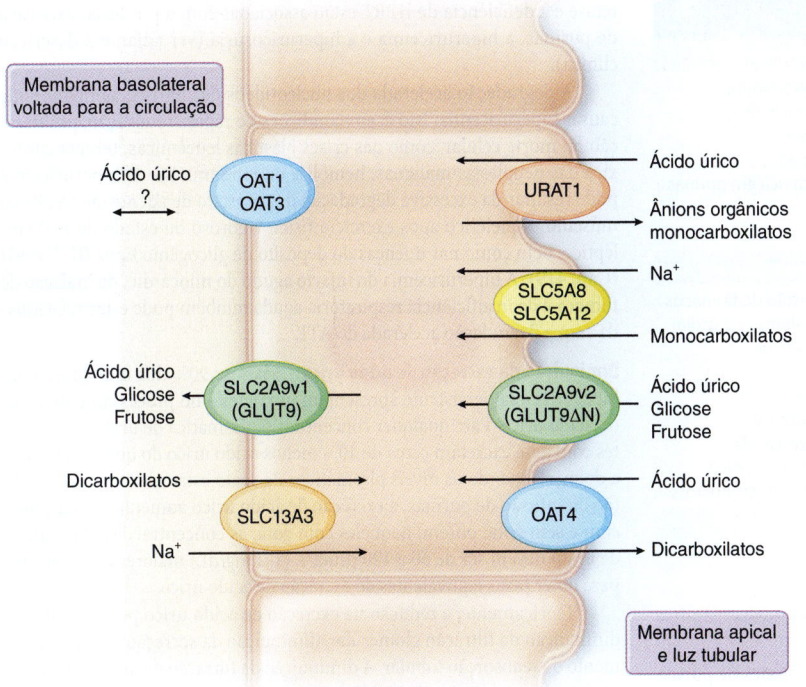

FIGURA 417-2 Representação esquemática do processamento do ácido úrico pelo rim. Uma complexa inter-relação de transportadores nos lados tanto apical quanto basolateral da célula epitelial tubular renal está envolvida na reabsorção do ácido úrico. Ver detalhes no texto. Os compostos uricosúricos inibem, em sua maioria, o URAT1 no lado apical, bem como o OAT1, o OAT3 e o GLUT9 no lado basolateral.

Os rins depuram o urato do plasma e mantêm um equilíbrio fisiológico ao utilizar transportadores de ânions orgânicos (OATs, de *organic anion transporters*) específicos, como o transportador de urato 1 (URAT1, SLC22A12) **(Fig. 417-2)**. Em humanos, OAT1 (SLC22A6), OAT2 (SLC22A7) e OAT3 (SLC22A8) localizam-se na membrana basolateral das células tubulares renais proximais. OAT4 (SLC22A11), OAT10 (SLC22A13) e URAT1 localizam-se na membrana apical com borda em escova dessas células. Esses últimos transportadores carregam o urato e outros ânions orgânicos para dentro das células tubulares a partir do lúmen em troca de ânions orgânicos intracelulares. No interior da célula, o urato deve passar para o lado basolateral do lúmen por meio de um processo controlado por carreadores dependentes de voltagem, incluindo o transportador de glicose 9 (GLUT9, SLC2A9). Os compostos *uricosúricos* **(Tab. 417-1)** inibem diretamente o URAT1 no lado apical da célula tubular (a denominada "inibição *cis*"). Em contrapartida, os compostos *antiuricosúricos* (i.e., os que promovem a hiperuricemia), como o nicotinato, o pirazinoato, o lactato e outros ácidos orgânicos aromáticos, servem como ânions de troca no interior da célula, estimulando, assim, a troca aniônica e a reabsorção de urato ("estimulação *trans*"). As atividades do URAT1, de outros OATs e do transportador aniônico de sódio resultam na excreção de 8 a 12% do urato filtrado na forma de ácido úrico.

As crianças apresentam, em sua maioria, concentrações de urato de 180 a 240 μmol/L (3-4 mg/dL). Os níveis começam a aumentar no sexo masculino durante a puberdade, porém permanecem baixos nas mulheres até a menopausa. As médias mais recentes de valores séricos de urato em homens e mulheres na pré-menopausa nos Estados Unidos são de 415 e 360 μmol/L (6,14 e 4,87 mg/dL), respectivamente, conforme dados de 2007 e 2008 da National Health and Nutrition Evaluation Survey (NHANES). Após a menopausa, os valores para as mulheres aumentam até próximo aos dos homens. Na idade adulta, as concentrações elevam-se uniformemente com o decorrer do tempo e variam de acordo com a estatura, o peso corporal, a pressão arterial, a função renal e o consumo de álcool.

HIPERURICEMIA

A hiperuricemia pode resultar de aumento na produção ou diminuição na excreção de ácido úrico ou de uma associação de ambos os processos. Ela predispõe algumas pessoas a desenvolverem manifestações clínicas que incluem artrite gotosa **(Cap. 372)**, urolitíase e disfunção renal (ver adiante).

A hiperuricemia em geral é definida como uma concentração plasmática (ou sérica) de urato > 405 μmol/L (> 6,8 mg/dL). O risco de desenvolver artrite gotosa ou urolitíase aumenta com níveis mais elevados de urato, sendo o aumento proporcional ao grau de elevação. A prevalência de hiperuricemia está aumentando entre pacientes adultos em nível ambulatorial e ainda mais acentuadamente entre pacientes hospitalizados. A prevalência de gota nos Estados Unidos mais que duplicou entre as décadas de 1960 e 1990. Com base em dados da NHANES de 2007 a 2008, essas tendências continuam, com uma prevalência aproximada de gota em homens de 5,9% (6,1 milhões) e em mulheres de 2,0% (2,2 milhões). Os níveis séricos médios de urato subiram para 6,14 mg/dL em homens e 4,87 mg/dL em mulheres, com consequente prevalência de hiperuricemia de 21,2 e 21,6%, respectivamente (com *hiperuricemia* sendo definida como um nível sérico de urato > 7,0 mg/dL [415 μmol/L] para homens e > 5,7 mg/dL [340 μmol/L] para mulheres). Esses números representam um aumento de 1,2% na prevalência de gota, um aumento de 0,15 mg/dL no nível sérico de urato e um aumento de 3,2% na prevalência de hiperuricemia em relação aos números relatados na NHANES-III (1988-1994). Acredita-se que essa elevação tenha sido causada por aumentos na obesidade e na hipertensão e, talvez, por melhores cuidados médicos e longevidade aumentada.

CAUSAS DE HIPERURICEMIA

A hiperuricemia pode ser classificada em primária ou secundária, dependendo de a causa ser inata ou por distúrbio adquirido. Todavia, é mais conveniente classificá-la com relação à fisiopatologia subjacente, ou seja, se resulta de aumento da produção, da diminuição da excreção ou da associação de ambos os processos **(Fig. 417-1 e Tab. 417-2)**.

Aumento da produção de urato A dieta contribui para o nível sérico de urato proporcionalmente a seu conteúdo de purinas. A restrição estrita da ingestão de purinas reduz os níveis séricos médios de urato em cerca de 60 μmol/L (~1 mg/dL) e a excreção urinária de ácido úrico em cerca de 1,2 mmol/dia (~200 mg/dia). Os alimentos com alto conteúdo de ácido nucleico incluem fígado, outras vísceras (timo, pâncreas), rins e anchova.

As fontes endógenas da produção de purinas também influenciam os níveis séricos de urato **(Fig. 417-3)**. A biossíntese *de novo* das purinas é um processo de múltiplas etapas que leva à formação de monofosfato de inosina (IMP). As taxas de biossíntese das purinas e a produção de urato são predominantemente determinadas pela amidofosforribosiltransferase (amidoPRT), que combina o fosforribosilpirofosfato (PRPP) com a

TABELA 417-1 ■ Medicamentos com atividade uricosúrica	
Acetoexamida	Guaiacolato de glicerila
Hormônio adrenocorticotrófico	Glicopirrolato
Ácido ascórbico	Halofenato
Azauridina	Losartana
Benzobromarona	Meclofenamato
Calcitonina	Fenolsulfonftaleína
Clorprotixeno	Fenilbutazona
Citrato	Probenecida
Dicumarol	Agentes de contraste radiológicos
Diflunisal	Salicilatos (> 2 g/dia)
Estrogênios	Sulfimpirazona
Fenofibrato	Tetraciclina fora do prazo de validade
Glicocorticoides	Zoxazolamina

TABELA 417-2 ■ Classificação da hiperuricemia de acordo com a fisiopatologia

Superprodução de urato

Idiopática primária	Doenças mieloproliferativas	Rabdomiólise
Deficiência de HPRT	Policitemia vera	Exercício físico
Hiperatividade da PRPP-sintetase	Psoríase	Álcool
Processos hemolíticos	Doença de Paget	Obesidade
Doenças linfoproliferativas	Glicogenoses III, V e VII	Dieta rica em purinas

Diminuição da excreção de ácido úrico

Idiopática primária	Cetoacidose por inanição	Ingestão de fármacos
Insuficiência renal	Beriliose	Salicilatos (< 2 g/dia)
Doença renal policística	Sarcoidose	Diuréticos
Diabetes insípido	Intoxicação por chumbo	Álcool
Hipertensão arterial	Hiperparatireoidismo	Levodopa
Acidose	Hipotireoidismo	Etambutol
Acidose láctica	Toxemia da gravidez	Pirazinamida
Cetoacidose diabética	Síndrome de Bartter	Ácido nicotínico
	Síndrome de Down	Fármacos citotóxicos

Mecanismo combinado

Deficiência de glicose-6-fosfatase	Deficiência de frutose-1-fosfato-aldolase	Álcool Choque

Siglas: HPRT, hipoxantina-fosforribosiltransferase; PRPP, fosforribosilpirofosfato.

glutamina. Uma via reguladora secundária é o resgate de bases de purina pela hipoxantina-fosforribosiltransferase (HPRT). A HPRT catalisa a combinação das bases purínicas hipoxantina e guanina com o PRPP, formando os respectivos ribonucleotídeos IMP e monofosfato de guanosina (GMP).

Os níveis séricos de urato estão intimamente relacionados com as taxas de biossíntese *de novo* de purinas, as quais dependem, em parte, do nível de PRPP, conforme evidenciado por dois erros inatos do metabolismo de purinas ligados ao X (Tab. 417-3). A atividade aumentada da PRPP-sintetase e a deficiência de HPRT estão associadas com a produção excessiva de purinas, a hiperuricemia e a hiperuricosúria (ver adiante a descrição clínica).

A degradação acelerada dos nucleotídeos das purinas também pode causar hiperuricemia, isto é, em condições de rápida renovação, proliferação ou morte celular, como nas crises blásticas leucêmicas, terapia citotóxica das neoplasias malignas, hemólise ou rabdomiólise. A hiperuricemia pode resultar da excessiva degradação de trifosfato de adenosina (ATP) do músculo esquelético após exercício físico vigoroso ou estado de mal epiléptico, bem como nas doenças do depósito de glicogênio tipos III, V e VII (Cap. 419). A hiperuricemia do infarto agudo do miocárdio, da inalação de fumaça e da insuficiência respiratória aguda também pode estar relacionada com a degradação acelerada do ATP.

Diminuição da excreção de ácido úrico Mais de 90% dos indivíduos com hiperuricemia persistente apresentam um defeito no processamento renal do ácido úrico. Para qualquer concentração plasmática de urato, os pacientes com gota excretam cerca de 40% menos ácido úrico do que aqueles sem a doença. Quando os níveis plasmáticos de urato estão elevados por ingestão ou infusão de purinas, a excreção de ácido úrico aumenta em pacientes com e sem gota; porém, naqueles com gota, as concentrações plasmáticas de urato devem ser de 60 a 120 μmol/L (1-2 mg/dL) maiores que o normal para obter taxas equivalentes de excreção de ácido úrico.

Teoricamente, a redução na excreção de ácido úrico pode resultar de diminuição da filtração glomerular, diminuição da secreção tubular ou aumento da reabsorção tubular. A diminuição da filtração de urato não parece causar hiperuricemia primária, mas contribui efetivamente para a hiperuricemia da insuficiência renal. Apesar de a hiperuricemia estar sempre presente na doença renal crônica, a correlação entre as concentrações séricas de creatinina, ureia e urato é fraca. A eliminação extrarrenal de ácido úrico aumenta à medida que a disfunção renal se torna mais grave.

Muitos agentes que causam hiperuricemia exercem seus efeitos estimulando a reabsorção em vez de inibindo a secreção. Essa estimulação parece ocorrer por intermédio de um processo de reabsorção renal "iniciadora" de urato pela carga das células epiteliais tubulares proximais dependente de sódio com ânions capazes de "*trans*-estimular" a reabsorção de urato. Os transportadores monocarboxílicos acoplados ao sódio SMCT1 e 2 (SLC5A8, SLC5A12) na borda em escova das células tubulares proximais fazem a mediação da carga dependente de sódio dessas células com monocarboxilatos. Um transportador semelhante, SLC13A3, media o influxo dependente de sódio de dicarboxilatos para dentro da célula epitelial a partir da membrana basolateral. Sabe-se que alguns desses carboxilatos causam hiperuricemia, incluindo o pirazinoato (do tratamento com pirazinamida), o nicotinato (do tratamento com niacina) e os ácidos orgânicos lactato, β-hidroxibutirato e acetoacetato. Os ânions mono e divalentes tornam-se substratos do URAT1 e do OAT4, respectivamente, e são trocados por ácido úrico a partir do túbulo proximal. Níveis sanguíneos aumentados desses ânions resultam em aumento de sua filtração glomerular e maior reabsorção pelas células tubulares proximais. O aumento nas concentrações celulares intraepiteliais leva a uma reabsorção aumentada de ácido úrico ao promover a troca de ânions dependente de URAT1, OAT4 e OAT10. Os salicilatos em baixas doses também promovem a hiperuricemia por meio desse mecanismo. A carga de sódio das células tubulares proximais também provoca retenção de urato ao reduzir o volume de líquido extracelular e ao aumentar a liberação de angiotensina II, insulina e paratormônio. OAT1, OAT2 e OAT3 estão envolvidos no movimento do ácido úrico através da membrana basolateral, embora os mecanismos detalhados ainda estejam sendo elucidados.

O GLUT9 (SLC2A9) é um transportador de hexose eletrogênico com variantes de junção (*splicing*) que medeiam a correabsorção de ácido úrico em conjunto com glicose e frutose na membrana apical (GLUT9ΔN/SLC2A9v2), bem como através da membrana basolateral (SLC2A9v1) e, portanto, na circulação. O GLUT9 foi identificado recentemente como um transportador de urato de alta capacidade, com taxas 45 a 60 vezes mais rápidas que sua atividade de transporte de glicose/frutose. O GLUT9 pode ser responsável pela associação observada entre o consumo de refrigerantes adoçados com frutose e um risco aumentado de hiperuricemia e gota. Os estudos de associação genômica ampla (GWAS, de *genome-wide association studies*) sugerem que os polimorfismos em SLC2A9 podem desempenhar um importante papel na suscetibilidade à gota na população branca.

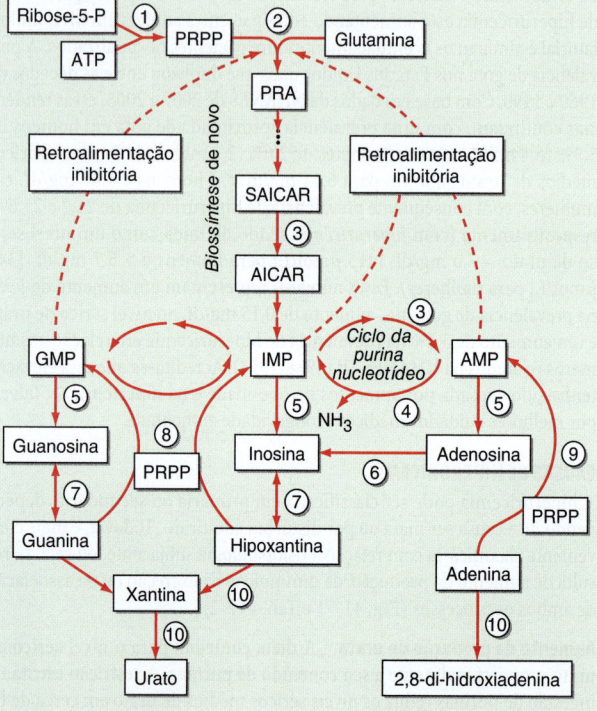

FIGURA 417-3 Esquema abreviado do metabolismo das purinas. (1) Fosforribosilpirofosfato (PRPP)-sintetase, (2) amidofosforribosiltransferase (amidoPRT), (3) adenilosuccinato-liase, (4) (mio)adenilato (AMP)-desaminase, (5) 5´-nucleotidase, (6) adenosina-desaminase, (7) fosforilase dos nucleosídeos das purinas, (8) hipoxantina-fosforribosiltransferase (HPRT), (9) adenina-fosforribosiltransferase (APRT) e (10) xantinoxidase. AICAR, aminoimidazol-carboxamida-ribotídeo; ATP, trifosfato de adenosina; GMP, guanilato; IMP, monofosfato de inosina; PRA, fosforribosilamina; SAICAR, succinilaminoimidazol-carboxamida-ribotídeo.

TABELA 417-3 ■ Erros inatos do metabolismo das purinas				
Enzima	Atividade	Herança	Manifestações clínicas	Características laboratoriais
Hipoxantina-fosforribosiltransferase	Deficiência completa	Ligada ao X	Automutilação, coreoatetose, gota e litíase por ácido úrico	Hiperuricemia, hiperuricosúria
	Deficiência parcial	Ligada ao X	Gota e litíase por ácido úrico	Hiperuricemia, hiperuricosúria
Fosforribosilpirofosfato-sintetase	Hiperatividade	Ligada ao X	Gota, litíase por ácido úrico e surdez	Hiperuricemia, hiperuricosúria
Adenina-fosforribosiltransferase	Deficiência	Autossômica recessiva	Litíase de 2,8-di-hidroxiadenina	–
Xantinoxidase	Deficiência	Autossômica recessiva	Xantinúria e litíase por xantina	Hipouricemia, hipouricosúria
Adenilsuccinato-liase	Deficiência	Autossômica recessiva	Autismo e retardo psicomotor	–
Mioadenilato-desaminase	Deficiência	Autossômica recessiva	Miopatia com intolerância ao exercício ou assintomática	–
Adenosina-desaminase	Deficiência	Autossômica recessiva	Imunodeficiência combinada severa e displasia condro-óssea	–
Fosforilase de nucleosídeos de purina	Deficiência	Autossômica recessiva	Imunodeficiência mediada por células T	–

A presença de um alelo variante predisponente aumenta o risco relativo de desenvolvimento da gota em 30 a 70%, mais provavelmente por meio do aumento da expressão da isoforma mais curta, SLC2A9v2 (GLUT9ΔN). Os GWAS identificaram mais de 30 *loci* associados aos níveis séricos de urato, a maioria codificando transportadores no intestino ou nos rins. Metanálises recentes sugerem que os polimorfismos genéticos podem explicar até 23,9% da variação nos níveis séricos de urato, muito mais do que se pensava anteriormente. No entanto, a utilidade do teste genético para polimorfismos relevantes permanece em investigação, com poucas exceções. A variante Q141K de *ABCG2*, que codifica um transportador de urato que o secreta no intestino delgado, está associada a gota de início precoce e grave, além de resistência ao alopurinol. O genótipo *HLA-B*50:10* está associado à hipersensibilidade ao alopurinol em populações asiáticas. Este campo está evoluindo rapidamente.

O álcool promove a hiperuricemia em razão do aumento na produção de urato e da diminuição na excreção de ácido úrico. O consumo excessivo de álcool acelera a degradação hepática de ATP, aumentando a produção de urato. O consumo de álcool também pode induzir a hiperacidemia láctica, que bloqueia a secreção de ácido úrico. O teor mais elevado de purina de algumas bebidas alcoólicas também pode constituir um fator. O consumo de cerveja confere maior risco de gota que destilados, e a ingesta moderada de vinho não aumenta o risco de gota. A ingesta de carne vermelha e frutose aumenta o risco de gota, enquanto a ingesta de laticínios pobres em gordura, vegetais ricos em purinas, grãos integrais, nozes e legumes, frutas menos adocicadas, café e vitamina C reduz o risco.

AVALIAÇÃO

A hiperuricemia não necessariamente representa uma doença nem uma indicação específica para tratamento. A decisão acerca do tratamento depende da causa e das consequências potenciais da hiperuricemia em cada indivíduo.

A quantificação da excreção de ácido úrico pode ser utilizada para determinar se a hiperuricemia é causada por produção excessiva ou excreção diminuída. Com uma dieta isenta de purinas, os homens com função renal normal excretam < 3,6 mmol/dia (600 mg/dia). Por conseguinte, a hiperuricemia em indivíduos que excretam ácido úrico acima desse nível, durante uma dieta isenta de purinas, decorre da produção excessiva de purinas; para os que excretam quantidades menores com uma dieta isenta de purinas, representa a consequência de uma diminuição da excreção. Se a avaliação for efetuada enquanto o paciente estiver seguindo uma dieta regular, poderá ser utilizado o nível de 4,2 mmol/dia (800 mg/dia) como valor discriminativo.

COMPLICAÇÕES

A complicação mais reconhecida da hiperuricemia é a *artrite gotosa*. A NHANES de 2007 e 2008 encontrou uma prevalência de gota entre adultos nos Estados Unidos de 3,9%, com valores de cerca de 6% para homens e de cerca de 2% para mulheres. Quanto mais elevado o nível sérico de urato, maior a probabilidade de um indivíduo manifestar gota. Em um estudo, a incidência de gota foi de 4,9% para os indivíduos com concentrações séricas de urato > 540 μmol/L (> 9,0 mg/dL) em comparação com 0,5% para aqueles com valores situados entre 415 e 535 μmol/L (7,0 e 8,9 mg/dL). As complicações da gota correlacionam-se com a duração e a gravidade da hiperuricemia. **Para uma discussão mais detalhada da gota, ver Capítulo 372.**

A hiperuricemia também provoca vários problemas renais: (1) nefrolitíase; (2) nefropatia por urato, uma causa rara da insuficiência renal atribuída ao depósito de cristais de urato monossódico no interstício renal; e (3) nefropatia por ácido úrico, uma causa reversível da insuficiência renal aguda resultante do depósito de grandes quantidades de cristais de ácido úrico nos ductos coletores renais, na pelve e nos ureteres.

Nefrolitíase A nefrolitíase por ácido úrico ocorre mais comumente em indivíduos que apresentam gota. Na gota, a prevalência de nefrolitíase correlaciona-se com os níveis séricos e urinários de ácido úrico, atingindo cerca de 50% na presença de níveis séricos de urato de 770 μmol/L (13 mg/dL) ou excreção urinária de ácido úrico > 6,5 mmol/dia (1.100 mg/dia).

Os cálculos de ácido úrico podem surgir em indivíduos sem evidência de artrite, dos quais apenas 20% apresentam hiperuricemia. O ácido úrico também pode desempenhar um papel importante em outros tipos de cálculo renal. Alguns indivíduos sem gota, mas com cálculos de oxalato de cálcio ou fosfato de sódio têm hiperuricemia ou hiperuricosúria. O ácido úrico pode atuar como núcleo sobre o qual o oxalato de cálcio pode precipitar ou diminuir o produto de formação para a cristalização do oxalato de cálcio.

Nefropatia por urato Algumas vezes denominada *nefrose por urato*, a nefropatia por urato constitui uma manifestação tardia da gota grave que se caracteriza, histologicamente, por depósitos de cristais de urato monossódico circundados por reação inflamatória de células gigantes no interstício medular e nas pirâmides. Hoje, o distúrbio é raro, não podendo ser diagnosticado na ausência de artrite gotosa. As lesões podem ser clinicamente silenciosas ou causar proteinúria, hipertensão e insuficiência renal.

Nefropatia por ácido úrico Essa causa reversível da insuficiência renal aguda é decorrente da precipitação do ácido úrico nos túbulos renais e nos ductos coletores, causando a obstrução do fluxo de urina. A nefropatia por ácido úrico desenvolve-se após a súbita superprodução de urato e hiperuricosúria pronunciada. Os fatores que favorecem a formação de cristais de ácido úrico incluem desidratação e acidose. Essa forma de insuficiência renal aguda é observada com mais frequência durante a fase "blástica" agressiva da leucemia ou do linfoma, antes da terapia citolítica ou concomitantemente a ela, mas também foi relatada em indivíduos com outras neoplasias, após crises epilépticas e exercício físico vigoroso com estresse térmico. Os exames de necrópsia demonstram precipitados intraluminais de ácido úrico, dilatação dos túbulos proximais e glomérulos normais. Acredita-se que os eventos patogênicos iniciais incluam obstrução dos ductos coletores com ácido úrico e obstrução da vasculatura renal distal.

Quando reconhecida, a nefropatia por ácido úrico é potencialmente reversível. O tratamento apropriado tem reduzido a taxa de mortalidade de cerca de 50% para praticamente zero. Os níveis séricos não são confiáveis para estabelecer o diagnóstico, visto que esse distúrbio tem ocorrido na presença de concentrações de urato que variam de 720 a 4.800 μmol/L (12-80 mg/dL). A característica distintiva é a concentração urinária de ácido úrico. Na maioria das formas de insuficiência renal aguda com diminuição do débito urinário, o conteúdo de ácido úrico da urina apresenta-se normal ou reduzido, e a relação entre ácido úrico e creatinina é < 1. Na nefropatia por ácido úrico aguda, a relação entre ácido úrico e creatinina em uma amostra de urina aleatória ou amostra de 24 horas é > 1, um valor elevado a ponto de ser essencialmente diagnóstico.

HIPERURICEMIA E SÍNDROME METABÓLICA

A síndrome metabólica (Cap. 408) caracteriza-se por obesidade abdominal com adiposidade visceral, diminuição da tolerância à glicose em virtude da resistência à insulina com hiperinsulinemia, hipertrigliceridemia, aumento do colesterol de lipoproteína de baixa densidade, diminuição do colesterol de lipoproteína de alta densidade e hiperuricemia. A hiperinsulinemia diminui a excreção renal de ácido úrico e de sódio. Não surpreende o fato de que a hiperuricemia resultante de hiperinsulinemia euglicêmica possa preceder o início de diabetes tipo 2, hipertensão, doença arterial coronariana (DAC) e gota em indivíduos com síndrome metabólica.

TRATAMENTO
Hiperuricemia

HIPERURICEMIA ASSINTOMÁTICA

A hiperuricemia está presente em cerca de 21% da população e em pelo menos 25% dos indivíduos hospitalizados. A maioria das pessoas com hiperuricemia não corre risco clínico. No passado, a associação da hiperuricemia com doença cardiovascular e insuficiência renal levou ao uso de agentes redutores do urato em pacientes com hiperuricemia assintomática. Hoje, essa prática não é mais recomendada, exceto para os indivíduos que recebem tratamento com agentes citolíticos para doenças neoplásicas, os quais são tratados com agentes hipouricemiantes em um esforço para prevenir a nefropatia por ácido úrico. Como a hiperuricemia pode ser um componente da síndrome metabólica, sua presença constitui uma indicação para o rastreio e o tratamento agressivo de qualquer obesidade, hiperlipidemia, diabetes melito ou hipertensão associados.

As pessoas com hiperuricemia, em especial aquelas com níveis séricos de urato mais elevados, têm risco de desenvolver artrite gotosa. Entretanto, a maioria dos indivíduos com hiperuricemia nunca desenvolve gota, e o tratamento profilático não está indicado. Além disso, nem a lesão renal estrutural nem os tofos são identificáveis antes do primeiro episódio. A função renal reduzida não pode ser atribuída à hiperuricemia assintomática, e as evidências disponíveis ainda não suportam o tratamento da hiperuricemia assintomática para alterar a progressão da disfunção renal em pacientes com doença renal. O aumento do risco de formação de cálculos em indivíduos com hiperuricemia assintomática não foi estabelecido.

Por conseguinte, como o tratamento com agentes anti-hiperuricêmicos específicos acarreta inconveniências, custo e toxicidade potencial, o tratamento de rotina da hiperuricemia assintomática não se justifica, exceto na prevenção da nefropatia por ácido úrico aguda. Além disso, não se recomenda o rastreamento de rotina para a hiperuricemia assintomática. Entretanto, se for estabelecido o diagnóstico de hiperuricemia, será preciso determinar a causa. Os fatores causais deverão ser corrigidos se a afecção for secundária, devendo-se tratar os problemas associados, como hipertensão, hipercolesterolemia, diabetes melito e obesidade.

HIPERURICEMIA SINTOMÁTICA

Ver Capítulo 372 para tratamento da gota, incluindo nefrose por urato.

Nefrolitíase Recomenda-se a terapia anti-hiperuricêmica para o indivíduo que apresenta artrite gotosa e cálculos contendo ácido úrico ou cálcio, os quais podem ocorrer em associação com a hiperuricosúria. Independentemente da natureza dos cálculos, a ingestão de líquido deve ser suficiente para produzir um volume diário de urina > 2 L. A alcalinização da urina com bicarbonato de sódio ou acetazolamida pode ser justificada para aumentar a solubilidade do ácido úrico. O tratamento específico dos cálculos de ácido úrico exige a redução das concentrações urinárias de ácido úrico com um inibidor da xantinoxidase, como o alopurinol ou o febuxostate. Esses agentes diminuem a concentração sérica de urato e a excreção urinária de ácido úrico nas primeiras 24 horas, com redução máxima em 2 semanas. O alopurinol pode ser administrado uma vez ao dia devido à meia-vida longa (18 horas) de seu metabólito ativo, o oxipurinol. Nos ensaios com o febuxostate, a dose geralmente recomendada de alopurinol (300 mg/dia) foi efetiva para obter uma concentração sérica alvo de urato abaixo de 6,0 mg/dL (357 μmol/L) em < 50% dos pacientes; esse resultado sugeriu que devem ser consideradas doses maiores. O alopurinol é eficaz em pacientes com insuficiência renal, porém a dose deve ser reduzida. O alopurinol também é útil para reduzir a recidiva dos cálculos de oxalato de cálcio em pacientes com gota e em indivíduos sem gota que apresentam hiperuricemia ou hiperuricosúria. O febuxostate (40-80 mg/dia) também é administrado uma vez ao dia, e não há necessidade de ajustar as doses na presença de disfunção renal leve a moderada. O citrato de potássio (30-80 mmol/dia por via oral em doses divididas) fornece um tratamento alternativo para os pacientes com cálculos de ácido úrico apenas ou com cálculos mistos de cálcio/ácido úrico. Indica-se também um inibidor da xantinoxidase para o tratamento dos cálculos renais de 2,8-di-hidroxiadenina.

Nefropatia por ácido úrico A nefropatia por ácido úrico é frequentemente prevenível, e o tratamento apropriado imediato reduz acentuadamente a taxa de mortalidade. A hidratação intravenosa (IV) vigorosa e a diurese com furosemida diluem o ácido úrico nos túbulos e promovem um fluxo urinário ≥ 100 mL/h. A administração de acetazolamida (240-500 mg a cada 6-8 horas) e bicarbonato de sódio (89 mmol/L) IV aumenta a alcalinidade da urina e, portanto, solubiliza mais ácido úrico. É importante assegurar que o pH urinário permaneça > 7,0 e investigar a ocorrência de sobrecarga circulatória. Além disso, o tratamento anti-hiperuricêmico na forma de alopurinol, em dose única de 8 mg/kg, deve ser administrado para reduzir a quantidade de urato que alcança os rins. Se a insuficiência renal persistir, as doses diárias subsequentes deverão ser reduzidas para 100 a 200 mg, visto que o oxipurinol, o metabólito ativo do alopurinol, acumula-se na insuficiência renal. Apesar dessas medidas, a hemodiálise pode ser necessária. A urato-oxidase também pode ser administrada por via IV na prevenção ou no tratamento da síndrome de lise tumoral.

HIPOURICEMIA

A hipouricemia, definida por uma concentração sérica de urato < 120 μmol/L (< 2,0 mg/dL), pode resultar da diminuição na produção de urato, do aumento da excreção de ácido úrico ou da combinação de ambos os mecanismos. Ela ocorre em < 0,2% da população geral e em < 0,8% dos indivíduos hospitalizados. A hipouricemia não causa sintomas nem patologia e, por isso, não requer tratamento.

A maioria dos casos de hipouricemia resulta do aumento da excreção renal de ácido úrico. O achado de quantidades normais de ácido úrico em uma amostra de urina de 24 horas de um indivíduo com hipouricemia fornece uma evidência de causa renal. As medicações com propriedades uricosúricas (Tab. 417-1) incluem ácido acetilsalicílico (em doses > 2,0 g/dia), losartana, fenofibrato, meios de contraste radiológicos e guaiacolato de glicerila. A hiperalimentação parenteral total também pode causar hipouricemia, possivelmente em consequência do elevado conteúdo de glicina da fórmula de infusão. Outras causas do aumento da depuração de urato consistem em condições como doença neoplásica, cirrose hepática, diabetes melito e secreção inapropriada de vasopressina; defeitos no transporte tubular renal, como síndrome de Fanconi primária e síndromes de Fanconi causadas por doença de Wilson, cistinose, mieloma múltiplo e intoxicação por metais pesados; e defeitos congênitos isolados no transporte bidirecional do ácido úrico. A hipouricemia pode ser um distúrbio familiar que, em geral, é herdado como caráter autossômico recessivo. A maioria dos casos resulta de uma mutação com perda de função em *SLC22A12*, o gene que codifica o URAT-1, com consequente aumento da depuração renal de urato. Os indivíduos com *SLC22A12* normal mais provavelmente apresentam um defeito em outros transportadores do urato. Embora a hipouricemia, em geral, seja assintomática, alguns pacientes apresentam nefrolitíase por urato ou insuficiência renal induzida por exercício.

ERROS INATOS SELECIONADOS DO METABOLISMO DE PURINAS E PIRIMIDINAS

(Ver também Tabs. 417-3 e 417-4 e Figs. 417-3 e 417-4) Mais de 30 defeitos nas vias metabólicas humanas das purinas e pirimidinas foram

TABELA 417-4 ■ Erros inatos do metabolismo das pirimidinas

Enzima	Atividade	Herança	Manifestações clínicas	Características laboratoriais
Uridina-5'-monofosfato-sintetase	Deficiência	Autossômica recessiva	Cristalúria do ácido orótico; uropatia obstrutiva, anemia megaloblástica hipocrômica	Acidúria orótica
Pirimidina-5'-nucleotidase	Deficiência	Autossômica recessiva	Anemia hemolítica	Pontilhado basófilo dos eritrócitos; níveis elevados de ribonucleotídeos da citidina e da uridina
Pirimidina-5'-nucleotidase	Hiperatividade	Não definida	Atraso do desenvolvimento, convulsões, ataxia, déficit de linguagem	Hipouricosúria
Timidina-fosforilase	Deficiência	Autossômica recessiva	Encefalopatia neurogastrintestinal mitocondrial	Hipouricosúria
Di-hidropirimidina-desidrogenase	Deficiência	Autossômica recessiva	Convulsões, atraso motor e deficiência intelectual	Níveis elevados de uracila, timina e 5-hidroximetiluracila e níveis baixos de di-hidropirimidinas na urina
Di-hidropirimidinase	Deficiência	Não definida	Convulsões, deficiência intelectual	Di-hidropirimidinúria
Ureidopropionase	Deficiência	Não definida	Hipotonia, distonia, atraso do desenvolvimento	Excreção urinária elevada de N-carbamil-β-alanina e ácido N-carbamil-β-aminoisobutírico

identificados até o momento. Muitos desses defeitos são benignos, porém cerca da metade está associada a manifestações clínicas e alguns causam morbidade e mortalidade significativas. Os avanços na genética, bem como na cromatografia líquida de alto desempenho e na espectrometria de massa em tandem, facilitaram o diagnóstico.

DISTÚRBIOS DAS PURINAS

Deficiência de hipoxantina-fosforribosiltransferase O gene da HPRT está localizado no cromossomo X. Os homens afetados são hemizigotos para o gene mutante; as mulheres portadoras são assintomáticas. A deficiência completa de HPRT, conhecida como síndrome de Lesch-Nyhan, caracteriza-se por hiperuricemia, comportamento automutilante, coreoatetose, espasticidade e deficiência intelectual. A deficiência parcial de HPRT, a síndrome de Kelley-Seegmiller, está associada à hiperuricemia, mas não exibe manifestações do sistema nervoso central. Em ambos os distúrbios, a hiperuricemia resulta da produção excessiva de urato, podendo causar cristalúria de ácido úrico, nefrolitíase, uropatia obstrutiva e artrite gotosa.

O diagnóstico precoce e o tratamento apropriado com alopurinol podem evitar ou eliminar todos os problemas atribuíveis à hiperuricemia sem afetar as anormalidades neurológicas ou do comportamento.

Aumento da atividade da fosforribosilpirofosfato-sintetase A exemplo dos estados de deficiência de HPRT, a hiperatividade da PRPP-sintetase é ligada ao cromossomo X, resultando em artrite gotosa e nefrolitíase por ácido úrico. Ocorre perda auditiva neurológica em algumas famílias.

Deficiência de adenina-fosforribosiltransferase A deficiência de adenina-fosforribosiltransferase (APRT) é herdada de modo autossômico recessivo. Os indivíduos acometidos apresentam cálculos renais compostos de 2,8-di-hidroxiadenina. Os indivíduos brancos com o distúrbio apresentam deficiência total (tipo I), enquanto os japoneses exibem alguma atividade enzimática mensurável (tipo II). A expressão do defeito é semelhante nas duas populações, assim como a frequência do estado heterozigoto (0,4-1,1 por 100). O tratamento com alopurinol evita a formação de cálculos.

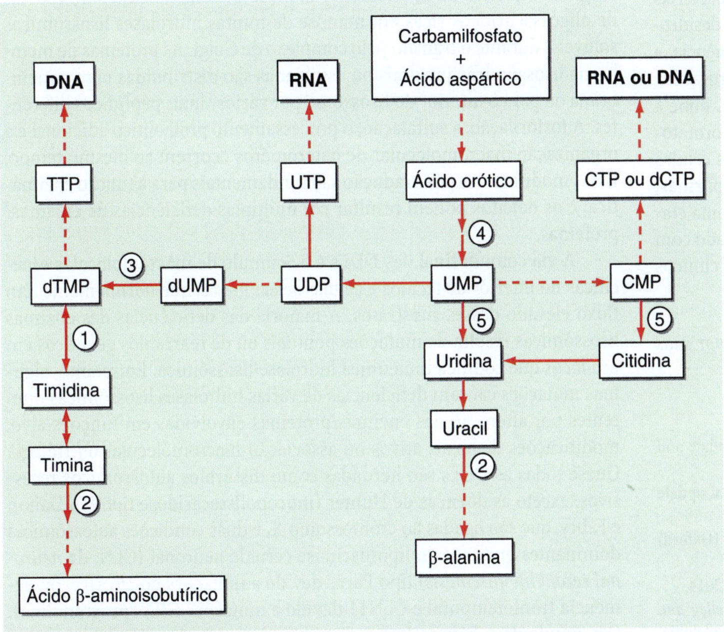

Xantinúria hereditária A deficiência de xantinoxidase faz toda a purina na urina ocorrer na forma de hipoxantina e xantina. Cerca de dois terços dos indivíduos deficientes são assintomáticos. No restante, ocorrem cálculos renais compostos de xantina.

Deficiência de mioadenilato-desaminase Descreveram-se as formas primária (hereditária) e secundária (adquirida) da deficiência de mioadenilato-desaminase. A forma primária é herdada como um caráter autossômico recessivo. Clinicamente, alguns pacientes apresentam sintomas miopáticos relativamente leves com exercício ou outros fatores desencadeantes, mas a maioria dos indivíduos com esse defeito são assintomáticos. Por conseguinte, deve-se investigar outra explicação para a miopatia observada nos pacientes sintomáticos com essa deficiência. A deficiência adquirida ocorre em associação a uma ampla variedade de doenças neuromusculares, como distrofias musculares, neuropatias, miopatias inflamatórias e doenças vasculares do colágeno.

Deficiência de adenilossuccinato-liase A deficiência dessa enzima deve-se a um caráter autossômico recessivo e provoca acentuado atraso psicomotor, convulsões e outros distúrbios do movimento. Todos os indivíduos com tal deficiência apresentam deficiência intelectual, e a maioria é autista.

Deficiência de adenosina-desaminase e deficiência de fosforilase dos nucleosídeos de purinas Ver Capítulo 351.

DISTÚRBIOS DAS PIRIMIDINAS

A pirimidina-citidina é encontrada no DNA e no RNA; constitui um par de base complementar para a guanina. A timidina

FIGURA 417-4 Esquema resumido do metabolismo das pirimidinas. (1) Timidina-cinase, (2) di-hidropirimidina-desidrogenase, (3) timidilato-sintase, (4) UMP-sintase, (5) 5'-nucleotidase. CMP, citidina-5'-monofosfato; dTMP, desoxitimidina-5'-monofosfato; dUMP, desoxiuridina-5'-monofosfato; TTP, timidina-trifosfato; UDP, uridina-5'-bifosfato; UMP, uridina-5'-monofosfato; UTP, uridina-trifosfato.

é encontrada apenas no DNA, onde forma um par com a adenina. A uridina é encontrada somente no RNA e pode formar um par com a adenina ou a guanina nas estruturas secundárias do RNA. As pirimidinas podem ser sintetizadas por uma via *de novo* (Fig. 417-4) ou reutilizadas em uma via de recuperação. Embora > 25 enzimas diferentes participem do metabolismo das pirimidinas, os distúrbios dessas vias são raros. Foram descobertos sete distúrbios do metabolismo das pirimidinas (Tab. 417-4), três dos quais são discutidos adiante.

Acidúria orótica A acidúria orótica hereditária é causada por mutações em uma enzima bifuncional, a uridina-5′-monofosfato (UMP)-sintase, que converte o ácido orótico em UMP na via de síntese *de novo* (Fig. 417-4). O distúrbio caracteriza-se por anemia megaloblástica hipocrômica que não responde à vitamina B_{12} nem ao ácido fólico, por atraso do crescimento e por anormalidades neurológicas. A excreção aumentada de ácido orótico provoca cristalúria e uropatia obstrutiva. A reposição de uridina (100-200 mg/kg/dia) corrige a anemia, reduz a excreção de ácido orótico e melhora as outras sequelas do distúrbio.

Deficiência de pirimidina-5′-nucleotidase A pirimidina-5′-nucleotidase catalisa a remoção do grupo fosfato dos monofosfatos dos ribonucleosídeos pirimidínicos (citidina-5′-monofosfato ou UMP) (Fig. 417-4). A deficiência hereditária dessa enzima provoca anemia hemolítica com pontilhado basófilo proeminente nos eritrócitos. Acredita-se que a hemólise seja induzida pelo acúmulo de pirimidinas ou do difosfato de citidina colina. Não há tratamento específico. Relatou-se a deficiência adquirida de pirimidina-5′--nucleotidase na intoxicação por chumbo e na talassemia.

Deficiência de di-hidropirimidina-desidrogenase A di-hidropirimidina--desidrogenase é a enzima limitadora da velocidade na via de degradação da uracila e da timina (Fig. 417-4). A deficiência dessa enzima provoca excreção urinária excessiva de uracila e timina. Além disso, essa deficiência causa disfunção cerebral inespecífica com distúrbios convulsivos, atraso motor e deficiência intelectual. Não há tratamento específico.

Efeitos dos fármacos sobre o metabolismo das pirimidinas Diversos medicamentos podem influenciar o metabolismo das pirimidinas. Os agentes antineoplásicos fluorodesoxiuridina e 5-fluoruracila, bem como o agente antimicrobiano fluorocitosina, causam citotoxicidade quando convertidos em fluorodesoxiuridilato, um inibidor suicida específico da timidilato-sintase. A fluorocitosina deve ser convertida em 5-fluoruracila para ser eficaz. Essa conversão é catalisada pela atividade da citosina-desaminase. A ação da fluorocitosina é seletiva devido à presença da citosina-desaminase nas bactérias e nos fungos, mas não nas células humanas. A di-hidropirimidina-desidrogenase está envolvida na degradação da 5-fluoruracila. Em consequência, a deficiência dessa enzima está associada à neurotoxicidade da 5-fluoruracila.

A leflunomida, que é usada para tratar a artrite reumatoide, inibe a síntese *de novo* de pirimidina por meio da inibição da di-hidro-orotato--desidrogenase, resultando em um efeito antiproliferativo sobre as células T. O alopurinol, que inibe a xantinoxidase na via metabólica das purinas, também inibe a atividade da orotidina-5′-fosfato-descarboxilase, uma etapa na síntese de UMP. Consequentemente, o alopurinol está associado com excreção aumentada de orotidina e ácido orótico. Não há efeitos clínicos conhecidos por essa inibição.

Agradecimento Os autores agradecem a Robert L. Wortmann por suas contribuições a este capítulo em edições anteriores deste livro.

LEITURAS ADICIONAIS

Balasubramaniam S et al: Inborn errors of purine metabolism: Clinical update and therapies. J Inherit Metab Dis 37:669, 2014.

Balasubramaniam S et al: Inborn errors of pyrimidine metabolism: Clinical update and therapy. J Inherit Metab Dis 37:687, 2014.

Ben Salem C et al: Drug-induced hyperuricaemia and gout. Rheumatology (Oxford) 266:679, 2017.

Bhole V, Krishnan E: Gout and the heart. Rheum Dis Clin North Am 40:125, 2014.

Burns CM, Wortman RL: Clinical features and treatment of gout, in *Kelley and Firestein's Textbook of Rheumatology*, 10th ed, GS Firestein et al (eds). Philadelphia, Elsevier, 2017, pp 1620–1644.

Hirano M, Peters GJ: Advances in purine and pyrimidine metabolism in health and diseases. Nucleosides Nucleotides Nucleic Acids 35:495, 2016.

Tai V et al: Genetic advances in gout: Potential applications in clinical practice. Curr Opin Rheumatology 31:144, 2019.

Terkeltaub R (ed): *Gout and Other Crystal Arthropathies*. Philadelphia, Elsevier Health Sciences, 2012.

418 Doenças de depósito lisossômico

Robert J. Hopkin, Gregory A. Grabowski

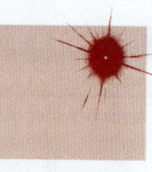

Os lisossomos são organelas subcelulares heterogêneas que contêm hidrolases específicas, as quais permitem o processamento ou a degradação seletivos de proteínas, ácidos nucleicos, carboidratos e lipídeos. Existem mais de 50 doenças de depósito lisossômico (DDLs) diferentes, classificadas com base na natureza do material depositado (Tab. 418-1). Embora todas sejam doenças raras, algumas das mais prevalentes são revisadas aqui: doença de Tay-Sachs, doença de Fabry, doença de Gaucher, doença de Niemann-Pick, mucopolissacaridoses, doença de Pompe, deficiência de lipase ácida lisossômica (DLAL), doença de Krabbe e doença de Batten relacionada à CLN2. As DDLs devem ser consideradas no diagnóstico diferencial dos pacientes com degeneração neurológica, renal ou muscular e/ou hepatomegalia, esplenomegalia, miocardiopatia ou displasias e deformidades esqueléticas inexplicadas. Os achados físicos são doença-específicos, e ensaios enzimáticos ou testes genéticos podem ser usados para estabelecer um diagnóstico definitivo. Embora a nosologia das DDLs separe as variantes em fenótipos distintos, trata-se de uma abordagem heurística, e, na clínica, cada doença exibe, em certo grau, um espectro de manifestações, desde variantes graves até atenuadas.

PATOGÊNESE

A biogênese dos lisossomos envolve a síntese contínua das hidrolases lisossômicas, proteínas essenciais da membrana e novas membranas. Os lisossomos originam-se da fusão de vesículas da rede trans-Golgi com endossomos tardios. A maturação dessas vesículas é acompanhada de acidificação progressiva dentro das organelas, e esse gradiente facilita a dissociação de receptores e ligantes dependentes do pH, bem como a ativação das hidrolases lisossômicas. Os lisossomos são componentes do sistema lisossomo/autofagia/mitofagia que são regulados pela modulação mTORC1 dos fatores de transcrição TFEB/TFE3. Essa regulação é interrompida em vários graus em tecidos específicos afetados por DDLs individuais.

As anormalidades em qualquer etapa biossintética podem comprometer a ativação enzimática e levar a DDLs. Após a clipagem da sequência--líder, ocorre o remodelamento de oligossacarídeos complexos (incluindo o ligante direcionado ao lisossomo manose-6-fosfato, bem como cadeias de oligossacarídeos ricas em manose de muitas hidrolases lisossômicas solúveis) durante o trânsito pelo complexo de Golgi. As proteínas de membrana lisossômicas integrais ou associadas são distribuídas para a membrana ou para o interior do lisossomo por vários sinais peptídicos diferentes. A fosforilação, a sulfatação, o processamento proteolítico adicional e a organização macromolecular de heterômeros ocorrem ao mesmo tempo. Essas modificações pós-tradução são fundamentais para a função enzimática, e os defeitos podem resultar em múltiplas deficiências de enzimas/proteínas.

A via comum final das DDLs é o acúmulo de macromoléculas específicas no interior de tecidos e células selecionadas que normalmente têm fluxo elevado desses substratos. A maioria das deficiências das enzimas lisossômicas resulta de mutações pontuais ou de rearranjos genéticos em um *locus* que codifica uma única hidrolase lisossômica. Entretanto, algumas mutações causam deficiências de várias hidrolases lisossômicas diferentes por alteração das enzimas/proteínas envolvidas em funções-alvo, modificações de locais ativos ou associação macromolecular ou tráfego. Quase todas as DDLs são herdadas como distúrbios autossômicos recessivos, exceto as doenças de Hunter (mucopolissacaridose tipo II), Danon e Fabry, que são ligadas ao cromossomo X, e duas condições autossômicas dominantes que causam lipofuscinose ceroide neuronal (CLN, de *neuronal ceroid lipofuscinosis*) tipo Parry devido a mutações no *DNAJC5* ou demência frontotemporal e CLN11 devido a mutações *GRN* (progranulina). O acúmulo de substrato leva à distorção/disfunção lisossômica, que tem consequências patológicas significativas. Além disso, quantidades anormais de metabólitos podem ter efeitos farmacológicos importantes sobre a fisiopatologia e a propagação da doença, particularmente a ativação das respostas imunes inatas.

Para muitas DDLs, os substratos acumulados são sintetizados em determinados locais do tecido da patologia. Outras doenças apresentam

TABELA 418-1 ■ Doenças de depósito lisossômico selecionadas

Distúrbio[a]	Deficiência enzimática (tratamento específico)	Material armazenado	Tipos clínicos (início)	Herança	Neurológicas	Hepatoesplenomegalia	Displasia esquelética	Oftalmológicas	Hematológicas	Características exclusivas
Mucopolissacaridoses (MPS)										
MPS I H, Hurler	α-L-Iduronidase (TE, TCTH)	Sulfato de dermatana Sulfato de heparana	Infantil Intermediário	AR	Degeneração cognitiva	+++	++++	Turvação da córnea	Linfócitos vacuolados	Face grosseira, comprometimento cardiovascular, rigidez articular
MPS I H/S, Hurler/Scheie			Infância/adulto		Degeneração cognitiva					
MPS I S, Scheie					Ausente					
MPS II, Hunter	Iduronato-sulfatase (TE)	Sulfato de dermatana Sulfato de heparana	Infantil grave Juvenil leve	Ligada ao X	Degeneração cognitiva, menor grau na forma leve	+++	++++	Degeneração da retina, ausência de turvação da córnea	Linfócitos granulados	Face grosseira, comprometimento cardiovascular, rigidez articular, lesões cutâneas granulosas distintas
MPS III A, Sanfilippo A	Heparana N-sulfatase	Sulfato de heparana	Infantil tardio	AR	Degeneração cognitiva grave	+	+	Ausente	Linfócitos granulados	Face levemente grosseira
MPS III B, Sanfilippo B	N-acetil-α-glicosaminidase	Sulfato de heparana	Infantil tardio	AR	Degeneração cognitiva grave	+	+	Ausente	Linfócitos granulados	Face levemente grosseira
MPS III C, Sanfilippo C	Acetil-CoA: α-glicosaminidase N-acetiltransferase	Sulfato de heparana	Infantil tardio	AR	Degeneração cognitiva grave	+	+	Ausente	Linfócitos granulados	Face levemente grosseira
MPS III D, Sanfilippo D	N-acetilglicosamina-6-sulfato-sulfatase	Sulfato de heparana	Infantil tardio	AR	Degeneração cognitiva grave	+	+	Ausente	Linfócitos granulados	Face levemente grosseira
MPS IV A, Morquio A	N-acetilgalactosamina-6-sulfato-sulfatase (estudos com TE)	Sulfato de queratana Condroitina-6-sulfato	Infância	AR	Ausente	+	++++	Turvação da córnea	Neutrófilos granulados	Deformidade esquelética distinta, hipoplasia odontoide, valvopatia aórtica
MPS IV B, Morquio	β-galactosidase		Infância	AR	Ausente	±	++++			
MPS VI, Maroteaux-Lamy	Arilsulfatase B (TE, TMO)	Sulfato de dermatana	Infantil tardio	AR	Ausente	++	++++	Turvação da córnea	Neutrófilos e linfócitos granulados	Face grosseira, cardiopatia valvar
MPS VII	β-glicuronidase (TE)	Sulfato de dermatana Sulfato de heparana	Neonatal Infantil Adultos	AR	Degeneração cognitiva, ausente em alguns adultos	+++	+++	Turvação da córnea	Neutrófilos granulados	Face grosseira, comprometimento vascular, hidropsia fetal na forma neonatal
Gangliosidoses GM$_2$										
Doença de Tay-Sachs	β-Hexosaminidase A	Gangliosídeos GM$_2$	Infantil Juvenil	AR	Degeneração cognitiva, crises convulsivas, forma juvenil tardia	Ausente	Ausente	Mancha vermelho-cereja na forma infantil	Ausente	Macrocefalia, hiperacusia na forma infantil
Doença de Sandhoff	β-Hexosaminidases A e B	Gangliosídeos GM$_2$	Infantil	AR	Degeneração cognitiva, crises convulsivas	++	±	Mancha vermelho-cereja	Ausente	Macrocefalia, hiperacusia

(Continua)

TABELA 418-1 ■ Doenças de depósito lisossômico selecionadas *(Continuação)*

Distúrbio[a]	Deficiência enzimática (tratamento específico)	Material armazenado	Tipos clínicos (início)	Herança	Manifestações clínicas					
					Neurológicas	Hepatoesplenomegalia	Displasia esquelética	Oftalmológicas	Hematológicas	Características exclusivas
Glicoesfingolipidoses neutras										
Doença de Fabry	α-Galactosidase A (Chaperona TE)	Globotriaosil-ceramida	Infância	Ligada ao X	Acroparestesias dolorosas	Ausente	Ausente	Distrofia da córnea, lesões vasculares	Ausente	Angioceratomas cutâneos, hipoidrose
Doença de Gaucher	β-Glicosidase ácida (TE, TRS)	Glicosilcerami-da, glicosiles-fingosina	Tipo 1 Tipo 2 Tipo 3	AR	Ausente ++++ -/+++	++++ +++ ++++	++++ + ++++	Ausente Movimentos oculares Movimentos oculares	Células de Gaucher na medula óssea, citopenias	Forma adulta muito variável
Doença de Niemann-Pick A e B	Esfingomielinase ácida (estudos com TE)	Esfingomielina ácida	Neuronopática tipo A Não neuronopática tipo B	AR	Degeneração cognitiva, crises convulsivas	++++	Ausente Osteoporose	Degeneração da mácula	Células espumosas na medula óssea	Infiltrados pulmonares Insuficiência pulmonar
Glicoproteinoses										
Fucosidose	α-Fucosidase	Glicopeptídeos, oligossacarídeos	Infantil Juvenil	AR	Degeneração cognitiva	++	++	Ausente	Linfócitos vacuolados, células espumosas	Face grosseira, angioceratomas na forma juvenil
α-Manosidose	α-Manosidase	Oligossacarídeos	Infantil Variante mais leve	AR	Degeneração cognitiva	+++	+++	Catarata, turvação da córnea	Linfócitos vacuolados, neutrófilos granulados	Face grosseira, macroglossia
β-Manosidose	β-Manosidase	Oligossacarídeos		AR	Crises convulsivas, degeneração cognitiva		++	Ausente	Linfócitos vacuolados, células espumosas	Angioceratomas
Aspartilglicosaminúria	Aspartilglicosaminidase	Aspartilglico-samina, glicopeptídeos	Adultos jovens	AR	Degeneração cognitiva	±	++	Ausente	Linfócitos vacuolados, células espumosas	Face grosseira
Sialidose	Neuraminidase	Sialiloligossa-carídeos	Tipo I, congênito Tipo II, Infantil e juvenil	AR	Mioclonia, degeneração cognitiva	++, menos no tipo I	++, menos no tipo I	Mancha vermelho-cereja	Linfócitos vacuolados	Fenótipo MPS no tipo II
Mucolipidoses (ML)										
ML-II, doença da célula I	UDP-N-acetilglicosami-na-1-fosfotransferase	Glicoproteína, glicolipídeos	Infantil	AR	Degeneração cognitiva	+	++++	Turvação da córnea	Neutrófilos vacuolados e granulados	Face grosseira, ausência de mucopolissacaridúria, hipoplasia gengival
ML-III, pseudopolidistrofia de Hurler	UDP-N-acetilglicosamina-1-fosfotransferase	Glicoproteína, glicolipídeos	Infantil tardio	AR	Degeneração cognitiva leve	Ausente	+++	Turvação da córnea, retinopatia leve, astigmatismo hiperópico		Face grosseira, rigidez das mãos e dos ombros

(Continua)

TABELA 418-1 ■ Doenças de depósito lisossômico selecionadas (Continuação)

Distúrbio[a]	Deficiência enzimática (tratamento específico)	Material armazenado	Tipos clínicos (início)	Herança	Neurológicas	Hepatoesplenomegalia	Displasia esquelética	Oftalmológicas	Hematológicas	Características exclusivas
Leucodistrofias										
Doença de Krabbe	Galactosilceramidase (TMO/TCTH)	Galactosilceramida Galactosil esfingosina	Infantil	AR	Degeneração cognitiva	Ausente	Ausente	Ausente	Ausente	Células globoides na substância branca
Leucodistrofia metacromática	Arilsulfatase A	Sulfato de cerebrosídeo	Infantil Juvenil Adultos	AR	Degeneração cognitiva, demência, psicose no adulto	Ausente	Ausente	Atrofia óptica	Ausente	Anormalidades da marcha na forma infantil tardia
Deficiência de múltiplas sulfatases	Enzima conversora da cisteína do local ativo em C$_\alpha$–formilglicina	Sulfatídeos, mucopolissacarídeos	Infantil tardio	AR	Degeneração cognitiva	+	++	Degeneração da retina	Células vacuoladas e granuladas	Ausência de atividade de todas as sulfatases celulares conhecidas
Distúrbios dos lipídeos neutros										
DLAL de início na infância	Lipase ácida lisossômica (TE)	Ésteres de colesteril, triglicerídeos	Infantil	AR	Ausente	+++	Ausente	Ausente	Ausente	Calcificação suprarrenal
DLAL de início na infância/adulto	Lipase ácida lisossômica (TE)	Ésteres de colesteril	Infância	AR	Ausente	Hepatomegalia	Ausente	Ausente	Ausente	Esteatose hepática, cirrose
Doença de Farber	Ceramidase ácida	Ceramida	Infantil Juvenil	AR	Degeneração cognitiva ocasional	±	Ausente	Degeneração da mácula	Ausente	Artropatia, nódulos subcutâneos
Distúrbios do glicogênio										
Doença de Pompe	α-Glicosidase ácida (TE)	Glicogênio	Infantil de início tardio	AR	Neuromusculares	±	Ausente	Ausente	Ausente	Miocardiopatia
Deficiência de GAA de início tardio	α-Glicosidase ácida (TE)	Glicogênio	Variável: juvenil a adulto	AR	Neuromusculares	Ausente	Ausente	Ausente	Ausente	Insuficiência respiratória, doença neuromuscular
Doença de Danon	LAMP-2 (proteína de membrana associada a lisossomo 2)	Glicogênio	Variável: infância a adulto	Ligada ao X (Dominante?)	Miocardiopatia Neuromusculares Degeneração cognitiva inconsistente	Ausente	Ausente	Ausente	Ausente	Degeneração vacuolar miocárdica
Lipofuscinose ceroide neuronal (CLN)										
CLN2 (também conhecido como NCL2)	TPP1 (tripeptidil-peptidase 1) (TE ICV)	Ceroide lipofuscina	Primeira infância	AR	Neurodegenerativa Perda de habilidades motoras Mioclonia Perda da visão Perda cognitiva Limitado à cadeira de rodas desde a adolescência	Ausente	Ausente	Perda de visão progressiva	Ausente	Degeneração progressiva simétrica da retina em 4-6 anos

[a]Revisões abrangentes dessas doenças de armazenamento lisossômico podem ser encontradas em DL Valle et al: *The Online Metabolic and Molecular Bases of Inherited Disease*, New York, McGraw-Hill, https://ommbid.mhmedical.com/book.aspx?bookID=2709#225069419.

Siglas: AR, autossômica recessiva; DLAL, deficiência de lipase ácida lisossômica; TE, terapia enzimática; TE ICV, terapia enzimática intracerebroventricular; TMO/TCTH, transplante de medula óssea ou de células-tronco hematopoiéticas; TRS, terapia de redução de substrato; UDP, 5'-difosfato de uridina.

CAPÍTULO 418
Doenças de depósito lisossômico

mais suprimentos de substratos exógenos. Por exemplo, os substratos são fornecidos por meio de captação mediada por receptores de lipoproteínas de baixa densidade na doença de Fabry e DLAL ou por fagocitose na doença de Gaucher tipo 1. A hipótese do limiar refere-se a um nível de atividade enzimática abaixo do qual a doença se desenvolve. Pequenas mudanças na atividade enzimática próximas a esse limiar podem causar ou modificar a doença. Um elemento fundamental desse modelo é que a atividade enzimática pode ser estimulada por alterações no fluxo de substratos com base na constituição genética, na renovação celular, na reciclagem ou nas demandas metabólicas. Por conseguinte, determinado nível residual de enzima pode ser adequado para o substrato em alguns tecidos ou células, mas não em outros. Além disso, existem diversas variantes de cada DDL em nível clínico. Por conseguinte, esses distúrbios representam um espectro de manifestações não facilmente dissociadas em entidades distintas. As bases moleculares/genéticas dessas variações ainda não foram elucidadas de modo detalhado.

Existem tratamentos da European Medicines Agency e da Food and Drug Administration (FDA) disponíveis para um número crescente de DDLs. A primeira foi a terapia de reposição enzimática (TE) para a doença de Gaucher; isso foi seguido por TEs adicionais, mas desenvolvimentos subsequentes incluíram infusão enzimática modificada, inibição de substrato, transplante de células-tronco hematopoiéticas (TCTH), terapia farmacológica com chaperona (que usa uma pequena molécula para estabilizar a enzima produzida pelo gene mutado e permite que ela funcione), administração intratecal de enzimas e terapia gênica. A capacidade técnica de intervir na maioria dos DDLs existe atualmente, mas com impacto altamente variável. Pesquisas adicionais significativas são necessárias para atingir as metas de sobrevida em longo prazo com boa função e qualidade de vida.

DISTÚRBIOS SELECIONADOS

DOENÇA DE TAY-SACHS

Cerca de 1 em 30 judeus asquenazes é portador da doença de Tay-Sachs (deficiência total de hexosaminidase A [Hex A]), resultante de mutações no gene da cadeia α. A forma infantil é uma doença neurodegenerativa que resulta em morte na infância. A doença é caracterizada por macrocefalia, perda da habilidade motora, aumento da reação de sobressalto e mancha vermelho-cereja na mácula retiniana. A forma de início na juventude apresenta ataxia e demência, com morte em torno de 10 a 15 anos de idade. O distúrbio de início na idade adulta caracteriza-se por inabilidade na infância, fraqueza motora progressiva na adolescência, sintomas espinocerebelares do neurônio motor inferior e disartria na idade adulta; a inteligência diminui lentamente, e os distúrbios psiquiátricos são comuns. Recomenda-se a triagem para os portadores da doença de Tay-Sachs na população de judeus asquenazes. A doença de Sandhoff, causada por deficiência em Hex A e Hex B resultando de cadeias β defeituosas, é fenotipicamente semelhante à doença de Tay-Sachs, com a adição de hepatoesplenomegalia e displasias ósseas.

DOENÇA DE FABRY

A doença de Fabry, um distúrbio ligado ao X e provavelmente a DDL mais prevalente, resulta de mutações no gene *GALA*, que codifica a α-galactosidase A. A prevalência estimada de homens hemizigotos varia de 1 em 40 mil a 1 em 3,5 mil em populações selecionadas. Espera-se que as mulheres tenham uma maior prevalência de mutações, mas manifestações mais variáveis. Em homens, a doença manifesta-se por angioceratomas (lesões cutâneas telangiectásicas), hipoidrose, opacidades da córnea e do cristalino, acroparestesia e doença progressiva dos rins, coração e sistema vascular cerebral. Dor abdominal, diarreia recorrente e acroparestesias (dor em queimação episódica debilitante nas mãos, pés e extremidades proximais) podem aparecer na infância. Nas mulheres, as manifestações gerais variam, exceto a doença renal, que é incomum. Os angioceratomas frequentemente aparecem na adolescência, são pontilhados, vermelho-escuros a preto-azulados, planos ou levemente elevados e, em geral, simétricos; além disso, não empalidecem à pressão. Com frequência, são pequenos e podem facilmente passar despercebidos. Em geral, são mais densos entre o umbigo e os joelhos – "a área da roupa de banho" –, mas podem ocorrer em qualquer local, incluindo as superfícies mucosas. Os angioceratomas também podem ocorrer em várias outras DDLs muito raras. As lesões da córnea e do cristalino, detectáveis no exame com lâmpada de fenda, podem ajudar no estabelecimento do diagnóstico de doença de Fabry. A acroparestesia pode durar de minutos a dias e pode ser precipitada por mudanças de temperatura, exercício, fadiga ou febre. A dor abdominal pode assemelhar-se à da apendicite ou cólica renal. Proteinúria, isostenúria e disfunção renal progressiva ocorrem da segunda à quarta décadas de vida; cerca de 5% dos pacientes do sexo masculino com insuficiência renal idiopática apresentam mutações em *GALA*. Hipertensão, hipertrofia ventricular esquerda, dor torácica anginosa e insuficiência cardíaca congestiva podem ocorrer da terceira à quarta décadas de vida. Cerca de 1 a 3% dos pacientes com miocardiopatia hipertrófica idiopática apresentam doença de Fabry. De modo semelhante, cerca de 2 a 5% dos homens com acidente vascular cerebral (AVC) idiopático aos 35 a 50 anos de idade têm mutações em *GALA*. Linfedema das pernas ocorre sem hipoproteinemia. A morte é devida a doença cardiovascular, renal ou cerebrovascular em pacientes não tratados. As variantes com atividade residual no gene A da α-galactosidase podem exibir manifestações de início tardio, limitadas ao sistema cardiovascular, que se assemelham à miocardiopatia hipertrófica. Casos com manifestações predominantemente cardíacas, renais ou do sistema nervoso central (SNC) foram relatados. Até 70% das mulheres heterozigotas exibem manifestações clínicas. Porém, nas mulheres, a doença cardíaca é a manifestação clínica que mais ameaça a vida, seguida em frequência por AVC e, depois, doença renal. Nos homens, a doença renal seguida de doença cardiovascular e AVC são as que mais ameaçam a vida.

A gabapentina e a carbamazepina diminuem a acroparestesia crônica e episódica. A hemodiálise crônica ou o transplante renal pode salvar a vida de pacientes com insuficiência renal. A TE intravenosa limpa os lipídeos armazenados de uma variedade de células. Mais recentemente, uma terapia com chaperona (migalastate), que estabiliza a enzima residual produzida pelo corpo do paciente, permitiu a terapia oral para alguns pacientes com mutações passíveis. Insuficiência renal, fibrose cardíaca e AVC são irreversíveis; portanto, a instituição precoce da terapia é a melhor oportunidade para prevenir ou retardar a progressão das complicações com risco de vida.

DOENÇA DE GAUCHER

A doença de Gaucher, um distúrbio autossômico recessivo pan-étnico, resulta da atividade deficiente da β-glicosidase ácida; nesses pacientes, foram descritas cerca de 600 mutações em *GBA1*. Clinicamente, as variantes da doença são classificadas pela ausência ou presença e progressão do envolvimento primário do SNC.

A doença de Gaucher tipo 1 é uma doença não neuronopática (i.e., ausência de doença de SNC de início precoce ou progressiva) que se manifesta desde a infância até a idade adulta na forma de doença visceral lenta a rapidamente progressiva. O diagnóstico é estabelecido em cerca de 55 a 60% dos pacientes com menos de 20 anos nas populações brancas e em uma idade ainda mais jovem nos demais grupos. Esse padrão de apresentação é nitidamente bimodal, com picos em menores de 10 a 15 anos e em torno de 25 anos. Os pacientes mais jovens tendem a exibir maior grau de hepatoesplenomegalia e citopenias sanguíneas associadas. Por outro lado, os pacientes mais velhos têm mais tendência a doença óssea crônica. A hepatoesplenomegalia ocorre em praticamente todos os pacientes identificados clinicamente e pode ser de grau leve ou grave. A anemia e a trombocitopenia associadas mostram-se variáveis e não estão diretamente relacionadas com o volume do fígado ou do baço. A disfunção hepática grave é incomum. Os infartos esplênicos podem assemelhar-se ao abdome agudo. A hipertensão pulmonar e o acúmulo alveolar de células de Gaucher são incomuns, porém potencialmente fatais, podendo ocorrer em qualquer idade. As mutações de *GBA1* nos estados heterozigóticos ou homozigóticos conduzem a um risco de vida significativamente aumentado para o desenvolvimento da doença de Parkinson. Os mecanismos básicos para esse risco são desconhecidos.

Todos os pacientes com doença de Gaucher têm infiltração não uniforme da medula óssea por macrófagos carregados de lipídeos chamados de células de Gaucher. Esse fenômeno pode levar ao preenchimento extenso da medula óssea com subsequente infarto, isquemia, necrose e destruição de osso cortical. O acometimento da medula óssea dissemina-se das partes proximais para as distais dos membros e pode afetar extensamente o esqueleto axial, causando colapso vertebral. Além do acometimento da medula óssea, o remodelamento ósseo encontra-se deficiente, com perda do cálcio ósseo total, levando a osteopenia, osteonecrose, infarto avascular e fraturas vertebrais por compressão e comprometimento da medula espinal. A necrose asséptica da cabeça do fêmur é comum, assim como a fratura do colo do fêmur. O mecanismo pelo qual os macrófagos acometidos da medula óssea interagem com os osteoclastos e/ou osteoblastos, causando doença óssea, não está definido por completo. A dor óssea crônica e mal definida pode ser debilitante e está pouco correlacionada com os achados radiográficos. As "crises ósseas" estão associadas a dor excruciante localizada e, às vezes, a eritema local, febre e leucocitose. Essas crises representam infartos agudos do osso, conforme evidenciado em cintilografias pela ausência de captação localizada dos agentes do pirofosfato. O diagnóstico é estabelecido por uma redução da atividade da β-glicosidase ácida (0-20% do normal) em células nucleadas. A enzima normalmente não está presente nos líquidos corporais. A sensibilidade do teste enzimático é baixa para a detecção de heterozigotos; o sequenciamento do gene *GBA1* completo é o padrão. A frequência da doença varia de cerca de 1 em mil indivíduos nos judeus asquenazes a menos de 1 em 100 mil indivíduos em outras populações; cerca de 1 em cada 12 a 15 judeus asquenazes é portador do alelo da doença de Gaucher. Quatro mutações comuns respondem por aproximadamente 85% das mutações nessa população de pacientes afetados: p.N370S (também conhecido como p.N409S), 84GG (uma inserção G na posição 84 do DNA complementar), p.L444P (também conhecido como p.L483P) e IVS-2^{+1} (uma mutação de junção do íntron 2).

Os estudos de genótipo/fenótipo indicam a existência de significativa correlação, embora não absoluta, entre o tipo e a gravidade da doença e o genótipo de *GBA1*. A mutação mais comum na população de judeus asquenazes (p.N370S) compartilha, ou homozigota ou heteroalelicamente, uma associação de 100% com a doença de Gaucher não neuronopática ou tipo 1. Os genótipos N370S/N370S e N370S/outro alelo mutante estão associados a doença de início mais tardio/menos grave e doença de início mais precoce/grave, respectivamente. Até 40% dos indivíduos com o genótipo N370S/N370S não se apresentam clinicamente. Outros alelos são L444P (atividade muito baixa), 84GG (nulo) ou IVS-2 (nulo) e alelos raros/particulares ou não caracterizados. Os pacientes L444P/L444P quase sempre apresentam doença potencialmente fatal a bastante grave/de início precoce, e muitos deles apresentam comprometimento do SNC nas duas primeiras décadas de vida.

O tratamento sintomático das citopenias sanguíneas e as cirurgias de substituição articular continuam tendo papel importante no tratamento. Entretanto, a TE intravenosa regular tem sido o tratamento de primeira linha para pacientes significativamente acometidos e mostra-se altamente eficaz e segura para diminuir a hepatoesplenomegalia e melhorar os valores hematológicos. Uma terapia de redução de substrato oral (tartarato de eliglustate), que inibe a síntese de glicolipídeos, foi aprovada como terapia de primeira linha para adultos. A doença óssea é reduzida e pode ser evitada por meio de TE, porém a lesão irreversível não pode ser revertida. Os pacientes adultos podem beneficiar-se pelo tratamento adjuvante com bisfosfonatos, ou outras intervenções, que melhoram a densidade óssea. Os adultos que não podem ser tratados com enzima, pelo fato de não ser efetiva ou porque desenvolveram alergia ou outras hipersensibilidades à enzima, podem receber terapia de redução de substrato, com tartarato de eliglustate ou miglustate; este último foi aprovado como terapia oral de segunda linha.

A doença de Gaucher tipo 2 é uma doença do SNC rara, progressiva e grave que leva à morte por volta dos 2 anos de idade, dependendo dos cuidados de suporte. A doença de Gaucher tipo 3 apresenta manifestações muito variáveis no SNC e nas vísceras. Pode apresentar-se no início da infância com doença visceral maciça rapidamente progressiva e progride lentamente para o comprometimento estático do SNC que pode não ser evidente por avaliações padrão de quociente de inteligência (QI); na adolescência, com demência; ou no início da idade adulta, com convulsões mioclônicas incontroláveis e rapidamente progressivas, bem como doença visceral leve. A doença visceral tipo 3 é quase idêntica à do tipo 1, porém costuma ser mais grave. Os achados iniciais do SNC podem limitar-se a defeitos do olhar lateral conjugado, que podem permanecer estáticos por várias décadas. A degeneração cognitiva pode ser lentamente progressiva ou estática. O tipo 3 é muito mais frequente entre indivíduos de ascendência de países não ocidentais. O envolvimento visceral – mas não do SNC – responde à TE.

DOENÇAS DE NIEMANN-PICK

As doenças de Niemann-Pick (deficiência de esfingomielinase ácida [DEMA]) são distúrbios autossômicos recessivos que resultam de defeitos na esfingomielinase ácida (EMA). Os tipos A e B são diferenciados pela idade de início precoce e pela doença progressiva do SNC no tipo A. Em geral, o distúrbio tipo A tem início no primeiro semestre de vida, com deterioração rapidamente progressiva do SNC, espasticidade, atraso do crescimento e hepatoesplenomegalia maciça. O tipo B tem início mais tardio e mais variável, caracterizando-se por progressão da hepatoesplenomegalia com eventual desenvolvimento de cirrose e substituição do parênquima hepático e das células de Kupffer por células espumosas preenchidas com esfingomielina. Os pacientes acometidos apresentam doença pulmonar progressiva com dispneia, hipoxemia e padrão de infiltrado reticular na radiografia de tórax. As células espumosas estão presentes nos alvéolos, nos vasos linfáticos e nas artérias pulmonares. As doenças hepática ou pulmonar progressivas podem levar à morte na adolescência ou no início da vida adulta. O fenótipo "tipo B" inclui alguns pacientes com envolvimento lentamente progressivo do SNC.

O diagnóstico é estabelecido pela acentuada redução (1-10% do normal) da atividade da EMA nas células nucleadas. Não existe nenhum tratamento específico aprovado para doença de Niemann-Pick, porém existem ensaios clínicos de TE intravenosa na fase 3. A eficácia do transplante hepático (TH) ou do transplante de medula óssea (TMO) não está estabelecida. Mais complicações do que o esperado ocorreram com essas intervenções devido a (1) recorrência de doença hepática no enxerto após TH por repovoamento de células mieloides deficientes em EMA derivadas da medula óssea ou (2) falta de depuração de esfingomielina em hepatócitos por correção cruzada de EMA após o TMO de células-tronco de medula óssea com EMA-normais.

As doenças de Niemann-Pick C são doenças progressivas do SNC, devido a mutações em *NPC1* ou *NPC2*, proteínas lisossômicas envolvidas no transporte de colesterol e esfingolipídeos selecionados para fora do lisossomo. Elas se apresentam com doença hepática ou esplênica, mas suas principais manifestações são doença progressiva do SNC ao longo de uma ou duas décadas. O tratamento com agentes inibidores do substrato (p. ex., miglustate) demonstrou efeitos menores no SNC, e a depleção de ciclodextrina está em fase de ensaio clínico para a doença NPC1.

MUCOPOLISSACARIDOSES

A mucopolissacaridose tipo I (MPS I) é um distúrbio autossômico recessivo causado pela deficiência de α-L-iduronidase. Tradicionalmente, o espectro do comprometimento tem sido dividido em três categorias: (1) doença de Hurler (MPS I H), caracterizada por deficiência grave com neurodegeneração, (2) doença de Scheie (MPS I S), que se refere à doença de início mais tardio sem comprometimento neurológico e com doença relativamente menos grave em outros sistemas orgânicos, e (3) síndrome de Hurler-Scheie (MPS I H/S), para os pacientes que apresentam um quadro intermediário entre esses dois extremos. A MPS I H/S caracteriza-se por doença somática grave, geralmente sem grande deterioração neurológica evidente. Com frequência, a MPS I manifesta-se na lactância ou no início da infância com rinite crônica, opacificação das córneas, hepatoesplenomegalia e dismorfia progressiva. Com a evolução da doença, quase todos os sistemas orgânicos podem ser afetados. Nas formas mais graves, as doenças cardíacas e respiratórias tornam-se potencialmente fatais na infância. A doença esquelética pode ser bastante grave, resultando em mobilidade muito limitada. Existem dois tratamentos atuais para as doenças MPS I. TCTH é o tratamento padrão para pacientes que se apresentam com < 2 anos de idade e que parecem ter ou correr risco de degeneração neurológica. Como o diagnóstico e a intervenção precoces são essenciais, a MPS I foi adicionada à triagem neonatal recomendada (TNR). O TCTH resulta em estabilização da doença do SNC e reverte a hepatoesplenomegalia. Além disso, melhora a doença cardíaca e a respiratória. O TCTH não elimina a doença corneana ou resulta na resolução da doença esquelética progressiva. A TE alivia efetivamente a hepatoesplenomegalia e melhora a doença cardíaca e a respiratória. A enzima não penetra na barreira hematencefálica e não afeta diretamente a doença no SNC. A TE e o TCTH parecem ter efeitos semelhantes em sinais e sintomas viscerais. A TE apresenta menor risco de complicações potencialmente fatais e, por conseguinte, pode ter vantagens para os pacientes com manifestações atenuadas sem doença do SNC. Uma combinação de TE e

TCTH, com a TE instituída antes do transplante, tem sido utilizada em uma tentativa de diminuir a carga da doença. A experiência com essa abordagem não está bem documentada, mas parece ter vantagens sobre o tratamento exclusivo com TCTH. Está claro que o TCTH tem beneficiado os pacientes. No entanto, complicações cardíacas e respiratórias tardias da MPS I estão sendo relatadas, incluindo respiração obstrutiva que requer suporte de pressão, cardiomiopatia e/ou doença valvular. O acompanhamento regular de pacientes com MPS I é necessário durante toda a vida, mesmo após o TCTH bem-sucedido.

A doença de Hunter (MPS II) é um distúrbio ligado ao X causado por deficiência na iduronato-sulfato-sulfatase e tem manifestações semelhantes àquelas da MPS I, incluindo algumas variantes com degeneração neurológica. Não há opacificação da córnea nem outra doença ocular. À semelhança da MPS I, a MPS II é clinicamente variável, com variantes do SNC e não do SNC. O TCTH não tem sido bem-sucedido no tratamento da doença do SNC associada à MPS II. A FDA e a European Medicines Agency aprovaram a TE para o tratamento das manifestações viscerais da MPS II.

A MPS IV ou síndrome de Morquio é uma condição autossômica recessiva rara (1 em 200 mil-300 mil) que difere das outras mucopolissacaridoses pela sua manifestação na forma de displasia esquelética espondiloepifisária e hiperextensibilidade de todas as articulações. Ocorrem também complicações cardíacas e respiratórias importantes. Esse distúrbio manifesta-se frequentemente na infância, porém a idade de início e a velocidade de progressão são muito variáveis. Duas variantes, o tipo A e o tipo B, são causadas por deficiências na N-acetilgalactosamina-6-sulfatase (*GALNS*) e na β-galactosidase ácida, respectivamente. Uma TE GALNS humana recombinante (alfaelosulfase) foi aprovada para o tratamento da MPS IVA, tornando essencial confirmar o diagnóstico enzimático específico. O tratamento demonstrou melhorar a mobilidade ambulatorial e diminuir a dor. Não existe tratamento específico atualmente para a MPS IVB.

A TE para a doença de Maroteaux-Lamy (MPS VI), a deficiência de arilsulfatase B, também recebeu aprovação da FDA, bem como aprovação por órgãos semelhantes em outros países. Trata-se de um distúrbio autossômico recessivo muito raro, caracterizado por hepatoesplenomegalia, dor óssea, doença cardíaca e comprometimento respiratório. A baixa estatura também é uma manifestação importante. Os sinais e sintomas viscerais assemelham-se aos da MPS I; entretanto, a MPS VI não está associada à degeneração neurológica.

A MPS VII, a síndrome de Sly, é causada por mutações no gene *GUSB*, que codifica a enzima β-glicuronidase. A deficiência grave dessa enzima pode se manifestar como hidropsia fetal, podendo resultar em natimorto ou morte perinatal. Outros pacientes com MPS VII podem apresentar a doença mais tarde, com baixa estatura, traços faciais grosseiros e hepatoesplenomegalia. Existe TE para esse distúrbio (alfavestronidase-vjbk).

DOENÇA DE POMPE
A maltase ácida (deficiência de α-glicosidase ácida) devido à mutação GAA, também chamada de doença de Pompe, é a única DDL que leva ao armazenamento primário de glicogênio. A forma infantil grave clássica manifesta-se com hipotonia, miocardiopatia e hepatoesplenomegalia. Essa variante, rapidamente progressiva, em geral resulta em morte no primeiro ano de vida. Entretanto, a exemplo de outras DDLs, existem formas de início precoce e de início tardio dessa doença.

As variantes de início tardio podem ser comuns, com até 1 em 40 mil; os pacientes com início tardio apresentam miopatia lentamente progressiva, que pode se assemelhar a uma distrofia muscular da cintura escapular e da cintura pélvica. A insuficiência respiratória pode constituir o sinal de apresentação ou pode desenvolver-se com a evolução da doença. Nos estágios tardios da doença, os pacientes podem exigir ventilação mecânica, queixar-se de dificuldade de deglutição e apresentar perda do controle intestinal e vesical. A miocardiopatia não costuma estar presente nas variantes de início tardio da doença de Pompe.

A FDA, a European Medicines Agency e órgãos semelhantes aprovaram a TE para a doença de Pompe em pacientes de todas as idades. Esse tratamento claramente prolonga a sobrevida na forma infantil, resultando em melhora consistente da função cardíaca. A função respiratória também melhora na maioria dos lactentes tratados, se instituído antes dos 6 meses de idade. Alguns lactentes demonstraram notável melhora das funções motoras, enquanto outros tiveram alterações mínimas no tônus ou na força muscular. Recentemente, vários estados instituíram TNR para a doença de Pompe. Além disso, protocolos mais recentes para tratamento com metotrexato e rituximabe diminuíram muito a formação de anticorpos antifármacos. A combinação de TNR e imunomodulação precedendo o TE melhorou muito a resposta terapêutica e a sobrevida em longo prazo. A prevenção da deterioração foi demonstrada com a TE com GAA nas formas de início tardio. A intervenção precoce com o TE com a α-glicosidase ácida nesses pacientes pode limitar ou evitar a deterioração, porém a doença muito avançada apresenta componentes irreversíveis significativos.

DEFICIÊNCIA DE LIPASE ÁCIDA LIPOSSÔMICA
A síndrome de Wolman (atualmente denominada DLAL de início na infância) e a doença de depósito de ésteres de colesterol (atualmente designada como DLAL de início na infância/vida adulta) são causadas pela deficiência de lipase ácida lisossômica (LAL), devido a mutações autossômicas recessivas em *LIPA*. O diagnóstico é estabelecido por análises enzimáticas ou gênicas de LAL ou *LIPA* em soro/plasma ou células nucleadas. A LAL hidrolisa ésteres de colesterol e triglicerídeos fornecidos ao lisossomo por meio da via LDLR. O seu acúmulo nos tecidos leva à disfunção orgânica progressiva, incluindo doença hepática, má-absorção intestinal, disfunção cardíaca e outras manifestações. A forma mais grave se apresenta no início da infância como uma emergência médica com falha grave de crescimento, vômitos e hepatoesplenomegalia. Os pacientes com DLAL de início na infância morrem sem tratamento específico em torno de 1 ano de idade (idade mediana de morte de 3,7 meses). A DLAL de início na infância/vida adulta pode ter uma idade variável de apresentação inicial, com sinais inespecíficos; entretanto, com frequência, envolve níveis elevados das enzimas hepáticas, doença hepática gordurosa não alcoólica, cirrose criptogênica e hepatoesplenomegalia de intensidade variável. É importante ressaltar que nenhuma das variantes clínicas manifesta doença primária do SNC. A doença progride durante a vida e pode resultar em cirrose hepática precoce (na adolescência) e aterosclerose (no início da idade adulta) ou morte precoce sem tratamento. É importante assinalar que as estatinas podem diminuir a hipercolesterolemia, porém não alteram a patologia tecidual progressiva básica (p. ex., fígado). A maioria dos pacientes de início tardio é avaliada por médicos hepatologistas ou lipidologistas. A TE para a DLAL tem efeitos significativos na reversão das manifestações da doença e foi aprovada para pacientes de todas as idades pela European Medicines Agency, pela FDA e por órgãos de vários outros países em 2015 e 2016.

DOENÇA DE KRABBE
A deficiência de galactocerebrosidase (GALC) causa a doença de Krabbe, um distúrbio neurodegenerativo autossômico recessivo devido a mutações no *GALC*. A doença de Krabbe é pan-étnica, mas bastante rara. A forma infantil precoce apresenta-se em média aos 4 meses de idade e progride rapidamente, com óbito em média aos 18 meses. Formas de início tardio também existem e têm início e sobrevivência altamente variáveis. A forma de início precoce apresenta hiperirritabilidade, problemas de alimentação, febre, convulsões e neurodegeneração. Cegueira, hipotonia e perda dos movimentos voluntários se desenvolvem com o tempo. As formas de início tardio apresentam espasticidade, ataxia, perda de visão e problemas comportamentais e progridem para demência e morte precoce. Não há tratamento aprovado pela FDA, mas o TCTH pré-sintomático precoce tem sido usado. Isso resulta em melhor sobrevida, mas problemas neurológicos ainda são comuns. Estudos mais recentes em modelos de camundongos e cães usaram terapia genética com melhora extraordinária tanto na função neurológica quanto na sobrevida. Estudos humanos estão sendo implementados.

LIPOFUSCINOSE CEROIDE NEURONAL TIPO 2 (NCL2 OU CLN2)
Existem pelo menos 13 genes que foram associados ao armazenamento de lipofuscina ceroide neuronal. Um deles, CLN2, é devido a mutações no *TPP1* e deficiência na tripeptidil-peptidase 1. Esse distúrbio neurodegenerativo autossômico recessivo geralmente se apresenta entre 2 e 4 anos de idade, mais comumente com convulsões, ataxia, mioclonia e perda de visão. Perdas de habilidades motoras incluem sentar, andar, falar e se alimentar e levam à incapacidade grave e, eventualmente, à morte em uma idade média de 12 anos. A deficiência intelectual e os problemas comportamentais também se tornam cada vez mais graves com a idade. A maioria das crianças afetadas fica em cadeira de rodas no final da infância, e a sobrevivência além da adolescência é rara. Existem pacientes com início tardio, e há sobreposição clínica significativa entre CLN2 e outros CLNs; a confirmação

do diagnóstico por sequenciamento gênico é essencial. Em 2017, a FDA/European Medicines Agency aprovou o tratamento de CLN2, alfacerliponase, uma TE que é administrada por injeção intracerebroventricular durante várias horas, a cada 2 semanas. A administração de alfacerliponase é facilitada pela colocação de uma porta intracerebroventricular para permitir um acesso confiável. Atualmente, esse é o único TE aprovado que é administrado por via intratecal. CLN2 é a única lipofuscinose ceroide neuronal que possui tratamento específico. Várias outras estão em desenvolvimento pré-clínico.

LEITURAS ADICIONAIS

Aldenhoven M et al: Long-term outcome of Hurler syndrome patients after hematopoietic cell transplantation: An international multicenter study. Blood 125:2164, 2015.
Balwani M et al: Recommendations for the use of eliglustat in the treatment of adults with Gaucher disease type 1 in the United States. Mol Genet Metab 117:95, 2016.
Ortiz A et al: Fabry disease revisited: Management and treatment recommendations for adult patients. Mol Genet Metab 123:416, 2018.
Schoser B et al: Survival and long-term outcomes in late-onset Pompe disease following alglucosidase alfa treatment: A systematic review and meta-analysis. J Neurol 264:621, 2017.
Schulz A et al: Study of intraventricular cerliponase alfa for CLN2 disease. N Engl J Med 378:1898, 2018.

419 Doenças de depósito do glicogênio e outros distúrbios hereditários do metabolismo dos carboidratos

Priya S. Kishnani

O metabolismo dos carboidratos exerce um papel vital na função celular, fornecendo a energia necessária à maioria dos processos metabólicos. A **Figura 419-1** mostra as vias bioquímicas relevantes envolvidas no metabolismo desses carboidratos. A glicose é o principal substrato do metabolismo energético nos seres humanos. O metabolismo da glicose gera trifosfato de adenosina (ATP, de *adenosine triphosphate*) por meio da glicólise e da fosforilação oxidativa mitocondrial. O corpo obtém a glicose pela ingestão de polissacarídeos, principalmente amido, e dissacarídeos, incluindo lactose, maltose e sacarose. A galactose e a frutose são dois outros monossacarídeos que servem como fontes de combustível para o metabolismo celular. No entanto, seu papel como fontes de combustível é menos significativo do que o da glicose. Galactose é derivada da lactose (galactose + glicose), que é o dissacarídeo encontrado nos laticínios, e constitui um importante componente de determinados glicolipídeos, glicoproteínas e glicosaminoglicanos. A frutose é encontrada em frutas, em vegetais e no mel. A sacarose (frutose + glicose) é outra fonte dietética de frutose e é um adoçante comumente usado.

O glicogênio, a forma de armazenamento da glicose nas células animais, é composto de resíduos de glicose unidos em cadeias lineares por ligações α1-4 e ramificados a intervalos de 4 a 10 resíduos por ligações α1-6. Ele forma uma molécula semelhante a uma árvore e pode ter um peso molecular de muitos milhões. O glicogênio pode agregar-se, formando estruturas reconhecíveis à microscopia eletrônica. Defeitos no metabolismo do glicogênio causam um acúmulo de glicogênio nos tecidos, daí a denominação *doenças de depósito de glicogênio* (DDGs). O glicogênio acumulado pode ser estruturalmente normal ou anormal nas várias DDGs. Defeitos na gliconeogênese, glicólise ou vias envolvendo o metabolismo da galactose e frutose geralmente não resultam em acúmulo de glicogênio.

As manifestações clínicas dos vários distúrbios do metabolismo dos carboidratos diferem de maneira acentuada. Os sintomas variam desde minimamente prejudiciais até letais. Ao contrário dos distúrbios do metabolismo lipídico, mucopolissacaridoses ou outras doenças de armazenamento, muitos distúrbios do metabolismo de carboidratos têm sido tratados com dieta apropriada. No entanto, a dieta sozinha não previne complicações em longo prazo, havendo necessidade de terapias definitivas. Os genes responsáveis pelos defeitos hereditários do metabolismo dos carboidratos foram clonados, e foram identificadas variantes mutagênicas. Com o uso de instrumentos, como painéis de sequenciamento do DNA, sequenciamento completo do exoma e sequenciamento completo do genoma, novas DDGs continuarão sendo identificadas, e o fenótipo dos distúrbios conhecidos continua se expandindo, conforme observado no caso das DDGs tipos II, III e IX. Os avanços da base molecular dessas doenças estão sendo usados para melhorar o diagnóstico e o tratamento. Alguns desses distúrbios são candidatos à terapia de reposição enzimática, terapia de redução de substratos, terapia gênica e outros instrumentos genômicos, como tecnologia do RNA pequeno de interferência (siRNA) e tecnologia de edição de genoma CRISPR.

Historicamente, as DDGs foram categorizadas numericamente, seguindo a ordem de identificação dos defeitos enzimáticos. Também são classificadas de acordo com os principais órgãos acometidos (fígado, músculos e/ou coração) e as manifestações clínicas. Neste capítulo, as DDGs serão classificadas com base no envolvimento do órgão **(Tab. 419-1)**. A frequência geral de todas as formas de DDGs é entre 1 em 20 mil e 1 em 40 mil nascidos vivos nos Estados Unidos e na Europa, e até 1 em 10 mil em todo o mundo para algumas DDGs. A maioria é herdada como traço autossômico recessivo; no entanto, a deficiência de fosfoglicerato-cinase, duas formas de deficiência de fosforilase-cinase (PhK) hepática e muscular causadas por mutações nos genes *PHKA2* e *PHKA1*, respectivamente, e deficiência de proteína de membrana associada a lisossomo 2 (LAMP-2) são distúrbios ligados ao cromossomo X. Os distúrbios mais comuns na infância são a deficiência de glicose-6-fosfatase (DDG tipo I), deficiência de α-glicosidase ácida lisossômica (DDG tipo II), deficiência da enzima desramificadora (DDG tipo III) e deficiência de PhK hepática (DDG tipo IX). O distúrbio mais comum no adulto é a deficiência de miofosforilase (DDG tipo V).

GLICOGENOSES HEPÁTICAS SELECIONADAS

DISTÚRBIOS COM HEPATOMEGALIA E HIPOGLICEMIA

DDG tipo I (deficiência de glicose-6-fosfatase ou translocase, doença de von Gierke) A DDG tipo I é um distúrbio autossômico recessivo causado pela deficiência de glicose-6-fosfatase ou translocase no fígado, nos rins e na mucosa intestinal. Existem dois subtipos de DDG I: o tipo Ia, em que a enzima glicose-6-fosfatase se encontra defeituosa, e o tipo Ib, em que a translocase que transporta a glicose-6-fosfato através da membrana microssômica se apresenta defeituosa. Os defeitos em ambos os subtipos levam à conversão hepática inadequada de glicose-6-fosfato em glicose, de modo que os indivíduos acometidos são suscetíveis à hipoglicemia de jejum.

ACHADOS CLÍNICOS E LABORATORIAIS Os indivíduos com DDG tipo I podem desenvolver hipoglicemia e acidose láctica durante o período neonatal; entretanto, mais comumente, exibem hepatomegalia aos 3 a 4 meses de idade. Hipoglicemia e acidose láctica podem se desenvolver após um curto jejum, geralmente quando os bebês começam a dormir durante a noite. Essas crianças, em geral, têm fácies semelhantes às de uma boneca, com bochechas gordas, membros relativamente finos, baixa estatura e abdome protuberante, devido à hepatomegalia maciça. Os rins estão aumentados, porém o baço e o coração são de tamanho normal. Os hepatócitos estão distendidos pelo glicogênio e pela gordura, com grandes vacúolos lipídicos proeminentes. Apesar da hepatomegalia, os níveis das enzimas hepáticas, em geral, estão normais ou quase normais. O aparecimento de equimoses espontâneas ou a mínimo trauma e a ocorrência de epistaxe estão associados a um tempo de sangramento prolongado, em virtude do comprometimento da agregação/adesão plaquetária e/ou doença de von Willebrand adquirida. Hiperuricemia está presente. Anormalidades de lipídeos plasmáticos incluem elevação de triglicerídeos, colesterol total e lipoproteína de baixa densidade e fosfolipídeos, em comparação com o baixo nível de colesterol de lipoproteína de alta densidade (HDL). Os pacientes do tipo Ib têm achados adicionais de neutropenia e função neutrofílica prejudicada. Portanto, esses pacientes são propensos a infecções bacterianas recorrentes e ulceração crônica da mucosa oral e intestinal, o que leva a diarreia grave e desnutrição.

COMPLICAÇÕES EM LONGO PRAZO Em geral, a gota torna-se sintomática por ocasião da puberdade em consequência da hiperuricemia prolongada em pacientes não tratados. A puberdade frequentemente está atrasada. Algumas mulheres com DDG I têm ovários policísticos e menorragia. Vários relatos de gestações bem-sucedidas sugerem que a fertilidade não é afetada, embora os sintomas possam ser exacerbados devido ao aumento relacionado à gravidez na perfusão renal e no volume sanguíneo materno. Em decorrência das anormalidades lipídicas, observa-se um aumento do risco de pancreatite. Os pacientes com DDG I podem correr risco aumentado de

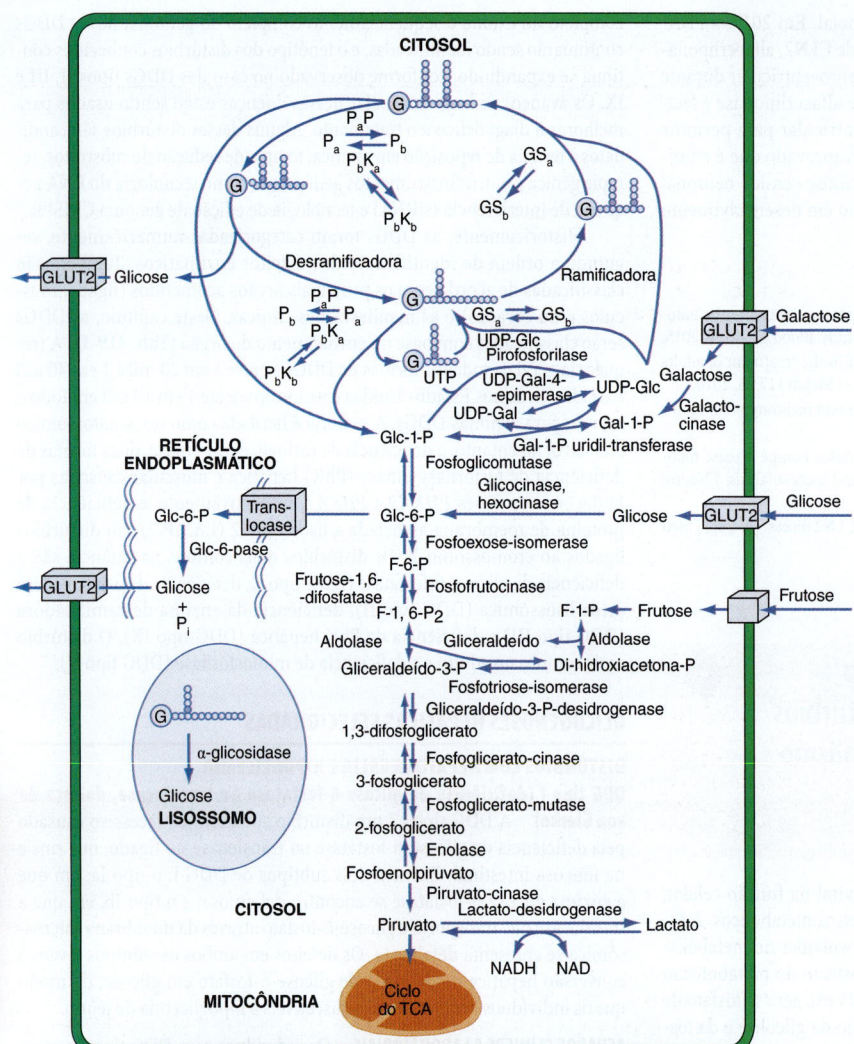

FIGURA 419-1 Vias metabólicas relacionadas com as doenças de depósito do glicogênio, bem como os distúrbios da galactose e da frutose. As siglas não padronizadas são as seguintes: G, glicogenina, a proteína inicial para a síntese de glicogênio; GS_a, glicogênio-sintase ativa; GS_b, glicogênio-sintase inativa; P_a, fosforilase ativa; P_b, fosforilase inativa; P_aP, fosforilase α-fosfatase; P_bK_a, fosforilase β-cinase ativa; P_bK_b, fosforilase β-cinase inativa; TCA, ácido tricarboxílico; Gal, galactose; Glc, glicose; GLUT-2, transportador de glicose 2; NAD, adenina-nicotinamida-dinucleotídeo; NADH, desidrogenase do dinucleotídeo de adenina-nicotinamida; Pi, fosfato inorgânico; UDP, difosfato de uridina; UTP, trifosfato de uridina. (Modificada com permissão de AR Beaudet, in KJ Isselbacher et al: Harrison's Principles of Internal Medicine, 13th ed. New York, NY: McGraw Hill; 1994.)

doença cardiovascular, como hipertensão sistêmica. A hipertensão pulmonar, embora seja rara, tem sido relatada. Podem-se observar fraturas frequentes e evidências radiográficas de osteopenia/osteoporose em pacientes adultos; o conteúdo mineral ósseo mostra-se significativamente reduzido em pacientes pré-púberes. Na segunda ou na terceira década de vida, a maioria dos pacientes com DDG tipo I apresenta adenomas hepáticos, que podem sofrer hemorragia e que, em alguns casos, tornam-se malignos. A doença renal em estágio terminal constitui uma complicação tardia grave. Quase todos os pacientes com > 20 anos apresentam proteinúria, e muitos têm hipertensão, cálculos renais, nefrocalcinose e alteração da depuração da creatinina. Em alguns pacientes, a função renal deteriora e progride para doença renal em estágio terminal, exigindo diálise ou transplante.

DIAGNÓSTICO Apresentação clínica, hipoglicemia, acidose láctica, hiperuricemia e valores anormais de lipídeos sugerem que um paciente pode ter DDG I, e o teste genético fornece um meio não invasivo de chegar a um diagnóstico definitivo para a maioria dos pacientes com doença dos tipos Ia e Ib. Historicamente, um diagnóstico definitivo exigia uma biópsia hepática para demonstrar a deficiência enzimática.

TRATAMENTO A primeira linha de tratamento em DDG I é evitar o jejum e a alimentação frequente. Uma dieta rica em carboidratos complexos suplementada por amido de milho não cozido em refeições pequenas e frequentes é usada para o tratamento de DDG Ia e DDG Ib. Estão disponíveis produtos modificados de amido de milho de liberação prolongada com ação mais longa e melhor tolerados, que podem ajudar a prolongar a duração da euglicemia e melhorar o controle metabólico. O tratamento das complicações com medicamentos pode ser necessário, como suplementação de citrato para prevenir e/ou tratar a nefrocalcinose, alopurinol para controlar a hiperuricemia, inibidores da hidroximetilglutaril-coenzima A (HMG-CoA)-redutase e fibrato para reduzir lipídeos, bem como inibidores da enzima conversora de angiotensina para tratar a microalbuminúria. Ressecção cirúrgica, injeções percutâneas de etanol e ablação por radiofrequência podem ser usadas para tratar o adenoma hepático. O transplante de fígado pode salvar a vida de pessoas com doença adenomatosa hepática com risco de transformação maligna, crescimento rápido em tamanho ou número e/ou controle metabólico grave e deficiente. O transplante renal pode ser necessário naqueles com disfunção glomerular renal progredindo para insuficiência renal. Indivíduos com DDG Ib podem necessitar de intervenção adicional devido às consequências da neutropenia, como o uso de fator estimulador de colônia de granulócitos. Mais recentemente, a empagliflozina, um inibidor do cotransportador renal de sódio-glicose 2 (SGLT-2), tem sido efetivamente utilizada na DDG Ib para o tratamento da disfunção de neutrófilos e mostrou melhora na cicatrização de feridas e nos sintomas de doença inflamatória intestinal.

DDG tipo III (deficiência da enzima desramificadora, dextrinose-limite)
A DDG tipo III é um distúrbio autossômico recessivo causado por uma deficiência da enzima desramificadora do glicogênio. A enzima desramificadora e fosforilase são responsáveis pela degradação completa do glicogênio em glicose. Quando a enzima desramificadora está deficiente, a degradação do glicogênio é incompleta, resultando em acúmulo anormal de glicogênio com cadeias externas curtas, lembrando a dextrina-limite. A DDG III é classificada principalmente como (1) DDG IIIa, com envolvimento hepático, cardíaco e musculoesquelético (cerca de 85% dos casos), e (2) DDG IIIb, com envolvimento principalmente hepático (cerca de 15% dos casos).

ACHADOS CLÍNICOS E LABORATORIAIS A apresentação inicial da DDG III é semelhante à da DDG I com hipoglicemia, hepatomegalia, hiperlipidemia e baixa estatura, ocorrendo na infância e em bebês. A hipoglicemia na DDG III pode ser cetótica ou não cetótica. Pacientes com DDG III têm níveis elevados de aminotransferase e concentrações normais de lactato e ácido úrico no sangue. Pacientes com DDG IIIa também apresentam miopatia esquelética variável e miocardiopatia que podem se manifestar precocemente. Os níveis séricos de creatina-cinase (CK, de *creatine kinase*) algumas vezes podem ser usados para identificar pacientes com acometimento muscular, porém a presença de níveis normais não exclui a deficiência enzimática muscular. Na maioria dos pacientes com DDG III, há uma aparente melhora da hepatomegalia com a idade; no entanto, muitos pacientes apresentam, no final da idade adulta, fibrose hepática progressiva, cirrose progredindo para insuficiência hepática e carcinoma hepatocelular. Podem ocorrer adenomas hepáticos, embora sejam menos comuns do que na DDG I. Foi relatada a ocorrência de hipertrofia ventricular esquerda, fibrose significativa do miocárdio e arritmias potencialmente fatais. Os indivíduos com DDG IIIa podem apresentar fraqueza muscular na primeira infância, que pode

TABELA 419-1 ■ Características das doenças de depósito do glicogênio e distúrbios da galactose e da frutose

Tipo/nome comum	Defeito básico	Manifestações clínicas	Comentários
Glicogenoses hepáticas			
Distúrbios com hepatomegalia e hipoglicemia			
Ia/von Gierke	Glicose-6-fosfatase	Atraso do crescimento, aumento do fígado e do rim, hipoglicemia, elevação dos níveis sanguíneos de lactato, colesterol, triglicerídeos e ácido úrico	Comum, hipoglicemia grave. As complicações na idade adulta incluem adenomas hepáticos, carcinoma hepático, osteoporose, hipertensão pulmonar e insuficiência renal
Ib	Glicose-6-fosfato-translocase	Iguais às do tipo Ia, com achados adicionais de neutropenia e disfunção dos neutrófilos, risco aumentado de infecções, ulceração da mucosa e doença periodontal, doença inflamatória intestinal, hipotireoidismo	~20% do tipo I
IIIa/Cori ou Forbes	Enzima desramificadora hepática e muscular	*Infância:* Hepatomegalia, falha no crescimento, fraqueza muscular, miocardiopatia, arritmias cardíacas, hipoglicemia, hiperlipidemia, elevação das aminotransferases hepáticas, CK, Glc_4 urinário	Comum, hipoglicemia de gravidade intermediária; contudo, são observados casos graves
		Idade adulta: Atrofia e fraqueza musculares proximais e distais; neuropatia periférica com comprometimento preferencial do nervo mediano; miocardiopatia variável, fibrose hepática, cirrose, insuficiência hepática progressiva, risco de CHC em alguns pacientes	Podem ocorrer fibrose/cirrose hepática, adenoma e carcinoma hepáticos. A fraqueza muscular pode progredir até a necessidade de recursos ambulatoriais, como cadeira de rodas. Risco de arritmia fatal
IIIb	Enzima desramificadora hepática (atividade desramificadora muscular normal)	Os sintomas hepáticos são iguais aos do tipo IIIa; ausência de sintomas musculares	~15% do tipo III
IV/Andersen	Enzima ramificadora	*Forma hepática:* Atraso no crescimento, hipotonia, hepatomegalia, cirrose e insuficiência hepática progressiva (morte habitualmente antes de 5 anos de idade); um pequeno subgrupo não apresenta progressão hepática, com comprometimento extra-hepático, como miopatia e miocardiopatia, mais tarde na vida *Formas neuromusculares:* As formas perinatais e congênitas levam ao óbito no período neonatal. A forma infantil apresenta miopatia, miocardiopatia, achados sistêmicos típicos *Forma adulta (DCPA):* Fraqueza e espasticidade bilateral dos membros inferiores, bexiga neurogênica, neuropatia periférica, comprometimento cognitivo	Uma das glicogenoses mais raras. Existem outras variantes neuromusculares
VI/Hers	Fosforilase hepática	Hepatomegalia, hipoglicemia variável, hiperlipidemia, cetose, atraso do crescimento, fibrose hepática e CHC	Com frequência subdiagnosticada, com reconhecimento dos casos graves
IX/deficiência de PhK hepática IX α2 (*PHKA2*) IX β (*PHKB*) IX γ2 (*PHKG2*)	PhK hepática PhK hepática e muscular PhK hepática	Hipoglicemia, hipercetose, hepatomegalia, doença hepática crônica, hiperlipidemia, elevação das enzimas hepáticas, atraso do crescimento O fenótipo clínico de IX γ2 é mais grave do que o de IX α2; com variabilidade significativa entre os pacientes, hepatomegalia acentuada, hipoglicemia recorrente, cirrose hepática	DDG IXα2 é uma variabilidade clínica comum, ligada ao cromossomo X, (DDG IX γ2) dentro e entre os subtipos; casos graves sendo reconhecidos em diferentes subtipos
00a/deficiência de glicogênio-sintase hepática	Glicogênio-sintase	Hipoglicemia e cetose em jejum, elevação dos níveis de ácido láctico e alanina e hiperglicemia após uma carga de glicose, ausência de hepatomegalia	Diminuição das reservas hepáticas de glicogênio
DDG XI/síndrome de Fanconi-Bickel	Transportador de glicose 2 (GLUT-2)	Atraso do crescimento, baixa estatura, raquitismo hipofosfatêmico, acidose metabólica, hepatomegalia, disfunção tubular renal proximal, comprometimento da utilização de glicose e galactose	Rara, consanguinidade em 70%
Glicogenoses musculares			
Distúrbios com déficit de energia muscular			
V/McArdle	Fosforilase muscular	Intolerância ao exercício, cãibras musculares, mioglobinúria no exercício extenuante, aumento da CK, fenômeno de "segundo fôlego"	Comum, predomínio masculino
VII/Tarui	Fosfofrutocinase – subunidade M	Iguais às do tipo V, com achados adicionais de hemólise compensada, hiperuricemia, fenômeno de "sem fôlego"	Prevalente nos judeus asquenazes e japoneses
IX/deficiência de PhK muscular IX α1 (*PHKA1*) IX γ1 (PHKG1)	PhK muscular	Intolerância ao exercício, cãibras, mialgia, mioglobinúria; ausência de hepatomegalia	Ligado ao X (PHKA1), autossômico recessivo (PHKG1)
X/deficiência de fosfoglicerato-cinase	Fosfoglicerato-cinase	Iguais às do tipo V, com achados adicionais de anemia hemolítica e disfunção do SNC	Rara, ligada ao X
Deficiência de fosfoglicerato-mutase	Fosfoglicerato-mutase – subunidade M	Iguais às do tipo V	Rara, a maioria dos pacientes é afro-americana
Deficiência de lactato-desidrogenase	Ácido láctico desidrogenase – subunidade M	Iguais às do tipo V, com achados adicionais de erupção cutânea eritematosa e rigidez uterina resultando em dificuldade de parto nas mulheres	Rara

(Continua)

TABELA 419-1 ■ Características das doenças de depósito do glicogênio e distúrbios da galactose e da frutose *(Continuação)*

Tipo/nome comum	Defeito básico	Manifestações clínicas	Comentários
XII/deficiência de frutose 1,6-difosfato-aldolase A	Frutose 1,6-difosfato-aldolase A	Iguais às do tipo V, com achado adicional de anemia hemolítica, esplenomegalia, icterícia	Rara
XIII/deficiência de β-enolase	β-enolase muscular	Intolerância ao exercício	Rara
Distúrbios com miopatia esquelética progressiva e/ou miocardiopatia			
II/Pompe	α-Glicosidase ácida lisossômica	*Infantil clássico:* Hipotonia, fraqueza muscular, cardiomegalia e insuficiência cardíaca, precocemente fatal *Infantil não clássico:* Apresentação no primeiro ano de vida com miocardiopatia menos grave e progressão mais lenta que a forma clássica *Início tardio (juvenil e adulto):* Ausência de miocardiopatia no primeiro ano de vida. Fraqueza e atrofia progressiva do músculo esquelético, grave comprometimento dos músculos proximais e respiratórios	Comum, nível indetectável ou muito baixo de atividade enzimática na forma infantil; atividade enzimática residual variável na forma de início tardio
Deficiência de PRKAG2	Proteína-cinase gama 2 ativada por AMP	Miocardiopatia grave e insuficiência cardíaca precoce (9-55 anos). A forma fetal congênita é rapidamente fatal, com miocardiopatia hipertrófica e síndrome WPW. Outros comprometimentos incluem mialgia, miopatia e crises convulsivas	Autossômica dominante
Doença de Danon	Proteína 2 da membrana associada ao lisossomo (LAMP-2)	Miocardiopatia grave, padrão WPW e insuficiência cardíaca (8-15 anos); miopatia, retinopatia ou maculopatia, dificuldade de aprendizagem, déficits cognitivo e de atenção podem estar presentes	Muito rara, ligada ao X
XV; miopatia de corpos de poliglucosano de início tardio	Glicogenina-1	Fraqueza muscular proximal de início na idade adulta, miocardiopatia grave necessitando de transplante cardíaco em alguns casos, envolvimento do sistema nervoso é incomum	Autossômica recessiva, rara
Distúrbios da galactose			
Galactosemia com deficiência de uridiltransferase	Galactose-1-fosfato-uridil-transferase	Vômitos, hepatomegalia, icterícia, catarata, aminoacidúria, atraso do crescimento	Ocorrem complicações em longo prazo, apesar do diagnóstico e tratamento precoces
Deficiência de galactocinase	Galactocinase	Catarata, diátese hemorrágica neonatal, encefalopatia e níveis elevados de transaminases hepáticas	Benigno em alguns casos, fenótipo mais grave foi relatado em outros
Deficiência de difosfato-uridina-galactose 4-epimerase	Difosfato-uridina-galactose 4-epimerase	Semelhante à deficiência de transferase, com achados adicionais de hipotonia e surdez neurossensorial	Existe uma variante benigna
Distúrbios da frutose			
Frutosúria essencial	Frutocinase	Assintomática, substâncias redutoras na urina positivas	Benigna, autossômica recessiva
Intolerância hereditária à frutose	Frutose-1,6-difosfato-aldolase B	Vômitos, letargia, atraso do crescimento, insuficiência hepática, aversão a doces, gravidade dos sintomas dependente da idade/quantidade de açúcar ingerido	Prognóstico satisfatório com diagnóstico precoce e restrição da frutose, autossômica recessiva
Deficiência de frutose-1,6-difosfatase	Frutose-1,6-difosfatase	Hipoglicemia episódica, acidemia hiperláctica e cetoacidose geralmente após doença, hepatomegalia	Evitar o jejum, prognóstico satisfatório

Siglas: AMP, monofosfato de adenosina; CHC, carcinoma hepatocelular; CK, creatina-cinase; DCPA, doença do corpo poliglucosano do adulto; DDG, doença de depósito de glicogênio; Glc$_4$, glicose tetrassacarídeo; M, músculo; PhK, fosforilase-cinase; PRKAG2, proteína-cinase gama 2 ativada por AMP; SNC, sistema nervoso central; WPW, Wolff-Parkinson-White.

se tornar intensa depois da terceira ou da quarta década de vida, resultando no uso de dispositivos auxiliares e dependência de cadeira de rodas. Os pacientes também apresentam intolerância ao exercício. O padrão de fraqueza muscular é variável, e há fraqueza muscular tanto proximal quanto distal. A neuropatia periférica pode tornar-se perceptível mais tarde na vida; no entanto, existem opiniões opostas sobre a existência de neuropatia periférica na DDG III. Indivíduos com DDG IIIa têm risco aumentado de osteoporose. Além disso, ovários policísticos são relatados em pacientes do sexo feminino com DDG III, e algumas pacientes desenvolvem características da síndrome dos ovários policísticos, como hirsutismo e ciclos menstruais irregulares. Os relatos de gestação bem-sucedida em mulheres com DDG III sugerem que a fertilidade é normal.

DIAGNÓSTICO A hipoglicemia é um sintoma de apresentação em apenas cerca de metade dos pacientes com DDG III, e, portanto, o diagnóstico deve ser considerado em pacientes com hepatomegalia e parâmetros bioquímicos típicos. No passado, o diagnóstico era confirmado pela atividade deficiente, ou ausente, da enzima desramificadora no fígado, músculo esquelético ou fibroblastos. Em pacientes com DDG IIIb, a atividade enzimática é baixa no fígado e normal no músculo. Com a disponibilidade de testes genéticos moleculares, o uso de exames invasivos como biópsias de fígado e de músculo está declinando. Na atualidade, as análises com base no DNA fornecem um meio não invasivo de determinar o subtipo desses distúrbios na maioria dos pacientes. A histologia do fígado apresenta hepatócitos distendidos devido ao acúmulo de glicogênio; áreas de fibrose periportal também são observadas muito cedo no curso da doença, juntamente com alguma infiltração de gordura.

TRATAMENTO A deficiência da enzima desramificadora impede a glicogenólise completa na DDG III, mas a gliconeogênese está intacta. Portanto, uma dieta rica em proteínas e carboidratos complexos, suplementada com amido de milho não cozido, em refeições pequenas e frequentes é eficaz na prevenção da hipoglicemia. Indivíduos com DDG III podem se beneficiar da manipulação lipídica da dieta, como a implementação de uma dieta rica em gordura ou uma dieta cetogênica modificada ou ainda o uso de suplementação de triglicerídeos de cadeia média, mas é necessário monitoramento cuidadoso da função e morfologia hepática e do perfil lipídico dado o impacto potencial na doença hepática subjacente. Cetonas e glicose sanguíneas devem ser avaliadas em momentos de estresse. Pode-se considerar o transplante de fígado e coração em pacientes com grave comprometimento hepático ou cardíaco. A terapia baseada na dieta não é eficaz na prevenção da progressão da doença hepática, na miocardiopatia e na miopatia. A doença muscular continua a progredir e é uma necessidade não atendida significativa desses pacientes.

DDG tipo IX (deficiência de fosforilase-cinase hepática) Os defeitos da PhK produzem um grupo heterogêneo de glicogenoses. O complexo enzimático PhK consiste em quatro subunidades (α, β, γ e δ). Cada uma dessas subunidades é codificada por genes diferentes (cromossomo X e autossomos), que são expressos diferencialmente em diversos tecidos. A deficiência de PhK pode ser dividida em vários subtipos com base no gene/subunidade envolvidos, nos tecidos principalmente acometidos e no modo de herança.

O subtipo mais comum é a DDG IX α2, uma deficiência de PhK hepática ligada ao cromossomo X, causada por variantes patogênicas no gene *PHKA2*, que também é uma das glicogenoses hepáticas mais comuns. A atividade da PhK também pode estar deficiente nos eritrócitos e nos leucócitos, porém está normal no músculo. Em geral, a criança entre 1 e 5 anos apresenta atraso do crescimento e hepatomegalia. Apesar do atraso no início da puberdade e do crescimento contínuo até o final da adolescência, as crianças geralmente atingem a estatura adulta normal. Fígado gorduroso e fibrose hepática foram identificados em alguns pacientes, incluindo crianças. Os níveis de colesterol, triglicerídeos e enzimas hepáticas estão elevados. A cetose em jejum é uma característica da doença, mas não é observada em todos os pacientes. Os níveis dos ácidos láctico e úrico, em geral, estão normais. A hipoglicemia pode ser leve em alguns pacientes, porém recorrente em outros. A variabilidade fenotípica está sendo cada vez mais reconhecida, com comprometimento significativo em alguns casos da forma ligada ao X. A histologia hepática revela distensão dos hepatócitos, devido ao acúmulo excessivo de glicogênio; fibrose também é identificada. Recomenda-se que os pacientes adultos sejam monitorados quanto a complicações hepáticas com tomografia computadorizada (TC) ou ressonância magnética (RM) realizadas regularmente. Embora anteriormente considerada uma doença leve, um amplo espectro clínico de apresentações agora está sendo reconhecido na DDG IX, com casos mais graves surgindo, mesmo na forma ligada ao cromossomo X. Pesquisas adicionais são necessárias para entender completamente a história natural e as complicações em longo prazo do subtipo de DDG IX ligado ao cromossomo X.

O tratamento da DDG IX hepática é baseado em sintomas. Como na DDG III, a gliconeogênese está intacta na DDG IX. Uma dieta rica em proteínas e carboidratos complexos em refeições pequenas e frequentes é eficaz na prevenção da hipoglicemia. Cetonas e glicose sanguíneas devem ser avaliadas em momentos de estresse. Pode-se considerar o transplante de fígado em pacientes com grave comprometimento hepático.

Outros subtipos de DDG hepática tipo IX incluem DDG IX β e DDG IX γ2. Subtipos adicionais, DDG IX α1 e IX γ1, afetam apenas o músculo e são descritos em uma seção posterior. DDG IX β (DDG IXb) é uma forma autossômica recessiva de deficiência de PhK hepática e muscular causada por variantes patogênicas de *PHKB*. Pacientes com DDG IX β geralmente apresentam hepatomegalia. Eles exibem um amplo espectro clínico e não podem ser distinguidos com base apenas nos achados clínicos. DDG IX γ2, uma forma autossômica recessiva de deficiência hepática de PhK, é devida a variantes patogênicas de *PHKG2*. Essa é uma forma grave de DDG IX que frequentemente progride para cirrose hepática. DDG IX γ2 é tipicamente um fenótipo mais grave, quando comparado com DDG IX α2 e DDG IX β, com cirrose hepática precoce e fibrose. Anteriormente, crianças com miocardiopatia grave isolada e baixa atividade de PhK no coração e músculo eram consideradas portadoras de DDG subtipo IX. No entanto, não foram identificadas variantes patogênicas nos genes que codificam as subunidades PhK. Essa apresentação foi posteriormente considerada uma nova síndrome, a síndrome PRKAG2, com diminuição secundária da atividade de PhK. A condição pode ser letal, devido ao depósito maciço de glicogênio no miocárdio. Os detalhes sobre essa condição são fornecidos na seção sobre deficiência de PRKAG2.

DDG tipo IV (deficiência da enzima ramificadora, amilopectinose, doença de poliglucosano ou doença de Andersen) A DDG tipo IV é causada pela deficiência na enzima ramificadora, levando ao acúmulo de um glicogênio anormal com baixa solubilidade. A doença é clinicamente heterogênea, com envolvimento de múltiplos órgãos, mas a apresentação primária pode ser caracterizada por manifestações no fígado ou nos músculos; assim, dois tipos principais – hepático e neuromuscular – são reconhecidos. Indivíduos com a forma hepática progressiva geralmente manifestam, nos primeiros 18 meses de vida, déficit de crescimento, hepatoesplenomegalia e cirrose hepática progressiva levando à morte na primeira infância. A hipoglicemia na DDG IV é secundária à doença hepática avançada e considerada um achado tardio. Alguns pacientes podem desenvolver carcinoma hepatocelular. Esses pacientes geralmente apresentam manifestações extra-hepáticas envolvendo o sistema nervoso central e periférico, bem como os músculos cardíaco e esquelético. As formas neuromusculares da doença têm quatro subtipos reconhecidos: forma perinatal, congênita, infantil e adulta. As formas perinatal e congênita são letais, e o óbito ocorre no período neonatal. A forma infantil apresenta-se com miopatia ou miocardiopatia, com achados sistêmicos típicos. A forma adulta é conhecida como doença do corpo poliglucosano do adulto (DCPA) e pode apresentar envolvimento sistêmico do sistema nervoso central e periférico caracterizada por anormalidades da marcha devido à paraplegia espástica, bexiga neurogênica, neuropatia periférica, leucodistrofia, disfunção autonômica e comprometimento cognitivo nos últimos estágios da doença. A expectativa de vida é reduzida em pacientes com DCPA, mas há uma escassez de estudos sistemáticos de história natural de longo prazo. O diagnóstico definitivo de DDG IV requer demonstração de variantes patogênicas no gene *GBE1* ou deficiência de enzima ramificadora no fígado, músculo, cultura de fibroblastos da pele ou leucócitos.

Pode-se realizar o transplante de fígado para a insuficiência hepática progressiva. Manifestações extra-hepáticas, incluindo envolvimento do sistema nervoso e cardíaco, podem ocorrer após o transplante. O tratamento para a forma adulta da DDG IV inclui suporte sintomático para anormalidades da marcha, disfunção da bexiga, bem como monitoramento periódico para identificar qualquer déficit neurológico de início recente.

Outras glicogenoses hepáticas com hepatomegalia e hipoglicemia Esses distúrbios incluem deficiência de fosforilase hepática (doença de Hers, tipo VI) e a glicogenose hepática com síndrome de Fanconi-Bickel. Os pacientes com DDG tipo VI têm retardo de crescimento, hiperlipidemia e hipercetose, além de hepatoesplenomegalia e hipoglicemia. O curso clínico pode variar de leve a grave. A síndrome de Fanconi-Bickel é causada por defeitos no transportador de glicose 2 (GLUT-2, de *glucose transporter 2*), que transporta a glicose e a galactose para dentro e para fora dos hepatócitos, das células pancreáticas e das membranas basolaterais das células epiteliais intestinais e renais. Pacientes com a síndrome de Fanconi-Bickel apresentam depuração renal aumentada de glicose, aminoácidos, fosfato e ácido úrico devido a disfunção do túbulo renal proximal, utilização prejudicada de glicose e galactose e acúmulo de glicogênio no fígado e nos rins.

GLICOGENOSES MUSCULARES SELECIONADAS

DISTÚRBIOS COM DÉFICIT ENERGÉTICO MUSCULAR
DDG tipo V (deficiência de fosforilase muscular, doença de McArdle) A DDG tipo V é um distúrbio autossômico recessivo causado por deficiência da fosforilase muscular. A doença de McArdle é o protótipo do distúrbio da energia muscular, pois a deficiência enzimática limita a geração de ATP por glicogenólise e resulta em acúmulo de glicogênio.

ACHADOS CLÍNICOS E LABORATORIAIS Pode-se observar um amplo espectro heterogêneo de apresentações clínicas na forma neonatal, que é rapidamente fatal em um dos extremos, enquanto se observa a forma clássica com mialgia, câimbras e mioglobinúria no outro extremo. Foi relatado o início tardio dos sintomas até a oitava década de vida. Os pacientes geralmente desenvolvem rigidez muscular, dor e fraqueza induzidas pelo exercício. O grau de envolvimento muscular é variável entre os pacientes sintomáticos; no entanto, a intolerância ao exercício geralmente piora com o tempo. Indivíduos assintomáticos com ausência de atividade da fosforilase muscular também foram identificados devido à elevação da CK sérica.

Os sintomas podem ser precipitados por (1) atividade breve e de alta intensidade, como correr ou transportar cargas pesadas; e/ou (2) atividade menos intensa, porém sustentada, como subir escadas ou caminhar em subidas. A maioria dos pacientes consegue realizar um exercício moderado, como caminhar em local plano, por longos períodos. Os pacientes costumam exibir o fenômeno de "segundo fôlego", no qual, depois de um curto intervalo após o início de esforço físico intenso, são capazes de continuar a atividade sem dor. Esse fenômeno é exclusivo da DDG V e se deve ao aumento do suprimento de glicose no sangue liberado dos estoques de glicogênio hepático e à oxidação de ácidos graxos à medida que o exercício progride. Embora a maioria dos pacientes tenha dor muscular episódica e câimbras em consequência do exercício, 35% relatam uma dor permanente, que afeta seriamente o sono e outras atividades. Pacientes relatam uma urina cor de vinho após o exercício, que resulta de mioglobinúria secundária à rabdomiólise. A insuficiência renal aguda pode resultar de mioglobinúria intensa após exercício vigoroso.

Em casos raros, os achados eletromiográficos podem sugerir miopatia inflamatória, diagnóstico que pode ser confundido com polimiosite. Esses pacientes podem correr risco de miopatia e rabdomiólise induzidas por estatinas.

Durante o repouso, o nível sérico de CK costuma estar elevado; depois do exercício, os níveis de CK aumentam ainda mais. O exercício leva a um aumento nos níveis sanguíneos de amônia, inosina, hipoxantina e ácido úrico; essas anormalidades refletem resíduos de reciclagem acelerada de nucleotídeos de purina no músculo, em consequência da produção insuficiente de ATP. A produção de desidrogenase do dinucleotídeo de adenina-nicotinamida (NADH, de *nicotinamide adenine dinucleotide dehydrogenase*) é insuficiente durante o exercício físico.

DIAGNÓSTICO A ausência de aumento do lactato sanguíneo e as elevações exageradas da amônia sanguínea após um teste de exercício isquêmico são indicativas de glicogenose muscular e sugerem um defeito na conversão do glicogênio ou da glicose em lactato. Entretanto, a resposta anormal ao exercício também pode ocorrer com outros defeitos da glicogenólise ou glicólise, como as deficiências de fosfofrutocinase muscular. Foi desenvolvido um teste não invasivo de exercício não isquêmico do antebraço. Embora esse teste seja de alta sensibilidade, fácil de executar e custo-efetivo, uma resposta anormal ao exercício não descarta a possibilidade de outra glicogenose muscular e inclui algum risco. O teste de esforço detecta a frequência cardíaca característica durante o fenômeno de segundo fôlego. A confirmação diagnóstica é estabelecida pela demonstração de variantes patogênicas no gene da miofosforilase ou por ensaio enzimático no tecido muscular.

O tratamento para a deficiência de fosforilase muscular consiste no consumo pré-exercício de carboidratos simples (p. ex., sacarose ou bebidas esportivas) para proteger os músculos e melhorar a tolerância ao exercício antes do início do segundo fôlego. O exercício regular de intensidade moderada é recomendado para melhorar a capacidade física. Em comparação com os pacientes fisicamente inativos, sabe-se que aqueles fisicamente ativos apresentam melhor aptidão cardiorrespiratória e um melhor curso clínico em longo prazo. Além disso, saúde óssea ruim e massa magra significativamente menor foram observadas em pacientes inativos.

DDG tipo IX (deficiência de fosforilase-cinase muscular) DDG IX α1 e IX γ1 são deficiências musculares específicas de PhK causadas por variantes patogênicas nos genes *PHKA1* e *PHKG1* e são herdadas de forma ligada ao cromossomo X e autossômica recessiva, respectivamente. Pacientes com deficiência de PhK muscular apresentam sintomas desde a infância até a idade adulta, incluindo intolerância ao exercício, cãibras e mioglobinúria com exercício, fadiga e fraqueza e atrofia muscular progressiva. Os achados eletromiográficos e do teste de exercício isquêmico do antebraço são tipicamente normais. O coração e o fígado não estão envolvidos. O tratamento para deficiência de PhK muscular pode incluir fisioterapia e consulta nutricional para otimizar as concentrações de glicose com base no nível de atividade.

DISTÚRBIOS COM MIOPATIA ESQUELÉTICA PROGRESSIVA E/OU MIOCARDIOPATIA

Doença de Pompe, DDG tipo II (deficiência de α-1,4-glicosidase ácida)
A doença de Pompe é um distúrbio autossômico recessivo causado por uma deficiência da α-glicosidase ácida lisossômica, uma enzima responsável pela degradação do glicogênio nos lisossomos. A doença caracteriza-se pelo acúmulo de glicogênio nos lisossomos, em oposição a seu acúmulo no citoplasma, como nas outras glicogenoses.

ACHADOS CLÍNICOS E LABORATORIAIS O distúrbio abrange uma variedade de fenótipos. Cada um deles inclui miopatia, porém difere na idade de início, na extensão do acometimento de órgãos e na gravidade clínica. A mais grave é a forma infantil clássica, na qual os lactentes apresentam miocardiopatia ao nascimento e desenvolvem fraqueza muscular generalizada com dificuldade de alimentação, macroglossia, hepatomegalia e insuficiência cardíaca congestiva, devido à miocardiopatia hipertrófica rapidamente progressiva. Sem tratamento, os pacientes com a forma infantil clássica não sobrevivem além de 2 anos de vida. Uma forma variante, conhecida como doença de Pompe infantil não clássica, também se apresenta no primeiro ano de vida com miocardiopatia menos grave e progressão mais lenta da doença. Todos os pacientes com ausência de miocardiopatia no primeiro ano de vida são considerados portadores da forma de início tardio. Crianças pequenas com a forma de início tardio apresentam marcos motores atrasados e dificuldade para caminhar. Com a progressão da doença, os pacientes frequentemente desenvolvem fraqueza muscular proximal e posteriormente distal, dificuldades de deglutição e insuficiência respiratória. Com o advento da triagem neonatal para a doença de Pompe, atraso dos marcos motores e outros achados musculoesqueléticos, como escápula alada e fraqueza da cintura pélvica, estão sendo reconhecidos já no primeiro ano de vida em alguns bebês com doença de Pompe de início tardio.

Os adultos, em geral, apresentam-se entre a segunda e a sétima década de vida com miopatia lentamente progressiva sem envolvimento cardíaco evidente. O quadro clínico é dominado pela fraqueza muscular proximal lentamente progressiva, com acometimento das cinturas pélvica e escapular. A cintura pélvica, os músculos paraespinais e o diafragma são mais gravemente acometidos. Os sintomas respiratórios incluem apneia do sono, distúrbios respiratórios do sono, diminuição da capacidade vital forçada, sonolência, cefaleia matinal, ortopneia e dispneia de esforço. A insuficiência respiratória provoca morbidade e mortalidade significativas na forma de início tardio. Em raros casos, os pacientes apresentam insuficiência respiratória como sintoma inicial. Aneurismas de artéria basilar e dilatação da aorta ascendente foram observados em pacientes com a doença de Pompe. Ptose, fraqueza da língua, hipernasalidade, dificuldades de fala, dismotilidade gastrintestinal e incontinência devido à perda de tônus esfincteriano são atualmente reconhecidas como parte do espectro clínico. A neuropatia de pequenas fibras, que se manifesta com parestesia dolorosa ou sensação de formigamento, também é observada em alguns pacientes com a forma de início tardio. Os indivíduos com doença avançada frequentemente necessitam de alguma forma de ventilação e dependem de andadores ou cadeira de rodas.

Os achados laboratoriais incluem níveis séricos elevados de CK, aspartato-aminotransferase, alanina-aminotransferase e lactato-desidrogenase. Os níveis urinários de glicose tetrassacarídeo (Glc_4), um produto de degradação do glicogênio, estão elevados, particularmente na extremidade grave do espectro da doença, e podem ser usados como biomarcadores para monitorar a progressão da doença e a resposta ao tratamento. Na forma infantil da doença, a radiografia de tórax mostra cardiomegalia maciça, a ecocardiografia mostra índice de massa ventricular esquerda gravemente elevado, e achados eletrocardiográficos incluem complexo QRS de alta voltagem e intervalo PR encurtado. A biópsia muscular mostra vacúolos que se coram positivamente para o glicogênio; o nível de fosfatase ácida muscular está elevado, devido, presumivelmente, a um aumento compensatório das enzimas lisossômicas. A eletromiografia revela características miopáticas, com irritabilidade das fibras musculares e descargas pseudomiotônicas, que aparecem precocemente nos músculos paraespinais. A CK sérica nem sempre está elevada nos adultos, e, dependendo do músculo biopsiado ou testado, a histologia ou a eletromiografia podem não se mostrar anormais.

DIAGNÓSTICO A etapa confirmatória para o diagnóstico da doença de Pompe é o ensaio enzimático, que demonstra a deficiência da α-glicosidase ácida ou o sequenciamento gênico com duas variantes patogênicas no gene *GAA*. A atividade enzimática pode ser medida no músculo, em fibroblastos cutâneos cultivados ou no sangue. Essa última está sendo cada vez mais usada e é muito confiável quando medida em laboratórios com experiência. Dispõe-se de diagnóstico pré-natal por meio de análise de variantes do DNA extraído de células fetais obtidas por amniocentese ou medição da atividade da enzima GAA nas vilosidades coriônicas ou nos amniócitos.

A aprovação da terapia de reposição enzimática (TE) com alfa-alglicosidase, em 2006, modificou a história natural e a evolução clínica da doença de Pompe. As crianças com a forma infantil clássica mais grave respondem bem à TE e vivem mais tempo. Outras opções de tratamento adjuvante incluem modificações da dieta, exercício aeróbico submáximo e treinamento na força dos músculos ventilatórios. O diagnóstico precoce com instituição precoce de TE é fundamental para a eficácia do tratamento. A terapia gênica está em fase inicial de estudo clínico como outra modalidade de tratamento.

Atualmente, a doença de Pompe faz parte do painel de triagem uniforme recomendada (PTUR) para recém-nascidos nos Estados Unidos, e a triagem neonatal recomendada (TNR) foi iniciada em vários estados. Em Taiwan, onde a TNR para a doença de Pompe é realizada de modo rotineiro em todos os lactentes, a detecção precoce da doença e a instituição do tratamento levaram a melhores resultados do tratamento na forma infantil da doença de Pompe. Evidências semelhantes também estão surgindo nos Estados Unidos.

Miopatia do corpo de poliglucosano-2, DDG tipo XV Trata-se de uma miopatia esquelética lentamente progressiva autossômica recessiva, causada por mutações no gene *GYG1*, bloqueando a biossíntese de glicogenina 1. As variantes patogênicas de *GYG1* resultam em níveis de gliogenina 1 reduzidos ou completamente ausentes, o que afeta sua autoglicosilação e/ou sua interação com a glicogênio-sintase, resultando no prejuízo na síntese de glicogênio. Os indivíduos afetados costumam apresentar doença muscular proximal de início no adulto, que afeta proeminentemente os cíngulos do membro inferior e do membro superior. O curso da doença geralmente é progressivo, com a fraqueza muscular mais incapacitante encontrada em idades mais avançadas. Envolvimento muscular assimétrico foi observado em pacientes com DDG XV. Indivíduos com variantes patogênicas no gene *GYG1* também podem ser identificados sem manifestações musculoesqueléticas. Nesses casos, pode-se observar a presença de miocardiopatia e insuficiência cardíaca, exigindo transplante cardíaco. Manifestações hepáticas não foram identificadas em pacientes com essa doença.

DDG simulando miocardiopatia hipertrófica   A doença de Danon é uma DDG ligada ao X, causada por variantes patogênicas no gene *LAMP2*. Isso resulta na deficiência da LAMP-2, levando à fusão autofagossômica-lisossomal defeituosa e ao acúmulo de autofagossomos no coração e no músculo esquelético. Os pacientes apresentam principalmente miocardiopatia hipertrófica, que pode ser distinguida das causas habituais de miocardiopatia hipertrófica pelas anormalidades eletrofisiológicas, em particular defeitos de pré-excitação ventricular e de condução. Na doença de Danon, o padrão da síndrome de Wolff-Parkinson-White (WPW) é cinco vezes maior em prevalência do que na miocardiopatia hipertrófica idiopática e familiar. Portanto, em um homem jovem com miocardiopatia hipertrófica, a presença do padrão WPW no eletrocardiograma sugere fortemente a doença de Danon. O início dos sintomas cardíacos, como dor torácica, palpitações, síncope e parada cardíaca, pode ocorrer entre 8 e 15 anos. Com frequência, as manifestações oculares não são reconhecidas em todos os casos e incluem retinopatia pigmentar periférica, alterações do cristalino e eletrorretinogramas anormais. Dificuldade leve de aprendizagem e déficits cognitivos foram observados, bem como atrasos de fala e linguagem, déficits de atenção, problemas comportamentais e dismetria. O prognóstico para deficiência de LAMP-2 é ruim, com insuficiência cardíaca terminal progressiva no início da vida adulta. Mulheres portadoras também podem ser sintomáticas. Embora a doença seja menos grave no sexo feminino, já foram descritas miocardiopatia, miopatia esquelética, retinopatia e disfunção cognitiva. O tratamento é principalmente sintomático e envolve manejo da insuficiência cardíaca, correção das anormalidades de condução e fisioterapia, entre outros. O transplante cardíaco pode ser considerado para os casos refratários de insuficiência cardíaca. Avaliações neuropsicológicas e apoio educacional especial podem ser necessários para pessoas com deficiência intelectual.

DEFICIÊNCIA DE PROTEÍNA-CINASE GAMA 2 (DEFICIÊNCIA DE PRKAG2) ATIVADA POR AMP   A deficiência de proteína-cinase gama 2 ativada por AMP (PRKAG2) é causada por variantes patogênicas no gene *PRKAG2*, que é importante em muitas vias metabólicas do ATP celular. Os indivíduos afetados apresentam anormalidades cardíacas, incluindo miocardiopatia hipertrófica e anormalidades do sistema de condução, particularmente síndrome de WPW. A extensão do comprometimento cardíaco é variável e inclui taquicardia supraventricular, bradicardia sinusal, disfunção ventricular esquerda ou até mesmo morte cardíaca súbita em alguns casos. Além do comprometimento cardíaco, observa-se um amplo espectro de apresentações fenotípicas, incluindo mialgia, miopatia e crises convulsivas. Outras manifestações incluem atrasos no desenvolvimento, hipotonia, arreflexia, tremores, dificuldade de alimentação, infecções respiratórias frequentes e déficit de crescimento. Diferentemente da doença de Danon, a miocardiopatia devido a variantes patogênicas do gene *PRKAG2* é compatível com uma sobrevida em longo prazo, exceto em uma forma congênita que se manifesta no início da lactância, com evolução fatal rápida. A síndrome de PRKAG2 deve ser considerada como diagnóstico diferencial em lactentes que apresentam miocardiopatia hipertrófica grave. Em raras circunstâncias, pacientes PRKAG2 podem ser diagnosticados incorretamente como doença de Pompe infantil, em virtude de sua semelhança fenotípica. O tratamento é habitualmente sintomático e de suporte, à semelhança da doença de Danon. O transplante cardíaco tem sido sugerido como medida preventiva para a deficiência de PRKAG2 não congênita.

DISTÚRBIOS SELECIONADOS DO METABOLISMO DA GALACTOSE

A galactosemia "clássica" é causada pela deficiência de galactose 1-fosfato uridiltransferase (GALT) com atividade ausente ou quase imperceptível dessa enzima. Trata-se de uma doença grave, com incidência de 1 em 60 mil e início precoce dos sintomas. Normalmente, o recém-nascido recebe até 40% da ingestão calórica na forma de lactose (glicose + galactose). Sem a transferase, o lactente é incapaz de metabolizar galactose 1-fosfato (Fig. 419-1), que se acumula, resultando em lesão das células parenquimatosas dos rins, do fígado e do cérebro. Após a primeira alimentação, os lactentes podem apresentar vômitos, diarreia, hipotonia, icterícia e hepatomegalia. Existe um risco aumentado de suscetibilidade à infecção por organismos Gram-negativos, como a sepse neonatal por *Escherichia coli* em lactentes galactosêmicos, muitas vezes com o início da sepse precedendo o diagnóstico de galactosemia. Achados adicionais incluem hipoglicemia, convulsões, baixo ganho de peso, catarata, diátese hemorrágica, insuficiência renal, edema cerebral e neutropenia.

O TNR disseminado para a galactosemia tem identificado esses lactentes em um estágio precoce e permitiu submetê-los a uma restrição dietética. A eliminação da galactose da dieta reverte o atraso do crescimento, bem como as disfunções renal e hepática, melhorando o prognóstico. No entanto, os resultados de desenvolvimento em longo prazo na galactosemia clássica são ruins, com a maioria dos pacientes apresentando atrasos na fala e dificuldades de aprendizado que aumentam em gravidade com a idade. A função motora e o equilíbrio prejudicados (com ou sem ataxia evidente) são frequentemente observados. A insuficiência ovariana, que se manifesta como amenorreia primária ou secundária, é observada em mulheres, com 80 a 90% ou mais das mulheres relatando hipogonadismo hipergonadotrófico. Embora a maioria das pacientes do sexo feminino seja infértil quando atingem a idade reprodutiva, algumas gestações bem-sucedidas foram relatadas. Os adultos com dietas sem laticínios podem apresentar catarata, tremores e densidade óssea reduzida. O tratamento da galactosemia para prevenir as complicações de longo prazo continua sendo um desafio.

A relação entre genótipo e fenótipo está bem estabelecida na galactosemia, com a mutação Q188R em homozigose causando a apresentação clássica descrita acima. Diversas variantes parecem ser protetoras, particularmente a *variante Duarte* (N314D) e a variante p.Ser135Leu, que é mais comum na população afro-americana. Além da catarata no período neonatal ou infantil, a deficiência de galactocinase pode cursar com diátese hemorrágica neonatal, encefalopatia e níveis elevados de transaminases hepáticas. Deficiência intelectual e atraso no desenvolvimento foram descritos. A deficiência de *uridina difosfato galactose 4-epimerase* pode ser benigna quando a deficiência enzimática se limita às células sanguíneas, mas pode ser tão grave quanto a galactosemia clássica quando a deficiência enzimática é generalizada.

DISTÚRBIOS SELECIONADOS DO METABOLISMO DA FRUTOSE

A deficiência de *frutocinase*, ou frutosemia essencial (Fig. 419-1), produz uma condição benigna, que é diagnosticada de modo incidental a partir da presença de frutose como substância redutora na urina.

A deficiência de *frutose-1,6-difosfato-aldolase* (aldolase B; intolerância hereditária à frutose) é uma doença grave em lactentes. Esses pacientes são saudáveis e assintomáticos até que a frutose ou a sacarose (açúcar de mesa) sejam ingeridas (geralmente em frutas, cereal adoçado ou fórmulas contendo sacarose). As manifestações clínicas podem incluir icterícia, hepatomegalia, vômitos, letargia, irritabilidade e convulsões. A incidência de doença celíaca é maior entre pacientes com intolerância hereditária à frutose (> 10%) do que na população geral (1-3%). Os achados laboratoriais incluem tempo de coagulação prolongado, hipoalbuminemia, elevação da bilirrubina e dos níveis de aminotransferases, bem como disfunção tubular renal proximal. Se a doença não for diagnosticada e o consumo deletério de açúcar continuar, os episódios de hipoglicemia irão recidivar e pode ocorrer finalmente morte em consequência de insuficiência hepática e renal progressiva. A base do tratamento consiste na eliminação de todas as fontes de sacarose, frutose e sorbitol da dieta. Uma vez estabelecido o controle dietético, as disfunções hepática e renal melhoram, e é comum haver recuperação do crescimento; em geral, o desenvolvimento intelectual não é afetado. Com o decorrer do tempo, a intensidade dos sintomas do paciente diminui, mesmo após a ingestão de frutose. O prognóstico em longo prazo é satisfatório.

A deficiência de *frutose-1,6-difosfatase* caracteriza-se por episódios potencialmente fatais de hipoglicemia, acidose, hiperventilação, convulsões e coma na infância. Com frequência, esses episódios são desencadeados por alimentos que contêm frutose e incluem infecções febris e gastrenterite quando a ingestão oral de alimento é baixa. Episódios de hipoglicemia podem ocorrer no período neonatal em quase metade dos pacientes afetados. Os achados laboratoriais revelam um baixo nível glicêmico, níveis elevados de lactato, alanina e ácido úrico, bem como acidose metabólica. A função tubular renal e a hepática estão normais, e, em geral, não se observa uma aversão a doces, diferentemente da intolerância à frutose hereditária. O tratamento dos episódios agudos exige a correção da hipoglicemia e da acidose pela infusão intravenosa de dextrose. Evitar o jejum e eliminar a frutose e a sacarose da dieta podem impedir episódios subsequentes. Um carboidrato complexo, como o amido de milho, que fornece níveis lentos e sustentados de glicose, é útil para a prevenção da hipoglicemia em longo prazo. Com tratamento adequado, o prognóstico é bom, e os pacientes que sobrevivem à infância desenvolvem-se normalmente.

CONSIDERAÇÕES GLOBAIS

As DDGs e outros distúrbios hereditários do metabolismo dos carboidratos, apesar de raros, são relatados na maioria das populações étnicas. As variantes genéticas prevalentes para cada doença podem variar em diferentes etnias, porém os sintomas clínicos são notavelmente semelhantes, e as diretrizes para o tratamento aplicam-se a todas as populações. Dispõe-se de tratamento sintomático para esses distúrbios, e, hoje, os avanços nessa área levaram a abordagens mais definitivas para o diagnóstico e tratamento. A disponibilidade da TNR para a doença de Pompe mostrou que a frequência da doença é muito mais alta do que previamente estimada. Isso possibilitou o tratamento precoce, com melhores resultados. A TNR também reduz a longa demora no estabelecimento do diagnóstico, bem como os diagnósticos incorretos frequentemente associados à doença de Pompe. As lições aprendidas com a doença de Pompe têm influência nas outras DDGs.

Agradecimento   *O autor agradece à Dra. Ghada Hijazi, à Dra. Aditi Korlimarla e à Cindy Li por suas contribuições a este capítulo.*

LEITURAS ADICIONAIS

Fernandes SA et al: Benign or not benign? Deep phenotyping of liver glycogen storage disease IX. Mol Genet Metab 131:299, 2020.
Grünert SC et al: Improved inflammatory bowel disease, wound healing and normal oxidative burst under treatment with empagliflozin in glycogen storage disease type Ib. Orphanet J Rare Dis 15:218, 2020.
Kishnani PS et al: Glycogen storage disease type III diagnosis and management guidelines. Genet Med 12:446, 2010.
Kishnani PS et al: The new era of Pompe disease: Advances in the detection, understanding of the phenotypic spectrum, pathophysiology, and management. Am J Med Genet C Semin Med Genet 160c:1, 2012.
Kishnani PS et al: Diagnosis and management of glycogen storage disease type I: A practice guideline of the American College of Medical Genetics and Genomics. Genet Med 16:e1, 2014.
Kishnani PS, Goldstein J et al; ACMG Work Group on Diagnosis and Management of Glycogen Storage Diseases Type VI and IX: Diagnosis and management of glycogen storage diseases type VI and IX: A clinical practice resource of the American College of Medical Genetics and Genomics (ACMG). Genet Med 21:772, 2019.
Kronn DF et al: Management of confirmed newborn-screened patients with Pompe disease across the disease spectrum. Pediatrics 40(Suppl 1):S24, 2017.
Lévesque S et al: Diagnosis of late-onset Pompe disease and other muscle disorders by next-generation sequencing. Orphanet J Rare Dis 11:8, 2016.
Lopez-Sainz A, Dominguez F et al; European Genetic Cardiomyopathies Initiative Investigators: Clinical features and natural history of PRKAG2 variant cardiac glycogenosis. J Am Coll Cardiol 76:186, 2020.
Porto AG et al: Clinical spectrum of PRKAG2 syndrome. Circ Arrhythm Electrophysiol 9:e003121, 2016.
Quinlivan R et al: Pharmacological and nutritional treatment for McArdle disease (glycogen storage disease type V). Cochrane Database Syst Rev 2014:CD003458, 2014.
Rubio-Gozalbo ME, Derks B et al; Galactokinase deficiency: lessons from the GalNet registry. Genet Med 23:202, 2021.
Steinmann B et al: Disorders of fructose metabolism. *The Online Metabolic and Molecular Bases of Inherited Disease.* New York, McGraw-Hill, 2013.
Welling L et al: International clinical guideline for the management of classical galactosemia: Diagnosis, treatment, and follow-up. J Inherit Metab Dis 40:171, 2017.

420 Distúrbios hereditários do metabolismo dos aminoácidos em adultos

Nicola Longo

Os aminoácidos são os blocos de construção das proteínas e atuam como neurotransmissores (glicina, glutamato, ácido γ-aminobutírico) ou como precursores de hormônios, coenzimas, pigmentos, purinas ou pirimidinas. Nove aminoácidos, designados como *essenciais* (histidina, isoleucina, leucina, lisina, metionina, fenilalanina, valina, treonina e triptofano), não podem ser sintetizados pelos seres humanos e precisam ser obtidos de fontes alimentares. Os outros podem ser formados endogenamente. Cada aminoácido possui uma via de degradação própria pela qual seus componentes de nitrogênio e carbono são utilizados para a síntese dos outros aminoácidos, carboidratos e lipídeos. Os distúrbios do metabolismo e do transporte de aminoácidos (Cap. 421) são individualmente raros – a incidência varia de 1 em 10.000 para a cistinúria ou fenilcetonúria a 1 em 200.000 para a homocistinúria ou alcaptonúria –, mas coletivamente talvez acometam 1 em 2.000 recém-nascidos. Quase todos são transmitidos de modo autossômico recessivo.

As manifestações dos distúrbios hereditários do catabolismo dos aminoácidos estão resumidas na Tabela 420-1. Em geral, esses distúrbios são denominados de acordo com o composto que se acumula em concentrações maiores no sangue (-*emias*) ou na urina (-*úrias*). Nas aminoacidopatias, o aminoácido progenitor é encontrado em excesso, enquanto os produtos em suas vias catabólicas se acumulam nas acidemias orgânicas. O composto ou os compostos específicos que se acumulam dependem do sítio de bloqueio enzimático, da reversibilidade das reações proximais à lesão e da disponibilidade de vias alternativas de "vazão" metabólica. É comum haver heterogeneidade bioquímica e genética. São reconhecidas seis formas distintas de hiperfenilalaninemia e nove formas de homocistinúria (com ou sem acidemia metilmalônica). Tal heterogeneidade reflete a complexidade do metabolismo de aminoácidos que requer múltiplas enzimas (produtos gênicos) para seu funcionamento adequado.

As manifestações desses distúrbios diferem amplamente (Tab. 420-1). Alguns, como a sarcosinemia, não produzem qualquer consequência clínica. No outro extremo, a deficiência completa de ornitina-transcarbamilase é letal no recém-nascido não tratado. A disfunção do sistema nervoso central (SNC), na forma de atraso do desenvolvimento, convulsões, alterações sensoriais ou distúrbios do comportamento, ocorre em mais da metade dos distúrbios. Em muitos distúrbios do ciclo da ureia, ocorrem vômitos induzidos por proteínas, disfunção neurológica e hiperamonemia. A cetoacidose metabólica, frequentemente acompanhada de hiperamonemia, é um achado frequente nas acidemias orgânicas. Alguns distúrbios provocam comprometimento tecidual ou orgânico focal, como hepatopatia, insuficiência renal, anormalidades cutâneas ou lesões oculares.

Defeitos na síntese de aminoácidos não essenciais (asparagina, glutamina, serina, prolina) envolvem, predominantemente, o cérebro com sintomas neurológicos, sendo que outros órgãos são apenas ocasionalmente afetados. Mutações dominantes em pelo menos um desses genes causam tremor ou paraplegia espástica em adultos.

A análise dos aminoácidos plasmáticos (por cromatografia de troca iônica ou cromatografia líquida/espectrometria de massa em *tandem*), dos ácidos orgânicos urinários (por cromatografia gasosa, espectrometria de massa) e do perfil das acilcarnitinas plasmáticas (por espectrometria de massa em *tandem*) é comumente utilizada para diagnosticar e monitorar a maioria desses distúrbios. O diagnóstico é confirmado por ensaio enzimático em células ou tecidos dos pacientes ou, mais comumente, por teste do DNA. Em muitas dessas doenças, as manifestações clínicas poderão ser evitadas ou amenizadas se o diagnóstico for estabelecido em um estágio inicial e se o tratamento apropriado (p. ex., restrição alimentar de proteínas ou aminoácidos ou suplementação de vitamina) for prontamente instituído. Por esse motivo, os programas de triagem de recém-nascidos procuram identificar vários dos referidos distúrbios. Os lactentes com triagem positiva devem ser submetidos a avaliação metabólica adicional (em geral, sugerida pelo programa de triagem de recém-nascidos) para confirmar ou excluir o diagnóstico. Os casos confirmados devem ser encaminhados a um centro especializado em metabolismo para a instituição do tratamento. Os pais precisam ser aconselhados sobre a história natural da doença

TABELA 420-1 ■ Distúrbios hereditários do metabolismo dos aminoácidos

Aminoácido(s)	Condição	Defeito enzimático	Dados clínicos	Herança
Fenilalanina	Fenilcetonúria	Fenilalanina-hidroxilase	Deficiência intelectual, microcefalia, hipopigmentação da pele e dos cabelos, eczema, odor "de rato"	AR
	Deficiência de DHPR	Di-hidropteridina-redutase	Deficiência intelectual, hipotonia, espasticidade, mioclonia	AR
	Deficiência de PTPS	6-piruvoil-tetraidropterina-sintase	Distonia, deterioração neurológica, convulsões, deficiência intelectual	AR
	Deficiência de GTP ciclo-hidrolase I	GTP ciclo-hidrolase I	Deficiência intelectual, convulsões, distonia, instabilidade da temperatura	AR
	Deficiência de carbinolamina-desidratase	Pterina-4α-carbinolamina-desidratase	Hiperfenilalaninemia transitória (benigna)	AR
	Deficiência de DNAJC12	Co-chaperona hidroxilase	Distonia, parkinsonismo, deficiência intelectual	AR
Tirosina	Tirosinemia tipo I (hepatorrenal)	Fumarilacetoacetato-hidrolase	Insuficiência hepática, cirrose, raquitismo, atraso do crescimento, neuropatia periférica, odor de "repolho cozido"	AR
	Tirosinemia tipo II (oculocutânea)	Tirosina-transaminase	Ceratose palmoplantar, erosões dolorosas da córnea com fotofobia, deficiência de aprendizagem	AR
	Tirosinemia tipo III	4-hidroxifenilpiruvato-dioxigenase	Hipertirosinemia com função hepática normal, deficiência intelectual ocasional	AR
	Hawkinsinúria	4-hidroxifenilpiruvato-dioxigenase	Atraso transitório do crescimento, acidose metabólica na lactância	AD
	Alcaptonúria	Ácido homogentísico-oxidase	Ocronose, artrite, comprometimento das valvas cardíacas, calcificação das artérias coronárias	AR
	Deficiência de maleilacetoacetato isomerase	Maleilacetoacetato isomerase	Sem sintomas clínicos, succinilacetona elevada no sangue e na urina	AR
	Albinismo (oculocutâneo)	Tirosinase	Hipopigmentação dos cabelos, da pele e do fundo do olho, perda visual, fotofobia	AR
	Albinismo (ocular)	Diferentes enzimas ou transportadores	Hipopigmentação do fundo do olho, perda visual	AR, LX
	Distonia responsiva à DOPA	Tirosina-hidroxilase	Rigidez, hipotonia do tronco, tremor, deficiência intelectual	AR
GABA	Acidúria 4-hidroxibutírica	Semialdeído succínico-desidrogenase	Convulsões, deficiência intelectual, hipotonia	AR
	Deficiência de ABAT	GABA-transaminase	Convulsões, deficiência intelectual, hipotonia	AR
Triptofano	Hidroxicinureninúria	Cinureninase	Deficiência intelectual, espasticidade	AR
Histidina	Histidinemia	Histidina-amônia-liase	Benigna	AR
	Acidúria urocânica	Urocanase	Deficiência intelectual ocasional	AR
	Acidúria formiminoglutâmica	Formiminotransferase	Deficiência intelectual ocasional	AR
Glicina	Encefalopatia por glicina	Clivagem da glicina (4 enzimas)	Convulsões infantis, letargia, apneia, deficiência intelectual profunda	AR
	Sarcosinemia	Sarcosina-desidrogenase	Benigna	AR
	Hiperoxalúria tipo I	Alanina:glioxilato-aminotransferase	Nefrolitíase de oxalato de cálcio, insuficiência renal	AR
	Hiperoxalúria tipo II	Ácido D-glicérico-desidrogenase/ glioxilato-redutase	Nefrolitíase de oxalato de cálcio, insuficiência renal	AR
Serina	Deficiência de 3-PGDH	Fosfoglicerato-desidrogenase	Convulsões, microcefalia, deficiência intelectual	AR
	Deficiência de PSAT1	Fosfosserina-aminotransferase	Convulsões, microcefalia, deficiência intelectual	AR
	Deficiência de PSP	Fosfosserina- fosfatase	Convulsões, microcefalia, deficiência intelectual	AR
Prolina	Hiperprolinemia tipo I	Prolina-oxidase	Benigna	AR
	Hiperprolinemia tipo II	Δ^1-pirrolina-5-carboxilato-desidrogenase	Convulsões febris, deficiência intelectual	AR
	Hiperidroxiprolinemia	Hidroxiprolina-oxidase	Benigna	AR
	Deficiência de prolidase	Prolidase	Deficiência intelectual leve, dermatite crônica	AR
	Deficiência de PYCR1	Pirrolina-5-carboxilato redutase 1	Pele enrugada, fraqueza articular, características faciais típicas, deficiência intelectual, osteopenia, atraso do crescimento intrauterino, hipotonia	AR
	Deficiência de PYCR2	Pirrolina-5-carboxilato redutase 2	Microcefalia, hipomielinização e redução do volume da substância branca cerebral, déficit de crescimento, deficiência intelectual, distúrbios do movimento, convulsões	AR
Prolina (ornitina, arginina, citrulina)	Deficiência de Δ^1-pirrolina-5-carboxilato-sintase	Δ^1-pirrolina-5-carboxilato-sintase	Hipotonia, convulsões, neurodegeneração, neuropatia periférica, frouxidão articular, hiperelasticidade cutânea, catarata subcapsular, hiperamonemia, paraparesia espástica do adulto (DA)	AR, AD
Metionina	Hipermetioninemia	Metionina-adenosiltransferase	Geralmente benignos	AR
	Deficiência de S-adenosil-homocisteína-hidrolase	S-adenosil-homocisteína-hidrolase	Hipotonia, deficiência intelectual, ausência dos reflexos tendíneos, mielinização tardia	AR
	Deficiência de glicina N-metil-transferase	Glicina-N-metiltransferase	Elevação das transaminases hepáticas	AR
	Deficiência de adenosina-cinase	Adenosina-cinase	Deficiência intelectual, convulsões, disfunção hepática	AR

(Continua)

TABELA 420-1 ■ Distúrbios hereditários do metabolismo dos aminoácidos *(Continuação)*

Aminoácido(s)	Condição	Defeito enzimático	Dados clínicos	Herança
Homocisteína	Homocistinúria	Cistationina β-sintase	Luxação do cristalino, doença vascular trombótica, deficiência intelectual, osteoporose	AR
	Homocistinúria	5,10-metilenotetraidrofolato-redutase	Deficiência intelectual, anormalidades da marcha e psiquiátricas, acidentes vasculares cerebrais recorrentes	AR
	Homocistinúria	Metionina-sintase (cblE, -G)	Deficiência intelectual, hipotonia, convulsões, anemia megaloblástica	AR
	Homocistinúria e acidemia metilmalônica	Metabolismo e efluxo lisossomal de vitamina B_{12} (cblC, -D, -F, -J, -X)	Deficiência intelectual, letargia, atraso do crescimento, hipotonia, convulsões, anemia megaloblástica	AR, LX
Cistationina	Cistationinúria	β-cistationinase	Benigna	AR
Cisteína	Sulfocistinúria	Deficiência de sulfito-oxidase ou cofator molibdênio	Convulsões, deficiência intelectual, luxação do cristalino	AR
Lisina	Hiperlisinemia, sacaropinúria	Semialdeído α-aminoadípico-sintase	Benigna	AR
	Convulsões dependentes de piridoxina	L-Δ^1-piperideína-6-carboxilato-desidrogenase	Convulsões, deficiência intelectual	AR
Lisina, triptofano	Acidemia α-cetoadípica	Ácido α-cetoadípicodesidrogenase DHTKD1	Benigna	AR
Lisina, triptofano	Acidemia glutárica tipo I	Glutaril-CoA-desidrogenase	Atetose e distonia severa progressiva, atrasos motores	AR
Lisina, triptofano	Acidemia glutárica tipo II	Flavoproteína de transferência de elétrons (ETF) ou ETF:ubiquinona-oxidorredutase	Hipoglicemia, acidose metabólica, odor de "pés suados", hipotonia, miocardiopatia	AR
Ornitina	Atrofia convoluta da coroide e retina	Ornitina-Δ-aminotransferase	Miopia, cegueira noturna, perda da visão periférica, catarata, degeneração coriorretiniana	AR
Ciclo da ureia	Deficiência de carbamoilfosfato-sintase-1	Carbamoilfosfato-sintase-1	Letargia que progride para o coma, aversão às proteínas, deficiência intelectual, hiperamonemia	AR
	Deficiência de *N*-acetilglutamato-sintase	*N*-acetilglutamato-sintase	Letargia que progride para o coma, aversão às proteínas, deficiência intelectual, hiperamonemia	AR
	Deficiência de ornitina-transcarbamilase	Ornitina-transcarbamilase	Letargia que progride para o coma, aversão às proteínas, deficiência intelectual, hiperamonemia	LX
	Citrulinemia tipo I	Argininossuccinato-sintase	Letargia que progride para o coma, aversão às proteínas, deficiência intelectual, hiperamonemia, insuficiência hepática	AR
	Acidemia argininossuccínica	Argininossuccinato-liase	Letargia que progride para o coma, aversão às proteínas, deficiência intelectual, hiperamonemia, tricorrexe nodosa	AR
	Deficiência de arginase	Arginase	Tetraparesia espástica, microcefalia, deficiência intelectual, hiperamonemia leve	AR
	Hiperornitinemia, hiperamonemia, homocitrulinúria	Transportador de ornitina mitocondrial ORNT1	Vômitos, letargia, atraso do crescimento, deficiência intelectual, confusão episódica, hiperamonemia, intolerância às proteínas	AR
	Citrulinemia tipo 2	Transportador de aspartato/glutamato mitocondrial CTLN2	Colestase intra-hepática neonatal, apresentação no adulto com alterações súbitas do comportamento e torpor, coma, hiperamonemia	AR
Glutamina	Deficiência de glutamina-sintetase	Glutamina-sintase	Malformações cerebrais, paquigiria, convulsões, hipotonia, deficiência intelectual, características dismórficas, glutamina baixa	AR
	Deficiência de glutaminase	Glutaminase	Encefalopatia epiléptica, deficiência intelectual, ataxia, glutamina elevada	AR
Asparagina	Deficiência de asparagina sintetase	Asparagina sintase	Encefalopatia epiléptica, convulsões, microcefalia, padrão giratório simplificado, hipotonia, tetraplegia, deficiência intelectual	AR
Valina	Hipervalinemia	Aminotransferase-2 de cadeias ramificadas	Cefaleia, comprometimento da memória, atraso do crescimento, hipotonia, atraso do desenvolvimento	AR
	Deficiência de isobutiril-CoA-desidrogenase	Isobutiril-CoA-desidrogenase	Benigna	AR
Isoleucina, leucina, valina	Doença da urina tipo xarope de bordo	Desidrogenase cetoácida de cadeia ramificada (deficiência de E1α, E1β, E2, E3)	Letargia, vômitos, encefalopatia, convulsões, deficiência intelectual, odor de "xarope de bordo", intolerância às proteínas	AR
Leucina	Acidemia isovalérica	Isovaleril-CoA-desidrogenase	Acidose, cetose, vômitos, coma, hiperamonemia, odor de "pés suados", intolerância às proteínas	AR
	3-metilcrotonil glicinúria	3-metilcrotonil-CoA-carboxilase	Acidose metabólica induzida por estresse, hipotonia, hipoglicemia, odor de "urina de gato"	AR
	Acidúria 3-metilglutacônica tipo I	Deficiência de 3-metilglutaconil-CoA-hidratase	Acidose induzida por estresse, leucodistrofia, hipotonia, hepatomegalia	AR
	Acidúria 3-hidroxi-3-metilglutárica	3-hidroxi-3-metilglutaril-CoA-liase	Hipoglicemia hipocetótica e acidose induzidas por estresse, encefalopatia, hiperamonemia	AR

(Continua)

TABELA 420-1 ■ Distúrbios hereditários do metabolismo dos aminoácidos *(Continuação)*				
Aminoácido(s)	Condição	Defeito enzimático	Dados clínicos	Herança
Isoleucina	2-metilbutiril-glicinúria	2-metilbutiril-CoA-desidrogenase	Benigna	AR
	Deficiência de 2-metil-3-hidroxi-butiril-CoA-desidrogenase	2-metil-3-hidroxibutiril-CoA-desidrogenase	Regressão do desenvolvimento, convulsões e rigidez algumas vezes deflagradas por doenças	LX
	Deficiência de 3-oxotiolase	3-oxotiolase	Acidose e cetose induzidas por jejum, vômitos, letargia	AR
Isoleucina, metionina, treonina, valina	Acidemia propiônica (pccA, -B, -C)	Propionil-CoA-carboxilase	Cetoacidose metabólica, hiperamonemia, hipotonia, letargia, coma, intolerância às proteínas, deficiência intelectual, hiperglicinemia	AR
	Deficiência múltipla de carboxilase/biotinidase	Holocarboxilase-sintase ou biotinidase	Cetoacidose metabólica, exantema difuso, alopecia, convulsões, deficiência intelectual	AR
	Acidemia metilmalônica (mutase, racemase, cblA, -B)	Metilmalonil-CoA-mutase/racemase ou cobalamina-redutase/adenosil-transferase	Cetoacidose metabólica, hiperamonemia, hipertonia, letargia, coma, intolerância às proteínas, deficiência intelectual, hiperglicinemia	AR

Siglas: AD, autossômica dominante; AR, autossômica recessiva; Cbl, cobalamina; DHPR, di-hidropteridina-redutase; DOPA, di-hidroxifenilalanina; GABA, ácido γ-aminobutírico; GTP, guanosina 5'-trifosfato; LX, ligada ao X.

e o risco de recorrência em futuras gestações. Em alguns casos, os pais precisam efetuar testes, visto que eles próprios podem ser portadores de um distúrbio (como acidemia glutárica tipo 1, deficiência de metilcrotonil coenzima A carboxilase, deficiência primária de carnitina ou defeitos na oxidação dos ácidos graxos), visto que mães com esses distúrbios algumas vezes podem ser identificadas por resultados anormais de triagem nos recém-nascidos. Alguns distúrbios metabólicos podem permanecer assintomáticos até a idade adulta, manifestando-se apenas quando o jejum ou um estresse intenso exigem a atividade total das vias metabólicas afetadas para produzir energia.

Neste capítulo, são discutidos distúrbios selecionados que ilustram os princípios, as propriedades e os problemas apresentados pelos distúrbios do metabolismo dos aminoácidos.

HIPERFENILALANINEMIAS

As hiperfenilalaninemias (Tab. 420-1) resultam de uma redução na conversão da fenilalanina em tirosina. A mais comum e clinicamente importante é a *fenilcetonúria* (frequência de 1:16.500), uma doença autossômica recessiva caracterizada por maiores concentrações de fenilalanina e seus subprodutos nos líquidos corporais, bem como por deficiência intelectual grave se o distúrbio não for tratado na lactância. Ela resulta de uma redução da atividade da fenilalanina-hidroxilase. O acúmulo de fenilalanina inibe o transporte de outros aminoácidos necessários à síntese das proteínas ou neurotransmissores, diminui a síntese e aumenta a degradação da mielina, produzindo a formação inadequada de norepinefrina e serotonina. A fenilalanina é um inibidor competitivo da tirosinase, uma enzima essencial na via de síntese da melanina, resultando na hipopigmentação dos cabelos e da pele. As crianças com fenilcetonúria clássica não tratadas são normais ao nascimento, porém não conseguem atingir os marcos de desenvolvimento inicial, apresentam microcefalia e demonstram comprometimento progressivo da função cerebral. Em uma fase mais avançada da vida, os principais problemas clínicos são hiperatividade, convulsões e deficiência intelectual grave. As anormalidades eletroencefalográficas, o odor "de rato" na pele, nos cabelos e na urina (decorrente do acúmulo de fenilacetato), bem como a tendência ao desenvolvimento de hipopigmentação (em comparação com o histórico familiar) e eczema, completam o quadro clínico devastador. Em contrapartida, as crianças acometidas que são detectadas e tratadas ao nascimento não exibem nenhuma dessas anormalidades.

TRATAMENTO

Fenilcetonúria

Para evitar a deficiência intelectual, o diagnóstico e a instituição do tratamento nutricional da fenilcetonúria clássica devem ser realizados antes de a criança completar 2 semanas de vida. Por esse motivo, efetua-se a triagem na maioria dos recém-nascidos na América do Norte, na Austrália e na Europa, pela determinação dos níveis sanguíneos de fenilalanina. Os valores anormais são confirmados por meio da análise quantitativa dos aminoácidos plasmáticos. A restrição alimentar de fenilalanina, em geral, é instituída se os níveis sanguíneos de fenilalanina forem > 360 μmol/L. O tratamento consiste em dieta especial com baixo teor de fenilalanina e suplementada com tirosina, visto que esta se torna um aminoácido essencial na deficiência de fenilalanina-hidroxilase. Com o tratamento, as concentrações plasmáticas de fenilalanina devem ser mantidas entre 120 e 360 μmol/L. A restrição alimentar deve ser mantida e monitorada indefinidamente. O cumprimento da dieta rigorosa costuma ser difícil à medida que os pacientes envelhecem; níveis aumentados de fenilalanina em adultos podem causar déficits na função motora ou sintomas psiquiátricos. Tetrahidrobiopterina oral (5–20 mg/kg por dia), um cofator essencial da fenilalanina hidroxilase, pode reduzir os níveis de fenilalanina em alguns pacientes com fenilcetonúria em conjunto com uma dieta pobre em proteínas. A pegvaliase é uma forma peguilada da fenilalanina amônia liase, uma enzima bacteriana que converte a fenilalanina em ácido *trans*-cinâmico e amônia. Este fármaco injetável pode reduzir substancialmente os níveis de fenilalanina, permitindo uma dieta normal. A origem bacteriana da pegvaliase pode causar reações imunes que limitam seu uso em alguns pacientes com fenilcetonúria.

Mulheres com fenilcetonúria podem engravidar. Se os níveis maternos de fenilalanina não forem estritamente controlados antes e no decorrer da gravidez, a prole correrá maior risco de defeitos congênitos e microcefalia (*fenilcetonúria materna*). Após o nascimento, essas crianças apresentam deficiência intelectual grave e atraso do crescimento. Os riscos na gravidez podem ser minimizados ao manter uma dieta com restrição de fenilalanina e assegurar rigorosa restrição da fenilalanina 2 meses antes da concepção e durante toda a gestação.

HOMOCISTINÚRIAS (HIPER-HOMOCISTEINEMIAS)

As homocistinúrias compreendem nove distúrbios distintos do ponto de vista bioquímico e clínico (Tab. 420-1), os quais se caracterizam por um aumento da concentração do aminoácido contendo enxofre, a homocisteína, no sangue e na urina.

A homocistinúria clássica, a mais comum (frequência de 1:450.000), resulta de redução da atividade da cistationina-β-sintase (Fig. 420-1), a enzima dependente do piridoxal fosfato que condensa a homocisteína com a serina, formando cistationina. A maioria dos pacientes apresenta-se entre os 3 e os 5 anos com luxação do cristalino e deficiência intelectual (em cerca de metade dos casos). Alguns pacientes desenvolvem compleição marfanoide e evidências radiológicas de osteoporose.

Podem ocorrer complicações vasculares potencialmente fatais (que afetam as artérias coronárias, renais e cerebrais) durante a primeira década de vida, constituindo a principal causa de morbidade e mortalidade. A homocistinúria clássica pode ser diagnosticada pela análise dos aminoácidos plasmáticos, os quais revelam níveis elevados de metionina e presença de homocistina livre. A homocisteína plasmática total também se mostra extremamente elevada (em geral, > 100 μM). Níveis elevados de metionina também podem ser detectados pela triagem neonatal, mas variantes mais leves podem passar despercebidas por essa abordagem. O tratamento consiste em dieta especial, com restrição de proteína e metionina. Em cerca de metade dos pacientes, a administração de piridoxina oral (25-500 mg/dia) produz uma redução da metionina plasmática e da concentração de homocisteína nos líquidos corporais. É preciso evitar a deficiência de folato e de vitamina B_{12} por meio de suplementação adequada. A betaína também é

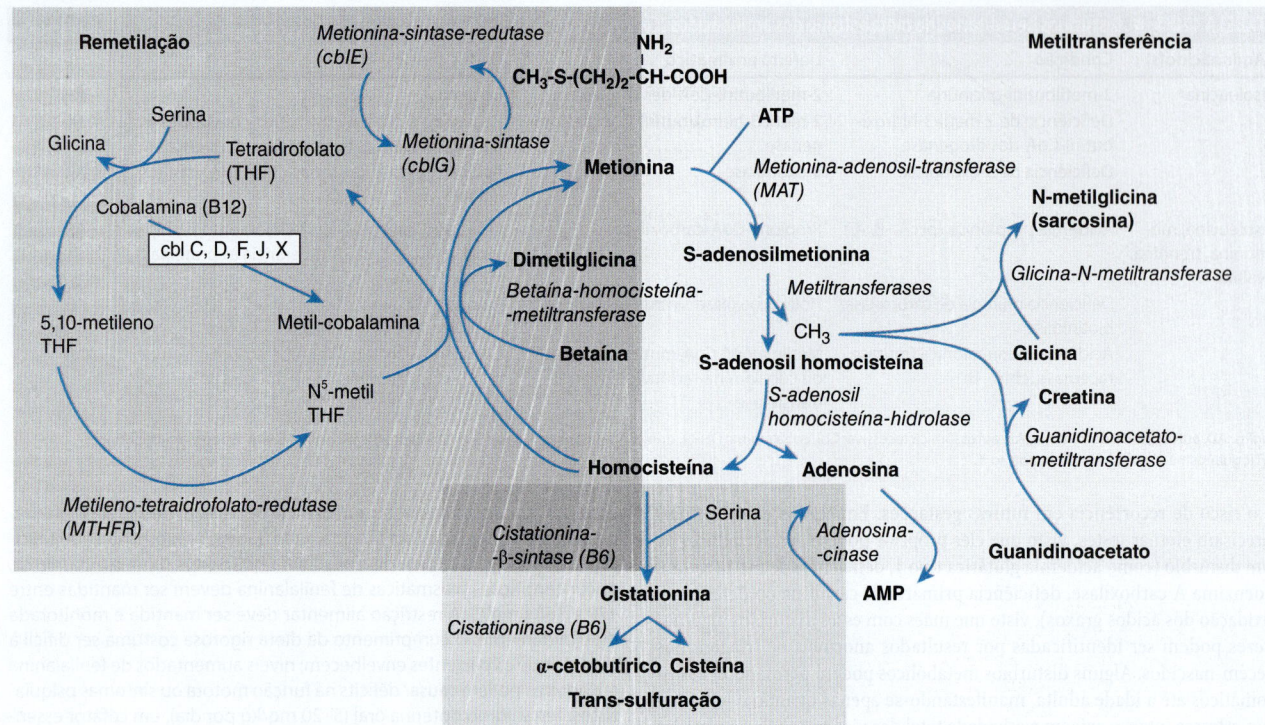

FIGURA 420-1 **Vias, enzimas e coenzimas envolvidas nas homocistinúrias.** A metionina transfere um grupo metila durante sua conversão em homocisteína. Os defeitos na transferência de metila ou no metabolismo subsequente da homocisteína pela cistationina-β-sintase dependente de piridoxal fosfato (vitamina B_6) aumentam os níveis plasmáticos de metionina. A homocisteína é transformada em metionina por meio de remetilação. Isso ocorre por meio da metionina-sintase, uma reação que exige metilcobalamina e ácido fólico. As deficiências nessas enzimas ou a ausência de cofatores estão associadas a níveis diminuídos ou normais de metionina. Em uma via alternativa, a homocisteína pode ser remetilada pela betaína:homocisteína-metiltransferase.

efetiva para reduzir os níveis de homocisteína, visto que favorece a sua nova metilação em metionina.

As outras formas de homocistinúria resultam de comprometimento na remetilação de homocisteína em metionina. Isso pode ser causado por defeito na metionina-sintase ou disponibilidade reduzida de dois cofatores essenciais, 5-metiltetraidrofolato e metilcobalamina (metil-vitamina B_{12}). Diferentemente da cistationina-β-sintase, os níveis elevados de homocistina livre estão associados a baixos níveis de metionina no perfil de aminoácidos plasmáticos nos defeitos de remetilação. Nesses casos, a terapia exige a administração de metilfolato, hidroxicobalamina (uma forma ativada de vitamina B_{12}) e betaína.

A *hiper-homocisteinemia* refere-se a um aumento na concentração plasmática total de homocisteína com ou sem elevação da homocisteína livre (na forma dissulfeto). A hiper-homocisteinemia, na ausência de homocistinúria significativa, é observada em alguns heterozigotos para os defeitos genéticos mencionados anteriormente ou em homozigotos para as variantes mais leves. São também observadas alterações dos níveis de homocisteína com o aumento da idade, com o tabagismo, em mulheres na pós-menopausa, em pacientes com insuficiência renal, hipotireoidismo, leucemia, doença inflamatória intestinal ou psoríase e durante a terapia com certos fármacos, como metotrexato, óxido nítrico, isoniazida e alguns agentes antiepilépticos. A homocisteína pode atuar como agente aterogênico e trombofílico, e níveis plasmáticos totais aumentados de homocisteína foram associados a um risco aumentado de doença arterial coronariana, doença cerebrovascular e doença arterial periférica, bem como trombose venosa profunda. Além disso, a hiper-homocisteinemia e as deficiências de folato e de vitamina B_{12} foram associadas a um risco aumentado de defeitos do tubo neural em mulheres grávidas e demência (tipo Alzheimer) na população geral. Os suplementos vitamínicos são efetivos na redução dos níveis plasmáticos de homocisteína nesses casos, embora haja efeito limitado na doença cardiovascular.

ALCAPTONÚRIA

A alcaptonúria é um distúrbio raro (frequência de 1:200.000) do catabolismo da tirosina, em que a deficiência de homogentisato 1,2-dioxigenase (também conhecida como *ácido homogentísico-oxidase*) leva à excreção de grandes quantidades de ácido homogentísico na urina e ao acúmulo de pigmento do ácido homogentísico oxidado nos tecidos conectivos (*ocronose*). A alcaptonúria pode não ser reconhecida até a meia-idade, quando se verifica o desenvolvimento de doença articular degenerativa. Antes dessa idade, cerca de metade dos pacientes podem ser diagnosticados pela urina, que se torna escura quando permanecem em repouso ou com a adição de álcali. Em geral, aparecem focos de pigmento castanho-acinzentado na esclera e escurecimento generalizado da concha, anti-hélice e, por fim, hélice da orelha após os 30 anos. A dor lombar, em geral, surge entre os 30 e os 40 anos. A *artrite ocronótica* é anunciada pela ocorrência de dor, rigidez e alguma limitação do movimento dos quadris, dos joelhos e dos ombros. A artrite aguda pode assemelhar-se à artrite reumatoide, porém as pequenas articulações costumam ser preservadas. Ocorre pigmentação das valvas cardíacas, da laringe, das membranas timpânicas e da pele, e, em alguns pacientes, formam-se cálculos renais ou prostáticos pigmentados. A deposição de pigmento no coração e nos vasos sanguíneos leva à estenose aórtica com necessidade de substituição valvar, em especial após os 60 anos. Deve-se suspeitar do diagnóstico em paciente cuja urina escurece até tornar-se preta. O ácido homogentísico na urina é identificado pela análise dos ácidos orgânicos na urina. A artrite ocronótica é tratada de maneira sintomática com analgésicos, cirurgia de coluna e artroplastia **(Cap. 371)**. Nitisinona (2-[2-nitro-4-trifluorometilbenzoil]-1,3-ciclohexanodiona), um fármaco usado na tirosinemia tipo I, em dose baixa (10 mg/d) reduz a excreção urinária de ácido homogentísico e retarda a progressão do distúrbio, além de melhorar os sinais clínicos de alcaptonúria.

DEFEITOS DO CICLO DA UREIA

O excesso de amônia gerado a partir do nitrogênio das proteínas é removido pelo ciclo da ureia, um processo mediado por várias enzimas e transportadores **(Fig. 420-2, Tab. 420-1)**. A ausência completa de qualquer uma dessas enzimas, em geral, provoca hiperamonemia grave em recém-nascidos, enquanto podem ser observadas variantes mais leves em adultos. O acúmulo de amônia e glutamina leva à toxicidade neuronal direta e edema cerebral. As deficiências nas enzimas do ciclo da ureia são individualmente raras; entretanto, quando consideradas como grupo, afetam cerca de 1 em 35.000 indivíduos. Todas são transmitidas como traços autossômicos recessivos, com exceção da deficiência de ornitina-transcarbamilase, que é ligada

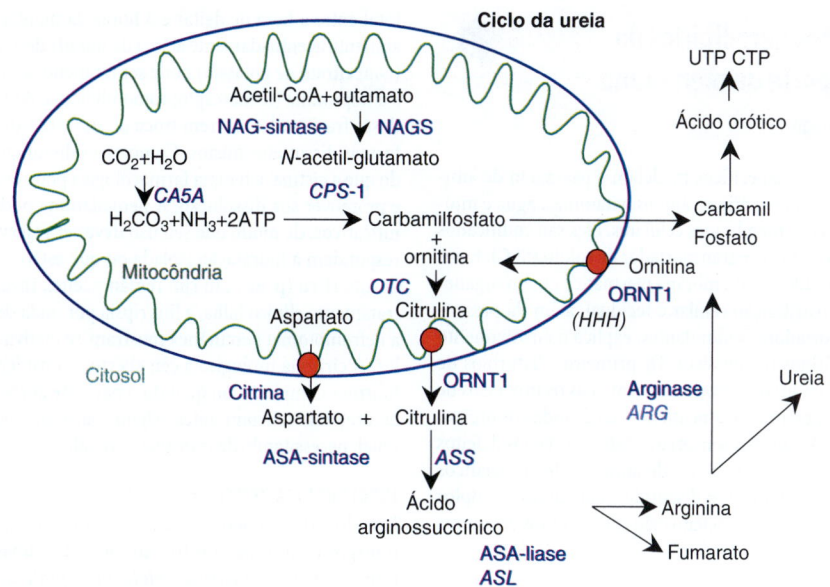

FIGURA 420-2 Ciclo da ureia. Esse ciclo, que está totalmente expresso apenas no fígado, forma ureia a partir da amônia (NH_3) derivada do grupo nitrogênio de todos os aminoácidos. Necessita de muitas enzimas e transportadores mitocondriais, dos quais qualquer um pode estar deficiente e pode comprometer a função do ciclo da ureia. A amônia que escapa do ciclo da ureia nos hepatócitos periportais é conjugada com glutamato pela glutamina sintase nos hepatócitos perivenosos, produzindo glutamina. ARG, arginase; ASA, ácido argininosuccínico; ASL, argininosuccinato liase; ASS, argininosuccinato-sintase; CA5A, anidrase carbônica 5a; citrina (*SLC25A13*), trocador de aspartato/glutamato; CoA, coativador; CP, carbamilfosfato; CPS-1, carbamilfosfato-sintase 1; CTP, trifosfato de citidina; HHH, síndrome de hiperamonemia, hiperornitinemia, homocitrulinúria; NAG, *N*-acetilglutamato; NAGS, *N*-acetilglutamato-sintase; ORNT1 (*SLC25A15*), transportador mitocondrial de ornitina/citrulina; OTC, ornitina-transcarbamilase; UTP, trifosfato de uridina.

ao X e constitui o defeito mais frequente do ciclo da ureia. Os hepatócitos de indivíduos do sexo feminino com deficiência de ornitina-transcarbamilase expressam o alelo normal ou mutante devido à inativação aleatória do X, podendo ser incapazes de remover o excesso de amônia se as células mutantes forem predominantes.

Os lactentes com defeitos clássicos do ciclo da ureia recusam-se a alimentar-se com 1 a 4 dias de vida e apresentam letargia, evoluindo para o coma e a morte. As deficiências enzimáticas mais leves manifestam-se na forma de aversão às proteínas, vômitos recorrentes, cefaleia, oscilações do humor, fadiga crônica, irritabilidade e desorientação, podendo evoluir para o coma. Alguns casos apresentaram disfunção hepática aguda ou crônica. Os indivíduos do sexo feminino com deficiência de ornitina-transcarbamilase podem ser identificados no parto devido à combinação de jejum involuntário e estresse, que favorecem o catabolismo. A administração de corticosteroides sistêmicos ou quimioterapia pode precipitar hiperamonemia e pode ser fatal em indivíduos previamente assintomáticos e de qualquer idade. Esses pacientes podem ser diagnosticados incorretamente como portadores de distúrbios gastrintestinais, alergias alimentares, problemas comportamentais ou hepatite inespecífica. O diagnóstico requer a determinação dos níveis plasmáticos de amônia e aminoácidos, bem como do ácido orótico urinário, úteis para diferenciar entre as deficiências de ornitina-transcarbamilase e carbamil fosfato-sintase 1, bem como *N*-acetilglutamato-sintase. Observa-se um aumento da glutamina plasmática em todos os defeitos do ciclo da ureia, visto que a amônia não removida pelo ciclo da ureia nos hepatócitos periportais é conjugada a glutamato pela glutamina-sintase nos hepatócitos perivenosos. A citrulina está baixa ou indetectável nos defeitos proximais do ciclo da ureia (deficiência de *N*-acetilglutamato-sintase, de carbamilfosfato-sintase 1 e de ornitina-transcarbamilase), enquanto o ácido orótico na urina está aumentado apenas na deficiência de ornitina-transcarbamilase. O nível plasmático de citrulina está acentuadamente aumentado na deficiência de ácido argininosuccínicossintase (citrulinemia tipo 1), com elevação menos pronunciada da deficiência de ácido argininosuccínico-liase na presença de ácido arginino succínico (acidúria argininosuccínica). Os níveis de arginina estão habitualmente normais a baixos nessas condições e tornam-se acentuadamente elevados apenas em pacientes com deficiência de arginase. Além dos defeitos do ciclo da ureia, a hiperamonemia também pode ser causada por doença hepática de qualquer etiologia e por várias acidemias orgânicas e defeitos na oxidação dos ácidos graxos (estes dois últimos excluídos por análise dos ácidos orgânicos na urina e perfil da acilcarnitina plasmática).

TRATAMENTO
Defeitos do ciclo da ureia

O tratamento objetiva interromper o catabolismo e a produção de amônia, fornecendo calorias adequadas (na forma de glicose intravenosa [IV] e lipídeos no paciente comatoso) e, se necessário, insulina. O excesso de nitrogênio é removido pela administração de fenilacetato e benzoato por via IV (0,25 g/kg como dose inicial e, subsequentemente, como infusão durante 24 h), conjugados com a glutamina e glicina, respectivamente, formando moléculas hidrossolúveis de fenilacetilglutamina e ácido hipúrico, de maneira eficiente excretadas na urina. A arginina (200 mg/kg/dia) torna-se um aminoácido essencial (exceto na deficiência de arginase), devendo ser administrada por via IV para o restabelecimento da síntese das proteínas. Se essas medidas não conseguirem reduzir a amônia, deverá ser iniciada imediatamente a hemodiálise. O tratamento crônico consiste em dieta com restrição de proteína, suplementos de fenilbutirato, glicerol fenilbutirato (um fármaco líquido mais bem tolerado pela maioria dos pacientes), arginina ou citrulina, dependendo do diagnóstico específico. O ácido carglúmico oral pode restaurar o ciclo da ureia funcional em pacientes com deficiência de *N*-acetilglutamato-sintase e torna outras terapias desnecessárias. Deve-se considerar a possibilidade de transplante de fígado em pacientes cujos defeitos graves do ciclo da ureia são de difícil controle clínico.

A hiperamonemia por deficiência funcional de glutamina-sintase pode ocorrer em pacientes submetidos a quimioterapia para diferentes neoplasias malignas ou transplantes de órgãos sólidos. Isso também pode ocorrer na cirrose hepática. Vários desses pacientes foram recuperados com êxito da hiperamonemia utilizando o protocolo anteriormente descrito para os defeitos do ciclo da ureia.

LEITURAS ADICIONAIS

Morris AA et al: Guidelines for the diagnosis and management of cystathionine beta-synthase deficiency. J Inherit Metab Dis 40:49, 2017.
Ranganath LR et al: Efficacy and safety of once-daily nitisinone for patients with alkaptonuria (SONIA 2): An international, multicentre, open-label, randomised controlled trial. Lancet Diabetes Endocrinol 8:762, 2020.
Smith AD, Refsum H: Homocysteine, B vitamins, and cognitive impairment. Annu Rev Nutr 36:211, 2016.
Zori R et al: Long-term comparative effectiveness of pegvaliase versus standard of care comparators in adults with phenylketonuria. Mol Genet Metab 128:92, 2019.

421 Defeitos hereditários do transporte de membrana

Nicola Longo

Transportadores de membrana específicos medeiam a passagem de aminoácidos, oligopeptídeos, açúcares, cátions, ânions, vitaminas, água e muitas outras moléculas através das membranas celulares. Eles são codificados por membros da superfamília do gene transportador de soluto (SLC). Esses transportadores estão localizados na membrana plasmática ou em organelas intracelulares, e a sua distribuição celular e tecidual, além da presença (ou ausência) de transportadores redundantes, explica o envolvimento de órgãos e possíveis distúrbios metabólicos. Os primeiros distúrbios de transporte identificados afetavam o intestino ou o rim, mas os processos de transporte são essenciais para o funcionamento normal de todos os órgãos, especialmente do cérebro e dos órgãos sensoriais (Tab. 421-1). Os defeitos hereditários que comprometem o transporte de aminoácidos específicos que podem se manifestar em adultos são discutidos aqui como exemplos das anormalidades encontradas; outros defeitos são considerados em outras partes deste livro.

CISTINÚRIA

A cistinúria (frequência mundial de 1 em 7.000) é um distúrbio autossômico recessivo causado por transportadores defeituosos no ápice da borda em escova do túbulo renal proximal e nas células do intestino delgado. Caracteriza-se por comprometimento da reabsorção e excreção urinária excessiva dos aminoácidos dibásicos lisina, arginina, ornitina e cistina. Como a cistina é pouco solúvel, sua excreção excessiva predispõe à formação de cálculos renais, ureterais e vesicais. Tais cálculos são responsáveis pelos sinais e sintomas do distúrbio.

Existem duas variantes da cistinúria. Os homozigotos para ambas as variantes apresentam excreção urinária elevada de cistina, lisina, arginina e ornitina. Os heterozigotos do tipo A geralmente têm excreção urinária normal de aminoácidos, enquanto a maioria dos heterozigotos do tipo B tem excreção urinária moderadamente aumentada de cistina que, em algumas circunstâncias, pode resultar na formação de cálculos renais. O gene da cistinúria tipo A (*SLC3A1*, cromossomo 2p16.3) codifica uma glicoproteína de membrana. A cistinúria tipo B é causada por mutações em *SLC7A9* (cromossomo 19q13), que codifica o transportador de aminoácido $b^{0,+}$. A glicoproteína codificada pelo *SLC3A1* favorece o processamento correto do transportador de membrana $b^{0,+}$ e explica a razão pela qual a ocorrência de mutações em dois genes diferentes causa uma doença semelhante.

Os cálculos de cistina representam 1 a 2% de todos os cálculos do trato urinário e cerca de 4 a 5% dos cálculos em crianças. Os homozigotos para a cistinúria excretam regularmente 2.400 a 7.200 μmol (600 a 1.800 mg) de cistina diariamente. Como a solubilidade máxima da cistina, na faixa fisiológica do pH urinário de 4,5 a 7,0, é de cerca de 1.200 μmol/L (300 mg/dL), a cistina precisa ser diluída com 2,5 a 7 L de água para prevenir a cristalúria. A formação de cálculos costuma se manifestar na segunda ou na terceira década de vida, mas pode ocorrer no primeiro ano de vida. Os sinais e sintomas são os típicos da urolitíase: hematúria, dor no flanco, cólica renal, uropatia obstrutiva e infecção (Cap. 318). A urolitíase recorrente pode levar à insuficiência renal progressiva.

Deve-se suspeitar de cistinúria após a observação de cristais hexagonais típicos no sedimento da urina resfriada, acidificada e concentrada, ou depois da realização de um teste de nitroprusseto urinário. A análise quantitativa dos aminoácidos na urina confirma o diagnóstico de cistinúria ao demonstrar a excreção excessiva e seletiva de cistina, lisina, arginina e ornitina. As medidas quantitativas são importantes para diferenciar os heterozigotos dos homozigotos e acompanhar a excreção de cistina livre durante o tratamento.

O tratamento objetiva evitar a formação de cristais de cistina por aumentar o volume urinário e manter um pH alcalino da urina. A ingestão de líquidos superior a 4 L/dia é essencial, sendo ideais 5 a 7 L/dia. A concentração urinária de cistina deve ser < 1.000 μmol/L (250 mg/L). A ingestão hídrica diária necessária para manter essa diluição da cistina excretada deve ser distribuída ao longo das 24 horas, com ingestão de um terço do volume total entre a hora de deitar e 3 horas da manhã. A solubilidade da cistina aumenta acentuadamente acima de um pH de 7,5, e a alcalinização da urina (com citrato de potássio) pode ser terapêutica. A penicilamina (1 a 3 g/dia) e a tiopronina (α-mercaptopropionilglicina, 800 a 1.200 mg/dia, em quatro doses fracionadas) sofrem troca de sulfidrila-dissulfeto com a cistina para formar dissulfetos mistos. Como esses dissulfetos são muito mais solúveis do que a cistina, a terapia farmacológica pode evitar a formação de cálculos e promover sua dissolução. A penicilamina pode ter efeitos colaterais significativos, de modo que seu uso deve ser reservado aos pacientes que não respondem à hidratação isolada ou que estão incluídos em uma categoria de alto risco (p. ex., um rim remanescente, insuficiência renal). Quando o tratamento clínico falha, a litotripsia por onda de choque, a ureteroscopia e a nefrolitotomia percutânea mostram-se efetivas para a maioria dos cálculos. A cirurgia urológica a céu aberto é considerada para os cálculos coraliformes complexos ou quando o paciente apresenta anormalidades renais ou ureterais concomitantes. Alguns pacientes evoluem para a insuficiência renal, necessitando de transplante renal.

INTOLERÂNCIA PROTEICA LISINÚRICA

Esse distúrbio caracteriza-se por um defeito na reabsorção tubular renal e transporte intestinal dos três aminoácidos dibásicos, lisina, arginina e ornitina, mas *não* da cistina (*intolerância proteica lisinúrica*). A intolerância proteica lisinúrica é mais comum na Finlândia (1 em 60.000), no sul da Itália e no Japão, sendo rara em outros locais. O defeito no transporte afeta mais o transporte da membrana basolateral do que o da membrana luminal e causa comprometimento secundário do ciclo da ureia. O gene deficiente (*SLC7A7*, cromossomo 14q11.2) codifica o transportador de membrana, y^+LAT, que se associa à cadeia pesada 4F2 da glicoproteína de superfície celular, formando o transportador completo independente de sódio y^+L.

As manifestações estão relacionadas com o comprometimento do ciclo da ureia e a disfunção imune potencialmente atribuível à produção excessiva de óxido nítrico secundária à retenção intracelular de arginina nos macrófagos. Os pacientes acometidos apresentam-se na infância com hepatoesplenomegalia, intolerância às proteínas e intoxicação episódica por amônia. Os pacientes mais velhos apresentam osteoporose grave, déficit de função renal, proteinose alveolar pulmonar, distúrbios autoimunes variados e uma deficiência imune incompletamente caracterizada. As concentrações plasmáticas de lisina, arginina e ornitina estão reduzidas, enquanto a excreção urinária de lisina e ácido orótico está aumentada. Pode-se observar o desenvolvimento de hiperamonemia após a ingestão de sobrecarga de proteína ou na presença de infecções, provavelmente devido a quantidades insuficientes de arginina e ornitina para manter a função adequada do ciclo da ureia. A terapia consiste em restrição alimentar de proteína e suplementação de citrulina (2 a 8 g/dia), um aminoácido neutro que serve de combustível para o ciclo da ureia quando metabolizado em arginina e ornitina. A doença pulmonar responde aos glicocorticoides ou ao fator estimulador de colônias de granulócitos-macrófagos humanos recombinante em alguns pacientes. As mulheres com intolerância proteica lisinúrica que engravidam têm risco aumentado de anemia, toxemia e complicações hemorrágicas durante o parto. Isso pode ser minimizado pela terapia nutricional agressiva e pelo controle da pressão arterial. Os lactentes podem apresentar restrição do crescimento intrauterino, porém têm função neurológica normal.

CITRULINEMIA TIPO 2 (DEFICIÊNCIA DE CITRINA)

A citrulinemia tipo 2 é uma condição recessiva causada pela deficiência do transportador mitocondrial aspartato-glutamato AGC2 (citrina). Um defeito nesse transportador reduz a disponibilidade do aspartato citoplasmático para se combinar com citrulina, de modo a formar argininossuccinato (ver Fig. 420-1), prejudicando o ciclo da ureia e diminuindo a transferência de equivalentes redutores do citosol para as mitocôndrias pelo transporte em circuito de malato-aspartato NADH. As mutações no gene *SLC25A13* no cromossomo 7q21.3 que codifica esse transportador são raras em indivíduos brancos, mas acometem cerca de 1:20.000 pessoas descendentes do Japão, da China e do sudeste da Ásia com penetrância variável.

A doença pode ocorrer em crianças com colestase intra-hepática neonatal, atraso do crescimento e dislipidemia, porém manifesta-se habitualmente com início súbito entre 20 a 50 anos de idade, com episódios

TABELA 421-1 ■ Distúrbios genéticos do transporte de aminoácidos

Distúrbio	Substratos	Tecidos que manifestam o defeito de transporte	Defeito molecular	Principais manifestações clínicas	Herança
Cistinúria	Cistina, lisina, arginina, ornitina	Túbulo renal proximal, mucosa jejunal	Transportadores *SLC3A1*, *SLC7A9* de cistina dibásica compartilhados	Nefrolitíase por cistina	AR
Intolerância à proteína lisinúrica	Lisina, arginina, ornitina	Túbulo renal proximal, mucosa jejunal	Transportador *SLC7A7* dibásico	Intolerância proteica, hiperamonemia, deficiência intelectual	AR
Doença de Hartnup	Aminoácidos neutros	Túbulo renal proximal, mucosa jejunal	Transportador *SLC6A19* de aminoácidos neutros	Aminoacidúria neutra constante, sintomas intermitentes de pelagra	AR
Histidinúria	Histidina	Túbulo renal proximal, mucosa jejunal	Transportador de histidina	Deficiência intelectual	AR
Iminoglicinúria	Glicina, prolina, hidroxiprolina	Túbulo renal proximal, mucosa jejunal	Transportadores *SLC6A20*, *SLC6A18*, *SLC36A2* de glicina-iminoácido compartilhados	Ausente	AR
Aminoacidúria dicarboxílica	Ácido glutâmico, ácido aspártico	Túbulo renal proximal, mucosa jejunal	Transportador *SLC1A1* de aminoácidos dicarboxílicos compartilhado	Ausente	AR
Hiperargininemia	Arginina, lisina, ornitina	Ubíqua	Transportador *SLC7A2* de aminoácidos catiônicos CAT2	Hiperargininemia, hiperamonemia (?)	AR
Deficiência de aminoácidos de cadeia ramificada do cérebro	Leucina, isoleucina, valina	Membrana plasmática da barreira hematencefálica	Transportador *SLC7A5* de aminoácidos de cadeia ramificada	Microcefalia, incapacidade intelectual, crises convulsivas, autismo	AR
Citrulinemia tipo 2	Aspartato, glutamato, malato	Membrana mitocondrial interna	Transportador *SLC25A13* mitocondrial de aspartato/glutamato 2	Súbitas alterações comportamentais com estupor, coma, hiperamonemia	AR
Hiperornitinemia, hiperamonemia, homocitrulinúria	Ornitina, citrulina	Membrana mitocondrial interna	Transportador *SLC25A15* de ornitina mitocondrial	Letargia, atraso do crescimento, deficiência intelectual, confusão episódica, hiperamonemia, intolerância às proteínas	AR
Encefalopatia epiléptica	Aspartato, glutamato, malato	Membrana mitocondrial interna	Transportador mitocondrial de aspartato/glutamato 1 *SLC25A12*	Deficiência intelectual, epilepsia, hipotonia, atrofia cerebral e hipomielinização	AR
Encefalopatia epiléptica	Glutamato	Membrana mitocondrial interna	Transportador *SLC25A22* de glutamato mitocondrial	Deficiência intelectual, epilepsia	AR
Encefalopatia epiléptica	Ácido glutâmico, ácido aspártico	Terminações nervosas glutamatérgicas pré-sinápticas	Transportador *SLC1A2* de aminoácidos dicarboxílicos neuronal, EEAT2	Encefalopatia do desenvolvimento e epiléptica	AD
Ataxia episódica	Ácido glutâmico, ácido aspártico	Terminações nervosas glutamatérgicas pré-sinápticas	Transportador *SLC1A3* de aminoácidos dicarboxílicos neuronal EEAT1	Ataxia episódica	AD
Deficiência de serina cerebral	Alanina, serina, cisteína, treonina	Células neuronais	Transportador *SLC1A4* de aminoácidos neutros, ASCT	Microcefalia progressiva, deficiência intelectual, espasticidade	AR
Encefalopatia por glicina, com nível de glicina sérica normal	Glicina	Astrócitos e células neuronais	Transportador *SLC6A9* de glicina nos astrócitos, GLYT1	Artrogripose, apneia, hipotonia axial, espasticidade, deficiência intelectual	AR
Hiperecplexia-3	Glicina	Células neuronais	Transportador *SLC6A5* de glicina pré-sináptico, GLYT2	Resposta de sobressalto exagerada, hipertonia, apneia	AR
Deficiência intelectual	Prolina, glicina, leucina e alanina, glutamina	Vesículas sinápticas de células neuronais	Transportador *SLC6A17* de aminoácidos neutros na vesícula sináptica, NTT4	Deficiência intelectual, tremor	AR
Surdez	Ácido glutâmico	Vesículas sinápticas de neurônios corticais	Transportador *SLC17A8* de glutamato em vesículas, VGLUT3	Surdez	AD
Hipoplasia foveal	Glutamina	Fotorreceptores da retina	*SLC38A8*	Hipoplasia foveal, defeitos de decussação do nervo óptico, disgenesia do segmento anterior	AR
Retinite pigmentar	Arginina, lisina, ornitina	Fotorreceptores da retina	Transportador *SLC7A14* de aminoácidos catiônicos	Retinite pigmentosa, cegueira	AR
Degeneração precoce da retina	Taurina	Células da retina	Transportador *SLC6A6* de taurina, TAUT	Nistagmo, perda de visão, degeneração da retina	AR
Cistinose	Cistina	Membranas lisossômicas	Transportador de cistina lisossômico	Insuficiência renal, hipotireoidismo, cegueira	AR

Siglas: AD, autossômica dominante; AR, autossômica recessiva.

recorrentes de hiperamonemia com sintomas neuropsiquiátricos associados, como alteração do estado mental, irritabilidade, crises convulsivas ou encefalopatia hepática semelhante ao coma. Alguns pacientes podem buscar atenção médica por hipertrigliceridemia, pancreatite, hepatoma ou esteatose hepática histologicamente semelhante à esteato-hepatite não alcoólica. Sem tratamento, a maioria dos pacientes morre com edema cerebral alguns anos após o início da doença. Os episódios costumam ser desencadeados por medicamentos (como o paracetamol), cirurgia, consumo de álcool ou grande ingesta de açúcar, com as últimas condições causando a produção de NADH no citoplasma. O NADH não é gerado pelo metabolismo de proteínas ou gorduras, e muitos indivíduos com citrulinemia tipo 2 preferem espontaneamente alimentos como carne, ovos e peixe, evitando os carboidratos.

Os exames laboratoriais durante uma crise aguda incluem elevação de amônia, citrulina e arginina com níveis normais ou baixos de glutamina, a qual costuma estar aumentada em defeitos clássicos no ciclo da ureia. Os níveis de galactose-1-fosfato nos eritrócitos também estão aumentados, refletindo a transferência deficiente de equivalentes redutores do citosol para as mitocôndrias. O diagnóstico é confirmado pela demonstração de mutações no gene *SLC25A13*. O transplante de fígado evita a progressão da doença e normaliza os parâmetros bioquímicos. Uma dieta rica em gorduras e proteínas e com baixo teor de carboidratos com suplementos de triglicerídeos de cadeia média, arginina e piruvato também é efetiva na prevenção de episódios adicionais, pelo menos em curto prazo.

DOENÇA DE HARTNUP

A doença de Hartnup (frequência de 1 em 24.000) é um distúrbio autossômico recessivo caracterizado por lesões cutâneas semelhantes a pelagra, manifestações neurológicas variáveis e aminoacidúria neutra e aromática. Alanina, serina, treonina, valina, leucina, isoleucina, fenilalanina, tirosina, triptofano, glutamina, asparagina e histidina são excretadas na urina em quantidades 5 a 10 vezes maiores que o normal, e o transporte intestinal desses aminoácidos é defeituoso. O transportador defeituoso de aminoácidos neutros B°AT1 é codificado pelo gene *SLC6A19* no cromossomo 5p15 e requer colectrina ou enzima conversora de angiotensina 2 para a expressão na superfície no rim e no intestino, respectivamente.

As manifestações clínicas resultam da deficiência nutricional do aminoácido essencial triptofano, causada por sua má-absorção intestinal e renal, bem como de niacina, que deriva, em parte, do metabolismo do triptofano. Apenas uma pequena fração de pacientes com os achados químicos desse distúrbio manifesta uma síndrome semelhante à pelagra, implicando que as manifestações dependem de outros fatores além do defeito de transporte. Deve-se suspeitar do diagnóstico de doença de Hartnup em todo paciente com manifestações clínicas de pelagra que não apresenta história de deficiência nutricional de niacina **(Cap. 333)**. As manifestações neurológicas e psiquiátricas incluem desde crises de ataxia cerebelar a labilidade emocional leve até *delirium* franco, sendo, em geral, acompanhadas de exacerbações da erupção cutânea eritematosa e eczematoide. Febre, luz solar, estresse e terapia com sulfonamida provocam recidivas clínicas. O diagnóstico é estabelecido pela detecção da aminoacidúria neutra, que não ocorre na deficiência nutricional de niacina. O tratamento é direcionado à reposição da niacina e consiste em dieta rica em proteínas, bem como suplementação diária de nicotinamida (50 a 250 mg).

CISTINOSE

A cistinose (frequência de 1:100.000-200.000) é um distúrbio autossômico recessivo causado por mutações no gene *CTNS* que codifica o transportador de cistina lisossômica/prótons (cistinosina). Nesse distúrbio, a cistina proveniente da degradação das proteínas acumula-se no interior dos lisossomos e forma cristais devido à sua baixa solubilidade. Dependendo do grau de comprometimento da função do transportador, são reconhecidas três formas clínicas. A forma mais grave, a cistinose nefropática clássica, provoca síndrome de Fanconi renal durante o primeiro ano de vida e, sem tratamento, evolui para a insuficiência renal, habitualmente em torno de 10 anos de idade. A cistinose nefropática intermediária leva à insuficiência renal entre 15 e 25 anos de idade, enquanto a fotofobia, causada pelo depósito de cristais de cistina na córnea, é a única manifestação da cistinose ocular não nefropática. Deve-se suspeitar de cistinose com a identificação de cristais de cistina na córnea ao exame com lâmpada de fenda, e o distúrbio é diagnosticado pela medição do conteúdo de cistina nos leucócitos. O teste de DNA (incluindo análise de deleção) do gene *CTNS* pode confirmar o diagnóstico. A terapia consiste na administração de cisteamina que entra nos lisossomos, forma um dissulfeto misto com a cisteína e é exportada do lisossomo utilizando um transportador de aminoácidos catiônico. A terapia com cisteamina oral (60 a 90 mg/kg ao dia, até 2 g ao dia em adultos, 0,2 a 0,3 g/m^2 ao dia fracionada em duas doses administradas a cada 12 horas para a formulação de liberação prolongada) pode retardar a insuficiência renal e é mais efetiva quando instituída no início da evolução da doença. A terapia com cisteamina reduz o acúmulo intracelular de cistina nos leucócitos, porém a adesão ao tratamento é difícil, devido ao odor desagradável do medicamento e à necessidade de sua administração frequente. As gotas oftálmicas de cisteamina podem aliviar a fotofobia. A terapia renal substitutiva com sais, álcali e vitamina D ativada é necessária para a síndrome de Fanconi renal. Ocorre acúmulo de cistina em praticamente todos os órgãos e tecidos, causando complicações adicionais, como hipotireoidismo, hipo-hidrose, diabetes, puberdade tardia em ambos os sexos e hipogonadismo primário em indivíduos do sexo masculino. Pode haver necessidade de reposição com hormônio do crescimento, L-tiroxina para o hipotireoidismo, insulina para o diabetes melito e testosterona para o hipogonadismo nos indivíduos do sexo masculino. Apesar da terapia, muitos pacientes com cistinose progridem para a insuficiência renal em estágio terminal e necessitam de transplante renal. As complicações de início tardio incluem hepatomegalia e esplenomegalia, que ocorrem em cerca de um terço dos indivíduos, e miopatia vacuolar que provoca fraqueza (acometendo inicialmente as extremidades distais), dificuldades na deglutição, dismotilidade gastrintestinal e insuficiência pulmonar. Antes da disponibilidade da terapia para depleção da cistina e do transplante renal, o tempo de sobrevida na cistinose nefrótica era de menos de 10 anos. Com as terapias atuais, os indivíduos acometidos podem sobreviver até o final da quarta década com qualidade de vida satisfatória.

LEITURAS ADICIONAIS

Servais A et al: Cystinuria: Clinical practice recommendation. Kidney Int 99:48, 2021.
Tanner LM et al: Inhaled sargramostim induces resolution of pulmonary alveolar proteinosis in lysinuric protein intolerance. JIMD Rep 34:97, 2017.
Ta˘rlungeanu DC et al: Impaired amino acid transport at the blood brain barrier is a cause of autism spectrum disorder. Cell 167:1481, 2016.
Yahyaoui R, Pérez-Frías J: Amino acid transport defects in human inherited metabolic disorders. Int J Mol Sci 21:119, 2019.

PARTE 13 Distúrbios neurológicos

Seção 1 Diagnóstico dos distúrbios neurológicos

422 Abordagem ao paciente com doença neurológica
Daniel H. Lowenstein, S. Andrew Josephson, Stephen L. Hauser

As doenças neurológicas são comuns e dispendiosas. De acordo com estimativas da Organização Mundial da Saúde, os distúrbios neurológicos afetam mais de 1 bilhão de pessoas em todo o mundo, constituem 12% da carga global de doença e causam 14% das mortes globais **(Tab. 422-1)**. Esses números só devem aumentar à medida que a população mundial envelhece. Como hoje existem tratamentos para muitos desses distúrbios, uma abordagem hábil ao diagnóstico é essencial. Erros costumam resultar da confiança excessiva em exames neurorradiológicos caros e exames laboratoriais, os quais, embora úteis, não substituem a anamnese e o exame físico. A abordagem correta começa com o paciente e concentra-se no problema clínico, primeiramente em termos anatômicos e, em seguida, em termos fisiopatológicos; somente depois é que se deve considerar um diagnóstico neurológico específico. Esse método garante que a tecnologia seja aplicada criteriosamente, que um diagnóstico correto seja estabelecido de maneira eficiente e que o tratamento seja instituído prontamente.

MÉTODO NEUROLÓGICO

DEFINIÇÃO DA ANATOMIA

A prioridade é identificar qual região do sistema nervoso é a provável responsável pelos sintomas. O distúrbio pode ser delimitado em uma área específica, é multifocal, ou um processo difuso está presente? Os sintomas são restritos ao sistema nervoso, ou surgem no contexto de uma doença sistêmica? O problema atinge o sistema nervoso central (SNC), o sistema nervoso periférico (SNP) ou ambos? Caso seja no SNC, acomete o córtex cerebral, os núcleos da base, o tronco encefálico, o cerebelo ou a medula espinal? As meninges, sensíveis à dor, estão acometidas? Caso seja no SNP, o distúrbio localiza-se nos nervos periféricos e, nesse caso, os nervos motores ou sensitivos são primeiramente afetados, ou uma lesão na junção neuromuscular ou no músculo é mais provável?

Os primeiros indícios para definir a área anatômica de envolvimento aparecem na anamnese e, então, dirige-se o exame físico para confirmar ou excluir essas impressões e esclarecer incertezas. Um exame físico mais detalhado de uma determinada região do SNC ou do SNP muitas vezes é indicado. Por exemplo, o exame de um paciente que se apresenta com história de parestesias e fraqueza ascendentes deve ser orientado para decidir, entre outras coisas, se a localização da lesão é na medula espinal ou nos nervos periféricos. Dor focal no dorso, um nível sensitivo medular e incontinência sugerem uma origem na medula espinal, enquanto um padrão em "bota e luva" de perda sensitiva sugere neuropatia periférica; arreflexia geralmente indica neuropatia periférica, mas também pode estar presente no chamado choque medular associado a distúrbios agudos da medula espinal.

Decidir "onde está a lesão" limita as etiologias possíveis a um número finito e manejável. Além disso, essa estratégia previne erros graves. Sintomas de vertigem recorrente, diplopia e nistagmo não devem desencadear "esclerose múltipla" como resposta (etiologia), mas sim "tronco encefálico" ou "ponte" (localização); assim, o diagnóstico de malformação arteriovenosa no tronco encefálico não deixará de ser feito por não ter sido considerado. De modo semelhante, a combinação de neurite óptica e paraparesia espástica atáxica sugere doença do nervo óptico e da medula espinal; esclerose múltipla (EM), neurossífilis (NS) e deficiência de vitamina B_{12} são distúrbios tratáveis que podem produzir essa síndrome. Depois que a pergunta "onde está a lesão?" for respondida, pode-se então considerar "qual é a lesão?".

IDENTIFICAÇÃO DA FISIOPATOLOGIA

Os indícios da fisiopatologia da doença também podem estar presentes na anamnese. Os distúrbios neuronais primários (substância cinzenta) podem apresentar-se como distúrbios cognitivos precoces, distúrbios do movimento ou convulsões, enquanto o envolvimento da substância branca produz predominantemente distúrbios dos "tratos longos" das vias motoras, sensitivas, visuais e cerebelares. Os sintomas progressivos e simétricos com frequência têm origem metabólica ou degenerativa; nesses casos, as lesões não costumam ser nitidamente circunscritas. Assim, é improvável que um paciente com paraparesia e nível sensitivo na medula espinal tenha deficiência de vitamina B_{12} como explicação. O sintoma de Lhermitte (sensação semelhante a um choque elétrico desencadeada pela flexão do pescoço) decorre da geração ectópica de impulsos nas vias da substância branca e ocorre com a desmielinização na medula espinal cervical; entre as muitas causas possíveis, esse sintoma pode indicar EM em um adulto jovem ou espondilose cervical compressiva em uma pessoa mais velha. Sintomas que pioram após exposição ao calor ou exercício podem indicar bloqueio da condução em axônios desmielinizados, como ocorre na EM. Um paciente com episódios recorrentes de diplopia e disartria associados ao exercício ou fadiga pode ter um distúrbio da transmissão neuromuscular, como miastenia grave. Escotomas visuais que avançam lentamente com bordas luminosas, chamadas *espectros de fortificação*, indicam depressão cortical alastrante, como ocorre na migrânea (enxaqueca).

ANAMNESE NEUROLÓGICA

A atenção à descrição dos sintomas apresentados pelo paciente e relatados por familiares e outros com frequência permite a localização acurada e a determinação da causa provável das queixas, mesmo antes do exame neurológico ser realizado. A anamnese também ajuda a orientar o exame neurológico que se segue. Cada queixa deve ser acompanhada o máximo possível para elucidar a localização da lesão, a fisiopatologia subjacente provável e etiologias em potencial. Por exemplo, um paciente se queixa de fraqueza do braço direito. Quais são as manifestações associadas? O paciente tem dificuldade para pentear os cabelos ou alcançar um objeto no alto (proximal), ou para abotoar uma camisa ou abrir uma garrafa plástica (distal)? As associações negativas também podem ser cruciais. Um paciente destro com hemiparesia direita sem déficit de linguagem provavelmente tem uma lesão (cápsula interna, tronco encefálico ou medula espinal) diferente daquela do paciente com hemiparesia direita e afasia (hemisfério esquerdo). Outras informações importantes da anamnese incluem:

1. *Evolução temporal da doença.* É importante determinar o momento preciso do início e a velocidade de progressão dos sintomas apresentados pelo paciente. O início rápido de uma queixa neurológica, que

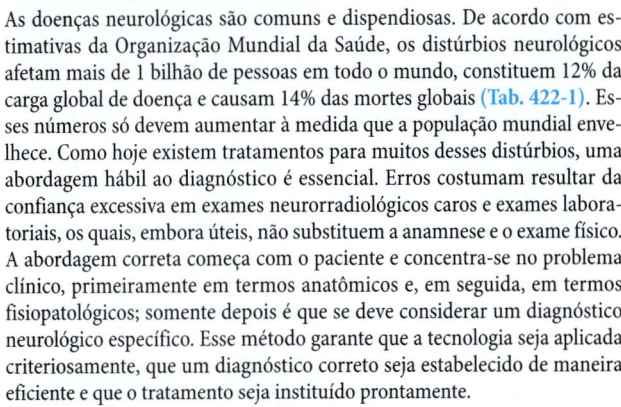

TABELA 422-1 ■ Anos de vida perdidos ajustados por incapacidade (AVAIs) e número de mortes anuais para distúrbios neurológicos selecionados em 2019

Distúrbio	AVAIs	Mortes
Dor lombar e cervical	85.766.442	–
Doenças cerebrovasculares	143.232.184	6.552.725
Meningite e encefalite	21.120.604	326.117
Migrânea	42.077.666	–
Epilepsia	13.077.624	114.010
Demência	25.276.989	1.623.256
Doença de Parkinson	6.292.616	362.907
% do total de AVAIs ou mortes por todas as causas que são neurológicas	13,7%	16,1%
% de mudança nos AVAIs ou morte por distúrbios neurológicos entre 2015 e 2019	41,0%	0,0%

Fonte: Dados de Global Burden of Disease Study 2019 (GBD 2019) Data Resources http://ghdx.healthdata.org/gbd-2019 e GBD 2019 Diseases and Injuries Collaborators. Global burden of 369 diseases and injuries in 204 countries and territories, 1990-2019: a systematic analysis for the Global Burden of Disease Study 2019. Lancet 396: 1204, 2020.

ocorre dentro de segundos ou minutos, em geral indica evento vascular, convulsão ou migrânea. O início de sintomas sensitivos localizados em um membro que se espalham dentro de alguns segundos para partes adjacentes do membro e depois para outras regiões do corpo sugere convulsão. Uma progressão de sintomas semelhante, porém mais lenta, acompanhados de cefaleia, náuseas ou perturbação visual sugere migrânea. Sintomas não tão bem localizados que são máximos no início e persistem por segundos, minutos ou, de forma muito menos comum, por horas, apontam para a possibilidade de um ataque isquêmico transitório (AIT). A presença de sintomas sensitivos "positivos" (p. ex., formigamento ou sensações difíceis de descrever) ou movimentos motores involuntários sugere convulsão; em contrapartida, a perda transitória de função (sintomas negativos) sugere AIT. Um início hesitante em que os sintomas aparecem, se estabilizam e depois avançam ao longo de horas ou dias também sugere doença cerebrovascular; uma história adicional de remissão transitória ou regressão indica que o processo é mais provavelmente isquêmico do que hemorrágico. Uma evolução gradual dos sintomas durante horas ou dias sugere um processo tóxico, metabólico, infeccioso ou inflamatório. Sintomas progressivos associados a manifestações sistêmicas de febre, rigidez de nuca e alteração do nível de consciência indicam um processo infeccioso. Sintomas recorrentes e remitentes que acometem diferentes níveis do sistema nervoso sugerem EM ou outros processos inflamatórios. Sintomas lentamente progressivos sem remissões são típicos de distúrbios neurodegenerativos, infecções crônicas, intoxicações graduais e neoplasias.

2. *Descrição da queixa pelo paciente.* As mesmas palavras muitas vezes significam coisas diferentes para pacientes distintos. "Tontura" pode implicar síncope iminente, sensação de desequilíbrio ou vertigem rotatória real. "Dormência" pode significar a perda completa da sensibilidade, uma sensação positiva como formigamento ou até mesmo fraqueza. A expressão "visão turva" pode ser usada para descrever perda visual unilateral, como na cegueira monocular transitória ou diplopia. A interpretação do verdadeiro significado das palavras usadas pelo paciente para descrever os sintomas evidentemente torna-se ainda mais complexa quando há diferenças linguísticas e culturais.

3. *Confirmação da história por terceiros.* Quase sempre é proveitoso obter informações adicionais de familiares, amigos, ou outros observadores para corroborar ou expandir a descrição do paciente. Perda de memória, afasia, perda da compreensão, intoxicação e outros fatores podem prejudicar a capacidade do paciente de se comunicar normalmente com o médico ou impedir a franqueza acerca dos fatores que contribuíram para a doença. Episódios de perda da consciência exigem a obtenção de detalhes fornecidos por um observador para definir de maneira precisa o que aconteceu durante o evento.

4. *História familiar.* Muitas doenças neurológicas têm um componente genético subjacente. A presença de um distúrbio mendeliano, como a doença de Huntington ou a neuropatia de Charcot-Marie-Tooth, muitas vezes torna-se óbvia quando dados familiares estão disponíveis. Perguntas mais detalhadas sobre a história familiar com frequência são necessárias nos distúrbios poligênicos, como EM, migrânea e muitos tipos de epilepsia. É importante obter a história familiar sobre todas as doenças, além das neurológicas e psiquiátricas. Uma propensão familiar à hipertensão arterial ou cardiopatia é relevante para o paciente que se apresenta com acidente vascular cerebral (AVC). Diversas doenças neurológicas hereditárias estão associadas a manifestações multissistêmicas que podem fornecer indícios do diagnóstico correto (p. ex., neurofibromatose, doença de Wilson, distúrbios mitocondriais).

5. *Doenças clínicas.* Muitas doenças neurológicas ocorrem no contexto de distúrbios sistêmicos. Diabetes melito, hipertensão arterial sistêmica e dislipidemias predispõem a doenças cerebrovasculares. Uma lesão expansiva solitária no cérebro pode ser um abscesso no paciente com cardiopatia valvar, uma hemorragia primária no paciente com coagulopatia, um linfoma ou toxoplasmose no paciente com Aids, ou uma metástase no paciente com câncer. Pacientes com neoplasias malignas também podem apresentar síndrome paraneoplásica neurológica **(Cap. 94)** ou complicações decorrentes de quimioterapia ou radioterapia. A síndrome de Marfan e os distúrbios do colágeno relacionados predispõem à dissecção das artérias cranianas e hemorragia subaracnóidea por aneurismas; essa última também pode ocorrer na doença renal policística e na displasia fibromuscular. Vários distúrbios neurológicos acompanham os estados de disfunção tireoidiana ou outras endocrinopatias. É especialmente importante pesquisar doenças sistêmicas nos pacientes com neuropatia periférica. A maioria dos pacientes em coma hospitalizados apresentam uma causa metabólica, tóxica ou infecciosa.

6. *Uso e abuso de substâncias e exposição a toxinas.* É essencial indagar sobre a história do uso de fármacos e drogas. Sedativos, antidepressivos e outros medicamentos psicoativos são frequentemente associados a estados confusionais agudos, especialmente no idoso. Os antibióticos aminoglicosídeos podem exacerbar sintomas de fraqueza em pacientes com distúrbios da transmissão neuromuscular, como miastenia grave, e causar tontura em razão da ototoxicidade. A vincristina e outros agentes antineoplásicos podem causar neuropatia periférica, e imunossupressores como a ciclosporina às vezes provocam encefalopatia. A ingestão excessiva de vitaminas pode acarretar doenças; por exemplo, vitamina A e hipertensão intracraniana ("pseudotumor cerebral") ou piridoxina e neuropatia periférica. Muitos pacientes não se dão conta de que medicamentos para dormir, para resfriado e pílulas para emagrecer vendidos sem prescrição médica são, na verdade, fármacos. O álcool, a mais comum das neurotoxinas, em geral não é reconhecido como uma droga pelos pacientes, e outras substâncias ilícitas como cocaína, metanfetamina e heroína podem causar uma extensa variedade de anormalidades neurológicas. Uma história de exposição ambiental ou industrial a neurotoxinas pode fornecer uma pista fundamental; às vezes é preciso consultar os colegas de trabalho do paciente ou seu empregador.

7. *Formulação de uma impressão sobre o paciente.* Aproveite a oportunidade, enquanto obtém a anamnese, para formar uma impressão sobre o paciente. As informações lhe são apresentadas de forma direta ou seguem um trajeto sinuoso? Há evidências de ansiedade, depressão ou hipocondria? Há algum indício de problemas de linguagem, memória, compreensão, conduta ou comportamento? A avaliação neurológica começa logo que o paciente entra na sala e a apresentação inicial é feita.

EXAME NEUROLÓGICO

O exame neurológico é desafiador e complexo; possui muitos componentes e exige uma série de habilidades que só poderão ser dominadas mediante o uso repetido das mesmas técnicas em grande número de indivíduos com e sem doença neurológica. O domínio do exame neurológico completo costuma ser importante apenas para os médicos que praticam a neurologia e especialidades associadas. Todavia, o conhecimento do exame básico, sobretudo dos componentes que são eficazes no rastreamento de disfunção neurológica, é essencial a todos os médicos, em particular os generalistas.

Com relação a esse exame, não existe uma sequência única e universalmente aceita que deva ser seguida, porém a maioria dos clínicos começa com a avaliação do estado mental, seguida pela avaliação dos nervos cranianos (NC), do sistema motor, dos reflexos, do sistema sensitivo, da coordenação e da marcha. Seja o exame físico básico ou abrangente, é imprescindível executá-lo de maneira ordenada e sistemática para evitar erros e omissões graves. Assim, o melhor meio de aprender e ganhar experiência no exame neurológico é escolher uma determinada abordagem e praticá-la frequentemente, usando a mesma sequência exata todas as vezes.

A descrição detalhada do exame neurológico a seguir apresenta as partes mais usadas do exame, com ênfase particular nos componentes considerados mais úteis na avaliação de problemas neurológicos comuns. Cada seção também inclui uma breve descrição do exame mínimo necessário para o rastreamento adequado de anormalidades em um paciente que não tenha sintomas sugestivos de disfunção neurológica. Um exame de rastreamento realizado dessa maneira pode ser concluído em 3 a 5 minutos. *Demonstrações em vídeo do exame de triagem neurológica (V6) e exame neurológico detalhado (V7) podem ser encontradas na Coleção de Vídeos do Harrison incluída nesta obra.*

Vale a pena mencionar alguns pontos adicionais acerca do exame. Em primeiro lugar, ao registrar as observações, é importante descrever objetivamente os achados em vez de utilizar termos médicos pouco definidos (p. ex., "o paciente geme à fricção do esterno" em vez de "obnubilado"). Em segundo lugar, anormalidades sutis do SNC são mais bem detectadas pela comparação cuidadosa do desempenho do paciente em tarefas que exigem ativação simultânea dos dois hemisférios cerebrais (p. ex., queda de pronação na manobra de braços estendidos com os olhos fechados; extinção de um lado à aplicação bilateral de toque leve, também com os olhos fechados; ou redução do balanço de um braço ou discreta assimetria à deambulação). Em terceiro lugar, se a queixa do paciente for desencadeada por alguma atividade, deve-se reproduzir a atividade no consultório. Se a queixa do paciente for tontura quando a cabeça é girada em uma direção, solicite que o paciente repita o gesto e pesquise sinais associados no exame físico (p. ex., nistagmo ou dismetria). Caso haja dor após caminhada de dois quarteirões, peça que o paciente saia do consultório, caminhe essa distância e retorne imediatamente, e repita as partes relevantes do exame físico. Por fim, o uso de testes que são ajustados ao problema do paciente pode ter valor na avaliação das alterações ao longo do tempo. Os testes de deambulação por uma distância de 7,5 metros (normal, 5-6 s; observe se necessita de auxílio), batidas repetidas com dedos das mãos ou dos pés (normal, 20-25 batidas em 5 s) ou escrita à mão são exemplos.

EXAME DO ESTADO MENTAL
- *Exame mínimo: durante a entrevista, procure quaisquer dificuldades na comunicação e determine se o paciente consegue lembrar e compreender eventos recentes e passados.*

O exame do estado mental começa tão logo o examinador passa a observar e conversar com o paciente. Se a anamnese levantar alguma preocupação com anormalidades da função cortical superior ou se forem observados problemas cognitivos durante a entrevista, um exame detalhado do estado mental está indicado. A capacidade de compreender a linguagem usada durante o exame físico, a formação cultural, a experiência educacional, problemas sensitivos ou motores ou condições comórbidas do paciente devem ser levados em conta na aplicabilidade dos testes e na interpretação dos resultados.

O Miniexame do Estado Mental (MEEM) é um exame de rastreamento padronizado da função cognitiva, de aplicação extremamente fácil, que leva < 10 minutos para ser concluído **(Cap. 29)**. Usando valores ajustados à idade para definir o desempenho normal, o teste tem sensibilidade de cerca de 85% e especificidade de 85% para definir o diagnóstico de demência moderada ou grave, sobretudo em pacientes de nível educacional mais elevado. Quando há tempo suficiente disponível no ambiente ambulatorial, o MEEM é um dos melhores métodos para documentar o estado mental atual do paciente, sendo particularmente útil como avaliação inicial para comparação com escores futuros do mesmo exame.

Os elementos individuais do exame do estado mental podem ser subdivididos em nível de consciência, orientação, fala e linguagem, memória, base de informações, compreensão e julgamento crítico, pensamento abstrato e cálculos.

O *nível de consciência* é o estado relativo da percepção do paciente acerca de si mesmo e do ambiente, e abrange desde a vigília plena até o coma. Quando o paciente não está em vigília plena, o examinador deve descrever as respostas ao estímulo mínimo necessário para suscitar uma reação, variando desde comandos verbais a um estímulo doloroso breve como uma compressão do músculo trapézio. As respostas que são dirigidas para o estímulo e significam algum grau de função cerebral intacta (p. ex., abrir os olhos e olhar para o examinador ou movimentar-se para afastar um estímulo doloroso) devem ser distinguidas das respostas reflexas de origem espinal (p. ex., resposta de tríplice flexão – flexão do tornozelo, joelho e quadril em resposta a um estímulo doloroso no pé).

Para testar a *orientação*, solicita-se que a pessoa diga seu nome, localização e tempo (dia da semana e data); o tempo costuma ser a primeira dimensão afetada em uma variedade de distúrbios.

Avalia-se a *fala* observando articulação, velocidade, ritmo e prosódia (i.e., as alterações no tom e na acentuação de sílabas e palavras).

Avalia-se a *linguagem* observando o conteúdo da fala e da escrita do paciente, a resposta a comandos falados e a capacidade de ler. Uma sequência típica de testes é pedir que o paciente nomeie componentes sucessivamente mais detalhados da roupa, um relógio ou uma caneta; repita a frase "nem aqui, nem ali, nem lá"; siga um comando verbal de três etapas; escreva uma frase; e leia e responda a um comando escrito.

Analisa-se a *memória* de acordo com três escalas temporais principais: (1) avalia-se a memória imediata ao enunciar uma lista de três itens e pedir que o paciente a repita imediatamente; (2) testa-se a memória de curto prazo pedindo-lhe que recorde os mesmos três itens 5 e 15 minutos depois; e (3) testa-se a memória de longo prazo determinando o quão bem o paciente é capaz de fornecer uma história cronológica coerente de sua doença ou eventos pessoais.

Avalia-se a *base de informações* por meio de perguntas sobre eventos históricos ou atuais importantes, com atenção especial à escolaridade e às experiências da vida.

As anormalidades da *compreensão* e do *julgamento crítico* geralmente são detectadas durante a entrevista do paciente; obtém-se uma avaliação mais detalhada pedindo-se que o paciente descreva como ele reagiria a situações que apresentam diversos resultados possíveis (p. ex., "O que você faria se encontrasse uma carteira na calçada?").

Testa-se o *pensamento abstrato* solicitando que o paciente descreva semelhanças entre vários objetos ou conceitos (p. ex., maçã e laranja, mesa e cadeira, poesia e escultura) ou que cite itens que tenham os mesmos atributos (p. ex., uma lista de animais de quatro patas).

A *capacidade de cálculo* é avaliada pedindo-se que o paciente execute cálculos que sejam apropriados à sua idade e escolaridade (p. ex., subtração seriada de 7 a partir de 100 ou de 3 a partir de 20; ou problemas de palavras envolvendo aritmética simples).

EXAME DOS NERVOS CRANIANOS
- *Exame mínimo: verifique o fundo do olho, os campos visuais, o tamanho e a reatividade das pupilas, os movimentos extraoculares e os movimentos faciais.*

Os NCs são mais bem examinados em ordem numérica, exceto pelo agrupamento dos NC III, IV e VI, em virtude de sua função semelhante.

NC I (olfatório) O teste geralmente é omitido, a menos que haja suspeita de doença do lobo frontal inferior (p. ex., meningioma). Pede-se que o paciente, com os olhos fechados, inale um odor característico, como pasta de dente ou café, e o identifique.

NC II (óptico) Verifique a acuidade visual (usando correção com óculos ou lentes de contato) usando a tabela de Snellen ou recurso semelhante. Teste os campos visuais por confrontação, isto é, comparando os campos visuais do paciente com os seus próprios campos. Como teste de rastreamento, em geral é suficiente examinar os campos visuais dos dois olhos simultaneamente; deve-se testar o campo de cada olho individualmente se houver alguma razão para suspeitar de problema visual pela história ou por outros elementos do exame físico, ou se o teste de rastreamento revelar uma anormalidade. O examinador coloca-se à frente do paciente a uma distância aproximada de 60 cm a 1 m e coloca as mãos na periferia dos próprios campos visuais no plano equidistante entre ele e o paciente. Instrui-se o paciente a olhar diretamente no centro da face do examinador e indicar quando observar um dos dedos se mover. Começando pelos dois quadrantes inferiores e depois pelos dois quadrantes superiores, move-se o dedo indicador da mão direita, da mão esquerda, ou das duas mãos simultaneamente e observa-se se o paciente detecta os movimentos. Um único movimento de pequena amplitude do dedo é suficiente para uma resposta normal. A campimetria e o teste com tela tangente devem ser usados para mapear completamente os defeitos dos campos visuais ou pesquisar anormalidades sutis. O fundo de olho deve ser examinado com o oftalmoscópio, e a cor, o tamanho e o grau de tumefação ou elevação do disco óptico precisam ser observados, bem como a cor e textura da retina. Os vasos retinianos devem ser analisados quanto a tamanho, regularidade, cruzamentos arteriovenosos patológicos, hemorragias e exsudatos.

NC III, IV e VI (oculomotor, troclear e abducente) Descreva o tamanho e a forma das pupilas e a reação à luz e à acomodação (i.e., quando os olhos convergem enquanto seguem o dedo do examinador movido em direção à ponta do nariz). Para verificar os movimentos extraoculares, solicita-se que o paciente mantenha a cabeça parada enquanto segue com os olhos o movimento da ponta de um dedo. Move-se o alvo lentamente nos planos horizontal e vertical; observam-se quaisquer paresia, nistagmo ou anormalidades no movimento de perseguição (movimentos sacádicos, ataxia oculomotora, etc.). Se necessário, a posição relativa dos olhos pode ser avaliada, na posição primária e na mirada multidirecional, comparando-se os reflexos de uma luz forte nas duas pupilas. Na prática, contudo, é mais útil determinar se o paciente relata diplopia em qualquer direção do olhar; a diplopia verdadeira quase sempre deve desaparecer com um olho fechado. O nistagmo horizontal é mais bem avaliado a 45°, e não na mirada lateral extrema (que é desconfortável para o paciente); o alvo deve ser mantido na posição lateral por pelo menos alguns segundos para detectar uma anormalidade.

NC V (trigêmeo) Examine a sensibilidade nos três territórios dos ramos do nervo trigêmeo (oftálmico, maxilar e mandibular) em cada lado da face. A exemplo de outras partes do exame sensitivo, a verificação de duas modalidades sensitivas oriundas de vias anatômicas diferentes (p. ex., tato leve e temperatura) é suficiente como exame de rastreamento. O teste de outras modalidades, do reflexo corneano e do componente motor do NC V (músculo masseter, que cerra a mandíbula) é indicado quando sugerido pela anamnese.

NC VII (facial) Procure assimetria na face em repouso e aos movimentos espontâneos. Verifique a capacidade do paciente de levantar as sobrancelhas, franzir a testa, fechar os olhos, sorrir e inflar as bochechas. Procure particularmente diferenças da força dos músculos faciais inferiores em relação aos superiores; a fraqueza dos dois terços inferiores da face com preservação do terço superior sugere lesão do neurônio motor superior, enquanto a fraqueza de todo um lado sugere lesão do neurônio motor inferior.

NC VIII (vestibulococlear) Examine a capacidade do paciente de ouvir um esfregar de dedos ou a voz sussurrada em cada orelha. O exame da condução aérea em relação à condução óssea mastoide (Rinne) e da lateralização de um diapasão de 512 Hz colocado no centro da testa (Weber) deve ser realizado se a anamnese ou o exame físico detectarem alguma anormalidade. Qualquer problema suspeito deve ser investigado com audiometria formal. **Para uma discussão mais detalhada da avaliação da função do nervo vestibular na presença de tontura, coma ou perda auditiva, ver os Caps. 22, 28 e 34, respectivamente.**

NC IX, X (glossofaríngeo, vago) Observe a posição e simetria do palato e da úvula em repouso e à fonação ("aah"). O reflexo faríngeo ("nauseoso") é examinado estimulando-se a parede faríngea posterior em cada lado com um objeto rombo estéril (p. ex., abaixador de língua), mas o reflexo pode estar ausente em indivíduos normais.

NC XI (acessório espinal) Verifique o encolhimento dos ombros (músculo trapézio) e a rotação da cabeça para cada lado (músculo esternocleidomastóideo) contra resistência.

NC XII (hipoglosso) Inspecione a língua quanto a atrofia ou fasciculações, posição à protrusão e força quando estendida contra a face interna das bochechas de cada lado.

EXAME MOTOR

- *Exame mínimo: pesquise a presença de atrofia muscular e verifique o tônus dos membros. Avalie a força dos membros superiores procurando por queda em pronação na manobra de braços estendidos e a força dos extensores dos punhos ou dedos. Avalie a força dos membros inferiores verificando a força dos extensores dos dedos dos pés.*

O exame motor inclui observações do aspecto, do tônus, e da força dos músculos. Embora seja em parte um teste da função motora, a marcha costuma ser avaliada em separado ao final do exame físico.

Aspecto Inspecione e palpe os grupos musculares sob boa iluminação e com o paciente em uma posição confortável e simétrica. Pesquise fasciculações, dor à palpação e atrofia ou hipertrofia musculares. Movimentos involuntários podem estar presentes em repouso (p. ex., tiques, mioclonia, coreoatetose, tremor de "rolar pílula" da doença de Parkinson), durante uma postura sustentada (tremor essencial) ou com movimentos voluntários (tremor de intenção da doença cerebelar ou tremor familiar).

Tônus O tônus muscular é avaliado pela resistência ao movimento passivo de um membro relaxado. Muitos pacientes têm dificuldade em relaxar durante esse procedimento, portanto convém distrair o paciente para minimizar os movimentos ativos. Nos membros superiores, o tônus é avaliado por pronação e supinação rápidas do antebraço e por flexão e extensão do punho. Nos membros inferiores, com o paciente em decúbito dorsal, o examinador coloca suas mãos atrás dos joelhos e os eleva rapidamente; no tônus normal, os tornozelos são arrastados sobre a superfície da maca por uma distância variável antes de se erguerem, enquanto na hipertonia ocorre elevação imediata dos calcanhares acima da superfície. A hipotonia se deve mais comumente a distúrbios do neurônio motor inferior ou dos nervos periféricos. A hipertonia pode ser evidente como espasticidade (resistência determinada pelo ângulo e pela velocidade do movimento; doença do trato corticospinal), rigidez (resistência semelhante em todos os ângulos de movimento; doença extrapiramidal), ou paratonia (alterações flutuantes da resistência; vias do lobo frontal; ou dificuldade normal em relaxar). No parkinsonismo, observa-se a rigidez em roda dentada, na qual o movimento passivo provoca interrupções abruptas da resistência.

Força A queda em pronação no teste dos braços estendidos é um método extremamente útil de rastreamento de fraqueza dos membros superiores. O paciente é solicitado a manter os dois braços em extensão total e paralelos ao solo, com os olhos fechados. Essa posição deve ser mantida por cerca de 10 segundos; qualquer flexão do cotovelo ou dedos ou pronação do antebraço, em especial se assimétrica, é sinal de fraqueza em potencial. Pacientes com dor no ombro ou amplitude de movimento limitada podem ter um desvio aparente do pronador que não é decorrente de fraqueza verdadeira. A força muscular também é avaliada pedindo-se que o paciente exerça esforço máximo daquele músculo ou grupo muscular particular que está sendo testado. É importante isolar os músculos o máximo possível, isto é, segurar o membro de modo a que apenas os músculos de interesse sejam ativos. Também é útil palpar os músculos acessíveis durante a contração. A graduação da força muscular e a avaliação do esforço do paciente são uma arte que demanda tempo e prática. A força muscular é tradicionalmente graduada por meio da seguinte escala:

0 = ausência de movimento
1 = abalo ou traço de contração, porém sem movimento associado na articulação
2 = movimento com gravidade eliminada
3 = movimento contra gravidade, mas não contra resistência
4– = movimento contra um grau leve de resistência
4 = movimento contra resistência moderada
4+ = movimento contra resistência forte
5 = força total

Entretanto, em muitos casos, é mais prático usar os seguintes termos:

Paralisia = ausência de movimento
Fraqueza grave = movimento com gravidade eliminada
Fraqueza moderada = movimento contra gravidade, mas não contra resistência leve
Fraqueza leve = movimento contra resistência moderada
Força plena

A detecção do padrão de fraqueza é tão importante quanto a avaliação do seu grau. Fraqueza unilateral ou bilateral dos extensores do membro superior e flexores do membro inferior ("fraqueza piramidal") sugere lesão do trato piramidal, fraqueza proximal bilateral sugere miopatia e fraqueza distal bilateral sugere neuropatia periférica.

EXAME DOS REFLEXOS

- *Exame mínimo: verifique os reflexos bicipital, patelar e aquileu.*

Reflexos de estiramento muscular Os reflexos normalmente avaliados incluem os reflexos bicipital (**C5**, C6), braquiorradial (C5, **C6**), tricipital (C6, **C7**) e, algumas vezes, dos flexores dos dedos (**C8**, T1) nos membros superiores, e os reflexos patelar ou do quadríceps (**L3**, L4) e aquileu (**S1**, S2) nos membros inferiores. O paciente deve estar relaxado e o músculo posicionado a meio caminho entre contração e extensão plenas. Os reflexos podem ser aumentados pedindo-se que o paciente contraia voluntariamente outros grupamentos musculares distantes (manobra de Jendrassik). Por exemplo, os reflexos dos membros superiores podem ser reforçados pelo trincamento voluntário dos dentes, e o reflexo aquileu, entrelaçando-se os dedos fletidos das duas mãos e tentando separá-los. Para cada reflexo testado, os dois lados devem ser testados sequencialmente, e é importante determinar qual o menor estímulo necessário para suscitar um reflexo em vez da resposta máxima. Os reflexos são graduados de acordo com a seguinte escala:

0 = ausente
1 = presente, mas diminuído
2 = normoativo
3 = exacerbado
4 = clônus

Reflexos cutâneos O reflexo plantar é provocado ao raspar com um objeto pontudo, como um abaixador de língua, a face lateral da planta do pé começando perto do calcanhar e indo em direção à parte anterior do pé até o hálux. O reflexo normal consiste na flexão plantar dos dedos. Nas lesões do neurônio motor superior acima do nível S1 na medula espinal, observa-se extensão paradoxal do hálux, associada à abertura em leque e extensão dos outros dedos (a chamada *resposta plantar em extensão* ou *sinal de Babinski*). Entretanto, apesar de sua popularidade, a confiabilidade e a validade do sinal de Babinski para identificação da fraqueza do neurônio motor superior são limitadas – é muito mais útil confiar nos testes de tônus, força, reflexos de estiramento e coordenação. Os reflexos abdominais superficiais são suscitados por meio de uma raspagem delicada com objeto pontudo (p. ex., extremidade de madeira de um swab com ponta de algodão) na superfície abdominal próxima ao umbigo em um movimento diagonal e observando-se o movimento do umbigo. Normalmente, o umbigo desvia-se em direção ao quadrante estimulado. Nas lesões do neurônio motor superior, tais reflexos estão ausentes. Eles têm particular utilidade quando os reflexos abdominais superiores (nível da medula espinal T9), mas não os inferiores (T12), estão preservados, indicando lesão da medula espinal entre T9 e T12, ou quando a resposta é assimétrica. Outros reflexos cutâneos úteis incluem o cremastérico (elevação ipsilateral do testículo após estímulo na face medial da coxa; mediado por L1 e L2) e o anal superficial (contração do esfíncter anal após raspagem da pele da região perianal; mediado por S2, S3, S4). É particularmente importante testar esses reflexos em todo paciente com suspeita de lesão da medula espinal ou das raízes lombossacrais.

Reflexos primitivos Nas doenças das vias do lobo frontal, vários reflexos primitivos, normalmente ausentes no adulto, podem aparecer. A resposta de sucção é provocada tocando-se levemente com um abaixador de língua o centro dos lábios, e o reflexo de busca, estimulando-se o ângulo da boca; o paciente moverá os lábios para sugar ou deslocará a boca na direção do estímulo. O examinador pesquisa o reflexo de preensão tocando a palma da mão entre o polegar e o dedo indicador com os próprios dedos; a resposta positiva consiste na preensão forte da mão do examinador. Em muitos casos, um toque no dorso da mão resulta na abertura da mão. A resposta palmomentoniana é a contração do músculo mentoniano (queixo) ipsilateral a um estímulo de arranhão aplicado em diagonal à palma.

EXAME SENSITIVO

- *Exame mínimo: pergunte se o paciente consegue sentir um toque leve e a temperatura de um objeto frio na parte distal de cada membro. Utilize estimulação dupla simultânea com toque leve nas mãos. Realize a manobra de Romberg.*

A avaliação da sensibilidade costuma ser a parte menos fidedigna do exame físico, porque é subjetiva e difícil de quantificar. No paciente cooperativo e lúcido, o exame sensitivo pode ser extremamente útil à localização precisa de uma lesão. Nos pacientes pouco cooperativos ou incapazes de compreender o exame, pode ser inútil. O exame deve concentrar-se na lesão suspeita. Por exemplo, nas anormalidades da medula espinal, raízes espinais ou nervos periféricos, devem-se testar todas as modalidades sensitivas à procura de um padrão compatível com um nível medular e distribuição de um dermátomo ou nervo periférico. Nos pacientes com lesões no tronco encefálico ou acima dele, o rastreamento das modalidades sensitivas primárias com testes da sensibilidade "cortical" é suficiente.

As cinco modalidades sensitivas primárias – tato leve, dor, temperatura, vibração e propriocepção – são examinadas em cada membro. Avalia-se o tato leve estimulando a pele com toques únicos e muito delicados do dedo do examinador ou com um chumaço de algodão. Pesquisa-se a dor usando um alfinete novo, e a temperatura com um objeto de metal (p. ex., diapasão) que foi imerso em água fria e quente. O exame da vibração em geral utiliza um diapasão de 128 Hz aplicado à falange distal do hálux ou do dedo médio da mão, logo abaixo do leito ungueal. Ao colocar um dedo no lado oposto da articulação sob teste, o examinador compara o limiar de percepção vibratória do paciente com o seu próprio. Para o exame da propriocepção, o examinador segura o dedo ou membro distal e lateralmente à articulação a ser examinada; pequenas excursões de 1 a 2 mm em geral são percebidas. A manobra de Romberg é um teste principalmente da propriocepção. O paciente é solicitado a permanecer com os pés tão próximos quanto necessário para manter o equilíbrio enquanto os olhos estão abertos, e então os olhos são fechados. A perda do equilíbrio ao fechar os olhos é uma resposta anormal.

A sensibilidade "cortical" é mediada pelos lobos parietais e representa uma integração das modalidades sensitivas primárias; a pesquisa da sensibilidade cortical é oportuna apenas quando a sensibilidade primária está intacta. A estimulação dupla simultânea é especialmente útil como teste de rastreamento da função cortical; com o paciente de olhos fechados, o examinador toca levemente uma ou as duas mãos e pede que o paciente identifique os estímulos. Se houver lesão do lobo parietal, o paciente pode ser incapaz de identificar o estímulo no lado contralateral, quando as duas mãos são tocadas. Outras modalidades que dependem do córtex parietal incluem a discriminação de dois estímulos próximos (discriminação de dois pontos), a identificação de um objeto apenas a partir do tato e manipulação (estereognosia) e a identificação de números ou letras escritos na superfície da pele (grafestesia).

EXAME DA COORDENAÇÃO

- *Exame mínimo: observe o paciente em repouso e durante movimentos espontâneos. Teste movimentos alternantes rápidos das mãos e dos pés e do dedo indicador para o nariz (índex-nariz).*

A coordenação compreende a orquestração e fluidez dos movimentos. Até mesmo atos simples exigem a cooperação de músculos agonistas e antagonistas, manutenção da postura e mecanismos complexos para controlar a velocidade e amplitude dos movimentos. Parte dessa integração depende da função normal do sistemas cerebelar e dos núcleos da base. Contudo, a coordenação também requer força muscular intacta e informações cinestésicas e proprioceptivas. Assim, se o exame físico revelar anormalidades do sistema motor ou sensitivo, a coordenação do paciente deve ser avaliada com essas limitações em mente.

Os movimentos alternantes rápidos nos membros superiores são testados em separado de cada lado, pedindo-se que o paciente cerre o punho, estenda parcialmente o dedo indicador e, então, bata com este dedo no polegar distal o mais rápido possível. No membro inferior, o paciente bate com o pé contra o solo ou a mão do examinador. Se esses movimentos alternados rápidos forem imprecisos ou variarem em amplitude ou ritmo, uma lesão cerebelar é suspeita; se, entretanto, eles forem lentos comparados com o lado aposto, uma lesão no trato piramidal é mais provável. O teste índex-nariz é sobretudo um teste da função cerebelar; o paciente é solicitado a tocar repetidamente com o dedo indicador no próprio nariz e depois no dedo esticado do examinador, que se move a cada repetição. Um teste semelhante para o membro inferior consiste em pedir ao paciente que eleve a perna e toque no dedo do examinador com o hálux. Outro teste de coordenação nos membros inferiores é a manobra do calcanhar-joelho-canela; na posição em decúbito dorsal, o paciente é solicitado a tocar com o calcanhar de cada pé no joelho da outra perna e então deslizá-lo ao longo da canela. Em todos esses movimentos, observam-se precisão, velocidade e ritmo.

EXAME DA MARCHA

- *Exame mínimo: observe o paciente durante a deambulação normal, sobre os calcanhares e nos dedos dos pés e ao longo de uma linha reta.*

A observação da marcha do paciente é a parte mais importante do exame neurológico. A marcha normal exige que múltiplos sistemas – incluindo força, sensibilidade e coordenação – funcionem de modo altamente integrado. Podem ser detectadas anormalidades inesperadas que levam o examinador a retornar, em mais detalhes, a outros aspectos do exame físico. Deve-se observar enquanto o paciente deambula e faz uma volta normal, anda sobre os calcanhares, nas pontas dos dedos e deambula pé ante pé ao longo de uma linha reta. O exame pode revelar redução do balanço de um braço (doença do trato corticospinal), postura encurvada e marcha em pequenos passos (parkinsonismo), marcha instável de base alargada (ataxia), marcha em tesoura (espasticidade) ou marcha escarvante com batida dos pés no solo (doença da coluna posterior ou dos nervos periféricos), ou o paciente pode parecer imobilizado (apraxia com doença do lobo frontal).

DIAGNÓSTICO NEUROLÓGICO

Os dados clínicos obtidos na anamnese e no exame físico são interpretados para encontrar a localização anatômica que melhor explica os achados clínicos (Tab. 422-2), reduzir a lista de possibilidades diagnósticas e selecionar os exames laboratoriais com maior probabilidade de serem informativos. A avaliação laboratorial pode incluir (1) eletrólitos séricos;

TABELA 422-2 ■ Achados e localizações no sistema nervoso

	Sinais
Cérebro	Estado mental anormal ou déficit cognitivo
	Convulsões
	Fraqueza[a] e anormalidades sensitivas unilaterais, incluindo a cabeça e os membros
	Anormalidades dos campos visuais
	Anormalidades dos movimentos (p. ex., descoordenação difusa, tremor, coreia)
Tronco encefálico	Anormalidades isoladas dos nervos cranianos (único ou múltiplos)
	Fraqueza[a] e anormalidades sensitivas da cabeça e dos membros "cruzadas", por exemplo, fraqueza da face direita e do braço e perna esquerdos
Medula espinal	Dor ou hipersensibilidade no dorso
	Fraqueza[a] e anormalidades sensitivas que poupam a cabeça
	Achados mistos dos neurônios motores superior e inferior
	Nível sensitivo
	Disfunção esfincteriana
Raízes espinais	Dor irradiada no membro
	Fraqueza[b] ou anormalidades sensitivas após distribuição da raiz (ver Figs. 25-2 e 25-3)
	Arreflexia
Nervos periféricos	Dor na parte média ou distal do membro
	Fraqueza[b] ou anormalidades sensitivas seguindo a distribuição nervosa (ver Figs. 25-2 e 25-3)
	Distribuição em "meia e luva" de perda sensitiva
	Arreflexia
Junção neuromuscular	Fraqueza bilateral, incluindo face (ptose, diplopia, disfagia) e partes proximais dos membros
	Fraqueza que piora com exercício
	Preservação da sensibilidade
Músculos	Fraqueza bilateral proximal ou distal
	Preservação da sensibilidade

[a]Fraqueza com outras anormalidades sugestivas de um padrão de "neurônio motor superior", isto é, espasticidade, fraqueza dos extensores > flexores nos membros inferiores e flexores > extensores nos membros inferiores, e hiper-reflexia.
[b]Fraqueza com outras anormalidades sugestivas de um padrão de "neurônio motor inferior", isto é, flacidez e hiporreflexia.

hemograma completo; e provas de função renal, hepática, endócrina e imune; (2) exame do líquido cerebrospinal; (3) exames neurorradiológicos dirigidos (Cap. 423); ou (4) exames eletrofisiológicos. A localização anatômica, o modo de início e a evolução da doença, outros dados clínicos e os achados laboratoriais são, então, integrados para estabelecer o diagnóstico etiológico.

O exame neurológico pode ser normal mesmo em pacientes com doença neurológica grave, como convulsões, meningite crônica ou AIT. Um paciente comatoso pode chegar sem qualquer história disponível e, nesses casos, a abordagem é descrita no Capítulo 28. Em outros pacientes, uma anamnese inadequada pode ser contornada por uma série de exames físicos sucessivos, a partir dos quais se deduz a evolução da doença. Nos casos duvidosos, é útil ter em mente que apresentações incomuns de doenças comuns são mais prováveis do que etiologias raras. Assim, mesmo em hospitais terciários, AVCs múltiplos geralmente decorrem de êmbolos em vez de vasculite, e a demência com mioclonia geralmente é doença de Alzheimer em vez de um distúrbio causado por príons ou síndrome paraneoplásica. Por fim, a tarefa mais importante de um médico de assistência primária diante de um paciente que tenha uma nova queixa neurológica é avaliar a urgência de encaminhá-lo ao especialista. Aqui, o principal é identificar rapidamente os pacientes que provavelmente têm infecções do sistema nervoso, AVCs agudos e compressão da medula espinal ou outras lesões expansivas tratáveis, e providenciar assistência imediata.

Agradecimento *Os organizadores agradecem as contribuições de Joseph B. Martin em edições anteriores deste capítulo.*

LEITURAS ADICIONAIS

Brazis P et al: *Localization in Clinical Neurology*, 7th ed. Philadelphia, Lippincott William & Wilkins, 2016.
Campbell WW, Barohn RJ: *DeJong's The Neurological Examination*, 8th ed. Philadelphia, Lippincott William & Wilkins, 2019.
GBD 2019 Diseases and Injuries Collaborators: Global burden of 369 diseases and injuries in 204 countries and territories, 1990–2019: A systematic analysis for the Global Burden of Disease Study 2019. Lancet. 396:1204, 2020.
O'Brien M: *Aids to the Examination of the Peripheral Nervous System*, 5th ed. Edinburgh, WB Saunders, 2010.

423 Exames de neuroimagem nos distúrbios neurológicos

William P. Dillon

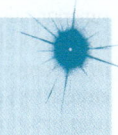

O médico dispõe de diversas opções de exames de imagem não invasivos para a avaliação de pacientes com distúrbios neurológicos. Entre elas, estão a tomografia computadorizada (TC) e a ressonância magnética (RM), além de suas variações, incluindo: angiotomografia computadorizada (angio-TC); TC por perfusão (TCp); TC de dupla energia; angiorressonância magnética (angio-RM), imagem da parede vascular por RM, RM funcional (RMf), espectroscopia por RM (ERM), neurografia por RM (NRM), RM com imagens em difusão; imagem de RM por tensor de difusão (DTI, de *diffusion tensor imaging*); RM ponderada em suscetibilidade (SWI, de *susceptibility weighted imaging*); imagens por *arterial spin label* (ASL); e RM por perfusão (RMp). Além disso, várias técnicas de neurorradiologia intervencionista foram aprimoradas, incluindo embolização com cateter, trombectomia com *stent retrieval*, instalação de molas (*coils*) e *stents* para aneurismas, bem como várias técnicas para distúrbios da coluna vertebral, incluindo mielografia por TC, fluoroscopia e procedimentos de intervenção guiados por TC para dor e para complicações oncológicas, incluindo radiofrequência e ablação pelo frio e tampões sanguíneos (*blood patches*). As técnicas de angio-TC com multidetectores (angio-TCMD) e angio-RM com gadolínio reduziram a necessidade de angiografia com cateter, atualmente reservada para pacientes nos quais é essencial obter detalhes dos pequenos vasos para diagnóstico ou para os quais se planeja uma terapia intervencionista concomitante (Tab. 423-1).

De forma geral, a RM é mais sensível do que a TC para detecção de lesões que afetam o sistema nervoso periférico e o sistema nervoso central (SNC). A RM por difusão, uma sequência sensível ao movimento microscópico da água, é a técnica mais sensível para a detecção de acidente vascular isquêmico agudo do encéfalo e da medula espinal e também é útil na detecção e caracterização de encefalite, abscesso, doença de Creutzfeldt-Jacob, tumores cerebrais e lesões desmielinizantes agudas. Entretanto, a TC é realizada mais rapidamente, sendo uma escolha pragmática para pacientes com alterações agudas do estado mental, suspeita de hemorragia e traumatismo intracraniano ou espinal agudo. A TC também é mais sensível do que a RM para a visualização de detalhes ósseos finos e portanto é apropriada para a avaliação inicial da perda auditiva condutiva e de lesões que afetam os ossos do crânio e da coluna vertebral. A RM pode, no entanto, adicionar informações diagnósticas importantes relacionadas com processos infiltrativos da medula óssea que podem ser difíceis de detectar na TC.

TOMOGRAFIA COMPUTADORIZADA

TÉCNICA

A imagem da TC é uma representação transversal da anatomia criada por análise computadorizada da atenuação dos feixes de raios X que atravessaram um corte do corpo. À medida que o feixe de raios X, colimado para a largura desejada do corte, gira em torno do paciente, ele atravessa regiões selecionadas do corpo. Raios X que não são atenuados por estruturas corporais são detectados por detectores sensíveis a raios X alinhados 180° a partir do tubo de raios X. Um computador calcula uma imagem de "projeção retrógrada" a partir do perfil de atenuação de raios X de 360°. Uma atenuação maior dos raios X (p. ex., causada pelos ossos) resulta em áreas de

TABELA 423-1 ■ Diretrizes para o uso de TC, US e RM	
Condição	Técnica recomendada
Hemorragia	
Parenquimatosa aguda	TC, RM
Subaguda/crônica	RM
Subaracnóidea	TC, angio-TC, punção lombar → angiografia
	Angiografia > angio-TC, angio-RM
Sangue crônico no subaracnoide	RM com SWI
Aneurisma	
Infarto isquêmico	
Infarto hemorrágico	TC ou RM
Infarto não hemorrágico	RM com difusão > TC, angio-TC, angiografia
Dissecção carotídea ou vertebral	RM/angio-RM
Insuficiência vertebrobasilar	angio-TC, RM/angio-RM
Estenose carotídea	angio-TC, angio-RM > US
Suspeita de lesão expansiva	
Neoplasia, primária ou metastática	RM + contraste
Infecção/abscesso	RM + contraste
Imunossupressão com achados focais	RM + contraste
Malformações vasculares	RM ± angiografia
Distúrbios da substância branca	RM
Doença desmielinizante	RM ± contraste
Demência	RM > TC
Traumatismo	
Traumatismo agudo	TC
Lesão por cisalhamento/hemorragia crônica	RM + SWI
Cefaleia/migrânea (enxaqueca)	TC/RM
Convulsão	
Primeiro episódio, sem déficits neurológicos focais	RM > TC
Com déficits neurológicos ou imunossuprimido ou câncer	TC seguida de RM
Parcial complexa/refratária	RM
Neuropatia craniana	RM com contraste
Doença meníngea	RM com contraste
Coluna vertebral	
Dor na região lombar	
Sem déficits neurológicos	RM ou TC após 6 semanas
Com déficits focais	RM > TC
Estenose do canal vertebral	RM ou TC
Espondilose cervical	RM, TC, mielografia por TC
Infecção	RM + contraste, TC
Mielopatia	RM + contraste
Malformação arteriovenosa	RM + contraste, angiografia

Siglas: RM, ressonância magnética; TC, tomografia computadorizada; US, ultrassonografia; SWI, imagem ponderada em suscetibilidade.

alta "densidade" (mais brancas), enquanto as estruturas dos tecidos moles, que têm baixa atenuação dos raios X, como órgãos e cavidades preenchidas com ar, são hipodensas (mais pretas). A resolução de uma imagem depende da dose de radiação, do tamanho do detector, da colimação (espessura do corte), do campo de visão e do tamanho da matriz de exposição. Um tomógrafo computadorizado moderno é capaz de obter cortes finos de 0,5 a 1 mm, com resolução dentro do plano de aquisição de 0,4 mm (*in-plane*) a uma velocidade de 0,3 segundo por rotação; exames completos do encéfalo podem ser concluídos em 1 a 10 segundos.

A TC com multidetectores (TCMD) é atualmente o padrão. Detectores únicos ou múltiplos (de 4 a 320) de estado sólido, posicionados em oposição à fonte de raios X, geram múltiplos cortes por rotação do feixe em torno do paciente. No modo helicoidal, a mesa move-se continuamente através do feixe de raio X em rotação, gerando uma "hélice" contínua de informação, que pode ser reformatada em cortes de várias espessuras e planos. As vantagens da TCMD incluem tempo de exame mais curto e, portanto, movimentação reduzida do paciente e dos órgãos e capacidade de adquirir imagens dinamicamente durante a infusão de meio de contraste intravenoso, a base da angio-TC e perfusão por TC **(Fig. 423-1*B* e *C*).** A angio-TC é exibida em três dimensões, produzindo imagens semelhantes à angiografia **(Figs. 423-1*C*, 423-2*E* e *F* e ver Fig. 420-3).**

Utiliza-se o contraste IV iodado para identificar estruturas vasculares e detectar defeitos na barreira hematencefálica (BHE) causados por tumores, infartos e infecções. No SNC normal, apenas os vasos e as estruturas que não têm BHE (p. ex., a hipófise, o plexo corióideo e a dura-máter) são realçados após a administração de contraste. Embora seja útil para caracterizar as lesões expansivas e essencial para a realização de angio-TC, a decisão de administrar meio de contraste sempre deve ser considerada cuidadosamente, visto que o procedimento está associado a um pequeno risco de reação alérgica e há aumento no custo do exame.

INDICAÇÕES

A TC é o exame de escolha na avaliação de alteração aguda do estado mental, achados neurológicos focais, traumatismo agudo do encéfalo e da coluna vertebral, suspeita de hemorragia subaracnóidea e perda auditiva condutiva **(Tab. 423-1).** A TC frequentemente complementa a RM na avaliação da base do crânio, órbita e estruturas ósseas da coluna vertebral. Na coluna, a TC ajuda a avaliar os pacientes com estenose vertebral óssea e espondilose, mas a RM muitas vezes é preferida naqueles com déficits neurológicos. A TC é frequentemente obtida após injeção intratecal de contraste para avaliação de fístula de líquido cerebrospinal (LCS) espinal e intracraniana, bem como do espaço subaracnóideo espinal (*mielografia por TC*) na síndrome da cirurgia de coluna fracassada.

COMPLICAÇÕES

A TC é segura, rápida e confiável. A exposição à radiação depende da dose utilizada, mas normalmente é de 2 a 5 mSv (milisievert) para um exame de TC de crânio rotineiro. Para todos os pacientes, especialmente crianças, é importante usar a menor dose de radiação possível para fins de diagnóstico. Sempre que possível, RM ou ultrassonografia são preferidas. Com o advento da TCMD, angio-TC e TCp, o benefício deve ser pesado em relação ao aumento das doses de radiação associado a essas técnicas. Os avanços em *software* de pós-processamento permitem atualmente uma TC diagnóstica aceitável com doses de radiação 30 a 40% menores.

As complicações mais frequentes estão associadas ao uso de agentes de contraste IV. Embora duas grandes categorias de meio de contraste, iônicos e não iônicos, estejam em uso, os agentes iônicos foram amplamente substituídos pelos compostos não iônicos mais seguros.

A *nefropatia por contraste* é rara, mas pode resultar de alterações hemodinâmicas, obstrução tubular renal e dano celular, ou reações imunológicas aos agentes de contraste. Com frequência, uma elevação da creatinina sérica de pelo menos 44 μmol/L (0,5 mg/dL) nas primeiras 48 horas após a administração do contraste é usada como definição de nefropatia por contraste, embora não haja nenhuma definição aceita e seja necessário descartar a possibilidade de outras causas de lesão renal aguda. O prognóstico é em geral favorável, voltando os níveis da creatinina sérica ao nível basal em 1 a 2 semanas. Os fatores de risco para nefropatia por contraste incluem idade avançada (> 80 anos), doença renal preexistente (creatinina sérica > 2 mg/dL), rim único, diabetes melito, desidratação, paraproteinemia, uso concomitante de fármaco nefrotóxico ou agentes quimioterápicos e dose alta de contraste. Os pacientes com diabetes e os que têm insuficiência renal leve devem ser bem hidratados antes da administração de agentes de contraste, embora se devam considerar cuidadosamente técnicas radiológicas alternativas, como RM, TC sem contraste e ultrassonografia (US). Os meios não iônicos e de baixa osmolaridade produzem menos anormalidades no fluxo sanguíneo renal e menos lesão das células endoteliais, mas ainda devem ser usados com cautela nos pacientes sob risco de reação alérgica. A taxa de filtração glomerular estimada (TFGe) é um indicador mais confiável de função renal se comparada com a creatinina isoladamente, pois leva em consideração idade e sexo. Em um estudo, 15% dos pacientes ambulatoriais com creatinina sérica normal tiveram uma depuração estimada de creatinina de ≤ 50 mL/min/1,73 m² (o normal é ≥ 90 mL/min/1,73 m²).

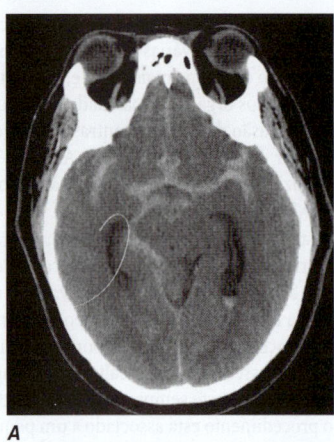 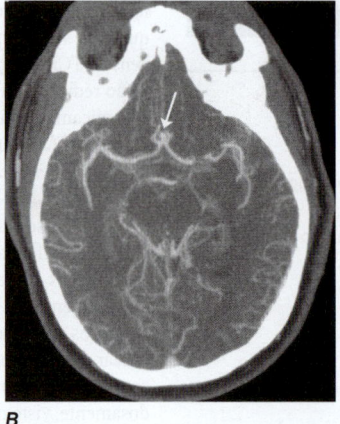 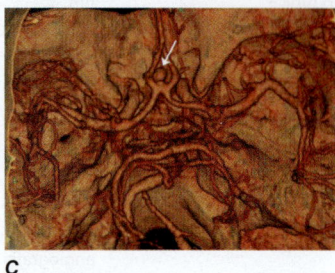

FIGURA 423-1 Angiotomografia computadorizada (angio-TC) de aneurisma roto da artéria cerebral anterior em paciente que se apresentou com cefaleia aguda. ***A.*** A TC sem contraste demonstra hemorragia subaracnóidea e intraventricular e hidrocefalia obstrutiva leve. ***B.*** A projeção axial de intensidade máxima de angio-TC demonstra aumento da artéria cerebral anterior (*seta*). ***C.*** A reconstrução de superfície tridimensional computacional confirma o aneurisma da artéria cerebral anterior e mostra sua orientação e relação com vasos contíguos (*seta*). A imagem da angio-TC é produzida por TC helicoidal com cortes de 0,5 a 1 mm realizada durante infusão rápida em *bolus* de meio de contraste IV.

O limiar exato da TFGe abaixo do qual se deve considerar suspensão do contraste IV é controverso. O risco de nefropatia por contraste é mínimo em pacientes com TFGe > 30 mL/min/1,73 m^2; entretanto, a maioria desses pacientes só irá apresentar uma elevação temporária da creatinina. O risco de diálise após receber contraste aumenta significativamente em pacientes com TFGe < 30 mL/min/1,73 m^2. Atualmente, há pouca evidência de que o contraste iodado IV seja um fator de risco independente para lesão renal aguda em pacientes com TFGe ≥ 30 mL/min/1,73 m^2. O American College of Radiology sugere que, se um limiar de risco for usado, uma TFGe de 30 mL/min/1,73 m^2 parece ter um nível maior de evidência.

Se o contraste tem de ser administrado a um paciente com TFGe < 30 mL/min/1,73 m^2, o paciente deve ser bem hidratado, e uma redução na dose de contraste deve ser considerada. O uso de outros agentes, como bicarbonato e acetilcisteína, pode reduzir a incidência de nefropatia por contraste.

A seguir estão diretrizes sugeridas para a determinação da creatinina antes da administração do contraste: Se a creatinina sérica não estiver disponível, a dosagem de creatinina deve ser efetuada SE o paciente tiver QUALQUER dos seguintes fatores de risco:

- Idade > 60 anos
- História de "doença renal" quando adulto, incluindo tumor e transplante
- História familiar de insuficiência renal
- Diabetes melito tratado com insulina ou outros medicamentos prescritos
- Hipertensão
- Síndromes ou doenças por paraproteinemia (p. ex., mieloma)
- Doença vascular do colágeno (p. ex., lúpus eritematoso sistêmico [LES], esclerodermia, artrite reumatoide)
- Receptor de transplante de órgãos sólidos

Se houver necessidade da medição da creatinina, a obtenção de seu nível nas 6 semanas anteriores é suficiente na maioria das situações clínicas.

Alergia Reações imediatas após a administração de meio de contraste IV ocorrem por vários mecanismos. As reações mais graves estão relacionadas com hipersensibilidade alérgica (anafilaxia) e variam desde urticária leve até broncospasmo e morte. A patogênese dessas reações alérgicas não é plenamente compreendida, mas se acredita que inclua a liberação de mediadores como a histamina, reações antígeno-anticorpo e ativação do complemento. As reações alérgicas graves ocorrem em cerca de 0,04% dos pacientes que recebem agentes não iônicos, seis vezes menos do que com os agentes iônicos. Os fatores de risco são história prévia de reação a contraste (probabilidade de cinco vezes de aumento), alergia alimentar e/ou medicamentosa e atopia (asma e rinite alérgica). O valor preditivo de alergias específicas, como aquelas a frutos do mar, já considerado importante, na verdade é hoje reconhecido como não confiável. No entanto, em pacientes com uma história preocupante para potenciais reações alérgicas, um procedimento com TC ou RM sem contraste deve ser considerado uma alternativa à administração de contraste. Se o contraste iodado for absolutamente necessário, deverá ser usado um agente não iônico junto de pré-tratamento com glicocorticoides e anti-histamínicos (Tab. 423-2); no entanto, o pré-tratamento não garante a segurança. Os pacientes com reações alérgicas ao contraste iodado em geral não reagem ao contraste da RM com gadolínio, embora tais reações possam ocorrer. É prudente preparar os pacientes com história prévia de alergia a administração de contraste de RM de maneira semelhante. Reações subagudas (>1 hora após injeção) são frequentes e provavelmente relacionadas com reações imunes mediadas por célula T. Elas costumam ser urticariformes, mas podem ocasionalmente ser mais graves. Provocação com fármaco e teste cutâneo podem ser necessários para determinar o tanto agente causador envolvido como uma alternativa mais segura.

Outros efeitos colaterais do contraste da TC incluem sensação de calor por todo o corpo e gosto metálico durante a administração IV. O extravasamento de meio de contraste, embora raro, pode ser doloroso e causar síndrome compartimental. Quando isso ocorre, a consulta imediata com um cirurgião plástico é indicada. Pacientes com doença cardíaca significativa podem apresentar risco aumentado para reações ao contraste e, nesses pacientes, limites ao volume e osmolalidade do meio de contraste devem ser considerados. Pacientes que podem ser submetidos a terapia radioativa sistêmica com iodo para doença da tireoide ou câncer não devem receber contraste iodado, se possível, porque isso irá reduzir a captação do radioisótopo no tumor ou na tireoide (ver *American College of Radiology Manual on Contrast Media*, 2021; *https://www.acr.org/-/media/ACR/Files/Clinical--Resources/ContrastMedia.pdf*).

RESSONÂNCIA MAGNÉTICA

TÉCNICA

A RM é uma interação complexa entre prótons de hidrogênio nos tecidos biológicos, um campo magnético estático (o ímã) e energia na forma de ondas de radiofrequência (Rf) em uma frequência específica introduzidas por bobinas colocadas próximas à parte do corpo em estudo. As imagens são realizadas por processamento computadorizado de informação de ressonância recebido de prótons (normalmente hidrogênio) no corpo. A força do campo do ímã está diretamente relacionada com a relação sinal/ruído. Embora os ímãs de 1,5 Tesla (T) e 3T estejam agora amplamente disponíveis e tenham vantagens distintas no cérebro e sistema musculoesquelético, os equipamentos de RM com ímãs de campo ainda maior (7T) e tomografia por emissão de pósitrons (PET) prometem fornecer uma resolução aumentada e informação anatomofuncional em uma variedade de distúrbios. A localização espacial é obtida por gradientes magnéticos que circundam o ímã principal, conferindo discretas alterações no campo magnético em todo o volume a ser examinado. Pulsos de Rf excitam transitoriamente o estado de energia dos prótons de hidrogênio no corpo. A Rf é administrada a uma frequência específica para a força do campo do ímã. O retorno subsequente ao estado de energia em equilíbrio (*relaxamento*) dos prótons de hidrogênio resulta na liberação de energia de Rf (o *eco*), detectada pelas bobinas que liberaram os pulsos de Rf. A análise de Fourier é empregada

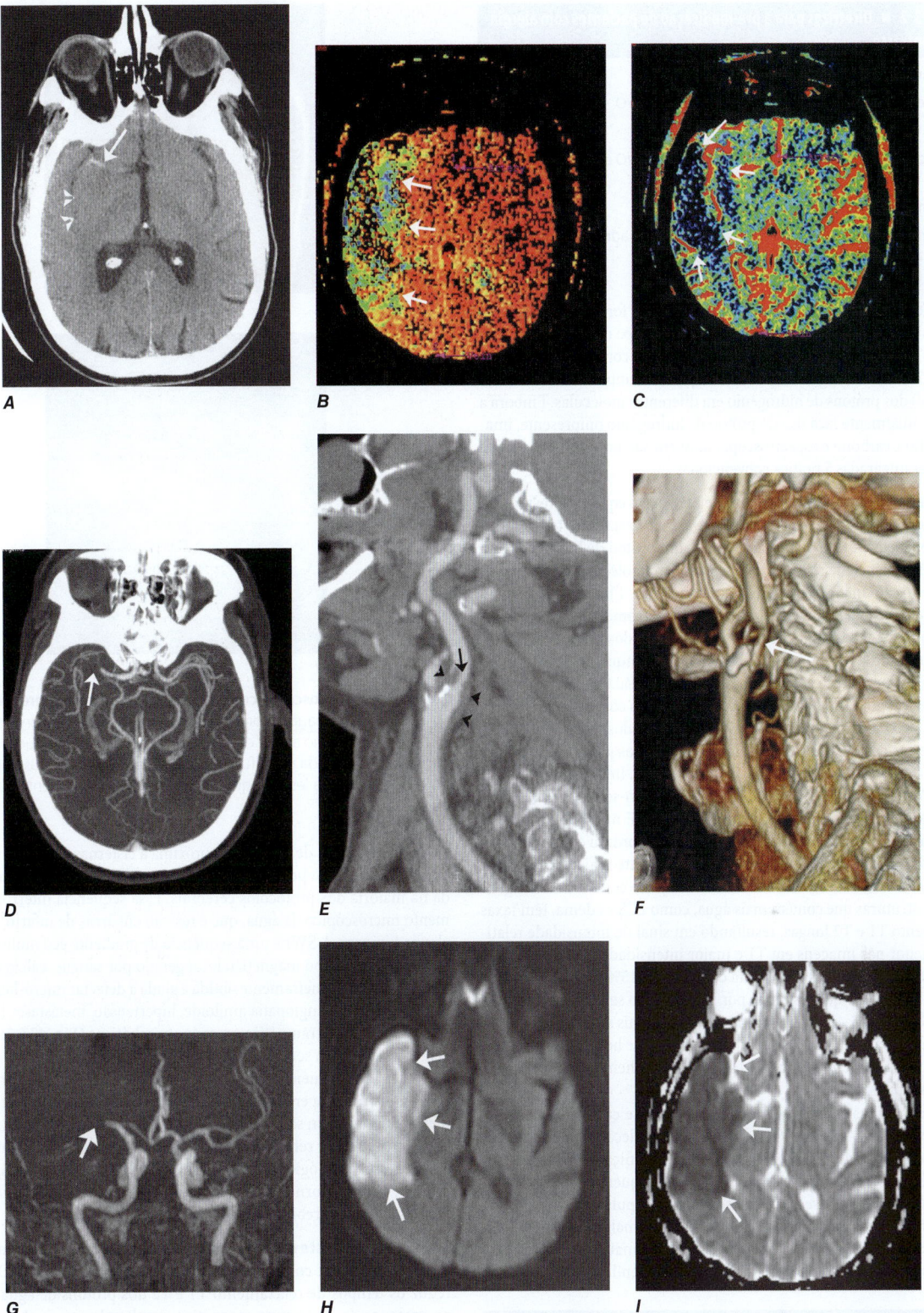

FIGURA 423-2 Hemiparesia esquerda aguda decorrente de oclusão da artéria cerebral média direita. A. A tomografia computadorizada (TC) axial sem contraste demonstra hiperdensidade dentro da artéria cerebral média direita (*seta*) associada a hipodensidade sutil envolvendo o putame direito (*pontas de seta*). **B.** Mapa paramétrico de perfusão por TC de tempo de trânsito médio indicando tempo de trânsito médio prolongado envolvendo o território da artéria cerebral média direita (*setas*). **C.** O mapa do volume sanguíneo cerebral (VSC) mostra que ele está reduzido envolvendo uma área no defeito mostrado em B, indicando uma alta probabilidade de infarto (*setas*). **D.** A projeção axial de intensidade máxima de angio-TC pelo polígono de Willis demonstra oclusão abrupta da artéria cerebral média direita proximal (*seta*). **E.** A reformatação sagital através da artéria carótida interna direita demonstra placa hipodensa repleta de material lipídico (*pontas de seta*) estreitando o lúmen (*seta preta*). **F.** A imagem de angio-TC superficial tridimensional demonstra calcificação e estreitamento da artéria carótida interna direita (*seta*) compatível com doença aterosclerótica. **G.** A projeção coronal de intensidade máxima de angiorressonância magnética mostra oclusão (*seta*) da artéria cerebral média (ACM) direita. **H.** e **I.** Imagem axial ponderada em difusão (*H*) e imagem de coeficiente de difusão aparente (*I*) documentando a presença de infarto da artéria cerebral média direita.

TABELA 423-2 ■ Diretrizes para a pré-medicação de pacientes com alergia prévia a contraste

12 horas antes do exame:

Prednisona 50 mg VO *ou* metilprednisolona 32 mg VO

2 horas antes do exame:

Prednisona 50 mg VO *ou* metilprednisolona 32 mg VO *e* cimetidina 300 mg VO *ou* ranitidina 150 mg VO

Imediatamente antes do exame:

Difenidramina 50 mg IV (como alternativa, pode ser administrada VO 2 horas antes do exame)

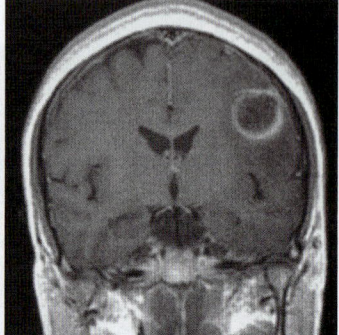

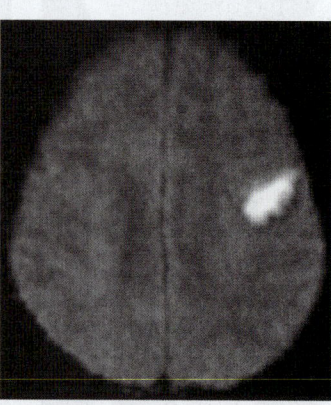

FIGURA 423-3 Abscesso cerebral em paciente com febre e hemiparesia direita. *A.* A imagem coronal ponderada em T1 após contraste detecta massa com captação anelar de contraste no lobo frontal esquerdo. ***B.*** A imagem axial ponderada em difusão demonstra restrição à difusão (sinal hiperintenso) dentro da lesão, o que, nesse contexto, é altamente sugestivo de abscesso cerebral.

para transformar o eco em informações usadas para formar uma imagem de RM. Assim, a imagem por RM consiste em um mapa da distribuição dos prótons de hidrogênio, sendo a intensidade do sinal conferida pela densidade de prótons de hidrogênio e por diferenças nos tempos de relaxamento (ver adiante) dos prótons de hidrogênio em diferentes moléculas. Embora a RM clínica atualmente faça uso do próton de hidrogênio onipresente, imagens de sódio e carbono e espectroscopia também são possíveis, mas ainda precisam ser integradas à prática convencional.

Tempos de relaxamento T1 e T2

A taxa de retorno ao equilíbrio de prótons perturbados é chamada de *taxa de relaxamento*. Ela varia entre tecidos normais e patológicos. A taxa de relaxamento de um próton de hidrogênio em um tecido é influenciada por interações locais com moléculas circundantes e seus vizinhos atômicos. Duas taxas de relaxamento, T1 e T2, influenciam a intensidade do sinal da imagem. O tempo de relaxamento T1 é o tempo, medido em milissegundos, necessário para que 63% dos prótons de hidrogênio retornem ao seu estado de equilíbrio normal, enquanto o relaxamento T2 é o tempo necessário para que 63% dos prótons saiam de fase devido a interações entre prótons adjacentes. A intensidade e o contraste de imagem do sinal dentro de vários tecidos podem ser modulados pela modificação dos parâmetros de aquisição, como o intervalo entre os pulsos de Rf (TR) e o tempo entre o pulso de Rf e a recepção do sinal (TE). Imagens ponderadas em T1 (T1W, *T1-weighted*) são produzidas mantendo-se TR e TE relativamente curtos, enquanto o uso de tempos de TR e TE mais longos produz imagens ponderadas em T2 (T2W, *T2-weighted*). A gordura e a hemorragia subaguda têm taxas de relaxamento T1 relativamente mais curtas e, por conseguinte, intensidade do sinal mais alta do que o cérebro nas imagens em T1. As estruturas que contêm mais água, como LCS e edema, têm taxas de relaxamento T1 e T2 longas, resultando em sinal de intensidade relativamente menor nas imagens em T1 e maior intensidade nas imagens em T2 **(Tab. 423-3)**. A substância cinzenta contém 10 a 15% mais água do que a substância branca, o que responde por boa parte do seu contraste intrínseco na RM **(Fig. 423-4A)**. As imagens em T2 são mais sensíveis do que as imagens em T1 para edema, desmielinização, infarto e hemorragia crônica, enquanto as imagens em T1 são mais sensíveis para hemorragia subaguda e estruturas adiposas.

Existem muitas sequências de pulsos de RM, e cada uma pode ser obtida em vários planos **(Figs. 423-2 a 423-4)**. A seleção de um protocolo apropriado que melhor responda uma questão clínica depende de uma história médica precisa e indicação do exame. A sequência FLAIR (*fluid-attenuated inversion recovery*) é uma sequência de pulso útil que produz imagens em T2 nas quais a intensidade do sinal normalmente alta do LCS é suprimida **(Fig. 423-4B)**. As imagens FLAIR são mais sensíveis do que as imagens em *spin echo* padrões para lesões contendo água ou edema, particularmente as de localização próxima a cisternas e sulcos preenchidos por LCS. A imagem ponderada em difusão também é rotineiramente obtida na maioria dos protocolos cerebrais. Essa sequência interroga o movimento microscópico da água, que é restrito em áreas de infarto, abscesso e alguns tumores. A SWI é uma sequência de gradiente eco muito sensível a alterações no campo magnético local gerado por sangue, cálcio e ar. SWI é também agora rotineiramente obtida e ajuda a detectar micro-hemorragias, como é típico em angiopatia amiloide, hipertensão, metástases hemorrágicas, lesão cerebral traumática e estados trombóticos **(Fig. 423-5C)**. As imagens de RM podem ser geradas em qualquer plano sem mudar a posição do paciente. Cada sequência, entretanto, é atualmente obtida separadamente, e sua aquisição leva em média 1 a 10 minutos. Imagens volumétricas tridimensionais também são possíveis com a RM, resultando em um volume de dados que pode ser reformatado em qualquer orientação para enfatizar certos processos patológicos. As técnicas de perfusão, como marcação de *spin* arterial, também fornecem informações de imagens quantitativas sobre o fluxo sanguíneo cerebral.

Material de contraste da RM

O metal pesado gadolínio constitui a base de todos os agentes de contraste IV de RM atualmente aprovados. O gadolínio reduz os tempos de relaxamento T1 e T2 dos prótons de água próximos na presença de um campo magnético, resultando em sinal hiperintenso nas imagens em T1 e hipointenso nas imagens em T2 (a última exige uma concentração local suficiente, em geral na forma de *bolus* IV). Ao contrário dos agentes de contraste iodados, o efeito dos agentes de contraste de RM depende da presença de prótons de hidrogênio locais sobre os quais possam exercer o efeito desejado. Existem nove agentes de gadolínio diferentes aprovados nos Estados Unidos para uso com RM. Eles diferem de acordo com a porção quelada anexa, que também afeta a força de quelação do elemento gadolínio, que é tóxico em outros aspectos. A molécula quelante carreadora do gadolínio pode ser classificada por sua base macrocíclica ou pela geometria linear, bem como em iônica ou não iônica. Os ligantes macrocíclicos (agentes do Grupo 2) são considerados mais estáveis, visto

TABELA 423-3 ■ Algumas intensidades comuns nas sequências de RM ponderadas em T1 e T2

Imagem	TR	TE	Intensidade do sinal			
			LCS	Gordura	Encéfalo	Edema
T1	Curto	Curto	Baixo	Alto	Baixo	Baixo
T2	Longo	Longo	Alto	Alto	Médio	Alto
FLAIR (T2)	Longo	Longo	Baixo	Alto	Médio	Alto

Siglas: FLAIR, *fluid-attenuated inversion recovery*; LCS, líquido cerebrospinal; TE, intervalo entre pulso de radiofrequência e recepção de sinal; TR, intervalo entre pulsos de radiofrequência.

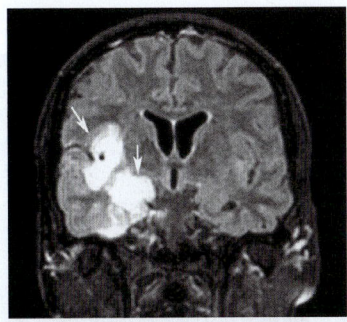
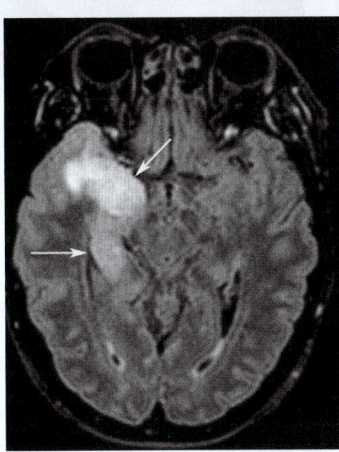
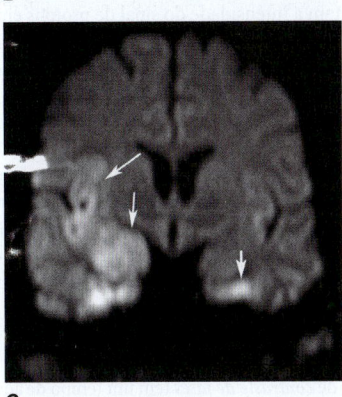

FIGURA 423-4 Encefalite herpética em paciente que se apresentou com alteração do estado mental e febre. *A.* e *B.* As imagens coronal (*A*) e axial (*B*) ponderadas em T2/FLAIR demonstram expansão e sinal hiperintenso envolvendo o lobo temporal medial direito e córtex insular (*setas*). ***C.*** A imagem coronal ponderada em difusão revela sinal hiperintenso, o qual indica a restrição da difusão do lobo temporal medial direito e hipocampo (*setas*), bem como envolvimento sutil do lobo temporal inferior esquerdo (*ponta de seta*). Esse achado é mais compatível com morte neuronal, podendo ser encontrado no infarto agudo, na encefalite e em outros distúrbios inflamatórios. A suspeita diagnóstica de encefalite herpética foi confirmada pela análise de reação em cadeia da polimerase do líquido cerebrospinal.

que o íon gadolínio é "engaiolado" na cavidade do ligante e, portanto, a velocidade de dissociação do gadolínio é mais lenta em comparação com ligantes lineares (agentes do Grupo 1). A maioria dos agentes é excretada pelo sistema renal.

ACÚMULO DE GADOLÍNIO NO CÉREBRO Recentemente, tornou-se evidente que o gadolínio acumula-se nos núcleos denteados e globo pálido do cérebro após administração seriada de alguns agentes de gadolínio lineares do Grupo 1. Isso não foi demonstrado para os agentes macrocíclicos do Grupo 2. A deposição de gadolínio no cérebro parece ser dose-dependente e ocorre em pacientes sem evidência clínica de doença renal ou hepática. Até o momento, não há relatos que sugiram que esses depósitos estejam associados a alterações histológicas que sugiram neurotoxicidade, mesmo entre os agentes com as maiores taxas de deposição.

HIPERSENSIBILIDADE ALÉRGICA O gadolínio-DTPA (ácido dietilenotriaminopentacético) em geral não atravessa a BHE íntegra imediatamente, mas é captado por lesões desprovidas de BHE (Fig. 423-3A) e pelas áreas do encéfalo que normalmente não têm BHE (hipófise, dura-máter, plexo corióideo). Entretanto, o gadolínio atravessa lentamente a BHE ao longo do tempo, particularmente na presença de depuração renal reduzida ou inflamação das meninges. Os agentes costumam ser bem tolerados; eventos adversos totais após injeção variam de 0,07 a 2,4%. Reações alérgicas verdadeiras são raras (0,004-0,7%), mas foram relatadas. Reações graves potencialmente fatais são muito raras; em um relato, ocorreram apenas 55 reações em 20 milhões de doses. No entanto, a taxa de reação adversa em pacientes com história anterior de reação ao gadolínio é oito vezes maior do que o normal. Outros fatores de risco incluem atopia ou asma (3,7%). Não há nenhuma reatividade cruzada entre diferentes classes de meios de contraste; uma reação prévia a um contraste à base de gadolínio não é preditiva de reação futura a um meio de contraste iodado, ou vice-versa, mais do que qualquer outra alergia não relacionada. O gadolínio pode ser administrado com segurança a crianças, bem como a adultos, porém esse agente geralmente é evitado em crianças < 6 meses de idade.

NEFROTOXICIDADE A insuficiência renal induzida por contraste não ocorre com agentes de gadolínio. A fibrose sistêmica nefrogênica (FSN), uma rara complicação, ocorreu em pacientes com insuficiência renal grave que foram expostos a agentes de contraste de gadolínio lineares (Grupos 1 e 3). Relatou-se o início da FSN entre 5 e 75 dias após a exposição; as características histológicas incluem feixes de colágeno espessados com fendas circundantes, depósito de mucina, bem como aumento do número de fibrócitos e fibras elásticas na pele. Além dos sintomas dermatológicos, outras manifestações incluem fibrose difusa dos músculos esqueléticos, ossos, pulmões, pleura, pericárdio, miocárdio, rins, músculos, testículos e dura-máter. O American College of Radiology recomenda que se obtenha uma avaliação da taxa de filtração glomerular (TFG) nas 6 semanas anteriores à administração de agente de contraste de RM à base de gadolínio em pacientes com:

1. História de doença renal (incluindo rim solitário, transplante renal, tumor renal)
2. Idade > 60 anos
3. História de hipertensão
4. História de diabetes
5. História de doença hepática grave, transplante de fígado ou transplante de fígado pendente; para esses pacientes, recomenda-se que a avaliação da TFG do paciente seja quase contemporânea ao exame de RM.

A incidência de FSN em pacientes com disfunção renal grave (TFG < 30) varia de 0,19 a 4%. Outros fatores de risco para FSN incluem lesão renal aguda, uso de agentes não macrocíclicos e exposição repetida ou de alta dose ao gadolínio. O American College of Radiology Committee on Drugs and Contrast Media considera que o risco de FSN em pacientes expostos a doses convencionais ou mais baixas de agentes de gadolínio do Grupo 2 (agentes macrocíclicos) é baixo o suficiente ou possivelmente inexistente, de modo que a avaliação da função renal é ideal antes de sua administração. Os agentes do Grupo 2 são fortemente preferidos em pacientes com risco de FSN. A função renal, o estado de diálise ou o consentimento informado não são recomendados antes da injeção de agentes do Grupo 2, mas deferência é feita às preferências da prática local. Pacientes que recebem qualquer agente contendo gadolínio dos Grupos 1 (linear) ou 3 devem ser considerados em risco de FSN se estiverem sob diálise (de qualquer tipo); tiverem doença renal crônica grave ou terminal (TFGe < 30 mL/min/1,73 m^2) sem diálise; TFGe de 30-40 mL/min/1,73 m^2 sem diálise (visto que a TFG pode flutuar); ou tiverem lesão renal aguda. O uso de gadolínio em crianças pequenas e lactentes é desencorajado devido aos riscos desconhecidos e a seu sistema renal imaturo.

COMPLICAÇÕES E CONTRAINDICAÇÕES

Do ponto de vista do paciente, a RM pode ser intimidante, exigindo um nível de cooperação maior do que a TC. O paciente deita sobre uma mesa que se desloca para dentro de uma abertura longa e estreita dentro do ímã.

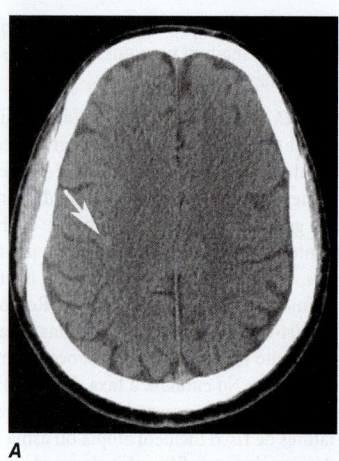 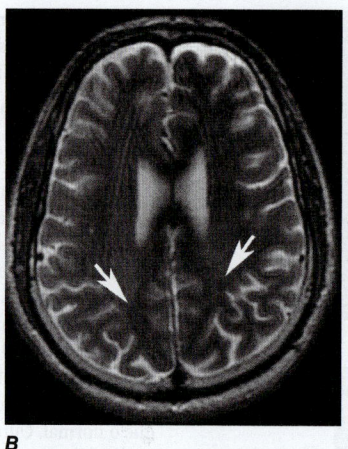 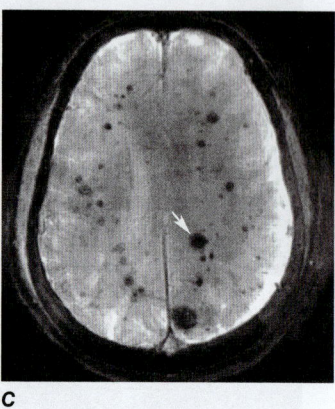

FIGURA 423-5 Imagem ponderada em suscetibilidade (SWI) em um paciente com malformações cavernosas familiares. A. Tomografia computadorizada sem contraste mostrando lesão hiperdensa no hemisfério direito (*seta*). **B.** Imagem *fast spin echo* rápida ponderada em T2 mostrando lesões hipointensas sutis (*setas*). **C.** Imagem SWI demonstrando inúmeras lesões hipointensas consistentes com malformações cavernosas com deposição de hemossiderina (*seta*).

Aproximadamente 5% da população sofre de claustrofobia grave no ambiente de RM. Isso pode ser reduzido por sedação leve, mas continua sendo um problema para alguns. O movimento do paciente durante um exame de RM pode distorcer todas as imagens na sequência; assim, os pacientes não cooperativos devem ser sedados para a RM ou examinados com TC. Em geral, crianças < 8 anos de idade habitualmente necessitam de sedação consciente, de modo a concluir o exame de RM sem degradação pelo movimento.

A RM é considerada segura para os pacientes, mesmo em campos magnéticos de potência muito alta. No entanto, lesões graves podem advir da atração de objetos ferromagnéticos pelo ímã, os quais atuam como mísseis se trazidos para muito próximo do ímã. Do mesmo modo, implantes ferromagnéticos, como clipes de aneurisma, podem mover-se dentro do ímã, causando lesão dos vasos sanguíneos e mesmo morte. Corpos estranhos metálicos no olho podem deslocar-se e causar hemorragia intraocular; o rastreamento de fragmentos metálicos oculares é indicado aos pacientes que têm história de trabalho com metais ou corpos estranhos metálicos oculares. Os marca-passos cardíacos implantados são geralmente uma contraindicação à RM devido ao risco de induzir arritmias; no entanto, alguns marca-passos mais novos demonstraram ser seguros e, se necessário, a RM pode ser realizada se o marca-passo puder ser desligado com segurança durante o exame. Todos os profissionais de saúde e pacientes devem ser submetidos ao rastreamento e cuidadosamente instruídos a fim de prevenir tais desastres, pois o ímã está sempre "ativado". A Tabela 423-4 fornece uma lista das contraindicações comuns à RM.

TABELA 423-4 ■ Contraindicações comuns à ressonância magnética
Marca-passo cardíaco ou eletrodos permanentes de marca-passo
Cardioversor desfibrilador interno
Próteses cocleares
Estimuladores do crescimento ósseo
Estimuladores da medula espinal
Dispositivos eletrônicos de infusão
Clipes de aneurisma intracraniano (alguns, mas não todos)
Implantes oculares (alguns) ou corpo estranho metálico ocular
Prótese em pistão de estapedectomia de McGee
Implante peniano DuraPhase
Cateter de Swan-Ganz
Plugues de estoma magnéticos
Implantes dentários magnéticos
Esfíncteres magnéticos
Filtros da veia cava inferior, *coils* (molas), *stents* ferromagnéticos – considerados seguros 6 semanas após a implantação
Maquiagem palpebral tatuada (contém material ferromagnético e pode irritar os olhos)

Nota: Ver também http://www.mrisafety.com.

ANGIORRESSONÂNCIA MAGNÉTICA

Nas sequências de RM em *spin echo* rotineiras, os prótons em movimento (p. ex., sangue circulante, LCS) exibem sinais complexos à RM que vão do hiperintenso ao hipointenso em relação ao tecido estacionário de fundo. O sangue rapidamente circulante não retorna o sinal (ausência de sinal) nas imagens em T1 ou T2 em *spin echo*. O fluxo sanguíneo mais lento, como o das veias ou distalmente a estenoses arteriais, pode aparecer com sinal hiperintenso. A angio-RM usa pulsos especiais chamadas *sequências de gradiente eco* que aumentam a intensidade do sinal de prótons em movimento em contraste com sinal baixo suprimido do tecido estacionário de fundo. Isso resulta em um pilha de imagens, que podem ser reformatadas em qualquer plano para detectar a anatomia e as relações vasculares.

Vários tipos de técnicas de angio-RM existem. A angio-RM *time-of-flight* (TOF) normalmente é feita sem administração de contraste e depende da supressão do tecido imóvel para fornecer um fundo de baixa intensidade de sinal para a alta intensidade de sinal do sangue que entra na seção. Uma sequência típica da angio-RM em TOF resulta em uma série de cortes de RM contíguos finos (0,6-0,9 mm de espessura), que podem ser observados como uma pilha e manipulados para criar um conjunto de dados de imagens angiográficas passíveis de serem reformatadas e visualizadas em diferentes planos e ângulos, de maneira bem semelhante à angiografia convencional **(Fig. 423-2G)**.

A angio-RM de *contraste de fases* tem um tempo de aquisição mais longo do que a angio-RM em TOF – mas, além de fornecer informações anatômicas semelhantes às propiciadas pelas imagens em TOF, pode ser usada para demonstrar a velocidade e direção do fluxo sanguíneo em um dado vaso.

A angio-RM também é frequentemente obtida durante a infusão de material de contraste de gadolínio IV. As vantagens incluem tempos de imagem mais curtos (1-2 min vs. 10 min), menos artefatos relacionados com o fluxo e imagem temporal 4D, resultando em fases arterial e venosa. Recentemente, a angio-RM com a administração de contraste tornou-se o padrão para a avaliação de estruturas vasculares extracranianas. Essa técnica consiste na rápida realização de sequências em TOF coronais tridimensionais durante infusão em *bolus* de agente de contraste com gadolínio.

A angio-RM tem resolução espacial inferior à da angiografia convencional; por isso, a detecção de anormalidades nos pequenos vasos, como vasculite e vasospasmo distal, é problemática. A angio-RM também é menos sensível ao sangue que flui lentamente e, assim, pode não diferenciar entre oclusões totais e subtotais de maneira fidedigna. O movimento do paciente ou de estruturas anatômicas pode distorcer as imagens da angio-RM, criando artefatos. Apesar dessas limitações, a angio-RM mostrou-se útil na avaliação da circulação carótida e da vertebral extracranianas, das artérias intracranianas de maior calibre e dos seios durais. Também se revelou útil na detecção não invasiva de aneurismas intracranianos e malformações vasculares.

A *imagem parede do vaso* (IPV) por RM é uma técnica que se baseia na supressão de todos os prótons em movimento dentro do vaso e do LCS, combinada com a administração de contraste IV **(Fig. 423-6)**. Ao contrário

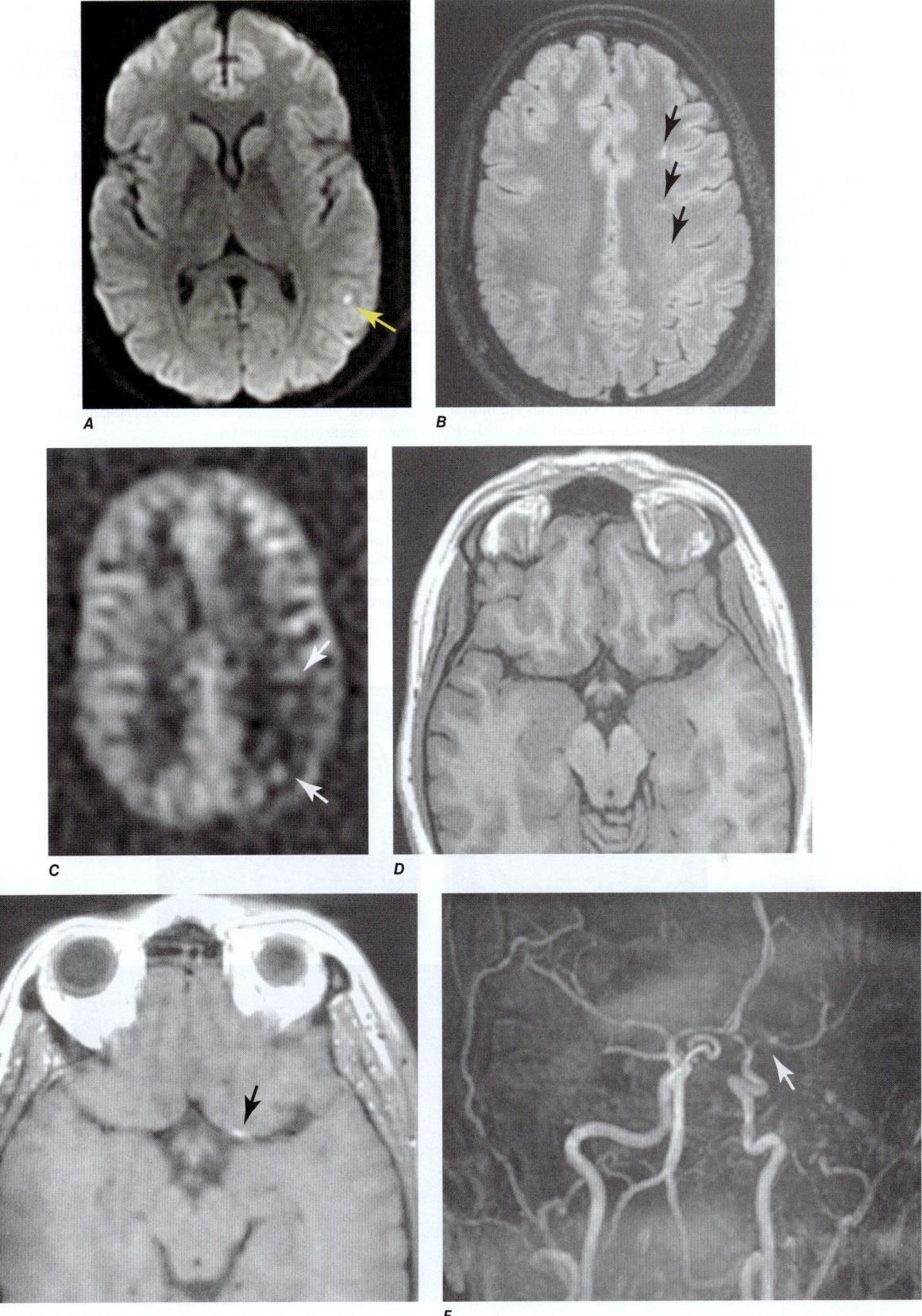

FIGURA 423-6 **Imagem de *arterial spin label* e de parede de vaso em uma mulher de 25 anos com arteriopatia cerebral focal.** A paciente tinha uma história de 8 meses de fraqueza intermitente do lado direito com espasmos. As imagens mostram evidência de isquemia cerebral. O LCS foi transitoriamente inflamatório. ***A.*** Imagem ponderada em difusão mostra região focal de difusão reduzida no lobo parietal esquerdo. ***B.*** Imagens em T2 FLAIR mostram vários focos de hipersinal na substância branca subcortical profunda esquerda. ***C.*** Imagem de *arterial spin label* demonstra fluxo sanguíneo cerebral reduzido no lobo parietal esquerdo (*setas*). ***D.*** Imagem em T1 3D sem administração de contraste. ***E.*** Imagem em T1 3D da parede do vaso em cubo pós-constrate com gadolínio mostra realce focal da artéria cerebral média proximal esquerda (*seta*). (***F***). A angio-RM TOF 3D mostra estreitamento focal da artéria carótida interna supraclinóidea esquerda e artéria cerebral média proximal (*seta*).

da angio-RM, a IPV é uma técnica de alta resolução espacial, 3D e ponderada em T1 usada para avaliar a patologia da própria parede do vaso. Essa técnica pode ser usada para detectar, caracterizar e diferenciar patologias como aterosclerose, vasculite (como angeíte primária do sistema nervoso central [APSNC]) e vasculopatias (como a síndrome de vasoconstrição cerebral reversível [SVCR]), e tem sido usada para avaliar a parede dos aneurismas.

RM ECOPLANAR

A RM ecoplanar (EPI, de *echo planar MRI*) constitui a base de várias sequências importantes de imagens de RM. A EPI usa gradientes que são ligados e desligados em altas velocidades para criar as informações usadas na geração de uma imagem. Com a EPI, todas as informações necessárias para o processamento de uma imagem são acumuladas em milissegundos, e as informações de todo o encéfalo podem ser obtidas em < 1 a 2 minutos, dependendo do grau de resolução necessário ou desejado. A RM rápida reduz o movimento do paciente e dos órgãos e é a base da imagem de perfusão durante infusão de contraste e exames de movimento cinemático. A EPI também é a sequência usada para obter imagem ponderadas em difusão (DWI) e tratografia (DTI), bem como RMf e exames de ASL (Figs. 423-2*H*, 423-3, 423-4*C* e 423-6; e Fig. 426-13).

As imagens por perfusão e por difusão são técnicas de EPI úteis à detecção precoce de lesão isquêmica do encéfalo, podendo, juntas, ser valiosas para demonstrar tecidos infartados e isquêmicos, mas potencialmente viáveis, sob risco de infarto (i.e., a penumbra isquêmica). A DWI avalia o movimento microscópio da água; os prótons de água que se movem reduzem a intensidade do sinal em imagens ponderadas em difusão. A patologia que reduz o movimento microscópio da água resulta em um sinal relativamente mais alto. O tecido infartado reduz o movimento da água nas células e nos tecidos intersticiais, resultando em sinal hiperintenso na DWI. A DWI é a técnica mais sensível para detecção de infarto cerebral agudo com < 7 dias de duração (Fig. 423-2*H*). Também é bastante sensível para detecção de tecido cerebral que está morrendo ou está morto secundário a encefalite, bem como abscesso e formações purulentas (Fig. 423-3*B*).

A RM por perfusão pode ser obtida pela aquisição de EPI durante um *bolus* IV rápido do agente de contraste com gadolínio ou pela ASL não contrastada. Na imagem de perfusão com contraste, mapas paramétricos de volume sanguíneo cerebral relativo, o tempo de trânsito médio (TTM), o tempo até o fluxo máximo (tMAX) e o fluxo sanguíneo cerebral podem ser obtidos. TTM e tMAX prolongados, assim como uma redução do volume sanguíneo cerebral e do fluxo sanguíneo cerebral, são típicos de infarto. No contexto da redução do fluxo sanguíneo, um TTM do contraste prolongado ou volume sanguíneo cerebral normal ou elevado podem indicar o tecido suprido por fluxo colateral lento, sob risco de infarto. A imagem de RM por perfusão também pode ser usada na avaliação de tumores cerebrais para diferenciar tumores primários intra-axiais, cuja BHE é relativamente íntegra, de tumores extra-axiais ou metástases, que apresentam uma BHE relativamente mais permeável.

A imagem por tensor de difusão (DTI) é derivada de sequências de RM por difusão. Essa técnica avalia a direção e a integridade dos prótons que fluem dentro da arquitetura da substância branca. Tem valor comprovado na avaliação da anatomia da substância branca subcortical antes de cirurgia de tumor cerebral, bem como para determinar a arquitetura da substância branca normal e anormal em patologias congênitas e adquiridas, tais como lesão cerebral traumática assim como para avaliar a integridade dos nervos periféricos (Fig. 423-7).

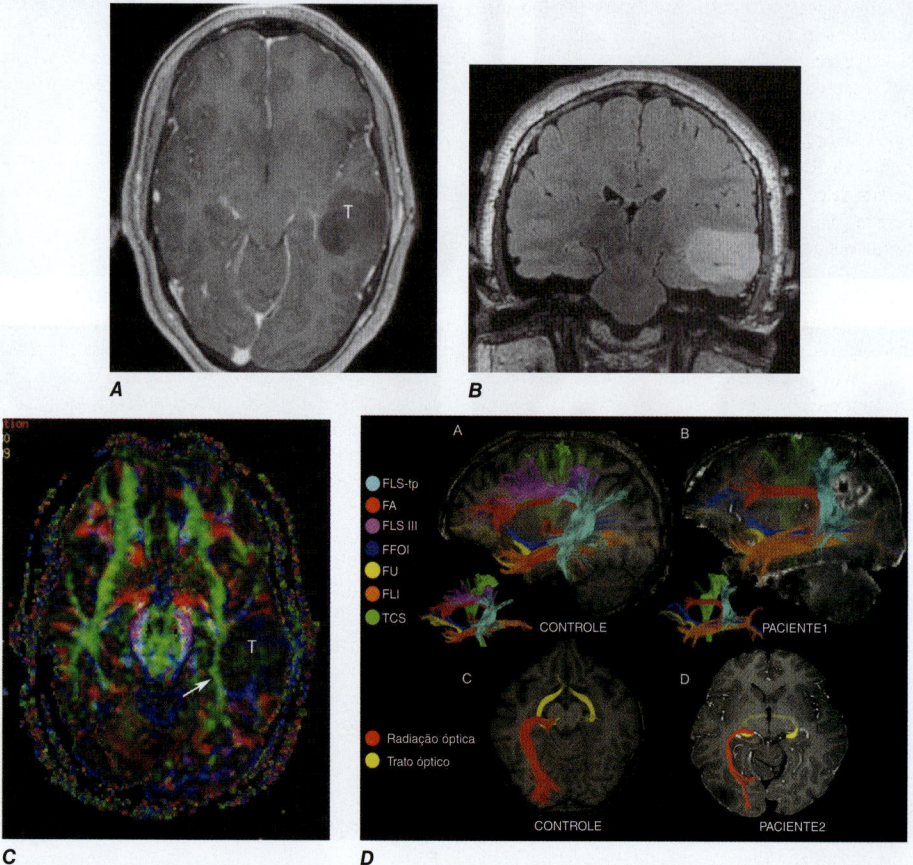

FIGURA 423-7 **Tratografia por difusão no glioma cerebral.** Vias associativas e descendentes em um indivíduo saudável (*A*) e em um paciente com glioblastoma de lobo parietal (*B*) que se apresenta com déficit de linguagem: a massa causa ruptura do complexo arqueado-FLS, em particular de sua porção anterior (FLS III). Também são mostrados o trato óptico bilateral e as vias de radiação ópticas esquerdas em um indivíduo saudável (*C*) e em um paciente com oligoastrocitoma occipital esquerdo de grau II (*D*): a massa causa ruptura da radiação óptica esquerda. *Mostrada na orientação neurológica, ou seja, o cérebro esquerdo aparece no lado esquerdo da imagem.* FA, segmento longo do fascículo arqueado; FFOI: fascículo fronto-occipital inferior; FLI, fascículo longitudinal inferior; FLS III, fascículo longitudinal superior III ou segmento anterior do fascículo arqueado; FLS-tp, porção temporoparietal do fascículo longitudinal superior ou segmento posterior do fascículo arqueado; FU, fascículo uncinado; T, tumor; TCS, trato corticospinal. *(Parte D utilizada com permissão de Eduardo Caverzasi e Roland Henry.)*

A RMf é uma técnica de EPI, que localiza regiões de atividade no cérebro após ativação com tarefa ou em repouso (a denominada RMf em estado de repouso [*resting state*]). A atividade neuronal desencadeia um ligeiro aumento da distribuição do fluxo de sangue oxigenado para uma região específica do cérebro ativado. Isso resulta em uma alteração no equilíbrio de oxiemoglobina e desoxiemoglobina, que produz um aumento de 2 a 3% na intensidade do sinal dentro das veias e dos capilares locais. Atualmente, é possível a localização pré-operatória dos córtices somatossensitivo e auditivo, e métodos estão sendo desenvolvidos para avaliar a função motora e da linguagem. Tal técnica mostrou-se útil para neurocientistas interessados no estudo da localização de certas funções cerebrais.

RM COM *ARTERIAL SPIN LABEL*

A ASL é uma técnica de RM não invasiva quantitativa que mede o fluxo sanguíneo cerebral (Fig. 423-6). A travessia do sangue no pescoço é marcada por um pulso de RM, e depois realiza-se a imagem no cérebro após um curto atraso (2 s). O sinal reflete o fluxo sanguíneo. A ASL é uma técnica especialmente importante para pacientes nos quais o uso de agentes de contraste é contraindicado. A ASL tornou-se quase padrão em muitos protocolos de RM porque é relativamente rápida de adquirir e não requer administração de contraste. O fluxo cerebral aumentado é mais facilmente identificado do que o fluxo lento, que pode algumas vezes ser difícil de quantificar. Essa técnica também tem sido útil na detecção de *shunt* em malformações e fístulas arteriovenosas, bem como aumento do fluxo sanguíneo em tumores cerebrais e pacientes após ataque isquêmico transitório (AIT), após uma crise convulsiva ou pós-migrânea (enxaqueca).

NEUROGRAFIA POR RESSONÂNCIA MAGNÉTICA

A NRM é uma técnica radiológica promissora na detecção do sinal hiperintenso em nervos periféricos irritados, inflamados ou infiltrados. Imagens ponderadas em T1 e T2 são obtidas por meio de sequências em *spin echo* rápidas com a supressão da gordura ou sequências STIR (*short-T1 inversion recovery*). Os nervos periféricos inflamados demonstram sinal hiperintenso nas imagens em T2. A NRM é indicada em pacientes com radiculopatia cujos exames de RM convencionais da coluna (cervical ou lombar) são normais ou naqueles com suspeita de encarceramento de nervo periférico ou traumatismo. Essa técnica agora também está sendo usada para avaliar danos nos nervos periféricos após trauma ou de neuropatia compressivas.

TOMOGRAFIA POR EMISSÃO DE PÓSITRONS

A PET baseia-se na detecção de pósitrons emitidos durante a degradação de um radionuclídeo injetado em um paciente. A substância mais utilizada é a 12-[^{18}F]fluor-2-desóxi-D-glicose (FDG), um análogo da glicose captado pelas células competitivamente com a 2-desoxiglicose. Muitos outros radioisótopos são usados em outras indicações. Com o FDG, múltiplas imagens da atividade de captação de glicose são formadas 45-60 minutos após a administração IV de FDG. As imagens revelam diferenças na atividade regional da glicose entre estruturas cerebrais normais e patológicas. A FDG-PET é usada principalmente na detecção de doença metastática extracraniana; no entanto, uma menor atividade de FDG nos lobos parietais está associada a doença de Alzheimer, um achado que pode simplesmente refletir a atrofia que ocorre nos últimos estágios da doença. Os equipamentos com PET-TC combinados, nos quais TC e PET são obtidas ao mesmo tempo, estão substituindo a PET isolada. Os aparelhos de RM-PET também foram desenvolvidos e podem ser comprovadamente úteis para realização de imagem do cérebro e outros órgãos sem a exposição à radiação da TC. Desenvolvimentos mais recentes de ligantes de PET incluem traçadores de beta-amiloide e tau (Cap. 29). Alguns estudos mostraram um aumento da porcentagem de deposição amiloide em pacientes com doença de Alzheimer em comparação com comprometimento cognitivo leve e controles saudáveis; no entanto, até 25% dos pacientes cognitivamente "normais" apresentam anormalidades na imagem de PET amiloide (Cap. 431). Isso pode refletir processos de doença subclínica ou variação do normal. A imagem tau pode ser mais específica para doença de Alzheimer, e estudos clínicos estão em andamento.

MIELOGRAFIA

TÉCNICA

A mielografia envolve a instilação intratecal de um meio de contraste iodado hidrossolúvel de formulação especial para o interior do espaço subaracnóideo lombar ou cervical. A TC costuma ser realizada após a mielografia para demonstrar melhor a medula espinal e as raízes, as quais aparecem como defeitos de preenchimento do espaço subaracnóideo opacificado. A mielotomografia, na qual a TC é realizada após injeção subaracnóidea de uma pequena quantidade de contraste, substituiu a mielografia convencional em muitas indicações, reduzindo desse modo a exposição à radiação e ao meio de contraste. A TC é obtida em um corte de espessura de cerca de 2,5 mm e reconstruída em cortes de espessura de 0,625 mm, que podem ser rapidamente reformatados nos planos sagital e coronal, equivalentes às incidências da mielografia tradicional.

INDICAÇÕES

A RM e a mielotomografia substituíram, em grande parte, a mielografia convencional para o diagnóstico de doenças do canal vertebral e medula espinal (Tab. 423-1). As indicações remanescentes para a mielografia convencional com radiografias simples consistem na avaliação da suspeita de cistos meníngeos ou aracnóideos, bem como a localização de fístulas de LCS. A mielografia convencional e a mielotomografia fornecem as informações mais precisas em pacientes com síndrome da cirurgia de coluna fracassada após procedimentos de fusão vertebral.

CONTRAINDICAÇÕES

A mielografia é relativamente segura; entretanto, deve ser realizada com cautela em todo paciente com suspeita de hipertensão intracraniana, com evidências de bloqueio espinal ou com história de reação alérgica a meios de contraste intratecais. Nos pacientes com suspeita de bloqueio espinal, a RM é a técnica preferida. Se a mielografia for necessária, apenas uma pequena quantidade de contraste deverá ser instilada abaixo da lesão a fim de reduzir o risco de deterioração neurológica. A punção lombar (PL) deve ser evitada em pacientes com distúrbios hemorrágicos e naqueles com infecções dos tecidos moles sobrejacentes. A terapia anticoagulante deve ser suspensa antes da PL eletiva para evitar hemorragia epidural ou intradural, a menos que necessário em situações de emergência (Cap. S9).

COMPLICAÇÕES

A cefaleia é a complicação mais frequente da mielografia, sendo relatada em 5 a 30% dos pacientes. Raramente, também podem ocorrer náuseas e vômitos. A cefaleia postural (cefaleia pós-PL) é geralmente causada pelo extravasamento epidural contínuo de LCS do local de punção dural. Uma incidência maior é observada entre mulheres mais jovens e com o uso de agulhas espinais de tipo cortante de maior calibre. Quando uma cefaleia significativa persiste por > 48 horas, deve-se considerar a colocação de um tampão sanguíneo epidural. O tratamento da cefaleia pós-PL é descrito no Cap. 16. A síncope vasovagal pode ocorrer durante a PL, sendo acentuada pela posição ereta usada durante a mielografia lombar convencional. A hidratação adequada antes e depois da mielografia reduz a incidência dessa complicação.

A perda auditiva é uma complicação rara da mielografia. Ela pode resultar do efeito tóxico direto do meio de contraste ou de uma alteração do equilíbrio da pressão entre o LCS e a perilinfa na orelha interna. A punção da medula espinal é uma complicação rara, porém grave, da punção cervical (C1-2) ou PL alta. O risco de punção da medula espinal é maior em pacientes com estenose do canal vertebral, malformações de Chiari ou nas situações com redução do volume de LCS. A mielografia por TC após uma injeção lombar e a RM são alternativas mais seguras à punção cervical. Reações à administração de contraste intratecal são raras, mas meningite asséptica e encefalopatia são raras complicações relatadas. Essa última em geral é relacionada com a dose e associada à entrada do contraste no espaço subaracnóideo intracraniano. Raramente, ocorrem crises convulsivas após mielografia, historicamente relatadas em 0,1 a 0,3% dos pacientes. Os fatores de risco incluem um distúrbio convulsivo preexistente e o uso de uma dose de iodo total > 4.500 mg. Outras complicações relatadas incluem hipertermia, alucinações, depressão e estados de ansiedade. Tais efeitos colaterais neurotóxicos foram reduzidos pelo desenvolvimento de agentes de contraste não iônicos hidrossolúveis, bem como pela elevação da cabeça e hidratação generosa após a mielografia.

INTERVENÇÕES NA COLUNA VERTEBRAL

DISCOGRAFIA

A avaliação de dorsalgia e radiculopatia (Cap. 15) pode exigir procedimentos diagnósticos que tentam reproduzir a dor do paciente ou aliviá-la, indicando sua fonte correta antes da fusão lombar. A discografia agora raramente é indicada. Ela é realizada pela introdução fluoroscópica de uma agulha de calibre 22 a 25 no disco intervertebral e subsequente injeção de 1 a 3 mL de meio de contraste. A pressão intradiscal é registrada, bem como a resposta do paciente à injeção de contraste. O paciente sente pouca ou nenhuma dor durante a injeção em um disco normal, o qual não aceita muito mais do que 1 mL de material de contraste mesmo a pressões de até 415 a 690 kPa. Obtém-se TC e radiografias simples após o procedimento. Surgiram preocupações com o fato de que a discografia possa contribuir para uma taxa acelerada de degeneração do disco; além disso, pacientes que sofrem de depressão ou ansiedade têm mais tendência a considerar a discografia dolorosa, e, em alguns casos, a dor associada ao procedimento torna-se persistente, com duração de 1 ano ou mais. Dessa forma, raramente é usado como um biomarcador confiável de geração de dor.

INJEÇÕES SELETIVAS NAS RAÍZES NERVOSAS E NO ESPAÇO EPIDURAL ESPINAL

Administrações seletivas percutâneas nas raízes nervosas e no espaço epidural de associações de glicocorticoides e anestésicos podem ser diagnósticas e terapêuticas. Em geral, instilam-se 1 a 2 mL de um preparado de um glicocorticoide de longa ação como a betametasona combinado com um anestésico de longa ação como a bupivacaína a 0,75% em partes iguais, sob orientação da TC ou fluoroscopia no espaço intraespinal epidural ou adjacente à raiz nervosa que está causando a dor. Isso também pode ser realizado dentro das articulações dos processos articulares ou em torno dos ramos nervosos mediais que fornecem inervação a essas articulações.

ANGIOGRAFIA

A angiografia por cateter é indicada na avaliação de doenças dos pequenos vasos intracranianos (como a vasculite), malformações vasculares e aneurismas, bem como nos procedimentos terapêuticos endovasculares (Tab. 423-1). Conforme assinalado anteriormente, a angiografia foi substituída pela TC/angio-TC ou RM/angio-RM para muitas indicações.

A angiografia traz o risco mais alto de morbidade entre todos os procedimentos radiológicos diagnósticos, devido à necessidade de inserir um cateter em um vaso sanguíneo, dirigir o cateter até a localização desejada, injetar material de contraste para visualizar o vaso e remover o cateter enquanto se garante a hemostasia. Os procedimentos terapêuticos transcateter (ver adiante) tornaram-se opções importantes para o tratamento de algumas doenças cerebrovasculares. A decisão de realizar um procedimento angiográfico diagnóstico ou terapêutico requer a avaliação cuidadosa dos objetivos do exame e seus riscos inerentes.

Pacientes submetidos à angiografia devem receber boa hidratação antes e depois do procedimento. Como a via femoral é mais usada, deve-se comprimir a artéria femoral após o procedimento para prevenir a formação de hematoma. O local de punção e os pulsos distais devem ser avaliados cuidadosamente após o procedimento; as complicações podem incluir hematoma na coxa ou êmbolos para o membro inferior.

COMPLICAÇÕES

Uma punção da artéria femoral comum possibilita o acesso retrógrado via aorta para o arco aórtico e os grandes vasos. A complicação mais temida da angiografia cerebral é o acidente vascular cerebral (AVC). Podem-se formar trombos sobre a ponta do cateter (ou dentro dela), raramente pode ocorrer dissecção ou perfuração arterial, e um trombo ou placa ateroscleróticos podem ser deslocados pelo cateter ou fio-guia, ou pela força da injeção, e embolizar distalmente para a circulação cerebral. Os fatores de risco para complicações isquêmicas incluem experiência limitada por parte do angiografista, aterosclerose, vasoespasmo, baixo débito cardíaco, menor capacidade de transporte de oxigênio, idade avançada e história de migrânea. O risco de uma complicação neurológica varia, mas é de cerca de 4% para AIT e AVC, 1% para déficit permanente e < 0,1% para morte.

O contraste não iônico é usado exclusivamente na angiografia cerebral. O contraste não iônico injetado na vasculatura cerebral poderá ser neurotóxico se a BHE for rompida, seja por doença subjacente ou pela injeção de agente de contraste hiperosmolar. Os pacientes com dolicoectasia da artéria basilar podem sofrer disfunção reversível do tronco encefálico e perda aguda de memória de curto prazo durante a angiografia em decorrência do trânsito lento do material de contraste e da consequente exposição prolongada do encéfalo. Raras vezes, um aneurisma intracraniano rompe-se durante a injeção de contraste angiográfico, causando hemorragia subaracnóidea, talvez em razão da injeção sob alta pressão.

ANGIOGRAFIA ESPINAL

A angiografia espinal é indicada para avaliar a localização das malformações vasculares, bem como identificar a artéria de Adamkiewicz (Cap. 442) antes do reparo de um aneurisma aórtico. O procedimento é longo e requer o uso de volumes de contraste relativamente grandes; a incidência de complicações graves, como paraparesia, borramento subjetivo da visão e alterações da fala, é menor do que 1%. A angio-RM com a administração de gadolínio tem sido usada com sucesso nesse contexto, bem como a angio-TC com contraste iodado, prometendo substituir a angiografia espinal diagnóstica para algumas indicações.

NEURORRADIOLOGIA INTERVENCIONISTA

Esse campo em rápido desenvolvimento oferece novas opções terapêuticas aos pacientes com problemas neurovasculares desafiadores. Os procedimentos disponíveis incluem a terapia usando *coils* (molas) destacáveis para aneurismas, embolização aderente líquida ou particulada de malformações arteriovenosas, sistemas de recuperação por *stents* (*stent retrieval*) para embolectomia no AVC agudo, angioplastia por balão e instalação de *stents* em estenose ou vasoespasmo arterial, embolização transarterial ou transvenosa de fístulas arteriovenosas durais, oclusão por balão de fístulas carótido-cavernosas e vertebrais, tratamento endovascular de malformações da veia de Galeno, embolização pré-operatória de tumores e trombólise de tromboses arterial ou venosa agudas. Muitos desses distúrbios colocam o paciente em alto risco de hemorragia cerebral, infarto ou morte.

As maiores taxas de complicações são encontradas nas terapias que visam tratar as doenças de risco mais alto. O advento dos *coils* eletroliticamente destacáveis criou uma nova era no tratamento dos aneurismas cerebrais (Cap. 429). Dois ensaios randomizados detectaram reduções de morbidade e mortalidade após 1 ano entre os pacientes com aneurisma tratados com *coils* destacáveis em comparação com a clipagem neurocirúrgica. Em muitos centros, a terapia com *coils* tornou-se a terapia padrão para muitos aneurismas do círculo de Willis proximal.

Por fim, estudos recentes de sistemas de recuperação por *stents* usados para a retirada de êmbolos demonstraram uma melhora dos resultados clínicos em pacientes com oclusões de vasos de grande calibre e sinais de AVC (Cap. 427).

LEITURAS ADICIONAIS

Bambach S et al: Arterial spin labeling applications in pediatric and adult neurologic disorders. J Magn Reson Imaging 2020.

Choi JW, Moon WJ: Gadolinium deposition in the brain: Current updates. Korean J Radiol 20:134, 2019.

Mandell DM et al: Intracranial vessel wall MRI: Principles and expert consensus recommendations of the American Society of Neuroradiology. AJNR Am J Neuroradiol 38:218, 2017.

Pelz DM et al: Interventional neuroradiology: A review. Can J Neurol Sci 16:1, 2020.

Schönmann C, Brockow K: Adverse reactions during procedures: Hypersensitivity to contrast agents and dyes. Ann Allergy Asthma Immunol 124:156, 2020.

Tournier JD: Diffusion MRI in the brain—theory and concepts. Prog Nucl Magn Reson Spectrosc 112-113:1, 2019.

Watson RE et al: MR imaging safety events: Analysis and improvement. Magn Reson Imaging Clin N Am 28:593, 2020.

424 Biopatologia das doenças neurológicas

Stephen L. Hauser, Arnold R. Kriegstein, Stanley B. Prusiner

O sistema nervoso humano é o órgão da consciência, da cognição, da ética e do comportamento; como tal, é a estrutura mais complexa que se conhece. Mais de um terço dos 23 mil genes codificados no genoma humano são expressos no sistema nervoso. O cérebro maduro é composto por 100 bilhões de neurônios, vários milhões de quilômetros de axônios e dendritos e > 10^{15} sinapses. Os neurônios existem dentro de um parênquima denso de células gliais multifuncionais que sintetizam mielina, preservam a homeostase e regulam as respostas imunes. Considerando esse cenário de complexidade, os avanços da neurociência molecular têm sido extraordinários. Avanços ocorreram paralelamente ao desenvolvimento de novas tecnologias de capacitação – em bioengenharia e ciências computacionais, em exames de imagem e em biologia celular, molecular e química – e, considerando o futuro, é provável que o ritmo de novas descobertas só aumente. Este capítulo procede a uma revisão de várias das áreas mais dinâmicas da neurociência, ressaltando especificamente os progressos na imunologia e inflamação, neurodegeneração e biologia das células-tronco. Em cada uma dessas áreas, as recentes descobertas estão proporcionando um contexto para compreender os fatores desencadeantes e os mecanismos das doenças e oferecendo novas esperanças para a prevenção, o tratamento e o reparo das lesões do sistema nervoso. Discussões da neurogenética do comportamento, avanços na ciência da adição e doenças causadas por disfunção das redes podem ser encontrados no Capítulo 451 (Biologia dos transtornos psiquiátricos), enquanto novas abordagens para a reabilitação por meio da utilização da neuroplasticidade, neuroestimulação e interfaces computador-cérebro são apresentadas no Capítulo 487 (Tecnologias neuroterapêuticas emergentes).

NEUROIMUNOLOGIA E NEUROINFLAMAÇÃO

OLIGODENDRÓCITOS E MIELINA

A mielina é a substância isolante de múltiplas camadas que circunda os axônios e acelera a condução de impulsos ao permitir que os potenciais de ação saltem entre regiões desnudas dos axônios (nodos de Ranvier) e ao longo de segmentos mielinizados. Os oligodendrócitos entram em contato com os axônios nos paranodos, onde os canais de sódio e potássio essenciais para a condução saltatória estão agrupados. Interações moleculares entre a membrana de mielina e o axônio são essenciais para manter a estabilidade, a função e o tempo de vida normal de ambas as estruturas. O processo de mielinização é dirigido tanto por sinais derivados do axônio quanto pelas propriedades físicas da curvatura da membrana do axônio. É importante ressaltar que a atividade neuronal contínua influencia tanto a diferenciação de oligodendrócitos quanto a extensão da mielinização, um processo conhecido como *mielinização adaptativa*. Em geral, um único oligodendrócito embainha múltiplos axônios no sistema nervoso central (SNC), mas no sistema nervoso periférico (SNP) cada célula de Schwann mieliniza um único axônio. A mielina é um material rico em lipídeos formado por um processo espiralado da membrana da célula mielinizante em torno do axônio, criando várias bicamadas da membrana estreitamente apostas (mielina compacta) por meio de interações de proteínas carregadas. Vários distúrbios neurológicos clinicamente importantes são causados por mutações hereditárias em proteínas da mielina (Cap. 446), e constituintes da mielina também tem propensão a atuar como autoantígenos em distúrbios desmielinizantes autoimunes (Cap. 447).

As células precursoras de oligodentrócitos (CPOs) pré-mielinizantes são células altamente móveis que sofrem extensa migração durante o desenvolvimento e no cérebro do adulto após lesões da bainha de mielina. As CPOs migram ao longo da superfície interna (ou abluminal) das células endoteliais, um processo regulado pela via *Wnt* de sinalização e suprarregulação do receptor de quimiocinas Cxcr4, que promove a sua fixação e retenção à vasculatura. No cérebro adulto normal, um grande número de CPOs é amplamente distribuído. Após a desmielinização, a remielinização é amplamente dependente de CPOs que se diferenciam em oligodendrócitos produtores de mielina e produzem fibras finas remielinizadas características. Em algumas situações, uma segunda população de oligodendrócitos em regeneração derivados de células-tronco neurais pode mediar uma remielinização mais efetiva, com lamelas mais espessas e maior preservação funcional dos axônios. Um estudo recente de marcação com C^{14} de lesões de esclerose múltipla (EM) humana indicou que uma terceira população de oligodendrócitos preexistentes não mitóticos pode representar uma fonte adicional de células remielinizantes.

Tanto os distúrbios desmielinizantes adquiridos, como a EM, quanto os hereditários, com a doença de Pelizaeus-Merzbacher (duplicação ou deleção da proteína proteolipídica do SNC) e a adrenoleucodistrofia (mutação no gene *ABCD1* responsável pelo transporte de ácidos graxos de cadeia muito longa no peroxissomo para degradação), estão associados à perda axonal progressiva. Agora é cada vez mais reconhecido que a disfunção de oligodendrócitos pode contribuir para a perda neuronal e axonal em uma ampla variedade de distúrbios do SNC, incluindo a doença de Alzheimer (DA; Cap. 431) a esclerose lateral amiotrófica (ELA; Cap. 437), a lesão cerebral traumática (Cap. 443), o acidente vascular cerebral (AVC; Cap. 426), entre outras condições.

A perda de suporte de oligodendrócitos pode produzir dano axonal através de uma variedade de mecanismos, incluindo reduções no fornecimento de glicose e outros nutrientes essenciais; um aumento da carga de trabalho axonal; tamponamento de cálcio e glutamato prejudicado; dano mitocondrial; perda de neurotrofinas; maior suscetibilidade a espécies reativas de oxigênio, incluindo óxido nítrico; bem como a falha em manter sinapses normais.

Foram identificadas várias moléculas que regulam a diferenciação e a mielinização de oligodendrócitos, incluindo LINGO-1, hialuronano, proteoglicano de sulfato de condroitina, a via *Wnt*, Notch (e seu receptor Jagged), fibrinogênio e o receptor muscarínico M1 Chrm1, sendo todos esses inibitórios. Outros alvos são o receptor de ácido retinoico RXRγ, a vitamina D e o hormônio tireoidiano, que promovem a maturação dos oligodendrócitos. Todos são também alvos potenciais para terapias de reparo da mielina. No modelo pré-clínico de desmielinização autoimune, encefalomielite alérgica experimental (EAE; Fig. 424-1), o nocaute do *Chrm1* específico dos oligodendrócitos melhorou a remielinização, protegeu axônios e restaurou a função, demonstrando diretamente que a remielinização pode ser neuroprotetora após uma lesão. Um importante ensaio clínico de um anticorpo monoclonal contra LINGO-1 em pacientes com neurite óptica aguda falhou em melhorar desfechos clínicos, um resultado decepcionante tendo em vista que o anticorpo parecia ter efeitos clínicos promissores em um ensaio clínico anterior de fase 2. Mais recentemente, em um estudo preliminar de neurite óptica crônica, um resultado promissor foi relatado com clemastina, um anti-histamínico e antagonista do receptor muscarínico M1, aumentando a esperança de que a remielinização clinicamente eficaz possa ser alcançada mesmo em uma condição desmielinizante crônica.

MICRÓGLIA E MACRÓFAGOS

Os macrófagos e a micróglia representam os principais tipos de células do sistema nervoso responsáveis pela apresentação de antígenos e pela imunidade inata. A micróglia do cérebro migra do saco vitelino no início da embriogênese, antes da formação da barreira hematencefálica, e acredita-se que mantenha o seu número de células por meio de divisão celular no sistema nervoso, e não por repopulação a partir da circulação. Em camundongos, a maior parte da micróglia requer sinalização através do receptor do fator 1 estimulador de colônias (Csf1r), por meio de seus ligantes naturais Csf1r e IL-34, para sobreviver. A depleção da micróglia pela administração de um inibidor seletivo de Csf1r (PLX5622) foi seguida por um rápido repovoamento, o que levou à identificação de uma segunda população de células precursoras microgliais ramificadas que não requerem sinalização de Csf1r. As abordagens de sequenciamento do transcriptoma de célula única estão agora produzindo evidências de uma diversidade substancial de células microgliais no SNC.

A micróglia desempenha papéis críticos esculpindo populações neuronais durante o desenvolvimento e ao longo da vida, através da secreção de fator neurotrófico derivado do cérebro (BDNF) e outros fatores tróficos que promovem a sobrevivência neuronal, e também através da produção de espécies reativas de oxigênio (ROS) e outras moléculas que medeiam a morte celular. A micróglia regula o desenvolvimento e a manutenção dos circuitos neurais por meio da poda das sinapses excitatórias e do controle das densidades das espinhas dendríticas (Fig. 424-2). Camundongos sem micróglia durante o desenvolvimento exibem uma variedade de déficits cognitivos, de aprendizagem e comportamentais, incluindo comportamentos sociais

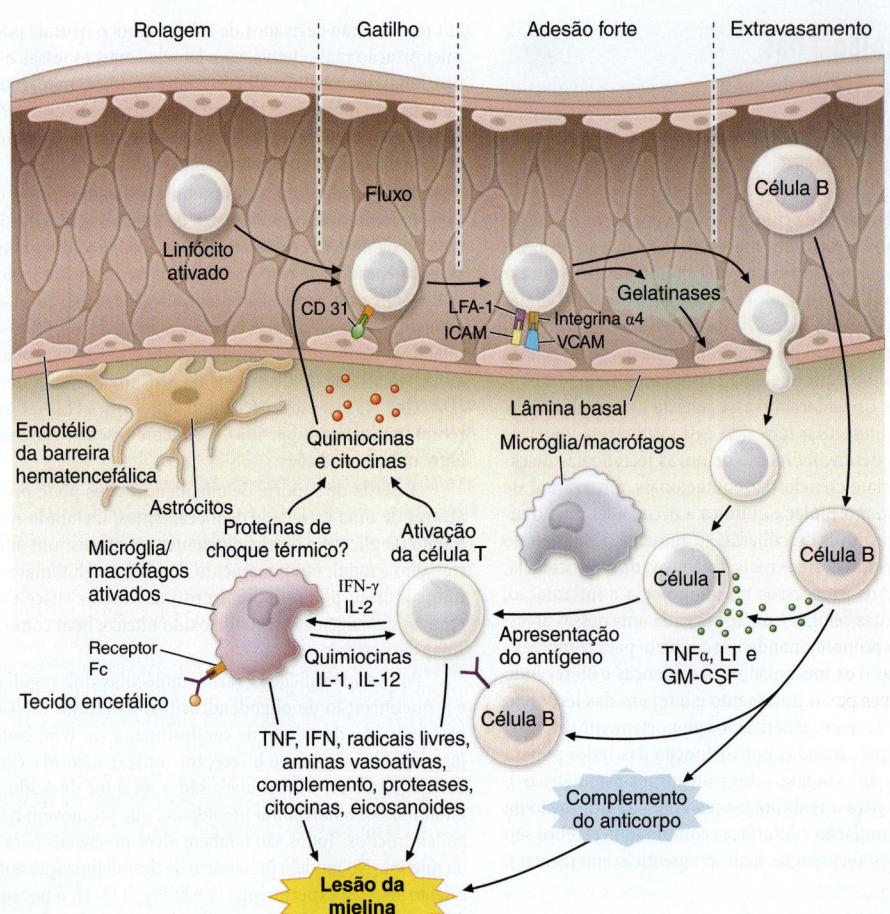

FIGURA 424-1 Modelo da encefalomielite alérgica experimental (EAE). As etapas cruciais no desencadeamento e na progressão da doença incluem a ativação periférica de células T autorreativas preexistentes; o direcionamento ao sistema nervoso central (SNC) e o extravasamento através da barreira hematencefálica; a reativação das células T por autoantígenos expostos; a secreção de citocinas; a ativação da micróglia e de astrócitos e o recrutamento de uma onda inflamatória secundária; e a destruição da mielina imunomediada. ICAM, molécula de adesão intercelular; IFN, interferon; IL, interleucina; LFA-1, antígeno 1 associado à função leucocitária; TNF, fator de necrose tumoral; VCAM, molécula de adesão celular vascular; GM-CSF, fator estimulador das colônias de granulócitos-macrófagos.

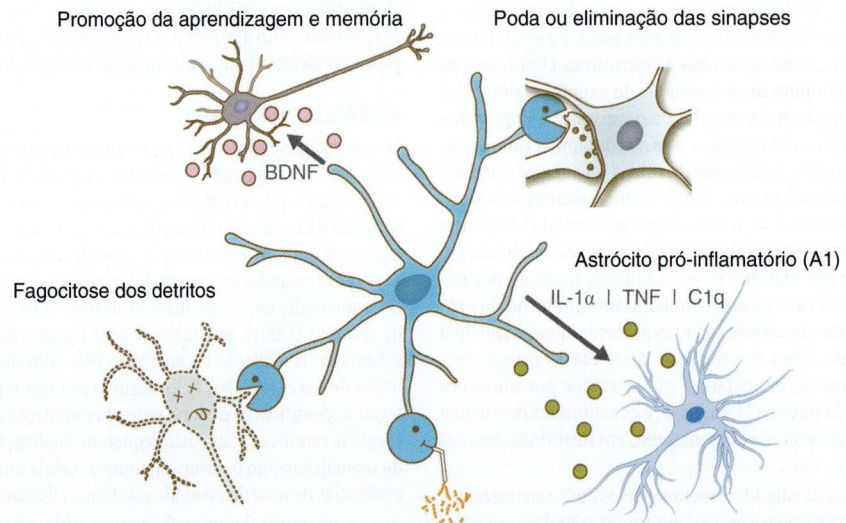

FIGURA 424-2 A célula da micróglia multifuncional. A micróglia desempenha diversas funções que podem sustentar o desenvolvimento saudável e a manutenção da homeostase ou contribuir para a lesão tecidual em condições patológicas. As funções homeostáticas incluem promoção da aprendizagem e memória por meio da secreção de proteínas solúveis, como o fator neurotrófico derivado do encéfalo (BDNF); a participação na poda sináptica normal; e eliminação de detritos celulares e agregados proteicos por meio da fagocitose. Todavia, em estados patológicos, a micróglia ativada também contribui para a lesão tecidual, tendo como alvos neurônios saudáveis e sinapses normais, promovendo a formação de β-amiloide ou outras proteínas mal enoveladas depositadas nas doenças neurodegenerativas, e secretando citocinas (como IL-1α, TNF e o componente do complemento C1q) incriminadas na indução dos astrócitos A1 neurotóxicos. Além disso, a micróglia tem diversas funções na imunidade adaptativa, incluindo um papel na apresentação de antígenos e na regulação imune **(Fig. 417-2)**. *(Reproduzida, com permissão, de J Herz et al: Myeloid cells in the central nervous system. Immunity 46:943, 2017)*

anormais. Esses processos são dependentes de moléculas da via clássica do complemento, incluindo C1q, receptor do complemento 3 (CR3) e CR5.

A micróglia está localizada em todo o parênquima cerebral, enquanto os macrófagos cerebrais são encontrados principalmente em regiões perivasculares, incluindo as meninges e o plexo corióideo. Acredita-se que os macrófagos cerebrais sejam derivados de precursores do saco vitelino que parecem entrar no cérebro em um estágio inicial de desenvolvimento e se propagam localmente, embora alguns macrófagos do plexo corióideo também possam ser reabastecidos em níveis baixos através da corrente sanguínea de forma contínua. Sob condições inflamatórias, um grande número de monócitos derivados do sangue entra no parênquima cerebral. No modelo de EAE (Fig. 424-1), os macrófagos derivados de monócitos da medula óssea, mas não a micróglia, são a população crítica que inicia a desmielinização inflamatória nas regiões paraxonais próximas aos nodos de Ranvier. Os macrófagos cerebrais desempenham múltiplas funções proinflamatórias, incluindo promoção da adesão, atração e ativação dos linfócitos B e T, proporcionando uma ativação antígeno-específica das células T por meio de apresentação de peptídeos imunogênicos específicos, incluindo autoantígenos, complexados a moléculas de superfície do complexo de histocompatibilidade principal da classe II (MHC II) e contribuindo para a lesão celular por meio de geração de estresse oxidativo e citotoxicidade. Por outro lado, acredita-se tradicionalmente que a micróglia esteja envolvida na infrarregulação das respostas inflamatórias e promoção do reparo tecidual na EAE. Esse modelo de papéis relativos de macrófagos e células microgliais é certamente uma simplificação excessiva, e funções mais sutis desses tipos de células podem ser reveladas por métodos de sequenciamento de célula única, dependendo do contexto específico e das pistas ambientais.

As evidências também sustentam que a micróglia e os macrófagos cerebrais desempenham um papel primário nas doenças neurodegenerativas, diferentemente do ponto de vista inicial, em que sua função era considerada, em grande parte, secundária e envolvendo a fagocitose de detritos celulares. Aproximadamente metade de todos os genes implicados em estudos de associação de todo o genoma na DA implicam processos imunes inatos e micróglia. Sob diferentes condições experimentais, essas células podem ser protetoras ou patogênicas. Como exemplos do primeiro, os macrófagos podem promover a memória espacial em camundongos quando ativados pela interleucina (IL) 4 produzida por linfócitos invasores. Além disso, a secreção de BDNF pela micróglia promoveu plasticidade sináptica e melhorou o aprendizado e a memória. A micróglia e os macrófagos cerebrais também promovem a eliminação de agregados β-amiloides patogênicos em camundongos propensos à DA; além disso, a ruptura dos macrófagos cerebrais por nocaute da CCR2, uma quimiocina necessária para a entrada dos monócitos circulantes no SNC, exacerbou a patologia da DA.

Por outro lado, os efeitos de agravamento da doença da micróglia e dos macrófagos tendem a predominar em outras situações. Foi sugerido um papel direto da micróglia na DA humana com base em evidências genéticas implicando o gene associado à fagocitose TREM2 na suscetibilidade à DA. O TREM2 é um receptor microglial que pode se ligar ao amiloide, induzir a proliferação e migração da micróglia e possivelmente limitar a disseminação de agregados de DA associados à doença. Mutações de perda de função no TREM2 aumentam o risco de DA em três vezes. Em um modelo de camundongo de DA, a superexpressão de TREM2 bloqueou a patologia da DA e resgatou o desempenho em testes de aprendizado e memória. Um ensaio clínico testando o valor de um anticorpo monoclonal agonista contra TREM2 está em andamento.

Outros genes do sistema imunológico implicados na suscetibilidade à DA e outras demências tardias também representam alvos promissores para terapia futura. A ativação da cascata clássica do complemento, descrita acima, está assumindo um papel importante na patogênese: sinapses que atuam como alvo para eliminação expressam as proteínas do complemento C1q e C3, cujos níveis aumentam na presença de β-amiloide em excesso; em seguida, as sinapses portadoras de C3 atuam como alvos para eliminação pela micróglia que expressa o receptor do complemento 3 (CR3); e o nocaute de C3 pode resgatar as anormalidades clínicas e patológicas associadas à neurodegeneração em camundongos com propensão à DA.

Na degeneração frontotemporal familiar (DFT) devido a mutações da progranulina (Cap. 432), uma patologia imunológica proeminente também foi identificada, com micróglias ativadas expressando altos níveis de citocinas pró-inflamatórias. Quando a progranulina é deletada em camundongos, resulta em um fenótipo de ativação microglial dependente da idade associado à regulação positiva do complemento e outros genes associados à imunidade inata, poda aumentada de sinapses inibitórias e manifestações comportamentais que lembram a DFT humana. Além disso, a inibição da ativação do complemento pode resgatar todos esses déficits. Esses dados indicam um papel primário para a ativação microglial na DFT causada por mutações na progranulina, provavelmente mediada pelo tráfego lisossômico aumentado, aumento da produção de complemento C3 e poda sináptica excessiva nas regiões do cérebro afetadas na DFT. Embora seja provável que os mecanismos específicos da neurodegeneração dependente do complemento sejam diferentes em condições neurodegenerativas distintas, esses dados fornecem a esperança de que as intervenções na via do complemento poderão representar uma abordagem para o controle das patologias neurodegenerativas mediadas, pelo menos em parte, por meio do sistema imune inato.

ASTRÓCITOS

Os astrócitos representam metade ou mais de todas as células no SNC. Tradicionalmente considerados como tendo a função de simples células de sustentação intersticiais que proporcionam um arcabouço para migração neuronal e que contribuem para a homeostase, dados emergentes indicam que esse tipo de célula desempenha funções muito mais pleiotrópicas. Os astrócitos, assim como a micróglia, desempenham papéis fundamentais na vida das sinapses, secretando fatores (como apolipoproteína E, trombospondinas e glipicanos) que regulam o desenvolvimento, a manutenção e a poda de estruturas pré e pós-sinápticas. Influenciados pela atividade neuronal local, os astrócitos fagocitam ativamente as sinapses. A poda das sinapses e a depuração das células apoptóticas pelos astrócitos são mediadas pelo receptor *scavenger* de múltiplos domínios semelhantes a EGF 10 (Megf10), um receptor de alta afinidade para C1Q. Os astrócitos também participam da regulação dinâmica do tônus vascular, em parte por meio de comunicação astrócito-astrócito mediada por junções comunicantes e ondas de cálcio moduladas pela atividade neuronal; da sustentação da barreira hematencefálica e da integridade glinfática (ver adiante) por meio da extensão dos podócitos até as estruturas vasculares e expressão de canais de água aquaporina 4; e do desempenho de funções metabólicas adicionais, essenciais à manutenção da saúde do neurônio.

Uma característica da resposta a muitos tipos de lesão cerebral é a astrocitose reativa ou formação de uma cicatriz glial. Trabalhos recentes destacaram a heterogeneidade transcricional e funcional de astrócitos reativos que, dependendo do contexto, podem promover neurotoxicidade ou auxiliar na proteção e reparo. Em um modelo de isquemia cerebral, astrócitos reativos promoveram reparo tecidual após lesão. Em contraste, em outros estados inflamatórios e degenerativos, os astrócitos reativos parecem contribuir ativamente para o processo de lesão. Os produtos secretados da micróglia ativada, especificamente IL-1a, TNF e C1q, podem induzir a transformação dos astrócitos em um fenótipo promotor de doença. Essas células perdem a capacidade de fagocitar sinapses e restos de mielina e se tornam tóxicas *in vitro* para os neurônios e oligodendrócitos maduros, possivelmente por meio de lesão mediada pelo complemento. É interessante assinalar que as CPOs, abundantes nas lesões ativas da EM (Cap. 444) apesar do ambiente inflamatório, são resistentes à morte mediada por astrócitos. Astrócitos reativos podem promover danos em distúrbios tão variados quanto a DA (Cap. 431), doença de Parkinson (DP) (Cap. 435) e a DCL (Cap. 437), apesar das distintas etiologias e patologias dessas condições.

VASOS LINFÁTICOS DO SISTEMA NERVOSO CENTRAL

Duas estruturas linfáticas recentemente identificadas no SNC são os sistemas glinfático e linfoide dural profundo, responsáveis pela eliminação de detritos do SNC e que provavelmente também desempenham papéis na imunovigilância. Tradicionalmente, acreditava-se que o cérebro fosse desprovido de um sistema linfático clássico, e as respostas imunes contra antígenos são geradas menos efetivamente no SNC do que em outros sistemas orgânicos, um conceito descrito como *imunoprivilégio*. Entretanto, o estado de imunoprivilégio do cérebro é apenas relativo, e não absoluto. Além disso, tendo em vista as altas demandas metabólicas do cérebro, deve existir algum mecanismo para a remoção eficiente de solutos e detritos. Uma via bem estabelecida envolve o fluxo passivo de solutos do parênquima cerebral para o líquido cerebrospinal (LCS) e sua saída por meio das granulações aracnóideas, bem como ao longo das raízes dos nervos cranianos e espinais para uma série de estruturas linfoides localizadas na lâmina cribriforme e mucosa nasal, bem como em outros locais.

O *sistema glinfático* deve o seu nome a uma arquitetura distinta que envolve estruturas de tipo linfoide e células astrogliais. O LCS sintetizado nas vilosidades aracnóideas circula pelos ventrículos e espaço subaracnóideo que circundam as convexidades do cérebro e a medula espinal e sai por condutos que circundam arteríolas que penetram no parênquima cerebral. Esses espaços são revestidos internamente por células endoteliais e por podócitos dos astrócitos que formam as paredes externas. Auxiliado pela propulsão arterial, o LCS move-se para fora desses condutos especializados e para dentro dos astrócitos por meio de seus podócitos ricos em canais de água aquaporina 4; em seguida, no interstício do parênquima cerebral, o LCS captura solutos e detritos particulados que são então transportados até espaços perivenosos para sair do cérebro e drenar no sistema linfático. Em camundongos, o nocaute da aquaporina 4 reduziu acentuadamente o fluxo de líquido intersticial no cérebro, ressaltando a função crítica de captação do LCS pelos astrócitos nesse processo. O fluxo intersticial no SNC também fica comprometido com o envelhecimento, possivelmente devido a alterações na expressão da aquaporina 4 dos astrócitos. Um aspecto fascinante do sistema glinfático é que o transporte de líquidos e solutos é acelerado com o sono, sugerindo um papel crítico do sono na promoção da eliminação de detritos necessária para suprir as altas demandas metabólicas do sistema nervoso. Além disso, em modelos de doença, proteínas agregadas associadas a doença neurodegenerativa, como β-amiloide associado à DA (Cap. 431), também foram mais eficientemente eliminadas durante o sono. Com efeito, em camundongos submetidos a engenharia genética para produzir β-amiloide em excesso e desenvolver declínio cognitivo semelhante ao da DA, a privação do sono aumentou o acúmulo de placas amiloides. As vias glinfáticas também representam provavelmente uma importante via de saída para linfócitos no SNC e uma via para o encontro dos linfócitos com antígenos do SNC nos linfonodos cervicais. Nesse aspecto, os linfonodos cervicais profundos podem ser um local para a estimulação das células B específicas de antígenos na EM (Cap. 444).

Uma segunda via recentemente identificada consiste em um plexo de pequenos vasos semelhantes aos linfáticos, localizados na superfície externa das artérias meníngeas e seios durais profundos (incluindo os seios sagital e transverso), estruturas que saem do cérebro ao longo da superfície de veias e artérias e drenam nos linfonodos cervicais profundos. Esses condutos são constituídos por células que parecem representar um sistema de drenagem linfoide distinto do endotélio vascular. Essas estruturas linfoides associadas aos seios podem ser importantes na eliminação de solutos do LCS, diferentemente do sistema glinfático que provavelmente funciona para remover produtos de degradação do interstício cerebral; entretanto, as funções exatas desses dois sistemas e suas inter-relações estão apenas começando a ser elucidadas.

MICROBIOTA E DOENÇA NEUROLÓGICA

O microbioma humano (Cap. 471) representa o conjunto de genes de 10^{14} microrganismos que vivem em nosso intestino, pele, mucosa e outros locais. Para cada gene codificado no genoma humano, existem 1.000 genes microbianos dentro de nossos corpos, e estes podem codificar uma grande variedade de moléculas que afetam direta ou indiretamente o desenvolvimento, a manutenção e a função do sistema nervoso. Diferentes comunidades microbianas são associadas a diferentes origens genéticas, etnias, dietas e ambientes. Em qualquer indivíduo, a microbiota intestinal predominante pode ser notavelmente estável durante décadas, mas também pode ser alterada pela exposição a determinadas espécies microbianas, por exemplo pela ingestão de probióticos.

Os microrganismos do intestino podem moldar respostas imunes por meio da interação de seu metabolismo com o dos humanos. Essas interações intestino-cérebro provavelmente são importantes para a compreensão da patogênese de muitas doenças neurológicas autoimunes. Por exemplo, camundongos tratados com antibióticos de amplo espectro são resistentes a EAE, um efeito associado a reduções na produção de citocinas pró-inflamatórias e, por outro lado, maior produção das citocinas imunossupressoras IL-10 e IL-13, assim como um aumento dos linfócitos T e B reguladores. A administração oral de polissacarídeo A (PSA) a partir do *Bacillus fragilis* também protege os camundongos de EAE, via aumentos na IL-10. Foi constatado que a microbiota intestinal de pacientes com EM promove a EAE quando transferida para camundongos livres de germes, possivelmente devido a desequilíbrios entre as espécies bacterianas que promovem a inflamação (como *Akkermansia muciniphila* e *Acinetobacter calcoaceticus*) e as que induzem respostas imunes reguladoras (como *Parabacteroides distasonis*).

Além de efeitos inespecíficos na homeostase imune mediada por citocinas e linfócitos regulatórios, algumas proteínas microbianas poderiam desencadear uma resposta imune reativa cruzada contra uma proteína homóloga no sistema nervoso, um mecanismo chamado *mimetismo molecular*. Exemplos incluem reatividade cruzada entre o canal de água aquaporina 4 do astrócito e uma permease transportadora ABC de *Clostridia perfringens* na neuromielite óptica (Cap. 445); moléculas HLA com peptídeos de *A. muciniphila* na EM (Cap. 444); o gangliosídeo neural Gm1 e estruturas semelhantes que contêm ácido siálico do *Campylobacter jejuni* na síndrome de Guillain-Barré (Cap. 447); e a proteína promotora do sono hipocretina e hemaglutinina do vírus da influenza H1N1 na narcolepsia (Cap. 31).

Os genes microbianos também codificam moléculas que podem afetar o desenvolvimento de neurônios e células da glia e influenciar a mielinização e a plasticidade. Os ácidos graxos de cadeia curta derivados de bactérias, por exemplo, regulam a produção do fator neurotrófico derivado do cérebro (BDNF). As bactérias também produzem uma variedade de neurotransmissores, incluindo ácido γ-aminobutírico (GABA) e serotonina, e outros peptídeos neuroativos que podem modular o eixo hipotálamo-hipófise. A microbiota intestinal também influencia o desenvolvimento e a atividade do sistema nervoso entérico, que se comunica bidirecionalmente com o SNC através do nervo vago que inerva o intestino superior e o cólon proximal. À medida que essas relações intestino-cérebro se tornam mais bem definidas, parece provável um papel para o ambiente microbiano na patogênese de um espectro muito mais amplo de condições e comportamentos neurológicos, estendendo-se muito além dos limites tradicionais das patologias imunomediadas. A esse respeito, sabe-se há muito tempo que as bactérias intestinais podem influenciar a função cerebral, com base principalmente em estudos clássicos que demonstram que produtos dos micróbios intestinais podem agravar a encefalopatia hepática, formando a base para o tratamento dessa doença com antibióticos.

Os camundongos que se desenvolvem em um ambiente livre de germes apresentaram menos ansiedade, respostas menores a situações de estresse, mais comportamentos locomotivos exploratórios e comprometimento da formação da memória em comparação com suas contrapartes não livres de germes. Esses comportamentos foram relacionados com alterações na expressão gênica em vias relacionadas com sinalização neural, função sináptica e modulação de neurotransmissores. Além disso, esse comportamento poderia ser revertido quando os camundongos livres de germes dividiram o mesmo ambiente com camundongos não livres de germes. Foi também constatada a necessidade da microbiota intestinal para o desenvolvimento e a função normais da micróglia cerebral, ligando potencialmente esses efeitos comportamentais a alvos celulares específicos no SNC. Notavelmente, as ações das espécies microbianas intestinais na micróglia parecem ser específicas do sexo e da idade.

O nervo vago foi implicado em comportamentos semelhantes à ansiedade e depressão em camundongos. A ingestão de *Lactobacillus rhamnosus* induziu alterações na expressão do neurotransmissor inibitório GABA1b em neurônios do córtex límbico, hipocampo e tonsila cerebral, associadas a níveis reduzidos de corticosteroides e redução de comportamentos semelhantes a ansiedade e depressão. Notavelmente, essas alterações poderiam ser bloqueadas por vagotomia.

Uma área relacionada de interesse emergente é em uma possível contribuição do microbioma do intestino para o autismo e distúrbios relacionados. Sabe-se, há muito tempo, que as crianças com transtorno do espectro autista (TEA) têm distúrbios gastrintestinais, e a gravidade da disbiose parece correlacionada com a gravidade do autismo. Em vários modelos murinos de autismo, a manipulação do microbioma intestinal melhorou as anormalidades comportamentais. Um papel para a citocina pró-inflamatória IL-17 foi implicado como um possível mediador na produção de alterações do tipo TEA. Em camundongos, um distúrbio do tipo TEA pode ser induzido na prole após injetar na mãe grávida o imitador de RNA viral ácido poli-inosínico:policitidílico (poli I:C); notavelmente, o tratamento oral da prole com *B. fragilis* corrigiu uma série de comportamentos autistas nesses camundongos e também melhorou a disfunção gastrintestinal (GI). Esses dados pré-clínicos levaram a um pequeno estudo não controlado de transplante de intestino fecal em crianças com TEA que relatou resultados encorajadores, mas que precisarão ser confirmados em rigorosos ensaios controlados.

Tem havido um interesse considerável no possível papel do microbioma em uma variedade de doenças vasculares, traumáticas e neurodegenerativas, possivelmente mediadas em parte por ações na imunidade inata e na micróglia. Em camundongos transgênicos SOD1 propensos à ELA, um ambiente livre de germes exacerbou a progressão da doença e os sintomas puderam ser melhorados pelo aumento dos níveis de *A. muciniphila* ou seu metabólito nicotinamida (vitamina B₃); um pequeno ensaio clínico preliminar de suplementação de nicotinamida posteriormente relatou resultados encorajadores em pacientes com ELA.

Em um modelo de DP, a injeção de α-sinucleína mal dobrada no intestino desencadeou a deposição de α-sinucleína no cérebro, um efeito que foi bloqueado quando o nervo vago foi lesionado. Isso deu suporte a um mecanismo de príon (ver a seguir) para a patogênese da DP, no qual o transporte vagal de α-sinucleína agregada pode semear o SNC através do nervo vago. O conceito de origem intestinal da DP também é consistente com estudos clínicos e patológicos e é reforçado por dados epidemiológicos que indicam que a vagotomia pode ser protetora contra a DP. Em trabalhos relacionados, uma proteína de *Escherichia coli*, chamada Curli, mostrou-se dobrada incorretamente e potencialmente serve como modelo para a propagação subsequente de α-sinucleína mal dobrada. A possibilidade de que uma proteína bacteriana possa iniciar a cascata de eventos que levam à DP é uma hipótese extraordinária, mas ainda não comprovada.

PROTEÍNAS PATOLÓGICAS, PRÍONS E NEURODEGENERAÇÃO (FIG. 424-3)

AGREGAÇÃO DE PROTEÍNAS E MORTE CELULAR

O termo *agregação de proteínas* tornou-se amplamente usado para descrever características facilmente reconhecíveis da neurodegeneração. Embora se tenha frequentemente considerado que essas características neuropatológicas, incluindo placas, emaranhados neurofibrilares (ENFs) e corpos de inclusão, tivessem a capacidade de causar disfunção neurológica, diversas descobertas recentes ao longo dessas últimas décadas tornaram essa noção cada vez mais improvável. Com efeito, os agregados de proteínas representam acúmulos de proteínas tóxicas que podem se tornar menos prejudiciais quando são sequestradas em placas, ENFs e corpos de inclusão.

A maioria das mutações no gene da proteína precursora de amiloide (APP, de *amyloid precursor protein*) que causa a DA familiar está concentrada no peptídeo Aβ. Muitas dessas mutações aumentam a produção de peptídeo Aβ42 composto de β-amiloide com 42 aminoácidos, que têm maior propensão a adotar uma conformação priônica em comparação com o β-amiloide de 40 aminoácidos. Em contraste, as mutações na APP que reduzem a produção de β-amiloide protegem contra o desenvolvimento de DA e estão associadas à cognição preservada nos idosos. A causa mais comum de ENFs é a DA, mas os eventos moleculares precisos que produzem emaranhados são desconhecidos. Mutações no gene MAPT que codifica a tau estimulam a formação de ENF na demência frontotemporal familiar, paralisia supranuclear progressiva hereditária e outras taupatias familiares. Assim como a DA, a maioria das taupatias e a DP são esporádicas.

A segunda doença neurodegenerativa mais comum é a DP. A saga da α-sinucleína e da DP começa em 1996 com a identificação de uma mutação em uma família de descendência grega. Com essa família e outras, havia pacientes suficientes para estabelecer a ligação genética. Logo depois, a imunocoloração mostrou que a α-sinucleína estava presente nos corpos de Lewy e, no ano seguinte, a coloração de inclusões citoplasmáticas gliais (ICGs) foi identificada nos cérebros de pacientes com atrofia de múltiplos sistemas (AMS) falecidos. Posteriormente, cérebros de pacientes falecidos com AMS transmitiram a doença para camundongos transgênicos, estabelecendo que as α-sinucleinopatias são doenças priônicas. Antes de se descobrir que o gene da α-sinucleína (*SCNA*) causava DP familiar, constatou-se que outros genes, como o da cinase 2 de repetição rica em leucina (*LRRK2*), modificam o início da DP; outros genes modificadores da DP semelhantes incluem *parkina*, *PINK1* e *DJ-1*. PINK1 é uma cinase mitocondrial (ver adiante) e DJ-1 é uma proteína envolvida na proteção do estresse oxidativo. A parkina, que causa doença semelhante à DP autossômica recessiva de início precoce, é uma ubiquitina-ligase. A característica histopatológica típica da DP é o corpo de Lewy, uma inclusão citoplasmática eosinofílica que contém neurofilamentos e α-sinucleína. A doença de Huntington

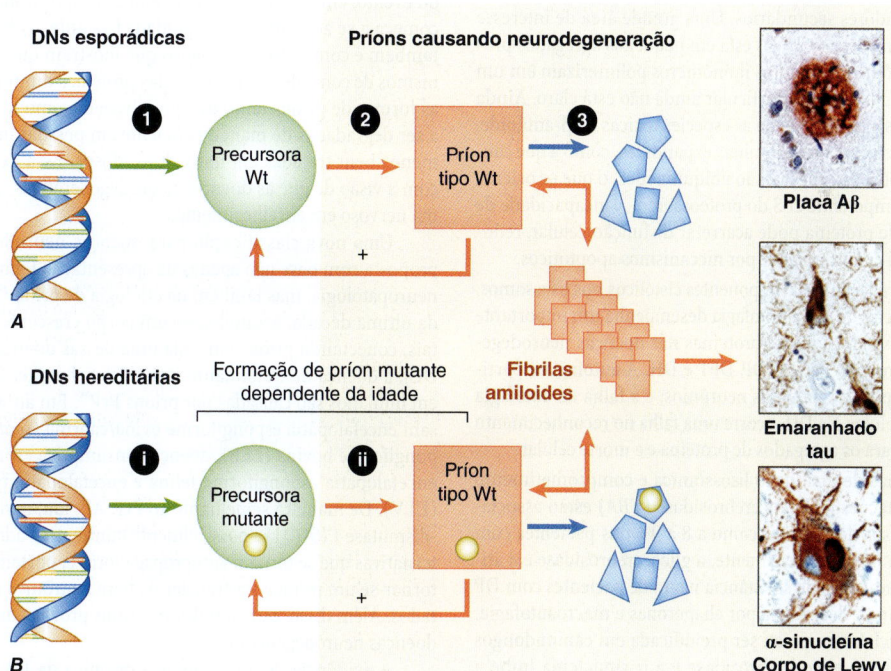

FIGURA 424-3 Neurodegeneração causada por príons. A. Em doenças neurodegenerativas (DNs) esporádicas, príons de tipo selvagem (Wt, *wild-type*) multiplicam-se por meio de ciclos de autopropagação de modificação pós-traducional, durante os quais a proteína precursora (*círculo verde*) é convertida para a forma de príon (*quadrado vermelho*), que geralmente apresenta alto conteúdo de folhas β. Príons patogênicos são mais tóxicos como oligômeros e menos tóxicos após polimerização em fibrilas amiloides. Os polígonos pequenos (*azuis*) representam derivados de clivagem proteolítica do príon. Dependendo da proteína, as fibrilas coalescem em placas amiloides Aβ na DA, em emaranhados neurofibrilares na DA e outras taupatias ou em corpos de Lewy na DP e demência com corpos de Lewy. Os alvos farmacológicos para o desenvolvimento de terapias incluem: (1) reduzir a proteína precursora, (2) inibir a formação de príons e (3) aumentar a depuração dos príons. **B.** A neurodegeneração hereditária de início tardio tem argumentos a favor de dois eventos distintos: O *(i)* primeiro evento é a síntese de proteína precursora mutante (*círculo verde*) e o *(ii)* segundo evento é a formação dependente da idade de príons mutantes (*quadrado vermelho*). A *barra amarela destacada* na estrutura do DNA representa mutação de um par de bases dentro de um éxon, e os *círculos amarelos pequenos* significam a substituição de aminoácido mutante correspondente. As *setas verdes* representam um processo normal; as *setas vermelhas*, um processo patogênico; e as *setas azuis*, um processo que se sabe ocorrer, mas que não se sabe se é normal ou patogênico. (*Reproduzida, com permissão, de SB Prusiner: Biology and genetics of prions causing neurodegeneration. Annu Rev Genet 47:601, 2013.*)

(DH) e as degenerações cerebelares estão associadas a expansões de repetições de poliglutamina nas proteínas, que se agregam produzindo inclusões intranucleares neuronais. A ELA familiar está associada a mutações da superóxido-dismutase (SOD1) e inclusões citoplasmáticas que contêm superóxido-dismutase. Um achado importante foi a descoberta de que as inclusões ubiquitinadas observadas na maioria dos casos de ELA e a forma mais comum de demência frontotemporal são compostas de proteína de ligação ao TAR DNA 43 (*TDP-43*). Subsequentemente, as mutações no gene *TDP-43* e no gene fundido em sarcoma (*FUS*) foram encontradas na ELA familiar. Ambas as proteínas estão envolvidas na regulação da transcrição assim como no metabolismo do RNA.

Outro mecanismo importante ligado à morte celular é a dinâmica mitocondrial, que se refere aos processos envolvidos no movimento da mitocôndria, assim como na fissão e fusão mitocondrial, que desempenham um papel crucial na renovação mitocondrial e na reposição de mitocôndrias danificadas. A disfunção mitocondrial é fortemente ligada à patogênese de diversas doenças neurodegenerativas, como a ataxia de Friedreich, causada por mutações em uma proteína de ligação ao ferro que desempenha um papel importante na transferência de ferro para agrupamentos de ferro-enxofre na aconitase e complexo I e II da cadeia de transporte de elétrons. A fissão mitocondrial é dependente das proteínas relacionadas com dinamina (Drp1), que se ligam ao seu receptor Fis, enquanto as mitofusinas 1 e 2 (MFN 1/2) e a proteína de atrofia óptica (OPA1) são responsáveis pela fusão da membrana mitocondrial externa e interna, respectivamente. As mutações em MFN2 causam neuropatia de Charcot-Marie-Tooth tipo 2A e mutações em OPA1 causam atrofia óptica autossômica dominante. Tanto a proteína β-amiloide como a proteína mutante huntingtina induzem fragmentação mitocondrial e morte celular neuronal associada a aumento da atividade de Drp1. Além disso, as mutações nos genes que causam DP autossômica recessiva, *parkina* e *PINK1*, causam morfologia mitocondrial anormal e resultam em prejuízo da capacidade da célula em remover mitocôndrias lesionadas por autofagia.

Como observado anteriormente, uma grande questão científica atual é se os agregados de proteína contribuem diretamente para a morte neuronal ou se são apenas espectadores secundários. Uma grande área de interesse em todas as doenças neurodegenerativas está em pequenos agregados proteicos denominados *oligômeros*. Quantos monômeros polimerizam em um oligômero específico de uma doença particular ainda não está claro. Ainda não foi estabelecido se os oligômeros são as espécies tóxicas de β-amiloide, α-sinucleína ou proteínas com poliglutaminas expandidas, como a que causa DH. Os agregados proteicos em geral são ubiquitinados, o que os orienta para degradação pelo componente 26S do proteossomo. A incapacidade de degradar os agregados de proteína pode acarretar disfunção celular, redução do transporte axonal e morte celular por mecanismos apoptóticos.

A autofagia é a degradação dos componentes cistólicos nos lisossomos. Há cada vez mais evidências de que a autofagia desempenha um importante papel na degradação dos agregados de proteínas nas doenças neurodegenerativas e está comprometida na DA, DFT e DH. A autofagia é particularmente importante para a saúde dos neurônios, e a falha da autofagia contribui para a morte celular. Na DH, ocorre uma falha no reconhecimento da carga, contribuindo para os agregados de proteína e a morte celular.

Há outras evidências de disfunção lisossômica e comprometimento da autofagia na DP. Mutações na glicocerebrosidase (*GBA*) estão associadas a 5% de todos os casos de DP, bem como a 8 a 9% dos pacientes com demência por corpos de Lewy. Notavelmente, a glicocerebrosidase e a atividade enzimática são reduzidas na substância negra de pacientes com DP esporádica. A α-sinucleína é degradada por chaperonas e macroautofagia. A degradação da α-sinucleína mostrou ser prejudicada em camundongos transgênicos deficientes em glicocerebrosidase e a α-sinucleína inibe a atividade da glicocerebrosidase; assim, parece haver *feedback* bidirecional entre α-sinucleína e glicocerebrosidase.

O complexo retrômero é um complexo conservado de proteínas associadas à membrana que funciona no complexo endossomo-Golgi. O complexo retrômero contém um complexo seletor de carga que consiste em VPS35, VPS26 e VPS29, junto com dímero de seleção de nexina. Foi constatado que mutações em VPS35 constituem uma causa de DP autossômica dominante de início tardio. O retrômero também carrega APP para longe dos endossomos, onde é clivado gerando β-amiloide. Deficiências de VPS35 e VPS26 também foram identificadas no tecido cerebral do hipocampo de DA. Uma potencial abordagem terapêutica a essas doenças pode ser, portanto, usar chaperonas para estabilizar o retrômero e reduzir a geração de β-amiloide e α-sinucleína.

PRÍONS E DOENÇAS NEURODEGENERATIVAS

À medida que aprendemos mais sobre a etiologia e patogênese das doenças neurodegenerativas, ficou claro que as anormalidades histológicas que já foram curiosidades, na verdade, provavelmente refletem as etiologias. Por exemplo, as placas amiloides no kuru e na doença de Creutzfeldt-Jakob (DCJ) são preenchidas com príons PrP^{Sc} que se acumularam nas fibrilas. As três últimas décadas testemunharam uma explosão de novo conhecimento sobre príons. Durante muitos anos, acreditava-se que o kuru, a DCJ e a encefalopatia espongiforme ovina eram causados por vírus de ação lenta, mas um grande corpo de evidências experimentais defende que os patógenos infecciosos que causam essas doenças são desprovidos de ácido nucleico. Esses patógenos são denominados príons e são compostos de proteínas codificadas pelo hospedeiro que adotam conformações alternativas, as quais sofrem autopropagação **(Cap. 430)**. Os príons impõem suas conformações às proteínas precursoras normais, que, por sua vez, tornam-se automoldáveis, resultando em cópias fidedignas; a maioria dos príons é enriquecida por folhas β, e pode se montar em fibrilas amiloides.

Assim como as placas no kuru e na DCJ que são compostas por príons PrP, as placas amiloides na DA são preenchidas com príons Aβ que polimerizaram em fibrilas. Essa relação entre os achados neuropatológicos e o príon etiológico foi fortalecida pela ligação genética entre DCJ familiar e mutações no gene PrP, bem como (conforme descrito antes) entre DA familiar e mutações no gene *APP*. Além disso, uma mutação no gene *APP* que evita formação de peptídeo Aβ foi correlacionada com uma redução da incidência de DA na Islândia.

As doenças neurodegenerativas hereditárias oferecem um *insight* importante na patogênese daquelas esporádicas mais comuns. Embora as proteínas mutantes que causam esses distúrbios sejam expressas nos cérebros de pessoas no início da vida, as doenças não ocorrem senão após muitas décadas. Muitas explicações para o início tardio das doenças neurodegenerativas familiares foram oferecidas, mas nenhuma tem suporte de evidências experimentais substanciais. O início tardio pode ser devido a um segundo evento, em que uma proteína mutante, após a sua conversão em príon, começa a se acumular em uma idade bastante avançada. Essa formulação também é compatível com dados que mostram que a eficiência dos mecanismos de controle de qualidade das proteínas diminui com a idade. Assim, as formas de príons tanto de tipo selvagem como mutantes são propensas a ser degradadas de maneira eficiente em pessoas mais jovens, porém são menos bem tratadas em indivíduos idosos. Essa explicação é compatível com a visão de que as doenças neurodegenerativas são distúrbios do sistema nervoso em envelhecimento.

Uma nova classificação para doenças neurodegenerativas pode ser proposta com base não apenas na apresentação fenotípica tradicional e na neuropatologia, mas também na etiologia de príon **(Tab. 424-1)**. Ao longo da última década, acumulou-se um corpo crescente de dados experimentais, conectando príons em cada uma dessas doenças. Além do kuru e da DCJ, a doença de Gerstmann-Sträussler-Scheinker (GSS) e a insônia fatal em humanos são causadas por príons PrP^{Sc}. Em animais, príons PrP^{Sc} causam encefalopatia espongiforme ovina/caprina (*scrapie*), encefalopatia espongiforme bovina (EEB), doença consumptiva crônica (DCC) de veados, encefalopatia espongiforme felina e encefalopatia transmissível do vison (ETV). De maneira semelhante ao PrP, Aβ, tau, α-sinucleína, superóxido-dismutase 1 (SOD1) e possivelmente huntingtina adotam conformações alternativas que se tornam autopropagadoras e, portanto, cada proteína pode tornar-se um príon e ser transferida para neurônios sinapticamente conectados. Além disso, cada um desses príons provoca um conjunto distinto de doenças neurodegenerativas.

A evidência de uma etiologia priônica da DA vem de uma série de experimentos de transmissão inicialmente realizados em saguis e posteriormente em camundongos transgênicos expressando a APP mutante da qual o peptídeo Aβ é derivado **(Tab. 424-1)**. Peptídeos Aβ mutantes sintéticos dobrados em uma conformação rica em folha β exibiram infectividade de príon em células cultivadas. Estudos com a proteína tau mostraram que ela não apenas tem um papel na patogênese da DA, mas também causa as demências frontotemporais, incluindo encefalopatia traumática crônica, que foi relatada tanto em atletas de esportes de contato como em militares que sofreram lesões cerebrais traumáticas. Uma série de estudos incisivos usando células cultivadas e camundongos Tg demonstraram que tanto os príons tau quanto Aβ são encontrados juntos no cérebro de pacientes com DA. Esses achados indicaram que a DA é uma doença de duplo príon **(Tab. 424-1)**;

TABELA 424-1 ■ Classificação baseada em príon de doenças neurodegenerativas

Doença neurodegenerativa	Proteína priônica causadora
Doença de Creutzfeldt-Jakob (DCJ)	PrP^{Sc}
Kuru	PrP^{Sc}
Gerstmann-Sträussler-Scheinker (GSS)	PrP^{Sc}
Insônia fatal	PrP^{Sc}
Encefalopatia espongiforme bovina (EEB)	PrP^{Sc}
Scrapie (encefalopatia espongiforme)	PrP^{Sc}
Doença consumptiva crônica (DCC)	PrP^{Sc}
Encefalopatia espongiforme felina	PrP^{Sc}
Encefalopatia transmissível do vison	PrP^{Sc}
Doença de Alzheimer (DA)	$A\beta \rightarrow tau$
Síndrome de Down	$A\beta \rightarrow tau$
ELA-CDP de Guam	$A\beta \rightarrow tau$
Doença de Parkinson (DP)	α-sinucleína
Demência com corpos de Lewy	α-sinucleína
Atrofia de múltiplos sistemas	α-sinucleína
Demências frontotemporais (DFT)	Tau, TDP43, FUS (C9orf72, progranulina)
DFT pós-traumática	
Encefalopatia traumática crônica (ETC)	Tau
Esclerose lateral amiotrófica (ELA)	SOD1, TDP43, FUS (C9orf72)
Doença de Huntington (DH)	Huntingtina

inesperadamente, mais duas doenças de príon duplo foram identificadas recentemente. Pacientes com síndrome de Down, de 6 a 72 anos de idade, todos tinham tanto príons Aβ quanto tau em seus cérebros com o diagnóstico frequente de DA. A terceira doença de duplo príon foi encontrada no povo Chamorro em Guam, bem como em japoneses que vivem na península de Kii: ambos os grupos de pessoas desenvolvem ELA com demência e ambos têm príons tau e Aβ em seus cérebros.

Em contraste com os príons Aβ e tau, os príons α-sinucleína causam doenças muito diferentes, ou seja, DP, demência com corpos de Lewy (DCL) e AMS. Cérebros de pacientes com AMS inoculados em camundongos Tg(SCNA*A53T) morreram cerca de 90 dias após a inoculação intracerebral, enquanto príons mutantes de α-sinucleína (A53T) se formaram espontaneamente em cérebros de camundongos Tg e mataram camundongos Tg receptores em aproximadamente 200 dias (Tab. 424-1).

Durante muitos anos, o argumento mais citado contra príons foi a existência de cepas que produziram diferentes apresentações clínicas e padrões de lesões neuropatológicas. Alguns pesquisadores argumentaram que as informações biológicas carregadas em diferentes cepas de príons poderiam ser codificadas apenas dentro de um ácido nucleico. Subsequentemente, muitos estudos demonstraram que a variação especificada pela cepa é cifrada na conformação de PrP^{Sc}, mas os mecanismos moleculares responsáveis pelo armazenamento de informações biológicas ainda são um enigma. Demonstrou-se que os padrões neuroanatômicos de depósito de príon são dependentes da cepa específica de príon. Evidências convincentes de suporte a essa proposição foram acumuladas para príons PrP, Aβ, tau e α-sinucleína. As informações mais persuasivas sobre cepas de príons vêm de estudos em leveduras, onde as ferramentas da genética de leveduras permitiram que investigações interessantes fossem realizadas sob condições que não poderiam ser feitas em mamíferos.

Embora o número de príons identificados em mamíferos e em fungos continue crescendo, a existência de príons em outras filogenias continua indeterminada. Alguns príons de mamíferos realizam funções vitais e não causam doença; esses príons não patogênicos incluem a proteína de ligação ao elemento de poliadenilação citoplasmática (CPEB), a proteína mitocondrial de sinalização antiviral (MAVS) e o antígeno 1 intracelular restrito à célula T (TIA-1).

Muitas das proteínas priônicas de mamíferos adotam uma conformação rica em folha β e parecem oligomerizar prontamente à medida que esse processo se torna autopropagador. O controle do estado de autopropagação de príons benignos de mamíferos é menos bem compreendido do que o de príons patogênicos de mamíferos, que parecem se multiplicar exponencialmente. Não se sabe se os príons multiplicam-se como monômeros ou oligômeros; notavelmente, o tamanho do alvo da radiação ionizante de príons PrP^{Sc} sugere que é um trímero. Acredita-se que os estados oligoméricos de príons patogênicos de mamíferos sejam tóxicos, e polímeros maiores, como as fibrilas amiloides, parecem ser um mecanismo para minimizar a toxicidade.

Até o momento, não há medicação que impeça ou até mesmo retarde uma doença neurodegenerativa humana. O desenvolvimento de fármacos projetados para inibir a conversão das proteínas precursoras normais em príons ou para aumentar a degradação dos príons concentra-se no passo inicial de acúmulo de príon. Embora tenham sido identificados vários fármacos que cruzam a barreira hematencefálica e prolongam as vidas dos camundongos infectados com príons da encefalopatia espongiforme ovina, não foi identificado nenhum que estenda as vidas dos camundongos Tg que replicam príons de DCJ humana. Apesar da duplicação ou triplicação dos tempos de incubação em camundongos inoculados com príons de encefalopatia espongiforme ovina, todos os camundongos subsequentemente sucumbem à doença. Pelo fato de todos os camundongos tratados desenvolverem disfunção neurológica ao mesmo tempo, a taxa de mutação como julgado pela resistência ao fármaco provavelmente chega a 100%, o que é muito maior do que as taxas de mutação registradas para bactérias e vírus. As mutações em príons parecem propensas a representar variantes conformacionais que são selecionadas em mamíferos em que a sobrevida torna-se limitada pelos príons de replicação mais rápida. Os resultados desses estudos tornam provável que coquetéis de fármacos que atacam uma variedade de conformações de príon sejam necessários para o desenvolvimento de terapêutica eficaz.

BIOLOGIA DAS CÉLULAS-TRONCO NEURAIS

Os camundongos normais e geneticamente modificados ("transgênicos") são os modelos de sistemas mais amplamente usados para estudar características das doenças do sistema nervoso em humanos. Entretanto, o desenvolvimento de modelos de doenças genéticas em roedores limita-se a um número relativamente pequeno de doenças humanas monogênicas nas quais as mutações gênicas específicas são conhecidas, e é ainda mais limitado por diferenças entre espécies. Estas últimas podem ser particularmente importantes em regiões cerebrais como o córtex cerebral, que sofreu uma expansão evolutiva significativa nos seres humanos. Essas limitações, que provavelmente contribuem para a baixa probabilidade de transferência da eficácia terapêutica de modelos animais para humanos, podem ser potencialmente superadas por modelos de células-tronco, que possibilitam o uso de células e tecidos humanos para modelos de doenças humanas. O advento das novas tecnologias de células-tronco está transformando nossa compreensão da biopatologia das doenças neurológicas humanas. Plataformas de células-tronco estão sendo usadas para rastreamento de agentes terapêuticos, para identificar efeitos farmacológicos adversos e para descobrir novos alvos terapêuticos.

Entre os progressos recentes mais interessantes na tecnologia das células-tronco destaca-se a capacidade de converter células somáticas, tanto fibroblastos da pele quanto células sanguíneas, em células-tronco pluripotentes, conhecidas como células-tronco pluripotentes induzidas (iPSCs). Essa tecnologia introduziu uma abordagem totalmente nova e poderosa ao estudo da biopatologia das doenças hereditárias. Células-tronco pluripotentes podem ser facilmente obtidas por meio de procedimentos minimamente invasivos, como biópsia de pele ou amostra de sangue, e convertidas à pluripotência por meio da aplicação de um coquetel de fatores de reprogramação de modo a criar iPSCs. Inicialmente, um conjunto de quatro fatores de programação, Oct3/4, Klf-4, Sox2 e c-Myc, foi fornecido a células utilizando lentivírus, que integraram de maneira estável os genes dos fatores de reprogramação no genoma de iPSC, alterando potencialmente os fenótipos das doenças e anulando também a expressão de genes nativos nos sítios do DNA onde os fatores foram integrados. Foram desenvolvidas novas técnicas que utilizam abordagens não integrativas, como uso do vírus Sendai, RNA mensageiro (mRNA) ou vetores epissomais que contornam esses problemas. Uma vez criadas, linhagens de iPSC podem ser expandidas de modo indefinido para produzir um suprimento ilimitado de células-tronco. Essas células são o material inicial para a obtenção de tipos celulares específicos com base em protocolos que usam pequenas moléculas, proteínas ou indução gênica direta para recapitular os programas de desenvolvimento. A maioria dos protocolos atuais obtém progenitor neuronal por meio de inibição dupla-SMAD, uma etapa que envolve o uso de pequenas moléculas inibidoras para bloquear destinos de células endodérmicas e mesodérmicas, criando assim células neurais por padrão. Nessa última década, foram desenvolvidos múltiplos protocolos para criar grandes números de tipos de células progenitoras neuronais humanas e direcioná-las para destinos celulares específicos no sistema nervoso, incluindo subtipos de neurônios de múltiplas regiões do cérebro e da medula espinal, bem como células da retina, células gliais, incluindo astrócitos e oligodendrócitos, células imunes e células do sistema nervoso periférico.

O principal benefício médico da tecnologia de iPSC é que ela possibilita a criação de células ou tecidos paciente-específicos, que são geneticamente idênticas a pacientes individuais. Essa abordagem permite o estudo não somente de distúrbios monogenéticos, mas também de formas esporádicas de doença e distúrbios poligênicos complexos, incluindo aqueles com *loci* de risco não identificados. Além disso, com a obtenção de linhagens celulares de iPSC de múltiplos pacientes, seria possível explorar como os fenótipos das doenças podem variar de acordo com a base genética. Outra abordagem que tem sido usada para gerar tipos específicos de células neuronais e da glia a partir de células somáticas, como fibroblastos, é por meio de reprogramação direta. Essa abordagem baseia-se em um coquetel de fatores de transcrição específicos para converter diretamente células somáticas no tipo celular alternativo desejado. Essa abordagem evita a reconfiguração epigenética que acompanha as células quando são reprogramadas a um estado pluripotente. A vantagem dessa abordagem é que as assinaturas epigenéticas relacionadas com a idade não são eliminadas, de modo que os neurônios obtidos podem refletir mais prontamente doenças que se manifestam em células mais velhas.

Apesar das vantagens do uso de modelos *in vitro* de doenças do sistema nervoso derivados de iPSCs paciente-específicas, ainda existem vários obstáculos potenciais. Não há nenhum protocolo-padrão de reprogramação ou derivação, e os diferentes métodos podem resultar em considerável variabilidade nos fenótipos de doença relatados por diferentes laboratórios. Por conseguinte, a confiabilidade na especificidade de determinado fenótipo é aumentada se for validada em múltiplos laboratórios. Há também o problema da variabilidade inerente entre linhagens de pacientes que pode resultar de suas diferentes origens genéticas. Uma solução, apenas disponível no caso dos distúrbios monogênicos, consiste em usar controles isogênicos gerados por meio de edição gênica, como a tecnologia CRISPR-Cas9, de modo a criar linhagens de doenças e controles com base genética idêntica. Entretanto, como as diferenças na base genética podem influenciar a penetrância de determinado traço, será ainda necessário comparar linhagens de doenças de múltiplos pacientes para identificar um verdadeiro fenótipo de doença. Para distúrbios poligênicos cujas mutações causadoras não são conhecidas, não será possível criar controles isogênicos e, nessas situações, a melhor estratégia para melhorar a confiabilidade e a sensibilidade consiste em comparar linhagens de múltiplos pacientes.

ORGANOIDES

Os distúrbios do sistema nervoso, incluindo transtorno do espectro autista, esquizofrenia, DP, DA e ELA, são, em sua maioria, distúrbios complexos, que resultam de uma combinação desconhecida de mutações gênicas e que não só se manifestam em tipos celulares específicos, mas também em alterações do ambiente tecidual local. É difícil criar modelos desses distúrbios em animais, porém é possível abordá-los utilizando modelos tridimensionais de iPSCs humanas, frequentemente designados "organoides". Os organoides originam-se de células-tronco pluripotentes que são direcionadas ao longo de uma linhagem tecido-específica por meio da aplicação programada de fatores de crescimento, genes ou pequenas moléculas ativadoras ou inibidoras, e se agregam em estruturas tridimensionais. Com o passar do tempo, programas intrínsecos celulares são espontaneamente iniciados, e os agregados celulares começam a se auto-organizar e a se desenvolver em estruturas que recapitulam a complexa diversidade topográfica e celular do desenvolvimento orgânico normal. Dessa maneira, foi possível criar, pelo menos em parte, organoides *in vitro* semelhantes ao cérebro, que se assemelham ao prosencéfalo humano nos estágios iniciais do desenvolvimento. Quando se deixa que essas estruturas se desenvolvam a partir de um estágio anterior do tubo neural, elas podem se tornar heterogêneas, contendo regiões com identidade do prosencéfalo, mesencéfalo e/ou rombencéfalo e, com frequência, podem incluir estruturas semelhantes à retina. O elevado grau de variabilidade nesses "organoides de cérebro inteiro" pode ser um risco para estudos controlados e pode ser reduzido pelo uso de protocolos mais direcionados, que restringem os resultados a regiões cerebrais mais definidas, como prosencéfalo, córtex ou eminência ganglionar. Atualmente, foram desenvolvidos diversos protocolos para gerar organoides com identidade regional específica, e foi usada a fusão de organoides de diferentes identidades regionais para reproduzir interações celulares como a migração neuronal através de regiões. Muitos protocolos concentram-se na modelagem do desenvolvimento cortical e eles podem reproduzir características do desenvolvimento, incluindo uma diversidade de tipos de células progenitoras e neuronais topograficamente distribuídas dentro de regiões progenitoras ventriculares e subventriculares e camadas corticais rudimentares. Entretanto, os organoides seguem um cronograma de desenvolvimento humano e ainda permanecem em estágios aproximadamente comparáveis ao desenvolvimento fetal tardio mesmo depois de 6 a 9 meses de cultura. Além disso, carecem de tipos celulares essenciais, como células endoteliais, pericitos, micróglia e têm poucos (ou nenhum) astrócitos ou oligodendrócitos. Entretanto, apesar de ainda refletirem apenas características rudimentares de organização e composição, os organoides tornaram-se modelos interessantes para estudar o desenvolvimento do cérebro humano e a fisiopatologia das doenças do sistema nervoso em seres humanos no contexto de uma estrutura organizada semelhante ao cérebro.

DESENVOLVIMENTO CEREBRAL E DISTÚRBIOS DO DESENVOLVIMENTO: MICROCEFALIA E LISENCEFALIA

A análise transcricional tem sugerido que os neurônios produzidos pela maioria dos protocolos de células-tronco assemelham-se aos estágios do desenvolvimento cerebral humano no início e na fase intermediária da gestação. A imaturidade dos neurônios humanos derivados de células-tronco pode limitar a sua utilidade na criação de modelos de doenças em adultos, porém os torna idealmente apropriados para o estudo do desenvolvimento do cérebro e a fisiopatologia dos distúrbios do neurodesenvolvimento.

A microcefalia primária autossômica recessiva (MPAR) é um raro distúrbio do neurodesenvolvimento, que produz microcefalia grave com giros corticais simplificados e deficiência intelectual. A MPAR foi um dos primeiros distúrbios a ser estudado com o uso de organoides cerebrais. Mutações em genes que codificam os componentes do fuso microtubular e proteínas associadas ao fuso constituem as causas mais frequentes de microcefalia congênita. Entre elas, destaca-se a proteína ativadora 2 relacionada à cinase dependente de ciclina 5 (CDK5RAP2). Fibroblastos da pele obtidos de um único paciente com microcefalia portador de uma mutação em CDK5RAP2 foram usados para gerar quatro linhagens de iPSC. Os organoides cerebrais que cresceram a partir dessas linhagens celulares continham menos células progenitoras proliferativas e exibiram diferenciação neural prematura, em comparação com controles do tipo selvagem. A introdução de CDK5RAP2 funcional por eletroporação resgatou parcialmente o fenótipo da doença, sustentando a ideia de que a incapacidade da população fundadora de progenitores neurais de se expandir adequadamente está na base do cérebro de menor volume. Esse estudo demonstrou que os organoides cerebrais derivados de pacientes com microcefalia podem ser usados para reproduzir características da doença, porém não revelou novos aspectos ou características da doença da microcefalia CDK5RAP2 que já não tinham sido descritos em modelos murinos.

Em um estudo utilizando organoides corticais para criar um modelo da síndrome de Miller-Dieker (SMD), uma grave forma congênita de lisencefalia ou "cérebro liso", foram observadas características da doença humana que não tinham ocorrido em modelos murinos. A lisencefalia clássica é um distúrbio neurológico genético associado a deficiência intelectual e epilepsia intratável, e a SMD é uma forma grave do distúrbio. O pregueamento cortical nos humanos começa no final do segundo trimestre, um estágio de desenvolvimento que ainda não foi modelado em organoides, porém a girencefalia depende de eventos mais precoces, como proliferação de células progenitoras neurais e migração neuronal que podem ser modeladas em organoides. O modelo organoide humano de SMD exibiu vários fenótipos de células progenitoras neurais que já tinham sido descritos em modelos murinos, incluindo alteração da orientação do fuso mitótico e defeitos da migração neuronal. Entretanto, os organoides também apresentaram um defeito mitótico em um subtipo específico de célula-tronco neural, a célula glial radial externa (oRG), que não foi observado em camundongos. As células oRG são abundantes na zona subventricular externa, uma região proliferativa que é grande nos primatas, porém ausente nos roedores. Essas células são particularmente numerosas no córtex humano em desenvolvimento, e acredita-se que sejam a base do desenvolvimento e expansão evolutiva do córtex humano. As células oRG de pacientes com SMD comportam-se anormalmente e apresentam mitoses interrompidas ou tardias. Nos organoides da SMD, foram também identificados defeitos autonômicos não celulares na sinalização *Wnt* como mecanismo subjacente. Essa compreensão das características dos mecanismos envolvidos e tipos celulares específicos da doença humana ressalta como a tecnologia dos organoides pode fornecer novas e valiosas perspectivas sobre a fisiopatologia de distúrbios do desenvolvimento intrauterino.

DISTÚRBIOS DO NEURODESENVOLVIMENTO ADQUIRIDOS: ZIKA

O recente surto do vírus Zika (ZIKV) e casos associados de microcefalia nas Américas forneceu um caso para testar a utilidade dos organoides cerebrais na criação de modelo de microcefalia humana adquirida. Apesar da correlação entre as taxas de infecção pelo vírus Zika e a incidência de microcefalia congênita, não há evidências convincentes de que o ZIKV tenha causado microcefalia nas fases iniciais da epidemia. A ligação causal entre o ZIKV e a microcefalia congênita foi sustentada por dois estudos de 2016 que usaram células progenitoras neurais derivadas de iPSC humanas e organoides para demonstrar o tropismo do ZIKV para células progenitoras neurais humanas. Células progenitoras neurais (glia radial) foram rapidamente infectadas *in vitro*, com morte subsequente das células progenitoras e involução do tamanho do organoide. Organoides de prosencéfalo foram subsequentemente usados para ressaltar o papel do fator de entrada do flavivírus, AXL, na determinação do tropismo viral e também foram usados para explorar o mecanismo da doença por meio da demonstração de suprarregulação do receptor imune inato, o receptor semelhante ao toll 3 (TLR), em resposta à infecção pelo ZIKV. Modelos de desenvolvimento do cérebro humano derivados de células-tronco também demonstraram anormalidades centrossômicas na glia radial e alteração no plano de clivagem da glia radial mitótica associada a diferenciação neural prematura. Modelos murinos também estão sendo usados para estudar a fisiopatologia da síndrome congênita do ZIKV, porém a disponibilidade de números ilimitados de células neurais humanas produzidos com a tecnologia das células-tronco permitiu o uso de ensaios de rastreamento de alto rendimento para testar bibliotecas de compostos clinicamente aprovados como agentes terapêuticos potenciais. Essa estratégia já destacou vários compostos capazes de ajudar potencialmente a proteger contra a microcefalia do ZIKV.

DISTÚRBIOS DO NEURODESENVOLVIMENTO: AUTISMO E ESQUIZOFRENIA

Os transtornos do espectro autista (TEA) são distúrbios do neurodesenvolvimento complexos e heterogêneos, que habitualmente se manifestam na infância com dificuldades em interação social, comunicação verbal e não verbal, e comportamentos repetitivos. Acreditam-se que os mecanismos celulares e moleculares subjacentes ao TEA surjam nos estágios do desenvolvimento do cérebro fetal, tornando-os adequados para exploração usando modelos de doenças derivadas de iPSC humanas. Neurônios derivados de iPSC têm sido usados para estudar a fisiopatologia de distúrbios associados ao TEA que são causados por mutações monogênicas, incluindo as síndromes do X frágil, de Rett e de Timothy.

A síndrome do X frágil é a causa hereditária mais comum de deficiência intelectual, que acomete 1 em 4.000 indivíduos do sexo masculino e 1 em 8.000 indivíduos do sexo feminino e constitui uma das principais causas genéticas do TEA. Os pacientes também apresentam atraso da fala, anormalidades do crescimento e motoras, hiperatividade e ansiedade. A mutação responsável situa-se no gene *FMR1* e produz uma expansão de repetições da trinca CGG de um número normal de 5-20 para > 200, resultando em silenciamento epigenético do gene *FMR1* e perda da proteína de deficiência intelectual do X frágil. O mecanismo epigenético significa que, diferentemente de uma deleção de um único gene que levaria a uma perda ubíqua de expressão, o *locus* FMR1 torna-se hipermetilado e epigeneticamente silenciado durante a diferenciação, de modo que a proteína FMR1 é expressa pelo embrião em fase inicial de desenvolvimento e só se torna ausente no início do segundo trimestre. Curiosamente, esse padrão de expressão é recapitulado durante a diferenciação celular em modelos de células-tronco. Linhagens de células-tronco de X frágil pluripotentes foram obtidas a partir de embriões identificados por meio de diagnóstico genético pré-implantação e pela reprogramação de fibroblastos da pele de pacientes com síndrome do X frágil para criar linhagens de iPSCs. Em ambos os casos, *FMR1* foi expresso pelas células-tronco pluripotentes, porém sofreu silenciamento transcricional após diferenciação. Desse modo, linhagens de células-tronco de X frágil podem ser usadas para estudar o mecanismo de silenciamento do FMR1, um esforço que está em andamento. Neurônios gerados a partir de células iPSC do X frágil reproduzem características observadas em neurônios de modelos murinos de *FMR1* transgênicos e pacientes, incluindo neuritos atrofiados com ramificação diminuída, aumentando a confiabilidade no modelo de iPSC. Além de fornecer um modelo passível de ser usado para estudar a patogênese de doenças, os neurônios derivados de iPSC do X frágil podem ser usados para rastreamento de agentes terapêuticos potenciais ou estratégias de edição gênica capazes de remover as marcas epigenéticas repressivas induzidas pela mutação e resgatar o fenótipo.

A síndrome de Rett é um distúrbio do neurodesenvolvimento ligado ao X de herança dominante, causada por uma mutação no gene MECP2. Como os indivíduos do sexo masculino que são portadores de uma cópia do gene defeituoso habitualmente morrem na lactância, a maioria dos pacientes é do sexo feminino. A inativação aleatória do cromossomo X em meninas resulta na expressão celular em mosaico da mutação, que evita a fatalidade e produz um fenótipo variável. Os sintomas presentes no início da infância incluem microcefalia associada a atraso do desenvolvimento, comportamentos de tipo autista e disfunção cognitiva, convulsões e ações motoras repetitivas; em seguida, ocorre progressão para incluir dificuldades na marcha, na deglutição e na respiração antes de haver habitualmente estabilização dos pacientes, que sobrevivem até a idade adulta. Acredita-se que a fisiopatologia da síndrome de Rett envolva regulação epigenética anormal, resultando em repressão transcricional diminuída de genes cuja hiperexpressão provoca o fenótipo da doença, embora esse conceito tenha sido contestado. Em um dos primeiros estudos que usou o modelo de iPSC para pesquisar a síndrome de Rett, foi descoberto que, quando fibroblastos de pacientes foram reprogramados para células-tronco pluripotentes, a inativação do X foi eliminada. Em uma aparente recapitulação de eventos endógenos, a inativação do cromossomo X voltou a ocorrer durante a diferenciação neuronal, produzindo um mosaico de células portadoras do gene mutante misturadas com células normais. Os neurônios da síndrome de Rett têm menos espinhas dendríticas e sinapses, corpos celulares menores e atividade da rede reduzida. Outro modelo de iPSC da síndrome de Rett destacou o papel potencial da alteração da função inibitória. Foi constatado que os neurônios dessa síndrome têm déficits de um cotransportador de potássio/cloreto (KCC2), que é regulado durante o desenvolvimento e que normalmente leva a uma mudança de sinalização do GABA de excitatória na idade embrionária para inibitória por ocasião do nascimento. Nos neurônios da síndrome de Rett, o nível de expressão de KCC2 estava baixo, e houve atraso na mudança funcional dos efeitos do GABA, contribuindo para algumas das manifestações da doença e sendo possivelmente responsável pelo início da doença durante o desenvolvimento. Uma característica curiosa de algumas linhagens de iPSC nessa síndrome foi que, apesar da expressão em mosaico da mutação, foram observados fenótipos da doença em todas as células. Possivelmente, isso pode refletir um efeito autonômico não celular; entretanto, à semelhança de todos os modelos de doença de iPSC, a confiabilidade nas características específicas da doença irá aumentar quando forem observados fenótipos semelhantes em múltiplos estudos independentes.

A síndrome de Timothy, outra doença de neurodesenvolvimento grave associada ao TEA, foi reproduzida em modelo utilizando organoides derivados de iPSC. A síndrome de Timothy é causada por uma mutação no gene *CACNA1C*, que codifica um canal de cálcio regulado por voltagem, e os defeitos neuronais em organoides dessa síndrome foram resgatados ao alterar seletivamente a atividade do canal de cálcio. Em um estudo, foram produzidos dois organoides separados com diferente identidade regional, em que um deles representou o neocórtex, e o outro uma estrutura mais ventral, conhecida como eminência ganglionar medial, que é a fonte da maioria dos interneurônios corticais. Em seguida, os dois organoides foram fundidos para possibilitar a migração dos interneurônios no córtex, simulando o seu comportamento endógeno. A capacidade de desenvolver um modelo de migração dos interneurônios levou à descoberta de um defeito da migração autonômica celular nos neurônios portadores da doença.

As doenças do sistema nervoso, incluindo o TEA, são, em sua maioria, poligênicas e não podem ser modeladas em animais, porém podem ser utilizando iPSCs derivadas de pacientes. Por exemplo, um subgrupo de pacientes com TEA têm uma cabeça de grande tamanho, e uma coorte de pacientes com esse fenótipo foi usada para gerar iPSCs, que foram convertidas em células progenitoras neurais e neurônios do prosencéfalo. Os progenitores tiveram um ciclo celular acelerado e produziram interneurônios inibitórios em excesso e também apresentaram uma proliferação celular exuberante de neuritos e sinapses. Essa última característica contrasta com a diminuição das espinhas dendríticas e sinapses observadas em outros modelos de TEA, como as síndromes do X frágil e de Rett, e ressalta a necessidade de replicação e validação dos supostos fenótipos da doença, tendo em vista a alta variabilidade baseada em diferenças entre linhagens de células-tronco, protocolos, constituição genética dos pacientes e outros fatores. Além disso, as manifestações clínicas da maioria das doenças neuropsiquiátricas refletem distúrbios em processos como formação e refinamento de circuitos que ocorrem após o nascimento e cuja captura pode ser difícil no estágio de desenvolvimento fetal refletido nos modelos de células-tronco.

Células-tronco de pacientes também têm sido usadas por múltiplos grupos para estudar a fisiopatologia da esquizofrenia, produzindo uma variedade de resultados diversos e, algumas vezes, contraditórios. Os relatos sustentam fenótipos óbvios, como rupturas nas junções aderentes da glia radial do prosencéfalo ou migração neuronal aberrante, embora essas anormalidades visíveis observadas em estágios do desenvolvimento intrauterino equivalentes parecem ter pouca probabilidade de estarem na base de uma doença que habitualmente se manifesta na adolescência ou início da idade adulta. Outros estudos relatam anormalidades relacionadas com a expressão de micro-RNA anormal, distúrbio do AMP cíclico e da sinalização de *Wnt*, respostas anormais ao estresse, diminuição da conectividade neuronal, menor número de prolongamentos neuronais, problemas com a diferenciação neuronal e anormalidades mitocondriais, entre outras. Embora a fisiopatologia de um distúrbio do neurodesenvolvimento tão complexo como a esquizofrenia possa ser multidimensional, não se sabe ao certo quais dos achados relatados em modelos de iPSC, se houver algum, podem refletir a verdadeira patologia da esquizofrenia. Os progressos provavelmente irão depender da adoção de protocolos mais padronizados e reprodutíveis, da identificação mais rigorosa de tipos celulares, de marcadores de identidade regional e indicadores de maturidade.

DOENÇA DE ALZHEIMER

Conforme assinalado anteriormente, o conceito predominante na patogênese da DA, a hipótese amiloide, sugere que um desequilíbrio entre a produção e a eliminação de β-amiloide possa levar ao acúmulo excessivo de peptídeo β-amiloide e formação de ENFs dentro dos neurônios, compostos de proteínas tau hiperfosforiladas agregadas. Além disso, ocorre depósito de agregados de fibrilas amiloides fora dos neurônios, na forma de placas neuríticas. Os fracassos recentes de terapias anti-β-amiloides, que foram altamente efetivas em modelos murinos, levaram a uma pesquisa de modelos alternativos que possam ser mais preditivos de eficácia terapêutica em humanos. Entre as causas de DA familiar, estão mutações em genes envolvidos na produção de β-amiloide, incluindo o da proteína precursora amiloide (APP) e presenilina 1 e 2. Pouco depois da introdução da tecnologia de iPSC, neurônios derivados de células-tronco humanas foram gerados a partir de pacientes portadores de mutações em genes causadores de DA, bem como de casos de DA esporádica. Os neurônios da doença desenvolveram características de DA, incluindo acúmulo intracelular de β-amiloide e de tau fosforilada, bem como secreção de produtos de clivagem da APP, e foi possível reduzir essas características pela adição de inibidores da β ou γ-secretase ou anticorpos específicos anti-β-amiloide. Os neurônios também demonstraram outras características da doença observadas em tecidos *post mortem* de DA. Entretanto, não foi obtido um modelo robusto de agregação extracelular de β-amiloide e ENFs nesses sistemas bidimensionais, presumivelmente porque os fatores secretados foram capazes de sofrer rápida difusão. O uso de organoides tridimensionais para o modelo de DA superou essa limitação, presumivelmente por reproduzir uma matriz extracelular mais fidedigna. Os modelos de organoides promoveram a agregação de β-amiloide e recapitularam mais facilmente as características patológicas da DA, incluindo a formação de ENFs e placas neuríticas.

Espera-se que os novos modelos de células-tronco, particularmente os modelos de organoides, acelerem nossa compreensão da DA, possibilitando o estudo de células portadoras da doença humana em um contexto quase *in situ*. Esses novos modelos podem levar à descoberta de novos alvos farmacológicos e novos biomarcadores diagnósticos e prognósticos. Um problema é que as características patogênicas da DA aparecem habitualmente na sexta ou sétima décadas de vida e progridem lentamente ao longo dos anos, enquanto a maioria dos protocolos para a obtenção de neurônios corticais humanos gera células no transcorrer de semanas ou meses, e a maior parte continua comparável a neurônios imaturos nos estágios fetais de desenvolvimento. Todavia, essas células jovens têm sido usadas para criar modelos de doenças neurodegenerativas, como DA e DH, que acometem pacientes na meia-idade ou em uma idade avançada. Possivelmente, o início do fenótipo da doença é acelerado em modelos de células-tronco devido ao estresse celular aumentado, que parece ser uma característica da cultura de células-tronco, ou as manifestações da doença podem efetivamente ter um início sutil em estágios mais precoces do que se suspeita geralmente. Com efeito, crianças de 3 anos de idade com risco genético de desenvolver DA de início precoce parecem ter um hipocampo de menor tamanho e escores mais baixos em testes de memória do que crianças de um grupo sem risco. Os fenótipos de doenças neurodegenerativas do adulto que são visíveis em estágios fetais podem ou não corresponder aos manifestados em estágios mais tardios no adulto, mas podem oferecer a possibilidade de planejar estratégias preventivas e efetivas em estágios muito iniciais da doença.

DISTÚRBIOS DO TIPO CELULAR: ELA E A DOENÇA DE HUNTINGTON

Em doenças como ELA, DP e DH, que têm principalmente como alvos subtipos de neurônios específicos, as células-tronco fornecem um meio ideal para estudar populações de células humanas vulneráveis. As abordagens que utilizam iPSC, pela sua capacidade de produzir números ilimitados de neurônios dopaminérgicos do mesencéfalo humano normal e doente para o estudo da DP, de neurônios espinhosos médios do estriado para a DH e neurônios motores espinais e corticais para a ELA, têm o potencial de transformar nossa compreensão dessas doenças e o seu tratamento. Os neurônios derivados de células-tronco atuam como plataformas para explorar mecanismos de vulnerabilidade celular, investigar fármacos para proteção neural e obter potencialmente neurônios para terapia de reposição.

ESCLEROSE LATERAL AMIOTRÓFICA

Um dos primeiros protocolos para produção de neurônios de um subtipo específico a partir de células-tronco embrionárias recapitulou programas de desenvolvimento normais para gerar neurônios motores espinais murinos. Células-tronco pluripotentes murinas foram submetidas a indução neural e adotaram uma identidade caudal por meio da aplicação de ácido retinoico e, subsequentemente, adotaram um destino de neurônio motor por meio da ação do Sonic hedgehog (Shh), um fator ventralizante. A geração de neurônios motores humanos demonstrou ser mais complexa, exigindo etapas adicionais, como exposição inicial ao fator de crescimento FGF2. A primeira aplicação de neurônios motores derivados de células-tronco ao estudo da ELA envolveu o uso de neurônios motores murinos gerados a partir de camundongos transgênicos que expressavam uma mutação no gene da superóxido-dismutase (SOD1), a mutação mais comum responsável pela ELA familiar. Apenas 5 a 10% dos casos de ELA são familiares, porém as mutações conhecidas proporcionam um ponto de partida útil para destrinchar a fisiopatologia envolvida. Mutações em SOD1 produzem ELA por meio de um ganho de função tóxica cujo mecanismo permanece incerto, apesar do uso de múltiplos modelos de animais transgênicos e iPSC. Entretanto, o uso de neurônios motores derivados de células-tronco embrionárias (ESC) de camundongo demonstrou que fatores tóxicos secretados por astrócitos SOD1 contribuem para a morte dos neurônios motores. Curiosamente, os interneurônios derivados de células-tronco foram preservados, indicando uma vulnerabilidade específica dos neurônios motores. Esses achados ajudaram a estabelecer a noção de que um mecanismo tóxico autonômico não celular contribui para a patogênese da ELA e, em última análise, pode levar a novas estratégias de tratamento. Esses achados também ressaltam que a criação de modelos da fisiopatologia completa da ELA pode exigir a reprodução de um ambiente complexo, incluindo neurônios motores, astrócitos e, possivelmente, outros tipos celulares, como a micróglia. Diversas abordagens, incluindo a cocultura de tipos celulares específicos, organoides de medula espinal tridimensionais e modelos microfluidos de órgãos-em-*chip*, estão sendo explorados para obter um fac-símile mais completo da organização da medula espinal. À semelhança de outros distúrbios neurológicos em que foi observado um fenótipo claramente definido em modelos derivados de células-tronco humanas, existe a esperança de que o rastreamento de fármacos usando células que expressam doença humana possa identificar um composto terapêutico potencial.

DOENÇA DE HUNTINGTON

A DH é causada por uma expansão de repetições da trinca CAG no gene da huntingtina, que leva a um segmento de poliglutamina expandido na proteína huntingtina. A DH é herdada de forma dominante com sintomas de declínio cognitivo e movimentos incontroláveis da marcha e dos membros, que começam entre a terceira e quinta décadas de vida, com progressão para demência e morte aproximadamente 20 anos depois. A huntingtina mutante provoca um ganho de função tóxica, com grau de efeito relacionado ao comprimento da repetição CAG. Por exemplo, um comprimento de CAG de 40-60 repetições produz a DH de início no adulto, enquanto repetições de 60 ou mais produzem doença de início juvenil. Embora tenham transcorrido 25 anos desde a descoberta dessa mutação, o mecanismo da doença continua pouco esclarecido. A proteína huntingtina e fragmentos proteicos em excesso acumulam-se em subtipos específicos de neurônios, onde são mal enovelados e formam agregados visíveis como inclusões celulares. Por fim, as células afetadas morrem, possivelmente em consequência de toxicidade metabólica. Os neurônios espinhosos médios do estriado são os neurônios mais vulneráveis, estimulando tentativas constantes de produzir células de reposição derivadas de células-tronco, porém a perda neuronal é disseminada, incluindo o córtex, complicando uma abordagem de reposição celular para essa doença. Foram geradas iPSCs de DH a partir de pacientes com vários comprimentos de repetições de CAG, porém as da doença de início juvenil com os maiores comprimentos de repetições foram consideradas como tendo maior probabilidade de expressar fenótipos robustos da doença em um estágio inicial. Isso é particularmente importante tendo em vista o estágio imaturo de maturação de neurônios humanos derivados de células-tronco. Essa abordagem foi capaz de produzir fenótipos da doença observados em pacientes, incluindo agregação da proteína huntingtina, diminuição da capacidade metabólica, estresse oxidativo aumentado com fragmentação mitocondrial e aumento da apoptose pela retirada do suporte de fatores de crescimento. Entretanto, muitos desses fenótipos foram observados em células pluripotentes antes da diferenciação neural e em progenitores neurais e ampla série de neurônios do SNC, diferentemente das características específicas de tipos celulares da doença. De qualquer forma, os neurônios que assumiram um destino para o estriado parecem ser mais vulneráveis ao estresse e à apoptose do que outros tipos celulares. À semelhança de outros modelos de iPSC de doenças do sistema nervoso, houve até o momento poucos esforços para validar os resultados em múltiplas linhagens de iPSC com diferentes bases genéticas, porém com comprimentos semelhantes de repetições de CAG. Foi formado um consórcio na DH para abordar esse problema, gerando uma série de linhagens de iPSC a partir de múltiplos pacientes. Uma estratégia alternativa para validar fenótipos da doença tem sido o uso de edição gênica para criar linhagens de iPSC isogênicas, que são corrigidas para produzir linhagens de iPSC de controles selvagens e de DH contra a mesma base genética.

PERSPECTIVAS FUTURAS

Apesar dos sucessos iniciais, tem sido difícil reconstituir condições de doenças neurodegenerativas em células humanas *in vitro* ao longo de um curto período de tempo, visto que as alterações patogênicas das doenças degenerativas progridem lentamente e surgem em estágios avançados da vida. A diferenciação e a maturação de neurônios humanos a partir de linhagens de células-tronco ocorre ao longo de meses, o que pode não ser suficiente para estabelecer as condições do cérebro envelhecido em que os pacientes desenvolvem patologia neurodegenerativa robusta. A possível manipulação por meio de edição gênica ou pela aplicação de estresses associados ao envelhecimento, como agentes que provocam lesão do DNA ou inibidores do proteassoma, pode acelerar a expressão de fenótipos degenerativos em modelos celulares derivados de iPSC humanas. Os modelos de organoides derivados de células-tronco também são plataformas ideais para aplicar métodos para visualização em nível celular, como clareza e técnicas de registro com múltiplos eletrodos para avaliar melhor estruturas organoides tridimensionais e explorar circuitos de formação precoce. Essas aplicações estão apenas começando.

As culturas de células bidimensionais são ideais para a produção e avaliação de grandes números de células específicas de determinada identidade, porém podem não proporcionar o complexo ambiente extracelular necessário para modelar determinados processos mórbidos, como agregação proteica extracelular. Essas características podem ser mais bem modeladas por meio de organoides tridimensionais, porém os métodos atuais não reproduzem todas as características relevantes do tecido cerebral. Será necessária uma otimização para reproduzir melhor a composição celular do cérebro, incluindo células endoteliais, astrócitos, micróglia e oligodendrócitos. Pode ser também necessário combinar diferentes regiões cerebrais geradas separadamente, possivelmente por fusão de tecidos, como córtex dorsal, subpálio, tálamo, retina e outros. Entretanto, no momento atual, existe uma capacidade limitada de recriar tecidos ou neurônios com identidade cerebral regional, como hipocampo, tálamo ou cerebelo. Modelos organoides mais fidedignos também podem surgir por meio da aplicação de estruturas criadas por bioengenharia, matrizes ou sistemas de perfusão passíveis de possibilitar o crescimento de estruturas maiores. Naturalmente, essas estruturas teciduais não irão proporcionar um modelo de todos os aspectos da arquitetura e função do cérebro maduro, particularmente na medida em que representam estágios fetais de desenvolvimento; todavia, é possível que eventos mais precoces na etiologia da doença possam ser capturados e investigados, podendo esses eventos compartilhar vias mecanísticas com características da doença que se manifestam em estágios posteriores.

O atual interesse pelas células-tronco humanas está mais relacionado com a sua promessa de melhorar modelos animais de doença do que com o seu potencial como fonte de terapias baseadas em células. Mesmo sem novos conhecimentos sobre a patogênese das doenças, existe a promessa de que modelos de iPSC, como os organoides cerebrais, irão atuar como plataformas de rastreamento de fármacos para descoberta de novas terapias e detecção de efeitos fora dos alvos e tóxicos. A incapacidade de muitas abordagens neuroterapêuticas de serem transferidas de modelos animais para a prática clínica ressalta a necessidade de melhores modelos preditivos, e os modelos de células-tronco e organoides cerebrais baseados em células humanas podem ser ideais para estabelecer uma ponte entre essa divisão.

UMA PERSPECTIVA ATUAL SOBRE CÉLULAS-TRONCO NEURAIS NA CLÍNICA

A perspectiva do uso de terapias com células-tronco para o tratamento de doenças ou lesões do sistema nervoso capturou a atenção dos pesquisadores, dos médicos e do público. O ritmo das pesquisas é habitualmente lento e deliberado; entretanto, no campo das células-tronco, houve uma enorme pressão para acelerar a velocidade de progressão, de modo a desenvolver terapias baseadas em células para uso clínico. As expectativas aumentaram, e as clínicas já começaram a oferecer tratamentos não comprovados ou perigosos a um público mal informado e vulnerável à exploração. Entretanto, há um otimismo cauteloso de que as células-tronco finalmente irão concretizar a promessa de terapia regenerativa para pelo menos algumas doenças do sistema nervoso atualmente não tratáveis ou incuráveis.

A busca por uma terapia baseada em células para a DP tem sido contínua há muitas décadas. Após sucesso sem embasamento científico em um grupo de pacientes que pareceu melhorar após enxerto estriatal de células dopaminérgicas de mesencéfalo fetal, dois estudos duplo-cegos financiados pelo National Institutes of Health foram publicados na década de 1990. Entretanto, somente um pequeno número de pacientes mais jovens teve algum benefício, e vários pacientes desenvolveram movimentos discinéticos espontâneos relacionados com a terapia. Esses esforços representaram uma tentativa fracassada, visto que os pacientes tratados que não tiveram efeitos colaterais não apresentaram melhora significativa. Entretanto, técnicas para extrair células dopaminérgicas do tecido fetal foram aprimoradas, e, com base em resultados alentadores em pacientes transplantados, alguns dos quais interromperam sua medicação para a doença de Parkinson, um novo ensaio clínico de transplante de células fetais para DP foi iniciado na Europa. Trata-se de um ensaio clínico com grandes consequências, visto que um resultado clínico precário poderia reduzir o entusiasmo pelos ensaios clínicos planejados de acompanhamento de células-tronco na DP e, possivelmente, em outros distúrbios também.

Enquanto isso, as discinesias que levaram à interrupção dos ensaios do NIH na década de 1990 foram finalmente atribuídos a uma abundância de neurônios serotoninérgicos que foram inadvertidamente incluídos em alguns dos enxertos celulares. Protocolos para obter neurônios dopaminérgicos a partir de células-tronco podem potencialmente evitar essa complicação ao fornecer uma população celular mais purificada, e vários grupos ao redor do mundo têm buscado agressivamente uma abordagem baseada em células-tronco para a DP. Em 2018, pesquisadores da Universidade de Kyoto, no Japão, iniciaram um ensaio clínico de fase 1/2 para tratar a DP usando células-tronco. Os pesquisadores optaram por usar iPSCs derivadas de uma pessoa saudável que tinha o haplótipo HLA mais comum no Japão. As iPSCs foram usadas para fazer neurônios secretores de dopamina. Sete pacientes terão as células-tronco reprogramadas colocadas cirurgicamente no cérebro e serão acompanhados por 2 anos após a injeção para avaliar a segurança e a possível eficácia. A Food and Drug Administration (FDA) aprovou recentemente o primeiro ensaio clínico de um neurônio dopaminérgico derivado de células-tronco para o tratamento da DP nos Estados Unidos. Essas células, derivadas de uma linhagem de células-tronco embrionárias, serão colocadas em 10 pacientes em um ensaio clínico de fase 1 para avaliar a segurança, a tolerabilidade e a eficácia preliminar. Um ensaio clínico europeu liderado por cientistas da Suécia e do Reino Unido começará em breve e também usará neurônios semelhantes ao mesencéfalo secretores de dopamina derivados de células-tronco embrionárias.

Um dos primeiros ensaios clínicos baseados em células para doença neurológica teve como alvo pacientes com um distúrbio infantil não tratável, a doença de Batten. A doença de Batten é um distúrbio metabólico autossômico recessivo, que resulta da incapacidade de sintetizar uma enzima lisossômica fundamental para a função do cérebro. O ensaio clínico de fase 1 envolveu seis pacientes com forma infantil e infantil tardia da doença, que receberam células-tronco neurais, em lugar de qualquer tipo celular pós-mitótico específico. As células-tronco neurais foram obtidas de tecido fetal doado que foi expandido *in vitro* antes de enxerto cirúrgico no cérebro. Essa abordagem não foi isenta de risco, visto que as células-tronco neurais estavam proliferando e poderiam potencialmente formar um crescimento anormal. A justificativa era de que as células seriam capazes de sintetizar e secretar a enzima lisossômica ausente e, portanto, iriam atuar como dispositivo de fornecimento.

Estudos em animais utilizando um modelo murino transgênico de doença de Batten demonstraram um resgate, e esses resultado promissor levou a um ensaio clínico de fase 1 de pequeno porte. O estudo de fase 1 foi considerado um sucesso, visto que nenhum evento adverso foi relatado, e as células pareceram seguras, embora não tenha havido nenhuma melhora clínica ou evidência clara de dispersão e transformação das células em neurônios ou glia ou, na verdade, de sua sobrevivência. Apesar de ter finalizado o ensaio clínico de fase 1, a empresa não continuou a realizar ensaios clínicos para doença de Batten, porém iniciou ensaios clínicos utilizando o mesmo produto celular para várias outras indicações, incluindo uma síndrome de desmielinização fatal hereditária conhecida como doença de Pelizaeus-Merzbacher (DPM). As células-tronco neurais humanas têm potencial tanto neurogênico quanto gliogênico e, quando fornecidas a regiões de substância branca em animais experimentais, as células que persistiram transformaram-se em oligodendrócitos. Isso deu suporte para o uso das células com a finalidade de promover a formação de mielina em condições como a DPM. A empresa também iniciou ensaios clínicos em lesão da medula espinal. Entretanto, o ensaio clínico de medula espinal não obteve benefício suficiente na fase 2, e a empresa interrompeu o seu trabalho em terapias de células-tronco.

A lesão da medula espinal é um alvo atraente para novas terapias porque há mais de 1 milhão de pacientes que sofrem de lesões na medula espinal em todo o mundo, sem opções de tratamento eficazes. Não surpreendentemente, tem havido intenso interesse em obter um tratamento com células-tronco para essa condição e dezenas de ensaios clínicos em estágio inicial, e resultados de tratamento anedóticos foram relatados por pesquisadores em todo o mundo. A grande maioria não foram ensaios controlados e cegos, mas sim relatos individuais com poucos pacientes tratados e, surpreendentemente, a maioria está usando células-tronco mesenquimais (MSC) ou hematopoéticas que normalmente geram osso, cartilagem, gordura ou células sanguíneas. Conforme descrito abaixo, a justificativa para o uso de MSCs para condições neurológicas é baseada em mecanismos de ação vagos e pouco compreendidos.

Uma série de ensaios clínicos com células-tronco projetadas para tratar lesões subagudas da medula espinal está em andamento nos Estados Unidos e na Europa, usando células-tronco neurais ou seus derivados como potenciais agentes terapêuticos. O primeiro desses ensaios clínicos nos Estados Unidos foi baseado em um protocolo destinado a gerar oligodendrócitos a partir de células-tronco embrionárias pluripotentes. Evidências quanto à sua eficácia foram obtidas em modelos animais após enxerto cirúrgico de células nos locais de lesão da medula espinal. Entretanto, as evidências de mielinização dos axônios do hospedeiro foram mínimas, e outros mecanismos foram sugeridos para melhorar a marcha, incluindo suporte trófico e imunomodulação. A permissão regulatória para um ensaio clínico de fase 1 de lesão subaguda no nível torácico médio foi inicialmente adiada pela preocupação de crescimentos anormais em locais de depósito celular em alguns animais, porém isso foi solucionado de modo satisfatório, e os ensaios clínicos foram iniciados em pacientes. Todavia, após uma mudança na liderança, o programa de células-tronco foi interrompido. O programa foi adquirido por outra empresa, que retomou o ensaio clínico de lesão da medula espinal e recebeu aprovação para incluir lesões em nível cervical. O atual ensaio clínico multicêntrico de fase 1/2a é um ensaio aberto, de braço único, que testa três doses sequenciais crescentes administradas 21 a 42 dias após a lesão em 25 pacientes com lesões graves subagudas da medula espinal cervical. Nenhum evento adverso foi relatado para 21 pacientes em 2 anos pós-tratamento. Um ensaio clínico comparativo de estágio posterior está planejado para investigar a possível eficácia.

Uma equipe da Yale University trabalhando com cientistas japoneses tratou 13 pacientes com infusões intravenosas de células-tronco extraídas da própria medula óssea dos pacientes. Os pacientes foram tratados cerca de 40 dias após a lesão. Eles não relataram eventos adversos e alguma melhora na sensação e movimento. O artigo que relata esses resultados foi publicado em 2021, mas em 2018, com base nos resultados, inéditos na época, o Ministério da Saúde do Japão deu aprovação condicional para o tratamento, chamado Stemirac. Esta se tornou a primeira terapia com células-tronco para lesão da medula espinal a receber aprovação do governo para venda aos pacientes. Mas a aprovação de uma terapia que pode trazer riscos após um estudo pequeno, não cego e não controlado sem prova real de eficácia levantou uma preocupação considerável entre os cientistas da comunidade de células-tronco. Cobrar os pacientes por uma terapia não comprovada como essa levanta ainda mais preocupações éticas. Os pacientes agora podem ser cobrados por seu tratamento enquanto os ensaios para testar a eficácia estão em andamento.

A possibilidade de tratar a ELA pela reposição dos neurônios motores mortos com substitutos derivados de células-tronco despertou interesse, porém essa probabilidade parece ser muito remota. Mesmo se novos neurônios forem capazes de se integrar em circuitos da medula espinal e ficarem adequadamente inervados, eles teriam que emitir longos neurônios, o que levaria muitos meses a anos para alcançar alvos apropriados e atrair células de Schwann mielinizantes. Além disso, seria necessário enxertar células em múltiplos níveis da medula espinal e tronco encefálico, e seria necessário tratar o déficit do neurônio motor superior pela reposição de neurônios de projeção no córtex motor. Outra complicação é o achado recente de que os neurônios motores espinais têm uma identidade segmentar singular, e seria necessário gerar células de reposição com uma variedade de identidades moleculares para sua integração em múltiplos níveis espinais. Isso não iria envolver os efeitos tóxicos recentemente demonstrados na ELA produzidos por astrócitos e micróglia doentes, que poderiam atacar as células de reposição. Uma solução em curto prazo mais fácil seria enxertar células de sustentação capazes de resgatar ou proteger neurônios motores endógenos de lesão. Essa abordagem foi tentada em um modelo murino de ELA. Células progenitoras neurais derivadas de células-tronco humanas preparadas para expressar GDNF, um fator de crescimento que proporciona suporte trófico aos neurônios, foram enxertadas na medula espinal de camundongos jovens com ELA. As células espalharam-se e foram capazes de resgatar neurônios motores, proporcionando um resultado muito promissor; entretanto, infelizmente, os animais tornaram-se fracos e morreram na mesma taxa do que os animais de controle não tratados. Mesmo assim, a ELA é uma doença fatal sem tratamento conhecido. Na esperança de que os pacientes respondam de maneira diferente dos camundongos, um ensaio clínico de fase 1/2a baseado nessa abordagem foi aprovado pelo FDA em 2016 e concluído em 2019.

Entre os muitos ensaios clínicos baseados em MSC para ELA, dois são particularmente notáveis. A Corestem, uma empresa de células-tronco na Coreia do Sul, lançou um estudo aberto de fase 1 demonstrando a segurança e a viabilidade de injeções intratecais de MSCs derivadas de medula óssea autóloga em sete pacientes com ELA. Ele foi seguido por um estudo de fase 2 que demonstrou segurança e eficácia para retardar a progressão da doença. Com base nesses resultados, a Corestem recebeu aprovação condicional na Coreia do Sul em 2014 para comercializar a primeira terapia com células-tronco para ELA. Em 2021, mais de 300 pacientes receberam esse tratamento celular. No entanto, a aprovação total depende dos resultados de um estudo de fase 3 randomizado, duplo-cego, controlado por placebo e multicêntrico, que ainda não ocorreu. A importância da realização de ensaios clínicos de fase 3 adequados para determinar a eficácia terapêutica na ELA é ressaltada pela experiência recente da BrainStorm Cell Therapeutics. Em 2016, a empresa relatou resultados positivos preliminares para sua terapia com células MSC de medula óssea em um estudo não controlado de quase 50 pacientes com ELA. Com base nesses resultados, a empresa lançou um estudo multicêntrico, controlado por placebo, randomizado e duplo-cego de 189 pacientes com ELA. Em um comunicado à imprensa em 27 de novembro de 2020, a empresa informou que não houve melhora clínica significativa no grupo de tratamento. Curiosamente, apesar do ensaio clínico fracassado, uma campanha pública liderada por pacientes e defensores da ELA pediu à FDA que aprovasse o tratamento com células-tronco. A resposta da mídia social levou a FDA a dar o passo incomum de divulgar uma declaração pública ressaltando a falta de eficácia.

Após a descoberta das iPSCs por Shinya Yamanaka, o governo japonês investiu para que a terapia celular derivada de iPSC fosse aplicada à clínica. Bancos de linhagens de iPSC selecionadas para capturar a diversidade de haplótipos HLA encontrados na população japonesa estão sendo produzidas na esperança de que eles poderão proporcionar terapias celulares compatíveis com haplótipos dos pacientes, de modo a evitar a rejeição imune. Embora esses bancos de células-tronco ainda estejam sendo produzidos, o primeiro estudo japonês para uso de células-tronco foi aprovado em agosto de 2013 e envolveu pacientes que iriam receber terapia personalizada, usando células derivadas de fibroblastos de sua própria pele. A doença-alvo foi a degeneração macular relacionada com a idade, uma causa comum de cegueira no idoso, que resulta da perda de células do epitélio pigmentar retiniano (EPR). As células do EPR são relativamente fáceis de produzir a partir de células-tronco pluripotentes, tornando a terapia de reposição um alvo atraente nessa doença. Um desafio é "convencer" as células de reposição a recriarem um epitélio no espaço subretiniano. A abordagem japonesa envolve a inserção cirúrgica de um biofilme semeado com células do EPR na retina. Um paciente foi tratado com células do EPR derivadas de suas próprias células-tronco;

entretanto, antes de tratar um segundo paciente, o genoma da linhagem de células do EPR foi sequenciado, e foi descoberta uma mutação em um oncogene conhecido. O ensaio clínico foi interrompido, e foi tomada a decisão de suspender os esforços para uma terapia celular personalizada a favor do uso de células EPR derivadas do repositório nacional do banco de linhagens de iPSC que são submetidas a extenso sequenciamento gênico e controle de qualidade. Esse resultado serve como cautela para os desafios envolvidos em levar uma terapia celular personalizada à clínica.

O maior número de ensaios clínicos em humanos foi, sem dúvida, realizado com o uso de MSCs obtidas de uma variedade de locais, incluindo medula óssea, sangue periférico, tecido adiposo, cordão umbilical, etc. O interesse na utilidade potencial das MSCs para terapia regenerativa começou com o relato otimista de que células-tronco da medula óssea eram pluripotentes e capazes de gerar nervos e músculo cardíaco, bem como células sanguíneas. A possibilidade de que MSCs de fácil obtenção pudessem ser usadas para regenerar células ou órgãos lesionados ou enfermos no tratamento de diversas doenças, como AVC, doença neurodegenerativa, infarto do miocárdio e até mesmo diabetes, suscitou enorme entusiasmo. O entusiasmo mostrou-se irresistível para muitos, e mesmo após os relatos iniciais terem sido desacreditados – as MSCs não demonstraram ser células-tronco pluripotentes como se acreditou inicialmente –, uma verdadeira enxurrada de artigos começou a aparecer defendendo a atividade modificadora de doença das MSCs em modelos murinos de quase todos os modelos de doença degenerativa e lesão. Entretanto, quando ficou claro que as MSCs não se transformam em neurônios nem produzem novos neurônios ou cardiomiócitos, foram sugeridos mecanismos de ação alternativos, incluindo a liberação de fatores tróficos, citocinas ou moduladores inflamatórios aos quais foi atribuída a capacidade de produzir notáveis efeitos restauradores. A relativa facilidade com que o sangue ou o tecido adiposo podem ser coletados de pacientes ou doadores, com extração de MSCs, levou a um número rapidamente crescente de ensaios clínicos para condições que incluem desde AVC e EM até DA, ELA e DP. Além disso, uma brecha na estrutura regulatória da FDA permitiu que a terapia com células autólogas escapasse à regulamentação estabelecendo que as células não tinham sido significativamente processadas. Essa regulamentação deficiente gerou uma verdadeira indústria de clínicas de células-tronco fazendo declarações infundadas sobre o sucesso obtido no tratamento de doenças do sistema nervoso. Pacientes morreram em consequência de tratamentos de clínicas não legalizadas operando em países em todo o mundo, e três pacientes ficaram cegos em um incidente bem divulgado após tratamento com células-tronco administrado em uma clínica da Flórida. As "células-tronco" tinham sido obtidas do tecido adiposo e sangue dos próprios pacientes. Essas atividades representam o lado negro da revolução das células-tronco perpetradas por médicos que exploram o desespero de pacientes e seus familiares. Terapias com células-tronco legalizadas e efetivas deverão surgir com o passar do tempo; entretanto, tendo em vista a prevalência e a abundância de informações enganosas na Internet e em outros locais, um médico de confiança e bem informado pode desempenhar um papel fundamental na ajuda de pacientes que navegam no atual campo minado da terapia celular.

LEITURAS ADICIONAIS

Ayers JI et al: Expanding spectrum of prion diseases. Emerg Top Life Sci 4:155, 2020.
Bhaduri A et al: Are organoids ready for prime time? Cell Stem Cell 27:361, 2020.
Duncan GJ et al: Neuron-oligodendrocyte interactions in the structure and integrity of axons. Front Cell Dev Biol 9:653101, 2021.
Hickman S et al: Microglia in neurodegeneration. Nat Neurosci 21:1359, 2018.
Hong S et al: Complement and microglia mediate early synapse loss in Alzheimer mouse models. Science 352:712, 2016.
Kandel ER et al (eds): *Principles of Neural Science*, 6th ed. McGraw Hill, New York, 2021.
Li Q, Barres BA: Microglia and macrophages in brain homeostasis and disease. Nat Rev Immunol 18:225, 2018.
Lubetzki C et al: Remyelination in multiple sclerosis: From basic science to clinical translation. Lancet Neurol 19:678, 2020.
Morais LH et al: The gut microbiota-brain axis in behaviour and brain disorders. Nat Rev Microbiol 19:241, 2021.
Nikolakopoulou P et al: Recent progress in translational engineered in vitro models of the central nervous system. Brain 143:3181, 2020.
Pease-Raissi SE, Chan JR: Building a (w)rapport between neurons and oligodendroglia: Reciprocal interactions underlying adaptive myelination. Neuron 109:1258, 2021.
Prusiner SB et al: Evidence for α-synuclein prions causing multiple system atrophy in humans with parkinsonism. Proc Natl Acad Sci USA 112:E5308, 2015.
Sipp D et al: Clear up this stem-cell mess. Nature 561:455, 2018.
Turner L: The US Direct-to-Consumer Marketplace for Autologous Stem Cell Interventions. Perspect Biol Med 61:7, 2018.
Yamanaka S: Pluripotent stem cell-based cell therapy-promise and challenges. Cell Stem Cell 27:523, 2020.

Seção 2 Doenças do sistema nervoso central

425 Convulsões e epilepsia
Vikram R. Rao, Daniel H. Lowenstein

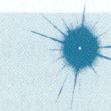

Uma *convulsão* consiste na ocorrência transitória de sinais ou sintomas devido a uma atividade neuronal anormal, excessiva ou sincrônica no cérebro. De acordo com a distribuição das descargas, essa atividade cerebral anormal pode ter várias manifestações, que variam desde uma atividade motora dramática até fenômenos sensoriais dificilmente discerníveis por um observador. Embora diversos fatores influenciem a incidência e prevalência de convulsões, cerca de 5 a 10% da população apresentará pelo menos uma convulsão, sendo as maiores incidências verificadas no início da infância e na idade adulta avançada.

O significado do termo *convulsão* tem de ser cuidadosamente distinguido daquele de epilepsia. A *epilepsia* descreve uma condição em que uma pessoa corre risco de convulsões recorrentes devido a um processo subjacente crônico. Essa definição subentende que uma pessoa que sofre uma única convulsão ou convulsões recorrentes em consequência de circunstâncias corrigíveis ou evitáveis não tem necessariamente epilepsia (embora uma única convulsão associada a determinadas manifestações clínicas ou eletrencefalográficas que prenunciam alto risco de recorrência possam estabelecer o diagnóstico de epilepsia). Epilepsia diz respeito a um fenômeno clínico mais do que a uma entidade patológica única, pois existem muitas formas e causas de epilepsia. Não obstante, entre as muitas causas de epilepsia figuram várias *síndromes epilépticas*, cujas características clínicas e patológicas são distintivas e sugerem uma etiologia subjacente específica.

Quando se emprega como definição de epilepsia a ocorrência de duas ou mais convulsões não provocadas, sua incidência é de cerca de 0,3 a 0,5% em diferentes populações no mundo inteiro, e estimou-se sua prevalência em 5 a 30 pessoas por 1.000.

CLASSIFICAÇÃO DAS CONVULSÕES

A determinação do tipo de convulsão é fundamental para concentrar a abordagem diagnóstica em etiologias específicas, selecionar o tratamento apropriado e fornecer informações acerca do prognóstico. A Comissão de Classificação e Terminologia da International League Against Epilepsy (ILAE) atualizou a sua abordagem para a classificação das convulsões em 2017 **(Tab. 425-1)**. Esse sistema baseia-se nas manifestações clínicas das convulsões e em achados eletrencefalográficos associados. Outras características que podem ajudar na diferenciação, como a etiologia ou o substrato celular, não são levadas em consideração nesse sistema de classificação, mas isso sem dúvida mudará no futuro, à medida que se aprender mais sobre os mecanismos fisiopatológicos que dão origem aos tipos específicos de convulsão.

Um princípio fundamental é que as convulsões podem ser focais ou generalizadas. As *convulsões focais* originam-se dentro de redes limitadas a uma região cerebral (observe que o termo *convulsões parciais* não é mais usado). As *convulsões generalizadas* surgem e rapidamente envolvem redes distribuídas por ambos os hemisférios cerebrais. As convulsões focais em

TABELA 425-1 ■ Classificação das convulsões[a]

1. **Início focal**
   (Pode ser ainda classificada como perceptiva [*intact awareness*] ou disperceptiva [*impaired awareness*], início motor ou não motor, e focal evoluindo para tônico-clônica bilateral)

2. **Início generalizado**
   a. Motoras
      Tônico-clônicas
      Outras motoras (p. ex., atônicas, mioclônicas)
   b. Não motoras (de ausência)

3. **Início desconhecido**
   a. Motor, não motor ou não classificado

[a]Com base na classificação dos tipos de convulsões da International League Against Epilepsy de 2017 (Dados de RS Fisher et al: Operational classification of seizure types by the International League Against Epilepsy: Position Paper of the ILAE Commission for Classification and Terminology. Epilepsia 58:522, 2017.)

geral estão associadas a anormalidades estruturais do cérebro. As convulsões generalizadas, em contrapartida, podem decorrer de anormalidades celulares, bioquímicas ou estruturais que têm distribuição mais disseminada. Entretanto, existem exceções claras em ambos os casos.

CONVULSÕES DE INÍCIO FOCAL

As convulsões focais surgem a partir de uma rede neuronal localizada distintamente dentro de uma região cerebral ou distribuída mais amplamente, porém ainda situada dentro de um hemisfério cerebral. Com o novo sistema de classificação, foram eliminadas as subcategorias "convulsões focais simples" e "convulsões focais complexas". Em seu lugar, a classificação enfatiza o efeito na percepção (mantida – perceptiva – ou comprometida – disperceptiva) e a natureza do início (motor ou não motor). As convulsões focais também podem evoluir para convulsões generalizadas. No passado, esse tipo era designado *convulsões focais com generalização secundária*, porém o novo sistema baseia-se em descrições específicas do tipo de convulsões generalizadas que evoluem a partir da convulsão focal.

O eletrencefalograma (EEG) interictal (i.e., entre as convulsões) de rotina em pacientes com convulsões focais está frequentemente normal ou pode demonstrar descargas breves, denominadas *pontas epileptiformes* ou *ondas agudas*. Como as convulsões focais podem surgir no lobo temporal medial ou no lobo frontal inferior (i.e., regiões distantes do couro cabeludo), o EEG registrado durante a convulsão pode não localizar o foco. Entretanto, a região de início da convulsão pode ser detectada com o uso de eletrodos intracranianos cirurgicamente implantados.

Convulsões focais perceptivas (*intact awareness*)
As convulsões focais podem ter manifestações motoras (como movimentos tônicos, clônicos ou mioclônicos) ou não motoras (como sintomas sensitivos, autonômicos ou emocionais) sem comprometimento da percepção. Por exemplo, um paciente que apresenta uma convulsão motora focal oriunda do córtex motor primário direito próximo à região que controla os movimentos da mão irá perceber o aparecimento de movimentos involuntários na mão esquerda contralateral. Uma vez que a região cortical que controla o movimento da mão é imediatamente adjacente à da expressão facial, a convulsão também pode causar movimentos anormais da face, sincrônicos aos movimentos da mão. O EEG registrado com eletrodos no couro cabeludo durante a convulsão (i.e., um EEG ictal) pode demonstrar descargas anormais em uma região muito limitada na área apropriada do córtex cerebral se o foco da convulsão comprometer a convexidade do cérebro.

Vale a pena mencionar três características adicionais das convulsões motoras focais. Primeiramente, em alguns pacientes os movimentos motores anormais podem começar em uma região muito restrita, como os dedos, e avançar de modo gradual (em questão de segundos a minutos) para incluir uma parcela maior do membro. Esse fenômeno, originalmente descrito por Hughlings Jackson e conhecido como "marcha jacksoniana", representa a disseminação da atividade convulsiva para uma região progressivamente maior do córtex motor. Em segundo lugar, os pacientes podem apresentar paresia localizada (paralisia de Todd) durante alguns minutos a muitas horas na região acometida após a convulsão. Em terceiro, em casos raros, a convulsão persiste durante horas ou dias. Tal situação, denominada *epilepsia parcial contínua*, muitas vezes é refratária ao tratamento clínico.

As convulsões focais também podem manifestar-se como alterações na sensibilidade somática (p. ex., parestesias), na visão (luzes piscando ou alucinações bem formadas), no equilíbrio (sensação de queda ou vertigem), ou na função autonômica (rubor, sudorese, piloereção). As convulsões focais que surgem do córtex temporal ou frontal também podem causar alterações na audição, olfato ou estado emocional. Elas incluem a sensação de odores incomuns e intensos (p. ex., borracha queimando ou querosene) ou sons (grosseiros ou altamente complexos), ou uma sensação epigástrica que ascende do estômago ou tórax para a cabeça. Alguns pacientes descrevem sentimentos singulares, como medo, sensação de mudança iminente, dissociação, despersonalização, *déjà vu*, ou ilusões de que os objetos estão se tornando menores (micropsia) ou maiores (macropsia). Esses eventos "internos" subjetivos, que não são diretamente observáveis por outra pessoa, são designados *auras*.

Convulsões focais disperceptivas (*impaired awareness*)
As convulsões focais também podem ser acompanhadas de comprometimento transitório da capacidade do paciente de manter contato normal com o ambiente. O paciente é incapaz de responder adequadamente a comandos visuais ou verbais durante a convulsão e tem memória ou percepção da fase ictal comprometidas. As convulsões costumam começar com aura (i.e., convulsão focal sem distúrbio cognitivo), estereotipada para cada paciente. O início da fase ictal consiste frequentemente em olhar fixo imóvel, que assinala o começo do período de comprometimento da percepção. A percepção comprometida é habitualmente acompanhada de *automatismos*, que são comportamentos automáticos involuntários, com ampla variedade de manifestações. Os automatismos podem consistir em comportamentos muito básicos, como mastigar, estalar os lábios, deglutir, ou movimentos de apanhar objetos com as mãos, ou comportamentos mais elaborados, como a expressão de emoção ou o ato de correr. Em geral, o paciente está confuso após a convulsão, e a transição até a recuperação plena da consciência pode demorar de segundos até 1 hora ou mais. O exame imediatamente após a convulsão pode revelar amnésia anterógrada ou déficits neurológicos transitórios (como afasia, heminegligência ou perda visual) causados por inibição pós-ictal das regiões corticais mais envolvidas na convulsão.

A variedade de comportamentos clínicos possivelmente vinculados às convulsões focais é tão extensa que se aconselha extrema cautela antes de concluir que os episódios estereotipados de comportamento bizarro atípico não advêm de atividade convulsiva. Nesses casos, EEGs detalhados adicionais podem ser úteis.

EVOLUÇÃO DAS CONVULSÕES FOCAIS PARA CONVULSÕES GENERALIZADAS

As convulsões focais podem disseminar-se e comprometer ambos os hemisférios cerebrais, produzindo uma convulsão generalizada, em geral do tipo tônico-clônica (descrita adiante). Essa evolução é observada com frequência após convulsões focais, que surgem a partir de um foco no lobo frontal, mas também pode associar-se a convulsões focais que ocorrem em outras áreas do cérebro. Muitas vezes, é difícil diferenciar uma convulsão focal que evolui para uma generalizada de uma convulsão tônico-clônica primária de início generalizado, visto que as testemunhas tendem a enfatizar a fase convulsiva generalizada da convulsão, que é mais dramática, e omitir os sintomas focais mais sutis presentes no início. Em alguns casos, o início focal da crise só fica evidente quando uma anamnese minuciosa identifica uma aura prévia. Porém, com frequência o início focal não é clinicamente evidente e só é estabelecido por uma análise cuidadosa do EEG. Entretanto, a diferenciação dessas duas entidades é de suma importância, visto que pode haver diferenças substanciais na avaliação e no tratamento das epilepsias caracterizadas por convulsões de início focal *versus* generalizado.

CONVULSÕES DE INÍCIO GENERALIZADO

As convulsões de início generalizado originam-se em algum ponto do cérebro, porém ocupam, imediata e rapidamente, redes neuronais em ambos os hemisférios. Diversos tipos de convulsões generalizadas apresentam características que as incluem em categorias distintas e que facilitam o diagnóstico clínico.

Crises de ausência típica
As crises de ausência típica caracterizam-se por lapsos breves e súbitos da consciência sem perda do controle postural. Em geral, a convulsão dura apenas alguns segundos, a consciência retorna tão rapidamente quanto foi perdida e não há confusão pós-ictal. Embora a breve perda da consciência possa não ser evidente clinicamente ou ser a única manifestação da descarga convulsiva, as crises de ausência em geral acompanham-se de sinais motores bilaterais sutis, como rápido piscar de olhos, movimentos mastigatórios, ou movimentos clônicos de pequena amplitude das mãos.

As crises de ausência típica estão associadas a um grupo de epilepsias geneticamente determinadas que começam em geral na infância (entre 4 e 10 anos) ou no início da adolescência e são o principal tipo de convulsão em 15 a 20% das crianças com epilepsia. As convulsões podem ocorrer centenas de vezes durante o dia, mas a criança pode não ter consciência ou ser incapaz de expressar sua ocorrência. Como os sinais clínicos das convulsões são sutis, especialmente para pais que podem não ter nenhuma experiência prévia com convulsões, não causa surpresa o fato de que o primeiro indício da epilepsia de ausência muitas vezes corresponda a "devaneios" inexplicados e piora do rendimento escolar identificada por um professor. De fato, a epilepsia de ausência é muitas vezes diagnosticada erroneamente como um transtorno de déficit de atenção.

A marca eletrofisiológica das crises de ausência típica é um surto de descarga em ponta-onda lenta generalizada simétrica de 3 Hz, que começa e cessa bruscamente, em um EEG de base normal. Períodos de descargas em ponta-onda lenta com duração de mais de alguns segundos em geral correlacionam-se com sinais clínicos, mas o EEG muitas vezes demonstra um número muito maior de períodos de atividade cortical anormal do que se poderia suspeitar clinicamente. A hiperventilação tende a desencadear essas descargas eletrográficas e até mesmo as próprias convulsões, e é uma manobra rotineira durante o registro do EEG.

Crises de ausência atípica As crises de ausência atípica exibem características que as distinguem das manifestações clínicas e eletrofisiológicas das crises de ausência típica. Por exemplo, a perda de consciência tem duração maior e início e fim menos abruptos, e a convulsão acompanha-se de sinais motores mais evidentes que podem incluir características focais ou de lateralização. O EEG mostra um padrão lento e generalizado de ponta-onda lenta, com frequência ≤ 2,5 por segundo, além de outros tipos de atividade anormal. As crises de ausência atípica costumam associar-se a anormalidades estruturais difusas ou multifocais do cérebro e, portanto, podem acompanhar outros sinais de disfunção neurológica, como deficiência intelectual. Além disso, em comparação com as crises de ausência típica, apresentam pior resposta ao tratamento com anticonvulsivantes.

Convulsões tônico-clônicas generalizadas As convulsões tônico-clônicas de início generalizado são o principal tipo de convulsão em cerca de 10% de todas as pessoas com epilepsia. Também são o tipo mais comum de convulsão nos distúrbios metabólicos e, portanto, são frequentes em muitas situações clínicas diferentes. A convulsão costuma iniciar-se bruscamente, sem aviso prévio, porém alguns pacientes descrevem sintomas premonitórios vagos nas horas que a antecedem. Esse pródromo é distinto das auras estereotípicas associadas a convulsões focais com generalização. A fase inicial da convulsão costuma ser de contração tônica dos músculos de todo o corpo, fato responsável por diversas características clássicas do evento. A contração tônica dos músculos da expiração e da laringe no início da convulsão produz um gemido alto ou "grito ictal". A respiração é prejudicada, as secreções acumulam-se na orofaringe e surge cianose. A contração dos músculos da mandíbula pode levar o paciente a morder a língua. Um aumento acentuado do tônus simpático gera aumentos da frequência cardíaca, da pressão arterial e do tamanho das pupilas. Após 10 a 20 segundos, a fase tônica da convulsão evolui para a fase clônica, produzida pela sobreposição de períodos de relaxamento muscular e a contração muscular tônica. Os períodos de relaxamento aumentam progressivamente até o final da fase ictal, a qual costuma durar não mais que 1 minuto. A fase pós-ictal se caracteriza por ausência de responsividade, flacidez muscular e salivação excessiva que pode causar respiração ruidosa e obstrução parcial das vias aéreas. Nesse momento, pode ocorrer incontinência urinária ou fecal. Os pacientes gradualmente recuperam a consciência em alguns minutos ou horas e, durante essa transição, há um período de confusão pós-ictal. Mais tarde, os pacientes queixam-se de cefaleia, fadiga e mialgia, que podem durar muitas horas. A duração da alteração de consciência na fase pós-ictal pode ser extremamente longa (i.e., muitas horas) nos pacientes com convulsões prolongadas ou doenças subjacentes do sistema nervoso central (SNC), como atrofia cerebral alcoólica.

O EEG durante a fase tônica da convulsão exibe um aumento progressivo da atividade rápida e generalizada de baixa voltagem, seguido por descargas polipontas generalizadas de alta amplitude. Na fase clônica, a atividade de alta amplitude é interrompida por ondas lentas, criando um padrão de ponta-onda lenta. As convulsões generalizadas tendem a terminar de forma síncrona em regiões amplas do cérebro. O EEG pós-ictal revela supressão difusa de toda atividade cerebral e, em seguida, lentidão que gradualmente se recupera à medida que o paciente acorda.

Existem diversas variantes de convulsões motoras generalizadas, incluindo convulsões tônicas puras e clônicas puras. As crises tônicas breves, com apenas alguns segundos de duração, são dignas de nota, pois costumam associar-se a síndromes epilépticas específicas que apresentam fenótipos convulsivos mistos, como a síndrome de Lennox-Gastaut (discutida adiante).

Convulsões atônicas As convulsões atônicas se caracterizam por perda súbita de tônus muscular postural com duração de 1 a 2 segundos. A consciência é brevemente prejudicada, mas não costuma haver confusão pós-ictal. Uma convulsão muito breve pode gerar apenas um movimento de queda rápida da cabeça ou um movimento de inclinação da cabeça, enquanto uma convulsão mais longa faz o paciente a cair. Isso pode ser extremamente perigoso, pois existe um risco substancial de traumatismo craniano na queda. O EEG evidencia descargas em ponta-onda breves e generalizadas, seguidas imediatamente por ondas lentas difusas que se correlacionam com a perda do tônus muscular. À semelhança das convulsões tônicas puras, as convulsões atônicas em geral são vistas associadas a síndromes epilépticas conhecidas.

Convulsões mioclônicas A mioclonia é uma contração muscular súbita e breve que pode comprometer uma parte ou todo o corpo. Uma forma fisiológica comum e normal de mioclonia é o movimento de abalo súbito observado ao adormecer. A mioclonia patológica é vista com mais frequência associada a distúrbios metabólicos, doenças degenerativas do SNC, ou lesão cerebral anóxica (Cap. 307). Embora a distinção de outras formas de mioclonia seja imprecisa, as convulsões mioclônicas são consideradas eventos epilépticos verdadeiros, pois são causadas por disfunção cortical (vs. subcortical ou espinal). O EEG revela descargas sincrônicas bilaterais em ponta-onda lenta imediatamente antes do artefato de movimento e muscular associado à mioclonia. As convulsões mioclônicas costumam coexistir com outras formas de convulsões generalizadas, mas são a característica predominante da epilepsia mioclônica juvenil (EMJ) (discutida adiante).

Espasmos epilépticos Os espasmos epilépticos caracterizam-se por flexão ou extensão brevemente sustentadas dos músculos predominantemente proximais, incluindo músculos do tronco. Em geral, o EEG revela hipsarritmia, que consiste em ondas lentas gigantes e difusas, com fundo caótico de pontas multifocais irregulares e ondas agudas. Durante o espasmo clínico, observa-se uma supressão acentuada do EEG de fundo (a "resposta eletrodecremental"). A eletromiografia (EMG) também revela um padrão romboide característico, que pode ajudar a distinguir os espasmos das convulsões tônicas e mioclônicas breves. Os espasmos epilépticos ocorrem predominantemente em lactentes e resultam provavelmente de diferenças da função neuronal e da conectividade no SNC imaturo *versus* maduro.

SÍNDROMES EPILÉPTICAS

As síndromes epilépticas são distúrbios nos quais a epilepsia é uma característica predominante, e existem evidências suficientes (p. ex., por observações clínicas, eletrencefalográficas, radiológicas ou genéticas) em favor de um mecanismo subjacente comum. Três síndromes epilépticas são descritas a seguir; exemplos adicionais com uma base genética conhecida são apresentados na Tabela 425-2.

EPILEPSIA MIOCLÔNICA JUVENIL

A EMJ é um distúrbio convulsivo generalizado de causa desconhecida, que surge no início da adolescência e que se caracteriza geralmente por abalos mioclônicos bilaterais que podem ser isolados ou repetitivos. As convulsões mioclônicas são mais frequentes pela manhã, após o paciente acordar, e podem ser provocadas por privação do sono. A consciência é preservada, a menos que a mioclonia seja especialmente intensa. Muitos pacientes também apresentam convulsões tônico-clônicas generalizadas, e até um terço tem crises de ausência. Embora a remissão completa seja incomum, as convulsões costumam responder bem à medicação anticonvulsivante apropriada. Muitas vezes, há história familiar de epilepsia, e estudos genéticos sugerem uma causa poligênica.

SÍNDROME DE LENNOX-GASTAUT

A síndrome de Lennox-Gastaut ocorre em crianças e é definida pela seguinte tríade: (1) múltiplos tipos de convulsões (que costumam incluir convulsões tônico-clônicas generalizadas, atônicas e crises de ausência atípicas); (2) EEG com descargas em ponta-onda lentas (< 3 Hz) e várias outras anormalidades; e (3) disfunção cognitiva na maioria dos casos, mas não em todos. A síndrome de Lennox-Gastaut associa-se a doença ou disfunção do SNC de várias etiologias, incluindo mutações *de novo*, anormalidades do desenvolvimento, hipoxia/isquemia perinatal, traumatismo, infecção e outras lesões adquiridas. A natureza multifatorial dessa síndrome sugere que se trata de uma resposta inespecífica do cérebro à disfunção neuronal difusa. Infelizmente, muitos pacientes têm prognóstico reservado em razão da doença subjacente do SNC e das consequências físicas e psicossociais da epilepsia grave mal controlada.

SÍNDROME DE EPILEPSIA DO LOBO TEMPORAL MESIAL

A epilepsia do lobo temporal mesial (ELTM) é a síndrome mais comum associada a convulsões focais com comprometimento da consciência e é um exemplo de uma síndrome epiléptica com características clínicas, eletrencefalográficas e anatomopatológicas distintas (Tab. 425-3). A ressonância magnética (RM) de alta resolução pode detectar a esclerose hipocampal típica que parece ser essencial à fisiopatologia da ELTM em muitos pacientes (Fig. 425-1). O reconhecimento dessa síndrome é especialmente importante, pois ela tende a ser refratária ao tratamento com anticonvulsivantes, mas responde bem à intervenção cirúrgica. Avanços na compreensão dos mecanismos básicos da epilepsia originaram-se de estudos com modelos experimentais de ELTM, descritos adiante.

TABELA 425-2 ■ Exemplos de genes associados às síndromes epilépticas[a]

Gene (locus)	Função do gene	Síndrome clínica	Comentários
CHRNA4 (20q13.2)	Subunidade do receptor nicotínico da acetilcolina; mutações causam redução do fluxo de Ca^{2+} através do receptor; isso pode reduzir a quantidade de liberação de GABA nos terminais pré-sinápticos	Epilepsia hipermotora relacionada com o sono (EHRS); início na infância; convulsões noturnas com movimentos motores proeminentes; muitas vezes, erroneamente diagnosticada como distúrbio do sono primário	Rara; identificada pela primeira vez em uma grande família australiana; descobriram-se outras famílias com mutações em CHRNA2 ou CHRNB2, e algumas famílias parecem ter mutações em outros loci
KCNQ2 (20q13.3)	Subunidades do canal de potássio dependente de voltagem; mutações em regiões do poro podem causar redução de 20 a 40% das correntes de potássio, o que dificulta a repolarização	Epilepsia neonatal familiar autolimitada; herança autossômica dominante; início na primeira semana de vida em recém-nascidos normais em outros aspectos; em geral, remissão em semanas ou meses; epilepsia de longo prazo em 10 a 15%	Rara; descobriram-se outras famílias com mutações de KCNQ3; homologia de sequência funcional ao KCNQ1, cujas mutações causam a síndrome do QT longo e uma síndrome cardíaco-auditiva
SCN1A (2q24.3)	Subunidade α de um canal de sódio dependente de voltagem; diversas mutações afetando correntes de sódio que causam ganho ou perda de função; os efeitos parecem estar relacionados com a expressão em células excitatórias ou inibitórias	Causa muito comum de síndrome de Dravet (epilepsia mioclônica grave da infância) e alguns casos de síndrome de Lennox-Gastaut. Também encontrado em outras síndromes, incluindo epilepsia genética com convulsões febris plus (GEFS+); herança autossômica dominante; apresenta convulsões febris com mediana de idade de 1 ano, que podem persistir > 6 anos, então tipos variáveis de convulsões não associadas à febre	A incidência da síndrome de Dravet é de 1 em 20.000 nascimentos, e a mutação de novo do SCN1A é encontrada em cerca de 80% dos casos. Incidência no GEFS+ é incerta; identificada em outras famílias com mutações em outras subunidades do canal de sódio (SCN2B e SCN2A) e subunidade do receptor $GABA_A$ (GABRG2 e GABRA1); heterogeneidade fenotípica significativa em uma mesma família, incluindo membros com apenas convulsões febris. Evitar medicamentos anticonvulsivantes bloqueadores dos canais de sódio
LGI1 (10q24)	Gene inativado do glioma rico em leucina 1 (leucine-rich glioma-inactivated 1 gene); evidência prévia de papel na progressão de tumor glial; estudos recentes sugerem uma influência no desenvolvimento pós-natal de circuitos glutamatérgicos no hipocampo	Epilepsia autossômica dominante com características auditivas (EADCA); uma forma de epilepsia do lobo temporal lateral com sintomas auditivos ou afasia como manifestação importante de convulsão focal; idade de início em geral entre 10 e 25 anos	Mutações encontradas em até 50% das famílias contendo dois ou mais indivíduos portadores de epilepsia focal com sintomas auditivos ictais, sugerindo que pelo menos um outro gene pode acarretar essa síndrome
DEPDC5 (22q12.2)	Domínio de Egl-10 e pleckstrina desalinhado contendo a proteína 5 (disheveled, Egl-10, and pleckstrin domain containing protein 5); exerce efeito inibitório em processos mediados pelo alvo da rapamicina em mamíferos (mTOR), como crescimento e proliferação celular	Epilepsia focal familiar com focos variáveis (EFFFV) autossômica dominante; familiares têm convulsões que se originam de diferentes regiões corticais; exames de neuroimagem geralmente normais, mas pode haver malformações sutis; estudos recentes sugerem também a associação com a epilepsia benigna com pontas centrotemporais	Estudos de famílias com número limitado de membros afetados revelaram mutações em cerca de 12% das famílias; assim, pode ser uma causa relativamente comum de epilepsias focais lesão-negativas com suspeita de base genética. Também associado a mutações nos genes de GATOR1 NPRL2 e NPRL3
SLC2A1 (1p34.2)	Proteína transportadora de glicose tipo 1 (GLUT1); transporta glicose através da barreira hematencefálica	A perda da função de um alelo leva à deficiência de GLUT1, uma encefalopatia metabólica grave, incluindo epilepsia intratável, disfunção motora complexa e deficiência intelectual. A deficiência mais leve de GLUT1 causa uma combinação de distúrbio do movimento (discinesia paroxística do exercício) e epilepsia com crises de ausência proeminentes, embora o intelecto seja geralmente normal	Formas mais leves de epilepsia devido à deficiência de GLUT1 podem responder a medicamentos anticonvulsivantes padrão, mas o tratamento padrão-ouro para formas refratárias é a dieta cetogênica, que ignora o transporte de glicose defeituoso para fornecer um suprimento alternativo de energia ao cérebro
CSTB (21q22.3)	Cistatina B, um inibidor não caspase de cisteína-protease; a proteína normal pode bloquear a apoptose neuronal por inibição das caspases direta ou indiretamente (via catepsinas), ou controle da proteólise	Epilepsia mioclônica progressiva (EMP) (doença de Unverricht-Lundborg); herança autossômica recessiva; idade de início entre 6 a 15 anos, convulsões mioclônicas, ataxia e declínio cognitivo progressivo; o cérebro mostra degeneração neuronal	Em geral rara, mas relativamente comum na Finlândia e no oeste do Mediterrâneo (> 1 em 20.000); papel preciso da cistatina B na doença humana desconhecido, porém camundongos com mutações nulas da cistatina B apresentam síndrome semelhante
EPM2A (6q24)	Laforina, uma proteína tirosina-fosfatase (PTP); envolvida no metabolismo do glicogênio e pode ter atividade antiapoptótica	Epilepsia mioclônica progressiva (doença de Lafora); herança autossômica recessiva; início aos 6 a 19 anos de idade, morte dentro de 10 anos; degeneração cerebral associada a corpúsculos de inclusão intracelulares de poliglicosana em vários órgãos	EMP mais comum no sul da Europa, no Oriente Médio, norte da África e subcontinente indiano; heterogeneidade genética; não se sabe se o fenótipo de convulsões decorre de degeneração ou dos efeitos diretos da expressão anormal de laforina
Duplocortina (Xq21-24)	Duplocortina, expressa sobretudo nos lobos frontais; regula diretamente a polimerização dos microtúbulos e a formação de feixes	Lisencefalia clássica associada a deficiência intelectual grave e convulsões em meninos; heterotopia em faixa subcortical com achados mais sutis em meninas (supostamente devido à inativação aleatória do X); dominante ligado ao X	Relativamente rara mas de incidência incerta, aumento recente da identificação devido ao aperfeiçoamento das técnicas de imagem; relação desconhecida entre o defeito da migração e o fenótipo de convulsões

[a]As primeiras cinco síndromes citadas no quadro (EHRS, convulsões neonatais familiares benignas, GEFS+, EADCA e EFFFV) são exemplos de epilepsias genéticas associadas a mutações gênicas identificadas. As três últimas síndromes são exemplos dos vários distúrbios mendelianos nos quais as convulsões fazem parte do fenótipo.
Siglas: GABA, ácido γ-aminobutírico; EMP, epilepsia mioclônica progressiva.

CAUSAS DAS CONVULSÕES E DA EPILEPSIA

As convulsões resultam de um desvio no equilíbrio normal entre excitação e inibição no SNC. Em função das várias propriedades que controlam a estabilidade neuronal, não causa surpresa o fato de existirem muitas formas diferentes de perturbar esse equilíbrio normal e, portanto, muitas causas diferentes para as convulsões e a epilepsia. Três observações clínicas importantes enfatizam como diversos fatores determinam por que certas condições causam convulsões ou epilepsia em um dado paciente.

1. *O cérebro normal é capaz de sofrer uma convulsão sob as circunstâncias apropriadas, havendo diferenças entre as pessoas na suscetibilidade ou no limiar para as convulsões.* Por exemplo, as convulsões podem ser induzidas por febre alta em crianças normais sob outros aspectos e que

TABELA 425-3 ■ Características da síndrome de epilepsia do lobo temporal mesial

Anamnese

História de convulsões febris	Raras convulsões generalizadas
História familiar de epilepsia	As convulsões podem recidivar e reaparecer
Início precoce	Convulsões frequentemente de difícil tratamento

Observações clínicas

Aura comum	Desorientação pós-ictal
Parada do comportamento/olhar fixo	Perda de memória
Automatismos complexos	Disfasia (com foco no hemisfério dominante)
Postura unilateral	

Exames laboratoriais

Pontas temporais anteriores unilaterais ou bilaterais no EEG

Hipometabolismo na PET interictal

Hiperperfusão na SPECT ictal

Déficits de memória específicos no teste do amobarbital intracraniano (teste de Wada)

Achados na RM

Hipocampo pequeno com sinal aumentado em sequências ponderadas em T2 e perda da arquitetura interna trilaminar do hipocampo

Lobo temporal pequeno

Corno temporal aumentado

Achados patológicos

Perda altamente seletiva de populações celulares específicas do hipocampo na maioria dos casos, dispersão da camada de células granulares, gliose

Siglas: EEG, eletrencefalograma; PET, tomografia por emissão de pósitrons; RM, ressonância magnética; SPECT, tomografia computadorizada por emissão de fóton único.

nunca desenvolvem outros problemas neurológicos, incluindo epilepsia. Porém, as convulsões febris ocorrem apenas em uma proporção pequena de crianças. Isso implica que há vários *fatores endógenos* subjacentes que influenciam o limiar para uma convulsão. Alguns desses fatores são genéticos, visto que a história familiar de epilepsia tem uma clara influência na probabilidade de ocorrência de convulsões em pessoas normais sob outros aspectos. O desenvolvimento normal também desempenha um papel importante, pois o cérebro parece apresentar limiares diferentes para convulsão em diferentes estágios de maturação.

2. *Há uma variedade de condições que apresentam altíssima probabilidade de acarretar um distúrbio convulsivo crônico.* Um dos melhores exemplos disso é o traumatismo craniano penetrante grave, associado a um risco de quase 45% de epilepsia subsequente. A alta propensão da lesão cerebral traumática grave de gerar epilepsia sugere que a lesão resulte em uma modificação patológica persistente no SNC que transforma uma rede neuronal presumivelmente normal em uma anormalmente hiperexcitável. Esse processo é conhecido como *epileptogênese*, e as alterações específicas que resultam em diminuição do limiar para convulsões podem ser consideradas *fatores epileptogênicos*. Outros processos associados à epileptogênese incluem acidentes vasculares cerebrais (AVCs), infecções e anormalidades do desenvolvimento do SNC. De modo semelhante, as anormalidades genéticas associadas à epilepsia provavelmente envolvem processos que desencadeiam o surgimento de conjuntos específicos de fatores epileptogênicos.

3. *As convulsões são episódicas.* Convulsões ocorrem de maneira intermitente e, de acordo com a causa subjacente, pessoas com epilepsia podem se sentir completamente normais por meses ou até mesmo anos entre as convulsões. Isso sugere a existência de *fatores precipitantes* importantes que induzem convulsões em pessoas com epilepsia. De modo análogo, fatores desencadeantes são responsáveis pela ocorrência da convulsão isolada em indivíduos sem epilepsia. Os fatores precipitantes incluem aqueles que decorrem de processos fisiológicos intrínsecos, como estresse psicológico ou físico, privação do sono ou alterações hormonais. Entre esses estão incluídos fatores exógenos, como exposição a substâncias tóxicas, certos medicamentos e estimulação fótica intermitente de luzes estroboscópicas ou alguns *videogames*.

Essas observações enfatizam o conceito de que muitas causas de convulsões e epilepsia resultam de uma interação dinâmica entre fatores endógenos, fatores epileptogênicos e fatores precipitantes. O papel em potencial de cada um precisa ser analisado ao se definir a conduta apropriada para um paciente com convulsões. Por exemplo, a identificação de fatores predisponentes (p. ex., história familiar de epilepsia) em paciente com convulsões febris pode aumentar a indicação para acompanhamento mais atento e avaliação diagnóstica mais agressiva. A descoberta de uma lesão epileptogênica ajuda a estimar a recorrência das convulsões e a duração da terapia. A remoção ou modificação de um fator precipitante pode ser um método eficaz e mais seguro de prevenir novas convulsões do que o uso profilático de anticonvulsivantes. Um conceito emergente sustenta que o próprio risco de convulsão subjacente flutua ciclicamente, potencialmente explicando por que o mesmo fator precipitante (p. ex., uma dose perdida de medicamento anticonvulsivante) pode ser bem tolerado em algumas ocasiões, mas resultar em uma convulsão em outras.

CAUSAS DE ACORDO COM A IDADE

Na prática, é útil considerar as etiologias das convulsões com base na idade do paciente, pois a idade é um dos fatores mais importantes para determinar a incidência e a provável causa das convulsões ou da epilepsia (Tab. 425-4). Durante o *período neonatal e primeira infância*, as causas em potencial incluem encefalopatia hipóxico-isquêmica, traumatismo, infecção do SNC, anormalidades congênitas do SNC e distúrbios metabólicos. Os recém-nascidos de mães que utilizaram substâncias neurotóxicas como cocaína, heroína ou etanol são suscetíveis a convulsões por abstinência da substância nos primeiros dias de vida. Hipoglicemia e hipocalcemia, que podem ocorrer como complicações secundárias de lesão perinatal, também são causas de convulsões logo após o nascimento. As convulsões provocadas por erros inatos do metabolismo em geral manifestam-se quando a alimentação regular é iniciada, com 2 a 3 dias de vida. A deficiência de piridoxina (vitamina B_6), uma causa importante de convulsões neonatais, é tratada efetivamente com a reposição da piridoxina. As formas idiopáticas e hereditárias das convulsões neonatais também são vistas nesse período.

As convulsões mais comuns que surgem na *segunda infância* são as convulsões febris, que são convulsões associadas a febre sem evidências de infecção do SNC ou outras causas definidas. A prevalência global é de 3 a 5%, e ainda mais alta em algumas regiões do mundo, como a Ásia. Os pacientes com frequência têm história familiar de convulsões febris ou epilepsia.

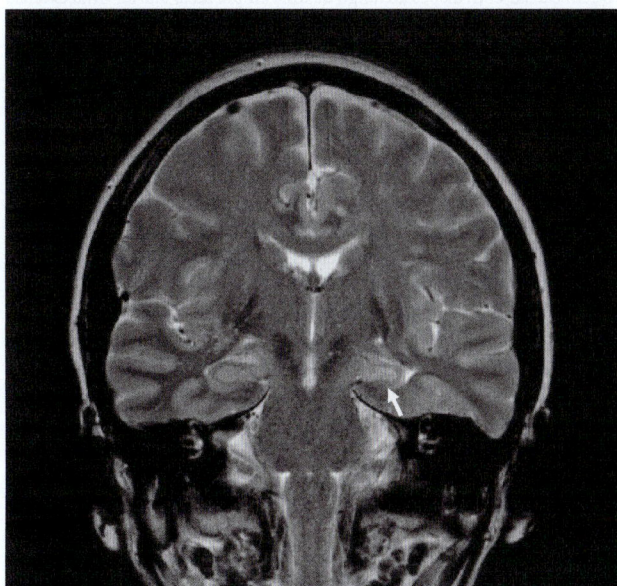

FIGURA 425-1 Epilepsia do lobo temporal mesial. O eletrencefalograma e a semiologia da convulsão foram consistentes com um foco no lobo temporal esquerdo. Essa imagem de ressonância magnética coronal de alta resolução ponderada em T2 com *fast spin echo* obtida com 3 Tesla está no nível dos corpos hipocampais e mostra sinal aumentado anormal, borramento da arquitetura da lâmina interna e tamanho reduzido do hipocampo esquerdo (*seta*) em relação ao direito. Essa tríade de achados no exame de imagem é consistente com esclerose hipocampal.

TABELA 425-4 ■ Causas de convulsões	
Recém-nascidos (< 1 mês)	Hipoxia e isquemia perinatais Hemorragia e traumatismo intracranianos Infecção do SNC Distúrbios metabólicos (hipoglicemia, hipocalcemia, hipomagnesemia, deficiência de piridoxina) Abstinência de substâncias Distúrbios do desenvolvimento Distúrbios genéticos
Infância (> 1 mês e < 12 anos)	Convulsões febris Distúrbios genéticos (síndromes metabólicas, degenerativas, primárias epilépticas) Infecção do SNC Distúrbios do desenvolvimento Traumatismo
Adolescentes (12-18 anos)	Traumatismo Distúrbios genéticos Infecção Uso de substâncias ilícitas Tumor cerebral
Adultos jovens (18-35 anos)	Traumatismo Abstinência de álcool Uso de substâncias ilícitas Tumor cerebral Autoanticorpos
Adultos mais velhos (> 35 anos)	Doença cerebrovascular Tumor cerebral Abstinência de álcool Distúrbios metabólicos (uremia, insuficiência hepática, anormalidades eletrolíticas, hipoglicemia, hiperglicemia) Doença de Alzheimer e outras doenças degenerativas do SNC Autoanticorpos

Sigla: SNC, sistema nervoso central.

As convulsões febris ocorrem entre 3 meses e 5 anos de idade, e têm um pico de incidência entre os 18 e 24 meses. O quadro típico é o de uma criança que apresenta convulsão tônico-clônica generalizada durante uma enfermidade febril gerada por uma infecção comum da infância, por exemplo, otite média, infecção respiratória ou gastrenterite. A convulsão é mais propensa a ocorrer durante a fase de elevação da curva de temperatura (i.e., no primeiro dia) do que nos estágios subsequentes da enfermidade. Uma convulsão febril *simples* é um evento único isolado, breve e de apresentação simétrica. As convulsões febris *complexas* apresentam atividade convulsiva repetida, duram mais de 15 minutos ou têm características focais. Cerca de um terço dos pacientes com convulsões febris sofrem recorrência, porém < 10% têm três ou mais episódios. As recorrências são mais prováveis quando a convulsão febril ocorre no primeiro ano de vida. As convulsões febris simples não se associam a aumento do risco de epilepsia, enquanto as convulsões febris complexas têm risco de 2 a 5%; outros fatores de risco incluem a presença de déficits neurológicos prévios e história familiar de convulsões não febris.

A *terceira infância* assinala a época em que muitas síndromes epilépticas bem definidas se manifestam. Algumas crianças que são normais nos demais aspectos desenvolvem convulsões tônico-clônicas generalizadas idiopáticas sem outras características que se encaixem em síndromes específicas. A epilepsia do lobo temporal em geral manifesta-se na infância e pode ter relação com a esclerose do lobo temporal mesial (como parte da síndrome de ELTM) ou outras anormalidades focais, como disgenesia cortical. Outros tipos de convulsões focais, incluindo aquelas que evoluem para convulsões generalizadas, podem ser uma manifestação relativamente tardia de um distúrbio do desenvolvimento, de uma lesão adquirida – como traumatismo craniano –, de infecção do SNC (em especial encefalite viral) ou, muito raramente, de tumor do SNC.

O período da *adolescência e início da idade adulta* é uma fase de transição, durante a qual síndromes epilépticas de origem genética ou idiopática, como a EMJ e a epilepsia de ausência juvenil, tornam-se menos comuns, enquanto as epilepsias secundárias a lesões adquiridas do SNC começam a predominar. As convulsões que começam em pacientes dessa faixa etária podem estar associadas a traumatismo craniano, infecções do SNC (incluindo infecções parasitárias como a cisticercose), tumores cerebrais, anormalidades congênitas do SNC, uso de substâncias ilícitas ou abstinência de álcool. Autoanticorpos dirigidos contra antígenos do SNC como receptores de glutamato ou canais de potássio são uma causa de epilepsia que também começa a aparecer nesse grupo etário (embora casos de autoimunidade sejam cada vez mais descritos na população pediátrica), incluindo pacientes sem um câncer identificável. Deve-se suspeitar dessa etiologia quando um indivíduo previamente normal apresenta um padrão de convulsões particularmente agressivo que se desenvolve ao longo de semanas a meses e que se caracteriza por convulsões cada vez mais frequentes e prolongadas, particularmente quando combinadas com sintomas psiquiátricos e alterações da função cognitiva (Cap. 94).

O traumatismo craniano é uma causa comum de epilepsia em adolescentes e adultos. A lesão craniana pode ser causada por uma variedade de mecanismos, e a probabilidade de desenvolver epilepsia correlaciona-se fortemente com a gravidade da lesão. Um paciente com trauma craniano penetrante, fratura craniana com afundamento, hemorragia intracraniana ou coma ou amnésia pós-traumática prolongada apresenta um risco de 30 a 50% de ter epilepsia, enquanto aqueles com lesão craniana fechada e contusão cerebral têm risco de 5 a 25%. Convulsões recorrentes costumam surgir em 1 ano após o traumatismo craniano, embora já se tenham descrito intervalos de mais de 10 anos. Em estudos controlados, traumatismos cranianos leves, definidos como concussão com amnésia ou perda de consciência por < 30 minutos, estiveram associados a aumento apenas discreto da probabilidade de epilepsia. Não obstante, a maioria dos epileptólogos conhece casos de pacientes que apresentaram convulsões focais horas ou dias após um traumatismo craniano leve e depois tiveram convulsões crônicas do mesmo tipo; esses casos podem representar exemplos raros de epilepsia crônica secundária a traumatismo craniano leve.

As causas de convulsões em *adultos mais velhos* incluem doença cerebrovascular, traumatismo (incluindo hematoma subdural), tumores do SNC e doenças degenerativas. A doença cerebrovascular pode ser responsável por cerca de 50% dos novos casos de epilepsia em pacientes > 65 anos de idade. As convulsões agudas (i.e., que ocorrem no momento do AVC) são vistas com maior frequência no AVC embólico do que no hemorrágico ou trombótico. As convulsões crônicas surgem meses a anos após o evento inicial e estão associadas a todas as formas de AVC.

Distúrbios metabólicos como desequilíbrio eletrolítico, hipo ou hiperglicemia, insuficiência renal e insuficiência hepática podem causar convulsões em qualquer idade. De modo semelhante, os distúrbios endócrinos, as doenças hematológicas, as vasculites e muitas outras doenças sistêmicas podem causar convulsões ao longo de uma ampla faixa etária. Uma extensa variedade de fármacos e substâncias de uso abusivo sabidamente também precipitam convulsões (Tab. 425-5).

MECANISMOS BÁSICOS

MECANISMOS DE INÍCIO E PROPAGAÇÃO DA CONVULSÃO

A atividade convulsiva focal pode começar em uma região bem definida do córtex e depois lentamente invadir as regiões vizinhas. A característica fundamental de uma convulsão bem definida é uma "ponta" eletrográfica devido a disparos intensos quase simultâneos de um grande número de neurônios excitatórios locais, resultando em uma hipersincronização aparente dos disparos excitatórios em uma região cortical relativamente grande. A atividade paroxística em neurônios individuais (o "desvio paroxístico da despolarização") é causada por despolarização de duração relativamente longa da membrana neuronal decorrente do influxo de cálcio extracelular (Ca^{2+}), o qual leva à abertura dos canais de sódio (Na^+) dependentes de voltagem, influxo de Na^+ e geração de potenciais de ação repetitivos. Isso é seguido de um pós-potencial hiperpolarizante mediado pelos receptores do ácido γ-aminobutírico (GABA) ou canais de potássio (K^+), de acordo com o tipo celular. Os disparos sincronizados de um número suficiente de neurônios resultam na somação de potenciais de campo produzindo a chamada descarga em ponta no EEG.

A onda de disseminação da convulsão é alentecida e, por fim, interrompida pela hiperpolarização intacta e uma inibição "circundante" criada pela ativação progressiva de neurônios inibitórios. Com ativação suficiente, há um recrutamento dos neurônios circundantes por meio de vários mecanismos sinápticos e não sinápticos, incluindo (1) aumento do K^+ extracelular, que amortece a hiperpolarização e despolariza neurônios vizinhos; (2) acúmulo de Ca^{2+} nos terminais pré-sinápticos, levando a maior liberação de neurotransmissores; e (3) ativação induzida pela despolarização do subtipo N-metil-D-aspartato (NMDA) do receptor de aminoácidos excitatórios, que

TABELA 425-5 ■ Fármacos e outras substâncias que podem causar convulsões

Agentes alquilantes (p. ex., bussulfano, clorambucila)
Antimaláricos (cloroquina, mefloquina)
Antimicrobianos/antivirais
  β-Lactâmicos e compostos afins
  Quinolonas
  Aciclovir
  Isoniazida
  Ganciclovir
Anestésicos e analgésicos
  Meperidina
  Fentanila
  Tramadol
  Anestésicos locais
Suplementos dietéticos
  Efedra (ma huang)
  Gingko
Agentes imunomoduladores
  Ciclosporina
  OKT3 (anticorpos monoclonais contra células T)
  Tacrolimo
  Interferonas
Psicotrópicos
  Antidepressivos (p. ex., bupropiona)
  Antipsicóticos (p. ex., clozapina)
  Lítio
Agentes de contraste radiológicos
Abstinência de substâncias
  Álcool
  Baclofeno
  Barbitúricos (de ação curta)
  Benzodiazepínicos (de ação curta)
  Zolpidem
Substâncias de abuso
  Anfetamina
  Cocaína
  Fenciclidina
  Metilfenidato
Flumazenil[a]

[a] Em pacientes dependentes de benzodiazepínicos.

causa influxo adicional de Ca^{2+} e ativação neuronal; e (4) interações efáticas relacionadas com alterações da osmolaridade tecidual e edema celular. O recrutamento de uma quantidade suficiente de neurônios leva à propagação de correntes excitatórias para áreas contíguas por meio de conexões corticais locais, e para áreas mais distantes por meio de vias comissurais longas como o corpo caloso.

Muitos fatores controlam a excitabilidade neuronal e, dessa maneira, existem muitos mecanismos com o potencial de alterar a propensão do neurônio a apresentar atividade paroxística. Os mecanismos *intrínsecos* ao neurônio incluem alterações na condutância dos canais iônicos, nas características de resposta dos receptores da membrana, no tamponamento citoplasmático, nos sistemas de segundo mensageiro e na expressão de proteínas determinada pela transcrição, tradução e modificação pós-traducional dos genes. Os mecanismos *extrínsecos* ao neurônio abrangem modificações na quantidade ou no tipo de neurotransmissores presentes na sinapse, modulação de receptores por íons extracelulares e outras moléculas e propriedades temporais e espaciais dos impulsos aferentes sinápticos e não sinápticos. As células não neuronais, como os astrócitos e oligodendrócitos, também exercem um papel importante em muitos desses mecanismos.

Determinadas causas reconhecidas de convulsões são explicadas por esses mecanismos. Por exemplo, a ingestão acidental de ácido domoico, um análogo do glutamato (o principal neurotransmissor excitatório do cérebro) produzido por algas microscópicas de ocorrência natural, causa convulsões intensas por meio da ativação direta de receptores de aminoácidos excitatórios em todo o SNC. A penicilina, capaz de reduzir o limiar convulsivo em humanos e um potente convulsivante em modelos experimentais, reduz a inibição ao antagonizar os efeitos do GABA no seu receptor. Os mecanismos básicos de outros fatores desencadeantes de convulsões, como privação do sono, febre, abstinência alcoólica, hipóxia e infecção, são menos bem compreendidos, mas presume-se que envolvam perturbações análogas da excitabilidade neuronal. Do mesmo modo, os fatores endógenos que determinam o limiar convulsivo do indivíduo também podem estar relacionados com tais propriedades.

O conhecimento dos mecanismos responsáveis pelo início e pela propagação da maioria das convulsões generalizadas (incluindo os tipos tônico-clônico, mioclônico e atônico) ainda é rudimentar e reflete a compreensão limitada da conectividade do cérebro no nível de sistemas. Sabe-se muito mais sobre a origem das descargas em ponta-onda generalizadas das crises de ausência. Elas parecem ter relação com os ritmos oscilatórios normalmente gerados durante o sono por circuitos que conectam o tálamo e o córtex. Esse comportamento oscilatório envolve uma interação entre receptores $GABA_B$, canais de Ca^{2+} do tipo T e canais de K^+ localizados dentro do tálamo. Estudos farmacológicos indicam que a modulação desses receptores e canais pode induzir crises de ausência, e há boas evidências de que as formas genéticas da epilepsia de ausência possam estar associadas a mutações de componentes desse sistema.

MECANISMOS DA EPILEPTOGÊNESE

Epileptogênese refere-se à transformação da rede neuronal normal em uma rede que é cronicamente hiperexcitável. Muitas vezes, há um atraso de meses a anos entre a lesão inicial do SNC, como traumatismo, AVC ou infecção, e a primeira convulsão clinicamente evidente. A lesão parece desencadear um processo que gradualmente diminui o limiar convulsivo na região afetada, até que ocorra uma convulsão espontânea. Em muitas formas genéticas e idiopáticas de epilepsia, presume-se que a epileptogênese seja determinada por eventos regulados ao longo do desenvolvimento.

Estudos patológicos do hipocampo de pacientes com epilepsia do lobo temporal sugeriram que algumas formas de epileptogênese teriam relação com *alterações estruturais nas redes neuronais*. Por exemplo, muitos pacientes com ELTM sofrem perda altamente seletiva de neurônios, que normalmente contribuem para a inibição dos principais neurônios excitatórios contidos no giro denteado. Há também evidências de que, em resposta à perda de neurônios, ocorre reorganização dos neurônios sobreviventes de uma forma que afetaria a excitabilidade da rede. Algumas dessas alterações são vistas em modelos experimentais de convulsões elétricas prolongadas ou lesão cerebral traumática. Assim, uma lesão inicial como o traumatismo craniano pode gerar uma região focal de modificação estrutural que causa hiperexcitabilidade local. A hiperexcitabilidade local origina novas alterações estruturais que evoluem ao longo do tempo, até que a lesão focal produz convulsões clinicamente evidentes. Modelos semelhantes forneceram fortes evidências de alterações em longo prazo nas *propriedades bioquímicas intrínsecas das células* contidas na rede, como alterações crônicas na função do receptor de glutamato ou GABA. A indução de cascatas inflamatórias também pode constituir um fator crítico nesses processos.

CAUSAS GENÉTICAS DE EPILEPSIA

O progresso recente mais importante nas pesquisas sobre epilepsia foi a identificação de mutações genéticas associadas a uma variedade de síndromes epilépticas (Tab. 425-2). Embora a maioria das mutações identificadas até o presente cause formas raras de epilepsia, sua descoberta proporcionou avanços conceituais extremamente importantes. Por exemplo, parece que muitas das epilepsias hereditárias resultam de mutações que afetam a função dos canais iônicos. Portanto, essas síndromes fazem parte do grupo maior de canalopatias que causam distúrbios paroxísticos como arritmias cardíacas, ataxia episódica, fraqueza periódica e migrânea (enxaqueca) hemiplégica familiar. Foi constatado que outras mutações gênicas estão associadas a vias que influenciam o desenvolvimento do SNC, a fisiologia sináptica ou a homeostase neuronal. Mutações *de novo* podem explicar uma proporção significativa dessas síndromes, em especial aquelas que começam no início da infância. Um desafio atual é identificar os múltiplos genes de suscetibilidade que originam as formas mais comuns de epilepsia idiopática. Mutações nos canais iônicos e variantes do número de cópias podem contribuir para a causa em um subgrupo desses pacientes.

MECANISMOS DE AÇÃO DOS FÁRMACOS ANTICONVULSIVANTES

Os agentes anticonvulsivantes parecem atuar basicamente por bloqueio do início ou da propagação das convulsões. Isso ocorre por meio de diversos mecanismos que modificam a atividade dos canais iônicos ou dos neurotransmissores e, na maioria dos casos, os fármacos possuem efeitos pleiotrópicos. Os mecanismos incluem inibição dos potenciais de ação dependentes de Na^+ de maneira dependente da frequência (p. ex., fenitoína, carbamazepina, lamotrigina, topiramato, zonisamida, lacosamida, rufinamida, cenobamato), inibição dos canais de Ca^{2+} dependentes de voltagem (fenitoína, gabapentina, pregabalina), facilitação da abertura dos canais de potássio (ezogabina), atenuação da atividade do glutamato (lamotrigina, topiramato, felbamato, perampanel), potencialização da função dos receptores GABA (benzodiazepínicos e barbitúricos), aumento da disponibilidade de GABA (ácido valproico, gabapentina, tiagabina) e modulação da liberação de vesículas sinápticas (levetiracetam, brivaracetam). Dois dos fármacos efetivos para as crises de ausência, a etossuximida e o ácido valproico, provavelmente atuam pela inibição dos canais de Ca^{2+} do tipo T nos neurônios talâmicos. O canabidiol (CBD), um derivado das plantas de *cannabis*, é eficaz na redução de convulsões em crianças com síndrome de Dravet e síndrome de Lennox-Gastaut, mas não atua através de receptores canabinoides endógenos. Em vez disso, o CBD tem um mecanismo de ação multimodal que envolve a modulação do cálcio intracelular via receptor 55 acoplado à proteína G, influxo de cálcio extracelular via canais vaniloides tipo 1 do receptor de potencial transitório (TRPV1) e sinalização mediada por adenosina.

Em contrapartida à quantidade relativamente grande de anticonvulsivantes capazes de atenuar a atividade convulsiva, hoje não existem fármacos conhecidos que impeçam a formação de um foco convulsivo após lesão do SNC. O futuro desenvolvimento desses agentes "antiepileptogênicos" proporcionará uma forma importante de prevenir o surgimento de epilepsia após lesões como traumatismo craniano, AVC e infecção do SNC.

ABORDAGEM AO PACIENTE

Convulsão

Quando um paciente é atendido logo após uma convulsão, as prioridades iniciais são atenção aos sinais vitais, suporte respiratório e cardiovascular e tratamento das convulsões, caso elas retornem (ver "Tratamento: Convulsões e epilepsia", adiante). Condições potencialmente letais, como infecção do SNC, desequilíbrios metabólicos ou intoxicação por substâncias, devem ser identificadas e tratadas da maneira adequada.

Quando o paciente não está agudamente enfermo, a avaliação inicial concentra-se na pesquisa da história de convulsões prévias (Fig. 425-2). Se for a primeira crise, então a ênfase será em (1) definir se o episódio descrito foi uma convulsão ou outro evento paroxístico, (2) determinar a causa da convulsão pela identificação de fatores de risco e eventos desencadeantes e (3) decidir se é necessário instituir terapia anticonvulsivante além do tratamento da doença subjacente.

No paciente com convulsões anteriores ou história conhecida de epilepsia, a avaliação é direcionada para (1) identificação da causa subjacente e fatores precipitantes e (2) determinação da adequação da terapia atual do paciente.

ANAMNESE E EXAME FÍSICO

O primeiro objetivo é determinar se o evento de fato foi uma convulsão. Uma anamnese minuciosa é essencial, pois *em muitos casos, o diagnóstico de uma convulsão se baseia unicamente em critérios clínicos – o exame físico e os testes laboratoriais costumam ser normais*. As perguntas devem concentrar-se nos sintomas que ocorreram antes, durante e após o episódio a fim de discriminar entre convulsão e outros eventos paroxísticos (ver "Diagnóstico diferencial das convulsões", adiante). As convulsões com frequência ocorrem fora do ambiente hospitalar, e o paciente pode não ter consciência das fases ictal e pós-ictal imediata; portanto, as testemunhas do evento devem ser questionadas cuidadosamente.

A anamnese deve concentrar-se nos fatores de risco e eventos predisponentes. Os indícios de predisposição a convulsões incluem história de convulsões febris, história familiar de convulsões e, de importância particular, auras ou convulsões breves anteriores não reconhecidas como tais. Fatores epileptogênicos, como traumatismo craniano anterior, AVC, tumor ou infecção do SNC, devem ser identificados. Nas crianças, uma avaliação cuidadosa dos marcos do desenvolvimento pode proporcionar evidências de uma doença subjacente do SNC. Também é necessário identificar fatores desencadeantes como privação do sono, doenças sistêmicas, desequilíbrios eletrolíticos ou metabólicos, infecção aguda, fármacos que reduzem o limiar convulsivo (Tab. 425-5) ou uso de álcool ou substâncias ilícitas.

O exame físico geral inclui uma pesquisa de sinais de infecção ou enfermidade sistêmica. Um exame cuidadoso da pele pode revelar sinais de distúrbios neurocutâneos, como esclerose tuberosa ou neurofibromatose, ou de uma doença renal ou hepática crônica. A detecção de organomegalia pode indicar uma doença metabólica de depósito, e a assimetria dos membros fornece um indício de lesão cerebral no início do desenvolvimento. Devem-se procurar por sinais de traumatismo craniano e uso de álcool e substâncias ilícitas. A ausculta cardíaca e das artérias carótidas pode evidenciar uma anormalidade que predisponha a doença cerebrovascular.

Todos os pacientes necessitam de exame neurológico completo, com ênfase especial na pesquisa de sinais de doença hemisférica cerebral (Cap. 422). Uma avaliação cuidadosa do estado mental (incluindo a memória, a linguagem e o pensamento abstrato) pode sugerir lesões nos lobos frontal anterior, parietal ou temporal. O teste dos campos visuais ajuda no rastreamento de lesões das vias ópticas e dos lobos occipitais. Os testes de rastreamento da função motora, como queda em pronação, reflexos tendíneos profundos, marcha e coordenação, podem sugerir lesões do córtex motor (frontal), e os testes de sensibilidade cortical (p. ex., estimulação simultânea dupla) podem detectar lesões no córtex parietal.

EXAMES LABORATORIAIS

Exames de sangue de rotina estão indicados para identificar as causas metabólicas mais comuns das convulsões, como anormalidades nos eletrólitos, glicose, cálcio ou magnésio e doenças hepática ou renal. Também se deve solicitar rastreamento para toxinas no sangue e na urina de todos os pacientes que pertençam aos grupos de risco apropriados, principalmente se não for identificado um fator precipitante claro. A punção lombar é indicada se houver qualquer suspeita de meningite ou encefalite, e é obrigatória em todos os pacientes infectados pelo HIV, mesmo na ausência de sinais ou sintomas sugestivos de infecção. O teste para autoanticorpos no soro e no líquido cerebrospinal (LCS) deve ser considerado em pacientes com início fulminante de epilepsia associada a outras anormalidades, como sintomas psiquiátricos e distúrbios cognitivos.

EXAMES ELETROFISIOLÓGICOS

A atividade elétrica do cérebro (o EEG) é facilmente registrada por meio de eletrodos aplicados no couro cabeludo. A diferença de potencial entre os pares de eletrodos posicionados no couro cabeludo (derivação bipolar) ou entre eletrodos específicos e um ponto de referência comum relativamente inativo (derivação referencial) é amplificada e exibida na tela de um computador, no osciloscópio ou no papel. Sistemas digitais permitem que o EEG seja reconstruído e visualizado em qualquer formato desejado, sendo manipulado para uma análise mais detalhada, possibilitando também que técnicas computadorizadas sejam usadas para detectar certas anormalidades. As características do EEG normal dependem da idade e do nível de vigília do paciente. Em geral, a atividade rítmica registrada representa os potenciais pós-sinápticos das células piramidais orientadas verticalmente no córtex cerebral e é classificada com base em sua frequência. Nos adultos normais despertos e deitados tranquilamente com os olhos fechados, o EEG mostra, nas regiões posteriores, um ritmo alfa de 8 a 13 Hz, entremeado com quantidade variável de atividade (beta) mais rápida (> 13 Hz) generalizada; o ritmo alfa é atenuado quando os olhos são abertos (Fig. 425-3). No estado de sonolência, o ritmo alfa também diminui; no sono superficial, as atividades mais lentas nas faixas teta (4-7 Hz) e delta (< 4 Hz) tornam-se mais evidentes.

Todos os pacientes com suspeita de um distúrbio convulsivo devem ser avaliados com EEG assim que possível. Na avaliação de um paciente com suspeita de epilepsia, a presença de *atividade convulsiva eletrográfica* durante o evento clinicamente evidente – isto é, atividade rítmica repetitiva anormal com início e fim distintos – estabelece o diagnóstico claramente. O EEG sempre é anormal durante convulsões tônico-clônicas generalizadas. Contudo, a ausência de atividade convulsiva eletrográfica não exclui um distúrbio convulsivo porque convulsões focais podem originar-se de uma região do córtex que não pode ser detectada por eletrodos no

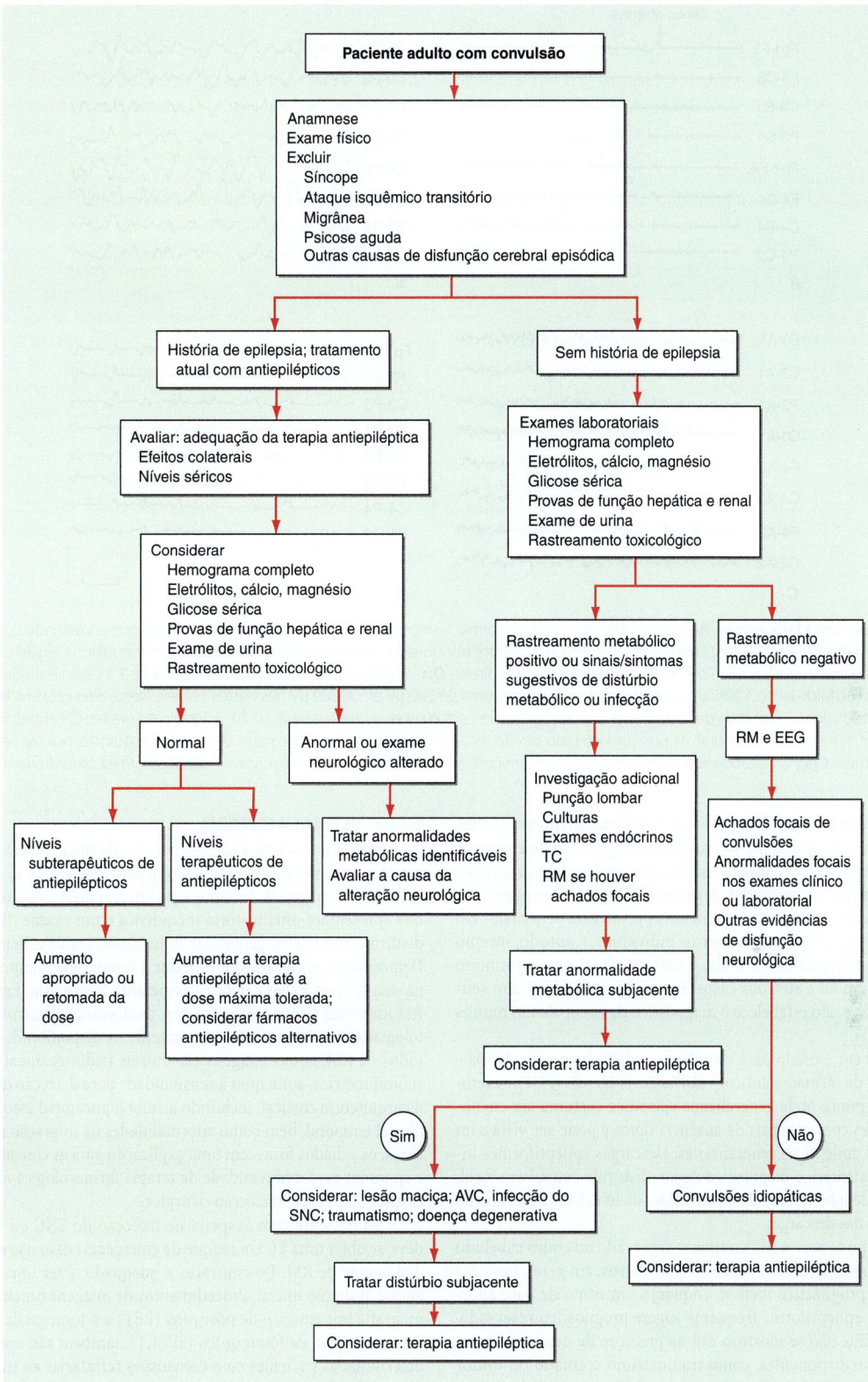

FIGURA 425-2 Avaliação do paciente adulto com convulsão. AVC, acidente vascular cerebral; EEG, eletrencefalograma; RM, ressonância magnética; SNC, sistema nervoso central; TC, tomografia computadorizada.

couro cabeludo. Como as convulsões são, em geral, infrequentes e imprevisíveis, muitas vezes é impossível realizar o EEG durante um evento clínico. Nessas situações, procedimentos ativadores são geralmente realizados, enquanto o EEG é registrado na tentativa de provocar anormalidades. Esses procedimentos costumam incluir hiperventilação (por 3 ou 4 min), estimulação fótica, sono e privação de sono durante a noite que antecede o exame. O monitoramento contínuo por longos períodos em unidades de telemetria com vídeo-EEG de pacientes hospitalizados ou o uso de equipamento portátil para registrar o EEG continuamente por ≥ 24 horas em pacientes ambulatoriais facilita a captura dos achados eletrofisiológicos correlacionados aos eventos clínicos. Em particular, a telemetria com vídeo-EEG é hoje um exame rotineiro para o diagnóstico preciso de epilepsia em pacientes com eventos mal caracterizados ou convulsões de difícil controle.

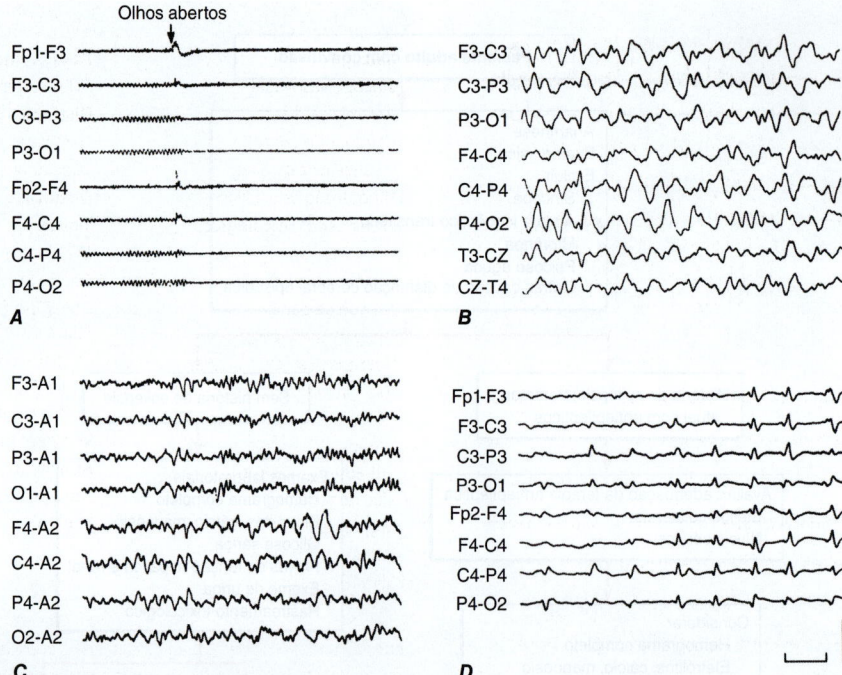

FIGURA 425-3 **Eletrencefalogramas. A.** Eletrencefalograma (EEG) normal demonstrando ritmo alfa posterior de 9 Hz, que é atenuado com a abertura dos olhos. **B.** EEG anormal com atividade lenta difusa irregular em um paciente obnubilado com encefalite. **C.** Atividade lenta irregular na região central direita com ritmo de base difusamente lento em um paciente com glioma parietal direito. **D.** Complexos periódicos com frequência de 1 a cada segundo em um paciente com doença de Creutzfeldt-Jacob. Calibração horizontal: 1 s; calibração vertical: 200 μV em A, 300 μV nos outros painéis. Nesta e na próxima figura, as posições dos eletrodos são indicadas à esquerda de cada painel e estão de acordo com o sistema internacional 10-20. A, lóbulo da orelha; C, central; F, frontal; Fp, polar frontal; O, occipital; P, parietal; T, temporal. As posições do lado direito estão indicadas por números pares, as do lado esquerdo, por números ímpares, e as posições na linha média, por Z. *(Reproduzida, com permissão, de MJ Aminoff: Aminoff's Electrodiagnosis in Clinical Neurology, 6th ed. Oxford: Elsevier Saunders, 2012.)*

O EEG também pode ser útil no período interictal ao mostrar certas anormalidades que são altamente sugestivas do diagnóstico de epilepsia. Essa *atividade epileptiforme* consiste em disparos de descargas anormais que contêm pontas ou ondas agudas. A presença de atividade epileptiforme não é específica de epilepsia, mas tem uma prevalência bem maior em pacientes com epilepsia do que em outros indivíduos. Contudo, mesmo no paciente com epilepsia confirmada, o EEG interictal inicial rotineiro pode ser normal em 50 a 80% dos casos. Por essa razão, o EEG tem sensibilidade limitada e não estabelece o diagnóstico da epilepsia em muitos casos.

O EEG também é usado para classificar os distúrbios convulsivos e ajudar na seleção de fármacos anticonvulsivantes (Fig. 425-4). Por exemplo, atividade de ponta-onda generalizada episódica costuma ser encontrada em pacientes com epilepsia de ausência típica e pode ser vista com outras síndromes epilépticas generalizadas. Descargas epileptiformes interictais focais sustentam o diagnóstico de um distúrbio convulsivo focal, como a epilepsia do lobo temporal ou convulsões do lobo frontal, de acordo com a localização das descargas.

Também se pode usar o EEG rotineiro registrado no couro cabeludo para avaliar o prognóstico dos distúrbios convulsivos; em geral, um EEG normal significa prognóstico melhor, enquanto um ritmo de base anormal ou atividade epileptiforme frequente sugere prognóstico reservado. Infelizmente, o EEG não se mostrou útil na predição de quais pacientes com distúrbios predisponentes, como traumatismo craniano ou tumor cerebral, terão epilepsia, porque nessas circunstâncias a atividade epileptiforme é comumente encontrada, independentemente da ocorrência de convulsões.

A magnetencefalografia (MEG) oferece outro modo não invasivo de avaliar a atividade cortical. Em vez de medir a atividade elétrica do cérebro, ela mede os pequenos campos magnéticos que são gerados por essa atividade. Pode-se analisar a atividade epileptiforme vista na MEG e estimar sua origem no cérebro por intermédio de uma variedade de técnicas matemáticas. Essas estimativas da origem podem então ser transferidas para uma imagem anatômica do cérebro, como uma RM (descrita adiante), para gerar uma imagem de fonte magnética (MSI, de *magnetic source image*). A MSI pode ser útil para localizar focos convulsivos em potencial.

EXAMES DE IMAGEM CEREBRAL

Quase todos os pacientes com convulsões de início recente devem ser submetidos a exames de imagem cerebral para determinar se existe uma anormalidade estrutural. A única exceção em potencial a essa regra são crianças que apresentam uma história inequívoca e um exame físico sugestivo de distúrbio convulsivo generalizado benigno, como epilepsia de ausência. Demonstrou-se que a RM é superior à tomografia computadorizada (TC) na detecção de lesões cerebrais associadas à epilepsia. Em alguns casos, a RM identifica lesões como tumores, malformações vasculares e outras patologias que exigem tratamento urgente. A disponibilidade de novos métodos de RM, como imagens estruturais tridimensionais com resolução submilimétrica, aumentou a sensibilidade para detecção de anormalidades da arquitetura cortical, incluindo atrofia hipocampal associada à esclerose mesial temporal, bem como anormalidades da migração neuronal. Nesses casos, os achados fornecem uma explicação para as convulsões do paciente e apontam para a necessidade de terapia farmacológica anticonvulsivante crônica ou possível ressecção cirúrgica.

No paciente com suspeita de infecção do SNC ou lesão expansiva, deve-se obter uma TC em regime de emergência caso não se disponha imediatamente de RM. Do contrário, é adequado obter uma RM alguns dias após a avaliação inicial. Procedimentos de imagens funcionais, como a tomografia por emissão de pósitrons (PET) e a tomografia computadorizada por emissão de fóton único (SPECT), também são usados para avaliar determinados pacientes com convulsões refratárias ao tratamento clínico (descritas adiante).

TESTE GENÉTICO

Com o reconhecimento cada vez maior de que há mutações gênicas específicas que causam a epilepsia, o teste genético está começando a surgir como parte da avaliação diagnóstica de pacientes com epilepsia. Além de fornecer um diagnóstico definitivo (o que pode ser de grande benefício para o paciente e seus familiares e abreviar a realização de exames laboratoriais adicionais inconclusivos), o teste genético pode proporcionar um guia para opções terapêuticas (ver seção "Seleção de fármacos anticonvulsivantes" adiante). Atualmente, o teste genético está sendo feito principalmente em bebês e crianças com síndromes epilépticas que se acredita terem uma

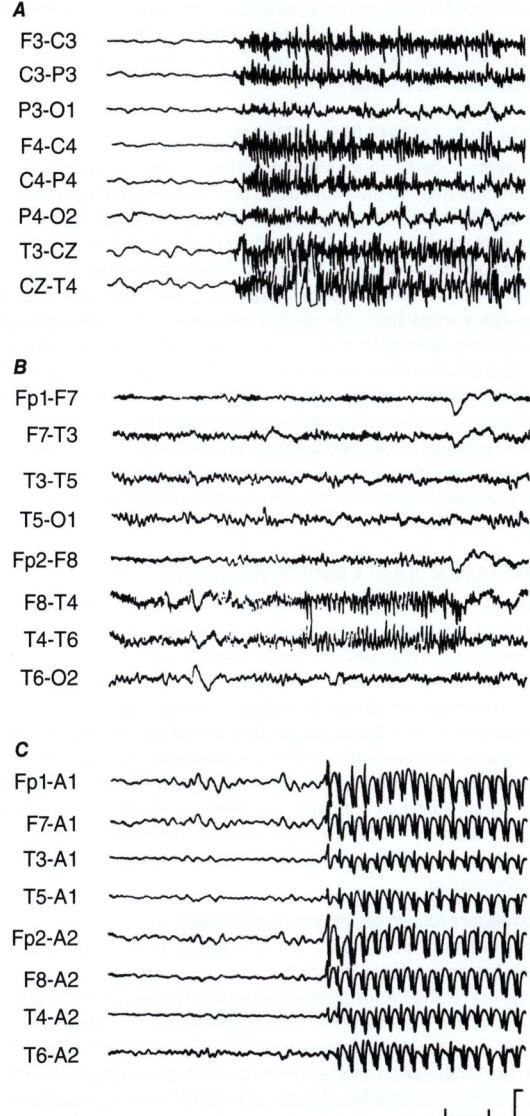

FIGURA 425-4   Convulsões eletrográficas. A. Início de uma convulsão tônica com atividade aguda repetitiva generalizada com início sincrônico nos dois hemisférios. **B.** Paroxismo de pontas repetitivas de início súbito na região temporal direita, durante um episódio clínico evidenciado pelo comprometimento transitório da consciência. **C.** Atividade de ponta-onda generalizada a 3 Hz com início sincrônico nos dois hemisférios durante uma crise de ausência. Calibração horizontal: 1 s; calibração vertical: 400 μV em A, 200 μV em B e 750 μV em C. *(Reproduzida, com permissão, de MJ Aminoff]: Aminoff's Electrodiagnosis in Clinical Neurology, 6th ed. Oxford: Elsevier Saunders, 2012.)*

causa genética, mas também devem ser considerados em pacientes mais velhos com história sugestiva de uma síndrome epiléptica genética não diagnosticada que começou cedo na vida.

DIAGNÓSTICO DIFERENCIAL DAS CONVULSÕES

A Tabela 425-6 lista distúrbios que podem simular convulsões. Na maioria dos casos, é possível distinguir as convulsões de outras doenças por meio de uma anamnese meticulosa e exames laboratoriais relevantes. Ocasionalmente, podem ser necessários outros exames, como monitoração por vídeo-EEG, estudos do sono, *tilt test* ou eletrofisiologia cardíaca para chegar ao diagnóstico correto. Duas das síndromes não epilépticas mais comuns no diagnóstico diferencial são discutidas adiante.

SÍNCOPE

(Ver também Cap. 21) O dilema diagnóstico mais frequente é diferenciar entre uma convulsão generalizada e síncope. As observações feitas pelo paciente e por testemunhas capazes de ajudar a discriminar as duas são

TABELA 425-6 ■ Diagnóstico diferencial das convulsões

Síncope	**Ataque isquêmico transitório (AIT)**
Síncope vasovagal	AIT da artéria basilar
Arritmia cardíaca	**Distúrbios do sono**
Cardiopatia valvar	Narcolepsia/cataplexia
Insuficiência cardíaca	Mioclonia benigna do sono
Hipotensão ortostática	**Distúrbios do movimento**
Transtornos psicológicos	Tiques
Convulsão psicogênica	Mioclonia não epiléptica
Hiperventilação	Coreoatetose paroxística
Ataque de pânico	**Considerações especiais em crianças**
Distúrbios metabólicos	
"Apagões" (*blackouts*) em alcoolistas	Crises de perda de fôlego
Delirium tremens	Migrânea com dor abdominal recorrente e vômitos cíclicos
Hipoglicemia	Vertigem paroxística benigna
Hipoxia	Apneia
Substâncias psicoativas (p. ex., alucinógenos)	Terrores noturnos
Migrânea	Sonambulismo
Migrânea confusional	
Migrânea basilar	

citadas na Tabela 425-7. As características de uma convulsão incluem a presença de aura, cianose, inconsciência, manifestações motoras por > 15 segundos, desorientação pós-ictal, dores musculares e sonolência. Em contrapartida, a probabilidade de um episódio sincopal é maior se o acontecimento tiver sido provocado por dor aguda ou ansiedade ou ocorrido logo após levantar-se da posição deitada ou sentada. Pacientes com síncope costumam descrever uma transição estereotipada da consciência para inconsciência que inclui cansaço, sudorese, náusea e visão em túnel, e apresentam uma perda relativamente breve da consciência. Cefaleia ou incontinência em geral sugerem uma convulsão, mas às vezes também ocorrem na síncope. Um período breve (i.e., 1-10 s) de atividade motora convulsiva é frequentemente observado logo após o início de um episódio sincopal, sobretudo se o paciente permanecer em postura ereta após desmaiar (p. ex., na cadeira de dentista) e, portanto, tiver redução persistente da perfusão cerebral. Raramente, um episódio sincopal induz uma convulsão tônico-clônica completa. Nesses casos, a avaliação deve concentrar-se na causa do evento sincopal e na possibilidade de o paciente ter propensão a convulsões recorrentes. Os sintomas pós-ictais podem ser muito úteis para diferenciar

TABELA 425-7 ■ Características que distinguem entre convulsão tônico-clônica generalizada e síncope

Manifestações	Convulsão	Síncope
Fatores desencadeantes imediatos	Geralmente nenhum	Estresse emocional, manobra de Valsalva, hipotensão ortostática, etiologias cardíacas
Sintomas premonitórios	Nenhum ou aura (p. ex., odor estranho)	Cansaço, náuseas, sudorese, visão em túnel
Postura no início	Variável	Em geral ereta
Transição para a inconsciência	Geralmente imediata	Gradualmente, em segundos[a]
Duração da inconsciência	Minutos	Segundos
Duração dos movimentos tônicos ou clônicos	30-60 s	Nunca > 15 s
Aspecto da face durante o evento	Cianose, espuma na boca	Palidez
Desorientação e sonolência após o evento	Muitos minutos a horas	< 5 min
Mialgias após o evento	Geralmente	Às vezes
Mordedura da língua	Às vezes	Raramente
Incontinência	Às vezes	Às vezes
Cefaleia	Às vezes	Raramente

[a]Pode ser súbita com certas arritmias cardíacas.

síncope convulsiva de convulsão, pois confusão e desorientação são tipicamente muito menos proeminentes após a síncope.

CONVULSÕES PSICOGÊNICAS

As convulsões psicogênicas são comportamentos não epilépticos que se assemelham a convulsões. Com frequência, fazem parte de uma reação de conversão precipitada por sofrimento psicológico subjacente. Certos comportamentos, como virar a cabeça de um lado para o outro, fechamento ocular ictal, movimentos de abalos assimétricos e de grande amplitude dos membros, abalos dos quatro membros sem perda de consciência e impulsos pélvicos, estão mais associados a convulsões psicogênicas do que a convulsões epilépticas. As crises psicogênicas muitas vezes duram mais do que as convulsões epilépticas e podem ir e vir durante minutos a horas. Entretanto, a distinção às vezes é difícil com base apenas no exame clínico, e existem muitos exemplos de erros diagnósticos cometidos por epileptólogos experientes. Isso é especialmente válido no caso das convulsões psicogênicas que se assemelham a convulsões focais, pois as manifestações comportamentais de convulsões focais (sobretudo as originárias do lobo frontal) podem ser extremamente incomuns e, em ambos os casos, o EEG de superfície rotineiro pode ser normal. A monitoração por vídeo-EEG costuma ser útil quando as observações clínicas não permitem o diagnóstico. Convulsões tônico-clônicas generalizadas sempre produzem anormalidades acentuadas no EEG durante e após a convulsão. Para suspeita de convulsões focais, o uso de eletrodos adicionais pode ajudar a localizar um foco convulsivo. A medição dos níveis séricos de prolactina também pode ajudar a distinguir entre crises epilépticas e psicogênicas. A maioria das convulsões generalizadas e algumas convulsões focais são acompanhadas por um aumento da prolactina sérica durante os 30 minutos imediatos do período pós-ictal, enquanto as convulsões psicogênicas não são, embora isso nem sempre seja confiável porque os níveis basais de prolactina raramente estão disponíveis e certos medicamentos podem elevar os níveis de prolactina. O diagnóstico de convulsões psicogênicas também não exclui um diagnóstico concomitante de epilepsia, pois os dois podem coexistir.

TRATAMENTO

Convulsões e epilepsia

O tratamento de um paciente com distúrbio convulsivo quase sempre é multimodal e envolve o tratamento das condições subjacentes que causam ou contribuem para as convulsões, a exclusão de fatores precipitantes, a supressão das convulsões recorrentes por terapia profilática com anticonvulsivante ou cirurgia e a discussão de diversas questões psicológicas e sociais. Os planos terapêuticos devem ser individualizados, tendo em vista os muitos tipos e as diversas causas de convulsões e as diferenças da eficácia e toxicidade dos anticonvulsivantes em cada paciente. Em quase todos os casos, um neurologista com experiência no tratamento de epilepsia deve elaborar e supervisionar a implementação da estratégia terapêutica. Além disso, pacientes com epilepsia refratária e aqueles que necessitam de múltiplos fármacos anticonvulsivantes devem receber assistência regular de um neurologista.

TRATAMENTO DAS CONDIÇÕES SUBJACENTES

Se a única causa da convulsão for um distúrbio metabólico, como anormalidade dos eletrólitos séricos ou da glicemia, o tratamento visa reverter o problema metabólico e prevenir sua recorrência. A terapia com anticonvulsivantes em geral é desnecessária, a menos que seja impossível corrigir prontamente o distúrbio metabólico e o paciente corra risco de apresentar novas convulsões. Se a causa aparente de uma convulsão tiver sido um fármaco (p. ex., teofilina) ou o uso de substâncias ilícitas (p. ex., cocaína), o tratamento apropriado consiste em evitar a substância; os anticonvulsivantes em geral são desnecessários, a menos que ocorram novas convulsões na ausência desses fatores precipitantes.

As convulsões causadas por lesões estruturais do SNC, como tumor cerebral, malformação vascular ou abscesso cerebral, podem não recorrer após o tratamento apropriado da lesão subjacente. Entretanto, apesar da eliminação da lesão estrutural, existe o risco de permanecer um foco convulsivo no tecido circundante ou de aparecer um novo foco como resultado de gliose e outros processos induzidos por cirurgia, radiação ou outras terapias. Portanto, a maioria dos pacientes é mantida com anticonvulsivantes por pelo menos 1 ano, e tentativas de suspender a medicação só devem ser feitas se o paciente estiver totalmente livre de convulsões. Se as convulsões forem refratárias à medicação, o paciente pode beneficiar-se da remoção cirúrgica da região do cérebro produtora de convulsões (ver adiante).

PREVENÇÃO DE FATORES PRECIPITANTES

Infelizmente, sabe-se pouco sobre os fatores específicos que determinam precisamente quando uma convulsão ocorrerá em um paciente com epilepsia. Um fator precipitante quase universal para convulsões é a privação do sono, de modo que os pacientes devem se empenhar ao máximo possível para otimizar a qualidade do sono. Muitos pacientes são capazes de identificar outras situações particulares que parecem reduzir o seu limiar convulsivo, e essas situações devem ser evitadas. Por exemplo, podem perceber uma associação entre o consumo de álcool e as convulsões, de modo que devem ser incentivados a modificar seus hábitos de consumo de álcool. Também existem casos relativamente raros de pacientes com convulsões induzidas por estímulos altamente específicos, como monitores de *videogame*, música, ou a voz de um indivíduo ("epilepsia reflexa"). Como costuma haver uma associação entre estresse e convulsões, técnicas de redução do estresse, como exercício físico, meditação e psicoterapia, podem ajudar.

TERAPIA FARMACOLÓGICA ANTICONVULSIVANTE

A administração de anticonvulsivantes é a base do tratamento da maioria das pessoas com epilepsia. O objetivo global é prevenir completamente as convulsões sem causar efeitos adversos indesejáveis, de preferência com uma única medicação e um esquema posológico que o paciente possa seguir com facilidade. A classificação das convulsões é um elemento importante para elaborar o plano terapêutico, pois alguns anticonvulsivantes têm atividades diferentes contra os vários tipos de convulsões. No entanto, há uma sobreposição considerável entre muitos medicamentos anticonvulsivantes, de modo que a escolha da terapia é muitas vezes determinada mais pelos efeitos colaterais previstos, interações medicamentosas, comorbidades médicas, frequência de dosagem e custo.

Quando iniciar a farmacoterapia anticonvulsivante A terapia farmacológica anticonvulsivante deve ser iniciada em todo paciente com convulsões recorrentes de etiologia desconhecida, ou com uma causa conhecida que seja irreversível. A instituição de tratamento em paciente após uma única convulsão é controversa. Os pacientes com convulsão única devido a lesões identificadas, como um tumor do SNC, infecção ou traumatismo, nas quais existam fortes evidências de que a lesão seja epileptogênica, devem ser tratados. O risco de recorrência em um paciente com convulsão aparentemente não provocada ou idiopática é incerto, e as estimativas variam de 31 a 71% nos primeiros 12 meses após a convulsão inicial. Essa incerteza decorre de diferenças nos tipos subjacentes de convulsão e nas etiologias nos vários estudos epidemiológicos publicados. Os fatores de risco em geral aceitos como associados à recorrência das convulsões incluem: (1) insulto cerebral prévio, como um AVC ou traumatismo, (2) um EEG com anormalidades epileptiformes, (3) uma anormalidade significativa no exame de imagem cerebral ou (4) uma convulsão noturna. A maioria dos pacientes com um ou mais desses fatores de risco deve ser tratada. Questões como o trabalho ou a condução de veículo também podem influenciar a decisão de iniciar a medicação. Por exemplo, um paciente com uma única convulsão idiopática cujo trabalho depende da condução de veículos pode preferir usar um anticonvulsivante em vez de arriscar-se a apresentar uma nova convulsão e perder o direito de conduzir veículos.

Seleção de fármacos anticonvulsivantes A **Tabela 425-8** apresenta os fármacos disponíveis nos Estados Unidos, e a **Tabela 425-9** cita as principais características farmacológicas dos agentes mais usados. No mundo, os fármacos mais antigos, como fenitoína, ácido valproico, carbamazepina, fenobarbital e etossuximida, costumam ser utilizados como tratamento de primeira linha na maioria dos distúrbios epilépticos, pois, no cômputo geral, são tão eficazes quanto os medicamentos mais modernos e significativamente mais baratos. A maioria dos novos fármacos que se tornaram disponíveis na última década é usada como terapia adicional ou alternativa, porém muitos estão sendo agora usados também como monoterapia de primeira linha.

Além da eficácia, os fatores que influenciam a escolha de uma medicação inicial incluem a conveniência da posologia (p. ex., 1 vs. 3 ou 4×/dia) e os efeitos colaterais em potencial. Nesse aspecto, vários dos

TABELA 425-8 ■ Seleção de fármacos anticonvulsivantes

Tônico-clônica de início generalizado	Focal	Ausência típica	Ausência atípica, mioclônica, atônica
Primeira linha			
Lamotrigina	Lamotrigina	Ácido valproico	Ácido valproico
Ácido valproico	Carbamazepina	Etossuximida	Lamotrigina
	Oxcarbazepina	Lamotrigina	Topiramato
	Eslicarbazepina		
	Fenitoína		
	Levetiracetam		
Alternativos			
Zonisamida[a]	Zonisamida[a]	Clonazepam	Clonazepam
Fenitoína	Brivaracetam	Zonisamida[a]	Felbamato
Levetiracetam	Topiramato	Levetiracetam	Clobazam
Carbamazepina	Ácido valproico		Rufinamida
Oxcarbazepina	Tiagabina[a]		
Topiramato	Gabapentina[a]		
Fenobarbital	Lacosamida[a]		
Primidona	Fenobarbital		
Felbamato	Primidona		
Perampanel	Felbamato		
	Perampanel		

[a]Como terapia adjunta.

fármacos mais recentes têm a vantagem de interações medicamentosas reduzidas e posologia mais fácil. Quase todos os anticonvulsivantes comumente empregados causam efeitos colaterais semelhantes e dose-relacionados, como sedação, ataxia e diplopia. O uso prolongado de alguns agentes em adultos, em particular no indivíduo idoso, pode levar à osteoporose. Um acompanhamento cuidadoso é necessário para garantir que esses efeitos colaterais sejam prontamente reconhecidos e revertidos. A maioria dos fármacos mais antigos e alguns dos recentes também causam toxicidade idiossincrásica, como exantema, supressão da medula óssea ou hepatotoxicidade. Embora raros, esses efeitos colaterais devem ser considerados durante a seleção do fármaco, e os pacientes devem ser instruídos sobre os sinais ou sintomas que devem indicar a necessidade de alertar seu médico. Para alguns fármacos, exames laboratoriais (p. ex., hemograma completo e provas de função hepática) são recomendados antes da instituição de um medicamento (para definir valores basais) e durante as doses iniciais e o ajuste da dose do agente. O monitoramento das concentrações séricas dos medicamentos anticonvulsivantes pode ajudar a determinar quando uma dose terapêutica foi alcançada, embora a resposta clínica seja primordial (ver adiante).

Um importante avanço na assistência de pessoas com epilepsia foi a aplicação de teste genético para ajudar a orientar a escolha da terapia (bem como estabelecer a causa subjacente da síndrome de um paciente). Por exemplo, a identificação de uma mutação no gene *SLC2A1*, que codifica o transportador de glicose tipo 1 (GLUT-1) e que constitui uma causa de deficiência de GLUT-1, deve levar imediatamente ao tratamento com dieta cetogênica. Mutações no gene *ALDH7A1*, que codifica a antiquitina, podem causar alterações no metabolismo da piridoxina, que são revertidas por tratamento com piridoxina. Há também evidências crescentes de que determinadas mutações gênicas podem indicar uma resposta melhor ou pior a fármacos anticonvulsivantes específicos. Por exemplo, pacientes com mutações na subunidade do canal de sódio *SCN1A* geralmente devem evitar o uso de fenitoína ou lamotrigina, enquanto pacientes com mutações nas subunidades dos canais de sódio *SCN2A* ou *SCN8A* parecem responder de modo favorável à fenitoína em altas doses. O teste genético também pode ajudar a prever a toxicidade dos anticonvulsivantes. Estudos mostraram que indivíduos asiáticos portadores do alelo do antígeno leucocitário humano (HLA) HLA-B*1502 correm risco particularmente alto de desenvolver reações cutâneas graves a carbamazepina, fenitoína, oxcarbazepina e lamotrigina. Foi também constatada uma associação de HLA-A*31:01 a reações de hipersensibilidade induzidas pela carbamazepina em pacientes de ascendência europeia ou japonesa. Assim, a origem racial e o genótipo são fatores adicionais a serem considerados na seleção do fármaco.

Seleção de fármacos anticonvulsivantes para convulsões focais A carbamazepina (ou os fármacos relacionados, oxcarbazepina e eslicarbazepina), a lamotrigina, a fenitoína e o levetiracetam são, atualmente, os fármacos de escolha para o tratamento inicial das convulsões focais, incluindo as que evoluem para convulsões generalizadas. No geral, esses fármacos têm eficácia muito semelhante, mas diferenças na farmacocinética e na toxicidade são os principais determinantes de seu uso em cada paciente. Por exemplo, uma vantagem da carbamazepina (que também está disponível em apresentação de liberação prolongada) é que seu metabolismo segue a farmacocinética de primeira ordem, o que permite a relação linear entre a dose, os níveis séricos e a toxicidade. A carbamazepina pode causar leucopenia, anemia aplásica ou hepatotoxicidade e, portanto, está contraindicada em pacientes predispostos a esses problemas. A oxcarbazepina tem a vantagem de ser metabolizada de uma forma que evita um metabólito intermediário associado a alguns dos efeitos colaterais da carbamazepina. Também possui menos interações medicamentosas do que a carbamazepina. A eslicarbazepina tem uma meia-vida sérica longa e é administrada 1 vez ao dia.

A lamotrigina tende a ser bem tolerada em termos de efeitos colaterais e possui propriedades estabilizadoras do humor que podem ser benéficas. Contudo, os pacientes devem permanecer particularmente vigilantes quanto à possibilidade de ocorrer exantema durante o início do tratamento. Tal reação pode ser grave e levar à síndrome de Stevens-Johnson se não for reconhecida e se o medicamento não for suspenso imediatamente. Esse risco pode ser reduzido pelo uso de doses iniciais baixas e aumento gradual. A lamotrigina deve ser introduzida com doses ainda mais baixas quando acrescentada à terapia com ácido valproico, pois ele inibe o metabolismo da lamotrigina, o que prolonga muito a sua meia-vida.

A fenitoína tem meia-vida relativamente longa e oferece a vantagem de possibilitar 1 ou 2 doses diárias, em comparação com a posologia de 2 a 3 doses diárias de muitos dos outros fármacos. Contudo, a fenitoína exibe propriedades de cinética não linear, de modo que pequenos aumentos na dose acima daquela de manutenção convencional podem desencadear efeitos colaterais acentuados. Esta é uma das principais causas de intoxicação aguda por fenitoína (tontura, diplopia, ataxia). O uso de longo prazo de fenitoína está associado a efeitos estéticos indesejáveis (p. ex., hirsutismo, características faciais grosseiras, hipertrofia gengival) e efeitos no metabolismo ósseo. Devido a esses efeitos, a fenitoína costuma ser evitada em pacientes jovens que podem necessitar do fármaco por muitos anos.

O levetiracetam tem a vantagem de não apresentar interações medicamentosas clinicamente relevantes, tornando-o particularmente útil no indivíduo idoso e em pacientes em uso de outras medicações. Porém, um número significativo de pacientes que usam levetiracetam se queixam de irritabilidade, ansiedade e outros sintomas psiquiátricos.

O topiramato pode ser usado para convulsões tanto focais quanto generalizadas. Da mesma forma que outros fármacos anticonvulsivantes, o topiramato pode causar retardo psicomotor significativo e outros problemas cognitivos. Além disso, ele não deve ser usado em pacientes sob risco de desenvolver glaucoma ou cálculos renais.

O ácido valproico é uma alternativa eficaz para alguns pacientes com convulsões focais, principalmente quando estes apresentam generalização. Os efeitos gastrintestinais são menores quando se usa a formulação de liberação prolongada. Há necessidade de exames laboratoriais para monitorar a toxicidade, pois o ácido valproico pode, raramente, causar hepatotoxicidade e supressão da medula óssea de forma reversível. Esse fármaco, de modo geral, deve ser evitado em pacientes com hepatopatia ou doença prévia da medula óssea. O ácido valproico também apresenta um risco relativamente alto de efeitos adversos inaceitáveis para mulheres em idade fértil, incluindo hiperandrogenismo, que pode afetar a fertilidade, e teratogênese (p. ex., defeitos do tubo neural) na prole. A insuficiência hepática fatal irreversível, que ocorre como um efeito colateral idiossincrásico em vez de relacionado com a dose, é uma complicação relativamente rara; seu risco é mais alto nas crianças < 2 anos, principalmente nas que usam outros anticonvulsivantes ou que apresentam erros inatos do metabolismo.

A zonisamida, o brivaracetam, a tiagabina, a gabapentina, o perampanel e a lacosamida são fármacos adicionais atualmente usados no tratamento das convulsões focais, com ou sem evolução para convulsões generalizadas. O fenobarbital e outros compostos barbitúricos eram comumente usados como terapia de primeira linha para muitas formas de epilepsia. Entretanto, os barbitúricos costumam causar sedação em

TABELA 425-9 ■ Doses e efeitos adversos dos fármacos anticonvulsivantes comumente usados

Fármaco	Principais usos	Dose típica; intervalo entre as doses	Meia-vida	Faixa terapêutica	Efeitos adversos Neurológicos	Efeitos adversos Sistêmicos	Interações medicamentosas[a]
Brivaracetam	Início focal	100-200 mg/dia; 2×/dia	7-10 h	Não estabelecida	Fadiga Tontura Fraqueza Ataxia Alterações do humor	Irritação gastrintestinal	Pode aumentar a carbamazepina-epóxido causando diminuição da tolerabilidade Pode aumentar a fenitoína
Canabidiol	Síndromes de Dravet e de Lennox-Gastaut Convulsões associadas ao complexo de esclerose tuberosa	10-20 mg/kg/dia; 2×/dia	18-32 h	Não estabelecida	Sedação	Aumento das transaminases Anorexia Perda de peso Diarreia	Aumenta o clobazam causando sonolência
Carbamazepina	Tônico-clônicas Início focal	600-1.800 mg/dia (15-35 mg/kg em crianças); 2×/dia (cápsulas ou comprimidos), 3-4×/dia (suspensão oral)	10-17 h (variável devido à autoindução: completar 3-5 semanas após o início)	4-12 µg/mL	Ataxia Tontura Diplopia Vertigem	Anemia aplásica Leucopenia Irritação gastrintestinal Hepatotoxicidade Hiponatremia Exantema cutâneo	Nível diminuído por fármacos indutores de enzimas[b] Nível aumentado por eritromicina, propoxifeno, isoniazida, cimetidina, fluoxetina
Clobazam	Síndrome de Lennox-Gastaut	10-40 mg/dia (5-20 mg/dia para pacientes < 30 kg de peso corporal); 2×/dia	36-42 h (71-82 h para metabólito menos ativo)	Não estabelecida	Fadiga Sedação Ataxia Agressividade Insônia	Constipação Anorexia Exantema cutâneo	Nível aumentado por inibidores do CYP2C19
Clonazepam	Ausência Ausência atípica Mioclônica	1-12 mg/dia; 1-3×/dia	24-48 h	10-70 ng/mL	Ataxia Sedação Letargia	Anorexia	Nível diminuído por fármacos indutores de enzimas[b]
Eslicarbazepina	Início focal	400-1.600 mg/dia; 1×/dia	20-24 h	10-35 µg/mL (como derivado mono-hidróxi de oxcarbazepina)	Sedação Ataxia Tontura Diplopia Vertigem	Ver carbamazepina	Nível diminuído por fármacos indutores de enzimas[b]
Etossuximida	Ausência	750-1.250 mg/dia (20-40 mg/kg); 1-2×/dia	60 h, adultos 30 h, crianças	40-100 µg/mL	Ataxia Letargia Cefaleia	Irritação gastrintestinal Exantema cutâneo Supressão da medula óssea	Nível diminuído por fármacos indutores de enzimas[b] Nível aumentado pelo ácido valproico
Felbamato	Início focal Síndrome de Lennox-Gastaut Tônico-clônicas	2.400-3.600 mg/dia, 3-4×/dia	16-22 h	30-60 µg/mL	Insônia Tontura Sedação Cefaleia	Anemia aplásica Insuficiência hepática Perda de peso Irritação gastrintestinal	Aumenta fenitoína, ácido valproico, metabólito ativo da carbamazepina
Gabapentina	Início focal	900-2.400 mg/dia, 3-4×/dia	5-9 h	2-20 µg/mL	Sedação Tontura Ataxia Fadiga	Irritação gastrintestinal Ganho de peso Edema	Nenhuma interação significativa
Lacosamida	Início focal	200-400 mg/dia; 2×/dia	13 h	Não estabelecida	Tontura Ataxia Diplopia Vertigem	Irritação gastrintestinal Condução cardíaca (prolongamento do intervalo PR)	Nível diminuído por fármacos indutores de enzimas[b]
Lamotrigina	Início focal Tônico-clônicas Ausência atípica Mioclônica Síndrome de Lennox-Gastaut	150-500 mg/dia; 2×/dia (liberação imediata), diário (liberação prolongada) (dose diária menor para esquemas com ácido valproico; dose diária maior para esquemas com um indutor enzimático)	25 h 14 h (com indutor enzimático), 59 h (sem indutor enzimático)	2,5-20 µg/mL	Tontura Diplopia Sedação Ataxia Cefaleia	Exantema cutâneo Síndrome de Stevens-Johnson	Nível diminuído por fármacos indutores de enzimas[b] e contraceptivos orais Nível aumentado pelo ácido valproico

(Continua)

TABELA 425-9 ■ Doses e efeitos adversos dos fármacos anticonvulsivantes comumente usados *(Continuação)*

Fármaco	Principais usos	Dose típica; intervalo entre as doses	Meia-vida	Faixa terapêutica	Efeitos adversos Neurológicos	Efeitos adversos Sistêmicos	Interações medicamentosas[a]
Levetiracetam	Início focal	1.000-3.000 mg/dia; 2×/dia (liberação imediata), diário (liberação prolongada)	6-8 h	5-45 µg/mL	Sedação Fadiga Descoordenação Alterações do humor	Anemia Leucopenia	Nenhuma interação significativa
Oxcarbazepina[c]	Início focal Tônico-clônicas	900-2.400 mg/dia (30-45 mg/kg, crianças); 2×/dia	10-17 h (para o metabólito ativo)	10-35 µg/mL	Fadiga Ataxia Tontura Diplopia Vertigem Cefaleia	Ver carbamazepina	Nível diminuído por fármacos indutores de enzimas[b] Pode aumentar a fenitoína
Perampanel	Início focal Tônico-clônicas	4-12 mg; 1×/dia	105 h	Não estabelecida	Tontura Sonolência Agressividade Ataxia Ansiedade Paranoia	Cefaleia Náuseas	Nível diminuído por fármacos indutores de enzimas[b]
Fenobarbital	Tônico-clônicas Início focal	60-180 mg/dia; 1-3×/dia	90 h	10-40 µg/mL	Sedação Ataxia Confusão Tontura Diminuição da libido Depressão	Exantema cutâneo	Nível aumentado pelo ácido valproico, fenitoína
Fenitoína[c] (difenil-hidantoína)	Tônico-clônicas Início focal	300-400 mg/dia (3-6 mg/kg, adulto; 4-8 mg/kg, criança); 1-3×/dia	24 h (ampla variação, dependente da dose)	10-20 µg/mL	Tontura Diplopia Ataxia Descoordenação Confusão	Hiperplasia gengival Linfadenopatia Hirsutismo Osteomalacia Aspectos faciais grosseiros Exantema cutâneo	Nível aumentado por isoniazida, sulfonamidas, fluoxetina Nível diminuído por fármacos indutores de enzimas[b] Metabolismo do folato alterado
Primidona	Tônico-clônicas Início focal	750-1.000 mg/dia, 2-3×/dia	Primidona, 8-15 h Fenobarbital, 90 h	Primidona, 4-12 µg/mL Fenobarbital, 10-40 µg/mL	Mesmo que o fenobarbital		Nível aumentado pelo ácido valproico Nível diminuído pela fenitoína (aumento da conversão em fenobarbital)
Rufinamida	Síndrome de Lennox-Gastaut	3.200 mg/dia (45 mg/kg, criança); 2×/dia	6-10 h	Não estabelecida	Sedação Fadiga Tontura Ataxia Cefaleia Diplopia	Irritação gastrintestinal Leucopenia Condução cardíaca (encurtamento do intervalo QT)	Nível diminuído por fármacos indutores de enzimas[b] Nível aumentado pelo ácido valproico Pode aumentar a fenitoína
Tiagabina	Início focal	32-56 mg/dia; 2-4×/dia (como adjuvante ao regime de fármacos anticonvulsivantes indutores de enzimas)	2-5 h (com indutor enzimático), 7-9 h (sem indutor enzimático)	Não estabelecida	Confusão Sedação Depressão Tontura Problemas de fala ou linguagem Parestesias Psicose	Irritação gastrintestinal	Nível diminuído por fármacos indutores de enzimas[b]
Topiramato[c]	Início focal Tônico-clônicas Síndrome de Lennox-Gastaut	200-400 mg/dia; 2×/dia (liberação imediata), diário (liberação prolongada)	20 h (liberação imediata), 30 h (liberação prolongada)	2-20 µg/mL	Lentidão psicomotora Sedação Problemas de fala ou linguagem Fadiga Parestesias	Cálculos renais (evitar o uso com outros inibidores da anidrase carbônica) Glaucoma Perda de peso Hipoidrose	Nível diminuído por fármacos indutores de enzimas[b]

(Continua)

TABELA 425-9 ■ Doses e efeitos adversos dos fármacos anticonvulsivantes comumente usados *(Continuação)*

Fármaco	Principais usos	Dose típica; intervalo entre as doses	Meia-vida	Faixa terapêutica	Efeitos adversos Neurológicos	Efeitos adversos Sistêmicos	Interações medicamentosas[a]
Ácido valproico (valproato de sódio, divalproato de sódio)	Tônico-clônicas Ausência Ausência atípica Mioclônica Início focal Atônica	750-2.000 mg/dia (20-60 mg/kg); 2-4×/dia (liberação imediata ou retardada), diário (liberação imediata)	15 h	50-125 µg/mL	Ataxia Sedação Tremor	Hepatotoxicidade Trombocitopenia Irritação gastrintestinal Ganho de peso Alopecia transitória Hiperamonemia	Nível diminuído por fármacos indutores de enzimas[b]
Zonisamida	Início focal Tônico-clônicas	200-400 mg/dia; 1-2×/dia	50-68 h	10-40 µg/mL	Sedação Tontura Confusão Cefaleia Psicose	Anorexia Cálculos renais Hipoidrose	Nível diminuído por fármacos indutores de enzimas[b]

[a]Exemplos apenas; consultar outras fontes para uma lista abrangente de todas as interações medicamentosas potenciais. [b]Fenitoína, carbamazepina, fenobarbital. [c]Produto de liberação prolongada disponível.

adultos, hiperatividade em crianças e outras alterações cognitivas mais sutis; portanto, seu uso deve ser restrito a situações em que não existam alternativas terapêuticas adequadas.

Seleção de fármacos anticonvulsivantes para convulsões generalizadas A lamotrigina, o ácido valproico e o levetiracetam são atualmente considerados a melhor escolha inicial para o tratamento das convulsões tônico-clônicas generalizadas primárias. O topiramato, a zonisamida, o perampanel, a fenitoína, a carbamazepina e a oxcarbazepina são alternativas apropriadas, embora a carbamazepina, a oxcarbazepina e a fenitoína possam agravar certos tipos de convulsões generalizadas. O ácido valproico é particularmente efetivo nas convulsões de ausência, mioclônicas e atônicas. Portanto, é comumente usado em pacientes com síndromes epilépticas generalizadas que apresentam tipos mistos de convulsões. Entretanto, o levetiracetam, mais do que o ácido valproico, está sendo cada vez mais considerado como fármaco de escolha inicial para mulheres com tipos mistos de epilepsia, tendo em vista os efeitos adversos do ácido valproico para mulheres de idade fértil. A lamotrigina também é uma alternativa para o valproato, particularmente para as crises de ausência. A etossuximida tem particular eficácia no tratamento das crises de ausência não complicadas, mas não é eficaz contra convulsões tônico-clônicas ou focais. O monitoramento periódico do hemograma é necessário, pois a etossuximida causa raramente supressão da medula óssea.

INÍCIO E MONITORAMENTO DO TRATAMENTO

Como a resposta a qualquer anticonvulsivante é imprevisível, os pacientes devem ser cuidadosamente instruídos sobre a abordagem terapêutica. O objetivo é prevenir as convulsões e minimizar os efeitos colaterais do tratamento; a determinação do medicamento e da dose ideais muitas vezes é questão de tentativa e erro. Esse processo pode levar meses ou mais se a frequência original das convulsões for baixa. A maioria dos fármacos anticonvulsivantes deve ser introduzida de forma relativamente lenta para minimizar os efeitos colaterais. Os pacientes devem saber que efeitos colaterais menores, como sedação leve, alterações sutis da cognição ou desequilíbrio, melhoram após alguns dias. As doses iniciais em geral são as menores doses listadas na coluna da dose na **Tabela 425-9**. Aumentos subsequentes só devem ser feitos após ser atingido um estado de equilíbrio dinâmico com a dose prévia (i.e., após um intervalo de cinco ou mais meias-vidas).

O monitoramento dos níveis séricos dos anticonvulsivantes pode ser muito útil para definir o esquema posológico inicial. Entretanto, as faixas terapêuticas publicadas de concentrações farmacológicas séricas são apenas uma referência para se determinar a dose adequada para um dado paciente. Os determinantes-chave são as medidas clínicas da frequência das convulsões e a presença de efeitos colaterais, e não os valores laboratoriais. Os ensaios convencionais do nível sérico do fármaco medem a sua quantidade total (i.e., a forma livre e a ligada à proteína). Contudo, é a concentração do fármaco livre que reflete os níveis extracelulares no cérebro e melhor correlaciona-se com a eficácia. Assim, pacientes com níveis reduzidos de proteínas séricas (p. ex., redução da albumina sérica por disfunção hepática ou renal) podem apresentar aumento da proporção entre o fármaco livre e o ligado; porém, a concentração de fármaco livre pode ser adequada para controlar as convulsões. Esses pacientes podem ter um nível "subterapêutico" do fármaco, mas a dose só deve ser alterada se as convulsões não estiverem sob controle, e não apenas para atingir um nível "terapêutico". Também é proveitoso monitorar os níveis de fármaco livre nesses pacientes. Na prática, exceto durante o início ou modificação da terapia, o monitoramento dos níveis dos anticonvulsivantes é mais útil para documentar a adesão, avaliar a suspeita clínica de toxicidade ou estabelecer as concentrações séricas basais antes da gravidez, quando a depuração de muitos anticonvulsivantes aumenta significativamente.

Se as convulsões persistirem mesmo com aumentos graduais até a dose máxima tolerada e com adesão documentada, torna-se necessário mudar para outro anticonvulsivante. Em geral, mantém-se o paciente com o primeiro fármaco enquanto se acrescenta o segundo. A dose do segundo fármaco deve ser ajustada de modo a reduzir a frequência de convulsões sem causar toxicidade. Uma vez atingido esse objetivo, pode-se retirar gradualmente o primeiro fármaco (em geral, ao longo de algumas semanas, a menos que exista toxicidade significativa). Em seguida, a dose do segundo fármaco é novamente ajustada com base na resposta das convulsões e nos efeitos colaterais. A monoterapia deve ser o objetivo, sempre que possível.

QUANDO SUSPENDER O TRATAMENTO

De modo geral, cerca de 50 a 60% dos pacientes cujas convulsões são totalmente controladas por fármacos anticonvulsivantes podem finalmente suspender o tratamento. O seguinte perfil de paciente tem maior probabilidade de permanecer sem convulsões após a suspensão do tratamento farmacológico: (1) controle clínico completo das convulsões por 1 a 5 anos; (2) um único tipo de convulsão, com melhor prognóstico para as convulsões generalizadas do que para as convulsões focais; (3) exame neurológico normal, incluindo inteligência; (4) ausência de história familiar de epilepsia; e (5) EEG normal. O intervalo livre de crises apropriado é desconhecido e, sem dúvida, depende da forma de epilepsia e se o fator causal ainda está presente (p. ex., ressecção de um tumor cerebral causando convulsões). Entretanto, parece razoável tentar suspender o tratamento após 2 anos em um paciente que preencha todos os critérios já citados, que esteja motivado para suspender a medicação e compreenda claramente os riscos e benefícios em potencial. Na maioria dos casos, é preferível reduzir a dose do fármaco de modo gradual ao longo de 2 a 3 meses. A maioria das recidivas ocorre nos primeiros 3 meses após a suspensão da terapia, e os pacientes devem ser aconselhados a evitar situações potencialmente perigosas como conduzir veículos ou praticar natação durante esse período. Até 20% dos pacientes sem convulsões que descontinuam os medicamentos anticonvulsivantes, mas depois têm uma convulsão recorrente, podem não recuperar o controle total quando esses medicamentos são retomados.

TRATAMENTO DA EPILEPSIA REFRATÁRIA

Cerca de um terço dos pacientes com epilepsia não respondem ao tratamento com um anticonvulsivante único, tornando-se necessário tentar uma combinação de fármacos para controlar as convulsões. Pacientes que apresentam epilepsia focal relacionada com uma lesão estrutural subjacente ou aqueles com múltiplos tipos de convulsão e atraso do desenvolvimento são particularmente propensos a necessitar de vários fármacos. Hoje, não existem diretrizes nítidas para a polifarmácia racional; porém teoricamente a combinação de fármacos com mecanismos de ação diferentes pode ser mais útil. Na maioria dos casos, a terapia de combinação inicial inclui fármacos de primeira linha (i.e., carbamazepina, oxcarbazepina, lamotrigina, ácido valproico, levetiracetam e fenitoína). Se esses fármacos não tiverem sucesso, indica-se o acréscimo de outros fármacos, como zonisamida, brivaracetam, topiramato, lacosamida ou tiagabina. Pacientes com convulsões mioclônicas resistentes ao ácido valproico podem beneficiar-se do acréscimo de levetiracetam, zonisamida, clonazepam ou clobazam, e aqueles com crises de ausência podem responder a uma combinação de ácido valproico e etossuximida. Os mesmos princípios relativos ao monitoramento da resposta terapêutica, toxicidade e níveis séricos da monoterapia aplicam-se à polifarmácia, e devem-se reconhecer as interações medicamentosas em potencial. Se não houver melhora, pode-se acrescentar um terceiro fármaco enquanto os dois primeiros são mantidos. Se houver resposta, o menos eficaz ou o menos bem tolerado dos dois primeiros fármacos deve ser retirado gradualmente.

TRATAMENTO CIRÚRGICO DA EPILEPSIA REFRATÁRIA

Cerca de 20 a 30% dos pacientes com epilepsia continuam apresentando convulsões apesar dos esforços para identificar uma combinação eficaz de anticonvulsivantes. Para alguns pacientes com epilepsia focal, a cirurgia pode ser extremamente eficaz e gerar uma redução substancial da frequência de convulsões, e até mesmo controlá-las completamente. O conhecimento do valor em potencial da cirurgia tem especial importância quando as convulsões de um paciente não são controladas com o tratamento inicial, pois esses pacientes em geral não respondem a tentativas subsequentes de administração de medicação. Em vez de submeter o paciente a anos de terapia clínica sem sucesso e ao trauma psicossocial e aumento da mortalidade associados à persistência das convulsões, o paciente deve ser submetido a uma tentativa eficiente, porém relativamente curta, de tratamento clínico e, em seguida, ser encaminhado para avaliação cirúrgica.

O procedimento cirúrgico mais comum para pacientes com epilepsia do lobo temporal envolve a ressecção do lobo temporal anteromedial (lobectomia temporal) ou uma remoção mais limitada do hipocampo e da tonsila subjacentes (tonsilo-hipocampectomia). Convulsões focais oriundas de regiões extratemporais podem ser abolidas por uma ressecção neocortical focal, com remoção precisa de uma lesão identificada (lesionectomia). A ressecção neocortical localizada sem uma lesão clara identificada na RM também é possível quando outros testes (p. ex., MEG, PET, SPECT) implicam uma região cortical focal como zona de início das convulsões. Quando for impossível remover a região cortical, a transecção subpial múltipla, que interrompe as conexões intracorticais, é às vezes usada para prevenir a propagação das convulsões. A hemisferectomia ou ressecção multilobar tem utilidade em alguns pacientes com convulsões graves por anormalidades hemisféricas como hemimegalencefalia ou outras anormalidades displásicas, e demonstrou-se que a corpocalosotomia é eficaz nas convulsões tônicas ou atônicas incapacitantes, em geral quando estas integram uma síndrome de convulsões mistas (p. ex., síndrome de Lennox-Gastaut).

A avaliação pré-cirúrgica visa identificar a base funcional e estrutural do distúrbio convulsivo do paciente. O monitoramento por vídeo-EEG durante a internação do paciente é usado para definir a localização anatômica do foco convulsivo e correlacionar a atividade eletrofisiológica anormal com manifestações comportamentais da crise. Os registros rotineiros em couro cabeludo ou com eletrodos esfenoidais e uma RM de alta resolução costumam ser suficientes para a localização do foco epileptogênico, especialmente quando os achados são concordantes. Os exames de imagem funcionais, como SPECT, PET e MEG, são exames adjuvantes que podem ajudar a revelar ou verificar a localização de uma região epileptogênica. Uma vez identificada a localização presumida do início da convulsão, outros exames, incluindo testes neuropsicológicos e o teste do amobarbital intracarotídeo (teste de Wada) e a RM funcional, podem ser usados para avaliar a localização da linguagem e da memória e determinar as possíveis consequências funcionais da ressecção cirúrgica da região epileptogênica. Em algumas situações, a avaliação não invasiva padronizada não é suficiente para localizar a zona de início das convulsões, e o monitoramento invasivo, como os eletrodos implantados profundos ou subdurais, é necessário para a localização mais definitiva. A extensão exata da ressecção a ser realizada pode também ser determinada pela realização de mapeamento cortical durante o procedimento cirúrgico, permitindo uma ressecção refinada. Isso envolve registros eletrocorticográficos realizados com eletrodos na superfície do cérebro para identificar a extensão dos distúrbios epileptiformes. Se a região a ser ressecada estiver dentro ou próxima de regiões cerebrais suspeitas de terem função sensitivomotora ou de linguagem, realiza-se o mapeamento por estimulação cortical elétrica com o paciente acordado para determinar a função das regiões corticais em questão a fim de evitar a ressecção do chamado córtex eloquente e, desse modo, minimizar os déficits após a cirurgia.

Os avanços na avaliação pré-cirúrgica e nas técnicas microcirúrgicas geraram aumento constante no sucesso das cirurgias para epilepsia. As complicações clinicamente significativas da cirurgia são < 5%, e o uso de procedimentos para mapeamento funcional reduziu sobremodo as sequelas neurológicas decorrentes da remoção ou secção do tecido cerebral. Por exemplo, cerca de 70% dos pacientes bem selecionados tratados com lobectomia temporal se tornarão livres das convulsões, e outros 15 a 25% apresentarão redução mínima de 90% na frequência de crises. Observa-se, também, melhora acentuada em pacientes tratados com hemisferectomia para distúrbios convulsivos catastróficos secundários a grandes anormalidades hemisféricas. Após a cirurgia, os pacientes em geral precisam continuar a usar terapia farmacológica anticonvulsivante, mas a acentuada redução das crises pode ter um efeito muito benéfico sobre a qualidade de vida. Recentemente, a ablação térmica a *laser* estereotáxica baseada em cateter foi desenvolvida como um meio menos invasivo para destruir o foco da convulsão em pacientes selecionados.

Nem todos os pacientes refratários ao tratamento clínico são candidatos adequados à cirurgia de ressecção ou ablação com *laser*. Por exemplo, alguns pacientes têm convulsões decorrentes de mais de uma região do cérebro ou de uma única região "eloquente" que medeia uma função crítica (p. ex., visão, movimento, linguagem), de modo que o dano potencial da remoção é inaceitavelmente alto. Nesses pacientes, dispositivos de neuroestimulação implantados que fornecem energia elétrica ao cérebro para reduzir as convulsões representam opções de tratamento paliativo. A estimulação do nervo vago (VNS, de *vagus nerve stimulation*) envolve um dispositivo extracraniano que funciona por meio de estimulação intermitente programada ("circuito aberto") do nervo vago esquerdo. A eficácia do VNS é limitada, e os efeitos colaterais relacionados com a ativação do nervo laríngeo recorrente (p. ex., rouquidão, dor de garganta, dispneia) podem ser significativos e limitantes da dose. Por outro lado, a neuroestimulação responsiva (RNS, de *responsive neurostimulation*) envolve um dispositivo implantado conectado a dois fios condutores que são colocados intracranianamente no(s) local(is) de onde surgem as convulsões. O neuroestimulador detecta o início de uma convulsão (geralmente antes que a convulsão se torne clinicamente aparente) e fornece estimulação elétrica – normalmente imperceptível – diretamente ao cérebro para reduzir as convulsões ao longo do tempo, uma forma de neuroestimulação de "circuito fechado". O RNS é o único aparelho que fornece EEG crônico e tem um número crescente de aplicações clínicas, como quantificar a lateralização de crises decorrentes de ambos os lados do cérebro, caracterizar crises clínicas, avaliar efeitos de medicamentos e outras intervenções terapêuticas e revelar padrões de atividade cerebral epiléptica que podem ajudar a antecipar eventos futuros. Uma terceira modalidade, a estimulação cerebral profunda (DBS, de *deep brain stimulation*) talâmica, envolve a estimulação em circuito aberto de estruturas cerebrais profundas e bilaterais, os núcleos talâmicos anteriores, que são nós-chave nos circuitos límbicos que medeiam certos tipos de convulsões. Enquanto a localização precisa da convulsão é necessária para a RNS, ela não é necessária para VNS ou DBS.

Ensaios clínicos de longo prazo de todos os três dispositivos de neuroestimulação demonstram reduções significativas na frequência com resultados melhorando ao longo do tempo, mas apenas uma minoria de pacientes tratados com esses dispositivos alcança a liberdade de convulsões (p. ex., cerca de 15% com a RNS). Além disso, não existem testes comparativos de dispositivos para estabelecer a superioridade relativa, de modo que a escolha de um dispositivo é guiada por fatores específicos do paciente e pelos pontos fortes e limitações de cada tecnologia.

ESTADO DE MAL EPILÉPTICO

O estado de mal epiléptico refere-se a convulsões contínuas ou convulsões distintas repetitivas com perda da consciência no período interictal. O estado de mal epiléptico tem diversos subtipos, incluindo o estado de mal epiléptico convulsivo generalizado (EMECG) (p. ex., convulsões eletrográficas generalizadas persistentes, coma e movimentos tônico-clônicos) e estado de mal epiléptico não convulsivo (p. ex., crises de ausência ou convulsões focais persistentes, com confusão ou comprometimento parcial da consciência e anormalidades motoras mínimas). A duração da atividade epiléptica suficiente para preencher critérios da definição de estado de mal epiléptico foi tradicionalmente especificada como de 15 a 30 minutos. Porém, uma definição mais prática é considerar como estado de mal epiléptico uma situação em que a duração das convulsões leva ao uso agudo de terapia anticonvulsivante. Para o EMECG, essa duração geralmente é quando as convulsões se prolongam por mais de 5 minutos.

O EMECG é uma emergência e deve ser tratado imediatamente, pois podem surgir disfunção cardiorrespiratória, hipertermia e desequilíbrios metabólicos como consequência de convulsões prolongadas, e esses distúrbios podem levar a lesão neuronal irreversível. Além disso, pode ocorrer lesão do SNC até mesmo quando o paciente é paralisado com bloqueio neuromuscular, mas continua a apresentar convulsões eletrográficas. As causas mais comuns de estado de mal epiléptico convulsivo são suspensão dos anticonvulsivantes ou baixa adesão à terapia, distúrbios metabólicos, toxicidade medicamentosa, infecção do SNC, tumores do SNC, epilepsia refratária e traumatismo craniano.

O EMECG é óbvio quando o paciente apresenta convulsões francas. Entretanto, após 30 a 45 minutos de convulsões ininterruptas, os sinais podem tornar-se cada vez mais sutis. Os pacientes podem apresentar movimentos clônicos discretos apenas dos dedos ou movimentos finos e rápidos dos olhos. Pode haver episódios paroxísticos de taquicardia, hipertensão e midríase. Nesses casos, o EEG pode ser a única maneira de estabelecer o diagnóstico. Assim, se o paciente parar de apresentar convulsões evidentes porém permanecer comatoso, deve-se realizar um EEG para descartar a persistência do estado de mal epiléptico. Obviamente, isso também é essencial quando um paciente com EMECG é paralisado com bloqueio neuromuscular, com a finalidade de proteger as vias aéreas.

As primeiras etapas no tratamento do paciente em EMECG consistem em tratar qualquer problema cardiorrespiratório agudo ou hipertermia, realizar um exame clínico e neurológico sucinto, obter acesso venoso e enviar amostras para exames laboratoriais com o intuito de identificar anormalidades metabólicas. Em seguida, institui-se sem demora a terapia anticonvulsivante; a conduta terapêutica é mostrada na Fig. 425-5.

Acredita-se que o tratamento do estado de mal epiléptico não convulsivo seja menos urgente do que o do EMECG, pois as convulsões contínuas não se acompanham dos desequilíbrios metabólicos graves vistos no EMECG. Contudo, as evidências sugerem que o estado de mal epiléptico não convulsivo, em especial aquele causado por atividade convulsiva focal contínua, está associado a lesão celular na região do foco convulsivo; portanto, esse distúrbio deve ser tratado o mais prontamente possível com base na conduta descrita para o EMECG.

ALÉM DAS CONVULSÕES: OUTRAS CONSIDERAÇÕES TERAPÊUTICAS

COMORBIDADES DA EPILEPSIA

Os efeitos adversos da epilepsia frequentemente estendem-se além das convulsões clínicas. Muitas pessoas com epilepsia sentem-se totalmente normais entre as convulsões e são capazes de levar vidas altamente bem-sucedidas e produtivas. Entretanto, uma proporção significativa de pacientes

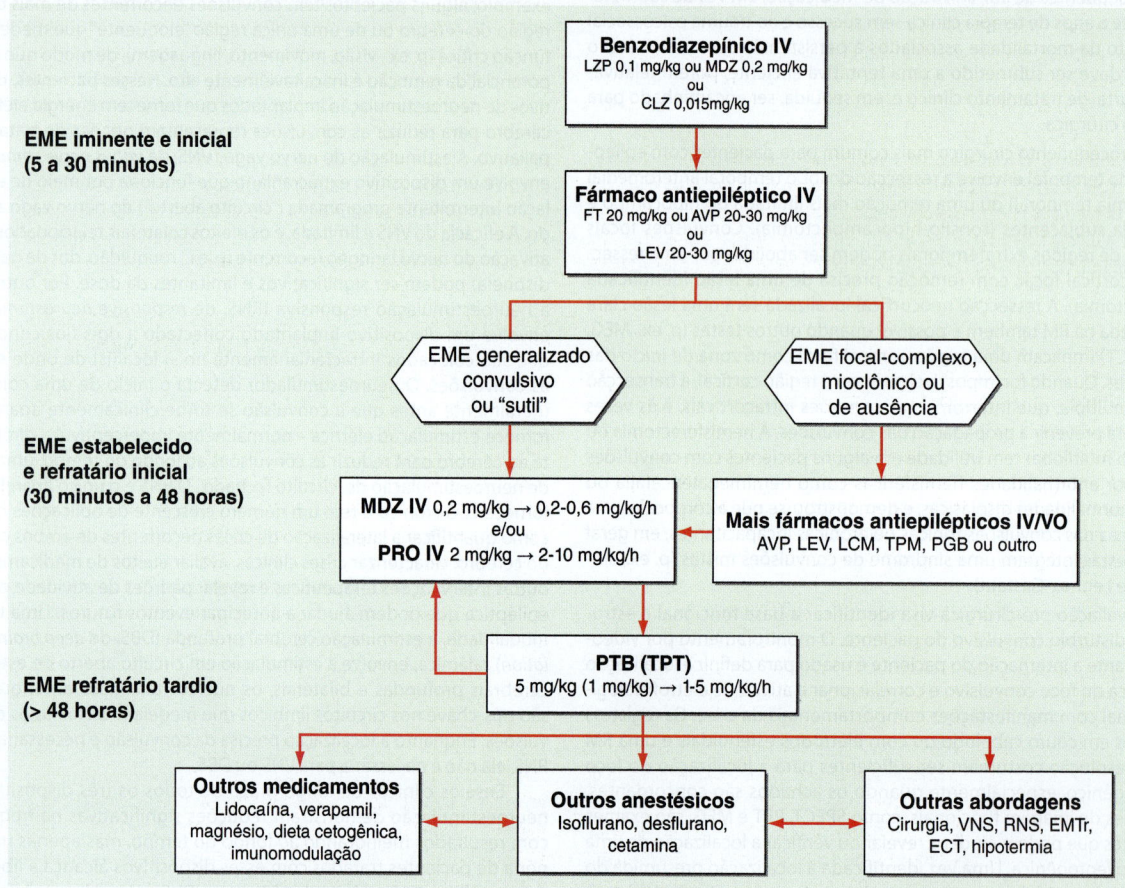

FIGURA 425-5 **Tratamento farmacológico do estado de mal epiléptico (EME) tônico-clônico generalizado em adultos.** CLZ, clonazepam; ECT, eletroconvulsoterapia; LCM, lacosamida; LEV, levetiracetam; LZP, lorazepam; MDZ, midazolam; PGB, pregabalina; FT, fenitoína ou fosfenitoína; PRO, propofol; PTB, pentobarbital; RNS, neuroestimulação responsiva; EMTr, estimulação magnética transcraniana repetitiva; TPT, tiopental; TPM, topiramato; VNS, estimulação do nervo vago; AVP, ácido valproico. *(Dados de AO Rossetti, DH Lowenstein: Management of refractory status epilepticus in adults: still more questions than answers. Lancet Neurol 10:922, 2011.)*

sofre graus variáveis de disfunção cognitiva, incluindo doença psiquiátrica, e tornou-se cada vez mais evidente que a disfunção da rede subjacente à epilepsia pode ter efeitos bem além da ocorrência das convulsões. Por exemplo, pacientes com convulsões secundárias a anormalidades do desenvolvimento ou lesão cerebral adquirida podem apresentar comprometimento da função cognitiva e outros déficits neurológicos devido a uma estrutura cerebral anormal. Anormalidades interictais frequentes do EEG associam-se a disfunção sutil da memória e da atenção. Os pacientes com muitas convulsões, sobretudo as originárias do lobo temporal, costumam perceber um déficit da memória em curto prazo, que pode piorar com o tempo.

Os problemas psiquiátricos associados à epilepsia incluem depressão, ansiedade e psicose. Esse risco varia consideravelmente e depende de muitos fatores, como a etiologia, a frequência e a intensidade das convulsões e a idade e história pessoal ou familiar prévia de transtorno psiquiátrico. A depressão é observada em cerca de 20% dos pacientes, e a incidência de suicídio é maior em pessoas com epilepsia do que na população geral. A depressão deve ser tratada com psicoterapia e/ou medicação. Os inibidores seletivos de recaptação da serotonina (ISRSs) apresentam efeitos mínimos sobre as convulsões, enquanto os antidepressivos tricíclicos podem reduzir o limiar convulsivo. A ansiedade pode ser um sintoma da convulsão, e o comportamento ansioso ou psicótico pode ocorrer durante um delirium pós-ictal. A psicose pós-ictal é um fenômeno raro que ocorre após um período de aumento da frequência das convulsões. Costuma haver um breve intervalo lúcido, que dura até 1 semana, seguido por dias a semanas de comportamento agitado e psicótico. A psicose costuma ter uma resolução espontânea, porém frequentemente exige tratamento com antipsicóticos ou ansiolíticos.

MORTALIDADE DA EPILEPSIA

Pessoas com epilepsia correm um risco de morte que é aproximadamente 2 a 3 vezes mais alto do que o esperado em população equivalente sem epilepsia. A maior parte do aumento da mortalidade decorre da etiologia subjacente da epilepsia, por exemplo, tumores ou AVCs em pacientes mais velhos. Contudo, um número significativo de pacientes morre devido a acidentes, estado de mal epiléptico e uma síndrome conhecida como *morte súbita inesperada em epilepsia* (SUDEP de, *sudden unexpected death in epilepsy*), que em geral acomete pessoas jovens com convulsões motoras e tende a ocorrer à noite. Sua causa é desconhecida; pode advir dos efeitos das convulsões mediados pelo tronco encefálico sobre as funções pulmonares, cardíacas e de manutenção do estado de alerta. Estudos recentes sugerem que, em algumas situações, uma mutação genética pode ser a causa da epilepsia e de defeitos de condução cardíaca que dão origem à morte súbita.

QUESTÕES PSICOSSOCIAIS

A epilepsia continua cercada por estigmas culturais, embora estes estejam diminuindo lentamente nas sociedades com programas educacionais de saúde eficazes. Muitas pessoas com epilepsia têm medo de declínio cognitivo progressivo ou de morrer durante uma convulsão. Essas questões precisam ser cuidadosamente abordadas, orientando-se o paciente sobre a epilepsia e tranquilizando-o no sentido de que os familiares, professores, colegas de trabalho e outros conhecidos estão igualmente bem informados. Uma fonte útil de material educativo (em inglês) é a página *www.epilepsy.com*.

TRABALHO, CONDUÇÃO DE VEÍCULOS E OUTRAS ATIVIDADES

Muitos pacientes com epilepsia enfrentam dificuldades para obter ou manter empregos, mesmo quando suas convulsões estão bem controladas. Nos Estados Unidos, as legislações federal e estadual buscam evitar que os empregadores discriminem indivíduos com epilepsia, e as pessoas devem ser incentivadas a compreender e requisitar seus direitos legais. Os pacientes nessas circunstâncias também podem beneficiar-se muito da assistência de instituições de saúde que atuem em sua defesa.

A perda da habilitação para conduzir veículos é uma das consequências sociais mais danosas da epilepsia. Os médicos devem ser muito claros acerca da legislação local relacionada com habilitação e epilepsia, pois as leis variam consideravelmente entre os estados e os países. Em todos os casos, o médico é responsável por alertar o paciente sobre o risco que impõe a si mesmo e aos outros ao dirigir se as convulsões não estiverem controladas (a menos que os episódios não se associem a perda da consciência ou do controle motor). Em geral, a maioria dos estados permite que os pacientes conduzam veículos após um período sem convulsões (em uso ou não de medicamentos) variável de 3 meses a 2 anos.

Os pacientes com convulsões parcialmente controladas também devem enfrentar o risco de estar em situações nas quais o comprometimento da consciência ou a perda do controle motor poderia acarretar dano grave ou morte. Assim, de acordo com o tipo e a frequência das convulsões, muitos pacientes precisam ser orientados a evitar trabalhar em locais altos ou com máquinas, ou a ter alguém por perto durante atividades como banho de banheira e prática de natação.

QUESTÕES ESPECIAIS RELACIONADAS COM MULHERES E EPILEPSIA

EPILEPSIA CATAMENIAL

Algumas mulheres sofrem aumento acentuado na frequência de crises durante a época da menstruação. Acredita-se que esse aumento seja mediado pelos efeitos do estrogênio e da progesterona sobre a excitabilidade neuronal ou pelas alterações nos níveis dos anticonvulsivantes em consequência de uma alteração na sua ligação às proteínas ou no metabolismo. Algumas mulheres com epilepsia podem beneficiar-se de aumentos nas doses dos medicamentos anticonvulsivantes durante a menstruação. As progestinas naturais ou a medroxiprogesterona por via intramuscular podem ser benéficas para um subgrupo de mulheres.

GESTAÇÃO

A maioria das mulheres com epilepsia que engravidam apresenta uma gestação sem complicações e dá à luz um bebê normal. Contudo, a epilepsia impõe alguns riscos importantes à gestação. A frequência das convulsões durante a gravidez não se modifica em cerca de 50% das mulheres, aumenta em aproximadamente 30% e diminui em cerca de 20%. As modificações na frequência das convulsões são atribuídas aos efeitos endócrinos da gravidez sobre o SNC, às variações na farmacocinética dos anticonvulsivantes (como aceleração do metabolismo hepático dos fármacos ou efeitos sobre a ligação a proteínas plasmáticas) e a modificações na adesão ao tratamento. É útil ver as pacientes em intervalos frequentes, começando no início da gravidez e monitorar os níveis séricos de fármacos anticonvulsivantes com frequência, pois muitas das medicações mais comumente usadas demonstram diminuições nos níveis ao longo da gravidez. A medição da concentração de fármaco não ligado às proteínas pode ser útil se houver aumento na frequência das convulsões ou agravamento dos efeitos colaterais dos anticonvulsivantes.

A incidência global de anormalidades fetais em recém-nascidos de mães com epilepsia é de 5 a 6%, comparada com 2 a 3% para mulheres sadias. Parte dessa incidência maior é decorrente dos efeitos teratogênicos dos anticonvulsivantes, e o risco aumenta com a quantidade de medicamentos usados (p. ex., risco de malformações de 10 a 20% com três fármacos) e possivelmente com doses mais altas. Uma metanálise recente de registros e coortes de gestações publicados verificou que as malformações mais comuns eram defeitos nos sistemas cardiovascular e musculoesquelético (1,4-1,8%). O ácido valproico está fortemente associado a um risco aumentado de consequências fetais adversas (7-20%). Achados recentes de um grande registro de gestações sugerem que, com exceção do topiramato, os anticonvulsivantes mais novos são muito mais seguros do que o ácido valproico. Estudos recentes demonstram uma associação entre a exposição pré-natal ao topiramato, ao valproato e a várias combinações de anticonvulsivantes com risco aumentado de autismo e deficiência intelectual na prole.

Como o dano em potencial das convulsões não controladas sobre a mãe e o feto é considerado maior do que o dos efeitos teratogênicos dos fármacos anticonvulsivantes, atualmente recomenda-se que as mulheres grávidas sejam mantidas sob tratamento farmacológico eficaz. Se possível, parece prudente manter a paciente em monoterapia com a menor dose eficaz, sobretudo no primeiro trimestre. Entretanto, para algumas mulheres, o tipo e a frequência das convulsões podem permitir um desmame seguro dos anticonvulsivantes antes da concepção. As pacientes também devem receber folato (1-4 mg/dia), pois acredita-se que os efeitos antifolato dos anticonvulsivantes desempenham um papel no desenvolvimento dos defeitos do tubo neural; entretanto, os benefícios desse tratamento ainda não foram comprovados nesse contexto.

Fármacos indutores enzimáticos, como a fenitoína, a carbamazepina, a oxcarbazepina, o topiramato, o fenobarbital e a primidona, causam deficiência transitória e reversível dos fatores da coagulação dependentes da vitamina K em cerca de 50% dos recém-nascidos. Embora a hemorragia neonatal seja incomum, a mãe deve ser tratada com vitamina K oral (20 mg/dia, filoquinona) nas últimas 2 semanas da gravidez, e o bebê deve receber vitamina K intramuscular (1 mg) ao nascimento.

CONTRACEPÇÃO
Deve-se tomar cuidado especial ao prescrever anticonvulsivantes às mulheres que usam contraceptivos orais. Fármacos como carbamazepina, fenitoína, fenobarbital e topiramato podem diminuir significativamente a eficácia dos contraceptivos orais pela indução enzimática e outros mecanismos. As pacientes devem ser aconselhadas a considerar formas alternativas de contracepção, incluindo dispositivos intrauterinos e outros contraceptivos reversíveis de longa duração, ou seus medicamentos contraceptivos orais devem ser modificados para compensar os efeitos dos medicamentos anticonvulsivantes.

AMAMENTAÇÃO
Os anticonvulsivantes são excretados, em graus variáveis, no leite materno. A proporção entre a concentração do fármaco no leite materno e no soro varia de cerca de 5% (ácido valproico) até 300% (levetiracetam). Tendo em vista os benefícios gerais do aleitamento materno e a ausência de evidências de efeitos deletérios a longo prazo no lactente exposto a anticonvulsivantes, mães com epilepsia podem ser incentivadas a amamentar. Porém, isso deve ser reavaliado se houver qualquer evidência de efeitos do fármaco sobre o lactente, como letargia ou recusa alimentar.

LEITURAS ADICIONAIS
Chen DK et al: Psychogenic non-epileptic seizures. Curr Neurol Neurosci Rep 17:71, 2017.
Cornes SB, Shih T: Evaluation of the patient with spells. Continuum (Minneap Minn) 17:984, 2011.
Crepeau AZ, Sirven JI: Management of adult onset seizures. Mayo Clin Proc 92:306, 2017.
Ellis CA et al: Epilepsy genetics: Clinical impacts and biological insights. Lancet Neurol 19:93, 2020.
Epi PM Consortium: A roadmap for precision medicine in the epilepsies. Lancet Neurol 14:1219, 2015.
Fisher RS et al: Operational classification of seizure types by the International League Against Epilepsy: Position paper of the ILAE Commission for Classification and Terminology. Epilepsia 58:522, 2017.
Gavvala JR, Schuele SU: New-onset seizure in adults and adolescents: A review. JAMA 316:2657, 2016.
Golyala A, Kwan P: Drug development for refractory epilepsy: The past 25 years and beyond. Seizure 44:147, 2017.
Jetté N et al: Surgical treatment for epilepsy: The potential gap between evidence and practice. Lancet Neurol 15:982, 2016.
Kanner AM: Management of psychiatric and neurological comorbidities in epilepsy. Nat Rev Neurol 12:106, 2016.
Keezer MR et al: Comorbidities of epilepsy: Current concepts and future perspectives. Lancet Neurol 15:106, 2016.
Krumholz A et al: Evidence-based guideline: Management of an unprovoked first seizure in adults: Report of the Guideline Development Subcommittee of the American Academy of Neurology and the American Epilepsy Society. Neurology 84:1705, 2015.
Kwan P, Brodie MJ: Early identification of refractory epilepsy. N Engl J Med 342:314, 2000.
Lamberink HJ et al: Individualised prediction model of seizure recurrence and long-term outcomes after withdrawal of antiepileptic drugs in seizure-free patients: A systematic review and individual participant data meta-analysis. Lancet Neurol 16:523, 2017.
Markert MS, Fisher RS: Neuromodulation: Science and practice in epilepsy: Vagus nerve simulation, thalamic deep brain stimulation, and responsive neurostimulation. Expert Rev Neurother 19:17, 2019.
McGovern RA et al: New techniques and progress in epilepsy surgery. Curr Neurol Neurosci Rep 16:65, 2016.
Patel SI, Pennell PB: Management of epilepsy during pregnancy: An update. Ther Adv Neurol Disord 9:118, 2016.
Pitkänen A et al: Advances in the development of biomarkers for epilepsy. Lancet Neurol 15:843, 2016.
Rao VR et al: Cues for seizure timing. Epilepsia 62(Suppl 1):S15, 2021.

426 Introdução às doenças cerebrovasculares
Wade S. Smith, S. Claiborne Johnston, J. Claude Hemphill III

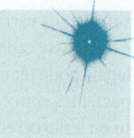

As doenças cerebrovasculares incluem alguns dos distúrbios mais comuns e devastadores: acidente vascular cerebral (AVC) isquêmico e o AVC hemorrágico. O AVC é a segunda causa principal de morte no mundo inteiro, com 6,2 milhões de mortes em 2015, representando um aumento de 830 mil desde 2000. Em 2016, o risco global de AVC ao longo da vida a partir dos 25 anos foi de 25%, um aumento de 8,9% em relação a 1990. Quase 7 milhões de residentes dos Estados Unidos com 20 anos ou mais relatam ter sofrido um AVC, e estima-se que a prevalência aumente em 3,4 milhões de adultos na próxima década, representando 4% de toda a população adulta. Por outro lado, os anos de vida ajustados por incapacidade para casos específicos devido a AVC estão caindo, provavelmente devido a uma melhor prevenção e tratamento, mas a carga geral da doença continuará a aumentar à medida que a população envelhecer, e o AVC provavelmente continuará sendo a segunda condição incapacitante mais comum em indivíduos com 50 anos ou mais em todo o mundo.

Um AVC (ou derrame, acidente cerebrovascular, acidente vascular encefálico) é definido por um início abrupto de déficit neurológico que é atribuível a uma causa vascular focal. Assim, a definição de AVC é clínica, e usam-se os exames laboratoriais, incluindo os neurorradiológicos, para sustentar o diagnóstico. As manifestações clínicas do AVC são altamente variáveis em função da anatomia complexa do cérebro e sua vasculatura. A *isquemia cerebral* é causada pela redução do fluxo sanguíneo durante mais do que vários segundos. Os sintomas neurológicos manifestam-se em segundos porque os neurônios carecem de glicogênio; portanto, a insuficiência de energia instaura-se rapidamente. Se a interrupção do fluxo durar mais do que alguns minutos, sobrevém o *infarto* ou morte de tecido cerebral. Quando o fluxo sanguíneo é restaurado rapidamente, o tecido cerebral se recupera totalmente e os sintomas do paciente são apenas transitórios; essa condição é denominada *ataque isquêmico transitório* (AIT). A definição de AIT exige que todos os sinais e sintomas neurológicos desapareçam dentro de 24 horas sem evidência de infarto cerebral nos exames de imagem. Terá havido AVC se os sinais e sintomas neurológicos durarem > 24 horas ou se for demonstrado infarto cerebral. Uma redução generalizada do fluxo sanguíneo cerebral decorrente de hipotensão sistêmica (p. ex., arritmia cardíaca, infarto do miocárdio ou choque hemorrágico) em geral produz síncope (Cap. 21). Se o hipofluxo sanguíneo cerebral persistir por mais tempo, pode ocorrer infarto nas zonas de fronteira entre as distribuições das principais artérias cerebrais. Nos casos mais graves, a *hipoxia-isquemia global* causa lesão cerebral difusa; ao conjunto de sequelas cognitivas que se estabelece denomina-se *encefalopatia hipóxico-isquêmica* (Cap. 307). Em contrapartida, a *isquemia focal* – ou infarto focal – costuma ser causada por trombose dos vasos cerebrais ou por êmbolos provenientes de uma fonte arterial proximal ou do coração (Cap. 427). A *hemorragia intracraniana* é causada por sangramento diretamente dentro ou ao redor do cérebro; produz sintomas neurológicos ao acarretar um efeito de massa sobre as estruturas neurais, pelos efeitos tóxicos do sangue, ou por elevação da pressão intracraniana (Cap. 428).

ABORDAGEM AO PACIENTE
Doença cerebrovascular

Uma avaliação rápida é essencial para a instituição de tratamentos agudos, como trombólise ou trombectomia. Entretanto, pacientes com AVC agudo frequentemente não procuram assistência médica por conta própria, visto que podem perder a noção de que algo está errado (anosognosia) ou não têm conhecimento de que o tratamento agudo é benéfico; com frequência, é um familiar ou uma testemunha que pede ajuda. Portanto, os pacientes e seus familiares devem ser aconselhados a chamarem o serviço médico de emergência imediatamente caso apresentem ou testemunhem o início súbito de qualquer um dos seguintes sintomas: perda da função sensitiva e/ou motora em um lado do corpo (quase 85% dos pacientes com AVC isquêmico têm hemiparesia); alteração da visão, da marcha, ou da capacidade de falar ou compreender; ou cefaleia intensa súbita. O acrônimo FAST (*f*raqueza facial, fraqueza do braço [*a*rm], anormalidade na fala [*s*peech] e *t*empo) é simples e útil para instruir o público leigo sobre os sintomas físicos comuns do AVC e ressaltar que os tratamentos dependem enormemente do tempo.

Outras causas comuns de sintomas neurológicos de início súbito que podem simular AVC incluem convulsões, tumor intracraniano, migrânea (enxaqueca) e encefalopatia metabólica. Uma história adequada obtida com um observador de que nenhuma atividade convulsiva tenha ocorrido no início geralmente exclui convulsão (Cap. 425), embora crises parciais complexas contínuas sem atividade tônico-clônica possam, ocasionalmente, mimetizar o AVC. Os tumores (Cap. 90) podem se apresentar com sintomas neurológicos agudos devido a hemorragia, convulsões ou hidrocefalia. Curiosamente, a migrânea (Cap. 430) pode simular AVC, mesmo em pacientes sem história significativa de migrânea. Quando o episódio de migrânea ocorre sem cefaleia (*migrânea acefálgica*), o diagnóstico pode ser especialmente difícil. Pacientes sem história prévia de migrânea podem desenvolver migrânea acefálgica mesmo após os 65 anos de idade. Uma perturbação sensitiva muitas vezes é proeminente, e o déficit sensitivo, bem como quaisquer déficits motores, tende a migrar lentamente ao longo de um membro durante minutos em vez de segundos como no AVC. O diagnóstico de migrânea torna-se mais seguro quando a alteração cortical começa a transpor fronteiras vasculares, ou se houver sintomas visuais típicos, como escotomas cintilantes. Algumas vezes pode ser impossível fazer o diagnóstico de migrânea até que tenham ocorrido vários episódios sem sinais ou sintomas residuais e sem alterações na ressonância magnética (RM) cerebral. Em geral, as encefalopatias metabólicas produzem alterações flutuantes no estado mental sem achados neurológicos focais. Contudo, no contexto de AVC ou lesão cerebral prévios, um paciente com febre ou sepse pode apresentar hemiparesia recorrente, que desaparece rapidamente quando a infecção é tratada. O processo metabólico serve para "desmascarar" um déficit prévio.

Uma vez definido o diagnóstico de AVC, é necessário um exame de neuroimagem para determinar se a causa do AVC é isquemia ou hemorragia (Fig. 426-1). A tomografia computadorizada (TC) do encéfalo é a modalidade de imagem padrão para se detectar a presença ou ausência de hemorragia intracraniana (ver "Exames de imagem", adiante). Se o AVC for isquêmico, a administração de ativador do plasminogênio tecidual recombinante (rtPA) ou a trombectomia mecânica endovascular podem ser benéficas para restaurar a perfusão cerebral (Cap. 427). O tratamento clínico para reduzir o risco de complicações torna-se a próxima prioridade, seguido de planos de prevenção secundária. No caso do AVC isquêmico, diversas estratégias reduzem o risco de AVC subsequente em todos os pacientes, enquanto outras estratégias são eficazes para aqueles que apresentam causas específicas de AVC, como êmbolos cardíacos e aterosclerose da artéria carótida. Para o AVC hemorrágico, a hemorragia subaracnóidea (HSA) aneurismática e a hemorragia intracerebral hipertensiva são duas causas importantes. O tratamento e a prevenção da hemorragia intracerebral hipertensiva são discutidos no Capítulo 428. A HSA é descrita no Capítulo 429.

SÍNDROMES DE ACIDENTE VASCULAR CEREBRAL

Uma anamnese e um exame neurológico minuciosos frequentemente localizam a região de disfunção cerebral; se essa região corresponder a uma determinada distribuição arterial, as possíveis causas responsáveis pela síndrome podem ser limitadas. Isso tem especial importância quando o paciente apresenta-se com AIT e exame físico normal. Por exemplo, se um paciente manifestar perda da linguagem e hemianopsia homônima direita, deve-se realizar uma pesquisa das causas de embolia para a artéria cerebral média esquerda. O achado de estenose isolada da artéria carótida interna direita nesse paciente sugere estenose carotídea assintomática, e a pesquisa de outras causas de AVC deve prosseguir. As seções seguintes descrevem os achados clínicos da isquemia cerebral associada aos territórios vasculares cerebrais ilustrados nas Figuras 426-2 a 426-11. As síndromes de AVC são divididas em (1) grande vaso da circulação anterior; (2) grande vaso da circulação posterior; e (3) doença dos pequenos vasos em qualquer leito vascular.

Acidente vascular cerebral na circulação anterior A artéria carótida interna e seus ramos compõem a circulação anterior do cérebro. Os vasos podem ser ocluídos por doença vascular intrínseca (p. ex., aterosclerose ou dissecção) ou oclusão embólica de uma fonte proximal, conforme descrito anteriormente. A oclusão de cada um dos principais vasos intracranianos acarreta manifestações clínicas distintas.

ARTÉRIA CEREBRAL MÉDIA A oclusão da artéria cerebral média (ACM) proximal ou de um de seus principais ramos é mais frequentemente causada por um êmbolo (arterioarterial, cardíaco ou de origem desconhecida) do que por aterotrombose intracraniana. A aterosclerose da ACM proximal pode produzir êmbolos distais para o território da cerebral média ou, menos comumente, AIT por hipofluxo. A formação de vasos colaterais por meio dos vasos leptomeníngeos muitas vezes impede que a estenose da ACM se torne sintomática.

Os ramos corticais da ACM irrigam a face lateral do hemisfério, exceto (1) o polo frontal e uma faixa ao longo da margem superomedial dos lobos frontal e parietal, irrigados pela artéria cerebral anterior (ACA) e (2) convoluções temporal inferior e do polo occipital supridas pela artéria cerebral posterior (ACP) (Figs. 426-2 a 426-5).

A ACM proximal (segmento M1) dá origem a ramos penetrantes (denominados *artérias lentículo-estriadas*) que suprem o putame, a parte externa do globo pálido, o ramo posterior da cápsula interna, a coroa radiada adjacente e a maior parte do núcleo caudado (Fig. 426-2). Na fissura de Sylvius, a ACM da maioria dos pacientes divide-se em *superior* e *inferior* (ramos M2). Os ramos da divisão inferior suprem o córtex parietal inferior e temporal, e aqueles da divisão superior suprem o córtex frontal e parietal superior (Fig. 426-3).

Se houver oclusão de toda a ACM em sua origem (obstruindo seus ramos penetrantes e corticais) e as colaterais distais forem limitadas, os achados clínicos são hemiplegia contralateral, hemianestesia, hemianopsia homônima e 1 ou 2 dias de olhar preferencial para o lado ipsilateral. A disartria é comum em decorrência da fraqueza facial. Quando o hemisfério dominante é comprometido, também se observa afasia global, e quando o hemisfério não dominante é afetado, detectam-se anosognosia, apraxia construtiva e negligência (Cap. 30).

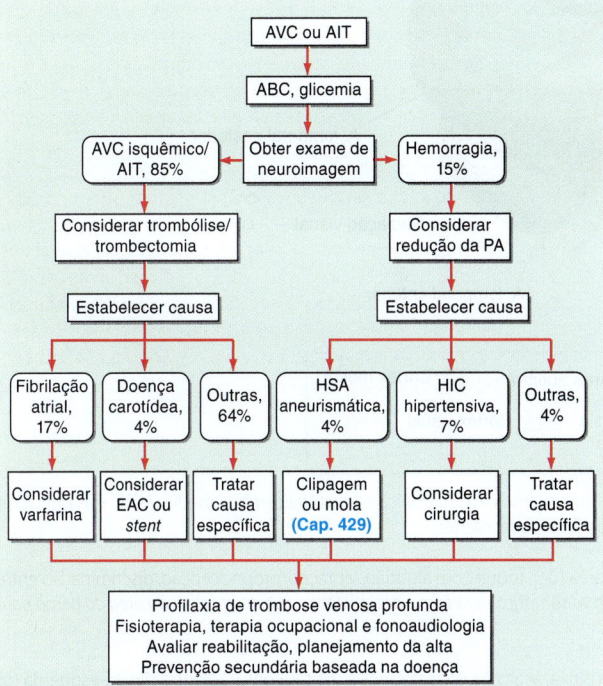

FIGURA 426-1 **Manejo clínico de AVC e AIT.** Os *quadros arredondados* são diagnósticos; os *retângulos* são intervenções. Os números são percentuais do total de AVCs. ABC, via aérea, respiração (*breathing*), circulação; AIT, ataque isquêmico transitório; AVC, acidente vascular cerebral; EAC, endarterectomia carotídea; HIC, hemorragia intracerebral; HSA, hemorragia subaracnóidea; PA, pressão arterial.

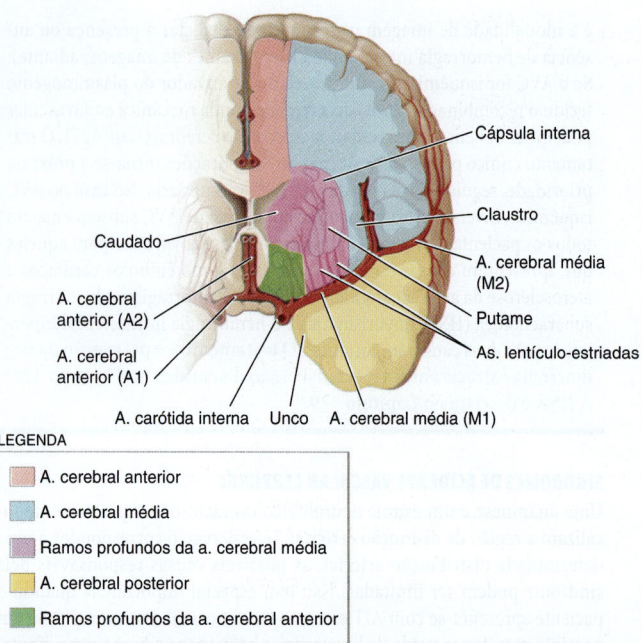

FIGURA 426-2 **Diagrama de um hemisfério cerebral em corte coronal** mostrando os territórios dos principais vasos cerebrais que se originam nas artérias carótidas internas.

As síndromes completas da ACM são mais frequentes quando um êmbolo oclui o tronco da artéria. O fluxo sanguíneo colateral cortical e as diferentes configurações arteriais provavelmente são responsáveis pelo aparecimento de muitas síndromes parciais. As síndromes parciais também podem advir de êmbolos que penetram na ACM proximal sem oclusão completa, ocluindo ramos distais, ou fragmentando-se e deslocando-se distalmente.

As síndromes parciais devido à oclusão embólica de um único ramo incluem fraqueza da mão, ou do braço e da mão (síndrome braquial), ou fraqueza facial com afasia não fluente (de Broca) **(Cap. 30)**, com ou sem fraqueza do braço (síndrome opercular frontal). Uma combinação de distúrbios sensitivos, fraqueza motora e afasia não fluente sugere que um êmbolo pode ter ocluído a divisão superior proximal e gerado infarto em grandes partes do córtex frontal e parietal **(Fig. 426-3)**. Se houver afasia fluente (de Wernicke) sem fraqueza, a divisão inferior da ACM que supre a parte posterior (córtex temporal) do hemisfério dominante provavelmente está implicada. Uma fala incompreensível e a incapacidade de compreender a linguagem escrita e falada são manifestações proeminentes, muitas vezes acompanhadas de quadrantanopsia homônima superior contralateral. Heminegligência ou agnosia espacial sem fraqueza indicam que a divisão inferior da ACM no hemisfério não dominante foi comprometida.

A oclusão de um vaso lentículo-estriado produz AVC de pequenos vasos (lacunar) dentro da cápsula interna **(Fig. 426-2)**. Isso gera AVC motor puro ou AVC sensitivomotor contralateral à lesão. A isquemia dentro do joelho da cápsula interna causa fraqueza principalmente

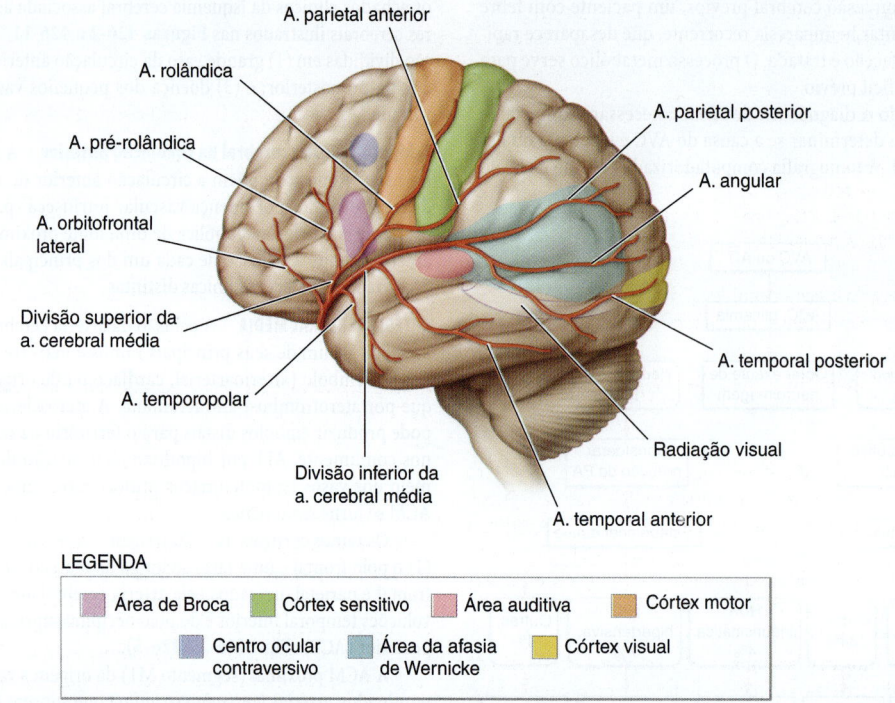

FIGURA 426-3 **Diagrama de um hemisfério cerebral, aspecto lateral,** mostrando os ramos e a distribuição da artéria cerebral média (ACM) e as principais regiões de localização cerebral. Observe a bifurcação da ACM em uma divisão superior e outra inferior.

Sinais e sintomas: *estruturas envolvidas*

Paralisia da face, braço e perna contralaterais; disfunção sensitiva na mesma área (dor, toque com algodão, vibração, propriocepção, discriminação entre dois pontos, estereognosia, localização tátil, barognosia, cutaneografia): *área motora somática para face e braço e fibras que descendem da área da perna para penetrar na coroa radiada e no sistema sensitivo somático correspondente*

Afasia motora: *área motora da fala do hemisfério dominante*

Afasia central, surdez para palavras, anomia, fala incompreensível, agrafia sensitiva, acalculia, alexia, agnosia digital, confusão entre direita-esquerda (os últimos quatro compreendem a síndrome de Gerstmann): *área da fala central suprassilviana e córtex parietoccipital no hemisfério dominante*

Afasia de condução: *área central da fala (opérculo parietal)*

Apractognosia do hemisfério não dominante, anosognosia, hemiassomatognosia, negligência unilateral, agnosia da metade esquerda do espaço externo, "apraxia" do vestir, "apraxia" construtiva, distorção das coordenadas visuais, localização imprecisa no hemicampo, capacidade prejudicada de avaliar distâncias, leitura invertida, ilusões visuais (p. ex., pode parecer que outra pessoa está andando por meio de uma mesa): *lobo parietal não dominante (área correspondente à da fala no hemisfério dominante); a perda de memória topográfica, em geral, decorre de lesão não dominante, às vezes, de uma lesão dominante*

Hemianopsia homônima (muitas vezes quadrantanopsia homônima inferior): *radiação óptica profunda para a segunda convolução temporal*

Paralisia do olhar conjugado para o lado oposto: *campo ocular contraversivo frontal ou fibras de projeção*

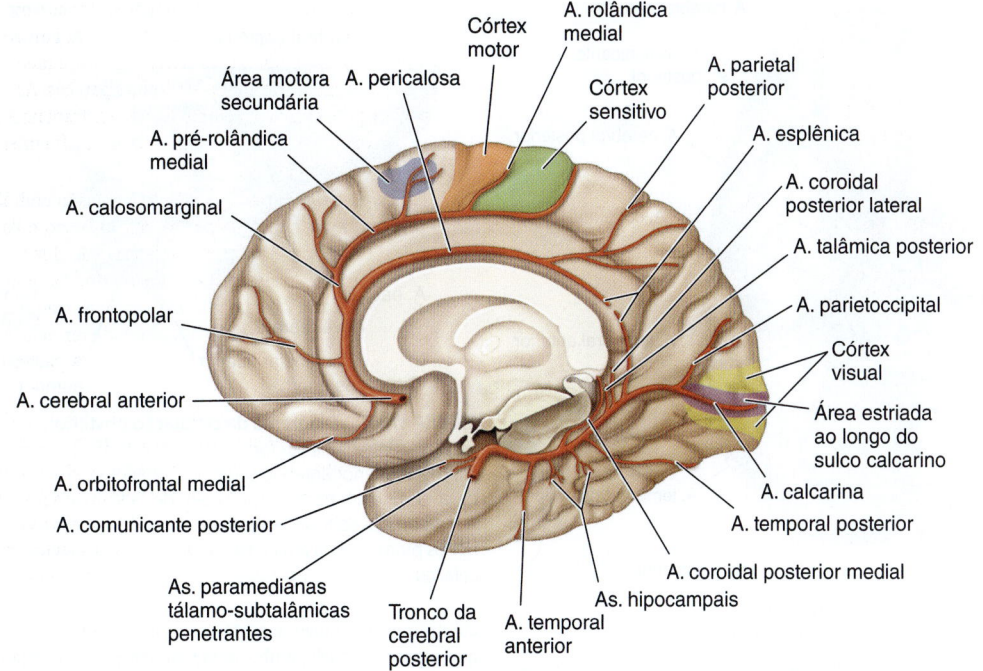

FIGURA 426-4 **Diagrama de um hemisfério cerebral, aspecto medial,** mostrando os ramos e a distribuição da artéria cerebral anterior e as principais regiões de localização cerebral.

Sinais e sintomas: *estruturas envolvidas*
Paralisia do pé e da perna contralaterais: *área motora da perna*
Menor grau de paresia do braço contralateral: *área do braço no córtex ou fibras descendentes para a coroa radiada*
Perda sensitiva cortical nos dedos, pé e perna: *área sensitiva para o pé e a perna*
Incontinência urinária: *área sensitivomotora do lóbulo paracentral*
Reflexo de preensão contralateral, reflexo de sucção, *gegenhalten* (rigidez paratônica): *face medial do lobo frontal posterior; provavelmente área motora suplementar*
Abulia (mutismo acinético), lentidão, atraso, interrupção intermitente, falta de espontaneidade, sussurros, distração reflexa para visões e sons: *localização incerta – provavelmente giro do cíngulo e parte inferior medial dos lobos frontal, parietal e temporal*
Dificuldade na marcha e postura ereta (apraxia da marcha): *córtex frontal próximo à área motora da perna*
Dispraxia dos membros esquerdos, afasia tátil nos membros esquerdos: *corpo caloso*

facial seguida de fraqueza do braço e depois da perna à medida que a isquemia se desloca posteriormente dentro da cápsula. De outro modo, a mão contralateral pode tornar-se atáxica e a disartria será proeminente (síndrome lacunar da mão inábil e disartria). Um infarto lacunar afetando o globo pálido e o putame muitas vezes tem poucos sinais clínicos, mas há relatos de parkinsonismo e hemibalismo.

ARTÉRIA CEREBRAL ANTERIOR A ACA divide-se em dois segmentos: pré-comunicante (A1) ou tronco, que conecta a artéria carótida interna à artéria comunicante anterior, e o segmento pós-comunicante (A2), distal à artéria comunicante anterior **(Figs. 426-2 e 426-4)**. O segmento A1 dá origem a diversos ramos penetrantes profundos que suprem o ramo anterior da cápsula interna, a substância perfurada anterior, a tonsila, o hipotálamo anterior e a parte inferior da cabeça do núcleo caudado.

A oclusão da ACA proximal costuma ser bem tolerada em função do fluxo colateral através da artéria comunicante anterior e de colaterais através da ACM e da ACP. A oclusão de um único segmento A2 resulta nos sintomas contralaterais citados na **Figura 426-4**. Se ambos os segmentos A2 derivarem de um tronco da cerebral anterior único (atresia do segmento A1 contralateral), a oclusão pode afetar ambos os hemisférios. Ocorrem abulia profunda (atraso nas respostas verbais e motoras) e sinais piramidais bilaterais com paraparesia ou tetraparesia e incontinência urinária.

ARTÉRIA CORIÓIDEA ANTERIOR Esta artéria origina-se da artéria carótida interna e irriga o ramo posterior da cápsula interna e a região de substância branca posterolateral a ela, pela qual passam algumas fibras geniculocalcarinas **(Fig. 426-5)**. A síndrome completa de oclusão da artéria corióidea anterior consiste em hemiplegia contralateral, hemianestesia (hipoestesia) e hemianopsia homônima. Entretanto, já que esse território também é suprido por vasos penetrantes da ACM proximal e artérias corióidea posterior e comunicante posterior, podem ocorrer efeitos mínimos e, com frequência, os pacientes têm recuperação substancial. Os AVCs de corióidea anterior em geral resultam de trombose in situ do vaso, e este é particularmente vulnerável a oclusão iatrogênica durante o clampeamento cirúrgico de aneurismas oriundos da artéria carótida interna.

ARTÉRIA CARÓTIDA INTERNA O quadro clínico de oclusão da artéria carótida interna varia segundo a causa da isquemia: a propagação de um trombo, embolia ou hipofluxo. O córtex suprido pelo território da ACM é o mais afetado. Com um polígono de Willis competente, a oclusão pode passar despercebida. Se o trombo propagar-se até a artéria carótida interna e daí para a ACM, ou embolizá-la, os sintomas são idênticos aos da oclusão da ACM proximal (ver anteriormente). Às vezes, ocorre infarto maciço de toda a substância branca profunda e da superfície cortical. Quando as origens da ACA e da ACM são ocluídas no topo da artéria carótida, ocorrem abulia ou estupor com hemiplegia, hemianestesia e afasia ou anosognosia. Quando a ACP origina-se da artéria carótida interna (uma configuração denominada *ACP fetal*), ela também pode ser ocluída e produzir sintomas relacionados com o seu território periférico **(Figs. 426-4 e 426-5)**.

Além de suprir o córtex ipsilateral, a artéria carótida interna perfunde o nervo óptico e a retina via artéria oftálmica. Em cerca de 25% dos casos de doença sintomática da carótida interna, cegueira monocular transitória (amaurose fugaz) recorrente alerta para a presença da lesão. Em geral, os pacientes descrevem uma sombra horizontal que desce ou sobe verticalmente através do seu campo visual. Queixam-se, ainda, de visão turva nesse olho e de desaparecimento da metade superior ou inferior da visão. Na maioria dos casos, esses sintomas duram apenas alguns minutos. Raramente, isquemia ou infarto da artéria oftálmica ou central da retina ocorrem por ocasião de um AIT ou de um infarto cerebral.

Um sopro carotídeo prolongado e agudo que desaparece gradualmente na diástole está muitas vezes associado a lesões altamente estenóticas. À medida que a estenose se torna mais pronunciada e o fluxo distal fica reduzido, o sopro torna-se mais fraco e pode desaparecer quando a oclusão é iminente.

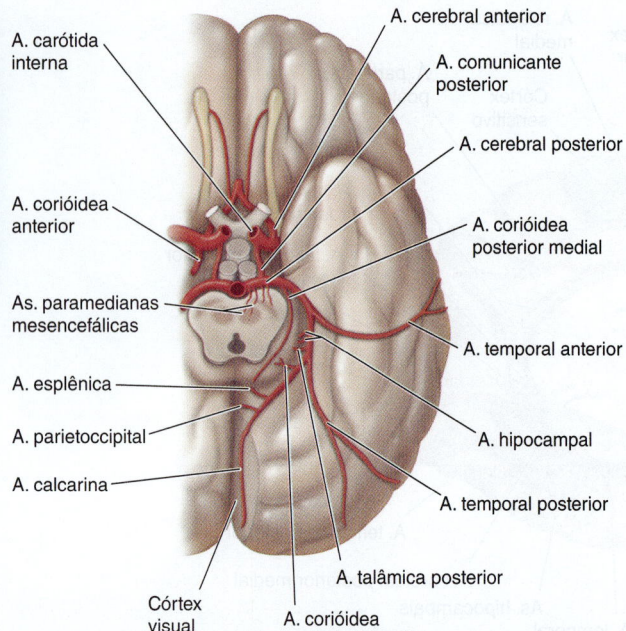

FIGURA 426-5 **Aspecto inferior do cérebro** com os ramos e a distribuição da artéria cerebral posterior e principais estruturas anatômicas.

Sinais e sintomas: *estruturas envolvidas*

Território periférico **(ver também Fig. 426-9)**. Hemianopsia homônima (muitas vezes, dos quadrantes superiores): *córtex calcarino ou radiação óptica vizinha*. Hemianopsia homônima bilateral, cegueira cortical, percepção ou negação da cegueira; nomeação tátil, acromatopsia (daltonismo), incapacidade de ver movimentos de vaivém, incapacidade de perceber objetos não situados centralmente, apraxia dos movimentos oculares, incapacidade para contar ou enumerar objetos, tendência a esbarrar em coisas que o paciente vê e tenta evitar: *lobo occipital bilateral com possível comprometimento do lobo parietal*. Dislexia verbal sem agrafia, anomia para cores: *lesão calcarina dominante e parte posterior do corpo caloso*. Déficit da memória: *lesão bilateral do hipocampo ou apenas do lado dominante*. Desorientação topográfica e prosopagnosia: *geralmente lesões do giro lingual e calcarino não dominante*. Simultanagnosia, heminegligência visual: *córtex visual dominante, hemisfério contralateral*. Alucinações visuais não formadas, alucinose peduncular, metamorfopsia, teleopsia, expansão visual ilusória, palinopsia, distorção dos contornos, fotofobia central: *córtex calcarino*. Alucinações complexas: *em geral hemisfério não dominante*.

Território central. Síndrome talâmica: perda sensitiva (todas as modalidades), dor espontânea e disestesias, coreoatetose, tremor de intenção, espasmos da mão, hemiparesia leve: *núcleo posteroventral do tálamo; comprometimento do corpo subtalâmico adjacente ou de seus tratos aferentes*. Síndrome talamoperfurante: ataxia cerebelar cruzada com paralisia ipsilateral do terceiro nervo craniano (síndrome de Claude): *trato dentatotalâmico e terceiro nervo dele derivado*. Síndrome de Weber: paralisia do terceiro nervo e hemiplegia contralateral: *terceiro nervo e pedúnculo cerebral*. Hemiplegia contralateral: *pedúnculo cerebral*. Paralisia ou paresia dos movimentos oculares verticais, desalinhamento vertical (skew deviation), respostas pupilares lentas à luz, discreta miose e ptose (nistagmo de retração e "cobertura" das pálpebras podem estar associados): *fibras supranucleares para o terceiro nervo, núcleo intersticial de Cajal, núcleo de Darkschewitsch e comissura posterior*. Tremor de ação atáxico, rítmico contralateral; tremor postural rítmico (tremor rubral): *trato dentatotalâmico*.

ARTÉRIA CARÓTIDA COMUM Todos os sinais e sintomas de oclusão da carótida interna também podem acompanhar a oclusão da artéria carótida comum. A claudicação da mandíbula pode resultar do baixo fluxo nos ramos externos da carótida. A oclusão bilateral da artéria carótida comum em sua origem pode ocorrer na arterite de Takayasu **(Cap. 363)**.

Acidente vascular cerebral na circulação posterior A circulação posterior é composta do par de artérias vertebrais, artéria basilar e par de ACPs. As artérias vertebrais se unem para formar a artéria basilar na junção bulbopontina. A artéria basilar divide-se em duas ACPs na fossa interpeduncular **(Figs. 426-4 a 426-6)**. Essas grandes artérias dão origem a ramos

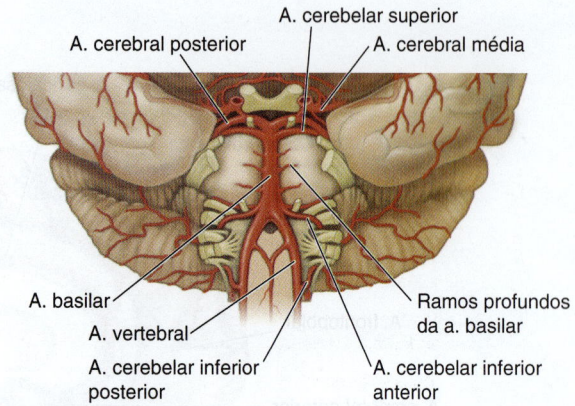

FIGURA 426-6 **Diagrama da circulação posterior,** mostrando as artérias vertebrais intracranianas formando a artéria basilar que dá origem às artérias cerebelar inferior anterior, cerebelar superior e cerebral posterior. A artéria cerebelar inferior posterior origina-se de cada um dos segmentos vertebrais. A maior parte do fluxo sanguíneo do tronco encefálico provém de diversos ramos profundos da artéria basilar que penetram diretamente no tronco encefálico.

circunferenciais longos e curtos e a ramos penetrantes profundos menores que suprem cerebelo, bulbo, ponte, mesencéfalo, subtálamo, tálamo, hipocampo e lobos temporal medial e occipital. A oclusão de cada vaso produz sua própria síndrome distinta.

ARTÉRIA CEREBRAL POSTERIOR Em 75% dos casos, ambas as ACPs originam-se na bifurcação da artéria basilar; em 20%, uma delas provém da artéria carótida interna ipsilateral, via artéria comunicante posterior; em 5%, ambas nascem das respectivas artérias carótidas ipsilaterais **(Figs. 426-4 a 426-6)**. O segmento pré-comunicante, ou P1, da ACP verdadeira é atrésico nesses casos.

As síndromes da ACP geralmente resultam da formação de ateromas ou êmbolos que se alojam no topo da artéria basilar; a doença da circulação posterior também pode ser causada por dissecção da artéria vertebral e displasia fibromuscular.

Comumente se observam duas síndromes clínicas na oclusão da ACP: (1) *síndrome de P1*: sinais mesencefálicos, subtalâmicos e talâmicos, devidos a doença do segmento P1 da ACP ou de seus ramos penetrantes (artérias talamogeniculada, de Percheron e corióidea posterior); e (2) *síndrome de P2*: sinais do córtex temporal e do lobo occipital, devido a oclusão do segmento P2 distal à junção da ACP com a artéria comunicante posterior.

SÍNDROMES DE P1 O infarto costuma ocorrer no subtálamo e no tálamo medial ipsilaterais e no pedúnculo cerebral e mesencéfalo ipsilaterais **(Figs. 426-5 e 426-11)**. Pode sobrevir paralisia do terceiro nervo craniano com ataxia contralateral (síndrome de Claude) ou hemiplegia contralateral (síndrome de Weber). A ataxia indica envolvimento do núcleo rubro ou do trato dentatorrubrotalâmico; a hemiplegia é resultante do comprometimento do pedúnculo cerebral **(Fig. 426-11)**. Se o núcleo subtalâmico for acometido, pode ocorrer hemibalismo contralateral. A oclusão da artéria de Percheron produz paresia do olhar para cima e sonolência, e muitas vezes abulia. Um infarto extenso do mesencéfalo e do subtálamo decorrente de oclusão bilateral da ACP proximal apresenta-se como coma, pupilas não reativas, sinais piramidais bilaterais e rigidez de descerebração.

A oclusão dos ramos penetrantes das artérias talâmicas e talamogeniculadas produz síndromes lacunares talâmicas e talamocapsulares menos extensas. A *síndrome talâmica de Déjérine-Roussy* consiste em perda sensitiva contralateral, seguida posteriormente de dor agonizante, lancinante ou em queimação nas áreas afetadas. É persistente e responde mal aos analgésicos. Anticonvulsivantes (carbamazepina ou gabapentina) ou antidepressivos tricíclicos podem ser benéficos.

SÍNDROMES DE P2 **(Figs. 426-4 e 426-5)** A oclusão da ACP distal causa infarto dos lobos temporal medial e occipital. A manifestação habitual consiste em hemianopsia homônima contralateral sem preservação da mácula. (O AVC da ACM frequentemente produz hemianopsia, porém normalmente preserva a mácula, visto que o córtex calcarino é perfundido pelo segmento P2). Em certas ocasiões, apenas o quadrante superior do campo visual está

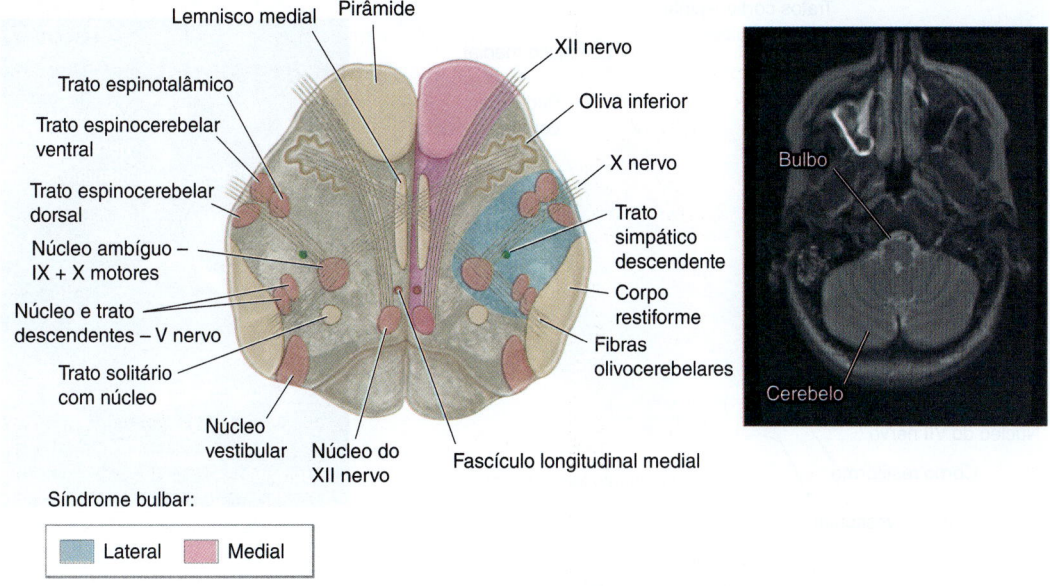

FIGURA 426-7 Corte axial na altura do bulbo, delineado esquematicamente à esquerda, com imagem correspondente na ressonância magnética à direita. Observe que, nas **Figs. 426-7 a 426-11**, todos os desenhos estão orientados com a face dorsal embaixo, reproduzindo a orientação do tronco encefálico que é comumente vista em todos os exames de neuroimagem modernos. As regiões aproximadas envolvidas nas síndromes de acidente vascular cerebral bulbar medial e lateral são mostradas.

Sinais e sintomas: *estruturas envolvidas*

1. Síndrome bulbar medial (oclusão da artéria vertebral ou de um ramo da artéria vertebral ou basilar inferior)
No lado da lesão
Paralisia com atrofia de metade da língua: *décimo segundo nervo ipsilateral*
No lado oposto à lesão
Paralisia do braço e da perna, poupando a face; perda da sensibilidade tátil e proprioceptiva em metade do corpo: *trato piramidal e lemnisco medial contralaterais*

2. Síndrome bulbar lateral (a oclusão de qualquer dos cinco ramos pode ser responsável – artérias vertebral; cerebelar inferior posterior; bulbar lateral superior, média ou lateral inferior)
No lado da lesão
Dor, dormência, alteração da sensibilidade em metade da face: *trato descendente e núcleo do quinto nervo*
Ataxia dos membros, queda para o lado da lesão: *incerto – corpo restiforme, hemisfério cerebelar, fibras cerebelares, trato espinocerebelar (?)*
Nistagmo, diplopia, oscilopsia, vertigem, náuseas, vômitos: *núcleo vestibular*
Síndrome de Horner (miose, ptose, diminuição da sudorese): *trato simpático descendente*
Disfagia, rouquidão, paralisia do palato, paralisia de prega vocal, diminuição do reflexo do vômito: *fibras emergentes do nono e décimo nervos*
Perda da gustação: *núcleo e trato solitários*
Dormência do braço, do tronco ou da perna ipsilaterais: *núcleos cuneiforme e grácil*
Fraqueza da parte inferior da face: *fibras do neurônio motor superior genufletidas para o núcleo facial ipsilateral*
No lado oposto à lesão
Disfunção da sensibilidade para dor e temperatura em metade do corpo, às vezes na face: *trato espinotalâmico*

3. Síndrome bulbar unilateral total (oclusão da artéria vertebral): combinação das síndromes medial e lateral
4. Síndrome pontobulbar lateral (oclusão de artéria vertebral): combinação de síndrome bulbar lateral e síndrome pontina inferior lateral
5. Síndrome da artéria basilar (a síndrome da artéria vertebral única é equivalente): combinação das várias síndromes do tronco encefálico mais aquelas que surgem na distribuição da artéria cerebral posterior.

Sinais bilaterais de tratos longitudinais (sensitivos e motores; anormalidades cerebelares e de nervos cranianos periféricos): *tratos longitudinais bilaterais, cerebelares e de nervos cranianos periféricos*
Paralisia ou fraqueza de todos os membros, além de toda a musculatura bulbar: *tratos corticobulbar e corticospinal bilateralmente*

comprometido ou a visão macular é preservada. Se as áreas de associação visual forem poupadas e apenas o córtex calcarino estiver comprometido, o paciente pode ter consciência dos déficits visuais. O envolvimento do lobo temporal medial e do hipocampo pode causar prejuízo agudo da memória, principalmente se o evento correr no hemisfério dominante. A deficiência em geral melhora, porque a memória tem representação bilateral. Se o hemisfério dominante for afetado e o infarto ampliar-se, comprometendo o esplênio do corpo caloso, o paciente pode evidenciar alexia sem agrafia. Agnosia visual para faces, objetos, símbolos matemáticos e cores, e anomia com erros parafásicos (afasia amnésica) também podem ocorrer, mesmo na ausência de envolvimento do corpo caloso. A oclusão da ACP pode produzir *alucinose peduncular* (alucinações visuais de cenas e objetos com cores brilhantes).

O infarto bilateral das ACPs distais produz cegueira cortical (cegueira com preservação da fotorreação pupilar). O paciente muitas vezes não tem consciência da cegueira ou pode até negá-la (*síndrome de Anton*). Podem persistir pequenas ilhas de visão, e o paciente pode relatar que a visão flutua à medida que as imagens são capturadas nas partes preservadas. Em casos raros, apenas a visão periférica é perdida e a visão central é poupada, levando a uma visão "em cano de revólver". As lesões na área de associação visual bilaterais podem resultar em *síndrome de Balint*, um distúrbio da varredura visual ordenada do ambiente **(Cap. 30)**, em geral resultando de infartos secundários a baixo fluxo na "área de fronteira" entre os territórios de ACM e ACP distal, como ocorre após parada cardíaca. O paciente pode ter persistência de uma imagem visual por vários minutos, apesar de olhar para outra cena (*palinopsia*) ou incapacidade de entender o significado global de uma imagem (*assimultanagnosia*). A oclusão embólica do topo da artéria basilar pode produzir qualquer um ou todos os sintomas do território central ou periférico. A característica clínica é início súbito de sinais bilaterais, como ptose, assimetria pupilar ou ausência de fotorreação, e sonolência. Os pacientes frequentemente apresentam contrações posturais e mioclônicas que simulam uma convulsão. A procura na TC sem contraste por sinal hiperdenso da artéria basilar (indicando trombo na artéria basilar) ou a angiotomografia computadorizada (angio-TC) estabelece esse

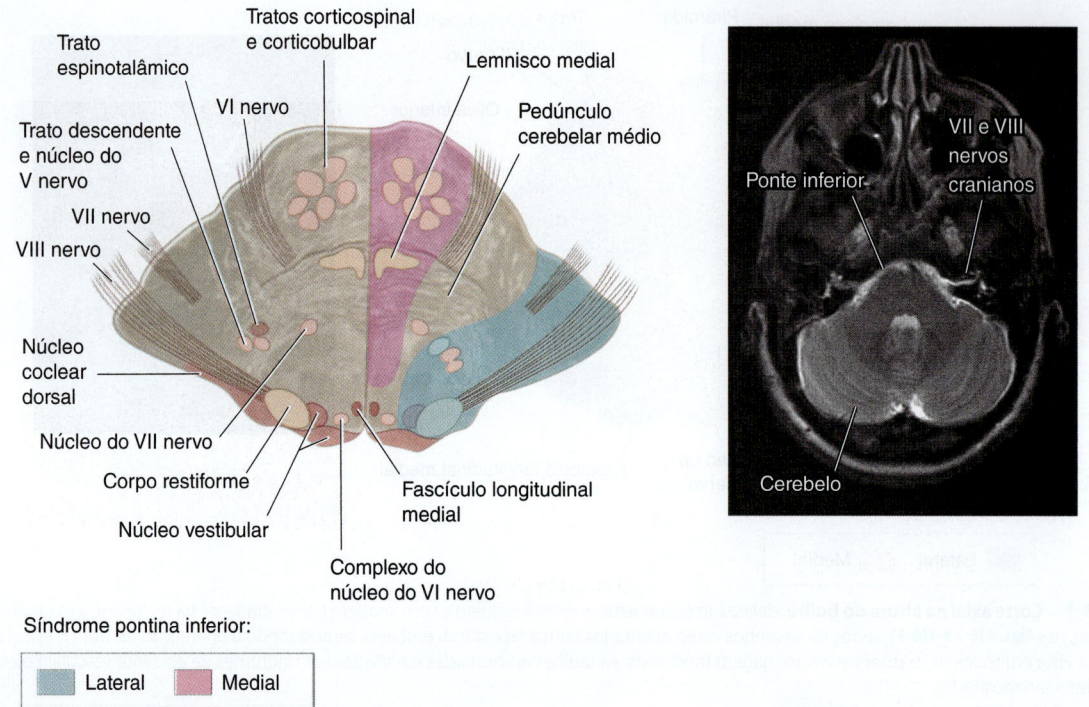

FIGURA 426-8 Corte axial na altura da ponte inferior, delineado esquematicamente à esquerda, com imagem correspondente na ressonância magnética à direita. São mostradas as regiões aproximadas envolvidas nas síndromes de AVC pontinas inferiores mediais e laterais.

Sinais e sintomas: *estruturas envolvidas*
1. Síndrome pontina inferior medial (oclusão de ramo paramediano da artéria basilar)
No lado da lesão
Paralisia do olhar conjugado para o lado da lesão (preservação da convergência): *centro do olhar conjugado lateral*
Nistagmo: *núcleo vestibular*
Ataxia de membros e marcha: provavelmente *pedúnculo cerebelar médio*
Diplopia no olhar lateral: *nervo abducente*
No lado oposto à lesão
Paralisia da face, do braço e da perna: *trato corticobulbar e corticospinal na ponte inferior*
Deficiência das sensibilidades tátil e proprioceptiva em metade do corpo: *lemnisco medial*
2. Síndrome pontina inferior lateral (oclusão da artéria cerebelar inferior anterior)
No lado da lesão
Nistagmo horizontal e vertical, vertigem, náuseas, vômitos, oscilopsia: *nervo ou núcleo vestibular*
Paralisia facial: *sétimo nervo*
Paralisia do olhar conjugado para o lado da lesão: *centro do olhar conjugado lateral*
Surdez, zumbido: *nervo auditivo ou núcleo coclear*
Ataxia: *pedúnculo cerebelar médio e hemisfério cerebelar*
Deficiência da sensibilidade na face: *trato descendente e núcleo do quinto nervo*
No lado oposto à lesão
Deficiência da sensibilidade para dor e temperatura em metade do corpo (pode incluir a face): *trato espinotalâmico*

diagnóstico. O médico deve suspeitar dessa síndrome de AVC rara, porém potencialmente tratável, em casos de suposta convulsão de início recente e déficits de nervos cranianos.

ARTÉRIAS VERTEBRAL E CEREBELAR INFERIOR POSTERIOR A artéria vertebral, que se origina do tronco braquicefálico à direita e da artéria subclávia à esquerda, divide-se em quatro segmentos. O primeiro (V1) segue de sua origem até ingressar no sexto ou quinto forame vertebral transverso. O segundo (V2) atravessa os forames vertebrais de C6 a C2. O terceiro (V3) atravessa o forame transverso e circunda o arco do atlas para perfurar a dura-máter no forame magno. O quarto segmento (V4) ascende e une-se à outra artéria vertebral para constituir a artéria basilar (Fig. 426-6); somente o quarto segmento dá origem a ramos que suprem o tronco encefálico e o cerebelo. A artéria cerebelar inferior posterior (ACIP) supre, em seu segmento proximal, a região lateral do bulbo e, em seus ramos distais, a face inferior do cerebelo.

As lesões aterotrombóticas têm predileção pelos segmentos V1 e V4 da artéria vertebral. O primeiro segmento pode ser acometido na origem do vaso e produzir êmbolos para a circulação posterior; o fluxo colateral da artéria vertebral contralateral ou das artérias cervical ascendente, tireocervical ou occipital geralmente é suficiente para prevenir AIT ou AVC por hipofluxo. Quando uma artéria vertebral é atrésica e uma lesão aterotrombótica ameaça a origem da outra, a circulação colateral, que também pode incluir fluxo retrógrado a partir da artéria basilar, muitas vezes é insuficiente (Figs. 426-5 e 426-6). Nesse contexto, podem ocorrer AIT por hipofluxo, consistindo em síncope, vertigem e hemiplegia alternada; esse estado também prepara o terreno para trombose. A doença do quarto segmento distal da artéria vertebral pode promover a formação de trombos, que se manifesta como embolia distal ou como propagação do trombo para a artéria basilar. Estenose proximal à origem da ACIP pode ameaçar a região lateral do bulbo e a face posterior inferior do cerebelo.

Se a artéria subclávia for ocluída proximalmente à origem da artéria vertebral, há inversão na direção do fluxo sanguíneo na artéria vertebral ipsilateral. O exercício com o braço ipsilateral pode aumentar a demanda pelo fluxo vertebral, produzindo AIT da circulação posterior, ou "roubo da subclávia".

Embora a doença ateromatosa raramente estreite o segundo e o terceiro segmentos da artéria vertebral, essa região está sujeita a dissecção, displasia fibromuscular e, raras vezes, compressão por esporões osteofíticos dentro dos forames vertebrais.

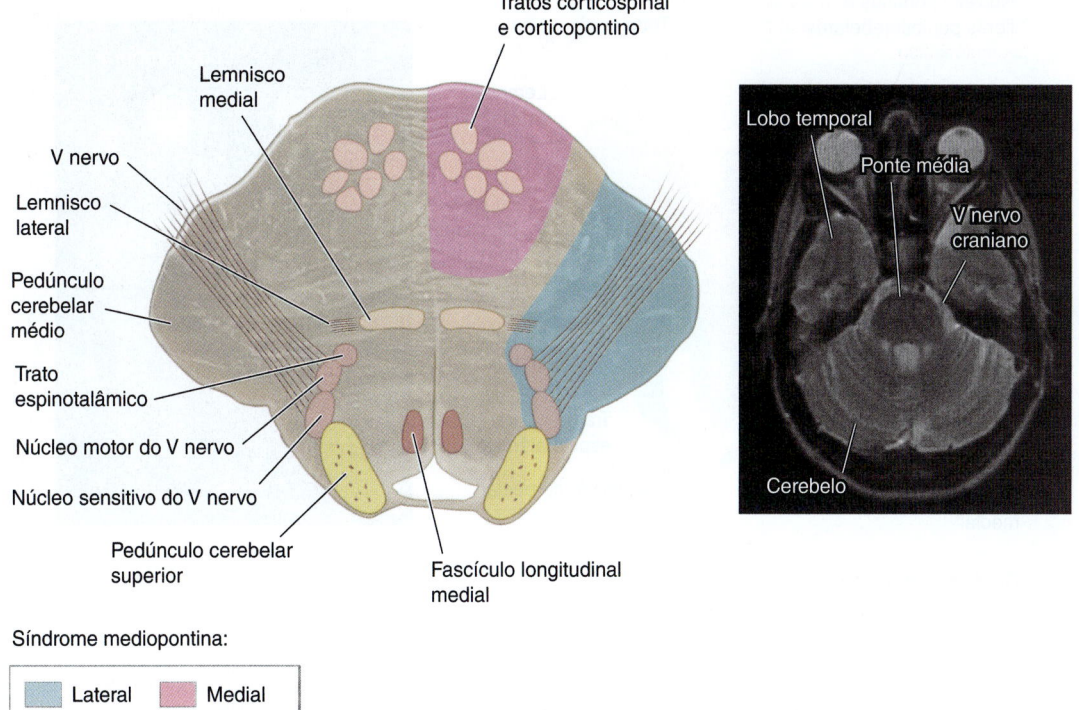

FIGURA 426-9 Corte axial na altura da ponte média, delineado esquematicamente à esquerda, com imagem correspondente na ressonância magnética à direita. São mostradas as regiões aproximadas envolvidas nas síndromes de AVC mediopontinas mediais e laterais.

Sinais e sintomas: *estruturas envolvidas*
1. Síndrome mediopontina medial (ramo paramediano da artéria basilar média)
No lado da lesão
Ataxia dos membros e da marcha (mais proeminente no comprometimento bilateral): *núcleos da ponte*
No lado oposto à lesão
Paralisia da face, do braço e da perna: *trato corticobulbar e corticospinal*
Deficiência variável das sensibilidades tátil e proprioceptiva quando a lesão se estende posteriormente: *lemnisco medial*
2. Síndrome mediopontina lateral (artéria circunferencial curta)
No lado da lesão
Ataxia dos membros: *pedúnculo cerebelar médio*
Paralisia dos músculos da mastigação: *fibras motoras ou núcleo do quinto nervo craniano*
Deficiência da sensibilidade no lado da face: *fibras sensitivas ou núcleo do quinto nervo*
No lado oposto à lesão
Deficiência das sensibilidades para dor e temperatura nos membros e no tronco: *trato espinotalâmico*

A oclusão embólica ou trombose de um segmento V4 causa isquemia do bulbo lateral. A reunião de vertigem, dormência da face ipsilateral e dos membros contralaterais, diplopia, rouquidão, disartria, disfagia e síndrome de Horner ipsilateral denomina-se *síndrome bulbar lateral (ou síndrome de Wallenberg)* **(Fig. 426-7)**. Pode ocorrer também fraqueza facial do neurônio motor superior ipsilateral. A maioria dos casos resulta de oclusão da artéria vertebral ipsilateral; nos demais, a oclusão da ACIP é a responsável. A oclusão dos ramos penetrantes bulbares da artéria vertebral ou ACIP resulta em síndromes parciais. *Hemiparesia não é uma manifestação típica de oclusão da artéria vertebral; contudo, a tetraparesia pode advir de oclusão da artéria espinal anterior.*

Raramente, ocorre uma *síndrome bulbar medial* com infarto da pirâmide e hemiparesia contralateral do braço e da perna, poupando a face. Se o lemnisco medial e as fibras emergentes do nervo hipoglosso forem atingidos, ocorrem perda contralateral da propriocepção e fraqueza ipsilateral da língua.

O infarto cerebelar pode levar à *parada respiratória*, devido à herniação do tronco encefálico por edema cerebelar, fechamento do aqueduto de Sylvius ou quarto ventrículo, seguido de hidrocefalia e herniação central. Esse deslocamento para baixo adicional do tronco encefálico pela hidrocefalia exacerbará a instabilidade respiratória e hemodinâmica. Sonolência, sinal de Babinski, disartria e fraqueza bifacial podem estar ausentes ou manifestar-se apenas por breve período antes de ocorrer parada respiratória. Instabilidade da marcha, cefaleia, tontura, náuseas e vômitos podem ser os únicos sinais e sintomas iniciais e devem levantar suspeita dessa complicação iminente, que pode exigir descompressão neurocirúrgica, muitas vezes com prognóstico excelente. A diferenciação entre esses sintomas e os sintomas de labirintite viral pode ser um desafio, mas cefaleia, rigidez de nuca e dismetria unilateral sugerem AVC.

ARTÉRIA BASILAR Os ramos da artéria basilar **(Fig. 426-6)** irrigam a base da ponte e a parte superior do cerebelo e são divididos em três grupos: (1) paramedianos, em número de 7 a 10, que suprem uma cunha da ponte nos dois lados da linha média; (2) circunferenciais curtos, em número de 5 a 7, que irrigam os dois terços laterais da ponte e os pedúnculos cerebelares médio e superior; e (3) circunferenciais longos bilaterais (artérias cerebelares superior e inferior anterior), que circundam a ponte e suprem os hemisférios cerebelares.

Podem ocorrer lesões ateromatosas em qualquer ponto ao longo do tronco da basilar, porém são mais frequentes nos segmentos basilar proximal e vertebral distal. Em geral, as lesões ocluem a artéria basilar proximal e uma ou ambas as artérias vertebrais. O quadro clínico varia segundo a disponibilidade de fluxo colateral retrógrado pelas artérias comunicantes posteriores. Raramente, a dissecção de uma artéria vertebral pode envolver a artéria basilar e, de acordo com a localização da luz verdadeira e falsa, produzir inúmeros AVCs de artérias penetrantes.

Embora a aterotrombose às vezes oclua a parte distal da artéria basilar, os êmbolos cardíacos ou originados nos segmentos vertebral proximal ou basilar são mais comumente responsáveis pelas síndromes do "topo da basilar".

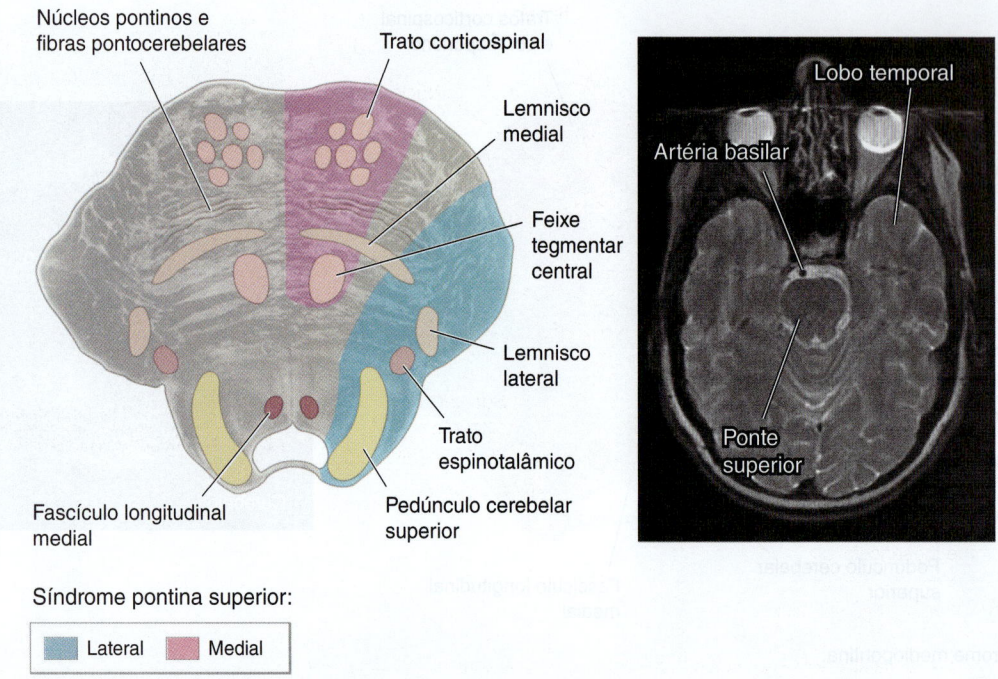

FIGURA 426-10 **Corte axial na altura da ponte superior,** delineado esquematicamente à esquerda, com imagem correspondente a ressonância magnética à direita. São mostradas as regiões aproximadas envolvidas nas síndromes de AVC pontinas superiores mediais e laterais.
Sinais e sintomas: *estruturas envolvidas*
1. Síndrome pontina superior medial (ramos paramedianos da artéria basilar superior)
No lado da lesão
Ataxia cerebelar (provavelmente): *pedúnculos cerebelares superior e/ou médio*
Oftalmoplegia internuclear: *fascículo longitudinal medial*
Síndrome mioclônica, palato, faringe, pregas vocais, aparelho respiratório, face, aparelho oculomotor, etc.: *localização incerta – feixe tegmentar central, projeção denteada, núcleo olivar inferior*
No lado oposto à lesão
Paralisia da face, do braço e da perna: *trato corticobulbar e corticospinal*
Raramente, são afetados tato, vibração e propriocepção: *lemnisco medial*
2. Síndrome pontina superior lateral (síndrome da artéria cerebelar superior)
No lado da lesão
Ataxia dos membros e da marcha, queda para o lado da lesão: *pedúnculos cerebelares médio e superior, superfície superior do cerebelo, núcleo denteado*
Tontura, náuseas, vômitos; nistagmo horizontal: *núcleo vestibular*
Paresia do olhar conjugado (ipsilateral): *olhar contralateral pontino*
Desalinhamento vertical (*skew deviation*): Incerto
Miose, ptose, diminuição da sudorese na face (síndrome de Horner): *fibras simpáticas descendentes*
Tremor: localização incerta – *núcleo denteado, pedúnculo cerebelar superior*
No lado oposto à lesão
Deficiência das sensibilidades para dor e temperatura na face, nos membros e no tronco: *trato espinotalâmico*
Deficiência das sensibilidades tátil, vibratória e proprioceptiva, mais na perna do que no braço (há uma tendência a incongruência entre os déficits da dor e do tato): *lemnisco medial (parte lateral)*

Uma vez que o tronco encefálico contém muitas estruturas em estreita proximidade, várias síndromes clínicas podem surgir quando há isquemia, refletindo envolvimento dos tratos corticospinais e corticobulbares, tratos sensitivos ascendentes e núcleos de nervos cranianos **(Figs. 426-7 a 426-11)**.

Os sintomas de isquemia transitória ou infarto no território de artéria basilar em geral não indicam se a própria artéria basilar ou um de seus ramos está afetado, mas essa distinção tem importantes implicações terapêuticas. *Contudo, é fácil reconhecer o quadro de oclusão basilar completa como um conjunto de sinais bilaterais dos tratos longitudinais (sensitivos e motores) com sinais de disfunção de nervos cranianos e do cerebelo.* Os pacientes podem ter movimentos posturais espontâneos, que são de natureza mioclônica e simulam uma atividade convulsiva. Esses movimentos são breves, repetitivos e multifocais e muitas vezes confundidos com o estado de mal epiléptico. A angiografia por TC ou ressonância magnética pode detectar rapidamente a trombose basilar, e o tratamento rápido (trombectomia) pode salvar vidas. Um estado de "encarceramento" (*locked-in*) de preservação da consciência com tetraplegia e sinais de nervos cranianos sugere um infarto completo da ponte e do mesencéfalo inferior. O objetivo terapêutico é reconhecer uma oclusão basilar *iminente* antes que ocorra um infarto devastador. Uma série de AITs e um AVC flutuante lentamente progressivo são extremamente significativos, pois costumam prenunciar oclusão aterotrombótica da artéria vertebral distal ou basilar proximal.

Os AITs na distribuição da artéria basilar proximal podem provocar vertigem (muitas vezes descrita pelo paciente como sensação de estar "nadando", "oscilação", "movendo-se", de "instabilidade" ou sensação de "cabeça oca"). Outros sintomas que alertam para trombose basilar incluem diplopia, disartria, dormência facial ou perioral e sintomas hemissensitivos. Em geral, os sintomas de um AIT dos ramos basilares afetam um dos lados do tronco encefálico, enquanto os sintomas de um AIT da artéria basilar em geral afetam ambos os lados, embora se tenha enfatizado a existência de hemiparesia "de alerta" como sintoma inicial de oclusão basilar. Com maior frequência, os AITs, independentemente de serem secundários a oclusão iminente da artéria basilar ou de um ramo basilar, tem curta duração (5 a 30 min) e são repetitivos, ocorrendo várias vezes ao dia. O padrão sugere redução intermitente do fluxo. Embora o tratamento com heparina intravenosa ou várias combinações de agentes antiplaquetários tenha sido usado para prevenir a propagação do coágulo, não há evidências específicas para sustentar qualquer abordagem, e a intervenção endovascular também é uma opção.

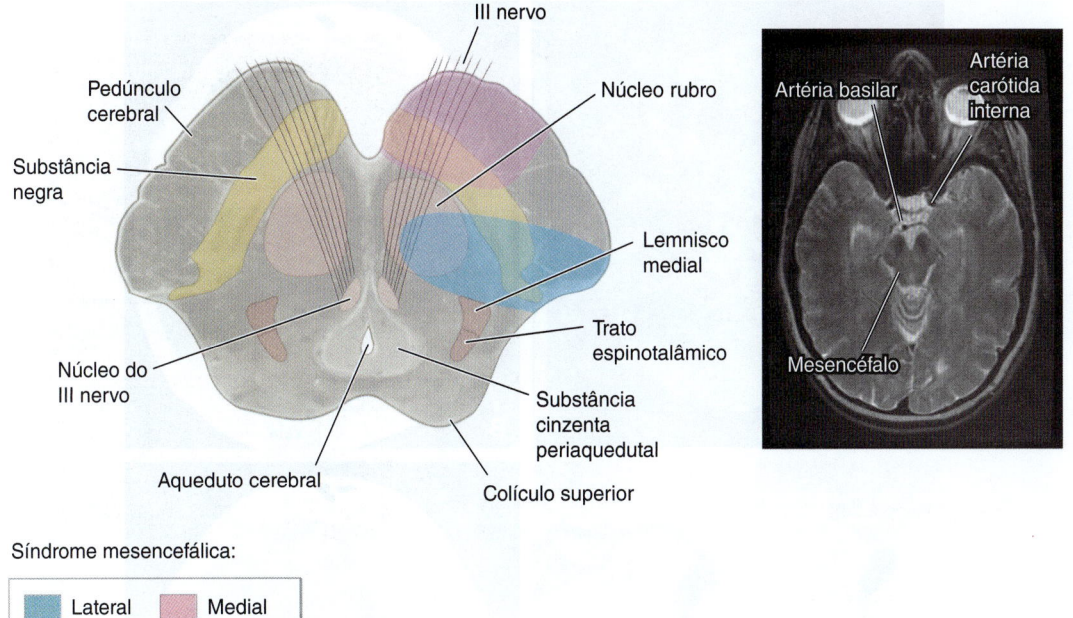

FIGURA 426-11 **Corte axial na altura do mesencéfalo,** delineado esquematicamente à esquerda, com imagem correspondente a ressonância magnética à direita. São mostradas as regiões aproximadas envolvidas nas síndromes de AVC mesencefálicas mediais e laterais.

Sinais e sintomas: *estruturas envolvidas*
1. Síndrome mesencefálica medial (ramos paramedianos das artérias basilar superior e cerebral posterior proximal)
No lado da lesão
Olho "para baixo e para fora" secundário à ação desimpedida do quarto e sexto nervos cranianos, com pupila dilatada e não responsiva: *fibras do terceiro nervo*
No lado oposto à lesão
Paralisia da face, do braço e da perna: *trato corticobulbar e corticospinal descendo no pedúnculo cerebral*
2. Síndrome mesencefálica lateral (síndrome de pequenas artérias penetrantes oriundas da artéria cerebral posterior)
No lado da lesão
Olho "para baixo e para fora" secundário à ação desimpedida do quarto e sexto nervos cranianos, com pupila dilatada e não responsiva: *fibras do terceiro nervo e/ou núcleo do terceiro nervo*
No lado oposto à lesão
Hemiataxia, hipercinesias, tremor: *núcleo rubro, via dentatorrubrotalâmica*

A oclusão aterotrombótica da artéria basilar com infarto em geral causa sinais *bilaterais* do tronco encefálico. Paresia do olhar ou oftalmoplegia internuclear associada a hemiparesia ipsilateral podem ser as únicas manifestações de isquemia bilateral do tronco encefálico. Mais frequentemente, há sinais inequívocos de doença pontina bilateral. A trombose completa da basilar tem alta mortalidade.

A oclusão de um ramo da artéria basilar em geral causa sinais e sintomas *unilaterais* envolvendo nervos motores, sensitivos e cranianos. Quando os sintomas permanecem unilaterais, pode-se diminuir a preocupação quanto a uma oclusão iminente da basilar.

A oclusão da artéria cerebelar superior resulta em ataxia cerebelar ipsilateral grave, náusea e vômitos, disartria e perda contralateral das sensibilidades para dor e temperatura nos membros, no corpo e na face (tratos espino e trigeminotalâmico). Surdez parcial, tremor atáxico do membro superior ipsilateral, síndrome de Horner e mioclonia palatal também ocorrem raramente. Síndromes parciais são frequentes **(Fig. 426-10)**. Com AVCs grandes, o edema e o efeito de massa podem comprimir o mesencéfalo ou provocar hidrocefalia; tais sintomas podem evoluir rapidamente. Uma intervenção neurocirúrgica pode salvar a vida do paciente nesses casos.

A oclusão da artéria cerebelar inferior anterior produz graus variáveis de infarto, já que as dimensões dessa artéria e o território por ela suprido variam inversamente com os da ACIP. Os principais sintomas incluem (1) surdez ipsilateral, fraqueza facial, vertigem, náusea e vômitos, nistagmo, zumbido, ataxia cerebelar, síndrome de Horner e paresia do olhar conjugado lateral; e (2) perda contralateral das sensibilidades para dor e temperatura. Uma oclusão próxima à origem da artéria pode gerar sinais do trato corticospinal **(Fig. 426-8)**.

A oclusão de um dos ramos circunferenciais curtos da artéria basilar afeta os dois terços laterais da ponte e o pedúnculo cerebelar médio ou superior, enquanto a oclusão de um dos ramos paramedianos afeta uma área cuneiforme em um dos lados da ponte medial **(Figs. 426-8 a 426-10)**.

EXAMES DE IMAGEM
Ver também Capítulo 423.

TC As imagens por TC identificam ou excluem hemorragia como a causa do AVC e identificam hemorragias extraparenquimatosas, neoplasias, abscessos e outros distúrbios que simulam um AVC. As TCs de encéfalo obtidas nas primeiras horas após um infarto em geral não mostram anormalidades, e o infarto pode não ser visto de maneira confiável por 24 a 48 horas. A TC pode não mostrar pequenos AVCs isquêmicos na fossa posterior devido a artefatos ósseos; pequenos infartos na superfície cortical também podem não ser vistos.

A TC com contraste aumenta a especificidade ao mostrar captação de contraste por infartos subagudos e permitir a visualização das estruturas venosas. Combinada aos tomógrafos com multidetectores, pode-se realizar uma angio-TC com administração de contraste iodado IV para visualização das artérias cervicais e intracranianas, veias intracranianas, arco aórtico e até mesmo as artérias coronárias em uma única sessão. A doença carotídea e as oclusões vasculares intracranianas são prontamente identificadas com este método **(ver Fig. 427-2)**. Após um *bolus* de contraste IV, também podem ser demonstrados déficits da perfusão cerebral produzidos por oclusão vascular **(Fig. 426-12)**, que podem ser usados para predizer a região cerebral infartada e a região sob risco de infarto adicional (i.e., a penumbra isquêmica; ver "Fisiopatologia do acidente vascular cerebral isquêmico" no **Cap. 427**). A TC também é sensível à detecção de HSA (embora não sirva para excluí-la), e a angio-TC pode identificar aneurismas intracranianos facilmente **(Cap. 429)**. Em virtude de sua rapidez e ampla disponibilidade, a TC sem contraste do encéfalo é a modalidade radiológica de escolha em pacientes com AVC agudo **(Fig. 426-1)**, e a angio-TC e imagem de perfusão por TC também são complementos úteis e convenientes.

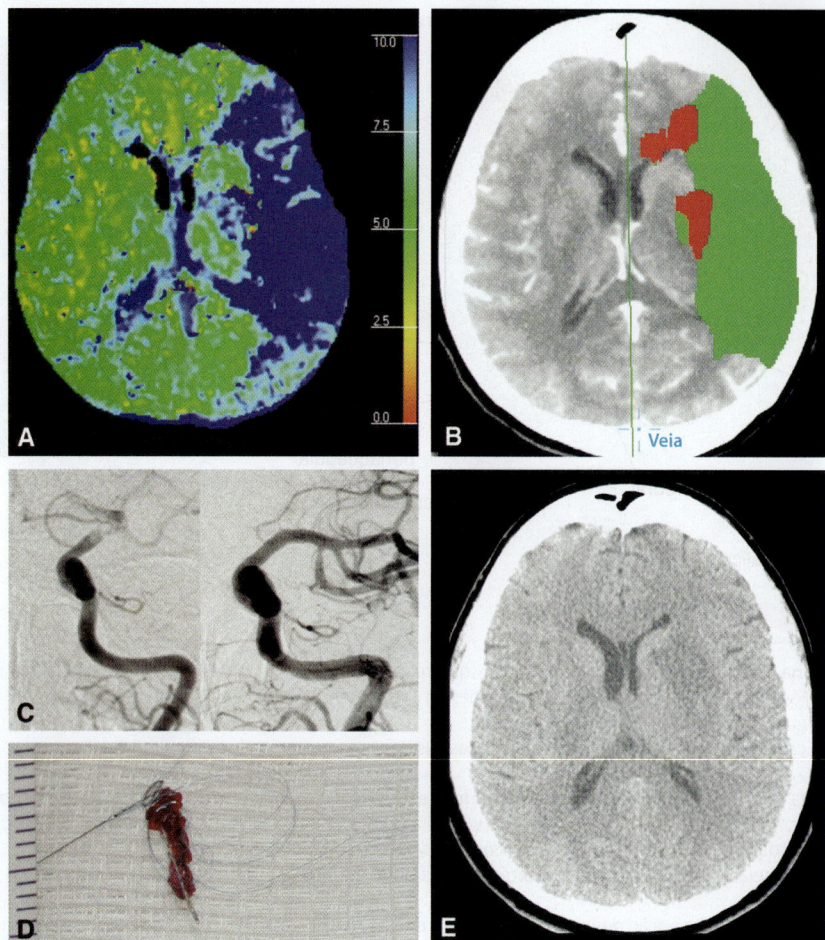

FIGURA 426-12 AVC agudo da artéria cerebral média (ACM) esquerda com hemiplegia direita mas linguagem preservada. **A.** Mapa por tomografia computadorizada (TC) do tempo de trânsito médio da perfusão mostrando retardo da perfusão na distribuição da ACM esquerda (*azul*). **B.** Região prevista de infarto (*vermelho*) e penumbra (*verde*) com base em dados da perfusão da TC. **C.** Angiografia convencional mostrando oclusão da bifurcação da carótida interna-ACM esquerda (*painel à esquerda*) e revascularização dos vasos após trombectomia bem-sucedida 8 horas depois do início dos sintomas de AVC (*painel à direita*). **D.** Coágulo removido com um dispositivo de trombectomia (L5, Concentric Medical, Inc.). **E.** TC do encéfalo 2 dias depois; observe o infarto na região prevista em ***B*** mas com preservação da região da penumbra pela revascularização bem-sucedida.

RM A RM documenta de maneira fidedigna a extensão e a localização do infarto em todas as áreas do encéfalo, incluindo a fossa posterior e a superfície cortical. Ela também identifica hemorragia intracraniana e outras anormalidades e, com a utilização de sequências especiais, pode ser tão sensível quanto a TC para a detecção de hemorragia intracerebral aguda. Os equipamentos de RM com imãs de força de campo mais alta produzem imagens mais fidedignas e precisas. A imagem ponderada em difusão é mais sensível para um infarto cerebral incipiente do que as sequências de RM básicas ou a TC (Fig. 426-13), assim como a imagem em FLAIR (Cap. 423). Por meio da administração IV do contraste gadolínio, realizam-se exames da perfusão por ressonância magnética (RM). Regiões encefálicas que mostram perfusão ruim, mas sem anormalidades na difusão, fornecem, em comparação com a TC, uma medida equivalente da penumbra isquêmica. A angiorressonância magnética (angio-RM) é altamente sensível para estenose da artéria carótida interna extracraniana e dos grandes vasos intracranianos. Com graus maiores de estenose, a angiografia por RM tende a superestimar o grau de estenose em comparação com a angiografia convencional. A RM com saturação de gordura é uma sequência de imagem usada para visualizar dissecções arteriais extra ou intracranianas. Essa técnica sensível mostra o sangue coagulado dentro da parede vascular dissecada. A imagem sensível ao ferro (ISI; *iron-sensitive imaging*) é útil para detectar microssangramentos cerebrais que podem estar presentes na angiopatia amiloide cerebral e em outros distúrbios hemorrágicos.

A RM tem custo maior e é mais demorada do que a TC, estando menos prontamente disponível. A claustrofobia e a logística da realização de exames de imagem em pacientes criticamente enfermos também limitam a sua aplicação. A maioria dos protocolos de AVC agudo usa a TC em razão dessas limitações. Contudo, a RM mostra-se útil após o período agudo porque define mais claramente a extensão da lesão tecidual e discrimina entre regiões novas e antigas de infarto cerebral. A RM pode ter utilidade especial nos pacientes com AIT, pois também apresenta maior probabilidade de identificar infartos novos, os quais são um forte fator preditivo de AVC subsequente.

Angiografia cerebral A angiografia cerebral convencional é o padrão-ouro para a identificação e quantificação de estenoses ateroscleróticas das artérias cerebrais e para a identificação e caracterização de outras patologias, como aneurismas, vasospasmo, trombos intraluminais, displasia fibromuscular, fístula arteriovenosa, vasculite e canais colaterais de fluxo sanguíneo. A angiografia convencional tem riscos de lesão arterial, hemorragia inguinal, AVC embólico e insuficiência renal secundária à nefropatia por contraste; portanto, deve ser reservada a situações em que os métodos menos invasivos sejam inadequados. O tratamento do AVC agudo com trombectomia endovascular demonstrou ser efetivo nos AVCs isquêmicos causados por oclusões da carótida interna ou ACM e, atualmente, faz parte da prática clínica de rotina em centros que dispõem desse recurso (ver Cap. 427).

Técnicas ultrassonográficas Uma estenose na origem da artéria carótida interna pode ser identificada e quantificada de maneira confiável por uma ultrassonografia que combine a imagem ultrassonográfica em modo B com Doppler para se avaliar a velocidade de fluxo (ultrassonografia "duplex").

para identificar a penumbra isquêmica como a área de *mismatch* entre as duas sequências de imagem (Fig. 426-13).

LEITURAS ADICIONAIS

BENJAMIN EJ et al: Heart disease and stroke statistics-2019 update: A report from the American Heart Association. Circulation 139:e56, 2019.
BLUMENFELD H: *Neuroanatomy Through Clinical Cases*, 2nd ed. Oxford, UK, Oxford University Press, 2010.
TAMUTZER AA et al: ED misdiagnosis of cerebrovascular events in the era of modern neuroimaging: A meta-analysis. Neurology 88:1468, 2017.

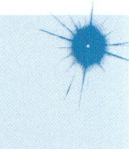

427 Acidente vascular cerebral isquêmico
Wade S. Smith, S. Claiborne Johnston, J. Claude Hemphill III

O diagnóstico clínico do acidente vascular cerebral (AVC) é discutido no Capítulo 426. Uma vez estabelecido o diagnóstico e obtida uma tomografia computadorizada (TC) sem contraste ou ressonância magnética (RM), a rápida reversão da isquemia é de suma importância. Este capítulo se concentra no fluxo de tratamento do AVC ao longo do tempo e de sua prevenção secundária subsequente.

FISIOPATOLOGIA DO ACIDENTE VASCULAR CEREBRAL ISQUÊMICO

A oclusão aguda de um vaso intracraniano reduz o fluxo sanguíneo para a região cerebral que ele supre. O grau de redução do fluxo é uma função do fluxo sanguíneo colateral, e este depende da anatomia vascular individual (que pode ser alterada pela doença), do local de oclusão e da pressão arterial sistêmica. Uma diminuição do fluxo sanguíneo cerebral para zero causa morte do tecido cerebral em 4 a 10 minutos; valores < 16 a 18 mL/100 g de tecido por minuto causam infarto dentro de 1 hora; e valores < 20 mL/100 g de tecido por minuto causam isquemia sem infarto, exceto quando se prolongarem por várias horas ou dias. Se o fluxo sanguíneo for restaurado para o tecido isquêmico antes do desenvolvimento de infarto significativo, o paciente pode apresentar apenas sintomas transitórios, e a síndrome clínica é denominada ataque isquêmico transitório (AIT). Outro conceito importante é a *penumbra isquêmica*, definida como a área de tecido isquêmico, mas com disfunção reversível, ao redor de uma área central de infarto. A penumbra pode ser visualizada por meio das imagens de perfusão por RM ou TC (ver adiante e Figs. 426-12 e 426-13). A penumbra isquêmica progredirá para infarto se não houver alteração do fluxo – portanto, salvar a penumbra isquêmica é o objetivo das terapias de revascularização.

O infarto cerebral focal ocorre por meio de duas vias distintas (Fig. 427-1): (1) uma via necrótica na qual a degradação do citoesqueleto celular é rápida, devido principalmente à insuficiência energética da célula; e (2) uma via apoptótica na qual as células são programadas para morrer. A isquemia produz necrose ao privar os neurônios de glicose e oxigênio, o que, por sua vez, resulta em incapacidade das mitocôndrias de produzir ATP. Sem ATP, as bombas iônicas da membrana param de funcionar e os neurônios se despolarizam, permitindo que o cálcio intracelular se eleve. A despolarização celular também induz liberação de glutamato pelas terminações sinápticas; o glutamato extracelular em excesso produz neurotoxicidade por meio da ativação dos seus receptores pós-sinápticos, que aumentam o influxo neuronal de cálcio. A isquemia também lesa ou destrói axônios, dendritos e glia dentro do tecido cerebral. Radicais livres são produzidos por degradação dos lipídeos da membrana e disfunção mitocondrial. Os radicais livres causam destruição catalítica das membranas e provavelmente danificam outras funções vitais das células. Graus menores de isquemia, como os vistos dentro da penumbra isquêmica, favorecem a morte celular apoptótica, que ocorre dias a semanas depois. A febre agrava muito a lesão cerebral durante a isquemia, bem como a hiperglicemia (glicose > 200 mg/dL), portanto é razoável suprimir a febre e evitar a hiperglicemia tanto quanto possível. O valor da hipotermia induzida leve para melhorar os desfechos no AVC é objeto de pesquisas clínicas em andamento.

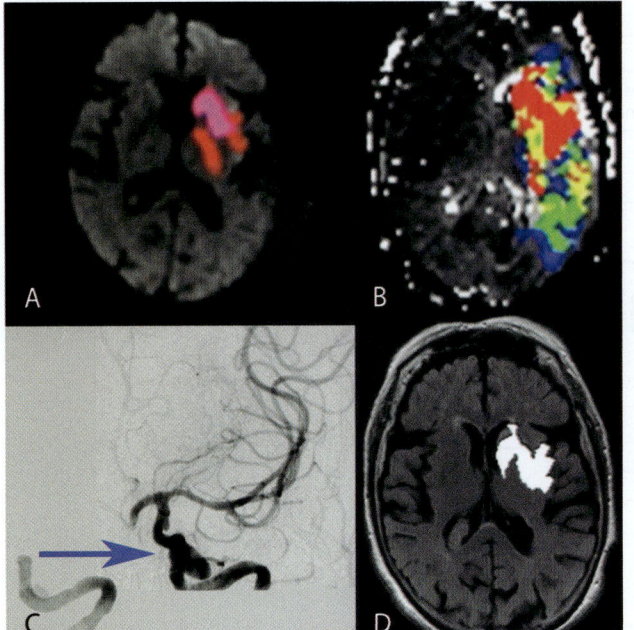

FIGURA 426-13 **Ressonância magnética (RM) de AVC agudo. A.** Imagem ponderada em difusão (DWI) de RM de uma mulher de 82 anos de idade, 2,5 horas após o início de fraqueza do lado direito e afasia, revelando difusão restrita dentro dos núcleos da base e cápsula interna esquerdos (*regiões coloridas*). **B.** Defeito de perfusão dentro do hemisfério esquerdo (sinal colorido) após administração de contraste de gadolínio por *bolus* IV. A discrepância entre a região de perfusão deficiente mostrada em **B** e o déficit de difusão mostrado em **A** é denominada *desequilíbrio (mismatch) de difusão-perfusão* e fornece uma estimativa da penumbra isquêmica. Sem tratamento específico, a região de infarto expande-se até grande parte do déficit de perfusão ou todo ele. **C.** Angiografia cerebral da artéria carótida interna esquerda da mesma paciente, antes (*à esquerda*) e depois (*à direita*) de embolectomia endovascular bem-sucedida. A oclusão está dentro do ramo terminal da carótida. **D.** Imagem em FLAIR (*fluid-attenuated inversion recovery*) obtida 3 dias depois, mostrando uma região de infarto (indicada em branco), que corresponde à imagem DWI inicial em **A**, mas nem toda a área de risco mostrada em **B**, sugerindo que a embolectomia bem-sucedida salvou uma grande região de tecido cerebral do infarto. (*Usado com permissão de Gregory Albers, MD, Stanford University.*)

A avaliação com Doppler transcraniano (DTC) do fluxo na ACM, ACA e ACP e do fluxo vertebrobasilar também é útil. Esta última técnica pode detectar lesões estenóticas nas grandes artérias intracranianas, pois tais lesões aumentam a velocidade do fluxo sistólico. O DTC também pode detectar microêmbolos em placas carotídeas assintomáticas. Em muitos casos, a angio-RM combinada com a ultrassonografia carotídea e transcraniana elimina a necessidade da angiografia radiográfica convencional na avaliação de estenose vascular. Como alternativa, pode-se realizar angio-TC de toda a cabeça e do pescoço durante o exame de imagem inicial do AVC agudo. Como esse exame avalia todo o sistema arterial relevante para AVC, exceto o coração, boa parte da investigação do AVC pode ser concluída com esse único exame neurorradiológico.

Técnicas de perfusão As técnicas com xenônio (principalmente TC por xenônio) e a tomografia por emissão de pósitrons (PET) podem quantificar o fluxo sanguíneo cerebral. Essas ferramentas costumam ser usadas para pesquisa (Cap. 423), mas podem ser úteis para determinar a significância da estenose arterial e planejar a cirurgia de revascularização. As técnicas de SPECT e perfusão por RM descrevem o fluxo sanguíneo cerebral relativo. Como observado anteriormente, a TC é usada como modalidade radiológica inicial para um AVC agudo, e alguns centros combinam a angio-TC e a perfusão por TC com a TC sem contraste. A imagem de perfusão por TC aumenta a sensibilidade da detecção de isquemia, e pode medir a penumbra isquêmica (Fig. 426-12). Como alternativa, pode-se combinar a perfusão por RM com a difusão por RM

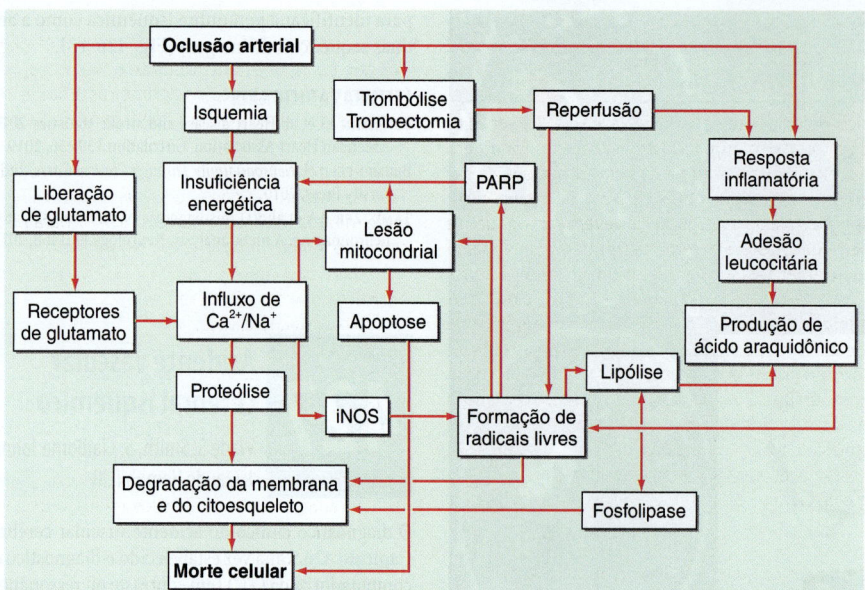

FIGURA 427-1   Principais etapas na cascata de isquemia cerebral. Ver detalhes no texto. iNOS, óxido nítrico-sintase induzível; PARP, poli-A-ribose-polimerase.

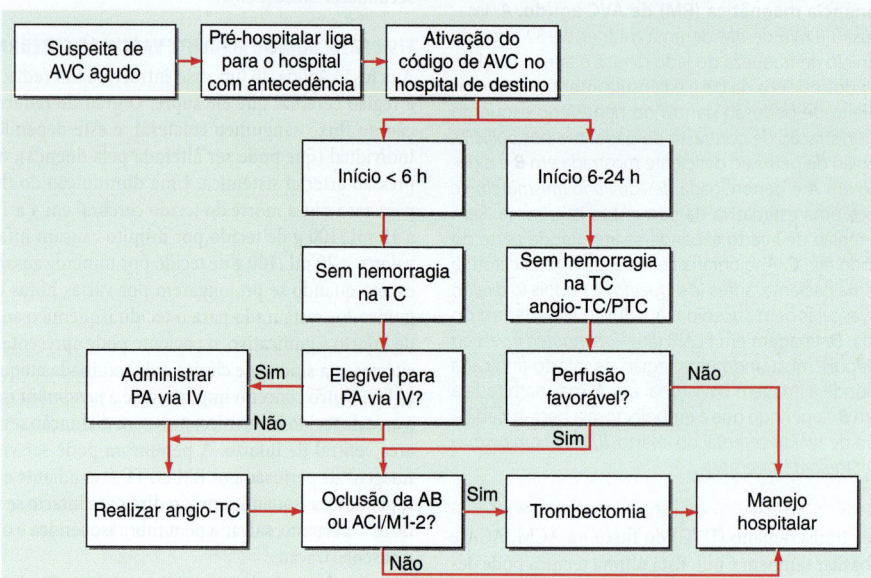

FIGURA 427-2   Manejo do AVC agudo (caminho seguido pelos autores). Para suspeita de AVC identificada por profissionais no ambiente pré-hospitalar, recomendamos ligar com antecedência para o hospital de destino. Isso permite a ativação antecipada do "código de AVC" para se preparar para uma tomografia computadorizada (TC) de emergência na chegada. Para pacientes com início < 6 h desde a última vez em que foram vistos normais, agilizamos uma TC de crânio sem contraste e, se não houver hemorragia e o paciente for elegível para ativador de plasminogênio (PA) IV, ele é administrado dentro da sala da TC. (Para PA tecidual IV [tPA], o *bolus* é administrado e a infusão iniciada; para tenecteplase, a dose completa é administrada como *bolus*). Em seguida, a angio-TC do átrio esquerdo ao vértice do crânio é realizada para identificar uma lesão-alvo elegível para trombectomia. Para um paciente que se apresenta na janela de tempo de 6 a 24 horas, o PA não é considerado e a decisão de realizar a trombectomia é baseada na imagem de perfusão.

Prioridades da consultoria para AVC agudo: Uma vez que se suspeite de AVC, as primeiras prioridades são avaliar as vias aéreas e a pressão arterial, seguido de estabelecer o último tempo visto normal. Pacientes com déficits neurológicos incapacitantes (particularmente com National Institutes of Health Stroke Scale > 5) podem ser elegíveis para terapia trombolítica ou endovascular. Com base no tempo de início, seguimos o protocolo mostrado na figura. Após tratamentos agudos, se houver, procedemos com o estabelecimento da causa do AVC isquêmico. Se a fibrilação atrial for estabelecida ou descoberta recentemente, favorecemos o uso de apixabana, 5 mg duas vezes ao dia (ou uma dose reduzida de 2,5 mg duas vezes ao dia para taxa de filtração glomerular alterada), por toda a vida. Se a fibrilação atrial não for detectada, fazemos um ecocardiograma transtorácico para avaliar o tamanho do átrio esquerdo e/ou qualquer lesão valvar. Com átrio esquerdo grande e um AVC embólico claro, favorecemos o uso de anticoagulante oral até ser obtida a monitorização ambulatorial por eletrocardiograma de 30 dias. Se identificarmos estenose carotídea interna significativa, encaminhamos para endarterectomia carotídea durante a mesma internação, independentemente do tamanho do infarto. Para todo o resto, usamos os agentes antiplaquetários duplos ácido acetilsalicílico (81 mg) e ticagrelor (dose de ataque de 180 mg, seguida de 90 mg duas vezes ao dia) diariamente por 30 dias, depois interrompemos o ticagrelor e continuamos com o ácido acetilsalicílico em 81 mg por dia. Preferimos o ticagrelor ao clopidogrel, que também é comprovado nesses contextos, pois não ele afetado por polimorfismos comuns do CYP2C19 que limitam a eficácia do clopidogrel em proporções significativas de pacientes, principalmente os de origem asiática. Se a angio-TC revelar aterosclerose intracraniana significativa ou outra estenose de vaso pré-craniano dentro do território vascular do infarto (calibre do lúmen reduzido em > 50%), continuamos com os agentes antiplaquetários duplos por pelo menos 3 meses e depois convertemos para um único agente. A menos que seja contraindicado, todos os pacientes recebem atorvastatina, 80 mg, com meta de nível de lipoproteína de baixa densidade < 70 mg/dL, a menos que o AVC tenha uma causa não aterotrombótica. Pacientes intolerantes a estatinas podem receber inibidores de PSK9. O controle da pressão arterial deve visar a pressão arterial sistólica <120 mmHg em longo prazo, mas aceita-se hipertensão permissiva nas primeiras semanas para ajudar no fluxo colateral para o cérebro. AB, artéria basilar; PTC, perfusão por tomografia computadorizada; ACI, artéria carótida interna; IV, intravenoso; M1, primeira divisão da artéria cerebral média; M2, segunda divisão da artéria cerebral média; PA, ativador do plasminogênio.

TRATAMENTO

AVC isquêmico agudo (Fig. 427-2)

Após o diagnóstico clínico do acidente vascular cerebral (AVC) ser feito (Cap. 426), deve seguir-se um processo ordenado de avaliação e tratamento. O primeiro objetivo é prevenir ou reverter a lesão cerebral. Deve-se dar atenção à via aérea, respiração e circulação (ABC, de *airway, breathing, circulation*) do paciente, e a hipoglicemia ou hiperglicemia devem ser tratadas se forem identificadas no hemoglicoteste. Deve-se realizar uma TC de crânio sem contraste em regime de emergência para diferenciar entre AVC isquêmico e hemorrágico (Cap. 428); não há achado clínicos confiáveis que permitam uma distinção definitiva entre isquemia e hemorragia, porém uma redução maior do nível de consciência, pressão arterial inicial mais alta ou piora dos sintomas após o início favorecem a hemorragia, e um déficit que é máximo no início ou que remite sugere isquemia. Os tratamentos que visam reverter ou reduzir a extensão do infarto tecidual e melhorar o desfecho clínico se enquadram em seis categorias: (1) suporte clínico; (2) trombólise intravenosa (IV); (3) revascularização endovascular; (4) tratamento antitrombótico; (5) neuroproteção e (6) centros especializados em AVC e reabilitação.

SUPORTE CLÍNICO

Quando ocorre AVC isquêmico, o objetivo imediato é otimizar a perfusão cerebral na penumbra isquêmica circundante. Também se dá atenção à prevenção das complicações comuns de pacientes restritos ao leito – infecções (pneumonia, urinárias e cutâneas) e trombose venosa profunda (TVP) com embolia pulmonar. A heparina subcutânea (não fracionada ou de baixo peso molecular) é segura e pode ser usada de forma concomitante. O uso de meias de compressão pneumática tem benefício comprovado na redução do risco de TVP e é uma alternativa segura à heparina.

Como o fluxo sanguíneo colateral dentro do cérebro isquêmico pode depender da pressão arterial, há controvérsia sobre a necessidade de reduzir agudamente a pressão arterial. A pressão arterial deve ser reduzida se ultrapassar 220/120 mmHg, se houver hipertensão maligna (Cap. 277) ou isquemia miocárdica concomitante ou se a pressão arterial for >185/110 mmHg e for prevista terapia trombolítica. Frente às demandas competitivas do miocárdio e do encéfalo, a redução da frequência cardíaca com um bloqueador β_1-adrenérgico (como o esmolol) pode ser a primeira etapa para diminuir o trabalho cardíaco e manter a pressão arterial. A redução rotineira da pressão arterial pode piorar os desfechos, mesmo após recanalização endovascular bem-sucedida. A febre é nociva e deve ser tratada com antipiréticos e resfriamento da superfície corporal. A glicose sérica deve ser monitorada e mantida < 180 mg/dL e acima de pelo menos 60 mg/dL; uma estratégia de controle de glicose mais intensiva não melhora o resultado.

Entre 5 e 10% dos pacientes apresentam edema cerebral suficiente para causar obnubilação e herniação cerebral. O edema atinge o auge no segundo ou terceiro dia, mas pode causar efeito de massa por cerca de 10 dias. Quanto maior o infarto, maior a probabilidade de haver edema clinicamente significativo. Podem-se usar restrição hídrica e manitol IV para elevar a osmolaridade sérica, mas deve-se evitar a hipovolemia, porque poderia contribuir para a hipotensão e agravar o infarto. A análise combinada de três ensaios clínicos randomizados de hemicraniectomia (craniotomia e remoção temporária de parte do crânio) conduzidos na Europa mostra que esse procedimento reduz a mortalidade em 50%, e observa-se uma melhora significativa dos desfechos clínicos nos sobreviventes. Os pacientes idosos (idade > 60 anos) beneficiam-se menos, porém ainda de modo significativo. O volume de infarto cerebral pelas imagens ponderadas em difusão durante o AVC agudo é um preditor de deterioração futura que exige hemicraniectomia.

Vigilância especial é recomendada para pacientes com infarto cerebelar. Esses AVCs podem simular labirintite em razão da vertigem e dos vômitos proeminentes; a presença de dor na cabeça ou no pescoço deve alertar o médico a considerar um infarto cerebelar por dissecção da artéria vertebral. Mesmo quantidades pequenas de edema cerebelar podem aumentar agudamente a pressão intracraniana (PIC) pela obstrução do fluxo de líquido cerebrospinal (LCS) que leva a hidrocefalia ou pela compressão direta do tronco encefálico. A resultante compressão do tronco encefálico pode resultar em coma e parada respiratória e exige descompressão cirúrgica de emergência. A descompressão suboccipital é recomendada em pacientes com infartos cerebelares que apresentam deterioração neurológica e deve ser realizada antes que ocorra compressão significativa do tronco encefálico.

TROMBÓLISE INTRAVENOSA

O estudo sobre rtPA do NINDS (National Institute of Neurological Disorders and Stroke) mostrou benefício claro do ativador do plasminogênio tecidual recombinante (rtPA) IV em pacientes selecionados com AVC agudo. O estudo do NINDS usou rtPA IV (0,9 mg/kg até no máximo 90 mg; 10% em *bolus*, o restante durante 60 minutos) *versus* placebo em pacientes com AVC isquêmico nas primeiras 3 horas após o início. Metade dos pacientes foi tratada dentro de 90 minutos. Ocorreu hemorragia intracraniana sintomática em 6,4% dos pacientes no grupo rtPA e em 0,6% no grupo placebo. No grupo rtPA houve aumento absoluto significativo de 12% no número de pacientes que permaneceram apenas com incapacidade mínima (32% para placebo e 44% para rtPA) e redução não significativa de 4% na mortalidade (21% para placebo e 17% para rtPA). Assim, a despeito da maior incidência de hemorragia intracraniana sintomática, o tratamento com rtPA IV em 3 horas após o início do AVC isquêmico melhorou o desfecho clínico.

Três ensaios clínicos subsequentes do rtPA IV não confirmaram esse benefício, talvez devido à dose de rtPA usada, ao momento de sua administração e ao pequeno tamanho da amostra. Quando os dados de todos os ensaios clínicos randomizados com rtPA IV foram combinados, porém a eficácia foi confirmada na janela de tempo < 3 horas, e a eficácia é provavelmente estendida para 4,5 horas e, possivelmente, para 6 horas. Com base nesses resultados combinados, o European Cooperative Acute Stroke Study (ECASS) III explorou a segurança e a eficácia do rtPA na janela de tempo de 3 a 4,5 horas. Diferentemente do estudo NINDS, foram excluídos pacientes > 80 anos de idade e pacientes diabéticos com AVC prévio. Nesse estudo randomizado de 821 pacientes, a eficácia foi mais uma vez confirmada, embora o efeito do tratamento fosse menos robusto do que na janela de tempo de 0 a 3 horas. No grupo rtPA, 52,4% dos pacientes alcançaram um desfecho bom em 90 dias em comparação com 45,2% no grupo placebo (razão de chance [OR, de *odds ratio*] 1,34, $p = 0,04$). A taxa de hemorragia intracraniana sintomática foi de 2,4% no grupo tratado com rtPA e de 0,2% no grupo placebo ($p = 0,008$).

Com base nesses dados, o rtPA está aprovado na janela entre 3 a 4,5 horas na Europa e no Canadá, porém está aprovado apenas para 0 a 3 horas nos Estados Unidos. Geralmente, utiliza-se uma dose de 0,6 mg/kg no Japão e em outros países asiáticos, com base na observação de > 600 pacientes que receberam essa dose menor e na constatação de resultados semelhantes a controles históricos e menor taxa de hemorragia intracraniana. Essa dose também reduz a preocupação de que pacientes de ascendência asiática tenham maior propensão a sofrer sangramento com a maioria dos agentes antitrombóticos e trombolíticos. O uso do rtPA IV é um componente central em centros especializados em AVC (ver adiante). Ele representa o primeiro tratamento que comprovadamente melhorou os desfechos clínicos no AVC isquêmico, sendo custo-efetivo com economia de custos. O momento do início do AVC é definido como o momento em que os sintomas do paciente foram vistos iniciando ou o momento em que ele foi visto normal pela última vez. Um paciente que acorda com AVC tem o início definido como o momento em que ele foi dormir. Técnicas avançadas de neuroimagem (ver Cap. 426) podem ajudar a selecionar pacientes além da janela de 4,5 horas que irão se beneficiar da trombólise. Dois ensaios clínicos usando seleção por RM além de 4,5 h mostraram benefício clínico do rtPA IV. Pacientes com AVC menor (déficit não incapacitante e National Institutes of Health Stroke Scale [NIHSS] 0-5) parecem responder à administração aguda de ácido acetilsalicílico, bem como ao rtPA IV. A Tabela 427-1 resume os critérios de elegibilidade e as instruções para administração de rtPA IV.

O ativador do plasminogênio tenecteplase (0,25 mg/kg IV em *bolus* por 5 s), embora não testado diretamente contra rtPA IV, está sendo usado por alguns centros porque é administrado sem necessidade de infusão de 1 hora. Isso pode melhorar a eficiência da transferência de pacientes de centros primários para centros de AVC abrangentes para a realização de trombectomia porque a infusão IV necessária para rtPA IV não é necessária para tenecteplase, evitando assim a necessidade de transporte de cuidados intensivos. Vários ensaios clínicos usando tenecteplase antes da terapia endovascular revelaram a sua segurança. O seu uso fora do intervalo de tempo normal para a trombólise, como em situações em que o paciente desperta com sintomas de AVC, não foi bem-sucedido em ensaios recentes.

REVASCULARIZAÇÃO ENDOVASCULAR

O AVC isquêmico por oclusão de um grande vaso intracraniano resulta em altas taxas de morbidade e mortalidade. As oclusões desses vasos calibrosos (artéria cerebral média [ACM], artéria carótida interna intracraniana e artéria basilar) costumam envolver um coágulo volumoso e, com frequência, não são desobstruídas apenas pelo rtPA IV.

TABELA 427-1 ■ Administração de ativador do plasminogênio tecidual recombinante (rtPA) IV para AVC isquêmico agudo[a]

Indicação	Contraindicação
Diagnóstico clínico de AVC Início dos sintomas até o momento de administração do fármaco ≤ 4,5 h[b] TC mostrando ausência de hemorragia ou edema de > 1/3 do território da ACM Idade ≥ 18 anos	PA persistente > 185/110 mmHg a despeito do tratamento Diátese hemorrágica Traumatismo craniencefálico recente ou hemorragia intracerebral Cirurgia de grande porte nos últimos 14 dias Hemorragia digestiva nos últimos 21 dias Infarto do miocárdio recente

Administração de rtPA
Acesso IV com dois cateteres IV periféricos (evitar colocação de cateter arterial ou central)
Revisar elegibilidade para rtPA
Administrar 0,9 mg/kg (máximo 90 mg) IV como 10% da dose total em *bolus*, seguido pelo restante da dose total durante 1 h[c]
Monitoramento frequente da PA
Nenhum outro tratamento antitrombótico por 24 h
Se houver declínio do estado neurológico ou PA descontrolada, suspender infusão, fornecer crioprecipitado e repetir imagem cerebral imediatamente
Evitar cateterismo uretral por ≥ 2 h

[a]Ver na bula do rtPA a lista completa de contraindicações e doses. [b]Dependendo do país, o rtPA IV pode ser aprovado para até 4,5 h com restrições adicionais. [c]Uma dose de 0,6 mg/kg é comumente usada na Ásia (Japão e China) com base em dados randomizados indicando a ocorrência de menos hemorragia e uma eficácia semelhante com a administração dessa dose menor.
Siglas: PA, pressão arterial; TC, tomografia computadorizada; ACM, artéria cerebral média.

A trombectomia mecânica endovascular foi estudada como tratamento alternativo ou adjuvante do AVC agudo em pacientes que não são elegíveis para trombolíticos – ou têm contraindicações a eles –, ou naqueles que não apresentaram recanalização vascular com trombolíticos IV (ver Fig. 426-12). Em 2015, foram publicados os resultados de seis ensaios clínicos randomizados, todos demonstrando que a terapia endovascular melhorou os desfechos clínicos nas oclusões da carótida interna e ACM comprovadas por angiotomografia (angio-TC), dentro de 6 horas a partir do início do AVC, com ou sem tratamento prévio com ativador do plasminogênio tecidual (tPA) IV. Um estudo concluiu que os pacientes recebiam alta quase 2 meses antes quando recebiam terapia endovascular. Uma metanálise combinada de todos os pacientes nesses ensaios clínicos confirmou um grande benefício da terapia endovascular (*odds ratio* [OR] de 2,49, intervalo de confiança [IC] 95% de 1,76-3,53; $p < 0,001$). A porcentagem de pacientes que obtiveram escore na escala de Rankin modificada de 0 a 2 (normais ou sintomáticos, mas independentes) foi de 46% no grupo endovascular e de 26,5% no braço de tratamento clínico. Uma metanálise mais recente revela um benefício de mortalidade também com a trombectomia. Um estudo recente de terapia endovascular mostrou benefício mesmo em pacientes com áreas isquêmicas grandes, sugerindo que uma gama maior de pacientes deve ser elegível para essa intervenção. À semelhança do tratamento com rtPA IV, o desfecho clínico depende do tempo para a instituição de terapia efetiva. A razão de chance de um desfecho bom ultrapassou 3 quando a punção femoral foi efetuada nas primeiras 2 horas após o início dos sintomas, porém foi de apenas 2 quando houve um intervalo de 8 horas. Mais de 80% dos pacientes submetidos ao procedimento na primeira hora após a sua chegada ao serviço de emergência tiveram um bom desfecho, enquanto apenas um terço teve um bom desfecho quando o tempo decorrido foi de 6 horas.

Os resultados da terapia endovascular provavelmente são melhorados com o tratamento com rtPA IV antes da trombectomia se o paciente for elegível para rtPA e for seguro para administrar. Dados recentes suportam a substituição do rtPA IV por tenecteplase IV porque sua administração simples em *bolus* torna o transporte do paciente para um centro endovascular menos complicado.

O aumento da janela de tempo além de 6 horas parece ser efetivo quando o paciente tem achados específicos no exame de imagem que demonstram a existência de boas colaterais vasculares (técnicas de perfusão por TC ou ressonância magnética [RM], ver Cap. 426) e pode ser tratado nas primeiras 24 horas. O ensaio The Clinical Mismatch in the Triage of Wake Up and Late Presenting Strokes Undergoing Neurointervention with Trevo (DAWN) relatou frequência maior de desfechos bons com a terapia endovascular do que com cuidados médicos apenas (47 vs. 13%, $p < 0,0001$). O ensaio Endovascular Therapy Following Imaging Evaluation for Ischemic Stroke 3 (DEFUSE-3) confirmou esses resultados (45 vs. 17%, $p < 0,001$) quando os pacientes são tratados em até 16 horas após o início do AVC. Dados randomizados de trombectomia para oclusão basilar indicam que esse tratamento é seguro até 24 horas do início dos sintomas, associada a pontuações Rankin mais baixas em 3 meses. Ensaios recentes em pacientes selecionados com infartos maiores do que os que foram incluídos nos ensaios DAWN ou DEFUSE-3 demonstraram benefícios.

Agora que a terapia endovascular do AVC demonstrou ser efetiva, uma importante meta internacional é a criação de centros de AVC abrangentes, destinados a identificar e tratar rapidamente pacientes com isquemia cerebral de grandes vasos. Uma estratégia efetiva para melhorar os desfechos parece ser a criação de sistemas de assistência geográficos, em que pacientes com AVC são inicialmente avaliados em centros primários de AVC (que podem administrar rtPA ou tenecteplase IV) e, em seguida, transferidos para centros abrangentes, se necessário, ou diretamente triados para centros abrangentes com base na avaliação clínica.

TRATAMENTO ANTITROMBÓTICO

Inibição plaquetária O ácido acetilsalicílico é o único agente antiplaquetário que se mostrou eficaz no tratamento agudo do AVC isquêmico; existem diversos agentes antiplaquetários comprovados para a prevenção secundária do AVC (ver adiante). Dois ensaios de grande porte, o International Stroke Trial (IST) e o Chinese Acute Stroke Trial (CAST), concluíram que o uso de ácido acetilsalicílico nas primeiras 48 horas após o início do AVC reduziu minimamente o risco de recorrência e a mortalidade do AVC. Entre 19.435 pacientes no IST, aqueles alocados para receber ácido acetilsalicílico, 300 mg/dia, tiveram um número pouco menor de mortes nos primeiros 14 dias (9,0 vs. 9,4%), um número significativamente menor de AVC isquêmico recorrente (2,8 vs. 3,9%), nenhum excesso de AVC hemorrágico (0,9 vs. 0,8%) e uma tendência à redução das mortes ou dependência após 6 meses (61,2 vs. 63,5%). No CAST, 21.106 pacientes com AVC isquêmico receberam 160 mg/dia de ácido acetilsalicílico ou placebo por até 4 semanas. No grupo do ácido acetilsalicílico, houve reduções muito pequenas de mortalidade precoce (3,3 vs. 3,9%), de AVC isquêmico recorrente (1,6 vs. 2,1%) e da dependência por ocasião da alta ou morte (30,5 vs. 31,6%). Esses ensaios mostraram que o uso de ácido acetilsalicílico no tratamento do AVC isquêmico agudo é seguro e traz um pequeno benefício final. Para cada 1.000 AVCs agudos tratados com ácido acetilsalicílico, cerca de 9 mortes ou recorrências não fatais do AVC serão prevenidas nas primeiras semanas, e cerca de 13 pacientes a menos morrerão ou ficarão dependentes após 6 meses. A combinação de ácido acetilsalicílico com clopidogrel ou ticagrelor após AVC menor ou AIT é eficaz na prevenção de um segundo AVC (ver a seguir).

Anticoagulação Vários ensaios clínicos não conseguiram demonstrar qualquer benefício da anticoagulação de rotina no tratamento primário da isquemia cerebral aterotrombótica e também demonstraram um aumento no risco de hemorragia cerebral e sistêmica. Portanto, não se justifica o uso rotineiro de heparina ou de outros anticoagulantes para pacientes com AVC aterotrombótico. A heparina e a anticoagulação oral provavelmente não são mais efetivas do que o ácido acetilsalicílico para o AVC associado a dissecção arterial. Entretanto, a anticoagulação pode ser benéfica para deter a progressão da trombose do seio dural.

NEUROPROTEÇÃO

A neuroproteção é o conceito de instituir um tratamento que prolonga a tolerância do cérebro à isquemia. Os fármacos que bloqueiam as vias dos aminoácidos excitatórios mostraram-se capazes de proteger os neurônios e a glia em animais, mas, apesar de vários ensaios clínicos em humanos, seus efeitos benéficos ainda não foram demonstrados. A hipotermia é um tratamento neuroprotetor poderoso em pacientes com parada cardíaca (Cap. 307) e em modelos animais de AVC, mas não foi adequadamente estudada em pacientes com AVC isquêmico, estando associada com aumento nas taxas de pneumonia, o que poderia ter impacto adverso sobre os desfechos. A hipotermia combinada com hemicraniectomia não é mais eficaz do que a hemicraniectomia com eutermia. Um ensaio recente apresentou melhores desfechos com o condicionamento isquêmico remoto como um meio de induzir neuroproteção, usando ciclos repetidos de oclusão/liberação das artérias dos membros superiores bilaterais.

CENTROS DE AVC E REABILITAÇÃO

A assistência aos pacientes em unidades de AVC seguida de serviços de reabilitação melhora os desfechos neurológicos e reduz a mortalidade. A aplicação de protocolos clínicos e profissionais dedicados ao paciente com AVC pode melhorar a assistência. Isso inclui o uso de normas padronizadas. As equipes de AVC que oferecem avaliação de emergência 24 horas por dia a pacientes com AVC agudo para tratamento clínico e consideração de trombólise ou terapias endovasculares são componentes essenciais dos centros de AVC primários e abrangentes, respectivamente.

A reabilitação apropriada do paciente com AVC inclui fisioterapia, terapia ocupacional e avaliação fonoaudiológica precoces. Ela visa educar o paciente e sua família sobre o déficit neurológico, prevenir as complicações da imobilidade (p. ex., pneumonia, TVP e embolia pulmonar, úlceras de decúbito na pele e contraturas musculares) e oferecer incentivo e instrução para a superação do déficit. O uso de meias de compressão pneumática tem benefício comprovado na redução do risco de TVP e é uma alternativa segura à heparina. O objetivo da reabilitação é possibilitar o retorno do paciente ao lar e maximizar a recuperação por meio de um esquema individualizado seguro e progressivo. Além disso, mostrou-se que o uso da terapia de restrição do movimento (imobilização do lado não acometido) melhora a hemiparesia após o AVC, até mesmo anos após o evento, o que sugere que a fisioterapia pode recrutar vias neurais não utilizadas. Existe controvérsia sobre se os inibidores seletivos da captação de serotonina melhoram a recuperação motora, mas eles podem ser úteis na prevenção da depressão pós-AVC. Novas terapias robóticas também parecem promissoras. O sistema nervoso humano é mais adaptável do que se acreditava, e o desenvolvimento de estratégias físicas e farmacológicas para aumentar a recuperação neural é uma área ativa de pesquisas.

ETIOLOGIA DO ACIDENTE VASCULAR CEREBRAL ISQUÊMICO

(Fig. 427-3 e Tab. 427-2) Embora o tratamento inicial do AVC isquêmico agudo frequentemente não dependa da etiologia, é essencial estabelecer uma causa para reduzir o risco de recidiva. Deve-se dar atenção especial a fibrilação atrial e aterosclerose das carótidas, pois essas etiologias têm estratégias comprovadas de prevenção secundária. A apresentação clínica e os achados do exame físico muitas vezes estabelecem a causa do AVC ou reduzem o número de possibilidades. O uso criterioso dos exames laboratoriais e neurorradiológicos conclui a avaliação inicial. No entanto, quase 30% dos AVCs permanecem inexplicados após avaliação extensa.

O exame físico deve concentrar-se no sistema vascular periférico e cervical (aferição da pressão arterial), no coração (arritmia, sopros), nos membros (êmbolos periféricos) e na retina (efeitos da hipertensão e êmbolos de colesterol [placas de Hollenhorst]). Realiza-se um exame neurológico completo para localizar anatomicamente o AVC (Cap. 426). Um exame de neuroimagem quase sempre é indicado, sendo essencial para os pacientes candidatos a trombólise; pode ser combinado com angio-TC ou angio-RM para visualizar a vasculatura do pescoço e os vasos intracranianos (ver "Exames de imagem", Cap. 426). Radiografia de tórax, eletrocardiograma (ECG), exame de urina, hemograma completo, velocidade de hemossedimentação (VHS), eletrólitos séricos, ureia, creatinina, glicemia, lipidograma, tempo de protrombina (TP) e tempo de tromboplastina parcial (TTP) muitas vezes são úteis e devem ser considerados em todos os pacientes. Um ECG e telemetria cardíaca subsequente podem demonstrar arritmias ou revelar evidências de infarto do miocárdio (IM) recente. De todos esses estudos, apenas os exames de imagem do cérebro são necessários antes da administração de rtPA IV; os resultados de outros exames não devem retardar a rápida administração de rtPA IV se o paciente for elegível.

AVC cardioembólico A embolia cardíaca é responsável por cerca de 20% de todos os AVCs isquêmicos. O AVC devido a cardiopatia advém principalmente de embolia de material trombótico que se forma na parede atrial ou ventricular ou nas valvas cardíacas esquerdas. Então, esses trombos se desprendem e embolizam para a circulação arterial. O trombo pode fragmentar-se ou sofrer lise rapidamente, produzindo apenas um AIT. De outro modo, a oclusão arterial pode durar mais tempo, produzindo um AVC. Os AVCs embólicos tendem a ocorrer subitamente com o déficit neurológico máximo presente desde o início. Com a reperfusão após isquemia mais prolongada, pode ocorrer hemorragia petequial dentro do território isquêmico. Ela em geral não tem importância clínica e deve ser distinguida da hemorragia intracraniana franca na região do AVC isquêmico, na qual o efeito de massa da hemorragia pode causar declínio significativo da função neurológica.

Os êmbolos oriundos do coração alojam-se com maior frequência na artéria carótida interna intracraniana, na ACM, na artéria cerebral posterior (ACP), ou em um de seus ramos; infrequentemente, a artéria cerebral anterior (ACA) é envolvida. Os êmbolos grandes o suficiente para ocluir o

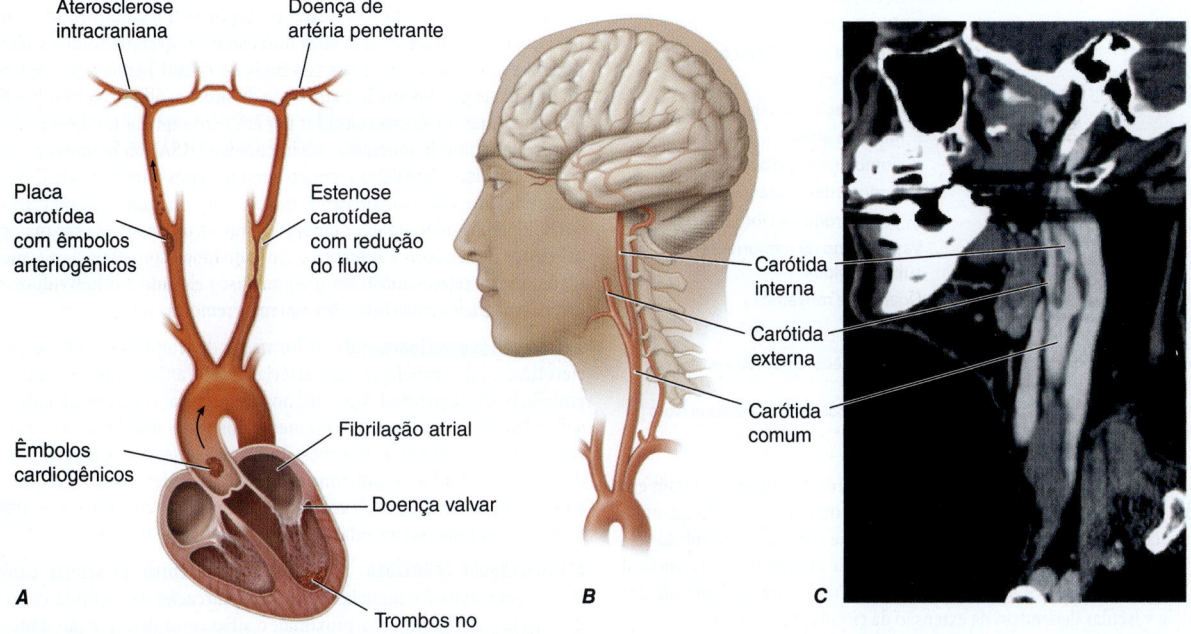

FIGURA 427-3 Fisiopatologia do AVC isquêmico. **A.** Diagrama ilustrativo dos três principais mecanismos subjacentes ao AVC isquêmico: (1) oclusão de um vaso intracraniano por êmbolo (p. ex., fontes cardiogênicas como fibrilação atrial ou êmbolos arterioarteriais de placas ateroscleróticas carotídeas), muitas vezes acometendo os grandes vasos intracranianos; (2) trombose *in situ* de um vaso intracraniano, em geral afetando as pequenas artérias penetrantes que se originam nas principais artérias intracranianas; (3) hipoperfusão causada por estenose por limitação de fluxo de um grande vaso extracraniano (p. ex., carótida interna) ou intracraniano, frequentemente gerando isquemia na "zona de fronteira". **B.** e **C.** Diagrama e angiotomografia computadorizada (angio-TC) reformatada das artérias carótidas comum, interna e externa. Neste paciente, identificou-se uma estenose de alto grau da artéria carótida interna, que pode estar associada a êmbolos cerebrais ou a isquemia por limitação de fluxo.

TABELA 427-2 ■ Causas de AVC isquêmico

Causas comuns	Causas incomuns
Trombose	Distúrbios de hipercoagulabilidade
AVC lacunar (de pequenos vasos)	Deficiência de proteína C[a]
Trombose de grandes vasos	Deficiência de proteína S[a]
Desidratação	Deficiência de antitrombina III[a]
Oclusão embólica	Síndrome antifosfolipídeo
Arterioarterial	Mutação do fator V de Leiden[a]
Bifurcação carotídea	Mutação G20210 da protrombina[a]
Arco aórtico	Câncer sistêmico
Dissecção arterial	Anemia falciforme
Cardioembólico	β-talassemia
Fibrilação atrial	Policitemia vera
Trombo mural	Lúpus eritematoso sistêmico
Infarto do miocárdio	Homocisteinemia
Miocardiopatia dilatada	Púrpura trombocitopênica trombótica
Lesões valvares	Coagulação intravascular disseminada
Estenose mitral	Disproteinemias[a]
Valva mecânica	Síndrome nefrótica[a]
Endocardite bacteriana	Doença inflamatória intestinal[a]
Embolia paradoxal	Contraceptivos orais
Comunicação interatrial	Covid-19
Forame oval patente	Trombose de seio venoso[b]
Aneurisma do septo atrial	Displasia fibromuscular
Contraste ecográfico espontâneo	Vasculite
Substâncias estimulantes: cocaína, anfetamina	Vasculite sistêmica (PAN, granulomatose com poliangeíte [de Wegener], Takayasu, arterite de células gigantes)
	Vasculite primária do SNC
	Meningite (sifilítica, tuberculosa, fúngica, bacteriana, por herpes-zóster)
	Vasculopatia não inflamatória
	Síndrome de vasoconstrição reversível
	Doença de Fabry
	Linfoma angiocêntrico
	Cardiogênicas
	Calcificação da valva mitral
	Mixoma atrial
	Tumor intracardíaco
	Endocardite marântica
	Endocardite de Libman-Sacks
	Vasospasmo da hemorragia subaracnóidea
	Doença de moyamoya
	Eclâmpsia

[a]Causam principalmente trombose de seio venoso. [b]Pode estar associada a qualquer distúrbio de hipercoagulabilidade.
Siglas: AVC, acidente vascular cerebral; PAN, poliarterite nodosa; SNC, sistema nervoso central.

tronco da ACM (3-4 mm) ou a terminação da carótida interna resultam em grandes infartos que afetam tanto a substância cinzenta profunda quanto a substância branca e algumas partes da superfície cortical e sua substância branca subjacente. Um êmbolo menor pode ocluir um ramo arterial cortical ou penetrante pequeno. A localização e o tamanho do infarto dentro de um território vascular dependem da extensão da circulação colateral.

A causa mais significativa de AVC cardioembólico na maior parte do mundo é a fibrilação atrial não reumática (frequentemente denominada não valvar). Outras considerações incluem IM, próteses valvares, cardiopatia reumática e miocardiopatia isquêmica **(Tab. 427-2)**. Os distúrbios cardíacos que provocam embolia cerebral são discutidos nos capítulos sobre doenças cardíacas, porém alguns aspectos pertinentes são ressaltados aqui.

A fibrilação atrial não reumática é a causa mais comum de embolia cerebral. O suposto mecanismo do AVC é a formação de trombo no átrio fibrilante ou apêndice atrial, com subsequente embolização. Os pacientes com fibrilação atrial correm um risco anual médio de AVC de cerca de 5%. O risco de AVC pode ser estimado calculando-se o escore CHA_2DS_2-VASc **(Tab. 427-3)**. O aumento do átrio esquerdo é outro fator de risco para a formação de trombos atriais. A cardiopatia reumática costuma causar AVC isquêmico quando há estenose mitral proeminente ou fibrilação atrial. Um IM recente pode ser fonte de êmbolos, especialmente quando é transmural e afeta a parede ventricular anteroapical; mostrou-se que a anticoagulação profilática após o IM com trombo de ventrículo esquerdo reduz o risco de AVC isquêmico. O prolapso da valva mitral não costuma ser fonte de êmbolos, a menos que o prolapso seja grave.

A embolização paradoxal ocorre quando trombos venosos migram para a circulação arterial, em geral através de um forame oval patente (FOP) ou comunicação interatrial. O ecocardiograma com contraste de bolha (injeção IV de solução salina agitada associada a ecocardiografia transtorácica ou transesofágica) pode demonstrar um *shunt* cardíaco direita-esquerda, revelando o percurso da embolização paradoxal. Como alternativa, deduz-se a presença de *shunt* direita-esquerda se, imediatamente após a injeção IV de solução salina agitada, a "assinatura" ultrassonográfica das bolhas é observada durante avaliação da ACM por Doppler transcraniano; devem-se considerar malformações arteriovenosas (MAVs) pulmonares se esse teste for positivo mas o ecocardiograma não revelar um *shunt* intracardíaco. Ambas as técnicas são altamente sensíveis para a detecção de *shunts* direita-esquerda. Além de coágulo venoso, os êmbolos gordurosos e tumorais, endocardite bacteriana, embolia aérea e êmbolos de líquido amniótico associado ao parto às vezes são responsáveis por embolização paradoxal. A importância de um FOP como causa de AVC é debatida, particularmente devido à sua presença em cerca de 15% da população geral. A presença de uma fonte venosa de êmbolo, mais comumente trombose venosa profunda, pode servir de confirmação da importância de um FOP com *shunt* direita-esquerda em determinado caso. A metanálise de três estudos randomizados recentes relatou uma razão de risco de 0,41 para AVC recorrente (cerca de 1% por ano de redução absoluta) usando dispositivos de oclusão percutânea em pacientes sem outra explicação para o AVC. As diretrizes agora endossam o fechamento do FOP com dispositivos percutâneos após consulta com um neurologista e um cardiologista. Esta é a prática seguida pelos autores.

A endocardite bacteriana pode ser uma fonte de vegetações valvares que geram êmbolos sépticos. O aparecimento de sinais e sintomas multifocais em paciente com AVC torna mais provável a endocardite bacteriana. Ocorrem infartos de tamanho microscópico; grandes infartos sépticos podem evoluir para abscessos cerebrais ou causar hemorragia dentro do infarto, o que geralmente impede o uso de anticoagulação ou trombolíticos. Os aneurismas micóticos causados por êmbolos sépticos também podem se manifestar como hemorragia subaracnóidea (HSA) ou hemorragia intracerebral. O risco de AVC isquêmico aumenta após a infecção da Covid-19, provavelmente por meio de vários mecanismos, incluindo disfunção endotelial, hipercoagulabilidade e embolia; embora o risco possa ser maior nos primeiros 3 dias após a infecção e em indivíduos com mais de 65 anos de idade, vários relatos mostraram algum risco elevado em indivíduos mais jovens e naqueles cujas infecções são mais remotas.

AVC embólico arterioarterial A formação de trombos em placas ateroscleróticas pode embolizar para artérias intracranianas, produzindo AVC embólico arterioarterial. Com menos frequência, um vaso afetado pode sofrer trombose aguda. Diferentemente dos vasos miocárdicos, a embolia arterioarterial, em vez de trombose local, parece ser o mecanismo vascular dominante causador de isquemia cerebral de grandes vasos. Qualquer vaso enfermo pode ser a fonte de embolia, incluindo o arco aórtico e as artérias carótidas comuns, as carótidas internas, vertebrais e basilar.

ATEROSCLEROSE CAROTÍDEA A aterosclerose dentro da artéria carótida ocorre com mais frequência dentro da bifurcação da carótida comum e da artéria carótida interna proximal; o sifão carotídeo (porção dentro do seio cavernoso) também é vulnerável à aterosclerose. Sexo masculino, idade mais avançada, tabagismo, hipertensão, diabetes e hipercolesterolemia são fatores de risco para doença carotídea, bem como para AVC em geral **(Tab. 427-4)**. Estima-se que a aterosclerose carotídea produza 10% dos AVCs isquêmicos. **Para uma discussão mais detalhada da patogênese da aterosclerose, ver o Capítulo 237.**

A doença da carótida pode ser classificada segundo o estado sintomático ou assintomático da estenose e o grau de estenose (percentual de

TABELA 427-3 ■ Recomendações sobre uso crônico de agentes antitrombóticos para várias condições cardíacas

Condição	Recomendação
Fibrilação atrial não valvar	Calcular o escore CHA_2DS_2-VASc[a]
• Escore CHA_2DS_2-VASc de 0	Ácido acetilsalicílico ou nenhum antitrombótico
• Escore CHA_2DS_2-VASc de 1	Ácido acetilsalicílico ou ACO
• Escore CHA_2DS_2-VASc de 2	ACO
Doença reumática da valva mitral	
• Com fibrilação atrial, embolização prévia ou trombo no apêndice atrial ou diâmetro do átrio esquerdo > 55 mm	ACO
• Embolização ou coágulo no apêndice, apesar de ACO	ACO mais ácido acetilsalicílico
Prolapso da valva mitral	
• Assintomática	Nenhuma terapia
• Com AVC ou AIT criptogênico	Ácido acetilsalicílico
• Fibrilação atrial	ACO
Calcificação do anel mitral	
• Sem fibrilação atrial, porém com embolização sistêmica ou AVC/AIT criptogênico	Ácido acetilsalicílico
• Embolização recorrente apesar do ácido acetilsalicílico	ACO
• Com fibrilação atrial	ACO
Calcificação da valva aórtica	
• Assintomática	Nenhuma terapia
• AVC ou AIT criptogênicos	Ácido acetilsalicílico
Ateroma móvel do arco aórtico	
• AVC ou AIT criptogênicos	Ácido acetilsalicílico ou ACO
Forame oval patente	
• AVC isquêmico ou AIT criptogênico	Ácido acetilsalicílico ou fechamento com dispositivo
• Indicação para ACO (trombose venosa profunda ou estado hipercoagulável)	ACO
Valva cardíaca mecânica	
• Disco inclinável Medtronic-Hall ou valva bicúspide, em posição aórtica, com tamanho do átrio esquerdo e ritmo sinusal normais	Antagonistas de vitamina K INR 2,5, faixa de 2 a 3
• Valva bicúspide ou de disco inclinável, em posição mitral	Antagonistas de vitamina K INR 3,0, faixa de 2,5 a 3,5
• Posição mitral ou aórtica, infarto do miocárdio anterior-apical ou aumento do átrio esquerdo	Antagonistas de vitamina K INR 3,0, faixa de 2,5 a 3,5
• Posição mitral ou aórtica, com fibrilação atrial ou estado hipercoagulável ou fração de ejeção baixa, ou doença vascular aterosclerótica	Ácido acetilsalicílico mais antagonistas de vitamina K INR 3,0, faixa de 2,5 a 3,5
• Embolização sistêmica, apesar da INR-alvo	Acrescentar ácido acetilsalicílico e/ou aumentar INR; se o alvo prévio era de 2,5, aumentar para 3,0, com faixa de 2,5 a 3,5; se o alvo prévio era de 3,0, aumentar para 3,5, com faixa de 3 a 4
Prótese valvar biológica	
• Sem outra indicação para terapia com antagonistas de vitamina K	Ácido acetilsalicílico
Endocardite infecciosa	Evitar os agentes antitrombóticos
Endocardite trombótica não bacteriana	
• Com embolização sistêmica	Dose integral de heparina não fracionada ou HBPM SC ou inibidor Xa

[a]O escore CHA_2DS_2-VASc é calculado da seguinte maneira: 1 ponto para insuficiência cardíaca congestiva, 1 ponto para hipertensão, 2 pontos para idade ≥ 75 anos, 1 ponto para diabetes melito, 2 pontos para AVC ou AIT, 1 ponto para doença vascular (infarto do miocárdio prévio, doença vascular periférica ou placa aórtica), 1 ponto para idade 65-74 anos, 1 ponto para sexo feminino; a soma dos pontos é o total do escore CHA_2DS_2-VASc.

Nota: A dose de ácido acetilsalicílico é de 50 a 325 mg/dia; a INR-alvo para o antagonista de vitamina K é de 2 a 3, a não ser que especificado de outro modo.

Siglas: ACO, anticoagulante oral (AVK, inibidor de trombina ou inibidores do fator Xa orais); AIT, ataque isquêmico transitório; AVK, antagonista de vitamina K; HBPM, heparina de baixo peso molecular; INR, razão normalizada internacional; AVC, acidente vascular cerebral.

Fontes: Dados de DE Singer et al: Chest 133:546S, 2008; DN Salem et al: Chest 133:593S, 2008; CT January et al: JACC 64:2246, 2014.

estreitamento do segmento mais estreito em comparação com um segmento não acometido). A doença carotídea sintomática significa que o paciente apresentou um AVC ou AIT dentro da distribuição vascular da artéria, e está associada a risco mais alto de AVC subsequente do que a estenose assintomática (cerca de 5% em 5 anos), na qual o paciente está livre de sintomas e a estenose é detectada por meio de rastreamento. Graus maiores de estenose arterial geralmente estão associados a risco mais alto de AVC; entretanto, aqueles com quase-oclusão têm um risco menor de AVC.

OUTRAS CAUSAS DE AVC EMBÓLICO ARTERIOARTERIAL A *aterosclerose intracraniana* produz AVC por um mecanismo embólico ou por trombose *in situ* de um vaso acometido. É mais comum em pacientes asiáticos e negros. O risco de AVC recorrente é de cerca de 15% por ano, semelhante ao da aterosclerose carotídea sintomática não tratada.

A *dissecção* da artéria carótida interna ou da artéria vertebral ou até mesmo de vasos distais ao polígono de Willis é uma fonte comum de AVC embólico em pacientes jovens (idade < 60 anos). A dissecção costuma ser dolorosa e precede o AVC em várias horas ou dias. As dissecções extracranianas não causam hemorragia, presumivelmente graças à adventícia resistente desses vasos. As dissecções intracranianas, em contrapartida, podem produzir HSA porque a adventícia dos vasos intracranianos é delgada e pseudoaneurismas podem se formar, exigindo tratamento urgente para evitar nova ruptura. O tratamento dos pseudoaneurismas assintomáticos após dissecção extracraniana provavelmente não é necessário. A causa da dissecção em geral é desconhecida, e a recorrência é rara. A síndrome de Ehlers-Danlos tipo IV, a doença de Marfan, a necrose medial cística e a displasia fibromuscular estão associadas a dissecções. Um traumatismo (em geral acidente com veículo motorizado ou lesão desportiva) pode causar dissecções das artérias carótida e vertebral. A terapia de manipulação da coluna vertebral está associada com dissecção da artéria vertebral e AVC. A maioria das dissecções melhora espontaneamente, e um AVC ou AIT são incomuns após 2 semanas. Um ensaio clínico não demonstrou qualquer diferença na prevenção do AVC com ácido acetilsalicílico em comparação com anticoagulação, com taxa de AVC recorrente baixa (2%).

ACIDENTE VASCULAR CEREBRAL DE PEQUENOS VASOS A expressão *infarto lacunar* refere-se a um infarto após oclusão aterotrombótica ou lipo-hialinótica de uma pequena artéria no encéfalo. O termo *AVC de pequenos vasos* denota oclusão de uma artéria penetrante pequena e, atualmente, é a denominação preferível. Os AVCs de pequenos vasos correspondem a cerca de 20% do total de AVCs.

Fisiopatologia O tronco da ACM, as artérias que constituem o polígono de Willis (segmento A1, artérias comunicantes anterior e posterior e segmento P1) e as artérias basilar e vertebrais dão origem a ramos de 30 a 300 μm que penetram nas substâncias cinzenta e branca profundas do cérebro e do tronco encefálico **(Fig. 427-4)**. Pode ocorrer oclusão de cada um desses ramos por doença aterotrombótica na sua origem ou em decorrência de espessamento lipo-hialinótico. A trombose desses vasos causa infartos pequenos que são chamados *lacunas* (latim para "lagos" de líquido observados à necrópsia). Esses infartos variam de 3 mm a 2 cm de diâmetro. A hipertensão arterial e a idade são os principais fatores de risco.

Manifestações clínicas As síndromes de AVC de pequenos vasos mais comuns são: (1) *hemiparesia motora pura* por um infarto no ramo posterior da cápsula interna ou na ponte; a face, o braço e a perna quase sempre são acometidos; (2) *AVC sensitivo puro* por infarto no tálamo ventral; (3) *hemiparesia atáxica* por infarto na parte ventral da ponte ou cápsula interna; e (4) *disartria e mão ou braço inábil* devido a infarto na parte ventral da ponte ou no joelho da cápsula interna.

Sintomas transitórios (AIT de pequenos vasos) podem anunciar um infarto de pequenos vasos; podem ocorrer várias vezes por dia e durar apenas alguns minutos. A recuperação de um AVC de pequenos vasos tende a ser mais rápida e completa do que a recuperação de um AVC de grandes vasos; em alguns casos, contudo, há incapacidade permanente grave.

Uma fonte (trombose ou embolia) de grandes vasos pode manifestar-se inicialmente como uma síndrome com infarto de pequenos vasos. Portanto, a pesquisa de fontes embólicas (artérias carótidas e coração) não deve ser completamente abandonada na avaliação desses pacientes. A prevenção secundária de AVC de pequenos vasos envolve modificação de fatores de risco, especificamente redução na pressão arterial (ver "Tratamento: Prevenção primária e secundária de AVC e do AIT", adiante).

TABELA 427-4 ■ Fatores de risco para AVC

Fator de risco	Risco relativo	Redução do risco relativo com o tratamento	Número necessário para tratar[a]	
			Prevenção primária	Prevenção secundária
Hipertensão	2-5	38%	100-300	50-100
Fibrilação atrial	1,8-2,9	68% com varfarina, 21% com ácido acetilsalicílico	20-83	13
Diabetes melito	1,8-6	Nenhum efeito comprovado		
Tabagismo	1,8	50% em 1 ano, risco basal 5 anos após cessação		
Hiperlipidemia	1,8-2,6	16-30%	560	230
Estenose carotídea assintomática	2	53%	85	N/A
Estenose carotídea sintomática (70-99%)		65% em 2 anos	N/A	12
Estenose carotídea sintomática (50-69%)		29% em 5 anos	N/A	77

[a]Número necessário para tratar a fim de prevenir um AVC por ano. A prevenção de outros desfechos cardiovasculares não é considerada aqui.
Sigla: N/A, não aplicável.

CAUSAS MENOS COMUNS DE ACIDENTE VASCULAR CEREBRAL

(Tab. 427-2) *Os distúrbios de hipercoagulação* (Cap. 65) aumentam principalmente o risco de trombose venosa cortical ou do seio venoso cerebral. O lúpus eritematoso sistêmico com endocardite de Libman-Sacks é uma causa de AVC embólico. Essas condições se sobrepõem à síndrome antifosfolípideo (Cap. 357), o que provavelmente requer anticoagulação de longo prazo para evitar mais AVC. A homocisteinemia pode também causar tromboses arteriais; esse distúrbio é causado por várias mutações nas vias da homocisteína e responde a diferentes formas de cobalamina, dependendo da mutação. A coagulopatia intravascular disseminada pode causar eventos oclusivos tanto venosos quanto arteriais; a infecção de Covid-19 pode predispor ao AVC isquêmico agudo devido à oclusão de grandes vasos.

A *trombose de seio venoso* do seio lateral ou sagital ou das pequenas veias corticais (trombose venosa cortical) ocorre como uma complicação do uso de contraceptivos orais, da gravidez e do puerpério, de doença inflamatória intestinal, infecções intracranianas (meningite) e desidratação. Também é vista em pacientes com trombofilia confirmada em laboratório, incluindo policitemia, anemia falciforme, deficiência das proteínas C e S, mutação do fator V de Leiden (resistência à proteína C ativada), deficiência de antitrombina III, homocisteinemia e a mutação G20210 da protrombina. As mulheres que usam contraceptivos orais e têm a mutação G20210 da protrombina estão sob risco particularmente alto de trombose de seio venoso. Os pacientes apresentam-se com cefaleia, sinais neurológicos focais (em especial paraparesia) e convulsões. Muitas vezes, a TC é normal a menos que tenha ocorrido uma hemorragia venosa intracraniana, mas a oclusão do seio venoso é prontamente visualizada pela venografia por RM ou TC ou pela angiografia convencional. Com graus maiores de trombose de seio venoso, o paciente pode desenvolver sinais de PIC elevada e coma. A heparina intravenosa, independentemente da presença de hemorragia intracraniana, reduz a morbidade e a mortalidade, e os desfechos em longo prazo costumam ser bons. A heparina evita trombose adicional e reduz a hipertensão venosa e a isquemia. Se não for encontrado um estado de hipercoagulabilidade subjacente, muitos médicos tratam com anticoagulantes orais por 3 a 6 meses e, em seguida, convertem para o ácido acetilsalicílico, de acordo com o grau de resolução do trombo no seio venoso. A anticoagulação muitas vezes é continuada indefinidamente se for diagnosticada trombofilia.

A *anemia falciforme* (doença SS) é uma causa comum de AVC em crianças. Um subgrupo de portadores homozigotos dessa mutação da hemoglobina apresenta AVC na infância, e esse evento pode ser previsto pela documentação de fluxo sanguíneo em alta velocidade dentro das ACMs por meio de ultrassonografia com Doppler transcraniano. Em crianças que são

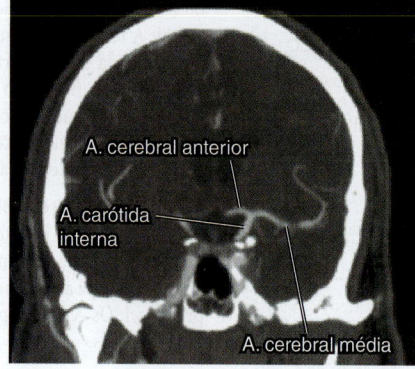
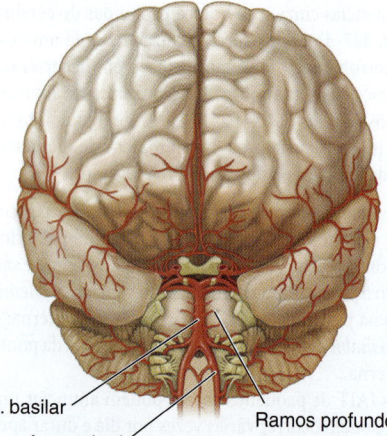
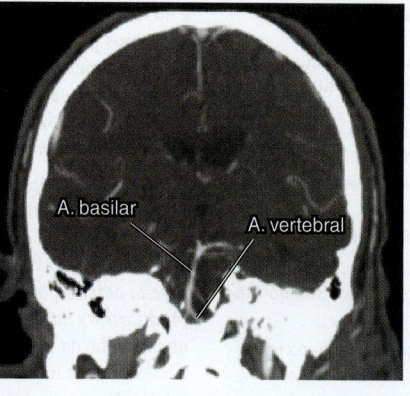

FIGURA 427-4 Diagramas e angiotomografias computadorizadas reformatadas em cortes coronais ilustrando as artérias penetrantes profundas implicadas em AVC de pequenos vasos. Na circulação anterior, artérias penetrantes pequenas, denominadas *lentículo-estriadas*, originam-se da parte proximal das artérias cerebrais anterior e média e suprem estruturas subcorticais profundas (**painéis superiores**). Na circulação posterior, artérias semelhantes surgem diretamente das artérias vertebrais e basilar para suprir o tronco encefálico (**painéis inferiores**). A oclusão de uma única artéria penetrante produz uma área distinta de infarto (cuja denominação patológica é "lacuna", ou lago). Observe que tais vasos são pequenos demais para serem visualizados na angiotomografia.

identificadas com altas velocidades, o tratamento agressivo com exsanguinotransfusões reduz muito o risco de AVC, e se estas forem interrompidas, a taxa de AVC aumenta novamente junto com as velocidades dentro das ACMs.

A *displasia fibromuscular* (Cap. 281) afeta as artérias cervicais e ocorre principalmente em mulheres. As artérias carótidas ou vertebrais mostram inúmeros anéis de estreitamento segmentar alternados com dilatação. A oclusão vascular costuma ser incompleta. O processo com frequência é assintomático, mas às vezes está associado a um sopro audível, AIT ou AVC. O envolvimento das artérias renais é comum e pode causar hipertensão arterial. A causa e a história natural da displasia fibromuscular são desconhecidas. Um AIT ou AVC costuma ocorrer apenas quando a artéria é gravemente estreitada ou sofre dissecção. A anticoagulação ou terapia antiplaquetária podem ser úteis.

A *arterite temporal (de células gigantes)* (Cap. 363) é uma afecção relativamente comum em pessoas idosas na qual o sistema carotídeo externo, em particular as artérias temporais, sofre inflamação granulomatosa subaguda com células gigantes. A oclusão das artérias ciliares posteriores provenientes da artéria oftálmica acarreta cegueira em um ou ambos os olhos e pode ser prevenida com glicocorticoides. Raramente causa AVC, pois a artéria carótida interna não costuma sofrer inflamação. A arterite de células gigantes idiopática envolvendo os grandes vasos oriundos do arco aórtico (arterite de Takayasu) pode causar trombose carotídea ou vertebral; é rara no Hemisfério Ocidental.

A *arterite necrotizante (ou granulomatosa)* (Cap. 363), ocorrendo de maneira isolada ou associada a poliarterite nodosa generalizada ou granulomatose com poliangeíte (de Wegener), envolve os ramos pequenos distais (diâmetro < 2 mm) das principais artérias intracranianas e produz pequenos infartos isquêmicos no encéfalo, nervo óptico e medula espinal. O LCS muitas vezes mostra pleocitose, e o nível de proteína está elevado. A *vasculite primária do sistema nervoso central* é rara; os vasos de tamanho pequeno ou médio em geral são acometidos, sem vasculite sistêmica aparente. O diagnóstico diferencial inclui outras vasculopatias inflamatórias, incluindo infecção (tuberculosa, fúngica), sarcoidose, linfoma angiocêntrico, meningite carcinomatosa e causas não inflamatórias, como aterosclerose, êmbolos, doença do tecido conectivo, vasospasmo, vasculopatia associada a migrânea (enxaqueca) e causas associadas a fármacos. Alguns casos surgem no período puerperal e são autolimitados.

Os pacientes com qualquer forma de vasculopatia podem apresentar-se com progressão insidiosa de infartos combinados das substâncias branca e cinzenta, cefaleia proeminente e declínio cognitivo. A biópsia cerebral ou a angiografia convencional de alta resolução costumam ser necessárias para estabelecer o diagnóstico (Fig. 427-5). Uma punção lombar (leucócitos elevados, índice IgG elevado, bandas na eletroforese) pode fornecer suporte para uma etiologia inflamatória de um problema neurovascular. Quando a inflamação é confirmada, é necessária geralmente uma imunossupressão agressiva com glicocorticoides, e muitas vezes com ciclofosfamida, para prevenir a progressão; uma investigação diligente de causas infecciosas, como a tuberculose, é essencial antes de se instituir a imunossupressão. Com o reconhecimento e tratamento imediatos, muitos pacientes podem ter excelente recuperação.

As *drogas*, em particular as anfetaminas e talvez a cocaína, podem causar AVC por meio de hipertensão aguda ou vasculopatia induzida por droga. Essa vasculopatia é comumente resultante de vasospasmo ou aterosclerose, porém foram também relatados casos de vasculite inflamatória. Não existem dados sobre o valor de qualquer tratamento, porém a interrupção dos estimulantes é prudente. A fenilpropanolamina foi relacionada com hemorragia intracraniana, bem como com cocaína e metanfetamina, talvez em consequência de vasculopatia induzida por drogas. A *doença de moyamoya* é uma doença oclusiva mal compreendida que envolve as grandes artérias intracranianas, especialmente a artéria carótida interna distal e o tronco da ACM e ACA. Não há inflamação vascular. As artérias lentículo-estriadas desenvolvem uma circulação colateral rica ao redor da lesão oclusiva, o que confere a impressão de "nuvem de fumaça" (em japonês, *moyamoya*) na angiografia convencional. Outros vasos colaterais incluem anastomoses transdurais entre os ramos superficiais corticais das artérias meníngeas e do couro cabeludo. A doença ocorre sobretudo em crianças ou adultos jovens asiáticos, mas o aspecto pode ser idêntico em adultos que têm aterosclerose, particularmente em associação ao diabetes. A hemorragia intracraniana pode resultar de ruptura dos colaterais da moyamoya; por esse motivo, a anticoagulação apresenta risco. Pode ocorrer oclusão progressiva de grandes artérias superficiais, produzindo AVC na distribuição das grandes artérias. O *bypass* cirúrgico das artérias carótidas extracranianas para a dura-máter ou ACMs pode prevenir AVC e hemorragia.

A *síndrome da encefalopatia posterior reversível* (SEPR) pode ocorrer com traumatismo craniano, convulsões, migrânea, uso de fármacos simpaticomiméticos e eclâmpsia e puerpério. A fisiopatologia é incerta, porém envolve provavelmente um estado de hiperperfusão em que a pressão arterial excede o limite superior da autorregulação cerebral, resultando em edema cerebral (Cap. 307). Os pacientes queixam-se de cefaleia e exibem sinais e sintomas neurológicos flutuantes, em especial sintomas visuais. Algumas vezes, ocorre infarto cerebral, porém normalmente os achados clínicos e radiológicos revertem por completo. Os achados da RM são característicos, com edema presente dentro dos lobos occipitais, mas podem ser generalizados e não respeitar nenhum território vascular. A intimamente relacionada *síndrome de vasoconstrição cerebral reversível* (SVCR) costuma se apresentar com cefaleia súbita e intensa simulando HSA. Os pacientes podem experimentar infarto isquêmico e hemorragia intracerebral, em geral apresentando hipertensão grave de início recente. A angiografia convencional revela alterações difusas no calibre vascular pelos hemisférios lembrando uma vasculite, mas o processo não é inflamatório. Os bloqueadores dos canais de cálcio orais podem ser efetivos em produzir remissão, e a recorrência é rara.

A *leucoaraiose*, ou *doença da substância branca periventricular*, decorre de múltiplos infartos de pequenos vasos dentro da substância branca subcortical. É facilmente vista na TC ou RM como áreas de lesão da substância branca em volta dos ventrículos e na coroa radiada. A fisiopatologia da doença é lipo-hialinose das pequenas artérias penetrantes dentro da substância branca, provavelmente oriunda de hipertensão crônica. Os pacientes com doença da substância branca periventricular podem desenvolver uma síndrome de demência subcortical, e é provável que essa forma comum de demência possa ser postergada ou prevenida com agentes anti-hipertensivos (Cap. 433).

A *CADASIL* (arteriopatia cerebral autossômica dominante com infartos subcorticais e leucoencefalopatia) é um distúrbio hereditário que se apresenta com AVC de pequenos vasos, demência progressiva e alterações simétricas extensas da substância branca, muitas vezes incluindo os lobos temporais anteriores, visualizadas na RM. Cerca de 40% dos pacientes têm migrânea com aura, que frequentemente se manifesta como déficits motores ou sensitivos transitórios. O início costuma se dar na quarta ou quinta décadas de vida. Esse distúrbio autossômico dominante é causado por uma das várias mutações no *Notch-3*, membro de uma família de genes altamente conservados caracterizados pelas repetições do fator de crescimento epidérmico em seu domínio extracelular. Outras síndromes monogênicas

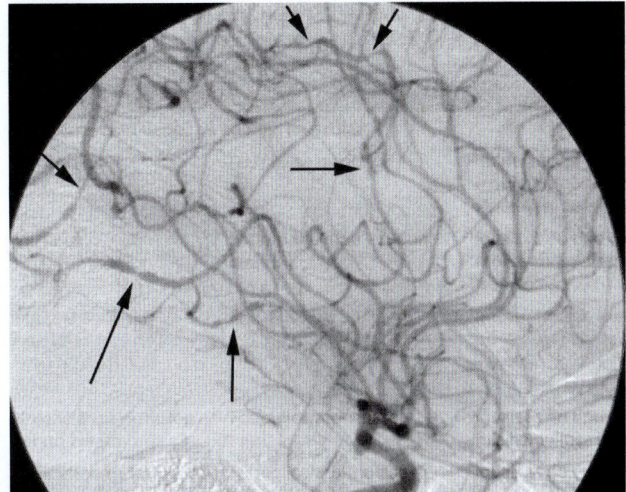

FIGURA 427-5 **Angiografia cerebral de um homem de 32 anos com vasculopatia do sistema nervoso central.** Observe o aspecto marcante em contas (*setas*), típico de vasculopatia.

de AVC isquêmico incluem arteriopatia cerebral autossômica recessiva com infartos subcorticais e leucoencefalopatia (CARASIL); e endoteliopatia, retinopatia, nefropatia e AVC hereditários (HERNS). A doença de Fabry também produz arteriopatia de grandes vasos e infartos de pequenos vasos. A mutação *COL4A1* está associada a múltiplos AVCs de pequenos vasos com transformação hemorrágica.

ATAQUE ISQUÊMICO TRANSITÓRIO

AITs são episódios de sintomas de AVC de breve duração; a definição padronizada de duração é < 24 horas, mas a maioria dos AITs dura < 1 hora. Se um infarto cerebral relevante for identificado nos exames de imagem, a entidade clínica é classificada como AVC independentemente da duração dos sintomas. Um exame de imagem cerebral normal após ATI não descarta a sua provável ocorrência; na verdade, a síndrome clínica é diagnóstica. As causas de AIT são semelhantes às causas de AVC, mas como os AITs podem anteceder um AVC, são um fator de risco importante que deve ser considerado em separado e com urgência. Os AITs podem advir de êmbolos para o encéfalo ou de trombose *in situ* de um vaso intracraniano. Com um AIT, o vaso sanguíneo ocluído reabre, e a função neurológica é restaurada.

O risco de AVC após um AIT é de cerca de 10 a 15% nos primeiros 3 meses, e a maioria dos eventos ocorre nos primeiros 2 dias. Esse risco pode ser diretamente estimado utilizando o bem validado método ABCD^2 (Tab. 427-5). Portanto, avaliação e tratamento urgentes são justificados. Como as etiologias do AVC e do AIT são idênticas, a avaliação do AIT deve seguir paralelamente a do AVC.

TRATAMENTO
Ataque isquêmico transitório

A característica melhora do AIT é uma contraindicação à trombólise. No entanto, como o risco de AVC subsequente nas primeiras horas e dias após o AIT é alto, alguns médicos internam o paciente no hospital para que um ativador de plasminogênio possa ser administrado rapidamente se os sintomas retornarem. A combinação de ácido acetilsalicílico e clopidogrel mostrou prevenir melhor o AVC após AIT do que o ácido acetilsalicílico isolado em um grande estudo randomizado chinês e no estudo patrocinado pelo National Institutes of Health (NIH) (estudo POINT). A ausência de resposta à combinação de ácido acetilsalicílico e clopidogrel está associada ao estado portador de um polimorfismo CYP2C19 comum, que leva ao metabolismo deficiente do clopidogrel em sua forma ativa. Essa mutação é comum, particularmente em asiáticos. Recentemente, ticagrelor, dose de ataque de 180 mg e depois 90 mg duas vezes ao dia, foi testado em combinação com ácido acetilsalicílico em comparação com ácido acetilsalicílico isolado, e também mostrou benefício na prevenção de AVC; esse regime antiplaquetário duplo pode ser preferível devido à falta de heterogeneidade genética na inibição plaquetária.

Prevenção primária e secundária do AVC e do AIT

PRINCÍPIOS GERAIS

Dispõe-se de muitas intervenções clínicas e cirúrgicas, bem como modificações do estilo de vida, para a prevenção do AVC. Algumas delas são amplamente aplicáveis devido ao baixo custo e risco mínimo; outras são dispendiosas e têm risco substancial, mas podem ser valiosas em alguns pacientes de alto risco. A identificação e o controle dos fatores de risco modificáveis, em especial a hipertensão, são a melhor estratégia para reduzir a carga do AVC, e foi possível diminuir substancialmente o número total de AVCs por esses meios (Tab. 427-4).

FATORES DE RISCO PARA ATEROSCLEROSE

A relação entre os vários fatores de risco da aterosclerose é descrita nos Capítulos 237 e 238. Idade avançada, diabetes melito, hipertensão, tabagismo, colesterol sanguíneo anormal (particularmente, nível baixo de lipoproteína de alta densidade [HDL] e/ou nível alto de lipoproteína de baixa densidade [LDL]), excesso de lipoproteína (a) e outros são fatores de risco comprovados ou prováveis de AVC isquêmico, sobretudo por sua relação com a aterosclerose. O risco de AVC é bem mais alto nos indivíduos com AVC ou AIT prévio. Muitos distúrbios cardíacos predispõem a AVC, incluindo fibrilação atrial e IM recente. Contraceptivos orais e terapia de reposição hormonal elevam o risco de AVC e, embora raros, certos estados de hipercoagulabilidade hereditários e adquiridos predispõem a AVC.

A hipertensão é o fator de risco mais significativo; em geral, toda hipertensão deve ser tratada com um alvo de < 130/80 mmHg. Dados recentes (Systolic Blood Pressure Intervention Trial – SPRINT) sugerem que a redução da pressão arterial sistólica para < 120 mmHg reduz o AVC e o ataque cardíaco em 43%, em comparação com uma pressão arterial sistólica < 140 mmHg, sem risco aumentado de síncope ou quedas. A presença de doença cerebrovascular conhecida não contraindica o tratamento destinado a alcançar normotensão. Os dados são particularmente fortes em favor dos diuréticos tiazídicos e inibidores da enzima conversora de angiotensina.

Vários ensaios confirmaram que as estatinas reduzem o risco de AVC até mesmo em pacientes sem LDL elevada ou HDL baixa. O estudo clínico Stroke Prevention by Aggressive Reduction in Cholesterol Levels (SPARCL) mostrou benefício na redução secundária de AVC nos pacientes com AVC ou AIT recente que foram tratados com atorvastatina, 80 mg/dia. O ensaio clínico sobre prevenção primária, Justification for the Use of Statins in Prevention: An Intervention Trial Evaluating Rosuvastatin (JUPITER), constatou que pacientes com níveis baixos de LDL (< 130 mg/dL) causados pela elevação da proteína C-reativa beneficiaram-se do uso diário dessa estatina. A ocorrência de AVC primário foi reduzida em 51% (razão de risco de 0,49, $p = 0,004$), e não houve nenhum aumento nas taxas de hemorragia intracraniana. As metanálises também sustentaram um efeito primário do tratamento com estatinas administradas agudamente para o AVC isquêmico. A LDL sérica < 70 mg/dL reduz mais o risco de AVC recorrente do que a LDL de 90-110 mg/dL. Portanto, deve-se considerar a prescrição de uma estatina para todos os pacientes com AVC isquêmico prévio. O tabagismo deve ser desestimulado em todos os pacientes (Cap. 454). O uso da pioglitazona (um agonista do receptor ativado pelo proliferador de peroxissomo gama) em pacientes com diabetes tipo 2 e AVC prévio não reduz as taxas de morte por AVC, IM ou condição vascular, porém é efetivo para reduzir eventos vasculares em pacientes com AVC e pré-diabetes ou resistência à insulina apenas. A prevenção do diabetes provavelmente é a estratégia mais efetiva para a prevenção primária e secundária do AVC.

AGENTES ANTIPLAQUETÁRIOS PARA PREVENÇÃO DO AVC

Os *antiagregantes plaquetários* podem prevenir eventos aterotrombóticos, incluindo AIT e AVC, por inibição da formação de agregados

TABELA 427-5 ■ Risco de AVC após ataque isquêmico transitório: o escore ABCD^2

Fator clínico	Escore
A: Idade (*age*) ≥ 60 anos	1
B: PAS > 140 mmHg ou PAD > 90 mmHg (*blood pressure*)	1
C: Sintomas **c**línicos	
Fraqueza unilateral	2
Distúrbio da fala sem fraqueza	1
D: **D**uração	
> 60 min	2
10-59 min	1
D: **D**iabetes (medicações orais ou insulina)	1
Escore total	**Soma de cada categoria**
Escore total para ABCD^2	Taxa de AVC em 3 meses (%)^a
0	0
1	2
2	3
3	3
4	8
5	12
6	17
7	22

^{a}As faixas de dados são de cinco coortes.
Siglas: AVC, acidente vascular cerebral; PAD, pressão arterial diastólica; PAS, pressão arterial sistólica.
Fonte: Dados de SC Johnston et al: Validation and refinement of score to predict very early stroke risk after transient ischaemic attack. Lancet 369: 283, 2007.

plaquetários intra-arteriais. Estes podem formar-se em artérias doentes, induzir a formação de trombos e ocluir ou embolizar para a circulação distal. O ácido acetilsalicílico, o clopidogrel, a combinação de ácido acetilsalicílico mais dipiridamol de liberação prolongada e, mais recentemente, o ticagrelor são os agentes antiplaquetários mais usados para essa finalidade. O ticagrelor não demonstrou ser superior ao ácido acetilsalicílico para prevenção do AVC, exceto em combinação com ácido acetilsalicílico após um AIT.

O ácido acetilsalicílico é o antiplaquetário mais amplamente estudado. Ele acetila a cicloxigenase plaquetária, que inibe de maneira irreversível a formação nas plaquetas de tromboxano A_2, uma prostaglandina vasoconstritora e agregante plaquetária. Esse efeito é permanente e dura por toda a vida da plaqueta, que em geral é de 8 dias. Paradoxalmente, o ácido acetilsalicílico também inibe a formação nas células endoteliais de prostaciclina, uma prostaglandina vasodilatadora e antiagregante. Esse efeito é transitório. Tão logo o ácido acetilsalicílico seja eliminado do sangue, as células endoteliais nucleadas voltam a produzir prostaciclina. O ácido acetilsalicílico em baixas doses administrado 1 vez/dia inibe a produção plaquetária de tromboxano A_2 sem inibir substancialmente a formação de prostaciclina. Não foi comprovado que doses maiores de ácido acetilsalicílico sejam mais efetivas do que as doses mais baixas.

O clopidogrel e ticagrelor bloqueiam o receptor de difosfato de adenosina (ADP) nas plaquetas e, assim, impedem a cascata que resulta na ativação do receptor da glicoproteína IIb/IIIa, que leva à ligação do fibrinogênio à plaqueta e consequente agregação plaquetária. O clopidogrel pode causar *rash* cutâneo e, em casos raros, púrpura trombocitopênica trombótica. O ensaio clínico Clopidogrel versus Aspirin in Patients at Risk of Ischemic Events (CAPRIE), que levou à aprovação pela Food and Drug Administration (FDA), concluiu que o aumento da eficácia foi limítrofe sobre o ácido acetilsalicílico na redução do risco de AVC. O ensaio clínico Management of Atherothrombosis with Clopidogrel in High-Risk Patients (MATCH) foi um grande estudo multicêntrico randomizado e duplo-cego que comparou o clopidogrel em combinação com o ácido acetilsalicílico *versus* o clopidogrel isolado na prevenção secundária de AIT ou AVC. O ensaio MATCH não observou diferença na prevenção de AIT ou AVC com essa combinação, mas mostrou aumento pequeno, porém significativo, de complicações hemorrágicas graves (3 vs. 1%). No ensaio clínico Clopidogrel for High Atherothrombotic Risk and Ischemic Stabilization, Management, and Avoidance (CHARISMA), que incluiu um subgrupo de pacientes com AVC ou AIT prévios juntamente com outros grupos sob alto risco de eventos cardiovasculares, não houve benefício do clopidogrel combinado com ácido acetilsalicílico em comparação com o ácido acetilsalicílico isolado. Por fim, o ensaio SPS3 avaliou a combinação a longo prazo de clopidogrel e ácido acetilsalicílico *versus* clopidogrel de forma isolada em AVC de pequenos vasos e não encontrou melhora na prevenção de AVC, tendo encontrado aumento significativo de hemorragia e morte. Assim, o uso a longo prazo de clopidogrel em combinação com ácido acetilsalicílico não é recomendado para a prevenção de AVC.

Porém, a combinação a curto prazo de clopidogrel e ácido acetilsalicílico pode ser efetiva na prevenção de AVC secundário. Um estudo grande com pacientes chineses incluídos dentro de 24 horas de um AIT ou AVC isquêmico menor concluiu que um esquema de clopidogrel-ácido acetilsalicílico (clopidogrel 300 mg em dose de ataque e, depois, 75 mg/dia com ácido acetilsalicílico 75 mg/dia nos primeiros 21 dias) foi superior ao ácido acetilsalicílico de forma isolada (75 mg/dia), com redução no risco de AVC em 90 dias de 11,7 para 8,2% ($p < 0,001$) e sem aumento em hemorragias graves. Esse benefício foi limitado aos indivíduos não portadores do polimorfismo CYP2C19 associado ao hipometabolismo do clopidogrel. Um estudo internacional patrocinado pelo NIH demonstrou resultados semelhantes; portanto, a combinação de ácido acetilsalicílico e clopidogrel deve ser administrada para AIT ou AVC isquêmico menor nos primeiros 21 a 90 dias antes da substituição para monoterapia.

Um estudo recente de ticagrelor oral mais ácido acetilsalicílico *versus* ácido acetilsalicílico isolado mostrou benefícios semelhantes na redução do AVC secundário e traz a provável vantagem de que o efeito antiplaquetário do ticagrelor não é geneticamente variável, como é o caso do clopidogrel.

O dipiridamol é um antiplaquetário que inibe a captação de adenosina por uma variedade de células, incluindo as do endotélio vascular. A adenosina acumulada é um inibidor da agregação. Pelo menos em parte, por meio dos seus efeitos sobre as fosfodiesterases da plaqueta e da parede vascular, o dipiridamol também potencializa os efeitos antiagregantes da prostaciclina e do óxido nítrico produzidos pelo endotélio e atua inibindo a fosfodiesterase plaquetária, que é responsável pela degradação do AMP cíclico. A resultante elevação do AMP cíclico inibe a agregação das plaquetas. O dipiridamol é absorvido erraticamente, de acordo com o pH gástrico, porém uma apresentação mais recente combina o dipiridamol de liberação programada, 200 mg, com ácido acetilsalicílico, 25 mg, e tem melhor biodisponibilidade oral. Esse fármaco combinado foi testado em três ensaios clínicos. O ensaio European Stroke Prevention Study (ESPS) II mostrou eficácia de 50 mg/dia de ácido acetilsalicílico e dipiridamol de liberação prolongada na prevenção de AVC, e uma redução do risco significativamente maior quando os dois agentes foram combinados. O ensaio aberto ESPRIT (European/Australasian Stroke Prevention in Reversible Ischaemia Trial) confirmou os resultados do ESPS-II. Após 3,5 anos de acompanhamento, 13% dos pacientes em uso de ácido acetilsalicílico e dipiridamol e 16% daqueles em uso de ácido acetilsalicílico isolado (razão de risco de 0,80, IC de 95% de 0,66-0,98) apresentaram o desfecho primário de morte por todas as causas vasculares. No ensaio Prevention Regimen for Effectively Avoiding Second Strokes (PRoFESS), a combinação de dipiridamol de liberação prolongada e ácido acetilsalicílico foi comparada diretamente com clopidogrel com e sem o bloqueador do receptor de angiotensina telmisartana; não houve diferenças nas taxas de segundo AVC (9% cada) ou no grau de incapacidade em pacientes sob seguimento médio de 2,4 anos. A telmisartana tampouco teve qualquer efeito nesses desfechos. Isso sugere que tais esquemas antiplaquetários são semelhantes e também levanta uma questão acerca da prescrição-padrão de agentes para bloquear a via da angiotensina em todos os pacientes com AVC. O principal efeito colateral do dipiridamol é a cefaleia. Uma cápsula combinando dipiridamol de liberação prolongada e ácido acetilsalicílico foi aprovada para prevenção de AVC. O cilostazol, um inibidor de PDE, é usado para prevenção de AVC secundário em algumas regiões, e um estudo de grande porte recente demonstrou redução dos eventos secundários após AVC de pequenos vasos quando combinado com mononitrato de isossorbida.

Muitos estudos clínicos de grande porte mostraram claramente que a maioria dos antiplaquetários reduz o risco de todos os eventos aterotrombóticos vasculares importantes (i.e., AVC isquêmico, IM e morte por todas as causas vasculares) em pacientes sob risco de tais eventos. A redução *relativa* no risco global de AVC não fatal é de aproximadamente 25 a 30%, e a de todos os eventos vasculares é de aproximadamente 25%. A redução *absoluta* varia de modo considerável, dependendo do risco do paciente. Os indivíduos de muito baixo risco para AVC parecem obter a mesma redução relativa, porém seus riscos podem ser tão baixos que o "benefício" é insignificante. Em contrapartida, os indivíduos com risco de 10 a 15% de eventos vasculares por ano obtêm uma redução para cerca de 7,5 a 11%.

O ácido acetilsalicílico é barato, pode ser fornecido em baixas doses e é recomendado a todos os adultos para prevenir AVC e IM. Contudo, pode causar desconforto epigástrico, ulceração gástrica e hemorragia digestiva, que pode ser assintomática ou pôr em risco a vida. Em consequência, nem todas as pessoas de 40 a 50 anos de idade devem ser aconselhadas a tomar ácido acetilsalicílico regularmente, porque o risco de AVC aterotrombótico é baixíssimo e sobrepujado pelo risco de efeitos adversos. Por outro lado, todo paciente que sofreu um AVC aterotrombótico ou AIT e que não tenha contraindicações para a terapia antiplaquetária (ou indicação de anticoagulação) deve tomar regularmente um antiplaquetário, porque o risco anual médio de outro AVC é de 8 a 10%; um outro percentual apresentará IM ou morte vascular. Obviamente, a probabilidade de benefício supera em muito os riscos do tratamento.

A escolha do antiplaquetário e de sua dose deve ser contrabalançada com o risco de AVC, o benefício esperado, o risco e o custo do tratamento. Contudo, não há dados definitivos e as opiniões variam. Muitas autoridades acreditam que o ácido acetilsalicílico em doses baixas (30-75 mg/dia) e altas (650-1.300 mg/dia) tem eficácia aproximadamente igual. Alguns preconizam doses muito baixas para evitar efeitos adversos, e ainda outros preferem doses muito altas para garantir o benefício máximo. A maioria dos médicos na América do Norte recomenda 81-325 mg/dia, enquanto a maioria dos europeus recomenda 50-100 mg. O clopidogrel e o dipiridamol de liberação prolongada mais ácido acetilsalicílico estão sendo cada vez mais recomendados como fármacos de primeira linha para prevenção secundária. De modo semelhante, a escolha de ácido acetilsalicílico, clopidogrel ou dipiridamol mais ácido acetilsalicílico deve ponderar o fato de que os últimos são mais eficazes do que o ácido acetilsalicílico, porém o custo é mais alto, e isso provavelmente afetará a adesão do paciente em longo prazo. O uso de estudos de agregação plaquetária em pacientes que tomam ácido acetilsalicílico é controverso, devido aos dados limitados disponíveis.

Na prática dos autores deste capítulo, ao considerar a terapia antitrombótica para prevenção secundária de AVC não cardioembólico e AITs, prescreve-se ácido acetilsalicílico, 81 mg/dia, em pacientes que nunca usaram ácido acetilsalicílico após uma carga inicial de 325 mg. Adicionam-se clopidogrel (carga de 600 mg, depois 75 mg diariamente) ou ticagrelor (carga de 180 mg, depois 90 mg duas vezes ao dia) para AIT ou AVC menor (NIHSS < 5) por 21 a 30 dias, seguido de monoterapia com ácido acetilsalicílico, 81 mg/dia, de forma isolada. O AVC devido a aterosclerose intracraniana é tratado com ácido acetilsalicílico, 81 mg, mais clopidogrel, 75 mg, diariamente por 3 meses, e após isso o tratamento é continuado apenas com ácido acetilsalicílico.

ANTICOAGULAÇÃO E PREVENÇÃO DO AVC EMBÓLICO

Diversos estudos mostraram que a anticoagulação (faixa de INR de 2-3) em pacientes com fibrilação atrial não valvar (não reumática) (FANV) crônica previne embolia cerebral e AVC e é segura. Para a prevenção primária e para pacientes que sofreram um AVC ou AIT, a anticoagulação com um antagonista de vitamina K (AVK) reduz o risco em cerca de 67%, o que claramente ultrapassa o risco de 1 a 3% por ano de complicação hemorrágica grave. As doses de AVKs são difíceis de ajustar, seus efeitos variam muito conforme a ingesta dietética de vitamina K e exigem monitoramento frequente no sangue do TTP/INR. Vários novos anticoagulantes orais demonstraram recentemente ser mais convenientes e eficazes para a prevenção de AVC na FANV. Um ensaio clínico randomizado comparou o inibidor da trombina oral dabigatrana com os antagonistas de vitamina K em um ensaio clínico de não inferioridade para evitar o AVC ou a embolização sistêmica na FANV. Foram usadas duas doses de dabigatrana: 110 e 150 mg/dia. Ambas as doses de dabigatrana foram não inferiores aos antagonistas de vitamina K na prevenção de um segundo AVC e embolia sistêmica, e a dose mais alta foi superior (risco relativo de 0,66; IC de 95%, 0,53-0,82; $p < 0,001$) e a taxa de sangramento significativo foi menor com a dose mais baixa de dabigatrana, em comparação com os AVKs. A dabigatrana não necessita de monitoramento sanguíneo para ajuste de dose e seu efeito independe da ingestão oral de vitamina K. Novos inibidores orais do fator Xa também se mostraram equivalentes ou mais seguros e efetivos do que os AVKs na prevenção de AVC em FANV. No estudo Apixaban for Reduction in Stroke and Other Thromboembolic Events in Atrial Fibrillation (ARISTOTLE), os pacientes foram randomizados entre apixabana, 5 mg 2×/dia, e varfarina com ajuste de dose (INR 2-3). O desfecho combinado de AVC isquêmico ou hemorrágico ou embolia sistêmica ocorreu em 1,27% dos pacientes no grupo da apixabana e em 1,6% no grupo da varfarina ($p < 0,001$ para não inferioridade e $p < 0,01$ para superioridade). O sangramento grave foi 1% menor, favorecendo a apixabana ($p < 0,001$). Resultados semelhantes foram obtidos no Rivaroxaban Once Daily Oral Direct Factor Xa Inhibition Compared with Vitamin K Antagonism for Prevention of Stroke and Embolism Trial in Atrial Fibrillation (ROCKET-AF). Nesse estudo, os pacientes com FANV foram randomizados para rivaroxabana versus varfarina: 1,7% do grupo de inibição do fator Xa e 2,2% do grupo da varfarina alcançaram o desfecho de AVC e embolia sistêmica ($p < 0,001$ para não inferioridade); a hemorragia intracraniana também foi menos frequente com a rivaroxabana. Por fim, o inibidor do fator Xa edoxabana também se mostrou não inferior à varfarina. Assim, os inibidores orais do fator Xa são no mínimo uma alternativa adequada aos AVKs, tanto para prevenção primária quanto secundária, sendo provavelmente superiores em termos de eficácia e, talvez, de adesão ao tratamento. A aprovação recente pela FDA de um agente de reversão para os inibidores de Xa apixabana e rivaroxabana (andexanete alfa) fornece um antídoto no caso de sangramento maior. O idarucizumabe está disponível para reversão da dabigatrana. Ensaios clínicos randomizados não demonstraram a superioridade dos anticoagulantes sobre os medicamentos antiplaquetários para AVCs que parecem embólicos, mas não têm uma fonte clara. No entanto, análises de subgrupo de pacientes que também têm aumento moderado ou grave do átrio esquerdo mostram benefício dos ACOs sobre o ácido acetilsalicílico, e um estudo randomizado para abordar essa estratégia ainda está em andamento.

Em pacientes que não podem usar anticoagulantes, clopidogrel mais ácido acetilsalicílico foi comparado com ácido acetilsalicílico de forma isolada no Atrial Fibrillation Clopidogrel Trial with Irbesartan for Prevention of Vascular Events (ACTIVE-A). O clopidogrel combinado com ácido acetilsalicílico isolado foi mais efetivo do que o uso de ácido acetilsalicílico isolado na prevenção de eventos vasculares, principalmente AVC; entretanto, ele aumenta o risco de sangramento maior (risco relativo de 1,57, $p < 0,001$). A oclusão do apêndice atrial esquerdo seguida de terapia antiplaquetária não foi inferior aos inibidores do Xa orais em pacientes com risco moderado a alto de sangramento em um único estudo. Se confirmada, essa pode ser uma estratégia mais segura do que o tratamento com ácido acetilsalicílico isolado para esses pacientes com alto risco de AVC relacionado com fibrilação atrial.

A decisão de usar anticoagulação na prevenção primária baseia-se principalmente nos fatores de risco (Tab. 427-3). A história de AIT ou de AVC faz a balança se inclinar a favor da anticoagulação, independentemente de outros fatores de risco. A fibrilação atrial intermitente tem o mesmo risco de AVC que a fibrilação atrial crônica, e diversos estudos ambulatoriais de AVC aparentemente "criptogênico" encontraram evidências de fibrilação atrial intermitente em quase 20% dos pacientes monitorados por algumas semanas. Informações de marca-passos implantados também confirmam uma associação entre fibrilação atrial subclínica e risco de AVC. Assim, para pacientes com AVC embólico aparentemente criptogênico (sem evidência de qualquer outra causa de AVC), o monitoramento ambulatorial por 3 a 4 semanas é uma estratégia razoável para determinar a melhor terapia profilática.

Em razão do alto risco anual de AVC na cardiopatia reumática não tratada com fibrilação atrial, a profilaxia primária contra AVC não foi estudada em um delineamento duplo-cego. Esses pacientes geralmente deveriam receber anticoagulação em longo prazo. A dabigatrana e os inibidores orais do fator Xa não foram estudados nessa população.

A anticoagulação também reduz o risco de embolia no IM agudo. A maioria dos médicos recomenda um período de 3 meses de anticoagulação quando há infarto anterior com ondas Q, disfunção significativa do ventrículo esquerdo, insuficiência cardíaca congestiva, trombo mural ou fibrilação atrial. Os anticoagulantes orais são recomendados em longo prazo se a fibrilação atrial persistir.

O AVC secundário a tromboembolismo é uma das complicações mais graves do implante de uma valva cardíaca protética. A intensidade da anticoagulação e/ou da terapia antiplaquetária é definida pelo tipo de prótese valvar e sua localização. A dabigatrana pode ser menos efetiva do que a varfarina, e os inibidores orais do fator Xa não foram estudados nessa população.

Se a fonte embólica não puder ser eliminada, na maioria dos casos deve-se continuar a anticoagulação indefinidamente. Muitos neurologistas recomendam a combinação de agentes antiplaquetários com anticoagulantes para os pacientes que "falham" durante a anticoagulação (i.e., apresentam outro AVC ou AIT), mas não há evidências para isso.

É nossa prática prescrever apixabana, 5 mg 2 vezes ao dia, para fibrilação atrial não valvar com pontuação CHA_2DS_2-VASc ≥ 2, ácido acetilsalicílico, 81 mg, mais clopidogrel, 75 mg, diariamente para pacientes que não podem tomar anticoagulação oral e AVKs para fibrilação atrial valvar ou válvula cardíaca mecânica.

ANTICOAGULAÇÃO E AVC NÃO CARDIOGÊNICO

Os dados não apoiam o uso de antagonistas de vitamina K em longo prazo para prevenção de AVC aterotrombótico, na doença cerebrovascular intracraniana ou extracraniana. O estudo Warfarin-Aspirin Recurrent Stroke Study (WARSS) não encontrou benefício da varfarina sódica (INR 1,4-2,8) sobre o ácido acetilsalicílico, 325 mg, para prevenção secundária de AVC, mas encontrou uma taxa de sangramento um pouco mais alta no grupo da varfarina; um estudo europeu confirmou esse achado. O estudo Warfarin and Aspirin for Symptomatic Intracranial Disease (WASID) (ver adiante) demonstrou ausência de benefício da varfarina (INR 2-3) sobre o ácido acetilsalicílico em pacientes com aterosclerose intracraniana sintomática, e também encontrou complicações hemorrágicas mais frequentes. O primeiro de vários ensaios clínicos testando medicamentos inibidores do fator Xa para prevenção de AVC embólico de origem desconhecida não mostrou benefício em comparação com o tratamento com medicamentos antiplaquetários. O inibidor do fator Xa oral apixabana mostrou-se não inferior à dalteparina subcutânea para pacientes com câncer e tromboembolismo venoso; muitos oncologistas estão usando inibidores de Xa para prevenir o segundo AVC em pacientes com malignidade.

É nossa prática prescrever ácido acetilsalicílico para prevenção secundária de AVC na embolia cerebral não cardiogênica, exceto para AVC associado a câncer (apixabana 5 mg 2 vezes ao dia) e síndrome antifosfolipídeo (varfarina com INR-alvo 2-3).

TRATAMENTO

Aterosclerose carotídea

A aterosclerose carotídea pode ser removida cirurgicamente (endarterectomia) ou atenuada pela colocação de *stent* endovascular, com ou sem angioplastia com balão. A anticoagulação não foi comparada diretamente com a terapia antiplaquetária para doença carotídea.

TRATAMENTO CIRÚRGICO

A *estenose carotídea sintomática* foi pesquisada nos estudos North American Symptomatic Carotid Endarterectomy Trial (NASCET) e European Carotid Surgery Trial (ECST). Ambos mostraram benefício substancial da cirurgia em pacientes com estenose ≥ 70%. No NASCET, o risco cumulativo médio de AVC ipsilateral após 2 anos foi de 26% para os pacientes tratados clinicamente e de 9% para aqueles submetidos ao mesmo tratamento clínico mais endarterectomia carotídea. Essa redução *absoluta* de 17% no grupo cirúrgico equivale a uma redução de 65% do risco *relativo* em favor da cirurgia (Tab. 427-4). O NASCET também mostrou benefício significativo, embora menos robusto, para os pacientes com estenose de 50 a 70%. O estudo ECST encontrou prejuízo para os pacientes com estenose < 30% tratados cirurgicamente.

O risco de AVC de um paciente e o possível benefício da cirurgia estão relacionados com a presença de sintomas retinianos *versus* hemisféricos, grau de estenose arterial, extensão das condições clínicas associadas (deve-se ressaltar que os estudos NASCET e ECST excluíram pacientes de "alto risco" com doenças cardíaca, pulmonar ou renal significativas), morbidade e mortalidade da cirurgia na instituição, momento de realização da cirurgia em relação aos sintomas, entre outros fatores. Uma metanálise recente dos estudos clínicos NASCET e ECST mostrou que a endarterectomia é mais benéfica quando realizada nas primeiras 2 semanas após o início dos sintomas. Além disso, o benefício é mais marcante em pacientes com mais de 75 anos, e os homens parecem se beneficiar mais do que as mulheres.

Em resumo, um paciente com isquemia hemisférica sintomática recente, estenose de alto grau na artéria carótida interna apropriada e taxas de morbidade e mortalidade perioperatórias institucionais de ≤ 6% geralmente deve ser submetido a endarterectomia carotídea. Contudo, se a taxa de AVC perioperatório for > 6% para um determinado cirurgião, os benefícios da endarterectomia carotídea tornam-se duvidosos.

As indicações para tratamento cirúrgico da *doença carotídea assintomática* foram esclarecidas pelos resultados dos estudos Asymptomatic Carotid Atherosclerosis Study (ACAS) e Asymptomatic Carotid Surgery Trial (ACST). O ACAS randomizou pacientes com ≥ 60% de estenose para tratamento clínico com ácido acetilsalicílico ou o mesmo tratamento clínico mais endarterectomia carotídea. O grupo cirúrgico teve um risco de AVC ipsilateral (e qualquer AVC ou morte perioperatórios) ao longo de 5 anos de 5,1%, em comparação com risco de 11% no grupo clínico. Embora isso demonstre redução de 53% do risco *relativo*, a redução do risco *absoluto* é de apenas 5,9% durante 5 anos, ou 1,2% por ano (Tab. 427-4). Quase metade dos AVCs no grupo cirúrgico foi causada por angiografias pré-operatórias. O estudo ACST randomizou pacientes assintomáticos com estenose carotídea > 60% para endarterectomia ou tratamento clínico. O risco de AVC em 5 anos no grupo cirúrgico (incluindo AVC ou morte perioperatória) foi de 6,4%, em comparação com 11,8% no grupo tratado clinicamente (redução do risco relativo de 46% e redução do risco absoluto de 5,4%).

Em ambos os estudos ACAS e ACST a taxa de complicações perioperatórias foi mais alta em mulheres, talvez anulando qualquer benefício na redução do risco de AVC em 5 anos. É possível que, com um acompanhamento mais longo, surja um benefício claro para as mulheres. Na atualidade, a endarterectomia carotídea em mulheres assintomáticas permanece particularmente controversa.

Em resumo, a história natural da estenose assintomática é uma taxa de AVC de cerca de 2% por ano, enquanto os pacientes sintomáticos correm um risco anual de AVC de 13%. A recomendação de revascularização carotídea a um paciente assintomático permanece controversa e depende de muitos fatores, incluindo a preferência do paciente, o grau de estenose, a idade, o sexo e as comorbidades. O tratamento clínico para redução dos fatores de risco da aterosclerose, incluindo agentes para reduzir o colesterol e medicamentos antiplaquetários, geralmente é recomendado aos pacientes com estenose assintomática da artéria carótida. A exemplo da fibrilação atrial, é imperativo aconselhar o paciente sobre AIT, de modo que o tratamento seja revisto caso ele se torne sintomático.

TRATAMENTO ENDOVASCULAR

A angioplastia com balão associada à colocação de *stent* está sendo cada vez mais usada para abrir artérias carótidas estenóticas e mantê-las pérvias. Essas técnicas podem tratar a estenose carotídea não apenas na bifurcação, como também próximo à base do crânio e nos segmentos intracranianos. O ensaio clínico Stenting and Angioplasty with Protection in Patients at High Risk for Endarterectomy (SAPPHIRE) randomizou pacientes de alto risco (definidos como aqueles com doença coronariana ou pulmonar clinicamente significativa, oclusão carotídea contralateral, reestenose após endarterectomia, paralisia do nervo laríngeo contralateral, cirurgia radical no pescoço ou radioterapia prévia, ou idade > 80 anos) com estenose carotídea sintomática > 50% ou estenose assintomática > 80% para colocação de *stent* combinada com dispositivo distal de proteção contra êmbolos ou endarterectomia. O risco de morte, AVC ou IM no decorrer de 30 dias e de AVC ipsilateral ou morte em 1 ano foi de 12,2% no grupo do *stent* e de 20,1% no grupo da endarterectomia ($p = 0,055$), o que sugere que a colocação de *stent* é no mínimo comparável à endarterectomia como opção terapêutica para esse grupo de pacientes sob alto risco cirúrgico. Contudo, os desfechos das duas intervenções podem não ter sido melhores do que deixar as estenoses carotídeas sem tratamento, sobretudo nos pacientes assintomáticos, e boa parte do benefício observado no grupo tratado com *stent* veio de uma redução de IM periprocedimento. Dois ensaios randomizados comparando *stents* com endarterectomia em pacientes de baixo risco foram publicados. O ensaio clínico Carotid Revascularization Endarterectomy Versus Stent Trial (CREST) recrutou pacientes com estenose assintomática ou sintomática. O risco de AVC em 30 dias foi de 4,1% no grupo em que foi colocado o *stent* e de 2,3% no grupo com intervenção cirúrgica, porém o risco em 30 dias de IM foi de 1,1% no grupo do *stent* e de 2,3% no grupo cirúrgico, sugerindo uma equivalência de risco relativa entre os dois procedimentos. No acompanhamento mediano de 2,5 anos, o parâmetro final de avaliação combinado de AVC, IM e morte foi o mesmo (7,2% para *stent* vs. 6,8% para cirurgia), e assim permaneceu em um acompanhamento de 10 anos. A taxa de reestenose em 2 anos também foi semelhante em ambos os grupos. O International Carotid Stenting Study (ICSS) randomizou pacientes sintomáticos para *stents* versus endarterectomia e encontrou um resultado diferente: em 120 dias, a incidência de AVC, IAM ou morte foi de 8,5% no grupo do *stent* versus 5,2% no grupo de endarterectomia ($p = 0,006$). No acompanhamento mediano de 5 anos, essas diferenças não foram mais significativas, exceto por um pequeno aumento de AVC não incapacitante no grupo do *stent*, porém sem alteração na média de incapacidade. Em uma metanálise, a endarterectomia de carótida (EAC) é menos mórbida em pacientes idosos (≥ 70 anos) do que o *stent*. A investigação está em andamento para pacientes assintomáticos para comparar a terapia clínica com o *stent* e a EAC. Ela provavelmente irá esclarecer como os pacientes clínicos respondem ao tratamento médico mais moderno (estatinas, controle rigoroso da pressão arterial e modificação do estilo de vida).

CIRURGIA DE REVASCULARIZAÇÃO

A cirurgia de revascularização (*bypass*) extracraniana-intracraniana (EC-IC) mostrou-se ineficaz para estenoses ateroscleróticas inacessíveis à endarterectomia carotídea convencional. Em pacientes com AVC recente, uma oclusão carotídea associada e evidências de perfusão inadequada do cérebro medida por tomografia por emissão de pósitrons, não foi encontrado benefício com a revascularização EC-IC em um estudo que foi interrompido por futilidade.

FORAME OVAL PATENTE (FOP)

Em pacientes com FOP e/ou aneurisma de septo atrial com AVC embólico e nenhuma outra causa identificada, três estudos randomizados usando vários dispositivos de fechamento endovascular individualmente e em metanálise relatam uma redução significativa (1% ao ano) no segundo AVC em comparação com antiplaquetários agentes. Se a opinião neurológica for de que nenhuma outra fonte de AVC foi identificada e a consulta com um cardiologista com conhecimento sobre o fechamento do FOP apoiar a intervenção, recomendamos o fechamento endovascular do FOP.

ATEROSCLEROSE INTRACRANIANA

O ensaio clínico WASID randomizou pacientes com estenose sintomática (50-99%) de um grande vaso intracraniano para receber ácido acetilsalicílico em alta dose (1.300 mg/dia) ou varfarina (INR-alvo, 2,0-3,0), com desfecho primário combinado de AVC isquêmico, hemorragia cerebral ou morte por outra causa vascular que não AVC. O estudo foi interrompido precocemente em razão do risco elevado de eventos adversos relacionados com a anticoagulação por varfarina. Com acompanhamento médio de 1,8 ano, o desfecho primário foi observado em 22,1% no grupo do ácido acetilsalicílico e em 21,8% no grupo da varfarina. Ocorreu morte por qualquer causa em 4,3% do grupo do ácido acetilsalicílico e em 9,7% do grupo da varfarina; 3,2% dos pacientes sob ácido acetilsalicílico sofreram hemorragia maior, em comparação com 8,3% dos pacientes em uso de varfarina.

Foi concluído que a colocação de *stent* intracraniano para aterosclerose intracraniana é drasticamente prejudicial em comparação com ácido acetilsalicílico no ensaio Stenting and Aggressive Medical Management for Preventing Recurrent Stroke in Intracranial Stenosis (SAMMPRIS). Esse ensaio incluiu pacientes recentemente sintomáticos com AIT ou AVC menor em associação com estenose intracraniana de 70 a 99% para colocação primária de *stent* autoexpansivo ou para manejo clínico. Ambos os grupos receberam clopidogrel, ácido acetilsalicílico, estatina e controle agressivo da pressão arterial. O desfecho de AVC ou morte ocorreu em 14,7% do grupo com *stent* e em 5,8% dos grupos tratados clinicamente (*p* = 0,002). Essa taxa reduzida de segundo AVC foi significativamente menor do que no estudo WASID e sugere que o manejo clínico agressivo teve influência marcante no risco de AVC secundário. Um estudo concomitante de *stent* expansível por balão foi interrompido precocemente em 125 pacientes, devido aos resultados negativos do SAMMPRIS e ao possível prejuízo. Por conseguinte, o uso rotineiro de *stent* intracraniano é prejudicial, e o tratamento clínico é superior para a aterosclerose intracraniana.

Trombose de seio dural Existem evidências limitadas em favor do uso por curto prazo de anticoagulantes, independentemente da presença de hemorragia intracraniana, para infarto venoso após trombose de seio. O desfecho de longo prazo para a maioria dos pacientes, mesmo aqueles com hemorragia intracerebral, é excelente.

LEITURAS ADICIONAIS

Goyal M et al: Endovascular thrombectomy after large-vessel ischaemic stroke: A meta-analysis of individual patient data from five randomised trials. Lancet 387:1723, 2016.

Grotta JC et al: Prospective, multicenter, controlled trial of mobile stroke units. N Engl J Med 385:971, 2021.

January CT et al: 2019 AHA/ACC/HRS focused update of the 2014 AHA/ACC/HRS guideline for the management of patients with atrial fibrillation: A report of the American College of Cardiology/American Heart Association Task Force on Clinical Practice Guidelines and the Heart Rhythm Society. J Am Coll Cardiol 74:104, 2019.

Larsson SC et al: Prognosis of carotid dissecting aneurysms: Results from CADISS and a systematic review. Neurology 88:646, 2017.

Osmancik P et al: Left atrial appendage closure versus direct oral anticoagulants in high-risk patients with atrial fibrillation. J Am Coll Cardiol 75:3122, 2020.

Powers WJ et al: Guidelines for the early management of patients with acute ischemic stroke: 2019 update to the 2018 guidelines for the early management of acute ischemic stroke: A guideline for healthcare professionals from the American Heart Association/American Stroke Association. Stroke 50:e344, 2019.

Saver JL et al: Time to treatment with endovascular thrombectomy and outcomes from ischemic stroke: A meta-analysis. JAMA 316:1279, 2016.

Sprint Research Group et al: A randomized trial of intensive versus standard blood-pressure control. N Engl J Med 373:2103, 2015.

Torbey MT et al: Evidence-based guidelines for the management of large hemispheric infarction: A statement for health care professionals from the Neurocritical Care Society and the German Society for Neuro-intensive Care and Emergency Medicine. Neurocrit Care 22:146, 2015.

428 Hemorragia intracraniana
Wade S. Smith, J. Claude Hemphill III, S. Claiborne Johnston

A hemorragia intracraniana é uma forma de acidente vascular cerebral (AVC) (ver Cap. 426). Em comparação com o AVC isquêmico, os pacientes com hemorragia intracraniana têm mais tendência a apresentar cefaleia; entretanto, é necessário um exame de imagem do cérebro para distinguir essas entidades. A tomografia computadorizada (TC) de crânio é altamente sensível e específica para a hemorragia intracraniana e determina a(s) localização(ões) do sangramento. As hemorragias são classificadas por sua localização e pela patologia vascular subjacente. Serão consideradas aqui a hemorragia diretamente no parênquima cerebral, também conhecida como hemorragia intracerebral (HIC) e as malformações arteriovenosas (MAVs) do cérebro. Outras categorias de hemorragia incluem sangramento dentro dos espaços subdural e extradural, geralmente causado por traumatismo (Cap. 443), e hemorragia subaracnóidea devido a traumatismo ou ruptura de aneurisma intracraniano (Cap. 429).

DIAGNÓSTICO

A hemorragia intracraniana muitas vezes é descoberta na TC de crânio sem contraste durante a avaliação aguda de um AVC. Como é mais amplamente disponível e pode ter logística mais fácil do que a ressonância magnética (RM), a TC geralmente é o método preferido para avaliação de AVC agudo (Fig. 428-1). A localização da hemorragia restringe o diagnóstico diferencial a algumas entidades. A Tabela 428-1 cita as causas e os espaços anatômicos envolvidos nas hemorragias.

MANEJO DE EMERGÊNCIA

Deve-se prestar muita atenção no manejo das vias aéreas, pois a redução do nível de consciência é comum e, em muitos casos, progressiva. A pressão arterial inicial deve ser mantida até que os resultados da TC sejam analisados e demonstrem HIC. Teoricamente, uma pressão arterial maior deveria promover a expansão do hematoma, mas ainda não está claro se a redução da pressão arterial reduz o crescimento do hematoma. Ensaios clínicos recentes mostraram que a pressão arterial sistólica (PAS) pode ser reduzida com segurança de forma aguda e rápida para < 140 mmHg em pacientes com HIC espontânea cuja PAS inicial era de 150 a 220 mmHg. O INTERACT2 foi um ensaio clínico de fase 3 de grande porte para avaliar o efeito da redução aguda da pressão arterial sobre o desfecho funcional

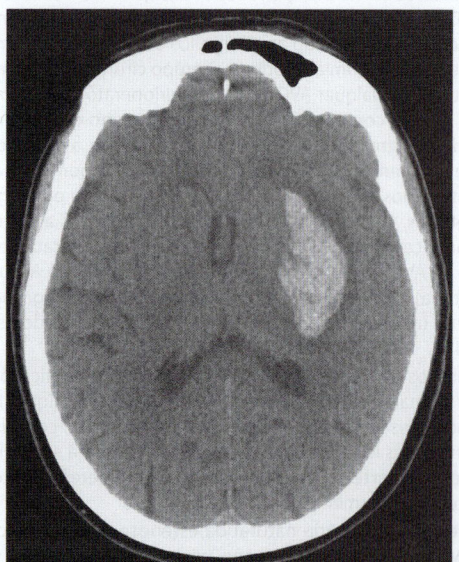

FIGURA 428-1 Hemorragia hipertensiva. A tomografia computadorizada transaxial sem contraste da região dos núcleos da base revela hematoma envolvendo o putame esquerdo em paciente com início rapidamente progressivo de hemiparesia direita.

TABELA 428-1 ■ Causas de hemorragia intracraniana		
Causa	**Localização**	**Comentários**
Traumatismo craniencefálico	Intraparenquimatosa: lobos frontais, lobos temporais anteriores; subaracnóidea; extra-axial (subdural, epidural)	Lesão em golpe e contra-golpe durante desaceleração cerebral
Hemorragia hipertensiva	Putame, globo pálido, tálamo, hemisfério cerebelar, ponte	Hipertensão crônica produz hemorragia de pequenos vasos (cerca de 30-100 μm) nessas regiões
Transformação de infarto isquêmico prévio	Núcleos da base, regiões subcorticais, lobar	Ocorre em 1-6% dos AVCs isquêmicos, com predileção pelos infartos hemisféricos grandes
Tumor cerebral metastático	Lobar	Câncer de pulmão, coriocarcinoma, melanoma, carcinoma de células renais, câncer de tireoide, mixoma atrial
Coagulopatia	Qualquer	Risco de expansão continuada do hematoma
Droga	Qualquer, lobar, subaracnóidea	Cocaína, anfetamina
Malformação arteriovenosa	Lobar, intraventricular, subaracnóidea	Risco de cerca de 2-3% por ano de sangramento se não houver ruptura prévia
Aneurisma	Subaracnóidea, intraparenquimatosa, raramente subdural	Aneurismas micóticos e não micóticos
Angiopatia amiloide	Lobar	Doença degenerativa dos vasos intracranianos; associada com demência, rara em pacientes < 60 anos
Angioma cavernoso	Intraparenquimatosa	Angiomas cavernosos múltiplos ligados a mutações dos genes *KRIT1*, *CCM2* e *PDCD10*
Fístula arteriovenosa dural	Lobar, subaracnóidea	Produz sangramento por hipertensão venosa
Trombose de seio dural	Ao longo do seio sagital, temporal posterior/parietal inferior	A trombose do seio sagital pode causar hemorragia parassagital hemisférica com edema; a oclusão da veia de Labbé por oclusão do seio transverso produz hemorragia temporal posterior/parietal inferior
Telangiectasias capilares	Em geral no tronco encefálico	Causa rara de hemorragia

na HIC. O INTERACT2 randomizou pacientes com HIC espontânea dentro de 6 horas do início e com PAS basal de 150 a 220 mmHg para dois alvos diferentes de PAS (< 140 mmHg e < 180 mmHg). Naqueles com alvo de PAS < 140 mmHg, 52% tiveram desfecho de morte ou incapacidade maior em 90 dias em comparação com 55,6% daqueles com um alvo de PAS < 180 mmHg ($p = 0,06$). Houve significativa tendência a melhores desfechos no grupo de pressão arterial menor, embora ambos os grupos apresentassem mortalidade semelhante. O ATACH2 foi um ensaio clínico de delineamento semelhante, que avaliou os mesmos alvos de pressão arterial, porém demonstrou não haver nenhuma diferença nos resultados entre os grupos. As diretrizes atuais dos Estados Unidos e da Europa ressaltam que a redução da pressão arterial para uma PAS-alvo é provavelmente segura e possivelmente benéfica. Entretanto, essas diretrizes foram efetuadas antes da publicação dos resultados do ATACH2, de modo que o alvo ideal específico continua sendo objeto de debate. Não está claro se esses resultados de ensaios clínicos se aplicam a pacientes com PAS mais alta na apresentação ou a pacientes que estão profundamente comatosos com possível elevação da pressão intracraniana (PIC). Em pacientes com monitoramento da PIC, as recomendações atuais são as de que a manutenção da pressão de perfusão cerebral (pressão arterial média [PAM] menos PIC) em 50 a 70 mmHg é razoável, dependendo do estado de autorregulação cerebral de cada paciente (Cap. 307). A pressão arterial deve ser reduzida com fármacos IV não vasodilatadores, como nicardipino, labetalol ou esmolol. Os pacientes com hemorragia cerebelar com estado mental deprimido ou evidência radiológica de hidrocefalia devem passar por avaliação neurocirúrgica urgente; esses pacientes necessitam de monitoramento cuidadoso, pois podem piorar rapidamente. Com base no exame clínico e nos achados da TC, podem ser necessários exames de imagem adicionais, como RM ou angiografia convencional. Os pacientes com estupor ou coma e com sinais clínicos e radiológicos de herniação costumam ser tratados de maneira presuntiva para PIC elevada com intubação traqueal, administração de diuréticos osmóticos como manitol ou solução salina hipertônica e elevação da cabeceira do leito até a consultoria cirúrgica (Cap. 307). A reversão da coagulopatia e a consideração de evacuação cirúrgica do hematoma (detalhada adiante) são dois outros aspectos principais do manejo inicial de emergência.

HEMORRAGIA INTRACEREBRAL

A HIC corresponde a cerca de 10% de todos os AVCs, e em torno de 35 a 45% dos pacientes morrem no primeiro mês. As taxas de incidência são particularmente altas em asiáticos e negros. A maioria dessas hemorragias é causada por hipertensão, coagulopatia, substâncias simpatomiméticas (cocaína, metanfetamina) e angiopatia amiloide cerebral (AAC). Idade avançada, consumo intenso de álcool e uso de ácido acetilsalicílico em baixas doses naqueles sem doença cardiovascular sintomática aumentam o risco, e o uso de cocaína ou metanfetamina é uma das causas mais importantes em jovens.

HIC hipertensiva • FISIOPATOLOGIA A HIC hipertensiva geralmente resulta de ruptura espontânea de uma pequena artéria penetrante profunda do cérebro. Os locais mais comuns são os núcleos da base (em especial o putame), o tálamo, o cerebelo e a ponte. As artérias pequenas nessas áreas parecem ser mais propensas a lesão vascular induzida por hipertensão. Quando as hemorragias ocorrem em outras áreas do cérebro ou em pacientes não hipertensos, deve-se dar maior consideração a outras causas, como distúrbios hemorrágicos, neoplasias, malformações vasculares, vasculite e AAC. A hemorragia pode ser pequena, ou um coágulo grande pode formar-se e comprimir o tecido adjacente, causando herniação e morte. O sangue pode dissecar até o espaço ventricular, o que aumenta substancialmente a morbidade e pode causar hidrocefalia.

A maioria das HICs hipertensivas se desenvolve inicialmente ao longo de 30 a 90 minutos, enquanto aquelas associadas com terapia anticoagulante podem evoluir por até 24 a 48 horas. Sabe-se agora que cerca de um terço dos pacientes mesmo sem coagulopatia podem ter expansão significativa do hematoma no primeiro dia. Em 48 horas, os macrófagos começam a fagocitar a hemorragia na sua superfície externa. Depois de 1 a 6 meses, ocorre geralmente resolução da hemorragia, que se transforma em uma cavidade em forma de fenda, revestida com cicatriz glial e macrófagos repletos de hemossiderina.

MANIFESTAÇÕES CLÍNICAS A HIC costuma se apresentar como o início abrupto de um déficit neurológico focal. Convulsões são incomuns. Embora os sintomas clínicos possam ser máximos no início, é mais comum que o déficit focal piore ao longo de 30 a 90 minutos, estando associado com diminuição do nível de consciência e com sinais de PIC elevada, como cefaleia e vômitos.

O putame é o local mais comum de hemorragia hipertensiva, e a cápsula interna adjacente geralmente é lesada (Fig. 428-1). Portanto, hemiparesia contralateral é o sinal sentinela. Quando leve, a face enfraquece em um lado durante 5 a 30 minutos, a fala torna-se incompreensível, o braço e a perna enfraquecem de maneira gradual e os olhos desviam-se para o lado oposto da hemiparesia. A paralisia pode piorar até que os membros afetados se tornem flácidos ou em extensão rígida. Quando as hemorragias são grandes, a sonolência leva ao estupor à medida que surgem sinais de compressão do tronco encefálico superior. Sobrevém coma, acompanhado de respiração profunda, irregular ou intermitente, pupila ipsilateral dilatada e fixa e rigidez de descerebração. Nos casos mais leves, o edema no tecido cerebral adjacente pode causar deterioração progressiva ao longo de 12 a 72 horas.

As hemorragias talâmicas também produzem hemiplegia ou hemiparesia contralateral por compressão ou dissecção até a cápsula interna adjacente. Em geral, há um déficit sensitivo proeminente envolvendo todas as modalidades. Afasia, frequentemente com repetição verbal preservada, pode ocorrer após hemorragia no tálamo dominante, e apraxia construtiva ou mutismo ocorre em alguns casos de hemorragia não dominante. Também pode haver um defeito dos campos visuais homônimos. As hemorragias talâmicas causam vários distúrbios oculares típicos em consequência de extensão inferior no mesencéfalo rostral. Esses distúrbios incluem desvio dos olhos para baixo e para dentro, de modo que eles parecem estar olhando para o nariz, pupilas anisocóricas com ausência da reação fotomotora, desalinhamento vertical (*skew deviation*) com o olho oposto à hemorragia desviado para baixo e medialmente, síndrome de Horner ipsilateral, ausência de convergência, paralisia do olhar vertical e nistagmo de retração. Os pacientes podem depois apresentar uma síndrome de dor contralateral crônica (síndrome de Déjérine-Roussy).

Nas hemorragias pontinas, costuma ocorrer coma profundo com tetraplegia em questão de poucos minutos. Em geral, há rigidez de descerebração proeminente e pupilas "puntiformes" (1 mm) que reagem à luz. Há comprometimento dos movimentos oculares horizontais reflexos desencadeados pela rotação da cabeça (manobra oculocefálica ou dos olhos de boneca) ou pela irrigação das orelhas com água gelada (Cap. 28). Hiperpneia, hipertensão arterial grave e hiperidrose são comuns. A maioria dos pacientes com coma profundo em consequência de hemorragia pontina acaba morrendo ou desenvolve um estado de encarceramento (*locked-in*), porém as hemorragias pequenas são compatíveis com a sobrevida e recuperação significativa.

As hemorragias cerebelares costumam desenvolver-se ao longo de várias horas e se caracterizam por cefaleia occipital, vômitos repetidos e ataxia da marcha. Nos casos leves, pode não haver outros sinais neurológicos além de ataxia da marcha. A tontura ou vertigem podem ser proeminentes. Com frequência, há paresia do olhar lateral conjugado em direção ao lado da hemorragia, desvio forçado dos olhos para o lado oposto, ou paralisia do sexto nervo ipsilateral. Sinais oculares menos frequentes incluem blefarospasmo, fechamento involuntário de um olho, oscilação (*bobbing*) ocular e desalinhamento vertical. Podem ocorrer disartria e disfagia. À medida que as horas passam, o paciente frequentemente torna-se estuporoso e depois comatoso devido à compressão do tronco encefálico ou hidrocefalia obstrutiva; uma evacuação cirúrgica imediata antes da compressão do tronco encefálico pode salvar a vida do paciente. A hidrocefalia devido à compressão do quarto ventrículo pode ser aliviada por drenagem ventricular externa; todavia, nessa situação, a evacuação definitiva do hematoma é mais recomendada do que o tratamento com drenagem ventricular apenas. Se os núcleos cerebelares profundos forem poupados, é comum a recuperação plena.

Hemorragia lobar O principal déficit neurológico de uma hemorragia occipital é a hemianopsia; de uma hemorragia temporal esquerda, afasia e *delirium*; de uma hemorragia parietal, perda hemissensiva; e de uma hemorragia frontal, fraqueza do braço. As grandes hemorragias podem estar associadas a estupor ou coma se comprimirem o tálamo ou o mesencéfalo. A maioria dos pacientes com hemorragias lobares tem cefaleias focais, e mais de metade apresenta vômitos ou sonolência. Rigidez de nuca e convulsões são incomuns.

Outras causas de HIC A AAC é uma doença do idoso em que ocorre degeneração arteriolar e depósito de amiloide nas paredes das artérias cerebrais. A angiopatia amiloide causa hemorragias lobares isoladas e recorrentes e provavelmente é a causa mais comum de hemorragia lobar no idoso. É responsável por algumas hemorragias intracranianas associadas à trombólise IV instituída para infarto do miocárdio. Pode-se suspeitar desse distúrbio em pacientes que se apresentam com várias hemorragias (e infartos) ao longo de alguns meses ou anos, ou em pacientes com "micro-hemorragias" vistas nas sequências de RM cerebral sensíveis a hemossiderina (imagens sensíveis ao ferro), mas ele é diagnosticado definitivamente por demonstração patológica à coloração com vermelho Congo de amiloide nos vasos cerebrais. Variações alélicas ε2 e ε4 do gene da apolipoproteína E estão associadas a risco mais alto de hemorragia lobar recorrente e, portanto, podem ser marcadores da angiopatia amiloide. A imagem da tomografia por emissão de pósitrons pode demonstrar depósitos de amiloide-beta na AAC utilizando marcadores de anticorpos específicos e pode ser útil no diagnóstico não invasivo da AAC. Embora a biópsia cerebral seja o método de diagnóstico mais definitivo, evidências de inflamação na punção lombar devem levar à consideração de vasculite associada à AAC como causa subjacente, e a administração oral de glicocorticoides pode ser benéfica. A AAC não inflamatória não tem nenhum tratamento específico. Os anticoagulantes orais são normalmente evitados.

A *cocaína* e a *metanfetamina* constituem causas frequentes de AVC em pacientes jovens (< 45 anos). A HIC, o AVC isquêmico e a hemorragia subaracnóidea (HSA) estão associados ao uso de estimulantes. Os achados angiográficos variam desde artérias totalmente normais à oclusão ou estenose de grandes vasos, vasospasmo, ou alterações compatíveis com vasculopatia. O mecanismo do AVC relacionado com simpaticomiméticos é desconhecido, mas a cocaína aumenta a atividade simpática, causando hipertensão aguda e, às vezes, grave, e isso pode provocar hemorragia. Pouco mais de metade das hemorragias intracranianas relacionadas com estimulantes é intracerebral, e as demais são subaracnóideas. Nos casos de HSA, costuma ser identificado um aneurisma sacular. Supõe-se que a hipertensão aguda cause a ruptura do aneurisma.

O *traumatismo craniencefálico* muitas vezes causa hemorragia intracraniana. Os locais comuns são intraparenquimatosos (especialmente os lobos temporal e frontal inferior) e nos espaços subaracnóideo, subdural e epidural. Deve-se considerar traumatismo em todo paciente com déficit neurológico agudo inexplicado (hemiparesia, estupor ou confusão), sobretudo se o déficit tiver ocorrido no contexto de uma queda (Cap. 443).

As hemorragias intracranianas associadas à *terapia anticoagulante* podem ocorrer em qualquer localização; geralmente são lobares ou subdurais. As HICs relacionadas a anticoagulantes podem continuar a evoluir ao longo de 24 a 48 horas, em especial se a coagulopatia não for totalmente revertida. A coagulopatia e a trombocitopenia devem ser revertidas rapidamente, conforme descrito adiante. Uma HIC associada a *distúrbios hematológicos* (leucemia, anemia aplásica, púrpura trombocitopênica) pode ocorrer em qualquer local e apresentar-se como inúmeras HICs. O sangramento na pele e nas mucosas costuma ser evidente e oferece um indício para o diagnóstico.

A hemorragia dentro de um *tumor cerebral* pode ser a primeira manifestação de neoplasia. Coriocarcinoma, melanoma maligno, carcinoma de células renais e carcinoma broncogênico estão entre os tumores metastáticos mais comuns associados à HIC. O glioblastoma multiforme em adultos e o meduloblastoma em crianças também podem ter áreas de HIC.

A *encefalopatia hipertensiva* é uma complicação da hipertensão maligna. Nessa síndrome aguda, a hipertensão grave está associada a cefaleia, náuseas, vômitos, convulsões, confusão, estupor e coma. Podem ocorrer sinais neurológicos focais ou de lateralização, transitórios ou permanentes, mas são infrequentes, e sugerem alguma outra doença vascular (hemorragia, embolia ou trombose aterosclerótica). Há hemorragias e exsudatos retinianos, papiledema (retinopatia hipertensiva) e evidências de doença renal e cardíaca. Na maioria dos casos, a PIC e os níveis de proteína no LCS estão elevados. A RM do cérebro mostra um padrão de edema cerebral posterior (occipital > frontal) que é reversível e denominado *leucoencefalopatia posterior reversível*. A hipertensão pode ser primária ou secundária a doença renal crônica, glomerulonefrite aguda, toxemia aguda da gravidez, feocromocitoma ou a outras causas. A redução da pressão arterial reverte o processo, mas pode ocorrer um AVC, especialmente se a pressão arterial for reduzida com rapidez excessiva. O exame neuropatológico revela edema cerebral multifocal a difuso e hemorragias de vários tamanhos, de petequiais a maciças. Ao exame microscópico, há necrose das arteríolas, infartos cerebrais diminutos e hemorragias. O termo *encefalopatia hipertensiva* deve ser reservado para essa síndrome, e não para cefaleias recorrentes crônicas, tontura, ataques isquêmicos transitórios recorrentes ou pequenos AVCs que frequentemente ocorrem em associação à hipertensão arterial. É importante diferenciar a encefalopatia hipertensiva com HIC da HIC hipertensiva, visto que a redução aguda agressiva da PAS para 140 a 180 mmHg é habitualmente considerada na HIC hipertensiva, enquanto são usadas medidas menos agressivas na encefalopatia hipertensiva. A ausência de alterações do estado mental ou outro pródromo antes da HIC favorece o diagnóstico de HIC hipertensiva.

A *hemorragia intraventricular primária* é rara e deve levar a uma investigação de anomalia vascular subjacente. Algumas vezes o sangramento inicia dentro da substância periventricular do cérebro e disseca até o sistema ventricular, sem deixar sinais de hemorragia intraparenquimatosa. De outro modo, o sangramento pode originar-se das veias periependimárias.

A vasculite, em geral poliarterite nodosa ou lúpus eritematoso, pode provocar hemorragia em qualquer região do sistema nervoso central; a maioria das hemorragias está associada a hipertensão, mas a própria arterite pode causar sangramento devido à ruptura da parede vascular. Quase metade dos pacientes com hemorragia intraventricular primária apresentam uma fonte identificável de sangramento detectada na angiografia convencional.

A trombose de seio venoso (Cap. 427) causa hipertensão da veia cortical, edema cerebral e infarto venoso. Isso pode progredir e causar HIC circundando a região do seio venoso cerebral ocluído ou dentro da região de drenagem da veia de Labbé, produzindo um hematoma parietal temporal inferior posterior. Apesar da presença de hemorragia, a anticoagulação IV é útil para reduzir a hipertensão venosa e limitar a isquemia venosa e HIC posterior.

A *sepse* pode causar hemorragias petequiais pequenas por toda a substância branca cerebral. A *doença de moyamoya* (Cap. 427), que é principalmente uma doença arterial oclusiva que causa sintomas isquêmicos, pode algumas vezes produzir HIC, particularmente em indivíduos jovens. As hemorragias na medula espinal costumam resultar de uma MAV, malformação cavernosa ou tumor metastático. A *hemorragia espinal epidural* produz uma síndrome rapidamente progressiva de compressão da medula espinal ou de raízes nervosas (Cap. 442). As hemorragias medulares em geral apresentam-se com dor no dorso e alguma manifestação de mielopatia.

Avaliação laboratorial e neuroimagem Os pacientes devem ser submetidos a exames de sangue bioquímicos e hematológicos de rotina. Atenção específica à contagem de plaquetas, ao tempo de protrombina, ao tempo de tromboplastina parcial e à razão normalizada internacional é importante para identificar a coagulopatia. A TC detecta de maneira confiável hemorragias focais agudas no espaço supratentorial. Raramente, hemorragias pontinas ou bulbares muito pequenas podem não ser bem delineadas em razão de artefatos induzidos pelo movimento e pelo osso, que obscurecem as estruturas na fossa posterior. Após as primeiras 2 semanas, os valores de atenuação radiológica do sangue coagulado diminuem até que ele se torna isodenso com o cérebro circundante. O efeito de massa e o edema podem permanecer. Em alguns casos, uma orla circundante de captação de contraste aparece após 2 a 4 semanas e pode persistir por meses. A RM, embora mais sensível para delinear as lesões da fossa posterior, costuma ser desnecessária para o diagnóstico primário. Imagens de fluxo de sangue na RM podem identificar uma MAV como a causa da hemorragia. A RM, a angiotomografia (angio-TC) e a angiografia convencional são usadas quando a causa da hemorragia intracraniana é incerta, particularmente se o paciente for jovem ou não tiver hipertensão e o hematoma não estiver em um dos locais habituais de hemorragia hipertensiva. A angio-TC ou a TC pós-contraste podem revelar uma ou mais áreas pequenas de realce dentro de um hematoma; acredita-se que esses "*spot signs*" representem sangramento ativo. A presença de um *spot sign* está associada a risco aumentado de expansão do hematoma, mortalidade elevada e menor probabilidade de desfecho funcional favorável. Como os pacientes apresentam sinais neurológicos focais e estupor, e muitas vezes exibem sinais de PIC elevada, a punção lombar costuma ser desnecessária e deve ser evitada, pois poderia induzir herniação cerebral.

TRATAMENTO

Hemorragia intracerebral

MANEJO AGUDO

Após atenção imediata para a pressão arterial e proteção da via aérea (ver anteriormente), pode-se concentrar no manejo clínico e cirúrgico. Cerca de 40% dos pacientes com HIC hipertensiva morrem, porém os sobreviventes podem ter uma recuperação boa a completa. O sistema de escore para HIC (Tab. 428-2) é uma escala de graduação clínica validada que tem utilidade para a estratificação do risco de mortalidade e desfecho clínico. Entretanto, não se deve usar uma escala de graduação clínica específica para HIC para o prognóstico preciso dos desfechos, devido à preocupação de se criar uma expectativa de mau prognóstico se o tratamento agressivo precoce for suspenso. Qualquer coagulopatia identificada deve ser corrigida tão logo possível. Para pacientes que tomam antagonistas da vitamina K (AVKs), a rápida correção da coagulopatia pode ser obtida pela infusão de concentrados de complexo protrombínico (CCPs), que podem ser administrados rapidamente, com administração concomitante de vitamina K. O plasma fresco congelado (PFC) é uma alternativa; entretanto, como exige maiores volumes de líquido e maior tempo para obter uma reversão adequada em comparação com CCP, seu uso não é recomendado se houver disponibilidade de CCP. O idarucizumabe é um anticorpo monoclonal contra a dabigatrana, e a administração de duas doses reverte rapidamente o efeito anticoagulante da dabigatrana. Os inibidores orais do Xa apixabana e rivaroxabana podem ser revertidos com andexanete alfa. O CCP pode reverter parcialmente os efeitos dos inibidores orais do fator Xa, e é razoável administrá-lo se o andexanete alfa não estiver disponível. Quando a HIC está associada a trombocitopenia (contagem de plaquetas < 50.000/µL), está indicada a transfusão de plaquetas frescas. Um ensaio clínico de transfusão de plaquetas em pacientes com HIC e sem trombocitopenia em uso de fármacos antiplaquetários mostrou não haver nenhum benefício, com possível prejuízo. Um ensaio de grande porte recente demonstrou que o cuidado agressivo e direcionado aos objetivos já nas primeiras horas após uma HIC, incluindo monitoração cuidadosa da pressão arterial, controle da glicemia, tratamento antipirexia e rápida reversão da anticoagulação, levou a melhores desfechos.

Os hematomas podem aumentar por várias horas após a hemorragia inicial, mesmo em pacientes sem coagulopatia. O mecanismo exato não está claro. Um ensaio clínico de fase 3 do tratamento com fator VIIa recombinante reduziu a expansão do hematoma; entretanto, não houve melhora dos desfechos clínicos, de modo que não se recomenda o uso desse fármaco. A redução da pressão arterial tem sido considerada devido ao risco teórico da pressão arterial agudamente elevada sobre a expansão do hematoma, embora ensaios clínicos não tenham constatado nenhuma diferença na expansão do hematoma entre os alvos de PAS de 140 a 180 mmHg. Em hemorragias profundas que envolvem os gânglios da base, a redução mais intensa da pressão arterial reduziu a expansão do hematoma, mas não teve efeito no resultado funcional.

A evacuação dos hematomas supratentoriais não parece melhorar o desfecho na maioria dos casos. O ensaio International Surgical Trial in Intracerebral Haemorrhage (STICH) randomizou pacientes com HIC supratentorial para evacuação cirúrgica precoce ou tratamento clínico inicial. Não se observou benefício no braço de cirurgia precoce, embora a análise tenha sido complicada pelo fato de que 26% dos pacientes no grupo de tratamento clínico inicial foram submetidos a cirurgia subsequente em razão de deterioração neurológica. O estudo de seguimento STICH-II concluiu que a cirurgia dentro de 24 horas de hemorragia lobar supratentorial não melhora os desfechos gerais, mas poderia ter um papel em pacientes graves selecionados. Assim, os dados existentes não sustentam a evacuação cirúrgica rotineira de hemorragias supratentoriais em pacientes estáveis. Porém, muitos centros ainda consideram a cirurgia para pacientes "resgatáveis" e que apresentam deterioração neurológica progressiva devido a herniação. As técnicas cirúrgicas continuam a evoluir. Uma evacuação endoscópica minimamente invasiva do hematoma

TABELA 428-2 ■ Escore para hemorragia intracerebral

Fator clínico ou de imagem	Pontuação
Idade	
< 80 anos	0
≥ 80 anos	1
Volume do hematoma	
< 30 mL	0
≥ 30 mL	1
Presença de hemorragia intraventricular	
Não	0
Sim	1
Origem infratentorial da hemorragia	
Não	0
Sim	1
Escore da escala de coma de Glasgow	
13-15	0
5-12	1
3-4	2
Escore total	0-6 Soma das categorias anteriores

Fonte: Reproduzida, com permissão, de JC Hemphill 3rd et al: The ICH score: A simple, reliable grading scale for intracerebral hemorrhage. Stroke 32:891, 2001.

seguida de trombólise com o objetivo de diminuir o tamanho do coágulo não demonstrou melhorar o resultado em ensaios clínicos. A administração de ácido tranexâmico não alterou o resultado em um grande estudo randomizado.

Para as hemorragias cerebelares, deve-se consultar imediatamente um neurocirurgião para ajudar na avaliação; a maioria dos hematomas cerebelares com diâmetro > 3 cm precisará de evacuação cirúrgica. Se o paciente estiver alerta, sem sinais focais de tronco encefálico e se o hematoma tiver diâmetro < 1 cm, a remoção cirúrgica costuma ser desnecessária. Os pacientes com hematomas entre 1 e 3 cm demandam observação cuidadosa para sinais de depressão da consciência, hidrocefalia progressiva e insuficiência respiratória súbita. A hidrocefalia em consequência de hematoma cerebelar exige evacuação cirúrgica e não deve ser tratada apenas com drenagem ventricular.

O tecido ao redor de hematomas é deslocado e comprimido, mas não necessariamente infartado. Por conseguinte, nos sobreviventes, costuma ocorrer uma melhora acentuada à medida que o hematoma é reabsorvido e o tecido adjacente recupera sua função. O tratamento cuidadoso do paciente durante a fase aguda da hemorragia pode possibilitar uma recuperação considerável.

Surpreendentemente, a PIC é normal até mesmo com grandes HICs. Porém, se o hematoma causar desvio marcado da linha média das estruturas, com consequente obnubilação, coma ou hidrocefalia, os agentes osmóticos podem ser instituídos em preparação para a colocação de uma ventriculostomia ou monitor da PIC no parênquima **(Cap. 307)**. Depois que a PIC for registrada, a drenagem de LCS (se disponível), a terapia osmótica e o manejo da pressão podem ser ajustados para manter a pressão de perfusão cerebral (PAM menos PIC) em pelo menos 50 a 70 mmHg. Por exemplo, se a PIC estiver alta, pode-se drenar o LCS do espaço ventricular e prosseguir com a terapia osmótica; uma elevação persistente ou progressiva da PIC pode suscitar a evacuação cirúrgica do coágulo. De modo alternativo, se a PIC for normal ou apenas minimamente elevada, intervenções como a terapia osmótica podem ser reduzidas de maneira gradual. Como a hiperventilação pode na verdade acarretar isquemia por vasoconstrição cerebral, a hiperventilação induzida deve ser limitada à reanimação aguda do paciente com PIC elevada presuntiva e eliminada depois que outras terapias (agentes osmóticos ou intervenção cirúrgica) forem instituídas. Os glicocorticoides são inúteis para o edema de um hematoma intracerebral.

PREVENÇÃO

A hipertensão é a principal causa de HIC primária. A prevenção busca reduzir a hipertensão crônica, eliminar o uso excessivo de álcool e interromper o uso de drogas ilícitas como cocaína e anfetaminas. De acordo com as recomendações das diretrizes atuais, os pacientes com AAC geralmente devem evitar anticoagulantes orais; entretanto, podem-se administrar agentes antiplaquetários se houver uma indicação com base na doença vascular aterotrombótica.

ANOMALIAS VASCULARES

As anomalias vasculares dividem-se em malformações vasculares congênitas e lesões vasculares adquiridas.

MALFORMAÇÕES VASCULARES CONGÊNITAS

As MAVs verdadeiras, as anomalias venosas e as telangiectasias capilares são lesões que, em geral, permanecem clinicamente silenciosas durante toda a vida. As MAVs são provavelmente congênitas, porém foram relatados casos de lesões adquiridas.

As MAVs verdadeiras são *shunts* congênitos entre os sistemas arterial e venoso que podem apresentar-se com cefaleia, convulsões e hemorragia intracraniana. As MAVs consistem em um emaranhado de vasos anormais ao longo da superfície cortical ou profundamente dentro da substância cerebral. As MAVs variam quanto ao seu tamanho, desde uma pequena mancha com alguns milímetros de diâmetro a uma grande massa de canais tortuosos, compondo um *shunt* arteriovenoso de magnitude suficiente para elevar o débito cardíaco e precipitar insuficiência cardíaca. Os vasos sanguíneos que formam o emaranhado interposto entre as artérias e as veias em geral são anormalmente delgados e assemelham-se, histologicamente, tanto a artérias quanto a veias. As MAVs ocorrem em todas as partes dos hemisférios cerebrais, do tronco encefálico e da medula espinal, porém as maiores localizam-se com mais frequência na metade posterior dos hemisférios, formando comumente uma lesão cuneiforme que se estende do córtex até o ventrículo.

O sangramento, a cefaleia ou convulsões são mais comuns entre 10 e 30 anos de idade, e às vezes também na sexta década de vida. As MAVs são mais frequentes em homens, e descreveram-se casos familiares raros. As MAVs familiares podem constituir parte da síndrome autossômica dominante de telangiectasia hemorrágica hereditária (Osler-Rendu-Weber), devido a mutações na endoglina ou na cinase 1 semelhante ao receptor de activina, ambas envolvidas na angiogênese e sinalização do fator de crescimento transformador (TGF).

A cefaleia (sem sangramento) pode ser hemicraniana e latejante, como a migrânea (enxaqueca), ou difusa. Convulsões focais, com ou sem generalização, ocorrem em cerca de 30% dos casos. Metade das MAVs tornam-se evidentes como HICs. Na maioria, a hemorragia é principalmente intraparenquimatosa, com extensão ao espaço subaracnóideo em alguns casos. Diferentemente da HSA primária **(Cap. 429)**, o sangue de uma MAV que sofreu ruptura habitualmente não se deposita nas cisternas basais, e o vasoespasmo cerebral sintomático é raro. O risco de ruptura de uma MAV é fortemente influenciado por uma história de ruptura prévia. Embora as MAVs não rotas tenham uma taxa de hemorragia de aproximadamente 2 a 4% por ano, as MAVs com ruptura prévia podem ter taxas de até 17% ao ano, pelo menos no primeiro ano. As hemorragias podem ser maciças, levando à morte, ou ter diâmetro de apenas 1 cm, produzindo sintomas focais leves ou nenhum déficit. A MAV pode ser grande o suficiente para roubar sangue do tecido cerebral normal adjacente ou aumentar a pressão venosa de forma significativa, produzindo infarto venoso localmente e em áreas distantes do cérebro. Isso é observado mais frequentemente com MAVs grandes no território da arterial cerebral média.

As MAVs grandes da circulação anterior podem estar associadas a um sopro sistólico e diastólico (às vezes audível pelo próprio paciente) sobre o olho, fronte ou pescoço e pulso carotídeo intenso. A cefaleia no início da ruptura da MAV em geral não é tão explosiva quanto a da ruptura de um aneurisma. A RM é melhor que a TC para o diagnóstico, porém uma TC sem contraste às vezes detecta calcificação da MAV e o contraste pode demonstrar vasos sanguíneos anormais. Uma vez identificada, a angiografia convencional é o padrão-ouro para se avaliar a anatomia precisa da MAV.

O tratamento cirúrgico das MAVs que se apresentam como hemorragia, geralmente feito em conjunto com embolização pré-operatória para reduzir o sangramento operatório, costuma ser indicado para as lesões acessíveis. A radiocirurgia estereotáxica, uma alternativa para a cirurgia convencional, pode produzir esclerose lenta da MAV ao longo de 2 a 3 anos.

Podem-se usar várias características angiográficas para ajudar a predizer o risco de sangramento futuro. Paradoxalmente, as lesões menores parecem ter uma taxa de hemorragia mais alta. A presença de drenagem venosa profunda, estenose do fluxo de saída venoso e aneurisma intranidal pode aumentar o risco de ruptura. Devido à taxa anual relativamente baixa de hemorragia e ao risco de complicações devido ao tratamento cirúrgico ou endovascular, as indicações para cirurgia em MAVs assintomáticas são incertas. O ensaio ARUBA (A Randomized Trial of Unruptured Brain Arteriovenous Malformations) randomizou pacientes para manejo clínico *versus* intervenção (cirurgia, embolização endovascular, combinação de embolização e cirurgia ou *gamma knife*). O ensaio foi interrompido prematuramente por dano, com o braço de tratamento clínico alcançando o desfecho de morte ou AVC sintomático em 10% dos pacientes em comparação com 31% no grupo de intervenção com um acompanhamento médio de 33 meses. Esses achados altamente significativos argumentam contra a intervenção de rotina para pacientes que se apresentam sem hemorragia, embora continue o debate em relação à possibilidade de generalização desses resultados.

As *anomalias venosas* resultam do desenvolvimento de drenagem venosa anômala do cérebro, cerebelo ou tronco encefálico. Tais estruturas são, ao contrário das MAVs, canais venosos funcionantes. Têm pouca importância clínica e devem ser ignoradas se forem encontradas casualmente em exames de imagem cerebrais. A ressecção cirúrgica dessas anomalias pode acarretar infarto e hemorragia venosos. As anomalias venosas podem estar associadas a malformações cavernosas (ver adiante), as quais apresentam algum risco de sangramento.

As *telangiectasias capilares* são malformações capilares verdadeiras que muitas vezes formam extensas redes vasculares por meio de uma estrutura cerebral normal nos demais aspectos. A ponte e a substância branca cerebral profunda são localizações típicas, e essas malformações capilares podem ser vistas em pacientes com a síndrome de telangiectasia hemorrágica hereditária (de Osler-Rendu-Weber). Se ocorrer sangramento, este raramente produz efeito de massa ou sintomas significativos. Não existem opções terapêuticas.

LESÕES VASCULARES ADQUIRIDAS

Os *angiomas cavernosos* (malformações cavernosas) são tufos de sinusoides capilares que se formam dentro da substância branca hemisférica profunda e do tronco encefálico sem quaisquer estruturas neurais normais interpostas. A patogênese é obscura. Os angiomas cavernosos familiares foram mapeados em diversos genes diferentes: *KRIT1*, *CCM2* e *PDCD10*. O *KRIT1* e o *CCM2* desempenham um papel na formação dos vasos sanguíneos, enquanto o *PDCD10* é um gene apoptótico. Os angiomas cavernosos medem < 1 cm de diâmetro e muitas vezes são acompanhados de uma anomalia venosa. O sangramento costuma ter pequeno volume, causando efeito de massa apenas discreto. O risco de sangramento de malformações cavernosas únicas é de 0,7 a 1,5% por ano, e pode ser mais alto em pacientes com hemorragia clínica prévia ou várias malformações. Podem ocorrer convulsões se a malformação estiver localizada próximo ao córtex cerebral. A ressecção cirúrgica elimina o risco de hemorragia e pode reduzir o risco de convulsão, mas em geral é reservada às malformações que se formam perto da superfície cerebral. A radioterapia não se mostrou benéfica. Dados retrospectivos recentes mostram que a hemorragia intracraniana de malformações cavernosas provavelmente não aumenta com a administração de medicamentos antiplaquetários e anticoagulantes prescritos para outras condições médicas.

As *fístulas arteriovenosas durais* são conexões adquiridas, geralmente de uma artéria dural para um seio dural. Os pacientes podem queixar-se de um sopro cefálico sincrônico com o pulso ("zumbido pulsátil") e cefaleia. De acordo com a magnitude do *shunt*, as pressões venosas podem subir o suficiente para causar isquemia cortical ou hipertensão venosa e hemorragia, em particular a HSA. As técnicas cirúrgicas e endovasculares costumam ser curativas. Tais fístulas podem formar-se em consequência de traumatismo, porém a maioria é idiopática. Existe uma associação entre as fístulas e a trombose de seio dural. Observou-se o aparecimento de fístulas meses a anos após a trombose de seio venoso, o que sugere que fatores angiogênicos elaborados pelo processo trombótico podem levar à formação dessas conexões anômalas. De outro modo, as fístulas arteriovenosas durais podem produzir oclusão de seio venoso ao longo do tempo, talvez em função da pressão elevada e do hiperfluxo através de uma estrutura venosa.

LEITURAS ADICIONAIS

Anderson CS et al: Rapid blood-pressure lowering in patients with acute intracerebral hemorrhage. N Engl J Med 368:2355, 2013.

Christensen H et al: European stroke organization guideline on reversal of oral anticoagulants in acute intracerebral hemorrhage. Euro Stroke J 4:294, 2019.

Frontera J et al: Guideline for reversal of antithrombotics in intracranial hemorrhage. A statement for healthcare professionals from the Neurocritical Care Society and Society of Critical Care Medicine. Neurocrit Care 24:6, 2016.

Hemphill JC et al: Guidelines for the management of spontaneous intracerebral hemorrhage: A guideline for healthcare professionals from the American Heart Association/American Stroke Association. Stroke 46:2032, 2015.

Mohr JP et al: Medical management with or without interventional therapy for unruptured brain arteriovenous malformations (ARUBA): A multicentre, non-blinded, randomised trial. Lancet 383:614, 2014.

Steiner T et al: European Stroke Organisation (ESO) guidelines for the management of spontaneous intracerebral hemorrhage. Int J Stroke 9:840, 2014.

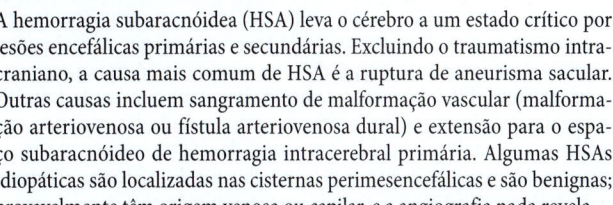

429 Hemorragia subaracnóidea
J. Claude Hemphill III, Wade S. Smith, Daryl R. Gress

A hemorragia subaracnóidea (HSA) leva o cérebro a um estado crítico por lesões encefálicas primárias e secundárias. Excluindo o traumatismo intracraniano, a causa mais comum de HSA é a ruptura de aneurisma sacular. Outras causas incluem sangramento de malformação vascular (malformação arteriovenosa ou fístula arteriovenosa dural) e extensão para o espaço subaracnóideo de hemorragia intracerebral primária. Algumas HSAs idiopáticas são localizadas nas cisternas perimesencefálicas e são benignas; provavelmente têm origem venosa ou capilar, e a angiografia nada revela.

ANEURISMA SACULAR ("*BERRY*")

Estudos de necrópsia e angiografia concluíram que cerca de 2% dos adultos abrigam aneurismas intracranianos, levando a uma prevalência de 4 milhões de indivíduos nos Estados Unidos; há 25 mil a 30 mil casos por ano de rompimento de aneurisma produzindo HSA. A taxa de mortalidade geral para HSA aneurismática é de cerca de 35%, com cerca de um terço desses pacientes morrendo antes da admissão hospitalar ou imediatamente após. Daqueles que sobrevivem, mais de metade permanece com déficits neurológicos clinicamente significativos em decorrência da hemorragia inicial, vasospasmo cerebral com infarto ou hidrocefalia. Se o paciente sobreviver, mas o aneurisma não for obliterado, a taxa de ressangramento é de cerca de 20% nas primeiras 2 semanas, 30% no primeiro mês e, depois, cerca de 3% por ano. Com esses números alarmantes, a prioridade terapêutica é a prevenção das complicações precoces previsíveis da HSA.

Os aneurismas íntegros assintomáticos são bem menos perigosos que o aneurisma recentemente rompido. O risco anual de ruptura para aneurismas com < 10 mm é de cerca de 0,1% e para os aneurismas ≥ 10 mm é de cerca de 0,5 a 1%; a taxa de morbidade cirúrgica excede em muito essas porcentagens. A localização do aneurisma também é um fator de risco, com os aneurismas na bifurcação basilar parecendo ter um risco um pouco maior de ruptura. Em razão do maior tempo de exposição ao risco de ruptura, os pacientes mais jovens com aneurismas de tamanho > 10 mm podem beneficiar-se do tratamento profilático. A exemplo do tratamento da estenose carotídea assintomática, a relação risco-benefício depende muito da taxa de complicações do tratamento.

Os aneurismas gigantes, aqueles com diâmetro > 2,5 cm, ocorrem nos mesmos locais (ver adiante) dos pequenos aneurismas e respondem por 5% dos casos. As três localizações mais comuns são artéria carótida interna terminal, bifurcação da artéria cerebral média (ACM) e o ápice da artéria basilar. O risco de ruptura é de aproximadamente 6% no primeiro ano após a identificação, e mantém-se alto indefinidamente. Em muitos casos, produzem sintomas por compressão do cérebro ou nervos cranianos adjacentes.

Os aneurismas micóticos costumam localizar-se distalmente à primeira bifurcação das principais artérias do polígono de Willis. A maioria resulta de êmbolos infectados provenientes de endocardite bacteriana, causando degeneração séptica das artérias e dilatação e ruptura subsequentes. Há controvérsia sobre se tais lesões devem ser pesquisadas e reparadas antes da ruptura ou deixadas para que se curem espontaneamente com antibioticoterapia.

Fisiopatologia Os aneurismas saculares ocorrem nas bifurcações das artérias intracranianas de grande a médio calibre; ocorre ruptura para dentro do espaço subaracnóideo nas cisternas basilares e, algumas vezes, para dentro do parênquima cerebral adjacente. Cerca de 85% dos aneurismas ocorrem na circulação anterior, a maioria no polígono de Willis. Cerca de 20% dos pacientes apresentam múltiplos aneurismas, muitos em locais espelhados bilateralmente. À medida que se desenvolve, o aneurisma forma um colo com uma cúpula. A extensão do colo e o tamanho da cúpula variam sobremodo e são fatores importantes no planejamento da obliteração neurocirúrgica ou da embolização endovascular. A lâmina elástica interna arterial desaparece na base do colo. A túnica média afina-se e o tecido conectivo substitui as células musculares lisas. No local de ruptura (mais frequentemente a cúpula), a parede afina-se e a laceração que origina o sangramento muitas vezes tem comprimento ≤ 0,5 mm. O tamanho e o local do aneurisma são importantes na predição do risco de ruptura. Aqueles com diâmetro > 7 mm e os localizados no ápice da artéria basilar e na origem da artéria comunicante posterior estão sob risco mais alto de ruptura.

Manifestações clínicas A maioria dos aneurismas intracranianos íntegros é totalmente assintomática. Os sintomas em geral decorrem da ruptura e da HSA resultante, porém alguns pacientes com aneurisma íntegro apresentam-se com efeito de massa sobre nervos cranianos ou parênquima cerebral. No momento da ruptura do aneurisma com HSA franca, a pressão intracraniana (PIC) sobe abruptamente. Isso explica a perda transitória súbita da consciência que ocorre em quase metade dos pacientes, que pode ser precedida por um breve momento de cefaleia excruciante, mas a maioria dos pacientes queixa-se pela primeira vez de cefaleia ao recuperar a consciência. Em 10% dos casos, a hemorragia pelo aneurisma é grave o suficiente para causar perda da consciência durante vários dias. Em cerca de 45% dos casos, a cefaleia intensa com esforço é a queixa principal. Com frequência, o paciente refere-se à cefaleia como "a pior dor de cabeça da minha vida"; contudo, a característica mais importante é o início súbito. Às vezes, essas rupturas se apresentam como cefaleia de intensidade apenas moderada ou alteração no padrão habitual de cefaleias do paciente. A cefaleia costuma ser generalizada, muitas vezes com rigidez da nuca, e os vômitos são comuns.

Embora a cefaleia súbita com ausência de sintomas neurológicos focais seja a marca da ruptura de aneurisma, déficits neurológicos focais podem ocorrer. Os aneurismas na artéria comunicante anterior ou na bifurcação da ACM podem romper-se para dentro do cérebro adjacente ou para o espaço subdural e formar um hematoma grande o suficiente para produzir efeito de massa. Entre os possíveis déficits resultantes estão hemiparesia, afasia e lentidão mental (abulia).

Em alguns casos, sintomas prodrômicos sugerem a localização de aneurisma íntegro em crescimento. A paralisia do terceiro nervo craniano, em particular quando associada à midríase, à perda do reflexo fotomotor ipsilateral (com preservação do reflexo contralateral) e à dor focal acima ou atrás do olho, pode ocorrer em pacientes com aneurisma expansivo na junção na artéria comunicante posterior ou carótida interna. A paralisia do sexto nervo pode indicar aneurisma no seio cavernoso, e defeitos dos campos visuais podem acompanhar aneurisma em expansão na artéria carótida supraclinóidea ou artéria cerebral anterior (ACA). Dor occipital e dor cervical posterior podem indicar aneurisma nas artérias cerebelar inferior posterior ou cerebelar inferior anterior **(Cap. 426)**. Dor intra ou retro-ocular e dor na têmpora inferior podem ocorrer com aneurisma expansivo da ACM. A cefaleia "em trovoada" (em inglês, *thunderclap*) é uma variante da migrânea que simula HSA. Antes de concluir que um paciente com cefaleia intensa e súbita tem migrânea "em trovoada", é preciso realizar investigação definitiva para aneurisma ou outra patologia intracraniana.

Os aneurismas podem sofrer pequenas rupturas com extravasamento de sangue para o espaço subaracnóideo, os chamados *sangramentos-sentinelas*. Cefaleia súbita inexplicável em qualquer localização deve levantar suspeita de HSA e ser investigada em razão da possibilidade de hemorragia iminente.

As manifestações clínicas iniciais da HSA podem ser graduadas usando-se os esquemas de classificação de Hunt-Hess ou da World Federation of Neurosurgical Societies **(Tab. 429-1)**. Para aneurismas rotos, o prognóstico de evolução favorável cai conforme o grau aumenta. Por exemplo, o óbito é incomum em um paciente no grau 1 de Hunt-Hess, se o aneurisma for tratado, mas a taxa de mortalidade dos pacientes nos graus 4 e 5 pode chegar a 60%.

Déficit neurológico tardio Há quatro causas principais de déficit neurológico tardio: rerruptura, hidrocefalia, isquemia cerebral tardia (ICT) e hiponatremia.

1. *Nova ruptura*. A incidência de rerruptura de aneurisma não tratado no primeiro mês após a HSA é de aproximadamente 30%, com pico nos primeiros 7 dias. A rerruptura está associada à taxa de mortalidade de 50% e prognóstico reservado. O tratamento precoce elimina esse risco.
2. *Hidrocefalia*. A hidrocefalia subaguda pode causar estupor e coma e é atenuada com a instalação de dreno ventricular externo. Com maior frequência, a hidrocefalia subaguda desenvolve-se ao longo de alguns poucos dias ou semanas e causa sonolência progressiva ou raciocínio lento com incontinência. A hidrocefalia é diferenciada

TABELA 429-1 ■ Escalas de graduação para hemorragia subaracnóidea

Grau	Escala de Hunt-Hess	Escala da World Federation of Neurosurgical Societies (WFNS)
1	Cefaleia leve, estado mental normal, ausência de achados motores ou de nervos cranianos	Escore da GCS[a] 15, sem déficit motor
2	Cefaleia intensa, estado mental normal, possível déficit de nervos cranianos	Escore da GCS 13 a 14, sem déficit motor
3	Sonolência, confusão, possível déficit motor leve ou de nervos cranianos	Escore da GCS 13 a 14, com déficit motor
4	Estupor, déficit motor moderado a grave, possibilidade de postura reflexa intermitente	Escore da GCS 7 a 12, com ou sem déficit motor
5	Coma, postura reflexa ou flácida	Escore da GCS 3 a 6, com ou sem déficit motor

[a]Escala de coma de Glasgow; ver **Tabela 443-1**.

de vasospasmo cerebral com tomografia computadorizada (TC), angiotomografia computadorizada (angio-TC), ultrassonografia com Doppler transcraniano (DTC) ou angiografia convencional. A hidrocefalia pode remitir espontaneamente ou exigir drenagem ventricular temporária. A hidrocefalia crônica pode desenvolver-se semanas a meses após a HSA e manifestar-se como dificuldade da marcha, incontinência ou raciocínio deficiente. Entre os possíveis sinais sutis estão ausência de iniciativa na conversação ou incapacidade de recuperar a independência.

3. *Isquemia cerebral tardia*. Vasospasmo é o estreitamento das artérias na base do cérebro após a HSA. Ele pode causar isquemia e infarto sintomáticos em cerca de 30% dos pacientes, e é a principal causa de morbidade e morte tardias. Os sinais de isquemia aparecem 4 a 14 dias após a hemorragia, mais frequentemente após 7 dias. A intensidade e a distribuição do vasospasmo determinam se haverá infarto.
   a. Acredita-se que o vasospasmo resulta de efeitos diretos do sangue coagulado e seus produtos de degradação sobre as artérias dentro do espaço subaracnóideo. Em geral, quanto maior a quantidade de sangue circundando as artérias, maior a chance de vasospasmo sintomático. O espasmo de grandes artérias produz sintomas atribuíveis ao território vascular pertinente **(Cap. 426)**. Todos esses sintomas focais podem surgir abruptamente, ter caráter flutuante ou instalar-se ao longo de alguns dias. Na maioria dos casos, o espasmo focal é precedido de declínio do estado mental.
   b. O vasospasmo de grandes artérias é detectável de maneira confiável pela angiografia convencional, mas esse procedimento é invasivo e implica risco de acidente vascular cerebral (AVC) e outras complicações. A ultrassonografia com DTC baseia-se no princípio de que a velocidade do fluxo sanguíneo dentro de uma artéria aumenta à medida que o diâmetro de sua luz diminui. Por meio da varredura dos trajetos da ACM e segmento proximal da ACA, carótida terminal, vertebral e basilar, em exames diários ou em dias alternados, pode-se detectar vasospasmo de maneira confiável e instituir o tratamento para prevenir isquemia cerebral (ver adiante). A angio-TC é outro método capaz de detectar vasospasmo. A adição de TC de perfusão pode ajudar a identificar déficits isquêmicos reversíveis.
   c. O edema cerebral grave em pacientes com infarto por vasospasmo pode elevar suficientemente a PIC, e, assim, reduzir a pressão de perfusão cerebral (PPC). O tratamento pode incluir drenagem do líquido cerebrospinal (LCS), manitol ou solução hipertônica, e, nos casos intratáveis, hemicraniectomia; a hipotermia moderada também pode ser indicada.
4. *Hiponatremia*. A hiponatremia pode ser profunda e desenvolver-se rapidamente nas primeiras 2 semanas após a HSA. Há natriurese e depleção de volume com a HSA, de modo que os pacientes evoluem com hiponatremia e hipovolemia. Os peptídeos natriuréticos atrial e cerebral participam da gênese dessa "síndrome cerebral perdedora

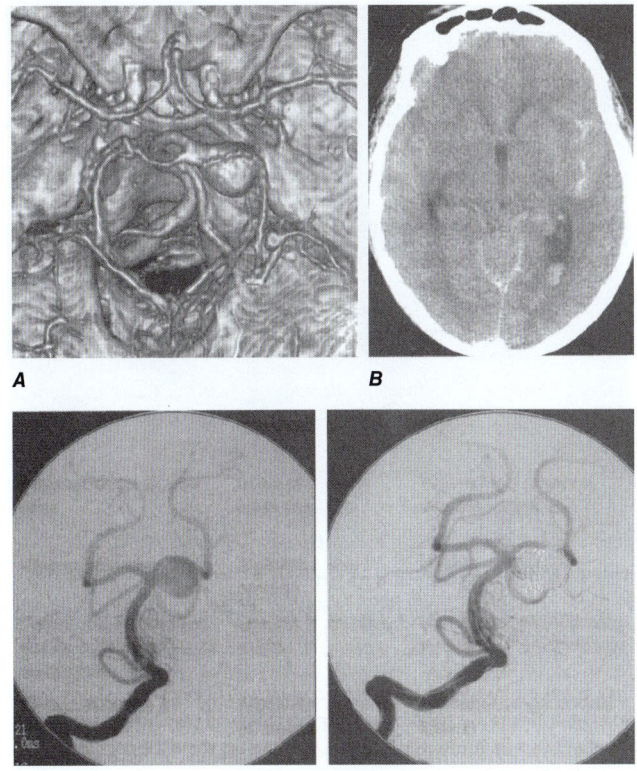

FIGURA 429-1 Hemorragia subaracnóidea. A. Angiotomografia computadorizada revelando aneurisma da artéria cerebelar superior esquerda. **B.** Tomografia computadorizada sem contraste ao nível do terceiro ventrículo revelando sangue no espaço subaracnóideo (*hiperdenso*) na fissura de Sylvius esquerda e dentro do ventrículo lateral esquerdo. **C.** Angiografia convencional anteroposterior das artérias vertebral direita e basilar revelando um grande aneurisma. **D.** Angiografia convencional após embolização do aneurisma com *coils* (molas). Nesse procedimento, o corpo do aneurisma é preenchido com molas de platina por meio de microcateter introduzido pela artéria femoral até o colo do aneurisma.

de sal". Em geral, o problema melhora ao longo de 1 a 2 semanas e, no contexto de HSA, não deve ser tratada com restrição de água livre em razão do maior risco de AVC (ver adiante).

Avaliação laboratorial e neurorradiológica A marca registrada da ruptura de aneurisma é a presença de sangue no LCS (Fig. 429-1). Em mais de 95% dos casos, há sangue suficiente para ser visualizado com TC de alta qualidade sem contraste obtida em 72 horas. Se a TC não definir o diagnóstico de HSA e não for encontrada nenhuma lesão de massa ou hidrocefalia obstrutiva, deve-se realizar punção lombar (PL) para confirmar a presença de sangue subaracnóideo. A lise de hemácias e subsequente conversão de hemoglobina em bilirrubina tinge o LCS de amarelo em 6 a 12 horas. Esse LCS xantocrômico atinge intensidade máxima após 48 horas e dura 1 a 4 semanas, de acordo com a quantidade de sangue no espaço subaracnóideo.

A extensão e a localização do sangue subaracnóideo na TC sem contraste ajudam a localizar o aneurisma subjacente, identificar a causa de qualquer déficit neurológico e predizer a ocorrência de vasospasmo. Observou-se alta incidência de vasospasmo sintomático na ACM e na ACA quando a TC inicial mostra coágulos subaracnóideos > 5 × 3 mm nas cisternas basilares, ou camadas de sangue com espessura > 1 mm nas fissuras cerebrais. A TC prediz com menor fidedignidade vasospasmo nas artérias vertebral, basilar ou cerebral posterior.

Indica-se PL antes de exame neurorradiológico somente quando não houver disponibilidade de TC no momento da suspeita de HSA. Uma vez que haja suspeita diagnóstica de hemorragia por ruptura de aneurisma sacular, em geral realiza-se angiografia convencional de quatro vasos (artérias carótidas e vertebrais) para localizar e definir os detalhes anatômicos do aneurisma e determinar se existem outros aneurismas íntegros (Fig. 429-1C). Em alguns centros, o aneurisma roto é tratado por meio de técnicas endovasculares no momento da angiografia inicial como uma forma de acelerar o tratamento e reduzir o número de procedimentos invasivos. A angio-TC é um método alternativo para localizar o aneurisma e pode ser suficiente para planejar o tratamento definitivo.

A monitoração constante (1 ou 2 vezes ao dia) dos eletrólitos é importante, porque a hiponatremia pode ocorrer abruptamente durante as primeiras 2 semanas após a HSA (ver anteriormente).

O eletrocardiograma com frequência mostra alterações do segmento ST e da onda T semelhantes àquelas associadas à isquemia cardíaca. Complexo QRS alargado, intervalo QT aumentado e ondas T simétricas "apiculadas" proeminentes ou profundamente invertidas costumam ser secundários à hemorragia intracraniana. Há evidências de que lesões miocárdicas estruturais produzidas por catecolaminas circulantes e descarga excessiva de neurônios simpáticos possam ocorrer após HSA, causando essas alterações no eletrocardiograma e uma miocardiopatia reversível porém suficiente para induzir choque ou insuficiência cardíaca congestiva. A ecocardiografia revela um padrão de anormalidade regional de movimento de parede que acompanha a distribuição dos nervos simpáticos, e não as principais artérias coronárias, com preservação relativa do ápice da parede ventricular. Os próprios nervos simpáticos parecem ser lesionados por toxicidade direta em função da liberação excessiva de catecolaminas. É frequente haver elevação assintomática da troponina. Arritmias ventriculares graves ocorrendo em ambiente hospitalar são raras.

TRATAMENTO
Hemorragia subaracnóidea

O reparo precoce do aneurisma evita a rerruptura e permite a aplicação segura de técnicas para aumentar o fluxo sanguíneo (p. ex., hipertensão induzida) caso o paciente evolua com vasospasmo e ICT. Em muitos centros, o reparo definitivo é realizado dentro de 24 horas após o sangramento em todos os pacientes estáveis o suficiente para tolerar o procedimento. O aneurisma pode ser "clipado" por um neurocirurgião ou receber um *coil* ("mola") introduzido por um cirurgião endovascular. O reparo cirúrgico envolve a colocação de clipe de metal pelo colo do aneurisma, eliminando imediatamente o risco de ressangramento. Essa conduta requer craniotomia e retração do cérebro, e está associada à morbidade neurológica. As técnicas endovasculares consistem na instalação de molas de platina, ou outro material embólico, dentro do aneurisma por intermédio de cateter introduzido a partir da artéria femoral. O aneurisma é comprimido firmemente para intensificar a trombose e com o tempo é excluído da circulação (Fig. 429-1D). Houve dois ensaios prospectivos randomizados comparando cirurgia com tratamento endovascular para aneurisma roto: o primeiro foi o International Subarachnoid Aneurysm Trial (ISAT), interrompido precocemente quando se constatou que 24% dos pacientes tratados por técnica endovascular estavam mortos ou dependentes após 1 ano em comparação com 31% daqueles tratados cirurgicamente, ou seja, redução relativa significativa de 23%. Após 5 anos de seguimento, o risco de morte mostrou-se menor no grupo tratado com embolização com molas, embora a proporção de sobreviventes com vida independente fosse a mesma em ambos os grupos. O risco de ressangramento foi baixo, mas os episódios foram mais frequentes no grupo tratado com embolização com molas. Esses resultados favoráveis ao tratamento endovascular após 1 ano foram confirmados em um segundo ensaio, embora as diferenças nos resultados funcionais não tenham mais sido significativas após 3 anos. Considerando que alguns aneurismas possuem morfologia que não permite tratamento endovascular, a cirurgia continua a ser uma opção terapêutica importante. Novas técnicas endovasculares usando a colocação de molas assistida por balão ou a colocação de *stents* com desvio de fluxo estão aumentando os tipos de aneurismas passíveis de intervenção endovascular. Os hospitais que combinam recursos endovasculares e neurocirúrgicos provavelmente oferecerão os melhores resultados aos pacientes; há dados sólidos mostrando que os centros especializados no tratamento de aneurismas possuem menores taxas de mortalidade.

O tratamento clínico da HSA deve focar na proteção das vias aéreas, controle da pressão arterial antes e depois do tratamento do aneurisma, prevenção de ressangramento antes do tratamento, manejo do vasospasmo e ICT, tratamento da hidrocefalia e da hiponatremia, limitação de lesões cerebrais secundárias e prevenção de embolia pulmonar (EP).

A hipertensão intracraniana após ruptura de aneurisma decorre de sangue no espaço subaracnóideo, hematoma parenquimatoso, hidrocefalia aguda ou perda da autorregulação vascular. Os pacientes que estejam em estupor devem ser submetidos à ventriculostomia de emergência para medir a PIC e tratá-la, se elevada, a fim de prevenir isquemia cerebral. As medidas clínicas destinadas a combater a PIC elevada (p. ex., terapia osmótica e sedação) também podem ser usadas, se necessário. A PIC elevada refratária ao tratamento é sinal de prognóstico reservado.

Antes do tratamento definitivo do aneurisma roto, é necessário ter cautela para manter perfusão cerebral adequada e, ao mesmo tempo, evitar elevação excessiva da pressão arterial. Se o paciente estiver alerta, é razoável reduzir a pressão arterial sistólica a níveis inferiores a 160 mmHg por meio de nicardipino, labetalol ou esmolol. Se o paciente estiver com depressão do nível de consciência, deve-se medir a PIC a fim de manter PPC entre 60 e 70 mmHg. Se houver cefaleia ou dor cervical intensa, prescrevem-se sedação leve e analgesia. Se possível, evita-se sedação extrema para não reduzir a capacidade clínica de detectar alterações do estado neurológico. Há necessidade de hidratação adequada para evitar hipovolemia, a qual predispõe à isquemia cerebral.

As convulsões são incomuns no quadro inicial de ruptura de aneurisma. Os tremores, os abalos e a postura extensora que muitas vezes acompanham a perda da consciência provavelmente estão relacionados com elevação abrupta da PIC ou, talvez, com vasospasmo agudo generalizado, e não representam convulsões. Contudo, algumas vezes administram-se anticonvulsivantes como tratamento profilático, uma vez que uma convulsão teoricamente poderia promover ressangramento.

Os glicocorticoides podem ajudar a reduzir a cefaleia e a dor cervical causadas pelo efeito irritativo do sangue no espaço subaracnóideo. Não há evidências de qualidade confirmando que reduzam o edema cerebral, sejam neuroprotetores, ou reduzam a lesão vascular; portanto, seu uso rotineiro não é recomendado.

Os antifibrinolíticos não são prescritos rotineiramente, mas podem ser considerados em pacientes cujo aneurisma não possa ser tratado imediatamente. Seu uso foi associado à redução na incidência de rerruptura de aneurisma, mas também ao aumento no risco de ICT e de trombose venosa profunda (TVP). Diversos trabalhos recentes sugeriram que o uso com duração menor (até que o aneurisma esteja seguro ou nos primeiros 3 dias) pode reduzir a taxa de rerruptura e com mais segurança do que a indicada nos primeiros trabalhos com tratamento mais longo.

A ICT continua a ser a principal causa de morbidade e mortalidade após HSA por aneurisma. O tratamento com o antagonista do canal de cálcio nimodipino (60 mg, via oral, 4/4 horas) melhora o prognóstico, talvez por prevenir lesão isquêmica e não por reduzir o risco de vasospasmo. O nimodipino causa hipotensão significativa em alguns pacientes, o que pode agravar a isquemia cerebral naqueles com vasospasmo. O vasospasmo cerebral sintomático também pode ser tratado com aumento da PPC produzido por elevação da pressão arterial média e por expansão do volume plasmático, assim como pelo uso criterioso de vasopressores IV, em geral a fenilefrina ou a norepinefrina. A elevação da pressão de perfusão foi associada à melhora clínica em muitos pacientes, porém a hipertensão arterial pode promover ressangramento de aneurismas desprotegidos. O tratamento com hipertensão induzida e fluidos intravenosos geralmente exige monitoração das pressões arterial e venosa central; a infusão de agentes pressóricos é mais bem realizada por cateter venoso central. A euvolemia deve ser direcionada, pois a hipervolemia significativa pode levar a complicações cardiopulmonares. A hipovolemia deve ser estritamente evitada.

Se a ICT devido a vasospasmo sintomático persistir apesar do tratamento clínico ideal, devem ser considerados os vasodilatadores intra-arteriais e a angioplastia transluminal percutânea (Fig. 429-2). A vasodilatação por angioplastia direta parece ser permanente, permitindo que a terapia hipertensiva seja progressivamente suspensa mais cedo. Os efeitos dos vasodilatadores farmacológicos (verapamil e nicardipino) não duram mais do que cerca de 24 horas; portanto, é possível que haja necessidade de várias doses até que o sangue subaracnóideo seja reabsorvido. Embora a papaverina intra-arterial seja um vasodilatador eficaz, há evidências de que possa ser neurotóxica; por esse motivo, seu uso em geral deve ser evitado.

A ICT pode ocorrer na ausência de vasospasmo significativo de grandes vasos. Os mecanismos potenciais incluem microtrombose, ativação da cascata inflamatória, desregulação e constrição microvascular e

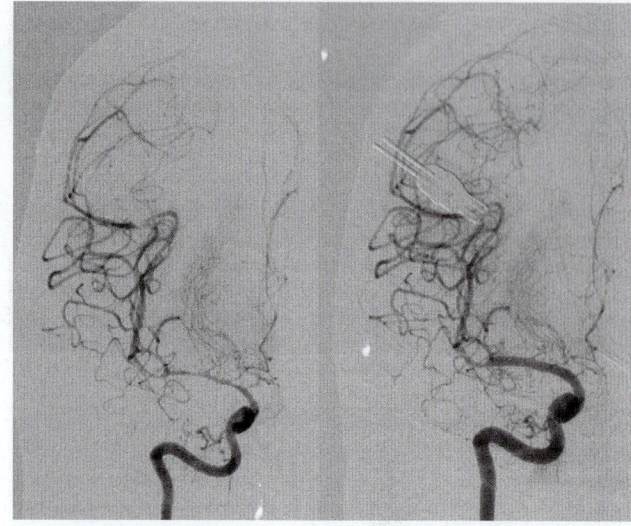

FIGURA 429-2 Vasospasmo da artéria cerebral média (ACM) direita. **A.** A angiografia por cateter mostra estreitamento significativo da ACM direita. **B.** Devido à isquemia cerebral tardia sintomática, foi usada a angioplastia por balão para dilatar a porção proximal do tronco da ACM.

despolarização cortical alastrante. Tratamentos direcionados para esses mecanismos estão sob investigação.

A hidrocefalia aguda pode causar estupor ou coma. É possível haver remissão espontânea ou necessidade de drenagem ventricular temporária. Nos casos que evoluem com hidrocefalia crônica, a derivação ventricular é o tratamento de escolha.

A restrição de água livre está contraindicada nos pacientes com HSA e risco de ICT, uma vez que existe a possibilidade de hipovolemia e hipotensão, bem como precipitação de isquemia cerebral. Muitos pacientes mantêm um declínio do sódio sérico apesar da administração parenteral de solução salina a 0,9%. Com frequência, a suplementação de sal por via oral com administração de solução salina a 0,9% atenua a hiponatremia, porém muitos pacientes também necessitam de solução salina hipertônica IV. Deve-se ter cuidado para não corrigir o sódio sérico com rapidez excessiva nos pacientes com hiponatremia intensa presente há vários dias, pois a síndrome de desmielinização osmótica (Cap. 307) pode ocorrer.

Todos os pacientes devem usar meias de compressão pneumática para prevenir EP. A heparina não fracionada, administrada por via subcutânea para profilaxia de TVP, pode ser iniciada dentro de 1 a 2 dias após o tratamento endovascular ou a craniotomia com ligadura cirúrgica, e é uma medida adjuvante útil ao uso de meias compressivas pneumáticas. O tratamento da EP depende de o aneurisma já ter sido tratado ou não e se o paciente foi submetido à craniotomia. A anticoagulação sistêmica com heparina está contraindicada nos pacientes com aneurismas rotos e não tratados. Há contraindicação relativa por vários dias após craniotomia e seu uso pode retardar a trombose de um aneurisma tratado com embolização com mola. Se ocorrer TVP ou EP nos primeiros dias após craniotomia, pode-se considerar indicar o uso de filtro de veia cava inferior para prevenção de EPs adicionais, enquanto a anticoagulação sistêmica com heparina é o tratamento preferencial após tratamento endovascular bem-sucedido.

LEITURAS ADICIONAIS

Diringer MN et al: Critical care management of patients following aneurysmal subarachnoid hemorrhage: Recommendations from the Neurocritical Care Society's Multidisciplinary Consensus Conference. Neurocrit Care 15:211, 2011.

Molyneux AJ et al: The durability of endovascular coiling versus neurosurgical clipping of ruptured cerebral aneurysms: 18 year follow-up of the UK cohort of the International Subarachnoid Aneurysm Trial (ISAT). Lancet 385:691, 2015.

Tawk RG et al: Diagnosis and treatment of unruptured intracranial aneurysms and aneurysmal subarachnoid hemorrhage. Mayo Clin Proc 96:1970, 2021.

430 Migrânea (enxaqueca) e outras cefaleias primárias

Peter J. Goadsby

A abordagem geral à cefaleia como sintoma cardinal é descrita no **Capítulo 16**; aqui, são discutidos os distúrbios em que a cefaleia e manifestações associadas ocorrem na ausência de qualquer causa exógena. Os mais comuns são a migrânea, a cefaleia do tipo tensional (CTT) e as cefalalgias trigêmino-autonômicas (CTAs), notavelmente a cefaleia em salvas. A lista completa está resumida na **Tabela 430-1**.

MIGRÂNEA

A migrânea (também conhecida como enxaqueca) é a segunda causa mais comum de cefaleia e a causa mais comum de incapacidade neurológica relacionada à cefaleia no mundo e, em um período de 1 ano, aflige cerca de 15% das mulheres e 6% dos homens. Em geral, é uma cefaleia episódica associada a determinadas manifestações, como sensibilidade à luz, som ou movimento; náuseas e vômitos frequentemente acompanham a cefaleia. Uma descrição útil de migrânea é uma síndrome de cefaleia recorrente associada a outros sintomas de disfunção neurológica em várias combinações **(Tab. 430-2)**. Uma crise de migrânea tem três fases: fase premonitória (pródromo), fase de cefaleia e fase de pósdromo ou resolução; cada uma delas apresenta sintomas distintos e às vezes incapacitantes, que podem se sobrepor. Cerca de 20 a 25% dos pacientes com migrânea têm uma quarta fase: a aura. A migrânea muitas vezes é reconhecida por seus desencadeadores, chamados *gatilhos*.

Os indivíduos que sofrem de migrânea são particularmente sensíveis a estímulos ambientais e sensoriais; os pacientes propensos à migrânea não se habituam facilmente a estímulos sensoriais. Tal sensibilidade é amplificada nas mulheres durante o ciclo menstrual. A cefaleia pode ser desencadeada ou amplificada por vários gatilhos, incluindo reflexos e luzes fortes, ruídos e outros estímulos aferentes; fome; cansaço por estresse; cansaço físico; tempestades ou alterações da pressão barométrica; flutuações hormonais da menstruação; ausência ou excesso de sono; e álcool ou outros estímulos químicos, como os nitratos. O conhecimento da suscetibilidade de um paciente a gatilhos específicos pode ser útil no manejo das estratégias envolvendo ajustes no estilo de vida, embora seja cada vez mais constatado que alguns gatilhos aparentes podem, de fato, constituir parte da fase inicial da crise, isto é, a fase premonitória ou pródromo.

Patogênese A sensibilidade sensorial, característica da migrânea, provavelmente se deve a uma disfunção dos sistemas de controle sensitivos monoaminérgicos localizados no tronco encefálico e no hipotálamo **(Fig. 430-1)**.

A ativação de células no núcleo trigeminal resulta na liberação de neuropeptídeos vasoativos, em particular o peptídeo relacionado com o gene da calcitonina (CGRP, de *calcitocin gene-related peptide*), nas terminações vasculares do nervo trigêmeo e dentro do núcleo trigeminal. Atualmente, os antagonistas do receptor de CGRP, os *gepantos*, demonstraram ser efetivos no tratamento agudo e preventivo da migrânea, e quatro anticorpos monoclonais contra o CGRP ou seu receptor mostraram-se efetivos na prevenção da migrânea. Centralmente, os neurônios trigeminais de segunda ordem cruzam a linha média e projetam-se para os núcleos ventrobasal e posterior do tálamo para processamento adicional. Além disso, há projeções para a substância cinzenta periaquedutal e o hipotálamo, a partir das quais sistemas descendentes recíprocos têm efeitos antinociceptivos estabelecidos. Outras regiões do tronco encefálico provavelmente envolvidas na modulação descendente da dor trigeminal incluem o *locus ceruleus* na ponte e o bulbo rostroventromedial.

Dados farmacológicos e outros dados apontam para o envolvimento do neurotransmissor 5-hidroxitriptamina (5-HT; também conhecido como *serotonina*) na migrânea. No final da década de 1950, foi constatado que a metisergida antagoniza determinadas ações periféricas da 5-HT e foi introduzida, com base em suas propriedades anti-inflamatórias, como um profilático para migrânea. As *triptanas* foram criadas para estimular seletivamente as subpopulações de receptores 5-HT; existem pelo menos 14 tipos diferentes de receptores 5-HT em humanos. As triptanas são agonistas potentes dos receptores $5\text{-}HT_{1B}$ e $5\text{-}HT_{1D}$, sendo algumas ativas nos receptores $5\text{-}HT_{1F}$; os agonistas exclusivos dos receptores $5\text{-}HT_{1F}$ são chamados *ditanas*. As triptanas interrompem a sinalização nervosa nas vias nociceptivas do sistema trigeminovascular, pelo menos no núcleo caudal do trigêmeo e tálamo sensitivo trigeminal, além de promover vasoconstrição craniana, enquanto as *ditanas*, que agora demonstraram ser conclusivamente efetivas na migrânea aguda, atuam apenas em alvos neurais, e não vasculares. Uma variedade de outros alvos neurais está sendo investigada para o tratamento agudo e preventivo da migrânea.

Os dados também sustentam um papel para a dopamina na fisiopatologia da migrânea. A maior parte dos sintomas de migrânea pode ser induzida por estimulação dopaminérgica. Além disso, há hipersensibilidade dos receptores da dopamina naqueles que sofrem de migrânea, conforme demonstrado pela indução de bocejo, náuseas, vômitos, hipotensão e outros sintomas de uma crise de migrânea pelos agonistas dopaminérgicos em doses que não afetam os pacientes sem migrânea. Os antagonistas dos receptores de dopamina são agentes terapêuticos eficazes na migrânea, em especial quando administrados por via parenteral ou simultaneamente com outros agentes antimigrânea. Além disso, a ativação hipotalâmica, anterior à observada na cefaleia em salvas, foi demonstrada na fase premonitória de migrânea usando exames de imagem funcional, e isso pode representar uma pista para a compreensão de uma parte do papel da dopamina nesse distúrbio.

Os genes da migrânea identificados por estudos de famílias com migrânea hemiplégica familiar (MHF) revelam envolvimento de canais iônicos, sugerindo que alterações na excitabilidade da membrana podem predispor à migrânea. As mutações que envolvem o gene *CACNA1A* do canal de cálcio dependente de voltagem tipo $Ca_v2.1$ (P/Q) são atualmente reconhecidas como as responsáveis pela MHF 1; essa mutação é responsável por cerca de 50% dos casos de MHF. As mutações no gene *ATP1A2* da $Na^+\text{-}K^+$ATPase, designadas MHF 2, são responsáveis por cerca de 20% das MHFs. As mutações de *SCN1A* do canal de sódio dependente da voltagem neuronal causam MHF 3. Neuroimagens funcionais sugerem que regiões do tronco encefálico na migrânea **(Fig. 430-2)** e a região de substância cinzenta hipotalâmica posterior próxima às células do marca-passo circadiano humano do núcleo supraquiasmático na cefaleia em salvas **(Fig. 430-3)** são boas candidatas para o envolvimento específico nessas cefaleias primárias.

Diagnóstico e manifestações clínicas Os critérios diagnósticos clássicos para migrânea estão listados na **Tabela 430-3** e devem ser considerados juntamente com as características estendidas na **Tabela 430-2**. Um alto índice de suspeição é essencial para diagnosticar a migrânea: a aura da migrânea, que consiste em perturbações visuais com *flashes* luminosos ou linhas em zigue-zague que se movem ao longo do campo visual ou outros sintomas neurológicos, é relatada por apenas 20 a 25% dos pacientes. Ela deve ser distinguida do distúrbio semelhante à estática do aparelho de televisão, atualmente reconhecido como *síndrome da neve visual*. Na maioria dos pacientes, a primeira fase de uma crise de migrânea é a fase premonitória (pródromo), que se caracteriza por alguns ou todos os seguintes sintomas: bocejo, cansaço, disfunção cognitiva, alteração do humor, desconforto no pescoço, poliúria e desejo insaciável por alimentos; essa fase pode ter uma duração de poucas horas a vários dias. Normalmente, segue-se a fase de cefaleia com suas manifestações associadas, como náusea, fotofobia e fonofobia, bem como alodinia. Quando investigados, esses sintomas típicos da migrânea também surgem na fase premonitória, e os sintomas premonitórios típicos também se estendem na fase da cefaleia. Com o alívio da cefaleia, muitos pacientes passam para a fase de resolução ou pósdromo, mais comumente com sensação de cansaço/exaustão, com problemas de concentração e leve desconforto no pescoço, que pode durar várias horas e, algumas vezes, até 1 dia. Um diário da cefaleia muitas vezes ajuda a definir o diagnóstico; também é útil na avaliação da incapacidade e frequência das crises agudas. Pacientes com episódios de migrânea que ocorrem 8 dias ou mais por mês e com pelo menos 15 dias de cefaleia por mês são considerados portadores de migrânea crônica **(ver "Cefaleia diária crônica" no Cap. 16)**. A migrânea precisa ser diferenciada da CTT (discutida adiante), que é considerada a síndrome de cefaleia primária mais comum. A migrânea apresenta várias formas definidas **(Tab. 430-1)**: a migrânea com e sem aura e a migrânea crônica são as mais importantes. *A migrânea em seu nível mais básico é a cefaleia com manifestações associadas, e a CTT é aquela que se apresenta sem manifestações. A maioria dos pacientes com cefaleia incapacitante provavelmente tem migrânea.*

Os pacientes com migrânea acefálgica (aura típica sem cefaleia, 1.2.1.2 na **Tab. 430-1**) apresentam sintomas neurológicos recorrentes, em geral com náuseas e vômitos, mas com pouca ou nenhuma cefaleia. A vertigem

TABELA 430-1 ■ Distúrbios de cefaleia primária – modificada da International Classification of Headache Disorders-III-Beta (Headache Classification Committee of the International Headache Society, 2018)	
1. Migrânea	1.1 Migrânea sem aura
	1.2 Migrânea com aura
	1.2.1 Migrânea com aura típica
	1.2.1.1 Aura típica com cefaleia
	1.2.1.2 Aura típica sem cefaleia
	1.2.2 Migrânea com aura do tronco encefálico
	1.2.3 Migrânea hemiplégica
	1.2.3.1 Migrânea hemiplégica familiar (MHF)
	1.2.3.1.1 Migrânea hemiplégica familiar tipo 1
	1.2.3.1.2 Migrânea hemiplégica familiar tipo 2
	1.2.3.1.3 Migrânea hemiplégica familiar tipo 3
	1.2.3.1.4 Migrânea hemiplégica familiar, outros *loci*
	1.2.3.2 Migrânea hemiplégica esporádica
	1.2.4 Migrânea retiniana
	1.3 Migrânea crônica
	1.4 Complicações da migrânea
	1.4.1 Estado migranoso
	1.4.2 Aura persistente sem infarto
	1.4.3 Infarto migranoso
	1.4.4 Migrânea com convulsão desencadeada por aura
	1.5 Migrânea provável
	1.5.1 Migrânea provável sem aura
	1.5.2 Migrânea provável com aura
	1.6 Síndromes episódicas que podem estar associadas à migrânea
	1.6.1 Distúrbios gastrintestinais recorrentes
	1.6.1.1 Síndrome de vômitos cíclicos
	1.6.1.2 Migrânea abdominal
	1.6.2 Vertigem paroxística benigna
	1.6.3 Torcicolo paroxístico benigno
2. Cefaleia do tipo tensional	2.1 Cefaleia do tipo tensional episódica pouco frequente
	2.2 Cefaleia do tipo tensional episódica frequente
	2.3 Cefaleia do tipo tensional crônica
	2.4 Cefaleia do tipo tensional provável
3. Cefalalgias trigêmino-autonômicas	3.1 Cefaleia em salvas
	3.1.1 Cefaleia em salvas episódica
	3.1.2 Cefaleia em salvas crônica
	3.2 Hemicrania paroxística
	3.2.1 Hemicrania paroxística episódica
	3.2.2 Hemicrania paroxística crônica
	3.3 Crises de cefaleia neuralgiformes unilaterais de curta duração
	3.3.1 Crises de cefaleia neuralgiforme unilateral de curta duração com hiperemia conjuntival e lacrimejamento (SUNCT)
	3.3.1.1 SUNCT episódica
	3.3.1.2 SUNCT crônica
	3.3.2 Crises de cefaleia neuralgiforme unilateral de curta duração com sintomas autonômicos cranianos (SUNA)
	3.3.2.1 SUNA episódica
	3.3.2.2 SUNA crônica
	3.4 Hemicrania contínua
	3.5 Cefalalgia trigêmino-autonômica provável
4. Outros distúrbios de cefaleia primária	4.1 Cefaleia primária da tosse
	4.2 Cefaleia primária do exercício
	4.3 Cefaleia primária associada à atividade sexual
	4.4 Cefaleia primária em trovoada
	4.5 Cefaleia por estímulo frio
	4.5.1 Cefaleia atribuída à aplicação externa de um estímulo frio
	4.5.2 Cefaleia atribuída à ingestão ou inalação de um estímulo frio
	4.6 Cefaleia por pressão externa
	4.6.1 Cefaleia por compressão externa
	4.6.2 Cefaleia por tração externa
	4.7 Cefaleia primária em facada
	4.8 Cefaleia numular
	4.9 Cefaleia hípnica
	4.10 Cefaleia persistente diária desde o início (CPDI)

TABELA 430-2 ■ Sintomas de migrânea por fase de ataque

Premonitória (prodrômica)
- Desconforto no pescoço
- Centro superior
  - Alteração cognitiva (cérebro em "nevoeiro")
  - Mudança de humor
  - Fadiga
- Homeostático
  - Bocejo/sonolência
  - Poliúria/polidipsia
  - Desejos por comida

Aura
- Distúrbio neurológico, como escotoma cintilante

Fase da dor de cabeça
- Dor
- Náuseas/vômitos
- Sensibilidade sensorial
  - Fotofobia
  - Fonofobia
  - Osmofobia
  - Alodinia
  - Vertigem

Pósdromo
- Cansaço
- Exaustão
- Dificuldade de concentração

Fonte: Adaptada de PJ Goadsby et al: Pathophysiology of migraine: A disorder of sensory processing. Physiol Rev 97:553, 2017.

pode ser proeminente; estima-se que um terço dos pacientes encaminhados por vertigem ou tontura tenham um diagnóstico primário de migrânea. A aura da migrânea pode apresentar sintomas proeminentes de tronco encefálico, e os termos *migrânea da artéria basilar* e *migrânea tipo basilar* foram atualmente substituídos por *migrânea com aura do tronco encefálico* (Tab. 430-1).

TRATAMENTO
Migrânea

Uma vez estabelecido o diagnóstico de migrânea, é importante avaliar a extensão da doença e incapacidade do paciente. O Migraine Disability Assessment Score (MIDAS) é uma ferramenta validada e fácil de usar (Fig. 430-4).

A educação do paciente é um aspecto importante do tratamento da migrânea. Dispõem-se de informações para pacientes em *sites* como o da American Migraine Foundation (*www.americanmigrainefoundation.org*) e do Migraine Trust (*www.migrainetrust.org*). É útil aos pacientes compreender que a migrânea é uma tendência hereditária à cefaleia; que a migrânea pode ser modificada e controlada por ajustes no estilo de vida bem como por medicamentos, mas não pode ser erradicada; e que, exceto em algumas ocasiões nas mulheres em tratamento com estrogênios ou contraceptivos orais, a migrânea não está associada a doenças graves ou ameaçadoras à vida.

TRATAMENTO NÃO FARMACOLÓGICO

A migrânea pode muitas vezes ser tratada, até certo ponto, por uma variedade de abordagens não farmacológicas. Quando o paciente consegue identificar gatilhos confiáveis, pode ser útil evitá-los. Um estilo de vida regulado é útil, incluindo dieta saudável, exercícios regulares, padrões de sono regulares, além de evitar o consumo excessivo de cafeína e álcool e evitar mudanças agudas nos níveis de estresse, com atenção particular para o período pós-estresse (*let-down effect*).

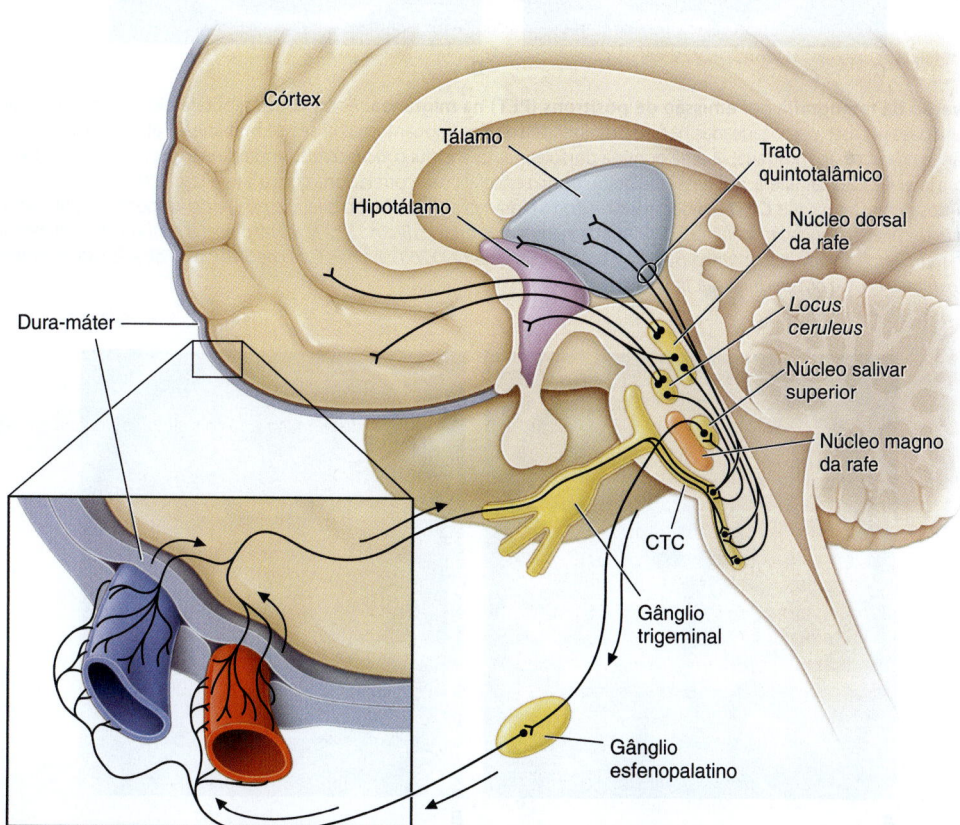

FIGURA 430-1 Vias do tronco encefálico que modulam os estímulos sensoriais. A principal via para dor na migrânea é a via aferente trigeminovascular dos vasos meníngeos, que passa através dos gânglios trigeminais e faz sinapse nos neurônios de segunda ordem no complexo trigeminocervical (CTC). Esses neurônios seguem no trato quintotalâmico e, após cruzarem no tronco encefálico, realizam sinapse nos neurônios talâmicos. Modulação importante dos estímulos nociceptivos trigeminovasculares advém do núcleo dorsal da rafe, *locus ceruleus* e núcleo magno da rafe.

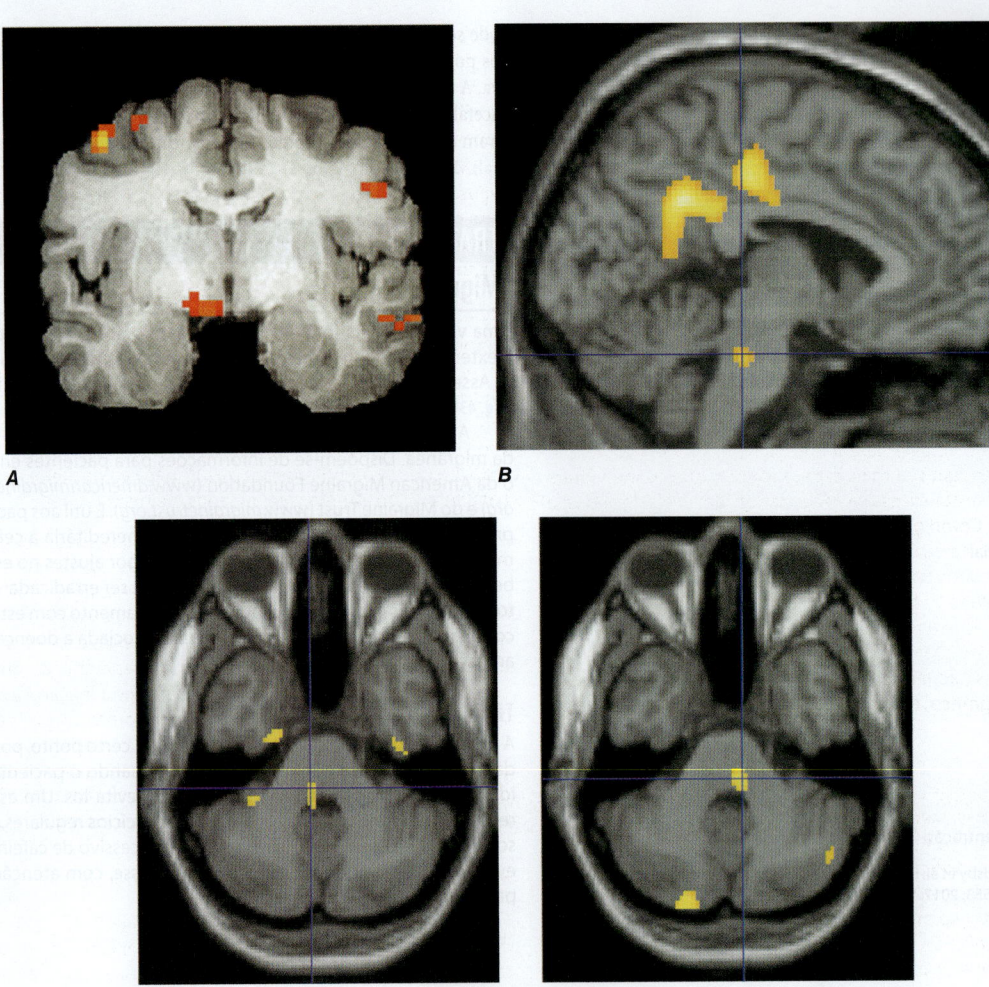

FIGURA 430-2 Ativação da tomografia por emissão de pósitrons (PET) na migrânea. As ativações hipotalâmica, do mesencéfalo dorsal e pontina dorsolateral são observadas em crises desencadeadas na fase premonitória da dor, enquanto, nas crises de migrânea, a ativação pontina dorsolateral persiste, assim como na migrânea crônica (não mostrada). A área pontina dorsolateral, que inclui o *locus ceruleus* noradrenérgico, é fundamental para a expressão da migrânea. Além disso, a lateralização das alterações nessa região do tronco encefálico se correlaciona com a lateralização da dor na cabeça na migrânea hemicraniana; as imagens mostradas nos painéis **C** e **D** são de pacientes com migrânea aguda no lado direito e esquerdo, respectivamente. *(Painel A de FH Maniyar et al: Brain activations in the premonitory phase of nitroglycerin-triggered migraine attacks. Brain 137:232, 2014; painel B reproduzido com permissão de SK Afridi et al: A positron emission tomographic study in spontaneous migraine. Arch Neurol 62;1270:2005; painéis C e D de SK Afridi et al: A PET study exploring the laterality of brainstem activation in migraine using glyceryl trinitrate. Brain 128:932, 2005.)*

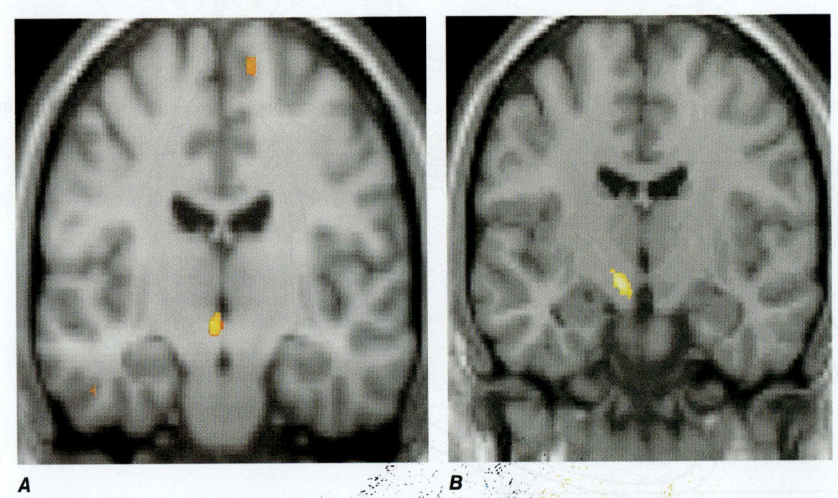

FIGURA 430-3 A. Ativação da substância cinzenta hipotalâmica posterior demonstrada por tomografia por emissão de pósitrons em um paciente com cefaleia em salvas aguda. **B.** A imagem de alta resolução de ressonância magnética ponderada em T1, obtida com morfometria baseada em voxel, mostra aumento da atividade da substância cinzenta, lateralizada no lado da dor de um paciente com cefaleia em salvas. *(Painel A de A May et al: Hypothalamic activation in cluster headache attacks. Lancet 352: 275, 1998. Painel B de A May et al: Correlation between structural and functional changes in brain in an idiopathic headache syndrome. Nat Med 5:836, 1999.)*

TABELA 430-3 ■ Critérios diagnósticos simplificados da migrânea

Crises repetidas de cefaleia com duração de 4 a 72 h em pacientes com exame físico normal, sem outra causa razoável para a cefaleia e:

Pelo menos 2 das seguintes manifestações:	Além de pelo menos 1 das seguintes manifestações:
Dor unilateral	Náuseas/vômitos
Dor latejante	Fotofobia e fonofobia
Agravamento por movimento	
Intensidade moderada ou grave	

Fonte: Adaptada de International Headache Society Classification (Headache Classification Committee of the International Headache Society, Cephalalgia 38:1-211, 2018).

As medidas que beneficiam determinado indivíduo devem ser usadas rotineiramente, pois fornecem uma abordagem simples e de relação custo-benefício favorável para o tratamento da migrânea. Os pacientes com migrânea não são mais estressados do que os indivíduos sem cefaleia; uma resposta excessiva às mudanças de níveis de estresse parece ser a questão. Como o estresse da vida diária não pode ser eliminado, diminuir a resposta de uma pessoa ao estresse, por meio de várias técnicas, é útil para muitos pacientes. Essas técnicas podem incluir ioga, meditação transcendental, hipnose e técnicas de condicionamento, como o *biofeedback*. Para a maioria dos pacientes examinados em clínicas, essa abordagem é, na melhor das hipóteses, um adjuvante à farmacoterapia. Medidas não farmacológicas são improváveis de prevenir todas as crises de migrânea, e abordagens farmacológicas são frequentemente necessárias.

TERAPIAS PARA CRISES AGUDAS DE MIGRÂNEA

O princípio da terapia farmacológica é a utilização criteriosa de um ou mais dos muitos medicamentos que são eficazes na migrânea (Tab. 430-4). A seleção do esquema ideal para determinado paciente depende de vários fatores, sendo que o mais importante deles é a gravidade da crise. As crises leves de migrânea podem geralmente ser tratadas com agentes orais; a taxa média de eficácia é de 50 a 70%. As crises graves de migrânea podem exigir terapia parenteral. A maioria dos medicamentos eficazes no tratamento da migrânea faz parte de 1 das 5 principais classes farmacológicas: anti-inflamatórios não esteroides, agonistas dos receptores de 5-$HT_{1B/1D}$ – triptanas; antagonistas do receptor de CGRP – gepantos; agonistas do receptor 5-HT_{1F} – ditanas; e antagonistas do receptor de dopamina.

Em geral, uma dose adequada de qualquer agente escolhido deve ser usada o mais rápido possível após o início de uma crise. Se for necessária medicação adicional dentro de 60 minutos porque os sintomas retornaram ou não diminuíram, a dose inicial deve ser aumentada nas crises subsequentes, ou uma classe diferente de medicamentos deve ser tentada como tratamento de primeira linha. Repetir a dosagem do mesmo medicamento em 2 horas, apesar de uma prática segura, é ineficaz no caso das triptanas. Uma exceção a essa regra podem ser os gepantos, para os quais existem dados que mostram que o retratamento com a mesma dose é útil. O tratamento da migrânea tem de ser individualizado; não é possível uma abordagem-padrão para todos os pacientes. Um esquema terapêutico talvez tenha de ser constantemente aprimorado até que se identifique um que forneça ao paciente o alívio rápido, completo e consistente com mínimos efeitos colaterais (Tab. 430-5).

Anti-inflamatórios não esteroides (AINEs) A gravidade e a duração da crise de migrânea podem ser reduzidas significativamente pelos AINEs (Tab. 430-4). Na verdade, muitas migrâneas não diagnosticadas são autotratadas com AINEs sem prescrição. Há um consenso de que os AINEs são mais eficazes quando administrados no início da crise de migrânea. Entretanto, a eficácia desses agentes costuma ser menor do que o ideal nas crises de migrânea moderadas ou graves. A combinação de paracetamol, ácido acetilsalicílico e cafeína foi aprovada para uso pela Food and Drug Administration (FDA) para o tratamento da migrânea leve a moderada. Demonstrou-se que a combinação de ácido acetilsalicílico e metoclopramida é comparável a uma única dose de sumatriptana. A dispepsia e a irritação gastrintestinal são efeitos colaterais importantes dos AINEs.

AGONISTAS DE RECEPTORES 5-$HT_{1B/1D}$ – TRIPTANAS

Formulações orais A estimulação dos receptores 5-$HT_{1B/1D}$ pode interromper uma crise aguda de migrânea. A ergotamina e a di-hidroergotamina são agonistas não seletivos dos receptores, enquanto as triptanas são

---

Questionário MIDAS*

INSTRUÇÕES: Por favor responda às seguintes perguntas sobre TODAS as cefaleias que teve nos últimos 3 meses. Escreva zero se não tiver realizado a atividade nos últimos 3 meses.

1. Em quantos dias nos últimos 3 meses você deixou de ir ao trabalho ou à escola por causa de suas cefaleias? .... ____ dias

2. Em quantos dias nos últimos 3 meses sua produtividade no trabalho ou na escola foi reduzida pela metade ou mais por causa de suas cefaleias (*não incluir os dias que contou na pergunta 1, em que deixou de ir ao trabalho ou à escola*) .... ____ dias

3. Em quantos dias nos últimos 3 meses você **não** fez as tarefas domésticas por causa de suas cefaleias? .... ____ dias

4. Em quantos dias nos últimos 3 meses sua produtividade nas tarefas domésticas foi reduzida pela metade ou mais por causa de suas cefaleias (*não incluir os dias que contou na pergunta 3, em que não realizou as tarefas domésticas*)? .... ____ dias

5. Em quantos dias nos últimos 3 meses você perdeu atividades familiares, sociais ou de lazer por causa de suas cefaleias? .... ____ dias

A. Em quantos dias nos últimos 3 meses você teve cefaleia? (*Se a cefaleia durou mais de 1 dia, contar cada dia*) .... ____ dias

B. Em uma escala de 0 a 10, em média quão dolorosas foram essas cefaleias? (*Onde 0 = sem dor nenhuma e 10 = a pior dor possível*) .... ____

*Migraine Disability Assessment Score
(Usar as perguntas 1 a 5 para calcular o escore MIDAS.)
Grau I – incapacidade mínima ou infrequente: 0-5
Grau II – incapacidade leve ou infrequente: 6-10
Grau III – incapacidade moderada: 11-20
Grau IV – incapacidade grave: > 20

© Innovative Medical Research 1997

FIGURA 430-4 Questionário do escore para avaliação da incapacidade por migrânea (Migraine Disability Assessment Score – MIDAS).

TABELA 430-4 ■ Tratamento da migrânea aguda

Fármaco	Dosagem
Analgésicos simples	
Paracetamol, ácido acetilsalicílico, cafeína	2 comprimidos ou cápsulas a cada 6 h (máx. de 8 por dia)
AINEs	
Naproxeno	220-550 mg VO 2×/dia
Ibuprofeno	400 mg VO a cada 3-4 h
Ácido tolfenâmico	200 mg VO; pode ser repetido 1× após 1-2 h
Diclofenaco potássico	50 mg VO com água
Agonistas do receptor 5-HT$_{1B/1D}$ – triptanas	
Formulações orais	
Ergotamina 1 mg, cafeína 100 mg	1-2 comprimidos no início, então 1 comprimido a cada meia hora (máx. 6 por dia, 10 por semana)
Naratriptana	Comprimido de 2,5 mg no início da dor
Rizatriptana	Comprimido de 5-10 mg no início da dor
Sumatriptana	Comprimido de 50-100 mg no início da dor
Frovatriptana	Comprimido de 2,5 mg no início da dor
Almotriptana	Comprimido de 12,5 mg no início da dor
Eletriptana	40 ou 80 mg no início da dor
Zolmitriptana	Comprimido de 2,5 mg no início da dor
Formulações nasais	
Di-hidroergotamina	Antes do *spray* nasal, a bomba deve ser acionada 4×; 1 *spray* (0,5 mg) é administrado, seguido em 15 min de um segundo *spray*
	1 *spray* em cada narina
Sumatriptana	*Spray* intranasal de 5-20 mg como 4 *sprays* de 5 mg ou um único *spray* de 20 mg
Zolmitriptana	5 mg de *spray* intranasal como 1 *spray*
Formulações parenterais	
Di-hidroergotamina	1 mg IV, IM ou SC no início e a cada 1 h (máximo de 3 mg/dia, 6 mg/semana)
Sumatriptana	6 mg SC no início (pode ser repetido 1× após 1 h até o máximo de 2 doses em 24 h)
Antagonistas do receptor de CGRP – gepantos	
Formulações orais	
Rimegepanto	75 mg CDO por via oral
Ubrogepanto	50 ou 100 mg VO; uma segunda dose pode ser tomada 2 horas após a primeira, se necessário.
Agonistas do receptor 5-HT$_{1F}$ – ditanas	
Formulações orais	
Lasmiditana	50, 100, ou 200 mg VO
Antagonistas do receptor de dopamina	
Formulações orais	
Metoclopramida	5-10 mg/dia
Proclorperazina	1-25 mg/dia
Formulações parenterais	
Clorpromazina	0,1 mg/kg IV a 2 mg/min; máx. 35 mg/dia
Metoclopramida	10 mg IV
Proclorperazina	10 mg IV
Outros	
Formulações orais	
Associação de paracetamol, 325 mg, *mais* dicloralfenazona, 100 mg, *mais* isometepteno, 65 mg	2 cápsulas no início seguidas de 1 cápsula a cada 1 h (máx. 5 cápsulas)
Formulações parenterais	
Opioides	Várias formulações e dosagens; **ver Tab. 13-1**
Outros	
Neuromodulação	
Estimulação magnética transcraniana com pulso único (EMT-p)	2 pulsos no início, seguidos de 2 pulsos adicionais
Estimulação não invasiva do nervo vago (nENV)	2 doses, cada uma de 120 s
Neuromodulação elétrica remota	Estimulação de 30 a 45 minutos na parte superior do braço
Estimulação nervosa supraorbitária transcutânea	Estimulação de 60 minutos

Nota: Nem todos os medicamentos são especificamente indicados pela FDA para migrânea. Os regulamentos e diretrizes locais devem ser consultados. Antieméticos (p. ex., domperidona, 10 mg, ou ondansetrona, 4 a 8 mg) ou procinéticos (p. ex., metoclopramida, 10 mg) algumas vezes são adjuvantes úteis.
Siglas: 5-HT, 5-hidroxitriptamina; AINEs, anti-inflamatórios não esteroides; CDO, comprimidos de desintegração oral

TABELA 430-5 ■ Estratificação clínica de tratamentos específicos para migrânea aguda

Situação clínica	Opções de tratamento
Falha dos AINEs/analgésicos	**Primeira opção** Sumatriptana, 50 mg ou 100 mg VO Almotriptana, 12,5 mg VO Rizatriptana, 10 mg VO Eletriptana, 40 mg VO Zolmitriptana, 2,5 mg VO Rimegepanto, 75 mg Ubrogepanto, 50 ou 100 mg Lasmiditana, 50, 100 ou 200 mg **Efeito mais lento/melhor tolerabilidade** Naratriptana, 2,5 mg VO Frovatriptana, 2,5 mg VO **Cefaleia infrequente** Ergotamina/cafeína 1-2/100 mg VO Spray nasal de di-hidroergotamina, 2 mg
Náuseas precoces ou dificuldade de tomar comprimidos	Spray nasal de zolmitriptana, 5 mg Spray nasal de sumatriptana, 20 mg Disco liofilizado de rizatriptana, 10 mg
Recorrência da cefaleia	Ergotamina, 2 mg (mais eficaz VR/em geral com cafeína) Naratriptana, 2,5 mg VO Almotriptana, 12,5 mg VO Eletriptana, 40 mg Rimegepanto, 75 mg Ubrogepanto, 50 ou 100 mg
Tolerância precária a tratamentos agudos	Naratriptana, 2,5 mg Almotriptana, 12,5 mg Rimegepanto, 75 mg Ubrogepanto, 50, 100 mg Estimulação magnética transcraniana com pulso único Estimulação não invasiva do nervo vago
Vômitos precoces	Spray nasal de zolmitriptana, 5 mg Sumatriptana, 25 mg VR Sumatriptana, 6 mg SC
Cefaleia associada à menstruação	**Profilaxia** Ergotamina VO à noite Adesivos de estrogênio Rimegepanto, 75 mg VO, tomado durante a menstruação **Tratamento** Triptanas Spray nasal de di-hidroergotamina
Sintomas com progressão muito rápida	Spray nasal de zolmitriptana, 5 mg Sumatriptana, 6 mg SC Di-hidroergotamina, 1 mg IM

Siglas: AINEs, anti-inflamatórios não esteroides; IM, intramuscular; SC, subcutâneo; VO, via oral; VR, via retal.

agonistas seletivos dos receptores 5-HT$_{1B/1D}$. Diversas triptanas – sumatriptana, almotriptana, eletriptana, frovatriptana, naratriptana, rizatriptana e zolmitriptana – estão disponíveis para o tratamento da migrânea.

Cada fármaco da classe das triptanas tem propriedades farmacológicas semelhantes, com variações ligeiras em termos de eficácia clínica. A rizatriptana e a eletriptana são, em uma base populacional, as mais eficazes das triptanas. A sumatriptana e a zolmitriptana apresentam taxas de eficácia semelhantes, bem como o momento de início, com uma vantagem de apresentação com múltiplas formulações, enquanto a almotriptana apresenta uma taxa de eficácia semelhante à sumatriptana e é mais bem tolerada. Além disso, a frovatriptana e a naratriptana apresentam um início ligeiramente mais lento e são mais bem toleradas. A eficácia clínica parece estar relacionada mais ao $t_{máx}$ (tempo para atingir o nível plasmático máximo) do que à potência, meia-vida ou biodisponibilidade. Essa observação é compatível com um grande volume de dados que indicam que analgésicos de ação mais rápida são mais eficazes do que os de ação mais lenta.

Infelizmente, a monoterapia com um agonista oral seletivo do receptor 5-HT$_{1B/1D}$ não resulta em um alívio rápido, consistente e completo da migrânea em todos os pacientes. As triptanas não são eficazes na migrânea com aura, a menos que administradas após o fim da aura e o início da cefaleia. Os efeitos colaterais são comuns, embora frequentemente leves e transitórios. Além disso, os agonistas do receptor 5-HT$_{1B/1D}$ são contraindicados em indivíduos com história, sintomas ou sinais de síndromes isquêmicas cardíacas, cerebrovasculares ou vasculares periféricas. A recorrência da cefaleia, dentro do tempo de evolução habitual de uma crise, é outra importante limitação do uso das triptanas e ocorre pelo menos ocasionalmente na maioria dos pacientes. As evidências de ensaios clínicos controlados randomizados mostram que a coadministração de um AINE de ação mais longa, naproxeno 500 mg, com sumatriptana irá aumentar o efeito inicial da sumatriptana e, o que é importante, reduzir as taxas de recorrência de cefaleia.

As preparações de ergotamina oferecem um modo não seletivo de estimular os receptores de 5-HT$_1$. Deve-se buscar uma dose não nauseante de ergotamina, porque uma dose que provoque náusea é muito alta e pode intensificar a cefaleia. As formulações orais (excluindo a sublingual) de ergotamina também contêm 100 mg de cafeína (teoricamente para aumentar a absorção da ergotamina e, possivelmente, contribuir com uma atividade analgésica adicional). A dose média de ergotamina oral para uma crise de migrânea é de 2 mg. Como os estudos clínicos que demonstraram a eficácia da ergotamina na migrânea antecedem as metodologias dos experimentos clínicos usados para as triptanas, é difícil avaliar a eficácia clínica da ergotamina *versus* triptanas. Em geral, com o uso da ergotamina, parece haver uma incidência muito mais alta de náusea do que com as triptanas, porém menos recidiva da cefaleia.

Formulações nasais As formulações nasais de di-hidroergotamina, zolmitriptana ou sumatriptana podem ser úteis em pacientes que necessitam de uma via de administração não oral. Os *sprays* nasais resultam em níveis sanguíneos substanciais em um período de 30 a 60 minutos. Embora em teoria os *sprays* nasais possam fornecer alívio mais rápido e eficaz de uma crise de migrânea do que as formulações orais, sua eficácia relatada é de apenas cerca de 50 a 60%. Estudos com uma formulação inalatória de di-hidroergotamina indicam que seus problemas de absorção podem ser superados para se produzir início rápido de ação com boa tolerabilidade.

Formulações parenterais A administração injetável de medicamentos, como a di-hidroergotamina e a sumatriptana, está aprovada pela FDA para alívio rápido de uma crise de migrânea. Os níveis plasmáticos máximos de di-hidroergotamina são atingidos 3 minutos após uma dose IV, 30 minutos após uma dose intramuscular (IM) e 45 minutos após uma dose subcutânea (SC). Se uma crise ainda não tiver atingido a intensidade máxima, a administração de 1 mg de di-hidroergotamina SC ou IM é suficiente para 80 a 90% dos pacientes. A sumatriptana, 4 a 6 mg SC, é eficaz em cerca de 50 a 80% dos pacientes e pode ser agora administrada com dispositivos sem agulha.

ANTAGONISTAS DO RECEPTOR DO PEPTÍDEO RELACIONADO AO GENE DE CALCITONINA (CGRP) – GEPANTOS

Os gepantos orais são pequenas moléculas antagonistas do receptor de CGRP que são eficazes no tratamento agudo da migrânea. Dois atualmente aprovados pela FDA: rimegepanto e ubrogepanto. Ambos foram mais propensos a deixar os pacientes sem dor em 2 horas e sem sintomas mais incômodos quando comparados com placebo em grandes ensaios clínicos de fase 3. O sintoma mais incômodo é identificado pedindo-se aos pacientes que o identifique – entre náusea, fotofobia e fonofobia – durante a crise tratada; para um tratamento bem-sucedido, esse sintoma deveria ser eliminado em 2 horas. Os gepantos são extremamente bem tolerados, com apenas um percentual pequeno dos pacientes relatando efeitos colaterais incômodos, como náusea leve. Foi demonstrado que uma formulação nasal de zavegepanto é eficaz para o tratamento agudo da migrânea; quando disponível, pode ser uma boa opção para pacientes em que a ocorrência de náusea e vômitos impede a administração oral.

AGONISTAS DE RECEPTORES 5-HT$_{1F}$ – DITANAS

A lasmiditana, um agonista do receptor 5-HT$_{1F}$ altamente seletivo e disponível por via oral, foi aprovada pela FDA para o tratamento agudo da migrânea com base em grandes estudos de fase 3 nos quais foi superior ao placebo. Ditanas não têm efeitos vasculares porque o receptor 5-HT$_{1F}$ está localizado no sistema nervoso central e periférico, mas não na vasculatura; a classe seguramente preenche uma lacuna na terapia de pacientes com doenças cardiovasculares e cerebrovasculares. O principal efeito colateral é a tontura, ocorrendo em cerca de 15% dos pacientes em ensaios clínicos, e a sonolência, em 6%. Os pacientes são aconselhados a não dirigir por 8 horas após o tratamento.

ANTAGONISTAS DO RECEPTOR DE DOPAMINA

Formulações orais Os antagonistas dos receptores de dopamina orais podem ser considerados uma terapia adjuvante na migrânea. A absorção dos fármacos é prejudicada durante a migrânea devido à redução da motilidade gastrintestinal. A absorção tardia ocorre mesmo na ausência de náuseas e está relacionada com a gravidade da crise, e não com sua duração. Portanto, quando AINEs e/ou triptanas por via oral não atingem o efeito desejado, a adição de um antagonista dos receptores de dopamina, como metoclopramida 10 mg ou domperidona 10 mg (não disponível nos Estados Unidos), deve ser considerada para aumentar a absorção gástrica. Além disso, os antagonistas dos receptores de dopamina diminuem as náuseas/vômitos e restabelecem a motilidade gástrica normal.

Formulações parenterais Os antagonistas dos receptores de dopamina (p. ex., clorpromazina, proclorperazina, metoclopramida) parenterais também podem promover um alívio agudo significativo da migrânea; eles podem ser utilizados em combinação aos agonistas dos receptores de 5-HT$_{1B/1D}$ parenterais. Um protocolo IV comum usado para o tratamento de migrânea grave é a administração, durante 2 minutos, de uma mistura de 5 mg de proclorperazina e 0,5 mg de di-hidroergotamina.

OUTRAS OPÇÕES PARA A MIGRÂNEA AGUDA

Formulações orais A associação de paracetamol, dicloralfenazona e isometepteno, 1 a 2 cápsulas, foi classificada pela FDA como "possivelmente" eficaz no tratamento da migrânea. Tendo em vista que os estudos clínicos que demonstraram a eficácia dessa associação analgésica na migrânea ocorreram antes das metodologias dos ensaios clínicos usadas com as triptanas, é difícil comparar a eficácia desse composto simpaticomimético com outros agentes.

Formulações parenterais Os opioides são pouco eficazes no tratamento agudo da migrânea. Por exemplo, a meperidina IV (50-100 mg) é administrada com frequência no departamento de emergência. Esse esquema "funciona" no sentido de que a dor da migrânea é eliminada. Com base em um ensaio clínico controlado randomizado recente, é evidente que a proclorperazina é superior à hidromorfona no departamento de emergência. Entretanto, os opioides são claramente subótimos para pacientes com cefaleia recorrente. Os opioides não tratam os mecanismos da cefaleia subjacente; ao contrário, eles atuam na alteração da sensação de dor, e há evidências de que seu uso possa diminuir a probabilidade de uma resposta às triptanas no futuro. Além disso, em pacientes fazendo uso de opioides orais, como oxicodona ou hidrocodona, a habituação ou adição podem confundir muito o tratamento da migrânea. A abstinência e/ou a fissura aos opioides pode agravar e acentuar a migrânea. Portanto, recomenda-se que o consumo de opioides na migrânea seja limitado a pacientes com cefaleias graves, mas pouco frequentes, que não respondem a outras abordagens farmacológicas ou que apresentam contraindicações para outras terapias.

Neuromodulação A estimulação magnética transcraniana com pulso único (EMT-p) foi aprovada pela FDA para o tratamento agudo da migrânea. Dois pulsos podem ser aplicados no início da crise, e isso pode ser repetido. O uso da EMT-p é seguro na ausência de implante de metal craniano e oferece uma opção para pacientes que procuram abordagens não farmacológicas para o tratamento. De modo semelhante, um estimulador não invasivo de nervo vago (nENV) foi aprovado pela FDA para o tratamento das crises de migrânea em adultos. Uma a duas doses de 120 segundos podem ser aplicadas para o tratamento de uma crise. A neuromodulação elétrica remota usando um aplicativo de *smartphone* que estimula a parte superior do braço por 30 a 45 minutos também é eficaz para o tratamento da migrânea aguda, assim como a estimulação transcutânea do nervo supraorbital por 60 minutos; ambas são aprovadas pela FDA.

CEFALEIA POR USO EXCESSIVO DE MEDICAMENTOS

Os medicamentos para crises agudas, em particular analgésicos compostos que contêm barbitúricos ou opioides, têm uma propensão a agravar a frequência da cefaleia e induzir um estado de cefaleia refratária diária ou quase diária chamado *cefaleia por uso excessivo de medicamento*. Esse distúrbio provavelmente não é uma entidade distinta de cefaleia, mas uma reação da biologia subjacente da migrânea do paciente a determinado medicamento. Pacientes com migrânea, que apresentam cefaleia em dois ou mais dias por semana, devem ser orientados sobre o uso frequente de analgésicos (ver "Cefaleia diária crônica" no Cap. 16).

TRATAMENTOS PREVENTIVOS PARA MIGRÂNEA

Os pacientes com crises de migrânea em frequência crescente, ou com crises que não respondem ou respondem precariamente a tratamentos abortivos, são bons candidatos aos agentes preventivos. Em geral, deve-se considerar uma medicação preventiva para pacientes com quatro ou mais crises por mês. Efeitos colaterais significativos estão associados ao uso de muitos desses agentes; além disso, a determinação da dose pode ser difícil, pois as doses recomendadas foram obtidas de diferentes condições que não a migrânea. O mecanismo de ação desses fármacos não é claro; parece provável que a sensibilidade do cérebro subjacente à migrânea seja modificada. Os pacientes em geral começam com uma dose baixa de um tratamento escolhido; a dose é, então, gradualmente aumentada até um máximo razoável que atinja benefício clínico.

Os tratamentos que apresentam uma capacidade de estabilizar a migrânea são listados na **Tabela 430-6**. Os tratamentos devem ser usados, em sua maioria, diariamente, e, em geral, há um intervalo de 2 a 12 semanas para que se observe um efeito. Os fármacos aprovados pela FDA para tratamento profilático da migrânea incluem propranolol, timolol, rimegepanto, valproato de sódio, topiramato, eptinezumabe, erenumabe, fremanezumabe e galcanezumabe. Além disso, vários outros medicamentos parecem apresentar eficácia profilática. Esse grupo inclui amitriptilina, candesartana, nortriptilina, flunarizina, fenelzina e ciproeptadina. Ensaios clínicos controlados por placebo de toxina onabotulínica tipo A na migrânea episódica foram negativos, embora, em geral, os ensaios clínicos controlados por placebo na migrânea crônica tenham sido positivos. A FDA aprovou a EMT-p para o tratamento preventivo da migrânea, e ela constitui uma opção efetiva e bem tolerada pelos pacientes. A fenelzina é um inibidor da monoaminoxidase (IMAO); portanto, os alimentos que contêm tiramina, os descongestionantes e a meperidina estão contraindicados, e o fármaco é reservado para apenas para casos muito refratários. Atualmente, a metisergida só tem interesse histórico, visto que não é mais fabricada. A melatonina foi relatada como útil, com evidências de ensaios controlados, mas não foi aprovada nos Estados Unidos. Anticorpos monoclonais para o receptor CGRP (erenumabe) ou para o peptídeo (eptinezumabe, fremanezumabe e galcanezumabe) provaram ser eficazes e bem tolerados na migrânea e agora estão disponíveis como novos agentes preventivos específicos da migrânea.

A probabilidade de sucesso com qualquer um dos fármacos antimigrânea é de aproximadamente 50%. Muitos pacientes são tratados adequadamente com doses bem toleradas de candesartana, propranolol, amitriptilina, topiramato ou valproato. Se esses agentes falharem ou produzirem efeitos colaterais inaceitáveis, podem-se utilizar abordagens de neuromodulação, como EMT-p, ou agentes relacionados das classes anteriormente citadas **(Tab. 430-6)**. Uma vez atingida a estabilização, o fármaco é continuado por cerca de 6 meses e depois gradualmente reduzido, com a concordância do paciente, para avaliar a necessidade de continuação. Muitos pacientes conseguem descontinuar o medicamento e ter crises menos frequentes e mais leves por longos períodos, sugerindo que tais fármacos alteram a história natural da migrânea. O advento dos anticorpos monoclonais CGRP e dos antagonistas do receptor CGRP mudou significativamente o cenário do tratamento preventivo; com a combinação de eficácia que geralmente ocorre no primeiro mês e excelente tolerabilidade, as expectativas de resultados estão mudando.

TABELA 430-6 ■ Tratamentos preventivos para a migrânea[a]		
Fármaco	Dose	Efeitos colaterais selecionados
β-bloqueador		
Propranolol	40-120 mg 2×/dia	Diminuição de energia
Metoprolol	25-100 mg 2×/dia	Cansaço
		Sintomas posturais
		Contraindicado na asma
Antidepressivos		
Amitriptilina	10-75 mg à noite	Sonolência
Dosulepina	25-75 mg à noite	
Nortriptilina	25-75 mg à noite	*Nota:* Alguns pacientes precisam de uma dose total de apenas 10 mg, embora geralmente sejam necessários 1 a 1,5 mg/kg de peso corporal
Venlafaxina	75-150 mg/dia	
Anticonvulsivantes		
Topiramato	25-200 mg/dia	Parestesias
		Sintomas cognitivos
		Perda de peso
		Glaucoma
		Cuidado com nefrolitíase
Valproato	400-600 mg 2×/dia	Sonolência
		Ganho de peso
		Tremor
		Queda de cabelo
		Anormalidades fetais
		Anormalidades hematológicas ou hepáticas
Fármacos serotoninérgicos		
Pizotifeno[b]	0,5-2 mg 1×/dia	Ganho de peso
Antagonistas do CGRP		
Eptinezumabe	100 ou 300 mg IV a cada 12 semanas	Nasofaringite
Erenumabe	70 ou 140 mg SC mensalmente	Nasofaringite, constipação
Fremanezumabe	225 mg mensalmente ou 675 mg a cada 3 meses, SC	Reações no local da injeção
Galcanezumabe	240 mg de carregamento e depois 120 mg mensalmente, SC	Nasofaringite
Rimegepanto	75 mg em dias alternados	Náusea dor abdominal/dispepsia
Outras classes		
Flunarizina[b]	5-15 mg 1×/dia	Sonolência
		Ganho de peso
		Depressão
		Parkinsonismo
Candesartana	4-24 mg/dia	Tontura
Memantina	5-20 mg/dia	Tonturas, cansaço
Melatonina	3-12 mg todas as noites	Sonolência
Neuromodulação		
Estimulação magnética transcraniana com pulso único (EMT-p)	4-24 pulsos/dia	Tontura
		Formigamento
		Zumbido
Migrânea crônica		
Toxina onabotulínica tipo A	155 U	Perda dos sulcos da testa
Nenhuma evidência convincente de ensaios clínicos controlados		
Verapamil		
Estudos controlados não demonstram *nenhum efeito*		
Nimodipino		
Clonidina		
Inibidores seletivos da recaptação de serotonina: fluoxetina		

[a]Os profiláticos mais usados são citados com doses típicas e efeitos colaterais comuns. Nem todos os medicamentos listados são aprovados pela Food and Drug Administration; regulamentos e diretrizes locais devem ser consultados.
[b]Não disponível nos Estados Unidos.

CEFALEIA DO TIPO TENSIONAL

Manifestações clínicas   O termo *cefaleia do tipo tensional* (CTT) é bastante utilizado para descrever uma síndrome de cefaleia crônica caracterizada por um desconforto bilateral como uma faixa apertada. A dor costuma desenvolver-se lentamente, oscilar em intensidade e pode persistir de maneira mais ou menos contínua por muitos dias. A cefaleia pode ser episódica ou crônica (presente > 15 dias por mês).

Uma abordagem clínica útil é diagnosticar a CTT em pacientes cujas cefaleias são completamente isentas de manifestações associadas, como náuseas, vômitos, fotofobia, fonofobia, osmofobia, latejamento e agravamento com movimentos. Tal abordagem exclui a migrânea, que tem uma ou mais dessas manifestações e é o principal diagnóstico diferencial da CTT. A definição principal de CTT da International Headache Society permite a presença de náuseas, fotofobia ou fonofobia em várias combinações, embora a definição do apêndice não; isso ilustra a dificuldade para distinguir essas duas entidades clínicas. Na prática clínica, recomenda-se fortemente o uso da definição do apêndice para dicotomizar os pacientes, com base na presença de manifestações associadas (migrânea) e na sua ausência (CTT). Na verdade, os pacientes cujas cefaleias ajustam-se ao fenótipo de CTT e que têm migrânea em outros momentos, junto com história familiar de migrânea, migrânea da infância ou gatilhos típicos para suas crises de migrânea, podem ser biologicamente diferentes dos que possuem CTT sem nenhuma das manifestações. A CTT pode ser infrequente (episódica) ou ocorrer por 15 dias ou mais no mês (crônica).

Fisiopatologia   A fisiopatologia da CTT ainda não foi completamente compreendida. Parece que a CTT é decorrente de um distúrbio apenas de modulação de dor no sistema nervoso central, ao contrário da migrânea, que envolve um distúrbio da modulação sensitiva mais generalizado. Os dados sugerem uma contribuição genética à CTT, mas esse talvez não seja um achado válido: considerando os critérios diagnósticos atuais, os estudos indubitavelmente incluíram muitos pacientes com migrânea. O nome *cefaleia do tipo tensional* implica que a dor decorre de *tensão nervosa*, mas não há evidências claras da tensão como etiologia. A contração muscular foi considerada uma manifestação que distingue a CTT da migrânea, porém não parece haver diferenças na contração entre os dois tipos de cefaleia.

TRATAMENTO
Cefaleia do tipo tensional

A dor da CTT geralmente pode ser tratada com analgésicos simples como paracetamol, ácido acetilsalicílico ou AINEs. Abordagens comportamentais, como relaxamento, também podem ser eficazes. Estudos clínicos demonstraram que as triptanas na CTT pura não são úteis, embora sejam eficazes na CTT quando o paciente também tem migrânea. Para CTT crônica, a amitriptilina é o único tratamento comprovado **(Tab. 430-6)**; outros tricíclicos, inibidores seletivos da recaptação de serotonina e os benzodiazepínicos não se mostraram eficazes. Não há evidências de eficácia da acupuntura. Ensaios controlados por placebo com toxina onabotulínica tipo A na CTT foram negativos.

CEFALALGIAS TRIGÊMINO-AUTONÔMICAS (CTAs), INCLUINDO CEFALEIA EM SALVAS

As CTAs descrevem um grupo de cefaleias primárias, incluindo cefaleia em salvas, hemicrania paroxística (HP), SUNCT (crises de cefaleia neuralgiforme unilateral de curta duração com hiperemia conjuntival e lacrimejamento)/SUNA (crises de cefaleia neuralgiforme unilateral de curta duração com sintomas autonômicos cranianos) e hemicrania contínua **(Tab. 430-1)**. As CTAs são caracterizadas por crises de cefaleia de duração relativamente curta associadas a sintomas autonômicos cranianos, como lacrimejamento, hiperemia conjuntival ou congestão nasal **(Tab. 430-7)**. A dor em geral é intensa e pode ocorrer mais de 1 vez ao dia. Devido à congestão nasal e rinorreia associadas, os pacientes muitas vezes são diagnosticados de maneira errada com "cefaleia sinusal" e tratados com descongestionantes, que são ineficazes.

As CTAs devem ser diferenciadas das cefaleias de curta duração que não têm síndromes autonômicas cranianas proeminentes, sobretudo a neuralgia do trigêmeo, a cefaleia primária em facada e a cefaleia hípnica. O padrão cíclico, bem como a duração, a frequência e o momento das crises, são

TABELA 430-7 ■ Manifestações clínicas das cefalalgias trigêmino-autonômicas

	Cefaleia em salvas	Hemicrania paroxística	SUNCT/SUNA
Sexo	M > F	F = M	F ~ M
Dor			
Tipo	Em facada, incômoda	Latejante, incômoda, em facada	Queimação, em facada, aguda
Gravidade	Excruciante	Excruciante	Grave a excruciante
Local	Órbita, têmpora	Órbita, têmpora	Periorbital
Frequência da crise	1 em dias alternados a 8/dia	1 a 20/dia (> 5/dia durante mais da metade do tempo)	3-200/dia
Duração da crise	15-180 min	2-30 min	5-240 s
Manifestações autonômicas	Sim	Sim	Sim (hiperemia conjuntival proeminente e lacrimejamento)[a]
Características migranosas[b]	Sim	Sim	Sim
Gatilho pelo álcool	Sim	Não	Não
Gatilhos cutâneos	Não	Não	Sim
Efeito da indometacina	–	Sim[d]	–
Tratamento abortivo	Injeção ou *spray* nasal de sumatriptana *Spray* nasal de zolmitriptana Oxigênio nENV[c]	Nenhum tratamento eficaz	Lidocaína (IV)
Tratamento preventivo	Verapamil Galcanezumabe Topiramato Melatonina Lítio	Indometacina[d]	Lamotrigina Topiramato Gabapentina

[a]Se hiperemia conjuntival e lacrimejamento não estiverem presentes, considerar SUNA. [b]Náuseas, fotofobia ou fonofobia; fotofobia e fonofobia são geralmente unilaterais no lado da dor. [c]A estimulação não invasiva do nervo vago foi aprovada pela FDA na cefaleia em salvas episódica. [d]Indica uma resposta completa à indometacina.

Siglas: nENV, estimulação não invasiva do nervo vago; SUNA, crises de cefaleia neuralgiforme unilateral de curta duração com sintomas autonômicos cranianos (de *short-lasting unilateral neuralgiform headache attacks with cranial autonomic symptoms*); SUNCT, crises de cefaleia neuralgiforme unilateral de curta duração com hiperemia conjuntival e lacrimejamento (de *short-lasting unilateral neuralgiform headache attacks with conjunctival injection and tearing*).

úteis na classificação dos pacientes. Os pacientes com CTA devem ser considerados, se clinicamente indicado, para a realização de exames de imagem e provas de função da hipófise, visto que há um excesso de apresentações de CTA em pacientes com cefaleia relacionada a tumor hipofisário, particularmente tumores secretores de prolactina e de hormônio do crescimento.

Cefaleia em salvas A cefaleia em salvas é uma forma relativamente rara de cefaleia primária, com frequência na população de cerca de 0,1%. A dor é profunda, em geral retro-orbital, muitas vezes de intensidade excruciante, não flutuante e de característica explosiva. Uma característica fundamental da cefaleia em salvas é a periodicidade. Pelo menos uma das crises diárias de dor recorre aproximadamente na mesma hora todo dia, ao longo do episódio de salvas. O paciente típico com cefaleia em salvas tem surtos diários de uma ou duas crises de dor unilateral de duração relativamente curta por 8 a 10 semanas por ano, o que costuma ser acompanhado de um intervalo sem dor que dura em média um pouco menos de 1 ano. A cefaleia em salvas é caracterizada como crônica quando há remissão sustentada < 3 meses sem tratamento. Em geral, os pacientes sentem-se perfeitamente bem entre os episódios. O início é noturno em cerca de 50% dos pacientes, sendo os homens acometidos com frequência três vezes maior do que as mulheres. Os pacientes com cefaleia em salvas tendem a deslocar-se durante as crises, andando, balançando ou esfregando a cabeça para alívio; alguns podem mesmo tornar-se agressivos. Esse é um grande contraste em relação aos pacientes com migrânea, que preferem permanecer quietos durante a crise.

A cefaleia em salvas está associada a sintomas ipsilaterais de ativação autonômica parassimpática craniana: hiperemia conjuntival ou lacrimejamento, rinorreia ou congestão nasal ou disfunção simpática craniana, como ptose. O déficit simpático é periférico e provavelmente causado por ativação parassimpática com lesão das fibras simpáticas ascendentes que circundam uma artéria carótida dilatada ao entrar na cavidade craniana. Quando presentes, há probabilidade muito maior de fotofobia e fonofobia serem unilaterais e no mesmo lado da dor, e não bilaterais, como na migrânea. Tal fenômeno de fotofobia/fonofobia unilaterais é característico da CTA. A cefaleia em salvas tende a ser um distúrbio que envolve neurônios de marca-passo centrais e neurônios na região hipotalâmica posterior **(Fig. 430-3)**.

TRATAMENTO
Cefaleia em salvas

O tratamento mais satisfatório é a administração de fármacos que evitam as crises de dor até que o episódio de salvas tenha passado. Entretanto, o tratamento de crises agudas é necessário para todos os pacientes com cefaleia em salvas em algum momento.

TRATAMENTO DA CRISE AGUDA

As crises de cefaleia em salvas atingem o pico rapidamente, sendo portanto necessário um tratamento com início rápido. Muitos pacientes com cefaleia em salvas aguda respondem muito bem à inalação de oxigênio. Pode-se administrar como oxigênio a 100% em 10 a 12 L/min por 15 a 20 minutos. O fluxo alto e o alto conteúdo de oxigênio parecem importantes. A sumatriptana, 6 mg SC, tem início rápido e geralmente encurtará uma crise para 10 a 15 minutos; não há evidências de taquifilaxia. Os *sprays* nasais de sumatriptana (20 mg) e zolmitriptana (5 mg) são eficazes na cefaleia em salvas aguda, oferecendo uma opção útil para pacientes que podem não querer autoinjetar diariamente. A estimulação não invasiva do nervo vago (nENV) foi aprovada pela FDA para o tratamento agudo de crises na cefaleia em salvas episódica, utilizando três ciclos de estimulação de 2 minutos aplicados consecutivamente no início da cefaleia no lado da dor; isso pode ser repetido depois de 9 minutos. A sumatriptana oral não é eficaz na prevenção ou no tratamento agudo da cefaleia em salvas.

TRATAMENTOS PREVENTIVOS (TAB. 430-8)

A escolha de um tratamento preventivo na cefaleia em salvas depende, em parte, da duração da crise. Os pacientes com crises longas ou

TABELA 430-8 Tratamento preventivo da cefaleia em salvas	
Prevenção de curto prazo	Prevenção de longo prazo
Cefaleia em salvas episódica	Cefaleia em salvas episódica e crônica prolongada
Prednisona, 1 mg/kg até 60 mg 1×/dia, reduzindo gradualmente durante 21 dias Verapamil, 160-960 mg/dia Galcanezumabe, 300 mg SC Injeção no nervo occipital maior	Verapamil, 160-960 mg/dia nENV[b], 6-24 estimulações/dia Melatonina[a], 9-12 mg/dia Topiramato[a], 100-400 mg/dia Lítio, 400-800 mg/dia Gabapentina[a], 1.200-3.600 mg/dia

[a]Benefício potencial não comprovado. [b]Estimulação não invasiva do nervo vago.

aqueles com cefaleia em salvas crônica requerem medicamentos seguros quando tomados por longos períodos. Para pacientes com crises relativamente curtas, ciclos limitados de glicocorticoides orais podem ser muito úteis. Um ciclo de prednisona por 10 dias, começando com 60 mg/dia durante 7 dias, seguidos de redução gradual rápida, interrompe o episódio de dor em muitos pacientes. A injeção de lidocaína e de corticoides no nervo occipital maior demonstrou ser efetiva em ensaios clínicos controlados randomizados, com benefício de até 6 a 8 semanas de duração. O anticorpo monoclonal CGRP galcanezumabe foi aprovado pela FDA para o tratamento da cefaleia em salvas episódica; ele reduz a frequência de ataque, é bem tolerado e geralmente é uma opção eficaz.

Muitos especialistas defendem o verapamil como tratamento preventivo de primeira linha para pacientes com cefaleia em salvas crônica ou surtos prolongados. Embora o verapamil seja comparável com o lítio na prática, alguns pacientes requerem doses maiores de verapamil do que as administradas para cardiopatias. A dose inicial varia de 40 a 80 mg 2×/dia; doses eficazes podem ser de até 960 mg/dia. Os efeitos colaterais, como constipação, edema em membros inferiores ou hiperplasia gengival, podem ser problemáticos. Contudo, a principal preocupação é com a segurança cardiovascular do verapamil, em particular com doses altas. O verapamil pode causar bloqueio atrioventricular ao desacelerar a condução no nó atrioventricular, um distúrbio que pode ser monitorado acompanhando-se o intervalo PR em um eletrocardiograma (ECG) padrão. Cerca de 20% dos pacientes tratados com verapamil desenvolvem anormalidades no ECG, que podem ser observadas com doses baixas de 240 mg/dia; tais anormalidades podem piorar com o tempo em pacientes com doses estáveis. Recomenda-se um ECG no início para todos os pacientes. O ECG é repetido 10 dias após uma mudança de dose nos pacientes cuja dose está sendo aumentada acima de 240 mg/dia. Os aumentos das doses em geral são feitos com incrementos de 80 mg. Para pacientes que estão usando verapamil em longo prazo, aconselha-se monitoramento com ECG a cada 6 meses.

TERAPIA DE NEUROMODULAÇÃO

Quando as terapias medicamentosas falham na cefaleia em salvas crônica, estratégias de neuroestimulação podem ser utilizadas. A estimulação do gânglio esfenopalatino (GEP) com estimulador implantado sem bateria demonstrou ser efetivo em ensaios clínicos controlados randomizados para abortar crises e reduzir a sua frequência com o passar do tempo. A nENV foi comparada favoravelmente com o padrão de cuidados em ensaios clínicos abertos. De modo semelhante, a estimulação do nervo occipital tem sido usada em ensaios clínicos abertos e parece ser benéfica. A estimulação cerebral profunda na região da substância cinzenta hipotalâmica posterior é bem-sucedida em cerca de 50% dos pacientes tratados, embora a sua relação risco/benefício a torne inadequada antes do uso de todas as outras opções menos invasivas.

HEMICRANIA PAROXÍSTICA

A HP caracteriza-se por episódios de cefaleia unilaterais, graves e de curta duração. Assim como a cefaleia em salvas, a dor tende a ser retro-orbital, mas pode-se senti-la em toda a cabeça, sendo associada a fenômenos autonômicos como lacrimejamento e congestão nasal. Pacientes com remissões apresentam HP episódica, enquanto aqueles com a forma não remitente apresentam HP crônica. As características essenciais da HP incluem dor unilateral e muito intensa; crises de curta duração (2-45 min); crises muito frequentes (geralmente > 5 por dia); manifestações autonômicas acentuadas ipsilaterais à dor; curso rápido (< 72 h); e resposta excelente à indometacina.

Diferentemente da cefaleia em salvas, que acomete predominantemente os homens, a proporção homens:mulheres na HP é quase de 1:1.

A indometacina (25-75 mg, 3×/dia), que pode suprimir completamente as crises de HP, é o tratamento de escolha. Embora a terapia possa ser complicada por efeitos colaterais gastrintestinais, hoje não há alternativas consistentemente eficazes. O topiramato é útil em alguns casos. O verapamil, que é um tratamento efetivo para a cefaleia em salvas, não parece ter utilidade na HP. Nesses pacientes, a nENV pode ser muito efetiva. Em pacientes ocasionais, a HP pode coexistir com a neuralgia do trigêmeo (síndrome de HP-neuralgia do trigêmeo); à semelhança da síndrome de salvas-neuralgia do trigêmeo, cada componente pode exigir tratamento separado.

A HP secundária é relatada com lesões na sela túrcica, incluindo malformações arteriovenosas, meningioma do seio cavernoso, patologia hipofisária e tumores epidermoides. A HP secundária é mais provável se o paciente exigir altas doses de indometacina (> 200 mg/dia). Em pacientes com HP bilateral aparente, deve-se suspeitar de aumento na pressão do líquido cerebrospinal (LCS). É importante observar que a indometacina reduz a pressão do LCS. Quando é considerado um diagnóstico de HP, deve-se realizar uma RM para excluir lesão hipofisária.

SUNCT/SUNA

A SUNCT é uma síndrome rara de cefaleia primária, caracterizada por dor orbital ou temporal unilateral grave e que tem característica de facada ou latejante. O diagnóstico requer pelo menos 20 crises que durem de 5 a 240 segundos; deve haver hiperemia conjuntival e lacrimejamento ipsilaterais. Em alguns pacientes, a hiperemia conjuntival ou o lacrimejamento estão ausentes, e pode-se estabelecer o diagnóstico de SUNA.

DIAGNÓSTICO A dor da SUNCT/SUNA é unilateral, podendo ser localizada em qualquer local na cabeça. Três padrões básicos podem ser observados: facadas isoladas, em geral de curta duração; grupos de facadas; ou uma crise mais longa que compreende muitas facadas, entre as quais a dor não desaparece completamente, produzindo, assim, um fenômeno "dentes de serra" com crises que duram muitos minutos. Cada padrão pode ser observado no contexto de uma cefaleia subjacente contínua. As características que levam a um diagnóstico suspeito de SUNCT são a capacidade de desencadeamento cutâneo (ou outros) das crises, ausência de período refratário para desencadeamento entre crises e ausência de resposta à indometacina. Com exceção do distúrbio sensitivo trigeminal, o exame neurológico é normal na SUNCT primária.

Com frequência, o diagnóstico de SUNCT/SUNA é confundido com neuralgia do trigêmeo, particularmente na primeira divisão do nervo trigêmeo (Cap. 441). Sintomas autonômicos cranianos mínimos ou ausentes e um nítido período refratário para desencadeamento indicam o diagnóstico de neuralgia do trigêmeo.

SUNCT SECUNDÁRIA (SINTOMÁTICA) A SUNCT pode ser observada com lesões hipofisárias ou da fossa posterior. Todos os pacientes com SUNCT/SUNA devem ser avaliados com exames da função hipofisária e ressonância magnética (RM) cerebral da hipófise.

TRATAMENTO
SUNCT/SUNA

TERAPIA ABORTIVA

A terapia das crises agudas não é um conceito útil na SUNCT/SUNA, pois as crises são de duração muito curta. Entretanto, a lidocaína intravenosa, que interrompe os sintomas, pode ser usada nos pacientes hospitalizados.

TERAPIA PREVENTIVA

O objetivo do tratamento é a prevenção em longo prazo para minimizar a incapacidade e a hospitalização. O tratamento preventivo mais eficaz é a lamotrigina, 200 a 400 mg/dia. O topiramato e a gabapentina também podem ser eficazes. Pacientes relataram que a carbamazepina, 400 a 500 mg/dia, oferece benefício modesto.

As abordagens cirúrgicas, como a descompressão microvascular ou os procedimentos trigeminais destrutivos, raramente são úteis e muitas

HEMICRANIA CONTÍNUA

As características essenciais da hemicrania contínua são dor unilateral moderada e contínua associada a oscilações de dor intensa; resolução completa da dor com indometacina; e exacerbações que podem ser associadas a manifestações autonômicas, como hiperemia conjuntival, lacrimejamento e fotofobia no lado afetado. A idade de início varia de 10 a 70 anos; as mulheres são acometidas duas vezes mais do que os homens. A causa é desconhecida.

TRATAMENTO
Hemicrania contínua

O tratamento é feito com indometacina; outros AINEs parecem trazer pouco ou nenhum benefício. Uma injeção intramuscular de 100 mg de indometacina foi proposta como recurso diagnóstico, e a administração com uma injeção de placebo em modo cego pode ser muito útil no diagnóstico. Como alternativa, uma prova terapêutica com indometacina oral, começando com 25 mg 3×/dia, depois 50 mg 3×/dia e, em seguida, 75 mg 3×/dia, pode ser tentada. Podem ser necessárias até 2 semanas com dose máxima para avaliar se uma dose é eficaz. O topiramato pode ser útil em alguns pacientes. A nENV pode ser muito útil nesses pacientes. A estimulação do nervo occipital provavelmente tem utilidade em pacientes com hemicrania contínua incapazes de tolerar a indometacina.

OUTROS DISTÚRBIOS DE CEFALEIA PRIMÁRIA

Cefaleia primária da tosse A cefaleia primária da tosse é uma cefaleia generalizada que começa repentinamente, tem duração de alguns minutos, algumas vezes até algumas horas, e é precipitada pela tosse; é passível de prevenção ao se evitar a tosse ou outros eventos precipitantes, o que pode incluir espirros, esforço, risadas ou abaixar-se. Em todos os pacientes com essa síndrome, etiologias graves têm de ser excluídas antes que um diagnóstico de cefaleia primária da tosse "benigna" possa ser estabelecido. Uma malformação de Chiari ou qualquer lesão que cause obstrução das vias do LCS ou desloque estruturas cerebrais podem ser a causa da cefaleia. Outros distúrbios que podem apresentar-se com a cefaleia da tosse ou do exercício como sintoma inicial incluem aneurisma cerebral, estenose da carótida e doença vertebrobasilar. A cefaleia da tosse benigna pode assemelhar-se à cefaleia do exercício benigna (adiante), porém os pacientes com o primeiro distúrbio são mais velhos.

TRATAMENTO
Cefaleia primária da tosse

A indometacina, 25 a 50 mg, 2 ou 3×/dia, é o tratamento de escolha. Alguns pacientes com cefaleia da tosse obtêm interrupção completa da crise com punção lombar; essa é uma opção simples se comparada ao uso prolongado de indometacina e é eficaz em cerca de um terço dos pacientes. O mecanismo dessa resposta não é claro.

Cefaleia primária do exercício A cefaleia primária do exercício tem características semelhantes às da cefaleia da tosse e da migrânea. Pode ser precipitada por qualquer forma de exercício; muitas vezes tem a característica latejante da migrânea. A dor, cuja duração é < 48 horas, é bilateral e, com frequência, latejante no início; podem ocorrer manifestações migranosas em pacientes suscetíveis. A duração tende a ser mais curta em adolescentes do que em adultos. A cefaleia primária do exercício pode ser prevenida evitando-se esforços excessivos, particularmente em climas quentes ou altas altitudes.

O mecanismo da cefaleia primária do exercício não está bem esclarecido. A distensão venosa aguda provavelmente explica uma síndrome – o início agudo da cefaleia com esforço e suspensão da respiração, como na cefaleia do levantador de peso. Como o exercício pode desencadear cefaleia em diversas condições subjacentes graves (Cap. 16), elas precisam ser consideradas em pacientes com cefaleia do exercício. A dor da angina pode ser referida na cabeça, provavelmente por conexões centrais de aferentes vagais, podendo apresentar-se como cefaleia do exercício (cefalgia cardíaca). A ligação com exercícios é o principal indício clínico de origem cardíaca. Em certas ocasiões, o feocromocitoma pode causar cefaleia do exercício. As lesões intracranianas e a estenose das artérias carótidas são outras etiologias possíveis.

TRATAMENTO
Cefaleia primária do exercício

Os esquemas de exercícios devem começar modestamente e progredir de modo gradual para níveis mais altos de intensidade. A indometacina em doses diárias de 25 a 150 mg costuma ser eficaz na cefaleia do exercício benigna. A indometacina (50 mg), um gepanto, a ergotamina (1 mg por via oral) e a di-hidroergotamina (2 mg por spray nasal) são medidas preventivas úteis.

Cefaleia primária associada à atividade sexual São relatados três tipos de cefaleia associada à atividade sexual: dor bilateral surda na cabeça e pescoço, que se intensifica à medida que aumenta a excitação sexual; cefaleia súbita, explosiva e grave, que ocorre no orgasmo; e cefaleia postural que surge após o coito. Essa última ocorre em consequência de atividade sexual vigorosa e é uma forma de cefaleia por baixa pressão do LCS e, portanto, não é uma cefaleia primária (Cap. 16). As cefaleias que se desenvolvem no momento do orgasmo nem sempre são benignas; 5 a 12% dos casos de hemorragia subaracnóidea são precipitados pela relação sexual. A cefaleia associada à atividade sexual é relatada por homens mais frequentemente do que por mulheres e pode ocorrer em qualquer momento durante os anos de vida sexual ativa. Pode desenvolver-se em várias ocasiões sucessivas e depois não perturbar mais o paciente mesmo sem mudança evidente da atividade sexual. Nos pacientes que interrompem a atividade sexual quando a cefaleia inicia, a dor pode desaparecer em um período de 5 minutos até 2 horas. Em metade dos pacientes, a cefaleia associada à atividade sexual desaparece em 6 meses. A maioria dos pacientes com cefaleia associada à atividade sexual não apresenta cefaleia do exercício ou da tosse; esse paradoxo clínico é geralmente um marcador de cefaleia primária associada à atividade sexual. A migrânea provavelmente é mais comum em pacientes com cefaleia associada à atividade sexual.

TRATAMENTO
Cefaleia primária associada à atividade sexual

As cefaleias benignas associada à atividade sexual recorrem de maneira irregular e infrequente. O tratamento muitas vezes pode ser limitado à orientação e ao aconselhamento para interromper a atividade sexual se surgir uma cefaleia leve, de advertência. O propranolol pode ser usado para evitar a cefaleia que recorre regularmente ou com frequência, mas a dose necessária varia de 40-200 mg/dia. Uma alternativa é o agente bloqueador dos canais de cálcio diltiazém, 60 mg 3×/dia. A indometacina (25-50 mg) ou a frovatriptana (2,5 mg) ou um gepanto tomados 30 a 45 minutos antes da atividade sexual também podem ser úteis.

Cefaleia primária em trovoada O início súbito de cefaleia grave pode ocorrer na ausência de qualquer provocação conhecida. O diagnóstico diferencial inclui sangramento-sentinela de um aneurisma intracraniano, dissecção arterial cervicocefálica e trombose venosa cerebral. As cefaleias de início explosivo também podem ser causadas pela ingestão de fármacos simpaticomiméticos ou de alimentos que contêm tiramina em um paciente que está usando IMAO, ou podem ser um sintoma de feocromocitoma. Não se sabe se a cefaleia em trovoada pode ser a apresentação de um aneurisma cerebral não rompido. Quando os exames de neuroimagem e a punção lombar excluem hemorragia subaracnóidea, os pacientes com cefaleia em trovoada em geral ficam bem no longo prazo. Em um estudo de pacientes cuja tomografia computadorizada (TC) e achados do LCS foram negativos, cerca de 15% apresentaram episódios recorrentes de cefaleia em trovoada, e quase metade dos pacientes desenvolveu subsequentemente migrânea ou CTT.

A primeira apresentação de qualquer cefaleia grave de início súbito deve ser vigorosamente investigada com neuroimagem (TC ou, quando possível, RM com angio-RM) e exame do LCS. A vasoconstrição cerebral segmentar reversível pode ser observada na cefaleia primária em trovoada sem aneurisma intracraniano, e acredita-se que essa possa ser uma condição subdiagnosticada. Na presença de leucoencefalopatia posterior, o diagnóstico diferencial inclui angeíte cerebral, toxicidade por fármaco (ciclosporina, metotrexato/citarabina intratecal, pseudoefedrina ou cocaína), efeitos pós-transfusão e angiopatia pós-parto. O tratamento com nimodipino pode ser útil, embora ocorra resolução espontânea da vasoconstrição da cefaleia primária em trovoada.

Cefaleia por estímulo frio   Refere-se à cefaleia desencadeada pela aplicação ou ingestão/inalação de algo frio. Acontece rapidamente e em geral termina em 10 a 30 minutos após a remoção do estímulo. Ela é mais bem conhecida como cefaleia do "cérebro congelado" ou cefaleia do sorvete, que ocorre com a ingestão. Embora o frio possa ser desconfortável em algum nível para muitas pessoas, é a natureza repetitiva, grave e um tanto prolongada dessas dores que a distingue. O canal TRPM8 (*transient receptor potential cation subfamily M member 8*), um conhecido sensor de temperatura fria, pode ser um mediador dessa síndrome. Naproxeno 500 mg tomado 30 minutos antes da exposição pode ser útil para esse problema.

Cefaleia por pressão externa   A pressão externa por compressão ou tração sobre a cabeça pode produzir uma dor com algum componente generalizado, embora geralmente se concentre em torno do local da pressão. Ela costuma desaparecer em 1 hora após a remoção do estímulo. Exemplos de estímulos incluem capacetes, óculos de natação ou rabos de cavalo muito longos. O tratamento consiste em reconhecer o problema e remover o estímulo.

Cefaleia primária em facadas   As características essenciais da cefaleia primária em facada são dor em facada restrita à cabeça ou, raramente, à face, que dura de 1 a muitos segundos e ocorre como uma única facada ou uma série delas; ausência de características autonômicas cranianas; ausência de gatilhos cutâneos das crises; e um padrão de recorrência em intervalos irregulares (horas a dias). Quando presente em adolescentes, a cefaleia primária em facada pode ser um problema de apresentação e muito incômodo para o paciente. As dores foram descritas de maneiras variadas, como "dores do furador de gelo" ou "estocadas e solavancos". São mais comuns em pacientes com outras cefaleias primárias, como migrânea, CTA e hemicrania contínua. Uma característica clínica chave é uma cadência irregular em comparação com a cadência regular do latejar ou pulsar que caracteriza a migrânea.

TRATAMENTO
Cefaleia primária em facadas

A resposta da cefaleia primária em facada à indometacina (25-50 mg 2 ou 3×/dia) costuma ser excelente. De modo geral, os sintomas aumentam e diminuem, e, após um período de controle com indometacina, é apropriado suspender o tratamento e observar o resultado.

Cefaleia numular   A cefaleia numular é sentida como um desconforto fixo arredondado ou elíptico, que varia em tamanho de 1-6 cm e que pode ser contínuo ou intermitente. Raras vezes, pode ser multifocal. Pode ser episódica, porém é mais frequentemente contínua durante as exacerbações. Acompanhando a dor, pode haver um distúrbio sensitivo local, como alodinia ou hipoestesia. Lesões dermatológicas ou ósseas locais precisam ser excluídas pelo exame físico e investigação. Essa condição pode ser difícil de tratar quando ocorre isoladamente; os agentes tricíclicos, como a amitriptilina, ou os anticonvulsivantes, como topiramato ou valproato, são mais frequentemente tentados. Esse fenótipo pode ser observado em associação com migrânea e CTAs; nesses casos, o tratamento da condição associada também é frequentemente efetivo para a cefaleia numular.

Cefaleia hípnica   Essa síndrome de cefaleia começa algumas horas após o início do sono. As cefaleias duram de 15 a 30 minutos e são moderadamente graves e generalizadas, mas podem ser unilaterais e latejantes. Os pacientes podem relatar volta ao sono apenas para serem acordados por uma nova crise algumas horas mais tarde; até três repetições desse padrão ocorrem durante a noite. Cochilos durante o dia também podem precipitá-la. A maioria dos pacientes é do sexo feminino, e o início em geral ocorre após os 60 anos de idade. As cefaleias são tipicamente bilaterais, mas podem ser unilaterais. Fotofobia, fonofobia e náuseas costumam estar ausentes. A principal causa secundária nesse tipo de cefaleia é a hipertensão arterial mal controlada; o monitoramento 24 horas da pressão arterial é recomendado para detectar essa condição tratável.

TRATAMENTO
Cefaleia hípnica

Os pacientes com cefaleia hípnica geralmente respondem a uma dose de carbonato de lítio (200-600 mg) na hora de dormir. Para os que não toleram o lítio, o verapamil (160 mg) é uma estratégia alternativa. Uma ou duas xícaras de café, ou cafeína, 60 mg VO, ao dormir são eficazes em um terço dos pacientes. Relatos de casos também sugerem que a flunarizina, 5 mg ao deitar, ou a indometacina, 25 a 75 mg ao deitar, podem ser efetivas.

Cefaleia persistente diária desde o início   A cefaleia persistente diária desde o início (CPDI) ocorre em homens e mulheres. Pode ser do tipo migranosa, com características de migrânea ou sem manifestações associadas, semelhante ao início de uma nova CTT. Os casos com manifestações migranosas são a forma mais comum e incluem cefaleia unilateral e dor latejante; cada manifestação é observada em cerca de um terço dos pacientes. Náuseas, fotofobia e/ou fonofobia ocorrem em metade dos pacientes. Alguns pacientes têm história prévia de cefaleia; entretanto, a proporção de pessoas acometidas pela CPDI com migrânea preexistente não é maior do que a frequência de migrânea na população geral. A CPDI pode ser mais comum em adolescentes. O tratamento do tipo migranoso consiste na utilização de terapias preventivas da migrânea (ver anteriormente). A CPDI sem manifestações associadas é uma das formas de cefaleia primária mais refratárias ao tratamento. As terapias preventivas comuns podem ser oferecidas, mas frequentemente são ineficazes. As CPDIs secundárias são discutidas no **Capítulo 16**.

Agradecimento   Os organizadores agradecem as contribuições de Neil H. Raskin em edições anteriores deste capítulo.

LEITURAS ADICIONAIS

Ashina M. Migraine. N Engl J Med 383:1866, 2020.
Goadsby PJ: Primary headache disorders—five new things. Neurology Clinical Practice 9:233, 2019.
Goadsby PJ et al: A controlled trial of erenumab for episodic migraine. N Engl J Med 377:2123, 2017.
Goadsby PJ et al: Pathophysiology of migraine: A disorder of sensory processing. Physiol Rev 97:553, 2017.
Goadsby PJ et al: Trial of galcanezumab in prevention of episodic cluster headache. N Engl J Med 381:132, 2019.
Hoffmann J, May A: Diagnosis, pathophysiology, and management of cluster headache. Lancet Neurol 17:75, 2018.
Lipton RB et al: Migraine prevalence, disease burden, and the need for preventive therapy. Neurology 68:343, 2007.
Schankin CJ et al: "Visual snow"—a disorder distinct from persistent migraine aura. Brain 137:1419, 2014.
Silberstein SD et al: Fremanezumab for the preventive treatment of chronic migraine. N Engl J Med 377:2113, 2017.
Tolner EA et al: From migraine genes to mechanisms. Pain 156 Suppl 1:S64, 2015.
Wei DY, Goadsby PJ: Cluster headache pathogenesis—mechanisms from current and emerging treatments. Nat Rev Neurol 17:308, 2021.

431 Doença de Alzheimer

Gil D. Rabinovici, William W. Seeley,
Bruce L. Miller

DOENÇA DE ALZHEIMER

Aproximadamente 50 milhões de pessoas em todo o mundo vivem com demência. A doença de Alzheimer (DA) é a causa mais comum de demência, contribuindo para cerca de 60 a 70% de todos os casos. Estima-se que o custo médio total anual de cuidados com um único paciente com DA avançada seja > 50 mil dólares, enquanto o peso emocional para a família e cuidadores é incalculável. A DA pode se manifestar bastante cedo, a partir da terceira década de vida, porém constitui a causa mais comum de demência no idoso. Com mais frequência, os pacientes apresentam perda insidiosa da memória episódica, seguida de demência lentamente progressiva. Na DA amnésica típica, a atrofia cerebral começa nos lobos temporais mediais antes de se disseminar para os lobos temporal inferior, parietais mediais e laterais e córtex frontal dorsolateral. Microscopicamente, há placas neuríticas contendo β-amiloide (Aβ), emaranhados neurofibrilares (ENFs) compostos de filamentos tau hiperfosforilados e acúmulo de Aβ nas paredes dos vasos no córtex e leptomeninges (angiopatia amiloide, ver "Patologia", adiante). A identificação de mutações e genes causadores e de suscetibilidade à DA forneceu os fundamentos para um progresso na compreensão da base biológica do distúrbio. O principal fator de risco genético na DA é o alelo ε4 do gene da apolipoproteína E (*ApoE*). A presença de um alelo ε4 aumenta o risco de DA em 2 a 3 vezes em mulheres, enquanto dois alelos aumentam o risco em 10 a 15 vezes em ambos os sexos. O rápido progresso no desenvolvimento de biomarcadores nas imagens, no líquido cerebrospinal (LCS) e no plasma de Aβ e tau fosforilada permitiu a detecção das características patológicas de DA em pessoas vivas, abrindo as portas para a detecção e intervenção precoce com terapias biologicamente específicas.

MANIFESTAÇÕES CLÍNICAS

As alterações cognitivas da DA tendem a seguir um padrão característico, começando com comprometimento da memória e progredindo para déficits nas funções executivas, de linguagem e visuoespaciais. Contudo, cerca de 20% dos pacientes com DA apresentam queixas não relacionadas com a memória, como dificuldade em encontrar as palavras, de organização ou de orientação espacial. Em outros pacientes, a disfunção no processamento visual (designada como síndrome de atrofia cortical posterior) ou uma afasia "logopênica" progressiva, caracterizada por dificuldades em nomear e repetir, são as principais manifestações da DA durante anos antes de progredir para o comprometimento da memória e outros domínios cognitivos. Outros pacientes ainda podem apresentar uma síndrome distônica-rígida-acinética ("corticobasal") assimétrica ou uma variante disexecutiva/comportamental, isto é, uma variante "frontal" de DA. Depressão, retraimento social e ansiedade ocorrem nos estágios iniciais da doença e podem representar um pródromo antes que os sintomas cognitivos sejam aparentes.

Em estágios iniciais da DA amnésica típica, a perda de memória pode não ser reconhecida ou ser descrita como esquecimento benigno da idade. O termo *declínio cognitivo subjetivo* refere-se à piora autopercebida na memória ou de outras habilidades cognitivas que pode não ser perceptível para os outros ou aparente em testes neuropsicológicos formais. Quando a perda de memória se torna mais evidente para o paciente, familiares e amigos e é confirmada com testes de memória padronizados, é aplicado o termo *comprometimento cognitivo leve* (CCL). Esse construto fornece informações prognósticas úteis, porque em torno de 50% dos pacientes com CCL (cerca de 12% ao ano) progridem para DA em 4 anos. O construto do CCL vem sendo substituído pela noção de "DA sintomática precoce", significando que a DA é considerada a causa da doença subjacente (com base em evidências clínicas e de biomarcadores) em um paciente que permanece funcionalmente compensado. Ainda mais cedo na evolução da doença, a "DA pré-clínica" refere-se a uma pessoa com evidência de patologia amiloide (com ou sem patologia tau) por meio de biomarcador no LCS ou na tomografia por emissão de pósitrons (PET) na ausência de sintomas. Estima-se que as alterações pré-clínicas dos biomarcadores possam preceder os sintomas clínicos em 20 anos ou mais, criando uma janela de oportunidade para ensaios de prevenção e tratamento em estágio inicial. Novas evidências sugerem que as convulsões parciais e, por vezes, generalizadas, anunciam a DA e podem ocorrer até mesmo antes do início da demência, particularmente em pacientes mais jovens e pacientes com mutações autossômicas dominantes causadoras de DA.

Por fim, com a DA, os problemas cognitivos começam a interferir nas atividades diárias, como cuidar das finanças, seguir instruções de trabalho, dirigir, fazer compras e cuidar da casa. Alguns pacientes não percebem essas dificuldades (*anosognosia*), mas a maioria permanece muito preocupada com seus déficits. Alterações no ambiente (viagens, mudanças, hospitalização) tendem a desestabilizar o paciente. Com o tempo, os pacientes se perdem em caminhadas ou dirigindo. O traquejo social, os comportamentos de rotina e a conversação superficial podem ser surpreendentemente normais, mesmo nos estágios tardios da doença.

Nos estágios intermediários da DA, o paciente é incapaz de trabalhar, além de se perder e se confundir com facilidade, exigindo supervisão diária. A linguagem torna-se comprometida – primeiro a nomeação, depois a compreensão e por fim a fluência. Dificuldades em encontrar palavras e circunlóquios podem ser evidentes nos estágios iniciais, mesmo quando os testes formais mostram fluência e nomeação intactas. Verifica-se o aparecimento de *apraxia*, que se manifesta como dificuldade na execução de tarefas motoras sequenciais aprendidas, como uso de utensílios ou aparelhos. Os déficits visuoespaciais começam a interferir nos hábitos de vestir-se, comer ou mesmo andar, e os pacientes não conseguem resolver problemas simples e copiar figuras geométricas. Realizar cálculos simples ou ver as horas no relógio também tornam-se difíceis.

Nos estágios tardios, alguns pacientes permanecem com a capacidade de caminhar, vagando sem rumo. A perda do julgamento crítico e do raciocínio são inevitáveis. Os delírios são prevalentes e geralmente simples, com temas comuns de roubo, infidelidade ou erros de identificação. A desinibição e uma beligerância não característica podem ocorrer e alternar com passividade e afastamento. Os padrões de sono-vigília são alterados, e o hábito de vagar durante a noite perturba o domicílio. Alguns pacientes apresentam marcha arrastada, com rigidez muscular generalizada associada à lentidão e inadequação dos movimentos. Os pacientes frequentemente parecem parkinsonianos (Cap. 435), mas raras vezes apresentam tremores de grande amplitude e baixa frequência em repouso. Há uma acentuada sobreposição entre a demência por corpos de Lewy (DCL) (Cap. 434) e a DA, e alguns pacientes com DA desenvolvem manifestações parkinsonianas mais clássicas.

Nos estágios finais, os pacientes com DA tornam-se rígidos, mudos, incontinentes e acamados e necessitam de ajuda para alimentar-se, vestir-se e fazer a sua higiene. Reflexos tendíneos hiperativos e espasmos mioclônicos (contrações bruscas breves de vários músculos ou de todo o corpo) podem ocorrer de forma espontânea ou em resposta a estímulos físicos ou auditivos. Com frequência, a morte decorre de desnutrição, infecções secundárias, embolia pulmonar, cardiopatia ou, mais comumente, aspiração. A duração típica da DA sintomática é de 8 a 10 anos, mas a evolução varia de 1 a 25 anos. Por motivos desconhecidos, alguns pacientes com DA apresentam uma diminuição constante nas funções, enquanto outros têm períodos prolongados de estabilização sem deterioração maior.

DIAGNÓSTICO

Uma discussão detalhada do diagnóstico de demência é apresentada no Capítulo 29. No início da evolução da doença, outras etiologias de demência devem ser excluídas (ver Tabs. 29-1, 29-3 e 29-4). Os exames de neuroimagem (TC e RM) não mostram um padrão único específico de DA e podem ser normais no início da doença. À medida que a DA progride, uma atrofia cortical mais distribuída, porém geralmente com predominância posterior, torna-se aparente, juntamente com atrofia das estruturas de memória temporais mediais (ver Fig. 29-1). A principal indicação dos exames de imagem é excluir outros distúrbios, como neoplasias primárias e secundárias, demência vascular, doença difusa da substância branca e hidrocefalia de pressão normal (HPN). As imagens também ajudam a distinguir a DA de outros distúrbios degenerativos, como demência frontotemporal (DFT) (Cap. 432) ou a doença de Creutzfeldt-Jakob (DCJ), uma doença priônica (Cap. 438), que apresentam padrões de imagem diferentes da DA. Os exames de imagem funcionais, como a PET com fluordesoxiglicose (FDG), revelam hipometabolismo no córtex parietotemporal posterior na DA (ver Fig. 29-1).

A imagem de PET amiloide (p. ex., com radiomarcadores [11C]PIB, [18F]florbetapir, [18F]florbetaben ou [18F]flutemetamol) confirma a presença de placas Aβ neuríticas e difusas em todo o neocórtex (Fig. 431-1). Embora a ligação do PET amiloide seja detectada na DA, aproximadamente 25% dos idosos sem comprometimento cognitivo também apresentam exames positivos, que se acredita representarem doença pré-clínica e um

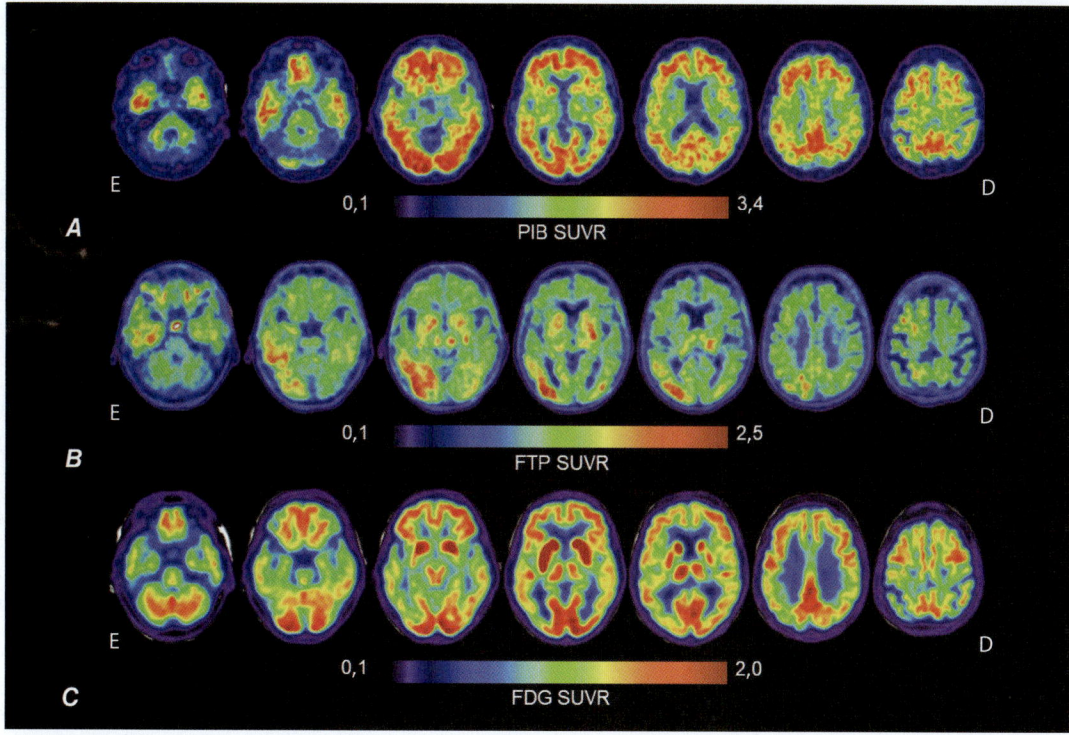

FIGURA 431-1 Imagem molecular da fisiopatologia da doença de Alzheimer em um homem de 81 anos com doença de Alzheimer leve. **A.** A tomografia por emissão de pósitrons (PET) Aβ com [¹¹C]PIB revela extensa retenção do radiofármaco no neocórtex, consistente com a distribuição conhecida das placas amiloides. **B.** PET tau com [¹⁸F]FTP mostra captação assimétrica predominantemente no córtex temporal esquerdo, consistente com ENFs de estágio intermediário. A captação do marcador no mesencéfalo e nos gânglios da base representa a retenção do traçador "fora do alvo" (não relacionado com tau). **C.** FDG-PET revela captação reduzida de marcador no córtex temporal e parietal esquerdo maior que o direito, indicativo de atividade sináptica diminuída. O padrão de hipometabolismo corresponde mais de perto ao padrão de tau do que a deposição de amiloide. **A-C.** Cortes axiais do cérebro são mostrados na orientação neurológica. E, esquerda; D, direita; SUVR, razão de valor de captação padronizada, uma medida quantitativa da retenção do radiofármaco PET.

aumento no risco de conversão para DA clínica. De modo semelhante, a demência em consequência de um distúrbio diferente da DA pode ser a etiologia subjacente em um paciente com positividade do amiloide na PET. Os ligantes de PET amiloide também se ligam aos depósitos vasculares de Aβ na angiopatia amiloide cerebral (Cap. 428). Portanto, o uso clínico de PET amiloide deve ser restrito a cenários específicos nos quais se espera que o conhecimento do estado amiloide tenha impacto no diagnóstico e altere o manejo. Por exemplo, um exame de PET amiloide negativo em um paciente com demência torna improvável o diagnóstico de DA.

Os radiomarcadores na PET tau (p. ex., [¹⁸F]flortuacipir, [¹⁸F]MK-6240) ligam-se aos filamentos helicoidais pareados que formam ENFs e estão disponíveis principalmente no ambiente de pesquisa. O padrão de ligação é amplamente consistente com o estadiamento neuropatológico de Braak dos ENFs, com retenção precoce nas regiões temporais mediais, seguida de disseminação para os córtices temporoparietal e cingulado, regiões pré-frontais dorsolaterais e, finalmente, áreas sensoriais e motoras primárias.

O exame de rotina do líquido espinal geralmente é normal, mas as reduções no LCS dos níveis de $A\beta_{42}$ e na razão $A\beta_{42}/A\beta_{40}$ correlacionam-se com deposição de amiloide, aumentos na tau fosforilada (no resíduo 181 ou 217) correlacionam-se com inclusões emaranhadas, e aumentos nos níveis totais de tau representam uma achado inespecífico observado na DA, mas também em outras causas de neurodegeneração. As medições de Aβ e tau fosforilada no plasma com imunoensaios ultrassensíveis ou espectrometria de massa são promissoras e provavelmente aumentarão o acesso e a acessibilidade dos biomarcadores moleculares de DA.

O eletrencefalograma (EEG) é normal ou mostra uma lentificação inespecífica; o EEG prolongado pode ser utilizado para diagnosticar epilepsias não convulsivas intermitentes.

Um declínio lentamente progressivo da memória e orientação, resultados normais de exames laboratoriais e RM ou TC que demonstrem apenas atrofia cortical difusa ou predominantemente posterior e hipocampal são altamente sugestivos de DA. Um diagnóstico clínico de DA alcançado após avaliação cuidadosa é confirmado na autópsia em 70 a 90% das vezes, com casos mal diagnosticados geralmente resultantes de alterações neuropatológicas da encefalopatia TDP-43 relacionada com a idade (LATE) com ou sem esclerose hipocampal, taupatia relacionada com a idade, DCL, patologia vascular ou degeneração frontotemporal (DFT) lobar.

Indícios clínicos simples são úteis no diagnóstico diferencial. Alteração precoce e proeminente da marcha com perda de memória apenas leve sugere demência vascular ou, raramente, HPN (ver adiante). Tremor de repouso com a postura curvada, bradicinesia e fáscies em máscara sugerem doença de Parkinson (DP) (Cap. 435) ou DCL (Cap. 434). Quando a demência ocorre após um diagnóstico bem estabelecido de DP, a demência da DP (DDP) costuma ser o diagnóstico correto, mas muitos pacientes com esse diagnóstico irão apresentar uma combinação de DA e DCL na necrópsia. O surgimento precoce de características parkinsonianas associadas a flutuação cognitiva, alucinações visuais ou delírios de falsa identificação sugerem DCL. O alcoolismo crônico deve suscitar a pesquisa de deficiências de vitaminas. A perda das sensibilidades proprioceptiva e vibratória, acompanhada de sinal de Babinski, sugere deficiência de vitamina B_{12}, particularmente em um paciente com história de doença autoimune, ressecção ou irradiação do intestino delgado ou veganismo (Cap. 99). O início precoce de convulsões focais sugere neoplasia cerebral primária ou metastática (Cap. 90). Depressão prévia ou contínua levanta a suspeita de comprometimento cognitivo relacionado com depressão, embora alterações cognitivas significativas com depressão sejam incomuns, e a DA e a DCL possam apresentar um pródromo depressivo ou ansioso. Uma história de tratamento de insônia, ansiedade, transtorno psiquiátrico ou epilepsia sugere intoxicação medicamentosa crônica. A rápida progressão em poucas semanas ou meses associada a rigidez e mioclonia sugere DCJ (Cap. 438). Alterações comportamentais proeminentes com orientação espacial íntegra e atrofia focal predominantemente anterior nos exames de neuroimagem são típicas da DFT. Uma história familiar positiva de demência sugere uma das formas familiares de DA ou um dos outros distúrbios genéticos associados à demência, como DFT (Cap. 432), doença de Huntington (DH) (Cap. 436), doença priônica (Cap. 438) ou ataxias hereditárias raras (Cap. 439).

EPIDEMIOLOGIA

Os fatores de risco mais importantes para DA são envelhecimento e história familiar positiva. Nos Estados Unidos, aproximadamente 10% das pessoas

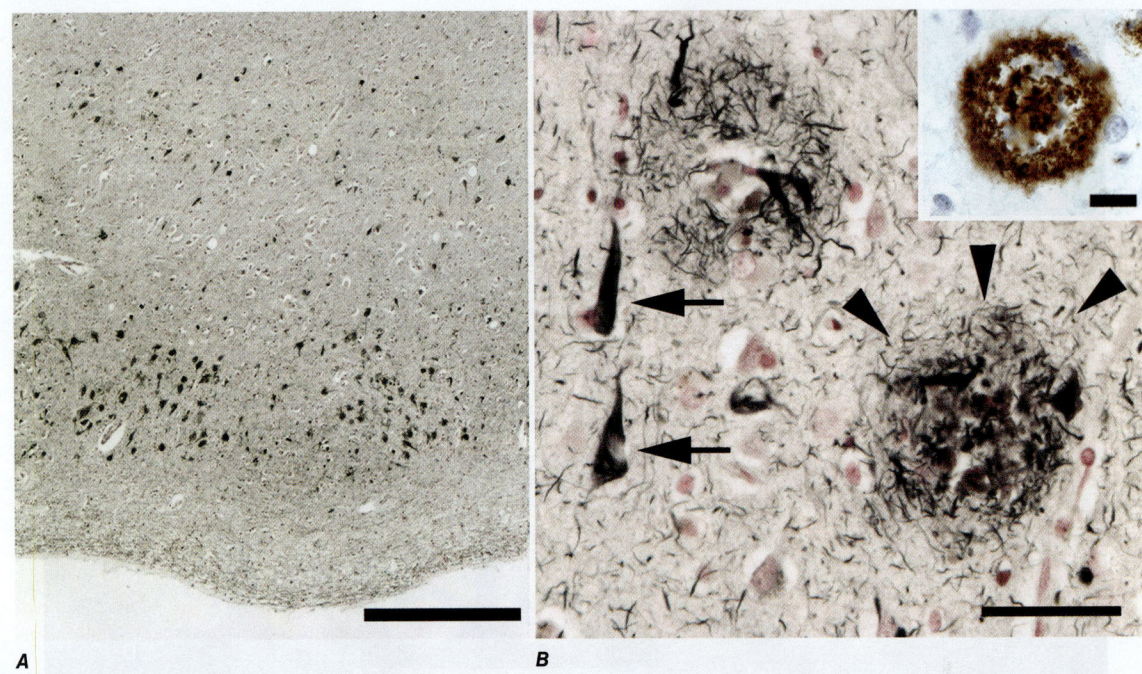

FIGURA 431-2   Neuropatologia da doença de Alzheimer. A. Degeneração neurofibrilar precoce, que consiste em ENFs e filamentos de neurópilo, afetando preferencialmente os lobos temporais mediais, em particular os neurônios piramidais estrelados que compõem as ilhas da camada 2 do córtex entorrinal, conforme mostra a coloração de prata de Gallyas. **B.** O maior aumento revela a natureza dos emaranhados fibrilares (*setas*) e a estrutura complexa das placas neuríticas (*pontas de seta*), cujo principal componente é a Aβ (o *destaque* mostra imuno-histoquímica para Aβ). As barras da escala são de 500 μM em **A**, 50 μM em **B** e 20 μM no detalhe em **B**.

com mais de 65 anos têm DA, incluindo 3% das pessoas com 65-74 anos, 17% das pessoas com 75-84 anos e 32% das pessoas com 85 anos ou mais. Uma história familiar positiva de demência sugere uma contribuição genética para a DA, geralmente atribuída ao alelo de risco *ApoE ε4*. A herança autossômica dominante ocorre em apenas 1 a 2% dos pacientes e é tipicamente acompanhada por uma história multigeracional de demência de início precoce. O sexo feminino é um fator de risco, independentemente da maior longevidade das mulheres, e as mulheres portadoras de um alelo *ApoE ε4* são mais suscetíveis do que os homens portadores de ε4. Uma história de lesão cerebral traumática leve a grave aumenta o risco de DA. A DA é mais comum nos grupos com nível educacional inferior, porém a educação influencia a capacidade de realizar testes e, obviamente, a DA acomete pessoas de todos os níveis intelectuais. Um estudo observou que a capacidade de expressar linguagem escrita complexa no início da idade adulta correlacionou-se com a redução do risco de DA. Da mesma forma, analfabetismo e baixa escolaridade são fatores de risco para demência. Diversos fatores ambientais, incluindo alumínio, mercúrio e vírus, foram propostos como causadores de DA, mas estudos rigorosos não conseguiram demonstrar um papel significativo para qualquer dessas exposições. De modo semelhante, vários estudos sugeriram que o uso de anti-inflamatórios não esteroides está associado à redução do risco de DA, mas isso não foi confirmado em grandes estudos prospectivos. As doenças vasculares e, em particular, o acidente vascular cerebral (AVC) parecem reduzir o limiar da expressão clínica da DA. Além disso, em muitos pacientes com DA, a angiopatia amiloide pode causar micro-hemorragias, grandes hemorragias lobares, infartos isquêmicos (a maioria na substância branca subcortical) ou, em casos raros, uma leucoencefalopatia inflamatória. O diabetes triplica o risco de DA. Níveis de homocisteína e colesterol elevados; hipertensão; obesidade; perda auditiva; tabagismo; níveis séricos de ácido fólico reduzidos; baixa ingestão alimentar de frutas, vegetais e vinho tinto; distúrbios do sono; pouca prática de exercício; e exposição à poluição do ar estão sendo explorados como fatores de risco potenciais para demência em geral e para a DA em particular.

PATOLOGIA

À necrópsia, a degeneração mais precoce e mais grave costuma ser observada no lobo temporal medial (córtex entorrinal/perirrinal e hipocampo), córtex temporal inferolateral e núcleo basal de Meynert. Os achados microscópicos característicos são placas neuríticas e ENFs **(Fig. 431-2)**. Essas lesões acumulam-se em pequenos números durante o envelhecimento normal do cérebro, mas dominam o quadro na DA. A carga geral das alterações neuropatológicas da DA pode ser classificada com base na topografia das placas Aβ, na densidade das placas neuríticas e na extensão espacial dos ENFs presentes. Há crescentes evidências sugerindo que as espécies solúveis de amiloides chamadas *oligômeros* podem causar disfunção celular e representam a molécula tóxica inicial na DA. Por fim, uma polimerização adicional de amiloide e a formação de fibrilas levam ao desenvolvimento das placas neuríticas, que contêm um núcleo central de amiloide, proteoglicanas, ApoE, α-antiquimotripsina e outras proteínas. Aβ é uma proteína de 39 a 42 aminoácidos derivada da proteólise de uma proteína transmembrana maior, a *proteína precursora amiloide* (APP), quando ela é clivada pelas β e γ-secretases **(Fig. 431-3)**. A função normal dos peptídeos Aβ permanece desconhecida. A APP tem propriedades neurotróficas e neuroprotetoras. O cerne da placa é circundado por um halo, que contém neuritos distróficos e tau-imunorreativos e micróglia ativada. O acúmulo de Aβ nas arteríolas cerebrais denomina-se *angiopatia amiloide*. Os ENFs são compostos de fibrilas citoplasmáticas neuronais que se coram pela prata compostas de proteína tau anormalmente fosforilada; eles surgem como pares de filamentos helicoidais à microscopia eletrônica. A proteína tau liga-se aos microtúbulos e os estabiliza, sustentando o transporte axonal de organelas, glicoproteínas, neurotransmissores e outras substâncias importantes por todo o neurônio. Uma vez hiperfosforilada, a tau não pode mais se ligar adequadamente aos microtúbulos e se redistribuir do axônio para todo o citoplasma neuronal e dendritos distais, comprometendo a função. Outras teorias ressaltam que as conformações anormais de tau induzem o enovelamento incorreto da proteína tau nativa (não enovelada), produzindo conformações patológicas, e que esse processo de molde semelhante a príons é responsável pela disseminação da proteína tau **(Cap. 424)**. Por fim, os pacientes com DA em geral apresentam DCL, TDP-43 ou patologia vascular comórbida. Os modelos mais prevalentes de DA em roedores envolvem a expressão de transgenes mutantes que leva ao acúmulo de $A\beta_{42}$ na ausência de taupatia. Mesmo nesses modelos, a diminuição da proteína tau neuronal melhora os déficits cognitivos e as epilepsias não convulsivas, enquanto $A\beta_{42}$ continua se acumulando, aumentando a esperança de terapias de redução de tau nos seres humanos. Bioquimicamente, a DA está associada a uma diminuição nos níveis corticais de proteínas e neurotransmissores, sobretudo a acetilcolina, sua enzima sintética colina-acetiltransferase e receptores colinérgicos nicotínicos. A redução da acetilcolina reflete a degeneração dos neurônios colinérgicos no núcleo basal de Meynert, localizado imediatamente abaixo do tálamo e adjacente ao terceiro ventrículo, que se projetam para o córtex. Ocorre também depleção noradrenérgica e serotoninérgica devido à degeneração dos núcleos

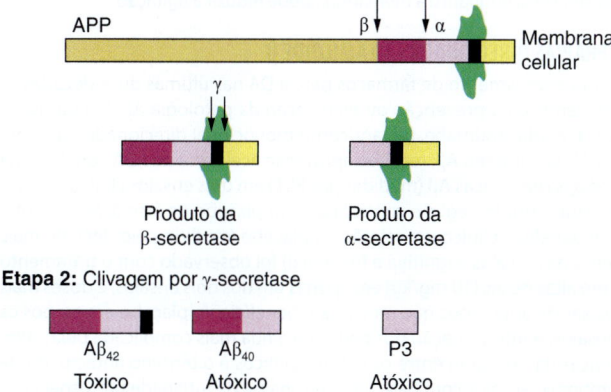

FIGURA 431-3 **A proteína precursora de amiloide (APP) é catabolizada por α, β e γ-secretases.** Uma etapa inicial essencial é a digestão pela β-secretase (BACE) ou α-secretase (ADAM10 ou ADAM17 [TACE]), gerando produtos atóxicos menores. A clivagem dos produtos da β-secretase pela γ-secretase (etapa 2) resulta em peptídeos tóxicos de $A\beta_{42}$ ou atóxicos de $A\beta_{40}$; a clivagem dos produtos da α-secretase pela γ-secretase produz o peptídeo atóxico P3. O excesso de produção de $A\beta_{42}$ é o ponto inicial do dano celular na doença de Alzheimer (DA). Os tratamentos para DA se concentram em uma tentativa de reduzir os acúmulos de $A\beta_{42}$ pelos antagonistas de β ou γ-secretases, promovendo α-secretase ou eliminando $A\beta_{42}$ já formada pelo uso de anticorpos específicos.

superiores do tronco encefálico, como *locus ceruleus* (norepinefrina) e a dorsal da rafe (serotonina), em que podem ser identificadas inclusões citoplasmáticas neuronais tau-imunorreativas no início da vida adulta, mesmo em indivíduos que não apresentam ENFs no córtex entorrinal.

CONSIDERAÇÕES GENÉTICAS

Vários genes desempenham um papel importante na patogênese da DA. Um deles é o gene *APP* no cromossomo 21. Os adultos com trissomia do 21 (síndrome de Down) consistentemente desenvolvem características neuropatológicas típicas de DA se sobreviverem além dos 40 anos de idade, e muitos desenvolvem uma demência progressiva sobreposta ao déficit basal. A dose extra do gene *APP* no cromossomo 21 é a causa inicial de DA em adultos com síndrome de Down e resulta em um excesso de produção de amiloide cerebral. Apoiando essa hipótese, algumas famílias com DA familiar (DAF) com idade de início precoce apresentam mutações no gene *APP*. Embora muito raras, essas famílias foram os primeiros exemplos de transmissão autossômica dominante monogênica da DA.

A investigação de grandes famílias com DAF em várias gerações levou à descoberta de dois genes adicionais causadores de DA, as *presenilinas*. A presenilina-1 (*PSEN-1*) situa-se no cromossomo 14 e codifica a proteína presenilina-1 (também conhecida como S182). A ocorrência de mutações nesse gene provoca DA de início precoce, normalmente antes dos 60 anos de idade e, com frequência, antes dos 50 anos, com transmissão autossômica dominante e penetrância elevada. Mais de 100 mutações diferentes foram descobertas no gene *PSEN-1* em famílias com ampla variedade de procedências étnicas. A presenilina-2 (*PSEN-2*) situa-se no cromossomo 1 e codifica a proteína presenilina-2 (também conhecida como STM2). Uma mutação no gene *PSEN-2* foi encontrada pela primeira vez em um grupo de famílias norte-americanas de etnia germânica Volga. As mutações de *PSEN-1* são bem mais comuns do que as de *PSEN-2*. As presenilinas são altamente homólogas e codificam proteínas semelhantes que pareciam ter sete domínios transmembrana (daí a denominação STM, *seven transmembrane*), mas estudos posteriores sugeriram oito desses domínios, com uma nona região submembrana. Ambas as presenilinas são proteínas neuronais citoplasmáticas, que são amplamente expressas em todo o sistema nervoso. São homólogas com a proteína de tráfego celular sel 12, encontrada no nematódeo *Caenorhabditis elegans*. Antes do início dos sintomas, pacientes com mutações nos genes da presenilina apresentam níveis elevados de $A\beta_{42}$, e mutações em *PSEN-1* produzem aumento de $A\beta_{42}$ em meios de cultura celular. A *PSEN-1* está envolvida na clivagem de APP no sítio da γ-secretase, e a ocorrência de mutações em um dos genes (*PSEN-1* ou *APP*) pode comprometer a clivagem pela γ-secretase. Mutações no gene *PSEN-1* constituem a causa mais comum de DAF de idade de início precoce, representando 40 a 70% de todos os casos. Mutações de *PSEN-1* tendem a produzir DA com idade de início mais precoce (idade média de 45 anos), bem como evolução mais curta e mais rapidamente progressiva (duração média de 6 a 7 anos) do que as mutações de *PSEN-2* (início médio de 53 anos; duração de 11 anos). Embora alguns portadores de mutações de *PSEN-2* tenham apresentado o início da demência após os 70 anos, as mutações nas presenilinas raras vezes levam à DA de idade de início tardia. Testes genéticos clínicos para essas mutações raras estão disponíveis, mas eles provavelmente são úteis apenas na DAF de idade de início precoce e devem ser realizados em associação com um aconselhamento genético formal.

O gene *APOE* no cromossomo 19 está envolvido na patogênese da DA. O produto proteico, a ApoE, participa no transporte do colesterol (Cap. 407), e o gene apresenta três alelos: ε2, ε3 e ε4. O alelo *ApoE* ε4 confere aumento do risco de DA na população geral, incluindo formas esporádicas e familiares de início tardio. Em torno de 24 a 30% da população branca sem demência apresenta pelo menos um alelo ε4 (frequência alélica de 12 a 15%), e cerca de 2% são homozigotos para ε4/ε4. Entre os pacientes com DA, 40 a 65% apresentam pelo menos um alelo ε4, uma elevação altamente significativa se comparada com controles. O risco aumentado associado a um único alelo ε4 é particularmente proeminente em mulheres. O risco de DA em portadores de *ApoE* ε4 também varia de acordo com a origem racial e étnica, com risco aumentado em asiáticos orientais e risco reduzido em negros e hispânicos em comparação com brancos. Além disso, muitos pacientes com DA não têm nenhum alelo ε4, e os portadores de ε4 podem nunca desenvolver DA. Por isso, o ε4 não é necessário nem suficiente para causar DA. No entanto, o alelo *ApoE* ε4 representa o fator de risco genético mais importante para DA esporádica e atua como um modificador de doença dose-dependente, com cada alelo *ApoE* ε4 associado a uma idade de início de aproximadamente 10 anos mais cedo. A associação entre *ApoE* ε4 e DA é mais forte em pacientes de 60 a 85 anos e é mais fraca em pacientes mais jovens e muito idosos. Os mecanismos precisos pelos quais a *ApoE* ε4 confere risco de DA ou acelera seu início permanecem desconhecidos, mas ε4 leva a uma eliminação menos eficiente do amiloide e à produção de fragmentos tóxicos a partir da clivagem da molécula. A ApoE pode ser identificada nas placas neuríticas e talvez esteja implicada na formação dos ENFs, já que se liga à proteína tau. A ApoE ε4 diminui as ramificações neuríticas em culturas de neurônios de gânglios das raízes dorsais, talvez indicando um papel deletério na resposta cerebral à lesão. Evidências crescentes sugerem que o alelo ε2 pode reduzir o risco de DA. O uso do teste de *ApoE* no diagnóstico de DA continua sendo controverso, visto que o seu valor preditivo permanece incerto, e muitos indivíduos com o alelo ε4 nunca desenvolverão demência. Heterozigotos e homozigotos para ε4 cognitivamente normais podem apresentar redução da função metabólica cortical cerebral posterior na PET, sugerindo anormalidades pré-sintomáticas devido à DA ou a uma vulnerabilidade herdada da rede neuronal alvo da DA. Em pessoas com demência que satisfazem os critérios clínicos de DA, a detecção de um alelo ε4 aumenta a fidedignidade do diagnóstico. Contudo, a ausência de um alelo ε4 não pode ser considerada evidência contra DA. Não obstante, a ApoE ε4 continua a ser o marcador biológico mais importante associado ao risco de DA, e os estudos sobre o papel funcional de ε4 e utilidade diagnóstica estão avançando rapidamente. A genotipagem de *ApoE* está disponível em algumas plataformas de testes genéticos direto para o consumidor. O alelo ε4 está associado ao aumento do risco de angiopatia amiloide cerebral (AAC), DCL e demência vascular, enquanto sua associação com DFT é incerta. Algumas evidências sugerem que o ε4 pode piorar a expressão de distúrbios degenerativos não DA, traumatismo craniano e outras lesões cerebrais. Genes adicionais provavelmente estão envolvidos na DA, sobretudo como alelos de menor risco para formas esporádicas da doença. Estudos de associação de todo o genoma identificaram mais de 20 variantes genéticas comuns adicionais que, individualmente, têm impacto pequeno (i.e., razões de chances ~ 1,1-1,2 ou 0,8-0,9) no risco de DA. Os genes implicados convergem para vias biológicas relacionadas com imunidade inata, metabolismo lipídico e função sináptica. Exemplos incluem a clusterina (*CLU*), a *PICALM* (*phosphatidylinositol-binding clathrin assembly protein*) e genes do receptor 1 de componentes do complemento (3b/4b) (*CR1*), entre outros. A *CLU* pode desempenhar um papel na renovação das sinapses, enquanto *PICALM* participa na endocitose mediada pela clatrina, e o *CR1* pode estar envolvido na depuração do amiloide ou na perda de sinapses pela via do complemento. *TREM2* é um gene envolvido com inflamação, que aumenta a probabilidade de demência. Portadores da mutação homozigótica desenvolvem uma demência frontal com cistos ósseos (doença de Nasu-Hakola), enquanto heterozigotos apresentam uma predisposição ao desenvolvimento de DA. Os alelos de risco *TREM2* são raros, mas têm efeitos fortes, com razões de chance (*odds ratios*) estimados em 3-4 para o desenvolvimento de DA clínica. As pontuações de risco poligênico que integram a presença de múltiplos riscos e alelos protetores podem ser úteis para prever o risco de desenvolvimento de DA ao longo da vida de um indivíduo. A grande maioria dos estudos genéticos da DA se concentrou em populações brancas de ascendência europeia, e sabe-se muito menos sobre a genética da DA em populações não brancas.

TRATAMENTO
Doença de Alzheimer

O manejo da DA é desafiador e gratificante apesar da ausência de cura ou tratamento farmacológico robusto. O foco principal é a melhoria a longo prazo de problemas comportamentais e neurológicos associados, bem como fornecer suporte ao cuidador, embora muitas terapias modificadoras da doença estejam sendo testadas em testes em humanos.

EDUCAÇÃO DO PACIENTE E DO CUIDADOR
É fundamental construir uma boa relação com o paciente, os familiares e outros cuidadores. Nos estágios iniciais da DA, recursos de auxílio à memória, como cadernos de anotação e lembretes diários, podem ser úteis. Os membros da família devem enfatizar atividades agradáveis e tentar diminuir as atividades que provocam estresse no paciente. Cozinhas, banheiros, escadas e quartos devem ser seguros e, por fim, os pacientes terão de parar de dirigir. A perda de independência e a mudança de ambiente podem agravar a confusão, agitação e raiva. A comunicação e tranquilização repetidas são necessárias. A síndrome de *burnout* do cuidador é comum, muitas vezes resultando na colocação do paciente em lares para idosos ou novos problemas de saúde para o cuidador. Respeitar o descanso do cuidador ajuda a manter um ambiente terapêutico bem-sucedido a longo prazo. O uso de centros de permanência diurna do adulto pode ser de grande utilidade. Os grupos de apoio locais e nacionais, como a Alzheimer's Association e a Family Caregiver Alliance nos Estados Unidos, são recursos valiosos. O acesso desses recursos pela internet tornou-se disponível para médicos e familiares nos últimos anos.

TERAPIAS BASEADAS EM NEUROTRANSMISSORES
Donepezila (dose-alvo, 10 mg/dia), rivastigmina (dose-alvo, 6 mg 2×/dia ou adesivo de 9,5 mg/dia), galantamina (dose-alvo 24 mg/dia, liberação prolongada) e memantina (dose-alvo 10 mg 2×/dia) são aprovadas pela Food and Drug Administration (FDA) para o tratamento de DA. Em função da hepatotoxicidade, a tacrina deixou de ser usada. Os escalonamentos de dose para cada uma dessas medicações devem ser realizados durante 4 a 6 semanas para minimizar os efeitos colaterais. A ação farmacológica da donepezila, rivastigmina e galantamina é a inibição das colinesterases, principalmente acetilcolinesterase, com o resultante aumento dos níveis cerebrais de acetilcolina. A memantina parece atuar bloqueando os receptores de glutamato *N*-metil-D-aspartato (NMDA) hiperexcitados. Ensaios duplos-cegos, controlados por placebo e cruzados com inibidores da colinesterase (para demência na DA leve e moderada) e memantina (na demência na DA moderada ou grave) foram associados modestamente a melhores classificações, por parte do cuidador, do desempenho dos pacientes e a uma aparente diminuição da taxa de declínio nos escores de testes cognitivos durante períodos de até 3 anos. O paciente típico fazendo uso de um inibidor da colinesterase mantém seu escore no miniexame do estado mental (MEEM) por pelo menos 1 ano, enquanto os pacientes tratados com placebo diminuem 2 a 3 pontos no mesmo período de tempo. A memantina, usada junto com inibidores da colinesterase ou de maneira isolada, desacelera a deterioração cognitiva e reduz a carga do cuidador em pacientes com DA moderada a grave, mas não está aprovada para a DA leve. Nem os inibidores da colinesterase nem a memantina se mostraram eficazes em pacientes com CCL. Os inibidores da colinesterase são relativamente fáceis de administrar, e seus principais efeitos colaterais são sintomas gastrintestinais (náuseas, diarreia, cólicas), alteração do sono com sonhos desagradáveis ou vívidos, bradicardia (em geral benigna) e cãibras musculares. Os efeitos colaterais potenciais associados à memantina incluem constipação, tontura, cefaleia e sonolência. Uma abordagem comum para a terapia medicamentosa da DA é iniciar um inibidor da colinesterase para um paciente diagnosticado com demência leve da DA e adicionar memantina quando o paciente entra no estágio moderado da doença. Os inibidores da colinesterase também podem ser eficazes no tratamento de delírios e alucinações, enquanto a memantina pode reduzir a agitação.

TERAPIAS DIRECIONADAS AO AMILOIDE β
O desenvolvimento de fármacos para a DA nas últimas duas décadas se concentrou na prevenção ou eliminação da patologia Aβ. Em junho de 2021, o aducanumabe, um anticorpo monoclonal direcionado ao terminal N do peptídeo Aβ, recebeu aprovação acelerada da FDA com base na redução das placas Aβ (medidas por PET) em dois ensaios clínicos randomizados, duplo-cegos e controlados por placebo de fase 3. No entanto, um benefício clínico em relação ao placebo (medido pelo declínio mais lento nas escalas cognitiva e funcional) foi observado com o tratamento com altas doses (10 mg/kg) em apenas um dos dois ensaios, e doses mais baixas de anticorpos não mostraram benefício vs. placebo em ambos os ensaios. A interpretação dos dados foi ainda mais complicada pelas diferenças na dosagem entre os ensaios clínicos e o término antecipado de ambos os ensaios com base em uma análise de futilidade pré-especificada, que acabou se mostrando errônea. Dadas essas circunstâncias, a permanência da aprovação da FDA dependerá da verificação do benefício clínico em ensaios confirmatórios.

De acordo com a bula da FDA, o aducanumabe deve ser considerado apenas para o tratamento de pacientes com CCL ou demência precoce devido à DA, refletindo o estágio clínico inicial dos pacientes incluídos nos ensaios clínicos de fase 3. Pacientes com DA pré-clínica (i.e., assintomáticos com biomarcadores positivos) ou pacientes com demência de DA moderada a grave não devem ser tratados até que dados de segurança ou eficácia nessas populações estejam disponíveis. Recomendações de especialistas estipulam ainda que a confirmação de biomarcadores de Aβ com base no LCS ou na PET é necessária antes de iniciar o tratamento, uma vez que o diagnóstico clínico isolado não é suficiente para garantir a presença de placas de Aβ. Pacientes com condições neurológicas ou psiquiátricas indefinidas, doenças clínicas instáveis, evidência de hemorragia cerebral prévia (incluindo micro-hemorragias múltiplas) ou tratamento anticoagulante ativo devem ser excluídos.

O aducanumabe é administrado por infusão intravenosa a cada 4 semanas, com titulação gradual da dose de 1 mg/kg a 10 mg/kg em sete infusões. Anormalidades de imagem relacionadas ao amiloide (ARIA) são o efeito adverso mais comum, ocorrendo em 41% dos pacientes tratados com altas doses de aducanumabe *versus* 10% nos grupos placebo. A ARIA pode se manifestar como edema vasogênico (ARIA-E) ou micro-hemorragias corticais e siderose superficial (ARIA-H). Dos casos de ARIA nos ensaios de fase 3, 74% eram assintomáticos e detectados por RMs de segurança. Os sintomas mais comuns associados à ARIA foram cefaleia, estado mental alterado, tontura, distúrbios visuais e náuseas. Os sintomas foram geralmente leves e transitórios, embora casos graves com déficits neurológicos focais tenham sido descritos. A maioria dos casos ocorreu nas primeiras oito infusões, embora ARIA possa ocorrer a qualquer momento. Exames de RM de linha de base e de vigilância de segurança (no mínimo após a 7ª e 12ª infusões) são necessários para o tratamento com aducanumabe, e uma RM também é indicada em pacientes tratados nos quais há suspeita clínica de ARIA. Portanto, pacientes com contraindicações à RM não podem receber essa terapia com segurança. A genotipagem de *ApoE* também pode ser considerada para informar discussões de risco-benefício antes do tratamento, porque ARIA-E é mais comum em portadores de *ApoE ε4* (43%) em comparação com não portadores (20%). É altamente recomendável que o anticorpo seja prescrito apenas por médicos que tenham treinamento adequado e acesso aos recursos necessários para administrar com segurança essa terapia complexa.

Em janeiro de 2023, a FDA permitiu uma aprovação acelerada similar ao lecanemabe com base nos resultados de um ensaio clínico de fase 3 com pacientes com CCL ou doença de Alzheimer precoce com evidência de acúmulo de amiloide na PET ou no exame de LCS. A alteração média ajustada dos mínimos quadrados da linha basal em 18 meses favoreceu o tratamento em apenas 0,45 pontos na média típica do escore CDR-SB (que varia de 0 a 18) em comparação ao placebo; entretanto, tanto o grupo de tratamento como o grupo que recebeu placebo continuaram apresentando declínio, e o benefício do lecanemabe no desfecho primário foi de 27%. O fármaco é administrado IV a cada 2 semanas em uma dose de 10 mg/kg. O lecanemabe foi associado a reações relacionadas à infusão em 26% dos pacientes, a anormalidades ao exame de imagem relacionadas com amiloide (ARIA) com edema em 12,6% e a aumento na identificação de casos de micro-hemorragias cerebrais. Pacientes que necessitavam de anticoagulação foram excluídos desses ensaios. Como com o aducanumabe, a aprovação completa dependerá dos resultados dos ensaios confirmatórios em andamento.

TERAPIAS ADICIONAIS

É comum haver depressão leve a moderada nos estágios iniciais da DA, e ela pode responder aos antidepressivos ou inibidores da colinesterase. Inibidores seletivos de recaptação da serotonina (ISRSs) são comumente utilizados em função de seus poucos efeitos colaterais anticolinérgicos (p. ex., escitalopram, dose-alvo de 5-10 mg/dia). As convulsões podem ser tratadas com levetiracetam, a menos que o paciente já tenha um esquema diferente efetivo antes do início da DA. Agitação, insônia, alucinações e beligerância são características especialmente problemáticas de alguns pacientes com DA, e tais comportamentos podem levar à colocação do paciente em um lar para idosos. Os antipsicóticos atípicos de geração mais recente, como risperidona, quetiapina e olanzapina, estão sendo usados em baixas doses para tratar esses sintomas neuropsiquiátricos. Os poucos estudos controlados que compararam fármacos com intervenção comportamental no tratamento da agitação sugerem leve eficácia com efeitos colaterais significativos relacionados com o sono, a marcha e complicações cardiovasculares, incluindo risco aumentado de morte. Todos os antipsicóticos têm uma tarja preta da FDA com advertência sobre o uso em pacientes idosos com demência, de forma que esses fármacos devem ser prescritos com cautela; entretanto, com frequência, não se dispõe de tratamento comportamental não farmacológico cuidadoso e diário, tornando necessária a administração de medicamentos a alguns pacientes. Medicamentos com efeitos anticolinérgicos intensos devem ser vigilantemente evitados, como as medicações para dormir vendidas com e sem prescrição (p. ex., difenidramina) ou terapias para incontinência (p. ex., oxibutina).

Vários medicamentos e suplementos comumente usados, incluindo terapia de reposição hormonal de estrogênio, estatinas, vitamina E e *ginkgo biloba*, parecem estar associados a uma diminuição do risco de DA em estudos epidemiológicos ou observacionais, mas não mostraram eficácia em ensaios clínicos prospectivos, randomizados, duplos cegos e controlados por placebo. Muitas vitaminas e suplementos dietéticos sem evidência clínica são comercializados diretamente aos consumidores como "estimuladores de memória" ou protetores contra a DA. Pacientes e familiares podem se deparar com relatos anedóticos de respostas "milagrosas" a tratamentos agressivos, como infusões intratecais de anti-interferona, imunoglobulina intravenosa, antibióticos (supostamente para tratar a doença de Lyme ou outra infecção questionável), quelação de metais e terapias com células-tronco, mas há não há evidência científica para apoiar o uso de qualquer uma dessas abordagens para o tratamento da DA e, além disso, há preocupação significativa com os possíveis danos dessas terapias.

TERAPIAS EXPERIMENTAIS

O desenho dos ensaios clínicos de DA foi transformado pela disponibilidade de biomarcadores na PET e no LCS de Aβ e tau. Muitos ensaios clínicos agora exigem evidências de biomarcadores de DA para inclusão no estudo. Os biomarcadores ajudam a avaliar o envolvimento do alvo (p. ex., alterações no LCS ou PET do Aβ em um estudo antiamiloide) ou modificação da fisiopatologia da doença a jusante (p. ex., alterações no LCS ou PET de tau em um estudo antiamiloide), com os novos estudos levando à aprovação do aducanumabe sendo simbólicos dessa nova abordagem. Cada vez mais, muitos estudos mudaram para a inclusão de pacientes nos estágios assintomáticos (pré-clínicos) ou sintomáticos muito precoces da DA, usando biomarcadores positivos como critério de inclusão primário. Ensaios de prevenção primária (biomarcadores negativos) e secundários (biomarcadores positivos, mas sem sintomas) estão em andamento em portadores de mutações autossômicas dominantes, homozigotos *ApoE* ε4 e até mesmo na população que envelhece normalmente.

Além do aducanumabe, vários anticorpos monoclonais anti-Aβ adicionais (p. ex., lecanemabe, gantenerumabe e donanemabe) mostraram evidências de redução robusta da placa amiloide no PET e estão sendo avaliados em ensaios clínicos em todo o contínuo desde a doença pré-clínica até a demência leve devido à DA. Assim como acontece com o aducanumabe, ARIA-E e ARIA-H representam uma preocupação de segurança para essa classe de medicamentos. A vacinação ativa contra Aβ é outra abordagem que visa promover a eliminação imunomediada da patologia amiloide. O primeiro ensaio da vacina Aβ$_{42}$ em humanos foi interrompido após uma minoria de pacientes desenvolver meningoencefalite, mas ensaios subsequentes com formulações menos imunogênicas mostraram perfis de segurança mais favoráveis.

Medicamentos orais que inibem β e γ-secretases reduzem a clivagem de APP em Aβ$_{42}$ e mostraram-se promissores na melhora da patologia e alterações comportamentais em camundongos transgênicos com DA. Infelizmente, ensaios controlados por placebo não mostraram eficácia clínica, e ensaios com inibidores de β-secretase, em particular, consistentemente encontraram *piora* significativa da cognição em pacientes tratados *versus* placebo, embora felizmente esse efeito tenha se mostrado transitório após a descontinuação do medicamento. Não está claro se a toxicidade dos inibidores de β e γ-secretases estava diretamente relacionada com alterações no metabolismo de Aβ ou a efeitos de fármacos "fora do alvo".

Os anticorpos monoclonais dirigidos contra a tau fosforilada estão em estágios iniciais de desenvolvimento. Esses anticorpos visam prevenir a disseminação transsináptica da tau e se mostraram eficazes em camundongos transgênicos com tau. Perfis de segurança em estudos humanos provaram ser favoráveis até agora. Abordagens terapêuticas adicionais visando a tau incluem: imunização ativa; inibição da fosforilação, acetilação e agregação da tau; estabilização de microtúbulos; e diminuição da expressão de tau através de oligonucleotídeos antissentido ou RNA de interferência pequeno. Outras vias potencialmente sujeitas à ação de fármacos representadas no *pipeline* de desenvolvimento de fármacos para DA incluem neuroinflamação, metabolismo/bioenergética, plasticidade sináptica, neuroproteção e tratamento de sintomas neuropsiquiátricos baseado em neurotransmissores.

Uma abordagem geral ao manejo sintomático da demência é apresentada no Capítulo 25.

OUTRAS CAUSAS DE DEMÊNCIA

A DFT (Cap. 432), a demência vascular (Cap. 433), a DCL (Cap. 434) e as doenças priônicas (Cap. 438) são discutidas em capítulos específicos.

As *doenças priônicas*, como a DCJ, são condições neurodegenerativas raras (com prevalência de cerca de 1 por milhão) que produzem demência. A DCJ é um distúrbio rapidamente progressivo associado a demência, sinais corticais focais, rigidez e mioclonia, causando a morte em menos de 1 ano após o surgimento dos primeiros sintomas. A rapidez da progressão verificada na DCJ é incomum na DA, de modo que a distinção entre os dois distúrbios costuma ser fácil, embora a DA possa ocasionalmente apresentar-se como uma demência rapidamente progressiva. Em geral, a degeneração corticobasal (DCB) (Cap. 432) e a DCL (Cap. 426), que são demências degenerativas mais rápidas com anormalidades proeminentes do movimento, têm mais probabilidade de serem confundidas com a DCJ. O diagnóstico diferencial da DCJ inclui outras demências rapidamente progressivas, como encefalites virais ou bacterianas, encefalopatia de Hashimoto, vasculite do sistema nervoso central (SNC), linfomas ou síndromes paraneoplásicas/autoimunes (Cap. 94). Os complexos periódicos acentuadamente anormais no EEG e hiperintensidades corticais (*cortical ribboning*) e nos núcleos da base em imagens de RM ponderadas em difusão ou no FLAIR (*fluid-attenuated inversion recovery*) são características diagnósticas de DCJ, embora, raras vezes, convulsões prolongadas focais ou generalizadas possam produzir uma imagem semelhante.

A *doença de Huntington* (DH) (Cap. 436) é um distúrbio cerebral degenerativo autossômico dominante. As características clínicas marcantes da DH incluem coreia, alteração do comportamento e um distúrbio da função executiva. Os sintomas costumam começar na quarta ou quinta décadas de vida, mas há uma ampla variação da infância até > 70 anos. A memória em geral não é acometida até a doença avançada, mas atenção, julgamento crítico, autopercepção e funções executivas frequentemente apresentam-se comprometidas desde o estágio inicial. Depressão, apatia, retraimento social, irritabilidade e desinibição intermitente são comuns. Podem ocorrer delírios e comportamento obsessivo-compulsivo. A duração da doença é variável, porém normalmente dura cerca 15 anos.

A *hidrocefalia de pressão normal* (HPN) é uma síndrome relativamente incomum, porém tratável. As características clínicas, fisiológicas e neurorradiológicas da HPN devem ser cuidadosamente distinguidas daquelas de outras demências associadas a alteração da marcha. Historicamente, muitos pacientes tratados como se tivessem HPN sofriam de outras demências, em particular DA, demência vascular, DCL e paralisia supranuclear progressiva (PSP) (Cap. 432). A HPN compreende a tríade clínica de marcha anormal (atáxica ou apráxica), demência (em geral leve a moderada, com uma ênfase no prejuízo da função executiva) e urgência ou incontinência urinárias. Os exames de neuroimagem revelam ventrículos laterais aumentados (hidrocefalia) com pouca ou nenhuma atrofia cortical, embora as fissuras silvianas possam parecer abertas, o que pode ser confundido com atrofia perissilviana. A aglomeração dos giros frontoparietais dorsais ajuda a distinguir a HPN de outros distúrbios do movimento, como PSP e DCB, em que é comum haver atrofia dorsal com alargamento dos sulcos. A HPN é uma hidrocefalia comunicante com um aqueduto de Sylvius patente (ver Fig. 29-3), ao contrário da estenose aquedutal, em que o aqueduto é pequeno. A pressão de abertura na punção lombar situa-se na faixa normal alta, e os níveis de proteína e glicose e a contagem celular no LCS são normais. A HPN pode ser causada por obstrução do fluxo normal de LCS sobre as convexidades cerebrais e retardo na reabsorção para o sistema venoso. A natureza indolente do processo resulta em ventrículos laterais aumentados com elevação relativamente leve da pressão do LCS. Edema, estiramento e distorção dos tratos da substância branca subfrontal supostos podem produzir sintomas clínicos, mas a fisiopatologia subjacente exata permanece obscura. Alguns pacientes têm história de distúrbios que produziram cicatrizes meníngeas (obstruindo a reabsorção do LCS), como meningite prévia, hemorragia subaracnóidea ou traumatismo craniano. Outros com hidrocefalia congênita prolongada, mas assintomática, podem ter um início na idade adulta de deterioração da marcha ou memória que é confundida com a HPN. Diferentemente da DA, o paciente com HPN queixa-se de distúrbio da marcha precoce e proeminente sem atrofia cortical na TC ou RM.

Várias tentativas para melhorar o diagnóstico de HPN e para prever o sucesso da derivação (*shunting*) ventricular já foram feitas usando diversos estudos. Esses testes incluíram a cisternografia com radionuclídeos (mostrando um retardo na absorção do LCS na convexidade) e vários esforços para monitorar e alterar a dinâmica do fluxo do LCS, inclusive o teste de infusão com pressão constante. Contudo, nenhum dos exames mostrou-se específico ou consistentemente útil. Pode ocorrer uma melhora transitória da marcha ou cognição após a punção lombar (ou punções seriadas) com remoção de 30 a 50 mL de LCS, mas tal achado também não é um fator preditivo fidedigno de melhora pós-derivação. Talvez a estratégia mais confiável seja um período de avaliação rigorosa do paciente antes, durante e após drenagem lombar do LCS. Ocasionalmente, quando um paciente com DA apresenta-se com alteração da marcha (às vezes, por lesão vascular subfrontal concomitante) e atrofia cortical ausente ou apenas leve na TC ou RM, distinguir HPN de DA pode ser desafiador. Atrofia hipocampal na RM favorece DA, enquanto uma marcha "magnética" característica, com rotação externa do quadril, pouca elevação da perna e passadas curtas, junto com balanço ou instabilidade proeminente do tronco, favorecem HPN. O diagnóstico de HPN deve ser evitado quando não se detecta hidrocefalia nos exames de imagem, mesmo que os sintomas da síndrome estejam presentes. De 30 a 50% dos pacientes identificados por avaliação cuidadosa como tendo HPN melhoram com derivação ventricular. A marcha pode melhorar mais do que a cognição, porém muitas falhas relatadas na melhora cognitiva resultam da presença de DA comórbida. É importante ressaltar que a presença de biomarcadores positivos para DA no LCS ou na PET amiloide está associada a a menor probabilidade de resposta ao *shunt*. Melhora de curta duração é comum. Os pacientes devem ser selecionados cuidadosamente para derivação, pois hematoma subdural, infecção e falha da derivação são complicações conhecidas e podem ser uma causa de colocação precoce em casas de repouso de um paciente com demência previamente leve.

A *hipotensão intracraniana*, algumas vezes chamada de síndrome do cérebro flácido, é um distúrbio provocado por baixa pressão do LCS, levando a uma diminuição da pressão ao longo das estruturas subcorticais e interrupção da função cerebral. Ela se manifesta de modo variável com cefaleia, frequentemente exacerbada pela tosse ou manobra de Valsalva, ou pela mudança de posição (de deitado para em pé). Outros sintomas comuns incluem tontura, vômitos, alteração do ciclo de sono-vigília e, algumas vezes, uma síndrome semelhante à DFT comportamental progressiva (Cap. 432). Embora às vezes idiopática, essa síndrome pode ser causada por fístula de LCS secundária a punção lombar, trauma craniencefálico ou cisto aracnoide de medula espinal. O tratamento consiste em encontrar e corrigir as fístulas de LCS.

A demência pode acompanhar o *alcoolismo crônico* (Cap. 453) e pode resultar de desnutrição associada, particularmente de vitaminas do complexo B, sobretudo a tiamina. Outros aspectos ainda indefinidos do alcoolismo crônico também podem, contudo, produzir lesão cerebral. Uma síndrome rara de demência e convulsões com degeneração do corpo caloso foi descrita principalmente em homens italianos que consomem vinho tinto (doença de Marchiafava-Bignami).

A deficiência de *tiamina* (*vitamina B_1*) causa a encefalopatia de Wernicke (Cap. 307). A apresentação clínica típica é um paciente desnutrido (frequentemente, mas não necessariamente patente, alcoolista) com confusão, ataxia e diplopia resultando de inflamação e necrose das estruturas de linha média periventriculares, como tálamo dorsomedial, corpos mamilares, linha média do cerebelo, substância cinzenta periaquedutal e núcleos trocleares e abducentes. A lesão do tálamo dorsomedial correlaciona-se mais estreitamente com a perda de memória. A administração imediata de tiamina parenteral (100 mg IV durante 3 dias, seguidos por dose oral diária) pode reverter a doença se instituída nos primeiros dias após o início dos sintomas. A deficiência de tiamina prolongada não tratada pode resultar em uma síndrome amnésica profunda e irreversível (síndrome de Korsakoff) ou mesmo a morte.

Na *síndrome de Korsakoff*, o paciente é incapaz de recordar informações novas apesar da memória imediata, atenção e nível de consciência normais. A memória para eventos novos é gravemente comprometida, enquanto o conhecimento adquirido antes da doença permanece relativamente íntegro. Os pacientes mostram-se facilmente confusos, desorientados e incapazes de armazenar informações por mais do que alguns minutos. Superficialmente, podem ser conversadores, engajados e capazes de executar tarefas simples bem como seguir comandos imediatos. A confabulação é comum, embora nem sempre esteja presente. Não há tratamento específico porque a deficiência de tiamina prévia produz lesão irreversível dos núcleos talâmicos mediais e corpos mamilares. A atrofia dos corpos mamilares pode ser visível na RM na fase crônica (ver Fig. 307-6).

A *deficiência de vitamina B_{12}*, assim como ocorre na anemia perniciosa, leva à anemia megaloblástica e também pode danificar o sistema nervoso (Caps. 99 e 442). Neurologicamente, produz mais comumente uma síndrome de medula espinal (mielopatia) que envolve as colunas posteriores (perda das sensibilidades proprioceptiva e vibratória) e os tratos corticospinais (reflexos tendíneos hiperativos com sinais de Babinski); também acomete os nervos periféricos (neuropatia), resultando em perda sensitiva com reflexos tendíneos diminuídos. A lesão dos axônios mielinizados também pode causar demência. O mecanismo da lesão neurológica é incerto, mas pode estar relacionado com a deficiência de S-adenosilmetionina (essencial à metilação dos fosfolipídeos da mielina) em função da redução da atividade de metionina-sintase ou do acúmulo de metilmalonato, homocisteína e propionato, fornecendo substratos anormais à síntese dos ácidos graxos na mielina. O uso de bloqueadores da histamina ou metformina, dietas veganas, autoimunidade contra células parietais gástricas e várias causas de má absorção são as causas típicas de deficiência de vitamina B_{12}. As sequelas neurológicas da deficiência de vitamina B_{12} podem ocorrer na ausência de manifestações hematológicas, devendo-se evitar o uso do hemograma completo e esfregaço sanguíneo como substitutos da determinação dos níveis séricos de vitamina B_{12}. O tratamento com vitamina B_{12} parenteral (1.000 μg IM diariamente por 1 semana, semanalmente por 1 mês e mensalmente pelo resto da vida na anemia perniciosa) detém a progressão da doença se instituído de imediato, mas a reversão completa da lesão avançada do sistema nervoso não ocorre.

A deficiência de ácido nicotínico (*pelagra*) está associada a um exantema cutâneo em áreas expostas ao sol, glossite e estomatite angular (Cap. 333). A deficiência nutricional grave de ácido nicotínico junto com outras vitaminas B, como a piridoxina, pode resultar em paraparesia espástica, neuropatia periférica, fadiga, irritabilidade e demência. Essa síndrome foi observada em prisioneiros de guerra e em campos de concentração, mas deve ser considerada em qualquer indivíduo desnutrido. Os níveis séricos baixos de folato parecem um indicador aproximado de desnutrição, mas a deficiência de folato isolada não é uma causa comprovada da demência.

As *infecções do SNC* costumam causar *delirium* e outras síndromes neurológicas agudas. Entretanto, algumas infecções crônicas do SNC, especialmente aquelas associadas à meningite crônica (Cap. 139), podem produzir demência. Deve-se suspeitar de meningite infecciosa crônica nos pacientes que se apresentam com demência ou síndrome comportamental, que também têm cefaleia, meningismo, neuropatia craniana e/ou radiculopatia. Entre 20 e 30% dos pacientes nos estágios avançados da infecção pelo HIV apresentam demência (Cap. 202). As manifestações cardinais incluem retardo psicomotor, apatia e perda de memória. Essa síndrome pode resultar de infecções oportunistas secundárias, mas também pode ser causada por infecção direta dos neurônios do SNC pelo HIV. A neurossífilis (Cap. 182) foi uma causa comum de demência na era pré-antibiótica; ela atualmente é rara, mas ainda pode ser encontrada em pacientes com múltiplos parceiros sexuais, em especial entre pacientes com HIV. As alterações características do LCS consistem em pleiocitose, aumento de proteínas e teste VDRL (Venereal Disease Research Laboratory) positivo.

Neoplasias primárias e metastáticas do SNC (Cap. 90) costumam produzir achados neurológicos focais e convulsões, em vez de demência, mas se o crescimento tumoral iniciar nos lobos frontal ou temporal, as manifestações iniciais podem ser perda de memória ou alterações do comportamento. Uma síndrome autoimune, por vezes paraneoplásica, de demência associada a carcinoma oculto (com frequência, câncer de pulmão de pequenas células) denomina-se *encefalite límbica*. Nessa síndrome, podem ocorrer confusão, agitação, convulsões, perda de memória, alterações emocionais e demência franca. A *encefalite paraneoplásica associada a anticorpos contra o receptor de* N-metil-D-aspartato *(NMDA)* se manifesta como um transtorno psiquiátrico progressivo, com perda de memória e convulsões; os pacientes afetados são frequentemente mulheres jovens com teratomas ovarianos. Etiologias autoimunes também incluem anticorpos direcionados a *leucine-rich glioma-inactivated 1* (*LGI1*; convulsões distônicas faciobraquiais); *contactin-associated protein-like 2* (*Caspr2; insônia, ataxia, miotonia*); e receptor do ácido α-amino-3-hidróxi-5-metilisoxazol-4-propiônico (AMPA) (encefalite límbica com recidivas), entre outros (Cap. 94).

Um *distúrbio epiléptico não convulsivo* (Cap. 425) pode estar subjacente a uma síndrome de confusão, diminuição da consciência e fala alterada. Com frequência, suspeita-se de um transtorno psiquiátrico, mas o EEG demonstra a natureza epiléptica da doença. Se recorrente ou persistente, o distúrbio pode ser denominado *estado de mal epiléptico parcial complexo*. A anormalidade cognitiva muitas vezes responde à terapia anticonvulsivante. A etiologia pode ser pequenos AVCs prévios ou traumatismo craniano; alguns casos são idiopáticos. Epilepsias não convulsivas do lobo temporal também podem surgir precocemente no curso da DA.

É importante reconhecer as *doenças sistêmicas* que afetam indiretamente o encéfalo e produzem confusão crônica ou demência. Tais distúrbios incluem hipotireoidismo; vasculite; e doenças hepáticas, renais ou pulmonares. A encefalopatia hepática pode começar com irritabilidade e confusão que evoluem lentamente para agitação, letargia e coma.

A *vasculite isolada do SNC* (angeíte granulomatosa do SNC) (Caps. 363 e 427) ocasionalmente causa uma encefalopatia crônica com confusão, desorientação e diminuição da consciência. A cefaleia é comum, podendo ocorrer AVC e neuropatias cranianas. Os exames neurorradiológicos podem ser normais ou detectar anormalidades inespecíficas. A análise do LCS revela pleocitose leve ou elevação do nível de proteína. A angiografia cerebral pode mostrar estenose que envolve vasos de médio calibre, mas alguns pacientes têm apenas doença dos pequenos vasos, não revelada pela angiografia. O aspecto angiográfico é inespecífico, podendo ser confundido por aterosclerose, infecção ou outras causas de doença vascular. Uma biópsia cerebral ou meníngea demonstra a proliferação de células endoteliais e infiltrados mononucleares dentro das paredes dos vasos sanguíneos. O prognóstico com frequência é reservado, embora o distúrbio possa remitir espontaneamente. Alguns pacientes respondem aos glicocorticoides ou à quimioterapia.

A *exposição crônica a metais* representa uma causa rara de demência. A chave para o diagnóstico é identificar a história de exposição no trabalho ou no lar. Há relatos de intoxicação crônica por chumbo decorrente de vitrificação a fogo inadequada de cerâmica. Fadiga, depressão e confusão podem estar associadas à dor abdominal episódica e neuropatia periférica. Linhas de chumbo acinzentadas aparecem nas gengivas, em geral acompanhadas de anemia com pontilhado basofílico nos eritrócitos. A apresentação clínica pode assemelhar-se à porfiria intermitente aguda (Cap. 416), incluindo níveis elevados de porfirinas urinárias em decorrência de inibição da ácido δ-aminolevulínico-desidrase. O tratamento utiliza a quelação com agentes como o ácido etilenodiaminotetracético (EDTA). A intoxicação crônica por mercúrio produz demência, neuropatia periférica, ataxia e tremor que pode evoluir para o tremor de intenção cerebelar ou coreoatetose. A confusão e a perda de memória da intoxicação crônica por arsênico também estão associadas a náuseas, perda de peso, neuropatia periférica, pigmentação e descamação da pele, bem como linhas brancas transversais nas unhas dos dedos (linhas de Mees). O tratamento baseia-se na quelação com dimercaprol (British anti-Lewisite, BAL). A intoxicação por alumínio é rara, mas foi documentada na síndrome de demência da diálise, na qual a água usada durante a diálise renal estava contaminada com quantidades excessivas de alumínio. Essa intoxicação resultou em encefalopatia progressiva associada a confusão, afasia não fluente, perda de memória, agitação e, depois, letargia e estupor. Interrupção da fala e abalos mioclônicos foram comuns e associados a alterações intensas e generalizadas no EEG. O problema foi eliminado pelo uso de água desionizada na diálise.

Traumatismos cranianos recorrentes em atletas profissionais podem levar a uma demência previamente chamada de síndrome "*punch-drunk*" ou *demência puglística*, mas hoje conhecida como encefalopatia traumática crônica (ETC), mostrando sua relevância para atletas de esportes de contato, além do boxe (Cap. 443). Os sintomas podem ser progressivos, começando tardiamente na carreira do atleta ou, com mais frequência, após a aposentadoria. No início, ocorre alteração da personalidade associada à instabilidade social, raiva explosiva e, às vezes, a paranoia e delírios. Depois, a perda de memória evolui para a demência, muitas vezes acompanhada de sinais parkinsonianos e ataxia ou tremor de intenção. Na necrópsia, o córtex cerebral apresenta alterações de ENFs imunorreativos a tau, mais proeminentes do que as placas amiloides (que costumam ser difusas ou ausentes, em vez de neuríticas). Os ENFs e os astrócitos reativos tau-positivos frequentemente estão aglomerados nas profundidades dos sulcos corticais, exibindo uma distribuição perivascular. Foram também relatadas inclusões de TDP-43 (Cap. 432), ressaltando a sobreposição com o espectro da DFT. A perda de neurônios na substância negra é uma característica variável, e alguns pacientes com inclusões de TDP-43 também desenvolvem doença do neurônio motor (DNM) (Cap. 437).

O hematoma subdural crônico (Cap. 443) está ocasionalmente associado à demência, muitas vezes no contexto de uma atrofia cortical subjacente a condições como DA ou DH.

A *amnésia global transitória* (AGT) caracteriza-se pelo início súbito de grave déficit da memória episódica e ocorre habitualmente em indivíduos > 50 anos de idade. A amnésia frequentemente acontece no contexto de estímulo emocional ou esforço físico. Durante o episódio, o indivíduo se mostra alerta e comunicativo, a cognição geral parece intacta, e não há outros sinais ou sintomas neurológicos. O paciente pode parecer confuso e fazer perguntas repetidas sobre sua localização no tempo e no espaço. A capacidade de formar memórias novas retorna após um período de horas, e o indivíduo volta ao normal sem qualquer recordação do período do episódio. Com frequência, nenhuma causa é determinada, mas doença cerebrovascular, epilepsia (7% em um estudo), migrânea (enxaqueca) ou arritmia cardíaca foram implicadas. Cerca de um quarto dos pacientes apresentam crises recorrentes. Casos raros de perda de memória permanente foram relatados em pacientes com crises semelhantes à AGT, em geral representando infartos isquêmicos do hipocampo ou núcleo talâmico dorsomedial bilateralmente. A atividade convulsiva causada por DA deve sempre ser suspeita nessa síndrome.

O *complexo ELA/parkinsonismo/demência de Guam* é uma doença degenerativa rara observada em nativos chamorros da ilha de Guam. Os indivíduos podem apresentar qualquer combinação de características de parkinsonismo, demência e DNM. Os aspectos anatomopatológicos mais típicos são a presença de ENF nos neurônios em degeneração do córtex e da substância negra, bem como a perda de neurônios motores na medula espinal, embora reanálises recentes tenham mostrado que alguns pacientes com essa doença também apresentam patologia de TDP-43 coexistente. As evidências epidemiológicas apoiam uma possível causa ambiental, como exposição a neurotoxina ou um agente infeccioso com período de latência longo. Uma neurotoxina candidata interessante, porém não comprovada, é a da semente de uma falsa palmeira que, tradicionalmente, os habitantes de Guam utilizavam para fabricar farinha. A síndrome de esclerose lateral amiotrófica (ELA) não está mais presente em Guam, porém continua sendo observada a ocorrência de uma doença demencial com rigidez.

Raramente, as leucodistrofias de início no adulto, doenças de depósito lisossômico e outras doenças genéticas causam demência na meia-idade ou idade avançada. A leucodistrofia metacromática (LDM) causa síndrome psiquiátrica progressiva ou demência associada a anormalidade da substância branca frontal extensa confluente. A LDM é diagnosticada com base na determinação da atividade reduzida da enzima arilsulfatase A nos leucócitos periféricos. Relataram-se apresentações da adrenoleucodistrofia de início na idade adulta em portadores do sexo feminino, e tais pacientes frequentemente apresentam envolvimento da medula espinal e substância branca posterior. A adrenoleucodistrofia é diagnosticada pela demonstração de níveis elevados de ácidos graxos de cadeia muito longa no plasma. A arteriopatia cerebral autossômica dominante com infartos subcorticais e leucoencefalopatia (CADASIL) é outra síndrome genética associada à doença da substância branca, muitas vezes de predomínios frontal e temporal. O diagnóstico é feito por biópsia da pele, que mostra grânulos osmofílicos nas arteríolas ou, cada vez mais, por testes genéticos para mutações no Notch 3. As lipofuscinoses ceroides neuronais consistem em um grupo geneticamente heterogêneo de distúrbios associados a mioclonia, convulsões, perda de visão e demência progressiva. O diagnóstico é feito pelo achado de inclusões curvilíneas eosinofílicas nos leucócitos ou tecido neural.

A *amnésia psicogênica* para memórias pessoais importantes pode ser observada. Não se sabe se isso resulta de exclusão deliberada de memórias desagradáveis, fingimento evidente de doença ou repressão inconsciente, e provavelmente depende do paciente. A amnésia para eventos específicos é mais propensa a ocorrer após crimes violentos, como homicídio de um parente ou amigo próximo ou abuso sexual. Pode surgir em associação à intoxicação por drogas ou álcool e, às vezes, na esquizofrenia. A amnésia psicogênica mais prolongada ocorre em estados de fuga que também sucedem comumente um estresse emocional grave. O paciente em estado de fuga sofre perda súbita da identidade pessoal, podendo ser encontrado vagueando longe do lar. *Diferentemente da amnésia neurológica, os estados de fuga estão associados a amnésia da identidade pessoal e de eventos estreitamente relacionados com o passado pessoal.* Ao mesmo tempo, a memória para outros eventos recentes e a capacidade de aprender e usar informações novas mostram-se preservadas. Os episódios costumam durar horas ou dias e, às vezes, semanas ou meses, enquanto o paciente assume uma nova identidade. À recuperação, há amnésia residual para o período de fuga. Muito raramente, a perda seletiva de informações autobiográficas reflete uma lesão focal de áreas cerebrais envolvidas com essas funções.

Os *transtornos psiquiátricos* podem simular demência. Indivíduos gravemente deprimidos ou ansiosos podem parecer dementes, um fenômeno algumas vezes denominado *pseudodemência*. A memória e linguagem em geral se mostram intactas quando se realizam testes cuidadosos, e uma perturbação significativa da memória sugere demência subjacente, mesmo que o paciente esteja deprimido. Os pacientes com esse problema podem sentir-se confusos e incapazes de realizar tarefas rotineiras. Sintomas vegetativos são comuns, como insônia, falta de energia, falta de apetite e preocupação com a função intestinal. O início costuma ser mais abrupto, e o ambiente psicossocial pode sugerir razões fortes para a depressão. Tais pacientes respondem ao tratamento da doença psiquiátrica subjacente. Em geral, não é difícil distinguir entre esquizofrenia e demência – mas, às vezes, a distinção se torna problemática. A esquizofrenia costuma ter idade de início bem menor (segunda e terceira décadas de vida) do que a maioria das doenças de demência e está associada à memória intacta. Os delírios e alucinações da esquizofrenia são geralmente mais complexos, bizarros e ameaçadores do que aqueles da demência. Alguns esquizofrênicos crônicos apresentam demência progressiva inexplicada em idade avançada não relacionada com a DA. Por outro lado, DFT, DH, demência vascular, DCL, DA ou leucoencefalopatia podem começar com manifestações semelhantes à esquizofrenia, induzindo a diagnóstico errôneo do transtorno psiquiátrico. Início tardio, déficits significativos em testes cognitivos e presença de neuroimagem anormal sugerem uma condição degenerativa. A perda de memória também pode fazer parte de um *transtorno de conversão*. Nessa situação, os pacientes queixam-se amargamente da perda de memória, mas os testes cognitivos cuidadosos não confirmam os déficits ou demonstram padrões incoerentes ou incomuns de problemas cognitivos. O comportamento do paciente e suas respostas "erradas" às perguntas muitas vezes indicam que ele compreende a pergunta e sabe a resposta correta.

O embotamento da cognição por *uso crônico de drogas ou medicamentos*, com frequência prescritos por médicos, é uma causa importante de demência. Os sedativos, tranquilizantes e analgésicos usados para tratar insônia, dor, ansiedade ou agitação podem gerar confusão, perda de memória e letargia, sobretudo no idoso. A suspensão do medicamento ofensor geralmente melhora o estado mental.

LEITURAS ADICIONAIS

Andrews SJ et al: Interpretation of risk loci from genome-wide association studies of 'Alzheimer's disease. Lancet Neurol 19:326, 2020.
Belloy ME et al: A quarter century of APOE and Alzheimer's disease: Progress to date and the path forward. Neuron 101:820, 2019.
Braak H, Del Tredici K: Where, when, and in what form does sporadic Alzheimer's disease begin? Curr Opin Neurol 25:708, 2012.
Jack CR et al: NIA-AA Research Framework: Toward a biological definition of Alzheimer's disease. Alzheimers Dement 14:535, 2018.
Lesman-Segev OH et al: Diagnostic accuracy of amyloid versus ^{18}F-Fluorodeoxyglucose positron emission tomography in autopsy-confirmed dementia. Ann Neurol 89:389, 2021.
Long JM, Holtzman DM: Alzheimer disease: An update on pathobiology and treatment strategies. Cell 179:312, 2019.
Rabinovici GD et al: Association of amyloid positron emission tomography with subsequent change in clinical management among Medicare beneficiaries with mild cognitive impairment or dementia. JAMA 321:1286, 2019.
Rabinovici GD: Late-onset Alzheimer Disease. Continuum 25:14, 2019.
Selkoe DJ, Hardy J: The amyloid hypothesis of Alzheimer's disease at 25 years. EMBO Mol Med 8:595, 2016.

432 Demência frontotemporal
William W. Seeley, Bruce L. Miller

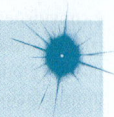

A *demência frontotemporal* (DFT) se refere a um grupo de síndromes clínicas unidas pela sua associação à patologia da degeneração lobar frontotemporal (DLFT) subjacente. A DFT, como outras doenças neurodegenerativas importantes, é considerada uma doença da agregação anormal de proteínas, com a tau ou a proteína de 43 kDa de ligação ao DNA de resposta transativa (TDP-43, do inglês *transactive response DNA-binding protein of 43 kDa*) sendo implicadas na maioria dos casos. A DFT geralmente inicia na quinta à sétima década de vida e é quase tão prevalente quanto a doença de Alzheimer (DA) nessa faixa etária. Estudos iniciais sugeriram que a DFT pode ser mais comum em homens do que em mulheres, embora relatos mais recentes levantem algumas dúvidas sobre esse achado. Apesar de uma história familiar de demência ser comum, a herança autossômica dominante é observada em apenas 10 a 20% de todos os casos de DFT.

MANIFESTAÇÕES CLÍNICAS

As formas familiares e esporádicas de DLFT se apresentam com heterogeneidade clínica marcante. Três síndromes clínicas centrais foram descritas (Fig. 432-1). Na variante comportamental (DFTvc), a síndrome de DFT mais comum, as disfunções social e emocional se manifestam como apatia, desinibição, compulsão, perda de empatia e excesso de alimentação, muitas vezes, mas não sempre, acompanhados por déficits no controle executivo. Duas formas de afasia progressiva primária (APP), as variantes semântica e não fluente/agramática, costumam ser consequências de DLFT e são incluídas no grupo de DFT. Na variante semântica, os pacientes perdem lentamente a capacidade de decodificar o significado de palavras, objetos, pessoas e emoções, enquanto pacientes com a variante não fluente/agramática desenvolvem uma profunda incapacidade de produzir palavras, muitas vezes com proeminente incapacidade motora da fala. Qualquer uma dessas três síndromes clínicas, porém mais frequentemente a DFTvc, pode ser acompanhada de doença do neurônio motor (DNM) (Cap. 437) e, nesse caso, utiliza-se o termo DFT-DNM. Além disso, a síndrome corticobasal (SCB) e a paralisia supranuclear progressiva-síndrome de Richardson (PSP-SR) podem ser consideradas parte do espectro clínico de DLFT. Os pacientes também podem evoluir de qualquer uma das síndromes descritas para características proeminentes de outra síndrome.

Os achados à beira do leito são ditados pela localização anatômica do distúrbio. Na DFTvc, ocorre degeneração com atrofia frontal medial e orbital e na ínsula anterior; a região temporal anterior é afetada na variante semântica da APP; e os giros pré-central e frontal lateral do hemisfério dominante são acometidos na APP não fluente/agramática. Em geral, as funções parietais, como processamento visuoespacial e cálculos aritméticos, não estão afetadas até uma fase avançada das síndromes de DFT. Muitos pacientes com afasia não fluente ou DFTvc desenvolvem posteriormente aspectos da PSP-SR, à medida que a doença dissemina-se para estruturas subcorticais ou do tronco encefálico, ou manifestações semelhantes à SCB, à medida que a doença progride para córtices perirrolândicos.

CONSIDERAÇÕES GENÉTICAS

As formas autossômicas dominantes da DFT podem resultar de mutações nos genes *C9orf72* (cromossomo 9), *GRN* (cromossomo 17) e *MAPT* (cromossomo 17). A expansão de um hexanucleotídeo (GGGGCC) em um éxon não codificador do *C9ORF72* é a causa genética mais comum de DFT familiar ou esporádica (em geral se apresentando como DFTvc, com ou sem DNM) e esclerose lateral amiotrófica (ELA). A expansão está associada à haploinsuficiência do *C9orf72*, focos de mRNA nuclear contendo porções

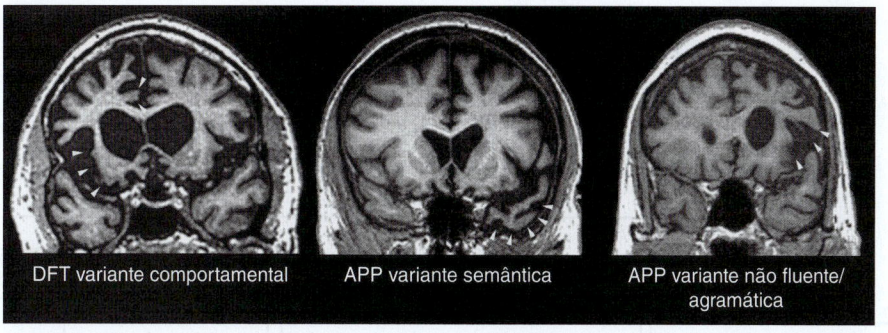

FIGURA 432-1 **Três síndromes clínicas principais de demência frontotemporal (DFT).** Cortes coronais de ressonância magnética (RM) de pacientes representativos com variante comportamental da DFT (*à esquerda*) e as variantes semântica (*no centro*) e não fluente/agramática (*à direita*) da afasia progressiva primária (APP). Áreas de atrofia precoce e grave em cada síndrome são destacadas (*pontas de seta brancas*). A variante comportamental apresenta atrofia do cingulado anterior e frontoinsular, disseminando para o córtex pré-frontal orbital e dorsolateral. A variante semântica da APP exibe atrofia temporopolar proeminente, mais frequentemente à esquerda. A variante de APP não fluente/agramática é associada à degeneração predominante opercular frontal e insular dorsal.

transcritas da expansão e outros mRNAs, inclusões citoplasmáticas neuronais contendo proteínas com repetições de dipeptídeos traduzidos de mRNA de repetições e inclusões gliais e citoplasmáticas neuronais de TDP-43. O significado patogênico dessas várias características é um tópico de investigação. As mutações de *MAPT* levam a alterações no *splicing* alternativo da tau ou causam perda de função na molécula tau, alterando, portanto, a ligação aos microtúbulos. No caso do *GRN*, mutações na sequência codificadora do gene que codifica a proteína progranulina resultam em degradação do mRNA, devido a decaimento mediado por mutação *nonsense*, levando a uma redução de cerca de 50% nos níveis circulantes da proteína progranulina. Curiosamente, as mutações homozigotas em *GRN* causam lipofuscinose ceroide neuronal, levando os pesquisadores a se concentrarem nos lisossomos como local de disfunção molecular da DFT relacionada ao *GRN*. A progranulina é um fator de crescimento que se liga aos receptores do fator de necrose tumoral (TNF, do inglês *tumor necrosis factor*) e da sortilina, participando da reparação tecidual e do crescimento tumoral. Ainda não se sabe como as mutações na progranulina levam à DFT, porém os mecanismos mais prováveis incluem disfunção lisossomal e neuroinflamação. Em geral, as mutações em *MAPT* e em *GRN* estão associadas a manifestações parkinsonianas, enquanto a ELA é rara. De modo infrequente, mutações nos genes da proteína contendo valosina (*VCP*, do inglês *valosin-containing protein*; cromossomo 9), na cinase 1 de ligação de TANK (TBK-1, do inglês *TANK binding kinase 1*), no antígeno intracelular 1 restrito por células T (TIA1, do inglês *T cell-restricted intracellular antigen-1*) e na proteína corporal multivesicular carregada 2b (*CHMP2b*, do inglês *charged multivesicular body protein 2b*; cromossomo 3) também levam à DFT familiar autossômica dominante. As mutações nos genes *TARDBP* (que codifica TDP-43) e *FUS* (que codifica a fusão no sarcoma [FUS]) (ver adiante) causam ELA familiar, algumas vezes associada à síndrome de DFT, embora tenham sido relatados alguns poucos pacientes apresentando DFT apenas.

NEUROPATOLOGIA

A principal característica macroscópica da DLFT é a atrofia focal do córtex frontal, insular e/ou temporal, que pode ser visualizada em exames de neuroimagem (Fig. 432-1) e, com frequência, é intensa na necropsia. Os exames de imagem sugerem que a atrofia começa, com frequência, de modo focal em um hemisfério antes de se disseminar para regiões corticais e subcorticais anatomicamente interconectadas. A perda da inervação serotoninérgica cortical é observada em muitos pacientes. Ao contrário da DA, o sistema colinérgico é relativamente poupado na DFT, o que contribui para a pouca eficácia dos inibidores da acetilcolinesterase nesse grupo.

Embora estudos iniciais tenham sugerido que 15 a 30% dos pacientes com DFT apresentem DA subjacente na necropsia, o refinamento progressivo no diagnóstico clínico aumentou a acurácia da previsão, e a maioria dos pacientes diagnosticados com DFT em uma clínica de demência apresenta uma patologia de DLFT subjacente. Os achados microscópicos observados em todos os pacientes com DLFT incluem gliose, microvacuolização e perda neuronal, mas a doença apresenta subtipos de acordo com a composição de proteína das inclusões neuronais e gliais, que contém tau ou TDP-43 em cerca de 90% dos pacientes, com os 10% restantes mostrando inclusões contendo a família de proteínas FET (**FUS**, proteína do sarcoma de **E**wing, **TAF**-15) (Fig. 432-2).

PATOGÊNESE

Na DLFT-tau, a toxicidade e a capacidade de disseminação da tau mal-enovelada são fundamentais para a patogênese das taupatias hereditárias e esporádicas, embora a perda da função de estabilização dos microtúbulos de tau também possa desempenhar um papel. Nos últimos anos, as estruturas características da tau mal-enovelada em cada tipo de taupatia de DLFT foram definidas com o uso de microscopia crioeletrônica, abrindo novas oportunidades de abordagem para o diagnóstico e o tratamento. Por outro lado, TDP-43 e FUS são proteínas de ligação do DNA/RNA cujo papel na função neuronal ainda está sendo ativamente investigado. A TDP-43 é um regulador-mestre da expressão gênica, e a perda de função da TDP-43 resulta em eventos de *mis-splicing* que levam à degradação do mRNA (por meio de decaimento *nonsense*-mediado) ou em transcritos aberrantes que geram peptídeos estáveis, porém disfuncionais. Um papel fundamental das proteínas TDP-43 e FUS pode ser a sua atuação como chaperonas de mRNAs até o neurônio distal para a tradução dependente de atividade dentro de espinhas dendríticas. Como essas proteínas também formam agregados intracelulares e produzem uma progressão anatômica semelhante, a toxicidade e a disseminação da proteína também podem ser um fator muito importante na patogênese de DLFT-TDP e DLFT-FET.

Cada vez mais, as proteínas mal-enoveladas são reconhecidas como tendo propriedades "semelhantes a príons" nas doenças neurodegenerativas pelo fato de que elas podem funcionar como moldes de mau enovelamento para suas variantes enoveladas (ou não enoveladas) de forma nativa, um processo que cria uma amplificação exponencial de mau enovelamento proteico no interior da célula e que pode promover a propagação transcelular e até mesmo transináptica de proteínas entre as células. Essa hipótese pode fornecer uma explicação unificada para os padrões estereotípicos de disseminação da doença observados em cada síndrome (Cap. 424).

Embora o termo *doença de Pick* tenha sido utilizado inicialmente para descrever um distúrbio degenerativo progressivo caracterizado pelo envolvimento seletivo do neocórtex anterior frontal e temporal e, patologicamente, por inclusões citoplasmáticas intraneuronais (*corpos de Pick*), o termo é utilizado na atualidade apenas em referência a um subtipo histopatológico específico de DLFT-tau. Os corpos de Pick clássicos são argirofílicos, corando positivamente com o método de prata de Bielschowsky (mas não com o método de Gallyas) e também com os imunomarcadores para a tau hiperfosforilada. O reconhecimento das três principais classes moleculares de DLFT permitiu a distinção entre os subtipos de DLFT dentro de cada classe. Esses subtipos, baseados na morfologia e na distribuição das inclusões neuronais e gliais (Fig. 432-3), são os responsáveis na grande maioria dos pacientes, e alguns subtipos apresentam fortes associações clínicas e genéticas (Fig. 432-2). Apesar desse progresso, as manifestações clínicas não permitem uma previsão confiável do subtipo de DLFT subjacente nem mesmo da principal classe molecular para todas as síndromes clínicas. As imagens por PET molecular com ligantes escolhidos para se ligarem a proteínas tau mal-enoveladas se mostram promissoras, mas atualmente esses ligantes só mostram ligação robusta e específica à tau mal-enovelada relacionada à DA. Como DLFT-tau e DLFT-TDP são responsáveis por 90% dos pacientes com DLFT, a capacidade de detectar a proteína tau (ou TDP-43) patológica *in vivo* aumentaria muito a acurácia da predição, especialmente quando as imagens de PET amiloide forem negativas.

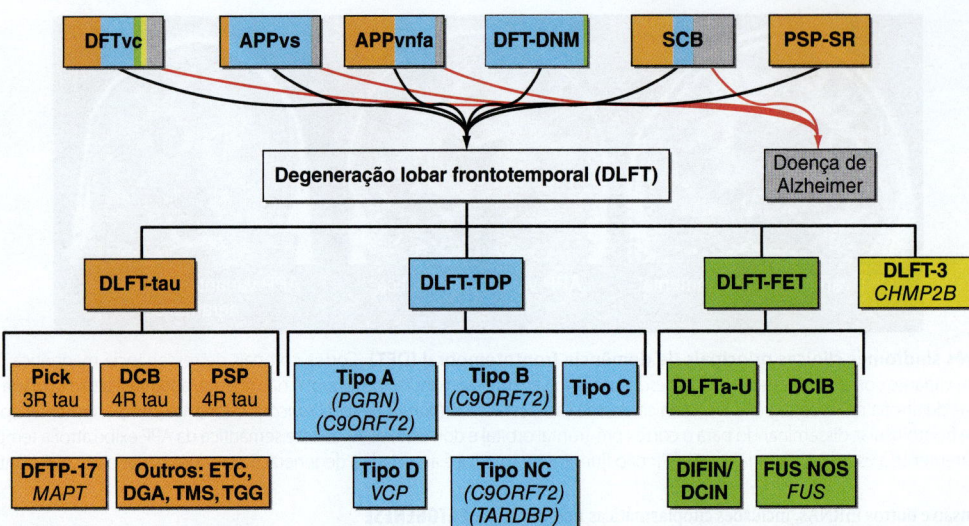

FIGURA 432-2 **As síndromes de demência frontotemporal são unidas por uma patologia de degeneração lobar frontotemporal subjacente** e podem ser divididas de acordo com a presença de tau, TDP-43, ou inclusões contendo FUS nos neurônios e na glia. As correlações entre as síndromes clínicas e as principais classes moleculares são mostradas com cores. Apesar da melhora no diagnóstico da síndrome clínica, um pequeno percentual de pacientes com algumas síndromes de demência frontotemporal apresentará neuropatologia da doença de Alzheimer na necrópsia (*em cinza*). APPvnfa, afasia progressiva primária, variante não fluente/agramática; APPvs, afasia progressiva primária, variante semântica; DCB, degeneração corticobasal; DCIB, doença por corpos de inclusão basofílicos; DCIN, doença por corpos de inclusão do neurofilamento; DFT-DNM, demência frontotemporal com doença do neurônio motor; DFTP-17, demência frontotemporal com parkinsonismo ligada ao cromossomo 17; DFTvc, demência frontotemporal, variante comportamental; DGA, doença dos grânulos argirofílicos; DIFIN, doença por inclusão de filamentos intermediários neuronais; DLFTa-U, degeneração lobar frontotemporal atípica com inclusões ubiquitina-positivas; ETC, encefalopatia traumática crônica; FET, família de proteínas **F**US, proteína do sarcoma de **E**wing, **T**AF-15; FUS, fundido em sarcoma; NC, não classificado; PSP, paralisia supranuclear progressiva; PSP-SR, paralisia supranuclear progressiva-síndrome de Richardson; SCB, síndrome corticobasal; TGG, taupatia globular glial; TMS, taupatia multissistêmica.

TRATAMENTO

Os cuidadores de pacientes com DFT suportam uma carga extremamente alta, sobretudo quando a doença perturba as funções emocionais e de personalidade do ente querido. O tratamento é sintomático, e não há terapias que detenham a progressão ou melhorem os sintomas. Muitos dos comportamentos que podem acompanhar a DFT, como depressão, hiperoralidade, compulsões e irritabilidade, podem ser melhorados com antidepressivos, especialmente inibidores seletivos da recaptação de serotonina (ISRSs). Como a DFT é frequentemente acompanhada de parkinsonismo, os antipsicóticos, que podem exacerbar esse problema, devem ser usados com cautela. **Uma abordagem geral ao manejo sintomático da demência é apresentada no Capítulo 29.**

SÍNDROME DE PARALISIA SUPRANUCLEAR PROGRESSIVA

A PSP-SR é um distúrbio degenerativo que envolve o tronco encefálico, os núcleos da base, o diencéfalo e áreas selecionadas do córtex. Clinicamente, a PSP-SR inicia com quedas e alterações de personalidade sutis ou da função executiva (como rigidez mental, impulsividade ou apatia). Logo em seguida, surge uma síndrome oculomotora progressiva que começa com espasmos em onda quadrada (em inglês, *square wave jerks*), seguidos por movimentos sacádicos lentos (vertical pior que o horizontal) antes de resultar em oftalmoparesia supranuclear progressiva. Disartria, disfagia e rigidez axial simétrica podem ser características proeminentes que surgem em qualquer ponto na doença. Uma característica típica é a postura rígida e instável com hiperextensão do pescoço e marcha lenta, irregular, com quedas para a frente. Quedas frequentes inexplicadas e, às vezes, espetaculares são comuns em razão da combinação de rigidez axial, incapacidade de olhar para baixo e juízo crítico comprometido. Mesmo que os pacientes tenham movimentos oculares voluntários gravemente limitados, eles conservam os reflexos oculocefálicos (demonstrados usando uma manobra vertical dos olhos de boneca); portanto, o distúrbio oculomotor é supranuclear. A demência se sobrepõe à DFTvc, manifestando-se como apatia, disfunção executiva frontal, prejuízos de julgamento, lentidão do pensamento, fluência verbal prejudicada e dificuldades com ações sequenciais e com a troca de uma tarefa por outra. Essas manifestações são comuns na apresentação e costumam preceder a síndrome motora. Alguns pacientes com um diagnóstico patológico de PSP iniciam com afasia não fluente ou distúrbio motor da fala e progridem para a PSP-SR clássica. A resposta à L-dopa é limitada ou ausente; não há outro tratamento. A morte ocorre 5 a 10 anos após o início da doença. Assim como na doença de Pick, cada vez mais o termo *PSP* é utilizado para se referir a uma entidade histopatológica específica, dentro da classificação de DLFT-tau. Na PSP, o acúmulo de tau hiperfosforilada com quatro repetições é observado nos neurônios e na glia. Com frequência, as inclusões neuronais de tau aparecem de modo semelhante a emaranhados e podem ser grandes, esféricas ("globosas") e grosseiras nas estruturas subcorticais e do tronco encefálico. O comprometimento mais proeminente é observado no núcleo subtalâmico, globo pálido, substância negra, substância cinzenta periaquedutal, teto do mesencéfalo, núcleos oculomotores, núcleos pontinos e núcleo dentado do cerebelo. As inclusões neocorticais tipo emaranhados, como aqueles na DA, frequentemente assumem uma morfologia mais em formato de chama, mas à microscopia eletrônica pode-se demonstrar que os emaranhados de PSP consistem em túbulos retos em vez dos filamentos helicoidais aos pares encontrados na DA. Além disso, a PSP está associada a inclusões gliais tau-positivas proeminentes, como astrócitos em tufos (Fig. 432-3), inclusões oligodendrogliais espiraladas ("corpos espiralados") ou, com menos frequência, astrócitos espinhosos. A maioria dos pacientes com PSP-SR apresenta PSP na necropsia, embora um pequeno número apresente outra taupatia (degeneração corticobasal [DCB] ou doença de Pick; Fig. 432-2).

Além da sua sobreposição com DFT e SCB (ver adiante), a PSP frequentemente é confundida com a *doença de Parkinson* (DP) idiopática. Embora os pacientes idosos com DP possam apresentar limitação do olhar para cima, eles não desenvolvem paresia do olhar para baixo ou outras anormalidades dos movimentos oculares voluntários típicas da PSP. A demência acaba ocorrendo na maioria dos pacientes com DP, geralmente devido ao surgimento de uma síndrome completa semelhante à demência por corpos de Lewy (DCL) ou tipo DA comórbida. Além disso, as síndromes comportamentais vistas na DCL diferem daquelas da PSP (ver adiante). A demência na DP torna-se mais provável com o aumento da idade, maior gravidade dos sinais extrapiramidais, longa duração da doença e presença de depressão. Os pacientes com DP que desenvolvem demência também apresentam atrofia cortical nos exames de neuroimagem. Do ponto de vista neuropatológico, pode haver alterações relacionadas à DA no córtex ou inclusões de α-sinucleína relacionadas com DCL tanto no sistema límbico quanto no córtex cerebral. **DCL e DP são discutidas nos Capítulos 434 e 435, respectivamente.**

SÍNDROME CORTICOBASAL

A SCB é um distúrbio do movimento associado à demência lentamente progressiva, com grave degeneração do córtex perirrolândico e núcleos

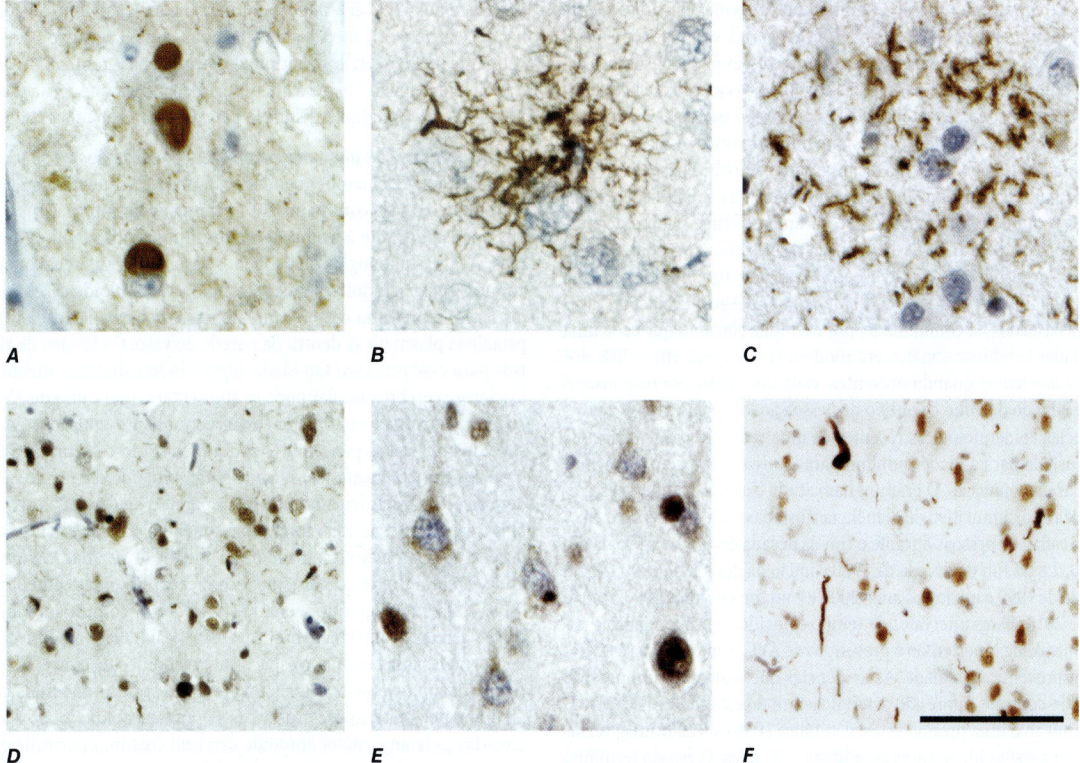

FIGURA 432-3   Neuropatologia na degeneração lobar frontotemporal (DLFT). A DLFT-tau (***A-C***) e a DLFT-TDP (***D-F***) são responsáveis por > 90% dos pacientes com DLFT, e a imuno-histoquímica revela lesões características em cada um dos principais subtipos histopatológicos dentro de cada classe: ***A.*** corpos de Pick na doença de Pick; ***B.*** astrócito em tufo na paralisia supranuclear progressiva; ***C.*** placa de astrócitos na degeneração corticobasal; ***D.*** pequenas inclusões citoplasmáticas neuronais compactas ou crescênticas e filamentos finos de neurópilo na DLFT-TDP, tipo A; ***E.*** inclusões citoplasmáticas neuronais difusas/granulares (com relativa escassez de filamentos de neurópilo) na DLFT-TDP, tipo B; e ***F.*** neuritos distróficos tortuosos e longos na DLFT-TDP, tipo C. A TDP pode ser observada dentro do núcleo de neurônios sem inclusões, porém localiza-se incorretamente no citoplasma e forma inclusões na DLFT-TDP. Os imunocorantes são tau de 3 repetições (***A***), fosfotau (***B*** e ***C***) e TDP-43 (***D-F***). Os cortes são contracorados com hematoxilina. A barra da escala aplica-se a todos os painéis e representa 50 μm em ***A***, ***B***, ***C*** e ***E*** e 100 μm em ***D*** e ***F***.

da base (substância negra e estriado-pálido). Em geral, os pacientes se apresentam com rigidez assimétrica, distonia, mioclonia e apraxia com incapacitação progressiva de um membro, às vezes associada ao fenômeno do *membro alienígena*, em que o membro apresenta ações motoras não intencionais, como agarrar, tatear, flutuar ou cair. Por fim, a SCB se torna bilateral e leva à disartria, à lentificação da marcha, ao tremor de ação e à demência predominantemente frontal. Enquanto a SCB se refere a uma síndrome clínica, a DCB se refere a uma entidade histopatológica específica de DLFT-tau (Fig. 432-2). Embora a SCB já tenha sido considerada patognomônica da DCB, cada vez mais se reconhece que a SCB pode se dever a DCB, PSP, DLFT-TDP e DA; esta última é responsável por até 30% dos casos de SCB em algumas séries. Na DCB, as características microscópicas incluem neurônios balonados, acromáticos, tau-positivos; placas de astrócitos (Fig. 432-3); e outras patomorfologias distróficas de tau glial que se sobrepõem às observadas na PSP. Mais especificamente, a DCB apresenta uma carga de taupatia grave na substância branca subcortical, que consiste em emaranhados e corpos oligodendrogliais espiralados. Como observado na Figura 432-2, os pacientes com DFTvc, APP não fluente/agramática e síndrome de PSP também podem apresentar DCB na necropsia, enfatizando a importância da diferenciação dos construtos e terminologias clínicas patológicas. O tratamento para SCB permanece sintomático; não há terapia modificadora da doença disponível.

LEITURAS ADICIONAIS

Irwin DJ et al: Frontotemporal lobar degeneration: Defining phenotypic diversity through personalized medicine. Acta Neuropathol 129:469, 2015.
Mackenzie I et al: Nomenclature and nosology for neuropathologic subtypes of frontotemporal lobar degeneration: An update. Acta Neuropathol 119:1, 2010.
Olney NT et al: Frontotemporal dementia. Neurol Clin 35:339, 2017.
Onyike CU, Diehl-Schmid J: The epidemiology of frontotemporal dementia. Int Rev Psychiatry 25:130, 2013.
Roberson ED: Mouse models of frontotemporal dementia. Ann Neurol 72:837, 2012.
Seeley WW: Behavioral variant frontotemporal dementia. Continuum (Minneap Minn) 25:76, 2019.

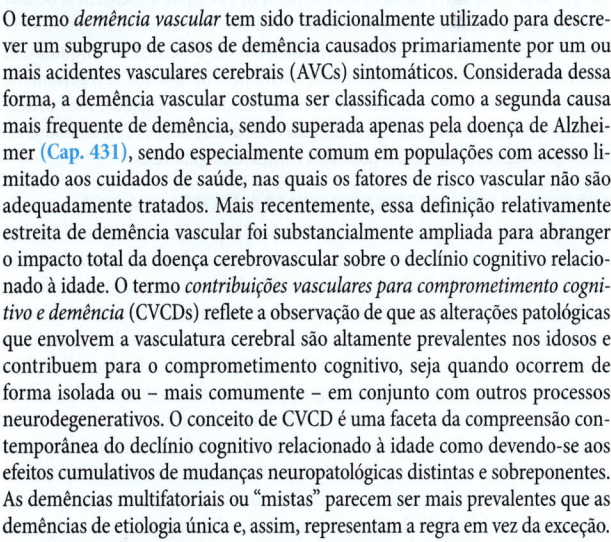

433 Demência vascular
Steven M. Greenberg, William W. Seeley

O termo *demência vascular* tem sido tradicionalmente utilizado para descrever um subgrupo de casos de demência causados primariamente por um ou mais acidentes vasculares cerebrais (AVCs) sintomáticos. Considerada dessa forma, a demência vascular costuma ser classificada como a segunda causa mais frequente de demência, sendo superada apenas pela doença de Alzheimer (Cap. 431), sendo especialmente comum em populações com acesso limitado aos cuidados de saúde, nas quais os fatores de risco vascular não são adequadamente tratados. Mais recentemente, essa definição relativamente estreita de demência vascular foi substancialmente ampliada para abranger o impacto total da doença cerebrovascular sobre o declínio cognitivo relacionado à idade. O termo *contribuições vasculares para comprometimento cognitivo e demência* (CVCDs) reflete a observação de que as alterações patológicas que envolvem a vasculatura cerebral são altamente prevalentes nos idosos e contribuem para o comprometimento cognitivo, seja quando ocorrem de forma isolada ou – mais comumente – em conjunto com outros processos neurodegenerativos. O conceito de CVCD é uma faceta da compreensão contemporânea do declínio cognitivo relacionado à idade como devendo-se aos efeitos cumulativos de mudanças neuropatológicas distintas e sobreponentes. As demências multifatoriais ou "mistas" parecem ser mais prevalentes que as demências de etiologia única e, assim, representam a regra em vez da exceção.

O AVC sintomático e as lesões vasculares assintomáticas, mais comumente detectados por ressonância magnética (RM), contribuem de maneira importante para o comprometimento cognitivo. Pelo menos algum grau de comprometimento cognitivo está presente em cerca de metade dos sobreviventes de AVC, o que aumenta progressivamente com períodos maiores de seguimento. Os estudos de base populacional também demonstram risco substancialmente aumentado de comprometimento cognitivo entre pessoas sem AVC sintomático, mas com evidência de doença cerebrovascular na RM.

O alto risco de comprometimento cognitivo ou de demência subsequente conferido pelos marcadores da RM de lesões cerebrais vasculares de outro modo assintomáticas ressalta o impacto cumulativo das pequenas lesões cerebrais distribuídas – em geral, associadas com doença cerebral de pequenos vasos – sobre o comprometimento da função cerebral. Essa ideia ganha ainda mais suporte pela correlação entre o desempenho cognitivo durante a vida e a neuropatologia *post mortem*. A análise de grandes amostras baseadas na comunidade demonstra contribuições independentes para a disfunção e o declínio cognitivo tanto de infartos macroscopicamente visíveis como de marcadores patológicos de gravidade da doença cerebrovascular global, como a aterosclerose, a arteriolosclerose e os escores de angiopatia amiloide cerebral. A análise do Religious Orders Study and Memory and Aging Project de 1.079 participantes baseados na comunidade, por exemplo, concluiu que cada uma dessas entidades cerebrovasculares era moderada ou severa em > 30% dos cérebros *post mortem* e, quando presentes, cada uma delas era responsável por cerca de 20% do declínio cognitivo da pessoa ao longo da vida.

Evidências epidemiológicas recentes de uma redução na incidência de demência ajustada para a idade apontam para o possível impacto da melhor saúde vascular da população. O Framingham Study baseado na população relatou taxas de risco cumulativo de demência ajustadas para idade e sexo em 5 anos de 3,6 a cada 100 pessoas durante o fim da década de 1970 e início da década de 1980, 2,8 no fim da década de 1980 e início da década de 1990, 2,2 no fim da década de 1990 e início dos anos 2000 e 2 no fim dos anos 2000 e início da década de 2010. Esses intervalos de tempo coincidem com tendências paralelas no controle da hipertensão e prevenção de AVC, embora essas associações não comprovem causalidade. As evidências que sustentam um possível efeito causal do controle da pressão arterial vieram do estudo SPRINT-MIND que tinha como alvo uma pressão arterial sistólica (PAS) < 120 mmHg *versus* 140 mmHg em pessoas hipertensas com idade ≥ 50 anos. O estudo terminou prematuramente por causa da prevenção efetiva contra desfechos cardiovasculares no grupo com alvo de PAS menor, mas ainda assim demonstrou que a redução da PAS diminuía as taxas de comprometimento cognitivo leve (razão de risco [RR], 0,81; intervalo de confiança [IC] 95%, 0,69-0,95) e do desfecho combinado comprometimento cognitivo leve ou provável demência (RR, 0,85; IC 95%, 0,74-0,97), embora não diminuísse as taxas de demência isoladamente (RR, 0,83; IC 95%, 0,67-1,04). É importante observar que ambos os estudos mediram o comprometimento cognitivo por todas as causas em vez de apenas um subgrupo de demência vascular, salientando a importância das CVCD como alvo na prevenção de demências.

CONSIDERAÇÕES GLOBAIS

Uma revisão dos dados disponíveis mundialmente indica uma boa evidência de variabilidade na demência vascular. Por exemplo, a incidência de aterosclerose intracraniana é mais alta em asiáticos, hispânicos e negros norte-americanos do que em europeus e brancos norte-americanos, enquanto os indivíduos brancos podem ter maior incidência de doença extracraniana. As causas dessas disparidades ainda estão sendo investigadas, mas provavelmente incluem o acesso aos cuidados de saúde, fatores relacionados ao estilo de vida como a dieta e possíveis influências genéticas.

SUBTIPOS DE DOENÇA CEREBROVASCULAR ASSOCIADA COM CVCD

Grandes AVCs Os AVCs sintomáticos, sejam isquêmicos (Cap. 427) ou hemorrágicos (Cap. 428), refletem a lesão irreversível em distintas áreas do córtex cerebral, substância branca subcortical ou outras estruturas subcorticais ou infratentoriais, produzindo comprometimento cognitivo relacionado ao seu tamanho e à localização. Raros infartos individuais em localizações estratégicas específicas como o tálamo, o córtex temporal medial, o corpo caloso anterior e o giro angular do hemisfério dominante podem prejudicar, de maneira suficiente, a memória episódica ou as habilidades funcionais de modo a satisfazer os critérios baseados na memória para a demência. Mais comumente, os AVCs ocorrem fora desses territórios estratégicos e afetam diversos outros aspectos da cognição, como a função executiva, a velocidade de processamento e o desempenho visuoespacial, enquadrando-se no conceito mais amplo de CVCD. Múltiplos AVCs e maiores volumes de território infartado estão associados a uma maior probabilidade de disfunção cognitiva pós-AVC.

Os pacientes com AVC que apresentam boa recuperação cognitiva, ainda assim demonstram declínio cognitivo acelerado após o AVC. Por exemplo, indivíduos em comunidade no estudo longitudinal Reasons for Geographic and Racial Differences in Stroke mudaram a trajetória de uma média de ganho cognitivo pré-AVC de 0,021 ponto/ano para uma perda cognitiva pós-AVC de −0,035 ponto/ano na escala de função cognitiva global de seis itens. Os mecanismos para o declínio cognitivo pós-AVC provavelmente incluem efeitos continuados da doença cerebrovascular que gerou o AVC-índice, além da perda de reserva cognitiva que torna o cérebro menos resiliente a qualquer distúrbio adicional relacionado à idade.

Doença cerebral de pequenos vasos As doenças dos pequenos vasos cerebrais (Cap. 427) também podem causar AVC isquêmico ou hemorrágico sintomático, mas costumam ser clinicamente assintomáticas e reconhecidas apenas durante a avaliação de declínio cognitivo ou de outros sintomas. As duas patologias de pequenos vasos cerebrais relacionadas à idade comuns são a arteriolosclerose e a angiopatia amiloide cerebral. A *arteriolosclerose* representa o espessamento das arteríolas devido à infiltração de proteínas plasmáticas dentro da parede do vaso. Os fatores de risco primários para esse processo são idade, hipertensão e diabetes melito. A arteriolosclerose cerebrovascular pode se apresentar como causa de AVC isquêmico ou hemorrágico sintomático, mais comumente centrados em territórios supridos por vasos penetrantes profundos como o tálamo, os gânglios da base e o tronco encefálico. A *angiopatia amiloide cerebral* é definida pela deposição do peptídeo amiloide β nas paredes de pequenas artérias, arteríolas e capilares cerebrais, com a consequente perda da estrutura normal da parede. Seu fator de risco primário é a idade avançada. A angiopatia amiloide cerebral é mais comumente reconhecida sintomaticamente como uma causa de hemorragia intracerebral (Cap. 428), comumente localizada no córtex cerebral, substância branca subcortical (coletivamente chamadas de hemorragias lobares) ou no espaço subaracnóideo da convexidade cerebral. A distinção entre os territórios penetrantes profundos mais comumente afetados pela arteriolosclerose e as regiões cerebrais lobares superficiais afetadas pela angiopatia amiloide cerebral costuma permitir que as duas doenças de pequenos vasos sejam radiograficamente diferenciadas.

Apesar das diferenças em seus mecanismos patogênicos subjacentes, as duas doenças de pequenos vasos cerebrais produzem uma gama semelhante de lesões cerebrais isquêmicas e hemorrágicas detectáveis pela histopatologia à necropsia ou pela RM durante a vida (Fig. 433-1). Os *infartos pequenos* (*lacunares*) são uma característica comum da arteriolosclerose e menos comumente da angiopatia amiloide cerebral. Os infartos lacunares crônicos podem aparecer nas sequências de RM com *fluid-attenuated inversion recovery* (FLAIR) como uma borda hiperintensa ao redor de uma cavidade central hipointensa com diâmetros geralmente de 3 a 15 mm (Fig. 433-1A), mas esse aspecto característico se desenvolve em apenas um subgrupo dos infartos pequenos, e muitos podem não ser prontamente identificados no estágio crônico. Os *microinfartos* < 3 mm são característicos de ambas as doenças de pequenos vasos. Eles são substancialmente mais numerosos que os infartos lacunares, mas menos facilmente visualizados. Os microinfartos agudos podem ser visíveis como hiperintensidades puntiformes na RM ponderada em difusão (Fig. 433-1B), enquanto um pequeno subgrupo de microinfartos crônicos é detectável nas sequências ponderadas em T2 da RM de alta resolução como lesões hiperintensas no córtex cerebral. As *micro-hemorragias cerebrais* são menos numerosas que as lacunas ou microinfartos, mas são prontamente detectadas em seu estágio crônico devido aos efeitos paramagnéticos dos derivados de ferro. Elas aparecem como lesões arredondadas hipointensas na RM ponderada em T2* primariamente nas regiões penetrantes profundas do cérebro quando causadas por arteriolosclerose (Fig. 433-1C) ou nas regiões lobares quando causadas por angiopatia amiloide cerebral (Fig. 433-1D).

Outros marcadores de doença de pequenos vasos na RM identificam lesão difusa da substância branca. As *hiperintensidades de substância branca* nas sequências de RM em FLAIR ponderadas em T2 (Fig. 433-1E) são um achado quase onipresente no envelhecimento. Embora essas lesões sejam facilmente visíveis à RM, elas representam um marcador inespecífico de gliose da substância branca, desmielinização ou aumento do conteúdo de água. A lesão vascular difusa e extremamente grave da substância branca é comumente chamada de *doença de Binswanger* ou encefalopatia arteriosclerótica subcortical, reconhecida como uma síndrome clínica com deterioração cognitiva gradual e alterações importantes da substância branca por doença isquêmica de pequenos vasos. Na neuroimagem, observa-se uma doença da substância branca subcortical e periventricular confluente e progressiva (ver Fig. 29-2), com hipoperfusão e hipometabolismo. As alterações mais sutis na estrutura da substância branca podem ser detectadas de maneira sensível e quantitativa pela RM com *tensor de difusão* (Cap. 423) como aumento da difusividade da água ou redução da direcionalidade da difusão. As medidas de integridade estrutural da substância branca do tensor de difusão mostram uma associação consistente com o desempenho cognitivo e a velocidade de marcha, refletindo o papel central da desconexão de redes cerebrais fundamentais na mediação dos efeitos da doença de pequenos vasos cerebrais. Esses métodos baseados no tensor de difusão costumam exigir um processamento complexo e são geralmente usados em ambientes de pesquisa em vez de clínicos. Uma medida relativamente simples baseada no tensor de difusão e definida pela largura do pico da difusividade média esqueletizada (PSMD, do inglês *peak width of the skeletonized mean diffusivity*) surgiu como método candidato para a quantificação da desconexão da substância branca.

Papel das patologias cerebrais acompanhantes O conceito de CVCD postula que grandes AVCs e doença de pequenos vasos costumam ocorrer em combinação com as doenças cerebrais neurodegenerativas, mais comumente a doença de Alzheimer (Cap. 431). Muitos estudos de correlação clinicopatológica estabeleceram que a ocorrência concomitante de lesões cerebrovasculares e neurodegenerativas produz mais comprometimento cognitivo e funcional que o esperado a partir dos efeitos de cada mecanismo de doença considerado de forma independente. As interações entre os processos cerebrovasculares e neurodegenerativos também podem contribuir para a demência. Essas interações podem envolver a perda de integridade da barreira hematencefálica (talvez permitindo a penetração de agentes neurotóxicos ou inflamatórios no cérebro) e o comprometimento da depuração de amiloide β ou de outras moléculas patogênicas do cérebro (que se acredita que ocorra ao longo das vias de drenagem perivascular desencadeadas pela movimentação vascular fisiológica).

ABORDAGEM AO PACIENTE
Demência vascular

A identificação de contribuidores vasculares para o comprometimento cognitivo de um paciente pode esclarecer o diagnóstico etiológico e apontar intervenções específicas visando reduzir a progressão da doença. A avaliação clínica deve se concentrar na identificação de fatores de risco vascular (hipertensão, diabetes melito, dislipidemia, fibrilação atrial,

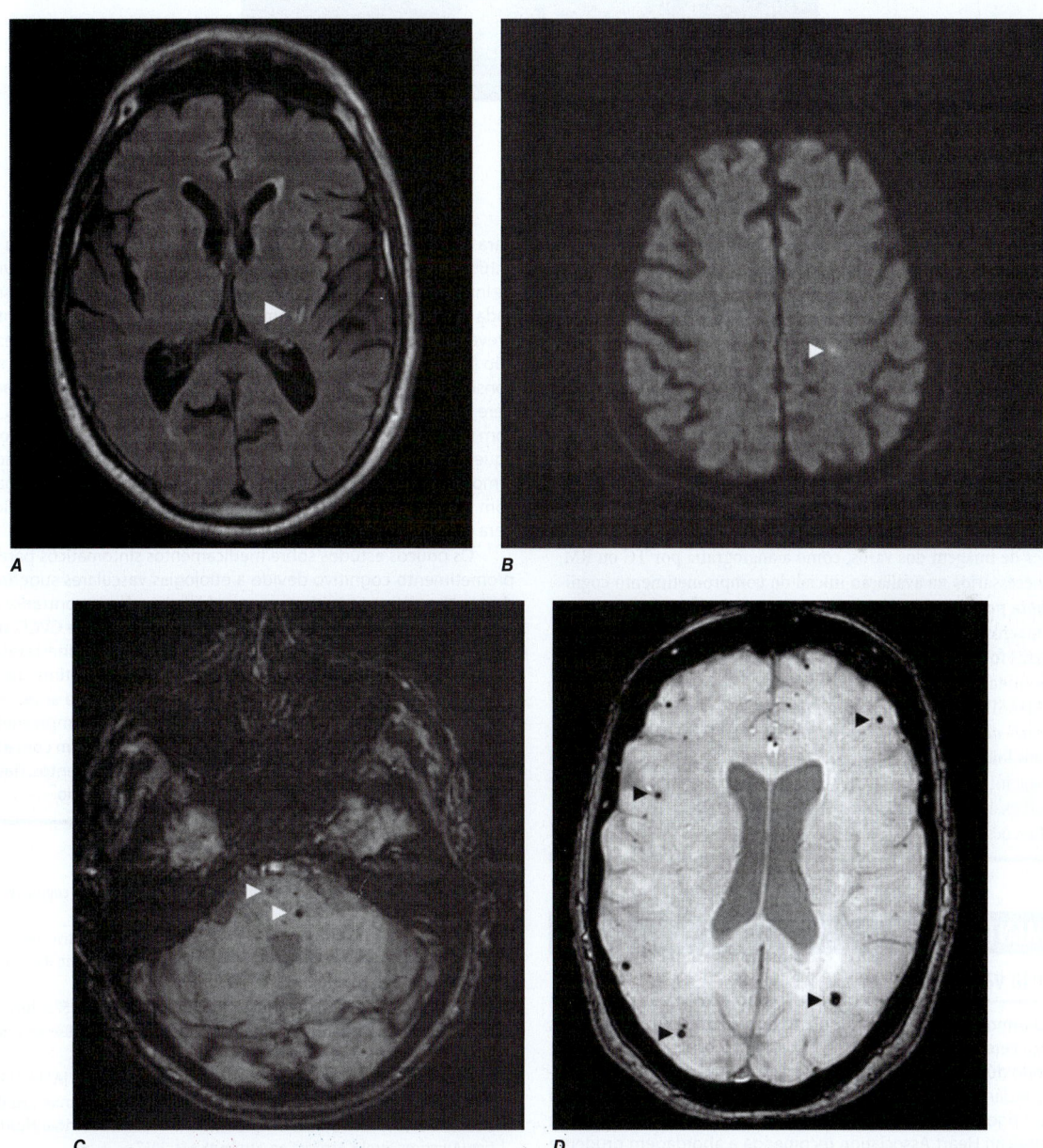

FIGURA 433-1 Marcadores da ressonância magnética (RM) de doença de pequenos vasos cerebrais. **A.** Infarto lacunar: sequência em *fluid-attenuated inversion recovery* (FLAIR) mostrando borda hiperintensa ao redor de uma cavidade central hipointensa no tálamo esquerdo (*ponta de seta*). **B.** Microinfarto agudo: sequência ponderada em difusão mostrando pequena lesão hiperintensa no centro semioval esquerdo (*ponta de seta*). **C.** Micro-hemorragias cerebrais na região penetrante profunda do cérebro: sequência ponderada em T2* mostrando múltiplas lesões hipointensas pequenas na ponte (*pontas de seta*). **D.** Micro-hemorragias cerebrais em regiões lobares: sequência ponderada em T2* mostrando múltiplas pequenas lesões lobares hipointensas (*pontas de seta*). **E.** Hiperintensidades de substância branca: sequência FLAIR mostrando hiperintensidades difusas confluentes na substância branca.

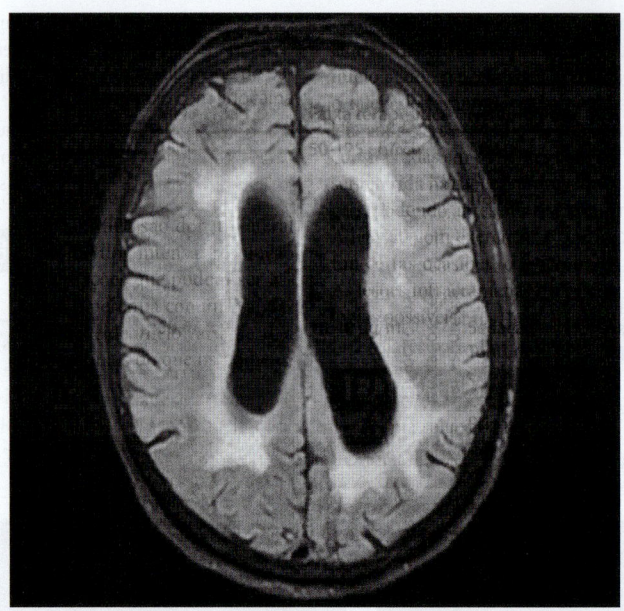

E

FIGURA 433-1 *(Continuação)*

doença arterial coronariana ou doença vascular periférica), na história prévia de sintomas de AVC ou ataque isquêmico transitório e na história familiar de AVC ou doença vascular precoce. Embora uma progressão escalonada e determinados déficits cognitivos como a perda da função executiva sejam particularmente sugestivos, a maioria das pessoas com CVCD segue um padrão mais típico de progressão gradual do comprometimento da memória episódica.

A base da detecção e da classificação da doença cerebrovascular é a RM de encéfalo. A RM deve incluir as sequências em FLAIR, ponderada na difusão e ponderada em T2* para a detecção das lesões citadas anteriormente: grandes e pequenos infartos crônicos, microinfartos agudos, micro-hemorragias e hiperintensidades de substância branca. Os exames de imagem dos vasos, como a angiografia por TC ou RM, não são necessários na avaliação inicial do comprometimento cognitivo, embora possam ser úteis na determinação da causa de quaisquer infartos macroscópicos que sejam identificados. A testagem genética para as raras formas hereditárias de CVCD, como a arteriopatia autossômica dominante cerebral com infartos subcorticais e leucoencefalopatia (CADASIL, do inglês *cerebral autosomal dominant arteriopathy with subcortical infarcts and leukoencephalopathy*) **(Cap. 427)** ou a angiopatia amiloide cerebral hereditária, pode ser considerada nos casos em que haja início em idade particularmente precoce, história familiar positiva ou exame de neuroimagem sugestivo, sendo desnecessária em outras situações.

TRATAMENTO
Demência vascular

Há pouquíssimos estudos avaliando o tratamento ideal para pessoas com doença cerebrovascular assintomática de grandes ou pequenos vasos, deixando dúvidas sobre a necessidade de seguir as diretrizes primárias ou secundárias para a prevenção de AVC. No mínimo, o tratamento deve seguir rigorosamente as diretrizes para a prevenção primária de AVC. A American Heart Association recomenda a abordagem prudente para a saúde vascular com o manejo da pressão arterial, o controle do colesterol, a redução da glicemia, a manutenção de um estilo de vida ativo, a adesão a uma dieta saudável para o coração, a perda de peso e a suspensão do tabagismo (Life's Simple 7, *https://www.heart.org/en/healthy-living/healthy-lifestyle/my-life-check--lifes-simple-7*). Os alvos de pressão arterial são < 140/90 mmHg para todas as pessoas e < 130/80 mmHg para aquelas com risco estimado de doença cardiovascular em 10 anos ≥ 10%, o que provavelmente se aplica a muitas pessoas com evidências de infartos cerebrais assintomáticos ou doença de pequenos vasos avançada pelos exames de imagem. A utilidade de outros tratamentos para prevenção secundária, como a terapia antiplaquetária ou as estatinas, não foi estabelecida para os infartos assintomáticos. Porém, é razoável considerar esses agentes quando o aspecto nos exames de imagem sugere AVCs embólicos ou relacionados a grandes vasos. Todas as pessoas com infartos assintomáticos devem ser rastreadas para fibrilação atrial, e aquelas com infartos de aspecto embólico podem ser consideradas para o monitoramento cardíaco prolongado. Da mesma forma, os pacientes com infartos em territórios de grandes artérias devem ser considerados para exames de imagem vascular.

Os poucos estudos sobre medicamentos sintomáticos para o comprometimento cognitivo devido a etiologias vasculares sugeriram modestos benefícios cognitivos comparáveis àqueles encontrados nos pacientes com doença de Alzheimer. Assim, em casos de CVCD pode ser razoável considerar agentes como os inibidores da colinesterase donepezila, rivastigmina ou galantamina para o comprometimento cognitivo leve a moderado e a donepezila em altas doses ou o antagonista do receptor da *N*-metil-D-aspartato memantina para o comprometimento moderado a grave **(Cap. 431)**. É útil realizar uma abordagem com a tomada de decisão compartilhada ao considerar esses medicamentos, dado o seu impacto relativamente pequeno no funcionamento diário.

LEITURAS ADICIONAIS

Boyle PA et al: Person-specific contribution of neuropathologies to cognitive loss in old age. Ann Neurol 83:74, 2018.

Corriveau RA et al: The science of vascular contributions to cognitive impairment and dementia (VCID): A framework for advancing research priorities in the cerebrovascular biology of cognitive decline. Cell Mol Neurobiol 36:281, 2016.

Dichgans M, Leys D: Vascular cognitive impairment. Circ Res 120:573, 2017.

Greenberg SM et al: Cerebral amyloid angiopathy and Alzheimer disease: One peptide, two pathways. Nat Rev Neurol 16:30, 2020.

Levine DA et al: Trajectory of cognitive decline after incident stroke. JAMA 314:41, 2015.

Smith EE et al: Prevention of stroke in patients with silent cerebrovascular disease: A scientific statement for healthcare professionals from the American Heart Association/American Stroke Association. Stroke 48:e44, 2017.

Snowdon DA et al: Brain infarction and the clinical expression of Alzheimer disease. The Nun Study. JAMA 277:813, 1997.

Vermeer SE et al: Silent brain infarcts and the risk of dementia and cognitive decline. N Engl J Med 348:1215, 2003.

Wardlaw JM et al: Neuroimaging standards for research into small vessel disease and its contribution to ageing and neurodegeneration. Lancet Neurol 12:822, 2013.

434 Demência por corpos de Lewy
Irene Litvan, William W. Seeley, Bruce L. Miller

A doença por corpos de Lewy, a qual se manifesta como demência com doença de Parkinson (DDP) ou como demência por corpos de Lewy (DCL), é a segunda causa mais comum de demência neurodegenerativa, após a doença de Alzheimer (DA) (Cap. 431). Cerca de 10% dos pacientes com doença de Parkinson (DP) desenvolvem DDP por ano, com a maioria dos pacientes com DP desenvolvendo DDP ao longo do tempo. A incidência da DCL é de cerca de 7 a cada 100 mil pessoas-ano. A prevalência de DDP e DCL aumenta conforme o envelhecimento, com ambas afetando os homens mais frequentemente que as mulheres.

MANIFESTAÇÕES CLÍNICAS

A maioria dos pesquisadores conceitualiza a DDP e a DCL como pontos em um espectro da patologia da doença por corpos de Lewy. Sob o ponto de vista cognitivo, a DDP e a DCL geralmente se manifestam com déficits severos executivos, de atenção e visuoespaciais, mas com memória episódica preservada. O declínio cognitivo na doença por corpos de Lewy afeta o desempenho nas atividades da vida diária além daquele causado por outros sintomas da DP. As principais características da DCL são a psicose precoce, incluindo alucinações visuais bem-formadas, flutuação da cognição, distúrbio comportamental do sono REM (DCSR) e parkinsonismo. A sensação de uma presença atrás da pessoa pode preceder as alucinações bem-formadas. Os delírios são menos frequentes que as alucinações, sendo geralmente relatados como identificação errada, infidelidade, roubo ou perseguição. A flutuação da atenção e da concentração é outra característica clássica. É comum haver uma pequena variação diária da função cognitiva nas demências; todavia, na DCL essas flutuações podem ser acentuadas, com períodos curtos de confusão ou letargia intensa que podem apresentar rápida resolução. Os pacientes com DDP e DCL são altamente sensíveis a distúrbios infecciosos e metabólicos. A primeira manifestação da DCL em alguns pacientes é o *delirium*, geralmente precipitado por infecção, medicamento novo ou outro distúrbio sistêmico. O parkinsonismo na DCL costuma estar associado à instabilidade postural precoce e pode se apresentar na fase inicial ou tardia da doença. O DCSR é um achado característico que costuma ser um pródromo da doença. Normalmente, os sonhos são acompanhados por paralisia da musculatura esquelética, mas os pacientes com DCSR atuam nos sonhos, muitas vezes de forma violenta, causando lesões em si mesmos ou nos parceiros de cama. Tanto a DDP como a DCL podem estar acompanhadas ou ser precedidas por anosmia, constipação, DCSR, depressão e ansiedade.

O perfil de sintomas na DCL e na DDP pode oferecer indícios para o diagnóstico diferencial. Clinicamente, o intervalo entre o parkinsonismo e a demência diferenciam a DDP da DCL. A DDP se apresenta em pacientes com DP de longa evolução, os quais manifestam demência geralmente com alucinações visuais, flutuação da atenção e do estado de alerta e DCSR. Por outro lado, quando a demência e os sintomas neuropsiquiátricos precedem ou surgem juntos com o parkinsonismo, o paciente deve ser diagnosticado como tendo DCL. Os pacientes com DCL com maior frequência que aqueles com DDP também apresentam copatologia de DA, o que dificulta a previsão da patologia subjacente pelos médicos. Um distúrbio da memória episódica sugere o diagnóstico de DA comórbida. Hipotensão ortostática que pode levar a eventos de síncope, disfunção erétil e constipação pode surgir precocemente na DCL, às vezes dificultando a diferenciação entre DCL e atrofia de múltiplos sistemas (AMS). Na AMS, os distúrbios autonômicos ocorrem precocemente e costumam ser mais intensos que na DCL, além de a cognição estar relativamente preservada. A anosmia também é mais característica da doença por corpos de Lewy do que da AMS.

FASE PRODRÔMICA

Tanto a DDP como a DCL apresentam uma fase prodrômica em que os pacientes têm comprometimento cognitivo leve (CCL), com déficits cognitivos que não têm impacto substancial sobre a vida diária. O CCL da DP se caracteriza por déficits na função executiva, na atenção e distúrbios visuoespaciais, mas também pode se apresentar com um CCL amnésico ou de múltiplos domínios. A DCL prodrômica também se caracteriza por distúrbios cognitivos semelhantes, mas está também associada a alucinações não relacionadas a medicamentos, DCSR, flutuações na atenção e parkinsonismo. Algumas vezes, é difícil a diferenciação entre o CCL da DCL prodrômica e o CCL da DP quando as principais características são DCSR e parkinsonismo, situação para a qual foi proposto recentemente o termo *CCL prodrômico por corpos de Lewy* (CCL-CL). O DCSR pode preceder em muitos anos o desenvolvimento de uma síndrome relacionada à doença por corpos de Lewy, geralmente evoluindo para DP ou DCL. O perfil típico e diversos biomarcadores podem ajudar a diferenciar o CCL da DCL daquele causado por patologia de DA (Tab. 434-1).

PATOLOGIA

A característica neuropatológica mais importante na doença por corpos de Lewy é a presença dos corpos de Lewy e de neuritos de Lewy em núcleos específicos do tronco encefálico, substância negra, tonsila do cérebro, giro do cíngulo e, finalmente, neocórtex. Os corpos de Lewy são inclusões citoplasmáticas intraneuronais coradas pelo ácido periódico de Schiff (PAS, do inglês *periodic acid-Schiff*) e ubiquitina, mas hoje são identificados com anticorpos para a proteína pré-sináptica, α-sinucleína. Eles são compostos por neurofilamentos retos de 7 a 20 nm de comprimento com material amorfo circundante e contêm epítopos reconhecidos por anticorpos contra as proteínas fosforiladas e não fosforiladas dos neurofilamentos, ubiquitina e α-sinucleína. A presença de agregados de α-sinucleína em neurônios e na glia na DDP e na DCL classifica molecularmente essas doenças como sinucleinopatias. Em geral, a perda neuronal e sináptica, em vez da patologia de Lewy propriamente dita, é um melhor preditor dos déficits clínicos.

Critérios formais identificam três estágios de progressão: (1) predominante no tronco encefálico; (2) límbica transicional; e (3) neocortical difusa. É importante observar que os indivíduos idosos sadios também podem exibir patologia por corpos de Lewy dispersa isolada na substância negra,

TABELA 434-1 ■ Diferenciação entre comprometimento cognitivo leve (CCL) da doença por corpos de Lewy ou da doença de Alzheimer

Características clínicas	Patologia de CCL-CL prodrômico	Patologia de CCL-DA prodrômico
CCL	CCL geralmente afetando as funções executiva, da atenção e/ou visuoespacial	CCL com comprometimento da memória e nomeação semântica
Flutuação da cognição com variações na atenção	Frequente e intensa	Rara ou não intensa
Sono	Distúrbio comportamental do sono REM	Insônia, despertares frequentes
Alucinações visuais recorrentes	Frequentes	Raras
Biomarcadores		
Polissonografia	Distúrbio cognitivo do sono REM com atonia	Normal
LCS	Redução de α-sinucleína por RT-QuIC no LCS	Redução de amiloide β e aumento de fosfo-tau no LCS; isso pode ser atualmente realizado no sangue
RM	Atrofia das amígdalas	Atrofia das regiões do para-hipocampo/hipocampo
PET com 18F-desoxiglicose	Hipometabolismo no lobo occipital e aumento no cingulado posterior (sinal da ilha do cingulado)	Hipometabolismo em lobos parietotemporais
PET para amiloide	Normal, a menos que haja associação com DA	Regiões parietotemporais anormais
Cintilografia miocárdica com MIBG	Desnervação simpática pós-ganglionar	Normal
Exame de imagem com DAT ou PET com dopamina	Redução do transportador de dopamina nos gânglios da base, particularmente no putâmen	Normais

CL, corpos de Lewy; DA, doença de Alzheimer; DAT, transportador de dopamina; LCS, líquido cerebrospinal; MIBG, metaiodobenzilguanidina; PET, tomografia com emissão de pósitrons; RM, ressonância magnética; RT-QuIC, *real-time quaking-induced conversion*.

na amígdala ou no bulbo olfatório. Estudos patológicos demonstraram que a DP geralmente começa no sistema nervoso entérico e se dissemina pelo nervo vago até o coração, tronco encefálico inferior, substância negra, sistema límbico e, por fim, córtex cerebral. A DP também pode começar no bulbo olfatório e se espalhar pelas conexões do sistema olfatório ou começar de forma independente em regiões entérica e do bulbo olfatório. As evidências de patologia anatômica humana e modelos animais sugerem que a doença por corpos de Lewy também pode se propagar por meio de um mecanismo semelhante a príons. Agregados de α-sinucleína anormalmente enovelada se propagam transneuronalmente seguindo as vias de conexão do sistema nervoso central. Essa propagação patológica a partir da periferia até o cérebro se correlaciona com a evolução dos sintomas clínicos; a DP geralmente se manifesta primeiro com achados não motores caracterizados por constipação e/ou hiposmia, seguidos por ansiedade, depressão, DCSR, parkinsonismo e, por fim, demência. A DDP se manifesta clinicamente quando há envolvimento de regiões límbicas e corticais.

Um déficit colinérgico profundo, devido a envolvimento do prosencéfalo basal e do núcleo pedunculopontino, está presente na maioria dos pacientes com DCL, podendo estar associado com as flutuações características, a desatenção e as alucinações visuais. Os déficits adrenérgicos em consequência do envolvimento do *locus ceruleus* comprometem ainda mais o estado de alerta e a atividade mental.

PATOGÊNESE

Acredita-se que fatores genéticos e ambientais contribuam para o desenvolvimento de doença por corpos de Lewy. A presença de agregados de α-sinucleína em corpos de Lewy levou à descoberta de duplicações e triplicações da α-sinucleína que se manifestam clinicamente como DP ou DCL. Existem múltiplos genes associados com a DP, mas particularmente as mutações da glucocerebrosidase (GBA) levam a apresentações de DDP ou DCL (Cap. 435).

A origem da doença por corpos de Lewy nas regiões gastrintestinais e olfatória sugere que toxinas ambientais que atuam sobre uma base genética suscetível possam contribuir para a patogênese da doença por corpos de Lewy (uma hipótese tipo "golpe duplo"). Várias toxinas foram associadas à DP (Cap. 435), mas os estudos epidemiológicos sobre os fatores de risco na DCL ainda são inconclusivos.

CARACTERÍSTICAS LABORATORIAIS

Em pacientes que apresentam distúrbios cognitivos, é sempre necessário descartar as causas tratáveis de demência, como fármacos, infecções e distúrbios metabólicos (Cap. 29). A RM de encéfalo pode ser útil para descartar parkinsonismo vascular ou hematomas subdurais, ou para apoiar o diagnóstico de outros distúrbios, como a AMS (i.e., sinal da cruz pontina ["*hot-cross buns*"]; Cap. 440).

Os biomarcadores que sustentam o diagnóstico de doença por corpos de Lewy incluem uma polissonografia mostrando DCSR com atonia, um líquido cerebrospinal (LCS) mostrando oligômeros de α-sinucleína (RT-QuIC) ou níveis sanguíneos ou no LCS de fosfo-tau217, cintilografia cardíaca com iodo-123-metaiodobenzilguanidina (MIBG) mostrando desnervação simpática cardíaca pós-ganglionar e exame de imagem para o transportador de dopamina usando tomografia computadorizada por emissão de fóton único (SPECT, do inglês *single-photon emission computed tomography*) ou tomografia por emissão de pósitrons (PET, do inglês *positron emission tomography*) (Tab. 434-1).

TRATAMENTO
Demência por corpos de Lewy

Embora não existam atualmente agentes modificadores da doença para evitar, alentecer ou curar as demências relacionadas com doença por corpos de Lewy, há vários tratamentos sintomáticos disponíveis. Ao abordar o déficit colinérgico substancial na DCL, os inibidores da colinesterase, como a rivastigmina (dose-alvo de 6 mg, 2 ×/dia, ou um adesivo de 9,5 mg ao dia) e a donepezila (dose-alvo de 10 mg/dia), costumam melhorar a cognição, reduzir as alucinações e estabilizar os sintomas delirantes. O antipsicótico atípico pimavanserina costuma ser útil para tratar a psicose e não piora o parkinsonismo; ele está aprovado pela Food and Drug Administration (FDA) para pacientes com DDP e costuma ser usado sem autorização formal (*off-label*) para a DCL. A pimavanserina é um agonista inverso seletivo do receptor de serotonina 5-HT$_{2A}$ que não bloqueia os receptores de dopamina. Na sua bula há um alerta da FDA em relação a um aumento no risco de morte, especialmente em pacientes idosos. A clozapina em dose baixa (iniciar com 6,25 mg, aumentando para até 25 mg/dia) também é efetiva para tratar alucinações e delírios, mas exige exames de sangue frequentes devido ao risco de agranulocitose. Os pacientes com DCL são sensíveis a medicamentos dopaminérgicos, os quais precisam ser cuidadosamente ajustados; pode-se melhorar a tolerabilidade pelo uso concomitante de um inibidor da colinesterase. Os pacientes com DCL não devem ser expostos aos neurolépticos típicos, os quais podem causar síndrome neuroléptica maligna e morte, nem aos anticolinérgicos e aos agonistas da dopamina, os quais podem exacerbar seus sintomas.

O DCSR costuma responder à melatonina, necessitando de doses de até 20 mg/dia. Se a melatonina não for efetiva, pode-se usar clonazepam, gabapentina ou codeína com cautela devido à possibilidade de piorar a cognição e causar quedas. Os antidepressivos, especialmente aqueles com fortes propriedades ansiolíticas (escitalopram, paroxetina, duloxetina e venlafaxina; ver Cap. 452), costumam ser necessários para os sintomas de humor e ansiedade. A hipotensão ortostática pode exigir o tratamento com medidas não farmacológicas (dieta rica em sal e líquidos, elevação da cabeceira da cama a 30 graus) ou terapias farmacológicas (i.e., fludrocortisona, midodrina, droxidopa). A fisioterapia pode maximizar a função motora e protege contra lesão relacionada com quedas. Também devem ser fornecidas instruções sobre a segurança do domicílio e as transferências. É igualmente importante a educação dos pacientes e cuidadores, assim como o suporte pelo serviço social. Assim, o cuidado de pacientes com doença por corpos de Lewy exige uma abordagem multidisciplinar.

LEITURAS ADICIONAIS

Emre M et al: Clinical diagnostic criteria for dementia associated with Parkinson's disease. Mov Disord 22:1689, 2007.
Litvan I et al: Diagnostic criteria for mild cognitive impairment in Parkinson's disease: Movement Disorder Society Task Force guidelines. Mov Disord 27:349, 2012.
Mckeith IG et al: Diagnosis and management of dementia with Lewy bodies: Fourth consensus report of the DLB Consortium. Neurology 89:88, 2017.
Mckeith IG et al: Research criteria for the diagnosis of prodromal dementia with Lewy bodies. Neurology 94:743, 2020.
Rossi M et al: Ultrasensitive RT-QuIC assay with high sensitivity and specificity for Lewy body-associated synucleinopathies. Acta Neuropathol 140:49, 2020.
Sonni I et al: Clinical validity of presynaptic dopaminergic imaging with 123I-ioflupane and noradrenergic imaging with 123I-MIBG in the differential diagnosis between Alzheimer's disease and dementia with Lewy bodies in the context of a structured 5-phase development framework. Neurobiol Aging 52:228, 2017.

435 Doença de Parkinson
C. Warren Olanow, Anthony H.V. Schapira

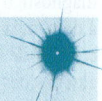

DOENÇA DE PARKINSON E DISTÚRBIOS RELACIONADOS

A doença de Parkinson (DP) é a segunda doença neurodegenerativa mais comum relacionada com a idade, ultrapassada apenas pela doença de Alzheimer (DA). Suas manifestações clínicas essenciais foram descritas pela primeira vez pelo médico inglês James Parkinson, em 1817. James Parkinson era um clínico geral que capturou a essência dessa condição, com base na inspeção visual de um pequeno número de pacientes, vários dos quais havia apenas observado caminhando na rua, sem realizar um exame formal. Estima-se que o número de pessoas com DP nos países mais populosos do mundo seja de cerca de 5 milhões, e a expectativa é de que esse número duplique em 20 anos com base no envelhecimento da população. A idade média de início da DP é de cerca de 60 anos, e o risco ao longo da vida é de cerca de 3% para os homens e de 2% para as mulheres. A frequência da DP aumenta com o envelhecimento, porém podem ser observados casos em indivíduos na terceira década de vida e até mais jovens, particularmente em associação a uma mutação gênica.

Clinicamente, a DP caracteriza-se por tremor de repouso, rigidez, bradicinesia e disfunção da marcha com instabilidade postural. Essas manifestações são conhecidas como manifestações clássicas ou "essenciais" da doença. Outros achados clínicos podem incluir *freezing* da marcha, dificuldade na fala, comprometimento da deglutição e várias características

TABELA 435-1 ■ Características clínicas da doença de Parkinson		
Características motoras essenciais	Outras características motoras	Características não motoras
Bradicinesia	Micrografia	Anosmia
Tremor de repouso	Fácies em máscara (hipomimia)	Distúrbios sensitivos (p. ex., dor)
Rigidez	Diminuição do piscar dos olhos	Transtornos do humor (p. ex., depressão)
Instabilidade postural	Salivação excessiva	Distúrbios do sono (p. ex., sono fragmentado, DCSR)
	Voz baixa (hipofonia)	Distúrbios autonômicos
	Disfagia	Hipotensão ortostática
	Congelamento (*freezing*)	Distúrbios gastrintestinais
	Quedas	Distúrbios urogenitais
		Disfunção sexual
		Comprometimento cognitivo/demência

Sigla: DCSR, distúrbio comportamental do sono REM.

não motoras que incluem distúrbios autonômicos, alterações sensitivas, transtornos do humor, disfunção do sono, comprometimento cognitivo e demência (ver Tab. 435-1 e discussão a seguir).

Sob o ponto de vista patológico, as características fundamentais da DP são a degeneração dos neurônios dopaminérgicos na parte compacta da substância negra (SNpc), a redução da dopamina no estriado e inclusões proteináceas intraneuronais em corpos celulares e axônios que se coram para a α-sinucleína (conhecidas como corpos de Lewy e neuritos de Lewy, coletivamente chamadas de patologia de Lewy) (Fig. 435-1). Embora o interesse tenha se concentrado no sistema dopaminérgico, a degeneração neuronal com patologia de Lewy também pode afetar os neurônios colinérgicos do núcleo basal de Meynert (NBM), os neurônios noradrenérgicos do *locus ceruleus* (LC), os neurônios serotoninérgicos dos núcleos da rafe do tronco encefálico e neurônios do sistema olfatório, hemisférios cerebrais, medula espinal e sistema nervoso autônomo periférico. Essa patologia "não dopaminérgica" é provavelmente responsável pelas características clínicas não motoras listadas na Tabela 435-1. Foi postulado que a patologia de Lewy começa no sistema nervoso autônomo periférico, no sistema olfatório e no núcleo motor dorsal do nervo vago na parte inferior do tronco encefálico, disseminando-se, em seguida, de maneira previsível e sequencial para afetar a SNpc e os hemisférios cerebrais (estadiamento de Braak). Assim, esses estudos sugerem que a degeneração clássica dos neurônios dopaminérgicos da SNpc e as características motoras essenciais da DP desenvolvem-se em um estágio intermediário da doença. Com efeito, estudos epidemiológicos sugerem que os sintomas clínicos que refletem o comprometimento precoce dos neurônios não dopaminérgicos, como constipação, anosmia e distúrbio comportamental do sono REM (do inglês *rapid eye movement* [movimento rápido dos olhos]) e a desnervação cardíaca, podem preceder o início das manifestações motoras clássicas da DP em vários anos, senão em décadas. Originalmente foi considerado que esses achados eram fatores de risco para o desenvolvimento de DP, mas, com base em achados patológicos, considera-se atualmente como provável que representem uma forma pré-motora inicial da doença. Intensos esforços estão em andamento para definir, de maneira acurada, um estágio pré-motor da DP com alta sensibilidade e especificidade. Isso será particularmente importante quando houver uma terapia neuroprotetora disponível, pois seria desejável iniciar o tratamento modificador da doença no estágio mais precoce possível da doença.

DIAGNÓSTICO E DIAGNÓSTICO DIFERENCIAL

Parkinsonismo é um termo genérico empregado para definir uma síndrome manifestada por bradicinesia com rigidez e/ou tremor. Ele apresenta

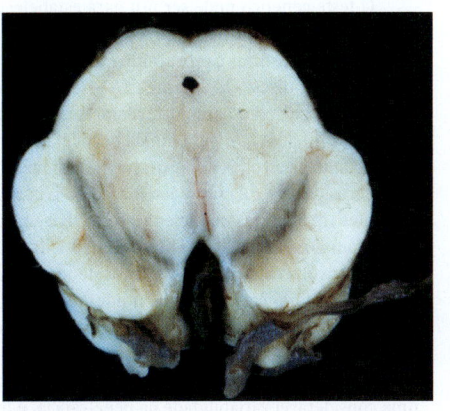
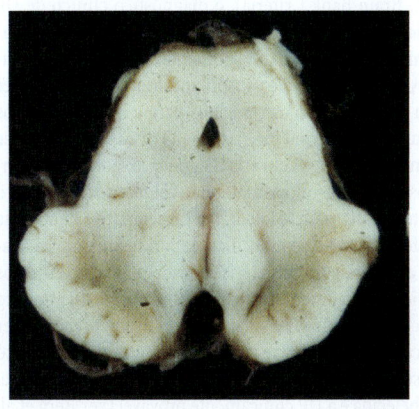
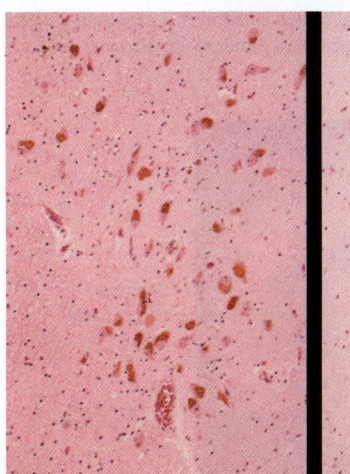
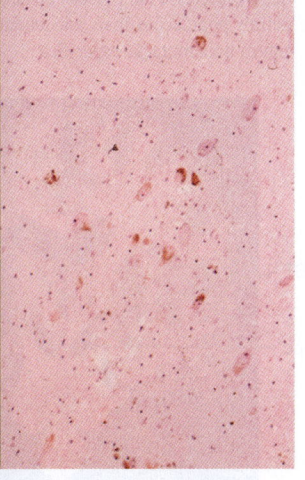
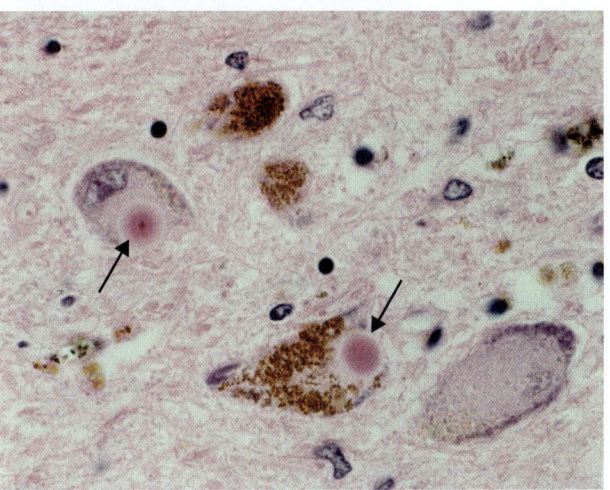

FIGURA 435-1 **Amostras patológicas de um paciente com doença de Parkinson (DP) em comparação com um controle normal** mostrando (**A**) a redução do pigmento na SNpc na DP (*à direita*) versus controle (*à esquerda*), (**B**) o número reduzido de células na SNpc na DP (*à direita*) em comparação com o controle (*à esquerda*), e (**C**) os corpos de Lewy (*setas*) dentro dos neurônios dopaminérgicos melanizados na DP. SNpc, parte compacta da substância negra.

TABELA 435-2 ■ Diagnóstico diferencial do parkinsonismo

Doença de Parkinson	Parkinsonismo atípico	Parkinsonismo secundário	Distúrbios neurodegenerativos associados com parkinsonismo
Esporádica	Atrofia de múltiplos sistemas (AMS)	Induzido por fármacos	Doença de Wilson
Genética	Tipo cerebelar (AMS-c)	Tumor	Doença de Huntington
Demência por corpos de Lewy	Tipo parkinsoniano (AMS-p)	Infecção	Neurodegeneração com acúmulo de ferro no cérebro
	Paralisia supranuclear progressiva	Vascular	SCA 3 (ataxia espinocerebelar)
	Variante de parkinsonismo	Hidrocefalia de pressão normal	Ataxia-tremor-parkinsonismo associado ao X frágil
	Variante de Richardson	Traumatismo	Doenças priônicas
	Síndrome corticobasal	Insuficiência hepática	Distonia-parkinsonismo ligado ao X
	Demência frontotemporal	Toxinas (p. ex., monóxido de carbono, manganês, MPTP, cianeto, hexano, metanol, dissulfeto de carbono)	Doença de Alzheimer com parkinsonismo
			Distonia responsiva à dopa

Sigla: MPTP, 1-metil-4-fenil-1,2,5,6-tetra-hidropiridina.

um diagnóstico diferencial (Tab. 435-2) que reflete diferenças no local do envolvimento dentro dos núcleos da base, na natureza da patologia e no quadro clínico. Os núcleos da base compreendem um grupo de núcleos subcorticais que incluem o estriado (putame e núcleo caudado), o núcleo subtalâmico (NST), o segmento externo do globo pálido (GPe), o segmento interno do globo pálido (GPi) e a SNpc (Fig. 435-2). Entre as diferentes formas de parkinsonismo, a DP é a mais comum (cerca de 75% dos casos). Historicamente, a DP era diagnosticada com base na presença de 2 das 3 características parkinsonianas (tremor, rigidez, bradicinesia). Entretanto, estudos *post mortem* encontraram uma taxa de erro de 24% quando somente esse critério era usado para o diagnóstico. Subsequentemente, estudos de correlação clinicopatológicos determinaram que o parkinsonismo (bradicinesia e rigidez) associado ao tremor de repouso, assimetria do comprometimento motor e resposta satisfatória à levodopa muito mais provavelmente prediz o diagnóstico patológico correto. Com esses critérios revisados (conhecidos como U.K. Brain Bank Criteria), o diagnóstico clínico de DP é confirmado patologicamente em > 90% dos casos. Os exames de imagem do sistema dopaminérgico (ver adiante) aumentam ainda mais a acurácia do diagnóstico. A International Parkinson and Movement Disorder Society (MDS) sugeriu critérios clínicos revisados para a DP (conhecidos como MDS Clinical Diagnostic Criteria for Parkinson's disease), os quais se acredita que aumentem ainda mais a acurácia diagnóstica, particularmente em casos iniciais nos quais a levodopa ainda não foi tentada. Embora o parkinsonismo motor tenha permanecido como a característica central da doença, o diagnóstico de DP como tipo específico de parkinsonismo baseia-se em três categorias adicionais de características diagnósticas: critérios de suporte (características que aumentam a confiabilidade no diagnóstico de DP), critérios de exclusão absolutos e sinais de alerta (que precisam ser contrabalanceados por critérios de suporte para possibilitar um diagnóstico de DP). Com o uso desses critérios, foram delineados dois níveis de certeza: a DP clinicamente estabelecida e a DP clinicamente provável (ver Berg et al. Movement Disorders 30:1591, 2015 em "Leituras adicionais").

O exame de imagem do sistema dopaminérgico do cérebro em pacientes com DP pode ser realizado com tomografia por emissão de pósitrons (PET, do inglês *positron emission tomography*) ou tomografia computadorizada por emissão de fóton único (SPECT, do inglês *single-photon emission computed tomography*). Esses exames geralmente revelam uma captação reduzida e assimétrica dos biomarcadores dopaminérgicos estriatais, particularmente na parte posterior do putame, com preservação relativa do núcleo caudado (Fig. 435-3). Esses achados refletem a degeneração dos neurônios dopaminérgicos nigroestriatais e a perda dos terminais estriatais. Os exames de imagem podem ser úteis quando há incerteza quanto ao diagnóstico (p. ex., estágio inicial, tremor essencial, tremor distônico, tremor psicogênico) ou em pesquisas para garantir a acurácia, não sendo necessários na prática de rotina. Isso poderá mudar no futuro, quando houver uma terapia modificadora da doença, e for de suma importância estabelecer o diagnóstico correto o mais cedo possível. Também há algumas evidências de que o diagnóstico de DP, e até mesmo de pré-DP, possa ser possível com base na presença de aumento de ferro na SNpc utilizando ultrassonografia transcraniana ou protocolos especiais de ressonância magnética (RM).

O teste genético pode ser útil para estabelecer o diagnóstico, porém não é utilizado de modo rotineiro, visto que as formas monogênicas de DP são relativamente raras e provavelmente não representam mais do que 10% dos casos (ver discussão adiante). Deve-se considerar uma forma genética de DP em pacientes com forte história familiar positiva, idade de início precoce (< 40 anos), origem étnica particular (ver adiante) e que estejam participando de estudos de pesquisa. As variantes genéticas do gene da glucocerebrosidase (*GBA*) são a associação mais comum com a DP. Elas estão presentes em 5 a 15% dos pacientes com DP, e em 25% dos pacientes asquenazes com DP. Porém, apenas cerca de 30% das pessoas com variantes de *GBA* desenvolverão DP até os 80 anos de idade. As variantes genéticas do gene *LRRK2* também atraíram um interesse particular, pois são responsáveis por cerca de 1% dos casos esporádicos típicos da doença. As mutações em *LRRK2* são uma causa particularmente frequente (cerca de 25%) de DP em judeus asquenazes e árabes berberes do Norte da África; entretanto, há uma considerável variabilidade na penetrância, e muitos portadores nunca desenvolvem manifestações clínicas de DP. A testagem genética é de particular interesse em pessoas de alto risco em ambiente de pesquisa e para definir populações mais adequadas para estudos sobre terapias dirigidas contra uma mutação específica.

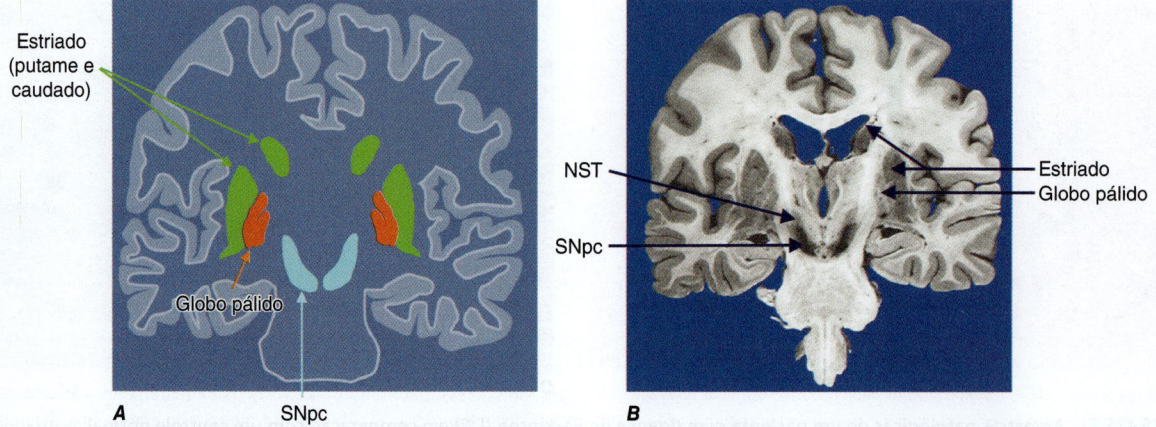

FIGURA 435-2 Núcleos da base. Cortes coronais esquemático (*A*) e *post mortem* (*B*), ilustrando os vários componentes dos núcleos da base. NST, núcleo subtalâmico; SNpc, parte compacta da substância negra.

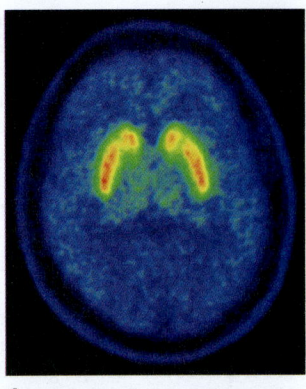

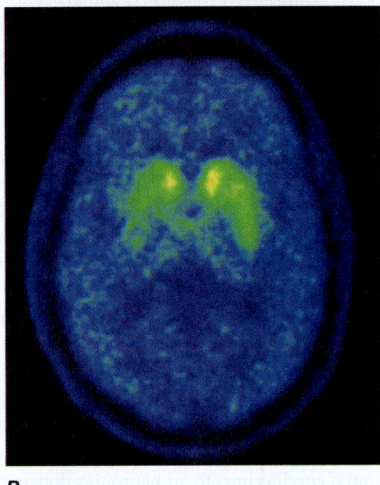

FIGURA 435-3 Tomografia por emissão de pósitrons com [¹¹C]di-hidrotetrabenazina (um marcador de VMAT2) em controle saudável (*A*) e em paciente com doença de Parkinson (*B*). Observa-se a captação reduzida do marcador pelo estriado, que tende a ser mais pronunciada no putame posterior e tende a ser assimétrica. *(Cortesia do Dr. Jon Stoessl.)*

Parkinsonismo atípico, secundário e outras formas O parkinsonismo atípico refere-se a um grupo de condições neurodegenerativas que habitualmente estão associadas com patologia mais disseminada do que a encontrada na DP (p. ex., degeneração do estriado, globo pálido, cerebelo e tronco encefálico, bem como SNpc). Essas condições incluem a atrofia de múltiplos sistemas (AMS; **Cap. 440**), a paralisia supranuclear progressiva (PSP; **Cap. 432**) e a síndrome corticobasal (SCB; **Cap. 432**). Como grupo, elas tendem a se manifestar como parkinsonismo (rigidez e bradicinesia), porém apresentam diferenças clínicas em relação à DP, refletindo sua patologia mais disseminada. Isso inclui comprometimento precoce da fala e da marcha, ausência de tremor de repouso, ausência de assimetria motora, resposta precária ou ausente à levodopa e evolução clínica mais agressiva. Nos estágios iniciais, alguns casos podem mostrar um benefício modesto com a levodopa, e pode ser difícil diferenciá-los da DP, porém o diagnóstico torna-se mais evidente com a evolução da doença. Os exames de neuroimagem do sistema dopaminérgico não costumam ser úteis, pois a depleção de dopamina estriatal pode ser vista tanto na DP como no parkinsonismo atípico. Por outro lado, a imagem metabólica das conexões entre núcleos da base e tálamo (usando 2-F-desoxiglicose) pode ser útil, demonstrando um padrão de atividade diminuída na GPi com atividade aumentada no tálamo, ou seja, o inverso do que é observado na DP.

A AMS se manifesta como uma combinação das características parkinsonianas atípicas descritas anteriormente, além de achados cerebelares e autonômicos. As síndromes clínicas podem ser divididas em uma forma predominantemente parkinsoniana (AMS-p) ou cerebelar (AMS-c). Clinicamente, suspeita-se de AMS quando um paciente apresenta características de parkinsonismo atípico em associação com sinais cerebelares e/ou disfunção autonômica proeminente, geralmente hipotensão ortostática **(Cap. 440)**. Do ponto de vista patológico, a AMS caracteriza-se por degeneração de SNpc, estriado, cerebelo e núcleos olivares inferiores, associada a inclusões citoplasmáticas gliais (ICGs) características e que se coram para α-sinucleína (corpos de Lewy) particularmente em oligodendrócitos em vez de neurônios da SNpc como na DP. A RM pode revelar acúmulo patológico de ferro no estriado nas imagens ponderadas em T2, alteração de sinal hiperintenso na região da superfície externa do putame (borda do putame) na AMS-p ou atrofia do cerebelo e do tronco encefálico (o "sinal da cruz" na ponte **[Fig. 440-2]**) na AMS-c. Atualmente, não há evidências estabelecidas de qualquer mutação gênica/fator de risco genético para a AMS.

A PSP é uma forma de parkinsonismo atípico, que se caracteriza por parkinsonismo conforme observado anteriormente e movimentos sacádicos lentos, apraxia das pálpebras e movimentos oculares verticais restritos, com comprometimento particular do olhar para baixo. Com frequência, os pacientes exibem hiperextensão do pescoço com distúrbio precoce da marcha e quedas. Nos estágios mais avançados, a dificuldade da fala e da deglutição e o déficit cognitivo tornam-se evidentes. Foram identificadas duas formas clínicas de PSP: uma forma "Parkinson", que pode se assemelhar estreitamente à DP nos estágios iniciais, podendo incluir uma resposta positiva à levodopa, e a forma "Richardson" mais clássica, que se caracteriza pelas manifestações descritas anteriormente com pouca ou nenhuma resposta à levodopa. A RM pode revelar atrofia característica do mesencéfalo, com preservação relativa da ponte em imagens sagitais na linha média (o denominado "sinal do beija-flor"). Do ponto de vista patológico, a PSP caracteriza-se por degeneração da SNpc, do estriado, do NST, dos núcleos talâmicos da linha média e do pálido, juntamente com emaranhados neurofibrilares e inclusões que se coram para a proteína tau. Em alguns casos familiares, foram detectadas mutações no gene MAPT que codifica a proteína tau.

A SCB é uma condição relativamente incomum que costuma se manifestar com contrações distônicas assimétricas e perda da destreza de uma mão, juntamente com distúrbios sensitivos corticais, que se manifestam como apraxia, agnosia, mioclonia focal de membro ou fenômeno do membro alienígena (em que o membro assume uma posição no espaço sem que o paciente tenha consciência de sua localização ou reconheça que o membro lhe pertence). Pode ocorrer demência em qualquer estágio da doença. Há necessidade de características corticais e de núcleos da base para fazer o diagnóstico. A RM frequentemente mostra atrofia cortical assimétrica, mas isso deve ser cuidadosamente pesquisado, podendo não ser evidenciado na inspeção casual. Os achados patológicos incluem degeneração neuronal acromática com depósitos de tau. Pode ocorrer considerável sobreposição, tanto clínica quanto patológica, entre a SCB e a PSP, e essas condições podem ser difíceis de distinguir sem confirmação patológica.

Ocorrem parkinsonismos secundários como consequência de outros fatores etiológicos, como fármacos, acidente vascular cerebral (AVC), tumor, infecção ou exposição a toxinas (p. ex., monóxido de carbono, manganês), que causam disfunção dos núcleos da base. As manifestações clínicas refletem a região dos núcleos da base que foi lesionada. Por exemplo, o AVC ou os tumores que afetam a SNpc podem ter um quadro clínico em grande medida idêntico ao das características motoras da DP, enquanto as toxinas, como monóxido de carbono e manganês, que causam dano ao globo pálido, assemelham-se mais estreitamente ao parkinsonismo atípico. Agentes bloqueadores da dopamina, como os neurolépticos, são a causa mais comum de parkinsonismo secundário. Esses fármacos são mais amplamente utilizados em psiquiatria, *mas o médico deve estar atento para o fato de que determinados medicamentos, como a metoclopramida, que são principalmente usados no tratamento de problemas gastrintestinais, também são agentes neurolépticos* e podem induzir parkinsonismo secundário. Esses fármacos também podem causar discinesias agudas e tardias **(ver Cap. 436)**. Outros fármacos passíveis de causar parkinsonismo secundário incluem tetrabenazina, bloqueadores dos canais de cálcio (flunarizina, cinarizina), amiodarona e lítio.

O parkinsonismo também pode ser observado como característica da distonia responsiva à dopa (DRD), uma condição que resulta de uma mutação no gene *GTP-ciclo-hidrolase 1*, o qual pode levar a um defeito no cofator da tirosina-hidroxilase e comprometimento na síntese de dopa e dopamina. Embora se manifeste geralmente como distonia **(Cap. 436)**, pode ocorrer uma forma bioquímica de parkinsonismo (devido à síntese reduzida de dopamina), que se assemelha estreitamente à DP e responde à levodopa, mas que não está associada a anormalidades na tomografia por emissão de pósitrons com fluordopa (FD-PET) nem à neurodegeneração. Esse diagnóstico deve ser considerado em indivíduos com < 20 anos de idade que apresentam parkinsonismo, particularmente se houver características distônicas.

TABELA 435-3 ■ Características que sugerem uma causa atípica ou secundária de parkinsonismo

Sinais/sintomas	Diagnóstico alternativo a considerar
Anamnese	
Comprometimento precoce da fala e da marcha (ausência de tremor, ausência de assimetria motora, quedas precoces)	Parkinsonismo atípico
Exposição a neurolépticos	Parkinsonismo induzido por fármacos
Início antes dos 40 anos	Forma genética de DP, doença de Wilson, DRD
Doença hepática	Doença de Wilson, degeneração hepatolenticular não wilsoniana
Alucinações precoces e demência com desenvolvimento tardio de características da DP	Demência por corpos de Lewy
Diplopia, comprometimento do olhar vertical	PSP
Resposta fraca ou ausente a uma tentativa adequada de levodopa	Parkinsonismo atípico ou secundário
Exame físico	
Demência como manifestação inicial ou precoce	Demência por corpos de Lewy
Hipotensão ortostática proeminente	AMS-p
Sinais cerebelares proeminentes	AMS-c
Sacadas lentas com comprometimento do olhar para baixo	PSP
Tremor postural simétrico de alta frequência (6-10 Hz), com componente cinético proeminente	Tremor essencial

Siglas: AMS-c, atrofia de múltiplos sistemas tipo cerebelar; AMS-p, atrofia de múltiplos sistemas tipo parkinsoniano; DP, doença de Parkinson; DRD, distonia responsiva à dopa; PSP, paralisia supranuclear progressiva.

Por fim, o parkinsonismo pode ser observado como característica de diversos outros distúrbios neurodegenerativos, como doença de Wilson, doença de Huntington (particularmente a forma juvenil, conhecida como variante de Westphal), certas ataxias espinocerebelares e distúrbios neurodegenerativos com acúmulo de ferro no cérebro, como a neurodegeneração associada à pantotenato-cinase (PANK) (anteriormente conhecida como doença de Hallervorden-Spatz). É particularmente importante descartar a doença de Wilson, pois a progressão pode ser evitada com o uso de quelantes do cobre.

Algumas características que sugerem parkinsonismo podem ser devidas a uma condição distinta da DP clássica e são apresentadas na Tabela 435-3.

ETIOLOGIA E PATOGÊNESE

Os casos de DP são, em sua maioria, esporádicos (cerca de 85-90%) e de causa desconhecida. As mutações gênicas (ver adiante) são as únicas causas conhecidas de DP. Estudos em gêmeos, realizados há várias décadas, sugeriram que os fatores ambientais podem desempenhar um papel importante em pacientes com idade de início ≥ 50 anos, enquanto os fatores genéticos são mais importantes em pacientes cujo início da DP ocorreu quando eram mais jovens. Entretanto, a demonstração de variantes genéticas de início mais tardio (p. ex., LRRK2 e GBA) argumentam contra a ênfase em fatores ambientais, mesmo em indivíduos > 50 anos de idade. A hipótese ambiental recebeu algum apoio na década de 1980 com a demonstração de que a MPTP (1-metil-4-fenil-1,2,5,6-tetra-hidropiridina), um subproduto da produção ilícita de uma substância semelhante à heroína, causava uma síndrome semelhante à DP em adictos no norte da Califórnia, nos Estados Unidos. A MPTP é transportada até o sistema nervoso central, onde é oxidada para formar MPP$^+$, uma toxina mitocondrial que é captada seletivamente pelos neurônios dopaminérgicos, causando a lesão deles, mas geralmente sem a formação dos corpos de Lewy. É importante observar que a MPTP ou compostos semelhantes à MPTP não foram associados à DP esporádica. Estudos epidemiológicos relataram um risco aumentado de desenvolvimento de DP em associação à exposição a pesticidas, residência em ambiente rural, trabalhar em fazenda e beber água de poço. O solvente tricloroetileno foi apontado como importante fator de risco para o desenvolvimento de DP em militares estadunidenses expostos à água contaminada no campo de base de Lejeune. Dezenas de outras associações também foram relatadas em estudos individuais, porém os resultados foram inconsistentes, e nenhum fator ambiental foi ainda comprovado como causa ou fator contribuinte para a DP. Foram também identificados alguns fatores possivelmente protetores nos estudos epidemiológicos, incluindo cafeína, tabagismo, uso de anti-inflamatórios não esteroides e bloqueadores dos canais de cálcio. A validade desses achados e o mecanismo responsável precisam ser estabelecidos.

Cerca de 10% dos casos de DP são de origem familiar, e foram identificadas mutações em vários genes ligados à DP (Tab. 435-4). Embora mutações monogênicas tenham sido demonstradas como causa de DP, também foram identificados vários fatores de risco genéticos que aumentam o risco de desenvolvimento de DP. Estudos de associação genômica ampla (GWASs, do inglês *genome-wide association studies*) de grande porte identificaram mais de 25 variantes gênicas independentes (polimorfismos de nucleotídeo único) como fatores de risco para DP, incluindo variantes nos genes *SNCA*, *LRRK2*, *MAPT* e *GBA*, bem como na região *HLA* do cromossomo 6. Foi proposto que muitos casos de DP podem ser devidos a um "duplo evento", envolvendo uma interação entre (a) um ou mais fatores de risco genéticos que induzem suscetibilidade acoplados a (b) exposição a um fator ambiental tóxico passível de induzir alterações epigenéticas ou somáticas do DNA ou com potencial de afetar diretamente o sistema dopaminérgico. Nesse cenário, ambos os fatores são necessários para o desenvolvimento da DP, sendo que a presença de um deles não é suficiente para causar a doença. Entretanto, mesmo se um fator de risco genético ou ambiental duplicar o risco de desenvolvimento de DP, isso resulta em um risco de apenas 4% ou menos ao longo da vida e, portanto, não pode ser atualmente usado para aconselhamento individual de um paciente.

Vários fatores foram implicados na patogênese da morte celular na DP, incluindo estresse oxidativo, inflamação, excitotoxicidade, disfunção mitocondrial, disfunção de lisossomos/proteassomos e acúmulo de proteínas mal-enoveladas com consequente estresse proteolítico. Estudos também sugerem que, com o envelhecimento, os neurônios dopaminérgicos substituem o sódio pelo cálcio para manutenção da sua atividade espontânea através dos canais de cálcio, potencialmente tornando esses neurônios de alta energia vulneráveis à neurotoxicidade mediada pelo cálcio. Qualquer que seja o mecanismo patogênico envolvido, a morte celular parece ocorrer, pelo menos em parte, por meio de um processo "suicida" ou apoptótico mediado por sinais. Cada um desses mecanismos oferece um alvo potencial para supostos agentes neuroprotetores. Além disso, um papel para a inflamação é implicado pela associação genética da DP com o gene HLA de classe II *DRB1* (variantes do qual estão associadas com proteção ou risco para DP) e por haver peptídeos derivados de α-sinucleína reconhecedores de células T autorreativas em pacientes com DP. Entretanto, não se sabe ao certo qual desses fatores é primário, se eles são iguais em todos os casos ou específicos de subgrupos de indivíduos (genéticos), se atuam por meio de uma rede, de modo que sejam necessárias múltiplas agressões para a ocorrência de neurodegeneração, ou se os achados descobertos até o momento representam meramente um epifenômeno não relacionado com a verdadeira causa da morte celular que ainda não foi descoberta (Fig. 435-4).

Embora mutações gênicas causem apenas uma minoria dos casos de DP, elas têm sido muito úteis para apontar vias patogênicas específicas e mecanismos moleculares que são provavelmente fundamentais para o processo neurodegenerativo na forma esporádica da doença. Até o momento, o maior interesse tem se concentrado em vias implicadas por mutações na α*-sinucleína* (*SNCA*), *GBA*, *LRRK2* e *PINK1/Parkina*.

SNCA foi a primeira mutação genética ligada à DP e aquela mais intensamente investigada com respeito a mutações causadoras, variantes de risco e função do gene e de sua proteína codificada. As manifestações clínicas compartilhadas por pacientes com mutações *SNCA* incluem idade de início mais precoce da doença em comparação com a DP não genética, progressão mais rápida dos sinais motores que são principalmente responsivos à levodopa, ocorrência precoce de flutuações motoras e presença de características não motoras proeminentes, em especial o comprometimento cognitivo. É interessante observar que *SNCA* constitui o principal componente dos corpos de Lewy, implicando a proteína também nas formas esporádicas de DP (Fig. 435-1). De maneira importante, a duplicação ou triplicação do gene *SNCA* de tipo selvagem também causa DP, sendo que os portadores de triplicação são mais gravemente afetados do que os portadores de

TABELA 435-4 ■ Causas genéticas confirmadas da doença de Parkinson (DP)*

Designação* e referência	Referência de Genereviews e OMIM	Indícios clínicos	Herança	Símbolo do *locus* anterior
1. DP clássica				
PARK-*SNCA*	GeneReviews http://www.ncbi.nlm.nih.gov/books/NBK1223/ OMIM 168601	Mutações *missense* causam parkinsonismo clássico; duplicações ou triplicações nesse gene causam parkinsonismo de início precoce com demência proeminente	AD	PARK1
PARK-*LRRK2*	GeneReviews http://www.ncbi.nlm.nih.gov/books/NBK1208/ OMIM 607060	DP clinicamente típica	AD	PARK8
PARK-*VPS35*	GeneReviews http://www.ncbi.nlm.nih.gov/books/NBK1223/ OMIM 614203	DP clinicamente típica	AD	PARK17
PARK-*GBA*	GeneReviews http://www.ncbi.nlm.nih.gov/books/NBK1223/ OMIM 168600/606463	DP clinicamente típica – progressão possivelmente mais rápida e maior risco de comprometimento cognitivo	AD	
2. DP de início precoce				
PARK-*Parkina*	GeneReviews http://www.ncbi.nlm.nih.gov/books/NBK1155/ OMIM 600116	Manifesta-se frequentemente com distonia, em geral em uma perna	AR	PARK2
PARK-*PINK1*	GeneReviews http://www.ncbi.nlm.nih.gov/books/NBK1223/ OMIM 605909	Manifesta-se frequentemente com características psiquiátricas	AR	PARK6
PARK-*DJ1*	GeneReviews http://www.ncbi.nlm.nih.gov/books/NBK1223/ OMIM 606324		AR	PARK7
3. Parkinsonismo				
PARK-*ATP13A2*	GeneReviews http://www.ncbi.nlm.nih.gov/books/NBK1223/ OMIM 606693	Síndrome de Kufor-Rakeb com parkinsonismo e distonia; características adicionais: paralisia supranuclear do olhar, espasticidade/sinais piramidais, demência, minimioclonia facial-fauces-dedos, disfagia, disartria, disfunção olfatória	AR	PARK9
PARK-*FBXO7*	GeneReviews http://www.ncbi.nlm.nih.gov/books/NBK1223/ OMIM 260300	Parkinsonismo de início precoce com sinais piramidais	AR	PARK15
PARK-*DNAJC6*	GeneReviews: n/d OMIM 615528	Pode se manifestar com deficiência intelectual e convulsões	AR	PARK19
PARK-*SYNJ1*	GeneReviews: n/a OMIM 615530	Pode apresentar convulsões, declínio cognitivo, movimentos oculares anormais e distonia	AR	PARK20

De acordo com as recomendações da International Parkinson and Movement Disorder Society (C Marras: Mov Disord 31:436, 2016).

duplicação. Esses achados indicam que a produção aumentada da proteína normal isoladamente pode causar a DP. A patologia de Lewy foi descoberta em neurônios dopaminérgicos embrionários saudáveis que foram implantados no núcleo estriado de pacientes com DP, sugerindo que a proteína anormal foi transferida das células acometidas para os neurônios dopaminérgicos saudáveis não acometidos. Com base nesses achados, foi proposto que a proteína SNCA pode ser um príon, e a DP, um distúrbio priônico ou semelhante a eles (Caps. 424 e 438). À semelhança da proteína priônica PrP^C, pode ocorrer mau enovelamento de SNCA, formando folhas β que se unem para formar oligômeros e agregados tóxicos, sofrem polimerização para formar placas amiloides (i.e., corpos de Lewy) e causam neurodegeneração e disseminação para neurônios não afetados. Com efeito, a injeção de fibrilas de SNCA no estriado de roedores tanto transgênicos quanto de tipo selvagem leva ao desenvolvimento da patologia de Lewy nos neurônios hospedeiros, neurodegeneração, anormalidades comportamentais, com disseminação da patologia da SNCA para locais anatomicamente conectados. Essa hipótese recebeu maior suporte com a demonstração de que a inoculação no estriado de homogenatos derivada de corpos de Lewy humanos induz degeneração das células dopaminérgicas e patologia de Lewy disseminada em camundongos e primatas. Novas evidências excitantes também sugerem que a patologia SNCA pode começar perifericamente no sistema nervoso entérico dentro do trato gastrintestinal (GI) e se espalhar através do nervo vago até o tronco encefálico inferior (núcleo motor dorsal do vago) e, por fim, até a SNpc, causando os achados motores da DP. Há um interesse crescente na possibilidade de que o microbioma intestinal de pacientes com DP cause alterações inflamatórias que promovam o mau enovelamento e a disseminação da α-sinucleína. Assim, o eixo intestino-cérebro pode oferecer um mecanismo pelo qual a patologia da α-sinucleína pode se disseminar até o cérebro e causar DP, fornecendo um novo alvo para as intervenções terapêuticas.

Coletivamente, essas evidências suportam o conceito de desenvolvimento de terapias neuroprotetoras para a DP, com base na inibição do acúmulo ou na aceleração da remoção de agregados de SNCA, redução dos níveis de SNCA do hospedeiro, prevenção da disseminação de SNCA mal-enovelada ou bloqueio do fenômeno de molde pelo qual a SNCA mal-enovelada promove o mau enovelamento da proteína nativa em uma reação em cadeia semelhante à dos príons. Muitas dessas abordagens estão sendo testadas atualmente em laboratório e os ensaios clínicos preliminares já começaram.

As mutações no gene GBA representam o fator de risco mais importante em termos de tamanho de efeito para o desenvolvimento da DP. O gene GBA codifica a enzima glucocerebrosidase (GCase), que promove a função dos lisossomos e aumenta a depuração das proteínas mal-enoveladas, como a SNCA. Experimentalmente, há uma ligação fisiopatológica direta entre os níveis aumentados de SNCA e os níveis reduzidos de GBA. A identificação de GBA como gene de risco para a DP resultou da observação clínica de que pacientes com doença de Gaucher (DG) e seus familiares exibem comumente sinais de parkinsonismo. Essa observação clínica levou à descoberta de que literalmente centenas de mutações em GBA conferem risco para o desenvolvimento de DP. Além disso, foi demonstrado que níveis reduzidos de atividade da GCase devido a variantes GBA comprometem a função lisossômica, resultando em acúmulo de SNCA. De modo inverso,

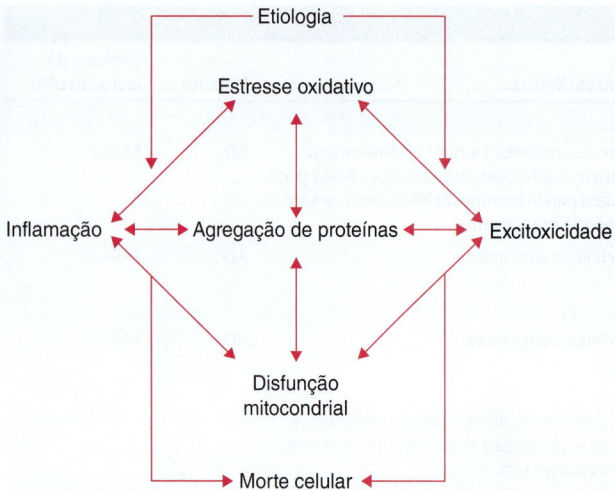

FIGURA 435-4 Representação esquemática de como os fatores patogênicos implicados na doença de Parkinson interagem em forma de rede, levando, por fim, à morte celular. Esta figura ilustra como a interferência em qualquer um desses fatores pode não necessariamente interromper a cascata de morte celular. *(Reproduzida com permissão de CW Olanow: The pathogenesis of cell death in Parkinson's disease–2007. Mov Dis 22:S335, 2007.)*

o acúmulo de *SNCA* pode levar à inibição da função lisossômica e a uma maior redução dos níveis de *GBA/GCase* ao interferir no tráfego entre retículo endoplasmático e aparelho de Golgi. Assim, existe um círculo vicioso experimental em que a atividade reduzida de *GBA* leva ao acúmulo de *SNCA* e os níveis aumentados de *SNCA* levam a comprometimento adicional da função lisossômica. Nesse aspecto, deve-se assinalar que a função lisossômica está comprometida e que os níveis de GCase estão reduzidos em pacientes com DP esporádica, e não apenas naqueles com variantes de *GBA*. Esses efeitos bidirecionais de *SNCA* e *GBA* formam uma alça de *feedback* positivo que, após ultrapassar um limiar teórico, poderia levar à autopropagação da doença. Esses achados sugerem que essa via molecular pode aplicar-se não apenas a pacientes com uma variante *GBA*, mas também aos com DP esporádica ou outras sinucleinopatias, que apresentam dois alelos *GBA* de tipo selvagem normais. Alguns estudos sugerem que os pacientes com variantes *GBA* apresentam taxa de progressão mais rápida e maior frequência de comprometimento cognitivo. Estudos com fármacos que aumentam a atividade da GCase e promovem a função lisossômica estão sendo realizados.

Atualmente, várias mutações em *LRRK2* também foram claramente ligadas à DP, sendo a mais comum a p.G2019S, devido a um efeito fundador em populações de judeus asquenazes e árabes do Norte da África. As mutações em *LRRK2* respondem por 3 a 41% dos casos familiares de DP (dependendo da população específica) e também são encontradas em casos aparentemente esporádicos, embora em uma taxa mais baixa. O fenótipo das mutações de p.G2019S *LRRK2* é, em grande medida, indistinguível daquele da DP esporádica, embora o tremor pareça ser mais comum, e o tremor de perna possa ser um indício clínico útil. A penetrância das mutações *LRRK2* é incompleta (30-74%, dependendo do grupo étnico), e os pacientes tendem a apresentar uma evolução mais benigna. O mecanismo responsável pela morte celular com essa mutação não é definitivamente conhecido, porém acredita-se que envolva aumento na atividade de cinase, com alteração da fosforilação das proteínas-alvo (incluindo autofosforilação), com possível comprometimento da função lisossômica. Os inibidores da cinase podem bloquear a toxicidade associada com mutações *LRRK2* em modelos de laboratório, e também tem havido muito interesse no desenvolvimento de fármacos dirigidos a esse alvo. Porém, os inibidores não seletivos da cinase são potencialmente tóxicos para pulmões e rins. Felizmente, foram atualmente desenvolvidos inibidores de *LRRK2* com boa segurança pré-clínica, os quais estão sendo testados em populações com DP.

Também foram identificadas mutações em *Parkina* e *PINK1* como causa de DP. As mutações no gene *Parkina* são as mais comuns e a principal causa de DP autossômica recessiva e de início precoce, sendo responsáveis por até 77% dos casos de DP juvenil, com idade de início < 20 anos, e por 10 a 20% dos pacientes com DP de início precoce em geral. A doença é lentamente progressiva, responde bem ao tratamento antiparkinsoniano e é comumente complicada por distonia, porém raramente por demência. Do ponto de vista patológico, a neurodegeneração tende a limitar-se à SNpc e LC em pacientes com mutações no gene *Parkina*, e normalmente não há corpos de Lewy. A razão para essas diferenças em relação à DP clássica não é conhecida, mas pode estar relacionada a comprometimento da ubiquitinação de proteínas danificadas (a parkina é uma ligase da ubiquitina necessária para a formação dos corpos de Lewy e que pode estar comprometida na forma mutante). Os fenótipos clínicos da DP ligada a *Parkina* e a *PINK1* são semelhantes. As proteínas *Parkina* e *PINK1* estão envolvidas em mecanismos de proteção celular e na renovação e eliminação de mitocôndrias danificadas (mitofagia). Mutações em *Parkina* e *PINK1* causam disfunção mitocondrial em animais transgênicos, a qual pode ser corrigida com a sobre-expressão de *Parkina*. A melhora da função mitocondrial é um alvo terapêutico potencial particularmente atraente, visto que estudos *post mortem* em pacientes com DP mostram um defeito no complexo I da cadeia respiratória nos neurônios da SNpc.

Assim, há cada vez mais evidências de que fatores genéticos são importantes nas formas familiar e "esporádica" da DP. Acredita-se que a melhor compreensão das vias responsáveis pela morte celular causada por essas mutações permitirá o desenvolvimento de modelos animais de DP e alvos mais bem definidos para o desenvolvimento de fármacos neuroprotetores mais relevantes. Uma abordagem de medicina de precisão em que as terapias são dirigidas especificamente aos pacientes portadores de uma mutação é de grande interesse, mas também se deve considerar que esses mesmos alvos podem ser importantes para as terapias direcionadas em pacientes com DP esporádica.

FISIOPATOLOGIA DA DOENÇA DE PARKINSON

O modelo clássico da organização dos núcleos da base no estado normal e na DP é apresentado na Figura 435-5. Em relação à função motora, uma série de circuitos neuronais com múltiplas alças de retroalimentação e antealimentação liga os núcleos da base com regiões motoras corticais e do tronco encefálico correspondentes de maneira somatotópica. O estriado é a principal região aferente dos núcleos da base, enquanto o GPi e a parte reticulada da substância negra (SNpr) constituem as principais regiões eferentes. As regiões aferentes e eferentes são conectadas por vias diretas e indiretas que exercem efeitos recíprocos sobre a atividade da via eferente dos núcleos da base. A eferência dos núcleos da base fornece o tônus inibitório (GABAérgico) aos neurônios talâmicos e do tronco encefálico, que, por sua vez, se conectam com sistemas motores no córtex cerebral e na medula espinal para controlar a função motora. Um aumento da atividade neuronal nas regiões eferentes dos núcleos da base (GPi/SNpr) está associado a uma escassez de movimentos ou parkinsonismo, enquanto a redução dessa eferência resulta em facilitação dos movimentos e movimentos involuntários, como a discinesia. Projeções dopaminérgicas de neurônios da SNpc servem para modular a descarga neuronal e estabilizar a rede dos núcleos da base. Portanto, a inervação dopaminérgica normal serve para facilitar a seleção do movimento desejado e suprimir ou rejeitar os movimentos indesejáveis. Atualmente, acredita-se que alças corticais integrando o córtex e os núcleos da base também possam desempenhar um importante papel na regulação de outros sistemas como as funções comportamentais, emocionais e cognitivas.

Na DP, a desnervação dopaminérgica com perda do tônus dopaminérgico leva a um aumento da descarga de neurônios no NST e no GPi, inibição excessiva do tálamo, redução da ativação dos sistemas motores corticais e desenvolvimento das manifestações parkinsonianas (Fig. 435-5). O papel atual da cirurgia no tratamento da DP baseia-se nesse modelo, que previu que as lesões ou a estimulação de alta frequência do NST ou do GPi podem reduzir essa atividade neuronal excessiva e melhorar as manifestações da DP. O modelo se mostrou menos útil na compreensão da origem da discinesia (ver Fig. 435-5).

TRATAMENTO

Doença de Parkinson

LEVODOPA

Desde a sua introdução no fim da década de 1960, a levodopa tem sido a base da terapia para a DP. Experimentos realizados por Carlsson e

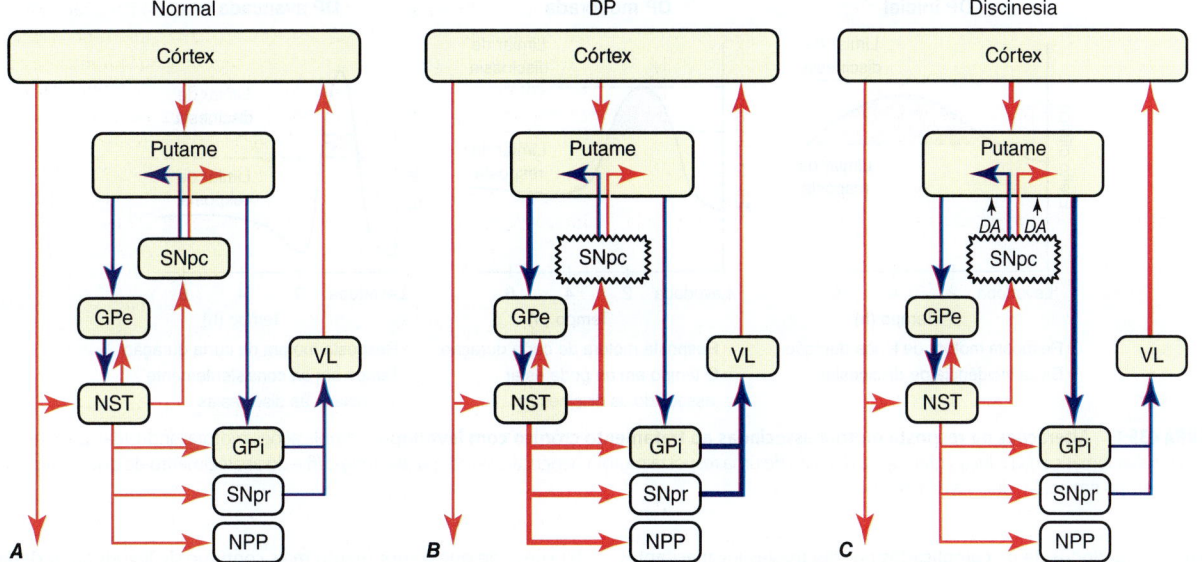

FIGURA 435-5 **Organização dos núcleos da base.** Modelo clássico da organização dos núcleos da base no estado normal (**A**), na doença de Parkinson (DP) (**B**) e na discinesia induzida por levodopa (**C**). As conexões inibitórias são mostradas como *setas azuis*, e as excitatórias, como *setas vermelhas*. O estriado é a principal região aferente e recebe a sua principal aferência do córtex. O GPi e a SNpr são as principais regiões eferentes, que se projetam para as regiões talamocortical e motora do tronco encefálico. O estriado e o GPi/SNpr estão conectados por vias diretas e indiretas. De acordo com esse modelo, o parkinsonismo resulta de um aumento da descarga neuronal no NST e no GPi, e lesões ou a ECP desses alvos podem proporcionar benefício. Esse conceito levou à justificativa de intervenções cirúrgicas para a DP. Também de acordo com esse modelo, a discinesia resulta de descarga diminuída das regiões eferentes, resultando em ativação cortical excessiva pelo tálamo. Esse componente do modelo não é totalmente correto, visto que as lesões do GPi melhoram, e não aumentam, a discinesia na DP, sugerindo que a frequência de descarga constitui apenas um dos componentes que levam ao desenvolvimento da discinesia. DA, dopamina; ECP, estimulação cerebral profunda; GPe, segmento externo do globo pálido; GPi, segmento interno do globo pálido; NPP, núcleo pedunculopontino; NST, núcleo subtalâmico; SNpc, parte compacta da substância negra; SNpr, parte reticulada da substância negra; VL, tálamo ventrolateral. *(Reproduzida com permissão de JA Obeso et al: Pathophysiology of the basal ganglia in Parkinson's disease. Trends Neurosci 23:S8, 2000.)*

colaboradores, no fim da década de 1950, demonstraram que o bloqueio da captação de dopamina com reserpina tornava os coelhos parkinsonianos; isso podia ser revertido com o precursor da dopamina, a levodopa. Subsequentemente, Hornykiewicz demonstrou uma deficiência de dopamina no estriado de pacientes com DP e sugeriu o benefício potencial da terapia de reposição dopaminérgica. A dopamina não atravessa a barreira hematencefálica (BHE), de modo que os ensaios clínicos foram iniciados com levodopa, um precursor da dopamina. Os estudos realizados durante a década seguinte confirmaram o valor da levodopa e revolucionaram o tratamento da DP.

A levodopa é administrada rotineiramente em associação com um inibidor da descarboxilase periférica para impedir o seu metabolismo periférico à dopamina e evitar o desenvolvimento de náuseas e vômitos, devido à ativação dos receptores de dopamina na área postrema (o centro das náuseas e vômitos), que não são protegidos pela BHE. Nos Estados Unidos, a levodopa é combinada com o inibidor da descarboxilase carbidopa, enquanto, em muitos outros países, é combinada com benserazida. A levodopa mais um inibidor da descarboxilase também está disponível em formulação metilada, em formulação de liberação controlada e em combinação com um inibidor da catecol-*O*-metiltransferase (COMT). Uma formulação de ação longa de levodopa e um gel intestinal com levodopa-carbidopa que é administrado por infusão intraintestinal contínua através de uma sonda jejunal implantável também estão atualmente disponíveis. Foi recentemente aprovada uma forma inalatória de levodopa de absorção rápida e segura através dos alvéolos pulmonares como terapia sob demanda para o tratamento de episódios em *off* individuais (ver adiante).

A levodopa continua sendo o tratamento sintomático mais efetivo para a DP e o padrão-ouro para comparação com novas terapias. Nenhum tratamento clínico ou cirúrgico atual proporciona benefícios antiparkinsonianos superiores aos que podem ser obtidos com a levodopa. A levodopa beneficia as manifestações motoras clássicas da DP, prolonga a independência e a capacidade de trabalho, melhora a qualidade de vida e aumenta o tempo de vida. De fato, a levodopa também beneficia algumas características "não dopaminérgicas" como ansiedade, depressão e sudorese. Quase todos os pacientes com DP têm uma melhora, e a ausência de resposta a uma tentativa adequada deve levar ao questionamento do diagnóstico.

A terapia com levodopa tem limitações importantes. Os efeitos colaterais dopaminérgicos agudos incluem náusea, vômitos e hipotensão ortostática. Eles são habitualmente transitórios e, em geral, podem ser evitados ao iniciar com baixas doses, com aumento gradual. Caso persistam, podem ser tratados com doses adicionais de um inibidor da descarboxilase periférico (p. ex., carbidopa), administração com alimento ou adição de um agente bloqueador da dopamina periférico, como domperidona (não disponível nos Estados Unidos). Uma vez que a doença continua progredindo, podem ocorrer manifestações como quedas, *freezing* (congelamento), disfunção autonômica, distúrbios do sono e demência, os quais não são adequadamente controlados com levodopa. Com efeito, essas manifestações não dopaminérgicas (particularmente quedas e demência) constituem a principal fonte de incapacidade e o principal motivo para hospitalização e institucionalização de pacientes com DP avançada na era da levodopa.

A principal preocupação com a levodopa é que o tratamento crônico está associado ao desenvolvimento de complicações motoras na grande maioria dos pacientes. Essas complicações consistem em resposta motora (episódios em *on* quando o fármaco está atuando e episódios em *off* quando as manifestações parkinsonianas retornam) e movimentos involuntários, conhecidos como discinesias, os quais geralmente complicam os períodos em *on* **(Fig. 435-6)**. Quando os pacientes tomam inicialmente levodopa, os benefícios são duradouros (muitas horas), embora o fármaco tenha uma meia-vida relativamente curta (60-90 minutos). Entretanto, com o tratamento continuado, a duração do benefício após uma dose individual torna-se progressivamente mais curta até se aproximar da meia-vida do fármaco. Essa perda de benefício é conhecida como *efeito wearing-off*. Alguns pacientes podem experimentar uma troca rápida e imprevisível de um estado *on* para *off*, conhecida como *fenômeno on-off*. Nos casos avançados, devido à variabilidade na biodisponibilidade da levodopa oral padronizada, a resposta a uma dose de levodopa pode ser variável e imprevisível com uma determinada dose levando a uma resposta *on* completa, uma resposta *on* parcial, um retardo no início da fase *on* ou a ausência completa da fase *on*. Podem ocorrer discinesias no pico da dose quando a concentração plasmática de levodopa alcança o seu pico e benefício clínico máximo. Em geral, elas são coreiformes, mas podem manifestar-se como movimentos distônicos, mioclonia ou outros distúrbios do movimento. Elas não são incômodas quando leves, porém podem ser incapacitantes quando intensas e podem limitar a capacidade de usar doses mais altas de levodopa para controlar melhor as manifestações motoras da DP. Nos estados mais avançados, os pacientes podem

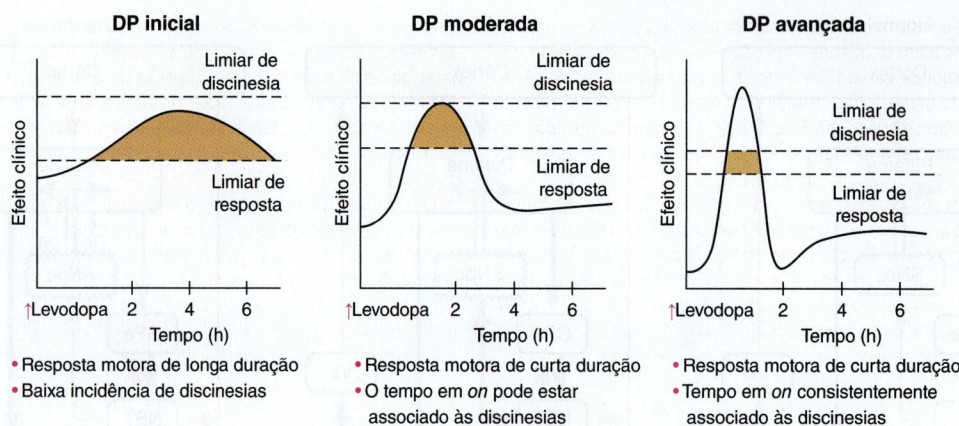

FIGURA 435-6 **Alterações da resposta motora associadas ao tratamento crônico com levodopa.** Complicações motoras induzidas pela levodopa. Ilustração esquemática da redução gradual da duração de uma resposta motora benéfica à levodopa (*wearing-off*) e do aparecimento de discinesias complicando o tempo em *on*. DP, doença de Parkinson.

ciclar entre períodos de *on* complicados por discinesias incapacitantes e períodos de *off* em que apresentam parkinsonismo grave e posturas distônicas dolorosas. Os pacientes também podem sofrer de "discinesias difásicas", que ocorrem com níveis plasmáticos mais baixos de levodopa e se manifestam quando a dose começa a fazer efeito e, novamente, quando ele desaparece. Em geral, essas discinesias consistem em movimentos transitórios, estereotípicos e rítmicos, que acometem predominantemente os membros inferiores de maneira assimétrica e que muitas vezes estão associados a parkinsonismo em outras regiões do corpo. Elas podem ser aliviadas pelo aumento da dose de levodopa, embora doses mais altas possam induzir discinesias de pico de dose mais grave, as quais desaparecem à medida que a concentração do fármaco diminui. Estudos duplo-cegos de longo prazo mostraram que o risco de desenvolver complicações motoras pode ser minimizado pelo uso da menor dose de levodopa capaz de proporcionar um benefício satisfatório e pelo uso de polifarmácia, de modo a evitar o aumento da dose de levodopa.

A causa das complicações motoras induzidas pela levodopa não é precisamente conhecida. Elas têm mais chances de ocorrer em pessoas mais jovens, com o uso de doses mais altas de levodopa, em mulheres e em pessoas com doença mais grave. O modelo clássico dos núcleos da base foi útil para compreender a origem das manifestações motoras na DP, porém demonstrou ter menos valor para elucidar as discinesias induzidas pela levodopa (**Fig. 435-5**). De acordo com o modelo, a reposição de dopamina poderia inibir excessivamente o sistema eferente do globo pálido, levando, assim, a um aumento da atividade talamocortical, estimulação aumentada de regiões motoras corticais e desenvolvimento de discinesia. Entretanto, as lesões do globo pálido que dramaticamente reduzem seus estímulos estão associadas a uma melhora, e não à indução de discinesia, conforme sugerido pelo modelo clássico. Atualmente, acredita-se que a discinesia resulta de alterações no padrão de descarga neuronal de GPi/SNpr (pausas, surtos, sincronia, etc.), e não simplesmente da frequência de descarga apenas. Isso leva à transmissão de uma "desinformação" do globo pálido para o tálamo/córtex que, juntamente com a frequência dos disparos, contribui para o desenvolvimento de discinesias. As lesões cirúrgicas ou a estimulação de alta frequência direcionada para o GPi ou NST presumivelmente melhoram a discinesia ao interferir (bloquear ou mascarar) nessa atividade neuronal anormal e impedir a transferência de informação incorreta para os sistemas motores.

Vários estudos sugerem que as complicações motoras ocorrem em resposta à reposição não fisiológica de levodopa. Os níveis estriatais de dopamina costumam se manter dentro de um nível relativamente constante. Na DP, quando os neurônios e terminais dopaminérgicos degeneraram, os níveis de dopamina estriatal dependem da disponibilidade periférica de levodopa. Doses orais intermitentes de levodopa resultam em níveis plasmáticos flutuantes, devido à variabilidade no trânsito do fármaco do estômago para o duodeno, onde é absorvido, e devido à meia-vida curta do fármaco. Essa variabilidade é transferida ao cérebro e resulta em exposição dos receptores de dopamina estriatais a concentrações altas e baixas alternadas de dopamina. Foi demonstrado que isso, por sua vez, induz alterações moleculares em neurônios estriatais, mudanças neurofisiológicas em neurônios eferentes do globo pálido e, por fim, desenvolvimento de complicações motoras. Foi formulada a hipótese de que o suprimento mais contínuo de levodopa poderia ser mais fisiológico e impedir o desenvolvimento das complicações motoras. Com efeito, estudos duplo-cegos demonstraram que a infusão intraintestinal contínua de levodopa/carbidopa ou a infusão subcutânea (SC) de apomorfina estão associadas a uma melhora significativa no tempo em *off* e no tempo em *on* sem discinesia em pacientes com DP avançada, em comparação com levodopa oral padrão otimizada. Esses benefícios são superiores ao que tem sido observado em estudos duplo-cegos controlados com placebo de outros agentes dopaminérgicos. A infusão intestinal de levodopa está aprovada nos Estados Unidos e na Europa. Entretanto, o tratamento é complicado por efeitos adversos potencialmente graves relacionados com o procedimento cirúrgico, problemas relacionados à sonda e a inconveniência de ter que usar um sistema de infusão. A infusão SC de apomorfina está aprovada na Europa mais ainda não foi aprovada nos Estados Unidos. Agora, novas abordagens estão sendo testadas, as quais consistem na administração contínua de levodopa SC, sistema de infusão intraoral ou formulações de levodopa oral de ação prolongada, no esforço de evitar a necessidade de um procedimento cirúrgico.

Além disso, podem-se observar complicações comportamentais em pacientes tratados com levodopa. Foi descrita uma síndrome de desregulação da dopamina, em que os pacientes têm compulsão pela levodopa e tomam doses frequentes e desnecessárias do medicamento de modo adito. (Nesse aspecto, deve-se observar que a cocaína se liga ao receptor de captação da dopamina.) Os pacientes com DP que tomam altas doses de levodopa também podem desenvolver comportamentos não intencionais estereotipados, como montagem e desmontagem ou coleção e ordenação de objetos. Isso é conhecido como *punding*, um termo tomado da descrição sueca para os comportamentos sem sentido observados em usuários crônicos de anfetamina. Em certas ocasiões, ocorrem hipersexualidade e outros transtornos do controle de impulso com o uso da levodopa, embora esses distúrbios sejam mais observados com agonistas dopaminérgicos.

Por fim, como a levodopa sofre metabolismo oxidativo e tem potencial para gerar radicais livres tóxicos, existe uma preocupação antiga de que, independentemente da capacidade do fármaco para fornecer benefícios sintomáticos, ela possa acelerar a degeneração neuronal. De modo alternativo, como a levodopa melhora os desfechos clínicos em comparação com a era anterior à levodopa, foi sugerido que, ao restaurar a dopamina estriatal, a levodopa tem potencial para apresentar efeitos neuroprotetores ou modificadores da doença. Nenhuma dessas hipóteses foi estabelecida. Um recente estudo de início tardio não demonstrou efeitos benéficos nem deletérios da levodopa sobre a progressão da doença. Assim, é geralmente recomendado que a levodopa seja usada apenas com base em seu potencial para fornecer benefício sintomático contrabalançado pelo risco de induzir complicações motoras e outros efeitos colaterais.

AGONISTAS DOPAMINÉRGICOS

Os agonistas dopaminérgicos constituem um grupo diverso de fármacos que atuam diretamente sobre os receptores de dopamina. Diferentemente da levodopa, esses fármacos não necessitam de conversão metabólica em produto ativo e não sofrem metabolismo oxidativo. Os primeiros agonistas dopaminérgicos eram derivados do ergot (esporão-do-centeio) (p. ex., bromocriptina, pergolida, cabergolina) e foram associados a efeitos colaterais potencialmente graves relacionados com o ergot, incluindo lesão de valvas cardíacas e fibrose pulmonar. Esses fármacos foram substituídos, em grande parte, por uma segunda geração de agonistas dopaminérgicos não ergot (p. ex., pramipexol, ropinirol, rotigotina). Em geral, os agonistas dopaminérgicos não têm eficácia comparável à da levodopa. Foram inicialmente introduzidos como adjuvantes da levodopa para aumentar a função motora e reduzir o tempo em *off* de pacientes com flutuações motoras. Subsequentemente, foi constatado que os agonistas dopaminérgicos têm menos tendência do que a levodopa a induzir discinesia, possivelmente devido à sua ação relativamente longa em comparação com a levodopa. Por esse motivo, muitos médicos iniciam a terapia com um agonista dopaminérgico, particularmente em pacientes mais jovens que são mais propensos a desenvolver complicações motoras, embora a levodopa suplementar seja por fim necessária em quase todos os pacientes. Essa abordagem foi reduzida com o reconhecimento de que os agonistas dopaminérgicos estão associados a efeitos adversos potencialmente graves, como episódios de sono indesejáveis e transtornos do controle de impulso (ver adiante). Tanto o ropinirol quanto o pramipexol estão disponíveis em formulações orais de liberação imediata (3×/dia) e liberação prolongada (1×/dia). A rotigotina é administrada na forma de disco transdérmico 1×/dia e pode ser útil no manejo de pacientes cirúrgicos que não podem ser tratados com uma terapia oral. A apomorfina é o único agonista dopaminérgico com eficácia que se acredita ser comparável à da levodopa; entretanto, ela precisa ser administrada por via parenteral, em virtude de seu metabolismo rápido e extenso quando usada por via oral. Possui meia-vida e duração de atividade curtas (45 minutos). A apomorfina pode ser administrada por injeção SC como agente de resgate para o tratamento de episódios em *off* graves, mas também pode ser usada por infusão SC contínua; nessa forma, foi constatado que ela reduz tanto o tempo em *off* quanto a discinesia em pacientes com doença avançada. Esta última abordagem foi aprovada na Europa, mas isso ainda não ocorreu nos Estados Unidos. Uma formulação de apomorfina em dupla camada sublingual foi recentemente aprovada como terapia rápida e segura para períodos em *off* individuais, de modo a evitar a necessidade de injeção SC (ver adiante).

O uso de agonistas dopaminérgicos está associado com vários efeitos colaterais. Os efeitos colaterais agudos são primariamente dopaminérgicos e incluem náuseas, vômitos e hipotensão ortostática. Isso geralmente pode ser evitado ou minimizado iniciando com doses baixas e fazendo um aumento gradual ao longo de semanas. Os efeitos colaterais associados ao uso crônico incluem alucinações, comprometimento cognitivo e edema de pernas. Foi relatada a ocorrência de sedação com episódios súbitos e não intencionais de adormecimento, os quais podem ocorrer em situações perigosas, como dirigindo um veículo automotivo. Os pacientes devem ser alertados acerca desse problema potencial e não devem dirigir quando estiverem cansados. Os agonistas dopaminérgicos podem também estar associados a transtornos do controle de impulso, incluindo jogo patológico, hipersexualidade, compulsão alimentar e compras compulsivas. Os pacientes devem ser alertados sobre esses riscos e especificamente indagados sobre a sua ocorrência na consulta de seguimento. A causa precisa desses problemas e a razão pela qual parecem ocorrer mais frequentemente com os agonistas dopaminérgicos do que com a levodopa ainda não foram resolvidas, porém foram implicados os sistemas de recompensa associados à dopamina e alterações no estriado ventral e regiões orbitofrontais. Em geral, os efeitos colaterais crônicos são relacionados à dose e podem ser evitados ou minimizados com doses mais baixas. As injeções de apomorfina podem ser complicadas por lesões cutâneas nos locais da administração, o que pode ser minimizado por limpeza adequada e mudança do sítio de injeção. A formulação de apomorfina em dupla camada sublingual está associada com uma frequência relativamente alta de efeitos colaterais orofaríngeos, os quais são geralmente leves e melhoram espontaneamente ou com a suspensão do tratamento.

INIBIDORES DA MAO-B

Os inibidores da monoaminoxidase tipo B (MAO-B) bloqueiam o metabolismo central da dopamina e aumentam as concentrações sinápticas do neurotransmissor. A selegilina e a rasagilina são inibidores suicidas relativamente seletivos da isoforma MAO-B da enzima. Clinicamente, esses agentes proporcionam benefício antiparkinsoniano quando usados como monoterapia nos estágios iniciais da doença e reduzem o tempo em *off* quando administrados como adjuvantes da levodopa em pacientes com flutuações motoras. Em geral, os inibidores da MAO-B são seguros e bem tolerados. Eles podem aumentar a discinesia em pacientes tratados com levodopa, porém esse problema normalmente pode ser controlado com uma redução da dose de levodopa. A inibição da isoforma MAO-A impede o metabolismo da tiramina no intestino, resultando em uma reação hipertensiva potencialmente fatal, conhecida como "efeito do queijo", visto que pode ser precipitada por alimentos ricos em tiramina, como alguns queijos, carnes envelhecidas e vinho tinto. A selegilina e a rasagilina não inibem funcionalmente a MAO-A e não estão associadas com um efeito do queijo nas doses geralmente utilizadas na prática clínica. Há riscos teóricos de reação serotoninérgica em pacientes em uso concomitante de antidepressivos inibidores seletivos de recaptação da serotonina (ISRSs), porém raras vezes são encontrados. A safinamida é um inibidor reversível da MAO-B, que recentemente foi aprovada como adjuvante da levodopa em pacientes com DP avançada que apresentam flutuações motoras. O fármaco também atua bloqueando os canais de sódio ativados e inibindo a liberação de glutamato e, assim, tem o potencial para oferecer efeitos antidiscinéticos e antiparkinsonianos.

O interesse nos inibidores da MAO-B também se concentrou em seu potencial de efeito modificador da doença. Pode-se evitar experimentalmente a toxicidade da MPTP pela coadministração de um inibidor da MAO-B, que bloqueia a sua conversão oxidativa no íon piridínio tóxico MPP^+, que é captado e provoca lesão seletiva dos neurônios dopaminérgicos. Os inibidores da MAO-B também têm o potencial de bloquear o metabolismo oxidativo da dopamina e impedir o estresse oxidativo. Além disso, tanto a selegilina quanto a rasagilina incorporam um anel propargil dentro de sua estrutura molecular, que proporciona efeitos antiapoptóticos em modelos laboratoriais. O estudo DATATOP mostrou que, em pacientes com DP não tratada, a selegilina retarda significativamente o tempo até o surgimento da incapacidade que necessita de introdução de levodopa. Entretanto, não foi possível determinar definitivamente se esse benefício se deve a um efeito neuroprotetor que retardou a progressão da doença ou simplesmente a um efeito sintomático que mascarou a neurodegeneração contínua. O estudo ADAGIO utilizou um delineamento de início tardio em dois períodos e demonstrou que o tratamento precoce com rasagilina 1 mg/dia produzia benefícios que não foram obtidos quando o tratamento com o mesmo fármaco foi iniciado mais tarde, o que é consistente com o fármaco apresentando um efeito modificador da doença. Porém, esse benefício não foi visto com a dose de 2 mg, não tendo recebido aprovação do regulador para essa indicação.

INIBIDORES DA COMT

Quando administrada com um inibidor da descarboxilase, a levodopa é principalmente metabolizada na periferia pela enzima catecol-*O*-metil-transferase (COMT). Os inibidores da COMT aumentam a meia-vida de eliminação da levodopa e a sua disponibilidade no cérebro. A combinação da levodopa com um inibidor da COMT reduz o tempo em *off* e prolonga o tempo em *on* em pacientes com flutuações motoras, enquanto melhoram os escores motores. Dois inibidores da COMT (tolcapona e entacapona) estão disponíveis há mais de uma década; a tolcapona é administrada 3×/dia, enquanto a entacapona é administrada em combinação com cada dose de levodopa. Mais recentemente, na Europa e nos Estados Unidos, foi aprovada a opicapona, um inibidor da COMT de ação longa que exige apenas uma administração diária. Existe também um comprimido de combinação de levodopa, carbidopa e entacapona.

Os efeitos colaterais dos inibidores da COMT são principalmente dopaminérgicos (náuseas, vômitos, aumento da discinesia) e, em geral, podem ser controlados com a redução da dose de levodopa em 20 a 30%. Foi descrita a ocorrência de diarreia intensa com a tolcapona e, em menor grau, com a entacapona, exigindo a interrupção da medicação em 5 a 10% dos indivíduos. Foram relatados casos raros de hepatotoxicidade fatal com a tolcapona. Esse fármaco continua sendo utilizado, visto que é o mais efetivo dos inibidores da COMT, porém é necessário um monitoramento periódico da função hepática. Não foram observados problemas hepáticos com a entacapona ou com a opicapona. A alteração da cor da urina pode ser observada com ambos os inibidores da COMT, devido ao acúmulo de um metabólito, embora isso não seja um problema clínico.

Foi proposto que a administração inicial de levodopa em combinação com um inibidor da COMT para aumentar a sua meia-vida de eliminação pode fornecer um suprimento mais contínuo de levodopa e reduzir o risco de complicações motoras. Embora esse resultado tenha sido demonstrado em um modelo pré-clínico de MPTP da DP e a infusão contínua reduza o tempo em *off* e a discinesia em pacientes com DP avançada, não foi detectado nenhum benefício da administração inicial de levodopa com um inibidor da COMT em comparação com a levodopa isoladamente em pacientes com DP no estágio inicial no estudo STRIDE-PD. Isso pode ter ocorrido porque a combinação não foi administrada em intervalos suficientemente frequentes para fornecer disponibilidade contínua da levodopa. Por enquanto, o principal benefício dos inibidores da COMT continua sendo em pacientes que experimentam flutuações motoras.

OUTROS TRATAMENTOS CLÍNICOS

Os antagonistas do receptor de adenosina A2$_A$ são uma classe de fármacos que inibem os receptores A2$_A$, os quais formam heterodímeros com os receptores de dopamina D2 em neurônios espinhosos médios portadores de D2 da via indireta estriatais. O bloqueio dos receptores A2$_A$ diminui a ativação excessiva da via indireta na DP e teoricamente restaura o equilíbrio no circuito núcleos da base-talamocortical, fornecendo um efeito dopaminérgico sem a necessidade de aumentar as doses de levodopa. Esses agentes são geralmente usados em combinação com doses baixas de levodopa e fornecem efeitos antiparkinsonianos modestos com risco reduzido de complicações motoras. Três antagonistas de A2$_A$ foram estudados na DP, mas o desenvolvimento de dois deles foi suspenso: o preladenante por ter falhado em estudos de fase 3 e o tozadenante devido à agranulocitose em alguns pacientes. A istradefilina é o único agente atualmente aprovado para uso. Os estudos clínicos em pacientes com DP avançada mostraram melhora no tempo em *off* em comparação com outros agentes disponíveis, mas não na discinesia. O fármaco costuma ser bem tolerado e tem efeitos adversos semelhantes aos agentes dopaminérgicos. Curiosamente, a cafeína é um potente antagonista A2$_A$, e grandes estudos epidemiológicos sugerem que tomar café está associado a uma frequência reduzida de DP. Isso fez surgir a questão sobre se essa classe de agentes pode ser neuroprotetora, mas isso não foi estabelecido em estudos clínicos.

A amantadina foi originalmente introduzida como agente antiviral; entretanto, foi constatado que o fármaco também exerce efeitos antiparkinsonianos provavelmente devido ao antagonismo do receptor *N*-metil-D-aspartato (NMDA). Enquanto alguns médicos fazem uso da amantadina em pacientes com doença no estágio inicial em função de seus efeitos sintomáticos leves, o fármaco é mais amplamente usado como agente antidiscinesia em pacientes com DP avançada. Com efeito, este é o único agente oral que, em estudos controlados, demonstrou reduzir a discinesia sem piorar as manifestações parkinsonianas (na verdade, foram relatados benefícios motores). O comprometimento cognitivo é uma preocupação importante, em especial com as doses altas. Outros efeitos colaterais incluem livedo reticular e ganho ponderal. A amantadina deve ser sempre suspensa de modo gradual, visto que os pacientes podem apresentar sintomas tipo abstinência. Recentemente, foi aprovada uma formulação de amantadina de liberação prolongada nos Estados Unidos.

Os agentes anticolinérgicos de ação central, como o triexifenidil e a benzatropina, foram usados historicamente para o tratamento da DP, mas perderam o seu lugar com a introdução da levodopa. Seu principal efeito clínico é no tremor, embora não haja certeza de que esse efeito benéfico seja superior àquele que pode ser obtido com agentes como a levodopa e os agonistas dopaminérgicos. Mesmo assim, eles podem ser úteis em determinados pacientes com tremor intenso. Seu uso é limitado, em particular no idoso, devido à sua propensão a induzir uma variedade de efeitos colaterais, incluindo disfunção urinária, glaucoma e, sobretudo, comprometimento cognitivo.

O anticonvulsivante zonisamida também demonstrou ter efeito antiparkinsoniano e foi aprovado para uso no Japão. Seu mecanismo de ação permanece desconhecido. Várias classes de fármacos estão sob investigação em uma tentativa de aumentar os efeitos antiparkinsonianos, reduzir o tempo em *off* e tratar ou evitar a discinesia. Estas incluem os agonistas nicotínicos, os antagonistas do glutamato e os agonistas 5-HT$_{1A}$.

A Tabela 435-5 fornece uma lista dos principais fármacos e doses atualmente disponíveis para o tratamento da DP.

TERAPIAS SOB DEMANDA PARA OS PERÍODOS EM *OFF*

Apesar de todas as terapias disponíveis, muitos pacientes continuam a experimentar períodos em *off*. Os períodos em *off* representam um retorno das características parkinsonianas após o benefício da administração de uma dose de levodopa, podendo ser incapacitantes para os pacientes, representando um risco para quedas e engasgos. Conforme citado antes, a tomada de um comprimido adicional de levodopa não trata, de maneira confiável, os episódios individuais em *off*, e alguns pacientes podem continuar no estado *off* durante horas apesar do uso mais frequente da levodopa. Essa incapacidade de tratar, de forma confiável e rápida, os episódios em *off* faz muitos pacientes ficarem deprimidos, retraídos e sem vontade de participar de atividades sociais. Três terapias estão atualmente aprovadas como tratamentos específicos sob demanda para os períodos em *off*: levodopa inalatória, injeções SC de apomorfina

TABELA 435-5 ■ Fármacos comumente usados para o tratamento da doença de Parkinson[a]

Agente	Posologia disponível	Dose típica
Levodopa[a]		
Carbidopa/levodopa	10/100, 25/100, 25/250 mg	200-1.000 mg levodopa/dia
Benserazida/levodopa	25/100, 50/200 mg	
Carbidopa/levodopa CR	25/100, 50/200 mg	
Benserazida/levodopa MDS	25/200, 25/250 mg	
Carbidopa/levodopa de desintegração oral	10/100, 25/100, 25/250 mg	
Carbidopa/levodopa	23,75/95, 36,25/145, 48,75/195, 61,25/245	Ver tabelas de conversão
Carbidopa/levodopa/entacapona	12,5/50/200, 18,75/75/200, 25/100/200, 31,25/125/200, 37,5/150/200, 50/200/200 mg	
Agonistas dopaminérgicos		
Pramipexol	0,125, 0,25, 0,5, 1, 1,5 mg	0,25-1 mg, 3×/dia
Pramipexol ER	0,375, 0,75, 1,5, 3, 4,5 mg	1-3 mg/dia
Ropinirol	0,25, 0,5, 1, 3 mg	6-24 mg/dia
Ropinirol XL	2, 4, 6, 8 mg	6-24 mg/dia
Rotigotina, adesivo transdérmico	2, 4, 6, 8 mg por adesivo	4-24 mg/dia
Apomorfina SC	2-8 mg	2-8 mg
Inibidores da COMT		
Entacapona	200 mg	200 mg com cada dose de levodopa
Tolcapona	100, 200 mg	100-200 mg, 3×/dia
Opicapona	50 mg	50 mg na hora de dormir
Inibidores da MAO-B		
Selegilina	5 mg	5 mg, 2×/dia
Rasagilina	0,5, 1 mg	1 mg diariamente, pela manhã
Safinamida	100 mg	100 mg diariamente, pela manhã
Terapia sob demanda para períodos em *off*		
Levodopa inalatória	5-40 mg	Até 5 doses/dia
Apomorfina em filme de dissolução sublingual		Até 5 doses/dia
Outros		
Antagonista A2$_A$ – istradefilina	20, 40 mg	20 ou 40 mg/dia
Amantadina – liberação imediata, prolongada	100-400 mg	

[a]O tratamento deve ser individualizado. Em geral, os fármacos devem ser iniciados em doses baixas e ajustados até a dose ideal.

Nota: Os fármacos não devem ser interrompidos de modo abrupto, porém gradualmente reduzidos ou removidos, quando apropriado.

Siglas: COMT, catecol-*O*-metiltransferase; CR, liberação controlada; ER, XL, liberação prolongada; MAO-B, monoaminoxidase tipo B; SC, subcutânea.

e apomorfina sublingual. Todos eles evitam a biodisponibilidade variável vista com a levodopa e oferecem um retorno relativamente previsível do estado *on*.

NEUROPROTEÇÃO

Apesar dos diversos agentes terapêuticos disponíveis para o tratamento da DP, os pacientes continuam progredindo e desenvolvem incapacidade intolerável. Uma terapia neuroprotetora ou modificadora da doença que diminua ou interrompa a progressão da doença permanece sendo a principal necessidade clínica não alcançada na DP. Alguns ensaios clínicos mostraram resultados positivos (p. ex., selegilina, rasagilina, pramipexol, ropinirol) compatíveis com um efeito modificador da doença. Entretanto, não foi possível determinar com certeza se os resultados positivos se devem à neuroproteção com redução da velocidade de progressão da doença ou a efeitos sintomáticos ou farmacológicos confundidores que mascaram a progressão da doença. Com base em achados genéticos e laboratoriais descritos anteriormente, vários novos alvos para uma suposta terapia neuroprotetora foram descobertos e múltiplos candidatos a tratamento estão sendo investigados. Os alvos mais promissores entre esses fatores etiopatogênicos incluem agentes que interferem no acúmulo de *SNCA*, inibidores de LRRK2, potencializadores de *GBA* e GCase e agentes anti-inflamatórios que inibem a ativação da micróglia e a produção de citocinas. Muitos desses agentes já se mostraram promissores em modelos animais relevantes de DP, e estão atualmente sendo testados clinicamente em estudos com pacientes portadores da DP. Em pacientes com DP precoce, a redução do acúmulo de ferro na substância negra usando o agente quelante deferiprona não melhorou os desfechos em um ensaio clínico de grande porte em fase 2 com duração de 36 semanas.

TRATAMENTO CIRÚRGICO

O tratamento cirúrgico da DP é usado há mais de um século. Inicialmente, lesões foram induzidas no córtex motor e melhoraram o tremor, porém foram associadas a déficits motores, de modo que essa abordagem foi abandonada. Mais tarde, foi constatado que lesões efetuadas no núcleo ventral intermédio (VIM) do tálamo reduziram o tremor contralateral sem induzir hemiparesia; contudo, essas lesões não melhoraram significativamente outras manifestações mais incapacitantes da DP. Na década de 1990, foi demonstrado que lesões na porção posteroventral do GPi (território motor) melhoravam a rigidez e a bradicinesia, bem como o tremor. É importante ressaltar que a palidotomia também foi associada a uma acentuada melhora da discinesia contralateral. Esse procedimento teve aceitação com a maior compreensão da fisiopatologia da DP (ver anteriormente). Entretanto, esse procedimento não é ideal, visto que as lesões bilaterais estão associadas a efeitos colaterais, como disfagia, disartria e comprometimento da cognição. As lesões do NST também estão associadas a um benefício antiparkinsoniano e a uma redução da necessidade de levodopa, porém há preocupação sobre o risco de hemibalismo, de modo que esse procedimento não é comumente realizado.

A maioria dos procedimentos cirúrgicos para DP atualmente realizados utiliza a estimulação cerebral profunda (ECP). Nesse procedimento, um eletrodo é implantado na área-alvo e conectado a um estimulador inserido no subcutâneo da parede torácica. A ECP simula os efeitos de uma lesão sem exigir a realização de uma lesão cerebral. O mecanismo exato pelo qual a ECP funciona não está completamente claro, mas ela pode agir rompendo a sinalização anormal associada com a DP e as complicações motoras. As variáveis de estimulação podem ser ajustadas em relação à configuração do eletrodo, voltagem, frequência e duração dos pulsos para maximizar os benefícios e minimizar os efeitos colaterais adversos. O procedimento não requer a realização de uma lesão no cérebro e, portanto, é apropriado para procedimentos bilaterais com relativa segurança. Nos casos em que ocorrem efeitos colaterais intoleráveis, a estimulação pode ser interrompida, e o sistema, removido.

A ECP para a DP tem como principais alvos o NST ou o GPi. Ela produz resultados notáveis, particularmente em relação ao tremor, à redução do tempo em *off* e às discinesias; entretanto, ela não proporciona benefícios clínicos superiores aos da levodopa. Portanto, o procedimento está principalmente indicado para pacientes que sofrem de incapacidade em decorrência de complicações motoras induzidas pela levodopa que não podem ser controladas satisfatoriamente com manipulação farmacológica ou com tremor severo. Podem ocorrer efeitos colaterais com o procedimento cirúrgico (hemorragia, infarto, infecção), com o sistema de ECP (infecção, ruptura do fio, deslocamento do fio, ulceração da pele) ou com a própria estimulação (anormalidades oculares e da fala, contrações musculares, parestesias, depressão e, raramente, suicídio). Estudos recentes indicam que os benefícios após ECP do NST e do GPi são comparáveis, mas que a estimulação do GPi pode estar associada a uma redução da frequência de depressão. Embora nem todos os pacientes com DP sejam candidatos, o procedimento pode ser de grande benefício para muitos deles. Estudos de longo prazo demonstraram benefícios continuados em relação às manifestações motoras clássicas da DP, porém a ECP não consegue evitar o desenvolvimento de manifestações não dopaminérgicas, que continuam evoluindo e sendo uma fonte de incapacidade. Os estudos continuam a avaliar a maneira ideal de usar a ECP (estimulação de baixa vs. alta frequência, sistemas fechados, etc.). Estudos de ECP em pacientes com DP inicial mostram benefícios que podem ser superiores aos do melhor tratamento clínico, porém eles devem ser ponderados em relação ao custo do procedimento e ao risco de efeitos colaterais em pacientes que, de outro modo, poderiam ser bem controlados com terapias clínicas durante muitos anos. Além disso, o panorama da DP está mudando com a disponibilidade das terapias sob demanda para tratamento dos períodos em *off* e com a possibilidade de que as futuras terapias possam oferecer a disponibilidade contínua da levodopa com risco reduzido de complicações motoras. Ainda não foram realizados estudos controlados para comparar a ECP com outras terapias destinadas a melhorar a função motora sem causar discinesia, como infusões da associação carbidopa/levodopa e de apomorfina. A utilidade da ECP também poderá ser reduzida futuramente se forem desenvolvidas novas terapias clínicas que ofereçam os benefícios da levodopa sem complicações motoras. Novos alvos para a ECP também estão sendo ativamente explorados, além de dispositivos "inteligentes" em alça que sentem a necessidade de estímulo ao paciente, a fim de fornecer maiores benefícios contra a disfunção da marcha, a depressão e o comprometimento cognitivo **(Cap. 487)**.

O ultrassom guiado por RM também está sendo usado como meio de lesionar regiões-alvo críticas, como o GPi ou o NST, em pacientes com DP que apresentam complicações motoras de maneira não invasiva, evitando, assim, a necessidade de procedimento cirúrgico. Um ensaio clínico recente demonstrou superioridade da ablação de GPi por ultrassonografia direcionada unilateral em comparação ao procedimento falso, embora alguns pacientes tenham apresentado efeitos adversos, como disartria, piora da marcha e perda do paladar.

OUTRAS TERAPIAS EXPERIMENTAIS PARA A DOENÇA DE PARKINSON

Tem havido considerável interesse científico e público por várias novas intervenções que estão sendo investigadas como possíveis tratamentos para a DP. Estas incluem terapias baseadas em células (como transplante de células dopaminérgicas fetais da substância negra ou neurônios dopaminérgicos derivados de células-tronco), terapia gênica, fatores tróficos e terapias direcionadas para alvos de genes específicos. Dois ensaios recentes de grande porte com anticorpos monoclonais dirigidos contra formas de α-sinucleína não mostraram qualquer efeito clinicamente ou em exames de imagem em comparação ao placebo. As estratégias de transplante baseiam-se no conceito da implantação de células dopaminérgicas no estriado para substituir os neurônios dopaminérgicos da SNpc em degeneração. As células mesencefálicas fetais da substância negra demonstraram sobreviver à implantação, reinervar o estriado de modo organotípico e restaurar a função motora em modelos de DP. Entretanto, dois estudos duplo-cegos não conseguiram demonstrar qualquer benefício significativo do transplante nigral fetal em comparação com uma cirurgia-placebo quanto aos desfechos primários. Além disso, o enxerto de células fetais da substância negra está associado a uma forma previamente não reconhecida de discinesia (discinesia induzida por enxerto) que persiste após a redução ou até mesmo após a interrupção da levodopa. Foi postulado que isso esteja relacionado com a liberação subótima de dopamina a partir das células enxertadas, levando a uma forma sustentada de discinesia difásica. Ademais, há evidências de que, após muitos anos, os neurônios dopaminérgicos embrionários saudáveis transplantados de doadores não relacionados desenvolvem patologia de DP e se tornam disfuncionais, sugerindo a transferência de α-sinucleína dos neurônios afetados para os não afetados de modo semelhante aos príons (ver discussão anterior). Talvez mais importante ainda seja o fato de que não se sabe ao certo como a reposição de células dopaminérgicas por si só melhorará as manifestações não dopaminérgicas, como quedas e demência, que constituem as principais fontes de incapacidade em pacientes com doença avançada. Embora as células-tronco – e, especificamente, células-tronco pluripotentes induzidas (iPSCs, do inglês *induced pluripotent stem cells*) derivadas do receptor – possam superar problemas relacionados com a imunidade, o tipo e o número de células, e a integração fisiológica, muitas das mesmas preocupações continuam válidas. Até o momento, as células-tronco ainda não foram adequadamente testadas em pacientes com DP e apresentam a preocupação adicional de surgimento de tumores e outros efeitos colaterais não previstos. Embora continue havendo a necessidade de estudos científicos para avaliar o papel potencial das terapias baseadas em células na DP, não existe nenhuma base científica que possa justificar o tratamento rotineiro de pacientes com DP com células-tronco, como está sendo promovido comercialmente em alguns países.

Os fatores tróficos consistem em uma série de proteínas que aumentam o crescimento neuronal e restauram a função dos neurônios lesados. Diversos fatores tróficos diferentes demonstraram efeitos benéficos sobre os neurônios dopaminérgicos em estudos laboratoriais. O fator neurotrófico derivado das células gliais (GDNF, do inglês *glial cell-derived neurotrophic factor*) e a neurturina atraíram atenção especial como possíveis terapias para a DP. Porém, estudos duplo-cegos de infusões intraventriculares e intraputaminais de GDNF não demonstraram benefício em comparação com placebo em pacientes com DP, possivelmente devido à liberação inadequada da molécula trófica na região-alvo.

A terapia gênica oferece o potencial de proporcionar a expressão em longo prazo de uma proteína terapêutica com um único procedimento. A terapia gênica envolve a introdução do ácido nucleico de uma proteína terapêutica em um vetor viral, que em seguida pode ser capturado e incorporado ao genoma das células do hospedeiro, sendo a proteína finalmente sintetizada e liberada de modo contínuo. O vírus AAV2 tem sido usado com mais frequência como vírus-vetor, visto que ele não promove uma resposta inflamatória, não se incorpora ao genoma do hospedeiro, não induz mutagênese insercional e está associado a uma expressão transgênica duradoura. Ensaios clínicos de fornecimento do fator trófico neurturina pelo AAV2 mostraram resultados promissores em ensaios clínicos abertos, mas não em ensaios duplo-cegos, mesmo quando injetado tanto no putame quanto na SNpc. Contudo, estudos *post mortem* de longo prazo demonstraram sobrevida do transgene com efeitos biológicos de até 10 anos após o tratamento. Ainda assim, o grau de cobertura do putame era muito pequeno, sendo provável que doses muito maiores de genes sejam necessárias para que esse tipo de terapia forneça resultados positivos. O fornecimento de genes também está sendo explorado como meio de administrar a descarboxilase de aminoácidos aromáticos, com ou sem tirosina-hidroxilase ao estriado, de modo a facilitar a conversão da levodopa administrada por via oral em dopamina. Estudos em animais sugerem que essa abordagem pode proporcionar um benefício antiparkinsoniano com redução das complicações motoras, e existem ensaios clínicos em andamento em pacientes com DP. A terapia gênica também está sendo estudada como forma de potencializar o GBA e seu produto genético GCase em uma tentativa de promover a eliminação da α-sinucleína tóxica. É interessante observar que não foram encontrados eventos adversos clinicamente significativos até o momento com as terapias gênicas, mas existe um risco de efeitos colaterais não previstos. Além disso, não está claro de que forma as abordagens atuais, mesmo se bem-sucedidas, abordarão as características não dopaminérgicas da doença.

MANEJO DAS MANIFESTAÇÕES NÃO MOTORAS E NÃO DOPAMINÉRGICAS DA DOENÇA DE PARKINSON

Embora o tratamento da DP tenha sido concentrado principalmente nas manifestações dopaminérgicas, não se deve ignorar o manejo das manifestações não dopaminérgicas. Algumas manifestações não motoras beneficiam-se dos agentes dopaminérgicos, embora provavelmente reflitam uma patologia não dopaminérgica. Por exemplo, problemas como ansiedade, ataques de pânico, depressão, dor, sudorese, problemas sensitivos, *freezing* e constipação tendem a agravar-se durante os períodos em *off*, e foi relatada melhora com controle dopaminérgico mais adequado. Durante a evolução da doença, cerca de 50% dos pacientes com DP sofrem de depressão, que costuma ser subdiagnosticada e pouco tratada. Os antidepressivos não devem ser suspensos, particularmente em pacientes com depressão maior, embora os agentes dopaminérgicos, como o pramipexol, possam ser úteis tanto para a depressão quanto para as manifestações motoras da DP. A ansiedade também é um problema comum e, se não for adequadamente manejada com a melhora de terapia antiparkinsoniana, pode ser tratada com benzodiazepínicos de ação curta.

A psicose pode ser um problema em alguns pacientes com DP e, com frequência, prenuncia o desenvolvimento de demência. Diferentemente da DA, as alucinações costumam ser visuais, formadas e não ameaçadoras. É importante observar que elas podem limitar o uso de agentes dopaminérgicos para a obtenção de controle motor satisfatório. Elas podem estar associadas ao uso de agentes dopaminérgicos, e a primeira abordagem é normalmente suspender os agentes menos efetivos do que a levodopa, como anticolinérgicos, amantadina e agonistas dopaminérgicos, seguido de redução da dose de levodopa, se possível. A psicose na DP costuma responder a doses baixas de neurolépticos atípicos, o que pode permitir que doses mais altas de levodopa sejam toleradas. A clozapina é um fármaco efetivo, mas pode estar associada à agranulocitose, sendo necessário efetuar um monitoramento regular. A quetiapina evita esses problemas, porém a sua eficácia não foi estabelecida em ensaios clínicos controlados por placebo. A pimavanserina difere de outros neurolépticos atípicos, visto que também atua como agonista inverso do receptor de serotonina 5-HT$_{2A}$. Ela se mostrou efetiva em estudos duplo-cegos com um perfil de segurança relativamente bom, sendo recentemente aprovada para uso nos Estados Unidos.

A demência relacionada com DP (DDP) é comum e, por fim, acomete até 80% dos pacientes. Sua frequência aumenta com a idade e, ao contrário da DA, afeta primariamente as funções executivas e a atenção, com preservação relativa da linguagem, memória e cálculo. Quando a demência precede, surge junto ou se desenvolve dentro de 1 ano após o início da disfunção motora, ela é designada, por convenção, como demência por corpos de Lewy (DCL; **Cap. 434**). Esses pacientes são particularmente propensos a experimentar alucinações e flutuações diurnas. Do ponto de vista patológico, a DCL caracteriza-se pela presença de corpos de Lewy distribuídos por todo o córtex cerebral (sobretudo no hipocampo e na tonsila cerebelar) e tem mais chances de estar associada com patologia de DA. É provável que a DCL e a DP com demência representem um espectro de DP em vez de entidades separadas. É notável que variantes do gene *GBA* sejam um fator de risco significativo tanto para DP como para DCL. O comprometimento cognitivo leve (CCL) frequentemente precede o início da demência e é um índice mais confiável de demência iminente do que na população geral. De fato, muitos pacientes com DP demonstram anormalidades em testes cognitivos mesmo nos estágios mais iniciais da doença apesar de não apresentarem disfunção clínica aparente. Os fármacos utilizados para tratar a DP podem piorar a função cognitiva e devem ser interrompidos ou ter a sua dose reduzida para obter um equilíbrio entre benefício antiparkinsoniano e preservação da função cognitiva. Os fármacos em geral devem ser suspensos na seguinte sequência: anticolinérgicos, amantadina, agonistas dopaminérgicos, inibidores da COMT e inibidores da MAO-B. Por fim, os pacientes com déficit cognitivo devem receber a menor dose-padrão de levodopa que forneça efeitos antiparkinsonianos significativos e não piore a função mental. Inibidores do receptor NMDA como a memantina e inibidores da colinesterase como a rivastigmina melhoram a função cognitiva e podem melhorar a atenção na DP, mas não costumam melhorar a função cognitiva e a qualidade de vida de forma significativa. O desenvolvimento de terapias mais efetivas para tratamento ou prevenção da demência é uma necessidade fundamental, porém não atendida na terapia da DP.

Os distúrbios autonômicos são comuns e, com frequência, exigem atenção. A hipotensão ortostática pode ser problemática e contribuir para as quedas. O tratamento inicial deve incluir a adição de sal à dieta e a elevação da cabeceira da cama para evitar a natriurese noturna. O uso de baixas doses de fludrocortisona ou midodrina controla a maioria dos casos. Foi constatado que o precursor da norepinefrina, 3-0-metilDOPA, proporciona um benefício leve e transitório para pacientes com hipotensão ortostática e, recentemente, foi aprovado pela Food and Drug Administration (FDA). A vasopressina e a eritropoietina podem ser usadas nos casos mais graves ou refratários. Se a hipotensão ortostática for proeminente nos casos de parkinsonismo de início precoce, deve-se considerar o diagnóstico de AMS **(Cap. 440)**. A disfunção sexual pode ser controlada com sildenafila ou tadalafila. Os problemas urinários, particularmente nos homens, devem ser tratados em conjunto com um urologista para excluir problemas de próstata. Os agentes colinérgicos, como a oxibutinina, podem ser úteis. A constipação intestinal pode representar um problema muito importante para pacientes com DP. Laxativos leves ou enemas podem ser úteis, porém o médico deve assegurar inicialmente que o paciente esteja ingerindo quantidades adequadas de líquido e consumindo uma dieta rica em fibras, com vegetais folhosos verdes e grãos. Os agentes que promovem a motilidade GI também podem ser úteis. Vários estudos recentes estão avaliando o efeito sobre a constipação de agentes que interferem na inflamação e no enovelamento inadequado da α-sinucleína no trato GI.

Os distúrbios do sono são comuns em pacientes com DP, e muitos deles têm sono fragmentado, com sonolência excessiva durante o dia. A síndrome das pernas inquietas, a apneia do sono e outros distúrbios do sono também ocorrem com frequência aumentada e devem ser tratados, quando apropriado. O distúrbio comportamental do sono REM (DCSR) é uma síndrome caracterizada por movimentos violentos e vocalização durante o sono REM, representando possivelmente a atuação dos sonhos, devido a uma falha da inibição motora que normalmente acompanha o sono REM (Cap. 31). Muitos pacientes com DP têm história de DCSR anterior ao início das manifestações motoras clássicas da DP por muitos anos, e a maioria dos casos de DCSR acaba desenvolvendo uma α-sinucleinopatia (DP ou AMS). Em geral, o clonazepam em baixas doses (0,5-1 mg ao deitar) mostra-se efetivo para controlar esse problema. A consulta com um especialista em sono e a realização de polissonografia podem ser necessárias para a identificação e o tratamento ideal dos problemas do sono. A sonolência diurna excessiva pode ser problemática em pacientes com DP, e terapias como o oxibato de sódio, que são efetivas na narcolepsia, estão sendo avaliadas atualmente na DP.

TERAPIA NÃO FARMACOLÓGICA

A disfunção da marcha com quedas constitui uma importante causa de incapacidade na DP. A terapia dopaminérgica pode ajudar pacientes cuja marcha se agrave durante o período em *off*; todavia, não se dispõe atualmente de nenhuma terapia específica para a disfunção da marcha. Bengalas e andadores podem se tornar necessários para aumentar a estabilidade e reduzir o risco de quedas. Uma terapia efetiva para o comprometimento da marcha é uma importante necessidade que ainda não foi atendida no tratamento da DP.

O *freezing*, no qual os pacientes subitamente ficam parados no lugar por segundos ou minutos como se seus pés estivessem colados no chão, é uma importante causa de quedas. O *freezing* pode ocorrer durante períodos em *on* ou em *off*. O *freezing* durante os períodos em *off* pode responder à terapia dopaminérgica, porém não existe nenhum tratamento específico para o *freezing* durante o período em *on*, e seu mecanismo não é bem compreendido. Alguns pacientes respondem a pistas sensoriais, como marchar no lugar, cantar ou caminhar sobre uma linha imaginária ou obstáculo.

O comprometimento da fala é outra fonte de incapacidade para muitos pacientes com DP avançada. Programas de fonoaudiologia podem ser úteis, porém os benefícios são, em geral, limitados e transitórios.

Foi demonstrado que os exercícios mantêm e até mesmo melhoram a função em pacientes com DP, e os exercícios ativos e passivos com amplitude total do movimento reduzem o risco de artrite e congelamento articular. Alguns estudos laboratoriais sugerem a possibilidade de que os exercícios também possam ter efeitos neuroprotetores, mas isso não foi confirmado em pacientes com DP. Os exercícios costumam ser recomendados para todos os pacientes com DP. Está menos claro que qualquer tipo específico de fisioterapia ou programas de exercícios, como *tai chi* ou dança, podem oferecer qualquer vantagem específica. É importante que o paciente mantenha o máximo possível suas atividades sociais e intelectuais. A educação, a assistência no planejamento financeiro, os serviços sociais e a atenção para a segurança domiciliar são elementos importantes do plano geral de cuidados. Existem informações disponíveis em diversas organizações para DP e na internet, porém elas devem ser revisadas com o médico para garantir a sua acurácia. As necessidades do cuidador não devem ser negligenciadas. O cuidado de um paciente com DP envolve esforço e trabalho substanciais, e verifica-se uma incidência aumentada de depressão entre cuidadores. Grupos de apoio para pacientes e cuidadores podem ser úteis.

MANEJO ATUAL DA DOENÇA DE PARKINSON

O tratamento da DP deve ser individualizado tendo em vista as necessidades de cada paciente, e não existe nenhuma abordagem única de tratamento universalmente aceita e aplicável a todas as pessoas. Evidentemente, se for demonstrado que um agente exerce efeitos modificadores na doença, ele deve ser iniciado por ocasião do diagnóstico. Com efeito, estudos recentes sugerem que a degeneração terminal da dopamina pode ser completa dentro de 4 anos após o diagnóstico. Estudos epidemiológicos e patológicos indicam que a constipação, o DCSR e a anosmia podem representar manifestações pré-motoras da DP e, junto com os exames de imagem do sistema dopaminérgico, podem permitir o diagnóstico e a instituição da terapia modificadora da doença até mesmo antes do início das manifestações motoras clássicas da doença.

Porém, nenhuma terapia se mostrou ser conclusivamente modificadora da doença até o momento, embora a rasagilina, 1 mg/dia, preencha todos os três desfechos primários pré-especificados consistentes com um efeito modificador da doença. Por enquanto, os médicos devem usar seu julgamento para decidir se é necessário ou não introduzir um fármaco como a rasagilina em virtude de seus possíveis efeitos modificadores da doença, com base nas informações pré-clínicas e clínicas disponíveis.

A próxima questão importante a considerar é estabelecer quando se deve iniciar a terapia sintomática e qual agente utilizar. Vários estudos sugerem que pode ser melhor iniciar a terapia por ocasião do diagnóstico, de modo a preservar os mecanismos compensatórios benéficos e, possivelmente, proporcionar um benefício funcional com melhora da qualidade de vida, mesmo no estágio inicial da doença. A levodopa continua sendo a terapia sintomática mais efetiva para a DP, e alguns recomendam o seu início imediato em doses baixas (≤ 400 mg/dia), visto que ficou claramente demonstrado que as complicações motoras estão relacionadas com a dose. Todavia, outros preferem adiar a introdução do tratamento com levodopa, particularmente em pacientes mais jovens, de modo a reduzir o risco de induzir complicações motoras. Outra abordagem é iniciar o tratamento com um inibidor da MAO-B e/ou agonista dopaminérgico e reservar a levodopa para estágios mais avançados, quando esses fármacos já não conseguem mais proporcionar um controle satisfatório. Ao tomar essa decisão, a idade do paciente, o grau de incapacidade e o perfil de efeitos colaterais do fármaco precisam ser considerados. Em pacientes com incapacidade mais grave, nos indivíduos idosos, naqueles com comprometimento cognitivo, pacientes com comorbidades significativas ou indivíduos cujo diagnóstico é incerto, a maioria dos médicos inicia a terapia com levodopa. Independentemente da escolha inicial, a maioria dos pacientes acaba necessitando de polifarmácia (combinação de levodopa, inibidor da MAO-B e agonista da dopamina) para minimizar a dose total diária de levodopa e reduzir o risco de complicações motoras. Embora seja importante usar doses baixas de cada agente, para reduzir o risco de efeitos colaterais, é importante não negar aos pacientes a levodopa quando eles não conseguem um controle adequado com medicações alternativas. É importante discutir os riscos e benefícios das diferentes opções terapêuticas com os pacientes de modo que eles tenham opiniões informadas sobre se desejam iniciar a terapia e, se for este o caso, com qual fármaco começar.

Se houver complicações motoras, os pacientes podem inicialmente ser tratados com o ajuste da frequência e dose da levodopa ou com a combinação de doses menores de levodopa com um agonista dopaminérgico, um inibidor da COMT ou um inibidor da MAO-B. Mais recentemente, o antagonista A2$_A$ istradefilina foi aprovado nos Estados Unidos como terapia clínica adicional para tratamento de períodos em *off*. A amantadina é o único fármaco que demonstrou tratar a discinesia sem piorar o parkinsonismo, mas os benefícios podem diminuir com o tempo e há efeitos colaterais importantes relacionados com a função cognitiva. Nos casos avançados, quando os pacientes sofrem de complicações motoras que não podem ser adequadamente controladas com tratamento clínico, pode ser necessário considerar um procedimento cirúrgico como a ECP ou a infusão do gel de levodopa-carbidopa, mas, conforme descrito antes, esses procedimentos têm o seu próprio leque de complicações. O uso da ECP em pacientes com DP inicial foi defendido por alguns, porém há considerável ceticismo em relação a essa abordagem, considerando os custos e efeitos colaterais potenciais, quando se dispõe de alternativas clínicas baratas, bem toleradas e efetivas. A infusão intraintestinal contínua de gel intestinal de levodopa/carbidopa oferece benefícios semelhantes à ECP, mas também exige uma intervenção cirúrgica com complicações potencialmente graves. A infusão contínua de apomorfina é uma opção de tratamento que não exige cirurgia, mas que está associada a nódulos cutâneos potencialmente incômodos. São aguardados estudos comparativos bem-controlados dessas abordagens. Esforços constantes estão sendo realizados para o desenvolvimento de sistemas que forneçam continuamente a levodopa ou de uma formulação de levodopa de ação longa capaz de reproduzir as propriedades farmacocinéticas de uma infusão de levodopa. Essa formulação poderia proporcionar todos os benefícios da levodopa sem complicações motoras e evitar a necessidade de polifarmácia e intervenção cirúrgica. O tratamento das características não motoras da DP deve ser instituído conforme for apropriado, sendo recomendada a terapia com exercícios a todos os pacientes.

A **Figura 435-7** apresenta um algoritmo que considera as várias opções de tratamento e pontos de decisão no manejo da DP.

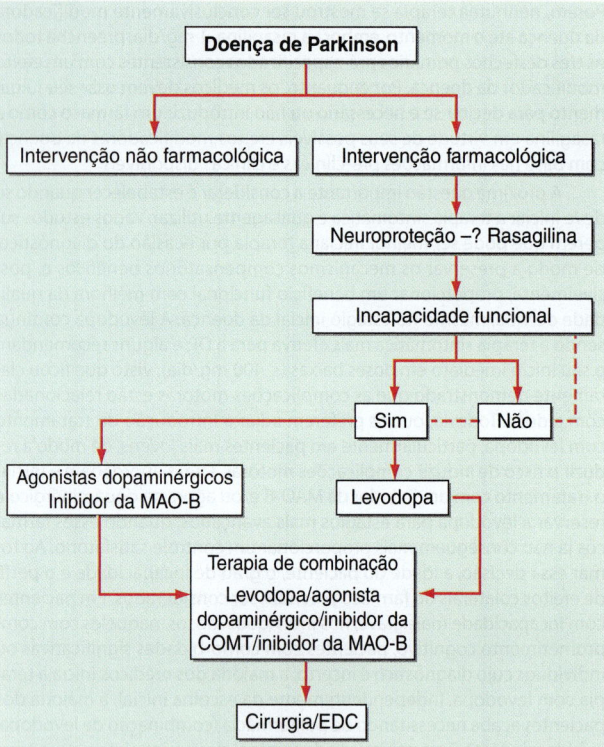

FIGURA 435-7 Opções de tratamento para o manejo da doença de Parkinson (DP). Os pontos de decisão incluem os fatores a seguir. (1) Introdução de terapia neuroprotetora: não existe nenhum fármaco estabelecido ou atualmente aprovado para neuroproteção ou modificação da doença, porém existem vários agentes que têm esse potencial com base em estudos laboratoriais e clínicos preliminares (p. ex., rasagilina 1 mg/dia, coenzima Q10, 1.200 mg/dia, agonista dopaminérgico ropinirol e pramipexol). (2) Quando iniciar a terapia sintomática: há uma tendência a iniciar a terapia por ocasião do diagnóstico ou no início da evolução da doença, visto que os pacientes podem ter alguma incapacidade mesmo em um estágio inicial, e existe a possibilidade de que o tratamento precoce possa preservar mecanismos compensatórios benéficos; todavia, alguns especialistas recomendam aguardar o aparecimento de incapacidade funcional para iniciar o tratamento. (3) Qual tipo de terapia iniciar: muitos especialistas preferem iniciar com um inibidor da monoaminoxidase B (MAO-B) em pacientes levemente acometidos, devido ao bom perfil de segurança do fármaco e ao potencial de efeito modificador da doença; agonistas dopaminérgicos para pacientes mais jovens com incapacidade funcional significativa para reduzir o risco de complicações motoras; e levodopa para pacientes com doença mais avançada, pacientes idosos ou aqueles com comprometimento cognitivo. Estudos recentes sugerem o uso precoce de polifarmácia com doses baixas de vários medicamentos para evitar efeitos colaterais associados a doses altas de qualquer agente isoladamente. (4) Manejo das complicações motoras: em geral, as complicações motoras são controladas com terapia de combinação para reduzir a discinesia e aumentar o tempo em *on*. Quando os tratamentos clínicos não conseguem fornecer controle satisfatório, podem-se considerar terapias cirúrgicas como a estimulação cerebral profunda (ECP) ou a infusão contínua de levodopa/carbidopa em gel intestinal. (5) Abordagens não farmacológicas: intervenções como exercício físico, orientação e apoio devem ser consideradas durante toda a evolução da doença. COMT, catecol-*O*-metiltransferase; EDC, estimulação dopaminérgica contínua. *(Reproduzida com permissão de CW Olanow et al: The scientific and clinical basis for the treatment of Parkinson disease (2009). Neurology 72(21 Suppl 4):S1, 2009.)*

LEITURAS ADICIONAIS

Ascherio A, Schwarzschild MA: The epidemiology of Parkinson's disease: Risk factors and prevention. Lancet Neurol 15:1257, 2016.
Berg D et al: MDS research criteria for prodromal Parkinson's disease. Mov Disord 12:1600, 2015.
Blauwendraat C et al: The genetic architecture of Parkinson's disease. Lancet Neurol 19:170, 2020.
Dorsey ER et al: Projected number of people with Parkinson disease in the most populous nations, 2005 through 2030. Neurology 68:384, 2007.
Höglinger GU et al: Clinical diagnosis of progressive supranuclear palsy: The Movement Disorder Society criteria. Movement Disorder Society-endorsed PSP Study Group. Mov Disord 32:853, 2017.
Hollenbach JA et al: A specific amino acid motif of HLA-DRB1 mediates risk and interacts with smoking history in Parkinson's disease. Proc Natl Acad Sci U S A 116:7419, 2019.
Kieburtz K et al: A new approach to the development of disease-modifying therapies for PD; treating another pandemic. Mov Disord 36:59, 2021.
Marras C et al: Nomenclature of genetic movement disorders: Recommendations of the International Parkinson and Movement Disorder Society task force. Mov Disord 32:724, 2017.
Obeso JA et al: Past, present and future of Parkinson's disease: A special essay on the 200th Anniversary of the Shaking Palsy. Mov Disord 32:1264, 2017.
Olanow CW, Prusiner SB: Is Parkinson's disease a prion disorder? Proc Natl Acad Sci 106:12571, 2009.
Olanow CW et al: A double-blind delayed-start study of rasagiline in early Parkinson's disease. N Engl J Med 361:1268, 2009.
Olanow CW et al: Scientific and clinical basis for the treatment of PD—2009. Neurology 72:S1, 2009.
Postuma RB et al: MDS clinical diagnostic criteria for Parkinson's disease. Mov Disord 12:1591, 2015.
Schapira AH et al: Slowing of neurodegeneration in Parkinson's disease and Huntington's disease: Future therapeutic perspectives. Lancet 384:545, 2014.
Schapira AHV et al: Non-motor features of Parkinson disease. Nat Rev Neurosci 18:435, 2017.
Verschuur CVM et al: Randomized delayed-start trial of levodopa in Parkinson's disease. N Engl J Med 380:315, 2019.

436 Tremor, coreia e outros distúrbios do movimento

C. Warren Olanow, Christine Klein

DISTÚRBIOS DO MOVIMENTO HIPERCINÉTICOS

Os distúrbios do movimento hipercinéticos caracterizam-se por movimentos involuntários não acompanhados de fraqueza (Tab. 436-1). Esse termo é um tanto arbitrário e potencialmente enganoso, visto que os distúrbios hipocinéticos, como a doença de Parkinson (DP) são, com frequência, acompanhados de tremor, que é uma característica hipercinética, enquanto distúrbios hipercinéticos, como a distonia, podem manifestar movimentos lentos ou restritos, devido à contração muscular intensa. Todavia, os termos continuam sendo usados por convenção. Os principais distúrbios do movimento hipercinéticos e as doenças às quais estão associados são considerados nesta seção.

TREMOR

CARACTERÍSTICAS CLÍNICAS

O tremor é definido como um movimento oscilatório involuntário e rítmico de uma parte do corpo com contrações alternantes de músculos agonistas e antagonistas. Ele pode ser mais proeminente em repouso (tremor de repouso), ao assumir uma postura (tremor postural), ao alcançar ativamente um alvo (tremor cinético) ou ao executar um movimento (tremor de ação). O tremor também pode ser caracterizado com base na sua distribuição, frequência, amplitude e disfunção neurológica relacionada. O tremor é classificado em dois eixos. O eixo 1 cobre as características clássicas, incluindo achados da anamnese (idade de início, história familiar, evolução temporal), características do tremor (distribuição no corpo, condição de ativação), sinais associados (sistêmicos, neurológicos) e exames laboratoriais (eletrofisiologia, exames de imagem). O eixo 2 está relacionado com a etiologia do tremor e o distingue entre as origens adquirida, genética ou idiopática.

A DP (Cap. 427) se caracteriza por tremor predominantemente de repouso; o tremor essencial (TE) manifesta-se por um tremor que geralmente ocorre quando o indivíduo procura manter uma postura acoplada a um tremor de ação; e a disfunção cerebelar é caracterizada por tremor cinético (surge ao tentar tocar em um objeto) e habitualmente está associada à hipotonia e à dismetria. Os indivíduos normais podem ter tremor fisiológico, que normalmente se manifesta como tremor postural ou de ação leve e de alta frequência (10-12 Hz), que habitualmente afeta os membros superiores. Em geral, esse tremor não tem nenhuma consequência clínica e, com frequência, só é percebido com um acelerômetro ou em condições de estresse. Pode-se

TABELA 436-1 ■ Distúrbios do movimento hipercinéticos	
Tremor	Oscilação rítmica de uma parte do corpo devido a contrações musculares intermitentes
Distonia	Contrações musculares sustentadas ou repetidas, involuntárias, frequentemente associadas a movimentos de torção e postura anormal
Atetose	Movimentos involuntários lentos, distais e de contração com propensão para afetar os braços e as mãos (representa uma forma de distonia com mobilidade aumentada)
Coreia	Movimentos involuntários não estereotipados, rápidos, semipropositais, graciosos e semelhantes a uma dança, que acometem grupos musculares proximais ou distais; quando os movimentos são de grande amplitude e predominam em distribuição proximal, usa-se o termo *balismo*
Mioclonia	Fasciculações musculares arrítmicas, semelhantes a abalos, breves (< 100 ms) e súbitas
Tique	Contrações musculares breves, repetidas e estereotipadas que em geral podem ser suprimidas por um curto período; podem ser simples e acometer um único grupo muscular, ou complexas, afetando diversas atividades motoras

observar um tremor fisiológico exacerbado (TFE) em até 10% da população, o qual tende a ocorrer em associação com ansiedade, fadiga, distúrbio metabólico (p. ex., hipertireoidismo, anormalidades eletrolíticas), fármacos (p. ex., valproato, lítio) ou toxinas (p. ex., cafeína, tabaco, álcool). O tratamento é inicialmente direcionado para controlar qualquer distúrbio subjacente e, se necessário, muitas vezes pode ser melhorado com β-bloqueador.

TREMOR ESSENCIAL

O TE é o distúrbio do movimento mais comum, afetando cerca de 5% da população (estimativa de 5-10 milhões de indivíduos nos Estados Unidos ou na Europa Ocidental). Pode apresentar-se na infância, porém a sua prevalência aumenta acentuadamente em indivíduos > 70 anos de idade. O TE caracteriza-se por um tremor de alta frequência (6-10 Hz) que afeta predominantemente os membros superiores. O tremor se manifesta mais como tremor postural ou de ação e, em casos graves, pode interferir em funções como a alimentação e a ingesta líquida. Em geral, é bilateral e simétrico, mas pode começar em um dos lados e permanecer assimétrico. Os pacientes com TE grave podem ter tremor de intenção, com dismetria e lentidão do movimento, sugerindo a possibilidade de uma origem cerebelar. O tremor envolve a cabeça em cerca de 30% dos casos, a voz em cerca de 20%, a língua em cerca de 20%, a face/mandíbula em cerca de 10% e os membros inferiores em cerca de 10%. Múltiplas partes do corpo são acometidas em pelo menos 50% dos casos. O tremor melhora com a ingestão de álcool e piora com o estresse. O exame neurológico costuma ser normal exceto pelo tremor, mas pode haver comprometimento sutil da coordenação ou da marcha em *tandem*, tendo sido também descritos distúrbios da audição, cognição, personalidade, humor e olfato. O diagnóstico diferencial inclui o tremor distônico (ver adiante) e a DP. Em geral, a DP pode ser diferenciada do TE, visto que a primeira cessa no início de uma ação voluntária e normalmente está associada a bradicinesia, com lentidão progressiva dos movimentos sequenciais (efeito de sequência), rigidez, instabilidade postural e da marcha e outras manifestações parkinsonianas. Entretanto, o examinador deve estar atento para o fato de que os pacientes com DP podem ter tremor postural, enquanto aqueles com TE podem desenvolver tremor de repouso, o qual normalmente surge apenas após um período de latência de alguns segundos (tremor emergente). Diferentemente da micrografia da DP, pacientes com TE apresentam uma caligrafia relativamente grande, com evidências do efeito do tremor. O examinador também precisa diferenciar o efeito do tremor quando avalia o tônus para distinguir o tremor do TE da rigidez "em roda dentada" observada na DP.

ETIOLOGIA E FISIOPATOLOGIA

A etiologia e a fisiopatologia do TE não são conhecidas. Cerca de 50% dos casos apresentam uma história familiar positiva, com padrão de herança autossômico dominante. Estudos de ligação gênica detectaram *loci* possivelmente ligados em grandes famílias com TE. Recentemente, foi descoberto que a expansão da repetição GGC no gene humano-específico NOTCH2NLC está associada ao TE, mas até o momento não foram identificados genes causadores confirmados de forma independente. É provável que existam genes ainda não descobertos para o TE, que até agora escaparam da detecção, devido à heterogeneidade da síndrome e à alta frequência do TE na população, resultando provavelmente em grande número de fenocópias (i.e., familiares com uma síndrome clínica semelhante, porém sem apresentar a mutação causadora). O cerebelo e as olivas inferiores foram implicados como possíveis locais de um "marca-passo do tremor" com base na presença de sinais cerebelares em cerca de 10% dos pacientes com TE e aumento da atividade metabólica e do fluxo sanguíneo nessas regiões em alguns pacientes. Alguns estudos patológicos descreveram patologia cerebelar com perda de células de Purkinje e torpedos axonais, mas esses achados são controversos e o correlato patológico exato do TE ainda não foi definido. É provável que sejam, por fim, identificadas múltiplas causas de TE.

TRATAMENTO

Muitos casos são leves, não causam nenhum comprometimento funcional e não exigem tratamento além da tranquilização do paciente. Em certas ocasiões, o tremor pode ser intenso e interferir na alimentação, na escrita e nas atividades cotidianas. Isso é mais provável de ocorrer à medida que o paciente envelhece e costuma estar associado com uma redução na frequência do tremor. Os β-bloqueadores e a primidona são as terapias farmacológicas padrão para o TE e são úteis em cerca de 50% dos casos. O propranolol (20-120 mg/dia, administrados em doses fracionadas) em geral é efetivo quando usado em doses relativamente baixas; entretanto, doses mais altas podem ser necessárias em alguns pacientes. O fármaco está contraindicado para pacientes com bradicardia ou asma. O tremor das mãos tende a melhorar acentuadamente, enquanto o tremor da cabeça é, com frequência, refratário. A primidona pode ser útil, porém ela deve ser iniciada em doses baixas (12,5 mg) com aumentos graduais (125-250 mg, 3×/dia) para evitar a sedação, as náuseas e a tontura. Foram também relatados benefícios com a gabapentina e o topiramato, porém esses fármacos não têm sido amplamente utilizados. Injeções de toxina botulínica podem ser úteis no tremor dos membros ou da voz, porém o tratamento pode estar associado à fraqueza muscular. Os tratamentos cirúrgicos dirigidos para o núcleo ventral intermédio (VIM) do tálamo podem ser muito efetivos para os casos graves e resistentes aos fármacos. Recentemente, o ultrassom focal (um procedimento que não exige cirurgias) também demonstrou ser uma terapia efetiva contra o tremor no TE.

DISTONIA

CARACTERÍSTICAS CLÍNICAS

A distonia é um distúrbio do movimento caracterizado por contrações musculares sustentadas ou intermitentes de músculos agonistas/antagonistas, causando movimentos e posturas anormais frequentemente repetitivos. Os movimentos distônicos são geralmente padronizados e de rotação, podendo estar associados a um tremor "distônico" que é mais pronunciado quando aquela parte do corpo é movida na direção da distonia. Com frequência, a distonia é iniciada ou agravada por ação voluntária e está associada a uma atividade muscular de transbordamento (em inglês, *overflow*). A distonia pode incluir desde contrações focais mínimas que só afetam um grupo muscular até o comprometimento grave e incapacitante de múltiplos grupos musculares. A frequência é estimada em 16 a cada 100 mil (cerca de 50 mil casos nos Estados Unidos), porém é provável que seja muito mais alta, visto que muitos casos não são reconhecidos. A distonia costuma aparecer com movimentos voluntários (distonia de ação) e pode se estender e envolver grupos musculares e regiões do corpo não necessárias para a ação pretendida (*overflow*). Pode ser agravada pelo estresse e por fadiga e atenuada pelo relaxamento e truques sensoriais, como tocar a parte afetada do corpo (gesto antagonista).

Historicamente, a distonia tem sido descrita como primária ou secundária. Entretanto, devido a uma combinação confusa e nem sempre congruente de características fenotípicas e etiológicas, os termos mais antigos não são mais recomendados. Uma força-tarefa da Movement Disorder Society encarregada de redefinir a distonia recomenda a sua classificação de acordo com os mesmos eixos principais: clínico e etiológico. Em bases clínicas, a distonia pode ser classificada de acordo com a idade de início (lactância, infância, adolescência, início ou fim da vida adulta), a distribuição corporal (focal, segmentar, multifocal e generalizada), o padrão temporal (estática ou progressiva, ação-específica [diurna e paroxística]) e a associação a outras características. A descrição clínica seguindo essas linhas permite formular síndromes de distonia específicas (p. ex., distonia isolada generalizada de início precoce). Sob o ponto de vista etiológico, a distonia reflete principalmente anormalidades genéticas, embora, em certas ocasiões, possa haver outras causas, como distonia após traumatismo e acidente vascular cerebral. As características genéticas utilizadas para classificação incluem modo de herança ou identificação de um defeito genético específico. Mais de 200 genes foram ligados a diferentes formas de distonia principalmente de início na infância e generalizadas. Essas formas incluem formas em que a distonia é a única manifestação da doença, com exceção do tremor ("distonia isolada"), formas na qual a distonia ocorre concomitantemente com outro distúrbio do movimento, como parkinsonismo ou mioclonia ("distonia combinada") e distúrbios nos quais a distonia é apenas uma de várias manifestações clínicas e pode ser uma característica menos proeminente ou até mesmo inconsistente ("distonia complexa"). A maioria das formas genéticas pertence a este último grupo fenotípico, que também representa a classe mais heterogênea quanto à expressão clínica.

DISTONIAS ISOLADAS

Distonia focal, multifocal e segmentar A distonia focal de início na idade adulta é, sem dúvida alguma, a forma mais frequente de distonia isolada, em que as mulheres são aproximadamente duas vezes mais afetadas do que os homens. Normalmente, a distonia focal se manifesta na quarta à sexta década de vida. Os principais fenótipos clínicos estão descritos a seguir. (1) *Distonia cervical* – contrações distônicas dos músculos do pescoço, fazendo a cabeça mover-se para um lado (*laterocolo*), contorcer-se (*torcicolo*), mover-se para a frente (*anterocolo*) ou mover-se para trás (*retrocolo*). As contrações musculares podem ser dolorosas e, em certas ocasiões, podem ser complicadas por radiculopatia cervical secundária. (2) *Blefarospasmo* – contrações distônicas das pálpebras, com aumento do piscamento, que podem interferir na leitura, ao assistir à televisão, ao trabalhar no computador e ao dirigir. Essa forma pode ser algumas vezes grave a ponto de causar cegueira funcional. (3) *Distonia oromandibular* (DOM) – contrações dos músculos da parte inferior da face, lábios, língua e mandíbula (abertura ou fechamento). A síndrome de Meige é uma combinação de DOM e blefarospasmo que afeta predominantemente mulheres > 60 anos de idade. (4) *Disfonia espasmódica* – contrações distônicas das pregas vocais durante a fonação, com consequente comprometimento da fala. A maioria dos casos acomete os músculos adutores e confere à fala uma característica sufocada ou sobrecarregada. Menos comumente, os músculos abdutores são acometidos, deixando a voz com uma característica soprosa ou sussurrante. (5) *Distonias dos membros* – podem acometer os braços ou as pernas e, com frequência, são desencadeadas por atividades específicas, como escrever (cãibra do escrivão), tocar um instrumento musical (cãibra do músico) ou arremesso no golfe (*yips*). A grande maioria dos pacientes com essa classe de distonia apresenta distonia cervical (cerca de 50%) ou blefarospasmo (cerca de 20%). A distonia focal das mãos ou das pernas (cerca de 5%), a disfonia espasmódica (cerca de 2%), a distonia do músico (cerca de 3%) ou a DOM (cerca de 1%) são muito menos comuns. As distonias focais podem estender-se e acometer outras regiões do corpo (em cerca de 30% dos casos) e, com frequência, são diagnosticadas incorretamente como problemas de origem psiquiátrica ou ortopédica. A sua causa não costuma ser conhecida. Elas são raramente monogênicas (cerca de 1%); foi sugerido que autoimunidade e trauma são outras possíveis etiologias. As distonias focais frequentemente estão associadas a um tremor de alta frequência que pode se assemelhar ao TE. Em geral, o tremor distônico pode ser diferenciado do TE, visto que tende a ocorrer em associação com a contração distônica e desaparece com o alívio da distonia (p. ex., virar a cabeça na direção oposta à da distonia).

Distonia generalizada A distonia generalizada é, com frequência, de natureza hereditária e, diferentemente da distonia focal, costuma surgir na infância ou na adolescência. Existem atualmente pelo menos sete genes bem-estabelecidos que, quando sofrem mutações, podem causar distonia generalizada: *TOR1A*, *THAP1*, *ANO3*, *GNAL*, *KMT2B*, *PRKRA* e *HPCA*. Embora as mutações em *PRKRA* e *HPCA* sejam herdadas de forma recessiva, todas as outras são transmitidas de maneira autossômica dominante. De acordo com as recomendações da International Parkinson and Movement Disorder Society, as formas monogênicas de distonia são classificadas de acordo com a presença ou a ausência de manifestações clínicas adicionais associadas e precedidas do prefixo "DYT" – por exemplo, DYT-TOR1A. Essas formas genéticas são primariamente herdadas como caráter autossômico dominante e encontradas em < 5% dos pacientes com distonia. Além disso, nem todos os portadores de mutação desenvolvem distonia generalizada; cerca de 35% não são afetados, apesar de serem portadores de uma mutação patogênica (penetrância reduzida) e raramente apresentam-se com distonia que permanece de natureza focal ou segmentar.

As mutações no gene *TOR1A* (membro A da família da torsina 1 – *anteriormente conhecido como gene DYT1*) constituem a causa mais comum de distonia generalizada de início precoce. A primeira mutação – e, atualmente, a única claramente estabelecida – é uma deleção de três pares de bases no gene *TOR1A*. A mutação é frequentemente observada entre judeus asquenazes, devido a um efeito fundador. Em geral, os portadores da mutação manifestam distonia em uma extremidade na infância, progredindo subsequentemente para outras partes do corpo, porém normalmente com preservação da face e do pescoço. Raros portadores de dois alelos mutantes foram descritos e se caracterizam por uma síndrome grave do neurodesenvolvimento e por artrogripose.

As mutações do gene *THAP1* (*proteína 1 associada à apoptose contendo domínio THAP*) têm sido ligadas à distonia de início na adolescência, com fenótipo misto. Foram relatadas cerca de 100 mutações diferentes em *THAP1*. Normalmente, as mutações manifestam-se com disfonia ou cãibra do escrivão, com início no fim da infância ou na adolescência. Durante a evolução da doença, a distonia pode se disseminar para outras partes do corpo, com comprometimento craniocervical proeminente.

Mutações no gene *ANO3* (*anoctamina 3*) foram relatadas pela primeira vez em pacientes com distonia predominantemente craniocervical, com uma ampla faixa etária de início. Embora se possa observar um grande número de variantes *missense* em indivíduos sadios, um papel patogênico para as mutações *ANO3* foi confirmado pela descrição de famílias adicionais com distonia e abalos mioclônicos.

As mutações no gene *GNAL* (*subunidade alfa L da proteína de ligação do nucleotídeo guanina*) são uma rara causa de distonia cervical ou cranial, com alguns pacientes desenvolvendo distonia generalizada. A idade média de início é a quarta década de vida. Foram relatadas cerca de 30 mutações *GNAL* diferentes em pacientes com distonia.

Além das mutações já citadas, mutações *missense* em *KMT2B* (*lisina-metiltransferase 2B*) foram confirmadas como uma causa de distonia generalizada de início precoce, que pode ser acompanhada de outras características sindrômicas, incluindo deficiência intelectual, microcefalia, manifestações psiquiátricas, dismorfia ou lesões cutâneas. A maioria das mutações ocorreram *de novo*. As mutações *KMT2B* podem ser responsáveis por até 10% dos casos de distonia generalizada de início precoce, porém é necessária uma validação adicional, e a inclusão no grupo das distonias isoladas *versus* complexas está atualmente em discussão.

A grande maioria dos portadores de mutação *PRKRA* desenvolve uma distonia generalizada, frequentemente com envolvimento laríngeo. Da mesma forma, todos os pacientes descritos como portadores de mutações *HPCA* se caracterizam por distonia generalizada.

DISTONIAS COMBINADAS

Foram descritos vários outros genes bem-estabelecidos associados a formas combinadas de distonia, em que a distonia ocorre em associação a um distúrbio do movimento diferente, como parkinsonismo ou mioclonia.

A distonia responsiva à dopa (DRD; também conhecida como síndrome de Segawa) é causada por mutações no gene *GCH1* (*GTP ciclo-hidrolase-1*), que codifica a enzima limitadora de velocidade da biossíntese de dopamina pela via da biopterina. Ela se manifesta como forma de distonia de início na infância, com flutuações diurnas, cujo reconhecimento é importante, visto que a condição responde muito bem a baixas doses de levodopa. O parkinsonismo pode ser um achado importante ou até mesmo o único achado, e pode haver déficit dopaminérgico pré-sináptico, conforme evidenciado por tomografia computadorizada por emissão de fóton único (SPECT). Até o momento, foram relatadas mais de 100 mutações diferentes, com penetrância de cerca de 50%, que é consideravelmente maior nas mulheres em comparação com os homens. Mutações de herança recessiva (bialélicas) em *GCH1* resultam em um fenótipo clínico muito mais grave, com atraso do desenvolvimento e início na infância. Devido ao defeito enzimático na biossíntese de levodopa, há uma resposta dramática e permanente à terapia com levodopa. Os pacientes mais jovens costumam ser erroneamente diagnosticados como tendo paralisia cerebral, e todas as formas de distonia de início precoce devem ser testadas com levodopa para excluir a possibilidade de DRD. É importante observar que, como a rede neuronal da dopamina está anatomicamente preservada, esses pacientes não desenvolvem discinesia com o tratamento crônico com levodopa.

A distonia-parkinsonismo ligada ao X (Lubag) é uma forma combinada de distonia e parkinsonismo observada exclusivamente em pacientes de origem filipina devido a um efeito fundador, e parece ter penetrância completa. Em geral, os pacientes desenvolvem inicialmente distonia focal (craniana), que se generaliza rapidamente e, depois de 5 a 10 anos, é substituída gradualmente por uma forma de parkinsonismo não responsivo à L-dopa. Uma inserção de retrotrânspóson no gene *TAF1* (*fator 1 associado à proteína de ligação ao TATA-box*) é a causa da doença, e 50% da variabilidade da idade de início são explicados pelo comprimento variável de uma expansão de repetição hexamérica dentro do retrotrânspóson.

Mutações no gene *ATP1A3* (*subunidade alfa 3 transportadora da ATPase Na$^+$/K$^+$*) manifestam-se com início súbito e característico de distonia, em geral na adolescência ou no início da vida adulta, frequentemente desencadeado por febre alta, esforço físico ou estresse emocional. Com frequência, os sintomas distônicos exibem um gradiente rostrocaudal com acentuado comprometimento da região bulbar e, com frequência, são acompanhados de manifestações parkinsonianas como a bradicinesia. Além disso, mutações em *ATP1A3* foram ligadas a uma variedade de síndromes clínicas (pleiotropia), incluindo crises epilépticas ou hemiplégicas, ataxia, declínio cognitivo e outros distúrbios neurológicos, frequentemente com evolução mais grave e idade de início mais precoce.

A mioclonia-distonia caracteriza-se por contrações mioclônicas induzidas por ação e responsivas ao álcool, acometendo predominantemente a metade superior do corpo. Em geral, o início é na infância ou na adolescência. Muitos indivíduos também desenvolvem manifestações psiquiátricas, como depressão, transtornos relacionados com ansiedade e dependência de álcool. O distúrbio está principalmente relacionado com mutações no gene *SGCE* (*sarcoglicana épsilon*), que codifica o membro ε da família de sarcoglicanas. Foram relatadas cerca de 80 mutações diferentes em *SGCE*, incluindo deleções do gene inteiro. Esse último tipo de mutação frequentemente envolve também perda de genes adjacentes, levando a manifestações clínicas adicionais, como problemas articulares. As mutações *SGCE* têm penetrância incompleta e só se manifestam quando herdadas do pai, devido ao efeito epigenético de *imprinting* materno do *SGCE*. Outra causa recentemente identificada de mioclonia-distonia é a mutação *KCTD17*.

Várias outras causas monogênicas foram sugeridas para as formas isoladas e combinadas de distonia, porém ainda aguardam confirmação independente. A Tabela 436-2 fornece uma lista das formas monogênicas confirmadas de distonias isolada e combinada.

DISTONIAS COMPLEXAS

Nas distonias complexas, a distonia é uma parte de uma síndrome caracterizada por múltiplas manifestações clínicas diferentes da doença. Com mais frequência, são hereditárias, como doença de Wilson (DW), doença de Huntington (DH), síndrome de Lesh Nyhan, distúrbios ganglionares corticobasais e uma variedade de outros distúrbios neurológicos, neurometabólicos e mitocondriais. As distonias complexas também podem ocorrer em consequência de fármacos ou toxinas (anteriormente designadas distonias secundárias). A distonia induzida por fármacos pode ser aguda ou crônica e é observada mais comumente com fármacos neurolépticos ou após tratamento crônico com levodopa em pacientes com DP. A distonia também pode ser observada após lesões distintas no estriado e, em certas ocasiões, no pálido, no tálamo, no córtex e no tronco encefálico devido a infarto, hemorragia, anoxia, traumatismo, tumor, infecção ou toxinas, como manganês ou monóxido de carbono. Nesses casos, a distonia costuma assumir uma distribuição segmentar, mas ela pode ser generalizada quando as lesões são bilaterais ou disseminadas. Mais raramente, pode haver desenvolvimento de distonia após lesão de nervo periférico; neste caso, ela está associada a manifestações da síndrome de dor regional complexa (Cap. 17). Uma origem psicogênica é responsável por alguns casos de distonia, que normalmente apresentam-se com posturas distônicas fixas e imóveis (ver adiante).

FISIOPATOLOGIA DA DISTONIA

Mesmo em casos com mutação gênica para distonia conhecida, a base fisiopatológica da distonia não é completamente conhecida. O fenômeno se caracteriza por disparos sincrônicos de contração simultânea de grupos musculares agonistas e antagonistas com recrutamento de grupos musculares que não são necessários para um determinado movimento (*overflow*). A distonia se caracteriza por desarranjo do princípio fisiológico básico de seleção da ação, levando a recrutamento anormal de músculos inapropriados para uma determinada ação com inibição inadequada dessa atividade motora não desejada. Do ponto de vista fisiológico, a perda de inibição é observada em múltiplos níveis do sistema motor (p. ex., córtex, tronco encefálico, medula espinal) acompanhada por reorganização e aumento da excitabilidade cortical. A atenção tem sido focalizada para os núcleos da base como local de origem de pelo menos alguns tipos de distonias, visto que existem alterações no fluxo sanguíneo e no metabolismo nessas estruturas. Além disso, as lesões dos núcleos da base (particularmente o putame) podem induzir distonia, e a ablação cirúrgica ou estimulação cerebral profunda (ECP) de regiões específicas do globo pálido pode melhorar a distonia. O sistema dopaminérgico também foi implicado, visto que as terapias dopaminérgicas podem induzir e também tratar algumas formas de distonia em diferentes circunstâncias. É interessante assinalar que nenhuma patologia específica foi identificada de maneira consistente como estando subjacente à distonia.

TRATAMENTO
Distonia

O tratamento da distonia é, em sua maior parte, sintomático, exceto nos casos raros em que há possibilidade de correção do distúrbio subjacente primário. A doença de Wilson deve ser excluída em pacientes jovens com distonia. Deve-se tentar a levodopa em todos os casos de distonia de início na infância para testar a possibilidade de DRD. Os anticolinérgicos em altas doses (p. ex., triexifenidil 20-120 mg/dia) podem ser benéficos em crianças, porém raramente podem ser toleradas altas doses, devido

TABELA 436-2 ■ Formas monogênicas confirmadas de distonias isolada e combinada[a]					
Forma de distonia	**Gene**	**Nome do locus**	**Designação e subgrupo fenotípico**[a]	**Outras características diferenciais**	**MH**
Isolada	*TOR1A*	DYT1	DYT-TOR1A	Início na infância ou na adolescência, generalizada	AD
	THAP1	DYT6	DYT-THAP1	Início na adolescência, craniana ou generalizada	AD
	ANO3	DYT24	DYT-ANO3	Início no adulto, focal ou segmentar	AD
	GNAL	DYT25	DYT-GNAL	Principalmente início no adulto, focal ou segmentar	AD
	KMT2B[b]	DYT28	DYT-KMT2B	Início precoce, generalizada, características sindrômicas leves	AD
Combinada Distonia mais parkinsonismo	*GCH1*	DYT5[a]	DYT-GCH1	Responsiva à dopa	AD
	TAF1	DYT3	DYT-TAF1	Neurodegeneração	LX
	PRKRA	DYT16	DYT-PRKRA	Distonia com parkinsonismo leve	AR
	ATP1A3	DYT12	DYT-ATP1A3	Início rápido	AD
Distonia mais mioclonia	*SGCE*	DYT11	DYT-SGCE	Doença psiquiátrica	AD

[a]De acordo com C Marras et al: Mov Disord 31:436, 2016. [b]Vários pacientes exibem características sindrômicas; por conseguinte, DYT-KMT2B pode ser mais bem posicionado nas distonias complexas.
Siglas: AD, autossômico dominante; AR, autossômico recessivo; LX, ligado ao X; MH, modo de herança.

à ocorrência de efeitos colaterais relacionados a comprometimento cognitivo e alucinações. O baclofeno oral (20-120 mg) também pode ser útil, porém os benefícios, quando presentes, costumam ser modestos, e os efeitos colaterais de sedação, fraqueza e perda da memória podem ser problemáticos. A infusão intratecal de baclofeno é provavelmente mais útil, particularmente na distonia das pernas e do tronco, porém os benefícios em geral não são duradouros, e as complicações podem ser graves, incluindo infecção, convulsões e coma. A tetrabenazina é outra consideração (a dose inicial habitual é de 12,5 mg/dia, e a dose média para tratamento é de 25-75 mg/dia), porém o seu uso pode ser limitado pela sedação e desenvolvimento de parkinsonismo. Os efeitos colaterais parkinsonianos podem ser minimizados com o uso da tetrabenazina deuterada. Os neurolépticos podem tanto melhorar como induzir distonia, porém não costumam ser recomendados devido ao seu potencial de induzir parkinsonismo e outros distúrbios do movimento, incluindo distonia tardia. Algumas vezes, o clonazepam e o diazepam são efetivos.

A toxina botulínica tornou-se o tratamento preferido para pacientes com distonia focal e segmentar, em particular quando o comprometimento se limita a pequenos grupos musculares, como no blefarospasmo, no torcicolo e na disfonia espasmódica. A toxina botulínica atua ao bloquear a liberação de acetilcolina na junção neuromuscular, levando a uma redução das contrações musculares distônicas. Entretanto, o tratamento com toxina botulínica pode ser complicado por fraqueza excessiva, que pode ser desagradável, particularmente se acometer os músculos do pescoço e da deglutição. Não são observados efeitos colaterais sistêmicos com as doses empregadas, porém os benefícios são transitórios, e são necessárias injeções repetidas a intervalos de 2 a 5 meses. Alguns pacientes deixam de responder após terem obtido um benefício inicial. Isso foi atribuído à formação de anticorpos neutralizantes, porém é preciso excluir a possibilidade de seleção incorreta de músculos, técnica de injeção inapropriada e dose inadequada.

O tratamento cirúrgico constitui uma alternativa para pacientes com distonia grave que não respondem a outros tratamentos. No passado, foram usados procedimentos periféricos, como rizotomia e miotomia, para o tratamento da distonia cervical; todavia, hoje, raras vezes são utilizados. A ECP do globo pálido pode proporcionar benefícios acentuados para alguns pacientes com várias formas de distonia generalizada hereditária e não hereditária. A ECP representa um grande avanço terapêutico, visto que antes não havia nenhuma terapia consistentemente efetiva, em particular para pacientes com incapacidade grave. Os benefícios tendem a ser obtidos com uma menor frequência de estimulação do que aquelas usadas na DP ou no TE, e costumam ocorrer apenas após uma latência relativamente longa. Resultados melhores costumam ser obtidos em pacientes mais jovens com doença de duração mais curta e naqueles com determinadas formas monogênicas, como a DYT-Tor1A. Estudos recentes sugerem que a ECP também pode ser útil para pacientes com distonias focais e secundárias, embora os resultados sejam menos consistentes. As medidas de suporte, como fisioterapia e educação, devem constituir parte do esquema de tratamento para todos os tipos de distonia.

Os médicos devem estar alertas para a tempestade distônica, uma condição rara, porém potencialmente fatal, que pode ocorrer em resposta a uma situação de estresse, como procedimento cirúrgico ou infecção sistêmica em pacientes com distonia preexistente. Ela consiste no início agudo de contrações distônicas generalizadas e persistentes que podem acometer as pregas vocais ou os músculos laríngeos, resultando em obstrução das vias aéreas. Os pacientes podem experimentar rabdomiólise com insuficiência renal e devem ser manejados em unidade de terapia intensiva com proteção da via aérea, quando necessário. O tratamento pode ser instituído com um anticolinérgico (ou uma combinação deles), difenidramina, baclofeno, benzodiazepínicos e agentes dopaminérgicos. Pode ser difícil controlar os espasmos, e a anestesia com paralisia muscular pode ser necessária.

COREIAS

DOENÇA DE HUNTINGTON

A DH é um distúrbio autossômico dominante, progressivo, fatal e de alta penetrância, caracterizado por disfunção motora, comportamental, oculomotora e cognitiva. A doença foi designada em homenagem a George Huntington, um médico de família que descreveu casos em Long Island, Nova Iorque, no século XIX. O início é geralmente observado entre 25 a 45 anos de idade (faixa de 3-70 anos), com prevalência de 2 a 8 casos a cada 100 mil e idade média de morte de 60 anos. A DH é prevalente na Europa, na América do Norte, na América do Sul e na Austrália, porém é rara em negros africanos e em asiáticos. A DH caracteriza-se por movimentos coreiformes involuntários, rápidos, não estereotipados e semipropositais e, por essa razão, era antigamente designada coreia de Huntington. Entretanto, a disartria, o distúrbio da marcha, anormalidades oculomotoras, distúrbios comportamentais e comprometimento cognitivo com demência também são características comuns, de modo que a condição é atualmente denominada doença de Huntington. Nos estágios iniciais, a coreia tende a ser focal ou segmentar, porém evolui com o passar do tempo, acometendo diversas regiões do corpo. Com a progressão da doença, tende a haver redução da coreia e aparecimento de distonia, rigidez, bradicinesia e mioclonias. A perda de peso progressiva apesar do aporte calórico adequado prediz o surgimento do declínio funcional. Em pacientes mais jovens (cerca de 10% dos casos), a DH pode manifestar-se como uma síndrome rígido-acinética parkinsoniana (variante de Westphal). Por fim, os pacientes com DH desenvolvem transtornos comportamentais e cognitivos, e a maioria evolui para demência. A depressão com tendências suicidas, o comportamento agressivo e a psicose podem constituir manifestações proeminentes. Os pacientes com DH também podem desenvolver diabetes melito não insulinodependente e anormalidades neuroendócrinas (p. ex., disfunção hipotalâmica). Um diagnóstico clínico de DH pode ser fortemente suspeitado em casos de coreia com história familiar positiva, mas os testes genéticos fornecem a confirmação final do diagnóstico.

A doença acomete predominantemente o estriado, porém progride, acometendo o córtex cerebral e outras regiões do encéfalo. Na ressonância magnética (RM), pode-se visualizar atrofia progressiva das cabeças dos núcleos caudados, os quais formam as laterais dos ventrículos laterais (Fig. 436-1), mas o putame também pode ser afetado de maneira igual ou mais grave. Pode-se observar uma atrofia cortical mais difusa nos estágios intermediários e avançados da doença. Estudos corroborativos incluem redução da atividade metabólica no núcleo caudado e putame e redução dos metabólitos do encéfalo na espectroscopia por RM. Podem ser utilizados testes genéticos para confirmar o diagnóstico e detectar indivíduos em risco na família; entretanto, esse teste deve ser realizado com cautela e em colaboração de conselheiros treinados, visto que a obtenção de resultados positivos pode agravar a depressão e até mesmo gerar reações suicidas. De fato, o aconselhamento genético é uma exigência em algumas regiões. A neuropatologia da DH consiste em perda neuronal proeminente e gliose no núcleo caudado e putame; alterações semelhantes também estão disseminadas no córtex cerebral. São encontradas inclusões intraneuronais contendo agregados de ubiquitina e da proteína mutante huntingtina nos núcleos dos neurônios afetados.

Em uma tentativa de desenvolver terapias neuroprotetoras, tem havido intenso esforço para definir o estágio pré-sintomático da DH. Comprometimento motor sutil, alterações cognitivas e alterações em exames de imagem podem ser detectados em pessoas sob risco que mais tarde desenvolvem a forma clínica da doença. A definição da taxa de progressão dessas características é fundamental para futuros estudos de possíveis terapias modificadoras da doença destinadas a diminuir a taxa de progressão da doença e o desenvolvimento de incapacidade cumulativa.

ETIOLOGIA

A DH é causada por aumento no número de repetições de poliglutamina (CAG) (> 40) na sequência codificadora do gene da *huntingtina*, localizado no braço curto do cromossomo 4. Quanto maior o número de repetições, mais cedo a doença se manifesta. Formas intermediárias da doença com 36 a 39 repetições foram descritas em alguns pacientes, em geral com envolvimento clínico menos grave. A aceleração do processo tende a ocorrer, sobretudo nos indivíduos do sexo masculino, nas gerações subsequentes que apresentam maior número de repetições e idade de início da doença mais precoce, um fenômeno designado como antecipação. Também há evidências de expansão gênica somática que ocorre ao longo do tempo.

O gene *huntingtina* codifica a proteína citoplasmática altamente conservada huntingtina (HTT) que está amplamente distribuída em neurônios de todo o sistema nervoso central (SNC). O RNA da HTT com mutação é tóxico. A HTT com mutação atrapalha a transcrição, compromete a função imune e mitocondrial e é modificada de forma aberrante após a tradução. Estudos de associação genômica ampla denominaram as vias de reparo do DNA como modificadoras da instabilidade somática e da evolução da doença na DH. Fragmentos da proteína HTT mutante também podem ser

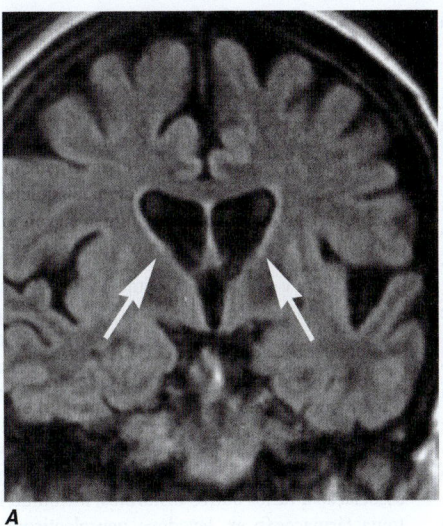
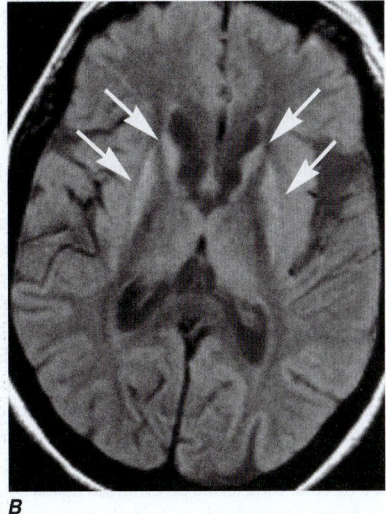

FIGURA 436-1   Doença de Huntington. A. Ressonância magnética em FLAIR (*fluid-attenuated inversion recovery*) coronal mostra alargamento dos ventrículos laterais, refletindo a atrofia típica (*setas*). **B.** Imagem em FLAIR axial mostra um sinal hiperintenso anormal no núcleo caudado e no putame (*setas*).

tóxicos, possivelmente por translocação para dentro do núcleo e interferência na regulação da transcrição de proteínas. Inclusões intraneuronais encontradas em regiões afetadas na DH podem representar um mecanismo protetor destinado a segregar e facilitar a depuração dessas proteínas tóxicas. Também há interesse na possibilidade de que o acúmulo e a agregação de proteínas na DH, à semelhança da doença de Alzheimer **(Cap. 431)** e da DP **(Cap. 435)**, possam ser fundamentais no processo da doença e possam refletir um distúrbio semelhante às doenças priônicas **(Cap. 438; ver também Cap. 424)**. Modelos de DH com patologia estriatal podem ser induzidos em múltiplos animais transgênicos que expressam o gene mutante e por agentes excitotóxicos, como o ácido caínico e o ácido 3-nitropropiônico, que promovem a entrada de cálcio na célula e citotoxicidade.

TRATAMENTO
Doença de Huntington

Embora o gene para a DH tenha sido identificado há mais de 25 anos, ainda não existe nenhuma terapia modificadora da doença para esse distúrbio, e o tratamento sintomático é limitado. O tratamento atual envolve uma abordagem multidisciplinar, com aconselhamento médico, neuropsiquiátrico, social e genético para os pacientes e suas famílias. Os agentes bloqueadores da dopamina podem controlar os movimentos coreicos. A tetrabenazina (um agente depletor da dopamina pré-sináptica) foi aprovada para o tratamento da coreia, mas pode causar parkinsonismo secundário. A tetrabenazina deuterada também foi aprovada como tratamento da coreia na DH. A deuteração interfere no metabolismo da tetrabenazina e evita uma Cmáx alta, a qual se acredita que contribua para os efeitos adversos. Nos ensaios clínicos, foi constatado que a tetrabenazina deuterada tem menos efeitos colaterais relacionados com a dose do que a tetrabenazina e, portanto, pode ser administrada em doses mais altas, com benefícios clínicos potencialmente superiores. Os neurolépticos não costumam ser recomendados em razão do seu potencial de induzir outros distúrbios do movimento mais problemáticos, e porque a coreia da DH tende a ser autolimitada e, em geral, não é incapacitante. Entretanto, esses fármacos podem ser usados em pacientes com coreia grave e incapacitante. Um ensaio clínico recente com valbenazina, um inibidor do transportador de monoamina vesicular 2 altamente seletivo, usado para discinesia tardia, demonstrou eficácia para a coreia na DH. A depressão e a ansiedade podem representar problemas maiores, e os pacientes devem ser tratados com agentes antidepressivos e ansiolíticos apropriados e monitorados quanto ao aparecimento de mania e ideação suicida. A psicose pode ser tratada com antipsicóticos atípicos, como clozapina (50-600 mg/dia), quetiapina (50-600 mg/dia) e risperidona (2-8 mg/dia).

Uma terapia neuroprotetora que diminua ou interrompa a progressão da doença constitui a principal necessidade clínica não alcançada na DH. As estratégias para reduzir a HTT mutante se concentram na inibição da síntese de mRNA por meio de bloqueio da transcrição (proteínas com motivo tipo dedo de zinco), prevenção dos processos pós-transcricionais e promoção da degradação precoce do mRNA (oligonucleotídeos antissenso; ASO) ou inibição da tradução com pequenos RNAs de interferência. A mais avançada dessas abordagens terapêuticas experimentais investigou a administração intratecal de um ASO em pacientes com DH inicial em um ensaio clínico de fase 1-2a randomizado, duplo-cego e controlado com placebo. Embora tenha sido observada uma redução dose-dependente nas concentrações de HTT mutante e não tenha havido efeitos colaterais, o estudo foi prematuramente encerrado, presumivelmente por não ter sido detectado benefício clínico. Fármacos que melhoram a função mitocondrial e aumentam a eliminação das mitocôndrias defeituosas também estão sendo testados como possíveis terapias modificadoras da doença. Outras abordagens em investigação incluem imunoterapia, suplementos dietéticos (resveratrol), medicamentos hipolipemiantes (fenofibrato) e terapia anaplerótica (tri-heptanoína), além de ECP do segmento interno do globo pálido (GPi). Talvez a terapia mais promissora atualmente seja o agonista do receptor de sigma 1 pridopidina. Embora estudos prévios com 6 meses de uso do fármaco não tenham mostrado benefício clínico em relação à função motora total, foram observados benefícios significativos na capacidade funcional total após 1 ano, particularmente em pacientes com doença relativamente leve. Estão sendo realizados estudos duplo-cegos.

DISTÚRBIOS SEMELHANTES À DOENÇA DE HUNTINGTON

Também foi identificado um grupo de raras condições hereditárias que podem simular a DH, designadas distúrbios semelhantes à DH (HDL, do inglês *Huntington's disease-like*). HDL-1, 2 e 4 são condições autossômicas dominantes que costumam se apresentar na idade adulta. A HDL-3 é herdada de forma recessiva, apresenta-se no início da infância e difere marcadamente da DH e das outras HDLs. A HDL-1 se deve à expansão de uma repetição de octapeptídeo no *PRNP*, o gene que codifica a proteína priônica **(Cap. 438)**. Assim, HDL-1 é adequadamente considerada uma doença priônica. Os pacientes apresentam início de alteração da personalidade na terceira ou quarta décadas de vida, seguida de coreia, rigidez, mioclonia, ataxia e epilepsia. A HDL-2 se manifesta na terceira ou quarta décadas de vida com vários distúrbios do movimento, incluindo coreia, distonia ou parkinsonismo e demência. Os pacientes são, em sua maioria, de descendência africana. Algumas vezes, pode ser observada acantocitose nesses pacientes, condição que deve ser diferenciada da neuroacantocitose (ver adiante). A HDL-2 é causada por uma expansão de repetição de trinucleotídeos CTG/CAG anormalmente expandida no gene da juntofilina-3 (*JPH3*). A patologia da HDL-2 consiste em inclusões intranucleares imunorreativas para a ubiquitina e repetições de poliglutamina expandidas. A HDL-4, a condição mais comum nesse grupo, é causada por expansão de repetições de trinucleotídeos em *TBP*, o gene que codifica a proteína de ligação TATA-box envolvida na regulação da transcrição; essa condição é idêntica à ataxia espinocerebelar (SCA, do inglês *spinocerebellar ataxia*) 17 **(Cap. 439)**, e a maioria dos pacientes se apresenta primariamente com ataxia em vez de coreia. As mutações do gene *C9Orf72* associadas à esclerose lateral amiotrófica (Cap. 437) também foram relatadas em alguns indivíduos com fenótipo HDL.

OUTRAS COREIAS

A coreia pode ser observada em vários outros distúrbios relacionados com mutações genéticas ou outros estados mórbidos.

Entre as formas hereditárias de coreia com início na infância, as mutações no gene *NKX2-1* causam uma coreia hereditária benigna. As mutações no gene *ADCY5* (adenilato-ciclase 5) estão sendo cada vez mais reconhecidas e são uma causa relativamente comum de coreia de início na infância, frequentemente em combinação com distonia e atraso do desenvolvimento. Os movimentos periorais característicos constituem um aspecto marcante do distúrbio.

A **coreia-acantocitose** (neuroacantocitose) é um distúrbio autossômico recessivo progressivo e fatal que se caracteriza por coreia associada a anormalidades eritrocitárias no esfregaço de sangue periférico (acantócitos). A coreia pode ser grave e estar associada a comportamento automutilante, distonia, tiques, convulsões e polineuropatia. Foram descritas mutações no gene *VPS13A* que codifica a coreína. Uma forma do distúrbio ligada ao X e fenotipicamente similar foi descrita em indivíduos de idade mais avançada que exibem reatividade com antígenos do grupo sanguíneo Kell (síndrome de McLeod). Foi também relatada uma coreia hereditária benigna da infância (CHB1) causada por mutações no gene para o fator de transcrição da tireoide 1, bem como coreia senil benigna de início tardio (CHB2). É importante assegurar que os pacientes com esses tipos de coreia não têm DH.

A coreia também pode ocorrer em associação a uma variedade de infecções e distúrbios degenerativos, bem como doenças vasculares e hipo/hiperglicemia. A **coreia de Sydenham** (originalmente denominada dança de São Vito) é mais comum no sexo feminino e observada na infância (5-15 anos). Com frequência, desenvolve-se em associação à exposição prévia à infecção por estreptococos do grupo A (Cap. 148), e acredita-se que seja de natureza imune. Caracteriza-se pelo início agudo de movimentos coreiformes e distúrbios do comportamento. Com a redução da incidência da febre reumática, a incidência da coreia de Sydenham caiu, mas ainda é observada nos países em desenvolvimento. Em geral, a coreia responde a agentes bloqueadores da dopamina, ao ácido valproico e à carbamazepina, porém é autolimitada, e o tratamento costuma ser restrito àqueles com coreia grave. A coreia pode sofrer recidiva posteriormente durante a vida, sobretudo em associação com gravidez (coreia gravídica) ou tratamento com hormônios sexuais. Vários relatos documentaram casos de coreia associada à encefalite com anticorpos positivos contra o receptor de N-metil-D-aspartato (NMDA) (Cap. 94) após encefalite pelo herpes-vírus simples e em síndromes paraneoplásicas associadas a anticorpos anti-CRMP-5 ou anti-Hu (Cap. 90). O lúpus eritematoso sistêmico (Cap. 356) é o distúrbio sistêmico mais comumente associado à coreia. A coreia pode ter duração de vários dias a anos. A coreia também pode ser observada com hipertireoidismo, distúrbios autoimunes, incluindo síndrome de Sjögren, distúrbios infecciosos, incluindo doença pelo vírus da imunodeficiência humana (HIV, do inglês *human immunodeficiency virus*), alterações metabólicas e policitemia rubra vera. A coreia também foi descrita após cirurgia cardíaca aberta na população pediátrica e em associação a muitas medicações e substâncias (em particular anticonvulsivantes, cocaína, estimulantes do SNC, estrogênios e lítio). A coreia é comumente vista como efeito colateral do tratamento crônico com levodopa em pacientes com DP (Cap. 435).

BALISMO/HEMIBALISMO

O balismo é uma forma violenta de movimento coreiforme, que consiste em movimentos violentos de arremesso e grande amplitude, que acometem mais frequentemente os músculos proximais dos membros em um lado do corpo (hemibalismo). Esses movimentos podem afetar apenas um membro (monobalismo) ou, de modo mais excepcional, ambos os membros superiores ou inferiores (parabalismo). Os movimentos podem ser graves a ponto de causar exaustão, desidratação, lesão local e, nos casos extremos, morte. Felizmente, os fármacos bloqueadores da dopamina podem ser muito úteis, e é importante notar que o hemibalismo costuma ser autolimitado e tende a melhorar de forma espontânea após semanas ou meses. A causa mais comum consiste em lesão parcial (infarto ou hemorragia) no núcleo subtalâmico (NST); todavia, em 30 a 40% dos casos, a lesão é observada no putame, no tálamo ou no córtex parietal. O hemibalismo também é uma característica comum das discinesias paroxísticas (ver adiante). Nos casos extremos, a palidotomia ou a ECP da GPi podem ser efetivas e abolir os movimentos involuntários. Curiosamente, as lesões induzidas cirurgicamente e a ECP do NST na DP não costumam estar associadas ao hemibalismo.

TIQUES

O tique é uma contração motora breve, rápida, recorrente, estereotipada e aparentemente despropositada. Os tiques motores podem ser simples, quando o movimento afeta apenas um grupo muscular (p. ex., piscar, contorcer o nariz, sacudir o pescoço), ou complexos, com comprometimento coordenado de múltiplos grupos musculares (p. ex., saltar, fungar, bater com a cabeça e ecopraxia [movimentos de imitação]). Os tiques fônicos (ou vocais) também podem ser simples (p. ex., gemidos) ou complexos (p. ex., ecolalia [repetição das palavras de outras pessoas], palilalia [repetição das próprias palavras] e coprolalia [expressão de palavras obscenas]). Os pacientes também podem apresentar tiques sensitivos, compostos por sensações focais desagradáveis na face, na cabeça ou no pescoço. Eles podem ser leves e de pouca consequência clínica ou graves e incapacitantes. Os tiques podem apresentar-se na idade adulta e também podem ser observados em associação a vários outros distúrbios, incluindo DP, DH, traumatismo, distonia, fármacos (p. ex., levodopa, neurolépticos) e toxinas.

SÍNDROME DE TOURETTE

A síndrome de Tourette (ST) é um distúrbio neurocomportamental cuja denominação foi dada em homenagem ao neurologista francês Georges Gilles de la Tourette. Ela acomete predominantemente indivíduos do sexo masculino, e a prevalência é estimada em 0,03 a 1,6%, porém é provável que muitos casos leves não cheguem à atenção médica. A ST caracteriza-se por múltiplos tiques motores que costumam ser acompanhados de vocalizações (tiques fônicos). Em geral, os pacientes podem suprimir voluntariamente os tiques por curtos períodos, mas, em seguida, têm um impulso irresistível de expressá-los. Os tiques variam quanto à sua intensidade e podem estar ausentes por dias ou semanas para então recorrer, algumas vezes em um padrão distinto. Os tiques tendem a surgir entre 2 e 15 anos de idade (média aos 7 anos) e, com frequência, diminuem ou até mesmo desaparecem na idade adulta, particularmente nos homens. Os transtornos comportamentais associados incluem ansiedade, depressão, transtorno de déficit de atenção e hiperatividade e transtorno obsessivo-compulsivo. Os pacientes podem apresentar transtornos de personalidade, comportamentos autodestrutivos, dificuldades na escola e comprometimento das relações interpessoais.

Etiologia e fisiopatologia A ST é um distúrbio, em grande medida, hereditário e, assim, acredita-se que ela seja um distúrbio genético, porém ainda não foi identificada nenhuma causa monogênica específica. Evidências atuais sustentam um complexo-padrão de herança, com importante contribuição de variantes *de novo*, provavelmente com ruptura de genes. Quatro genes prováveis de risco com múltiplas variantes causadoras de lesão *de novo* em probandos não aparentados incluem *WWC1*, *CELSR3*, *NIPBL* e *FN1*. O risco de uma família com uma criança acometida ter um segundo caso é de cerca de 25%. A fisiopatologia da ST não é conhecida, porém foram sugeridas alterações na neurotransmissão da dopamina, opioides e sistemas de segundos mensageiros.

TRATAMENTO
Tiques

Os pacientes com doença leve muitas vezes necessitam apenas de orientação e aconselhamento (para eles mesmos e seus familiares). Em uma alta proporção de pacientes, a gravidade dos tiques diminui na vida adulta, tornando-se um problema médico menor, o que argumenta em favor de um manejo conservador, quando possível, durante as primeiras décadas de vida. O tratamento farmacológico está indicado quando os tiques são incapacitantes e interferem na qualidade de vida e nas interações sociais. A terapia deve ser individualizada e não há regime terapêutico que tenha sido avaliado de maneira adequada em ensaios duplo-cegos. Alguns médicos utilizam o α-agonista clonidina, começando com doses baixas e aumentando gradualmente a dose e a frequência até obter um controle satisfatório. A guanfacina (0,5-2 mg/dia) é um α-agonista preferido por alguns médicos, visto que exige apenas uma única dose ao dia. Outros médicos preferem usar neurolépticos. Os neurolépticos atípicos (risperidona, olanzapina, ziprasidona) costumam ser usados inicialmente, pois se acredita que estejam associados a risco reduzido de discinesia tardia. Se eles não forem efetivos, doses baixas de neurolépticos clássicos, como haloperidol, flufenazina, pimozida ou tiaprida, podem ser tentadas, pois o risco de discinesia tardia em pessoas jovens é relativamente baixo. A tetrabenazina e a tetrabenazina deuterada estão sendo atualmente avaliadas. As injeções de toxina botulínica podem ser efetivas para controlar os tiques focais que acometem pequenos grupos musculares. As manifestações comportamentais – e, em particular, a ansiedade e as compulsões – podem constituir uma característica incapacitante da ST e devem ser tratadas adequadamente. O possível valor da ECP tendo como alvo a porção anterior da cápsula interna, o GPi ou o tálamo está sendo explorado, tendo sido estabelecido um banco de dados e um registro público de larga escala para a ECP na ST.

MIOCLONIA

A mioclonia é um movimento breve, rápido (< 100 ms), brusco e semelhante a um choque que consiste em descargas musculares únicas ou repetitivas. Os abalos mioclônicos podem ser focais, multifocais, segmentares ou generalizados e podem ocorrer de modo espontâneo, em associação a movimentos voluntários (mioclonia de ação) ou em resposta a um estímulo externo (mioclonia reflexa). A mioclonia negativa consiste em uma perda breve de atividade muscular (p. ex., asteríxis na insuficiência hepática). As contrações mioclônicas podem ser graves e interferir no movimento normal, ou podem ser benignas e sem consequência clínica – como são comumente observadas em pessoas normais ao acordar ou adormecer (abalos hipnagógicos).

Os abalos mioclônicos diferem dos tiques, uma vez que não costumam ser repetitivos e podem interferir gravemente nos movimentos voluntários normais e não são suprimíveis. Eles podem surgir em associação a descargas neuronais anormais em regiões corticais, subcorticais, do tronco encefálico e da medula espinal, particularmente em associação à hipoxemia (sobretudo após parada cardíaca), à encefalopatia e à neurodegeneração. A mioclonia reversível pode ser observada com distúrbios metabólicos (insuficiência renal, desequilíbrio eletrolítico, hipocalcemia), toxinas e muitos medicamentos. As síndromes de mioclonia hereditárias podem ser agrupadas em três classes com base nas características clínicas: síndromes de mioclonia proeminente, síndromes de mioclonia combinada com outro distúrbio do movimento proeminente e distúrbios que costumam se apresentar com outro fenótipo, mas que também podem se manifestar como síndrome de mioclonia proeminente. Um distúrbio de movimentos adicional é visto em quase todas as síndromes de mioclonia, mais comumente ataxia e distonia. Além disso, declínio cognitivo e epilepsia estão presentes na grande maioria dos pacientes. A forma mais comum de mioclonia de ação com origem cortical com ataxia e epilepsia generalizada é a epilepsia mioclônica tipo 1 (EMP-1) ou doença de Unverricht-Lundborg, a qual pode ter uma evolução variável, mas geralmente progressiva. Trata-se de uma doença autossômica recessiva causada por mutações no gene *CSBT*. Outras causas incluem epilepsia com corpos de Lafora ou epilepsia mioclônica progressiva (EMP-2) causada por mutações no gene *EPM2A* ou no gene *NHLRC1* e lipofuscinose ceroide. Em pacientes com epilepsia menos grave ou ausente, deve-se considerar a possibilidade de distúrbios mitocondriais e distúrbios neurodegenerativos que afetam o cerebelo (i.e., SCAs). A mioclonia essencial é um distúrbio familiar relativamente benigno, caracterizado por movimentos multifocais muito rápidos semelhantes a choques e que costumam ser sensíveis ao álcool. Mutações no gene da *sarcoglicana épsilon* foram associadas à mioclonia observada em associação com distonia (mioclonia-distonia).

TRATAMENTO
Mioclonia

O tratamento consiste principalmente em terapia do distúrbio subjacente ou remoção do agente agressor. O tratamento farmacológico envolve um ou mais agentes GABAérgicos combinados, como ácido valproico (800-3.000 mg/dia), piracetam (8-20 g/dia), clonazepam (2-15 mg/dia), levetiracetam (1.000-3.000 mg/dia) ou primidona (500-1.000 mg/dia). O tratamento pode estar associado com melhora clínica significativa em casos crônicos (p. ex., mioclonia pós-anóxica, epilepsia mioclônica progressiva) nos quais uma origem cortical para as descargas mioclônicas tenha sido identificada. O precursor da serotonina 5-hidroxitriptofano (mais carbidopa) pode ser útil em alguns casos de mioclonia pós-anóxica. A ECP pode ser altamente efetiva na distonia mioclônica.

DISTÚRBIOS DO MOVIMENTO INDUZIDOS POR FÁRMACOS E DROGAS

Este grupo importante de distúrbios do movimento está associado principalmente a fármacos que bloqueiam os receptores dopaminérgicos (neurolépticos) ou a transmissão dopaminérgica central. Esses fármacos são amplamente utilizados em psiquiatria, porém é importante reconhecer que medicamentos usados no tratamento da náusea e dos vômitos (p. ex., proclorperazina) ou dos distúrbios gastresofágicos (p. ex., metoclopramida) são agentes neurolépticos, que também podem causar esses distúrbios. Os distúrbios do movimento hipercinéticos secundários a agentes neurolépticos podem ser divididos entre os que têm apresentação aguda, subaguda ou após exposição prolongada (síndromes tardias). Os fármacos que bloqueiam a dopamina também podem estar associados a uma síndrome parkinsoniana reversível para a qual os anticolinérgicos costumam ser prescritos de forma concomitante, mas esses fármacos não são agentes antiparkinsonianos efetivos, estão associados a efeitos colaterais cognitivos e existe a preocupação de que possam aumentar o risco de desenvolvimento de uma síndrome tardia.

AGUDOS

A distonia constitui a reação medicamentosa hipercinética aguda mais comum. Normalmente, ela é generalizada em crianças e focal em adultos (p. ex., blefarospasmo, torcicolo ou DOM). A reação pode desenvolver-se dentro de poucos minutos de exposição e pode ser tratada com sucesso na maioria dos casos pela administração parenteral de anticolinérgicos (benzatropina ou difenidramina), benzodiazepínicos (lorazepam, clonazepam ou diazepam) ou agonistas dopaminérgicos. O início abrupto de espasmos graves pode ocasionalmente ser confundido com uma convulsão; porém, não há perda da consciência, automatismos, anormalidades no eletrencefalograma (EEG) ou achados pós-ictais típicos da epilepsia. O início agudo de coreia, comportamentos estereotipados e tiques também pode ser visto, em particular após exposição a estimulantes do SNC, como metilfenidato, cocaína ou anfetaminas.

SUBAGUDOS

A acatisia é a reação mais comum nessa categoria. Ela consiste em inquietação motora, com necessidade de mover-se, que é aliviada pelo movimento. O tratamento consiste na remoção do agente agressor. Quando isso não é possível, os sintomas podem ser aliviados com benzodiazepínicos, anticolinérgicos, β-bloqueadores ou agonistas dopaminérgicos.

SÍNDROMES TARDIAS

Esses distúrbios desenvolvem-se dentro de meses a anos após o início do agente neuroléptico. As discinesias tardias (DTs) são mais comuns e, em geral, manifestam-se com movimentos coreiformes e/ou distônicos envolvendo a boca, os lábios e a língua. Nos casos graves, o tronco, os membros e os músculos ventilatórios também podem ser afetados. Em cerca de um terço dos pacientes, a DT sofre remissão dentro de 3 meses após a interrupção do fármaco, e a maioria dos pacientes melhora de modo gradual no decorrer de vários anos. Entretanto, movimentos anormais também podem surgir, persistir ou agravar-se após a interrupção do agente agressor. Acredita-se que os movimentos sejam frequentemente leves e mais incômodos para a família do que para o paciente, mas podem ser graves e incapacitantes, sobretudo no contexto de um transtorno psiquiátrico subjacente. Os antipsicóticos atípicos (p. ex., clozapina, risperidona, olanzapina, quetiapina, ziprasidona e aripiprazol) estão associados a um menor risco de DT em comparação com os antipsicóticos tradicionais. Os pacientes mais jovens correm menor risco de desenvolver DT induzida por neurolépticos, e foi relatado um maior risco para idosos, mulheres e pacientes com disfunção cerebral orgânica subjacente. O uso crônico está associado a um risco aumentado de DT, e, especificamente, a Food and Drug Administration alertou que o uso da metoclopramida por > 12 semanas aumenta o risco de DT. Como a DT pode ser permanente e resistente ao tratamento, os antipsicóticos devem ser usados com muita cautela; os neurolépticos atípicos devem ser os agentes preferidos quando possível, embora existam atualmente dúvidas quanto ao risco de DT também com os neurolépticos atípicos, e o uso continuado deve ser regularmente monitorado e interrompido quando possível.

O tratamento consiste principalmente na interrupção do agente agressor. Se o paciente estiver recebendo um antipsicótico tradicional, e a sua suspensão não for possível, deve-se tentar substituí-lo por um antipsicótico atípico (p. ex., clozapina). A abstinência abrupta deve ser evitada, pois pode induzir agravamento. A DT pode persistir após a suspensão dos antipsicóticos, e o seu tratamento pode ser difícil. A valbenazina é um éster da tetrabenazina que está aprovada para o tratamento da DT, com base em resultados de eficácia em ensaios clínicos duplo-cegos; todavia, seu uso está associado à sonolência e ao prolongamento do QT. Ela atua como inibidor do transportador de monoaminas vesicular tipo 2 (VMAT-2, do inglês *vesicular monoamine transporter type 2*) e bloqueia o armazenamento da dopamina. A tetrabenazina deuterada também está sendo estudada para essa indicação. Foram relatados benefícios em estudos abertos com o ácido valproico (750-3.000 mg/dia), anticolinérgicos ou injeções de toxina botulínica. Outras abordagens que foram tentadas incluem baclofeno (40-80 mg/dia) ou clonazepam (1-8 mg/dia). Em alguns casos, quando o movimento anormal é refratário ao tratamento, a ECP do globo pálido pode ser uma opção terapêutica.

A exposição crônica a neurolépticos também pode estar associada à distonia tardia, com comprometimento preferencial dos músculos axiais e movimentos oscilantes característicos do tronco e da pelve. A distonia tardia pode ser mais problemática do que a discinesia tardia e costuma persistir apesar da suspensão do medicamento. Algumas vezes, ácido valproico, anticolinérgicos e toxina botulínica podem ser benéficos, mas os pacientes são frequentemente refratários ao tratamento clínico. A acatisia tardia, a ST tardia e as síndromes de tremor tardias são raras, mas também podem ocorrer após exposição crônica a neurolépticos.

Os medicamentos neurolépticos também podem estar associados à síndrome neuroléptica maligna (SNM). A SNM caracteriza-se por início agudo ou subagudo de rigidez muscular, temperatura elevada, alteração do estado mental, hipertermia, taquicardia, pressão arterial instável, insuficiência renal e elevação pronunciada dos níveis de creatina-cinase. Em geral, os sintomas evoluem dentro de dias ou semanas após o início do fármaco. A SNM também pode ser precipitada pela interrupção abrupta dos medicamentos dopaminérgicos em pacientes com DP. O tratamento envolve a suspensão imediata do agente antipsicótico ofensivo e a introdução de um agente dopaminérgico (p. ex., um agonista dopaminérgico ou levodopa), dantroleno ou um benzodiazepínico. Nos casos muito graves, quando a ingestão oral não é possível, um adesivo (que libera rotigotina por via subcutânea) ou uma bomba de infusão (que libera apomorfina por via subcutânea) podem constituir a melhor abordagem para tratamento dopaminérgico. Pode ser necessário realizar o tratamento em uma unidade de terapia intensiva, incluindo medidas de suporte, como controle da temperatura corporal (antipiréticos e cobertores de resfriamento), hidratação, reposição de eletrólitos e controle da função renal e da pressão arterial.

Os fármacos e as drogas que possuem atividade semelhante à serotonina (triptofano, MDMA ou *ecstasy*, meperidina) ou que bloqueiam a recaptação da serotonina podem induzir uma síndrome serotoninérgica rara, porém potencialmente fatal, cujas características são confusão, hipertermia, taquicardia e coma, bem como rigidez, ataxia e tremor. Com frequência, a mioclonia é uma característica proeminente, diferentemente da SNM, com a qual se assemelha em outros aspectos. Os pacientes podem ser tratados com propranolol, diazepam, difenidramina, clorpromazina ou ciproeptadina, além de medidas de suporte.

Diversos fármacos também podem estar associados ao parkinsonismo e a outros distúrbios do movimento hipercinéticos. Alguns exemplos incluem fenitoína (coreia, distonia, tremor, mioclonia), carbamazepina (tiques e distonia), antidepressivos tricíclicos (discinesias, tremor, mioclonia), fluoxetina (mioclonia, coreia, distonia), contraceptivos orais (discinesia), β-adrenérgicos (tremor), buspirona (acatisia, discinesias, mioclonia) e digoxina, cimetidina, diazóxido, lítio, metadona e fentanila (discinesias).

DISCINESIAS PAROXÍSTICAS

As discinesias paroxísticas constituem um grupo de distúrbios raros caracterizados por movimentos involuntários breves e episódicos, que podem se manifestar como vários tipos de movimentos hipercinéticos, incluindo coreia, distonia, tremor e balismo. Há três tipos principais: (1) *discinesia paroxística cinesiogênica* (DPC), em que os movimentos involuntários são desencadeados por movimentos súbitos, (2) *discinesia paroxística não cinesiogênica* (DPNC), em que os ataques não são induzidos por movimentos, e (3) casos raros de *discinesia paroxística induzida pelo exercício* (DPE), em que os ataques são induzidos por exercícios prolongados.

A DPC caracteriza-se por ataques breves e autolimitados induzidos pelo início do movimento como correr, mas também, em certas ocasiões, por estímulo sonoro ou luminoso inesperado. Os episódios podem afetar um lado do corpo, ter duração de segundos a minutos e recorrer várias vezes por dia. Eles manifestam-se habitualmente como distúrbios do movimento hipercinéticos mistos com postura distônica de um membro, balismo e coreia, que também pode se tornar generalizada. A DPC é mais comumente familiar, com padrão de herança autossômica dominante e mutações no gene da *proteína transmembrana rica em prolina 2* (*PRRT2*); todavia, também pode ocorrer secundariamente a vários distúrbios cerebrais, como esclerose múltipla ou hiperglicemia. A DPC é mais frequente em homens (4:1), e o início costuma ser na primeira ou segunda década de vida. Cerca de 70% dos pacientes relatam sintomas sensitivos como formigamento ou dormência no membro acometido alguns milissegundos antes do ataque. A evolução é relativamente benigna e há uma tendência para a resolução das crises com o tempo. O tratamento com anticonvulsivante em doses baixas, como a carbamazepina ou a fenitoína, é aconselhado quando os ataques são frequentes e interferem nas atividades diárias, sendo efetivo em cerca de 80% dos pacientes. Algumas características clínicas da DPC (ataques abruptos e de curta duração precedidos de uma "aura"), a associação a episódios convulsivos verdadeiros e a sua resposta favorável a anticonvulsivantes levaram a especular que seja de origem epiléptica, porém isso não foi confirmado.

A DPNC envolve episódios de discinesia generalizada precipitados por álcool, cafeína, estresse ou fadiga. Em comparação com a DPC, os episódios têm duração relativamente maior (minutos a horas) e são menos frequentes (1-3 por dia). A DPNC é herdada como condição autossômica dominante com penetrância alta (cerca de 80%), porém incompleta. Uma mutação *missense* no gene *regulador da miofibrilogênese* (*PNKD*) foi identificada em várias famílias. O reconhecimento da condição e a eliminação dos fatores precipitantes subjacentes, quando possível, constituem a primeira medida terapêutica. A tetrabenazina, os neurolépticos, os agentes bloqueadores da dopamina, o propranolol, o clonazepam e o baclofeno podem ser úteis. O tratamento pode não ser necessário se o distúrbio for leve e autolimitado. A maioria dos pacientes com DPNC não se beneficia dos agentes anticonvulsivantes, mas alguns podem responder ao clonazepam ou a outros benzodiazepínicos.

O gene *SLC2A1* (membro 1 da família 2 de portadores de solutos), previamente ligado à síndrome de deficiência de GLUT1 (transportador de glicose da barreira hematencefálica), foi identificado também como causa de DPE. Nesse distúrbio, os ataques caracterizam-se por uma combinação de coreia, atetose e distonia em regiões do corpo submetidas a exercício excessivo, com as pernas mais frequentemente acometidas. Um único episódio tem uma duração de poucos minutos a 1 hora e ocorre após exercício físico prolongado. Além do distúrbio do movimento, vários pacientes apresentam outras manifestações da doença entre os episódios, como epilepsia, anemia hemolítica e migrânea. Uma opção terapêutica efetiva é a dieta cetogênica.

SÍNDROME DAS PERNAS INQUIETAS

A síndrome das pernas inquietas (SPI) é um distúrbio neurológico que afeta cerca de 10% da população adulta (rara em asiáticos) e que pode causar morbidade significativa em alguns indivíduos. Ela foi descrita pela primeira vez no século XVII pelo médico inglês Thomas Willis, porém apenas recentemente foi reconhecida como um distúrbio do movimento genuíno. Os quatro sintomas essenciais necessários para o diagnóstico são: desejo de movimentar as pernas, em geral causado ou acompanhado de sensação desagradável nas pernas; sintomas que começam ou pioram com o repouso; alívio parcial ou completo com o movimento; e agravamento no fim do dia ou à noite.

Os sintomas começam mais comumente nas pernas, mas podem disseminar-se para os membros superiores ou até mesmo surgir neles. A sensação desagradável costuma ser descrita como uma sensação de arrepio e formigamento, parestesia ou queimação. Em cerca de 80% dos pacientes, a SPI está associada a movimentos periódicos das pernas (MPPs) durante o sono e, em certas ocasiões, durante a vigília. Esses movimentos involuntários costumam ser breves, durando não mais do que alguns segundos e recorrendo a cada 5 a 90 segundos. As pernas inquietas e os MPPs são uma causa importante de distúrbio do sono nos pacientes, causando má qualidade do sono e sonolência diurna.

A SPI primária tem um forte componente genético; porém, não foi identificado nenhum gene causador. Estudos de associação genômica identificaram variantes associadas ao risco de SPI, com os candidatos mais fortes nos genes *PTPRD*, *BTBD9* e *MEIS1*. A idade média de início nas formas genéticas é a terceira década de vida, embora sejam reconhecidos casos pediátricos. A intensidade dos sintomas é variável. A SPI secundária pode estar associada à gravidez ou a diversos distúrbios subjacentes, incluindo anemia, deficiência de ferro, insuficiência renal e neuropatia periférica. A patogênese provavelmente envolve comprometimento da função dopaminérgica, que pode ser periférico ou central, em associação a uma anormalidade do metabolismo do ferro. O diagnóstico é estabelecido em bases clínicas, mas pode ser reforçado por polissonografia e demonstração de MPP. O exame neurológico é normal. As causas secundárias de SPI devem ser excluídas, e níveis de ferritina, glicose e função renal devem ser determinados.

A maioria dos indivíduos com SPI tem sintomas discretos, que não exigem tratamento específico. Em primeiro lugar, devem-se tentar medidas gerais para melhorar a higiene e a qualidade do sono. Se os sintomas permanecerem intrusivos, baixas doses de agonistas dopaminérgicos – por exemplo, pramipexol (0,25-0,5 mg), ropinirol (1-2 mg) ou adesivos de rotigotina (2-3 mg) –, 1 a 2 horas antes de deitar, geralmente são efetivas. A levodopa também pode ser efetiva, porém tem mais tendência a estar associada a um aumento (disseminação ou agravamento da inquietude e seu aparecimento mais cedo durante o dia) ou rebote (reaparecimento, algumas vezes com agravamento dos sintomas, relacionado com a meia-vida curta do fármaco). O aumento também pode ser observado com agonistas dopaminérgicos, particularmente quando são administradas doses mais altas. Outros fármacos que podem ser efetivos incluem anticonvulsivantes, analgésicos e opiáceos. O tratamento da SPI secundária deve ser direcionado para a correção do distúrbio subjacente, por exemplo, reposição de ferro para a anemia.

OUTROS DISTÚRBIOS QUE APRESENTAM UMA COMBINAÇÃO DE PARKINSONISMO E MOVIMENTOS HIPERCINÉTICOS

DOENÇA DE WILSON (VER TAMBÉM CAP. 415)

A doença de Wilson (DW) é um distúrbio hereditário autossômico recessivo do metabolismo do cobre que produz manifestações neurológicas, psiquiátricas e hepáticas, de forma isolada ou em combinação. A DW é causada por mutações no gene *ATP7B* que codifica uma ATPase tipo P. A doença foi descrita pela primeira vez pelo neurologista inglês Kinnier Wilson no início do século XX, embora, aproximadamente na mesma época, os médicos alemães Kayser e Fleischer tivessem observado, separadamente, a associação característica da pigmentação da córnea com as manifestações hepáticas e neurológicas. A DW tem uma prevalência mundial de cerca de 1 a cada 30 mil, com frequência do estado de portador da mutação de 1 a cada 90. Cerca de 50% dos pacientes com DW (em particular, pacientes mais jovens) se apresentam com anormalidades hepáticas. O restante apresenta doença neurológica (com ou sem anormalidades hepáticas subjacentes), e uma pequena proporção tem problemas hematológicos ou psiquiátricos no início da doença.

O início do distúrbio neurológico manifesta-se habitualmente na segunda década de vida, com tremor, rigidez e distonia. O tremor, que é bilateral e assimétrico, em geral acomete os membros superiores. O tremor pode ser de intenção ou, em certas ocasiões, de repouso e, na doença avançada, pode assumir uma característica de batimento em asa (movimento oscilante quando os braços são estendidos com os dedos em oposição). Outras manifestações incluem parkinsonismo com bradicinesia, distonia (particularmente careta facial), disartria e disfagia. Mais da metade dos pacientes com manifestações neurológicas tem história de transtornos psiquiátricos, incluindo depressão, flutuações do humor e psicose franca. São observados anéis de Kayser-Fleischer (KF) em praticamente todos os pacientes com manifestações neurológicas e em 80% daqueles com apresentação hepática. Os anéis de KF representam o depósito de cobre na membrana de Descemet ao redor da córnea. Consistem em uma faixa ou círculo acinzentado característico no limbo da córnea e são mais bem detectados pelo exame com lâmpada de fenda. O exame neuropatológico caracteriza-se por neurodegeneração e astrogliose nos núcleos da base, particularmente no estriado.

A DW deve ser sempre considerada no diagnóstico diferencial de um distúrbio do movimento nas primeiras décadas de vida. Pode-se verificar a presença de baixos níveis sanguíneos de cobre e ceruloplasmina e níveis elevados de cobre urinário, porém a observação de níveis normais não exclui o diagnóstico. O exame de imagem do cérebro habitualmente revela atrofia cerebral generalizada nos casos estabelecidos, e cerca de 50% têm hipointensidade de sinal na RM ponderada em T2 na cabeça do caudado, putame, globo pálido, substância negra e núcleo rubro. Entretanto, a correlação das alterações radiográficas com as manifestações clínicas não é boa. A biópsia hepática com demonstração de níveis elevados de cobre e o teste genético continuam sendo o padrão-ouro para o diagnóstico.

Na ausência de tratamento, a evolução é progressiva e leva à disfunção neurológica grave e à morte precoce na maioria dos pacientes, embora uma pequena proporção tenha uma evolução relativamente benigna. O objetivo do tratamento é reduzir os níveis teciduais de cobre, e a terapia de manutenção visa impedir o reacúmulo. Não há consenso claro sobre o tratamento ideal, e os pacientes devem ser tratados em uma unidade especializada em DW. A penicilamina é frequentemente usada para aumentar a excreção de cobre, mas pode levar a um agravamento dos sintomas nos estágios iniciais do tratamento. Os efeitos colaterais são comuns e, em certo grau, podem ser atenuados pela coadministração de piridoxina. O tetratiomolibdato bloqueia a absorção de cobre e pode ser usado no lugar da penicilamina. A trientina e o zinco são fármacos úteis para a terapia de manutenção. O tratamento efetivo pode reverter as manifestações neurológicas na maioria dos pacientes, em particular quando iniciado precocemente. Entretanto, alguns pacientes ainda podem progredir, particularmente aqueles com doença hepatocerebral. Os anéis de KF tendem a diminuir depois de 3 a 6 meses e desaparecer em 2 anos. A adesão do paciente à terapia de manutenção constitui um grande desafio no tratamento de longo prazo. Os pacientes com doença hepática avançada podem necessitar de transplante de fígado, e o possível papel da terapia de quelação órgão-específica está sendo investigado.

NEURODEGENERAÇÃO COM ACÚMULO DE FERRO NO CÉREBRO

A neurodegeneração com acúmulo de ferro no cérebro (NBIA, do inglês *neurodegeneration with brain iron accumulation*) representa um grupo de distúrbios hereditários caracterizados por acúmulo de ferro nos núcleos da base. Clinicamente, podem se manifestar como distúrbio neurológico progressivo, com uma variedade de características clínicas, incluindo parkinsonismo, distonia, anormalidades neuropsiquiátricas e degeneração da retina. Também pode haver distúrbios cognitivos e disfunção cerebelar. A apresentação costuma ocorrer na infância, mas foram descritos casos em adultos. Foram identificados múltiplos genes. A neurodegeneração associada à pantotenato-cinase (PKAN, do inglês *panthothenate kinase-associated neurodegeneration*), antes chamada doença de Hallervorden-Spatz, é causada por uma mutação no gene *PANK2* e a forma mais comum de NBIA, sendo responsável por cerca de 50% dos casos. Ela inicia geralmente no começo da infância e se manifesta com uma combinação de distonia, parkinsonismo e espasticidade. A RM revela uma anormalidade de hipossinal característica no centro do globo pálido em imagens ponderadas em T2 causada pelo acúmulo de ferro e conhecido como sinal do "olho de tigre". Várias outras mutações em genes foram descritas em associação com o acúmulo de ferro, incluindo *PLA2G6*, *C19orf12*, *FA2H*, *ATP13A2*, *WDR45*, *FTL*, *CP*, *COASY* e *DCAF17*. Porém, deve-se ter cautela para não pressupor que todos os casos com acúmulo de ferro nos núcleos da base representam uma NBIA, pois o acúmulo de ferro em regiões específicas dos núcleos da base é normal, e o acúmulo excessivo de ferro pode ocorrer na região dos núcleos da base como consequência inespecífica de neurodegeneração não relacionada a um defeito no metabolismo do ferro.

DISTÚRBIOS FUNCIONAIS (PSICOGÊNICOS)

Praticamente todos os distúrbios do movimento, incluindo tremor, tiques, distonia, mioclonias, coreia, balismo e parkinsonismo, podem ter origem psicogênica. O termo *distúrbio neurológico funcional* (DNF)/*distúrbio conversivo* foi sugerido em substituição ao termo *distúrbio psicogênico* para remover o critério de estresse psicológico como pré-requisito para o diagnóstico; porém, a terminologia ainda é controversa e ambos os termos são usados. O diagnóstico pode ser feito pela identificação dos sinais neurológicos que são específicos de DNF sem depender de estressores psicológicos ou de indícios sugestivos na anamnese. O tremor que afeta os membros superiores é o distúrbio do movimento psicogênico mais comum. Os movimentos psicogênicos podem resultar de um transtorno somatoforme ou de conversão, simulação (p. ex., busca de ganho financeiro) ou transtorno factício (p. ex., busca de ganho psicológico). Os distúrbios do movimento funcionais são relativamente comuns (estimativa de 2-3% dos pacientes examinados em clínicas de distúrbios do movimento), mais frequentes em mulheres, incapacitantes para o paciente e a sua família e dispendiosos para a sociedade. As manifestações clínicas sugestivas de distúrbio do movimento funcional ou psicogênico incluem início agudo e um padrão de movimento anormal, que é incompatível com o fenótipo de um distúrbio do movimento conhecido. O diagnóstico baseia-se na qualidade não orgânica do movimento, na ausência de achados de um processo mórbido orgânico e nas manifestações positivas que assinalam especificamente uma doença funcional, como variabilidade e distratibilidade. Por exemplo, em um distúrbio funcional ou psicogênico, a magnitude de um tremor é aumentada com a atenção e diminui ou até mesmo desaparece quando se distrai o paciente, solicitando que ele execute uma tarefa diferente, ou quando ele não percebe que está sendo observado. Isso é o oposto do que é visto em um tremor orgânico, no qual a magnitude aumenta com a distração e tende a ser reduzida quando observada. Outras manifestações positivas que sugerem um problema psicogênico incluem uma frequência de tremor variável, a adoção da frequência de um movimento designado no membro contralateral, como no caso de batidas, ou uma resposta a intervenções com placebo. As manifestações associadas podem incluir achados sensoriais não anatômicos, fraqueza por desistência (*give-way*), astasia-abasia (marcha ou postura rodopiante estranha) (Cap. 26) e múltiplas queixas somáticas sem patologia subjacente (transtorno somatoforme). Problemas psiquiátricos comórbidos, como ansiedade, depressão e trauma emocional, podem estar presentes, mas não são necessários para estabelecer o diagnóstico; por isso, alguns autores preferem chamar o distúrbio do movimento de funcional em vez de psicogênico. Os distúrbios do movimento funcionais geralmente ocorrem como entidade isolada, mas podem ser vistos em associação a um problema orgânico subjacente. Com frequência, o diagnóstico pode ser estabelecido baseando-se apenas nas manifestações clínicas, e podem-se evitar exames ou medicamentos desnecessários. Se houver problemas psiquiátricos subjacentes, eles devem ser identificados e tratados; entretanto, conforme observado, muitos pacientes com distúrbios do movimento funcionais não apresentam patologia psiquiátrica evidente. O tratamento do DNF começa com a explicação do diagnóstico ao paciente de maneira não ameaçadora, embora muitos sejam resistentes a aceitar esse diagnóstico. As psicoterapias (especialmente a cognitivo-comportamental) são o método de escolha. Um papel crescente para a fisioterapia foi recentemente reconhecido; depressão comórbida, ansiedade e dor podem ser tratadas farmacologicamente. Os pacientes com hipocondria, transtornos factícios e simulação têm prognóstico reservado.

LEITURAS ADICIONAIS

Albanese A et al: Therapeutic advances in dystonia. Mov Disord 30:1547, 2015.
Balint B, Bhatia KP: Dystonia: An update on phenomenology, classification, pathogenesis and treatment. Curr Opin Neurol 27:468, 2014.
Bhatia KP et al: Consensus statement on the classification of tremors from the task force on tremor of the International Parkinson and Movement Disorder Society. Mov Disord 33:75, 2018.
Billnitzer A, Jankovic J: Current management of tics and Tourette syndrome: Behavioral, pharmacologic, and surgical treatments. Neurotherapeutics 17:1681, 2020.
Espay AJ et al: Essential pitfalls in "essential" tremor. Mov Disord 32:325, 2017.
Espay AJ et al: Current concepts in diagnosis and treatment of functional neurological disorders. JAMA Neurol 75:1132, 2018.
Kieburtz K et al: Huntington's disease: Current and future therapeutic prospects. Mov Disorders 33:1033, 2018.
Krack P et al: Current applications and limitations of surgical treatments for movement disorders. Mov Disord 32:36, 2017.
Maras C et al: Nomenclature of genetic movement disorders: Recommendations of the International Parkinson and Movement Disorder Society task force. Mov Disord 32:724, 2017.
Mestre TA: Recent advances in the therapeutic development for Huntington disease. Parkinsonism Relat Disord 59:125, 2019.
Pan L, Feigin A: Huntington's disease: New frontiers in therapeutics. Curr Neurol Neurosci Rep 21:10, 2021.
Tabrizi SJ et al: Targeting Huntingtin expression in patients with Huntington's disease. N Engl J Med 380:2307, 2019.
Van Der Veen S et al: Nomenclature of genetically determined myoclonus syndromes: Recommendations of the International Parkinson and Movement Disorder Society Task Force. Mov Disord 34:1602, 2019.

437 Esclerose lateral amiotrófica e outras doenças do neurônio motor

Robert H. Brown Jr.

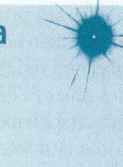

ESCLEROSE LATERAL AMIOTRÓFICA (ELA)

A ELA é a doença do neurônio motor progressiva mais comum. Ela é um bom exemplo das doenças neurodegenerativas, e alguns consideram-na a mais devastadora delas.

PATOLOGIA

A marca patológica dos distúrbios degenerativos do neurônio motor é a morte dos neurônios motores inferiores (que consistem nas células do corno anterior da medula espinal e seus homólogos no tronco encefálico, que inervam a musculatura bulbar) e dos neurônios motores superiores ou corticospinais (que se originam da camada 5 do córtex motor e descem pelo trato piramidal para formar sinapses com os neurônios motores inferiores, seja direta ou indiretamente via interneurônios) (Cap. 24). Embora no início possa envolver perda seletiva de função apenas dos neurônios motores superiores ou inferiores, a ELA termina causando perda progressiva de ambas as categorias de neurônios motores. De fato, se não houver comprometimento nítido de ambos os tipos de neurônio motor, o diagnóstico de ELA é duvidoso. Em um subgrupo de casos, a ELA surge concomitantemente com demência frontotemporal (Cap. 432); nessas situações, há degeneração dos neurônios corticais frontotemporais e atrofia cortical correspondente.

Outras doenças do neurônio motor envolvem apenas subconjuntos específicos de neurônios motores (Tabs. 437-1 e 437-2). Assim, na paralisia bulbar e na atrofia muscular espinal (AME, predominantemente em crianças) e atrofia muscular progressiva (AMP, em adultos) os neurônios motores inferiores do tronco encefálico e da medula espinal, respectivamente, estão mais gravemente envolvidos. Também foi demonstrado o acúmulo de TDP43 em feixes nervosos intramusculares nos pacientes com ELA. Em contrapartida, a paralisia pseudobulbar, a esclerose lateral primária (ELP) e a paraplegia espástica hereditária (PEH) comprometem apenas os neurônios motores superiores que inervam o tronco encefálico e a medula espinal.

Em todas essas doenças, os neurônios motores atingidos encolhem, muitas vezes com acúmulo de lipídeo pigmentado (lipofuscina) que normalmente se desenvolve nessas células com o avançar da idade. Na ELA, o citoesqueleto do neurônio motor é comprometido logo no início da doença. Aumentos focais são frequentes nos axônios motores proximais; ao exame ultraestrutural, esses "esferoides" compõem-se de acúmulos de neurofilamentos e outras proteínas. É comum na ELA esporádica e familiar que os neurônios acometidos demonstrem agregados positivos para ubiquitina, tipicamente associados à proteína TDP43 (ver adiante). Também se observa proliferação da astróglia e da micróglia, que inevitavelmente acompanha todos os processos degenerativos do sistema nervoso central (SNC).

A morte dos neurônios motores periféricos do tronco encefálico e da medula espinal gera desnervação e consequente atrofia das fibras musculares correspondentes. Evidências histoquímicas e eletrofisiológicas indicam que, nas fases iniciais da doença, o músculo desnervado pode ser reinervado por brotamento de terminações nervosas motoras distais próximas, embora a reinervação nessa doença seja consideravelmente menos extensa do que na maioria dos distúrbios que comprometem os neurônios motores (p. ex., poliomielite, neuropatia periférica). Com a progressão da desnervação, percebe-se facilmente a atrofia muscular em biópsias musculares e ao exame clínico. Esta é a explicação para o termo *amiotrofia*. A perda dos neurônios motores corticais resulta em adelgaçamento dos tratos corticospinais que seguem o seu trajeto pela cápsula interna (Fig. 437-1) e tratos piramidais no tronco encefálico até as colunas lateral e anterior da substância branca da medula espinal. A perda das fibras das colunas laterais e a consequente gliose fibrilar conferem certa firmeza à medula (*esclerose lateral*). Uma característica marcante da doença é a seletividade da morte de células neuronais. Pela microscopia óptica, todo o aparato sensitivo e as estruturas cerebelares que controlam a coordenação dos movimentos permanece intacto. Exceto nos casos de demência frontotemporal, os componentes cerebrais necessários para o processamento cognitivo também

TABELA 437-1 ■ Etiologia das doenças do neurônio motor	
Categoria diagnóstica	Investigação

Lesões estruturais
  Tumores parassagitais ou do forame magno
  Espondilose cervical
  Malformação de Chiari com siringomielia
  Malformação arteriovenosa da medula espinal
	RM do crânio (incluindo forame magno e coluna cervical)

Infecções
  Bacterianas – tétano, Lyme
  Virais – poliomielite, herpes-zóster
  Retrovirais – mielopatia
	Exame, cultura do LCS
	Título de anticorpos de Lyme
	Anticorpos antivirais
	Títulos de HTLV-1

Intoxicações, agentes físicos
  Toxinas – chumbo, alumínio, outras
  Fármacos – estricnina, fenitoína
  Choque elétrico, irradiação com raios X
	Urina de 24 h para metais pesados
	Nível sérico de chumbo

Mecanismos imunológicos
  Discrasias plasmocitárias
  Polirradiculopatia autoimune
  Neuropatia motora com bloqueio da condução
  Paraneoplásicas
  Paracarcinomatosas
	Hemograma completo[a]
	Velocidade de hemossedimentação[a]
	Proteína total[a]
	Anticorpos anti-GM1[a]
	Anticorpos anti-Hu
	RM, biópsia de medula óssea

Metabólicas
  Hipoglicemia
  Hiperparatireoidismo
  Hipertireoidismo
  Deficiência de folato, vitaminas B_{12} e E
  Má absorção
  Deficiência de cobre, zinco
  Disfunção mitocondrial
	Glicemia em jejum[a]
	Bioquímica de rotina, incluindo cálcio[a]
	PTH
	Função tireoidiana[a]
	Níveis de vitamina B_{12}, vitamina E e folato[a]
	Níveis séricos de cobre, zinco[a]
	Gordura fecal em 24 h, caroteno, tempo de protrombina
	Lactato, piruvato e amônia em jejum

Hiperlipidemia	Eletroforese dos lipídeos
Hiperglicinúria	Aminoácidos urinários e séricos Aminoácidos do LCS

Distúrbios hereditários
  C9orf72
  Superóxido-dismutase
  TDP43
  FUS/TLS
  Defeito do receptor de androgênio (doença de Kennedy)
	Análise mutacional do DNA dos leucócitos ou de *swab* da bochecha

[a]Exames que devem ser obtidos em todos os casos.
Siglas: FUS/TLS, fundido em sarcoma/translocado em lipossarcoma; HTLV-1, vírus linfotrópico de células T humanas; LCS, líquido cerebrospinal; PTH, paratormônio; RM, ressonância magnética.

TABELA 437-2 ■ Doenças esporádicas do neurônio motor	
Crônicas	Entidade
Neurônios motores superior e inferior	Esclerose lateral amiotrófica
Predominantemente neurônio motor superior	Esclerose lateral primária
Predominantemente neurônio motor inferior	Neuropatia motora multifocal com bloqueio da condução
	Neuropatia motora com paraproteinemia ou câncer
	Neuropatias periféricas com predomínio motor
Outras	
Associada a outros distúrbios neurodegenerativos	
Distúrbios secundários do neurônio motor (ver Tab. 437-1)	
Agudas	
Poliomielite	
Herpes-zóster	
Vírus coxsackie	
Vírus do Nilo Ocidental	

são preservados. Entretanto, as imunocolorações indicam que os neurônios portadores de ubiquitina, marcador de degeneração, também são detectados em sistemas não motores. Além disso, estudos do metabolismo da glicose na doença também indicam a existência de disfunção neuronal fora do sistema motor. Estudos patológicos revelam uma proliferação de células da micróglia e astrócitos nas regiões afetadas; em alguns casos, esse fenômeno, designado neuroinflamação, pode ser visualizado na tomografia por emissão de pósitrons (PET) com ligantes que são reconhecidos como micróglia ativada. Dentro do sistema motor, verifica-se alguma seletividade de comprometimento. Desse modo, os neurônios motores essenciais à motilidade ocular não são acometidos, tampouco os neurônios parassimpáticos da medula espinal sacral (o núcleo de Onufrowicz, ou Onuf) que inervam os esfíncteres anal e vesical.

MANIFESTAÇÕES CLÍNICAS

As manifestações da ELA são relativamente variáveis, de acordo com um comprometimento mais acentuado dos neurônios corticospinais ou dos neurônios motores inferiores do tronco encefálico e da medula espinal. Com a disfunção do neurônio motor inferior e desnervação precoce, a primeira evidência típica da doença é início insidioso de fraqueza assimétrica, em geral distalmente em um dos membros. Uma anamnese detalhada muitas vezes revela o início recente de cãibras com os movimentos voluntários, nas primeiras horas da manhã (p. ex., ao se espreguiçar na cama). A fraqueza causada pela desnervação associa-se à emaciação e atrofia progressivas dos músculos e, em especial no início da doença, contrações espontâneas das unidades motoras ou fasciculações. Nas mãos, é comum o predomínio da fraqueza extensora sobre a flexora. Quando a desnervação inicial compromete a musculatura bulbar, em vez dos músculos dos membros, o problema

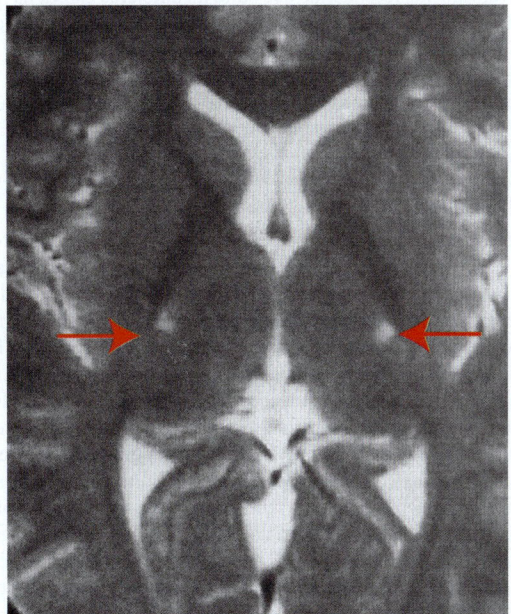

FIGURA 437-1 **Esclerose lateral amiotrófica.** Ressonância magnética (RM) axial em T2 dos ventrículos laterais do cérebro, revelando sinal hiperintenso anormal dentro dos tratos corticospinais (*setas*). Esse achado na RM representa aumento do conteúdo de água nos tratos de mielina, que estão sofrendo degeneração walleriana secundária à perda de neurônios motores corticais. Esse achado está comumente presente na ELA, mas também pode ser visto na encefalopatia relacionada com Aids, infarto ou outras entidades patológicas que produzem perda neuronal corticospinal em distribuição simétrica.

inicial é dificuldade de mastigação, deglutição e dos movimentos da face e língua. Raramente, o envolvimento precoce dos músculos ventilatórios pode levar à morte antes de surgir doença avançada em outros locais. Quando o comprometimento corticospinal é acentuado, há hiperatividade dos reflexos de estiramento muscular (reflexos tendíneos) e, com frequência, resistência espástica à movimentação passiva dos membros acometidos. Os pacientes com hiperatividade reflexa significativa queixam-se de rigidez muscular, a qual costuma ser desproporcional à fraqueza. A degeneração de projeções corticobulbares que inervam o tronco encefálico gera disartria e o exagero das expressões motoras de emoção. O último gera um excesso involuntário de riso ou choro (afeto pseudobulbar).

Praticamente qualquer grupo muscular pode ser o primeiro a mostrar sinais de doença, mas com o decorrer do tempo uma quantidade cada vez maior de músculos é envolvida até que, em última instância, o distúrbio adota distribuição simétrica em todas as regiões. Uma das características da ELA é o fato de que, independentemente de a doença inicial ter comprometido os neurônios motores superiores ou inferiores, ambos os grupos serão comprometidos. Mesmo nos estágios tardios da doença, as funções sensitiva, vesical, intestinal e cognitiva são preservadas. Mesmo quando há doença grave do tronco encefálico, a motilidade ocular é poupada até fases muito avançadas da enfermidade. Conforme citado, em alguns casos (em particular nos casos familiares), a ELA surge junto com a demência frontotemporal, que se caracteriza por anormalidades precoces do comportamento com manifestações comportamentais proeminentes indicativas de disfunção do lobo frontal.

Um comitê da World Federation of Neurology estabeleceu diretrizes para o diagnóstico de ELA. É essencial para o diagnóstico o envolvimento simultâneo dos neurônios motores superior e inferior com fraqueza progressiva, e a exclusão de todas as alternativas de diagnósticos. O distúrbio é classificado como ELA "definida" quando 3 ou 4 dos seguintes locais são acometidos: neurônios motores bulbares, cervicais, torácicos e lombossacrais. Quando dois locais são comprometidos, o diagnóstico é "provável", e quando apenas um local é implicado, o diagnóstico é "possível". Faz-se uma exceção para aqueles que apresentam sinais dos neurônios motores superior e inferior progressivos em apenas um local e uma mutação do gene que codifica a superóxido-dismutase (SOD1; ver adiante).

É atualmente reconhecido que outra manifestação clínica na maioria dos casos de ELA é a presença de marcadores de neurodegeneração no líquido cerebrospinal (LCS), como níveis elevados de cadeias leves de neurofilamentos ou de cadeias pesadas de neurofilamentos fosforilados; alguns marcadores de inflamação (p. ex., proteína 1 quimioatrativa de monócitos) também estão elevados. Esses biomarcadores no LCS estão sendo cada vez mais usados como desfechos clínicos em estudos.

EPIDEMIOLOGIA
A doença tem progressão inexorável e leva ao óbito por paralisia respiratória; a sobrevida mediana é de 3 a 5 anos. Existem relatos muito raros de estabilização ou até mesmo regressão da ELA. Na maioria das sociedades, a incidência é de 1 a 3 por 100 mil, e a prevalência, 3 a 5 por 100 mil. É notável que pelo menos 1 em cada 1.000 mortes na América do Norte e na Europa Ocidental (e provavelmente em outros locais) seja causada por ELA; esse achado prediz que mais de 300 mil indivíduos atualmente vivos nos Estados Unidos irão morrer de ELA. Existem vários focos endêmicos com prevalência maior no Oeste do Pacífico (p. ex., em regiões específicas de Guam ou de Papua-Nova Guiné). Nos Estados Unidos e na Europa, os homens são um pouco mais acometidos do que as mulheres. Estudos epidemiológicos incriminaram fatores de risco para essa doença, incluindo exposição a agrotóxicos e inseticidas, sílica, tabagismo e, possivelmente, serviço militar. Embora a ELA seja, na grande maioria dos pacientes, um distúrbio esporádico, cerca de 10% dos casos são herdados de modo autossômico dominante.

ELA FAMILIAR
Diversas formas de doença seletiva do neurônio motor são hereditárias (Tab. 437-3). A ELA familiar (ELAF) acomete os neurônios motores tanto corticospinais quanto inferiores. Afora sua herança autossômica dominante, a ELAF é clinicamente indistinguível da ELA esporádica. Estudos genéticos identificaram mutações em vários genes, incluindo aqueles que codificam a proteína C9orf72 (matriz de leitura aberta 72 do cromossomo 9), a enzima citosólica SOD1 (superóxido-dismutase), as proteínas de ligação do RNA TDP43 (codificada pelo gene da proteína de ligação do DNA TAR)

e FUS/TLS (fundido em sarcoma/translocado em lipossarcoma), como as causas mais comuns de ELAF. As mutações em C9orf72 são responsáveis por cerca de 45 a 50% dos casos de ELAF e talvez por 5 a 10% dos casos de ELA esporádica. As mutações em SOD1 explicam outros 20% dos casos de ELAF, enquanto a TDP43 e a FUS/TLS representam, cada uma, em torno de 5% dos casos familiares. Mutações em vários outros genes (como optineurina, TBK1 e profilina-1) causam, cada uma, cerca de 1% dos casos.

Mutações raras em outros genes também são claramente implicadas em doenças semelhantes à ELA. Assim, um distúrbio motor familiar de herança dominante que em alguns indivíduos assemelha-se estreitamente ao fenótipo da ELA decorre de mutações em um gene que codifica uma proteína de ligação a vesículas. Mutações na senataxina, uma helicase, produzem uma variante da ELA de início no adulto jovem e evolução lenta. A síndrome de Kennedy é um distúrbio ligado ao X de início no adulto que pode simular ELA, conforme descrito adiante. Mutações do gene da tau estão habitualmente na base da demência frontotemporal; todavia, em alguns casos, podem estar associadas a achados proeminentes do neurônio motor.

As análises genéticas também estão começando a elucidar a patogênese de algumas doenças do neurônio motor de início na infância. Por exemplo, uma doença degenerativa predominantemente do neurônio motor superior e lentamente incapacitante que começa na primeira década é causada por mutações no gene que expressa uma nova molécula sinalizadora com propriedades de um fator de troca de guanina, denominado *alsina*.

DIAGNÓSTICO DIFERENCIAL
Como a ELA permanece intratável, é obrigatório excluir as causas potencialmente remediáveis de disfunção do neurônio motor (Tab. 437-1). Isso é especialmente válido nos casos atípicos em que há: (1) restrição aos neurônios motores superiores ou inferiores, (2) comprometimento de outros neurônios que não os motores e (3) evidências de bloqueio da condução neuronal motora nos exames eletrofisiológicos. A compressão da medula espinal cervical ou da junção cervicobulbar por tumores na região cervical ou no forame magno ou por espondilose cervical com osteófitos que se projetam para o canal vertebral pode produzir fraqueza, atrofia e fasciculações dos membros superiores e espasticidade nas pernas, em um quadro que se assemelha muito à ELA. A ausência de comprometimento dos nervos cranianos pode ajudar na diferenciação, embora algumas lesões do forame magno comprimam o XII nervo craniano (hipoglosso), com resultante paralisia da língua. A ausência de dor ou alterações sensitivas, função intestinal e vesical normais, exames radiológicos da coluna vertebral normais e LCS sem anormalidades favorecem ELA. Quando houver dúvida, deve-se realizar RM e mielografia contrastada para visualização da medula espinal cervical.

Outra entidade importante no diagnóstico diferencial da ELA é a *neuropatia motora multifocal com bloqueio de condução* (MMCB), discutida adiante. Uma neuropatia axonal motora inferior difusa que simula ELA às vezes surge associada a distúrbios hematopoiéticos, como linfoma ou mieloma múltiplo. Nesse contexto clínico, a presença de um componente M no soro deve motivar a consideração de biópsia da medula óssea. A doença de Lyme (Cap. 186) também pode causar neuropatia axonal motora inferior, porém com dor intensa nas partes proximais dos membros e pleocitose no LCS.

Outros distúrbios tratáveis que ocasionalmente simulam ELA incluem intoxicação crônica por chumbo e tireotoxicose. Essas doenças podem ser sugeridas pela história social ou ocupacional do paciente ou por manifestações clínicas incomuns. Quando a história familiar for positiva, devem-se excluir os distúrbios que envolvem os genes que codificam C9orf72, SOD1 citosólica, TDP43, FUS/TLS, bem como a deficiência de hexosaminidase A ou α-glicosidase no adulto (Cap. 418). Estes são prontamente identificados com testes laboratoriais apropriados; é importante salientar que atualmente há painéis comercialmente disponíveis para a análise simultânea de múltiplos genes associados a ELA e DFT. Às vezes, fasciculações benignas motivam preocupações por se assemelharem, à inspeção, aos abalos fasciculares que acompanham a degeneração do neurônio motor. A ausência de fraqueza, atrofia ou fenômenos de desnervação ao exame eletrofisiológico em geral exclui ELA ou outras enfermidades neurológicas graves. Os pacientes que se recuperam da poliomielite podem apresentar deterioração tardia dos neurônios motores que se manifesta clinicamente por fraqueza progressiva, atrofia e fasciculações. A causa é desconhecida, mas acredita-se que reflita lesão prévia subletal dos neurônios motores pelo poliovírus (Cap. 204).

TABELA 437-3 ■ Doenças do neurônio motor genéticas

Doença	Símbolo do gene	Nome do gene	Herança	Frequência (nos Estados Unidos)	Início habitual	Função da proteína	Achados incomuns
I. Neurônios motores superiores e inferiores (ELA familiar)							
ELA1	SOD1	Cu/Zn superóxido-dismutase 1	AD	20% ELAF	Adulto	Antioxidante de proteína	
ELA2	ALS2	Alsina	AR	< 1% ELAF	Juvenil	Sinalização de GEF	Manifestações corticobulbares e corticospinais graves podem simular a ELP; início na infância
ELA4	SETX	Senataxina	AD	~ 1% ELAF	Juvenil tardia	DNA-helicase	Início no final da infância
ELA6	FUS/TLS	Fundido em sarcoma/translocado no lipossarcoma	AD	5% ELAF	Adulto	Ligação do DNA, RNA	
ELA8/AME	VAPB	Proteína B associada à vesícula	AD	< 1%	Adulto	Trânsito vesicular	
ELA10	TARDBP	Proteína de ligação do DNA TAR	AD	5% ELAF	Adulto	Ligação do DNA, RNA	
ELA12	OPTN	Optineurina	AD/AR	~ 1% ELAF	Adulto	Atenua NF-κB	
ELA14	VCP	Proteína contendo valosina	AD	~ 1% ELAF	Adulto	ATPase	
ELA18	PFN1	Profilina1	AD	~ 1% ELAF	Adulto	Envolvida na polimerização da actina	
ELA20	HNRNPA1	Ribonucleoproteína nuclear A1 heterogênea	AD	< 1%	Adulto	Proteína de ligação do RNA heteronuclear	
ELA	DCTN1	Dinactina	AD	< 1%	Adulto	Transporte axonal	Pode causar paralisia das pregas vocais ou ELP
ELA-DFT	TBK1	Cinase 1 de ligação a Tank	AD		Adulto	Sinalização de NF-κB	Também simula a ELP
ELA-DFT	UBQLN2	Ubiquilina 2	DX	< 1%	Adulto ou juvenil	Degradação de proteína	
ELA-DFT	CHMP2B	Proteína modificadora da cromatina 2B	AD	< 1% ELAF	Adulto	Proteína de ligação da cromatina	
ELA-DFT	C9ORF72	Matriz de leitura aberta 72 do cromossomo 9	AD	40-50% ELAF	Adulto	Regula o tráfego vesicular	Pode também estar associada a parkinsonismo, ELP
ELA-DFT	MAPT	Proteína tau associada ao microtúbulo	AD		Adulto	Proteína do citoesqueleto	Geralmente causa apenas DFT
II. Neurônios motores inferiores							
Atrofias musculares espinais	SMN	Sobrevida do neurônio motor	AR	1/10.000 nascidos vivos	Infância inicial	Metabolismo do RNA	
Gangliosidose-GM2							
1. Doença de Sandhoff	HEXB	Hexosaminidase B	AR		Infância	Reciclagem dos gangliosídeos	
2. Variante AB	GM2A	Proteína ativadora de GM2	AR		Infância	Reciclagem dos gangliosídeos	
3. Doença de Tay-Sachs do adulto	HEXA	Hexosaminidase A	AR		Infância	Reciclagem dos gangliosídeos	
Atrofia muscular espinobulbar ligada ao X	AR	Receptor de androgênio	RX		Adulto	Sinalização nuclear	
III. Neurônios motores superiores (PEHs selecionadas)							
SPG3A	ATL1	Atlastina	AD	10% PEF AD	Infância	GTPase – reciclagem de vesículas	
SPG4	SPAST	Espastina	AD	50-60% PEF AD	Início da vida adulta	Família da ATPase associada a microtúbulos	Alguma perda sensorial
SPG6	NIPA1	Não imprintado na síndrome de Prader-Willi/Angelman 1	AD		Início da vida adulta	Transportador ou receptor de membrana	Deleção em Prader-Willi, Angelman
SPG8	WASHC5	Estrumpelina	AD		Início da vida adulta	Ubíqua, tipo espectrina	
SPG10	KIF5A	Isoforma 5A da cadeia pesada de cinesina	AD	10% PEF AD	Segunda-terceira década	Proteína associada à função motora	± Neuropatia periférica, deficiência intelectual
SPG31	REEP1	Proteína Intensificadora da expressão do receptor 1	AD	10% PEF AD	Precoce	Proteína mitocondrial	Raramente, amiotrofia

(Continua)

TABELA 437-3 ■ Doenças do neurônio motor genéticas (Continuação)

Doença	Símbolo do gene	Nome do gene	Herança	Frequência (nos Estados Unidos)	Início habitual	Função da proteína	Achados incomuns
SPG5	CYP7B1	Citocromo P450	AR	5-10% PEF AR	Variável	Degrada substâncias endógenas	Perda sensorial
SPG7	SPG7	Paraplegina	AR	5-10% PEF AR	Variável	Proteína mitocondrial	Raramente, atrofia óptica, ataxia, raramente ELP
SPG11	SPG11	Espatacsina	AR	20-70% PEF AR depende da etnia	Predominantemente na infância	Citosólica, associada à membrana?	Alguma perda sensitiva, corpo caloso fino, pode simular a ELA (ELA5)
SPG39	PNPLA6	Proteína 6 contendo domínio de fosfolipase semelhante a patatina/esterase alvo de neuropatia	AR		Início da infância	Esterase	Pode ter fenótipo semelhante a ELP
SPG44	GJC2	Proteína gama 2 de junção comunicante/conexina 47	AR		Infância	Proteína de junção comunicante	Possíveis manifestações leves do SNC
SPG2	PLP	Proteína proteolipídeo	RX		Início da infância	Proteína mielina	Algumas vezes, muitas manifestações do SNC
SPG1	L1-CAM	Precursor da molécula de adesão L1 de célula neural	RX		Infância inicial	Molécula de adesão celular	
Adrenoleucodistrofia	ABCD1	Proteína da adrenoleucodistrofia	RX		Início da vida adulta	Proteína transportadora de ligação do ATP	Possível insuficiência suprarrenal, inflamação do SNC

Siglas: AD, autossômica dominante; AME, atrofia muscular espinal; DX, dominante ligada ao X; ELP, esclerose lateral primária; ELA, esclerose lateral amiotrófica; ELAF, ELA familiar; AR, autossômica recessiva; SNC, sistema nervoso central; BSCL2, lipodistrofia congênita de Bernadelli-Seip 2B; FUS/TLS, fundido em sarcoma/translocado em lipossarcoma; GEF, fator de troca de nucleotídeo de guanidina; PEF, paraplegia espástica familiar; PEH, paraplegia espástica hereditária; TDP43, proteína de ligação do DNA Tar 43 kd; RX, recessiva ligada ao X.

Raras vezes, a ELA desenvolve-se concomitantemente a manifestações indicativas de neurodegeneração mais disseminada. Assim, pode-se algumas vezes encontrar pacientes com ELA típica sob outros aspectos com um distúrbio de movimento parkinsoniano ou demência frontotemporal, em particular nos casos de mutações de C9orf72, que fortemente sugerem que a ocorrência simultânea dos dois distúrbios é uma consequência direta da mutação do gene. Como outro exemplo, descreveu-se amiotrofia proeminente como um distúrbio de herança dominante em indivíduos com comportamento bizarro e um distúrbio do movimento sugestivo de parkinsonismo; muitos desses casos foram atribuídos a mutações que alteram a expressão da proteína tau no cérebro (Cap. 432). Em outros casos, a ELA surge simultaneamente com demência frontotemporal marcante. Foi também descrito um distúrbio semelhante à ELA em alguns indivíduos com encefalopatia traumática crônica, associada a depósito de TDP43 e emaranhamentos neurofibrilares nos neurônios motores.

PATOGÊNESE

A causa da ELA esporádica não está bem-definida. Vários mecanismos que comprometem a viabilidade do neurônio motor foram elucidados em roedores induzidos a desenvolver doença do neurônio motor por transgenes de SOD1 ou profilina-1 com mutações associadas à ELA. Pode-se agrupar grosseiramente as causas genéticas de ELA em três categorias. Em um grupo, o problema primário é a instabilidade inerente das proteínas mutantes, com perturbações subsequentes na degradação de proteínas (SOD1, ubiquilina-1 e 2, p62). Na segunda categoria, os genes mutantes causadores perturbam o processamento, o transporte e o metabolismo do RNA (C9orf72, TDP43, FUS). No caso de C9orf72, a patologia molecular é uma expansão de uma repetição de hexanucleotídeos intrônica (-GGGGCC-) além de um limite superior normal de 30 repetições para centenas ou até milhares de repetições. Conforme observado em outros distúrbios de repetições intrônicas, como a distrofia miotônica (Cap. 449) e atrofia espinocerebelar tipo 8 (Cap. 439), as repetições intrônicas expandidas geram a expansão das repetições do RNA que formam focos intranucleares e conferem toxicidade por sequestrarem fatores de transcrição ou por sofrerem tradução proteica não canônica em todas as matrizes de leitura possíveis dos tratos de RNA expandidos. É importante ressaltar que este último processo gera dipeptídeos longos que são detectados no LCS e constituem um biomarcador singular da ELA por C9orf72. TDP43 e FUS são proteínas multifuncionais que se ligam ao RNA e ao DNA e deslocam-se entre o núcleo e o citoplasma, desempenhando múltiplos papéis no controle da proliferação celular, reparo e transcrição do DNA e tradução dos genes, tanto no citoplasma quanto localmente em espinhas dendríticas, em resposta à atividade elétrica. Ainda não foi esclarecido como as mutações em FUS/TLS provocam morte celular dos neurônios motores, embora isso possa representar a perda de função de FUS/TLS no núcleo ou uma função tóxica adquirida das proteínas mutantes no citosol. No terceiro grupo de e genes da ELA, o problema primário é o defeito no citoesqueleto e transporte axonal (dinactina, profilina-1). Variantes em outros genes influenciam a sobrevida na ELA, mas não a suscetibilidade à ELA. As expansões codificadoras de poliglutamina (-CAG-) de comprimento intermediário no gene *ataxina-2* conferem um aumento da suscetibilidade à ELA; a supressão da expressão de ataxina-2 estende a sobrevida em camundongos com ELA transgênicos e é a base para os ensaios clínicos de supressão da ataxina-2. Além dos defeitos primários proximais, é também evidente que o processo final de morte das células neuronais é complexo, envolvendo múltiplos processos celulares que atuam em diversos componentes do neurônio motor (dendritos, corpo celular, axônios, junção neuromuscular) para acelerar a morte celular. Estes incluem, mas não se limitam a, excitotoxicidade, defeito na autofagia, comprometimento do transporte axonal, estresse oxidativo, ativação de estresse do retículo endoplasmático e resposta a proteínas não enoveladas e disfunção mitocondrial. Além disso, as expansões de hexanucleotídeos que causam ELA por C9orf72 afetam o transporte nucleocitoplasmático; a importância dessa observação é reforçada pelo achado de que mutações no gene que codifica GLE1, uma proteína que medeia a exportação do mRNA, causam uma doença do neurônio motor infantil agressiva.

Múltiplos estudos demonstraram de modo convincente que as células não neuronais ativadas em proliferação, como a micróglia e os astrócitos, influenciam significativamente a evolução da doença, pelo menos em camundongos transgênicos com ELA. Outro achado notável na ELA e na maioria dos distúrbios neurodegenerativos é o fato de que proteínas que surgem a partir de defeitos gênicos nas formas familiares dessas doenças frequentemente estão implicadas em formas esporádicas do mesmo distúrbio. Por exemplo, alguns relatos propõem que as modificações pós-traducionais não hereditárias em SOD1 são patogênicas na ELA esporádica; de fato, agregados de SOD1 são algumas vezes observados na medula espinal de indivíduos com ELA esporádica sem mutações de SOD1. Por exemplo, mutações de linhagem germinativa nos genes que codificam β-amiloide e α-sinucleína causam formas familiares das doenças de Alzheimer e de Parkinson, e a ocorrência de anormalidades não hereditárias pós-traducionais nessas proteínas também é essencial na doença de Alzheimer e doença de Parkinson esporádicas.

TRATAMENTO
Esclerose lateral amiotrófica

Nenhum tratamento detém o processo patológico subjacente na ELA. O fármaco riluzol (100 mg/dia) foi aprovado para a ELA, pois produz discreto aumento da sobrevida. Em um ensaio, a taxa de sobrevida após 18 meses com riluzol foi semelhante à do placebo aos 15 meses. Não se sabe exatamente o mecanismo desse efeito; talvez o riluzol reduza a excitotoxicidade por diminuição da liberação de glutamato. O riluzol costuma ser bem tolerado; às vezes ocorrem náuseas, tontura, perda de peso e elevação das enzimas hepáticas. Um segundo fármaco, edaravone, também foi aprovado pela Food and Drug Administration, com base em um único estudo de 6 meses em uma população altamente selecionada de indivíduos com ELA que demonstrou uma redução modesta na trajetória de agravamento em uma escala de incapacidade; a sobrevida não foi incluída como parâmetro final. Esse fármaco, que se acredita poder atuar como antioxidante, é administrado em uma série de 10 dias de infusões intravenosas diárias mensalmente. Recentemente, foi relatado que a administração oral combinada de fenilbutirato e taurursodiol reduz a progressão e prolonga a sobrevida na ELA ao melhorar a função mitocondrial e do retículo endoplasmático. Um estudo recente com suplementação de doses ultraelevadas de vitamina B_{12} em pacientes com ELA inicial demonstrou a redução da progressão ao longo de um período de 4 meses.

Intervenções como os oligonucleotídeos antissenso (ASO) e micro-RNAs que diminuem a expressão da proteína SOD1 mutante em modelos de roedores transgênicos com ELA estão sendo avaliadas em estudos clínicos na ELA mediada por SOD1; os dados iniciais documentam reduções nos níveis de SOD1, mas ainda não mostram benefícios clínicos. Ensaios clínicos em humanos também estão sendo realizados com ASOs promissores que suprimem a expressão do gene C9orf72. Estudos fisiopatológicos da ELA relacionada com SOD1 mutante em camundongos revelaram diversos alvos para tratamento; em consequência, várias terapias estão sendo investigadas em estudos clínicos sobre ELA, incluindo estudos experimentais de moléculas pequenas, células-tronco mesenquimais e imunossupressão.

Na ausência de um tratamento primário para a ELA, diversos recursos de reabilitação podem ajudar substancialmente os pacientes com ELA. Órteses para o pé caído facilitam a deambulação ao eliminar a necessidade de flexão excessiva do quadril e prevenir tropeços sobre o pé flácido. As talas para extensão dos dedos da mão potencializam a preensão. A assistência respiratória pode preservar a vida. Para pacientes que decidiram não se submeter a ventilação de longo prazo por traqueostomia, a ventilação com pressão positiva pela boca ou pelo nariz proporciona alívio transitório (semanas a meses) da hipercarbia e hipoxia. Um dispositivo respiratório que produz tosse artificial (dispositivo de assistência à tosse) também é extremamente benéfico para alguns pacientes. Ele é altamente eficaz na limpeza das vias aéreas e prevenção de pneumonia por aspiração. Quando a doença bulbar afeta a mastigação e deglutição, uma gastrostomia costuma ser útil, restaurando a nutrição e hidratação normais. Felizmente, uma variedade crescente de sintetizadores da fala está disponível para amplificar a fala quando há paralisia bulbar avançada. Esses equipamentos facilitam a comunicação oral e podem ser eficazes para uso telefônico.

Em contrapartida com a ELA, vários distúrbios (Tabs. 437-1 e 437-3) que exibem alguma semelhança clínica com a ELA são tratáveis. Por essa razão, uma procura minuciosa das causas de doença secundária do neurônio motor é necessária.

OUTRAS DOENÇAS DO NEURÔNIO MOTOR

DISTÚRBIOS DO NEURÔNIO MOTOR INFERIOR SELECIONADOS

Nessas doenças do neurônio motor, os neurônios motores periféricos são afetados sem que existam evidências de comprometimento do sistema motor corticospinal (Tabs. 437-1, 437-2 e 437-3).

Atrofia muscular espinobulbar ligada ao X (doença de Kennedy) Esta é uma doença do neurônio motor inferior ligada ao X na qual surgem fraqueza progressiva e emaciação dos músculos bulbares e dos membros em homens de meia-idade, acompanhadas de insensibilidade aos androgênios, que se manifesta por ginecomastia e redução da fertilidade (Cap. 391). Além da ginecomastia, que pode ser sutil, dois achados que diferenciam esse distúrbio da ELA são ausência de sinais de doença do trato piramidal (espasticidade) e presença de uma sutil neuropatia sensitiva em alguns pacientes. O defeito molecular subjacente corresponde a uma expansão da repetição de trinucleotídeos (-CAG-) no primeiro éxon do gene do receptor de androgênio no cromossomo X. Parece existir correlação inversa entre o número de repetições CAG e a idade de início da doença.

Doença de Tay-Sachs do adulto Diversos relatos descreveram neuropatias predominantemente do neurônio motor inferior, iniciadas no adulto, que decorriam de deficiência da enzima β-hexosaminidase (hex A). Estas tendem a se distinguir da ELA, visto que são lentamente progressivas e, em alguns casos, podem ser sintomáticas por vários anos; a disartria e a atrofia cerebelar evidente nos exames radiológicos podem ser proeminentes. Em casos raros, também pode haver espasticidade, embora em geral esta não ocorra (Cap. 419).

Atrofia muscular espinal As AMEs são uma família de doenças seletivas do neurônio motor inferior de início precoce. Apesar de alguma variabilidade fenotípica (em grande parte na idade de início), o defeito na maioria das famílias com AME consiste na perda de uma proteína (SMN, de *survival motor neuron*) que é importante na formação e no tráfego de complexos de RNA através da membrana nuclear. Ao exame neuropatológico, essas doenças caracterizam-se por extensa perda de grandes neurônios motores; a biópsia muscular mostra evidências de atrofia por desnervação. Descreveram-se diversas formas clínicas.

A *AME do lactente* (AME I, doença de Werdnig-Hoffmann) tem o início mais precoce e a evolução mais rapidamente fatal. Em alguns casos, já se evidencia até mesmo antes do nascimento, indicada pela redução dos movimentos fetais no fim do terceiro trimestre. Embora alertas, os lactentes acometidos são fracos e flácidos (hipotônicos) e não apresentam os reflexos de estiramento muscular. A morte em geral ocorre no primeiro ano de vida. A *AME crônica da infância* (AME II) inicia-se mais tarde na infância e evolui mais lentamente. A *AME juvenil* (AME III, doença de Kugelberg-Welander) manifesta-se no final da infância e tem evolução lentamente progressiva. Ao contrário da maioria das doenças com desnervação, nesse distúrbio crônico a fraqueza é maior nos músculos proximais; de fato, o padrão de fraqueza clínica pode sugerir uma miopatia primária, como a distrofia de cinturas. Evidências de desnervação em exames eletrofisiológicos e na biópsia muscular diferenciam a AME III das síndromes miopáticas. Notavelmente, dois tratamentos mostraram acentuado benefício na AME do lactente. Um deles, o nusinersen, atualmente aprovado como terapia, consiste na administração de pequenos oligonucleotídeos que alteram o *splicing* do mRNA de um dos genes SMN, gerando uma proteína SMN normal suficiente para proporcionar benefício clínico (incluindo sobrevida prolongada). O segundo tratamento utiliza a administração sistêmica de vírus associado ao adenovírus (AAV) para fornecer o gene SMN ausente aos neurônios motores e a outras células.

Neuropatia motora multifocal com bloqueio de condução Nesse distúrbio, a função do neurônio motor inferior é comprometida regional e cronicamente por bloqueios de condução focais. Muitos casos apresentam títulos elevados de anticorpos monoclonais e policlonais contra o gangliosídeo GM1; supõe-se que os anticorpos produzam desmielinização seletiva focal paranodal dos neurônios motores. A MMCB não se associa a sinais corticospinais. Ao contrário da ELA, a MMCB pode responder de modo formidável a tratamentos como imunoglobulina IV ou quimioterapia; portanto, é importante que se exclua tal condição ao se contemplar o diagnóstico de ELA.

Outras formas de doença do neurônio motor inferior Em certas famílias, foram descritas outras síndromes que se caracterizam por disfunção seletiva do neurônio motor inferior com um padrão semelhante ao da AME. Existem formas raras autossômicas dominantes e ligadas ao X de AME aparente. Há uma variante da ELA de início juvenil, a síndrome de Fazio-Londe, que envolve principalmente a musculatura inervada pelo tronco encefálico. Também se observa um componente de disfunção do neurônio motor inferior em alguns distúrbios degenerativos, como a doença de Machado-Joseph e outras degenerações olivopontocerebelares relacionadas (Cap. 439).

DISTÚRBIOS DO NEURÔNIO MOTOR SUPERIOR SELECIONADOS

Esclerose lateral primária Esse distúrbio raro surge de forma esporádica em adultos de meia-idade ou mais velhos. Clinicamente, caracteriza-se por fraqueza espástica progressiva dos membros, precedida ou acompanhada de disartria espástica e disfagia, o que indica comprometimento associado dos tratos corticospinal e corticobulbar. Não há fasciculações, amiotrofia e alterações sensoriais; a eletromiografia e a biópsia muscular não mostram desnervação. Ao exame neuropatológico, verificam-se perda seletiva das grandes células piramidais no giro pré-central e degeneração das projeções corticospinais e corticobulbares. Os neurônios motores periféricos e outros sistemas neuronais são poupados. A evolução da ELP é variável; apesar de ter-se descrito sobrevida em longo prazo, a evolução pode ser tão agressiva quanto a da ELA, com uma sobrevida de cerca de 3 anos entre o início da doença e a morte. No início de sua evolução, a ELP levanta a questão de considerar a esclerose múltipla ou outras doenças desmielinizantes como diagnósticos (Cap. 444). Uma mielopatia sugestiva de ELP é infrequentemente observada na infecção retroviral pelo vírus linfotrópico de células T humanas (HTLV-1) (Cap. 442). A evolução clínica e os exames laboratoriais ajudam a distinguir essas possibilidades.

Paraplegia espástica hereditária Em sua forma pura, a PEH costuma ser transmitida de modo autossômico; a maioria dos casos de início no adulto são herdados de modo dominante. Existem mais de 80 tipos genéticos de PEH para os quais foram identificadas mutações causadoras em mais de 60 genes. A Tabela 437-3 fornece uma lista dos tipos genéticos mais comumente identificados de PEH. Os sintomas costumam surgir na terceira ou quarta década de vida, e caracterizam-se por fraqueza espástica progressiva com início nas partes distais dos membros inferiores; contudo, existem variantes com início tão precoce que o diagnóstico diferencial inclui paralisia cerebral. A PEH apresenta uma sobrevida longa, presumivelmente porque a função respiratória é poupada. Nas fases avançadas da doença, pode haver urgência e incontinência urinárias e, às vezes, incontinência fecal; a função sexual tende a ser preservada.

Nas formas puras de PEH, a fraqueza espástica das pernas muitas vezes é acompanhada de anormalidades (de vibração e posição) das colunas posteriores e disfunção intestinal e vesical. Alguns membros da família podem ter espasticidade sem sintomas clínicos.

Em contrapartida, particularmente quando herdada de modo recessivo, a PEH pode ter formas complexas ou complicadas nas quais a função alterada do trato corticospinal e da coluna posterior é acompanhada de envolvimento significativo de outras regiões do sistema nervoso, incluindo amiotrofia, deficiência intelectual, atrofia óptica e neuropatia sensorial.

Em termos neuropatológicos, a PEH corresponde a uma degeneração dos tratos corticospinais, que têm um aspecto quase normal no tronco encefálico, mas mostram crescente atrofia em níveis mais caudais da medula espinal; de fato, o quadro patológico é de uma axonopatia distal das fibras neuronais longas dentro do SNC.

Defeitos em diversos *loci* podem originar formas de PEH de herança dominante ou recessiva (Tab. 437-3). O gene mais comumente implicado na PEH de herança dominante denomina-se *espastina*, que codifica uma proteína de interação microtubular. A forma dominante de início na infância mais comum origina-se de mutações no gene *atlastina*.

Uma forma de início no lactente da PEH recessiva ligada ao X origina-se de mutações no gene da proteína proteolipídica da mielina. Este é um exemplo de variação alélica bastante marcante, pois a maioria das outras mutações do mesmo gene não causa PEH, mas sim a doença de Pelizaeus-Merzbacher, um distúrbio difuso da mielina do SNC. Outra variante recessiva é causada por defeitos no gene *paraplegina*. A paraplegina tem homologia com metaloproteases que são importantes na função mitocondrial em leveduras. Uma paralisia espástica lentamente progressiva ligada ao X e com início na vida adulta chamada adrenomieloneuropatia é causada por mutações no gene ABCD1; esses casos estão associados a níveis séricos elevados de ácidos graxos de cadeia muito longa (Cap. 442).

LEITURAS ADICIONAIS

Brown RH, Al-Chalabi A: Review article: Amyotrophic lateral sclerosis. N Engl J Med 377:162, 2017.
Finkel RS et al: Treatment of infantile-onset spinal muscular atrophy with nusinersin: A phase 2, open-label, dose-escalation study. Lancet 388:3017, 2016.
Gendron TF et al: Poly(GP) proteins are a useful pharmacodynamic marker for C9ORF72-associated amyotrophic lateral sclerosis. Sci Transl Med 9:pii:eaai7866, 2017.
Miller TM et al: Phase 1 trial of antisense oligonucleotide tofersen for SOD1 ALS. N Engl J Med 383:109, 2020.
Mueller C et al: SOD1 suppression with adeno-associated virus and microRNA in familial ALS. N Engl J Med 383:151, 2020.
Robberecht W, Philips T: The changing scene of amyotrophic lateral sclerosis. Nat Rev Neurosci 14:248, 2013.
Schüle R et al: Hereditary spastic paraplegia: Clinicogenetic lessons from 608 patients. Ann Neurol 79:646, 2016.
Taylor JP et al: Decoding ALS: From genes to mechanism. Nature 539:197, 2016.
Van Damme P, Robberecht W: STING-Induced Inflammation—A Novel Therapeutic Target in ALS? N Engl J Med 384:765, 2021.
Visser AE et al: Multicentre, population-based, case-control study of particulates, combustion products and amyotrophic lateral sclerosis risk. J Neurol Neurosurg Psychiatry 90:854, 2019.
The Writing Group on Behalf of the Edaravone (MCI-186) ALS 19 STUDY GROUP: Safety and efficacy of edaravone in well defined patients with amyotrophic lateral sclerosis: A randomised, double-blind, placebo controlled trial. Lancet Neurol 16:505, 2017.

SITES

Diversos *sites* oferecem informações úteis sobre a ELA, incluindo o da Muscular Dystrophy Association (www.mdausa.org), da Amyotrophic Lateral Sclerosis Association (www.alsa.org), da World Federation of Neurology e Neuromuscular Unit na Washington University em St. Louis (www.neuro.wustl.edu) e do Northeast Amyotrophic Lateral Sclerosis Consortium (www.neals.org).

438 Doenças priônicas
Stanley B. Prusiner, Michael Geschwind

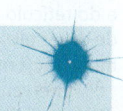

Os *príons* são proteínas que adotam conformações alternativas, as quais se tornam autopropagantes. Alguns príons causam degeneração do sistema nervoso central (SNC). Antes relegados como causa de um grupo de distúrbios raros do SNC, como a doença de Creutzfeldt-Jakob (DCJ), há evidências crescentes sugerindo que os príons causam doenças neurodegenerativas (DNs) mais comuns, incluindo a doença de Alzheimer (DA) e a doença de Parkinson (DP). Embora a DCJ seja causada pelo acúmulo de príons PrP^{Sc}, pesquisas recentes demonstram, de modo inequívoco, que os príons de α-sinucleína causam atrofia de múltiplos sistemas (AMS) (Cap. 440). Príons da AMS infecciosa foram isolados de amostras de cérebro humano armazenadas em formol por até 20 anos. Foi demonstrada uma resistência semelhante ao formol em amostras de cérebro de ovelhas com encefalopatia espongiforme ovina (em inglês, *scrapie*). Cada vez mais, estudos mostram que príons de Aβ e tau juntos causam a DA, príons de α-sinucleína causam DP e AMS, e príons de tau isoladamente causam a degeneração lobar frontotemporal (DLFT). Neste capítulo, nossa discussão se limita à DCJ, a qual costuma se apresentar com demência rapidamente progressiva com anormalidades motoras e comportamentais. A doença é lentamente progressiva e, em geral, causa a morte dentro de 7 meses de seu início. A maioria dos pacientes com DCJ tem entre 50 e 75 anos de idade; porém, há casos relatados tanto de pacientes bem jovens, de apenas 12 anos, quanto de indivíduos mais velhos, com até 96 anos. O Capítulo 424 fornece uma revisão do papel dos príons na patogênese das DNs.

A DCJ é um distúrbio dentro de um grupo de doenças causadas por príons compostos pela proteína priônica (PrP). Os príons PrP se reproduzem por ligação à isoforma celular normal da proteína priônica (PrP^C), e por estimular a conversão de PrP^C na isoforma patogênica PrP^{Sc}. A PrP^C é rica em hélice α e tem poucas estruturas β, enquanto a PrP^{Sc} tem menos hélices α e alto conteúdo de estruturas β. Essa transição estrutural de α para β na PrP é o evento fundamental subjacente a esse grupo de doenças priônicas (Tab. 438-1).

Quatro novos conceitos surgiram a partir dos estudos dos príons PrP. (1) Os príons são os únicos patógenos transmissíveis conhecidos desprovidos de ácido nucleico; todos os outros agentes infecciosos possuem genomas compostos por RNA ou DNA que dirigem a síntese da sua prole. (2) As doenças priônicas podem se manifestar como distúrbios infecciosos, genéticos ou esporádicos; nenhum outro grupo de afecções com uma etiologia única apresenta um espectro tão amplo de manifestações clínicas. (3) As doenças priônicas resultam do acúmulo de PrP^{Sc}, cuja conformação difere substancialmente daquela de seu precursor, PrP^C. (4) Cepas distintas de príons exibem diferentes propriedades biológicas, as quais são herdadas epigeneticamente. Em outras palavras, a PrP^{Sc} pode existir em várias conformações diferentes, muitas das quais parecem determinar um fenótipo patológico específico.

TABELA 438-1 ■ Glossário da terminologia dos príons PrP	
Príon	Partículas *infecciosas proteináceas* que não apresentam ácido nucleico; os príons são compostos inteiramente por proteínas enoveladas de maneira alternativa que se autopropagam; cepas distintas de príons exibem diferentes propriedades biológicas, as quais são herdadas epigeneticamente; os príons PrP causam encefalopatia espongiforme (em inglês, *scrapie*) em ovelhas e cabras, doença da vaca louca e doenças neurodegenerativas relacionadas em humanos, como a doença de Creutzfeldt-Jakob (DCJ)
PrP^{Sc}	Isoforma *Scrapie* da proteína priônica causadora de doença; essa proteína é a única macromolécula identificável em preparações purificadas de príons de *scrapie*
PrP^C	Isoforma *Celular* da proteína priônica; PrP^C é o precursor de PrP^{Sc}
PrP 27-30	Fragmento de PrP^{Sc}, gerado pela remoção da terminação NH_2 por digestão limitada com proteinase K; a PrP 27-30 retém a infectividade do príon e polimeriza-se em amiloide
PRNP	Gene da PrP localizado no cromossomo 20 humano
Bastonete de príon	Agregado de príons composto principalmente por moléculas PrP 27-30; criado por extração com detergente e proteólise limitada da PrP^{Sc}; morfológica e histoquimicamente indistinguível de muitos amiloides
Amiloide PrP	Amiloide contendo PrP no cérebro de animais ou humanos com doença priônica; muitas vezes, acumula-se como placas

Não se sabe como uma determinada conformação de uma molécula de PrP^{Sc} é conferida à PrP^C durante a replicação dos príons para produzir a PrP^{Sc} com a mesma conformação. Além disso, não estão claros quais fatores definem em que lugar do SNC uma dada molécula de PrP^{Sc} será depositada.

ESPECTRO DAS DOENÇAS PRIÔNICAS PrP

A forma esporádica da DCJ é a doença priônica mais comum em humanos. A DCJ esporádica (DCJe) corresponde a cerca de 85% de todos os casos de doenças priônicas humanas por PrP, enquanto as doenças priônicas hereditárias representam 10 a 15% do total **(Tab. 438-2)**. As doenças priônicas genéticas eram historicamente divididas em três formas: DCJ familiar (DCJf), doença de Gerstmann-Sträussler-Scheinker (GSS) e insônia fatal familiar (IFF). Todas as doenças por príons PrP herdadas de forma dominante são causadas por mutações no gene *PRNP*.

Embora as doenças infecciosas causadas por príons PrP respondam por < 1% de todos os casos, e uma infecção não pareça exercer papel importante na história natural dessas doenças, a transmissibilidade dos príons é uma característica biológica importante. Está bem estabelecido que a doença kuru das tribos Fore em Papua-Nova Guiné tenha se originado do consumo de cérebros de parentes mortos durante rituais de canibalismo. Com o abandono desses rituais no fim da década de 1950, o kuru praticamente desapareceu, exceto por alguns pacientes recentes que demonstraram períodos de incubação de mais de 40 anos. A DCJ iatrogênica (DCJi) parece advir da inoculação acidental de príons em pacientes. A DCJ variante (DCJv) em adolescentes e adultos jovens na Europa resulta da exposição à carne bovina contaminada com encefalopatia espongiforme bovina (EEB). Embora casos eventuais de DCJi ainda ocorram, atualmente essa forma de DCJ está diminuindo graças a medidas de saúde pública que visam evitar a disseminação de príons PrP.

Mais de sete doenças de animais são causadas por príons **(Tab. 438-2)**. A encefalopatia espongiforme ovina e caprina é o protótipo da doença priônica PrP. Acredita-se que a encefalopatia do vison, a EEB, a encefalopatia espongiforme felina e a encefalopatia de ungulados exóticos decorram do consumo de alimentos infectados com príons. A epidemia de EEB surgiu na Grã-Bretanha no fim da década de 1980 e comprovou-se advir do canibalismo industrial. Não se sabe se a EEB começou como um caso esporádico de EEB em uma vaca ou como encefalopatia espongiforme em ovelhas. A origem da doença consumptiva crônica (DCC), uma afecção priônica endêmica em cervos e alces em regiões da América do Norte, a qual foi mais recentemente identificada em populações isoladas na Escandinávia e na Coreia, é incerta. Em contrapartida a outras doenças causadas por príons, a DCC é altamente contagiosa entre os cervídeos. As excretas corporais, como fezes,

TABELA 438-2 ■ Doenças priônicas por PrP		
Doença	Hospedeiro	Mecanismo patogênico
Humano		
Kuru	Tribos Fore	Infecção por meio de rituais de canibalismo
DCJi	Humanos	Infecção por hGH, enxertos de dura-máter, etc. contaminados com príons
DCJv	Humanos	Infecção por príons bovinos
DCJf	Humanos	Mutações na linhagem germinativa em *PRNP*
GSS	Humanos	Mutações na linhagem germinativa em *PRNP*
IFF	Humanos	Mutação na linhagem germinativa em *PRNP* (D178N, M129)
DCJe	Humanos	Mutação somática ou conversão espontânea de PrP^C em PrP^{Sc}?
IFe	Humanos	Mutação somática ou conversão espontânea de PrP^C em PrP^{Sc}?
Animal		
Scrapie (encefalopatia espongiforme)	Ovelhas, cabras	Infecção em ovelhas e cabras geneticamente suscetíveis
EEB	Gado bovino	Infecção com RCO contaminada com príons
ETM	Visons	Infecção por príons de ovelhas ou do gado bovino
DCC	Cervo norte-americano, alce	Desconhecida
EEF	Felinos	Infecção por carne bovina contaminada com príons
Encefalopatia de ungulados exóticos	Cudo maior, niala ou órix	Infecção com RCO contaminada com príons

Siglas: DCC, doença consumptiva crônica; DCJe, doença de Creutzfeldt-Jakob esporádica; DCJf, doença de Creutzfeldt-Jakob familiar; DCJi, doença de Creutzfeldt-Jakob iatrogênica; DCJv, doença de Creutzfeldt-Jakob variante; EEB, encefalopatia espongiforme bovina; EEF, encefalopatia espongiforme felina; ETM, encefalopatia transmissível do vison; GSS, doença de Gerstmann-Sträussler-Scheinker; hGH, hormônio do crescimento humano; IFe, insônia fatal esporádica; IFF, insônia familiar fatal; RCO, refeição de carne e osso.

urina e saliva, de cervídeos infectados assintomáticos contêm príons que provavelmente são responsáveis pela disseminação da DCC.

EPIDEMIOLOGIA

A DCJ é encontrada em todo o mundo. A incidência de DCJe é de cerca de 1 caso a cada 1 milhão de pessoas, embora o risco vitalício de uma pessoa morrer por DCJ seja de cerca de 1 a cada 5 mil mortes. Como a DCJe é uma DN dependente da idade, espera-se que sua incidência aumente constantemente à medida que os segmentos populacionais mais velhos nos países desenvolvidos e em desenvolvimento continuem a expandir-se. Embora tenham sido descritos muitos grupos geográficos de casos de DCJ, mostrou-se que cada um deles segregou-se com uma mutação do gene de PrP e/ou incluiu diagnósticos errôneos. As tentativas de identificar uma exposição comum a algum agente etiológico não tiveram êxito nos casos esporádicos e familiares. A ingestão de carne de ovelha ou cabra infectada com *scrapie* como uma causa de DCJ em humanos não foi demonstrada por estudos epidemiológicos, porém a especulação acerca dessa via de inoculação potencial continua. De especial interesse são os caçadores de cervos que manifestam DCJ, porque mostrou-se que até 90% dos cervos apartados em alguns rebanhos de caça abrigavam príons da DCC. Ainda não se sabe se a doença priônica por PrP em cervos ou alces foi transmitida a bovinos, ovelhas ou diretamente a humanos. Estudos com roedores mostraram que pode ocorrer infecção oral por príons, mas o processo é ineficiente em comparação com a inoculação intracerebral.

PATOGÊNESE

As doenças priônicas humanas foram inicialmente classificadas como DNs de etiologia desconhecida com base nas alterações patológicas limitadas ao

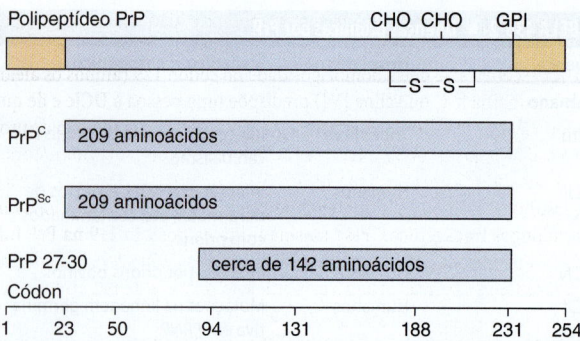

FIGURA 438-1 Isoformas das proteínas priônicas PrP. Diagrama de barras da PrP de *hamster* sírio, que consiste em 254 aminoácidos. Após o processamento das terminações NH$_2$ e COOH, tanto PrP^C quanto PrP^{Sc} consistem em 209 resíduos. Após a proteólise limitada, a terminação NH$_2$ de PrP^{Sc} é truncada para formar PrP 27-30 composta por cerca de 142 aminoácidos. CHO, açúcares ligados a N; GPI, sítio de ligação em âncora de glicosilfosfatidilinositol; S–S, ponte de dissulfeto.

SNC. Embora a natureza familiar da GSS e de um subgrupo de casos de DCJ esteja bem descrita, a importância dessa observação tornou-se mais obscura com a transmissão da GSS e da DCJ para animais. Com a transmissão de kuru e DCJ para primatas não humanos, os pesquisadores começaram a ver essas doenças como infecções do SNC causadas por vírus lentos. Depois disso, a natureza familiar da GSS e de uma minoria dos casos de DCJ tornou-se clara com a descoberta, em 1989, de mutações no gene da PrP (*PRNP*) desses pacientes. O conceito de príon explica como uma doença única pode manifestar-se como uma doença tanto esporádica quanto hereditária ou infecciosa. Além disso, a marca de todas as doenças priônicas por PrP, sejam esporádicas, de herança dominante ou adquiridas por infecção, é que elas envolvem o enovelamento aberrante da proteína PrP.

Uma característica importante que distingue príons de vírus é o achado de que ambas as isoformas de PrP são codificadas por um gene cromossômico. Em humanos, o gene PrP é designado *PRNP* e se localiza no braço curto do cromossomo 20. A proteólise limitada de PrP^{Sc} produz uma molécula menor resistente a proteases de cerca de 142 aminoácidos, designada PrP 27-30; a PrP^C é totalmente hidrolisada nas mesmas condições (Fig. 438-1). A PrP 27-30 se polimeriza na forma de bastonetes priônicos que são morfologicamente indistinguíveis dos filamentos que se agregam formando placas amiloides de PrP no SNC. Essa descoberta levantou a possibilidade de que muitas outras DNs possam ser causadas por proteínas diferentes, todas elas podendo apresentar enovelamento na forma de príons.

Cepas de príons Cepas distintas de príons exibem diferentes propriedades biológicas, as quais são herdadas epigeneticamente. A existência de cepas de príons levantou a questão de como as informações biológicas hereditárias podem ser cifradas em outra molécula que não um ácido nucleico. Foram definidas várias cepas de príons PrP com base nos tempos de incubação, na distribuição da vacuolização neuronal à neuropatologia e na estabilidade de PrP^{Sc} à desnaturação. Subsequentemente, verificou-se que os padrões de depósito de PrP^{Sc} correlacionam-se com os perfis de vacuolização, e também foram utilizados esses padrões para caracterizar as cepas de príons.

Evidências convincentes de que informações específicas da cepa são cifradas na estrutura terciária da PrP^{Sc} provêm da transmissão de duas doenças priônicas humanas hereditárias diferentes a camundongos que expressavam um transgene de PrP humano-murino quimérico. Na maioria das formas de DCJf e na maioria dos casos de DCJe, o fragmento de PrP^{Sc} resistente à protease após a desglicosilação tem uma massa molecular de 21 kDa (i.e., príons tipo 1), enquanto na IFF e em uma minoria de casos de DCJe, a massa é de 19 kDa (príons tipo 2) (Tab. 438-3). Foi demonstrado que essa diferença na massa molecular decorre de locais distintos de clivagem proteolítica nas terminações NH$_2$ das duas moléculas de PrP^{Sc} humanas, refletindo estruturas terciárias diferentes. Essas conformações diferentes não eram inesperadas porque as sequências de aminoácidos das PrP diferem. Extratos dos cérebros de pacientes com IFF transmitiram a doença a camundongos que expressavam o transgene PrP humano-murino quimérico e resultaram na formação de PrP^{Sc} de 19 kDa, enquanto extratos cerebrais de pacientes com DCJf e DCJe com PrP^{Sc} de 21 kDa resultaram em PrP^{Sc} de 21 kDa em camundongos que expressavam o mesmo transgene. Na segunda passagem, essas diferenças se mantiveram, o que demonstra que a PrP quimérica pode existir em duas conformações distintas conforme demonstrado pelos tamanhos dos fragmentos resistentes a proteases, embora a sequência de aminoácidos de PrP^{Sc} seja invariável.

Essa análise foi ampliada quando se identificaram pacientes com insônia fatal esporádica (IFe). Embora não tivessem mutação *PRNP*, os pacientes exibiram um fenótipo clínico e patológico que era indistinguível daquele de pacientes com IFF. Além disso, encontrou-se a PrP^{Sc} de 19 kDa no cérebro desses pacientes, e na transmissão da doença priônica IFe para camundongos que expressavam um transgene de PrP humano-murino quimérico também se encontrou a PrP^{Sc} de 19 kDa. Esses achados indicam que o fenótipo da doença é ditado pela conformação da PrP^{Sc}, e não pela sequência de aminoácidos. A PrP^{Sc} atua como um modelo para a conversão da PrP^C na PrP^{Sc} nascente. Na transmissão de príons para camundongos que expressavam um transgene de PrP quimérico de *hamster*-camundongo, uma alteração da conformação de PrP^{Sc} acompanhou-se do aparecimento de uma nova cepa de príons.

Muitas cepas novas de príons foram geradas utilizando PrP recombinante (rec) produzida em bactérias; a PrP rec foi polimerizada em fibrilas amiloides para gerar "príons sintéticos", os quais foram inoculados em camundongos transgênicos que expressavam níveis elevados de PrP^C murina de tipo selvagem. Aproximadamente 500 dias depois, os camundongos morreram de doença priônica. Os períodos de incubação dos "príons sintéticos" em camundongos dependem das condições utilizadas para a polimerização das fibrilas amiloides, o que afeta a estabilidade dessas fibrilas amiloides. Os amiloides altamente estáveis deram origem a príons estáveis com longos períodos de incubação; os amiloides de baixa estabilidade resultaram em príons com curtos períodos de incubação. Os amiloides de estabilidade intermediária deram origem a príons com estabilidades e períodos de incubação intermediários. Esses achados são compatíveis com estudos anteriores, mostrando que os períodos de incubação dos príons sintéticos e dos príons de ocorrência natural são diretamente proporcionais à estabilidade do príon.

Barreira da espécie Estudos sobre o papel das estruturas primárias e terciárias da PrP na transmissão das doenças priônicas forneceram novas descobertas sobre a patogênese dessas enfermidades. A sequência de aminoácidos de PrP codifica a espécie do príon, e o príon obtém sua sequência de PrP^{Sc} do último mamífero no qual ele se transmitiu. Embora a estrutura primária de PrP provavelmente seja o determinante mais importante, senão o único, da estrutura terciária de PrP^C, a PrP^{Sc} parece funcionar como um modelo na determinação da estrutura terciária das moléculas de PrP^{Sc} nascentes à medida que são formadas a partir de PrP^C. Por sua vez, a

TABELA 438-3 ■ Cepas distintas de príons geradas em humanos com doenças priônicas hereditárias e transmitidas a camundongos transgênicos[a]					
Inóculo	Espécie de hospedeiro	Genótipo PrP do hospedeiro	Tempo de incubação (dias ± EPM] (n/n$_0$)	PrP^{Sc} (kDa)
Ausente	Humano	IFF(D178N, M129)		19
IFF	Camundongo	Tg(MHu2M)	206 ± 7 (7/7)	19
IFF → Tg(MHu2M)	Camundongo	Tg(MHu2M)	136 ± 1 (6/6)	19
Ausente	Humano	DCJf(E200K)		21
DCJf	Camundongo	Tg(MHu2M)	170 ± 2 (10/10)	21
DCJf → Tg(MHu2M)	Camundongo	Tg(MHu2M)	167 ± 3 (15/15)	21

[a]Os camundongos Tg(MHu2M) expressam um gene de PrP humano-murino quimérico.
Nota: O fenótipo clinicopatológico é determinado pela conformação de PrP^{Sc}, de acordo com os resultados da transmissão de príons humanos de pacientes com IFF a camundongos transgênicos.
Siglas: DCJf, doença de Creutzfeldt-Jakob familiar; EPM, erro-padrão da média; IFF, insônia fatal familiar.

diversidade priônica parece ser cifrada na conformação da PrP^{Sc}, e assim as cepas de príons parecem representar conformações diferentes da PrP^{Sc}.

Em geral, a transmissão das doenças por PrP priônicas de uma espécie para outra é ineficiente, pois nem todos os animais que recebem a inoculação intracerebral manifestam a doença, e aqueles que adoecem o fazem somente após longos períodos de incubação que podem aproximar-se da expectativa de vida natural do animal. Essa "barreira da espécie" à transmissão correlaciona-se com o grau de similaridade entre as sequências de aminoácidos da PrP^C no hospedeiro inoculado e da PrP^{Sc} no inóculo de príon. A importância da similaridade da sequência entre a PrP do hospedeiro e do doador sugere que a PrP^C interage diretamente com a PrP^{Sc} no processo de conversão em príon.

DOENÇAS PRIÔNICAS POR PrP ESPORÁDICAS E HEREDITÁRIAS

Diversos cenários podem explicar o início de uma doença priônica esporádica. (1) Uma mutação somática pode ser a causa e assim seguir um caminho semelhante ao das mutações da linhagem germinativa nas doenças hereditárias. Nessa situação, a PrP^{Sc} mutante deve ser capaz de atingir a PrP^C do tipo selvagem, processo que sabidamente é possível para algumas mutações, porém improvável para outras. (2) A barreira da energia de ativação que separa a PrP^C do tipo selvagem da PrP^{Sc} poderia ser transposta em raras ocasiões quando vista no contexto de uma população. A maioria dos indivíduos seria poupada, mas seriam observados casos em idosos com incidência aproximada de 1 a cada 1 milhão. (3) A PrP^{Sc} pode estar presente em baixos níveis em algumas células normais, onde desempenha uma função importante, porém ainda desconhecida. Foi sugerido que o nível de PrP^{Sc} nessas células está baixo o suficiente a ponto de não ser detectado por bioensaio de rotina. Em alguns estados metabólicos alterados, os mecanismos celulares de depuração da PrP^{Sc} seriam comprometidos, então a taxa de formação de PrP^{Sc} começaria a exceder a capacidade celular de depurá-la. O terceiro possível mecanismo é atraente porque sugere que a PrP^{Sc} não é apenas uma proteína mal-enovelada, como proposto pelo primeiro e segundo mecanismos, mas uma molécula enovelada de forma alternativa que exerceria uma função. Além disso, a variedade de estados conformacionais que a PrP^{Sc} pode adotar, conforme descrito, levanta a possibilidade de que a PrP^{Sc} ou outra proteína semelhante a príon poderia atuar em um processo como a memória de curto prazo, na qual se acredita que o armazenamento de informações ocorra na ausência de síntese de proteínas novas.

Foram detectadas mais de 40 mutações diferentes que resultam em substituições não conservadas no gene *PRNP* humano e segregam-se com as doenças priônicas humanas hereditárias. Mutações *missense*, uma deleção e expansões da região de repetições de octapeptídeos do gene (chamada de inserções de repetições de octapeptídeos [OPRIs, do inglês *octapeptide repeat insertions*]), são responsáveis por formas genéticas das doenças priônicas.

Embora os fenótipos possam variar dramaticamente, mesmo dentro de famílias, fenótipos específicos observados com certas mutações parecem causar a DCJe. Mais de 20 variantes *missense* – incluindo substituições em códons 102, 105, 117, 198 e 217, além de OPRIs médias a longas – causam a forma GSS de doença priônica PrP com características proeminentes parkinsonianas e cerebelares. Em relação às mutações OPRI, a sequência PrP humana normal contém uma seção instável na região N-terminal composta por cinco repetições (uma sequência de nove aminoácidos ou nonapeptídeo [R1] seguida por quatro repetições de octapeptídeos). As inserções de 2 a 12 repetições de octapeptídeos extras causam frequentemente fenótipos variáveis, incluindo condições indistinguíveis da DCJe, apresentações tipo GSS e até mesmo uma doença demencial lentamente progressiva com duração de muitos anos ou um distúrbio de início em idade precoce que é semelhante à DA. Uma mutação no códon 178 que resulta na substituição de ácido aspártico por asparagina geralmente causa a IFF se uma metionina for codificada no códon 129 no mesmo alelo. Por outro lado, um fenótipo de DCJ com demência típica tem sido geralmente encontrado com uma valina codificada no códon 129 do mesmo alelo. As mutações tipo *stop* códon (*nonsense*) são raras e causam uma gama de fenótipos, incluindo alguns com uma evolução prolongada de anos ou décadas, apresentações tipo GSS ou DA, envolvimento de sistema nervoso periférico sensorial e autônomo, desconforto gastrintestinal crônico e depósitos extensos de amiloide PrP^{Sc}.

POLIMORFISMOS DO GENE *PRNP* HUMANO

Os polimorfismos influenciam a suscetibilidade às formas esporádicas, genéticas e adquiridas das doenças priônicas. O polimorfismo metionina/valina no códon 129 de *PRNP* não apenas modula a idade de início de algumas doenças priônicas genéticas, como também pode afetar o fenótipo clínico. A descoberta de que a homozigosidade no códon 129 (ambos os alelos sendo metionina [M] ou valina [V]) predispõe uma pessoa à DCJe e de que o códon 129 MM predispõe uma pessoa à DCJv sustenta um modelo de produção priônica que favorece interações de PrP entre as proteínas homólogas.

A substituição pelo resíduo básico lisina na posição 218 na PrP murina resultou em inibição dominante negativa da replicação de príons em camundongos transgênicos. Essa mesma lisina na posição 219 na PrP humana foi encontrada em 12% da população japonesa, um grupo que parece ser resistente às doenças priônicas. A inibição dominante negativa da replicação priônica também foi encontrada com a substituição pelo resíduo básico arginina na posição 171; as ovelhas com arginina são resistentes ao *scrapie*, mas suscetíveis aos príons da EEB que foram inoculados por via intracerebral. Um polimorfismo muito interessante no códon 127 em *PRNP* foi identificado entre sobreviventes de longo prazo da epidemia de kuru no grupo étnico Fore em Papua-Nova Guiné, o qual, quando expressado em camundongos transgênicos com *PRNP* humanizado, evitava que os animais adquirissem doenças priônicas.

DOENÇAS PRIÔNICAS PrP ADQUIRIDAS

DCJ IATROGÊNICA

A transmissão acidental da DCJ a humanos parece ter ocorrido por transplante de córnea, implantação de eletrodos de eletrencefalograma (EEG) contaminados e procedimentos cirúrgicos. Córneas de doadores com DCJ não suspeita foram transplantadas em receptores aparentemente sadios que manifestaram a DCJ após longos períodos de incubação. Os mesmos eletrodos de EEG inapropriadamente descontaminados que causaram DCJ em dois pacientes jovens com epilepsia intratável causaram DCJ em um chimpanzé 18 meses após sua implantação experimental.

Os procedimentos cirúrgicos podem ter resultado na inoculação acidental de príons em pacientes, supostamente porque algum instrumento ou aparelho na sala de cirurgia foi contaminado quando um paciente com DCJ submeteu-se à cirurgia. Embora a epidemiologia desses estudos seja altamente sugestiva, não há prova da ocorrência desses episódios.

Enxertos de dura-máter Foram registrados mais de 160 casos de DCJ após implantação de enxertos de dura-máter. Parece que todos os enxertos foram adquiridos de um único fabricante cujos procedimentos de preparação eram inadequados para inativar os príons humanos. Um caso de DCJ ocorreu após reparo de perfuração da membrana timpânica com enxerto de pericárdio.

Terapia com hormônio do crescimento humano e gonadotrofina hipofisária
A transmissão de príons da DCJ por preparações contaminadas de hormônio do crescimento humano (hGH, do inglês *human growth hormone*) extraídas de hipófises humanas foi responsável pela ocorrência de distúrbios cerebelares fatais com demência em > 180 pacientes com idade de 10 a 41 anos. Esses pacientes receberam injeções de hGH a cada 2 a 4 dias durante 4 a 12 anos. Se for considerado que esses pacientes desenvolveram DCJ por injeções de preparados de hGH contaminados com príons, os possíveis períodos de incubação variam de 4 a 30 anos. Atualmente, apenas hGH recombinante é utilizado com fins terapêuticos, de forma que a possibilidade de contaminação por príons não é mais um problema.

É importante observar que há evidências crescentes de pacientes falecidos com DCJ por hGH de que alguns também são portadores de príons de Aβ. Esse achado demonstrou a propagação iatrogênica de príons de Aβ no SNC humano.

Quatro casos de DCJ ocorreram em mulheres que receberam gonadotrofina hipofisária humana.

DCJ VARIANTE

A ocorrência geográfica e a cronologia restritas da DCJv levantaram a possibilidade de que príons da EEB tenham sido transmitidos a humanos por meio do consumo de carne bovina contaminada. Ocorreram mais de 190 casos de DCJv, dos quais > 90% foram na Grã-Bretanha. A DCJ variante também foi relatada em indivíduos que viviam ou eram originários da França, Irlanda, Itália, Holanda, Portugal, Espanha, Arábia Saudita, Estados Unidos, Canadá e Japão.

O declínio contínuo no número de casos de DCJv nesta última década fornece um argumento de que não haverá uma epidemia de doença por príons na Europa semelhante às observadas para a EEB e o kuru. O que é certo é a necessidade de impedir a entrada de carne contaminada com príons na alimentação humana.

As evidências mais convincentes de que a DCJv se origina de príons da EEB foram obtidas de experiências em camundongos que expressavam o transgene de PrP bovino. Príons da EEB e da DCJv foram transmitidos de maneira eficiente a esses camundongos transgênicos e com períodos de incubação semelhantes. Em contrapartida aos príons da DCJe, os príons da DCJv não transmitiram a doença com eficiência a camundongos que expressavam um transgene de PrP humano-murino quimérico. Estudos iniciais com camundongos não transgênicos sugeriram que a DCJv e a EEB poderiam advir da mesma fonte, porque ambos os inóculos transmitiram a doença com períodos de incubação semelhantes, porém muito longos.

As tentativas de determinar a origem dos príons da EEB e da DCJv basearam-se em estudos da transmissão em camundongos, alguns dos quais foram descritos antes, bem como estudos da conformação e glicosilação da PrP^{Sc}. Um cenário sugere que uma determinada conformação da PrP^{Sc} bovina foi selecionada pela resistência ao calor durante o processo de clarificação e, depois, resselecionada inúmeras vezes à medida que o gado infectado pela ingestão de refeição de carne e osso (RCO) contaminada com príon foi abatido e sua carniça foi transformada em mais RCO. Os casos de DCJ variante praticamente desapareceram com a proteção do suprimento de carne bovina na Europa. Curiosamente, quase todos os cerca de 238 casos de DCJv relatados até 2021 eram homozigotos para a metionina (MM) no códon 129 em *PRNP*, com exceção de dois casos mais recentes com códon 129 MV, o qual é o polimorfismo mais comum no códon 129.

NEUROPATOLOGIA

Frequentemente, o cérebro de pacientes com DCJ não apresenta qualquer anormalidade reconhecível ao exame macroscópico. Os pacientes que sobrevivem por vários anos exibem graus variáveis de atrofia cerebral.

À microscopia óptica, as marcas patológicas da DCJ são degeneração espongiforme (vacuolização), perda neuronal e gliose astrocitária. A ausência de resposta inflamatória na DCJ e em outras doenças priônicas é uma característica patológica importante desses distúrbios degenerativos. A degeneração espongiforme caracteriza-se por muitos vacúolos de 1 a 5 µm no neurópilo entre os corpos celulares neuronais. Em geral, as alterações espongiformes ocorrem no córtex cerebral, no putâmen, no núcleo caudado, no tálamo e na camada molecular do cerebelo. A gliose astrocitária é uma característica constante, porém inespecífica, das doenças priônicas PrP. A proliferação difusa de astrócitos fibrosos é observada em toda a substância cinzenta de cérebros infectados com príons da DCJ. Processos astrocitários repletos de filamentos gliais formam redes extensas.

Encontraram-se placas amiloides em cerca de 10% dos casos de DCJ. Príons da DCJ purificados de humanos e animais exibem as características ultraestruturais e histoquímicas de amiloide quando tratados com detergentes durante proteólise limitada. Foram encontradas placas amiloides na primeira passagem de amostras de alguns casos japoneses de DCJ humana em camundongos. Essas placas se coram com anticorpos gerados contra PrP, demonstrando que o amiloide é composto por PrP.

As placas amiloides da doença GSS são morfologicamente distintas daquelas vistas no kuru ou no *scrapie*. As placas de GSS consistem em uma área densa central de amiloide circundada por glóbulos menores de amiloide. Do ponto de vista ultraestrutural, são constituídas por uma rede fibrilar radiada de fibrilas amiloides com degeneração neurítica escassa ou inexistente. As placas podem distribuir-se por todo o cérebro, porém são encontradas com maior frequência no cerebelo. Muitas vezes, elas estão localizadas adjacentes a vasos sanguíneos. Observou-se angiopatia congofílica em alguns casos da doença GSS.

Na DCJv, uma característica típica é a presença de "placas floridas". Estas são compostas por uma zona central de amiloide de PrP, circundada por vacúolos em um padrão que sugere as pétalas de uma flor.

CARACTERÍSTICAS CLÍNICAS

Sintomas prodrômicos inespecíficos ocorrem em cerca de um terço dos pacientes com DCJ, e podem incluir fadiga, distúrbio do sono, perda de peso, cefaleia, ansiedade, vertigem, mal-estar e dor maldefinida. A maioria dos pacientes com DCJ apresenta-se com déficits da função cortical superior. Sintomas comportamentais e psiquiátricos, como depressão, apatia, insônia, alterações de apetite, psicose e alucinações visuais, são muito comuns e costumam ser as características definidoras da doença. Esses déficits quase sempre evoluem durante semanas ou meses para um estado de demência profunda, caracterizado por perda de memória, do juízo crítico e declínio de praticamente todos os aspectos da função intelectual. Alguns pacientes se apresentam precocemente com comprometimento visual isolado ou marcha cerebelar e déficits de coordenação, respectivamente as chamadas variantes de Heidenhain e de Brownell-Oppenheim. Com frequência, os déficits cerebelares são rapidamente seguidos de demência progressiva. Os problemas visuais muitas vezes começam com visão turva e acuidade reduzida, seguidas rapidamente de demência. Os pacientes com déficits visuais iniciais parecem ter um declínio geral mais rápido.

Outros sinais e sintomas incluem disfunção extrapiramidal manifestada como rigidez, fácies em máscara, distonia, mioclonia e, menos comumente, movimentos coreoatetoides e sinais piramidais (geralmente leves e sem fraqueza real). Algumas características incomuns incluem convulsões (geralmente motoras maiores), hipoestesia, paralisia do olhar supranuclear, doença do neurônio motor, atrofia óptica e sinais vegetativos como alterações em peso, temperatura, sudorese ou menstruação.

Mioclonia A maioria dos pacientes com DCJ acaba exibindo mioclonia, a qual aparece em épocas diversas ao longo da doença. Ao contrário de outros movimentos involuntários, a mioclonia persiste durante o sono. A mioclonia brusca suscitada por ruídos altos ou luzes fortes é frequente. É importante ressaltar que a mioclonia não é específica nem exclusiva da DCJ e tende a ocorrer posteriormente na evolução da doença. Demência com mioclonia também pode ser causada por DA (Cap. 431), demência por corpos de Lewy (Cap. 434), degeneração corticobasal (Cap. 432), encefalite criptocócica (Cap. 215) ou pelo distúrbio de epilepsia mioclônica chamado doença de Unverricht-Lundborg (Cap. 425).

Evolução clínica Nos casos documentados de transmissão acidental de DCJ para humanos, um período de incubação de 1,5 a 2 anos precedeu o início da doença clínica. Em outros casos, foram sugeridos períodos de incubação > 40 anos. A maioria dos pacientes com DCJ vive 6 a 12 meses após o início dos sinais e sintomas clínicos, enquanto alguns chegam a viver por alguns anos. Algumas mutações que causam doença priônica genética podem ter duração de uma década ou mais.

DIAGNÓSTICO

O conjunto de demência, mioclonia e paroxismos elétricos periódicos em um paciente afebril de 60 anos de idade geralmente indica DCJ. As anormalidades clínicas na DCJ são limitadas ao SNC. Febre, velocidade de hemossedimentação elevada, leucocitose no sangue periférico ou pleocitose no líquido cerebrospinal (LCS) devem alertar o médico para outra etiologia que explique a disfunção do SNC do paciente, embora existam raros casos de DCJ em que se observa pleocitose leve no LCS.

Aparecem variações na evolução típica das formas hereditária e transmissível da doença. A maioria das mutações que causam a DCJf tem uma idade média de início um pouco mais precoce, embora geralmente com uma apresentação clínica e radiológica semelhante em outros aspectos em relação à DCJe. Na GSS, a ataxia costuma ser uma manifestação inicial e proeminente, com a demência ocorrendo nas fases tardias da doença. A GSS apresenta-se mais cedo que a DCJe (idade média de 43 anos), e nos casos típicos é mais lentamente progressiva do que a DCJe; em geral, a morte ocorre dentro de 5 anos após o início. A IFF caracteriza-se por insônia e disautonomia; a demência ocorre apenas na fase terminal da doença. Foram identificados raros casos esporádicos. A DCJ variante tem uma evolução clínica incomum, com pródromo psiquiátrico proeminente que pode incluir alucinações visuais e ataxia precoce, enquanto a demência franca é habitualmente um sinal tardio de DCJv.

DIAGNÓSTICO DIFERENCIAL

Muitas condições simulam a DCJ. A demência por corpos de Lewy (Cap. 434) é o distúrbio mais comumente confundido com a DCJ. Ela pode apresentar-se de maneira subaguda com *delirium*, mioclonia e manifestações extrapiramidais. Outros distúrbios neurodegenerativos a considerar incluem DA, DFT, degeneração corticobasal, paralisia supranuclear progressiva, lipofuscinose ceroide e epilepsia mioclônica com corpos de Lafora.

A ausência de anormalidades na ressonância magnética (RM) ponderada em difusão e em FLAIR (*fluid-attenuated inversion recovery*) quase sempre distingue essas afecções demenciais da DCJ.

A encefalopatia de Hashimoto, que se apresenta como uma encefalopatia subaguda progressiva com mioclonia e complexos trifásicos periódicos no EEG, deve ser excluída em qualquer caso em que se suspeite de DCJ. Ela é diagnosticada pela detecção de altos títulos de anticorpos antitireoglobulina ou antiperoxidase tireoidiana (antimicrossomal) no sangue e melhora após tratamento com glicocorticoides. Ao contrário da DCJ, flutuações na gravidade da doença são típicas na encefalopatia de Hashimoto.

As vasculites intracranianas (Cap. 363) podem ocasionar quase todos os sinais e sintomas associados à DCJ, às vezes sem anormalidades sistêmicas. Mioclonias são excepcionais em uma vasculite cerebral, mas convulsões focais podem confundir o quadro. Cefaleia proeminente, ausência de mioclonia, alteração gradual nos déficits, LCS anormal e alterações focais da substância branca na RM ou anormalidades angiográficas favorecem o diagnóstico de vasculite.

Condições autoimunes e paraneoplásicas (Cap. 94), em especial a encefalite límbica e a encefalite cortical, também podem simular a DCJ. Em muitos desses pacientes, a demência aparece antes do diagnóstico de um tumor, e em alguns jamais se detecta o tumor. A detecção de anticorpos paraneoplásicos muitas vezes é a única forma de distinguir esses casos da DCJ.

Outras doenças que podem simular a DCJ incluem neurossífilis (Cap. 182), complexo demencial da síndrome da imunodeficiência adquirida (Aids, do inglês *acquired immunodeficiency syndrome*) (Cap. 202), leucoencefalopatia multifocal progressiva (Cap. 137), panencefalite esclerosante subaguda, panencefalite progressiva por rubéola, encefalite por herpes simples (Cap. 137), tumor intracraniano difuso (gliomatose cerebral; Cap. 90), encefalopatia anóxica, demência da diálise, uremia, encefalopatia hepática e intoxicação por lítio ou bismuto.

EXAMES LABORATORIAIS

O único exame diagnóstico específico para a DCJ e outras doenças priônicas em humanos é a medida da PrP^{Sc}. O método mais usado envolve proteólise limitada que gera PrP 27-30, a qual é detectada por imunoensaio após desnaturação. O imunoensaio dependente da conformação (IDC) baseia-se em epítopos imunorreativos que são expostos no PrP^C mas ocultos no PrP^{Sc}. Nos seres humanos, pode-se estabelecer o diagnóstico de DCJ por biópsia cerebral se for detectada a PrP^{Sc}, embora a biópsia raramente esteja indicada. Se não houver meios de medir a PrP^{Sc}, mas o conjunto de alterações patológicas que costuma ser encontrado na DCJ for visto na biópsia cerebral, o diagnóstico é razoavelmente seguro (ver "Neuropatologia", anteriormente). A alta sensibilidade e especificidade da hiperintensidade cortical e dos núcleos da base na RM em FLAIR e ponderada com difusão para o diagnóstico da DCJ diminuíram acentuadamente a necessidade de biópsia cerebral em pacientes com suspeita de DCJ. Como a PrP^{Sc} não se distribui uniformemente por todo o SNC, a ausência aparente de PrP^{Sc} em amostra limitada, como uma biópsia, não exclui as doenças priônicas. À necropsia, devem-se obter amostras cerebrais suficientes para o imunoensaio de PrP^{Sc}, de preferência por IDC, e imuno-histoquímica de cortes teciduais.

Para definir o diagnóstico de DCJe ou doença priônica familiar, deve-se realizar o sequenciamento do gene *PRNP*. A detecção da sequência do gene *PRNP* do tipo selvagem possibilita o diagnóstico de DCJe se não houver história sugestiva de exposição a uma fonte exógena de príons. A identificação de uma mutação na sequência do gene *PRNP* que codifica uma substituição não conservada de aminoácido fala a favor de uma doença priônica familiar.

A RM é útil para distinguir entre DCJe e a maioria dos outros distúrbios. Nas sequências FLAIR e imagens ponderadas em difusão, cerca de 90% dos pacientes mostram sinal hiperintenso nos núcleos da base e uma "fita cortical" de hiperintensidade (Fig. 438-2). Esse padrão não é observado em outros distúrbios neurodegenerativos, mas foi encontrado infrequentemente na encefalite viral, nas síndromes paraneoplásicas, ou na ocorrência de convulsões. Quando o padrão típico da RM está presente, no contexto clínico apropriado, o diagnóstico é facilitado. Contudo, alguns casos de DCJe não mostram esse padrão típico, e ainda são necessários outros métodos de diagnóstico precoce. Os achados da tomografia computadorizada (TC) costumam ser inespecíficos; eles podem ser normais ou mostrar atrofia cortical.

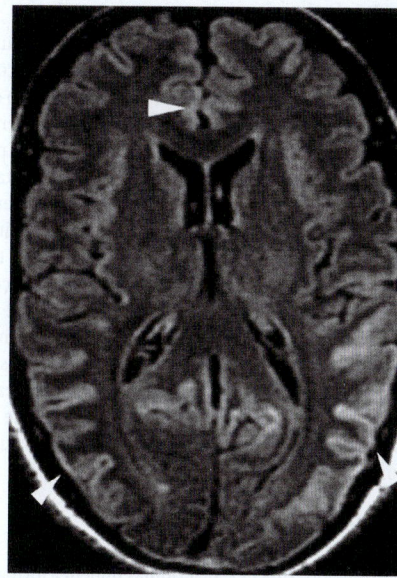

FIGURA 438-2 Ressonância magnética em FLAIR (*fluid-attenuated inversion recovery*) ponderada em T2, revelando hiperintensidade no córtex de um paciente com doença de Creutzfeldt-Jakob esporádica (DCJe). Essa denominada "fita cortical", juntamente com aumento da intensidade nos núcleos da base nas imagens ponderadas em T2 ou difusão, pode auxiliar no diagnóstico de DCJ.

O LCS quase sempre é normal, mas pode mostrar elevação de proteínas e, raramente, pleocitose leve. Embora a proteína do estresse 14-3-3 esteja elevada no LCS de alguns pacientes com DCJ, elevações semelhantes da proteína 14-3-3 são encontradas em pacientes com outras afecções; portanto, essa elevação é inespecífica. De forma semelhante, elevações da enolase neurônio-específica e da tau no LCS ocorrem na DCJ, porém carecem de especificidade para o diagnóstico.

Com frequência, o EEG é útil no diagnóstico de DCJ, embora apenas cerca de 60% dos indivíduos exibam o padrão típico, que aparece tardiamente na evolução clínica. Durante a fase inicial da DCJ, o EEG costuma ser normal ou mostrar apenas atividade teta esparsa. Nos casos mais avançados, veem-se descargas agudas repetidas, de alta voltagem, trifásicas e polifásicas, porém, em muitos casos, sua presença é transitória. A presença desses paroxismos periódicos estereotipados com duração < 200 ms, ocorrendo a cada 1 a 2 segundos, torna bastante provável o diagnóstico de DCJ. Essas descargas são frequentemente, mas nem sempre, simétricas; pode haver predomínio em amplitude em um dos lados. À medida que a DCJ avança, os ritmos de base normais tornam-se fragmentados e mais lentos.

CUIDADO DOS PACIENTES COM DCJ

Embora a DCJ seja transmissível, a probabilidade de transmissão de um paciente a outro é remota. O risco de inoculação acidental por aerossóis é baixo; não obstante, os procedimentos que produzem aerossóis devem ser realizados em gabinetes de biossegurança certificados. O Centers for Disease Control and Prevention e o National Institutes of Health recomendam o nível 2 de biossegurança para as práticas clínicas, o equipamento de contenção e as instalações. A principal preocupação na assistência de pacientes com DCJ é a infecção inadvertida de profissionais de saúde por ferimentos causados por agulhas e bisturi, embora, com a possível exceção da DCJv, até mesmo as transfusões sanguíneas pareçam ter um risco mínimo de transmissão. Os eletrodos eletrencefalográficos e as agulhas eletromiográficas não devem ser reutilizados após a realização de exames em pacientes com DCJ.

As necropsias de pacientes cujo diagnóstico clínico é a DCJ devem ser realizadas com risco mínimo aos patologistas e aos outros funcionários do necrotério. As práticas microbiológicas convencionais descritas aqui, junto com as recomendações específicas de descontaminação, costumam ser precauções adequadas para a assistência aos pacientes com DCJ e para o manejo de amostras infectadas.

DESCONTAMINAÇÃO DE PRÍONS DA DCJ

Os príons são geralmente resistentes aos procedimentos comumente utilizados para inativação, e há certa divergência quanto às condições ideais de esterilização. Alguns pesquisadores recomendam o tratamento de materiais contaminados por DCJ uma vez com NaOH 1 N à temperatura ambiente, mas acredita-se que esse procedimento possa ser insuficiente para esterilização. Recomenda-se a autoclave a 134 °C por 5 horas ou tratamento com NaOH 2 N por várias horas para esterilização dos príons. O termo *esterilização* subentende destruição completa dos príons; qualquer infectividade residual pode ser perigosa. Estudos recentes em camundongos transgênicos mostraram que os príons da DCJe aderidos a superfícies de aço inoxidável são resistentes à inativação por autoclave a 134 °C durante 2 horas; a exposição de príons aderidos a uma solução ácida detergente antes da autoclave tornou-os suscetíveis à inativação. Estudos recentes mostram que os príons de α-sinucleína em homogeneizados de cérebro preparados a partir de pacientes com AMS ligam-se a fios de aço inoxidável e que os príons ligados podem ser transmitidos a camundongos transgênicos que expressam α-sinucleína humana mutante.

PREVENÇÃO E TRATAMENTO

Não existe uma intervenção eficaz conhecida para prevenir ou tratar a DCJ. O achado de que os fenotiazínicos e as acridinas inibem a formação de PrP^{Sc} em células cultivadas levou a estudos clínicos da quinacrina em pacientes com DCJ. Infelizmente, a quinacrina não foi capaz de diminuir a taxa de declínio cognitivo na DCJ, possivelmente pelo fato de o fármaco não ter alcançado concentrações terapêuticas no cérebro. Embora a inibição do sistema de transporte de glicoproteína P (Pgp) tenha resultado em níveis de quinacrina substancialmente mais altos no cérebro de camundongos, não houve aumento dos períodos de incubação dos príons após o tratamento com esse fármaco. Ainda não está definido se essa abordagem pode ser empregada no tratamento da DCJ.

Assim como as acridinas, mostrou-se que os anticorpos anti-PrP eliminam a PrP^{Sc} de células cultivadas. Além disso, mostrou-se que esses anticorpos administrados a camundongos por injeção ou produzidos a partir de um transgene previnem a doença priônica quando os príons são introduzidos por uma via periférica, como inoculação intraperitoneal. Infelizmente, os anticorpos foram ineficazes em camundongos inoculados com príons por via intracerebral. Diversos fármacos, incluindo polissulfato de pentosana, bem como derivados da porfirina e fenilidrazina, retardam o início da doença em animais inoculados por via intracerebral com príons se os fármacos forem administrados por via intracerebral logo após a inoculação.

PRÍONS DIFERENTES QUE CAUSAM OUTRAS DOENÇAS NEURODEGENERATIVAS

Há uma literatura rapidamente crescente que demonstra que, além da PrP, outras proteínas, incluindo beta-amiloide (Aβ), tau, α-sinucleína e huntingtina, podem se transformar em príons **(Cap. 424)**. Estudos experimentais e *post mortem* demonstraram que transgenes mutantes em células cultivadas ou camundongos que expressam a proteína precursora amiloide (APP, do inglês *amyloid precursor protein*), tau ou α-sinucleína produzem príons. Tanto células cultivadas como camundongos Tg sustentam a propagação priônica, seja espontaneamente ou após a inoculação com amostras de necropsia. Por exemplo, camundongos transgênicos que expressam APP mutante produzem placas amiloides Aβ contendo fibrilas compostas do peptídeo Aβ que podem ser transmitidas de forma seriada para camundongos Tg e células cultivadas. Da mesma forma, agregados de tau em camundongos transgênicos e células cultivadas podem iniciar a agregação de tau em fibrilas que lembram aquelas encontradas em emaranhados neurofibrilares e corpos de Pick. Esses emaranhados têm sido encontrados na DA, na DFT e na doença de Pick, além da lesão cerebral pós-traumática (encefalopatia traumática crônica) **(Cap. 443)**, todas elas consideradas como sendo causadas por isoformas priônicas de Aβ e/ou tau.

Em pacientes com DP avançada que receberam enxertos de neurônios de substância negra fetal, corpos de Lewy contendo α-sinucleína rica em folhas β foram identificados em células enxertadas aproximadamente 10 anos após o transplante, sugerindo o transporte axonal de α-sinucleína mal-enovelada para dentro de neurônios enxertados, onde ela iniciou a agregação de α-sinucleína nascente em fibrilas que coalesceram em corpos de Lewy.

Esses achados combinados com estudos de AMS argumentam que as sinucleinopatias são causadas por príons. Homogenatos cerebrais de pacientes com AMS injetados em camundongos transgênicos transmitiram neurodegeneração letal em cerca de 3 meses; além disso, a sinucleína recombinante injetada em camundongos selvagens iniciou a deposição de fibrilas de sinucleína. Da mesma forma que os estudos com camundongos Tg com Aβ e tau, as células cultivadas que expressam a α-sinucleína mutante também sustentam a formação de príons.

Em resumo, inúmeras evidências continuam se acumulando, sugerindo que as proteínas que causam DA, DP, DFTs, esclerose lateral amiotrófica (ELA) e até mesmo doença de Huntington (DH) adquirem conformações alternativas, que podem se autopropagar. Acredita-se que cada uma dessas DNs seja causada pelo enovelamento aberrante de uma proteína diferente, que sofre uma mudança de conformação capaz de autorreplicação, transformando-se em um príon. Os príons explicam muitas das características que as DNs têm em comum: (1) a incidência aumenta com a idade, (2) ocorre progressão constante ao longo dos anos, (3) ocorre disseminação de uma região do SNC para outra, (4) os depósitos de proteína frequentemente, mas nem sempre, consistem em fibrilas amiloides, e (5) início tardio de formas hereditárias. Notavelmente, as placas amiloides que contêm PrP^{Sc} são uma característica não obrigatória da doença pela proteína PrP priônica em humanos e animais. Além disso, as placas amiloides na DA não se correlacionam com o nível de demência; entretanto, o nível de peptídeo Aβ solúvel (oligomérico) correlaciona-se efetivamente com a perda da memória e outros déficits intelectuais.

LEITURAS ADICIONAIS

Aoyagi A et al: Aβ and tau prion-like activities decline with longevity in the Alzheimer's disease human brain. Sci Transl Med 11:eaat8462, 2019.
Collinge J: Mammalian prions and their wider relevance in neurodegenerative diseases. Nature 539:217, 2016.
Kraus A et al: Structure of an infectious mammalian prion. bioRxiv preprint, 2021.
Prusiner SB (ed): *Prion Biology*. Cold Spring Harbor, NY, Cold Spring Harbor Laboratory Press, 2017.
Prusiner SB (ed): *Prion Diseases*. Cold Spring Harbor, NY, Cold Spring Harbor Laboratory Press, 2017.
Prusiner SB et al: Evidence for α-synuclein prions causing multiple system atrophy in humans with parkinsonism. Proc Natl Acad Sci USA 112:E5308, 2015.

439 Distúrbios atáxicos
Roger N. Rosenberg

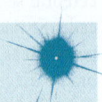

ABORDAGEM AO PACIENTE
Distúrbios atáxicos

Os sinais e sintomas de ataxia consistem em comprometimento da marcha, fala pouco clara ("escandida"), turvação visual secundária a nistagmo, descoordenação das mãos e tremor aos movimentos. Essas manifestações resultam de acometimento do cerebelo e de suas vias aferentes e eferentes, incluindo as vias espinocerebelares, e do trato frontopontocerebelar proveniente do lobo frontal rostral. A ataxia cerebelar verdadeira deve ser distinguida daquela associada a doenças do nervo vestibular ou do labirinto, pois a última acarreta um distúrbio da marcha associado a grau significativo de tontura ou percepção de movimento **(Cap. 19)**. A ataxia cerebelar verdadeira é desprovida dessas queixas vertiginosas, e a marcha instável advém nitidamente de desequilíbrio. As perturbações sensitivas às vezes também simulam o desequilíbrio de uma doença cerebelar; na ataxia sensitiva, o desequilíbrio piora abruptamente quando os impulsos aferentes visuais são removidos (sinal de Romberg). Raras vezes, a fraqueza dos músculos proximais dos membros inferiores simula uma doença cerebelar. No paciente que se apresenta com ataxia, o ritmo e o padrão de aparecimento dos sintomas cerebelares ajudam a estreitar as possibilidades diagnósticas **(Tab. 439-1)**. Um aumento gradual e progressivo dos sintomas com acometimento bilateral e simétrico sugere uma etiologia

TABELA 439-1 ■ Etiologia da ataxia cerebelar

Sinais simétricos e progressivos			Sinais cerebelares focais e ipsilaterais		
Aguda (horas a dias)	Subaguda (dias a semanas)	Crônica (meses a anos)	Aguda (horas a dias)	Subaguda (dias a semanas)	Crônica (meses a anos)
Intoxicação: álcool, lítio, fenitoína, barbitúricos (história e rastreamento toxicológico positivos) Cerebelite viral aguda (LCS compatível com infecção viral aguda) Síndrome pós-infecciosa	Intoxicação: mercúrio, solventes, gasolina, cola Quimioterapêuticos citotóxicos Alcoólica-nutricional (deficiência das vitaminas B_1 e B_{12}) Doença de Lyme	Síndrome paraneoplásica Síndrome do anticorpo antigliadina Hipotireoidismo Doenças hereditárias *Tabes dorsalis* (sífilis terciária) Toxicidade da fenitoína Amiodarona	Vascular: infarto cerebelar, hemorragia ou hematoma subdural Infecciosa: abscesso cerebelar (lesão expansiva na RM/TC, história compatível com a lesão)	Neoplásica: glioma ou tumor metastático cerebelar (RM/TC positivas para neoplasia) Desmielinizante: esclerose múltipla (anamnese, LCS e RM compatíveis) Leucoencefalopatia multifocal progressiva relacionada com a Aids (teste HIV positivo e contagem de CD4+ para Aids)	Gliose estável secundária a lesão vascular ou placa desmielinizante (lesão estável na RM/TC presente há mais de vários meses) Lesão congênita: malformações de Dandy-Walker ou Chiari (malformação observada na RM/TC)

Siglas: Aids, síndrome da imunodeficiência adquirida; HIV, vírus da imunodeficiência humana; LCS, líquido cerebrospinal; RM, ressonância magnética; TC, tomografia computadorizada.

genética, metabólica, imune ou tóxica. Já sintomas focais unilaterais com cefaleia e redução do nível de consciência, acompanhados de paralisia de nervos cranianos ipsilaterais e fraqueza contralateral, indicam uma lesão cerebelar expansiva.

ATAXIA SIMÉTRICA

A ataxia progressiva e simétrica pode ser classificada com relação ao seu início como aguda (horas ou dias), subaguda (semanas ou meses) ou crônica (meses a anos). As ataxias agudas e reversíveis incluem aquelas causadas por intoxicação por álcool, fenitoína, lítio, barbitúricos e outros fármacos. As intoxicações provocadas por exposição ao tolueno, inalação de gasolina, inalação de cola, uso de tinta em aerossol ou exposição a mercúrio metílico ou bismuto são causas adicionais de ataxia aguda ou subaguda, bem como o tratamento com agentes quimioterápicos citotóxicos, como fluoruracila e paclitaxel. Os pacientes com síndrome pós-infecciosa (especialmente após varicela) podem apresentar ataxia da marcha e disartria leve, ambas reversíveis (Cap. 444). Causas infecciosas raras de ataxia incluem poliovírus, vírus Coxsackie, Echo, vírus Epstein-Barr, toxoplasmose, *Legionella* e doença de Lyme.

O desenvolvimento subagudo de ataxia da marcha ao longo de semanas a meses (degeneração do verme cerebelar) pode advir dos efeitos combinados de alcoolismo e desnutrição, particularmente se houver deficiências de vitaminas B_1 e B_{12}. A hiponatremia também foi associada à ataxia. A ataxia cerebelar paraneoplásica está associada a uma série de tumores (e autoanticorpos) diferentes, como os cânceres de mama e ovário (anti-Yo), câncer pulmonar de pequenas células (anticanal de cálcio dependente da voltagem do tipo PQ) e doença de Hodgkin (anti-Tr) (Cap. 94). Outra síndrome paraneoplásica associada a mioclonia e opsoclonia ocorre nos cânceres de mama (anti-Ri) e de pulmão e no neuroblastoma. A elevação dos anticorpos antidescarboxilase do ácido glutâmico (GAD) foi associada a uma síndrome atáxica progressiva que afeta a fala e a marcha. Para todas as ataxias paraneoplásicas, a síndrome neurológica pode ser o sintoma de apresentação do câncer. Outra ataxia progressiva mediada imunologicamente está associada a anticorpos antigliadina (e antiendomísio) e ao haplótipo do antígeno leucocitário humano (HLA, do inglês *human leukocyte antigen*) DQB1*0201; em alguns pacientes acometidos, a biópsia do intestino delgado revela atrofia das vilosidades compatível com enteropatia sensível ao glúten (Cap. 325). Por fim, a ataxia progressiva subaguda pode ser causada por uma doença priônica, sobretudo quando uma etiologia infecciosa, como a transmissão por hormônio do crescimento humano contaminado, é responsável (Cap. 438).

A ataxia da marcha simétrica crônica sugere uma ataxia hereditária (discutida adiante), um distúrbio metabólico ou uma infecção crônica. O hipotireoidismo sempre deve ser considerado uma forma prontamente tratável e reversível de ataxia da marcha. As doenças infecciosas que podem apresentar-se com ataxia são sífilis meningovascular e *tabes dorsalis* devido à degeneração das colunas posteriores e das vias espinocerebelares na medula espinal.

ATAXIA FOCAL

A ataxia focal aguda comumente resulta de doença cerebrovascular, em geral infarto isquêmico ou hemorragia cerebral. Essas lesões resultam em sintomas cerebelares ipsilaterais ao cerebelo lesionado e podem estar associadas à redução do nível de consciência em razão de compressão do tronco encefálico e hipertensão intracraniana; pode haver sinais pontinos ipsilaterais, incluindo paralisia do VI e do VII nervos cranianos. Sinais focais ou progressivos de ataxia aguda também devem levantar suspeita imediata de hematoma subdural na fossa posterior, abscesso bacteriano, ou tumor cerebelar primário ou metastático. A tomografia computadorizada (TC) ou a ressonância magnética (RM) revelam processos clinicamente significativos desse tipo. Muitas dessas lesões representam emergências neurológicas verdadeiras, pois pode ocorrer uma herniação súbita, seja rostralmente através do tentório, seja por uma herniação caudal das tonsilas cerebelares através do forame magno, a qual costuma ser devastadora. Pode ser necessária a descompressão cirúrgica aguda (Cap. 301). Linfoma ou leucoencefalopatia multifocal progressiva (LEMP) em paciente com Aids podem manifestar-se como uma síndrome cerebelar focal aguda ou subaguda. As etiologias crônicas de ataxia progressiva incluem esclerose múltipla (Cap. 444) e lesões congênitas, como malformação de Chiari (Cap. 442) ou cisto congênito de fossa posterior (síndrome de Dandy-Walker).

ATAXIAS HEREDITÁRIAS

As ataxias hereditárias podem apresentar modos de herança autossômico dominante, autossômico recessivo ou materno (mitocondrial). Uma classificação genômica (Tab. 439-2)[1] praticamente suplantou as classificações prévias baseadas apenas na expressão clínica.

Embora as manifestações clínicas e os achados neuropatológicos de doença cerebelar dominem o quadro clínico, também pode haver alterações típicas dos núcleos da base, do tronco encefálico, da medula espinal, dos nervos ópticos, da retina e dos nervos periféricos. Em grandes famílias com ataxias hereditárias dominantes, observam-se muitas gradações, desde manifestações puramente cerebelares até distúrbios mistos do cerebelo e do tronco encefálico, síndromes cerebelares e dos núcleos da base e doenças da medula espinal ou dos nervos periféricos. Raramente, verifica-se também demência. O quadro clínico pode ser homogêneo dentro de uma família com ataxia de herança dominante, porém às vezes a maioria dos membros acometidos da família demonstra uma síndrome típica, enquanto um ou vários membros têm um fenótipo inteiramente diferente.

ATAXIAS AUTOSSÔMICAS DOMINANTES

As ataxias espinocerebelares (SCAs, do inglês *spinocerebellar ataxias*) autossômicas incluem a SCA do tipo 1 ao tipo 43, a atrofia dentatorrubropalidoluisiana (DRPLA) e a ataxia episódica (AE) dos tipos 1 a 7 (Tab. 439-2).

---
[1] A Tabela 439-2 pode ser encontrada *online* em https://accessartmed.mhmedical.com/.

A SCA1, a SCA2, a SCA3 (doença de Machado-Joseph [DMJ]), a SCA6, a SCA7 e a SCA17 são causadas por expansões das repetições do trinucleotídeo CAG em diferentes genes. A SCA8 origina-se de uma expansão de repetições CTG não traduzidas, a SCA12 está ligada a repetições CAG não traduzidas e a SCA10 se deve a repetições de pentanucleotídeos não traduzidas. Os fenótipos clínicos dessas SCAs se sobrepõem. O genótipo tornou-se o padrão-ouro para o diagnóstico e a classificação. O trinucleotídeo CAG codifica a glutamina, e essas expansões da repetição CAG resultam em proteínas poliglutamina expandidas, denominadas *ataxinas*, que produzem um ganho de função tóxica com herança autossômica dominante. Embora o fenótipo seja variável para qualquer gene patogênico, cada ataxia resulta em um padrão relativamente singular de perda neuronal com gliose. Estudos imuno-histoquímicos e bioquímicos mostraram acúmulo citoplasmático (SCA2), neuronal (SCA1, DMJ, SCA7) e nucleolar (SCA7) das proteínas ataxinas mutantes que contêm poliglutamina. As ataxinas de poliglutamina expandida com mais de cerca de 40 glutaminas são potencialmente tóxicas para os neurônios por diversas razões: altos níveis de expressão gênica da ataxina poliglutamina mutante nos neurônios acometidos; alteração conformacional da proteína agregada para uma estrutura β-pregueada; transporte anormal da ataxina para o interior do núcleo (SCA1, DMJ, SCA7); ligação a outras proteínas de poliglutamina, incluindo a proteína de transcrição de ligação a TATA e a proteína de ligação a CREB, prejudicando suas funções; alteração da eficiência do sistema ubiquitina-proteossomo de renovação das proteínas; e indução de apoptose neuronal. Uma idade de início mais precoce (antecipação) e uma doença mais agressiva em gerações subsequentes decorrem de expansão adicional da repetição do trinucleotídeo CAG e poliglutamina em maior quantidade na ataxina mutante. Os distúrbios mais comuns são discutidos a seguir.

SCA1

A SCA1 era antigamente denominada *atrofia olivopontocerebelar*, mas dados genômicos mostraram que a entidade corresponde a diferentes genótipos com manifestações clínicas sobrepostas.

Sinais e sintomas A SCA1 caracteriza-se pelo desenvolvimento, no início ou em meados da idade adulta, de ataxia cerebelar progressiva do tronco e dos membros, dificuldades do equilíbrio e da marcha, lentidão dos movimentos voluntários, fala escandida, movimentos oculares nistagmoides e tremor oscilatório da cabeça e do tronco. Também podem ocorrer disartria, disfagia e paralisias oculomotoras e faciais. Os sintomas extrapiramidais incluem rigidez, fácies imóvel e tremor parkinsoniano. Os reflexos costumam ser normais, mas os reflexos patelar e aquileu podem ser abolidos e pode haver respostas plantares em extensão. Pode-se observar demência, mas em geral ela é discreta. É comum haver disfunção esfincteriana, com incontinência urinária e, às vezes, fecal. A RM revela atrofia do cerebelo e do tronco encefálico (Fig. 439-1).

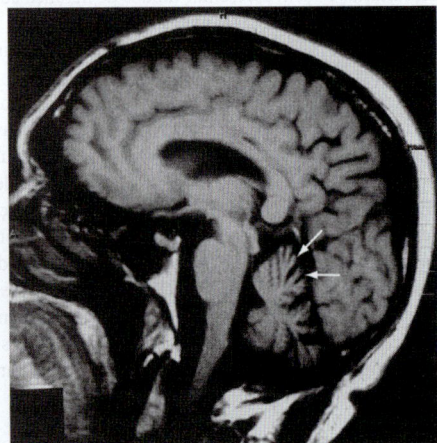

FIGURA 439-1 Ressonância magnética (RM) sagital do encéfalo de um homem de 60 anos de idade com ataxia da marcha e disartria devido à ataxia espinocerebelar tipo 1 (SCA1), ilustrando atrofia cerebelar (*setas*). (*Reproduzida, com permissão, de RN Rosenberg, P Khemani, in RN Rosenberg, JM Pascual [eds]: Rosenberg's Molecular and Genetic Basis of Neurological and Psychiatric Disease, 5th ed. London, Elsevier, 2015.*)

À inspeção *post mortem* do cérebro, observam-se acentuado encolhimento da metade ventral da ponte, desaparecimento da eminência olivar na face ventral do bulbo e atrofia cerebelar. O exame histológico mostra perda variável de células de Purkinje, números reduzidos de células nas camadas molecular e granulosa, desmielinização do pedúnculo cerebelar médio e dos hemisférios cerebelares e perda intensa de células nos núcleos pontinos e nas olivas. Nos casos com manifestações extrapiramidais, encontram-se alterações degenerativas no estriado, em especial no putame, e perda das células pigmentadas da substância negra. Com frequência, está presente degeneração mais disseminada no sistema nervoso central (SNC), incluindo o comprometimento das colunas posteriores e das fibras espinocerebelares.

CONSIDERAÇÕES GENÉTICAS

A SCA1 codifica um produto gênico, a chamada *ataxina-1* que regula a repressão transcricional com vários fatores nucleares. Como uma proteína que pode se ligar ao RNA, a ataxina-1 também pode regular a transcrição genética pós-traducional. O alelo mutante tem 40 repetições CAG localizadas dentro da região codificadora, enquanto os alelos de indivíduos não acometidos têm ≤ 36 repetições. Foram descritos alguns pacientes com 38 a 40 repetições CAG. Há uma correlação direta entre maior quantidade de repetições e menor idade de início na SCA1. Os pacientes jovens têm números maiores de repetições, e a antecipação está presente nas gerações subsequentes. Camundongos transgênicos portadores de SCA1 manifestaram ataxia e patologia das células de Purkinje. A localização, mas não a agregação, da proteína nuclear acídica rica em leucina da ataxina-1 parece ser necessária para a morte celular desencadeada pela proteína mutante.

SCA2

Sinais e sintomas Outro fenótipo clínico, SCA2, foi descrito em pacientes de Cuba e da Índia. É provável que os pacientes cubanos descendam de um ancestral comum e que a população descrita corresponda ao maior grupo homogêneo de pacientes com ataxia descrito. A idade de início varia de 2 a 65 anos, e há variedade clínica considerável dentro das famílias. Embora os achados neuropatológicos e clínicos sejam compatíveis com o diagnóstico de SCA1, incluindo movimentos oculares sacádicos lentos, ataxia, disartria, rigidez parkinsoniana, palidez do disco óptico, espasticidade leve e degeneração da retina, a SCA2 é uma forma singular de doença degenerativa cerebelar.

CONSIDERAÇÕES GENÉTICAS

O gene nas famílias com SCA2 também contém expansões das repetições CAG que codificam uma proteína contendo poliglutamina, a ataxina-2. Os alelos normais possuem 15 a 32 repetições; os alelos mutantes, 35 a 77 repetições. Recentemente, foi demonstrado que a ataxina-2 se combina com polirribossomos. A ataxina-2 também é um fator de risco importante para a esclerose lateral amiotrófica (ELA) esporádica.

DOENÇA DE MACHADO-JOSEPH/SCA3

A DMJ foi descrita pela primeira vez entre portugueses e seus descendentes em New England e na Califórnia, nos Estados Unidos. Em seguida, foi encontrada em famílias de Portugal, Austrália, Brasil, Canadá, China, Inglaterra, França, Índia, Israel, Itália, Japão, Espanha, Taiwan e Estados Unidos. Na maioria das populações, é a ataxia autossômica dominante mais comum.

Sinais e sintomas A DMJ foi classificada em três tipos clínicos. Na DMJ tipo I (tipo ELA-parkinsonismo-distonia), os déficits neurológicos surgem nas primeiras duas décadas de vida e envolvem fraqueza e espasticidade dos membros, principalmente das pernas, muitas vezes acompanhadas de distonia da face, do pescoço, do tronco e dos membros. São comuns clonos patelar e aquileu, bem como respostas plantares em extensão. A marcha é lenta e rígida, com uma base discretamente alargada e cambaleios de um lado para o outro; essa marcha resulta de espasticidade, não de ataxia verdadeira. Não há titubeação do tronco. A fraqueza e a espasticidade faríngeas causam dificuldade na fala e na deglutição. A proeminência do nistagmo horizontal e vertical, a perda dos movimentos oculares sacádicos rápidos, sacadas hipermétricas e hipométricas e a deficiência do olhar vertical para cima são dignos de nota. Fasciculações faciais, mioquimia facial, fasciculações da língua sem atrofia, oftalmoparesia e proeminência ocular são manifestações precoces comuns.

Na DMJ tipo II (tipo atáxico), déficits cerebelares verdadeiros de disartria e ataxia da marcha e dos membros surgem entre a segunda e a quarta décadas de vida, junto com déficits corticospinais e extrapiramidais de espasticidade, rigidez e distonia. O tipo II é a forma mais comum da DMJ. Também há oftalmoparesia, déficits do olhar vertical para cima e fasciculações faciais e da língua. A DMJ tipo II deve ser diferenciada da SCA1 e da SCA2, distúrbios clinicamente semelhantes.

A DMJ tipo III (tipo atáxico-amiotrófico) surge entre a quinta e a sétima décadas de vida como um distúrbio pancerebelar que inclui disartria e ataxia da marcha e dos membros. Perda sensitiva distal de dor, toque, vibração e propriocepção e atrofia distal são proeminentes, indicando a presença de neuropatia periférica. Os reflexos tendíneos profundos estão reduzidos ou abolidos, e não há achados corticospinais ou extrapiramidais.

A idade média de início dos sintomas na DMJ é 25 anos. Os déficits neurológicos sempre avançam e levam à morte por debilitação dentro de 15 anos a partir do início, principalmente nos pacientes com doença tipos I e II. Em geral, os pacientes preservam a plena função intelectual.

Os principais achados histopatológicos são perda variável de neurônios e substituição glial no corpo estriado, com perda intensa de neurônios na parte compacta da substância negra. Perda moderada de neurônios ocorre no núcleo dentado do cerebelo e no núcleo rubro. Detecta-se perda de células de Purkinje e células granulosas no córtex cerebelar. Ocorre também perda celular no núcleo dentado e nos núcleos motores dos nervos cranianos. A preservação das olivas inferiores diferencia a DMJ de outras ataxias com herança dominante.

CONSIDERAÇÕES GENÉTICAS

O gene da DMJ foi mapeado em 14q24.3-q32. Expansões instáveis da repetição CAG estão presentes no gene da DMJ, que codifica uma proteína contendo poliglutamina denominada ataxina 3 ou DMJ-ataxina. Uma idade de início mais precoce está associada a repetições mais longas. Os alelos de indivíduos normais possuem entre 12 e 37 repetições CAG, e os alelos da DMJ têm 60 a 84 repetições CAG. Agregados contendo poliglutamina de ataxina 3 (ataxina da DMJ) foram descritos nos núcleos de neurônios que estavam sofrendo degeneração. A ataxina da DMJ codifica uma ubiquitina-protease, que é inativa em decorrência das poliglutaminas expandidas. A função dos proteossomos está comprometida, resultando em depuração alterada das proteínas e perda neuronal cerebelar.

SCA6

O rastreamento genômico para repetições CAG em outras famílias com ataxia autossômica dominante e perda sensitiva vibratória e proprioceptiva demonstrou a presença de outro *locus*. Curiosamente, mutações diferentes no mesmo gene da subunidade α_{1A} do canal de cálcio dependente de voltagem (CACNLIA4; também chamado de gene *CACNA1A*) em 19p13 resultam em distúrbios clínicos diferentes. As expansões das repetições CAG (21-27 nos pacientes; 4-16 trinucleotídeos em indivíduos normais) acarretam ataxia progressiva de início tardio com degeneração cerebelar. Mutações *missense* nesse gene resultam em migrânea hemiplégica familiar. Mutações *nonsense* resultando em interrupção da síntese proteica do produto gênico causam ataxia cerebelar paroxística hereditária ou AE. Alguns pacientes com migrânea hemiplégica familiar apresentam ataxia progressiva e também têm atrofia cerebelar.

SCA7

Esse distúrbio distingue-se de todas as outras SCAs pela presença de degeneração pigmentar da retina. As anormalidades visuais aparecem inicialmente como daltonismo para as cores azul-amarela e evoluem para perda visual franca com degeneração da mácula. Em quase todos os demais aspectos, a SCA7 assemelha-se a várias outras SCAs em que a ataxia é acompanhada de diversos achados não cerebelares, como oftalmoparesia e respostas plantares extensoras. O defeito genético é uma expansão das repetições CAG no gene da SCA7 em 3p14-p21.1. O tamanho das repetições expandidas na SCA7 é altamente variável. Assim, a gravidade dos achados clínicos varia desde ausência de sintomas a um quadro leve com início tardio dos sintomas a uma doença grave e agressiva na infância com rápida progressão. Observou-se antecipação acentuada, em especial quando há transmissão paterna. A proteína patogênica, ataxina-7, forma agregados nos núcleos dos neurônios afetados, conforme também foi descrito para a SCA1 e a SCA3/DMJ. A ataxina-7 é uma subunidade do GCN5, um complexo contendo histona-acetiltransferase.

SCA8

Essa forma de ataxia é causada por expansão das repetições CTG em uma região não traduzida de um gene no cromossomo 13q21. Há acentuada predileção materna na transmissão, o que talvez reflita contrações da repetição durante a espermatogênese. A mutação não é totalmente penetrante. Os sintomas incluem disartria lentamente progressiva e ataxia da marcha começando em torno dos 40 anos de idade, com variação entre 20 e 65 anos. Outras manifestações compreendem nistagmo, espasticidade dos membros inferiores e redução da sensibilidade vibratória. Os indivíduos gravemente acometidos deixam de deambular durante a quarta à sexta década de vida. A RM revela atrofia cerebelar. O mecanismo da doença pode envolver um efeito "tóxico" dominante que ocorre em nível do RNA, como na distrofia miotônica.

ATROFIA DENTATORRUBROPALIDOLUISIANA

A atrofia dentatorrubropalidoluisiana (DRPLA, do inglês *dentatorubro-pallidoluysian atrophy*) tem apresentação variável que pode incluir ataxia progressiva, coreoatetose, distonia, convulsões, mioclonia e demência. A DRPLA origina-se de repetições instáveis do trinucleotídeo CAG na matriz de leitura aberta de um gene denominado *atrofina*, localizado no cromossomo 12p12-ter. Expansões maiores são encontradas em pacientes cuja doença começa mais cedo. O número de repetições é de 49 nos pacientes com DRPLA e ≤ 26 em indivíduos normais. Ocorre antecipação em gerações sucessivas, com início mais precoce da doença associado a aumento do número de repetições CAG nas crianças que herdam a doença do pai. Uma família bem-caracterizada da Carolina do Norte, nos Estados Unidos, apresenta uma variante fenotípica conhecida como *síndrome do Rio Haw*, atualmente reconhecida como causada pela mutação da DRPLA.

ATAXIA EPISÓDICA

A AE dos tipos 1 e 2 são dois distúrbios raros de herança dominante mapeados nos cromossomos 12p (gene do canal de potássio, KCNA1, mutação Phe249Leu) para o tipo 1 e 19p para o tipo 2. Os pacientes com AE tipo 1 têm episódios breves de ataxia com mioquimia e nistagmo que duram apenas minutos. Um susto, mudança abrupta da postura e exercício podem induzir os episódios. A acetazolamida ou anticonvulsivantes podem ser terapêuticos. Os pacientes com AE tipo 2 apresentam episódios de ataxia com nistagmo que podem durar horas ou dias. Estresse, exercício ou fadiga excessiva podem ser fatores desencadeantes. A acetazolamida pode ser terapêutica e reverter a alcalose intracelular relativa detectada na espectroscopia por ressonância magnética. Detectaram-se mutações *nonsense* com um códon de parada responsáveis pela AE tipo 2 no gene *CACNA1A*, que codifica a subunidade α_{1A} do canal de cálcio dependente de voltagem (ver "SCA6", anteriormente).

ATAXIAS AUTOSSÔMICAS RECESSIVAS

Ataxia de Friedreich É a forma de ataxia hereditária mais comum, e responde por metade de todas as ataxias hereditárias. Pode ocorrer em uma forma clássica ou associada a uma síndrome geneticamente determinada de deficiência da vitamina E; as duas formas são clinicamente indistinguíveis.

SINAIS E SINTOMAS A ataxia de Friedreich manifesta-se antes dos 25 anos de idade por uma marcha titubeante progressiva, quedas frequentes e titubeação. Os membros inferiores são mais intensamente afetados do que os superiores. Às vezes, o sintoma inicial é disartria; raras vezes, o sinal inicial é escoliose progressiva, deformidade dos pés, nistagmo ou cardiopatia.

O exame neurológico revela nistagmo, perda dos movimentos oculares sacádicos rápidos, vacilação do tronco na marcha, disartria, dismetria e ataxia do tronco e dos membros. Em geral, detectam-se respostas plantares em extensão (com tônus normal no tronco e nos membros), reflexos tendíneos profundos abolidos e fraqueza (distal maior do que proximal). Ocorre

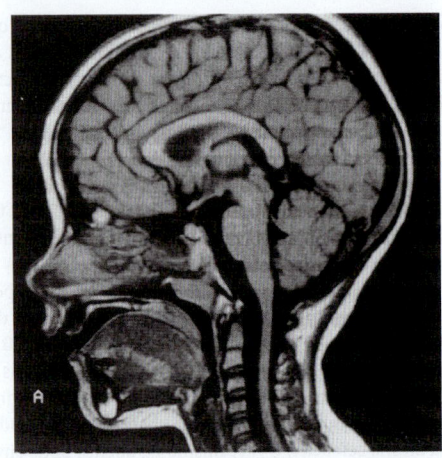

FIGURA 439-2 Ressonância magnética (RM) sagital do encéfalo e da medula espinal de paciente com ataxia de Friedreich, mostrando atrofia da medula espinal. *(Reproduzida, com permissão, de RN Rosenberg, P Khemani, in RN Rosenberg, JM Pascual [eds]: Rosenberg's Molecular and Genetic Basis of Neurological and Psychiatric Disease, 5th ed. London, Elsevier, 2015.)*

perda das sensibilidades vibratória e proprioceptiva. A idade mediana de óbito é 35 anos. As mulheres têm prognóstico significativamente melhor do que os homens.

Ocorre comprometimento cardíaco em 90% dos pacientes. Foram relatados cardiomegalia, hipertrofia simétrica, sopros e distúrbios da condução. Em um pequeno percentual dos pacientes, há deficiência intelectual moderada ou síndromes psiquiátricas. Observa-se alta incidência de diabetes melito (20%), associada à resistência à insulina e à disfunção das células β pancreáticas. As deformidades musculoesqueléticas são comuns e incluem pé cavo, pé equinovaro e escoliose. A RM da medula espinal mostra atrofia (Fig. 439-2).

Os principais locais da patologia são a medula espinal, as células ganglionares das raízes dorsais e os nervos periféricos. Pode ocorrer atrofia discreta do cerebelo e dos giros cerebrais. Esclerose e degeneração ocorrem predominantemente nos tratos espinocerebelares, nos tratos corticospinais laterais e nas colunas posteriores. Foi descrita degeneração dos núcleos glossofaríngeo, vago, hipoglosso e cerebelares profundos. O córtex cerebral é histologicamente normal, salvo pela perda das células de Betz nos giros pré-centrais. Os nervos periféricos são extensamente acometidos, com perda de fibras mielinizadas grandes. A patologia cardíaca consiste em hipertrofia e fibrose miocíticas, displasia fibromuscular vascular focal com depósito de substância positiva para o ácido periódico de Schiff (PAS, do inglês *periodic acid-Schiff*) na túnica média ou subíntima, miocitopatia com núcleos pleomorfos incomuns e degeneração focal de nervos e gânglios cardíacos.

CONSIDERAÇÕES GENÉTICAS

A forma clássica da ataxia de Friedreich foi mapeada no cromossomo 9q13-q21.1, e o gene mutante, *frataxina*, contém repetições do trinucleotídeo GAA expandidas no primeiro íntron. Há homozigose para a expansão das repetições GAA em mais de 95% dos pacientes. Pessoas normais têm 7 a 22 repetições GAA, e os pacientes com a ataxia, 200 a 900. Uma síndrome clínica mais variada foi descrita em heterozigotos compostos, que possuem uma cópia da expansão de GAA e na outra cópia uma mutação pontual no gene da *frataxina*. Quando a mutação de ponto se localiza na região do gene que codifica a metade aminoterminal da frataxina, o fenótipo é mais leve, muitas vezes com marcha espástica, reflexos preservados ou exacerbados, ausência de disartria e ataxia leve ou ausente.

Pacientes com ataxia de Friedreich têm níveis indetectáveis ou baixíssimos de mRNA da *frataxina*, comparados com portadores e indivíduos normais não relacionados; assim, a doença parece advir de perda da expressão da proteína frataxina. A frataxina é uma proteína mitocondrial envolvida na homeostase do ferro. O acúmulo mitocondrial de ferro devido à perda do transportador de ferro codificado pelo gene mutante *frataxina* resulta em deficiência de enzimas mitocondriais contendo ferro/enxofre, produção reduzida de ATP e acúmulo de ferro no coração. Por sua vez, o excesso de ferro oxidado resulta em oxidação de componentes celulares e lesão celular irreversível.

Foram descritas duas formas de ataxia hereditária associada a anormalidades nas interações da vitamina E (α-tocoferol) com a lipoproteína de densidade muito baixa (VLDL, do inglês *very-low-density lipoprotein*). Estas são a abetalipoproteinemia (síndrome de Bassen-Kornzweig) e a ataxia com deficiência de vitamina E (ADVE). A abetalipoproteinemia é causada por mutações no gene que codifica a maior subunidade da proteína de transferência microssomal de triglicerídeos (MTP, do inglês *microsomal triglyceride transfer*). Defeitos na MTP prejudicam a formação e a secreção de VLDL no fígado. Esse defeito resulta em deficiência no transporte de vitamina E para os tecidos, incluindo os sistemas nervosos central e periférico, pois a VLDL é a molécula que transporta a vitamina E e outros substitutos lipossolúveis. A ADVE deve-se a mutações no gene da proteína de transferência do α-tocoferol (α-TTP). Esses pacientes têm capacidade reduzida de ligação da vitamina E à VLDL produzida e secretada pelo fígado, resultando em deficiência de vitamina E nos tecidos periféricos. Portanto, a ausência de VLDL (abetalipoproteinemia) ou a dificuldade de ligação da vitamina E à VLDL (ADVE) produz uma síndrome atáxica. Mais uma vez, uma classificação baseada no genótipo mostrou-se essencial para se desvendarem as diversas formas da síndrome da doença de Friedreich, que podem ser clinicamente indistinguíveis.

Ataxia-telangiectasia • SINAIS E SINTOMAS
Os pacientes com ataxia-telangiectasia (AT) apresentam-se na primeira década de vida com lesões telangiectásicas progressivas associadas a déficits da função cerebelar e nistagmo. As manifestações neurológicas são aquelas observadas na doença de Friedreich, que deve ser incluída no diagnóstico diferencial. Podem surgir ataxia do tronco e dos membros, disartria, respostas plantares em extensão, abalos mioclônicos, arreflexia e déficits sensitivos distais. Há alta incidência de infecções pulmonares recorrentes e neoplasias dos sistemas linfático e reticuloendotelial nos pacientes com AT. Descreveram-se hipoplasia tímica com imunodeficiências celulares e humorais (IgA e IgG2), envelhecimento precoce e distúrbios endócrinos, como diabetes melito tipo 1. Há incidência aumentada de linfomas, doença de Hodgkin, leucemias agudas de células T e câncer de mama.

As alterações neuropatológicas mais marcantes incluem perda de células de Purkinje, granulosas e células em cesto no córtex cerebelar e de neurônios nos núcleos cerebelares profundos. As olivas inferiores do bulbo também sofrem perda neuronal. Há perda dos neurônios do corno anterior da medula espinal e das células ganglionares das raízes dorsais, associada à desmielinização da coluna posterior da medula espinal. Um timo pouco desenvolvido ou ausente é o defeito mais comum do sistema linfoide.

CONSIDERAÇÕES GENÉTICAS

O gene da AT (gene *ATM*) em 11q22-23 codifica uma proteína que é semelhante a diversas fosfatidilinositol-3'-cinases de leveduras e mamíferos envolvidas na transdução de sinais mitogênicos, na recombinação meiótica e no controle do ciclo celular. Foi demonstrado um reparo defeituoso do DNA em fibroblastos de AT expostos à luz ultravioleta. A descoberta do *ATM* possibilita o diagnóstico precoce e a identificação de heterozigotos com risco de câncer (p. ex., câncer de mama). Observam-se α-fetoproteína elevada e deficiência de imunoglobulina.

ATAXIAS MITOCONDRIAIS

Foram identificadas síndromes espinocerebelares com mutações no DNA mitocondrial (mtDNA). São conhecidas 30 mutações pontuais patogênicas do mtDNA e 60 tipos diferentes de deleções do mtDNA, e várias delas causam ou estão associadas à ataxia (Cap. 449).

TRATAMENTO
Distúrbios atáxicos

A tarefa mais importante na assistência a pacientes com ataxia é identificar as entidades patológicas tratáveis. As lesões expansivas devem ser reconhecidas prontamente e tratadas de maneira apropriada. Os distúrbios paraneoplásicos autoimunes com frequência são identificados pelos padrões clínicos da doença que eles produzem, medição de autoanticorpos específicos e detecção do câncer primário; esses distúrbios muitas vezes são refratários ao tratamento, mas alguns pacientes melhoram após a remoção do tumor ou com imunoterapia (Cap. 94). A ataxia com anticorpos antigliadina e enteropatia sensível ao glúten pode melhorar com uma dieta livre de glúten. As síndromes de má absorção que acarretam deficiência de vitamina E podem provocar ataxia. Deve-se considerar a forma de ataxia de Friedreich associada à deficiência de vitamina E e medir os níveis séricos dessa vitamina. A terapia com vitamina E está indicada nesses raros pacientes. Devem-se determinar os níveis séricos das vitaminas B_1 e B_{12} e, em caso de deficiência, administrá-las aos pacientes. O hipotireoidismo é fácil de tratar. O líquido cerebrospinal (LCS) deve ser testado quanto à presença de sífilis em pacientes com ataxia progressiva e outras manifestações de *tabes dorsalis*. Do mesmo modo, devem-se definir os títulos de anticorpos para a doença de Lyme e *Legionella* e, nos pacientes positivos, instituir antibioticoterapia apropriada. As aminoacidopatias, as leucodistrofias, as anormalidades do ciclo da ureia e as encefalomiopatias mitocondriais podem gerar ataxia, e algumas terapias nutricionais ou metabólicas estão disponíveis para esses distúrbios. Os efeitos nocivos da fenitoína e do álcool sobre o cerebelo são bem conhecidos, e a exposição a essas substâncias deve ser evitada em pacientes com ataxia de qualquer etiologia.

Não existe tratamento comprovado para qualquer uma das ataxias autossômicas dominantes (SCA1 a SCA43). Há evidências preliminares de que a idebenona, removedora (em inglês, *scavenger*) de radicais livres, melhore a hipertrofia miocárdica em pacientes com ataxia de Friedreich clássica; contudo, não existem quaisquer evidências atuais de que melhore a função neurológica. Um estudo preliminar de pequeno porte em uma população mista de pacientes com diferentes ataxias hereditárias levantou a possibilidade de que o antagonista de glutamato riluzol possa proporcionar um benefício modesto. Os quelantes de ferro e fármacos antioxidantes são potencialmente nocivos nos pacientes com ataxia de Friedreich, pois podem aumentar a lesão do miocárdio. A acetazolamida pode reduzir a duração dos sintomas da ataxia episódica. No presente, a identificação do genótipo de pessoas em risco, junto com aconselhamento familiar e genético apropriado, pode reduzir a incidência dessas síndromes cerebelares nas futuras gerações (Cap. 467).

LABORATÓRIOS DE DIAGNÓSTICOS GENÉTICOS

1. Baylor College of Medicine; Houston, Texas
   http://www.bcm.edu/genetics/index.cfm?pmid=21387
2. GeneDx
   http://www.genedx.com
3. Transgenomic
   http://www.transgenomic.com/labs/neurology

CONSIDERAÇÕES GLOBAIS

As ataxias com herança autossômica dominante, autossômica recessiva, ligada ao X ou mitocondrial estão presentes em todo o mundo. A doença de Machado-Joseph (SCA3) (autossômica dominante) e a ataxia de Friedreich (autossômica recessiva) são os tipos mais comuns na maioria das populações. Há marcadores genéticos comercialmente disponíveis para identificar, de maneira precisa, a mutação genética para o diagnóstico correto e também para o planejamento familiar. A detecção precoce da doença pré-clínica assintomática pode reduzir ou eliminar a herança da ataxia em algumas famílias no mundo todo.

LEITURAS ADICIONAIS

ANHEIM M et al: The autosomal recessive cerebellar ataxias. N Engl J Med 16:636, 2012.
JACOBI H et al: Long-term disease progression in spinocerebellar ataxia types 1, 2, 3, and 6: A longitudinal cohort study. Lancet Neurol 14:1101, 2015.
MARTIN D, HAYDEN M: Role of repeats in protein clearance. Nature 545:33, 2017.
PAULSON HL et al: Polyglutamine spinocerebellar ataxias—from genes to potential therapy. Nat Rev Neurosci 18:613; 2017.
ROMANO S et al: Riluzole in patients with hereditary cerebellar ataxia: A randomised, double-blind, placebo-controlled trial. Lancet Neurol 14:985, 2015.

440 Distúrbios do sistema nervoso autônomo
Richard J. Barohn, John W. Engstrom

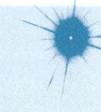

O sistema nervoso autônomo (SNA) inerva todo o neuroeixo e permeia todos os sistemas orgânicos. Ele regula a pressão arterial (PA), a frequência cardíaca, o sono e as funções glandular, pupilar, vesical e intestinal. Mantém a homeostase dos órgãos e opera de modo automático; sua importância plena só é reconhecida quando a função do SNA é comprometida, resultando em disautonomia. A disautonomia pode ser resultado de um distúrbio primário do sistema nervoso central ou periférico, ou pode ocorrer por uma causa não neurogênica. Às vezes pode haver mais de um fator contribuidor – por exemplo, os fatores aditivos de um medicamento em um paciente com diabetes melito, insuficiência cardiovascular ou envelhecimento normal. É útil caracterizar a disautonomia por sua evolução (aguda, subaguda ou crônica; progressiva ou estática), gravidade e conforme as manifestações sejam contínuas ou intermitentes. **Os distúrbios hipotalâmicos que provocam alterações na homeostase são discutidos nos Capítulos 18 e 378.**

ORGANIZAÇÃO ANATÔMICA

A atividade do SNA é regulada por neurônios centrais responsivos a diferentes impulsos aferentes. Após integração central das informações aferentes, o controle autonômico é ajustado para permitir a função dos principais sistemas orgânicos de acordo com as necessidades de todo o organismo. As conexões entre o córtex cerebral e os centros autonômicos no tronco encefálico coordenam o controle autonômico com as funções mentais superiores.

Os neurônios pré-ganglionares do sistema nervoso parassimpático deixam o sistema nervoso central (SNC) no III, VII, IX e X nervos cranianos e no 2º e 3º nervos sacrais, enquanto os neurônios pré-ganglionares do sistema nervoso simpático deixam a medula espinal entre o primeiro segmento torácico e o segundo lombar (Fig. 440-1). As fibras pré-ganglionares autônomicas são finamente mielinizadas. Os neurônios pré-ganglionares, localizados nos gânglios fora do SNC, dão origem aos nervos autonômicos pós-ganglionares não mielinizados que inervam órgãos e tecidos em todo o corpo. As respostas à estimulação simpática e parassimpática costumam ser antagônicas (Tab. 440-1), refletindo as interações altamente coordenadas dentro do SNC; as alterações resultantes na atividade parassimpática e simpática proporcionam um controle mais preciso das respostas autonômicas do que seria alcançado pela modulação de um único sistema. Em geral, a resposta de "lutar ou fugir" é uma consequência de aumento da atividade simpática, enquanto o "descansar e digerir" reflete o aumento da atividade parassimpática.

A acetilcolina (ACh) é o neurotransmissor pré-ganglionar para ambas as divisões simpática e parassimpática do SNA, bem como o neurotransmissor pós-ganglionar dos neurônios parassimpáticos; os receptores pré-ganglionares são nicotínicos, enquanto os pós-ganglionares são de tipo muscarínico. A norepinefrina (NE) é o neurotransmissor dos neurônios simpáticos pós-ganglionares, exceto os neurônios colinérgicos que inervam as glândulas sudoríparas écrinas.

O trato gastrintestinal (GI) foi descrito por muito tempo como parte dos sistemas nervosos simpático e parassimpático. Entretanto, ele possui muitas características próprias, de modo que ele é atualmente considerado separadamente como sistema nervoso entérico. O controle parassimpático do sistema GI ocorre por meio dos nervos craniospinais (nervos vago e S2-S4), enquanto o controle simpático eferente é feito pela região toracolombar. O próprio sistema nervoso entérico é constituído por uma série de gânglios que formam uma rede de plexos com várias centenas de milhões de células (o equivalente ao número de células na medula espinal). O plexo de Meissner (submucoso), o plexo de Auerbach (mioentérico), o plexo de Cajal (muscular profundo) e os plexos mucoso e submucoso compreendem a maior parte dos nervos no sistema nervoso entérico. Foram identificados inúmeros neurotransmissores no sistema nervoso entérico, e muitos neurônios contêm tanto neurotransmissores primários quanto neurotransmissores cotransmissores.

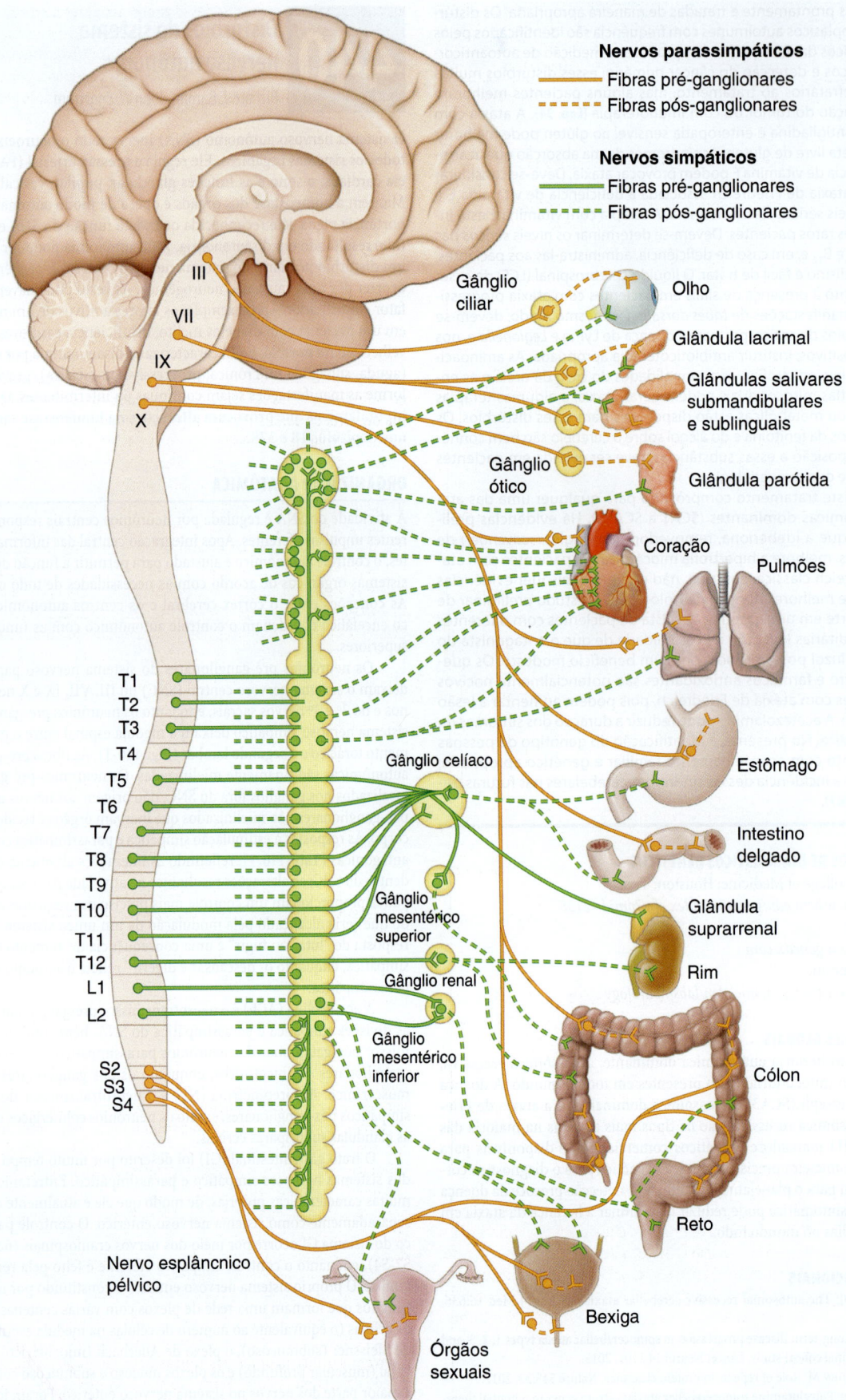

FIGURA 440-1 Representação esquemática do sistema nervoso autônomo. *(Adapta com permissão de R Snell: Clinical Neuroanatomy, 7th ed. Philadelphia: Wolters Kluwer Health/Lippincott Williams & Wilkins, 2009.)*

TABELA 440-1 ■ Efeitos dos sistemas parassimpático e simpático sobre órgãos efetores diversos

	Simpático	Parassimpático
Pupila	Dilatação da pupila (alfa)	Constrição da pupila
Acomodação	Reduzida	Aumentada
Coração	Efeito cronotrópico positivo (beta)	Efeito cronotrópico negativo
	Efeito inotrópico positivo (beta)	Efeito inotrópico negativo
Artérias	Vasoconstrição (alfa)	Vasodilatação
	Vasodilatação (beta)	
Veias	Vasoconstrição (alfa)	
	Vasoconstrição (beta)	
Árvore traqueobrônquica	Broncodilatação (beta)	Broncoconstrição
		Aumento da secreção das glândulas brônquicas
Trato gastrintestinal	Motilidade reduzida (beta)	Motilidade aumentada
	Contração de esfincteres (alfa)	Relaxamento de esfincter
Bexiga	Relaxamento de detrusor (beta)	Contração de detrusor
	Contração de esfincter (alfa)	Relaxamento de esfincter
Glândulas salivares	Saliva escassa, espessa e viscosa (alfa)	Saliva copiosa, fina e aquosa
Pele	Piloereção (*cutis anserina*)	Ausência de piloereção
Glândulas sudoríparas	Secreção aumentada (colinérgica)	Secreção reduzida
Genitália	Ejaculação	Ejaculação/ereção
Medula suprarrenal	Liberação de catecolaminas	
Glicogênio	Glicogenólise (alfa e beta)	Síntese de glicogênio
	Lipólise (alfa e beta)	

Fonte: Reproduzida, com permissão, de WW Campbell: The autonomic nervous system, in DeJong's The Neurologic Examination, 8th ed. Wolters Kluwer, 2020.

AVALIAÇÃO CLÍNICA

CLASSIFICAÇÃO

Os distúrbios do SNA podem decorrer de patologia do SNC ou do sistema nervoso periférico (SNP) **(Tab. 440-2)**. Os sinais e sintomas podem resultar de interrupção do ramo aferente, dos centros processadores no SNC, ou do ramo eferente dos arcos reflexos que controlam as respostas autonômicas. Por exemplo, uma lesão do bulbo produzida por tumor na fossa posterior pode prejudicar as respostas da PA a mudanças posturais e gerar hipotensão ortostática (HO). A HO também pode ser causada por lesões do ramo aferente do arco barorreflexo (p. ex., radiação ou doença congênita), de fibras nervosas espinais ou de fibras vasomotoras periféricas (p. ex., neuropatia diabética e de outros tipos). As lesões do ramo eferente causam HO mais consistente e grave. O local de interrupção do reflexo em geral é estabelecido pelo contexto clínico em que a disautonomia aparece, combinado com o uso criterioso de testes do SNA e exames de neuroimagem. A presença ou ausência de sinais do SNC, a associação com polineuropatia sensitiva ou motora, doenças clínicas, o uso de medicações e a história familiar com frequência são considerações importantes. Algumas síndromes não se enquadram facilmente em nenhum esquema de classificação.

SINTOMAS DE DISFUNÇÃO AUTONÔMICA

As manifestações clínicas podem resultar de perda da função, hiperatividade ou desregulação dos circuitos autonômicos. Os distúrbios da função autonômica devem ser considerados nos pacientes com HO inexplicável, síncope, disfunção do sono, alteração da sudorese (hiperidrose ou hipoidrose), impotência, constipação ou outros sintomas GIs (distensão, náusea, vômitos tardios, diarreia) ou distúrbios vesicais (frequência, hesitação ou incontinência urinárias). Os sintomas podem ter distribuição generalizada ou regional. A anamnese autonômica concentra-se nas funções sistêmicas (PA, frequência cardíaca, sono, febre, sudorese) e no envolvimento de sistemas orgânicos individuais (pupilas, intestino, bexiga, função sexual). Os sintomas específicos de intolerância ortostática são variados **(Tab. 440-3)**.

Os sintomas autonômicos iniciais podem passar despercebidos. A impotência, embora não seja específica de insuficiência autonômica, muitas vezes a indica em homens e pode preceder outros sintomas por anos **(Cap. 397)**. Uma redução na frequência de ereções matinais espontâneas pode ocorrer meses antes da perda da intumescência peniana noturna e surgimento de impotência total. A disfunção vesical também pode ser um evento precoce em homens e mulheres, especialmente naqueles com etiologia no SNC. Os pés frios podem indicar aumento da constrição vasomotora periférica, embora esse sintoma seja uma queixa muito comum entre indivíduos sadios. Uma doença encefálica e da medula espinal acima do nível da coluna lombar resulta primeiro em frequência urinária e pequenos volumes urinários e, mais tarde, incontinência urinária (bexiga espástica ou do neurônio motor superior). Em contrapartida, a doença das fibras nervosas autonômicas do SNP acarreta grandes volumes vesicais, frequência urinária e incontinência por transbordamento (bexiga flácida ou do neurônio motor inferior). A medição do volume vesical (resíduo pós-miccional) ou exames urodinâmicos são testes úteis para distinguir entre disfunção vesical do neurônio motor superior e inferior nos estágios iniciais da disautonomia. Normalmente, a disfunção autonômica GI manifesta-se como constipação progressivamente grave. Pode ocorrer diarreia (normalmente no diabetes melito), devido a muitas razões, incluindo trânsito rápido do conteúdo, falta de coordenação da atividade motora do intestino delgado ou mecanismo osmótico em consequência da proliferação bacteriana excessiva associada à estase no intestino delgado e disfunção anorretal com diminuição do controle esfincteriano e aumento da secreção intestinal. O comprometimento da função secretora glandular pode gerar dificuldades na ingestão de alimentos devido à redução da salivação, ou irritação ocular por diminuição do lacrimejamento. A perda da função de sudorese (anidrose), um elemento fundamental da termorregulação, pode resultar em hipertermia. Os pacientes com neuropatia dependente do comprimento podem apresentar anidrose distal, porém o sintoma principal é a hiperidrose proximal que ocorre para manter a termorregulação **(Cap. 18)**. A ausência de sudorese após um banho quente, durante o exercício ou em um dia de calor pode sugerir disfunção sudomotora.

A HO (também chamada *hipotensão postural*) talvez seja a manifestação mais incapacitante da disfunção autonômica. Existem diversas causas de HO (p. ex., medicamentos, anemia, desidratação ou depleção volêmica); entretanto, quando a HO é causada especificamente por disfunção do SNA, ela é designada HO neurogênica. Sua prevalência é relativamente alta, sobretudo quando se inclui a HO associada ao envelhecimento e ao diabetes melito **(Tab. 440-4)**. A HO pode causar uma variedade de sintomas, incluindo redução ou perda da visão, tontura, diaforese, diminuição da audição, palidez, fraqueza e dispneia. Ocorre síncope quando a queda da PA prejudica a perfusão cerebral. Outras manifestações de diminuição dos barorreflexos são hipertensão de decúbito, frequência cardíaca fixa independentemente da postura, hipotensão pós-prandial e elevação noturna excessiva da PA. Muitos pacientes com HO recebem um diagnóstico prévio de hipertensão ou têm hipertensão de decúbito concomitante, o que reflete a grande importância dos barorreflexos na manutenção da normotensão postural e em decúbito. O aparecimento de HO em pacientes sob tratamento anti-hipertensivo pode indicar tratamento excessivo ou o início de um distúrbio autonômico. As causas mais comuns de HO são de origem não neurológica **(Tab. 440-5)** e devem ser distinguidas das causas neurogênicas. As taxas de mortalidade da HO não neurogênica são semelhantes às da população geral, enquanto a HO neurogênica tem uma taxa de mortalidade 3 a 7 vezes maior. **As causas neurocardiogênicas e cardíacas da síncope são abordadas no Capítulo 21.**

TABELA 440-2 ■ Classificação dos distúrbios autonômicos clínicos

I. Distúrbios autonômicos com comprometimento cerebral

A. Associados à degeneração de múltiplos sistemas
  1. Degeneração de múltiplos sistemas: insuficiência autonômica clinicamente proeminente
      a. Atrofia de múltiplos sistemas (AMS)
      b. Doença de Parkinson com insuficiência autonômica
      c. Doença por corpos de Lewy difusa com insuficiência autonômica
  2. Degeneração de múltiplos sistemas: insuficiência autonômica em geral não clinicamente proeminente
      a. Doença de Parkinson sem insuficiência autonômica
      b. Outros distúrbios extrapiramidais (atrofias espinocerebelares hereditárias, paralisia supranuclear progressiva, degeneração corticobasal, doença de Machado-Joseph, síndrome do X frágil [FXTAS])
B. Não associados à degeneração de múltiplos sistemas (distúrbios focais do SNC)
  1. Distúrbios que se devem principalmente ao envolvimento do córtex cerebral
      a. Lesões do córtex frontal causando incontinência urinária/fecal
      b. Convulsões focais (lobo temporal ou cíngulo anterior)
      c. Infarto cerebral da ínsula
  2. Distúrbios dos circuitos límbico e paralímbico
      a. Síndrome de Shapiro (agenesia do corpo caloso, hiperidrose, hipotermia)
      b. Convulsões autonômicas
      c. Encefalite límbica
  3. Distúrbios do hipotálamo
      a. Deficiência de tiamina (síndrome de Wernicke-Korsakoff)
      b. Síndrome diencefálica
      c. Síndrome neuroléptica maligna
      d. Síndrome serotoninérgica
      e. Insônia familiar fatal
      f. Síndromes do hormônio antidiurético (ADH) (diabetes insípido, secreção inapropriada de ADH)
      g. Alterações da regulação da temperatura (hipertermia, hipotermia)
      h. Distúrbios da função sexual
      i. Distúrbios do apetite
      j. Distúrbios da PA/FC e função gástrica
      k. Síndrome de Horner
  4. Distúrbios do tronco encefálico e cerebelo
      a. Tumores da fossa posterior
      b. Siringobulbia e malformação de Arnold-Chiari
      c. Distúrbios do controle da PA (hipertensão, hipotensão)
      d. Arritmias cardíacas
      e. Apneia central do sono
      f. Insuficiência dos barorreflexos
      g. Síndrome de Horner
      h. Síndromes vertebrobasilar e bulbar lateral (de Wallenberg)
      i. Encefalite do tronco encefálico

II. Distúrbios autonômicos com comprometimento da medula espinal

A. Tetraplegia traumática
B. Siringomielia
C. Degeneração combinada subaguda
D. Esclerose múltipla e neuromielite óptica
E. Esclerose lateral amiotrófica
F. Tétano
G. Síndrome da pessoa rígida
H. Tumores da medula espinal

III. Neuropatias autonômicas

A. Neuropatias autonômicas agudas/subagudas
  a. Ganglionopatia autonômica autoimune (GAA) subaguda
  b. Neuropatia autonômica paraneoplásica subaguda
  c. Síndrome de Guillain-Barré
  d. Botulismo
  e. Porfiria
  f. Neuropatias autonômicas induzidas por substâncias – estimulantes, abstinência de substâncias, vasoconstritores, vasodilatadores, antagonistas dos receptores β, β-agonistas
  g. Neuropatias autonômicas induzidas por toxinas
  h. Neuropatia colinérgica subaguda
B. Neuropatias autonômicas periféricas crônicas
  1. Neuropatia de fibras finas distais – polineuropatia sensitiva criptogênica (PNSC)
  2. Insuficiência simpática e parassimpática combinada
      a. Amiloidose
      b. Neuropatia autonômica diabética
      c. GAA (paraneoplásica e idiopática)
      d. Neuronopatia sensitiva com insuficiência autonômica
      e. Disautonomia familiar (síndrome de Riley-Day)
      f. Diabética, urêmica ou deficiência nutricional
      g. Disautonomia geriátrica (idade > 80 anos)
      h. Neuropatia hereditária sensitiva autonômica
      i. Neuropatia autonômica relacionada ao HIV
  3. Distúrbios de intolerância ortostática: síncope reflexa; STOP; repouso prolongado ao leito; viagem espacial; fadiga crônica

Siglas: FC, frequência cardíaca; PA, pressão arterial; SNC, sistema nervoso central; STOP, síndrome de taquicardia ortostática postural.

TABELA 440-3 ■ Sintomas de intolerância ortostática

Tontura	88%
Fraqueza ou fadiga	72%
Dificuldade cognitiva (raciocínio/concentração)	47%
Visão turva	47%
Tremores	38%
Vertigem	37%
Palidez	31%
Ansiedade	29%
Palpitações	26%
Sensação de pele "pegajosa"	19%
Náuseas	18%

Fonte: Reproduzida, com permissão, de PA Low et al: Prospective evaluation of clinical characteristics of orthostatic hypotension. Mayo Clinic Proceedings 70:617, 1995.

TABELA 440-4 ■ Prevalência da hipotensão ortostática em diferentes situações

Distúrbio	Prevalência
Envelhecimento	14-20%
Neuropatia diabética	10%
Outras neuropatias autonômicas	> 60%
Atrofia de múltiplos sistemas	> 90%
Insuficiência autonômica pura	> 95%

TABELA 440-5 ■ Causas não neurogênicas de hipotensão ortostática

Falência da bomba cardíaca
- Infarto do miocárdio
- Miocardite
- Pericardite constritiva
- Estenose aórtica
- Taquiarritmias
- Bradiarritmias
- Obstrução venosa

Volume intravascular reduzido
- Esforço ou levantamento de peso, micção, defecação
- Desidratação
- Diarreia, êmese
- Hemorragia
- Queimaduras
- Nefropatia perdedora de sal
- Insuficiência suprarrenal
- Diabetes insípido

Metabolismo
- Insuficiência adrenocortical
- Hipoaldosteronismo
- Feocromocitoma
- Depleção grave de potássio

Acúmulo venoso
- Álcool
- Dilatação pós-prandial dos leitos vasculares esplâncnicos
- Exercício vigoroso com dilatação dos leitos vasculares esqueléticos
- Calor: ambiente quente, banhos quentes, febre
- Período prolongado deitado ou em pé
- Sepse

Medicamentos
- Anti-hipertensivos
- Diuréticos
- Vasodilatadores: nitratos, hidralazina
- Agentes α e β-bloqueadores
- Sedativos do sistema nervoso central: barbitúricos, opiáceos
- Antidepressivos tricíclicos
- Fenotiazinas

TABELA 440-6 ■ Alguns fármacos que afetam a função autonômica

Sintoma	Classe do fármaco	Exemplos específicos
Impotência	Opioides	Paracetamol + codeína
	Esteroides anabolizantes	–
	Alguns antiarrítmicos	Prazosina
	Alguns anti-hipertensivos	Clonidina
	Alguns diuréticos	Benazepril
	Alguns ISRSs	Venlafaxina
Retenção urinária	Opioides	Fentanila
	Descongestionantes	Bronfeniramina
		Difenidramina
Sudorese	Alguns anti-hipertensivos	Anlodipino
	Alguns ISRSs	Citalopram
	Opioides	Morfina

Sigla: ISRSs, inibidores seletivos da recaptação de serotonina.

ABORDAGEM AO PACIENTE

Hipotensão ortostática e outros distúrbios do SNA

A primeira etapa na avaliação da HO sintomática é a exclusão de causas tratáveis. A anamnese deve incluir uma revisão dos medicamentos que possam afetar o SNA (Tab. 440-6). As principais classes de fármacos que podem causar HO são diuréticos, anti-hipertensivos (redutores da pré-carga, vasodilatadores, agentes inotrópicos ou cronotrópicos negativos), antidepressivos (tricíclicos e ISRS), etanol, opioides, insulina, agonistas dopaminérgicos e barbitúricos. Contudo, a precipitação de HO por medicamentos também pode ser o primeiro sinal de um distúrbio autonômico subjacente. A anamnese pode revelar uma causa subjacente dos sintomas (p. ex., diabetes, doença de Parkinson) ou mecanismos específicos (p. ex., falência da bomba cardíaca, volume intravascular reduzido). Deve-se investigar a relação dos sintomas com as refeições (congestão esplâncnica), o ato de levantar-se ao acordar pela manhã (depleção do volume intravascular), o aquecimento do ambiente (vasodilatação) ou a prática de exercícios (vasodilatação arteriolar muscular). O período de tempo em pé até o primeiro sintoma ou até a pré-síncope (Cap. 21) deve ser definido para o manejo.

O exame físico inclui a medição da PA e da frequência cardíaca em decúbito e de pé. A HO é definida por queda persistente da PA sistólica (≥ 20 mmHg) ou diastólica (≥ 10 mmHg) após 3 minutos em posição ereta. Nas causas não neurogênicas de HO (como hipovolemia), a queda da PA é acompanhada de elevação compensatória da frequência cardíaca de > 15 bpm. Na HO neurogênica, o pulso não aumenta apesar da queda na pressão arterial. Um indício importante de que o paciente tem HO neurogênica é o agravamento ou a precipitação da condição por estresse autonômico (como uma refeição, banho quente e exercício). O exame neurológico deve incluir um exame do estado mental (os distúrbios neurodegenerativos, como demência por corpos de Lewy, podem ser acompanhados de disautonomia significativa), nervos cranianos (pupilas anormais com síndrome de Horner ou de Adie), tônus muscular (síndromes parkinsonianas), força motora e sensibilidade (polineuropatias). Nos pacientes sem diagnóstico inicial claro, as avaliações de acompanhamento a cada poucos meses ou sempre que os sintomas piorarem podem revelar a causa subjacente.

TESTES AUTONÔMICOS

As provas de função autonômica são úteis para documentar anormalidades quando os achados da anamnese e do exame físico são inconclusivos, para se detectar envolvimento subclínico, ou para acompanhar a evolução de um distúrbio autonômico.

Variação da frequência cardíaca com a respiração profunda Testa o componente parassimpático dos reflexos cardiovasculares via nervo vago. Os resultados são influenciados por múltiplos fatores, incluindo posição do indivíduo (em decúbito, sentada ou ortostática), frequência e profundidade da respiração (6 incursões por minuto e capacidade vital forçada [CVF] > 1,5 L são o ideal), idade, medicamentos, peso e grau de hipocapnia. A interpretação dos resultados pressupõe a comparação dos dados do teste com os resultados de controles com a mesma idade obtidos em circunstâncias idênticas de exame. Por exemplo, o limite inferior da variação normal da frequência cardíaca com a respiração profunda em pessoas < 20 anos é > 15 a 20 bpm, mas em pessoas > 60 anos é de 5 a 8 bpm. A variação da frequência cardíaca com a respiração profunda (arritmia sinusal respiratória) é abolida pela atropina, o antagonista do receptor muscarínico de ACh, mas não é afetada por bloqueio simpático pós-ganglionar (p. ex., propranolol).

Resposta de Valsalva Essa resposta (Tab. 440-7) avalia a integridade do controle pelos barorreflexos da frequência cardíaca (parassimpática) e da PA (simpática adrenérgica). Em condições normais, aumentos da PA no seio carotídeo desencadeiam uma redução da frequência cardíaca (aumento do tônus vagal), enquanto reduções da PA desencadeiam um aumento da frequência cardíaca (redução do tônus vagal). A resposta de Valsalva é testada em decúbito dorsal. O indivíduo expira contra a glote fechada (ou em um manômetro, mantendo uma pressão expiratória constante de 40 mmHg), durante 15 segundos enquanto se medem as alterações da frequência cardíaca e da PA batimento a batimento. Sem a medição direta da pressão expiratória, frequência cardíaca e PA batimento a batimento, não é possível interpretar corretamente a manobra de Valsalva. Existem quatro fases na resposta da PA e da frequência cardíaca à manobra de Valsalva. As fases I e III são mecânicas e relacionadas com alterações da pressão intratorácica e intra-abdominal.

TABELA 440-7 ■ Alterações normais da pressão arterial e da frequência cardíaca durante a manobra de Valsalva

Fase	Manobra	Pressão arterial	Frequência cardíaca	Comentários
I	Expiração forçada com a glote parcialmente fechada	Elevação; compressão aórtica em decorrência da pressão intratorácica elevada	Redução	Mecânica
II *inicial*	Expiração continuada	Queda; retorno venoso diminuído ao coração	Aumento (taquicardia reflexa)	Redução do tônus vagal
II *tardia*	Expiração continuada	Elevação; aumento reflexo na resistência vascular periférica	Aumenta em taxa mais lenta	Exige uma resposta simpática eferente intacta
III	Final da expiração	Queda; aumento da capacitância do leito pulmonar	Aumento adicional	Mecânica
IV	Recuperação	Elevação; vasoconstrição persistente e aumento do débito cardíaco	Bradicardia compensatória	Exige uma resposta simpática eferente intacta

No início da fase II, a redução do retorno venoso resulta em queda do volume sistólico e da PA, compensada por uma combinação de taquicardia reflexa e aumento da resistência periférica total. O aumento da resistência periférica total detém a queda da PA cerca de 5 a 8 segundos após o início da manobra. A parte final da fase II começa com elevação progressiva da PA até ou acima do nível inicial. O retorno venoso e o débito cardíaco voltam ao normal na fase IV. A vasoconstrição arteriolar periférica persistente e o aumento do tônus adrenérgico cardíaco resultam em elevação excessiva temporária da PA e bradicardia na fase IV (mediadas pelo reflexo dos barorreceptores). Anormalidades da PA durante a fase II de recuperação ou a ultrapassagem da fase IV sugerem disfunção adrenérgica simpática.

A função autonômica parassimpática durante a manobra de Valsalva é medida pelas alterações da frequência cardíaca. A *razão de Valsalva* é definida como a taquicardia máxima na fase II dividida pela bradicardia mínima da fase IV (Tab. 440-8) e é predominantemente uma medida da função parassimpática.

Função sudomotora A sudorese é induzida pela liberação de ACh a partir de fibras simpáticas pós-ganglionares. O teste quantitativo do reflexo axonal sudomotor (TQRAS) é uma medida da função autonômica regional mediada pela sudorese induzida por ACh. Uma resposta diminuída ou ausente indica lesão do axônio sudomotor pós-ganglionar. Por exemplo, a sudorese pode ser reduzida nos pés em consequência de polineuropatia distal (p. ex., no diabetes). O teste do suor termorregulador (TST) é uma medida qualitativa da produção geral de suor que ocorre como resposta à elevação da temperatura corporal em condições controladas. Um pó indicador colocado na superfície anterior do corpo muda de cor de acordo com a produção de suor durante a elevação da temperatura. O padrão de mudança de cor mede a integridade da função sudomotora pré-ganglionar e pós-ganglionar. Uma lesão pós-ganglionar está presente se ambos os testes mostrarem ausência de sudorese. Em uma lesão pré-ganglionar, o TQRAS está normal, porém o TST mostra anidrose.

TABELA 440-8 ■ Vias neurais implicadas em alguns testes autonômicos padronizados

Teste avaliado	Procedimento	Função autonômica
FCRP	6 incursões respiratórias profundas/minuto	Função cardiovagal (parassimpática)
Razão de Valsalva	Pressão expiratória, 40 mmHg por 10 a 15 segundos	Função cardiovagal (parassimpática)
TQRAS	Teste do reflexo axonal nos 4 membros	Função sudomotora pós-ganglionar (colinérgica simpática)
PA$_{BB}$ à MV	Resposta da PA$_{BB}$ à MV	Função adrenérgica simpática: controle adrenérgico por barorreflexo da função vagal e vasomotora
ICPC	Resposta da PA$_{BB}$ e da frequência cardíaca à ICPC	Respostas adrenérgica simpática e cardiovagal (parassimpática) à ICPC

Siglas: FCRP, resposta da frequência cardíaca à respiração profunda; ICPC, inclinação com a cabeça para cima, *tilt-test*; MV, manobra de Valsalva; PA$_{BB}$, pressão arterial batimento a batimento; TQRAS, teste quantitativo do reflexo axonal sudomotor.

Registros da PA ortostática As determinações da PA batimento a batimento realizadas nas posições de decúbito dorsal, inclinação de 70° e inclinada para trás são úteis para se quantificar a insuficiência ortostática no controle da PA. Deve-se possibilitar um período de repouso de 20 minutos em decúbito dorsal antes de se avaliar as alterações da PA durante a inclinação. A alteração da PA combinada com a monitoração da frequência cardíaca mostra-se útil para a avaliação de pacientes sob suspeita de HO ou síncope inexplicada.

Teste da mesa inclinada para síncope A grande maioria dos pacientes com síncope não tem insuficiência autonômica. O teste da mesa inclinada (*tilt-test*) pode ser usado para diagnosticar a síncope vasovagal com sensibilidade, especificidade e reprodutibilidade. Utiliza-se um protocolo padronizado que especifica o equipamento, o ângulo e a duração da inclinação. Uma fase passiva por 30 a 40 minutos com ângulo de inclinação de 60 a 70 graus pode indicar síncope reflexa, síncope psicogênica ou pode não ser diagnóstica. A estimulação farmacológica da síncope (com nitroglicerina intravenosa, sublingual ou em *spray*) é controversa, visto que aumenta a sensibilidade à custa da especificidade. As recomendações para a realização de testes de inclinação na suspeita de síncope foram incorporadas em diretrizes de consenso.

SÍNDROMES ESPECÍFICAS DE DISFUNÇÃO DO SNA

ATROFIA DE MÚLTIPLOS SISTEMAS

A atrofia de múltiplos sistemas (AMS) é uma entidade que compreende a insuficiência autonômica (HO ou bexiga neurogênica) *e* parkinsonismo (AMS-p) ou síndrome cerebelar (AMS-c). A AMS-p é a forma mais comum; o parkinsonismo é atípico, visto que o comprometimento motor é mais simétrico do que na doença de Parkinson (DP; Cap. 435), o tremor não é tão proeminente e observa-se uma resposta precária ou apenas transitória à levodopa. A HO sintomática no primeiro ano após o início do parkinsonismo sugere AMS-p. Há uma frequência muito elevada de impotência nos homens. Embora as anormalidades autonômicas sejam comuns na DP avançada, a gravidade e a distribuição da insuficiência autonômica são mais significativas e generalizadas na AMS. A ressonância magnética (RM) do encéfalo é um exame complementar auxiliar útil; na AMS-p, o depósito de ferro no estriado pode ser evidenciado como hipointensidade na imagem ponderada em T2, enquanto na AMS-c ocorre atrofia cerebelar com um sinal hiperintenso característico em T2 ("sinal da cruz") na ponte (Fig. 440-2). Entretanto, esses achados na RM normalmente só estão presentes na doença avançada. A inervação adrenérgica pós-ganglionar cardíaca, medida pela captação de fluorodopamina na tomografia por emissão de pósitrons, está acentuadamente reduzida na disautonomia da DP, porém está habitualmente normal na AMS. As alterações neuropatológicas incluem perda de neurônios e gliose em muitas regiões do SNC, incluindo o tronco encefálico, o cerebelo, o estriado e a coluna celular intermediolateral da medula espinal toracolombar. Estão presentes inclusões citoplasmáticas gliais que se coram positivamente (para corpos de Lewy) primariamente em oligodendrócitos na AMS, em contraste com as inclusões neuronais na DP. Além disso, a transferência de extratos cerebrais de pacientes com AMS para camundongos suscetíveis resultou na formação disseminada de agregados de α-sinucleína e neurodegeneração, o que é consistente com um mecanismo priônico.

A AMS é incomum, com prevalência estimada de 2 a 5 por 100 mil pessoas. Ela costuma surgir em meados da sexta década de vida, sendo os homens um pouco mais acometidos do que as mulheres, e a maioria dos

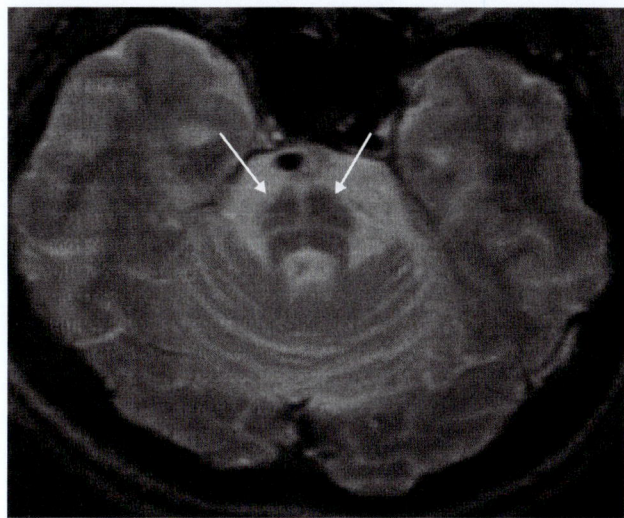

FIGURA 440-2 **Atrofia de múltiplos sistemas tipo cerebelar (AMS-c).** Ressonância magnética no plano axial ponderada em T2 ao nível da ponte, mostrando um sinal hiperintenso característico, "o sinal da cruz" (setas). Esse aspecto também pode ser visto em algumas atrofias espinocerebelares, bem como em outras condições neurodegenerativas que afetam o tronco encefálico.

casos são esporádicos. O diagnóstico deve ser considerado em adultos > 30 anos de idade que apresentam HO ou incontinência urinária e com parkinsonismo que responde pouco à reposição de dopamina ou com síndrome cerebelar. A AMS geralmente tem curso progressivo até a morte 7 a 10 anos após o início da doença, mas a sobrevida além de 15 anos já foi relatada. A AMS-p é mais prevalente nos países ocidentais, enquanto a AMS-c é mais comum no Japão. Os fatores que indicam um prognóstico pior incluem disfunção autonômica precoce, rápida progressão da incapacidade, disfunção vesical, sexo feminino, subtipo AMS-p e idade avançada no início da doença. O tratamento é sintomático para a HO neurogênica (ver adiante), distúrbio do sono, incluindo estridor laríngeo, e disfunção GI e urinária. O manejo GI inclui pequenas refeições frequentes, dieta leve, emolientes fecais e laxativos formadores de volume. O tratamento da gastroparesia é difícil; a metoclopramida estimula o esvaziamento gástrico, porém agrava o parkinsonismo por bloquear os receptores dopaminérgicos centrais. O antagonista dos receptores de dopamina (D_2 e D_3) periféricos domperidona tem sido usado em pacientes com várias condições GIs em muitos países, e, embora não esteja disponível nos Estados Unidos, pode ser obtido por meio do programa Expanded Access to Investigational Drugs da Food and Drug Administration (FDA).

A disfunção autonômica também é um achado comum na demência por corpos de Lewy (Cap. 434), cuja gravidade é habitualmente intermediária entre a da AMS e a da DP. Na esclerose múltipla (EM; Cap. 444), as complicações autonômicas refletem a localização do envolvimento da EM no SNC e, em geral, agravam-se com a duração da doença e a incapacidade, porém geralmente são uma queixa secundária e não têm a gravidade observada nas sinucleinopatias.

MEDULA ESPINAL

As lesões da medula espinal por qualquer causa podem resultar em déficits autonômicos focais ou hiper-reflexia autonômica (p. ex., transecção ou hemissecção da medula espinal), afetando as funções intestinal, vesical, sexual, termorreguladora ou cardiovascular. Os pacientes tetraparéticos exibem hipertensão de decúbito e HO após inclinação para cima. A *disreflexia autonômica* descreve um aumento drástico da PA em pacientes com lesões traumáticas da medula espinal acima do nível T6, frequentemente em resposta à estimulação da bexiga, da pele ou dos músculos. A lesão da medula abaixo de T6 permite a vasodilatação esplâncnica compensatória e evita a disreflexia autonômica. Os fatores desencadeantes podem ser clinicamente silenciosos, visto que a percepção de sensações dolorosas que se originam de estruturas inervadas abaixo do nível de uma lesão da medula espinal é, com frequência, atenuada ou ausente. Uma bexiga distendida, frequentemente devido a um cateter de Foley obstruído ou a uma infecção urinária é um fator desencadeante comum de disreflexia. Os sintomas associados podem incluir rubor facial, cefaleia, hipertensão ou piloereção. As complicações potenciais consistem em vasoespasmo ou hemorragia intracraniana, arritmias cardíacas e morte. O reconhecimento da síndrome, a identificação do desencadeante e a monitoração cuidadosa da PA durante procedimentos em pacientes com lesão aguda ou crônica da medula espinal são essenciais. Em pacientes com hipertensão de decúbito, pode-se reduzir a PA inclinando-se a cabeça para cima ou sentando o paciente. Agentes vasodilatadores podem ser usados para tratar elevações agudas da PA. A clonidina pode ser usada como profilaxia para reduzir a hipertensão secundária à estimulação da bexiga. Elevações ou reduções perigosas da temperatura corporal podem resultar de uma incapacidade de perceber a exposição ao calor ou ao frio ou de controlar a vasoconstrição periférica ou a sudorese abaixo do nível da lesão da medula espinal.

DISTÚRBIOS DOS NERVOS PERIFÉRICOS E DA JUNÇÃO NEUROMUSCULAR

As neuropatias periféricas (Cap. 446) são a causa mais comum de insuficiência autonômica crônica. As polineuropatias que comprometem pequenas fibras mielinizadas e não mielinizadas dos nervos simpáticos e parassimpáticos ocorrem comumente no diabetes melito, na amiloidose, no alcoolismo crônico, na porfiria, na polineuropatia de fibras pequenas idiopática e na síndrome de Guillain-Barré. Os distúrbios da junção neuromuscular com comprometimento autonômico incluem o botulismo e a síndrome de Lambert-Eaton (Cap. 448).

Diabetes melito A presença de neuropatia autonômica em pacientes com diabetes aumenta a taxa de mortalidade em 1,5 a 3 vezes, mesmo após ajuste de outros fatores de risco cardiovasculares. As estimativas de risco de mortalidade em 5 anos entre esses pacientes variam de 15 a 53%. Embora muitas mortes ocorram por doença vascular secundária, há pacientes que sofrem especificamente de parada cardíaca por neuropatia autonômica. O envolvimento autonômico também prediz outras complicações, incluindo doença renal, acidente vascular cerebral (AVC) e apneia do sono. O controle glicêmico rigoroso com insulina reduz significativamente o risco de neuropatia cardiovascular autonômica em longo prazo. O diabetes melito é discutido nos Capítulos 403 a 405.

Amiloidose Ocorre neuropatia autonômica nas formas esporádicas e familiares da amiloidose. O tipo AL (cadeia leve de imunoglobulina) está associado à amiloidose primária ou à amiloidose secundária ao mieloma múltiplo. O tipo amiloide transtiretina (TTR), em que a transtiretina é o principal componente proteico, é responsável pela forma mais comum de amiloidose hereditária. Embora os pacientes habitualmente apresentem polineuropatia sensitivomotora distal, a insuficiência autonômica pode preceder o desenvolvimento da polineuropatia ou pode ocorrer de modo isolado. Pode-se definir o diagnóstico por eletroforese de proteínas do sangue e urina, biópsia tecidual (coxim adiposo abdominal, mucosa retal, ou nervo sural) para pesquisar depósitos de amiloide e teste genético para a mutação da transtiretina nos casos familiares. Recentemente duas terapias moduladoras gênicas se mostraram eficazes na amiloidose hereditária por mutações TTR. A morte geralmente ocorre por comprometimento cardíaco ou renal. Estudos *post mortem* revelam depósito de amiloide em muitos órgãos, inclusive dois locais que contribuem para a insuficiência autonômica: vasos sanguíneos intraneurais e gânglios autonômicos. O exame patológico revela perda de fibras nervosas não mielinizadas e mielinizadas. A amiloidose é discutida no Capítulo 112.

Neuropatia alcoólica As anormalidades da função simpática eferente e vagal parassimpática costumam ser leves na polineuropatia alcoólica. A HO costuma ocorrer por envolvimento do tronco encefálico em vez de lesão do SNP. Um grande problema é a impotência, mas anormalidades concomitantes dos hormônios gonadais podem estar envolvidos nesse sintoma. Os sintomas clínicos de insuficiência autonômica geralmente aparecem apenas quando a polineuropatia em meias e luvas é grave, e em geral há encefalopatia de Wernicke coexistente (Cap. 307). O envolvimento autonômico pode contribuir para as elevadas taxas de mortalidade associadas ao alcoolismo. O alcoolismo é discutido no Capítulo 453.

Porfiria A disfunção autonômica é mais extensivamente documentada na porfiria intermitente aguda, mas também pode ocorrer na porfiria variegada e na coproporfiria hereditária. Os sintomas autonômicos incluem taquicardia, sudorese, retenção urinária, dor abdominal, náuseas e vômitos, insônia, hipertensão e (menos comumente) hipotensão. Outro sintoma proeminente é a ansiedade. Uma função autonômica anormal pode ser verificada tanto durante os ataques agudos quanto nas remissões. Níveis elevados de catecolaminas durante os ataques agudos correlacionam-se com o grau de taquicardia e hipertensão que está presente. A porfiria é discutida no Capítulo 416.

Síndrome de Guillain-Barré As flutuações da PA e as arritmias em consequência da instabilidade autonômica podem ser graves. Estima-se que 2 a 10% dos pacientes com síndrome de Guillain-Barré grave sofrem colapso cardiovascular fatal. Também pode ocorrer envolvimento autonômico GI, distúrbios esfincterianos, sudorese anormal e disfunção pupilar. Foi descrita a desmielinização dos nervos vago e glossofaríngeo, da cadeia simpática e dos ramos brancos comunicantes. Curiosamente, o grau de comprometimento autonômico não depende da intensidade da neuropatia motora ou sensitiva. A neuropatia autonômica e sensitiva aguda é uma variante que poupa o sistema motor e apresenta-se com HO neurogênica e graus variáveis de perda sensitiva. Ela é tratada de maneira semelhante à síndrome de Guillain-Barré, mas o prognóstico é menos favorável, com déficits sensitivos graves persistentes e graus variáveis de HO em muitos pacientes. A síndrome de Guillain-Barré é discutida no Capítulo 447.

Ganglionopatia autonômica autoimune (GAA) e neuropatia autonômica autoimune soronegativa (NAAS) Essas condições apresentam-se com início subagudo de distúrbios autonômicos incluindo HO, neuropatia entérica (gastroparesia, íleo paralítico, constipação/diarreia), bexiga flácida e insuficiência colinérgica (p. ex., perda da sudorese, complexo *sicca* e pupila tônica). Uma forma crônica de GAA assemelha-se à insuficiência autonômica pura (IAP) (ver adiante). Os autoanticorpos contra a subunidade α3 do receptor de ACh ganglionar são considerados diagnóstico de AAG. Quando esses anticorpos não são detectados, os casos podem ser rotulados de NAAS, mas ainda não está claro se elas podem ser divididas em categorias diferentes. A patologia mostra envolvimento preferencial de pequenas fibras nervosas não mielinizadas com preservação das maiores e mielinizadas. O início da neuropatia sucede uma infecção viral em cerca de metade dos casos. Até um terço dos pacientes não tratados apresentam melhora funcional significativa com o passar do tempo. As imunoterapias relatadas como úteis incluem plasmaférese, imunoglobulina intravenosa, glicocorticoides, azatioprina, rituximabe e micofenolato de mofetila. HO, gastroparesia e sintomas *sicca* podem ser manejados de forma sintomática.

A GAA também pode ocorrer como paraneoplasia, com adenocarcinoma ou carcinoma de pulmão de pequenas células, linfoma ou timoma sendo as neoplasias mais comuns (Cap. 94). Pode-se observar a coexistência de comprometimento cerebelar ou demência (ver Tabs. 94-1, 94-2 e 94-3), e a neoplasia pode ser oculta.

Botulismo A toxina botulínica liga-se às terminações nervosas colinérgicas pré-sinápticas e, após captação para dentro do citosol, bloqueia a liberação de ACh. Essa neuropatia colinérgica aguda apresenta-se como paralisia motora e distúrbios autonômicos, incluindo visão turva, xerostomia, náuseas, pupilas não reativas ou de reação lenta, constipação e retenção urinária (Cap. 153).

INSUFICIÊNCIA AUTONÔMICA PURA (IAP)

Essa síndrome esporádica consiste em hipotensão postural, impotência, disfunção vesical e sudorese deficiente. O distúrbio começa na meia-idade e acomete mais mulheres do que homens. Os sintomas podem ser incapacitantes, porém a expectativa de vida não é afetada. As características clínicas e farmacológicas sugerem envolvimento primário dos neurônios simpáticos pós-ganglionares. Uma redução acentuada da densidade de neurônios nos gânglios simpáticos resulta em baixos níveis plasmáticos de NE em decúbito dorsal e hipersensibilidade noradrenérgica. Alguns pacientes inicialmente rotulados com esse diagnóstico acabam desenvolvendo subsequentemente GAA; entretanto, com mais frequência, ocorre doença neurodegenerativa, normalmente demência por corpos de Lewy, DP ou AMS. Em uma série recente, mais de um terço dos pacientes inicialmente diagnosticados com IAP desenvolveram sinucleinopatia do SNC dentro de 4 anos, e a presença de distúrbio comportamental do sono REM (DCSR; Cap. 31) foi preditiva de doença do SNC subsequente. As biópsias de pele e estudos de necrópsia demonstram inclusões de α-sinucleína fosforiladas nas fibras nervosas simpáticas pós-ganglionares adrenérgicas e colinérgicas, diferenciando a IAP da GAA e indicando que a IAP é uma sinucleinopatia; em especial, os pacientes com DP também apresentam inclusões de α-sinucleína em biópsias de nervos simpáticos.

SÍNDROME DE TAQUICARDIA ORTOSTÁTICA POSTURAL (STOP)

Esta síndrome caracteriza-se por intolerância ortostática sintomática sem HO e aumento da frequência cardíaca para > 120 bpm ou aumento de 30 bpm na posição ereta que cede quando o paciente senta ou deita. As mulheres são acometidas com frequência cinco vezes maior do que os homens, e a maioria apresenta a síndrome entre 15 e 50 anos de idade. Sintomas de pré-síncope (tontura, fraqueza, visão turva) combinados com os de hiperatividade autonômica (palpitações, tremores, náuseas) são comuns. A patogênese é normalmente multifatorial, o que frequentemente confunde o quadro clínico. Foram relatadas diversas causas potenciais, incluindo desnervação simpática distalmente nas pernas, com preservação da função cardiovascular ou redução da função cardíaca devido a descondicionamento. A hipovolemia, o acúmulo venoso, o comprometimento da regulação dos barorreceptores no tronco encefálico ou a atividade simpática aumentada também podem desempenhar um papel. Nenhuma abordagem padronizada foi estabelecida para o diagnóstico, e normalmente a terapia inclui alívio sintomático, com foco na reabilitação cardiovascular, incluindo programa de exercício sustentado. A expansão do volume de líquidos com água, sal e fludrocortisona pode ser útil como intervenção inicial. Em alguns pacientes, o propranolol em dose baixa (20 mg) produz uma melhora modesta no controle da frequência cardíaca e na capacidade de realizar exercícios. Se essas abordagens não forem adequadas, pode-se considerar o uso de midodrina, piridostigmina ou clonidina.

DISTÚRBIOS HEREDITÁRIOS

Existem oito neuropatias hereditárias sensitivas e autonômicas (NHSA), designadas como NHSA I-VIII. As variantes autonômicas mais importantes são a NHSA I e a NHSA III. A NHSA I é de herança dominante e muitas vezes se apresenta como neuropatia de fibras finas distais (síndrome dos pés ardentes) associada com perda sensitiva e úlceras no pé. O gene responsável mais comum, no cromossomo 9q, é o *SPTLC1*. SPTLC é uma enzima-chave na regulação da ceramida. As células de pacientes com NHSA I com a mutação produzem níveis superiores aos normais de glicosilceramida, talvez desencadeando apoptose. A NHSA III (síndrome de Riley-Day; disautonomia familiar) é um distúrbio autossômico recessivo de crianças e adultos que acomete judeus asquenazes e é bem menos prevalente do que a NHSA I. Pode haver redução do lacrimejamento, hiperidrose, sensibilidade reduzida à dor, arreflexia, ausência das papilas fungiformes da língua e instabilidade da PA. Os indivíduos com NHSA III apresentam insuficiência barorreflexa aferente, mas não eferente, que provoca as crises abdominais episódicas clássicas e os surtos de pressão arterial em resposta a estímulos emocionais. O exame patológico dos nervos revela perda de neurônios simpáticos, parassimpáticos e sensitivos. O gene defeituoso, *IKBKAP*, impede a transcrição normal de moléculas importantes no desenvolvimento neural.

HIPERIDROSE FOCAL PRIMÁRIA

Essa síndrome apresenta-se com sudorese excessiva das palmas das mãos e das plantas dos pés ou com sudorese axilar excessiva iniciando na infância e começo da idade adulta. A condição tende a melhorar com a idade. O distúrbio acomete cerca de 0,6 a 1,0% da população. A etiologia não está clara, mas pode haver um componente genético, pois 25% dos pacientes têm história familiar positiva. O distúrbio pode ser socialmente incômodo (p. ex., ao apertar a mão de alguém) ou até incapacitante (p. ex., impossibilidade de escrever sem borrar o papel). Antiperspirantes tópicos às vezes são úteis. Os fármacos anticolinérgicos potentes são mais úteis, como glicopirrolato, 1 a 2 mg via oral (VO) 3 vezes/dia, ou oxibutina 5 mg VO 2 vezes/dia. A ganglionectomia ou simpatectomia em T2 é bem-sucedida em mais de 90% dos pacientes com hiperidrose palmar. O advento da simpatectomia T2 transaxilar endoscópica reduziu a taxa de complicações do procedimento. A complicação pós-operatória mais comum é a hiperidrose compensatória, a qual melhora espontaneamente depois de alguns meses. Outras potenciais complicações incluem hiperidrose recorrente (16%), síndrome de Horner (< 2%), sudorese gustatória, infecção de ferida operatória, hemotórax e neuralgia intercostal. A injeção local de toxina botulínica também tem sido usada para bloquear as fibras simpáticas pós-ganglionares colinérgicas que inervam as glândulas sudoríparas. Essa abordagem é efetiva, porém limitada devido à necessidade de injeções repetidas (o efeito dura normalmente 4 meses antes de diminuir).

SÍNDROMES DE HIPERATIVIDADE SIMPÁTICA AGUDA

A *tempestade autonômica* é um estado agudo de atividade simpática incessante que resulta em combinações variáveis de alterações na PA e frequência cardíaca, temperatura corporal, respiração e sudorese. As causas da tempestade autonômica são lesão do cérebro e da medula espinal, toxinas, drogas e fármacos, neuropatia autonômica e quimiodectomas (p. ex., feocromocitoma). A lesão cerebral é a causa mais comum de tempestade autonômica e em geral resulta de traumatismo craniano grave e dano cerebral hipóxico-isquêmico pós-reanimação. A tempestade autonômica também pode acompanhar outras lesões intracranianas agudas, como hemorragia, infarto cerebral, tumores rapidamente expansivos, hemorragia subaracnóidea, hidrocefalia ou (menos comumente) lesão aguda da medula espinal. A situação mais consistente é de uma catástrofe intracraniana aguda de tamanho suficiente para produzir uma descarga maciça de catecolaminas. A liberação pode causar convulsões, edema pulmonar neurogênico e lesão miocárdica. As manifestações abrangem febre, taquicardia, hipertensão, taquipneia, hiperidrose, midríase e rubor. As lesões do ramo aferente do barorreflexo podem resultar em tempestades autonômicas recorrentes mais leves, que podem estar associadas a tumores ou ocorrer após irradiação ou cirurgia de pescoço que lesiona os nervos vago e glossofaríngeo.

Fármacos, drogas e toxinas também podem ser responsáveis, incluindo simpaticomiméticos como fenilpropanolamina, cocaína, anfetaminas e antidepressivos tricíclicos, tétano e, com menor frequência, toxina botulínica. A síndrome da serotonina pode ocorrer pelo uso polifarmacêutico de drogas que inibem a captação e o metabolismo da serotonina (particularmente os inibidores seletivos da recaptação de serotonina e os inibidores mistos da recaptação de norepinefrina/serotonina; ver Cap. 452) ou um antidepressivo inibidor da monoaminoxidase pode produzir uma síndrome autonômica dramática com hipertensão, sudorese, taquicardia, pupilas dilatadas e alterações do estado mental. A cocaína (incluindo o *crack*) pode causar um estado hipertensivo com rubor, hipertensão, taquicardia, febre, midríase, anidrose e psicose tóxica. O estado hiperadrenérgico que acompanha a síndrome de Guillain-Barré pode produzir uma tempestade autonômica moderada. O feocromocitoma (Cap. 387) apresenta-se com estado hiperadrenérgico paroxístico ou sustentado, cefaleia, hiperidrose, palpitações, ansiedade, tremor e hipertensão.

A *síndrome neuroléptica maligna* refere-se a uma síndrome de rigidez muscular, hipertermia e hipertensão em pacientes tratados com agentes neurolépticos (incluindo agentes antipsicóticos de menor potência e atípicos e até mesmo fármacos antieméticos, como metoclopramida e prometazina) (Cap. 436). O tratamento da tempestade autonômica envolve a exclusão de outras causas de instabilidade autonômica, como hipertermia maligna, porfiria e convulsões. Sepse e encefalite devem ser excluídas com exames apropriados. Deve-se realizar um eletrencefalograma (EEG) para detectar atividade convulsiva; frequentemente, são necessárias RMs do encéfalo e da medula espinal. O paciente deve ser manejado em unidade de terapia intensiva e o agente causador deve ser suspenso. O manejo com lorazepam, dantroleno, bromocriptina ou apomorfina se baseia na experiência clínica, e não em ensaios clínicos. Pode ser necessário manter o tratamento de suporte por várias semanas. Para a tempestade autonômica crônica e mais leve, o propranolol e/ou a clonidina podem ser efetivos.

SÍNDROMES AUTONÔMICAS DIVERSAS E CONTROVERSAS

Outras condições associadas à insuficiência autonômica incluem infecções, neoplasia maligna e intoxicação (organofosfatos). Os distúrbios do hipotálamo podem afetar a função autonômica e produzir anormalidades no controle da temperatura, saciedade, função sexual e ritmos circadianos (Cap. 380).

SÍNDROMES DE DOR REGIONAL COMPLEXA (SDRC)

A impossibilidade de identificar um papel importante do SNA na patogênese desses distúrbios resultou em uma mudança de nomenclatura. Atualmente, os termos *SDRC tipos I e II* são usados em lugar de distrofia simpática reflexa (DSR) e causalgia.

A SDRC tipo I é uma síndrome de dor regional que costuma ocorrer após lesão tecidual e que mais comumente afeta um membro. Exemplos de lesões associadas incluem trauma em ombro ou membro, fraturas, infarto agudo do miocárdio ou AVC. Ocorrem *alodinia* (a percepção de um estímulo indolor como doloroso), *hiperpatia* (resposta de dor exacerbada a um estímulo doloroso) e dor espontânea. Os sintomas não estão relacionados com a intensidade do traumatismo inicial e não se limitam à distribuição de um único nervo periférico. A SDRC tipo II é uma síndrome de dor regional que surge após lesão de um nervo periférico específico, em geral um grande tronco nervoso. A dor espontânea começa no território do nervo atingido, mas depois se estende para fora da distribuição do nervo. Embora a SDRC tipo I (DSR) tenha sido classicamente dividida em três fases clínicas, há poucas evidências de que a SDRC possa "progredir" de um estágio para outro. Atualmente, os critérios de Budapeste para o diagnóstico clínico de SDRC eliminaram o estadiamento e exigem pelo menos três sintomas e dois sinais nas quatro categorias seguintes: (1) sensitivo, (2) vasomotor, (3) sudomotor/edema e (4) motor/trófico. A dor (geralmente em queimação ou tipo elétrica) é a característica clínica primária da SDRC. As síndromes de dor no membro que não satisfazem esses critérios são mais bem classificadas como "dor no membro – sem outra especificação". Na SDRC, sudorese localizada (aumento do débito de suor em repouso) e alterações do fluxo sanguíneo podem provocar diferenças da temperatura entre o membro acometido e o não acometido.

A história natural da SDRC típica pode ser mais benigna e mais variável do que previamente reconhecido. Diversos tratamentos cirúrgicos e clínicos foram criados, com relatos conflitantes acerca da eficácia. Os ensaios clínicos sugerem que a mobilização precoce com fisioterapia ou um curso breve de glicocorticoides podem ser úteis para a SDRC tipo I ou II. Não se recomenda o tratamento crônico com glicocorticoides. Medicamentos para tratar a dor neuropática podem ser úteis. Os paradigmas atuais para o tratamento são multidisciplinares, com foco na mobilização precoce, fisioterapia, controle da dor, educação do paciente e apoio psicológico.

TRATAMENTO
Insuficiência autonômica

O manejo da insuficiência autonômica visa à causa específica e ao alívio dos sintomas. Tem importância especial a remoção de fármacos ou a melhora de distúrbios subjacentes que causam ou agravam os sintomas autonômicos, especialmente no idoso. Por exemplo, a HO pode ser causada ou agravada por agentes anti-hipertensivos, antidepressivos, levodopa ou agonistas dopaminérgicos, etanol, opioides, insulina e barbitúricos. A Tabela 440-6 fornece um resumo dos fármacos que podem causar impotência, retenção urinária ou sudorese de acordo com a classe e suposto mecanismo.

EDUCAÇÃO DO PACIENTE

Apenas uma minoria dos pacientes com HO precisa de terapia farmacológica. Todos os pacientes devem ser instruídos sobre os mecanismos de normotensão postural (estado volêmico, leito vascular de resistência e capacitância, autorregulação) e sobre a natureza do estresse ortostático (momento do dia e a influência das refeições, calor, posição ereta e exercício). Os pacientes devem aprender a reconhecer os sintomas ortostáticos no início (em especial sintomas cognitivos sutis, fraqueza e fadiga) e a modificar ou evitar as atividades que provocam episódios. Outras medidas podem incluir a manutenção de um diário da PA e orientação nutricional (sal/líquidos). A orientação sobre contramanobras físicas que reduzem a HO na posição ortostática e a prática de treinamento postural e de resistência e recondicionamento cardiovascular são frequentemente úteis.

TRATAMENTO SINTOMÁTICO

As abordagens não farmacológicas são resumidas na Tabela 440-9. A ingestão adequada de sal e líquidos para produzir um débito urinário de 1,5 a 2,5 L (contendo > 170 mEq de Na^+) a cada 24 horas é essencial. A elevação da cabeceira da cama durante o sono minimiza os efeitos da hipertensão noturna em decúbito. Quando possível, deve-se evitar a posição deitada prolongada. Os pacientes são aconselhados a sentar-se com as pernas pendendo sobre a borda da cama por vários minutos

TABELA 440-9 ■ Tratamento inicial da hipotensão ortostática (HO)

Educação do paciente: mecanismos e estressores da HO

Dieta rica em sal (10-20 g/dia)

Aumento da ingestão de líquidos (2 L/dia)

Elevação da cabeceira da cama em 10 cm para minimizar a hipertensão em decúbito

Manutenção de estímulos posturais

Aprendizado de contramanobras físicas

Vestimentas compressivas

Correção da anemia

---

antes de se levantarem no início da manhã; outras situações de estresse postural devem ser igualmente abordadas de maneira gradual. Uma manobra física que pode reduzir a HO consiste em cruzar as pernas, mantendo a contração dos músculos das pernas por 30 segundos. Essa manobra comprime as veias das pernas e aumenta a resistência sistêmica. Vestimentas compressivas, como meias de compressão e cintas abdominais, às vezes são úteis, mas desconfortáveis para muitos pacientes. Para a piora transitória da HO, a ingestão de dois copos de água de 250 mL dentro de 5 minutos pode elevar a PA na posição ereta em 20 a 30 mmHg por cerca de 2 horas, começando cerca de 5 minutos após a carga hídrica. O paciente pode aumentar a ingestão de sal e líquidos, aumentar o uso de contramanobras físicas (elevar as pernas em posição supina) ou fazer temporariamente compressão corporal total (pressão de compressão de 30 a 40 mmHg).

A anemia deve ser corrigida. O hematócrito aumenta após 2 a 6 semanas. Uma dose de manutenção semanal em geral é necessária. Entretanto, o volume intravascular aumentado que acompanha a elevação do hematócrito pode exacerbar a hipertensão de decúbito e exige monitoramento.

Se essas medidas não forem suficientes, pode haver necessidade de tratamento farmacológico adicional. A midodrina, um agonista α_1 de ação direta que não cruza a barreira hematencefálica, é efetiva e tem duração de ação de 2 a 4 horas. A dose habitual é 5 a 10 mg VO 3 vezes/dia, mas alguns pacientes respondem melhor a doses decrescentes (p. ex., 15 mg ao acordar, 10 mg ao meio-dia e 5 mg à tarde). A midodrina não deve ser ingerida após às 18 horas. Os efeitos colaterais incluem prurido, piloereção desconfortável e hipertensão supina, especialmente com as doses maiores. A droxidopa para o tratamento da HO neurogênica associada a IAP, DP ou AMS é efetiva para reduzir os sintomas de HO. A piridostigmina parece melhorar a HO sem agravar a hipertensão de decúbito por meio de aumento da transmissão ganglionar (máxima na posição ortostática, mínima em decúbito), porém com efeitos clínicos apenas modestos na PA. A fludrocortisona reduz HO, mas agrava a hipertensão em decúbito. Em doses de 0,1 mg/dia a 0,3 mg 2 vezes/dia VO, ela aumenta a conservação renal de sódio e a sensibilidade das arteríolas à NE. Os pacientes suscetíveis podem apresentar sobrecarga hídrica, insuficiência cardíaca congestiva, hipertensão de decúbito ou hipopotassemia. Durante a administração crônica de fludrocortisona, suplementos de potássio muitas vezes são necessários. Devem-se evitar elevações persistentes da PA em decúbito > 180/110 mmHg. A hipertensão de decúbito (> 180/110 mmHg) pode ser tratada pelo próprio paciente evitando a posição supina (p. ex., dormir em cadeira reclinada ou elevando a cabeceira da cama) e reduzindo a fludrocortisona. Se essas medidas simples não surtirem efeito, os fármacos a serem considerados incluem hidralazina oral (25 mg na hora de deitar), nifedipina oral (10 mg na hora de deitar), ou um adesivo de nitroglicerina.

Uma combinação medicamentosa promissora (atomoxetina e ioimbina) foi estudada para uso em pessoas com HO grave que não responde a outros agentes, como pode ocorrer em alguns pacientes com diabetes e neuropatia autonômica grave não responsiva a outros fármacos. A atomoxetina bloqueia o transportador de recaptação de NE, e a ioimbina bloqueia receptores α_2 que fazem a mediação da alça de retroalimentação simpática para infrarregulação da PA em resposta à atomoxetina. O resultado é um aumento dramático na PA e na tolerância à posição de ortostatismo. A ioimbina não é mais produzida comercialmente e precisa ser obtida em uma farmácia de manipulação. Essa combinação não é aprovada pela FDA para esse propósito.

A HO pós-prandial pode responder a diversas medidas. Refeições pequenas, frequentes e pobres em carboidratos diminuem a congestão esplâncnica após as refeições e minimizam a HO pós-prandial. Os inibidores das prostaglandinas (ibuprofeno ou indometacina) tomados junto às refeições ou a midodrina (10 mg junto à refeição) podem ser úteis. O análogo da somatostatina octreotida é benéfico no tratamento da síncope pós-prandial por inibição da liberação de peptídeos GIs que exercem efeitos vasodilatadores e hipotensivos. A dose subcutânea varia de 25 μg 2 vezes/dia a 200 μg 3 vezes/dia.

LEITURAS ADICIONAIS

Campbell WW, Barohn RJ: The Autonomic Nervous System, in *DeJong's The Neurologic Examination*, 8th ed. WW Campbell, RJ Barohn (eds). Philadelphia, Wolters Kluwer, 2020.

Francescangeli J et al: The serotonin syndrome: From molecular mechanisms to clinical practice. Int J Mol Sci 20:2288, 2019.

Gibbons CH et al: The recommendations of a consensus panel for the screening, diagnosis, and treatment of neurogenic orthostatic hypotension and associated supine hypertension. J Neurol 264:1587, 2017.

Golden EP et al: Seronegative autoimmune autonomic neuropathy: A distinct clinical entity. Clin Auto Res 28:115; 2018.

Kaufmann H et al: Natural history of pure autonomic failure: A United States prospective cohort. Ann Neurol 81:287, 2017.

MacDonald S et al: Longitudinal follow-up of biopsy-proven small fiber neuropathy. Muscle Nerve 60:376, 2019.

Novak P: Autonomic disorders. Am J Med 132:420, 2018.

Woerman AL et al: Kinetics of α-synuclein prions preceding neuropathological inclusions in multiple system atrophy. PLoS Pathol 16:e1008222, 2020.

441 Neuralgia do trigêmeo, paralisia de Bell e outros distúrbios dos nervos cranianos

Vanja C. Douglas, Stephen L. Hauser

Os nervos cranianos consistem em 12 pares de nervos que mediam combinações variáveis de funções motoras, sensoriais e autonômicas. Eles são considerados um grupo devido às suas relações anatômicas estreitas em relação ao tronco encefálico **(Fig. 441-1)** e entre si, além da tendência a serem envolvidos em conjunto em diversos estados de doença. Nove nervos cranianos se conectam diretamente com núcleos do tronco encefálico; as exceções são os nervos cranianos I (olfatório) e II (óptico), que são mais acuradamente considerados como tratos de fibras do cérebro, e o nervo craniano XI (espinal acessório), cujos neurônios motores se encontram em grande medida na medula cervical superior. De maneira análoga aos nervos espinais **(Cap. 442)**, as fibras motoras dos nervos cranianos têm sua origem no tronco encefálico ou na medula cervical superior, enquanto os nervos sensoriais são pseudounipolares, com gânglios fora do sistema nervoso central e uma sinapse com fibras de segunda ordem no tronco encefálico.

Os sinais e sintomas de patologia dos nervos cranianos são comuns na medicina interna. Com frequência, surgem no contexto de uma anormalidade neurológica difusa e, nessas situações, o acometimento de nervos cranianos pode representar a manifestação inicial da doença. Em outros distúrbios, o acometimento restringe-se principalmente a um ou vários nervos cranianos; esses distúrbios distintos são revisados neste capítulo. **Os distúrbios do olfato são discutidos no Capítulo 33; os da visão e dos movimentos oculares, no Capítulo 32; os da audição, no Capítulo 34; e os da função vestibular, no Capítulo 22.**

DOR OU DORMÊNCIA FACIAL

CONSIDERAÇÕES ANATÔMICAS

O nervo trigêmeo (nervo craniano V) fornece sensibilidade à pele da face, à metade anterior da cabeça e às mucosas nasal e oral **(Fig. 441-2)**. A parte motora inerva os músculos envolvidos na mastigação (incluindo masseter e pterigóideo), assim como o ventre anterior do digástrico, milo-hióideo,

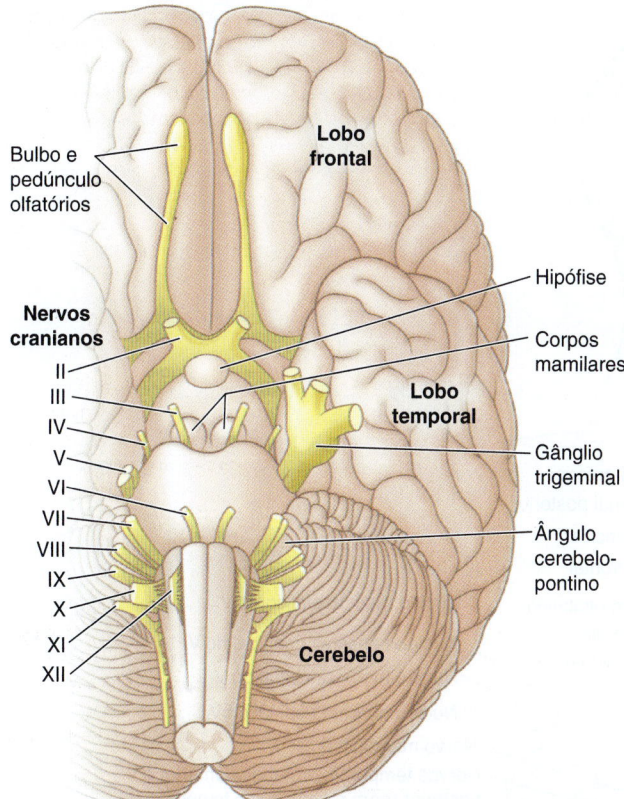

FIGURA 441-1 Vista ventral do cérebro ilustrando as relações entre os 12 pares de nervos cranianos e o tronco encefálico. *(Adaptada de SG Waxman: Clinical Neuroanatomy, 29th ed. http://www.accessmedicine.com)*

tensor do véu palatino e tensor do tímpano (audição especialmente para tons de alta frequência). Trata-se do maior nervo craniano. Ele deixa a porção lateral média da ponte e atravessa a fossa craniana média até o gânglio semilunar (de Gasser, trigeminal) no cavo de Meckel, onde se divide em três ramos (oftálmico [V1], maxilar [V2] e mandibular [V3]). V1 e V2 atravessam o seio cavernoso para emergir na fissura orbital superior e no forame redondo; V3 emerge pelo forame oval. O nervo trigêmeo é predominantemente sensitivo, e a inervação motora é conduzida apenas por V3. A córnea é inervada primariamente por V1, embora um crescente inferior possa ser inervado por V2. Na entrada da ponte, fibras de dor e temperatura descem ipsilateralmente até o segmento superior da medula espinal cervical como o trato espinal do V, antes de fazer sinapse com o núcleo espinal do V; isso explica a dormência facial que pode ocorrer nas lesões medulares acima de C2. No tronco encefálico, o trato espinal do V também se localiza adjacente às fibras cruzadas ascendentes do trato espinotalâmico, produzindo perda sensitiva "cruzada" para dor e temperatura (face ipsilateral, braço/tronco/perna contralateral) em caso de lesão do tronco encefálico lateral inferior. O V nervo craniano também é embainhado por mielina derivada de oligodendrócito, e não derivada de célula de Schwann, por até 7 mm após sua saída do tronco encefálico, o que difere dos poucos milímetros dos outros nervos cranianos e espinais. Isso talvez explique a alta frequência da neuralgia do trigêmeo na esclerose múltipla (EM) (Cap. 444), um distúrbio da mielina de oligodendrócitos.

NEURALGIA DO TRIGÊMEO (*TIC DOULOUREUX*)
Manifestações clínicas A neuralgia do trigêmeo caracteriza-se por paroxismos de dor excruciante nos lábios, nas gengivas, nas bochechas ou no queixo e, muito raramente, na distribuição da divisão oftálmica do V nervo. A dor raras vezes dura mais de poucos segundos ou 1 ou 2 minutos, mas pode ser tão forte que o paciente se contrai, daí o termo *tic*. Os paroxismos, sentidos como golpes únicos ou em salvas, tendem a recorrer frequentemente, de dia e à noite, ao longo de várias semanas. Eles podem ocorrer de maneira espontânea ou serem desencadeados por movimentos das áreas acometidas durante os atos de falar, mastigar ou sorrir. Outra característica típica é a presença de zonas de gatilho, em geral na face, nos lábios ou na língua, que provocam os episódios; os pacientes podem relatar que estímulos táteis – por exemplo, lavar o rosto, escovar os dentes, ou exposição a uma lufada de ar – geram dor excruciante. Uma característica essencial da neuralgia do trigêmeo é que o exame físico não demonstra sinais objetivos de perda sensitiva.

A neuralgia do trigêmeo é relativamente comum, com incidência anual estimada de 4 a 8 a cada 100 mil indivíduos. As pessoas de meia-idade e idosas são acometidas de maneira predominante, e cerca de 60% dos casos ocorrem em mulheres. O início é súbito, e os episódios tendem a persistir por semanas ou meses antes da remissão espontânea. As remissões podem ser prolongadas, porém na maioria dos pacientes o distúrbio recorre.

Fisiopatologia Os sintomas resultam de geração ectópica de potenciais de ação nas fibras aferentes sensíveis à dor da raiz do V nervo craniano, pouco antes de ela entrar na superfície lateral da ponte. A compressão ou outra patologia do nervo acarreta desmielinização das fibras grandes mielinizadas que não conduzem a sensação de dor, mas tornam-se hiperexcitáveis e eletricamente acopladas às fibras de dor menores, não mielinizadas ou pouco mielinizadas, em estreita proximidade; isso pode explicar por que os estímulos táteis, conduzidos pelas fibras grandes mielinizadas, suscitam paroxismos de dor. Acredita-se que a compressão da raiz do nervo trigêmeo por um vaso sanguíneo, mais frequentemente a artéria cerebelar superior ou às vezes uma veia tortuosa, seja a origem da neuralgia do trigêmeo na maioria dos casos. Nos casos de compressão vascular, a perda de firmeza do cérebro relacionada com a idade e o aumento da espessura e tortuosidade dos vasos podem explicar a prevalência da neuralgia do trigêmeo na idade avançada.

Diagnóstico diferencial A neuralgia do trigêmeo deve ser diferenciada de outras causas de dor da face e de cefaleia (Cap. 16) e das dores com origem em doenças de mandíbula, dentes ou seios paranasais. A dor da migrânea (enxaqueca) ou da cefaleia em salvas tende a ser profunda e constante, ao contrário da característica lancinante superficial da neuralgia do trigêmeo; raramente, a cefaleia em salvas está associada à neuralgia do trigêmeo, síndrome conhecida como *cluster-tic*. Outras cefaleias raras incluem as crises de cefaleia neuralgiforme unilateral de curta duração com hiperemia conjuntival e lacrimejamento (SUNCT, do inglês *short-lasting unilateral neuralgiform headache attacks with conjunctival injection and tearing*; Cap. 430). Na arterite temporal, há dor facial superficial mas que não costuma ser descrita como um choque; o paciente muitas vezes queixa-se de mialgias e outros sintomas sistêmicos, e em geral há aumento da velocidade de hemossedimentação (VHS) ou proteína C-reativa (Cap. 363). Quando a neuralgia do trigêmeo acomete um adulto jovem ou é bilateral, a EM passa a ser uma possibilidade relevante, e nesses casos a causa é uma placa desmielinizante na zona de entrada da raiz do V nervo na ponte; com frequência, um exame físico cuidadoso detecta evidências de perda sensitiva na face. Os casos que são secundários a lesões expansivas – como aneurismas, neurofibromas, schwanomas do acústico ou meningiomas – em geral produzem sinais objetivos de perda sensitiva na distribuição do nervo trigêmeo (neuropatia do trigêmeo, ver adiante).

Avaliação laboratorial Se houver suspeita de arterite temporal, deve-se medir a VHS e a proteína C-reativa. Nos casos típicos de neuralgia do trigêmeo, os exames de neuroimagem costumam ser desnecessários, mas podem ser oportunos em pacientes com menos de 40 anos, quando os sintomas são bilaterais e a EM é uma possibilidade ou na avaliação de lesões vasculares sobrejacentes a fim de planejar a cirurgia de descompressão.

TRATAMENTO
Neuralgia do trigêmeo

O tratamento farmacológico com carbamazepina é eficaz em cerca de 50 a 75% dos pacientes. A carbamazepina deve ser iniciada como dose única diária de 100 mg ingerida com alimento, aumentando-a gradualmente (em 100 mg/dia em doses fracionadas, a cada 1 a 2 dias) até obter alívio substancial (> 50%) da dor. A maioria dos pacientes exige uma dose de manutenção de 200 mg, 4×/dia. Doses > 1.200 mg/dia não oferecem benefício adicional. Tontura, desequilíbrio, sedação e casos raros de agranulocitose são os efeitos colaterais mais importantes da carbamazepina. Se

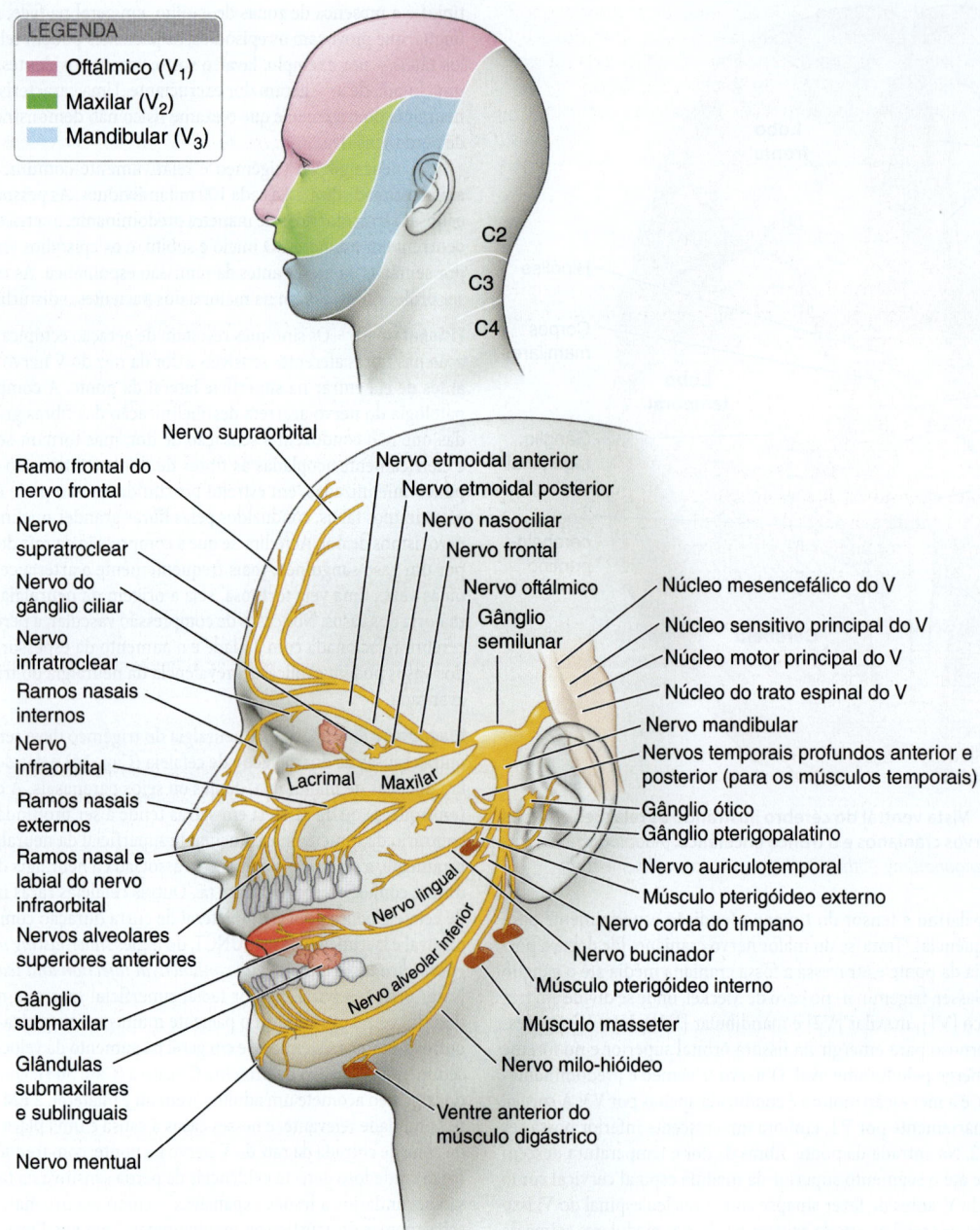

FIGURA 441-2 **O nervo trigêmeo, seus ramos e distribuição sensitiva na face.** As três principais divisões sensitivas do nervo trigêmeo consistem nos nervos oftálmico, maxilar e mandibular. *(Reproduzida com permissão de Waxman SG: Clinical Neuroanatomy, 26th ed. New York, McGraw-Hill, 2009.)*

for eficaz, o tratamento em geral é mantido por cerca de 1 mês para então ser reduzido de modo progressivo de acordo com a tolerância. A oxcarbazepina (300-1.200 mg, 2×/dia) é uma alternativa para a carbamazepina; produz menos toxicidade da medula óssea e, provavelmente, é igualmente eficaz. Se esses agentes não forem bem tolerados ou não forem efetivos, a fenitoína (300-400 mg/dia) é outra opção. A lamotrigina (400 mg/dia), o baclofeno (10-20 mg, 3×/dia) ou o topiramato (50 mg, 2×/dia) também podem ser tentados. Algumas vezes, a gabapentina (até 3.600 mg/dia em doses fracionadas) pode fornecer alívio.

Se o tratamento farmacológico falhar, deve-se propor a terapia cirúrgica. O método mais amplamente utilizado atualmente é a descompressão microvascular para aliviar a compressão do nervo trigêmeo em sua saída da ponte. Esse procedimento exige craniotomia suboccipital. O procedimento parece ter taxa de eficácia acima de 70%, com baixa taxa de recorrência da dor nos pacientes que respondem; a resposta é melhor para os sintomas clássicos semelhantes ao tique do que para a dor facial não lancinante. A angiorressonância magnética de alta resolução pode ser útil no pré-operatório para visualização das relações entre a raiz do V nervo craniano e os vasos sanguíneos contíguos.

A radiocirurgia com *gamma knife* do nervo trigêmeo também é utilizada para tratamento e resulta em alívio completo – algumas vezes, com início retardado – da dor em cerca da metade dos pacientes e baixo risco de dormência facial persistente; a resposta é, algumas vezes, duradoura, porém ocorre dor recorrente em 2 a 3 anos em um terço dos pacientes. Quando comparada com a descompressão cirúrgica, a cirurgia com *gamma knife* parece ser um pouco menos efetiva, porém está associada a menos complicações graves.

Outro procedimento, a rizotomia térmica com radiofrequência, produz uma lesão térmica no gânglio trigeminal ou no nervo trigêmeo. Ocorre alívio de curto prazo em > 95% dos pacientes; estudos de longo prazo indicam que a dor recorre em até um terço dos pacientes tratados. No pós-operatório, é comum haver dormência parcial da face, é possível ocorrer fraqueza do músculo masseter (mandíbula), particularmente após procedimentos bilaterais, e a rizotomia para a neuralgia da primeira divisão do trigêmeo pode ser seguida de desnervação da córnea, com ceratite secundária. A compressão percutânea do gânglio trigeminal com balão é uma abordagem alternativa realizada sob anestesia geral que resulta em taxas semelhantes de alívio da dor em curto e longo prazo, também sendo comumente complicada por dormência facial ipsilateral.

NEUROPATIA DO TRIGÊMEO

Diversas doenças podem acometer o nervo trigêmeo (Tab. 441-1). A maioria se manifesta por perda sensitiva na face ou fraqueza dos músculos da mandíbula. O desvio da mandíbula à abertura indica fraqueza dos músculos pterigóideos no lado para o qual ocorre o desvio. Alguns casos decorrem da síndrome de Sjögren ou de uma doença vascular do colágeno, como lúpus eritematoso sistêmico, esclerodermia ou doença mista do tecido conectivo. Entre as causas infecciosas, devem-se considerar o herpes-zóster (agudo ou pós-herpético) e a hanseníase. Tumores da fossa craniana média (meningiomas), do nervo trigêmeo (schwanomas) ou da base do crânio (tumores metastáticos) podem causar uma combinação de sinais motores e sensitivos. Lesões do seio cavernoso podem acometer a primeira e a segunda divisões do nervo trigêmeo, enquanto lesões da fissura orbital superior podem atingir a primeira divisão (oftálmica); a anestesia da córnea que as acompanha aumenta o risco de ulceração (neuroceratite).

A perda da sensibilidade isolada sobre o mento (neuropatia mentoniana) pode ser a única manifestação de câncer sistêmico. Raras vezes, observa-se uma forma idiopática de neuropatia do trigêmeo. Caracteriza-se por dormência e parestesias, às vezes bilateralmente, com perda da sensibilidade no território do nervo trigêmeo, mas sem perda de força da mandíbula. A recuperação gradual é a regra. O espasmo tônico dos músculos da mastigação, conhecido como trismo, é indicativo do tétano (Cap. 152) ou pode ocorrer em pacientes sendo tratados com fenotiazinas.

FRAQUEZA FACIAL

CONSIDERAÇÕES ANATÔMICAS

(Fig. 441-3) O VII nervo craniano supre todos os músculos relacionados à expressão facial, além do estapédio, do estilo-hióideo e do ventre posterior do digástrico. Os componentes sensorial e parassimpático (nervo intermédio) fornecem a sensação do paladar dos dois terços anteriores da língua, os impulsos cutâneos da parede anterior do canal auditivo externo e os sinais parassimpáticos pré-ganglionares para os gânglios pterigopalatino e submaxilar, estimulando o lacrimejamento, a rinorreia e a salivação. O núcleo motor do VII nervo situa-se anterior e lateralmente ao núcleo do abducente. Após deixar a ponte, o VII nervo entra no meato acústico interno com o nervo acústico. O nervo continua seu trajeto em seu próprio canal ósseo, o facial, e sai do crânio via forame estilomastóideo. Em seguida, atravessa a glândula parótida e subdivide-se para suprir os músculos faciais.

A interrupção completa do nervo facial no forame estilomastóideo paralisa todos os músculos da expressão facial. O ângulo da boca cai, as rugas e as pregas cutâneas diminuem, a fronte não franze e as pálpebras não se fecham. À tentativa de fechar as pálpebras, o olho do lado paralisado move-se para cima (fenômeno de Bell). A pálpebra inferior afasta-se da conjuntiva, permitindo que as lágrimas escoem sobre a bochecha. O alimento acumula-se entre os dentes e os lábios, e saliva pode escorrer pelo canto da boca. O paciente queixa-se de sensação de peso ou dormência na face, mas raras vezes detecta-se perda sensitiva e o paladar permanece intacto.

Se a lesão estiver localizada na parte da orelha média, ocorre perda do paladar nos dois terços anteriores da língua ipsilateral. Se o nervo para o estapédio for interrompido, ocorre hiperacusia (sensibilidade a sons altos). Lesões no meato acústico interno podem afetar os nervos auditivo e vestibular adjacentes, causando surdez, zumbido ou tontura. Lesões intrapontinas que paralisam a face em geral também atingem o núcleo abducente e, com frequência, os tratos corticospinal e sensitivo.

Se a paralisia facial periférica estiver presente há algum tempo e a recuperação da função motora for parcial, é possível que surja uma contração difusa contínua dos músculos faciais. A fissura palpebral fica mais estreita, e a prega nasolabial aprofunda-se. Podem ocorrer espasmos faciais, iniciados por movimentos da face (espasmo hemifacial). A regeneração anômala das fibras do VII nervo pode resultar em outros fenômenos problemáticos. Se fibras originalmente conectadas com o orbicular do olho passarem a inervar o orbicular da boca, o fechamento das pálpebras pode causar retração da boca (sincinesia) ou, se fibras parassimpáticas originalmente conectadas com as glândulas salivares passarem a inervar a glândula lacrimal, é possível a ocorrência de lacrimejamento anômalo ("lágrimas de crocodilo") com o ato de comer. Outra sincinesia facial é desencadeada pela abertura da mandíbula, que provoca fechamento das pálpebras no lado da paralisia facial (piscadela mandibular).

PARALISIA DE BELL

A forma mais comum de paralisia facial é a paralisia de Bell. A incidência anual desse distúrbio idiopático gira em torno de 25 a cada 100 mil, ou cerca de 1 a cada 60 pessoas ao longo da vida. Gravidez e diabetes melito são fatores de risco.

Manifestações clínicas O início da paralisia de Bell é razoavelmente abrupto e, como regra, a fraqueza chega ao máximo em 48 horas. Dor retroauricular pode anteceder a paralisia em 1 ou 2 dias. Pode haver perda unilateral do paladar e hiperacusia. Em alguns casos, há linfocitose leve no líquido cerebrospinal. A ressonância magnética (RM) pode revelar edema e captação uniforme de contraste do gânglio geniculado e do nervo facial e, em alguns casos, encarceramento do nervo edemaciado no osso temporal. Cerca de 80% dos pacientes recuperam-se por completo em algumas semanas ou meses. A eletromiografia pode ter algum valor prognóstico; evidências de desnervação após 10 dias indicam que houve degeneração axônica, que a regeneração irá demorar (em geral, 3 meses) e poderá ser parcial. A presença de paralisia parcial na primeira semana é o sinal prognóstico mais favorável. Recorrências são relatadas em cerca de 7% dos casos.

Fisiopatologia Na paralisia de Bell aguda, ocorre inflamação do nervo facial com células mononucleares, o que é compatível com uma causa infecciosa ou imune. O DNA do herpes-vírus simples (HSV) tipo 1 foi frequentemente detectado no líquido endoneural e no músculo auricular posterior, sugerindo que, na maioria dos casos, a reativação desse vírus no gânglio geniculado pode ser o fator responsável. A reativação do vírus varicela-zóster está associada à paralisia de Bell em até um terço

TABELA 441-1 ■ Distúrbios do nervo trigêmeo
Lesões nucleares (do tronco encefálico)
Esclerose múltipla
Acidente vascular cerebral
Siringobulbia
Glioma
Linfoma
Lesões pré-ganglionares
Neuroma do acústico
Meningioma
Metástase
Meningite crônica
Aneurisma carotídeo-cavernoso
Lesões do gânglio semilunar
Neuroma do trigêmeo
Herpes-zóster
Infecção (propagação de otite média ou mastoidite)
Lesões do seio cavernoso (ver Tab. 441-2)
Lesões do nervo periférico
Tumor (p. ex., carcinoma nasofaríngeo, carcinoma espinocelular, linfoma)
Traumatismo
Síndrome de Guillain-Barré
Síndrome de Sjögren
Doenças vasculares do colágeno
Sarcoidose
Hanseníase
Substâncias (estilbamidina, tricloroetileno)
Neuropatia do trigêmeo idiopática

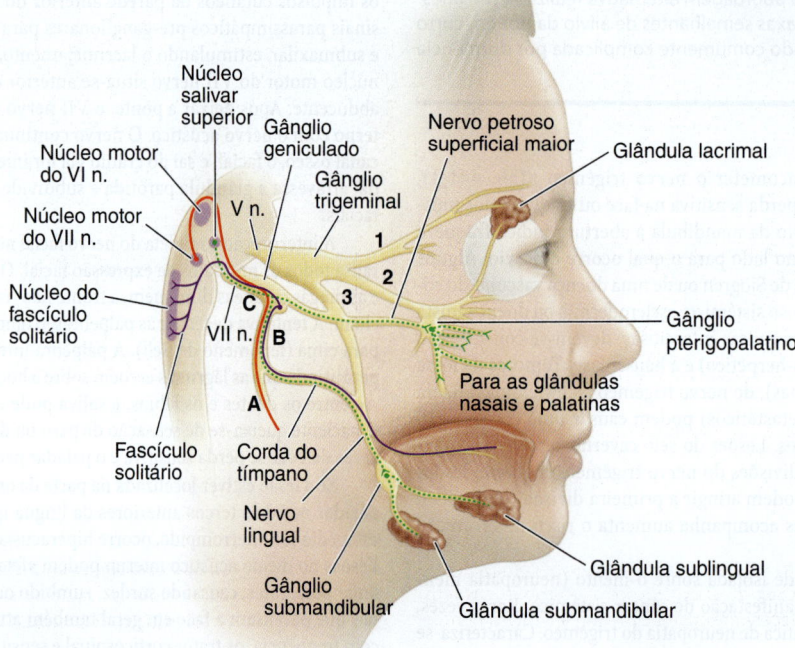

FIGURA 441-3 O nervo facial. A, B e C denotam, respectivamente, lesões do nervo facial no forame estilomastóideo, distal e proximal ao gânglio geniculado. As *linhas verdes* indicam as fibras parassimpáticas; a *linha vermelha*, as fibras motoras; e as *linhas roxas*, as fibras aferentes viscerais (paladar). *(Reproduzida com permissão de MB Carpenter: Core Text of Neuroanatomy, 2nd ed. Williams & Wilkins, 1978.)*

dos casos, podendo representar a segunda causa mais frequente. Vários outros vírus também foram implicados menos comumente, e a paralisia de Bell pode ser observada em casos de soroconversão para o vírus da imunodeficiência humana (HIV).

Diagnóstico diferencial Existem muitas outras causas de paralisia facial aguda que devem ser consideradas no diagnóstico diferencial da paralisia de Bell. A doença de Lyme pode causar paralisia facial unilateral ou bilateral; em áreas endêmicas, ≥ 10% dos casos de paralisia facial provavelmente decorrem de infecção por *Borrelia burgdorferi* **(Cap. 186)**. A síndrome de Ramsay Hunt, causada pela reativação do herpes-zóster no gânglio geniculado, é uma paralisia facial grave associada ao exantema vesicular no canal auditivo externo e às vezes na faringe e em outras partes do tegumento; com frequência, o VIII nervo craniano também é afetado. Paralisia facial frequentemente bilateral ocorre na sarcoidose **(Cap. 367)** e na síndrome de Guillain-Barré **(Cap. 447)**. A hanseníase costuma envolver o nervo facial, e neuropatia facial também pode ocorrer no diabetes melito, nas doenças do tecido conectivo, incluindo síndrome de Sjögren, e na amiloidose. A rara síndrome de Melkersson-Rosenthal consiste em paralisia facial recorrente; edema facial (particularmente labial) recorrente – e, por fim, permanente –; e, com menor constância, língua fissurada. Sua causa é desconhecida. Os neuromas do acústico atingem o nervo facial por meio de compressão local. Infartos, lesões desmielinizantes da EM e tumores são as lesões pontinas comuns que interrompem as fibras do nervo facial; outros sinais de envolvimento do tronco encefálico costumam estar presentes. Os tumores que invadem o osso temporal (do corpo carotídeo, colesteatoma, dermoide) podem produzir paralisia facial, porém o início é insidioso e a evolução, progressiva. A paralisia facial após fratura de osso temporal pode se apresentar agudamente ou após um atraso de vários dias; o traumatismo craniano fechado sem fratura de osso temporal também pode desencadear paralisia facial.

Todas essas formas de paralisia facial nuclear ou periférica devem ser distinguidas do tipo supranuclear. Na última, os músculos frontal e orbicular do olho da região frontal são menos acometidos do que os da parte inferior da face, pois os músculos faciais superiores são inervados por vias corticobulbares de ambos os córtices motores, enquanto os músculos faciais inferiores são inervados apenas pelo hemisfério oposto. Nas lesões supranucleares, pode haver dissociação dos movimentos faciais emocionais e voluntários e, com frequência, coexiste algum grau de paralisia do braço e da perna ou afasia (nas lesões do hemisfério dominante).

Avaliação laboratorial O diagnóstico de paralisia de Bell em geral pode ser definido clinicamente em pacientes com (1) apresentação típica, (2) nenhum fator de risco ou sintoma preexistente de outras causas de paralisia facial, (3) ausência de lesões cutâneas de herpes-zóster no canal auditivo externo e (4) exame neurológico normal, exceto do nervo facial. É essencial dar atenção especial ao VIII nervo craniano, que segue próximo ao nervo facial na junção pontobulbar e no osso temporal, e aos demais nervos cranianos. Nos casos atípicos ou incertos, podem-se solicitar VHS ou proteína C-reativa, exames para detectar diabetes melito, título de anticorpos para doença de Lyme, sorologias para HIV, enzima conversora de angiotensina e exames de imagem do tórax para a possibilidade de sarcoidose, punção lombar para uma possível síndrome de Guillain-Barré, ou RM. A RM com frequência mostra edema e captação de contraste pelo nervo facial na paralisia de Bell idiopática **(Fig. 441-4)**.

TRATAMENTO

Paralisia de Bell

As medidas sintomáticas incluem (1) uso de fita adesiva para baixar a pálpebra superior durante o sono e prevenir ressecamento da córnea, (2) lágrimas artificiais e (3) massagem dos músculos enfraquecidos. Um ciclo de glicocorticoides, 60 a 80 mg/dia de prednisona durante os primeiros 5 dias com retirada progressiva nos 5 dias seguintes, reduz modestamente o período de recuperação e melhora o resultado funcional. Embora ensaios clínicos randomizados de grande porte e bem controlados não tenham encontrado benefício adicional com o uso dos agentes antivirais valaciclovir (1.000 mg/dia por 5-7 dias) ou aciclovir (400 mg, 5×/dia, por 10 dias) em comparação com os glicocorticoides isoladamente, um desses agentes deve ser usado se forem observadas lesões vesiculares

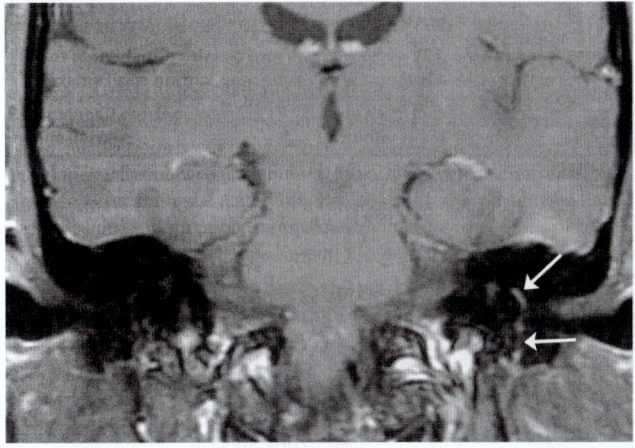
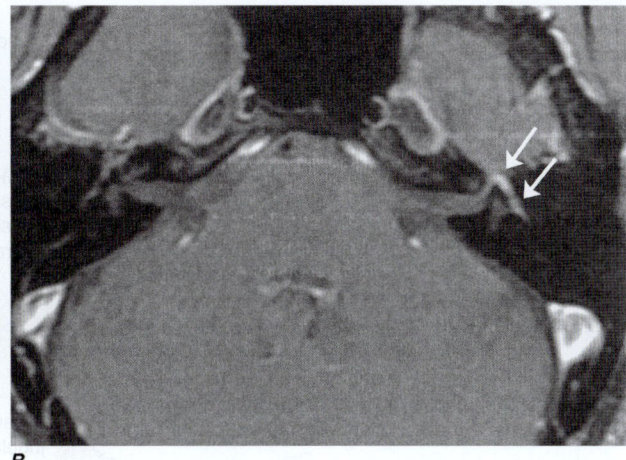

FIGURA 441-4 **Imagens axial e coronal ponderadas em T1, após gadolínio, com supressão de gordura** mostram captação linear regular difusa do nervo facial esquerdo, envolvendo os segmentos do joelho, timpânico e mastóideo dentro do osso temporal (*setas*), sem evidências de lesão expansiva. Embora sejam altamente sugestivos de paralisia de Bell, achados semelhantes podem ser vistos com outras etiologias, como doença de Lyme, sarcoidose e disseminação maligna perineural.

no palato ou no canal auditivo externo. Para os pacientes com paralisia permanente após paralisia de Bell, diversos procedimentos estéticos vêm sendo utilizados para restabelecer uma aparência relativamente simétrica da face.

OUTROS DISTÚRBIOS MOTORES DA FACE

O espasmo hemifacial consiste em contrações involuntárias, indolores e irregulares em um lado da face. A maioria dos casos parece estar relacionada à compressão vascular do nervo facial em sua saída na ponte. Outros casos desenvolvem-se como sequela da paralisia de Bell ou são secundários à compressão e/ou desmielinização por tumor, infecção ou EM. Injeções locais de toxina botulínica nos músculos afetados podem aliviar os espasmos por 3 a 4 meses, e as injeções podem ser repetidas. Os casos refratários causados pela compressão vascular geralmente respondem à descompressão cirúrgica do nervo facial. Alguns relatos descrevem sucesso com o uso de carbamazepina, gabapentina ou baclofeno. O blefaroespasmo é um espasmo recorrente involuntário das pálpebras que ocorre em pessoas idosas como um fenômeno isolado, ou com graus variáveis de espasmo de outros músculos faciais. Os casos graves persistentes de blefaroespasmo podem ser tratados por injeção local de toxina botulínica no músculo orbicular do olho. Clonazepam, baclofeno e triexifenidil também têm sido usados para tratar esse distúrbio. A mioquimia facial se refere a uma atividade de ondulações finas dos músculos faciais; pode ser causada por EM ou suceder a síndrome de Guillain-Barré (Cap. 447).

OUTROS DISTÚRBIOS DE NERVOS CRANIANOS

NEURALGIA GLOSSOFARÍNGEA

O IX nervo craniano (glossofaríngeo) (Fig. 441-5) fornece a sensibilidade somática da faringe, orelha média, membrana timpânica, tuba auditiva e terço posterior da língua para o núcleo trigeminal espinal. Ele também fornece o paladar do terço posterior da língua e informações sobre a pressão arterial a partir de barorreceptores no seio carotídeo até o núcleo solitário, o qual também serve como núcleo sensorial para o nervo vago. A função motora se origina no núcleo ambíguo e é limitada ao músculo estilofaríngeo. As fibras parassimpáticas do núcleo salivar inferior bulbar fazem sinapse no gânglio ótico com as fibras pós-ganglionares que inervam a glândula parótida. A neuralgia glossofaríngea assemelha-se à neuralgia do trigêmeo em muitos aspectos, porém é bem menos comum. Algumas vezes ela envolve porções do X nervo (vago). A dor é intensa e paroxística; origina-se de um lado da orofaringe, aproximadamente na fossa amigdaliana. Em alguns casos, a dor localiza-se na orelha ou pode irradiar-se a partir da orofaringe para a orelha, em razão de acometimento do ramo timpânico do nervo glossofaríngeo. A deglutição ou a tosse podem desencadear espasmos de dor. Não há déficit motor ou sensorial demonstrável. Foram relatados sintomas cardíacos – bradicardia ou assistolia, hipotensão e síncope. A neuralgia do glossofaríngeo pode resultar de compressão vascular, EM ou tumores, mas muitos casos são idiopáticos. O tratamento clínico é semelhante ao da neuralgia do trigêmeo, e em geral a carbamazepina é a primeira escolha. Se a terapia farmacológica for malsucedida, os procedimentos cirúrgicos, incluindo descompressão microvascular se houver compressão vascular evidente, ou rizotomia das fibras glossofaríngeas e vagais no bulbo jugular, com frequência obtém êxito.

DISFAGIA E DISFONIA

O X nervo craniano (vago) (Fig. 441-6) transporta a sensação somática do aspecto posterior do canal auditivo externo, laringofaringe, laringe superior e meninges da fossa posterior até o núcleo trigeminal espinal, além do paladar da epiglote e faringe e da sensação visceral de quimiorreceptores e barorreceptores no arco aórtico, coração e trato gastrintestinal até a flexura esplênica até o núcleo solitário. A porção motora se origina no núcleo ambíguo e inerva a maioria dos músculos da orofaringe e do palato mole, além da musculatura laríngea. As fibras parassimpáticas se originam no núcleo motor dorsal do nervo vago e reduzem a frequência cardíaca por meio da ação sobre os nós sinoatrial e atrioventricular; outras promovem a peristalse e a secreção do trato alimentar do esôfago até a flexura esplênica. Quando a parte intracraniana do nervo vago (X nervo craniano) é interrompida, o palato mole pende ipsilateralmente e não levanta à fonação. Há perda do reflexo do engasgo no lado acometido, bem como do "movimento de cortina" da parede lateral da faringe, de modo que os pilares se movem medialmente à medida que o palato levanta quando o paciente diz "ah". A voz parece rouca e ligeiramente anasalada, com a prega vocal imóvel a meio caminho entre a abdução e a adução. Também pode haver perda da sensibilidade no meato acústico externo e na face posterior do pavilhão auricular.

O nervo vago pode ser comprometido ao nível meníngeo por processos neoplásicos e infecciosos e dentro do bulbo por tumores, lesões vasculares (p. ex., síndrome bulbar lateral) e doenças do neurônio motor. O nervo também pode ser acometido por infecção pelo vírus varicela-zóster. A lesão do nervo vago na bainha carotídea pode ocorrer com a dissecção da carótida ou com endarterectomia. Os ramos faríngeos de ambos os nervos vagos podem ser acometidos na difteria; a voz adquire tom anasalado e ocorre regurgitação de líquidos pelo nariz durante a deglutição. A polimiosite e a dermatomiosite, que causam rouquidão e disfagia por acometimento direto de músculos laríngeos e faríngeos, podem ser confundidas com doenças dos nervos vagos. A disfagia também é um sintoma em alguns pacientes com distrofia miotônica. **As causas não neurológicas de disfagia são descritas no Capítulo 44.**

Os nervos laríngeos recorrentes, em especial o esquerdo, são lesados com maior frequência em razão de alguma doença intratorácica. Aneurisma do arco aórtico, dilatação do átrio esquerdo e tumores do mediastino e dos brônquios são causas muito mais frequentes de paralisia isolada da prega

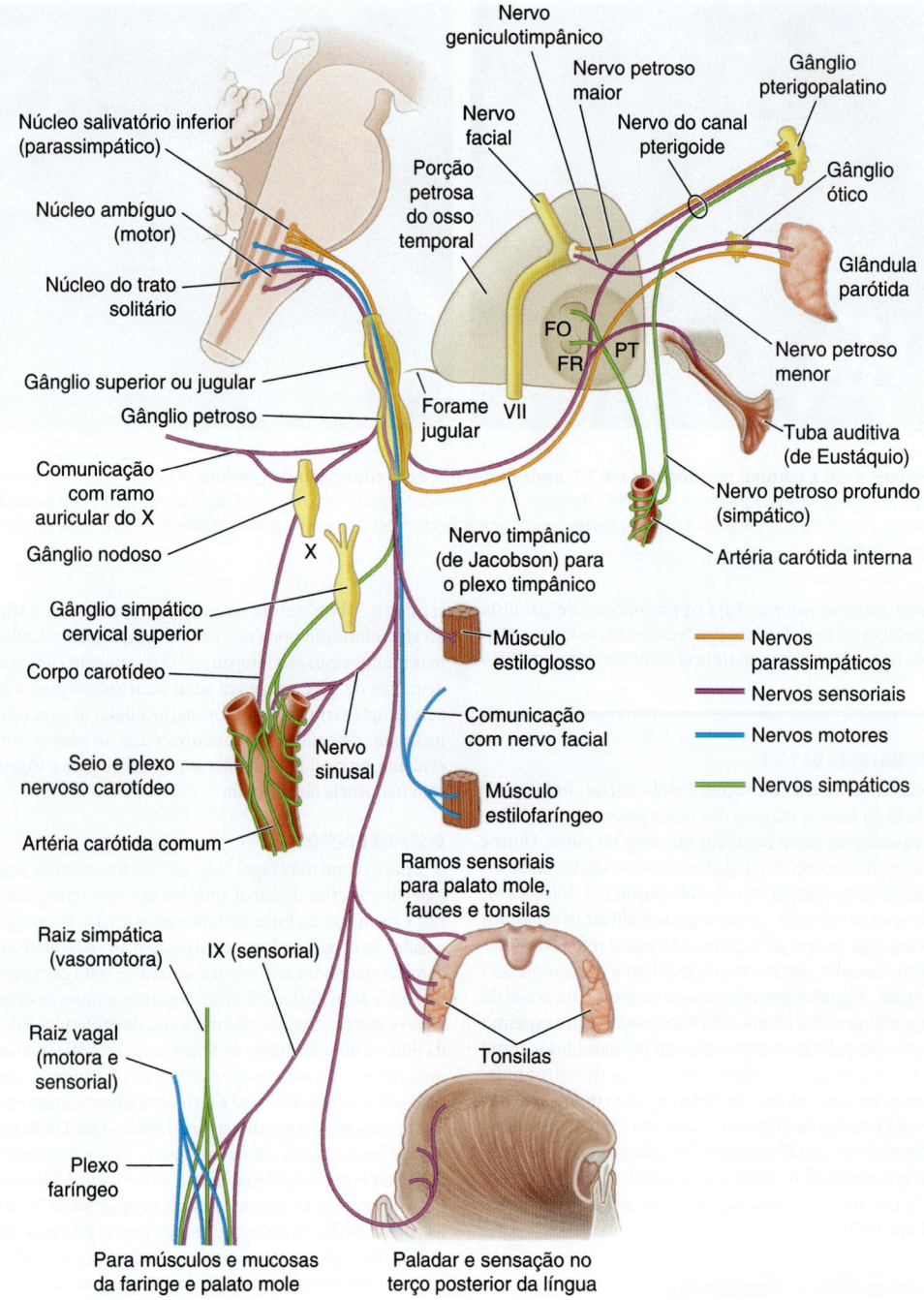

FIGURA 441-5 O IX nervo craniano (glossofaríngeo). FO, forame oval; FR, forame redondo; PT, plexo do tímpano. *(Reproduzida com permissão de SG Waxman: Clinical Neuroanatomy, 29th ed. New York, McGraw Hill, 2020.)*

vocal do que os distúrbios intracranianos. Contudo, um número substancial de casos de paralisia do nervo laríngeo recorrente permanece idiopático.

Ao deparar-se com um caso de paralisia laríngea, o médico deve tentar determinar o local da lesão. Caso seja intrabulbar, em geral haverá outros sinais, como disfunção cerebelar ipsilateral, perda da sensibilidade dolorosa e térmica na face ipsilateral e no braço e na perna contralaterais e síndrome de Horner ipsilateral. Se a lesão for extrabulbar, com frequência os nervos glossofaríngeo e espinal acessório estarão comprometidos (síndrome do forame jugular). Se for extracraniana no espaço retroparotídeo ou lateral e posterior ao processo condilar, pode haver uma combinação de paralisias dos IX, X, XI e XII nervos cranianos, além de síndrome de Horner (Tab. 441-2). Na ausência de perda sensitiva no palato e na faringe, bem como de fraqueza palatina ou disfagia, a lesão situa-se abaixo da origem dos ramos faríngeos que deixam o nervo vago em uma posição alta na região cervical; então, a localização habitual da doença é o mediastino.

FRAQUEZA CERVICAL

O XI nervo craniano (espinal acessório) é um nervo motor puro que se origina no núcleo ambíguo e no corno ventral da medula espinal de C1-C6. O nervo passa superiormente através do forame magno e sai pelo forame jugular para inervar os músculos trapézio e esternocleidomastóideo ipsilaterais. O comprometimento isolado do nervo acessório (XI nervo craniano) pode ocorrer em qualquer parte de seu trajeto, resultando em paralisia parcial ou total dos músculos esternocleidomastóideo e trapézio. A paralisia do nervo espinal acessório não resulta em fraqueza cervical significativa porque vários outros músculos também fazem a rotação da cabeça e a flexão do pescoço; assim, a detecção de lesão do nervo acessório na identificação, através de palpação, da ausência de contração do esternocleidomastóideo durante a rotação da cabeça. Da mesma forma, o movimento de elevação dos ombros sofre apenas impacto leve da fraqueza do trapézio, embora o ombro afetado esteja mais baixo em repouso, ocorra escápula alada e o

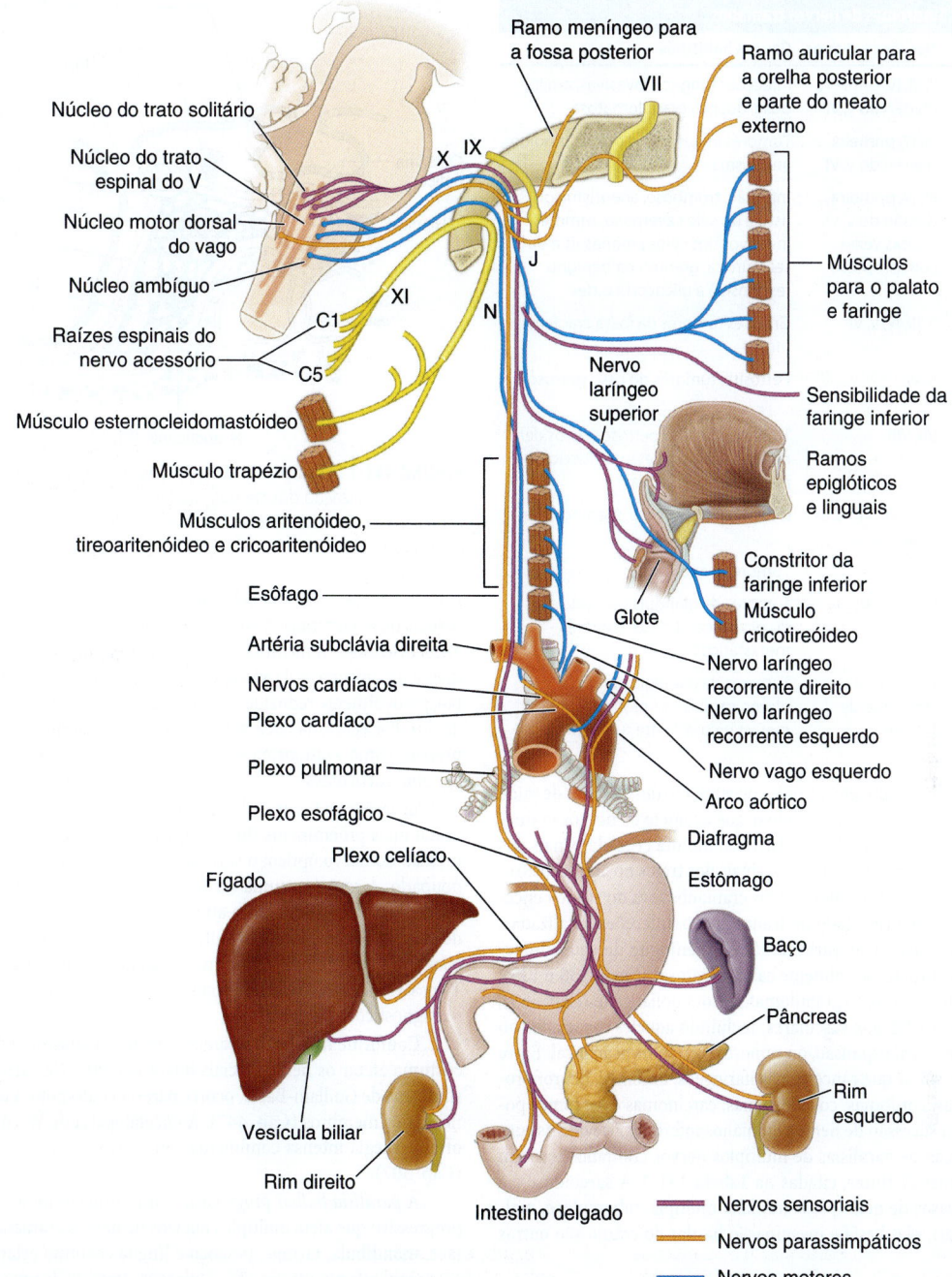

FIGURA 441-6   O nervo vago. J, gânglio jugular (superior); N, gânglio nodoso (inferior). *(Reproduzida com permissão de SG Waxman: Clinical Neuroanatomy, 29th ed. New York, McGraw Hill, 2020.)*

braço não possa ser abduzido além de 90 graus. A paralisia isolada do nervo espinal acessório costuma ser iatrogênica, devido à cirurgia cervical ou à canulação de veia jugular, ou traumática. Foi descrita uma forma idiopática de neuropatia do acessório, similar à paralisia de Bell, que pode recidivar em alguns casos. A maioria dos pacientes se recupera, mas não todos.

PARALISIA DA LÍNGUA

O XII nervo craniano (hipoglosso) supre os músculos ipsilaterais da língua. As lesões do nervo causam o desvio da língua em direção ipsilateral durante a protrusão devido à fraqueza do genioglosso ipsilateral, além da fraqueza dos movimentos da língua em direção ao lado afetado devido à fraqueza da sua musculatura intrínseca ipsilateral. Desenvolvem-se atrofia e fasciculação da língua semanas a meses após a interrupção do nervo. Pode haver comprometimento do núcleo do nervo ou de suas fibras de saída por lesões intrabulbares, como tumor, poliomielite ou, com maior frequência, doença do neurônio motor. Lesões das meninges basais e dos ossos occipitais (platibasia, invaginação dos côndilos occipitais, doença de Paget) podem comprimir o nervo em seu trajeto extrabulbar ou à medida que ele deixa o crânio no canal hipoglosso. Podem ocorrer lesões isoladas de causa desconhecida.

PARALISIA DE MÚLTIPLOS NERVOS CRANIANOS

Vários nervos cranianos podem ser acometidos por um mesmo processo patológico. Nessa situação, o problema clínico principal é determinar se a lesão reside no tronco encefálico ou fora dele. Lesões situadas na superfície do tronco encefálico caracterizam-se por comprometimento de nervos cranianos adjacentes (com frequência ocorrendo em sucessão) e acometimento tardio e bastante discreto das vias sensitivas e motoras longitudinais, bem como de estruturas segmentares no interior do tronco encefálico. O oposto é válido para lesões primárias dentro do tronco encefálico. É mais provável

TABELA 441-2 ■ Síndromes de nervos cranianos

Local	Nervos cranianos	Causas habituais
Ápice da órbita	II, III, IV, primeira divisão do V, VI	Infecções fúngicas invasivas, amiloidose, doença granulomatosa
Fissura esfenoide (orbital superior)	III, IV, primeira divisão do V, VI	Tumores invasivos do osso esfenoide; aneurismas
Parede lateral do seio cavernoso	III, IV, primeira divisão do V, VI, muitas vezes com proptose	Infecção, trombose, aneurisma ou fístula do seio cavernoso; tumores invasivos dos seios paranasais e da sela túrcica; granuloma benigno responsivo a glicocorticoides
Espaço retroesfenóideo	II, III, IV, V, VI	Grandes tumores da fossa craniana média
Ápice do osso petroso	V, VI	Petrosite; tumores do osso petroso
Meato acústico interno	VII, VIII	Tumores do osso petroso (cistos dermoides, etc.); processos infecciosos; neuroma do acústico
Ângulo pontocerebelar	V, VI, VII, VIII e, às vezes, IX	Neuroma do acústico; meningioma
Forame jugular	IX, X, XI	Tumores e aneurismas
Espaço lateral e posterior ao processo condilar	IX, X, XI, XII	Tumores da glândula parótida e do glomo carotídeo e tumores metastáticos
Espaço retroparotídeo posterior	IX, X, XI, XII e síndrome de Horner	Tumores da glândula parótida, glomo carotídeo, linfonodos; tumor metastático; adenite tuberculosa

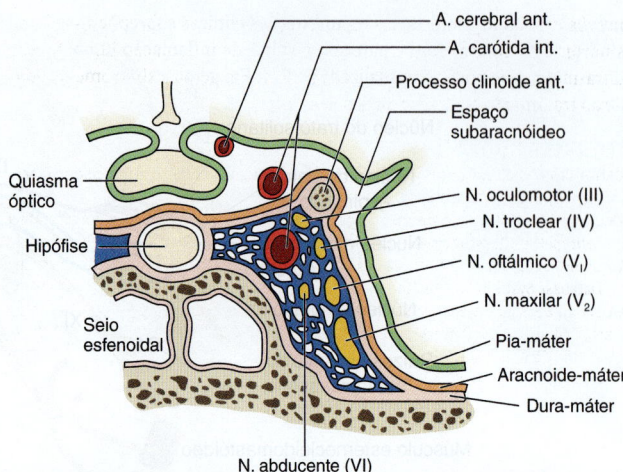

FIGURA 441-7 **Anatomia do seio cavernoso em secção coronal**, ilustrando a localização dos nervos cranianos em relação ao seio vascular, à artéria carótida interna (que se curva anteriormente ao corte) e às estruturas circundantes.

que a lesão extrabulbar cause erosão óssea ou aumento dos forames de saída dos nervos cranianos. A lesão intrabulbar que acomete os nervos cranianos muitas vezes provoca paralisia sensitiva ou motora cruzada (sinais dos nervos cranianos em um lado do corpo e sinais dos tratos no lado oposto).

O envolvimento de múltiplos nervos cranianos fora do tronco encefálico frequentemente é resultado de traumatismo, infecções localizadas, incluindo infecção pelo vírus varicela-zóster, meningite de causa infecciosa ou não infecciosa (especialmente carcinomatosa) **(Caps. 138 e 139)**, doenças granulomatosas como granulomatose com poliangeíte **(Cap. 363)**, doença de Behçet, distúrbios vasculares, incluindo aqueles associados ao diabetes, aneurismas em expansão, ou tumores com infiltração local. Entre os tumores, observou-se que cânceres nasofaríngeos, linfomas, neurofibromas, meningiomas, cordomas, colesteatomas, carcinomas e sarcomas podem envolver uma sucessão de nervos cranianos inferiores. Devido às suas relações anatômicas, as paralisias de múltiplos nervos cranianos formam inúmeras síndromes distintas, citadas na **Tabela 441-2**. A sarcoidose é a causa de alguns casos de neuropatia craniana múltipla; tuberculose, malformação de Chiari, platibasia e invaginação basilar do crânio são outras possíveis causas.

A síndrome do seio cavernoso **(Fig. 441-7)** é um distúrbio distinto que em geral põe em risco a vida. Muitas vezes, apresenta-se como dor orbital ou facial; edema orbital e quemose causadas por oclusão das veias oftálmicas; febre; neuropatia oculomotora afetando o III, o IV e o VI nervos cranianos; e neuropatia do trigêmeo afetando as divisões oftálmica (V1) e, às vezes, maxilar (V2) do nervo trigêmeo. A trombose do seio cavernoso, muitas vezes secundária à infecção por celulite orbital (frequentemente *Staphylococcus aureus*), uma fonte cutânea na face ou rinossinusite (em especial com mucormicose em pacientes diabéticos), é a causa mais frequente; outras etiologias incluem aneurisma da artéria carótida, fístula carotídeo-cavernosa (pode haver um sopro orbital), meningioma, carcinoma nasofaríngeo, outros tumores, ou um distúrbio granulomatoso idiopático (síndrome de Tolosa-Hunt). Os dois seios cavernosos comunicam-se diretamente por meio de canais intercavernosos; assim, o envolvimento de um lado pode estender-se e tornar-se bilateral. O diagnóstico precoce é essencial, sobretudo nos casos de infecção, e o tratamento depende da etiologia subjacente.

Nos casos infecciosos, a administração imediata de antibióticos de amplo espectro, a drenagem das cavidades de quaisquer abscessos e a identificação do microrganismo responsável são imprescindíveis. A terapia anticoagulante pode beneficiar os casos de trombose primária. Pode haver necessidade de reparo ou oclusão da artéria carótida para o tratamento das fístulas ou aneurismas. A síndrome de Tolosa-Hunt costuma responder aos glicocorticoides. A melhora acentuada da dor em geral é evidente em alguns dias; a prednisona oral (60 mg/dia) em geral é mantida por 2 semanas e, então, gradualmente reduzida ao longo de 1 mês – ou mais, se houver recidiva da dor. Por vezes, há necessidade de associar um medicamento imunossupressor, como azatioprina ou metotrexato, para manter a resposta inicial aos glicocorticoides.

As lesões na fissura orbital superior e no ápice da órbita causam perda visual mais proeminente do que aquelas no seio cavernoso devido à compressão do nervo óptico; o segundo ramo do nervo trigêmeo costuma ser poupado. A causa costuma ser uma infecção fúngica invasiva, frequentemente devido à erosão óssea através da parede dos seios maxilar, esfenoide ou etmoide. Processos infiltrativos como amiloidose, granulomatose com poliarterite e uma síndrome inflamatória idiopática semelhante à de Tolosa-Hunt são causas adicionais, e a biópsia costuma ser necessária para o diagnóstico.

Conforme mencionado anteriormente, a síndrome de Guillain-Barré costuma afetar os nervos faciais bilateralmente. Na variante de Fisher da síndrome de Guillain-Barré, ocorre paresia oculomotora com ataxia e arreflexia nos membros **(Cap. 447)**. A encefalopatia de Wernicke pode causar oftalmoplegia intensa combinada com outros sinais do tronco encefálico **(Cap. 307)**.

A *paralisia bulbar progressiva* é um distúrbio motor puro lentamente progressivo que afeta múltiplos núcleos de nervos cranianos. A fraqueza da face, mandíbula, faringe, pescoço e língua costuma estar presente, sendo acompanhada por atrofia e fasciculações. Trata-se de uma forma de doença do neurônio motor **(Cap. 437)**. As síndromes motoras puras sem atrofia levantam a suspeita de miastenia grave **(Cap. 448)**, podendo também ser consideradas as hipóteses de síndrome de Guillain-Barré de evolução rápida, difteria e poliomielite.

A neuropatia glossofaríngea em conjunto com as paralisias dos nervos vago e acessório também pode ocorrer com infecção por herpes-zóster, ou associada a tumor ou aneurisma na fossa posterior ou no forame jugular, por onde os três nervos saem do crânio. Rouquidão decorrente de paralisia das pregas vocais, alguma dificuldade à deglutição, desvio do palato mole para o lado íntegro, anestesia da parede posterior da faringe e perda de força da parte superior dos músculos trapézio e esternocleidomastóideo compõem a síndrome do forame jugular.

A paralisia dos nervos vago e hipoglosso (síndrome de Tapia) raramente pode ocorrer após a intubação endotraqueal, tendo sido relatada durante a pandemia de Covid-19; os sintomas consistem em disfonia e desvio da língua, geralmente melhorando dentro de alguns meses.

Ocasionalmente, observa-se uma forma idiopática de acometimento de múltiplos nervos cranianos em um ou nos dois lados da face. A síndrome consiste no início subagudo de dor facial incômoda, seguida de paralisia de nervos cranianos motores. As manifestações clínicas sobrepõem-se às da síndrome de Tolosa-Hunt e parecem resultar de inflamação idiopática da dura-máter, que pode ser visualizada na RM. Em geral, a síndrome responde ao tratamento com glicocorticoides.

LEITURAS ADICIONAIS
BENDTSEN L et al: Advances in diagnosis, classification, pathophysiology, and management of trigeminal neuralgia. Lancet 19:784, 2020.
DECAVEL P et al: Tapia syndrome at the time of the COVID-19 pandemic: Lower cranial neuropathy following prolonged intubation. Neurology 95:312, 2020.
GAGYOR I et al: Antiviral treatment of Bell's palsy (idiopathic facial paralysis). Cochrane Database Syst Rev 9:CD001869, 2019.
GUTIERREZ S et al: Lower cranial nerve syndromes: A review. Neurosurg Rev 44:1345, 2020.
KELLY HR, CURTIN HD: Imaging of skull base lesions. Handb Clin Neurol 135:637, 2016.
MADHOK VB et al: Corticosteroids for Bell's palsy (idiopathic facial paralysis). Cochrane Database Syst Rev 7:CD001942, 2016.

442 Doenças da medula espinal
Stephen L. Hauser

As doenças da medula espinal são frequentemente devastadoras. Elas podem causar tetraplegia, paraplegia e déficits sensitivos bem além do dano que infligiriam em qualquer outra parte do sistema nervoso, porque a medula espinal contém, em uma pequena área de corte transversal, quase todos os sistemas motores eferentes e sensitivos aferentes do tronco e dos membros. Muitas doenças da medula espinal são reversíveis se reconhecidas e tratadas em fase precoce (Tab. 442-1); portanto, estão entre as emergências neurológicas mais críticas. O uso eficiente de procedimentos diagnósticos, orientado pelo conhecimento da anatomia e das manifestações clínicas das doenças comuns da medula espinal, é essencial para maximizar a chance de um desfecho positivo.

ABORDAGEM AO PACIENTE
Doença da medula espinal

ANATOMIA DA MEDULA ESPINAL RELEVANTE PARA OS SINAIS CLÍNICOS
A medula espinal é uma extensão tubular fina do sistema nervoso central (SNC) contida dentro do canal vertebral ósseo. Ela se origina no bulbo e continua em sentido caudal até o cone medular ao nível lombar; sua extensão fibrosa, o filo terminal, acaba no cóccix. A medula espinal do adulto mede cerca de 46 cm de comprimento, exibe forma oval ou redonda e é mais larga nas regiões cervical e lombar, onde se situam os neurônios que inervam, respectivamente, os membros superiores e inferiores. Os tratos de substância branca contendo as vias sensitivas ascendentes e motoras descendentes localizam-se na periferia, enquanto os corpos das células nervosas estão aglomerados em uma região interna em forma de trevo de quatro folhas que circunda o canal central (anatomicamente, uma extensão do quarto ventrículo). As membranas que revestem a medula espinal – pia-máter, aracnoide-máter e dura-máter – são contínuas às membranas encefálicas, e o líquido cerebrospinal (LCS) fica contido no espaço subaracnóideo, entre a pia-máter e a aracnoide-máter.

A medula espinal possui 31 segmentos, cada um definido por uma raiz motora ventral de saída e uma raiz sensitiva dorsal de entrada. Durante o desenvolvimento embrionário, o crescimento da medula se dá em ritmo menor do que o da coluna vertebral, e a medula espinal madura termina aproximadamente ao nível do primeiro corpo vertebral lombar. Os nervos espinais inferiores percorrem um trajeto por baixo progressivamente mais longo até sair pelos foramens intervertebrais. Os primeiros sete pares de nervos espinais cervicais saem acima dos corpos vertebrais de mesmo número, enquanto todos os nervos subsequentes saem abaixo dos corpos vertebrais de número correspondente, pois existem oito segmentos espinais cervicais, mas apenas sete vértebras cervicais. A relação entre os segmentos da medula espinal e os corpos vertebrais correspondentes é mostrada na Tabela 442-2. Essas relações assumem

TABELA 442-1 ■ Distúrbios da medula espinal tratáveis

Compressivos
  Neoplasia epidural, intradural ou intramedular
  Abscesso epidural
  Hemorragia epidural
  Espondilose cervical
  Hérnia de disco
  Compressão pós-traumática por fratura ou luxação vertebral ou hemorragia

Vasculares
  Malformação arteriovenosa e fístula dural
  Síndrome antifosfolipídeo e outros estados de hipercoagulabilidade

Inflamatórios
  Esclerose múltipla
  Neuromielite óptica
  Sarcoidose
  Distúrbios sistêmicos imunomediados: LES, síndrome de Sjögren, doença de Behçet, síndrome antifosfolipídeo, outras vasculites
  Outros distúrbios do SNC: anti-MOG, anti-GFAP, paraneoplásicos,[a] CLIPPERS, Erdheim-Chester

Infecciosos
  Vírus: VZV, HSV-1 e 2, CMV, HIV, HTLV-1, outros
  Bactérias e micobactérias: *Borrelia*, *Listeria*, sífilis, outras *Mycoplasma pneumoniae*
  Parasitas: esquistossomose, toxoplasmose, cisticercose

Do desenvolvimento
  Siringomielia
  Meningomielocele
  Síndrome da medula ancorada

Metabólica
  Deficiência de vitamina B_{12} (degeneração combinada subaguda)
  Deficiência de folato
  Deficiência de cobre

[a]Incluindo antianfifisina, CRMP-5, Hu.
Siglas: CLIPPERS, inflamação linfocítica crônica com reforço perivascular pontino responsivo aos esteroides; CMV, citomegalovírus; SNC, sistema nervoso central; CRMP5, mediador de resposta da colapsina 5-IgG; GFAP, proteína ácida fibrilar glial; HSV, vírus herpes simples; HTLV, vírus linfotrópico de células T humanas; MOG, glicoproteína da mielina dos oligodendrócitos; LES, lúpus eritematoso sistêmico; VZV, vírus varicela-zóster.

importância especial para a localização de lesões que comprimem a medula espinal. A perda sensitiva abaixo do nível circunferencial da cicatriz umbilical, por exemplo, corresponde ao segmento T10 da coluna vertebral, mas indica comprometimento da medula adjacente ao sétimo ou oitavo corpo vertebral torácico (ver Figs. 25-2 e 25-3). Além disso, em cada nível os principais tratos ascendentes e descendentes são organizados somatotopicamente com uma distribuição lamelar que reflete a origem ou o destino das fibras nervosas.

Definição do nível da lesão A presença de um nível definido horizontalmente abaixo do qual a função sensitiva, motora e autonômica é acometida é o achado essencial de uma lesão medular. Pesquisa-se o *nível sensitivo* solicitando que o paciente identifique um estímulo doloroso ou frio aplicado às pernas e à parte inferior do tronco e movendo-o sucessivamente para cima em direção ao pescoço de cada lado. A perda sensitiva abaixo desse nível constitui o resultado de lesão do trato espinotalâmico

TABELA 442-2 ■ Níveis da medula espinal em relação aos corpos vertebrais

Nível da medula espinal	Corpo vertebral correspondente
Cervical superior	Igual ao nível medular
Cervical inferior	1 nível acima
Torácico superior	2 níveis acima
Torácico inferior	2-3 níveis acima
Lombar	T10-T12
Sacral	T12-L1

no lado oposto, um a dois segmentos acima no caso de lesão unilateral da medula espinal, e no nível de uma lesão bilateral. A discrepância no nível de uma lesão unilateral decorre do trajeto das fibras sensitivas de segunda ordem, que se originam no corno dorsal e ascendem para um ou dois níveis, quando cruzam anteriormente ao canal central para unir-se ao trato espinotalâmico oposto. Lesões que seccionam o trato corticospinal e outros tratos motores descendentes causam paraplegia ou tetraplegia, reflexos tendíneos profundos exacerbados, sinais de Babinski e, por fim, espasticidade (síndrome do neurônio motor superior). A lesão transversa da medula espinal também produz distúrbios autonômicos, que consistem em alteração da sudorese abaixo do nível medular implicado e disfunção vesical, intestinal e sexual.

O nível mais superior de uma lesão da medula espinal também pode ser localizado por atenção aos *sinais segmentares* correspondentes à inervação motora ou sensitiva prejudicada por um dado segmento medular. É possível perceber uma faixa de sensibilidade alterada (hiperalgesia ou hiperpatia) na extremidade superior do distúrbio sensitivo, fasciculações ou atrofia em músculos inervados por um ou vários segmentos ou redução ou abolição de reflexo tendíneo profundo. Esses sinais também podem ocorrer em distúrbios focais das raízes ou de nervos periféricos; portanto, são mais úteis quando se acompanham de sinais de lesão dos tratos longitudinais. Nas lesões transversais agudas e graves, no início é possível haver flacidez em vez de espasticidade dos membros. Esse estado de "choque medular" dura vários dias, raramente semanas, e não deve ser confundido com lesão extensa das células do corno anterior em muitos segmentos medulares, nem com polineuropatia aguda.

As principais manifestações da lesão transversa em cada nível da medula espinal são resumidas adiante.

Medula cervical Lesões na medula cervical superior produzem tetraplegia e fraqueza do diafragma. O nível mais alto de perda de força e abolição de reflexos nas lesões de C5-C6 ocorre no bíceps; em C7, nos extensores dos dedos e do punho; e em C8, nos flexores dos dedos e do punho. A síndrome de Horner (miose, ptose e hipoidrose facial) pode acompanhar uma lesão da medula cervical em qualquer nível.

Medula torácica Aqui as lesões são localizadas pelo nível sensitivo no tronco e, quando presente, pela dor na linha média do dorso. Marcadores úteis do nível sensitivo no tronco são os mamilos (T4) e a cicatriz umbilical (T10). Fraqueza das pernas e anormalidades da função vesical e intestinal acompanham a paralisia. Lesões em T9-T10 paralisam os músculos abdominais inferiores, mas poupam os superiores, resultando no movimento para cima da cicatriz umbilical quando a parede abdominal se contrai (*sinal de Beevor*).

Medula lombar As lesões em L2-L4 paralisam a flexão e a adução da coxa, enfraquecem a extensão da perna no joelho e abolem o reflexo patelar. Lesões em L5-S1 paralisam os movimentos do pé e do tornozelo, a flexão do joelho e a extensão da coxa, abolindo o reflexo aquileu (S1).

Medula sacral/cone medular O cone medular é a terminação caudal afunilada da medula espinal, compreendendo os segmentos sacrais e coccígeo único. A síndrome do cone medular consiste em anestesia bilateral em sela (S3-S5), disfunção vesical e intestinal proeminente (retenção e incontinência urinárias com tônus anal flácido) e impotência. Os reflexos bulbocavernoso (S2-S4) e anal (S4-S5) estão ausentes (Cap. 422). A força muscular está em grande parte preservada. Em contrapartida, as lesões da cauda equina, as raízes nervosas oriundas da medula espinal inferior, caracterizam-se por dor lombar e radicular, fraqueza assimétrica e perda sensitiva nas pernas, arreflexia variável nos membros inferiores e preservação relativa da função intestinal e vesical. Lesões expansivas no canal vertebral inferior frequentemente produzem um quadro clínico misto, com elementos da cauda equina e do cone medular. As síndromes da cauda equina também são discutidas no Capítulo 17.

Padrões especiais das doenças da medula espinal A localização das principais vias ascendentes e descendentes da medula espinal é ilustrada na Figura 442-1. A maioria dos tratos de fibras – incluindo as colunas posteriores e os tratos espinocerebelar e piramidal – estão situados no lado do corpo que eles inervam. Contudo, as fibras aferentes que mediam a sensação de dor e temperatura ascendem com o trato espinotalâmico contralateral ao lado que elas suprem. As relações anatômicas desses vários tratos produzem síndromes típicas que fornecem indícios do processo mórbido subjacente.

Síndrome hemimedular de Brown-Séquard Consiste em fraqueza (trato corticospinal) e perda das sensibilidades proprioceptiva e vibratória (coluna posterior) ipsilaterais, com perda contralateral das sensibilidades álgica e térmica (trato espinotalâmico) um ou dois níveis abaixo da lesão. Os sinais segmentares, como dor radicular, atrofia muscular ou perda de reflexo tendíneo profundo, são unilaterais. As formas parciais são mais comuns do que a síndrome totalmente desenvolvida.

Síndrome medular central Essa síndrome resulta de lesão seletiva dos neurônios na substância cinzenta e dos tratos espinotalâmicos que estão cruzando em torno do canal central. Na medula cervical, a síndrome medular central produz fraqueza dos braços desproporcional à fraqueza das pernas e perda sensitiva "dissociada", que significa perda da sensibilidade álgica e térmica sobre ombros, parte inferior do pescoço e parte superior do tronco (distribuição em capa), em contraste com a preservação das sensibilidades tátil leve, proprioceptiva e vibratória nessas regiões. Traumatismo da medula espinal, siringomielia e tumores medulares intrínsecos são as principais causas.

Síndrome da artéria espinal anterior O infarto da medula espinal em geral resulta de oclusão ou hipofluxo nesta artéria. O resultado é a destruição tecidual bilateral em diversos segmentos contíguos com preservação das colunas posteriores. Todas as funções da medula espinal – motora, sensitiva e autonômica – são perdidas abaixo do nível da lesão, com a notável exceção das sensibilidades vibratória e proprioceptiva que se mantêm íntegras.

Síndrome do forame magno Lesões nessa área interrompem a decussação das fibras do trato piramidal destinadas aos membros inferiores, que cruzam abaixo daquelas dos braços, resultando em perda de força das pernas (*paresia crural*). Lesões compressivas próximas ao forame magno podem produzir fraqueza do ombro e braço ipsilaterais seguida por fraqueza da perna ipsilateral, depois da perna contralateral e finalmente do braço contralateral, o chamado padrão "ao redor do relógio", que pode começar em qualquer um dos quatro membros. Em geral, há dor suboccipital que se estende para pescoço e ombros.

Síndromes intramedulares e extramedulares Convém distinguir entre processos *intramedulares*, que surgem dentro da substância da medula espinal, e *extramedulares*, aqueles que ocorrem fora da medula espinal, mas que comprimem a medula espinal ou seu suprimento vascular. As características que os distinguem são apenas relativas e servem como referências clínicas. Nas lesões extramedulares, a dor radicular muitas vezes é proeminente e há perda sensitiva sacral precoce e fraqueza espástica nas pernas com incontinência em razão da localização superficial das fibras sensitivas e motoras correspondentes nos tratos espinotalâmico e corticospinal (Fig. 442-1). As lesões intramedulares tendem a causar dor em queimação mal localizada, em vez de dor radicular, e poupam a sensibilidade nas áreas perineal e sacral ("preservação sacral") refletindo a configuração laminada do trato espinotalâmico, com as fibras sacrais dispostas mais lateralmente; os sinais do trato corticospinal aparecem mais tarde. Nas lesões extramedulares, faz-se uma distinção adicional entre massas extradurais e intradurais, pois as primeiras em geral são malignas, e as últimas, benignas (sendo a causa mais comum o neurofibroma). Em consequência, sintomas de longa duração favorecem a origem intradural.

DOENÇAS DA MEDULA ESPINAL AGUDAS E SUBAGUDAS

Os sintomas das doenças da medula espinal que evoluem ao longo de dias ou semanas são a dor focal no pescoço ou no dorso, seguida de várias combinações de parestesias, perda sensitiva, fraqueza motora e distúrbio dos esfíncteres. Pode haver apenas sintomas sensitivos leves ou uma transecção funcional devastadora da medula espinal. Quando as parestesias começam nos pés e, em seguida, ascendem, frequentemente considera-se uma polineuropatia, e, nesses casos, a presença de distúrbios vesicais e um nível

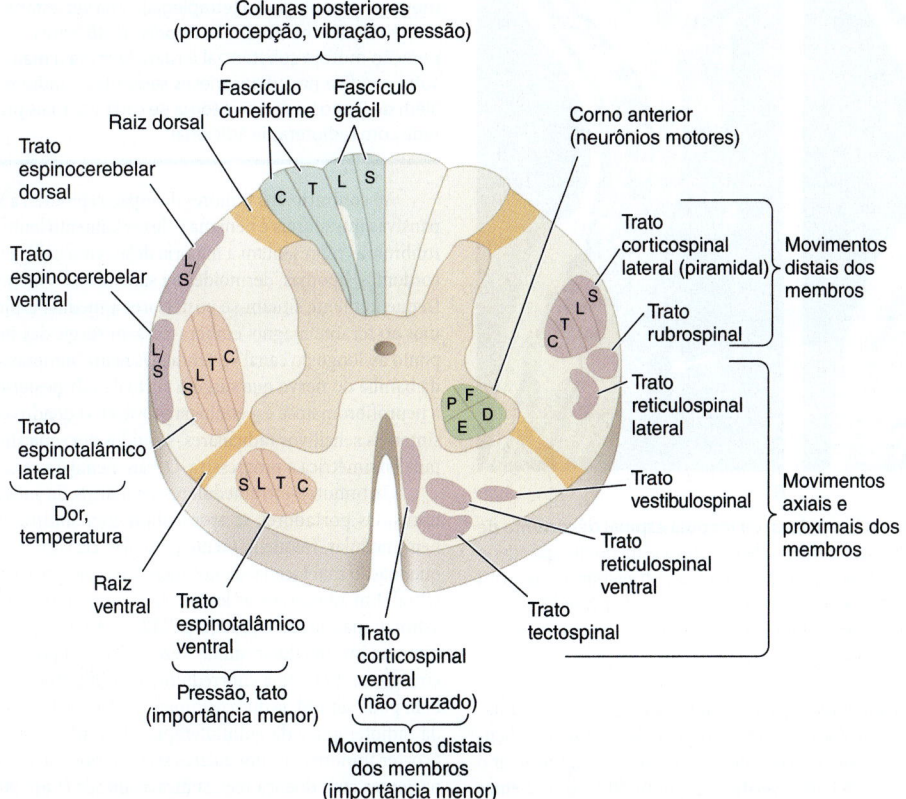

FIGURA 442-1 **Corte transversal da medula espinal,** representação composta, ilustrando as principais vias ascendentes (*à esquerda*) e descendentes (*à direita*). Os tratos espinotalâmicos lateral e ventral ascendem contralateralmente ao lado do corpo que é inervado. Em seres humanos, acredita-se que o trato corticospinal lateral (piramidal) não apresente a organização somatotrópica estrita na medula espinal. C, cervical; D, distal; E, extensores; F, flexores; L, lombar; P, proximal; S, sacral; T, torácico.

medular nitidamente demarcado fornecem indícios importantes sobre a origem da doença na medula espinal.

Nos casos graves e abruptos, é possível encontrar arreflexia indicando choque medular, mas sobrevém hiper-reflexia ao longo de dias ou semanas; a paralisia arrefléxica persistente com nível sensitivo indica necrose de múltiplos segmentos da medula espinal.

ABORDAGEM AO PACIENTE
Mielopatia compressiva e não compressiva

DISTINÇÃO ENTRE MIELOPATIA COMPRESSIVA E NÃO COMPRESSIVA
A prioridade é excluir uma compressão tratável da medula espinal por lesão expansiva. As causas comuns são tumor, abscesso ou hematoma epidural, hérnia de disco e patologia vertebral espondilítica. A compressão epidural devido a câncer ou abscesso muitas vezes causa sinais de alerta de dor no pescoço ou dorso, distúrbios vesicais e sintomas sensitivos que precedem o início da paralisia. Subluxação vertebral, hemorragia e etiologias não compressivas como infarto são mais propensas a produzir mielopatia sem sintomas precedentes. A ressonância magnética (RM) com gadolínio, centrada no nível de suspeita clínica, é o procedimento diagnóstico inicial quando disponível; com frequência, a RM é apropriada para fornecer uma imagem de toda coluna vertebral (desde a região cervical até a sacral) para pesquisar lesões adicionais clinicamente silenciosas. Uma vez excluídas as lesões compressivas, consideram-se as causas não compressivas de mielopatia aguda que são intrínsecas à medula, compreendendo sobretudo etiologias vasculares, inflamatórias e infecciosas.

MIELOPATIAS COMPRESSIVAS
Compressão neoplásica da medula espinal Nos adultos, a maioria das neoplasias é de origem epidural, oriunda de metástases para a coluna vertebral adjacente. É provável que a propensão de tumores sólidos a enviar metástases para a coluna vertebral reflita a alta proporção de medula óssea localizada no esqueleto axial. Praticamente qualquer tumor maligno pode enviar metástases para a coluna vertebral, sendo particularmente frequentes os de mama, pulmão, próstata e rim, além de linfoma e mieloma. A coluna torácica é atingida com mais frequência; as exceções são metástases de câncer prostático e ovariano, que ocorrem de forma desproporcional nas vértebras lombares e sacrais, talvez a partir de disseminação pelo plexo de Batson, uma rede de veias ao longo do espaço epidural anterior. As neoplasias retroperitoneais (especialmente linfomas ou sarcomas) entram no canal vertebral a partir dos forames intervertebrais e produzem dor radicular, com sinais de fraqueza correspondente ao nível do envolvimento das raízes nervosas.

A dor costuma ser o sintoma inicial de metástase espinal, podendo ser constante e localizada ou aguda e irradiada. A dor geralmente agrava-se com movimento, tosse ou espirros e desperta o paciente à noite. Uma dor persistente de início recente no dorso, em particular na região torácica (que raramente é acometida por espondilose), deve levantar suspeita imediata de metástase vertebral. Raras vezes, a dor é leve ou inexistente. Radiografias simples da coluna vertebral e cintilografias ósseas com radionuclídeo têm papel limitado no diagnóstico porque não detectam 15 a 20% das lesões vertebrais metastáticas e não mostram massas paravertebrais que alcançam o espaço epidural a partir dos forames intervertebrais. A RM proporciona excelente resolução anatômica da extensão dos tumores espinais **(Fig. 442-2)** e é capaz de distinguir entre lesões malignas e outras massas – abscesso epidural, tuberculoma ou hemorragia epidural, entre outras – que se apresentam de maneira semelhante. Em geral, as metástases vertebrais são hipointensas com relação ao sinal normal da medula óssea nas imagens obtidas na RM ponderada em T1; após a administração de gadolínio, a captação de contraste pode enganosamente "normalizar" o aspecto do tumor ao aumentar sua intensidade, equiparando-a à da medula óssea normal. As infecções da coluna vertebral (osteomielite e distúrbios relacionados) distinguem-se porque, ao contrário dos tumores, podem atravessar o espaço discal e envolver o corpo vertebral adjacente.

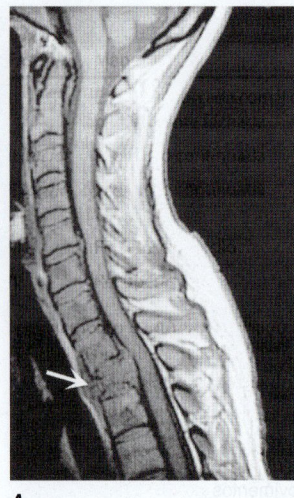 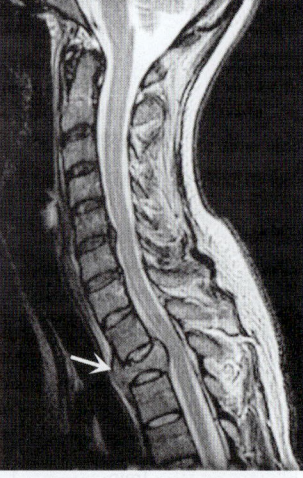

FIGURA 442-2 Compressão epidural da medula espinal decorrente de carcinoma de mama. Imagens sagitais de ressonância magnética ponderadas em T1 (**A**) e T2 (**B**) da junção cervicotorácica revelam infiltração e colapso do corpo da segunda vértebra torácica, com deslocamento posterior e compressão da medula espinal torácica superior. O sinal hipointenso da medula óssea em **A** significa substituição por tumor.

Se houver suspeita de compressão da medula espinal, o exame de imagem deve ser prontamente realizado. Se forem observados sintomas radiculares, porém sem qualquer evidência de mielopatia, pode ser seguro adiar o exame de imagem por 24 a 48 horas. Verifica-se que até 40% dos pacientes que apresentam compressão medular em um nível têm metástases epidurais assintomáticas em outro local; por esse motivo, o exame de imagem de toda a coluna vertebral é importante para definir a extensão da doença.

TRATAMENTO
Compressão neoplásica da medula espinal

O manejo adequado da compressão medular se baseia em múltiplas considerações, incluindo a radiossensibilidade do tumor primário, a extensão da compressão, a terapia prévia no local e a estabilidade da coluna. O tratamento inclui glicocorticoides para reduzir o edema medular, cirurgia e/ou radioterapia local (iniciadas o mais cedo possível) para a lesão sintomática e terapia específica para o tipo de tumor subjacente. Os glicocorticoides (normalmente dexametasona, 10 mg por via intravenosa) podem ser administrados antes do exame de imagem se houver suspeita clínica de compressão medular, e seu uso deve ser continuado em dose menor (4 mg a cada 6 horas por via oral) até se completar o tratamento definitivo com radioterapia e/ou descompressão cirúrgica. Em um ensaio controlado randomizado, a abordagem inicial com cirurgia seguida de radioterapia se mostrou mais efetiva do que apenas radioterapia para pacientes com uma única área de compressão medular por tumor extradural; contudo, pacientes com compressão medular recorrente, metástase cerebral, tumores radiossensíveis ou sintomas motores graves com > 48 horas de duração foram excluídos desse ensaio. A radioterapia estereotática corporal, a qual fornece altas doses de radiação focada, é preferida no caso de tipos tumorais radiorresistentes e para pacientes que necessitam repetir a irradiação.

A biópsia da massa epidural é desnecessária nos pacientes com câncer primário conhecido, porém está indicada quando não houver história de câncer subjacente. O tratamento cirúrgico, seja descompressão por laminectomia ou procedimento de fixação espinal, também está indicada quando os sinais de compressão da medula espinal tiverem se agravado apesar da radioterapia, quando a dose máxima de radioterapia tolerada já tiver sido aplicada no local, quando uma fratura por compressão vertebral ou instabilidade da coluna estiver contribuindo para a compressão da medula espinal ou nos casos de compressão medular de alto grau por tumor radiorresistente.

Pode-se esperar uma boa resposta à radioterapia em indivíduos que estejam deambulando à apresentação. O tratamento costuma impedir o aparecimento de fraqueza adicional, e ocorre alguma recuperação da função motora em até um terço dos pacientes tratados. Os déficits motores (paraplegia ou tetraplegia), uma vez estabelecidos há > 12 horas, em geral não melhoram, e, depois de 48 horas, o prognóstico de recuperação motora substancial é ruim. Embora a maioria dos pacientes não sofra recidiva nos vários meses seguintes à radioterapia, com sobrevida além de 2 anos, a recidiva torna-se cada vez mais provável e pode ser tratada com radioterapia adicional.

Ao contrário dos tumores do espaço epidural, a maioria das lesões expansivas intradurais é benigna e de crescimento lento. Meningiomas e neurofibromas representam a maioria delas, com casos eventuais causados por cordomas, lipomas, dermoides ou sarcomas. Os meningiomas (Fig. 442-3) frequentemente situam-se posteriores à medula espinal torácica ou próximos ao forame magno, embora possam surgir das meninges em qualquer ponto ao longo do canal vertebral. Os neurofibromas são tumores benignos da bainha do nervo que surgem perto da raiz posterior; quando múltiplos, a neurofibromatose é a etiologia provável. O quadro em geral se inicia com sintomas sensitivos radiculares, seguidos por uma síndrome da medula espinal assimétrica e progressiva. O tratamento é a ressecção cirúrgica.

Os tumores intramedulares primários da medula espinal são incomuns. Os portadores se apresentam com síndrome medular central ou hemimedular, frequentemente na região cervical. É possível haver dor em queimação mal localizada nos membros com preservação da sensibilidade sacral. Em adultos, essas lesões são ependimomas, hemangioblastomas ou astrocitomas de baixo grau (Fig. 442-4). A ressecção completa de um ependimoma intramedular muitas vezes é possível por meio de técnicas microcirúrgicas. A cirurgia citorredutora de um astrocitoma intramedular também pode ser útil, já que costumam ser lesões de crescimento lento; o valor da radioterapia e da quimioterapia adjuvantes é incerto. Também podem ocorrer tumores intramedulares secundários (metastáticos), sobretudo em pacientes com doença metastática avançada (Cap. 90), embora não sejam tão frequentes quanto as metástases cerebrais.

Abscesso espinal epidural O abscesso espinal epidural manifesta-se por dor na linha média do dorso ou cervical, febre e fraqueza progressiva dos membros. O reconhecimento imediato deste processo característico pode prevenir sequelas permanentes. Quase sempre há dor incômoda, seja sobre a coluna vertebral ou em padrão radicular. A duração da dor antes da apresentação em geral é ≤ 2 semanas, porém em alguns casos pode ser de vários meses ou mais. A febre, normal mas não invariavelmente, está presente e é acompanhada por leucocitose e elevação da velocidade de

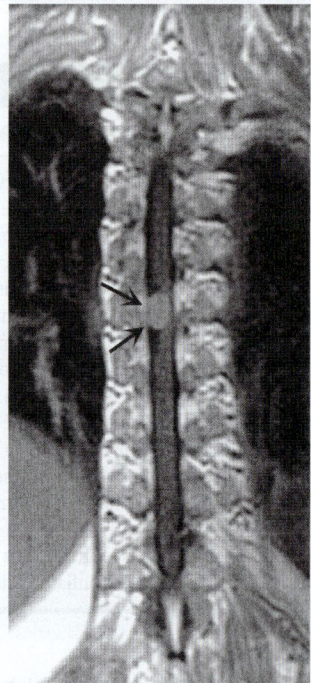

FIGURA 442-3 Ressonância magnética de meningioma torácico. A imagem coronal ponderada em T1 pós-contraste da medula espinal torácica demonstra captação intensa e uniforme de contraste por uma massa extramedular bem circunscrita (setas) que desloca a medula espinal para a esquerda.

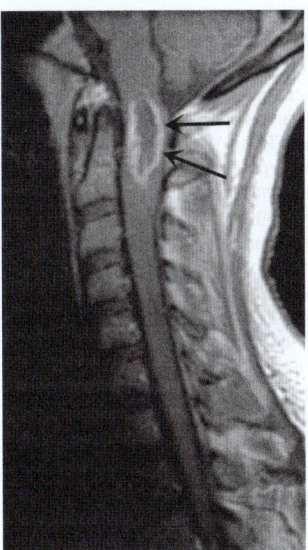

FIGURA 442-4 Ressonância magnética de um astrocitoma intramedular. A imagem sagital ponderada em T1 pós-contraste da coluna cervical mostra expansão da medula cervical superior por lesão expansiva com origem dentro da medula espinal na junção cervicobulbar. A massa apresenta captação periférica irregular de contraste (*setas*).

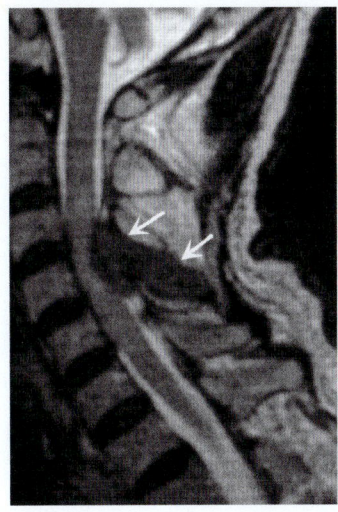 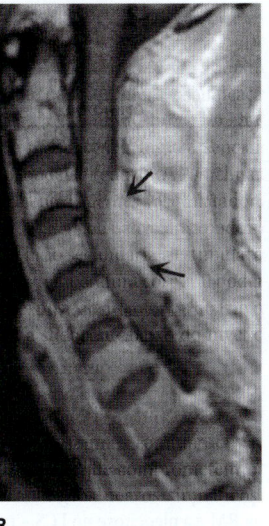

A **B**

FIGURA 442-5 Ressonância magnética (RM) de abscesso espinal epidural causado por tuberculose. A. Sequência *spin-echo* livre de RM sagital ponderada em T2. Uma massa hipointensa substitui os elementos posteriores de C3 e estende-se em direção epidural, comprimindo a medula espinal (*setas*). **B.** A imagem sagital ponderada em T1 após administração de contraste revela captação difusa pelo processo epidural (*setas*) com extensão ao espaço epidural.

hemossedimentação e da proteína C-reativa. À medida que o abscesso se expande, ocorre lesão adicional da medula espinal resultante de congestão e trombose venosas. Com o surgimento de perda de força e outros sinais de mielopatia, a progressão pode ser rápida e irreversível. Também se conhece uma forma granulomatosa estéril mais crônica de abscesso, em geral após tratamento de infecção epidural aguda.

Os fatores de risco incluem estado de imunodeficiência (HIV, diabetes melito, insuficiência renal, alcoolismo, câncer), abuso de drogas intravenosas e infecções da pele ou de outros tecidos. Dois terços das infecções epidurais resultam de disseminação hematogênica de bactérias a partir da pele (furunculose), tecidos moles (abscessos faríngeos ou dentários; rinossinusite) ou vísceras profundas (endocardite bacteriana). Os demais casos surgem da extensão direta de uma infecção local para o espaço epidural; exemplos de distúrbios locais predisponentes são osteomielite vertebral, úlceras de decúbito, punção lombar, anestesia epidural ou cirurgia na coluna vertebral. A maioria dos casos deve-se ao *Staphylococcus aureus*; bacilos Gram-negativos, *Streptococcus*, anaeróbios e fungos também causam abscessos epidurais. É importante considerar o *S. aureus* resistente à meticilina (MRSA), e a terapia deve ser adaptada para essa possibilidade. A tuberculose de uma fonte vertebral adjacente (doença de Pott) continua sendo uma causa importante nos países em desenvolvimento.

A RM (Fig. 442-5) localiza o abscesso e exclui outras causas de mielopatia. As hemoculturas são positivas em mais da metade dos casos, mas a aspiração direta do abscesso durante a cirurgia com frequência se faz necessária para o diagnóstico microbiológico. A punção lombar é necessária apenas se encefalopatia ou outros sinais clínicos levantarem suspeita de meningite associada, que ocorre em < 25% dos casos. O nível da punção deve ser planejado para minimizar o risco de meningite pela introdução da agulha através do tecido infectado. Uma punção cervical alta algumas vezes é a abordagem mais segura. As anormalidades do LCS nos abscessos epidural e subdural incluem pleocitose com preponderância de células polimorfonucleares, nível de proteína elevado e nível reduzido de glicose, mas o microrganismo responsável não é cultivado a menos que haja meningite associada.

TRATAMENTO
Abscesso espinal epidural

O tratamento é por laminectomia descompressiva com desbridamento, combinada com antibioticoterapia prolongada. A evacuação cirúrgica previne o desenvolvimento de paralisia e pode melhorar ou reverter a paralisia em evolução, mas é improvável que melhore déficits presentes

há vários dias. Os antibióticos de amplo espectro, normalmente vancomicina, 15 a 20 mg/kg a cada 12 horas (estafilococo, incluindo MRSA, estreptococo), ceftriaxona, 2 g a cada 24 horas (bacilos Gram-negativos) e, quando indicado, metronidazol, 30 mg/kg/dia fracionados a intervalos de 6 horas (anaeróbios), devem ser iniciados empiricamente antes da cirurgia e, em seguida, modificados com base nos resultados das culturas; em geral, a medicação é continuada por 6 a 8 semanas. Se a cirurgia estiver contraindicada ou caso haja paraplegia ou tetraplegia fixa com baixa probabilidade de melhora após a cirurgia, pode-se prescrever a administração prolongada de antibióticos sistêmicos e orais; nesses casos, a escolha dos antibióticos pode ser orientada pelos resultados das hemoculturas. A intervenção cirúrgica inicial continua a ser o tratamento de escolha, a menos que o abscesso tenha tamanho muito limitado e produza pouco ou nenhum sinal neurológico.

Com diagnóstico e tratamento imediatos do abscesso espinal epidural, até dois terços dos pacientes têm recuperação significativa.

Hematoma espinal epidural A hemorragia no espaço epidural (ou subdural) causa dor focal ou radicular de início agudo seguida por sinais variáveis de distúrbio da medula espinal ou do cone medular. Anticoagulação terapêutica, traumatismo, tumor ou discrasias sanguíneas são situações predisponentes. Casos raros são complicações de punção lombar ou anestesia epidural. A RM e a tomografia computadorizada (TC) confirmam a suspeita clínica e podem delinear a extensão do sangramento. O tratamento apropriado consiste em reversão imediata de qualquer distúrbio de coagulação subjacente e descompressão cirúrgica. A recuperação após a cirurgia pode ser substancial, sobretudo em pacientes com alguma função motora preservada antes da cirurgia. Considerando o risco de hemorragia, deve-se evitar a punção lombar sempre que possível em pacientes com trombocitopenia ou outras coagulopatias.

Hematomielia A hemorragia na substância da medula espinal é um efeito raro de traumatismo, malformação vascular intraparenquimatosa (ver adiante), vasculite secundária a poliarterite nodosa ou lúpus eritematoso sistêmico (LES), distúrbios hemorrágicos ou neoplasia da medula espinal. A hematomielia apresenta-se como mielopatia transversa dolorosa aguda. Em caso de lesões volumosas, a extensão para o espaço subaracnóideo resulta em hemorragia subaracnóidea (Cap. 302). O diagnóstico é feito por RM ou TC. A terapia é de suporte, e a intervenção cirúrgica em geral não é benéfica. Uma exceção é a hematomielia causada por malformação vascular subjacente, caso em que a angiografia espinal seletiva com oclusão endovascular pode estar indicada, ou a intervenção cirúrgica para evacuar o coágulo e remover a lesão vascular subjacente.

Mielopatia espondilítica aguda De especial interesse são as lesões por hiperextensão em pacientes com doença degenerativa subjacente na coluna cervical (Cap. 17). O estímulo desencadeante pode ser evidente, como em uma queda para frente, ou ela pode ocorrer após movimentos cervicais de baixo impacto aparentemente inócuos. Um canal espinal estenótico preexistente costuma estar presente e se acredita que a deformação do ligamento flavo posterior (menos comumente a subluxação ou herniação discal aguda) produza a compressão medular, algumas vezes com uma síndrome medular central (ver anteriormente) e envolvimento dos membros superiores mais que dos inferiores. Os déficits podem ser transitórios, resultando em uma "concussão" da medula espinal, ou permanentes. *As síndromes de mielopatia espondilítica crônica mais comuns são discutida adiante.*

MIELOPATIAS NÃO COMPRESSIVAS

Após a exclusão de uma etiologia compressiva como causa de uma mielopatia aguda, o principal desafio é diferenciar entre causas vasculares/isquêmicas e inflamatórias/infecciosas. Isso não costuma ser fácil, pois as apresentações clínicas podem se sobrepor. Além disso, os achados que costumam apontar para uma etiologia inflamatória – como o realce focal de gadolínio na RM e a pleocitose no LCS – também podem ocorrer na isquemia da medula espinal. A isquemia é provável nas apresentações hiperagudas com dor nas costas ou pescoço, e quando um padrão anterior de lesão na medula espinal é identificado na apresentação clínica ou na RM. Por outro lado, a inflamação é mais provável em casos que se desenvolvem de forma subaguda, ou quando há sintomas sistêmicos, bandas oligoclonais no LCS ou múltiplas lesões distintas na medula espinal à RM. As causas inflamatórias de mielopatia aguda mais frequentes são esclerose múltipla (EM), neuromielite óptica (NMO), sarcoidose, doenças inflamatórias sistêmicas como LES e doença de Behçet, mielite transversa pós-infecciosa ou idiopática, a qual se imagina ser uma condição imune relacionada com a encefalomielite disseminada aguda (Cap. 441) e causas infecciosas (principalmente virais).

A investigação costuma exigir uma punção lombar e a pesquisa de doenças sistêmicas subjacentes (Tab. 442-3).

Infarto da medula espinal A medula espinal é nutrida por três artérias que seguem um trajeto vertical sobre sua superfície: uma artéria espinal anterior única e um par de artérias espinais posteriores. A artéria espinal anterior tem origem em ramos pareados das artérias vertebrais na junção craniocervical e é nutrida por vasos radiculares que se originam em C6, em um nível torácico superior e, com maior constância, em T11-L2 (artéria de Adamkiewicz). Em cada segmento, pares de ramos penetrantes originam-se da artéria espinal anterior para suprir os dois terços anteriores da medula; as artérias espinais posteriores, que frequentemente se tornam menos distintas abaixo do nível torácico médio, suprem as colunas posteriores.

A isquemia da medula espinal pode ocorrer em qualquer nível; contudo, a presença da artéria de Adamkiewicz abaixo, e da circulação arterial espinal anterior acima, cria uma região de fluxo sanguíneo limítrofe nos segmentos torácicos superiores. Em caso de hipotensão ou de clampeamento da aorta, o infarto medular costuma ocorrer ao nível de T3-T4, e também nas zonas limítrofes entre os territórios das artérias espinais anterior e posterior. Essa última pode resultar em síndrome rapidamente progressiva ao longo de horas, com perda de força e espasticidade, mas com poucas alterações sensitivas.

O infarto agudo no território da *artéria espinal anterior* acarreta paraplegia ou tetraplegia, perda sensitiva dissociada afetando as sensibilidades álgica e térmica, mas poupando a vibratória e a proprioceptiva, além de perda do controle esfincteriano ("síndrome medular anterior"). O início pode ser súbito e dramático, porém o mais comum é que seja progressivo ao longo de minutos ou algumas horas, de maneira bem diferente dos acidentes vasculares nos hemisférios cerebrais. Dor aguda na linha média do dorso ou irradiada, localizada na área de isquemia, é frequente. Arreflexia, causada por choque medular, costuma surgir no início; com o tempo, aparecem hiper-reflexia e espasticidade. Menos comum é o infarto no território das *artérias espinais posteriores*, resultando em perda da função da coluna posterior, de um ou de ambos os lados.

As causas de infarto medular incluem aterosclerose, dissecção aórtica, obstrução ou dissecção da artéria vertebral no nível cervical, cirurgia da aorta ou hipotensão grave por qualquer causa. A *mielopatia do surfista*, habitualmente na região torácica, foi associada à extensão prolongada das costas, em consequência de elevar a parte superior da corpo da prancha enquanto aguarda as ondas; normalmente, manifesta-se como dor nas costas,

TABELA 442-3 ■ Avaliação de mielopatia

1. RM da medula espinal com e sem contraste (excluir causas compressivas).
2. Exame do LCS: contagem de células, proteína, glicose, índice/taxa de síntese de IgG, bandas oligoclonais, VDRL; coloração de Gram, BAAR e tinta da Índia; PCR para VZV, HSV-2, HSV-1, EBV, CMV, HHV-6, enterovírus, HIV; anticorpos anti-HTLV-1, *Borrelia burgdorferi*, *Mycoplasma pneumoniae* e *Chlamydia pneumoniae*; culturas para vírus, bactérias, micobactérias e fungos.
3. Exames de sangue para infecção: HIV; RPR; anticorpos IgG e IgM contra enterovírus; anticorpos IgM contra caxumba, sarampo, rubéola, arbovírus do grupo B, *Brucella melitensis*, *Chlamydia psittaci*, *Bartonella henselae*, esquistossomos; culturas para *B. melitensis*. Considerar também culturas nasal/faríngea/anal para enterovírus; EPF para ovos de *Schistosoma*.
4. Causas vasculares: RM, mielo-TC; angiografia espinal.
5. Esclerose múltipla RM do crânio; potenciais evocados.
6. Neuromielite óptica e distúrbios relacionados: anticorpo sérico anti-aquaporina-4, anticorpo anti-MOG, anticorpo anti-GFAP.
7. Sarcoidose: ECA sérica; Ca sérico; Ca na urina de 24 h; radiografia de tórax; TC de tórax; exame ocular sob lâmpada de fenda; cintilografia corporal total com gálio; biópsia de linfonodo.
8. Distúrbios sistêmicos imunomediados: VHS; FAN; ANE; dsDNA; fator reumatoide; anti-SSA; anti-SSB, níveis de complemento; anticorpos antifosfolipídeo e anticardiolipina; p-ANCA; anticorpos antimicrossomais e antitireoglobulina; se houver suspeita da síndrome de Sjögren, teste de Schirmer, cintilografia das glândulas salivares e biópsia de glândula salivar/lacrimal.
9. Distúrbios paraneoplásicos: anticorpo contra anfifisina, CRMP5, Hu, outros.
10. Outros: vitamina B_{12}, cobre, zinco.

Siglas: BARR, bacilos álcool-ácido-resistentes; FAN, fator antinuclear; ANE, peptídeo ativador de neutrófilos epiteliais; CMV, citomegalovírus; CRMP5, mediador de resposta da colapsina 5-IgG; dsDNA, DNA de fita dupla; EBV, vírus Epstein-Barr; ECA, enzima conversora de angiotensina; EPF, exame parasitológico de fezes; GFAP, proteína ácida fibrilar glial; HHV, herpes-vírus humano; HIV, vírus da imunodeficiência humana; HSV, herpes-vírus simples; HTLV, vírus de leucemia/linfoma de células T humanas; LCS, líquido cerebrospinal; MOG, glicoproteína da mielina dos oligodendrócitos; p-ANCA, anticorpo anticitoplasma de neutrófilo perinuclear; PCR, reação em cadeia da polimerase; RM, ressonância magnética; RPR, teste de reagina plasmática rápida; TC, tomografia computadorizada; VDRL, Venereal Disease Research Laboratory; VHS, velocidade de hemossedimentação; VZV, vírus varicela-zóster.

seguida de síndrome medular anterior, com paralisia progressiva e perda do controle esfincteriano; é provavelmente de origem vascular. Êmbolos cardiogênicos, vasculite (Cap. 363) e doença vascular do colágeno (em particular, LES [Cap. 356], síndrome de Sjögren [Cap. 361] e síndrome antifosfolipídeo [Cap. 357]) são outras etiologias. Casos eventuais desenvolvem-se por *embolia de material do núcleo pulposo* nos vasos espinais, geralmente secundária a traumatismo vertebral local. Em um número substancial de casos, nenhuma causa é encontrada, e suspeita-se de tromboembolismo de artérias nutrizes. A RM pode não demonstrar infartos da medula espinal, sobretudo no primeiro dia, porém com frequência a imagem se torna anormal no nível acometido. As características sugestivas de infarto medular na RM incluem restrição ponderada na difusão; hiperintensidade anterior do sinal em T2 longitudinalmente extensa nas imagens sagitais ("sinal do lápis"); realce focal em cornos anteriores; e áreas pareadas de hiperintensidade focal em T2 na medula medial anterior nas imagens axiais ("olhos de coruja"). Quando presente, o infarto de um corpo vertebral adjacente à área de envolvimento medular é útil ao diagnóstico.

No infarto da medula espinal supostamente causado por tromboembolismo, a anticoagulação aguda não está indicada, com exceção da rara crise isquêmica transitória ou do infarto incompleto com evolução claudicante ou progressiva. A síndrome antifosfolipídeo deve ser tratada com anticoagulação (Cap. 357). O aumento da pressão arterial sistêmica para uma pressão arterial média > 90 mmHg ou a drenagem lombar do LCS são úteis, de acordo com o relato de alguns casos publicados de infarto da medula espinal, porém nenhuma dessas abordagens foi estudada sistematicamente. O prognóstico após infarto da medula espinal é influenciado pela gravidade dos déficits na apresentação; os pacientes com fraqueza motora intensa e os que apresentam arreflexia persistente habitualmente têm prognóstico ruim; todavia, em uma grande série recente, foi constatada alguma melhora com o passar do tempo em muitos pacientes, e mais da metade acabou recuperando alguma deambulação.

Mielopatias inflamatórias e imunes (mielite) Nesta ampla categoria estão incluídas as doenças desmielinizantes EM, NMO e mielite pós-infecciosa, bem como sarcoidose, doença autoimune sistêmica e infecções. Em cerca de um quarto dos casos de mielite, nenhuma causa subjacente é identificada. Mais tarde, alguns pacientes apresentam sintomas adicionais de doença imunomediada. A *mielite transversa* se refere a um padrão de lesão extensa da medula espinal, clinicamente manifestada por sintomas sensoriais bilaterais, fraqueza unilateral ou bilateral e distúrbio vesical e/ou intestinal. Na maioria dos países desenvolvidos a EM é a causa inflamatória mais comum de mielite aguda, mas o envolvimento costuma ser parcial e não transverso. *Episódios recorrentes de mielite* geralmente decorrem de uma das doenças imunomediadas ou de infecção pelo herpes-vírus simples (HSV) tipo 2 (ver adiante).

ESCLEROSE MÚLTIPLA A EM pode manifestar-se com mielite aguda, particularmente em indivíduos de ascendência asiática ou africana. Em pessoas brancas, as crises de EM raras vezes causam mielopatia transversa (i.e., crises com distúrbios sensitivos bilaterais, perda de força uni ou bilateral e sintomas vesicais ou intestinais), mas a EM está entre as causas mais comuns de síndrome medular parcial. Os achados da RM na mielite associada à EM consistem em edema leve da medula espinal e áreas difusas ou multifocais de sinal anormal nas sequências ponderadas em T2. Em muitos casos agudos ocorre captação de contraste indicativa de ruptura da barreira hematencefálica associada à inflamação. Em um estudo, 68% dos pacientes com mielite parcial desenvolveram EM após um acompanhamento médio de 4 anos; os fatores de risco para conversão em EM incluíram idade < 40 anos, LCS inflamatório e > 3 lesões periventriculares na RM do cérebro.

O tratamento dos episódios agudos de mielite associada à EM consiste em metilprednisolona intravenosa (500 mg/dia, durante 3 dias) seguida de prednisona oral (1 mg/kg/dia durante várias semanas e, em seguida, redução gradual da dose). Um ciclo de plasmaférese é indicado nos casos graves se os glicocorticoides não forem efetivos. A EM é discutida no Capítulo 444.

NEUROMIELITE ÓPTICA A NMO é um distúrbio desmielinizante imunomediado que consiste em mielopatia grave longitudinalmente extensa, isto é, a lesão distribui-se por três ou mais segmentos vertebrais. A NMO está associada à neurite óptica, que é frequentemente bilateral e que pode preceder à mielite ou suceder a ela em várias semanas ou meses, bem como ao comprometimento do tronco encefálico e, em alguns casos, do hipotálamo ou da substância branca cerebral focal. Pode ocorrer também mielite recorrente sem comprometimento do nervo óptico ou outro comprometimento na NMO. Os exames do LCS revelam uma pleocitose variável no LCS de até várias centenas de células por microlitro (mais alta que na EM típica) com alguns casos mostrando padrão com predomínio de polimorfonucleares; as bandas oligoclonais estão presentes em < 20% dos casos de NMO. Em 90% dos pacientes com NMO, ocorrem autoanticorpos séricos diagnósticos contra a proteína do canal de água, a aquaporina-4 (AQP-4) e, em alguns casos negativos para AQP-4, são observados autoanticorpos contra a proteína mielina do SNC, a glicoproteína da mielina dos oligodendrócitos (MOG, de *myelin oligodendrocyte glycoprotein*). A NMO também foi associada ao LES (ver adiante), bem como a outras doenças autoimunes sistêmicas; raros casos são de origem paraneoplásica. O tratamento recomendado para recidivas agudas consiste em glicocorticoides e, para casos graves ou refratários, plasmaférese. Três anticorpos monoclonais estão atualmente disponíveis para o tratamento profilático: eculizumabe, um inibidor do complemento terminal; inebilizumabe, um depletor de células B; e satralizumabe, um bloqueador do receptor da interleucina (IL)-6. Outras opções são o uso *off-label* de azatioprina, micofenolato ou rituximabe. É geralmente recomendado o tratamento por 5 anos ou mais. A NMO é discutida no Capítulo 445.

SARCOIDOSE A mielopatia sarcoide pode se apresentar como um distúrbio lentamente progressivo ou recorrente. Clinicamente, o envolvimento sensorial costuma predominar. A RM revela edema da medula espinal e pode simular um tumor, além de reforço de gadolínio subpial nas lesões ativas tipicamente ao longo da superfície dorsal da medula. Em alguns casos podem ser vistas lesões com realce nodular; as lesões podem ser únicas ou múltiplas e, nas imagens axiais, costuma haver realce da medula central. O perfil típico do LCS consiste em pleocitose predominantemente linfocítica leve e níveis elevados de proteína; em uma minoria de casos, ocorrem redução da glicose e bandas oligoclonais. O diagnóstico é particularmente difícil quando as manifestações sistêmicas de sarcoidose são escassas ou ausentes (quase 50% dos casos) ou quando outras manifestações neurológicas da doença – como neuropatia craniana, comprometimento do hipotálamo, ou captação meníngea de contraste visualizada na RM – estão ausentes. Exame oftalmológico com lâmpada de fenda para pesquisa de uveíte, radiografia e TC de tórax para avaliar comprometimento pulmonar e linfadenopatia mediastinal, dosagem da enzima conversora de angiotensina (ECA; não tem especificidade e os valores estão elevados em apenas uma minoria dos casos), cálcio sérico e cintilografia com gálio podem auxiliar no diagnóstico. O tratamento inicial é feito com doses altas de glicocorticoides, os quais devem ser administrados por longo prazo e reduzidos lentamente enquanto se monitora a resolução dos sinais clínicos e da RM da doença ativa; as recaídas são manejadas com doses altas de glicocorticoides mais um fármaco imunossupressor poupador de esteroides (tipicamente micofenolato de mofetila, azatioprina ou metotrexato) ou com o inibidor do fator de necrose tumoral α infliximabe. A sarcoidose é discutida no Capítulo 367.

DISTÚRBIOS SISTÊMICOS IMUNOMEDIADOS Ocorre mielite em um pequeno número de pacientes com LES, e muitos desses casos estão associados a anticorpos contra a AQP-4 e preenchem os critérios diagnósticos para NMO (discutida anteriormente). Esses pacientes correm alto risco de futuramente desenvolver episódios de mielite e/ou neurite óptica. Em outros, a etiologia da mielite associada ao LES é incerta. A presença de anticorpos antifosfolipídeo pode ter algum papel; entretanto, esses anticorpos não parecem ser mais frequentes em pacientes com LES com e sem mielite. Normalmente, o LCS na mielite associada à NMO revela pleocitose tipicamente com leucócitos polimorfonucleares e ausência de bandas oligoclonais; nos casos não associados à NMO, uma pleocitose linfocitária discreta e bandas oligoclonais são achados variáveis. Embora não haja ensaios sistemáticos sobre o tratamento da mielite do LES, com base em dados limitados, têm-se recomendado doses altas de glicocorticoides seguidas por ciclofosfamida. Os episódios graves que não respondem inicialmente aos glicocorticoides são geralmente tratados com um curso de plasmaférese. A síndrome de Sjögren (Cap. 361) também pode estar associada a NMO e também a casos de mielopatia progressiva crônica. Outras mielites imunomediadas incluem doença de Behçet (Cap. 364), síndrome antifosfolipídeo (Cap. 357), doença mista do tecido conectivo (Cap. 360) e vasculite relacionada com poliarterite nodosa, anticorpos anticitoplasma de neutrófilos perinucleares (p-ANCA), ou vasculite primária do sistema nervoso central (Cap. 363). Alguns casos de mielite, geralmente acompanhada por outras manifestações que podem incluir encefalite ou neurite óptica, foram recentemente associados a autoanticorpos cotra a proteína ácida fibrilar glial (GFAP, de *glial fibrillary acidic protein*) (Cap. 444). Outras etiologias raras são a inflamação linfocítica crônica com realce perivascular pontino responsiva a esteroides (CLIPPERS, de *chronic lymphocytic inflammation with pontine perivascular enhancement responsive to steroids*) e a doença de Erdheim-Chester produzindo lesões inflamatórias semelhantes a massas que podem ser intramedulares ou extra-axiais e compressivas.

MIELITE PÓS-INFECCIOSA Muitos casos de mielite, denominada *pós-infecciosa* ou *pós-vacinal*, resultam de infecção ou vacinação. Inúmeros microrganismos foram implicados, incluindo vírus Epstein-Barr (EBV), citomegalovírus (CMV), micoplasma, vírus influenza, sarampo, varicela, caxumba e febre amarela. Assim como no distúrbio relacionado, encefalomielite disseminada aguda (Cap. 444), a mielite transversa pós-infecciosa muitas vezes começa quando o paciente parece estar se recuperando de uma infecção, ou nos dias ou semanas subsequentes, mas não é possível isolar um agente infeccioso no sistema nervoso nem no LCS. Os anticorpos séricos anti-MOG estão presentes agudamente em cerca de metade dos casos. A hipótese é de que a mielite represente um distúrbio autoimune desencadeado pela infecção, e não decorra de infecção direta da medula espinal. Não foi conduzido nenhum ensaio controlado randomizado avaliando a terapia; o tratamento costuma ser feito com glicocorticoides ou, nos casos fulminantes, plasmaférese.

MIELITE INFECCIOSA AGUDA Diversos vírus estão associados à mielite aguda de natureza infecciosa, em vez de pós-infecciosa. Não obstante, muitas vezes é difícil distinguir os dois processos. O herpes-zóster é a mielite viral mais bem caracterizada, porém o HSV tipos 1 e 2, o EBV, o CMV e o vírus da raiva são outras causas bem descritas, e o vírus Zika também foi reconhecido como causa de mielite infecciosa. O HSV-2 (e menos comumente, o HSV-1) produz uma síndrome característica de neurite da cauda equina sacral recorrente associada a surtos de herpes genital (síndrome de Elsberg). A poliomielite é o protótipo de mielite viral, porém restringe-se mais ou menos à substância cinzenta anterior da medula que contém os neurônios motores espinais. Uma síndrome semelhante à pólio também pode ser causada por grande número de enterovírus (incluindo enterovírus A-71 e Coxsackie) e por encefalite japonesa e outros flavivírus, como o vírus do Nilo Ocidental. Desde 2012, casos de paralisia flácida aguda em crianças e adolescentes têm surgido em associação com a infecção por enterovírus A-71 e D-68. Infecções mielíticas virais crônicas, como as causadas pelo HIV e pelo vírus linfotrópico de células T humanas tipo 1 (HTLV-1), são discutidas adiante.

As mielites bacteriana e micobacteriana (a maioria é essencialmente um abscesso) são menos comuns do que as virais e muito menos frequentes do que o abscesso cerebral bacteriano. Praticamente qualquer espécie patogênica pode ser responsável, incluindo *Borrelia burgdorferi* (doença de Lyme), *Listeria monocytogenes*, *Mycobacterium tuberculosis* e *Treponema pallidum* (sífilis). O *Mycoplasma pneumoniae* pode causar mielite, apesar de muitos casos serem mais propriamente classificados como pós-infecciosos.

A esquistossomose (Cap. 234) é uma causa importante de mielite parasitária nas regiões endêmicas. O processo é intensamente inflamatório e granulomatoso, causado por uma resposta local às enzimas digestivas de tecido provenientes dos ovos do parasita, normalmente *Schistosoma hematobium* ou *Schistosoma mansoni*. A toxoplasmose (Cap. 228) por vezes pode causar mielite focal, e essa possibilidade deve ser especialmente considerada nos pacientes com Aids (Cap. 202). A cisticercose (Cap. 235) também deve ser considerada, embora a mielite causada por esse helminto seja muito menos comum do que o comprometimento do parênquima cerebral ou meníngeo.

Nos casos suspeitos de mielite viral, pode-se instituir o tratamento específico enquanto se aguarda a confirmação laboratorial. As mielites por herpes-zóster, HSV e EBV são tratadas com aciclovir intravenoso (10 mg/kg a cada 8 horas) ou valaciclovir oral (2 g 3×/dia) por 10 a 14 dias; o CMV, com ganciclovir (5 mg/kg IV 2×/dia) mais foscarnete (60 mg/kg IV 3×/dia) ou cidofovir (5 mg/kg/semana por 2 semanas).

Lesão elétrica de alta voltagem As lesões medulares são evidentes após eletrocussão a partir de raios elétricos ou outros acidentes com exposição elétrica. A síndrome consiste em perda de força aguda (frequentemente com alteração da sensibilidade e distúrbios cerebrais focais), seguida alguns dias ou até mesmo semanas mais tarde por mielopatia que pode ser grave e permanente. Trata-se de lesão rara, e os dados limitados incriminam uma patologia vascular envolvendo a artéria espinal anterior e seus ramos em alguns casos. O tratamento é de suporte.

MIELOPATIAS CRÔNICAS

MIELOPATIA ESPONDILÓTICA

A mielopatia espondilótica é a causa mais comum de mielopatia e de dificuldade da marcha em idosos, respondendo por mais da metade das lesões não traumáticas da medula espinal em algumas séries. Dor com rigidez no pescoço e ombro são os primeiros sintomas; a compressão de raízes nervosas pelo crescimento de osso e tecidos moles resulta em dor radicular no braço, com mais frequência na distribuição de C5 ou C6. A compressão da medula cervical, que ocorre em menos de um terço dos casos, acarreta paraparesia espástica lentamente progressiva, às vezes assimétrica, e muitas vezes acompanhada de parestesias nos pés e nas mãos. A sensibilidade vibratória está reduzida nas pernas, o sinal de Romberg está presente e por vezes há um nível sensitivo vibratório ou nociceptivo na parte superior do tórax. Em alguns casos, a tosse ou o esforço para defecar provocam fraqueza na perna ou dor que se irradia para braço ou ombro. Perda sensitiva em dermátomos nos braços, atrofia dos músculos intrínsecos da mão, aumento dos reflexos tendíneos profundos nos membros inferiores e reflexo cutâneo-plantar em extensão são comuns. Ocorre urgência ou incontinência urinária nos casos avançados, mas há muitas causas alternativas desses problemas em indivíduos de mais idade. O reflexo tendíneo nos membros superiores com frequência está reduzido em algum nível, com maior frequência no bíceps (C5-C6). Em casos individuais, predominam os sinais radiculares, os mielopáticos ou uma combinação de ambos. Deve-se considerar o diagnóstico nos casos de mielopatia cervical progressiva, parestesias dos pés e das mãos ou emaciação das mãos.

O diagnóstico é habitualmente estabelecido por meio de RM e pode ser suspeito com base na TC; as radiografias simples são menos úteis. A compressão extrínseca e a deformação são visualizadas nos cortes axiais, e as sequências ponderadas em T2 podem revelar áreas de sinal hiperintenso dentro da medula espinal adjacente ao local de compressão. Um colar cervical pode ser útil nos casos mais leves, porém a probabilidade de progressão da mielopatia tratada clinicamente é alta, estimada em 8% em 1 ano. A terapia definitiva consiste em descompressão cirúrgica, laminectomia posterior ou abordagem anterior com ressecção do disco protruso e material ósseo.

A espondilose cervical e doenças degenerativas relacionadas da coluna vertebral são descritas no Capítulo 17.

MALFORMAÇÕES VASCULARES DA MEDULA ESPINAL E DURA-MÁTER

As malformações vasculares, que compreendem cerca de 4% de todas as lesões expansivas da medula espinal e dura-máter sobrejacente, são causas tratáveis de mielopatia progressiva. As mais comuns são as fístulas localizadas na dura-máter ou posteriormente ao longo da superfície medular. A maioria das fístulas arteriovenosas (AV) da dura-máter está localizada no nível torácico médio ou abaixo e costuma consistir em uma conexão direta entre uma artéria nutridora radicular na bainha da raiz nervosa e veias durais. A apresentação típica é a de um homem de meia-idade com mielopatia progressiva que se agrava lenta ou intermitente e que pode ter períodos de remissão, algumas vezes simulando a EM. A deterioração aguda causada por hemorragia na medula espinal (hematomielia) ou no espaço subaracnóideo também pode ocorrer, mas é rara. Em muitos casos, a progressão resulta de isquemia e edema locais, devido à congestão venosa. A maioria dos pacientes apresenta distúrbios sensitivos, motores e vesicais incompletos. O distúrbio motor pode predominar e produzir uma mistura de sinais do neurônio motor superior e outros restritos do neurônio motor inferior, simulando esclerose lateral amiotrófica (ELA). Pode haver dor sobre a coluna torácica, disestesias ou dor radicular. Outros sintomas sugestivos de malformação arteriovenosa (MAV) incluem claudicação intermitente; sintomas que se alteram com postura, esforços, manobra de Valsalva, ou menstruação; e febre.

Com menor frequência, as MAVs são intramedulares, e não durais. Um distúrbio incomum é uma mielopatia torácica progressiva com paraparesia que se desenvolve ao longo de semanas ou meses, caracterizada patologicamente por vasos hialinizados anormalmente espessos dentro da medula espinal (mielopatia subaguda necrótica ou síndrome de Foix-Alajouanine).

Sopros espinais são infrequentes, mas devem ser pesquisados em repouso e após exercício nos casos suspeitos. Um nevo vascular na pele sobrejacente pode indicar malformação vascular subjacente (como ocorre na síndrome de Klippel-Trenaunay-Weber). A angio-RM e a angio-TC podem detectar os vasos de drenagem de muitas MAVs (Fig. 442-6). O diagnóstico definitivo exige angiografia espinal seletiva, que também irá definir os vasos nutridores e a extensão da malformação. O tratamento deve ser adaptado para a anatomia e a localização da lesão e, em geral, consiste em ressecção microcirúrgica, embolização endovascular dos vasos nutridores principais ou uma combinação de ambas as abordagens.

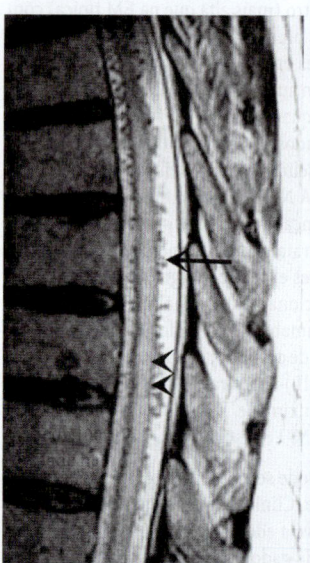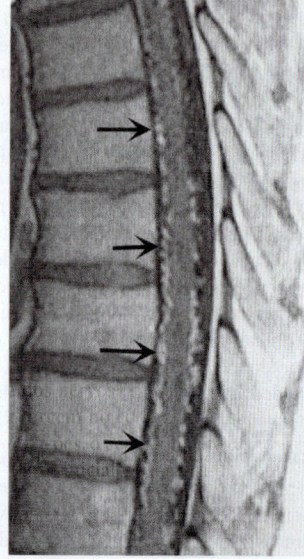

FIGURA 442-6 **Malformação arteriovenosa.** Ressonância magnética em corte sagital da medula espinal torácica: técnica de *fast spin-echo* ponderada em T2 (*à esquerda*) e imagem pós-contraste em T1 (*à direita*). Na imagem em T2, observa-se sinal hiperintenso anormal na parte central da medula espinal (*pontas de seta*). Numerosos *flow voids* puntiformes causam indentação da medula espinal dorsal e ventral (*seta*). Eles representam o plexo venoso anormalmente dilatado suprido por uma fístula arteriovenosa dural. Após administração de contraste (*à direita*), visualizam-se múltiplas veias serpentiformes captando contraste (*setas*) nos aspectos ventral e dorsal da medula espinal torácica, diagnósticas de fístula arteriovenosa. O paciente era um homem de 54 anos de idade com história de paraparesia progressiva nos últimos 4 anos.

MIELOPATIAS ASSOCIADAS A RETROVÍRUS

A mielopatia associada ao HTLV-1, antes denominada paraparesia espástica tropical, é uma síndrome espástica lentamente progressiva com distúrbios sensitivos e vesicais variáveis. Aproximadamente metade dos pacientes tem dor leve no dorso ou na perna. Os sinais neurológicos podem ser assimétricos, com frequência sem um nível sensitivo bem definido; o único sinal nos membros superiores é hiper-reflexia após vários anos de doença. O início é habitualmente insidioso, e a progressão da doença ocorre em ritmo variável; em um estudo, o tempo mediano para a progressão até o estado com dependência de bengala, andador ou cadeira de rodas foi de 6, 13 e 21 anos, respectivamente. A progressão parece ser mais rápida em pacientes idosos e naqueles com maior carga viral. O diagnóstico é definido pela demonstração de anticorpos anti-HTLV-1 no soro por ensaio imunoabsorvente ligado à enzima (ELISA) e confirmado por radioimunoprecipitação ou Western blot. Em especial nas áreas endêmicas, o achado de soropositividade para HTLV-1 em paciente com mielopatia não necessariamente prova que este vírus seja a causa. O índice de anticorpos no LCS/soro pode fornecer suporte ao estabelecer a síntese intratecal de anticorpos, incluindo anticorpos oligoclonais, favorecendo uma mielopatia por HTVL-1 em relação ao estado de portador assintomático. A determinação do DNA pró-viral pela reação em cadeia da polimerase (PCR) no soro e nas células do LCS pode ser útil como parte auxiliar do diagnóstico. A patogênese da mielopatia é incerta. Ela pode resultar de uma resposta imune dirigida contra antígenos do HTLV-1 no sistema nervoso ou, de modo alternativo, de autoimunidade secundária desencadeada pela infecção viral. Não existe nenhum tratamento efetivo comprovado. Com base em evidências limitadas, pode-se tentar o uso crônico de glicocorticoides orais em dose baixa; a interferona é de valor incerto, e o tratamento antiviral não é efetivo. A terapia sintomática para a espasticidade e os sintomas vesicais pode ser útil.

A mielopatia progressiva também pode resultar de infecção pelo HIV (Cap. 197). Ela caracteriza-se por degeneração vacuolar dos tratos posterior e lateral que se assemelha à degeneração combinada subaguda (ver adiante).

SIRINGOMIELIA

A siringomielia é uma cavidade do desenvolvimento da medula cervical que pode aumentar e produzir mielopatia progressiva ou se manter assintomática. Os sintomas começam de maneira insidiosa na adolescência ou no início da idade adulta, evoluem irregularmente e podem sofrer parada espontânea por vários anos. Muitos pacientes jovens adquirem escoliose cervicotorácica. Mais de metade dos casos estão associados a malformações de Chiari do tipo 1, nas quais as tonsilas do cerebelo projetam-se através do forame magno e para o canal vertebral cervical. A fisiopatologia da expansão da siringe é controversa, mas alguma interferência no fluxo normal de LCS parece ser provável, talvez pela malformação de Chiari. As cavitações adquiridas da medula espinal em áreas de necrose também são denominadas *siringes*; podem suceder traumatismo, mielite, tumores necróticos da medula espinal e aracnoidite crônica causada por tuberculose e outras etiologias.

A apresentação é de uma síndrome central da medula espinal que consiste em perda sensitiva dissociada (perda das sensibilidades álgica e térmica com preservação da tátil e vibratória) e perda de força arrefléxica nos membros superiores. O déficit sensitivo tem uma distribuição que fica "suspensa" sobre nuca, ombros e braços (distribuição em capa) ou nas mãos. A maioria dos casos começa de forma assimétrica, com perda sensitiva unilateral nas mãos que leva a lesões e queimaduras que não são percebidas pelo paciente. A perda muscular na parte inferior do pescoço, ombros, braços e mãos com reflexos assimétricos ou abolidos nos braços reflete a expansão da cavidade até a substância cinzenta da medula. À medida que a cavidade aumenta e comprime mais os tratos longitudinais, surgem espasticidade e perda de força nas pernas, disfunção vesical e intestinal e síndrome de Horner. Alguns pacientes apresentam dormência e perda sensitiva faciais por lesão do trato descendente do nervo trigêmeo (nível C2 ou acima). Nos casos com malformações de Chiari, podem ser relatadas cefaleia induzida por tosse e dor no pescoço, no braço ou na face. A extensão da siringe para o bulbo, siringobulbia, pode causar paralisia palatina ou das pregas vocais, disartria, nistagmo horizontal ou vertical, tontura episódica ou vertigem e fraqueza da língua com atrofia.

As imagens obtidas pela RM identificam com precisão as cavidades de siringe relacionadas com o desenvolvimento ou adquiridas e o aumento associado da medula espinal (Fig. 442-7). Deve-se obter RM do encéfalo e de toda a medula espinal para delinear a extensão longitudinal completa da siringe, avaliar as estruturas da fossa posterior à procura da malformação de Chiari e determinar se há hidrocefalia.

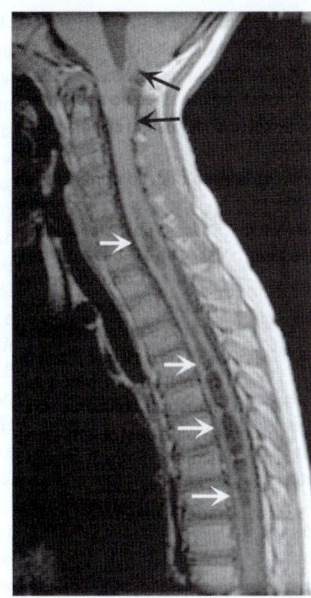

FIGURA 442-7   Ressonância magnética de siringomielia associada à malformação de Chiari. A imagem sagital ponderada em T1 da medula cervical e torácica superior revela a descida das tonsilas do cerebelo abaixo do nível do forame magno (*setas pretas*). Dentro da substância da medula espinal cervical e torácica, o acúmulo de líquido cerebrospinal dilata o canal central (*setas brancas*).

TRATAMENTO
Siringomielia

O tratamento da siringomielia geralmente é insatisfatório. A herniação das tonsilas do cerebelo pode ser descomprimida, em geral por craniectomia suboccipital, laminectomia cervical superior e colocação de enxerto de dura-máter. O fluxo de saída no quarto ventrículo é restabelecido por esse procedimento. Se a cavidade da siringe for grande, alguns cirurgiões recomendam a descompressão direta ou drenagem, porém o benefício adicional desse procedimento é incerto, e as complicações são comuns. Nas malformações de Chiari, a derivação da hidrocefalia em geral precede qualquer tentativa de corrigir a siringe. A cirurgia pode estabilizar o déficit neurológico, e alguns pacientes melhoram. Os pacientes com poucos sintomas e sinais não precisam de cirurgia e são acompanhados com exames clínicos e de imagens seriados.

As cavidades siringes secundárias a traumatismo ou infecção são tratadas por meio de um procedimento de descompressão e drenagem no qual se insere uma pequena derivação (*shunt*) entre a cavidade da siringe e o espaço subaracnóideo; como alternativa, pode-se fenestrar a cavidade. Os casos devido a tumor intramedular em geral são tratados com ressecção do tumor.

MIELOPATIA CRÔNICA DA ESCLEROSE MÚLTIPLA

Uma mielopatia progressiva crônica é a causa mais frequente de incapacidade nas formas progressivas primária e secundária de EM. O comprometimento normalmente é bilateral, porém assimétrico, e produz anormalidades motoras, sensitivas e distúrbios vesicais/intestinais. A deficiência motora fixa parece resultar de perda extensa de axônios nos tratos corticospinais. O diagnóstico é facilitado pela identificação de episódios prévios, como neurite óptica. A RM, exames do LCS e potenciais evocados confirmam o diagnóstico. O tratamento com ocrelizumabe, um anticorpo monoclonal de células B anti-CD20, é efetivo em pacientes com EM progressiva primária, e a terapia modificadora da doença também está indicada para pacientes com EM progressiva secundária que apresentam evidência de doença ativa pela clínica ou por RM. **A EM é discutida no Capítulo 444.**

DEGENERAÇÃO COMBINADA SUBAGUDA (DEFICIÊNCIA DE VITAMINA B_{12})

Essa mielopatia tratável manifesta-se por parestesias subagudas das mãos e dos pés, perda da sensibilidade vibratória e da propriocepção e perda de força espástica e atáxica progressiva. A arreflexia causada por uma neuropatia periférica associada em paciente que também apresente sinal de Babinski é um indício diagnóstico útil. Atrofia óptica e irritabilidade ou outras alterações cognitivas podem ser proeminentes nos casos avançados, e ocasionalmente são os sintomas iniciais. A mielopatia da degeneração combinada subaguda tende a ser difusa em vez de focal; em geral, os sinais são simétricos e refletem comprometimento predominante dos tratos posterior e lateral, incluindo o sinal de Romberg. As causas incluem deficiência nutricional, particularmente em veganos, e síndrome de má absorção gástrica, incluindo anemia perniciosa (Cap. 99). O diagnóstico é confirmado pelo achado de macrocitose, baixa concentração sérica de vitamina B_{12} e níveis séricos elevados de homocisteína e ácido metilmalônico. O tratamento é feito com a terapia de reposição, iniciando com 1.000 μg de vitamina B_{12} intramuscular diariamente por 5 dias, continuando após com uma dose de manutenção 1 vez ao mês; a manutenção oral também é razoável com exceção dos casos de anemia perniciosa.

Duas condições intimamente relacionadas merecem ser citadas. A primeira é a mielopatia associada à **deficiência de folato**, atualmente pouco encontrada devido à implementação dos programas de fortificação da dieta com folato. uma segunda se deve à inalação de **óxido nitroso** (gás hilariante), um inibidor irreversível da vitamina B_{12}, o qual também produz uma mielopatia idêntica à degeneração combinada subaguda. A exposição ao óxido nitroso pode ocorrer durante procedimentos dentários ou cirúrgicos, ou devido à inalação recreacional.

MIELOPATIA HIPOCÚPRICA

Essa mielopatia é semelhante à degeneração combinada subaguda (descrita anteriormente), exceto pelos níveis séricos de B_{12} serem normais. Os níveis séricos de cobre estão baixos e, com frequência, também os da ceruloplasmina. Alguns casos sucedem procedimentos gastrintestinais que resultem em deficiência na absorção de cobre; outros casos foram associados a excesso de zinco proveniente de suplementos alimentares naturais ou, no passado, o uso de cremes para dentadura contendo zinco, que compromete a absorção de cobre por meio da indução da metalotioneína, uma proteína de ligação do cobre. Muitos casos são idiopáticos. Costuma haver anemia coexistente. Pode-se esperar melhora ou, ao menos, estabilização após a reconstituição das reservas de cobre por suplementação oral.

TABES DORSALIS

As síndromes sifilíticas clássicas de *tabes dorsalis* e inflamação meningovascular da medula espinal atualmente são menos frequentes do que no passado, mas precisam ser consideradas no diagnóstico diferencial das mielopatias. Os sintomas típicos de *tabes* são dores lancinantes evanescentes e repetitivas, que ocorrem sobretudo nos membros inferiores ou, com menor frequência, no dorso, tórax, abdome, membros superiores e face. Metade dos pacientes apresenta ataxia dos membros inferiores e da marcha secundária a perda da sensibilidade proprioceptiva. Parestesias, distúrbios da bexiga e dor abdominal aguda com vômitos (crise visceral) ocorrem em 15 a 30% dos pacientes. Os sinais cardinais de *tabes* são arreflexia nos membros inferiores; redução das sensibilidades proprioceptiva e vibratória; sinal de Romberg; e, em quase todos os casos, pupilas de Argyll Robertson bilateralmente, que não se constringem à luz mas reagem à acomodação. A polirradiculopatia diabética pode simular essa condição. O tratamento do *tabes dorsalis* e de outras formas de neurossífilis consiste na administração intravenosa ou intramuscular de penicilina G em associação com probenecida oral (Cap. 182).

PARAPLEGIA ESPÁSTICA HEREDITÁRIA

Muitos casos de mielopatia progressiva são de origem genética (Cap. 437). Foram identificados mais de 80 diferentes *loci* causadores, incluindo formas autossômicas dominantes, autossômicas recessivas e ligadas ao X. Em especial para as formas recessivas ligadas ao X, é possível que não haja história familiar de mielopatia. A maioria dos pacientes se apresenta com espasticidade progressiva quase imperceptível e perda de força nos membros inferiores, geralmente – mas nem sempre – simétricas. Os sinais e sintomas sensitivos estão ausentes ou são leves, mas é possível haver distúrbios dos esfincteres. Em algumas famílias, sinais neurológicos adicionais são proeminentes, como nistagmo, ataxia ou atrofia óptica. A instalação pode ocorrer no primeiro ano de vida ou somente na idade adulta. Apenas tratamentos sintomáticos estão disponíveis.

ESCLEROSE LATERAL PRIMÁRIA

Trata-se de um distúrbio degenerativo de início na meia-idade ou idade avançada, caracterizado por espasticidade progressiva com fraqueza, por fim acompanhada de disartria e disfonia; ocorrem sintomas vesicais em aproximadamente metade dos pacientes. A função sensitiva é preservada. O distúrbio assemelha-se à ELA e é considerado uma variante das degenerações do neurônio motor, porém sem o distúrbio característico do neurônio motor inferior e com uma progressão caracteristicamente mais lenta. Alguns casos podem representar paraplegia espástica familiar de início tardio, particularmente as variedades autossômicas recessivas ou ligadas ao X, em que pode não haver nenhuma história familiar. **(Ver também Cap. 437.)**

ADRENOMIELONEUROPATIA

Este distúrbio ligado ao X é uma variante da adrenoleucodistrofia (ALD). A maioria dos homens afetados tem história de insuficiência suprarrenal e evoluem com paraparesia espástica (ou atáxica) progressiva a partir do início da idade adulta ou na meia-idade; alguns pacientes também têm neuropatia periférica leve. As mulheres heterozigotas podem apresentar mielopatia espástica mais lenta e de progressão insidiosa que começa mais tarde na idade adulta e sem insuficiência suprarrenal. Em geral, define-se o diagnóstico pela demonstração de níveis elevados dos ácidos graxos de cadeia muito longa no plasma e em fibroblastos cultivados. O gene responsável codifica a proteína da adrenoleucodistrofia (ALDP), uma transportadora de membrana peroxissomal envolvida no transporte de ácidos graxos de cadeia longa aos peroxissomos para degradação. Indica-se a reposição de corticosteroides na presença de hipoadrenalismo. O transplante de medula óssea alogênico foi bem-sucedido para retardar a progressão do declínio cognitivo em alguns pacientes com ALD tratada precocemente, porém parece ineficaz para a mielopatia da ALD. Suplementos nutricionais (óleo de Lorenzo) também foram tentados para essa condição, porém sem qualquer evidência de eficácia.

SÍNDROMES RELACIONADAS AO CÂNCER

As causas de mielopatia crônica relacionadas com câncer incluem, além da mielopatia compressiva neoplásica comum discutida anteriormente, a lesão devido à radiação (Cap. 90) e uma mielopatia que lembra a degeneração combinada subaguda que pode ocorrer após a administração intratecal de metotrexato (um antagonista do folato). Raras mielopatias paraneoplásicas estão mais comumente associadas com câncer de pulmão e os anticorpos anti-anfifisina (também de mama), anti-mediador da resposta de colapsina 5 (CRMP5) (também linfoma) ou anticorpos anti-Hu (Cap. 94). Outra síndrome paraneoplásica incomum associada a linfoma é uma paresia flácida progressiva com destruição das células do corno anterior. A NMO com anticorpos antiaquaporina-4 (Cap. 445) também pode raramente ter origem neoplásica. Nos pacientes com câncer, as metástases para a medula espinal provavelmente são mais comuns do que qualquer um desses distúrbios.

OUTRAS MIELOPATIAS CRÔNICAS

A *síndrome da medula "ancorada"* é um distúrbio de desenvolvimento da parte inferior da medula espinal e raízes nervosas, que raramente se manifesta na vida adulta na forma de dor lombar acompanhada de uma síndrome da medula espinal e/ou raízes nervosas inferiores. Alguns pacientes apresentam uma perna mais curta ou deformidade do pé, indicando um processo de longa duração, enquanto em outros a lesão congênita é indicada por depressão, tufo de pelos ou trato fistuloso na pele que recobre a região lombar inferior. O diagnóstico é estabelecido pela RM, que demonstra um cone medular de localização baixa e espessamento do filamento terminal. A RM também pode revelar diastematomielia (divisão da medula espinal inferior em duas metades), lipomas, cistos ou outras anormalidades congênitas da parte inferior da medula, coexistindo com a medula ancorada. O tratamento consiste em liberação cirúrgica.

TABELA 442-4 ■ Função neurológica esperada após lesões completas da medula espinal			
Nível	**Autocuidado**	**Transporte**	**Mobilidade máxima**
Tetraplegia alta (C1–C4)	Dependente de outros; exige assistência respiratória	Dependente de outros	Cadeira de rodas motorizada
Tetraplegia baixa (C5–C8)	Parcialmente independente com equipamento de adaptação	Pode ser dependente ou independente	Pode usar cadeira de rodas manual, dirigir um automóvel com equipamento de adaptação
Paraplegia (abaixo de T1)	Independente	Independente	Deambula por curtas distâncias com equipamentos de auxílio

Fonte: Adaptada de JF Ditunno, CS Formal: Chronic spinal cord injury. N Engl J Med 330:550, 1994.

Há várias causas tóxicas raras de mielopatia espástica, como o latirismo causado por ingestão de grão-de-bico contendo a excitotoxina β-N-oxalilamino-L-alanina (BOAA), encontrado principalmente nos países em desenvolvimento ou durante épocas de escassez de alimentos, e o Konzo devido à ingestão de mandioca contendo cianogênio encontrada na África Subsaariana.

Frequentemente, só é possível identificar a causa de uma mielopatia intrínseca por meio de reavaliações periódicas.

REABILITAÇÃO DOS DISTÚRBIOS DA MEDULA ESPINAL

As perspectivas de recuperação após uma lesão destrutiva aguda da medula espinal desaparecem após cerca de 6 meses. Atualmente, não há meios efetivos de promover o reparo do tecido lesionado da medula espinal; abordagens experimentais promissoras incluem o uso de fatores que influenciam a reinervação por axônios do trato corticospinal, pontes de enxerto nervoso e bainha neural, formas de estimulação elétrica no local da lesão e introdução local de células-tronco. A incapacidade associada a lesões irreversíveis da medula espinal é determinada sobretudo pelo nível da lesão e de acordo com o grau de distúrbio funcional, se completo ou incompleto (Tab. 442-4). Até mesmo lesões completas da medula cervical superior podem ser compatíveis com uma vida produtiva. Os objetivos principais são elaboração de um plano de reabilitação com expectativas realistas e atenção às complicações neurológicas, clínicas e psicológicas que surgem comumente.

Muitos dos sintomas habituais associados a doenças clínicas, especialmente dor somática e visceral, podem estar ausentes em razão da destruição de vias aferentes para dor. Febre inexplicável, agravamento da espasticidade ou deterioração da função neurológica devem levar à pesquisa imediata de infecção, tromboflebite ou de patologia intra-abdominal. A perda da termorregulação normal e a incapacidade de manter a temperatura corporal normal podem ocasionar febre recorrente (*febre tetraplégica*), mas a maioria dos episódios de febre resulta de infecção urinária, pulmonar, cutânea ou óssea.

Em geral, a disfunção vesical resulta de perda da inervação supraspinal do músculo detrusor da parede vesical e da musculatura do esfincter. Trata-se a espasticidade do detrusor com anticolinérgicos (oxibutinina, 2,5-5 mg 4×/dia) ou antidepressivos tricíclicos com propriedades anticolinérgicas (imipramina, 25-200 mg/dia). Pode-se tratar a deficiência de relaxamento da musculatura esfincteriana durante o esvaziamento da bexiga (dissinergia urinária) com o bloqueador α-adrenérgico cloridrato de terazosina (1-2 mg 3 ou 4×/dia), com cateterismo intermitente ou, se não for possível, pelo uso de um cateter do tipo preservativo em homens ou sonda vesical de demora. As opções cirúrgicas incluem a criação de uma bexiga artificial por isolamento de um segmento de intestino que possa ser cateterizado de forma intermitente (enterocistoplastia) ou drenado continuamente para um dispositivo externo (conduto urinário). O cateterismo é a melhor maneira de tratar a arreflexia da bexiga decorrente de choque medular agudo ou lesões do cone medular. Na maioria dos pacientes, são necessários esquemas intestinais e desimpactação, para assegurar pelo menos duas evacuações por semana e evitar distensão ou obstrução do cólon.

Os pacientes com lesão medular aguda estão sob risco de trombose venosa e embolia pulmonar. Recomendam-se dispositivos de compressão da panturrilha e anticoagulação com heparina de baixo peso molecular. Nos casos de paralisia persistente, a anticoagulação provavelmente deve ser mantida por 3 meses.

A profilaxia contra úlceras de decúbito deve incluir mudanças frequentes de posição na cadeira ou no leito, uso de colchões especiais e acolchoamento de áreas em que em geral as feridas por pressão ocorrem, como a proeminência sacral e os calcanhares. O tratamento precoce de úlceras com limpeza minuciosa, desbridamento cirúrgico ou enzimático de tecido necrótico e curativos e drenagem apropriados pode evitar infecção de tecidos moles ou osso adjacentes.

A espasticidade é auxiliada por exercícios de alongamento para manter a mobilidade das articulações. O tratamento farmacológico é efetivo, mas pode resultar em redução funcional, visto que alguns pacientes dependem da espasticidade como auxílio para manter-se de pé, mudar de posição ou deambular. O baclofeno (até 240 mg/dia em doses fracionadas) é efetivo; atua facilitando a inibição dos arcos motores reflexos mediados pelo ácido γ-aminobutírico. O diazepam atua por um mecanismo semelhante e ajuda a combater os espasmos nas pernas que interrompem o sono (2-4 mg ao deitar). A tizanidina (2-8 mg 3×/dia), um agonista α_2-adrenérgico que aumenta a inibição pré-sináptica de neurônios motores, é outra opção. Nos pacientes que não deambulam, pode-se usar o inibidor muscular direto dantroleno (25-100 mg 4×/dia), mas ele é potencialmente hepatotóxico. Nos casos refratários, a administração intratecal de baclofeno por meio de uma bomba implantada, injeções de toxina botulínica ou rizotomia dorsal podem ser necessárias para controlar a espasticidade.

Apesar da perda da função sensitiva, muitos pacientes com lesão da medula espinal apresentam dor crônica de intensidade suficiente para diminuir a sua qualidade de vida. Estudos controlados randomizados indicam que a gabapentina ou a pregabalina são úteis nesse contexto. A estimulação elétrica epidural e a infusão intratecal de medicamentos para dor foram testadas com algum sucesso. O manejo da dor crônica é discutido no Capítulo 13.

Nas lesões acima da saída das principais fibras simpáticas esplâncnicas em T6 é possível haver hiper-reflexia autonômica paroxística. Cefaleia, rubor e sudorese acima do nível da lesão, bem como hipertensão com bradicardia ou taquicardia, são os principais sintomas. O fator desencadeante típico é um estímulo nocivo – por exemplo, distensão vesical ou intestinal, infecção urinária ou úlcera de decúbito – abaixo do nível da lesão medular. O tratamento consiste na remoção dos estímulos ofensivos; bloqueadores ganglionares (mecamilamina, 2,5-5 mg) ou outros anti-hipertensivos de curta ação são úteis em alguns pacientes.

A atenção a esses detalhes permite longevidade e vida produtiva para os pacientes com mielopatias transversas completas.

LEITURAS ADICIONAIS

Badhiwala JH et al: Degenerative cervical myelopathy—update and future directions. Nat Rev Neurol 16:108, 2020.
Barreras P et al: Clinical biomarkers differentiate myelitis from vascular and other causes of myelopathy. Neurology 90:12, 2018.
Kühl JS et al: Long-term outcomes of allogeneic haematopoietic stem cell transplantation for adult cerebral X-linked adrenoleukodystrophy. Brain 140:953, 2017.
Levi AD, Schwab JM: A critical reappraisal of corticospinal tract somatotopy and its role in traumatic cervical spinal cord syndromes. J Neurosurg Spine 12:1, 2021.
Ozpinar A et al: Epidemiology, clinical presentation, diagnostic evaluation, and prognosis of spinal arteriovenous malformations. Handb Clin Neurol 143:145, 2017.
Parks NE: Metabolic and toxic myelopathies. Continuum (Minneap Minn) 27:143, 2021.
Patchell RA et al: Direct decompressive surgical resection in the treatment of spinal cord compression caused by metastatic cancer: A randomised trial. Lancet 366:643, 2005.
Robertson CE et al: Recovery after spinal cord infarcts: Long-term outcome in 115 patients. Neurology 78:114, 2012.
Ropper AE, Ropper AH: Acute spinal cord compression. N Engl J Med 376:1358, 2017.
Ruet A et al: Predictive factors for multiple sclerosis in patients with clinically isolated spinal cord syndrome. Mult Scler 17:312, 2011.
Yáñez ML et al: Diagnosis and treatment of epidural metastases. Cancer 123:1106, 2017.
Zalewski NL, Flanagan EP: Autoimmune and paraneoplastic myelopathies. Semin Neurol 38:278, 2018.
Zalewski NL et al: Characteristics of spontaneous spinal cord infarction and proposed diagnostic criteria. JAMA Neurol 76:56, 2019.

443 Concussão e outras lesões cerebrais traumáticas

Geoffrey T. Manley, Benjamin L. Brett, Michael McCrea

A lesão cerebral traumática (LCT) representa um problema de saúde pública global significativo. Nos Estados Unidos, as estimativas da frequência de LCT variam de 2,5 a 4 milhões de casos por ano, dependendo do estudo e dos métodos utilizados para definir e incluir os casos. As taxas por faixas etárias específicas revelam uma distribuição bimodal, com maior risco em indivíduos mais jovens e idosos. O mecanismo mais comum de lesão no jovem consiste em acidentes por veículos automotores e é mais comum em homens, enquanto as quedas são a principal causa de lesão em idosos e têm mais tendência a ocorrer em mulheres.

A LCT impõe uma demanda substancial nos sistemas de serviços de saúde. No mundo inteiro, pelo menos 10 milhões de casos de LCT são graves o suficiente para resultar em morte ou hospitalização, produzindo uma carga econômica global de 400 bilhões anualmente. Nos Estados Unidos, o custo anual estimado é > 76 bilhões de dólares. Devido aos avanços no atendimento médico e a outros fatores, um maior número de pessoas sobrevive à LCT em comparação com o passado. Entre os habitantes dos Estados Unidos, a lesão cerebral é responsável por mais perda de produtividade no trabalho do que qualquer outra forma de lesão. Segundo estimativas, 5,3 milhões de habitantes dos Estados Unidos vivem com incapacidades significativas em consequência de LCT, dificultando o seu retorno a uma vida plena e produtiva. A maior atenção da mídia para a LCT em militares e nos esportes ressaltou as possíveis consequências permanentes que lesões anteriormente despercebidas podem ter em alguns indivíduos.

As lesões cranianas são tão comuns que praticamente todos os médicos serão solicitados a fornecer cuidados imediatos ou a examinar pacientes que estão sofrendo de várias sequelas. Os pacientes e seus familiares inicialmente precisam receber uma orientação sobre a história natural da LCT, juntamente com o tratamento dos sintomas agudos, como a cefaleia. O seguimento continuado é importante para garantir que as sequelas experimentadas por alguns pacientes – como distúrbio pós-concussivo (DPC), depressão ou distúrbios do sono – sejam identificadas e tratadas de maneira adequada. O manejo efetivo da LCT e de suas consequências costuma exigir o cuidado coordenado de uma equipe multidisciplinar.

DEFINIÇÃO E CLASSIFICAÇÃO

A LCT é comumente definida como *uma alteração da função cerebral ou outra evidência de patologia do cérebro causada por uma força externa e caracterizada por: (1) qualquer período de diminuição do nível ou perda da consciência, (2) qualquer perda de memória para eventos imediatamente antes (retrógrada) ou depois (pós-traumática) da lesão, (3) quaisquer déficits neurológicos e/ou (4) qualquer alteração do estado mental por ocasião da lesão.*

As evidências de LCT podem incluir confirmação visual, neurorradiológica ou laboratorial de lesão no cérebro, porém a sua presença é mais frequentemente diagnosticada com base em critérios clínicos agudos. Além da tomografia computadorizada (TC) padrão, técnicas de ressonância magnética (RM) estrutural e funcional (RM funcional em estado de repouso) mostram sensibilidade crescente, e é provável que biomarcadores sanguíneos sensíveis desempenhem um papel cada vez mais importante no diagnóstico e no tratamento desses pacientes (descrito adiante).

Mecanismos de LCT Os mecanismos comuns da LCT incluem a cabeça sendo atingida por um objeto, a cabeça colidindo com um objeto, o cérebro sofrendo um movimento de aceleração/desaceleração, um corpo estranho penetrando no cérebro ou forças geradas por eventos como explosão. As colisões de veículos motorizados são historicamente citadas como a causa mais comum de LCT. Entretanto, todas as formas de transporte são causas comuns de LCT, incluindo colisões de motocicletas, acidentes de bicicletas e lesões por skate e de pedestres. As outras causas principais de LCT incluem quedas, agressões e esportes, com frequência variada durante a vida do indivíduo. Certamente, houve um maior interesse na alta frequência de LCT leve, frequentemente designada concussão, encontrada em atletas que participam de esportes de contato e de colisão em todos os níveis competitivos, bem como os efeitos potenciais em curto prazo e riscos em longo prazo associados à concussão relacionada com esportes.

Classificação da gravidade da LCT Foram desenvolvidos diversos sistemas no decorrer dos anos para definir e classificar a gravidade da LCT ao longo de um *continuum* de leve a moderado e até grave. Em geral, esses sistemas são mais aplicáveis a lesões cranianas fechadas. Em quase todos os sistemas de classificação, a gravidade da LCT é graduada com base nas características da lesão aguda, mais do que no estado pós-lesão aguda, visto que outros fatores podem intervir para influenciar o resultado final. Isso pode ser problemático, pois alguns pacientes com LCT grave apresentarão recuperação completa e alguns com LCT leve ficarão com alguma incapacidade pela vida toda. Historicamente, a presença e a duração da perda da consciência e amnésia têm sido os principais pontos de distinção ao longo do gradiente de gravidade da LCT. Os sistemas atuais de classificação da LCT ainda se baseiam nos sintomas e não incorporam características anatomopatológicas ou moleculares, como os achados da TC e os biomarcadores sanguíneos.

A escala de coma de Glasgow (GCS, do inglês *Glasgow Coma Scale*) é o método mais reconhecido e amplamente usado para graduação da gravidade da LCT. A GCS fornece um indicador prático do estado neurológico geral por meio de avaliação da função motora, respostas verbais e capacidade do paciente de abrir voluntariamente os olhos ou em resposta a comandos e estímulos externos. A graduação é aplicada à melhor resposta que pode ser obtida do paciente no momento da avaliação, de preferência antes da administração de qualquer medicamento paralisante ou sedativo ou antes da intubação do paciente, visto que essas intervenções confundem a interpretação do escore. A GCS fornece escores que variam de 3 a 15 (Tab. 443-1).

No 40º aniversário da GCS, em 2014, a formulação para as respostas foi revisada, e foram feitas recomendações para melhorar a sua utilidade. Essencialmente, os pacientes são mais bem descritos pelos três componentes da escala de coma (ocular, verbal, motor, p. ex., O3V4M6); o escore total derivado de coma (p. ex., 13) é menos informativo e só deve ser usado para caracterizar grupos de pacientes.

Foram desenvolvidos vários sistemas de classificação de lesão que se estendem além do escore da GCS ou características de lesão aguda e que incorporam os principais sinais e sintomas na definição de LCT leve. O uso de múltiplos indicadores de gravidade tem por objetivo melhorar a sensibilidade na detecção de LCT leve (GCS 13-15), enquanto são também consideradas as características tradicionais de lesão aguda que supostamente fornecem uma predição do desfecho após lesão cerebral leve e moderada. A perda da consciência (PC) e a amnésia pós-traumática (APT) continuam sendo as características mais comuns de lesão incluídas nesses sistemas de classificação. No caso da LCT moderada (GCS 9-12) e grave (GCS 3-8), o escore da GCS e a duração da PC e da APT podem ser preditores consistentes do desfecho e de morbidade em longo prazo. Todavia, nos casos de LCT leve, embora a APT e a PC sejam indicadores importantes da lesão aguda, elas são menos preditivas do tempo de recuperação e desfecho.

TABELA 443-1 ■ Escala de coma de Glasgow (GCS)			
Abertura ocular (O)		**Resposta verbal (V)**	
Espontânea	4	Orientado	5
À fala	3	Confuso	4
À pressão	2	Palavras	3
Ausente	1	Sons	2
		Ausente	1
Melhor resposta motora (M)			
Obedece aos comandos	6		
Localiza	5		
Flexão normal	4		
Flexão anormal	3		
Extensão	2		
Ausente	1		

Nota: GCS revisada (2014).

Fonte: Reproduzida com permissão de G Teasdale et al: The Glasgow Coma Scale at 40 years: Standing the test of time. Lancet Neurol 13:844, 2014.

TIPOS E PATOLOGIA DE LCT

LCT leve (concussão) Segundo estimativas, 70 a 90% de todas as LCTs tratadas são de gravidade leve com base nas definições de casos tradicionais e características de lesão aguda, e as estimativas mais relatadas são da ordem de 85%. Os valores publicados provavelmente não representam a verdadeira incidência de LCT leve devido às definições variáveis de casos e métodos heterogêneos. Além disso, como um subgrupo de indivíduos com lesões cerebrais mais leves não procura assistência médica, os estudos epidemiológicos que dependem de dados de hospitais também subestimam a verdadeira incidência.

O termo *concussão*, embora seja popular, é vago e não se baseia em critérios objetivos amplamente aceitos, resultando em múltiplas definições de vários grupos. Houve debate quanto ao fato de a concussão ser parte do espectro da LCT ou representar uma entidade separada. Em 2017, o Concussion in Sports Group publicou uma declaração consensual de que "a concussão é uma lesão cerebral traumática" (McCrory et al., 2017). Ao incluir firmemente a concussão no espectro da LCT, os processos fisiopatológicos subjacentes comuns a todas as apresentações de LCT podem ser agora considerados juntos.

A TC costuma ser normal nessa população. Porém, novas evidências indicam que a RM de 3 Tesla (3T) pode identificar patologias consistentes com lesão cerebral aguda, como contusões e micro-hemorragias. Quando os pacientes com LCT apresentam anormalidades na TC e/ou na RM, elas costumam ser chamadas de LCT complicada, tendo mais chances de apresentar desfechos desfavoráveis.

FRATURA DE CRÂNIO, HEMATOMA EXTRA-AXIAL, CONTUSÃO E LESÃO AXONAL

Fratura de crânio Um golpe no crânio que excede a tolerância elástica do osso causa fratura. As lesões intracranianas acompanham cerca de dois terços das fraturas de crânio, e a presença de uma fratura aumenta em muitas vezes a chance de hematoma subdural ou epidural subjacente. Em consequência, as fraturas são, principalmente, indicadores do local e da gravidade do traumatismo. Se a membrana aracnoide-máter subjacente for rompida, as fraturas também constituem vias potenciais para a entrada de bactérias no líquido cerebrospinal (LCS), com risco de meningite, e para o extravasamento de LCS por meio da dura-máter. Se houver extravasamento de LCS, ocorre cefaleia ortostática grave em consequência da redução da pressão no compartimento do LCS.

A maioria das fraturas é linear e estende-se do ponto de impacto em direção à base do crânio. As fraturas basais costumam ser extensões de fraturas lineares adjacentes na convexidade do crânio, mas podem ocorrer independentemente devido a distensões no assoalho da fossa craniana média ou no occipúcio. Em geral, localizam-se paralelamente ao osso petroso ou ao longo do osso esfenoide, em direção à sela túrcica e ao sulco etmoidal. Embora a maioria das fraturas da base do crânio não tenha maiores complicações, elas podem causar extravasamento de LCS, pneumocéfalo e fístulas carotídeo-cavernosas tardias. Hemotímpano (sangue atrás da membrana timpânica), equimose sobre o processo mastóideo (sinal de Battle) e equimose periorbital ("sinal do guaxinim") são sinais clínicos associados a fraturas basilares.

HEMATOMAS EPIDURAIS E SUBDURAIS

As hemorragias entre a dura-máter e o crânio (epidurais) ou sob a dura-máter (subdurais) têm características clínicas e radiológicas típicas. Algumas vezes, elas estão associadas a contusões e outras lesões subjacentes, o que dificulta determinar a contribuição relativa de cada componente para o estado clínico. O efeito de massa da pressão intracraniana (PIC) elevada causado por esses hematomas pode ser potencialmente fatal, tornando obrigatória a sua rápida identificação por TC ou RM e a sua remoção cirúrgica, quando apropriado.

Hematoma epidural (Fig. 443-1) Em geral, essas lesões altamente perigosas resultam de lesão de um vaso arterial meníngeo e evoluem rapidamente. Com frequência, são acompanhadas de um "intervalo lúcido" de vários minutos a horas antes que haja deterioração neurológica. Ocorrem em até 10% dos casos de traumatismo craniano grave, porém estão menos frequentemente associadas a lesão cortical subjacente, em comparação com os hematomas subdurais. Indicam-se evacuação cirúrgica rápida e ligadura ou cauterização do vaso lesionado, em geral a artéria meníngea média lacerada por uma fratura do crânio sobrejacente. Quando reconhecidas e tratadas rapidamente, os pacientes frequentemente têm um resultado favorável.

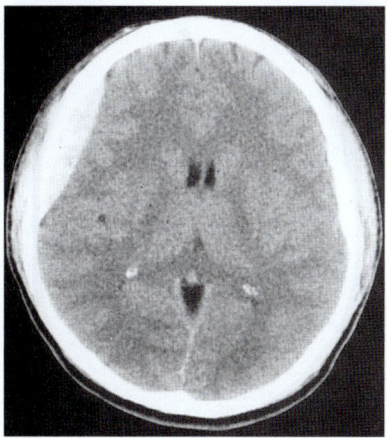

FIGURA 443-1 **Hematoma epidural agudo.** A dura-máter firmemente aderida é descolada da tábua interna do crânio, produzindo uma hemorragia de forma lenticular típica na tomografia computadorizada sem contraste. Em geral, os hematomas epidurais são causados por uma ruptura da artéria meníngea média após fratura do osso temporal.

Hematoma subdural agudo (Fig. 443-2) Um traumatismo craniano direto pode ser leve e não é essencial para que ocorra hemorragia subdural aguda, sobretudo no idoso e naqueles que usam medicamentos anticoagulantes. As forças de aceleração em si, como na lesão em chicote, às vezes são suficientes para produzir hematoma subdural. Até um terço dos pacientes têm um intervalo lúcido durante minutos a horas antes de o coma sobrevir, porém a maioria apresenta-se sonolenta ou comatosa desde o momento da lesão. Cefaleia unilateral e midríase discreta no lado do hematoma estão frequentemente – mas nem sempre – presentes. Os hematomas subdurais pequenos podem ser assintomáticos e em geral não precisam de evacuação se não sofrerem expansão. Estupor ou coma, hemiparesia e midríase unilateral são sinais de hematomas maiores. O sangramento que causa hematomas maiores é predominantemente de origem venosa, porém muitas vezes encontram-se outros locais de sangramento arteriais durante a cirurgia, e alguns hematomas grandes têm origem exclusivamente arterial. Em um paciente com deterioração aguda, é necessária uma craniotomia de emergência. Diferentemente dos hematomas epidurais, há morbidade e mortalidade significativas associadas aos hematomas subdurais agudos que exigem cirurgia.

Hematoma subdural crônico Uma síndrome de evolução subaguda devido a um hematoma subdural ocorre dentro de dias ou semanas após a lesão, com sonolência, cefaleia, confusão ou hemiparesia leve, habitualmente no idoso com atrofia relacionada com a idade e, com frequência, após traumatismo apenas leve ou não percebido. Nos exames de imagem, os hematomas subdurais crônicos aparecem como coágulos em forma de crescente sobre a convexidade de um ou ambos os hemisférios, com mais frequência na região

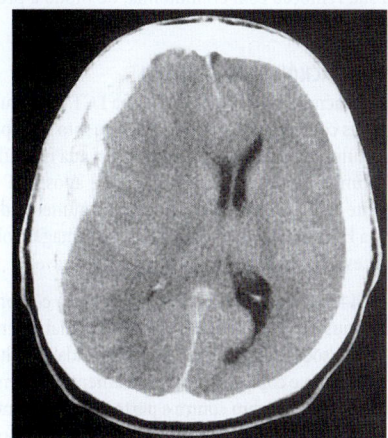

FIGURA 443-2 **Hematoma subdural agudo.** A tomografia computadorizada sem contraste revela um coágulo hiperdenso que tem borda irregular com o cérebro e causa mais deslocamento horizontal (efeito de massa) do que seria esperado por sua espessura. O efeito de massa desproporcional resulta da grande extensão rostrocaudal desses hematomas. Compare com a **Figura 443-1**.

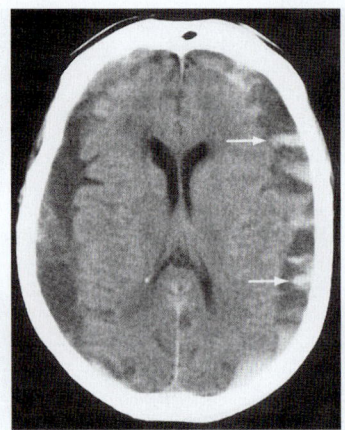

FIGURA 443-3   Tomografia computadorizada de hematomas subdurais bilaterais crônicos de épocas diferentes. As coleções começaram como hematomas agudos e tornaram-se hipodensas em comparação com o cérebro adjacente, após um período em que eram isodensas e difíceis de detectar. Há algumas áreas de sangue em resolução entremeadas pela coleção formada mais recentemente à esquerda (*setas*).

frontotemporal **(Fig. 443-3)**. Pode-se ou não obter uma história de traumatismo relacionado com o hematoma subdural crônico; a lesão pode ter sido trivial e esquecida, em particular no idoso e naqueles com uma diátese hemorrágica. Cefaleia é comum, mas não invariável. Outras manifestações que podem aparecer semanas depois incluem lentidão de raciocínio, alteração vaga de personalidade, convulsões ou hemiparesia leve. Normalmente, a cefaleia varia quanto à sua intensidade, algumas vezes com mudanças na posição da cabeça. A sonolência, a desatenção e a incoerência do pensamento costumam ser mais proeminentes do que os sinais focais, como a hemiparesia. Raramente, hematomas crônicos causam breves episódios de hemiparesia ou de afasia que são indistinguíveis dos ataques isquêmicos transitórios.

A TC sem contraste mostra inicialmente uma massa hipodensa sobre a convexidade do hemisfério. Entre 2 e 6 semanas após o sangramento inicial, o coágulo torna-se isodenso em comparação com o cérebro adjacente e pode não ser evidente. Muitos hematomas subdurais que estão presentes por várias semanas contêm áreas de sangue entremeado com líquido seroso. A infusão de meio de contraste mostra captação pela cápsula fibrosa vascular circundando a coleção. A RM é confiável tanto na identificação dos hematomas subagudos quanto dos crônicos.

A observação clínica combinada com exames seriados de imagem é uma abordagem razoável para pacientes com poucos sintomas e pequenas coleções subdurais crônicas, que não causam efeito expansivo. O tratamento com evacuação cirúrgica por meio de orifícios é habitualmente bem-sucedido, se for utilizado um dreno craniano no pós-operatório. As membranas fibrosas que crescem a partir da dura-máter e encapsulam a coleção podem exigir a sua remoção com craniotomia, de modo a prevenir o acúmulo recorrente de líquido.

HEMORRAGIA SUBARACNÓIDEA TRAUMÁTICA

A hemorragia subaracnóidea (HSA) é comum na LCT. A ruptura de pequenas artérias ou veias corticais pode causar sangramento no espaço subaracnóideo. A HSA traumática é frequentemente observada nos sulcos e muitas vezes constitui o único achado radiográfico na TC após LCT leve. A HSA ocorre difusamente após LCT grave, resultando em aumento da mortalidade. Na LCT leve, a HSA fornece um biomarcador de imagem objetivo e, em alguns pacientes, está associada a prognóstico desfavorável.

Contusão **(Fig. 443-4)** Uma equimose superficial do cérebro, ou contusão, consiste em graus variáveis de hemorragia petequial, edema e destruição tecidual. As contusões e hemorragias mais profundas resultam de forças mecânicas que deslocam e comprimem vigorosamente os hemisférios bem como de desaceleração do cérebro contra a parte interna do crânio, seja sob um ponto de impacto (lesão por golpe), seja quando o cérebro balança de volta, na área antipolar (lesão por contragolpe). Um traumatismo suficiente para causar inconsciência prolongada em geral produz algum grau de contusão. O impacto contundente por desaceleração, como o que ocorre contra um painel de automóvel ou na queda para a frente em uma superfície dura, causa contusões das superfícies orbitais dos lobos frontais e das partes

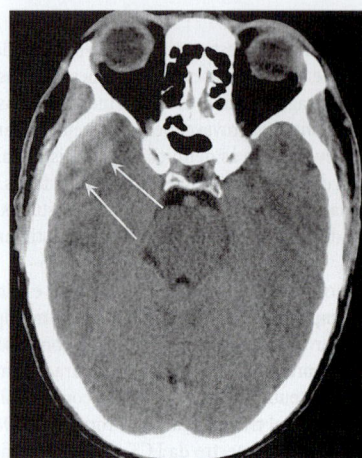

FIGURA 443-4   Contusão cerebral traumática. Tomografia computadorizada sem contraste mostrando uma região hemorrágica hiperdensa no lobo temporal anterior.

anteriores e basais dos lobos temporais. Havendo forças laterais, como no impacto contra a coluna da porta de um automóvel, as contusões situam-se na convexidade lateral do hemisfério. Os sinais clínicos de contusão são determinados pela localização e pelo tamanho da lesão; com frequência, não há anormalidades focais no exame neurológico de rotina, porém essas regiões lesionadas são posteriormente, os locais de cicatrizes gliais que podem produzir convulsões. Hemiparesia ou olhar preferencial são típicos de contusões de tamanho moderado. Contusões bilaterais grandes provocam coma e postura em extensão, enquanto aquelas limitadas aos lobos frontais produzem um estado taciturno. As contusões no lobo temporal podem causar *delirium* ou uma síndrome agressiva e combativa. As forças de torção ou cisalhamento no cérebro causam hemorragias nos núcleos da base e em outras regiões profundas. Contusões e hemorragias grandes após traumatismo leve devem levantar a suspeita de coagulopatia devido a uma doença subjacente ou, mais comumente, terapia anticoagulante.

As contusões agudas são facilmente visíveis à TC e à RM, aparecendo no início como hiperdensidades heterogêneas na TC e como áreas de sinal hiperintenso em sequências na RM em T2 e FLAIR (do inglês *fluid-attenuated inversion recovery*); também costuma haver edema cerebral localizado circundante e algum grau de hemorragia subaracnóidea. O sangue no LCS em consequência de traumatismo pode provocar reação inflamatória leve. Ao longo de alguns dias, as contusões adquirem captação periférica de contraste e edema, que podem ser confundidos com tumor ou abscesso.

Lesão axonal   **(Fig. 443-5)** A lesão axonal traumática (LAT) é uma das lesões mais comuns após LCT. Há ruptura ou cisalhamento dos axônios por ocasião do impacto, com micro-hemorragias associadas. Ocorre após lesões

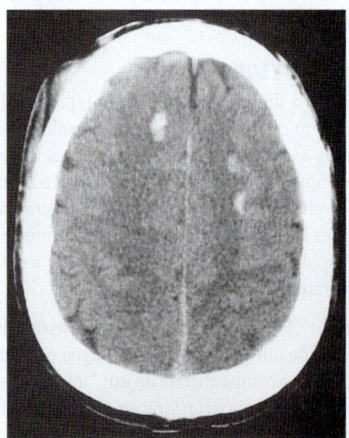

FIGURA 443-5   Múltiplas áreas pequenas de hemorragia e ruptura tecidual na substância branca dos lobos frontais vistas na tomografia computadorizada sem contraste. Essas áreas parecem refletir um tipo extremo de lesões axonais difusas por cisalhamento que ocorrem no traumatismo craniano fechado.

por desaceleração em alta velocidade, como colisões de veículos automotores (Johnson et al., 2013). Quando há ≥ 4 áreas de LAT, denomina-se lesão axonal difusa (LAD); quando disseminada, tem sido proposta para explicar o coma persistente e o estado vegetativo após LCT (Cap. 28). Apenas as LATs graves que contêm sangue em quantidade substancial são visualizadas na TC, em geral no corpo caloso e no centro semioval. Mais comumente, a TC é negativa para LAT; entretanto, a RM subsequente, particularmente imagem de gradiente eco ou ponderada por suscetibilidade, revelará depósitos de hemossiderina indicando micro-hemorragias, além do dano axonal nas sequências por difusão. Tradicionalmente, LAT e LAD têm sido consideradas como sequelas muito mais prováveis em casos de lesões moderadas e graves. Evidências crescentes têm demonstrado que anormalidades difusas da substância branca supostamente refletindo a lesão axonal, como alterações na microestrutura e na densidade de neuritos, são muito comuns também em casos de LCT leve. O grau dessas alterações se correlaciona com medidas de gravidade da lesão (p. ex., carga de sintomas) e com a duração da recuperação.

LESÕES DE NERVOS CRANIANOS

Os nervos cranianos mais frequentemente lesionados nas LCTs são os nervos olfatório, óptico, oculomotor e troclear; o primeiro e o segundo ramos do trigêmeo; e os nervos facial e vestibulococlear. A anosmia e a perda aparente da gustação (na verdade, perda da percepção de sabores aromáticos, com preservação da percepção dos gostos elementares) ocorrem em cerca de 10% das pessoas com traumatismo craniano grave, em especial devido a quedas sobre a parte posterior da cabeça. Essa sequela resulta de deslocamento do cérebro e cisalhamento de filamentos finos do nervo olfatório que seguem o seu trajeto ao longo da lâmina cribriforme. A recuperação pelo menos parcial da função olfatória e gustatória é esperada, mas se a anosmia persistir por vários meses o prognóstico é reservado. Lesões parciais do nervo óptico decorrentes de traumatismo fechado resultam em turvação visual, escotomas centrais ou paracentrais ou defeitos setoriais. Uma lesão orbital direta pode causar turvação visual de curta duração para objetos próximos devido à iridoplegia reversível. A diplopia limitada ao olhar para baixo e corrigida quando a cabeça é inclinada para o lado oposto ao do olho afetado indica lesão do nervo troclear (IV nervo craniano). Muitas vezes, ocorre como um problema isolado após traumatismo craniano leve, ou pode surgir por motivos desconhecidos após vários dias. A lesão do nervo facial por uma fratura basal manifesta-se imediatamente em 3% das lesões graves; também pode demorar 5 a 7 dias para aparecer. As fraturas do osso petroso, em particular do tipo transversal menos comum, são propensas a causar paralisia facial. A paralisia facial tardia que ocorre até 1 semana após a lesão, cujo mecanismo é desconhecido, tem bom prognóstico. A lesão do VIII nervo craniano por uma fratura do osso petroso causa perda auditiva, vertigem e nistagmo imediatamente após a lesão. A surdez devido à lesão do VIII nervo craniano é rara e deve ser diferenciada da presença de sangue na orelha média, ou de ruptura dos ossículos da orelha média. Ocorrem tontura, zumbido e perda auditiva para tons agudos na concussão coclear.

CONVULSÕES

As *convulsões* são surpreendentemente incomuns imediatamente após LCTs, porém pode haver um breve período de postura extensora tônica ou alguns movimentos clônicos dos membros imediatamente após o momento do impacto. Contudo, as cicatrizes corticais superficiais que resultam das contusões são altamente epileptogênicas e depois podem manifestar-se como convulsões, mesmo após muitos meses ou anos (Cap. 425). A intensidade do traumatismo determina aproximadamente o risco de convulsões futuras. Estimou-se que 17% dos indivíduos com contusão cerebral, hematoma subdural ou PC prolongada apresentarão um distúrbio convulsivo, e que esse risco se estende por um tempo indefinido, enquanto o risco é ≤ 2% após lesão leve. A maioria das convulsões no último grupo ocorre nos primeiros 5 anos após a lesão, mas seu início pode demorar décadas. As lesões penetrantes têm taxa bem mais alta de epilepsia subsequente.

SÍNDROMES CLÍNICAS E TRATAMENTO DA LESÃO CEREBRAL TRAUMÁTICA

CONCUSSÃO/LCT LEVE

O paciente que teve breve perda da consciência ou que ficou obnubilado depois de uma LCT leve torna-se, em geral, totalmente alerta e atento dentro de poucos minutos, mas pode queixar-se de cefaleia, tontura, desmaio, náuseas, episódio único de vômito, dificuldade de concentração, breve período de amnésia ou leve turvação da visão. Essa síndrome de concussão típica tem bom prognóstico, com pouco risco de deterioração subsequente. As crianças são particularmente propensas a sonolência, vômitos e irritabilidade, e esses sintomas algumas vezes só ocorrem várias horas após lesões aparentemente triviais. Uma síncope vasovagal que sucede à lesão pode gerar preocupação indevida. É comum haver cefaleia frontal ou generalizada nos dias seguintes à lesão. Ela pode ser migranosa (latejante e hemicraniana), ou contínua e bilateral. Após várias horas de observação, os pacientes com lesão leve podem ser dispensados do hospital, mas devem permanecer sob observação por um familiar ou amigo durante pelo menos 1 dia, com instruções escritas para retorno caso os sintomas piorem.

Cefaleia intensa persistente e vômitos repetidos sem alteração da consciência e sem sinais neurológicos focais em geral são benignos, mas deve-se obter uma TC, e um período de observação mais longo é apropriado. A decisão de efetuar exames de imagem também depende dos sinais clínicos indicando que o impacto foi grave (p. ex., confusão persistente, vômitos repetidos, fratura de crânio palpável); da presença de outras lesões corporais graves, coagulopatia subjacente ou idade > 65 anos; e do grau de vigilância que se pode esperar após a alta. As diretrizes também indicaram que a idade avançada (> 65 anos), dois ou mais episódios de vômitos, amnésia retrógrada ou anterógrada persistente por > 30 minutos, convulsão e intoxicação concomitante por substâncias ou álcool são indicadores sensíveis (mas não específicos) de hemorragia intracraniana que justificam a realização de TC.

Embora não incorporada nas diretrizes clínicas convencionais, evidências crescentes sugerem que a RM melhora a sensibilidade para a detecção de pequenas hemorragias intracranianas e outras lesões em pacientes com LCT leve, particularmente entre aqueles com achados negativos na TC. Especificamente, anormalidades intracranianas são relativamente comuns na RM (27%) em pacientes com TCs normais. Além disso, os achados agudos na RM têm utilidade prognóstica na predição da recuperação e dos desfechos clínicos após LCT leve/concussão (p. ex., risco de comprometimento funcional, tempo para o retorno às atividades).

Biomarcadores sanguíneos (soro e plasma) de lesão de astrócitos/astrogliose (proteína ácida fibrilar glial [GFAP, do inglês *glial fibrillary acidic protein*]) e de lesão neuronal (ubiquitina carboxiterminal-hidrolase L1 [UCHL1, do inglês *ubiquitin carboxy-terminal hydrolase L1*]) também se mostram promissores para melhorar a detecção e predizer os desfechos ao longo de todo o espectro das LCTs. Com o desenvolvimento de novos sistemas de testes rápidos, eles podem atualmente ser usados para avaliação em tempo real no próprio local de cuidados; em especial a GFAP tem alta capacidade discriminante para a detecção de anormalidades intracranianas, além do potencial para diferenciar pacientes com TC+, TC−/RM+ e TC−/RM−. Da mesma forma que a RM, os novos biomarcadores parecem ser não apenas diagnósticos, mas também ter utilidade prognóstica na predição da trajetória de recuperação e do comprometimento funcional semanas ou meses após a LCT.

CONCUSSÃO RELACIONADA COM ESPORTES

Com base na sua prevalência relatada, nos efeitos agudos e no medo de possíveis consequências neurológicas em longo prazo, a concussão nos esportes tornou-se objeto de crescente preocupação por parte de médicos, pesquisadores, organizações desportivas e dos próprios atletas. A concussão é uma lesão frequente nos esportes de contato e colisão (p. ex., futebol americano, hóquei, luta livre) em todos os níveis de participação, inclusive esportes juvenis. A lesão craniana associada aos esportes e a atividades recreativas é responsável por 45% das consultas em setor de emergência relacionadas à LCT de crianças e adolescentes de até 17 anos. Entre 1997 e 2007, as consultas de emergência de crianças de 8 a 13 anos afetadas por concussão em esportes de equipe duplicaram, além de aumentar em > 200% na faixa etária de 14 a 19 anos. Ao longo da última década, dados do Centers for Disease Control and Prevention (CDC) indicam que essa tendência foi revertida, com redução de 27% nas consultas de emergência por LCT relacionada a esportes e atividades recreativas nos Estados Unidos entre 2012 e 2018. Considerando que os sistemas de vigilância nacionais e estaduais desse país continuam a relatar taxas aumentadas de concussão relacionada a esportes durante o mesmo período, pode-se inferir que o diagnóstico e o manejo da concussão relacionada a esportes fora do departamento de emergência tenham aumentado.

A história natural de recuperação clínica após a concussão relacionada a esportes tem sido objeto de muitas pesquisas continuadas. Em geral, os achados na recuperação aguda são favoráveis. Um relatório de 2003 foi o primeiro a traçar a evolução contínua da recuperação aguda dentro de vários dias após uma concussão, indicando que > 90% dos atletas relataram uma recuperação dos sintomas no decorrer da primeira semana. Desde então, vários outros estudos prospectivos demonstraram que a grande maioria dos atletas obtém uma recuperação completa dos sintomas, da função cognitiva, da estabilidade postural e de outros comprometimentos funcionais no decorrer de um período de 1 a 3 semanas após a concussão.

Nos últimos anos, ocorreu uma mudança de paradigma na direção de um retorno mais rápido às atividades e um foco na reabilitação. Especificamente, embora os especialistas concordem que o repouso inicial após a lesão seja benéfico para a recuperação, a inatividade prolongada além de 5 dias pode ser prejudicial e aumentar o risco de recuperação lenta. Em vez disso, foi demonstrado que uma reabilitação ativa envolvendo exercícios de menor limiar e supervisionados melhora a duração dos sintomas e reduz o risco de recuperação lenta.

Entretanto, existem muitos relatos informais de atletas que permanecem sintomáticos ou com comprometimento na avaliação funcional depois da janela de recuperação comumente relatada em grupos de estudo. Os maiores desafios que seguramente ainda enfrentam os profissionais da medicina do esporte e os especialistas em saúde pública são definir como tratar de modo mais efetivo e reduzir o risco nesse subgrupo de atletas que não seguem a evolução "típica" da recuperação. A frequência exata de atletas que não seguem o curso típico de recuperação rápida e espontânea e, em vez disso, apresentam sintomas pós-concussionais prolongados ou outros prejuízos funcionais após a concussão ainda não está bem definida. A carga de sintomas pós-lesão é o preditor mais robusto para a recuperação e para o risco de sintomas prolongados. Um diagnóstico de transtorno mental pré-lesão e uma história de concussão prévia são dois fatores que também são identificados de forma consistente como associados com a possibilidade de recuperação prolongada.

Após a concussão aguda, os exames de imagem multimodais avançados têm demonstrado diversas alterações, incluindo a redução do fluxo sanguíneo cerebral, o aumento da conectividade funcional global e local e alterações na microestrutura da substância branca refletindo a organização axonal. Em geral, essas medidas se correlacionam com a gravidade da lesão, e a resolução dessas alterações tende a acompanhar a evolução da recuperação clínica. Porém, vários estudos têm mostrado que alterações discretas nos exames de imagem multimodais avançados podem persistir mesmo após a resolução completa dos sintomas, apoiando o conceito de que a "cauda" da recuperação neurobiológica pode se estender além do tempo de evolução da recuperação clínica aparente.

Na ausência atual de dados adequados, uma abordagem de bom senso à concussão atlética tem sido retirar o indivíduo da competição imediatamente e evitar esportes de contato durante pelo menos vários dias após uma lesão leve e por um maior período se houver lesão mais grave ou sintomas neurológicos prolongados, como cefaleia e dificuldade de concentração. O paciente não deve retornar à competição a menos que todos os sintomas relacionados à concussão estejam resolvidos e uma avaliação tenha sido feita por um profissional de saúde com experiência no tratamento de concussões. Inventários de sintomas validados, como o Rivermead Post-Concussion Symptom Questionnaire (Tab. 443-2), foram desenvolvidos para auxiliar os médicos a registrar e quantificar a gama diversa de sintomas físicos, cognitivos e comportamentais que podem ocorrer após a concussão. Além de caracterizarem a constelação de sintomas agudos e sua gravidade, os inventários de sintomas podem ser benéficos para acompanhar a evolução e a resolução dos sintomas até a recuperação. A diferenciação entre os sintomas relacionados à concussão e os fatores que também podem estar influenciando o aval (p. ex., dificuldades de humor pré-lesão) é um importante componente no manejo da recuperação da concussão relacionada a esportes. Após a recuperação, o indivíduo pode iniciar um programa gradual de atividade progressiva. Os atletas mais jovens são particularmente propensos a experimentar sintomas protraídos de concussão, podendo ser razoável um retorno mais lento ao esporte nesse grupo etário. Essas diretrizes visam, em parte, evitar uma perpetuação dos sintomas, mas também prevenir a rara *síndrome do segundo impacto*, na qual edema cerebral difuso e fatal sucede a uma segunda lesão craniana leve.

ESTADOS PÓS-CONCUSSIVOS

A *síndrome pós-concussiva* (SPC) refere-se a um estado após LCT leve que consiste em combinações de fadiga, tontura, cefaleia e dificuldade de concentração. O manejo é difícil e, em geral, requer a identificação e o tratamento do problema ou problemas específicos que são mais preocupantes para o indivíduo. Foi demonstrado que explicação e educação claras sobre os problemas que podem suceder à concussão reduzem as queixas subsequentes. Deve-se ter o cuidado para evitar o uso prolongado de fármacos que causam dependência. A cefaleia pode ser inicialmente tratada com paracetamol e amitriptilina em baixas doses. Exercícios vestibulares (Cap. 22) e doses baixas de supressores vestibulares, como a prometazina, podem ser úteis quando o principal problema é a tontura. Os pacientes que após uma lesão leve ou moderada têm dificuldade de memória ou na execução de tarefas cognitivas complexas no trabalho podem ser tranquilizados de que esses problemas costumam melhorar ao longo de vários meses, e uma carga de trabalho reduzida ou outros ajustes podem ser sugeridos nesse intervalo.

Na grande maioria dos indivíduos com LCT leve, os sintomas de SPC regridem e desaparecem nas primeiras semanas após a lesão. Porém, para um subgrupo de indivíduos, as queixas de sintomas pós-concussivos persistem além da expectativa de marcadores de gravidade da LCT. O termo *distúrbios pós-concussivos* (DPCs) foi proposto para uso diagnóstico e para melhorar a caracterização de sintomas específicos ou tipos de sequelas após uma LCT leve. Isso inclui queixas neurológicas, cognitivas, comportamentais ou somáticas que continuam além dos períodos agudo e subagudo, tornando-se crônicas e muitas vezes operacionalizadas como persistindo além de 3 meses. Embora o risco global de desenvolver DPC após LCT leve seja baixo, acredita-se que a frequência de pacientes com LCT leve que preenchem os critérios para o diagnóstico de DPC e procuram um ambiente clínico seja maior.

Os pacientes que sofreram LCT leve com DPC frequentemente procuram clínicas ambulatoriais de médicos de assistência primária, fisiatras ou neurologistas em busca de alívio para os sintomas persistentes relacionados com o DPC. Embora alguns pacientes já tenham sido submetidos a uma investigação clínica inicial para descartar a possibilidade de uma lesão cerebral mais grave durante a fase aguda, muitos pacientes não terão tido nenhum contato prévio com especialistas. Uma investigação clínica solicitada no contexto ambulatorial para queixas relacionadas com DPC normalmente fornece resultados inespecíficos para qualquer causa neurológica identificável que possa explicar os sintomas persistentes descritos pelo paciente. O desenvolvimento de árvores de decisão uniformes ou esquemas de tratamento-padrão para sintomas relacionados com DPC tem sido limitado pela diversidade de sintomas apresentados por esses pacientes, mesmo dentro dos grupos de LCT leve que tenham padrões de lesões muito semelhantes. Enquanto alguns pacientes queixam-se de sintomas somáticos, outros descrevem alterações cognitivas ou comportamentais subjetivas. Os inventários de sintomas (Tab. 443-2) podem ser úteis na documentação da ampla gama de sintomas, além de servirem como medida para a melhora após o tratamento sintomático.

A reabilitação ativa para o tratamento do DPC envolvendo exercícios de menor limiar tem ganhado popularidade nos últimos anos e recebido suporte empírico para sua efetividade como intervenção útil para a recuperação protraída.

TABELA 443-2 ■ Revisão dos sintomas de concussão

Físicos	Cognitivos	Comportamentais
Cefaleia	Esquecimento ou memória ruim	Irritabilidade, facilmente raivoso
Tontura	Concentração ruim	Sente-se deprimido ou choroso
Náuseas e/ou vômitos	Demora mais para pensar	Sente-se frustrado ou sem paciência
Sensibilidade a ruídos		Inquietação
Distúrbio do sono		
Fadiga		
Visão turva		
Sensibilidade à luz		
Visão dupla		

Nota: Os itens foram adaptados do Rivermead Post-Concussion Symptom Questionnaire. Cada item é graduado em uma escala de Likert de 5 pontos (0-4) da seguinte maneira: 0 = nunca experimentado; 1 = não incomoda mais agora do que antes da lesão; 2 = um problema leve; 3 = um problema moderado; 4 = um problema grave. Os escores totais podem variar entre 0 e 64.

O DPC não é uma condição unidimensional, mas sim um resultado influenciado por diversos fatores cognitivos, emocionais, médicos, psicossociais e motivacionais. Em virtude dessa complexidade, os tratamentos direcionados para os sintomas persistentes e refratários relacionados com DPC devem ser ajustados às necessidades e às expectativas de cada paciente, com encaminhamento a especialistas, quando necessário, para assistência no controle da cefaleia, dor no pescoço e nas costas, tontura, vertigem e outros sintomas relatados no contexto do DPC. Uma revisão abrangente dos sintomas relacionados à concussão e ao DPC apresentada na Tabela 443-2 permite o desenvolvimento de uma abordagem individualizada que influencia o tratamento atualmente disponível para as sequelas mais problemáticas para o paciente (p. ex., terapia de reabilitação vestibular para vertigem, melatonina para distúrbio do sono). Os pacientes frequentemente são encaminhados a profissionais de saúde comportamental, como neuropsicólogos, psicólogos de reabilitação, psicólogos clínicos e/ou psiquiatras, por vários motivos, particularmente quando apresentam alterações cognitivas, emocionais ou comportamentais que acompanham o DPC. Os pacientes com transtorno do humor (p. ex., depressão), transtornos de ansiedade (p. ex., transtorno de estresse pós-traumático) ou reações de adaptação podem se beneficiar de uma consulta psiquiátrica para medicamentos apropriados, ou de psicoterapia de tempo limitado, como a terapia cognitivo-comportamental.

Devido à complexidade da apresentação e à variedade dos critérios diagnósticos, há poucos estudos sobre o prognóstico global do DPC. Porém, o tratamento dos sintomas relacionados ao DPC direcionados às dificuldades específicas do indivíduo pode melhorar os desfechos funcionais e a qualidade de vida avaliada pelo paciente. Além disso, foi demonstrado que o cuidado colaborativo melhora os resultados em pacientes que experimentam sintomas pós-concussivos persistentes. É provável que esses resultados melhores se devam à capacidade de uma equipe multidisciplinar abordar, de forma simultânea, o conjunto diverso de sintomas que podem ocorrer no DPC.

LESÃO DE GRAVIDADE INTERMEDIÁRIA

Os pacientes que não estão totalmente alertas ou que têm confusão persistente, alterações comportamentais, tontura extrema ou sinais neurológicos focais, como hemiparesia, devem ser internados e submetidos a um exame de imagem cerebral. Em geral, encontra-se contusão ou hematoma cerebral. As síndromes comuns incluem: (1) *delirium* com recusa a ser examinado ou movimentado, agressividade verbal e resistência se for perturbado (contusões do lobo temporal anterior); (2) estado mental quieto, desinteressado, lento (abulia), alternando com irritabilidade (contusões frontal inferior e frontopolar); (3) déficit focal como afasia ou hemiparesia leve (devido a hematoma subdural ou contusão da convexidade ou, menos frequentemente, dissecção da artéria carótida); (4) confusão e desatenção, baixo desempenho em tarefas mentais simples e orientação flutuante (associada a vários tipos de lesões, incluindo as descritas anteriormente e com contusões frontais mediais e hematoma subdural inter-hemisférico); (5) vômitos repetidos, nistagmo, sonolência e instabilidade (concussão labiríntica, mas às vezes devido a hematoma subdural na fossa posterior ou dissecção da artéria vertebral); e (6) diabetes insípido (lesão da eminência mediana ou do pedículo hipofisário). As lesões de grau intermediário podem ser complicadas por intoxicação por substâncias ou álcool, e pode haver lesão medular cervical clinicamente não evidenciada. As lesões explosivas costumam ser acompanhadas pela ruptura das membranas timpânicas.

Após remoção cirúrgica dos hematomas, os pacientes nessa categoria melhoram no decorrer de semanas a meses. Durante a primeira semana, o nível de consciência, a memória e outras funções cognitivas com frequência flutuam, e agitação e sonolência são comuns. As alterações do comportamento tendem a piorar à noite, a exemplo da muitas outras encefalopatias, e podem ser tratadas com doses baixas de fármacos antipsicóticos. As anormalidades sutis da atenção, do intelecto, da espontaneidade e da memória normalizam-se semanas ou meses após o traumatismo, às vezes de maneira abrupta. Entretanto, a extensão total da recuperação pode não ser reconhecida durante vários anos. Os problemas cognitivos persistentes são discutidos adiante.

LESÃO GRAVE

Os pacientes em coma desde o momento da lesão exigem assistência neurológica imediata e reanimação. Após a intubação, avaliam-se, tendo-se o cuidado de imobilizar a coluna cervical, a profundidade do coma, o tamanho e a reatividade das pupilas, os movimentos dos membros e as respostas de Babinski. Tão logo as funções vitais permitam e tenham sido obtidas radiografias da coluna cervical e uma TC, o paciente deve ser transportado para uma unidade de terapia intensiva. A hipoxia deve ser revertida; a solução salina deve ser preferida diante da albumina como solução para reanimação volêmica. Os achados de um hematoma epidural ou subdural ou de hemorragia intracerebral extensa são geralmente indicações para cirurgia imediata e descompressão intracraniana nos pacientes que possam ser recuperados nos demais aspectos. A mensuração da PIC com um cateter ventricular ou dispositivo de fibra óptica para guiar o tratamento tem sido preferida por muitas unidades, mas não melhora os desfechos clínicos. Da mesma forma, não foi demonstrado benefício com a hipotermia induzida. Soluções intravenosas hiperosmolares são usadas em vários regimes para limitar a PIC. Os medicamentos antiepilépticos profiláticos são recomendados por 7 dias e devem ser interrompidos, a não ser que haja múltiplas convulsões pós-lesão. O tratamento da PIC elevada, uma manifestação frequente da lesão craniana grave, é descrito no Capítulo 307.

Apesar da melhora na taxa de mortalidade por LCT grave nas últimas décadas, grande parte do niilismo terapêutico persiste na LCT. O uso comum de um desfecho de 6 meses no estudo clínico de LCT reforça esse conceito errôneo. A recuperação de LCT grave pode levar anos. Além disso, a capacidade de prever desfechos em longo prazo é limitada e, com frequência, incorreta. As melhores diretrizes práticas recomendam que, na ausência de morte encefálica, a terapia vigorosa seja instituída durante pelo menos 72 horas no período de lesão aguda.

DESFECHOS DE LONGO PRAZO NA LCT

A LCT (leve e grave agregadas) está associada com um aumento de 63 a 96% no risco de demência por todas as causas. O grau de risco para demência varia ao longo do gradiente de gravidade da LCT (i.e., maior risco em lesões graves). Até o momento as investigações não estabeleceram, de forma confiável, a LCT leve como um fator de risco robusto para demência, provavelmente devido à heterogeneidade metodológica (p. ex., uso de critérios diagnósticos diferentes, classificação errada das exposições, autorrelato vs. diagnóstico de LCT ou demência feito por médico). Embora se acredite que seja um fator de risco para a demência por todas as causas, os fatores fisiopatológicos e epidemiológicos subjacentes à associação entre LCT e o risco de patologias neurodegenerativas específicas ou os subtipos de demências não estão bem compreendidos. Assim, as associações entre a LCT e as síndromes clínicas (p. ex., doença de Alzheimer, doença de Parkinson, esclerose lateral amiotrófica) ou as neuropatologias distintas (p. ex., amiloide beta, corpos de Lewy, proteína 43 ligadora de DNA de resposta transativa) foram relatadas de forma inconsistente na literatura. Em um estudo grande envolvendo dados clínicos e neuropatológicos de três estudos prospectivos agrupados de coortes baseadas na comunidade, foi encontrada uma relação significativa entre LCT com PC > 1 hora e o diagnóstico subsequente de doença de Parkinson, a taxa de progressão da doença de Parkinson e o acúmulo de corpos de Lewy no exame *post mortem*.

Existem algumas evidências de que a LCT leve ou as concussões relacionadas a esportes, particularmente entre boxeadores e atletas profissionais de futebol americano, estão associadas com alterações neurocomportamentais tardias e potencialmente progressivas. O cérebro desses pacientes apresenta um depósito característico de proteína tau nos neurônios localizados nas camadas corticais superficiais e regiões perivasculares e, em particular, nas profundidades dos sulcos. Esse padrão foi definido como a lesão patognomônica da *encefalopatia traumática crônica* (ETC). Várias patologias neurodegenerativas são comumente encontradas na presença de ETC, aumentando a complexidade do diagnóstico. Embora os critérios de estadiamento dessa entidade neuropatológica ainda não tenham sido estabelecidos, um encontro de consenso para definir os critérios neuropatológicos para a ETC propôs um algoritmo que avalia a ETC como de gravidade "baixa" ou "alta". Em geral, a sua contribuição para a demência tardia e parkinsonismo em ex-atletas, soldados ou outras pessoas com lesões concussivas repetidas é desconhecida, se é que existe.

Foram propostos critérios de pesquisa para o diagnóstico clínico de ETC, incluindo uma gama de sintomas cognitivos e/ou comportamentais, como disfunção executiva, depressão, insônia e descontrole comportamental. Múltiplos estudos sugeriram que esses critérios propostos não têm especificidade (i.e., são frequentes em outras condições e em casos de não ETC). Assim, a ETC ainda é um diagnóstico *post mortem*. Os avanços na tomografia por emissão de pósitrons (PET, do inglês *positron emission tomography*) permitiram a investigação *in vivo* da deposição de tau. Foram relatadas correlações significativas entre mais anos de participação no futebol americano e maior relação do valor padronizado de captação (VPC) de ^{18}F-flortaucipir (supostamente representativo da deposição de tau) nas regiões frontal superior bilateral, temporal medial bilateral e parietal esquerda. Porém, o aumento do VPC nessas regiões não foi significativamente associado com a função neuropsicológica e neuropsiquiátrica. Em conjunto, há necessidade de mais estudos para melhor refinar os critérios diagnósticos clínicos e *post mortem* de ETC, melhorar a correlação clinicopatológica e, por fim, melhorar o cuidado e o manejo do paciente. A ETC também é discutida no Capítulo 424.

LEITURAS ADICIONAIS

Johnson VE et al: Axonal pathology in traumatic brain injury. Exp Neurol 246:35, 2013.

Kowalski R et al: Recovery of consciousness and functional outcome in moderate and severe traumatic brain injury. JAMA Neurol 78:548, 2021.

McCrory P et al: Consensus statement on concussion in sport—the 5th international conference on concussion in sport held in Berlin, October 2016. Br J Sports Med 51:838, 2017.

Mez J et al: Clinicopathological evaluation of chronic traumatic encephalopathy in players of American football. JAMA 318:360, 2017.

Nelson L et al: Recovery after mild traumatic brain injury in patients presenting to US level I trauma centers: A Transforming Research and Clinical Knowledge in Traumatic Brain Injury (TRACK-TBI) study. JAMA Neurol 76:1049, 2019.

Taylor CA et al: Traumatic brain injury-related emergency department visits, hospitalizations, and deaths—United States, 2007 and 2013. MMWR Surveill Summ 66:1, 2017.

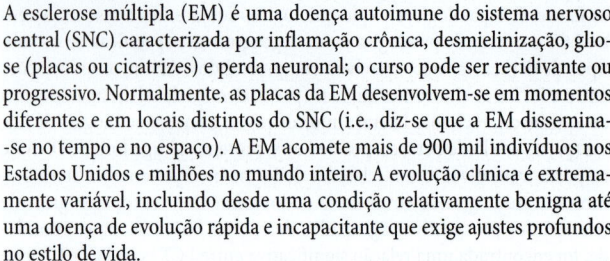

444 Esclerose múltipla
Bruce A.C. Cree, Stephen L. Hauser

A esclerose múltipla (EM) é uma doença autoimune do sistema nervoso central (SNC) caracterizada por inflamação crônica, desmielinização, gliose (placas ou cicatrizes) e perda neuronal; o curso pode ser recidivante ou progressivo. Normalmente, as placas da EM desenvolvem-se em momentos diferentes e em locais distintos do SNC (i.e., diz-se que a EM dissemina-se no tempo e no espaço). A EM acomete mais de 900 mil indivíduos nos Estados Unidos e milhões no mundo inteiro. A evolução clínica é extremamente variável, incluindo desde uma condição relativamente benigna até uma doença de evolução rápida e incapacitante que exige ajustes profundos no estilo de vida.

MANIFESTAÇÕES CLÍNICAS

O início da EM pode ser abrupto ou insidioso. Os sintomas podem ser graves ou parecer tão triviais que o paciente talvez não procure assistência médica por meses ou anos. De fato, na necropsia, cerca de 0,1% dos indivíduos assintomáticos em vida apresentarão, inesperadamente, evidências patológicas de EM. De modo semelhante, uma ressonância magnética (RM) obtida por alguma razão não relacionada pode revelar evidências de EM assintomática. Os sintomas da EM são extremamente variados e dependem da localização e da gravidade das lesões no SNC (Tab. 444-1). Com frequência, o exame revela evidências de disfunção neurológica, muitas vezes em locais assintomáticos. Por exemplo, um paciente pode apresentar sintomas em um dos membros inferiores e sinais em ambos.

Os *sintomas sensitivos* são variáveis e incluem parestesias (p. ex., formigamento, sensação de alfinetadas e agulhadas ou queimação dolorosa) e hipoestesia (p. ex., sensibilidade reduzida, dormência ou sensação de que uma parte do corpo está "morta"). Sensações desagradáveis (p. ex., partes do corpo "inchadas", "molhadas", "em carne viva" ou "apertadas") também são comuns. A deficiência sensitiva do tronco e dos membros inferiores abaixo de uma linha horizontal no dorso (nível sensitivo) sugere que a medula espinal é a origem do distúrbio sensitivo. Com frequência, acompanha uma sensação de constrição semelhante a uma faixa ao redor do tronco. A dor é um sintoma comum na EM, sentida por > 50% dos

TABELA 444-1 ■ Sintomas iniciais da esclerose múltipla

Sintomas	Porcentagem dos casos	Sintomas	Porcentagem dos casos
Perda sensitiva	37	Lhermitte	3
Neurite óptica	36	Dor	3
Fraqueza	35	Demência	2
Parestesias	24	Perda visual	2
Diplopia	15	Paralisia facial	1
Ataxia	11	Impotência	1
Vertigem	6	Mioquimia	1
Crises paroxísticas	4	Epilepsia	1
Disfunção vesical	4	Queda	1

Fonte: Dados de RJ Swingler, DA Compston: The morbidity of multiple sclerosis. Q J Med 83:325, 1992.

pacientes. Pode ocorrer em qualquer área do corpo e mudar de localização ao longo do tempo.

A *neurite óptica* (NO) em geral se apresenta como diminuição da acuidade visual, falta de nitidez ou redução da percepção das cores (dessaturação) no campo central da visão. Esses sintomas podem ser leves ou evoluir para perda visual grave. Raramente, há perda total da percepção da luz. Os sintomas visuais costumam ser monoculares, mas podem ser bilaterais. A dor periorbital (agravada por movimentos oculares) muitas vezes precede ou acompanha a perda visual. Um defeito pupilar aferente (Cap. 32) está habitualmente presente. A fundoscopia pode ser normal ou revelar edema do disco óptico (papilite). A palidez do disco óptico (atrofia óptica) comumente sucede a NO. A uveíte é incomum, devendo levantar a possibilidade de diagnósticos alternativos, como sarcoidose ou linfoma.

A *fraqueza dos membros* pode se manifestar como perda da força, da velocidade ou da destreza, como fadiga ou como distúrbio da marcha. A fraqueza induzida por exercício é um sintoma típico da EM. A fraqueza é do tipo relacionado com o neurônio motor superior (Cap. 24), sendo geralmente acompanhada por outros sinais piramidais, como espasticidade, hiper-reflexia e sinal de Babinski. Às vezes, observa-se abolição de reflexo tendíneo (simulando lesão do neurônio motor inferior) se uma lesão de EM acometer as fibras aferentes do reflexo na medula espinal (ver Fig. 24-2).

A *fraqueza facial* decorrente de lesão na ponte pode assemelhar-se à paralisia de Bell idiopática (Cap. 441). Contudo, diferentemente desta, a fraqueza facial na EM não costuma estar associada à perda ipsilateral do paladar ou à dor retroauricular.

A *espasticidade* (Cap. 24) comumente está associada com espasmos musculares espontâneos ou induzidos por movimento. Mais de 30% dos pacientes com EM têm espasticidade moderada a grave, sobretudo nos membros inferiores. Em muitos casos, esse quadro é acompanhado de espasmos dolorosos que interferem na capacidade de deambular, trabalhar ou cuidar de si mesmo. Às vezes, a espasticidade confere apoio involuntário ao peso corporal durante a deambulação e, nesses casos, seu tratamento pode ser mais nocivo do que benéfico.

O *borramento visual* na EM pode resultar de NO ou diplopia (visão dupla); se o sintoma desaparecer quando um dos olhos for coberto, a causa é diplopia. A *diplopia* pode ser causada por oftalmoplegia internuclear (OIN) ou paralisia do VI nervo craniano (raramente do III ou do IV). A OIN consiste em prejuízo na adução de um dos olhos em razão de lesão no fascículo longitudinal medial ipsilateral (Cap. 32 e V3). Com frequência, observa-se nistagmo evidente no olho em abdução, junto com desalinhamento vertical (em inglês, *skew deviation*) leve. A OIN bilateral é particularmente sugestiva de EM. Outras alterações comuns do olhar na EM incluem: (1) paralisia do olhar horizontal, (2) síndrome "um e meio" (paralisia do olhar horizontal mais OIN) e (3) nistagmo pendular adquirido.

A *ataxia* geralmente se manifesta na forma de tremores cerebelares (Cap. 439). Ela também pode envolver a cabeça e o tronco, ou a voz, produzindo disartria cerebelar típica (fala escandida).

A *vertigem* pode surgir subitamente por lesão no tronco encefálico e simular superficialmente a labirintite aguda (Cap. 22). A *perda auditiva* (Cap. 34) também pode ocorrer, mas não é comum.

SINTOMAS SECUNDÁRIOS

Os *sintomas paroxísticos* distinguem-se por sua duração breve (10 segundos a 2 minutos), alta frequência (5-40 episódios por dia), ausência de alteração da consciência ou do ritmo de base no eletrencefalograma durante os episódios, e evolução autolimitada (em geral, durante semanas a meses). Podem ser precipitados por hiperventilação ou movimento. Essas síndromes podem incluir o sintoma de Lhermitte; contrações tônicas de membro, face ou tronco (convulsões tônicas); disartria e ataxia paroxísticas; distúrbios sensitivos paroxísticos; e várias outras síndromes menos bem-caracterizadas. Os sintomas paroxísticos provavelmente resultam de descargas espontâneas, oriundas das bordas das placas desmielinizadas e propagadas para tratos de substância branca adjacentes.

O *sintoma de Lhermitte* é uma sensação semelhante a um choque elétrico (suscitada por flexão ou outro movimento do pescoço) que se irradia ao longo do dorso até as pernas. Raramente, irradia-se para os braços. Costuma ser autolimitado, mas pode persistir por anos. Ele também pode ocorrer com outros distúrbios da coluna cervical (p. ex., espondilose cervical).

Neuralgia do trigêmeo, espasmo hemifacial e *neuralgia do glossofaríngeo* (Cap. 441) podem ocorrer quando a lesão desmielinizante envolve a zona de entrada (ou de saída) da raiz, respectivamente, do V, VII e IX nervo craniano. A neuralgia do trigêmeo (*tic douloureux*) é uma dor facial muito breve e lancinante, com frequência desencadeada por impulso aferente a partir da face ou dos dentes. A maioria dos casos de neuralgia do trigêmeo não está relacionada com a EM; contudo, manifestações atípicas, como início antes dos 50 anos de idade, sintomas bilaterais, perda sensitiva objetiva ou dor não paroxística, devem levantar a suspeita de que a EM pode ser a responsável.

A *mioquimia facial* consiste em fasciculações rápidas e persistentes da musculatura facial (em especial da parte inferior do orbicular do olho) ou uma contração que se propaga lentamente pela face. Ela resulta de lesões dos tratos corticobulbares ou do trajeto do nervo facial no tronco encefálico.

Sensibilidade ao calor refere-se aos sintomas neurológicos produzidos pela elevação da temperatura central do corpo. Por exemplo, é possível haver borramento unilateral transitório da visão durante banho quente ou exercício físico (*sintoma de Uhthoff*). Também é comum que os sintomas da EM se agravem transitoriamente, às vezes de forma dramática, durante doenças febris. Esses sintomas relacionados com o calor provavelmente resultam de bloqueio transitório da condução.

A *disfunção vesical* está presente em > 90% dos pacientes com EM, e em um terço deles a disfunção resulta em episódios semanais ou mais frequentes de incontinência. Durante a micção reflexa normal, o relaxamento do esfincter da bexiga (inervação α-adrenérgica) é coordenado com a contração do músculo detrusor na parede vesical (inervação colinérgica muscarínica). A *hiper-reflexia do detrusor*, decorrente da deficiência da inibição suprassegmentar, causa frequência e urgência urinárias, noctúria e esvaziamento incontrolável da bexiga. A *dissinergia do detrusor-esfincter*, secundária à perda da sincronização entre os músculos detrusor e o esfincter, causa dificuldade de iniciar e/ou interromper o jato urinário, acarretando hesitação, retenção urinária, incontinência por transbordamento e infecção recorrente.

Ocorre *constipação* em > 30% dos pacientes. Urgência fecal ou *incontinência fecal* são menos comuns (< 15%), mas podem ser socialmente debilitantes.

A *disfunção sexual* pode manifestar-se como redução da libido, menor sensibilidade genital, impotência nos homens e menor lubrificação vaginal ou espasmos dos músculos adutores nas mulheres.

A *disfunção cognitiva* pode incluir perda de memória, desatenção, dificuldade nas funções de execução, memória, solução de problemas, processamento lento das informações e dificuldades de mudança entre tarefas cognitivas. No passado, acreditava-se que a euforia (humor elevado) fosse característica da EM, mas na verdade é incomum e ocorre em < 20% dos pacientes. Disfunção cognitiva suficiente para comprometer as atividades cotidianas também ocorre, mas é rara.

A *depressão*, presente em metade dos pacientes, pode ser reativa, endógena ou parte da própria doença, e pode contribuir para a fadiga.

A *fadiga* (Cap. 23) acomete 90% dos pacientes, sendo a razão mais comum de incapacidade relacionada com o trabalho na EM. Ela pode ser agravada por temperatura elevada, depressão, esforços excepcionais para executar atividades cotidianas básicas ou distúrbios do sono (p. ex., despertares noturnos frequentes para urinar).

EVOLUÇÃO DA DOENÇA

Há três tipos clínicos de EM (Fig. 444-1):

1. A *EM remitente-recorrente* (EMRR) responde por 90% dos casos de EM e caracteriza-se por crises isoladas de disfunção neurológica que geralmente evoluem ao longo de dias a semanas (raramente, ao longo de horas). Nas crises iniciais, há frequentemente uma recuperação substancial ou completa durante as semanas ou meses seguintes. Entretanto, à medida que as crises continuam, a recuperação pode ser menos evidente (Fig. 444-1A). Entre as crises, acreditava-se que os pacientes ficassem neurologicamente estáveis; porém, está claro atualmente que muitos pacientes com EMRR experimentam progressão "silenciosa" sutil mesmo quando estão livres de recaídas.

2. A *EM progressiva secundária* (EMPS) sempre começa como EMRR (Fig. 444-1B). Entretanto, em algum momento, a evolução clínica muda, de modo que o paciente sofre deterioração progressiva da função não associada a episódios agudos. A EMPS produz maior grau de deficiência neurológica fixa do que a EMRR. Para um paciente com EMRR, o risco de evoluir com EMPS era de cerca de 3% a cada ano na era pré-tratamento, ou seja, a grande maioria dos casos de EMRR por fim evolui para EMPS. Porém, séries de casos recentes têm indicado uma taxa de evolução para EMPS muito menor, estimada em pouco mais de 1% ao ano, provavelmente devido ao uso disseminado de terapias efetivas para EM.

3. A *EM progressiva primária* (EMPP) responde por cerca de 10% dos casos. Esses pacientes não apresentam crises, porém sofrem declínio contínuo da função desde o início da doença (Fig. 444-1C). Em comparação com a EMRR, a distribuição entre os sexos é mais igual, a doença começa mais tarde (média de idade próxima de 40 anos), e a incapacidade surge mais rápido (pelo menos em relação ao início do primeiro sintoma clínico). Apesar dessas diferenças, a EMPP parece representar a mesma doença subjacente à EMRR.

EM progressiva e atividade da doença Os pacientes com EMPS ou até mesmo EMPP em certas ocasiões sofrerão recidivas, embora com muito menos frequência do que na EMRR. Os pacientes com EM progressiva que sofrem recidivas ou que apresentam novas lesões agudas na RM são considerados portadores de EM progressiva "ativa".

EPIDEMIOLOGIA

A EM é aproximadamente três vezes mais comum em mulheres. A faixa etária típica para o início da doença é de 20 a 40 anos (um pouco mais tarde nos homens), mas a doença pode se apresentar em qualquer período da vida. Em aproximadamente 10% dos casos, a doença começa antes dos 18 anos de idade e, em uma pequena porcentagem dos casos, antes de 10 anos de idade.

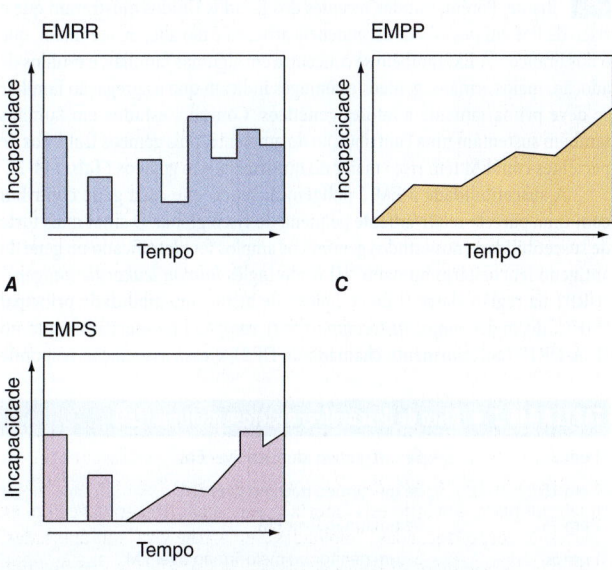

FIGURA 444-1 Evolução clínica da esclerose múltipla (EM). **A.** EM remitente-recorrente (EMRR). **B.** EM progressiva secundária (EMPS). **C.** EM progressiva primária (EMPP).

São observadas variações geográficas na EM, com a maior prevalência conhecida de EM (250 a cada 100.000) nas ilhas Orkney, localizadas ao norte da Escócia. Em outras áreas da zona temperada (p. ex., norte da América do Norte e da Europa, sul da Austrália e da Nova Zelândia), a prevalência da EM é de 0,1 a 0,2%. Em contrapartida, nos trópicos (p. ex., Ásia, África Equatorial e Oriente Médio), a prevalência é, com frequência, 10 a 20 vezes menor. Grande parte dessa variação geográfica parece ser decorrente da exposição à radiação ultravioleta B.

A prevalência da EM aumentou constantemente (e de forma acentuada) em diversas regiões do mundo durante a segunda metade do último século, refletindo, presumivelmente, o impacto de alguma mudança ambiental. Além disso, o fato de esse aumento parecer ter ocorrido principalmente em mulheres indica que elas são mais responsivas a essa mudança ambiental.

Os fatores de risco bem-estabelecidos para a EM incluem predisposição genética, deficiência de vitamina D, exposição ao vírus Epstein-Barr (EBV) após o início da infância e tabagismo.

A deficiência de vitamina D foi associada a um aumento do risco de EM, e há dados sugerindo que a deficiência continuada pode aumentar a atividade da doença após sua instalação. Os efeitos imunorreguladores da vitamina D talvez expliquem essa aparente relação. A exposição da pele à radiação ultravioleta B (UVB) do sol é essencial para a biossíntese de vitamina D e essa produção endógena constitui a fonte mais importante dessa vitamina na maioria dos indivíduos. Uma dieta rica em peixes gordurosos é outra fonte de vitamina D. Em latitudes altas, a quantidade de radiação UVB que atinge a superfície da Terra é, com frequência, insuficiente, particularmente durante os meses de inverno, e, em consequência, é comum a presença de baixos níveis séricos de vitamina D nas zonas de clima temperado. Com a prática comum de evitar a exposição direta ao sol e o uso disseminado de bloqueador solar, seria de esperar haver uma exacerbação de deficiência de vitamina D na população (um fator de proteção solar [FPS] 15 bloqueia 94% da radiação UVB).

As evidências de que a infecção remota pelo EBV teria alguma participação na EM provêm de diversos estudos epidemiológicos e laboratoriais. O risco maior de mononucleose infecciosa (associado a infecção relativamente tardia por EBV) e títulos aumentados de anticorpos contra antígenos nucleares associados à latência do EBV foram repetidamente associados com risco de EM, embora um papel causal do EBV não tenha sido estabelecido.

História de tabagismo também está associada a risco de EM. É interessante observar que, em modelos animais de EM, os pulmões foram identificados como um local crítico para a ativação de linfócitos T patogênicos responsáveis pela desmielinização autoimune.

CONSIDERAÇÕES GENÉTICAS

Os indivíduos brancos têm, inerentemente, maior risco de EM do que os negros ou asiáticos, mesmo quando residem em ambiente semelhante. Porém, estudos recentes dos Estados Unidos mostraram que o risco de EM em pessoas de ascendência africana é tão alto, ou até maior, que o dos brancos. A EM também se concentra em algumas famílias, e estudos de adoção, meios-irmãos, gêmeos e cônjuges indicam que a agregação familiar se deve primariamente a fatores genéticos. Contudo, estudos em famílias também sustentam uma contribuição do ambiente, pois gêmeos fraternos de pacientes com EM têm risco maior do que irmãos não gêmeos (Tab. 444-2).

A suscetibilidade à EM é poligênica, sendo que cada gene contribui com uma parcela relativamente pequena do risco global. O sinal mais forte de suscetibilidade nos estudos genômicos amplos foi identificado no gene do antígeno leucocitário humano (HLA, do inglês *human leukocyte antigen*)-DRB1 na região classe II do complexo de histocompatibilidade principal (MHC, do inglês *major histocompatibility complex*) e especificamente no HLA-DR15 (anteriormente chamado de DR2), e essa associação responde a cerca de 10% do risco da doença. Essa associação com HLA, descrita pela primeira vez no início da década de 1970, sugere que a EM, em seu cerne, é uma doença autoimune. Atualmente, estudos de associação de todo o genoma identificaram cerca de 230 outras variantes de suscetibilidade à EM, em que cada uma delas tem apenas um efeito muito pequeno sobre o risco de EM. A maioria dessas variantes genéticas associadas à EM desempenha papéis conhecidos no sistema imune inato e adaptativo – por exemplo, os genes para o receptor de interleucina (IL) 7 (CD127), o receptor de IL-2 (CD25) e a molécula LFA-3 coestimuladora das células T (CD58). Algumas variantes também influenciam a suscetibilidade a outras doenças autoimunes, além da EM. As variantes identificadas até o momento carecem de especificidade e de sensibilidade para a EM; portanto, neste momento, não são úteis para estabelecer o diagnóstico nem para prever a futura evolução da doença.

PATOGÊNESE

PATOLOGIA

Desmielinização As novas lesões da EM começam com revestimento perivenular por células mononucleares inflamatórias, predominantemente células T e macrófagos, que também infiltram a substância branca circundante. Nos locais de inflamação, a barreira hematencefálica (BHE) é rompida; entretanto, diferentemente do que ocorre na vasculite, a parede vascular é preservada. Na margem das lesões, são encontrados grandes números de células CD8 citotóxicas. O envolvimento do sistema imune humoral também é evidente; linfócitos B, em pequeno número, também infiltram o sistema nervoso, há autoanticorpos específicos contra mielina presentes nas bainhas de mielina em degeneração, e o sistema complemento é ativado.

Áreas bem-demarcadas de desmielinização são a marca patológica das lesões de EM, e são encontradas evidências de degeneração da mielina no início da lesão tecidual. Embora a preservação relativa dos axônios seja típica, pode ocorrer também destruição axônica parcial ou total, sobretudo nas lesões altamente inflamatórias. Em algumas lesões, os oligodendrócitos sobreviventes, ou aqueles que se diferenciam a partir de células precursoras, remielinizam parcialmente os axônios sobreviventes, produzindo as chamadas *placas-sombras*. Entretanto, em muitas lesões, apesar da presença de células precursoras dos oligodendrócitos, elas não se diferenciam em células maduras produtoras de mielina. Por esse motivo, a promoção da remielinização para proteger os axônios continua sendo uma importante meta terapêutica. Com a evolução das lesões, ocorre proliferação proeminente de astrócitos (gliose), e o termo *esclerose* refere-se a essas placas glióticas que possuem textura elástica ou endurecida na necropsia.

Neurodegeneração A perda axonal e neuronal cumulativa é o contribuidor mais importante para a incapacidade neurológica irreversível e os sintomas progressivos. No caso da paraplegia por EM, até 70% dos axônios acabam sendo perdidos nos tratos corticospinais laterais (p. ex., motores). A desmielinização pode reduzir o suporte trófico dos axônios, redistribuir os canais iônicos e desestabilizar os potenciais de ação da membrana. Inicialmente, os axônios podem adaptar-se a essas lesões; entretanto, com o passar do tempo, ocorre degeneração distal e retrógrada (axonopatia "*dying-back*").

Múltiplas patologias parecem contribuir para os sintomas progressivos na EM de longa evolução. As *placas ativas crônicas* são lesões preexistentes de substância branca que mostram evidências de inflamação persistente, perda axonal progressiva e expansão concêntrica gradual, com grande número de células da micróglia nas bordas da lesão crescente mas sem ruptura da BHE. Estudos recentes também salientaram a importância de uma lesão primária no córtex cerebral. As placas corticais são frequentes na EM, mas geralmente não são bem visualizadas na RM; elas podem se estender para cima a partir de lesões na substância branca adjacente ou podem se localizar dentro do córtex ou sob a pia-máter. Os *folículos linfoides ectópicos* são agregados de células B, T e plasmócitos localizados nas meninges superficiais, especialmente sobre os sulcos corticais profundos; agregados semelhantes também estão presentes em espaços perivasculares. Os folículos linfoides ectópicos estão topograficamente associados à desmielinização subjacente e à perda neuronal no córtex cerebral, e acredita-se que fatores difusíveis a partir dessas células linfoides medeiem a desmielinização cortical subpial e a neurodegeneração. A morte neuronal e axonal pode resultar de excitotoxicidade mediada por glutamato, lesão oxidativa, acúmulo de ferro e/ou falência mitocondrial.

Na EM recorrente, a inflamação está associada a uma infiltração parenquimatosa perivenular de linfócitos e monócitos associada à ruptura da BHE

TABELA 444-2 ■ Risco de desenvolver esclerose múltipla (EM)	
1 em 3	Se um gêmeo idêntico tiver EM
1 em 15	Se um gêmeo fraterno tiver EM
1 em 25	Se um irmão tiver EM
1 em 50	Se um genitor ou meio-irmão tiver EM
1 em 100	Se um primo em primeiro grau tiver EM
1 em 1.000	Se o cônjuge tiver EM
1 em 1.000	Se ninguém da família tiver EM

e à desmielinização ativa. Por outro lado, a inflamação na EM progressiva é mais difusa e se caracteriza por ativação disseminada da micróglia em grandes áreas da substância branca, em associação com redução de coloração da mielina e lesão axonal ("substância branca suja"). Os astrócitos ativados induzidos pela micróglia também podem contribuir para a lesão tecidual (Cap. 425). Essas observações implicam a ocorrência de inflamação contínua atrás de uma BHE intacta em muitos pacientes com EM progressiva, e essa característica poderia explicar a incapacidade das imunoterapias de atravessar a BHE para beneficiar pacientes com EM progressiva.

FISIOLOGIA

Nos axônios mielinizados, a condução nervosa ocorre de forma saltatória, com o impulso nervoso saltando de um nodo de Ranvier para o seguinte sem despolarização da membrana axonal abaixo da bainha de mielina entre os nodos (Fig. 444-2). Com isso, a velocidade de condução é maior (cerca de 70 m/s) em comparação com a velocidade baixa (cerca de 1 m/s) produzida com a propagação contínua nos nervos não mielinizados. Ocorre bloqueio da condução quando o impulso nervoso não é capaz de atravessar o segmento desmielinizado. Isso pode acontecer quando a membrana axonal em repouso torna-se hiperpolarizada em razão da exposição dos canais de potássio dependentes de voltagem normalmente ocultos sob a bainha de mielina. Um bloqueio de condução temporário muitas vezes sucede um evento desmielinizante, antes que os canais de sódio (originalmente concentrados nos nodos) tenham chance de se redistribuir ao longo do axônio desnudo (Fig. 444-2). Por fim, essa redistribuição possibilita a propagação contínua dos potenciais de ação nervosos por meio do segmento desmielinizado. O bloqueio da condução pode ser incompleto, afetando as séries de impulsos de alta frequência, mas não as de baixa frequência. O bloqueio variável da condução pode resultar de temperatura corporal elevada ou alterações metabólicas e explicar flutuações clínicas repentinas ou em associação à febre ou ao exercício. Uma condução mais lenta ocorre quando os segmentos desmielinizados da membrana axônica são reorganizados para sustentar a propagação contínua (lenta) dos impulsos nervosos.

IMUNOLOGIA

Uma resposta pró-inflamatória autoimune direcionada contra um componente da mielina no SNC e, talvez, também contra outros elementos neurais continua sendo a base dos conceitos atuais sobre a patogênese da EM.

LINFÓCITOS T AUTORREATIVOS

A proteína básica da mielina (MBP, do inglês *myelin basic protein*), uma proteína intracelular envolvida na compactação da mielina, é um antígeno importante para células T na encefalomielite alérgica experimental (EAE), um modelo laboratorial, e provavelmente também na EM em humanos. Foram identificadas células T reativas à MBP ativadas no sangue, no líquido cerebrospinal (LCS) e em lesões de EM. A proteína HLA-DR15 associada à EM se liga com alta afinidade a um fragmento da MBP (que se estende pelos aminoácidos 89-96), possivelmente estimulando respostas das células T a essa autoproteína. Várias populações diferentes de células T pró-inflamatórias provavelmente medeiam a autoimunidade na EM. As células T auxiliares tipo 1 (T_H1) produtoras de interferon-γ (IFN-γ) são uma das principais populações efetoras; as citocinas T_H1, incluindo IL-2, fator de necrose tumoral (TNF, do inglês *tumor necrosis factor*) α e IFN-γ, também desempenham papéis-chave na ativação e na manutenção das respostas autoimunes, e tanto o TNF-α quanto a IFN-γ podem causar lesão direta de oligodendrócitos ou da membrana de mielina. Conforme citado anteriormente, as células T citotóxicas CD8 estão presentes nas bordas ativas das lesões de EM em expansão, e as células CD8 ativadas também parecem ter maior reatividade contra antígenos da mielina em pacientes com EM.

AUTOIMUNIDADE HUMORAL

A ativação de células B e as respostas de anticorpos estão centralmente envolvidas no desenvolvimento de lesões desmielinizantes, conforme evidenciado pela eficácia de tratamentos baseados em células B em todas as formas de EM (ver "Tratamento", adiante). Populações clonalmente restritas de células B de memória e plasmócitos com experiência antigênica e ativados estão presentes nas lesões da EM, em estruturas semelhantes a folículos linfoides recobrindo o córtex cerebral, bem como no LCS. São encontradas populações semelhantes em cada compartimento, indicando a ocorrência local de uma resposta de células B altamente focalizada dentro do SNC. Autoanticorpos específicos contra a mielina, alguns dirigidos contra uma proteína de mielina extracelular, a glicoproteína da mielina dos oligodendrócitos (MOG, do inglês *myelin oligodendrocyte glycoprotein*), foram detectados ligados a restos de mielina vesiculados nas placas da EM. No LCS, níveis elevados de imunoglobulinas sintetizadas localmente e anticorpos oligoclonais, derivados da expansão de clones restritos de células B do SNC e plasmócitos, também são característicos da EM. O padrão de bandas oligoclonais é singular para cada indivíduo, e as tentativas de identificar os alvos desses anticorpos foram, em grande parte, malsucedidas; elas parecem reconhecer uma ampla gama de antígenos, incluindo proteínas ubíquas intracelulares. Portanto, embora os anticorpos oligoclonais intratecais e a síntese intratecal elevada de imunoglobulinas sejam característicos da EM, seu papel na patogênese da doença permanece incerto.

Dados recentes sugerem que a função das células apresentadoras de antígeno (APCs, do inglês *antigen presenting cells*) das células B pode explicar seu papel na patogênese da EM. É importante notar que foi demonstrado que os próprios fragmentos de autopeptídeos derivados de proteínas HLA-DR2 se ligam a moléculas intactas de DR2 em células B e servem como antígenos para apresentação às células T. Células T CD4+ de memória derivadas do LCS responderam a esses autopeptídeos ligados a moléculas DR2, e, em alguns casos, esses autopeptídeos apresentavam reatividade cruzada com antígenos da mielina, com a proteína 2 liberadora de guanil RAS (RASGRP2) previamente considerada um autoantígeno de células T na EM, com o EBV e com *Akkermansia muciniphila*, uma bactéria comensal intestinal associada com disbiose em pacientes com EM. Assim, as proteínas HLA associadas à EM contêm fragmentos que podem desencadear a autoimunidade por meio de mimetismo molecular com autoantígenos virais, bacterianos ou de superfície celular.

DIAGNÓSTICO

Não existe nenhum exame complementar específico para a EM. Os critérios de diagnóstico para a EM clinicamente definida exigem comprovação de dois ou mais episódios sintomáticos e dois ou mais sinais que reflitam patologia em tratos da substância branca do SNC anatomicamente não contíguos (Tab. 444-3). Os sintomas devem durar > 24 horas e ocorrer como episódios distintos e separados por 1 mês ou mais. Nos pacientes que apresentam apenas 1 dos 2 sinais requeridos ao exame neurológico, o segundo pode ser documentado por alterações em exames complementares, como RM ou potenciais evocados (PEs). De modo semelhante, nos protocolos diagnósticos mais recentes, o segundo episódio clínico (no tempo) pode ser definido apenas por achados no exame de RM, com o surgimento de novas lesões focais na substância branca à RM ou com a presença de uma lesão contrastada e uma lesão não contrastada em localização assintomática. Nos pacientes com evolução progressiva desde a instalação por ≥ 6 meses sem recidivas superpostas, pode-se usar a comprovação de síntese de IgG intratecal para corroborar o diagnóstico de EMPP.

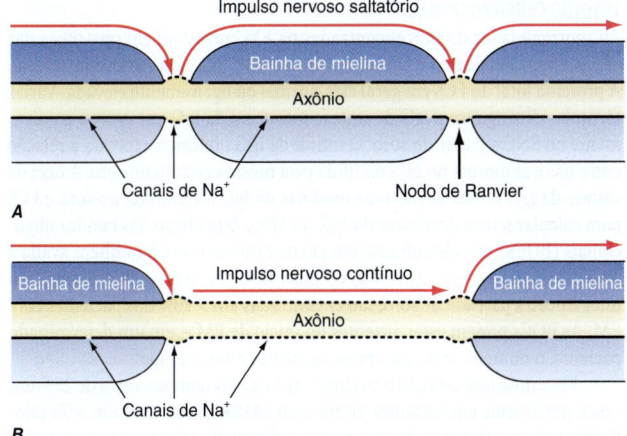

FIGURA 444-2 Condução nervosa nos axônios mielinizados e desmielinizados. **A.** Na condução nervosa saltatória nos axônios mielinizados, o impulso nervoso pula de um nodo de Ranvier para o seguinte. Os canais de sódio (*mostrados como lacunas na linha preta contínua*) estão concentrados nos nodos, onde ocorre despolarização axonal. **B.** Após a desmielinização, canais de sódio adicionais se redistribuem ao longo do axônio, permitindo, assim, a propagação contínua do potencial de ação nervoso apesar da ausência de mielina.

EXAMES DIAGNÓSTICOS

RESSONÂNCIA MAGNÉTICA

A RM revolucionou o diagnóstico e o manejo da EM (Fig. 444-3); anormalidades características são detectadas em > 95% dos pacientes, embora > 90% das lesões visualizadas pela RM sejam assintomáticas. O aumento da permeabilidade vascular por ruptura da BHE é detectado por extravasamento do gadolínio (Gd) intravenoso para o interior do parênquima. Esse extravasamento ocorre no início do desenvolvimento de lesão da EM e serve como marcador útil de inflamação. O realce do Gd normalmente persiste por < 1 mês, e a placa residual da EM permanece visível indefinidamente como área focal de hiperintensidade (uma lesão) nas imagens ponderadas em T2. As lesões costumam ser orientadas perpendicularmente à superfície ventricular, correspondendo ao padrão patológico de desmielinização perivenosa (dedos de Dawson). As lesões são multifocais no interior do cérebro, do tronco encefálico e da medula espinal. As lesões com > 6 mm, localizadas no corpo caloso, na substância branca periventricular, no tronco encefálico, no cerebelo ou na medula espinal, são particularmente úteis para o diagnóstico. Os critérios atuais para utilização da RM no diagnóstico de EM encontram-se na Tabela 444-3.

Estudos seriados de RM na EMRR de estágio inicial revelam a ocorrência de surtos de atividade de doença inflamatória focal com muito mais frequência do que o previsto pela frequência das recidivas. Portanto, no início da EM, a maior parte da atividade da doença é clinicamente silenciosa.

O volume total de sinal anormal na imagem ponderada em T2 (a "carga da doença") mostra uma correlação significativa (embora fraca) com a incapacidade clínica. Medidas quantitativas de atrofia cerebral e da medula espinal são uma evidência de lesão tecidual difusa e correlacionam-se mais fortemente com medidas de incapacidade ou EM progressiva. Estudos seriados de RM também indicam que a atrofia progressiva de todo o cérebro ocorre até mesmo no estágio muito inicial da EM e continua durante toda a evolução da doença. Cerca de um terço das lesões ponderadas em T2 aparecem como lesões hipointensas (buracos negros) nas imagens ponderadas em T1. Os buracos negros podem ser marcadores de desmielinização irreversível e de perda axonal, porém mesmo essa medição depende da época da realização do exame (p. ex., em sua maioria, as lesões agudas captantes de Gd em T2 são hipointensas em T1).

POTENCIAIS EVOCADOS

Os PEs avaliam a função das vias aferentes (visuais, auditivas e somatossensitivas) ou eferentes (motoras) do SNC. Eles se baseiam no cálculo computadorizado de médias para medir os potenciais elétricos do SNC evocados por estimulação repetitiva de determinados nervos periféricos ou do encéfalo. Fornecem mais informações quando as vias testadas não estão clinicamente afetadas. Por exemplo, em paciente com síndrome da medula espinal recorrente e déficits sensitivos nos membros inferiores, PEs somatossensitivos anormais por estimulação do nervo tibial posterior fornecem poucas informações novas. Por outro lado, PEs visuais anormais nesta circunstância permitem o diagnóstico de EM clinicamente definida (Tab. 444-3). Anormalidades em uma ou mais modalidades de PE ocorrem em 80 a 90% dos pacientes com EM. As anormalidades dos PEs não são específicas da EM, porém o retardo acentuado na latência de um componente específico dos PEs (em oposição à redução da amplitude ou distorção do formato de onda) é sugestivo de desmielinização.

LÍQUIDO CEREBROSPINAL

As anormalidades do LCS encontradas na EM consistem em pleocitose das células mononucleares e aumento do nível de IgG com síntese intratecal. A proteína total do LCS em geral está normal ou ligeiramente elevada. Várias fórmulas distinguem a IgG de síntese intratecal da IgG que entrou passivamente no SNC a partir do soro. O índice de IgG liquórico expressa a relação entre IgG e albumina no LCS dividida pela mesma relação no soro. A taxa de síntese da IgG utiliza as mesmas medidas de IgG e albumina no soro e LCS para calcular a taxa de síntese da IgG no SNC. A medição das bandas oligoclonais (BOCs) por eletroforese em gel de agarose no LCS também avalia a produção intratecal de IgG. Duas ou mais BOCs isoladas, não presentes em uma amostra pareada de soro, são encontradas em > 90% dos pacientes com EM. As BOCs podem estar ausentes no início da EM e, em um determinado paciente, o número de bandas pode aumentar com o tempo.

Pleocitose leve do LCS (> 5 células/μL) está presente em cerca de 25% dos casos, geralmente em pacientes jovens com EMRR. Pleocitose com > 75 células/μL, presença de leucócitos polimorfonucleares ou concentração de proteína > 1 g/L (> 100 mg/dL) no LCS devem pôr em dúvida o diagnóstico de EM.

DIAGNÓSTICO DIFERENCIAL

A possibilidade de outro diagnóstico sempre deve ser considerada (Tab. 444-4), em particular quando (1) os sintomas estão localizados exclusivamente na fossa posterior, na junção craniocervical ou na medula espinal; (2) o paciente tiver < 15 anos ou > 60 anos de idade; (3) a evolução clínica

TABELA 444-3 ■ Critérios diagnósticos para esclerose múltipla (EM)

Apresentação clínica	Dados adicionais necessários para o diagnóstico
2 ou mais crises; evidência clínica objetiva de 2 ou mais lesões ou evidência clínica objetiva de 1 lesão com evidência histórica razoável de episódio prévio	Nenhum
2 ou mais crises; evidência clínica objetiva de 1 lesão	Disseminação no espaço, demonstrada por ≥ 1 lesão T2 na RM em pelo menos 2 de 4 regiões típicas de EM do SNC (periventricular, justacortical, infratentorial ou medula espinal) OU • Aguardar uma crise clínica adicional, implicando um local diferente no SNC
1 crise; evidência clínica objetiva de 2 ou mais lesões	Disseminação no tempo, demonstrada por: • Presença simultânea de lesões assintomáticas contrastadas com gadolínio e não contrastadas em qualquer momento OU • Nova(s) lesão(ões) T2 e/ou contrastada(s) com gadolínio na RM de acompanhamento, independentemente do momento de sua execução em relação ao exame na linha de base OU • Aguardar um segundo episódio clínico
1 crise; evidência clínica objetiva de 1 lesão (síndrome clinicamente isolada)	Disseminação no espaço e no tempo, demonstrada por: Para disseminação no espaço • ≥ 1 lesão T2 em pelo menos 2 de 4 regiões típicas de EM do SNC (periventricular, justacortical, infratentorial ou medula espinal) OU • Aguardar um segundo episódio clínico implicando um local diferente do SNC E • Para disseminação no tempo • Presença simultânea de lesões assintomáticas contrastadas com gadolínio e não contrastadas em qualquer momento OU • Nova(s) lesão(ões) T2 e/ou contrastada(s) com gadolínio na RM de acompanhamento, independentemente do momento de sua execução em relação ao exame na linha de base OU • Aguardar um segundo episódio clínico
Progressão neurológica insidiosa sugestiva de EM (EMPP)	1 ano de progressão da doença (determinada de modo retrospectivo ou prospectivo) MAIS 2 dos 3 seguintes critérios: • Evidência de disseminação no espaço no cérebro, com base em ≥ 1 lesão T2+ nas regiões periventricular, justacortical ou infratentorial características da EM • Evidência de disseminação no espaço na medula espinal com base em ≥ 2 lesões T2+ na medula espinal • LCS positivo (evidência de bandas oligoclonais na focalização isoelétrica e/ou índice elevado de IgG)

Siglas: EMPP, esclerose múltipla progressiva primária; LCS, líquido cerebrospinal; RM, ressonância magnética; SNC, sistema nervoso central.

Fonte: Reproduzida com permissão de AJ Thompson et al: Diagnosis of multiple sclerosis: 2017 revisions of the McDonald criteria. Lancet Neurol 17:162, 2018.

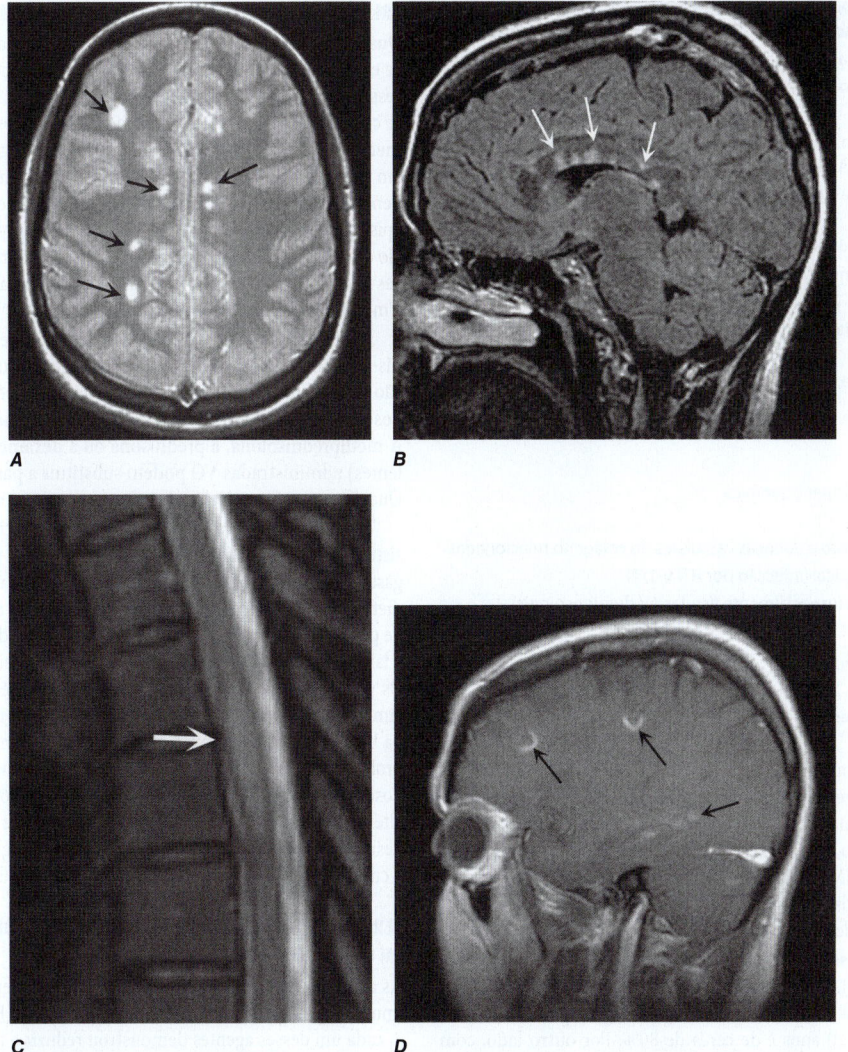

FIGURA 444-3 Achados da ressonância magnética na esclerose múltipla (EM). A. Imagem axial em *first-echo* de sequência ponderada em T2 demonstrando múltiplas anormalidades de sinal hiperintenso na substância branca, típicas da EM. **B.** Imagem sagital ponderada em T2 em FLAIR (do inglês *fluid-attenuated inversion recovery*), em que o sinal hiperintenso do líquido cerebrospinal (LCS) foi suprimido. O LCS aparece escuro, enquanto as áreas de edema cerebral ou desmielinização apresentam sinal hiperintenso, conforme mostrado aqui no corpo caloso (*setas*). As lesões no corpo caloso anterior são frequentes na EM e raras na doença vascular. **C.** Imagem sagital em *fast spin echo* ponderada em T2 da coluna torácica, demonstrando lesão fusiforme de sinal hiperintenso na medula espinal torácica média. **D.** Imagem sagital ponderada em T1, obtida após administração intravenosa de gadolínio-ácido dietilenotriaminopentacético (DTPA), revelando áreas focais de ruptura da barreira hematencefálica, identificadas como regiões de sinal hiperintenso (*setas*).

for progressiva desde o início; (4) o paciente jamais tiver apresentado sintomas visuais, sensitivos ou vesicais; ou (5) os achados laboratoriais (p. ex., RM, LCS ou PE) forem atípicos. Do mesmo modo, sintomas incomuns ou raros na EM (p. ex., afasia, parkinsonismo, coreia, demência isolada, atrofia muscular grave, neuropatia periférica, perda da consciência episódica, febre, cefaleia, convulsões ou coma) devem aumentar a suspeita de diagnóstico alternativo. O diagnóstico também é difícil em pacientes com início rápido ou explosivo (semelhante a um acidente vascular cerebral [AVC]) ou com sintomas leves e exame neurológico normal. Raras vezes, inflamação e edema intensos produzem lesão expansiva que simula tumor primário ou metastático. Os distúrbios possivelmente confundidos com EM incluem: neuromielite óptica (Cap. 437), sarcoidose, distúrbios vasculares (síndrome antifosfolipídeo e vasculite), raramente linfoma do SNC e ainda mais raramente infecções, como sífilis ou doença de Lyme. Os exames específicos necessários para excluir outros diagnósticos variam de acordo com a situação clínica; contudo, velocidade de hemossedimentação, nível sérico de vitamina B_{12}, fatores antinucleares e anticorpos treponêmicos provavelmente devem ser obtidos em todos os pacientes com suspeita de EM.

PROGNÓSTICO

Historicamente, a maioria dos pacientes com EM acabava experimentando incapacidade neurológica progressiva. Em estudos mais antigos conduzidos antes da disponibilidade das terapias modificadoras da doença para a EM, 15 anos após o início da doença, apenas 20% dos pacientes não tinham limitação funcional, e entre um terço e metade dos pacientes com EMRR progrediam para EMPS, exigindo assistência para a deambulação; além disso, 25 anos após o início da doença, cerca de 80% dos pacientes com EM atingiam esse nível de incapacidade. O prognóstico de longo prazo para a EM melhorou substancialmente nos últimos anos, e a transição da EMRR para a EMPS ocorre agora em uma taxa anual de aproximadamente 1%, em comparação com 2 a 3% antes da disponibilidade de tratamento. Essa melhora quase certamente se deve, ao menos em parte, ao amplo uso de terapias modificadoras da doença para a EMRR, sendo esperado que o prognóstico continue a melhorar à medida que agentes altamente eficazes são cada vez mais empregados precocemente na evolução da doença.

Embora seja difícil definir o prognóstico em determinado indivíduo, certas manifestações clínicas sugerem prognóstico mais favorável. Essas manifestações incluem NO ou sintomas sensitivos no início; menos de duas recidivas no primeiro ano de doença; e comprometimento mínimo após 5 anos. Os preditores de evolução agressiva precoce da doença incluem idade avançada ao início dos sintomas, maior incapacidade e aparecimento de sinais motores durante o primeiro ano da doença. Já pacientes com ataxia do tronco, tremor de ação, sintomas piramidais ou evolução progressiva da doença são mais propensos a apresentar incapacidade. Os pacientes com evolução favorável em longo prazo têm tendência a desenvolver menos

TABELA 444-4 ■ Doenças que podem simular a esclerose múltipla

- Encefalomielite disseminada aguda (ADEM)
- Síndrome antifosfolipídeo
- Doença de Behçet
- Arteriopatia cerebral autossômica dominante com infartos subcorticais e leucoencefalopatia (CADASIL)
- Leucodistrofias congênitas (p. ex., adrenoleucodistrofia, leucodistrofia metacromática)
- Infecção pelo vírus da imunodeficiência humana (HIV)
- Neuropatia óptica isquêmica (arterítica e não arterítica)
- Doença de Lyme
- Encefalopatia mitocondrial, acidose láctica e episódios semelhantes a AVC (MELAS)
- Neoplasias (p. ex., linfoma, glioma, meningioma)
- Neuromielite óptica
- Sarcoidose
- Síndrome de Sjögren
- AVC e doença cerebrovascular isquêmica
- Sífilis
- Lúpus eritematoso sistêmico e doenças vasculares do colágeno relacionadas
- Paraparesia espástica tropical (infecção por HTLV-1/2)
- Malformações vasculares (especialmente fístulas AV durais espinais)
- Vasculite (primária do SNC ou outra)
- Deficiência de vitamina B_{12}

Siglas: AVC, acidente vascular cerebral; AV, arteriovenosas; HTLV, vírus linfotrópico de células T humanas; SNC, sistema nervoso central.

lesões na RM e apresentam menos atrofia cerebral durante os primeiros anos da doença e vice-versa. Uma observação importante é que alguns pacientes apresentam uma variante benigna de EM e nunca desenvolvem incapacidade neurológica, mesmo sem receberem tratamento. Acredita-se que a probabilidade de EM benigna seja inferior a 10%. Os pacientes com EM benigna 15 anos após o início, que apresentam exames neurológicos totalmente normais, tendem a manter sua evolução benigna.

Nos pacientes com seu primeiro evento desmielinizante (i.e., síndrome clinicamente isolada), a RM do encéfalo fornece informações sobre o prognóstico. Com três ou mais lesões típicas nas imagens ponderadas em T2, o risco de EM após 20 anos é de cerca de 80%. Por outro lado, com RM do encéfalo normal, a probabilidade de EM cai para menos de 20%. De modo semelhante, a presença de duas ou mais lesões captantes de Gd no início são altamente preditivas de EM no futuro, bem como o aparecimento de novas lesões ponderadas em T2 ou nova captação de Gd ≥ 3 meses após o episódio inicial.

EFEITO DA GRAVIDEZ

As pacientes grávidas com EM sofrem menos episódios do que o esperado durante a gestação (sobretudo no último trimestre), porém mais episódios do que o esperado nos primeiros 3 meses após o parto. Considerando o ano da gravidez como um todo (i.e., 9 meses da gestação mais 3 meses após o parto), a evolução geral da doença não é afetada. Assim, as decisões acerca de concepção devem basear-se (1) no estado físico da mãe, (2) na sua capacidade de cuidar da criança e (3) na disponibilidade de apoio social. A terapia modificadora da doença geralmente é suspensa durante a gravidez, embora o risco das interferonas e do acetato de glatirâmer (ver adiante) pareça baixo.

TRATAMENTO

O tratamento da EM pode ser dividido em várias categorias: (1) tratamento das crises agudas, (2) uso de agentes modificadores da doença que reduzem a atividade biológica da EM e (3) terapia sintomática. Não há, no momento, tratamentos que promovam remielinização ou reparo neural, mas diversas abordagens promissoras estão sendo investigadas.

A escala expandida do estado de incapacidade (EDSS, do inglês *Expanded Disability Status Scale*) é uma medida da incapacidade neurológica na EM amplamente utilizada (Tab. 444-5). A maioria dos pacientes com escores de EDSS < 3,5 apresenta deambulação normal e, em geral, não tem incapacidade; em contrapartida, os pacientes com escores > 4 têm EM progressiva (EMPS ou EMPP), comprometimento da marcha e, com frequência, incapacidade ocupacional.

CRISES AGUDAS OU EPISÓDIOS INICIAIS DE DESMIELINIZAÇÃO

Quando os pacientes sofrem deterioração aguda, é importante considerar se essa alteração reflete nova atividade da doença ou "pseudoexacerbação" resultante de aumento da temperatura ambiente, febre ou infecção. Quando se considera que a alteração clínica reflete uma pseudoexacerbação, o tratamento com glicocorticoides é inapropriado. Os glicocorticoides são usados em caso de primeira crise ou de exacerbação aguda. Eles são clinicamente benéficos em curto prazo ao reduzir a gravidade e encurtar a duração dos episódios. Não se sabe ao certo se o tratamento proporciona algum benefício em longo prazo na evolução da doença. Assim, as crises leves muitas vezes não são tratadas. Fisioterapia e terapia ocupacional ajudam a preservar a mobilidade e a destreza manual.

O tratamento com glicocorticoides geralmente é feito com metilprednisolona intravenosa (IV), 500 a 1.000 mg/dia, durante 3 a 5 dias, sem redução gradual ou seguida por um ciclo de prednisona por via oral (VO) com dose inicial de 60 a 80 mg/dia e redução gradual ao longo de 2 semanas. A metilprednisolona, a prednisona ou a dexametasona (em doses equivalentes) administradas VO podem substituir a parte intravenosa da terapia. Quase sempre é possível realizar tratamento em regime ambulatorial.

Os efeitos colaterais da terapia com glicocorticoides em curto prazo consistem em retenção hídrica, depleção de potássio, ganho ponderal, distúrbios gástricos, acne e labilidade emocional. Aconselha-se o uso concomitante de dieta pobre em sal e rica em potássio, bem como evitar diuréticos excretores de potássio. O carbonato de lítio (300 mg VO, 2×/dia) pode ajudar a controlar a labilidade emocional e a insônia associadas à terapia com glicocorticoides. Os pacientes com história de doença ulcerosa péptica podem necessitar de cimetidina (400 mg, 2×/dia) ou ranitidina (150 mg, 2×/dia). Os inibidores da bomba de prótons, como o pantoprazol (40 mg VO, 2×/dia), reduzem a probabilidade de gastrite, particularmente quando administrados em grandes doses por via oral. A plasmaférese (5-7 trocas: 40-60 mL/kg por troca, em dias alternados, por 14 dias) pode beneficiar pacientes com crises fulminantes de desmielinização que não tenham respondido aos glicocorticoides. Entretanto, o custo é alto, e faltam evidências conclusivas de sua eficácia.

TERAPIAS MODIFICADORAS DA DOENÇA PARA FORMAS RECIDIVANTES DE EM (EMRR, EMPS COM EXACERBAÇÕES)

As agências reguladoras aprovaram diversos agentes imunomoduladores e imunossupressores para o tratamento da EMRR. Em ensaios clínicos de fase 3, cada um desses agentes demonstrou reduzir a frequência de recidivas clínicas e a evolução de novas lesões cerebrais na RM nas formas recidivantes de EM (Tab. 444-6). Cada um desses fármacos também pode ser usado em pacientes com EMPS que continuam apresentando crises, visto que a EMPS pode ser difícil de distinguir da EM recidivante e tendo em vista que os ensaios clínicos disponíveis, apesar de não serem definitivos, sugerem que esses pacientes algumas vezes podem obter benefício terapêutico. Além disso, as agências reguladoras atualmente consideram os pacientes com recaídas recentes como tendo uma "forma recorrente de EM" independentemente de esses pacientes terem previamente apresentado incapacidade progressiva fora das recaídas. Entretanto, quando se consideram os dados da Tabela 444-6, é importante assinalar que a eficácia relativa dos diferentes agentes não foi diretamente testada em estudos de comparação direta, e que as comparações entre ensaios clínicos não são acuradas. Entretanto, tendo em vista o cenário cada vez mais complexo da terapia para a EM, a discussão desses agentes foi dividida, por conveniência, em fármacos usados com mais e com menos frequência, bem como pela estimativa do relativo nível percebido de eficácia (alta, moderada ou modesta). Esses dados servem apenas como orientações gerais, e há variações consideráveis nos padrões de prática, bem como na disponibilidade desses agentes, em diferentes partes do mundo.

AGENTES FREQUENTEMENTE UTILIZADOS PARA A EMRR

ANTICORPOS MONOCLONAIS ANTI-CD20 (ALTA EFICÁCIA)

O **ocrelizumabe** é um anticorpo monoclonal humanizado dirigido contra a molécula CD20 presente na superfície das células B maduras. Não há expressão de CD20 nos precursores imaturos das células B ou nos plasmócitos produtores de anticorpos; portanto, o tratamento com ocrelizumabe causa depleção seletiva das células B maduras, enquanto preserva a imunidade humoral preexistente e a capacidade de reconstituição das células B por células-tronco linfoides. O ocrelizumabe provoca rápida depleção das células B circulantes por meio de toxicidade celular dependente de anticorpo

TABELA 444-5 ■ Sistemas de pontuação para esclerose múltipla (EM)

Escala expandida do estado de incapacidade (EDSS, do inglês *Expanded Disability Status Scale*)

0,0 = Exame neurológico normal (grau 0 em todos os sistemas funcionais [SF])
1,0 = Nenhuma incapacidade, sinais mínimos em um SF (i.e., grau 1)
1,5 = Nenhuma incapacidade, sinais mínimos em mais de um SF (mais de um grau 1)
2,0 = Incapacidade mínima em um SF (um SF grau 2, outros 0 ou 1)
2,5 = Incapacidade mínima em dois SF (dois SF grau 2, outros 0 ou 1)
3,0 = Incapacidade moderada em um SF (um SF grau 3, outros 0 ou 1) ou incapacidade leve em três ou quatro SF (três/quatro SF grau 2, outros 0 ou 1), embora com deambulação plena
3,5 = Deambulação plena com incapacidade moderada em um SF (um grau 3) e um ou dois SF grau 2; ou dois SF grau 3; ou cinco SF grau 2 (outros 0 ou 1)
4,0 = Deambulação sem ajuda ou descanso por cerca de 500 m
4,5 = Deambulação sem ajuda ou descanso por cerca de 300 m
5,0 = Deambulação sem ajuda ou descanso por cerca de 200 m
5,5 = Deambulação sem ajuda ou descanso por cerca de 100 m
6,0 = Necessidade de assistência unilateral para deambular cerca de 100 m com ou sem repouso
6,5 = Necessidade de assistência bilateral constante para andar cerca de 20 m sem repouso
7,0 = Incapaz de deambular além de cerca de 5 m mesmo com apoio; essencialmente restrito à cadeira de rodas; capaz de andar de cadeira de rodas e transferir-se sozinho
7,5 = Incapaz de deambular mais que alguns passos; restrito à cadeira de rodas; pode necessitar de ajuda para transferir-se
8,0 = Essencialmente restrito ao leito ou à cadeira, ou transportado em cadeira de rodas, porém fora do leito na maior parte do dia; mantém muitas funções de autocuidado; geralmente tem uso eficaz dos braços
8,5 = Essencialmente restrito ao leito durante a maior parte do dia; algum uso eficaz dos braços; mantém algumas funções de autocuidado
9,0 = Paciente acamado e incapaz; pode se comunicar e se alimentar
9,5 = Paciente acamado e totalmente incapaz; incapaz de se comunicar ou se alimentar
10,0 = Morte por EM

Escore do sistema funcional (SF)

A. Funções piramidais
0 = Normais
1 = Sinais anormais sem incapacidade
2 = Incapacidade mínima
3 = Paraparesia ou hemiparesia leve ou moderada ou monoparesia grave
4 = Paraparesia ou hemiparesia acentuada, tetraparesia moderada ou monoplegia
5 = Paraplegia, hemiplegia ou tetraparesia acentuada
6 = Tetraplegia

B. Funções cerebelares
0 = Normais
1 = Sinais anormais sem incapacidade
2 = Ataxia leve
3 = Ataxia moderada de tronco ou membros
4 = Ataxia grave de todos os membros
5 = Incapacidade de efetuar movimentos coordenados devido à ataxia

C. Funções do tronco encefálico
0 = Normais
1 = Apenas sinais
2 = Nistagmo moderado ou outra incapacidade leve
3 = Nistagmo grave, fraqueza acentuada dos músculos extraoculares ou incapacidade moderada de outros nervos cranianos
4 = Disartria acentuada ou outra incapacidade evidente
5 = Incapacidade de deglutir ou falar

D. Funções sensitivas
0 = Normais
1 = Diminuição apenas da sensibilidade vibratória ou estereognosia, em 1 ou 2 membros
2 = Leve redução na sensibilidade tátil ou na sensibilidade à dor ou propriocepção e/ou redução moderada da sensibilidade vibratória em 1 ou 2 membros, ou redução apenas da sensibilidade vibratória em 3 ou 4 membros
3 = Redução moderada no tato ou da sensibilidade álgica ou propriocepção e/ou perda praticamente total da sensibilidade vibratória em 1 ou 2 membros, ou leve redução do tato ou da sensibilidade para dor, e/ou diminuição moderada em todos os testes proprioceptivos em 3 ou 4 membros
4 = Redução acentuada da sensibilidade tátil ou álgica ou perda de propriocepção, isoladamente ou em combinação, em 1 ou 2 membros, ou redução moderada do tato ou da sensação de dor e/ou redução proprioceptiva acentuada em > 2 membros
5 = Perda (essencialmente) da sensibilidade em 1 ou 2 membros ou diminuição moderada do tato ou da sensação de dor e/ou perda da propriocepção na maior parte do corpo distal à cabeça
6 = Sensibilidade essencialmente perdida distal à cabeça

E. Funções intestinal e vesical
0 = Normais
1 = Hesitação, urgência ou retenção urinária leves
2 = Hesitação, urgência, retenção intestinal ou vesical moderadas ou incontinência urinária rara
3 = Incontinência urinária frequente
4 = Necessidade de cateterismo quase constante
5 = Perda da função vesical
6 = Perda das funções intestinal e vesical

F. Funções visuais (ou ópticas)
0 = Normais
1 = Escotoma com acuidade visual (corrigida) melhor do que 20/30
2 = Pior olho com escotoma, acuidade visual máxima (corrigida) de 20/30 a 20/59
3 = Pior olho com escotoma grande ou diminuição moderada dos campos, porém acuidade visual máxima (corrigida) de 20/60 a 20/99
4 = Pior olho com redução acentuada dos campos e acuidade máxima (corrigida) de 20/100 a 20/200; grau 3 mais acuidade máxima do melhor olho de 20/60 ou menos
5 = Pior olho com acuidade visual máxima (corrigida) < 20/200; grau 4 mais acuidade máxima do melhor olho ≤ 20/60
6 = Grau 5 mais acuidade visual máxima do melhor olho ≤ 20/60

G. Funções cerebrais (ou mentais)
0 = Normais
1 = Apenas alteração do humor (não afeta o escore EDSS)
2 = Redução leve do raciocínio
3 = Redução moderada do raciocínio
4 = Redução acentuada do raciocínio
5 = Síndrome cerebral crônica – grave ou incompetente

Fonte: Adaptada de JF Kurtzke: Rating neurologic impairment in multiple sclerosis: An expanded disability status scale (EDSS). Neurology 33:1444, 1983.

e citotoxicidade dependente do complemento. Os efeitos benéficos da depleção de células B na EM podem envolver a interrupção do tráfego das células B da periferia para o SNC e a redução da apresentação de antígenos e/ou modulação da secreção de citocinas pelas células B (ver "Imunologia", anteriormente). Em dois ensaios clínicos de fase 3, o ocrelizumabe demonstrou um alto grau de eficácia contra a EMRR, reduzindo em 47% as taxas de recidiva anuais, diminuindo em 95% a ocorrência de novas lesões na RM e melhorando outras medidas de atividade da doença inflamatória e degenerativa, em comparação com IFN-β-1a 3×/semana. O ocrelizumabe, na dose de 600 mg, é administrado por infusão intravenosa a cada 24 semanas (em 2 infusões de 300 mg com intervalo de 2 semanas para a primeira dose e como infusão única de 600 mg a cada 24 semanas posteriormente);

TABELA 444-6 ■ Desfechos das terapias aprovadas pela FDA para a esclerose múltipla (EM)[a]

Dose, via e esquema	Duração do estudo (semanas)	Comparação	Desfechos clínicos[b]		Desfechos na RM[c]	
			Taxas de crises, média	Mudança na gravidade da doença	Novas lesões em T2[d]	Carga total da doença
EM recidivante						
OCR, 600 mg IV, a cada 6 meses	96	IFN-β-1a, 44 μg SC, 3×/semana	−46%[e,h]	−33%[e,h]	−80%[e,h]	NR
OFA	20 meses[1]	TF, 14 mg VO, 1×/dia	−55%[e]	−34%[2]	−96%[e]	NR
NTZ, 300 mg IV, 1 ×/mês	96	PBO	−68%[e]	−42%[e]	−83%[e]	−18%[e]
FNG, 0,5 mg/dia VO	96	PBO	−55%[e]	−34%[f]	−74%[e]	−23%[e]
FNG, 0,5 mg/dia VO	48	IFN-β-1a, 30 μg IM, 1×/semana	−52%[e]	NS	−35%[e]	NS
OZN, 1 mg/dia VO	52	IFN-β-1a, 30 μg IM, 1×/semana	−48%[e]	NS	−48%[e]	NR
OZN, 1 mg/dia VO	104	IFN-β-1a, 30 μg IM, 1×/semana	−38%[e]	NS	−42%[e]	NR
PNS, 20 mg/dia VO	108	Teriflunomida, 14 mg/dia VO	−30%[e]	NS	−56%[e]	NR
DMF, 240 mg VO, 2 ×/dia	96	PBO	−52%[e]	−40%[f]	−71%[e]	NR
IFN-β-1b, 250 μg SC, em dias alternados	96	PBO	−34%[e]	−29% (NS)	−83%[f]	−17%[e]
IFN-β-1a, 30 μg IM, 1 ×/semana	96	PBO	−18%[g]	−37%[g]	−36%[f]	NS
IFN-β-1a, 44 μg SC, 3 ×/semana	96	PBO	−32%[e]	−30%[g]	−78%[e]	−15%[e]
IFN-β-1a peguilada, 125 μg SC, a cada 2 semanas	48	PBO	−36%[e]	−38%[g]	−67%[e]	−2%[e]
AG, 20 mg SC, 1 ×/dia	96	PBO	−29%[f]	−12% (NS)	−38%[f]	−8%[f]
TF, 14 mg VO, 1 ×/dia	96	PBO	−31%[e]	−26%[g]	−70%[e]	−20%[g]
CLAD, 3,5 mg/kg VO	96	PBO	−43%	−23%	−73%	−24%
ALE, 12 mg/m² IV/5 dias	104	IFN-β-1a, 44 μg SC, 3×/semana	−49%[e]	−42%[f]	−32%[e]	NS
MTX, 12 mg/m² IV, a cada 3 meses	96		−66%[e]	−75%[e]	−79%[g]	NR
EM progressiva secundária						
SIP, 2 mg/dia VO	12-36 meses[i]	PBO	−55%[e]	−21%[f]	−81%[e]	−22%[e]
EM progressiva primária						
OCR, 600 mg IV, a cada 6 meses	96	PBO	NR	−24%[g]	−92%[e]	−11%[e]

[1]Estudo de duração variável com tempo médio em período controlado randomizado de 20 meses.
[2]p = 0,002.
[a]As reduções (ou aumentos) percentuais foram calculadas dividindo as taxas relatadas no grupo tratado pelas taxas comparáveis no grupo placebo, exceto para a carga de doença na RM, calculada como a diferença na alteração percentual mediana entre os grupos tratado e placebo. [b]Gravidade = progressão de 1 ponto na escala expandida do estado de incapacidade (EDDS) mantida por 3 meses (no ensaio de IFN-β-1a, 30 μg, 1×/semana, essa alteração se manteve por 6 meses; no ensaio de IFN-β-1b, manteve-se por 3 anos). [c]Estudos diferentes mediram os resultados na RM de maneira diversa, o que dificultou as comparações (os números para lesões novas em T2 representam a melhor situação em cada ensaio). [d]Novas lesões vistas na RM em T2. [e]p = 0,001. [f]p = 0,01. [g]p = 0,05. [h]Análise conjunta dos estudos OPERA 1 e 2. [i]Estudo de duração variável com tempo mediano em período controlado randomizado de 18 meses.
Siglas: AG, acetato de glatirâmer; ALE, alentuzumabe; CLAD, cladribina; DMF, fumarato de dimetila; FDA, Food and Drug Administration; FNG, fingolimode; IFN-β, interferona-β; IM, intramuscular; IV, intravenoso; MTX, mitoxantrona; NR, não relatado; NS, não significativo; NTZ, natalizumabe; OCR, ocrelizumabe; OFA, ofatumumabe; OZN, ozanimode; PBO, placebo; PNS, ponesimode; RM, ressonância magnética; SC, subcutânea; SIP, siponimode; TF, teriflunomida; VO, via oral.

administra-se metilprednisolona IV, 100 mg, antes de cada infusão, e recomenda-se uma profilaxia opcional com analgésicos/antipiréticos, bem como a administração de anti-histamínicos, juntamente com ajuste da velocidade de infusão para controlar as reações relacionadas à infusão. Em geral, o ocrelizumabe é bem tolerado, e ocorrem reações relacionadas com a infusão em uma minoria de pacientes. Essas reações são mais frequentemente observadas durante a primeira infusão e, em geral, são de grau leve. As respostas a vacinações podem ser atenuadas em pacientes que recebem ocrelizumabe ou outras terapias anti-CD20; sempre que possível, as imunizações devem ser administradas antes de iniciar o tratamento, não devendo ser administradas vacinas vivas nos pacientes sob tratamento ativo.

O **ofatumumabe** é um anticorpo monoclonal anti-CD20 totalmente humano que pode ser autoadministrado em casa na forma de injeções subcutâneas (SC) mensais de 20 mg, após doses iniciais de 20 mg nos dias 1, 7 e 14 do tratamento. Dois estudos iniciais de fase 3 demonstraram superioridade do ofatumumabe testado contra a teriflunomida com um perfil de eficácia contra recidivas semelhante ao ocrelizumabe, redução de 95% em novas lesões na RM, redução da incapacidade e diminuição dos níveis de cadeias leves neurofilamentares, um biomarcador de dano neuronal. Um alto grau de segurança foi também observado nos testes.

O **rituximabe**, outro anticorpo anti-CD20, foi testado contra a EM em estudos preliminares, e também parece ser altamente efetivo com base em vários relatos de experiência no mundo real com esse agente; o rituximabe (1 g, IV, a cada 6 meses) é usado em algumas situações apesar da ausência de dados de ensaios clínicos. O rituximabe está associado com um risco muito pequeno (estimado como < 1:25.000/ano) de leucoencefalopatia multifocal progressiva (LEMP), uma condição potencialmente fatal que resulta da infecção pelo vírus John Cunningham (JC), sendo, portanto, possível que o ocrelizumabe e o ofatumumabe também carreguem um risco não desprezível dessa complicação.

O **ublituximabe**, outro anticorpo monoclonal dessa classe, demonstrou taxas de recidiva menores e menos casos de novas lesões cerebrais à RM ao longo de 96 semanas em comparação à teriflunamida, mas não foi associado a um risco significativamente menor de piora da incapacidade; o ublituximabe ainda não foi aprovado por nenhuma agência reguladora.

NATALIZUMABE (ALTA EFICÁCIA)

O natalizumabe é um anticorpo monoclonal humanizado dirigido contra a subunidade α4 da integrina α4β1, uma molécula de adesão celular expressa na superfície dos linfócitos. O natalizumabe impede a ligação dos linfócitos às células endoteliais, prevenindo, assim, a penetração dos linfócitos na BHE e a sua entrada no SNC. O natalizumabe é altamente efetivo na redução da taxa de crises e melhora, de forma significativa, todos os parâmetros de gravidade da doença na EM (tanto clínica quanto RM). Além disso, é bem tolerado, e seu esquema posológico de infusões intravenosas mensais é conveniente para os pacientes. O natalizumabe, 300 mg, é administrado por infusão IV mensal. Em geral, esse tratamento é bem tolerado. Uma pequena porcentagem (< 10%) dos pacientes apresenta reações de hipersensibilidade (incluindo anafilaxia), e cerca de 6% desenvolvem anticorpos neutralizantes contra a molécula (persistentes em apenas metade dos casos).

A principal preocupação é o risco de LEMP, ocorrendo em cerca de 0,4% dos pacientes tratados com natalizumabe. A incidência de LEMP é muito baixa no primeiro ano de tratamento; todavia, em seguida, aumenta nos anos subsequentes de tratamento, alcançando um nível de cerca de 2 casos a cada 1.000 pacientes por ano. No entanto, pode-se usar a dosagem de anticorpos séricos contra o vírus JC para estratificação do risco. Aproximadamente metade da população adulta é positiva para anticorpos anti-JC, indicando que tiveram uma infecção assintomática pelo vírus no passado. Portanto, em pacientes que não apresentam esses anticorpos, o risco de LEMP é mínimo (< 1:10.000 contanto que permaneçam sem anticorpos anti-JC). Por outro lado, nos pacientes portadores desses anticorpos (em especial aqueles com títulos elevados), o risco pode chegar a 1,1% ou mais. Até 2% dos pacientes com EM soronegativos que recebem tratamento com natalizumabe sofrem soroconversão anualmente; por esse motivo, recomenda-se a pesquisa de anticorpo anti-JC a intervalos de 6 meses em todos os pacientes tratados com natalizumabe. Nos pacientes com anticorpos positivos, deve-se considerar fortemente uma mudança para outra terapia modificadora da doença. O risco de LEMP também é elevado em pacientes previamente tratados com agentes imunossupressores. Hoje, o natalizumabe é recomendado apenas para pacientes com exame negativo para anticorpos anti-JC, a não ser que as terapias alternativas tenham falhado ou que a evolução de sua doença seja particularmente agressiva.

MODULADORES DO RECEPTOR S1P (EFICÁCIA MODERADA)

O **fingolimode** é um modulador da esfingosina-1-fosfato (S1P), que impede a saída dos linfócitos dos órgãos linfoides secundários, como os linfonodos e o baço. O fingolimode se liga aos receptores S1P1, S1P3, S1P4 e S1P5. O seu mecanismo de ação deve-se, provavelmente, ao sequestro de linfócitos na periferia, inibindo, assim, o seu tráfego para o SNC. O fingolimode reduz a taxa de crises e melhora significativamente todos os parâmetros de gravidade da doença na EM. É bem tolerado, e seu esquema posológico oral é muito conveniente para os pacientes. Um estudo randomizado comparativo de fase 3 e de grande porte demonstrou superioridade nítida do fingolimode sobre a IFN-β-1a em doses baixas (semanalmente). O fingolimode, 0,5 mg, é administrado VO diariamente. Anormalidades discretas nos exames laboratoriais de rotina (p. ex., elevação das provas de função hepática ou linfopenia) são mais comuns do que em controles, algumas vezes exigindo suspensão do medicamento. Bloqueio da condução cardíaca de primeiro e segundo grau e bradicardia também podem ocorrer quando se inicia a terapia com fingolimode. Recomenda-se um período de observação de 6 horas (incluindo monitoramento com eletrocardiograma) para todos os pacientes que recebem a primeira dose. Outros efeitos colaterais incluem edema da mácula e, raramente, infecção disseminada pelo vírus varicela-zóster (VZV, do inglês *varicella-zoster virus*) e criptocócica; antes de iniciar o tratamento com fingolimode, indicam-se exame oftalmológico e vacina contra VZV para indivíduos soronegativos. O fingolimode também pode causar prolongamento do QT com potencial de interações medicamentosas com outros fármacos que também prolongam o intervalo QT.

O **ozanimode** é um inibidor de S1P seletivo para S1P1 e S1P5 que, como o fingolimode, impede a saída de linfócitos a partir dos órgãos linfoides secundários. Foi demonstrado que o ozanimode é superior a uma dose baixa (semanal) de IFN-β-1a na prevenção de recidivas e da formação de novas lesões na RM de encéfalo. Como o ozanimode apresenta ligação fraca aos receptores S1P3, os efeitos colaterais relacionados à condução cardíaca, como o prolongamento do QT e o bloqueio atrioventricular (AV) de segundo grau que estão associados com a modulação de receptores S1P3 miocárdicos, não estão associados ao ozanimode. É utilizado um esquema de aumento gradual no início do tratamento para reduzir o risco de reduções transitórias na frequência cardíaca e atrasos na condução atrioventricular que podem ocorrer após a primeira dose. Em contrapartida ao fingolimode, não há necessidade de monitoramento cardiovascular durante a administração da primeira dose na maioria dos pacientes. O ozanimode não foi estudado em pacientes com apneia do sono severa não tratada, com insuficiência cardíaca graus III/IV, com distúrbios significativos da condução cardíaca ou naqueles com eventos tromboembólicos prévios nos últimos 6 meses, estando relativamente contraindicado nesses pacientes. Os pacientes que começam a receber ozanimode devem realizar hemograma completo, provas de função hepática, eletrocardiograma (ECG) e exame ocular antes de iniciar a terapia. Infecções e hipertensão devem ser monitoradas durante o tratamento. As vacinas vivas devem ser evitadas durante o tratamento e por 3 meses após a sua suspensão.

O **ponesimode** é um modulador seletivo de S1P1. Foi demonstrado que o ponesimode é superior à teriflunomida na prevenção de recidivas e da formação de novas lesões na RM. É usado um esquema de aumento gradual da dose ao iniciar o medicamento para diminuir o risco de reduções transitórias na frequência cardíaca e retardos na condução atrioventricular que possam ocorrer após a primeira dose. Um período de observação de 4 horas com monitoramento cardiovascular após a primeira dose é necessário em pacientes cuja frequência cardíaca em repouso é < 55 bpm. O ponesimode está contraindicado em pacientes que tenham apresentado, nos últimos 6 meses, AVC, infarto agudo do miocárdio, angina instável, insuficiência cardíaca descompensada classe III ou IV ou que tenham bloqueio AV Mobitz tipo II ou mais sem um marca-passo. Os pacientes devem realizar hemograma, provas de função hepática, ECG e exame ocular antes de iniciar a terapia, devendo ser monitorados para infecções e hipertensão durante o tratamento. Devem ser evitadas as vacinas com vírus vivo durante o tratamento.

FUMARATO DE DIMETILA (EFICÁCIA MODERADA)

O fumarato de dimetila (DMF, do inglês *dimethyl fumarate*) é uma pequena molécula e um metabólito do ciclo de Krebs com efeitos anti-inflamatórios. O DMF é metabolizado no composto ativo fumarato de monometila. Embora os mecanismos precisos de ação não estejam totalmente elucidados, esse fármaco parece modular a expressão de citocinas pró-inflamatórias e anti-inflamatórias. Além disso, o DMF inibe a ubiquilação e a degradação do fator 2 relacionado ao fator nuclear E2 (Nrf2) – um fator de transcrição que se liga a elementos de resposta a antioxidantes (AREs) localizados no DNA e induz a transcrição de diversas proteínas antioxidantes. O DMF reduz a taxa de crises e melhora significativamente todos os parâmetros de gravidade da doença em pacientes com EM. Entretanto, sua posologia com doses orais, 2×/dia, torna o DMF, de certa forma, menos conveniente para os pacientes em comparação com as terapias orais diárias. Ademais, é provável que haja queda da adesão ao tratamento com o esquema de duas doses diárias – um fator preocupante dada a observação (em um pequeno ensaio clínico) de que o DMF administrado 1×/dia perde eficácia. Em ensaio de comparação direta, foram obtidas evidências de que o DMF é superior ao acetato de glatirâmer em algumas medidas de desfecho. O DMF, 240 mg, é administrado VO 2×/dia. Efeitos gastrintestinais (desconforto abdominal, náuseas, vômitos e diarreia) são comuns no início do tratamento, mas em geral cedem com a continuação da administração. Outros efeitos adversos incluem rubor, redução discreta das contagens de neutrófilos e linfócitos e elevações das enzimas hepáticas. De qualquer forma, de modo geral o tratamento com DMF é bem tolerado após um período inicial de adaptação. Após a liberação do DMF, foram relatados vários casos de LEMP em pacientes que recebiam produtos contendo DMF. A maioria desses pacientes apresentou linfopenia, e recomenda-se o monitoramento para linfopenia a cada 6 meses. Para pacientes com linfopenia persistente (contagem de linfócitos < 500 células/mL), recomenda-se considerar tratamentos alternativos, devido ao risco de LEMP. Foi relatada a ocorrência de lesão hepática clinicamente significativa durante o tratamento com DMP. As provas de função hepática devem ser avaliadas antes do tratamento e quando clinicamente indicado. As elevações nas provas de função hepática normalizam-se após a interrupção do tratamento.

O **fumarato de diroximel** é, como o DMF, metabolizado em fumarato de monometila. A eficácia do fumarato de diroximel se baseia em estudos de biodisponibilidade em pacientes com EMRR e em pessoas saudáveis. O perfil de eventos adversos e as exigências de monitoramento são as mesmas que no DMF.

ACETATO DE GLATIRÂMER (EFICÁCIA MODESTA)

O acetato de glatirâmer é um polipeptídeo randômico sintético, constituído de quatro aminoácidos (ácidos L-glutâmico, L-lisina, L-alanina e L-tirosina). Seu mecanismo de ação pode incluir (1) indução de células T supressoras antígeno-específicas; (2) ligação a moléculas do MHC, deslocando, assim, a MBP ligada; ou (3) alteração do equilíbrio entre citocinas pró-inflamatórias e reguladoras. O acetato de glatirâmer reduz a taxa de crises (sejam elas medidas clinicamente ou pela RM) na EMRR. O acetato de glatirâmer também produziu melhoras nos parâmetros de gravidade da doença, embora, com relação à incapacidade clínica, esse fato esteja menos estabelecido do que para a IFN-β. Todavia, dois ensaios clínicos de grande porte de comparação direta demonstraram que o impacto do acetato de glatirâmer sobre as recidivas clínicas e sobre a incapacidade foi comparável ao da IFN-β em alta dose e alta frequência. Portanto, o acetato de glatirâmer deve ser considerado como uma alternativa igualmente efetiva à IFN-β em pacientes com EMRR. Sua utilidade na doença progressiva é desconhecida. O acetato de glatirâmer é administrado por injeção SC de 20 mg todos os dias ou 40 mg 3×/semana. Podem ocorrer reações no sítio de injeção. Além disso, cerca de 15% dos pacientes apresentam um ou mais episódios de rubor, dor torácica, dispneia, palpitações e ansiedade após a injeção. Essa reação sistêmica é imprevisível, breve (com duração < 1 hora) e não tende a recidivar. Por fim, alguns pacientes apresentam lipoatrofia, que, em certas ocasiões, pode ser desfigurante, exigindo a interrupção do tratamento. Recentemente, o acetato de glatirâmer foi aprovado pela Food and Drug Administration (FDA) dos Estados Unidos como medicação biossimilar, na dose de 20 mg diariamente. Embora nenhum ensaio clínico tenha sido conduzido com o acetato de glatirâmer biossimilar, acredita-se que a eficácia e a segurança sejam semelhantes ao produto de marca.

INTERFERONA-β (EFICÁCIA MODESTA)

A interferona-β (IFN-β) é uma interferona da classe I originalmente identificada pelas suas propriedades antivirais. A eficácia na EM provavelmente resulta de propriedades imunomoduladoras que incluem: (1) infrarregulação da expressão das moléculas do MHC nas células apresentadoras de antígenos, (2) redução dos níveis de citocinas pró-inflamatórias e aumento dos níveis de citocinas regulatórias, (3) inibição da proliferação das células T e (4) limitação do trânsito das células inflamatórias no SNC. A IFN-β diminui a frequência das crises e retarda o acúmulo da incapacidade e carga da doença documentada na RM. A IFN-β deve ser considerada em pacientes com formas recidivantes de EM (EMRR ou EMPS com recidivas superpostas). Ensaios clínicos com comparação direta sugerem que a administração mais frequente e com doses mais altas de IFN-β é mais eficaz, porém também apresenta maior probabilidade de induzir a produção de anticorpos neutralizantes (ver adiante). A IFN-β-1a, na dose de 30 μg, é administrada por injeção intramuscular (IM), 1×/semana. A IFN-β-1a, 44 μg, é administrada por injeção SC, 3×/semana. A IFN-β-1b, 250 μg, é administrada por injeção SC em dias alternados. A IFN-β-1a peguilada, na dose de 125 μg, é administrada por injeção SC uma vez a cada 14 dias. A IFN-β-1a peguilada é uma interferona à qual está ligada covalentemente uma única molécula linear de metoxipoli(etilenoglicol)-O-2-metilpropionaldeído de 20 mil dáltons; a molécula peguilada contribui para a redução de sua depuração *in vivo*, permitindo a sua administração menos frequente. Os efeitos colaterais comuns da terapia com IFN-β incluem sintomas de tipo gripal (p. ex., febre, calafrios e mialgias) e anormalidades leves nos exames laboratoriais de rotina (p. ex., elevação das provas de função hepática ou linfopenia). Raramente ocorre hepatotoxicidade mais grave. A IFN-β SC também provoca reações no local de injeção (p. ex., dor, eritema, enduração ou, raras vezes, necrose cutânea). Em geral, os efeitos colaterais podem ser tratados com anti-inflamatórios não esteroides concomitantes. Foi relatada a ocorrência de depressão, aumento da espasticidade e alterações cognitivas, porém esses sintomas também podem ser causados pela doença subjacente. Os efeitos colaterais causados pela terapia com IFN-β habitualmente desaparecem com o passar do tempo. As taxas de infecções graves são menores com a terapia de IFN-β do que com muitos outros medicamentos modificadores da doença.

Cerca de 2 a 10% dos que recebem IFN-β-1a, 15 a 25% dos que recebem IFN-β-1a e 30 a 40% dos que recebem IFN-β-1b produzem anticorpos neutralizantes contra IFN-β, que podem desaparecer com o passar do tempo. Menos de 1% dos pacientes tratados com IFN-β-1a peguilada desenvolvem anticorpos neutralizantes. Para o paciente que esteja respondendo de modo satisfatório à terapia, a presença de anticorpos não deve afetar o tratamento. Já no paciente que não apresenta resposta satisfatória à terapia, deve-se considerar um tratamento alternativo, mesmo se não houver anticorpos detectáveis.

AGENTES UTILIZADOS MENOS COMUMENTE PARA A EMRR

TERIFLUNOMIDA (EFICÁCIA MODESTA)

A teriflunomida inibe a enzima mitocondrial di-hidro-orotato-desidrogenase, componente-chave da via da biossíntese de pirimidina a partir de carbamoil-fosfato e aspartato. Trata-se do metabólito ativo da leflunomida (aprovada pela FDA para tratamento de artrite reumatoide), e produz seus efeitos anti-inflamatórios limitando a proliferação de células T e B em divisão acelerada. Essa enzima não está envolvida na chamada "via de salvamento", por meio da qual concentrados de pirimidina são reciclados para síntese de DNA e RNA em células em repouso e homeostaticamente proliferativas. Como consequência, a teriflunomida é considerada citostática, e não citotóxica. A teriflunomida reduz a taxa de crises e melhora significativamente todos os parâmetros de gravidade da doença na EM. É bem tolerada, e sua posologia de uma dose diária é muito conveniente para os pacientes. Um ensaio clínico de comparação direta sugeriu uma equivalência, mas não superioridade, entre a teriflunomida e a IFN-β-1a 3×/semana. A teriflunomida, 7 ou 14 mg, é administrada diariamente VO. Nos principais ensaios clínicos, rarefação leve de cabelo e sintomas gastrintestinais (náuseas e diarreia) foram mais comuns no grupo ativo do que nos controles, mas, em geral, o tratamento com teriflunomida foi bem tolerado. A teriflunomida raramente causa necrólise epidérmica tóxica ou síndrome de Stevens-Johnson. Uma importante limitação, particularmente em mulheres de idade fértil, é a possível teratogenicidade (categoria X para uso na gestação) do fármaco. A teriflunomida pode permanecer na corrente sanguínea por 2 anos, devido à reabsorção hepatobiliar. Por esse motivo, recomenda-se que mulheres e homens expostos que desejem conceber recebam colestiramina ou carvão ativado para eliminar qualquer fármaco residual.

CLADRIBINA (EFICÁCIA MODERADA)

A cladribina é um profármaco que, quando fosforilado pela desoxicitidina-cinase em seu metabólito 2-clorodesoxiadenosina, torna-se ativo e é incorporado no DNA nuclear e mitocondrial causando apoptose. Como a desoxicitidina é expressa em altos níveis nos linfócitos, a cladribina pode ser administrada como terapia linfotóxica relativamente específica. Em formas administradas por via IV ou SC, a cladribina está indicada para o tratamento da leucemia de células pilosas. A formulação oral da cladribina está indicada para tratamento das formas recidivantes da EM, incluindo a EMPS ativa. A cladribina reduz a frequência das crises e as medidas de incapacidade em pacientes com EMRR. Ela é bem tolerada, e a dose é ajustada com base no peso corporal (3,5 mg/kg divididos em 2 cursos de tratamento anuais). Os pacientes são tratados com 1 ou 2 doses diárias de cladribina por 4 ou 5 dias consecutivos, recebem um segundo ciclo de tratamento semelhante 23 a 27 dias após o primeiro ciclo, e depois são novamente tratados após 1 ano. A cladribina tem efeitos benéficos na EM, os quais são sustentados além do curso de 2 anos de administração. A base para esses benefícios é pouco compreendida, mas pode estar relacionada com a reconstituição imune por linfócitos não patogênicos. A cladribina foi associada a casos de câncer, inclusive nos estudos para EM, e por essa razão não é recomendada para tratar pacientes sem tratamento prévio. A cladribina também está contraindicada em gestantes por ser um teratógeno reconhecido em animais, podendo causar letalidade embrionária. Apesar da meia-vida terminal relativamente curta de apenas 1 dia da cladribina, recomenda-se que mulheres e homens tratados com o fármaco não planejem a concepção por 6 meses após a última dose. Antes do tratamento, os pacientes devem ser submetidos a um exame de sangue completo, incluindo contagem de linfócitos e provas de função hepática; devem ser rastreados para vírus da imunodeficiência humana (HIV, do inglês *human immunodeficiency virus*), tuberculose e hepatites B e C; devem ser vacinados contra o VZV; e devem ser submetidos a uma RM de encéfalo dentro de 3 meses do tratamento devido ao risco presumido de LEMP desencadeada pelo tratamento.

ALENTUZUMABE (ALTA EFICÁCIA)

O alentuzumabe é um anticorpo monoclonal humanizado direcionado contra o antígeno CD52, expresso em monócitos e linfócitos. Ele causa depleção de linfócitos (células B e T) e uma mudança na composição dos subtipos de linfócitos. Ambas as alterações, particularmente o impacto sobre os subtipos de linfócitos, são duradouras. Em dois ensaios clínicos de fase 3, que utilizaram para comparação ativa a IFN-β-1a em alta dose, 3×/semana, o alentuzumabe reduziu acentuadamente a taxa de crises e melhorou, de modo significativo, as medidas de gravidade da doença em pacientes com EM, embora seu impacto sobre a incapacidade clínica tenha sido constatado em apenas um dos dois ensaios clínicos. As agências europeia e canadense foram as primeiras a aprovar esse agente para uso em pacientes com EMRR; a FDA também aprovou o alentuzumabe, mas apenas após recurso que se seguiu à desaprovação inicial. As razões que embasaram a recusa inicial foram ausência de efeito convincente sobre a incapacidade e preocupações com possível toxicidade. As toxicidades problemáticas foram a ocorrência de (1) doenças autoimunes, incluindo tireoidite, doença de Graves, trombocitopenia, anemia hemolítica, pancitopenia, doença do anticorpo antimembrana basal glomerular e glomerulonefrite membranosa; (2) neoplasias malignas, incluindo câncer de tireoide, melanoma, câncer de mama, cânceres relacionados ao papilomavírus humano (HPV, do inglês *human papillomavirus*) e distúrbios linfoproliferativos, incluindo linfoma; (3) infecções graves; e (4) reações à infusão. Em virtude de seu perfil de toxicidade, a FDA indica o alentuzumabe apenas para pacientes que tentaram pelo menos duas outras terapias modificadoras de doença (TMDs) e que não tiveram sucesso.

CLORIDRATO DE MITOXANTRONA (ALTA EFICÁCIA)

A mitoxantrona, uma antracenediona, exerce sua ação antineoplásica por (1) intercalação no DNA e produção de quebras de fita e ligações cruzadas entre fitas, (2) interferência na síntese do RNA e (3) inibição da topoisomerase II (envolvida no reparo do DNA). A FDA aprovou a mitoxantrona com base em um único ensaio clínico de fase 3 na Europa, além de um estudo de fase 2 ainda menor. A mitoxantrona está indicada para uso em pacientes com rápido agravamento da EM (definidos como pacientes cujo estado neurológico permanece significativamente anormal entre as crises de EM). Entretanto, apesar dessa ampla indicação, os dados que sustentam a sua eficácia são menos robustos em comparação com outras terapias aprovadas. A mitoxantrona é cardiotóxica (p. ex., miocardiopatia, redução da fração de ejeção do ventrículo esquerdo e insuficiência cardíaca congestiva irreversível). Em consequência, não se recomenda dose cumulativa > 140 mg/m². Nas doses atualmente aprovadas (12 mg/m² a cada 3 meses), a duração máxima do tratamento é de apenas 2 a 3 anos. Além disso, mais de 40% das mulheres sofrem amenorreia, que pode ser permanente. Por fim, há risco de leucemia aguda em consequência do uso da mitoxantrona, estimado em pelo menos 1,4% durante a vida. Devido a esses riscos e à disponibilidade de terapias alternativas, a mitoxantrona é hoje raramente utilizada para a EM.

TOMADA DE DECISÃO NO TRATAMENTO DA EMRR

A terapia de primeira linha deve ser iniciada em pacientes com uma síndrome clinicamente isolada e de alto risco para EM ou em pacientes diagnosticados com EMRR (de acordo com os critérios de McDonald de 2017).

Damos preferência ao uso das TMDs de alta eficácia como opções de primeira linha para a maioria dos pacientes com EM ativa em vez da abordagem mais tradicional de "tratar conforme o alvo" em que um tratamento de eficácia modesta ou moderada é utilizado primeiro, sendo a terapia avançada até um agente mais efetivo quando a doença recidiva (evidência clínica ou por RM). Conforme citado, estudos observacionais sugerem que o uso precoce da terapia de alta eficácia poderia melhorar os desfechos em longo prazo. Em muitos pacientes, começamos com um agente anti-CD20 como ocrelizumabe ou ofatumumabe, ou com natalizumabe no caso de pacientes negativos para o vírus JC. Os agentes anti-CD20 são atraentes devido ao seu alto nível de eficácia, relativa facilidade de uso, perfil de segurança favorável e ausência de rebote após a suspensão do tratamento. Nos pacientes que preferem o tratamento oral, também é razoável usar um modulador de S1P ou fumarato como terapia de primeira linha.

A troca dos TMDs pode ser necessária nas seguintes situações: resposta subótima, presença de mais de uma recidiva com RMs ativas durante o tratamento e problemas de segurança incluindo o desenvolvimento de altos níveis de anticorpos neutralizantes persistentes em pacientes que recebem IFN-β. A suspensão dos TMDs é necessária em casos de eventos adversos graves que podem estar relacionados ao fármaco e, no caso de muitos TMDs, em mulheres que engravidam durante o tratamento. As exceções a essa prática incluem o acetato de glatirâmer, o qual pode ser continuado durante a gestação, e, em alguns casos, o uso prévio de ocrelizumabe, alentuzumabe e cladribina, os quais têm efeitos farmacodinâmicos prolongados que persistem após o fármaco ter sido eliminado.

Para os pacientes que apresentam uma evolução inicial leve – por exemplo, exame normal ou comprometimento mínimo (EDSS ≤ 2,5) e baixa atividade da doença à RM –, podem ser considerados tanto agentes orais (fumaratos, moduladores S1P, teriflunomida) como injetáveis (IFN-β ou acetato de glatirâmer). Os agentes injetáveis (IFN-β e acetato de glatirâmer) possuem um excelente histórico de segurança em longo prazo, mas a necessidade de injeções frequentes é um fator negativo, assim como o são alguns efeitos colaterais desagradáveis que contribuem para a perda de adesão ao tratamento.

A segurança e o valor da terapia combinada também são, em grande medida, desconhecidos, e ela geralmente não é recomendada. Um ensaio clínico não demonstrou qualquer benefício adicional com a combinação de acetato de glatirâmer e IFN-β-1a 1×/semana. A duração ideal da terapia também não é conhecida.

O impacto em longo prazo desses tratamentos sobre o curso da doença permanece controverso, embora, conforme citado anteriormente (em "Prognóstico"), diversos estudos observacionais tenham demonstrado que esses agentes melhoram a evolução em longo prazo da EM, incluindo prolongamento do período até chegar a determinadas incapacidades (p. ex., EMPS e auxílio para deambular) e redução da mortalidade relacionada com a EM. Esses benefícios parecem ser mais evidentes quando o tratamento é iniciado cedo no estágio de EMRR. Também se justifica adiar a instituição do tratamento em pacientes com (1) exames neurológicos normais, (2) uma única crise da doença ou frequência baixa de crises e (3) baixa carga de doença, com base na avaliação pela RM do cérebro. No entanto, os pacientes não tratados devem ser acompanhados rigorosamente com RM do cérebro efetuada periodicamente; a necessidade de tratamento é reavaliada se os exames revelarem sinais de doença subclínica em curso. Por fim, eventuais deficiências de vitamina D devem ser corrigidas em todos os pacientes com EM, e em geral isso exige suplementação oral com 4.000 UI de vitamina D_3 diariamente. Vários ensaios clínicos mostraram que a suplementação com vitamina D em pacientes com EM recidivante reduz as medidas de atividade da doença na RM e também pode diminuir a frequência de recidiva em pacientes ativamente tratados com interferona ou acetato de glatirâmer.

TERAPIAS MODIFICADORAS DA DOENÇA PARA ESCLEROSE MÚLTIPLA PROGRESSIVA

EMPS

O siponimode é um modulador seletivo de S1P1 e S1P5 (ver os moduladores do receptor S1P anteriormente), o qual se demonstrou, em um único estudo de fase 3, ser superior ao placebo na redução do risco de progressão em pacientes com EMPS. O siponimode também reduziu o risco de recidiva e as medidas da carga de doença na RM. As análises de subgrupos mostraram que os pacientes com uma recidiva nos 2 anos anteriores ao tratamento e aqueles com lesões realçadas por contraste na RM de encéfalo apresentavam o maior benefício terapêutico. O siponimode foi subsequentemente aprovado em pacientes com EMPS e doença ativa. A dose do siponimode se baseia no genótipo de CYP2C9. Para os pacientes com CYP2C9 1/*3 ou 2/*3, o siponimode é administrado em doses de 1 mg/dia. A dose do siponimode é reduzida em pacientes com o genótipo CYP2C9 *3/*3 (< 0,5% da população), pois os níveis séricos do fármaco podem ser substancialmente elevados. Antes do tratamento, os pacientes devem realizar hemograma completo, avaliação oftalmológica, ECG, provas de função hepática e vacinação contra o VZV. Diferentemente do fingolimode, o monitoramento da primeira aplicação só é necessário em pacientes com bradicardia sinusal, bloqueio AV de primeiro ou segundo graus ou história de infarto do miocárdio ou insuficiência cardíaca.

Ocrelizumabe, cladribina e ponesimode também estão indicados na EMPS ativa, embora nenhuma dessas terapias tenha sido especificamente estudada nessa população de pacientes. A IFN-β em alta dose provavelmente tem efeito benéfico em pacientes com EMPS com doença ativa (ver anteriormente). A IFN-β provavelmente não é efetiva em pacientes com EMPS que não têm doença ativa. Embora a mitoxantrona tenha sido aprovada para pacientes com EM rapidamente progressiva, esta não é a população estudada no estudo original; assim, não se pode fazer uma recomendação baseada em evidências em relação ao seu uso nesta situação.

EMPP

Em um ensaio clínico de fase 3, o ocrelizumabe (ver anteriormente) reduziu a progressão da incapacidade clínica na EMPP em 24% e também melhorou outros marcadores clínicos e de RM de atividade inflamatória e degenerativa da doença. O ocrelizumabe representa o primeiro agente que modifica a evolução da EMPP de modo convincente. A dose de ocrelizumabe para a EMPP é idêntica àquela para a EMRR (ver anteriormente).

OPÇÕES DE TRATAMENTO SEM INDICAÇÃO FORMAL PARA A EMRR E A EMPS

A *azatioprina* (2-3 mg/kg/dia) tem sido usada principalmente na EM recidivante. Uma metanálise dos estudos publicados sugere que esse medicamento apresenta efetividade limítrofe para redução das taxas de recidivas, mas não se demonstrou benefício sobre a progressão da incapacidade.

Um estudo mostrou que o *metotrexato* (7,5-20 mg/semana) reduziu a progressão da disfunção dos membros superiores na EMPS. Porém, considerando a possibilidade de lesão hepática irreversível, alguns especialistas recomendam biópsia hepática às cegas após 2 anos de tratamento.

A *ciclofosfamida* (700 mg/m² a cada 2 meses) pode ser útil aos pacientes refratários ao tratamento que (1) estejam bem nos demais aspectos, (2) sejam capazes de deambular e (3) tenham menos de 40 anos de idade. Como ela pode ser usada por períodos superiores a 3 anos, talvez seja preferível à mitoxantrona nessas circunstâncias.

A *imunoglobulina intravenosa* (IgIV), administrada em pulsos mensais (até 1 g/kg) por até 2 anos, parece reduzir as taxas anuais de exacerbações.

Contudo, seu uso é limitado por seu alto custo, dúvida acerca da dose ideal e incerteza em torno do seu impacto na incapacidade em longo prazo.

Em um estudo, a *metilprednisolona*, administrada em pulsos intravenosos mensais em altas doses, reduziu a progressão da incapacidade (ver anteriormente).

O *transplante autólogo de células-tronco hematopoiéticas* parece ser altamente efetivo para reduzir a ocorrência de recidivas e pode melhorar a incapacidade na EM recidivante. Ele parece não ser efetivo em pacientes com EM progressiva. O transplante de células-tronco também traz um risco significativo, havendo necessidade de ensaios clínicos randomizados com comparações apropriadas, de modo a definir esse procedimento em relação às intervenções farmacológicas disponíveis.

TERAPIAS EXPERIMENTAIS PROMISSORAS

Vários estudos com terapias experimentais promissoras estão sendo realizados. Isso inclui estudos com moléculas que promovem a remielinização; transplante autólogo de células-tronco hematopoiéticas; doses maiores de ocrelizumabe; e inibidores seletivos da cinase, incluindo a tirosina-cinase de Bruton (BTK, do inglês *Bruton's tyrosine kinase*).

OUTRAS PROPOSTAS TERAPÊUTICAS

Várias terapias propostas para a EM jamais foram submetidas ao escrutínio científico. Elas incluem terapias dietéticas (p. ex., dieta Swank, dieta Paleo, dieta Wahls), megadoses de vitaminas, orotato de cálcio, picadas de abelhas, colostro de vaca, oxigênio hiperbárico, combinação de histamina e cafeína, quelação, acupuntura, acupressão, vários fitoterápicos chineses e remoção das obturações dentárias de amálgama-mercúrio, entre outras. Os pacientes devem evitar tratamentos não comprovados que sejam dispendiosos ou perigosos. Muitas dessas propostas carecem de plausibilidade biológica. Nunca foi descrito um caso confiável de intoxicação por mercúrio que se assemelhasse à EM típica, desafiando, assim, a ideia de que a retirada de obturações dentárias de amálgama-mercúrio possa ser benéfica. Embora tenha sido sugerida a possível participação de EBV, herpes-vírus humano (HHV) tipo 6 ou clamídia na EM, o tratamento com agentes antivirais ou antibióticos não é recomendado na atualidade. A insuficiência venosa cerebrospinal crônica (CCSVI, do inglês *chronic cerebrospinal insufficiency*) foi proposta como causa de EM, sendo recomendada uma intervenção cirúrgica vascular. Entretanto, múltiplos estudos independentes não conseguiram até mesmo sustentar as propostas iniciais, e os pacientes devem ser fortemente aconselhados a evitar procedimentos diagnósticos e uma cirurgia de alto risco para essa condição. Um estudo duplo-cego com altas doses de biotina para melhorar a incapacidade nas formas progressivas da EM não encontrou benefícios.

TRATAMENTO SINTOMÁTICO

Para todos os pacientes, é importante estimular a atenção para um estilo de vida saudável, incluindo manutenção de uma perspectiva otimista, dieta saudável e atividade física regular, quando tolerada (a natação é, com frequência, bem tolerada, em razão do efeito de resfriamento da água). Também é razoável corrigir a deficiência de vitamina D com vitamina D oral.

A *ataxia/tremor* frequentemente é intratável. O clonazepam, 1,5 a 20 mg/dia, a primidona, 50 a 250 mg/dia, o propranolol, 40 a 200 mg/dia, ou a ondansetrona, 8 a 16 mg/dia, podem ser úteis. Pesos nos pulsos às vezes reduzem o tremor no braço ou na mão. A talamotomia e a estimulação cerebral profunda foram tentadas com sucesso variável.

A *espasticidade* e os *espasmos* podem melhorar com fisioterapia, exercícios regulares e alongamento. A exclusão dos fatores desencadeantes (p. ex., infecções, fecalomas, úlceras de decúbito) é importantíssima. Os medicamentos efetivos incluem baclofeno (20-120 mg/dia), diazepam (2-40 mg/dia), tizanidina (8-32 mg/dia), dantroleno (25-400 mg/dia) e cloridrato de ciclobenzaprina (10-60 mg/dia). Para a espasticidade grave, uma bomba de baclofeno (que administra o fármaco diretamente no LCS) pode proporcionar alívio substancial.

A *fraqueza* algumas vezes pode melhorar com o uso de bloqueadores dos canais de potássio, como a 4-aminopiridina (20 mg/dia) e a 3,4-diaminopiridina (40-80 mg/dia), particularmente quando a perda de força dos membros inferiores interferir na capacidade de deambulação do paciente. A FDA aprovou a 4-aminopiridina (10 mg, 2×/dia) de liberação prolongada, que pode ser obtida como dalfampridina ou em farmácia de manipulação.

A principal preocupação com o uso desses agentes é a possibilidade de induzirem convulsões em altas doses.

A *dor* é tratada com anticonvulsivantes (carbamazepina, 100-1.000 mg/dia; fenitoína, 300-600 mg/dia; gabapentina, 300-3.600 mg/dia; ou pregabalina, 50-300 mg/dia), antidepressivos (amitriptilina, 25-150 mg/dia; nortriptilina, 25-150 mg/dia; desipramina, 100-300 mg/dia; ou venlafaxina, 75-225 mg/dia) ou antiarrítmicos (mexiletina, 300-900 mg/dia). Se essas medidas falharem, o paciente deverá ser encaminhado a um programa de tratamento abrangente da dor.

O tratamento da *disfunção vesical* é mais bem orientado por testes urodinâmicos. A restrição hídrica vespertina ou micção voluntária frequente podem melhorar a *hiper-reflexia do detrusor*. Se esses métodos falharem, o brometo de propantelina (10-15 mg/dia), a oxibutinina (5-15 mg/dia), o sulfato de hiosciamina (0,5-0,75 mg/dia), o tartarato de tolterodina (2-4 mg/dia) ou a solifenacina (5-10 mg/dia) poderão ajudar. A coadministração de pseudoefedrina (30-60 mg) às vezes é benéfica.

A *dissinergia detrusor/esfíncter* pode responder à fenoxibenzamina (10-20 mg/dia) ou ao cloridrato de terazosina (1-20 mg/dia). A perda da contração reflexa da parede vesical pode responder ao betanecol (30-150 mg/dia). Contudo, ambos os distúrbios muitas vezes exigem cateterismo.

As *infecções do trato urinário* devem ser tratadas prontamente. Os pacientes com volumes urinários residuais pós-micção > 200 mL têm predisposição a infecções. A prevenção por acidificação da urina (com suco de oxicoco [*cranberry*] ou vitamina C) inibe algumas bactérias. A administração profilática de antibióticos às vezes é necessária, mas pode induzir à colonização por microrganismos resistentes. O cateterismo intermitente pode ajudar a prevenir infecções recorrentes e a reduzir a incontinência por transbordamento.

O tratamento da *constipação* inclui dietas ricas em fibras e líquidos. Os laxativos naturais ou outros podem ser úteis. A *incontinência fecal* pode responder à redução das fibras alimentares.

A *depressão* deve ser tratada. Os medicamentos utilizados incluem os inibidores seletivos da recaptação de serotonina (fluoxetina, 20-80 mg/dia, ou sertralina, 50-200 mg/dia), os antidepressivos tricíclicos (amitriptilina, 25-150 mg/dia; nortriptilina, 25-150 mg/dia; ou desipramina, 100-300 mg/dia) e os antidepressivos não tricíclicos (venlafaxina, 75-225 mg/dia).

A *fadiga* pode melhorar com dispositivos de auxílio, ajuda domiciliar ou tratamento bem-sucedido da espasticidade. Os pacientes com noctúria frequente podem beneficiar-se de medicação anticolinérgica à hora de deitar. A sonolência diurna excessiva causada pela EM pode responder à amantadina (200 mg/dia), ao metilfenidato (5-25 mg/dia), à modafinila (100-400 mg/dia) ou à armodafinila (150-250 mg/dia).

Os *problemas cognitivos* podem responder de modo marginal à lisdexanfetamina (40 mg/dia).

Os *sintomas paroxísticos* respondem muito bem a doses baixas de anticonvulsivantes (acetazolamida, 200-600 mg/dia; carbamazepina, 50-400 mg/dia; fenitoína, 50-300 mg/dia; ou gabapentina, 600-1.800 mg/dia).

A *sensibilidade ao calor* pode ser contornada evitando altas temperaturas, com uso de ar-condicionado ou roupas refrescantes.

A *disfunção sexual* pode ser auxiliada por lubrificantes, que ajudam a estimulação genital e a excitação sexual. O tratamento de dor, espasticidade e fadiga bem como das disfunções vesical/intestinal também pode ser útil. A sildenafila (50-100 mg), a tadalafila (5-20 mg) ou a vardenafila (5-20 mg), tomadas 1 a 2 horas antes da relação sexual, são tratamentos-padrão para a disfunção erétil.

VARIANTES CLÍNICAS DA ESCLEROSE MÚLTIPLA

A *EM aguda (variante de Marburg)* é um processo desmielinizante fulminante que em alguns casos evolui para morte em 1 a 2 anos. Em geral, não há remissão. A variante de Marburg não parece suceder a infecção ou a vacinação, e não se sabe se essa síndrome representa uma forma extrema de EM ou outra entidade. Quando uma síndrome desmielinizante aguda manifesta-se como lesão expansiva solitária, suspeita-se frequentemente de tumor cerebral (Fig. 444-4). Esses casos são chamados de EM tumefativa, havendo necessidade de biópsia cerebral para estabelecer o diagnóstico.

A *esclerose concêntrica de Balo* é outra síndrome desmielinizante fulminante, caracterizada por lesões concêntricas no cérebro ou na medula espinal, com esferas alternadas de desmielinização e remielinização (Fig. 444-4). Não foi conduzido nenhum ensaio clínico controlado de terapia para esses estados de desmielinização fulminantes; os glicocorticoides em alta dose, a plasmaférese e a ciclofosfamida foram tentados, com benefício incerto.

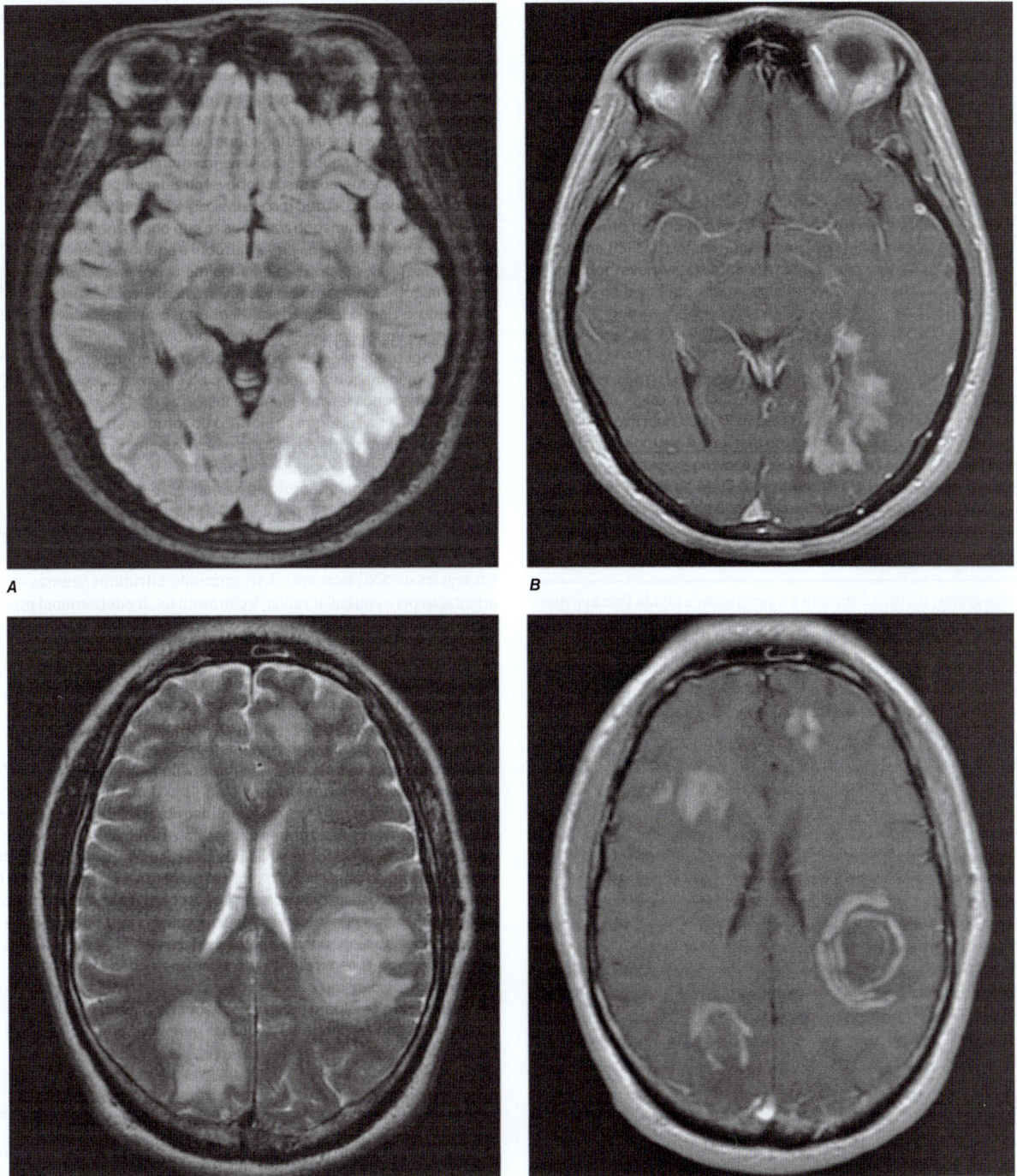

FIGURA 444-4 Achados da ressonância magnética em variantes de esclerose múltipla (EM). *A* e *B*. EM tumefativa aguda. Em *A*, uma imagem sagital ponderada em T2 FLAIR (do inglês *fluid-attenuated inversion recovery*) de uma grande lesão solitária da substância branca parieto-occipital do lado direito é mostrada, com apagamento dos sulcos corticais sobrejacentes, compatível com efeito expansivo. Em *B*, imagem ponderada em T1 obtida após a administração intravenosa de gadolínio-DTPA (ácido dietilenotriaminopentacético), revelando uma grande área serpiginosa de ruptura da barreira hematencefálica compatível com inflamação aguda. *C* e *D*. Esclerose concêntrica de Balo. Em *C*, uma sequência axial ponderada em T2 mostra múltiplas áreas de sinal brilhante ovoide anormal na substância branca supratentorial bilateralmente; algumas lesões revelam camadas concêntricas, características da esclerose concêntrica de Balo. Em *D*, ressonância magnética ponderada em T1 após a administração de gadolínio demonstra um realce anormal de todas as lesões, enquanto algumas lesões demonstram realce em anel concêntrico.

ENCEFALOMIELITE DISSEMINADA AGUDA

A encefalomielite disseminada aguda (ADEM, do inglês *acute disseminated encephalomyelitis*) tem evolução monofásica e, com mais frequência, está associada a uma infecção antecedente (encefalomielite pós-infecciosa); cerca de 5% dos casos de ADEM ocorrem após imunização (encefalomielite pós-vacinal). A ADEM é bem mais comum em crianças, e muitos dos casos observados em adultos, a princípio diagnosticados como ADEM, subsequentemente tiveram recidivas tardias que os qualificaram como EM ou outro distúrbio inflamatório crônico, como vasculite, sarcoidose ou linfoma. A característica fundamental da ADEM é a presença de focos amplamente dispersos de inflamação perivenular e desmielinização, que podem acometer estruturas da substância branca e da substância cinzenta, diferentemente das lesões confluentes maiores de substância branca típicas da EM. Na forma mais explosiva de ADEM, a leucoencefalite hemorrágica aguda, as lesões são vasculíticas e hemorrágicas, e a evolução clínica é devastadora.

A encefalomielite pós-infecciosa está associada com mais frequência aos exantemas virais da infância. A infecção pelo vírus do sarampo constitui o antecedente mais comum (1 a cada 1.000 casos). No mundo inteiro, a encefalomielite do sarampo ainda é comum, embora o uso da vacina de vírus vivo contra sarampo tenha reduzido radicalmente sua incidência nos países desenvolvidos. Um quadro semelhante à ADEM ocorre raras vezes após vacinação com vírus vivo do sarampo (1-2 a cada 10^6 imunizações). Na atualidade, a ADEM está mais associada às infecções da varicela (catapora) (1 a cada 4.000-10.000 casos). Pode ocorrer também após infecção pelos vírus da rubéola, caxumba, influenza, parainfluenza, EBV, HHV-6, HIV, dengue, Zika e outros vírus, bem como *Mycoplasma pneumoniae*. Recentemente, foram descritos casos em associação com a infecção por Covid-19. Alguns pacientes podem apresentar infecção inespecífica do trato respiratório superior ou nenhuma doença antecedente conhecida. Além do sarampo, a encefalomielite pós-vacinal também pode ocorrer após a administração das vacinas contra varíola (5 casos a cada 1 milhão), raiva Semple e encefalite japonesa. As vacinas modernas que não necessitam de cultura viral em tecido do SNC reduziram o risco de ADEM.

Todas as formas de ADEM supostamente decorrem de resposta imune ao agente infeccioso ou vacina que então, por meio de reação cruzada, suscita uma resposta inflamatória desmielinizante. Os autoanticorpos contra a MBP e outros antígenos da mielina foram detectados no LCS de alguns pacientes com ADEM, e cerca de metade das crianças com ADEM apresentam anticorpos circulantes e no LCS contra MOG (Cap. 445). As tentativas de demonstrar invasão viral direta do SNC foram malsucedidas.

MANIFESTAÇÕES CLÍNICAS

Nos casos graves, o início é abrupto e a progressão é rápida (horas a dias). Na ADEM pós-infecciosa, a síndrome neurológica em geral começa no fim da evolução da doença viral, quando o exantema está esmaecendo. A febre reaparece, e podem ocorrer cefaleia, meningismo e letargia, progredindo para o coma. Convulsões são comuns. Sinais de doença neurológica disseminada estão consistentemente presentes (p. ex., hemiparesia ou tetraparesia, resposta plantar em extensão, abolição ou intensificação dos reflexos tendíneos, perda sensitiva e comprometimento do tronco encefálico). Na ADEM causada por varicela, o comprometimento cerebelar muitas vezes é evidente. Há elevação discreta das proteínas no LCS (0,5-1,5 g/L [50-150 mg/dL]). Em 80% dos pacientes, ocorre pleocitose linfocitária, geralmente com ≥ 200 células/μL. Alguns pacientes apresentam contagens mais elevadas ou um padrão misto de leucócitos polimorfonucleares e linfócitos nos primeiros dias da doença. Foi relatado o aparecimento transitório de bandas oligoclonais no LCS. A RM costuma revelar alterações extensas no cérebro e na medula espinal, que consistem em hiperintensidade de sinal na substância branca em T2 e em FLAIR (do inglês *fluid-attenuated inversion recovery*) com impregnação pelo Gd nas sequências ponderadas em T1.

DIAGNÓSTICO

O diagnóstico é mais confiável quando há história de vacinação recente ou de doença exantemática viral. Nos casos graves com envolvimento cerebral predominante, a encefalite aguda devido à infecção por herpes simples ou outros vírus, incluindo o HIV, pode ser difícil de excluir; outras considerações incluem estados de hipercoagulação como a síndrome antifosfolipídeo, a encefalite límbica autoimune (paraneoplásica), vasculites, neurossarcoidose, linfoma primário do SNC e câncer metastático. Uma apresentação explosiva de EM pode simular ADEM e, particularmente em adultos, pode não ser possível distinguir essas condições no início. O início simultâneo de sinais e sintomas disseminados é comum na ADEM e raro na EM. De forma semelhante, meningismo, tontura, coma e convulsões sugerem ADEM em vez de EM. Ao contrário da EM, o comprometimento do nervo óptico na ADEM costuma ser bilateral, e a mielopatia transversa é completa. Os achados da RM que favorecem o diagnóstico de ADEM incluem anormalidades extensas e relativamente simétricas da substância branca, lesões dos núcleos da base ou da substância cinzenta cortical e impregnação pelo Gd em todas as áreas anormais. Por outro lado, BOCs no LCS são mais comuns na EM. Em um estudo de pacientes adultos inicialmente considerados portadores de ADEM, 30% sofreram recidivas adicionais durante o período de acompanhamento de 3 anos e foram classificados como portadores de EM. Em outros pacientes inicialmente classificados como portadores de ADEM, foi constatada subsequentemente a ocorrência de distúrbio do espectro da neuromielite óptica (Cap. 445). Foram também descritos alguns pacientes com "ADEM recorrente", sobretudo crianças; entretanto, não é possível diferenciar essa entidade da EM atípica. Devido à sobreposição clínica na apresentação entre ADEM e EM, é fundamental efetuar um exame de imagem de acompanhamento após recuperação da ADEM, de modo que a atividade subclínica da doença devido à EM possa ser reconhecida, e o tratamento para a EM possa ser iniciado.

TRATAMENTO

ENCEFALOMIELITE DISSEMINADA AGUDA

O tratamento inicial consiste em glicocorticoides em altas doses; dependendo da resposta, pode ser necessário continuar o tratamento por 8 semanas. Os pacientes que não respondem em alguns dias podem ser beneficiados com um ciclo de plasmaférese ou imunoglobulina intravenosa. O prognóstico reflete a gravidade da doença aguda subjacente. Em uma série de casos recentemente publicada de adultos com suposta ADEM, foram relatadas taxas de mortalidade entre 5 e 20%, e muitos sobreviventes tiveram sequelas neurológicas permanentes.

AUTOIMUNIDADE POR PROTEÍNA ÁCIDA FIBRILAR GLIAL

A autoimunidade contra a proteína ácida fibrilar glial (GFAP, do inglês *glial fibrillary acidic protein*) de astrócitos se apresenta com uma ampla gama de sintomas que incluem meningismo, encefalite, mielite e neurite óptica. A RM mostra padrões característicos de reforço do gadolínio localizado em regiões do SNC ricas em GFAP, incluindo estruturas venosas em uma orientação periventricular radial, leptomeninges, medula espinal periependimária e um padrão serpiginoso marcante envolvendo o parênquima cerebral. Esses padrões de reforço compartilham algumas semelhanças com os padrões que podem ser observados na neurossarcoidose. A presença desses padrões deve levar à consideração de ambas as condições. Uma pleocitose linfocítica está comumente presente no LCS. Os anticorpos contra GFAP podem ser medidos no LCS ou no soro. A autoimunidade contra GFAP é encontrada como síndrome paraneoplásica em 25% dos casos, mais comumente em associação com teratoma ovariano, e pode coexistir com a encefalite antirreceptor de *N*-metil-D-aspartato (NMDAR) ou com um distúrbio do espectro da neuromielite óptica (DENMO). As células T estão implicadas na fisiopatologia com base na histopatologia e na associação com o tratamento com inibidores de *checkpoint* para câncer ou em casos de HIV. A autoimunidade contra GFAP costuma responder aos glicocorticoides. O reconhecimento precoce com a intervenção imediata está associado com desfechos mais favoráveis. Ocorrem recidivas em cerca de 20% dos pacientes, necessitando do uso de terapia imunossupressora.

LEITURAS ADICIONAIS

Absinta M et al: Mechanisms underlying progression in multiple sclerosis. Curr Opin Neurol 33:277, 2020.
Bevan RJ et al: Meningeal inflammation and cortical demyelination in acute multiple sclerosis. Ann Neurol 84:829, 2018.
Brown JWL et al: Association of initial disease-modifying therapy with later conversion to secondary progressive multiple sclerosis. JAMA 321:175, 2019.
Cree BAC et al: Silent progression in disease activity-free relapsing multiple sclerosis. Ann Neurol 85:653, 2019.
Giovannoni G et al: Alemtuzumab improves preexisting disability in active relapsing-remitting MS patients. Neurology 87:1985, 2016.
Hauser SL et al: Ocrelizumab versus interferon beta-1a in relapsing multiple sclerosis. N Engl J Med 376:221, 2017.
Hauser SL et al: Ofatumumab versus teriflunomide in multiple sclerosis. N Engl J Med 383:546, 2020.
Luna G et al: Infection risks among patients with multiple sclerosis treated with fingolimod, natalizumab, rituximab, and injectable therapies. JAMA Neurol 77:184, 2020.
Malpas CB et al: Early clinical markers of aggressive multiple sclerosis. Brain 143:1400, 2020.
Naegelin Y et al: Association of rituximab treatment with disability progression among patients with secondary progressive multiple sclerosis. JAMA Neurol 76:274, 2019.
Montalban X et al: Ocrelizumab versus placebo in primary progressive multiple sclerosis. N Engl J Med 376:209, 2017.
Pohl D et al: Acute disseminated encephalomyelitis: Updates on an inflammatory CNS syndrome. Neurology 87(9 Suppl 2):S38, 2016.
Shan F et al: Autoimmune glial fibrillary acidic protein astrocytopathy: A review of the literature. Front Immunol 9:2802, 2018.
Thompson AJ et al: Diagnosis of multiple sclerosis: 2017 revisions of the McDonald criteria. Lancet Neurol 17:162, 2018.
Zamvil SS, Hauser SL: Antigen presentation by B cells in multiple sclerosis. [Review] N Engl J Med 384:378, 2021.

445 Neuromielite óptica
Bruce A. C. Cree, Stephen L. Hauser

A neuromielite óptica (NMO; doença de Devic) é um distúrbio inflamatório agressivo caracterizado por ataques recorrentes de neurite óptica (NO) e mielite; foi proposto o termo mais inclusivo *distúrbio do espectro de NMO* (DENMO) para incluir indivíduos com formas parciais da doença, bem como aqueles com comprometimento de regiões adicionais no sistema nervoso central (SNC) (Tab. 445-1). A NMO é mais frequente nas mulheres do que nos homens (9:1) e normalmente começa na vida adulta, com uma média de idade de 40 anos, embora possa surgir em qualquer idade. Um aspecto importante, particularmente no início de sua apresentação, é diferenciar a NMO da esclerose múltipla (EM; Cap. 444). Nos pacientes com NMO, os episódios de NO podem ser bilaterais e produzir grave perda visual (incomum na EM); a mielite pode ser grave e transversa (rara na EM) e é, em geral, longitudinalmente extensa (Fig. 445-1), acometendo três ou mais segmentos vertebrais contíguos. Diferentemente da EM, normalmente não ocorrem sintomas progressivos na NMO. Anteriormente, acreditava-se que a ressonância magnética (RM) de encéfalo fosse normal na NMO. Todavia, sabe-se atualmente que, em muitos casos, há lesões cerebrais, incluindo áreas inespecíficas de alteração de sinal, bem como lesões associadas a síndromes específicas, como o hipotálamo causando endocrinopatia; a área postrema na parte inferior do bulbo manifestando-se como soluços ou vômitos difíceis de tratar; ou hemisférios cerebrais produzindo sintomas focais, encefalopatia ou convulsões. Lesões volumosas nos hemisférios cerebrais ao exame de RM podem ser assintomáticas, algumas vezes com aspecto "nebuloso" e, diferentemente das lesões da EM, em geral não são destrutivas, podendo desaparecer completamente. As lesões medulares à RM consistem caracteristicamente em áreas de impregnação focal com edema e destruição tecidual, estendendo-se por três ou mais segmentos medulares, e, nas sequências no plano axial, essas lesões estão concentradas na substância cinzenta da medula. Os achados no líquido cerebrospinal (LCS) incluem pleocitose maior do que a observada na EM, com presença de neutrófilos e eosinófilos em muitos casos agudos; bandas oligoclonais (BOCs) são incomuns e ocorrem em < 20% dos pacientes com NMO. Na patologia da NMO, observa-se astrocitopatia característica com inflamação, perda de astrócitos e ausência de coloração da proteína do canal de água AQP4 pela imuno-histoquímica, além de espessamento da parede dos vasos sanguíneos, desmielinização e depósito de anticorpos e complemento.

IMUNOLOGIA
A NMO é uma doença autoimune associada a um autoanticorpo altamente específico dirigido contra a aquaporina-4 (AQP4), que está presente no soro de cerca de 90% dos pacientes com diagnóstico clínico de NMO. A AQP4 localiza-se nos pedicelos dos astrócitos em estreita aposição às superfícies endoteliais, assim como nas regiões paranodais próximo dos nodos de Ranvier. É provável que os anticorpos AQP4 sejam patogênicos porque a sua transferência passiva para animais de laboratório pode reproduzir as características histológicas da doença. Acredita-se que a fixação do complemento mediada por anticorpos represente o mecanismo primário da lesão de astrócitos na NMO. Durante os ataques agudos de mielite, ocorre acentuada elevação dos níveis de interleucina-6 (IL-6; uma citocina pró-inflamatória) e da proteína ácida fibrilar glial (GFAP, do inglês *glial fibrillary acidic protein*) específica de astrócitos, compatível com inflamação ativa e lesão dos astrócitos. Os linfócitos T pró-inflamatórios do tipo T_H17 reconhecem um epítopo imunodominante de AQP4 e também podem contribuir para a patogênese. Devido à alta especificidade do anticorpo, a sua presença é considerada diagnóstica quando detectado em associação a uma apresentação clínica típica. Pacientes soropositivos para anti-AQP4 correm alto risco de recidivas futuras; mais da metade dos pacientes não tratados sofrem recidiva dentro de 1 ano.

EVOLUÇÃO CLÍNICA
Normalmente, a NMO é uma doença recorrente; a evolução é monofásica em < 10% dos pacientes. Indivíduos com teste negativo para anticorpos anti-AQP4 têm uma tendência ligeiramente maior a ter uma evolução monofásica. Em geral, a NMO não tratada é incapacitante com o passar do tempo; em uma série, ocorreu insuficiência respiratória causada por mielite cervical em cerca de um terço dos pacientes, e, 8 anos após o início, 60% dos pacientes apresentavam cegueira, e mais de metade tinham paralisia permanente de um ou mais membros. A evolução da NMO em longo prazo parece ter melhorado substancialmente com o desenvolvimento de terapias para tratamento das crises agudas e prevenção das recidivas. As estimativas da taxa de sobrevida em 5 anos aumentaram de 68 a 75% em 1999 para 91 a 98% em 2017, uma mudança que provavelmente se deve a um melhor diagnóstico e ao amplo uso de fármacos imunossupressores.

CONSIDERAÇÕES GLOBAIS
A incidência e a prevalência da NMO exibem considerável variação entre populações e regiões geográficas, com estimativas que podem variar desde < 1 até > 4 a cada 100 mil. Embora a NMO possa ocorrer em indivíduos de qualquer origem étnica, os indivíduos de origem asiática e africana são desproporcionalmente afetados. A maior prevalência relatada é na Martinica. Entre as populações brancas, a EM (Cap. 444) é muito mais comum do que a NMO.

Quando a EM acomete indivíduos de ancestralidade africana ou asiática, as lesões desmielinizantes têm propensão a acometer predominantemente o nervo óptico e a medula espinal, constituindo um subtipo de EM denominado *EM óptico-espinal*. Alguns indivíduos com EM óptico-espinal são soropositivos para anticorpos anti-AQP4, indicando que esses casos representam DENMO.

TABELA 445-1 ■ Critérios diagnósticos para o distúrbio do espectro de neuromielite óptica (DENMO)

Critérios diagnósticos para DENMO com AQP4-IgG
1. Pelo menos 1 característica clínica central
2. Teste positivo para AQP4-IgG utilizando o melhor método de detecção disponível (recomenda-se fortemente o ensaio baseado em células)
3. Exclusão de diagnósticos alternativos

Critérios diagnósticos para DENMO sem AQP4-IgG ou DENMO com estado de AQP4-IgG desconhecido
1. Pelo menos 2 características clínicas centrais que ocorrem em consequência de um ou mais ataques clínicos e preenchendo todos os seguintes requisitos:
   a. Pelo menos 1 característica clínica central deve ser neurite óptica, mielite aguda com MTLE ou síndrome da área postrema
   b. Disseminação no espaço (2 ou mais características clínicas diferentes)
   c. Preencher condições adicionais na RM, quando aplicável
2. Teste negativo para AQP4-IgG utilizando o melhor método de detecção disponível ou teste não disponível
3. Exclusão de diagnósticos alternativos

Características clínicas centrais
1. Neurite óptica
2. Mielite aguda
3. Síndrome da área postrema: episódio de soluço, náusea ou vômitos de outro modo inexplicáveis
4. Síndrome do tronco encefálico aguda
5. Narcolepsia sintomática ou síndrome clínica diencefálica aguda com lesões diencefálicas típicas do DENMO na RM
6. Síndrome cerebral sintomática com lesões cerebrais típicas do DENMO

Condições adicionais na RM para DENMO sem AQP4-IgG e DENMO com estado de AQP4-IgG desconhecido
1. Neurite óptica aguda: requer a demonstração na RM de encéfalo de (a) achados normais ou apenas lesões inespecíficas da substância branca OU (b) RM de nervo óptico com lesão hiperintensa em T2 ou lesão com realce por gadolínio ponderada em T1 estendendo-se por mais da metade do comprimento do nervo óptico ou envolvendo o quiasma óptico
2. Mielite aguda: requer lesão intramedular associada na RM estendendo-se por ≥ 3 segmentos contíguos (MTLE) OU ≥ 3 segmentos contíguos de atrofia de medula espinal focal em pacientes com história compatível com mielite aguda
3. Síndrome da área postrema requer lesões associadas da parte dorsal do bulbo/área postrema
4. Síndrome do tronco encefálico aguda requer lesões do tronco encefálico periependimárias

Fonte: Reproduzida com permissão de DM Wingerchuk et al: International consensus diagnostic criteria for neuromyelitis optica spectrum disorders. Neurology 85:177, 2015.

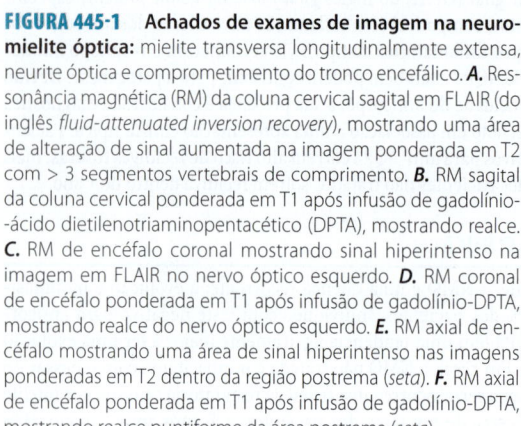

FIGURA 445-1 Achados de exames de imagem na neuromielite óptica: mielite transversa longitudinalmente extensa, neurite óptica e comprometimento do tronco encefálico. **A.** Ressonância magnética (RM) da coluna cervical sagital em FLAIR (do inglês *fluid-attenuated inversion recovery*), mostrando uma área de alteração de sinal aumentada na imagem ponderada em T2 com > 3 segmentos vertebrais de comprimento. **B.** RM sagital da coluna cervical ponderada em T1 após infusão de gadolínio-ácido dietilenotriaminopentacético (DPTA), mostrando realce. **C.** RM de encéfalo coronal mostrando sinal hiperintenso na imagem em FLAIR no nervo óptico esquerdo. **D.** RM coronal de encéfalo ponderada em T1 após infusão de gadolínio-DPTA, mostrando realce do nervo óptico esquerdo. **E.** RM axial de encéfalo mostrando uma área de sinal hiperintenso nas imagens ponderadas em T2 dentro da região postrema (seta). **F.** RM axial de encéfalo ponderada em T1 após infusão de gadolínio-DPTA, mostrando realce puntiforme da área postrema (seta).

CONDIÇÕES ASSOCIADAS

Até 40% dos pacientes apresentam doença autoimune sistêmica, como lúpus eritematoso sistêmico, síndrome de Sjögren, vasculite associada ao anticorpo anticitoplasma de neutrófilo perinuclear (p-ANCA, do inglês *perinuclear antineutrophil cytoplasmic antibody*), miastenia grave, tireoidite de Hashimoto ou doença mista do tecido conectivo. Esta é outra característica distinta da EM; os pacientes com EM raramente apresentam outras doenças autoimunes comórbidas, com exceção do hipotireoidismo. Em alguns casos de NMO, o início pode estar associado a infecção aguda pelo vírus da varicela-zóster, vírus Epstein-Barr, vírus da imunodeficiência humana (HIV) ou tuberculose. Raros casos parecem paraneoplásicos e associados a câncer de mama e de pulmão ou outros cânceres.

TRATAMENTO
Neuromielite óptica

Até recentemente, as terapias modificadoras da doença não tinham sido rigorosamente estudadas na NMO. Em geral, as crises agudas são tratadas com glicocorticoides em altas doses (p. ex., metilprednisolona, em uma dose de 1 g/dia durante 5-10 dias, seguida de redução gradual com prednisona). A plasmaférese (geralmente 5-7 trocas de 1,5 volume de plasma/troca) é usada empiricamente para os episódios agudos que não respondem aos glicocorticoides. Tendo em vista a história natural desfavorável da NMO não tratada, recomenda-se a profilaxia contra as recidivas para a maioria dos pacientes, e vários esquemas empíricos têm sido comumente utilizados, incluindo: micofenolato de mofetila (1.000 mg, 2×/dia); o anticorpo monoclonal anti-CD20 que provoca depleção das células B rituximabe (2 g IV, a cada 6 meses); ou uma combinação de glicocorticoides (500 mg/dia IV de metilprednisolona, durante 5 dias; em seguida, prednisona oral, 1 mg/kg/dia, durante 2 meses, seguida de redução lenta e gradual) mais azatioprina (2 mg/kg/dia, iniciando na terceira semana). É importante salientar que algumas terapias com eficácia na EM não parecem ser úteis na NMO. As evidências disponíveis sugerem que a interferona-β é ineficaz e, paradoxalmente, pode aumentar o risco de recidiva da NMO, e, com base em dados limitados, o acetato de glatirâmer, o fingolimode, o natalizumabe e o alentuzumabe também parecem ser ineficazes. Essas diferenças salientam a importância de diferenciar a NMO da EM.

Três terapias com anticorpos monoclonais receberam aprovação das agências reguladoras para a prevenção de ataques na NMO:

TABELA 445-2 ■ Ensaios terapêuticos para neuromielite óptica	
	Redução de risco em pacientes AQP4-soropositivos
Eculizumabe (terapia adicional à imunossupressão)	94%, $p < 0{,}001$
Inolimomabe (monoterapia)	78%, $p = 0{,}01$
Satralizumabe (terapia adicional à imunossupressão)	74%, $p = 0{,}001$
Satralizumabe (monoterapia)	77%, $p < 0{,}001$

eculizumabe, um inibidor do complemento terminal; inebilizumabe, um depletor de células B; e satralizumabe, um bloqueador do receptor de IL-6 **(Tab. 445-2)**.

O **eculizumabe** é um anticorpo monoclonal que se liga à proteína C5 do complemento e inibe a sua clivagem em C5a e C5b, evitando a geração do complexo de ataque do complemento terminal C5b-9. Investigado como terapia adicional na NMO soropositiva para AQP4, o eculizumabe aumentou em 94% o tempo até o primeiro ataque, reduziu em 96% a taxa de ataques e diminuiu as taxas de hospitalização, uso de glicocorticoides e plasmaférese. A dose do eculizumabe é administrada da seguinte forma: 900 mg/semana nas primeiras 4 semanas, seguidos por 1.200 mg na quinta dose 1 semana depois, e depois 1.200 mg a cada 2 semanas.

O eculizumabe está disponível apenas por meio de um protocolo restrito pelo Risk Evaluation and Mitigation Strategy (REMS).* Ocorreram infecções meningocócicas fatais e potencialmente fatais em pacientes tratados com eculizumabe (alerta na bula). Os pacientes tratados com eculizumabe devem ser imunizados com vacinas meningocócicas pelo menos 2 semanas antes da administração da primeira dose, a menos que o risco de postergar a terapia com eculizumabe supere o risco de desenvolver uma infecção meningocócica. A vacinação reduz, mas não elimina, o risco de infecções meningocócicas. Todos os pacientes tratados com eculizumabe devem ser monitorados quanto a sinais iniciais de infecções meningocócicas, sendo avaliados imediatamente se houver suspeita de infecção.

O **inebilizumabe** é um anticorpo monoclonal humanizado que se liga ao antígeno de superfície CD19 específico de células B e causa depleção de uma ampla gama de células B, incluindo alguns plasmoblastos, além de uma proporção de plasmócitos em órgãos linfoides secundários e medula óssea. O inebilizumabe usado como monoterapia aumentou em 77% o tempo até o primeiro ataque de NMO, e também reduziu em 78% as hospitalizações, em 63% a piora das incapacidades e em 43% as novas lesões na RM. O inebilizumabe é administrado da seguinte maneira: infusão de 300 mg IV seguida 2 semanas depois por uma segunda infusão de 300 mg IV com doses subsequentes de infusões de 300 mg a cada 6 meses.

O inebilizumabe está associado a uma redução dose-dependente nos níveis séricos de IgG e à neutropenia em alguns pacientes.

O **satralizumabe** é um anticorpo monoclonal que se liga ao receptor de IL-6, bloqueando a ligação de IL-6. O satralizumabe foi investigado no DENMO em dois estudos: um como monoterapia e o outro como terapia adicional. Foram arrolados tanto pacientes AQP4-soropositivos como AQP4-soronegativos. Em ambos os estudos, o tempo até o primeiro ataque foi mais longo com o tratamento com satralizumabe em comparação com placebo. O risco de um ataque foi reduzido em 74% no estudo de monoterapia e em 78% no estudo de terapia adicional com satralizumabe. Embora ambos os estudos tenham recrutado vários participantes AQP4-soronegativos, o satralizumabe não teve impacto clinicamente significativo nos participantes soronegativos. Deve ser administrado da seguinte maneira: uma dose inicial de 120 mg por injeção subcutânea nas semanas 0, 2 e 4, seguidas por uma dose de manutenção de 120 mg a cada 4 semanas.

Há necessidade de rastreamento para hepatite B, tuberculose e elevação de transaminases hepáticas antes de iniciar o satralizumabe. As transaminases hepáticas devem ser monitoradas durante o tratamento quanto a elevações, e o hemograma deve ser monitorado durante o tratamento quanto à presença de neutropenia. O satralizumabe também está associado a ganho de peso.

DOENÇA ASSOCIADA A ANTICORPOS CONTRA A GLICOPROTEÍNA DA MIELINA DE OLIGODENDRÓCITOS (MOGAD)

Embora considerados há muito tempo como um alvo provável para a desmielinização mediada por anticorpos, recentemente foi constatado que os anticorpos anti-MOG detectados por um ensaio baseado em células, que possibilita o reconhecimento de epítopos da glicoproteína da mielina dos oligodendrócitos (MOG, do inglês *myelin oligodendrocyte glycoprotein*) em uma bicamada lipídica, estão associados a casos de encefalomielite disseminada aguda (ADEM, do inglês *acute disseminated encephalomyelitis*) **(Cap. 444)** em crianças e, em seguida, a casos de NMO soronegativa para AQP4. Estudos subsequentes mostraram que pacientes soropositivos para anticorpos anti-MOG correm risco de neurite óptica bilateral e mielite sincrônicas. Uma característica clínica que pode ajudar a distinguir a NO associada à MOGAD da NMO ou da EM é a presença de papilite observada na fundoscopia ou na RM de órbitas. A NO associada à MOGAD é, em geral, longitudinalmente extensa na RM, e a RM de encéfalo pode ser normal ou pode mostrar áreas algodonosas de alteração de sinal aumentado nas estruturas da substância branca ou cinzenta à semelhança da NMO. As lesões na RM que são típicas da EM, incluindo lesões digitiformes orientadas perpendicularmente à superfície dos ventrículos (dedos de Dawson) e lesões hipointensas ponderadas em T1, são incomuns. As lesões da medula espinal podem ser longitudinalmente extensas ou curtas, e algumas vezes envolvem o cone medular. A desmielinização associada à MOGAD é, algumas vezes, monofásica, como na ADEM, mas também pode ser recorrente. O LCS pode mostrar uma pleocitose com neutrófilos ocasionais. A síntese intratecal aumentada de gamaglobulinas é atípica: bandas oligoclonais estão presentes em cerca de 6 a 13% dos casos, não ocorrendo síntese intratecal de anticorpos anti-MOG. O mecanismo de lesão do SNC na MOGAD não foi estabelecido. Estudos na encefalomielite autoimune experimental induzida por MOG sugerem que anticorpos anti-MOG podem opsonizar traços de proteína MOG em tecidos linfoides secundários, desencadeando uma resposta imune periférica encefalitogênica.

Os episódios agudos são tratados com altas doses de glicocorticoides, seguidas de redução gradual com prednisona e, algumas vezes, com plasmaférese, à semelhança da NMO. As lesões cerebrais associadas à MOGAD com frequência respondem rapidamente ao tratamento com glicocorticoides e podem ter resolução completa. Alguns pacientes apresentam recidiva da doença após a suspensão da prednisona e podem tornar-se dependentes de glicocorticoides. Não foram conduzidos ensaios clínicos, e dispõem-se de dados limitados sobre o uso de outros agentes imunossupressores normalmente utilizados na NMO. Os tratamentos empíricos usados informalmente (*off-label*) incluem prednisona diária, IgIV de manutenção, rituximabe e micofenolato de mofetila. Os títulos de anticorpos anti-MOG parecem diminuir de forma espontânea ou no caso de tratamento.

Recentemente, foram reconhecidos raros casos de doença recidivante do nervo óptico e da medula espinal semelhante a DENMO em pacientes com autoanticorpos contra a GFAP, uma proteína específica de astrócitos, embora mais comumente o distúrbio se apresente como uma meningoencefalite que lembra uma encefalomielite disseminada aguda. **A astrocitopatia relacionada à GFAP é discutida no Capítulo 444.**

LEITURAS ADICIONAIS

Cree BAC et al: Inebilizumab for the treatment of neuromyelitis optica spectrum disorder (N-MOmentum): A double-blind, randomised placebo-controlled phase 2/3 trial. Lancet 394:1352, 2019.
Hinson SR et al: Autoimmune AQP4 channelopathies and neuromyelitis optica spectrum disorders. Handb Clin Neurol 133:377, 2016.
Marignier R et al: Myelin-oligodendrocyte glycoprotein antibody-associated disease. Lancet Neurol 20:762, 2021.
Pittock SJ et al: Eculizumab in aquaporin-4-positive neuromyelitis optica spectrum disorder. N Engl J Med 381:614, 2019.
Traboulsee A et al: Safety and efficacy of satralizumab monotherapy in neuromyelitis optica spectrum disorder: a randomised, double-blind, multicentre, placebo-controlled phase 3 trial. Lancet Neurol 19:402, 2020.
Wingerchuk DM et al: International consensus diagnostic criteria for neuromyelitis optica spectrum disorders. Neurology 85:177, 2015.

---

*N. de R.T. O Risk Evaluation and Mitigation Strategy (REMS) é um programa de segurança farmacológica da Food and Drug Administration (FDA) necessário para certos fármacos com riscos importantes de segurança para garantir que os benefícios do fármaco superem os riscos.

Seção 3 Distúrbios de nervos e músculos

446 Neuropatia periférica
Anthony A. Amato, Richard J. Barohn

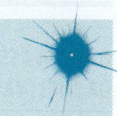

Os nervos periféricos são compostos de elementos sensitivos, motores e autonômicos. As doenças podem afetar o corpo celular de um neurônio ou seus processos periféricos, ou seja, os axônios ou as bainhas de mielina que os envolvem. A maioria dos nervos periféricos é mista e contém fibras sensitivas, motoras e autonômicas. Os nervos podem ser subdivididos em três grupos principais: grandes e mielinizados, pequenos e mielinizados e pequenos e não mielinizados. Os axônios motores são em geral fibras grandes e mielinizadas de condução rápida (cerca de 50 m/s). As fibras sensitivas podem ser de qualquer um dos três tipos. As fibras sensitivas grossas conduzem a propriocepção e a sensação vibratória ao cérebro, enquanto as fibras finas mielinizadas e não mielinizadas transmitem as sensações de dor e temperatura. Os nervos autonômicos também têm diâmetros pequenos. Desse modo, as neuropatias periféricas podem afetar a função sensitiva, motora ou autonômica, seja isolada ou simultaneamente. As neuropatias periféricas também podem ser subdivididas entre as que afetam sobretudo os corpos celulares (p. ex., neuronopatia ou ganglionopatia), a mielina (mielinopatia) e o axônio (axonopatia). Esses três tipos diferentes de neuropatia periférica têm manifestações clínicas e eletrofisiológicas diversas. Este capítulo descreve a investigação clínica dos pacientes sob suspeita de neuropatia periférica e também as neuropatias específicas, inclusive as adquiridas e as hereditárias. **As neuropatias inflamatórias são discutidas no Capítulo 447.**

ABORDAGEM GERAL

Ao avaliar um paciente com neuropatia, o médico tem três objetivos principais: (1) determinar a localização da lesão, (2) definir a causa e (3) definir o tratamento mais apropriado. O primeiro objetivo é alcançado por uma história detalhada, um exame neurológico completo e testes eletrodiagnósticos e outros exames laboratoriais complementares (**Fig. 446-1**). Enquanto essas informações estão sendo obtidas, sete perguntas importantes devem ser formuladas (**Tab. 446-1**) de modo a ajudar a identificar o padrão de comprometimento e a causa da neuropatia (**Tab. 446-2**). Apesar de uma extensa investigação, em cerca de 50% dos pacientes não é possível definir uma etiologia; em geral, esses pacientes têm polineuropatia predominantemente sensitiva e são classificados como portadores de polineuropatia sensitiva e sensorimotora idiopática (PNSI) ou criptogênica (PNSC).

INFORMAÇÕES DA HISTÓRIA E DO EXAME FÍSICO: SETE QUESTÕES PRINCIPAIS (TAB. 446-1)

1. Quais são os sistemas afetados? É importante determinar se os sinais e os sintomas do paciente são motores, sensitivos, autonômicos ou uma combinação deles. Quando o paciente tem apenas fraqueza, sem qualquer indício de disfunção sensitiva ou autonômica, deve-se considerar uma neuropatia motora, uma anormalidade das junções neuromusculares ou uma miopatia. Algumas neuropatias periféricas estão associadas à disfunção significativa do sistema nervoso autônomo. Os sinais e sintomas de disfunção autonômica incluem episódios de desmaio ou hipotensão ortostática; intolerância ao calor; ou quaisquer distúrbios da função intestinal, vesical ou sexual (**Cap. 440**). Em geral, os pacientes têm redução ortostática da pressão arterial sem aceleração apropriada da frequência cardíaca. Disfunção autonômica sem diabetes deve alertar o médico para a possibilidade de polineuropatia amiloide. Em casos raros, uma síndrome de disautonomia global pode ser a única manifestação clínica de uma neuropatia periférica sem outras anormalidades sensitivas ou motoras. A maioria das neuropatias causa manifestações predominantemente sensitivas.

2. Qual é a distribuição da fraqueza? A definição do padrão de fraqueza (quando presente) é essencial ao diagnóstico e, nesse sentido, duas outras perguntas devem ser respondidas: (1) a fraqueza afeta apenas a extremidade distal, ou é proximal e distal? E (2) a fraqueza é focal e assimétrica ou é simétrica? A fraqueza proximal e distal simétrica é uma característica das

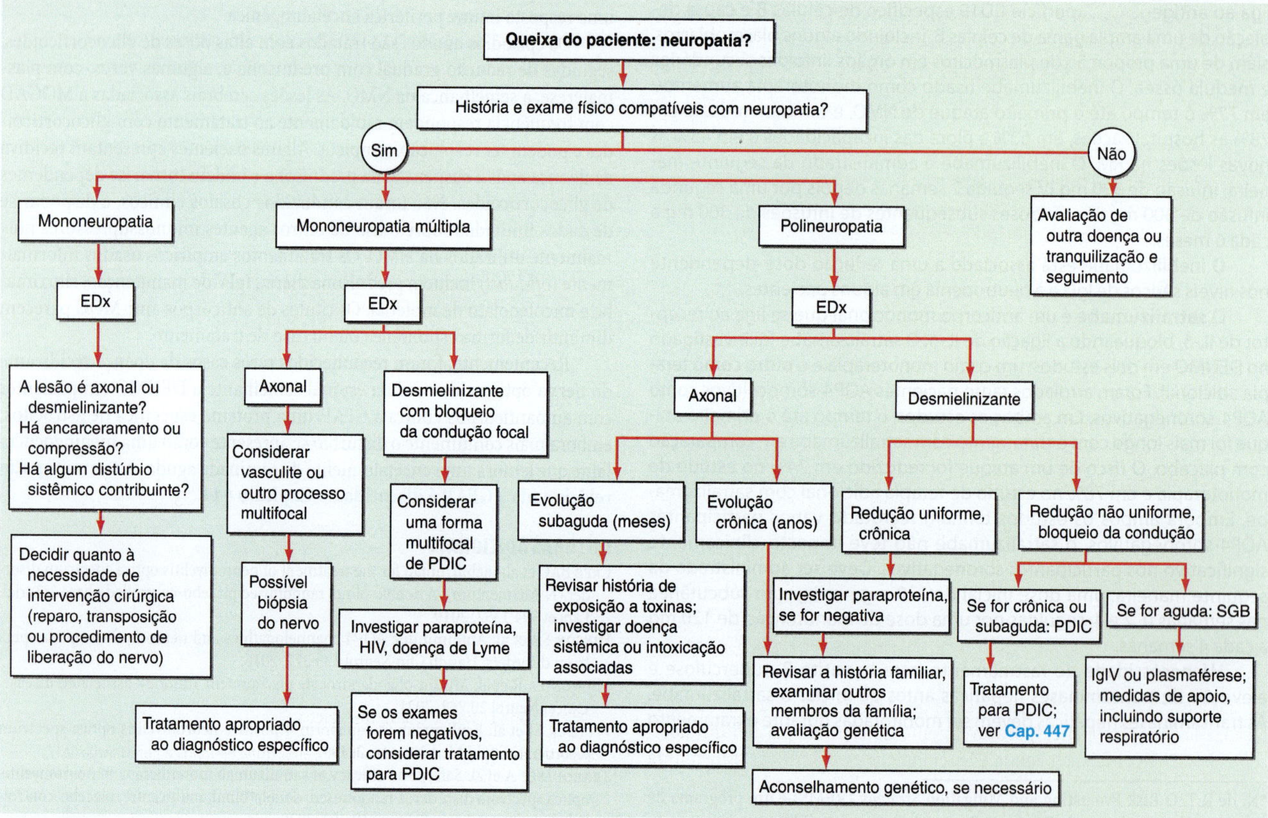

FIGURA 446-1 Abordagem à avaliação diagnóstica das neuropatias periféricas. EDx, exames eletrodiagnósticos; HIV, vírus da imunodeficiência humana; IgIV, imunoglobulina intravenosa; PDIC, polirradiculoneuropatia desmielinizante inflamatória crônica; SGB, síndrome de Guillain-Barré.

TABELA 446-1 ■ Abordagem às doenças neuropáticas: sete questões principais

1. **Quais são os sistemas afetados?**
   - Motor, sensitivo, autonômico ou combinações
2. **Qual é a distribuição da fraqueza?**
   - Apenas distal *versus* proximal e distal
   - Focal/assimétrica *versus* simétrica
3. **Qual é a natureza do déficit sensitivo?**
   - Perda da sensibilidade térmica ou dor em ardência ou pontadas (p. ex., fibras finas)
   - Perda da sensibilidade vibratória ou proprioceptiva (p. ex., fibras grossas)
4. **Há evidência de acometimento do neurônio motor superior?**
   - Sem perda sensitiva
   - Com perda sensitiva
5. **Qual é a evolução temporal?**
   - Aguda (dias a 4 semanas)
   - Subaguda (4-8 semanas)
   - Crônica (> 8 semanas)
   - Monofásica, progressiva ou recorrente-remitente
6. **Há evidência de uma neuropatia hereditária?**
   - História familiar de neuropatia
   - Inexistência de sintomas sensitivos, apesar dos sinais sensitivos
7. **Há outros distúrbios clínicos associados?**
   - Câncer, diabetes, doenças do tecido conectivo ou outros distúrbios autoimunes, infecção (p. ex., HIV, doença de Lyme, hanseníase)
   - Fármacos, inclusive preparações vendidas sem prescrição que podem causar neuropatia tóxica
   - Eventos precedentes, fármacos, toxinas

TABELA 446-2 ■ Padrões dos distúrbios neuropáticos

Padrão 1: fraqueza proximal e distal simétrica com déficit sensitivo
   Considerar: polineuropatia desmielinizante inflamatória (SGB e PDIC)

Padrão 2: déficit sensitivo distal simétrico com ou sem fraqueza distal
   Considerar: polineuropatia sensitiva idiopática (PNSI) ou criptogênica (PNSC), diabetes melito e outros distúrbios metabólicos, fármacos, toxinas, familiares (NHSA), CMT, amiloidose e outros

Padrão 3: fraqueza distal assimétrica com déficit sensitivo
   Com acometimento de vários nervos
      Considerar: PDIC multifocal, vasculite, crioglobulinemia, amiloidose, sarcoidose, causas infecciosas (hanseníase, Lyme, hepatite B, C ou E, HIV, CMV), NHSC, infiltração tumoral
   Com acometimento de nervos/regiões isoladas
      Considerar: qualquer um dos citados acima, mas também mononeuropatia, plexopatia ou radiculopatia compressivas

Padrão 4: fraqueza proximal e distal assimétrica com déficit sensitivo
   Considerar: polirradiculopatia ou plexopatia causadas por diabetes melito, carcinomatose ou linfomatose meníngea, sarcoidose, amiloidose, plexopatia hereditária (NHSC, ANH), idiopática

Padrão 5: fraqueza distal assimétrica sem déficit sensitivo
   Com sinais sugestivos de acometimento do neurônio motor superior
      Considerar: doença do neurônio motor
   Sem sinais sugestivos de acometimento do neurônio motor superior
      Considerar: atrofia muscular progressiva, amiotrofia monomélica juvenil (doença de Hirayama), neuropatia motora multifocal, axonopatia motora multifocal adquirida

Padrão 6: déficit sensitivo simétrico e arreflexia distal com sinais de acometimento do neurônio motor superior
   considerar deficiências de vitamina B_{12}, vitamina E e cobre com degeneração sistêmica combinada com neuropatia periférica, doença hepática crônica, leucodistrofias hereditárias (p. ex., adrenomieloneuropatia) PEH-mais

Padrão 7: fraqueza simétrica sem déficit sensitivo
   Com fraqueza proximal e distal
      Considerar: AME
   Com fraqueza distal
      Considerar: neuropatia motora hereditária (AME "distal") ou CMT atípica

Padrão 8: fraqueza focal simétrica proximal da linha média
   Fraqueza extensora cervical
      Considerar: ELA
   Fraqueza bulbar
      Considerar: ELA/ELP, ELA bulbar isolada (ELABI), síndrome de Kennedy (AME bulbospinal ligada ao X), SGB de apresentação bulbar
   Fraqueza do diafragma (dispneia)
      Considerar: ELA

Padrão 9: déficit assimétrico da sensibilidade proprioceptiva sem fraqueza
   Considerar causas de neuropatia sensitiva (ganglionopatia):
   Câncer (neuropatia paraneoplásica)
   Síndrome de Sjögren
   Neuronopatia sensitiva idiopática (possível variante da SGB)
   Cisplatina e outros quimioterápicos
   Toxicidade da vitamina B_6
   Neuronopatia sensitiva associada ao HIV

Padrão 10: sinais e sintomas autonômicos
   Considerar neuropatias associadas à disfunção autonômica grave:
   Neuropatia sensitiva e autonômica hereditária
   Amiloidose (familiar e adquirida)
   Diabetes melito
   SGB
   Pandisautonomia idiopática (pode ser uma variante da SGB)
   Porfiria
   Neuropatia autonômica associada ao HIV
   Vincristina e outros quimioterápicos

Siglas: AME, atrofica muscular espinal; ANH, amiotrofia neurálgica hereditária; CMT, doença de Charcot-Marie-Tooth; CMV, citomegalovírus; ELA, esclerose lateral amiotrófica; ELP, esclerose lateral primária; HIV, vírus da imunodeficiência humana; NHSA, neuropatia hereditária sensitiva e autonômica; NHSC, neuropatia hereditária sensível à compressão; PDIC, polineuropatia desmielinizante inflamatória crônica; PEH-mais, paraplegia espástica hereditária mais neuropatia; SGB, síndrome de Guillain-Barré.

---

polineuropatias desmielinizantes imunes adquiridas tanto na forma aguda (síndrome de Guillain-Barré [SGB]) quanto na forma crônica (polineuropatia desmielinizante inflamatória crônica [PDIC]) (Cap. 447). A importância de detectar fraqueza proximal e distal em um paciente com sintomas sensitivos e motores não pode ser menosprezada, porque isso define o subgrupo importante de pacientes que podem ter um distúrbio neuropático desmielinizante adquirido e tratável (i.e., SGB ou PDIC).

A detecção de um padrão de fraqueza multifocal ou assimétrica reduz as possibilidades do diagnóstico diferencial. Alguns distúrbios neuropáticos podem causar fraqueza unilateral dos membros. Quando não há sinais e sintomas sensitivos, essa fraqueza progressiva ao longo de semanas ou meses poderia sugerir doença do neurônio motor (p. ex., esclerose lateral amiotrófica [ELA]), mas também seria importante excluir neuropatia motora multifocal, que pode ser tratada (Cap. 447). Nos pacientes que apresentam sinais e sintomas sensitivos e motores assimétricos agudos ou subagudos, devem ser consideradas as radiculopatias, as plexopatias, as mononeuropatias compressivas ou as mononeuropatias múltiplas.

A ELA pode produzir fraqueza cervical extensora (cabeça caída) proeminente, fraqueza da língua e faringe (disartria e disfagia) ou dispneia. Esses padrões de fraqueza simétrica focal também podem ser observados em distúrbios da junção neuromuscular (miastenia gravis, síndrome miastênica de Lambert-Eaton [SMLE] [Cap. 448]) e algumas miopatias, particularmente miopatia cervical extensora isolada (Cap. 449).

3. Qual é a natureza do déficit sensitivo? O paciente pode ter perda da sensibilidade (hipoestesia), alteração da sensibilidade tátil (hiperpatia ou alodinia) ou sensações espontâneas desconfortáveis (formigamento, ardência ou dor) (Cap. 25). A dor neuropática pode ser ardente, incômoda e mal localizada (dor protopática), provavelmente transmitida pelas fibras nociceptivas C polimodais, ou aguda e lancinante (dor epicrítica) transmitida pelas fibras A-delta. Quando há perda da sensibilidade à dor e à temperatura, embora as sensibilidades vibratória e proprioceptiva estejam preservadas e a força muscular e os reflexos tendíneos profundos e os exames da condução nervosa estejam normais, é provável que o paciente tenha uma neuropatia de fibras finas. As causas mais prováveis de neuropatias de fibras finas (quando presentes) são diabetes melito (DM) ou intolerância à glicose. A neuropatia amiloide também deve ser considerada nesses casos, mas a maioria dessas neuropatias de fibras finas não tem sua etiologia definida, apesar de extensa investigação detalhada.

Um déficit grave da propriocepção também reduz as possibilidades do diagnóstico diferencial. Os pacientes afetados relatam desequilíbrio, principalmente em ambientes pouco iluminados. Quando o exame neurológico detecta déficit profundo da propriocepção com déficit da sensibilidade vibratória e força normal, o médico deve considerar uma neuronopatia/ganglionopatia sensitiva (Padrão 9, Tab. 446-2). Em especial, quando tal déficit é assimétrico ou afeta os braços mais do que as pernas, esse padrão sugere um processo não dependente do comprimento, como se observa nas neuronopatias sensitivas.

4. Há evidência de acometimento do neurônio motor superior? Quando o paciente apresenta sinais e sintomas sensitivos distais simétricos sugestivos de uma neuropatia sensitiva distal, mas há outros indícios de acometimento simétrico do neurônio motor superior (Cap. 24), o médico deve considerar uma degeneração sistêmica combinada com neuropatia. A causa mais comum desse padrão é a deficiência de vitamina B_{12}, porém outras etiologias também devem ser consideradas (p. ex., deficiência de cobre, infecção pelo vírus da imunodeficiência humana [HIV], doença hepática grave, adrenomieloneuropatia [AMN]) e paraplegia espástica hereditária mais neuropatia.

5. Qual é a evolução temporal? É importante determinar o início dos sinais e dos sintomas do paciente, a sua duração e evolução. A doença tem evolução aguda (alguns dias até 4 semanas), subaguda (4-8 semanas) ou crônica (> 8 semanas)? A evolução é monofásica, progressiva ou recidivante? A maioria das neuropatias tem natureza insidiosa e lentamente progressiva. As neuropatias com apresentações aguda e subaguda incluem SGB, vasculite e radiculopatias associadas ao diabetes ou à doença de Lyme. Uma evolução recidivante pode estar presente na PDIC e na porfiria.

6. Há evidência de uma neuropatia hereditária? Em pacientes com fraqueza distal lentamente progressiva ao longo de muitos anos, com poucos sintomas sensitivos, porém com déficits sensitivos significativos ao exame clínico, o médico deve considerar uma neuropatia hereditária (p. ex., doença de Charcot-Marie-Tooth [CMT]). Ao exame, os pés podem apresentar arcos plantares altos ou planos ou dedos em martelo, e pode haver escoliose. Nos casos suspeitos, pode ser necessário realizar exames neurológicos e eletrofisiológicos dos familiares, assim como do paciente.

7. Há outros distúrbios clínicos associados? É importante investigar a coexistência de outros distúrbios clínicos (p. ex., DM, lúpus eritematoso sistêmico [LES]); infecções pregressas ou atuais (p. ex., doença diarreica antes da SGB); intervenções cirúrgicas (p. ex., *bypass* gástrico e neuropatias nutricionais); fármacos (neuropatia tóxica), inclusive preparações de vitaminas (B_6) vendidas sem prescrição; álcool; hábitos alimentares; e uso de dentaduras (p. ex., os fixadores contêm zinco, que pode causar deficiência de cobre).

ABORDAGEM AOS DISTÚRBIOS NEUROPÁTICOS BASEADA NO RECONHECIMENTO DE PADRÕES

Com base nas respostas às sete questões principais, os distúrbios neuropáticos podem ser classificados em vários padrões com base na distribuição ou no padrão dos déficits sensitivos, motores e autonômicos (Tab. 446-2). Cada padrão tem um diagnóstico diferencial limitado, e as informações dos exames laboratoriais geralmente permitem o estabelecimento de um diagnóstico final.

EXAMES ELETRODIAGNÓSTICOS

A avaliação eletrodiagnóstica (EDx) dos pacientes com suspeita de neuropatia periférica consiste em estudo da condução nervosa (ECN) e eletromiografia (EMG) com agulha. Além disso, os testes da função autonômica podem ser esclarecedores. Os dados eletrofisiológicos podem confirmar se o distúrbio neuropático é uma mononeuropatia, mononeuropatia múltipla, radiculopatia, plexopatia ou polineuropatia generalizada. Do mesmo modo, a avaliação EDx pode definir se o processo afeta apenas as fibras sensitivas, motoras ou autonômicas, ou se o acometimento é misto. Por fim, os resultados dos exames eletrofisiológicos podem ajudar a diferenciar entre axonopatias e

TABELA 446-3 ■ Achados eletrofisiológicos: degeneração axonal *versus* desmielinização segmentar

	Degeneração axonal	Desmielinização segmentar
Estudo da condução nervosa motora		
Amplitude do PAMC	Reduzida	Normal (exceto com BC ou dispersão distal)
Latência distal	Normal	Prolongada
Velocidade de condução	Normal	Lenta
Bloqueio da condução	Ausente	Presente
Dispersão temporal	Ausente	Presente
Onda F	Normal ou ausente	Prolongada ou ausente
Reflexo H	Normal ou ausente	Prolongado ou ausente
Estudo da condução nervosa sensitiva		
Amplitude do PANS	Reduzida	Normal ou reduzida
Latência distal	Normal	Prolongada
Velocidade de condução	Normal	Lenta
EMG com agulha		
Atividade espontânea		
Fibrilações	Presentes	Ausentes
Fasciculações	Presentes	Ausentes
Potenciais das unidades motoras		
Recrutamento	Reduzido	Reduzido
Morfologia	Duração longa, grande amplitude, polifásicos (se houver reinervação)	Normal

Siglas: BC, bloqueio da condução; EMG, eletromiografia; PAMC, potencial de ação motor composto; PANS, potencial de ação do nervo sensitivo.

mielinopatias, assim como entre degeneração axonal secundária às ganglionopatias e axonopatias dependentes do comprimento (mais comuns).

Os ECNs são mais úteis para classificar uma neuropatia como secundária à degeneração axonal ou à desmielinização segmentar (Tab. 446-3). Em geral, os potenciais de amplitude baixa com latências distais, velocidades de condução e potenciais tardios relativamente preservados, bem como fibrilações na EMG de agulha, sugerem neuropatia axonal. Já velocidades de condução lentas, latências distais e potenciais tardios prolongados, amplitudes relativamente preservadas e ausência de fibrilações na EMG de agulha sugerem neuropatia desmielinizante primária. A demonstração de lentidão homogênea da velocidade de condução, bloqueio da condução ou dispersão temporal também sugere neuropatia desmielinizante adquirida (p. ex., SGB ou PDIC), diferente da neuropatia desmielinizante hereditária (p. ex., CMT tipo 1).

Os exames da função autonômica são usados para determinar se há acometimento das fibras nervosas pequenas e mielinizadas (A-delta) ou não mielinizadas (C). Esses testes incluem determinação da frequência cardíaca e sua resposta às respirações profundas; respostas da pressão arterial à manobra de Valsalva e ao *tilt-test*; e teste do reflexo axonal sudomotor quantitativo (Cap. 440). Esses testes são especialmente úteis aos pacientes com neuropatia pura de pequenas fibras ou neuropatia autonômica, nos quais os ECNs rotineiros são normais.

OUTRAS INFORMAÇÕES LABORATORIAIS IMPORTANTES

Nos pacientes com neuropatia periférica simétrica generalizada, a investigação laboratorial padronizada deve incluir hemograma completo; painel bioquímico básico (incluindo eletrólitos e provas das funções renal e hepática); dosagens da glicose sanguínea em jejum (GSJ) e da hemoglobina (Hb) A_{1c}; exame de urina, provas de função tireóidea; vitamina B_{12}; folato; velocidade de hemossedimentação (VHS); fator reumatoide e fatores antinucleares (FAN); eletroforese das proteínas séricas (EPS) e imunoeletroforese ou imunofixação; e pesquisa da proteína de Bence Jones na urina. A quantificação da concentração sérica de cadeias livres e a razão kappa/lambda são mais sensíveis do que a EPS, a imunoeletroforese ou a imunofixação para detectar gamopatia monoclonal e, portanto, devem ser realizadas se houver suspeita de amiloidose. A investigação óssea deve ser realizada nos pacientes com neuropatias desmielinizantes adquiridas e picos na banda M para detectar lesões osteoscleróticas ou líticas. Os pacientes com gamopatia monoclonal também devem ser encaminhados a um hematologista para avaliar a indicação de realizar biópsia da medula óssea. O teste oral de tolerância à glicose está indicado aos pacientes com neuropatias sensitivas dolorosas, mesmo que a GSJ e a HbA$_{1c}$ estejam normais, porque este primeiro exame é anormal em cerca de um terço dos casos. Além dos exames citados antes, os pacientes com padrão de acometimento sugestivo de mononeuropatia múltipla devem fazer uma investigação para vasculites incluindo anticorpos anticitoplasma de neutrófilo (ANCA), crioglobulinas, sorologia para hepatite, Western blot para doença de Lyme, sorologia para HIV e, em alguns casos, dosagem do título de anticorpo contra citomegalovírus (CMV).

Existem muitos painéis de autoanticorpos (vários anticorpos contra gangliosídeos) comercializados para o rastreamento rotineiro dos pacientes com neuropatia de forma a detectar os distúrbios tratáveis. Esses painéis de autoanticorpos não têm qualquer utilidade clínica comprovada ou nada acrescentam às informações obtidas com o exame clínico completo e a avaliação eletrodiagnóstica detalhada. O rastreamento de metais pesados também não é necessário como teste inicial, a menos que haja história de exposição potencial ou alterações sugestivas no exame físico (p. ex., neuropatia sensitivomotora grave e neuropatia autonômica e alopécia – tálio; neuropatia sensitivomotora dolorosa grave com ou sem distúrbios gastrintestinais [GIs] e linhas de Mee – arsênio; fraqueza dos músculos extensores do punho ou dos dedos e anemia com pontilhado basofílico nas hemácias – chumbo).

Em pacientes com suspeita de SGB ou de PDIC, a punção lombar está indicada para investigar uma elevação das proteínas do líquido cerebrospinal (LCS). Nos casos idiopáticos de SGB e de PDIC, em geral não há pleocitose do LCS. Quando há células nesse líquido, deve-se considerar infecção pelo HIV, doença de Lyme, sarcoidose ou infiltração linfomatosa ou leucêmica das raízes nervosas. Recentemente, foram descobertos anticorpos IgG4 séricos contra a neurofascina e a contactina-2 no PDIC com ataxia sensitiva severa, tremores e fraqueza distal (Cap. 447). Esses casos são difíceis de tratar com as imunoterapias padrão, mas podem responder ao rituximabe. Alguns pacientes com SGB e PDIC têm provas de função hepática anormais. Nesses casos, também é importante investigar infecções pelos vírus das hepatites B e C, HIV, CMV e vírus Epstein-Barr (EBV). Nos pacientes com SGB em padrão axonal (evidenciado à EMG/ECN) ou com história sugestiva (p. ex., dor abdominal inexplicável, transtornos psiquiátricos, disfunção autonômica significativa), é recomendável realizar rastreamento para porfiria.

Nos pacientes com ataxia sensitiva grave, deve-se considerar ganglionopatia ou neuronopatia sensitiva. As causas mais comuns de ganglionopatias sensitivas são a síndrome de Sjögren (Cap. 361) e a neuropatia paraneoplásica (Cap. 94). A neuropatia pode ser a primeira manifestação clínica da síndrome de Sjögren. Desse modo, o médico sempre deve investigar se há ressecamento da boca e dos olhos nos pacientes com sinais e sintomas sensitivos. Além disso, alguns pacientes podem manifestar o complexo *sicca* sem outras manifestações da síndrome de Sjögren. Portanto, os pacientes com ataxia sensitiva devem ser testados para anticorpos dirigidos contra SS-A/Ro e SS-B/La, além do FAN. Para avaliar uma possível ganglionopatia sensitiva paraneoplásica, devem-se pesquisar fatores antinucleares neuronais (p. ex., anticorpos anti-Hu). Esses anticorpos são mais comumente observados em pacientes com carcinoma de pulmão de pequenas células, mas também estão presentes em pacientes com câncer de mama, ovário, linfoma, entre outros. É importante ressaltar que a neuropatia paraneoplásica pode ocorrer antes do diagnóstico do câncer e que a detecção desses autoanticorpos deve levar à busca por uma neoplasia maligna.

BIÓPSIAS DE NERVO

Hoje, as biópsias de nervo raramente são obtidas na avaliação das neuropatias. A indicação principal desse tipo de biópsia é no caso de suspeita de neuropatia amiloide ou vasculite. Na maioria dos casos, as anormalidades demonstradas nas biópsias não ajudam a diferenciar entre as diversas formas de neuropatia periférica (além das informações que já foram conseguidas com o exame clínico e os ECNs). As biópsias de nervo só devem ser realizadas quando os ECNs estão anormais. O nervo sural é biopsiado mais comumente porque é um nervo sensitivo puro e a biópsia não causa déficit da função motora. Quando há suspeita de vasculite, a biópsia de um nervo fibular superficial (sensitivo puro) em conjunto com o músculo fibular curto subjacente, realizada por uma única incisão pequena, aumenta o rendimento diagnóstico. O tecido pode ser analisado à procura de qualquer evidência de inflamação, vasculite ou deposição amiloide. Os cortes semifinos em plástico, a microdissecção de fibras e a microscopia eletrônica são usados para avaliar a morfologia das fibras nervosas e diferenciar entre axonopatias e mielinopatias.

BIÓPSIAS DE PELE

Em alguns casos, as biópsias de pele são realizadas para diagnosticar neuropatias com acometimento das fibras finas. Depois da biópsia de punch da pele do membro inferior distal, as técnicas de coloração imunológica podem ser usadas para determinar a densidade de fibras finas não mielinizadas. A densidade dessas fibras diminui nos pacientes com neuropatias de fibras finas e, em geral, os ECNs e as biópsias dos nervos avaliados rotineiramente são normais. Essa técnica pode oferecer uma avaliação objetiva aos pacientes com sintomas predominantemente subjetivos. Contudo, a biópsia de pele pouco acrescenta ao que já se sabe com base no exame clínico e nos testes EDx.

DISTÚRBIOS ESPECÍFICOS

NEUROPATIAS HEREDITÁRIAS

A doença de CMT é o tipo mais comum de neuropatia hereditária (Padrão 2, Tab. 446-2). Mais que uma doença, a CMT é uma síndrome causada por vários distúrbios geneticamente diferentes (Tab. 446-4). Os vários subtipos da CMT são classificados de acordo com as velocidades de condução nervosa (VCNs) e a patologia predominante (p. ex., desmielinização ou degeneração axonal), o padrão hereditário (autossômica dominante, recessiva ou ligada ao X) e as mutações genéticas específicas. A CMT tipo 1 (ou CMT1) inclui as neuropatias sensitivomotoras desmielinizantes, enquanto as neuropatias sensitivas axonais são classificadas como CMT2. Por definição, as velocidades de condução motora nos braços estão reduzidas para < 38 m/s na CMT1 e são > 38 m/s na CMT2. Entretanto, a maioria dos casos de CMT1 na verdade apresenta VCNs motoras entre 20 e 25 m/s. Em geral, a CMT1 e a CMT2 começam na infância ou nos primeiros anos da vida adulta; contudo, a doença também pode começar em uma idade mais avançada, principalmente a CMT2. Ambas são herdadas em um padrão autossômico dominante, com poucas exceções. A CMT3 é uma neuropatia autossômica dominante que começa na fase de lactação e está associada à desmielinização ou à hipomielinização grave. A CMT4 é uma neuropatia autossômica recessiva que em geral começa na infância ou nos primeiros anos da vida adulta. Nenhuma variante da CMT tem tratamento específico, mas a fisioterapia e a terapia ocupacional podem ser benéficas, assim como a utilização de órteses (p. ex., órteses de tornozelo-pé para pé caído) e outros dispositivos ortóticos.

CMT1

A CMT1 é a forma mais comum de neuropatia hereditária. Em geral, os indivíduos afetados apresentam-se entre a primeira e a terceira décadas de vida com fraqueza distal do membro inferior (p. ex., pé caído), embora possam continuar assintomáticos até uma idade avançada. Os pacientes com CMT não costumam se queixar de dormência ou formigamento, e isso pode ajudar a diferenciar entre CMT e as neuropatias adquiridas, nas quais os sintomas sensitivos comumente predominam. Embora seja habitualmente assintomática, a redução da sensibilidade em todas as modalidades é aparente ao exame. Os reflexos de estiramento muscular estão suprimidos ou profundamente reduzidos. Em geral, há atrofia dos músculos localizados abaixo do joelho (sobretudo do compartimento anterior), e isso causa as chamadas pernas em "garrafa de champanhe invertida".

Em geral, as VCNs motoras situam-se na faixa de 20 a 25 m/s. As biópsias de nervo não costumam ser realizadas nos pacientes sob suspeita de CMT1, porque o diagnóstico pode ser firmado comumente por meio de testes menos invasivos (p. ex., ECN e estudos genéticos). Entretanto, quando realizadas, as biópsias revelam uma redução no número de fibras nervosas mielinizadas, com perda preferencial das fibras grossas e proliferação das células de Schwann ao redor das fibras finas ou desmielinizadas, formando os denominados bulbos de cebola.

A CMT1A é o subtipo mais comum da CMT1, representa 70% dos casos e é causada por uma duplicação de 1,5 megabase (Mb) dentro do cromossomo 17p11.2-12 que codifica o gene da proteína 22 da mielina periférica (PMP-22). Desse modo, os pacientes têm três cópias do gene da PMP-22 em vez de duas. Essa proteína representa 2 a 5% das proteínas da mielina e está expressa nas regiões compactas da bainha de mielina periférica. Cerca de 20% dos pacientes com CMT1 têm CMT1B, que é causada por mutações da proteína zero da mielina (MPZ, de *myelin protein zero*). A CMT1B

TABELA 446-4 ■ Classificação da doença de Charcot-Marie-Tooth e neuropatias relacionadas

Nome	Herança	Localização do gene	Produto gênico
CMT1			
CMT1A	AD	17p11.2	PMP-22 (em geral, duplicação do gene)
CMT1B	AD	1q21-23	MPZ
CMT1C	AD	16p13.1-p12.3	LITAF
CMT1D	AD	10q21.1-22,1	ERG2
CMT1E (com surdez)	AD	17p11.2	Mutações ponto do gene da *PMP-22*
CMT1F	AD	8p13-21	Neurofilamento de cadeia leve
CMT1G	AD	8q21	PMP2
CMT1X	Dominante ligada ao X	Xq13	Conexina-32
NHSC	AD	17p11.2	PMP-22
		1q21-23	MPZ
CMT dominante-intermediária (CMTD1)			
CMT-DIA	AD	10q24.1-25,1	?
CMT-DIB	AD	19.p12-13,2	Dinamina-2
CMT-DIC	AD	1p35	YARS
CMT-DID	AD	1q22	MPZ
CMT-DIE	AD	14q32.33	IFN-2
CMT-DIF	AD	3q26	GNB4
CMT-DIG	AD	8p31	NEFL
CMT recessiva-intermediária (CMT-RI)			
CMT-RIA	AR	8q21.1	GDAP1
CMT-RIB	AR	6q23	KARS5
CMT-RIC	AR	1p36	PLEKHG5
CMT-RI D	AR	12q24	COX6A1
CMT2			
CMT2A2 (alélica com a HMSN VI com atrofia óptica)	AD	1p36.2	MFN2
CMT2B	AD	3q13-q22	RAB7
CMT2B1 (alélica com a DMC1B)	AR	1q21.2	Lamina A/C
CMT2B2	AR e AD	19q13	MED25 para AR; desconhecido para AD
CMT2C (com paralisia das pregas vocais e do diafragma)	AD	12q23-24	TRPV4
CMT2D (alélica com a AME5 distal)	AD	7p14	Glicina-tRNA-sintetase
CMT2E (alélica com a CMT1F)	AD	8p21	Neurofilamento de cadeia leve
CMT2F	AD	7q11-q21	Proteína de choque térmico 1 de 27 kDa
CMT2G	AD	9q31.3-34,2	LRSAM1
CMT2I (alélica com a CMT1B)	AD	1q22	MPZ
CMT2J	AD	1q22	MPZ
CMT2H, CMT2K (alélica com a CMT4A)	AD	8q13-q21	GDAP1
CMT2L (alélica com a neuropatia motora hereditária distal tipo 2)	AD	12q24	Proteína de choque térmico 8
CMT2M	AD	16q22	Dinamina-2
CMT2N	AD	16q22.1	AARS
CMT2O	AD	14q32.31	DYNC1H1
CMT2P	AD	9q31.3-34,2	LRSAM1
CMT2P-Okinawa (HMSN2P)	AD	3q13-q14	TFG
CMT2Q	AD	10p14	DHTKD1
CMT2U	AD	12q13	MARS
CMT2V	AD	17q11	NAGLU
CMT2W	AD	5q31	HARS
CMT2Y	AD	9p13	VCP
CMT2Z	AD	22q12	MRC2
CMT2X	Ligado ao X	Xq22-24	PRPS1
CMT3	AD	17p11.2	PMP-22
(doença de Dejerine-Sottas, neuropatia hipomielinizante congênita)	AD	1q21-23	MPZ
	AR	10q21.1-22,1	ERG2
	AR	19q13	Periaxina

(Continua)

TABELA 446-4 ■ Classificação da doença de Charcot-Marie-Tooth e neuropatias relacionadas (Continuação)

Nome	Herança	Localização do gene	Produto gênico
CMT4			
CMT4A	AR	8q13-21,1	GDAP1
CMT4B1	AR	11q23	MTMR2
CMT4B2	AR	11p15	MTMR13
CMT4C	AR	5q23-33	SH3TC2
CMT4D (HMSN-Lom)	AR	8q24	NDRG1
CMT4E (neuropatia hipomielinizante congênita)	AR	Múltipla	Inclui PMP-22, MPZ e ERG2
CMT4F	AR	19q13.1-13,3	Periaxina
CMT4G	AR	10q23.2	HK1
CMT4H	AR	12q12-q13	Frabina
CMT4J	AR	6q21	FIG4
CMT4K	AR	9q34	SURF1
ANH	AD	17q24	SEPT9
NHSA1A	AD	9q22	SPTLC1
NHSA1B	AD	3q21	RAB7
NHSA1C	AD	14q24.3	SPTLC2
NHSA1D	AD	14q21.3	ATL1
NHSA1E	AD	19p13.2	DNMT
NHSA2A	AR	12p13.33	PRKWNK1
NHSA2B	AR	5p15.1	FAM134B
NHSA2C	AR	12q13.13	KIF1A
HSAN2D	AR	2q24.3	SCN9
HSAN3A	AR	9q21	IKAP
HSAN3B	AR	6p12.1	Distonina
NHSA4	AR	3q	Receptor trkA/NGF
NHSA5	AD ou AR	1p11.2-p13.2 2q24.3 3p22.2	NGFb SCN9 SCN11A
NHSA6	AR	6p12.1	Distonina

Siglas: AARS, alanil-tRNA-sintetase; AD, autossômica dominante; AME, atrofia muscular espinal; ANH, amiotrofia neurálgica hereditária; AR, autossômica recessiva; ATL, atlastina; CMT, doença de Charcot-Marie-Tooth; DMC, distrofia muscular de cinturas; DNMT1, DNA-metiltransferase 1; DYNC1HI, cadeia pesada 1 da dineína 1 citoplasmática; ERG2, proteína de resposta do crescimento inicial 2; FAM134B, família com sequência de similaridade 134, membro B; FIG4, proteína de ligação da actina F relacionada com a FDG1; GDAP1, proteína 1 associada à diferenciação induzida por gangliosídeo; HK1, hexocinase-1; HMSN-P, neuropatia motora e sensitiva hereditária proximal; INF2, formina 2 inversa; IKAP, proteína associada ao complexo das quinases B_k; LITAF, fator de necrose tumoral α induzido por lipopolissacarídeos; LRSAM3, proteína ubiquitina-ligase E3; MED25, mediador 25; MFN2, gene 2 da mitofusina da proteína de fusão mitocondrial; MPZ, proteína zero da mielina; MTMR2, proteína 2 relacionada com a miotubularina; NDRG1, N-myc downstream regulated 1; NHSC, neuropatia hereditária sensível à compressão; NHSA, neuropatia hereditária sensitiva e autonômica; PMP-22, proteína 22 da mielina periférica; PRKWNK1, proteína-quinase 1 lisina-deficiente; PRPS1, fosforribosilpirofosfato-sintase 1; RAB7, proteína 7 relacionada ao Ras; SEPT9, fator de crescimento septina 9; SH3TC2, domínio SH3 e tetratricopeptídeo repetições 2; SPTLC, base da serina-palmitoiltransferase de cadeia longa; TFG, gene fundido ao TRK; tRNA, RNA transportador; TRPV4, canal de cátion de receptor transitório de potencial, subfamília V, membro 4; WNK1, deficiência de lisina WNK; YARS, tirosil-tRNA-sintetase.
Fonte: Modificada de AA Amato, J Russell: *Neuromuscular Disorders*, 2nd ed. New York, McGraw-Hill, 2016, Table 11-1, pp 265–266.

é praticamente indistinguível da CMT1A sob os pontos de vista clínico, eletrofisiológico e histológico. A MPZ é uma proteína integrante da mielina e representa mais de 50% das proteínas da mielina dos nervos periféricos. As outras formas de CMT1 são muito menos comuns e também não podem ser diferenciadas entre si com base nos aspectos clínicos e eletrofisiológicos.

CMT2
A CMT2 ocorre em uma frequência de aproximadamente metade daquela da CMT1, e tende a se manifestar em uma idade mais avançada. Em geral, os pacientes apresentam os primeiros sintomas na segunda década de vida; alguns casos começam nos primeiros anos da infância, enquanto outros continuam assintomáticos até uma idade avançada. Clinicamente, a CMT2 é quase indistinguível da CMT1. Os ECNs são úteis nesse sentido; ao contrário da CMT1, as velocidades são normais ou estão apenas ligeiramente reduzidas. A causa mais comum de CMT2 é uma mutação no gene da mitofusina 2 (MFN2), que responde por cerca de 20 a 30% de todos os casos de CMT2. A MFN2 localiza-se na membrana mitocondrial externa, onde regula a arquitetura da rede mitocondrial ao participar da fusão das mitocôndrias. Os outros genes associados à CMT2 são muito menos comuns.

CMTDI
Nas CMTs dominantes-intermediárias (CMTDIs), as VCNs são mais rápidas em relação ao que é comumente visto na CMT1 (p. ex., > 38 m/s), porém são mais lentas do que na CMT2.

CMT3
A CMT3 foi descrita originalmente por Dejerine e Sottas como uma polineuropatia sensitivomotora desmielinizante hereditária, que começa na fase da lactação ou nos primeiros anos da infância. As crianças afetadas apresentam fraqueza grave. As VCNs dos nervos motores estão acentuadamente reduzidas, normalmente em ≤ 5 a 10 m/s. A maioria dos casos de CMT3 é causada por mutações pontuais dos genes da PMP-22, da MPZ ou do ERG-2, que também são os genes responsáveis pela CMT1.

CMT4
A CMT4 é extremamente rara e caracteriza-se por uma polineuropatia sensitivomotora grave iniciada na infância, em geral com padrão hereditário autossômico recessivo. Os exames eletrofisiológicos e histológicos podem mostrar anormalidades desmielinizantes ou axonais. A CMT4 é geneticamente heterogênea (Tab. 446-4).

CMT1X
A CMT1X é um distúrbio dominante ligado ao X com manifestações clínicas semelhantes às da CMT1 e da CMT2, exceto pelo fato de que a neuropatia é muito mais grave nos homens do que nas mulheres. A CMT1X é responsável por cerca de 10 a 15% de todos os casos de CMT. Em geral, os pacientes do sexo masculino apresentam-se nas primeiras duas décadas de vida com atrofia e fraqueza das partes proximais dos braços e das pernas, arreflexia, pé cavo e dedos do pé em martelo. As mulheres portadoras

obrigatórias são frequentemente assintomáticas, mas podem desenvolver sinais e sintomas de CMT. Nas mulheres, o início geralmente ocorre após a segunda década de vida e a neuropatia é mais leve.

Os ECNs revelam características de desmielinização e degeneração axonal. Nos homens, as VCNs dos nervos motores dos braços e das pernas estão moderadamente reduzidas (na faixa de 30 a 35 m/s). Cerca de 50% dos homens com CMT1X têm VCNs motoras entre 15 e 35 m/s, e em torno de 80% deles têm valores entre 25 e 35 m/s (redução intermediária). Por outro lado, cerca de 80% das mulheres com CMT1X têm VCN na faixa normal e 20% apresentam VCN na faixa intermediária. A CMT1X é causada por mutações do gene da conexina-32. As conexinas são proteínas estruturais das junções comunicantes, que são importantes para a comunicação intercelular.

NEUROPATIA HEREDITÁRIA SENSÍVEL À COMPRESSÃO (NHSC)

A NHSC é um distúrbio autossômico dominante relacionado com a CMT1A. Embora a CMT1A em geral esteja associada a uma duplicação de 1,5 Mb no cromossomo 17p11.2, que resulta em uma cópia adicional do gene da PMP-22, a NHSC é causada pela transmissão hereditária do cromossomo com a deleção de 1,5 Mb correspondente a este segmento, e, por essa razão, os pacientes afetados têm apenas uma cópia do gene da PMP-22. Em geral, os pacientes apresentam manifestações na segunda ou terceira décadas de vida com dormência indolor e fraqueza na distribuição de nervos periféricos isolados, embora possam ocorrer mononeuropatias múltiplas (Padrão 3, Tab. 446-2). A mononeuropatia ou as mononeuropatias múltiplas sintomáticas costumam ser desencadeadas por compressões triviais do(s) nervo(s), por exemplo, em consequência da utilização de uma mochila, da flexão dos cotovelos ou do entrecruzamento das pernas mesmo por um breve período. Essas mononeuropatias relacionadas com a compressão podem demorar semanas ou meses para regredir. Além disso, alguns pacientes desenvolvem uma neuropatia periférica sensitivomotora simétrica, generalizada e progressiva ou recidivante, semelhante à CMT.

Amiotrofia neurálgica hereditária (ANH) A ANH é um distúrbio autossômico dominante, caracterizado por episódios recorrentes de dor, fraqueza e perda sensitiva na distribuição do plexo braquial, que começam frequentemente na infância (Padrão 4, Tab. 446-2). Esses episódios são semelhantes àqueles vistos na plexite braquial idiopática (ver adiante). Os episódios podem ocorrer no período pós-parto, após cirurgia ou em outras situações de estresse. A maioria dos pacientes recupera-se depois de várias semanas ou meses. Alguns pacientes têm aspecto ligeiramente dismórfico, incluindo hipotelorismo, pregas epicânticas, fenda palatina, micrognatismo e assimetria facial. A avaliação EDx demonstra um processo axonal. A ANH é geneticamente heterogênea, mas pode ser causada por mutações na septina 9 (*SEPT9*). As septinas podem ser importantes na formação do citoesqueleto neuronal e desempenham um papel na divisão celular, porém não se sabe como as mutações em *SEPT9* levam à ANH.

Neuropatias hereditárias sensitivas e autonômicas (NHSA) As NHSAs constituem um grupo muito raro de neuropatias hereditárias, nas quais predomina a disfunção sensitiva e autonômica sobre a fraqueza muscular, diferentemente da CMT, na qual os achados motores são mais proeminentes (Padrão 2, Tab. 446-2 e Tab. 446-4). No entanto, os pacientes afetados podem ter fraqueza motora, e as manifestações clínicas podem ser semelhantes às da CMT. Essas neuropatias não têm tratamento específico, exceto quanto à prevenção e ao tratamento das lesões cutâneas e ósseas mutilantes.

De todas as NHSAs, apenas a NHSA1 geralmente se apresenta na idade adulta. A NHSA1 é a mais comum dessas neuropatias, sendo transmitida como traço autossômico dominante. Em geral, os indivíduos afetados manifestam a doença entre a segunda e a quarta décadas de vida. A NHSA1 está associada à degeneração das fibras nervosas mielinizadas e não mielinizadas finas, que acarreta déficits graves da sensibilidade à dor e à temperatura, úlceras profundas da derme, osteomielite recidivante, artropatia de Charcot, perda óssea, deformidades grosseiras das mãos e dos pés e amputações dos dedos das mãos. Embora a maioria dos pacientes com NHSA1 não se queixe de dormência, eles costumam referir dor em ardência, dor incômoda e persistente ou dores lancinantes. A neuropatia autonômica não é proeminente, mas pode haver disfunção vesical e redução da sudorese nos pés. A NHSA1, a qual é mais comum, é causada por mutações do gene da base 1 da cadeia longa da serina-palmitoiltransferase (*SPTLC1*).

OUTRAS NEUROPATIAS HEREDITÁRIAS (TAB. 446-5)

DOENÇA DE FABRY

A doença de Fabry (angioceratoma corporal difuso) é um distúrbio dominante ligado ao X. Embora os homens sejam afetados mais comumente e de modo mais intenso, as mulheres também podem exibir sinais e sintomas da doença. Os angioceratomas são lesões maculopapulosas vermelho-purpúreas localizadas geralmente ao redor do umbigo, no escroto, na região inguinal e no períneo. Com frequência, os indivíduos do sexo masculino no final da infância ou no início da vida adulta desenvolvem uma sensação de ardência ou dor lancinante nas mãos e nos pés (Padrão 2, Tab. 446-2). Contudo, a neuropatia costuma ser obscurecida pelas complicações devido à aterosclerose prematura coexistente (p. ex., hipertensão, insuficiência renal, doença cardíaca e acidente vascular cerebral), que comumente causam a morte do paciente na quinta década de vida. Alguns pacientes também têm miocardiopatia dilatada como principal manifestação clínica.

A doença de Fabry é causada por mutações do gene da α-galactosidase, que resultam em acúmulo do triexosídeo de ceramida nos nervos e nos vasos sanguíneos. A redução da atividade dessa enzima é demonstrada nos leucócitos e nos fibroblastos em cultura. Os grânulos glicolipídicos podem ser detectados nas células ganglionares do sistema nervoso periférico e simpático e nas células perineurais. A terapia de reposição enzimática com α-galactosidase B pode melhorar a neuropatia quando os pacientes são tratados precocemente, antes da perda irreversível das fibras nervosas.

ADRENOLEUCODISTROFIA/ADRENOMIELONEUROPATIA

A adrenoleucodistrofia (ALD) e a AMN são distúrbios alélicos dominantes ligados ao X, causados por mutações do gene do transportador do cassete de ligação do trifosfato de adenosina (ABC). Os pacientes com ALD apresentam anormalidades do sistema nervoso central (SNC). Entretanto, cerca de 30% dos pacientes com mutações nesse gene apresentam o fenótipo da AMN, que normalmente se manifesta entre a terceira e a quinta décadas de vida na forma de neuropatia periférica leve a moderada combinada com

TABELA 446-5 ■ Neuropatias hereditárias raras

Distúrbios hereditários do metabolismo dos lipídeos
Leucodistrofia metacromática
Doença de Krabbe (leucodistrofia de células globoides)
Doença de Fabry
Adrenoleucodistrofia/adrenomieloneuropatia
Doença de Refsum
Doença de Tangier
Xantomatose cerebrotendínea
Ataxias hereditárias com neuropatia
Ataxia de Friedreich
Deficiência de vitamina E
Ataxia espinocerebelar
Abetalipoproteinemia (doença de Bassen-Kornzweig)
Distúrbios de reparo anormal do DNA
Ataxia-telangiectasia
Síndrome de Cockayne
Neuropatia axonal gigante
Porfirias
Porfiria intermitente aguda (PIA)
Coproporfiria hereditária (CPH)
Porfiria variegada (PV)
Polineuropatia amiloide familiar (PAF)
Relacionada à transtirretina
Relacionada à gelsolina
Relacionada à apolipoproteína A1

Fonte: Modificada de AA Amato, J Russell: *Neuromuscular Disorders*, 2nd ed. New York, McGraw-Hill, 2016, Table 12-1, p. 299.

paraplegia espástica progressiva (Padrão 6, Tab. 446-2) (Cap. 442). Em casos raros, os pacientes apresentam ataxia espinocerebelar iniciada na vida adulta ou apenas insuficiência suprarrenal.

A avaliação EDx sugere uma axonopatia primária com desmielinização secundária. As biópsias de nervo demonstram perdas das fibras nervosas mielinizadas e não mielinizadas com inclusões lamelares no citoplasma das células de Schwann. Os níveis dos ácidos graxos de cadeia muito longa (AGCML, incluindo C24, C25 e C26) estão aumentados na urina. Cerca de dois terços dos pacientes têm evidências laboratoriais de insuficiência suprarrenal. O diagnóstico é confirmado pelos exames genéticos.

A insuficiência suprarrenal é tratada com reposição hormonal; contudo, não há tratamento comprovadamente eficaz para as manifestações neurológicas da ALD/AMN. As dietas com restrição de AGCML e suplementação com óleo de Lorenzo (ácidos erúcico e oleico) reduzem os níveis desses ácidos graxos e aumentam as concentrações do C22 no soro, nos fibroblastos e no fígado; contudo, vários ensaios abertos de grande porte com o óleo de Lorenzo não conseguiram comprovar sua eficácia.

DOENÇA DE REFSUM

A doença de Refsum pode manifestar-se entre a lactância e os primeiros anos da vida adulta com a tétrade clássica de (1) neuropatia periférica, (2) retinite pigmentosa, (3) ataxia cerebelar e (4) concentração alta de proteínas no LCS. A maioria dos indivíduos afetados desenvolve perda sensitiva distal progressiva e fraqueza nas pernas, levando a pé caído até a terceira década de vida (Padrão 2, Tab. 446-2). Em seguida, os músculos proximais dos braços e das pernas podem ficar fracos. Os pacientes também podem ter perda auditiva neurossensorial, anormalidades da condução cardíaca, ictiose e anosmia.

Os níveis séricos do ácido fitânico estão elevados. Os ECNs sensitivos e motores demonstram amplitudes reduzidas, latências prolongadas e velocidades de condução lentas. A biópsia de nervo demonstra perda das fibras nervosas mielinizadas, e os axônios restantes geralmente têm camadas finas de mielina com formação de bulbos de cebola.

A doença de Refsum é geneticamente heterogênea, mas o padrão hereditário é autossômico recessivo. A forma clássica da doença de Refsum, que começa na infância ou nos primeiros anos da vida adulta, é causada por mutações do gene que codifica a α-hidroxilase da fitanoil-CoA (*PAHX*). Em casos menos comuns, a doença é causada por mutações do gene que codifica a proteína do receptor 7 da peroxina (PRX7). Essas mutações resultam no acúmulo de ácido fitânico nos sistemas nervosos central e periférico. O tratamento consiste na remoção dos precursores do ácido fitânicos (fitóis: óleos de peixe, laticínios e gorduras de animais ruminante) da dieta.

DOENÇA DE TANGIER

A doença de Tangier é um distúrbio autossômico recessivo raro, que pode apresentar-se com (1) mononeuropatias múltiplas assimétricas; (2) polineuropatia simétrica lentamente progressiva com acometimento predominante das pernas; ou (3) um padrão de pseudossiringomielia com déficit sensitivo dissociado (i.e., sensibilidade anormal à dor/temperatura com preservação da sensibilidade vibratória/proprioceptiva dos braços [Cap. 442]). As tonsilas podem parecer edemaciadas e de coloração amarelo-alaranjada, e os pacientes também podem ter esplenomegalia e linfadenopatia.

A doença de Tangier é causada por mutações do gene *ABC1*, que reduzem acentuadamente os níveis do colesterol de lipoproteínas de alta densidade (HDL) e aumentam os níveis do triacilglicerol. As biópsias de nervo demonstram degeneração axonal com desmielinização e remielinização. A microscopia eletrônica evidencia acúmulo anormal de lipídeos nas células de Schwann, sobretudo as que envolvem os nervos mielinizados e não mielinizados finos. A doença de Tangier não tem tratamento específico.

PORFIRIA

As porfirias são um grupo de distúrbios hereditários causados por anormalidades da biossíntese do heme (Cap. 416). Três tipos de porfiria estão associados às neuropatias periféricas: porfiria intermitente aguda (PIA), coproporfiria hereditária (CPH) e porfiria variegada (PV). As manifestações neurológicas agudas são semelhantes nos três tipos, com exceção de que a CPH e a PV causam erupção fotossensível, o que não ocorre com a PIA. As crises de porfiria podem ser desencadeadas por alguns fármacos (em geral, fármacos metabolizados pelo sistema P450), alterações hormonais (p. ex., gravidez, ciclo menstrual) e restrições alimentares.

A crise aguda de porfiria pode começar com dor abdominal intensa. Em seguida, os pacientes podem apresentar agitação, alucinações ou convulsões. Vários dias depois, ocorrem dor lombar e dor nas extremidades, seguidas de fraqueza, simulando a SGB (Padrão 1, Tab. 446-2). A fraqueza pode afetar os braços e as pernas e ter distribuição assimétrica proximal ou distal, bem como afetar a face e os músculos bulbares. É comum haver disautonomia e sinais de hiperatividade simpática (p. ex., dilatação pupilar, taquicardia e hipertensão). Também pode haver constipação, retenção urinária e incontinência.

Em geral, as proteínas do LCS estão normais ou ligeiramente aumentadas. As provas de função hepática e os parâmetros hematológicos costumam estar normais. Alguns pacientes têm hiponatremia secundária à secreção inapropriada do hormônio antidiurético (Cap. 378). A urina pode ter coloração acastanhada em razão da concentração alta dos metabólitos da porfirina. Os precursores intermediários do heme (i.e., ácido d-aminolevulínico, porfobilinogênio, uroporfobilinogênio, coproporfirinogênio e protoporfirinogênio) acumulam-se na urina. As atividades enzimáticas específicas também podem ser determinadas nos eritrócitos e nos leucócitos. As principais anormalidades detectadas pela avaliação EDx são reduções acentuadas das amplitudes dos potenciais de ação motores compostos (PAMC) e sinais de degeneração axonal ativa na EMG com agulha.

As porfirias têm padrão hereditário autossômico dominante. A PIA está associada à deficiência de porfobilinogênio-desaminase, a CPH é causada pela deficiência de coproporfirina-oxidase e a PV é secundária à deficiência de protoporfirinogênio-oxidase. A patogênese da neuropatia não está totalmente esclarecida. O tratamento com glicose e hematina pode reduzir a acumulação dos precursores do heme. A infusão intravenosa de glicose é iniciada a uma taxa de 10 a 20 g/hora. Se não houver melhora dentro de 24 horas, deve-se iniciar a infusão intravenosa de hematina na dose de 2 a 5 mg/kg/dia por 3 a 14 dias.

POLINEUROPATIA AMILOIDE FAMILIAR

A polineuropatia amiloide familiar (PAF) é genética e fenotipicamente heterogênea, sendo causada por mutações dos genes da transtirretina (TTR), da apolipoproteína A1 ou da gelsolina (Cap. 112). A maioria dos pacientes com PAF tem mutações do gene da TTR. A deposição amiloide pode ser evidenciada nas biópsias do tecido adiposo abdominal, do reto ou dos nervos. As manifestações clínicas, a histopatologia e a avaliação EDx demonstram anormalidades compatíveis com uma polineuropatia predominantemente axonal, às vezes desmielinizante, generalizada ou multifocal.

Os pacientes com PAF relacionada com a TTR habitualmente apresentam início insidioso de dormência e parestesias dolorosas nas partes distais dos membros inferiores entre a terceira e quarta décadas de vida, embora alguns indivíduos desenvolvam o distúrbio em uma fase mais avançada da vida (Padrão 2, Tab. 446-2). A síndrome do túnel do carpo (STC) é comum. O comprometimento autonômico pode ser grave, resultando em hipotensão postural, constipação ou diarreia persistente, disfunção erétil e redução da sudorese (Padrão 10, Tab. 446-2). A deposição amiloide também ocorre no coração, nos rins, no fígado e nas córneas. Em geral, os pacientes morrem dentro de 10 a 15 anos depois do início dos sinais e dos sintomas em consequência de insuficiência cardíaca ou das complicações da desnutrição. Como o fígado produz grande parte da TTR presente no organismo, o transplante hepático tem sido realizado para tratar a PAF associada às mutações da TTR. Os níveis séricos da TTR diminuem depois do transplante, e existem relatos de melhoras das manifestações clínicas e dos resultados da avaliação EDx. Tanto a tafamidis meglumina (20 mg/dia) quanto o diflunisal (250 mg 2 vezes/dia), que impedem o enovelamento incorreto e o depósito da TTR mutante, parecem diminuir a taxa de deterioração em pacientes com PAF relacionada com a TTR. Recentemente, foi demonstrado que dois modos diferentes de terapia gênica que inibem a produção hepática de TTR melhoram a função neurológica e a qualidade de vida em comparação com placebo em estudos clínicos. A inotersena, um oligonucleotídeo *antisense*, é administrada por via subcutânea 1 vez por semana. Os principais efeitos colaterais são trombocitopenia e glonerulonefrite. A patisirana, um pequeno RNA de interferência, é administrada em dose de 0,3 mg/kg (até 30 mg) a cada 3 semanas. As reações infusionais são comuns; assim, deve-se administrar profilaticamente corticosteroides, paracetamol e um anti-histamínico.

Os pacientes com PAF associada à apolipoproteína A1 (tipo Van Allen) geralmente se apresentam na quarta década de vida com dormência e disestesias dolorosas nos segmentos distais dos membros. Os sintomas progridem de modo gradativo, causando fraqueza e atrofia proximais e distais. Embora a neuropatia autonômica não seja grave, alguns pacientes têm diarreia, constipação ou gastroparesia. A maioria dos pacientes morre em consequência das complicações sistêmicas da amiloidose (p. ex., insuficiência renal) dentro de 12 a 15 anos após o início da neuropatia.

A amiloidose associada à gelsolina (tipo finlandês) caracteriza-se por uma combinação de distrofia "lattice" corneana e neuropatias cranianas múltiplas, que geralmente começam na terceira década de vida. Com o tempo, os pacientes desenvolvem polineuropatia sensitivomotora generalizada leve. A disfunção autonômica não ocorre nessa doença.

NEUROPATIAS ADQUIRIDAS

AMILOIDOSE PRIMÁRIA OU AL (VER CAP. 112)
Além da PAF, a amiloidose também pode ser adquirida. Na amiloidose primária ou AL, a deposição anormal de proteínas é composta de cadeias leves das imunoglobulinas. A amiloidose AL ocorre nos pacientes com mieloma múltiplo (MM), macroglobulinemia de Waldenström, linfoma, outros plasmocitomas ou distúrbios linfoproliferativos, ou sem qualquer outra doença detectável.

Cerca de 30% dos pacientes com amiloidose primária AL apresentam polineuropatia, normalmente disestesias dolorosas e sensações de ardência nos pés (Padrão 2, Tab. 446-2). Contudo, o tronco pode ser envolvido e alguns pacientes apresentam um padrão de mononeuropatia múltipla. A STC ocorre em 25% dos pacientes e pode ser a primeira manifestação. A neuropatia tem progressão lenta e, por fim, os pacientes apresentam fraqueza e déficit sensitivo associado ao acometimento das fibras grossas. A maioria dos pacientes desenvolve comprometimento autonômico com hipertensão postural, síncope, incontinência fecal e urinária, constipação, impotência e redução da sudorese (Padrão 10, Tab. 446-2). Em geral, os pacientes morrem em consequência de suas doenças sistêmicas (insuficiência renal, doença cardíaca).

A proteína monoclonal pode ser composta por IgG, IgA, IgM ou apenas cadeias leves livres. Na amiloidose AL, a fração λ é mais comum do que a cadeia leve κ (> 2:1). A concentração de proteínas do LCS costuma estar elevada (com contagem normal de células) e, por essa razão, a neuropatia pode ser confundida com PDIC (Cap. 447). As biópsias de nervo demonstram degeneração axonal e deposição amiloide com padrão globular ou difuso e infiltração dos tecidos perineurais, epineurais e endoneurais e das paredes dos vasos sanguíneos.

A sobrevida mediana dos pacientes com amiloidose primária é < 2 anos, e a morte habitualmente resulta de insuficiência cardíaca congestiva ou renal progressivas. A quimioterapia com melfalan, prednisona e colchicina para reduzir a concentração das proteínas monoclonais e o transplante de células-tronco autólogos podem prolongar a sobrevida, mas existem dúvidas de que ocorra melhora da neuropatia.

NEUROPATIA DIABÉTICA
O DM é a causa mais comum de neuropatia periférica nos países desenvolvidos. O DM está associado a vários tipos de polineuropatia: polineuropatia sensitiva ou sensitivomotora simétrica distal; neuropatia autonômica; caquexia neuropática diabética; polirradiculoneuropatias; neuropatias cranianas; e outras mononeuropatias. Os fatores de risco para a ocorrência de neuropatia incluem DM mal controlado e de longa duração e coexistência de retinopatia e nefropatia.

Polineuropatia diabética sensitiva e sensitivomotora simétrica distal (PNSD)
A PNSD é a forma mais comum de neuropatia diabética e manifesta-se na forma de perda sensitiva que começa nos dedos dos pés e, com o tempo, progride gradualmente até as pernas e os dedos das mãos e braços (Padrão 2, Tab. 446-2). Quando a neuropatia é grave, o paciente pode apresentar déficit sensitivo no tronco (tórax e abdome), inicialmente na linha média da região anterior e, mais tarde, com progressão para as superfícies laterais. O paciente também pode ter formigamento, ardência e dores profundas e incômodas. Os ECNs habitualmente revelam amplitudes reduzidas e lentidão leve a moderada das velocidades de condução. A biópsia de nervo demonstra degeneração axonal, hiperplasia endotelial e, ocasionalmente, inflamação perivascular. O controle rigoroso da glicose pode reduzir o risco de neuropatia ou melhorar os sintomas neuropáticos preexistentes. Vários fármacos foram usados com sucesso variável para tratar os sintomas dolorosos associados à PNSD, incluindo antiepilépticos, antidepressivos, bloqueadores do canal de cálcio e outros analgésicos (Tab. 446-6).

Neuropatia autonômica diabética A neuropatia autonômica costuma estar associada à PNSD. A neuropatia autonômica pode manifestar-se na forma de sudorese anormal, disfunção da termorregulação, ressecamento dos olhos e da boca, anormalidades pupilares, arritmias cardíacas, hipotensão postural, anormalidades GIs (p. ex., gastroparesia, distensão pós-prandial, diarreia crônica ou constipação) e disfunção geniturinária (p. ex., impotência, ejaculação retrógrada e incontinência) (Padrão 10, Tab. 446-2). Os testes da função autonômica geralmente são anormais, inclusive as respostas

TABELA 446-6 ■ Tratamento das neuropatias sensitivas dolorosas			
Terapia	Via	Dose	Efeitos colaterais
Primeira linha			
Lidocaína, adesivo a 5%	Aplicar na região dolorida	Até 3 adesivos/dia	Irritação cutânea
Antidepressivos tricíclicos (p. ex., amitriptilina, nortriptilina)	VO	10-100 mg ao deitar	Alterações cognitivas, sedação, olhos e boca secos, retenção urinária, constipação
Gabapentina	VO	300-1.200 mg, 3×/dia	Alterações cognitivas, sedação, edema periférico
Pregabalina	VO	50-100 mg, 3×/dia	Alterações cognitivas, sedação, edema periférico
Duloxetina	VO	30-60 mg 1×/dia	Alterações cognitivas, sedação, olhos secos, sudorese, náuseas, diarreia, constipação
Segunda linha			
Carbamazepina	VO	200-400 mg a cada 6-8 h	Alterações cognitivas, tontura, leucopenia, disfunção hepática
Fenitoína	VO	200-400 mg ao deitar	Alterações cognitivas, tontura, disfunção hepática
Venlafaxina	VO	37,5-150 mg/dia	Astenia, sudorese, náuseas, constipação, anorexia, vômitos, sonolência, boca seca, tontura, agitação, ansiedade, tremor e turvação visual, além de ejaculação/orgasmo anormal e impotência
Tramadol	VO	50 mg, 4×/dia	Distúrbios cognitivos, desconforto gastrintestinal
Terceira linha			
Mexiletina	VO	200-300 mg, 3×/dia	Arritmias
Outros fármacos			
Creme EMLA Lidocaína a 2,5% Prilocaína a 2,5%	Aplicar na pele	4×/dia	Eritema local
Creme de capsaicina a 0,025-0,075%	Aplicar na pele	4×/dia	Ardência dolorosa da pele

Fonte: Modificada de AA Amato, J Russell: *Neuromuscular Disorders,* 2nd ed. New York, McGraw-Hill, 2016, Table 22-3, p. 485.

cutâneas simpáticas e o teste quantitativo do reflexo axonal sudomotor. Em geral, os ECNs dos nervos sensitivos e motores demonstram as características descritas acima com referência à PNSD.

Neuropatia radiculoplexal diabética (amiotrofia diabética ou síndrome de Bruns-Garland)
A neuropatia radiculoplexal diabética é a primeira manifestação do DM em cerca de um terço dos pacientes. Nos casos típicos, os pacientes apresentam dor intensa na região lombar, no quadril e na coxa de um dos membros. Raramente, a polirradiculoneuropatia diabética começa em ambas as pernas ao mesmo tempo (Padrão 4, Tab. 446-2). A atrofia e a fraqueza dos músculos proximais e distais do membro inferior afetado tornam-se evidentes após alguns dias ou semanas. A neuropatia geralmente acompanha ou é prenunciada por perda de peso grave. Em geral, a fraqueza progride ao longo de várias semanas ou meses, mas pode continuar sua progressão por 18 meses ou mais. Em seguida, há recuperação lenta, embora muitos pacientes tenham fraqueza, déficit sensitivo e dor residuais. Ao contrário da neuropatia radiculoplexal lombossacral mais típica, alguns pacientes desenvolvem radiculopatia torácica ou, ainda mais raramente, polirradiculoneuropatia cervical. A concentração de proteínas no LCS em geral está elevada, embora a contagem de células esteja normal. A VHS está comumente aumentada. A avaliação EDx detecta indícios de desnervação ativa dos músculos proximais e distais dos membros afetados e dos músculos paraespinais. As biópsias de nervo podem demonstrar degeneração axonal e inflamação perivascular. Alguns pacientes com dores graves são tratados na fase aguda com glicocorticoides, embora ainda não tenha sido realizado um ensaio controlado randomizado; a história natural dessa neuropatia é de melhora gradativa.

Mononeuropatias diabéticas ou mononeuropatias múltiplas
As mononeuropatias mais comuns são a neuropatia do mediano no punho e a neuropatia ulnar no cotovelo, porém ocorrem também neuropatia fibular na cabeça da fíbula e neuropatias isquiática, femoral lateral, cutânea ou craniana (Padrão 3, Tab. 446-2). Com relação às mononeuropatias cranianas, as paralisias do VII nervo são relativamente comuns, mas podem ter outras etiologias que não diabetes. Nos diabéticos, uma paralisia de III nervo é mais comum, sendo seguida pelo VI nervo e, com menor frequência, por paralisias de IV nervo. As paralisias diabéticas do III nervo craniano costumam preservar as pupilas (Cap. 32).

HIPOTIREOIDISMO
O hipotireoidismo está associado mais comumente a uma miopatia proximal, mas alguns pacientes desenvolvem neuropatia, com maior frequência STC. Em casos raros, a polineuropatia sensitiva generalizada caracteriza-se por parestesias dolorosas, e os pacientes também podem ter dormência nas pernas e nas mãos. O tratamento consiste no controle do hipotireoidismo.

SÍNDROME DE SJÖGREN
A síndrome de Sjögren, que se caracteriza pelo complexo *sicca* de xeroftalmia, xerostomia e ressecamento das outras mucosas, pode ser complicada por neuropatia (Cap. 361). Mais comum é uma neuropatia sensitivomotora axonal dependente do comprimento, que se caracteriza principalmente por perda sensitiva nas partes distais dos membros (Padrão 2, Tab. 446-2). Também pode ser observada uma neuropatia pura com acometimento apenas das fibras finas, ou uma neuropatia craniana, principalmente do nervo trigêmeo. Essa síndrome também está associada à neuronopatia/ganglionopatia sensitiva. Os pacientes com ganglionopatias sensitivas apresentam dormência e formigamento progressivos nos membros, no tronco e na face com um padrão não dependente do comprimento; por essa razão, os sintomas podem ser mais graves na face ou nos braços do que nas pernas. O início da neuropatia pode ser agudo ou insidioso. O exame sensitivo demonstra déficits graves das sensibilidades vibratória e proprioceptiva, que acarretam ataxia sensitiva.

Os pacientes com neuropatia secundária à síndrome de Sjögren podem ter FAN e SS-A/Ro e SS-B/La no soro, mas a maioria não tem tal anormalidade. Os ECNs demonstram amplitudes reduzidas dos potenciais sensitivos dos membros afetados. A biópsia de nervo demonstra degeneração axonal. É possível encontrar inflamação perivascular inespecífica, mas apenas em casos raros quando há vasculite necrosante. As neuropatias associadas à síndrome de Sjögren não têm tratamento específico. Quando há suspeita de vasculite, os fármacos imunossupressores podem ter efeitos benéficos. Em alguns casos, a neuronopatia/ganglionopatia sensitiva estabiliza ou melhora com imunoterapia, como imunoglobulina intravenosa (IgIV).

ARTRITE REUMATOIDE
Pelo menos 50% dos pacientes com artrite reumatoide (AR) têm neuropatias periféricas, que podem ter etiologia vasculítica (Cap. 358). A neuropatia vasculítica pode manifestar-se na forma de mononeuropatia múltipla (Padrão 3, Tab. 446-2), padrão simétrico generalizado de comprometimento (Padrão 2, Tab. 446-2) ou uma combinação dos dois (Cap. 363). As neuropatias também podem resultar dos fármacos usados no tratamento da AR (p. ex., bloqueadores do fator de necrose tumoral, leflunomida). Em geral, as biópsias de nervo demonstram espessamento dos vasos sanguíneos epineurais e endoneurais e também inflamação perivascular ou vasculite com infiltrados transmurais de células inflamatórias e necrose fibrinoide das paredes vasculares. A neuropatia geralmente responde à terapia imunomoduladora.

LÚPUS ERITEMATOSO SISTÊMICO
Entre 2 e 27% dos pacientes com LES têm neuropatias periféricas (Cap. 356). Nos casos típicos, os pacientes acometidos apresentam déficit sensitivo lentamente progressivo que começa nos pés. Alguns pacientes desenvolvem dor em queimação e parestesias com reflexos normais, e os ECNs sugerem uma neuropatia pura de fibras finas (Padrão 2, Tab. 446-2). As menos comuns são mononeuropatias múltiplas, presumivelmente secundárias à vasculite necrotizante (Padrão 3, Tab. 446-2). Em casos raros, pode-se observar uma polineuropatia sensitivomotora generalizada que preenche os critérios clínicos, laboratoriais, eletrofisiológicos e histopatológicos da SGB ou da PDIC. A terapia imunossupressora pode ser benéfica em pacientes com LES que apresentam neuropatia em consequência de vasculite. Os imunossupressores mostram menos tendência a serem eficazes nos pacientes com polineuropatia sensitiva ou sensitivomotora generalizada sem indícios de vasculite. Os pacientes com neuropatia semelhante à SGB ou à PDIC devem ser tratados com os esquemas preconizados para essa condição (Cap. 447).

ESCLEROSE SISTÊMICA (ESCLERODERMIA)
De 5 a 67% dos casos de esclerodermia são complicados por polineuropatia simétrica distal principalmente sensitiva (Padrão 2, Tab. 446-2) (Cap. 360). As mononeuropatias cranianas também podem ocorrer, com mais frequência do nervo trigêmeo, causando dormência e disestesias na face. Ocorrem também mononeuropatias múltiplas (Padrão 3, Tab. 446-2). A avaliação EDx e os achados histológicos da biópsia de nervo indicam polineuropatia axonal mais sensitiva que motora.

DOENÇA MISTA DO TECIDO CONECTIVO (DMTC)
Cerca de 10% dos pacientes com DMTC desenvolvem polineuropatia sensitivomotora axonal distal leve.

SARCOIDOSE
O sistema nervoso periférico ou o SNC estão acometidos em cerca de 5% dos pacientes com sarcoidose (Cap. 367). O nervo craniano mais afetado é o VII e, nesses casos, o acometimento pode ser bilateral. Alguns pacientes desenvolvem radiculopatia ou polirradiculopatia (Padrão 4, Tab. 446-2). Quando há acometimento generalizado das raízes nervosas, a apresentação clínica pode ser semelhante à da SGB ou da PDIC. Os pacientes também podem apresentar mononeuropatias múltiplas (Padrão 3, Tab. 446-2) ou polineuropatia generalizada, lentamente progressiva e mais sensitiva do que motora (Padrão 2, Tab. 446-2). Alguns indivíduos têm neuropatia pura com acometimento apenas das fibras finas. A avaliação EDx demonstra neuropatia axonal. As biópsias de nervo podem mostrar granulomas não caseosos infiltrando o endoneuro, o perineuro e o epineuro e também angeíte necrotizante linfocítica. A neurossarcoidose pode melhorar com o tratamento com glicocorticoides ou outros imunossupressores.

SÍNDROME HIPEREOSINOFÍLICA
A síndrome da hipereosinofilia caracteriza-se por eosinofilia associada a várias anormalidades cutâneas, cardíacas, hematológicas e neurológicas. Em 6 a 14% dos pacientes, ocorrem neuropatia periférica generalizada ou mononeuropatia múltipla (Padrão 2, Tab. 446-2).

DOENÇA CELÍACA (ENTEROPATIA INDUZIDA PELO GLÚTEN OU ESPRU NÃO TROPICAL)
Algumas estimativas calcularam que 10% dos pacientes com doença celíaca tenham complicações neurológicas, principalmente ataxia e neuropatia periférica (Cap. 325). Foi relatada a ocorrência de polineuropatia sensitivomotora generalizada, neuropatia motora pura, mononeuropatias múltiplas, neuropatia autonômica, neuropatia de pequenas fibras e neuromiotonia

em associação à doença celíaca ou à presença de anticorpos antigliadina/antiendomísio (Padrões 2, 3 e 9; Tab. 446-2). As biópsias de nervo podem mostrar perda das fibras mielinizadas grossas. A neuropatia pode ser secundária à má absorção das vitaminas B_{12} e E. Contudo, alguns pacientes não têm deficiências vitamínicas expressivas. As bases patogênicas da neuropatia desses pacientes não estão esclarecidas, mas ela pode ter etiologia autoimune. A neuropatia não parece melhorar com a dieta de restrição do glúten. Nos pacientes com deficiência de vitamina B_{12} ou E, o tratamento de reposição pode melhorar ou estabilizar a neuropatia.

DOENÇA INFLAMATÓRIA INTESTINAL
A colite ulcerativa e a doença de Crohn podem ser complicadas por SGB, PDIC, polineuropatia sensitiva ou sensitivomotora axonal generalizada, neuropatia de pequenas fibras ou mononeuropatia (Padrões 2 e 3, Tab. 446-2) (Cap. 326). Essas neuropatias podem ser autoimunes, nutricionais (p. ex., deficiência de vitamina B_{12}), associadas ao tratamento (p. ex., metronidazol) ou idiopáticas. Alguns pacientes podem ter neuropatia aguda com desmielinização semelhante à da SGB, PDIC ou neuropatia motora multifocal, principalmente quando são tratados com bloqueadores do fator de necrose tumoral α.

NEUROPATIA URÊMICA
Cerca de 60% dos pacientes com insuficiência renal desenvolvem polineuropatia caracterizada por dormência, formigamento, alodinia e fraqueza distal leve dependentes do comprimento (Padrão 2, Tab. 446-2). Em raros casos, podem ocorrer fraqueza rapidamente progressiva e perda sensitiva de modo muito semelhante à SGB, que melhoram com o aumento da intensidade da diálise renal ou com o transplante (Padrão 1, Tab. 446-2). Também podem ocorrer mononeuropatias, das quais a mais comum é a STC. A neuropatia monomélica isquêmica (ver adiante) pode complicar *shunts* arteriovenosos criados no braço para diálise (Padrão 3, Tab. 446-2). A avaliação EDx dos pacientes urêmicos demonstra indícios de uma polineuropatia sensitivomotora predominantemente axonal dependente do comprimento. As biópsias do nervo sural demonstram perda das fibras nervosas (sobretudo das fibras nervosas mielinizadas grossas), degeneração axonal ativa e desmielinização segmentar e paranodal. A polineuropatia sensitivomotora pode estabilizar com a hemodiálise e melhora com o transplante renal bem-sucedido.

DOENÇA HEPÁTICA CRÔNICA
Os pacientes com insuficiência hepática crônica frequentemente desenvolvem neuropatia sensitivomotora generalizada, que se caracteriza por dormência, formigamento e fraqueza leve dos segmentos distais, sobremaneira dos membros inferiores. A avaliação EDx é compatível com axonopatia predominantemente sensitiva. Em certas ocasiões, pacientes com doença hepática grave desenvolvem neuropatia e miopatia combinadas. A biópsia do nervo sural demonstra desmielinização segmentar e perda axonal. Ainda não está claro se apenas a insuficiência hepática pode causar neuropatia periférica, porque a maioria dos pacientes tem doenças hepáticas secundárias a outros distúrbios (p. ex., alcoolismo ou hepatite viral) que também podem causar neuropatia.

POLINEUROPATIA DO PACIENTE CRÍTICO
As causas mais comuns de fraqueza generalizada aguda que levam à internação na unidade de terapia intensiva (UTI) são a SGB e a miastenia gravis (Padrão 1, Tab. 446-2) (Caps. 447 e 448). Contudo, a fraqueza que se desenvolve nos pacientes em estado crítico internados na UTI costuma ser causada pela polineuropatia ou miopatia do paciente crítico (PPC ou MPC) ou, muito menos comumente, pelo bloqueio neuromuscular prolongado. Com base no exame clínico e na avaliação EDx, pode ser muito difícil diferenciar esses distúrbios. A maioria dos especialistas acredita que a MPC seja mais comum. A PPC e a MPC são complicações da sepse e da falência de múltiplos órgãos. Em geral, esses distúrbios evidenciam-se por incapacidade de realizar o desmame da ventilação mecânica. A encefalopatia coexistente pode dificultar o exame neurológico, principalmente seu componente sensitivo. Os reflexos de estiramento muscular estão ausentes ou reduzidos.

A creatina-cinase (CK) sérica costuma estar normal, mas a elevação do seu nível sérico é mais sugestiva de MPC do que de PPC. Nesse primeiro distúrbio, os ECNs demonstram amplitudes indetectáveis ou acentuadamente reduzidas dos potenciais motores e sensitivos na PPC, mas os testes sensitivos estão relativamente preservados na MPC. Em geral, a EMG com agulha demonstra ondas agudas positivas e profusas e potenciais de fibrilação, sendo comum observar que os pacientes com fraqueza grave não conseguem recrutar potenciais de ação das unidades motoras. As bases patogênicas da PPC não estão definidas. É possível que as toxinas circulantes e as anormalidades metabólicas associadas à sepse e à falência de múltiplos órgãos dificultem o transporte axonal ou a função mitocondrial e resultem em degeneração dos axônios.

HANSENÍASE
A hanseníase causada pela bactéria álcool-ácido resistente *Mycobacterium leprae* é a causa mais comum de neuropatia periférica no Sudeste da Ásia, na África e na América do Sul (Cap. 179). As manifestações clínicas variam desde hanseníase tuberculoide em uma extremidade do espectro até a hanseníase lepromatosa no outro extremo, com hanseníase dimorfa (*borderline*) entre os dois. As neuropatias são mais comuns nos pacientes com hanseníase dimorfa. Os nervos cutâneos superficiais das orelhas e dos segmentos distais dos membros são mais afetados. Pode-se observar o desenvolvimento de mononeuropatias, mononeuropatias múltiplas ou polineuropatia sensitivomotora simétrica lentamente progressiva (Padrões 2 e 3, Tab. 446-2). Em geral, os ECNs dos nervos sensitivos estão suprimidos nos membros inferiores e reduzidos em amplitude nos braços. Os ECNs dos nervos motores podem demonstrar redução das amplitudes dos nervos acometidos, mas às vezes podem indicar uma polineuropatia desmielinizante. A hanseníase geralmente é diagnosticada pela biópsia das lesões cutâneas. A biópsia de nervo também pode firmar o diagnóstico, sobretudo quando não há lesões cutâneas aparentes. A forma tuberculoide caracteriza-se por granulomas, e os bacilos não estão presentes. Por outro lado, com a hanseníase lepromatosa, podem ser observadas grandes quantidades de bacilos infiltrantes, linfócitos T_H2 e macrófagos espumosos repletos de microrganismos com infiltração granulomatosa mínima. Os bacilos são demonstrados mais facilmente quando se utiliza o corante de Fite e, nessas preparações, eles aparecem como bastonetes vermelhos geralmente em grupos livres no endoneuro, dentro dos macrófagos ou dentro das células de Schwann.

Os pacientes com hanseníase costumam ser tratados com múltiplos fármacos: dapsona, rifampicina e clofazimina. Outros fármacos usados são talidomida, pefloxacino, ofloxacino, esparfloxacino, minociclina e claritromicina. Os pacientes costumam ser tratados por 2 anos. Em alguns casos, o tratamento é complicado pela chamada reação reversa, principalmente quando o paciente tem hanseníase dimorfa. A reação reversa pode ocorrer em qualquer fase do tratamento e ocorre em consequência de uma alteração para o extremo tuberculoide do espectro com a melhora da imunidade celular durante o tratamento. A resposta celular é hiper-regulada, conforme se evidencia pelas secreções aumentadas do fator de necrose tumoral α, de interferon-γ e da interleucina 2 com formação de granulomas novos. Isso pode causar exacerbação da erupção e neuropatia, além de resultar no aparecimento de novas lesões. Os glicocorticoides em doses altas atenuam essa reação adversa e podem ser administrados profilaticamente no início do tratamento dos pacientes de alto risco. O eritema nodoso da hanseníase (ENH) também é tratado com glicocorticoides ou talidomida.

DOENÇA DE LYME
A doença de Lyme é causada pela infecção por *Borrelia burgdorferi*, um espiroqueta geralmente transmitido pelas picadas do *Ixodes dammini* (carrapato dos cervídeos) (Cap. 186). As complicações neurológicas podem ocorrer no segundo e no terceiro estágios da infecção. A neuropatia facial é mais comum, sendo bilateral em cerca de metade dos casos, uma apresentação rara na paralisia de Bell idiopática. O acometimento dos nervos é comumente assimétrico. Alguns pacientes apresentam polirradiculoneuropatia ou mononeuropatias múltiplas (Padrões 3 e 4, Tab. 446-2). A avaliação EDx sugere uma axonopatia primária. As biópsias de nervo podem demonstrar degeneração axonal com inflamação perivascular. A doença de Lyme é tratada com antibióticos.

NEUROPATIA DIFTÉRICA
A difteria é causada pela bactéria *Corynebacterium diphtheriae* (Cap. 150). Os pacientes infectados apresentam sinais e sintomas gripais como mialgias generalizadas, cefaleia, fadiga, febre baixa e irritabilidade dentro de 1 semana a 10 dias após a exposição. Cerca de 20 a 70% dos pacientes desenvolvem neuropatia periférica causada por uma toxina liberada pela bactéria. Três a quatro semanas depois da infecção, os pacientes podem perceber redução da sensibilidade na garganta e começam a desenvolver disfagia, disartria, rouquidão e turvação visual secundária ao déficit de acomodação. Uma polineuropatia generalizada pode se manifestar 2 ou 3 meses após a infecção inicial e caracteriza-se por dormência, parestesias e fraqueza dos braços e das pernas e, em certas ocasiões, por insuficiência respiratória (Padrão 1,

Tab. 446-2). O nível de proteínas do LCS pode estar elevado, com ou sem pleocitose linfocítica. A avaliação EDx sugere polineuropatia sensitivomotora axonal difusa. A antitoxina e os antibióticos devem ser administrados nas primeiras 48 horas após o início dos sintomas. Embora o tratamento imediato reduza a incidência e a gravidade de algumas complicações (p. ex., miocardiopatia), isso não parece alterar a história natural da neuropatia periférica associada. Em geral, a neuropatia regride depois de vários meses.

COVID-19
A SGB (Cap. 447) foi relatada em casos de infecção aguda por Covid-19.

VÍRUS DA IMUNODEFICIÊNCIA HUMANA
A infecção pelo HIV pode causar várias complicações neurológicas, incluindo neuropatias periféricas (Cap. 202). Cerca de 20% dos indivíduos infectados pelo HIV desenvolvem neuropatias como efeito direto do próprio vírus, de outras infecções virais associadas (p. ex., CMV) ou por efeitos neurotóxicos causados pelos fármacos antivirais (ver adiante). As principais apresentações clínicas da neuropatia periférica associada à infecção pelo HIV incluem: (1) polineuropatia simétrica distal (PSD); (2) polineuropatia desmielinizante inflamatória (incluindo SGB e PDIC); (3) mononeuropatias múltiplas (p. ex., vasculite ou causada pelo CMV); (4) polirradiculopatia (em geral, associada ao CMV); (5) neuropatia autonômica; e (6) ganglionite sensitiva.

Polineuropatia simétrica distal associada ao HIV A PSD é o tipo mais comum de neuropatia periférica associada à infecção pelo HIV, sendo observada geralmente nos pacientes com Aids. Caracteriza-se por dormência e parestesias dolorosas acometendo a parte distal dos membros (Padrão 2, Tab. 446-2). As bases patogênicas da PSD não estão definidas, mas ela não é causada pela infecção propriamente dita dos nervos periféricos. A neuropatia pode ser mediada por mecanismos imunes, possivelmente em consequência da liberação de citocinas pelas células inflamatórias circundantes. A deficiência de vitamina B_{12} pode contribuir para alguns casos, mas não é uma causa importante na maioria dos casos de PSD. Alguns antivirais (p. ex., didesoxicitidina, didesoxinosina, estavudina) também são neurotóxicos e podem causar neuropatia sensitiva dolorosa.

Polirraduloneuropatia desmielinizante inflamatória associada ao HIV Tanto a polineuropatia desmielinizante inflamatória aguda (PDIA) quanto a PDIC podem ocorrer como complicação da infecção pelo HIV (Padrão 1, Tab. 446-2). A PDIA geralmente ocorre por ocasião da soroconversão, enquanto a PDIC pode evidenciar-se em qualquer fase da evolução da infecção. As manifestações clínicas e EDx são indistinguíveis da PDIA ou PDIC (Cap. 447). Além dos níveis altos de proteínas, há pleocitose linfocítica no LCS, e tal anormalidade ajuda a diferenciar entre essa polirraduloneuropatia associada ao HIV e a PDIA/PDIC idiopática.

Polirradiculopatia progressiva associada ao HIV Em pacientes com Aids, pode-se observar o desenvolvimento de polirraduloneuropatia lombossacral progressiva aguda secundária à infecção pelo CMV (Padrão 4, Tab. 446-2). Os pacientes referem dor radicular grave, dormência e fraqueza das pernas, geralmente com distribuição assimétrica. O LCS está anormal e demonstra um nível elevado de proteínas, juntamente com concentração reduzida de glicose e, notavelmente, pleocitose neutrofílica. A avaliação EDx mostra indícios de degeneração axonal ativa. A polirradiculoneuropatia pode melhorar com o tratamento antiviral.

Mononeuropatias múltiplas associadas ao HIV Os pacientes infectados pelo HIV também podem desenvolver mononeuropatias múltiplas, geralmente no contexto de Aids. Ocorrem fraqueza, dormência, parestesias e dor na distribuição dos nervos afetados (Padrão 3, Tab. 446-2). As biópsias de nervo podem mostrar degeneração axonal com vasculite necrotizante ou inflamação perivascular. O tratamento com glicocorticoides está indicado para tratar a vasculite causada diretamente pelo HIV.

Neuronopatia/ganglionopatia sensitiva associada ao HIV A ganglionite das raízes dorsais é uma complicação muito rara da infecção pelo HIV, mas a neuronopatia pode ser a primeira manifestação clínica. Os pacientes desenvolvem ataxia sensitiva semelhante à neuronopatia sensitiva idiopática/ganglionopatia (Padrão 9, Tab. 446-2). Os ECNs demonstram potenciais de ação do nervo sensitivo (PANS) com amplitudes reduzidas ou indetectáveis.

VÍRUS VARICELA-ZÓSTER
A neuropatia periférica causada pela infecção pelo vírus varicela-zóster (VZV) resulta da reativação do vírus latente ou da infecção primária (Cap. 193). Dois terços das infecções em adultos caracterizam-se por zóster dérmico, no qual ocorrem dor intensa e parestesias em um dermátomo, seguidas, dentro de 1 ou 2 semanas, de exantema vesicular na mesma distribuição (Padrão 3, Tab. 446-2). De 5 a 30% dos pacientes têm fraqueza dos músculos inervados pelas raízes correspondentes à distribuição em dermátomo das lesões cutâneas. Cerca de 25% dos pacientes apresentam dor persistente (neuralgia pós-herpética [NPH]). Um ensaio clínico de grande porte demonstrou que a vacinação contra o VZV reduziu em 51% a incidência do herpes-zóster e em 67% a incidência de NPH entre os indivíduos vacinados. O tratamento da NPH é sintomático (Tab. 446-6).

CITOMEGALOVÍRUS
O CMV pode causar polirradiculopatia lombossacral aguda e mononeuropatias múltiplas em pacientes com infecção pelo HIV e com outras condições de imunodeficiência (Padrão 4, Tab. 446-2) (Cap. 195).

VÍRUS EPSTEIN-BARR
A infecção pelo EBV tem sido associada a SGB, neuropatias cranianas, mononeuropatia múltipla, plexopatia braquial, radiculoplexopatia lombossacral e neuronopatias sensitivas (Padrões 1, 3, 4 e 9, Tab. 446-2) (Cap. 194).

VÍRUS DA HEPATITE
Os vírus das hepatites B e C podem causar mononeuropatias múltiplas associadas a vasculite, PDIA ou PDIC (Padrões 1 e 3, Tab. 446-2) (Cap. 341).

NEUROPATIAS ASSOCIADAS AO CÂNCER
Os pacientes com neoplasias malignas podem desenvolver neuropatias atribuídas aos seguintes fatores: (1) efeito direto do câncer por invasão ou compressão dos nervos; (2) efeito remoto ou paraneoplásico; (3) efeito tóxico do tratamento; ou (4) efeito da disfunção imune causada pelos fármacos imunossupressores. O câncer associado mais comumente é o câncer de pulmão, mas as neuropatias também complicam os carcinomas de mama, ovário, estômago, cólon, reto e outros órgãos, incluindo o sistema linfoproliferativo.

NEURONOPATIA/GANGLIONOPATIA SENSITIVA PARANEOPLÁSICA
A encefalomielite paraneoplásica/neuronopatia sensitiva (EMP/NS) costuma complicar o carcinoma pulmonar de pequenas células (Cap. 94). Em geral, os pacientes referem dormência e parestesias nos segmentos distais dos membros, frequentemente com distribuição assimétrica. O início pode ser agudo ou lentamente progressivo. A perda proeminente da propriocepção leva à ataxia sensitiva (Padrão 9; Tab. 446-2). Pode haver fraqueza, habitualmente secundária à mielite associada, neuronopatia motora ou SMLE concomitante. Muitos pacientes também apresentam confusão mental, perda da memória, depressão, alucinações, convulsões ou ataxia cerebelar. Os anticorpos policlonais antineuronais (IgG) dirigidos contra uma proteína de 35 a 40 kD, ou um complexo de proteínas, conhecido como antígeno Hu, são detectados no soro ou no LCS da maioria dos pacientes com EMP/NS. O LCS pode ser normal ou mostrar pleocitose linfocítica leve e níveis altos de proteínas. A EMP/NS provavelmente resulta da semelhança antigênica entre as proteínas expressas pelas células tumorais e neuronais, que acarreta uma resposta imune dirigida contra esses dois tipos celulares. O tratamento do câncer coexistente não costuma alterar a evolução da EMP/NS. Contudo, alguns pacientes podem melhorar após o tratamento do tumor primário. Infelizmente, a plasmaférese, a imunoglobulina intravenosa e os imunossupressores não se mostraram eficazes.

NEUROPATIA SECUNDÁRIA À INFILTRAÇÃO TUMORAL
As células malignas, particularmente da leucemia e do linfoma, podem infiltrar os nervos cranianos e periféricos, resultando em mononeuropatia, mononeuropatia múltipla, polirradiculopatia, plexopatia ou até mesmo polineuropatia distal ou proximal e distal simétrica generalizada (Padrões 1, 2, 3 e 4; Tab. 446-2). A neuropatia associada à infiltração tumoral costuma ser dolorosa e pode ser a primeira manifestação clínica do câncer ou um sintoma indicativo de recidiva. A neuropatia pode melhorar com o tratamento da leucemia ou do linfoma coexistente, ou com glicocorticoides.

NEUROPATIA COMO COMPLICAÇÃO DO TRANSPLANTE DE MEDULA ÓSSEA
Os pacientes submetidos ao transplante de medula óssea (TMO) podem desenvolver neuropatias em consequência dos efeitos tóxicos da quimioterapia ou da radioterapia, das infecções ou de uma resposta autoimune dirigida

contra os nervos periféricos. A neuropatia periférica do TMO geralmente está associada à doença do enxerto contra o hospedeiro (DECH). A DECH crônica tem muitas características em comum com vários distúrbios autoimunes e é possível que a causa seja uma resposta imune dirigida contra os nervos periféricos. Os pacientes com DECH crônica podem desenvolver neuropatias cranianas, polineuropatias sensitivomotoras, mononeuropatias múltiplas e neuropatias periféricas generalizadas graves, semelhantes à PDIA ou PDIC (Padrões 1, 2 e 3; Tab. 446-2). A neuropatia pode melhorar com a intensificação do tratamento imunossupressor ou imunomodulador e a regressão da DECH.

LINFOMA

Os linfomas podem causar neuropatia por infiltração ou compressão direta dos nervos, ou por um processo paraneoplásico. A neuropatia pode ser unicamente sensitiva ou motora, mas na maioria dos casos é sensitivomotora. O padrão de comprometimento pode ser simétrico, assimétrico ou multifocal, e a evolução pode ser aguda, gradualmente progressiva ou recidivante e remitente (Padrões 1, 2 e 3; Tab. 446-2). A avaliação EDx pode ser compatível com um processo axonal ou desmielinizante. O exame do LCS pode mostrar pleocitose linfocítica e concentração alta de proteínas. As biópsias de nervo podem demonstrar células inflamatórias endoneurais quando as etiologias são infiltrativas e paraneoplásicas. Uma população monoclonal de células é mais sugestiva de invasão linfomatosa. A neuropatia pode melhorar com o tratamento do linfoma subjacente ou com tratamento imunomodulador.

MIELOMA MÚLTIPLO

O MM manifesta-se habitualmente entre a quinta e a sétima décadas de vida com fadiga, dor óssea, anemia e hipercalcemia (Cap. 111). Cerca de 40% dos pacientes têm manifestações clínicas e resultados da avaliação EDx indicativos de neuropatia. O padrão mais comum é de polineuropatia distal, axonal, sensitiva ou sensitivomotora (Padrão 2; Tab. 446-2). Com menos frequência, pode haver desenvolvimento de polirradiculoneuropatia desmielinizante (Padrão 1; Tab. 446-2) (ver POEMS, Cap. 447). O MM pode ser complicado pela polineuropatia amiloide e deve ser considerado nos pacientes com parestesias dolorosas, perda de discriminação de temperatura e picada de alfinete e disfunção autonômica (sugestiva de uma neuropatia de fibras finas) e STC. Os plasmocitomas em expansão também podem comprimir os nervos cranianos e as raízes espinais. Uma proteína monoclonal (geralmente formada de cadeias pesadas μ ou λ ou cadeias leves κ) pode ser detectada no soro ou na urina. Em geral, a avaliação EDx demonstra amplitudes reduzidas com latências distais e velocidades de condução normais ou apenas ligeiramente alteradas. Também é comum encontrar uma neuropatia do nervo mediano no punho. A biópsia da gordura abdominal, do reto ou do nervo sural pode ser realizada para detectar deposição amiloide. Infelizmente, o tratamento do MM coexistente não costuma alterar a evolução da neuropatia.

NEUROPATIAS ASSOCIADAS À GAMOPATIA MONOCLONAL DE SIGNIFICADO INDETERMINADO (VER CAP. 447)

Neuropatias tóxicas secundárias à quimioterapia Muitos fármacos quimioterápicos comumente utilizados podem causar neuropatia tóxica (Tab. 446-7). Os mecanismos pelos quais esses fármacos causam neuropatias tóxicas variam, assim como os tipos específicos de neuropatia produzidos. O risco de desenvolver uma neuropatia tóxica ou uma neuropatia mais grave parece ser maior nos pacientes com neuropatias preexistentes (p. ex., doença de CMT, neuropatia diabética) e nos indivíduos que também utilizam outros fármacos potencialmente neurotóxicos (p. ex., nitrofurantoína, isoniazida, dissulfiram, piridoxina). Em geral, os agentes quimioterápicos provocam neuropatia axonal dependente de comprimento mais sensitiva do que motora ou neuronopatia/ganglionopatia (Padrões 2 e 9; Tab. 446-2).

OUTRAS NEUROPATIAS TÓXICAS

As neuropatias podem ser complicações dos efeitos tóxicos de vários fármacos e outros tipos de exposição ambiental (Tab. 446-8). As neuropatias associadas mais comumente a esses agentes estão descritas adiante.

CLOROQUINA E HIDROXICLOROQUINA

A cloroquina e a hidroxicloroquina podem causar miopatia tóxica que se caracteriza por fraqueza e atrofia proximais indolores e lentamente progressivas, mais acentuadas nas pernas do que nos braços. Além disso, também pode ocorrer neuropatia com ou sem miopatia, resultando em déficit sensitivo e fraqueza distal. Em geral, a "neuromiopatia" ocorre nos pacientes que usam 500 mg/dia por 1 ano ou mais, mas também foi descrita nos pacientes tratados com apenas 200 mg/dia. Os níveis séricos da CK costumam estar elevados em consequência da miopatia associada. Os ECNs demonstram reduções leves das VCNs sensitivas e motoras com diminuição leve a moderada das amplitudes, embora tais testes possam ser normais nos pacientes que apresentam apenas miopatia. A EMG demonstra potenciais de ação muscular miopáticos (PAMMs), acentuação da atividade de inserção na forma de ondas agudas positivas, potenciais de fibrilação e, por vezes, potenciais miotônicos principalmente nos músculos proximais. Os PAMMs neurogênicos e o recrutamento reduzido ocorrem nos músculos mais distais. As biópsias de nervo demonstram vacúolos autofágicos dentro das células de Schwann. Esses vacúolos também podem ser evidenciados nas biópsias de músculo. As bases patogênicas da neuropatia não estão esclarecidas, mas podem estar relacionadas com as propriedades anfifílicas desses fármacos. A cloroquina e a hidroxicloroquina contêm componentes hidrofóbicos e hidrofílicos que lhes permitem interagir com os fosfolipídeos aniônicos das membranas e das organelas celulares. Os complexos fármaco-lipídeos podem ser resistentes à digestão pelas enzimas lisossômicas, resultando na formação dos vacúolos autofágicos repletos de restos mieloides que, por sua vez, causam degeneração dos nervos e das fibras musculares. Os sinais e os sintomas da neuropatia e da miopatia geralmente regridem após a interrupção do tratamento com esses fármacos.

AMIODARONA

A amiodarona pode causar uma neuromiopatia semelhante à da cloroquina e da hidroxicloroquina. Nos casos típicos, a neuromiopatia desenvolve-se nos pacientes tratados por 2 a 3 anos. As biópsias de nervo demonstram desmielinização e perda axonal segmentares. A microscopia eletrônica mostra inclusões lamelares ou densas nas células de Schwann, nos pericitos e nas células endoteliais. As inclusões observadas nas biópsias de músculo e nervo persistem por até 2 anos após a interrupção do tratamento com amiodarona.

COLCHICINA

A colchicina também pode causar neuromiopatia. Em geral, os pacientes apresentam fraqueza proximal e formigamento e dormência nos segmentos distais dos membros. A avaliação EDx demonstra alterações compatíveis com uma polineuropatia axonal. A biópsia de músculo evidencia miopatia vacuolar, enquanto os nervos sensitivos apresentam degeneração axonal. A colchicina inibe a polimerização da tubulina para formar microtúbulos. A desestruturação dos microtúbulos provavelmente causa anormalidades do transporte intracelular das proteínas, dos nutrientes e dos produtos de degradação nos músculos e nervos.

TALIDOMIDA

A talidomida é um agente imunomodulador usado no tratamento do MM, da DECH, da hanseníase e de outros distúrbios autoimunes. Esse fármaco foi associado a efeitos teratogênicos graves e também à neuropatia periférica, que pode limitar a dose usada. Os pacientes têm dormência, formigamento doloroso e ardência desconfortável nos pés e nas mãos e, menos comumente, fraqueza e atrofia dos músculos. Mesmo depois de interromper o tratamento por 4 a 6 anos, cerca de 50% dos pacientes persistem com sintomas significativos. Os ECNs demonstram amplitudes reduzidas ou ausência absoluta dos PANS, com velocidades de condução preservadas (quando podem ser detectadas). Os ECNs dos nervos motores costumam ser normais. As biópsias de nervo demonstram degeneração dos axônios e das fibras mielinizadas de grosso calibre. A necrópsia demonstra degeneração das células dos gânglios das raízes dorsais.

TOXICIDADE DA PIRIDOXINA (VITAMINA B_6)

A piridoxina é uma vitamina essencial que funciona como coenzima na transaminação e na descarboxilação. Entretanto, em doses altas (116 mg/dia), os pacientes tratados podem desenvolver neuropatia sensitiva grave com disestesias e ataxia sensitiva. Os ECNs demonstram PANS com amplitudes reduzidas ou indetectáveis e PAMCs relativamente preservados. As biópsias de nervo mostram perda das fibras axonais de todos os diâmetros. Nos modelos animais, as anormalidades descritas foram perda das células dos gânglios das raízes dorsais e degeneração subsequente dos tratos sensitivos centrais e periféricos.

ISONIAZIDA

A neuropatia periférica é um dos efeitos colaterais mais comuns da isoniazida (INH). As doses padronizadas de INH (3-5 mg/kg/dia) estão associadas a uma incidência de neuropatia de 2%, enquanto ocorre neuropatia em pelo

TABELA 446-7 ■ Neuropatias tóxicas secundárias à quimioterapia

Fármaco	Mecanismo de neurotoxicidade	Características clínicas	Histopatologia do nervo	EMG/ECN
Alcaloides da vinca (vincristina, vimblastina, vindesina, vinorelbina)	Interferem com a montagem dos microtúbulos axonais; perturbam o transporte axonal	PN SM simétrica das fibras pequenas e grandes; sintomas autonômicos comuns; neuropatias cranianas raras	Degeneração axonal das fibras mielinizadas e não mielinizadas; focos de regeneração; desmielinização segmentar mínima	PN sensitivomotora axonal; desnervação distal na EMG; TSQ anormais, principalmente de sensibilidade vibratória
Cisplatina	Dano preferencial de gânglios das raízes dorsais: Ligação direta e cruzada ao DNA (?) Inibição da síntese proteica (?) Interferência no transporte axonal (?)	Neuropatia sensitiva com acometimento preferencial das fibras grossas; ataxia sensitiva	Perda das fibras mielinizadas e não mielinizadas, mais acentuada para as fibras grossas do que finas; degeneração axonal com focos de fibras em regeneração; desmielinização segmentar secundária	PANS com amplitude reduzida ou indetectável e PAMC e EMG normais; TSQ anormais, principalmente da sensibilidade vibratória
Taxanos (paclitaxel, docetaxel)	Estimulam a montagem dos microtúbulos axonais; interferem no transporte axonal	PN predominantemente sensitiva e simétrica; as modalidades de sensibilidade transmitidas pelas fibras grossas são as mais afetadas	Perda das fibras mielinizadas e não mielinizadas, mais acentuada para as fibras grossas do que finas; degeneração axonal com focos de fibras em regeneração; desmielinização segmentar secundária	PN sensitivomotora axonal; desnervação distal na EMG; TSQ anormais, principalmente de sensibilidade vibratória
Suramina				
PN axonal	Desconhecido; inibição da ligação do fator de crescimento neurotrófico (?); armazenamento lisossômico neuronal (?)	PN simétrica predominantemente sensitiva dependente do comprimento	Nenhuma descrição	Anormalidades compatíveis com PN SM axonal
PN desmielinizante	Desconhecido; efeitos imunomoduladores (?)	PN SM subaguda com fraqueza proximal e distal difusa; arreflexia; níveis altos de proteína no LCS	Perda das fibras mielinizadas grossas e finas com desmielinização primária e degeneração axonal secundária; infiltrados esparsos de células inflamatórias no epineuro e no endoneuro	Anormalidades sugestivas de PN SM desmielinizante adquirida (p. ex., VC lentas, latências distais e latências das ondas F prolongadas, bloqueio da condução, dispersão temporal)
Citarabina (ARA-C)	Desconhecido; toxicidade seletiva das células de Schwann (?); efeitos imunomoduladores (?)	Síndrome semelhante à SGB; neuropatia sensitiva pura; plexopatia braquial	Perda das fibras nervosas mielinizadas; degeneração axonal; desmielinização segmentar; nenhuma inflamação	PN SM axonal, desmielinizante ou mista; desnervação na EMG
Etoposídeo (VP-16)	Desconhecido; toxicidade seletiva aos gânglios das raízes dorsais (?)	PN predominantemente sensitiva dependente do comprimento; neuropatia autonômica	Nenhuma descrição	Anormalidades compatíveis com PN SM axonal
Bortezomibe	Desconhecida	PN de fibras finas predominantemente sensitiva dependente do comprimento	Nenhum relato	Anormalidades compatíveis com neuropatia sensitiva axonal com acometimento inicial das fibras finas (resultados anormais dos testes da função autonômica)

Siglas: ECN, estudos da condução nervosa; EMG, eletromiografia; LCS, líquido cerebrospinal; PAMC, potencial de ação motor composto; PANS, potencial de ação do nervo sensitivo; PN, polineuropatia; SGB, síndrome de Guillain-Barré; SM, sensitivomotora; TSQ, testes sensitivos quantitativos; VC, velocidades de condução.
Fonte: De AA Amato, JA Russell (eds): Neuromuscular Disorders, 2nd ed. McGraw-Hill Education, 2016, Table 19-3, p. 439, com permissão.

menos 17% dos pacientes que tomam mais de 6 mg/kg/dia. Os pacientes idosos, os desnutridos e os "acetiladores lentos" correm risco aumentado de desenvolver neuropatia. A INH inibe a piridoxal-fosfoquinase, resultando na deficiência de piridoxina e na neuropatia. A administração profilática de piridoxina (100 mg/dia) pode evitar a ocorrência desse efeito colateral.

AGENTES ANTIRRETROVIRAIS

Os análogos nucleosídeos como a zalcitabina (didesoxicitidina ou ddC), a didanosina (didesoxinosina ou ddI), a estavudina (d4T), a lamivudina (3TC) e o antirretroviral inibidor nucleosídeo da transcriptase reversa (INTR) são usados para tratar a infecção pelo HIV. Um dos principais efeitos colaterais que limitam a dose desses medicamentos é uma neuropatia dolorosa simétrica predominantemente sensitiva e dependente do comprimento (Padrão 2; Tab. 446-2). A zalcitabina (ddC) é o mais extensamente estudado de todos os análogos nucleosídeos e, em doses > 0,18 mg/kg/dia, foi associada ao aparecimento subagudo de ardência grave e dores lancinantes nos pés e nas mãos. Os ECNs demonstram PANSs com amplitudes reduzidas e estudos motores normais. Os análogos nucleosídeos inibem a DNA-polimerase mitocondrial, e este parece ser o mecanismo patogênico dessa neuropatia. Os pacientes podem continuar a ter piora dos sintomas, mesmo 2 a 3 semanas depois de interromperem o tratamento ("*coasting effect*"). Após a redução da dose, a melhora da neuropatia é evidenciada na maioria dos pacientes depois de vários meses (intervalo médio de cerca de 10 semanas).

NEUROPATIA POR HEXACARBONOS (*n*-HEXANO, METIL-*n*-BUTILCETONA)/ NEUROPATIA DOS CHEIRADORES DE COLA

O *n*-hexano e a metil-*n*-butilcetona são solventes orgânicos industriais insolúveis em água e também estão presentes em algumas colas. A exposição por inalação, seja ela acidental ou intencional (inalação de cola) ou por absorção cutânea pode levar a uma polineuropatia sensitivomotora subaguda profunda (Padrão 2; Tab. 446-2). Os ECNs demonstram PANSs e PAMCs com amplitudes reduzidas e VCs ligeiramente lentas. As biópsias de nervo mostram perda das fibras mielinizadas e axônios gigantes, que se encontram repletos de neurofilamentos de 10 nm. A exposição aos hexacarbonos acarreta a formação de ligações cruzadas entre os neurofilamentos axonais e isso provoca agregação, interferência com o transporte axonal, edema axonal e, por fim, degeneração dos axônios.

CHUMBO

A neuropatia associada ao chumbo não é comum, mas pode ocorrer em crianças que ingerem acidentalmente tintas à base de chumbo usadas nas construções antigas e nos trabalhadores das indústrias expostos aos produtos que contêm esse metal pesado. A apresentação clínica mais comum da intoxicação pelo chumbo é encefalopatia; contudo, também podem ocorrer sinais e sintomas de neuropatia predominantemente motora. A neuropatia caracteriza-se por fraqueza de início insidioso e progressivo, em geral começando nos braços e afetando predominantemente os músculos extensores

TABELA 446-8 ■ Neuropatias tóxicas

Substância	Mecanismo de neurotoxicidade	Características clínicas	Histopatologia do nervo	EMG/ECN
Misonidazol	Desconhecido	Parestesias dolorosas e perda das sensibilidades transmitidas pelas fibras finas e grossas e, em alguns casos, fraqueza distal em um padrão dependente do comprimento	Degeneração axonal das fibras mielinizadas grossas; áreas de edema axonal; desmielinização segmentar	PANS com amplitude reduzida ou indetectável e PAMC com amplitudes normais ou apenas ligeiramente reduzidas
Metronidazol	Desconhecido	Parestesias dolorosas e perda das sensibilidades transmitidas pelas fibras finas e grossas e, em alguns casos, fraqueza distal em um padrão dependente do comprimento	Degeneração axonal	PANS com amplitude reduzida ou indetectável e PAMC com amplitudes normais
Cloroquina e hidroxicloroquina	As propriedades anfifílicas podem resultar na formação de complexos fármaco-lipídeos, que são indigeríveis e causam a acumulação dos vacúolos autofágicos	Déficits das modalidades de sensibilidade transmitidas pelas fibras finas e grossas e fraqueza distal com padrão dependente do comprimento; a miopatia associada pode causar fraqueza proximal	Degeneração axonal com vacúolos autofágicos nos nervos e nas fibras musculares	PANS com amplitudes reduzidas ou indetectáveis e PAMC com amplitudes normais ou reduzidas; desnervação distal na EMG; irritabilidade e PAM com aspecto miopático nos segmentos proximais dos pacientes com miopatia tóxica associada
Amiodarona	As propriedades anfifílicas podem resultar na formação de complexos fármaco-lipídeos, que são indigeríveis e causam a acumulação dos vacúolos autofágicos	Parestesias e dor com perda das modalidades de sensibilidade transmitidas pelas fibras grossas e finas e fraqueza distal com padrão dependente do comprimento; a miopatia associada pode causar fraqueza proximal	Degeneração axonal e desmielinização segmentar com inclusões mieloides nos nervos e nas fibras musculares	PANS com amplitudes reduzidas ou indetectáveis e PAMC com amplitudes normais ou reduzidas; também pode haver redução acentuada das VCs; desnervação distal na EMG; irritabilidade e PAMM com aspecto miopático nos segmentos proximais dos pacientes com miopatia tóxica associada
Colchicina	Inibe a polimerização da tubulina em microtúbulos e interfere no fluxo axoplásmico	Dormência e parestesias com perda das sensibilidades transmitidas pelas fibras grossas em padrão dependente do comprimento; a miopatia associada pode causar fraqueza proximal, além de fraqueza distal	A biópsia de nervo demonstra degeneração axonal; a biópsia de músculo mostra fibras com vacúolos	PANS com amplitudes reduzidas ou indetectáveis e PAMC com amplitudes normais ou reduzidas; irritabilidade e PAM com aspecto miopático nos segmentos proximais dos pacientes com miopatia tóxica associada
Podofilina	Liga-se aos microtúbulos e interfere no fluxo axoplasmático	Déficit sensitivo, formigamento, fraqueza muscular e redução dos reflexos de estiramento muscular com padrão dependente do comprimento; neuropatia autonômica	Degeneração axonal	PANS com amplitudes reduzidas ou indetectáveis e PAMC com amplitudes normais ou reduzidas
Talidomida	Desconhecido	Dormência, formigamento, dor ardente e fraqueza com distribuição dependente do comprimento	Degeneração axonal; a necrópsia demonstra degeneração dos gânglios das raízes dorsais	PANS com amplitudes reduzidas ou indetectáveis e PAMC com amplitudes normais ou reduzidas
Dissulfiram	Acumulação de neurofilamentos e interferência no fluxo axoplasmático	Dormência, formigamento e dor ardente com distribuição dependente do comprimento	Degeneração axonal com acúmulo de neurofilamentos nos axônios	PANS com amplitudes reduzidas ou indetectáveis e PAMC com amplitudes normais ou reduzidas
Dapsona	Desconhecido	Fraqueza distal que pode progredir para os músculos proximais; déficit sensitivo	Degeneração axonal e desmielinização segmentar	PAMC com amplitudes reduzidas ou indetectáveis e PANS com amplitudes normais ou reduzidas
Leflunomida	Desconhecido	Parestesias e dormência em padrão dependente do comprimento	Desconhecida	PANS com amplitudes reduzidas ou indetectáveis e PAMC com amplitudes normais ou reduzidas
Nitrofurantoína	Desconhecido	Dormência, parestesias dolorosas e fraqueza grave; podem ser semelhantes às da SGB	Degeneração axonal; a necrópsia demonstra degeneração dos gânglios das raízes dorsais e das células dos cornos anteriores	PANS com amplitudes reduzidas ou indetectáveis e PAMC com amplitudes normais ou reduzidas
Piridoxina (vitamina B_6)	Desconhecido	Disestesias e ataxia sensitivas; exame clínico detecta déficits das sensibilidades transmitidas pelas fibras grossas	Perdas acentuadas dos axônios e dos corpos celulares dos neurônios sensitivos dos gânglios das raízes dorsais	Amplitudes reduzidas ou PANS indetectáveis
Isoniazida	Inibe a piridoxal-fosfoquinase, levando à deficiência de piridoxina	Disestesias e ataxia sensitivas; exame clínico detecta déficits das sensibilidades transmitidas pelas fibras grossas	Perdas acentuadas dos axônios e dos corpos celulares dos neurônios sensitivos dos gânglios das raízes dorsais e degeneração das colunas dorsais	Amplitudes reduzidas ou PANS indetectáveis e, em menor grau, reduções das amplitudes dos PAMC
Etambutol	Desconhecido	Dormência com déficits de sensibilidade transmitida pelas fibras grossas	Degeneração axonal	Amplitudes reduzidas ou PANS indetectáveis
Antinucleosídeos	Desconhecido	Disestesias e ataxia sensitivas; exame clínico detecta déficits das sensibilidades transmitidas pelas fibras grossas	Degeneração axonal	Amplitudes reduzidas ou PANS indetectáveis
Fenitoína	Desconhecido	Dormência com déficits de sensibilidade transmitida pelas fibras grossas	Degeneração axonal e desmielinização segmentar	PANS com amplitudes reduzidas ou indetectáveis e PAMC com amplitudes normais ou reduzidas

(Continua)

TABELA 446-8 ■ Neuropatias tóxicas (Continuação)

Substância	Mecanismo de neurotoxicidade	Características clínicas	Histopatologia do nervo	EMG/ECN
Lítio	Desconhecido	Dormência com déficits de sensibilidade transmitida pelas fibras grossas	Degeneração axonal	PANS com amplitudes reduzidas ou indetectáveis e PAMC com amplitudes normais ou reduzidas
Acrilamida	Desconhecido; pode ser causada pela interferência com o transporte axonal	Dormência com déficits de sensibilidade transmitida pelas fibras grossas; ataxia sensitiva; fraqueza distal leve	Degeneração dos axônios sensitivos dos nervos periféricos e das colunas posteriores, dos tratos espinocerebelares, dos corpos mamilares, dos tratos ópticos e dos tratos corticospinais do SNC	PANS com amplitudes reduzidas ou indetectáveis e PAMC com amplitudes normais ou reduzidas
Dissulfeto de carbono	Desconhecido	Dormência e formigamento com padrão dependente do comprimento e fraqueza distal leve	Áreas de edema axonal com acúmulo de neurofilamentos	PANS com amplitudes reduzidas ou indetectáveis e PAMC com amplitudes normais ou reduzidas
Óxido de etileno	Desconhecido; pode atuar como agente alquilante e ligar-se ao DNA	Dormência e formigamento com padrão dependente do comprimento; pode haver fraqueza distal leve	Degeneração axonal	PANS com amplitudes reduzidas ou indetectáveis e PAMC com amplitudes normais ou reduzidas
Organofosfatos	Ligam-se e inibem a esterase alvo da neuropatia	As primeiras manifestações são de bloqueio neuromuscular com fraqueza generalizada; mais tarde, surge PN sensitivomotora axonal	Degeneração axonal com degeneração do fascículo grácil e dos tratos corticospinais	Fase inicial: disparos repetitivos dos PAMC e decremento com a estimulação repetitiva do nervo; depois, PN sensitivomotora axonal
Hexacarbonos	Desconhecido; podem causar ligações cruzadas covalentes entre os neurofilamentos	PN sensitivomotora aguda e grave, que pode ser semelhante à SGB	Degeneração axonal com axônios gigantes edemaciados com neurofilamentos	Anormalidades compatíveis com PN axonal sensitivomotora desmielinizante ou axonal mista – amplitudes reduzidas, latências distais prolongadas, bloqueio da condução e VCs lentas
Chumbo	Desconhecido; pode interferir com as mitocôndrias	Encefalopatia; neuropatia motora (em geral, semelhante à neuropatia motora com punho e pé caídos); neuropatia autonômica; coloração azul-acinzentada das gengivas	Degeneração dos axônios motores	Redução das amplitudes dos PAMC com desnervação em atividade na EMG
Mercúrio	Desconhecido; pode combinar-se com os grupos sulfidrilas	Dor abdominal e síndrome nefrótica; encefalopatia; ataxia; parestesias	Degeneração axonal; degeneração dos gânglios das raízes dorsais e dos córtices calcarino e cerebelar	PANS com amplitudes reduzidas ou indetectáveis e PAMC com amplitudes normais ou reduzidas
Tálio	Desconhecido	Encefalopatia; sintomas sensitivos dolorosos; déficit leve da sensibilidade vibratória; também pode haver fraqueza distal ou generalizada; neuropatia autonômica; alopécia	Degeneração axonal	PANS com amplitudes reduzidas ou indetectáveis e PAMC com amplitudes normais ou reduzidas
Arsênio	Desconhecido; pode combinar-se com os grupos sulfidrilas	Desconforto abdominal, dor ardente e parestesias; fraqueza generalizada; insuficiência autonômica; podem ser semelhantes às da SGB	Degeneração axonal	PANS com amplitudes reduzidas ou indetectáveis e PAMC com amplitudes normais ou reduzidas; pode haver anormalidades sugestivas de desmielinização; latências distais prolongadas e VCs lentas
Ouro	Desconhecido	Parestesias distais e reduções de todas as modalidades sensitivas	Degeneração axonal	PANS com amplitudes baixas ou indetectáveis

Siglas: ECN, estudos da condução nervosa; EMG, eletromiografia; PAM, potencial de ação muscular; PAMC, potencial de ação motor composto; PANS, potencial de ação do nervo sensitivo; PN, polineuropatia; SGB, síndrome de Guillain-Barré; VCs, velocidades de condução.
Fonte: De AA Amato, JA Russell (eds): Neuromuscular Disorders, 2nd ed. McGraw-Hill Education, 2016, Table 20-1, p. 449-451; com permissão.

do punho e dos dedos, semelhante a uma neuropatia radial. A sensibilidade é geralmente preservada; entretanto, o sistema nervoso autônomo pode ser afetado (Padrões 2, 3 e 10; Tab. 446-2). Os exames laboratoriais podem demonstrar anemia hipocrômica microcítica com pontilhado basofílico nos eritrócitos, nível alto de chumbo sérico e concentração elevada de coproporfirina sérica. A urina de 24 horas demonstra níveis altos de excreção de chumbo. Os ECNs podem mostrar PAMC com amplitudes reduzidas, mas os PANS costumam estar normais. O mecanismo patogênico pode estar relacionado com o metabolismo anormal das porfirinas. A medida terapêutica mais importante é remover a fonte de exposição. O tratamento quelante com ácido etilenodiaminotetraacético dissódico (EDTA), British anti-Lewisite (BAL) e penicilamina também tem eficácia variável.

MERCÚRIO
A toxicidade do mercúrio pode ser causada pela exposição aos compostos mercuriais orgânicos ou inorgânicos. A intoxicação por mercúrio apresenta-se com parestesias nas mãos e nos pés, que progridem em direção proximal e podem afetar a face e a língua. Alguns pacientes também podem ter fraqueza motora. Em geral, os sinais e sintomas referidos ao SNC obscurecem a neuropatia. A avaliação EDx demonstra anormalidades compatíveis com polineuropatia sensitivomotora predominantemente axonal. Ao exame patológico, as principais estruturas afetadas parecem ser os gânglios das raízes dorsais. A medida terapêutica fundamental é remover a fonte de exposição.

TÁLIO
O tálio pode ser encontrado em sua forma monovalente ou trivalente e é usado principalmente como raticida. Em geral, a neuropatia tóxica manifesta-se com parestesias ardentes nos pés, dor abdominal e vômitos. Alguns pacientes também podem ter sede exagerada, distúrbios do sono e comportamento psicótico. Na primeira semana, os pacientes apresentam pigmentação dos cabelos, erupção semelhante à acne na região malar da face e hiper-reflexia. Em torno da segunda e terceira semanas, pode surgir instabilidade autonômica com oscilações da frequência cardíaca e da pressão arterial. Também é possível detectar hiporreflexia e alopécia, mas tais anormalidades não são evidentes antes da terceira ou quarta semana depois da exposição. Nos casos de intoxicação grave, pode haver fraqueza proximal e acometimento dos nervos cranianos. Alguns pacientes necessitam de ventilação mecânica em razão da disfunção dos músculos ventilatórios.

A dose letal de tálio é variável e oscila entre 8 e 15 mg/kg de peso corporal. Pode ocorrer morte em < 48 horas após uma dose particularmente grande. Os ECNs demonstram indícios de polineuropatia sensitivomotora predominantemente axonal. Nos casos de intoxicação aguda, o ferrocianeto II férrico de potássio pode ajudar a evitar a absorção de tálio nos intestinos. Contudo, esse fármaco pode não ter utilidade depois que o tálio já tiver sido absorvido. Infelizmente, os agentes quelantes não são muito eficazes. A diurese adequada é essencial para ajudar a eliminar o tálio do organismo, sem aumentar sua liberação do soro para os tecidos.

ARSÊNIO

O arsênio é outro metal pesado que pode causar polineuropatia sensitivomotora tóxica. Essa neuropatia manifesta-se dentro de 5 a 10 dias após a ingestão do arsênio e progride ao longo de várias semanas, em alguns casos com manifestações clínicas semelhantes às da SGB. Nos casos típicos, os sintomas iniciais caracterizam-se por início súbito de desconforto abdominal, náuseas, vômitos, dor e diarreia e, depois de vários dias, dor ardente nos pés e nas mãos. O exame da pele pode ajudar a firmar o diagnóstico porque a perda da camada superficial da epiderme forma regiões em placas de pigmentação cutânea aumentada ou reduzida várias semanas após a exposição aguda ou quando há ingestão crônica de doses baixas. As linhas de Mee, que são linhas transversais na base das unhas dos dedos das mãos e dos pés, não se tornam evidentes antes de 1 ou 2 meses depois da exposição. Linhas de Mee múltiplas podem ocorrer nos pacientes com unhas grandes que tiveram exposição crônica ao arsênio. As linhas de Mee não são específicas da intoxicação por arsênio, porque também podem ocorrer após intoxicação por tálio. Como o arsênio é rapidamente eliminado do organismo, sua concentração sérica não é útil à confirmação do diagnóstico. Entretanto, os níveis desse metal pesado estão elevados na urina, nos cabelos e nas unhas dos dedos das mãos dos pacientes expostos. Anemia com pontilhado eritrocitário é comum e, ocasionalmente, os pacientes podem ter pancitopenia e anemia aplásica. Também é possível encontrar níveis altos de proteínas no LCS sem pleocitose, e isso pode levar ao diagnóstico equivocado de SGB. Em geral, os ECNs sugerem polineuropatia sensitivomotora axonal, embora também possam ocorrer anormalidades desmielinizantes. O tratamento quelante com BAL produz resultados inconsistentes e, por essa razão, não costuma ser recomendado.

NEUROPATIAS NUTRICIONAIS

DEFICIÊNCIA DE COBALAMINA (VITAMINA B$_{12}$)

A anemia perniciosa é a causa mais comum de deficiência de cobalamina. Outras causas incluem abstenção dietética (vegetarianos), gastrectomia, cirurgia de bypass gástrico, doença inflamatória intestinal, insuficiência pancreática, proliferação bacteriana excessiva e, possivelmente, bloqueadores histamínicos H$_2$ e inibidores da bomba de prótons. A má absorção de cobalamina dos alimentos é uma causa pouco reconhecida. Nos casos típicos, isso ocorre nos indivíduos mais idosos e resulta da incapacidade de absorver essa vitamina dos alimentos proteicos. Em uma porcentagem expressiva dos pacientes com deficiência de vitamina B$_{12}$, não é possível definir qualquer causa detectável. O uso do óxido nitroso como anestésico ou sua inalação recreativa pode causar neuropatia aguda e degeneração combinada subaguda por deficiência de cobalamina.

Nos casos típicos, as queixas de dormências nas mãos começam antes que os pacientes percebam parestesias nos membros inferiores. A neuropatia sensitivas afeta predominantemente as fibras grossas e interfere com a propriocepção e a vibração, preservando as modalidades sensitivas transmitidas pelas fibras finas; a instabilidade da marcha é atribuída à ataxia sensitiva. Essas manifestações, juntamente com a hiper-reflexia difusa e ausência do reflexo do calcâneo, sempre devem direcionar a atenção para a possibilidade de deficiência de cobalamina (Padrões 2 e 6; Tab. 446-2). Alguns pacientes podem ter atrofia óptica e, nos casos graves, alterações comportamentais como irritabilidade leve e déficit de memória ou demência grave com psicose evidente. O quadro clínico completo de degeneração combinada subaguda não é comum. As manifestações clínicas referidas ao SNC, principalmente os sinais dos tratos piramidais, podem estar ausentes e, na verdade, alguns pacientes podem ter apenas sintomas de neuropatia periférica.

A avaliação EDx demonstra neuropatia sensitivomotora axonal. O acometimento do SNC causa anormalidades das latências dos potenciais evocados visuais e somatossensitivos. O diagnóstico é confirmado pela demonstração dos níveis séricos baixos de cobalamina. Em até 40% dos pacientes, não há anemia ou macrocitose. Os níveis séricos do ácido metilmalônico e da homocisteína, que são os metabólitos acumulados quando as reações dependentes da cobalamina estão bloqueadas, também estão aumentados. Os anticorpos contra o fator intrínseco são detectados em cerca de 60% dos casos, e os anticorpos contra células parietais estão presentes em cerca de 90% dos pacientes com anemia perniciosa.

A deficiência de cobalamina pode ser tratada com vários esquemas de reposição. Um esquema típico consiste em 1.000 µg de cianocobalamina por via IM semanalmente durante 1 mês e, em seguida, mensalmente. Os pacientes com má absorção da cobalamina dietética podem absorver a cobalamina livre e, por essa razão, podem ser tratados com suplementos orais dessa vitamina. A dose oral de cobalamina de 1.000 µg/dia deve ser suficiente. O tratamento da deficiência de cobalamina em geral não reverte por completo as manifestações clínicas, e no mínimo 50% dos pacientes têm algum déficit neurológico irreversível.

DEFICIÊNCIA DE TIAMINA

Nos países desenvolvidos, a deficiência de tiamina (vitamina B$_1$) é uma causa incomum de neuropatia periférica. Hoje, essa deficiência é mais encontrada como consequência de abuso crônico de álcool, vômitos recidivantes, nutrição parenteral total e cirurgia bariátrica. A polineuropatia associada à deficiência de tiamina pode ocorrer em adultos jovens e saudáveis que não ingerem quantidades excessivas de álcool, mas seguem dietas exageradamente restritivas. A tiamina é hidrossolúvel. Ela está presente na maioria dos tecidos animais e vegetais, mas as fontes principais são os grãos de cereais não refinados, germe de trigo, levedos e farinha de soja e também a carne de porco. O termo beribéri significa "não posso, não posso" no idioma cingalês, que é falado pelos nativos de uma região que antes era conhecida como Índias Orientais Holandesas (hoje Sri Lanka). O termo beribéri seco refere-se aos sintomas neuropáticos. O termo *beribéri úmido* é usado quando predominam manifestações cardíacas (em referência ao edema). O beribéri era relativamente incomum até o final do século XIX, quando se tornou disseminado nas populações cujas dietas consistiam basicamente em arroz. Essa epidemia foi atribuída a uma nova técnica de processamento do arroz, que removia o germe da semente e tornava o chamado arroz polido deficiente em tiamina e outros nutrientes essenciais.

Os sintomas de neuropatia ocorrem com deficiência prolongada. A neuropatia começa com déficit sensitivo leve e/ou disestesias ardentes nos dedos dos pés e das mãos, além de dores incômodas e cãibras nas pernas. A dor pode ser o sintoma predominante. Com a progressão da doença, os pacientes desenvolvem manifestações de polineuropatia generalizada inespecífica com déficit sensitivo distal nos pés e nas mãos.

As dosagens dos níveis de tiamina no sangue e na urina não são confiáveis para firmar o diagnóstico da deficiência dessa vitamina. A atividade da transcetolase eritrocitária e o aumento percentual da atividade (*in vitro*) após o acréscimo do pirofosfato de tiamina (PFT) podem ser mais sensíveis e confiáveis. A avaliação EDx mostra anormalidades inespecíficas de polineuropatia sensitivomotora axonal. Quando o diagnóstico da deficiência de tiamina é confirmado ou suspeito, a reposição desta vitamina deve ser realizada até que a nutrição adequada seja reiniciada. Em geral, a tiamina é administrada por via intravenosa ou intramuscular na dose de 100 mg/dia. Embora as manifestações cardíacas melhorem acentuadamente com a reposição da vitamina, a melhora dos sintomas neuropáticos costuma ser mais variável e menos marcante.

DEFICIÊNCIA DE VITAMINA E

O termo *vitamina E* é geralmente usado para o α-tocoferol, o mais ativo dos quatro tipos principais de vitamina E. Como a vitamina E está presente na gordura animal, nos óleos vegetais e em vários grãos, a deficiência costuma ocorrer por outros fatores que não a ingesta insuficiente. Em geral, a deficiência de vitamina E é secundária à má absorção de gorduras ou aos distúrbios raros do transporte dessa vitamina. Um distúrbio hereditário é a abetalipoproteinemia, uma doença autossômica dominante rara caracterizada por esteatorreia, retinopatia pigmentar, acantocitose e ataxia progressiva. Os pacientes com fibrose cística também podem ter deficiência de vitamina E secundária à esteatorreia. Existem formas genéticas de deficiência isolada dessa vitamina, que não estão associadas à má absorção dos lipídeos. A deficiência de vitamina E também pode ser causada por vários distúrbios colestáticos e hepatobiliares, bem como pelas síndromes do intestino curto resultante do tratamento cirúrgico das doenças intestinais.

As manifestações clínicas podem não ser evidenciadas antes de alguns anos após o início da deficiência. O surgimento dos sintomas tende a ser insidioso, e a progressão é lenta. As manifestações clínicas principais são ataxia espinocerebelar e polineuropatia e, consequentemente, são semelhantes à ataxia de Friedreich ou outras ataxias espinocerebelares. Os pacientes têm ataxia progressiva e sinais de disfunção do corno posterior, inclusive déficits de sensibilidade vibratória e da propriocepção. Devido à polineuropatia, há hiporreflexia, porém as respostas plantares podem ser extensoras em consequência do comprometimento da medula espinal (Padrões 2 e 6; Tab. 446-2). Outras manifestações neurológicas podem incluir oftalmoplegia, retinopatia pigmentar, cegueira noturna, disartria, pseudoatetose, distonia e tremor. A deficiência de vitamina E pode ser evidenciada por polineuropatia isolada, mas isso é muito raro. O rendimento da dosagem dos níveis séricos dessa vitamina nos pacientes com polineuropatia é extremamente baixo, e tal exame não deve fazer parte da investigação rotineira.

O diagnóstico é firmado pela dosagem dos níveis séricos do α-tocoferol. A avaliação EDx mostra anormalidades compatíveis com neuropatia axonal. O tratamento consiste na reposição oral de vitamina E, mas não são necessárias doses altas. Para os pacientes com deficiência pura de vitamina E, o tratamento consiste em 1.500 a 6.000 UI/dia em doses fracionadas.

DEFICIÊNCIA DE VITAMINA B_6

A deficiência de vitamina B_6, ou piridoxina, pode causar manifestações neuropáticas secundárias à deficiência ou à toxicidade. A toxicidade da vitamina B6 foi descrita nas seções anteriores deste capítulo. A deficiência é encontrada mais comumente nos pacientes tratados com isoniazida ou hidralazina. A polineuropatia causada pela vitamina B_6 é inespecífica e manifesta-se por polineuropatia sensitivomotora axonal generalizada. A deficiência dessa vitamina pode ser detectada por um ensaio direto. A suplementação com 50 a 100 mg/dia de vitamina B_6 é recomendada para os pacientes tratados com isoniazida ou hidralazina. Essa mesma dose é suficiente como tratamento de reposição para os pacientes com deficiência nutricional.

PELAGRA (DEFICIÊNCIA DE NIACINA)

A pelagra é causada pela deficiência de niacina. Embora essa doença possa ser observada nos alcoolistas, a pelagra foi praticamente erradicada na maioria dos países ocidentais em razão do enriquecimento dos pães com niacina. No entanto, a pelagra ainda causa problemas em algumas regiões subdesenvolvidas, sobretudo na Ásia e na África, onde o milho é a fonte principal de carboidratos. As manifestações neurológicas são variáveis, e as anormalidades podem afetar o cérebro, a medula espinal e os nervos periféricos. Quando há acometimento dos nervos periféricos, a neuropatia geralmente é leve e assemelha-se ao beribéri. O tratamento consiste na administração de 40 a 250 mg/dia de niacina.

DEFICIÊNCIA DE COBRE

A mieloneuropatia secundária à deficiência de cobre é uma síndrome descrita recentemente. A maioria dos pacientes apresenta parestesias dos membros inferiores, fraqueza, espasticidade e dificuldades da marcha (Padrão 6; Tab. 446-2). A função sensitiva das fibras grossas é anormal, os reflexos estão exacerbados e as respostas plantares são extensoras. Em alguns casos, a sensibilidade ao toque suave e à picada de alfinete está alterada, e os ECNs indicam, além da mielopatia, polineuropatia axonal sensitivomotora.

As anormalidades hematológicas são uma das complicações conhecidas da deficiência de cobre e incluem anemia microcítica, neutropenia e, ocasionalmente, pancitopenia. Como o cobre é absorvido no estômago e no jejuno proximal, muitos casos de deficiência deste elemento ocorrem nos pacientes que foram submetidos a alguma cirurgia gástrica. O excesso de zinco é uma causa conhecida da deficiência de cobre. O zinco hiper-regula a produção de metalotionina nos intestinos, o que diminui a absorção de cobre. Suplementos de zinco em excesso ou as pastas de dente contendo zinco podem causar esse quadro clínico. Outras causas possíveis da deficiência de cobre incluem desnutrição, prematuridade, nutrição parenteral total e ingestão de agentes quelantes do cobre.

Depois da reposição oral ou intravenosa de cobre, alguns pacientes mostram melhora neurológica, mas isso pode demorar alguns meses ou mesmo não ocorrer. A reposição consiste em sulfato ou gliconato de cobre na dose de 2 mg 1 a 3 vezes por dia. Quando a reposição oral de cobre não é eficaz, pode-se administrar cobre elementar na forma de sulfato ou cloreto de cobre por via intravenosa na dose de 2 mg durante 3 a 5 dias e, em seguida, semanalmente por 1 a 2 meses até que os níveis sejam normalizados. A partir de então, a reposição oral de cobre pode ser reiniciada. Ao contrário das manifestações neurológicas, a maioria dos índices hematológicos normaliza por completo em resposta ao tratamento de reposição do cobre.

NEUROPATIA ASSOCIADA À CIRURGIA GÁSTRICA

As cirurgias gástricas para tratar úlceras ou câncer ou reduzir o peso podem causar polineuropatia. Em geral, isso ocorre quando há perda de peso rápida e significativa e vômitos persistentes e repetidos. O quadro clínico é de déficit sensitivo agudo ou subagudo e fraqueza. A neuropatia que ocorre depois de cirurgias para redução do peso costuma ocorrer nos primeiros meses após a intervenção. As cirurgias para redução do peso incluem gastrojejunostomia, grampeamento gástrico, gastroplastia com banda vertical e gastrectomia com anastomose em Y de Roux. As manifestações iniciais consistem habitualmente em dormência e parestesias nos pés (Padrão 2; Tab. 446-2). Em muitos casos, não é possível definir qualquer fator nutricional específico.

O tratamento consiste em suplementação vitamínica parenteral, principalmente com tiamina. Alguns pacientes melhoram depois da suplementação, do suporte nutricional parenteral e da reversão do *bypass* cirúrgico. A duração e a gravidade dos déficits presentes antes da detecção e do tratamento da neuropatia são preditores importantes do prognóstico final.

POLINEUROPATIA SENSITIVA E SENSITIVOMOTORA CRIPTOGÊNICA (IDIOPÁTICA)

A polineuropatia sensitiva e sensitivomotora criptogênica (idiopática) (PNSC) é um diagnóstico de exclusão, estabelecido após cuidadosa história clínica, familiar e social; exame neurológico; e exames laboratoriais dirigidos. Apesar da investigação detalhada, em cerca de 50% de todos os pacientes a causa da polineuropatia é idiopática. A PNSC deve ser considerada uma categoria diagnóstica diferente de neuropatia periférica. O início da PNSC ocorre principalmente entre a sexta e a sétima décadas de vida. Os pacientes referem dormência, formigamento e, muitas vezes, dor ardente distal que sempre começa nos pés e, por fim, pode afetar os dedos e as mãos ("síndrome dos pés ardentes"). Os pacientes exibem perda sensitiva distal à picada de alfinete, ao toque e à vibração nos dedos dos pés e nos pés e, em certas ocasiões, nos dedos das mãos (Padrão 2; Tab. 446-2). Os déficits significativos da propriocepção não são comuns, ainda que os pacientes possam referir instabilidade da marcha. Contudo, a marcha em tandem pode ser anormal em uma minoria dos casos. Os indícios subjetivos ou objetivos de fraqueza não são aspectos marcantes da doença. A maioria dos pacientes tem evidência de perda das fibras grossas e finas ao exame neurológico e à avaliação EDx. Cerca de 10% dos pacientes têm indícios de acometimento apenas das fibras finas. O reflexo de estiramento muscular do tornozelo costuma estar abolido, embora possa estar preservado nos pacientes com perda predominante das fibras finas. Os achados na avaliação EDx variam desde anormalidades isoladas dos PANSs (em geral com perda da amplitude) até evidencias de neuropatias sensitivomotora axonal e exame totalmente normal (se houver comprometimento principalmente das fibras finas). O tratamento consiste basicamente em controlar a dor neuropática (Tab. 446-6), quando presente. Recentemente, um grande estudo de efetividade comparativa na PNSC mostrou que os fármacos nortriptilina e duloxetina tinham resultados melhores que a pregabalina e a mexiletina. Esses fármacos não devem ser usados se o paciente tiver apenas dormência ou formigamento, mas não referir dor.

Embora não haja tratamento capaz de reverter a neuropatia periférica distal idiopática, o prognóstico é bom. Em geral, a progressão é mínima ou não ocorre, e os sinais e os sintomas sensitivos avançam em direção proximal até os joelhos e os cotovelos. Essa doença não causa déficits motores significativos ao longo do tempo. A evolução relativamente benigna desse distúrbio deve ser explicada aos pacientes.

MONONEUROPATIAS/PLEXOPATIAS/RADICULOPATIAS (PADRÃO 3; TAB. 446-2)

NEUROPATIA DO MEDIANO

A STC é causada pela compressão do nervo mediano no túnel do carpo no nível do punho. O nervo mediano entra na mão por esse túnel e estende-se sob o ligamento transverso do carpo. Os sintomas da STC consistem em dormência e parestesias com distribuição variável nos dedos polegar, indicador e médio e na metade do dedo anular. Em alguns casos, as parestesias podem afetar toda a mão e estendem-se ao antebraço ou ao braço, ou podem ficar limitadas a um ou dois dedos. Outro sintoma comum é dor, que pode ficar localizada na mão e no antebraço e, às vezes, afeta também o segmento proximal do braço. A STC é comum, sendo frequentemente confundida com a síndrome do desfiladeiro torácico. Os sinais da STC incluem redução da sensibilidade na distribuição do nervo mediano; reprodução da sensação de formigamento quando se aplica o martelo de percussão no punho (sinal de Tinel) ou o punho é flexionado por 30 a 60 segundos (sinal de Phalen); e fraqueza dos movimentos de oposição e abdução do polegar. A avaliação EDx é extremamente sensível e mostra redução das amplitudes dos potenciais sensitivos e (em menor grau) motores do nervo mediano no punho. A ultrassonografia pode revelar edema focal do nervo mediano no punho. O tratamento consiste em evitar as atividades desencadeantes; controle dos distúrbios sistêmicos coexistentes (quando presentes); anti-inflamatórios não esteroides; talas de imobilização do punho em posição neutra (volar), principalmente durante a noite; glicocorticoides/anestésicos injetáveis no túnel do carpo; e descompressão cirúrgica por secção do ligamento transverso do carpo. A opção cirúrgica deve ser considerada quando não há resposta satisfatória às medidas conservadoras; quando há atrofia e/ou fraqueza dos músculos tenares; e quando há potenciais de desnervação significativos na EMG.

As outras neuropatias do nervo mediano proximal são muito raras e incluem a síndrome do pronador redondo e a neuropatia interóssea anterior. Em geral, essas neuropatias representam formas parciais da plexite braquial.

NEUROPATIA ULNAR NO COTOVELO – "SÍNDROME DO TÚNEL CUBITAL"

O nervo ulnar passa pelo sulco condilar entre o epicôndilo medial e o olécrano. Os sintomas incluem parestesias, formigamento e dormência na região medial da mão, na metade do quarto e em todo o quinto dedo; dor no cotovelo ou no antebraço; e fraqueza. Os sinais consistem em redução da sensibilidade na distribuição do nervo ulnar, sinal de Tinel no cotovelo e fraqueza e atrofia dos músculos da mão inervados pelo nervo ulnar. O sinal de Froment indica fraqueza do músculo adutor do polegar e consiste na flexão do polegar na articulação interfalângica quando o paciente tenta opor este dedo contra a borda lateral do segundo dedo. A avaliação EDx pode demonstrar redução da VCN motora do nervo ulnar no nível do cotovelo com prolongamento das latências sensitivas desse nervo. A ultrassonografia pode revelar edema do nervo ulnar em torno do cotovelo. O tratamento consiste em evitar os fatores agravantes, usar acolchoamento no cotovelo e realizar descompressão cirúrgica do nervo no túnel cubital. Em casos raros, as neuropatias ulnares também podem ocorrer no punho no canal ulnar (Guyon) ou na mão, geralmente após traumatismos.

NEUROPATIA RADIAL

O nervo radial gira ao redor do úmero proximal no sulco espiral e desce pela superfície lateral do braço e entra no antebraço, onde se divide para formar o nervo interósseo posterior e o nervo superficial. Os sinais e os sintomas incluem punho caído; fraqueza da extensão dos dedos; fraqueza da abdução do polegar; e déficit sensitivo na membrana dorsal entre os dedos polegar e indicador. A força dos músculos tríceps e braquiorradial costuma estar preservada, assim como o reflexo tricipital. A maioria dos casos de neuropatia radial é causada por lesões compressivas transitórias (neuropráxicas), que regridem espontaneamente dentro de 6 a 8 semanas. Quando há compressão prolongada e lesão axonal grave, a recuperação pode demorar vários meses. O tratamento consiste em usar talas de imobilização do punho e dos dedos com as pontas viradas, evitar compressão adicional e fazer fisioterapia para evitar contraturas em flexão. Se não houver melhora dentro de 2 a 3 semanas, a avaliação EDx deve ser realizada para confirmar o diagnóstico clínico e determinar a gravidade da lesão.

NEUROPATIA DO CUTÂNEO FEMORAL LATERAL (MERALGIA PARESTÉSICA)

O nervo cutâneo femoral lateral origina-se do plexo lombar alto (níveis medulares de L2/3), cruza o ligamento inguinal perto de sua inserção ao osso ilíaco e confere sensibilidade à região anterolateral da coxa. A neuropatia que afeta esse nervo também é conhecida como meralgia parestésica. Os sinais e sintomas consistem em parestesias, dormência e, ocasionalmente, dor na região lateral da coxa. Os sintomas são agravados quando o paciente fica de pé ou caminha e melhoram na posição sentada. A força muscular e os reflexos do joelho são normais. O diagnóstico é clínico e, em geral, não são realizados exames adicionais. A avaliação EDx é necessária apenas para excluir plexopatia lombar, radiculopatia ou neuropatia femoral. Quando os sinais e os sintomas são típicos, a EMG não é necessária. Em geral, os sintomas regridem espontaneamente após algumas semanas ou meses, mas o paciente pode ficar com dormência irreversível. O tratamento consiste em perder peso e evitar cintos apertados. Também podem ser usados analgésicos (p. ex., lidocaína em adesivo), agentes não esteroides e, por vezes, fármacos para tratar a dor neuropática (Tab. 446-6). Em casos raros, pode-se experimentar a injeção local do nervo com um anestésico. Não há indicação para intervenção cirúrgica.

NEUROPATIA FEMORAL

As neuropatias femorais podem ocorrer como complicações de hematomas retroperitoneais, posição de litotomia, artroplastia ou luxação do quadril, obstrução da artéria ilíaca, procedimentos das artérias femorais, infiltração por neoplasias malignas hematogênicas, traumatismo com perfuração da virilha, cirurgias pélvicas (inclusive histerectomia e transplante renal) e diabetes (uma forma parcial da plexopatia diabética lombossacral), mas alguns casos são idiopáticos. Os pacientes com neuropatia femoral têm dificuldade de estender os joelhos e flexionar o quadril. Os sintomas sensitivos envolvendo a região anterior da coxa e/ou a superfície medial da perna ocorreram em apenas metade dos casos relatados. Um componente doloroso marcante é exceção mais que a regra, pode ter início tardio e, em geral, tem evolução autolimitada. O reflexo do quadríceps (patelar) está reduzido.

NEUROPATIA ISQUIÁTICA

As neuropatias isquiáticas são complicações frequentes de artroplastia do quadril, cirurgias pélvicas nas quais os pacientes são colocados em posição de litotomia por períodos longos, traumatismo, hematomas, infiltração tumoral e vasculite. Além disso, muitas neuropatias isquiáticas são idiopáticas. A fraqueza pode afetar todos os movimentos dos tornozelos e dos dedos dos pés, bem como a flexão da perna nos joelhos; a abdução e a extensão da coxa no nível do quadril estão preservadas. O déficit sensitivo ocorre no pé por inteiro e na região lateral do segmento distal da perna. Os reflexos aquileu e, ocasionalmente, isquiotibial interno estão reduzidos ou, na maioria dos casos, ausentes no lado afetado. A subdivisão fibular do nervo isquiático costuma ser afetada desproporcionalmente ao seu correspondente tibial. Desse modo, os pacientes podem ter apenas fraqueza da dorsiflexão e eversão do tornozelo com preservação da flexão do joelho, da inversão do tornozelo e da flexão plantar; esse quadro clínico pode levar ao diagnóstico errôneo de uma neuropatia fibular comum.

NEUROPATIA FIBULAR

O nervo isquiático divide-se no segmento distal do fêmur para formar os nervos tibial e fibular. O nervo fibular comum estende-se posterior e lateralmente ao redor da cabeça fibular e passa sob o túnel fibular. Em seguida, esse nervo divide-se para formar dois nervos: o nervo fibular superficial, que inerva os músculos eversores do tornozelo e confere sensibilidade à região anterolateral distal da perna e dorso do pé; e o nervo fibular profundo, que inerva os músculos dorsiflexores do tornozelo e extensores dos dedos dos pés e uma pequena área de sensibilidade nas regiões dorsais do primeiro e do segundo pododáctilos.

Os sinais e sintomas consistem em pé caído (fraqueza da dorsiflexão do tornozelo, da extensão dos pododáctilos e da eversão do tornozelo) e déficit sensitivo variável, que pode afetar as distribuições dos nervos fibulares superficial e profundo. Em geral, não há dor. Os sintomas podem começar ao acordar pela manhã. A neuropatia fibular deve ser diferenciada da radiculopatia de L5. Com essa última condição, os inversores e os eversores do tornozelo estão enfraquecidos e a EMG com agulha demonstra desnervação. A avaliação EDx pode ajudar a localizar a lesão. A velocidade de condução motora do nervo fibular está reduzida, e a amplitude diminui ao longo da cabeça da fíbula. O tratamento consiste em perder peso rapidamente e evitar cruzar as pernas. A queda do pé é tratada com uma tala para tornozelo. Uma almofada de joelho pode ser usada na região lateral para evitar compressão adicional. A maioria dos casos regride de forma espontânea após algumas semanas ou meses.

RADICULOPATIAS

As radiculopatias são causadas mais comumente pela compressão secundária à artropatia degenerativa e às hérnias de disco, mas há algumas etiologias raras (Tab. 446-9). A doença vertebral degenerativa afeta algumas estruturas diferentes, que estreitam o diâmetro do forame neural ou do canal da medula espinal e comprometem a integridade da raiz nervosa; essa doença é descrita com mais detalhes no Capítulo 17.

PLEXOPATIAS (PADRÃO 4; TAB. 446-2)

PLEXO BRAQUIAL

O plexo braquial é formado por três troncos (superior, médio e inferior) com duas divisões (anterior e posterior) por tronco (Fig. 446-2). Em seguida, os

TABELA 446-9 ■ Causas de radiculopatia

- Hérnia do núcleo pulposo
- Doença articular degenerativa
- Artrite reumatoide
- Traumatismo
- Fratura com compressão do corpo vertebral
- Doença de Pott
- Compressão por massas extradurais (p. ex., meningioma, tumor metastático, hematoma, abscesso)
- Tumor primário do nervo (p. ex., neurofibroma, schwannoma, neurinoma)
- Meningite carcinomatosa
- Disseminação tumoral perineural (p. ex., câncer de próstata)
- Polirradiculopatia desmielinizante inflamatória aguda
- Polirradiculopatia desmielinizante inflamatória crônica
- Sarcoidose
- Amiloidoma
- Radiculopatia diabética
- Infecção (doença de Lyme, herpes-zóster, HIV, citomegalovírus, sífilis, esquistossomose, estrongiloidíase)
- Aracnoidite (p. ex., pós-cirúrgica)
- Radiação

troncos dividem-se em três cordões (medial, lateral e posterior) e, a partir desses cordões, originam-se os diversos nervos terminais que inervam o braço. Os ramos primários anteriores de C5 e C6 fundem-se para formar o tronco superior; o ramo primário anterior de C7 continua e forma o tronco médio, enquanto os ramos anteriores de C8 e T1 reúnem-se para formar o tronco inferior. Vários distúrbios estão associados comumente à plexopatia braquial.

Neuropatia do plexo braquial imunologicamente mediada A neuropatia do plexo braquial imunologicamente mediada (NPBI) também é conhecida por vários outros nomes, inclusive *plexite braquial aguda*, *amiotrofia neurálgica* e *síndrome de Parsonage-Turner*. Em geral, a NPBI tem início agudo com dor grave na região do ombro. A dor intensa costuma persistir por vários dias ou algumas semanas, mas a dor difusa pode estender-se por mais tempo. Os pacientes podem não perceber a fraqueza do braço nas fases iniciais da doença, porque a dor limita os movimentos. Contudo, à medida que a dor regride, a fraqueza e geralmente o déficit sensitivo começam a ser percebidos. Em alguns casos, as crises são recidivantes.

As manifestações clínicas dependem da distribuição dos déficits (p. ex., tronco, divisões, cordões ou nervos terminais específicos). O padrão mais comum da NPBI envolve o tronco superior ou mononeuropatias isoladas ou múltiplas afetando principalmente os nervos supraescapular, torácico longo ou axilar. Além disso, os nervos frênico e interósseo anterior podem ser afetados simultaneamente. Todos esses nervos também podem ser afetados isoladamente. A avaliação EDx ajuda a confirmar e a localizar a(s) área(s) afetada(s). O tratamento empírico da dor grave com glicocorticoides costuma ser usado na fase aguda.

Plexopatias braquiais associadas a neoplasias As neoplasias que afetam o plexo braquial podem ser tumores primários de nervos, cânceres localizados com disseminação ao plexo (p. ex., tumor pulmonar de Pancoast ou linfoma) e tumores metastáticos. Os tumores primários do plexo braquial são menos comuns do que os secundários e incluem schwannomas, neurinomas e neurofibromas. Os tumores secundários do plexo braquial são mais frequentes e sempre são malignos. Esses cânceres podem originar-se de tumores locais com expansão ao plexo. Por exemplo, o tumor de Pancoast do lobo superior do pulmão pode invadir ou comprimir o tronco inferior, enquanto o linfoma primário originado dos linfonodos cervicais ou axilares também pode infiltrar este plexo. Nos casos típicos, os tumores de Pancoast evidenciam-se por dor de início insidioso no braço, distúrbios sensitivos nas superfícies mediais do antebraço e da mão e fraqueza e atrofia dos músculos intrínsecos da mão com síndrome de Horner ipsilateral. A tomografia computadorizada (TC) ou a ressonância magnética (RM) do tórax podem demonstrar invasão do tumor ao plexo. A invasão metastática do plexo braquial pode ocorrer com a disseminação do câncer de mama aos linfonodos axilares com invasão local dos nervos adjacentes.

Plexopatias perioperatórias (esternotomia mediana) Os procedimentos cirúrgicos mais associados à plexopatia braquial como complicação pós-operatória são os que incluem esternotomias medianas (p. ex., cirurgias de coração aberto e toracotomias). As plexopatias braquiais ocorrem em cerca de 5% dos pacientes submetidos à esternotomia mediana e, nos casos típicos, afetam o tronco inferior. Desse modo, os pacientes têm déficits sensitivos nas superfícies mediais do antebraço e da mão e também fraqueza dos músculos intrínsecos da mão. O mecanismo da lesão está relacionado com o estiramento do tronco inferior e, por essa razão, a maioria dos pacientes recupera-se depois de alguns meses.

Plexo lombossacral O plexo lombar origina-se dos ramos primários ventrais do primeiro ao quarto nervos espinais lombares (Fig. 446-3). Esses nervos estendem-se em direção lateral e inferior a partir da coluna vertebral dentro do músculo psoas maior. O nervo femoral origina-se dos ramos dorsais do segundo ao quarto ramos ventrais lombares. O nervo obturador origina-se dos ramos ventrais desses mesmos ramos lombares. O plexo lombar comunica-se com o plexo sacral por meio do tronco lombossacral, que contém algumas fibras originadas do quarto e todas as fibras originadas dos quintos ramos ventrais lombares (Fig. 446-4).

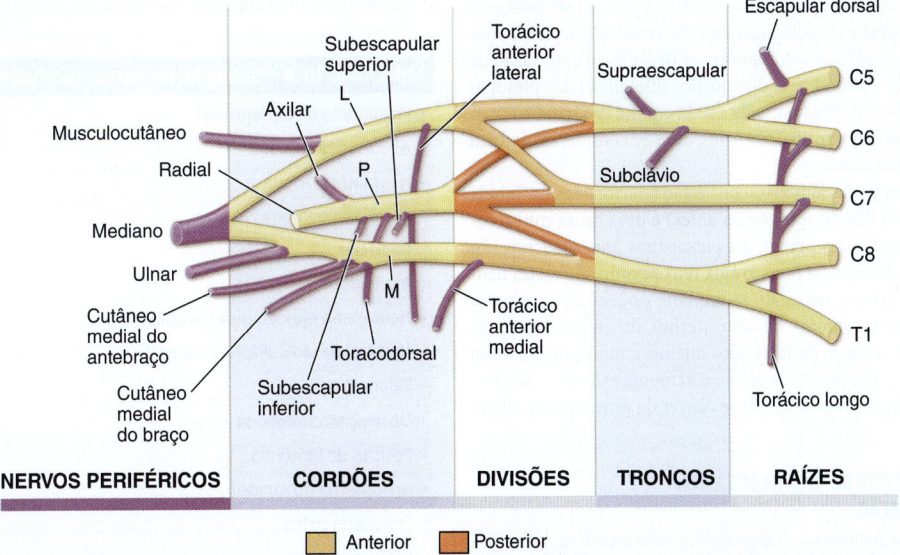

FIGURA 446-2 Anatomia do plexo braquial. L, lateral; M, medial; P, posterior. *(Reproduzida com permissão de J Goodgold: Anatomical Correlates of Clinical Electromyography. Baltimore, Williams and Wilkins, 1974.)*

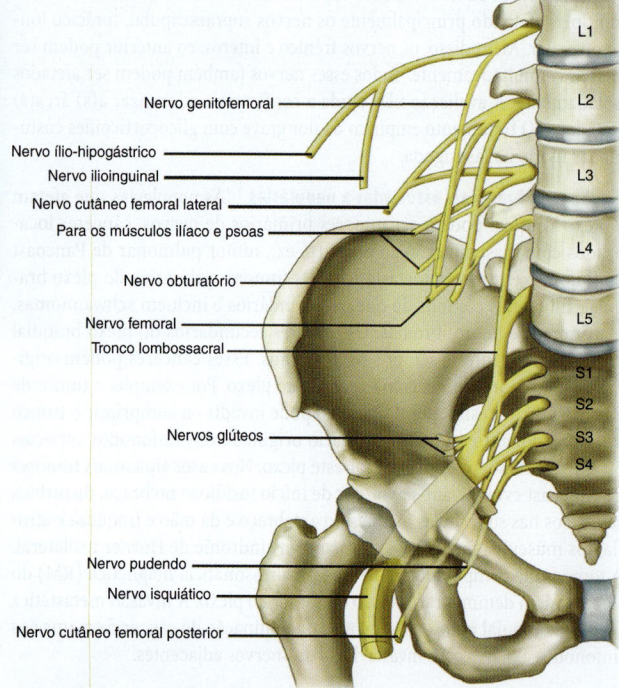

FIGURA 446-3   Plexo lombossacral. *(De AA Amato, JA Russell (eds): Neuromuscular Disorders, 2nd ed. McGraw-Hill Education, 2016, Figure 24-3, p. 542, com permissão.)*

O plexo sacral faz parte do plexo lombossacral, que é formado pela reunião do tronco lombossacral com os ramos ventrais do primeiro ao quarto nervos sacrais. Esse plexo está situado nas paredes posteriores e posterolaterais da pelve, e seus elementos convergem na direção na incisura ciática. O tronco lateral do nervo isquiático (que origina o nervo fibular comum) origina-se da reunião dos ramos dorsais do tronco lombossacral (L4, L5) e dos ramos dorsais de S1 e dos ramos ventrais do nervo espinal S2. O tronco medial do nervo ciático (que origina o nervo tibial) provém dos ramos ventrais dos mesmos ramos ventrais (L4-S2).

Plexopatias lombossacrais   Nos casos típicos, as plexopatias são detectadas quando déficits sensitivos, motores e, se for o caso, anormalidades dos reflexos surgem em múltiplos nervos e em distribuições segmentares limitadas a um membro. Quando é possível determinar a localização dentro do plexo lombossacral, a designação como plexopatia lombar, plexopatia sacral, lesão do tronco lombossacral ou panplexopatia é a melhor localização que se pode esperar. Embora as plexopatias lombares possam ser bilaterais (em geral, são progressivas e cronologicamente dissociadas), as plexopatias sacrais mostram mais tendência a comportar-se dessa forma em razão de sua maior proximidade anatômica. O diagnóstico diferencial das plexopatias inclui distúrbios do cone medular e da cauda equina (polirradiculopatia). Quando a dor e o déficit sensitivo são leves, deve-se considerar também uma doença do neurônio motor.

As causas das plexopatias lombossacrais estão relacionadas na Tabela 446-10. A radiculopatia diabética (descrita antes) é uma causa muito comum de fraqueza dolorosa das pernas. As plexopatias lombossacrais são complicações bem conhecidas da hemorragia retroperitoneal. Várias neoplasias malignas primárias e metastáticas também podem afetar o plexo lombossacral, inclusive carcinoma do colo uterino, do endométrio e do ovário; osteossarcoma; câncer de testículo; mieloma múltiplo; linfoma; leucemia mielocítica aguda; câncer de cólon; carcinoma escamoso do reto; adenocarcinoma de origem desconhecida; e câncer de próstata com disseminação intraneural.

PLEXOPATIA INDUZIDA POR DOENÇA NEOPLÁSICA RECORRENTE OU RADIAÇÃO

O tratamento de várias neoplasias malignas frequentemente inclui radioterapia, cujo campo de exposição pode incluir partes do plexo braquial.

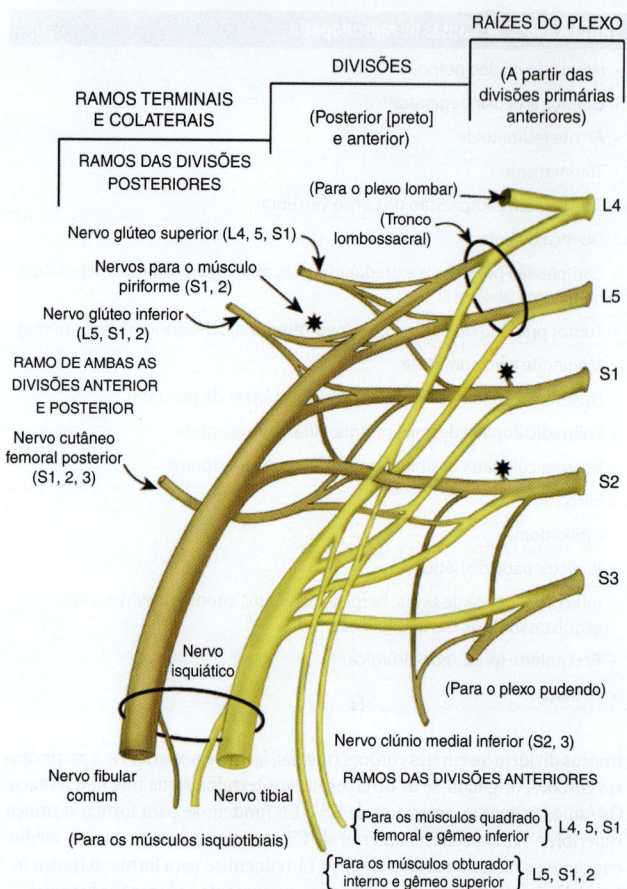

FIGURA 446-4   Plexo sacral do tronco lombossacral e nervo isquiático. *(De AA Amato, JA Russell (eds): Neuromuscular Disorders, 2nd ed. McGraw-Hill Education, 2016, Figure 24-4, p. 542, com permissão.)*

Nesses casos, pode ser difícil determinar se uma plexopatia braquial ou lombossacral de início recente está relacionada com o tumor que invadiu o plexo ou com a lesão dos nervos induzida pela radiação. A radiação pode causar anormalidades da microcirculação e fibrose dos tecidos circundantes, que podem lesar os axônios e as células de Schwann. A plexopatia induzida pela radiação pode começar meses ou anos após o tratamento e é dose-dependente.

Em geral, a invasão tumoral é dolorosa e afeta mais comumente o tronco inferior, enquanto a lesão causada pela radiação costuma ser indolor e acomete o tronco superior. Os exames de imagem, como RM e TC, são

TABELA 446-10 ■ Plexopatias lombossacrais: etiologias

- Hematoma retroperitoneal
- Abscesso do psoas
- Neoplasia maligna
- Neoplasia benigna
- Radiação
- Amiloidose
- Neuropatia radiculoplexal diabética
- Neuropatia radiculoplexal idiopática
- Sarcoidose
- Obstrução/cirurgia da aorta
- Posição de litotomia
- Artroplastia do quadril
- Fratura da pelve
- Lesão obstétrica

úteis, porém os resultados podem ser enganosos, particularmente quando há invasão microscópica do plexo. A EMG pode ser esclarecedora quando há descargas mioquímicas, porque tal anormalidade é muito sugestiva de lesão induzida pela radiação.

AVALIAÇÃO E TRATAMENTO DAS PLEXOPATIAS

A maioria dos pacientes com plexopatias é submetida a uma investigação EDx e por RM. A dor grave causada pela plexopatia lombossacral idiopática pode melhorar com os ciclos breves de tratamento com glicocorticoides.

LEITURAS ADICIONAIS

Adams D et al: Patisiran, an RNAi therapeutic, for hereditary transthyretin amyloidosis. N Engl J Med 379:11, 2018.
Amato AA, Ropper AH: Sensory ganglionopathy. N Engl J Med 383:1657, 2020.
Amato AA, Russell J: *Neuromuscular Disorders,* 2nd ed. New York, McGraw-Hill, 2016.
Barohn RJ, Amato AA: Pattern-recognition approach to neuropathy and neuronopathy. Neurol Clin 31:343, 2013.
Barohn RJ et al: Patient Assisted Intervention for Neuropathy: Comparison of Treatment in Real Life Situations (PAIN-CONTRoLS) Bayesian adaptive comparative effectiveness randomized trial. JAMA Neurol 78:68, 2021.
Benson M et al: Inotersen treatment for patients with hereditary transthyretin amyloidosis. N Engl J Med 379:22, 2018.
Carroll AS et al: Inherited neuropathies. Semin Neurol 39:620, 2019.
England JD et al: Evaluation of distal symmetric polyneuropathy: The role of autonomic testing, nerve biopsy, and skin biopsy (an evidence-based review). Muscle Nerve 39:106, 2009.
England JD et al: Evaluation of distal symmetric polyneuropathy: The role of laboratory and genetic testing (an evidence-based review). Muscle Nerve 39:116, 2009.
Feldman EL et al: Diabetic neuropathy. Nat Rev Dis Primers 5:41, 2019.
Hobson-Webb LD, Juel VC: Common entrapment neuropathies. Continuum (Minneap Minn) 23:487, 2017.
Jin PH, Shin SC: Neuropathy of connective tissue diseases and other systemic diseases. Semin Neurol 39:651, 2019.
Waldfogel JM et al: Pharmacotherapy for diabetic peripheral neuropathy pain and quality of life: A systematic review. Neurology 87:978, 2016.

447 Síndrome de Guillain-Barré e outras neuropatias imunomediadas

Stephen L. Hauser, Anthony A. Amato

SÍNDROME DE GUILLAIN-BARRÉ

A síndrome de Guillain-Barré (SGB) é uma polirradiculoneuropatia aguda, frequentemente grave, fulminante e de natureza autoimune. Ela ocorre ao longo do ano todo, com uma taxa situada entre 10 e 20 casos por milhão por ano; nos Estados Unidos, ocorrem cerca de 5.000 a 6.000 casos todo ano. Os indivíduos do sexo masculino correm risco ligeiramente maior de SGB e, nos países ocidentais, os adultos são acometidos com maior frequência do que as crianças.

Manifestações clínicas A SGB manifesta-se como paralisia motora arreflexica de evolução rápida, com ou sem alterações sensitivas. O padrão habitual é de paralisia ascendente, que pode ser percebida inicialmente como sensação de peso nas pernas. A fraqueza surge em questão de horas a alguns dias e, muitas vezes, é acompanhada de disestesias com formigamento nos membros. Os membros inferiores costumam ser mais afetados do que os superiores, e a diparesia facial está presente em 50% dos indivíduos acometidos. Os nervos cranianos inferiores também são muitas vezes envolvidos, causando fraqueza bulbar e dificuldade no manejo de secreções e na manutenção das vias aéreas; o diagnóstico nesses pacientes pode, de início, ser confundido com isquemia do tronco encefálico. A dor no pescoço, nos ombros, no dorso ou difusamente na coluna vertebral também é comum nos estágios iniciais da SGB, ocorrendo em cerca de 50% dos pacientes. A maioria dos pacientes precisa de hospitalização e, em diferentes séries, até 30% necessitam de assistência ventilatória em algum momento durante a doença. A necessidade de ventilação mecânica está associada a fraqueza mais intensa na admissão, progressão rápida e presença de fraqueza facial e/ou bulbar durante a primeira semana dos sintomas. Febre e sintomas constitucionais estão ausentes no início, e se presentes, geram dúvidas no diagnóstico. Os reflexos tendíneos profundos estão reduzidos ou abolidos nos primeiros dias de instalação. Os déficits sensitivos cutâneos (p. ex., perda das sensibilidades álgica e térmica) em geral são relativamente leves, mas as funções providas por fibras sensitivas grandes, como os reflexos tendíneos profundos e a propriocepção, são mais intensamente afetadas. Nos casos graves, pode ocorrer disfunção vesical, mas que costuma ser transitória. Se a disfunção vesical for uma característica proeminente e surgir no início da evolução, ou se houver um nível sensitivo ao exame, devem-se considerar outras possibilidades diagnósticas além da SGB, particularmente doença da medula espinal (Cap. 442). Depois que a piora clínica estaciona e o paciente atinge um platô (quase sempre dentro de 4 semanas do início), é improvável que haja progressão adicional.

O envolvimento autonômico é comum e pode ocorrer até mesmo nos pacientes cuja SGB é leve nos demais aspectos. As manifestações mais comuns são perda do controle vasomotor com flutuação ampla da pressão arterial, hipotensão postural e arritmias cardíacas. Tais manifestações necessitam de monitoração cuidadosa, e o tratamento e podem ser fatais. A dor é outra característica comum da SGB; além da dor aguda descrita anteriormente, pode haver dor incômoda e profunda nos músculos enfraquecidos, que os pacientes comparam àquela relacionada com a prática de exercícios pesados no dia anterior. Outras dores na SGB incluem dor disestésica nos membros como manifestação de acometimento de fibras nervosas sensitivas. Essas dores são autolimitadas e costumam responder aos analgésicos convencionais (Cap. 13).

Foram identificados vários subtipos de SGB, determinados principalmente por distinções eletrodiagnósticas (EDx) e patológicas (Tab. 447-1). A variante mais comum é a polineuropatia desmielinizante inflamatória aguda (PDIA). Além disso, há duas variantes "axonais" ou "nodais/paranodais" que, com frequência, são clinicamente graves – os subtipos de neuropatia axonal motora aguda (NAMA) e neuropatia axonal sensitivomotora aguda (NASMA). Além disso, observa-se também uma variedade de síndromes de SGB limitadas ou regionais. Entre elas, destaca-se a síndrome de Miller Fisher (SMF), que se manifesta na forma de ataxia e arreflexia dos membros de evolução rápida, sem fraqueza, e oftalmoplegia, frequentemente com paralisia pupilar. A variante SMF responde por cerca de 5% de todos os casos e está fortemente associada a anticorpos contra o gangliosídeo GQ1b (ver "Imunopatogênese", adiante). Outras variantes regionais da SGB são (1) formas sensitivas puras; (2) oftalmoplegia com anticorpos anti-GQ1b como parte da SGB sensitivomotora grave; (3) SGB com paralisia bulbar e facial grave, às vezes associada a infecção prévia por citomegalovírus (CMV) e anticorpos anti-GM2; e (4) pandisautonomia aguda (Cap. 440).

Eventos antecedentes Aproximadamente 70% dos casos de SGB ocorrem 1 a 3 semanas após um processo infeccioso agudo, em geral respiratório ou gastrintestinal. As técnicas de cultura e soroepidemiológicas mostram que 20 a 30% de todos os casos que ocorrem na América do Norte, Europa e Austrália são precedidos de infecção ou reinfecção por *Campylobacter jejuni*. Uma proporção semelhante é precedida de infecção por herpes-vírus humano, frequentemente CMV ou vírus Epstein-Barr. Outros vírus (p. ex., HIV, hepatite E, Zika) e também o *Mycoplasma pneumoniae* foram identificados como agentes implicados em infecções antecedentes, além de imunizações recentes. A vacina de influenza suína, amplamente administrada nos Estados Unidos em 1976, é o exemplo mais notável. Contudo, as vacinas anti-influenza em uso de 1992 a 1994 resultaram em apenas 1 caso adicional de SGB por milhão de pessoas vacinadas, e as vacinas anti-influenza sazonal mais recentes parecem conferir risco de SGB inferior a 1 por milhão de pessoas. Os estudos epidemiológicos voltados à vacinação contra H1N1 demonstraram apenas um ligeiro aumento no risco de SGB. As vacinas meningocócicas não parecem relacionadas com aumento do risco. Uma vacina antirrábica mais antiga, preparada em tecido do sistema nervoso, foi implicada como fator desencadeante de SGB nos países em desenvolvimento, onde ainda é usada; supostamente, o mecanismo é a imunização contra antígenos neurais. A SGB também ocorre com frequência maior do que a atribuída somente ao acaso nos pacientes com linfoma (incluindo doença de Hodgkin), em indivíduos soropositivos para HIV e em pacientes com

Subtipo	Manifestações	Eletrodiagnóstico	Patologia
Polineuropatia desmielinizante inflamatória aguda (PDIA)	Adultos são mais acometidos do que crianças; 90% dos casos no mundo ocidental; recuperação rápida; anticorpos anti-GM1 (< 50%)	Desmielinizante	Primeiro ataque na superfície da célula de Schwann; lesão difusa da mielina, ativação de macrófagos e infiltração linfocitária; lesão axonal secundária variável
Neuropatia axonal motora aguda (NAMA)	Crianças e adultos jovens; prevalente na China e no México; pode ser sazonal; recuperação rápida; anticorpos anti-GD1a	Axonal	Primeiro ataque aos nós de Ranvier motores; ativação de macrófagos, poucos linfócitos, macrófagos periaxonais frequentes; extensão da lesão axonal altamente variável
Neuropatia axonal sensitivomotora aguda (NASMA)	Principalmente adultos; incomum; recuperação lenta, com frequência incompleta; estreitamente relacionado com a NAMA	Axonal	Igual à NAMA, mas também afeta nervos e raízes sensitivas; lesão axonal geralmente intensa
Síndrome de Miller Fisher (SMF)	Adultos e crianças; oftalmoplegia, ataxia e arreflexia; anticorpos anti-GQ1b (90%)	Axonal ou desmielinizante	Poucos casos examinados; assemelha-se à PDIA

TABELA 447-1 ■ Subtipos da síndrome de Guillain-Barré (SGB)

lúpus eritematoso sistêmico (LES). A SGB, outras neuropatias inflamatórias e a miosite também podem ocorrer como complicação do uso de inibidores do *checkpoint* imune no tratamento de vários cânceres.

O *C. jejuni* também foi implicado em surtos de NAMA durante o verão entre crianças e adultos jovens expostos a galinhas em regiões rurais da China. Recentemente, a infecção pelo vírus Zika foi implicada na incidência aumentada de SGB no Brasil e em outras regiões endêmicas. A SGB foi relatada recentemente com a infecção por SARS-CoV-2 durante a pandemia de Covid-19, mas não foi estabelecida uma relação causal. Parece haver risco aumentado de SGB com as vacinas contra o SARS-CoV-2 que usam vetores virais, mas não com as vacinas de RNA mensageiro.

Imunopatogênese Diversas linhas de evidências corroboram uma base autoimune para a PDIA, o tipo mais comum e mais bem-estudado de SGB; o conceito se aplica a todos os subtipos de SGB (Tab. 447-1).

É provável que mecanismos imunes celulares e humorais contribuam para o dano tecidual na PDIA. A ativação da célula T é sugerida pelo achado de níveis elevados de citocinas e receptores de citocinas presentes no soro (interleucina [IL] 2, receptor solúvel de IL-2) e no líquido cerebrospinal (LCS) (IL-6, fator de necrose tumoral α, interferon-γ). A PDIA também é muito semelhante a uma imunopatia experimental mediada por células T denominada *neurite alérgica experimental* (NAE). A NAE é induzida em animais de laboratório via sensibilização imune contra fragmentos de proteínas, em particular contra a proteína P2. A partir da analogia com a NAE, acreditou-se inicialmente que a PDIA pudesse ser um distúrbio mediado por células T; entretanto, dados atuais abundantes sugerem que autoanticorpos dirigidos contra determinantes não proteicos podem ser fundamentais em muitos casos.

Evidências circunstanciais sugerem que todas as SGBs resultem de respostas imunológicas a antígenos alheios (agentes infecciosos, vacinas) que se dirigem erroneamente ao tecido nervoso do hospedeiro por meio de mecanismo de semelhança de epítopos (mimetismo molecular) (Fig. 447-1). Os alvos neurais provavelmente são glicoconjugados, especificamente gangliosídeos (Tab. 447-2; Fig. 447-2). Os gangliosídeos são glicoesfingolipídeos complexos que contêm um ou mais resíduos de ácido siálico; vários gangliosídeos participam nas interações entre células (incluindo aquelas entre axônios e a glia), modulação de receptores e regulação do crescimento. Eles são expostos na membrana plasmática das células, o que os torna suscetíveis a um ataque mediado por anticorpos. Gangliosídeos e outros glicoconjugados estão presentes em grande quantidade nos tecidos nervosos humanos e em locais-chave, como os nós de Ranvier. Anticorpos antigangliosídeos, mais frequentemente contra GM1, são comuns na SGB (20-50% dos casos), sobretudo na NAMA e NASMA e naqueles casos precedidos de infecção por *C. jejuni*. Alguns autoanticorpos contra PDIA podem reconhecer heterocomplexos glicolipídicos em lugar de espécies isoladas presentes nas membranas celulares. Além disso, o *C. jejuni* isolado em coproculturas de pacientes com SGB possui estruturas glicolipídicas que reagem antigenicamente de forma cruzada com gangliosídeos, incluindo o GM1, concentrados nos nervos humanos. Os resíduos de ácido siálico de cepas patogênicas de *C. jejuni* também podem desencadear a ativação das células dendríticas por meio de sinalização via receptor semelhante ao Toll (TLR4), promovendo a diferenciação das células B e a amplificação da autoimunidade humoral. Outra linha de evidências implicando a autoimunidade humoral provém de casos de SGB que ocorreram após a administração de gangliosídeos cerebrais bovinos para o tratamento de várias neuropatias; 5 a 15 dias após a injeção, alguns receptores desenvolveram NAMA com altos títulos de anticorpos anti-GM1 que reconheceram epítopos nos nós de Ranvier e placas motoras. Experimentalmente, os anticorpos anti-GM1 são capazes de desencadear lesão mediada pelo complemento nas junções paranodais axônio-gliais, desorganizando a aglomeração dos canais de sódio e provavelmente contribuindo para o bloqueio de condução (ver "Fisiopatologia", adiante).

Anticorpos IgG anti-GQ1b são encontrados em mais de 90% dos pacientes com SMF (Tab. 447-2; Fig. 447-2), e os títulos de IgG são mais altos no início da evolução. Anticorpos anti-GQ1b não são encontrados em outras formas de SGB a menos que haja envolvimento dos nervos motores extraoculares. Uma possível explicação para essa associação é que os nervos motores extraoculares são ricos em gangliosídeos GQ1b, em comparação com os nervos dos membros. Além disso, um anticorpo monoclonal anti-GQ1b contra *C. jejuni* isolado de um paciente com SMF bloqueou a transmissão neuromuscular experimentalmente.

Consideradas em conjunto, tais observações são evidências fortes, mas ainda inconclusivas, de que autoanticorpos têm participação importante na patogênese da SGB. Embora os anticorpos antigangliosídeo tenham sido estudados mais intensamente, outros alvos antigênicos também podem ser importantes. A comprovação de que esses anticorpos são patogênicos exige que eles sejam capazes de mediar a doença após transferência passiva direta a hospedeiro virgem; isso ainda não foi demonstrado, embora se tenha descrito um caso de possível transferência transplacentária materno-fetal de SGB.

Na PDIA, uma etapa inicial na indução da lesão tecidual parece ser o depósito de complemento ao longo da superfície externa da célula de Schwann. A ativação do complemento suscita desintegração vesicular típica da bainha de mielina, e também leva ao recrutamento de macrófagos ativados, que participam da lesão à mielina e aos axônios. Na NAMA, o padrão é diferente, uma vez que o complemento se deposita junto com IgG nos nós de Ranvier ao longo dos grandes axônios motores. É interessante assinalar que, nos casos de NAMA, os anticorpos contra GD1a parecem ter uma excelente especificidade, que favorece a ligação às raízes nervosas motoras, e não às sensitivas, embora esse gangliosídeo seja expresso em ambos os tipos de fibras.

Fisiopatologia Nas formas desmielinizantes da SGB, a origem da paralisia flácida e do distúrbio sensitivo é o bloqueio da condução. Esse achado, demonstrável eletrofisiologicamente, indica que as conexões axonais permanecem intactas. Portanto, a recuperação pode acontecer rapidamente à medida que a remielinização ocorra. Em casos graves de SGB desmielinizante, em geral ocorre degeneração axonal secundária; pode-se estimar sua extensão eletrofisiologicamente. Uma degeneração axonal secundária maior correlaciona-se com taxa de recuperação mais lenta e maior grau de incapacidade residual. Na NAMA e na NASMA, é encontrado um padrão axonal primário pela eletrofisiologia (potenciais de ação musculares compostos de baixa amplitude). A implicação disso é que os axônios se degeneraram e foram desconectados de seus alvos, especificamente das junções

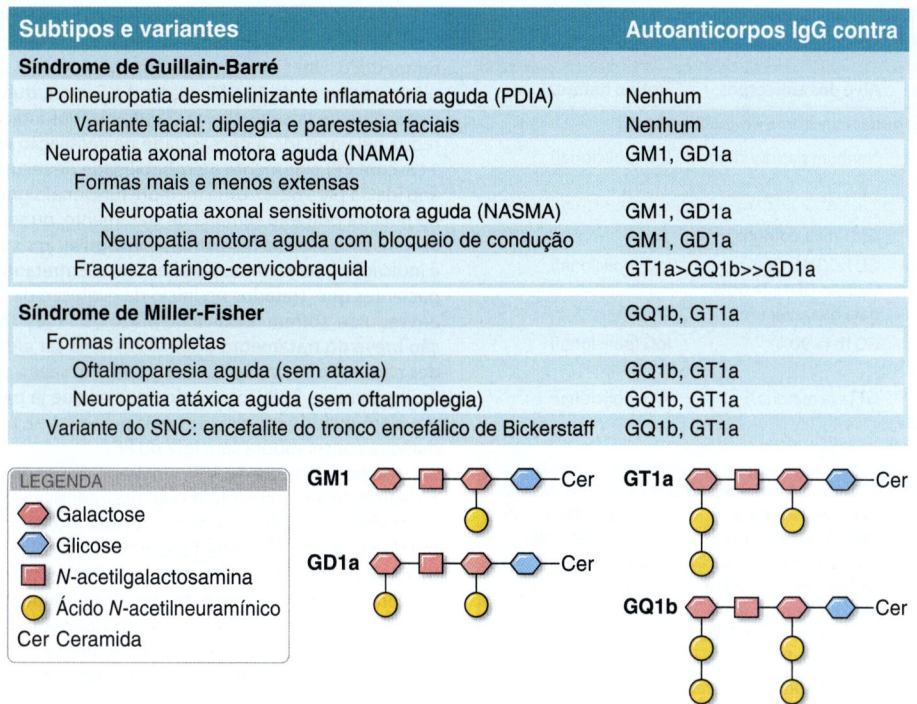

FIGURA 447-1 Espectro de distúrbios na síndrome de Guillain-Barré e anticorpos antigangliosídeos associados. Os autoanticorpos IgG contra GM1 ou GD1a estão fortemente associados à neuropatia axonal motora aguda (NAMA), bem como à neuropatia axonal sensivomotora aguda (NASMA) mais extensas e à neuropatia motora aguda com bloqueio de condução menos extensa. Os anticorpos IgG anti-GQ1b, que exibem reação cruzada com GT1a, estão fortemente associados à síndrome de Miller Fisher, suas formas incompletas (oftalmoparesia aguda [sem ataxia] e neuropatia atáxica aguda [sem oftalmoplegia]) e sua forma mais extensa, a encefalite do tronco encefálico de Bickerstaff. A fraqueza faringo-cervicobraquial é considerada uma forma localizada de neuropatia axonal motora aguda ou uma forma extensa da síndrome de Miller Fisher. Metade dos pacientes com fraqueza faringo-cervicobraquial tem anticorpos IgG anti-GT1a, que frequentemente exibem reação cruzada com GQ1b. Foram também detectados anticorpos IgG anti-GD1a em uma pequena porcentagem de pacientes. A síndrome do anticorpo anti-GQ1b inclui a síndrome de Miller Fisher, a oftalmoparesia aguda, a neuropatia atáxica aguda, a encefalite do tronco encefálico de Bickerstaff e a fraqueza faringo-cervicobraquial. A presença de sobreposição clínica também indica que a síndrome de Miller Fisher faz parte de um espectro contínuo com essas condições. Os pacientes que tiveram síndrome de Guillain-Barré sobreposta com a síndrome de Miller Fisher ou com suas condições relacionadas têm anticorpos IgG contra GM1 ou GD1a, bem como contra GQ1b ou GT1a, sustentando uma ligação entre a NAMA e a síndrome anti-GQ1b. *(De N Yuki, H-P Hartung: Guillain-Barré syndrome. N Engl J Med 366:2294, 2012. Copyright © 2012 Massachusetts Medical Society. Reimpressa com permissão de Massachusetts Medical Society.)*

neuromusculares, e, portanto, devem regenerar-se para que ocorra recuperação. Porém, a recuperação rápida em muitos casos sugere que baixas amplitudes ocorram por bloqueio da condução reversível devido à ligação de anticorpos a proteínas dos canais iônicos em nós e paranós. Nos casos graves, pode haver degeneração axonal, sendo nesses casos que a recuperação é muito mais lenta.

Características laboratoriais Os achados no LCS são distintos, consistindo em nível de proteína elevado (100-1.000 mg/dL) sem pleocitose concomitante. O LCS é frequentemente normal quando os sintomas estão presentes há ≤ 48 horas; ao fim da primeira semana, o nível de proteína costuma estar elevado. Um aumento transitório da contagem de leucócitos no LCS (10-100/µL) ocorre às vezes na SGB típica nos demais aspectos; contudo, a pleocitose persistente do LCS sugere diagnóstico alternativo (mielite viral) ou concomitante, como infecção pelo HIV não identificada, leucemia ou linfoma com infiltração de nervos, ou neurossarcoidose. Os sinais eletrodiagnósticos (EDx) são leves ou estão ausentes nos estágios iniciais da SGB e são atrasados em relação à evolução clínica. Na PDIA, as manifestações iniciais são latências prolongadas da onda F, latências distais prolongadas e amplitudes reduzidas do potencial de ação muscular composto (PAMC), provavelmente em razão da predileção pelo comprometimento das raízes e terminações nervosas motoras distais no início da evolução. Mais tarde, pode-se observar redução da velocidade de condução, bloqueio de condução e dispersão temporal (Tab. 447-1). Em certas ocasiões, os potenciais de ação de nervos sensitivos (PANS) podem estar normais nos pés (p. ex., nervo sural), enquanto estão anormais nos braços. Trata-se também de um sinal de que o paciente não apresenta uma das polineuropatias "dependentes de comprimento" mais típicas. Conforme citado, na NAMA e na NASMA o principal achado no EDx é a amplitude reduzida dos PAMCs (e também dos PANSs no caso da NASMA) sem alentecimento da condução ou prolongamento das latências distais, os quais são inicialmente causados por bloqueio de condução, mas mais tarde podem dever-se a degeneração axonal.

Diagnóstico A SGB é uma entidade descritiva. O diagnóstico de PDIA é definido pelo reconhecimento do padrão de paralisia rapidamente progressiva com arreflexia, ausência de febre ou outros sintomas sistêmicos e eventos antecedentes característicos. Em 2011, o Brighton Collaboration desenvolveu um novo conjunto de definições para SGB em resposta às necessidades dos estudos epidemiológicos sobre vacinação e avaliação do risco de SGB (Tab. 447-3). Esses critérios foram subsequentemente validados. Outros distúrbios que podem entrar no diagnóstico diferencial incluem mielopatias agudas (em especial com dor no dorso prolongada e alterações esfincléricas); difteria (alterações orofaríngeas precoces); polirradiculite de Lyme e outras paralisias transmitidas por carrapatos; porfiria (dor abdominal, convulsões, psicose); neuropatia vasculítica (medir velocidade de hemossedimentação, descrita adiante); poliomielite e mielite flácida aguda (poliovírus tipo selvagem, vírus do Nilo Ocidental, enterovírus D68, enterovírus A71 e vírus da encefalite japonesa); polirradiculite por CMV (em pacientes imunocomprometidos); neuropatia ou miopatia do paciente crítico; distúrbios da junção neuromuscular, como miastenia gravis e botulismo (perda precoce da reatividade pupilar); intoxicações por organofosfatos, tálio ou arsênico; intoxicação paralisante por moluscos; ou hipofosfatemia grave (rara). Os casos de mielite flácida aguda podem significar desafios importantes para diferenciar da SGB, pois os distúrbios esfincterianos costumam estar ausentes.

TABELA 447-2 ■ Principais anticorpos antiglicolipídeo implicados nas neuropatias imunes

Apresentação clínica	Alvo dos anticorpos	Isotipo habitual
Neuropatias imunes agudas (síndrome de Guillain-Barré)		
Polineuropatia desmielinizante inflamatória aguda (PDIA)	Nenhum padrão claro	IgG (policlonal)
Neuropatia axonal motora aguda (NAMA)	GM1 mais comum GD1a, GM1, GM1b, GalNAc-GD1a (< 50% para qualquer um)	IgG (policlonal)
Síndrome de Miller Fisher (SMF)	GQ1b (> 90%)	IgG (policlonal)
Neuropatia faringo-cervicobraquial aguda (NFCBA)	GT1a (a maioria?)	IgG (policlonal)
Neuropatias imunes crônicas		
Polineuropatia desmielinizante inflamatória crônica (PDIC) (75%)	Cerca de 10% para CNTN1 ou NF155, menos comumente para NF140/186 e Caspr1, e ainda mais raramente para P0, proteína P2 da mielina ou PMP22	IgG4 com CNTN1, NF155, NF140/186, Caspr1 Raramente IgM com NF155
PDIC-M (associada à MGUS) (25%)	Locais de ligação neural	IgG, IgA (monoclonal)
Neuropatia crônica sensitiva > motora	SGPG, SGLPG (na MAG) (50%)	IgM (monoclonal)
	Incerto (50%)	IgM (monoclonal)
Neuropatia motora multifocal (NMM)	GM1, GalNAc-GD1a, outros (25-50%)	IgM (policlonal, monoclonal)
Neuropatia atáxica sensitiva crônica	GD1b, GQ1b e outros gangliosídeos da série b	IgM (monoclonal)

Siglas: PDIC-M, polineuropatia desmielinizante inflamatória crônica com gamopatia monoclonal; Caspr1, proteína 1 associada à contactina; CNTN1, contactina 1; MAG, glicoproteína associada à mielina; MGUS, gamopatia monoclonal de significado indeterminado; NF140/186, neurofascina 140/186; NF155, neurofascina 155; SGPG, sulfoglicuronil paraglobosídeo; SGLPG, sulfoglicuronil lactosaminil paraglosídeo.
Fonte: Reproduzida com permissão de HJ Willison, N Yuki: Peripheral neuropathies and anti-glycolipid antibodies. Brain 125:2591, 2002.

Os exames laboratoriais são úteis principalmente para excluir afecções que simulam a SGB. A pleocitose no LCS é vista na poliomielite, mielite flácida aguda e na polirradiculite de Lyme ou por CMV. Os sinais eletrodiagnósticos podem ser mínimos na SGB inicial, e o nível de proteína do LCS pode não se elevar até o fim da primeira semana. Se a suspeita diagnóstica for forte, deve-se iniciar o tratamento sem aguardar o aparecimento dos achados eletrodiagnósticos e do LCS. Os pacientes com SGB que tenham fatores de risco para HIV ou pleocitose no LCS devem realizar teste sorológico anti-HIV.

TRATAMENTO
Síndrome de Guillain-Barré

Na grande maioria dos pacientes com SGB, deve-se iniciar o tratamento assim que possível após o diagnóstico. Cada dia conta; cerca de 2 semanas após os primeiros sintomas motores, não se sabe se a imunoterapia ainda será efetiva. Se o paciente já tiver alcançado o estágio de platô, o tratamento provavelmente não estará mais indicado, a não ser que o paciente tenha fraqueza motora intensa e não se possa excluir a possibilidade de ocorrência de ataque imunológico ainda em curso. Pode-se instituir imunoglobulina intravenosa (IgIV) em altas doses ou plasmaférese (PF), uma vez que ambas são igualmente efetivas. Uma combinação das duas terapias não é significativamente melhor do que qualquer uma isolada. A IgIV muitas vezes é a terapia inicial escolhida em razão da facilidade de administração e bom histórico de segurança. A IgIV é administrada em infusão contínua durante 5 dias para uma dose total de 2 g/kg de peso corporal. Há algumas evidências de que os autoanticorpos da SGB são neutralizados por anticorpos anti-idiotípicos presentes nas preparações de IgIV, o que talvez explique seu efeito terapêutico. Um ciclo de PF habitualmente consiste em uma troca de plasma de cerca de 40 a 50 mL/kg, 4 a 5 vezes, durante 7 a 10 dias. Uma metanálise de ensaios clínicos randomizados indicou que o tratamento reduz pela metade a necessidade de ventilação mecânica (de 27 para 14% com PF) e aumenta a probabilidade de recuperação plena após 1 ano (de 55 para 68%). Uma melhora funcional significativa pode ocorrer no final da primeira semana de tratamento, ou ser retardada em várias semanas. A ausência de melhora perceptível após um ciclo de IgIV ou PF é indicação para tratamento alternativo. Entretanto, ocasionalmente há pacientes que, tratados no início da evolução da SGB, melhoram, mas, em seguida, sofrem recidiva no prazo de 1 mês. Nesses casos, a repetição breve do tratamento original costuma ser efetiva. Os glicocorticoides não se mostraram efetivos na SGB. Por vezes, pacientes com formas muito leves de SGB, sobretudo aqueles que já parecem ter alcançado um platô quando examinados pela primeira vez, podem ser tratados de maneira conservadora sem IgIV ou PF.

Na fase de piora da SGB, a maioria dos pacientes necessita de monitoramento em ambiente de terapia intensiva, com atenção especial a capacidade vital, ritmo cardíaco, pressão arterial, nutrição, profilaxia de trombose venosa profunda, função cardiovascular, consideração precoce de traqueostomia (após 2 semanas de intubação) e fisioterapia torácica. Conforme assinalado, cerca de 30% dos pacientes com SGB necessitam de assistência ventilatória, às vezes por longos períodos (várias semanas ou mais). Mudanças frequentes de decúbito e cuidados com a pele são importantes, bem como exercícios diários cobrindo todo o arco de movimentos para evitar contraturas articulares e tranquilização diária acerca das perspectivas geralmente boas de recuperação.

Prognóstico e recuperação Cerca de 85% dos pacientes com SGB obtêm recuperação funcional completa ao longo de vários meses a 1 ano, embora achados menores ao exame (como arreflexia) possam persistir e os pacientes queixem-se frequentemente de sintomas persistentes, incluindo fadiga. A taxa de mortalidade é < 5% em situações ideais; a morte costuma resultar de complicações pulmonares secundárias. O prognóstico é pior em pacientes com lesão axonal motora e sensitiva proximal grave. Essa lesão axonal pode ser de natureza primária ou secundária (ver "Fisiopatologia", anteriormente), mas, seja qual for o caso, regeneração bem-sucedida pode não ocorrer. Outros fatores que reduzem a perspectiva de recuperação são idade avançada, episódio fulminante ou grave e demora na instituição do tratamento. Entre 5 e 10% dos pacientes com SGB típica apresentam uma ou mais recidivas tardias; muitos desses casos são, portanto, classificados como polineuropatia desmielinizante inflamatória crônica (PDIC).

POLINEUROPATIA DESMIELINIZANTE INFLAMATÓRIA CRÔNICA

A PDIC distingue-se da SGB por sua evolução crônica. Em outros aspectos, essa neuropatia compartilha muitas características com a forma desmielinizante comum da SGB, incluindo nível de proteína elevado no LCS e achados eletrodiagnósticos de desmielinização adquirida. A maioria dos casos ocorre em adultos, e o sexo masculino é afetado com frequência um pouco maior. A incidência de PDIC é menor do que a de SGB, mas, em razão de sua evolução arrastada, a prevalência é maior. Como a SGB, a PDIC e suas variantes podem ser desencadeadas pelo uso dos inibidores do *checkpoint* imune no tratamento de vários cânceres.

Manifestações clínicas O início costuma ser gradual, ao longo de uns meses ou mais, porém em alguns casos o ataque inicial é indistinguível da SGB. Uma forma de PDIC de início agudo pode simular a SGB, porém deve ser considerada se houver deterioração > 9 semanas após o início ou recidiva pelo menos três vezes. Os sintomas são motores e sensitivos na maioria dos casos. A fraqueza dos membros é em geral simétrica, mas pode ser nitidamente assimétrica na variante denominada neuropatia sensitiva e motora desmielinizante adquirida multifocal (SMDAM) (síndrome de Lewis-Sumner), na qual ocorre acometimento de nervos periféricos distintos. Há considerável variabilidade de caso para caso. Alguns pacientes apresentam evolução crônica progressiva, enquanto outros, em geral pacientes mais jovens, têm evolução recorrente e remitente. Uma pequena proporção apresenta sinais de nervos cranianos, incluindo oftalmoplegia

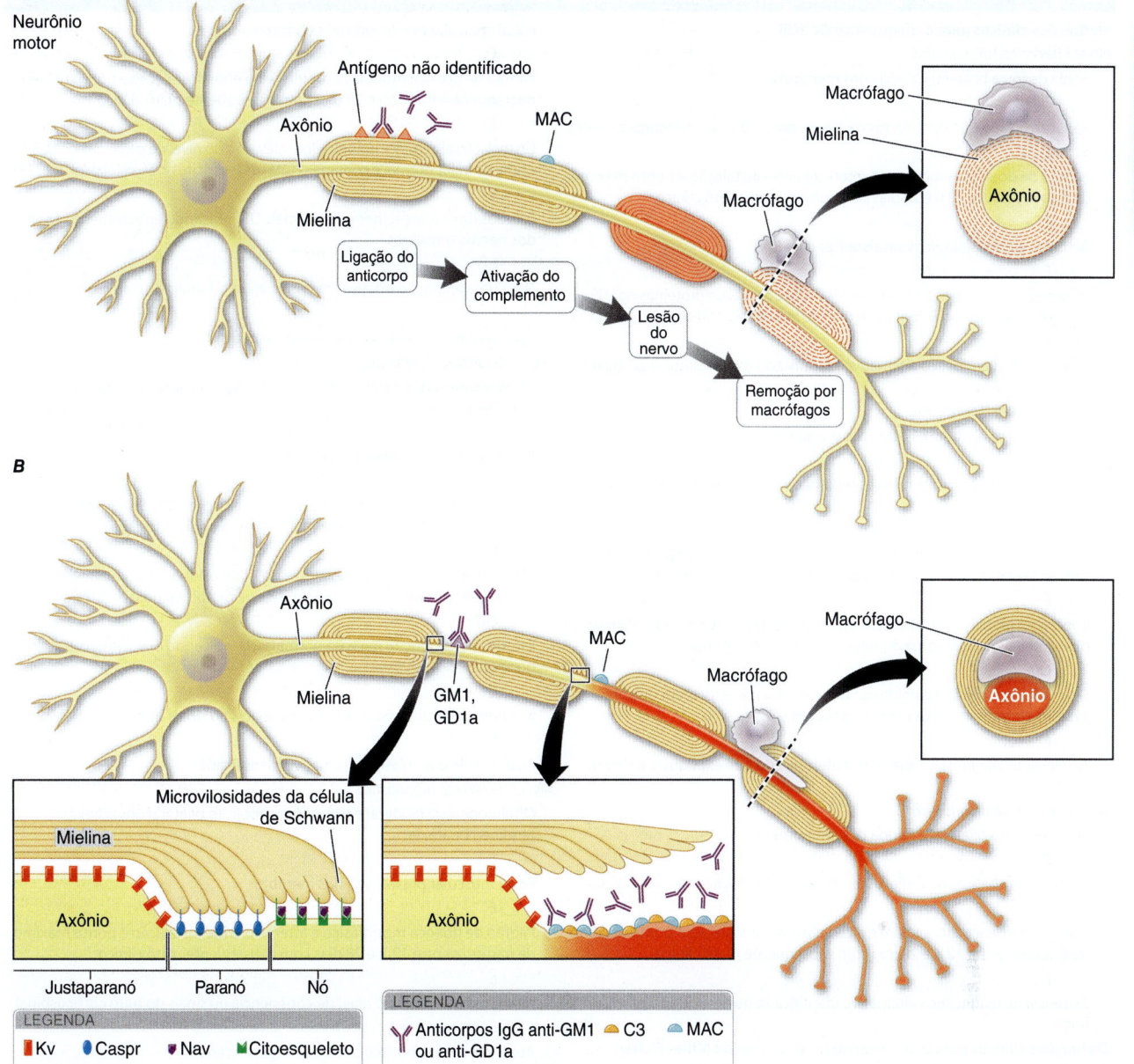

FIGURA 447-2 Possíveis mecanismos imunes na síndrome de Guillain-Barré (SGB). O painel **A** mostra a imunopatogênese da polineuropatia desmielinizante inflamatória aguda (PDIA). Embora não se tenha ainda identificado de modo inequívoco a presença de autoantígenos, autoanticorpos podem ligar-se a antígenos de mielina e ativar o complemento. Esse processo é seguido de formação do complexo de ataque à membrana (MAC) na superfície externa das células de Schwann e início da degeneração vesicular. Subsequentemente, os macrófagos invadem a mielina e atuam como eliminadores (*scavengers*) para remover os restos de mielina. O painel **B** mostra a imunopatogênese das formas axonais agudas de SGB (neuropatia axonal motora aguda [NAMA] e neuropatia axonal sensitivomotora aguda [NASMA]). Os axônios mielinizados são divididos em quatro regiões funcionais: nós de Ranvier, paranós, justaparanós e internós. Os gangliosídeos GM1 e GD1a são fortemente expressos nos nós de Ranvier, onde estão localizados os canais de sódio regulados por voltagem (Nav). A proteína associada à contactina (Caspr) e os canais de potássio regulados por voltagem (Kv) estão presentes, respectivamente, nos paranós e justaparanós. Autoanticorpos IgG anti-GM1 ou anti-GD1a ligam-se ao axolema nodal, levando à formação do MAC. Isso resulta em desaparecimento dos agrupamentos de Nav e desprendimento da mielina paranodal, podendo resultar em falha da condução nervosa e fraqueza muscular. Pode ocorrer degeneração axonal em um estágio mais tardio. Subsequentemente, os macrófagos dos nós invadem o espaço periaxonal, removendo os axônios lesionados. *(De N Yuki, H-P Hartung: Guillain-Barré syndrome. N Engl J Med 366:2294, 2012. Copyright © 2012 Massachusetts Medical Society. Reimpressa com permissão de Massachusetts Medical Society.)*

externa. Alguns têm apenas achados motores, e uma pequena proporção apresenta-se com síndrome relativamente pura de ataxia sensitiva. Essa última pode ser vista na variante de polirradiculopatia sensitiva inflamatória crônica (PSIC) da PDIC, na qual a desmielinização ocorre predominantemente em raízes sensitivas, ou na variante de desmielinização simétrica distal adquirida (DSDA).

Cerca de 10% dos casos estão associados com anticorpos de isotipo IgG4 dirigidos contra a contactina-1 (CNTN1) ou a neurofacina 155 (NF155), com dano axonal precoce, envolvimento motor distal grave ou ataxia sensitiva com tremor. Menos comumente, também foi relatada a ocorrência de PDIC associada a IgM anti-NF140/186 com ataxia sensitiva, mas sem tremor, PAMCs de baixa amplitude (bloqueio de condução ou degeneração axonal) e síndrome nefrótica. Os anticorpos anti-proteína 1 associada à contactina (Caspr1) ocorrem na PDIC associada com dor neuropática grave.

A PDIC tende a melhorar ao longo do tempo com tratamento; o resultado é que, muitos anos após o início, quase 75% dos pacientes apresentam estado funcional razoável. A morte por PDIC é incomum.

TABELA 447-3 ■ Critérios Brighton para o diagnóstico de síndrome de Guillain-Barré (SGB) e síndrome de Miller Fisher

Definições clínicas para o diagnóstico de SGB

Nível 1 de certeza diagnóstica

Perda de força bilateral E flácida dos membros
   E
Redução ou abolição dos reflexos tendíneos profundos nos membros afetados
   E
Padrão de doença monofásico e intervalo entre instalação e ponto máximo de fraqueza entre 12 h e 28 dias com subsequente platô clínico
   E
Achados eletrofisiológicos consistentes com SGB
   E
Dissociação albuminocitológica (i.e., elevação do nível de proteínas no LCS acima do valor normal E contagem total de leucócitos < 50 células/μL no LCS)
   E
Ausência de diagnóstico alternativo identificado que explique a perda de força

Nível 2 de certeza diagnóstica

Perda de força bilateral E flácida dos membros
   E
Redução ou abolição dos reflexos tendíneos profundos nos membros afetados
   E
Padrão de doença monofásico e intervalo entre instalação e ponto máximo de fraqueza entre 12 h e 28 dias com subsequente platô clínico
   E
Contagem global de leucócitos no LCS < 50 células/μL (com ou sem elevação das proteínas no LCS acima do valor normal do laboratório)
   OU
Se o LCS não tiver sido colhido ou os resultados não estiverem disponíveis, exames eletrofisiológicos consistentes com SGB
   E
Ausência de diagnóstico alternativo identificado que explique a perda de força

Nível 3 de certeza diagnóstica

Perda de força bilateral e flácida dos membros
   E
Redução ou abolição dos reflexos tendíneos profundos nos membros afetados
   E
Padrão de doença monofásico e intervalo entre instalação e ponto máximo de fraqueza entre 12 h e 28 dias com subsequente platô clínico
   E
Ausência de diagnóstico alternativo identificado que explique a perda de força

Definições clínicas para o diagnóstico de síndrome de Miller Fisher

Nível 1 de certeza diagnóstica

Oftalmoparesia bilateral e redução ou abolição bilateral dos reflexos tendíneos, e ataxia
   E
Força muscular preservada nos membros
   E
Padrão de doença monofásico e intervalo entre instalação e ponto máximo de fraqueza entre 12 h e 28 dias com subsequente platô clínico
   E
Dissociação albuminocitológica (i.e., elevação do nível de proteínas no LCS acima do valor normal e contagem total de leucócitos < 50 células/μL no LCS)
   E
Estudos da condução nervosa normais OU indicando envolvimento apenas dos nervos sensitivos
   E
Nenhuma alteração no nível de consciência ou sinais do trato corticospinal
   E
Ausência de diagnóstico alternativo identificado

Nível 2 de certeza diagnóstica

Oftalmoparesia bilateral e redução ou abolição bilateral dos reflexos tendíneos e ataxia
   E
Força muscular preservada nos membros
   E
Padrão de doença monofásico e intervalo entre instalação e ponto máximo de fraqueza entre 12 h e 28 dias com subsequente platô clínico
   E
LCS com contagem global de leucócitos < 50 células /μL com ou sem elevação das proteínas no LCS acima do valor normal do laboratório
   OU
Estudos da condução nervosa normais OU indicando envolvimento apenas dos nervos sensitivos
   E
Nenhuma alteração no nível de consciência ou sinais do trato corticospinal
   E
Ausência de diagnóstico alternativo identificado

Nível 3 de certeza diagnóstica

Oftalmoparesia bilateral e redução ou abolição bilateral dos reflexos tendíneos e ataxia
   E
Força muscular preservada nos membros
   E
Padrão de doença monofásico e intervalo entre instalação e ponto máximo de fraqueza entre 12 h e 28 dias com subsequente platô clínico
   E
Nenhuma alteração no nível de consciência ou sinais do trato corticospinal
   E
Ausência de diagnóstico alternativo identificado

Sigla: LCS, líquido cerebrospinal.
Fonte: De JJ Sejvar et al: Guillain-Barré syndrome and Fisher syndrome: Case definitions and guidelines for collection, analysis, and presentation of immunization safety data. Vaccine 29:599, 2011. Estudo de validação publicado por C Fokke et al: Diagnosis of Guillain-Barré syndrome and validation of Brighton criteria. Brain 137:33, 2014.

Diagnóstico O diagnóstico baseia-se nas manifestações clínicas, no LCS e em achados eletrofisiológicos típicos. O LCS em geral é acelular com nível de proteína elevado, em alguns casos várias vezes o valor normal. À semelhança da SGB, a pleocitose do LCS deve levar à consideração de infecção pelo HIV, leucemia ou linfoma e neurossarcoidose. Os achados eletrodiagnósticos revelam graus variáveis de redução da velocidade de condução, latências distais prolongadas, dispersão distal e temporal dos PAMC e bloqueio de condução como principais características. Em particular, a presença de bloqueio de condução é sinal certo de processo desmielinizante adquirido. Evidências de perda axonal, presumivelmente secundária à desmielinização, estão presentes em mais de 50% dos pacientes. A eletroforese de proteínas séricas com imunofixação está indicada para pesquisa de gamopatia monoclonal e distúrbios associados (ver "Gamopatia monoclonal de significado indeterminado", adiante). A RM pode demonstrar nervos de tamanho aumentado, massas em cauda equina e reforço por contraste. A ultrassonografia tem menor custo e costuma estar mais prontamente disponível, podendo também demonstrar aumento dos nervos ao nível das raízes ou mais distalmente. Os estudos têm demonstrado que os exames de imagem complementam o EDx e melhoram a sensibilidade. Em todos os pacientes com suposta PDIC, justifica-se excluir vasculite, doenças do colágeno vascular (em particular, LES), hepatite crônica, infecção pelo HIV, amiloidose e diabetes melito. Outros distúrbios associados incluem doença inflamatória intestinal e linfoma.

Patogênese A biópsia na PDIC típica costuma revelar pouca inflamação e alterações "em bulbo de cebola" dos nervos (camadas imbricadas de processos atenuados das células de Schwann circundando um axônio), que resultam de desmielinização e remielinização recorrentes (Fig. 447-1). A resposta ao tratamento sugere que a PDIC é imunomediada; curiosamente, ao contrário da SGB, a PDIC responde aos glicocorticoides. A transferência passiva de desmielinização para animais de laboratório foi realizada recentemente por meio de IgG purificada do soro de alguns pacientes com PDIC, corroborando o conceito de patogênese autoimune humoral. Uma minoria de pacientes tem anticorpos séricos anti-P0, proteína da mielina P2 ou PMP22 (proteínas cujos genes sofrem mutação em certas formas de neuropatia de Charcot-Marie-Tooth hereditária). Como citado antes, anticorpos de isotipo IgG4 dirigidos contra CNTN1, NF155, NF140/186 e Caspr1 têm sido associados a dano precoce nodal e paranodal com resposta inadequada à IgIV. A CNTN1 e sua parceira Caspr1 interagem com NF155 nas junções axogliais paranodais. A transferência passiva de anticorpos IgG4 anti-CNTN1 produz lesão paranodal e ataxia em roedores. Também é significativo que uma doença semelhante à PDIC tenha ocorrido de forma espontânea no camundongo diabético não obeso (NOD) quando a molécula coestimuladora imune B7-2 (CD86) foi deletada geneticamente; isso sugere que a PDIC pode resultar de ativação alterada das células T por células apresentadoras de antígeno.

Até 25% dos pacientes com manifestações clínicas de PDIC também apresentam gamopatia monoclonal de significado indeterminado (MGUS), conforme discutido anteriormente. Casos associados a IgA ou IgG kappa monoclonal em geral respondem ao tratamento de maneira tão favorável quanto aqueles que não apresentam gamopatia monoclonal. Pacientes com gamopatia monoclonal IgM-kappa e anticorpos dirigidos contra a glicoproteína associada à mielina (MAG) apresentam uma polineuropatia desmielinizante distinta com achados mais sensitivos, habitualmente fraqueza apenas distal e resposta precária à imunoterapia.

TRATAMENTO
Polineuropatia desmielinizante inflamatória crônica

A maioria das autoridades inicia o tratamento da PDIC quando a progressão é rápida ou a deambulação está comprometida. Se o distúrbio for leve, a conduta pode ser expectante, aguardando a remissão espontânea. Estudos controlados mostraram que IgIV em altas doses, Ig subcutânea (IgSC), PF e glicocorticoides foram mais efetivos do que placebo. O tratamento inicial costuma ser feito com IgIV, administrada na dose de 2,0 g/kg de peso corporal, fracionada ao longo de 2 a 5 dias; em geral, recomendam-se três ciclos mensais antes de concluir que o tratamento não foi bem-sucedido no paciente. Se o paciente responder, os intervalos entre as infusões podem ser aumentados de modo gradual, ou pode-se reduzir a dose (p. ex., iniciando com 1 g/kg a cada 3 a 4 semanas). Devem ser feitas tentativas de suspensão da IgIV em pacientes estáveis com a atenção devida para as recidivas clínicas. Os pacientes que necessitam de IgIV mais frequente, que experimentam efeitos colaterais com a IgIV (cefaleia), que têm acesso venoso ruim ou que a consideram mais conveniente, podem ser tratados com a IgSC (2-3 vezes por semana de modo que dose mensal total seja a mesma ou discretamente maior que a dose mensal da IgIV). A PF, que parece ser tão efetiva quanto a IgIV, é iniciada com dois a três tratamentos por semana, durante 6 semanas; pode ser também necessário um tratamento repetido periódico. O tratamento com glicocorticoides orais é outra opção (60-80 mg/dia de prednisona VO durante 1 a 2 meses, seguidos de redução gradual da dose em 10 mg/mês conforme a tolerância), mas os efeitos adversos problemáticos em longo prazo incluem desmineralização óssea, hemorragia digestiva e alterações cushingoides. Até um terço dos pacientes com PDIC não respondem adequadamente à terapia inicial escolhida; deve-se, então, tentar um tratamento diferente. Pacientes refratários à terapia com IgIV, IgSC, PF e glicocorticoides podem beneficiar-se com o tratamento usando imunossupressores, como azatioprina, metotrexato, ciclosporina e ciclofosfamida, administrados de maneira isolada ou como terapia adjuvante. A PDIC associada a anticorpos anti-CNTN1, NF155, NF140/186 e Caspr1 (anticorpos da subclasse IgG4) é normalmente refratária à IgIV, porém vários estudos sugerem uma resposta ao rituximabe. O uso dessas terapias exige reavaliação periódica de riscos e benefícios. Em pacientes com neuropatia semelhante à PDIC que não respondam ao tratamento, é importante investigar a possibilidade da síndrome POEMS (polineuropatia, organomegalia, endocrinopatia, gamopatia monoclonal e alterações cutâneas [skin]; ver adiante).

NEUROPATIA MOTORA MULTIFOCAL

A neuropatia motora multifocal (NMM) é uma neuropatia singular, porém incomum, em que o paciente se apresenta com fraqueza motora lentamente progressiva e atrofia que evoluem durante anos na distribuição de troncos nervosos específicos, associada a locais de bloqueio focal persistente da condução motora nos mesmos troncos nervosos. As fibras sensitivas são relativamente poupadas. Os membros superiores são mais afetados do que os inferiores, e > 75% dos pacientes são do sexo masculino. Alguns casos foram confundidos com formas do neurônio motor inferior da esclerose lateral amiotrófica (Cap. 437). Menos de 50% dos pacientes apresentam-se com altos títulos de anticorpos IgM policlonais contra o gangliosídeo GM1. É incerto como esse achado se correlaciona com os focos nítidos de bloqueio persistente da condução motora, mas os gangliosídeos GM1 ocorrem normalmente em altas concentrações nos nós de Ranvier nas fibras nervosas periféricas. O exame patológico revela desmielinização e alterações inflamatórias leves nos locais de bloqueio de condução.

A maioria dos pacientes com NMM responde a altas doses de IgIV ou IgSC (doses iguais às da PDIC, citadas anteriormente); há necessidade de repetição periódica do tratamento (em geral, pelo menos mensalmente) para manter o benefício. Alguns pacientes refratários responderam ao rituximabe ou à ciclofosfamida. Os glicocorticoides e a PF não são efetivos.

NEUROPATIAS COM GAMOPATIA MONOCLONAL
MIELOMA MÚLTIPLO

Uma polineuropatia clinicamente franca ocorre em cerca de 5% dos pacientes com o tipo comumente encontrado de mieloma múltiplo, que se apresenta com lesões ósseas osteoporóticas líticas ou difusas. Tais neuropatias são sensitivomotoras, em geral leves e lentamente progressivas, mas podem ser graves e em geral não são revertidas com a supressão bem-sucedida do mieloma. Na maioria dos casos, as características eletrodiagnósticas e patológicas são compatíveis com processo de degeneração axonal.

Em contrapartida, o mieloma com características osteoscleróticas, embora represente apenas 3% de todos os mielomas, está associado à polineuropatia em metade dos casos. Essas neuropatias, que também podem ocorrer com o plasmocitoma solitário, são peculiares porque: (1) são de natureza desmielinizante ou mistas axonais e desmielinizantes ao EDx, apresentam proteína elevada no LCS e assemelham-se clinicamente à PDIC; (2) com frequência respondem à radioterapia ou à remoção da lesão primária; (3) estão associadas a proteínas monoclonais diferentes e cadeias leves (quase sempre lambda, ao contrário do predomínio de kappa no tipo lítico de mieloma múltiplo); (4) são tipicamente refratárias aos tratamentos-padrão da PDIC; e (5) podem ocorrer associadas a outros achados sistêmicos, incluindo espessamento da pele, hiperpigmentação, hipertricose, organomegalia, endocrinopatia, anasarca e baqueteamento digital. Trata-se de manifestações da síndrome POEMS. Os níveis do fator de crescimento do endotélio vascular (VEGF) estão aumentados no soro, e acredita-se que esse fator tenha alguma participação na patogênese dessa síndrome. O tratamento da neuropatia deve ser direcionado para o mieloma osteosclerótico utilizando cirurgia, radioterapia, quimioterapia ou transplante de células-tronco autólogas do sangue periférico.

Neuropatias também são encontradas em outras afecções sistêmicas com gamopatia, incluindo macroglobulinemia de Waldenström, amiloidose sistêmica primária e estados de crioglobulinemia (crioglobulinemia essencial mista, alguns casos de hepatite C).

GAMOPATIA MONOCLONAL DE SIGNIFICADO INDETERMINADO

As polineuropatias crônicas que ocorrem em associação à MGUS (de *monoclonal gammopathy of undetermined significance*) em geral estão associadas aos isotipos de imunoglobulina IgG, IgA e IgM. Os pacientes apresentam, em sua maioria, sintomas sensitivos isolados na parte distal dos membros e características eletrodiagnósticas de polineuropatia sensitiva ou sensitivomotora axonal. Esses casos assemelham-se, nos demais aspectos, à polineuropatia sensitiva idiopática, e a MGUS pode ser apenas coincidente. Em geral, não respondem às imunoterapias planejadas para reduzir a concentração da proteína monoclonal. Entretanto, alguns pacientes apresentam fraqueza generalizada, perda sensitiva e estudos eletrodiagnósticos indistinguíveis da PDIC sem gamopatia monoclonal (ver "Polineuropatia desmielinizante inflamatória crônica", anteriormente), e sua resposta aos imunossupressores também é semelhante. Uma exceção é a síndrome da gamopatia monoclonal kappa IgM associada a uma neuropatia sensitiva indolente, de longa duração, às vezes estática, frequentemente com tremor e ataxia sensitiva. Os pacientes são, em sua maioria, homens com > 50 anos de idade. Na maioria, a imunoglobulina IgM monoclonal liga-se a um constituinte normal dos nervos periféricos, a MAG, encontrada nas regiões paranodais das células de Schwann. A ligação parece ser específica para um epítopo de polissacarídeo que também é encontrado em outras glicoproteínas normais da mielina do nervo periférico, P0 e PMP22, e também em outros glicoesfingolipídeos relacionados com o nervo normal (Fig. 447-1). Nos casos positivos para MAG, a paraproteína IgM incorpora-se às bainhas de mielina dos pacientes acometidos e alarga o espaço entre as lamelas de mielina, produzindo, então, um padrão ultraestrutural distinto. Desmielinização e remielinização são as marcas dessas lesões, mas, com o tempo, ocorre perda axonal. Essas polineuropatias anti-MAG são caracteristicamente refratárias à imunoterapia. Em uma pequena proporção de pacientes (30% após 10 anos), a MGUS evolui ao longo do tempo para distúrbios francamente malignos, como mieloma múltiplo ou linfoma.

NEUROPATIA VASCULÍTICA

O envolvimento de nervos periféricos é comum na poliarterite nodosa (PAN), ocorrendo em metade de todos os casos clínicos e em 100% dos casos em estudos *post mortem* (Cap. 363). O padrão mais comum é o de uma neuropatia multifocal (assimétrica) sensitivomotora (mononeuropatia múltipla) causada por lesões isquêmicas dos troncos e raízes de nervos; contudo, alguns casos de neuropatia por vasculite apresentam-se na forma de polineuropatia sensitivomotora distal e simétrica. Os sintomas de neuropatia são comuns à apresentação dos pacientes com PAN. Os achados eletrodiagnósticos são aqueles de um processo axonal. As artérias de pequeno e médio calibres dos vasos dos nervos, particularmente os epineurais, são afetadas na PAN, resultando em neuropatia isquêmica difusa. Observa-se uma alta frequência de neuropatia na granulomatose eosinofílica com poliangeíte (síndrome de Churg-Strauss [SCS]).

Sempre se deve considerar a hipótese de vasculite sistêmica quando uma mononeuropatia múltipla de evolução subaguda ou crônica ocorrer em associação a sintomas constitucionais (febre, anorexia, perda ponderal, perda de energia, mal-estar e dores inespecíficas). A suspeita de neuropatia vasculítica é confirmada por biópsia combinada de nervo e músculo, com técnicas seriadas em saltos ou cortes seriados.

Cerca de um terço dos casos de neuropatia vasculítica comprovados por biópsia são "não sistêmicos", uma vez que a vasculite parece afetar somente os nervos periféricos. Os sintomas constitucionais estão ausentes, e a evolução é mais indolente do que a da PAN. A velocidade de hemossedimentação pode estar aumentada, mas outros testes para doença sistêmica são negativos. Entretanto, é provável o envolvimento clinicamente silencioso de outros órgãos, e a vasculite costuma ser encontrada no músculo biopsiado junto com o nervo.

A neuropatia vasculítica também pode ser vista como parte de uma síndrome vasculítica que ocorre no curso de outros distúrbios do tecido conectivo. A mais frequente é a artrite reumatoide, porém pode ocorrer também neuropatia isquêmica causada por comprometimento dos vasos dos nervos na crioglobulinemia mista, síndrome de Sjögren, granulomatose com poliangeíte (anteriormente conhecida como granulomatose de Wegener), angeíte de hipersensibilidade, LES e esclerose sistêmica progressiva.

Algumas vasculites estão associadas a anticorpos anticitoplasma de neutrófilos (ANCA) que, por vez, são subclassificados como citoplasmáticos (c-ANCA) ou perinucleares (p-ANCA). Os c-ANCA são dirigidos contra a proteinase 3 (PR3), ao passo que os p-ANCA têm como alvo a mieloperoxidase (MPO). PR3/c-ANCAs estão associados à granulomatose eosinofílica com poliangeíte, enquanto MPO/p-ANCAs estão normalmente associados à poliangeíte microscópica, SCS e, menos comumente, PAN. Ressalte-se que MPO/p-ANCA também foi encontrado na vasculite induzida por minociclina.

A conduta nessas neuropatias, incluindo a neuropatia vasculítica "não sistêmica", consiste no tratamento do distúrbio subjacente, bem como no uso agressivo de glicocorticoides e ciclofosfamida. O uso desses agentes imunossupressores resultou em acentuada melhora dos resultados, com taxas de sobrevida em 5 anos atualmente > 80%. Em ensaios clínicos recentes, observou-se que a combinação de rituximabe e glicocorticoide não foi inferior à de ciclofosfamida e glicocorticoide. Assim, a terapia combinando glicocorticoide e rituximabe tem sido cada vez mais preconizada como padrão de tratamento inicial, particularmente nos casos de vasculite associada ao ANCA. O mepolizumabe, um anticorpo monoclonal anti-interleucina-5, quando incluído nos cuidados padrões, também é efetivo para o tratamento da granulomatose eosinofílica com poliangeíte.

NEUROPATIA PARANEOPLÁSICA ANTI-Hu (CAP. 94)

Esse distúrbio imunomediado incomum manifesta-se como neuronopatia sensitiva (i.e., lesão seletiva dos corpos celulares dos nervos sensitivos nos gânglios das raízes dorsais). Muitas vezes, o início é assimétrico com disestesias e perda sensitiva nos membros, que rapidamente evolui para afetar todos os membros, o tronco e a face. Ataxia sensitiva marcante, pseudoatetose e incapacidade de deambular, levantar ou mesmo sentar sem apoio são características frequentes e secundárias à desaferenciação extensa. A neuronopatia sensitiva subaguda é com frequência idiopática, porém mais da metade dos casos são paraneoplásicos, relacionados principalmente com câncer de pulmão, a maioria dos quais são câncer de pulmão de pequenas células (CPPC). O diagnóstico de CPPC subjacente requer conhecimento da associação, testes para o anticorpo paraneoplásico e, com frequência, exame PET para detectar o tumor. Os antígenos-alvo são uma família de proteínas de ligação ao RNA (HuD, HuC e Hel-N1) que, em tecidos normais, são expressos apenas por neurônios. As mesmas proteínas costumam ser expressas pelo CPPC, desencadeando, em alguns pacientes, uma resposta imune caracterizada por anticorpos e células T citotóxicas que apresentam reação cruzada com as proteínas Hu dos neurônios nos gânglios das raízes dorsais, o que resulta em destruição neuronal imunomediada. Uma encefalomielite pode acompanhar a neuronopatia sensitiva, e supõe-se que tenha a mesma patogênese. Os sintomas neurológicos em geral precedem em ≤ 6 meses a identificação do CPPC. A neuronopatia sensitiva segue seu curso em algumas semanas ou meses e estabiliza-se, deixando o paciente incapacitado. A maioria dos casos não responde ao tratamento com glicocorticoides, IgIV, PF ou agentes imunossupressores.

LEITURAS ADICIONAIS

Amato AA, Ropper AH: Sensory ganglionopathy. N Engl J Med 383:1657, 2020.
Amato AA, Russell JA (eds): *Neuromuscular Disorders*, 2nd ed. New York, McGraw-Hill, 2016, pp 320–383.
Beachy N et al: Vasculitic neuropathies. Semin Neurol 39:608, 2009.
Bunschoten C et al: Progress in diagnosis and treatment of chronic inflammatory demyelinating polyradiculoneuropathy. Lancet Neurol 18:784, 2019.
Fatemi Y et al: Acute flaccid myelitis: A clinical overview for 2019. Mayo Clin Proc 94:875, 2019.
Guidon AC, Amato AA: COVID-19 and neuromuscular disorders. Neurology 94:959, 2020.
Leonard SE et al: Diagnosis and management of Guillain-Barré syndrome in ten steps. Nat Rev Neurol 15:671, 2019.
Maramattom BV et al: Guillain-Barre Syndrome following ChAdOx1-S/nCoV-19 vaccine. Ann Neurol 90:312, 2021.
Puwanant A et al: Clinical spectrum of neuromuscular complications after immune checkpoint inhibition. Neuromuscul Disord 29:127, 2019.
Toscano G et al: Guillain-Barré syndrome associated with SARS-CoV-2. N Engl J Med 382:2574, 2020.
Uncini A, Vallat J-M: Autoimmune nodo-paranodopathies of peripheral nerve: The concept is gaining ground. J Neurol Neurosurg Psychiatry 89:627, 2018.
Wijdicks EF, Klein CJ: Guillain-Barré syndrome. Mayo Clin Proc 92:467, 2017.

448 | Miastenia grave e outras doenças da junção neuromuscular

Anthony A. Amato

A miastenia grave (MG) é um distúrbio da junção neuromuscular (JNM) caracterizado por fraqueza e fatigabilidade dos músculos esqueléticos. O defeito subjacente é a redução no número de receptores da acetilcolina (AChRs) disponíveis nas JNMs em razão de ataque autoimune mediado por anticorpos. O tratamento hoje disponível para a MG é altamente efetivo, embora a cura específica permaneça inalcançável.

FISIOPATOLOGIA

Na JNM (Fig. 448-1, Vídeo 448-1), a acetilcolina (ACh) é sintetizada na terminação nervosa motora e armazenada em vesículas (quanta). Quando um potencial de ação se propaga por um nervo motor e alcança a terminação nervosa, a ACh é liberada a partir de 150 a 200 vesículas e se combina com os AChRs, distribuídos densamente nos picos das pregas pós-sinápticas. O AChR é formado por cinco subunidades (2α, 1β, 1δ e 1γ ou ε) dispostas ao redor de um poro central. Quando a ACh se combina com os locais de ligação no AChR, o canal no AChR se abre, permitindo a entrada rápida de cátions, sobretudo sódio, o que produz a despolarização na região da placa motora da fibra muscular. Se a despolarização for suficientemente intensa, ela dá início a um potencial de ação que se propaga ao longo da fibra muscular, desencadeando a contração do músculo. Tal processo é rapidamente interrompido pela hidrólise da ACh pela enzima acetilcolinesterase (AChE), presente no interior das pregas sinápticas, e por difusão da ACh do receptor.

Na MG, o defeito fundamental é a redução no número de AChRs disponíveis na membrana muscular pós-sináptica. Além disso, as pregas pós-sinápticas mostram-se achatadas ou "simplificadas". Tais alterações reduzem a eficiência da transmissão neuromuscular. Por isso, embora a ACh seja liberada normalmente, produz potenciais pequenos na placa motora que podem ser incapazes de desencadear potenciais de ação musculares. A incapacidade de transmissão resulta em fraqueza da contração muscular.

A quantidade de ACh liberada por impulso normalmente diminui na atividade repetitiva (denominada *exaustão pré-sináptica*). No paciente

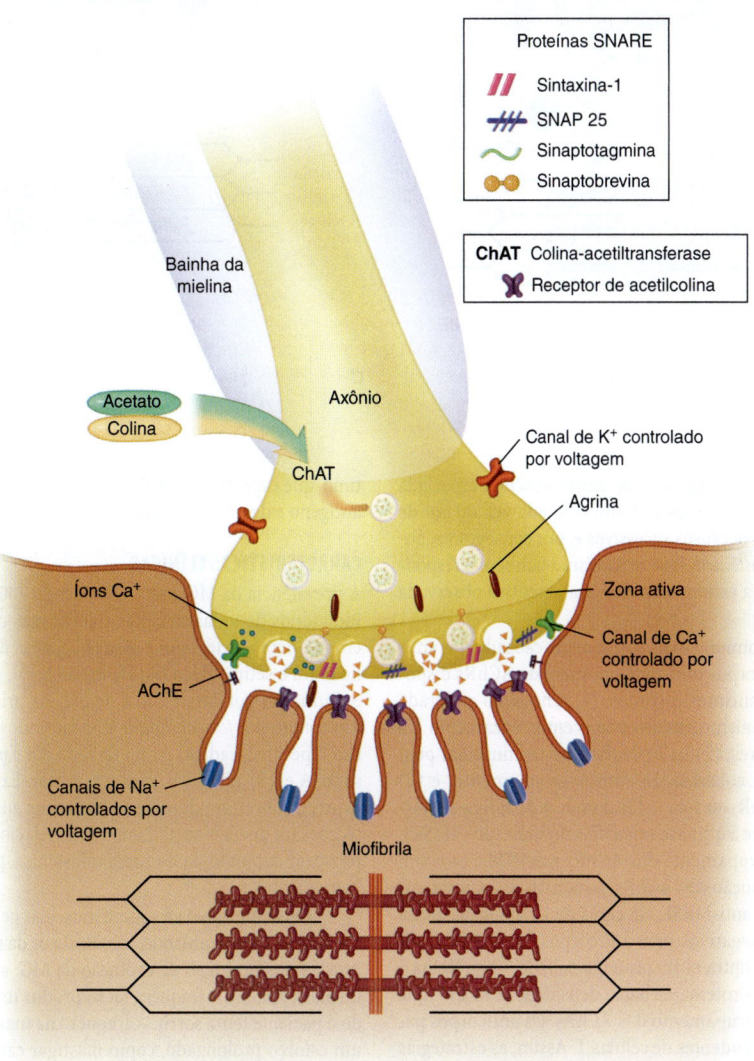

A

FIGURA 448-1 Ilustrações de (*A*) uma junção neuromuscular pré-sináptica normal, (*B*) uma terminação pós-sináptica normal e (*C*) uma junção neuromuscular miastênica. AChE, acetilcolinesterase. Ver no texto a descrição da transmissão neuromuscular normal. A junção na miastenia grave (MG) demonstra um número reduzido de receptores de acetilcolina (AChRs), pregas pós-sinápticas simplificadas e achatadas e alargamento do espaço sináptico. Ver também Vídeo 448-1. *(De AA Amato, J Russell: Neuromuscular Disorders, 2nd ed. New York, McGraw-Hill, 2016, Figures 25-3 [p 588], 25-4 [p 589], and 25-5 [p 590]; com permissão.)*

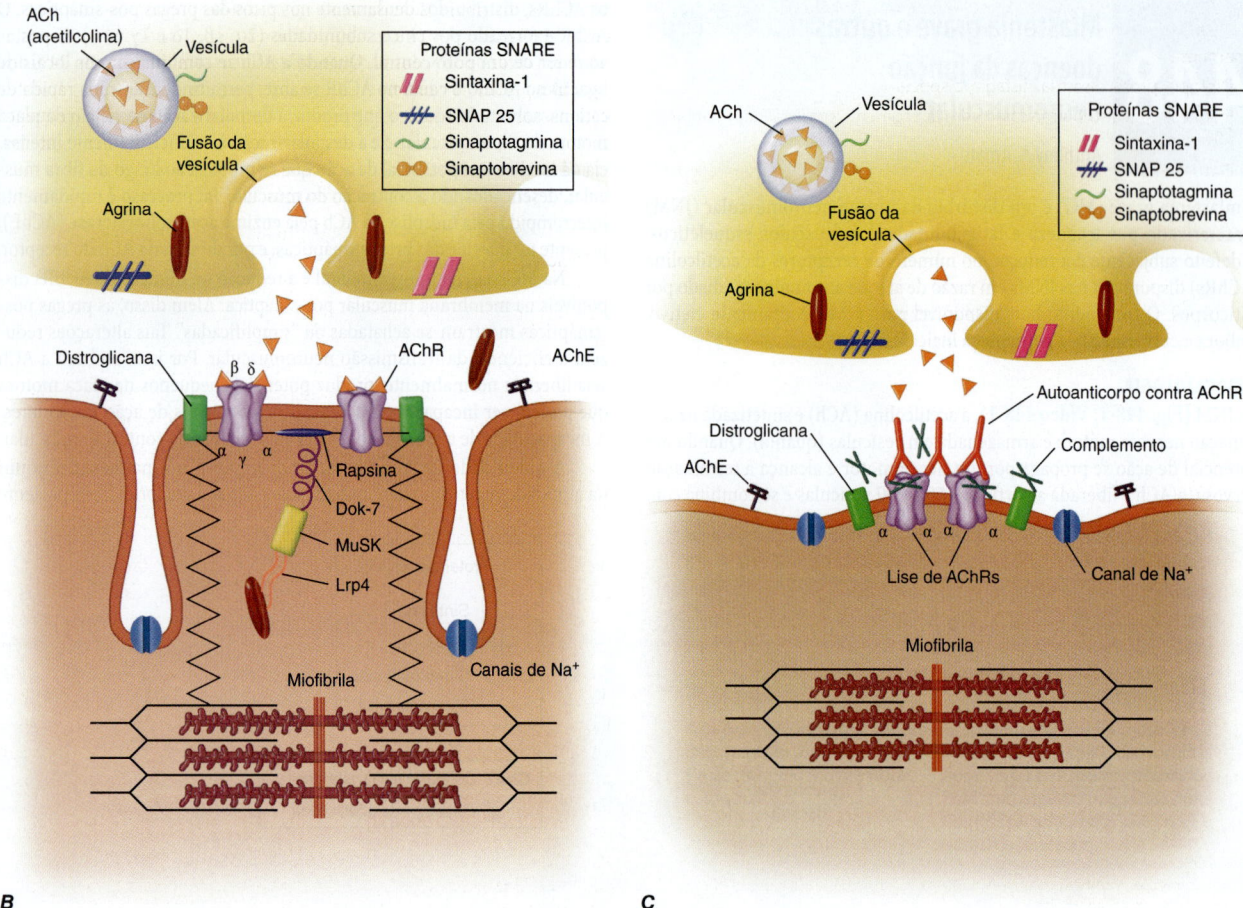

B

C

FIGURA 448-1 *(Continuação)*

miastênico, a eficiência reduzida da transmissão neuromuscular associada à exaustão normal resulta na ativação de um número cada vez menor de fibras musculares por impulsos nervosos sucessivos e, por conseguinte, aumenta a fraqueza ou *fadiga miastênica*. Esse mecanismo também é responsável pela resposta decrescente à estimulação nervosa repetitiva observada aos exames eletrodiagnósticos.

A MG é um distúrbio autoimune mais comumente causado por anticorpos anti-AChR. Esses anticorpos reduzem o número de AChRs disponíveis nas JNMs por três mecanismos distintos: (1) renovação acelerada dos AChRs por meio de mecanismo envolvendo o entrecruzamento e a rápida endocitose dos receptores; (2) lesão da membrana muscular pós-sináptica por anticorpos em colaboração com o complemento; e (3) bloqueio do sítio ativo do AChR, ou seja, o local onde a ACh liga-se normalmente. Uma resposta imune à quinase específica do músculo (MuSK), uma proteína envolvida no agrupamento dos AChRs nas JNMs, também pode resultar em MG, com redução dos AChRs demonstrada experimentalmente. Ocorrem anticorpos anti-MuSK em cerca de 10% dos pacientes (cerca de 40% dos pacientes negativos para anticorpos anti-AChR), enquanto 1 a 3% têm anticorpos contra outra proteína na JNM – a proteína 4 relacionada ao receptor de lipoproteína de baixa densidade (LRP4) – que também é importante para o agrupamento dos AChRs. Os anticorpos patogênicos são do tipo IgG e dependentes de células T. Assim, as estratégias imunoterapêuticas dirigidas contra as células B produtoras de anticorpos ou contra as células T auxiliares são efetivas nessa doença mediada por anticorpos.

O modo como a resposta autoimune se inicia e se mantém na MG ainda não está totalmente compreendido, porém o timo parece ter participação nesse processo. O timo é anormal em cerca de 75% dos pacientes com MG positiva para anticorpo anti-AChR; em cerca de 65%, ele é "hiperplásico", com presença de centros germinativos ativos, detectados histologicamente, embora o timo hiperplásico não necessariamente fique aumentado. Uma parcela adicional de 10% dos pacientes apresenta tumores do timo (timomas). Células semelhantes às musculares (células mioides) no interior do timo, que expressam AChR na superfície, podem servir como fonte de autoantígeno e desencadear a reação autoimune dentro do timo.

CARACTERÍSTICAS CLÍNICAS

A prevalência da MG é alta, alcançando 200 em 100.000 pessoas. Acomete indivíduos de todas as faixas etárias, mas os picos de incidência ocorrem em mulheres na terceira e quarta décadas de vida, bem como nos homens na sexta e sétima décadas. De modo geral, as mulheres são mais afetadas, em uma proporção de cerca de 3:2. As principais manifestações clínicas são *fraqueza* e *fatigabilidade* dos músculos. A fraqueza aumenta durante uso repetitivo (fadiga) ou no final do dia e pode melhorar após repouso ou sono. A evolução da MG costuma variar. Exacerbações e remissões podem ocorrer, sobretudo durante os primeiros anos após o início da doença. Infecções ou distúrbios sistêmicos não relacionados com a miastenia podem provocar aumento da fraqueza miastênica, podendo precipitar uma "crise" (ver adiante).

A distribuição da fraqueza muscular geralmente segue um padrão típico. Os músculos cranianos, sobretudo os da pálpebra e os extraoculares, são acometidos no início da evolução da MG; a diplopia e a ptose são queixas iniciais comuns. A fraqueza facial produz uma expressão de "rosnar" quando o paciente tenta sorrir. A fraqueza na mastigação é mais perceptível após um esforço prolongado, como mastigar carne. A fala pode ter um timbre nasal, causado por fraqueza do palato, ou uma característica "pastosa" disártrica em razão da fraqueza da língua. A dificuldade na mastigação pode advir de fraqueza do palato, da língua ou da faringe, levando à regurgitação nasal ou à aspiração de líquidos ou alimentos. A fraqueza bulbar e os episódios mais frequentes de depressão respiratória podem ser especialmente proeminentes na MG positiva para anticorpos MuSK. Em cerca de 85% dos pacientes, a fraqueza torna-se generalizada, afetando também os músculos dos membros. Permanecendo a fraqueza restrita aos músculos extraoculares por 3 anos, é provável que não se generalize, e diz-se que esses pacientes têm *MG ocular*. A fraqueza dos membros na MG com frequência é proximal e pode ser assimétrica. Apesar da fraqueza muscular, os reflexos tendíneos

TABELA 448-1 ■ Diagnóstico da miastenia grave (MG)
Anamnese
Diplopia, ptose, disartria, disfagia, dispneia
Fraqueza com distribuição característica: segmento proximal dos membros, músculos extensores do pescoço, generalizada
Flutuação e fadiga: piora com atividade repetitiva, melhora com repouso
Efeitos de tratamentos anteriores
Exame físico
Avaliação à procura de ptose em repouso e após 1 minuto de exercício, músculos extraoculares e diplopia subjetiva, força dos músculos orbiculares do olho e da boca, abertura e fechamento da mandíbula
Avaliação da força muscular no pescoço e nos membros
Fraqueza após abdução repetida do ombro
Medição da capacidade vital
Ausência de outros sinais neurológicos
Exames laboratoriais
Radioimunoensaio para anti-AChR: cerca de 85% positivo na MG generalizada; 50% na MG ocular; diagnóstico definitivo se positivo; resultado negativo não exclui MG; cerca de 40% dos pacientes com MG generalizada e anticorpos anti-AChR negativos têm anticorpos anti-MuSK e cerca de 2% têm anticorpos anti-LRP-4
Estimulação nervosa repetitiva; decréscimo de > 10% em 3 Hz: altamente provável
Eletromiografia de fibra única: bloqueio e *jitter*, com densidade normal de fibras; confirmatória, mas inespecífica
Cloreto de edrofônio, 2 mg + 8 mg IV; diagnóstico altamente provável se for inequivocadamente positivo
O teste com bolsa de gelo observando a presença de melhora na ptose é muito sensível
Para MG ocular ou craniana: excluir lesões intracranianas por TC ou RM

Siglas: AChR, receptor de acetilcolina; LRP-4, proteína 4 relacionada ao receptor de lipoproteína; MuSK, tirosina-quinase específica do músculo; RM, ressonância magnética; TC, tomografia computadorizada.

profundos são preservados. Quando a fraqueza respiratória torna-se grave, exigindo assistência respiratória, diz-se que o paciente está em *crise*.

DIAGNÓSTICO E AVALIAÇÃO

Deve-se suspeitar do diagnóstico com base na fraqueza e fatigabilidade seguindo a distribuição típica descrita anteriormente, sem perda dos reflexos nem comprometimento da sensibilidade ou de outra função neurológica (Tab. 448-1). A hipótese diagnóstica sempre deve ser confirmada definitivamente antes do início do tratamento, o que é fundamental porque (1) outros distúrbios tratáveis podem ser muito semelhantes à MG e (2) o tratamento da MG pode envolver cirurgia bem como uso prolongado de medicamentos com efeitos colaterais potencialmente adversos.

Teste do gelo Se um paciente tiver ptose, a aplicação de uma bolsa de gelo sobre o olho frequentemente resulta em melhora da ptose quando causada por defeito na JNM. A hipótese é a de que isso se deva à menor depleção de quanta de AChR com exposição ao frio e redução da atividade da AChE na JNM. Trata-se de um teste rápido e fácil realizado no consultório ou à beira do leito no paciente hospitalizado.

Autoanticorpos associados à MG Conforme mencionado anteriormente, os anticorpos anti-AChR são detectáveis no plasma de cerca de 85% dos pacientes miastênicos, mas em apenas 50% daqueles com fraqueza limitada aos músculos oculares. A presença de anticorpos anti-AChR praticamente sela o diagnóstico de MG, porém um teste negativo não o exclui. O nível medido de anticorpos anti-AChR não reflete de maneira adequada a gravidade da MG em pacientes diferentes. Ocorrem anticorpos anti-MuSK em cerca de 40% dos pacientes com MG generalizada negativos para anticorpos anti-AChR. Os anticorpos anti-MuSK raramente estão presentes em pacientes com títulos positivos de anticorpos anti-AChR ou naqueles com MG limitada aos músculos oculares. Esses anticorpos podem interferir no agrupamento dos AChRs na JNM. Uma pequena proporção de pacientes com MG sem anticorpos contra AChR ou MuSK têm anticorpos dirigidos contra LRP4. Curiosamente, anticorpos contra a agrina foram também encontrados em raros pacientes com MG. A agrina é uma proteína derivada dos nervos motores, que normalmente se liga à LRP4 e é importante no agrupamento normal dos AChRs na JNM. Além disso, são encontrados anticorpos antimúsculo estriado dirigidos contra a titina e outros componentes do músculo esquelético em cerca de 30% dos pacientes miastênicos sem timoma, em 24% dos pacientes portadores de timoma sem miastenia e em 70 a 80% dos pacientes com miastenia e timoma. Além disso, observa-se a coexistência frequente de anticorpos dirigidos contra receptores de Netrina-1 e Caspr2 (proteína associada à contactina 2), que estão associados em pacientes portadores de timoma que apresentam MG e neuromiotonia ou síndrome de Morvan.

Teste eletrodiagnóstico A estimulação nervosa repetitiva pode fornecer evidências diagnósticas úteis de MG. A medicação anti-AChE deve ser interrompida 6 a 12 horas antes do teste. É melhor avaliar os músculos fracos ou os grupos musculares proximais. A estimulação elétrica é fornecida em uma frequência de 2 a 3 por segundo aos nervos apropriados, e os potenciais de ação são registrados dos músculos. Em indivíduos normais, a amplitude dos potenciais de ação musculares evocados não se modifica em > 10% nessas frequências de estimulação. Entretanto, nos pacientes miastênicos, há rápida redução > 10% na amplitude das respostas evocadas.

Teste da anticolinesterase Os medicamentos que inibem a enzima AChE permitem que a ACh interaja repetidamente com o número limitado de AChRs na MG, produzindo aumento da força dos músculos. O edrofônio é mais usado no teste diagnóstico em razão de seu rápido início de ação (30 segundos) e curta duração do efeito (cerca de 5 minutos). Faz-se necessário estabelecer um desfecho objetivo para avaliar o efeito do edrofônio, como fraqueza dos músculos extraoculares, comprometimento da fala ou período em que o paciente consegue manter os braços em abdução para frente. Uma dose IV inicial de 2 mg de edrofônio deve ser administrada. Se houver melhora evidente, o teste será considerado positivo e encerrado. Não ocorrendo alteração, administram-se mais 8 mg IV. A dose deve ser administrada em duas partes porque alguns pacientes reagem ao edrofônio com efeitos colaterais desagradáveis, como náusea, diarreia, salivação, fasciculações e, raras vezes, sintomas graves de síncope ou bradicardia. Deve-se dispor de atropina (0,6 mg) em uma seringa pronta para a administração IV caso surjam esses sintomas. O teste do edrofônio é atualmente reservado para pacientes com achados clínicos sugestivos de MG, porém com resultados negativos dos anticorpos, do teste eletrodiagnóstico ou do teste do gelo. São obtidos resultados falso-positivos em alguns pacientes com outros distúrbios neurológicos, como esclerose lateral amiotrófica (Cap. 437) e indivíduos que reagem ao placebo. Testes equivocados ou falso-negativos também podem ocorrer.

Provas de função pulmonar As medições da função ventilatória são valiosas devido à frequência e gravidade do comprometimento respiratório em pacientes miastênicos. (Cap. 284)

Diagnóstico diferencial Os outros distúrbios que causam fraqueza da musculatura craniana e/ou somática incluem miastenia congênita não autoimune, miastenia induzida por fármacos, síndrome miastênica de Lambert-Eaton (SMLE), neurastenia, hipertireoidismo (doença de Graves), botulismo, lesões expansivas intracranianas, distrofia oculofaríngea e miopatia mitocondrial (síndrome de Kearns-Sayre, oftalmoplegia externa progressiva). O tratamento com inibidores do *checkpoint* imune para o câncer também pode resultar em MG autoimune. Miosite e miocardite também costumam ser encontrados em combinação com a MG como uma complicação dos inibidores de *checkpoint* (Cap. 365). Os sintomas tipicamente começam após o primeiro ou segundo ciclo de tratamento, com ptose, diplopia e fraqueza bulbar ou, algumas vezes, de extremidades. Os pacientes costumam melhorar com a suspensão do inibidor de *checkpoint* imune e com a administração de um curso breve de glicocorticoides ou de imunoglobulina IV (IgIV). O tratamento com penicilamina (usada em esclerodermia ou artrite reumatoide) também foi associado com MG. Os antibióticos aminoglicosídeos ou a procainamida podem causar exacerbação da fraqueza em pacientes miastênicos; doses muito altas podem causar fraqueza neuromuscular em indivíduos normais.

As *síndromes miastênicas congênitas* (SMC) compreendem um raro grupo heterogêneo de distúrbios da JNM que não são autoimunes, porém decorrentes de mutações genéticas, em que praticamente qualquer componente da JNM pode ser afetado. Alterações na função da terminação nervosa pré-sináptica ou nas várias subunidades do AChR ou da AChE, as outras moléculas envolvidas no desenvolvimento da placa terminal, foram identificadas nas diferentes formas de SMC. Esses distúrbios compartilham muitas das características clínicas da MG autoimune, incluindo fraqueza e fatigabilidade dos músculos proximais ou distais dos membros,

TABELA 448-2 ■ Síndromes miastênicas congênitas (SMC)

Subtipo de SMC	Gene	Características clínicas	Características eletrofisiológicas	Resposta aos inibidores da AChE	Tratamento
Distúrbios pré-sinápticos					
SMC com escassez de liberação de ACh	CHAT; CHT	AR; início precoce, insuficiência respiratória ao nascimento, apneia episódica, melhora com a idade	Resposta decrescente à ENR	Melhora	Inibidores da AChE; 3,4-DAP
Distúrbios sinápticos					
Deficiência de AChE	COLQ	AR; início precoce; gravidade variável; fraqueza axial com escoliose; apneia; +/– comprometimento dos MEOs, resposta pupilar lenta ou ausente	Após descargas na estimulação nervosa e decremento na ENR	Piora	Salbutamol; efedrina; 3,4-DAP; evitar inibidores da AChE
Distúrbios pós-sinápticos envolvendo deficiência de AChR ou sua cinética					
Deficiência primária de AChR	Genes da subunidade do AChR	AR, início precoce; gravidade variável; fadiga; manifestações típicas da MG	Resposta decrescente à ENR	Melhora	Inibidores da AChE; 3,4-DAP
Distúrbio da cinética do AChR: síndrome dos canais lentos	Genes da subunidade do AChR	AD; início na infância até o começo da vida adulta; fraqueza dos extensores dos antebraços e pescoço; fraqueza respiratória; gravidade variável	Após descargas na estimulação nervosa e decremento na ENR	Piora	Fluoxetina e quinidina; evitar inibidores da AChE
Distúrbio da cinética do AChR: síndrome dos canais rápidos	Genes da subunidade do AChR	AR; início precoce; leve a grave; ptose, comprometimento dos MEOs; fraqueza e fadiga	Resposta decrescente à ENR	Melhora	Inibidores da AChE; cautela com 3,4-DAP
Distúrbios pós-sinápticos envolvendo agrupamento/função anormal dos AChRs					
	DOK 7	AR; fraqueza de cinturas com ptose, porém sem comprometimento dos MEOs	Resposta decrescente à ENR	Variável	Salbutamol; efedrina; pode piorar com inibidores da AChE
	Rapsina	AR; início precoce com hipotonia, insuficiência respiratória e artrogripose com início do nascimento até o começo da vida adulta, semelhante à MG	Resposta decrescente à ENR	Variável	Salbutamol
	Agrina	AR; fraqueza de cinturas ou distal, apneia	Resposta decrescente à ENR	Variável	Salbutamol; pode piorar com inibidores da AChE
	MuSK	AR; congênita ou início da ptose na infância; fraqueza dos MEOs e fraqueza de cinturas progressiva	Resposta decrescente à ENR	Variável	Resposta variável aos inibidores da AChE e 3,4-DAP. Resposta positiva ao salbutamol
	LRP4	AR; início congênito com hipotonia; insuficiência ventilatória, ptose leve e fraqueza dos MEOs	Resposta decrescente à ENR	Piora	Piora com inibidores da AChE
Outros distúrbios pós-sinápticos					
SMC de cinturas com agregados tubulares	GFPT1, DPAGT1, ALG2; ALG14; DPAGT1	AR; fraqueza de cinturas habitualmente sem ptose ou fraqueza dos MEOs; início na lactância ou começo da vida adulta	Resposta decrescente à ENR	Variável	Salbutamol; efedrina; resposta variável aos inibidores da AChE e 3,4-DAP;
Distrofia muscular congênita com miastenia	Plectina	AR; início da fraqueza generalizada na lactância ou infância, incluindo ptose e MEOs; epidermólise bolhosa simples; CK elevada	Resposta decrescente à ENR	Variável	Ausência de resposta a AChE e 3,4-DAP

Siglas: AChR, receptor de acetilcolina; AD, autossômica dominante; AR, autossômica recessiva; ChAT, colina-acetiltransferase; ChT, transporte de colina 1 de alta afinidade dependente de sódio; CK, creatina-quinase; COLQ, cauda colagânica da acetilcolinesterase da placa motora; 3,4-DAP, 3,4-diaminopiridina; Dok7, distal da tirosina-cinase 7; DPAGT1, UDP-N-acetilglicosamina-doliquil-fosfato N-acetilglicosamina-fosfotransferase; GFPT1, glutamina-frutose-6-fosfato-aminotransferase 1; LRP4, proteína 4 relacionada ao receptor de lipoproteína; MG, miastenia grave; MuSK, cinase específica do músculo; ENR, estimulação nervosa repetitiva; CK, creatina-cinase; ACh, acetilcolina; AChE, acetilcolinesterase; MEOs, músculos extraoculares.
Fonte: De AA Amato, J Russell: *Neuromuscular Disorders*, 2nd ed. McGraw-Hill, 2016, Table 26-2, p. 627, com permissão.

acometendo, com frequência, os músculos extraoculares (MEOs) e as pálpebras, de modo semelhante à distribuição observada na MG autoimune. Deve-se suspeitar de SMC quando os sintomas de miastenia começarem na lactância ou na infância, embora possam se manifestar no início da vida adulta. À semelhança da MG autoimune adquirida, a estimulação nervosa repetitiva está associada a uma resposta decremental. Algumas formas (p. ex., deficiência de AChE, síndrome dos canais abertos prolongados) apresentam uma característica de pós-descargas que não são observadas na MG. Um indício adicional é a ausência de anticorpos contra AChR e MuSK, embora possam estar ausentes em cerca de 10% dos pacientes com MG generalizada (a denominada MG duplo soronegativa).

A prevalência da SMC é estimada em cerca de 3,8 por 100.000. Os defeitos genéticos mais comuns ocorrem na subunidade ε do AChR, respondendo por cerca de 50% dos casos de SMC, enquanto as mutações nos genes que codificam a rapsina, COLQ, DOK7, agrina e GFPT são responsáveis, em conjunto, por cerca de 40%. Na maioria das formas hereditárias recessivas de SMC, as mutações são heteroalélicas; isto é, mutações diferentes afetam cada um dos dois alelos. As características das quatro formas mais comuns de SMC estão resumidas na Tabela 448-2. A análise molecular é necessária para a elucidação precisa do defeito; isso pode levar a um tratamento útil, bem como a um aconselhamento genético. Algumas formas de SMC melhoram com inibidores da AChE, enquanto outras (p. ex., síndrome dos canais lentos, deficiência de AChE, SMC relacionada com DOK-7) são efetivamente agravadas. A fluoxetina e a quinidina podem ser úteis para a síndrome dos canais lentos, e se utiliza o salbutamol para mutações que afetam AChE, DOK7, rapsina e agrina. Além disso, a efedrina e a 3,4-diaminopiridina (3,4-DAP) podem ser benéficas em algumas formas de SMC.

A *SMLE* é um distúrbio pré-sináptico da JNM que pode causar fraqueza semelhante à da MG. Os músculos proximais dos membros inferiores são os mais afetados, porém outros músculos também podem ser acometidos. Os achados nos nervos cranianos, como ptose palpebral e diplopia, ocorrem em até 70% dos pacientes e se parecem com os da MG. Entretanto, os dois distúrbios são, em geral, rapidamente distinguidos, já que os pacientes com SMLE têm reflexos diminuídos ou abolidos e apresentam alterações autonômicas, como boca seca e impotência. A estimulação nervosa produz um potencial de ação muscular composto inicial de baixa amplitude e, com baixas frequências de estimulação repetitiva (2-3 Hz), respostas decrescentes, conforme observado na MG; entretanto, com frequências altas (20-50 Hz) ou após a realização de exercício breve, ocorrem respostas incrementais. A SMLE é causada por autoanticorpos dirigidos contra os canais de cálcio do tipo P/Q nas terminações nervosas motoras, que são detectados em cerca de 85% dos pacientes com SMLE. Esses autoanticorpos comprometem a liberação de ACH das terminações nervosas. Nos adultos jovens, particularmente em mulheres, a SMLE não está associada a câncer subjacente. Porém, em idosos a maioria dos casos de SMLE está associada a cânceres, mais comumente o câncer de pulmão de pequenas células (CPPC). As células tumorais podem expressar canais de cálcio que estimulam a resposta autoimune. O tratamento da SMLE envolve plasmaférese e imunoterapia, de modo semelhante à MG. A 3,4-DAP e a piridostigmina também podem ajudar no alívio dos sintomas. A 3,4-DAP atua bloqueando os canais de potássio, o que resulta em despolarização prolongada das terminações nervosas motoras e, consequentemente, aumento na liberação de ACh. A piridostigmina prolonga a ação da ACh, permitindo interações repetidas com os AChRs.

O *botulismo* (Cap. 153) é causado por toxinas bacterianas potentes, que são produzidas por qualquer uma das oito cepas diferentes de *Clostridium botulinum*. As toxinas clivam enzimaticamente proteínas específicas, que são essenciais para a liberação de ACh da terminação nervosa motora, interferindo, desse modo, na transmissão neuromuscular. Com maior frequência, o botulismo é causado pelo consumo de alimentos inadequadamente preparados contendo toxina. Raras vezes, os esporos quase ubíquos do *C. botulinum* germinam em feridas. Nos lactentes, os esporos podem germinar no trato gastrintestinal (GI) e liberar toxina, causando fraqueza muscular. Os pacientes apresentam fraqueza bulbar semelhante à miastenia (p. ex., diplopia, disartria, disfagia) e ausência de sinais e sintomas sensitivos. A fraqueza pode se generalizar para os membros, sendo possível haver insuficiência respiratória. Os reflexos estão presentes no início, mas podem diminuir com a progressão da doença. A consciência mantém-se normal. Os achados autonômicos incluem íleo paralítico, constipação, retenção urinária, pupilas dilatadas ou pouco reativas e boca seca. A demonstração da toxina no soro por bioensaio é definitiva, porém os resultados em geral levam um tempo relativamente longo e podem ser negativos. Os estudos de estimulação nervosa revelam redução nas amplitudes do potencial de ação muscular composto (PAMC), que aumentam após estimulação repetitiva de alta frequência. O tratamento inclui suporte ventilatório e cuidados de suporte hospitalar agressivos (p. ex., nutrição, profilaxia para trombose venosa profunda), de acordo com a necessidade. Para que seja efetiva, a antitoxina deve ser administrada assim que possível e pode ser obtida junto ao Centers for Disease Control and Prevention. Dispõe-se de uma vacina preventiva para indivíduos que trabalham em laboratórios ou outros indivíduos altamente expostos.

Neurastenia é o termo histórico para uma síndrome de fadiga semelhante à miastenia sem origem orgânica. Esses pacientes podem se apresentar com sintomas subjetivos de fraqueza e fadiga, mas o teste muscular em geral revela "fraqueza por desistência" típica dos distúrbios não orgânicos; a queixa de fadiga nesses pacientes significa mais cansaço ou apatia do que redução da força muscular com esforço repetitivo. O *hipertireoidismo* é facilmente diagnosticado ou excluído pelas provas de função tireoidiana, que devem ser realizadas como rotina nos pacientes com suspeita de MG. As anormalidades da função tireoidiana (hiper ou hipotireoidismo) podem aumentar a fraqueza miastênica. Uma diplopia que simule os sintomas da MG ocasionalmente pode ocorrer em razão de lesão expansiva intracraniana que comprima os nervos para os MEOs (p. ex., meningioma da crista esfenoidal), mas a ressonância magnética (RM) de crânio e órbitas costuma revelar a lesão.

A *oftalmoplegia externa progressiva* é um distúrbio raro que resulta em fraqueza dos MEOs, a qual pode estar associada à perda de força dos músculos proximais dos membros e outras manifestações sistêmicas. A maioria dos pacientes com esse distúrbio apresenta distúrbios mitocondriais detectáveis por testagem genética ou biópsia muscular (Cap. 449).

Pesquisa de distúrbios associados Os pacientes miastênicos têm incidência aumentada de vários distúrbios associados (Tab. 448-3). Anormalidades do timo ocorrem em cerca de 75% dos pacientes com teste positivo para anticorpos anti-AChR, conforme mencionado. A neoplasia (timoma) pode

TABELA 448-3 ■ Distúrbios associados à miastenia grave e exames laboratoriais recomendados

Doenças associadas

Distúrbios do timo: timoma, hiperplasia

Outros distúrbios neurológicos autoimunes: polineuropatia desmielinizante inflamatória crônica, neuromielite óptica

Outros distúrbios autoimunes: tireoidite de Hashimoto, doença de Graves, artrite reumatoide, lúpus eritematoso sistêmico, distúrbios cutâneos, história familiar de distúrbio autoimune

Distúrbios ou circunstâncias que podem exacerbar a miastenia grave: hipertireoidismo ou hipotireoidismo, infecção oculta, tratamento farmacológico de outros distúrbios (ver Tab. 448-4)

Distúrbios que podem interferir no tratamento: tuberculose, diabetes melito, úlcera péptica, hemorragia digestiva, doença renal, hipertensão arterial, asma, osteoporose, obesidade

Exames laboratoriais ou procedimentos recomendados

TC ou RM do tórax

Testes para fatores antinucleares, fator reumatoide

Provas de função tireoidiana

Teste para tuberculose

Medição da glicemia em jejum, hemoglobina A_{1c}

Provas de função pulmonar

Densitometria óssea

Siglas: TC, tomografia computadorizada; RM, ressonância magnética.

produzir aumento do timo, que é detectado por tomografia computadorizada (TC) do tórax. Normalmente, uma sombra tímica na TC pode estar presente até o início da idade adulta, mas o aumento do timo em um paciente > 40 anos de idade é altamente suspeito de timoma. O hipertireoidismo ocorre em 3 a 8% dos pacientes, podendo agravar a fraqueza miastênica. Provas de função tireoidiana devem ser obtidas em todos os pacientes com suspeita de MG. Outros distúrbios autoimunes, mais comumente lúpus eritematoso sistêmico e artrite reumatoide, podem coexistir com a MG; ocorrem também associações com neuromielite óptica, neuromiotonia, síndrome de Morvan (encefalite, insônia, confusão, alucinações, disfunção autonômica e neuromiotonia), doença da ondulação muscular, miosite/miocardite granulomatosa e polineuropatia desmielinizante inflamatória crônica.

A MG típica pode ser exacerbada por infecção de qualquer tipo, que deve ser cuidadosamente investigada em pacientes com recidiva. Em razão dos efeitos colaterais dos glicocorticoides e outros imunossupressores usados no tratamento da MG, deve-se realizar investigação clínica completa, buscando, especificamente, evidências de infecção crônica ou latente (como tuberculose ou hepatite), hipertensão arterial, diabetes melito, doença renal e glaucoma.

TRATAMENTO

Miastenia grave

O prognóstico melhorou muito em virtude dos avanços no tratamento. Quase todos os pacientes com miastenia podem voltar a ter vida normal plenamente produtiva com terapia apropriada. Os tratamentos mais úteis para a MG incluem anticolinesterásicos, glicocorticoides e outros agentes imunossupressores, timectomia, plasmaférese, imunoglobulina intravenosa (IgIV), rituximabe e inibidores do complemento (eculizumabe) (Fig. 448-2).

MEDICAMENTOS ANTICOLINESTERÁSICOS

Produzem melhora pelo menos parcial na maioria dos pacientes miastênicos, ainda que a melhora completa seja em poucos. Os pacientes com MG que apresentam anticorpos anti-MuSK geralmente têm menos benefícios do uso de agentes anticolinesterásicos do que os com anticorpos anti-AChR e, na verdade, podem sofrer agravamento. A piridostigmina é o anticolinesterásico mais amplamente usado e é iniciada em uma dose de 30 a 60 mg 3 a 4 vezes/dia. A ação benéfica da piridostigmina oral começa em 15 a 30 minutos e permanece por 3 a 4 horas, mas as respostas individuais variam. A frequência e a dose do medicamento devem ser ajustadas de acordo com as necessidades de cada paciente durante o dia. Por

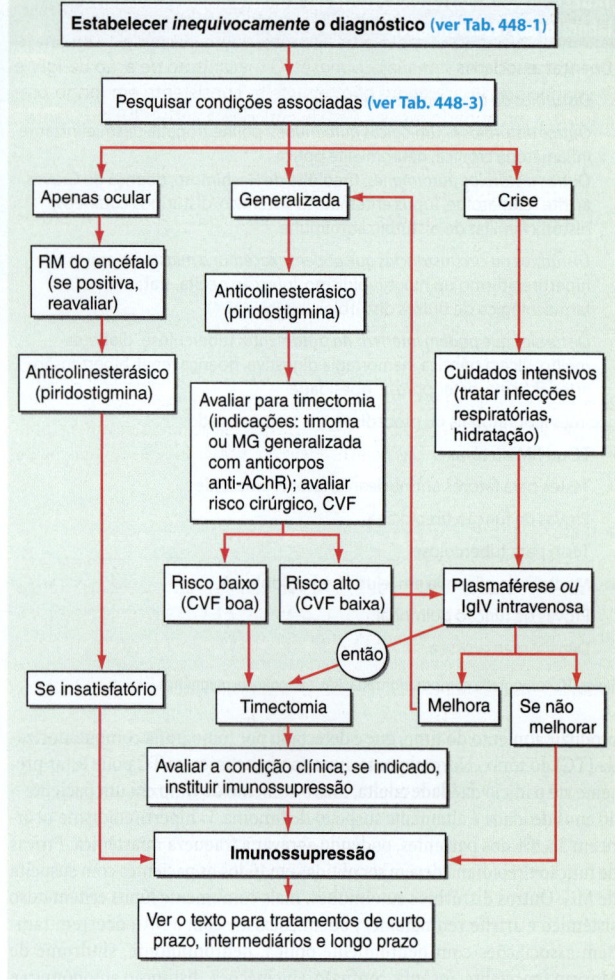

FIGURA 448-2 Algoritmo para o manejo da miastenia grave (MG). CVF, capacidade vital forçada; RM, ressonância magnética.

exemplo, os pacientes com fraqueza na mastigação e deglutição podem se beneficiar com o uso do medicamento antes das refeições, de modo que o pico de ação coincida com o horário das refeições. Ocasionalmente a piridostigmina de ação prolongada é útil ao paciente durante a noite, porém não deve ser usada durante o dia em razão da absorção variável. A dose máxima útil de piridostigmina raramente ultrapassa 300 mg ao dia. A superdosagem de anticolinesterásicos pode aumentar a fraqueza e causar outros efeitos colaterais. Em alguns pacientes, os efeitos colaterais muscarínicos dos anticolinesterásicos (diarreia, cólica abdominal, salivação, náuseas) limitam a dose tolerada. A atropina/difenoxilato ou a loperamida são úteis no tratamento dos sintomas GIs.

TIMECTOMIA

Devem-se distinguir duas questões: (1) remoção cirúrgica do timoma e (2) timectomia como tratamento da MG. A remoção cirúrgica do timoma é necessária em razão da possibilidade de disseminação local do tumor, embora a maioria dos timomas seja benigna. Um grande estudo internacional sobre a timectomia transesternal estendida na MG generalizada não timomatosa e positiva para anticorpos anti-AChR demonstrou que os participantes submetidos a timectomia apresentaram melhora da força e da função, necessitaram de menos prednisona e de menor uso de agentes de segunda linha (p. ex., azatioprina), além de menos hospitalizações por exacerbações por pelo menos 5 anos. Não se sabe se a timectomia menos invasiva pode ou não ser benéfica. Além disso, foram excluídos do estudo pacientes com miastenia ocular, positivos para anticorpos anti-MuSK e MG soronegativa; evidências retrospectivas e informais sugerem que esses pacientes podem não se beneficiar da timectomia. A timectomia nunca deve ser realizada como procedimento de emergência, mas apenas em pacientes adequadamente preparados.

Se necessário, o tratamento com IgIV ou plasmaférese pode ser instituído antes da cirurgia para aumentar ao máximo a força nos pacientes com fraqueza.

IMUNOTERAPIA

A escolha da imunoterapia deve ser norteada pelos riscos e benefícios relativos para cada paciente, bem como pela urgência do tratamento. É útil elaborar um plano terapêutico com base em objetivos a curto, médio e longo prazos. Por exemplo, se melhora imediata for essencial dada a gravidade da fraqueza ou a necessidade do paciente de retomar suas atividades o mais cedo possível, indica-se a administração de IgIV ou a realização de plasmaférese. Em médio prazo, os glicocorticoides e a ciclosporina ou o tacrolimo costumam produzir melhora clínica no prazo de 1 a 3 meses. Os efeitos benéficos da azatioprina e do micofenolato de mofetila em geral começam após muitos meses (até 1 ano), mas esses medicamentos oferecem vantagens no tratamento de longo prazo dos pacientes com MG. Há um corpo crescente de evidências corroborando a efetividade do rituximabe em pacientes com MG e anticorpos anti-MuSK. A inibição do complemento com eculizumabe intravenoso pode melhorar a MG dentro de 1-3 meses, mas é cara e exige uma dosagem inicial de 4 infusões semanais seguidas por infusões a cada 2 semanas para manutenção.

Tratamento com glicocorticoides Os glicocorticoides, quando usados de modo adequado, melhoram a fraqueza miastênica na grande maioria dos pacientes. Para diminuir os efeitos adversos, deve-se administrar a prednisona em dose única, e não em doses fracionadas ao longo do dia. Em pacientes com fraqueza apenas leve ou moderada, a dose inicial deve ser relativamente baixa (15-25 mg/dia), de modo a evitar a fraqueza precoce que ocorre em talvez 10 a 15% dos pacientes tratados inicialmente com esquema em alta dose. A dose deve ser aumentada aos poucos, conforme tolerado pelo paciente (em geral, em 5 mg/dia com intervalos de 2 a 3 dias), até que ocorra melhora clínica substancial ou uma dose de 50 a 60 mg/dia seja alcançada. Em pacientes com fraqueza mais intensa e pacientes já hospitalizados, é razoável iniciar um esquema em alta dose. Os pacientes são mantidos com a dose que controla os sintomas por cerca de 1 mês; em seguida, a dose é reduzida lentamente e de modo gradual (sem ultrapassar 10 mg ao mês até alcançar 20 mg ao dia e, em seguida, reduzir 2,5 a 5 mg ao mês), de modo a determinar a dose mínima efetiva, sendo necessário um monitoramento rigoroso. Alguns pacientes podem ser tratados sem o acréscimo de outras imunoterapias. Os pacientes em tratamento de longo prazo com glicocorticoides devem ser acompanhados cuidadosamente para prevenir ou tratar os efeitos colaterais adversos. Os erros mais comuns no tratamento dos pacientes miastênicos com glicocorticoides são: (1) persistência insuficiente – a melhora pode ser tardia e gradual; (2) redução gradual da dose muito precoce, muito rápida ou excessiva; e (3) falta de atenção na prevenção e tratamento dos efeitos colaterais.

O manejo de pacientes tratados com glicocorticoides é discutido no Capítulo 386.

Outras imunoterapias O micofenolato de mofetila, a azatioprina, a ciclosporina, o tacrolimo, o rituximabe, o eculizumabe e, ocasionalmente, a ciclofosfamida, são eficazes em muitos pacientes, como monoterapia ou em várias combinações.

O micofenolato de mofetila é amplamente usado, devido à sua suposta efetividade e ausência relativa de efeitos colaterais. Recomenda-se uma dose de 1 a 1,5 g 2 vezes/dia. O seu mecanismo de ação envolve a inibição da síntese das purinas por meio da via *de novo*. Como os linfócitos têm apenas a via *de novo*, e não a via de resgate alternativa presente em todas as outras células, o micofenolato inibe a proliferação dos linfócitos, mas não de outras células. Esse agente não destrói nem elimina os linfócitos autorreativos preexistentes e, portanto, a melhora clínica pode ser retardada por muitos meses a 1 ano, até que os linfócitos autorreativos preexistentes morram espontaneamente. A vantagem do micofenolato é sua relativa falta de efeitos colaterais, às vezes produzindo apenas sintomas GIs, desenvolvimento raro de leucopenia e risco muito pequeno de neoplasia maligna ou de leucoencefalopatia multifocal progressiva, inerente a todos os tratamentos imunossupressores. Embora dois estudos publicados não tenham tido resultados positivos, a maioria dos especialistas atribui os resultados negativos a falhas no delineamento dos ensaios clínicos, e o micofenolato é amplamente usado para tratamento de longo prazo de pacientes miastênicos.

A azatioprina é usada há muito tempo para a MG, e um ensaio clínico randomizado demonstrou que esse fármaco é efetivo para reduzir a dose de prednisona necessária para controlar os sintomas. Entretanto, seu efeito benéfico pode levar 1 ano ou mais para se tornar evidente. Cerca de 10 a 15% dos pacientes são incapazes de tolerar a azatioprina, devido à ocorrência de reações idiossincrásicas, que consistem em sintomas semelhantes aos da gripe, como febre e mal-estar, supressão da medula óssea ou anormalidades da função hepática. Uma dose inicial de 50 mg/dia é administrada durante cerca de 1 semana para testar a ocorrência desses efeitos colaterais. Se for tolerada, essa dose é aumentada de modo gradual para cerca de 2 a 3 mg/kg de peso corporal total ou até que a contagem de leucócitos caia para cerca de 3.000 a 4.000/μL. O alopurinol nunca deve ser usado em associação com azatioprina, visto que os dois fármacos compartilham uma via de degradação comum; o resultado pode consistir em supressão grave da medula óssea devido ao efeito aumentado da azatioprina.

Os inibidores da calcineurina ciclosporina e tacrolimo parecem ser efetivos na MG e parecem atuar mais rapidamente do que a azatioprina e o micofenolato. Entretanto, estão associados a efeitos colaterais graves mais frequentes, incluindo hipertensão e nefrotoxicidade. A dose habitual de ciclosporina é de 4 a 5 mg/kg/dia, e a dose média de tacrolimo é de 0,07 a 0,1 mg/kg/dia, em duas doses igualmente fracionadas. Os níveis sanguíneos "mínimos" devem ser dosados 12 horas após a dose noturna. A faixa terapêutica para o nível mínimo de ciclosporina é de 150 a 200 ng/L, e a do tacrolimo, de 5 a 15 ng/L.

O rituximabe é um anticorpo monoclonal que se liga à molécula CD20 nos linfócitos B. Ele é muito usado no tratamento de linfomas de células B e também se mostrou efetivo no tratamento de diversas doenças autoimunes incluindo artrite reumatoide, pênfigo e algumas neuropatias associadas à IgM. Existe uma literatura crescente sobre os benefícios do rituximabe na MG positiva para anticorpos anti-MuSK, a qual costumava ser mais difícil de tratar do que a MG positiva para anticorpos anti-AChR. Um grande estudo randomizado de MG generalizada positiva para anticorpos anti-AChR não conseguiu demonstrar a eficácia do medicamento. A dose habitual é de 1 g IV em duas ocasiões, com intervalo de 2 semanas. Periodicamente, é necessário administrar um ciclo repetido; alguns pacientes com anticorpos anti-MuSK têm um intervalo de 2 a 3 anos entre as infusões.

O eculizumabe, um anticorpo monoclonal que se liga ao componente 5 terminal do complemento (C5), teve sua eficácia demonstrada em um grande estudo de fase 3. O fármaco é administrado por via intravenosa a cada 2 semanas. A inibição do complemento aumenta o risco de infecções meningocócicas, de modo que, idealmente, uma série inicial de vacinação deve ser administrada antes de iniciar o tratamento, e muitos recomendam a profilaxia antibiótica (penicilina) enquanto os pacientes receberem a terapia. Um benefício do eculizumabe é que ele funciona dentro de 1-3 meses e os pacientes geralmente conseguem reduzir o uso de outras imunoterapias. Há resultados iniciais promissores com outros inibidores do complemento, incluindo fármacos de administração subcutânea. Para o raro paciente com MG refratária, um ciclo de ciclofosfamida em altas doses pode induzir um benefício prolongado. Em altas doses, a ciclofosfamida elimina os linfócitos maduros, porém preserva os precursores hematopoiéticos (células-tronco), porque expressam a enzima aldeído-desidrogenase, que hidrolisa a ciclofosfamida. Esse procedimento deve ser reservado aos pacientes realmente refratários e administrado apenas em instituições totalmente familiarizadas com tal conduta. Em geral, há necessidade de imunoterapia de manutenção após o tratamento para manter o efeito benéfico.

PLASMAFÉRESE E IMUNOGLOBULINA INTRAVENOSA

A plasmaférese é usada no tratamento da MG. O plasma, que contém os anticorpos patogênicos, é mecanicamente separado das células sanguíneas, que são devolvidas ao paciente. Um ciclo de 5 trocas (3-4 L por troca) costuma ser administrado durante um período de 10 a 14 dias. A plasmaférese produz redução a curto prazo nos anticorpos anti-AChR, com melhora clínica de muitos pacientes. É útil como expediente temporário nos pacientes em estado grave ou para melhorar o estado do paciente antes de cirurgia (p. ex., timectomia).

As indicações para uso da IgIV são as mesmas da plasmaférese: produzir melhora rápida para ajudar o paciente durante um período difícil de fraqueza miastênica ou antes de cirurgia. Esse tratamento tem a vantagem de não precisar de equipamento especial nem de acesso venoso de grosso calibre. A dose habitual é de 2 g/kg, que é normalmente administrada durante > 2 a 5 dias. Ocorre melhora em cerca de 70% dos pacientes, iniciando durante o tratamento, ou no prazo de 1 semana, e permanecendo por semanas ou meses. O mecanismo de ação da IgIV é desconhecido; o tratamento não tem efeito consistente em longo prazo sobre a quantidade mensurável de anticorpos anti-AChR circulantes. As reações adversas não costumam ser graves, mas incluem cefaleia, sobrecarga hídrica e, raramente, meningite asséptica ou insuficiência renal. A IgIV ou a plasmaférese são algumas vezes usadas em associação com outra terapia imunossupressora para o tratamento de manutenção da MG de difícil controle.

TRATAMENTOS INVESTIGACIONAIS

Os resultados iniciais com o uso de bloqueadores do receptor de fragmento cristalizável neonatal (FcRn) também parecem promissores. O FcRn se liga a imunoglobulinas, resgatando-as da destruição pelos lisossomos. O bloqueio deste receptor permite a degradação de anticorpos anti-AChR, anti-MuSK, anti-LR4 e outros, reduzindo seus níveis para 60-85% em 1-2 meses. Vários estudos com diferentes bloqueadores de FcRn estão sendo realizados.

TRATAMENTO DA CRISE MIASTÊNICA

A crise miastênica é definida como uma exacerbação da fraqueza suficiente para comportar risco de morte; em geral, consiste em insuficiência respiratória causada por fraqueza do diafragma e dos músculos intercostais. O tratamento deve ser realizado em unidade de terapia intensiva com profissionais experientes no tratamento da MG. A possibilidade de a deterioração decorrer de doses excessivas de anticolinesterásicos ("crise colinérgica") deve ser excluída pela interrupção temporária dos agentes anticolinesterásicos. A causa mais comum das crises é infecção intercorrente. A infecção deve ser tratada imediatamente, já que as defesas mecânicas e imunológicas do paciente devem estar comprometidas. O paciente miastênico com febre e no início de infecção deve ser tratado como os outros pacientes imunocomprometidos. A antibioticoterapia precoce e efetiva, a assistência ventilatória e a fisioterapia respiratória são essenciais no programa de tratamento. Conforme já descrito, a plasmaférese ou a IgIV são úteis para acelerar a recuperação.

MEDICAMENTOS A EVITAR EM PACIENTES MIASTÊNICOS

Muitos fármacos podem exacerbar potencialmente a fraqueza em pacientes com MG (Tab. 448-4). Como regra, os fármacos listados devem ser evitados sempre que possível.

AVALIAÇÃO DO PACIENTE

Para mensurar a eficácia do tratamento, bem como os efeitos colaterais induzidos por fármacos, é importante avaliar o estado clínico do paciente no início do tratamento e em exames periódicos de modo sistemático. É importante acompanhar o paciente realizando espirometria com determinação da capacidade vital forçada e pressões inspiratória e expiratória médias.

PROGNÓSTICO

Cerca de 20% dos pacientes com MG obtêm uma remissão sustentada e podem ter suas imunoterapias gradualmente reduzidas. Não parece haver nenhuma correlação entre a gravidade da doença e a probabilidade de remissão. A timectomia pode aumentar a chance de se obter uma remissão na MG com anticorpos anti-AChR, porém o ensaio clínico randomizado de grande porte conduzido foi de duração muito curta para examinar esse desfecho final; com efeito, os resultados só revelaram que a timectomia foi eficaz e resultou em menor uso de glicocorticoides e agentes de segunda linha. A taxa de mortalidade da MG diminuiu acentuadamente no século XX, passando de uma doença "grave" com mortalidade de quase 70% há um século para 2 a 30% na década de 1950, com estimativas atuais na faixa de 1 a 2%. Os pacientes anti-MuSK costumavam ser mais difíceis de tratar que aqueles com MG anti-AChR. Porém, séries recentes sugerem que o rituximabe é efetivo neste subgrupo, reduzindo esses riscos e melhorando o prognóstico. Em geral, a SMLE não paraneoplásica responde à imunoterapia e ao tratamento sintomático com piridostigmina e 3,4-DAP. Em indivíduos idosos, a SMLE é mais frequentemente paraneoplásica, e indica-se o rastreamento de tumor subjacente (Cap. 94). Estudos recentes sugerem uma melhora da

TABELA 448-4 ■ Fármacos com interações na miastenia grave (MG)

Fármacos que podem agravar a MG

Antibióticos
Aminoglicosídeos: p. ex., estreptomicina, tobramicina, canamicina
Quinolonas: p. ex., ciprofloxacino, levofloxacino, ofloxacino, gatifloxacino
Macrolídeos: p. ex., eritromicina, azitromicina

Relaxantes musculares não despolarizantes para cirurgia
D-Tubocurarina (curare), pancurônio, vecurônio, atracúrio

β-bloqueadores
Propranolol, atenolol, metoprolol

Anestésicos locais e agentes relacionados
Procaína, xilocaína em grandes quantidades
Procainamida (para arritmias)

Toxina botulínica
A toxina botulínica exacerba a fraqueza

Derivados da quinina
Quinina, quinidina, cloroquina, mefloquina

Magnésio
Reduz a liberação de acetilcolina

Penicilamina
Pode causar MG

Inibidores do *checkpoint*
Podem causar MG e outros distúrbios neuromusculares autoimunes (p. ex., miosite, neuropatia inflamatória)

Fármacos com interações importantes na MG

Ciclosporina e tacrolimo
Ampla gama de interações medicamentosas, que podem elevar ou reduzir os níveis

Azatioprina
Evitar alopurinol – a combinação pode resultar em mielossupressão

---

sobrevida dos pacientes com SMLE por razões incertas e provavelmente não por causa de um diagnóstico e tratamento mais precoces do tumor. Existe uma ampla variabilidade na idade de início, na gravidade e no prognóstico dos muitos tipos de SMC.

QUESTÕES GLOBAIS

A incidência da MG e seus subtipos varia em diferentes populações, ocorrendo, por exemplo, em cerca de 2 a 10 a cada 10^6 indivíduos nos Estados Unidos e Países Baixos e até 20 a cada 10^6 na Espanha. As estimativas de prevalência em diferentes partes do mundo variam amplamente de 2 a 200 a cada 10^6. A idade de início também pode ser influenciada por diferenças geográficas e/ou étnicas. A MG de início juvenil é incomum em populações ocidentais, mas pode representar mais da metade dos casos em asiáticos. A MG com anticorpos anti-MuSK parece ser mais comum na região do Mediterrâneo da Europa do que na Europa Setentrional e também é mais comum nas regiões do Norte do leste asiático do que nas regiões do Sul. Uma preocupação surgida durante a pandemia de Covid-19 era de que os pacientes com MG que recebiam terapias imunossupressoras poderiam estar sob risco aumentado de infecção ou de desenvolvimento de uma evolução mais grave. Além disso, as exacerbações da MG podem ser desencadeadas por infecção, e contrair a Covid-19 pode levar a uma exacerbação, incluindo uma crise miastênica. Não reduzi a dose dos medicamentos imunossupressivos em pacientes com MG que estavam bem, mas estive mais propenso a manejar as pioras da doença tratando com IgIV em vez de aumentar a dose ou de acrescentar novos agentes imunossupressores. Os pacientes são fortemente aconselhados a usar máscaras e manter o distanciamento social. Um painel internacional publicou diretrizes para o manejo de pacientes com MG durante essa crise.

LEITURAS ADICIONAIS

Amato AA, Russell JA: *Neuromuscular Disorders*, 2nd ed. New York, McGraw-Hill, 2016, pp. 581–655.
Ciafaloni E: Myasthenia gravis and congenital myasthenic syndromes. Continuum (Mineap Minn) 25:1767, 2009.
Evoli A et al: Myasthenia gravis with antibodies to MuSK: An update. Ann NY Acad Sci 1412:82, 2018.
Garg N et al: Late presentations of congenital myasthenic syndromes: How many do we miss? Muscle Nerve 54:721, 2016.
Gilhus NE: Myasthenia gravis. N Engl J Med 375:2570, 2016.
Guidon AC: Lambert-Eaton myasthenic syndrome, botulism, and immune checkpoint inhibitor-related myasthenia gravis. Continuum (Minneap Minn) 25:1785, 2019.
Howard JF Jr et al: Safety and efficacy of eculizumab in anti-acetylcholine receptor antibody-positive refractory generalised myasthenia gravis (REGAIN): A phase 3, randomised, double-blind, placebo-controlled, multicentre study. Lancet Neurol 16:976, 2017.
Howard JF Jr et al: Randomized phase 2 study of FcRn antagonist efgartigimod in generalized myasthenia gravis. Neurology 92:e2661, 2019.
International MG/COVID-19 Working Group et al: Guidance for the management of myasthenia gravis (MG) and Lambert-Eaton myasthenic syndrome (LEMS) during the COVID-19 pandemic. J Neurol Sci 412:116803, 2020.
Tandan R et al: Rituximab treatment of myasthenia gravis: A systematic review. Muscle Nerve 56:185, 2017.
Wolfe GI et al: Randomized trial of thymectomy in myasthenia gravis. N Engl J Med 375:511, 2016.
Wolfe GI et al: Long-term effect of thymectomy plus prednisone versus prednisone alone in patients with non-thymomatous myasthenia gravis: 2-year extension of the MGTX randomised trial. Lancet Neurol 18:259, 2019.

VIDEO 448-1 Miastenia grave e outras doenças da junção neuromuscular.

---

449 Distrofias musculares e outras miopatias
Anthony A. Amato, Robert H. Brown, Jr.

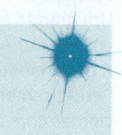

As miopatias são distúrbios com alterações estruturais ou comprometimento funcional dos músculos e podem ser diferenciadas de outras doenças da unidade motora (p. ex., patologias do neurônio motor inferior ou da junção neuromuscular) pelos achados clínicos e laboratoriais característicos. **A miastenia grave e distúrbios relacionados são discutidos no Capítulo 448, enquanto as miopatias inflamatórias são descritas no Capítulo 365.**

CARACTERÍSTICAS CLÍNICAS

O aspecto mais importante na avaliação de indivíduos com distúrbios neuromusculares é a obtenção de uma anamnese minuciosa dos sintomas do paciente, progressão da doença, história médica pregressa e história familiar, bem como a realização de um exame neurológico detalhado. Com base nessas informações e em exames laboratoriais adicionais (p. ex., creatina-cinase [CK] sérica, eletromiografia [EMG]), pode-se habitualmente estabelecer a localização da lesão no músculo (em contraposição a neurônios motores, nervos periféricos ou junção neuromuscular) e o padrão de comprometimento muscular. Esse padrão de comprometimento muscular é de extrema utilidade para estreitar o diagnóstico diferencial (Tab. 449-1). A maioria das miopatias caracteriza-se por fraqueza simétrica e proximal dos membros, com preservação dos reflexos e da sensibilidade. Entretanto, a fraqueza assimétrica e predominantemente distal pode ser observada em algumas miopatias. Uma perda sensitiva associada sugere neuropatia periférica ou anormalidade do sistema nervoso central (SNC) (p. ex., mielopatia), em vez de miopatia. Às vezes, os distúrbios que afetam os corpos celulares dos nervos motores na medula espinal (doença da célula do corno anterior), a junção neuromuscular ou os nervos periféricos simulam os achados de miopatia.

Fraqueza muscular Os sintomas de fraqueza muscular podem ser intermitentes ou persistentes. Os distúrbios que causam *fraqueza intermitente* (Tab. 449-1 e Fig. 449-1) incluem miastenia grave, paralisias periódicas

TABELA 449-1 ■ Miopatias de acordo com o padrão de fraqueza/comprometimento muscular

Fraqueza proximal (de cinturas)	
A maioria das distrofias (p. ex., distrofinopatias, de cinturas, miopatia miofibrilar, distrofia miotônica tipo 2, DFEU rara)	
Miopatias congênitas (p. ex., central core, multiminicore, centronuclear, nemalínica)	
Miopatias metabólicas (p. ex., doenças de depósito de glicogênio e lipídeos)	
Miopatias mitocondriais	
Miopatias inflamatórias (DM, PM, MNIM, síndrome antissintetase)	
Miopatias tóxicas (ver Tab. 449-6)	
Miopatias endócrinas	
Distúrbios da junção neuromuscular (miastenia grave, SMLE, miastenia congênita, botulismo, ver Cap. 448)	

Fraqueza distal
- Distrofias musculares distais/miopatia miofibrilar (ver Tab. 449-5)
- Miopatias congênitas (p. ex., miopatia centronuclear e nemalínica de início tardio)
- Metabólica
  - Doença de depósito de glicogênio (p. ex., deficiência de enzimas ramificadoras e desramificadoras, raramente doença de McArdle)
  - Doença de depósito de lipídeos (p. ex., miopatia de depósito de lipídeos neutros, deficiência de multiacildesidrogenase)
- Distúrbios da JNM (p. ex., miastenia grave rara e miastenia congênita)

Fraqueza proximal do braço/distal da perna (escapulofibular ou umerofibular)
- Distrofia facioescapuloumeral (DFEU)
- Miopatia e neuropatia escapulofibulares
- Miopatias miofibrilares
- Distrofia muscular de Emery-Dreifuss (DMED)
- Miopatia de Bethlem

Fraqueza distal do braço/proximal da perna
- Miosite de corpos de inclusão (geralmente flexores do punho e dos dedos das mãos nos braços, flexores do quadril e extensores do joelho nas pernas e assimétrica)
- Distrofia miotônica (apresentação incomum)

Fraqueza muscular axial
- Inflamatória (miosite cervicobraquial)
- MCIe e MCIh
- Distrofia miotônica 2
- Miopatia isolada dos extensores do pescoço/síndrome da coluna curvada
- DFEU

- Central core de início tardio (mutações *RYR1*)
- Nemalínica esporádica de início tardio com ou sem gamopatia monoclonal
- Metabólica (doença de Pompe de início tardio, doença de McArdle, depósito de lipídeos, mitocondrial)
- Hiperparatireoidismo/osteomalácia/deficiência de vitamina D
- Miastenia grave

Fraqueza dos músculos oculares (ptose/oftalmoparesia)
- Ptose sem oftalmoparesia
  - Distrofia miotônica
  - Miopatia congênita
  - Distúrbios da JNM
- Ptose com oftalmoparesia
  - Distrofia oculofaríngea
  - Miopatias mitocondriais
  - MCIh tipo 3
  - Distúrbios da JNM

Fraqueza ou mioglobinúria episódica
- Relacionada com exercício
  - Glicogenoses (p. ex., doença de McArdle, etc.)
  - Distúrbios dos lipídeos (p. ex., deficiência de CPT2)
  - Miopatias mitocondriais (p. ex., deficiência do citocromo B)
- Não relacionada com exercício
  - Mutações *RYR2* podem causar hipertermia maligna, rabdomiólise/mioglobinúria episódica e paralisia periódica atípica
  - Outras causas de hipertermia maligna
- Fármacos/toxinas (p. ex., estatinas)
  - Exercício excêntrico prolongado/intensivo
  - Inflamatória (p. ex., PM/DM – infecções virais/bacterianas raras)
- Tardia ou não relacionada com o exercício
  - Paralisia periódica (p. ex., hiper ou hipopotassêmica hereditária, tireotóxica, associada à acidose tubular renal, distúrbio eletrolítico adquirido)
- Distúrbios da JNM

Rigidez muscular/diminuição da capacidade de relaxamento
- Distrofia miotônica 1 e 2
- Miotonia congênita
- Paramiotonia congênita
- Paralisia periódica hiperpotassêmica com miotonia
- Miotonia agravada pelo potássio
- Síndrome de Schwartz-Jampel
- Outras: doença da ondulação muscular (adquirida e hereditária), neuromiotonia adquirida (síndrome de Isaacs), síndrome da pessoa rígida, doença de Brody

Siglas: DM, dermatomiosite; MCIh, miopatia por corpos de inclusão hereditária; MNIM, miopatia necrotizante imunomediada; SMLE, síndrome miastênica de Lambert-Eaton; JNM, junção neuromuscular; PM, polimiosite; MCIe, miosite por corpos de inclusão esporádica.

(hipopotassêmica ou hiperpotassêmica) e deficiências energéticas metabólicas da glicólise (particularmente a deficiência de miofosforilase), utilização de ácidos graxos (deficiência de carnitina-palmitoiltransferase [CPT]) e algumas miopatias mitocondriais. Os estados de deficiência energética provocam degradação muscular relacionada com a atividade, acompanhada de mioglobinúria.

A maioria dos distúrbios musculares provoca *fraqueza persistente* (Tab. 449-1 e Fig. 449-2). Na maioria, incluindo a maior parte dos tipos de distrofia muscular e de miopatias inflamatórias, os músculos proximais são mais fracos do que os distais e afetados de maneira simétrica, e os músculos faciais são poupados, um padrão denominado *fraqueza de cinturas*. O diagnóstico diferencial é mais restrito para outros padrões de fraqueza. A fraqueza facial (dificuldade de fechar os olhos e comprometimento do sorriso) e a escápula alada (Fig. 449-3) são típicas da distrofia facioescapuloumeral (DFEU). A fraqueza facial e distal dos membros associada à miotonia da preensão da mão é praticamente diagnóstica de distrofia miotônica do tipo 1. Quando outros músculos dos nervos cranianos são fracos, causando ptose ou fraqueza dos músculos extraoculares, os distúrbios mais importantes a se considerar incluem distúrbios da junção neuromuscular, distrofia muscular orofaríngea, miopatias mitocondriais ou algumas das miopatias congênitas (Tab. 449-1). Um padrão patognomônico da miosite de corpos de inclusão é a atrofia e fraqueza dos músculos flexores do antebraço (p. ex., flexores do pulso e dos dedos) e quadríceps, muitas vezes assimétrica. Menos frequentemente vistas, mas de importância para o diagnóstico, são as miopatias axiais que afetam de maneira predominante os músculos paraespinais e incluem a síndrome da cabeça caída, indicativa de fraqueza seletiva dos músculos extensores do pescoço. As doenças neuromusculares mais importantes associadas à fraqueza muscular axial incluem miastenia grave, esclerose lateral amiotrófica, miopatia nemalínica ou core de início tardio, hiperparatireoidismo, miosite focal e algumas formas de miopatia de corpos de inclusão. Um padrão final, reconhecido devido à fraqueza distal preferencial dos membros, é observado nas miopatias distais.

É importante examinar as capacidades funcionais para ajudar a identificar determinados padrões de fraqueza (Tab. 449-1 e Tab. 449-2). O sinal de Gower (Fig. 449-4) é particularmente útil. A observação da marcha de um indivíduo pode revelar postura lordótica causada por fraqueza combinada do tronco e quadris, frequentemente exacerbada por marcha na ponta

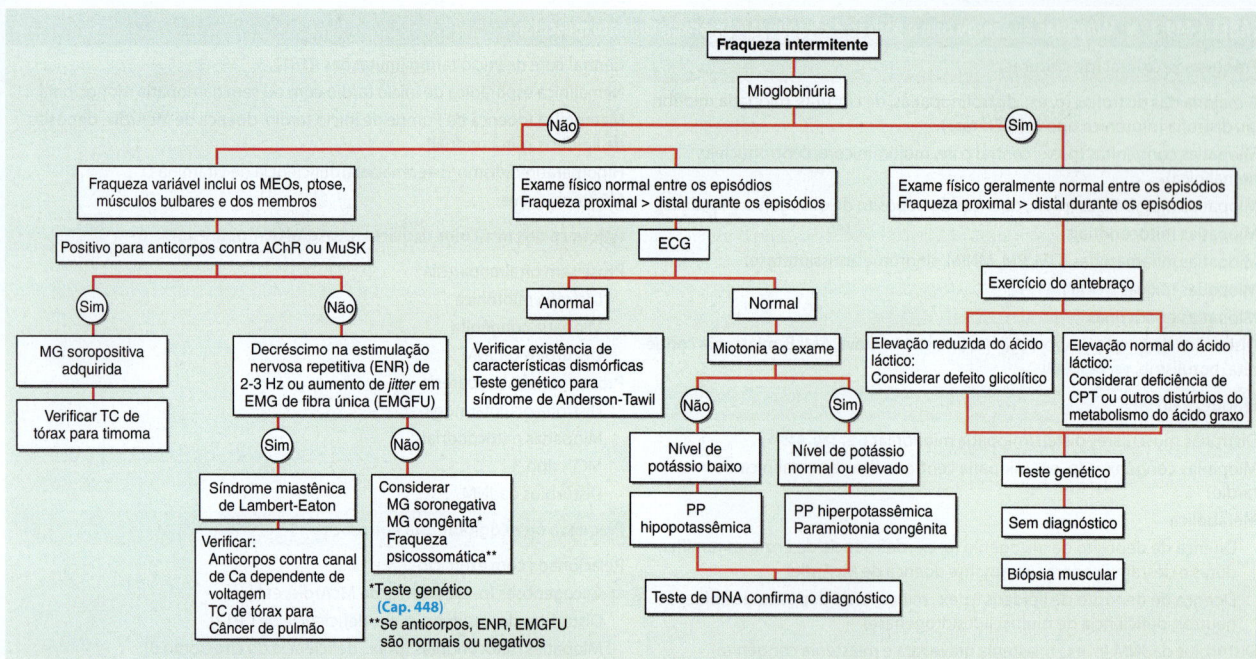

FIGURA 449-1   Avaliação diagnóstica da fraqueza intermitente. AChR, receptor de acetilcolina; CPT, carnitina-palmitoiltransferase; ECG, eletrocardiograma; EMG, eletromiografia; MEOs, músculos extraoculares; MG, miastenia grave; PP, paralisia periódica; MuSK, cinase específica do músculo.

dos pés **(Fig. 449-5)**. A marcha anserina é causada por incapacidade dos músculos dos quadris fracos de impedir a queda ou descida do quadril. A hiperextensão do joelho (*genu recurvatum*) é típica da fraqueza do músculo quadríceps; e a marcha escarvante, causada pelo pé caído, acompanha a fraqueza distal.

Qualquer distúrbio que cause fraqueza muscular pode ser acompanhado de *fadiga*, que diz respeito à incapacidade de manter ou sustentar uma força (fatigabilidade patológica). Essa alteração deve ser diferenciada da astenia, um tipo de fadiga causado por cansaço excessivo ou falta de energia. Os sintomas associados ajudam a diferenciar entre astenia e fatigabilidade patológica. A astenia muitas vezes é acompanhada por uma tendência a evitar atividades físicas, queixa de sonolência diurna, necessidade de sonecas frequentes e dificuldade de concentrar-se em atividades como leitura. Pode haver sensações de estresse insuportável e depressão. Em contrapartida, a fatigabilidade patológica ocorre nos distúrbios da transmissão neuromuscular e distúrbios que alteram a produção de energia, incluindo defeitos na glicólise, metabolismo dos lipídeos ou produção mitocondrial de energia. A fatigabilidade patológica também ocorre nas miopatias crônicas devido à dificuldade de executar uma tarefa com menos músculo. A fatigabilidade patológica acompanha-se de achados clínicos ou laboratoriais anormais. A fadiga sem essas características associadas quase nunca indica miopatia primária.

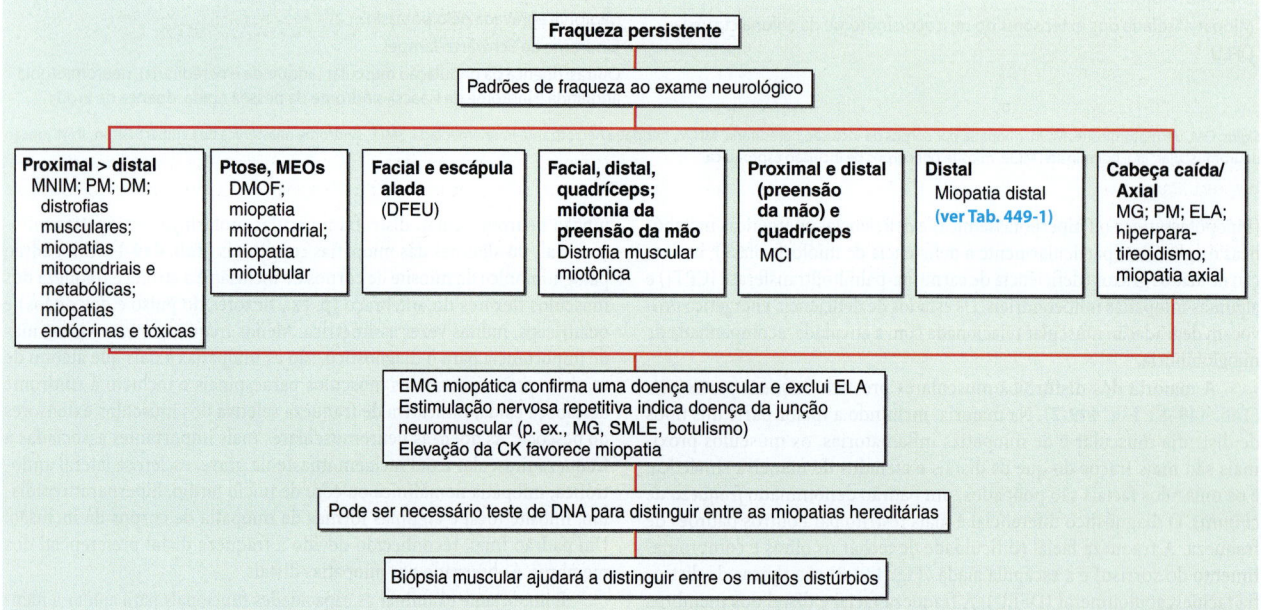

FIGURA 449-2   Avaliação diagnóstica da fraqueza persistente. O exame físico revela um de sete padrões de fraqueza. O padrão de fraqueza mais a avaliação laboratorial levam ao diagnóstico. ELA, esclerose lateral amiotrófica; CK, creatina-cinase; DM, dermatomiosite; EMG, eletromiografia; MEOs, músculos extraoculares; DFEU, distrofia facioescapuloumeral; MCI, miosite de corpos de inclusão; MNIM, miopatia necrosante imunomediada; MG, miastenia grave; DMOF, distrofia muscular oculofaríngea; PM, polimiosite.

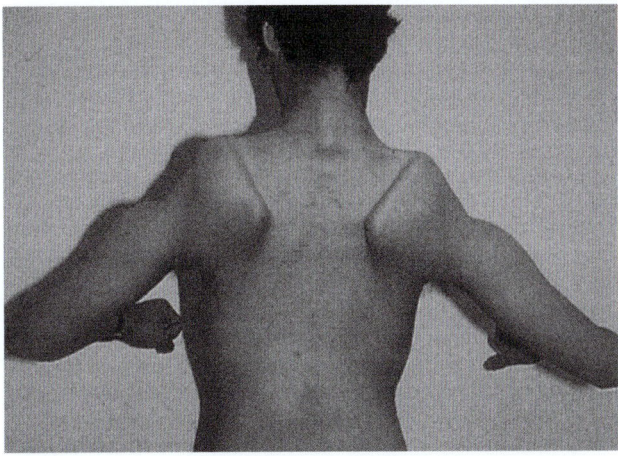

FIGURA 449-3 Distrofia facioescapuloumeral com escápula alada proeminente.

Dores musculares (mialgias), cãibras e rigidez Algumas miopatias podem estar associadas a dor muscular, cãibras, contraturas, músculos rígidos ou incapacidade de relaxar os músculos (p. ex., miotonia) (Tab. 449-1). As *cãibras musculares* têm início súbito e curta duração, são desencadeadas por contração muscular voluntária e podem causar postura anormal da articulação. Cãibras musculares frequentemente ocorrem nos distúrbios neurogênicos, sobretudo doença do neurônio motor (Cap. 437), radiculopatias e polineuropatias (Cap. 446), mas não são uma característica da maioria das doenças musculares primárias.

A *contratura muscular* é diferente de cãibra muscular. Nos dois fenômenos, o músculo endurece, mas uma contratura está associada à falta de energia nos distúrbios glicolíticos. O músculo é incapaz de relaxar após uma contração ativa. A EMG mostra silêncio elétrico. Há confusão porque a contratura também se refere a um músculo que não pode ser alongado passivamente até sua extensão apropriada (contratura fixa) em decorrência de fibrose. Em alguns distúrbios musculares, em especial na

TABELA 449-2 ■ Observações ao exame físico que revelam fraqueza muscular	
Comprometimento funcional	**Fraqueza muscular**
Incapacidade de fechar os olhos de forma forçada	Músculos faciais superiores
Incapacidade de franzir os lábios	Músculos faciais inferiores
Incapacidade de elevar a cabeça em decúbito ventral	Músculos extensores do pescoço
Incapacidade de elevar a cabeça em decúbito dorsal	Músculos flexores do pescoço
Incapacidade de elevar os braços acima da cabeça	Músculos proximais dos braços (podem ser apenas os músculos estabilizadores da escápula)
Incapacidade de deambular sem hiperestender os joelhos (*genu recurvatum*)	Músculos extensores do joelho
Incapacidade de deambular com os calcanhares tocando no solo (marcha na ponta dos pés)	Encurtamento do tendão de Aquiles
Incapacidade de levantar o pé à deambulação (marcha escarvante ou pé caído)	Compartimento anterior da perna
Incapacidade de deambular sem marcha anserina	Músculos do quadril
Incapacidade de levantar-se do chão sem escalar os próprios membros (sinal de Gowers)	Músculos do quadril, coxa e tronco
Incapacidade de levantar-se da cadeira sem usar os braços	Músculos do quadril

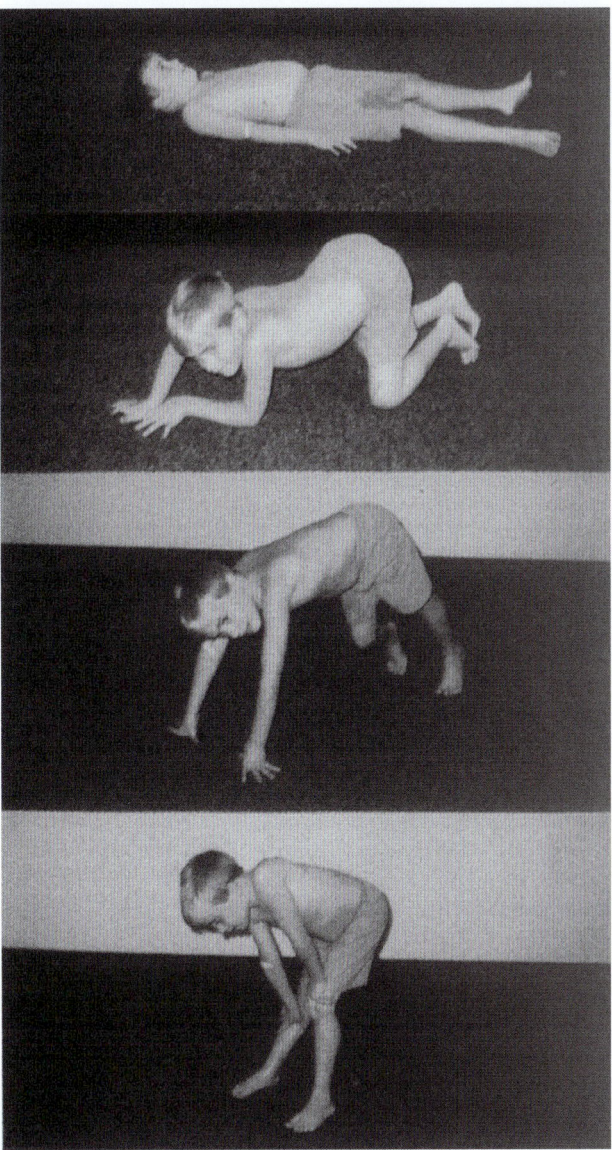

FIGURA 449-4 **Sinal de Gowers,** em que o paciente utiliza os braços para escalar as próprias pernas na tentativa de levantar-se do chão.

distrofia muscular de Emery-Dreifuss (DMED) e na miopatia de *Bethlem*, contraturas fixas ocorrem cedo e representam manifestações distintas da doença.

A *miotonia* é um estado de contração muscular prolongada, seguida pelo relaxamento muscular lento. Sempre sucede a ativação muscular (miotonia de ação), em geral voluntária, mas que pode ser suscitada por estimulação mecânica (miotonia de percussão) do músculo. A miotonia costuma causar dificuldade de liberar objetos após preensão firme. Na distrofia muscular miotônica tipo 1 (DM1), a fraqueza distal acompanha habitualmente a miotonia, ao passo que na DM2 os músculos proximais são mais afetados. A miotonia também ocorre na *miotonia congênita* (distúrbio dos canais de cloreto), mas nessa afecção a fraqueza muscular não é proeminente. Também se pode observar miotonia em indivíduos com mutações dos canais de sódio (*paralisia periódica hiperpotassêmica* ou *miotonia sensível ao potássio*). Outra canalopatia de sódio, a *paramiotonia congênita* (PC), também está associada à rigidez muscular. Diferente de outros distúrbios associados à miotonia, nos quais esta é aliviada por atividade repetitiva, a paramiotonia congênita é denominada em função de um fenômeno paradoxal pelo qual a miotonia se agrava com atividade repetitiva. A miotonia agravada pelo potássio é um distúrbio alélico, em que a miotonia é produzida pelo consumo excessivo de alimentos contendo potássio.

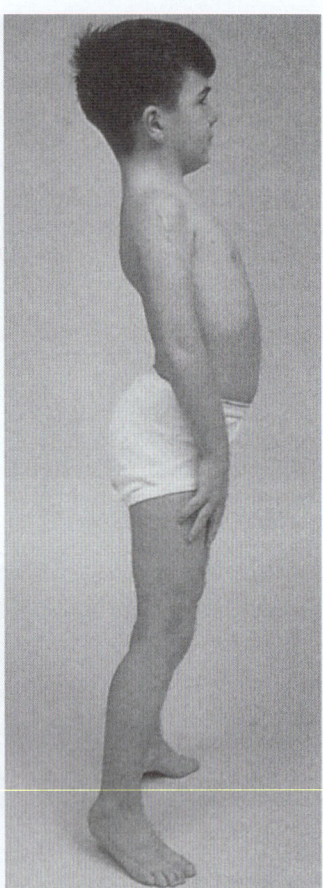

FIGURA 449-5 **Postura lordótica** exacerbada pela marcha na ponta dos pés, associada à fraqueza do tronco e dos quadris.

Rigidez muscular pode referir-se a fenômenos diferentes. Alguns pacientes com inflamação das articulações e superfícies periarticulares se sentem rígidos. Tal situação é diferente dos distúrbios de nervos motores hiperexcitáveis causando músculos rígidos ou tensos. Na *síndrome do homem rígido*, descargas espontâneas dos neurônios motores da medula espinal causam contrações musculares involuntárias envolvendo sobretudo os músculos axiais (do tronco) e proximais dos membros inferiores. A marcha torna-se rígida e laboriosa, com hiperlordose da coluna lombar. Espasmos musculares episódicos superpostos são precipitados por movimentos abruptos, ruídos inesperados e desconforto emocional. Os músculos relaxam durante o sono. Anticorpos séricos contra a descarboxilase do ácido glutâmico estão presentes em aproximadamente dois terços dos casos. Na *neuromiotonia adquirida* (*síndrome de Isaacs*), ocorre hiperexcitabilidade dos nervos periféricos, que se manifesta como atividade contínua das fibras musculares na forma de fasciculações disseminadas e mioquimia com comprometimento do relaxamento muscular. Os músculos das pernas ficam rígidos, e as contrações constantes dos músculos aumentam a sudorese dos membros. Essa hiperexcitabilidade dos nervos periféricos é mediada por anticorpos que têm como alvo os canais de potássio controlados por voltagem.

Existem dois distúrbios musculares dolorosos de importância especial, nenhum dos quais associado à fraqueza muscular. A *fibromialgia* é uma síndrome de dor miofascial comum, porém ainda pouco compreendida, em que os pacientes se queixam de dor e hipersensibilidade musculares intensas, fadiga pronunciada e, com frequência, distúrbio do sono. A CK sérica, a velocidade de hemossedimentação (VHS), a EMG e a biópsia muscular são normais **(Cap. 373)**. A *polimialgia reumática* ocorre principalmente em pacientes > 50 anos e caracteriza-se por rigidez e dor nos ombros, região lombar, quadris e coxas **(Cap. 363)**. A VHS e a proteína C-reativa estão elevadas, enquanto a CK sérica, a EMG e a biópsia muscular são normais.

Aumento e atrofia dos músculos Na maioria das miopatias, o tecido muscular é substituído por gordura e tecido conectivo, mas o tamanho do músculo não costuma ser afetado. Entretanto, em muitas distrofias musculares de cinturas, o aumento dos músculos da panturrilha é típico. O aumento representa hipertrofia muscular verdadeira, por isso deve-se evitar o termo *pseudo-hipertrofia* ao descrever tais pacientes. Os músculos da panturrilha permanecem bastante fortes mesmo nos estágios avançados desses distúrbios. O aumento muscular também pode resultar de infiltração por granulomas sarcoides, depósitos de amiloide, infecções bacterianas e parasitárias, bem como miosite focal. Em contrapartida, a atrofia muscular é típica de outras miopatias. Na miopatia Miyoshi, a qual pode ser causada por mutações nos genes que codificam a disferlina e a anoctamina 5, há uma predileção pela atrofia precoce dos músculos gastrocnêmios, particularmente em seu aspecto medial. A atrofia dos músculos umerais é característica da DFEU e da DMED.

AVALIAÇÃO LABORATORIAL

Diversos exames podem ser usados para avaliar a suspeita de miopatia, incluindo níveis de CK, estudo endócrinos (p. ex., provas de função tireoidiana, níveis de paratormônio e vitamina D), autoanticorpos (associados à miosite e a distúrbios sistêmicos), teste do exercício do antebraço, biópsia muscular e teste genético. Os exames eletrodiagnósticos podem ser úteis para diferenciar as miopatias de outros distúrbios neuromusculares (doença do neurônio motor, neuropatias periféricas, distúrbios da junção neuromuscular), mas, na maioria dos casos, eles não ajudam a distinguir o tipo específico de miopatia.

Enzimas séricas A CK é a medida mais sensível de lesão muscular. A isoenzima MM predomina no músculo esquelético, enquanto a ligação CK-miocárdio (CK-MB) é o marcador do miocárdio. A CK sérica pode estar elevada em indivíduos normais sem provocação, presumivelmente com base genética ou após atividade vigorosa, traumatismo, cãibra muscular prolongada ou convulsão generalizada. A aspartato-aminotransferase (AST), a alanina-aminotransferase (ALT), a aldolase e a lactato-desidrogenase (LDH) são enzimas que compartilham sua origem nos músculos e fígado. Problemas surgem quando se descobre que os níveis dessas enzimas estão elevados em uma bateria rotineira de exames de rastreamento, levando à suposição errônea de que uma doença hepática está presente, quando na verdade os músculos podem ser a causa. A elevação da gama-glutamiltransferase (GGT) ajuda a estabelecer a origem hepática, uma vez que essa enzima não é encontrada nos músculos. Raramente, a aldolase pode estar elevada nas miopatias inflamatórias quando CK, AST e ALT estão normais, significando que a inflamação afeta predominantemente o perimísio (dermatomiosite, doença do enxerto contra o hospedeiro) ou a fáscia circundante (fasceíte).

Exames eletrodiagnósticos A EMG, a estimulação nervosa repetitiva e os estudos da condução nervosa (ECNs) **(Cap. 446)** são úteis para diferenciar as miopatias da doença do neurônio motor, das neuropatias e das doenças da junção neuromuscular. Normalmente, os ECNs de rotina são normais nas miopatias, porém podem ser observadas amplitudes reduzidas dos potenciais de ação musculares compostos nos músculos atrofiados. A EMG com agulha pode revelar irritabilidade na inserção da agulha e espontaneamente, sugerindo uma miopatia com necrose ativa ou instabilidade da membrana muscular (miopatias inflamatórias, distrofias, miopatias tóxicas, miopatias miotônicas), enquanto a ausência de irritabilidade é característica dos distúrbios miopáticos de longa duração (distrofias musculares com acentuada substituição fibrogordurosa, miopatias endócrinas, atrofia por desuso e muitas das miopatias metabólicas entre as crises de rabdomiólise). Além disso, a EMG pode demonstrar descargas miotônicas que estreitam o diagnóstico diferencial **(Tab. 449-1)**. Outro achado importante na EMG é a presença de potenciais de ação das unidades motoras (PAUMs) polifásicos, de curta duração e com pequena amplitude. Nas miopatias, os PAUMs disparam cedo, mas em frequência normal, para compensar a perda de fibras musculares, enquanto nos distúrbios neurogênicos os PAUMs disparam mais rápido. A EMG costuma ser normal na miopatia por esteroides ou por desuso, ambas associadas à atrofia das fibras tipo 2, o que ocorre porque a EMG avalia preferencialmente a função fisiológica das fibras tipo 1. A EMG pode suplementar o exame clínico na escolha do músculo apropriadamente afetado para biópsia.

Exames de imagem A RM do esqueleto e a ultrassonografia são cada vez mais utilizadas para avaliar o padrão de envolvimento muscular, o que pode ajudar a estreitar o diagnóstico, e costumam ser mais sensíveis que o exame clínico e a EMG, particularmente na fase inicial da doença. Por exemplo, há uma predileção precoce pelos músculos vasto lateral e medial com preservação relativa dos músculos retos femorais nos exames de imagem dos músculos da coxa em pacientes com miosite por corpos de inclusão, e isso pode ser apreciado nas imagens antes que a fraqueza seja detectada nos testes musculares manuais. A RM também pode demonstrar fasceíte quando o exame clínico e a EMG são normais. As imagens também podem ser usadas para ajudar a orientar a biópsia muscular em pacientes com fraqueza nos testes musculares manuais e anormalidades na EMG apenas em músculos que não costumam ser biopsiados (p. ex., paraespinais ou cintura pélvica). Consideramos que os exames de imagem são úteis em pacientes com provável distrofia muscular quando a biópsia muscular não é diagnóstica e os testes genéticos mostram apenas uma variação de significado incerto. Nessa situação, o padrão de envolvimento muscular nas imagens pode apoiar o padrão conhecido de envolvimento muscular de uma miopatia hereditária específica. O custo e a disponibilidade da RM dificultam o seu uso rotineiro em algumas situações, mas a ultrassonografia está mais prontamente disponível e tem menor custo.

Teste genético O teste genético está cada vez mais disponível e constitui o padrão-ouro para o diagnóstico de pacientes com miopatias hereditárias. Os painéis de sequenciamento de última geração são cada vez mais utilizados, mas os médicos precisam conhecer suas limitações; grandes deleções e duplicações podem passar despercebidas, assim como mutações em regiões não codificadoras (intrônicas). Além disso, a testagem costuma revelar alterações de sequência de significado incerto.

Teste do exercício do antebraço Na dor muscular induzida por exercício e mioglobinúria, pode haver um defeito na glicólise. Por segurança, não se deve realizar o teste sob condições isquêmicas a fim de prevenir lesão desnecessária no músculo, causando rabdomiólise. Para realizar o teste, introduz-se um pequeno cateter permanente em uma veia antecubital. Obtém-se uma amostra inicial de sangue para medir o ácido láctico e a amônia. Os músculos do antebraço são exercitados pedindo-se que o paciente abra e feche vigorosamente a mão por 1 minuto. O sangue é então obtido em intervalos de 1, 2, 4, 6 e 10 minutos para comparação com a amostra de linha de base. Uma elevação de 3 a 4 vezes do ácido láctico é típica. A medição simultânea da amônia serve como controle, porque ela também deve elevar-se com o exercício. Nos pacientes com deficiência de miofosforilase ou outros defeitos glicolíticos, a elevação do ácido láctico está ausente ou é inferior ao normal, enquanto a elevação da amônia alcança os valores dos controles. Se não houver esforço, nem o ácido láctico nem a amônia se elevarão. Os pacientes com falha seletiva em aumentar a amônia podem ter deficiência de mioadenilato-desaminase. Esse distúrbio foi descrito como causa da mioglobinúria, mas a deficiência dessa enzima em indivíduos assintomáticos torna a interpretação controversa.

Biópsia muscular A biópsia muscular é extremamente útil na avaliação das miopatias adquiridas, porém é realizada com menos frequência na suspeita de miopatias hereditárias, visto que o teste genético tornou-se mais amplamente disponível. Contudo, a biópsia muscular pode ser útil em casos suspeitos de miopatia hereditária nos quais a testagem genética não tenha sido diagnóstica. Pode-se obter uma biópsia de quase todos os músculos superficiais, porém é importante efetuar uma biópsia do músculo clinicamente afetado, porém sem comprometimento demasiado grave (p. ex., força de grau 4 de 5 ou movimento contra uma resistência moderada no teste muscular manual [Cap. 422]) É possível estabelecer um diagnóstico específico em muitos distúrbios.

MIOPATIAS HEREDITÁRIAS

Distrofia muscular refere-se a um grupo de doenças progressivas hereditárias, cada uma delas com características fenotípicas e genéticas singulares (Tabs. 449-3, 449-4 e 449-5 e Fig. 449-6). O prognóstico das distrofias é de fraqueza progressiva lenta, embora a gravidade e a evolução sejam variáveis entre os subtipos e até mesmo dentro de determinado subtipo. Algumas estão associadas ao comprometimento do músculo cardíaco e músculos ventilatórios, constituindo a principal causa de mortalidade. Infelizmente, não existe nenhuma terapia clínica específica para a maioria das distrofias musculares, e o tratamento tem por objetivo manter a função por meio de fisioterapia e terapia ocupacional. A ventilação não invasiva e a traqueostomia podem ser necessárias. Os pacientes com miocardiopatia podem necessitar de redução da pós-carga, agentes antiarrítmicos, marca-passos ou desfibriladores intracardíacos e, em certas ocasiões, de transplante cardíaco. Iremos nos concentrar principalmente nas distrofias que se manifestam na vida adulta.

DISTROFIA MUSCULAR DE DUCHENNE E DISTROFIA MUSCULAR DE BECKER (DMD E DMB)

A DMD e a DMB são distrofias musculares recessivas ligadas ao X causadas por mutações no gene da distrofina. A DMD, que afeta 1/3.000 nascimentos do sexo masculino, é a doença mutacional mais comum que acomete meninos. A incidência da DMB é de cerca de 5 por 100.000.

Manifestações clínicas Os músculos proximais, particularmente dos membros inferiores, estão proeminentemente envolvidos em ambos os distúrbios. Esse comprometimento torna-se evidente muito cedo na DMD; os meninos com DMD têm dificuldade em subir escadas e nunca conseguem correr bem. À medida que a doença avança, a fraqueza torna-se mais generalizada. Hipertrofia muscular, sobretudo das panturrilhas, é um achado precoce e proeminente. A maioria dos pacientes com DMB apresenta as primeiras dificuldades entre 5 e 15 anos de idade, embora o início possa ocorrer na terceira ou quarta década ou até mais tarde. A expectativa de vida na DMD e DMB é reduzida, porém a maioria dos pacientes com DMB sobrevive até a quarta ou quinta décadas. Pode ocorrer deficiência intelectual em ambos os distúrbios, porém ela é menos comum na DMB. O comprometimento cardíaco é comum tanto na DMD quanto na DMB e pode resultar em insuficiência cardíaca; alguns pacientes com DMB manifestam apenas insuficiência cardíaca. Outras apresentações menos comuns de distrofinopatia incluem níveis elevados de CK assintomáticos, mialgias sem fraqueza e mioglobinúria.

Características laboratoriais Os níveis séricos de CK estão geralmente elevados. A biópsia muscular demonstra características distróficas. A análise de amostras de biópsia muscular por Western blot revela ausência de distrofina na DMD ou redução dos níveis ou do tamanho da distrofina na DMB. Em ambos os distúrbios, as mutações podem ser estabelecidas utilizando DNA de leucócitos do sangue periférico. Na maioria dos casos, a biópsia muscular não é mais realizada quando há suspeita de DMD e DMB, visto que o teste genético é menos invasivo, de menor custo e rotineiramente disponível. As deleções ou duplicações no gene da *distrofina* são comuns em ambas as distrofias; em cerca de 95% dos casos, a mutação não altera a fase de leitura de tradução do RNA-mensageiro. Essas mutações *"in-frame"* possibilitam a produção de alguma distrofina, que é responsável pela presença de distrofina alterada, mas não ausente, na análise Western blot e por um fenótipo clínico mais leve.

TRATAMENTO
Distrofia muscular de Duchenne e de Becker

Os glicocorticoides retardam a progressão da DMD, porém o seu uso não foi adequadamente estudado na DMB. A fisioterapia e a terapia ocupacional são importantes para ajudar manter a função. Como os pacientes frequentemente morrem de miocardiopatia associada, é importante que o paciente seja acompanhado por um cardiologista e tratado adequadamente. Estudos recentes sugerem que, em casos selecionados de DMD, obtém-se um benefício clínico de oligonucleotídeos curtos, que permitem "saltar" éxons mutantes, levando à expressão de uma proteína distrofina curta, porém ainda funcional. Paralelamente, outros estudos sugerem que pequenas moléculas podem permitir a leitura (*read-through*) de mutações de truncamento da proteína em alguns casos de DMD, também com benefício clínico.

DISTROFIA MUSCULAR DE CINTURAS

As distrofias musculares de cinturas (DMCs) constituem um grupo geneticamente heterogêneo de distrofias, em que ambos os sexos são igualmente afetados, com início típico que varia desde o final da primeira década até a quarta década. Normalmente, as DMCs manifestam-se com fraqueza progressiva dos músculos das cinturas pélvica e escapular e, com frequência, são clinicamente indistinguíveis da DMD e da DMB. Podem ocorrer disfunção respiratória devido à fraqueza do diafragma e miocardiopatia. Os níveis séricos de CK estão elevados, e a EMG é miopática. A biópsia muscular revela características distróficas, porém os achados não são específicos para diferenciar os subtipos, a não ser que se empregue a imuno-histoquímica (p. ex., imunocoloração para as várias sarcoglicanas, disperlina, alfa-distroglicana, merosina) ou sejam observadas características sugerindo uma das miopatias miofibrilares. Entretanto, o diagnóstico definitivo exige o teste genético.

A classificação tradicional da DMC baseia-se na herança autossômica dominante (DMC1) e autossômica recessiva (DMC2). Sobreposta ao

TABELA 449-3 ■ Distrofias musculares de cinturas (DMCs) autossômicas dominantes

Classificação tradicional/nova classificação proposta (quando aplicável)	Características clínicas	Características laboratoriais	Proteína anormal
DMC1A/miopatia miofibrilar	Início na segunda à oitava década A fraqueza muscular afeta os músculos proximais e distais dos membros, as pregas vocais e os músculos faríngeos	CK sérica 2 vezes o normal EMG miopática e pode ter descargas pseudomiotônicas Biópsia muscular: características de MMF	Miotilina
DMC1B/DMED2	Início na primeira ou segunda década Fraqueza proximal dos membros inferiores e miocardiopatia com defeitos da condução Alguns casos indistinguíveis da distrofia muscular de Emery-Dreifuss (DMED) com contraturas articulares	CK sérica 3-5 vezes o normal EMG miopática	Lamina A/C
DMC1C/doença dos músculos ondulantes (*rippling*)	Início no começo da infância Fraqueza proximal Sinal de Gowers, hipertrofia da panturrilha, ondulação muscular Câibras musculares relacionadas com exercício	CK sérica 4-25 vezes o normal EMG miopática	Caveolina-3
DMC1D/DMCD1	Início na segunda à sexta década Fraqueza muscular proximal e distal	CK sérica 2-3 vezes o normal EMG miopática Biópsia muscular: características de MMF	DNAJB6
DMC1E/miopatia miofibrilar	Início na primeira à sexta década Fraqueza muscular proximal ou distal Miocardiopatia e arritmias	CK sérica 2-4 vezes o normal EMG miopática e pode ter descargas pseudomiotônicas Biópsia muscular: características de MMF	Desmina
DMC1F/DMCD2	Início na lactância à sexta década Fraqueza proximal ou distal Pode haver contraturas iniciais semelhantes à síndrome de Emery-Dreifuss	CK sérica normal a 20 vezes o normal EMG miopática Biópsia muscular pode apresentar aumento dos núcleos com palidez central, vacúolos marginados e inclusões filamentosas	TNPO3
DMC1G/DMCD3	Início na adolescência à sexta década Fraqueza proximal, contraturas dos dedos das mãos e dos pés	A biópsia muscular revela vacúolos marginados CK normal a 9 vezes o normal	HNRNPDL
DMC1I/DMCD4	Início na adolescência à nona década Fraqueza proximal, escápula alada	CK normal a 50 vezes o normal EMG miopática	Calpaína-3
Miopatia de Bethlem/DMC1D5	Início na infância à vida adulta Contraturas em cotovelos, dedos distais, joelhos, tornozelos Dedos hiperextensíveis proximalmente Queloides	CK normal a 3 vezes o normal RM e ultrassonografia de músculos mostram uma predileção periférica > central para a substituição fibrogordurosa em músculos individuais	Cadeia alfa 1 do colágeno VI

Siglas: CK, creatina-cinase; EMG, eletromiografia; HNRNPDL, ribonucleoproteína nuclear heterogênea semelhante a D; MMF, miopatia miofibrilar.

arcabouço da DMC1 e DMC2, a classificação utiliza um sistema de letras alfabéticas sequenciais (DMC1A, DMC2A, etc.) com base no genótipo. Porém, as descobertas sempre crescentes de novos genes superaram as letras do alfabeto. O European Neuromuscular Centre (ENMC) recentemente propôs uma nova nomenclatura em que os casos autossômicos dominantes são chamados de DMC "D" e os autossômicos recessivos de DMC "R", seguidos por um número baseado no genótipo. Além disso, esta nova classificação inclui apenas os casos em que pelo menos duas famílias não relacionadas tenham sido relatadas, a fraqueza inicial predominante seja proximal, a deambulação independente seja alcançada em algum momento, a CK esteja elevada e as biópsias musculares ou exames de imagem revelem características distróficas. Assim, mutações no gene *CPN3* que levam a uma deficiência de calpaína-3, as quais eram tradicionalmente classificadas como DMC2A, são classificadas como DMCR1 pelo novo sistema. Por outro lado, mutações na miotilina (DMC1A) e na desmina (DMC1E e DMC2R) e que costumam apresentar mais fraqueza distal e características de miopatias miofibrilares à biópsia não são classificadas como DMC neste novo esquema, mas como subtipos de miopatia fibrilar. Da mesma forma, as laminopatias (DMC1B) são consideradas como um subtipo de DMED em vez de DMC. Esta nova classificação de DMC e das distrofias musculares distais é resumida nas **Tabelas 449-3 e 449-4**.

A prevalência da DMC varia de 80 a 700 por 100.000, enquanto a prevalência estimada de subtipos específicos individuais de DMC varia. Os tipos mais comuns de DMC de início no adulto são a calpainopatia (DMC2A/DMCR1), a deficiência de proteína relacionada com a fucutina (FKRP) (DMC2I/DMCR9) e a anoctaminopatia (DMC2L/DMCR12). A calpainopatia (DMC2A/DMCR1), a causa mais comum de DMC em indivíduos de ancestralidade da Espanha, França, Itália e Grã-Bretanha, está associada a escápula alada acentuada, ausência de hipertrofia dos músculos da panturrilha e ausência de comprometimento cardíaco e pulmonar. É interessante observar que mutações autossômicas dominantes em um íntron do gene da calpaína-3 é responsável pela DMC1I/DMCD4. A DMC2I/DMCR9 é mais comum em indivíduos de ancestralidade da Europa Setentrional, está associada à hipertrofia dos músculos da panturrilha e pode apresentar comprometimento cardíaco e pulmonar desproporcional à fraqueza dos membros. DMC2L/DMCR12 é responsável por cerca de 7% dos casos de DMC nos Estados Unidos, e a prevalência é maior no Norte da Europa; conforme visto nas disferlinopatias (DMC2B/DMCR2 e miopatia de Miyoshi tipo 1), a anoctaminopatia tem uma predileção precoce por fraqueza e atrofia medial das panturrilhas.

É importante notar que as miopatias necrotizantes imunomediadas podem simular clínica e histopatologicamente as DMCs **(Cap. 365)**. Qualquer pessoa com suspeita de apresentar uma DMC, mas sem mutações patogênicas definidas identificadas na testagem genética devem ser rastreadas para a presença de anticorpos séricos contra HMGCR e SRP para avaliar uma causa autoimune tratável.

DISTROFIA MUSCULAR DE EMERY-DREIFUSS

Existem pelo menos cinco formas geneticamente distintas de DMED. As mutações de emerina são a causa mais comum de DMED ligada ao X, embora mutações em *FHL1* também possam ser associadas a um fenótipo semelhante, que também é ligado ao X. Mutações que envolvem o gene da lamina A/C (*LMNA*) são a causa mais comum de DMED autossômica dominante (também conhecida como DMC1B) e também são uma causa comum de miocardiopatia hereditária. Menos comumente, a DMED autossômica dominante foi relatada no caso de mutações nos genes *SYNE1*, *SYNE2*, *TMEM43*, *SUN1*, *SUN2* e *TTN* que codificam, respectivamente, nesprina-1, nesprina-2, LUMA, SUN1, SUN2 e titina.

TABELA 449-4 ■ Distrofias musculares de cinturas (DMCs) autossômicas recessivas

Doença	Características clínicas	Características laboratoriais	Proteína anormal
DMC2A/DMCR1	Início na primeira ou segunda década Escápula alada; sem hipertrofia da panturrilha; sem fraqueza muscular cardíaca ou respiratória Fraqueza proximal e distal; pode haver contraturas nos cotovelos, punhos e dedos	CK sérica 3-15 vezes o normal EMG miopática Biópsia muscular pode apresentar fibras musculares lobuladas	Calpaína-3
DMC2B/DMCR2	Início na segunda ou terceira década Fraqueza muscular proximal no início, depois músculos distais (panturrilha) afetados A miopatia de Miyoshi é uma variante da DMC2B com músculos da panturrilha afetados no início	CK sérica 3-100 vezes o normal EMG miopática Inflamação na biópsia muscular pode simular polimiosite; deposição de amiloide no endomísio	Disferlina
DMC2C–F/DMCR3–6	Início entre infância e adolescência Distúrbio clínico semelhante às distrofias musculares de Duchenne e de Becker Função cognitiva normal	CK sérica 5-100 vezes o normal EMG miopática	Sarcoglicanas γ, α, β, δ
DMC2G/DMCR7	Início aos 10-15 anos Fraqueza muscular proximal e distal	CK sérica 3-17 vezes o normal EMG miopática Biópsia muscular pode mostrar vacúolos marginados	Teletonina
DMC2H/DMCR8	Início na primeira à terceira década Alélica à miopatia congênita sarcotubular Fraqueza muscular proximal	CK sérica 2-25 vezes o normal EMG miopática A biópsia muscular revela túbulos T dilatados	32 contendo motivo tripartite
DMC2I/DMCR9	Início na primeira à terceira década Distúrbio clínico semelhante às distrofias musculares de Duchenne ou de Becker Miocardiopatia e insuficiência respiratória podem ocorrer muito antes de fraqueza significativa Função cognitiva normal	CK sérica 10-30 vezes o normal EMG miopática	Proteína relacionada com a fucutina
DMC2J[a]/DMCR10	Início na primeira à terceira década Fraqueza proximal dos membros inferiores Fraqueza distal leve Fraqueza progressiva causa a perda da deambulação	CK sérica 1,5-2 vezes o normal EMG miopática Biópsia muscular revela vacúolos marginados	Titina
DMC2K/DMCR11	Em geral, surge na lactância como síndrome de Walker-Warburg, mas pode apresentar-se no início da vida adulta com fraqueza proximal e apenas anormalidades menores no SNC	CK 10-20 vezes o normal EMG miopática	POMT1
DMC2L/DMCR12	Surge na infância ou idade adulta Pode manifestar-se com atrofia de quadríceps e mialgia Alguns apresentam comprometimento precoce das panturrilhas na segunda década de vida, lembrando a miopatia de Miyoshi tipo 1 (disferlinopatia)	CK 8-20 vezes o normal EMG miopática	Anoctamina 5
DMC2M/DMCR13	Em geral, surge na lactância como distrofia muscular congênita de Fukuyama, mas pode surgir no início da vida adulta, com fraqueza proximal e apenas anormalidades menores no SNC	CK 10-50 vezes o normal EMG miopática	Fucutina
DMC2N/DMCR14	Em geral, surge na lactância como doença do músculo-olho-cérebro, mas pode apresentar-se na vida adulta com fraqueza proximal e apenas anormalidades menores no SNC	CK 5-20 vezes o normal EMG miopática	POMGNT1
DMC2O/DMCR15	Em geral, surge na lactância como síndrome de Walker-Warburg, mas pode apresentar-se no início da vida adulta com fraqueza proximal e apenas anormalidades menores no SNC	CK 5-20 vezes o normal EMG miopática	POMT2
DMC2P/DMC R16	Um caso relatado com apresentação no início da infância	CK >10 vezes o normal	α-Distroglicana
DMC2Q/DMCR17	Início na lactância até a quarta década; fraqueza proximal; pode ter ptose e fraqueza extraocular; epidermólise bolhosa (também considerada uma síndrome miastênica congênita)	CK variável, mas em geral apenas levemente elevada EMG miopática Estimulação nervosa repetitiva pode apresentar decréscimo	Plectina 1
DMC2R/miopatia miofibrilar	Ver DMC1E (ver Tab. 449-6)	Ver DMC1E	Desmina

(Continua)

TABELA 449-4 ■ Distrofias musculares de cinturas (DMCs) autossômicas recessivas *(Continuação)*

Doença	Características clínicas	Características laboratoriais	Proteína anormal
DMC2S/DMCR18	Início na lactância até a sexta década com fraqueza proximal Anormalidades oculares comuns; ataxia de tronco e coreia Deficiência intelectual leve a moderada Descendência huterita	CK 1,5-20 vezes o normal	TRAPC11
DMC2T/DMCR19	Início no começo da infância até a quarta década Fraqueza proximal Anormalidades do SNC, cataratas, miocardiopatia e disfunção da junção neuromuscular	CK 3 a > 10 vezes o normal EMG miopática	GMPPB
DMC2U/DMCR20	Início tipicamente na primeira infância com fraqueza proximal Pode haver anormalidades oculares e no SNC	CK 5 a > 20 vezes o normal	ISPD
DMC2V/doença de Pompe de início tardio	Início na infância ou idade adulta com fraqueza proximal Fraqueza da musculatura respiratória	CK sérica normal ou um pouco elevada EMG miopática (pode ter descargas miotônicas)	Alfa-glicosidase
DMC2W/miopatia relacionada a PINCH2	Relatada em apenas uma família Início na infância com fraqueza proximal Macroglossia com língua triangular de base ampla Miocardiopatia na terceira década	CK 3 a > 20 vezes o normal	PINCH2
DMC2Y/miopatia relacionada a TOR1AIP1	Relatada em apenas uma família Início na infância com fraqueza proximal Coluna rígida e contraturas	CK normal a 4 vezes o normal EMG miopática	Polipeptídeo 1B associado à lamina
DMC2Z/DMCR21	Fraqueza proximal de início na idade adulta Escápula alada	CK levemente aumentada	POGLUT1
Miopatia de Bethlem (recessiva)/DMCR22	Início da infância à idade adulta Contraturas em cotovelos, dedos distais, joelhos, tornozelos Dedos proximais hiperextensíveis Queloides	CK normal a 3 vezes o normal RM e ultrassonografia de músculos mostram predileção periférica > central para substituição fibrogordurosa em músculos individuais	Cadeias alfa 1, alfa 2 ou alfa 3 do colágeno VI
Distrofia muscular da alfa-2 laminina/DMCR23	Congênita até início adulto Pode haver anormalidades no SNC	CK 2-5 vezes o normal	Alfa-2 laminina (merosina)
Distrofia muscular relacionada a POMGNT/DMCR24	Congênita até início adulto Pode haver anormalidades no SNC	CK 5 a > 20 vezes o normal	POMGNT2
DMC2X/DMCR25	Início adulto com fraqueza proximal Arritmias cardíacas	CK 3a > 20 vezes o normal	Proteína 1 contendo o domínio Popeye

^aA miopatia distal do tipo Udd é uma forma de deficiência de titina com fraqueza apenas dos músculos distais (ver Tab. 449-5).

Siglas: CK, creatina-cinase; SNC, sistema nervoso central; EMG, eletromiografia; GMPPB, guanosina difosfato (GDP)-manose pirofosforilase B; ISPD, domínio contendo isoprenoide sintase; PINCH2, nova proteína 2 particularmente interessante rica em cisteína-histidina; POGLUT1, proteína O-glicosiltransferase 1; POMGNT1, manose beta 1,2-N-acetilglucosaminiltransferase ligada a O; POMGNT2, proteína O-manose beta-1,4-N-acetilglucosaminiltransferase-2; POMT1, proteína-O-manosiltransferase 1; POMT2, proteína-O-manosiltransferase 2; TNPO3, transportina 3; TOR1AIP1, sequenciamento de DNA da proteína 1 de interação com torsina A; TRAPC11, complexo da partícula da proteína de transporte (tráfego), subunidade 11.

Manifestações clínicas Contraturas proeminentes podem ser identificadas no início da infância e na adolescência, muitas vezes precedendo a fraqueza muscular. As contraturas persistem durante todo o curso da doença e estão presentes nos cotovelos, tornozelos e pescoço. A fraqueza muscular afeta os músculos umerais e fibulares inicialmente e, em seguida estende-se para uma distribuição de cinturas (Tab. 449-1). A miocardiopatia pode ameaçar a vida e resultar em morte súbita. O espectro de defeitos do ritmo e da condução atriais inclui fibrilação e paralisia atriais, bem como bloqueio atrioventricular. Alguns pacientes têm miocardiopatia dilatada. As portadoras femininas da variante ligada ao X podem manifestar miocardiopatia.

Características laboratoriais A CK sérica em geral está ligeiramente elevada, e a EMG é miopática. A biópsia muscular costuma mostrar características distróficas inespecíficas, embora casos associados a mutações de *FHL1* tenham características de miopatia miofibrilar. A imuno-histoquímica revela ausência de coloração para emerina dos mionúcleos na DMED ligada ao X, devido a mutações da *emerina*. O eletrocardiograma (ECG) demonstra anormalidades dos ritmos atrial e atrioventricular.

A DMED ligada ao X geralmente origina-se de defeitos no gene da *emerina* que codifica uma proteína do envelope nuclear. As mutações de *FHL1* também são uma causa de distrofia escapulofibular ligada ao X, mas também podem apresentar-se com uma forma de DMED ligada ao X. A doença autossômica dominante pode ser causada por mutações no gene *LMNA*, o qual codifica a Lamina A/C; na proteína do envelope nuclear sináptico 1 (*SYNE1*) ou 2 (*SYNE2*) que codifica nesprina 1 e nesprina 2, respectivamente; e mais recentemente na *TMEM43* que codifica LUMA. Essas proteínas são componentes essenciais da rede filamentosa subjacente à membrana nuclear interna. A perda da integridade estrutural do envelope nuclear por defeitos na emerina, Lamina A/C, nesprina-1, nesprina-2 e LUMA responde pelos fenótipos superpostos.

TRATAMENTO

Distrofia muscular de Emery-Dreifuss

Devem-se instituir cuidados de suporte para a incapacidade neuromuscular, incluindo, se necessário, recursos para a deambulação. O alongamento das contraturas é difícil. O tratamento da miocardiopatia e das arritmias (p. ex., uso precoce de desfibrilador ou marca-passo cardíaco) pode salvar a vida do paciente.

DISTROFIA MIOTÔNICA

Existem duas formas distintas de *distrofia miotônica* (DM): a distrofia miotônica tipo 1 (DM1) e a distrofia miotônica tipo 2 (DM2), também denominada *miopatia miotônica proximal* (PROMM).

Manifestações clínicas A expressão clínica da DM1 varia amplamente e envolve muitos sistemas além dos músculos. Os pacientes afetados podem ter aparência de "face em machadinha", devido à atrofia e fraqueza dos músculos temporais, masseteres e faciais. A calvície frontal é frequente. A fraqueza do punho e dos dedos das mãos ocorre precocemente, assim como o pé caído. Os músculos proximais são menos acometidos.

TABELA 449-5 ■ Miopatias distais

Doença	Características clínicas	Características laboratoriais	Proteína anormal
Miopatia distal de Welander	Início na quinta década Fraqueza começa nas mãos Lenta progressão com extensão aos músculos distais dos membros inferiores Expectativa de vida normal	CK sérica 2-3 vezes o normal EMG miopática ECNs normais Biópsia muscular mostra características distróficas e vacúolos marginados	AD TIA1
Distrofia muscular tibial (Udd)	Início na quarta à oitava década Fraqueza distal dos membros inferiores (distribuição tibial) Membros superiores em geral normais Expectativa de vida normal	CK sérica 2-4 vezes o normal EMG miopática ECNs normais Biópsia muscular mostra características distróficas e vacúolos marginados Titina ausente na linha M do músculo	AD Titina AR (associada a fraqueza mais proximal – DMC2J)
Miopatia distal de Markesbery-Griggs	Início na quarta à oitava década Fraqueza distal dos membros inferiores (distribuição tibial) com evolução para os músculos distais dos braços e músculos proximais	CK sérica em geral um pouco elevada EMG revela miopatia irritativa Biópsias musculares demonstram vacúolos marginados e características de MMF	AD *Splicing* alternativo da proteína contendo motivo PDX da faixa Z (ZASP)
Miopatia distal de Laing	Início na infância até a terceira década Fraqueza distal dos membros inferiores (distribuição tibial anterior) e flexores do pescoço afetados precocemente Pode haver miocardiopatia	CK sérica é normal ou um pouco elevada Biópsias musculares em geral não apresentam vacúolos marginados, mas podem apresentar corpos hialinos com acúmulo de miosina Observam-se grandes depósitos de cadeia pesada de miosina nas fibras musculares do tipo 1	AD Cadeia pesada 7 da miosina
Miopatia GNE (miopatia distal de Nonaka e miopatia hereditária autossômica recessiva com corpos de inclusão)	Início na segunda à terceira década Fraqueza distal dos membros inferiores (distribuição tibial anterior) Pode haver fraqueza distal leve dos membros superiores no início Progressão para outros músculos, poupando o quadríceps Pode perder a deambulação em 10 a 15 anos	CK sérica 3-10 vezes o normal EMG miopática ECNs normais Características distróficas na biópsia muscular mais vacúolos marginados, filamentos de 15 a 19 nm dentro dos vacúolos	AR Gene *GNE*: UDP-N-acetilglicosamina 2-epimerase/N-acetilmanosaminocinase Alélica com uma forma de miopatia hereditária com corpos de inclusão
Miopatia de Miyoshi[a]	Início na segunda à terceira década Fraqueza dos membros inferiores nos músculos do compartimento posterior Progressão acarreta fraqueza de outros grupos musculares Cerca de um terço dos casos perdem a deambulação após 10 a 15 anos	CK sérica 20-100 vezes o normal EMG miopática ECNs normais Biópsia muscular mostra características distróficas inespecíficas frequentemente com infiltração celular inflamatória; sem vacúolos marginados	AR Disferlina (alélica com a DMC2B) ANO-5 (alélica com a DMC2L)
Miopatia de Williams	Fraqueza distal dos membros inferiores (distribuição tibial anterior)	Biópsia muscular pode mostrar vacúolos marginados e características de MMF	AD Filamina-C

Miopatias miofibrilares	Início na infância até a idade adulta avançada
	A fraqueza pode ser distal, proximal ou generalizada
	Miocardiopatia e envolvimento respiratório não são incomuns
		CK sérica pode ser normal ou moderadamente elevada
		EMG miopática e, muitas vezes, associada a descargas miotônicas
		Biópsia muscular demonstra acúmulo anormal de desmina e outras proteínas, vacúolos marginados e degeneração miofibrilar
			Geneticamente heterogêneas
			AD
			  Miotilina (também chamada de DMC1A)
			  ZASP (ver miopatia distal de Markesbery-Griggs)
			  Filamina-C
			  Desmina
			  Alfa B cristalina
			  Bag3
			  Titina
			  DNAJB6
			  TNPO3
			AR, AD
			  Desmina
			Ligado ao X
			  FHL1

[a]O fenótipo de miopatia de Miyoshi pode também ser observado com mutações em ANO-5 que codifica anoctamina 5 (alélico a DMC2L).
Siglas: AD, autossômica dominante; AR, autossômica recessiva; CK, creatina-cinase; ECNs, estudos da condução nervosa; EMG, eletromiografia; MMF, miopatia miofibrilar.

O comprometimento do palato, da faringe e da língua pode levar à disartria e disfagia. Alguns pacientes apresentam fraqueza do diafragma e dos músculos intercostais, resultando em disfunção respiratória. Em geral, a miotonia torna-se aparente aos 5 anos de idade e é mais bem demonstrável pela percussão da eminência tenar ou pedindo ao paciente que feche fortemente os dedos das mãos e, em seguida, os relaxe.

As anormalidades ao ECG consistem em bloqueio atrioventricular de primeiro grau e comprometimento mais extenso do sistema de condução. Podem ocorrer bloqueio atrioventricular total e morte súbita. A insuficiência cardíaca congestiva é incomum, mas pode resultar de *cor pulmonale* secundário à insuficiência respiratória. Outras manifestações associadas consistem em deficiência intelectual, hipersonia, cataratas subcapsulares posteriores, atrofia gonadal, resistência à insulina, bem como redução das motilidades esofágica e colônica.

A *distrofia miotônica congênita* é uma forma mais grave de DM1 e ocorre em cerca de 25% dos recém-nascidos de mães afetadas. Ela se caracteriza por fraqueza facial e bulbar grave, disfunção respiratória neonatal transitória e deficiência intelectual.

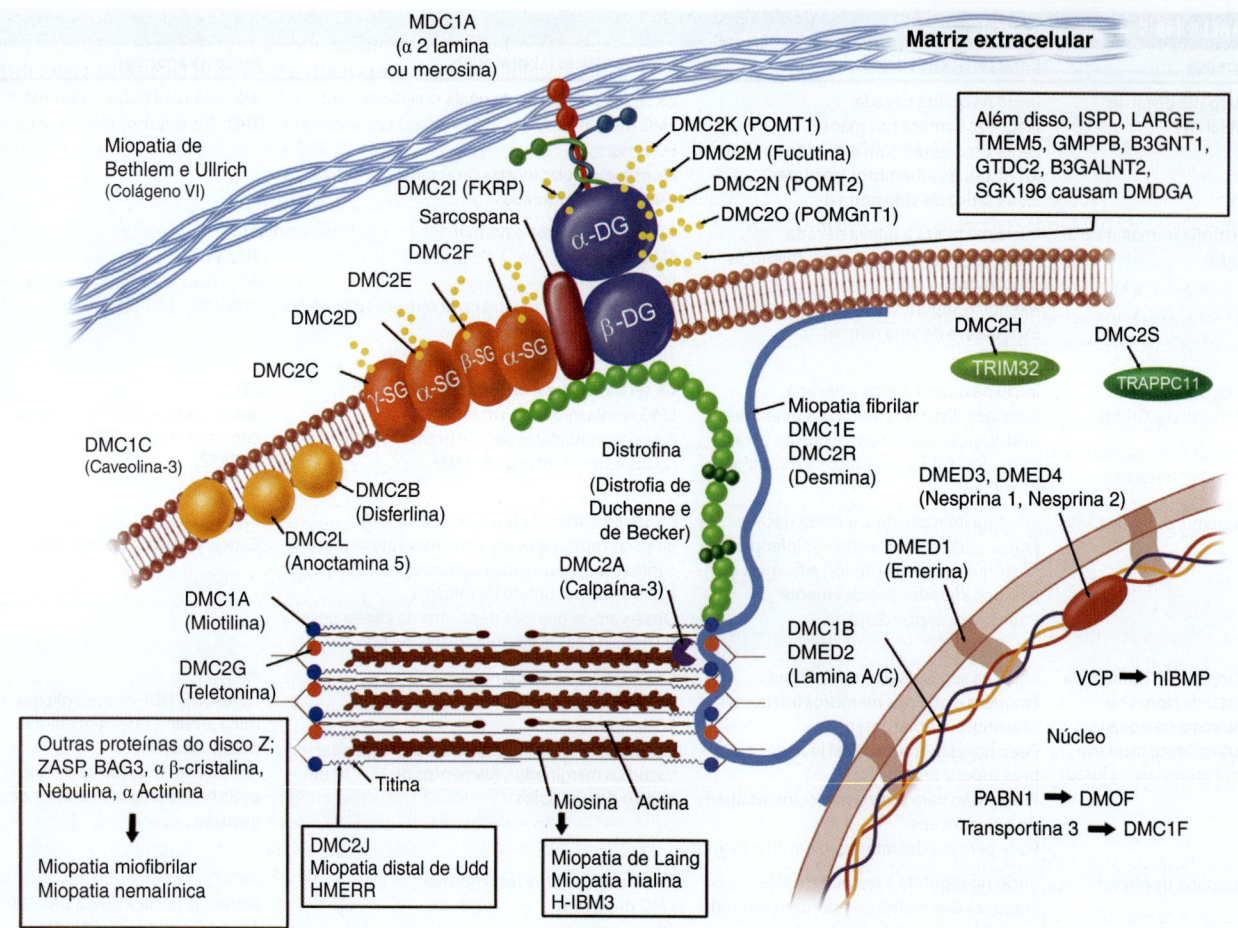

FIGURA 449-6 Proteínas envolvidas nas distrofias musculares. Esse esquema mostra a localização de várias proteínas sarcolêmicas, sarcoméricas, nucleares e enzimáticas associadas às distrofias musculares. As doenças associadas a mutações nos genes responsáveis pela codificação dessas proteínas estão listadas nos retângulos. A distrofina, por meio de sua interação com o complexo distroglicana, conecta o citoesqueleto de actina com a matriz extracelular. No meio extracelular, o complexo sarcoglicana interage com a biglicana, que conecta esse complexo com o complexo de distroglicana e o colágeno da matriz extracelular. Várias enzimas são importantes na glicosilação da α-distroglicana e medeiam a sua ligação à matriz extracelular e, em geral, causam uma distrofia muscular congênita e anormalidades oculares, que pode causar um fenótipo mais leve de distrofia muscular de cinturas (DMC). Mutações nos genes que codificam as proteínas sarcoméricas e do disco Z causam formas de DMC e miopatias distais (incluindo miopatia miofibrilar, formas de miopatia hereditária com corpos de inclusão), bem como miopatia nemalínica e outras miopatias "congênitas". As mutações que afetam as proteínas da membrana nuclear são responsáveis pela maioria das formas de DMED. As mutações em outros genes nucleares causam outras formas de distrofia. *(De AA Amato, J Russell: Neuromuscular Disorders, 2nd ed. McGraw-Hill, 2016, Figure 27-1, p. 657; com permissão.)*

A DM2 ou PROMM acomete principalmente os músculos proximais. As outras manifestações da doença se superpõem à DM1, como cataratas, atrofia testicular, resistência à insulina, constipação, hipersonia e deficiência cognitiva. Ocorrem defeitos da condução cardíaca, porém são menos comuns. A face em machadinha e a calvície frontal também são manifestações menos consistentes. Uma diferença marcante é a impossibilidade de identificar claramente uma forma congênita de DM2.

Características laboratoriais O diagnóstico de distrofia miotônica geralmente pode ser estabelecido com base nos achados clínicos. Os níveis séricos de CK são normais ou um pouco elevados. As evidências de miotonia na EMG estão presentes na maioria dos casos de DM1, porém são mais irregulares na DM2. Normalmente, a biópsia muscular não é realizada para o diagnóstico; todavia, é algumas vezes obtida quando as manifestações clínicas e as características eletrofisiológicas não são reconhecidas. A principal característica histopatológica na DM1 e DM2 consiste em diversos núcleos internalizados, que podem ser observados em fibras musculares individuais combinadas com muitas fibras atróficas com agregados nucleares picnóticos.

A DM1 e a DM2 são distúrbios autossômicos dominantes. A DM1 é transmitida por uma mutação intrônica, que consiste em expansão instável de uma repetição do trinucleotídeo CTG em um gene de serina-treonina proteína-cinase (denominado *DMPK*). Um aumento da gravidade do fenótipo da doença em gerações sucessivas (antecipação genética) é acompanhado de aumento no número de repetições do trinucleotídeo. A repetição de trincas instáveis na distrofia miotônica pode ser usada para o diagnóstico pré-natal. A doença congênita ocorre quase exclusivamente em lactentes nascidos de mães acometidas.

A DM2 é causada por uma mutação por expansão de DNA, que consiste em uma repetição CCTG no íntron 1 do gene *CNBP* que codifica a proteína de ligação de ácido nucleico em dedo de zinco tipo CCHC. As expansões do DNA na DM1 e DM2 comprometem a função muscular por um ganho de função tóxica do mRNA mutante. Na DM1 e DM2, o RNA mutante parece formar inclusões intranucleares compostas de RNA aberrante. Essas inclusões de RNA sequestram proteínas de ligação ao RNA essenciais para o *splicing* adequado de uma variedade de outros mRNAs. Isso leva a uma transcrição anormal de múltiplas proteínas em uma variedade de sistemas de tecidos/órgãos, por sua vez causando as manifestações sistêmicas de DM1 e DM2.

TRATAMENTO
Distrofia miotônica

A miotonia na DM1 e DM2 geralmente não é incômoda a ponto de justificar o seu tratamento; entretanto, quando provoca incômodo, a mexiletina pode ser útil. Deve-se considerar a inserção de marca-passo cardíaco ou cardioversor-desfibrilador implantável para pacientes com arritmias significativas. As órteses moldadas de pé-tornozelo ajudam a estabilizar a marcha nos pacientes com queda do pé. A sonolência diurna excessiva com ou sem apneia do sono não é incomum. Os estudos do sono, o suporte respiratório não invasivo (pressão positiva da via aérea em dois níveis – BiPAP) e o tratamento com modafinila podem ser benéficos.

DISTROFIA MUSCULAR FACIOESCAPULOUMERAL (DFEU)

Existem duas formas de DFEU que têm patogênese semelhante. A maioria dos pacientes tem DFEU tipo 1 (95%), enquanto cerca de 5% têm DFEU2. Ambas as formas são idênticas do ponto de vista clínico e histopatológico. A prevalência da DFEU é de cerca de 5 por 100.000 indivíduos.

Manifestações clínicas Normalmente, a DFEU manifesta-se na infância ou no início da idade adulta. Na maioria dos casos, fraqueza facial é a manifestação inicial, aparecendo como incapacidade de sorrir, assobiar ou fechar completamente os olhos. A perda dos músculos estabilizadores da escápula dificulta a elevação dos braços. A escápula alada (Fig. 449-3) evidencia-se às tentativas de abdução e movimento para frente dos braços. Os músculos bíceps e tríceps podem estar intensamente acometidos, com preservação relativa dos músculos deltoides. A fraqueza sempre é pior para a extensão do que a flexão do pulso, enquanto a fraqueza dos músculos do compartimento anterior das pernas pode induzir ao pé caído. Em 20% dos pacientes, a fraqueza avança e envolve os músculos da cintura pélvica, resultando em grave comprometimento funcional e possível dependência de cadeira de rodas. O coração não é afetado, porém pode haver fraqueza dos músculos ventilatórios em 5% dos indivíduos afetados. Há uma incidência aumentada de surdez neural. Também ocorre *doença de Coats*, distúrbio que consiste em telangiectasia, exsudação e descolamento da retina.

Características laboratoriais O nível sérico de CK mostra-se normal ou um pouco elevado. A EMG e a biópsia muscular revelam anormalidades inespecíficas, porém em certas ocasiões podem revelar um infiltrado inflamatório proeminente, levando a um diagnóstico incorreto de miosite (Cap. 365).

A DFEU1 está associada a deleções de repetições de 3,3 kb em tandem em 4q35. A deleção reduz o número de repetições a um fragmento < 35 kb na maioria dos pacientes. Dentro dessas repetições está o gene *DUX4*, que geralmente não é expresso após o desenvolvimento muscular inicial. Em pacientes com DFEU1, essas deleções em caso de polimorfismo específico levam à hipometilação da região e expressão tóxica do gene *DUX4*. Em casos de DFEU2, não há deleção, mas foram identificadas mutações em três genes diferentes, cada uma curiosamente levando a hipometilação da região DUX4 e expressão permissiva do gene *DUX4*. Mutações dominantes no gene da manutenção estrutural do domínio flexível de cromossomos 1 (*SMCHD1*) são a causa mais comum de DFEU2, mas, recentemente, mutações heterozigotas no gene da metiltransferase 3B do DNA (*DNMT3B*) e mutações homozigotas no gene do fator 1 de interação com o receptor nuclear dependente de ligante (*LRIF1*) foram relatadas em raros casos de DFEU2 autossômica recessiva. Essas proteínas normalmente interagem com SMCHD1 e mutações levam a hipometilação da região DUX4 e, como na DFEU1, a uma hiperexpressão do transcrito *DUX4*.

TRATAMENTO
Distrofia muscular facioescapuloumeral

Não há tratamento específico disponível; as órteses pé-tornozelo são úteis para o pé caído. Os procedimentos para a estabilização escapular melhoram a escápula alada, mas podem não melhorar a função.

DISTROFIA MUSCULAR OCULOFARÍNGEA (DMOF)

A DMOF representa um dos vários distúrbios caracterizados por oftalmoplegia externa progressiva, que consiste em ptose lentamente progressiva e limitação dos movimentos oculares, com preservação das reações pupilares à luz e acomodação. Os pacientes em geral não se queixam de diplopia, ao contrário dos pacientes que apresentam distúrbios com início mais agudo da fraqueza muscular ocular (p. ex., miastenia grave).

Manifestações clínicas A DMOF tem início tardio; em geral, manifesta-se na quarta à sexta década de vida com ptose ou disfagia. O comprometimento dos músculos extraoculares é menos proeminente na fase inicial, porém pode tornar-se grave com o passar do tempo. O problema da deglutição pode resultar em aspiração. Pode haver desenvolvimento de fraqueza do pescoço e da parte proximal dos membros, porém ela é geralmente leve.

Características laboratoriais O nível sérico de CK pode ser 2 a 3 vezes o normal. A EMG pode identificar alterações miopáticas nos músculos enfraquecidos. As biópsias musculares não são mais necessárias para o diagnóstico na maioria dos casos; entretanto, quando realizadas, demonstram fibras musculares com vacúolos marginados. Na microscopia eletrônica, uma característica singular da DMOF é a presença de filamentos tubulares de 8,5 nm em alguns núcleos das células musculares.

A DMOF é um distúrbio autossômico dominante, com alta prevalência em certas populações (p. ex., francocanadenses, indivíduos de ancestralidade espanhola e judeus asquenazes). O defeito molecular na DMOF é a expansão de um segmento repetido de polialanina em um gene da proteína de ligação de poli-RNA (*PABP2*).

TRATAMENTO
Distrofia oculofaríngea

A disfagia pode resultar em desnutrição significativa e aspiração. A miotomia cricofaríngea pode melhorar a deglutição. Os suportes de pálpebras podem melhorar a visão quando a ptose obstrui a visão; os candidatos à cirurgia da ptose devem ser cuidadosamente selecionados – aqueles com fraqueza facial grave não se beneficiam da cirurgia.

MIOPATIAS/DISTROFIAS DISTAIS

As miopatias distais são notáveis pela sua distribuição distal preferencial da fraqueza muscular, diferentemente da maioria dos distúrbios musculares associados à fraqueza proximal. As principais miopatias distais estão resumidas nas Tabelas 449-1 e 449-5.

Manifestações clínicas As *miopatias distais de Welander, Udd e Markesbery-Griggs* são distúrbios dos músculos distais dos membros de herança dominante e início tardio, em geral surgindo após os 40 anos de idade. A miopatia distal de Welander envolve preferencialmente os extensores do pulso e dos dedos das mãos, enquanto as outras estão associadas à fraqueza tibial anterior, levando ao pé caído progressivo. A *miopatia distal de Laing* também tem herança dominante e é anunciada por fraqueza tibial; contudo, distingue-se por início na infância ou começo da idade adulta. A miopatia GNE (também conhecida como *miopatia distal de Nonaka* e miopatia de corpos de inclusão hereditária autossômica recessiva) e a *miopatia de Miyoshi* distinguem-se pela sua herança autossômica recessiva e início no final da adolescência até a terceira década de vida. A miopatia GNE e a de Williams provocam fraqueza tibial anterior proeminente, enquanto a miopatia de Miyoshi é singular, visto que os músculos gastrocnêmios são preferencialmente acometidos no início. Por fim, as *miopatias miofibrilares* (MMF) são um grupo clínica e geneticamente heterogêneo de distúrbios que podem estar associados à fraqueza distal proeminente; são herdados em um padrão autossômico dominante ou recessivo. É importante observar que a miopatia de Markesbery-Griggs (causada por mutação em ZASP), DMC1E e DMC2R (causadas por mutações na desmina) e DMC1A (causada por mutações na miotilina) são subtipos de MMF.

Características laboratoriais Os níveis séricos de CK estão acentuadamente elevados na miopatia de Miyoshi, porém nas outras condições, estão apenas ligeiramente aumentados. A EMG é miopática e pode ser irritável com descargas miotônicas na MMF. A biópsia muscular mostra características distróficas inespecíficas e, exceto nas miopatias distais de Laing e Nonaka, frequentemente detecta vacúolos marginados. A MMF está associada ao acúmulo de inclusões densas e material amorfo mais bem observado na coloração tricrômica de Gomori, juntamente com ruptura miofibrilar na microscopia eletrônica. Algumas vezes, a imunocoloração demonstra acúmulo de desmina e outras proteínas na MMF, grandes depósitos de cadeia pesada de miosina na região subsarcolêmica das fibras musculares tipo 1 na miopatia de Laing e redução ou ausência da disferlina na miopatia de Miyoshi tipo 1.

TRATAMENTO
Miopatias distais

A terapia ocupacional é oferecida para perda de função das mãos; as órteses do pé-tornozelo conferem suporte aos músculos distais dos membros inferiores. As MMF podem estar associadas a miocardiopatia (insuficiência cardíaca congestiva ou arritmias) e insuficiência respiratória, que podem exigir tratamento clínico. A miopatia distal do tipo de Laing também pode ser associada à miocardiopatia.

DISTÚRBIOS DO METABOLISMO ENERGÉTICO MUSCULAR

Existem duas fontes principais de energia para o músculo esquelético – ácidos graxos e glicose. Anormalidades na utilização da glicose ou dos lipídeos podem estar associadas a manifestações clínicas distintas, que podem variar desde uma síndrome dolorosa aguda, com rabdomiólise e mioglobinúria, até fraqueza muscular crônica progressiva que simula distrofia muscular (Tab. 449-1). À semelhança das distrofias musculares, não se dispõe de nenhum tratamento clínico específico.

DEFEITOS DO DEPÓSITO DE GLICOGÊNIO E DA GLICÓLISE

Distúrbios da glicólise que causam intolerância ao exercício Vários defeitos glicolíticos estão associados à mioglobinúria recorrente: O mais comum é a *doença de McArdle* causada por mutações no gene *PYGM*, resultando em *deficiência de miofosforilase*. Os sintomas de dor e rigidez musculares começam habitualmente na adolescência. Podem ocorrer episódios graves de mioglobinúria.

Determinadas características ajudam a distinguir alguns defeitos enzimáticos. Na doença de McArdle, a tolerância ao exercício pode ser aumentada por uma fase de indução lenta (aquecimento) ou por breves períodos de descanso, permitindo o início do fenômeno do "segundo fôlego" (mudança para a utilização de ácidos graxos). Graus variáveis de anemia hemolítica acompanham as deficiências de fosfofrutocinase (leve) e fosfogliceratocinase (grave). Na deficiência de fosfogliceratocinase, a apresentação clínica comum é a de um distúrbio convulsivo associado à deficiência intelectual; a intolerância ao exercício é uma manifestação incomum.

Em todos esses distúrbios, os níveis séricos de CK flutuam bastante, podendo se mostrar elevados mesmo nos períodos assintomáticos. Espera-se encontrar níveis de CK mais de 100 vezes o normal, acompanhados de mioglobinúria. O teste de exercício do antebraço revela elevação atenuada do lactato venoso, com a elevação normal da amônia. Pode-se estabelecer um diagnóstico definitivo de doença glicolítica por biópsia muscular, com coloração apropriada e ensaios enzimáticos, porém o teste genético é atualmente realizado em lugar da biópsia na maioria dos casos.

O treinamento pode melhorar o fenômeno do segundo fôlego talvez por aumento da perfusão muscular. A ingestão de glicose ou frutose livre antes da atividade pode melhorar a função, mas deve-se ter cautela para evitar obesidade por uma ingesta calórica excessiva.

Distúrbios do depósito de glicogênio que causam fraqueza progressiva

DEFICIÊNCIA DE α-GLICOSIDASE OU MALTASE ÁCIDA (DOENÇA DE POMPE) Podem-se distinguir três formas clínicas da deficiência de α-glicosidase ou maltase ácida (*glicogenose do tipo II*). A forma infantil é a mais comum, com o início dos sintomas durante os primeiros 3 meses de vida. Os lactentes manifestam fraqueza muscular grave, cardiomegalia, hepatomegalia e insuficiência respiratória. O acúmulo de glicogênio nos neurônios motores da medula espinal e no tronco encefálico contribui para a fraqueza muscular. O óbito geralmente ocorre por volta de 1,5 ano de vida. Na forma infantil, o quadro assemelha-se ao da DMD, com retardo nos marcos do desenvolvimento motor, em consequência de fraqueza proximal dos músculos dos membros e comprometimento dos músculos ventilatórios. O coração pode se mostrar comprometido, mas o fígado e cérebro não são acometidos. A forma do adulto começa na terceira ou quarta décadas, porém pode apresentar-se apenas na sétima década. A fraqueza ventilatória pode constituir a manifestação inicial e a única em 20 a 30% dos casos de início tardio.

O nível sérico de CK mostra-se aumentado 2 a 10 vezes o normal na doença de Pompe infantil ou juvenil, mas pode ser normal nos casos de início na idade adulta. A EMG pode demonstrar irritabilidade da membrana muscular, particularmente nos músculos paravertebrais. A biópsia muscular em lactentes revela vacúolos contendo glicogênio e a enzima lisossômica fosfatase ácida. A microscopia eletrônica revela glicogênio ligado à membrana e glicogênio tecidual livre. Contudo, as biópsias musculares na doença de Pompe de início tardio podem demonstrar apenas anormalidades inespecíficas. A análise enzimática da gota de sangue seco em papel-filtro é uma técnica sensível para efetuar o rastreamento da doença de Pompe. Pode-se estabelecer um diagnóstico definitivo por meio de teste genético.

A doença de Pompe é herdada como distúrbio autossômico recessivo, devido a mutações do gene da *α-glicosidase*. A terapia de reposição enzimática (TRE) com α-glicosidase humana recombinante IV é benéfica na doença de Pompe de início infantil. Nos casos de início tardio, a TRE tem benefício mais modesto.

OUTRAS DOENÇAS DE DEPÓSITO DE GLICOGÊNIO COM FRAQUEZA PROGRESSIVA Na *deficiência da enzima desramificadora* (*glicogenose do tipo III*), uma forma de fraqueza muscular lentamente progressiva pode desenvolver-se após a puberdade. Raras vezes, observa-se mioglobinúria. Entretanto, os pacientes são habitualmente diagnosticados na lactância, devido à hipotonia e ao atraso nos marcos de desenvolvimento motor; outras manifestações incluem hepatomegalia, atraso do crescimento e hipoglicemia. A *deficiência da enzima ramificadora* (*glicogenose do tipo IV*) é uma doença do depósito de glicogênio rara e fatal, caracterizada por atraso do crescimento e hepatomegalia. Hipotonia e perda muscular podem estar presentes, mas as manifestações dos músculos esqueléticos são mínimas se comparadas à insuficiência hepática. Recentemente, a primeira doença do armazenamento de glicogênio autossômica dominante foi relatada em uma família e era causada por uma mutação no gene *PYGM* que tipicamente causa doença de McArdle autossômica recessiva. Os indivíduos afetados apresentam fraqueza proximal progressiva, sem intolerância aos exercícios, CK normal e aumento normal do ácido láctico com o exercício.

LIPÍDEOS COMO FONTE DE ENERGIA E DEFEITOS ASSOCIADOS

Os lipídeos são uma importante fonte de energia para o músculo durante o repouso e durante o exercício submáximo prolongado. A oxidação dos ácidos graxos ocorre nas mitocôndrias. Para entrar na mitocôndria, um ácido graxo deve primeiramente ser convertido em um "ácido graxo ativado", acil-CoA. A acil-CoA precisa ser ligada à carnitina pela enzima CPT para transporte na mitocôndria.

Deficiência de carnitina-palmitoiltransferase 2 A deficiência de CPT2 é a causa reconhecível mais comum de mioglobinúria recorrente. O início geralmente ocorre na adolescência ou no começo da terceira década. Dor muscular e mioglobinúria ocorrem após exercício prolongado, mas podem ser precipitadas pelo jejum ou por infecções; contudo, até 20% dos pacientes não exibem mioglobinúria. A força é normal entre os episódios. Diferentemente dos distúrbios causados por defeitos na glicólise, nos quais as cãibras musculares surgem após períodos breves e intensos de exercício, a dor muscular na deficiência de CPT2 não ocorre até que os limites da utilização sejam ultrapassados e a degradação muscular já tenha começado.

Os níveis séricos de CK e os achados da EMG costumam ser normais entre os episódios. Uma elevação anormal do lactato venoso durante o teste de exercício do antebraço diferencia essa condição dos defeitos glicolíticos. A biópsia muscular não mostra acúmulo de lipídeo e em geral mantém-se normal entre os episódios. O diagnóstico requer a medição direta da CPT muscular ou teste genético. As tentativas de aumentar a tolerância ao exercício com refeições frequentes bem como dieta pobre em gordura e rica em carboidrato, ou pela introdução de triglicerídeos de cadeia média na dieta, não se mostraram benéficas.

MIOPATIAS MITOCONDRIAIS

As mitocôndrias exercem um papel fundamental na produção de energia. A oxidação dos principais nutrientes derivados de carboidrato, gordura e proteína leva à geração de equivalentes redutores. Esses últimos são transportados pela cadeia respiratória no processo conhecido como *fosforilação oxidativa*. A energia produzida pelas reações de oxirredução da cadeia respiratória é armazenada em um gradiente eletroquímico acoplado à síntese de ATP.

Uma característica original das mitocôndrias é a sua composição genética. Cada mitocôndria possui um genoma de DNA distinto do DNA nuclear. O DNA mitocondrial (mtDNA) humano consiste em uma molécula circular de fita dupla contendo 16.569 pares de bases (pb). Essa molécula codifica 22 RNAs de transferência, 2 RNAs ribossômicos e 13 polipeptídeos de enzimas da cadeia respiratória. A genética das doenças mitocondriais difere daquela dos distúrbios cromossômicos. O DNA das mitocôndrias é herdado diretamente do citoplasma dos gametas, sobretudo do ovócito. O espermatozoide contribui com muito pouco de suas mitocôndrias para a prole no momento da fertilização. Por isso, os genes mitocondriais derivam quase exclusivamente da mãe, o que explica a herança materna de algumas mitocondriopatias.

Os pacientes com miopatias mitocondriais apresentam manifestações clínicas que em geral se enquadram em três grupos: oftalmoplegia externa crônica progressiva (OECP), síndrome dos músculos esqueléticos-SNC e miopatia pura simulando uma distrofia muscular ou miopatia metabólica. Infelizmente, nenhuma terapia clínica específica é claramente benéfica, embora suplementos da coenzima Q10 sejam frequentemente prescritos.

Síndrome de Kearns-Sayre (SKS)
A SKS é um distúrbio difuso de múltiplos sistemas orgânicos com uma tríade definida de achados clínicos: início antes dos 20 anos, OECP e retinopatia pigmentar, junto com uma ou mais das seguintes manifestações: bloqueio atrioventricular total, proteína no líquido cerebrospinal (LCS) > 1,0 g/L (100 mg/dL) ou ataxia cerebelar. A cardiopatia inclui ataques de síncope e parada cardíaca relacionados com anormalidades no sistema de condução cardíaco: tempo de condução intraventricular prolongado, bloqueio de ramo e bloqueio atrioventricular total. A morte atribuída ao bloqueio cardíaco ocorre em cerca de 20% dos pacientes. Graus variáveis de fraqueza progressiva dos músculos dos membros e fatigabilidade fácil prejudicam as atividades cotidianas. Muitos indivíduos acometidos têm deficiência intelectual. Anormalidades endócrinas são comuns e incluem disfunção gonadal em ambos os sexos, com atraso da puberdade, baixa estatura e infertilidade. Ocorre diabetes melito em cerca de 13% dos pacientes com SKS. Outras endocrinopatias menos comuns compreendem doenças da tireoide, hiperaldosteronismo, doença de Addison e hipoparatireoidismo.

Os níveis séricos de CK e lactato estão normais ou ligeiramente elevados. A EMG é miopática. Os ECNs podem ser anormais em consequência de neuropatia associada. As biópsias musculares revelam fibras vermelhas rasgadas e fibras negativas para citocromo-oxidase (COX). À microscopia eletrônica, há números aumentados de mitocôndrias, que muitas vezes parecem aumentadas e contêm inclusões paracristalinas.

A SKS é um distúrbio esporádico causado por deleções únicas do mtDNA, que supostamente surgem de modo espontâneo no óvulo ou zigoto. A deleção mais comum, que acomete um terço dos pacientes, remove 4.977 pb do mtDNA contíguo. O monitoramento dos defeitos da condução cardíaca é crucial. O implante profilático de marca-passo é indicado quando o ECG demonstra bloqueio bifascicular.

Oftalmoplegia externa progressiva (OEP)
A OEP pode ser causada por mutações do DNA nuclear afetando o mtDNA e, portanto, herdadas de modo mendeliano ou por mutações no mtDNA. O início costuma ocorrer após a puberdade. Fadiga, intolerância ao exercício, disfagia e queixas de fraqueza muscular são típicas. O exame neurológico confirma ptose e oftalmoplegia, geralmente em distribuição assimétrica. Os pacientes não se queixam de diplopia. É típico haver fraqueza leve dos músculos faciais, flexores do pescoço e músculos proximais. Raras vezes, os músculos ventilatórios são afetados progressivamente e podem ser a causa direta de morte.

Os níveis séricos de CK e lactato podem estar normais ou ligeiramente elevados. A EMG pode ser miopática. A biópsia muscular revela fibras vermelhas rasgadas e COX-negativas proeminentes.

Essa forma autossômica dominante de OECP é mais comumente causada por mutações nos genes que codificam o translocador 1 de nucleotídeos de adenina (*ANT1*), o gene *twinkle* (*C10orf2*) e a mtDNA-polimerase 1 (*POLG1*). A OEP autossômica recessiva também pode ser causada por mutações em *POLG1*. Mutações pontuais foram identificadas dentro dos genes de vários tRNAs mitocondriais (Leu, Ile, Asn, Trp) em famílias com OEP de herança materna.

Não existe nenhum tratamento clínico específico disponível; o exercício pode melhorar a função, porém irá depender da capacidade de participação do paciente.

Epilepsia mioclônica com fibras vermelhas rasgadas (MERRF)
O início da MERRF é variável, desde o final da infância até a meia-idade. As manifestações características incluem epilepsia mioclônica, ataxia cerebelar e fraqueza muscular proximal progressiva. O distúrbio convulsivo é uma parte essencial da doença, podendo ser o sintoma inicial. A ataxia cerebelar precede ou acompanha a epilepsia. Outras manifestações mais variáveis incluem demência, neuropatia periférica, atrofia óptica, perda auditiva e diabetes melito.

Os níveis séricos de CK e de lactato podem estar normais ou elevados. A EMG é miopática e, em alguns pacientes, os ECNs revelam neuropatia. O eletrencefalograma (EEG) é anormal, corroborando os achados clínicos de epilepsia. A biópsia muscular detecta fibras vermelhas rasgadas típicas.

A MERRF é causada por mutações pontuais de herança materna nos genes dos tRNAs mitocondriais. A mutação mais comum, encontrada em 80% dos pacientes com MERRF, é uma substituição de A por G no nucleotídeo 8344 do tRNA-lisina (A8344G tRNA^{lys}). Existe apenas tratamento de suporte, com atenção especial à epilepsia.

Miopatia mitocondrial, encefalopatia, acidose láctica e episódios semelhantes a AVC (MELAS)
A MELAS é a encefalomiopatia mitocondrial mais comum. O termo *semelhante a acidente vascular cerebral* (AVC) é apropriado, visto que as lesões cerebrais não se conformam a uma distribuição estritamente vascular. Na maioria dos pacientes, o início é antes dos 20 anos de idade. Convulsões, em geral parciais motoras ou generalizadas, são comuns, podendo representar o primeiro sinal claro da doença. Os insultos cerebrais que se assemelham a AVC causam hemiparesia, hemianopsia e cegueira cortical. Um AVC presumido antes dos 40 anos de idade deve colocar a encefalomiopatia mitocondrial como um dos primeiros diagnósticos diferenciais. Os distúrbios associados incluem perda auditiva, diabetes melito, disfunção hipotalâmico-hipofisária causando deficiência de hormônio do crescimento, hipotireoidismo e ausência das características sexuais secundárias. Na sua expressão plena, a MELAS acarreta demência, restrição ao leito e desfecho fatal. O ácido láctico sérico em geral mostra-se elevado.

A proteína do LCS também se encontra aumentada, mas sendo geralmente ≤ 1,0 g/L (100 mg/dL). A biópsia muscular mostra fibras vermelhas rasgadas. A avaliação neurorradiológica detecta calcificação dos núcleos da base em uma grande porcentagem dos casos. Lesões focais simulando infarto estão presentes predominantemente nos lobos occipital e parietal. Os territórios vasculares estritos não são respeitados, e a angiografia cerebral não demonstra lesões dos principais vasos sanguíneos cerebrais.

A MELAS é causada por mutações pontuais de herança materna nos genes dos tRNAs mitocondriais. A mutação pontual A3243G no tRNA$^{Leu(UUR)}$ é a mais comum, acometendo cerca de 80% dos casos de MELAS. Não há tratamento específico. As medidas de suporte são essenciais para os episódios semelhantes a AVC, convulsões e endocrinopatias.

Síndromes de depleção do DNA mitocondrial
A síndrome de depleção do DNA mitocondrial (SDM) é um grupo heterogêneo de doenças herdadas em um padrão autossômico recessivo, podendo apresentar-se na infância ou na idade adulta. A SDM pode ser causada por mutações em vários genes (*TK2*, *DGUOK*, *RRM2B*, *TYMP*, *SUCLA1* e *SUCLA2*) que levam à depleção de desoxirribonucleotídeos (dNTP) mitocondriais necessários para a replicação do mtDNA. Outra causa importante de SDM é um conjunto de mutações nos genes essenciais para a replicação do mtDNA (p. ex., *POLG1* e *C10orf2*). Os fenótipos clínicos associados com SDM variam. Os pacientes podem desenvolver uma encefalopatia grave (p. ex., síndrome de Leigh), OEP e miopatia isolada, encefalopatia mioneurogastrintestinal (MNGIE) e neuropatia sensitiva com ataxia.

DISTÚRBIOS DA EXCITABILIDADE DA MEMBRANA MUSCULAR

A excitabilidade da membrana muscular é afetada em um grupo de distúrbios denominados *canalopatias*. Esses distúrbios geralmente se manifestam com fraqueza muscular episódica (paralisia periódica) e, algumas vezes, miotonia ou paramiotonia (Tab. 449-1).

DISTÚRBIOS DOS CANAIS DE CÁLCIO NO MÚSCULO

Paralisia periódica hipopotassêmica (PPHipoK) Trata-se de um distúrbio autossômico dominante com início na adolescência. Os indivíduos do sexo masculino são mais frequentemente afetados devido à penetrância diminuída nas mulheres. A fraqueza episódica com início depois dos 25 anos de idade quase nunca decorre de paralisias periódicas, com exceção da paralisia periódica tireotóxica. Os episódios muitas vezes se devem a refeições ricas em carboidratos ou sódio, e podem acompanhar o repouso após exercício prolongado. A fraqueza em geral acomete mais os músculos proximais dos membros do que os distais. Os músculos oculares e bulbares têm menor propensão a serem envolvidos. Os músculos ventilatórios costumam ser poupados – mas, quando acometidos, o distúrbio pode ser fatal. A resolução da fraqueza pode demorar até 24 horas. Arritmias cardíacas ameaçadoras à vida, relacionadas com a hipopotassemia, podem ocorrer durante os episódios. Como complicação tardia, os pacientes comumente apresentam fraqueza proximal intensa e incapacitante dos membros inferiores.

Os episódios de paralisia periódica tireotóxica se assemelham aos da PPHipoK primária. Apesar da incidência mais alta de tireotoxicose em mulheres, os homens, sobretudo os de descendência asiática, são mais propensos a apresentar essa complicação. Os episódios remitem com o tratamento da doença tireoidiana subjacente.

Um nível sérico de potássio baixo durante um ataque, excluindo causas secundárias, estabelece o diagnóstico. Em meio a um ataque de fraqueza, os estudos de condução motora podem demonstrar amplitudes reduzidas, enquanto a EMG pode mostrar silêncio elétrico em músculos muito enfraquecidos. Entre os ataques, a EMG e os ECNs de rotina estão normais. Entretanto, um ECN de exercício longo pode demonstrar decremento das amplitudes.

A PPHipoK tipo 1 é a forma mais comum e é causada por mutações no gene dos canais de cálcio do músculo esquelético sensíveis à voltagem, *CALCL1A3*. Cerca de 10% dos casos são PPHipoK tipo 2, surgindo de mutações no gene do canal de sódio sensível à voltagem (*SCN4A*). Em ambos os casos, as mutações produzem corrente anormal no poro de acesso que predispõe a célula muscular à despolarização quando os níveis de potássio são baixos.

TRATAMENTO

Paralisia periódica hipopotassêmica

Em geral, os ataques leves não necessitam de tratamento clínico. Entretanto, os episódios graves de fraqueza podem melhorar com a administração de potássio. KCl oral (0,2-0,4 mmol/kg) pode ser administrado a cada 30 minutos. Apenas raramente a terapia IV é necessária (p. ex., quando problemas de deglutição ou vômitos estão presentes). A meta de longo prazo da terapia é evitar ataques. Os pacientes devem ser instruídos sobre a importância de uma dieta pobre em sódio e em carboidratos, bem como as consequências do exercício intenso. A administração profilática de acetazolamida ou diclorfenamida pode reduzir os episódios de fraqueza periódica. Todavia, em pacientes com PPHipoK tipo 2, os episódios de fraqueza podem ser exacerbados com esses medicamentos.

DISTÚRBIOS DOS CANAIS DE SÓDIO NO MÚSCULO

Paralisia periódica hiperpotassêmica (PPHiperK) O termo *hiperpotassêmico* é errôneo, uma vez que os pacientes com frequência são normopotassêmicos durante os episódios. O que melhor define a doença é a ocorrência de ataques precipitados pela administração de potássio. O início se dá na primeira década: homens e mulheres são acometidos igualmente. Os ataques são breves e leves e, em geral, duram 30 minutos a várias horas. A fraqueza acomete os músculos proximais, poupando os músculos bulbares. Os ataques são precipitados pelo repouso após exercício e pelo jejum.

O potássio pode estar discretamente elevado ou normal durante um episódio. À semelhança da PPHipoK, os ECNs no músculo com PPHiperK podem demonstrar redução das amplitudes motoras, e a EMG pode ser silenciosa nos músculos muito fracos. O ECN do exercício longo também pode revelar diminuição das amplitudes. A EMG pode demonstrar descargas miotônicas. A PPHiperK é causada por mutações no gene *SCN4A* do canal de sódio regulado por voltagem. A acetazolamida ou a diclorfenamida podem reduzir a frequência e a gravidade dos ataques. A mexiletina pode ser útil em pacientes com miotonia clínica significativa.

Paramiotonia congênita (PC) Na PC, os episódios de fraqueza são induzidos pelo frio ou ocorrem espontaneamente e são leves. A miotonia é uma característica proeminente, mas piora com atividade muscular (miotonia paradoxal). Isso ocorre em contraste com a miotonia clássica em que o exercício alivia a condição. Os ataques de fraqueza raramente são intensos o bastante para exigir tratamento na sala de emergência. Ao longo do tempo, os pacientes apresentam fraqueza entre os episódios bem como em outras formas de paralisia periódica.

A CK sérica geralmente é normal ou um pouco elevada. Os ECNs de rotina são normais. Contudo, o ECN de exercício breve pode ser anormal e o resfriamento do músculo muitas vezes reduz de maneira abrupta a amplitude dos potenciais de ação musculares compostos. A EMG revela potenciais miotônicos difusos na PC. Ao resfriamento local do músculo, as descargas miotônicas desaparecem, pois o paciente se torna incapaz de ativar os potenciais de ação das unidades motoras (PAUM).

A PC é herdada como distúrbio autossômico dominante; as mutações no canal de sódio regulado por voltagem são responsáveis, de modo que esse distúrbio é alélico com a PPHiperK. A mexiletina demonstrou ser útil para reduzir a miotonia.

DISTÚRBIOS DOS CANAIS DE POTÁSSIO

Síndrome de Andersen-Tawil Esta doença rara caracteriza-se por fraqueza episódica, arritmias cardíacas e características dismórficas (baixa estatura, escoliose, clinodactilia, hipertelorismo, orelhas de baixa implantação pequenas ou proeminentes, micrognatia e fronte larga). As arritmias cardíacas são potencialmente graves e ameaçadoras à vida. Elas incluem QT longo, ectopia ventricular, arritmias ventriculares bidirecionais e taquicardia. A doença é mais comumente causada por mutações no gene do canal de potássio retificador interno (*Kir 2.1*), que aumenta a excitabilidade da célula muscular. Os episódios de fraqueza podem diferir entre os pacientes em razão da variabilidade do potássio. A acetazolamida pode reduzir a frequência e intensidade dos episódios.

DISTÚRBIOS DOS CANAIS DE CLORETO

Duas formas desse distúrbio, autossômica dominante (*doença de Thomsen*) e autossômica recessiva (*doença de Becker*), são causadas por mutações no gene do canal de cloreto 1 (*CLCN1*). Os sintomas são observados na lactância ou no início da segunda infância. A intensidade diminui na terceira ou quarta décadas de vida. A miotonia é agravada pelo frio e melhora com atividade. A marcha pode parecer lenta e laboriosa a princípio, mas melhora com a deambulação. Na doença de Thomsen, a força muscular é normal, mas na doença de Becker, geralmente mais grave, pode haver fraqueza muscular. Em geral, há hipertrofia muscular. As descargas miotônicas são proeminentes nos registros da EMG. A CK sérica é normal ou um pouco elevada. A mexiletina é útil no alívio da miotonia.

MIOPATIAS ENDÓCRINAS E METABÓLICAS

As endocrinopatias podem causar fraqueza, porém a fadiga é mais comum do que a fraqueza verdadeira. O nível sérico de CK frequentemente está normal (exceto no hipotireoidismo), e a histologia muscular caracteriza-se mais por atrofia do que pela destruição das fibras musculares. Quase todas as miopatias endócrinas respondem ao tratamento.

DISTÚRBIOS DA TIREOIDE

Hipotireoidismo Os pacientes com hipotireoidismo têm queixas musculares frequentes, e cerca de um terço tem fraqueza muscular proximal (Cap. 383). Cãibras, dor e rigidez musculares são comuns. Alguns pacientes exibem músculos aumentados de tamanho. As manifestações de contração e relaxamento musculares lentos ocorrem em 25% dos pacientes; a fase de relaxamento dos reflexos de estiramento muscular geralmente mostra-se prolongada e é mais bem observada nos reflexos aquileu ou bicipital braquial. O nível sérico de CK é frequentemente elevado (até 10 vezes o normal). A EMG costuma ser normal. A biópsia muscular não revela anormalidades morfológicas distintas.

Hipertireoidismo Os pacientes com tireotoxicose comumente apresentam fraqueza muscular proximal, porém raramente queixam-se de sintomas miopáticos (Cap. 384). A atividade dos reflexos tendíneos profundos pode estar exacerbada. Fasciculações podem ser evidentes e, quando associadas a reflexos de estiramento muscular aumentados, podem levar ao diagnóstico errôneo de esclerose lateral amiotrófica. Uma forma de paralisia periódica hipopotassêmica pode ocorrer em pacientes que são tireotóxicos. Recentemente, mutações no gene *KCNJ18* que codifica o canal retificador interno de potássio, Kir 2.6, foram descobertas em até um terço dos casos.

DISTÚRBIOS PARATIREÓIDEOS (VER TAMBÉM CAP. 410)

Hiperparatireoidismo A fraqueza muscular proximal, a perda muscular e o aumento dos reflexos de estiramento são as principais características dessa endocrinopatia. Alguns pacientes apresentam fraqueza dos extensores do pescoço (parte da síndrome da cabeça caída). Os níveis séricos de CK geralmente são normais ou um pouco aumentados. Os níveis séricos de paratormônio estão elevados, enquanto os níveis de vitamina D e cálcio geralmente estão reduzidos. As biópsias musculares mostram apenas atrofia leve das fibras tipo 2.

Hipoparatireoidismo Raramente ocorre miopatia franca devido à hipocalcemia. Os sintomas neuromusculares em geral estão relacionados com tetania localizada ou generalizada. Os níveis séricos de CK podem ficar elevados em razão da lesão muscular após tetania prolongada. Em geral, existem hiporreflexia ou arreflexia, diferente da hiper-reflexia do hiperparatireoidismo.

DISTÚRBIOS SUPRARRENAIS (VER TAMBÉM CAP. 386)
Os distúrbios associados a excesso de glicocorticoides causam miopatia; a miopatia por esteroides é a doença muscular endócrina mais comumente diagnosticada. As principais manifestações clínicas consistem em fraqueza muscular proximal combinada com aparência cushingoide. O nível sérico de CK e a EMG são normais. A biópsia muscular, que normalmente não é realizada para fins diagnósticos, revela atrofia das fibras musculares tipo 2b. No hiperaldosteronismo primário (*síndrome de Conn*), as complicações neuromusculares resultam da depleção do potássio. O quadro clínico é de fraqueza muscular persistente. O hiperaldosteronismo de longa duração pode levar à fraqueza e perda muscular proximal dos membros. Os níveis séricos de CK podem estar elevados, e a biópsia muscular pode revelar fibras necróticas. Tais alterações se relacionam com hipopotassemia e não são um efeito direto da aldosterona sobre o músculo esquelético.

DISTÚRBIOS HIPOFISÁRIOS (VER TAMBÉM CAP. 380)
Os pacientes com acromegalia habitualmente têm fraqueza proximal leve. Os músculos com frequência parecem hipertróficos, mas exibem diminuição de geração da força. A duração da acromegalia, e não os níveis séricos de hormônio do crescimento, correlaciona-se com o grau de miopatia.

DIABETES MELITO (VER TAMBÉM CAP. 405)
As complicações neuromusculares do diabetes melito estão mais frequentemente relacionadas com neuropatia. A única miopatia notável é o infarto isquêmico dos músculos da perna, que habitualmente acomete um dos músculos da coxa, mas que algumas vezes afeta a parte distal da perna. Esse distúrbio ocorre em pacientes com diabetes inadequadamente controlado e manifesta-se com início súbito de dor, hipersensibilidade e edema de uma coxa ou panturrilha. A área de infarto muscular mostra-se tensa e endurecida. Os músculos mais afetados incluem o vasto lateral, adutores da coxa e bíceps femoral. A tomografia computadorizada (TC) ou a ressonância magnética (RM) demonstram anormalidades focais no músculo acometido. O diagnóstico por exame de imagem é preferível à biópsia muscular, se possível, pois pode ocorrer hemorragia no local da biópsia.

MIOPATIAS DAS DOENÇAS SISTÊMICAS
As doenças sistêmicas, como insuficiência respiratória, cardíaca ou hepática crônicas, estão frequentemente associadas a perda muscular grave e queixas de fraqueza. A fadiga costuma ser um problema mais importante do que a fraqueza, que tende a ser leve.

MIOPATIAS INDUZIDAS POR FÁRMACOS E DROGAS OU MIOPATIAS TÓXICAS
As miopatias tóxicas mais comuns são causadas por agentes que reduzem o colesterol e por glicocorticoides. Outros fármacos aparecem com menor frequência, mas é importante considerá-los em situações específicas. A Tabela 449-6 fornece uma lista abrangente das miopatias induzidas por fármacos e substâncias com suas características distintivas.

MIOPATIA POR AGENTES HIPOLIPEMIANTES
Todas as classes de agentes hipolipemiantes foram implicadas na toxicidade muscular, incluindo inibidores da HMG-CoA-redutase (estatinas) e, em grau muito menor, fibratos, niacina e ezetimiba. As manifestações mais comuns incluem mialgia e elevação da CK. Raramente, os pacientes exibem fraqueza proximal ou mioglobinúria. Um estudo de grande porte recente demonstrou que a maioria (> 90%) dos sintomas musculares relatados pelos pacientes durante os ensaios com estatinas não foram causados pela própria estatina e foram sobrepujados pelo benefício cardiovascular do tratamento. O uso concomitante de estatinas com fibratos e ciclosporina aumenta o risco de miotoxicidade grave. A EMG demonstra

TABELA 449-6 ■ Miopatias induzidas por fármacos e drogas

Fármacos	Principal reação tóxica
Agentes hipolipemiantes Inibidores da HMG-CoA-redutase Derivados do ácido fíbrico Niacina (ácido nicotínico)	Fármacos pertencentes às três principais classes de agentes hipolipemiantes podem produzir um espectro de toxicidade: elevação assintomática da creatina-cinase sérica, mialgias, dor induzida por exercício, rabdomiólise e mioglobinúria.
Glicocorticoides	O tratamento agudo com altas doses de glicocorticoides pode causar miopatia tetraplégica aguda. As altas doses de esteroides com frequência são combinadas com agentes bloqueadores neuromusculares não despolarizantes, mas a fraqueza pode ocorrer na ausência destes. A administração crônica de esteroides produz fraqueza predominantemente proximal.
Agentes bloqueadores neuromusculares não despolarizantes	Pode ocorrer miopatia tetraplégica aguda com ou sem glicocorticoides concomitantes.
Zidovudina	Miopatia mitocondrial com fibras vermelhas rasgadas.
Substâncias de abuso Álcool Anfetaminas Cocaína Heroína Fenciclidina Meperidina	Todas as substâncias neste grupo podem causar degradação muscular difusa, rabdomiólise e mioglobinúria. Injeções locais podem causar necrose muscular, induração cutânea e contraturas dos membros.
Miopatia autoimune Estatinas Inibidores do *checkpoint* D-penicilamina	O uso de estatinas pode causar miopatia necrosante imunomediada associada a anticorpos contra a HMG-CoA-redutase. O uso de inibidores do *checkpoint* pode ser complicado por miosite, miastenia grave e neuropatias imunomediadas. Foi também relatada a ocorrência de miastenia grave com penicilamina.
Fármacos catiônicos anfifílicos Amiodarona Cloroquina Hidroxicloroquina	Todos os agentes anfofílicos têm o potencial de produzir fraqueza proximal indolor associada a necrose e vacúolos autofágicos na biópsia muscular.
Fármacos antimicrotubulares Colchicina	Este fármaco produz fraqueza proximal indolor, especialmente no contexto de insuficiência renal. A biópsia muscular revela necrose e fibras com vacúolos autofágicos.

irritabilidade e unidades miopáticas, enquanto a biópsia muscular revela fibras musculares necróticas nos músculos enfraquecidos. A mialgia intensa, a fraqueza e as elevações acentuadas da CK sérica (> 3 a 5 vezes o valor basal) e a mioglobinúria são indicações para interromper o fármaco. Os pacientes costumam melhorar após a interrupção do fármaco, mas isso pode demorar várias semanas. Casos raros continuam a evoluir após a suspensão do agente ofensivo. É possível que, nesses casos, a estatina tenha desencadeado miopatia necrosante imunomediada, uma vez que tais indivíduos requerem imunoterapia (p. ex., imunoglobulina intravenosa ou agentes imunossupressores) para melhorar e muitas vezes apresentam recidiva quando essas terapias são descontinuadas **(Cap. 365)**. Em muitos desses casos, foram identificados anticorpos contra a HMG-CoA-redutase.

MIOPATIAS RELACIONADAS COM GLICOCORTICOIDES
A miopatia por glicocorticoides ocorre no tratamento crônico ou como miopatia "tetraplégica aguda" secundária a uso de altas doses intravenosas de glicocorticoides. A administração crônica produz fraqueza proximal acompanhada de manifestações cushingoides, que podem ser bastante incapacitantes; o uso crônico de prednisona em dose ≥ 30 mg/dia está

associado mais comumente à toxicidade. Os pacientes em uso de glicocorticoides fluorados (triancinolona, betametasona, dexametasona) parecem correr um risco especialmente alto de miopatia. Na miopatia crônica por esteroides, a CK sérica costuma ser normal. O potássio sérico pode estar baixo. A biópsia muscular nos casos crônicos mostra atrofia preferencial das fibras musculares tipo 2, o que não se reflete na EMG, em geral normal.

Os pacientes que recebem glicocorticoides intravenosos em altas doses para estado de mal asmático, doença pulmonar obstrutiva crônica, transplante de órgão ou outras indicações podem desenvolver fraqueza generalizada grave (miopatia do doente crítico). Essa miopatia, também conhecida como miopatia tetraplégica aguda, também pode ocorrer em caso de sepse. O comprometimento do diafragma e dos músculos intercostais causa fraqueza dos músculos ventilatórios e é habitualmente observado em pacientes incapazes de desmamar da ventilação mecânica na unidade de terapia intensiva (UTI). Os ECNs demonstram redução dos potenciais de ação musculares compostos na presença de potenciais sensitivos relativamente preservados. A EMG pode demonstrar atividade inserccional e espontânea e recrutamento precoce de unidades de aspecto miopático nos músculos que podem ser ativados. A biópsia muscular pode revelar perda distinta dos filamentos espessos (miosina) na microscopia eletrônica. O tratamento consiste na interrupção dos glicocorticoides e fisioterapia, porém a recuperação é lenta. Os pacientes exigem cuidado de suporte e reabilitação.

OUTRAS MIOPATIAS INDUZIDAS POR FÁRMACOS

Determinados fármacos produzem fraqueza muscular indolor, grandemente proximal. Esses fármacos incluem os fármacos catiônicos anfofílicos (amiodarona, cloroquina, hidroxicloroquina) e os fármacos antimicrotubulares (colchicina) (Tab. 449-6). A biópsia muscular pode ser útil na identificação da toxicidade, pois os vacúolos autofágicos são achados histopatológicos proeminentes dessas toxinas.

QUESTÕES GLOBAIS

Conforme discutido anteriormente, certas distrofias apresentam uma prevalência aumentada em diferentes partes do mundo. A DMC2A/DMCR1 é a DMC mais comum em indivíduos da Espanha, França, Itália e Grã-Bretanha; a DMC2I/DMCR9 é mais comum em indivíduos de ancestralidade da Europa Setentrional. A miopatia GNE é a forma mais comum de miopatia distal no Japão, mas também é prevalente na população asquenaze. A DMOF é mais comum em indivíduos de ancestralidade espanhola e franco-canadense, bem como entre asquenazes. Faltam estudos epidemiológicos sobre outras formas de miopatia e sua prevalência em diferentes áreas do mundo.

LEITURAS ADICIONAIS

Amato AA, Russell JA (eds): *Neuromuscular Disorders*, 2nd ed. New York, McGraw-Hill Education, 2016.
Doughty CT, Amato AA: Toxic myopathies. Continuum (Minneap Minn) 25:1712, 2019.
Heller SA et al: Emery-Dreifuss muscular dystrophy. Muscle Nerve 61:436, 2020.
Johnson NE: Myotonic muscular dystrophies. Continuum (Minneap Minn) 25:1682, 2019.
Narayanaswami P et al: Summary of evidence-based guideline: Diagnosis and treatment limb-girdle and distal muscular dystrophies. Neurology 83:1453, 2014.
Rosow LK, Amato AA: The role of electrodiagnostic testing, imaging, and muscle biopsy in the investigation of muscle disease. Continuum (Minneap Minn) 22:1787, 2016.
Sacconi S et al: FSHD1 and FSHD2 form a disease continuum. Neurology 92:e2273, 2019.
Sansone VA et al: Randomized, placebo-controlled trials of dichlorphenamide in periodic paralysis. Neurology 86:1408, 2016.
Straub V et al: LGMD Workshop Study Group. 229th ENMC international workshop: Limb girdle muscular dystrophies—Nomenclature and reformed classification Naarden, the Netherlands, 17-19 March 2017. Neuromuscul Disord 28:702, 2018.
Tawil R et al: Evidence-based guideline summary: Evaluation, diagnosis, and management of facioscapulohumeral muscular dystrophy: Report of the Guideline Development, Dissemination, and Implementation Subcommittee of the American Academy of Neurology and the Practice Issues Review Panel of the American Association of Neuromuscular & Electrodiagnostic Medicine. Neurology 85:357, 2015.
Wicklund MP: The limb-girdle muscular dystrophies. Continuum (Minneap Minn) 25:1599, 2019.

Seção 4 Encefalomielite miálgica/síndrome da fadiga crônica

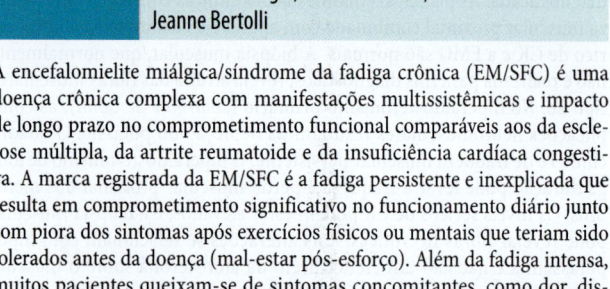

450 Encefalomielite miálgica/síndrome da fadiga crônica
Elizabeth R. Unger, Jin-Mann S. Lin, Jeanne Bertolli

A encefalomielite miálgica/síndrome da fadiga crônica (EM/SFC) é uma doença crônica complexa com manifestações multissistêmicas e impacto de longo prazo no comprometimento funcional comparáveis aos da esclerose múltipla, da artrite reumatoide e da insuficiência cardíaca congestiva. A marca registrada da EM/SFC é a fadiga persistente e inexplicada que resulta em comprometimento significativo no funcionamento diário junto com piora dos sintomas após exercícios físicos ou mentais que teriam sido tolerados antes da doença (mal-estar pós-esforço). Além da fadiga intensa, muitos pacientes queixam-se de sintomas concomitantes, como dor, disfunção cognitiva e sono não restaurador. Outros sintomas podem incluir cefaleia, dor de garganta, hipersensibilidade dos linfonodos, mialgias, artralgias, sensação de febre, dificuldade no sono, problemas psiquiátricos, alergias e cãibras abdominais.

A condição é conhecida por muitos nomes, havendo ainda debates sobre seu nome e a definição de casos. O nome composto EM/SFC foi adotado pelo U.S. Department of Health and Human Services em reconhecimento das limitações do uso isolado de EM (ausência de inflamação definitiva no cérebro ou na medula espinal) ou de SFC (trivializa uma doença muitas vezes devastadora por meio da confusão com a fadiga que todos nós experimentamos). Um nome alternativo, doença da intolerância sistêmica aos esforços (DISE), proposto pelo comitê de 2015 para EM/SFC do Institute of Medicine (IOM, atualmente National Academy of Medicine), não ganhou aceitação.

EPIDEMIOLOGIA

Determinar com que frequência ocorre a EM/SFC e as características das pessoas afetadas tem sido complicado pela variabilidade no delineamento dos estudos e na aplicação da definição de casos. Na ausência de um teste diagnóstico simples, a avaliação por um médico experiente é necessária para a identificação dos casos. Os estudos baseados em consultas clínicas identificam de forma mais acurada os pacientes com EM/SFC, mas sobrerrepresentam os grupos socioeconômicos superiores que têm acesso aos ambulatórios de EM/SFC. As análises populacionais que incluíram uma avaliação clínica estimaram uma prevalência de 0,2 a 0,7%, sugerindo que pelo menos 1 milhão de pessoas têm EM/SFC nos Estados Unidos. Porém, essas pesquisas concluíram que 80% ou mais das pessoas que preenchem critérios para EM/SFC não tinham sido diagnosticadas por um profissional de saúde. A EM/SFC é 3 a 4 vezes mais comum em mulheres. A maior prevalência da doença ocorre entre os 40 e os 50 anos, mas a faixa etária é ampla e inclui crianças e adolescentes. Pessoas de todas as raças e etnias são afetadas, havendo algumas evidências de que os grupos em desvantagem socioeconômica estão sob risco aumentado.

FATORES DE RISCO E FISIOPATOLOGIA

Uma ampla variedade de agentes infecciosos tem sido relatada em associação com uma doença pós-infecciosa com fadiga que lembra a EM/SFC. Isso inclui patógenos virais e não virais, como o vírus Epstein-Barr, o vírus Ross River, *Coxiella burnettii* (febre Q), o vírus Ebola, o SARS-CoV-1 e *Giardia*. Embora a recuperação depois dessas infecções seja a regra, cerca de 10% das pessoas infectadas permanecem doentes por pelo menos 6 meses. Mais recentemente, relatos publicados sugerem que a infecção por SARS-CoV-2 também está associada a uma doença com fadiga prolongada. Os fatores do patógeno e do hospedeiro associados a recuperação ou doença persistente ainda não são conhecidos. Além das infecções, vários estressores, incluindo trauma físico, eventos adversos e carga alostática (ou "desgaste" do corpo) foram considerados como

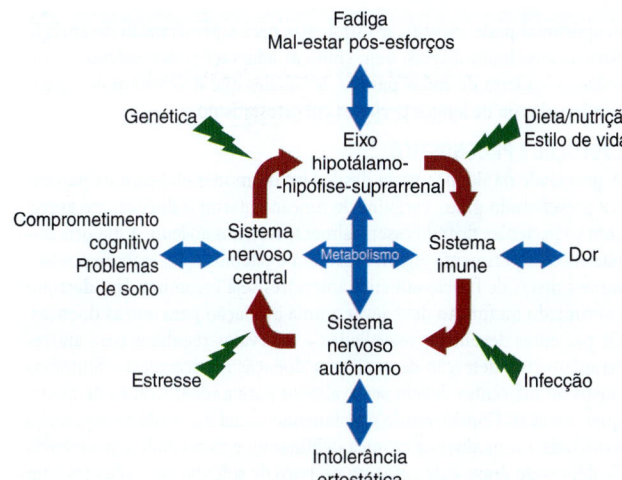

FIGURA 450-1 Modelo multissistêmico para encefalomielite miálgica/síndrome da fadiga crônica (EM/SFC). Um exemplo de modelo unificador para a EM/SFC demonstrando as interações entre múltiplos sistemas orgânicos, fatores ambientais, genéticos e comportamentais que contribuem para os sintomas.

associados a EM/SFC. Estudos com gêmeos e histórias familiares sugerem um papel para o ambiente compartilhado além dos fatores genéticos.

As evidências de disfunção imunológica são inconsistentes. Foram descritas elevações modestas nos títulos de fatores antinucleares, reduções de subclasses de imunoglobulinas, deficiências na proliferação de linfócitos estimulados por mitógenos, redução na atividade das células *natural killer*, distúrbios na produção de citocinas e alterações no metabolismo de células T. Nenhum desses achados imunológicos foi firmemente estabelecido, e nenhuma dessas alterações aparece na maioria dos pacientes. Teoricamente, os sintomas da EM/SFC podem resultar da produção excessiva de uma citocina, como a interleucina-1 ou o interferon alfa, que induz fadiga e outros sintomas de tipo gripal; entretanto, faltam dados conclusivos para fundamentar essa hipótese.

Outros estudos relataram várias alterações inespecíficas em estruturas cerebrais regionais estimadas pela ressonância magnética (RM): disfunção do sistema nervoso autônomo; anormalidades no eixo hipotálamo-hipófise-suprarrenal (HHSR); metabolismo alterado; e disbiose do microbioma intestinal. Há necessidade de estudos confirmatórios e nenhum dos achados é suficientemente consistente para ser usado no diagnóstico. Está claro que a EM/SFC representa um distúrbio complexo com alterações em múltiplos sistemas homeostáticos inter-relacionados. Uma variedade de modelos unificadores para a doença foi proposta e aguardam-se as descobertas sobre a fisiopatologia da EM/SFC que elucidem novos mecanismos e interações importantes em outras doenças (Fig. 450-1).

ABORDAGEM AO PACIENTE
EM/SFC

DIAGNÓSTICO
Um diagnóstico de EM/SFC é feito com base em sintomas relatados pelo paciente e que se enquadram em um perfil característico. Após uma revisão cuidadosa da literatura e de definições de casos baseadas em sintomas para EM, SFC ou EM/SFC, o comitê do IOM recomendou, em 2015, uma definição de caso clínico simples (Tab. 450-1). Isso inclui os sintomas observados de maneira consistente em consensos de definição de casos prévios: fadiga que limita a capacidade do paciente para participar em suas atividades habituais anteriores à doença, problemas relacionados ao sono e mal-estar pós-esforço (MPE). O MPE é uma recidiva dos sintomas desencadeada por esforço físico, emocional ou cognitivo e que não teria sido problemático para o paciente antes do início da EM/SFC. A recidiva dura mais de 1 dia e, algumas vezes, semanas. Além disso, deve haver dificuldade para pensar ou para se concentrar (geralmente chamada de "confusão" pelos pacientes) ou intolerância ortostática.

TABELA 450-1 ■ Definição de caso clínico de EM/SFC de 2015 do Institute of Medicine

Redução ou comprometimento substancial da capacidade de realizar o nível de atividade anterior à doença (vida ocupacional, educacional, social ou pessoal) que:
a. dure mais de 6 meses;
b. seja acompanhado por fadiga, que costuma ser profunda, de início novo ou definido (não vitalícia), não resulta de exercício excessivo continuado e não é aliviada de forma substancial pelo repouso

*****Mal-estar pós-esforço (MPE)** – piora dos sintomas após esforço físico, mental ou emocional que não teria causado problema antes da doença

*****Sono não reparador**

*****Comprometimento cognitivo ou intolerância ortostática**

*A frequência e a intensidade dos sintomas devem ser avaliadas; devem estar presentes por pelo menos metade do tempo com intensidade ao menos moderada

Os pacientes com EM/SFC podem experimentar uma ampla gama de outros sintomas não especificados na definição de caso clínico do IOM (Tab. 450-2). Assim, os pacientes que se enquadram na definição de caso poderiam ter características clínicas muito diferentes com base no tipo, na frequência e na intensidade de seus sintomas. Os pacientes podem descrever uma causa precipitante para sua doença, como uma infecção conhecida ou presumida, mas com frequência não reconhecem fator iniciador. Os sintomas podem ocorrer de forma súbita ao longo de 1 dia ou semana, ou podem ocorrer de maneira gradual.

Embora a definição de caso indique que a doença deva estar presente por pelo menos 6 meses, a possibilidade de EM/SFC deve ser considerada em pacientes com sintomas consistentes com persistência > 1 mês, com a avaliação e o cuidado de suporte podendo iniciar até mesmo com apenas 4 a 6 semanas após o começo dos sintomas. É importante escutar as descrições que os pacientes fazem de suas experiências. Fazer perguntas pode ajudar os pacientes a descrever, de maneira acurada, a sua experiência com a fadiga e o MPE. Isso inclui perguntar sobre os níveis de atividade atuais em comparação com o que eram antes da doença, o que acontece quando estão tão ativos como eram antes da doença e quanto tempo demora a recuperação após os esforços. Embora os pacientes reconheçam as recaídas, a relação das recaídas com o nível de atividade pode não ser aparente e, assim, um MPE pode não ser reconhecido. Os pacientes também podem parecer bem durante uma consulta e ter uma recaída depois dela apenas pelo esforço da consulta.

Embora a definição do IOM não liste as condições clínicas ou psicológicas que excluam o diagnóstico de EM/SFC, uma avaliação clínica cuidadosa é necessária para identificar e tratar outras doenças que possam explicar ou contribuir para os sintomas do paciente. A avaliação inicial também exige a revisão da história familiar; a história médica (incluindo infecções, traumas/cirurgias, exposição ocupacional a toxinas ambientais); uma revisão dos medicamentos e suplementos; exame físico, incluindo o teste de inclinação para a síndrome de taquicardia ortostática postural (STOP; Cap. 440); avaliação da saúde mental (rastreamento para depressão e ansiedade); e exames laboratoriais de rotina (se não houver resultados recentes disponíveis). Como os exames laboratoriais de rotina costumam estar dentro dos limites normais, seu papel na identificação de outras doenças e o painel de testes específico

TABELA 450-2 ■ Outros sintomas apresentados por pacientes com EM/SFC

Dor articular sem edema ou vermelhidão

Mialgias

Cefaleia nova

Linfonodos sensíveis

Sensibilidade a estímulos sensoriais (p. ex., luzes, ruídos, cheiros)

Dor de garganta

Intolerância ao álcool

Dificuldade para regular a temperatura (sensação de febre ou calafrios)

TABELA 450-3 ■ Comorbidades na EM/SFC

Condições sobrepostas de dor crônica: fibromialgia (FM), migrânea crônica, doenças da articulação temporomandibular (ATM), síndrome do intestino irritável (SII), endometriose, vulvodínia, síndromes de dor pélvica crônica urológica (SDPCU)

Síndrome de taquicardia ortostática postural (STOP)

Alergias

Síndrome de Sjögren

Síndrome de Ehlers-Danlos

Síndrome da ativação de mastócitos (SAM)

Disautonomia

Sensibilidades químicas diversas

---

devem ser ajustados com base na apresentação do paciente. Em geral, os testes incluem hemograma completo, velocidade de hemossedimentação, eletrólitos, glicemia de jejum, provas de função renal (ureia, taxa de filtração glomerular), cálcio, fosfato, função hepática (bilirrubinas, alanina-aminotransferase, fosfatase alcalina, aspartato-aminotransferase, gama-glutamiltransferase, proteínas totais, relação albumina/globulina), proteína C-reativa, função tireoidiana (hormônio estimulante da tireoide, tiroxina livre), estudos do ferro para avaliar sobrecarga ou deficiência (ferro sérico, saturação da transferrina, ferritina), testes de rastreamento para doença celíaca e exame comum de urina.

DIAGNÓSTICO DIFERENCIAL E COMORBIDADES

Embora o diagnóstico diferencial seja bastante amplo, os exames adicionais e encaminhamentos devem ser escolhidos com cautela com base na história do paciente, nos sintomas (particularmente aqueles que são novos, crescentes ou incomuns) e nos resultados dos exames laboratoriais. As condições relatadas em associação com EM/SFC (Tab. 450-3) devem ser lembradas durante a avaliação e o seguimento, pois o manejo e as modalidades de tratamento para essas comorbidades poderiam contribuir para uma melhora na qualidade de vida.

MANEJO

Embora não existam fármacos aprovados para o tratamento ou cura da EM/SFC, os pacientes se beneficiam em receber um diagnóstico e um plano individualizado para abordar os sintomas mais problemáticos. Alguns sintomas, em especial os distúrbios do sono (Cap. 31) e a dor (Cap. 13), podem melhorar com terapias não farmacológicas (como higiene do sono, massagens, acupuntura, aplicação de calor ou gelo) ou com medicamentos. Quaisquer medicamentos devem ser iniciados em doses mais baixas que o habitual, devendo ser lentamente aumentados. Foi relatado que os pacientes com EM/SFC são mais sensíveis aos medicamentos que a população geral, e as doses mais baixas podem gerar os benefícios com menos toxicidades. Os narcóticos devem ser evitados, podendo haver necessidade de encaminhamento para centros do sono ou outras especialidades.

Estudos clínicos controlados não estabeleceram benefícios significativos de aciclovir, fludrocortisona, galantamina, modafinila e imunoglobulina intravenosa (IgIV), entre outros agentes, para pacientes com EM/SFC. Esses estudos foram limitados pelo pequeno número de pacientes e pouca capacidade para a investigação de benefícios em subgrupos de pacientes. Pequenos estudos preliminares relataram a possível eficácia do anticorpo monoclonal anti-CD20 dirigido a células B rituximabe na EM/SFC, mas um grande estudo subsequente, duplo-cego e bem-delineado não encontrou benefício. Circulam vários relatos de casos a respeito de outras terapias tradicionais e não tradicionais. É importante afastar os pacientes das modalidades terapêuticas que são tóxicas, dispendiosas ou pouco razoáveis.

Pode ser útil educar o paciente e a família sobre o MPE para evitar o ciclo danoso de esforços exagerados durante os "dias bons" seguidos por recaídas que podem anular quaisquer ganhos funcionais. Isso costuma ser chamado de "forçar e quebrar" ("*push and crash*"). Reconhecer os limites e manejar as atividades de maneira graduada podem ajudar a limitar o MPE. É importante manter os níveis de atividade tolerados para minimizar o descondicionamento. A atividade pode ser aumentada muito gradualmente conforme a tolerância.

O aconselhamento pode ajudar os pacientes e seus familiares a lidar com as consequências de longo prazo da convivência com uma doença crônica. A consultoria com um fisioterapeuta ou um terapeuta ocupacional pode identificar estratégias para a preservação de energia para as atividades diárias, bem como as adaptações necessárias, como o uso de cadeira de rodas para as atividades que necessitam de longas caminhadas ou de longos períodos em ortostatismo.

EVOLUÇÃO E PROGNÓSTICO

A gravidade da doença varia desde leve ou moderada, com os pacientes preservando graus variados de função anterior à doença, até grave, com os pacientes ficando essencialmente restritos ao leito. A maioria dos pacientes experimenta alguma melhora e estabilização, embora o retorno aos níveis de funcionamento anteriores seja incomum. Um declínio continuado na função deve levar a uma avaliação para outras doenças. Os pacientes devem ser reavaliados a intervalos regulares para ajustes terapêuticos e detecção de quaisquer doenças intercorrentes. Sintomas novos ou diferentes devem ser avaliados para a identificação de quaisquer doenças. Considerando o isolamento social e a perda de esperança associada a uma doença crônica debilitante, está relatada a ocorrência de depressão grave e de aumento no risco de suicídio em pacientes com EM/SFC. Os médicos devem estar preparados para o rastreamento disso e para encaminhar os pacientes conforme a necessidade.

LEITURAS ADICIONAIS

Bateman L et al: Myalgic encephalomyelitis/chronic fatigue syndrome: Essentials of diagnosis and Management. Mayo Clin Proc 2021. https://doi.org/10.1016/j.mayocp.2021.07.004

Centers for Disease Control and Prevention: Myalgic Encephalomyelitis/Chronic Fatigue Syndrome (ME/CFS). Available from https://www.cdc.gov/me-cfs/index.html. Accessed March 15, 2021.

Institute of Medicine: *Beyond Myalgic Encephalomyelitis/Chronic Fatigue Syndrome: Redefining an Illness*. Washington, DC: The National Academies Press, 2015.

Komaroff AL: Advances in understanding the pathophysiology of chronic fatigue syndrome. JAMA 322:499, 2019.

Lapp CW: Initiating care of a patient with myalgic encephalomyelitis/chronic fatigue syndrome (ME/CFS). Front Pediatr 6:415, 2019.

Rowe PC et al: Myalgic encephalomyelitis/chronic fatigue syndrome diagnosis and management in young people: A primer. Front Pediatr 5:121, 2017.

Seção 5 Transtornos psiquiátricos e de adição

451 Biologia dos transtornos psiquiátricos

Robert O. Messing, Eric J. Nestler, Matthew W. State

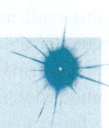

Os transtornos psiquiátricos são doenças do sistema nervoso central (SNC) caracterizadas por distúrbios emocionais, cognitivos, motivacionais e de socialização. Eles são altamente hereditários, sendo a genética responsável por 20 a 90% da vulnerabilidade conforme a doença. Em decorrência de sua prevalência, início precoce e persistência, eles contribuem significativamente para a carga de doenças em todo o mundo. Todos os transtornos psiquiátricos são síndromes heterogêneas amplas que, na atualidade, carecem de uma neuropatologia e de marcadores biológicos bem-definidos. Por conseguinte, os diagnósticos continuam sendo estabelecidos apenas com base em observações clínicas, usando critérios do *Manual diagnóstico e estatístico de transtornos mentais*, 5ª edição (*DSM-5*), da American Psychiatric Association (ver Cap. 452).

Há um consenso cada vez maior de que a classificação de doenças psiquiátricas no DSM não reflete, de maneira precisa, a biologia subjacente desses transtornos. As incertezas quanto ao diagnóstico complicam os esforços para estudar a base genética e consequentes mecanismos neurobiológicos subjacentes ao tratamento mental, embora avanços recentes nas tecnologias genômicas e da neurociência, juntamente com a consolidação de coortes muito grandes de pacientes, tenham levado, no caso de múltiplos transtornos, a grandes progressos nesse campo. Além disso, houve esforços recentes para abordar as limitações de uma nosologia por categorias diretamente por meio do desenvolvimento de um esquema diagnóstico alternativo, denominado Critérios de Domínio da Pesquisa (RDoC, do inglês *Research Domain Criteria*). Esse sistema classifica o transtorno mental com base em anormalidades centrais de comportamento compartilhadas por várias síndromes – como psicose (perda da realidade) ou anedonia (diminuição da capacidade de sentir prazer) – e o circuito cerebral associado que controla esses domínios comportamentais. Espera-se que essas classificações ajudem a definir a base biológica dos sintomas-chave. Outros fatores que têm impedido o progresso na compreensão dos transtornos mentais incluem a falta de acesso à patologia do tecido cerebral, exceto após a morte, e as limitações inerentes dos modelos animais para transtornos amplamente definidos por anormalidades comportamentais (p. ex., alucinações, delírios, culpa, suicidalidade) que são inacessíveis em animais.

Apesar dessas limitações, a última década foi marcada por um progresso real. Os métodos de neuroimagem estão começando a fornecer evidências de patologia cerebral; os estudos de associação genômica ampla e sequenciamento de alto desempenho estão identificando, de modo confiável, genes e *loci* genômicos que conferem risco para formas graves de transtorno mental; e pesquisas de modelos animais mais bem validados, que estão alavancando novos métodos para estudar os processos em nível molecular, celular e de circuito, estão oferecendo uma nova compreensão na patogênese da doença. Há também muito entusiasmo na utilidade dos neurônios, da glia e de organoides cerebrais induzidos *in vitro* a partir de células-tronco pluripotentes derivadas de pacientes, proporcionando novas maneiras de estudar a fisiopatologia da doença e investigar novos tratamentos. Em consequência, há um otimismo justificado de que o campo da psiquiatria deverá integrar melhor síndromes definidas com base no comportamento com uma compreensão dos substratos biológicos, de modo que isso impulsione o desenvolvimento de melhores tratamentos e, por fim, de formas de cura e medidas preventivas. Este capítulo descreve vários exemplos de descobertas recentes em neurociência básica e genética que fundamentaram nossa compreensão atual dos mecanismos de doença em psiquiatria.

NEUROGENÉTICA

Pelo fato de o cérebro humano poder ser examinado apenas indiretamente durante a vida, análises do genoma têm sido extremamente importantes para a obtenção de indícios sobre a patogênese dos transtornos psiquiátricos. Além disso, a identificação de alelos de risco e mutações de linhagem germinativa fornece uma força de sugestão potencial sobre a questão da causa *versus* efeito. Em outros tipos de estudos transversais, pode não ser possível determinar se um fenótipo ou biomarcador observado em humanos afetados ou sistemas de modelo reflete um fator etiológico ou uma resposta compensatória. Por outro lado, o risco genético na linhagem germinativa está presente antes de o cérebro se desenvolver – o que permite, pelo menos teoricamente, que os experimentos abordem o sequenciamento temporal dos eventos patogênicos.

Avanços tecnológicos recentes trouxeram uma gama de novas informações, possibilitando a realização, em grande escala e de maneira acessível, de estudos de associação genômica ampla e de sequenciamento de alto desempenho. Como exemplo, foi realizado um progresso significativo na genética dos transtornos do espectro autista (TEAs), um grupo heterogêneo de doenças do neurodesenvolvimento que compartilham manifestações clínicas de comprometimento da comunicação social e padrões de comportamento restritivos e repetitivos. Os TEAs são altamente hereditários; as taxas de concordância em gêmeos monozigóticos (cerca de 60-90%) são 5 a 10 vezes maiores do que em gêmeos dizigóticos e irmãos não gemelares, e os parentes de primeiro grau apresentam um aumento do risco de aproximadamente 10 vezes em comparação com a população geral. Os TEAs também são geneticamente heterogêneos. Foram identificados mais de 100 genes de risco individuais, juntamente com dezenas de deleções e duplicações submicroscópicas, contendo frequentemente múltiplos genes, quase exclusivamente por meio do estudo de novas mutações (*de novo*) raras de grande efeito (Fig. 451-1). De modo global, os genes e as regiões genômicas vulneráveis a esses tipos de mutações são responsáveis por cerca de 20 a 30% dos casos anteriormente idiopáticos que se apresentam na clínica, embora nenhum individualmente responda por > 1%. Além disso, cerca de 10% dos indivíduos com TEA apresentam síndromes de deficiência intelectual bem-descritas, incluindo *síndrome do X frágil, síndrome de Rett* e *esclerose tuberosa* (Cap. 90). Entretanto, parece que a maior parte do risco de TEA na população envolve uma herança poligênica verdadeira. Por exemplo, há evidências consideráveis de que > 50% da suscetibilidade genética seja transportada em alelos comuns de efeito individual muito pequeno. Até o momento, estudos com dezenas de milhares de casos identificaram cinco associações reproduzíveis de *loci* que satisfazem o padrão-ouro de limiar estatístico na associação genômica ampla. Com os tamanhos sempre crescentes das coortes e, assim, do poder estatístico, este número certamente crescerá.

Em meio a essa heterogeneidade genética identificada até o momento, surgiram temas comuns que fornecem informações sobre a patogênese dos TEAs. Por exemplo, muitas mutações raras identificadas estão em genes que codificam proteínas envolvidas na função sináptica e na regulação da transcrição precoce e da cromatina (Fig. 451-1) e têm uma relação clara com respostas neurais dependentes de atividade que podem afetar o desenvolvimento de sistemas neurais subjacentes à cognição e a comportamentos sociais. Uma hipótese particularmente curiosa é a de que esses genes podem levar ao risco de TEA alterando o equilíbrio da sinalização sináptica excitatória *versus* inibitória em circuitos locais e estendidos e alterando os mecanismos que controlam o crescimento do cérebro. Algumas mutações afetam genes (p. ex., *PTEN*, *TSC1* e *TSC2*) que regulam negativamente a sinalização de vários tipos de estímulos extracelulares, incluindo aqueles transduzidos pelos receptores tirosinas-cinase. Sua desregulação pode alterar o crescimento neuronal, resultando em alteração do tamanho cerebral, e o desenvolvimento e a função sináptica. Por fim, vários estudos recentes concentraram-se na questão de estabelecer quando e onde múltiplos genes de risco funcionalmente diversos convergem com relação ao desenvolvimento do cérebro humano. Curiosamente, até agora, esses estudos tendem a convergirem quanto a padrões de expressão de neurônios glutamatérgicos do córtex na fase média do período fetal (Fig. 451-1). Tendo em vista os efeitos biológicos pleiotrópicos dos genes do TEA identificados até agora, uma compreensão das dimensões de desenvolvimento ou "espaço-temporais" do risco provavelmente irá servir como complemento útil para os estudos de função dos genes individuais. Em suma, pode-se constatar que quando e onde a variação genética exerce seu impacto no cérebro em desenvolvimento podem ser tão importantes quanto os processos fundamentais identificados.

Com uma compreensão maior da patogênese e a definição de subtipos específicos de TEA, há razão para acreditar que terapias eficazes serão identificadas. O trabalho em modelos de camundongos já demonstrou que alguns comportamentos semelhantes ao autismo podem ser revertidos, mesmo em animais adultos completamente desenvolvidos, modificando-se a patologia funcional e a genética subjacentes. Esses resultados sugerem que os principais fenótipos que surgem a partir de algumas mutações de grande efeito relacionadas aos TEAs podem refletir desarranjos funcionais continuados, oferecendo esperança de que as intervenções possam obter sucesso bem depois do insulto inicial ao desenvolvimento e do surgimento de sintomas. Os tratamentos que almejam o desequilíbrio excitação-inibição ou a tradução alterada do mRNA são áreas iniciais promissoras. Por exemplo, os genes *TSC1*, *TSC2* e *PTEN* são reguladores negativos de sinalização por meio do alvo do complexo 1 da rapamicina (TORC1, do inglês *target of rapamycin complex 1*), que regula a síntese de proteína. A rapamicina, um inibidor seletivo do TORC1, pode reverter vários distúrbios comportamentais e sinápticos em camundongos portadores de mutações nulas nesses genes.

Cada vez mais, a atenção tem se voltado para a estratégia de agir sobre a "lesão" genética precocemente no desenvolvimento para tratar ou prevenir o TEA e os fenótipos relacionados nos casos em que há uma única e altamente penetrante mutação codificadora. Porém, mesmo com o número relativamente grande de genes de risco (> 100) que foram identificados carregando supostas mutações *de novo* codificadoras de perda de função, há um número muito menor de possíveis alvos que comportam riscos suficientemente altos e previsíveis para desfechos graves a serem considerados como alvos diretos de ácidos nucleicos, por exemplo, com terapias baseadas em CRISPR ou com o uso de oligonucleotídeos antisenso (ASO, do inglês *antisense oligonucleotides*). Porém, é evidente que os sucessos recentes com intervenções muito iniciais na atrofia muscular espinal, usando ambas as estratégias, estão levando a um maior interesse em sua utilidade em uma ampla gama de distúrbios cerebrais. Atualmente, em relação aos problemas do neurodesenvolvimento, essas abordagens estão sendo mais ativamente buscadas para as síndromes de deficiência intelectual bem-conhecidas e que também podem comportar risco elevado de TEA, como a síndrome de Angelman, a síndrome de Rett e de duplicação de *MECP2* e a síndrome do X frágil. Esses esforços poderiam ser transformadores para um pequeno número de pessoas e podem gerar informações importantes sobre a biologia com impacto que vai além daquelas pessoas com mutações raras e

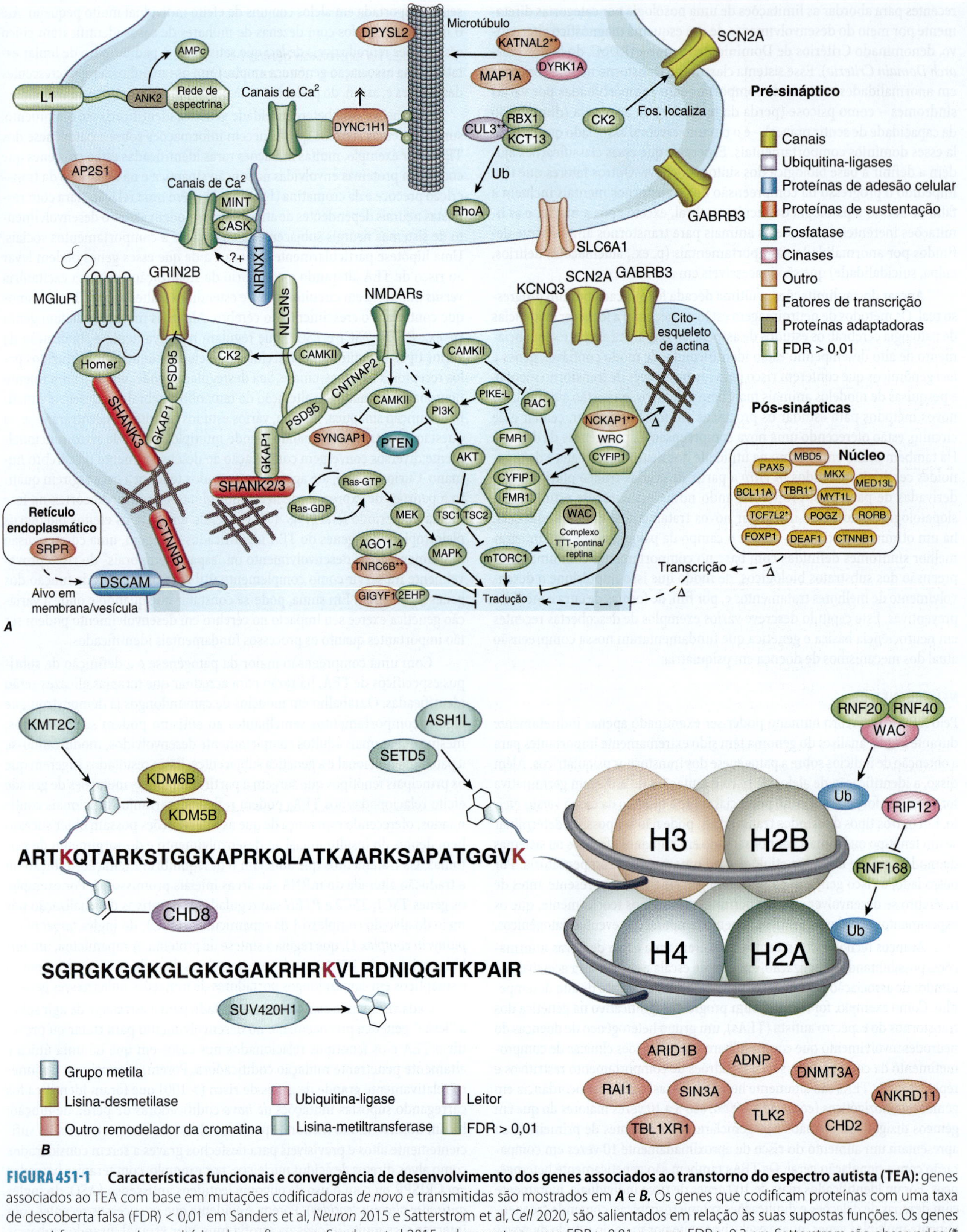

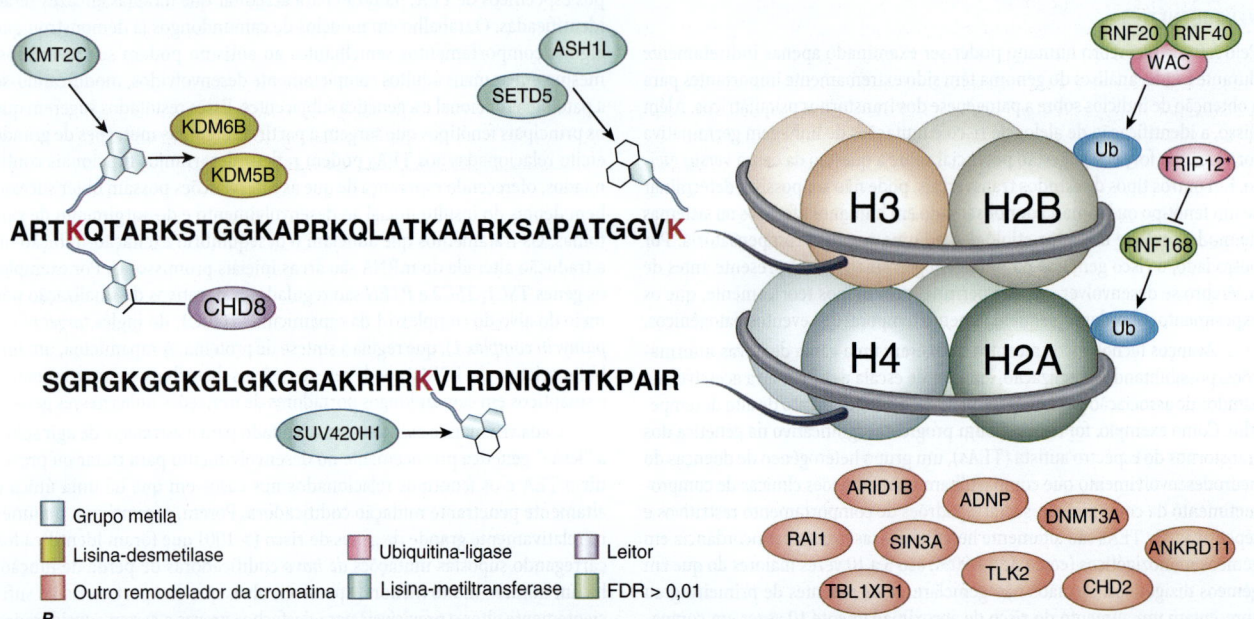

FIGURA 451-1 Características funcionais e convergência de desenvolvimento dos genes associados ao transtorno do espectro autista (TEA): genes associados ao TEA com base em mutações codificadoras *de novo* e transmitidas são mostrados em **A** e **B**. Os genes que codificam proteínas com uma taxa de descoberta falsa (FDR) < 0,01 em Sanders et al, *Neuron* 2015 e Satterstrom et al, *Cell* 2020, são salientados em relação às suas supostas funções. Os genes que satisfazem os maiores critérios de confiança em Sanders et al 2015 e demonstram uma FDR > 0,01 ou uma FDR > 0,3 em Satterstrom são observados (* e **, respectivamente). Moléculas adicionais funcionalmente relacionadas e que interagem, que não preenchem esse limiar, são mostradas *em verde*. FMR1, TSC1 e TSC2 são genes de TEA sindrômicos incluídos na figura (**A**). As análises de ontologia de múltiplos genes do TEA destacaram moléculas tanto pré quanto pós-sinápticas (**A**) e modificadores da cromatina (**B**) como pontos de enriquecimento. Em **C**, destaca-se uma estratégia alternativa para o agrupamento de genes de risco de TEA (Willsey et al, *Cell* 2013), com base em seus padrões de expressão espaço-temporais, em contraposição com suas supostas funções. Uma estratégia analítica, ilustrada em **C,** alavancou apenas genes do TEA de alta confiança e examinou seus padrões de expressão de desenvolvimento utilizando o conjunto de dados BrainSpan. A convergência para o risco de TEA foi identificada em neurônios excitatórios de camada profunda (V e VI) no córtex humano da fase média de vida fetal. De modo semelhante, múltiplas análises constataram que os neurônios glutamatérgicos no córtex pré-frontal durante a fase média da vida fetal constituem um ponto de convergência, com menor concordância em relação à especificidade das camadas e a possíveis pontos de convergência espaço-temporais adicionais.

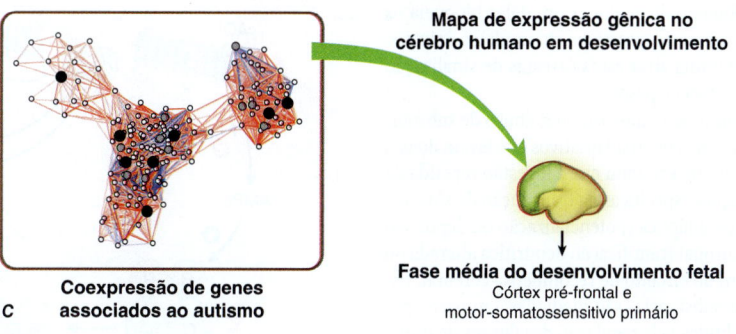

FIGURA 451-1 *(Continuação)*

altamente penetrantes. Sem dúvida, eles representarão desafios éticos e práticos significativos como tratamentos para as formas mais comuns de TEA.

A capacidade de catalogar variantes genéticas comuns e proceder a seu ensaio em plataformas baseadas em séries (*arrays*) e, mais recentemente, de realizar o sequenciamento de todo o exoma, permitiu aos pesquisadores obter coortes muito grandes de pacientes para detectar *loci* de risco para a esquizofrenia e o transtorno bipolar com significância genômica ampla. Diferentemente do TEA, em que a maior fatia do sucesso inicial na identificação de genes resultou do estudo de mutações *de novo* raras de grande efeito, grande parte da descoberta de genes até o momento para essas síndromes resultou de estudos de associação genômica ampla de polimorfismos hereditários comuns. É interessante assinalar que também há uma notável sobreposição entre as deleções e as duplicações submicroscópicas, denominadas variantes do número de cópias (CNVs, do inglês *copy number variants*), que demonstraram carregar um grande risco de TEA, esquizofrenia e transtornos bipolares, bem como epilepsia e deficiência intelectual.

Até o momento, foram identificadas > 200 regiões genômicas distintas, caracterizadas por polimorfismos de nucleotídeo único (SNPs, do inglês *single nucleotide polymorphisms*) associados, na esquizofrenia, algumas das quais também estão associadas ao risco de transtorno bipolar. Vários genes identificados são parte de complexos moleculares, como canais de cálcio regulados por voltagem (em particular, *CACNA1C* e *CACNB2*) e a densidade pós-sináptica das sinapses excitatórias. Genes que promovem o risco de adição e depressão também começaram a emergir a partir de estudos de grande porte. O *locus* de suscetibilidade mais bem estabelecido para adição é o agrupamento de genes do receptor nicotínico de acetilcolina *CHRNA5-A3-B4* no cromossomo 15 associado à adição à nicotina e ao álcool. Estudos de associação genômica ampla recentes da depressão necessitaram de centenas de milhares de casos e controles para identificar os primeiros *loci* estatisticamente significativos usando abordagens de última geração. Esses achados em conjunto apontam para a enorme heterogeneidade dos transtornos depressivos, bem como para os efeitos biológicos muito pequenos conferidos por qualquer alelo comum individual.

Um tema recorrente que surgiu de estudos genéticos dos transtornos psiquiátricos é pleiotropia fenotípica, isto é, o fato de que muitos genes estão associados a múltiplas síndromes psiquiátricas. Por exemplo, mutações em *MECP2*, *FMR1* e *TSC1* e *TSC2* podem causar deficiência intelectual sem TEA; outras em *MECP2* podem causar transtorno obsessivo-compulsivo e transtorno de déficit de atenção e hiperatividade; alguns alelos de *NRXN1* são associados a sintomas tanto de TEA quanto de esquizofrenia; e polimorfismos comuns em *CACNA1C* estão fortemente associados à esquizofrenia e ao transtorno bipolar. De modo semelhante, a duplicação do cromossomo 16p está associada tanto à esquizofrenia quanto ao autismo, enquanto as deleções na região da síndrome de DiGeorge (velocardiofacial) estão associadas à esquizofrenia, ao autismo e ao transtorno bipolar. A associação de genes e regiões genômicas com múltiplas síndromes atesta a complexidade dos transtornos psiquiátricos, a grande lacuna entre os mecanismos moleculares e os atuais esquemas diagnósticos por categorias e a influência de fatores adicionais que se combinam para especificar o fenótipo final. Este último pode incluir um "fundo" poligênico, variações nas regiões reguladoras do genoma que determinam a especificidade do tipo celular e o momento da expressão gênica, variantes protetoras, eventos estocásticos e efeitos epigenéticos. A pleiotropia de consequências para uma determinada mutação genética em psiquiatria é semelhante à pleiotropia vista para muitas mutações que causam câncer, com a mesma mutação podendo levar a muitos tipos diferentes de câncer na população.

TRANSDUÇÃO DE SINAIS

Estudos de transdução de sinais revelaram inúmeras vias intracelulares de sinalização que são alteradas em transtornos psiquiátricos, e essa pesquisa forneceu *insights* para o desenvolvimento de novos agentes terapêuticos. Por exemplo, o lítio é um fármaco altamente efetivo para o transtorno bipolar e compete com o magnésio para inibir diversas enzimas dependentes de magnésio, incluindo a enzima GSK3β e várias enzimas envolvidas na sinalização do fosfoinositídeo, que levam à ativação da proteína-cinase C. Esses achados levaram a programas de descoberta focados no desenvolvimento de inibidores de GSK3β ou da proteína-cinase C como novos tratamentos potenciais para transtornos do humor, embora nenhum tenha demonstrado qualquer eficácia clínica até o momento.

As observações de que os antidepressivos tricíclicos (p. ex., imipramina) inibem a recaptação de serotonina e/ou norepinefrina e de que os inibidores da monoaminoxidase (p. ex., tranilcipromina) são antidepressivos eficazes inicialmente levaram à visão de que a depressão é causada por uma deficiência dessas monoaminas. No entanto, essa hipótese não foi confirmada. Uma característica fundamental desses fármacos é a necessidade de administração em longo prazo (semanas a meses) para a obtenção de seus efeitos antidepressivos. Isso significa que suas ações de curto prazo – a promoção da função da serotonina ou da norepinefrina – não são, por si sós, antidepressivas, mas induzem uma cascata de adaptações no cérebro que são subjacentes a seus efeitos clínicos. A natureza dessas adaptações terapêuticas induzidas por fármacos não foi identificada com certeza. Uma hipótese sustenta que, em um subgrupo de pacientes deprimidos que apresentam uma suprarregulação do eixo hipotálamo-hipófise-suprarrenal (HHSR) caracterizada pelo aumento da secreção do fator liberador da corticotropina (CRF, do inglês *corticotropin-releasing factor*) e glicocorticoides, a quantidade excessiva de glicocorticoides causa atrofia dos neurônios do hipocampo, o que está associado a uma redução dos volumes do hipocampo observada clinicamente. A administração crônica de antidepressivos pode reverter essa atrofia, aumentando o fator neurotrófico derivado do encéfalo (BDNF, do inglês *brain-derived neurotrophic factor*) ou vários outros fatores neurotróficos no hipocampo. Foi sugerido um papel para reduções induzidas pelo estresse na geração de neurônios de células granulosas do hipocampo de nascimento recente e sua reversão por antidepressivos por meio de BDNF e outros fatores de crescimento.

Nos últimos anos, um grande avanço foi a identificação de vários antidepressivos de ação rápida com mecanismos de ação que não se baseiam em monoaminas. O mais bem estabelecido é a cetamina, um antagonista não competitivo de receptores de glutamato *N*-metil-D-aspartato (NMDA), que exerce efeitos antidepressivos rápidos (horas) e robustos em pacientes gravemente deprimidos que não responderam a outros tratamentos. A cetamina, que em doses mais altas é psicomimética e anestésica, exerce esses efeitos antidepressivos em baixas doses com efeitos colaterais mínimos. No entanto, a resposta à cetamina é transitória, o que levou a várias abordagens para manter a resposta ao tratamento, como fornecimento repetido da cetamina. O mecanismo subjacente à ação antidepressiva da cetamina não é conhecido, e a sua ação como antagonista do receptor de NMDA foi recentemente questionada. Entretanto, a notável eficácia clínica da cetamina estimulou a realização de pesquisas em animais sobre o papel da neurotransmissão do glutamato e plasticidade sináptica em regiões límbicas essenciais. Evidências recentes sustentam um papel para a ativação do TORC1 ou BDNF, visto que o bloqueio de qualquer um deles bloqueia os efeitos da cetamina semelhantes aos antidepressivos em modelos animais. Os mecanismos pelos quais a cetamina ativa essas cascatas de sinalização estão sendo atualmente uma área ativa de pesquisa.

Uma meta importante no campo do transtorno por abuso de substâncias tem sido identificar os mecanismos neuroadaptativos que levam do uso recreacional à adição. Essa pesquisa determinou que a ingestão repetida de substâncias de abuso induz alterações específicas na transdução do sinal celular, levando a alterações na força sináptica (potencialização ou depressão de longo prazo) e na estrutura neuronal (ramificação dendrítica alterada ou tamanho do corpo celular) dentro do circuito de recompensa cerebral. Essas modificações induzidas pelas substâncias são mediadas, em parte, por alterações na expressão gênica, obtidas pela regulação dos fatores de transcrição (p. ex., CREB [proteína de ligação ao elemento de resposta ao AMPc] e ΔFosB [proteína da família Fos]) e seus genes-alvo. Essas alterações na expressão gênica são associadas a alterações duradouras nas modificações epigenéticas, incluindo acetilação e metilação da histona e metilação do DNA. Essas adaptações promovem oportunidades para o desenvolvimento de tratamentos dirigidos a indivíduos com adição a substâncias. O fato de que o espectro dessas adaptações difere, em parte, dependendo da substância específica que provoca adição cria a esperança do desenvolvimento de tratamentos específicos para diferentes classes de substâncias causadoras de adição, com menor tendência a comprometer os mecanismos básicos que controlam a motivação e recompensa normais.

Cada vez mais, estão sendo estabelecidas relações causais entre adaptações moleculares e celulares individuais e anormalidades comportamentais específicas que caracterizam o estado de adição. Por exemplo, a ativação aguda de receptores μ-opioides pela morfina ou outros opiáceos ativa as proteínas $G_{i/o}$, que levam à inibição da adenililciclase (AC), resultando em redução da produção de AMP cíclico (AMPc), ativação da proteína-cinase A (PKA) e ativação do fator de transcrição CREB. A administração repetida dessas substâncias (Fig. 451-2) evoca uma resposta homeostática, que envolve a suprarregulação de ACs e PKA e aumento da ativação de CREB. Essa suprarregulação de sinalização de AMPc-CREB foi identificada no *locus ceruleus* (LC), na substância cinzenta periaquedutal, na área tegmentar ventral (ATV), no *nucleus accumbens* (NAc) e em várias outras regiões do SNC, e contribui para a fissura por opiáceos e para os sinais de abstinência de opiáceos. O fato de que os peptídeos opioides endógenos não produzem tolerância e dependência – enquanto a morfina e a heroína produzem – pode estar relacionado com a observação de que, diferentemente dos opioides endógenos, a morfina e a heroína são indutores fracos de dessensibilização do receptor μ-opioide e de endocitose. Portanto, essas substâncias causam ativação prolongada do receptor e inibição de ACs, o que fornece um estímulo poderoso para a suprarregulação da sinalização de AMPc-CREB que caracteriza o estado de dependência de opiáceo.

NEUROCIÊNCIA DE SISTEMAS

O estudo de circuitos cerebrais interconectados que impulsionam o comportamento avançou muito a partir de métodos mais recentes de imagem cerebral que documentaram anormalidades na função neural e na conectividade em transtornos psiquiátricos. Dispositivos eletrocêuticos, que utilizam a estimulação elétrica ou magnética para controlar a atividade neuronal, tiveram algum sucesso na depressão, no transtorno obsessivo-compulsivo, na dor e na adição. A última década também testemunhou o desenvolvimento de novas técnicas revolucionárias – optogenética, receptores e ligantes de *designer* – que proporcionam um controle temporal e espacial dos circuitos neurais sem precedentes. O desenvolvimento de detectores de cálcio geneticamente codificados e séries de eletrodos possibilitou o monitoramento *in vivo* de milhares de neurônios em múltiplas regiões cerebrais simultaneamente. Os avanços na histologia e na microscopia permitem, atualmente, a obtenção de imagens tridimensionais de proteínas específicas no cérebro intacto, enquanto os avanços na microscopia endoscópica possibilitam a obtenção de imagens de centenas de neurônios em estruturas cerebrais profundas em animais acordados e com movimentos livres. Esses novos métodos estão revolucionando nossa capacidade de compreender a base dos circuitos da função cerebral.

A tomografia por emissão de pósitrons (PET, do inglês *positron emission tomography*), a imagem por tensor de difusão (DTI, do inglês *diffusion tensor imaging*) e a ressonância magnética funcional (RMf) identificaram

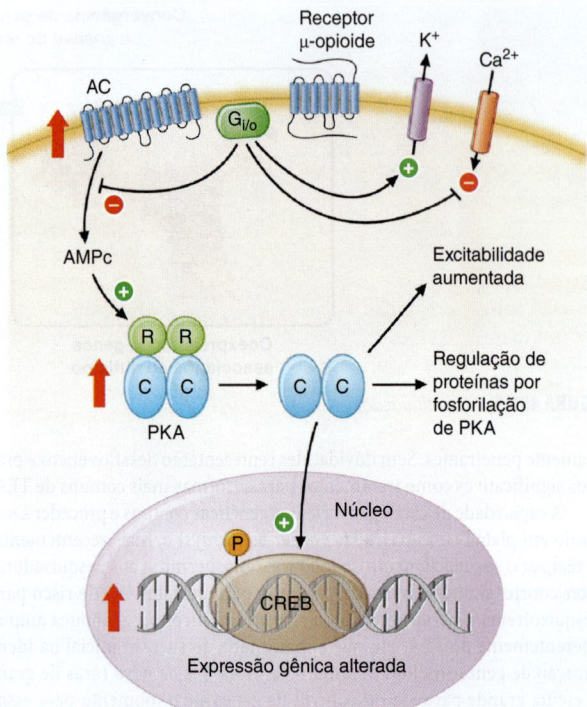

FIGURA 451-2 Ação dos opiáceos no *locus ceruleus* (LC). A ligação de agonistas de opiáceos a receptores μ-opioides em neurônios do LC catalisa a troca de nucleotídeos nas proteínas G_i e G_o, levando à inibição de adenililciclase (AC), à hiperpolarização neuronal via ativação de canais de K^+ e à possível inibição dos canais de Ca^{2+}. A inibição da AC reduz a atividade da proteína-cinase A (PKA) e a fosforilação de várias proteínas substratos da PKA, alterando, assim, a sua função. Por exemplo, os opiáceos reduzem a fosforilação da proteína de ligação ao elemento de resposta ao AMPc (CREB), que parece iniciar mudanças de longo prazo na função neuronal. A administração crônica de opiáceos aumenta os níveis de isoformas de AC, subunidades de PKA catalíticas (C) e reguladoras (R) e a fosforilação de várias proteínas, incluindo CREB (indicado por *setas vermelhas*). Essas mudanças contribuem para o fenótipo alterado do estado de adição a substâncias. Por exemplo, a excitabilidade dos neurônios do LC é aumentada pela intensificação da sinalização do AMPc. A ativação de CREB causa suprarregulação de isoformas de AC e tirosina-hidroxilase, a enzima limitante da velocidade na biossíntese de catecolaminas.

circuitos neurais que contribuem para os transtornos psiquiátricos, por exemplo, definindo o circuito neural do humor dentro do sistema límbico do cérebro (Fig. 451-3). O NAc (também importante para a recompensa cerebral – ver adiante), a amígdala, o hipocampo e regiões do córtex pré-frontal são integrantes desse sistema. Pesquisas recentes optogenéticas em animais, em que a atividade de tipos específicos de neurônios em circuitos definidos pode ser controlada com luz, confirmaram a importância desse circuito límbico no controle das anormalidades comportamentais relacionadas com a depressão. Tendo em vista que muitos sintomas de depressão (os denominados sintomas neurovegetativos) envolvem funções fisiológicas, acredita-se também que o hipotálamo desempenhe um papel essencial. Um subgrupo de indivíduos deprimidos mostra uma redução pequena do tamanho do hipocampo, como observado anteriormente. Além disso, pesquisas de imagem cerebral revelaram aumento da ativação da amígdala por estímulos negativos e redução da ativação do NAc por estímulos de recompensa. Também há evidências de alteração da atividade no córtex pré-frontal, por exemplo, hiperatividade da área subgenual 25 no córtex cingulado anterior. Esses achados levaram a ensaios de estimulação cerebral profunda (ECP) do NAc ou da área subgenual 25 (ver Fig. 30-1), que parece ser terapêutica em alguns indivíduos gravemente deprimidos.

Na esquizofrenia, estudos de imagens estruturais e funcionais confirmaram os estudos patológicos iniciais que mostram um aumento do sistema ventricular e uma redução da substância cinzenta cortical e subcortical nos lobos frontal e temporal e no sistema límbico. Estudos de imagens funcionais mostraram uma redução da atividade metabólica (presumivelmente neural) no córtex pré-frontal dorsolateral em repouso e quando

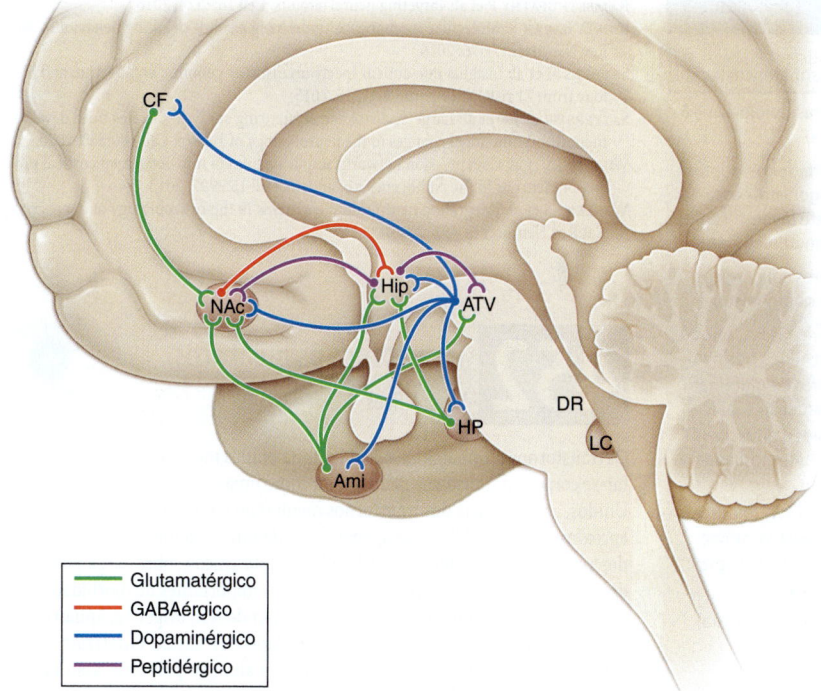

FIGURA 451-3 **Circuitos neurais da depressão e da adição.** A figura mostra um resumo simplificado de uma série de circuitos límbicos no cérebro que regulam o humor e a motivação e estão implicados na depressão e na adição. Na figura, são mostrados o hipocampo (HP) e a amígdala (Ami) cerebral no lobo temporal, regiões do córtex pré-frontal (CF), o *nucleus accumbens* (NAc) e o hipotálamo (Hip). Apenas um subconjunto das interligações conhecidas entre essas regiões do cérebro é mostrado. Também é mostrada a inervação de várias dessas regiões do cérebro pelos neurônios monoaminérgicos. A área tegmentar ventral (ATV) fornece a entrada dopaminérgica a cada uma das estruturas límbicas. A norepinefrina (do *locus ceruleus* [LC]) e a serotonina (da dorsal da rafe [DR] e outros núcleos da rafe) inervam todas as regiões mostradas. Além disso, há fortes conexões entre o hipotálamo e a via ATV-NAc. Projeções peptidérgicas importantes do hipotálamo incluem aquelas do núcleo arqueado que liberam β-endorfina e melanocortina e do hipotálamo lateral que liberam orexina.

são realizados testes de função executiva, incluindo memória de trabalho. Também há evidências de comprometimento da conectividade estrutural e funcional relacionada com tarefas, principalmente nos lobos frontal e temporal. A redução na espessura cortical está associada a um aumento da densidade do concentrado celular e redução de neurópilos (definidos como axônios, dendritos e processos de células gliais) sem uma alteração aparente do número de células neuronais. Classes específicas de interneurônios no córtex pré-frontal mostram, de maneira consistente, expressão reduzida do gene que codifica a enzima descarboxilase do ácido glutâmico 1 (*GAD1*), que sintetiza o ácido γ-aminobutírico (GABA), o principal neurotransmissor inibitório no cérebro. Recentemente, resultados de estudos de associação genômica ampla bem-validados apontaram para a poda sináptica, incluindo o envolvimento da micróglia, como mecanismo contribuinte potencial. Na região do genoma mais fortemente associada ao risco de esquizofrenia, foi constatado que variações na expressão relativa de dois isotipos do componente 4 do complemento, C4A e C4B, são responsáveis por uma proporção significativa desse sinal genético. Estudos de perda de C4 em camundongos mostram uma poda sináptica deficiente, levando à hipótese de que a expressão aumentada de C4A nos humanos pode resultar em poda sináptica excessiva. Esses resultados apontam para o potencial de uma compreensão da fisiopatologia impulsionada por genes; entretanto, esses achados também deixam algumas questões importantes sem resposta. O haplótipo de efeito mais forte em humanos responde somente por um aumento muito pequeno no risco, com razão de chances < 1,3. Por outro lado, ter um irmão com esquizofrenia aumenta o risco em aproximadamente 10 vezes. Em resumo, ainda não foi determinado se esse alelo reflete um mecanismo fisiopatológico propulsor. Além disso, os seres humanos têm divergido no *locus* C4 em comparação com roedores, de modo que apenas um único isotipo C4 é encontrado no camundongo, impedindo qualquer análise dos supostos efeitos de mudar a razão entre C4A e C4B – o fenômeno associado ao risco de doença nos seres humanos. Entretanto, todos os achados anteriormente mencionados sustentam a ideia de que a esquizofrenia é um transtorno neurodegenerativo do desenvolvimento, com algumas evidências apontando para a perda de interneurônios corticais nos lobos frontal e temporal.

Pesquisas em modelos de adição em roedores e primatas não humanos estabeleceram as regiões de recompensa no cérebro como substratos neurais fundamentais para as ações agudas de substâncias de abuso e para a adição induzida em indivíduos vulneráveis por meio de administração repetida de substâncias **(Fig. 451-3)**. Os neurônios dopaminérgicos do mesencéfalo na ATV funcionam normalmente como reostatos de recompensa: eles são ativados por meio de recompensas naturais (alimento, sexo, interação social) ou mesmo pela expectativa dessas recompensas, e muitos são suprimidos pela ausência de uma recompensa esperada ou por estímulos aversivos. Esses neurônios, portanto, transmitem sinais cruciais de sobrevivência para o restante do cérebro límbico a fim de promover comportamento relacionado com recompensa, como respostas motoras para buscar e obter as recompensas (NAc), memórias de pistas e contextos relacionados com a recompensa (amígdala, hipocampo) e controle executivo de obtenção de recompensas (córtex pré-frontal).

Substâncias de abuso alteram a neurotransmissão por meio de ações iniciais em diferentes classes de canais iônicos, receptores de neurotransmissor ou transportadores de neurotransmissor **(Tab. 451-1)**. Estudos em modelos animais demonstraram que, embora os alvos iniciais sejam diferentes, as ações dessas substâncias convergem no circuito de recompensa cerebral promovendo neurotransmissão de dopamina no NAc e outros alvos límbicos da ATV. Além disso, algumas substâncias promovem ativação dos receptores opioides e canabinoides, que modulam esse circuito de recompensa. Por meio desses mecanismos, as substâncias de abuso produzem sinais poderosos de recompensa que, após sua administração repetida, corrompem um circuito de recompensa do cérebro vulnerável de maneira a promover adição. Três adaptações patológicas principais foram descritas. Primeiro, as substâncias produzem tolerância em circuitos de recompensa e aumento de atividade em circuitos de estresse, o que promove a ingestão compulsiva da substância e um estado emocional negativo durante a abstinência da substância, o que promove a recaída. Segundo, a sensibilização aos efeitos de recompensa das substâncias e pistas associadas é observada durante abstinência prolongada e também desencadeia recaída. Terceiro, a função executiva é prejudicada de tal maneira que aumenta a impulsividade e a compulsão, sendo que ambas promovem a recaída.

Os exames de imagem em humanos confirmam que as substâncias que causam adição, além de gerar fissura, ativam o circuito de recompensa cerebral. Além disso, os pacientes que abusam de álcool ou psicoestimulantes mostram substância cinzenta reduzida no córtex pré-frontal e atividade reduzida no córtex cingulado anterior e orbitofrontal durante tarefas de atenção e controle inibitório. Acredita-se que a lesão nessas áreas corticais contribua para a adição, pois afeta a capacidade de tomada de decisão e aumenta a impulsividade.

NEUROINFLAMAÇÃO

Há evidências crescentes da participação de mecanismos inflamatórios em uma ampla variedade de síndromes psiquiátricas. Por exemplo, um subgrupo de pacientes deprimidos apresenta níveis sanguíneos elevados de interleucina 6 (IL-6), fator de necrose tumoral α (TNF-α, do inglês *tumor necrosis factor* α) e outras citocinas pró-inflamatórias. Além disso, roedores expostos a estresse crônico exibem aumentos semelhantes nos níveis periféricos dessas citocinas, e a distribuição periférica ou central dessas citocinas a roedores normais aumenta sua suscetibilidade ao estresse crônico. Esses achados levaram à nova ideia do uso de citocinas periféricas como biomarcadores de um subtipo de depressão e à potencial utilidade de se desenvolver novos antidepressivos que se oponham à ação de citocinas específicas.

TABELA 451-1 ■ Ações iniciais das substâncias de abuso		
Substância	Neurotransmissor afetado	Alvo da substância (ação)
Opiáceos	Endorfinas, encefalinas	Receptores opioides μ e δ (agonista)
Psicoestimulantes (cocaína, anfetamina, metanfetamina)	Dopamina	Transportador de dopamina (antagonista – cocaína; transporte reverso – anfetamina, metanfetamina)
Nicotina	Acetilcolina	Receptores colinérgicos nicotínicos (agonista)
Etanol	GABA	Receptores $GABA_A$ (modulador alostérico positivo)
	Glutamato	Receptores de glutamato NMDA (antagonista)
	Acetilcolina	Receptores colinérgicos nicotínicos (modulador alostérico)
	Serotonina	Receptor $5-HT_3$ (modulador alostérico positivo)
	Outros	Canal de K^+ ativado por cálcio (ativador)
Maconha	Endocanabinoides (anandamida, 2-araquidonoilglicerol)	Receptor CB_1 (agonista)
Fenciclidina	Glutamato	Receptor de glutamato NMDA (antagonista)

Siglas: GABA, ácido γ-aminobutírico; NMDA, *N*-metil-D-aspartato.

Evidências recentes também ligaram a sinalização pró-inflamatória no cérebro à adição, particularmente ao álcool. O alcoolismo humano está associado ao comprometimento da imunidade inata, ao aumento das citocinas pró-inflamatórias circulantes e ao aumento da expressão de vários genes relacionados com o sistema imune no cérebro. Muitos desses genes são expressos por astrócitos e pela micróglia, bem como por neurônios sob determinadas condições patológicas, nas quais eles desempenham papéis importantes na modificação da função neuronal e na plasticidade. Por exemplo, a proteína quimiotática dos monócitos 1 (MCP-1) modula a liberação de determinados neurotransmissores e, quando administrada na ATV, aumenta a excitabilidade neuronal, promove a liberação de dopamina e aumenta a atividade locomotora. Estudos de expressão gênica da ingestão de álcool em camundongos identificaram uma rede de proteínas neuroimunes reguladas no cérebro e um papel na regulação do consumo de álcool foi validado para várias dessas proteínas, incluindo quimiocinas MCP-1 e ligante 3 da quimiocina (motivo C-C) (CCL3), β2-microglobulina, CD14, antagonista do receptor de IL-1 e catepsinas S e F. Essa pesquisa levou à descoberta de medicamentos anti-inflamatórios que reduzem a ingestão de álcool em animais, como antagonistas da fosfodiesterase 4, a qual regula a disponibilidade de AMPc, ou agonistas dos receptores ativados do proliferador dos peroxissomos (PPARs, do inglês *peroxisome proliferator-activated receptors*), que são fatores de transcrição que reprimem moléculas essenciais de sinalização inflamatória, como o fator nuclear κB (NFκB) e o fator nuclear das células T ativadas (NFAT, do inglês *nuclear factor of activated T cells*). Um foco importante de pesquisa atual é definir o local e o mecanismo pelo qual as citocinas pró-inflamatórias prejudicam a função cerebral para desencadear um episódio depressivo ou promover abuso de substância.

CONCLUSÕES

Esta breve narrativa ilustra o progresso substancial que está sendo feito na compreensão da base genética e neurobiológica do transtorno mental. Espera-se que as medidas biológicas sejam usadas cada vez mais para o diagnóstico e a classificação mais acurados dos subtipos de transtornos psiquiátricos e que terapias direcionadas para alvos tornem-se disponíveis para essas condições complexas.

LEITURAS ADICIONAIS

Gandal MJ et al: The road to precision psychiatry: Translating genetics into disease mechanisms. Nat Neurosci 19:1397, 2016.
Koob GF, Volkow ND: Neurobiology of addiction: A neurocircuitry analysis. Lancet Psychiatry 3:760, 2016.
Rajasethupathy P et al: Targeting neural circuits. Cell 165:524, 2016.
Ron D, Barak S: Molecular mechanisms underlying alcohol-drinking behaviours. Nat Rev Neurosci 17:576, 2016.
Sanders SJ et al: Insights into autism spectrum disorder genomic architecture and biology from 71 risk loci. Neuron 87:1215, 2015.
Satterstrom FK et al: Large-scale exome sequencing study implicates both developmental and functional changes in the neurobiology of autism. Cell 180:568, 2020.
Willsey JA et al: Coexpression networks implicate human mid-fetal deep cortical projection neurons in the pathogenesis of autism. Cell 155:997, 2013.
Wohleb ES et al: Integrating neuroimmune systems in the neurobiology of depression. Nat Rev Neurosci 17:497, 2016.

452 Transtornos psiquiátricos
Victor I. Reus

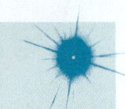

Os transtornos psiquiátricos são comuns na prática médica, podendo apresentar-se como um transtorno primário ou como uma comorbidade. Nos Estados Unidos, a prevalência dos transtornos mentais ou pelo uso de substâncias é de aproximadamente 30%, mas apenas cerca de um terço dos indivíduos afetados recebem tratamento na atualidade. As estatísticas sobre carga global da doença indicam que 4 entre as 10 causas mais importantes de morbidade e de custos de atendimento de saúde em todo o mundo têm origem psiquiátrica.

As mudanças na prestação de cuidados de saúde enfatizam a necessidade de que os médicos que atuam na atenção primária assumam a responsabilidade pelo diagnóstico e tratamento iniciais dos transtornos mentais mais comuns. O diagnóstico rápido é essencial para garantir que os pacientes tenham acesso a serviços apropriados e para maximizar os resultados clínicos. Foram desenvolvidos questionários validados, baseados no paciente, que investigam sistematicamente sinais e sintomas associados aos diagnósticos psiquiátricos mais prevalentes e guiam o médico durante uma avaliação mais dirigida. O Primary Care Evaluation of Mental Disorders (PRIME-MD, e um formulário de autopreenchimento, o Patient Health Questionnaire) e o Symptom-Driven Diagnostic System for Primary Care (SDDS-PC) são inventários que requerem apenas 10 minutos para serem preenchidos e para que se possam relacionar as respostas do paciente aos critérios diagnósticos convencionais para os transtornos de ansiedade, do humor, somatoformes e alimentares, bem como para o abuso ou dependência de álcool.* Estão disponíveis vários aplicativos de *smartphones* para avaliação e monitoramento de condições psiquiátricas e para intervenções terapêuticas psicológicas e farmacológicas.

Um médico, ao encaminhar um paciente ao psiquiatra, deve saber não apenas quando mas também como fazê-lo, uma vez que concepções sociais errôneas e o estigma dos transtornos mentais podem comprometer o processo. Os médicos de atenção primária devem encaminhar pacientes a um psiquiatra com base na presença de sinais e sintomas de algum transtorno mental, e não simplesmente por não encontrarem uma explicação física para as queixas do paciente. Devem também discutir com o paciente as razões para solicitar o encaminhamento ou o parecer, e garantir que ele continuará a prestar assistência médica e trabalhará em colaboração com o profissional de saúde mental. O parecer de um psiquiatra ou a transferência da assistência serão apropriados quando os médicos em geral encontrarem evidências de sintomas psicóticos, mania, depressão grave ou ansiedade; sintomas de transtorno de estresse pós-traumático (TEPT); preocupação com ideias suicidas ou homicidas; ou ausência de resposta ao tratamento de primeira linha. Neste capítulo, são revisados a avaliação clínica e o tratamento de alguns dos transtornos mentais mais comuns encontrados na atenção primária, tendo como base o *Manual diagnóstico e estatístico de transtornos mentais*, 5ª edição (DSM-5), a estrutura para classificação das doenças psiquiátricas utilizada nos Estados Unidos.** **Os transtornos alimentares são discutidos adiante neste capítulo, e a biologia dos transtornos psiquiátricos e relacionados à adição é abordada no Capítulo 451.**

---

*N. de R.T. Nenhuma escala de sinais e sintomas, mesmo validada internacionalmente, substitui a avaliação clínica dos critérios diagnósticos, e deve ser utilizada como uma ferramenta auxiliar.

** N. de R.T. No Brasil, a estrutura de atendimento em saúde mental é organizada pela Rede de Atenção Psicossocial (RAPS). Mais informações sobre as diretrizes de encaminhamento podem ser encontradas no site do Ministério da Saúde (portalms.saude.gov.br/saude-de-a-z/saude-mental)

CONSIDERAÇÕES GLOBAIS

O DSM-5 e a décima revisão da Classificação Internacional de Doenças (CID-10), que é o código mais utilizado em todo o mundo, tiveram abordagens um tanto diferentes ao diagnóstico da doença mental, mas têm-se envidado esforços consideráveis no sentido de uma tradução operacional entre as duas nosologias.* Ambos os sistemas são, em essência, puramente descritivos e enfatizam o pragmatismo clínico, o que os difere dos Research Domain Criteria (RDOC) propostos pelo National Institute of Mental Health, que pretendem criar uma estrutura causal para a classificação dos transtornos comportamentais. Nenhum desses sistemas diagnósticos logrou obter validação adequada. O estudo de 2019 sobre carga global da doença (Global Burden of Disease Study), utilizando os dados epidemiológicos disponíveis, reiterou a conclusão de que, independentemente das diferenças nosológicas, os transtornos mentais e por abuso de substâncias são as principais causas de perda de anos de vida por incapacidade entre todas as enfermidades clínicas, afetando > 300 milhões de pessoas no mundo todo. Há concordância geral de que os países de alta renda necessitarão treinar profissionais nos países de baixa e média renda a fim de prover um modelo de atenção equilibrado para a aplicação de terapias baseadas em evidências para os transtornos mentais. Pesquisas recentes que indicam um aumento impressionante na prevalência de transtornos mentais nos países em processo de desenvolvimento acelerado, como a China, talvez reflitam maior reconhecimento do problema, mas também indicam as consequências de distúrbio social, estigmas e recursos historicamente insuficientes. Um exemplo relevante para as maneiras como as rupturas e isolamentos sociais podem contribuir para a exacerbação das necessidades de saúde mental, já não satisfeitas, pode ser visto na pandemia de Covid-19, a qual resultou em maior incidência de transtornos psiquiátricos diagnosticados em pessoas afetadas ou não pela doença, além dos cuidadores. A necessidade de melhores estratégias de prevenção e de intervenções terapêuticas mais definitivas e efetivas continua sendo uma preocupação global.

TRANSTORNOS DE ANSIEDADE

Os transtornos de ansiedade, a enfermidade psiquiátrica mais prevalente na comunidade geral, estão presentes em 15 a 20% dos pacientes clínicos. A ansiedade, definida como sensação subjetiva de desconforto, temor ou pressentimento, pode indicar uma afecção psiquiátrica primária ou ser um componente de doença clínica primária ou uma reação a ela. Os transtornos de ansiedade primários são classificados de acordo com sua duração e evolução, bem como com a existência e a natureza de fatores precipitantes.

Ao avaliar o paciente ansioso, o clínico deve determinar primeiro se a ansiedade antecede ou sucede uma doença clínica, ou, ainda, se é consequência de efeito colateral de um medicamento. Cerca de um terço dos pacientes com ansiedade têm uma etiologia clínica para seus sintomas psiquiátricos, mas um transtorno de ansiedade também pode estar presente acompanhando sintomas somáticos sem que seja possível estabelecer um diagnóstico clínico.

TRANSTORNO DE PÂNICO

Manifestações clínicas O transtorno de pânico é definido pela presença de ataques de pânico recorrentes e imprevisíveis, que são episódios distintos de medo e desconforto intensos associados a vários sintomas físicos, como palpitações, sudorese, tremor, dispneia, dor torácica, tontura e medo de fatalidades ou morte iminentes. Também são comuns parestesias, desconforto gastrintestinal (GI) e sentimento de irrealidade (desrealização).** Os critérios diagnósticos exigem pelo menos 1 mês de preocupação com os ataques ou uma mudança no comportamento relacionado a eles. A prevalência do transtorno de pânico ao longo da vida é de 2 a 3%. Os ataques de pânico ocorrem de forma inesperada, têm início súbito, evoluem ao longo de 10 minutos e em geral resolvem-se no decorrer de 1 hora. Alguns ocorrem ao despertar do sono. A frequência e a gravidade dos ataques de pânico variam de 1 vez por semana até séries de crises intercaladas por meses de

bem-estar. O primeiro ataque costuma ocorrer fora de casa, geralmente no final da adolescência ou no início da vida adulta. Em alguns indivíduos, uma ansiedade antecipatória surge ao longo do tempo, evoluindo como medo generalizado com evitação progressiva de lugares ou situações nas quais um ataque de pânico pode ocorrer novamente. A *agorafobia*, comum entre os pacientes com transtorno de pânico, é definida como o medo irracional adquirido de ficar em locais onde possam se sentir presos ou incapazes de sair. Entretanto, ela pode ser diagnosticada mesmo na ausência de transtorno de pânico. Tipicamente gera restrições progressivas no estilo de vida do paciente, além de confinamento geográfico. Com frequência, os pacientes se sentem constrangidos por estarem restritos às suas casas e dependentes da companhia de outros para sair, e não dão essa informação de forma voluntária; portanto, os clínicos não reconhecerão a síndrome se não fizerem perguntas diretas sobre os sintomas.

Diagnóstico diferencial Define-se o diagnóstico de transtorno de pânico após a exclusão de uma etiologia clínica para os ataques de pânico. Várias afecções cardiovasculares, respiratórias, endócrinas e neurológicas podem apresentar-se tendo a ansiedade como queixa principal. Os pacientes que realmente têm transtorno de pânico frequentemente concentram suas queixas em uma dada manifestação, excluindo as demais. Por exemplo, 20% dos pacientes que se apresentam com síncope como queixa clínica principal têm diagnóstico primário de transtorno do humor, de ansiedade ou por uso de substâncias, sendo o mais comum o transtorno de pânico. O diagnóstico diferencial do transtorno de pânico é complicado pela alta taxa de comorbidade psiquiátrica, sobretudo o transtorno por uso de álcool e benzodiazepínicos, utilizados pelos pacientes como tentativa de automedicação. Cerca de 75% dos pacientes com transtorno de pânico também preencherão os critérios para depressão maior em algum momento da sua enfermidade.

Quando a história é inespecífica, o exame físico e os testes laboratoriais direcionados devem ser usados para excluir possíveis estados de ansiedade resultantes de enfermidades clínicas, como feocromocitoma, tireotoxicose ou hipoglicemia. O eletrocardiograma (ECG) e a ecocardiografia podem detectar algumas afecções cardiovasculares associadas ao pânico, como taquicardia atrial paroxística e prolapso de valva mitral. Em dois estudos, o transtorno de pânico foi o diagnóstico primário em 43% dos pacientes com dor torácica que tinham cineangiocoronariografias normais e esteve presente em 9% dos pacientes ambulatoriais encaminhados para avaliação cardíaca. O transtorno de pânico também foi diagnosticado em muitos pacientes encaminhados para provas de função pulmonar ou com sintomas de síndrome do intestino irritável.

Etiologia e fisiopatologia A etiologia do transtorno de pânico é desconhecida, mas parece envolver predisposição genética, alteração da resposta autonômica e aprendizado social. O transtorno de pânico apresenta agregação familiar; ocorre de forma concordante em 30 a 45% dos gêmeos monozigotos, e o rastreamento de todo o genoma identificou *loci* sugestivos de risco. Os ataques de pânico agudos parecem estar associados a um aumento da descarga noradrenérgica no *locus ceruleus*. A infusão intravenosa de lactato de sódio desencadeia um ataque em dois terços dos pacientes com transtorno de pânico, assim como o antagonista α_2-adrenérgico ioimbina, o tetrapeptídeo da colecistocinina (CCK-4) e a inalação de dióxido de carbono. Supõe-se que cada um desses estímulos ative uma via que envolveria neurônios noradrenérgicos no *locus ceruleus* e neurônios serotoninérgicos na dorsal da rafe. A ressonância magnética funcional (RMf) no estado de repouso identificou anormalidades na rede de modo padrão (*default mode network*) envolvendo o lobo temporal medial, com maior ativação do córtex sensitivomotor no transtorno de pânico e da conectividade amígdala-frontal no transtorno de ansiedade social. Os agentes que bloqueiam a recaptação de serotonina podem prevenir ataques. Os pacientes com transtorno de pânico têm sensibilidade exacerbada aos sintomas somáticos, o que desencadeia vigilância crescente, precipitando ataques de pânico; consequentemente, a intervenção terapêutica envolve alteração da interpretação cognitiva do paciente às experiências que produzam ansiedade assim como a prevenção dos próprios ataques.

TRATAMENTO

Transtorno de pânico

Os objetivos alcançáveis com o tratamento são reduzir a frequência dos ataques de pânico e sua intensidade. A base da terapia farmacológica são os antidepressivos **(Tabs. 452-1, 452-2 e 452-3)**. Os inibidores seletivos da

---

*N. de R.T. No Brasil, um dos sistemas de diagnóstico utilizado é a CID da Organização Mundial da Saúde. Sua 11ª versão (CID-11) traz atualizações importantes, como a inclusão de "uso abusivo de jogos eletrônicos" e "síndrome de *burnout*", bem como a saída do transtorno de identidade de gênero do capítulo de transtornos mentais e a inclusão de "incongruência de gênero" no capítulo sobre saúde sexual.

**N. de R.T. Desrealização é a sensação, geralmente abrupta, de estar desconectado ou de não reconhecer o entorno como real, mesmo se tratando de um ambiente familiar.

TABELA 452-1 ■ Antidepressivos

Nome	Dose diária habitual (mg)	Efeitos colaterais	Comentários
ISRSs			
Fluoxetina	10-80	Cefaleia; náuseas e outros efeitos GIs; tremor; insônia; disfunção sexual; pode afetar os níveis plasmáticos de outros medicamentos (exceto a sertralina); ocorrência rara de acatisia	Uma dose diária, em geral pela manhã; a fluoxetina tem meia-vida muito longa; não devem ser associados a IMAOs
Sertralina	50-200		
Paroxetina	20-60		
Fluvoxamina	100-300		
Citalopram	20-60		
Escitalopram	10-30		
ADTs e tetracíclicos			
Amitriptilina	150-300	Anticolinérgicos (boca seca, taquicardia, constipação, retenção urinária, visão turva); sudorese; tremor; hipotensão postural; retardo na condução cardíaca; sedação; ganho de peso	Uma dose diária, em geral ao deitar; os níveis sanguíneos da maioria dos ADTs podem ser dosados; podem ser letais em doses excessivas (dose letal = 2 g); a nortriptilina é mais bem tolerada, particularmente em idosos
Nortriptilina	50-200	Idem à amitriptilina	
Imipramina	150-300	Idem à amitriptilina	
Desipramina	150-300		
Doxepina	150-300	Náuseas, ansiedade, boca seca	Aprovada pela FDA para TOC
Clomipramina	150-300	Idem à amitriptilina	
Maprotilina	25-150		
Protriptilina	15-40	Sonolência, constipação, boca seca	Necessidade de 3-4 tomadas ao dia
Trimipramina	75-200		
Amoxapina	100-300		Overdose é letal; possibilidade de SEPs
Inibidores da recaptação de serotonina e norepinefrina (IRSN) e bloqueadores dos receptores			
Venlafaxina XR	75-375	Náuseas; tontura; boca seca; cefaleia; elevação da pressão arterial; ansiedade e insônia	Duas a três doses por dia (disponível em apresentação com liberação prolongada); menor potencial de interações medicamentosas do que os ISRS; contraindicada com IMAOs
Desvenlafaxina	50-400	Náuseas, tontura, insônia	Metabólito primário da venlafaxina; nenhum aumento da eficácia com doses mais altas
Duloxetina	40-60	Náuseas, tontura, cefaleia, insônia, constipação	Pode ter utilidade no tratamento da dor neuropática e incontinência de estresse
Mirtazapina	15-45	Sonolência; ganho de peso; raramente neutropenia	Dose única diária; antagonista de 5HT$_3$
Vilazodona	40	Náuseas, diarreia, cefaleia; ajuste da dose se for administrada junto com inibidor/estimulador do CYP3A4	Também agonista parcial do receptor de 5-HT$_{1A}$
Vortioxetina	5-20	Náuseas, diarreia, transpiração, cefaleia; baixa incidência de sedação ou ganho de peso	Sem efeitos específicos em p450; antagonista dos receptores 5-HT$_{3a}$ e 5-HT$_7$, agonista parcial de 5-HT$_{1b}$ e agonista de 5-HT$_{1a}$
Levomilnaciprana	40-120	Náusea, constipação, sudorese; raramente aumento da pressão arterial/frequência cardíaca	O mais noradrenérgico dos IRSNs
Medicamentos de ação mista			
Bupropiona, CR, XR	250-450	Tremor; rubor; crises convulsivas em pacientes de risco; anorexia; taquicardia; psicose	Três doses ao dia, porém dispõe-se também de uma preparação de liberação retardada; menores efeitos colaterais sexuais do que os ISRSs ou os ADTs; pode ter utilidade para o TDA do adulto
Trazodona	200-600	Sedação; boca seca; irritabilidade ventricular; hipotensão postural; raramente priapismo	Útil em doses baixas para o sono, em razão dos efeitos sedativos, sem efeitos colaterais anticolinérgicos
Trazodona de liberação prolongada	150-375	Sonolência diurna, tontura, náuseas	
Nefazodona	300-600	Cefaleia, náuseas, tontura	Risco raro de insuficiência hepática, priapismo
IMAOs			
Fenelzina	45-90	Insônia; hipotensão; edema; anorgasmia; ganho de peso; neuropatia; crise hipertensiva; reações tóxicas com ISRS; narcóticos	Podem ser mais efetivos em pacientes com características atípicas de depressão refratária a tratamento
Tranilcipromina	20-50		
Isocarboxazida	20-60		Menor ganho de peso e menos hipotensão do que a fenelzina
Selegilina transdérmica	6-12	Reação cutânea local; hipertensão	Não há restrições alimentares com doses de 6 mg

Siglas: ADTs, antidepressivos tricíclicos; FDA, Food and Drug Administration; GI, gastrintestinal; IMAOs, inibidores da monoaminoxidase; IRSN, inibidores da recaptação de serotonina/norepinefrina; ISRS, inibidores seletivos da recaptação de serotonina; SEPs, sintomas extrapiramidais; TDA, transtorno de déficit de atenção; TOC, transtorno obsessivo-compulsivo.

recaptação de serotonina (ISRS) são benéficos para a maioria dos pacientes com transtorno de pânico sem os efeitos adversos dos antidepressivos tricíclicos (ADTs). A fluoxetina, a paroxetina, a sertralina e o inibidor da recaptação de serotonina/norepinefrina (IRSN) venlafaxina tiveram seu uso para essa indicação aprovado pela Food and Drug Administration (FDA). Esses fármacos devem ser iniciados com um terço à metade da sua dose antidepressiva habitual (p. ex., 5 a 10 mg de fluoxetina, 25 a 50 mg de sertralina, 10 mg de paroxetina, 37,5 mg de venlafaxina). Os inibidores da monoaminoxidase (IMAOs) também são eficazes, podendo beneficiar especificamente os pacientes que tenham características concomitantes de depressão atípica (i.e., hipersonia e ganho de peso). No entanto, insônia, hipotensão ortostática e necessidade de manter uma dieta pobre em tiramina (evitando queijo e vinho) têm limitado o seu uso. Os antidepressivos normalmente levam 2 a 6 semanas para se tornarem efetivos, podendo ser necessário ajuste de dose em função da resposta clínica.

Em razão da ansiedade antecipatória e necessidade de alívio imediato dos sintomas de pânico, os benzodiazepínicos são úteis no início do tratamento e esporadicamente daí em diante (Tab. 452-4). Os agentes aprovados pela FDA incluem alprazolam e clonazepam. Em uma recente revisão Cochrane, não foi encontrada nenhuma diferença entre antidepressivos

TABELA 452-2 ■ Manejo dos efeitos colaterais dos antidepressivos	
Sintomas	Comentários e estratégias de manejo
Gastrintestinais	
Náuseas e perda de apetite	Geralmente de curta duração e relacionados com a dose; considerar redução temporária da dose ou administração com alimentos e antiácidos
Diarreia	Famotidina, 20 a 40 mg/dia
Constipação	Aguardar a tolerância; tentar mudanças na dieta, emolientes fecais, exercícios; evitar laxativos
Disfunção sexual	Considerar redução da dose; "férias" do medicamento
Anorgasmia/impotência; comprometimento da ejaculação	Betanecol, 10 a 20 mg 2 h antes da atividade, ou ciproeptadina, 4 a 8 mg 2 h antes da atividade, ou bupropiona, 100 mg 2 vezes/dia, ou amantadina, 100 mg 2 ou 3 vezes/dia
Hipotensão ortostática	Tolerância improvável; aumentar a ingestão de líquidos, uso de exercícios para a panturrilha/meia elástica; fludrocortisona, 0,025 mg/dia
Anticolinérgicos	Aguardar a tolerância
Boca e olhos secos	Manter boa higiene oral; lágrimas artificiais; chiclete sem açúcar
Tremor/nervosismo	Os antiparkinsonianos não são efetivos; redução da dose/aumento lento; lorazepam, 0,5 mg 2 vezes/dia, ou propranolol, 10 a 20 mg 2 vezes/dia
Insônia	Programar todas as doses para a parte da manhã; trazodona, 50 a 100 mg ao deitar
Sedação	Cafeína; programar as doses para a hora de dormir; bupropiona, 75 a 100 mg à tarde
Cefaleia	Avaliar dieta, estresse, outros fármacos; tentar redução da dose; amitriptilina, 50 mg/dia
Ganho de peso	Reduzir carboidratos; exercícios; considerar fluoxetina
Perda do benefício terapêutico com o tempo	Relacionada com tolerância? Aumento da dose ou "férias" do medicamento; acrescentar amantadina, 100 mg 2 vezes/dia, buspirona, 10 mg 3 vezes/dia, ou pindolol, 2,5 mg 2 vezes/dia

e benzodiazepínicos na taxa de resposta, embora os benzodiazepínicos tenham sido, em certa medida, mais bem tolerados pelos pacientes. Nos casos de resistência ao tratamento, a potencialização do tratamento em curto prazo com aripiprazol, divalproato de sódio ou pindolol demonstrou alguma evidência de eficácia. Também não foi foi constatada uma diferença clara na eficácia em curto prazo entre psicoterapias e tratamento com antidepressivos ou benzodiazepínicos, isoladamente ou em combinação.

A intervenção psicoterapêutica precoce e o treinamento visando ao controle dos sintomas aumentam a eficácia do tratamento farmacológico. Os pacientes podem aprender técnicas de respiração, ser orientados

TABELA 452-3 ■ Possíveis interações medicamentosas com os ISRS	
Agente	Efeito
Inibidores da monoaminoxidase	Síndrome serotoninérgica – contraindicação absoluta
Agonistas serotoninérgicos, p. ex., triptofano, fenfluramina, triptanas	Potencial para síndrome serotoninérgica
Fármacos metabolizados pelas isoenzimas P450; tricíclicos, outros ISRS, antipsicóticos, betabloqueadores, codeína, triazolobenzodiazepinas, bloqueadores dos canais de cálcio	Retardo do metabolismo que resulta em aumento dos níveis sanguíneos e possível toxicidade
Fármacos que se ligam fortemente às proteínas plasmáticas, p. ex., varfarina	Sangramento aumentado secundário ao movimento
Fármacos que inibem o metabolismo dos ISRS por isoenzimas P450, p. ex., quinidina	Aumento dos efeitos colaterais dos ISRS

Sigla: ISRS, inibidores seletivos da recaptação de serotonina.

quanto a alterações fisiológicas que ocorrem com o pânico e aprender voluntariamente a se expor aos eventos desencadeantes em um programa terapêutico que se estende por 12 a 15 sessões. Tarefas de casa e adesão monitorada são componentes importantes do tratamento bem-sucedido. Uma vez que os pacientes tenham alcançado uma resposta satisfatória, o tratamento farmacológico deve ser mantido por 1 a 2 anos para prevenir recidivas. Ensaios controlados indicaram taxa de sucesso de 75 a 85%, embora a probabilidade de remissão completa seja baixa.

TRANSTORNO DE ANSIEDADE GENERALIZADA

Manifestações clínicas Os pacientes com transtorno de ansiedade generalizada (TAG) têm medo persistente, excessivo e/ou irreal associado a tensão muscular, concentração prejudicada, estimulação autonômica, sensação de catástrofe iminente ou agitação e insônia (Tab. 452-5). O início costuma ocorrer antes dos 20 anos de idade, podendo haver história de medos infantis e inibição social. A prevalência do TAG ao longo da vida é de 5 a 6%, sendo o risco mais alto nos parentes de primeiro grau dos pacientes com o diagnóstico. Curiosamente, estudos familiares indicaram que TAG e transtorno de pânico segregam-se independentemente. Mais de 80% dos pacientes com TAG também sofrem de depressão maior, distimia ou fobia social. É comum que tais pacientes também tenham transtorno por uso de substâncias, em particular álcool e/ou sedativos/hipnóticos. Os pacientes com TAG preocupam-se em excesso com problemas menores, com efeitos perturbadores da vida; ao contrário do transtorno de pânico, as queixas de falta de ar, palpitações e taquicardia são relativamente raras.

Etiologia e fisiopatologia A maioria dos agentes ansiogênicos e ansiolíticos atua sobre o complexo de receptor do complexo ácido γ-aminobutírico $(GABA)_A$/canal de íons cloreto, implicando este sistema neurotransmissor na patogênese das crises de ansiedade e pânico. Acredita-se que os benzodiazepínicos se liguem a dois locais distintos do receptor $GABA_A$: tipo I, com distribuição neuroanatômica ampla, e tipo II, que se concentra no hipocampo, estriado e neocórtex. Os efeitos ansiolíticos dos diversos benzodiazepínicos são influenciados pela sua relativa ligação às subunidades alfa 2 e 3 do receptor $GABA_A$, e da sedação e comprometimento da memória com a subunidade alfa 1. A serotonina (5-hidroxitriptamina [5-HT]) e os esteroides neuroativos 3α-reduzidos (moduladores alostéricos de $GABA_A$) também parecem desempenhar um papel na ansiedade, e a buspirona, um agonista parcial do receptor $5-HT_{1A}$, e determinados antagonistas dos receptores $5-HT_{2A}$ e $5-HT_{2C}$ (p. ex., mirtazapina e nefazodona) podem ter efeitos benéficos.

TRATAMENTO
Transtorno de ansiedade generalizada

Uma combinação de intervenções farmacológicas e psicoterapêuticas é o tratamento mais efetivo para o TAG, porém é raro que haja alívio sintomático completo. Um curso breve de um benzodiazepínico costuma estar indicado, preferivelmente lorazepam, oxazepam, clonazepam ou alprazolam, embora apenas os dois últimos estejam aprovados pela FDA. (Os dois primeiros são metabolizados via conjugação, e não oxidação, e por isso não se acumulam se a função hepática estiver comprometida; o último também possui metabólitos de ação limitada.) O tratamento deve ser iniciado na dose mais baixa possível e prescrito para uso apenas quando necessário, de acordo com os sintomas. Os benzodiazepínicos diferem na sua potência em miligramas por quilograma, meia-vida, solubilidade lipídica, vias metabólicas e presença de metabólitos ativos. Os agentes absorvidos rapidamente e lipossolúveis, como o diazepam, têm início rápido de ação e maior potencial de abuso. Em geral, os benzodiazepínicos não devem ser prescritos por > 4 a 6 semanas, tendo em vista a possibilidade do desenvolvimento de tolerância bem como o risco grave de abuso e dependência. A suspensão da medicação deve ser monitorada de perto diante da possibilidade de recidiva. É importante alertar os pacientes de que o uso concomitante de álcool ou outros medicamentos sedativos pode agravar efeitos colaterais e causar prejuízo da capacidade funcional. Uma abordagem otimista que incentive o paciente a esclarecer os precipitantes ambientais, antecipar suas reações e planejar estratégias de resposta efetivas é um elemento essencial do tratamento.

Os efeitos adversos dos benzodiazepínicos costumam acompanhar suas relativas meias-vidas. Os agentes de ação mais longa, como diazepam, clordiazepóxido, flurazepam e clonazepam, tendem a acumular metabólitos ativos, com resultante sedação, déficit cognitivo e prejuízo

TABELA 452-4 ■ Ansiolíticos

Nome	Dose equivalente VO (mg)	Início de ação	Meia-vida (h)	Comentários
Benzodiazepínicos				
Diazepam	5	Rápido	20-70	Metabólitos ativos; muito sedativo
Flurazepam	15	Rápido	30-100	O flurazepam é um profármaco; os metabólitos são ativos; muito sedativo
Triazolam	0,25	Intermediário	1,5-5	Sem metabólitos ativos; pode induzir confusão e *delirium*, especialmente em idosos
Lorazepam	1	Intermediário	10-20	Não há metabólitos ativos; conjugação direta com glicuronídeo no fígado; muito sedativo; aprovado pela FDA para ansiedade com depressão
Alprazolam	0,5	Intermediário	12-15	Metabólitos ativos; não excessivamente sedativo; aprovado pela FDA para transtorno de pânico e para ansiedade com depressão; facilmente desenvolve tolerância e dependência; difícil suspender
Clordiazepóxido	10	Intermediário	5-30	Metabólitos ativos; efeito sedativo moderado
Oxazepam	15	Lento	5-15	Sem metabólitos ativos; conjugação direta com glicuronídeo; não muito sedativo
Temazepam	15	Lento	9-12	Sem metabólitos ativos; efeito sedativo moderado
Clonazepam	0,5	Lento	18-50	Sem metabólitos ativos; efeito sedativo moderado; aprovado pela FDA para transtorno de pânico
Clorazepato	15	Rápido	40-200	Sedação leve; absorção inconstante
Não benzodiazepínicos				
Buspirona	7,5	2 semanas	2-3	Metabólitos ativos; 3 doses/dia – dose diária habitual de 10 a 20 mg 3 vezes/dia; não sedativo; sem efeitos aditivos com álcool; útil para controle da agitação em pacientes com demência ou lesão cerebral

Siglas: FDA, Food and Drug Administration; VO, via oral.

no desempenho psicomotor. Os compostos de ação curta, como o alprazolam e o oxazepam, podem resultar em ansiedade diurna, insônia no início da manhã e, com a suspensão do medicamento, ansiedade rebote e insônia. Embora desenvolvam tolerância aos efeitos sedativos dos benzodiazepínicos, os pacientes são menos propensos a habituar-se aos efeitos psicomotores adversos. A retirada dos benzodiazepínicos de meia-vida mais longa pode ser realizada com redução gradual, em etapas, da dose (diminuição de 10% a cada 1 a 2 semanas) durante 6 a 12 semanas. É geralmente mais difícil suspender os benzodiazepínicos de ação mais curta. Os clínicos talvez tenham que substituir o benzodiazepínico utilizado por outro de meia-vida mais longa, ou usar medicação adjuvante, como um betabloqueador ou a carbamazepina, antes de tentar suspender o benzodiazepínico. Os sintomas de abstinência variam em gravidade e duração; é possível haver depressão, ansiedade, letargia, sudorese, estimulação autonômica e, raras vezes, crises convulsivas.

A buspirona é um ansiolítico não benzodiazepínico. Ela não tem efeito sedativo, não produz tolerância nem dependência, não interage com receptores benzodiazepínicos nem com o álcool, e não induz ao consumo abusivo ou desinibição. Contudo, requer várias semanas para fazer efeito e exige três doses diárias. Os pacientes que responderam previamente aos benzodiazepínicos não costumam considerá-la igualmente eficaz, mas aqueles com traumatismo craniano ou demência com sintomas de ansiedade e/ou agitação, podem se beneficiar com seu uso. Escitalopram, paroxetina e venlafaxina foram aprovados pela FDA para tratamento do TAG, geralmente em doses semelhantes às eficazes para a depressão maior, e talvez sejam preferíveis aos benzodiazepínicos no tratamento da ansiedade crônica. Os benzodiazepínicos estão contraindicados durante a gravidez e o aleitamento materno.

Os anticonvulsivantes com propriedades GABAérgicas também podem ser efetivos contra a ansiedade. Gabapentina, oxcarbazepina, tiagabina, pregabalina e divalproato demonstraram algum grau de benefício em diversas síndromes relacionadas com ansiedade, com uso sem indicação formal.

TABELA 452-5 ■ Critérios diagnósticos para transtorno de ansiedade generalizada

A. Ansiedade e preocupação excessivas (expectativa apreensiva), ocorrendo na maioria dos dias por pelo menos seis meses, com diversos eventos ou atividades (como desempenho escolar ou profissional).

B. O indivíduo considera difícil controlar a preocupação.

C. A ansiedade e a preocupação estão associadas com três (ou mais) dos seguintes seis sintomas (com pelo menos alguns deles presentes na maioria dos dias nos últimos seis meses). Nota: Apenas um item é exigido para crianças. (1) Inquietação ou sensação de estar com os nervos à flor da pele; (2) fatigabilidade; (3) dificuldade em concentrar-se ou sensações de "branco" na mente; (4) irritabilidade; (5) tensão muscular; (6) perturbação do sono (dificuldade em conciliar ou manter o sono, ou sono insatisfatório e inquieto).

D. A ansiedade, a preocupação ou os sintomas físicos causam sofrimento clinicamente significativo ou prejuízo no funcionamento social, profissional ou em outras áreas importantes da vida do indivíduo.

E. A perturbação não se deve aos efeitos fisiológicos de uma substância (p. ex., droga de abuso, medicamento) ou a outra condição médica (p. ex., hipertireoidismo).

F. A perturbação não é mais bem explicada por outro transtorno mental (p. ex., ansiedade ou preocupação quanto a ter ataques de pânico no transtorno de pânico, avaliação negativa no transtorno de ansiedade social [fobia social], contaminação ou outras obsessões no transtorno obsessivo-compulsivo, separação das figuras de apego no transtorno de ansiedade de separação, lembranças de eventos traumáticos no transtorno de estresse pós-traumático, ganho de peso na anorexia nervosa, queixas físicas no transtorno de sintomas somáticos, percepção de problemas na aparência no transtorno dismórfico corporal, ter uma doença séria no transtorno de ansiedade de doença ou o conteúdo de crenças delirantes na esquizofrenia ou transtorno delirante).

Fonte: Reimpressa, com permissão, de *Manual diagnóstico e estatístico de transtornos mentais*, 5ª ed, American Psychiatric Association. Publicado no Brasil pela Artmed.

TRANSTORNOS FÓBICOS

Manifestações clínicas A principal característica dos transtornos fóbicos é um medo acentuado e persistente de objetos ou situações, sendo que a exposição a esses objetos e situações resulta em uma reação de ansiedade imediata. O paciente evita o estímulo fóbico, e tal atitude costuma prejudicar funções sociais ou ocupacionais. Os ataques de pânico podem ser desencadeados pelo estímulo fóbico ou ocorrer de forma espontânea. Diferentemente dos pacientes com outros transtornos de ansiedade, os indivíduos com fobias costumam ter ansiedade apenas em situações específicas. As fobias mais comuns são medo de locais fechados (claustrofobia), medo de sangue e medo de voar. A fobia social é caracterizada pelo medo especificamente relacionado com situações sociais ou de desempenho, nas quais o indivíduo é exposto a pessoas desconhecidas ou a uma possível avaliação. São exemplos os encontros sociais com necessidade de conversar, uso de banheiros públicos e encontro com estranhos. Em todos os casos, o indivíduo mostra-se consciente de que o medo que apresenta é excessivo e irracional, dadas as circunstâncias. O conteúdo específico de uma fobia pode variar de acordo com sexo, etnia e cultura.

Os transtornos fóbicos são comuns, acometendo cerca de 7 a 9% da população. O sexo feminino é duas vezes mais afetado. Os critérios exigidos para o diagnóstico geralmente são preenchidos no início da vida adulta, mas é comum observar comportamento de afastamento de pessoas, situações ou objetos não familiares desde o início da infância.

Em um estudo feito com irmãs gêmeas, a taxa de concordância para agorafobia, fobia social e fobia de animais foi de 23% para as gêmeas monozigotas e de 15% para as gêmeas dizigotas. Em um estudo com gêmeos sobre condicionamento do medo, um modelo para aquisição de fobias, demonstrou-se hereditariedade de 35 a 45%. Estudos feitos em animais sobre condicionamento do medo indicaram que o processamento do estímulo de medo ocorre via núcleo lateral da amígdala do cerebelo, passando pelo núcleo central e projetando-se à substância cinzenta periaquedutal, ao hipotálamo lateral e ao hipotálamo paraventricular.

TRATAMENTO
Transtornos fóbicos

Os betabloqueadores (p. ex., propranolol, 20 a 40 mg VO 2 horas antes da situação desencadeante dos sintomas) são particularmente efetivos no tratamento da "ansiedade de desempenho" (mas em geral não na fobia social) e parecem atuar bloqueando as manifestações periféricas de ansiedade, como sudorese, taquicardia, palpitações e tremor. Os IMAOs aliviam a fobia social independentemente da sua atividade antidepressiva, e paroxetina, sertralina, fluvoxamina CR e venlafaxina XR foram aprovadas pela FDA para o tratamento da ansiedade social. Os benzodiazepínicos são úteis na redução do comportamento de evitação por medo, mas a natureza crônica dos transtornos fóbicos limita a sua utilidade.

A psicoterapia comportamental é um elemento importante do tratamento, uma vez que as taxas de recidiva são altas quando se usa medicação como tratamento único. As estratégias cognitivo-comportamentais fundamentam-se no achado de que as percepções distorcidas e interpretações de estímulos geradores de medo têm participação importante na perpetuação das fobias. As sessões de terapia individual ou de grupo ensinam o paciente a identificar pensamentos negativos específicos associados às situações geradoras de ansiedade e ajudam a reduzir seu medo de perder o controle. Na terapia de dessensibilização, constroem-se hierarquias das situações temidas, e o paciente é incentivado a prosseguir e dominar a exposição gradual aos estímulos geradores de ansiedade.

Os pacientes com fobia social, em particular, apresentam uma elevada taxa de abuso de álcool comórbido, assim como outros transtornos psiquiátricos (p. ex., transtornos alimentares), exigindo tratamento paralelo de cada transtorno a fim de obter redução da ansiedade.

TRANSTORNOS DE ESTRESSE

Manifestações clínicas Os pacientes podem desenvolver ansiedade após exposição a eventos traumáticos extremos, como ameaça de morte ou lesão, ou morte de um ente querido. A reação pode ocorrer logo após o trauma (*transtorno de estresse agudo*), ou ser retardada e sujeita a recorrência (TEPT) (Tab. 452-6). Em ambas as síndromes, os indivíduos apresentam sintomas associados, como indiferença e perda da responsividade emocional. O paciente pode sentir-se despersonalizado e incapaz de lembrar-se de aspectos específicos do trauma, embora, em geral, ele seja revivido por meio de intrusões no pensamento, sonhos ou *flashbacks*, sobretudo quando estão presentes indícios do evento original. Os pacientes muitas vezes

---

TABELA 452-6 ■ Critérios diagnósticos para transtorno de estresse pós-traumático

A. Exposição a episódio concreto ou ameaça de morte, lesão grave ou violência sexual em uma (ou mais) das seguintes formas:
  1. Vivenciar diretamente o evento traumático.
  2. Testemunhar pessoalmente o evento traumático ocorrido com outras pessoas.
  3. Saber que o evento traumático ocorreu com familiar ou amigo próximo. Nos casos de episódio concreto ou ameaça de morte envolvendo um familiar ou amigo, é preciso que o evento tenha sido violento ou acidental.
  4. Ser exposto de forma repetida ou extrema a detalhes aversivos do evento traumático (p. ex., socorristas que recolhem restos de corpos humanos; policiais repetidamente expostos a detalhes de abuso infantil).
B. Presença de um (ou mais) dos seguintes sintomas intrusivos associados ao evento traumático, começando depois de sua ocorrência:
  1. Lembranças intrusivas angustiantes, recorrentes e involuntárias do evento traumático.
  2. Sonhos angustiantes recorrentes nos quais o conteúdo e/ou o sentimento do sonho estão relacionados ao evento traumático.
  3. Reações dissociativas (p. ex., *flashbacks*) nas quais o indivíduo sente ou age como se o evento traumático estivesse ocorrendo novamente. (Essas reações podem ocorrer em um *continuum*, com a expressão mais extrema na forma de uma perda completa de percepção do ambiente ao redor.)
  4. Sofrimento psicológico intenso ou prolongado ante a exposição a sinais internos ou externos que simbolizem ou se assemelhem a algum aspecto do evento traumático.
  5. Reações fisiológicas intensas a sinais internos ou externos que simbolizem ou se assemelhem a algum aspecto do evento traumático.
C. Evitação persistente de estímulos associados ao evento traumático, começando após a ocorrência do evento, conforme evidenciado por um ou ambos dos seguintes aspectos:
  1. Evitação ou esforços para evitar recordações, pensamentos ou sentimentos angustiantes acerca de ou associados de perto ao evento traumático.
  2. Evitação ou esforços para evitar lembranças externas (pessoas, lugares, conversas, atividades, objetos, situações) que despertem recordações, pensamentos ou sentimentos angustiantes acerca de ou associados de perto ao evento traumático.
D. Alterações negativas em cognições e no humor associadas ao evento traumático começando ou piorando depois da ocorrência de tal evento, conforme evidenciado por dois (ou mais) dos seguintes aspectos:
  1. Incapacidade de recordar algum aspecto importante do evento traumático (geralmente devido a amnésia dissociativa, e não a outros fatores, como traumatismo craniano, álcool ou drogas).
  2. Crenças ou expectativas negativas persistentes e exageradas a respeito de si mesmo, dos outros e do mundo (p. ex., "Sou mau", "Não se deve confiar em ninguém", "O mundo é perigoso", "Todo o meu sistema nervoso está arruinado para sempre").
  3. Cognições distorcidas persistentes a respeito da causa ou das consequências do evento traumático que levam o indivíduo a culpar a si mesmo ou os outros.
  4. Estado emocional negativo persistente (p. ex., medo, pavor, raiva, culpa ou vergonha).
  5. Interesse ou participação bastante diminuída em atividades significativas.
  6. Sentimentos de distanciamento e alienação em relação aos outros.
  7. Incapacidade persistente de sentir emoções positivas (p. ex., incapacidade de vivenciar sentimentos de felicidade, satisfação ou amor).
E. Alterações marcantes na excitação e na reatividade associadas ao evento traumático, começando ou piorando após o evento, conforme evidenciado por dois (ou mais) dos seguintes aspectos:
  1. Comportamento irritadiço e surtos de raiva (com pouca ou nenhuma provocação) geralmente expressos sob a forma de agressão verbal ou física em relação a pessoas e objetos.
  2. Comportamento imprudente ou autodestrutivo.
  3. Hipervigilância.
  4. Resposta de sobressalto exagerada.
  5. Problemas de concentração.
  6. Perturbação do sono (p. ex., dificuldade para iniciar ou manter o sono, ou sono agitado).
F. A duração do transtorno (critérios B, C, D e E) é de > 1 mês.
G. A perturbação causa sofrimento clinicamente significativo e prejuízo social, profissional ou em outras áreas importantes da vida do indivíduo.
H. A perturbação não se deve aos efeitos fisiológicos de uma substância (p. ex., medicamento, álcool) ou a outra condição médica.

Fonte: Reimpressa, com permissão, de *Manual diagnóstico e estatístico de transtornos mentais*, 5ª ed, American Psychiatric Association. Publicado no Brasil pela Artmed.

evitam ativamente o estímulo que precipita recordações do trauma e, como resultado, apresentam aumento da vigilância, excitação e reação de sobressalto. Os pacientes com transtornos de estresse correm risco de evoluir com outros transtornos relacionados com ansiedade, transtornos do humor e por uso de substâncias (em especial, álcool). Entre 5 e 10% dos habitantes dos Estados Unidos preenchem os critérios de TEPT em algum momento da vida, tendo as mulheres maior probabilidade de serem acometidas. Dispõe-se de uma triagem de quatro itens validada para TEPT (PC-PTSD).

Os fatores de risco para o desenvolvimento do TEPT consistem em história psiquiátrica pregressa e características de personalidade com neuroticismo intenso e extroversão. Os estudos feitos com gêmeos mostram uma influência genética substancial sobre todos os sintomas associados ao TEPT, com menos evidências sugestivas de influência ambiental.

Etiologia e fisiopatologia Supõe-se que, no TEPT, haja liberação excessiva de norepinefrina pelo *locus ceruleus* em resposta ao estresse, e aumento da atividade noradrenérgica nos locais de projeção no hipocampo e na amígdala cerebelar. Tais alterações, teoricamente, facilitam a codificação de memórias baseadas no medo. No TEPT, ocorrem respostas exacerbadas do sistema nervoso simpático a qualquer estímulo que faça alusão ao episódio traumático, embora as respostas hipofisárias e suprarrenais estejam reduzidas. Além da aprendizagem de medo, foram documentadas alterações na detecção de ameaças (hiperatividade da ínsula), função executiva, regulação emocional e aprendizagem contextual. Os biomarcadores preditivos incluem aumento da frequência cardíaca e do lactato sérico, redução da coagulação, resistência à insulina e alterações na glicólise e na captação de ácidos graxos.

TRATAMENTO
Transtornos de estresse

As reações agudas ao estresse costumam ser autolimitadas, e o tratamento envolve o uso breve de benzodiazepínicos, bem como psicoterapia de apoio/expressiva. No entanto, a natureza crônica e recorrente do TEPT requer abordagem mais complexa, empregando tratamentos farmacológicos e comportamentais.* O TEPT correlaciona-se fortemente com sintomas dissociativos peritraumáticos e com o desenvolvimento de transtorno de estresse agudo no momento do trauma. Os ISRS (a paroxetina e a sertralina foram aprovadas pela FDA para o TEPT), a venlafaxina, a fluoxetina e o topiramato podem todos reduzir a ansiedade, os sintomas intrusivos e comportamentos de evitação. Recentemente, o agente psicodélico MDMA demonstrou eficácia como adjunto da intervenção psicoterapêutica intensiva, da mesma forma que o bloqueio do gânglio estrelado. A trazodona e a mirtazapina, antidepressivos sedativos, em doses baixas, são frequentemente usadas à noite para melhorar a insônia. Os benzodiazepínicos e os ISRS não devem ser administrados no momento imediato após o trauma. As estratégias psicoterapêuticas para TEPT ajudam o paciente a superar os comportamentos de evitação e desespero, bem como a dominar o medo de que o trauma possa recorrer; as terapias mais efetivas são as que estimulam o paciente a desconstruir os comportamentos de evitação, por meio da concentração gradual na experiência do episódio traumático, como a terapia cognitivo-comportamental focada no trauma e processamento, a terapia de exposição prolongada utilizando realidade virtual ou aumentada. Falar e fazer perguntas após o evento traumático não evita o TEPT e pode exacerbar os sintomas.

TRANSTORNO OBSESSIVO-COMPULSIVO

Manifestações clínicas O transtorno obsessivo-compulsivo (TOC) caracteriza-se por pensamentos obsessivos e comportamentos compulsivos que prejudicam a atividade diária. Medos de contaminação e de germes são comuns, assim como lavagem das mãos, necessidade de contar e verificar repetidas vezes as próprias ações, como checar se a porta está trancada. O grau em que o transtorno acomete o indivíduo varia – mas, em todos os casos, as atividades obsessivo-compulsivas tomam > 1 hora por dia e são realizadas para aliviar a ansiedade desencadeada pelo medo central. Os pacientes com frequência escondem os seus sintomas, em geral por vergonha dos seus pensamentos ou da natureza de suas ações. Os médicos devem fazer perguntas específicas acerca dos pensamentos e comportamentos recorrentes, sobretudo se houver indícios clínicos, como mãos escoriadas e avermelhadas ou queda desigual dos cabelos (por puxar os cabelos repetitivamente ou tricotilomania). Comorbidades são comuns, sendo as mais frequentes depressão, outros transtornos de ansiedade, transtornos alimentares e tiques. O TOC tem prevalência global de 2 a 3% ao longo da vida. O início costuma ser gradual, a partir do começo da vida adulta, mas não é raro que ocorra na infância. O TOC com frequência tem evolução que alterna períodos de exacerbação e remissão, mas alguns casos podem evoluir com deterioração constante da função psicossocial.

Etiologia e fisiopatologia Os estudos com gêmeos sugerem uma contribuição genética, mas até o momento não se identificou um gene de suscetibilidade para o TOC. A sinalização da insulina tem sido implicada em alguns relatos recentes. Os estudos familiares realizados mostram agregação do TOC com a síndrome de Tourette, e ambos são mais comuns no sexo masculino e em primogênitos.

Acredita-se que a anatomia do comportamento obsessivo-compulsivo inclua o córtex orbitofrontal, o núcleo caudado e o globo pálido. O núcleo caudado parece implicado na aquisição e manutenção do aprendizado de hábitos e habilidades, e as intervenções bem-sucedidas na redução dos comportamentos obsessivo-compulsivos também diminuem a atividade metabólica no núcleo caudado.

TRATAMENTO
Transtorno obsessivo-compulsivo

Clomipramina, fluoxetina, fluvoxamina, paroxetina e sertralina estão aprovadas para tratamento de TOC em adultos (todas menos a paroxetina também estão aprovadas para uso em crianças). A clomipramina é um ADT frequentemente mal tolerado em razão dos efeitos colaterais anticolinérgicos e sedativos nas doses necessárias para tratar a enfermidade (25 a 250 mg/dia). Sua eficácia no TOC não se relaciona à sua atividade antidepressiva. A fluoxetina (5 a 60 mg/dia), a fluvoxamina (25 a 300 mg/dia), a paroxetina (40 a 60 mg/dia) e a sertralina (50 a 150 mg/dia) são tão efetivas quanto a clomipramina e têm melhor perfil de efeitos colaterais. Venlafaxina e duloxetina também demonstraram eficácia, mas não são aprovadas pela FDA. Apenas 50 a 60% dos pacientes com TOC mostram melhora suficiente apenas com farmacoterapia. Nos casos resistentes ao tratamento, o acréscimo de outros agentes serotoninérgicos, como a buspirona, ou de um neuroléptico ou benzodiazepínico, pode ser benéfico, e, nos casos graves, a estimulação cerebral profunda mostrou-se efetiva. Quando se obtém resposta terapêutica, em geral está indicado tratamento de manutenção em longo prazo.

Para muitos indivíduos, particularmente os com compulsões que consomem muito tempo, a terapia comportamental e a prevenção de resposta à exposição irão resultar em uma melhora tão acentuada quanto aquela proporcionada pela medicação. As técnicas efetivas incluem aumento gradual da exposição às situações estressantes, manutenção de diário para esclarecê-las e atribuição de tarefas de casa que substituam os comportamentos compulsivos por novas atividades.

TRANSTORNOS DO HUMOR

Os transtornos do humor são caracterizados por distúrbios na regulação do humor, do comportamento e do afeto. Os transtornos do humor são subdivididos em (1) transtornos depressivos, (2) transtornos bipolares e (3) depressão associada a enfermidade clínica ou abuso de álcool ou substâncias (Caps. 453 a 457). O transtorno depressivo maior (TDM) é diferenciado do transtorno bipolar pela ausência de episódios de mania ou hipomania. A relação entre síndromes depressivas puras e transtornos bipolares não é bem compreendida; o TDM é mais frequente em famílias de indivíduos bipolares, mas o inverso não é verdadeiro. No mais recente Global Burden of Disease Study conduzido pela Organização Mundial da Saúde (2019), a depressão foi o fator que isoladamente contribuiu mais para a incapacidade, tendo aumentado 61% conforme mensurada por anos de vida ajustados pela incapacidade (QALYs) desde 1990. Além disso, a pandemia de Covid se associou a um importante aumento nos sintomas relatados de depressão e ansiedade no mundo todo. Nos Estados Unidos, a perda de produtividade diretamente relacionada com transtornos do humor foi estimada em 55,1 bilhões de dólares por ano.

---

*N. de R.T. A indicação de benzodiazepínicos em reações agudas ao estresse e TEPT é bastante controversa. Recomenda-se muita cautela e uso na vigência de comorbidades que não respondam ao tratamento com antidepressivos e terapia.

DEPRESSÃO ASSOCIADA A ENFERMIDADE CLÍNICA

A depressão que ocorre no contexto de enfermidade clínica é difícil de avaliar. A sintomatologia depressiva pode refletir o estresse psicológico para lidar com a doença, podendo ser causada pelo próprio processo patológico ou por medicações usadas para tratá-lo, ou pode simplesmente coexistir com o diagnóstico clínico.

Praticamente todas as classes de *medicamentos* incluem algum agente capaz de induzir depressão. Os anti-hipertensivos, antidislipidêmicos e antiarrítmicos são desencadeantes comuns de sintomas depressivos. A depressão iatrogênica também deve ser considerada nos pacientes que recebem glicocorticoides, antimicrobianos, analgésicos sistêmicos, agentes antiparkinsonianos e anticonvulsivantes. Para decidir se existe relação causal entre o tratamento farmacológico e a alteração no humor do paciente, às vezes é necessário realizar uma prova empírica com medicação alternativa.

Entre 20 e 30% dos pacientes *cardíacos* manifestam um transtorno depressivo; uma porcentagem ainda maior apresenta sintomatologia depressiva quando são usadas escalas autoaplicadas. Os sintomas depressivos após angina instável, infarto do miocárdio, cirurgia de revascularização do miocárdio ou transplante cardíaco prejudicam a reabilitação e associam-se a taxas mais altas de mortalidade e morbidade clínica. Os pacientes deprimidos costumam apresentar diminuição da variabilidade da frequência cardíaca (um indicador de atividade reduzida no sistema nervoso parassimpático), o que pode predispô-los a arritmias ventriculares e maior morbidade. A depressão também parece aumentar o risco de doença arterial coronariana, possivelmente por meio de aumento da agregação plaquetária. Os ADTs estão contraindicados aos pacientes com bloqueio de ramo, e a taquicardia induzida por ADT é uma preocupação adicional em pacientes com insuficiência cardíaca congestiva. Os ISRS não parecem induzir alterações no ECG ou eventos cardíacos adversos, por isso são fármacos de primeira linha razoáveis para os pacientes sob risco de complicações relacionadas com os ADTs. Contudo, os ISRS podem interferir no metabolismo hepático dos anticoagulantes, causando aumento da anticoagulação.

Nos pacientes com *câncer*, a prevalência média da depressão é de 25%, mas ela ocorre em 40 a 50% dos pacientes com câncer de pâncreas ou de orofaringe. Essa associação não é causada apenas pelos efeitos da caquexia, uma vez que a maior prevalência de depressão nos pacientes com câncer pancreático persiste quando eles são comparados com os que têm câncer gástrico em estágio avançado. Demonstrou-se que a introdução de medicação antidepressiva nos pacientes com câncer melhora a qualidade de vida e o humor. As abordagens psicoterapêuticas, particularmente a terapia de grupo, podem ter algum efeito nos sintomas de curto prazo de depressão, ansiedade e dor.

A depressão ocorre com frequência nos pacientes com *doenças neurológicas*, principalmente distúrbios cerebrovasculares, doença de Parkinson, demência, esclerose múltipla e lesão cerebral traumática. Um em cada cinco pacientes com acidente vascular cerebral (AVC) do hemisfério esquerdo envolvendo o córtex frontal dorsolateral apresenta depressão maior. A depressão de início tardio em indivíduos cognitivamente normais em outros aspectos aumenta o risco de diagnóstico subsequente de doença de Alzheimer. Todas as classes de antidepressivos são efetivas no tratamento dessas depressões, assim como, em alguns casos, os compostos estimulantes. Os IRSNs, como a duloxetina e a levomilnaciprana, podem ser mais efetivos na depressão associada à dor crônica.

A prevalência relatada de depressão nos pacientes com *diabetes melito* varia de 8 a 27%, correlacionando-se a gravidade do estado de humor com o nível de hiperglicemia e a presença de complicações do diabetes. O tratamento da depressão pode ser complicado pela interferência dos antidepressivos no controle da glicemia. Os IMAOs podem induzir hipoglicemia e aumento do peso. Os ADTs podem causar hiperglicemia e fissura por carboidratos. Os ISRS, os IRSN, assim como os IMAOs, reduzem a glicemia em jejum, são mais fáceis de usar e podem melhorar a adesão à dieta e à medicação.

O *hipotireoidismo* costuma estar associado a manifestações de depressão, mais comumente humor deprimido e comprometimento da memória. Os estados de hipertireoidismo também podem apresentar-se com quadro semelhante, habitualmente em idosos. A melhora do humor em geral sucede a normalização da função tireoidiana, mas às vezes é necessário um antidepressivo como adjuvante. Os pacientes com hipotireoidismo subclínico também podem apresentar sintomas de depressão e de dificuldade cognitiva que respondem à reposição do hormônio tireoidiano.

A prevalência de depressão ao longo da vida em indivíduos *HIV-positivos* foi estimada em 22 a 45%. A relação entre depressão e avanço da doença é multifatorial, envolvendo provavelmente fatores psicológicos e sociais, alterações da função imunológica e doença do sistema nervoso central (SNC). A hepatite C crônica também está associada à depressão, que pode se agravar com o tratamento com interferona-α.

Alguns distúrbios crônicos de etiologia indefinida, como síndrome da fadiga crônica (Cap. 450) e fibromialgia (Cap. 373), têm associação forte com depressão e ansiedade; esses pacientes podem ser beneficiados com antidepressivos ou anticonvulsivantes, como a pregabalina.

TRANSTORNOS DEPRESSIVOS

Manifestações clínicas A depressão maior é definida como humor deprimido diário que perdure por um período mínimo de 2 semanas (Tab. 452-7). Um episódio pode ser caracterizado por tristeza, indiferença, apatia ou irritabilidade, e em geral está associado a alterações nos padrões de sono, apetite e peso; agitação ou lentidão motora; fadiga; dificuldade de concentração e tomada de decisões; sentimentos de vergonha ou culpa; e pensamentos de morte ou de estar morrendo. Os pacientes com depressão sofrem intensamente pela perda do prazer em todas as atividades agradáveis, despertam muito cedo, sentem que o estado de humor disfórico é qualitativamente diferente da tristeza e, muitas vezes, notam variação diurna no humor (pior pela manhã). Pacientes em luto ou pesar podem apresentar muitos desses sinais e sintomas da depressão maior, embora com ênfase geralmente nas sensações de vazio e de perda, e não anedonia e perda de autoestima; além disso, a duração costuma ser menor. Entretanto, em determinados casos, o diagnóstico de depressão maior pode ser firmado mesmo no contexto de uma perda significativa.

TABELA 452-7 ■ Critérios para um episódio de depressão maior

A. Cinco (ou mais) dos seguintes sintomas estiveram presentes durante o mesmo período de duas semanas e representam uma mudança em relação ao funcionamento anterior; pelo menos um dos sintomas é (1) humor deprimido ou (2) perda de interesse ou prazer. (*Nota: Não incluir sintomas nitidamente devidos a outra condição médica.*)

1. Humor deprimido na maior parte do dia, quase todos os dias, conforme indicado por relato subjetivo (p. ex., sente-se triste, vazio, sem esperança) ou observação feita por outras pessoas (p. ex., parece choroso).
2. Acentuada diminuição do interesse ou prazer em todas ou quase todas as atividades na maior parte do dia, quase todos os dias (indicada por relato subjetivo ou observação feita por outras pessoas).
3. Perda ou ganho significativo de peso sem estar fazendo dieta (p. ex., uma alteração de mais de 5% do peso corporal em um mês), ou redução ou aumento do apetite quase todos os dias.
4. Insônia ou hipersonia quase todos os dias.
5. Agitação ou retardo psicomotor quase todos os dias (observáveis por outras pessoas, não meramente sensações subjetivas de inquietação ou de estar mais lento).
6. Fadiga ou perda de energia quase todos os dias.
7. Sentimentos de inutilidade ou culpa excessiva ou inapropriada (que podem ser delirantes) quase todos os dias (não meramente autorrecriminação ou culpa por estar doente).
8. Capacidade diminuída para pensar ou se concentrar, ou indecisão, quase todos os dias (por relato subjetivo ou observação feita por outras pessoas).
9. Pensamentos recorrentes de morte (não somente medo de morrer), ideação suicida recorrente sem um plano específico, tentativa de suicídio ou plano específico para cometer suicídio.

B. Os sintomas causam sofrimento clinicamente significativo ou prejuízo no funcionamento social, profissional ou em outras áreas importantes da vida do indivíduo.

C. O episódio não é atribuível aos efeitos fisiológicos de uma substância ou a outra condição médica.

D. A ocorrência do episódio depressivo maior não é mais bem explicada por transtorno esquizoafetivo, esquizofrenia, transtorno esquizofreniforme, transtorno delirante, outro transtorno do espectro da esquizofrenia e outro transtorno psicótico especificado ou transtorno da esquizofrenia e outro transtorno psicótico não especificado.

E. Nunca houve um episódio maníaco ou um episódio hipomaníaco.

Fonte: Reimpressa, com permissão, de Manual diagnóstico e estatístico de transtornos mentais, 5ª ed, American Psychiatric Association. Publicado no Brasil pela Artmed.

Cerca de 15% da população apresentará um episódio de depressão maior em algum momento da vida, e 6 a 8% dos pacientes atendidos nos ambulatórios de atenção primária preenchem os critérios diagnósticos. A depressão muitas vezes é subdiagnosticada e, com frequência ainda maior, tratada de maneira inadequada. Se um clínico suspeitar de episódio depressivo maior, a tarefa inicial será determinar se ele representa depressão unipolar ou bipolar, ou está situado nos 10 a 15% dos casos secundários a enfermidade clínica geral ou abuso de alguma substância. Os médicos também devem avaliar o risco de suicídio por meio de perguntas diretas, uma vez que os pacientes frequentemente relutam em verbalizar tais pensamentos se não forem estimulados. Quando revelarem planos específicos ou se existirem fatores de risco significativos (p. ex., história de tentativa de suicídio, desesperança intensa, enfermidade clínica concomitante, abuso de substâncias ou isolamento social), o paciente deverá ser encaminhado a um especialista em saúde mental para atendimento imediato. O médico deve proceder à investigação de maneira empática e otimista, mantendo-se sensível à negação e possível minimização do sofrimento. A presença de ansiedade, pânico ou agitação aumenta sobremodo o risco de suicídio em curto prazo. Aproximadamente 4 a 5% de todos os pacientes com depressão maior cometem suicídio; a maioria terá procurado ajuda de médicos no último mês antes de sua morte.

Em alguns pacientes deprimidos, o transtorno de humor não parece episódico nem nitidamente associado a outras disfunções psicossociais ou alteração da experiência de vida habitual do indivíduo. O transtorno depressivo persistente (*distimia*) consiste em um padrão de sintomas depressivos leves crônicos contínuos (no mínimo 2 anos), em geral menos graves e/ou menos numerosos do que os encontrados na depressão maior, mas as consequências funcionais podem ser equivalentes ou até maiores; as duas condições são, às vezes, difíceis de distinguir, podendo ocorrer juntas ("depressão dupla"). Muitos pacientes que apresentam um perfil de pessimismo, desinteresse e baixa autoestima respondem ao tratamento antidepressivo. Os transtornos depressivos persistentes e crônicos ocorrem em cerca de 2% da população geral.

A depressão é aproximadamente duas vezes mais comum em mulheres, e a incidência aumenta com a idade em ambos os sexos. Estudos feitos com gêmeos indicaram que a suscetibilidade à depressão maior de início precoce (antes dos 25 anos de idade) é basicamente de origem genética. Acontecimentos negativos podem precipitar e contribuir para a depressão, mas fatores genéticos influenciam a sensibilidade dos indivíduos aos eventos estressores. Na maioria dos casos, fatores biológicos e psicossociais estão envolvidos na precipitação e no desdobramento dos episódios depressivos. Os fatores estressores mais decisivos parecem ser os que envolvem a morte de um parente, uma agressão e problemas conjugais ou afetivos graves.

Os *transtornos depressivos unipolares* costumam começar no início da idade adulta e recorrem episodicamente ao longo da vida. O melhor fator preditivo do risco futuro é o número de episódios passados; 50 a 60% dos pacientes que apresentaram um primeiro episódio terão pelo menos uma ou duas recorrências. Alguns pacientes apresentam múltiplos episódios que vão se tornando mais graves e frequentes ao longo do tempo. A duração de um episódio não tratado varia muito, de alguns meses a 1 ano ou mais. O padrão de recorrência e a progressão clínica de um episódio em desenvolvimento também são variáveis. Em um mesmo indivíduo, a natureza dos episódios (p. ex., sintomas de apresentação específicos, frequência e duração) pode ser semelhante ao longo do tempo. Em uma minoria de pacientes, o episódio depressivo grave evolui para um estado psicótico; em pacientes idosos, os sintomas depressivos podem estar associados a déficits cognitivos que simulam demência (i.e., "pseudodemência"). Um padrão sazonal de depressão, chamado *transtorno afetivo sazonal*, pode se manifestar com início e remissão dos episódios em épocas previsíveis do ano. Esse transtorno é mais comum em mulheres, cujos sintomas são anergia, fadiga, ganho de peso, hipersonia e fissura episódica por carboidratos. A prevalência aumenta com a distância do Equador, e a melhora pode ocorrer por alteração na exposição solar.

Etiologia e fisiopatologia Embora as evidências de transmissão genética não sejam tão fortes quanto no transtorno bipolar, os gêmeos monozigotos têm taxa de concordância maior (46%) do que os dizigotos (20%), com poucas evidências favoráveis a qualquer efeito do ambiente familiar compartilhado. Estudos de associação genômica ampla (GWAS) de larga escala envolvendo centenas de milhares de casos e controles identificaram várias centenas de *loci* ao longo do genoma, alguns dos quais sendo únicos para a depressão maior, mas outros se sobrepondo aos achados de outros transtornos psiquiátricos, indicando uma possível pleiotropia. Também é provável que alterações epigenéticas contribuam para o risco.

As anormalidades neuroendócrinas que refletem os sinais e sintomas neurovegetativos da depressão incluem aumento da secreção de cortisol e do hormônio liberador de corticotrofina (CRH), diminuição da resposta inibitória dos glicocorticoides à dexametasona e resposta atenuada do nível de hormônio estimulante da tireoide (TSH) à infusão de hormônio liberador da tirotrofina (TRH). O tratamento antidepressivo normaliza essas alterações. A depressão maior também está associada a alterações nos níveis de citocinas pró-inflamatórias e neurotrofinas, aumento nas medidas de estresse oxidativo e envelhecimento celular, encurtamento dos telômeros, alterações epigenéticas e disfunção mitocondrial. As alterações no microbioma intestinal também podem estar envolvidas.

As variações diurnas na gravidade dos sintomas e as alterações no ritmo circadiano de vários fatores neuroquímicos e neuro-humorais sugerem que pode haver um defeito primário na regulação do ritmo biológico. Os pacientes com depressão maior apresentam achados compatíveis com redução do sono com movimentos oculares rápidos (REM) (latência do REM), aumento da densidade do REM e, em alguns indivíduos, redução do estágio IV do sono de ondas lentas delta.

Embora os agentes antidepressivos inibam a recaptação de neurotransmissores em questão de horas, seus efeitos terapêuticos normalmente surgem após várias semanas, envolvendo alterações adaptativas dos sistemas de segundo mensageiro e fatores neurotróficos e de transcrição como possíveis mecanismos de ação.

TRATAMENTO
Transtornos depressivos

O planejamento do tratamento requer a coordenação de estratégias de curto prazo para indução da remissão combinadas à manutenção em longo prazo a fim de prevenir recorrências. A intervenção mais eficaz para remissão e prevenção de recorrências nos casos moderados a graves é a medicação, mas o tratamento combinado, incorporando psicoterapia para ajudar o paciente a lidar com a redução da autoestima e com o desespero, melhora o resultado, da mesma forma que as estratégias de autoajuda como os exercícios **(Fig. 452-1)**. Cerca de 40% dos pacientes da atenção primária com depressão abandonam o tratamento e interrompem a medicação se a melhora sintomática não for notada no prazo de 1 mês, a menos que lhes seja dado apoio adicional. O resultado melhora com (1) o aumento da intensidade e frequência das consultas nas primeiras 4 a 6 semanas de tratamento; (2) materiais educacionais suplementares; e (3) consulta psiquiátrica, quando indicado. Apesar do uso bastante difundido dos ISRS e de outros agentes antidepressivos de segunda geração, não há evidências convincentes de que essa classe de antidepressivos seja mais eficaz do que os ADTs. Entre 60 e 70% dos pacientes deprimidos respondem a qualquer fármaco escolhido, se ele for administrado em dose suficiente por 6 a 8 semanas.

Uma abordagem racional para a seleção do antidepressivo **(Tab. 452-1)** envolve combinar preferências e história clínica do paciente com o perfil de efeitos metabólicos e colaterais do medicamento **(Tabs. 452-2 e 452-3)**. A história de uma boa resposta pessoal ou familiar a um antidepressivo muitas vezes sugere que o mesmo medicamento deva ser experimentado em primeiro lugar. Antes de iniciar o tratamento com o antidepressivo, o médico deve avaliar a possível contribuição de enfermidade comórbida e considerar seu tratamento específico. Em indivíduos com ideação suicida, deve-se ter particular atenção ao escolher um medicamento com baixa toxicidade em função do perigo de overdose. Os antidepressivos mais recentes são nitidamente mais seguros nesse aspecto, mas as vantagens dos ADTs não foram completamente suplantadas. A existência de equivalentes genéricos torna os ADTs relativamente baratos, e no caso de tricíclicos secundários, sobretudo a nortriptilina e a desipramina, as relações entre dose, nível plasmático e resposta terapêutica estão bem definidas. No estado de equilíbrio, o nível plasmático alcançado por um determinado fármaco pode variar mais de 10 vezes entre os indivíduos, e a dosagem plasmática pode ajudar na interpretação da aparente resistência ao tratamento e/ou toxicidade inesperada do medicamento. Os principais efeitos

```
┌─────────────────────────────────────────────────────────────┐
│ Determinar se há história de boa resposta a um medicamento  │
│ no paciente ou em parente de primeiro grau; se houver,       │
│ considerar o tratamento com esse agente se compatível com    │
│ as considerações da etapa 2.                                 │
└─────────────────────────────────────────────────────────────┘
                            ↓
┌─────────────────────────────────────────────────────────────┐
│ Avaliar as características do paciente e comparar com o      │
│ fármaco; considerar o estado de saúde, perfil de efeitos     │
│ colaterais, conveniência, custo, preferência do paciente,    │
│ risco de interação medicamentosa, potencial de suicídio e    │
│ história de adesão ao medicamento.                           │
└─────────────────────────────────────────────────────────────┘
                            ↓
┌─────────────────────────────────────────────────────────────┐
│ Iniciar a nova medicação com 1/3 a 1/2 da dose-alvo se o     │
│ fármaco for um ADT, bupropiona, venlafaxina ou mirtazapina,  │
│ ou com dose total, de acordo com a tolerância, se for um     │
│ ISRS.                                                        │
└─────────────────────────────────────────────────────────────┘
                            ↓
┌─────────────────────────────────────────────────────────────┐
│ Caso ocorram efeitos colaterais problemáticos, avaliar a     │
│ possibilidade de tolerância; considerar redução temporária   │
│ da dose ou tratamento adjuvante.                             │
└─────────────────────────────────────────────────────────────┘
                            ↓
┌─────────────────────────────────────────────────────────────┐
│ Se persistirem efeitos colaterais inaceitáveis, reduzir      │
│ progressivamente a dose do fármaco por 1 semana e iniciar    │
│ nova tentativa; considerar possíveis interações              │
│ medicamentosas na escolha.                                   │
└─────────────────────────────────────────────────────────────┘
                            ↓
┌─────────────────────────────────────────────────────────────┐
│ Avaliar a resposta com a dose-alvo após 6 semanas; se a      │
│ resposta for insuficiente, aumentar a dose de modo gradual   │
│ de acordo com a tolerância.                                  │
└─────────────────────────────────────────────────────────────┘
                            ↓
┌─────────────────────────────────────────────────────────────┐
│ Se, atingida a dose máxima, a resposta for insuficiente,     │
│ considerar redução progressiva e troca por novo fármaco      │
│ versus tratamento adjuvante; se o fármaco for um ADT,        │
│ dosar o nível plasmático para orientar o tratamento          │
│ adicional.*                                                  │
└─────────────────────────────────────────────────────────────┘
```

FIGURA 452-1 Diretrizes para o tratamento clínico do transtorno depressivo maior. ADT, antidepressivo tricíclico; ISRS, inibidor seletivo de recaptação da serotonina.

colaterais dos ADTs são anti-histaminérgicos (sedação) e anticolinérgicos (constipação, boca seca, retenção urinária e visão turva). Os ADTs estão contraindicados para pacientes com fatores de risco cardiovasculares graves, e a superdosagem de agentes tricíclicos pode ser letal, sendo que a desipramina é a que implica risco mais alto. Quando houver risco de suicídio, convém prescrever uma quantidade de medicação suficiente para apenas 10 dias. A maioria dos pacientes requer uma dose diária de 150 a 200 mg de imipramina ou amitriptilina, ou seu equivalente, para alcançar o nível sanguíneo terapêutico de 150 a 300 ng/mL com remissão satisfatória; alguns pacientes apresentam efeito parcial com doses mais baixas. Os idosos requerem dose inicial menor e aumento progressivo lento. As diferenças étnicas no metabolismo dos fármacos são significativas, e os pacientes hispânicos, asiáticos e negros geralmente necessitam de doses mais baixas para alcançar um nível sanguíneo comparável.

Os antidepressivos de segunda geração são semelhantes aos tricíclicos no seu efeito de recaptação de neurotransmissores, embora alguns tenham ações específicas sobre os receptores de catecolaminas e indolaminas. A amoxapina é um derivado dibenzoxazepínico que bloqueia a recaptação de norepinefrina e serotonina, e que tem um metabólito com algum grau de bloqueio dopaminérgico. O uso em longo prazo desse agente implica risco de discinesia tardia. A maprotilina é um potente bloqueador da recaptação noradrenérgica que tem pouco efeito anticolinérgico, mas pode produzir convulsões. A bupropiona é um novo antidepressivo cujo mecanismo de ação parece envolver a intensificação da função noradrenérgica. Ela não tem efeitos colaterais anticolinérgicos, sedativos ou ortostáticos, e possui baixa incidência de efeitos colaterais sexuais. No entanto, está associada a efeitos colaterais semelhantes aos dos estimulantes, pode reduzir o limiar convulsivo e sua meia-vida é excepcionalmente curta, exigindo doses frequentes. Há uma preparação de liberação prolongada.

Os ISRS, como fluoxetina, sertralina, paroxetina, citalopram e escitalopram, causam efeitos colaterais anticolinérgicos, sedativos e cardiovasculares com menor frequência, porém, possivelmente, apresentam maior incidência de queixas gastrintestinais, prejuízo do sono e disfunção sexual do que os ADTs. A acatisia, envolvendo sensação interna de inquietude e ansiedade, além do aumento da atividade motora, também é mais comum, em particular durante a primeira semana de tratamento. Uma preocupação é o risco de "síndrome serotoninérgica", que se acredita seja resultado da hiperestimulação dos receptores 5-HT_{1A} no tronco encefálico, e que é caracterizada por mioclonia, agitação, cólicas abdominais, hipertermia, hipertensão arterial e, potencialmente, morte. Por esse motivo, os pacientes utilizando agonistas serotoninérgicos em combinação devem ser monitorados de perto. Considerações como meia-vida, adesão, toxicidade e interação medicamentosa orientam a escolha de um ISRS específico. A fluoxetina e seu principal metabólito ativo, a norfluoxetina, por exemplo, têm uma meia-vida combinada de quase 7 dias, resultando em uma demora de 5 semanas para que sejam alcançados níveis em estado de equilíbrio e um período semelhante de demora para a excreção completa do fármaco após a sua interrupção. A paroxetina parece ter um maior risco de sintomas de abstinência com a sua interrupção abrupta. Todos os ISRS podem prejudicar a função sexual, resultando em redução da libido, impotência ou dificuldade de atingir o orgasmo. A disfunção sexual muitas vezes resulta em baixa adesão, devendo ser inquirida especificamente. Às vezes, pode-se atenuar a disfunção sexual com redução da dose, suspensão do agente nos fins de semana (2 ou 3 vezes/mês) ou com tratamento usando amantadina (100 mg 3 vezes/dia), betanecol (25 mg 3 vezes/dia), buspirona (10 mg 3 vezes/dia) ou bupropiona (100 a 150 mg/dia). A paroxetina parece mais anticolinérgica do que a fluoxetina ou do que a sertralina, e esta última tem menor risco de interação medicamentosa adversa em comparação com as outras duas. Os raros efeitos colaterais dos ISRS são angina causada por vasospasmo e prolongamento do tempo de protrombina. O escitalopram é o ISRS mais específico atualmente disponível, e parece não ter efeitos inibitórios significativos no sistema P450.

Venlafaxina, desvenlafaxina, duloxetina e levomilnaciprana bloqueiam a recaptação de norepinefrina e serotonina, mas com relativamente poucos dos efeitos colaterais tradicionais dos tricíclicos. A vortioxetina, também um agonista 5HT_{1a}, e a vilazodona bloqueiam a recaptação de serotonina, mas apresentam efeitos insignificantes sobre a recaptação de norepinefrina, embora a vortioxetina possa aumentar os níveis de norepinefrina através de efeitos amplos sobre os receptores serotonérgicos, como um agonista 5HT_{1a}, um agonista parcial 5HT_{1b} e um antagonista 5HT_{1d}, 5HT_3 e 5HT_7. Diferentemente dos ISRS, a venlafaxina e a vortioxetina têm uma curva de dose-resposta relativamente linear. Os pacientes utilizando venlafaxina de liberação imediata devem ser monitorados quanto ao possível aumento da pressão arterial diastólica, e múltiplas doses diárias são necessárias em razão da meia-vida curta do medicamento. Há preparação de liberação prolongada disponível com incidência um pouco menor de efeitos colaterais gastrintestinais. A mirtazapina é um tetracíclico que tem um espectro de atividade singular, pois ela aumenta a neurotransmissão noradrenérgica e serotoninérgica por meio do bloqueio dos receptores α_2-adrenérgicos centrais bem como dos receptores 5-HT_2 e 5-HT_3 pós-sinápticos. Também é um anti-histamínico potente e, como tal, pode produzir sedação. A levomilnaciprana é o mais noradrenérgico dos IRSN e, teoricamente, é apropriada para pacientes com fadiga e anergia mais intensas.

Com exceção do citalopram e do escitalopram, todos os ISRS são capazes de inibir uma ou mais enzimas do citocromo P450. Dependendo da isoenzima envolvida, o metabolismo de várias medicações administradas concomitantemente pode ser bastante afetado. Por exemplo, fluoxetina e paroxetina podem causar, por inibição de 2D6, aumentos abruptos no nível sanguíneo dos antiarrítmicos tipo 1C, enquanto a sertralina, atuando na 3A4, pode alterar os níveis sanguíneos da carbamazepina ou da digoxina. Dependendo da especificidade do medicamento para uma enzima CYP específica para seu próprio metabolismo, medicamentos concomitantes ou fatores dietéticos, como consumo de suco de toranja, podem afetar a eficácia ou a toxicidade do ISRS.

Os IMAOs são altamente efetivos, em particular no caso de depressão atípica, mas o risco de crise hipertensiva após a ingestão de alimentos contendo tiramina ou fármacos simpaticomiméticos torna-os inapropriados como agentes de primeira linha. A utilização da selegilina transdérmica talvez possa evitar esse risco em doses baixas. Os efeitos colaterais comuns são hipotensão ortostática, ganho de peso, insônia e disfunção sexual. Os IMAOs não devem ser usados concomitantemente com os ISRS, em razão do risco de síndrome serotoninérgica, ou com os ADTs, em razão da possibilidade de efeitos hiperadrenérgicos.

A eletroconvulsoterapia (ECT) é no mínimo tão eficaz quanto as medicações, mas seu uso é reservado aos casos de resistência ao tratamento e de depressão psicótica. A estimulação magnética transcraniana repetitiva (EMTr) foi aprovada nos Estados Unidos para a depressão resistente ao tratamento e demonstrou ter eficácia em vários ensaios clínicos controlados. A estimulação do nervo vago (VNS) também foi recentemente aprovada para tratamento de depressão, mas o seu nível de eficácia é controverso. Algumas metanálises de estimulação transcraniana por corrente direta (ETCD) de baixa intensidade demonstraram ter benefício positivo em comparação com o tratamento placebo, porém não se sabe se isso pode ser comparável ou sinérgico com o tratamento com antidepressivos. Em seu uso não indicado na bula, a cetamina intravenosa, um anestésico dissociativo, e a escetamina intranasal (um isômero aprovado pela FDA para os casos resistentes ao tratamento) demonstraram ter eficácia antidepressiva em curto prazo, frequentemente após uma única administração, sugerindo a sua possível utilidade na abordagem da suicidalidade. Todavia, ainda existem dúvidas quanto à razão risco/benefício em longo prazo. A psilocibina, um alucinógeno, também demonstrou um possível benefício na administração controlada. Por fim, a estimulação cerebral profunda do ramo anterior ventral da cápsula interna e da região do cíngulo subcaloso teve eficácia demonstrável em ensaios clínicos experimentais randomizados de depressão resistente ao tratamento.

A depressão pós-parto pode responder a quaisquer das intervenções citadas anteriormente, mas a FDA aprovou recentemente o uso específico da brexanolona, administrada em infusão intravenosa contínua ao longo de 60 horas, resultando em alívio sintomático por pelo menos 30 dias. Sedação e perda de consciência são possíveis efeitos adversos.

Seja qual for o tratamento instituído, a resposta deve ser avaliada após cerca de 2 meses. Aproximadamente 75% dos pacientes apresentam melhora após esse período – mas, se a remissão for insuficiente, o paciente deverá ser inquirido sobre a adesão, e um aumento da dose do medicamento deve ser considerado se os efeitos colaterais não forem preocupantes. Se essa conduta for malsucedida, é aconselhável encaminhar o paciente a um especialista em saúde mental. As estratégias para a resistência ao tratamento incluem a seleção de um fármaco alternativo, combinações de antidepressivos e/ou tratamento adjuvante com outras classes de fármacos, incluindo lítio, hormônio tireoidiano, L-metilfolato, S-adenilmetionina, N-acetilcisteína, antipsicóticos atípicos e agonistas dopaminérgicos. Na mudança para uma monoterapia diferente, o uso de outros fármacos da mesma classe parece ter provavelmente a mesma eficácia do que a escolha de um fármaco de uma classe diferente. Em um ensaio randomizado de grande porte (STAR-D), não foi possível demonstrar eficácia preferencial, mas a adição de alguns antipsicóticos atípicos (quetiapina de liberação prolongada; aripiprazol; brexpiprazol) foi aprovada pela FDA, assim como o uso de uma associação de medicamentos, olanzapina mais fluoxetina. Os pacientes cuja resposta a um ISRS decline ao longo do tempo podem ser beneficiados pelo acréscimo de buspirona (10 mg 3 vezes/dia), pindolol (2 a 5 mg 3 vezes/dia) ou de pequenas quantidades de um ADT, como a nortriptilina (25 mg 2 a 3 vezes/dia). A maioria dos pacientes apresenta algum grau de resposta, mas deve-se manter tratamento vigoroso até que se obtenha remissão, e os medicamentos devem ser mantidos, no mínimo, por mais 6 a 9 meses para prevenir recidiva. Nos pacientes que tenham tido dois ou mais episódios de depressão, deve-se considerar tratamento de manutenção por tempo indefinido. Algumas vezes, o teste farmacogenômico para a variação alélica do citocromo P450 pode ser útil na identificação de indivíduos que são metabolizadores fracos ou rápidos, porém a avaliação de variantes de genes farmacodinâmicas não demonstrou ser custo-efetiva e tampouco afetou os resultados clínicos.

É essencial informar os pacientes sobre a depressão bem como sobre os benefícios e efeitos colaterais dos medicamentos que estão recebendo. Orientações sobre redução do estresse e a advertência de que o álcool pode agravar os sintomas depressivos, bem como impedir a resposta à medicação, são úteis. Os pacientes devem dispor de tempo da consulta para descrever sua experiência, suas perspectivas e o impacto que a depressão tem sobre eles e sua família. O silêncio empático ocasional pode ser tão útil para a aliança terapêutica quanto a tranquilização verbal. Ensaios controlados mostraram que as terapias cognitivo-comportamentais e interpessoais são efetivas na melhora da adaptação psicológica e social, e que, para muitos pacientes, uma abordagem terapêutica combinada é mais bem-sucedida do que o tratamento apenas com medicamentos.

TRANSTORNO BIPOLAR

Manifestações clínicas O transtorno bipolar caracteriza-se por episódios de oscilação imprevisíveis no humor, de mania (ou hipomania) para depressão. Alguns pacientes são acometidos apenas por crises recorrentes de *mania*, que, na sua forma pura, associa-se a aumento da atividade psicomotora; extroversão social excessiva; diminuição da necessidade de sono; impulsividade e prejuízo no juízo crítico; e humor expansivo, grandioso e, algumas vezes, irritável (Tab. 452-8). Na mania grave, os pacientes podem apresentar delírios e pensamento paranoide indistinguíveis da esquizofrenia. Metade dos pacientes com transtorno bipolar apresenta não a euforia, mas uma mistura de agitação e ativação psicomotora acompanhadas por disforia, ansiedade e irritabilidade. Pode ser difícil distinguir este estado misto da depressão agitada. Em alguns pacientes bipolares (*transtorno bipolar II*), não estão presentes todos os critérios para mania, e as depressões recorrentes, que são requisito, são intercaladas por períodos de ativação leve e aumento da energia (hipomania). No *transtorno ciclotímico*, há vários períodos de hipomania, em geral de duração relativamente curta, alternados com grupos de sintomas depressivos que não satisfazem, em gravidade ou duração, os critérios para depressão maior. As flutuações do humor são crônicas, e devem estar presentes por, no mínimo, 2 anos antes que se possa firmar o diagnóstico.

Os episódios de mania costumam surgir ao longo de um período de dias a semanas, mas é possível a instalação em horas, geralmente no começo da manhã. Um episódio não tratado de depressão ou mania pode ser curto, de várias semanas, ou durar até 8 a 12 meses, e raros pacientes têm evolução crônica ininterrupta. Usa-se o termo *ciclagem rápida* para os pacientes que têm quatro ou mais episódios de depressão ou mania em um ano. Esse padrão ocorre em 15% de todos os pacientes, cuja maior parte consiste em mulheres. Em alguns casos, a ciclagem rápida está ligada a uma disfunção tireoidiana subjacente e, em outros, é iatrogenicamente desencadeada por tratamento antidepressivo prolongado. Cerca da metade dos pacientes apresenta dificuldade no desempenho profissional e na função psicossocial, sendo as fases depressivas mais responsáveis pelo comprometimento do que a mania.

O transtorno bipolar é comum, acometendo cerca de 1,5% da população nos Estados Unidos. O início em geral se dá entre 20 e 30 anos de idade, porém muitos indivíduos relatam sintomas pré-mórbidos no final da infância ou início da adolescência. A prevalência é semelhante para homens e mulheres; as mulheres tendem a ter mais episódios depressivos, e os homens mais episódios de mania ao longo da vida. O reconhecimento de uma

---

TABELA 452-8 ■ Critérios para episódio maníaco

A. Um período distinto de humor anormal e persistentemente elevado, expansivo ou irritável e aumento anormal e persistente da atividade dirigida a objetivos ou da energia, com duração mínima de uma semana e presente na maior parte do dia, quase todos os dias (ou qualquer duração, se a hospitalização se fizer necessária).

B. Durante o período de perturbação do humor e aumento da energia ou atividade, três (ou mais) dos seguintes sintomas (quatro se o humor é apenas irritável) estão presentes em grau significativo e representam uma mudança notável do comportamento habitual:
1. Autoestima inflada ou grandiosidade.
2. Redução da necessidade de sono (p. ex., sente-se descansado com apenas três horas de sono).
3. Mais loquaz que o habitual ou pressão para continuar falando.
4. Fuga de ideias ou experiência subjetiva de que os pensamentos estão acelerados.
5. Distratibilidade (i.e., a atenção é desviada muito facilmente por estímulos externos insignificantes ou irrelevantes), conforme relatado ou observado.
6. Aumento da atividade dirigida a objetivos (seja socialmente, no trabalho ou na escola, seja sexualmente) ou agitação psicomotora (i.e., atividade sem propósito não dirigida a objetivos).
7. Envolvimento excessivo em atividades com elevado potencial para consequências dolorosas (p. ex., envolvimento em surtos desenfreados de compras, indiscrições sexuais ou investimentos financeiros insensatos).

C. A perturbação do humor é suficientemente grave a ponto de causar prejuízo acentuado no funcionamento social ou profissional ou para necessitar de hospitalização a fim de prevenir dano a si mesmo ou a outras pessoas, ou existem características psicóticas.

D. O episódio não é atribuível aos efeitos fisiológicos de uma substância (p. ex., droga de abuso, medicamento, outro tratamento) ou a outra condição médica.

Fonte: Reimpressa, com permissão, de *Manual diagnóstico e estatístico de transtornos mentais*, 5ª ed, American Psychiatric Association. Publicado no Brasil pela Artmed.

diátese bipolar em uma pessoa que apresenta um episódio depressivo, mas sem história de mania, é difícil mas fundamental para otimizar o planejamento terapêutico, pois os antidepressivos podem estar contraindicados e resultar em piora dos sintomas e aceleração dos ciclos. As características sugestivas de bipolaridade incluem um início na infância, história de falha terapêutica com antidepressivos, características atípicas de hipersonolência e ganho ponderal e presença de marcada irritabilidade ou impulsividade.

Diagnóstico diferencial O diagnóstico diferencial da mania inclui mania secundária induzida por agentes estimulantes ou simpaticomiméticos, hipertireoidismo, Aids, distúrbios neurológicos, como as doenças de Huntington ou de Wilson, demência frontotemporal e acidentes cerebrovasculares (AVCs). É comum haver comorbidade, como abuso de álcool ou de outras substâncias, em razão do juízo crítico comprometido e aumento da impulsividade, ou como tentativa de automedicação em função dos sintomas do humor e perturbação do sono subjacentes.

Etiologia e fisiopatologia A predisposição genética ao transtorno bipolar ficou evidente a partir de estudos familiares; a taxa de concordância em gêmeos monozigotos se aproxima de 80%. Até o momento, foram identificados diversos genes de risco que se sobrepõem aos que proporcionam risco para outros transtornos psiquiátricos, como esquizofrenia e autismo, implicando algum grau de fisiopatologia compartilhada. Os *loci* replicados incluem a subunidade alfa do canal de cálcio tipo L (*CACNA1C*), a proteína transmembrana teneurina 4 (*ODZ4*), ancrina 3 (*ANK3*), neurocana (*NCAN*) e repetição de tetratricopeptídeo e repetição de anquirina contendo 1 (*TRANK1*). As variantes conferem pouco risco individual, mas coletivamente são responsáveis por 25% da hereditariedade. Algumas poucas variantes mais raras e penetrantes também foram relatadas, mas nenhuma mutação causadora foi confirmada até o momento. Da mesma forma, não foi identificado nenhum biomarcador definido, porém há evidências de uma desregulação do ritmo circadiano e estresse oxidativo e anormalidades mitocondriais e do retículo endoplasmático. Os achados de RM relatados incluem afinamento da substância cinzenta no córtex frontal, temporal e parietal.

TRATAMENTO
Transtorno bipolar

(Tab. 452-9) O carbonato de lítio é a base do tratamento do transtorno bipolar, embora o valproato de sódio e a carbamazepina, assim como diversos antipsicóticos de segunda geração (aripiprazol, asenapina, cariprazina, olanzapina, quetiapina, risperidona, ziprasidona), também tenham sido aprovados pela FDA para tratamento da mania aguda. A oxcarbazepina não foi aprovada pela FDA, mas parece ter espectro de eficácia semelhante ao da carbamazepina. A taxa de resposta ao carbonato de lítio é de 70 a 80% na mania aguda, com efeitos benéficos surgindo em 1 a 2 semanas. O lítio também tem efeito profilático na prevenção da mania recorrente e, em menor grau, na prevenção da depressão recorrente, que é mais difícil de tratar do que a depressão unipolar. Sendo um cátion simples, é rapidamente absorvido do trato gastrintestinal e se mantém não ligado às proteínas plasmáticas ou teciduais. Cerca de 95% da dose administrada é excretada inalterada pelos rins em 24 horas.

Os efeitos colaterais graves do lítio são raros, mas queixas menores são comuns, como desconforto gastrintestinal, náuseas, diarreia, poliúria, ganho de peso, *rash* cutâneo, alopécia e edema. Ao longo do tempo, a capacidade de concentração da urina pode ser reduzida, porém a nefrotoxicidade significativa é relativamente rara. O lítio tem efeito antitireoidiano, interferindo na síntese e liberação de hormônios da tireoide. Os efeitos colaterais mais graves são tremor, concentração e memória deficientes, ataxia, disartria e descoordenação.

No tratamento da mania aguda, o lítio deve ser iniciado com 300 mg 2 ou 3 vezes/dia, e a dose, em seguida, deve ser aumentada em 300 mg a cada 2 a 3 dias até alcançar um nível sanguíneo de 0,8 a 1,2 mEq/L. Como o efeito terapêutico do lítio pode não ser evidente nos primeiros 7 a 10 dias de tratamento, o uso adjuvante de lorazepam (1 a 2 mg a cada 4 horas) ou de clonazepam (0,5 a 1 mg a cada 4 horas) pode ser benéfico para controlar a agitação. Os antipsicóticos estão indicados nos pacientes com agitação grave que respondam apenas parcialmente aos benzodiazepínicos. Os pacientes que usam lítio devem ser monitorados de perto, uma vez que os níveis sanguíneos necessários para alcançar o benefício terapêutico são próximos aos associados à toxicidade.

TABELA 452-9 ■ Farmacologia clínica dos estabilizadores do humor

Agente e posologia	Efeitos colaterais e outros efeitos
Lítio Dose inicial: 300 mg 2 ou 3 vezes/dia Nível sanguíneo terapêutico: 0,8-1,2 mEq/L	*Efeitos colaterais comuns:* Náuseas/anorexia/diarreia, tremor fino, sede, poliúria, fadiga, ganho de peso, acne, foliculite, neutrofilia, hipotireoidismo O nível sanguíneo aumenta com tiazídicos, tetraciclinas e AINEs O nível sanguíneo é reduzido com broncodilatadores, verapamil e inibidores da anidrase carbônica *Efeitos colaterais raros:* Neurotoxicidade, nefrotoxicidade, hipercalcemia, alterações no ECG
Ácido valproico Dose inicial: 250 mg 3 vezes/dia Nível sanguíneo terapêutico: 50-125 µg/mL	*Efeitos colaterais comuns:* Náuseas/anorexia, ganho de peso, sedação, tremor, *rash* cutâneo, alopécia Inibe o metabolismo hepático de outros medicamentos *Efeitos colaterais raros:* Pancreatite, hepatotoxicidade, síndrome de Stevens-Johnson
Carbamazepina/oxcarbazepina Dose inicial: 200 mg 2 vezes/dia para a carbamazepina, 150 mg 2 vezes/dia para a oxcarbazepina Nível sanguíneo terapêutico: 4-12 µg/mL para a carbamazepina	*Efeitos colaterais comuns:* Náuseas/anorexia, sedação, *rash* cutâneo, tontura/ataxia A carbamazepina, mas não a oxcarbazepina, induz o metabolismo hepático de outros medicamentos *Efeitos colaterais raros:* Hiponatremia, agranulocitose, síndrome de Stevens-Johnson
Lamotrigina Dose inicial: 25 mg/dia	*Efeitos colaterais comuns:* *Rash* cutâneo, tontura, cefaleia, tremor, sedação, náuseas *Efeitos colaterais raros:* Síndrome de Stevens-Johnson

Siglas: AINEs, anti-inflamatórios não esteroides; ECG, eletrocardiograma.

O ácido valproico talvez seja melhor do que o lítio nos pacientes com evolução em ciclos rápidos (i.e., mais de quatro episódios por ano) ou que se apresentem com mania mista ou disfórica. Tremor e ganho de peso são os efeitos colaterais mais comuns; hepatotoxicidade e pancreatite são raras.

A natureza recorrente do transtorno do humor bipolar exige tratamento de manutenção. A manutenção de um nível sanguíneo de lítio mínimo de 0,8 mEq/L é importante para se obter profilaxia ideal, tendo sido comprovada a redução do risco de suicídio, o que ainda não foi documentado para os demais estabilizadores do humor. Algumas vezes há necessidade de combinação de estabilizador de humor e antipsicótico atípico para manter o humor estável. Quetiapina de liberação prolongada, olanzapina, risperidona e lamotrigina foram aprovadas para tratamento de manutenção como agentes únicos, e em combinação com lítio e com aripiprazol e ziprasidona como agentes adjuntos. Lurasidona, olanzapina/fluoxetina e quetiapina também estão aprovadas para tratar episódios agudos de depressão no transtorno bipolar. A adesão ao tratamento é um problema frequente, que requer a participação e a orientação dos familiares comprometidos. É importante envidar esforços para identificar e modificar os fatores psicossociais que possam desencadear episódios, assim como uma ênfase na regularidade do estilo de vida (terapia de ritmo social). Aplicativos de *smartphone* que alertam o indivíduo e o médico sobre mudanças de atividade e fala estão sendo úteis na detecção precoce de alterações comportamentais e no fornecimento de intervenções clínicas e orientação. Os antidepressivos às vezes são necessários para o tratamento da depressão que evolui de modo grave, mas seu uso geralmente deve ser evitado durante o tratamento de manutenção, em razão do risco de precipitar mania ou de acelerar a frequência dos ciclos. Agentes alternativos sem indicação na bula para a depressão bipolar incluem pramipexol, modafinila, ácidos graxos ômega-3 e *N*-acetilcisteína; intervenções como ECT, fototerapia e EMTr também podem ser efetivas. É possível que haja perda da eficácia ao longo do tempo com todos os agentes estabilizadores do humor. Em tais situações, o uso de agente alternativo ou de terapia combinada costuma ser útil.

TRANSTORNO DE SINTOMAS SOMÁTICOS

Muitos pacientes que se apresentam para atendimento médico, talvez 5 a 7%, experimentam sintomas somáticos particularmente angustiantes e preocupantes, a ponto de dominarem seus pensamentos, sentimentos e crenças, e de interferirem, em graus variáveis, no seu dia a dia. Embora a inexistência de explicação médica para essas queixas tenha sido historicamente enfatizada como elemento diagnóstico, já foi reconhecido que a interpretação e a elaboração da experiência pelo próprio indivíduo são os fatores definidores essenciais, e que pacientes com causas médicas bem estabelecidas podem se qualificar para o diagnóstico. O mais comum é haver múltiplas queixas, mas também é possível ocorrer sintomas isolados e graves. A comorbidade com transtorno depressivo e de ansiedade é comum e pode afetar a gravidade da experiência e suas consequências funcionais. Fatores da personalidade podem implicar risco significativo, assim como baixos níveis educacionais e socioeconômicos ou história de episódios estressantes recentes. Fatores culturais também são relevantes e devem ser incorporados à investigação. Os indivíduos com preocupações persistentes de ter ou de contrair uma doença grave, mas que não apresentam uma queixa somática específica, podem se qualificar para um diagnóstico alternativo – transtorno de ansiedade de doença. O diagnóstico de transtorno conversivo (transtorno de sintoma neurológico funcional) é usado para identificar especificamente aqueles indivíduos cujas queixas somáticas envolvam um ou mais sintomas com alteração das funções motora voluntária ou sensitiva, que não tenham explicação médica e que causem sofrimento ou incapacidade significativos ou que necessitem de investigação médica.

No *transtorno factício*, o paciente consciente e voluntariamente produz sintomas físicos de enfermidade. A expressão *síndrome de Munchausen* deve ser reservada aos indivíduos com transtorno factício particularmente dramático, crônico ou grave. No transtorno factício verdadeiro, o papel de doente é em si gratificante. Vários sinais, sintomas e doenças foram simulados ou causados por um comportamento factício, sendo os mais comuns diarreia crônica, febre de origem obscura, hemorragia digestiva ou hematúria, convulsões e hipoglicemia. O transtorno factício em geral não é diagnosticado até 5 a 10 anos após seu início, podendo produzir custos sociais e clínicos significativos. Na *simulação*, a invenção deriva de um desejo de alguma compensação externa, como medicação narcótica ou indenização por incapacidade.

TRATAMENTO
Transtorno de sintomas somáticos e transtornos relacionados

Os pacientes com transtorno de sintomas somáticos são frequentemente submetidos a muitos exames diagnósticos e cirurgias exploratórias na tentativa de achar sua doença "real". Tal abordagem está fadada ao fracasso e não atinge o cerne da questão. O tratamento bem-sucedido é alcançado pela modificação do comportamento, em que o acesso ao médico é rigidamente controlado e ajustado para proporcionar um nível estável e previsível de apoio, claramente limitado em relação ao nível de desconforto apresentado pelo paciente. As consultas podem ser breves, não devendo associar-se à necessidade de ação diagnóstica ou tratamento. Embora a literatura seja limitada, alguns pacientes podem beneficiar-se de tratamento antidepressivo.

Qualquer tentativa de confrontar o paciente em geral apenas cria uma sensação de humilhação, levando-o a abandonar a assistência daquele cuidador. Uma estratégia melhor é introduzir a causa psicológica como uma de várias explicações possíveis na discussão do diagnóstico diferencial. Sem associar diretamente a intervenção psicoterapêutica ao diagnóstico, pode-se oferecer ao paciente um meio digno pelo qual a relação patológica com o sistema de assistência à saúde possa ser examinada e abordagens alternativas possam ser desenvolvidas para enfrentar os fatores estressores da vida. Tratamentos medicamentosos específicos também podem ser indicados como efetivos na abordagem a algumas das consequências funcionais do transtorno conversivo.

TRANSTORNOS ALIMENTARES
MANIFESTAÇÕES CLÍNICAS

Os transtornos alimentares formam um grupo de condições em que distúrbios persistentes da função alimentar ou dos comportamentos associados prejudicam de forma significativa a saúde ou o funcionamento psicossocial do indivíduo. No DSM-5, as categorias descritas (com exceção da pica) são definidas como mutuamente excludentes em um dado episódio, com base na compreensão de que, embora sejam fenotipicamente semelhantes, elas diferem em curso, prognóstico e intervenções terapêuticas efetivas. Em comparação com o DSM-IV-TR, três transtornos (i.e., transtorno alimentar restritivo/evitativo, ruminação, pica), previamente classificados como transtornos da infância, foram agrupados com os transtornos de anorexia e bulimia nervosas. O transtorno de compulsão alimentar hoje é incluído como diagnóstico formal; a intenção dessas modificações é encorajar os médicos a serem mais específicos na codificação da patologia alimentar.

PICA

Diagnostica-se pica quando um indivíduo acima de 2 anos de idade consome uma ou mais substâncias que não são alimentos e nem nutritivas durante 1 mês ou mais e, como resultado, requer atenção médica. Em geral, não há qualquer aversão alimentar específica, mas sim opção preferencial por ingerir substâncias como terra, amido, sabão, papel ou cinzas. O diagnóstico requer exclusão de práticas culturalmente aprovadas e não costuma ser causado por alguma deficiência nutricional específica. O início tende a ser na infância, mas pode ocorrer em associação a outros transtornos psiquiátricos maiores nos adultos. Observou-se associação com gravidez, mas o diagnóstico só é feito quando o comportamento aumenta os riscos médicos.

TRANSTORNO DE RUMINAÇÃO

Neste quadro, indivíduos que não apresentam qualquer patologia gastrintestinal ou outra condição clínica regurgitam repetidamente os alimentos após a alimentação para então remastigá-los, engoli-los ou cuspi-los. Caracteristicamente o comportamento ocorre diariamente e deve persistir no mínimo por 1 mês. Perda de peso e desnutrição são sequelas comuns, e os indivíduos talvez tentem ocultar o comportamento, seja cobrindo a boca ou evitando contato social durante as refeições. Na infância, o início se dá caracteristicamente entre 3 e 12 meses de idade, e o comportamento pode ter remissão espontânea, embora seja recorrente em alguns casos.

TRANSTORNO ALIMENTAR RESTRITIVO/EVITATIVO

A principal característica desse transtorno é a restrição ou a evitação do consumo de alimentos, em geral com origem na falta de interesse ou distanciamento dos alimentos e associada a perda de peso, deficiência nutricional, dependência de suplementação nutricional ou prejuízo acentuado no funcionamento psicossocial, isoladamente ou em combinação. Práticas culturais como jejuar ou indisponibilidade de alimentos devem ser excluídas como possíveis causas. O transtorno é distinguido da anorexia nervosa pela presença de fatores emocionais nesta última, como temor de engordar e distorção da imagem corporal. O começo costuma ocorrer na lactância ou no início da infância, mas comportamentos de evitação alimentar podem persistir até a vida adulta. O transtorno é igualmente prevalente em ambos os sexos e é muitas vezes comórbido com ansiedade e transtornos cognitivos de déficit de atenção e situações de estresse familiar. Atraso no desenvolvimento e déficits funcionais podem ser significativos se o transtorno tiver longa duração e não for diagnosticado.

ANOREXIA NERVOSA

Os indivíduos são diagnosticados com anorexia nervosa quando restringem sua ingestão calórica a um grau capaz de desviar seu peso corporal significativamente do normal para idade, sexo, estado de saúde e desenvolvimento, e quando também manifestam medo de ganhar peso e distúrbio associado na autoimagem corporal. O quadro é adicionalmente caracterizado diferenciando aqueles que perdem peso predominantemente restringindo o consumo ou com excesso de exercícios (tipo restritivo) daqueles que se alimentam compulsivamente e a seguir se submetem a algum tipo de purgação, induzindo vômitos, utilizando enemas, laxantes ou diuréticos (tipo purgativo). Esses subtipos são mais situacionais do que específicos, uma vez que os indivíduos podem transitar de um perfil para o outro ao longo do tempo. Determinar se o indivíduo satisfaz o critério primário de perda de peso significativa é uma tarefa complexa que deve ser individualizada, utilizando todas as informações históricas disponíveis e comparando o paciente com os parâmetros e diretrizes internacionais de massa corporal.

Os indivíduos com anorexia nervosa frequentemente não se mostram conscientes de sua condição e negam qualquer consequência médica; com frequência, não estão satisfeitos com o peso perdido e persistem no comportamento apesar de terem atingido suas metas pré-estabelecidas de peso. Alterações no circuito de recompensa e na função executiva foram relatados na anorexia e implicaram distúrbios na regulação pelo córtex central e pela ínsula anterior da consciência interoceptiva de saciedade e fome. Os achados neuroquímicos, incluindo a participação da grelina, permanecem controversos.

O início é mais comum na adolescência, embora seja possível ocorrer mais tarde. As mulheres são muito mais afetadas, com prevalência em toda a vida de até 4%. A anorexia parece mais prevalente em países industrializados e urbanos e muitas vezes é comórbida com transtornos de ansiedade preexistentes. As consequências médicas da anorexia nervosa prolongada são multissistêmicas e, nas apresentações graves, potencialmente fatais. Pode haver alterações em exames laboratoriais, incluindo leucopenia com linfocitose, aumento na ureia sanguínea e alcalose metabólica com hipopotassemia quando há purgação. A anamnese e o exame físico podem revelar amenorreia, anormalidades cutâneas (petéquias, lanugo, ressecamento) e sinais de função hipometabólica, como hipotensão, hipotermia e bradicardia sinusal. Os efeitos endócrinos incluem hipogonadismo, resistência ao hormônio do crescimento e hipercortisolemia. A osteoporose é uma complicação de longo prazo.

A evolução é variável, com alguns indivíduos se recuperando após um episódio isolado, enquanto outros apresentam episódios recorrentes ou evolução crônica. A anorexia não tratada apresenta taxa de mortalidade de 5,1/1.000, a mais alta entre as doenças psiquiátricas. O Maudsley Anorexia Nervosa Treatment for Adults (MANTRA) e a terapia cognitivo-comportamental focada no transtorno alimentar demonstraram ser efetivos, com uso de contingência comportamental estrita quando a perda de peso torna-se crítica. Nenhuma intervenção farmacológica mostrou-se especificamente benéfica, mas depressão e ansiedade comórbidas devem ser tratadas. O ganho de peso deve ser gradual, com meta de 250 a 500 g por semana a fim de prevenir a síndrome de realimentação. A maioria dos indivíduos obtém remissão em 5 anos do diagnóstico original.

BULIMIA NERVOSA

Com a denominação bulimia nervosa, descrevem-se indivíduos que, de forma recorrente e frequente (no mínimo uma vez por semana durante 3 meses), se alimentam compulsivamente para, a seguir, ter comportamentos compensatórios, como vômitos autoinduzidos, aplicação de enemas, uso de laxantes ou prática de exercícios excessivos para evitar o aumento de peso. A alimentação compulsiva é definida como consumo excessivo de alimentos em um dado período, em geral < 2 horas. Assim como na anorexia nervosa, há distúrbio na autoimagem corporal que estimula o comportamento, mas, diferentemente da anorexia, os indivíduos se apresentam com peso normal ou com ligeiro sobrepeso. Os indivíduos caracteristicamente descrevem perda de controle e expressam vergonha por suas ações, além de muitas vezes relatarem episódios desencadeados por sensação de baixa autoestima e estresse social. A prevalência em toda a vida nas mulheres fica em torno de 2%, com proporção mulher/homem de 10:1. O transtorno costuma ter início na adolescência e pode persistir por alguns anos. A transição para anorexia ocorre em apenas 10 a 15% dos casos. Muitos dos riscos clínicos associados à bulimia nervosa são paralelos aos da anorexia nervosa e são consequência direta da purgação, incluindo distúrbios hidreletrolíticos e anormalidades na condução cardíaca. O exame físico costuma ser inespecífico, mas erosão de dentes e aumento da parótida podem estar presentes. As abordagens terapêuticas efetivas incluem antidepressivos ISRS, geralmente em combinação com as psicoterapias cognitivo-comportamental, de regulação emocional ou interpessoal.

TRANSTORNO DE COMPULSÃO ALIMENTAR

Distingue-se da bulimia nervosa pela ausência dos comportamentos compensatórios para prevenção do aumento de peso após um episódio compulsivo, e pela ausência de esforços para restringir o aumento de peso entre os episódios. Outras características são semelhantes, incluindo o sofrimento em relação ao comportamento e a sensação de perda do controle, resultando no ato de alimentar-se mais rápido e em maior quantidade do que gostaria ou em comer quando não está com fome. A prevalência em 12 meses no sexo feminino é de 1,6%, com uma proporção mulher/homem muito menor do que para bulimia nervosa. Pouco se sabe sobre o curso do transtorno, dada sua recente caracterização, mas seu prognóstico é muito melhor do que para outros transtornos alimentares, tanto em termos de sua evolução natural quanto da resposta ao tratamento. Acredita-se que a transição para outros transtornos alimentares seja rara.

TRANSTORNOS DA PERSONALIDADE

MANIFESTAÇÕES CLÍNICAS

Os transtornos da personalidade são padrões típicos de pensamento, sentimento e comportamento interpessoal relativamente inflexíveis e que causam prejuízo funcional significativo ou desconforto subjetivo para o indivíduo. Os comportamentos observados não são secundários a outro transtorno mental nem precipitados por abuso de substâncias ou afecção clínica geral. Essa distinção muitas vezes é difícil na prática clínica, na medida em que a alteração da personalidade pode ser o primeiro sinal de enfermidade neurológica, endócrina ou outra enfermidade clínica grave. Os pacientes com tumores do lobo frontal, por exemplo, podem apresentar alterações na motivação e na personalidade, enquanto os resultados do exame neurológico permanecem dentro dos limites normais. Os indivíduos com transtornos da personalidade muitas vezes são considerados "pacientes difíceis" na prática clínica por serem excessivamente exigentes e/ou indispostos a seguir o plano terapêutico recomendado. Embora o DSM-5 descreva os transtornos da personalidade como categorias qualitativamente distintas, existe uma perspectiva alternativa e emergente de que as características da personalidade variam como *continuum* entre um funcionamento normal e um transtorno mental formal, em que as características essenciais consistem em comprometimento moderado ou maior no funcionamento pessoal/interpessoal e um ou mais traços patológicos da personalidade.

Os transtornos da personalidade foram agrupados em três categorias superpostas. No *Grupo (cluster) A* estão incluídos os transtornos da personalidade paranoide, esquizoide e esquizotípica. Estão incluídos os indivíduos excêntricos e bizarros que mantêm distância emocional dos demais. Os indivíduos têm alcance emocional limitado e permanecem socialmente isolados. Os pacientes com transtorno da personalidade esquizotípica frequentemente possuem experiências perceptivas incomuns e expressam crenças mágicas sobre o mundo externo. A característica essencial da personalidade paranoide é uma suspeita generalizada e desconfiança dos outros em uma extensão não justificada pelas evidências disponíveis. O *Grupo B* inclui os tipos antissocial, borderline, histriônica e narcisista, descrevendo indivíduos cujo comportamento é impulsivo, excessivamente emocional e errático. O *Grupo C* incorpora os tipos de personalidade evitativa, dependente e obsessivo-compulsiva; os traços permanentes são a ansiedade e o medo. As fronteiras entre os tipos de grupo são de certa forma artificiais, e muitos pacientes que preenchem os critérios para um transtorno da personalidade também preenchem os critérios para outro. O risco de comorbidade mental importante é maior nos pacientes que preenchem os requisitos para diagnóstico de transtorno da personalidade.

ETIOLOGIA E FISIOPATOLOGIA

Estudos genéticos têm sugerido cada vez mais uma contribuição genética para o desenvolvimento dos transtornos da personalidade. Um estudo de 106 mil indivíduos identificou 9 *loci* significativamente ligados a aspectos de neuroticismo.

TRATAMENTO

Transtornos da personalidade

A terapia comportamental dialética (TCD) é uma técnica cognitivo-comportamental que enfatiza a mudança do comportamento enquanto oferece aceitação, compaixão e validação ao paciente. Vários ensaios randomizados demonstraram a eficácia da TCD no tratamento dos transtornos da personalidade. Antidepressivos e antipsicóticos em baixas doses têm alguma eficácia nos transtornos da personalidade do Grupo A, enquanto os anticonvulsivantes estabilizadores do humor e IMAOs podem ser considerados para os pacientes com diagnóstico do Grupo B que mostrem reatividade acentuada do humor, descontrole comportamental e/ou hipersensibilidade à rejeição. Os pacientes do Grupo C ansiosos ou temerosos costumam responder à medicação usada para os transtornos da ansiedade do eixo I (ver anteriormente). É importante que médico e paciente tenham expectativas razoáveis com relação ao possível benefício da medicação e seus efeitos colaterais. A melhora pode ser sutil e observável apenas ao longo do tempo.

ESQUIZOFRENIA

MANIFESTAÇÕES CLÍNICAS

A esquizofrenia é uma síndrome heterogênea caracterizada por perturbações da linguagem, percepção, pensamento, atividade social, afeto e volição. Não há características patognomônicas. A síndrome costuma ter início no final da adolescência, com instalação insidiosa (menos comumente aguda) e, muitas vezes, tem prognóstico reservado, evoluindo de retraimento social e distorção perceptiva para delírios e alucinações recorrentes. Os pacientes podem apresentar-se com sintomas positivos (como desorganização conceitual, delírios e alucinações) ou negativos (perda da função, anedonia, expressão emocional diminuída, prejuízo da concentração e engajamento social reduzido), devendo ter pelo menos dois desses durante um período de 1 mês e sinais contínuos por pelo menos 6 meses para preencher os critérios diagnósticos formais. Também podem estar presentes desorganização do pensamento ou do discurso e comportamento motor evidentemente desorganizado, incluindo catatonia. À medida que os indivíduos envelhecem, os sintomas psicóticos positivos tendem a diminuir, havendo tendência a recuperar algum grau de função social e ocupacional. Os sintomas "negativos" predominam em um terço da população com esquizofrenia e estão associados a prognóstico reservado de longo prazo, bem como a uma resposta precária ao tratamento farmacológico. No entanto, é característico haver grande variação na evolução e nas características dos sintomas.

O termo *transtorno esquizofreniforme* descreve pacientes que preenchem os requisitos de sintomas, mas não o critério de duração para a esquizofrenia, e a denominação *transtorno esquizoafetivo* é usada para os que manifestam sintomas de esquizofrenia e períodos independentes de transtorno do humor. Os termos *esquizotípico* e *esquizoide* referem-se a transtornos da personalidade específicos e são discutidos nesta seção. O diagnóstico de transtorno delirante é utilizado para indivíduos que tenham delírios de conteúdo variável por, no mínimo, 1 mês, mas que de resto não preencham os critérios para esquizofrenia. Os pacientes com início súbito de alterações breves (< 1 mês) no processamento do pensamento, caracterizadas por delírios, alucinações, desorganização do discurso ou da função motora, são mais apropriadamente designados como portadores de transtorno psicótico breve. A catatonia é uma síndrome inespecífica que pode ocorrer em consequência de transtornos médicos/psiquiátricos graves e que é diagnosticada pela comprovação de três ou mais de um conjunto de sintomas comportamentais e motores, incluindo estupor, cataplexia, mutismo, flexibilidade cérea e estereotipia, entre outros. O prognóstico depende não da gravidade dos sintomas, mas da resposta à medicação antipsicótica. De fato, às vezes ocorre remissão permanente sem recorrência. Cerca de 10% dos pacientes esquizofrênicos morrem por suicídio.

A esquizofrenia acomete 0,85% dos indivíduos no mundo todo, com prevalência, ao longo da vida, de cerca de 1 a 1,5%. Estima-se que ocorram 300 mil episódios agudos de esquizofrenia por ano nos Estados Unidos, resultando em custos diretos e indiretos de 155,7 bilhões de dólares.

DIAGNÓSTICO DIFERENCIAL

O diagnóstico é principalmente de exclusão, exigindo ausência de sintomas significativos do humor associados, doença clínica relevante e abuso de substâncias. As reações farmacológicas que causam alucinações, paranoia, confusão ou comportamento bizarro podem estar relacionadas com a dose ou ser idiossincrásicas; agentes antiparkinsonianos, clonidina, quinacrina e os derivados da procaína são os medicamentos mais associados a esses sintomas. As causas medicamentosas devem ser excluídas em todo caso de psicose de início recente. O exame neurológico geral dos pacientes com esquizofrenia costuma ser normal, mas observam-se rigidez motora, tremor e discinesias em 25% dos pacientes não tratados.

EPIDEMIOLOGIA E FISIOPATOLOGIA

Pesquisas epidemiológicas identificaram vários fatores de risco para a esquizofrenia, como suscetibilidade genética, insultos no início do desenvolvimento, nascimento durante o inverno e pais idosos. Fatores genéticos estão envolvidos ao menos em um subtipo dos indivíduos que evoluem com esquizofrenia. Observa-se esquizofrenia em cerca de 6,6% dos parentes de primeiro grau de um probando afetado. Se ambos os pais forem acometidos, o risco para a prole será de 40%. A taxa de concordância para gêmeos monozigotos é de 50%, comparada a 10% para os gêmeos dizigotos. As famílias propensas à esquizofrenia também estão sob risco de outros transtornos psiquiátricos, como transtorno esquizoafetivo e *transtornos da personalidade esquizotípica* e *esquizoide*, sendo que os últimos referem-se a indivíduos que mostram um padrão vitalício de deficiência social e interpessoal caracterizada por incapacidade de formar relações interpessoais íntimas, comportamento excêntrico e distorções perceptivas leves. Estudos de associação genômica ampla em larga escala identificaram > 100 *loci* com pequeno efeito de risco e algumas variantes de número de cópias com efeito maior, juntamente com efeitos epigenéticos e levaram à exploração inicial do uso clínico de escores de risco poligênico no diagnóstico e prognóstico. As vias identificadas incluem vias envolvidas na imunidade, inflamação e sinalização celular.

TRATAMENTO

Esquizofrenia

Os antipsicóticos (Tab. 452-10) são a base do tratamento agudo e de manutenção da esquizofrenia, e são efetivos no tratamento das alucinações, delírios e transtornos do pensamento, seja qual for a etiologia. O mecanismo de ação envolve, pelo menos em parte, a ligação aos receptores dopaminérgicos D_2/D_3 no estriado ventral; a potência clínica dos antipsicóticos tradicionais acompanha suas afinidades pelo receptor D_2, e mesmo os agentes "atípicos" mais recentes produzem algum grau de bloqueio no receptor D_2. Todos os neurolépticos induzem à expressão do gene de ativação imediata *c-fos* no *nucleus accumbens*, um local dopaminérgico que conecta o córtex pré-frontal e o córtex límbico. Contudo, a eficácia clínica dos neurolépticos atípicos mais recentes pode envolver bloqueio dos receptores de *N*-metil-D-aspartato (NMDA), atividade α_1 e α_2-noradrenérgica, alteração da relação entre a atividade dos receptores $5-HT_2$ e D_2, bem como dissociação mais rápida da ligação a D_2 e efeitos sobre a neuroplasticidade.

Os neurolépticos convencionais diferem na sua potência e perfil de efeitos colaterais. Os agentes mais antigos, como a clorpromazina e tioridazina, são mais sedativos e anticolinérgicos, bem como mais propensos a causar hipotensão ortostática, enquanto os antipsicóticos de potência mais alta, como haloperidol, perfenazina e tiotixeno, são mais propensos a provocar efeitos colaterais extrapiramidais. O agente antipsicótico "atípico" modelo é a clozapina, um dibenzodiazepínico que tem potência maior para bloquear o receptor $5-HT_2$ do que o D_2 e afinidade muito mais alta pelo receptor D_4 do que pelo D_2. Sua principal desvantagem é o risco de discrasias sanguíneas. A paliperidona é um metabólito da risperidona e que compartilha muitas de suas propriedades. Ao contrário de outros antipsicóticos, a clozapina não aumenta o nível de prolactina. Cerca de 30% dos pacientes que não se beneficiam do uso de antipsicóticos convencionais obtêm melhor resposta com esse agente, que também tem demonstrado superioridade em relação a outros antipsicóticos na prevenção do suicídio; no entanto, seu perfil de efeitos colaterais torna-o mais apropriado ao tratamento dos casos resistentes a outros fármacos. A risperidona, um derivado do benzissoxazol, é mais potente nos sítios do receptor $5-HT_2$ que do D_2, como a clozapina, mas também exerce antagonismo α_2 significativo, propriedade que pode contribuir para sua capacidade observada de melhorar o humor e aumentar a atividade motora. A risperidona é menos efetiva do que a clozapina nos casos resistentes ao tratamento, mas não implica risco de discrasias sanguíneas. A olanzapina é neuroquimicamente semelhante à clozapina, porém implica risco significativo de ganho de peso. A quetiapina é distinta por ter efeito fraco em D_2, mas bloqueio α_1 e histamínico potente. A ziprasidona causa ganho de peso mínimo e não tende a elevar a prolactina, mas pode prolongar o QT. O aripiprazol também implica baixo risco de ganho de peso ou elevação da prolactina, mas pode aumentar a ansiedade, náusea e insônia em decorrência de suas propriedades agonistas parciais. A asenapina está

TABELA 452-10 ■ Agentes antipsicóticos

Nome	Dose diária habitual (mg)	Efeitos colaterais	Sedação	Comentários
Antipsicóticos de primeira geração				
Baixa potência				
Clorpromazina	100-1.000	Efeitos anticolinérgicos; hipotensão ortostática; fotossensibilidade; colestase; prolongamento do QT	+++	SEPs em geral não proeminentes; pode causar *delirium* anticolinérgico em pacientes idosos
Tioridazina	100-600			
Média potência				
Trifluoperazina	2-50	Menos efeitos colaterais anticolinérgicos	++	Bem tolerada pela maioria dos pacientes
Perfenazina	4-64	Menos SEPs do que com agentes de maior potência	++	
Loxapina	30-100	SEPs frequentes	++	
Molindona	30-100	SEPs frequentes	0	Pequeno ganho de peso
Alta potência				
Haloperidol	5-20	Sem efeitos colaterais anticolinérgicos; SEPs frequentemente proeminentes	0/+	Frequentemente prescritos em doses muito altas; disponibilidade de formas injetáveis de haloperidol e flufenazina de ação prolongada
Flufenazina	1-20	SEPs frequentes	0/+	
Tiotixeno	2-50	SEPs frequentes	0/+	
Antipsicóticos de segunda geração				
Clozapina	150-600	Agranulocitose (1%); ganho de peso; convulsões; salivação; hipertermia	++	Requer contagem de leucócitos semanalmente nos primeiros 6 meses; em seguida, a cada 15 dias, se houver estabilidade
Risperidona	2-8	Hipotensão ortostática	+	Requer titulação lenta; observa-se SEPs com doses > 6 mg ao dia
Olanzapina	10-30	Ganho de peso	++	Elevação discreta da prolactina
Quetiapina	350-800	Sedação; ganho de peso, ansiedade	+++	Duas doses ao dia
Ziprasidona	120-200	Hipotensão ortostática	+/++	Ganho de peso mínimo; aumento do intervalo QT
Aripiprazol	10-30	Náuseas, ansiedade, insônia	0/+	Agonista/antagonista misto; forma de liberação prolongada disponível
Paliperidona	3-12	Inquietação, SEPs, aumento da prolactina, cefaleia	+	Metabólito ativo da risperidona
Iloperidona	12-24	Tontura, hipotensão	0/+	Requer titulação da dose; disponível em apresentação injetável de ação prolongada
Asenapina	10-20	Tontura, ansiedade, SEPs, ganho de peso mínimo	++	Comprimidos sublinguais; duas doses ao dia
Lurasidona	40-80	Náuseas, SEPs	++	Utiliza CYP3A4
Brexipiprazol	1-4	Ansiedade, tontura, fadiga	++	Interações CYP3A4 e 2D6
Pimavanserina	34	Edema, confusão, sedação	++	Aprovada para a psicose da doença de Parkinson
Cariprazina	1,5-6	SEPs, vômitos	++	Afinidade preferencial pelo receptor D3
Lumateperona	42	Fadiga; boca seca; sem efeitos aparentes metabólicos/motores	++	Afinidade pelo receptor 5HTa > que ao receptor D2

Sigla: SEPs, sintomas extrapiramidais.

associada a ganho de peso e efeito anticolinérgico mínimos, mas com risco acima do esperado de sintomas extrapiramidais (SEPs). A cariprazina, um agonista parcial D_2/D_3, não tem risco de elevação da prolactina nem aumento do QT, mas também pode resultar em SEPs.

Os antipsicóticos são efetivos em cerca de 70% dos pacientes que se apresentam com o primeiro episódio. A melhora pode ser observada em horas ou dias, mas a remissão completa costuma exigir 6 a 8 semanas. A escolha do agente depende principalmente do perfil de efeitos colaterais e do custo do tratamento, ou de história pessoal ou familiar pregressa de resposta favorável ao medicamento em questão. Os agentes atípicos parecem mais efetivos no tratamento dos sintomas negativos e melhora da função cognitiva. Resposta equivalente ao tratamento em geral pode ser alcançada com doses relativamente baixas de qualquer agente selecionado, isto é, 4 a 6 mg/dia de haloperidol, 10 a 15 mg/dia de olanzapina ou 4 a 6 mg/dia de risperidona. As doses nessa faixa resultam em mais de 80% de bloqueio do receptor D_2, havendo poucas evidências de que doses mais altas aumentem a rapidez ou o grau de resposta. O tratamento de manutenção requer atenção cuidadosa à possibilidade de recidiva e monitoração quanto ao desenvolvimento de distúrbio do movimento. O tratamento farmacológico intermitente é menos efetivo do que as doses regulares, mas a redução gradual da dose tende a melhorar a função social de muitos pacientes esquizofrênicos que tenham sido mantidos com doses altas. No entanto, se as medicações forem completamente interrompidas, a taxa de recidiva será de cerca de 60% em 6 meses. O uso de preparações injetáveis de ação prolongada (risperidona, paliperidona, olanzapina, aripiprazol e haloperidol) é considerado quando a não adesão ao tratamento por via oral causa recidivas, mas os medicamentos não devem ser considerados intercambiáveis, uma vez que diferem em suas indicações, intervalos de aplicação e locais/volumes e, possivelmente, nas reações adversas, entre outros fatores. Nos pacientes resistentes ao tratamento, a transição para clozapina costuma resultar em melhora rápida, mas o grande retardo na resposta em alguns casos exige prova terapêutica de 6 a 9 meses para que se avalie a obtenção do benefício máximo.

Os antipsicóticos podem causar uma grande variedade de efeitos colaterais, como letargia, ganho de peso, hipotensão postural, constipação e boca seca. Os sintomas extrapiramidais, como distonia, acatisia e acinesia, também são frequentes com os agentes de primeira geração, podendo contribuir para a baixa adesão se não forem abordados especificamente. Os sintomas anticolinérgicos e parkinsonianos respondem bem ao triexifenidil, 2 mg 2 vezes/dia, ou ao mesilato de benztropina, 1 a 2 mg 2 vezes/dia. A acatisia pode responder aos betabloqueadores. Em raros casos, surgem efeitos mais graves e às vezes ameaçadores à vida, como hiperprolactinemia, arritmias ventriculares, obstrução gastrintestinal, pigmentação retiniana, icterícia obstrutiva e síndrome neuroléptica maligna (caracterizada por hipertermia, disfunção autonômica, rigidez muscular e níveis de creatina-fosfocinase elevados). Os efeitos colaterais mais graves da clozapina são agranulocitose, que tem incidência de 1%, e indução de convulsões, cuja incidência é 10%. São necessárias contagens semanais de leucócitos, principalmente durante os primeiros 3 meses de tratamento.

O risco de diabetes melito tipo 2 parece estar aumentado na esquizofrenia, e o grupo dos agentes da segunda geração, com exceção da lumateperona, produzem mais efeitos adversos sobre a regulação da glicose independentemente dos efeitos sobre a obesidade, do que os agentes tradicionais. Clozapina, olanzapina e quetiapina parecem mais propensas a causar hiperglicemia, ganho de peso e hipertrigliceridemia do que os demais agentes antipsicóticos atípicos. Indica-se monitoramento estreito dos níveis plasmáticos de glicose e lipídeos durante o uso desses fármacos.

Um efeito colateral grave do uso prolongado dos antipsicóticos de primeira geração e, em menor grau, dos antipsicóticos de segunda geração é a discinesia tardia, caracterizada por movimentos repetitivos, involuntários e potencialmente irreversíveis da língua e dos lábios (tríade bucolinguomastigatória) e, em cerca da metade dos casos, coreoatetose. A discinesia tardia tem incidência de 2 a 4% por ano de exposição e prevalência máxima de cerca de 20% nos pacientes tratados cronicamente. A prevalência aumenta com a idade, a dose total e a duração de administração do fármaco e pode envolver a formação de radicais livres e, talvez, insuficiência de energia mitocondrial. Recentemente, a valbenazina, um inibidor do transportador de monoamina vesicular 2 que provoca depleção da dopamina pré-sináptica, recebeu a aprovação da FDA para o tratamento da discinesia tardia.

O estudo CATIE, um ensaio em larga escala para avaliar a efetividade dos agentes antipsicóticos na "vida real" dos pacientes, revelou uma taxa elevada de interrupção no tratamento > 18 meses. A olanzapina demonstrou maior efetividade do que a quetiapina, risperidona, perfenazina ou ziprasidona, mas também apresentou maior índice de suspensão em razão do ganho de peso e de efeitos metabólicos. Surpreendentemente, a perfenazina, um agente de primeira geração, apresentou poucas evidências de inferioridade em comparação com os fármacos mais recentes.

O tratamento farmacológico da esquizofrenia é por si só insuficiente. Esforços de orientação dirigidos às famílias e recursos comunitários provaram-se necessários para manter a estabilidade e otimizar o prognóstico. Um modelo de tratamento, que utiliza intervenções cognitivas sociais e que envolve uma equipe multidisciplinar de manejo de casos, buscando e acompanhando rigorosamente o paciente na comunidade, demonstrou ser particularmente efetivo. Tentativas de prevenir a esquizofrenia por meio de identificação e tratamento precoces (tanto psicossocial quanto psicofarmacológico) de crianças e adolescentes de alto risco estão sendo atualmente avaliadas.

AVALIAÇÃO E INVESTIGAÇÃO DA VIOLÊNCIA

Os médicos de atenção primária podem defrontar-se com situações em que há suspeita ou evidências de violência familiar, doméstica ou social. Tal consciência pode acarretar obrigações legais e morais; muitas leis estaduais obrigam a notificação de maus-tratos de crianças, cônjuges e idosos. Os médicos são frequentemente o primeiro ponto de contato para ambos, vítima e agressor. Acredita-se que cerca de 2 milhões de norte-americanos idosos e 1,5 milhão de crianças norte-americanas sofram alguma forma de maus-tratos físicos a cada ano. Acredita-se que a violência conjugal seja ainda mais prevalente. Uma pesquisa com base em entrevistas feitas com 24 mil mulheres em 10 países observou prevalência ao longo da vida de violência física ou sexual variando entre 15 e 71%; essas pessoas mostraram-se mais propensas a ter depressão, ansiedade, abuso de substâncias e tentativas de suicídio. Além disso, os indivíduos agredidos costumam expressar baixa autoestima, sintomatologia somática vaga, isolamento social e sentimento passivo de perda de controle. Embora seja essencial tratar esses aspectos, a primeira obrigação é assegurar que o agressor assuma a responsabilidade de não incorrer em qualquer violência adicional. O abuso e/ou dependência de substâncias bem como enfermidade mental grave do agressor podem contribuir para o risco de lesão e exigem intervenção direta. Dependendo da situação, a polícia, os recursos comunitários, como os grupos de apoio e abrigos, além do aconselhamento individual e familiar, podem ser componentes apropriados do plano terapêutico. Um plano de segurança deve ser elaborado com a vítima, além de informações sobre maus-tratos, probabilidade de recorrência e tendência a aumentar em gravidade e frequência. Ansiolíticos e antidepressivos podem, às vezes, ser úteis no tratamento dos sintomas agudos, mas apenas se houver evidências independentes para um diagnóstico psiquiátrico apropriado.

LEITURAS ADICIONAIS

Breilman J et al: Benzodiazepines versus placebo for panic disorder in adults. Cochrane Database Syst Rev 3:CD010677, 2019.
Cipriani A et al: Comparative efficacy and acceptability of 21 antidepressant drugs for the acute treatment of adults with major depressive disorder: a systematic review and network meta-analysis. Lancet 391:1357, 2018.
Crespo-Facorro B et al: The burden of disease in early schizophrenia—a systematic literature review. Curr Med Res Opin 37:109, 2020.
Cyr S et al: Posttraumatic stress disorder prevalence in medical populations: A systematic review and meta-analysis. Gen Hosp Psychiatry 69:81, 2021.
Guidi J, Fava G: Sequential combination of pharmacotherapy and psychotherapy in major depressive disorder: A systematic review and meta-analysis. JAMA Psychiatry 78:261, 2021.
Himmerich H et al: Pharmacological treatment of eating disorders, comorbid mental health problems, malnutrition and physical consequences. Pharmacol Ther 217:107667, 2021.
Huhn M et al: Comparative efficacy and tolerability of 32 antipsychotics for the acute treatment of adults with multi-episode schizophrenia: A systematic review and network meta-analysis Lancet 394:939, 2019.
Huprich S: Personality disorders in the ICD-11: Opportunities and challenges for advancing the diagnosis of personality disorders. Curr Psychiatry 22:40, 2020.
Lee Y et al: Development and implementation of guidelines for the management of depression: A systematic review. Bull World Health Organ 98:683, 2020.
Mcintyre R et al: Bipolar disorders. Lancet 396:10265, 2020.
Pennix B et al: Anxiety disorders. Lancet 397:914, 2021.

453 Álcool e transtornos por uso de álcool
Marc A. Schuckit

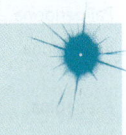

O álcool (etanol para beber) possui efeitos diversos e disseminados no corpo e tem impacto direto ou indireto em quase todos os sistemas neuroquímicos do cérebro. A maioria dos pacientes na maior parte dos ambientes clínicos consome álcool; grupos de pacientes de maior nível educacional e socioeconômico correspondem à maior proporção de indivíduos com uso pelo menos modesto de álcool. Até mesmo em doses relativamente baixas, essa substância pode exacerbar a maioria dos problemas clínicos e afetar fármacos metabolizados no fígado; em doses mais altas, pode temporariamente simular muitas condições clínicas (p. ex., diabetes) e transtornos psiquiátricos (p. ex., depressão). O risco de graves problemas repetitivos com o álcool (p. ex., transtornos por uso de álcool, conforme descrito adiante) durante a vida é de pelo menos 20% para homens e 10% para mulheres, independentemente da educação ou do nível econômico da pessoa, e os custos anuais desses distúrbios nos Estados Unidos é de mais de 249 bilhões de dólares. Embora doses baixas de álcool possam ter algum benefício para a saúde, a ingestão de mais do que três doses padrão por dia, de maneira regular, aumenta o risco de câncer e doença vascular; os transtornos por uso de álcool diminuem o tempo de vida em cerca de 10 anos. Infelizmente, a maioria dos médicos só teve treinamento limitado sobre a identificação e o tratamento dos distúrbios relacionados ao álcool. Este capítulo apresenta uma visão breve de informações clinicamente úteis sobre uso e problemas relacionados ao álcool.

FARMACOLOGIA E IMPACTO NUTRICIONAL DO ETANOL

Os níveis sanguíneos de etanol são expressos como miligramas ou gramas de etanol por decilitro (p. ex., 100 mg/dL ou 0,10 g/dL), com valores de cerca de 0,02 g/dL resultando da ingestão de uma dose típica. Em números aproximados, uma dose-padrão de álcool é de 10 a 12 g, presentes em 340 mL de cerveja, 115 mL de vinho não fortificado e 43 mL de bebida de teor alcoólico 40% (p. ex., uísque); 0,5 L de bebida de teor alcoólico 40% contém aproximadamente 160 g de etanol (cerca de 16 doses) e 750 mL de vinho contém cerca de 60 g de etanol. Essas bebidas também possuem componentes adicionais (*congêneres*) que influenciam o sabor da bebida e podem contribuir para os efeitos adversos no corpo. Os congêneres incluem metanol e butanol, acetaldeído, histamina, taninos, ferro e chumbo. Como uma droga depressora, o álcool diminui de forma aguda a atividade neuronal e possui tolerância cruzada e efeitos comportamentais semelhantes a outros depressores, incluindo benzodiazepínicos, barbitúricos e alguns anticonvulsivantes.

O álcool é absorvido nas mucosas da boca e do esôfago (em pequenas quantidades), do estômago e intestino grosso (em quantidades modestas) e da parte proximal do intestino delgado (o principal local). A taxa de absorção é aumentada pelo esvaziamento gástrico rápido (como observado com bebidas gaseificadas); pela ausência de proteínas, gorduras ou carboidratos (que interferem na absorção); e pela diluição a uma porcentagem modesta de etanol (máximo em torno de 20% do volume).

Entre 2% (baixas concentrações sanguíneas de álcool) e 10% (altas concentrações sanguíneas de álcool) do etanol é excretado diretamente pelos pulmões, pela urina ou pelo suor, porém a maior parte é metabolizada em acetaldeído, sobretudo no fígado. A via mais importante ocorre na matriz citoplasmática celular, em que a álcool-desidrogenase (ADH) produz acetaldeído, sendo em seguida rapidamente destruída pela aldeído-desidrogenase (ALDH) na matriz citoplasmática e nas mitocôndrias (Fig. 453-1). Uma segunda via ocorre nos microssomos do retículo endoplasmático liso (o sistema microssomal oxidante de etanol, ou MEOS), que é responsável por ≥ 10% da oxidação do etanol em concentrações sanguíneas elevadas.

Embora uma dose padrão contenha aproximadamente 300 kJ, ou 70 a 100 kcal, estas são desprovidas de nutrientes, como minerais, proteínas e vitaminas. Além disso, o álcool interfere na absorção de vitaminas no intestino delgado e diminui o seu armazenamento no fígado, com efeitos sobre folato (folacina ou ácido fólico), piridoxina (B_6), tiamina (B_1), ácido nicotínico (niacina, B_3) e vitamina A.

A ingestão pesada de bebida em um indivíduo saudável em jejum pode produzir hipoglicemia transitória dentro de 6 a 36 horas como resultado das ações agudas do etanol que reduzem a gliconeogênese. Isso pode resultar em testes de tolerância à glicose temporariamente anormais (com um diagnóstico resultante errôneo de diabetes melito) até que o indivíduo esteja abstinente por 2 a 4 semanas. A cetoacidose alcoólica, que provavelmente reflete uma diminuição na oxidação dos ácidos graxos junto com uma dieta inadequada ou vômitos recorrentes, pode ser diagnosticada de forma errônea como cetose diabética. Na cetoacidose alcoólica, os pacientes apresentam um aumento dos corpos cetônicos séricos, além de um leve aumento na glicose, porém *anion gap* aumentado, um aumento leve a moderado no lactato sérico e uma relação β-hidroxibutirato/lactato entre 2:1 e 9:1 (sendo o normal 1:1).

No cérebro, o álcool afeta quase todos os sistemas neurotransmissores, com efeitos agudos que costumam ser o oposto daqueles observados subsequentemente à abstinência após um período de uso pesado de álcool. As ações mais proeminentes estão relacionadas com estimulação da atividade do ácido γ-aminobutírico (GABA), especialmente nos receptores de $GABA_A$. O aumento desse complexo sistema do canal de cloreto contribui para efeitos anticonvulsivantes, indutores do sono, ansiolíticos e de relaxamento muscular de todos os fármacos estimuladores do GABA. O álcool administrado de maneira aguda produz uma liberação de GABA, e o uso continuado aumenta a densidade dos receptores $GABA_A$, enquanto os estados de abstinência de álcool são caracterizados pelas reduções da atividade relacionada com GABA. Também importante é a capacidade do uso agudo do álcool de inibir receptores glutamatérgicos sinápticos excitatórios *N*-metil-D-aspartato (NMDA), enquanto a ingestão crônica de bebida e a abstinência estão associadas a uma suprarregulação dessas subunidades excitatórias do receptor. As relações entre atividade maior de GABA e atividade reduzida de NMDA durante a intoxicação aguda e ações GABA reduzidas com ações de NMDA aumentadas durante a abstinência de álcool explicam grande parte da intoxicação e do fenômeno de abstinência.

Assim como com todas as atividades prazerosas, a ingestão aguda de álcool aumenta os níveis de dopamina no tegmento ventral e regiões cerebrais relacionadas, e seu efeito desempenha um papel importante sobre seu uso continuado, fissura e recaída. As alterações nas vias dopaminérgicas também estão ligadas a aumento dos "hormônios do estresse", incluindo cortisol e hormônio adrenocorticotrófico (ACTH) durante a intoxicação e no contexto do estresse da abstinência. Essas alterações provavelmente contribuem para a sensação de recompensa durante a intoxicação e depressão durante a queda da alcoolemia. Também estreitamente ligadas a alterações na dopamina (em especial no *nucleus accumbens*) estão as alterações induzidas nos receptores opioides, causando liberação de β-endorfinas na ocasião do uso agudo do álcool.

Outras alterações neuroquímicas incluem aumentos nos níveis sinápticos de serotonina durante intoxicação aguda e suprarregulação subsequente dos receptores da serotonina. Os aumentos agudos nos sistemas nicotínicos de acetilcolina contribuem para o impacto do álcool na região tegmentar ventral, que ocorre em consonância com o aumento da atividade da dopamina. Nas mesmas regiões, o álcool exerce impacto nos receptores canabinoides, com liberação resultante de dopamina, GABA e glutamato, assim como efeitos subsequentes nos circuitos de recompensa cerebrais.

EFEITOS COMPORTAMENTAIS, TOLERÂNCIA E ABSTINÊNCIA

Os efeitos agudos de uma substância dependem da dose, velocidade de aumento no plasma, presença concomitante de outras substâncias e experiência anterior com o agente. Na maioria dos estados norte-americanos, a "intoxicação legal" por álcool baseia-se em uma concentração sanguínea de álcool de 0,08 g/dL; alguns estados estão considerando uma redução dos níveis aceitáveis para < 0,05 g/dL, e níveis de 0,04 g/dL são citados para pilotos nos Estados Unidos e motoristas em alguns outros países. Contudo, observam-se alterações comportamentais, psicomotoras e cognitivas mesmo em níveis baixos de 0,02 a 0,04 g/dL (i.e., após 1 a 2 doses) (Tab. 453-1). Pode-se observar um sono profundo, porém conturbado, com níveis de 0,15 g/dL em indivíduos que não desenvolveram tolerância, e pode ocorrer morte com níveis entre 0,30 e 0,40 g/dL. As bebidas alcoólicas são provavelmente responsáveis por mais mortes por overdose do que qualquer outra substância.

O uso repetido de álcool contribui para a necessidade de maior número de doses-padrão de modo a produzir os efeitos originalmente obtidos com menor número de doses (tolerância adquirida), um fenômeno que envolve pelo menos três mecanismos compensatórios. (1) Após 1 a 2 semanas de ingestão diária de bebida, a *tolerância metabólica* ou *farmacocinética* pode ser observada, com até 30% de aumentos na taxa de metabolismo hepático do etanol. Essa alteração desaparece quase tão rapidamente quanto se desenvolve. (2) A *tolerância celular* ou *farmacodinâmica* desenvolve-se por meio de mecanismos neuroquímicos que mantêm o funcionamento fisiológico relativamente normal apesar da presença do álcool. Reduções subsequentes nos níveis sanguíneos contribuem para os sintomas de abstinência. (3) Os indivíduos adaptam seu comportamento de maneira a conseguir funcionar melhor do que o esperado sob a influência da substância (*tolerância aprendida* ou *comportamental*).

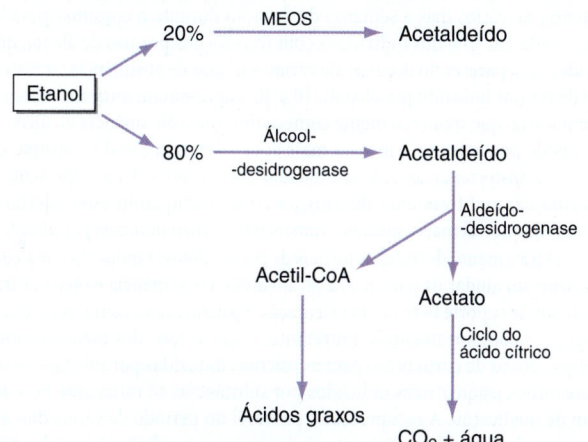

FIGURA 453-1 **Metabolismo do álcool.** CoA, coenzima A; MEOS, sistema microssomal de oxidação do etanol.

TABELA 453-1 ■ Efeitos dos níveis sanguíneos de álcool na ausência de tolerância

Nível sanguíneo, g/dL	Efeito habitual
0,02	Redução da inibição, leve sensação de intoxicação
0,08	Redução das funções cognitivas complexas e do desempenho motor
0,20	Fala claramente arrastada, descoordenação motora, irritabilidade e prejuízo do juízo crítico
0,30	Coma leve e sinais vitais deprimidos
0,40	Morte

As alterações celulares causadas pela exposição crônica ao etanol podem persistir por várias semanas ou mais após a interrupção da ingestão. Reduções rápidas dos níveis sanguíneos de álcool antes desse período podem produzir uma síndrome de abstinência, que é mais intensa nos primeiros 5 dias, porém com alguns sintomas (p. ex., sono conturbado e ansiedade) com até 4 a 6 meses de duração como parte de uma síndrome de "abstinência prolongada".

EFEITOS DO ETANOL NOS SISTEMAS ORGÂNICOS

Quantidades relativamente baixas de álcool (1 a 2 doses por dia) apresentam potenciais efeitos benéficos de aumentar o colesterol da lipoproteína de alta densidade (HDL) e reduzir a agregação plaquetária, com uma consequente redução do risco de doença coronariana oclusiva e acidentes vasculares cerebrais (AVCs) embólicos. O vinho tinto tem outras potenciais qualidades de promoção da saúde em doses relativamente baixas devido aos flavinoides e substâncias relacionadas. A ingestão modesta de álcool também pode reduzir o risco de demência vascular e, possivelmente, doença de Alzheimer. Entretanto, qualquer potencial efeito saudável desaparece com o consumo regular de três ou mais doses por dia, e o conhecimento sobre os efeitos nocivos do álcool pode ajudar o médico a identificar os pacientes com um transtorno por uso do álcool e fornecer informações que poderão ajudar a motivá-los a mudar o comportamento.

SISTEMA NERVOSO

Cerca de 35% dos usuários de álcool em geral, incluindo até 50% dos estudantes universitários que bebem e uma proporção muito maior de indivíduos com transtornos por uso de álcool, sofrem *blackout*. Trata-se de um episódio de amnésia anterógrada temporária, em que o indivíduo está acordado, porém esquece tudo (*blackouts* em bloco, com níveis sanguíneos de álcool > 0,20 mg/dL) ou parte (*blackouts* fragmentados, com níveis > 0,12 mg/dL) do que ocorreu durante um período de embriaguez.

Outro problema comum, observado depois de apenas uma ou duas doses imediatamente antes de dormir, é a perturbação do sono. Embora possa, a princípio, ajudar uma pessoa a adormecer, o álcool compromete o sono no restante da noite. Os estágios do sono são alterados, e o tempo de sono de movimentos oculares rápidos (REM) e de sono profundo no início da noite é reduzido. O álcool relaxa os músculos na faringe, o que pode causar roncos e exacerbar a apneia do sono; ocorrem sintomas desta última em 75% dos homens com transtornos por uso de álcool com ≥ 60 anos de idade. Os pacientes também podem ter sonhos proeminentes e algumas vezes perturbadores ao final do sono. Todos esses problemas relacionados com o sono podem contribuir para recaídas em indivíduos com transtornos por uso de álcool.

Outra consequência comum do uso de álcool, até mesmo com níveis relativamente baixos, é o comprometimento do julgamento e da coordenação, aumentando o risco de lesões. Nos Estados Unidos, cerca de 40% daqueles que bebem dirigiram alguma vez enquanto estavam intoxicados. O consumo pesado de álcool também pode estar associado a cefaleia, sede, náusea, vômitos e fadiga no dia seguinte, uma síndrome de ressaca, que é responsável por grande parte do absenteísmo no trabalho e na escola e por déficits cognitivos temporários.

O uso crônico de doses altas provoca *neuropatia periférica* em cerca de 10% dos indivíduos com transtornos por uso de álcool: à semelhança do diabetes, os pacientes apresentam dormência, formigamento e parestesias bilaterais nos membros, que são mais pronunciados distalmente. Aproximadamente 1% dos indivíduos com transtornos por uso de álcool desenvolvem *degeneração* ou *atrofia cerebelar*, produzindo uma síndrome de postura e marcha instável progressiva, frequentemente acompanhadas de nistagmo leve; os exames de neuroimagem revelam atrofia do verme cerebelar. Talvez 1 em 500 indivíduos com transtornos por uso de álcool irá desenvolver *síndromes de Wernicke* (oftalmoparesia, ataxia e encefalopatia) e de *Korsakoff* (amnésia retrógrada e anterógrada grave) completas, embora uma proporção maior tenha um ou mais achados neuropatológicos relacionados com essas condições. Tais síndromes decorrem dos níveis baixos de tiamina, sobretudo nos indivíduos com deficiência de transcetolase. O consumo pesado e repetido de álcool pode contribuir para *problemas cognitivos* e comprometimento temporário da memória de várias semanas a meses de duração após a abstinência. A atrofia cerebral, evidente na forma de aumento de tamanho dos ventrículos e alargamento dos sulcos corticais na ressonância magnética (RM) e tomografia computadorizada (TC), ocorre em cerca de 50% dos indivíduos com transtornos por uso de álcool de longo prazo; em geral, essas alterações são reversíveis se a abstinência for mantida. Os adolescentes podem ser especialmente vulneráveis às alterações cerebrais relacionadas ao álcool, conforme indicado por estudos pré-clínicos e investigações prospectivas em humanos sugerindo que a exposição ao álcool no cérebro em desenvolvimento pode ter impacto negativo em processos futuros relacionados à cognição, reconhecimento de recompensa e processamento de conteúdos. Não existe nenhuma síndrome isolada de "demência alcoólica"; em vez disso, esse rótulo descreve pacientes que têm alterações cognitivas irreversíveis (possivelmente de causas diversas) no contexto de transtornos crônicos por uso de álcool.

Comorbidade psiquiátrica Até dois terços dos indivíduos com transtornos por uso de álcool preenchem os critérios de outra síndrome psiquiátrica induzida por substância independente ou temporária, conforme definido na 5ª edição do *Manual diagnóstico e estatístico de transtornos mentais* (DSM-5) da American Psychiatric Association (Cap. 452). Uma proporção substancial dos pacientes com transtornos psiquiátricos independentes (i.e., não apenas sintomas temporários observados somente durante a intoxicação ou abstinência) está relacionada com um transtorno de personalidade antissocial (TPAS) preexistente, manifestado na forma de impulsividade e desinibição graves, que contribui para os transtornos por uso de álcool e de substâncias. O risco de TPAS ao longo da vida é de 3% no sexo masculino, e 80% ou mais desses indivíduos demonstram condições relacionadas com álcool e/ou substâncias. Outra comorbidade psiquiátrica comum ocorre com problemas relacionados ao abuso de outras substâncias. Os demais indivíduos com transtornos por uso de álcool e com síndrome psiquiátrica independente apresentam condições preexistentes, como esquizofrenia, transtorno do humor bipolar, transtorno de estresse pós-traumático ou síndromes de ansiedade, como transtorno do pânico. As comorbidades dos transtornos por uso de álcool com transtornos psiquiátricos independentes podem representar uma sobreposição de vulnerabilidades genéticas, comprometimento do juízo crítico relativo ao uso de álcool por uma condição psiquiátrica independente, ou uma tentativa de consumir álcool para aliviar sintomas do transtorno ou efeitos colaterais dos medicamentos.

Muitas síndromes psiquiátricas relacionadas com o álcool podem ser observadas *temporariamente* durante o consumo pesado de álcool e abstinência subsequente. Essas condições induzidas por álcool incluem *tristeza intensa*, de vários dias a semanas de duração durante o consumo pesado, observada em 40% dos indivíduos com transtornos por uso de álcool, que tende a desaparecer no decorrer de várias semanas de abstinência (transtorno do humor induzido por álcool); 10 a 30% apresentam *ansiedade* intensa temporária, que frequentemente começa durante a abstinência do álcool e que pode persistir por 1 mês ou mais após a interrupção do consumo de álcool (transtorno de ansiedade induzido por álcool); e 3 a 5% apresentam *alucinações* auditivas e/ou delírios paranoides enquanto estão alertas e orientados nos demais aspectos (*transtorno psicótico induzido por álcool*).

O tratamento de todas as formas de psicopatologia induzida por álcool consiste em ajudar os pacientes a alcançarem a abstinência e oferecer tratamento de suporte bem como orientação e psicoterapia, como os métodos cognitivo-comportamentais. Entretanto, com exceção dos medicamentos antipsicóticos de curto prazo para as psicoses induzidas por substâncias, os transtornos psiquiátricos induzidos por substâncias só raramente necessitam de medicação. A recuperação é provável no período de vários dias a 4 semanas de abstinência. Por outro lado, como as condições induzidas pelo álcool são temporárias e não indicam a necessidade de farmacoterapia em longo prazo, uma história de consumo pesado de álcool constitui uma importante parte do exame de qualquer paciente que apresenta qualquer um desses sintomas psiquiátricos.

SISTEMA GASTRINTESTINAL

Esôfago e estômago O álcool pode causar inflamação do esôfago e estômago, causando desconforto epigástrico e hemorragia digestiva. O álcool é uma das causas mais comuns de gastrite hemorrágica. Vômitos violentos podem produzir sangramento intenso por lesão de Mallory-Weiss, uma laceração longitudinal da mucosa na junção gastresofágica.

Pâncreas e fígado A incidência de pancreatite aguda (cerca de 25 por 1.000 por ano) é quase três vezes maior em indivíduos com transtornos por uso de álcool do que na população geral, sendo responsável por 10% ou mais do total de casos. O álcool prejudica a gliconeogênese no fígado, com resultante queda na quantidade de glicose produzida a partir do glicogênio, aumento da produção de lactato e diminuição da oxidação dos ácidos graxos. Eles contribuem para um aumento no acúmulo de gordura nos hepatócitos. Nos indivíduos sadios, essas alterações são reversíveis; entretanto, com exposição repetida ao etanol, particularmente com o consumo pesado diário, ocorrem alterações hepáticas mais graves, incluindo hepatite induzida por álcool, esclerose perivenular e cirrose, sendo esta última observada em 15% dos indivíduos com transtornos por uso de álcool, segundo estimativas (Cap. 342). Talvez em decorrência de uma vulnerabilidade aumentada às infecções, os indivíduos com transtornos por uso de álcool têm uma taxa elevada de hepatite C, e o consumo de álcool no contexto dessa doença está associado a uma deterioração hepática mais grave.

CÂNCER

A ingestão de apenas 1,5 dose por dia aumenta o risco de câncer de mama nas mulheres em 1,4 vez. Para ambos os sexos, quatro doses por dia elevam o risco de cânceres oral e esofágico em aproximadamente três vezes e cânceres retais em um fator de 1,5; beber 7 a 8 doses ou mais por dia produz um aumento do risco em torno de cinco vezes maior para muitos cânceres. Essas consequências podem resultar diretamente de efeitos promotores do câncer decorrentes do álcool e acetaldeído ou indiretamente por interferir na homeostase imunológica.

SISTEMA HEMATOPOIÉTICO

O etanol aumenta o tamanho dos eritrócitos (volume corpuscular médio [VCM]), que reflete seus efeitos sobre as células-tronco. Se a ingestão contumaz de álcool for acompanhada por deficiência de ácido fólico, também poderá haver neutrófilos hipersegmentados, reticulocitopenia e medula óssea hiperplásica; se houver desnutrição, também poderão ser observadas alterações sideroblásticas. O consumo pesado crônico pode diminuir a produção dos leucócitos, a mobilidade e aderência dos granulócitos, bem como prejudicar a resposta de hipersensibilidade tardia a novos antígenos (com um possível teste cutâneo tuberculínico falso-negativo). As deficiências imunológicas associadas podem contribuir para vulnerabilidade a infecções, como hepatite e HIV, e interferir em seu tratamento. Por fim, muitos indivíduos com transtornos por uso de álcool, têm trombocitopenia leve, que habitualmente tem resolução no decorrer de 1 semana de abstinência, a não ser que haja cirrose hepática ou esplenomegalia congestiva.

SISTEMA CARDIOVASCULAR

Agudamente, o etanol diminui a contratilidade miocárdica e causa vasodilatação periférica, com resultante diminuição na pressão arterial e aumento compensatório no débito cardíaco. Aumentos no consumo de oxigênio cardíaco induzidos por exercício são mais altos após a ingestão de álcool. Esses efeitos agudos têm pouca importância clínica para a média do usuário sadio, mas podem ser problemáticos quando há presença de cardiopatia persistente.

O consumo de três ou mais doses por dia resulta em um aumento da pressão arterial dose-dependente, que retorna ao normal com algumas semanas de abstinência. Assim, o consumo pesado é um fator importante para a hipertensão leve a moderada. O consumo pesado crônico também aumenta em seis vezes o risco de doença arterial coronariana relacionada, em parte, a aumento do colesterol da lipoproteína de baixa densidade (LDL) e eleva o risco de miocardiopatia por meio de efeitos diretos do álcool no músculo cardíaco. Os sintomas desses últimos incluem arritmias inexplicadas na presença de disfunção ventricular esquerda, insuficiência cardíaca, hipocontratilidade do músculo cardíaco e dilatação das quatro câmaras cardíacas com trombos murais associados e insuficiência da válvula mitral. As arritmias atriais ou ventriculares, em especial taquicardia paroxística, também podem ocorrer temporariamente após ingestão pesada de álcool em indivíduos que não apresentam nenhuma outra evidência de cardiopatia – condição conhecida como "síndrome do coração pós-feriado".

SISTEMA GENITURINÁRIO, FUNÇÃO SEXUAL E DESENVOLVIMENTO FETAL

O consumo pesado de álcool na adolescência pode afetar o desenvolvimento sexual normal e o início da reprodução. Em qualquer idade, doses modestas de etanol (p. ex., alcoolemia de 0,06 g/dL) podem aumentar o impulso sexual, mas diminuir a capacidade erétil nos homens. Mesmo na ausência de disfunção hepática, uma significativa minoria de homens alcoolistas crônicos mostra atrofia testicular irreversível com a retração dos túbulos seminíferos, diminuição no volume ejaculado e menor contagem de espermatozoides (Cap. 391).

A ingestão repetida de altas doses de etanol por mulheres pode resultar em amenorreia, diminuição no tamanho dos ovários, ausência de corpo lúteo com infertilidade associada e aumento no risco de aborto espontâneo. O consumo pesado durante a gravidez resulta na rápida transferência placentária de etanol e acetaldeído, que pode contribuir para uma gama de consequências conhecidas como o transtorno do espectro alcoólico fetal (TEAF). Um resultado grave é a *síndrome alcoólica fetal* (SAF), observada em aproximadamente 5% das crianças nascidas de mães com alto consumo de álcool, que pode incluir qualquer um dos seguintes: alterações faciais com pregas oculares de epicanto; pavilhão auricular malformado; dentes pequenos com esmalte defeituoso; comunicação interatrial ou interventricular; prega palmar aberrante e limitação dos movimentos articulares; e microcefalia com deficiência intelectual. Características de TEAF menos invasivas incluem combinações de baixo peso ao nascer, menor quociente de inteligência (QI), comportamento hiperativo e alguns déficits cognitivos modestos. A quantidade de etanol e o período de vulnerabilidade durante a gravidez não foram definidos, tornando aconselhável para as mulheres grávidas a abstinência total.

OUTROS EFEITOS

Entre metade e dois terços dos indivíduos com transtornos por uso de álcool têm fraqueza da musculatura esquelética causada por *miopatia alcoólica* aguda, uma condição que melhora mas que pode não desaparecer por completo com a abstinência. Os efeitos do consumo pesado e repetido sobre o *sistema esquelético* incluem alterações no metabolismo do cálcio, densidade óssea mais baixa e menor crescimento nas epífises, com risco aumentado de fraturas e osteonecrose da cabeça do fêmur. As *alterações hormonais* incluem aumento dos níveis de cortisol, que podem permanecer elevados durante o consumo pesado; inibição da secreção de vasopressina durante a elevação das concentrações sanguíneas de álcool e secreção aumentada com a queda da concentração (com o resultado final de que a maioria dos indivíduos com transtornos por uso de álcool tende à ligeira hiper-hidratação); redução modesta e reversível da tiroxina (T_4) sérica; e diminuição mais acentuada da tri-iodotironina (T_3). As irregularidades hormonais podem desaparecer depois de 1 mês ou mais de abstinência.

TRANSTORNOS POR USO DE ÁLCOOL

Como muitos usuários ocasionais bebem em excesso, problemas temporários relacionados com o álcool são comuns em não alcoolistas, sobretudo no final da adolescência até o final da terceira década de vida. No entanto, comprometimento ou sofrimento clinicamente significativo podem indicar um transtorno por uso de álcool como definido no DSM-5.

DEFINIÇÕES E EPIDEMIOLOGIA

Um *transtorno por uso de álcool* (também conhecido como *alcoolismo* ou *dependência de álcool* em manuais diagnósticos anteriores) é definido como dificuldades repetidas relacionadas com o álcool em pelo menos 2 de 11 áreas da vida, que se agrupam no mesmo período de 12 meses (Tab. 453-2). Dez dos 11 itens do DSM-5 (publicado em 2013) foram retirados diretamente dos 7 critérios de dependência e 4 critérios de abuso do DSM-IV, após excluir problemas legais e acrescentar a fissura. A gravidade de um transtorno por uso de álcool baseia-se no número de itens presentes: leve é 2 ou 3 itens; moderado é 4 ou 5; e grave é 6 ou mais dos itens de critério. A nova abordagem diagnóstica é semelhante o suficiente ao DSM-IV, de modo que as seguintes descrições de fenômenos associados ainda são acuradas.

O risco de transtorno por uso de álcool durante a vida na maioria dos países ocidentais é de cerca de 10 a 20% para os homens e de 5 a 10% para as mulheres; são observadas taxas mais altas em indivíduos que buscam ajuda de profissionais de saúde. Entre 2001 e 2013, a proporção da população dos Estados Unidos com transtorno por uso de álcool atual (i.e., nos últimos

TABELA 453-2 ■ *Manual diagnóstico e estatístico de transtornos mentais, 5ª edição, classificação de transtorno por uso de álcool (TUA)*

Critérios

Dois ou mais dos seguintes critérios que ocorrem durante um período de 12 meses devem ser confirmados para o diagnóstico de um transtorno por uso de álcool[a]:
- Ingestão de bebida que resulta em falha recorrente para cumprir obrigações
- Ingestão de bebida recorrente em situações prejudiciais
- Ingestão contínua de bebida apesar de problemas sociais ou interpessoais relacionados com o álcool
- Tolerância
- Abstinência ou uso de substância para alívio/evitação de abstinência
- Beber em grandes quantidades ou por mais tempo do que o pretendido
- Desejo persistente/tentativas malsucedidas de parar ou reduzir o uso de álcool
- Muito tempo gasto para obtenção, uso ou recuperação de seus efeitos
- Atividades importantes abandonadas/reduzidas em virtude do uso de álcool
- Ingestão contínua de bebida apesar da consciência de ter um problema físico ou psicológico causado pelo álcool
- Fissura por álcool

[a]*TUA leve*: 2 a 3 critérios necessários; *TUA moderado*: 4 a 5 itens confirmados; *TUA grave*: 6 ou mais itens confirmados.

12 meses) aumentou em 49%, com aumentos de quase 100% em mulheres, negros e indivíduos ≥ 45 anos. As taxas são semelhantes nos Estados Unidos, no Canadá, na Alemanha, na Austrália e no Reino Unido, tendem a ser menores na maioria dos países mediterrâneos, como Itália, Grécia e Israel, e podem ser mais altas na Irlanda, França e Europa Oriental (p. ex., Rússia) e Escandinávia. Uma prevalência na vida ainda maior foi descrita para a maior parte das culturas nativas, como os indígenas norte-americanos, esquimós, grupos Maori e tribos indígenas da Austrália. Essas diferenças na prevalência refletem influências tanto culturais quanto genéticas, conforme descrito adiante. Nos países ocidentais, o indivíduo típico com transtorno por uso de álcool é, com mais frequência, um operário, um empregado de escritório ou uma dona de casa. O risco desse transtorno durante a vida entre médicos é semelhante ao da população geral.

GENÉTICA

Cerca de 60% do risco de transtornos por uso de álcool é atribuído a genes, conforme indicado pelo risco quatro vezes maior em crianças com um dos pais com transtorno por uso de álcool (mesmo se forem adotadas no início da vida e forem criadas por não alcoolistas) e pelo maior risco em gêmeos idênticos, em comparação com gêmeos fraternos de indivíduos afetados. Como a maioria das condições clínicas e psiquiátricas chamadas de distúrbios complexos geneticamente influenciados, o risco de transtorno por uso de álcool está relacionado a centenas de variações genéticas, cada uma explicando < 1% da vulnerabilidade. Essas variações genéticas operam primariamente mediante características intermediárias que se combinam, subsequentemente, com influências ambientais, alterando o risco de consumo pesado e de problemas com álcool. Estas incluem genes relacionados com um alto risco de transtornos por uso de todas as substâncias que funcionam por meio de impulsividade, esquizofrenia e transtorno bipolar. Outra característica, uma intensa resposta de rubor cutâneo após o consumo de álcool, diminui o risco apenas para transtornos por uso de álcool induzido por variações gênicas de diversas enzimas envolvidas no metabolismo do álcool, particularmente ALDH (uma mutação observada apenas em japoneses, chineses e coreanos) e, em menor grau, variações da ADH.

Outra característica geneticamente influenciada que aumenta o risco de consumo pesado, um baixo nível de resposta ao álcool ou pouca sensibilidade ao álcool, pode ser observada bem no início do consumo e antes do desenvolvimento de tolerância adquirida ou transtornos por uso de álcool. A baixa resposta por dose de álcool atua, em parte, por meio de variações nos genes relacionados com canais de cálcio e de potássio, GABA, sistemas nicotínico, dopaminérgico e serotoninérgico. Estudos prospectivos demonstraram que essa necessidade por doses mais altas para atingir efeitos prediz o consumo pesado, problemas com álcool e transtornos por uso de álcool no futuro, mas não problemas com outras substâncias. O impacto de uma resposta baixa ao álcool sobre os resultados adversos do consumo de álcool é parcialmente mediado por uma variedade de influências ambientais e comportamentais, incluindo a escolha de amigos que são consumidores pesados, expectativas mais positivas dos efeitos de altas doses de álcool e uso do álcool para enfrentar o estresse. Vários estudos com universitários demonstraram que ajudar os estudantes que têm pouca sensibilidade ao álcool a modificar essas influências foi associado à ingesta de menores quantidades de bebidas e a menos problemas relacionados ao álcool no ano subsequente.

HISTÓRIA NATURAL

Embora a idade média da primeira dose (cerca de 15 anos) seja semelhante nos indivíduos que irão e não irão desenvolver transtornos por uso de álcool, um início mais precoce de consumo regular e embriaguez, particularmente no contexto de problemas de conduta, está associado a um maior risco de diagnóstico subsequente relacionado com o uso de álcool. Em meados da terceira década de vida, os homens e mulheres não alcoolistas começam, em sua maioria, a moderar o seu consumo (talvez aprendendo com as consequências negativas), enquanto aqueles com transtornos por uso de álcool tendem a aumentar o seu consumo, apesar das dificuldades. O primeiro grande problema em função do álcool muitas vezes aparece no final da adolescência até o início da terceira década de vida e um padrão de múltiplas dificuldades com álcool em meados da terceira década. Estabelecido o problema, a evolução do alcoolismo inclui exacerbações e remissões, com pouca dificuldade de parar temporariamente ou controlar o uso de álcool quando os problemas surgem mas, sem ajuda, a abstinência em geral dá lugar a aumentos progressivos na ingestão de álcool e problemas subsequentes. Após o tratamento, metade a dois terços dos indivíduos com transtornos por uso de álcool mantêm a abstinência durante pelo menos 1 ano e, com frequência, permanentemente. Mesmo sem tratamento formal ou grupos de autoajuda, há uma chance de pelo menos 20% de abstinência de longo prazo. Entretanto, se o indivíduo continuar a ter um consumo pesado, o seu tempo de vida é encurtado em cerca de 10 anos, em média, sendo as principais causas de morte precoce as taxas aumentadas de doença cardíaca, câncer, acidentes e suicídio.

TRATAMENTO

A abordagem ao tratamento de problemas relacionados com o álcool é relativamente simples: (1) reconhecer que pelo menos 20% dos pacientes têm um transtorno por uso de álcool; (2) aprender como identificar e tratar as condições agudas relacionadas com o álcool (p. ex., intoxicação grave); (3) saber como ajudar pacientes a começar a abordar seus problemas relacionados com o álcool; e (4) saber como tratar os sintomas de abstinência de álcool e encaminhar adequadamente os pacientes para ajuda adicional.

IDENTIFICAÇÃO DE PACIENTES COM TRANSTORNOS POR USO DE ÁLCOOL

Até mesmo em locais de maior nível econômico, aqueles 20% dos pacientes que apresentam transtornos por uso de álcool podem ser identificados fazendo perguntas sobre *problemas com álcool* e registrando os resultados dos exames laboratoriais que podem refletir um consumo regular de 6 a 8 ou mais doses por dia. Os dois exames de sangue com sensibilidade e especificidade de 60% ou mais para o consumo pesado de álcool são γ-glutamiltransferase (GGT) (> 35 U) e a transferrina deficiente em carboidrato (CDT) (> 20 U/L ou > 2,6%); a combinação desses exames tende a ser mais precisa do que cada um isoladamente. Os valores desses marcadores sorológicos tendem à normalização em um período de várias semanas após a abstinência. Outros exames de sangue úteis consistem em VCM normal-alto (≥ 91 μm^3) e ácido úrico sérico (> 7 mg/dL).

O diagnóstico de um transtorno por uso de álcool baseia-se na documentação de um padrão repetido de dificuldades associadas ao seu uso **(Tab. 453-2)**. Assim, no rastreamento, é importante pesquisar problemas conjugais ou ocupacionais, dificuldades legais, história de acidentes, problemas médicos, evidência de tolerância e assim por diante e, em seguida, procurar relacionar esses problemas com o uso de álcool. Alguns questionários padronizados podem ser úteis, como o Teste de identificação de problemas relacionados ao uso de álcool (AUDIT, Alcohol Use Disorders Identification Test), com 10 itens **(Tab. 453-3)**, mas estes são apenas recursos de rastreamento, e uma entrevista presencial continua sendo essencial para um diagnóstico sério.

TRATAMENTO
Condições relacionadas com o álcool

INTOXICAÇÃO AGUDA

A prioridade ao tratar a intoxicação grave é avaliar os sinais vitais e manejar a depressão respiratória, a arritmia cardíaca ou a instabilidade da

TABELA 453-3 ■ Teste de identificação de problemas relacionados ao uso de álcool[a] (AUDIT, *Alcohol Use Disorders Identification Test*)

Item	Escala de 5 pontos (de menos a mais)
1. Com que frequência você toma bebidas alcoólicas?	(0) Nunca (1) Mensalmente ou menos (2) De 2 a 4 vezes por mês (3) De 2 a 4 vezes por semana (4) 4 ou mais vezes por semana
2. Nas ocasiões em que bebe, quantas dose você consome tipicamente ao beber?	(0) 1 ou 2 (1) 3 ou 4 (2) 5 ou 6 (3) 7, 8 ou 9 (4) 10 ou mais
3. Com que frequência você toma seis ou mais doses de uma vez?	(0) Nunca (1) Menos do que uma vez ao mês (2) Mensalmente (3) Semanalmente (4) Todos ou quase todos os dias
4. Quantas vezes, ao longo dos últimos 12 meses, você achou que não conseguiria parar de beber uma vez tendo começado?	(0) Nunca (1) Menos do que uma vez ao mês (2) Mensalmente (3) Semanalmente (4) Todos ou quase todos os dias
5. Quantas vezes, ao longo dos últimos 12 meses, você não conseguiu fazer o que esperava por conta do uso de álcool?	(0) Nunca (1) Menos do que uma vez ao mês (2) Mensalmente (3) Semanalmente (4) Todos ou quase todos os dias
6. Quantas vezes, ao longo dos últimos 12 meses, você precisou beber pela manhã para se sentir bem ao longo do dia, após ter bebido no dia anterior?	(0) Nunca (1) Menos do que uma vez ao mês (2) Mensalmente (3) Semanalmente (4) Todos ou quase todos os dias
7. Quantas vezes, ao longo dos últimos 12 meses, você se sentiu culpado ou com remorso depois de ter bebido?	(0) Nunca (1) Menos do que uma vez ao mês (2) Mensalmente (3) Semanalmente (4) Todos ou quase todos os dias
8. Quantas vezes, ao longo dos últimos 12 meses, você foi incapaz de lembrar o que aconteceu devido a bebida?	(0) Nunca (1) Menos do que uma vez ao mês (2) Mensalmente (3) Semanalmente (4) Todos ou quase todos os dias
9. Alguma vez na vida você já causou ferimentos ou prejuízos a você mesmo ou a outra pessoa após ter bebido?	(0) Não (2) Sim, mas não nos últimos 12 meses (4) Sim, nos últimos 12 meses
10. Alguma vez na vida algum parente, amigo, médico ou outro profissional da Saúde já se preocupou com o fato de você beber ou já sugeriu que você parasse com o uso do álcool?	(0) Não (2) Sim, mas não nos últimos 12 meses (4) Sim, nos últimos 12 meses

[a] A pontuação do teste AUDIT baseia-se na soma simples dos valores de cada resposta escolhida. Um escore ≥ 8 pode indicar uso prejudicial do álcool.
Nota: O AUDIT foi desenvolvido pela Organização Mundial da Saúde e adaptado para o português por NUTE-UFSC (2016).

pressão arterial, se presentes. Deve-se considerar a possibilidade de intoxicação por outras substâncias mediante obtenção de exames toxicológicos de rastreamento para outros depressores do sistema nervoso central (SNC), como benzodiazepínicos e opioides. O comportamento agressivo deve ser tratado oferecendo-se tranquilização, mas também chamando ajuda para uma intervenção em equipe. Se o comportamento agressivo continuar, poderão ser usadas doses relativamente baixas de um benzodiazepínico de ação curta, como o lorazepam (p. ex., 1 a 2 mg VO ou IV), que pode ser repetido se necessário, mas deve-se tomar cuidado para não desestabilizar os sinais vitais nem piorar a confusão. Uma abordagem alternativa é prescrever um antipsicótico (p. ex., olanzapina, 2,5 a 10 mg IM, repetidos após 2 e 6 horas, se necessário).

INTERVENÇÃO

Existem dois elementos principais para ressaltar a necessidade de adesão ao tratamento em um indivíduo com transtorno por uso de álcool: entrevista motivacional e intervenções breves. Durante a entrevista motivacional, o médico ajuda o paciente a considerar os recursos (p. ex., conforto em situações sociais) e as responsabilidades (p. ex., problemas de saúde e interpessoais relacionados) do padrão atual de consumo. O médico deve, de maneira empática, ajudar os pacientes a ponderar as opções e estimular que eles assumam a responsabilidade pelas mudanças necessárias. Os pacientes devem ser lembrados de que apenas eles podem decidir evitar as consequências que irão ocorrer se continuarem com o hábito de beber pesado. O processo da intervenção breve, uma abordagem semelhante, foi resumido pelo acrônimo FRAMES: *F*eedback para o paciente; *R*esponsabilidade a ser assumida pelo paciente; *A*conselhamento, e não ordens, sobre o que deve ser feito; *M*enus de opções que poderiam ser consideradas; *E*mpatia para compreender os pensamentos e sentimentos do paciente; e autoeficácia (do inglês *S*elf-efficacy), ou seja, oferecer apoio para a capacidade do paciente de ser bem-sucedido ao fazer mudanças.

Quando o paciente começa a considerar uma mudança, a discussão pode se concentrar mais nas consequências do alto consumo de álcool, em abordagens sugeridas para interromper o consumo de álcool e no auxílio para reconhecer e evitar situações que tendem a levar a um consumo pesado, como ir a bares noturnos ou se associar a amigos com hábito de consumo pesado. Tanto a entrevista motivacional quanto as intervenções breves podem ser realizadas em sessões de 15 minutos; entretanto, como os pacientes com frequência não modificam imediatamente o comportamento, são frequentemente necessários vários encontros para explorar o problema e as possíveis opções, discutir tratamentos ideais e explicar os benefícios da abstinência.

ABSTINÊNCIA DO ÁLCOOL

Se o paciente concordar em parar de beber, reduções súbitas na ingestão de álcool podem produzir sintomas de abstinência, sendo que muitos deles são o oposto daqueles produzidos pela intoxicação. As características incluem tremor das mãos; agitação e ansiedade; excesso de atividade do sistema nervoso autônomo como aumento de frequência cardíaca e respiratória, sudorese e temperatura corporal; e insônia. Esses sintomas em geral começam depois de 5 a 10 horas da redução da ingestão de etanol, atingem o pico nos dias 2 ou 3 e melhoram no dia 4 ou 5, embora níveis menores desses problemas possam persistir por 4 a 6 meses como uma síndrome de abstinência protraída.

Cerca de 2% dos indivíduos com transtornos por uso de álcool apresentam uma crise convulsiva por abstinência, com aumento do risco no contexto da idade avançada, problemas clínicos concomitantes, uso indevido de outras substâncias e quantidades maiores de álcool. Os mesmos fatores de risco também contribuem para uma frequência de cerca de 1% de *delirium* por abstinência, também conhecido como *delirium tremens* (DT), no qual abstinência inclui *delirium* (confusão mental, agitação e níveis flutuantes de consciência) associado a tremor e hiperatividade autonômica (p. ex., aumento da frequência cardíaca, da pressão arterial e da frequência respiratória). Os riscos de convulsões e DT podem ser reduzidos identificando-se e tratando qualquer condição clínica subjacente no início do curso da abstinência e por meio da instituição de doses adequadas de medicamentos como os benzodiazepínicos.

Por conseguinte, a primeira etapa na abordagem aos possíveis fenômenos de abstinência é um exame físico minucioso em todos os consumidores pesados de álcool que estejam considerando a abstinência. Isso inclui uma avaliação para a possibilidade de insuficiência hepática, hemorragia digestiva, arritmias cardíacas, infecção e desequilíbrio da glicose ou dos eletrólitos. Também é importante oferecer nutrição adequada e múltiplas vitaminas B orais, incluindo 50 a 100 mg de tiamina ao dia durante 1 semana ou mais. Como a maioria dos pacientes com transtornos por uso de álcool que entram em abstinência têm uma hidratação normal ou estão levemente hiperidratados, deve-se evitar o uso de líquidos IV, a não ser que haja um problema clínico relevante ou sangramento recente significativo, vômitos ou diarreia.

A etapa seguinte é reconhecer que, pelo fato de os sintomas de abstinência refletirem a remoção rápida de um depressor do SNC, o álcool, os sintomas podem ser controlados pela administração de qualquer depressor que diminua os sintomas (p. ex., frequência cardíaca rápida e tremor) e em seguida com diminuição gradual da dose ao longo de 3 a 5 dias. Embora a maioria dos depressores seja eficaz, os benzodiazepínicos **(Cap. 452)** têm a mais dados de suporte para uso nessa situação, combinando um alto nível de segurança e um custo reduzido. Os benzodiazepínicos de meia-vida curta podem ser considerados para os pacientes com disfunção hepática grave ou evidências de lesão cerebral significativa, mas devem ser administrados a cada 4 horas para evitar flutuações abruptas no nível sanguíneo que possam aumentar o risco de crises convulsivas. Por isso, a maioria dos médicos usa fármacos com meias-vidas mais longas (p. ex., clordiazepóxido), ajustando a dose se os sinais de abstinência aumentarem progressivamente e evitando-os se o paciente estiver dormindo ou apresentar hipotensão ortostática. O paciente, em média, requer 25 a 50 mg de clordiazepóxido ou 10 mg VO de diazepam a cada 4 a 6 horas no primeiro dia, com doses reduzidas para zero nos próximos 5 dias. Embora a abstinência de álcool possa ser tratada em um hospital, os pacientes com boa condição física que demonstram sinais leves de abstinência apesar de baixas concentrações de álcool no sangue e que não têm história prévia de DT ou convulsões por abstinência podem ser considerados para desintoxicação ambulatorial. Nos próximos 4 ou 5 dias, esses pacientes devem receber medicamentos para apenas 1 ou 2 dias de cada vez e devem retornar diariamente para avaliação dos sinais vitais. Podem ser hospitalizados se houver aumento acentuado dos sinais e sintomas de abstinência.

O tratamento do paciente com DT pode ser difícil, sendo provável que o transtorno siga seu curso por 3 a 5 dias independentemente da terapia empregada. Entretanto, as condições que preenchem os critérios para DT delineados anteriormente representam emergências médicas que estão associadas a uma taxa de mortalidade estimada de até 5%, de modo que o tratamento é mais bem realizado em uma unidade de terapia intensiva com médicos bem treinados que monitoram rigorosamente os sinais vitais. Os medicamentos podem incluir benzodiazepínicos em altas doses (p. ex., até 800 mg/dia de clordiazepóxido) ou, para os que não respondem a esse esquema, doses rigorosamente monitoradas de propofol ou dexmedetomidina. O enfoque da assistência é identificar os problemas clínicos e corrigi-los, controlar o comportamento e prevenir lesões. Não recomendamos o uso de antipsicóticos no tratamento dos sintomas de abstinência de álcool; embora os antipsicóticos tenham menos tendência a exacerbar confusão do que os benzodiazepínicos, eles podem aumentar o risco de crises convulsivas.

As convulsões generalizadas por abstinência raramente exigem mais do que a administração de uma dose adequada de benzodiazepínicos. Há poucas evidências de que os anticonvulsivantes, como a fenitoína ou a gabapentina, sejam mais efetivos do que os benzodiazepínicos para as convulsões por abstinência de álcool, e o risco de convulsão habitualmente terá passado quando forem alcançados níveis efetivos do fármaco. O raro paciente com estado de mal epiléptico deve ser tratado de maneira vigorosa **(Cap. 425)**.

AJUDANDO INDIVÍDUOS COM TRANSTORNOS POR USO DE ÁLCOOL A INTERROMPER O CONSUMO DE ÁLCOOL: A FASE DE REABILITAÇÃO

Visão geral Após completar a reabilitação alcoólica, ≥ 60% dos indivíduos com transtornos por uso de álcool, particularmente pacientes altamente funcionais, mantêm a abstinência durante pelo menos 1 ano; muitos também conseguem manter uma sobriedade em longo prazo. Os componentes fundamentais da fase de reabilitação do tratamento incluem abordagens cognitivo-comportamentais para ajudar os pacientes a reconhecer a necessidade de mudança, enquanto se trabalha com eles para modificar seus comportamentos, de modo a melhorar a adesão. Uma etapa fundamental é otimizar a motivação para a abstinência por meio de educação dos pacientes e outras pessoas significativas sobre os transtornos por uso de álcool e a sua provável evolução com o passar do tempo. É importante reconhecer que, contrário ao que alguns médicos possam pensar, a pessoa típica com transtorno por abuso de álcool provavelmente tem um emprego e uma família, não se adequando ao estereótipo de "excluído". Porém, depois de anos de consumo pesado de álcool, alguns pacientes necessitam de aconselhamento vocacional e não vocacional para ajudar a estruturar seus dias, e todos devem tentar procurar grupos de autoajuda, como os Alcoólicos Anônimos (AA), para ajudá-los a desenvolver um grupo de pessoas sóbrios e aprender como lidar com os estresses da vida permanecendo sóbrios. A *educação sobre prevenção de recaída* ajuda os pacientes a identificar situações nas quais é provável um retorno ao consumo de álcool (p. ex., parar em um bar para encontrar amigos, porém planejando tomar apenas uma bebida não alcoólica), formular maneiras de evitar a situação perigosa e, se isso não for possível, reduzir os riscos aos quais ficam expostos. É também importante desenvolver estratégias de enfrentamento, que aumentam as probabilidades de rápido retorno à abstinência depois de um episódio de consumo de álcool.

Embora muitos pacientes possam ser tratados de modo ambulatorial, as intervenções mais intensas são mais efetivas, e alguns indivíduos com transtornos por uso de álcool não respondem aos AA ou a grupos de atendimento ambulatorial. Independentemente do local, o contato subsequente com a equipe de tratamento ambulatorial deve ser mantido por pelo menos 6 meses e de preferência por 1 ano após a abstinência. O aconselhamento concentra-se em áreas de melhora do funcionamento na ausência de álcool (i.e., porque é uma boa ideia continuar mantendo a abstinência), ajudando pacientes a gerenciar o tempo livre sem álcool, incentivando-os a formar um grupo de amigos que não bebem e discutindo maneiras de lidar com o estresse sem beber.

O médico desempenha um importante papel na identificação do problema relacionado com o álcool, no diagnóstico e tratamento das síndromes clínicas e psiquiátricas independentes ou induzidas por substâncias, na supervisão da desintoxicação, no encaminhamento do paciente a programas de reabilitação de base ambulatorial ou com internação, no fornecimento de aconselhamento e, se for apropriado, na seleção do medicamento (se houver algum) que possa ser necessário. Quanto à insônia, os pacientes devem ser tranquilizados de que o sono prejudicado é temporário após a abstinência de álcool e irá melhorar nas próximas semanas. Devem-se ensinar os elementos da "higiene do sono", incluindo manter horários consistentes para deitar e acordar, evitar exercícios ou grandes refeições antes do deitar e manter o quarto frio, escuro e silencioso à noite **(Cap. 31)**. Os medicamentos depressores para o sono não são a abordagem ideal para esse tipo de insônia, que frequentemente continua por várias semanas ou meses. Os pacientes têm probabilidade de desenvolver insônia de rebote quando a dose do depressor é reduzida ou interrompida. O rebote aumenta a probabilidade de que eles irão aumentar a dose e desenvolver potencialmente problemas controlando o medicamento depressor prescrito. Antidepressivos sedativos (p. ex., trazodona) não devem ser usados, pois interferem no funcionamento cognitivo na manhã seguinte e perturbam a arquitetura normal do sono, mas o uso ocasional de medicamentos para o sono sem prescrição (anti-histamínicos sedativos) pode ser considerado. Um problema adicional, os sintomas de ansiedade, pode ser abordado aumentando a compreensão do paciente sobre a natureza temporária dos sintomas e ajudando-os a desenvolver estratégias para obter um relaxamento com o uso de formas de terapia cognitiva.

Medicamentos para a fase de tratamento de reabilitação Vários medicamentos têm benefícios modestos quando usados nos primeiros 6 a 12 meses de recuperação. A naltrexona, um antagonista opioide, pode reduzir as recaídas subsequentes, podendo ser utilizada na forma oral (50 a 150 mg/dia) ou em injeção de 380 mg, 1 vez por mês. Mediante o bloqueio dos receptores opioides, a naltrexona diminui a atividade no sistema de recompensa tegmentar ventral rico em dopamina e reduz a sensação de prazer ou recompensa se for ingerido álcool. Uma segunda medicação, o acamprosato (cerca de 2 g/dia fracionados em três doses orais), tem efeitos modestos semelhantes. O acamprosato inibe os receptores NMDA, reduzindo os sintomas leves de abstinência prolongada. Vários ensaios clínicos sobre a combinação de naltrexona e acamprosato relataram que ela é bem tolerada, podendo a eficácia ser superior a cada fármaco isoladamente, embora nem todos os estudos concordem.

É mais difícil estabelecer o valor terapêutico de um terceiro fármaco, o dissulfiram, um inibidores da ALDH, usado clinicamente em doses de 250 mg/dia, uma dose geralmente selecionada para evitar os efeitos colaterais do regime mais efetivo de 500 mg/dia. Esse fármaco produz vômitos e instabilidade do sistema nervoso autônomo na presença de álcool, como resultado de rápida elevação dos níveis sanguíneos do acetaldeído. Essa reação pode ser perigosa, sobretudo para os pacientes com cardiopatia, AVC, diabetes melito e hipertensão arterial. O fármaco em si tem riscos potenciais de sintomas depressivos ou psicóticos temporários, neuropatia periférica e lesão hepática. O dissulfiram é mais bem administrado sob supervisão de outro indivíduo (como o cônjuge), especialmente durante situações de alto risco de ingestão de bebidas (como o feriado de Natal).

Um estudo controlado com placebo durante 16 semanas em pacientes com abstinência alcoólica aguda relativamente grave relatou melhores desfechos com o uso de um medicamento depressivo (gabapentina 1.200 mg/dia), mas esses resultados ainda não foram replicados. Outros fármacos sob investigação incluem o antagonista opioide nalmefeno, o agonista do receptor nicotínico vareniclina, o antagonista da serotonina ondansetrona, o agonista α-adrenérgico prazosina, o agonista do receptor de $GABA_B$ baclofeno, o anticonvulsivante topiramato e os antagonistas do receptor de canabinol. Hoje, não há dados suficientes para determinar o valor terapêutico desses medicamentos no tratamento dos transtornos por uso de álcool e, portanto, há poucos dados que ofereçam um suporte sólido para o seu uso rotineiro em contextos clínicos.

CONSIDERAÇÕES GLOBAIS

Como descrito anteriormente, as taxas de transtorno por uso de álcool diferem de acordo com sexo, idade, etnia e país. Há também diferenças entre os países com relação à definição de uma dose-padrão (p. ex., 10 a 12 g de etanol nos Estados Unidos e 8 g no Reino Unido) e à definição de estar legalmente embriagado.* A bebida alcoólica preferida também varia entre os grupos, mesmo entre os países. Dito isso, independentemente de sexo, etnia ou país, a substância na bebida continua sendo o etanol, e os riscos de problemas, a evolução dos transtornos por uso do álcool e as abordagens ao tratamento são semelhantes em todo o mundo.

LEITURAS ADICIONAIS

Anton RF et al: Efficacy of gabapentin for the treatment of alcohol use disorder in patients with alcohol withdrawal symptoms: A randomized clinical trial. JAMA Intern Med 180:728, 2020.
Coutney KE et al: The effect of alcohol use on neuroimaging correlates of cognitive and emotional processing in human adolescents. Neuropsychopharmacology 33:781, 2019.
Grant BF et al: Prevalence of 12-month alcohol use, high-risk drinking, and DSM-IV alcohol use disorder in the United States, 2001-2002 to 2012-2013: Results from the National Epidemiologic Survey on Alcohol and Related Conditions. JAMA Psychiatry 74:911, 2017.
Schuckit MA: Recognition and management of withdrawal delirium (delirium tremens). N Engl J Med 371:2109, 2014.
Schuckit MA: A critical review of methods and results in the search for genetic contributors to alcohol sensitivity. Alcohol Clin Exp Res 42:822, 2018.
Schuckit MA et al: The low level of response to alcohol-based heavy drinking prevention program: One-year follow-up. J Stud Alcohol Drugs 77:25, 2016.
Sullivan FP, Geschwind DH: Defining the genetic, genomic, cellular, and diagnostic architecture of psychiatric disorders. Cell 177:162, 2019.
Witkiewitz K et al: Advances in the science and treatment of alcohol use disorder. Sci Adv 5:1, 2019.

454 Adição à nicotina
David M. Burns

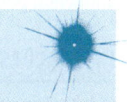

O uso da folha de tabaco para criar e satisfazer a adição à nicotina foi apresentado a Colombo pelos nativo-americanos e disseminou-se rapidamente na Europa. Contudo, o uso de tabaco em cigarros tornou-se popular apenas no século XX, sendo, portanto, um fenômeno moderno, assim como a epidemia das doenças causadas por essa forma de uso do tabaco.

A nicotina é o principal componente do tabaco responsável por sua característica de gerar adição, mas outros componentes do fumo e associações comportamentais contribuem para a força da adição. Os fumantes dependentes regulam seu consumo de nicotina ajustando a frequência e a intensidade do uso de tabaco para obter os efeitos psicoativos desejados e evitar a abstinência.

O tabaco curado não queimado utilizado por via oral contém nicotina, carcinógenos e outras toxinas capazes de causar doença gengival, câncer oral e de pâncreas e um aumento no risco de cardiopatias. Quando o tabaco é queimado, a fumaça resultante contém, além da nicotina, > 7 mil outros compostos que resultam da volatilização, da pirólise e da pirossíntese da folha do tabaco e de vários aditivos químicos usados na fabricação de diferentes produtos de tabaco. A fumaça é composta por um aerossol fino e por uma fase de vapor; o aerossol tem uma gama de tamanhos que leva a seu depósito nas vias aéreas e superfícies alveolares dos pulmões. O agregado de substâncias particuladas, após a subtração da nicotina e da umidade, é chamado de alcatrão.

O pH alcalino da fumaça das misturas de tabaco utilizadas em cachimbos e charutos possibilita a absorção suficiente de nicotina pela mucosa oral para satisfazer a necessidade que o tabagista tem dessa droga. Por conseguinte, os que fumam cachimbo e charutos exclusivamente tendem a não inalar a fumaça nos pulmões, limitando a exposição tóxica e carcinogênica (e as taxas aumentadas de doenças) em grande parte às vias aéreas superiores. O pH ácido da fumaça gerada pelo tabaco usado em cigarros reduz muito a absorção de nicotina na boca, exigindo do tabagista a inalação da fumaça até a superfície maior dos pulmões a fim de absorver quantidades de nicotina suficientes para satisfazer a dependência. A mudança para o uso do tabaco em cigarros, com resultante aumento do depósito de fumaça no pulmão, criou a epidemia de cardiopatias, doença pulmonar e câncer de pulmão que domina as manifestações das atuais doenças causadas pelo tabaco.

Vários genes estão associados à adição à nicotina. Alguns reduzem a depuração da nicotina, e outros têm sido associados a uma probabilidade maior de tornar-se adito ao tabaco e a outras drogas, bem como a uma incidência mais alta de depressão. É provável que a suscetibilidade genética possa influenciar a probabilidade de que a experimentação com tabaco na adolescência leve à adição na idade adulta. Desde meados da década de 1950, as taxas de cessação do tabagismo aumentaram, enquanto as taxas de adição à nicotina tiveram uma acentuada redução, sugerindo que outros fatores, além da genética, são influências mais importantes para o uso do tabaco.

A prevalência do tabagismo em adultos declinou para menos de 14% nos Estados Unidos, com apenas 75% dos tabagistas fumando todos os dias. A rápida e crescente taxa de tabagismo observada no mundo em desenvolvimento é preocupante, e a Framework Convention on Tobacco Control da Organização Mundial da Saúde (OMS) está incentivando abordagens efetivas de controle do tabaco nesses países, com a esperança de evitar uma futura epidemia de doenças relacionadas com o tabaco.

MANIFESTAÇÕES PATOLÓGICAS DO TABAGISMO

Mais de 480 mil indivíduos morrem prematuramente todos os anos nos Estados Unidos devido ao uso de cigarros, o que representa quase 1 a cada 5 mortes no país. Cerca de 40% dos fumantes de cigarros vão morrer prematuramente devido ao tabagismo, a menos que consigam abandoná-lo.

As principais doenças causadas pelo fumo são citadas na Tabela 454-1. O risco de doenças relacionadas com o tabagismo em fumantes, em comparação com indivíduos que nunca fumaram (risco relativo), aumenta com o avanço da idade para a maioria dos cânceres e para a doença pulmonar obstrutiva crônica (DPOC). Entretanto, para doenças cardiovasculares, o risco relativo diminui com o avanço da idade, devido a uma crescente contribuição de outros fatores de risco. Porém, mesmo para a doença cardiovascular, a diferença absoluta nas taxas de mortalidade entre tabagistas e indivíduos que nunca fumaram, denominada taxa de excesso de mortalidade, continua aumentando com o avanço da idade, como seria de esperar de um processo de lesão cumulativa.

TABELA 454-1 ■ Riscos relativos para tabagistas atuais				
Idade	35-44	45-64	65-74	≥ 75
Homens				
Câncer de pulmão	14,33	19,03	28,29	22,51
Doença arterial coronariana	3,88	2,99	2,76	1,98
Doença cerebrovascular	2,17	1,48	1,23	1,12
Outras doenças vasculares			7,25	4,93
Doença pulmonar obstrutiva crônica (DPOC)			29,69	23,01
Todas as causas	2,55	2,97	3,02	2,40
Mulheres				
Câncer de pulmão	13,30	18,95	23,65	23,08
Outros cânceres relacionados com o tabaco	1,28	2,08	2,06	1,93
Doença arterial coronariana	4,98	3,25	3,29	2,25
Doença cerebrovascular	2,27	1,70	1,24	1,10
Outras doenças vasculares			6,81	5,77
DPOC			38,89	20,96
Todas as causas	1,79	2,63	2,87	2,47
Riscos relativos de outros cânceres selecionados				
Outros cânceres	Homens		Mulheres	
Laringe	14,6		13	
Lábio, cavidade oral, faringe	10,9		5,1	
Esôfago	6,8		7,8	
Bexiga	3,3		2,2	
Rins	2,7		1,3	
Pâncreas	2,3		2,3	
Estômago	2		1,4	
Fígado	1,7		1,7	
Colorretal	1,2		1,2	
Colo do útero			1,6	
Leucemia mieloide aguda	1,4		1,4	

---

*N. de R.T. No Brasil, tem-se adotado a dose-padrão de 14 g de etanol estabelecida pela Organização Mundial da Saúde (OMS).

DOENÇAS CARDIOVASCULARES

Os fumantes de cigarros são mais propensos do que os não fumantes a desenvolver aterosclerose de grandes vasos, assim como doença de pequenos vasos. Em torno de 90% das doenças vasculares periféricas na população não diabética são atribuídas ao tabagismo, bem como cerca de 50% dos aneurismas de aorta. Em contrapartida, 24% das doenças arteriais coronarianas e cerca de 11% dos casos de acidente vascular cerebral (AVC) isquêmico ou hemorrágico são causados pelo fumo. Há uma interação multiplicadora entre o fumo de cigarros e outros fatores de risco cardíacos, de modo que o aumento no risco provocado pelo fumo entre indivíduos com hipertensão arterial ou hiperlipidemia é substancialmente maior do que o incremento no risco produzido pelo fumo em indivíduos sem esses fatores de risco.

Além de sua função na promoção de aterosclerose, o tabagismo também aumenta a probabilidade de infarto agudo do miocárdio e morte súbita cardíaca ao promover a agregação plaquetária e a oclusão vascular. A reversão desses efeitos pode explicar o benefício rápido da cessação do tabagismo em relação a um novo evento coronariano, demonstrável entre aqueles que sobreviveram a um primeiro infarto do miocárdio. Esse efeito também pode explicar as taxas substancialmente mais altas de oclusão das pontes vasculares entre pacientes que continuaram fumando após cirurgia de revascularização por doença vascular cardíaca ou periférica.

A cessação do tabagismo reduz o risco de um segundo evento coronariano nos primeiros 6 a 12 meses. As taxas de primeiro infarto do miocárdio e morte por doença arterial coronariana diminuem nos primeiros 2 a 4 anos após a cessação entre indivíduos sem história cardiovascular pregressa. Após 15 anos da cessação, o risco de um novo infarto do miocárdio ou morte devido a doença arterial coronariana em fumantes antigos é semelhante ao das pessoas que nunca fumaram.

CÂNCER

O tabagismo causa câncer de pulmão, de lábios, da cavidade oral, da nasofaringe, da orofaringe e da hipofaringe, de cavidade nasal e seios paranasais, da laringe, do esôfago, do estômago, do pâncreas, do fígado (hepatocelular), de cólon e reto, do rim (corpo e pelve), do ureter, da bexiga e do colo do útero, bem como leucemia mieloide aguda. Há evidências sugerindo que o tabagismo pode desempenhar um papel no aumento do risco de câncer de mama, particularmente em mulheres na pré-menopausa. Não parece haver um elo causal entre o tabagismo e o câncer de endométrio, e há um risco menor de câncer de útero entre mulheres na pós-menopausa que fumam. Os riscos de câncer aumentam com o aumento do número de cigarros fumados por dia e com a duração do tabagismo. Além disso, há interações sinérgicas entre o tabagismo e o uso de álcool para os cânceres da cavidade oral e do esôfago. Várias exposições ocupacionais também aumentam sinergicamente o risco de câncer entre fumantes, mais notavelmente exposição ocupacional ao amianto e ao radônio.

A cessação do tabagismo reduz o risco de desenvolver câncer em relação à continuação do fumo de cigarros depois de cerca de 4 anos de abstinência; entretanto, mesmo 20 anos após a interrupção do tabagismo, há um risco persistentemente aumentado em 2 a 3 vezes de câncer de pulmão.

DOENÇAS RESPIRATÓRIAS

O tabagismo é responsável por 80% dos casos de DPOC. Em 1 a 2 anos do início do tabagismo regular, muitos fumantes jovens apresentam alterações inflamatórias nas vias aéreas de pequeno calibre, embora as medidas da função pulmonar dessas alterações não predigam o desenvolvimento de obstrução crônica do fluxo aéreo. As alterações fisiopatológicas nos pulmões manifestam-se e progridem ao longo de uma maior duração do tabagismo, proporcionalmente à intensidade e à duração do fumo. A hiperplasia crônica da mucosa das vias aéreas de grande calibre resulta em tosse produtiva crônica em até 80% dos fumantes com mais de 60 anos de idade. A inflamação crônica e o estreitamento das vias aéreas de pequeno calibre e/ou a digestão enzimática das paredes alveolares resultando em enfisema pulmonar podem causar uma redução do fluxo de ar expiratório suficiente para ocasionar sintomas clínicos de limitação respiratória em cerca de 15 a 25% dos tabagistas.

As alterações nas vias aéreas de pequeno calibre de fumantes jovens são revertidas 1 a 2 anos após a cessação do tabagismo. Também pode haver um pequeno aumento nas medidas do fluxo de ar expiratório após a cessação entre indivíduos que apresentaram obstrução crônica do fluxo aéreo, mas a principal mudança após a cessação é a desaceleração da taxa de declínio da função pulmonar com o aumento da idade, e não a normalização da função pulmonar.

GESTAÇÃO

O tabagismo está associado a diversas complicações maternas da gestação: rompimento prematuro das membranas, descolamento prematuro da placenta e placenta prévia; também há pequeno aumento no risco de aborto espontâneo entre as tabagistas. Os lactentes de mães tabagistas têm mais tendência a parto prematuro, maior taxa de mortalidade perinatal, ser pequenos para a idade gestacional e ter taxas mais altas de síndrome de angústia respiratória do lactente. Eles têm mais probabilidade de morrer de síndrome de morte súbita do lactente e parecem ter um atraso no desenvolvimento, pelo menos nos primeiros anos de vida.

OUTRAS CONDIÇÕES

O tabagismo atrasa a cicatrização de úlceras pépticas; aumenta o risco de desenvolvimento de diabetes, tuberculose ativa, artrite reumatoide, osteoporose, catarata senil e formas neovascular e atrófica de degeneração macular; e resulta em menopausa precoce, enrugamento da pele, litíase biliar e colecistite em mulheres e impotência masculina. Os pacientes que continuam fumando durante o tratamento de câncer com quimioterapia ou radiação apresentam piores desfechos e sobrevida reduzida.

TABAGISMO PASSIVO

A exposição por longo prazo à fumaça de tabaco no ambiente aumenta o risco de câncer de pulmão e doença arterial coronariana entre os não fumantes. Também aumenta a incidência de infecções respiratórias, otite média crônica e asma em crianças, além de causar exacerbação da asma infantil. Algumas evidências sugerem que a exposição à fumaça de tabaco ambiental pode aumentar o risco de câncer de mama na pré-menopausa.

INTERAÇÕES FARMACOLÓGICAS

O tabagismo pode interagir com uma variedade de outros fármacos (Tab. 454-2). O tabagismo induz o sistema do citocromo P450, que pode alterar a depuração metabólica de fármacos como a varfarina. Isso pode resultar em níveis séricos inadequados em fumantes atendidos em ambulatório quando a dosagem é estabelecida no hospital em situações livres de fumo. De modo semelhante, os níveis séricos podem subir quando os fumantes são hospitalizados e não é permitido que eles fumem. Os fumantes também podem ter maior depuração de primeira passagem de fármacos como a lidocaína, e os efeitos estimulantes da nicotina podem reduzir os efeitos dos benzodiazepínicos ou dos betabloqueadores.

OUTRAS FORMAS DE USO DO TABACO

Outras formas importantes de uso do tabaco são rapé úmido depositado entre a bochecha e a gengiva, tabaco de mascar, cachimbos e charutos e, recentemente, o bidi (tabaco envolvido em folha de tendu ou temburni, bastante usado na Índia), cigarros de cravo-da-índia e cachimbos de água (narguilé). O uso de tabaco oral leva à doença gengival e pode resultar em câncer oral e de pâncreas, bem como em doença cardíaca. Há diferenças notáveis nos riscos de produtos usados na África ou na Ásia, em comparação com aqueles dos Estados Unidos e da Europa.

O risco de câncer das vias aéreas superiores é semelhante entre fumantes de cigarros, cachimbo e charuto, enquanto os que fumaram apenas cachimbo e charuto correm um risco muito menor de câncer de pulmão, doença cardíaca e DPOC. Os fumantes de cigarro que mudam para o cachimbo ou o charuto tendem a inalar a fumaça, aumentando o risco. O uso do tabaco por combustão em formas que lembram e que fazem fumaça como um cigarro, mas que são classificadas como charuto, representa uma fração crescente do uso de tabaco por combustão e provavelmente tem riscos para doenças semelhantes àqueles do fumo de cigarro.

O ressurgimento do uso de charuto, bidi e narguilé entre adolescentes de ambos os sexos levantou preocupações de que essas formas mais antigas de uso de tabaco estejam novamente causando um problema de saúde pública.

CIGARROS ELETRÔNICOS

Os cigarros eletrônicos são dispositivos com um elemento de aquecimento que produz um aerossol inalável a partir de um líquido que costuma conter nicotina. Há vários dispositivos diferentes, mas há três categorias gerais. Os dispositivos descartáveis que se parecem com cigarros ou com

TABELA 454-2 ■ Interações entre o tabagismo e os fármacos de prescrição	
Fármaco	Interação
Fármacos cardiovasculares e pulmonares	
β-Bloqueadores	Redução do alentecimento da frequência cardíaca e da pressão arterial
Flecainida	Aumento da depuração de primeira passagem
Heparina	Depuração mais rápida
Lidocaína	Aumento da depuração de primeira passagem
Mexiletina	Aumento da depuração de primeira passagem
Propranolol	Aumento da depuração de primeira passagem
Teofilina	Depuração metabólica mais rápida
Verapamil	Aumento da depuração
Varfarina	O aumento do metabolismo diminui os níveis séricos
Fármacos neuropsiquiátricos	
Amitriptilina	Aumento da depuração
Benzodiazepínicos	Menos sedação
Clomipramina, imipramina	Diminuição das concentrações séricas
Clorpromazina	Diminuição das concentrações séricas
Clozapina	Diminuição das concentrações séricas
Duloxetina	Diminuição das concentrações séricas
Flufenazina	Diminuição das concentrações séricas
Fluvoxamina	Diminuição das concentrações séricas
Haloperidol	Diminuição das concentrações séricas
Naratriptana	Aumento da depuração
Olanzapina	Depuração mais rápida
Trazodona	Diminuição das concentrações séricas
Fármacos antineoplásicos	
Erlotinibe	Aumento da depuração, maior taxa de resposta e melhora da sobrevida em não fumantes
Gefitinibe	Maior taxa de resposta e melhora da sobrevida em não fumantes
Irinotecano	Aumento da depuração
Outros fármacos	
Dextropropoxifeno	Menos analgesia
Estrogênios (orais)	Aumento da depuração hepática
Fentanila	Aumento da depuração
Insulina	Retardo da absorção devido à vasoconstrição cutânea
Rivastigmina	Aumento da depuração

canetas são os mais antigos, mas eles não costumam oferecer níveis de nicotina comparáveis a um cigarro. Dispositivos de *vaping* mais modernos utilizam uma fonte de energia maior e um volumoso reservatório que pode ser reabastecido para armazenamento do líquido que contém a nicotina. Esses dispositivos liberam nicotina aerossolizada em níveis comparáveis a um cigarro comum. Os líquidos para reabastecimento do reservatório estão disponíveis em diferentes concentrações de nicotina, mas as altas concentrações de nicotina geram irritação na garganta, o que desencoraja o seu uso. Os dispositivos mais recentes incluem dispositivos menores que lembram *pen drives* USB de computadores e liberam nicotina como sal de um ácido fraco. O sal de nicotina em aerossol que deixa o dispositivo é levemente ácido, o que reduz muito a porcentagem da nicotina que se encontra na forma de base livre. Isso diminui a irritação na via aérea superior. Porém, à medida que o aerossol desce pela via aérea, seu pH é rapidamente convertido ao pH de cerca de 7,4 do tecido pulmonar, o que libera quantidades significativas da nicotina de base livre, a qual é prontamente absorvida através das paredes capilares alveolares. À medida que a nicotina absorvida é transportada pelo fluxo sanguíneo pulmonar, o sal de nicotina remanescente é convertido na forma de base livre, aumentando ainda mais a quantidade de nicotina que pode ser oferecida ao cérebro. Dados limitados sugerem que a dose de nicotina inalada é maior no caso dos dispositivos que liberam sais de nicotina. É provável que a transição para o uso de sais de nicotina tenha contribuído de forma substancial para o aumento do uso de cigarros eletrônicos e da adição à nicotina entre adolescentes.

O papel dos cigarros eletrônicos na cessação do tabagismo ainda é conflitante. Há evidências convincentes de estudos randomizados controlados de que o uso de cigarros eletrônicos com reservatórios reabastecíveis é duas vezes mais efetivo que os medicamentos para reposição de nicotina em termos de obter abstinência sustentada dos cigarros convencionais. Porém, 80% das pessoas que alcançaram a abstinência ainda estavam usando cigarros eletrônicos após 12 meses, sugerindo a adição continuada à nicotina. As evidências sobre a exposição a substâncias tóxicas na fumaça demonstram exposições marcadamente menores entre aqueles que usam exclusivamente cigarros eletrônicos, mas os estudos sobre o uso de cigarros eletrônicos nos Estados Unidos mostram que cerca da metade dos usuários adultos de cigarros eletrônicos continuam a fumar também cigarros convencionais, o que anula os benefícios da exposição reduzida a substâncias tóxicas. As taxas de recaída em relação ao tabagismo entre aqueles com adição permanente à nicotina e a efetividade dos dispositivos que contêm sais de nicotina ainda não foram demonstradas.

O uso de cigarros eletrônicos entre adolescentes nos Estados Unidos aumentou de maneira dramática nos últimos anos, tornando-se a forma mais comum de administração de nicotina entre os adolescentes. Os adolescentes que alguma vez já usaram um produto com nicotina inalatória têm mais chances de se tornarem fumantes de cigarros convencionais 1 ano depois (chance 3 vezes maior para os que já usaram alguma vez um cigarro eletrônico e 4 vezes maior para os que já usaram um cigarro convencional). Esses dados mostram que os adolescentes que experimentam a nicotina em qualquer forma têm probabilidade de fazer uso continuado; entretanto, o grande aumento na prevalência do uso de cigarros eletrônicos entre adolescentes tem sido acompanhado por uma queda independente dramática na prevalência do uso de cigarros convencionais nesse segmento etário. Assim, as preocupações sobre a possibilidade de que o uso de cigarros eletrônicos se tornasse uma alternativa ao uso de cigarros convencionais entre adolescentes e adultos jovens não se comprovaram até o momento de acordo com os dados de prevalência de ambos os produtos.

Os dispositivos de cigarros eletrônicos com possibilidade de reabastecimento podem ser usados para aerossolizar vários líquidos além daqueles fornecidos pelos fabricantes. Os refis descartáveis ("*pods*") para esses dispositivos podem ser comprados do fabricante, mas também estão disponíveis a partir de outras fontes que podem usar práticas de fabricação de má qualidade com pouco controle dos contaminantes. Eles também podem conter óleos de maconha, outras drogas e aromas que não foram avaliados quanto ao seu potencial para irritação pulmonar com a inalação. Muitos desses líquidos são fornecidos no mercado negro com pouca supervisão dos processos de produção. A partir da primavera de 2019, uma epidemia rapidamente crescente de lesão pulmonar hipóxica grave foi associada ao uso de cigarros eletrônicos. A patologia pulmonar inclui dano alveolar difuso, pneumonite fibrinosa aguda e pneumonia em organização. As maiores associações ocorreram com produtos canabinoides e vitamina E no líquido aerossolizado, mas cerca de 15% das pessoas afetadas relataram usar apenas líquidos contendo nicotina. Após a ampla publicidade dessa toxicidade e de sua associação com fontes irregulares de produtos, houve uma redução na incidência dessa forma de lesão pulmonar. Considerando a capacidade dos cigarros eletrônicos de produzirem partículas pequenas que penetram prontamente nos alvéolos, muitas substâncias tóxicas podem contribuir para a epidemia. Contudo, a vitamina E tem a evidência mais forte a sustentar seu papel como contribuidor importante. Algumas vezes, a vitamina E é usada como agente espessante em produtos contendo tetraidrocanabinol (THC). Considerando a dificuldade no controle do mercado ilícito de líquidos para cigarros eletrônicos, é provável que a exposição episódica a substâncias tóxicas pulmonares continue a ocorrer. O controle regulatório pode precisar se concentrar nos dispositivos inalatórios.

CIGARROS COM TEOR REDUZIDO DE ALCATRÃO E NICOTINA

Os cigarros providos de filtro com taxas menores de alcatrão e nicotina medidas em máquinas costumam usar orifícios de ventilação nos filtros e outros recursos de engenharia para reduzir artificialmente as medidas obtidas por máquinas. Os tabagistas compensam a menor oferta de nicotina resultante dessas mudanças no produto alterando a maneira como inalam o cigarro ou o número de cigarros fumados ao dia. A administração real de alcatrão e nicotina não é reduzida com o uso desses produtos, anulando qualquer redução no risco de doenças com o seu uso.

A quantidade de nitrosaminas carcinogênicas específicas do tabaco usadas nos cigarros tem aumentado ao longo do tempo, e as alterações de *design* feitas nos cigarros para a redução do alcatrão e da nicotina mensurados por máquina também levam a uma inalação mais profunda da fumaça. A apresentação de fumaça mais carcinogênica nas porções alveolares do pulmão aumenta o risco de adenocarcinoma de pulmão. O risco aumentado de adenocarcinoma leva a um risco global substancialmente maior de câncer de pulmão entre fumantes ativos, em comparação com fumantes de cigarros fabricados antes da década de 1960. Esse risco aumentado também pode ser observado para a DPOC. São as mudanças no *design* e na composição dos cigarros nessas últimas seis décadas que levaram a um aumento drástico na taxa de adenocarcinoma de pulmão observado na segunda metade do século passado. Não houve nenhum aumento no risco de câncer de pulmão ou de adenocarcinoma de pulmão em não fumantes durante o mesmo período.

CESSAÇÃO

O processo de parar de fumar costuma ser cíclico, às vezes com o fumante fazendo várias tentativas para abandonar e falhando antes de finalmente ser bem-sucedido. Cerca de 70 a 80% dos fumantes gostariam de deixar de fumar. Mais de metade dos fumantes ativos tentou deixar de fumar no último ano, mas apenas 6% deixaram por 6 meses e apenas 3% continuam abstinentes por 2 anos. As intervenções sobre o tabagismo realizadas por médicos devem incentivar repetidamente os fumantes a abandonarem o fumo e usar diferentes formas de auxílio a cada tentativa de cessação, em vez de concentrar-se exclusivamente na cessação imediata na primeira consulta.

O aconselhamento do médico para o paciente abandonar o fumo, em especial na época de uma doença aguda, é um estímulo convincente às tentativas de cessação, e até 50% dos pacientes que são aconselhados a abandonar o tabagismo empreendem um esforço nesse sentido. Outros fatores que podem ser reforçados pela orientação médica de abandonar o tabagismo incluem aumentos na tributação dos cigarros, campanhas da mídia e mudanças nas regras para restringir o fumo no local de trabalho.

INTERVENÇÃO PELO MÉDICO (TAB. 454-3)

Todos os pacientes devem ser questionados sobre se fumam, quanto fumam e há quanto tempo, sua experiência pregressa com a cessação do tabagismo e se estão atualmente interessados em parar de fumar. O número de cigarros fumados por dia e fumar nos primeiros 30 minutos após despertar são medidas úteis da intensidade da adição à nicotina. Mesmo aqueles que não estão interessados devem ser incentivados e motivados a fazê-lo; receber uma mensagem médica clara, forte e personalizada de que o fumo é uma preocupação importante de saúde; e receber uma oferta de auxílio caso se interessem por cessar o tabagismo no futuro. No entanto, muitos daqueles que atualmente não expressam interesse por deixar de fumar podem fazer uma tentativa de cessação no ano subsequente. Para aqueles interessados em abandonar o tabagismo, deve-se negociar uma data para a cessação, em geral não o dia da consulta, mas entre as semanas seguintes, e um membro da equipe de saúde deve fazer um contato subsequente em torno da época da data da cessação. Há uma relação entre o grau de auxílio que um paciente deseja aceitar e o sucesso na tentativa de cessação.

Há diversos produtos de reposição de nicotina, incluindo adesivos, chicletes e pastilhas vendidos sem prescrição médica, assim como inaladores nasais e orais de nicotina disponíveis sob prescrição. Esses produtos podem ser usados por até 3 a 6 meses, e alguns são concebidos para possibilitar uma redução gradual da dose com a duração crescente da abstinência do tabaco. Antidepressivos como a bupropiona (300 mg em doses fracionadas por até 6 meses) também se mostraram eficazes, bem como a vareniclina, um agonista parcial do receptor nicotínico de acetilcolina (dose inicial de 0,5 mg/dia, aumentando para 1 mg, 2 ×/dia no 8º dia; duração do tratamento de até 6 meses). O uso combinado de terapia de reposição de nicotina (TRN) e antidepressivos, bem como o uso de goma de mascar ou pastilhas para a fissura aguda em pacientes que usam adesivos, pode aumentar os resultados da tentativa de cessação do tabagismo. O tratamento prévio com antidepressivos ou vareniclina é recomendado por 1 a 2 semanas antes da data da cessação do tabagismo. O tratamento prévio com produtos de reposição de nicotina também é útil antes de estabelecer uma data para a cessação do tabagismo. Um período mais longo de reposição de nicotina como terapia de manutenção para os que não tiveram sucesso na cessação do tabagismo com duração mais curta de uso é uma estratégia útil. A TRN é instituída em doses diferentes, sendo as doses mais altas recomendadas para os fumantes mais contumazes. A clonidina e o antidepressivo tricíclico nortriptilina devem ser reservados para pacientes que não responderam ao tratamento farmacológico de primeira linha ou que são incapazes de usar outras terapias. Os antidepressivos são mais efetivos entre fumantes com história de sintomas de depressão.*

As recomendações atuais são oferecer tratamento farmacológico, em geral com TRN ou vareniclina, a todos que irão aceitá-lo e fornecer aconselhamento e outra forma de apoio como parte da tentativa de cessação. O simples aconselhamento acerca da cessação por um médico ou sua equipe provavelmente aumenta o sucesso, em comparação com nenhuma intervenção; uma abordagem mais completa com informações, assistência farmacológica e aconselhamento pode triplicar o índice de sucesso na cessação do tabagismo.

Para fumantes adultos aditos, a mudança para o uso exclusivo de cigarros eletrônicos, porém sem uso concomitante de cigarros combustíveis, pode promover a cessação do uso de cigarros combustíveis, particularmente naqueles que têm pouca probabilidade de tentar abandonar com outras modalidades comprovadas de cessação.

Para incorporar assistência à cessação do tabagismo na prática, é necessário mudar a infraestrutura de trabalho. As alterações simples incluem: (1) adicionar questões sobre tabagismo e interesse pela cessação do consumo nos questionários de admissão do paciente, (2) perguntar aos pacientes se fumam, como parte das medições iniciais dos sinais vitais feitas pela equipe do ambulatório, (3) listar o tabagismo como um problema no prontuário médico e (4) programar um contato subsequente com o paciente na data de cessação prevista. Essas alterações são essenciais para a institucionalização da intervenção no tabagismo na situação prática; sem essa institucionalização, as melhores intenções dos médicos para intervir com seus pacientes fumantes frequentemente se perdem na escassez de tempo de um ambulatório movimentado.

PREVENÇÃO

Cerca de 85% dos indivíduos que se tornam fumantes iniciam o comportamento durante a adolescência. Os fatores que promovem o início na adolescência são tabagismo dos pais ou de um irmão mais velho, propaganda e

TABELA 454-3 ■ Diretrizes para a prática clínica

Ações do médico

Perguntar: identificar sistematicamente todos os usuários de tabaco em cada consulta

Aconselhar: recomendar fortemente que todos os fumantes abandonem o tabagismo

Identificar os fumantes dispostos a parar de fumar

Ajudar o paciente a cessar o consumo

Programar acompanhamento

Intervenções farmacológicas efetivas[a]

Terapias de primeira linha
  Goma de mascar de nicotina (1,5)
  Adesivo de nicotina (1,9)
  Inalador nasal de nicotina (2,3)
  Inalador oral de nicotina (2,1)
  Pastilhas de nicotina (2 mg: 2,0, 4 mg: 2,8)
  Bupropiona (2,0)
  Vareniclina (3,1)

Terapias de segunda linha
  Clonidina (2,1)
  Nortriptilina (1,8)

Outras intervenções efetivas[a]

Aconselhamento por médico ou outro membro da equipe de saúde (10 min) (1,84)

Programa intensivo de cessação do tabagismo (pelo menos 4-7 sessões com duração de 20-30 min ao longo de no mínimo 2 semanas e preferencialmente 8 semanas) (1,3)

Aconselhamento individual intensivo (1,7)

Sistema de identificação do *status* de tabagismo com base na assistência clínica (3,1)

Aconselhamento por telefone (1,6)

Uso exclusivo de cigarros eletrônicos (3,0)

[a] O valor numérico entre parênteses é o múltiplo do sucesso na cessação do tabagismo em comparação com nenhuma intervenção.

---

*N. de R.T. No Brasil, bupropiona e adesivos de nicotina estão disponíveis pelo Sistema Único de Saúde (SUS) a pacientes que frequentam, regularmente, grupos de cessação do tabagismo em unidades de saúde.

atividades promocionais da indústria de tabaco, a disponibilidade de cigarros e a aceitabilidade social do tabagismo. A necessidade de engrandecer a autoimagem e imitar o comportamento do adulto é maior para adolescentes que apresentam menos validação externa do seu próprio valor, o que pode explicar, em parte, as enormes diferenças na prevalência de tabagismo na adolescência entre os estratos socioeconômicos e rendimento escolar.

A prevenção do início do tabagismo deve começar cedo, de preferência durante o ensino fundamental. Os médicos que tratam adolescentes devem ser sensíveis quanto à prevalência desse problema, mesmo na população pré-adolescente. Os médicos devem perguntar a todos os adolescentes se já experimentaram nicotina ou se fazem uso de produtos com nicotina atualmente, reforçar o fato de que a maioria dos adolescentes e adultos não fuma nem usa nicotina e explicar que todas as formas de uso da nicotina causam adição e são prejudiciais.

LEITURAS ADICIONAIS

Eisenberg MJ et al: Effect of e-cigarettes plus counseling vs counseling alone on smoking cessation: A randomized clinical trial. JAMA 324:1844, 2020.

Hajek P et al: A randomized trial of e-cigarettes versus nicotine-replacement therapy. N Engl J Med 380:629, 2019.

Leone FT et al: Initiating pharmacologic treatment in tobacco-dependent adults. An official American Thoracic Society Clinical Practice Guideline. Am J Respir Crit Care Med 202:e5, 2020.

Sohn HS et al: Evidence supporting the need for considering the effects of smoking on drug disposition and effectiveness in medication practices: A systematic narrative review. Int J Clin Pharmacol Ther 53:621, 2015.

U.S. Department of Health and Human Services: *U.S. Department of Health and Human Services. Smoking Cessation. A Report of the Surgeon General.* Atlanta, GA, 2020. Available from https://www.hhs.gov/sites/default/files/2020-cessation-sgr-full-report.pdf. Accessed May 2, 2020.

U.S. Department of Health and Human Services: *The Health Consequences of Smoking: 50 Years of Progress. A Report of the Surgeon General.* Atlanta, GA, 2014. Available from https://www.ncbi.nlm.nih.gov/books/NBK179276/pdf/Bookshelf_NBK179276.pdf. Accessed May 2, 2020.

455 Maconha e transtorno por uso de maconha
Nora D. Volkow, Aidan Hampson, Ruben Baler

A maconha é a droga ilícita mais amplamente utilizada, com cerca de 192 milhões de usuários no mundo todo e > 43 milhões de pessoas tendo usado a droga nos Estados Unidos em 2018. As cepas de *Cannabis* se dividem entre aquelas cultivadas por suas propriedades euforigênicas (i.e., por seu conteúdo de Δ-9-tetraidrocanabinol [THC]) e o "cânhamo", o qual é cultivado por suas sementes, fibras e canabidiol (CBD). Até agosto de 2020, o Canadá e 43 estados norte-americanos tinham descriminalizado e/ou "medicalizado" a maconha ou os produtos derivados, o que aumentou a disponibilidade de variedades de *Cannabis* e seus produtos. Entre 2008 e 2017, o conteúdo médio de THC na maconha aumentou de 8,9% para 17,1%. Atualmente, as concentrações de THC nas flores da maconha encontradas em dispensários podem exceder 25%, enquanto os óleos extraídos para inalação ("*vaping*") podem conter > 95% de THC. Proporções igualmente elevadas de THC são encontradas em concentrados sólidos de *Cannabis* (p. ex., cera ou *shatter*) usados para vaporização com uma chama de propano ("*dabbing*"). A inalação por *vaping* ou *dabbing* fornece níveis muito elevados de THC com absorção rápida e alta velocidade de início do efeito, um fenômeno que aumenta o risco de adição. Os alimentos ("*edibles*") infundidos com *Cannabis* (p. ex., balas, biscoitos, chocolates e bebidas) também estão amplamente disponíveis e valorizados pelos usuários por sua administração discreta e percepção de dano reduzido.

EFEITOS FARMACOLÓGICOS

A *Cannabis* é usada de forma recreativa porque aumenta a sensação subjetiva de bem-estar, oferece sensação de recompensa e pode reduzir as respostas ao estresse. Porém, o consumo de doses altas de THC pode induzir ansiedade, paranoia e pânico. O THC é primariamente um agonista (ativador) dos receptores canabinoides acoplados à proteína G (CB1R e CB2R) com os efeitos eufóricos sendo mediados por CB1Rs localizados em células gliais e interneurônios excitatórios glutamatérgicos e inibitórios ácido gama-aminobutírico (GABA)érgicos em regiões cerebrais que processam o estresse, o humor e a recompensa. Esses receptores são os efetores do sistema endocanabinoide (SEC), o qual é fisiologicamente ativado por 2-araquidonoilglicerol (2-AG, um agonista total) e anandamida (um agonista parcial). De acordo com a compreensão atual, o 2-AG modula a sinalização sináptica por meio da inibição de sinapses hiperestimuladas. Os endocanabinoides são sintetizados e eliminados sob demanda e, assim, fornecem um controle de sinalização temporal e regionalmente específico. Por outro lado, o efeito do THC não é definido pela necessidade sináptica, mas pela dosada utilizada e pela farmacocinética, perturbando, dessa forma, a neurorregulação do SEC. O THC é um agonista parcial CB1/2R (ele produz menos sinal por receptor ligado) e, assim, não inibe a liberação de glutamato tão efetivamente como o 2-AG, mas pode superar os endocanabinoides pela ação em massa. Porém, os interneurônios liberadores de GABA têm mais CB1R do que componentes de sinalização intracelular conectantes e, assim, o THC e o 2-AG inibem a liberação de GABA em grau semelhante. Isso pode explicar a semelhança subjetiva dos inibidores de THC e de GABA, como os benzodiazepínicos.

Acredita-se que os efeitos de recompensa do THC sejam mediados pela modulação da atividade glutamatérgica e GABAérgica na área tegmentar ventral no mesencéfalo, o núcleo que contém os neurônios dopaminérgicos que se projetam até o *nucleus accumbens*, o qual integra os sinais de glutamato e dopamina para produzir respostas de recompensa. Os efeitos do THC redutores da ansiedade são mediados por seus efeitos nas tonsilas do cerebelo, uma região crítica para a percepção de ameaças e a reatividade emocional.

FARMACOCINÉTICA DA *CANNABIS*

O fumo tradicional (p. ex., baseados e cachimbos de água [em inglês, *water pipes*]) é a principal via de administração, mas o aumento dos concentrados em canetas inalatórias derivadas de cigarros eletrônicos (*vape pens*) tem levado à administração de doses menores e mais regulares, também chamadas de microdoses. Essas canetas inalatórias usam líquidos concentrados e oferecem mecanismos de controle de dose mais fáceis e um consumo mais discreto. Os efeitos subjetivos da maconha são afetados pela dose, pela via de administração (fumada, vaporizada, ingerida) e pela experiência prévia da pessoa. O THC fumado exibe uma biodisponibilidade de 10 a 35%, com diferenças interindividuais que derivam de variações individuais na capacidade de manter a fumaça nos pulmões por tempo suficiente para sua absorção máxima. A farmacocinética (FC) da maconha aquecida (não queimada) é semelhante à da flor fumada, mas não há dados disponíveis sobre a FC de óleos e de concentrados sólidos. Quando fumado, o THC é rapidamente absorvido ($T_{máx}$ dentro de 5-10 minutos) e demonstra três fases de eliminação. Após a $T_{máx}$, os níveis plasmáticos caem rapidamente (meia-vida [$t_{1/2}$] alfa de cerca de 6 minutos) devido à redistribuição desde o plasma até os tecidos lipofílicos, como o adiposo e o cérebro. Como resultado, o cérebro continua a acumular THC enquanto os níveis plasmáticos diminuem, de modo que os efeitos subjetivos são máximos em cerca de 20 a 30 minutos. A fase de "histerese" continua por várias horas, durante as quais os efeitos subjetivos diminuem mais lentamente que os níveis plasmáticos. A maioria dos efeitos farmacológicos (i.e., subjetivos, cardiovasculares e vermelhidão conjuntival) ocorre durante os 20 a 30 minutos iniciais e duram de 4 a 8 horas. Por fim, há uma fase de eliminação terminal, durante a qual concentrações relativamente baixas de THC e metabólitos (primariamente THC 11-COOH) deixam os tecidos adiposos com uma $t_{1/2}$ que varia de 20 a 35+ horas. Em geral, os níveis de metabólitos caem abaixo de 100 ng/mL dentro de 3 a 5 dias, embora exista variação considerável e, nos usuários frequentes de maconha, os metabólitos urinários possam permanecer detectáveis por semanas. Os altos níveis de metabólitos durante os longos períodos de saída do tecido adiposo em usuários frequentes geralmente não indicam comprometimento, mesmo que concentrações semelhantes em usuários ocasionais possam indicar uso recente de maconha e comprometimento substancial. Essa dificuldade na correlação entre níveis de THC em matrizes biológicas com o efeito comportamental tem dificultado os esforços para regulamentar o comprometimento da capacidade de dirigir pelo uso de maconha.

Estudos de FC usando alimentos com *Cannabis* demonstraram biodisponibilidade de apenas 6 a 12%. Os canabinoides lipofílicos são pouco absorvidos no ambiente intestinal rico em água e muco, sendo rapidamente metabolizados pelos sistemas intestinal e hepático, mesmo antes de alcançar a circulação sistêmica. Curiosamente, os canabinoides consumidos com alimentos gordurosos demonstram aumento de 200 a 400% na biodisponibilidade. Os alimentos gordurosos estimulam a liberação de bile, o que emulsifica as gorduras (e canabinoides dissolvidos), aumentando a área de superfície para absorção. Porém, as gorduras não são absorvidas pelo sangue portal hepático, mas secretadas como quilomícrons nos lacteais linfáticos, o que permite que os canabinoides dissolvidos evitem a eliminação hepática. Como o fluxo linfático é mais lento que o transporte no sangue portal, a maior biodisponibilidade dos canabinoides e o início de efeito mais lento na presença de gorduras representam riscos de *overdose* para a pessoa desavisada que consuma doses adicionais por não ter percebido os efeitos na velocidade esperada.

EFEITOS PREJUDICIAIS

A frequência e a intensidade dos efeitos prejudiciais da maconha são influenciadas pela idade do usuário, pela dose, pela frequência de uso, pela via de administração, pela condição de saúde subjacente e pela genética. Especialmente preocupantes são os possíveis efeitos negativos da maconha sobre o cérebro durante os estágios iniciais da vida. A perturbação da sinalização do SEC durante o desenvolvimento fetal afeta o desenvolvimento, a migração e a conectividade dos neurônios. Os estudos relevantes, os quais são poucos e confundidos pelo uso frequente de outras substâncias, sugeriram uma associação entre o uso materno de maconha e a restrição do crescimento fetal e o parto pré-termo, mas geraram evidências substanciais sobre o baixo peso ao nascer. Assim, o American College of Obstetricians and Gynecologists recomenda desestimular o uso de maconha para mulheres gestantes ou que planejam engravidar. As crianças e os adolescentes também são mais vulneráveis aos efeitos deletérios do uso da maconha, o qual aumenta muito durante a adolescência e tem sido associado a menores notas, quociente de inteligência (QI) mais baixo e maior risco de abandono da escola, embora as associações de causalidade tenham sido dificultadas por um controle ruim das variáveis de confusão. Os exames de imagem do encéfalo têm revelado que o uso de maconha neste estágio está frequentemente associado a alterações estruturais e funcionais do cérebro (embora os achados nem sempre sejam replicados) na forma de redução da conectividade cerebral e da espessura cortical. Não está claro se isso é *causado* pela exposição precoce à maconha, uma questão que pode ser respondida pelo estudo Adolescent Brain and Child Development, um estudo longitudinal que avalia neuroimagens, o comportamento e a genética de 12 mil crianças nos Estados Unidos. Por fim, há evidências crescentes de efeitos cardiovasculares adversos, incluindo maior risco de infarto do miocárdio, entre as pessoas que fumam *Cannabis*.

Transtorno por uso de *Cannabis*
O uso repetido de maconha, especialmente durante a adolescência, pode resultar em transtorno por uso de *Cannabis* (TUC), o qual foi definido, na 5ª edição do *Manual diagnóstico e estatístico de transtornos mentais* (DSM-5), como um "padrão problemático de uso de *Cannabis* que leva a sofrimento ou comprometimento clinicamente significativo". O uso se torna problemático quando pelo menos dois critérios (o que inclui fissura, incapacidade de cumprir as obrigações de seu papel devido ao uso recorrente e abstinência) forem manifestados em um período de 12 meses. Em usuários regulares de maconha, a abstinência resulta em síndrome de abstinência manifestada dentro de 1 a 3 dias após a descontinuação do uso como ansiedade, inquietação, insônia, depressão e redução do apetite. Muitos dos sintomas de abstinência melhoram dentro de cerca de 2 semanas da suspensão do uso, mas sintomas como insônia podem persistir por mais tempo e contribuir para o retorno ao uso da droga como forma de combater os sintomas de abstinência. O risco de TUC aumenta com uma idade de início de uso mais precoce, maior frequência de uso e exposição à maconha com elevado teor de THC.

PREVENÇÃO
A prevenção do uso de maconha durante a adolescência reduz o risco de TUC e também o risco de transtorno por uso de outras substâncias. Há várias estratégias de prevenção baseadas em evidências focadas em crianças e adolescentes, as quais demonstraram benefícios na redução do uso de maconha durante a adolescência ou retardando a idade de início do uso. As intervenções preventivas baseadas em evidências são focadas no indivíduo (p. ex., Keepin' It Real, Life Skills, InShape), na família (p. ex., Brief Strategic Family Therapy, Coping Power Program [CPP], Familia Adelante) e na comunidade (p. ex., The Abecedarian Project, Midwestern Prevention Project, Caring School Community). Os programas preventivos baseados na escola são os mais amplamente implementados, e as evidências cumulativas (de estudos controlados randomizados e de estudos longitudinais e de coorte prospectivos) indicam que as intervenções abrangentes que incluem informações antidrogas com habilidades de recusa, habilidades de automanejo e treinamento de habilidades sociais parecem ser as abordagens mais efetivas para a redução em longo prazo do uso de maconha (e de álcool) em adolescentes.

TRATAMENTO
O tratamento do TUC é feito com a redução gradual do uso de maconha e, nos casos graves, oferecendo-se suporte para o combate aos sintomas de abstinência. O tratamento do TUC grave é muito mais difícil e exige cuidados continuados. Embora não existam medicamentos aprovados pela Food and Drug Administration (FDA) para o tratamento do TUV, há diversas intervenções comportamentais, incluindo o manejo de contingências e as terapias cognitivo-comportamental e de reforço motivacional, para as quais há evidências de benefícios. Vários estudos encontraram uma ampla redução nos receptores canabinoides no cérebro de usuários de *Cannabis* em comparação com controles saudáveis, mas os receptores se recuperam rapidamente, retornando a valores semelhantes aos de não usuários após 28 dias de abstinência.

Doença mental
Uma área de bastante preocupação é a associação entre o uso de maconha e o aumento do risco de doenças mentais, particularmente de psicose, risco este que aumenta conforme a frequência de consumo de maconha contendo altos níveis de THC (conteúdo > 10%). A maconha de alta potência pode desencadear episódios psicóticos agudos, o que é uma das principais causas de consultas em Departamentos de Emergência (DE) associadas ao uso de *Cannabis* e que pode ocorrer após a primeira exposição. Embora a maioria desses episódios psicóticos seja transitória, com o uso regular da maconha eles podem se tornar crônicos e, nas pessoas vulneráveis, podem desencadear ou exacerbar a apresentação de esquizofrenia. Múltiplos estudos, embora não todos, associaram o uso de maconha na adolescência a um maior risco de psicose crônica de início precoce, particularmente nas pessoas que usam maconha com maior frequência ou com maior conteúdo de THC. Além disso, evidências recentes sugerem que a diferença na prevalência de psicose em diferentes países pode ser atribuível, em parte, a diferenças na prevalência do uso regular de maconha com alto conteúdo de THC. Também surgiram preocupações sobre uma associação entre o uso de maconha durante a adolescência e um maior risco de depressão e suicidalidade, embora essas associações tenham sido muito menos estudadas.

Acidentes
O uso de maconha aumenta o risco de lesões ao dirigir sob influência da substância. O THC prejudica a capacidade de julgamento, a coordenação motora e o tempo de reação, e todos esses fatores são necessários para dirigir de forma segura. Os estudos de laboratório encontraram uma relação direta entre os níveis sanguíneos de THC e o comprometimento da capacidade de dirigir. Não causa surpresa que o uso de maconha ao dirigir aumente o risco de acidentes fatais e não fatais, e o seu uso ao dirigir aviões pode também ter contribuído para aumento de fatalidades entre pilotos. Porém, a vigilância da intoxicação por maconha nas estradas tem sido difícil de implementar porque os níveis circulantes de canabinoides não se correlacionam com o grau de comprometimento.

Toxicidade aguda e crônica
A maior disponibilidade de produtos com teor elevado de THC na última década ocorreu em paralelo com um aumento nas consultas em DE e hospitalizações relacionadas ao uso de maconha. Tais doenças podem ser causadas por toxicidade aguda (dosagem inapropriada) e síndromes de uso crônico. Os produtos alimentícios com *Cannabis* representam uma porção significativa dos eventos tóxicos agudos por *Cannabis*. Os pacientes incluem crianças que consumiram doces de forma acidental e usuários infrequentes que fazem "turismo de *Cannabis*" com experiência limitada no consumo dos produtos. Conforme descrito na seção de FC, os produtos alimentícios têm um início de efeito mais lento, e a biodisponibilidade do THC pode diferir muito quando ingeridos com estômago vazio ou com alimentos gordurosos. Por várias razões, a dose real é também mais difícil de perceber, de modo que pessoas que nunca usaram ou usuários infrequentes estão sob risco aumentado de *overdose*. A toxicidade por *Cannabis* é frequentemente manifestada por ansiedade intensa, taquicardia e até mesmo psicose aguda.

O uso crônico de altas doses de *Cannabis* também pode induzir uma *síndrome de hiperêmese por Cannabis* (SHC), uma causa cada vez mais frequente de internações em DE e hospitais. A SHC se apresenta no DE como ciclos graves de náuseas, vômitos e dor abdominal, mas ela tem uma fase prodrômica de dor abdominal e náuseas que pode durar vários anos. A SHC não responde a medicamentos agonistas de CB1R, como o dronabinol e a nabilona, os quais estão aprovados pela FDA para tratar náuseas e vômitos. O tratamento da SHC inclui hidratação intravenosa e inibidores da bomba de prótons para gastrite. Banhos muito quentes e cremes de capsaicina são popularmente utilizados, mas os dados de eficácia são limitados. O droperidol reduz o tempo de permanência hospitalar e o uso de antieméticos, mas apenas a abstinência da *Cannabis* leva a uma recuperação de longo prazo.

A ampla medicalização da maconha e a sua dispensação fora do sistema farmacêutico está expondo os pacientes a possíveis interações medicamentosas, possivelmente sem que seus médicos ou farmacêuticos tenham conhecimento disso. Porém, a longa história de exposição da população não forneceu muitas evidências de interações medicamentosas relacionadas à *Cannabis* (i.e., THC), com exceção de poucos estudos de caso em que o THC (metabolizado pelo citocromo P450 [CYP3A, 2C9]) afetou os níveis de varfarina dos pacientes. Por outro lado, a legalização do CBD derivado do cânhamo o disponibilizou em doses nunca experimentadas com a maconha. O CBD na formulação Epidiolex® foi aprovado pela FDA como fármaco adicional em altas doses (ver adiante) contra epilepsias infantis. Relatos recentes de possíveis interações entre CBD e benzodiazepínicos, metadona e o fármaco antirrejeição tacrolimo sugerem que há necessidade de mais pesquisas para garantir a segurança dos medicamentos com CBD.

POTENCIAL TERAPÊUTICO

Atualmente, não há nenhum medicamento aprovado pela FDA contendo THC derivado de *Cannabis*, embora o THC sintético (ou dronabinol) esteja aprovado para tratamento de náuseas induzidas pela quimioterapia e para estimulação do apetite. Vários países aprovaram a formulação de THC:CBD derivados de *Cannabis* Sativex para tratamento da dor crônica e da espasticidade induzida por esclerose múltipla (EM). Porém, as evidências para a eficácia do Sativex na EM se baseiam, em grande medida, em relatos de pacientes, com poucas evidências eletromiográficas ou de melhora graduada por médicos. A dor crônica é uma das indicações mais frequentes pelas quais a maconha é usada, embora o efeito seja geralmente modesto e possivelmente relacionado a seus efeitos de melhora do humor.

O Epidiolex® em alta dose é uma formulação oleosa de CBD aprovada pela FDA para uso como tratamento adicional das síndromes de Dravet e de Lennox-Gastaut e das epilepsias por esclerose tuberosa. Há evidências clínicas para o CBD, em doses menores, como ansiolítico no tratamento do estresse pós-traumático, da ansiedade e de recaídas dos transtornos por uso de substâncias. Estudos com animais sugerem que esse efeito do CBD pode ser mediado pelo receptor de 5-hidroxitriptamina 1A.

LEITURAS ADICIONAIS

American College of Obstetricians and Gynecologists Committee on Obstetric Practice: Committee Opinion No. 637: Marijuana use during pregnancy and lactation. Obstet Gynecol 126:234, 2015.
Hagler DJ Jr et al: Image processing and analysis methods for the Adolescent Brain Cognitive Development Study. Neuroimage 202:116091, 2019.
Monte AA et al: Acute illness associated with cannabis use, by route of exposure: An observational study. Ann Intern Med 170:531, 2019.
Patel J, Marwaha R: *Cannabis Use Disorder*. StatPearls. Treasure Island, FL, 2020.
Volkow ND et al: Don't worry, be happy: Endocannabinoids and cannabis at the intersection of stress and reward. Annu Rev Pharmacol Toxicol 57:285, 2017.

456 Transtornos relacionados com opioides
Thomas R. Kosten, Colin N. Haile

Os analgésicos opioides são usados desde pelo menos 300 a.C. O nepente (do grego, "livre de sofrimento") ajudou o herói da Odisseia, mas o hábito generalizado de fumar ópio na China e no Oriente Médio causou danos por séculos. Desde o primeiro isolamento químico do ópio e da codeína há 200 anos, uma gama de opioides sintéticos têm sido desenvolvidos, e os receptores opioides foram clonados na década de 1990. Dois dos efeitos adversos mais importantes de todos esses agentes são o desenvolvimento do transtorno por uso de opioides e a overdose. Os opioides sob prescrição são principalmente usados para o controle da dor; entretanto, devido à sua fácil disponibilidade, os indivíduos procuram e usam inadequadamente esses fármacos, com consequências desastrosas. Por exemplo, em 2015, 3,8 milhões de indivíduos nos Estados Unidos eram usuários abusivos de analgésicos. Um fato mais preocupante, no ano de 2015, > 20.000 mortes por overdose envolveram opioides, com mais 12.990 mortes por overdose relacionadas apenas com a heroína. Esses números continuam aumentando e tiveram uma aceleração devido à mistura de derivados da fentanila de alta potência com heroína. As taxas de mortalidade aceleradas resultam, em parte, do fato de que a reversão da overdose de fentanila pode exigir doses de naloxona várias vezes maiores do que as doses usadas nos dispositivos intranasais para suporte básico de reanimação em ambientes extra-hospitalares. Um pico adicional em mortes associadas à fentanila também foi associado com a pandemia de Covid-19. De acordo com o World Drug Report mais recente, o uso abusivo de opioides é responsável pela maior carga global de morbidade e mortalidade, transmissão de doenças, aumento da demanda de cuidados de saúde, crimes e custos de aplicação da lei, além de custos menos tangíveis de sofrimento da família e perda de produtividade.

Os termos "dependência" e "adição" não são mais usados para descrever os transtornos por uso de substância. Os transtornos relacionados com opioides abrangem o transtorno por uso de opioides, a intoxicação por opioide e a abstinência de opioides. O diagnóstico de transtorno por uso de opioides no *Manual diagnóstico e estatístico de transtornos mentais*, 5ª edição (DSM-5) requer o uso repetido do opioide, produzindo problemas em duas ou mais áreas em um período de 12 meses. Essas áreas incluem tolerância, abstinência, uso de maiores quantidades de opiáceos do que o pretendido, fissura e uso apesar das consequências adversas. Não se espera que essa nova definição de transtorno por uso de opioides, que reduz os critérios diagnósticos de três para duas áreas de problema, mude as taxas desses transtornos porque a maior parte dos indivíduos que usam essas substâncias preenchem mais de três critérios.

Um aspecto marcante recente do uso de opiáceos foi o seu aumento acentuado como a porta de entrada para substâncias ilícitas nos Estados Unidos. Desde 2007, os opiáceos vendidos por prescrição ultrapassaram a maconha como a substância ilícita mais comum usada inicialmente pelos adolescentes, embora as taxas globais de dependência de opiáceos sejam muito menores do que as da maconha. Os opiáceos mais usados são oxicodona e hidrocodona obtidas por meio de desvios de prescrições, seguidas por heroína e morfina, e – entre os profissionais de saúde – meperidina e fentanila. A heroína é metabolizada a 6-monoacetilmorfina e morfina, atuando, assim, como profármaco que penetra mais facilmente no cérebro e é convertida rapidamente em morfina no corpo. Dois agentes opiáceos para tratamento de manutenção – metadona e buprenorfina – também são usados sem prescrição, porém em taxas substancialmente mais baixas. Os agonistas opiáceos parciais, como butorfanol, tramadol e pentazocina, são usados sem prescrição com uma frequência ainda menor. Como a química e a farmacologia geral desses agentes são discutidas nos principais textos de farmacologia, este capítulo irá se concentrar na neurobiologia e farmacologia relevantes ao transtorno por uso de opioides e seus tratamentos. Embora a neurobiologia do abuso envolva todos os quatro receptores de opioides conhecidos – mu, kappa, delta e nociceptina/orfanina – essa discussão concentra-se no receptor mu, que serve de alvo para a maioria dos opioides clinicamente usados.

NEUROBIOLOGIA

A neurobiologia dos opioides e seus efeitos não inclui apenas os receptores de opioides, mas também os sistemas de mensageiros intracelulares distais e canais iônicos regulados pelos receptores. As diferentes atividades funcionais dos receptores de opioides estão resumidas na Tabela 456-1. A propensão ao abuso de opioides está principalmente associada ao receptor

TABELA 456-1 ■ Ações dos receptores de opioides	
Tipo de receptor	**Ações**
Mu (μ) (p. ex., morfina, buprenorfina)	Analgesia, euforia devido a recompensa, supressão da tosse e do apetite, depressão respiratória, diminuição da motilidade GI, sedação, alterações hormonais, liberação de dopamina e acetilcolina
Kappa (κ) (p. ex., butorfanol)	Disforia, redução da motilidade GI, inapetência, depressão respiratória, sintomas psicóticos, sedação, diurese, analgesia
Delta (δ) (p. ex., etorfina)	Analgesia, euforia, dependência física, alterações hormonais, supressão do apetite e liberação de dopamina
Nociceptina/orfanina (p. ex., buprenorfina)	Analgesia, apetite, ansiedade, tolerância a opioides, hipotensão, redução da motilidade GI, liberação de 5-HT e NE

Siglas: GI, gastrintestinal; 5-HT, serotonina; NE, norepinefrina.

mu. Todos os receptores de opioides são ligados à proteína G e acoplados ao sistema de segundo mensageiro do monofosfato de adenosina cíclico (AMPc) e aos canais de potássio de retificação interna acoplados à proteína G (GIRKs). Os opioides ativam GIRKs, aumentando a permeabilidade aos íons de potássio causando hiperpolarização, que inibe a produção de potenciais de ação. Assim, os opioides inibem a atividade de tipos neuronais diversos e amplamente distribuídos. Os principais efeitos dos opioides, como analgesia, sedação e recompensa do fármaco, são produzidos por meio dessa inibição dos neurônios que pertencem a vias cerebrais específicas.

Muitas ações dos opioides estão relacionadas com as localizações neuroanatômicas específicas dos receptores mu. Os efeitos de reforço e de euforia dos opioides estão relacionados principalmente com a ativação da via dopaminérgica mesolímbica da área tegmentar ventral (ATV) até o *nucleus accumbens* (NAc), onde os opioides aumentam os níveis sinápticos de dopamina. Esse aumento se deve à inibição de neurônios GABAérgicos que inibem tanto a atividade de ATV como do NAc. Os efeitos positivos subjetivos dos fármacos opioides também incluem a dessensibilização e internalização do receptor mu, potencialmente relacionado com estimulação de vias de sinalização da β-arrestina. No entanto, a sensação de "barato" (euforia) somente ocorre quando a *velocidade de mudança* na dopamina é rápida. Doses altas e rapidamente administradas de opioides bloqueiam a inibição do ácido γ-aminobutírico (GABA) e produzem um surto de atividade dos neurônios dopaminérgicos da ATV, que está associado a uma sensação de "barato" nas substâncias de abuso comuns. Portanto, as vias de administração que aumentam lentamente os níveis sanguíneos e cerebrais de opioides, como as vias oral e transdérmica, são eficazes para analgesia e sedação, mas não produzem o "barato" do opioide que acompanha as vias por fumo e intravenosa. Outros efeitos agudos, como analgesia e depressão respiratória, envolvem receptores de opioides localizados em outras áreas, como o *locus ceruleus* (LC).

A tolerância e a abstinência de opioides são efeitos crônicos relacionados com a cascata intracelular AMPc-proteína-cinase A (PKA)-proteína de ligação ao elemento de resposta ao AMPc (CREB) (Fig. 456-1). Esses efeitos também são um reflexo dos fatores de risco genéticos para o desenvolvimento do transtorno por uso de opioides, com estimativas de até 50% de risco devido à herança poligênica. Os polimorfismos funcionais específicos no gene do receptor de opiáceo mu parecem estar associados a esse risco de abuso de opioides, incluindo um que produz aumento de três vezes da afinidade desse receptor para opiáceos e ao ligante endógeno β-endorfina. Ocorrem também alterações da metilação epigenética no DNA na região do gene do receptor mu, em indivíduos com transtorno por uso de opioides, inibindo a transcrição gênica. Essa cascata molecular liga intoxicação aguda e sedação com tolerância ao opioide e abstinência mediada pelo LC. Os neurônios noradrenérgicos (NE) no LC medeiam a ativação dos hemisférios corticais. Quando doses grandes de opioides saturam e ativam todos os receptores mu, os potenciais de ação cessam. Quando esse efeito inibitório direto é mantido durante semanas e meses do uso de opioide, ocorre um conjunto secundário de alterações adaptativas que levam a sintomas de tolerância e abstinência (Fig. 456-1). Os sintomas de abstinência refletem, em parte, o excesso de atividade dos neurônios NE no LC. Esse modelo molecular de ativação neuronal NE durante abstinência teve implicações de tratamento importantes, como o uso do agonista α_2 clonidina para tratar a abstinência de opioide. Outros contribuintes para a abstinência incluem déficits dentro do sistema de recompensa da dopamina.

FARMACOLOGIA

A tolerância e a abstinência costumam ocorrer com o uso diário crônico, desenvolvendo-se em apenas 6 a 8 semanas, dependendo da concentração da dose e da frequência de administração. A tolerância parece ser sobretudo um efeito farmacodinâmico, e não farmacocinético, com indução relativamente limitada do citocromo P450 ou de outras enzimas hepáticas. O metabolismo dos opioides ocorre no fígado, principalmente pelos sistemas do citocromo P450 de 2D6 e 3A4. Eles são, então, conjugados ao ácido glicurônico e excretados em pequenas quantidades nas fezes. Em geral, as meias-vidas plasmáticas variam de 2,5 a 3 horas para a morfina e > 22 horas para a metadona. As meias-vidas mais curtas de alguns minutos são para opioides relacionados com a fentanila, e as mais longas são para a buprenorfina e seus metabólitos ativos, que podem bloquear a abstinência de opioides por até 3 dias após uma única dose. A tolerância aos opioides leva à necessidade de quantidades cada vez maiores de fármaco para manter os efeitos euforizantes desejados – bem como evitar o desconforto da abstinência. Essa combinação tem a consequência esperada de reforçar fortemente a dependência, após ela ser desencadeada. A metadona tomada cronicamente em doses de manutenção é armazenada no fígado, o que pode reduzir a ocorrência de abstinência entre doses diárias. O papel dos peptídeos opioides endógenos na tolerância e na abstinência é incerto.

Os aspectos clínicos do abuso de opioides estão ligados à via de administração e à rapidez com que a substância alcança o cérebro. A administração venosa e o fumo produzem rapidamente concentrações elevadas da substância no cérebro. Isso produz um "rush", seguido de euforia, uma sensação de tranquilidade e sonolência. A heroína produz efeitos que duram 3 a 5 horas, e várias doses por dia são necessárias para evitar manifestações de abstinência em usuários crônicos. Os sintomas de abstinência do opioide começam 8 a 10 horas após a última dose; lacrimejamento, rinorreia, bocejo e sudorese aparecem primeiro. O sono inquieto, seguido de fraqueza, calafrios, pele arrepiada, náuseas e vômitos, dores musculares e movimentos involuntários, hiperpneia, hipertermia e hipertensão ocorrem em estágios posteriores da síndrome de abstinência. O curso agudo da abstinência pode durar 7 a 10 dias. Uma fase secundária de abstinência prolongada tem a duração de 26 a 30 semanas e é caracterizada por hipotensão, bradicardia, hipotermia, midríase e diminuição da capacidade de resposta do centro respiratório ao dióxido de carbono.

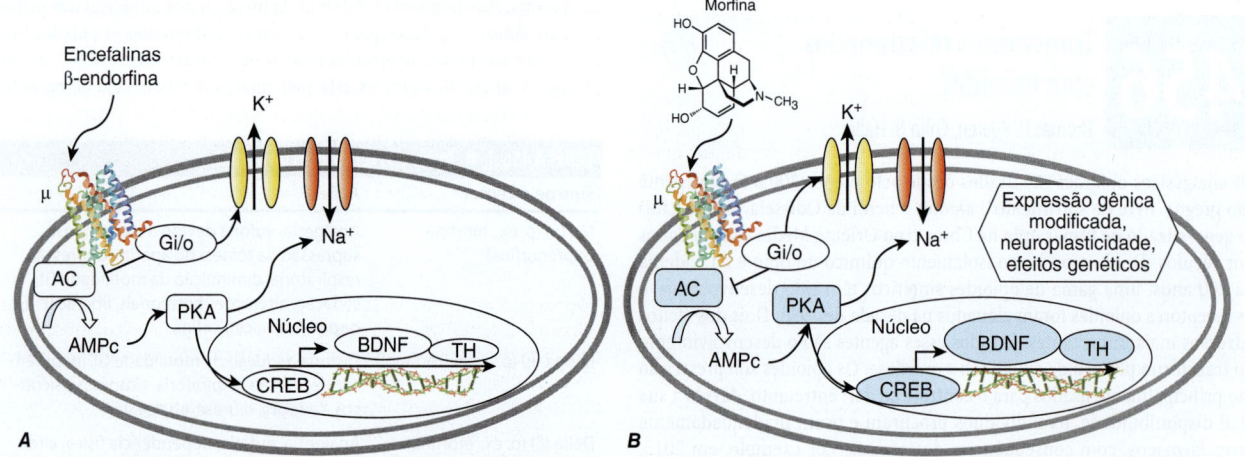

FIGURA 456-1 **A ativação normal do receptor mu por opioides endógenos** inibe a cascata AMPc-PKA-CREB nos neurônios noradrenérgicos (NE) dentro do *locus ceruleus* (**A**) por meio da influência da proteína inibitória Gi/o sobre a adenililciclase (AC). De maneira semelhante, a exposição aguda a opioides (p. ex., morfina) inibe este sistema, enquanto a exposição crônica a opiáceos (**B**) leva à suprarregulação da via AMPc em uma tentativa de opor a influência inibitória induzida por opioide. A suprarregulação desse sistema está envolvida na tolerância aos opioides, e, quando o opioide é removido, a neurotransmissão NE sem oposição é envolvida na abstinência de opioides. A PKA suprarregulada fosforila CREB, iniciando a expressão de vários genes, como tirosina-hidroxilase (*TH*) e fator neurotrófico derivado do encéfalo (*BDNF*). O BDNF está implicado em alterações neuroplásicas de longo prazo em resposta a opioides crônicos.

Além dos efeitos cerebrais dos opioides sobre a sedação e euforia e dos efeitos combinados cerebrais e no sistema nervoso periférico sobre a analgesia, uma ampla gama de outros órgãos pode ser acometida. A liberação dos hormônios hipofisários é inibida, incluindo o fator liberador da corticotrofina (CRF) e o hormônio luteinizante, o que reduz os níveis de cortisol e hormônios sexuais e pode levar a comprometimento das respostas ao estresse e redução da libido. Um aumento na prolactina também contribui para a diminuição da libido em homens. Dois outros hormônios afetados são a tirotrofina, que é reduzida, e o hormônio do crescimento, que é aumentado. A depressão respiratória resulta de insensibilidade induzida por opioide dos neurônios do tronco encefálico a aumentos do dióxido de carbono, e em pacientes com doença pulmonar isso resulta em complicações clinicamente significativas. Em overdoses, a pneumonia aspirativa é comum devido à perda do reflexo do vômito. Os opioides reduzem a motilidade intestinal, o que é útil para tratamento da diarreia, mas pode provocar náuseas, constipação e anorexia com perda de peso. Ocorreram mortes em programas iniciais de manutenção com metadona devido a constipação grave e megacólon tóxico. Os opioides como a metadona podem prolongar os intervalos QT e levar à morte súbita em alguns pacientes. Pode ocorrer hipotensão ortostática devido à liberação de histamina e à dilatação dos vasos sanguíneos periféricos, que é um efeito opioide útil no manejo do infarto agudo do miocárdio. Durante a manutenção do opioide, interações com outros medicamentos são preocupantes; estes incluem os indutores do sistema do citocromo P450 (em geral CYP3A4), como a rifampicina e a carbamazepina.

Os usuários de heroína em particular tendem a usar opioides por via intravenosa e provavelmente são usuários de várias substâncias, usando também álcool, sedativos, canabinoides e estimulantes. Nenhuma dessas outras substâncias é substituta para os opioides, mas elas têm efeitos de adição desejados. Portanto, é preciso ter certeza de que a pessoa que está passando por uma reação de abstinência também não esteja abstinente de o álcool ou sedativos, o que pode ser mais perigoso e mais difícil de tratar.

O uso de opioides por via intravenosa está associado a um risco de complicações graves. O compartilhamento comum de seringas hipodérmicas pode levar a infecções por hepatite B e HIV/Aids, entre outras. As infecções bacterianas podem levar a complicações sépticas, como meningite, osteomielite e abscessos em vários órgãos. Efeitos diferentes do alvo de opiáceos sintetizados em laboratórios de substâncias ilícitas podem levar a toxicidade grave. Por exemplo, tentativas de fabricar, de maneira ilícita, a meperidina na década de 1980 resultaram na produção de uma neurotoxina altamente específica, MPTP, que produziu parkinsonismo em usuários (Cap. 435).

A overdose letal é uma complicação relativamente comum do transtorno por uso de opioides. O reconhecimento e tratamento rápido com naloxona, um agente de reversão altamente específico e relativamente livre de complicações, é essencial. O diagnóstico é baseado no reconhecimento de sinais e sintomas típicos, como respirações superficiais e lentas, miose pupilar (a midríase não ocorre até que sobrevenha anoxia cerebral significativa), bradicardia, hipotermia e estupor ou coma. Exames toxicológicos do sangue ou da urina podem confirmar o diagnóstico suspeito, mas o manejo imediato deve ser baseado em critérios clínicos. Se a naloxona não for administrada, ocorre evolução para colapso respiratório e cardiovascular, que leva à morte. À necrópsia, edema cerebral e, algumas vezes, edema pulmonar espumoso costumam ser encontrados. Os opioides em geral não produzem convulsões, exceto em casos incomuns de uso de múltiplas substâncias com o opioide meperidina, com altas doses de tramadol ou em recém-nascidos.

TRATAMENTO

Transtornos por uso de opioides

Além do tratamento agudo da overdose de opioides com naloxona, os médicos têm duas opções gerais de tratamento: o tratamento de manutenção do opioide ou a desintoxicação. Medicamentos agonistas e agonistas parciais de opioides são comumente utilizados tanto com propósito de manutenção como de desintoxicação. Os agonistas α_2-adrenérgicos são primariamente usados para a desintoxicação. Os antagonistas são usados para acelerar a desintoxicação e, em seguida, continuados após a desintoxicação para prevenção de recaídas. Somente centros de reabilitação sem medicação tiveram sucesso que se aproxima dos programas

TABELA 456-2 ■ Tratamento da overdose de opioide

Estabelecer via aérea. Intubação e ventilação mecânica podem ser necessárias.

Naloxona 0,4-2,0 mg (IV, IM ou tubo endotraqueal). O início de ação com IV é de cerca de 1-2 min.

Repetir doses de naloxona, se necessário, para restaurar a respiração adequada, ou usar uma infusão contínua de naloxona.

De metade a dois terços da dose inicial de naloxona que reverteu a depressão respiratória é administrada a cada hora (nota: a dosagem de naloxona não é necessária se o paciente tiver sido intubado).

baseados em medicamentos. O sucesso das várias abordagens de tratamento é avaliado como adesão ao tratamento e redução de opioides e outros usos de substâncias; desfechos secundários, como comportamentos de risco reduzidos para HIV, crime, sintomas psiquiátricos e comorbidades clínicas, também indicam tratamento bem-sucedido.

A interrupção do uso de opioides é muito mais fácil do que prevenir uma recaída. A prevenção de recaída em longo prazo em indivíduos com transtorno por uso de opioides exige uma abordagem farmacológica e psicossocial combinada. Os usuários crônicos tendem a preferir abordagens farmacológicas; aqueles com histórias mais curtas de abuso de substâncias são mais passíveis de desintoxicação e intervenções psicossociais.

OVERDOSE DE OPIOIDES

O manejo da overdose necessita de naloxona e suporte das funções vitais, incluindo intubação, se necessário (Tab. 456-2). Se a overdose for causada por buprenorfina, então a naloxona pode ser necessária em doses totais de 10 mg ou mais, mas a overdose primária de buprenorfina é quase impossível porque esse agente é um agonista parcial de opioide, ou seja, à medida que a dose de buprenorfina é aumentada, ela tem maior atividade antagonista de opioide do que agonista. Por conseguinte, uma dose de 0,2 mg de buprenorfina leva à analgesia e sedação, enquanto uma dose 100 vezes maior de 20 mg produz antagonismo profundo dos opioides, precipitando abstinência de opioides no indivíduo com transtorno por uso de opioides com morfina ou metadona. É importante reconhecer que o objetivo é reverter a depressão respiratória, e não administrar tanta naloxona a ponto de precipitar abstinência de opiáceos. Pelo fato de a naloxona durar apenas algumas horas e a maioria dos opioides durar consideravelmente mais, uma infusão IV de naloxona com acompanhamento rigoroso costuma ser empregado para fornecer um nível contínuo de antagonismo por 24 a 72 horas, dependendo do opioide utilizado na overdose (p. ex., morfina vs. metadona). Sempre que a naloxona tiver apenas um efeito limitado, outros fármacos sedativos que produzem overdoses significativas devem ser considerados. Os mais comuns são os benzodiazepínicos, que causaram overdoses e mortes em combinação com buprenorfina. Um antagonista específico para benzodiazepínicos – flumazenil a 0,2 mg/min – pode ser administrado a um máximo de 3 g/hora, mas pode precipitar convulsões e aumentar a pressão intracraniana. Como na naloxona, a administração por um período prolongado é geralmente necessária, pois a maioria dos benzodiazepínicos permanece ativa por muito mais tempo que o flumazenil. O suporte das funções vitais pode incluir oxigênio e respiração com pressão positiva, líquidos IV, agentes vasopressores para hipotensão e monitoramento cardíaco para detectar prolongamento do intervalo QT, o que pode exigir tratamento específico. Carvão ativado e lavagem gástrica podem ser úteis para ingestão oral, mas a intubação é necessária caso o paciente esteja em estado de estupor.

ABSTINÊNCIA DE OPIOIDES

Os princípios de desintoxicação são os mesmos para todas as substâncias: substituir a substância que está sendo usada por um medicamento de meia-vida mais longa, ativo por via oral e farmacologicamente equivalente para, estabilizar o paciente nesse medicamento e, em seguida, retirar de modo gradual a medicação substituída. A metadona ou buprenorfina são dois medicamentos usados para tratar transtorno por uso de opioides. A clonidina, um agente simpaticolítico de ação central, também tem sido utilizada para a desintoxicação nos Estados Unidos. Ao reduzir o fluxo simpático central, a clonidina atenua muitos dos sinais de hiperatividade simpática, mas geralmente exige intensificação com outros agentes. A clonidina não tem nenhuma ação narcótica e não é aditiva. A lofexidina, um análogo da clonidina com menos efeito hipotensivo, ainda não está aprovada nos Estados Unidos.

Metadona para desintoxicação Esquemas de redução gradual da dose para desintoxicação usando metadona variam de 2 a 3 semanas até 180 dias, mas essa abordagem é controversa, dada a eficácia relativa de manutenção da metadona e as taxas de sucesso baixas de desintoxicação. Infelizmente, a grande maioria dos pacientes tende à recaída da heroína ou de outros opioides durante ou após o período de desintoxicação, indicativo da natureza crônica e recidivante do transtorno por uso de opioides.

Buprenorfina para desintoxicação A buprenorfina não parece levar a melhores desfechos do que a metadona, mas é superior à clonidina na redução dos sintomas de abstinência, retenção dos pacientes em um protocolo de abstinência e conclusão do tratamento.

Agonistas α_2-adrenérgicos para desintoxicação Vários agonistas α_2-adrenérgicos aliviam a abstinência de opioides ao suprimir a hiperatividade de NE cerebral. A clonidina alivia alguns sinais e sintomas de abstinência de opioides, como lacrimejamento, rinorreia, dor muscular, dor nas articulações, inquietação e sintomas gastrintestinais. Agentes relacionados são lofexidina, guanfacina e acetato de guanabenzo. A lofexidina pode ser administrada até cerca de 2 mg/dia e parece estar associada a menos efeitos adversos. A clonidina ou lofexidina são administradas por via oral, em 3 ou 4 doses por dia, com tontura, sedação, letargia e boca seca como os principais efeitos colaterais adversos. A abstinência tratada ambulatorialmente irá exigir acompanhamento rigoroso, muitas vezes com manutenção de naltrexona para evitar recaída.

Desintoxicação rápida e ultrarrápida de opioides Tem-se afirmado que o antagonista opioide naltrexona geralmente combinado com um agonista α_2-adrenérgico encurta a duração da abstinência sem aumentar significativamente o desconforto do paciente. As taxas de conclusão com uso de naltrexona e clonidina variam de 75 a 81%, em comparação com 40 a 65% para a metadona ou clonidina isoladamente. A desintoxicação ultrarrápida de opioides é uma extensão dessa abordagem usando anestésicos, mas é altamente controversa devido aos riscos clínicos e à mortalidade a ela associados.

Medicamentos agonistas de opioides para manutenção A manutenção com metadona substitui 3 a 4 doses diárias de heroína por uma dose única diária de opioide. A metadona satura os receptores de opioides e, ao induzir um alto nível de tolerância aos opioides, bloqueia a euforia produzida por opioides adicionais. A buprenorfina, um agonista parcial opioide, também pode ser administrada 1 vez por dia em doses sublinguais de 4 a 32 mg/dia e, ao contrário da metadona, pode ser administrada ambulatorialmente no sistema de atenção primária.*

MANUTENÇÃO COM METADONA O início lento de ação da metadona via oral, a meia-vida longa de eliminação (24 a 36 horas) e a produção de tolerância cruzada em doses de 80 a 150 mg são a base para a sua eficácia na adesão ao tratamento e reduções no uso de substâncias IV, na atividade criminosa e nos comportamentos de risco para HIV e mortalidade. A metadona pode prolongar o intervalo QT em taxas de até 16% acima das taxas em pacientes usuários de substâncias injetáveis e não mantidos com metadona; entretanto, é usada com segurança no tratamento do transtorno por uso de opioides há 40 anos.

MANUTENÇÃO COM BUPRENORFINA Embora a França e a Austrália tenham manutenção sublingual com buprenorfina desde 1996, ela foi aprovada pela Food and Drug Administration (FDA) apenas em 2002 como um fármaco de Grupo III para tratamento do transtorno por uso de opioides. Ao contrário do antagonista completo da metadona, a buprenorfina é um agonista parcial dos receptores mu-opioides com início lento e longa duração de ação. Seu agonismo parcial reduz o risco de overdose acidental, mas limita a sua eficácia aos pacientes que precisam do equivalente a apenas 60 a 70 mg de metadona, e muitos pacientes em manutenção com metadona requerem doses mais altas de até 150 mg por dia. A buprenorfina é combinada com naloxona em uma proporção de 4:1, a fim de reduzir seu potencial de abuso. Devido às exposições pediátricas e ao desvio da buprenorfina para uso ilícito, ela é comercializada atualmente em uma nova formulação utilizando filmes para a mucosa, e não pílulas sublinguais que eram esmigalhadas e cheiradas. Um implante subcutâneo de buprenorfina que dura até 6 meses foi aprovado pela FDA como formulação para evitar exposições pediátricas e desvio ilícito e para aumentar a adesão.

Nos Estados Unidos, os médicos de cuidados primários estão aptos a prescrever buprenorfina para transtorno por uso de opioides, o que representa uma oportunidade importante de melhorar o acesso e a qualidade do tratamento, bem como reduzir danos sociais. Europa, Ásia e Austrália encontraram redução das mortes relacionadas a opioides e da morbidade clínica relacionada a substâncias injetáveis com buprenorfina disponível na atenção primária. A adesão ao tratamento com buprenorfina ambulatorial tem sido de até 70% em 6 meses de acompanhamento.

Medicamentos antagonistas de opioides A justificativa para uso da terapia antagonista de narcótico é que o bloqueio da ação de opioides autoadministrados deve, subsequentemente, extinguir a adição, mas essa terapia não é bem aceita pelos pacientes. A naltrexona, um antagonista opioide puro de longa ação ativo via oral, pode ser administrada três vezes por semana em doses de 100 a 150 mg. Pelo fato de ser um antagonista, o paciente deve primeiramente ser desintoxicado da dependência do opioide antes de iniciar a naltrexona. Ela é segura mesmo quando tomada cronicamente durante anos, está associada a poucos efeitos colaterais (cefaleia, náuseas, dor abdominal) e pode ser administrada a pacientes infectados com hepatite B ou C, sem produzir hepatotoxicidade. No entanto, a maioria dos profissionais abstém-se de prescrever a naltrexona se as provas de função hepática estiverem três vezes acima dos níveis normais. A manutenção com naltrexona combinada com terapia psicossocial é eficaz na redução do uso de heroína, mas a adesão ao medicamento é baixa. Formulações de injeção de depósito com duração de até 4 semanas melhoram acentuadamente a adesão, retenção e uso do fármaco. Implantes subcutâneos de naltrexona na Rússia, China e Austrália duplicaram a adesão ao tratamento e reduziram a recaída pela metade em comparação com a naltrexona oral. Nos Estados Unidos, uma formulação de depósito de naltrexona está disponível para uso mensal e mantém os níveis sanguíneos equivalentes a 25 mg de uso oral diário.

Tratamento sem medicamentos A maioria dos aditos a opiáceos iniciam tratamentos sem medicação em ambientes hospitalares, casas de reabilitação ou ambulatoriais, porém os desfechos em 1 a 5 anos são muito pobres em comparação com tratamentos que incluem farmacoterapia, exceto para casas de reabilitação com duração de 6 a 18 meses. Os programas para casas de reabilitação exigem imersão total em um sistema regimentado com níveis progressivamente maiores de independência e responsabilidade dentro de uma comunidade controlada de abusadores de substâncias. Esses programas sem medicação, bem como os programas com farmacoterapia, também incluem aconselhamento e intervenções comportamentais projetadas para ensinar habilidades interpessoais e cognitivas, para lidar com o estresse e para evitar situações que conduzam ao fácil acesso a substâncias ou à fissura. A recaída é evitada reintroduzindo-se o indivíduo gradualmente a maiores responsabilidades e ao ambiente de trabalho fora da comunidade terapêutica protegida.

PREVENÇÃO

A prevenção do desenvolvimento do transtorno por uso de opioides representa um desafio de suma importância para os médicos. As prescrições de opioides são a fonte mais comum de fármacos acessados por adolescentes que começam um padrão de uso de substância ilícita. As principais fontes desses medicamentos são os membros da família, e não os traficantes de drogas ou a internet. O manejo da dor envolve fornecer opioides suficientes para aliviar a dor durante um período de tempo justificado pela dor **(Cap. 13)**. O paciente, então, precisa dispor de qualquer opioide remanescente, não devendo guardá-lo no seu armário de remédios, porque isso facilita o acesso para uso indevido por adolescentes. Por fim, os médicos nunca devem prescrever opioides para si mesmos.

LEITURAS ADICIONAIS

BLANCO C, VOLKOW ND: Management of opioid use disorder in the USA: Present status and future directions. Lancet 393:1760, 2019.
GRIESLER PC et al: Medical use and misuse of prescription opioids in the US adult population: 2016-2017. Am J Public Health 109:1258, 2019.
WAKEMAN SE et al: Comparative effectiveness of different treatment pathways for opioid use disorder. JAMA Netw Open 3:e1920622, 2020.

---

*N. de R.T. No Brasil, tanto a metadona quanto a buprenorfina são prescritas ambulatorialmente.

457 Cocaína, outros psicoestimulantes e alucinógenos

Karran A. Phillips, Wilson M. Compton

O uso de cocaína, metanfetamina, outros psicoestimulantes e alucinógenos é reflexo de uma interação complexa da farmacologia de cada substância, da personalidade e das expectativas do usuário e do contexto do ambiente em que a substância é usada. Essas substâncias causam dano significativo, embora sejam menos comumente usadas que outras substâncias que causam adição, como o álcool (Cap. 453), a nicotina (Cap. 454), a *Cannabis* (Cap. 455) e os opioides (Cap. 456). Também é importante reconhecer que é comum o uso de polidrogas, o que envolve o uso concomitante de várias substâncias com efeitos farmacológicos diferentes. Algumas vezes, uma substância é utilizada para aumentar os efeitos de outra, como no uso combinado de cocaína e nicotina ou de cocaína e heroína em pacientes tratados com metadona. Algumas formas de abuso de múltiplas substâncias, como o uso combinado de heroína e cocaína por via intravenosa (IV), são especialmente perigosas e responsáveis por muitas consultas de emergência. O uso de cocaína e de psicoestimulantes (especialmente os padrões de uso crônico) pode causar consequências adversas à saúde e exacerbar distúrbios preexistentes, como hipertensão e cardiopatia. Além disso, o uso combinado de duas ou mais substâncias pode acentuar as complicações clínicas associadas ao abuso de uma substância. O uso crônico frequentemente é associado à disfunção do sistema imunológico e ao aumento da vulnerabilidade a infecções, incluindo o risco de infecção pelo vírus da imunodeficiência humana (HIV). O uso concomitante de cocaína e opiáceos ("*speedball*") está frequentemente associado ao compartilhamento de agulhas pelos usuários de substâncias IV. Os indivíduos que usam substâncias IV representam o maior grupo de indivíduos com infecção pelo HIV em várias áreas metropolitanas importantes nos Estados Unidos, bem como em muitas partes da Europa e da Ásia. Além disso, vários surtos de HIV nos Estados Unidos desde 2015 em regiões rurais e suburbanas foram atribuídos a casos de grupos em uso de drogas injetáveis.

Psicoestimulantes e alucinógenos têm sido usados há séculos para a indução de euforia e alteração da consciência. Os alucinógenos tornaram-se populares recentemente, e novas substâncias estão sendo continuamente desenvolvidas. Este capítulo descreve os efeitos clínicos subjetivos e adversos da cocaína, de outros psicoestimulantes, incluindo metanfetamina, 3,4-metilenodioximetanfetamina (MDMA) e catinonas; de alucinógenos, como a fenciclidina (PCP), a dietilamida do ácido D-lisérgico (LSD) e *Salvia divinorum*; e de drogas que estão surgindo.

PSICOESTIMULANTES

Os psicoestimulantes incluem cocaína e metanfetamina, além de drogas com propriedades tipo estimulantes, como MDMA e catinonas. Além disso, os psicoestimulantes prescritos, como o metilfenidato, a dextroanfetamina e a anfetamina também são considerados neste capítulo.

COCAÍNA

A cocaína é um poderoso psicoestimulante obtido da planta coca. Possui propriedades anestésicas locais, vasoconstritoras e estimulantes. A cocaína é uma substância do grupo II, o que significa que tem alto potencial de abuso, mas pode ser administrada por um médico para uso clínico legal, como anestesia local para algumas cirurgias de olho, orelha e garganta.

Farmacologia A cocaína é encontrada em uma variedade de formas, e as mais usadas incluem o sal de cloridrato, o sulfato e uma base. O sal é um pó hidrossolúvel ácido com alto ponto de fusão, usado por inalação intranasal ou por dissolução em água e injeção IV. Quando usada por via intranasal, a biodisponibilidade da cocaína é de cerca de 60%. O sulfato de cocaína ("pasta") tem um ponto de fusão de quase 200 °C, de modo que tem uso limitado, porém é algumas vezes fumado com tabaco. A cocaína na forma de base pode ser de base livre ou cristalizada, como o *crack*. A base livre de cocaína é obtida pela adição de uma base forte a uma solução aquosa de cocaína e extração do precipitado de base livre alcalina. Ela tem um ponto de fusão de 98 °C e pode ser vaporizada e inalada. A cocaína de base livre também pode ser cristalizada e vendida como *crack* ou pedra, o qual também é fumado ou inalado. Os traficantes de rua frequentemente diluem (ou "cortam") a cocaína com substâncias não psicoativas, como amido de milho, pó de talco, farinha ou bicarbonato de sódio ou a adulteram com outras substâncias que possuem efeitos semelhantes (como procaína ou anfetamina) para aumentar os lucros. Uma preocupação recente tem sido a adulteração da cocaína (e de outros psicoestimulantes) com opioides relacionados à fentanila, resultando em mortes por *overdose* devido aos efeitos opioides ou ao uso de polidrogas.

Considerando a extensa vasculatura pulmonar, a cocaína fumada ou vaporizada alcança o cérebro muito rapidamente, com velocidade de início da ação semelhante à da cocaína injetada. O resultado é um "barato" (em inglês, "*high*") rápido, intenso e transitório, o que potencializa seu efeito de adição. A cocaína liga-se ao transportador de dopamina (DA) e bloqueia a recaptação de DA, aumentando os níveis sinápticos dos neurotransmissores monoamínicos DA, norepinefrina (NE) e serotonina (5-HT), tanto no sistema nervoso central (SNC) quanto no sistema nervoso periférico (SNP). O uso de cocaína, à semelhança de outras substâncias de abuso, induz alterações de longo prazo no cérebro. Estudos em animais mostraram adaptações nos neurônios que liberam o neurotransmissor excitatório glutamato após exposição à cocaína.

Epidemiologia De acordo com a National Survey on Drug Use and Health (NSDUH), em 2019 um número estimado de 5,5 milhões de pessoas com 12 anos ou mais (2% da população) tinham consumido cocaína no ano anterior, incluindo cerca de 778 mil (0,3% da população) que eram consumidores de *crack*. Entre essas pessoas, 671 mil tinham usado cocaína pela primeira vez (1.800 iniciados em cocaína/dia), incluindo 59 mil adolescentes de 12 a 17 anos. Cerca de 1 milhão de pessoas com 12 anos ou mais (0,4% da população) em 2019 tiveram um transtorno por uso de cocaína no ano precedente, mas menos de 1 a cada 5 receberam tratamento. Conforme o National Center for Health Statistics do Centers for Disease Control and Prevention (CDC), as mortes por *overdose* de drogas envolvendo cocaína aumentaram de 3.822 em 1999 para 15.833 em 2019, com aumentos continuados projetados para 2020. A cocaína esteve envolvida em mais de 1 a cada 5 mortes por *overdose* em 2019. O número de mortes em combinação com qualquer opioide tem aumentado de forma constante desde 2014, sendo primariamente causado pelo envolvimento de opioides sintéticos, incluindo fentanila e análogos da fentanila.

METANFETAMINA

A metanfetamina é uma substância psicoestimulante atualmente utilizada na forma de pó ou pílula brancos e de sabor amargo. O cristal de metanfetamina é uma forma da substância que se assemelha a fragmentos de cristal ou pedras branco-azuladas brilhantes. Ela pode ser inalada/fumada, deglutida (pílula), cheirada ou injetada após ser dissolvida em água ou álcool.

Farmacologia Quando fumada, a metanfetamina tem uma biodisponibilidade de 90,3% em comparação com 67,2% para a ingestão oral. A metanfetamina existe como dois estereoisômeros, as formas L e D. A D-metanfetamina, ou o enantiômero dextrorrotatório, é um psicoestimulante mais potente, com atividade 3 a 5 vezes maior no SNC em comparação com a L-metanfetamina. A metanfetamina é uma molécula lipofílica catiônica, que estimula a liberação e parcialmente bloqueia a recaptação de catecolaminas recém-sintetizadas no SNC. Ela tem uma estrutura semelhante aos transportadores de DA, NE, 5-HT e de monoamina vesicular e reverte sua função endógena, resultando na liberação de monoaminas das vesículas de armazenamento na sinapse. A metanfetamina também atenua o metabolismo das monoaminas ao inibir a monoaminoxidase.

A metanfetamina é mais potente do que a anfetamina, resultando em concentrações muito mais altas de DA sináptica e efeitos mais tóxicos nas terminações nervosas. Fora do contexto médico, a farmacocinética e o baixo custo da metanfetamina frequentemente resultam em um padrão de uso crônico e contínuo de altas doses autoadministradas.

Epidemiologia De acordo com a NSDUH, em 2019 cerca de 2 milhões de pessoas com 12 anos ou mais (0,7% da população) tinham usado metanfetamina no ano anterior, entre as quais 184 mil tinham usado metanfetamina pela primeira vez (510 pessoas por dia) e cerca de 25% relataram o uso injetável de metanfetamina. Em 2019, um número estimado de 1 milhão de pessoas com 12 anos ou mais (0,4% da população e 50% daqueles com uso no ano anterior) apresentavam um transtorno por uso de metanfetamina. Existem altas taxas de uso concomitante de outras substâncias e de doença mental em adultos que usam metanfetamina e apenas cerca de um terço dos adultos com transtorno por uso de metanfetamina no ano anterior recebeu tratamento para a adição. A disponibilidade da metanfetamina e os danos relacionados à metanfetamina (mortes por *overdose*, hospitalizações para tratamento, transmissão de doenças infecciosas, etc.) continuam a aumentar nos Estados Unidos. Conforme os dados do CDC, os psicoestimulantes com potencial de abuso (primariamente a metanfetamina) causaram 16.167 mortes por *overdose* em 2019. Essas substâncias foram a segunda principal causa de mortes por *overdose* nos Estados Unidos, respondendo por 23% das mortes por *overdose* (em comparação com 49.860 mortes por opioides em 2019). É interessante observar que há uma variação geográfica significativa no papel da metanfetamina nas mortes por *overdose*; em quatro regiões ocidentais, a metanfetamina foi a principal causa de mortes por *overdose*, sendo responsável por 21 a 38% de todas as mortes por *overdose*. A variação geográfica também é aparente nas taxas de mortalidade global envolvendo psicoestimulantes; a partir de 2015-2018, o maior aumento foi observado em West Virginia para o uso de psicoestimulantes isoladamente. A mortalidade associada aos psicoestimulantes combinados com opioides variou de 15% no Havaí a até 91% em New Hampshire.

MDMA E CATINONAS

O MDMA, também conhecido como Molly, *ecstasy* ou X, é uma droga sintética ilegal que tem efeitos estimulantes e psicodélicos. O *khât* é uma planta encontrada no leste da África e no Oriente Médio; ela tem sido usada há séculos por seus leves efeitos estimulantes. As catinonas sintéticas ou "sais de banho" são psicoestimulantes manufaturados que são quimicamente semelhantes à substância catinona de ocorrência natural encontrada na planta khât e são discutidas adiante em "Drogas que estão surgindo".

MDMA Molly, uma gíria para "molecular", refere-se à forma em pó cristalino do MDMA que é geralmente vendida como pó ou em cápsulas. O conteúdo do Molly varia e não costuma ser MDMA; em vez disso, contém metilona ou etilona, que são substâncias sintéticas comumente encontradas nos chamados sais de banho e que representam riscos significativos à saúde. O médico deve sempre considerar que a droga relatada pelo usuário pode ser incorreta ou estar contaminada por outras substâncias.

Com o uso do MDMA, o indivíduo experimenta um aumento de energia física e mental, distorções no tempo e na percepção, calor emocional, empatia pelas outras pessoas, sensação generalizada de bem-estar, redução da ansiedade e aumento no prazer da experiência tátil. O MDMA é habitualmente tomado por via oral na forma de comprimido, cápsula ou líquido, com o primeiro efeito em média em 45 minutos, um pico de efeito em 1 a 2 horas e duração de cerca de 3 a 6 horas. O MDMA se liga aos transportadores de serotonina e aumenta a liberação de serotonina, NE e DA. Pesquisas em animais mostraram que o MDMA em doses moderadas a altas pode causar perda das terminações nervosas contendo serotonina e dano permanente. O MDMA é uma substância do grupo I, juntamente com outras substâncias sem valor terapêutico comprovado. Atualmente, existem ensaios clínicos sobre o MDMA como possível tratamento para o transtorno de estresse pós-traumático e a ansiedade, além de pacientes com doença terminal, incluindo câncer. As evidências sobre os efeitos terapêuticos do MDMA ainda são bastante limitadas, e há pesquisas em andamento.

É comum a adulteração dos comprimidos de MDMA com metanfetamina, cetamina, cafeína, dextrometorfano (DXM; um antitussígeno de venda livre), efedrina (um medicamento usado em dietas) e cocaína. O MDMA é raramente usado de maneira isolada e, com frequência, é misturado com outras substâncias, como álcool e maconha, tornando difícil determinar a extensão de seu uso. Conforme a NSDUH, > 18 milhões de pessoas nos Estados Unidos experimentaram MDMA pelo menos uma vez em sua vida. O MDMA é predominantemente usado por homens de 18 a 25 anos, com o uso geralmente iniciando aos 21 anos. Há evidências de que mulheres e homens *gays* ou bissexuais têm mais chances de ter usado MDMA nos últimos 30 dias que as pessoas heterossexuais.

Catinona Trata-se de um psicoestimulante alcaloide estruturalmente semelhante à anfetamina e encontrado na planta khât (*Catha edulis*), a qual cresce em grandes altitudes no leste da África e no Oriente Médio e cujas folhas são mascadas por seus efeitos estimulantes leves. A extração da catinona e de outros alcaloides das folhas pela mastigação é muito efetiva, deixando pouca coisa como resíduo não absorvido. As folhas e os ramos também podem ser fumados, infundidos em chá ou borrifados na comida. A catinona aumenta a liberação de dopamina e reduz a recaptação de dopamina.

Originalmente limitado à sua área de cultivo, com os avanços no transporte rápido e na distribuição pelo correio, o *khât* está agora disponível em vários continentes, incluindo a Europa e a América do Norte. Estima-se que no mundo todo 10 milhões de pessoas tenham o hábito de mascar o *khât*, incluindo até 80% de todos os adultos em algumas áreas onde o arbusto é nativo. Nas regiões onde a planta é nativa, também há relatos sobre o uso do *khât* como auxiliar do estudo entre universitários. A catinona é uma droga do grupo I nos Estados Unidos, o que torna ilegal o seu uso; porém, a planta *khât* em si não é controlada.

PSICOESTIMULANTES PRESCRITOS

O metilfenidato, a dextroanfetamina e a combinação de dextroanfetamina/anfetamina são psicoestimulantes aprovados nos Estados Unidos para o tratamento do transtorno de déficit de atenção/hiperatividade (TDAH), controle do peso e narcolepsia. Os psicoestimulantes prescritos aumentam o nível de alerta, a atenção e a energia. Foi constatado que a fenilpropanolamina, um psicoestimulante usado principalmente para controle do peso, está relacionada com a ocorrência de acidente vascular cerebral hemorrágico em mulheres; a fenilpropanolamina foi retirada do mercado em 2005. As anfetaminas e o metilfenidato usados sem prescrição são tomados com frequência por estudantes, além de serem utilizados por outras pessoas para aumentar a energia e a produtividade. De acordo com a NSDUH de 2019, o abuso de estimulantes prescritos no ano anterior foi relatado por 4,9 milhões (1,8%) de pessoas com 12 anos ou mais. Os iniciados no abuso de estimulantes no ano anterior totalizaram 901 mil, o que representa uma média de 2.500 pessoas abusando de estimulantes vendidos sob prescrição pela primeira vez a cada dia, incluindo 1.000 adultos jovens a cada dia. Entre as pessoas com 12 anos ou mais, 0,2% (558 mil pessoas) apresentava um transtorno por uso de estimulantes no ano anterior.

MANIFESTAÇÕES CLÍNICAS DE PSICOESTIMULANTES

Os psicoestimulantes produzem os mesmos efeitos agudos sobre o SNC: euforia/humor elevado, aumento da energia/diminuição da fadiga, diminuição da necessidade de sono, diminuição do apetite, maior sensação de alerta, distratibilidade diminuída, efeitos dose-dependentes no foco, atenção e curiosidade, aumento da autoconfiança, aumento da libido e orgasmo prolongado, independentemente do psicoestimulante específico ou da via de administração. Os efeitos periféricos podem incluir tremor, diaforese, hipertonia, taquipneia, hiper-reflexia e hipertermia. Muitos dos efeitos são bifásicos; por exemplo, o uso de doses baixas melhora o desempenho psicomotor, enquanto doses mais altas podem causar tremor ou convulsões. Os efeitos cardiovasculares mediados por receptores α-adrenérgicos também são bifásicos, em que doses baixas resultam em aumento do tônus vagal e redução da frequência cardíaca, enquanto doses altas causam aumento da frequência cardíaca e da pressão arterial. O uso de psicoestimulantes pode resultar em inquietação, irritabilidade e insônia e, em doses mais altas, comportamento suspeito, comportamentos estereotipados repetitivos e bruxismo. Os efeitos endócrinos resultantes do uso crônico podem incluir impotência, ginecomastia, distúrbios da função menstrual e hiperprolactinemia persistente (**Tab. 457-1**).

A *overdose* manifesta-se na forma de hiperatividade do sistema nervoso simpático, com agitação psicomotora, hipertensão, taquicardia, cefaleia e midríase, podendo levar a convulsões, hemorragia ou infarto cerebral, arritmias ou isquemia cardíacas, insuficiência respiratória ou rabdomiólise. Trata-se de uma emergência médica; o tratamento é, em grande parte, sintomático e deve ser realizado em uma unidade de terapia intensiva ou de telemetria. A inalação de *crack* vaporizado em altas temperaturas pode causar queimaduras das vias aéreas, broncoespasmo e outros sintomas de doença pulmonar. Foi também constatado que o MDMA eleva a temperatura corporal e, em certas ocasiões, pode resultar em insuficiência hepática, renal ou cardíaca ou até mesmo morte.

Os psicoestimulantes frequentemente são usados com outras substâncias, incluindo opioides e álcool, cujos efeitos depressores no SNC tendem a atenuar a estimulação do SNC induzida pelos psicoestimulantes. Com frequência, essas combinações têm efeitos deletérios aditivos, aumentando o risco de morbidade e de mortalidade. Um exemplo desse risco é o uso de cocaína com álcool, que resulta no metabólito cocaetileno. Os efeitos do cocaetileno sobre o sistema circulatório são aditivos aos efeitos da cocaína, resultando em consequências fisiopatológicas intensificadas.

TABELA 457-1 ■ Complicações do uso de psicoestimulantes	
Cardiovasculares	Agudas • Vasoconstrição arterial • Trombose • Taquicardia • Hipertensão • Aumento da demanda de oxigênio do miocárdio • Aumento das forças de cisalhamento vasculares • Vasoconstrição coronariana • Isquemia cardíaca • Disfunção ventricular esquerda/insuficiência cardíaca (altas concentrações no sangue) • Arritmias supraventriculares e ventriculares • Dissecção/ruptura de aorta Crônicas • Aterogênese acelerada • Hipertrofia ventricular esquerda • Miocardiopatia dilatada
Sistemas nervosos central e periférico	• Hipertermia • Agitação psicomotora • Tremor • Hiper-reflexia • Hipertonia • Cefaleia • Convulsões • Coma • Hemorragia intracraniana • Sintomas neurológicos focais
Pulmonares	• Angioedema (inalados) • Queimaduras da faringe (inalados) • Pneumotórax • Pneumomediastino • Pneumopericárdio • Exacerbações reversíveis de doença das vias aéreas • Broncospasmo • Dispneia ("pulmão de *crack*") • Taquipneia • Infarto pulmonar
Gastrintestinais	• Úlceras perfuradas • Colite isquêmica • Infarto intestinal • Impactação (transporte dentro do organismo) • Elevação das enzimas hepáticas
Renais	• Acidose metabólica • Infarto renal • Rabdomiólise
Endócrinas	• Impotência • Ginecomastia • Distúrbios da função menstrual • Hiperprolactinemia
Outras	• Sudorese • Irritabilidade • Insônia • Bruxismo • Estereotipia • Infarto esplênico • Glaucoma agudo de ângulo fechado • Vasospasmo dos vasos da retina (perda da visão unilateral ou bilateral) • Midríase • Madarose • Descolamento prematuro da placenta

A adulteração dos psicoestimulantes, particularmente a cocaína, com outras substâncias é comum e pode ter consequências potenciais adicionais sobre a saúde. Além da contaminação com compostos relacionados à fentanila, possivelmente resultando em *overdose* fatal, foram observadas várias outras substâncias como contaminantes de psicoestimulantes. O levamisol, um anti-helmíntico e imunomodulador usado principalmente em medicina veterinária, foi encontrado na cocaína e pode causar agranulocitose, leucoencefalopatia e vasculite cutânea, resultando em necrose cutânea. O clembuterol, uma amina simpaticomimética usada clinicamente como broncodilatador, também foi encontrado na cocaína e pode resultar em taquicardia, hiperglicemia, palpitações e hipopotassemia. Estudos realizados na Europa constataram que, além do levamisol, alguns dos adulterantes mais comuns na cocaína incluem fenacetina, lidocaína, cafeína, diltiazém, hidroxizina, procaína, tetracaína, paracetamol, creatina e benzocaína.

A **abstinência** de psicoestimulantes frequentemente inclui hipersonia, aumento do apetite e depressão do humor. Normalmente, a abstinência aguda tem uma duração de 7 a 10 dias, porém os sintomas residuais, possivelmente associados à neurotoxicidade, podem persistir por vários meses. Na abstinência de psicoestimulantes, continua havendo controvérsias sobre um declínio monotônico dos sintomas ou a sua ocorrência em fases distintas, piorando antes de haver uma melhora. Não se acredita que a abstinência de psicoestimulantes seja um fator importante para seu uso continuado. A maioria das teorias atuais sobre a adição a psicoestimulantes ressalta o papel fundamental da fissura condicionada, que pode persistir por muito tempo após a redução da dependência fisiológica. A fissura condicionada inclui a necessidade urgente de usar a substância em resposta a indícios no ambiente associados ao seu uso, como pessoas, equipamentos, lugares, etc.

A injeção de psicoestimulantes coloca as pessoas sob risco aumentado de contrair doenças infecciosas por exposição ao HIV ou aos vírus das hepatites B e C no sangue ou em outros fluidos corporais, além do risco de abscessos cutâneos e endocardite. O uso de psicoestimulantes também pode aumentar o risco de infecção por causar alterações no julgamento e na tomada de decisões, levando à adoção de comportamentos de risco, como o sexo sem proteção. Há algumas evidências de que o uso de psicoestimulantes pode agravar a progressão do HIV/Aids, devido ao maior dano às células nervosas, exacerbando os problemas cognitivos.

As ações e os efeitos do *khât* são semelhantes aos dos outros psicoestimulantes. Os efeitos de curto prazo incluem euforia, aumento do estado de alerta e excitação, perda do apetite, insônia, cefaleia e tremores. O uso por longo prazo pode resultar em distúrbios gastrintestinais como constipação, úlceras e inflamação gástricas, além de risco aumentado de infarto agudo do miocárdio e acidente vascular cerebral, devido aos efeitos inotrópicos e cronotrópicos sobre o coração, vasospasmo das artérias coronárias e agregação plaquetária induzida por catecolaminas. Há evidências de que, raramente, o uso pesado de *khât* pode causar dependência psicológica leve a moderada. O uso compulsivo foi descrito, resultando em delírios de grandeza, paranoia e alucinações. A abstinência leve por *khât* inclui depressão, pesadelos, hipotensão arterial e falta de energia.

DIAGNÓSTICO

A 5ª edição do *Manual diagnóstico e estatístico de transtornos mentais* (DSM-5) define o transtorno por uso de estimulantes (TUE) como um padrão de uso de substâncias tipo anfetamina, cocaína ou outro estimulante, levando a comprometimento ou sofrimento clinicamente significativo, manifestado por pelo menos 2 dos seguintes 11 critérios ocorrendo durante um período de 12 meses: consumo em maiores quantidades ou por um período mais longo de tempo do que o pretendido; desejo persistente ou esforços malsucedidos para reduzir ou controlar o uso; muito tempo gasto em atividades necessárias para a obtenção, o uso ou a recuperação; fissura; uso resultando em fracasso em cumprir as obrigações importantes; uso continuado, apesar de problemas sociais ou interpessoais recorrentes; abandono de atividades sociais, profissionais ou recreativas; uso corrente em situações perigosas para a integridade física; uso continuado apesar de problemas físicos ou psicológicos persistentes ou recorrentes; tolerância; e sintomas de abstinência ou evitação dos sintomas de abstinência pelo uso continuado.

A 10ª revisão da *Classificação estatística internacional de doenças e problemas relacionados à saúde* (CID-10) reconhece a "síndrome da dependência de estimulantes" e o "estado de abstinência de estimulantes", e a 11ª revisão (CID-11) ainda especifica a definição da "dependência de estimulantes, incluindo anfetaminas, metanfetaminas ou metcatinonas".

TRATAMENTO

Intoxicação aguda

À semelhança de todas as situações de emergência, a primeira tarefa é assegurar uma via aérea pérvia, respiração e circulação. Com o uso da cocaína, a succinilcolina está relativamente contraindicada na sequência rápida de intubação; deve-se considerar a administração de rocurônio (1 mg/kg IV) ou outro agente despolarizante como alternativa. Se ocorrer agitação psicomotora, é preciso descartar, em primeiro lugar, a possibilidade de hipoglicemia e hipoxemia; em seguida, devem-se administrar benzodiazepínicos (p. ex., diazepam 10 mg IV e, em seguida, 5-10 mg IV a cada 3-5 minutos até o controle da agitação). Os benzodiazepínicos são normalmente suficientes para controlar os efeitos colaterais cardiovasculares. A hipertensão grave ou sintomática pode ser tratada com fentolamina, nitroglicerina ou nitroprusseto. Os pacientes com hipertermia devem ser resfriados nos primeiros 30 minutos com o objetivo de alcançar uma temperatura corporal central < 39 °C. A avaliação da dor torácica no indivíduo usuário de cocaína deve incluir eletrocardiograma, radiografia de tórax e biomarcadores para descartar a possibilidade de infarto agudo do miocárdio. A abordagem ao tratamento é semelhante à da dor torácica não induzida por estimulantes; entretanto, sempre que for possível, recomenda-se que os betabloqueadores não sejam administrados a indivíduos que fazem uso de cocaína. Há preocupação devido à estimulação α-adrenérgica potencial sem antagonismo que resulta do betabloqueio, causando possivelmente vasoconstrição das artérias coronárias, isquemia e infarto, bem como a dados limitados sustentando o benefício dos betabloqueadores nas complicações cardiovasculares relacionadas com a cocaína. Se forem administrados betabloqueadores, sugere-se o uso de alfa/betabloqueadores mistos, por exemplo, labetalol e carvedilol, em vez de betabloqueadores não seletivos, e somente em situações nas quais os benefícios superam os riscos. Como muitos casos de mortalidade relacionada com psicoestimulantes estiveram associados ao uso concomitante de outras substâncias ilícitas (particularmente opioides), o médico deve estar preparado para instituir o tratamento eficaz de emergência para toxicidades por várias substâncias.

Transtorno por uso de psicoestimulantes

O tratamento do transtorno por uso de estimulantes exige os esforços combinados de profissionais de assistência primária, psiquiatras e atendimento psicossocial. A abstinência precoce do uso de psicoestimulantes frequentemente é complicada por sintomas de depressão e culpa, insônia e anorexia, que podem ser tão graves quanto aqueles observados nos transtornos afetivos maiores e que podem durar meses e até mesmo anos após a interrupção do uso.

Terapias comportamentais, incluindo terapia cognitivo-comportamental (TCC), abordagem de reforço comunitário (ARC), manejo de contingências (MC; fornecer recompensas a pacientes que mantêm a abstinência), terapia de entrevista motivacional (TEM), combinações delas e outras continuam sendo a base do tratamento dos transtornos por uso de estimulantes e demonstram produzir benefício modesto. Essas terapias comportamentais destinam-se a ajudar a modificar o pensamento, as expectativas e os comportamentos do paciente e a aumentar as habilidades de enfrentamento da vida, com intervenções comportamentais para manter uma recuperação em longo prazo livre de substância. Com base em revisões sistemáticas, foi observado que o manejo de contingências é particularmente efetivo. Porém, o efeito dessas terapias comportamentais não costuma ser sustentado, e elas podem ser menos efetivas em pessoas com transtorno por uso severo.

Não há nenhuma medicação aprovada pela Food and Drug Administration (FDA) para a adição a psicoestimulantes. As pesquisas atuais incluem várias estratégias baseadas em neurotransmissores, como abordagens baseadas em agonistas da DA, serotonina, GABA e glutamato. Os estudos com terapias agonistas usando medicamentos psicoestimulantes com ação mais longa como a dexanfetamina e o metilfenidato não foram conclusivos. Os estudos com os antidepressivos mirtazapina, bupropiona, sertralina, imipramina e atomoxetina geraram resultados duvidosos, da mesma forma que os estudos que usaram o antipsicótico atípico aripiprazol e o anticonvulsivante topiramato. Outras terapias que estão sendo estudadas para o tratamento do transtorno por uso de psicoestimulantes incluem acamprosato (possivelmente devido a um papel no suprimento de Ca^{2+}), galantamina (inibidor reversível da acetilcolinesterase, que pode reforçar o controle dos impulsos, bem como habilidades cognitivas e sociais reduzidas pelo uso prolongado de psicoestimulantes), naltrexona (antagonista dos receptores de opiáceos), doxazosina (antagonista alfa-adrenérgico) e vareniclina (agonista parcial dos receptores nicotínicos de acetilcolina $α4β2$ e potencializador da neurotransmissão DA). Em geral, é promissor que alguns dos medicamentos estudados tenham demonstrado melhora estatisticamente significativa em relação ao placebo, mas muitos desses estudos não tiveram poder suficiente devido a problemas como amostra de tamanho pequeno, viés de amostragem, baixa permanência dos participantes e baixas taxas de adesão ao tratamento. Há estudos em andamento investigando a lisdexanfetamina (um profármaco de dexanfetamina), uma combinação de naltrexona de liberação prolongada com bupropiona, pomaglumetade (um agonista do glutamato) e anticorpos monoclonais. Deve-se ter atenção especial à inclusão de populações sub-representadas, incluindo as mulheres, em futuros estudos de medicamentos para o transtorno por uso de estimulantes. Estão sendo desenvolvidas vacinas para transtornos por uso de cocaína e metanfetamina. Por fim, estudos preliminares recentes chamaram a atenção para o possível uso de técnicas de estimulação cerebral, como a estimulação magnética transcraniana (EMT), a estimulação *theta-burst* (ETB) e a estimulação transcraniana por corrente contínua (ETCC) para tratamento de transtornos por uso de psicoestimulantes, embora sejam necessários mais estudos para determinar o seu valor, se é que existe, nesta situação.

ALUCINÓGENOS

Os alucinógenos constituem um grupo diversificado de substâncias que causam alterações nos pensamentos, nas emoções, nas sensações e nas percepções. Alguns alucinógenos são encontrados naturalmente em plantas e cogumelos, enquanto outros são sintéticos. Isso inclui: ayahuasca (chá preparado a partir de plantas da Amazônia contendo dimetiltriptamina [DMT], o principal ingrediente que altera a mente); DMT (também conhecido como Dimitri, que também pode ser sintetizado em laboratório); LSD (material claro ou branco e inodoro preparado a partir do ácido lisérgico encontrado no fungo do centeio e fungos de outros grãos); peiote (mescalina, derivada de um pequeno cacto sem espinhos ou obtida sinteticamente); e 4-fosforiloxi-N,N-dimetiltriptamina (psilocibina, proveniente de certos cogumelos das Américas do Sul e do Norte).

Um subgrupo de alucinógenos produz a sensação adicional de se sentir fora de controle ou desconectado do próprio corpo ou do ambiente. Essas drogas dissociativas incluem: DXM (um antitussígeno de venda livre, quando utilizado em altas doses); cetamina (anestésico humano e veterinário, além de medicamento antidepressivo recentemente aprovado pela FDA); fenciclidina (PCP; derivado da cicloexilamina e anestésico dissociativo); e *Salvia divinorum* (sálvia, uma planta do México e das Américas Central e do Sul). As drogas dissociativas distorcem a maneira como o usuário percebe o tempo, os movimentos, as cores, o som e a si mesmo, e o seu uso pode levar a comportamentos bizarros e perigosos, além de causar depressão respiratória, anormalidades da frequência cardíaca e uma síndrome de abstinência que inclui fissura pela droga, confusão, cefaleia e sudorese.

O uso de alucinógenos em rituais religiosos e espirituais remonta a séculos; eles são ingeridos em uma ampla variedade de formas, incluindo a via oral, inalatória, intranasal e transmucosa. Especialmente quando usados por via oral, o início de ação dos alucinógenos é observado dentro de 20 a 90 minutos, e a duração da ação pode se estender por 6 a 12 horas, com exceção da sálvia, cujos efeitos geralmente duram cerca de 30 minutos. Os alucinógenos interferem especificamente nos neurotransmissores serotonina e glutamato. Os efeitos sobre o sistema serotoninérgico podem alterar o humor, a percepção sensorial, o sono, o apetite, a temperatura corporal, o comportamento sexual e o controle muscular. Os efeitos sobre o sistema do glutamato incluem perturbações na percepção da dor, respostas ao ambiente, emoções, bem como aprendizagem e memória.

Conforme a NSDUH, em 2019, 1,9 milhão de adultos relataram o uso de alucinógenos no mês anterior e 6 milhões (2,2% da população) relataram o uso de alucinógenos no ano anterior, um aumento em relação aos 4,7 milhões (1,8%) de 2015. Entre essas pessoas, 1,2 milhão tinham usado alucinógenos pela primeira vez. Essas estimativas são semelhantes às de 2015 e 2018 para as pessoas de 12 a 17 anos, mas refletem um aumento do uso no ano anterior entre as pessoas com 26 anos ou mais. É importante observar que essas estatísticas incluem o *ecstasy* (MDMA ou "Molly") no uso geral de alucinógenos, além de LSD, PCP, peiote, mescalina, psilocibina em cogumelos, cetamina, DMT/AMT/"Foxy" e *Salvia divinorum*. Os novos iniciados no uso das drogas por dia entre pessoas de 12 anos ou mais incluem 2.421 para o LSD, 83 para a PCP e 2.039 para o *ecstasy*. De acordo com os dados de 2019 da pesquisa Monitoring the Future, a prevalência anual do uso entre estudantes do ano final do ensino médio era de 1,1% para PCP, 2,2% para *ecstasy* e 0,7% para sálvia, o que era semelhante aos dados de 2018.

As manifestações clínicas do uso de alucinógenos incluem experiências sensoriais falsas (i.e., alucinações), sentimentos intensificados, aumento das experiências sensoriais e perturbações do tempo. Outras respostas fisiológicas incluem náusea, elevações da frequência cardíaca, da pressão arterial, da frequência respiratória ou da temperatura corporal, perda de apetite, xerostomia, problemas de sono, sinestesia, comprometimento da coordenação e hiperidrose. As experiências extremamente negativas com o uso de alucinógenos ("bad trip") podem incluir pânico, paranoia e psicose, o que pode persistir por até 24 horas. Essas experiências são mais bem tratadas com tranquilização de suporte, mas os benzodiazepínicos (p. ex., diazepam 10 mg ou lorazepam, se houver dano hepático) podem ser administrados se a agitação for intensa. Há algumas evidências de que podem ocorrer efeitos crônicos com o uso de alucinógenos, incluindo psicose persistente, perda da memória, ansiedade, depressão e *flashbacks*. Os efeitos de longo prazo da PCP e de outras drogas dissociativas podem incluir dificuldades persistentes da fala, perda de memória, depressão, pensamentos suicidas, ansiedade e evitação social que podem persistir por mais de 1 ano após a cessação do uso crônico.

A psilocibina está sob investigação ativa de possíveis benefícios no tratamento da depressão e de alguns transtornos de ansiedade.

A adição a alucinógenos é atípica, pois os padrões de uso não costumam ser crônicos, e não há medicamento atualmente aprovado pela FDA para o tratamento da adição a alucinógenos. Há pesquisas em andamento sobre tratamentos comportamentais para a adição a alucinógenos.

DROGAS QUE ESTÃO SURGINDO

Com a ajuda da internet e alguns ingredientes básicos de venda livre (e outros), está acontecendo o crescimento da "química de cozinha". A produção de novas substâncias psicoativas (NSPs), como as catinonas sintéticas (sais de banho) e os canabinoides sintéticos (*spice*), está aumentando e resultou no uso de substâncias psicoativas não aprovadas que pretendem reproduzir os efeitos de substâncias ilegais de custo mais elevado, como a metanfetamina e a cocaína.

As catinonas sintéticas (sais de banho) são substâncias quimicamente semelhantes ao *khât*, que frequentemente são mais fortes e mais perigosas do que o produto natural. Em geral, são apresentadas na forma de um pó branco ou castanho semelhante a cristais, embalado em plástico ou papel com o rótulo de "não indicado para consumo humano" ou como "alimento vegetal", "limpador de joias" ou "limpador de tela de telefone", sendo esses produtos vendidos *on-line* e em lojas de acessórios. O apelido popular Molly (de "molecular") refere-se frequentemente à alegada forma "pura" de pó cristalino do MDMA, habitualmente vendido em cápsulas. Entretanto, as pessoas que compram pó ou cápsulas vendidos como Molly com frequência adquirem, na realidade, outras substâncias, como catinonas sintéticas. A incerteza da composição verdadeira desses produtos sintéticos, cujos componentes podem mudar de um lote para outro, os tornam ainda mais perigosos, visto que o usuário não sabe o que eles contêm e como o seu corpo irá reagir ao produto.

As três catinonas sintéticas mais comuns são a mefedrona, a metilona e a MDPV (*3,4-metilenedioxipirovalerona*). Essas substâncias, após ingestão oral, têm início de ação em 15 a 45 minutos, com duração de ação que varia de 2 a 7 horas. Em um estudo recente, foi constatado que a MDPV afeta o cérebro de modo semelhante à cocaína, porém é pelo menos 10 vezes mais potente. A MDPV é a catinona sintética mais comum encontrada no sangue e na urina de pacientes admitidos no departamento de emergência (DE) após tomar "sais de banho". As doses altas ou o uso crônico de catinonas sintéticas podem levar a consequências clínicas perigosas, como psicose, comportamento violento, taquicardia, hipertermia e até mesmo morte.

A capacidade de sintetizar substâncias perigosas e passíveis de adição de forma relativamente simples e rápida, modificando apenas algumas moléculas, porém com retenção dos efeitos, permitiu que muitas dessas substâncias emergentes superassem as tentativas de regulamentar o seu uso, levando a um crescente problema global para a saúde pública.

USO DE SUBSTÂNCIAS E SAÚDE MENTAL

De acordo com a NSDUH, em 2019, entre os adultos sem doença mental, 16,6% consumiam drogas ilícitas, em comparação com 49,4% daqueles com doença mental grave e 38,8% daqueles com qualquer tipo de doença mental. Em 2019, entre adultos com 18 anos ou mais, 61,2 milhões de pessoas apresentavam doença mental ou transtorno por uso de substâncias no ano anterior, 42 milhões apresentavam doença mental na ausência de um transtorno por uso de substâncias, 9,7 milhões apresentavam transtorno por uso de substâncias sem doença mental e 9,5 milhões (3,8% da população) apresentavam ambos. Além disso, com base nos dados da NSDUH de 2018, estima-se que mais de 1 a cada 10 adultos (27,5 milhões) nos Estados Unidos relate já ter apresentado um problema por uso de substâncias. Entre aqueles com um problema, quase 75% (20,5 milhões) relatavam estar em recuperação, o que foi associado a uma menor prevalência de uso de substâncias no ano anterior e a ter recebido tratamento para o uso de substâncias. A prevalência autorrelatada de apresentar um problema por uso de substâncias foi de 31,9% entre adultos com um problema vitalício de doença mental mas não em recuperação, seguido por 29,7% entre adultos em recuperação, em comparação com 7% entre adultos sem um problema vitalício de doença mental. Em conjunto, esses dados sinalizam para a sobreposição significativa entre os problemas relacionados ao uso de substâncias e as doenças mentais.

CONSIDERAÇÕES GLOBAIS

Depois da nicotina, do álcool e da *Cannabis*, os estimulantes são a próxima droga mais comumente usada no mundo todo, sendo responsáveis por 68 milhões de consumidores no ano anterior. O uso de estimulantes no ano anterior no mundo todo entre pessoas de 15 a 65 anos se aproxima de 29 milhões. Globalmente, 7,4 milhões de pessoas apresentam um transtorno por uso de estimulantes, e acredita-se que 11% de todas as pessoas que usam estimulantes desenvolvam tal transtorno. O United Nations Office on Drugs and Crime (UNODC) estima que 1 a cada 7 pessoas com transtorno por uso de substâncias receba tratamento, e acredita-se que esse número seja muito menor em pessoas com transtorno por uso de estimulantes devido à ausência de tratamentos farmacológicos. O uso da cocaína permaneceu estável globalmente até 2010, quando também começou a aumentar, impulsionado por um aumento de seu uso na América do Sul. O uso de anfetaminas na Europa Ocidental ainda está bem abaixo de uma prevalência durante a vida de 5% na maioria dos países, e os problemas com metanfetaminas têm ficado, em grande medida, restritos à República Tcheca; porém, as evidências indicam uma disseminação crescente pela Europa. Mais de três quartos da produção mundial de estimulantes do tipo anfetaminas ocorrem no Sudeste Asiático e nos últimos anos tem havido um aumento dramático no uso nessa região, particularmente na Tailândia. No Japão e nas Filipinas, há predomínio do uso da metanfetamina. A experiência durante a vida com o *ecstasy* na população geral ainda está bem abaixo de 5% na maioria dos países europeus, o que é um pouco menor que os níveis vistos na Austrália (6%). O *ecstasy* é mais prevalente no Ocidente; porém, na última década, seu uso tem ficado cada vez mais evidente em outras regiões, incluindo África, Américas do Sul e Central, Caribe e partes da Ásia. Globalmente, o uso de psicoestimulantes tem sido associado a mortalidade elevada, maior incidência de infecção por HIV e hepatite C, saúde mental ruim (suicidalidade, psicose, depressão e violência) e risco aumentado de eventos cardiovasculares. No mundo todo, o preconceito e a marginalização dificultam o tratamento dos transtornos por uso de substâncias e impedem um desenvolvimento inclusivo sustentável, incorporando a igualdade de gêneros e etnias e o empoderamento de mulheres e de minorias sub-representadas.

TENDÊNCIAS FUTURAS

Apesar de sua prevalência e impacto na saúde pública, os transtornos por uso de psicoestimulantes e alucinógenos não têm nenhuma medicação aprovada pela FDA para o seu tratamento. Embora as terapias comportamentais, como o manejo de contingências e a TCC, tenham demonstrado ser efetivas nos transtornos por uso de psicoestimulantes, são necessárias mais pesquisas sobre a sua utilidade para os transtornos por uso de alucinógenos. Além disso, com base na experiência com transtornos por uso de opioides e álcool, é provável que os tratamentos mais eficazes usem uma combinação de terapia comportamental e farmacológica.

Além disso, novas abordagens que utilizam tecnologias emergentes têm considerável potencial para o futuro tratamento dos transtornos por uso de psicoestimulantes. Isso inclui neuroestimulação/neuromodulação (EMT, ETB, ETCC), biossensores portáteis e tecnologia móvel, incluindo avaliação momentânea ecológica e geográfica (AME/AMG), bem como intervenções em tempo real fornecidas por *smartphone* ou outros dispositivos móveis.

Agradecimento Os autores agradecem as contribuições do Dr. Antonello Bonci para este capítulo em edições anteriores.

LEITURAS ADICIONAIS

Compton WM: Polysubstance use in the U.S. Opioid Crisis. Mol Psychiatry 26:41, 2021.
Farrell M et al: Responding to global stimulant use: challenges and opportunities. Lancet 394:1652, 2019.
Trivedi MH et al: Bupropion and naltrexone in methamphetamine use disorder. N Engl J Med 384:140, 2021.
Volkow ND et al: Neurobiologic advances from the brain disease model of addiction. N Engl J Med 374:363, 2016.

SITES

American Society of Addiction Medicine: https://www.asam.org/public-resources
National Institute on Drug Abuse: https://www.drugabuse.gov/drugs-abuse
Organização Mundial da Saúde: http://www.who.int/substance_abuse/en/

PARTE 14 Intoxicação, *overdose* e envenenamento

458 Intoxicação por metais pesados
Howard Hu

Os metais tóxicos (daqui em diante, apenas "metais") representam uma ameaça significativa à saúde em exposições ocupacionais e ambientais de baixo e alto níveis. Um indício da sua importância relativa em comparação aos outros riscos potenciais é sua classificação pela U.S. Agency for Toxic Substances and Disease Registry (Agência de Registro de Substâncias Tóxicas e Doenças dos EUA), que mantém uma lista atualizada de todos os riscos existentes nos locais de despejo tóxico de acordo com sua prevalência e a gravidade dos seus efeitos tóxicos. Nessa lista, o primeiro, o segundo, o terceiro e o sétimo riscos são metais pesados: arsênio, chumbo, mercúrio e cádmio, respectivamente (www.atsdr.cdc.gov/spl/). A Tabela 458-1 resume as informações específicas pertinentes a cada um desses quatro metais, inclusive fontes e metabolismo, efeitos tóxicos produzidos, diagnóstico e tratamento apropriado das intoxicações.

Os metais são inalados principalmente sob a forma de poeiras e fumos (estes últimos definidos como partículas minúsculas geradas por combustão). A intoxicação por metais também pode ser causada pela exposição aos vapores (p. ex., o vapor de mercúrio gerado na produção de amálgamas dentárias). Quando os metais são ingeridos com alimentos ou água contaminada, ou pelo contato da mão com a boca (sobretudo nas crianças), sua absorção gastrintestinal é extremamente variável, dependendo da forma em que o metal se encontra e do estado nutricional do indivíduo. Quando um metal é absorvido, o sangue é seu principal meio de transporte, mas a cinética específica depende de sua difusibilidade, da ligação às proteínas, da taxa de biotransformação, da disponibilidade de ligantes intracelulares e de outros fatores. Alguns órgãos (p. ex., ossos, fígado e rins) sequestram os metais em concentrações relativamente altas por vários anos. A maioria dos metais é excretada por depuração renal e excreção gastrintestinal; uma parte também é excretada pela saliva, transpiração, exalação, lactação, esfoliação da pele e perda de cabelos e unhas. A estabilidade intrínseca dos metais facilita sua detecção e determinação nos materiais biológicos, embora o significado clínico dos níveis detectados nem sempre esteja claro.

Alguns metais, como cobre e selênio, são essenciais para a função metabólica normal como elementos-traço (Cap. 333), mas são tóxicos com níveis elevados de exposição. Outros, como o chumbo e o mercúrio, são xenobióticos e, teoricamente, capazes de produzir efeitos tóxicos em qualquer nível de exposição. De fato, muitas pesquisas atualmente investigam a contribuição da exposição mínima a metais xenobióticos para doenças crônicas e alterações sutis da saúde, que pode ter implicações significativas para a saúde pública. Os fatores genéticos, inclusive os polimorfismos que codificam enzimas variantes com propriedades alteradas em termos de ligação, transporte e efeitos dos metais, também podem influenciar o impacto dos metais na saúde e, desse modo, explicam, ao menos em parte, a suscetibilidade individual aos seus efeitos.

O componente mais importante do tratamento das intoxicações por metais é a interrupção da exposição. Os *agentes quelantes* ligam-se aos metais, formando compostos cíclicos estáveis com toxicidade relativamente baixa, e aceleram sua excreção. Os principais agentes quelantes são o dimercaprol (British anti-Lewisite, BAL), o ácido etilenodiaminotetracético (EDTA), o succímero (ácido dimercaptossuccínico [DMSA, de *dimercaptosuccinic acid*]) e penicilamina; sua utilização específica depende do metal envolvido e das condições clínicas. O carvão ativado não se liga aos metais e, por essa razão, tem pouca utilidade nos casos de ingestão aguda de metais.

Além das informações apresentadas na Tabela 458-1, é importante considerar vários outros aspectos da exposição, da toxicidade ou do tratamento dos quatro principais metais tóxicos (arsênio, cádmio, chumbo e mercúrio).

O *arsênio*, mesmo com níveis moderados de exposição, foi associado a riscos aumentados de câncer de pele, bexiga, pelve renal, ureter, rins, fígado e pulmões. Esses riscos parecem ser modificados por tabagismo, níveis de folato e selênio, traços genéticos (como a capacidade de metilar o arsênio) e outros fatores. Estudos recentes em populações baseadas na comunidade geraram fortes evidências de que a exposição ao arsênio também é um fator de risco para aumento do risco de hipertensão, doença arterial coronariana (DAC) e acidente vascular cerebral (AVC), comprometimento da função pulmonar, infecções agudas do trato respiratório, sintomas respiratórios e mortalidade por doença pulmonar não maligna. A associação com doença cardiovascular pode se manter em níveis de exposição por água potável que estão abaixo do valor de 10 µg/L definido pela diretriz provisória da Organização Mundial da Saúde (OMS). Há também evidências crescentes de que a exposição a baixos níveis de arsênio é uma causa provável de atrasos de neurodesenvolvimento em crianças, e provavelmente contribui para o desenvolvimento de diabetes.

A intoxicação grave pelo *cádmio* a partir da contaminação dos alimentos e da água por efluentes de mineradoras do Japão contribuiu para o surto da doença "itai-itai" ("ai-ai") em 1946, assim denominada porque a toxicidade óssea induzida pelo cádmio provocava fraturas ósseas dolorosas. Alguns estudos associaram as exposições modestas por contaminação ambiental à densidade óssea reduzida, à incidência mais alta de fraturas e ao declínio mais rápido das estaturas dos homens e das mulheres; tais efeitos podem estar relacionados com a ação calciúrica e outros efeitos tóxicos do cádmio nos rins. As cargas da exposição ao cádmio também foram associadas a um risco aumentado de insuficiência do enxerto renal em longo prazo, e há evidências de sinergia entre os impactos adversos do cádmio e do chumbo na função renal. As exposições ambientais também foram relacionadas à função pulmonar comprometida (mesmo depois dos ajustes para quantidade de cigarros fumados, que contêm cádmio) e também com aumento dos riscos de doença cardiovascular e morte, AVC e insuficiência cardíaca. O cádmio desencadeia inflamação pulmonar, e um estudo de base populacional recente de adultos nos Estados Unidos constatou que cargas mais altas de cádmio estão associadas a mortalidade mais alta por influenza ou pneumonia. A Agência Internacional de Pesquisa em Câncer classificou o cádmio como um carcinogênico conhecido, com evidências indicando sua contribuição para o risco elevado de câncer de próstata, pulmão, mama e endométrio. Pesquisas crescentes nesse sentido geraram a preocupação de que a exposição ao cádmio contribui de modo significativo para os índices de morbidade e mortalidade da população geral.

Recentemente, os avanços em nossos conhecimentos sobre a toxicidade do *chumbo* foram acelerados pelo desenvolvimento dos instrumentos de fluorescência de raios x (XRF), que tornam seguras as determinações dos níveis de chumbo ósseo *in vivo*, que, por sua vez, refletem a exposição cumulativa ao longo dos anos, em contraste com a dosagem dos níveis sanguíneos de chumbo, que refletem principalmente a exposição recente. Agora sabe-se que níveis cumulativos mais altos de chumbo são um fator de risco para doença crônica, embora os níveis de chumbo no sangue tenham se mantido em declínio na população geral durante as últimas décadas, após o chumbo ser removido da gasolina, do encanamento, da solda em latas de alimentos e de outros bens de consumo, com os níveis médios na população dos Estados Unidos atual variando de 1 a 2 µg/dL. Por exemplo, níveis ósseos mais altos de chumbo, determinados por XRF, foram relacionados a um risco elevado de hipertensão e a declínios cognitivos acelerados entre os homens e as mulheres vivendo em comunidades urbanas. Essas relações, em conjunto com outros estudos epidemiológicos e toxicológicos, persuadiram um painel federal de especialistas a concluir que eram causais. Estudos prospectivos também demonstraram que os níveis mais altos de chumbo nos ossos, assim como níveis sanguíneos baixos de chumbo de 1 a 7 µg/dL, são fatores de risco para o aumento dos índices de morbimortalidade cardiovascular tanto em populações comunitárias quanto naquelas com exposição ocupacional. A exposição ao chumbo a nível de comunidade também foi associada a riscos aumentados de perda auditiva, doença de Parkinson e esclerose lateral amiotrófica. No que se refere aos riscos à gestação, descobriu-se que as concentrações altas de chumbo nos ossos maternos prediziam valores mais baixos de peso ao nascer, circunferência craniana, comprimento ao nascer e desempenho nos testes de neurodesenvolvimento da prole de 2 anos de idade. Também foi demonstrado que os filhos têm pressões arteriais mais elevadas dos 7 a 14 anos de idade, uma idade em que se sabe que as pressões arteriais mais elevadas predizem um risco elevado de desenvolver hipertensão. Em um estudo randomizado, a suplementação de cálcio (1.200 mg/dia) reduziu expressivamente a mobilização do chumbo dos ossos maternos para o sangue durante a gestação.

A toxicidade da exposição aos níveis baixos de *mercúrio* orgânico (refletida no desempenho neurocomportamental) é cada vez mais preocupante, tendo como base os estudos realizados com filhos de mães que ingeriram

TABELA 458-1 ■ Metais pesados

Principais fontes	Metabolismo	Toxicidade	Diagnóstico	Tratamento
Arsênio				
Indústrias de fundição e de microeletrônica; produtos para conservação de madeira, pesticidas, herbicidas, fungicidas; contaminante de reservatórios de águas profundas; remédios caseiros; carvão; incineração desses produtos	O arsênio orgânico (arsenobetaína, arsenocolina) é ingerido nos frutos do mar e peixes, mas não é tóxico; o arsênio inorgânico é prontamente absorvido (pulmão e trato GI); sequestros no fígado, baço, rins, pulmões e trato GI; os resíduos persistem na pele, nos cabelos e nas unhas; a biometilação resulta na detoxificação, mas esse processo é saturável.	A intoxicação aguda por arsênio provoca necrose da mucosa intestinal com gastrenterite hemorrágica, perda de líquido, hipotensão, miocardiopatia tardia, necrose tubular aguda e hemólise. A exposição crônica ao arsênio causa diabetes, vasospasmo, insuficiência vascular periférica e gangrena, neuropatia periférica e cânceres de pele, pulmão, fígado (angiossarcoma), bexiga e rins. Dose letal: 120-200 mg (adultos); 2 mg/kg (crianças).	Náuseas, vômitos, diarreia, dor abdominal, *delirium*, coma, convulsões; odor de alho no ar exalado; hiperceratose, hiperpigmentação, dermatite esfoliativa e linhas de Mees (estrias brancas transversais nas unhas); polineuropatias sensitiva e motora, fraqueza distal. Sinal radiopaco nas radiografias do abdome; alargamento do QRS no ECG:, prolongamento do QT, depressão do ST e achatamento da onda T; nível de arsênio na urina de 24 h > 67 μmol/dia ou 50 μg/dia; (nenhuma ingestão de frutos do mar por 24 h); se houver exposição recente, o arsênio sérico é > 0,9 μmol/L (7 μg/dL). Concentrações altas de arsênio nos cabelos ou nas unhas.	Se houver ingestão aguda, ipeca para induzir vômitos, lavagem gástrica, carvão ativado com um catártico. Medidas de suporte na UTI. Dimercaprol, 3-5 mg/kg via IM a cada 4 h durante 2 dias; a cada 6 h durante 1 dia, depois a cada 12 h durante 10 dias; alternativa: succímero oral.
Cádmio				
Indústrias de galvanização de metais, pigmento, fundição, baterias e plásticos; tabaco; incineração desses produtos; ingestão de alimentos que concentram cádmio (grãos, cereais, carnes de órgãos)	Absorvido por ingestão ou inalação; liga-se à metalotioneína, é filtrado nos glomérulos, mas é reabsorvido pelos túbulos proximais (por essa razão, não é bem excretado). Meia-vida biológica: 10-30 anos. Liga-se aos grupos sulfidrílicos celulares e compete com o zinco e o cálcio por seus locais de ligação. Concentra-se no fígado e nos rins.	A inalação aguda de cádmio causa pneumonite depois de 4-24 h; a ingestão aguda causa gastrenterite. A exposição crônica causa anosmia, dentes amarelos, enfisema, elevações discretas das PFH, anemia hipocrômica e microcítica refratária à reposição de ferro, proteinúria, níveis urinários altos de β2-microglobulina, calciúria levando à insuficiência renal crônica, osteomalácia e fraturas. Há possíveis riscos de doença cardiovascular e câncer.	Com a inalação: dor torácica pleurítica, dispneia, cianose, febre, taquicardia, náuseas, edema pulmonar não cardiogênico. Com a ingestão: náuseas, vômitos, cólicas, diarreia. Dor óssea, fraturas com osteomalácia. Se houver exposição recente, o cádmio sérico é > 500 nmol/L (5 μg/dL). Cádmio urinário > 100 nmol/L (10 μg/g de creatinina) e/ou β2-microglobulina urinária > 750 μg/g de creatinina (mas o nível urinário dessa proteína também aumenta em outras doenças renais, inclusive a pielonefrite).	Não há tratamento eficaz para a intoxicação por cádmio (a quelação é inútil; o dimercaprol pode agravar a nefrotoxicidade). Evitar a exposição adicional; medidas de suporte; vitamina D para a osteomalácia.
Chumbo				
Fabricação de baterias de automóvel, cristal de chumbo, cerâmica, pesos para pesca, etc.; demolição ou lixamento de casas ou pontes pintadas com tintas de chumbo; fabricação de vidros coloridos, encanamentos, soldas; exposição ambiental a lascas de tinta ou poeira doméstica (nas casas construídas antes de 1975), indústria de armamento (pó dos projéteis), água ou alimento armazenado em cerâmicas mal vitrificadas; canos de chumbo; remédios fitoterápicos e doces contaminados; exposição à queima de combustíveis fósseis	Absorvido por ingestão ou inalação; o chumbo orgânico (p. ex.,chumbo tetraetílico) é absorvido pela pele. No sangue, 95-99% são sequestrados nas hemácias – por essa razão, o chumbo deve ser dosado no sangue total (não no soro). É amplamente distribuído para os tecidos moles, com meia-vida de cerca de 30 dias; 15% da dose é sequestrada nos ossos, com meia-vida > 20 anos. Excretado principalmente na urina, mas também aparece em outros líquidos, como o leite materno. Interfere com a fosforilação oxidativa mitocondrial, com as ATPases e com os mensageiros dependentes do cálcio; aumenta a oxidação e a apoptose celular	A exposição aguda com níveis sanguíneos de chumbo (Pb-S) > 60-80 μg/dL pode causar bloqueio da neurotransmissão e morte das células neuronais (com efeitos nos sistemas nervosos central e periférico); distúrbios da hematopoiese e disfunção dos túbulos renais. Com níveis mais altos de exposição (p. ex., Pb-S > 80-120 μg/dL), pode haver encefalopatia aguda com convulsões, coma e morte. As exposições subclínicas de crianças (Pb-S 25-60 μg/dL) estão associadas a anemia; deficiência intelectual; e déficits de linguagem, função motora, equilíbrio, audição, comportamento e desempenho escolar. Parece ocorrer déficit de QI mesmo com níveis menores de exposição sem um limiar mensurável acima do limite de detecção de 1 μg/dL na maioria dos ensaios. Em adultos, as exposições subclínicas crônicas (Pb-S > 40 μg/dL) estão associadas a risco aumentado de anemia, neuropatia periférica desmielinizante (primariamente motora), déficits no tempo de reação e audição, declínio acelerado na cognição, hipertensão, atrasos de condução no ECG, risco elevado de doença cardiovascular e morte, nefrite intersticial e doença renal crônica, contagem reduzida de espermatozoides e abortamentos espontâneos.	Dor abdominal, irritabilidade, letargia, anorexia, anemia, síndrome de Fanconi, piúria, azotemia nas crianças com nível sanguíneo de chumbo (Pb-S) > 80 μg/dL; também podem surgir "linhas de chumbo" nas placas epifisárias nas radiografias dos ossos longos. Convulsões, coma com Pb-S > 120 μg/dL. Retardos detectáveis do desenvolvimento neurológico com Pb-S entre 40 e 80 μg/dL; também podem ocorrer sintomas associados a níveis mais altos de Pb-S. Nos Estados Unidos, o CDC recomenda o rastreamento de todas as crianças quando elas começam a engatinhar (~ 6 meses); a identificação da fonte de exposição e a intervenção devem ser iniciadas se o Pb-S > 10 μg/dL. Nos adultos, a exposição aguda causa sintomas semelhantes aos das crianças, além de cefaleias, artralgias, mialgias, depressão, perda da memória de curto prazo, perda da libido. O exame físico pode detectar uma "linha de chumbo" na borda gengival dos dentes, palidez, queda do punho e disfunção cognitiva (p. ex., declínios no miniexame do estado mental); as análises laboratoriais podem mostrar anemia normocrômica e normocítica, pontilhado basofílico, nível sanguíneo alto de protoporfirina (eritrocitária livre ou ligada ao zinco) e retardos motores da condução nervosa. Nos Estados Unidos, a OSHA exige testes periódicos dos trabalhadores expostos ao chumbo, com afastamento se o Pb-S for > 40 μg/dL. Foram propostas novas diretrizes recomendando que os níveis de Pb-S sejam mantidos < 10 μg/dL, afastando os trabalhadores com níveis de Pb-S > 20 μg/dL e monitorando os parâmetros de exposição cumulativa.	A identificação e a eliminação das fontes de exposição são fundamentais. Em alguns estados americanos, o rastreamento e a notificação às comissões de saúde locais das crianças com Pb-S > 10 μg/dL e dos trabalhadores com Pb-S > 40 μg/dL são obrigatórios. Nos indivíduos com exposições maciças e sintomas, é recomendada a quelação com DMSA (succímero) oral; se houver intoxicação aguda, pode ser necessário hospitalizar o paciente e administrar quelação IV ou IM com ácido etilenodiaminotetracético e cálcio dissódico (CaEDTA), com o acréscimo de dimercaprol para evitar agravamento da encefalopatia. Ainda não está claro se as crianças com exposições assintomáticas ao chumbo (p. ex., Pb-S 20-40 μg/dL) melhoram com a quelação; um estudo randomizado recente não mostrou benefício. A correção de deficiências dietéticas de ferro, cálcio, magnésio e zinco reduz a absorção de chumbo e também pode melhorar a toxicidade. A vitamina C é um agente quelante natural, embora fraco. Os suplementos de cálcio (1.200 mg à hora de deitar) foram associados à redução dos níveis sanguíneos de chumbo em gestantes.

(Continua)

TABELA 458-1 ■ Metais pesados *(Continuação)*				
Principais fontes	**Metabolismo**	**Toxicidade**	**Diagnóstico**	**Tratamento**
Mercúrio				
Exposições ao mercúrio metálico, mercuroso e mercúrico (Hg, Hg$^+$, Hg^{2+}) ocorrem em algumas indústrias químicas, de processamento de metais, de equipamentos elétricos e de automóveis; esses compostos também são encontrados nos termômetros, nos amálgamas dentários e nas baterias. O mercúrio é disperso pela incineração do lixo. As bactérias ambientais convertem o mercúrio inorgânico em orgânico, que, em seguida, é bioconcentrado na cadeia alimentar aquática e contamina peixes como o atum, o peixe-espada e outros peixes pelágicos.	O mercúrio elementar (Hg) não é bem absorvido; contudo, é volátil e forma vapor altamente absorvível. O mercúrio inorgânico é absorvido pelos intestinos e pela pele. O mercúrio orgânico é bem absorvido por inalação e ingestão. O mercúrio elementar e o orgânico atravessam a barreira hematencefálica e a placenta. O mercúrio é excretado na urina e nas fezes e tem meia-vida sanguínea de ~ 60 dias; contudo, os depósitos permanecem nos rins e no cérebro por vários anos. A exposição ao mercúrio estimula os rins a produzirem metalotioneína, que possibilita alguma detoxificação. O mercúrio liga-se aos grupos sulfidrila e interfere em vários processos enzimáticos essenciais.	A inalação aguda do vapor de Hg causa pneumonite e edema pulmonar não cardiogênico que provocam morte, sinais e sintomas relacionados ao SNC e polineuropatia. A exposição crônica maciça causa toxicidade no SNC (*eretismo* mercurial; ver "Diagnóstico"); as exposições mais leves deprimem a função renal, a velocidade de condução motora, a memória e a coordenação. A ingestão aguda de mercúrio inorgânico causa gastrenterite, síndrome nefrítica ou lesão renal aguda, hipertensão, taquicardia e colapso cardiovascular, com morte depois da exposição a doses entre 10 e 42 mg/kg. A ingestão do mercúrio orgânico causa gastrenterite, arritmias e lesões dos núcleos da base, da substância cinzenta e do cerebelo com doses > 1,7 mg/kg. A exposição maciça durante a gravidez causa anomalias da migração dos neurônios fetais e provoca deficiência intelectual grave. As exposições leves durante a gestação (decorrentes do consumo de peixe) estão associadas a declínios do desempenho neurocomportamental da prole. O dimetilmercúrio, um composto encontrado apenas nos laboratórios de pesquisa, é "supertóxico" – a exposição a algumas gotas por absorção cutânea ou como vapor inalado pode causar degeneração cerebelar grave e morte.	A exposição crônica ao vapor do mercúrio metálico causa tremor de intenção característico e *eretismo* mercurial: excitabilidade, perda da memória, insônia, timidez e *delirium*. Nos testes neurocomportamentais: distúrbios da velocidade motora, da acuidade visual, das memórias visual e verbal e da coordenação visomotora. As crianças expostas ao mercúrio em qualquer uma de suas formas podem desenvolver *acrodinia* ("doença rosada"): ruborização, prurido, edema, taquicardia, hipertensão, salivação ou transpiração excessivas, irritabilidade, fraqueza, erupções morbiliformes e descamação das palmas das mãos e plantas dos pés. A toxicidade causada pela exposição ao mercúrio elementar ou inorgânico começa quando os níveis sanguíneos são > 180 nmol/L (3,6 μg/dL) e os níveis urinários são > 0,7 μmol/L (15 μg/dL). Exposições que foram interrompidas há anos podem resultar em um aumento > 20 μg na urina de 24 h após uma dose de 2 g de succímero. A exposição ao mercúrio orgânico é mais confiavelmente avaliada pelos níveis no sangue (se recente) ou no cabelo (se crônica); nas crianças, a toxicidade do SNC pode ser causada por exposições fetais associadas a níveis de Hg > 30 nmol/g (6 μg/g) no cabelo materno.	Tratar a ingestão aguda de sais mercúricos com a indução de vômitos ou lavagem gástrica e resinas de politiol (que se ligam ao mercúrio no trato GI). Fazer a quelação com dimercaprol (até 24 mg/kg/dia por via IM em doses fracionadas), DMSA (succímero) ou penicilamina com ciclos de 5 dias intercalados com vários dias de descanso. Se houver insuficiência renal, tratar com diálise peritoneal, hemodiálise ou hemodiálise regional extracorpórea com succímero. A intoxicação crônica pelo mercúrio inorgânico é mais bem tratada com *N*-acetil-penicilamina.

Siglas: ATPase, adenosina-trifosfatase; CaEDTA, etilenodiaminotetra-acetato de cálcio dissódico; CDC, Centers for Disease Control and Prevention; DMSA, ácido dimercaptossuccínico; ECG, eletrocardiograma; GI, gastrintestinal; IM, intramuscular; IV, intravenoso; OSHA, Occupational Safety and Health Administration; PFH, provas de função hepática; QI, quociente de inteligência; SNC, sistema nervoso central; UTI, unidade de terapia intensiva.

peixe contaminado por mercúrio. Quanto à possibilidade de que o consumo de peixes pelas mães durante a gestação seja benéfico ou deletério ao desenvolvimento neurológico dos filhos, a comparação do custo/benefício dos efeitos benéficos dos ácidos graxos (AG) ômega-3 dos peixes com os efeitos adversos da contaminação por mercúrio nos peixes gerou certa confusão e inconsistência nas recomendações de saúde pública. Em geral, parece que seria melhor que as gestantes limitassem o consumo de peixes às espécies que reconhecidamente têm níveis baixos de contaminação por mercúrio, mas que são ricos em AG ômega-3 (como sardinhas ou cavalinha), ou evitassem peixes e obtivessem AG ômega-3 por suplementos ou outras fontes dietéticas. As evidências acumuladas não confirmam a hipótese de que o etilmercúrio, utilizado como conservante em vacinas de uso múltiplo administradas nos primeiros anos da infância, tenha desempenhado um papel significativo na etiologia dos distúrbios do neurodesenvolvimento, como o autismo. Quanto aos adultos, existem evidências conflitantes quanto a associação da exposição ao mercúrio ao aumento dos riscos de hipertensão e doença cardiovascular. Há também evidências de que a exposição ao mercúrio na população geral está associada ao desenvolvimento de diabetes, a perturbações nos marcadores de autoimunidade ou à depressão. Nesse ponto, não podem ser feitas conclusões, e a importância clínica desses achados é incerta.

Os metais pesados acarretam riscos à saúde que são especialmente problemáticos em algumas regiões do mundo. Por exemplo, a exposição ao *arsênio* a partir da contaminação natural dos poços rasos criados com tubos para recolher água potável é um problema ambiental importante para milhões de residentes de algumas áreas de Bangladesh e do oeste da Índia. No passado, acreditava-se que a contaminação fosse um problema apenas quando os poços eram profundos; contudo, a geologia dessa região permite à maioria dos residentes poucas alternativas de água potável. A contaminação da água potável por arsênio também é um problema grande na China, Argentina, Chile, México e algumas regiões dos Estados Unidos (Maine, New Hampshire, Massachusetts). A campanha global para acabar com o uso da *gasolina com chumbo* teve sucesso, com apenas alguns países ainda fazendo uso do produto (Algéria, Iraque, Iêmen, Myanmar, Coreia do Norte e Afeganistão). Contudo, ainda há exposições populacionais ao chumbo significativas, particularmente nos Estados Unidos com respeito a casas antigas que contêm tintas à base de chumbo ou que recebem água potável por meio de encanamento de chumbo, e há indícios que as exposições estão começando a aumentar novamente em muitos países de rendas baixa e média devido a poluição industrial, lixo eletrônico e uma variedade de bens de consumo contaminados. Estudos demonstraram que as populações que vivem no Ártico têm exposições particularmente altas ao *mercúrio* em consequência dos padrões de transporte globais, os quais concentram o mercúrio nas regiões polares, assim como em razão da dependência tradicional dos habitantes do Ártico do consumo de peixe e outros animais selvagens, que bioconcentram metilmercúrio.

Alguns outros metais também devem ser mencionados sucintamente, embora não estejam incluídos na Tabela 458-1, tendo em vista a relativa raridade com que são encontrados na prática clínica ou a incerteza em relação aos seus efeitos tóxicos potenciais. O *alumínio* contribui para encefalopatia nos pacientes com doença renal grave submetidos à diálise (Cap. 410). Níveis elevados de alumínio são encontrados em emaranhados neurofibrilares do córtex cerebral e hipocampo em pacientes com doença de Alzheimer, bem como na água potável e no solo de áreas com incidência anormalmente elevada de doença de Alzheimer. Porém, as evidências experimentais e epidemiológicas para a ligação entre alumínio e doença de Alzheimer permanecem relativamente fracas, e não se pode concluir que o alumínio seja um agente causal ou um fator contribuinte nessa doença neurodegenerativa. O cromo hexavalente é corrosivo e sensibilizante. Os trabalhadores das indústrias que produzem pigmentos de cromo e cromato têm risco consistentemente mais alto de desenvolver câncer de pulmão. A introdução do cloreto de *cobalto* como espessante da cerveja provocou surtos de miocardiopatia fatal entre consumidores assíduos dessa bebida. A exposição ocupacional (p. ex., mineradores, fabricantes de baterias de automóveis e soldadores de arco) ao *manganês* (Mn) pode causar uma síndrome parkinsoniana em 1 a 2 anos, a qual inclui distúrbios da marcha, instabilidade postural, face inexpressiva e rígida, tremor e sintomas psiquiátricos. Com a introdução do metilciclo-pentadienil-manganês-tricarbonil (MMT) como aditivo da gasolina, surgiu a preocupação quanto ao potencial tóxico da exposição ambiental ao manganês. Alguns estudos epidemiológicos encontraram uma associação entre a prevalência de distúrbios parkinsonianos e exposições estimadas ao manganês liberado por indústrias de ferro-ligas; outros encontraram evidências sugerindo que o manganês pode interferir no neurodesenvolvimento na primeira infância de maneiras similares ao chumbo. A intoxicação por manganês está claramente associada com disfunção dopaminérgica, e é provável que a sua toxicidade seja influenciada por idade, sexo, etnia, genética e condições médicas preexistentes. A exposição ao *níquel* provoca reações alérgicas, e a inalação de compostos desse metal com baixa hidrossolubilidade (p. ex., subsulfeto de níquel e óxido de níquel) em contextos ocupacionais está associada ao risco aumentado de câncer do pulmão. A exposição excessiva ao selênio pode causar irritação local do sistema respiratório e dos olhos, irritação gastrintestinal, inflamação hepática, queda dos cabelos, despigmentação e lesões dos nervos periféricos. Trabalhadores expostos a alguns tipos orgânicos de *estanho* (principalmente os derivados trimetílicos e trietílicos) desenvolveram distúrbios psicomotores, como tremor, convulsões, alucinações e comportamento psicótico.

O *tálio*, que é um dos componentes de alguns inseticidas, ligas metálicas e fogos de artifício, é absorvido pela pele e também por ingestão e inalação. A intoxicação grave ocorre após a ingestão de uma única dose > 1 g ou > 8 mg/kg. As manifestações clínicas incluem náusea e vômitos, dor abdominal e hematêmese, os quais precedem confusão, psicose, síndrome cerebral orgânica e coma. O tálio é radiopaco. Os vômitos induzidos ou a lavagem gástrica estão indicados nas primeiras 4 a 6 horas após a ingestão; o azul da Prússia evita a absorção e é administrado por via oral na dose de 250 mg/kg em doses fracionadas. Ao contrário de outros tipos de intoxicação por metais, a intoxicação por tálio pode ser menos grave quando se administra carvão ativado para interromper a circulação entero-hepática. Outras medidas terapêuticas incluem diurese forçada, administração de cloreto de potássio (que acelera a excreção renal do tálio) e diálise peritoneal.

A *terapia de quelação* permanece o tratamento de escolha para a maioria dos metais tóxicos no cenário de intoxicação clínica aguda grave. Contudo, o uso da quelação para tratar doenças crônicas permanece controverso, em parte por causa da falta de evidências a partir de ensaios clínicos randomizados rigorosos. Uma área para a qual há evidências moderadas é o uso da quelação em pacientes com níveis acumulados de chumbo maiores que a média como forma de melhorar a função renal. Os resultados de uma série de ensaios randomizados conduzidos em Taiwan sugeriram que entre indivíduos com cargas de chumbo ligeiramente elevadas (definidas como 150-600 μg de chumbo na urina de 72 h após um teste de mobilização de EDTA [EDTA 1 g]), tratamentos de quelação semanais com EDTA dissódico de cálcio entre 2 e 27 meses podem melhorar os desfechos de função renal, tanto em indivíduos com como sem diabetes tipo 2.

O Trial to Assess Chelation Therapy (TACT, Ensaio para Avaliação da Terapia de Quelação), um ensaio clínico randomizado, prospectivo, controlado com placebo, duplo-cego e multicêntrico, financiado pelo National Institutes of Health, com 1.708 pacientes com idade ≥ 50 anos que apresentaram um infarto agudo do miocárdio (IAM), concluiu que um protocolo de quelação intravenosa repetida com EDTA dissódico, em comparação com placebo, reduziu de forma modesta, mas significativa, o risco de desfechos cardiovasculares adversos, muitos dos quais eram procedimentos de revascularização. O efeito foi particularmente evidente entre aqueles com diabetes concomitante. Porém, o estudo não incluiu medidas rigorosas da exposição ao chumbo ou a outros metais ou qualquer critério de seleção baseado na exposição a metais; assim, mesmo que a quelação reduza a carga de metais, a qual foi associada com efeitos cardiovasculares adversos (especialmente do chumbo), ainda não está claro se os efeitos benéficos resultam de uma redução na carga de metais. Considerando os riscos de efeitos colaterais associados à quelação, por si só, os resultados não são suficientes para sustentar o uso rotineiro da terapia com quelação para tratamento de pacientes que apresentaram um IAM ou que tenham apresentado exposição a baixos níveis de chumbo. Está em andamento um estudo de seguimento com medidas rigorosas da exposição aos metais.

LEITURAS ADICIONAIS

Alamolhodaei NS et al: Arsenic cardiotoxicity: An overview. Environ Toxicol Pharmacol 40:1005, 2015.
Aneni EC et al: Chronic toxic metal exposure and cardiovascular disease: Mechanisms of risk and emerging role of chelation therapy. Curr Atheroscler Rep 18:81, 2016.
Gidlow DA: Lead toxicity. Occup Med (Lond) 65:348, 2015.
Kim KH et al: A review on the distribution of Hg in the environment and its human health impacts. J Hazard Mater 306:376, 2016.
Lamas GA et al: Heavy metals, cardiovascular disease, and the unexpected benefits of chelation therapy. J Am Coll Cardiol 67:2411, 2016.
Lanphear BP et al: Low-level lead exposure and mortality in US adults: A population-based cohort study. Lancet Public Health 3:e177, 2018.
O'Neal SL, Zheng W: Manganese toxicity upon overexposure: A decade in review. Curr Environ Health Rep 2:315, 2015.
Park SK et al: Environmental cadmium and mortality from influenza and pneumonia in U.S. adults. Environ Health Perspect 128:127004, 2020.
Tellez-Plaza M et al: Cadmium exposure and all-cause and cardiovascular mortality in the U.S. general population. Environ Health Perspect 120:1017, 2012.
Weaver VM et al: Does calcium disodium EDTA slow CKD progression? Am J Kidney Dis 60:503, 2012.
Xu L et al: Positive association of cardiovascular disease (CVD) with chronic exposure to drinking water arsenic (As) at concentrations below the WHO provisional guideline value: A systematic review and meta-analysis. Int J Environ Res Public Health 17:2536, 2020.

459 Intoxicação e *overdose* por fármacos e drogas

Mark B. Mycyk

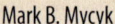

O termo intoxicação refere-se ao desenvolvimento de efeitos adversos dose-dependentes após a exposição a substâncias químicas, fármacos ou outros xenobióticos. Parafraseando Paracelso, a dose faz o veneno. Embora a maioria dos venenos produza efeitos dose-dependentes previsíveis, pode haver variabilidade individual na resposta a uma dose específica, em consequência de polimorfismos, indução ou inibição enzimática na presença de outros xenobióticos, ou tolerância adquirida. A intoxicação pode ser local (p. ex., pele, olhos ou pulmões) ou sistêmica, dependendo da via de exposição, das propriedades químicas e físicas do tóxico e do seu mecanismo de ação. A gravidade e a reversibilidade da intoxicação também dependem das reservas funcionais do indivíduo ou do órgão-alvo, as quais são influenciadas pela idade e por doenças preexistentes.

EPIDEMIOLOGIA

Nos Estados Unidos, ocorrem anualmente mais de 5 milhões de exposições tóxicas. A maioria é aguda e acidental (involuntária), envolve um único agente, ocorre em casa (> 90%), produz pouca ou nenhuma toxicidade e afeta crianças de < 6 anos de idade. Os compostos farmacêuticos estão envolvidos em 47% das exposições com intoxicação e em 84% das intoxicações graves ou fatais. Os produtos de limpeza de uso domiciliar e os produtos de cuidados pessoais/cosméticos são as exposições não farmacêuticas mais comuns relatadas ao National Poison Data System (NPDS). Na última década, a taxa de mortes relacionadas a lesões por intoxicação superou a taxa de mortes relacionadas a acidentes automotivos nos Estados Unidos.

Conforme o Centers for Disease Control and Prevention (CDC), em 2014 morreram duas vezes mais americanos por *overdose* que em 2000. Embora os opioides prescritos tenham recebido atenção como uma importante razão para o número aumentado de mortes por intoxicação, a disponibilidade de outros medicamentos e a rápida proliferação de novas drogas de abuso também contribuem para o aumento na taxa de morte. Em muitas partes dos Estados Unidos, onde esses problemas são particularmente prevalentes, há esforços para desenvolver melhores bancos de dados de fármacos prescritos e aprimorar o treinamento de profissionais de saúde no manejo da dor e no uso de opioides. As exposições involuntárias podem resultar da utilização inadequada das substâncias químicas no ambiente de trabalho ou em áreas de lazer; de erros de leitura dos rótulos; da rotulagem inadequada de produtos; da identificação errônea das substâncias químicas sem rótulos; da automedicação desinformada; e de erros posológicos cometidos por enfermeiros, farmacêuticos, médicos, pais e pacientes idosos. Com exceção do uso recreativo do etanol, as tentativas de suicídio (automutilação deliberada) são as causas mais comuns das exposições intencionais. O uso recreativo de fármacos vendidos com e sem prescrição por seus efeitos psicotrópicos ou eufóricos (uso abusivo) e a autoadministração de superdosagens (uso indevido) têm incidências crescentes e também podem causar intoxicações involuntárias.

Cerca de 20 a 25% das exposições exigem avaliação clínica de profissionais de saúde, e 5% de todos os casos necessitam de internação hospitalar. As intoxicações são responsáveis por 5 a 10% de todas as remoções em ambulâncias, consultas nos setores de emergência e internações em unidades de terapia intensiva. As internações hospitalares relacionadas a intoxicações também estão associadas com maiores permanências hospitalares e maior uso de recursos, como radiografia e outros serviços laboratoriais. Até 35% das internações psiquiátricas são causadas por tentativa de suicídio por superdosagem, e os casos envolvendo adolescentes têm aumentado de forma consistente na última década. Em geral, a taxa de mortalidade é baixa: < 1% de todas as intoxicações. Essa taxa é significativamente maior (1-2%) entre os pacientes hospitalizados por *overdose* intencional (suicídio) ou complicações por drogas de abuso, que representam a maioria dos casos de intoxicações graves. O paracetamol é o fármaco mais implicado nas intoxicações fatais. Em geral, o monóxido de carbono é a causa principal das mortes por intoxicação, mas essa proeminência não está refletida nas estatísticas dos hospitais ou centros de intoxicação porque os pacientes com esse tipo de intoxicação geralmente estão mortos quando são encontrados, sendo diretamente encaminhados a médicos-legistas.

DIAGNÓSTICO

Embora a intoxicação possa assemelhar-se a outras doenças, o diagnóstico correto frequentemente pode ser estabelecido com base na história, no exame físico, nas análises laboratoriais toxicológicas e rotineiras e na evolução clínica característica.

HISTÓRIA

A *história* deve incluir a hora, a via, a duração e as circunstâncias (localização, eventos simultâneos e intenção) da exposição; o nome e a quantidade de cada fármaco ou droga, substância química ou ingrediente envolvido; a hora de início, o tipo e a gravidade dos sintomas; a hora e o tipo das primeiras intervenções terapêuticas realizadas; as histórias clínica e psiquiátrica; e a ocupação.

Em muitos casos, o paciente está confuso, comatoso, inconsciente da exposição, ou é incapaz ou não deseja admitir o fato a outra pessoa. As circunstâncias suspeitas incluem doença súbita e inexplicável em um indivíduo ou um grupo previamente saudável; história de transtornos psiquiátricos (sobretudo depressão ou transtorno bipolar); alterações recentes do estado de saúde ou financeiro, ou dos relacionamentos sociais; e início da doença enquanto trabalhava com substâncias químicas, ou depois de ingerir alimentos, bebidas (principalmente etanol) ou fármacos. Os pacientes que adoecem logo depois de chegarem de outro país ou depois de serem presos por atividades criminosas devem ser suspeitos de "*body packing*" ou "*body stuffing*" (ingestão ou ocultação de drogas ilícitas em alguma cavidade do corpo). Familiares, amigos, paramédicos, policiais, farmacêuticos, médicos e empregadores podem fornecer informações relevantes e devem ser interrogados quanto aos hábitos, passatempos, alterações comportamentais, fármacos disponíveis e eventos antecedentes. Os pacientes devem ser questionados explicitamente sobre seus medicamentos usados sob prescrição e o uso de drogas de uso recreativo. As drogas previamente consideradas "ilícitas" como os canabinoides são atualmente legais em muitos lugares e prescritas com propósito terapêutico. As buscas realizadas nas roupas, nos pertences e no local em que o paciente foi encontrado podem revelar um bilhete suicida ou um frasco de medicamentos ou substâncias químicas. Sem uma história clara em um paciente clinicamente suspeito de estar intoxicado, todos os medicamentos disponíveis em qualquer local da casa do paciente ou e seus pertences devem ser considerados como possíveis agentes, incluindo medicamentos para animais de estimação. Uma revisão do arquivo do paciente no programa de monitoramento de prescrições (PMP) estadual pode revelar uma história relevante de uso de substâncias controladas de Classe II, III, IV e V. O código impresso nos comprimidos e o rótulo dos produtos químicos podem ser utilizados para identificar os ingredientes e o potencial tóxico de um veneno suspeito por meio da consulta a um texto de referência, a um banco de dados informatizado, ao fabricante ou a um centro regional de informações sobre intoxicação.* As exposições ocupacionais exigem uma revisão de todas as fichas de dados de segurança (SDS, de *safety data sheets*) do local de trabalho. Devido ao aumento da globalização por viagens e consumismo na internet, intoxicações desconhecidas podem resultar em avaliação local no setor de emergência. Produtos farmacêuticos, substâncias químicas industriais ou drogas de abuso de outros países podem ser identificados com o auxílio de um centro regional de intoxicações ou da internet.

EXAME FÍSICO E EVOLUÇÃO CLÍNICA

O *exame físico* deve concentrar-se inicialmente nos sinais vitais, no sistema cardiopulmonar e no estado neurológico. O exame neurológico deve incluir a documentação de anormalidades neuromusculares como discinesia, distonia, fasciculações, mioclonias, rigidez e tremores. Além disso, o paciente deve ser examinado em busca de indícios de trauma e doenças preexistentes. Os sinais neurológicos focais não são comuns nas intoxicações, e sua presença deve levar à investigação de uma lesão estrutural do sistema nervoso central (SNC). O exame dos olhos (para detectar nistagmo e avaliar o diâmetro e a reatividade das pupilas), do abdome (quanto à atividade intestinal e ao volume da bexiga) e da pele (quanto a queimaduras, bolhas, cor, temperatura, umidade, úlceras de pressão e marcas de punções) pode revelar anormalidades úteis ao diagnóstico. Quando a história não está clara, todos os orifícios devem ser examinados para detectar sinais de queimaduras químicas e pacotes com drogas. O odor do hálito ou dos vômitos e a cor das unhas, da pele ou da urina podem fornecer indícios diagnósticos importantes.

O diagnóstico de intoxicação nos casos de etiologia desconhecida baseia-se principalmente no reconhecimento de alguns padrões. A primeira etapa é avaliar pulso, pressão arterial, frequência respiratória, temperatura e estado neurológico e classificar o estado fisiológico geral do paciente em estimulado, deprimido, discordante ou normal (Tab. 459-1). Também é fundamental avaliar e reavaliar frequentemente um conjunto completo de sinais vitais. A aferição da temperatura central é de particular importância, mesmo nos pacientes difíceis ou agressivos, porque a elevação da temperatura é o indicador mais confiável de intoxicação com prognóstico desfavorável por estimulantes (p. ex., cocaína) ou abstinência de drogas (p. ex., álcool ou GHB [ácido γ-hidroxibutírico]). A etapa seguinte é considerar as causas subjacentes ao estado fisiológico e tentar identificar um padrão fisiopatológico ou síndrome tóxica (*toxíndrome*) com base nos dados observados. A avaliação da gravidade dos distúrbios fisiológicos (Tab. 459-2) é útil nesse sentido e também à monitoração da evolução clínica e da resposta ao tratamento. Nos casos de *overdose* por múltiplas substâncias envolvendo classes diferentes de fármacos/drogas, pode ser um desafio identificar se as diferentes substâncias podem neutralizar ou amenizar os efeitos fisiológicos umas das outras. A última etapa é tentar identificar o agente envolvido com base nas anormalidades físicas ou complementares típicas ou relativamente específicas de uma substância tóxica. A diferenciação das toxíndromes com base no estado fisiopatológico está descrita a seguir.

Estado fisiológico estimulado   As elevações da frequência do pulso, da pressão arterial, da frequência respiratória, da temperatura e da atividade neuromuscular caracterizam o estado fisiológico *estimulado*, o qual pode refletir intoxicações por agentes simpáticos, anticolinérgicos e alucinógenos e abstinência de drogas (Tab. 459-1). A Tabela 459-2 descreve outras manifestações clínicas. A midríase, um achado característico de todos os

---

*N. de R.T. No Brasil, o telefone 0800 722 6001, da rede "Disque Intoxicação", direcionará a chamada a um dos 36 Centros de Informação Toxicológica.

TABELA 459-1 ■ Diagnóstico diferencial das intoxicações com base no estado fisiológico

Estimulado	Deprimido	Discordante	Normal
Simpáticos	Simpaticolíticos	Asfixiantes	Exposição atóxica
Simpaticomiméticos	Antagonistas α_1-adrenérgicos	Inibidores da citocromo-oxidase	Doença psicogênica
Alcaloides do *ergot*	Agonistas α_2-adrenérgicos	Gases inertes	"Bombas-relógio tóxicas"
Metilxantinas	Inibidores da ECA	Gases irritantes	Absorção lenta
Inibidores da monoaminoxidase	Bloqueadores do receptor da angiotensina	Indutores de metemoglobina	Anticolinérgicos
Hormônios tireoidianos	Antipsicóticos	Inibidores da fosforilação oxidativa	Carbamazepina
Anticolinérgicos	Bloqueadores β-adrenérgicos	Indutores de AGMA	Formadores de concreções
Anti-histamínicos	Bloqueadores dos canais de cálcio	Álcool (cetoacidose)	Cápsulas de fenitoína sódica de liberação prolongada
Agentes antiparkinsonianos	Glicosídeos cardíacos	Etilenoglicol	Pacotes de drogas
Antipsicóticos	Antidepressivos cíclicos	Ferro	Comprimidos com revestimento entérico
Antiespasmódicos	Colinérgicos	Metanol	Difenoxilato-atropina
Alcaloides da beladona	Inibidores da acetilcolinesterase	Outros álcoois	Opioides
Antidepressivos cíclicos	Agonistas muscarínicos	Salicilatos	Salicilatos
Cogumelos e plantas	Agonistas nicotínicos	Tolueno	Comprimidos de liberação prolongada
Alucinógenos	Opioides	Síndromes do SNC	Valproato
Canabinoides (maconha)	Analgésicos	Reações extrapiramidais	Distribuição lenta
LSD e análogos	Antiespasmódicos GI	Inalação de hidrocarbonetos	Glicosídeos cardíacos
Mescalina e análogos	Heroína	Isoniazida	Lítio
Cogumelos	Sedativo-hipnóticos	Lítio	Metais
Fenciclidina e análogos	Álcoois	Síndrome neuroléptica maligna	Salicilatos
Síndromes de abstinência	Anticonvulsivantes	Síndrome serotoninérgica	Valproato
Barbitúricos	Barbitúricos	Estricnina	Metabólito tóxico
Benzodiazepínicos	Benzodiazepínicos	Agentes com atividade de membrana	Paracetamol
Etanol	Precursores do GABA	Amantadina	Tetracloreto de carbono
Produtos com GHB	Miorrelaxantes	Antiarrítmicos	Glicosídeos cianogênicos
Opioides	Outros agentes	Anti-histamínicos	Etilenoglicol
Sedativo-hipnóticos	Produtos com GHB	Antipsicóticos	Metanol
Simpaticolíticos		Carbamazepina	Indutores de metemoglobina
		Antidepressivos cíclicos	Toxinas dos cogumelos
		Anestésicos locais	Inseticidas organofosforados
		Opioides (alguns)	Paraquat
		Antimaláricos do grupo da quinolina	Bloqueadores do metabolismo
			Antineoplásicos
			Antivirais
			Colchicina
			Hipoglicemiantes
			Imunossupressores
			Inibidores da MAO
			Metais
			Outros anticoagulantes orais
			Salicilatos
			Varfarina

Siglas: AGMA, acidose metabólica com *anion gap*; ECA, enzima conversora de angiotensina; GABA, ácido γ-aminobutírico; GHB, γ-hidroxibutirato; GI, gastrintestinal; LSD, dietilamida do ácido lisérgico; MAO, monoaminoxidase; SNC, sistema nervoso central.

estimulantes, é mais marcante na intoxicação por anticolinérgicos, pois a reatividade pupilar depende do controle muscarínico. Na intoxicação simpática (p. ex., devida à cocaína), as pupilas também estão dilatadas, mas ainda há alguma reatividade à luz. A toxíndrome anticolinérgica também pode ser diferenciada por pele ruborizada, quente e seca; redução dos ruídos peristálticos; e retenção urinária. Outras síndromes de estimulação aumentam a atividade simpática e causam diaforese, palidez e aceleração da atividade intestinal com graus variáveis de náusea, vômitos, desconforto abdominal e, ocasionalmente, diarreia. Os graus relativo e absoluto das alterações dos sinais vitais e a hiperatividade neuromuscular podem ajudar a diferenciar as síndromes tóxicas causadas por estimulantes. Como os agentes simpáticos estimulam o sistema nervoso periférico de maneira mais direta do que os alucinógenos ou a abstinência de drogas, elevações acentuadas dos sinais vitais e isquemia dos órgãos sugerem intoxicação por essas substâncias. Entre as anormalidades que ajudam a sugerir um fármaco em particular ou uma classe específica como causa da estimulação fisiológica, estão bradicardia reflexa associada a estimulantes α-adrenérgicos seletivos (p. ex., descongestionantes), hipotensão causada por estimulantes β-adrenérgicos seletivos (p. ex., fármacos usados no tratamento da asma), isquemia periférica provocada pelos alcaloides derivados do esporão do centeio (ergotamina), nistagmo rotatório desencadeado pela fenciclidina e pela cetamina (os únicos estimulantes fisiológicos que provocam tal anormalidade) e retardos da condução cardíaca desencadeados por doses altas de cocaína e alguns agentes anticolinérgicos (p. ex., anti-histamínicos, antidepressivos cíclicos e antipsicóticos). Convulsões sugerem uma etiologia simpática, um agente anticolinérgico com propriedades ativas nas membranas (p. ex., antidepressivos tricíclicos, fenotiazinas) ou uma síndrome de abstinência. A monitoração rigorosa da temperatura central é fundamental aos pacientes com estimulação fisiológica de grau 4 **(Tab. 459-2)**.

Estado fisiológico deprimido Reduções da frequência do pulso, da pressão arterial, da frequência respiratória, da temperatura e da atividade neuromuscular indicam um estado fisiológico *deprimido* causado pelos agentes simpaticolíticos "funcionais" (substâncias que reduzem a função cardíaca e o tônus vascular, assim como a atividade simpática), agentes colinérgicos (muscarínicos e nicotínicos), opioides e agentes sedativo-hipnóticos GABAérgicos que atuam por meio do ácido γ-aminobutírico (GABA) **(Tabs. 459-1 e 459-2)**. A miose também é comum e mais acentuada nas intoxicações por opioides e colinérgicos. Ela se diferencia das outras toxíndromes depressoras por sinais e sintomas muscarínicos e nicotínicos **(Tab. 459-1)**. Depressão cardiovascular grave sem depressão significativa do SNC sugere um agente simpaticolítico de ação direta ou periférica. Por outro lado, nas intoxicações por agentes opioides e sedativo-hipnóticos, as alterações dos sinais vitais são secundárias à depressão dos centros respiratórios e cardiovasculares do SNC (ou à hipoxemia subsequente), e anormalidades significativas desses parâmetros não ocorrem até que haja redução expressiva do nível de consciência (depressão fisiológica de grau 3 ou 4, **Tab. 459-2**).

TABELA 459-2 ■ Gravidade da estimulação e da depressão fisiológicas na intoxicação e na abstinência de drogas	
Estimulação fisiológica	
Grau 1	Ansioso, irritável, trêmulo; sinais vitais normais; pode haver diaforese, rubor ou palidez, midríase e hiper-reflexia
Grau 2	Agitado; pode haver confusão ou alucinações, mas consegue conversar e seguir instruções; sinais vitais ligeira ou moderadamente aumentados
Grau 3	Delirante; fala inintelígivel, hiperatividade motora incontrolável; sinais vitais moderada ou acentuadamente aumentados; podem ocorrer taquiarritmias
Grau 4	Coma, convulsões, colapso cardiovascular
Depressão fisiológica	
Grau 1	Acordado, letárgico ou adormecido, mas pode ser despertado pela voz ou por estímulos táteis; consegue conversar e seguir instruções; pode estar confuso
Grau 2	Responde a estímulos dolorosos, mas não à voz; pode falar, mas não conversar; atividade motora espontânea presente; reflexos do tronco encefálico preservados
Grau 3	Não responde a estímulos dolorosos; atividade motora espontânea ausente; reflexos do tronco encefálico deprimidos; tônus motor, respiração e temperatura reduzidos
Grau 4	Não responde a estímulos dolorosos; reflexos do tronco encefálico e respirações ausentes; sinais vitais cardiovasculares reduzidos

Outros indícios sugestivos da etiologia da depressão fisiológica são arritmias cardíacas e distúrbios da condução (causados por agentes antiarrítmicos, antagonistas β-adrenérgicos, bloqueadores dos canais de cálcio, glicosídeos digitálicos, propoxifeno e antidepressivos cíclicos), midríase (causada por antidepressivos tricíclicos, alguns antiarrítmicos, meperidina e difenoxilato-atropina), nistagmo (associado aos sedativo-hipnóticos) e convulsões (causadas por agentes colinérgicos, propoxifeno e antidepressivos cíclicos).

Estado fisiológico discordante   O estado fisiológico *discordante* caracteriza-se por anormalidades neuromusculares ou de sinais vitais mistas, conforme são observadas nas intoxicações por gases asfixiantes, síndromes do SNC, fármacos ativos nas membranas e substâncias que provocam acidose metabólica com *anion gap* (AGMA, de *anion-gap metabolic acidosis*) (Tab. 459-1). Nessas condições, os pacientes têm manifestações de estimulação e depressão fisiológicas simultaneamente ou em diferentes fases da sua evolução clínica. Por exemplo, os agentes ativos nas membranas podem causar coma, convulsões, hipotensão e taquiarritmias simultâneas. Alternativamente, os sinais vitais podem estar normais, mas o paciente pode apresentar alterações do estado mental ou se mostrar nitidamente doente ou sintomático. Nos estágios iniciais, alterações profundas dos sinais vitais e do estado mental sugerem intoxicação por um agente asfixiante ou ativo nas membranas; a ausência dessas anormalidades sugere um indutor de AGMA; e disfunção neuromuscular acentuada sem anormalidades significativas dos sinais vitais indica uma síndrome do SNC. O estado fisiológico *discordante* também pode ser evidente em pacientes intoxicados com múltiplos agentes.

Estado fisiológico normal   Parâmetros fisiológicos e exame físico *normais* podem estar associados à exposição a um agente atóxico, a doenças psicogênicas ou a intoxicações por "bombas-relógio tóxicas", ou seja, substâncias que são absorvidas e distribuídas lentamente para seus locais de ação, precisam ser ativadas metabolicamente ou interrompem processos metabólicos (Tab. 459-1). Hoje, como muitos fármacos são formulados em apresentações para administração uma vez ao dia por motivos de conveniência e adesão dos pacientes, as "bombas-relógio tóxicas" são cada vez mais comuns. O diagnóstico de uma exposição atóxica depende de que a identidade do agente seja conhecida ou que a exposição a uma bomba-relógio tóxica tenha sido excluída e que o intervalo decorrido desde a exposição seja maior do que o maior período conhecido ou previsto entre a exposição e a toxicidade máxima. Doenças psicogênicas (medo de ser envenenado, histeria coletiva) também podem ocorrer após uma exposição atóxica e devem ser consideradas quando os sintomas são incompatíveis com a história de exposição. Reações ansiosas resultantes de uma exposição atóxica podem causar estimulação fisiológica leve (Tab. 459-2) e ser indistinguíveis das causas tóxicas, caso não sejam realizados exames complementares ou o paciente não seja observado por um intervalo apropriado.

AVALIAÇÃO LABORATORIAL

A *avaliação laboratorial* pode facilitar o diagnóstico diferencial. A AGMA acentuada é mais comum com as intoxicações graves por metanol, etilenoglicol e salicilatos, mas também pode ocorrer com qualquer intoxicação que cause insuficiência hepática, renal ou respiratória, convulsões ou choque. Na maioria das vezes, a concentração sérica do lactato é baixa (menor do que o *anion gap*) no primeiro caso e alta (quase igual ao *anion gap*) no segundo. Um *anion gap* anormalmente baixo pode ser causado por níveis sanguíneos altos de brometo, cálcio, iodo, lítio ou magnésio. A diferença osmolal acentuada – diferença > 10 mmol/L entre a osmolalidade sérica (medida pela depressão do ponto de congelamento) e a osmolalidade calculada com base no sódio, na glicose e na ureia sanguínea – sugere a existência de um soluto de baixo peso molecular como a acetona, um álcool (benzílico, etanol, isopropanol, metanol), um glicol (dietileno, etileno, propileno), um éter (etílico, glicólico), ou um cátion (cálcio, magnésio) ou açúcar (glicerol, manitol, sorbitol) não dosado. A cetose sugere intoxicação por acetona, álcool isopropílico ou salicilato, ou cetoacidose alcoólica. A hipoglicemia pode se dever a intoxicações por bloqueadores β-adrenérgicos, etanol, insulina, hipoglicemiantes orais, quinina e salicilatos, enquanto a hiperglicemia pode ocorrer nas intoxicações com acetona, agonistas β-adrenérgicos, cafeína, bloqueadores do canal de cálcio, ferro, teofilina ou *N*-3-piridilmetil-*N'*-*p*-nitrofenilureia (PNU). A hipopotassemia pode ser causada por bário, agonistas β-adrenérgicos, cafeína, diuréticos, teofilina ou tolueno; a hiperpotassemia sugere intoxicação por um agonista α-adrenérgico, um bloqueador β-adrenérgico, glicosídeos cardíacos ou flúor. A hipocalcemia pode ocorrer com as intoxicações por etilenoglicol, flúor e oxalato. Os exames de tempo de protrombina (TP) e a determinação da razão normalizada internacional (INR, de *international normalized ratio*) são úteis para a estratificação do risco em casos de intoxicação por varfarina ou raticida, mas não se deve depender deles para a avaliação de *overdose* ou complicações pelos novos fármacos anticoagulantes (inibidores diretos da trombina ou inibidores diretos do fator Xa).

O *eletrocardiograma* (ECG) pode ser útil ao estabelecimento rápido do diagnóstico. Bradicardia e bloqueio atrioventricular podem ocorrer nos pacientes intoxicados por agonistas α-adrenérgicos, antiarrítmicos, β-bloqueadores, bloqueadores do canal de cálcio, colinérgicos (carbamatos e inseticidas organofosforados), glicosídeos cardíacos, lítio, ou antidepressivos tricíclicos. Os prolongamentos do QRS e do intervalo QT podem ser causados por hiperpotassemia, vários antidepressivos e outros fármacos ativos nas membranas (Tab. 459-1). Taquiarritmias ventriculares podem ocorrer nas intoxicações por glicosídeos cardíacos, fluoretos, agentes ativos nas membranas, metilxantinas, simpaticomiméticos, antidepressivos e fármacos que causam hiperpotassemia ou potencializam os efeitos das catecolaminas endógenas (p. ex., hidrato de cloral, hidrocarbonetos alifáticos e halogenados).

Os *exames radiológicos* por vezes também podem ser úteis. O edema pulmonar (síndrome da angústia respiratória aguda, ou SARA) pode ser causado por intoxicações com monóxido de carbono, cianeto, opioides, paraquat, fenciclidina, sedativo-hipnóticos ou salicilato; por inalações de gases, fumaças ou vapores irritantes (ácidos e álcalis, amônia, aldeídos, cloro, sulfeto de hidrogênio, isocianatos, óxidos metálicos, mercúrio, fosgênio, polímeros); ou por anoxia, hipertermia ou choque prolongados. A pneumonia de aspiração é comum nos pacientes em coma ou com convulsões e após a aspiração de destilados do petróleo. A radiografia de tórax é útil na identificação de complicações decorrentes de febre dos fumos metálicos ou mercúrio elementar. A existência de condensações radiopacas nas radiografias ou na tomografia computadorizada (TC) de abdome sugere a ingestão de hidrato de cloral, hidrocarbonetos clorados, metais pesados, pacotes de drogas ilícitas, compostos iodados, sais de potássio, comprimidos com revestimento entérico ou salicilatos.

Em alguns casos, as *análises toxicológicas* da urina e do sangue (e por vezes do conteúdo gástrico e das amostras de substâncias químicas) podem confirmar ou excluir a suspeita de intoxicação. A interpretação dos resultados laboratoriais requer o conhecimento dos testes qualitativos e quantitativos realizados para triagem e confirmação (fluorescência polarizada, multiplicação enzimática e radioimunoensaios; ensaios colorimétricos e fluorométricos; cromatografias de camada delgada, líquido-gasosa ou líquida de alta eficiência; cromatografia gasosa; espectrometria de massa), sua sensibilidade (limite de detecção) e especificidade, o espécime biológico preferível para a análise e o momento ideal para coleta das amostras. A comunicação pessoal com o laboratório do hospital é essencial ao entendimento dos recursos e das limitações laboratoriais da instituição.

Os testes urinários *qualitativos* rápidos realizados nos hospitais para detectar drogas de abuso têm aplicação apenas como testes de triagem, porque não podem confirmar a composição exata da substância detectada e não devem ser considerados diagnósticos, ou usados com finalidades forenses. Resultados falso-positivos e falso-negativos são comuns. Um resultado positivo na triagem pode ser causado por outros fármacos que interferem com as análises laboratoriais (p. ex., as fluoroquinolonas comumente causam resultados "falso-positivos" na triagem para opioides). Os testes confirmatórios de cromatografia gasosa/espectrometria de massa podem ser solicitados, mas em geral são necessárias algumas semanas para obter os resultados. Um resultado negativo na triagem pode significar que a substância responsável não é detectável pelo teste utilizado, ou que sua concentração era muito baixa para ser detectada no momento em que a amostra foi obtida. Por exemplo, novas drogas de abuso que costumam resultar em avaliações no setor de emergência devido a complicações inesperadas, como canabinoides sintéticos (*spice*), catinonas (sais de banho) e substitutos de opioides (kratom), não são detectáveis por testes realizados no hospital. Nos casos em que a concentração da droga é muito baixa para ser detectada no início da avaliação clínica, a repetição do exame mais tarde pode gerar resultados positivos. Os pacientes com sinais e sintomas de abuso de drogas costumam exigir tratamento imediato baseado na história clínica, no exame físico e na toxíndrome observada (p. ex., apneia causada pela intoxicação opioide), sem confirmação laboratorial. Quando o paciente é assintomático ou quando o quadro clínico é consistente com a história relatada, o rastreamento qualitativo não é clinicamente útil nem custo-efetivo. Desse modo, as triagens toxicológicas qualitativas são mais úteis na avaliação dos pacientes com toxicidade inexplicável ou grave, incluindo coma, convulsões, instabilidade cardiovascular, acidose respiratória ou metabólica e ritmos cardíacos não sinusais. Ao contrário das triagens toxicológicas qualitativas, os testes séricos *quantitativos* são úteis na avaliação de pacientes intoxicados com paracetamol **(Cap. 340)**, álcoois (incluindo etilenoglicol e metanol), anticonvulsivantes, barbitúricos, digoxina, metais pesados, ferro, lítio, salicilato e teofilina, assim como para a presença de carboxiemoglobina e metemoglobina. Nesses casos, as concentrações séricas definem o tratamento clínico, e os resultados em geral ficam disponíveis dentro de uma hora.

Em alguns casos, a *resposta aos antídotos* ajuda a estabelecer o diagnóstico. A normalização do estado mental e dos sinais vitais alterados alguns minutos após a administração intravenosa de glicose, naloxona ou flumazenil é praticamente diagnóstica de hipoglicemia, intoxicação por opioides e por benzodiazepínicos, respectivamente. A reversão imediata dos sinais e sintomas distônicos (extrapiramidais) após uma dose intravenosa (IV) de benzotropina ou difenidramina confirma a hipótese de intoxicação. Embora a regressão completa das manifestações centrais e periféricas da intoxicação anticolinérgica com a administração da fisostigmina confirme o diagnóstico, esse fármaco pode causar estimulação nos pacientes com depressão do SNC de qualquer etiologia.

TRATAMENTO

Intoxicação e *overdose* por fármacos ou drogas

PRINCÍPIOS GERAIS

Os objetivos do tratamento incluem a estabilização dos sinais vitais, a prevenção de absorção adicional do toxicante (descontaminação), a estimulação da eliminação do toxicante, a administração de antídotos específicos e a prevenção de novas exposições **(Tab. 459-3)**. O tratamento específico depende da identificação do agente intoxicante, da via e da gravidade da exposição, do tempo decorrido entre a exposição e a apresentação clínica e da gravidade da intoxicação. O conhecimento da farmacodinâmica e da farmacocinética dos agentes desencadeantes é fundamental.

Durante a *fase pré-tóxica*, antes do início da intoxicação, a descontaminação tem prioridade máxima e o tratamento está baseado unicamente na história clínica. É importante supor que haja toxicidade potencial máxima causada pela maior exposição possível. Como a descontaminação é mais eficaz quando feita logo após a exposição e quando o paciente

TABELA 459-3 ■ Componentes essenciais do tratamento das intoxicações

Medidas de suporte	
Proteção das vias aéreas	Tratamento das convulsões
Oxigenação/ventilação	Correção das anormalidades de temperatura
Tratamento das arritmias	Correção dos desequilíbrios metabólicos
Suporte hemodinâmico	Profilaxia das complicações secundárias
Prevenção de absorção adicional da substância tóxica	
Descontaminação gastrintestinal	Descontaminação de outros locais
Lavagem gástrica	Descontaminação ocular
Carvão ativado	Descontaminação da pele
Irrigação intestinal total	Evacuação das cavidades corporais
Diluição	
Remoção endoscópica/cirúrgica	
Aceleração da eliminação da substância tóxica	
Doses múltiplas de carvão ativado	Remoção extracorpórea
Alteração do pH urinário	Hemodiálise
Quelação	Hemoperfusão
Oxigenação hiperbárica	Hemofiltração
	Plasmaférese
	Transfusão de troca
Administração de antídotos	
Neutralização com anticorpos	Antagonismo metabólico
Neutralização por ligação química	Antagonismo fisiológico
Prevenção da reexposição	
Orientação aos adultos	Notificação aos órgãos reguladores
Adaptação do ambiente para segurança das crianças	Encaminhamento psiquiátrico

ainda está assintomático, a história e o exame físico iniciais devem ser focados e sucintos. Também é recomendável estabelecer um acesso IV e iniciar a monitoração cardíaca, sobretudo nos pacientes com ingestões potencialmente graves ou histórias inconsistentes.

Quando a história detalhada não pode ser obtida e há suspeita de exposição a uma substância que causa toxicidade tardia ("bomba-relógio tóxica") ou lesão irreversível, amostras de sangue e urina devem ser enviadas para triagem toxicológica e análises quantitativas. Durante as fases de absorção e distribuição do agente tóxico, os níveis sanguíneos podem ser maiores do que nos tecidos e nem sempre se correlacionam com a toxicidade. Contudo, níveis sanguíneos elevados dos agentes cujos metabólitos são mais tóxicos do que o composto original (paracetamol, etilenoglicol ou metanol) podem indicar a necessidade de intervenções adicionais (antídotos, diálise). A maioria dos pacientes que se mantêm assintomáticos ou que se tornam assintomáticos nas primeiras 6 horas após a ingestão provavelmente não desenvolve toxicidade subsequente e pode receber alta sem riscos. Períodos de observação mais longos são necessários para pacientes que tenham ingerido bombas-relógio tóxicas.

Durante a *fase tóxica* – o período decorrido entre o início da intoxicação e os efeitos mais intensos –, o tratamento baseia-se principalmente nos resultados clínicos e laboratoriais. *Em geral, os efeitos causados por uma overdose surgem mais rapidamente, atingem seu pico mais tardiamente e persistem por mais tempo do que após uma dose terapêutica*. O perfil farmacocinético de um fármaco publicado em referências padronizadas, como o *Physician's Desk Reference* (PDR), costuma ser diferente do seu perfil toxicocinético após uma *overdose*. A reanimação e a estabilização são prioridades máximas. Os pacientes sintomáticos devem receber um acesso IV e ser submetidos à monitoração da saturação de oxigênio e da função cardíaca e à observação contínua. Os exames laboratoriais, o ECG e os exames radiográficos basais também podem ser apropriados. A administração intravenosa de glicose (a menos que o nível sérico esteja comprovadamente normal), naloxona e tiamina deve ser considerada para os pacientes com estado mental alterado, sobretudo se houver coma ou convulsões. A descontaminação também deve ser considerada, mas tem menos probabilidade de ser eficaz durante essa fase do que na pré-tóxica.

As medidas que aceleram a eliminação do agente intoxicante podem reduzir a duração e a gravidade da fase tóxica. Entretanto, essas intervenções não estão isentas de riscos, os quais devem ser contrapostos aos benefícios potenciais. A certeza diagnóstica (em geral por meio de confirmação laboratorial) costuma ser um pré-requisito. A diálise intestinal com doses repetidas de carvão ativado (ver adiante "Doses múltiplas de carvão ativado") pode acelerar a eliminação de algumas substâncias tóxicas como teofilina ou carbamazepina. A alcalinização da urina pode aumentar a eliminação dos salicilatos e de algumas outras substâncias tóxicas. O tratamento quelante pode acelerar a eliminação de alguns metais. Os métodos de eliminação extracorpórea são eficazes para muitas substâncias tóxicas, mas seu custo e risco tornam sua utilização razoável apenas nos pacientes que, de outro modo, teriam evolução desfavorável.

Durante a *fase de regressão* da intoxicação, as medidas de suporte e a monitoração devem ser mantidas até que as anormalidades clínicas, laboratoriais e eletrocardiográficas tenham regredido. Como as substâncias químicas são eliminadas mais rapidamente do sangue do que dos tecidos, os níveis sanguíneos costumam ser mais baixos do que os teciduais durante essa fase e nem sempre se correlacionam com a toxicidade. Essa discrepância se aplica particularmente quando são utilizados procedimentos de eliminação extracorpórea. A redistribuição da substância acumulada nos tecidos pode provocar um aumento de rebote do nível sanguíneo após a conclusão desses procedimentos (p. ex., lítio). Quando um metabólito é responsável pelos efeitos tóxicos, a continuação do tratamento pode ser necessária, mesmo que não haja efeitos tóxicos clínicos ou anormalidades nos exames laboratoriais.

MEDIDAS DE SUPORTE

Os objetivos do tratamento de suporte consistem em manter a homeostase fisiológica até que a desintoxicação seja alcançada, bem como evitar e tratar complicações secundárias como aspiração, lesões por pressão, edemas pulmonar e cerebral, pneumonia, rabdomiólise, insuficiência renal, sepse, doença tromboembólica, coagulopatia e disfunção de múltiplos órgãos em consequência de hipoxemia ou choque.

A internação em uma unidade de terapia intensiva está indicada nas seguintes situações: pacientes com intoxicações graves (coma, depressão respiratória, hipotensão, distúrbios da condução cardíaca, arritmias cardíacas, hipotermia ou hipertermia, convulsões); pacientes que necessitam de monitoração cuidadosa, antídotos ou medidas para acelerar a eliminação; pacientes que apresentam deterioração clínica progressiva; e pacientes com distúrbios clínicos significativos coexistentes. Aqueles com toxicidade leve ou moderada podem ser tratados em um serviço de clínica geral, na unidade de terapia intermediária ou na sala de observação do setor de emergência, dependendo da duração e do nível de monitoração necessários esperados (observação clínica intermitente vs. monitorações clínica, cardíaca e respiratória contínuas). Os pacientes que tentaram suicídio devem ser mantidos sob observação ininterrupta e com medidas para evitar lesões autoinflingidas até que não sejam mais suicidas em potencial.

Cuidados respiratórios A intubação endotraqueal para evitar a aspiração do conteúdo gastrintestinal tem importância fundamental nos pacientes com depressão do SNC ou convulsões, porque essa complicação pode aumentar a morbidade e a mortalidade. A ventilação mecânica pode ser necessária nos pacientes com depressão respiratória ou hipoxemia e para facilitar a sedação ou paralisia terapêutica a fim de evitar ou tratar hipertermia, acidose e rabdomiólise associadas à hiperatividade neuromuscular. Como a avaliação clínica da função respiratória pode ser imprecisa, a necessidade de oxigenação e ventilação é determinada mais facilmente pela oximetria de pulso contínua, ou por análises da gasometria arterial. O reflexo de vômito não é um indicador confiável da necessidade de intubação. Um paciente com depressão do SNC pode manter as vias aéreas desobstruídas enquanto é estimulado, mas não se for deixado desassistido. Em geral, o edema pulmonar induzido por fármacos não tem causa cardíaca (edema pulmonar não cardiogênico), embora a depressão profunda do SNC e os distúrbios da condução cardíaca indiquem essa possibilidade. A determinação da pressão arterial pulmonar pode ser necessária para identificar a causa e orientar o tratamento apropriado. Os procedimentos extracorpóreos (oxigenação por membrana, oxigenação por membrana extracorpórea [ECMO, de *extracorporeal membrane oxygenation*], perfusão venoarterial, derivação cardiopulmonar) e a ventilação líquida parcial (perfluorcarbono) podem ser apropriados para os pacientes em insuficiência respiratória grave porém reversível. Na última década, a ECMO tem sido cada vez mais usada para pacientes intoxicados gravemente enfermos em que as terapias de reanimação padrão ou antídotos não foram úteis, mas ainda são necessárias mais pesquisas para determinar as indicações toxicológicas para essa estratégia de tratamento.

Terapia cardiovascular A manutenção da perfusão tecidual normal é fundamental para que ocorra recuperação completa após a eliminação do agente desencadeante. A ecocardiografia focada à beira do leito ou a medida da pressão venosa central podem ajudar a priorizar as estratégias terapêuticas. Se a hipotensão não melhorar com a expansão de volume e o tratamento com antídoto dirigido ao objetivo apropriado, o paciente poderá necessitar de tratamento com norepinefrina, epinefrina ou dopamina em doses altas. A contrapulsação com balão intra-aórtico e as técnicas de perfusão venoarterial ou cardiopulmonar devem ser consideradas nos casos de insuficiência cardíaca grave porém reversível. Para os pacientes com retorno da circulação espontânea após a reanimação para parada cardiopulmonar secundária à intoxicação, a hipotermia terapêutica deve ser usada conforme o protocolo. As bradiarritmias associadas com hipotensão geralmente devem ser tratadas conforme descrito nos **Capítulos 244 e 245**. Glucagon, cálcio e insulina em doses altas com glicose podem ser eficazes nas intoxicações por β-bloqueadores e bloqueadores do canal de cálcio. O tratamento com anticorpo pode estar indicado para as intoxicações por glicosídeos cardíacos.

A taquicardia supraventricular associada à hipertensão e à estimulação do SNC quase sempre é causada pelos agentes que provocam estimulação fisiológica generalizada **(Tab. 459-1)**. A maioria dos casos é leve ou moderada e requer apenas observação ou sedação inespecífica com um benzodiazepínico. Nos casos graves ou que estão associados à instabilidade hemodinâmica, dor torácica ou sinais de isquemia no ECG, deve-se administrar tratamento específico. Quando a causa é a hiperatividade simpática, o tratamento com um benzodiazepínico deve ser priorizado. O tratamento adicional com um bloqueador α e β misto (labetalol), um bloqueador do canal de cálcio (verapamil ou diltiazem) ou uma combinação de β-bloqueador e vasodilatador (esmolol e nitroprusseto) pode ser considerado para os casos refratários às doses elevadas de benzodiazepínicos apenas quando tiver sido alcançada a sedação adequada, mas com persistência das anormalidades na condução cardíaca ou na pressão arterial. Em alguns casos, o tratamento simples com um antagonista α-adrenérgico (fentolamina) pode ser apropriado. Se a causa for uma intoxicação por anticolinérgicos, a fisostigmina pode ser eficaz em monoterapia. A taquicardia supraventricular sem hipertensão em geral é secundária à vasodilatação ou à hipovolemia e responde à reposição de líquidos.

Para as taquiarritmias ventriculares causadas pelos antidepressivos tricíclicos e por outros agentes ativos nas membranas **(Tab. 459-1)**, o bicarbonato de sódio está indicado; contudo, os agentes antiarrítmicos das classes IA, IC e III estão contraindicados por seus efeitos eletrofisiológicos semelhantes. Embora a lidocaína e a fenitoína sejam historicamente seguras nas taquiarritmias ventriculares de qualquer etiologia, o bicarbonato de sódio deve ser tentado em primeiro lugar em todas as arritmias ventriculares nas quais se suspeita de uma etiologia tóxica. A terapia de emulsão lipídica intravenosa demonstrou benefício para o tratamento de arritmias e instabilidade hemodinâmica por diversos agentes com atividade de membrana. Os β-bloqueadores podem ser perigosos se a arritmia for causada por hiperatividade simpática. O sulfato de magnésio e a supressão com estimulação (com isoproterenol ou um marca-passo) podem ser úteis nos pacientes com torsades des pointes e prolongamento do intervalo QT. O magnésio e os anticorpos antidigoxina devem ser considerados para os pacientes com intoxicações digitálicas graves. O registro invasivo do ECG (esofágico ou intracardíaco) pode ser necessário para determinar a origem (ventricular ou supraventricular) das taquicardias de complexo amplo **(Cap. 246)**. Entretanto, se o paciente estiver hemodinamicamente estável, é razoável simplesmente colocá-lo em observação em vez de administrar qualquer outro agente potencialmente proarrítmico. As arritmias podem ser resistentes ao tratamento farmacológico até que os desequilíbrios acidobásicos, eletrolíticos, da oxigenação e da temperatura sejam corrigidos.

Terapias para o sistema nervoso central A hiperatividade neuromuscular e as convulsões podem causar hipertermia, acidose láctica e rabdomiólise e devem ser tratadas rigorosamente. As convulsões causadas pela estimulação excessiva dos receptores das catecolaminas (intoxicações por agentes simpaticomiméticos ou alucinógenos e abstinência de drogas) ou pela atividade reduzida dos receptores do GABA (intoxicação por isoniazida) ou da glicina (intoxicação por estricnina) são tratadas de maneira mais eficaz com fármacos que aumentam a atividade do GABA, inclusive os benzodiazepínicos ou os barbitúricos. Como os benzodiazepínicos e os barbitúricos atuam por mecanismos ligeiramente diferentes (os primeiros aumentam a frequência via modulação alostérica do receptor e os últimos ampliam diretamente a duração da abertura dos canais de cloreto em resposta ao GABA), o tratamento combinado pode ser eficaz se um deles não resolver isoladamente. As convulsões provocadas pela isoniazida, que inibe a síntese do GABA em várias etapas por sua interferência com o cofator piridoxina (vitamina B_6), podem exigir altas doses suplementares de piridoxina. As convulsões resultantes da desestabilização das membranas (intoxicação por β-bloqueador ou antidepressivos cíclicos) devem ser tratadas com fármacos que aumentam o GABA (primeiramente um benzodiazepínico, depois um barbitúrico). A fenitoína está contraindicada nas convulsões toxicológicas: estudos realizados com animais e humanos demonstraram evoluções mais desfavoráveis após impregnação com fenitoína, sobretudo nos casos de *overdose* por teofilina. Para os tóxicos que produzem efeitos dopaminérgicos centrais (metanfetamina, fenciclidina) evidenciados por comportamento psicótico, pode ser útil administrar um antagonista dos receptores da dopamina (p. ex., haloperidol ou ziprasidona). Com as intoxicações por agentes anticolinérgicos e cianeto, pode ser necessário administrar antídotos específicos. O tratamento das convulsões secundárias à isquemia ou ao edema cerebral, ou às anormalidades metabólicas, deve incluir a correção da causa primária. A paralisia neuromuscular está indicada para os casos refratários. A monitoração eletrencefalográfica e o tratamento ininterrupto das convulsões são necessários para evitar sequelas neurológicas irreversíveis. Na síndrome serotoninérgica, a hiperestimulação dos receptores serotoninérgicos pode ser tratada com ciproeptadina.

Outras medidas Temperaturas extremas, anormalidades metabólicas, disfunções hepática e renal e complicações secundárias devem ser tratadas por intervenções terapêuticas convencionais.

PREVENÇÃO DA ABSORÇÃO DA SUBSTÂNCIA TÓXICA

Descontaminação gastrintestinal A realização (ou não) da descontaminação gastrintestinal e a decisão de qual procedimento utilizar dependem do tempo decorrido desde a ingestão; dos efeitos tóxicos presentes e previstos da substância tóxica; da eficácia, da disponibilidade e das contraindicações do procedimento; e do tipo, da gravidade e do risco de complicações. A eficácia de todos os métodos de descontaminação diminui com o tempo, e não existem dados suficientes para confirmar ou refutar um efeito benéfico quando essas medidas são aplicadas > 1 hora após a ingestão. O intervalo médio decorrido entre a ingestão e a apresentação clínica para tratamento é > 1 hora para crianças e > 3 horas para adultos. A maioria dos pacientes recupera-se da intoxicação sem complicações apenas com as medidas de suporte, mas as complicações da descontaminação gastrintestinal (em especial a aspiração) podem prolongar tal processo. Por essa razão, a descontaminação gastrintestinal deve ser realizada seletivamente, e não como rotina, no tratamento dos pacientes que ingeriram *overdoses*. Essa medida é certamente desnecessária quando a toxicidade prevista é mínima ou o tempo de toxicidade máxima esperada já transcorreu sem efeitos significativos.

O *carvão ativado* tem eficácia comparável ou maior, apresenta menos contraindicações e complicações e é menos aversivo e invasivo do que a ipeca ou a lavagem gástrica. Assim, é o método preferido de descontaminação gastrintestinal na maioria das situações. A suspensão de carvão ativado (em água) é administrada por via oral com uma xícara, um canudo ou um tubo nasogástrico fino. A dose geralmente recomendada é de 1 g/kg de peso corporal em razão de sua conveniência, mas estudos *in vitro* e *in vivo* demonstraram que o carvão adsorve 90% ou mais da maioria das substâncias quando administrado em doses 10 vezes maiores que o peso total da substância ingerida. O paladar pode ser melhorado pelo acréscimo de um adoçante (sorbitol) ou aromatizante (xarope de cereja, chocolate ou cola) à suspensão. O carvão adsorve os venenos ingeridos dentro do lúmen intestinal, permitindo que o complexo carvão-toxina seja eliminado pelas fezes. Os compostos químicos polares (ionizados) como ácidos minerais, álcalis e sais altamente dissociados do cianeto, flúor, ferro, lítio e outros compostos inorgânicos não são bem adsorvidos pelo carvão. Em estudos com animais e voluntários humanos, o carvão diminuiu a absorção das substâncias ingeridas em 73%, em média, quando administrado nos primeiros 5 minutos após a ingestão da substância; em 51% quando utilizado nos primeiros 30 minutos; e em 36% após uma hora. Por essa razão, o carvão administrado antes da chegada ao hospital por socorristas aumenta o benefício clínico potencial. Os efeitos colaterais incluem náusea, vômitos e diarreia ou constipação. O carvão também pode prevenir a absorção de agentes terapêuticos administrados por via oral, então o momento de administração e a dose devem ser ajustados. As complicações incluem obstrução mecânica das vias aéreas, aspiração, vômitos e obstrução e infarto intestinais causados pelo carvão espessado. O carvão não é recomendado para os pacientes que ingeriram substâncias corrosivas porque dificulta a endoscopia.

A *lavagem gástrica* deve ser considerada nas intoxicações potencialmente fatais que não possam ser tratadas de maneira eficaz com outras medidas de descontaminação e eliminação ou antídotos (p. ex., colchicina). A lavagem é realizada pela administração e aspiração repetidas de cerca de 5 mL de líquido por quilograma de peso corporal por um tubo orogástrico de calibre 40F (28F para crianças). Com exceção dos lactentes, para os quais se recomenda soro fisiológico, a água de torneira é aceitável. O paciente deve ser colocado nas posições de Trendelenburg e decúbito lateral esquerdo para evitar a aspiração (mesmo que haja um tubo endotraqueal instalado). A lavagem diminui a absorção das substâncias ingeridas em 52%, em média, caso seja realizada nos primeiros 5 minutos após a ingestão; em 26% se realizada nos primeiros 30 minutos; e em 16% se feita dentro de 60 minutos. Quantidades significativas do fármaco ou da droga ingerida são recuperadas em < 10% dos pacientes. A aspiração é uma complicação comum (até 10% dos casos), principalmente quando a lavagem não é realizada de maneira adequada. As complicações graves (perfurações gástrica e esofágica, posicionamento incorreto do tubo na traqueia) ocorrem em cerca de 1% dos pacientes. Por essa razão, o médico deve introduzir pessoalmente o tubo de lavagem e confirmar sua posição e o paciente deve estar colaborativo durante o procedimento. A lavagem gástrica está contraindicada após ingestões de corrosivos ou destilados do petróleo, tendo em vista os riscos correspondentes de perfuração gastresofágica e pneumonite de aspiração. Esse procedimento também está contraindicado para os pacientes com vias aéreas desprotegidas e comprometidas, assim como nos indivíduos com risco de hemorragia ou perfuração decorrentes de patologia esofágica ou gástrica, ou cirurgia recente. Por fim, a lavagem gástrica está absolutamente contraindicada para pacientes agitados ou que se recusam a fazer o procedimento, pois a maioria das complicações descritas na literatura está associada à resistência do paciente ao procedimento.

O *xarope de ipeca*, um agente emetogênico bastante utilizado no passado como método de descontaminação, não é mais usado para tratar intoxicações. Mesmo a American Academy of Pediatrics – tradicionalmente a defensora mais árdua da ipeca – publicou em 2003 uma declaração de conduta recomendando que esse método não fosse mais utilizado no tratamento das intoxicações. Alguns estudos demonstraram que o uso crônico de ipeca (pelos pacientes com anorexia nervosa ou bulimia) causou distúrbios hidreletrolíticos, toxicidade cardíaca e miopatia.

A *irrigação intestinal total* é realizada administrando-se uma solução de limpeza intestinal que contém eletrólitos e polietilenoglicol por via oral ou por tubo gástrico a uma taxa de 2 L/hora (0,5 L/hora para as crianças), até que o efluente retal saia limpo. O paciente deve permanecer na posição sentada. Embora existam poucos dados, a irrigação intestinal total parece ser tão eficaz quanto os outros procedimentos de descontaminação nos estudos com voluntários. Esse método é mais apropriado para pacientes que ingeriram corpos estranhos, pacotes de drogas ilícitas e substâncias que não são bem adsorvidas pelo carvão (p. ex., metais pesados). Esse procedimento está contraindicado nos pacientes com obstrução intestinal, íleo, instabilidade hemodinâmica e vias aéreas desprotegidas e comprometidas.

Os *catárticos* são sais (fosfato dissódico, citrato e sulfato de magnésio, sulfato de sódio) ou sacarídeos (manitol, sorbitol) que, no passado, eram administrados com carvão ativado para acelerar a evacuação retal do conteúdo gastrintestinal. Contudo, nenhum estudo com animais, humanos ou voluntários jamais demonstrou qualquer efeito benéfico da descontaminação com catárticos. Os efeitos colaterais são cólicas abdominais, náusea e vômitos ocasionais. As complicações da administração repetida incluem distúrbios eletrolíticos graves e diarreia excessiva. Os catárticos estão contraindicados nos pacientes que ingeriram corrosivos e que têm diarreia preexistente. Os catárticos que contêm magnésio não devem ser utilizados em pacientes com insuficiência renal.

A *diluição* (ou seja, beber água, outro líquido claro ou leite em um volume de 5 mL/kg de peso corporal) está recomendada apenas após a ingestão de corrosivos (ácidos, álcalis). Tal procedimento pode aumentar a taxa de dissolução (e, desse modo, a absorção) das cápsulas, dos comprimidos e de outras substâncias sólidas ingeridas e *não* deve ser realizado nessas circunstâncias.

A *remoção endoscópica ou cirúrgica* das substâncias tóxicas pode ser útil em raras situações, como a ingestão de um corpo estranho potencialmente tóxico que não consiga transitar no trato gastrintestinal; de uma quantidade potencialmente letal de algum metal pesado (arsênio, ferro, mercúrio, tálio); ou de agentes que possam coalescer e formar concreções gástricas ou bezoares (metais pesados, lítio, salicilatos, preparações de liberação sustentada). Os pacientes que se intoxicaram com cocaína após seu extravasamento dos pacotes de drogas ingeridos requerem intervenção cirúrgica imediata.

Descontaminação de outros locais A irrigação copiosa e imediata com água, soro fisiológico ou outros líquidos potáveis claros é o tratamento inicial para as exposições tópicas (as exceções incluem metais alcalinos, óxido de cálcio, e fósforo). O soro fisiológico é preferido para a irrigação ocular. A lavagem tripla (água, sabão, água) pode ser melhor para a descontaminação da pele. As exposições inalatórias devem ser tratadas no início com ar fresco ou oxigênio suplementar. A remoção de líquidos de cavidades corporais como a vagina ou o reto é realizada mais facilmente por irrigação. Os sólidos (pacotes de drogas, comprimidos) devem ser removidos manualmente, de preferência sob visualização direta.

ACELERAÇÃO DA ELIMINAÇÃO DO AGENTE TÓXICO

Embora a eliminação da maioria dos agentes tóxicos possa ser acelerada por intervenções terapêuticas, a eficácia farmacocinética (remoção do fármaco a uma taxa maior do que a que seria conseguida pela eliminação intrínseca) e o benefício clínico (duração mais curta da toxicidade ou evolução mais favorável) dessas intervenções geralmente são mais teóricos do que comprovados. Por essa razão, a decisão de realizar esses procedimentos deve basear-se na toxicidade real ou prevista e na potencial eficácia, no custo e nos riscos do procedimento.

Doses múltiplas de carvão ativado As doses orais repetidas de carvão ativado podem acelerar a eliminação das substâncias previamente absorvidas por sua ligação dentro do intestino à medida que são excretadas na bile, secretadas por células gastrintestinais ou passivamente difundidas na luz intestinal (*absorção reversa* ou *exsorção enterocapilar*). Em geral, as doses recomendadas variam de 0,5 a 1 g/kg de peso corporal a cada 2 a 4 horas, com reduções da dose para evitar regurgitação nos pacientes com motilidade gastrintestinal diminuída. A eficácia farmacocinética é comparável à da hemodiálise com alguns fármacos (p. ex., fenobarbital, teofilina). O tratamento com múltiplas doses deve ser considerado apenas para alguns fármacos (teofilina, fenobarbital, carbamazepina, dapsona, quinina). Entre as complicações estão obstrução intestinal, pseudo-obstrução e infarto intestinal não obstrutivo nos pacientes com motilidade gastrintestinal diminuída. Devido aos desvios de fluidos e eletrólitos, o sorbitol e outros catárticos estão absolutamente contraindicados quando se administram múltiplas doses de carvão ativado.

Alcalinização urinária A retenção dos íons por alteração do pH urinário pode evitar a reabsorção renal das substâncias tóxicas excretadas por filtração glomerular e secreção tubular ativa. Como as membranas são mais permeáveis às moléculas não ionizadas do que aos seus correspondentes ionizados, os toxicantes ácidos (pK_a baixo) são ionizados e retidos na urina alcalina, enquanto os básicos tornam-se ionizados e ficam retidos na urina ácida. A alcalinização da urina (com formação de urina com pH ≥ 7,5 e débito urinário de 3-6 mL/kg de peso corporal por hora por meio do acréscimo do bicarbonato de sódio à solução IV, acelera a excreção dos tóxicos como herbicidas ácidos clorfenoxiacéticos, clorpropamida, diflunisal, flúor, metotrexato, fenobarbital, sulfonamidas e salicilatos. As contraindicações incluem insuficiência cardíaca congestiva, insuficiência renal e edema cerebral. Os parâmetros acidobásicos e hidreletrolíticos devem ser monitorados cuidadosamente. Embora a diurese ácida seja teoricamente razoável em algumas *overdoses* (anfetaminas), ela nunca é recomendada e pode ser perigosa.

Remoção extracorpórea Hemodiálise, hemoperfusão em carvão ou resina, hemofiltração, plasmaférese e transfusões de troca podem remover quaisquer toxinas da corrente sanguínea. As substâncias mais suscetíveis à eliminação acelerada por diálise têm pesos moleculares baixos (< 500 Da), solubilidade alta, ligação proteica limitada, volumes pequenos de distribuição (< 1 L/kg de peso corporal), eliminação prolongada (meia-vida longa) e depuração dialítica alta em comparação com a depuração corporal total. O peso molecular, a hidrossolubilidade ou a ligação proteica não limitam a eficácia das outras modalidades de remoção extracorpórea.

A diálise deve ser considerada para os casos de intoxicações graves causadas por carbamazepina, etilenoglicol, álcool isopropílico, lítio, metanol, teofilina, salicilatos e valproato. Embora a hemoperfusão possa ser mais eficaz para remover alguns desses tóxicos, ela não corrige os desequilíbrios acidobásicos e eletrolíticos associados, e a maioria dos hospitais não dispõe mais de cartuchos de hemoperfusão para uso imediato. Felizmente, avanços recentes na tecnologia de hemodiálise a tornam tão efetiva quanto a hemoperfusão para a remoção de venenos como cafeína, carbamazepina e teofilina. Ambas as técnicas necessitam de acesso venoso central e anticoagulação sistêmica, podendo resultar em hipotensão transitória. A hemoperfusão também pode causar hemólise, hipocalcemia e trombocitopenia. A diálise peritoneal e as transfusões de troca são menos eficazes, mas podem ser utilizadas quando os outros procedimentos não estão disponíveis, estão contraindicados ou são tecnicamente difíceis (p. ex., nos lactentes). As transfusões de troca podem estar indicadas no tratamento da hemólise grave induzida por arsina ou clorato de sódio, da metemoglobinemia e da sulfemoglobinemia. Embora a hemofiltração possa acelerar a eliminação dos aminoglicosídeos, da vancomicina e dos complexos formados por metais e quelatos, os papeis da hemofiltração e da plasmaférese no tratamento das intoxicações ainda não estão definidos.

Os candidatos aos métodos de remoção extracorpórea são pacientes com toxicidade grave, cujas condições pioram apesar do tratamento de suporte cuidadoso; pacientes com toxicidade potencialmente prolongada, irreversível ou fatal; pacientes com níveis sanguíneos perigosos de toxinas; pacientes que não possuem capacidade de autodetoxificação porque têm insuficiência hepática ou renal; e pacientes com doenças subjacentes graves ou complicações que interferem negativamente com a recuperação.

Outras técnicas A eliminação dos metais pesados pode ser aumentada pela quelação, enquanto a remoção do monóxido de carbono pode ser acelerada pela oxigenação hiperbárica.

ADMINISTRAÇÃO DE ANTÍDOTOS

Os antídotos anulam os efeitos das substâncias tóxicas por meio de sua neutralização (p. ex., reações antígeno-anticorpo, quelação, ligação química) ou por antagonismo aos seus efeitos fisiológicos (p. ex., ativação da atividade oponente do sistema nervoso, fornecimento de substratos que competem por metabólitos ou receptores). Entre as intoxicações ou as condições para as quais existem antídotos específicos estão as causadas por paracetamol, agentes anticolinérgicos, anticoagulantes, benzodiazepínicos, β-bloqueadores, bloqueadores do canal de cálcio, monóxido de carbono, glicosídeos digitálicos, colinérgicos, cianeto, reações distônicas induzidas por fármacos, etilenoglicol, flúor, metais pesados, hipoglicemiantes, isoniazida, agentes nas membranas, metemoglobinemia, opioides, simpaticomiméticos e vários envenenamentos. Alguns estudos demonstraram que as emulsões lipídicas IV são eficazes como antídotos para as intoxicações causadas por vários anestésicos e agentes que atuam nas membranas (p. ex., antidepressivos cíclicos), mas o mecanismo exato desse efeito benéfico ainda não está definido. Os antídotos podem reduzir expressivamente as taxas de morbidade e mortalidade, mas são potencialmente tóxicos se utilizados sem razões claras. Como sua utilização segura depende da identificação correta de uma intoxicação ou síndrome específica, os detalhes do tratamento com antídotos são analisados com referências às condições para as quais estão indicados (**Tab. 459-4**).

PREVENÇÃO DA REEXPOSIÇÃO

As intoxicações são distúrbios evitáveis. Infelizmente, alguns adultos e crianças estão mais sujeitos às substâncias tóxicas, e as recidivas são comuns. A intoxicação por uso indevido de vários fármacos tornou-se particularmente comum entre adultos com atraso do desenvolvimento e na população crescente de pacientes geriátricos, aos quais são prescritos vários fármacos simultaneamente, assim como entre adolescentes e jovens adultos que fazem uso de fármacos por seus efeitos eufóricos. Os adultos que tiveram exposições acidentais devem ser instruídos quanto à utilização segura dos fármacos e das substâncias químicas (de acordo com as instruções dos rótulos). Os pacientes confusos podem necessitar de ajuda para administrarem seus fármacos. Os erros de dosagem cometidos por

TABELA 459-4 ■ Aspectos fisiopatológicos e tratamento das síndromes tóxicas e das intoxicações específicas

Condição fisiológica, causas	Exemplos	Mecanismo de ação	Características clínicas	Tratamento específico
Estimulado				
Simpáticos[a]				
Simpaticomiméticos	Agonistas α_1-adrenérgicos (descongestionantes): fenilefrina, fenilpropanolamina. Agonistas β_2-adrenérgicos (broncodilatadores): albuterol, terbutalina. Agonistas adrenérgicos inespecíficos: anfetaminas, cocaína, efedrina	Estimulação direta ou indireta dos receptores simpáticos centrais e periféricos (por aumento da liberação ou inibição da recaptação da norepinefrina e, em alguns casos, da dopamina).	Estimulação fisiológica (Tab. 459-2). Pode haver bradicardia reflexa com os agonistas α_1-seletivos; os β-agonistas podem causar hipotensão e hipopotassemia.	Fentolamina (um antagonista não seletivo dos receptores α_1-adrenérgicos) para hipertensão grave causada pelos agonistas α_1-adrenérgicos; propranolol (um β-bloqueador não seletivo) para hipotensão e bradicardia causadas pelos β_2-agonistas; labetalol (um β-bloqueador com atividade α-bloqueadora) ou fentolamina com esmolol, metoprolol ou outro β-bloqueador cardiosseletivo para hipertensão com taquicardia causada por agentes não seletivos (se for usado isoladamente, o β-bloqueador pode agravar a hipertensão e o vasospasmo em razão da estimulação α sem oposição); benzodiazepínicos; propofol.
Alcaloides do *ergot*	Ergotamina, metissergida, bromocriptina, pergolida	Estimulação e inibição dos receptores serotoninérgicos e α-adrenérgicos; estimulação dos receptores de dopamina.	Excitação fisiológica (Tab. 459-2); formigamentos; vasospasmo com isquemia de membros (isolada ou generalizada), miocárdica e cerebral, progredindo para gangrena ou infarto. Pode haver hipotensão, bradicardia e movimentos involuntários.	Nitroprussiato ou nitroglicerina para vasospasmo grave; prazosina (um α_1-bloqueador), captopril, nifedipino e ciproeptadina (um antagonista dos receptores de serotonina) para isquemia leve a moderada dos membros; antagonistas dos receptores de dopamina (antipsicóticos) para alucinações e distúrbios do movimento.
Metilxantinas	Cafeína, teofilina	Inibição da síntese da adenosina e antagonismo dos receptores de adenosina; estimulação da liberação de epinefrina e norepinefrina; inibição da fosfodiesterase, resultando em aumentos da adenosina cíclica e do monofosfato de guanosina intracelulares.	Estimulação fisiológica (Tab. 459-2); sintomas gastrintestinais graves e efeitos β-agonistas (ver anteriormente). A toxicidade ocorre com níveis farmacológicos mais baixos nas intoxicações crônicas do que nas agudas.	Propranolol (um β-bloqueador não seletivo) ou esmolol para taquicardia com hipotensão; qualquer β-bloqueador para taquicardia supraventricular ou ventricular sem hipotensão; eliminação aumentada por doses múltiplas de carvão, hemoperfusão e hemodiálise. As indicações para hemoperfusão ou hemodiálise incluem sinais vitais instáveis, convulsões e nível de teofilina de 80-100 µg/mL após uma *overdose* aguda e 40-60 µg/mL com exposição crônica.
Inibidores da monoaminoxidase	Fenelzina, tranilcipromina, selegilina	Inibição da monoaminoxidase, resultando na redução do metabolismo das catecolaminas endógenas e dos agentes simpaticomiméticos exógenos.	Estimulação fisiológica tardia ou lentamente progressiva (Tab. 459-2); hipotensão e bradicardia terminais nos casos graves.	Fármacos de ação curta (p. ex., nitroprussiato, esmolol) para hipertensão e taquicardia graves; simpaticomiméticos de ação direta (p. ex., norepinefrina, epinefrina) para hipotensão e bradicardia.
Anticolinérgicos				
Anti-histamínicos	Difenidramina, doxilamina, pirilamina	Inibição dos receptores colinérgicos muscarínicos parassimpáticos centrais e pós-ganglionares. Em doses altas, a amantadina, a difenidramina, a orfenadrina, as fenotiazinas e os antidepressivos tricíclicos também exercem atividade não anticolinérgica (ver adiante).	Estimulação fisiológica (Tab. 459-2); pele e mucosas secas, redução dos ruídos peristálticos, ruborização e retenção urinária; mioclonia e atividade involuntária dos dedos. Podem ocorrer efeitos centrais sem disfunção autonômica significativa.	Fisostigmina, um inibidor da acetilcolinesterase (ver adiante) para delirium, alucinações e hiperatividade neuromuscular. As contraindicações incluem asma e toxicidade cardiovascular não anticolinérgica (p. ex., distúrbios da condução cardíaca, hipotensão e arritmias ventriculares).
Antipsicóticos	Clorpromazina, olanzapina, quetiapina, tioridazina	Inibição dos receptores α-adrenérgicos, dopaminérgicos, histaminérgicos, muscarínicos e serotoninérgicos. Alguns fármacos também inibem os canais de sódio, potássio e cálcio.	Depressão fisiológica (Tab. 459-2), miose, efeitos anticolinérgicos (ver anteriormente), reações extrapiramidais (ver adiante), taquicardia.	Bicarbonato de sódio para taquiarritmias ventriculares associadas com prolongamento do QRS; magnésio, isoproterenol e marca-passo com *overdrive* para *torsades des pointes*. Evitar antiarrítmicos das classes IA, IC e III.
Alcaloides da beladona	Atropina, escopolamina, hiosciamina	Inibição dos receptores colinérgicos muscarínicos parassimpáticos centrais e pós-ganglionares.	Estimulação fisiológica (Tab. 459-2); pele e mucosas secas, redução dos ruídos peristálticos, ruborização e retenção urinária; mioclonia e atividade involuntária dos dedos. Podem ocorrer efeitos centrais sem disfunção autonômica significativa.	Fisostigmina, um inibidor da acetilcolinesterase (ver adiante) para *delirium*, alucinações e hiperatividade neuromuscular. As contraindicações incluem asma e toxicidade cardiovascular não anticolinérgica (p. ex., distúrbios da condução cardíaca, hipotensão e arritmias ventriculares).

(Continua)

TABELA 459-4 ■ Aspectos fisiopatológicos e tratamento das síndromes tóxicas e das intoxicações específicas *(Continuação)*

Condição fisiológica, causas	Exemplos	Mecanismo de ação	Características clínicas	Tratamento específico
Antidepressivos cíclicos	Amitriptilina, doxepina, imipramina	Inibição dos receptores α-adrenérgicos, dopaminérgicos, GABAérgicos, histaminérgicos, muscarínicos e serotoninérgicos; inibição dos canais de sódio (ver agentes ativos na membrana); inibição da recaptação da norepinefrina e serotonina.	Depressão fisiológica (Tab. 459-2), convulsões, taquicardia, retardos da condução cardíaca (prolongamentos do QRS e dos intervalos PR, JT e QT; desvio do eixo à direita com QRS terminal) com ritmo aberrante e taquiarritmias ventriculares; toxíndrome anticolinérgica (ver anteriormente).	Bicarbonato de sódio hipertônico (ou solução salina hipertônica) para taquiarritmias ventriculares associadas ao prolongamento do QRS. O uso da fenitoína é controverso. Evitar antiarrítmicos das classes IA, IC e III. O tratamento com emulsão IV pode produzir efeitos benéficos em alguns casos.
Cogumelos e plantas	*Amanita muscaria* e *A. pantherina*, meimendro, estramônio, beladona (erva-moura)	Inibição dos receptores colinérgicos muscarínicos parassimpáticos centrais e pós-ganglionares.	Estimulação fisiológica (Tab. 459-2); pele e mucosas secas, redução dos ruídos peristálticos, ruborização e retenção urinária; mioclonia e atividade involuntária dos dedos. Podem ocorrer efeitos centrais sem disfunção autonômica significativa.	Fisostigmina, um inibidor da acetilcolinesterase (ver adiante) para *delirium*, alucinações e hiperatividade neuromuscular. As contraindicações incluem asma e toxicidade cardiovascular não anticolinérgica (p. ex., distúrbios da condução cardíaca, hipotensão e arritmias ventriculares).
Deprimido				
Simpaticolíticos				
Agonistas α$_2$-adrenérgicos	Clonidina, guanabenzo, tetraidrozolina e outros descongestionantes imidazolínicos, tizanidina e outros miorrelaxantes imidazolínicos	Estimulação de receptores α$_2$-adrenérgicos causando inibição do efluxo simpático do SNC. Atividade em locais de ligação não adrenérgicos imidazolínicos também contribui para os efeitos no SNC.	Depressão fisiológica (Tab. 459-2), miose. Pode haver hipertensão inicial transitória.	Dopamina e norepinefrina para hipotensão; atropina para bradicardia sintomática; naloxona para depressão do SNC (efetividade não consistente).
Antipsicóticos	Clorpromazina, clozapina, haloperidol, risperidona, tioridazina	Inibição dos receptores α-adrenérgicos, dopaminérgicos, histaminérgicos, muscarínicos e serotoninérgicos. Alguns fármacos também inibem os canais de sódio, potássio e cálcio.	Depressão fisiológica (Tab. 459-2), miose, efeitos anticolinérgicos (ver anteriormente), reações extrapiramidais (ver adiante), taquicardia. Retardos da condução cardíaca (prolongamento do QRS e dos intervalos PR, JT e QT) com taquiarritmias ventriculares, incluindo *torsades des pointes*, podem se desenvolver em alguns casos.	Bicarbonato de sódio para taquiarritmias ventriculares associadas a prolongamento do QRS; magnésio, isoproterenol e marca-passo com *overdrive* para *torsades des pointes*. Evitar antiarrítmicos das classes IA, IC e III.
Bloqueadores β-adrenérgicos	Bloqueadores cardiosseletivos (β$_1$): atenolol, esmolol, metoprolol Bloqueadores não seletivos (β$_1$ e β$_2$): nadolol, propranolol, timolol Agonistas β parciais: acebutolol, pindolol α$_1$-antagonistas: carvedilol, labetalol Agentes ativos na membrana: acebutolol, propranolol, sotalol	Inibição dos receptores β-adrenérgicos (efeito antiarrítmico classe II). Alguns fármacos exercem atividades em outros receptores ou produzem efeitos nas membranas (ver adiante).	Depressão fisiológica (Tab. 459-2), bloqueio atrioventricular, hipoglicemia, hiperpotassemia, convulsões. Os agonistas parciais podem causar hipertensão e taquicardia. O sotalol pode prolongar o intervalo QT e causar taquiarritmias ventriculares. O início pode ser tardio após a administração de sotalol e de *overdoses* com preparações de liberação prolongada.	Glucagon para hipotensão e bradicardia sintomática. Atropina, isoproterenol, dopamina, dobutamina, epinefrina e norepinefrina podem ser eficazes em alguns casos. Insulina em doses elevadas (com glicose e potássio para manter os níveis normais de glicose e potássio), estimulação elétrica e suporte cardiovascular mecânico para os casos refratários.
Bloqueadores dos canais de cálcio	Diltiazem, nifedipino e outros derivados da di-hidropiridina; verapamil	Inibição dos canais de cálcio cardiovasculares lentos (tipo L); (efeito antiarrítmico classe IV).	Depressão fisiológica (Tab. 459-2), bloqueio atrioventricular, isquemia e infarto dos órgãos, hiperglicemia, convulsões. A hipotensão em geral é decorrente da redução da resistência vascular, e não da diminuição do débito cardíaco. O início pode ser tardio (≥ 12 h) após a *overdose* de preparações de liberação prolongada.	Cálcio e glucagon para hipotensão e bradicardia sintomática. Dopamina, epinefrina, norepinefrina, atropina e isoproterenol são menos comumente eficazes, mas podem ser utilizados de maneira adjunta. Insulina em altas doses (com glicose e potássio para manter euglicemia e normopotassemia), tratamento com emulsão lipídica IV, estimulação elétrica e suporte cardiovascular mecânico para os casos refratários.

(Continua)

TABELA 459-4 ■ Aspectos fisiopatológicos e tratamento das síndromes tóxicas e das intoxicações específicas *(Continuação)*

Condição fisiológica, causas	Exemplos	Mecanismo de ação	Características clínicas	Tratamento específico
Glicosídeos cardíacos	Digoxina, esteroides cardioativos endógenos, dedaleira e outras plantas, secreções cutâneas dos sapos (espécies *Bufonidae*)	Inibição da bomba de Na^+/K^+-ATPase das membranas.	Depressão fisiológica (Tab. 459-2), sintomas gastrintestinais, psiquiátricos e visuais; bloqueio atrioventricular com ou sem taquiarritmia supraventricular associada; taquiarritmias ventriculares; hiperpotassemia na intoxicação aguda. A toxicidade ocorre com níveis farmacológicos mais baixos nas intoxicações crônicas do que nas agudas.	Fragmentos de anticorpos específicos para digoxina como tratamento das arritmias que comprometem a hemodinâmica, bloqueio atrioventricular do tipo Mobitz II ou de terceiro grau, hiperpotassemia (> 5,5 mEq/L; apenas nas intoxicações agudas). As medidas temporárias incluem atropina, dopamina, epinefrina, fenitoína e marca-passo cardíaco externo para as bradiarritmias; e magnésio, lidocaína ou fenitoína para as taquiarritmias ventriculares. O marca-passo cardíaco interno e a cardioversão podem acentuar a irritabilidade ventricular e devem ser reservados para os casos refratários.
Antidepressivos cíclicos	Amitriptilina, doxepina, imipramina	Inibição dos receptores α-adrenérgicos, dopaminérgicos, GABAérgicos, histaminérgicos, muscarínicos e serotoninérgicos; inibição dos canais de sódio (ver agentes ativos na membrana); inibição da recaptação da norepinefrina e serotonina.	Depressão fisiológica (Tab. 459-2), convulsões, taquicardia, retardos da condução cardíaca (prolongamentos do QRS e dos intervalos PR, JT e QT; desvio do eixo à direita com QRS terminal) com ritmo aberrante e taquiarritmias ventriculares; toxíndrome anticolinérgica (ver anteriormente).	Bicarbonato de sódio hipertônico (ou solução salina hipertônica) para taquiarritmias ventriculares associadas ao prolongamento do QRS. O uso da fenitoína é controverso. Evitar antiarrítmicos das classes IA, IC e III. O tratamento com emulsão IV pode produzir efeitos benéficos em alguns casos.
Colinérgicos				
Inibidores da acetilcolinesterase Agonistas muscarínicos Agonistas nicotínicos	Inseticidas carbamatos (aldicarbe, carbanil, propoxur) e medicamentos (neostigmina, fisostigmina, tacrina); gases neurais (sarin, soman, tabun, VX), inseticidas organofosforados (diazinona, clopirifosetila, malationa) Betanecol, cogumelos (espécies *Boletus, Clitocybe, Inocybe*), pilocarpina Lobelina, nicotina (tabaco)	Inibição da acetilcolinesterase, resultando no aumento da acetilcolina sináptica nos receptores colinérgicos muscarínicos e nicotínicos. Estimulação dos receptores colinérgicos (muscarínicos) parassimpáticos do SNC e pós-ganglionares. Estimulação dos receptores simpáticos e parassimpáticos pré-ganglionares e dos receptores colinérgicos (nicotínicos) da musculatura estriada (junção neuromuscular).	Depressão fisiológica (Tab. 459-2). Sinais e sintomas muscarínicos: convulsões, secreções excessivas (lacrimejamento, salivação, broncorreia e sibilação, sudorese) e acentuação das atividades vesical e intestinal com náusea, vômitos, diarreia, cólicas abdominais e incontinência de fezes e urina. Sinais e sintomas nicotínicos: hipertensão, taquicardia, câimbras, fasciculações, fraqueza e paralisia musculares. Em geral, o óbito ocorre por insuficiência respiratória. A atividade da colinesterase no plasma e nas hemácias é < 50% do normal nas intoxicações por inibidores da acetilcolinesterase.	Atropina para sinais e sintomas muscarínicos; 2-PAM, um reativador da colinesterase, para sinais e sintomas nicotínicos causados por organofosforados, gases neurais ou um agente anticolinesterásico desconhecido.
Sedativo-hipnóticos[b] Anticonvulsivantes Barbitúricos Benzodiazepínicos	Carbamazepina, etossuximida, felbamato, fenitoína, gabapentina, lamotrigina, levetiracetam, oxcarbazepina, tiagabina, topiramato, valproato, zonisamida Ação curta: butabarbital, pentobarbital, secobarbital Ação longa: fenobarbital, primidona Ação ultracurta: estazolam, midazolam, temazepam, triazolam Ação curta: alprazolam, flunitrazepam, lorazepam, oxazepam Ação longa: clordiazepóxido, clonazepam, diazepam, flurazepam Agentes farmacologicamente relacionados: zaleplona, zolpidem	Potencialização dos efeitos inibitórios do GABA por meio da ligação ao complexo de receptores do canal de cloreto GABA-A neuronal e do aumento da frequência ou da duração da abertura do canal de cloreto em resposta à estimulação pelo GABA. Baclofeno e, em certo grau, GHB atuam no complexo de receptores GABA-B. Meprobamato, seu metabólito carisoprodol, felbamato e orfenadrina antagonizam os receptores excitatórios NDMA. Etossuximida, valproato e zonisamida diminuem a condução pelos canais de cálcio tipo T. O valproato reduz a degradação de GABA e a tiagabina bloqueia a recaptação de GABA. Carbamazepina, lamotrigina, oxcarbazepina, fenitoína, topiramato, valproato e zonisamida reduzem a taxa de recuperação de canais de sódio inativados. Alguns agentes também exercem atividades α_2-agonistas, anticolinérgicas e bloqueadoras dos canais de sódio (ver anteriormente e adiante).	Depressão fisiológica (Tab. 459-2), nistagmo. A absorção lenta pode ocorrer com carbamazepina, fenitoína e valproato. Mioclonias, convulsões, hipertensão e taquiarritmias podem surgir com baclofeno, carbamazepina e orfenadrina. Taquiarritmias também podem ocorrer com hidrato de cloral. AGMA, hipernatremia, hiperosmolalidade, hiperamonemia, hepatite química e hipoglicemia podem estar associadas à intoxicação pelo valproato. A carbamazepina e a oxcarbazepina podem causar hiponatremia secundária à SIADH.	Benzodiazepínicos, barbitúricos ou propofol para convulsões. Hemodiálise e hemoperfusão podem estar indicadas para intoxicações graves por alguns agentes (ver "Remoção extracorpórea", no texto). Ver anteriormente e adiante quanto ao tratamento dos efeitos anticolinérgicos e bloqueadores dos canais de sódio (membrana).

(Continua)

TABELA 459-4 ■ **Aspectos fisiopatológicos e tratamento das síndromes tóxicas e das intoxicações específicas** *(Continuação)*

Condição fisiológica, causas	Exemplos	Mecanismo de ação	Características clínicas	Tratamento específico
Precursores do GABA	γ-Hidroxibutirato (oxibato sódico; GHB); GBL, 1,4-butanediol	A estimulação do complexo de receptores GABA aumenta a abertura dos canais de cloro.	Depressão fisiológica (Tab. 459-2).	Cuidados de suporte orientados por metas.
Miorrelaxantes	Baclofeno, carisoprodol, ciclobenzaprina, etomidato, metaxalona, metocarbamol, orfenadrina, propofol, tizanidina e outros miorrelaxantes imidazolínicos	O baclofeno age no complexo de receptores GABA-B; a estimulação de receptores α_2-adrenérgicos inibe o fluxo de saída simpático no SNC. Atividade em locais de ligação não adrenérgicos imidazolínicos também contribui para os efeitos no SNC. Os outros têm mecanismos de ação central e vários outros mecanismos desconhecidos.	Depressão fisiológica (Tab. 459-2).	Cuidado de suporte direcionado ao objetivo; benzodiazepínicos e barbitúricos para convulsões.
Outros agentes	Hidrato de cloral, etclorvinol, glutetimida, meprobamato, metaqualona, metiprilona			
Discordante				
Asfixiantes				
Inibidores da citocromo-oxidase	Cianeto, sulfeto de hidrogênio	Inibição da citocromo-oxidase mitocondrial com consequente bloqueio do transporte de elétrons e do metabolismo oxidativo. O monóxido de carbono também se liga à hemoglobina e à mioglobina e impede a ligação, transporte e captação tecidual de oxigênio. (A ligação à hemoglobina desvia a curva de dissociação do oxigênio para a esquerda).	Sinais e sintomas de hipoxemia com estimulação fisiológica inicial seguida de depressão (Tab. 459-2); acidose láctica; PO_2 normal e saturação de oxigênio calculada normal, mas com redução da saturação de oxigênio por cooximetria. (A saturação medida pela oximetria de pulso é falsamente elevada, mas é menor que o normal e menor que o valor calculado). Cefaleia e náusea são comuns com o monóxido de carbono. Pode haver colapso súbito com a exposição ao cianeto e ao sulfeto de hidrogênio. Um odor de amêndoa amarga no hálito pode ocorrer com a ingestão de cianeto; o sulfeto de hidrogênio causa hálito com odor de ovo podre.	Oxigênio em doses altas; hidroxicobalamina IV ou nitrito de sódio e tiossulfato de sódio IV (*kit* de antídotos para cianeto) para coma, acidose metabólica e disfunção cardiovascular causados pela intoxicação por cianeto ou para vítimas de incêndio; ECMO.
Indutores de metemoglobina	Derivados da anilina, dapsona, anestésicos locais, nitratos, nitritos, óxidos de nitrogênio, hidrocarbonetos nitro e nitrosos, fenazopiridina, antimaláricos do tipo primaquina, sulfonamidas	A oxidação do ferro da hemoglobina de sua forma ferrosa (Fe^{2+}) para férrica (Fe^{3+}) impede a ligação, o transporte e a captação do oxigênio. (A metemoglobinemia desvia a curva de dissociação do oxigênio para a esquerda). A oxidação da proteína da hemoglobina provoca precipitação e anemia hemolítica (evidenciada por corpúsculos de Heinz e "células mordidas" no esfregaço do sangue periférico)	Sinais e sintomas de hipoxemia com estimulação fisiológica inicial seguida de depressão (Tab. 459-2), cianose cinza-acastanhada refratária ao oxigênio quando as frações de metemoglobina são > 15-20%, cefaleia, acidose láctica (com frações de metemoglobina > 45%), PO_2 e saturação de oxigênio calculada normais, mas a saturação de oxigênio está diminuída e a fração de metemoglobina está aumentada na cooximetria (a saturação do oxigênio pela oximetria de pulso pode estar falsamente elevada ou reduzida, mas seu nível fica abaixo do normal e é menor que o valor calculado).	Oxigênio em dose alta; azul de metileno IV para fração de metemoglobina > 30%, hipoxemia sintomática ou isquemia (contraindicado na deficiência de G6PD); transfusão de troca e oxigênio hiperbárico para casos graves ou refratários

(Continua)

TABELA 459-4 ■ Aspectos fisiopatológicos e tratamento das síndromes tóxicas e das intoxicações específicas *(Continuação)*

Condição fisiológica, causas	Exemplos	Mecanismo de ação	Características clínicas	Tratamento específico
Indutores de AGMA	Etilenoglicol	O etilenoglicol causa depressão do SNC e aumenta a osmolalidade sérica. Os metabólitos (principalmente o ácido glicólico) causam AGMA, depressão do SNC e insuficiência renal. A precipitação do metabólito ácido oxálico sob a forma de sal de cálcio nos tecidos e na urina provoca hipocalcemia, edema tecidual e cristalúria.	Intoxicação inicial tipo etanol, náusea, vômitos, aumento do *gap* osmolar, cristalúria de oxalato de cálcio; AGMA tardia, dor lombar, insuficiência renal; coma, convulsões, hipotensão, SARA em casos graves.	Bicarbonato de sódio para a correção da acidemia; tiamina, ácido folínico, magnésio e dose alta de piridoxina para facilitar o metabolismo; etanol ou fomepizol para AGMA, cristalúria ou disfunção renal, nível de etilenoglicol > 3 mmol/L (20 mg/dL) e intoxicação tipo etanol ou aumento do *gap* osmolar se o nível não for prontamente obtido; hemodiálise para AGMA persistente, ausência de melhora clínica e disfunção renal; a hemodiálise também é útil para aumentar a eliminação de etilenoglicol e encurtar a duração do tratamento quando o nível de etilenoglicol for > 8 mmol/L (50 mg/dL).
	Ferro	A hidratação do íon férrico (Fe^{3+}) gera H^+. O ferro não ligado à transferrina catalisa a formação dos radicais livres, que causam lesão mitocondrial, peroxidação lipídica, aumento da permeabilidade capilar, vasodilatação e toxicidade dos órgãos.	Inicialmente, náusea, vômitos, dor abdominal, diarreia; AGMA, depressão do SNC e do sistema cardiovascular, hepatite, coagulopatia e convulsões nos casos graves. Os comprimidos radiopacos de ferro podem ser detectados nas radiografias de abdome.	Irrigação intestinal total para grandes ingestões; endoscopia e gastrostomia em caso de toxicidade clínica e grande número de comprimidos ainda visíveis na radiografia; hidratação IV; bicarbonato de sódio para acidemia; desferoxamina IV para toxicidade sistêmica, nível de ferro > 90 μmol/L (500 μg/dL).
	Metanol	O metanol causa depressão do SNC e aumento da osmolalidade sérica semelhantes aos do etanol. O metabólito ácido fórmico causa AGMA e toxicidade retiniana.	Inicialmente, intoxicação tipo etanol, náusea, vômitos, aumento do *gap* osmolar; AGMA tardia, anormalidades visuais (turvação, manchas, cegueira) e retinianas (edema, hiperemia); coma, convulsões, depressão cardiovascular em casos graves; possibilidade de pancreatite	Aspiração gástrica para ingestão recente; bicarbonato de sódio para corrigir a acidemia; altas doses de ácido folínico ou folato para facilitar o metabolismo; etanol ou fomepizol para AGMA, sintomas visuais, nível de metanol > 6 mmol/L (20 mg/dL) e intoxicação tipo etanol ou aumento de *gap* osmolar se o nível não for prontamente obtido; hemodiálise para AGMA persistente, ausência de melhora clínica e disfunção renal; a hemodiálise também é útil para aumentar a eliminação de metanol e encurtar a duração do tratamento quando o nível de metanol é > 15 mmol/L (50 mg/dL).
	Salicilatos	A hipersensibilidade do centro respiratório do SNC às alterações da PO_2 estimula a respiração. O desacoplamento da fosforilação oxidativa, a inibição das enzimas do ciclo de Krebs e a estimulação do metabolismo dos carboidratos e dos lipídeos gera ânions endógenos não mensuráveis e causa AGMA.	Inicialmente, náusea, vômitos, hiperventilação, alcalemia, alcalúria; subsequente alcalemia com alcalose respiratória e AGMA com acidúria paradoxal; acidemia tardia com depressão respiratória e do SNC; edema cerebral e pulmonar nos casos graves. Podem ocorrer hipoglicemia, hipocalcemia, hipopotassemia e convulsões.	Hidratação IV e glicose suplementar; bicarbonato de sódio para corrigir a acidemia; alcalinização da urina para toxicidade sistêmica; hemodiálise para coma, edema cerebral, convulsões, edema pulmonar, insuficiência renal, distúrbios progressivos do equilíbrio acidobásico ou toxicidade clínica, nível de salicilato > 7 mmol/L (100 mg/dL) após *overdose* aguda.
Síndromes do SNC				
Reações extrapiramidais	Antipsicóticos (ver anteriormente), alguns antidepressivos cíclicos e anti-histamínicos	Redução da atividade dopaminérgica do SNC com hiperatividade colinérgica relativa.	Acatisia, distonia, parkinsonismo.	Anticolinérgico oral ou parenteral, inclusive benzotropina ou difenidramina.
Isoniazida		A interferência na ativação e no fornecimento de piridoxal-5-fosfato (um cofator do ácido glutâmico descarboxilase que converte o ácido glutâmico em GABA) diminui os níveis desse neurotransmissor inibitório do SNC; a formação de complexos e depleção da própria piridoxina e a inibição do dinucleotídeo nicotina-adenina dependente do lactato e das hidroxibutirato-desidrogenases, resultando no acúmulo do substrato.	Náusea, vômitos, agitação, confusão; coma, depressão respiratória, convulsões, acidose láctica e cetoacidose nos casos graves.	Doses IV elevadas de piridoxina (vitamina B_6) para agitação, confusão, coma e convulsões; diazepam ou barbitúricos para convulsões.

(Continua)

TABELA 459-4 ■ Aspectos fisiopatológicos e tratamento das síndromes tóxicas e das intoxicações específicas *(Continuação)*				
Condição fisiológica, causas	**Exemplos**	**Mecanismo de ação**	**Características clínicas**	**Tratamento específico**
Lítio		Interferência no transporte de íons na membrana celular, na adenilato-ciclase e na atividade da Na⁺/K⁺-ATPase e liberação dos neurotransmissores.	Náusea, vômitos, diarreia, ataxia, coreoatetose, encefalopatia, hiper-reflexia, mioclonia, nistagmo, diabetes insípido nefrogênico, cloreto sérico falsamente elevado com *anion gap* baixo, taquicardia; coma, convulsões, arritmias, hipertermia, e encefalopatia e distúrbios motores prolongados ou permanentes nos casos graves; início tardio após *overdose* aguda, particularmente com formulações de liberação prolongada. A toxicidade ocorre com níveis farmacológicos mais baixos nas intoxicações crônicas do que nas agudas.	Irrigação intestinal total para grandes ingestões; hidratação IV; hemodiálise para coma, convulsões, encefalopatia ou disfunção neuromuscular (grave, progressiva ou persistente), nível máximo de lítio > 4 mEq/L após *overdose* aguda.
Síndrome serotoninérgica	Anfetaminas, cocaína, dextrometorfano, meperidina, inibidores da MAO, inibidores seletivos da recaptação de serotonina (5-HT), antidepressivos tricíclicos, tramadol, triptanas, triptofano	Estimulação da liberação de serotonina, inibição da recaptação de serotonina ou estimulação direta do SNC e dos receptores periféricos de serotonina (sobretudo 5-HT-1a e 5-HT-2), isoladamente ou em combinação.	Estado mental alterado (agitação, confusão, mutismo, coma, convulsões), hiperatividade neuromuscular (hiper-reflexia, mioclonia, rigidez, tremores) e disfunção autonômica (dor abdominal, diarreia, diaforese, febre, rubor, hipertensão lábil, midríase, lacrimejamento, salivação, taquicardia). Entre as complicações, estão hipertermia, acidose láctica, rabdomiólise e falência de múltiplos órgãos.	Suspender o(s) agente(s) agressor(es); benzodiazepínicos para agitação ou sinais de estimulação; o antagonista do receptor de serotonina ciproeptadina pode ser útil nos casos graves.
Agentes com atividade de membrana	Amantadina, antiarrítmicos (agentes das classes I e III; alguns β-bloqueadores), antipsicóticos (ver anteriormente), anti-histamínicos (sobretudo a difenidramina), carbamazepina, anestésicos locais (inclusive a cocaína), opioides (meperidina, propoxifeno), orfenadrina, antimaláricos do grupo da quinolina (cloroquina, hidroxicloroquina, quinina), antidepressivos cíclicos (ver anteriormente)	O bloqueio dos canais de sódio rápidos das membranas prolonga a fase 0 (despolarização) do potencial de ação cardíaco, que prolonga a duração do QRS e favorece a taquicardia ventricular reentrante (monomórfica). Os antiarrítmicos das classes IA, IC e III também bloqueiam o canal de potássio durante as fases 2 e 3 (repolarização) do potencial de ação, prolongando o intervalo JT e favorecendo a ocorrência de pós-despolarizações precoces e taquicardia ventricular polimórfica (*torsades des pointes*). Efeitos semelhantes nos canais das membranas neuronais causam disfunção do SNC. Alguns agentes também bloqueiam os receptores α-adrenérgicos e colinérgicos ou produzem efeitos opioides (ver anteriormente e **Cap. 456**).	Prolongamento de QRS e JT (ou ambos) com hipotensão, taquiarritmias ventriculares, depressão do SNC, convulsões; efeitos anticolinérgicos com amantadina, anti-histamínicos, carbamazepina, disopiramida, antipsicóticos e antidepressivos cíclicos (ver anteriormente); efeitos opioides com meperidina e propoxifeno **(Cap. 456)**; cinchonismo (perda auditiva, zumbido, náusea, vômitos, vertigem, ataxia, cefaleia, rubor, diaforese) e cegueira com antimaláricos do tipo quinolina.	Bicarbonato de sódio hipertônico (ou solução salina hipertônica) para retardos da condução cardíaca e taquicardia ventricular monomórfica; lidocaína para taquicardia ventricular monomórfica (exceto quando for causada por antiarrítmicos da classe IB); magnésio, isoproterenol e marca-passo com *overdrive* para taquicardia ventricular polimórfica; fisostigmina para efeitos anticolinérgicos (ver anteriormente); naloxona para efeitos opioides **(Cap. 456)**; remoção extracorpórea para alguns agentes (ver o texto).

ᵃVer anteriormente e *Cap. 457*. ᵇVer anteriormente e *Cap. 456*.

Siglas: 5-HT, 5-hidroxitriptamina; AGMA, acidose metabólica com *anion gap*; ATPase, adenosina-trifosfatase; ECMO, oxigenação por membrana extracorpórea; GABA, ácido γ-aminobutírico; GBL, γ-butirolactona; GHB, γ-hidroxibutirato; G6PD, glicose-6-fosfato-desidrogenase; MAO, monoaminoxidase; NMDA, N-metil-D-aspartato; 2-PAM, pralidoxima; SARA, síndrome da angústia respiratória aguda; SIADH, síndrome da secreção inapropriada de hormônio antidiurético; SNC, sistema nervoso central; IV, intravenoso.

profissionais de saúde podem exigir intervenções educativas. Os pacientes devem ser aconselhados a evitar condições que provoquem exposição a substâncias químicas ou intoxicações. Os órgãos e os departamentos de saúde apropriados devem ser notificados quando há exposição ambiental ou ocupacional. Para as crianças pequenas e os pacientes com *overdoses* intencionais (dano pessoal deliberado ou tentativa de suicídio), a melhor conduta é limitar o acesso às substâncias que possam causar envenenamento. Nas residências em que as crianças vivem ou visitam, bebidas alcoólicas, medicamentos, produtos domésticos (automotivos, de limpeza, combustível, produtos para animais domésticos ou de toucador), plantas não comestíveis e vitaminas devem ser mantidos fora do alcance ou trancados em armários com proteção para crianças. Os pacientes deprimidos, bipolares ou psicóticos devem passar por uma avaliação psiquiátrica e ser referenciados e acompanhados. Esses pacientes devem receber prescrições de quantidades limitadas de fármacos e autorização para um número limitado de revalidações das receitas, com monitoração da adesão e da resposta ao tratamento.

SÍNDROMES TÓXICAS E INTOXICAÇÕES ESPECÍFICAS

A Tabela 459-4 resume a fisiopatologia, as manifestações clínicas e o tratamento das síndromes tóxicas e das intoxicações que são comuns, produzem toxicidade potencialmente fatal ou exigem intervenções terapêuticas específicas. Em todos os casos, o tratamento deve incluir a adoção dos princípios gerais analisados anteriormente, sobretudo as medidas de suporte. As intoxicações que não estão descritas neste capítulo são analisadas nos textos especializados.

As intoxicações por álcool, cocaína, alucinógenos e opioides e as abstinências por álcool e opioides são discutidas nos Capítulos 453, 456 e 457;

a adição à nicotina é discutida no Capítulo 454; a intoxicação por paracetamol é discutida no Capítulo 340; a síndrome neuroléptica maligna é discutida no Capítulo 435; e a intoxicação por metais pesados é discutida no Capítulo 458.

CONSIDERAÇÕES GLOBAIS

Os riscos de intoxicação nos Estados Unidos e no mundo todo estão mudando. Padrões de viagens, imigração e consumo pela internet devem sempre ser considerados em pacientes com suspeita de intoxicação ou *overdose* sem etiologia clara. Imigrantes em vários países podem ter intoxicação subjacente por metais pesados, ocupacional ou ambiental, do lugar onde viviam; fitoterápicos, produtos alimentícios e cosméticos importados de outros continentes ou comprados pela internet podem estar contaminados por metais, plantas tóxicas ou outros contaminantes farmacêuticos; e novas drogas de abuso que surgem em uma parte do mundo rapidamente circulam devido à facilidade gerada pela internet. A expansão da anamnese no momento da avaliação, o recrutamento da assistência de especialistas em saúde global, e a solicitação de painéis expandidos de exames laboratoriais podem estar indicados. Por exemplo, durante a pandemia da Covid-19, a intoxicação por produtos de limpeza domiciliares e terapias novas e não comprovadas aumentou no mundo todo.

LEITURAS ADICIONAIS

Dart RC et al: Expert consensus guidelines for stocking of antidotes in hospitals that provide emergency care. Ann Emerg Med 71:314, 2018.
Gummin DD et al: 2018 annual report of the American Association of Poison Control Centers' National Poison Data System (NPDS): 36th annual report. Clin Toxicol 57:1220, 2019.
Mycyk MB: ECMO shows promise for treatment of poisoning some of the time: The challenge to do better by aiming higher. Crit Care Med 48:1235, 2020.
Nelson LS et al (eds): *Goldfrank's Toxicologic Emergencies*, 11th ed. New York, McGraw-Hill, 2019.
Spyres MB et al: The Toxicology Investigators Consortium Case Registry: The 2019 annual report. J Med Toxicol 16:361, 2020.
Thompson TM et al: The general approach to the poisoned patient. Dis Mon 60:509, 2014.
Welker K, Mycyk MB: Pharmacology in the geriatric patient. Emerg Med Clin North Am 34:469, 2016.

460 Distúrbios causados por picadas de serpentes venenosas e exposições a animais marinhos

Erik Fisher, Alex Chen, Charles Lei

Este capítulo traça os princípios gerais de avaliação e tratamento de vítimas de envenenamento e intoxicação por serpentes e animais marinhos venenosos. Como a incidência de mordeduras e ferroadas graves é relativamente baixa nas nações desenvolvidas, há escassez de pesquisas clínicas relevantes; como consequência, a tomada de decisão terapêutica costuma basear-se em informações de relatos de caso.

ACIDENTES OFÍDICOS

EPIDEMIOLOGIA

As serpentes venenosas do mundo pertencem às famílias Viperidae (subfamília Viperinae: víboras do Velho Mundo; subfamília Crotalinae: Novo Mundo e Ásia), Elapidae (incluindo najas, cobras-coral, serpentes-do-mar, serpentes indianas e todas as serpentes venenosas australianas), Lamprophiidae (subfamília Atractaspidinae) e Colubridae (uma grande família em que a maioria das espécies não é venenosa). Em sua maioria, os acidentes ofídicos ocorrem nos países em desenvolvimento com climas temperados e tropicais onde as populações subsistem da agricultura e da pesca **(Fig. 460-1)**. Estimativas recentes indicam algo entre 1,2 e 5,5 milhões de acidentes ofídicos por ano em todo o mundo, com 421.000 a 1.200.000 envenenamentos e 81.000 a 138.000 mortes. Estimativas tão pouco precisas refletem a dificuldade de coletar dados acurados nas regiões mais afetadas por acidentes ofídicos; muitas vítimas nessas áreas não buscam atendimento médico ou não têm acesso a soros antiofídicos, e os sistemas de comunicação e registro em geral são precários.

ANATOMIA/IDENTIFICAÇÃO DAS SERPENTES

O típico aparelho de inoculação do veneno das serpentes consiste em glândulas bilaterais de peçonha situadas atrás dos olhos e presas maxilares anteriores ocas. Nos viperídeos, essas presas são longas e extremamente móveis; elas se retraem contra o teto da boca quando a serpente está em repouso e são trazidas à posição vertical para o bote. Nos elapídeos, as presas são fixas em uma posição ereta e têm tamanho menor, que pode levar a feridas menos diferenciadas após um envenenamento. Os colubrídeos não possuem glândulas venenosas, mas têm estruturas homólogas conhecidas como glândulas de Duvernoy. Cerca de 20 a 25% das picadas por crotalídeos, e um percentual maior de picadas de outras serpentes (até 75% das picadas por serpentes marinhas), são "secas", ou seja, não há liberação de veneno.

Pode ser difícil diferenciar as espécies de serpentes venenosas das não venenosas.* Identificar serpentes venenosas pelo padrão de cor pode ser enganoso, já que muitas serpentes não venenosas apresentam padrões de cores muito semelhantes aos das serpentes venenosas encontradas na mesma região. As serpentes viperídeas caracterizam-se pela cabeça triangular (uma característica compartilhada por muitas serpentes inofensivas), pupilas elípticas (também observadas em algumas serpentes não venenosas, como jiboias [*Boa constrictor*] e pítons) e grandes presas maxilares; os crotalídeos também possuem órgãos sensíveis ao calor (depressões), um de cada lado da cabeça, que auxiliam na localização das presas e no direcionamento do bote. A cascavel possui uma série de placas de queratina ocas e entrelaçadas (o chocalho) na extremidade da cauda, que emite um som característico quando a serpente vibra rapidamente sua cauda; esse som serve como sinal de aviso quando se sente ameaçada.

PEÇONHAS E MANIFESTAÇÕES CLÍNICAS

As peçonhas das serpentes são misturas altamente variáveis e complexas de enzimas, polipeptídeos, glicoproteínas e outros constituintes. Os componentes da peçonha podem variar amplamente, dependendo da espécie, da idade e da localização geográfica da serpente. As peçonhas podem provocar necrose tecidual local, afetar a via da coagulação em várias etapas, prejudicar a função de órgãos ou agir na junção neuromuscular, causando paralisia.

Após um envenenamento, o tempo até o início dos sintomas e para a apresentação clínica é muito variável, dependendo da espécie envolvida, da localização da picada e da quantidade de veneno injetado. Envenenamentos pela maioria dos viperídeos e por alguns elapídeos causam dor local progressiva, edema dos tecidos moles e equimose **(Fig. 460-2)**. Bolhas e vesículas com preenchimento sérico ou hemorrágico podem surgir no local da picada em um período de horas a dias. Nas picadas graves, a perda de tecido pode ser significativa **(Fig. 460-3)**. Os achados sistêmicos são variados e podem incluir fadiga generalizada, náuseas, alterações no paladar, dormência na boca, taquicardia ou bradicardia, hipotensão, miofasciculações, edema pulmonar, disfunção renal e hemorragia espontânea. Os envenenamentos por serpentes elapídeas neurotóxicas, como *kraits* (espécies de *Bungaryus*), muitas elapídeas australianas (p. ex., víbora-da-morte [espécies de *Acanthophis*] e cobras-tigre [espécies de *Notechis*]), e algumas najas (espécies de *Naja*), bem como algumas viperídeas (p. ex., a cascavel da América do Sul [*Crotalus durissus*], a cascavel de Mojave [*Crotalus scutulatus*] e certas víboras de Russell indianas [*Daboia russelii*]), causam disfunção neurológica. Os achados iniciais podem ser náuseas e vômitos, cefaleia, parestesias ou dormência e alteração do nível de consciência. As vítimas podem desenvolver anormalidades dos nervos cranianos (p. ex., ptose, dificuldade de deglutir), seguidas por perda de força motora periférica. O envenenamento grave pode resultar em paralisia do diafragma e levar à morte por insuficiência respiratória e aspiração. O envenenamento pela serpente do mar causa dor local (variável), mialgia generalizada, trismo, rabdomiólise e paralisia flácida progressiva; essas manifestações podem ser retardadas em várias horas.

---
*N. de R.T. Quatro gêneros de serpentes são de importância médica no Brasil; da família Crotalidae: *Crotalus* (cascavel), *Bothrops* (jararaca, urutu, cruzeiro, etc.) e *Lachesis* (surucucu). Da família Elapidae: *Micrurus* (coral verdadeira).

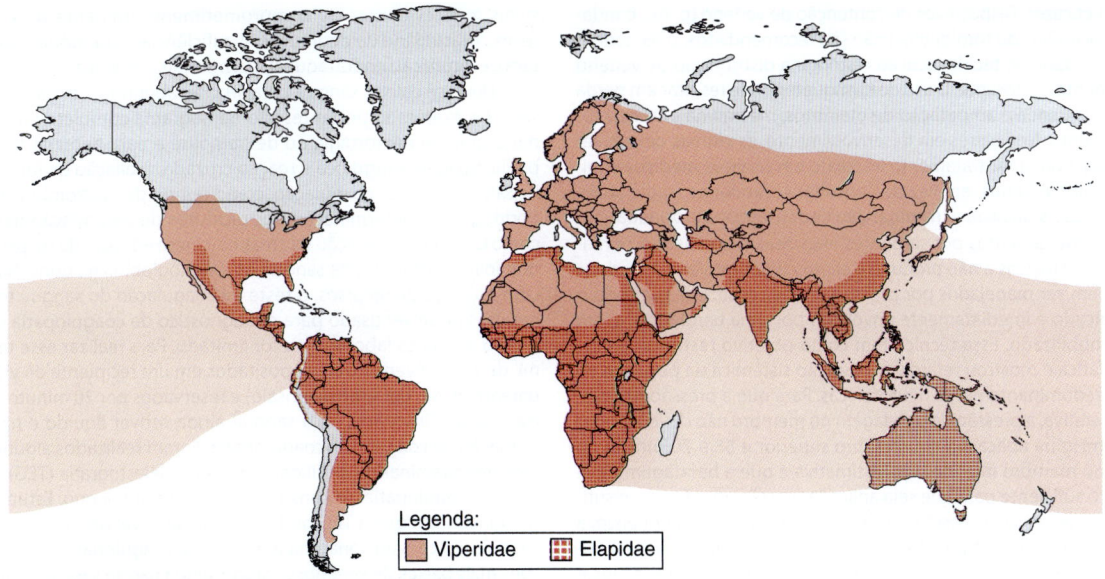

FIGURA 460-1 Distribuição geográfica das serpentes venenosas.

TRATAMENTO
Acidentes ofídicos

CONDUTA DE CAMPO

O aspecto mais importante da assistência pré-hospitalar de uma pessoa picada por serpente venenosa consiste no seu rápido transporte até um centro médico equipado para cuidados de suporte (vias aéreas, ventilação e circulação) e administração de antiveneno. Roupas apertadas e jóias perto do local da picada devem ser removidas para evitar constrição causada pelo possível edema de tecidos moles. Embora o cuidado da ferida não deva retardar o transporte, o ferimento deve ser limpo com sabão e água corrente e então coberto com curativo estéril. É recomendável aplicar algum tipo de imobilizador no membro picado para limitar o movimento e ajudar com o posicionamento. Se possível, a extremidade deve ser mantida em posição neutra e confortável na altura aproximada do coração. Não se aconselha a tentativa de capturar a serpente; em vez disso, fotografias digitais obtidas a uma distância segura podem auxiliar na identificação da serpente e nas decisões terapêuticas.

As medidas de primeiros socorros recomendadas no passado são, em sua maioria, pouco benéficas, e podem agravar o desfecho. Deve-se evitar incisões e/ou sucção no local da picada, pois estas medidas agravam o dano ao tecido local, aumentam o risco de infecção e não se

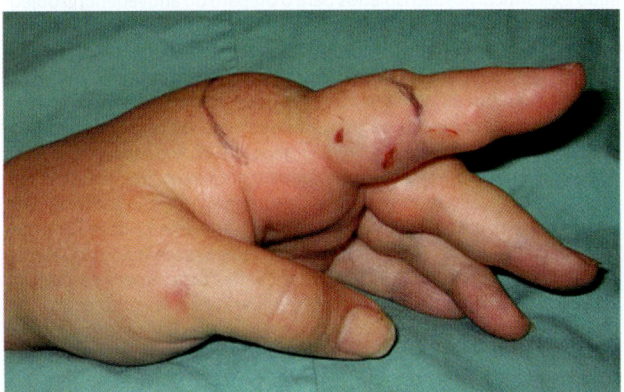

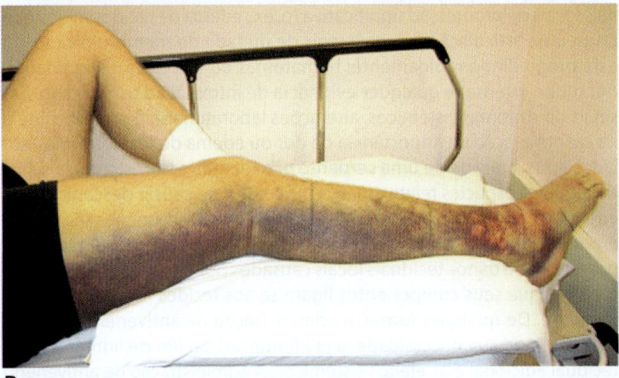

FIGURA 460-2 Envenenamentos por cascavel do Norte do Pacífico (*Crotalus oreganus oreganus*). **A.** Envenenamento moderadamente grave. Observe o edema e a equimose inicial 2 horas após picada no dedo. **B.** Envenenamento grave. Observe a equimose extensa 5 dias após picada no tornozelo. *(Cortesia de Robert Norris, com permissão.)*

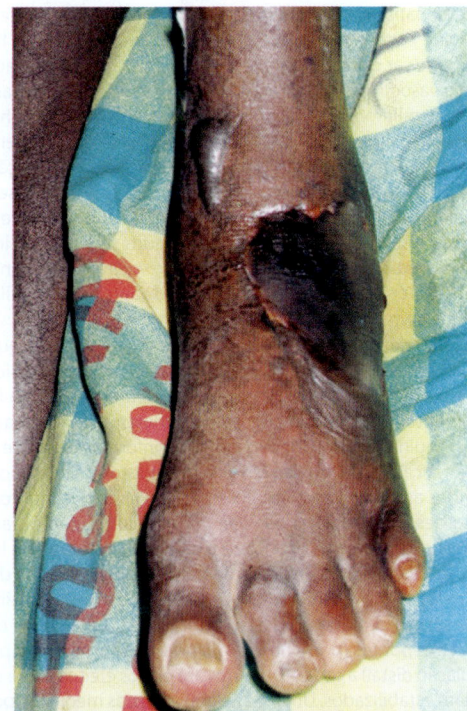

FIGURA 460-3 Estágios iniciais de necrose grave de espessura total 5 dias após picada de víbora de Russell (*Daboia russelii*) no Sudoeste da Índia. *(Cortesia de Robert Norris, com permissão.)*

mostraram eficazes. Dispositivos de contenção de veneno (p. ex., bandagens linfo-oclusivas ou torniquetes) não são recomendados, pois podem intensificar o dano ao tecido local ao restringir a distribuição de veneno potencialmente necrosante. O uso de torniquetes pode resultar em perda de função, isquemia e amputação de membros, mesmo na ausência de envenenamento. Nos países em desenvolvimento, as vítimas devem ser incentivadas a procurar tratamento imediato em serviços médicos equipados com antivenenos, em vez de consultar curandeiros tradicionais, levando a atraso significativo na obtenção de assistência apropriada.

Os envenenamentos por serpentes elapídeas, os quais são primariamente neurotóxicos e não produzem efeitos significativos nos tecidos locais, podem ser manejados por pressão-imobilização, em que todo o membro picado é imediatamente envolvido por uma bandagem e, em seguida, imobilizado. Essa técnica tem como objetivo restringir a drenagem linfática e mostrou retardar a absorção sistêmica da peçonha de espécies predominantemente neurotóxicas. Para que a pressão-imobilização seja efetiva, a pressão da bandagem no membro não deve exceder 40 a 70 mmHg na aplicação em membro superior e 55 a 70 mmHg na aplicação no membro inferior. Uma estimativa é que a bandagem deve estar justa o suficiente para que seja aplicada pressão, mas frouxa o suficiente para que um dedo possa ser inserido por baixo dela. Além disso, a vítima deve ser carregada para fora do campo, já que caminhar gera atividade de bombeamento muscular, que – independentemente do local anatômico da mordida – irá dispersar veneno para a circulação sistêmica. A pressão-imobilização só deve ser utilizada se a serpente agressora for identificada de modo confiável e houver certeza de que é principalmente neurotóxica; se a pessoa que estiver atendendo a vítima tiver experiência na aplicação de bandagem com pressão; se os suprimentos necessários estiverem facilmente disponíveis; e se houver possibilidade de a vítima ser totalmente imobilizada e carregada até o local de assistência médica – uma combinação rara de condições, em particular nas regiões onde essas picadas são mais comuns.

CONDUTA HOSPITALAR

A conduta hospitalar inicial deve enfatizar as vias aéreas, a respiração e a circulação da vítima. Pacientes com picadas no rosto ou no pescoço podem precisar de intubação endotraqueal precoce para prevenir perda de patência das vias aéreas causada pelo rápido edema de tecidos moles. Sinais vitais, ritmo cardíaco, saturação de oxigênio e débito urinário devem ser cuidadosamente monitorados. Dois acessos venosos de grande calibre devem ser instalados nos membros não atingidos. Em razão da possibilidade de coagulopatia, as tentativas de punção venosa devem ser reduzidas e os locais não compressíveis (p. ex., veia subclávia) evitados. A hipotensão inicial pode ser causada por fatores potencializadores de bradicinina, que levam à vasodilatação e ao acúmulo de sangue nos leitos vasculares esplâncnicos e pulmonares. Além disso, sangramento sistêmico, hemólise e perda de volume intravascular para os tecidos moles podem ter participação importante na hipotensão. A reanimação hídrica com solução salina isotônica (20-40 mL/kg por via intravenosa [IV]) deve ser iniciada se houver qualquer evidência de instabilidade hemodinâmica. Vasopressores (p. ex., norepinefrina, epinefrina) devem ser considerados se o choque induzido pela peçonha persistir mesmo após reanimação volêmica e administração do antiveneno (ver a seguir), já que a vítima pode apresentar anafilaxia aos componentes do veneno ou do próprio antiveneno.

Uma anamnese cuidadosa (incluindo horário da picada e quaisquer sintomas de envenenamento) deve ser obtida e um exame físico completo deve ser realizado, com foco na função neurovascular no local no envenenamento. No envenenamento de um membro, a palpação dos linfonodos inguinais ou axilares pode fornecer informações sobre a disseminação linfática. Bandagens ou envoltórios aplicados no campo devem ser removidos assim que possível, porém com o reconhecimento de que a liberação dessas ligaduras pode resultar em hipotensão ou arritmias quando o sangue estagnado acidótico e contendo a peçonha é liberado na circulação sistêmica. Para a avaliação objetiva da progressão do envenenamento local, o avanço do edema, da equimose e da sensibilidade à dor deve ser marcado na pele, e a circunferência do membro deve ser medida em três pontos (p. ex., no local da picada, na articulação proximal e na articulação distal) a cada 15 minutos até que os efeitos sobre o tecido local estejam estabilizados. Uma vez estabilizados, as medidas podem ser feitas a cada 1 a 2 horas. Durante esse período de observação, o membro picado deve ser colocado aproximadamente no nível do coração. Vítimas de envenenamento neurotóxico devem ser monitoradas cuidadosamente quanto a disfunção de nervo craniano (p. ex., ptose) que pode preceder sinais mais evidentes de comprometimento iminente de vias aéreas (p. ex., dificuldade de deglutição, insuficiência respiratória) que necessitam de intubação endotraqueal e ventilação mecânica.

Deve-se coletar sangue para análise laboratorial o mais rápido possível. Os exames importantes são hemograma completo para determinar o grau de hemorragia ou de hemólise e para detectar trombocitopenia; tipagem sanguínea e reação cruzada; avaliação de função renal e hepática; testes da coagulação, como tempo de protrombina e nível de fibrinogênios; determinação dos produtos de degradação das fibrinas, como D-dímeros; medição da creatina-cinase em caso de suspeita de rabdomiólise; e pesquisa de sangue ou de mioglobina na urina. Nas regiões com escassez de recursos, o teste de coagulação do sangue total de 20 minutos pode ser usado para o diagnóstico de coagulopatia quando o acesso a exames laboratoriais for limitado. Para realizar esse teste, 1 a 2 mL de sangue venoso são depositados em um recipiente de vidro transparente (p. ex., um tubo de ensaio) e reservados por 20 minutos. A amostra é, então, invertida. Se o sangue ainda estiver líquido e não houver formação de coágulo, há coagulopatia. Foram realizados alguns estudos recentes examinando a utilidade da tromboelastografia (TEG) na detecção de coagulopatia de consumo induzida por veneno. Estudos *in vitro* demonstraram que a TEG pode ser mais sensível do que os estudos de coagulação convencionais na detecção de coagulopatia com concentrações mais baixas de veneno; contudo, ainda não se sabe qual sua importância clínica. Nesse momento, não há evidências suficientes para sugerir o uso de TEG. Eletrocardiograma e radiografia de tórax podem ser úteis nos envenenamentos graves ou quando houver comorbidade significativa. Após terapia com antiveneno (ver adiante), os valores laboratoriais devem ser novamente verificados a cada 6 horas, até que se obtenha estabilidade clínica.

A base para o manejo dos acidentes ofídicos resultando em envenenamento significativo é a administração rápida de antiveneno específico. Os antivenenos são produzidos pela injeção da peçonha de serpentes com relevância médica em animais (em geral cavalos ou ovelhas). Uma vez que os animais desenvolvem anticorpos aos venenos, seu soro é colhido e os anticorpos são isolados para o preparo do antiveneno. O objetivo da administração de antiveneno é possibilitar a ligação dos anticorpos (ou de fragmentos de anticorpo) aos componentes circulantes do veneno para neutralizá-los antes que possam se fixar aos tecidos-alvo causando efeitos deletérios. Os antivenenos podem ser monoespecíficos (direcionados contra uma espécie particular de serpente) ou poliespecíficos (cobrindo várias espécies de uma região geográfica). A menos que se saiba que as espécies têm venenos homólogos, o antiveneno raramente oferece proteção cruzada contra espécies de serpentes que não sejam aquelas usadas na produção. Portanto, a escolha do antiveneno deve ser específica para a serpente agressora; se o antiveneno escolhido não tiver os anticorpos contra os componentes da peçonha dessa serpente específica, ele não produzirá qualquer benefício e poderá resultar em complicações desnecessárias (ver adiante). Nos Estados Unidos, auxílio para encontrar o antiveneno adequado pode ser obtido a partir de um centro de intoxicação local, que pode ser acessado 24 horas por dia.*

Para as vítimas de picadas por serpentes viperídeas ou elapídeas citotóxicas, as indicações para a administração de antiveneno incluem sinais locais de progressão significativa (p. ex., edema de tecidos moles que cruza uma articulação, envolve mais de metade do membro picado, ou está progredindo rapidamente; hematomas ou vesículas disseminadas; dor muito intensa) e qualquer evidência de intoxicação sistêmica (p. ex., sinais ou sintomas sistêmicos, alterações laboratoriais). É preciso cautela na determinação da importância de dor ou edema de tecidos moles isolados após a picada de uma serpente não identificada, visto que a saliva de algumas espécies relativamente inócuas pode causar desconforto ou edema leve no local da picada; nessas picadas, os antivenenos são inúteis e potencialmente prejudiciais. Os antivenenos têm eficácia limitada na prevenção de danos teciduais locais causados por peçonhas necrosantes, uma vez que seus componentes ligam-se aos tecidos locais muito rapidamente. De qualquer forma, a administração de antiveneno deve ser feita tão logo sua necessidade seja identificada, a fim de limitar a lesão tecidual adicional e os efeitos sistêmicos. A administração de antiveneno após picadas de elapídeas neurotóxicas está indicada ao primeiro sinal de qualquer evidência de neurotoxicidade (p. ex., disfunção de nervos cranianos, neuropatia periférica). Em geral, o antiveneno só é efetivo para

---

*N. de R.T. No Brasil, o telefone 0800 722 6001, da rede "Disque Intoxicação", direciona a chamada a um dos 36 Centros de Informação Toxicológica.

reverter a toxicidade ativa da peçonha; ele não produz qualquer benefício em termos de reversão dos efeitos que já tenham se estabelecido (p. ex., insuficiência renal, paralisia estabelecida) e que só irão melhorar com o passar do tempo e outras terapias de suporte.

Comentários específicos relacionados ao tratamento de acidentes ofídicos nos Estados Unidos e no Canadá são apresentados na Tabela 460-1. A bula que acompanha um determinado antiveneno deve ser consultada em busca de informações sobre as espécies cobertas, o método de administração, a dose inicial e a necessidade (se houver) de nova dose. Sempre que possível, recomenda-se que profissionais de saúde procurem o aconselhamento de especialistas no manejo de picadas de serpente sobre indicações e doses de antiveneno.

O antiveneno deve ser administrado apenas por via IV, e a infusão iniciada lentamente, com o profissional responsável à beira do leito pronto para intervir imediatamente ao primeiro sinal de reação adversa aguda. Na ausência de reação adversa, a velocidade de infusão pode ser aumentada de modo gradual até que se tenha administrado a dose plena (ao longo de aproximadamente 1 hora). Talvez haja necessidade de antiveneno adicional se o estado clínico agudo do paciente se agravar ou não se estabilizar, ou se os efeitos da peçonha inicialmente controlados reaparecerem. A decisão quanto à administração adicional de antiveneno a um paciente estabilizado deve ser baseada em evidências clínicas de circulação persistente de componentes não ligados do veneno. Para picadas de viperídeos, em geral se deve manter a administração de antiveneno até que a vítima mostre melhora definitiva (p. ex., redução da dor, estabilização dos sinais vitais, restauração da coagulação). Pode ser mais difícil reverter com antiveneno a neurotoxicidade de picadas de elapídeos. Uma vez estabelecida a neurotoxicidade e constatada a necessidade de intubação endotraqueal, doses adicionais de antiveneno provavelmente não serão benéficas. Nesses casos, a vítima deve ser mantida sob ventilação mecânica até haver recuperação, que pode levar vários dias ou semanas.

Reações adversas à administração de antiveneno incluem reações de hipersensibilidade precoces (anafilaxia) e tardias (doença do soro). Manifestações clínicas de hipersensibilidade precoce podem incluir taquicardia, suor frio, vômito, urticária, dispneia, edema laríngeo, brocospasmo e hipotensão. Embora recomendado por alguns fabricantes de antiveneno, o teste cutâneo para uma potencial hipersensibilidade não é sensível ou específico, e não apresenta benefício. Em nível global, a qualidade dos antivenenos é altamente variável; as taxas de reações anafiláticas agudas a alguns destes produtos passam de 50%. Dados mais recentes sobre as picadas de serpentes na América do Norte sugerem que a incidência de anafilaxia pelo antiveneno Crotalidae Polyvalent Immune Fab (CroFab®) (ovino) (BTG International Inc., West Conshohocken, PA) pode ser próximo a 1,1%. Existem evidências em apoio ao pré-tratamento de rotina com epinefrina subcutânea (0,25 mg de solução aquosa a 1:1.000) para prevenir reações anafiláticas agudas após a infusão de antiveneno. Embora amplamente praticado, o uso profilático de anti-histamínicos e glicocorticoides não se mostrou benéfico. A expansão modesta do volume intravascular do paciente com cristaloides pode reduzir os episódios de hipotensão aguda durante a infusão do antiveneno. Epinefrina e equipamentos para as vias aéreas devem estar sempre prontamente disponíveis. Caso o paciente desenvolva reação anafilática ao antiveneno, a infusão deve ser interrompida temporariamente e a reação tratada imediatamente com epinefrina intramuscular (IM) (0,01 mg/kg até 0,5 mg), anti-histamínicos IV (p. ex., difenidramina, 1 mg/kg até 50 mg), e um glicocorticoide (p. ex., hidrocortisona, 2 mg/kg até 100 mg). Uma vez que a reação tenha sido controlada, a gravidade do envenenamento indica doses adicionais de antiveneno, e a dosagem deve ser reiniciada assim que possível em uma velocidade mais baixa (5-10 mL/h) e ajustada a valores maiores conforme tolerado. Nos raros casos de hipotensão refratária, a infusão concomitante de epinefrina IV pode ser iniciada e titulada em função do efeito clínico enquanto o antiveneno é administrado. O paciente deve ser monitorado de perto durante esse tratamento, de preferência na emergência ou em ambiente de cuidados intensivos. A doença do soro caracteristicamente ocorre 1 a 2 semanas após a administração do antiveneno, e pode se apresentar como mialgias, artralgias, febre, calafrio, urticária, linfadenopatia ou disfunção renal ou neurológica. O tratamento da doença do soro é feito com glicocorticoide sistêmico (p. ex., prednisona oral, 1 a 2 mg/kg/dia) até que todos os sintomas tenham desaparecido, com retirada progressiva ao longo de 1 a 2 semanas. Anti-histamínicos e analgésicos por via oral proporcionam alívio adicional dos sintomas.

Raramente, há necessidade de hemoderivados no manejo do paciente envenenado. A peçonha de muitas espécies de serpentes pode depletar fatores da coagulação e causar redução das plaquetas ou do hematócrito. Entretanto, esses componentes costumam retornar a seus valores em poucas horas após a administração do antiveneno adequado. Se a necessidade de hemocomponentes for considerada grande (p. ex., contagem de plaquetas perigosamente baixa em paciente hemorrágico), esses produtos só devem ser aplicados após a administração do antiveneno adequado para se evitar qualquer contribuição adicional para coagulopatia de consumo.

A rabdomiólise deve ser manejada conforme o padrão com fluidos IV e monitoramento rigoroso do débito urinário. As vítimas que evoluírem com lesão renal aguda devem ser avaliadas por nefrologista e encaminhadas para hemodiálise ou diálise peritoneal, se necessário. Essa lesão renal costuma resultar de necrose tubular aguda e frequentemente é reversível. Contudo, se ocorrer necrose cortical bilateral, o prognóstico para a recuperação renal é menos favorável, e pode ser necessária diálise em longo prazo, com possibilidade de transplante renal.

Os envenenamentos por serpentes envolvem, em sua maioria, a deposição subcutânea do veneno. Por vezes o veneno é injetado mais profundamente nos compartimentos musculares, sobretudo se a serpente agressora for grande e a picada tiver ocorrido na mão, no antebraço ou no compartimento anterior da parte inferior da perna. O edema intramuscular do membro afetado pode ser acompanhado por dor intensa, redução da força, alteração da sensibilidade, cianose e aparente ausência de pulsos – sinais que sugerem síndrome compartimental. Se houver suspeita clínica de que o edema abaixo da fáscia muscular esteja impedindo a perfusão do tecido, a pressão intracompartimental deve ser aferida com técnica minimamente invasiva (p. ex., com cateter ou dispositivo de leitura digital). Se a pressão intracompartimental estiver elevada (> 30 a 40 mmHg), o membro deve ser mantido elevado enquanto se administra antiveneno. Se a pressão intracompartimental se mantiver elevada após 1 hora de tratamento, o paciente deve ser avaliado por cirurgião para possível fasciotomia. Embora as evidências obtidas de estudos com animais sugiram que a fasciotomia pode, na verdade, agravar a mionecrose, a descompressão compartimental ainda pode ser necessária para preservar a função neurológica. Felizmente, a incidência da síndrome compartimental é muito baixa após picadas de serpentes, sendo necessária a realização de fasciotomia em < 1% dos casos. Ainda assim, a vigilância é essencial.

Os inibidores da acetilcolinesterase (p. ex., edrofônio e neostigmina) podem promover melhora neurológica em pacientes picados por serpentes com neurotoxinas pós-sinápticas. As vítimas de acidentes ofídicos com evidências objetivas de disfunção neurológica devem receber uma prova terapêutica com inibidores da acetilcolinesterase, conforme delineia a Tabela 460-2. Se tiverem melhora, doses adicionais de neostigmina de ação prolongada podem ser administradas de acordo com a necessidade. Os inibidores da acetilcolinesterase não substituem a intubação endotraqueal ou a administração de antiveneno quando disponível.

Os cuidados com a ferida provocada pela picada incluem lavagem simples com água e sabão, aplicação de curativo estéril seco e imobilização do membro afetado com acolchoamento entre os dedos. Uma vez iniciada a terapia com antiveneno, o membro deve ser elevado acima do nível do coração para reduzir o edema. Os pacientes devem receber imunização contra tétano conforme indicado. Em geral, não há necessidade de antibióticos profiláticos após picadas por serpentes norte-americanas, visto que a incidência de infecção secundária é baixa. Em algumas regiões, infecções secundárias por bactérias são mais comuns e as consequências são sérias; nessas regiões, a terapia profilática com antibióticos de amplo espectro pode ser indicada. A antibioticoterapia também pode ser considerada se os primeiros socorros inadequados incluíram incisão ou sucção com a boca no local da picada. O controle da dor pode ser obtido com paracetamol ou analgésicos opioides. Salicilatos e anti-inflamatórios não esteroides devem ser evitados, considerando seus efeitos potenciais na coagulação sanguínea.

Os cuidados da ferida nos dias que se seguem à picada devem incluir desbridamento asséptico cuidadoso do tecido evidentemente necrótico, assim que a coagulopatia for completamente revertida. Não se deve mexer nas vesículas intactas repletas de soro ou nas bolhas hemorrágicas. Se sofrerem ruptura, será necessário desbridamento com técnica estéril. Qualquer desbridamento do músculo lesionado deve ser conservador, uma vez que há evidências de que o músculo pode ter recuperação significativa após a terapia com antiveneno.

A fisioterapia deve ser iniciada assim que possível, para auxiliar a vítima no retorno a um estado funcional. A incidência de perda prolongada

TABELA 460-1 ■ Conduta nas picadas de serpentes venenosas nos Estados Unidos e no Canadá[a]

Picadas por crotalídeos: cascavel (*Crotalus* e *Sistrurus spp.*), mocassins d'água (*Agkistrodon piscivorus*) e trigonocéfalos como a cobra cabeça-de-cobre (*Agkistrodon contortrix*)

- Estabilizar vias aéreas, respiração e circulação.
- Instituir monitoramento de sinais vitais, ritmo cardíaco e saturação de oxigênio.
- Instalar dois acessos IV de grande calibre.
  - Se o paciente estiver hipotenso, administrar soro fisiológico em *bolus* (20-40 mL/kg IV).
- Colher história detalhada e realizar exame físico completo.
- Se possível, identificar a serpente agressora.
- Medir/registrar a circunferência do membro picado a cada 15 minutos até estabilização do edema. Uma vez estabilizado, fazer as medições a cada 1 hora.
- Solicitar exames laboratoriais (hemograma completo, tipagem sanguínea e reação cruzada, painel metabólico, TP/INR/TTP, nível de fibrinogênio, PDF, CK, exame de urina).
  - Se os resultados forem normais, repetir hemograma completo, TP/INR/TTP, nível de fibrinogênio e PDF a cada 4 horas até ter certeza de não ter havido envenenamento sistêmico.
  - Se os resultados forem anormais, repetir a cada 6 h após a administração do antiveneno até que o edema tenha estabilizado (ver adiante).
- Determinar a gravidade do envenenamento.
  - Nenhuma: apenas as marcas das presas (picada "seca").
  - Leve: apenas achados locais (p. ex., dor, equimose, edema não progressivo).
  - Moderada: edema evidentemente progredindo, sinais ou sintomas sistêmicos e/ou anormalidades laboratoriais.
  - Grave: disfunção neurológica, angústia respiratória, e/ou instabilidade/choque cardiovascular.
- Entrar em contato com o centro regional de intoxicação.
- Localizar e administrar antiveneno, conforme indicado. Crotalidae Polyvalent Immune Fab (CroFab®) (ovino) (BTG International Inc., West Conshohocken, PA) ou Crotalidae Immune F(ab')2 (Anavip®) (equino) (Instituto Bioclon S.A de C.V., Tlalpan CDMX, México).
  - Dose inicial:
    - Baseada na gravidade do envenenamento.
      - Nenhuma ou leve: não administrar.
      - Moderada: CroFab® (4-6 ampolas), Anavip® (10 ampolas)
      - Grave: CroFab® (6 ampolas), Anavip® (10 ampolas)
    - Diluir as ampolas reconstituídas em 250 mL de soro fisiológico isotônico.
    - Infundir por via IV durante 1 h (sob supervisão médica próxima).
      - Iniciar com 25-50 mL/h nos primeiros 10 min.
      - Se não houver reação alérgica, aumentar para 250 mL/h.
  - Se houver reação aguda ao antiveneno:
    - Interromper a infusão.
    - Tratar com doses-padrão de epinefrina (IM ou IV; a via IV só é usada em caso de hipotensão grave), anti-histamínicos (IV) e glicocorticoides (IV).
    - Quando a reação estiver controlada, reiniciar o antiveneno o quanto antes (em uma velocidade de 5-10 mL/h; ajustar para doses maiores conforme tolerado).
  - Monitorar o estado clínico durante 1 h.
    - Estável ou melhor: internação hospitalar.
    - Progressivo ou sem melhora: repetir dose inicial. Manter este padrão até que o quadro do paciente estabilize ou melhore. Internar na UTI se possível.
- Raramente, haverá necessidade de hemocomponentes; se necessários, devem ser aplicados apenas após a administração do antiveneno.
- Se necessário, oferecer a vacina antitetânica.
- Não há necessidade de antibioticoterapia profilática, a não ser que os cuidados pré-hospitalares tenham incluído incisões ou sucção com a boca.
- Controle da dor: administrar paracetamol e/ou opioides conforme necessário; evitar salicilatos e anti-inflamatórios não esteroides.
- Internação hospitalar da vítima. (Se não houver evidência de envenenamento, monitorar por 8-12 h antes da alta.)
  - Administrar mais doses de antiveneno: CroFab® (2 ampolas a cada 6 horas em 3 doses adicionais), Anavip® (4 ampolas para coagulopatia recorrente).
  - Monitorar sinais de elevação da pressão intracompartimental (ver texto).
  - Fornecer cuidados com a ferida (ver texto).
  - Iniciar fisioterapia (ver texto).
- Por ocasião da alta, o paciente deve ser alertado sobre a possibilidade de coagulopatia recorrente e sinais/sintomas de doença do soro. Agendar novos exames laboratoriais para monitorar a recorrência de coagulopatia.

Picadas de serpentes corais: *Micrurus fulvius*, *Micrurus tener* e *Micruroides euryxanthus*

- Estabilizar vias aéreas, respiração e circulação.
- Instituir monitoramento de sinais vitais, ritmo cardíaco e saturação de oxigênio.
- Instalar dois acessos IV de grande calibre e iniciar infusão de soro fisiológico.
- Colher história detalhada e realizar exame físico completo.
- Se possível, identificar a serpente agressora.
- Os exames laboratoriais provavelmente não terão utilidade.
- Entrar em contato com o centro regional de intoxicação.
- Localizar e administrar antiveneno, conforme indicado: Antiveneno (*Micrurus fulvius*) (equino) (geralmente chamado North American Coral Snake Antivenin; Pfizer Inc., Filadélfia).
  - Consultar a bula inserida na embalagem do antiveneno.
  - Diluir 3-5 ampolas reconstituídas em 250-500 mL de soro fisiológico isotônico.
  - Infundir por via IV durante 1 h (sob supervisão médica próxima).
  - Se os sinais de envenenamento progredirem a despeito do tratamento inicial com antiveneno, repetir a dose inicial (podem ser necessárias até 10 ampolas).
- Se houver reação adversa aguda ao antiveneno:
  - Interromper a infusão.
  - Tratar com doses-padrão de epinefrina (IM ou IV; a via IV só é usada em caso de hipotensão grave), anti-histamínicos (IV) e glicocorticoides (IV).
  - Quando a reação estiver controlada, reiniciar o antiveneno o quanto antes (em uma velocidade de 5-10 mL/h; ajustar para doses maiores conforme tolerado).
- Se houver evidência de disfunção neurológica (p. ex., qualquer anormalidade de nervos cranianos):
  - Administrar prova terapêutica com inibidores da acetilcolinesterase (Tab. 460-2).
  - Na presença de qualquer evidência de dificuldade na deglutição ou respiração, proceder à intubação endotraqueal com suporte ventilatório (pode ser necessária por vários dias ou semanas).

(Continua)

TABELA 460-1 ■ Conduta nas picadas de serpentes venenosas nos Estados Unidos e no Canadá[a] *(Continuação)*
• Se necessário, oferecer a vacina antitetânica.
• Não há necessidade de antibioticoterapia profilática, a não ser que os cuidados pré-hospitalares tenham incluído incisões ou sucção com a boca.
• Internação hospitalar do paciente (UTI), mesmo se não houver qualquer evidência de envenenamento; observação por pelo menos 24 h.

[a] Essas recomendações são específicas para os cuidados com as vítimas de picadas de serpentes venenosas nos Estados Unidos e no Canadá e não devem ser aplicadas para picadas em outras regiões do mundo.
Siglas: CK, creatina-cinase; IM, intramuscular; IV, intravenoso; PDF, produtos de degradação da fibrina; TP/INR/TTP, tempo de protrombina/razão normalizada internacional/tempo de tromboplastina parcial; UTI, unidade de terapia intensiva.

da função (p. ex., redução da amplitude de movimentos, comprometimento da função sensitiva) não está bem estabelecida.

Todo paciente com sinais de envenenamento deve ser observado no hospital durante pelo menos 24 horas. Na América do Norte, um paciente com picada de viperídea aparentemente "seca" deve ser cuidadosamente monitorado por pelo menos 8 a 12 horas antes da alta, visto que, em certas ocasiões, verifica-se toxicidade significativa com retardo de várias horas. O início dos sintomas sistêmicos costuma ser tardio, ocorrendo muitas horas após picadas por certas elapídeas (incluindo as corais, espécies de *Micrurus*), algumas viperídeas não norte-americanas (p. ex., por *Hypnale hypnale*) e serpentes marinhas. Pacientes picados por estas serpentes devem ser observados no hospital por pelo menos 24 horas. A internação em unidade de terapia intensiva é recomendada para pacientes com achados clínicos progressivos mesmo após administração inicial de antiveneno, para os que foram picados na cabeça, pescoço ou outros locais de alto risco, e para aqueles que desenvolvem reação aguda de hipersensibilidade ao antiveneno.

Por ocasião da alta, as vítimas de acidentes ofídicos devem ser alertadas sobre sinais e sintomas de infecção da ferida, sobre o desenvolvimento da doença do soro relacionada à administração de antiveneno e sobre sequelas potenciais de longo prazo, como insuficiência hipofisária nas picadas de víbora de Russell (*D. russelii*). Se ocorreu coagulopatia nos estágios agudos do envenenamento, pode haver recorrência durante 2 a 3 semanas após a picada, já que os antígenos do veneno podem ter meias-vidas mais longas do que os seus antivenenos correspondentes; nesse caso, as vítimas devem ser aconselhadas a evitar cirurgias eletivas ou atividades com alto risco de traumatismo neste período. Novos exames laboratoriais (p. ex., hemograma completo, tempo de protrombina, nível de fibrinogênios) devem ser agendados para monitorar a recorrência de coagulopatia. Há indicação de tratamento analgésico, cuidados com a ferida e fisioterapia.

MORBIDADE E MORTALIDADE

As taxas globais de mortalidade para as vítimas de picadas de serpentes venenosas são baixas nas regiões com acesso rápido a cuidados médicos e antivenenos apropriados. Nos Estados Unidos, por exemplo, a taxa de mortalidade é menor que 1% entre as vítimas que recebem antiveneno. As cascavéis de dorso diamantino do Leste e do Oeste (*Crotalus adamanteus* e *Crotalus atrox*, respectivamente) são responsáveis pela maioria das mortes por picada de serpente nos Estados Unidos. As serpentes responsáveis por um grande número de mortes em outros países incluem najas (*Naja* spp.), víbora-tapete e víbora de escamas serreadas (*Echis* spp.), víbora de Russell (*D. russelii*), grandes víboras africanas (*Bitis* spp.), crotalídeos de cabeça lanceolada (*Bothrops* spp.) e cascavéis tropicais (*C. durissus*).

A incidência de morbidade – definida como perda funcional permanente em um membro picado – é difícil de estimar, porém é substancial. A morbidade pode ser causada pela lesão muscular, nervosa ou vascular, ou pela contratura da cicatriz. Essa morbidade pode ter consequências devastadoras para as vítimas nas regiões em desenvolvimento quando perdem sua capacidade de trabalho e de sustento da família. Nos Estados Unidos, a perda funcional tende a ser mais comum e mais grave após picadas de cascavéis do que após picadas por trigonocéfalos como a cobra cabeça-de-cobre (*Agkistrodon contortrix*) ou mocassins d'água (*Agkistrodon piscivorus*).

CONSIDERAÇÕES GLOBAIS

Em maio de 2019, a Organização Mundial da Saúde anunciou uma estratégia abrangente para controlar e prevenir os acidentes ofídicos no mundo todo, com o objetivo de reduzir o número de mortes e casos de incapacidade por picadas de cobra em 50% até 2030. Tal estratégia foi desenvolvida por meio de quatro princípios centrais: empoderamento e engajamento das comunidades, garantia de tratamentos eficazes e seguros, fortalecimento dos sistemas de saúde e melhora das parcerias, da coordenação e dos recursos. Em muitos países em desenvolvimento onde os acidentes ofídicos são comuns, o acesso limitado à assistência médica e ao antiveneno contribuem para as altas taxas de morbidade e mortalidade. Dados recentes mostram que 6,85 bilhões de pessoas vivem em regiões habitadas por serpentes, com mais de 10% das pessoas vivendo a mais de 1 hora de distância de um centro urbano. Com frequência, os antivenenos disponíveis são inapropriados e ineficazes contra os venenos das serpentes nativas clinicamente importantes. Nessas regiões, são necessárias mais pesquisas para determinar o verdadeiro impacto das picadas de serpentes venenosas e a necessidade de antivenenos específicos tanto em termos de quantidade quanto de espectro de cobertura. Deve-se dispor de antivenenos apropriados nos locais com maior probabilidade de contato médico inicial dos pacientes (p. ex., centros de atenção primária à saúde) a fim de minimizar a prática comum de encaminhar as vítimas a níveis superiores, de assistência mais distantes, para iniciar o tratamento com antiveneno. Tão importante quanto a obtenção dos antivenenos corretos nas regiões subdesenvolvidas é a necessidade de educar as populações sobre a prevenção das picadas de serpentes e treinar os profissionais de saúde para a adoção de condutas apropriadas. Protocolos locais redigidos com contribuições significativas dos profissionais de saúde com experiência na região em questão devem ser desenvolvidos e distribuídos. Aqueles que cuidam de vítimas de picadas de serpentes nesses postos de saúde frequentemente distantes devem ter as habilidades e a confiança necessárias para iniciar o tratamento com antiveneno (e tratar as possíveis reações) o mais cedo possível, quando indicado.*

TABELA 460-2 ■ Uso de inibidores da acetilcolinesterase no envenenamento por serpentes neurotóxicas e conídeos
1. Pacientes com evidências inequívocas de neurotoxicidade (p. ex., ptose ou incapacidade de manter o olhar para cima) devem receber uma prova terapêutica de edrofônio (quando disponível) ou neostigmina.
a. Pré-tratamento com atropina: 0,6 mg IV (crianças, 0,02 mg/kg; com o mínimo de 0,1 mg)
b. Tratar com:
c. Edrofônio: 10 mg IV (crianças, 0,25 mg/kg)
ou
Neostigmina: 0,02 mg/kg IV ou IM (crianças, 0,04 mg/kg)
2. Se houver evidências objetivas de melhora após 30 min, tratar com:
a. Neostigmina: 0,5 mg IV, IM ou SC (crianças, 0,01 mg/kg) a cada hora de acordo com a necessidade
b. Atropina: 0,6 mg IV em infusão contínua ao longo de 8 h (crianças, 0,02 mg/kg em 8 h)
3. Monitorar as vias aéreas e, se necessário, proceder à intubação endotraqueal.

---

*N. de R.T. No Brasil, os soros antipeçonhentos são produzidos pelo Instituto Butantan (São Paulo), Fundação Ezequiel Dias (Minas Gerais) e Instituto Vital Brazil (Rio de Janeiro). Toda a produção é distribuída pelo Ministério da Saúde para todo o país, por meio das Secretarias Estaduais de Saúde. Assim, o soro está disponível em serviços de saúde e é oferecido gratuitamente aos acidentados. (Fonte: Hospital Vital Brazil – Instituto Butantan, http://www.butantan.gov.br/atendimento-medico/hospital-vital-brazil).

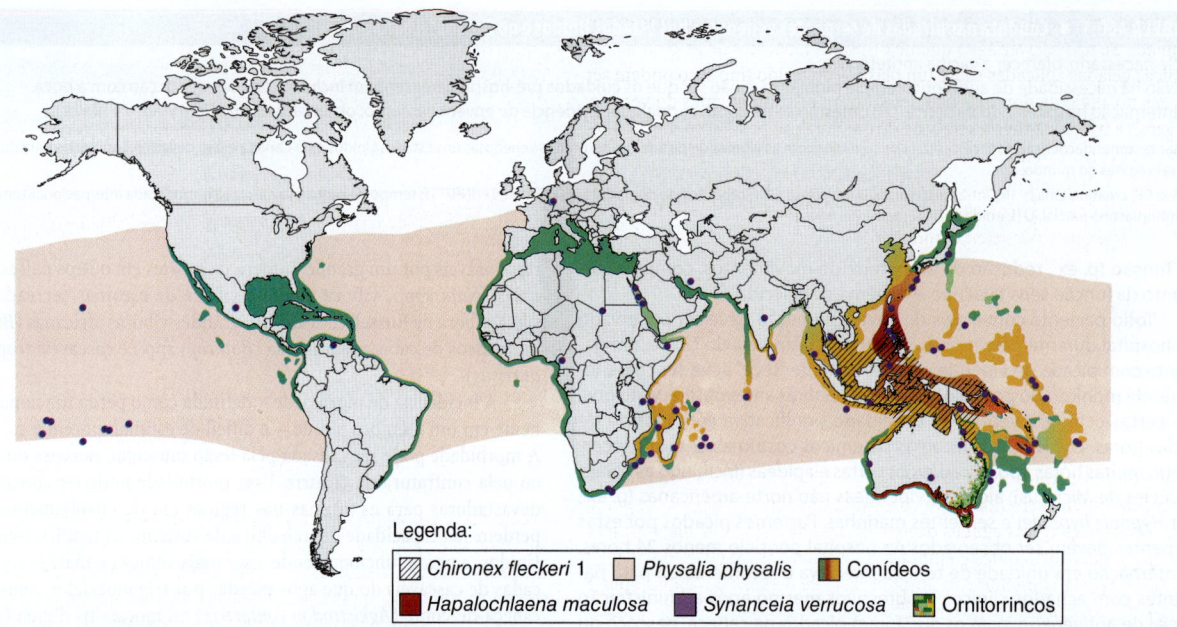

Legenda:
- ▨ *Chironex fleckeri* 1
- ▢ *Physalia physalis*
- ▮ Conídeos
- ▮ *Hapalochlaena maculosa*
- ▮ *Synanceia verrucosa*
- ▮ Ornitorrincos

FIGURA 460-4 Distribuição geográfica dos animais marinhos venenosos.

ENVENENAMENTO POR ANIMAIS MARINHOS

Como a maioria dos casos de envenenamento por animais marinhos é leve, sua incidência global é provavelmente subestimada. Grande parte do tratamento do envenenamento por criaturas marinhas é de suporte, mas há alguns antivenenos específicos disponíveis. Esta seção fornece uma orientação geral, e o manejo do paciente deve ser ajustado aos padrões de prática e prevalência conhecida de espécies venenosas na região (Fig. 460-4).

INVERTEBRADOS

Cnidários Os cnidários – como hidroides, corais de fogo, águas-vivas, caravelas e anêmonas-do-mar – possuem milhares de organelas urticantes especializadas, denominadas *cnidocistos* (um termo que engloba os nematocistos, os pticocistos e os espirocistos) distribuídas ao longo dos seus tentáculos. Nematocistos contêm um fio oco espiralado banhado em peçonha que é liberado quando provocado por estímulos mecânicos, alterações osmóticas ou outros estímulos químicos (Fig. 460-5). A peçonha contém enzimas (fosfolipases, metaloproteases), toxinas formadoras de poros, neurotoxinas, e substâncias bioativas não proteicas, como tetramina, 5-hidroxi-triptamina, histamina e serotonina. A peçonha flui pelo fio oco para a pele da vítima. Os cnidocistos que possuem farpas nas extremidades de seus fios podem penetrar a pele humana; assim, apenas um subconjunto de cnidários é tóxico para os humanos.

As vítimas geralmente relatam sensação imediata de queimação, prurido, parestesias e latejamento doloroso com irradiação. A pele se torna hiperemiada, escurecida, edemaciada e formam-se vesículas, e pode haver sinais de necrose superficial. Uma minoria das vítimas desenvolve toxicidade sistêmica que afeta os sistemas cardiovascular, respiratório, gastrintestinal e nervoso, especialmente após ferroadas por anêmonas, espécies de *Physalia* e cifozoários. Também podem ocorrer anafilaxia e infecção secundária por bactérias marinhas.

Centenas de mortes foram relatadas, muitas causadas por *Chironex fleckeri*, *Stomolophus nomurai*, *Physalia physalis* e *Chiropsalmus quadrumanus*. A síndrome de Irukandji é uma condição potencialmente fatal associada ao envenenamento pela água-viva australiana *Carukia barnesi* e espécies de *Malo*. Os sintomas geralmente manifestam-se em 30 minutos e incluem hipertensão; taquicardia; dor lombar, abdominal e torácica intensa; náusea e vômitos; e cefaleia. Nos casos mais graves, as vítimas podem desenvolver hemorragia cerebral, edema cerebral, miocardiopatia, edema pulmonar e hipotensão sistêmica. A liberação maciça de catecolaminas endógenas induzida pelos componentes do veneno parece ser a causa subjacente dessa síndrome.

O manejo inicial deve concentrar-se em remover a vítima da água e descontaminar a pele. O afogamento é uma causa de morte comum após intoxicação significativa por *Cnidarian*. Quando a vítima estiver em terra ou em um barco, a pele deve ser descontaminada com solução salina ou água do mar. Profissionais com equipamento de proteção devem remover cuidadosamente quaisquer tentáculos aderentes. O vinagre (ácido acético a 5%) parece ser útil para o alívio da dor causada por várias espécies, especialmente na região do Indo-Pacífico onde *C. fleckeri* e *C. barnesi* são comuns. Nessa região, a descontaminação com vinagre deve ser seguida por imersão em água morna até 45 °C. O vinagre pode aumentar a descarga do nematocisto em *P. physalis* e *C. quinquecirrha*, espécies comuns nos Estados Unidos. Nos Estados Unidos, devem-se recomendar às vítimas a descontaminação com água do mar e então imersão das áreas afetadas em água morna. Alternativamente, o vinagre pode ser testado em uma área pequena da

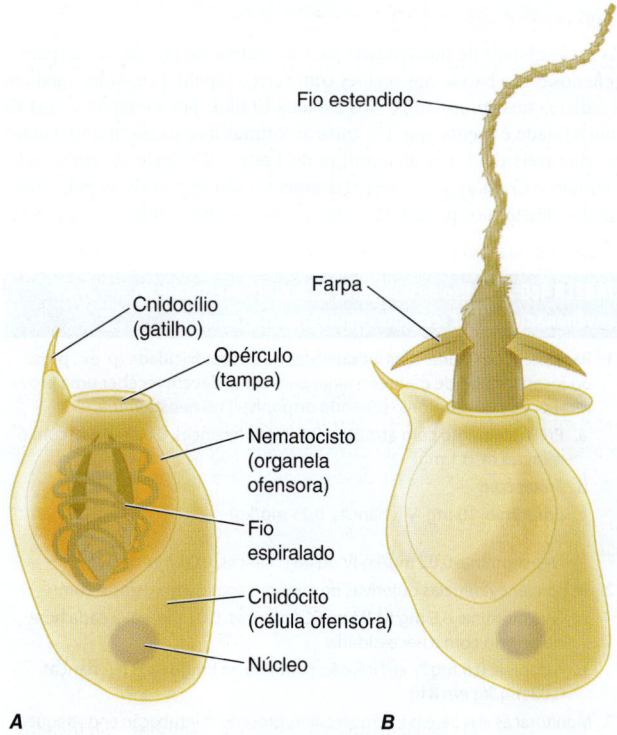

FIGURA 460-5 Esquema de um nematocisto. **A.** Não liberado. Observe o fio oco espiralado banhado em peçonha. **B.** Liberado.

pele afetada para avaliar os efeitos antes de realizar a descontaminação por completo. Se não houver água quente disponível, pacotes de gelo ou bolsas térmicas geladas aplicadas sobre um plástico ou tecido fino seco podem ser eficazes no alívio da dor, mas não desnaturam os componentes do veneno. Em geral, a fricção agrava a sensação de queimadura pelos cnidocistos aderentes e deve ser evitada.

Após a descontaminação, a aplicação tópica de um anestésico local, anti-histamínico ou glicocorticoide pode ser útil para o controle dos sintomas. A dor intensa persistente pode ser tratada com analgésicos opioides. Espasmos musculares podem responder ao diazepam IV (2-5 mg, titulando para cima conforme necessário). Um antiveneno está disponível no Seqirus (um afiliado dos Commonwealth Serum Laboratories) para ferroadas por vespas do mar encontradas em águas da Austrália, do Índico e do Pacífico. Estudos recentes levantaram dúvidas acerca da eficácia do antiveneno, e não há relatos de sobrevida diretamente atribuível à sua administração. O uso de antiveneno ainda é recomendado quando disponível, mas não deve substituir os cuidados de suporte agressivos (ver "Fontes de antivenenos e outros auxílios", adiante). Reações adversas ao antiveneno incluem reações de hipersensibilidade precoces (anafilaxia) e tardias (doença do soro). Reações alérgicas agudas devem ser tratadas com anti-histamínicos sistêmicos, glicocorticoides e epinefrina, quando adequado. A doença do soro tardia é relativamente comum, tipicamente ocorre 5 a 10 dias após a administração do antiveneno e geralmente responde bem a 5 dias de glicocorticoides orais.

Para o tratamento da síndrome de Irukandji, talvez seja necessário administrar analgésicos opioides, além de terapia anti-hipertensiva agressiva. Agentes anti-hipertensivos apropriados incluem fentolamina, nicardipino, nitroprussiato, nitroglicerina e sulfato de magnésio IV. Os antagonistas β-adrenérgicos devem ser evitados devido ao risco de piora da hipertensão por efeitos alfa-adrenérgicos sem oposição. Todas as vítimas com reações sistêmicas devem ser mantidas em observação no mínimo por 6 a 8 horas aguardando pelo rebote de qualquer terapia e devem ser monitoradas para arritmias cardíacas.

O Safe Sea (Nidaria Technology Ltd.), um bloqueador solar "à prova de águas-vivas" aplicado à pele antes de entrar na água, inativa os mecanismos de reconhecimento e descarga dos nematocistos; ele pode prevenir ou reduzir os efeitos das picadas por celenterados. Sempre que possível, deve-se usar roupa de mergulho ao entrar em águas oceânicas.

Esponjas-do-mar Muitas esponjas produzem irritantes conhecidos como crinotoxinas. Tocar uma esponja-do-mar pode resultar em dermatite de contato. Se as espículas de sílica ou de carbonato de cálcio da esponja penetrarem na pele, o resultado pode ser dermatite irritativa. A pele afetada deve ser seca, e utiliza-se fita adesiva, película facial comercial ou uma camada fina de cimento de borracha para remover as espículas. Aplica-se vinagre imediatamente, com aplicações repetidas de 10 a 30 minutos, 3 a 4 vezes por dia, subsequentemente. Corticosteroides em creme ou anti-histamínicos orais também podem fornecer alívio sintomático. Os corticosteroides sistêmicos devem ser reservados para reações alérgicas graves (como vesiculação grave) ou eritema multiforme. As reações leves geralmente diminuem em 7 dias. A intoxicação grave pode levar a febre, calafrios e espasmos musculares. A descamação da pele afetada também foi descrita e pode ocorrer em até 2 meses após a exposição. O cuidado de feridas laboratorial é essencial para monitorar uma possível infecção secundária.

Vermes anelídeos Os vermes anelídeos (poliquetas) são cobertos por cercas quitinosas capazes de penetrar a pele humana e produzir sintomas dérmicos semelhantes aos do envenenamento por *Cnidarian*, incluindo dor, formigamento, urticária e descoloração. A dor geralmente diminui em algumas horas, mas a urticária pode persistir por dias, e a descoloração, por semanas (Fig. 460-6). Deve-se instruir as vítimas a não arranhar/coçar, pois isso pode causar a quebra das cerdas e complicar a sua remoção, aumentando o risco de infecção secundária. As cerdas visíveis devem ser removidas com pinça, fita adesiva, cimento de borracha ou uma máscara facial comercial. Banhar a pele afetada em vinagre pode fornecer alívio sintomático. A inflamação intensa pode ser tratada com anti-histamínicos ou corticosteroides sistêmicos.

Ouriços-do-mar Os ouriços-do-mar possuem espinhos calcificados, ocos ou repletos de veneno ou pedicelárias em forma de pinça e flexíveis com glândulas de veneno. O veneno contém substâncias semelhantes à

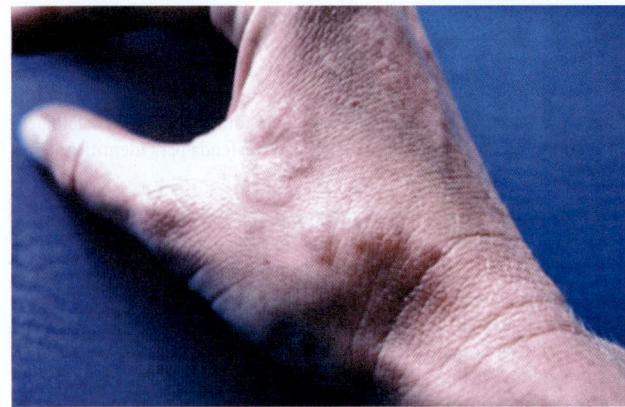

FIGURA 460-6 **Erupção na mão de um mergulhador** causada pelas cerdas de uma poliqueta. *(Cortesia de Paul Auerbach, com permissão.)*

bradicinina, glicosídeos esteroides, hemolisinas, proteases, serotonina e substâncias colinérgicas. O envenenamento causa início imediato de dor intensa, edema e eritema. Se múltiplos espinhos penetrarem a pele, o paciente pode evoluir com sintomas sistêmicos, incluindo náusea, vômitos, dormência, paralisia muscular e angústia respiratória. Foram relatadas sinovite e artrite após penetração no espaço articular. Os espinhos retidos podem causar a formação de granulomas dolorosos.

A parte afetada deve ser imersa em água morna até 45 °C. Os espinhos introduzidos devem ser removidos com cuidado, pois podem se quebrar e deixar resíduos alojados na vítima. A radiografia, ultrassonografia ou RM dos tecidos moles podem ser usadas para avaliar a presença de fragmentos retidos. A remoção cirúrgica pode ser necessária, especialmente se os espinhos estiverem próximos a estruturas vitais (p. ex., articulações, feixes neurovasculares). Granulomas por espinhos retidos são sensíveis a excisão ou injeção intralesional de triancinolona acetonida. A artrite decorrente de penetração articular foi tratada com sinovectomia.

Estrelas-do-mar A coroa-de-espinhos (*Acanthaster planci*) produz um veneno viscoso que cobre a superfície dos seus espinhos (Fig. 460-7). O veneno contém saponinas com propriedades hemolíticas, miotóxicas, hepatotóxicas e anticoagulantes. A punção cutânea causa imediatamente dor, sangramento e edema local. Punções múltiplas podem resultar em reações como paralisia muscular local. Os espinhos quebram facilmente, e fragmentos retidos podem causar lesões granulomatosas e sinovite. Os indivíduos envenenados são beneficiados por terapia de imersão em água quente, anestesia local, limpeza da ferida, exames de imagem e possível exploração para retirada de espinhos e material estranho. Os componentes hemolíticos e hepatotóxicos são menos termolábeis do que outros constituintes do veneno; a imersão em água morna pode não prevenir a intoxicação sistêmica.

Pepinos-do-mar Os pepinos-do-mar excretam holoturina (uma toxina líquida semelhante à cantaridina) a partir do seu ânus. Essa toxina é, então, concentrada nos tentáculos que são projetados quando o animal é

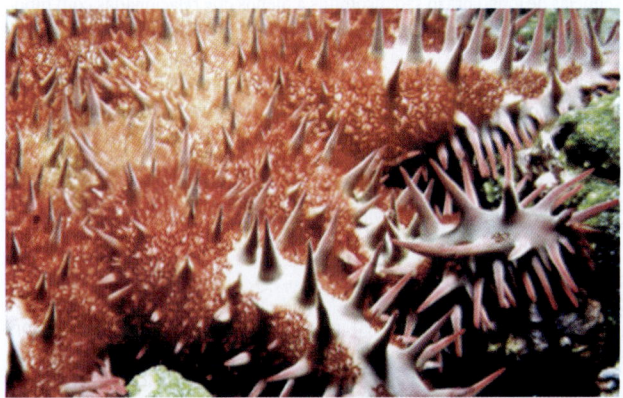

FIGURA 460-7 Espinhos da estrela-do-mar coroa-de-espinhos (*Acanthaster planci*). *(Cortesia de Paul Auerbach, com permissão.)*

ameaçado. Sob a água, a holoturina induz dermatite de contato mínima, mas pode causar irritação significativa na córnea e conjuntiva se houver contato ocular. Uma reação grave pode causar cegueira. A pele deve ser descontaminada com vinagre. O olho deve ser anestesiado com uma ou duas gotas de proparacaína a 0,5% e irrigado copiosamente com soro fisiológico, ocorrendo subsequente exame com lâmpada de fenda para identificar lesão de córnea.

Conídeos Os conídeos utilizam dentes destacáveis em forma de dardos para injetar as conotoxinas nas vítimas. Várias conotoxinas foram identificadas, incluindo algumas que interferem com os canais iônicos neuronais e cardíacos e outras que antagonizam os receptores de acetilcolina neuromusculares. As perfurações resultam em feridas pequenas e dolorosas seguidas por isquemia, cianose e dormência locais. Também foram documentados síncope, disfagia, disartria, ptose, borramento da visão e prurido. Alguns envenenamentos induzem paralisia levando à insuficiência respiratória. Arritmias cardíacas também foram relatadas. Imobilização com pressão (ver "Polvos", adiante), compressas de água quente e anestésicos locais foram usados com sucesso para sintomas localizados. A insuficiência respiratória pode levar ao uso de ventilação mecânica. Arritmias cardíacas devem ser tratadas com cardioversão elétrica, já que medicações antiarrítmicas bloqueadoras dos canais de íons podem piorar o quadro. Não há antiveneno disponível. Recomendou-se o uso de edrofônio para tratamento da paralisia caso o teste com edrofônio seja positivo (Tab. 460-2).

Polvos Ocorreram envenenamentos graves e mortes após mordeduras por polvos australianos de anéis azuis (*Hapalochlaena maculosa* e *Hapalochlaena lunulata*). Os clássicos anéis azuis aparecem apenas quando o animal está ameaçado. Essas espécies não são agressivas, e os envenenamentos humanos geralmente ocorrem ao manusear o polvo. Suas glândulas salivares contêm bactérias simbióticas que produzem tetrodotoxina, um bloqueador do canal de sódio potente que inibe as transmissões ao sistema nervoso periférico. A mordida é pouco dolorosa, mas ocorre o desenvolvimento de dormência facial em alguns minutos após uma intoxicação grave. A fraqueza leve pode progredir rapidamente para paralisia flácida total. O estado mental não costuma ser afetado. O veneno também pode causar vasodilatação periférica, levando à hipotensão profunda. As mortes causadas por esses envenenamentos ocorrem devido a insuficiência respiratória ou choque com vasodilatação e hipoperfusão.

Imediatamente após o envenenamento, deve-se aplicar curativo de pressão-imobilização circunferencial largo sobre uma gaze que é colocada diretamente sobre a lesão. O curativo deve ser aplicado com pressão venolinfática, com preservação dos pulsos arteriais distais, e o membro deve ser colocado em uma tala. O curativo pode ser solto quando a vítima tiver sido transportada para uma instituição médica. Não há antídoto e o tratamento é de suporte. A insuficiência respiratória pode levar ao uso de ventilação mecânica. A analgesia e sedação adequadas são cruciais, já que o estado mental geralmente não é afetado, mesmo em casos de paralisia completa. A hipotensão deve ser tratada com cristaloides e vasopressores, conforme necessário. Em estudos com animais, a fenilefrina e a norepinefrina foram mais eficazes do que a dopamina ou a epinefrina para o tratamento de choque vasodilatador. A recuperação geralmente ocorre em 24 a 48 horas, e as sequelas de longo prazo são incomuns a menos que relacionadas com hipoxia ou hipoperfusão. A tetrodotoxina também é encontrada em peixes da ordem Tetraodontiformes, a qual contém vários baiacus, incluindo o peixe-balão. A toxina pode ser absorvida por via oral quando esses peixes são consumidos. O fugu, uma iguaria japonesa tradicional, é uma fonte conhecida de intoxicação. Quando preparado adequadamente por um chefe certificado, o fugu deve conter uma dose de tetrodotoxina suficiente para causar parestesia perioral leve sem toxicidade sistêmica. Quando doses maiores da toxina forem consumidas devido ao preparo inadequado, os sintomas são similares à intoxicação pelo polvo de anéis azuis.

VERTEBRADOS

Como em todas as lesões penetrantes, primeiros cuidados devem ser fornecidos, e administra-se a vacina antitetânica, quando indicado. As vítimas devem ser monitoradas para infecção secundária por bactérias aquáticas como as espécies de *Vibrio* e *Aeromonas hydrophila*. O risco de infecção é muito maior se os espinhos e agulhas permanecerem introduzidos.

Arraia Uma lesão causada por arraia é, ao mesmo tempo, um envenenamento e uma ferida traumática. As arraias possuem espinhos denteados com glândulas contendo veneno que podem penetrar a pele humana facilmente. O veneno contém serotonina, 5'-nucleotidase e fosfodiesterase. As vítimas experimentam dor intensa, sangramento e edema no local da lesão, com pico em 30 a 60 minutos, que podem persistir por até 2 dias. As lesões penetrantes no tórax e no coração, bem como lacerações dos grandes vasos (especialmente nos membros inferiores), foram relatadas. A ferida costuma adquirir aparência isquêmica e cicatriza-se lentamente, com edema dos tecidos moles adjacentes e incapacidade prolongada. Os efeitos sistêmicos do veneno incluem fraqueza, diaforese, náusea, vômitos, diarreia, hipotensão, arritmias, síncope, convulsões, cãibras musculares, fasciculações e paralisia. Embora os efeitos do veneno possam ser fatais em casos raros, a maioria das mortes é atribuível à lesão traumática.

Peixe-pedra O peixe-pedra (espécies de *Synanceia*) é membro da família Scorpaenidae e é geralmente considerado o peixe ósseo mais venenoso do mundo. Seu veneno contém toxinas formadoras de poro, proteases, hialuronidase, 5'-nucleotidase, acetilcolinesterase e bloqueadores dos canais de cálcio cardíacos. O veneno é liberado por 12 ou 13 espinhas dorsais, 2 pélvicas e 3 anais após provocação por estímulos mecânicos. As vítimas experimentam dor intensa imediata, com pico em 90 minutos, edema local e cianose da ferida. Os sintomas locais costumam resolver-se em 12 horas, mas podem persistir por dias. Sinais de toxicidade sistêmica incluem dor abdominal, vômitos, *delirium*, convulsões, paralisia, sofrimento respiratório, arritmias e insuficiência cardíaca congestiva. Um antiveneno de Seqirus (ver "Fontes de antivenenos e outros auxílios", adiante) pode ser usado em casos de intoxicação grave, mas não deve substituir os cuidados de suporte.

Peixe-leão Também membros da família Scorpaenidae, os peixes-leão (espécies de *Pterois*) são muito menos tóxicos aos humanos do que os peixes-pedra. O veneno é transportado por espinhas dorsais curvadas e contém proteínas de alto peso molecular termossensíveis. Os sintomas relatados incluem dor localizada, formação de bolhas, edema, alterações sensoriais (parestesia, anestesia ou hiperestesia) e necrose (rara).

Ornitorrinco O ornitorrinco é um mamífero venenoso. O macho possui um esporão em cada membro posterior que está ligado a uma glândula produtora de peçonha no interior do segmento superior da coxa. A penetração na pele causa edema de tecidos moles e dor que pode durar dias a semanas. O cuidado é de suporte e deve focar na analgesia e nos cuidados da ferida. A imersão em água quente não parece ser benéfica.

TRATAMENTO
Ferroadas de vertebrados marinhos

As picadas de todos os vertebrados marinhos são tratadas de modo semelhante. Há antiveneno disponível apenas para peixe-pedra e intoxicações graves pelo peixe-escorpião. A parte afetada deve ser imersa imediatamente em água quente (45 °C) durante 30 a 90 minutos, ou até que haja alívio significativo da dor. A dor recorrente pode responder a tratamentos repetidos com água quente. Opioides sistêmicos, bem como infiltração da ferida ou bloqueio nervoso regional com anestésicos locais, podem ajudar a aliviar a dor e facilitar a exploração e o desbridamento das feridas. Exames de imagem avançados (em especial ultrassonografia ou RM) podem ser úteis na identificação de corpos estranhos retidos. Após a exploração e o desbridamento, a ferida deve ser irrigada vigorosamente com solução salina estéril e aquecida. O sangramento é geralmente controlado por pressão localizada. As feridas, em sua maioria, devem ser deixadas abertas para cicatrização por segunda intenção ou tratadas por fechamento primário tardio. O reparo primário precoce é às vezes preferido por razões estéticas, mas aumenta o risco de infecção da ferida. A imunização antitetânica deve ser oferecida conforme apropriado. Deve-se considerar antibioticoterapia para as feridas graves e para envenenamentos de hospedeiros imunocomprometidos. A antibioticoterapia inicial deve dar cobertura às espécies de *Staphylococcus* e de *Streptococcus*. Se a vítima estiver imunocomprometida, se a ferida for suturada, ou se ocorrer infecção, a cobertura antibiótica deve ser ampliada para alcançar as espécies de *Vibrio* para feridas originadas em água salgada ou espécies de *Aeromonas* para feridas originadas em água doce.

ABORDAGEM AO PACIENTE
Envenenamento por animais marinhos

É conveniente estar familiarizado com a fauna marinha local e reconhecer os padrões de lesão.

As picadas por celenterados (invertebrados marinhos) às vezes criam padrões cutâneos diagnósticos. Um exantema urticariforme difuso sobre a pele exposta às vezes indica exposição a hidroides fragmentados ou a larvas de anêmonas. Um padrão de impressão linear, semelhante a uma chicoteada, surge onde um tentáculo de água-viva entrou em contato com a pele. No caso da vespa-do-mar, o aspecto em hachura cruzada, seguido pelo desenvolvimento de coloração roxa escura poucas horas após a ferroada, é prenúncio de necrose cutânea. O contato com o coral-de-fogo causa dor imediata, eritema e edema no padrão de contato, impressão semelhante à deixada pela exposição a um hidroide espiculado intacto, porém com aspecto mais grave. A erupção em banhistas causada por águas-vivas de dedal e larvas de anêmonas é um exantema difuso com prurido intenso, o qual consiste em aglomerados de máculas eritematosas ou pápulas e segue a linha dos trajes de banho (Fig. 460-8). As esponjas tóxicas criam um exantema avermelhado em queimação e doloroso na pele exposta, que pode formar vesículas e, mais tarde, descamar. Praticamente todas as ferroadas por animais marinhos causam inflamação cutânea; portanto, o eritema local, o edema e a adenopatia são bastante inespecíficos.

Uma grande perfuração ou laceração irregular (em especial no membro inferior), que é mais dolorosa do que se esperaria pelo seu tamanho e sua configuração, tende a ser um envenenamento por arraia. Feridas perfurantes menores, às vezes associadas a descoloração roxa ou escura, representam a ação de ouriços-do-mar ou estrelas-do-mar. As pedras de coral causam escoriações grosseiras e, em raros casos, lacerações ou feridas de perfuração.

FONTES DE ANTIVENENOS E OUTRAS FORMAS DE ASSISTÊNCIA

Nos Estados Unidos, pode-se obter auxílio dos centros regionais de controle de intoxicações para a localização de um antiveneno específico. A Divers Alert Network (Rede de Alerta de Mergulhadores), uma organização sem fins lucrativos concebida para auxiliar na assistência a mergulhadores feridos, também pode ajudar no tratamento de lesões por animais marinhos. O contato pode ser feito pela internet em www.diversalertnetwork.org. Antivenenos para envenenamentos por vespa-do-mar (*C. fleckeri*) e pelo peixe-pedra (e envenenamentos graves por peixe-escorpião) são fabricados na Austrália pelo Seqirus (63 Poplar Road, Parkville, Victoria, Austrália 3052; www.seqirus.com.au; 61-3-9389-2000). Ao administrar o antiveneno para a vespa do mar, o tempo é um fator essencial. Em caso de descompensação cardíaca ou respiratória, deve-se administrar no mínimo 1 e até 6 ampolas consecutivamente por via IV, de preferência diluídas na proporção de 1:10 em soro fisiológico. Para envenenamento por peixe-pedra (ou em caso grave por peixe-escorpião), deve-se administrar 1 ampola do antiveneno específico por via IM para cada 2 perfurações, até o máximo de 3 ampolas.

INTOXICAÇÕES POR ANIMAIS MARINHOS

INTOXICAÇÃO PELA TOXINA ESCOMBROIDE OU HISTAMINA DO PEIXE

A intoxicação pela histamina do peixe, com frequência denominada intoxicação escombroide ou pseudoalergênica, pode ser o tipo de intoxicação por frutos do mar mais comum do mundo. Originalmente, foi descrita após o consumo de peixes escombrídeos (tipo cavala, incluindo albacora, atum-azul e atum-amarelo; cavalinha; sauro; peixe-agulha; cavala-wahoo; e bonito), mas agora é mais frequentemente descrita após o consumo de peixes não escombrídeos, como dourado, kahawai, sardinha, marlin, sardinha europeia, anchova, arenque, olhete e salmão oceânico australiano.

Sob condições inadequadas de conservação ou refrigeração, o aminoácido L-histidina na musculatura desses peixes passa por descarboxilação à histamina, fosfato de histamina e cloridrato de histamina por *Morganella morganii*, *Escherichia coli*, espécies de *Proteus* e espécies de *Klebsiella*. Observam-se níveis de histamina de 20 a 50 mg/100 g no peixe tóxico, e acima de 400 mg/100 g em certas ocasiões. Níveis tóxicos podem ser atingidos a partir de 12 horas de refrigeração inadequada. A fisiopatologia dessa intoxicação permanece incerta, já que doses altas de histamina por via oral não reproduzem a condição. Foi proposto que outras aminas biogênicas, como cadaverina e putrescina, podem inibir o metabolismo da histamina. Outro possível mecanismo é a indução da desgranulação de mastócitos por uma toxina não identificada. Contudo, os indivíduos afetados podem ter níveis normais de prostaglandinas derivadas dos mastócitos, um argumento que se contrapõe a esse mecanismo.

A toxina ou as toxinas envolvidas são termoestáveis e não são destruídas por cozimento ou congelamento. O peixe acometido pode ter gosto metálico acentuado ou de pimenta; embora seja mais comum que tenha aparência, coloração e sabor normais. Nem todas as pessoas que comem peixe contaminado necessariamente irão adoecer, talvez em razão de distribuição desigual da degradação entre os peixes.

Os sintomas ocorrem 15 a 90 minutos após a ingestão. Na maioria das vezes os casos são leves, com dormência nos lábios e na boca, desconforto abdominal leve e náusea. A apresentação mais grave e comum inclui eritema de face, pescoço e área superior do tronco demarcado e intenso, prurido, urticária e angioedema. Essa síndrome pode evoluir para broncospasmo, náusea, vômitos, diarreia, epigastralgia, cólicas abdominais, disfagia, cefaleia, palpitações, taquicardia, tontura, hipotensão e choque cardiogênico. Sem tratamento, os sintomas costumam regredir em 8 a 12 horas. Em razão do bloqueio da histaminase do trato gastrintestinal, a reação pode ser mais grave em quem esteja fazendo uso de isoniazida.

TRATAMENTO
Intoxicação pela toxina escombroide

O tratamento visa reverter o efeito da histamina com anti-histamínicos sistêmicos. Em casos da literatura, os antagonistas do receptor de H2 (p. ex., cimetidina, ranitidina) parecem reduzir a gravidade e a duração da doença quando acrescentados a antagonistas do receptor de H1 (p. ex., difenidramina, hidroxizina). Se o broncospasmo for grave, um broncodilatador inalado (p. ex., salbutamol) pode ser usado. Em casos raros, a epinefrina parenteral pode ser necessária. O uso de carvão ativado não é recomendado. Náuseas e vômitos prolongados podem ser controlados com antieméticos (p. ex., ondansetrona ou proclorperazina). A hipotensão deve ser tratada com fluidos IV. É importante informar ao paciente que os sintomas são relacionados ao consumo de peixes inadequadamente refrigerados e não à alergia ao peixe.

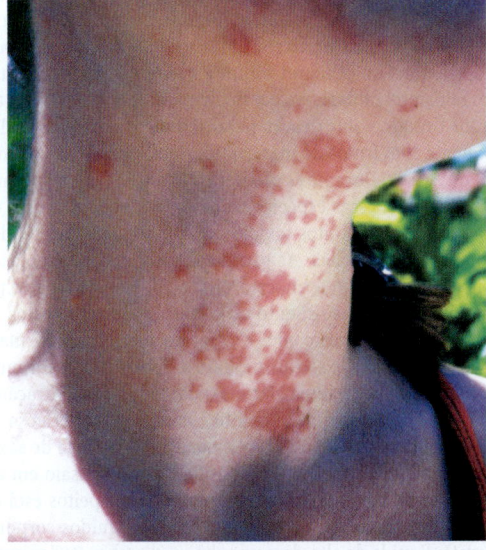

FIGURA 460-8 Exantema papular eritematoso típico de erupção em banhistas causada por águas-vivas de dedal e larvas de anêmonas. *(Cortesia de Paul Auerbach, com permissão.)*

CIGUATERA

Epidemiologia e patogênese A intoxicação por ciguatera é a intoxicação alimentar não bacteriana mais comum associada a peixes nos Estados Unidos, responsável por aproximadamente metade de todos os casos. Flórida e Havaí são responsáveis por 90% dos casos relatados nos Estados Unidos, mas, com o transporte de peixes importados no mundo todo, todos os médicos devem considerar ciguatera. A intoxicação envolve quase exclusivamente peixes de recifes de corais carnívoros comuns no oceano Índico, no sul do Pacífico e no mar do Caribe. Mais de 500 espécies diferentes de peixes foram implicadas na intoxicação por ciguatera, mas as mais comuns são barracuda, pargo, moreia, garoupa, robalo e sororoca. As estimativas de incidência global variam amplamente de 20.000 a 500.000 casos por ano; suspeita-se que a grande maioria dos casos não é relatada. As ciguatoxinas são produzidas principalmente pelo *Gambierdiscus toxicus*, um dinoflagelado marinho que vive no fundo do mar. Essas toxinas lipofílicas sofrem bioacumulação na cadeia alimentar marinha quando grandes peixes carnívoros consomem peixes pastejadores que alimentam-se desses dinoflagelados. As ciguatoxinas são termoestáveis e não afetadas por congelamento, desidratação, cozimento ou pelo ácido gástrico. As toxinas não afetam o odor, sabor ou a aparência do peixe, o que dificulta a sua identificação e prevenção. As ciguatoxinas são ativadores potentes dos canais de sódio neuronais, mas também têm outros efeitos, como o antagonismo dos canais de potássio controlados por voltagem. As toxinas são encontradas em concentrações mais altas na pele, cabeça e vísceras dos peixes; portanto o consumo destas partes deve ser evitado.

Manifestações clínicas Os sintomas podem desenvolver-se em 15 a 30 minutos da ingestão, mas é mais comum que ocorram em 2 a 6 horas. A maioria das vítimas desenvolve sintomas dentro de 12 horas da ingestão, e quase todos são afetados em 24 horas. Várias ciguatoxinas foram identificadas, e sua abundância relativa em diferentes espécies de peixes e regiões geográficas provavelmente explica a ampla variedade de sintomas relatados (Tabela 460-3). Sintomas iniciais incluem náusea, vômitos, diarreia, cólicas abdominais, cefaleia e diaforese. Manifestações neurológicas incluem vertigem, disestesia, parestesia, distúrbio visual, disgeusia e reversão da discriminação de temperaturas altas e baixas. Algumas vítimas descrevem uma sensação de afrouxamento dos dentes. Bradicardia, hipotensão e ortostasia também foram relatadas. Sintomas gastrintestinais geralmente resolvem-se após 24 a 48 horas, mas manifestações neurológicas podem persistir por dias a semanas. As reações mais graves tendem a ocorrer em exposições repetidas. As pessoas que ingeriram carne de peixe-papagaio (escaritoxina) podem desenvolver envenenamento por ciguatera clássico, bem como uma síndrome de "segunda fase" (com retardo de 5-10 dias) formada por desequilíbrio com ataxia, dismetria e tremor em repouso ou cinético. Essa síndrome pode persistir por 2 a 6 semanas.

TABELA 460-3 ■ Sinais e sintomas representativos da intoxicação por ciguatera

Sistema	Sinais/sintomas
Gastrintestinal	Dor abdominal, náusea, vômitos, diarreia
Neurológico	Parestesias, prurido, dormência ou queimação na língua e na garganta, sensação de "efervescência" ao engolir, odontalgia ou disestesia dental, disfagia, tremor, fasciculações, atetose, meningismo, afonia, ataxia, vertigem, dor e perda de força em membros inferiores, borramento da visão, cegueira transitória, hiporreflexia, convulsões, coma
Dermatológico	Conjuntivite, exantema maculopapular, vesículas cutâneas, dermografismo
Cardiovascular	Bradicardia, bloqueio da condução cardíaca, hipotensão, insuficiência respiratória central[a]
Outros	Calafrio, disúria, dispneia, dispareunia, fadiga, congestão e secura nasal, insônia, hipersalivação, diaforese, cefaleia, artralgias, mialgias

[a]Taquicardia e hipertensão arterial podem ocorrer após bradicardia e hipotensão transitórias potencialmente graves. A morte é rara.

Diagnóstico A intoxicação por ciguatera é um diagnóstico clínico. A toxina pode ser detectada por cromatografia líquida e espectrometria de massas em *tandem*, e os peixes com suspeita de contaminação podem ser testados usando um imunoensaio enzimático específico para ciguatoxina, mas essas técnicas geralmente não estão disponíveis na maioria das instituições de saúde. O diagnóstico diferencial da ciguatera inclui intoxicação paralítica por moluscos, meningite eosinofílica, botulismo tipo E, intoxicação por inseticidas organofosforados, intoxicação por tetrodotoxina e hiperventilação psicogênica.

TRATAMENTO

Intoxicação por ciguatera

O tratamento é de suporte e baseia-se nos sintomas. As perdas de volume por vômitos e diarreia devem ser tratadas com cristaloides e repleção de eletrólitos. A hipotensão pode raramente não responder aos fluidos, indicando o uso de vasopressores. As bradiarritmias sintomáticas geralmente respondem bem à atropina (0,5 mg IV, até 2 mg). A ortostasia problemática pode ser tratada com agonistas α-adrenérgicos diretos (p. ex., fenilefrina). A infusão IV de manitol pode ser benéfica nos casos moderados a graves de pacientes com boa distribuição de volumes; no entanto, a eficácia desse tratamento não foi definitivamente comprovada. Uma dose inicial de manitol IV a 1 g/kg pode ser administrada no período de 45 a 60 min. Se houver alívio dos sintomas, uma segunda dose pode ser administrada em 3 a 4 horas e uma terceira dose no dia seguinte. É necessário ter cuidado para evitar desidratação. O mecanismo do benefício do fármaco contra a intoxicação por ciguatera é incerto, mas pode se dever à diminuição da condutância de sódio através das membranas celulares neuronais. A ação hiperosmótica de retirada de água é outro mecanismo proposto, mas nenhuma alteração no edema celular neuronal foi observada *in vitro*. Foi relatado que a amitriptilina (25 mg via oral, 2×/dia) alivia o prurido e as disestesias e pode diminuir as taxas de sintomas nervosos crônicos subsequentes. Gabapentina e pregabalina mostraram alguma eficácia no tratamento de dor nervosa de longo prazo nos relatos de caso, mas não há evidências de ensaios controlados.

Durante a fase de recuperação da intoxicação por ciguatera, a vítima deve excluir da dieta os seguintes alimentos durante 6 meses: peixe (fresco ou em conserva), molhos de peixe, moluscos, molhos de moluscos, bebidas alcoólicas, nozes e óleos de nozes. O consumo de peixe em regiões endêmicas de ciguatera deve ser evitado.

INTOXICAÇÃO PARALISANTE POR MOLUSCOS

A intoxicação paralisante por moluscos é induzida pela ingestão de organismos filtradores, sejam eles selvagens ou cultivados, incluindo mariscos, ostras, vieiras, mexilhões, quítons, lapas, estrelas-do-mar e caranguejos de areia. O agente mais comum é a saxitoxina, produzida por dinoflagelados nos gêneros *Alexandrium*, *Gonyaulax* e *Pyrodinium*. Esses fitoplânctons unicelulares foram a base da cadeia alimentar para muitos organismos filtradores, e a toxina acumula-se em seus tecidos. Nos Estados Unidos, a intoxicação paralisante por moluscos é adquirida principalmente com frutos do mar colhidos no Nordeste, no Noroeste do Pacífico e no Alasca. Durante as proliferações algais ("marés vermelhas") dos meses de verão, essas espécies planctônicas podem liberar quantidades maciças de metabólitos tóxicos na água e causar mortalidade em aves e populações marinhas. As toxinas paralisantes dos moluscos são hidrossolúveis, bem como termoestáveis e ácido-estáveis; não é possível destruí-las apenas com cozimento ou congelamento. Os frutos do mar contaminados têm aparência, odor e sabor normais. A saxitoxina parece bloquear a condutância de sódio, inibindo a transmissão neuromuscular nos níveis de membrana muscular e axonal. Uma concentração de toxina acima de 75 μg/100 g de alimento é considerada perigosa para os humanos. Durante uma proliferação algal, a concentração de saxitoxina nos moluscos pode exceder 9.000 μg/100 g. Um bioensaio em camundongos que identifica a saxitoxina em moluscos suspeitos está em uso atualmente. A saxitoxina pode ser detectada em líquidos corporais por cromatografia líquida de alto desempenho, mas esse método geralmente não está disponível no cenário clínico.

Parestesias periorais e intraorais podem ocorrer entre minutos e poucas horas após a ingestão de moluscos contaminados, e podem progredir rapidamente e envolver o pescoço e as extremidades distais. Outros sintomas neurológicos podem incluir cefaleia, vertigem, ataxia, fraqueza muscular difusa, hiper-reflexia e neuropatias cranianas, como disartria, disfagia, disfonia e perda visual transitória. Sintomas gastrintestinais podem incluir náusea, vômito, diarreia e dor abdominal. Podem ocorrer paralisia flácida e insuficiência respiratória entre 2 e 12 horas após a ingestão. Na ausência de hipoxia, a vítima frequentemente mantém-se alerta, porém paralisada. Até 12% dos pacientes podem morrer.

TRATAMENTO
Intoxicação paralisante por moluscos

O tratamento é de suporte e baseia-se nos sintomas. Se a vítima buscar atenção médica nas primeiras horas após a ingestão, o carvão ativado (50-100 g) pode ser administrado na ausência de vômito. O uso de lavagem gástrica e catárticos foi tentado, mas não há evidências de benefícios, e a maioria dos autores não recomenda seu uso.

A preocupação mais séria é a paralisia respiratória. A vítima deve ser rigorosamente observada em ambiente hospitalar no mínimo por 24 horas, com atenção a indícios de dificuldade respiratória. Com o reconhecimento imediato de insuficiência respiratória e o estabelecimento de suporte ventilatório, pode-se prevenir lesões anóxicas miocárdicas e cerebrais. Se o paciente sobreviver às primeiras 18 horas, o prognóstico é bom para recuperação total.

INTOXICAÇÃO AMNÉSICA POR MOLUSCOS

A intoxicação amnésica por moluscos ocorre quando humanos consomem moluscos contendo ácido domoico. Diatomáceas marinhas dos gêneros *Nitzschia* e *Pseudonitzchia* produzem a toxina, que pode sofrer bioacumulação nos filtradores durante as proliferações algais. Mariscos, mexilhões, ostras, anchovas e o caranguejo sapateira-do-pacífico foram identificados como causadores de intoxicação amnésica por moluscos. O ácido domoico é um aminoácido excitotóxico capaz de se ligar a receptores glutamatérgicos do tipo AMPA ou cainato no sistema nervoso central. O influxo descontrolado de cálcio para os neurônios, estimulado pela ligação do ácido domoico, causa neurodegeneração e apoptose. A toxina é termoestável e não é afetada por cozimento ou congelamento. O molusco pode ser testado para a presença de ácido domoico por bioensaio com camundongos e por cromatografia líquida de alto desempenho (HPLC, de *high-performance liquid chromatography*). O limite legal para o ácido domoico em moluscos é de 20 partes por milhão. Um imunoensaio enzimático foi desenvolvido para detectar ácido domoico em líquidos corporais humanos, mas geralmente não está disponível em laboratórios clínicos.

A maioria das vítimas relata sintomas dentro de 5 horas da ingestão de moluscos contaminados, mas um atraso nos sintomas de até 40 horas já foi relatado. Os sintomas incluem náusea, vômito, diarreia, cólicas abdominais e uma variedade de manifestações neurológicas, como cefaleia intensa, perda de memória, convulsões, hemiparesia, oftalmoplegia, gestos faciais grosseiros, mastigação não intencional, agitação, instabilidade emocional e coma. Arritmias cardíacas, hipotensão e edema pulmonar também foram relatados. O exame *postmortem* do tecido cerebral mostrou necrose neuronal ou perda celular e astrocitose, mais proeminentes no hipocampo e na amígdala. Vários meses após a intoxicação primária, as vítimas ainda podem apresentar déficits residuais crônicos de memória e neuropatia motora ou sensorial.

TRATAMENTO
Intoxicação amnésica por moluscos

O tratamento é de suporte e baseia-se nos sintomas. Antieméticos e fluidos IV podem ser utilizados para náuseas, vômitos e diarreia intensas. A neurotoxicidade por ácido domoico é principalmente mediada por convulsões; a terapia anticonvulsiva usando agonistas do ácido γ-aminobutírico (p. ex., benzodiazepínicos, propofol ou barbitúricos) deve ser iniciada precocemente. Contudo, alguns pacientes sem atividade convulsiva clinicamente evidente desenvolveram sequelas neurológicas.

INTOXICAÇÃO DIARREICA POR MOLUSCOS*

A intoxicação diarreica por moluscos ocorre após o consumo de moluscos contendo o composto lipofílico ácido ocadaico. Essa toxina inibe as serinas e treoninas proteínas-fosfatases, com consequente acúmulo de proteínas e secreção continuada de fluidos por células intestinais, levando à diarreia. Os moluscos adquirem essas toxinas alimentando-se de dinoflagelados, em particular dos gêneros *Dinophysis* e *Prorocentrum*.

Os sintomas são diarreia, náuseas, vômitos, dor abdominal e calafrios. O início ocorre tipicamente entre 30 minutos e 12 horas após a ingestão de moluscos contaminados. O quadro geralmente é autolimitado; a maioria dos pacientes se recupera em 3 ou 4 dias, e poucos necessitam de internação hospitalar. O tratamento é de suporte e baseado em hidratação. As toxinas podem ser detectadas em amostras do alimento por meio de um bioensaio com camundongos, um imunoensaio, e HPLC com detecção fluorométrica.

Agradecimento Kirsten B. Hornbeak e Robert L. Norris contribuíram para este capítulo na edição anterior, e parte daquele material foi mantida aqui. Gostaríamos de dedicar este capítulo ao falecido Dr. Paul S. Auerbach, que foi autor nas últimas sete edições de Medicina Interna de Harrison. O Dr. Auerbach teve um impacto gigante no campo da medicina de emergência e fundou a subespecialidade de medicina de áreas remotas. O Dr. Auerbach foi um maravilhoso professor, mentor e amigo, e sentiremos sua falta profundamente.

LEITURAS ADICIONAIS

Blohm E et al: Marine envenomations, in *Goldfrank's Toxicologic Emergencies*, 11th ed. LS Nelson et al (eds). New York, McGraw-Hill Education, 2019, pp 1567-1580.

Bush SP et al: Comparison of F(ab')2 versus Fab antivenom for pit viper envenomation: A prospective, blinded, multicenter, randomized clinical trial. Clin Toxicol 53:37, 2015.

Cannon R et al: Acute hypersensitivity reactions associated with administration of crotalidae polyvalent immune Fab antivenom. Ann Emerg Med 51:407, 2008.

Fil LJ et al: Food Poisoning, in *Goldfrank's Toxicologic Emergencies*, 11th ed. LS Nelson et al (eds). New York, McGraw-Hill Education, 2019, pp 592-605.

French LK et al: Marine vertebrates, cnidarians, and mollusks, in *Critical Care Toxicology: diagnosis and management of the critically poisoned patient*, 2nd ed. J Brent et al (eds). New York, Springer, 2017, pp 2045-2074.

Green S: Ciguatera, in *Critical Care Toxicology: Diagnosis and Management of the Critically Poisoned Patient*, 2nd ed. J Brent et al (eds). New York, Springer, 2017, pp 2033-2043.

Hornbeak KB, Auerbach PS: Marine envenomation. Emerg Med Clin North Am 35:321, 2017.

Kang AM, Fisher ES: Thromboelastography with platelet studies (TEG® with Platelet-Mapping®) after rattlesnake envenomation in the southwestern United States demonstrates inhibition of ADP-induced platelet activation as well as clot lysis. J Med Toxicol 16:24, 2020.

Lavonas EJ et al: Unified treatment algorithm for the management of crotaline snakebite in the United States: results of an evidence-informed consensus workshop. BMC Emerg Med 11:2, 2011.

Longbottom J et al: Vulnerability to snakebite envenoming: A global mapping of hotspots. Lancet 392:673, 2018.

Ruha A et al: Native (US) venomous snakes and lizards, in *Goldfrank's Toxicologic Emergencies*, 11th ed. LS Nelson et al (eds). New York, McGraw-Hill Education, 2019, pp 1617-1626.

Suguitan MA et al: Scombroid, in *Critical Care Toxicology: Diagnosis and Management of the Critically Poisoned Patient*, 2nd ed. J Brent et al (eds). New York, Springer, 2017, pp 2075-2083.

World Health Organization: Snakebite envenoming–A strategy for prevention and control. Available from https://www.who.int/snakebites/resources/9789241515641/en/. Accessed May 11, 2020.

---

*N. de R.T. No inglês, *shellfish*, que também inclui outros invertebrados com exoesqueleto usados na culinária.

461 Infestações por ectoparasitas e lesões por artrópodes

Richard J. Pollack, Scott A. Norton

Os ectoparasitas incluem artrópodes e criaturas de outros filos que infestam a pele ou os pelos de animais; os hospedeiros garantem seu sustento e abrigo. Os ectoparasitas podem permanecer superficialmente na pele ou nos pelos, ligados por peças bucais e garras especializadas. Outros ectoparasitas podem penetrar na pele e residir na epiderme, na derme ou subcutaneamente. Esses organismos podem produzir lesão mecânica, consumir sangue ou nutrientes, induzir reações de hipersensibilidade, inocular toxinas, transmitir patógenos, criar aberturas na pele para a infecção bacteriana secundária e provocar medo ou repulsa. Os seres humanos são os hospedeiros únicos ou obrigatórios de apenas alguns tipos de ectoparasitas, mas servem como hospedeiros facultativos, finais ou paratênicos (acidentais) de muitos outros. Dos organismos discutidos neste capítulo, apenas os ácaros da escabiose (da variedade *hominis*) e o piolho que infesta humanos são parasitas obrigatórios dos humanos.

Os artrópodes capazes de ectoparasitismo ou de causar lesão de outras formas incluem insetos (como piolhos, pulgas, percevejos, vespas, formigas, abelhas e vários tipos de moscas), aracnídeos (aranhas, escorpiões, ácaros e carrapatos) e miriápodes (milipeias e centopeias). Vários artrópodes podem causar reações desconfortáveis quando eles ou suas setas e exsudatos entram em contato com a pele, com as membranas mucosas e com os tecidos oculares.

Alguns nematódeos (helmintos), como os ancilóstomos (Cap. 231), são ectoparasitas pelo fato de penetrarem a pele e migrarem por meio dela. Ectoparasitas encontrados com menor frequência pertencentes a outros filos incluem os pentastomídeos (vermes em forma de língua) e as sanguessugas.

Os artrópodes podem causar lesão quando tentam se alimentar de sangue ou quando se defendem mordendo, picando ou injetando peçonha. A urticária papular e outras lesões causadas por picadas e ferroadas de artrópodes são tão diversas e variáveis (dependendo do estado de saúde do hospedeiro e exposição prévia a saliva, veneno ou outros exsudatos do artrópode) que é difícil identificar o organismo causador com precisão sem um espécime real para identificação e *expertise* em classificação taxonômica. Sempre que possível, devem-se obter amostras do artrópode supostamente responsável (preferencialmente pela equipe médica) diretamente (quando obtida pelo paciente) ou indiretamente pelo uso de armadilhas ou outros dispositivos de monitoramento na casa ou local de trabalho do paciente. Amostras enviadas ao laboratório para avaliação devem ser adequadamente fixadas, preservadas e empacotadas. Informações sobre o histórico de viagens do paciente, sua ocupação e atividades, além da exposição a animais – domésticos e pestes – costumam ajudar o médico e o parasitólogo a encontrarem a causa.

ESCABIOSE

O ácaro do prurido em humanos, *Sarcoptes scabiei* var. *hominis*, é um ectoparasita humano obrigatório e uma causa comum de dermatose pruriginosa, afetando cerca de 250 milhões de pessoas no mundo todo. As fêmeas grávidas do ácaro (comprimento aproximado de 0,3 mm) fazem perfurações superficiais no interior do estrato córneo, depositando vários ovos ao dia. Larvas de seis patas sofrem maturação para ninfas de oito patas que se tornam adultas. As fêmeas adultas grávidas emergem na superfície da pele cerca de oito dias depois para então (re)invadir a pele do mesmo ou de outro hospedeiro. As fêmeas recém fertilizadas são transferidas de pessoa a pessoa principalmente pelo contato direto; a transferência é facilitada por fatores como aglomeração, problemas de higiene e contato físico próximo com outras pessoas. Em geral, os ácaros da escabiose morrem dentro de 1 dia, aproximadamente, caso não haja contato com um hospedeiro adequado. A transmissão via contato com roupas de cama contaminadas ocorre com menos frequência do que se supõe. Nos Estados Unidos, a escabiose é responsável por até 5% das consultas a dermatologistas. Sabe-se que ocorrem surtos em pré-escolas, hospitais, asilos, prisões e outras instituições de residência.

O prurido e o exantema associados à escabiose têm origem em uma reação de sensibilidade ao ácaro e às suas secreções e excreções. A infestação inicial de um indivíduo geralmente permanece assintomática por até 6 semanas, quando se inicia o prurido intenso, mas a reinfestação produz reação imediata de hipersensibilidade. As escavações são rodeadas por infiltrados inflamatórios compostos de eosinófilos, linfócitos e histiócitos.

Indivíduos infestados geralmente sentem prurido generalizado, não apenas nas áreas mais afetadas. A hiperinfestação por milhares de ácaros, condição conhecida como *escabiose crostosa* (antes conhecida como *escabiose norueguesa*), pode resultar do uso de glicocorticoides, imunodeficiências (incluindo aquela decorrente de HIV/Aids) e doenças neurológicas ou psiquiátricas que limitem o prurido e/ou a reação de coçar.

O prurido costuma se intensificar à noite e após banhos quentes. Costuma ser difícil encontrar as escavações clássicas pelo fato de serem pouco numerosas e estarem obscurecidas pelas escoriações. As escavações aparecem como linhas escuras na parte superior da epiderme e têm comprimento entre 3 e 15 mm. As lesões da escabiose são mais comuns na superfície volar dos punhos e nos espaços interdigitais. Nos homens, pênis e saco escrotal quase sempre estão envolvidos. Pequenas pápulas e vesículas, muitas vezes acompanhadas por placas eczematosas, pústulas ou nódulos, surgem simetricamente nessas regiões; nas áreas intertriginosas; ao redor da cintura e da cicatriz umbilical; nas axilas; e nas nádegas e parte superior das coxas. Com exceção dos lactentes, face, couro cabeludo, pescoço, palmas e plantas em geral são preservados. A escabiose crostosa frequentemente é confundida com psoríase; ambas são caracterizadas pela presença de crostas ceratóticas espessas disseminadas, placas descamativas e distrofia ungueal. As escavações características não são encontradas na escabiose crostosa, e os pacientes em geral não se coçam, embora a infestação seja altamente contagiosa e responsável por surtos de escabiose comuns em hospitais.

Deve-se considerar a possibilidade de escabiose em pacientes com prurido e lesões cutâneas superficiais, escoriadas, papulovesiculosas e simétricas em locais típicos, particularmente se houver história de contato direto e prolongado com uma pessoa infestada. As escavações devem ser procuradas e descobertas com uma agulha ou lâmina de bisturi esterilizada, e o material raspado deve ser examinado ao microscópio à procura de ácaros, ovos e pelotas fecais. O exame de amostras de biópsias de pele (incluindo biópsia superficial com cianoacrilato) ou de raspados, o exame dermatoscópico das lesões papulovesiculosas, bem como o exame microscópico de fita de celofane transparente retirada das lesões, também podem firmar o diagnóstico. Se não for possível identificar ácaros ou ovos, o diagnóstico clínico é feito com base em história de prurido, exame físico e ligação epidemiológica. Doenças cutâneas não relacionadas frequentemente são diagnosticadas de forma errônea como escabiose, particularmente em situações de um suposto "surto". Ácaros *Sarcoptes* de outros mamíferos podem causar irritação transitória, mas esses ácaros não residem nem se reproduzem em hospedeiros humanos. Em algumas comunidades indígenas, os cachorros domésticos podem servir como reservatórios para os ácaros da escabiose humana.

TRATAMENTO

Escabiose

Os quatro escabicidas aprovados pela Food and Drug Administration (FDA) – permetrina, crotamitona, espinosade e lindano – são tópicos e estão disponíveis somente sob prescrição. O creme de permetrina (5%) é menos tóxico do que as preparações de lindano a 1% e mostra-se efetivo contra infestações resistentes ao lindano. Os escabicidas são aplicados após o banho em uma camada fina do pescoço para baixo, com aplicação meticulosa nos espaços interdigitais e sob as unhas das mãos, sendo removidos após 6 a 14 horas com sabonete e água. O tratamento da escabiose crostosa é difícil, e pode requerer a pré-aplicação de um agente ceratolítico como ácido salicílico a 6% e, então, de escabicidas por toda a superfície da pele, incluindo o escalpo, a face e as orelhas. Podem ser necessários tratamentos repetidos ou uso sequencial de vários agentes. A ivermectina, aprovada pela FDA para o tratamento de duas doenças causadas por nematódeos, não foi aprovada para o tratamento da escabiose; contudo, uma única dose oral (200 μg/kg) é efetiva em pessoas saudáveis em outros aspectos. Pacientes com escabiose crostosa necessitam de 3 a 7 doses de ivermectina em 8 a 30 dias, junto com permetrina tópica e possivelmente um composto ceratolítico.

Com um dia de tratamento efetivo, as infestações de escabiose deixam de ser transmissíveis, mas a dermatite de hipersensibilidade pruriginosa, induzida pelos ácaros já mortos e seus detritos, frequentemente persiste por semanas. O retratamento desnecessário com agentes tópicos pode provocar dermatite de contato, especialmente com aplicações repetidas de creme de permetrina. Emolientes tópicos, produtos de mentol e salicilato de metila, loção de calamina e anti-histamínicos orais aliviam o prurido durante o tratamento. Glicocorticoides tópicos podem acalmar o prurido que permanecer após o tratamento efetivo. Para prevenção de reinfestações, as roupas de cama e as vestimentas devem ser lavadas em água quente ou passadas a ferro, e outras superfícies ambientais ou fômites devem ser limpos. Os contactantes íntimos de casos confirmados, mesmo quando assintomáticos, devem ser tratados simultaneamente.

As infestações da escabiose geralmente levam a infecções bacterianas secundárias, geralmente por *Staphylococcus aureus* ou *Streptococcus pyogenes* (ou ambos). As consequências dessas superinfecções incluem impetigo, celulite, infecções bacterianas invasivas, glomerulonefrite pós-estreptocócica e possivelmente febre reumática aguda.

MICUINS E OUTROS ÁCAROS PICADORES

Os micuins são larvas de ácaros trombiculídeos (pragas de colheita) que costumam se alimentar em camundongos e outros pequenos vertebrados das planícies ou dos serrados das regiões tropicais e subtropicais e (mais raramente) das regiões temperadas nos meses quentes. Eles residem em vegetações rasteiras e se prendem aos vertebrados hospedeiros passantes. Ao se alimentarem, as larvas secretam saliva com enzimas proteolíticas para criar invaginações em forma de tubo na pele do hospedeiro; esse *estilostoma* permite que o ácaro absorva líquidos corporais. A saliva é altamente antigênica e causa lesões papulares, urticariformes ou pustulovesiculares pequenas (geralmente < 1 cm de diâmetro), mas excepcionalmente pruriginosas. Nos indivíduos previamente sensibilizados pelos antígenos salivares, as pápulas se desenvolvem horas após a fixação. Enquanto fixados, os ácaros parecem um pontos vermelhos pequenos (cerca de 0,5 mm de diametro) sobre a pele. Geralmente, as lesões têm uma base hemorrágica e são ligeiramente elevadas, assemelhando-se a pápulas vasculíticas. O ato de coçar invariavelmente destrói o corpo de um ácaro, mas o prurido e a queimação costumam persistir por semanas. A erupção é comum nos tornozelos e nos locais onde a roupa cincunferencialmente apertada impede o deslocamento dos ácaros. Os repelentes são úteis para evitar as picadas de micuins. Os micuins (espécies de *Leptotrombidium*) servem como vetores para a *Orientia tsutsugamushi*, o agente do tifo rural na metade leste da Ásia e nas regiões Indo-malaia e da Australásia. Focos endêmicos do tifo rural foram recentemente descobertos no sul do Chile e no leste da África, longe da região endêmica tradicional.

Muitos tipos de ácaros associados a pássaros e roedores domésticos são particularmente desagradáveis quando invadem lares e picam pessoas. Na América do Norte, o ácaro do norte, o ácaro do frango, o ácaro do rato tropical e o ácaro do camundongo doméstico geralmente se alimentam de frangos, outras aves e pequenos mamíferos. Após seus hospedeiros naturais deixarem seu ninho, esses ácaros se dispersam e podem invadir lares humanos. Embora os ácaros raramente sejam vistos em razão de seu tamanho, as picadas podem ser dolorosas e pruriginosas. Os ácaros do camundongo doméstico (*Liponyssoides sanguineus*) servem como vetores para o agente da riquetsiose variceliforme, *Rickettsia akari*, uma doença incomum caracterizada por febre leve, uma escara no local da mordida e uma erupção papulovesicular. A riquetsiose variceliforme **(Cap. 187)** foi reconhecida principalmente em cidades temperadas no norte. Uma vez confirmados como a causa do distúrbio cutâneo, a melhor forma de eliminar os ácaros associados a roedores e aves é a exclusão dos seus hospedeiros animais, a remoção dos ninhos e limpeza e o tratamento dessas áreas com acaricidas apropriados.

O *pyemotes* e demais ácaros que infestam grãos, palha, queijo, feno, folhas de carvalho ou outros produtos por vezes provocam episódios semelhantes de erupção cutânea e desconforto e podem produzir uma lesão dermatológica peculiar denominada "sinal do cometa" – uma placa de urticária em forma de estampado **(Fig. 461-1)**.

O diagnóstico das dermatites causadas por ácaros (incluindo aquelas causadas por micuins) baseia-se na confirmação da identidade do ácaro ou na obtenção de história de exposição à fonte dos ácaros. Porque os ácaros não residem em humanos, o tratamento do paciente com acaricidas (p. ex., permetrina) é contraindicado. Anti-histamínicos orais ou esteroides tópicos podem reduzir o prurido induzido por ácaros temporariamente.

Os ácaros que causam condições alérgicas relacionadas com poeira doméstica não mordem ou infestam humanos.

PICADAS E PARALISIAS CAUSADAS POR CARRAPATOS

Os carrapatos fixam-se superficialmente à pele e alimentam-se geralmente sem provocar dor; o sangue é seu único alimento. Suas secreções salivares são biologicamente ativas (com o objetivo de prevenir a coagulação sanguínea enquanto o carrapato se alimenta) e podem produzir reação local, induzir febre e causar paralisia, além de transmitir diversos patógenos. As duas principais famílias são as dos carrapatos moles (Argasidae) e duros (Ixodidae). Como os carrapatos não são parasitas obrigatórios nos humanos, todas as doenças transmitidas por carrapatos (bacterianas, virais e por protozoários) são zoonoses.

Geralmente, os carrapatos moles alimentam-se rapidamente, ligando-se por menos de 1 hora, e então se soltam. Por causa desse comportamento de alimentar-se rapidamente, os carrapatos não são transportados amplamente por hospedeiros animais ou aves. Infecções associadas a carrapatos moles geralmente têm distribuições mais focais. Quando um carrapato mole termina de alimentar-se do sangue de um humano e solta-se, máculas vermelhas podem desenvolver-se no local da picada. Algumas espécies da África, do oeste dos Estados Unidos e do México causam lesões hemorrágicas dolorosas.

Os carrapatos duros são muito mais comuns do que carrapatos moles, e transmitem a maior parte das infecções relacionadas a esses ácaros conhecidas de médicos e pacientes. Os carrapatos duros se prendem ao hospedeiro e se alimentam por vários dias a mais de 1 semana, com a duração exata dependendo da espécie de carrapato e do estágio de desenvolvimento. No local da mordida do carrapato duro, formam-se pequenas áreas de endurecimento, frequentemente pruriginosas, que podem ser circundadas por halo eritematoso. Por vezes, forma-se uma escara necrótica, denominada "mancha negra" ("tâche noire"). Nódulos crônicos (granulomas persistentes formados a partir da picada de carrapatos) podem ter vários centímetros de diâmetro e persistir por meses após a retirada do carrapato sugador. Esses granulomas podem ser tratados com glicocorticoide intralesional ou excisão local simples. A febre induzida pelo carrapato, não associada à transmissão de qualquer patógeno, frequentemente é acompanhada por cefaleia, náusea e mal-estar, mas em geral regride em até 36 horas após a remoção do carrapato. Antígenos salivares de certos carrapatos, particularmente do carrapato Lone Star, *Amblyomma americanum*, podem induzir anticorpos contra a galactose-α-1,3-galactose (alfa-gal), resultando em alergia a carne de mamíferos (síndrome alfa-gal).

Acredita-se que a paralisia associada ao carrapato, uma paralisia flácida aguda ascendente que se parece com a síndrome de Guillain-Barré, seja causada por uma ou mais toxinas capazes de bloquear a transmissão neuromuscular e reduzir a condução nervosa. Essa rara complicação seguiu-se às picadas de mais de 60 espécies de carrapatos. Ela é relatada no mundo todo, mas a maioria dos casos ocorre na região das Montanhas Rochosas, no nordeste dos Estados Unidos e sudeste do Canadá e na costa leste da Austrália. Na América do Norte, carrapatos dos cães e da madeira (espécies de *Dermacentor*) estão mais frequentemente envolvidos. A fraqueza se inicia simetricamente nos membros inferiores nos primeiros 6 dias após a fixação do carrapato e ascende de modo simétrico por vários dias, podendo culminar em paralisia completa dos membros e dos nervos cranianos. Os reflexos tendíneos profundos estão reduzidos ou abolidos, porém o exame sensitivo e os achados da punção lombar são caracteristicamente normais. O diagnóstico depende do achado do carrapato, que frequentemente está escondido sob os cabelos no couro cabeludo. Em geral, a remoção do carrapato resulta em melhora no decorrer de algumas horas e em recuperação completa após vários dias, embora o quadro do paciente possa continuar a piorar por 1 dia inteiro. Se o carrapato não for removido, podem ocorrer disartria, disfagia e, por fim, morte em consequência de aspiração ou paralisia respiratória. Um antissoro contra a saliva do *Ixodes holocyclus*, a causa habitual da paralisia do carrapato na Austrália, reverte de maneira efetiva a paralisia causada por esses carrapatos.

A remoção dos carrapatos duros nas primeiras 36 horas após a sua fixação geralmente impede a transmissão dos agentes da doença de Lyme, babesiose, anaplasmose e erliquiose, embora os vírus transportados pelos carrapatos possam ser transmitidos mais rapidamente. Os carrapatos devem ser retirados por tração usando uma pinça aplicada firmemente ao redor do ponto de fixação na boca do carrapato quando ela penetra na pele. O manuseio cuidadoso (para evitar a ruptura dos carrapatos) e o uso de luvas podem prevenir a contaminação acidental pelos patógenos contidos nos líquidos dos carrapatos. O uso de curativo oclusivo, calor ou várias substâncias (na tentativa de induzir o carrapato a se soltar) apenas retardam a remoção do carrapato. Após a soltura, o local de fixação deve ser desinfetado. As partes bucais do carrapato algumas vezes permanecem na pele, mas geralmente são eliminadas espontaneamente em poucos dias sem necessidade de remoção cirúrgica. As diretrizes atuais do Centers for Disease Control and Prevention sugerem que, em vez de aguardar o início do eritema

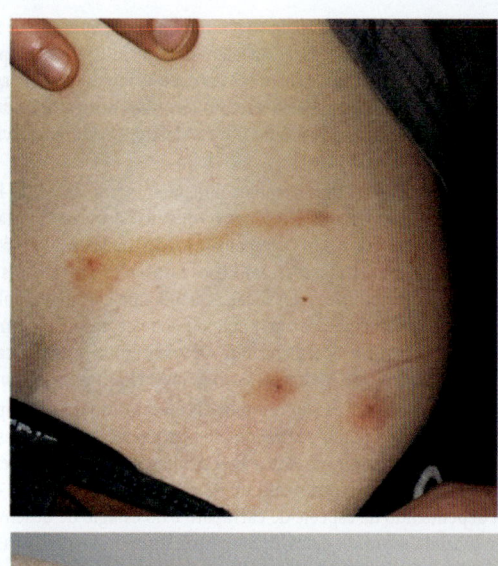
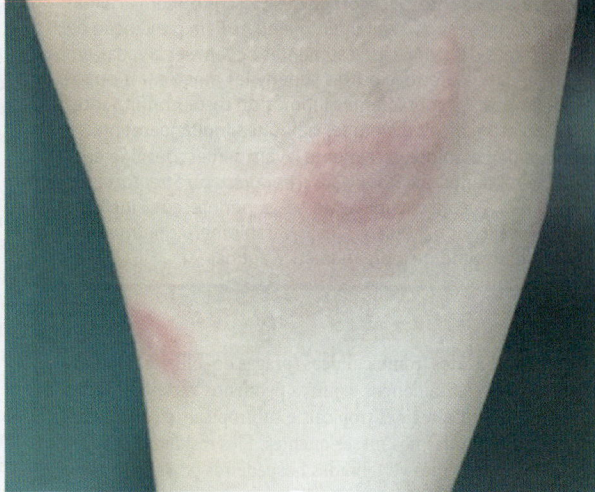
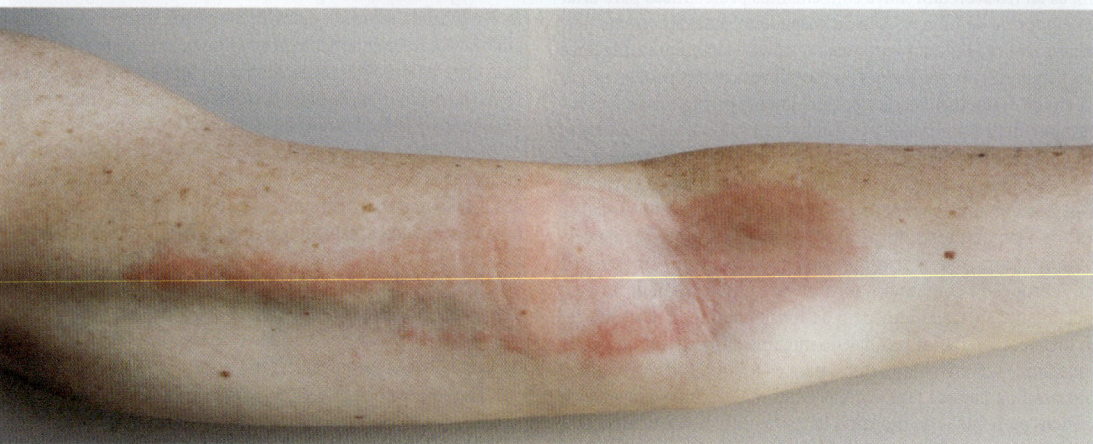

FIGURA 461-1 **Sinais do cometa em indivíduos com reações à mordida do ácaro conhecidas ou suspeitas,** provavelmente devido a espécies de *Pyemotes*. Note a puntuação central no local da mordida, circundada por eritema edemaciado. "Caudas de cometa" lineares ou ondulantes emanam a partir do sítio central. Caudas de cometa induzidas por *Pyemotes* geralmente não seguem os padrões típicos de drenagem linfática ascendente.

migratório, os resultados dos testes do carrapato ou a soroconversão para antígenos diagnósticos de doença de Lyme, os médicos podem administrar uma profilaxia – uma dose única por via oral de doxiciclina (200 mg) nas 72 horas seguintes à remoção do carrapato em adultos nos quais se acredita terem sido picados pelo *Ixodes scapularis* (carrapato-de-cervo) nas áreas endêmicas para doença de Lyme.* Ainda que a antibioticoprofilaxia possa ter valor em prevenir a doença de Lyme, ela não é recomendada como um meio para prevenir outras infecções transmitidas por carrapato.

O carrapato *Haemaphysalis longicornis* é uma nova espécie invasora nos Estados Unidos, detectada pela primeira vez nos estados do nordeste em 2017. Embora transmita vários patógenos a animais domésticos, selvagens e humanos na sua distribuição natural (nordeste da Ásia), ele não foi implicado na transmissão de doenças nos Estados Unidos.

INFESTAÇÃO POR PIOLHOS (PEDICULOSE E PTIRÍASE)

Três tipos de piolhos que mordem são ectoparasitas obrigatórios de humanos que alimentam-se de sangue. Eles incluem os piolhos da cabeça e corporal humanos, que representam clados genéticos distintos de *Pediculus humanus*, e o piolho púbico (*Pthirus pubis*). As ninfas e os adultos desses piolhos alimentam-se pelo menos uma vez ao dia, ingerindo exclusivamente sangue humano e eles partilham de forma ecológica no hospedeiro. Os piolhos-da-cabeça infestam principalmente o couro cabeludo; os piolhos-do-corpo infestam a roupa; e os piolhos púbicos, principalmente os pelos públicos. A saliva dos piolhos provoca uma erupção pruriginosa morbiliforme ou de tipo urticária em alguns indivíduos sensibilizados. As fêmeas dos piolhos-da-cabeça e púbicos fixam firmemente seus ovos (lêndeas) nos pelos ou cabelos, enquanto as fêmeas dos piolhos-do-corpo fazem o mesmo nas roupas, em particular nos fios ao longo das costuras. Após cerca de 10 dias de desenvolvimento, as ninfas emergem. Os ovos vazios podem se manter fixados por meses ou anos depois disso.

Os piolhos-do-corpo são adquiridos por contato direto com uma pessoa infestada ou com as roupas recém-usadas por esse indivíduo. Esses piolhos emergem para a pele apenas por alguns minutos para se alimentar, mas se escondem nas roupas em outros momentos. Eles geralmente sucumbem em até 2 dias quando separados do seu hospedeiro. O piolho-do-corpo tende a limitar-se a uma pequena proporção da população de rua ou de outros que apresentam exposição relevante e não têm as condições ou o desejo de mudar ou lavar adequadamente suas vestimentas e roupas de cama. O piolho-do-corpo, bem como os patógenos que transmite, podem tornar--se mais prevalentes após desastres e problemas de baixa condição social. Esses piolhos são vetores para os agentes do tifo epidêmico transmitido por piolhos (Cap. 187), da febre recorrente transmitida por piolhos (Cap. 185) e da febre das trincheiras (Cap. 172). As infestações crônicas resultam em hiperpigmentação pós-inflamatória e espessamento da pele, sendo conhecidas como *doença dos moradores de rua*.

Os piolhos-da-cabeça são adquiridos principalmente pelo contato direto da cabeça de uma pessoa com a cabeça de outra, mais do que por fômites (como uso compartilhado de boné, roupa de cama ou outros objetos de toucador). A prevalência dos piolhos-da-cabeça varia amplamente em função da idade, geografia e hábitos culturais. Na América do Norte, a prevalência é maior (cerca de 1%) entre crianças de 6 a 10 anos, e é consideravelmente menor em pessoas de outras idades. As infestações podem ser muito mais prevalentes em outros locais. Geralmente, uma pessoa infestada abriga 10 piolhos ou menos. Pessoas com infecção crônica tendem a ser assintomáticas, e algumas podem apresentar mais de 100 piolhos. O prurido, explicado principalmente por hipersensibilidade do indivíduo à saliva dos piolhos, costuma ser

---

*N. de R.T. No Brasil, destaca-se entre as doenças transmitidas por carrapatos a doença de Lyme símile brasileira, ou borreliose humana brasileira, e a febre maculosa, sendo ambas associadas a bactérias transmitidas pelo carrapato *Amblyomma cajennense*.

transitório e leve, sendo mais evidente ao redor da linha posterior do cabelo. Os piolhos-da-cabeça removidos de uma pessoa não resistem à dessecação e inanição e morrem em cerca de 1 dia. Os piolhos-da-cabeça geralmente não são considerados importantes como vetores naturais para qualquer patógeno.

O piolho púbico ou chato é transmitido principalmente pelo contato sexual. Esses piolhos ocorrem predominantemente nos pelos púbicos e, com menor frequência, nos axilares ou faciais, incluindo os cílios. Crianças e adultos podem adquirir os piolhos púbicos pelo contato sexual ou contato íntimo não sexual. Nos locais das picadas, os pacientes desenvolvem máculas azuladas intensamente pruriginosas cerca de 3 mm de diâmetro (máculas cerúleas). A infestação dos cílios é comumente acompanhada de blefarite.

A suspeita de pediculose muitas vezes é despertada pela detecção de supostas lêndeas firmemente fixadas aos pelos ou às roupas ou na base do prurido. Frequentemente, objetos pressupostos como lêndeas são, em vez disso, pseudolêndeas compostas de resíduos e fungos associados a pelos. Ovos eclodidos ou mortos permanecem firmemente fixados ao pelo do escalpo por meses. Eles são frequentemente interpretados erroneamente como sinais de infestação por piolhos ativa. Portanto, a confirmação da infestação deve depender da descoberta de piolhos vivos.

TRATAMENTO
Infestação por piolhos

Os piolhos-do-corpo geralmente são eliminados pelo banho e pelo uso de roupas lavadas e passadas. A aplicação de pediculicidas tópicos da cabeça aos pés pode ser necessária para pacientes hirsutos. As roupas de uso pessoal e de cama são desinfetadas efetivamente pelo calor em secadora de roupas a 55 °C ou mais durante 30 minutos ou pela prática de passar a ferro. O tratamento em massa de emergência para erradicar piolhos das pessoas e das roupas pode ser oportuno durante períodos de conflito civil e após desastres naturais para reduzir o risco de transmissão de patógenos por piolhos-do-corpo.

O piolho-da-cabeça e seus ovos podem ser removidos com um pente fino, mas essa tarefa pode ser difícil e demorada e com frequência não consegue erradicar os piolhos. O tratamento das infestações ativas recém-identificadas baseia-se, em geral, na aplicação, por 10 minutos, de permetrina ou piretrinas a cerca de 1%, com uma segunda aplicação 10 dias depois. Os piolhos que persistem após esse tratamento podem ser resistentes aos piretroides. As infestações crônicas podem ser tratadas por um período de 12 horas ou menos com malation a 0,5%. O lindano é aplicado por apenas 4 minutos, mas parece ser menos efetivo e está associado a maior risco de reações adversas, em particular quando utilizado de modo incorreto. Está documentada a ocorrência de resistência de piolhos-da-cabeça à permetrina, ao malation e ao lindano. Os novos pediculicidas de uso tópico aprovados pela FDA contêm álcool benzílico, dimeticona, espinosade e ivermectina. Embora crianças infestadas por piolhos-da-cabeça – ou aquelas que simplesmente tenham lêndeas residuais de infestação anterior – em geral sejam isoladas ou excluídas do convívio escolar, tal prática cada vez mais é considerada injustificável e inefetiva, além de contraprodutiva.

As infestações por piolhos púbicos são tratadas com pediculicidas tópicos, exceto a infestação dos cílios (pitiríase palpebral), que costuma responder à aplicação de uma camada de vaselina durante 3 a 4 dias.

MIÍASE (INFESTAÇÃO POR MOSCAS)

A *miíase* refere-se a infestações por larvas de moscas ("vermes"), as quais invadem os tecidos vivos ou necróticos ou as cavidades corporais e provocam diferentes síndromes clínicas, dependendo da espécie de mosca.

Nas regiões florestais das Américas Central e do Sul, as larvas da mosca do berne humano, *Dermatobia hominis*, produzem nódulos subcutâneos e dérmicos semelhantes a furúnculos e que medem até 3 cm de diâmetro. A fêmea adulta grávida captura um mosquito ou outro inseto sugador de sangue e deposita ovos sobre o seu abdome. Quando o inseto transportador ataca um humano ou outro hospedeiro bovino (geralmente gado) vários dias depois, o calor e a umidade da superfície do hospedeiro estimulam a eclosão dos ovos. As larvas eclodidas, com cerca de 1 mm de comprimento, penetram prontamente na pele intacta. Após 6 a 12 semanas de desenvolvimento, as larvas maduras emergem da pele e caem ao solo para se tornarem pupas e, a seguir, adultos.

A mosca tumbu africana (*Cordylobia anthropophaga*) deposita seus ovos na areia, na serrapilheira ou em roupas colocadas para secar, particularmente as contaminadas com urina ou suor. Larvas eclodem dos ovos quando em contato com o corpo do hospedeiro e penetram a pele, produzindo lesões semelhantes ao furúnculo, das quais emergem larvas maduras cerca de 9 a 10 dias depois. O diagnóstico de miíase furuncular é sugerido pela presença de lesões incômodas com um poro central de respiração que emite bolhas quando submersas em água. A sensação de movimento sob a pele do paciente pode causar desconforto emocional intenso.

É possível induzir as larvas da miíase furuncular a emergirem cobrindo-se o poro de respiração com vaselina ou outra substância oclusiva. A remoção pode ser facilitada pela injeção de um anestésico local (ou solução salina injetável estéril) no tecido subjacente para elevar a larva por meio do poro respiratório. A excisão cirúrgica é muitas vezes necessária porque os espinhos que apontam para cima de algumas espécies seguram a larva firmemente em seu lugar.

Outras larvas de moscas causam miíase não furuncular. A larva da mosca-do-cavalo (*Gasterophilus intestinalis*) emerge dos ovos, geralmente depositados nos pelos das patas anteriores de um cavalo. O contato direto com as mãos ou os pés de uma pessoa resulta na larva eclodindo do ovo e invadindo a pele. Após penetrar na pele humana, essas larvas raramente amadurecem, mas podem migrar na derme durante semanas. A erupção pruriginosa e serpiginosa resultante lembra a larva migrans cutânea causada pelo ancilóstomo canino ou felino (Cap. 231). Larvas das moscas-do--berne de coelhos ou roedores (espécies de *Cuterebra*) por vezes causam miíase cutânea ou traqueopulmonar.

Determinadas moscas são atraídas por sangue e pus, depositando seus ovos em feridas abertas ou drenantes. Larvas recém-brotadas entram nas feridas ou na pele enferma. As larvas dos diversos tipos de mosca-da-garrafa, ou mosca-verde (espécies de *Lucilia*), costumam se manter na superfície e restritas aos tecidos necróticos. Algumas vezes utilizam-se intencionalmente "larvas cirúrgicas" estéreis, especialmente criadas para o desbridamento das feridas. As larvas das moscas-varejeiras (*Cochliomyia*) e das moscas carnívoras (espécies de *Wohlfahrtia*) invadem tecidos viáveis mais profundamente, causando grandes lesões supurativas. As larvas que infestam feridas também podem invadir cavidades corporais, como boca, nariz, orelhas, seios paranasais, ânus, vagina e trato urinário inferior, sobretudo em pessoas inconscientes ou outros pacientes debilitados. As consequências variam da colonização inofensiva à destruição do nariz, meningite e surdez. O tratamento envolve a remoção das larvas e o desbridamento dos tecidos.

As larvas das moscas de ovelhas, *Oestrus ovis*, e outras moscas responsáveis pela miíase furuncular e de feridas, também podem causar oftalmomiíase. As sequelas são nódulos palpebrais, descolamento de retina e destruição do globo ocular. Na maioria das situações em que são encontradas larvas em fezes humanas, a causa é o depósito de ovos ou larvas por moscas sobre fezes recém-evacuadas, e não por infestação intestinal.

PENTASTOMÍASE

Os pentastomídeos (vermes em formato de língua), um tipo de crustáceo obscuro, habitam as vias aéreas de répteis e mamíferos carnívoros. A infestação humana por *Linguatula serrata* é comum no Oriente Médio e resulta da ingestão de larvas encistadas através do consumo de fígado ou linfonodos não cozidos de ovinos e caprinos – que são hospedeiros intermediários verdadeiros dos vermes da língua. Em áreas onde se serve fígado cru de ovinos e caprinos, as larvas migram para a nasofaringe e produzem uma síndrome autolimitada aguda – conhecida como *halzoun* no Líbano e *marrara* no Sudão – caracterizada pelo início rápido (em < 12 horas) de dor e coceira da garganta e orelhas, tosse, rouquidão, disfagia e dispneia. O edema grave pode causar obstrução que exige traqueostomia. Ademais, foi descrita invasão ocular. As larvas típicas que medem até 10 mm de comprimento aparecem nas secreções nasais copiosas ou nos vômitos.

Outro tipo de verme em formato de língua, o *Armillifer armillatus*, infecta pessoas que consomem seus ovos presentes em alimentos ou bebidas contaminados, ou após manusear o hospedeiro definitivo, a jiboia africana. As larvas formam cistos em vários órgãos, geralmente no fígado ou peritôneo, mas raras vezes causam sintomas. Em alguns casos, os cistos devem ser removidos cirurgicamente porque crescem durante a muda, mas em geral são encontrados como achado incidental à necrópsia. As lesões induzidas por parasitas podem ser interpretadas incorretamente como neoplasia maligna, sendo o diagnóstico correto confirmado ao exame histopatológico. Foram relatadas síndromes do tipo larva migrans cutânea causadas por outros pentastomídeos no Sudeste Asiático e na América Central.

INFESTAÇÕES POR SANGUESSUGAS

As sanguessugas clinicamente relevantes são vermes anelídeos que se fixam aos hospedeiros por mandíbulas cortantes quitinosas e aspiram sangue por ventosas musculares. Sanguessugas medicinais (Europa: *Hirudo medicinalis* e outras espécies de *Hirudo*; Ásia: *Hirudinaria manillensis*; América do Norte: *Macrobdella decora*) ainda são ocasionalmente usadas para redução de congestão venosa em retalhos cirúrgicos ou partes do corpo transplantadas. Essa prática tem sido complicada por sangramento intratável, infecções de ferida, mionecrose e sepse causada por *Aeromonas hydrophila*, que coloniza o esôfago de sanguessugas disponíveis no comércio.

As sanguessugas aquáticas onipresentes que parasitam peixes, sapos e tartarugas fixam-se facilmente à pele dos humanos – mais frequentemente à mucosa nasal – e sugam sangue com avidez. A fixação costuma ser indolor, e as sanguessugas se desprendem quando satisfeitas com o sangue consumido. A hirudina, um anticoagulante potente secretado pelas sanguessugas, provoca sangramento persistente após seu desprendimento. A cicatrização das feridas é lenta, e infecções bacterianas secundárias não são incomuns. Várias espécies de sanguessugas aquáticas da África, da Ásia e do Sudeste da Europa podem penetrar pela boca, pelo nariz e pelo trato geniturinário e fixar-se às mucosas de órgãos profundos, como esôfago e traqueia. As sanguessugas podem desprender-se após gargarejo com soro fisiológico ou podem ser retiradas com pinças ou aspiração.

Sanguessugas terrestres arborícolas, que vivem na vegetação de florestas pluviais, são atraídas por calor e podem cair de uma folha para a pele de alguém. As sanguessugas fixadas externamente em geral se desprendem quando satisfeitas, mas sua remoção pode ser apressada com a fricção suave dos sugadores anteriores e posteriores que utilizam para fixação e alimentação. Algumas autoridades questionam as práticas de remoção de sanguessugas com álcool, sal, vinagre, repelentes de insetos, chama ou instrumentos aquecidos, ou aplicação de outras substâncias nocivas.

PICADAS DE ARANHAS

Entre as mais de 30.000 espécies conhecidas de aranhas, apenas cerca de 100 defendem-se agressivamente e possuem presas longas o suficiente para penetrar na pele humana. O veneno que algumas aranhas usam para imobilizar e digerir a presa pode causar necrose cutânea e toxicidade sistêmica. Embora a picada da maioria das aranhas possa ser dolorosa, mas inofensiva, o envenenamento pelas aranhas-marrons (espécies de *Loxosceles*) e pelas viúvas-negras (espécies de *Latrodectus*) pode ser fatal. A identificação da aranha ofensora é importante porque existem tratamentos específicos para picadas de viúvas-negras. Exceto nos casos em que o paciente realmente observe uma aranha imediatamente associada à picada ou fugindo do local, as lesões noduloulcerativas dolorosas e outras relatadas como produzidas por picadas de aranha com frequência têm outras causas ou são infecções bacterianas, particularmente por *S. aureus* resistente à meticilina (MRSA, de *methicillin-resistant S. aureus*).

Picadas da aranha-marrom e aracnidismo necrótico

As aranhas-marrons-reclusas (*Loxosceles reclusa*) vivem principalmente no centro-sul dos Estados Unidos, e espécies estreitamente aparentadas são encontradas nas Américas Central e do Sul, na África, na bacia do Mediterrâneo e no Oriente Médio. Aranhas-reclusas não são agressivas aos humanos e só picam se ameaçadas ou pressionadas contra a pele. Geralmente escondem-se sob pedras e troncos ou em cavernas e tocas de animais. Invadem as casas e procuram lugares escuros e recônditos em armários, garagens, espaços apertados e sótãos; debaixo de móveis e entulhos em despensas; e nas dobras de roupas. Apesar de sua presença em abundância impressionante em algumas casas, essas aranhas raras vezes picam humanos. As picadas tendem a ocorrer enquanto a vítima está vestindo uma peça em que a aranha está escondida, e são encontradas principalmente em mãos, braços, pescoço e abdome inferior.

A picada por uma aranha-marrom pode causar uma lesão leve com edema e eritema, mas o envenenamento causa necrose grave da pele e do tecido subcutâneo e, mais raramente, hemólise sistêmica. No início, a picada é indolor ou provoca uma sensação de ferroada. Nas horas seguintes, o local se torna doloroso e ocorre prurido, com induração central circundada por uma zona pálida de isquemia que é, ela também, circundada por uma área de eritema. Na maioria dos casos, a lesão regride sem tratamento em apenas alguns dias. Nos casos graves, o eritema espalha-se, e o centro da lesão torna-se hemorrágico ou necrótico com uma bolha sobreposta. Forma-se uma escara negra que se desprende várias semanas depois, deixando uma úlcera que pode finalmente formar uma cicatriz deprimida. A cicatrização costuma ocorrer em até 3 meses. As complicações locais são lesão de nervos e infecção bacteriana secundária. Febre, calafrios, fraqueza, cefaleia, náusea, vômitos, mialgia, artralgia, exantema morbiliforme e leucocitose podem ocorrer nas primeiras 72 horas após a picada. Não há relatos de morte atribuível à picada da aranha reclusa marrom norte-americana.

A aranha reclusa do Mediterrâneo (*Loxosceles rufescens*) é uma espécie amplamente invasiva em regiões urbanas do Novo e Velho Mundos. A superfície dorsal da *L. rufescens* e da *L. reclusa* é adornada com um padrão em forma de violino. *L. rufescens* é mais agressiva que a *L. reclusa*, tem menos chance de picar e raramente causa necrose. A identificação errada da aranha pode criar relatos espúrios de atividade da *L. reclusa* fora da zona conhecida daquela espécie.

TRATAMENTO
Picadas de aranha reclusa marrom

O tratamento inicial consiste em RGCE (repouso, gelo, compressão, elevação). Analgésicos, anti-histamínicos, antibióticos e profilaxia para tétano devem ser usados quando indicados. Desbridamento ou excisão cirúrgica da ferida sem fechamento retardam a cicatrização. Não há utilidade para o uso rotineiro de antibióticos ou dapsona. Os pacientes devem ser monitorados atentamente para sinais de hemólise, insuficiência renal e outras complicações sistêmicas.

Picadas de viúva-negra

A aranha viúva-negra, comum no Sudeste dos Estados Unidos, cujo corpo mede até 1 cm e cuja envergadura das patas chega a 5 cm, é negra e brilhante, com uma marca vermelha em forma de ampulheta no abdome ventral. Outras espécies perigosas de *Latrodectus* ocorrem em outras regiões temperadas e subtropicais do mundo. As picadas da viúva-negra fêmea são notórias por suas neurotoxinas potentes.

A viúva-negra tece suas teias sob pedras, troncos, plantas ou rochas, ou em espaços escuros de celeiros, garagens e alojamentos externos. As picadas são mais comuns no verão e no início do outono e ocorrem quando a teia é atingida ou a aranha é capturada ou provocada. A picada inicial é sentida como picada aguda ou passa despercebida. Marcas de perfuração das presas são raras. A peçonha injetada não causa necrose local, e algumas pessoas não desenvolvem outros sintomas.

A α-latrotoxina, o componente mais ativo do veneno, liga-se irreversivelmente às terminações nervosas pré-sinápticas e causa liberação e subsequente depleção de acetilcolina, norepinefrina e outros neurotransmissores dessas terminações. Em 60 minutos, cãibras dolorosas espalham-se a partir do local da picada para os músculos volumosos dos membros e do tronco. A rigidez extrema dos músculos abdominais e a dor excruciante podem sugerir peritonite, mas o abdome não é doloroso à palpação e não há indicação cirúrgica. A dor começa a ceder nas primeiras 12 horas, mas pode recorrer durante vários dias ou semanas antes de desaparecer espontaneamente. A ampla gama de sequelas inclui salivação, diaforese, vômitos, hipertensão arterial, taquicardia, dispneia, ansiedade, cefaleia, fraqueza, fasciculações, parestesia, hiper-reflexia, retenção urinária, contrações uterinas e parto prematuro. Foi relatada a ocorrência de rabdomiólise e insuficiência renal, e parada respiratória, hemorragia cerebral ou insuficiência cardíaca podem evoluir para morte, principalmente em pacientes muito jovens, idosos ou debilitados.

TRATAMENTO
Picadas de viúva-negra

O tratamento consiste em RGCE e profilaxia contra tétano. A hipertensão que não responde aos analgésicos e antiespasmódicos (p. ex., benzodiazepínicos ou metocarbamol) requer o uso de anti-hipertensivos específicos. A eficácia e a segurança do antiveneno produzido com imunoglobulinas equinas são controversas para picadas da viúva-negra e da aranha-vermelha australiana por causa de preocupações sobre o potencial de anafilaxia ou doença do soro. Estão sendo desenvolvidos antivenenos com anticorpos monoclonais.

Tarântulas e outras aranhas

As tarântulas são grandes aranhas peludas, das quais 30 espécies são encontradas nos Estados Unidos, principalmente no sudoeste. Várias espécies de tarântulas que se tornaram populares como animais domésticos de estimação em geral são espécies importadas das

Américas Central e do Sul. As tarântulas picam pessoas apenas quando ameaçadas e em geral não causam mais danos do que uma picada de abelha, mas em alguns casos a peçonha provoca dor intensa e edema. Várias espécies de tarântula são recobertas por pelos urticantes liberados aos milhares quando a aranha ameaçada esfrega as patas posteriores contra o abdome dorsal. Esses pelos têm capacidade de penetrar na pele humana e produzem pápulas pruriginosas que podem persistir por semanas. Esquecer-se de usar luvas ou lavar as mãos depois de manusear a tarântula rosa chilena, uma aranha de estimação popular, tem resultado em transferência dos pelos para os olhos com subsequente inflamação ocular devastadora. O tratamento das picadas inclui limpeza do local e elevação da região picada, profilaxia contra tétano e administração de analgésicos. Anti-histamínicos e glicocorticoides tópicos ou sistêmicos deverão ser usados quando houver exposição aos pelos urticantes.

A *Atrax robustus*, uma aranha teia de funil da Austrália, e as espécies de *Phoneutria*, aranhas armadeiras da América do Sul, estão entre as mais perigosas do mundo pelo seu comportamento agressivo e neurotoxinas potentes.* O envenenamento por *A. robustus* provoca uma síndrome neuromotora rapidamente progressiva que pode evoluir para óbito em 2 horas. A picada de uma aranha armadeira causa dor local intensa, seguida de sintomas sistêmicos profundos e paralisia respiratória, que pode evoluir para óbito em 2 a 6 horas. Existem antivenenos específicos para o tratamento das picadas dessas duas espécies de aranhas. As aranhas de saco amarelo (espécies de *Cheiracanthium*) são comuns nas casas do mundo inteiro. Suas picadas, apesar de dolorosas, costumam resultar apenas em eritema discreto, edema e prurido.

PICADAS DE ESCORPIÕES

Os escorpiões são aracnídeos que se alimentam de artrópodes e outros pequenos animais. Eles paralisam suas presas e se defendem injetando uma peçonha com o ferrão na ponta de sua cauda. As ferroadas dolorosas mas relativamente inofensivas dos escorpiões devem ser diferenciadas dos envenenamentos potencialmente fatais provocados por em torno de 30 das cerca de 1.000 espécies conhecidas e que causam mais de 5.000 óbitos todos os anos no mundo inteiro. Os escorpiões têm hábitos noturnos e ficam escondidos durante o dia em fendas ou tocas, ou sob pedaços de madeira, cascas de árvores soltas ou pedras. Ocasionalmente, entram em casas ou barracas e podem ficar escondidos em sapatos, vestimentas ou roupas de cama. Os escorpiões picam humanos apenas quando se sentem ameaçados.

Das 40 ou mais espécies de escorpiões existentes nos Estados Unidos, apenas o escorpião das cascas das árvores (*Centruroides sculpturatus/C. exilicauda*) no Sudoeste produz uma peçonha que é potencialmente fatal para humanos. Essa peçonha contém neurotoxinas que mantêm abertos os canais de sódio. Esses envenenamentos costumam estar associados a pouca tumefação, mas dor intensa, parestesia e hiperestesia agravadas por percussão suave da região atingida (*teste da percussão*). Esses sintomas logo se espalham para outros locais; o paciente desenvolve disfunção dos nervos cranianos e hiperexcitabilidade dos músculos esqueléticos em algumas horas. Os pacientes apresentam agitação, visão turva, movimentos oculares anormais, salivação profusa, lacrimejamento, rinorreia, fala arrastada, dificuldade de manejar secreções, diaforese, náusea e vômitos. Abalos, tremores e contrações musculares podem ser confundidos com convulsão. As complicações são taquicardia, arritmias, hipertensão, hipertermia, rabdomiólise e acidose. Os sintomas atingem intensidade máxima em cerca de 5 horas e regridem em 1 ou 2 dias, embora dor e parestesia possam persistir por semanas. A parada respiratória fatal é mais comum em crianças pequenas e pacientes idosos.

O envenenamento por *Leiurus quinquestriatus* no Oriente Médio e no Norte da África, por *Mesobuthus tamulus* na Índia, pelas espécies de *Androctonus* ao longo do litoral do Mediterrâneo, no Norte da África e no Oriente Médio e por *Tityus serrulatus* (escorpião amarelo) no Brasil causa liberação maciça de catecolaminas endógenas e acarreta crises hipertensivas, arritmias, edema pulmonar e lesão miocárdica. As picadas do *Tityus trinitatis* de Trinidad causam pancreatite aguda, enquanto os efeitos neurotóxicos centrais complicam as picadas dos escorpiões *Parabuthus* e *Buthotus* da África do Sul.

No Irã e países adjacentes, o *Hemiscorpius lepturus* causa a maioria dos envenenamentos por escorpiões. Suas ferroadas são relativamente assintomáticas inicialmente, mas seu veneno citotóxico causa dor, hemólise e necrose tecidual após o primeiro dia. Complicações sistêmicas incluem hemoglobinúria e lesão renal aguda subsequente.

A ferroada da maioria das outras espécies causa dor local aguda e imediata, seguida de edema, equimose e sensação de queimação. Os sintomas regridem em poucas horas, e a pele não descama. Algumas vezes, ocorrem reações alérgicas ao veneno.

TRATAMENTO
Picadas de escorpião

A identificação do escorpião agressor ajuda a determinar o curso do tratamento. As ferroadas das espécies não letais necessitam, quando muito, de compressas de gelo, analgésicos ou anti-histamínicos. Como a maioria das vítimas sente apenas desconforto local, podem ser tratadas em casa com instruções para voltarem ao pronto-socorro se surgirem sinais de disfunção dos nervos cranianos ou neuromuscular. Medidas agressivas de suporte e uso criterioso do antiveneno podem reduzir ou eliminar as mortes associadas a envenenamentos mais graves. Manter o paciente calmo e aplicar curativos compressivos e bolsas de gelo no local da ferroada reduzem a absorção do veneno. A infusão intravenosa contínua de midazolam controla a agitação e os movimentos musculares involuntários provocados por picadas de escorpiões. Há necessidade de monitoração cuidadosa durante o tratamento com esse fármaco e outros sedativos ou narcóticos para os pacientes com sintomas neuromusculares, tendo em vista o risco de parada respiratória. A hipertensão arterial e o edema pulmonar respondem ao uso de nifedipino, nitroprussiato, hidralazina ou prazosina. As bradiarritmias perigosas podem ser controladas com atropina.

Antivenenos preparados comercialmente estão disponíveis em vários países para tratar algumas das picadas causadas pelas espécies de escorpião mais perigosas.** Está disponível um antiveneno IgG F(ab')$_2$ de soro de cavalo para *C. sculpturatus* aprovado pela FDA. A administração IV do antiveneno reverte rapidamente a disfunção de nervos cranianos e os sintomas musculares.

FERROADAS POR HIMENÓPTEROS

Abelhas, vespas, zangões, vespas jaqueta amarela e formigas (todos insetos da ordem Hymenoptera) ferroam em defesa própria ou para dominar sua presa. Seus venenos contêm uma grande variedade de aminas, peptídeos e enzimas que causam reações locais e sistêmicas. Embora o efeito tóxico de várias ferroadas possa ser fatal para humanos, quase todas as mais de 100 mortes ocorridas por ano nos Estados Unidos por ferroadas de himenópteros resultam de reações alérgicas imediatas do tipo I.

Ferroadas de abelhas e vespas O ferrão da abelha comum (*Apis mellifera*) é singular por ser farpado. O ferrão e o saco de veneno acoplado se soltam do corpo da abelha melífera e as contrações musculares do saco de veneno continuam a injetar o veneno na pele. Outros tipos de abelha, formigas e vespas apresentam mecanismos de ferroada mais maleáveis e podem ferroar várias vezes em sucessão. Em geral, uma pessoa sofre apenas uma ferroada de uma abelha ou vespa social, a menos que tenha perturbado um ninho. As abelhas africanizadas (atualmente presentes nas Américas do Sul e Central e no sul e oeste dos Estados Unidos) respondem agressivamente a intrusões mínimas. A picada de abelha africanizada contém menos peçonha do que a de suas parentes não africanizadas, mas as vítimas tendem a ser mais picadas e, portanto, a receber um volume bem maior do veneno. A maioria dos pacientes que relata ter sido "picado por abelha" provavelmente foi picada por vespa.

Os venenos das diversas espécies de himenópteros são diferentes em termos bioquímicos e imunológicos. Os efeitos tóxicos diretos são mediados por

---

*No Brasil, estima-se que 30% dos casos de acidentes com aracnídeos envolvam a aranha armadeira (gênero *Phoneutria*). O animal pode chegar a 15 cm e recebe seu nome pela postura que assume no ataque, com as patas dianteiras elevadas. Também conhecida como aranha-macaco ou aranha-de-bananeira, seu veneno é neurotóxico e cardiotóxico, composto por polipeptídios, histamina e serotonina. O ponto de inoculação pode apresentar vermelhidão, edema e sudorese. A dor é o sintoma mais comum, e podem ocorrer taquicardia, hipertensão, visão turva e náuseas/vômitos. Em crianças menores de 6 anos ou idosos, uma complicação incomumente relatada é o edema pulmonar agudo; em casos graves, pode ser administrado soro antiaracnídico.

**N. de R.T. Os escorpiões de importância médica no Brasil são o escorpião-preto (*Bothriurus bonariensis*), o escorpião-manchado (*Tityus costatus*) e o escorpião-amarelo (*Tityus serrulatus*). Este último pode causar acidentes graves, principalmente em crianças, podendo acarretar diaforese profusa, vômitos, alterações cardíacas e pulmonares e até mesmo choque. Está disponível um soro antiescorpiônico (gênero *Tityus*).

misturas de substâncias de baixo peso molecular, como serotonina, histamina, acetilcolina e várias cininas. As toxinas polipeptídicas contidas no veneno das abelhas melíferas incluem a melitina, que lesiona as membranas celulares, a proteína desgranuladora dos mastócitos, que provoca liberação de histamina, a neurotoxina apamina e o composto anti-inflamatório adolapina. As enzimas contidas na peçonha são hialuronidase e fosfolipases. Parece haver pouca chance de sensibilidade cruzada às peçonhas de abelhas melíferas e vespas.

As picadas não complicadas de himenópteros causam dor imediata, uma reação de placa urticada e eritema, além de edema local, todos os quais costumam regredir em algumas horas. Picadas múltiplas podem causar vômitos, diarreia, edema generalizado, dispneia, hipotensão e colapso circulatório não anafilático. Rabdomiólise e hemólise intravascular podem causar insuficiência renal. A morte (não alérgica) diretamente causada pelos efeitos da peçonha ocorreu em casos de picadas por várias centenas de abelhas melíferas. As ferroadas na língua ou boca podem causar edema potencialmente fatal das vias aéreas superiores.

Não é rara a ocorrência de grandes reações locais formadas por eritema, edema, calor e dor que se espalham por 10 cm ou mais ao redor da picada ao longo de 1 a 2 dias. Tais reações podem ser confundidas com celulite bacteriana, mas são causadas por hipersensibilidade, e não infecção secundária. Tais reações tendem a recidivar com exposição subsequente, mas raras vezes são acompanhadas por anafilaxia e não são evitadas pela imunoterapia com veneno.

Nos Estados Unidos, estima-se que 0,4 a 4% da população apresenta manifestações clínicas de hipersensibilidade imediata a picadas de himenópteros, e 15% podem ter sensibilização assintomática evidenciada por testes cutâneos positivos. Os indivíduos que apresentam reações alérgicas graves provavelmente terão reações semelhantes ou piores após picadas subsequentes pela mesma espécie ou por espécies relacionadas. As reações anafiláticas leves por picadas de insetos, assim como por outras causas, consistem em náusea, cólicas abdominais, urticária generalizada ou angioedema e rubor. As reações graves, como edema das vias aéreas superiores, broncospasmo, hipotensão e choque, podem evoluir rapidamente para óbito. Em geral, as reações graves se iniciam nos 10 minutos seguintes à picada e raras vezes ocorrem após 5 horas.

TRATAMENTO
Ferroadas de abelhas e vespas

Os ferrões de abelhas comuns incrustados na pele devem ser removidos tão logo possível, a fim de limitar a quantidade de veneno liberado. O ferrão e a bolsa de veneno podem ser raspados com uma lâmina de bisturi, a unha ou a borda de um cartão de crédito, ou podem ser removidos com uma pinça. O local deve ser lavado e desinfetado e, em seguida, deve-se aplicar bolsa de gelo para retardar a disseminação do veneno. A elevação da área atingida e a administração de analgésicos orais, anti-histamínicos orais e loção de calamina tópica ajudam a aliviar os sintomas.

As reações anafiláticas a veneno de abelha ou vespa podem ser uma emergência potencialmente fatal que exige ações imediatas para salvar a vida do paciente. Se a pessoa portar um *kit* para ferrão de abelha, deve-se considerar a administração de uma injeção subcutânea de cloridrato de epinefrina (0,3 mL de uma diluição 1:1.000), com o tratamento sendo repetido a cada 20 a 30 minutos conforme a necessidade. A aplicação de torniquete pode retardar a disseminação do veneno. O paciente deve ser transferido para uma emergência hospitalar onde se possa administrar com segurança o tratamento para choque profundo, se necessário. Tal tratamento pode abranger o uso de epinefrina IV e outros vasopressores, intubação e o fornecimento de oxigênio suplementar, ressuscitação com fluidos, uso de broncodilatadores e administração de anti-histamínicos parenterais. Os pacientes devem ser mantidos em observação por 24 horas para detecção de anafilaxia recorrente, insuficiência renal ou coagulopatia.

Os indivíduos com história de alergia a picadas de insetos devem levar consigo um *kit* para anafilaxia composto por seringa pré-acondicionada contendo epinefrina para autoadministração. Esses pacientes devem buscar atendimento médico imediato após usarem o *kit*.

A imunoterapia profilática pode reduzir muito o risco de reações potencialmente fatais a ferroadas de abelhas e vespas. Injeções repetidas de veneno purificado resultam em resposta de anticorpos IgG bloqueadores do veneno e reduzem a incidência de anafilaxia recidivante. Estão disponíveis para venda no comércio venenos de abelhas melíferas, vespas e vespas amarelas para dessensibilização e testes cutâneos. Os resultados dos testes cutâneos e radioalergossorventes (RAST) específicos para o veneno ajudam a selecionar os pacientes para imunoterapia e orientam o planejamento desse tratamento.

PICADAS DE FORMIGAS

As formigas picadoras representam um importante problema médico nos Estados Unidos. As formigas-de-fogo importadas (espécies de *Solenopsis*) infestam os estados do sul dos Estados Unidos, desde o Texas até a Carolina do Norte, com colônias na Califórnia, no Novo México, no Arizona e em Virgínia. Ligeiras perturbações de seus ninhos em montes provocaram a saída em massa das formigas e até 10.000 picadas em uma única pessoa. Idosos e pessoas imobilizadas correm risco maior de ataques quando as formigas-de-fogo invadem residências.

As formigas-de-fogo atacam a pele com mandíbulas poderosas e giram o corpo enquanto injetam repetidas vezes o veneno por meio de ferrões situados posteriormente. O veneno alcaloide consiste em piperidinas citotóxicas e hemolíticas e várias proteínas com atividade enzimática. A reação de lesão urticada e eritema, a ardência e o prurido iniciais regridem em cerca de 30 minutos, e uma pústula estéril surge no local no decorrer de 24 horas. A pústula sofre ulceração nas 48 horas seguintes e então cicatriza em cerca de ≥ 1 semana. Áreas extensas de eritema e edema que persistem por vários dias não são raras e, nos casos extremos, podem comprimir nervos e vasos sanguíneos. Ocorre anafilaxia em menos de 2% das vítimas; foram relatadas convulsões e mononeurite. As picadas são tratadas com bolsas de gelo, glicocorticoides tópicos e anti-histamínicos orais. As pústulas devem ser lavadas e cobertas com bandagem e pomada contendo antibiótico para prevenção de infecção bacteriana. A administração de epinefrina e medidas de suporte estão indicadas em caso de reação anafilática. Há extratos preparados a partir do corpo inteiro das formigas-de-fogo para testes cutâneos e imunoterapia que parecem reduzir a incidência de reações anafiláticas.

As formigas-de-fogo (vermelhas) europeias (*Myrmica rubra*) recentemente se tornaram pestes de saúde pública no nordeste dos Estados Unidos e sul do Canadá. O oeste dos Estados Unidos é o hábitat das formigas ceifeiras (espécies de *Pogonomyrmex*). A reação local dolorosa que surge após a picada de formigas ceifeiras costuma se estender aos linfonodos e pode causar anafilaxia. A formiga tocandira ou formiga-bala (*Paraponera clavata*) da América do Sul é localmente conhecida como *hormiga veinticuatro* ("formiga 24 horas"), denominação que se refere à dor pulsante e excruciante com duração de 24 horas após a picada que injeta uma neurotoxina paralisante potente, a poneratoxina.

PICADAS DE DÍPTEROS (MOSCAS E MOSQUITOS)

No processo de alimentar-se com sangue e líquidos teciduais de vertebrados, os adultos de certas espécies de moscas provocam picadas dolorosas, injetam saliva que pode causar vasodilatação e reações alérgicas locais, e podem transmitir diversos agentes patogênicos. As picadas de mosquitos (culicídeos), maruins minúsculos conhecidos como "*no-see-um*" (ceratopogonídeos) e mosquitos-pólvora flebótomos produzem uma lesão urticada e uma pápula pruriginosa. Os "borrachudos" (simuliídeos) produzem laceração da pele, resultando em lesão com descarga serossanguinolenta, frequentemente dolorosa e pruriginosa. Às vezes ocorrem linfadenopatia regional, febre ou anafilaxia. A mosca do cervo e a mosca do cavalo, amplamente distribuídas, bem como as moscas tsé-tsé da África, são insetos que atacam durante o dia e produzem grandes perfurações dolorosas hemorrágicas. As moscas domésticas (*Musca domestica*) não se alimentam de sangue, mas utilizam seu aparelho bucal para escarificar a pele e alimentar-se de líquidos teciduais e sal. Além da lesão direta causada por picadas de qualquer tipo de mosca, há risco de transmissão de diversos patógenos e infecção bacteriana secundária das lesões.

TRATAMENTO
Picadas de dípteros (moscas e mosquitos)

O tratamento de picadas de moscas é sintomático. A aplicação tópica de agentes antipruriginosos, glicocorticoides ou loções antissépticas pode atenuar o prurido e a dor. As reações alérgicas podem exigir anti-histamínicos orais. Podem ser necessários antibióticos para o tratamento de grandes feridas provocadas pelas picadas com infecção secundária.

PICADAS DE PULGAS

As pulgas comuns que picam humanos são as dos cães e gatos (espécies de *Ctenocephalides*) e as do rato (*Xenopsylla cheopis*), as quais vivem nos ninhos e nos locais de repouso, além de em seus hospedeiros. As pessoas sensibilizadas desenvolvem pápulas pruriginosas eritematosas (*urticária papular*) e, em alguns casos, vesículas e infecção bacteriana secundária no local da picada. O tratamento com base nos sintomas consiste em anti-histamínicos, glicocorticoides tópicos e agentes antipruriginosos tópicos.

As infestações por pulgas são eliminadas mediante remoção e tratamento dos ninhos de animais, limpeza frequente dos dormitórios dos animais domésticos e aplicação de inseticidas de contato e sistêmicos aos animais e na habitação. As infestações por pulgas no lar podem ser controladas ou prevenidas se os animais de estimação forem tratados com agentes antiparasitários veterinários, reguladores do crescimento de insetos ou inibidores de quitina.

A *Tunga penetrans*, assim como ocorre com outras pulgas, é um inseto sem asas e achatado lateralmente que se alimenta de sangue. Também conhecido como bicho-de-pé, pulga-da-areia, pulga-penetrante e tunga, ocorre em regiões tropicais da África e das Américas. As fêmeas adultas vivem no solo arenoso e escavam sob a pele entre os dedos dos pés, sob as unhas ou na planta dos pés descalços. A fêmea grávida do bicho-de-pé enche-se de sangue do hospedeiro e cresce passando do tamanho de uma cabeça de alfinete até as dimensões de uma ervilha em um intervalo de 2 semanas. Produzem lesões que se assemelham a uma pústula branca com depressão central negra e podem ser pruriginosas ou dolorosas. As complicações ocasionais incluem tétano, infecções bacterianas e autoamputação dos dedos do pé (ainhum)*. A tungíase é tratada pela remoção do inseto inteiro com agulha ou bisturi estéril, vacinação contra tétano e aplicação tópica de antibióticos.

PICADAS DE HEMÍPTEROS/HETERÓPTEROS (PERCEVEJOS VERDADEIROS)

A maioria dos percevejos se alimenta em plantas, mas alguns são predadores ou se alimentam de sangue. Para se alimentar ou se defender, eles podem causar mordidas que produzem reações alérgicas e são, às vezes, dolorosas. As picadas do "barbeiro" (família Reduviidae) tendem a ocorrer à noite e são indolores. As reações a essas picadas dependem de sensibilização prévia e incluem pápulas sensíveis e pruriginosas, lesões vesiculosas ou bolhosas, urticária extensa, febre, linfadenopatia e (raras vezes) anafilaxia. As picadas de percevejos são tratadas com agentes antipruriginosos tópicos ou anti-histamínicos orais. Os pacientes com reações anafiláticas a picadas de reduvídeos devem trazer consigo um *kit* com epinefrina. Alguns reduvídeos transmitem o *Trypanosoma cruzi*, agente da tripanossomose do Novo Mundo (doença de Chagas) (Cap. 227).

Os percevejos cosmopolitas e tropicais (*Cimex lectularius* e *C. hemipterus*) escondem-se em fendas de colchões, estrados de cama e outros móveis, em paredes e molduras de quadros e embaixo de papel de parede solto, buscando ativamente refeições de sangue à noite. Atualmente, esses percevejos são pestes comuns em domicílios, dormitórios e hotéis, em cruzeiros marítimos, e mesmo em instituições médicas. A picada é indolor. Picadas em pessoas sem exposição prévia a percevejos podem não ser percebidas. Pessoas sensíveis à saliva dos percevejos desenvolvem eritema, prurido e pápulas ao redor de uma puntuação hemorrágica central. Reações podem se manifestar minutos após a picada, ou podem ser postergadas por dias ou até uma semana ou mais. Não se conhecem casos de transmissão de patógenos por percevejos.

PICADAS DE CENTOPEIA E DERMATITE POR MIRIÁPODES

Dois grupos de miriápodes (artrópodes "com muitos pés") podem causar danos a humanos. As centopeias, com um par de pernas por segmento corporal, são rápidas, agressivas e carnívoras. Elas atordoam e matam suas presas – geralmente outros artrópodes, minhocas e raramente pequenos vertebrados – com uma mordida venenosa. As presas das centopeias do gênero *Scolopendra* podem penetrar na pele humana e liberar um veneno que provoca dor ardente intensa, edema, eritema e linfangite estéril. Descreveram-se tontura, náusea e ansiedade ocasionais, além de rabdomiólise e insuficiência renal. O tratamento inclui lavagem do local, aplicação de curativos gelados, administração de analgésicos orais ou infiltração tópica de lidocaína e profilaxia contra tétano.

Milipeias, com dois pares de pernas por segmento, são lentas, dóceis e alimentam-se principalmente de material vegetal em decomposição. Elas não picam, mas algumas secretam líquidos defensivos que podem queimar e manchar a pele humana. A pele atingida torna-se marrom de um dia para o outro, podendo formar bolhas e sofrer esfoliação. Nos olhos, as secreções causam dor e inflamação intensas que podem causar ulceração da córnea e cegueira. O tratamento inclui irrigação com quantidades abundantes de água ou soro fisiológico, uso de analgésicos e cuidados locais da pele lesionada.

PICADAS E DERMATITE CAUSADA POR LAGARTAS

Lagartas de várias espécies de mariposa são cobertas de pelos ou espinhos que causam irritação mecânica e podem conter ou estar recobertos por veneno. O contato com essas lagartas ou com seus pelos pode levar a erucismo (erupção pruriginosa urticariforme ou papular) ou envenenamento por lagarta. A reação típica consiste em sensação de queimação imediata, seguida por edema e eritema locais e, ocasionalmente, por linfadenopatia regional, náusea, vômitos e cefaleia. Uma reação rara a uma lagarta sul-americana, a *Lonomia obliqua* (taturana), pode causar coagulopatia disseminada e choque hemorrágico fatal.

A dermatite é mais frequentemente associada às lagartas das mariposas io, do gato, sela e de cauda-marrom na América do Norte e com a mariposa-do-carvalho na Europa. Até mesmo o contato com pelos soltos de outras lagartas, como as larvas da mariposa-cigana, pode produzir, mais tarde, erucismo. Os espinhos podem ficar depositados em troncos de árvores ou em roupas colocadas para secar, ou ser transportados pelo ar e causar irritação nos olhos e nas vias aéreas superiores. O tratamento das picadas de lagartas consiste na aplicação repetida de fita adesiva ou papel celofane para remover os pelos, que depois podem ser identificados ao microscópio. Bolsas de gelo, esteroides tópicos e anti-histamínicos orais aliviam os sintomas.**

Algumas mariposas adultas causam problemas de saúde em humanos. Mariposas das espécies de *Hylesia*, encontradas principalmente nas zonas costeiras de manguezal na costa oeste das Américas Central e do Sul, têm corpos cobertos por pelos finos ou setas. Os pelos na superfície ventral podem desprender-se e, quando em contato com a pele humana, causar uma reação extremamente prurítica chamada "coceira do Carapito". Isso é especialmente problemático quando as mariposas têm explosões populacionais, criando enxames em comunidades costeiras.

VESICAÇÃO E DERMATITE POR BESOUROS

Diversas famílias de besouros desenvolveram independentemente a capacidade de produzir toxinas vesicantes quimicamente não relacionadas. Quando perturbadas, as cantáridas (família Meloidae) exsudam a cantaridina, uma toxina de baixo peso molecular que provoca vesículas de paredes finas (≤ 5 cm de diâmetro) 2 a 5 horas após o contato. As bolhas não coçam e não causam dor a não ser que sejam rompidas. Elas são solucionadas sem tratamento em até 10 dias. Exposições excepcionalmente maciças à cantaridina podem causar nefrite.

A hemolinfa de certos besouros estafilinídeos (espécies de *Paederus*, Staphylinidae) contém paederina, um potente vesicante. Quando esses besouros são esmagados ou esfregados contra a pele, o líquido liberado provoca bolhas flácidas, dolorosas e vermelhas. Esses besouros ocorrem no mundo inteiro, porém são mais numerosos e problemáticos em certas partes da África (onde são chamados de "mosca Nairobi") e sudoeste da Ásia. Lesões oculares podem ocorrer em decorrência do impacto com besouros que voam à noite ou transferência inadvertida do vesicante nos dedos das mãos. Raras vezes há necessidade de tratamento, embora as vesículas rotas devam ser mantidas limpas e cobertas com curativo.

As larvas do besouro comum de carpete são adornadas com coleções de pelos densos denominadas *hastisetae*. O contato com essas larvas ou com suas cerdas resulta em reações dérmicas retardadas nos indivíduos sensibilizados. Tais lesões são comumente confundidas com picadas de percevejos.

INFESTAÇÕES FICTÍCIAS

A convicção sem base factual de estar infestado por artrópodes ou outros parasitas (síndrome de Ekbom, parasitose delirante, ilusão de parasitose e,

---

*N. de R.T. Usualmente acometendo o 5º dedo do pé em casos graves não tratados.

**N. de R.T. No Brasil, encontra-se disponível o soro antilonômico (lagartas do gênero *Lonomia*).

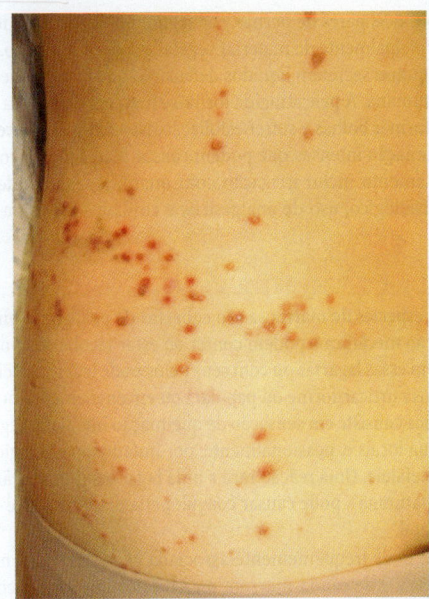
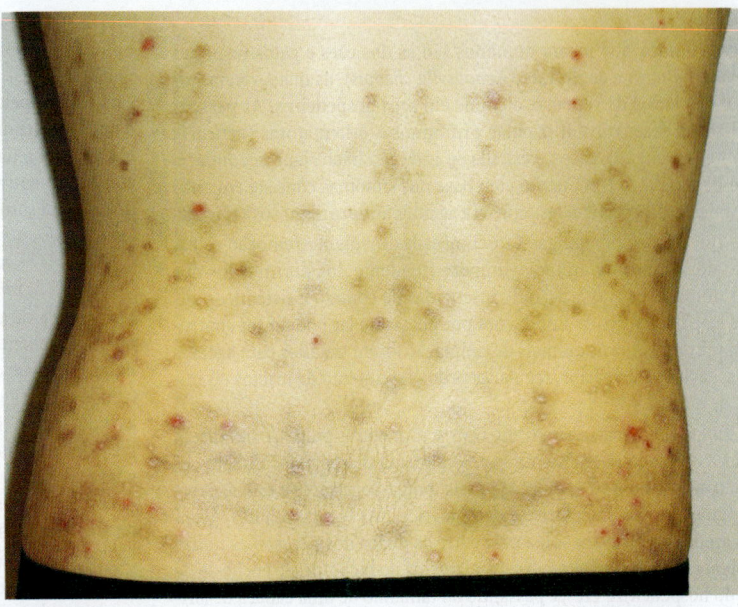

FIGURA 461-2 Infestação real (*esquerda*) versus delirante (*direita*): imagens comparando a coluna lombar de dois adultos jovens com lesões múltiplas. *À esquerda:* Uma jovem mulher desenvolveu inúmeras lesões disseminadas durante uma viagem acampando perto de Manaus, no Brasil. Observe os grupos dispersos de lesões com espaçamento irregular, acompanhados por dúzias de lesões únicas ou isoladas, consistentes com o padrão semialeatório de picadas. As lesões parecem estar, em geral, no mesmo estágio de desenvolvimento, uma característica que indica que foram adquiridas aproximadamente no mesmo período. Não havia lesões antes de sua viagem; nenhuma surgiu após. A paciente coça as lesões intensamente pruríticas, causando erosões superficiais. Há também lesões não escoriadas no meio das suas costas, onde a paciente não alcança para coçar. *À direita:* Um homem jovem tem inúmeras lesões disseminadas que se acumularam durante vários anos, com algumas novas lesões aparecendo algumas vezes por semana. Suas lesões estão em vários estágios de desenvolvimento (novas, crostosas, re-epitelializadas, pigmentadas e cicatriciais), uma característica que indica um processo longo. As lesões estão distribuídas em um padrão regular consistente com "escavações" para remover supostos parasitas que ele acredita estarem rastejando por sua pele. As cicatrizes devem-se a manipulações que criam úlceras dérmicas em vez de escoriações e erosões superficiais. Partes mais superiores de suas costas, onde ele não alcança para coçar, não apresentam lesões.

talvez, síndrome de Morgellons) é extremamente difícil de tratar e, infelizmente, não é incomum (Fig. 461-2). Os pacientes descrevem sensações desconfortáveis de algo movendo-se por baixo ou sobre sua pele. Escoriações e úlceras autoinduzidas caracteristicamente acompanham o prurido, as disestesias e as picadas de insetos imaginários. Os pacientes com frequência acreditam que criaturas invisíveis ou ainda não descritas estão infestando sua pele, suas vestimentas, sua casa ou o ambiente em geral. Com frequência, os pacientes apresentam como evidência da infestação espécimes que consistem em artrópodes que se alimentam de plantas e peridomésticos que não picam, fragmentos de pele, matéria vegetal, fibras de algodão ou detritos inanimados. Ao avaliar pacientes com possível ilusão de parasitose, é imperativo descartar infestações e picadas verdadeiras por artrópodes, endocrinopatias, distúrbios sensitivos causados por neuropatia, uso de opiáceos e outras drogas, irritantes ambientais (p. ex., fios de fibra de vidro) e outras causas de sensação de formigamento e picada. Com frequência, esses pacientes procuram repetidamente assistência médica, resistem a outras explicações para seus sintomas e agravam seu desconforto com automedicação. A farmacoterapia em longo prazo com pimozida ou outros agentes psicotrópicos tem sido mais útil do que a psicoterapia no tratamento desse distúrbio. Os pacientes com delírio de parasitose costumam desenvolver a convicção inabalável de estarem infestados por um patógeno previamente desconhecido, enquanto sua vida pessoal, apoio familiar e vida profissional desabam à sua volta.

LEITURAS ADICIONAIS

Arlia LG, Morgan MS: A review of *Sarcoptes scabiei*: Past, present and future. Parasit Vectors 10:297, 2017.
Goddard J: *Infectious Diseases and Arthropods*, 3rd ed. Totowa, NJ, Humana Press, 2018.
Hinkle N: Ekbom syndrome: The challenge of "invisible bug" infestations. Annu Rev Entomol 55:77, 2010.
Mathison BA, Pritt BS: Laboratory identification of arthropod ectoparasites. Clin Microbiol Rev 27:48, 2014.
McGraw TA, Turiansky MC: Cutaneous myiasis. J Am Acad Dermatol 58:907, 2008.
Moraru GM, Goddard J II: *The Goddard Guide to Arthropods of Medical Importance*, 7th ed. Boca Raton, FL, CRC Press, 2019.
Mullen G, Durden L: *Medical and Veterinary Entomology*, 2nd ed. Amsterdam, Academic Press, 2009.
Pollack RJ, Marcus L: A travel medicine guide to arthropods of medical importance. Infect Dis Clin North Am 19:169, 2005.
Richards SL et al: Do tick attachment times vary between different tick–pathogen systems? Environments 4:37, 2017.
Ryan NM et al: Treatments for latrodectism—A systematic review on their clinical effectiveness. Toxins 9:148, 2017.
Saucier JR: Arachnid envenomation. Emerg Med Clin North Am 22:405, 2004.
Steen CJ et al: Insect sting reactions to bees, wasps, and ants. Int J Dermatol 44:91, 2005.
Thomas C et al: Ectoparasites: Scabies. J Am Acad Dermatol 82:533, 2020.
Vetter RS, Isbister GK: Medical aspects of spider bites. Annu Rev Entomol 53:409, 2008.

PARTE 15 Distúrbios associados a exposições ambientais

462 Doença das altitudes
Buddha Basnyat, Geoffrey Tabin

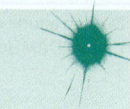

EPIDEMIOLOGIA

As montanhas cobrem um quinto da superfície da terra; 140 milhões de pessoas vivem de maneira permanente em altitudes ≥ 2.500 metros, e 100 milhões de pessoas viajam todos os anos para locais de grandes altitudes. Esquiadores nos Alpes ou em Aspen, turistas em La Paz, Ladakh ou Lhasa, peregrinos religiosos em Kailash-Manasarovar ou Gosainkunda, montanhistas e escaladores no Kilimanjaro, no Aconcágua ou no Everest, mineradores trabalhando em locais de grandes altitudes na América do Sul e militares designados para locais de grandes altitudes estão todos em risco de desenvolver doença aguda das montanhas (DAM), edema cerebral de altitude elevada (HACE, de *high-altitude cerebral edema*), edema pulmonar de altitude elevada (HAPE, de *high-altitude pulmonary edema*) e outros problemas relacionados à altitude. A DAM é a forma benigna do mal das altitudes, enquanto HACE e HAPE ameaçam a vida. Doenças relacionadas à altitude têm probabilidade de ocorrer acima de 2.500 m, mas já foram documentadas mesmo a altitudes de 1.500 a 2.500 m. No Monte Everest, no Nepal, cerca de 50% dos escaladores que caminham até altitudes acima de 4.000 m por 5 dias ou mais desenvolvem DAM, bem como 84% das pessoas que voam diretamente para uma altitude de 3.800 m. A incidência de HACE e de HAPE é muito menor do que a de DAM, com estimativas na faixa de 0,1 a 4%. Por fim, o HAPE de reentrada, que no passado se limitava a moradores de altitudes acima de 2.500 metros nas Américas, está sendo visto em moradores de grandes altitudes no Himalaia e no Tibete – sendo muitas vezes diagnosticado erroneamente como uma doença viral – como resultado de acesso recente por ar, trem ou estrada a locais de grandes altitudes.

FISIOLOGIA

A subida para grandes altitudes diminui a pressão barométrica do corpo e resulta em diminuição da pressão parcial de oxigênio no gás inspirado pelos pulmões. Essa mudança leva a uma menor pressão de difusão de oxigênio nos alvéolos e na cascata de oxigênio. Uma "resposta de defesa" inicial normal a essa ascensão inclui aumento da ventilação – o fundamento da aclimatação – mediada pelos corpos carotídeos. A hiperventilação pode causar alcalose respiratória e desidratação. A alcalose respiratória pode ser extrema, com pH sanguíneo arterial acima de 7,7 (p. ex., no topo do Everest). A alcalose pode deprimir o estímulo respiratório durante o sono, resultando em respiração periódica e hipoxemia. Durante o início da aclimatação, a supressão renal da anidrase carbônica e a excreção de urina alcalina diluída combatem a alcalose e tendem a normalizar o pH do corpo. Outras mudanças fisiológicas durante a aclimatação normal incluem aumento do tônus simpático; aumento dos níveis de eritropoietina, levando a um aumento nos níveis de hemoglobina e no hematócrito; aumento na densidade capilar tecidual e no número de mitocôndrias; e níveis mais elevados de 2,3-bisfosfoglicerato, aumentando a utilização de oxigênio. Mesmo na aclimatação normal, porém, a subida para grandes altitudes diminui a capacidade máxima para exercícios (em cerca de 1% para cada 100 m subidos acima de 1.500 m) e aumenta a suscetibilidade a lesões pelo frio em função da vasoconstrição periférica. Se a subida for mais rápida do que a adaptação do corpo ao estresse da hipoxemia hipobárica, podem surgir estados de doença relacionados à altitude.

GENÉTICA

O fator induzido pela hipoxia, o qual atua como controle principal na adaptação a grandes altitudes, controla as respostas transcricionais à hipoxia por todo o corpo, estando envolvido na liberação de fator de crescimento do endotélio vascular (VEGF, de *vascular endothelial growth factor*) no cérebro, eritropoiese e outras funções pulmonares e cardíacas em grandes altitudes. Em especial o gene *EPAS1*, o qual codifica o fator regulador da transcrição 2α induzido pela hipoxia, parece ser importante na adaptação dos tibetanos que vivem em grandes altitudes, resultando em concentrações mais baixas de hemoglobina do que as encontradas nos chineses Han ou em sulamericanos que vivem em grandes altitudes. Outros genes implicados incluem *EGLN1* e *PPARA*, que também estão associados à concentração de hemoglobina. Algumas evidências indicam que essas alterações genéticas ocorreram nos últimos 3.000 anos, o que é muito rápido em termos evolucionários. Uma questão intrigante é se a bem conhecida habilidade dos xerpas para a escalada de montanhas é parcialmente atribuível a sua descendência tibetana, com representação aumentada de variantes de *EPAS*. Um achado recente surpreendente é que algumas dessas características genéticas podem derivar daqueles entre os hominídeos de Denisova que eram contemporâneos dos neandertais.

Na doença aguda relacionada às altitudes, é improvável que se encontre um único gene variante, mas as diferenças na suscetibilidade de indivíduos e populações, aglomerados de casos familiares e associação positiva de algumas variantes genéticas claramente sustentam um papel para a genética.

DOENÇA AGUDA DAS MONTANHAS E EDEMA CEREBRAL DE ALTITUDE ELEVADA

A DAM é uma síndrome neurológica caracterizada por sintomas inespecíficos (cefaleia, náusea, fadiga e tontura), com poucos achados físicos, que se desenvolvem 6 a 12 horas após a subida para uma grande altitude. A DAM é um diagnóstico clínico. Para a uniformidade das pesquisas clínicas, o Lake Louise Scoring System, criado no International Hypoxia Symposium de 1991, costuma ser usado sem o escore de distúrbios do sono. A DAM deve ser diferenciada de exaustão, desidratação, hipotermia, ressaca por álcool e hiponatremia. Acredita-se que a DAM e o HACE representem extremidades opostas de um contínuo de distúrbios neurológicos relacionados à altitude. O HACE (mas não a DAM) é uma encefalopatia cujos achados principais são ataxia e alteração de consciência com envolvimento cerebral difuso, mas geralmente sem déficits neurológicos focais. A progressão dessas manifestações pode ser rápida. Pode ser visto papiledema e, com maior frequência, hemorragias retinianas. Na verdade, as hemorragias retinianas ocorrem comumente a 5.000 m ou mais de altitude, mesmo em pessoas sem sintomas clínicos de DAM ou HACE.

Fatores de risco Os fatores de risco mais importantes para o desenvolvimento de doenças relacionadas à altitude são a velocidade da subida e uma história prévia de doença em grandes altitudes. O esforço é um fator de risco, mas a falta de condicionamento físico, não. Uma hipótese atraente, mas ainda especulativa, propõe que a DAM se desenvolve em pessoas com capacidade cerebrospinal inadequada para compensar o edema cerebral que ocorre em grandes altitudes. As crianças e os adultos parecem ser igualmente afetados, mas as pessoas acima de 50 anos podem ter menor chance de desenvolver DAM do que as mais jovens. Em geral, não há diferença na incidência de DAM entre homens e mulheres. A dessaturação no sono – um fenômeno comum em grandes altitudes – está associada à DAM. Uma fadiga incapacitante consistente com DAM grave na descida de um local alto é um fator de risco para morte em montanhistas. Um estudo prospectivo envolvendo montanhistas e alpinistas que subiram a altitudes entre 4.000 e 8.848 m mostrou que a alta dessaturação de oxigênio e a baixa resposta ventilatória à hipoxia durante o exercício são preditores independentes de doença grave relacionada à altitude. Porém, como pode haver grande sobreposição entre grupos de pessoas suscetíveis e não suscetíveis, é difícil definir valores de corte acurados. A predição é ainda mais difícil porque as probabilidades pré-teste de HAPE e HACE são baixas. Irradiação ou dano cirúrgico aos corpos carotídeos, infecções respiratórias e desidratação parecem ser outros fatores de risco potenciais para a doença das altitudes. A menos que haja orientação por sinais e sintomas clínicos, as leituras de oximetria de pulso durante uma trilha não devem ser usadas isoladamente para predizer a DAM.

Fisiopatologia A hipoxia hipobárica é o principal desencadeante para doença das altitudes. Na DAM estabelecida, observa-se pressão intracraniana elevada, aumento da atividade simpática, hipoventilação relativa, retenção e redistribuição de líquidos e comprometimento de trocas gasosas; esses fatores podem ser importantes na fisiopatologia da DAM. A hipoxemia grave pode levar a aumento maior que o normal no fluxo sanguíneo cerebral. Porém, os mecanismos exatos por trás da DAM e do HACE não são conhecidos. As evidências apontam para um processo no sistema nervoso central. Estudos com ressonância magnética (RM) sugeriram que o edema cerebral vasogênico (intersticial) é um componente da fisiopatologia do HACE. No contexto do mal das grandes altitudes, os achados da RM mostrados na Figura 462-1 confirmam o HACE, com aumento de sinal na substância branca e, em especial, no esplênio do corpo caloso. Além disso, depósitos de hemossiderina no corpo caloso foram caracterizados como vestígios de longo prazo do HACE.

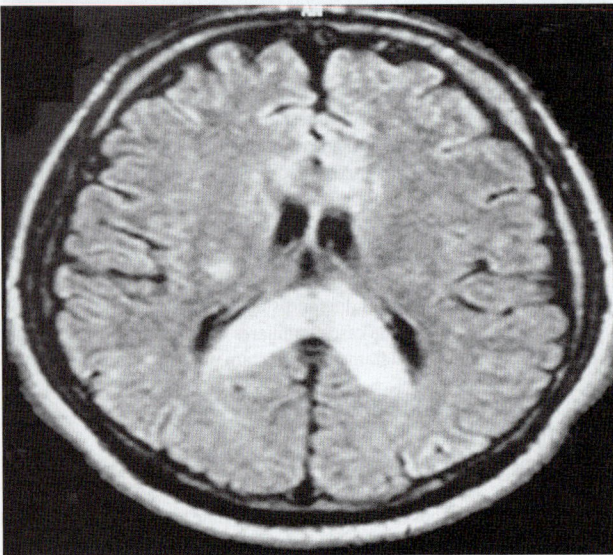

FIGURA 462-1 Ressonância magnética em T2 do cérebro de um paciente com edema cerebral de altitude elevada (HACE) mostrando edema importante e aumento de intensidade do corpo posterior e esplênio do corpo caloso (área de opacidade densa). O paciente, um montanhista, escalou o Monte Everest cerca de 9 meses após este episódio de HACE. (Fonte: FJ Trayers 3rd: Wilderness preventive medicine. Wilderness Environ Med 15:53, 2004.)

TABELA 462-1 ■ Manejo da doença das altitudes

Condição	Manejo
Doença aguda das montanhas (DAM) leve[a]	Interrupção da subida Tratamento com acetazolamida (250 mg a cada 12 h) Descida[b]
DAM moderada[a]	Descida imediata para sintomas crescentes Uso de oxigênio em baixo fluxo se disponível Tratamento com acetazolamida (250 mg a cada 12 h) e/ou dexametasona (4 mg a cada 6 h)[c] Terapia hiperbárica[d]
Edema cerebral de altitude elevada (HACE)	Evacuação ou descida imediata Administração de oxigênio (2-4 L/min) Tratamento com dexametasona (8 mg VO/IM/IV; depois, 4 mg a cada 6 h) Terapia hiperbárica se a descida não for possível
Edema pulmonar de altitude elevada (HAPE)	Evacuação ou descida imediata Minimização de exercícios mantendo-se o paciente aquecido Administração de oxigênio (4-6 L/min) para obter saturação de O_2 > 90% Terapia adjunta com nifedipino[e] (30 mg de liberação lenta a cada 12 h) Terapia hiperbárica se a descida não for possível

[a]A classificação dos casos como leves ou moderados é sujeita ao julgamento baseado na gravidade da cefaleia e na presença e intensidade de outras manifestações (náuseas, fadiga, tontura). [b]Não há altitude fixa especificada; o paciente deve descer para um ponto abaixo daquele em que os sintomas surgiram. [c]A acetazolamida trata e a dexametasona mascara os sintomas. Para a prevenção (ao contrário de tratamento) da DAM, pode-se usar 125 mg de acetazolamida a cada 12 horas ou (quando a acetazolamida está contraindicada – p. ex., em pessoas com história de anafilaxia devido a sulfa) 4 mg de dexametasona a cada 12 horas. [d]Na terapia hiperbárica (Fig. 462-2), o paciente é colocado em um saco ou câmara portátil de altitude para simular a descida. [e]O nifedipino (30 mg de liberação lenta a cada 12 horas) também é efetivo para a prevenção do HAPE, assim como a tadalafila (10 mg 2×/dia), a sildenafila (50 mg 3×/dia) ou dexametasona (8 mg 2×/dia). A terapia preventiva deve ser continuada por cerca de 3 dias após a chegada à altitude almejada. Se a descida rápida segue-se à chegada à altitude almejada, é desnecessário continuar a terapia preventiva.

Análises quantitativas em um estudo de RM revelaram que a hipoxia está associada com leve edema cerebral vasogênico independente da DAM. Esse achado é consistente com relatos de caso de tumores cerebrais e paralisias de nervos cranianos subitamente sintomáticos sem DAM em grandes altitudes. O edema vasogênico pode virar citotóxico (intracelular) no HACE grave.

Para o edema cerebral, pode haver contribuição de problemas na autorregulação cerebral na presença de vasodilatação cerebral hipóxica e alteração na permeabilidade da barreira hematencefálica por mediadores químicos como histamina, ácido araquidônico e VEGF induzidos pela hipoxia. Em 1995, o VEGF foi proposto pela primeira vez como um potente promotor de vazamento capilar no cérebro em grandes altitudes, e estudos em ratos sustentaram esse papel. Embora os estudos com o VEGF em montanhistas tenham alcançado resultados inconsistentes em relação à associação com o mal das altitudes, evidências indiretas desse papel para esse fator de crescimento na DAM e no HACE surgiram da observação de que a dexametasona, quando usada na prevenção e no tratamento dessas condições, bloqueia a suprarregulação hipóxica do VEGF. Outros fatores para o desenvolvimento de edema cerebral podem ser a liberação de óxido nítrico mediada pelo cálcio e de adenosina mediada por neurônios promovendo a vasodilatação cerebral. Também se acredita que a obstrução do fluxo de saída venoso resultando em aumento da pressão capilar cerebral seja importante no desenvolvimento de HACE. Lesões no globo pálido (que é sensível à hipoxia) levando à doença de Parkinson foram relatadas como complicação do HACE.

A fisiopatologia do sintoma mais comum e proeminente da DAM – cefaleia – permanece incerta, pois o cérebro é um órgão insensível; apenas as meninges contêm fibras nervosas sensitivas do trigêmeo. A causa da cefaleia das grandes altitudes é multifatorial. Vários fatores químicos e mecânicos ativam uma via final comum, o sistema trigeminovascular. Na gênese da cefaleia das grandes altitudes, a resposta aos anti-inflamatórios não esteroides e aos glicocorticoides fornece evidências indiretas para o envolvimento de inflamação e das vias do ácido araquidônico.

Prevenção e tratamento A subida gradual, com tempo adequado para a aclimatação, é o melhor método para a prevenção do mal das altitudes (Tab. 462-1). Mesmo que possa haver variação individual na velocidade de aclimatação, uma abordagem conservadora seria, acima de 3.000 m, recomendar uma subida gradual de no máximo 300 m a partir da altitude em que a pessoa dormiu no dia anterior, sendo útil usar cada terceiro dia de ganho em altitude do sono como dia extra para aclimatação. Passar uma noite em uma altitude intermediária antes de subir mais pode melhorar a aclimatação e atenuar o risco de DAM. Outro fator de proteção na DAM é a exposição a grandes altitudes nos últimos 2 meses; por exemplo, a incidência e a gravidade da DAM em 4.300 m são reduzidas em 50% com uma subida após uma semana em altitude de 2.000 m ou mais em vez de subir a partir do nível do mar. Contudo, em relação aos benefícios da aclimatação, não há estudos randomizados com cortes precisos. A exposição repetida em baixas altitudes a hipoxia hipobárica ou normobárica é denominada *pré-aclimatação*. A pré-aclimatação está se tornando popular. Por exemplo, muitos escaladores do Everest na primavera de 2019 afirmaram usar "barracas" comercialmente disponíveis em casa com um ambiente hipóxico por semanas a meses em preparação para a escalada. Contudo, o método ideal baseado em estudos robustos da pré-aclimatação ainda precisa ser determinado.

Com certeza um itinerário flexível que permita dias de repouso adicionais é útil. Viajantes em regiões de grandes altitudes devem estar a par dos sintomas do mal das altitudes e devem ser encorajados a não subir mais se surgirem esses sintomas. Qualquer suspeita de HAPE (ver adiante) ou HACE torna a descida obrigatória. A hidratação adequada (mas não exagerada) nas caminhadas e escaladas em grandes altitudes, visando repor a perda de líquidos da hiperventilação e do suor, pode ser importante para evitar a DAM. A profilaxia farmacológica no momento da viagem a grandes altitudes é necessária para pessoas com história de DAM ou quando não é possível uma subida gradual e uma aclimatação – p. ex., quando há necessidade de subir rapidamente para propósitos de resgate ou quando o voo para uma grande altitude é necessário. A acetazolamida é o fármaco de escolha para a prevenção de DAM. Ela inibe a anidrase carbônica renal, causando uma pronta diurese de bicarbonato que leva à acidose metabólica e hiperventilação. A acetazolamida (125 mg 2 vezes/dia) administrada por 1 dia antes da subida e continuada por cerca de 3 dias na mesma altitude é efetiva. O tratamento pode ser reiniciado se os sintomas retornarem após a suspensão do fármaco. Não há necessidade de doses maiores. Uma metanálise limitada a ensaios controlados randomizados revelou que 125 mg de acetazolamida 2 vezes/dia era uma forma efetiva de prevenção da DAM, com uma redução do risco relativo em torno de 48% em relação aos valores obtidos com placebo. Mesmo doses menores (62,5 mg 2 vezes/dia) foram relatadas como eficazes. Parestesias e sensação de formigamento são efeitos colaterais comuns da acetazolamida. Alguns outros efeitos colaterais comuns são miopia e tontura. Esse fármaco é uma sulfonamida não antibiótica que tem um baixo nível de reatividade cruzada com os antibióticos tipo sulfa; assim, as reações graves são raras. A dexametasona (8 mg/dia em doses divididas) também é efetiva. Um grande ensaio randomizado duplo-cego e controlado com placebo em montanhistas com aclimatação parcial mostrou claramente que o *Ginkgo biloba* é ineficaz na prevenção de DAM. Em estudos randomizados foi demonstrado que o ibuprofeno (600 mg 3 vezes/dia) é benéfico na prevenção de DAM. Recentemente, o paracetamol (1 g 3 vezes/dia) foi tão efetivo quanto o ibuprofeno na dosagem anterior em um estudo randomizado e duplo-cego, que não teve um braço placebo. Porém, devem ser conduzidos estudos mais definitivos e (para o ibuprofeno) uma avaliação adequada do risco de sangramento gastrintestinal, antes que esses fármacos possam ser rotineiramente recomendados na prevenção de DAM. Muitos fármacos, incluindo espironolactona, medroxiprogesterona, magnésio, bloqueadores dos canais de cálcio e antiácidos, não conferem benefício na prevenção da DAM. Recentemente foram publicados resultados muito conflitantes em vários estudos com a budesonida inalatória para a prevenção de DAM, mas é grande a chance de que o fármaco seja inefetivo. Da mesma forma, não há nenhum estudo de eficácia disponível sobre as folhas de coca (uma forma mais fraca de cocaína), as quais são oferecidas aos viajantes de grandes altitudes nos Andes, nem para os comprimidos para *soroche*, os quais contêm ácido acetilsalicílico, cafeína e paracetamol e são vendidos sem prescrição médica na Bolívia e no Peru. Por fim, deve-se ter cautela na prevenção farmacológica do mal das altitudes. Uma população rapidamente crescente de escaladores utiliza, de forma imprudente, fármacos profiláticos como os glicocorticoides antes de uma subida para tentar melhorar seu desempenho; o desfecho pode ser trágico devido aos efeitos colaterais potencialmente graves desses fármacos, especialmente se usados por longo prazo.

Para o tratamento de DAM leve, pode ser adequado o uso apenas de repouso e analgésicos. A descida e o uso de acetazolamida e (se disponível) oxigênio são suficientes para tratar a maioria dos casos de DAM moderada. Mesmo uma descida pequena (400-500 m) pode ser adequada para o alívio dos sintomas. Para DAM moderada ou HACE inicial, a dexametasona (4 mg por via oral ou parenteral) é altamente efetiva. Para o HACE, a descida imediata é mandatória. Quando a descida não é possível em função de condições climáticas ruins ou escuridão, uma simulação de descida em uma câmara hiperbárica portátil **(Fig. 462-2)** pode ser muito efetiva. A pressurização na bolsa por 1 a 2 horas costuma levar a melhoras espetaculares e, como na administração de dexametasona, "ganha tempo". Assim, em alguns locais de grandes altitudes (p. ex., locais remotos de peregrinação), a decisão de carregar junto uma câmara hiperbárica leve pode salvar a vida do paciente. Como o nifedipino, os inibidores da fosfodiesterase-5 não têm utilidade no tratamento de DAM ou HACE. Por fim, a inalação de oxigênio em curto prazo usando cilindros pequenos de oxigênio ou visitando bares de oxigênio não é útil para a prevenção de DAM.

EDEMA PULMONAR DE ALTITUDE ELEVADA

Fatores de risco e manifestações Diferente do HACE (um problema neurológico), o HAPE é primariamente um problema pulmonar e, dessa forma, não precisa ser precedido por DAM. O HAPE se desenvolve dentro de 2 a 4 dias após a chegada em uma grande altitude; ele raras vezes ocorre após mais do que 4 ou 5 dias na mesma altitude, provavelmente em função do remodelamento e adaptação que deixam a vasculatura pulmonar menos suscetível aos efeitos da hipoxia. Uma rápida velocidade de subida, história de HAPE, infecções do trato respiratório e temperaturas geladas são fatores de risco. Os homens são mais suscetíveis do que as mulheres. As pessoas com anormalidades da circulação cardiopulmonar que levam à hipertensão pulmonar – p. ex., estenose mitral, hipertensão pulmonar primária e ausência unilateral da artéria pulmonar – podem ter risco aumentado de HAPE, mesmo em altitudes moderadas. Embora o forame oval patente, uma condição comum, seja quatro vezes mais comum entre indivíduos suscetíveis ao HAPE do que na população geral, não há evidências contundentes que sugerem um efeito causal. A ecocardiografia é recomendada quando houver desenvolvimento de HAPE em altitudes relativamente pequenas (< 3.000 m) e sempre que houver suspeita de anormalidades cardiopulmonares que predisponham a HAPE. O diagnóstico diferencial do HAPE inclui crise de ansiedade, pneumonia, pneumotórax e embolia pulmonar.

A manifestação inicial do HAPE pode ser uma redução na tolerância ao esforço físico maior do que a esperada naquela altitude. Embora uma tosse seca e persistente possa anunciar o HAPE e possa ser seguida pela produção de escarro hemático, a tosse nas montanhas é quase universal e o mecanismo não é bem compreendido. Taquipneia e taquicardia, mesmo em repouso, são marcadores importantes à medida que a doença progride. Podem ser ouvidos estertores crepitantes na ausculta, mas eles não são diagnósticos. O HAPE pode estar acompanhado por HACE. Opacidades focais ou localizadas **(Fig. 462-3)** ou edema intersticial linear podem ser notados na radiografia de tórax. No passado, o HAPE era confundido com pneumonia causada pelo frio ou com insuficiência cardíaca devido à hipoxia e ao exercício. Não são vistas as linhas B de Kerley nem o padrão de asas de morcego na radiografia*. O eletrocardiograma pode revelar sobrecarga ou mesmo hipertrofia de ventrículo direito. A hipoxemia e a alcalose respiratória estão presentes de maneira consistente, a menos que o paciente esteja usando acetazolamida, quando, então, pode haver acidose metabólica. A gasometria arterial não é necessária na avaliação do HAPE; uma

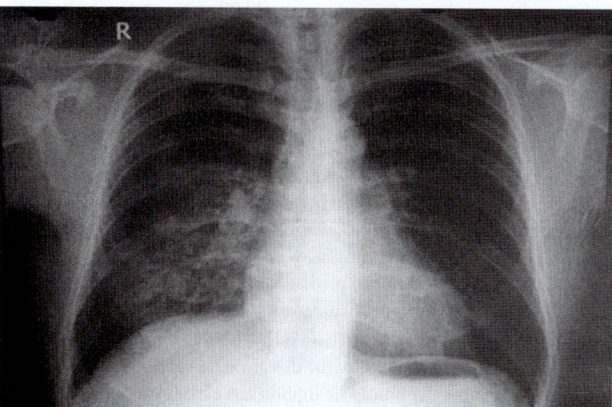

FIGURA 462-3 **Radiografia de tórax de um paciente com edema pulmonar de altitude elevada** mostrando opacidades nos campos médio e inferior direitos simulando uma consolidação pneumônica. A opacidade melhorou de forma quase completa em 2 dias com descida e oxigênio suplementar.

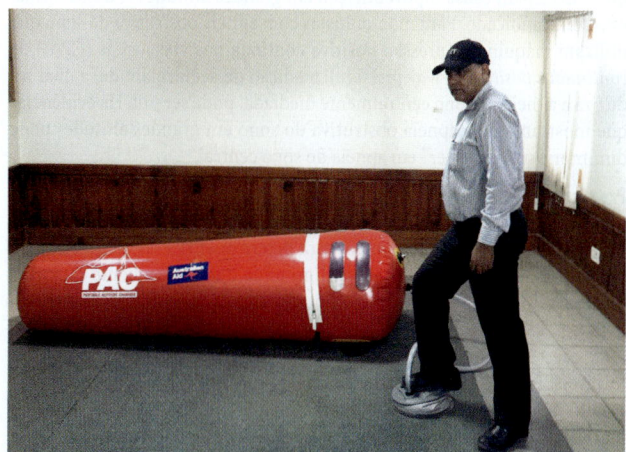

FIGURA 462-2 **Uma bolsa hiperbárica.** A bolsa de náilon cilíndrica e portátil (< 7 kg) tem uma válvula unidirecional para evitar o acúmulo de dióxido de carbono. Um paciente com doença aguda das montanhas (DAM) grave, edema cerebral de altitude elevada (HACE) ou edema pulmonar de altitude elevada (HAPE) é fechado dentro da bolsa, a qual é continuamente inflada com um pedal. A pressão barométrica aumentada (2 psi) dentro da bolsa simula a descida; por exemplo, a 4.250 m, a "elevação" equivalente dentro da bolsa é de cerca de 2.100 m. Não há necessidade de oxigênio suplementar.

---

*N. de R.T. É possível identificar líquido pulmonar intersticial, relacionado ao HAPE, usando um protocolo abrangente de ultrassom pulmonar, em uma grande porcentagem de alpinistas acima de 3.000 m que não apresentam sintomas clínicos apesar desses achados ultrassonográficos. O protocolo mais comum de ultrassom pulmonar de 4 janelas de visualização (LUP) é preciso na detecção rápida de edema intersticial, otimizando recursos em áreas remotas.
Fonte: Nowadly CD et al "https://pubmed.ncbi.nlm.nih.gov/34175211/" Evaluation of High Altitude Interstitial Pulmonary Edema in Healthy Participants Using Rapid 4-View Lung Ultrasound Protocol During Staged Ascent to Everest Base Camp. Wilderness Environ Med. 2021 Sep;32(3):278-283

leitura da saturação de oxigênio com oxímetro de pulso costuma ser suficiente. A existência de uma forma subclínica de HAPE tem sido sugerida por um aumento no gradiente alvéolo-arterial de oxigênio em montanhistas no Everest próximos do pico, mas não há evidências concretas que correlacionem essa anormalidade com o desenvolvimento de HAPE clinicamente relevante. O escore de artefatos em cauda de cometa – uma técnica ultrassonográfica inicialmente validada no edema pulmonar cardiogênico – foi usado para a avaliação da água pulmonar extravascular em grandes altitudes, e provou-se útil na detecção de HAPE (clínico ou subclínico) e mesmo para definir se a presença de água pulmonar extravascular é um prenúncio de HAPE em pacientes com DAM.

Fisiopatologia O HAPE é um edema pulmonar não cardiogênico com pressão de oclusão da artéria pulmonar normal. Ele se caracteriza por vasoconstrição hipóxica pulmonar focal que causa perfusão excessiva em algumas regiões. Essa anormalidade leva, por sua vez, a um aumento na pressão capilar pulmonar (> 18 mmHg) e a insuficiência capilar por "estresse". O mecanismo exato para essa vasoconstrição hipóxica não é conhecido. A disfunção endotelial por hipoxia pode ter um papel por prejudicar a liberação de óxido nítrico, um vasodilatador derivado do endotélio. Em grandes altitudes, as pessoas propensas ao HAPE têm níveis reduzidos de óxido nítrico exalado. A efetividade dos inibidores da fosfodiesterase-5 no alívio da hipertensão pulmonar induzida pela altitude, na diminuição da tolerância aos esforços físicos e na hipoxemia sustenta o papel do óxido nítrico na patogênese do HAPE. Um estudo demonstrou que o uso profilático de tadalafila, um inibidor da fosfodiesterase-5, diminui em 65% o risco de HAPE. Por outro lado, o endotélio também sintetiza a endotelina-1, um potente vasoconstritor cujas concentrações são mais elevadas do que a média em montanhistas propensos ao HAPE.

O exercício e o frio levam ao aumento da pressão intravascular pulmonar e podem predispor ao HAPE. Além disso, elevações no tônus simpático desencadeadas pela hipoxia podem causar venoconstrição pulmonar e extravasamento desde os capilares pulmonares até os alvéolos. Consistente com esse conceito, a fentolamina, que faz bloqueio α-adrenérgico, melhora a hemodinâmica e a oxigenação no HAPE mais do que outros vasodilatadores. Os estudos com tadalafila citados antes também investigaram a dexametasona na prevenção do HAPE. De maneira surpreendente, a dexametasona reduziu em 78% a incidência de HAPE – uma diminuição maior do que com a tadalafila. Além da possibilidade de aumentar a disponibilidade de óxido nítrico endotelial, a dexametasona pode ter alterado a atividade simpática excessiva associada com o HAPE: a frequência cardíaca dos participantes no braço do estudo com dexametasona diminuiu de maneira significativa. Por fim, as pessoas suscetíveis ao HAPE também mostram atividade simpática aumentada durante respiração hipóxica por curto prazo em pequenas altitudes.

Como muitos pacientes com HAPE têm febre, leucocitose periférica e aumento na velocidade de hemossedimentação, a inflamação tem sido considerada como fator etiológico no HAPE. Porém, evidências fortes sugerem que a inflamação no HAPE é um epifenômeno, e não a causa primária. Ainda assim, processos inflamatórios (p. ex., aqueles desencadeados por infecções virais do trato respiratório) predispõem as pessoas ao HAPE – mesmo aquelas que são constitucionalmente resistentes a essa complicação.

Outro mecanismo proposto para o HAPE é a disfunção da depuração transepitelial de sódio e água a partir dos alvéolos. Agonistas β-adrenérgicos suprarregulam a depuração de líquido alveolar nos modelos animais. Em um único estudo randomizado duplo-cego e controlado com placebo de montanhistas suscetíveis ao HAPE, a inalação profilática do agonista β-adrenérgico salmeterol reduziu em 50% a incidência de HAPE. Contudo, a dose de salmeterol (125 μg 2 vezes/dia) usada foi muito alta, o que poderia resultar em taquicardia excessiva e tremores. Outros efeitos dos β-agonistas também podem contribuir para a prevenção do HAPE, e esses achados estão alinhados com a ideia de que a eliminação do líquido alveolar pode desempenhar um papel patogênico nessa doença.

Prevenção e tratamento (Tab. 642-1) Permitir tempo suficiente para a aclimatação subindo de maneira gradual (como discutido anteriormente para DAM e HACE) é a melhor maneira de evitar o HAPE. O nifedipino de liberação lenta (30 mg), administrado 2 vezes/dia, previne o HAPE em pessoas que devem subir rapidamente ou que têm história de HAPE. Outros fármacos para a prevenção de HAPE estão listados na Tabela 462-1 (nota de rodapé e). Embora a dexametasona esteja listada para a prevenção, o seu perfil de efeitos adversos requer monitoramento cuidadoso. Tem sido demonstrado que a acetazolamida atenua a vasoconstrição pulmonar hipóxica em modelos animais, e essa observação merece estudos adicionais na prevenção de HAPE. Porém, um estudo grande não conseguiu demonstrar diminuição na vasoconstrição pulmonar em pessoas parcialmente aclimatadas que receberam acetazolamida. O salmeterol inalado não é recomendado, já que a experiência clínica com esse fármaco é limitada em altas altitudes. Por fim, diuréticos potentes, como a furosemida, devem ser evitados no tratamento do HAPE. O reconhecimento precoce é fundamental no tratamento do HAPE, em especial quando ele não é precedido por sintomas de DAM como cefaleia e náusea. Fadiga e dispneia em repouso podem ser as únicas manifestações iniciais. A descida e o uso de oxigênio suplementar (visando deixar a saturação > 90%) são as intervenções terapêuticas mais efetivas. O esforço físico deve ser mínimo, e o paciente deve ser mantido aquecido. A terapia hiperbárica (Fig. 462-2) em câmara portátil de altitude pode salvar a vida do paciente, especialmente se a descida não for possível e se não houver disponibilidade de oxigênio. O nifedipino oral de liberação lenta (30 mg 2 vezes/dia) pode ser usado como terapia adjunta. Nenhum estudo investigou os inibidores da fosfodiesterase-5 no tratamento do HAPE, mas relatos têm descrito o seu uso na prática clínica. Os pontos principais do tratamento permanecem sendo a descida e (quando disponível) o oxigênio.

No caso de DAM, se os sintomas melhorarem (com ou sem acetazolamida), o paciente pode voltar a subir de maneira gradual para maiores altitudes. Diferente da síndrome da angústia respiratória aguda (outra forma de edema pulmonar não cardiogênico), a estrutura pulmonar no HAPE costuma estar bem preservada, havendo rápida reversão das anormalidades (Fig. 462-3). Esse fato tem permitido que algumas pessoas com HAPE voltem a subir de forma gradual após alguns dias de descida e repouso. No caso de HACE, voltar a subir após alguns dias pode não ser aconselhável durante a mesma viagem.

OUTROS PROBLEMAS DE GRANDES ALTITUDES

Problemas do sono Os mecanismos subjacentes aos problemas do sono, os quais estão entre as reações adversas mais comuns em grandes altitudes, incluem aumento da respiração periódica, mudanças na arquitetura do sono com aumento do tempo em estágios de sono mais leve, e mudanças no sono REM (movimentos oculares rápidos). Os viajantes devem ser tranquilizados de que a qualidade do sono melhora com a aclimatação. Nos casos em que há necessidade de fármacos, a acetazolamida (125 mg antes de deitar) é especialmente útil, pois diminui os episódios de hipoxemia e alivia as interrupções do sono causadas por excesso de respiração periódica. Não se sabe se a combinação de acetazolamida com temazepam ou zolpidem é mais efetiva do que a administração isolada de acetazolamida. Usadas em combinação, as doses de temazepam e zolpidem não devem ser aumentadas para mais de 10 mg nas grandes altitudes. Evidências limitadas sugerem que o diazepam causa hipoventilação em grandes altitudes e, dessa forma, está contraindicado. Para montanhistas com apneia obstrutiva do sono que utilizam máquina de pressão positiva contínua nas vias aéreas (CPAP, de *continuous positive airway pressure*), a adição de acetazolamida, a qual reduzirá a apneia do sono centralmente mediada, pode ser útil. Há evidências que mostram que a apneia obstrutiva do sono em grandes altitudes pode diminuir e se "converter" em apneia do sono central.

Problemas gastrintestinais A exposição a grandes altitudes pode estar associada com aumento de sangramentos gástricos e duodenais, mas há necessidade de estudos adicionais para determinar se esse efeito é causal. Em função da pressão atmosférica diminuída e da consequente expansão dos gases intestinais em grandes altitudes, muitos viajantes experimentam inchaço, distensão abdominal e flatulência excessiva. Na ausência de diarreia, esses fenômenos são normais, mesmo que, algumas vezes, desconfortáveis. Porém, a diarreia concomitante pode indicar o envolvimento de bactérias ou do parasita *Giardia*, que são comuns em muitos locais de grandes altitudes nos países em desenvolvimento. Pode haver necessidade de tratamento imediato com líquidos e antibióticos empíricos para combater a desidratação nas montanhas. Hemorroidas são comuns em viagens a grandes altitudes; o tratamento inclui compressas quentes, aplicação de pomada de hidrocortisona e medidas para evitar a constipação.

Tosse das grandes altitudes A tosse das grandes altitudes pode ser debilitante e é, algumas vezes, suficientemente grave para causar fraturas costais, em especial acima de 5.000 m. É provável que a etiologia desse problema comum seja multifatorial. Embora a tosse das grandes altitudes tenha sido atribuída à inspiração de ar frio e seco, essa explicação parece não ser suficiente por si só; em estudos de longa duração em câmaras hipobáricas, a tosse ocorreu apesar de temperatura e umidade controladas. A implicação é de que a hipoxia também desempenha um papel. O exercício pode precipitar tosse em grandes altitudes, possivelmente em função da perda de água no trato respiratório. Em geral, infecções não costumam ser uma etiologia comum. Muitos montanhistas consideram útil usar uma balaclava para preservar um pouco de umidade e calor. Na maioria das situações, a tosse melhora com a descida.

Eventos neurológicos de grandes altitudes não relacionados com "doença das altitudes" Ataques isquêmicos transitórios (AITs) e acidentes vasculares cerebrais (AVCs) têm sido bem descritos em viajantes de grandes altitudes fora do contexto de doença da altitude. Porém, essas descrições não se baseiam em causa (hipoxia) e efeito. Em geral, os sintomas de DAM têm apresentação gradual, enquanto muitos desses eventos neurológicos aparecem de forma súbita. A população que sofre AVC e AIT ao nível do mar costuma ser de uma faixa etária mais elevada com outros fatores de risco, enquanto aqueles acometidos em grandes altitudes são mais jovens e, provavelmente, têm menos fatores de risco para doença vascular aterosclerótica. Outros mecanismos (p. ex., enxaqueca, vasospasmo, edema focal, vasoconstrição por hipocapnia, hipoxia em zonas limítrofes de fluxo sanguíneo cerebral mínimo ou *shunts* cardíacos da direita para a esquerda) podem agir nos AITs e AVCs de grandes altitudes.

Tem sido bem descrita a ocorrência de hemorragia subaracnóidea, amnésia global transitória, *delirium* e paralisias de nervos cranianos (p. ex., paralisia de reto lateral) em grandes altitudes e fora do contexto de doença das altitudes. A síncope é comum em altitudes moderadamente grandes; costuma ocorrer logo após a subida e melhorar sem a necessidade de descida; e parece ser um evento vasovagal relacionado com a hipoxemia. Raras vezes ocorrem convulsões com HACE, mas hipoxemia e hipocapnia, as quais são prevalentes em grandes altitudes, são desencadeantes bem conhecidos que podem contribuir para convulsões novas ou para a sua recorrência em pessoas predispostas. Contudo, o consenso entre especialistas é de que os viajantes com epilepsia bem controlada podem subir em grandes altitudes.

Por fim, as pessoas com condições de hipercoagulabilidade (p. ex., síndrome antifosfolipídeos, deficiência de proteína C) que são assintomáticas ao nível do mar podem experimentar trombose venosa cerebral (possivelmente pelo aumento da viscosidade sanguínea desencadeado por policitemia e desidratação) em grandes altitudes. Uma história clínica adequada, exame físico e investigações laboratoriais sempre que possível ajudarão a definir esses problemas como entidades separadas da doença das altitudes. A administração de oxigênio (quando disponível) e a descida imediata formam a base do tratamento da maioria desses problemas neurológicos.

Problemas oculares Os problemas oculares são comuns em viajantes de grandes altitudes. A hipoxemia induzida pela altitude leva a aumento do fluxo sanguíneo retiniano, o qual pode ser visível como veias retinianas ingurgitadas ao exame oftalmoscópico. Tanto o fluxo elevado como o dano vascular hipoxêmico causando permeabilidade foram implicados na ruptura da barreira hematorretiniana e na formação de hemorragias retinianas. Pode-se observar manchas, pontos, hemorragias em vela e com centro branco. Essas hemorragias costumam melhorar espontaneamente com a descida, com apenas sintomas leves e sem dano visual duradouro na maioria dos olhos saudáveis. A exceção é a hemorragia na área da mácula. As hemorragias maculares podem causar perda visual devastadora, particularmente quando bilaterais, tendo sido relatadas como causa de perda visual permanente em alguns casos.

Já foram relatadas as síndromes de AVC, como a oclusão de veia retiniana, a oclusão de artéria retiniana, a neuropatia óptica isquêmica e a perda visual cortical. Com a perda visual unilateral, é sempre importante verificar a presença de defeito pupilar aferente relativo. O aumento do hematócrito em combinação com a desidratação podem contribuir para esses problemas. O dano glaucomatoso ao nervo óptico pode progredir com a hipoxemia da altitude. A acetazolamida é útil no combate à alcalose respiratória que surge com a ventilação aumentada nas grandes altitudes e na redução da pressão intraocular; seu uso deve ser considerado em pacientes com glaucoma estável controlado. Degeneração macular e doença ocular diabética não são diretamente exacerbadas pela subida a grandes altitudes. É comum haver olho seco e dano solar à córnea, conhecido como "cegueira da neve". O uso de óculos solares com bloqueio UV de alta qualidade, mesmo em dias nublados, e a atenção à proteção e suplementação do filme lacrimal com colírios de lágrimas artificiais pode melhorar muito o conforto e a visão. Embora as modernas cirurgias refrativas, como a ceratectomia fotorrefrativa (PRK, de *photorefractive keratectomy*) e a ceratomileuse a laser *in situ* (LASIK, de *laser in situ keratomileusis*), sejam estáveis em grandes altitudes, os pacientes submetidos a ceratotomia radial devem ser alertados de que a hipoxemia da córnea pode levar a edema, alterando a refração durante a subida.*

Problemas psicológicos/psiquiátricos O *delirium*, caracterizado por alteração súbita no estado mental, déficit de atenção, pensamento desorganizado e estado agitado durante o período de confusão, tem sido descrito em escaladores e montanhistas sem história prévia. Além disso, ataques de ansiedade, geralmente desencadeados à noite pela respiração periódica excessiva, estão bem documentados. A contribuição da hipoxia para esses problemas não é conhecida. Os *kits* de suprimentos médicos para uso em expedições devem incluir antipsicóticos injetáveis para controle da psicose em pacientes em localizações remotas em grandes altitudes.

PROBLEMAS CLÍNICOS PREEXISTENTES

Como a viagem para grandes altitudes é cada vez mais popular, condições comuns como hipertensão, doença arterial coronariana e diabetes são encontradas com frequência cada vez maior entre os viajantes de grandes altitudes. Essa situação é particularmente preocupante para os milhões de peregrinos idosos com problemas clínicos que visitam áreas sagradas em grandes altitudes (p. ex., no Himalaia) todos os anos. Nos últimos anos, as viagens a grandes altitudes atraíram montanhistas intrépidos que usam medicamentos imunossupressores (p. ex., receptores de transplante renal ou pacientes que se submetem a quimioterapias). As vacinas e outras precauções recomendadas (p. ex., lavagem das mãos) podem ser especialmente importantes para esse grupo. Embora a maioria desses problemas clínicos não pareça influenciar a suscetibilidade à doença das altitudes, eles podem ser exacerbados pela subida na altitude, pelos exercícios em ambiente frio e pela hipoxia. O aconselhamento sobre a conveniência da viagem para grandes altitudes e o impacto da hipoxia resultante nas doenças preexistentes é cada vez mais relevante, mas não existem diretrizes baseadas em evidências. Além disso, as recomendações feitas para altitudes relativamente baixas (cerca de 3.000 m) podem não ser verdadeiras para altitudes maiores (> 4.000 m), onde o estresse hipóxico é maior. Os riscos e benefícios pessoais devem ser discutidos de maneira clara antes da subida.

Hipertensão Em grandes altitudes, o aumento da atividade simpática pode levar a uma elevação transitória na pressão arterial. Algumas vezes, montanhistas assintomáticos saudáveis e não hipertensos apresentam pressão arterial patologicamente elevada nas grandes altitudes, a qual normaliza rapidamente sem medicamentos na descida. Os viajantes devem continuar a tomar sua medicação anti-hipertensiva em grandes altitudes. É importante observar que os pacientes hipertensos não são mais propensos do que os outros a desenvolver doença da altitude. Como o provável mecanismo da hipertensão em grandes altitudes é a atividade α-adrenérgica, fármacos que fazem bloqueio α-adrenérgico como a prazosina têm sido sugeridos para pacientes sintomáticos e para aqueles com hipertensão lábil. No caso de hipertensão lábil, é melhor começar a tomar o fármaco várias semanas antes da viagem e carregar um esfigmomanômetro. O nifedipino de liberação lenta também pode ser útil. Um recente estudo de coorte observacional de 672 montanhistas hipertensos e não hipertensos no Himalaia mostrou que a maioria dos viajantes, incluindo aqueles com hipertensão bem controlada, podem ser tranquilizados de que sua pressão arterial permanecerá relativamente estável nas grandes altitudes. Embora a pressão arterial possa ser extremamente elevada nas grandes altitudes em pessoas normotensas e hipertensas, é improvável que isso cause sintomas.

Doença arterial coronariana A demanda miocárdica de oxigênio e a frequência cardíaca máxima são reduzidas em grandes altitudes porque a VO_2 máxima (consumo de oxigênio máximo) diminui conforme o aumento da altitude. Esse efeito pode explicar o porquê de sinais de isquemia ou

---

*N. de R.T. A ultrassonografia *point-of-care* para avaliação da bainha de nervo óptico visando a detecção de sinais indiretos de hipertensão intracraniana pode ser utilizada com treinamento e escolha de técnica adequados.
Fonte: Vitiello L et al. Optic Nerve Ultrasound Evaluation in Acute High Altitude Illness Wilderness Environ Med. 2021 Sep;32(3):407-408.

disfunção cardíaca em geral não serem vistos em pessoas saudáveis em grandes altitudes. As pessoas assintomáticas, com bom condicionamento físico e sem fatores de risco não precisam de nenhum teste para doença arterial coronariana antes da subida. Para as pessoas com cardiopatia isquêmica, infarto do miocárdio prévio, angioplastia e/ou cirurgia de revascularização miocárdica, está indicado um teste de esforço. Um teste de esforço fortemente positivo é uma contraindicação para viagens a grandes altitudes. Os pacientes com arritmias mal controladas devem evitar as viagens a grandes altitudes, mas os pacientes com arritmias que estão bem controladas com medicação antiarrítmica não parecem ter risco aumentado. As mortes cardíacas súbitas não são observadas com frequência maior nos Alpes do que em altitudes menores; e, embora as mortes cardíacas súbitas sejam encontradas em todas as temporadas de montanhismo na faixa mais alta do Himalaia, não há uma documentação rigorosa.

Doença cerebrovascular Pacientes com AITs devem evitar viajar a altas altitudes por pelo menos 3 meses. Pacientes com aneurisma cerebral conhecido devem também evitar a viagem para altas altitudes por causa da possível ruptura do aneurisma devido ao aumento do fluxo sanguíneo cerebral em altas altitudes.

Enxaqueca Montanhistas com história de enxaqueca podem ter risco aumentado de sofrer de DAM e também podem ter predisposição a cefaleias, incluindo aspecto alterado de suas enxaquecas com déficits neurológicos focais. A inalação de oxigênio pode reduzir a cefaleia desencadeada por DAM, e a enxaqueca geralmente persiste mesmo após 10 a 15 minutos de inalação de oxigênio.

Asma Embora o ar frio e os exercícios possam provocar broncoconstrição aguda, os pacientes asmáticos costumam ter menos problemas em altitudes altas em comparação com as baixas, possivelmente em função da diminuição do nível de alergênios e do aumento do nível de catecolaminas circulantes. Apesar disso, os indivíduos asmáticos devem carregar toda a sua medicação, incluindo glicocorticoides orais, com instruções adequadas para o uso em caso de uma exacerbação. As pessoas com asma grave devem ser alertadas para não subirem a altitudes elevadas.

Gestação Em geral, as gestantes de baixo risco que sobem até 3.000 m não têm risco especial, exceto pela relativa indisponibilidade de cuidados médicos em muitas regiões de grandes altitudes, em especial nos países em desenvolvimento. Apesar da falta de dados consistentes sobre isso, aventurar-se acima de 3.000 m de altitude, onde a saturação de oxigênio diminui muito rapidamente, não parece aconselhável para gestantes.

Obesidade Embora a residência em grandes altitudes tenha sido sugerida como forma de controlar a obesidade, esta também tem sido relatada como fator de risco para DAM, provavelmente porque a hipoxemia noturna é mais pronunciada em pessoas obesas. A hipoxemia também pode causar maior hipertensão pulmonar, de forma que possivelmente predispõe o montanhista ao HAPE.

Anemia falciforme A altitude elevada é uma das raras exposições ambientais que algumas vezes provoca uma crise em pessoas com anemia falciforme. Mesmo ao atravessar montanhas de apenas 2.500 m, sabe-se que as pessoas com anemia falciforme podem ter crises vasoclusivas. Os pacientes com anemia falciforme conhecida que precisam viajar a grandes altitudes devem usar oxigênio suplementar e viajar com cautela. Não foi demonstrado que a talassemia cause problemas em grandes altitudes.

Diabetes melito O diabetes bem controlado não é uma contraindicação para viajar a altas altitudes. A maior parte dos conselhos referentes ao diabetes em altas altitudes baseia-se em pacientes com diabetes tipo 1, e não em pacientes com diabetes tipo 2 com comorbidades. Pode ser útil realizar um exame ocular antes da viagem. As bombas de insulina são cada vez mais usadas, mas pode ser necessário monitorar a formação de bolhas no sistema. Pacientes diabéticos precisam carregar um glicômetro confiável. O rápido acesso a doces também é fundamental. É importante que os acompanhantes de viajantes diabéticos estejam bem esclarecidos sobre problemas potenciais como a hipoglicemia. A dexametasona, dentro do possível, deve ser evitada na prevenção ou no tratamento do mal das altitudes em um paciente diabético.

Doença pulmonar crônica Dependendo da gravidade da doença e do acesso aos cuidados médicos, a doença pulmonar preexistente nem sempre contraindica a viagem a grandes altitudes. Deve ser feita uma avaliação adequada antes da viagem. Pode haver necessidade de oxigênio suplementar se a PaO$_2$ prevista para a altitude for menor que 50 a 55 mmHg. A hipertensão pulmonar preexistente pode precisar de avaliação nesses pacientes. Se o resultado for positivo, os pacientes devem ser aconselhados a não subir a grandes altitudes; se a viagem for necessária, deve ser considerado o tratamento com nifedipino de liberação lenta (20 mg 2 vezes/dia). Estudos em pequena escala têm revelado que, quando os pacientes com doença bolhosa atingem cerca de 5.000 m, não se observam expansão das bolhas e pneumotórax. Em comparação com as informações sobre doença pulmonar obstrutiva crônica, há poucos dados sobre a segurança das viagens a grandes altitudes para pessoas com fibrose pulmonar, mas a exacerbação aguda da fibrose pulmonar foi relatada em grandes altitudes. Um oxímetro de pulso manual pode ser útil para a verificação da saturação de oxigênio.

Doença renal crônica Os pacientes com doença renal crônica podem tolerar estadas curtas em grandes altitudes, mas existe a preocupação teórica sobre a progressão para doença renal em estágio terminal. A acetazolamida, o fármaco prescrito com maior frequência para a doença das altitudes, deve ser evitado por qualquer pessoa com acidose metabólica preexistente, a qual pode ser exacerbada pelo medicamento. Além disso, a dose de acetazolamida deve ser ajustada quando a taxa de filtração glomerular cair abaixo de 50 mL/min, e o fármaco não deve ser usado de forma alguma se esse valor for menor do que 10 mL/min.

Cirrose Entre os pacientes com cirrose, 16% podem ter hipertensão arterial portopulmonar, e 32% podem ter a síndrome hepatopulmonar; essas condições podem ser prejudiciais em grandes altitudes, pois podem causar hipoxemia exagerada. Assim, o rastreamento para esses problemas é importante em pacientes cirróticos que planejam uma viagem a grandes altitudes. Além disso, a acetazolamida pode não ser aconselhável nesses pacientes, pois o fármaco pode aumentar o risco de encefalopatia hepática.

Problemas dentários O ar resultante do decaimento no sistema radicular pode expandir na subida e levar a aumento da dor. Uma boa avaliação dentária antes de uma trilha ou escalada pode ser prudente.

DOENÇA CRÔNICA DAS MONTANHAS E HIPERTENSÃO PULMONAR DAS GRANDES ALTITUDES EM PESSOAS QUE VIVEM EM GRANDES ALTITUDES

A maior população de pessoas vivendo em grandes altitudes está nos Andes na América do Sul, no Platô do Tibet e em partes da Etiópia. A doença crônica das montanhas (*doença de Monge*) é uma doença de pessoas que residem em grandes altitudes e se caracteriza por eritrocitose excessiva com hipertensão pulmonar moderada a grave levando a cor pulmonale. Essa condição foi originalmente descrita na América do Sul e também tem sido documentada no Colorado e na população chinesa Han no Tibete; ela é muito menos comum em tibetanos e em etíopes que vivem em grandes altitudes. A migração para uma altitude menor resulta na resolução da doença crônica das montanhas. Sangrias e acetazolamida são úteis.

A hipertensão pulmonar de grandes altitudes também é uma doença subaguda de pessoas que residem por muito tempo em altitudes elevadas. Diferente da doença de Monge, essa síndrome se caracteriza primariamente por hipertensão pulmonar (sem eritrocitose) levando à insuficiência cardíaca. Soldados indianos vivendo em extremas altitudes por períodos prolongados e bebês chineses Han nascidos no Tibete apresentaram, respectivamente, as formas adulta e infantil da doença. A hipertensão pulmonar de grandes altitudes é, sob o ponto de vista fisiopatológico, muito semelhante à "doença do peito inchado" em bovinos. A descida para altitudes menores cura a doença.

LEITURAS ADICIONAIS

Basnyat B: High altitude pilgrimage medicine. High Alt Med Biol 15:434, 2014.
Basnyat B, Murdoch D: High altitude illness. Lancet 361:1967, 2003.
Hillebrandt D et al: UIAA medical commission recommendations for mountaineers, hillwalkers, trekkers, and rock and ice climbers with diabetes. High Alt Med Biol, 2018. [Epub ahead of print]
Keyes LE et al: Blood pressure and altitude: An observational cohort study of hypertensive and nonhypertensive Himalayan trekkers in Nepal. High Alt Med Biol 18:267, 2017.
Luks AM et al: Wilderness Medical Society practice guidelines for the prevention and treatment of acute altitude illness: 2019 update. Wilderness Environ Med 30:S3, 2019.
McIntosh SE et al: Reduced acetazolamide dosing in countering altitude illness: A comparison of 62.5 vs 125 mg (the RADICAL Trial). Wilderness Environ Med 30:12, 2019.
Roach RC et al: Mountain medicine, in *Wilderness Medicine*, 7th ed. PS Auerbach et al (eds). Philadelphia, Elsevier, 2017, pp 2–39.

463 Medicina hiperbárica e do mergulho

Michael H. Bennett, Simon J. Mitchell

O QUE É MEDICINA HIPERBÁRICA E DO MERGULHO?

A medicina hiperbárica é o tratamento de distúrbios da saúde usando a exposição de todo o corpo a pressões acima de 101,3 kPa (1 atmosfera ou 760 mmHg). Na prática, isso quase sempre significa a administração de *oxigenoterapia hiperbárica* (HBO_2T). A Undersea and Hyperbaric Medical Society (UHMS) define a HBO_2T como "uma intervenção na qual um indivíduo respira oxigênio quase a 100% intermitentemente enquanto está dentro de uma câmara com pressão maior do que a pressão em nível do mar (1 atmosfera absoluta ou ATA). Para propósitos clínicos, a pressão deve ser igual ou superior a 1,4 ATA". A câmara é um dispositivo hermeticamente fechado denominado câmara hiperbárica, câmara de recompressão ou câmara de descompressão, dependendo do contexto clínico e histórico. Essas câmaras podem conter um único paciente (câmara *monoplace*) ou diversos pacientes (câmara *multiplace*) **(Figs. 463-1 e 463-2)**. Historicamente, essas câmaras de compressão foram usadas a princípio para tratamento de mergulhadores e profissionais que trabalhavam com ar comprimido e sofriam de doença descompressiva (DCS, de *decompression sickness*). Embora a prevenção e o tratamento dos distúrbios originados por descompressão em mergulhadores, aviadores e em voos espaciais tenham se desenvolvido de forma independente em um campo específico, permanecem estreitamente ligados à prática mais ampla da medicina hiperbárica.

Independentemente do conhecimento crescente sobre os mecanismos envolvidos e da ampliação da base de evidências, a medicina hiperbárica vem lutando para obter reconhecimento amplo e para ser "legitimada" como medida terapêutica. Há vários fatores contribuintes, entre eles o ensino de base insuficiente de fisiologia do oxigênio e da oxigenoterapia em cursos de medicina, e uma tradição contínua de charlatões defendendo a medicina hiperbárica (frequentemente usando ar atmosférico) como panaceia.* O financiamento de pesquisas básicas e clínicas tem sido difícil em um cenário no qual o agente farmacológico sob estudo é abundante, barato e não passível de ser patenteado. Há sinais de uma maior apreciação da importância potencial da HBO_2T com financiamento significativo pelos National Institutes of Health (NIH) para a pesquisa dos mecanismos, das Forças Armadas dos Estados Unidos para investigação clínica, e conforme evidenciado pela apreciação recente da HBO_2T como uma ferramenta potencialmente útil para melhorar a oxigenação na Covid-19 grave (ver "Leituras adicionais").

MECANISMOS DA OXIGENOTERAPIA HIPERBÁRICA

O aumento da pressão hidrostática reduz o volume de quaisquer bolhas presentes no corpo humano (ver "Medicina do mergulho"), e tal propriedade é

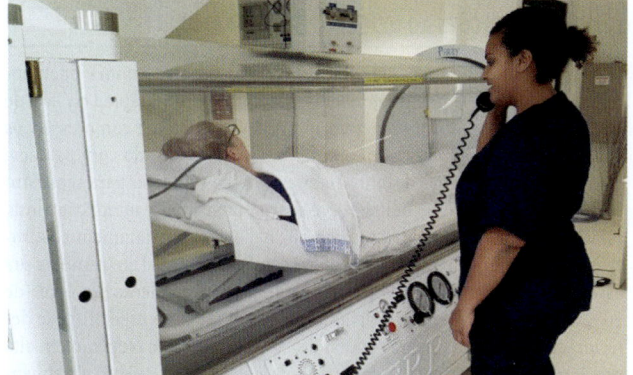

FIGURA 463-1 Uma câmara *monoplace*. *(Prince of Wales Hospital, Sydney.)*

*N. de R.T. No Brasil, a medicina hiperbárica enfrenta o mesmo cenário, o que tem promovido a redução da oferta do tratamento com HBO_2T, em particular na rede pública. Uma consulta ao site da Associação Brasileira de Medicina Hiperbárica (https://sbmh.com.br/) fornece dados sobre contatos com clínicas e hospitais que disponibilizam o serviço em todo o país.

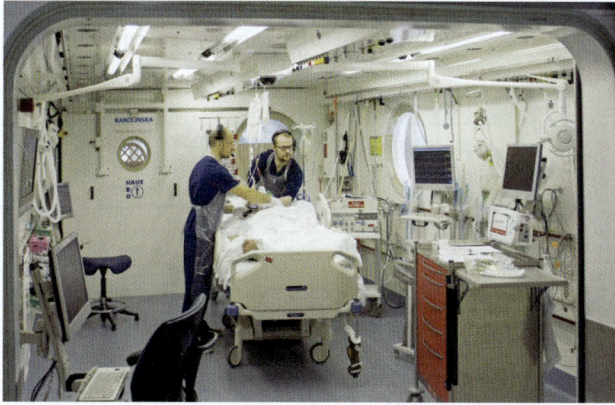

FIGURA 463-2 Uma câmara projetada para tratar múltiplos pacientes. *(Karolinska University Hospital.)*

parcialmente responsável pelo sucesso da recompressão imediata em casos de DCS e embolia gasosa arterial. A ventilação com oxigênio suplementar produz efeito dose-dependente sobre o transporte de oxigênio, variando desde aumento na saturação de hemoglobina quando alguns litros por minuto são administrados por meio de máscara a 101,3 kPa (1 ATA), até o aumento do oxigênio dissolvido no plasma suficiente para manter a vida sem necessidade de hemoglobina quando o oxigênio é administrado em concentração de 100% a 303,9 kPa (3 ATA). Em sua maioria, os esquemas de HBO_2T envolvem a administração de oxigênio entre 202,6 e 283,6 kPa (2-2,8 ATA), e o aumento resultante na tensão de oxigênio arterial para valores acima de 133,3 kPa (1.000 mmHg) tem amplas consequências fisiológicas e farmacológicas **(Fig. 463-3)**.

Uma consequência direta de tamanha tensão intravascular de oxigênio é aumentar muito o alcance efetivo da difusão de oxigênio entre capilar e tecido de forma que processos celulares dependentes de oxigênio possam ser retomados em tecidos em hipoxia. Independentemente de sua importância, o mecanismo de ação não se limita à restauração da oxigenação em tecidos hipoxêmicos. De fato, há efeitos farmacológicos profundos e duradouros. Embora a retirada da câmara hiperbárica resulte em retorno rápido dos tecidos mal vascularizados ao estado anterior de hipoxia, uma única dose de HBO_2T produz alterações nas funções de fibroblastos, leucócitos e na angiogênese e nas defesas antioxidantes que persistem por horas após a tensão de oxigênio ter retornado aos níveis anteriores ao tratamento.

É amplamente aceito que o oxigênio em doses elevadas produz efeitos adversos em razão da produção de espécies reativas do oxigênio (ROS, de *reactive oxygen species*) como superóxido (O_2^-) e peróxido de hidrogênio (H_2O_2). Na última década, foi-se estabelecendo que tanto as ROS quanto as espécies reativas do nitrogênio (RNS, de *reactive nitrogen species*), como o óxido nítrico (NO, de *nitric oxide*), participam de diversas vias intracelulares de sinalização envolvidas na produção de várias citocinas, nos fatores de crescimento e em outros moduladores dos processos de inflamação e reparo. Esses mecanismos são complexos e algumas vezes paradoxais. Por exemplo, a HBO_2T, quando usada para tratar feridas crônicas por hipoxia, mostrou-se capaz de estimular a eliminação de restos celulares e bactérias através do fornecimento de substrato para fagocitose por macrófagos; estimular a síntese de fator do crescimento aumentando a produção e estabilizando o fator induzível por hipoxia-1 (HIF-1, de *hypoxia-inducible factor 1*); inibir a ativação de leucócitos e sua aderência ao endotélio danificado; e mobilizar células progenitoras pluripotentes CD34+ vasculogênicas a partir da medula óssea. A interação entre esses mecanismos continua sendo um campo muito ativo de pesquisa. Uma descoberta estimulante foi o conceito de *pré-condicionamento hiperóxico* segundo o qual uma exposição breve à HBO_2 pode induzir proteção tecidual contra futuras agressões por hipoxia/isquemia, provavelmente por meio de inibição da abertura do poro de transição de permeabilidade mitocondrial e liberação do citocromo c. Tendo como alvo esses mecanismos de morte celular durante os eventos de reperfusão, a HBO_2 apresenta aplicações potenciais em diversos cenários, incluindo transplantes de órgãos. Em um ensaio clínico randomizado, sugeriu-se que a HBO_2T antes de enxerto de *bypass* coronariano reduziria os marcadores bioquímicos de estresse isquêmico e melhoraria os desfechos neurocognitivos.

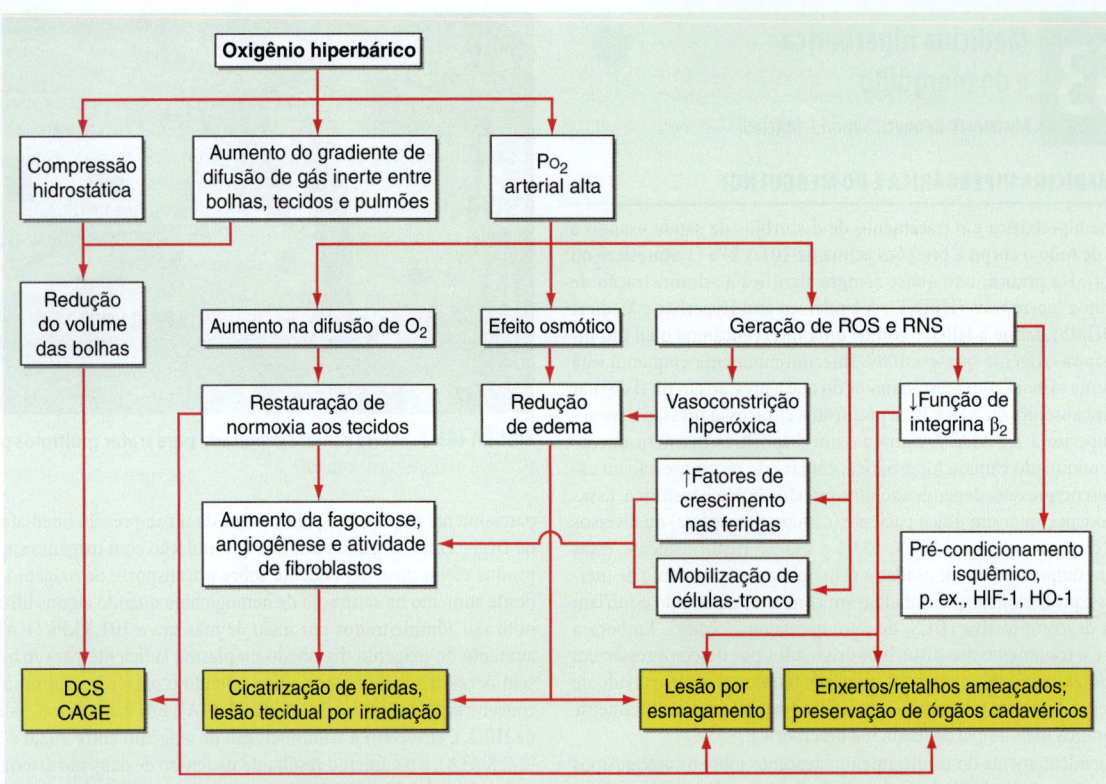

FIGURA 463-3 **Mecanismos de ação da oxigenoterapia hiperbárica.** Há muitas consequências da ventilação com oxigênio e compressão. Os efeitos na sinalização celular da oxigenoterapia hiperbárica (HBO₂T) são os menos entendidos, mas potencialmente os mais importantes. Exemplos de indicações para uso são apresentados nos quadros coloridos. CAGE, embolia gasosa arterial cerebral; DCS, doença descompressiva; HIF-1, fator induzível por hipoxia-1; HO-1, hemoxigenase-1; RNS, espécies reativas do nitrogênio; ROS, espécies reativas do oxigênio.

EFEITOS ADVERSOS DO TRATAMENTO

A HBO₂T é geralmente bem tolerada e segura na prática clínica. Cerca de 17% dos pacientes experimentam um evento adverso em algum momento durante seu curso de tratamento, e a maioria é leve e autolimitada. Os efeitos adversos estão associados com alterações na pressão (barotrauma) e a administração de oxigênio.

BAROTRAUMA

Ocorre barotrauma quando um espaço não complacente repleto de gás dentro do corpo não sofre equalização com a pressão ambiente durante compressão ou descompressão. Cerca de 10% dos pacientes se queixam de alguma dificuldade para equalizar a pressão da orelha média na fase inicial de compressão e, embora em sua maioria esses problemas sejam menores e possam ser resolvidos com treinamento, 2 a 5% dos pacientes conscientes requerem tubos de ventilação na orelha média ou carretel na membrana timpânica. Os pacientes inconscientes não são capazes de equalizar a pressão e devem ter tubos de ventilação de orelha média instalados antes da compressão, se possível. Outros locais menos comuns para ocorrência de barotrauma são seios da face e cáries dentárias. Os pulmões são potencialmente vulneráveis a barotrauma de descompressão, conforme descrito na seção sobre medicina do mergulho, mas a descompressão que se segue à HBO₂T é tão lenta que o sequestro de ar nos pulmões é extremamente raro, desde que não haja pneumotórax não drenado ou lesões bolhosas.

TOXICIDADE DO OXIGÊNIO

O limite prático para a dose de oxigênio em uma única sessão de tratamento ou em uma sequência de sessões diárias é a toxicidade do oxigênio. A manifestação aguda mais comum é uma convulsão, em geral precedida por ansiedade e agitação, período durante o qual a troca do oxigênio por ar ambiente talvez evite a convulsão. As convulsões hiperóxicas caracteristicamente são tônico-clônicas generalizadas seguidas por período pós-ictal variável. A causa é a opressão dos sistemas de defesa antioxidante dentro do encéfalo. Embora claramente dose-dependente, a instalação é muito variável tanto entre indivíduos quanto em um mesmo indivíduo em dias diferentes. Na clínica hiperbárica cotidiana, a incidência é em torno de 1:1.500 a 1:3.000 compressões.

A intoxicação crônica por oxigênio na maioria dos casos se manifesta na forma de alteração miópica. Isso ocorre em razão de alterações no índice de refração do cristalino após lesão oxidativa que reduz a solubilidade das proteínas do cristalino em um processo semelhante ao da formação da catarata da senescência. Até 75% dos pacientes apresentam deterioração da acuidade visual após curso de 30 sessões de tratamento com 202,6 kPa (2 ATA). Embora a maioria recupere os valores pré-tratamento 6 a 12 semanas após a interrupção das sessões, em uma pequena porcentagem dos casos não há recuperação. Ocasionalmente, associou-se a HBO₂T à aceleração na maturação de catarata preexistente. Embora teoricamente problemático, o desenvolvimento ao longo do tempo de toxicidade pulmonar por oxigênio não parece ser um problema de fato – provavelmente em razão da natureza intermitente da exposição.

CONTRAINDICAÇÕES AO OXIGÊNIO HIPERBÁRICO

Há poucas contraindicações absolutas à HBO₂T. A mais comum é pneumotórax não tratado. O pneumotórax pode sofrer expansão rápida na fase de descompressão e se tornar hipertensivo. Antes de qualquer compressão, os pacientes com pneumotórax devem ter um dreno instalado com patência comprovada. A presença de outros fatores de risco evidentes para sequestro de ar nos pulmões, como bolhas, deve ensejar uma análise muito cautelosa, ponderando os riscos contra os possíveis benefícios do tratamento. O tratamento anterior com bleomicina merece menção especial em razão de sua associação com pneumonite parcialmente dose-dependente em cerca de 20% dos indivíduos. Esses indivíduos parecem ter risco específico de deterioração rápida da função ventilatória após exposição a oxigênio em alta pressão. A relação entre exposição distante à bleomicina e risco subsequente de toxicidade ao oxigênio não está definida, embora a fibrose pulmonar tardia seja uma possível complicação do uso de bleomicina, e qualquer paciente com história de tratamento com esse medicamento deve ser cuidadosamente informado antes da exposição a HBO₂T. Para aqueles que tenham sido expostos a doses acima de 300.000 UI (200 mg) e cuja evolução tenha sido complicada por uma reação pulmonar à bleomicina, a compressão deve ser evitada, exceto em situações com risco de morte.

INDICAÇÕES PARA OXIGÊNIO HIPERBÁRICO

As indicações para HBO$_2$T são controversas e encontram-se em evolução. Os profissionais da área estão em posição singular. Diferentemente da maioria das especialidades, a medicina hiperbárica não lida com um conjunto de distúrbios dentro de um sistema orgânico definido, nem é especializada em um tratamento desenvolvido especialmente para uma categoria específica de distúrbios. A invasão de outros campos pelos médicos especializados em medicina hiperbárica inevitavelmente gera desconfiança nos praticantes desses campos. Ao mesmo tempo, essa terapêutica relativamente benigna, cuja prescrição e administração não requer licença médica na maioria das jurisdições (inclusive nos Estados Unidos), atrai tanto charlatões quanto proselitistas bem intencionados que apregoam os benefícios do oxigênio para diversas doenças crônicas incuráveis. Essa batalha disputada em duas frentes determinou que a principal corrente de médicos especialistas em medicina hiperbárica seja particularmente cautelosa em defender sua efetividade apenas para aquelas condições nas quais haja um corpo de evidências razoável.

Em 1977, a UHMS examinou de forma sistemática as alegações para uso rotineiro de HBO$_2$T em mais de 100 distúrbios e encontrou evidências suficientes para indicação rotineira em apenas 12. O Hyperbaric Oxygen Therapy Committee (Comitê para Oxigenoterapia Hiperbárica), criado por essa organização, continuou a atualizar essa lista periodicamente com um sistema crescentemente formalizado de avaliação de novas indicações e evidências (Tab. 463-1). Em todo o mundo, outras organizações médicas relevantes em geral adotaram uma abordagem semelhante. As indicações variam consideravelmente – sobretudo as recomendações das sociedades de medicina hiperbárica da Rússia e da China, locais onde a HBO$_2$T logrou obter apoio muito mais amplo do que nos Estados Unidos, na Europa e na Austrália. Mesmo assim, há agora 31 revisões Cochrane que resumem as evidências obtidas com ensaios randomizados para 27 indicações supostas, incluindo tentativas de avaliar a relação custo/efetividade da HBO$_2$T. A Tabela 463-2 apresenta uma síntese dessas duas abordagens e lista o custo estimado para obter desfechos na saúde com o uso de HBO$_2$T. Nessas estimativas não foi considerada a eventual economia obtida com estratégias alternativas de tratamento evitadas com o uso de HBO$_2$T (p. ex., evitação de amputação de membro inferior em pacientes com úlcera do diabetes). Seguem-se revisões curtas de três indicações importantes atualmente aceitas pela UHMS.

LESÃO TECIDUAL TARDIA POR RADIAÇÃO

A radioterapia é um tratamento bem estabelecido para determinados tipos de câncer. Apenas nos Estados Unidos, a cada ano aproximadamente 300 mil indivíduos se tornam sobreviventes de longo prazo de cânceres tratados com radiação. Há complicações graves relacionadas com a radiação que se desenvolvem meses ou anos após o tratamento (lesão tecidual tardia por radiação [LTTR]) e afetam de maneira significativa entre 5 e 15% dos sobreviventes de longo prazo, embora a incidência varie amplamente com dose, idade e local do tratamento. A LTTR é mais comum na cabeça e pescoço, parede torácica, mama e pelve.

TABELA 463-1 ■ Lista atual de indicações para oxigenoterapia hiperbárica

1. Embolia gasosa (incluindo as relacionadas com mergulho, as iatrogênicas e aquelas causadas por acidente)
2. Intoxicação por monóxido de carbono (incluindo a complicada por intoxicação por cianeto)
3. Miosite e mionecrose por clostrídeo (gangrena gasosa)
4. Lesão por esmagamento, síndrome compartimental e isquemias traumáticas agudas
5. Doença descompressiva
6. Insuficiência arterial, incluindo oclusão arterial retiniana e problemas com feridas
7. Anemia grave
8. Abscesso intracraniano
9. Infecções necrosantes em tecidos moles (p ex., síndrome de Fournier)
10. Osteomielite (refratária a outros tratamentos)
11. Lesão tardia por irradiação (lesão de tecido mole e necrose óssea)
12. Enxertos e retalhos de pele (comprometidos)
13. Lesão por queimadura térmica aguda
14. Perda auditiva neurossensorial súbita

Fonte: Undersea and Hyperbaric Medical Society (2021).

Patologia e evolução clínica Com o passar do tempo, os tecidos sofrem deterioração progressiva caracterizada pela redução na densidade dos pequenos vasos sanguíneos (vascularidade reduzida) e substituição de tecido normal por tecido fibroso denso (fibrose). Um modelo de patogênese alternativo sugere que, em vez da hipoxia primária, o principal desencadeante seria a superexpressão de citocinas inflamatórias promotoras de fibrose, provavelmente por estresse oxidativo e disfunção mitocondrial, e hipoxia tecidual secundária. Por fim, e frequentemente tendo como desencadeante uma agressão física complementar, como cirurgia ou infecção, a quantidade de oxigênio passa a ser insuficiente para manter o funcionamento normal e o tecido se torna necrótico (necrose por radiação). A LTTR pode ser fatal ou reduzir de forma significativa a qualidade de vida. Historicamente, o manejo dessas lesões tem sido insatisfatório. O tratamento conservador costuma se restringir ao controle de sintomas, enquanto o definitivo tradicionalmente implica cirurgia para remoção da parte afetada e reparo extenso. A intervenção cirúrgica em campo irradiado em geral é desfigurante e está associada a incidência crescente de cicatrização retardada, colapso de feridas operatórias ou infecção. A HBO$_2$T pode atuar por diversos mecanismos para melhorar a situação, incluindo redução de edema, vasculogênese e aumento da atividade de macrófagos (Fig. 463-3). A aplicação intermitente de HBO$_2$T é a única intervenção que se mostrou capaz de aumentar a densidade microvascular em tecidos irradiados.

Evidências clínicas O esquema tradicional de HBO$_2$T consiste em 30 compressões 1 vez/dia com 202,6 a 243,1 kPa (2-2,4 ATA) por 1,5 a 2 horas em cada sessão, frequentemente dispostas em torno da intervenção cirúrgica se necessária. Embora a HBO$_2$T venha sendo usada em casos de LTTR desde 1975, a maioria dos ensaios clínicos limita-se a pequenos estudos de casos ou relatos de casos individuais. Em uma revisão, Feldmeier e Hampson localizaram 71 relatos desse tipo, envolvendo um total de 1.193 pacientes em oito tecidos distintos. Observou-se melhora clínica significativa na maioria dos pacientes, e em apenas 7 dos 71 relatos houve indicação de resposta insatisfatória à HBO$_2$T. Em uma revisão sistemática Cochrane com metanálise incluindo 14 ensaios randomizados publicados desde 1985, chegou-se às seguintes conclusões (ver Tab. 463-2 para os números necessários para tratar): a HBO$_2$T melhora a cicatrização na proctite por radiação (risco relativo [RR] de cicatrização com HBO$_2$T, 1,72; intervalo de confiança [IC] de 95%, 1,0-2,9) e obtenção de cobertura por mucosa do osso após hemimandibulectomia e reconstrução da mandíbula (RR, 1,3; IC de 95%, 1,1-1,6); a HBO$_2$T previne o desenvolvimento de osteorradionecrose após a extração de dente em um campo de radiação (RR, 1,4; IC de 95%, 1,08-1,7) e reduz o risco de deiscência da ferida após enxertos e retalhos na cabeça e no pescoço (RR, 4,2; IC de 95%, 1,1-16,8). Por outro lado, não se observou evidência de benefício em casos de lesão por irradiação estabelecida no plexo braquial ou de lesão cerebral.

FERIDAS COMPLEXAS

Uma ferida complexa é qualquer ulceração cutânea que requeira longo tempo para cicatrização, que não cicatrize ou que sofra recorrência. Em geral, as feridas encaminhadas para tratamento hiperbárico são aquelas que se mantiveram apesar das tentativas de cura por diversos outros meios. As feridas complexas são comuns e representam um grande problema de saúde. Estimou-se que 1% da população dos países industrializados experimentará uma úlcera de membro inferior em algum momento. Os custos globais com o cuidado de feridas podem chegar a 25 bilhões de dólares por ano.

Patologia e evolução clínica Por definição, as feridas crônicas têm curso indolor ou progressivo e são resistentes a um amplo conjunto de tratamentos. Embora haja muitos fatores contribuintes, na maioria das vezes essas feridas surgem em associação a uma ou mais comorbidades, como diabetes, doença venosa ou arterial periférica, ou pressão prolongada (úlcera de decúbito). A primeira linha de tratamento tem como objetivo a correção da patologia subjacente (p. ex., reconstrução vascular, curativos compressivos, ou normalização da glicemia), e a HBO$_2$T é um tratamento adjunto que pode ser acrescentado às boas práticas gerais para cuidados de ferida a fim de maximizar as chances de cicatrização.

Para a maioria das feridas indolentes, a hipoxia é o principal fator contribuinte para a dificuldade de cicatrização. Muitas diretrizes para seleção de pacientes para indicação de HBO$_2$T incluem a interpretação transcutânea das tensões de oxigênio ao redor da ferida com o paciente sendo ventilado com ar ambiente e com oxigênio sob pressão (Fig. 463-4). A cicatrização de feridas é um processo complexo e não totalmente esclarecido. Embora em sua fase aguda a cicatrização da ferida pareça ser estimulada por hipoxia, baixo pH e alta concentração de lactato encontrados inicialmente no tecido recém lesionado,

TABELA 463-2 ■ Indicações para as quais há eficácia promissora para a aplicação de oxigenoterapia hiperbárica

Diagnóstico	Desfecho (número de sessões)	NNT e IC 95%	Custo estimado para produzir 1 desfecho favorável extra com IC de 95% (dólares americanos)	Comentários e recomendações
Lesão tecidual por radiação	Há necessidade de mais informações sobre os subgrupos com maior probabilidade de serem beneficiados com base em gravidade da doença e tipo de tecido afetado, e sobre o tempo de duração do benefício.			
	Proctite resolvida (30)	3	22.392	Ensaio multicêntrico de grande porte em andamento.
		2-11	14.928-82.104	
	Cicatrização de mandíbula (30)	4	29.184	Com base em estudo mal relatado.
		2-8	14.592-58.368	
	Cobertura mucosa em ORN (30)	3	29.888	Com base em estudo mal relatado.
		2-4	14.592-29.184	
	Fixação óssea em ORN (30)	4	29.184	Com base em estudo mal relatado.
		2-8	14.592-58.368	
	Prevenção de ORN após extração dental (30)	4	29.184	Com base em um único estudo.
		2-13	14.592-94.848	
	Prevenção de deiscência (30)	5	36.480	Com base em estudo mal relatado.
		3-8	21.888-58.368	
Feridas crônicas	Há necessidade de mais informações sobre os subgrupos de gravidade ou classificação da doença com maior probabilidade de serem beneficiados, sobre o tempo de duração do benefício e sobre a dose mais adequada de oxigênio. Há necessidade de análise econômica.			
	Úlcera do diabetes curada em 1 ano (30)	2	14.928	Com base em estudo de pequeno porte. Necessidade de mais pesquisas.
		1-5	7.464-37.320	
	Úlcera do diabetes, prevenção de amputação maior (30)	4	29.856	Três estudos de pequeno porte; necessidade de avaliação da evolução por maior período.
		3-11	22.392-82.104	
PANSSI	Nenhuma evidência de benefício > 2 semanas após a instalação. Há necessidade de mais pesquisas para definir o papel (se houver) da HBO_2T no tratamento de rotina.			
	Melhora de 25% na audição até 2 semanas após a instalação (15)	5	18.240	Alguma melhora na audição porém com significância funcional desconhecida.
		3-20	10.944-72.960	
Síndrome coronariana aguda	Necessidade de mais informações sobre subgrupos da doença e oportunidade do tratamento com maior chance de benefícios. Dado o potencial da HBO_2T de modificar a lesão por isquemia/reperfusão, deve-se dar atenção à combinação de HBO_2T e trombólise no manejo inicial e na prevenção de restenose após instalação de *stent*.			
	Episódio de MACE (5)	4	4.864	Com base em estudo de pequeno porte. Necessidade de mais pesquisas.
		3-10	3.648-12.160	
	Incidência de arritmias significativas (5)	6	7.296	Com base em um único estudo com poder de evidência moderado realizado nos anos de 1970.
		3-24	3.648-29.184	
Lesão cerebral traumática	Poucas evidências de que a HBO_2T reduza a mortalidade, mas não a morbidade funcional, nos casos de lesão aguda. Ainda não se justifica o uso rotineiro.			
	Mortalidade (15)	7	34.104	Com base em 4 estudos heterogêneos.
		4-22	19.488-58.464	
Aprimoramento da radioterapia	Há algumas evidências de que a HBO_2T melhore o controle local de tumor e reduza a mortalidade para cânceres em região de cabeça e pescoço, bem como de que reduza a chance de recorrência local do tumor em cânceres de cabeça e pescoço e colo uterino.			
	Câncer de cabeça e pescoço: mortalidade em 5 anos (12)	5	14.592	Com base em ensaios realizados nos anos de 1970 e 1980. É possível que haja viés de confusão com esquemas de radioterapia fracionada.
		3-14	8.755-40.858	
	Recorrência local em 1 ano (12)	5	14.592	Talvez não seja mais relevante para o tratamento.
		4-8	11.674-23.347	
	Câncer de colo uterino: recorrência local em 2 anos (20)	5	24.320	Como acima.
		4-8	19.456-38.912	
Doença descompressiva[a]	Evidências razoáveis para desfechos semelhantes com menor número de sessões de HBO_2T quando se acrescenta AINE.			
	Redução de 1 sessão de HBO_2T	5	Não significativo	Um único ensaio randomizado com suficiente poder estatístico.
		3-18		

[a]Utilizando tenoxicam como adjunto à recompressão com oxigênio.

Siglas: AINE, anti-inflamatório não esteroide; HBO_2T, oxigenoterapia hiperbárica; IC, intervalo de confiança; MACE, eventos adversos cardíacos maiores, de *major adverse cardiac events*; NNT, número necessário para tratar; ORN, osteorradionecrose; PANSSI, perda auditiva neurossensorial súbita idiopática.

Fonte: M Bennett: The evidence-basis of diving and hyperbaric medicine – a synthesis of the high level evidence with meta-analysis. http://unsworks.unsw.edu.au/fapi/datastream/unsworks:949/SOURCE01?view=true.

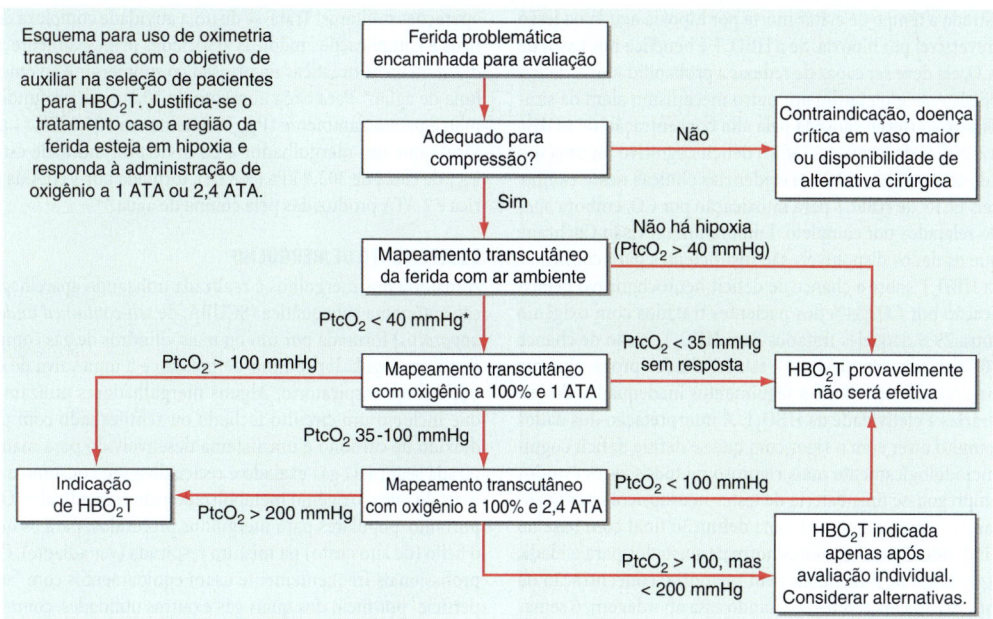

FIGURA 463-4 Adequabilidade da oxigenoterapia hiperbárica (HBO$_2$T) determinada por oximetria transcutânea ao redor da ferida. *Em diabéticos, < 50 mmHg talvez seja mais apropriado. PtcO$_2$, pressão de oxigênio transcutânea.

alguns elementos do processo de reparação são extremamente dependentes de oxigênio – por exemplo, síntese de colágeno e deposição de fibroblastos e eliminação de bactérias por macrófagos. Nessa interação complexa entre hipoxia na ferida e oxigenação ao redor da ferida, a cicatrização bem-sucedida baseia-se na oxigenação adequada da região que circunda a ferida recente. Certamente, as feridas que ocorrem em tecidos hipoxêmicos são as que apresentam menor taxa de cicatrização adequada. Algumas causas de hipoxia tecidual serão revertidas com o uso de HBO$_2$T, enquanto outras, não (p. ex., quando há doença grave em um grande vaso). Para determinar se a hipoxia tecidual pode ser sobrepujada com o uso de alta pressão de oxigênio no sangue arterial, mede-se a pressão parcial de oxigênio tecidual usando um eletrodo implantável ou, mais comumente, um eletrodo transcutâneo de Clarke modificado.

A chegada intermitente de oxigênio a esses tecidos em hipoxia facilita a retomada da cicatrização. Essas exposições breves a altas tensões de oxigênio têm efeitos prolongados (no mínimo por 24 horas) sobre uma gama de processos cicatriciais **(Fig. 463-3)**. O resultado é a melhora gradual na tensão de oxigênio ao redor da ferida que, em estudos experimentais, atinge o platô por volta de 20 sessões de tratamento ao longo de 4 semanas. A melhora na oxigenação está associada a aumento de 8 a 9 vezes na densidade vascular em comparação com os controles tratados com oxigênio normobárico e ventilando com ar ambiente.

Evidências clínicas O curso normal de HBO$_2$T é formado por 20 a 30 sessões uma vez ao dia, cada uma com 2 a 2,4 ATA por 1,5 a 2 horas, mas com alta dependência de resposta clínica. Há muitas séries de casos na literatura corroborando o uso de HBO$_2$T para uma gama de feridas complexas. Os estudos de coorte tanto retrospectivos quanto prospectivos sugerem que em 6 meses após um curso de tratamento cerca de 70% das úlceras indolentes estarão substancialmente melhoradas ou curadas. Muitas vezes essas úlceras estão presentes por muitos meses ou anos, sugerindo que a aplicação de HBO$_2$T tenha efeito profundo, seja primariamente ou como facilitadora de outras estratégias. Em uma revisão Cochrane recente, foram incluídos 12 ensaios clínicos randomizados (ECRs) controlados e concluiu-se que a chance de cicatrização de uma úlcera diabética aumentou com o uso de HBO$_2$T (10 ensaios; RR 2,35; IC de 95%, 1,19-4,62; $p = 0,01$). Embora tenha havido tendência a benefício com o uso de HBO$_2$T, não se identificou diferença estatisticamente significativa na taxa de amputações maiores (RR 0,36; IC de 95%, 0,11-1,18).

INTOXICAÇÃO POR MONÓXIDO DE CARBONO

O monóxido de carbono (CO) é um gás incolor e inodoro formado durante a combustão incompleta de hidrocarboneto. Embora o CO seja um neurotransmissor endógeno essencial ligado ao metabolismo e à ativação do NO, também é uma causa importante de morte por intoxicação e, apenas nos Estados Unidos, resulta em mais de 50 mil consultas por ano em serviços de emergência e em cerca de 2 mil mortes. Embora haja variação ampla entre países, cerca de metade das exposições não letais são autoinfligidas. A intoxicação acidental comumente está associada a problemas na instalação de aquecedores, lareiras e à exposição industrial. Os veículos automotores são destacadamente a fonte mais comum de intoxicação intencional.

Patologia e evolução clínica A fisiopatologia da exposição ao CO ainda não foi completamente compreendida. O CO liga-se à hemoglobina com afinidade mais de 200 vezes superior à do oxigênio, reduzindo diretamente a capacidade de transporte de oxigênio pelo sangue e, ainda, promovendo hipoxia tecidual deslocando a curva de dissociação da oxiemoglobina à esquerda. O CO é também um agente anestésico capaz de inibir a resposta evocada e, em experimentos com animais, mostrou-se capaz de produzir narcose dose-dependente. Nos casos de intoxicação grave, a perda de patência das vias aéreas associada à redução na capacidade de transporte de oxigênio pelo sangue pode causar morte por hipoxia arterial aguda. O CO também pode causar lesão por outros mecanismos, incluindo interrupção direta dos processos oxidativos celulares, ligação à mioglobina e aos citocromos hepáticos e peroxidação de lipídeos cerebrais.

O encéfalo e o coração são os órgãos-alvo mais sensíveis em razão de alto fluxo sanguíneo, baixa tolerância à hipoxia e grande necessidade de oxigênio. As exposições menores podem ser assintomáticas ou o paciente se apresenta com sintomas constitucionais vagos como cefaleia, letargia e náusea, enquanto aqueles submetidos a doses maiores podem se apresentar com redução na concentração e déficit cognitivo, perda de memória de curto prazo, confusão mental, convulsão e perda de consciência. Embora a dosagem de carboxiemoglobina (COHb) quando da admissão não necessariamente reflita a gravidade do quadro ou o prognóstico do envenenamento pelo CO, a parada cardiorrespiratória implica prognóstico muito ruim. Em longo prazo, os pacientes que sobrevivem em geral apresentam sequelas neuropsicológicas. Distúrbios motores, neuropatia periférica, disacusia, alterações vestibulares, demência e psicose foram todos relatados. Os fatores de risco para desfechos desfavoráveis incluem idade acima de 35 anos, exposição por mais de 24 horas, acidose e perda de consciência.

Evidências clínicas O tratamento típico com HBO$_2$T consiste em 2 a 3 sessões de compressão com 1,5 a 2 horas de duração e 2 a 2,8 ATA. É frequente que as duas compressões iniciais sejam administradas nas primeiras 24 horas da exposição. A intoxicação pelo CO é uma das indicações mais antigas para HBO$_2$T – com base principalmente na conexão óbvia entre exposição, hipoxia tecidual e a capacidade da HBO$_2$T de rapidamente sobrepujar a hipoxia. O CO é eliminado rapidamente pelos pulmões quando se aplica HBO$_2$T, com meia-vida de cerca de 21 minutos com 2,0 ATA *versus* 5,5 horas respirando ar ambiente e 71 minutos ventilando com oxigênio no nível do mar. Na prática, entretanto, parece improvável que a HBO$_2$T possa ser administrada a tempo de evitar morte por hipoxia aguda ou lesão cerebral global irreversível por hipoxia. Se a HBO_2T é benéfica nos casos de intoxicação pelo CO, ela deve ser capaz de reduzir a probabilidade de déficit neurocognitivo persistente e/ou tardio por outro mecanismo além da simples reversão da hipoxia arterial causada pela alta concentração de COHb. A dificuldade para avaliar de forma acurada o déficit cognitivo foi uma das primeiras fontes de controvérsia sobre as evidências clínicas nesse campo. Até hoje, houve seis ECRs de HBO_2T para intoxicação por CO, embora apenas 4 tenham sido relatados por completo. Embora uma revisão Cochrane tenha sugerido que os dados disponíveis são insuficientes para confirmar efeito benéfico da HBO_2T sobre a chance de déficit neurocognitivo persistente após intoxicação por CO (34% dos pacientes tratados com oxigênio a 1 atmosfera contra 29% daqueles tratados com HBO_2T, razão de chance [OR, *odds ratio*] 0,78; IC de 95%, 0,54-1,1), tais resultados provavelmente estão mais ligados a relatos malfeitos e a seguimentos inadequados do que a evidências contrárias à efetividade da HBO_2T. A interpretação dos dados da literatura tem muito a ver com o rigor com que se define déficit cognitivo. No ensaio metodologicamente mais rigoroso de todos esses estudos (Weaver et al.), empregou-se uma bateria de testes neuropsicológicos validados administrada profissionalmente e uma definição final com base no desvio do escore individual para os valores normais ajustados para a idade; se o paciente se queixasse de dificuldades em memória, concentração ou atenção, a diferença exigida era reduzida. Usando essa abordagem, 6 semanas após a intoxicação, 46% dos pacientes tratados apenas com oxigênio normobárico apresentaram sequelas cognitivas contra 25% daqueles que receberam HBO_2T ($p = 0,007$, número necessário para tratar [NNT] = 5, IC de 95%, 3-16). Ao final de 12 meses, as diferenças mantiveram-se significativas (32% contra 18%, $p = 0,04$, NNT 7, IC de 95% 4-124) a despeito de perda considerável no seguimento.

Com base nesses dados, a HBO_2T continua sendo amplamente defendida como tratamento rotineiro em casos de intoxicação moderada a grave – sobretudo naqueles pacientes maiores que 35 anos que se apresentam com acidose metabólica à gasometria arterial, expostos por longos períodos ou com história de perda da consciência. Por outro lado, muitos toxicologistas permanecem céticos quanto à indicação de HBO_2T nessa situação e aguardam mais estudos bem delineados.

CONTROVÉRSIAS ATUAIS NA MEDICINA HIPERBÁRICA

O uso de oxigênio hiperbárico tem sido controverso desde que foi inicialmente instituído na década de 1950. Recentemente, estabeleceu-se um debate acalorado em torno da realização de ECRs, particularmente ao avaliar resultados onde o efeito placebo poderia ter uma forte influência na interpretação. O método mais empregado para ocultar as condições do ensaio tanto do paciente quanto da equipe (ensaio duplo-cego) é a exposição de pacientes do braço controle a uma pressão modesta enquanto respiram o ar na câmara (entre 1,1 e 1,3 ATA). Embora essa estratégia seja eficaz em ocultar a exposição, alguns críticos dizem que a exposição ao ar na pressão (o equivalente a respirar cerca de 27% de oxigênio em 1,0 ATA) é terapêutica de uma maneira ainda não identificada. Esses críticos usam esse suposto efeito terapêutico para explicar os benefícios modestos medidos em pacientes com uma gama de condições neurológicas crônicas, incluindo paralisia cerebral, transtornos do espectro autista e lesão cerebral traumática leve, quando expostos a ar em 1,1 a 1,3 ATA ou oxigênio a 100% em 2,0 a 2,4 ATA (HBO_2T) em vários ensaios. Tradicionalmente, esses benefícios foram interpretados como resultado de um efeito placebo ou de participação, sendo que vários autores concluíram não haver nenhuma evidência de um efeito específico da HBO_2T em qualquer uma dessas condições. Ainda busca-se uma exposição convincente que seja universalmente considerada inativa. Alguns profissionais alegam que isso não é possível, e que ensaios cegos sejam similarmente inatingíveis. Esse impasse precisa de uma solução, e há alguma esperança de que a restrição da exposição a pressão a curtos períodos de compressão modesta no início e no final de cada seção simulada pode ser convincente a ambos os lados do argumento.

MEDICINA DO MERGULHO

INTRODUÇÃO

O mergulho subaquático é uma atividade recreativa comum e um meio de subsistência para diversas tarefas, desde construções subaquáticas até operações militares. Trata-se de uma atividade complexa com riscos específicos e complicações médicas associadas principalmente às consequências das mudanças drásticas na pressão ao submergir e ao emergir por uma coluna de água.* Para cada aumento de 10,1 m na profundidade na água do mar, a pressão ambiente (P_{amb}) aumenta em 101,3 kPa (1 atmosfera), de tal forma que um mergulhador a 20 m de profundidade está exposto a uma P_{amb} de cerca de 303,9 kPa (3 ATA), formada por 1 ATA da pressão atmosférica e 2 ATA produzidas pela coluna de água.**

EQUIPAMENTO DE MERGULHO

A maioria dos mergulhos é realizada utilizando aparelhagem para respiração autônoma subaquática (SCUBA, de *self-contained underwater breathing apparatus*) formada por um ou mais cilindros de gás comprimido conectados a um regulador redutor de pressão e a uma valva de demanda ativada por esforço inspiratório. Alguns mergulhadores utilizam os "*rebreathers*", que incluem um circuito fechado ou semifechado com um depurador de dióxido de carbono e um sistema desenvolvido para manter uma PO_2 inspirada segura. O gás exalado é reciclado e seu consumo é limitado a pouco mais do que o oxigênio metabolizado pelo mergulhador. Os *rebreathers* são, portanto, populares para mergulhos profundos, para os quais é adicionado o hélio (de alto custo) na mistura respirada (ver adiante). Os mergulhadores profissionais frequentemente usam equipamentos com "suprimento da superfície" por meio dos quais gás e outras utilidades, como comunicadores e geradores, são supridos via ligação direta com a superfície.

Todos esses sistemas devem fornecer gás ao mergulhador na P_{amb} da água, ou a inspiração seria impossível contra a pressão que o envolve. Na maioria dos mergulhos recreativos, o gás fornecido é ar puro. O oxigênio puro raramente é usado porque há um risco dependente da dose (onde "dose" é uma função do tempo de exposição e da PO_2 inspirada) de que ele cause convulsões acima de uma PO_2 inspirada de 130 kPa (1,3 ATA). A PO_2 inspirada máxima aceitável no mergulho é frequentemente considerada 161 kPa (1,6 ATA), que seria atingida respirando-se oxigênio puro a 6 metros ou ar a 66 metros. Esta é uma PO_2 notavelmente menor do que a usada para terapia hiperbárica (ver anteriormente), refletindo um alto risco de convulsões tóxicas durante a imersão e o exercício. Para evitar exposições ao oxigênio perigosas, em mergulhos profundos é necessário usar frações de oxigênio inspirado menores do que no ar (FO_2 0,21), e os mergulhadores ajustam o conteúdo de oxigênio dos seus gases para permanecer dentro das diretrizes de exposição recomendadas. Os gases de mergulhos profundos geralmente incluem hélio como um substituto para todo ou parte do nitrogênio, para reduzir o efeito narcótico e a alta densidade de gás que resulta de respirar nitrogênio em altas pressões.

PERMISSÃO DE MERGULHO

O motivo mais comum de uma consulta médica em relação ao mergulho é para avaliar a possibilidade de fazer treinamento de mergulho ou continuar a mergulhar após um episódio de saúde. Os candidatos a mergulhador profissional em geral são instados a consultar médico com formação especializada na área, tanto para exame de admissão quanto periodicamente a partir de então, e suas avaliações médicas costumam ser conduzidas de acordo com padrões regulamentados. Por outro lado, na maioria das jurisdições, os candidatos à prática recreativa de mergulho simplesmente preenchem

---

*N. de R.T. A Divers Alert Network (DAN, *www.diversalertnetwork.org*) é a maior associação dedicada à segurança do mergulho subaquático. Há mais de 30 anos, ela prové assistência emergencial, informações médicas e educação continuada. Segundo seu último relatório (BUZZACOTT P e colaboradores, DAN Annual Diving Report 2012–2015 Edition, Divers Alert Network, 2015), houve 333 mortes em acidentes relacionados ao mergulho entre os anos de 2010 e 2013, dentre os quais cinco casos brasileiros, quatro em 2012 e um em 2013. Em 82% dos casos mundiais, a vítima era do sexo masculino; 58% dos falecidos tinham mais de 50 anos de idade; em 18 casos (5%), as vítimas eram previamente hígidas; 47% das vítimas tinha sobrepeso e 30% eram obesos; em 15% dos casos, a morte ocorreu em mergulhos relativamente rasos (até 9 m de profundidade).

**N. de R.T. A maioria dos acidentes de mergulho está relacionada ao comportamento dos gases de acordo com a pressão ambiental. A lei de Boyle determina que, em um sistema fechado e em temperatura constante, o volume de um gás é inversamente proporcional à pressão a que está submetido; essa lei tem relação com a fisiopatologia do barotrauma e da embolia gasosa. A lei de Henry determina que a quantidade de gás diluído em um líquido (ou em tecidos corporais) é diretamente proporcional à pressão ambiental; essa lei fundamenta a fisiopatologia da doença descompressiva.

um questionário de autoavaliação médica antes do curso de mergulho.* Se não houver respostas positivas, o candidato prossegue diretamente para o treinamento, mas respostas positivas demandam consulta médica para avaliação do problema identificado. Os candidatos a mergulhador muitas vezes consultam seu médico de família com esse objetivo. Na modernidade, essas consultas evoluíram de simplesmente excluir aqueles com possíveis contraindicações para uma abordagem em que cada caso é considerado separadamente e em que é feita uma avaliação de risco individual. Tais avaliações requerem a integração da fisiologia do mergulho, do impacto dos problemas médicos associados e do conhecimento das doenças clínicas do candidato. Uma discussão detalhada está além do escopo deste capítulo, mas vários princípios importantes são citados a seguir.

Há três questões principais que devem ser respondidas com relação a qualquer quadro médico relatado pelo potencial mergulhador: (1) O quadro pode ser agravado pelo mergulho? (2) O quadro pode tornar mais provável um problema médico relacionado ao mergulho? (3) O quadro pode impedir o mergulhador de cumprir as exigências funcionais do mergulho? Como exemplos de respostas positivas a essas questões, temos, respectivamente: a epilepsia é geralmente considerada de alto risco porque há estímulos epileptogênicos no mergulho, como altas pressões de oxigênio inspirado, que poderiam aumentar a probabilidade de convulsão (e afogamento); considera-se que a asma ativa aumenta o risco porque pode predispor a encarceramento de ar e barotrauma pulmonar (ver abaixo); e a cardiopatia isquêmica aumenta o risco porque poderia impedir que o mergulhador fizesse o esforço necessário para sair de uma situação ruim, como ser pego por uma correnteza. O reconhecimento de interações relevantes entre mergulho e doenças clínicas pode ser uma tarefa difícil, assim como a determinação do seu impacto sobre a capacidade de praticar mergulho. Pode-se seguir uma discussão igualmente complexa sobre se essas interações implicam um risco de desqualificação, que pode ser influenciado pelo nível de aceitação de risco individual do candidato e pelo quanto outros indivíduos envolvidos (como parceiros de mergulho) podem ser afetados. Diretrizes são ocasionalmente publicadas sobre a avaliação de candidatos ao mergulho com fatores de risco para comorbidades importantes, como doença cardiovascular, ou que sofreram problemas tópicos, como infecção pela Covid-19 (ver lista de "Leituras adicionais). Médicos interessados em conduzir essas avaliações regularmente devem obter o treinamento relevante. Curtos de curta duração fornecendo treinamento relevante são ofertados por grupos de especialistas na maioria dos países.

BAROTRAUMA

O barotrauma é essencialmente uma lesão tecidual resultante de alterações ambientais de pressão. O barotrauma de orelha média (BTOM) no mergulho é semelhante ao problema que pode ocorrer em passageiros de avião durante o procedimento de aterrissagem, mas as dificuldades para equalizar a pressão na orelha média são maiores sob a água em razão tanto da rapidez quanto da magnitude das alterações de pressão enquanto o mergulhador sobe e desce. A incapacidade de insuflar periodicamente os espaços na orelha média via tuba auditiva durante a descida resulta em dor crescente. À medida que a P_{amb} aumenta, a membrana timpânica (MT) pode sofrer contusão ou mesmo ruptura ao ser empurrada para dentro. A pressão negativa na orelha média resulta em ingurgitamento dos vasos sanguíneos da mucosa levando a derrame ou sangramento, o que pode estar associado à perda auditiva *condutiva*. O BTOM é muito menos comum durante a ascensão porque o gás em expansão na orelha média tende a abrir a tuba auditiva automaticamente. O barotrauma também pode atingir os seios da face, embora os óstios sinusais em geral sejam amplamente patentes e permitam equalização automática da pressão sem necessidade de manobras específicas. Quando não há equalização, a dor costuma resultar em suspensão do mergulho. A dificuldade para equalizar orelha ou seios da face talvez responda ao uso de descongestionantes orais ou nasais.

Menos comumente, os mergulhadores podem sofrer de barotrauma de orelha interna (BTOI). Várias explicações foram propostas, das quais a mais aceita sustenta que as tentativas de insuflar o espaço da orelha média com manobra de Valsalva durante a fase de descida do mergulho resulta em transmissão de pressão para a perilinfa via aqueduto coclear e ruptura da janela redonda que já está sob tensão em razão da pressão negativa na orelha média. O médico é alertado para a possibilidade de BTOI após mergulho quando há perda auditiva *neurossensorial* ou vertigem verdadeira (muitas vezes acompanhada por náusea, vômitos, nistagmo e ataxia). Essas manifestações também podem ocorrer na DCS vestibulococlear (ver adiante), mas jamais devem ser atribuídas a BTOM. Recomenda-se consulta imediata a um especialista em mergulho e encaminhamento urgente a um otorrinolaringologista.

Os pulmões também são vulneráveis a barotrauma, mas o maior risco ocorre durante a subida do mergulho. Se o gás em expansão ficar preso nos pulmões à medida que a P_{amb} cai, é possível haver ruptura de alvéolos e do tecido vascular associado. A retenção de gás ocorre se os mergulhadores de forma intencional ou involuntária prenderem a respiração durante a subida ou se houver bolhas. A extensão com que a asma predispõe à ocorrência de barotrauma é motivo de debate, mas a presença de broncoconstrição ativa deve aumentar o risco. Por esse motivo, os asmáticos que necessitam de broncodilatadores regularmente ou cujas vias aéreas sejam sensíveis ao exercício ou ao frio em geral são orientados a não praticar mergulho. Embora as possíveis consequências do barotrauma pulmonar sejam pneumotórax e enfisema mediastinal, a mais temida é a entrada de gás em veias pulmonares levando a embolia gasosa arterial cerebral (CAGE, de *cerebral arterial gas embolism*). As manifestações de CAGE incluem perda de consciência, confusão, hemiplegia, distúrbios da visão e dificuldades na fala, surgidas imediatamente ou no prazo de minutos após a chegada à superfície. O manejo é o mesmo para a DCS, descrito adiante. A história natural de CAGE frequentemente inclui resolução substancial ou total dos sintomas logo após o evento. Provavelmente trata-se do correlato clínico da involução e redistribuição das bolhas com consequente restauração do fluxo. Os pacientes que apresentam essas remissões ainda devem ser reavaliados por especialista em medicina do mergulho, uma vez que é possível haver deterioração secundária ou reembolização. Esses eventos podem ser equivocadamente diagnosticados como acidente vascular cerebral (AVC) ou ataque isquêmico transitório (AIT) (Cap. 427) quando os pacientes são examinados por médicos não familiarizados com a medicina do mergulho. *Todos os pacientes que se apresentem com sintomas neurológicos após a prática de mergulho devem ter seus sintomas avaliados por especialista em medicina do mergulho para possível indicação de terapia de recompressão.***

DOENÇA DESCOMPRESSIVA

A DCS é causada por formação de bolhas de gás inerte dissolvido (em geral, nitrogênio) durante ou após a subida (descompressão) de mergulho com gás comprimido. A formação de bolhas também é possível após descompressão em atividade extraveicular durante viagem espacial e quando se atingem altitudes extremas em aeronaves não pressurizadas. Nesses últimos cenários, a DCS provavelmente é rara em comparação com o mergulho, quando a incidência aproximada é de 1:10.000 mergulhos recreacionais.***

---

*N. de R.T. A Professional Association of Diving Instructors (PADI), maior credenciadora de mergulhadores recreativos, tem um formulário médico respondido pelo próprio candidato a mergulhador, no qual questiona-se sobre cuidados médicos, gravidez, uso de medicações contínuas, diabetes, hipertensão, história familiar de cardiopatia isquêmica, dislipidemia, tabagismo, asma, rinite, resfriado, pneumotórax, outras patologias pulmonares, história de cirurgia torácica, problemas psicológicos como ataques de pânico ou claustrofobia, epilepsia, enxaqueca, síncopes, cinetose, disenteria com desidratação importante, história de acidentes de mergulho, incapacidade para exercício moderado, traumatismo craniano com inconsciência nos últimos 5 anos, patologia da coluna toracolombar, história sugestiva de trombose venosa profunda ou tromboembolismo pulmonar, cardiopatia isquêmica, cirurgia cardíaca ou vascular, cirurgia dos seios da face, cirurgia da orelha, problemas auditivos ou de equilíbrio, coagulopatias, uso de colostomia ou ileostomia, uso de drogas ou etilismo.

**N. de R.T. Além dos barotraumas mencionados, cabe ressaltar duas outras formas de barotrauma que, com alguma frequência, motivam a busca por atendimento. Barotrauma dentário: ocasionalmente, fraturas dentárias podem agir como valvas unidirecionais – gás preso próximo a um nervo pode ocasionar odontalgia, especialmente durante a ascensão. Barotrauma de máscara: ocorre principalmente com mergulhadores inexperientes, que não exalam pequenas quantidades de ar pelo nariz durante a descida – a pressão do espaço aéreo formado pela máscara precisa ser equalizada com a do meio; o paciente poderá apresentar edema periorbitário e equimoses faciais, mas raramente necessitará de intervenção médica.

***N. de R.T. A DCS também pode ocorrer quando um mergulhador embarcar em um avião em um curto período de tempo após um mergulho com gás comprimido. A Marinha dos Estados Unidos recomenda que mergulhadores se abstenham de voar por, pelo menos, 2 horas após uma imersão com uso de gás comprimido. A DAN recomenda aguardar 12 horas após um mergulho. A Força Aérea dos Estados Unidos recomenda não voar por, pelo menos, 24 horas.

TABELA 463-3 ■ Manifestações da doença descompressiva

Sistema orgânico	Manifestações
Musculoesquelético	Dor no membro
Neurológico	
Cerebral	Confusão
	Distúrbios da visão
	Distúrbios da fala
Espinal	Fraqueza muscular
	Paralisia
	Sinais do neurônio motor superior
	Disfunção vesical e esfincteriana
	Distúrbios sensitivos no dermátomo
	Dor abdominal
	Dor na cintura
Vestibulococleares	Perda auditiva
	Vertigem e ataxia
	Náusea e vômitos
Periféricas	Distúrbio sensitivo em placa sem afetar dermátomo
Pulmonar	Tosse
	Dispneia
Cardiovascular	Hemoconcentração
	Coagulopatia
	Hipotensão
Cutâneo	Exantema, prurido
Linfático	Edema de partes moles, com frequência relativamente localizado
Constitucionais	Fadiga e mal-estar

A respiração em P_{amb} elevada resulta em maior absorção de gás inerte pelo sangue e dele para os tecidos. A taxa com que o gás inerte tecidual se equilibra com a pressão do gás inerte inspirado é diretamente proporcional ao fluxo sanguíneo no tecido e ao coeficiente de partição sangue-tecido para o gás em questão. Fatores semelhantes determinam a cinética da eliminação do gás inerte durante a subida do mergulho. Se a velocidade de eliminação do gás dos tecidos não corresponder à queda na P_{amb}, a soma das pressões do gás dissolvido nos tecidos excederá a P_{amb}, condição denominada "supersaturação". Esse é o pré-requisito para a formação de bolhas durante a descompressão, embora outros fatores menos bem compreendidos estejam envolvidos. Mergulhos mais profundos e duradouros resultam em maior absorção de gás inerte e maior probabilidade de supersaturação tecidual durante a subida. Os mergulhadores controlam sua subida em função da profundidade atingida e do tempo de mergulho, utilizando um algoritmo que frequentemente inclui períodos predeterminados de interrupção da subida a diferentes profundidades para dar tempo para a eliminação do gás ("paradas para descompressão"). Embora o descumprimento desses protocolos aumente o risco de DCS, a adesão a eles não é garantia de prevenção. A possibilidade de DCS deve ser considerada em qualquer mergulhador que manifeste sintomas pós-mergulho não imediatamente explicáveis por algum mecanismo alternativo.

As bolhas podem se formar nos próprios tecidos, onde causam sintomas por distúrbio mecânico de estruturas com sensibilidade dolorosa ou funcionalmente importantes. Também surgem na circulação venosa, quase certamente formando-se nos leitos capilares à medida que o sangue passa por tecidos supersaturados. Algumas bolhas venosas podem ser toleradas sem sintomas e são filtradas da circulação nos capilares pulmonares. Entretanto, se estiverem em número suficientemente grande, essas bolhas são capazes de desencadear cascatas de inflamação e de coagulação, produzir lesão endotelial, ativar elementos sanguíneos como as plaquetas e causar obstrução vascular pulmonar sintomática. Além disso, se houver *shunt* direita-esquerda por um forame oval patente (FOP) ou um *shunt* intrapulmonar, as bolhas venosas podem entrar na circulação arterial (25% dos adultos apresentam FOP). O risco de manifestações cerebrais, medulares, na orelha interna e cutâneas parece ser maior na presença de *shunt* significativo, sugerindo que essas bolhas venosas "arterializadas" possam causar danos, talvez interrompendo o fluxo na microcirculação de órgãos-alvo. Micropartículas circulantes, que ocorrem em número e tamanho elevados após o mergulho, estão atualmente sendo investigadas como indicadores de estresse de descompressão e agentes danosos. Ainda não está claro como elas surgem e seu papel exato na DCS.

A Tabela 463-3 lista as manifestações de DCS agrupadas de acordo com o sistema orgânico. A maioria dos casos se apresenta com sintomas leves, incluindo dor musculoesquelética, fadiga e manifestações neurológicas menores, como parestesia em placa. As apresentações com quadros graves são mais raras. As manifestações pulmonares e cardiovasculares podem ser letais, e o envolvimento medular frequentemente resulta em incapacidade permanente. A latência é variável. A DCS grave costuma se instalar minutos após a chegada na superfície, mas sintomas leves podem surgir após várias horas. Os sintomas que surgem > 24 horas após o mergulho raramente podem ser explicados por DCS. O quadro de apresentação pode ser confuso e inespecífico, e não há exames diagnósticos úteis. O diagnóstico é feito com base em integração dos achados sobre o perfil do mergulho, natureza e relação temporal dos sintomas e exame clínico. Alguns quadros de DCS podem ser difíceis de distinguir de CAGE após barotrauma pulmonar, mas tal distinção, do ponto de vista clínico, não é importante considerando que os primeiros socorros e o tratamento definitivo são os mesmos para ambas as condições.

TRATAMENTO
Medicina do mergulho

Os primeiros socorros para DCS ou CAGE incluem colocação do paciente em posição horizontal (especialmente se houver manifestações cerebrais), hidratação venosa, se disponível, e administração de oxigênio a 100%. Essa última medida acelera a eliminação dos gases inertes dos tecidos e promove a resolução das bolhas. O tratamento definitivo de DCS ou CAGE com recompressão e oxigênio hiperbárico justifica-se na maioria dos casos, embora alguns casos leves ou limítrofes de DCS possam ser conduzidos somente com medidas de primeiros socorros – uma opção que pode ser adotada por médicos de mergulho especialistas em muitas situações, mas sobretudo quando a remoção para recompressão for perigosa ou extremamente difícil. As remoções de longa distância em geral são realizadas com helicóptero voando em baixa altitude ou em ambulância aérea pressurizada em 1 ATA.

A recompressão reduz o volume das bolhas de acordo com a lei de Boyle e aumenta a diferença entre a pressão parcial do gás inerte na bolha e nos tecidos circundantes. Ao mesmo tempo, a administração de oxigênio aumenta muito a diferença na pressão parcial do gás inerte entre alvéolos e tecidos. O efeito final é o aumento significativo na taxa de difusão do gás inerte entre as bolhas e os tecidos e destes para o sangue, acelerando, assim, a resolução das bolhas. O oxigênio hiperbárico também ajuda a oxigenar tecidos comprometidos e pode atenuar alguns dos efeitos pró-inflamatórios das bolhas. Diversos protocolos de recompressão foram apresentados, mas não há dados que definam a abordagem ideal. A recompressão normalmente é iniciada com a administração de oxigênio a 2,8 ATA, a pressão máxima em que o risco de toxicidade por oxigênio se mantém em nível aceitável em uma câmara hiperbárica. Segue-se descompressão em etapas ao longo de um período variável ajustado em função da resposta dos sintomas. O algoritmo mais usado é o U.S. Navy Table 6, cujo formato mais curto dura 4 horas e 45 minutos. Em geral, realizam-se recompressões mais curtas diariamente enquanto persistirem sintomas que aparentemente estejam respondendo ao tratamento. Como adjuntos à recompressão, utilizam-se reposição hídrica intravenosa e outros cuidados de suporte que se façam necessários. Por vezes, mergulhadores em estado muito grave demandam intubação, ventilação e cuidados em unidade de terapia intensiva de alto nível.*

O encaminhamento de mergulhadores doentes para médicos ou hospitais sem conhecimentos em medicina de mergulho cria um risco de interpretação errada de manifestações não específicas, e de

---

*N. de R.T. A DAN (www.diversalertnetwork.org) mantém linhas telefônicas para orientação ao atendimento de urgências relacionadas ao mergulho. O escritório internacional da DAN mantém a *hotline* +1-919-684-9111, 24 horas por dia nos 7 dias da semana. No Brasil, pode-se discar 0800-684-9111 para conectar-se diretamente à *hotline*. Para contatar a DAN Brasil para dúvidas médicas não emergenciais, o número disponibilizado é (19) 3707-1569, de segunda a sexta, das 9 às 17 horas.

consequentes erros no diagnóstico e no tratamento. Médicos que se encontrem nessa situação são fortemente aconselhados a contatar o serviço de consultoria 24 horas fornecido pela Divers Alert Network (DAN, Rede de Alerta de Mergulhadores). Ele pode ser acessado pelo número +1-919-684-9111, e há serviços subordinados ou relacionados em praticamente todas as jurisdições a nível global.

LEITURAS ADICIONAIS

Bennett MH et al: Hyperbaric oxygen therapy for late radiation tissue injury. Cochrane Database Syst Rev 4:CD005005, 2016.
Edmonds C et al: *Diving and Subaquatic Medicine*, 5th ed. Boca Raton, FL, Taylor and Francis, 2015.
Francis A, Baynosa R: Ischaemia-reperfusion injury and hyperbaric oxygen pathways: A review of cellular mechanisms. Diving Hyperb Med 47:110, 2017.
Gorenstein SA et al: Hyperbaric oxygen therapy for COVID-19 patients with respiratory distress: Treated cases versus propensity-matched controls. Undersea Hyperb Med 47:405, 2020.
Jepson N et al: South Pacific Underwater Medicine Society guidelines for cardiovascular risk assessment of divers. Diving Hyperb Med 50:273, 2020.
Kranke P et al: Hyperbaric oxygen therapy for chronic wounds. Cochrane Database Syst Rev 6:CD004123, 2015.
Mitchell SJ et al: Pre-hospital management of decompression illness: Expert review of key principles and controversies. Diving Hyperb Med 48:45, 2018.
Moon RE (ed): *Hyperbaric Oxygen Therapy Indications*, 14th ed. North Palm Beach, FL, Best Publishing Company, 2018.
Oley MH et al: Effects of hyperbaric oxygen therapy on vascular endothelial growth factor protein and mRNA in crush injury patients: A randomized controlled trial study. Int J Surg Open 29:33, 2021.
Sadler C et al: Diving after SARS-CoV-2 (COVID-19) infection: Fitness to dive assessment and medical guidance. Diving Hyperb Med 50:278, 2020.
Vann RD et al: Decompression illness. Lancet 377:153, 2011.
Weaver LK et al: Hyperbaric oxygen for acute carbon monoxide poisoning. N Engl J Med 347:1057, 2002.
Whelan HT, Kindwall EP (eds): *Hyperbaric Medicine Practice*, 4th ed. Palm Beach, FL, Best Publishing Company, 2017.

464 Hipotermia e lesões periféricas causadas pelo frio
Daniel F. Danzl

HIPOTERMIA

A hipotermia acidental ocorre quando há uma queda não intencional da temperatura do corpo abaixo de 35 °C. Nessa temperatura, a maioria dos mecanismos fisiológicos compensatórios de conservação de calor começa a falhar. A *hipotermia acidental primária* resulta da exposição direta de indivíduos previamente sadios a baixas temperaturas. A taxa de mortalidade é muito maior entre os pacientes que desenvolvem *hipotermia secundária* como complicação de distúrbio sistêmico grave ou lesão.

TABELA 464-1 ■ Fatores de risco para hipotermia

Extremos etários	Relacionados ao sistema endócrino
Idosos	Diabetes melito
Recém-nascidos	Hipoglicemia
Exposição ambiental	Hipotireoidismo
Ocupacional	Insuficiência suprarrenal
Relacionada a esportes	Hipopituitarismo
Roupas inadequadas	Neurológicos
Imersão	Acidente vascular cerebral
Toxicológicos e farmacológicos	Distúrbios hipotalâmicos
Etanol	Doença de Parkinson
Anestésicos	Lesão medular espinal
Antipsicóticos	Multissistêmicos
Antidepressivos	Trauma
Ansiolíticos	Sepse
Benzodiazepínicos	Choque
Bloqueadores neuromusculares	Insuficiência hepática ou renal
Deficiência energética	Carcinomatose
Desnutrição	Queimaduras e distúrbios dermatológicos esfoliativos
Marasmo	
Kwashiorkor	Imobilidade ou debilitação

CAUSAS

A hipotermia acidental primária tem distribuições sazonal e geográfica difusas. Embora a maioria dos casos ocorra nos meses de inverno e em climas mais frios, essa condição é surpreendentemente comum em regiões mais quentes também. Múltiplas variáveis podem deixar os indivíduos de idades extremas – idosos e recém-nascidos – particularmente vulneráveis à hipotermia (Tab. 464-1). Os idosos têm percepção térmica reduzida e são mais suscetíveis à imobilidade, à desnutrição e a doenças sistêmicas que interferem na produção ou na conservação do calor. Demência, doença psiquiátrica e fatores socioeconômicos com frequência compõem esses problemas. Os recém-nascidos perdem muito calor em razão da maior proporção entre superfície e massa, bem como da ausência de respostas comportamentais adaptativas e tremores eficazes. Em todas as idades, a desnutrição pode contribuir para a perda de calor em função da redução da gordura subcutânea e do esgotamento das reservas calóricas usadas para a termogênese.

Indivíduos cujas ocupações ou *hobbies* implicam exposição prolongada ao clima frio correm maior risco de hipotermia. A história militar está repleta de tragédias causadas pela hipotermia. Caçadores, marinheiros, alpinistas e esquiadores também correm maior risco de exposição, seja por acidentes, alterações climáticas ou despreparo.

O etanol causa vasodilatação (que acentua a perda de calor), reduz a termogênese e a gliconeogênese, podendo prejudicar o discernimento ou causar embotamento. Alguns antipsicóticos, antidepressivos, ansiolíticos, benzodiazepínicos e outros medicamentos reduzem a vasoconstrição centralmente mediada. Muitos pacientes hipotérmicos são internados em unidades de terapia intensiva devido a *overdose* de fármaco. Os anestésicos podem bloquear as respostas a tremores; esses efeitos são agravados quando os pacientes não são aquecidos de forma adequada nas unidades cirúrgicas ou de recuperação.

Vários tipos de disfunção endócrina causam hipotermia. O hipotireoidismo – principalmente quando muito grave, como no coma mixedematoso –, reduz a taxa metabólica e interfere na termogênese e nas respostas comportamentais. A insuficiência suprarrenal e o hipopituitarismo também podem aumentar a suscetibilidade à hipotermia. A hipoglicemia, na maioria dos casos causada pela insulina ou por agentes hipoglicemiantes orais, está associada a hipotermia, em parte como consequência dos efeitos neuroglicopênicos sobre a função hipotalâmica. O aumento da osmolalidade e os distúrbios metabólicos associados à uremia, cetoacidose diabética e acidose láctica podem alterar a termorregulação hipotalâmica.

As lesões neurológicas causadas por traumatismo, acidente vascular cerebral, hemorragia subaracnóidea ou lesão hipotalâmica aumentam a suscetibilidade à hipotermia. A agenesia do corpo caloso (*síndrome de Shapiro*) é uma causa de hipotermia episódica. Nessa síndrome, a perspiração profusa é seguida por uma queda rápida na temperatura. As lesões agudas da medula espinal interrompem as vias autônomas que produzem tremores e impedem as respostas vasoconstritoras reflexas induzidas pelo frio.

A hipotermia associada à sepse é um sinal de prognóstico desfavorável. A insuficiência hepática diminui as reservas de glicogênio e a gliconeogênese, assim como atenua a resposta do tremor. No infarto agudo do miocárdio associado a débito cardíaco baixo, a hipotermia pode ser revertida após reanimação eficaz. Nos pacientes com queimaduras extensas, psoríase, eritrodermias e outras doenças cutâneas, o aumento da irrigação sanguínea periférica provoca perda excessiva de calor.

TERMORREGULAÇÃO

A perda de calor ocorre por meio de cinco mecanismos: radiação (55-65% de perda de calor), condução (10-15% de perda de calor, aumentada na água fria), convecção (aumentada com o vento), respiração e evaporação; os últimos dois mecanismos são afetados pela temperatura ambiente e a umidade relativa.

O hipotálamo anterior pré-óptico normalmente é o responsável pela termorregulação (Cap. 18). A defesa imediata da termoneutralidade é ativada pelo sistema nervoso autônomo, enquanto o controle em longo prazo é mediado pelo sistema endócrino. As respostas do sistema nervoso autônomo são a liberação de norepinefrina, o aumento do tônus muscular e tremores, que resultam em termogênese e aumento da taxa metabólica basal. Os termorreceptores cutâneos para o frio induzem a vasoconstrição reflexa direta para conservar calor. A exposição prolongada ao frio também estimula o eixo tireóideo, elevando a taxa metabólica.

MANIFESTAÇÕES CLÍNICAS

Na maioria dos casos de hipotermia, a história de exposição a fatores ambientais (p. ex., exposição prolongada ao ar livre sem vestimentas adequadas) facilita o diagnóstico. Contudo, nas áreas urbanas, a apresentação clínica costuma ser mais sutil, e outros processos patológicos, exposições a toxinas ou diagnósticos psiquiátricos devem ser considerados. É muito difícil prever a temperatura central com base na apresentação clínica.

Após a estimulação inicial pela hipotermia, há depressão progressiva de todos os sistemas orgânicos do corpo. O tempo de aparecimento dessas manifestações clínicas varia muito (Tab. 464-2). Sem conhecer a temperatura central, pode ser difícil interpretar os demais sinais vitais. Por exemplo, taquicardia desproporcional à temperatura central sugere hipotermia secundária causada por hipoglicemia, hipovolemia ou *overdose* de toxina. Como a produção de dióxido de carbono diminui progressivamente, a frequência respiratória deve estar reduzida; hiperventilação persistente sugere lesão do sistema nervoso central (SNC) ou uma acidose orgânica. Uma profunda depressão da consciência de um paciente com hipotermia leve sugere *overdose* ou disfunção do SNC por infecção ou traumatismo.

Os achados ao exame físico também podem ser alterados pela hipotermia. Por exemplo, a suposição de que a arreflexia é causada unicamente pela hipotermia pode obscurecer o diagnóstico de lesão da medula espinal. Os pacientes com hipotermia podem se mostrar confusos ou agressivos, sintomas que regridem mais rapidamente com o reaquecimento do que com a utilização de contenção química ou física. Exemplo clássico de comportamento não adaptativo dos pacientes com hipotermia é o desnudamento paradoxal, que significa a remoção inadequada das roupas em resposta ao estresse do frio. O íleo induzido pelo frio e os espasmos do reto abdominal podem simular ou mascarar a apresentação de um abdome agudo (Cap. 15).

Quando o paciente em parada cardíaca por hipotermia for atendido pela primeira vez, a reanimação cardiopulmonar (RCP) está indicada, a menos que: (1) haja determinação para não reanimar; (2) sejam detectadas lesões absolutamente fatais; ou (3) não seja possível realizar a compressão da parede torácica congelada. A RCP contínua costuma ser recomendada e as interrupções devem ser evitadas, se possível. A RCP intermitente pode ser efetiva a campo, quando a temperatura central estiver abaixo de 28 °C.

À medida que a reanimação prosseguir, o prognóstico será grave se houver evidências de citólise generalizada, refletida por níveis de potássio acima de 10 a 12 mmol/L (10-12 mEq/L). Outras anormalidades que podem impedir a continuação da reanimação são temperatura central abaixo de 10 a 12 °C, pH abaixo de 6,5 ou sinais de trombose intravascular com nível de fibrinogênio abaixo de 0,5 g/L (< 50 mg/dL). A decisão de interromper a reanimação antes de reaquecer o paciente até 33 °C deve basear-se no tipo e na gravidade dos fatores precipitantes da hipotermia. Há casos de sobrevida com tempo de parada cardíaca de mais de 7 horas. Há uma busca contínua por indicadores prognósticos validados para a recuperação da hipotermia. O sistema suíço de estadiamento considera a temperatura corporal central e os achados clínicos. Outros sistemas de estadiamento também consideram idade, albumina e níveis de lactato. História de asfixia, como em uma avalanche, com resfriamento secundário é o fator preditivo negativo mais importante da sobrevida.

DIAGNÓSTICO E ESTABILIZAÇÃO

A hipotermia é confirmada pela determinação da temperatura central, de preferência em dois locais. As sondas retais devem ser introduzidas a uma profundidade de 15 cm, e não nas proximidades das fezes geladas. Uma sonda esofágica simultânea pode ser colocada 24 cm abaixo da laringe; sua leitura pode ser falsamente alta durante a terapia de inalação aquecida. Não é aconselhável confiar unicamente na termografia timpânica infravermelha.

Uma vez definido o diagnóstico de hipotermia, devem-se iniciar a monitoração cardíaca e as tentativas de reduzir a perda subsequente de calor. Se o paciente estiver em fibrilação ventricular, não se sabe exatamente em que temperatura central deve-se tentar a desfibrilação ventricular (2 J/kg). É necessária uma tentativa abaixo de 30 °C. Tentativas adicionais de desfibrilação geralmente não devem ser feitas até que seja alcançado algum grau de reaquecimento (1-2 °C) e a fibrilação ventricular esteja mais grosseira. Embora o uso de marca-passo cardíaco para as bradiarritmias hipotérmicas raramente seja indicado, a técnica transtorácica é preferível. A onda J ou de Osborn na junção do complexo QRS e do segmento ST sugere o diagnóstico. Ondas J óbvias rotineiramente são diagnosticadas erroneamente pelas leituras automatizadas como uma corrente de lesão.

A administração de oxigênio suplementar sempre é indicada, pois a oxigenação tecidual é afetada negativamente pelo desvio para a esquerda na curva de dissociação da oxiemoglobina. A oximetria de pulso frequentemente não é confiável nos pacientes com vasoconstrição. Caso os reflexos protetores das vias aéreas estejam abolidos, deve-se realizar uma intubação endotraqueal delicada. A pré-oxigenação adequada evita as arritmias ventriculares.

A instalação de uma sonda gástrica impede a dilatação secundária à redução da motilidade intestinal. Sondas vesicais de demora facilitam o monitoramento da diurese induzida pelo frio e podem ser uma abordagem auxiliar para o monitoramento da temperatura. A desidratação é normalmente encontrada na hipotermia crônica, e a maioria dos pacientes se beneficia de infusão de cristaloides intravenosa ou em bolus intraósseo. A solução salina é preferível ao Ringer lactato, pois o fígado dos pacientes hipotérmicos metaboliza o lactato de maneira ineficiente. A instalação de cateter arterial pulmonar pode causar perfuração da artéria pulmonar menos complacente. A inserção de um cateter venoso central profundo no átrio direito frio deve ser evitada, uma vez que esse procedimento, da mesma forma que o marca-passo transvenoso, pode precipitar arritmias refratárias.

TABELA 464-2 ■ Alterações fisiológicas associadas à hipotermia acidental

Gravidade	Temperatura corporal	Sistema nervoso central	Cardiovasculares	Respiratórias	Renais e endócrinas	Neuromusculares
Leve	35 °C-32,2 °C	Depressão linear do metabolismo cerebral; amnésia; apatia; disartria; discernimento comprometido; comportamento mal-adaptativo	Taquicardia seguida de bradicardia progressiva; prolongamento do ciclo cardíaco; vasoconstrição; aumento do débito cardíaco e da pressão arterial	Taquipneia seguida de redução progressiva do volume-minuto respiratório; redução do consumo de oxigênio; broncorreia; broncospasmo	Diurese; aumento das catecolaminas, esteroides suprarrenais, triiodotironina e tiroxina; aumento do metabolismo com tremores	Aumento do tônus muscular antes do tremor, seguido de fadiga
Moderada	< 32,2 °C-28 °C	Anormalidades do EEG; depressão progressiva do nível de consciência; dilatação das pupilas; tentativas paradoxais de tirar a roupa; alucinações	Redução progressiva do pulso e débito cardíaco; aumento das arritmias atriais e ventriculares; alterações sugestivas (onda J) do ECG	Hipoventilação: 50% de redução na produção de dióxido de carbono para cada queda de 8 °C na temperatura; ausência de reflexos protetores da via aérea	Aumento de 50% no fluxo sanguíneo renal; autorregulação renal íntegra; ação da insulina comprometida	Hiporreflexia; redução da termogênese induzida por tremor; rigidez
Grave	< 28 °C	Perda da autorregulação cerebrovascular; declínio do fluxo sanguíneo cerebral; coma; perda dos reflexos oculares; redução progressiva das anormalidades no EEG	Diminuição progressiva da pressão arterial, frequência cardíaca e débito cardíaco; arritmias reentrantes; risco máximo de fibrilação ventricular; assistolia	Congestão e edema pulmonares; 75% de redução no consumo de oxigênio; apneia	Redução do fluxo sanguíneo renal proporcional à diminuição do débito cardíaco; oligúria extrema; pecilotermia; 80% de redução no metabolismo basal	Nenhum movimento; velocidade de condução nervosa reduzida; arreflexia periférica; nenhum reflexo corneano ou oculocefálico

Siglas: ECG, eletrocardiograma; EEG, eletrencefalograma.

Fonte: De DF Danzl, RS Pozos: Accidental hypothermia. N Engl J Med 331:1756, 1994. Copyright © 1994 Massachusetts Medical Society. Reimpressa, com permissão, de Massachusetts Medical Society.

A gasometria arterial *não* deve ser corrigida para a temperatura (Cap. 55). Um pH de 7,42 e uma PCO_2 de 40 mmHg não corrigidos refletem uma ventilação alveolar adequada e um equilíbrio ácido-base em qualquer temperatura central. Os distúrbios acidobásicos devem ser corrigidos gradualmente, pois o sistema de tamponamento do bicarbonato é ineficiente. Um erro comum é um excesso de zelo com a hiperventilação em um quadro de depressão de produção de CO_2. Quando a PCO_2 diminui 10 mmHg a 28 °C, ela duplica o aumento do pH de 0,08, que ocorre a 37 °C.

A gravidade da anemia pode ser subestimada porque o hematócrito aumenta 2% para cada 1 °C de redução da temperatura. O sequestro de leucócitos e a supressão da medula óssea são comuns, potencialmente ocultando um processo infeccioso. Embora a hipopotassemia seja mais comum nos pacientes com hipotermia crônica, também pode haver hiperpotassemia; as alterações eletrocardiográficas esperadas costumam ser obscurecidas pela hipotermia. Os pacientes com insuficiência renal, acidose metabólica ou rabdomiólise correm maior risco de distúrbios eletrolíticos.

As coagulopatias são comuns, porque o frio inibe as reações enzimáticas envolvidas na ativação da via intrínseca da coagulação. Além disso, a produção de tromboxano B_2 pelas plaquetas é dependente da temperatura e a função plaquetária diminui. Assim, a administração de plaquetas e plasma fresco congelado é inútil. Os estudos da coagulação podem ser enganosamente normais, contrastando com a coagulopatia observada *in vivo*. Essa contradição ocorre porque, como todos os testes da coagulação são realizados rotineiramente a 37 °C, as enzimas são reaquecidas.

ESTRATÉGIAS DE REAQUECIMENTO

A primeira decisão fundamental é se o paciente poderá ser reaquecido passiva ou ativamente. O *reaquecimento externo passivo* envolve simplesmente cobrir e isolar o paciente em ambiente aquecido. Com a cabeça também coberta, a taxa de reaquecimento em geral é de 0,5 a 2 °C por hora. Essa técnica é ideal para os pacientes previamente sadios que desenvolveram hipotermia acidental primária leve e aguda. O indivíduo deve ter glicogênio suficiente para sustentar a termogênese endógena.

A aplicação de calor diretamente nos membros dos pacientes com hipotermia crônica grave deve ser evitada porque pode induzir vasodilatação periférica e desencadear uma queda secundária da temperatura central – resposta caracterizada por declínio contínuo da temperatura central após a remoção do paciente do ambiente frio. A aplicação de calor no tronco reduz o risco dessa reação.

O reaquecimento ativo é necessário nas seguintes circunstâncias: temperatura central abaixo de 32 °C (*pecilotermia*), instabilidade cardiovascular, extremos etários, disfunção do SNC, insuficiência hormonal e suspeita de hipotermia secundária. O *reaquecimento externo ativo* é realizado mais facilmente com cobertores de aquecimento com ar comprimido. Outras opções são dispositivos em que a água circula por meio de almofadas externas de troca de calor, fontes de calor radiante e compressas quentes. A monitoração do paciente com hipotermia em banheira aquecida é extremamente difícil. Os cobertores elétricos devem ser evitados porque a pele com vasoconstrição é facilmente queimada.

Dispõe-se de várias opções para o *reaquecimento central ativo*. O reaquecimento das vias aéreas com oxigênio umidificado aquecido (40-45 °C), usando máscara ou tubo endotraqueal, é uma opção conveniente. Embora forneça menos calor do que as outras técnicas de reaquecimento central ativo, esse método de reaquecimento suprime a perda de calor com a respiração e acrescenta 1 a 2 °C à taxa de reaquecimento global. As soluções cristaloides devem ser aquecidas a 40 a 42 °C, mas a quantidade de calor fornecida é significativa apenas durante reposições maciças de volume. O método mais eficaz para o aquecimento e a infusão de líquido ou sangue é a utilização de um permutador de calor de contracorrente acoplado em linha. A irrigação aquecida do trato gastrintestinal ou da bexiga transfere calor mínimo porque a superfície disponível para contato é mínima. Tais métodos devem ser reservados para os pacientes em parada cardíaca e, nesses casos, são usados em combinação com todas as técnicas de reaquecimento ativo disponíveis.

A lavagem torácica fechada é muito mais eficaz nos pacientes com hipotermia profunda em parada cardíaca. Os hemitóraces são irrigados por dois tubos largos de toracostomia inseridos. Quando o propósito é o reaquecimento, os tubos de toracostomia não devem ser introduzidos no hemitórax esquerdo dos pacientes que estiverem perfundindo espontaneamente. A lavagem peritoneal com solução de diálise aquecida a 40 a 45 °C transfere quantidades suficientes de calor quando realizada por dois cateteres ligados

TABELA 464-3 ■ Opções para o reaquecimento sanguíneo extracorpóreo

Técnicas de reaquecimento extracorpóreo	Considerações
Reaquecimento venovenoso contínuo (RVVC)	Circuito: cateter VC, VC de duplo lúmen ou cateter periférico Nenhum suporte circulatório/oxigenador Taxas de fluxo de 150-400 mL/min TDR de 2-3 °C/h
Hemodiálise	Circuito: canalização vascular simples ou dupla Estabiliza as anormalidades eletrolíticas ou toxicológicas Volumes do ciclo de troca de 200-500 mL/min TDR de 2-3 °C/h
Reaquecimento arteriovenoso contínuo (RAVC)	Circuito: cateteres percutâneos femorais de 8,5 Fr Exige pressão arterial sistólica de 60 mmHg Não requer perfusionista/bomba/anticoagulação Taxas de fluxo de 225-375 mL/min TDR de 3-4 °C/h
Circulação extracorpórea (CEC)	Circuito: suporte circulatório completo com bomba e oxigenador Gradiente perfusato-temperatura 5-10 °C Taxas de fluxo de 2-7 L/min (média 3-4 L/min) TDR de até 9,5 °C/h
Oxigenação por membrana extracorpórea venoarterial (ECMO-VA)	Diminui o risco de insuficiência cardiorrespiratória após o reaquecimento Desfecho neurológico melhorado

Siglas: TDR, taxa de reaquecimento; VC, venoso central.

a uma bomba de aspiração do efluente. Como a diálise peritoneal, a hemodiálise convencional é particularmente útil para os pacientes com anormalidades eletrolíticas, rabdomiólise ou ingestão de toxinas. Outra opção envolve o uso de cateteres endovasculares de controle da temperatura.

As opções de reaquecimento sanguíneo extracorpóreo (Tab. 464-3) devem ser consideradas em pacientes gravemente hipotérmicos, sobretudo aqueles com *hipotermia acidental primária*. O suporte à vida extracorpóreo, incluindo *bypass*, deve ser considerado nos pacientes que não estiverem perfundindo, desde que não haja contraindicações documentadas à reanimação. O suporte circulatório pode ser a única opção viável para os pacientes com membros totalmente congelados ou com destruição significativa dos tecidos e rabdomiólise associada. Não há evidências de que o reaquecimento extremamente rápido aumente a sobrevida dos pacientes com boa perfusão.

TRATAMENTO

Hipotermia

Quando um paciente está hipotérmico, os órgãos-alvo e o sistema cardiovascular respondem muito pouco à maioria dos fármacos administrados. Em geral, medicações são interrompidas abaixo de 30 °C. Ao contrário dos antiarrítmicos, baixas doses de medicamentos vasoconstritores podem melhorar as taxas internas de retorno da circulação espontânea. Em função do aumento da ligação do medicamento às proteínas, bem como do metabolismo e excreção diminuídos, uma dose mais baixa ou um intervalo mais longo entre as doses devem ser utilizados para evitar a toxicidade. Como exemplo, a administração de doses repetidas de digoxina ou de insulina seria ineficaz enquanto o paciente estivesse hipotérmico, mas os metabólitos dos medicamentos seriam potencialmente tóxicos durante o reaquecimento.

A obtenção de pressão arterial média de pelo menos 60 mmHg deve ser um dos primeiros objetivos. Caso a hipotensão seja desproporcional para a temperatura e não seja revertida com a infusão de soluções cristaloides/coloides e o reaquecimento, deve-se considerar a administração de dopamina em doses baixas (2-5 μg/kg/min) como suporte. A perfusão do sistema cardiovascular com vasoconstrição também pode ser melhorada com nitroglicerina IV em dose baixa.

As arritmias atriais devem ser inicialmente monitoradas sem qualquer intervenção, pois a resposta ventricular será lenta e, a menos que preexistente, a maioria dos distúrbios do ritmo será normalizada espontaneamente durante o reaquecimento. O papel da profilaxia e do tratamento das arritmias ventriculares é complexo. Uma ectopia ventricular preexistente pode ser suprimida pela hipotermia e reaparecer durante o reaquecimento. Nenhum dos agentes de classe I mostrou-se seguro e eficaz.

Iniciar uma terapia empírica para insuficiência suprarrenal em geral não se justifica, a menos que a história seja sugestiva de dependência de esteroides ou hipoadrenalismo ou, ainda, se todos os esforços de reaquecimento com as terapias-padrão falharem. Contudo, a administração de levotiroxina parenteral a pacientes com eutireoidismo e hipotermia é potencialmente perigosa. Como os resultados laboratoriais podem demorar e ser confundidos pela presença da síndrome do eutireoidiano doente (Cap. 382), devem-se procurar indicações na história ou sintomas clínicos sugestivos de hipotireoidismo. Quando o mixedema for a causa da hipotermia, a fase de relaxamento do reflexo aquileu será mais prolongada do que a fase de contração.

A hipotermia obscurece a maioria dos sinais e sintomas infecciosos, principalmente a febre e a leucocitose. Os calafrios provocados pela infecção podem ser confundidos com os tremores do frio. Com exceção dos casos leves, culturas de várias amostras e exames físicos repetidos são fundamentais. A menos que o médico detecte um foco infeccioso, a profilaxia empírica com antibióticos é mais recomendável para pacientes idosos, recém-nascidos e imunossuprimidos.

GELADURA

As lesões periféricas pelo frio incluem as lesões de tecidos com e sem congelamento. Os tecidos congelam rapidamente quando em contato com condutores térmicos, como metais e soluções voláteis. Outros fatores predisponentes incluem roupas ou botas apertadas, imobilidade e medicamentos vasoconstritores. A geladura ocorre quando a temperatura dos tecidos cai abaixo de 0 °C. A formação de cristais de gelo distorce e destrói subsequentemente a estrutura celular. Após a lesão do endotélio vascular, a estase evolui rapidamente para trombose microvascular. Depois que os tecidos descongelam, há isquemia progressiva da derme. A microvascularização começa a entrar em colapso, o *shunt* arteriovenoso eleva as pressões teciduais, e o edema se forma. Por fim, ocorrem trombose, isquemia e necrose superficial. A mumificação e a demarcação da área lesada podem demorar semanas a meses.

MANIFESTAÇÕES CLÍNICAS

As manifestações iniciais da geladura podem ser enganosamente benignas. Todos os pacientes apresentam déficit sensitivo envolvendo as sensibilidades tátil, térmica ou dolorosa. Na maioria dos casos, as áreas acrais e partes distais dos membros são afetadas pela anestesia. Alguns pacientes descrevem uma sensação de entorpecimento ou de "tronco de madeira" na extremidade.

As geladuras teciduais profundas podem ser evidenciadas como áreas com aspecto céreo, mosqueado, amarelado ou branco violáceo. Algum calor ou sensibilidade com coloração normal são sinais favoráveis à apresentação. Em geral, a lesão será superficial se os tecidos subcutâneos estiverem flexíveis ou se for possível movimentar a derme sobre as proeminências ósseas.

Clinicamente, a geladura pode ser superficial ou profunda. A geladura superficial não provoca perda de continuidade do tecido, causando apenas anestesia e eritema. O aparecimento de vesículas circundadas por edema e eritema implica um comprometimento mais profundo (Fig. 464-1). Vesículas hemorrágicas refletem lesão grave da microvascularização e indicam geladura grave. Danos aos tecidos subcutâneo, muscular e ósseo podem resultar em amputação. Uma classificação alternativa estabelece graus com base na localização da cianose de apresentação; são grau 1, ausência de cianose; grau 2, cianose na falange distal; grau 3, cianose até a articulação metacarpofalângica (MF); e grau 4, cianose proximal à articulação MF.

As duas lesões periféricas não congelantes mais comuns causadas pelo frio são o *eritema pérnio* e o *pé das trincheiras* (por imersão). O eritema pérnio resulta de lesões neuronais e endoteliais provocadas por exposição repetida ao frio úmido acima do ponto de congelamento. As mulheres

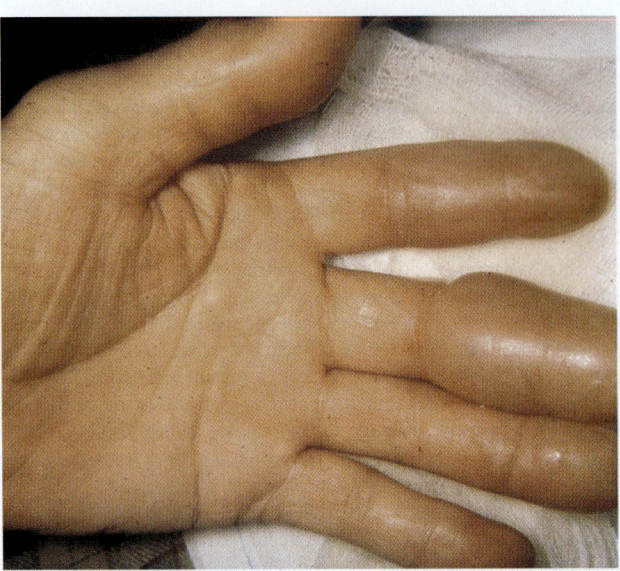

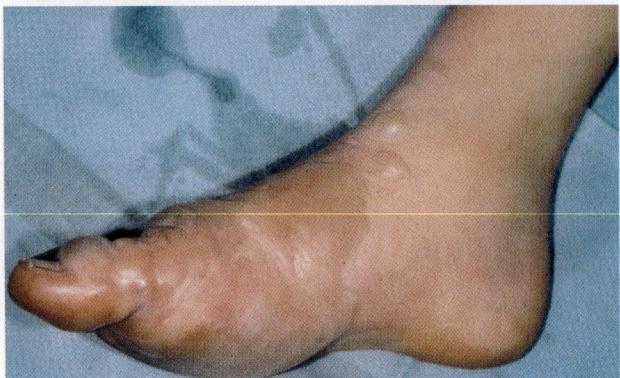

FIGURA 464-1 Geladuras com vesículas, circundadas por edema e eritema.

jovens, sobretudo aquelas com história de fenômeno de Raynaud, são as que correm maior risco. Vasoconstrição persistente e vasculite podem causar eritema, edema leve e prurido. Por fim, surgem placas, nódulos azulados e úlceras. Nos casos típicos, essas lesões envolvem o dorso das mãos e dos pés. Por outro lado, a imersão dos pés resulta de exposições repetidas a frio úmido acima do ponto de congelamento. Inicialmente, os pés parecem cianóticos, frios e edematosos. O aparecimento subsequente de bolhas em geral é indistinguível da geladura. Essas vesículas evoluem rapidamente para úlceras e gangrena de liquefação. Pacientes com casos mais leves relatam hiperidrose, sensação de frio e dor à deambulação por muitos anos.

TRATAMENTO
Lesões periféricas causadas pelo frio

Quando a geladura é acompanhada de hipotermia, a hidratação pode melhorar a estase vascular. O tecido congelado deve ser aquecido de modo rápido e completo por imersão em água circulante a 37 a 40 °C por 30 a 60 minutos, e não pelo uso de ar quente. O reaquecimento rápido costuma produzir uma hiperemia inicial. A formação imediata de grandes bolhas distais transparentes é um indicador mais favorável do que a formação de pequenas bolhas proximais hemorrágicas e escuras. Um erro comum é a interrupção prematura do reaquecimento, pois o restabelecimento da perfusão é extremamente doloroso. Os pacientes com geladuras profundas devem receber narcóticos parenterais. Caso a cianose persista após o reaquecimento, a pressão dos compartimentos teciduais deve ser cuidadosamente monitorada.

Diversos antitrombóticos e vasodilatadores e outros esquemas de tratamento foram avaliados. O iloprosta, um análogo de prostaciclinas, administrado dentro de 48 horas após o reaquecimento é uma opção. Não há evidências conclusivas de que simpatectomia, esteroides, bloqueadores dos canais de cálcio ou oxigênio hiperbárico salvem os tecidos.

TABELA 464-4 ■ Tratamento para a geladura		
Antes do descongelamento	Durante o descongelamento	Após o descongelamento
Remover do ambiente	Considerar analgesia parenteral e cetorolaco	Secar e proteger as partes gentilmente; elevar; colocar compressas entre os dedos dos pés, se danificados
Evitar o descongelamento parcial e recongelamento	Administrar ibuprofeno (400 mg VO)	Se as vesículas transparentes estiverem íntegras, aspirar de maneira estéril; se perfuradas, desbridar e fazer curativo com pomada de antibiótico ou de aloe vera estéril
Estabilizar a temperatura central e tratar a hipotermia	Imergir a parte em água corrente a 37-40 °C (monitorada por termômetro) contendo um sabão antisséptico até que reapareça o fluxo distal (10-45 min)	Deixar as vesículas hemorrágicas intactas para evitar dessecação e infecção
Proteger a parte congelada – nenhuma fricção ou massagem	Estimular o paciente a mover a parte suavemente	Manter ibuprofeno (400-600 mg VO [12 mg/kg/dia] a cada 8-12 h)
Avaliar condições clínicas ou cirúrgicas	Se a dor for refratária, reduzir a temperatura da água para 35-37 °C e administrar narcóticos parenterais	Considerar profilaxia para tétano e estreptocócica; elevar a parte Administrar hidroterapia a 37 °C Considerar dextrano ou fenoxibenzamina ou, em casos graves, trombólise com rt-PA (IV ou intra-arterial)

Sigla: rt-PA, ativador do plasminogênio tecidual recombinante.

Pacientes com lesões profundas por geladura, com potencial para morbidades significativas, devem ser considerados para terapia trombolítica intravenosa ou intra-arterial. A angiografia ou cintilografia com pirofosfato podem ajudar a avaliar e monitorar a progressão da terapia com o ativador de plasminogênio tecidual (rt-PA). A heparina é recomendada como terapia adjuvante. A trombólise intra-arterial pode reduzir a necessidade de amputações de dedos e mais proximais, quando administrada até 24 horas após lesões graves. Um protocolo de tratamento para geladura é resumido na Tabela 464-4.

A menos que se desenvolva infecção, qualquer decisão em relação ao desbridamento ou amputação geralmente deve ser adiada. A angiografia ou a cintilografia óssea com tecnécio-99 podem auxiliar na determinação de margens cirúrgicas. A angiografia por ressonância magnética também pode mostrar a linha de demarcação antes da demarcação clínica.

As sequelas sintomáticas mais comuns decorrem de lesões neuronais e anormalidades persistentes do tônus simpático, consistindo em parestesia, distúrbios da sensibilidade térmica e hiperidrose. As anormalidades tardias são deformidades ungueais, carcinomas cutâneos e lesões epifisárias em crianças.

O tratamento do eritema pérnio em geral é de suporte. Com a perniose refratária, as alternativas incluem nifedipino, esteroides e limaprosta, um análogo da prostaglandina E_1.

LEITURAS ADICIONAIS

Cauchy E et al: A controlled trial of a prostacyclin and rt-PA in the treatment of severe frostbite. N Engl J Med 364:189, 2011.
McIntosh SE et al: Wilderness Medical Society practice guidelines for the prevention and treatment of frostbite. Wilderness Environ Med 25(4 suppl):S43, 2014.
Ohbe H et al: Extracorporeal membrane oxygenation improves outcomes of accidental hypothermia without vital signs: A nationwide observational study. Resuscitation 144:27, 2019.
Okada Y et al: The development and validation of a "5A" severity scale for predicting in-hospital mortality after accidental hypothermia from J-point registry data. J Intensive Care 7:27, 2019.
Zafren K: Out-of-hospital evaluation and treatment of accidental hypothermia. Emerg Med Clin North Am 35:261, 2017.

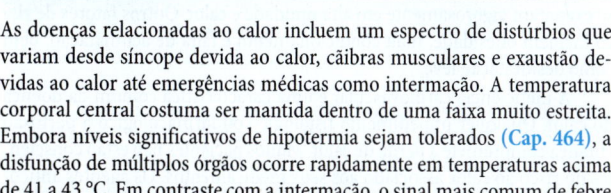

465 Doenças relacionadas ao calor
Daniel F. Danzl

As doenças relacionadas ao calor incluem um espectro de distúrbios que variam desde síncope devida ao calor, cãibras musculares e exaustão devidas ao calor até emergências médicas como intermação. A temperatura corporal central costuma ser mantida dentro de uma faixa muito estreita. Embora níveis significativos de hipotermia sejam tolerados (Cap. 464), a disfunção de múltiplos órgãos ocorre rapidamente em temperaturas acima de 41 a 43 °C. Em contraste com a intermação, o sinal mais comum de febre reflete uma termorregulação intacta.

TERMORREGULAÇÃO

Os humanos são capazes de uma significativa geração de calor. O exercício extenuante pode aumentar a geração de calor em 20 vezes. A carga de calor pela produção metabólica de calor e absorção de calor ambiental é equilibrada por diversos mecanismos de dissipação de calor. Essas vias de dissipação integrativa central são orquestradas pelo termostato central, que é localizado no núcleo pré-óptico do hipotálamo anterior. Os sinais eferentes enviados pelo sistema nervoso autônomo desencadeiam vasodilatação cutânea e diaforese para facilitar a perda de calor.

Em geral, o corpo dissipa calor no ambiente por meio de quatro mecanismos. A *evaporação* da umidade da pele é o mecanismo individual mais eficiente de perda de calor, mas se torna progressivamente ineficaz à medida que a umidade relativa ultrapassa 70%. A *radiação* de energia eletromagnética infravermelha diretamente no ambiente circundante ocorre de maneira contínua. (De modo oposto, a radiação é uma fonte importante de ganho de calor em climas quentes.) A *condução* – a transferência direta de calor para um objeto mais frio – e a *convecção* – a perda de calor para correntes de ar – tornam-se ineficazes quando a temperatura ambiental excede a temperatura da pele.

Os fatores que interferem com a evaporação da diaforese aumentam de modo significativo o risco de doença pelo calor. Os exemplos incluem gotejamento de suor pela pele, roupas constritivas ou oclusivas, desidratação e umidade excessiva. Enquanto o ar é um isolante eficaz, a condutividade térmica da água é 25 vezes maior do que a do ar na mesma temperatura. A *temperatura de bulbo úmido* é um índice comumente usado para avaliar a carga de calor ambiental. Esse cálculo considera a temperatura ambiente do ar, a umidade relativa e o grau de calor radiante.

A regulação dessa carga de calor é complexa e envolve o sistema nervoso central (SNC), os efetores termossensores e os termorreguladores. O termostato central ativa os efetores, que produzem vasodilatação periférica e sudorese. A superfície da pele é em efeito o radiador e a principal localização de perda de calor, uma vez que o fluxo sanguíneo cutâneo pode aumentar 25 a 30 vezes acima da taxa basal. Esse aumento drástico no fluxo sanguíneo cutâneo, acompanhado da manutenção da vasodilatação periférica, irradia calor de forma eficiente. Ao mesmo tempo, há uma vasoconstrição compensatória dos leitos esplâncnicos e renais.

A aclimatação ao calor reflete uma constelação de adaptações fisiológicas que permitem ao corpo perder calor de maneira mais eficiente. Esse processo frequentemente requer uma a várias semanas de exposição e trabalho em um ambiente quente. Durante a aclimatação, o ponto de ajuste termorregulatório é alterado, e essa alteração afeta o início, o volume e o conteúdo da diaforese. O limiar para o início da sudorese é reduzido, e a quantidade de suor aumenta, com uma concentração de sal reduzida. As taxas de sudorese podem ser de 1 a 2 L/hora em indivíduos aclimatados durante o estresse térmico. A expansão do volume plasmático também ocorre e melhora o fluxo vascular cutâneo. A frequência cardíaca diminui, com um maior volume de ejeção. Depois que o indivíduo deixa o ambiente quente, a maior tolerância ao calor se dissipa rapidamente, o volume plasmático diminui e ocorre a desaclimatação dentro de semanas.

FATORES PREDISPONENTES E DIAGNÓSTICO DIFERENCIAL

Quando há uma carga excessiva de calor, indivíduos não aclimatados podem desenvolver diversas doenças relacionadas ao calor. Ondas de calor exacerbam a taxa de mortalidade, em particular entre idosos e entre pessoas que não têm nutrição adequada e acesso a ambientes refrigerados. Eventos vasculares secundários, incluindo acidentes vasculares cerebrais e infartos do miocárdio, ocorrem pelo menos 10 vezes mais em condições de calor extremo.

As doenças causadas pelo calor do esforço continuam a ocorrer quando trabalhadores, militares ou atletas se exercitam de forma extenuante no calor. Além dos muito jovens e dos muito velhos, pré-adolescentes e adolescentes estão em risco porque podem usar de mau julgamento quando se exercitam vigorosamente em alta umidade e calor. Outros fatores de risco incluem obesidade, mau condicionamento e falta de aclimatação, bem como desidratação leve.

A ineficiência cardiovascular é uma característica comum da doença do calor. Qualquer impedimento fisiológico ou farmacológico à perfusão cutânea compromete a perda de calor. Muitos pacientes não estão conscientes do risco ao calor associado aos seus medicamentos. Os agentes anticolinérgicos comprometem a sudorese e atenuam a resposta cardiovascular normal ao calor. As fenotiazinas e os antidepressivos heterocíclicos também têm propriedades anticolinérgicas que interferem com a função do núcleo pré-óptico do hipotálamo anterior devido à depleção central de dopamina.

Os bloqueadores dos canais de cálcio, β-bloqueadores e vários estimulantes também inibem a sudorese pela redução do fluxo sanguíneo periférico. Para manter a pressão arterial média, o débito cardíaco aumentado deve ser capaz de compensar a desidratação progressiva. Diversos estimulantes e substâncias que causam dependência também aumentam a atividade muscular e a produção de calor.

A consideração cuidadosa do diagnóstico diferencial é importante na avaliação do paciente para uma potencial doença relacionada ao calor. O cenário clínico pode sugerir outras etiologias, como hipertermia maligna após anestesia geral. A síndrome neuroléptica maligna pode ser desencadeada por certos medicamentos antipsicóticos, incluindo os inibidores seletivos da recaptação de serotonina. Vários distúrbios infecciosos e endócrinos, bem como etiologias toxicológicas ou do SNC, podem simular a intermação (Tab. 465-1).

EMERGÊNCIAS MENORES CAUSADAS PELO CALOR

O *edema do calor* é caracterizado por edema leve de mãos, pés e tornozelos durante os primeiros dias de exposição significativa ao calor. O mecanismo principal envolve a vasodilatação cutânea e o acúmulo de líquido intersticial em resposta ao estresse pelo calor. O calor também aumenta a secreção de hormônio antidiurético e aldosterona. Causas sistêmicas de edema, incluindo cirrose, síndrome nefrótica e insuficiência cardíaca congestiva, em geral podem ser excluídas pela história e pelo exame físico. O edema do calor costuma melhorar sem tratamento em vários dias. A elevação de perna simples ou meias de compressão costumam ser suficientes. Os diuréticos *não* são eficazes e, de fato, predispõem à depleção de volume e ao desenvolvimento de doenças mais graves relacionadas ao calor.

A *brotoeja* (*miliária rubra*, *lichen tropicus*) é uma erupção maculopapular, pruriginosa, eritematosa que ocorre comumente em áreas cobertas por roupas. O bloqueio dos poros sudoríparos por detritos de estratos córneos macerados causa inflamação nos ductos sudoríparos. À medida que os ductos se dilatam, eles se rompem e produzem vesículas superficiais. O sintoma predominante é o prurido. Além de anti-histamínicos, a clorexidina em creme ou loção leve pode fornecer algum alívio. Em adultos, as áreas localizadas podem se beneficiar de ácido salicílico a 1% 3×/dia, com cuidado para evitar intoxicação por salicilatos. As roupas com tecidos que permitam a respiração devem ser limpas e folgadas, e as atividades ou ambientes que induzem a diaforese devem ser evitados.

A *síncope do calor* (colapso associado ao exercício) pode seguir os exercícios de resistência ou ocorrer em idosos. Outros cenários clínicos comuns incluem manter uma postura de pé prolongada estacionária no calor e levantar-se subitamente após exposição prolongada ao calor. O estresse do calor costuma causar depleção relativa de volume, diminuição do tônus vasomotor e vasodilatação periférica. O efeito cumulativo dessa redução no retorno venoso é a hipotensão postural, sobretudo em indivíduos idosos não aclimatados. Muitos daqueles afetados também têm comorbidades. Portanto, outras causas cardiovasculares, neurológicas e metabólicas de síncope devem ser consideradas. Após a remoção da fonte de calor, a maioria dos pacientes irá se recuperar prontamente com o resfriamento e a reidratação.

A *tetania da hiperventilação* ocorre em alguns indivíduos quando a exposição ao calor estimula a hiperventilação, produzindo alcalose respiratória, parestesias e espasmo carpopedal. Ao contrário das câibras do calor, a tetania do calor causa muito pouca dor do compartimento muscular. O tratamento inclui promover tranquilização, tirar o paciente do calor e abordar a hiperventilação.

TABELA 465-1 ■ Doenças relacionadas ao calor: fatores predisponentes e diagnóstico diferencial

Doença	Fatores predisponentes
Ineficiência cardiovascular	Extremos etários β-bloqueadores/bloqueadores dos canais de cálcio Insuficiência cardíaca congestiva Desidratação Diurese Obesidade Mau condicionamento físico
Doença do sistema nervoso central	Lesão cerebelar Hemorragia cerebral Acidente cerebrovascular hipotalâmico Transtornos psiquiátricos Estado epiléptico
Comprometimento da perda de calor	Anti-histamínicos Antidepressivos heterocíclicos Roupas oclusivas Anormalidades cutâneas
Doença imune ou endócrina	Cetoacidose diabética Síndrome da disfunção de múltiplos órgãos Feocromocitoma Síndrome da resposta inflamatória sistêmica Tempestade tireoidiana
Carga excessiva de calor	Condições ambientais Esforço Febre Estado hipermetabólico Falta de aclimatação
Doença infecciosa	Abscesso cerebral Encefalite Malária Meningite Síndrome séptica Tétano Tifoide
Doenças toxicológicas	Anfetaminas Toxíndrome anticolinérgica Cocaína Suplementos dietéticos Alucinógenos Hipertermia maligna Síndrome neuroléptica maligna Salicilatos Síndrome serotoninérgica Estricnina Simpaticomiméticos Síndromes de abstinência (etanol, hipnóticos)

CÃIBRAS DO CALOR

As câibras do calor (câibras musculares associadas ao exercício) são contrações espasmódicas intermitentes, dolorosas e involuntárias dos músculos esqueléticos. Elas costumam ocorrer em um indivíduo não aclimatado que está em repouso após exercício vigoroso em um ambiente quente e úmido. Em contraste, as câibras que ocorrem em atletas durante o exercício duram mais tempo, são aliviadas por alongamento e massagem e se resolvem espontaneamente.

É importante notar que nem todas as câibras musculares são relacionadas ao exercício, e o diagnóstico diferencial inclui muitos outros distúrbios. Diversas medicações, miopatia, distúrbios endócrinos e traço falciforme são outras causas possíveis.

O paciente típico com câibras do calor em geral está profusamente diaforético e repõe as perdas de líquido com muita água ou outros líquidos hipotônicos. Consertadores de telhados, bombeiros, militares, atletas, metalúrgicos e trabalhadores do campo são os mais comumente afetados. Outros fatores predisponentes incluem ingestão insuficiente de sódio antes de atividade intensa no calor e falta de aclimatação ao calor, resultando em suor com alta concentração de sal.

A patogênese exata das câibras do calor parece envolver uma deficiência relativa de sódio, potássio e líquidos a nível intracelular. Junto com copiosa ingestão de líquido hipotônico, grandes quantidades de sódio no suor causam hiponatremia e hipocloremia, resultando em cãibras musculares devido à contração muscular dependente do cálcio. A depleção de potássio do corpo inteiro pode ser observada durante o período de aclimatação ao calor. A rabdomiólise é muito rara com cãibras musculares associadas aos exercícios de rotina.

As cãibras do calor que não são acompanhadas por desidratação significativa podem ser tratadas com soluções eletrolíticas disponíveis comercialmente. Embora as soluções eletrolíticas com sabor sejam bem mais palatáveis, dois tabletes com 650 mg de sal dissolvidos em 250 mL de água produzem uma solução salina a 0,1%. Os indivíduos devem evitar a ingestão de tabletes de sal não dissolvidos, os quais são irritantes gástricos e podem induzir vômitos.

EXAUSTÃO PELO CALOR

As características fisiológicas da exaustão pelo calor – em contraste com a intermação – são a manutenção do controle termorregulatório e a função do SNC. A temperatura central geralmente está elevada, mas costuma estar abaixo de 40,5 °C. Os dois precipitantes fisiológicos são a depleção de água e de sódio, que frequentemente ocorrem em combinação. Trabalhadores, atletas e idosos se exercitando em ambientes quentes, sem ingestão adequada de líquidos, tendem a desenvolver *exaustão pelo calor por depleção de água*. Pessoas que trabalham no calor muitas vezes consomem apenas dois terços da sua perda de água e são desidratados de modo voluntário. Em contraste, a *exaustão pelo calor por depleção de sal* ocorre mais lentamente em pessoas não aclimadas que consumiram grandes quantidades de soluções hipotônicas.

A exaustão pelo calor costuma ser um diagnóstico de exclusão devido a múltiplos sintomas inespecíficos. Se qualquer sinal de intermação estiver presente, o resfriamento rápido e a reposição de cristaloides devem ser iniciados imediatamente durante a estabilização e avaliação. Sintomas neurológicos e gastrintestinais leves similares aos da gripe são comuns. Tais sintomas podem incluir cefaleia, vertigem, ataxia, comprometimento do julgamento, mal-estar, tontura, náusea e cãibras musculares. A hipotensão ortostática e a taquicardia sinusal se desenvolvem com frequência. O comprometimento mais significativo do SNC sugere intermação e outros diagnósticos infecciosos, neurológicos ou toxicológicos.

A hemoconcentração nem sempre ocorre, e a rápida infusão de líquidos isotônicos IV deve ser orientada por determinações frequentes dos eletrólitos e pela necessidade de perfusão. A maioria dos casos de exaustão pelo calor reflete depleção mista de sódio e água. A exaustão pelo calor por depleção de sódio é caracterizada por hiponatremia e hipocloremia. As aminotransferases hepáticas estão levemente aumentadas em ambos os tipos de exaustão pelo calor. As concentrações de sódio e cloro urinário costumam estar baixas.

Alguns pacientes com exaustão pelo calor desenvolvem intermação após sua remoção do ambiente de estresse térmico. O resfriamento agressivo daqueles que não respondem está indicado até que a temperatura central esteja em 39 °C. Exceto em casos leves, o déficit de água livre deve ser reposto lentamente em 24 a 48 horas para evitar uma queda na osmolalidade sérica acima de 2 mOsm/hora.

A orientação para pacientes mais jovens com exaustão pelo calor, que antes eram saudáveis e que não têm anormalidades laboratoriais importantes, pode incluir observação hospitalar e alta após a reidratação IV. Pacientes mais velhos com comorbidades (incluindo doença cardiovascular) ou fatores predisponentes frequentemente exigem internação para reposição de líquidos e eletrólitos, monitoração e reavaliação.

INTERMAÇÃO

As manifestações clínicas de intermação refletem uma perda total da função termorregulatória. As anormalidades típicas nos sinais vitais incluem taquipneia, várias taquicardias, hipotensão e uma pressão de pulso alargada. Embora não haja um teste diagnóstico específico único, a tríade histórica e física de exposição a um estresse térmico, disfunção do SNC e uma temperatura central acima de 40,5 °C ajuda a estabelecer o diagnóstico preliminar. Alguns pacientes com intermação iminente parecerão lúcidos inicialmente. O diagnóstico definitivo deve ser reservado até que outras causas potenciais de hipertermia sejam excluídas. Muitas das anormalidades laboratoriais usuais vistas com a intermação se sobrepõem a outras condições. Se o estado mental do paciente não melhorar com o resfriamento, o rastreamento toxicológico pode estar indicado, e uma tomografia computadorizada (TC) de crânio e análise do líquido espinal podem ser consideradas.

As características clínicas premonitórias podem ser inespecíficas e incluem fraqueza, tontura, desorientação, ataxia e sintomas gastrintestinais ou psiquiátricos. Tais sintomas prodrômicos frequentemente lembram exaustão pelo calor. O surgimento súbito de intermação ocorre quando a manutenção de uma perfusão adequada requer vasoconstrição periférica para estabilizar a pressão arterial média. Como resultado, a irradiação cutânea de calor cessa. Nesta situação, a temperatura central se eleva de maneira drástica. Como muitos pacientes com intermação também preenchem os critérios de síndrome de resposta inflamatória sistêmica (SIRS, de *systemic inflammatory response syndrome*) e têm um amplo diagnóstico diferencial, o resfriamento rápido é essencial durante a avaliação diagnóstica extensa. A SIRS induzida pelo calor reflete as respostas dos sistemas imunes inato e adaptativo (Tab. 465-1).

Há duas formas de intermação com manifestações significativamente diferentes (Tab. 465-2). A intermação clássica (epidêmica) em geral ocorre durante longos períodos de temperatura ambiente e umidade elevadas, como as ondas de calor durante o verão. Pacientes com intermação clássica costumam ter doenças crônicas que predispõem a doenças relacionadas ao calor, e podem ter acesso limitado a líquidos orais. Os mecanismos de dissipação de calor são sobrecarregados pela produção de calor endógena e pelo estresse térmico exógeno. Pacientes com intermação clássica frequentemente consentem o uso de medicações prescritas que podem comprometer a tolerância ao estresse térmico. Em muitos desses pacientes que estão desidratados, a sudorese cessou e a pele está quente e seca.

Se o resfriamento for retardado, pode ocorrer disfunção hepática grave, insuficiência renal, coagulação intravascular disseminada e falência orgânica multissistêmica fulminante. Os hepatócitos são muito sensíveis ao calor. Na apresentação, o nível sérico de aspartato aminotransferase (AST) está rotineiramente elevado. Por fim, os níveis de AST e de alanina aminotransferase (ALT) frequentemente aumentam para mais de 100 vezes os valores normais. Os estudos de coagulação costumam demonstrar diminuição das plaquetas, do fibrinogênio e da protrombina. A maioria dos pacientes com intermação clássica requer reposição cuidadosa de cristaloides, monitoração de eletrólitos e, em certos casos refratários, consideração de medição da pressão venosa central (PVC). A hipernatremia é secundária à desidratação na intermação clássica. Muitos pacientes exibem leucocitose substancial por estresse, mesmo na ausência de infecção.

Os pacientes com intermação de esforço, em contraste com aqueles com intermação clássica, costumam ser jovens e previamente saudáveis, e seu diagnóstico em geral é mais óbvio a partir da história. Atletas, trabalhadores e recrutas militares são as vítimas comuns. Ao contrário daqueles com intermação clássica, muitos pacientes com intermação de esforço se apresentam profusamente diaforéticos apesar da desidratação significativa. Como resultado de esforço muscular, a rabdomiólise e a insuficiência renal aguda são mais comuns na intermação de esforço. Exames para detectar rabdomiólise e suas complicações, incluindo hipocalcemia e hiperfosfatemia, devem ser considerados. Hiponatremia, hipoglicemia e coagulopatia são achados frequentes. Níveis elevados de creatina-cinase e lactato desidrogenase também sugerem intermação de esforço. A oligúria é um achado comum. A insuficiência renal pode resultar de lesão térmica direta, rabdomiólise não tratada ou depleção de volume. Os achados comuns do exame de urina incluem hematúria microscópica, mioglobinúria e cilindros granulosos ou hemáticos.

TABELA 465-2 ■ Manifestações típicas de intermação	
Clássicas	De esforço
Paciente mais velho	Paciente mais jovem
Fatores de saúde predisponentes/medicações	Condição saudável
Epidemiologia (ondas de calor)	Casos esporádicos
Sedentarismo	Exercícios ativos
Anidrose (possível)	Diaforese (comum)
Disfunção do sistema nervoso central	Lesão miocárdica/hepática
Oligúria	Insuficiência renal aguda
Coagulopatia (leve)	Coagulação intravascular disseminada
Acidose láctica leve	Acidose láctica acentuada
Elevação leve da creatina-cinase	Rabdomiólise
Normoglicemia/calcemia	Hipoglicemia/calcemia
Normopotassemia	Hiperpotassemia
Normonatremia	Hiponatremia

Tanto com a internação clássica quanto com a internação de esforço, aumentos relacionados ao calor nos níveis dos marcadores cardíacos podem estar presentes e são reversíveis. A internação frequentemente causa miocardiopatia térmica. Como resultado, a PVC pode estar elevada apesar da desidratação significativa. Além disso, o paciente muitas vezes apresenta edema pulmonar não cardiogênico potencialmente enganoso e estertores basais, apesar de estar significativamente hipovolêmico. O eletrocardiograma costuma mostrar várias taquiarritmias, alterações inespecíficas da onda ST-T e isquemia ou infarto relacionados ao calor. O resfriamento rápido – e não a administração *inicial* de medicação antiarrítmica – é essencial.

Acima de 42 °C, o calor pode rapidamente produzir lesão celular direta. Enzimas termossensíveis se tornam não funcionais e, por fim, há desacoplamento irreversível da fosforilação oxidativa. A produção de proteínas de onda de calor aumenta, e as citocinas medeiam uma resposta inflamatória sistêmica. O endotélio vascular também é danificado, e essa lesão ativa a cascata de coagulação. O desvio significativo para longe da circulação esplâncnica produz isquemia gastrintestinal. Endotoxinas comprometem ainda mais a termorregulação normal. Como resultado, se o resfriamento for retardado, podem ocorrer disfunção hepática grave, insuficiência renal permanente, coagulação intravascular disseminada e falência permanente de múltiplos sistemas de órgãos.

ESTRATÉGIAS DE RESFRIAMENTO

Antes de iniciar o resfriamento, devem ser consideradas a intubação endotraqueal e a monitoração contínua da temperatura central. Os métodos periféricos para medir a temperatura *não* são confiáveis. A hipoglicemia é um achado frequente e pode ser abordada por infusão de glicose. Como a vasoconstrição periférica retarda a dissipação de calor, a administração repetida de bolos de cristaloide isotônico para a hipotensão é preferível à administração de agonistas α-adrenérgicos.

O *resfriamento evaporativo* geralmente é a técnica mais prática e eficaz. O resfriamento rápido é essencial na internação clássica e na de esforço, e a melhora imediata nos sinais vitais e no estado mental pode se mostrar valiosa para propósitos diagnósticos. A água fria (15 °C) é borrifada na pele exposta enquanto ventiladores direcionam um fluxo de ar contínuo sobre a pele úmida. Compressas frias aplicadas no pescoço, nas axilas e na virilha são um complemento útil ao resfriamento. Se os eletrodos cardíacos não aderirem, podem ser aplicados nas costas do paciente.

O *resfriamento por imersão* em água fria é uma opção alternativa na internação de esforço, mas pode induzir vasoconstrição periférica e tremor. O aumento inicial na temperatura pela vasoconstrição periférica irá rapidamente ser superado pela grande transferência térmica condutiva na água fria. Essa técnica apresenta desafios consideráveis em relação à monitoração e reanimação em muitas das situações clínicas. A segurança do resfriamento por imersão é mais bem estabelecida em pacientes jovens e previamente saudáveis com internação de esforço (mas não para aqueles com internação clássica). Para evitar a hipotermia posterior (resfriamento continuado após a imersão), o resfriamento ativo deve ser terminado em cerca de 38 a 39 °C.

O resfriamento com mantas de resfriamento disponíveis comercialmente não deve ser a única técnica usada, uma vez que a velocidade de resfriamento é muito lenta. Outros métodos são menos eficazes e raras vezes indicados, como a infusão IV de líquidos frios e a irrigação a frio da bexiga ou do trato gastrintestinal. As lavagens torácica e peritoneal com líquido frio constituem manobras eficientes, mas são invasivas e raramente necessárias. O resfriamento endovascular também é efetivo.

REANIMAÇÃO

A aspiração ocorre comumente na internação, e a intubação endotraqueal costuma ser necessária. Agentes despolarizantes devem ser evitados. As demandas metabólicas são altas, e a oxigenação suplementar é essencial devido à hipoxemia induzida por estresse térmico e disfunção pulmonar. A curva de dissociação da oxiemoglobina está desviada para a direita. Pneumonite, infarto pulmonar, hemorragia, edema e síndrome da angústia respiratória aguda ocorrem com frequência em pacientes com internação. As convulsões são comuns, e podem ocorrer durante o resfriamento terapêutico. A rigidez muscular tônico-clônica induzida pelo frio simula a atividade convulsiva.

As necessidades de líquido circulatório, em particular na internação clássica, podem ser ilusoriamente modestas. O resfriamento agressivo e a reposição modesta de volume em geral elevam a PVC para 12 a 14 mmHg. A leitura, contudo, pode ser enganosa. Muitos pacientes apresentam uma circulação hiperdinâmica induzida termicamente acompanhada por índice cardíaco elevado, resistência vascular periférica baixa e PVC elevada causada por insuficiência cardíaca direita. Em contraste, a maioria dos pacientes com internação de esforço exige reanimação cristaloide isotônica bem mais cuidadosa.

A hipotensão que é inicialmente comum entre pacientes com internação resulta de desidratação e insuficiência cardíaca de alto débito causada por vasodilatação periférica. Os inotrópicos que causam estimulação α-adrenérgica (p. ex., norepinefrina) podem impedir o resfriamento pelo fato de causarem vasoconstrição significativa. As catecolaminas vasoativas como a dopamina ou a dobutamina podem ser necessárias se o débito cardíaco permanecer deprimido apesar de uma PVC elevada, sobretudo em pacientes com uma circulação hiperdinâmica.

Várias taquiarritmias são observadas rotineiramente na apresentação e em geral melhoram espontaneamente durante o resfriamento. A administração de medicações antiarrítmicas atriais ou ventriculares raramente está indicada durante o resfriamento. Os medicamentos anticolinérgicos (incluindo a atropina) inibem a sudorese e devem ser evitados. Com um ritmo cardíaco que sustente a perfusão, a cardioversão elétrica do miocárdio hipertérmico deve ser postergada até que o miocárdio esteja resfriado. Tremores significativos, desconforto ou agitação extrema são atenuados preferivelmente com benzodiazepínicos de curta ação, que são ideais devido à sua depuração renal. Por outro lado, a clorpromazina pode reduzir o limiar de convulsão, tem propriedades anticolinérgicas e pode exacerbar a hipotensão ou causar síndrome neuroléptica maligna. Com a disfunção hepática, os barbitúricos devem ser evitados e as convulsões devem ser tratadas com benzodiazepínicos.

As coagulopatias ocorrem mais comumente após o primeiro dia de doença. Após o resfriamento, o paciente deve ser monitorado para coagulação intravascular disseminada, e a terapia de reposição com plasma fresco congelado e plaquetas deve ser considerada.

Não há um papel terapêutico para os antipiréticos no controle da hipertermia induzida ambientalmente; esses fármacos bloqueiam as ações de pirógenos nos sítios de receptores hipotalâmicos. Os salicilatos podem desacoplar ainda mais a fosforilação oxidativa na internação e exacerbar as coagulopatias. O paracetamol pode estressar ainda mais a função hepática. A segurança e a eficácia do dantroleno não foram estabelecidas. Embora o ácido aminocaproico impeça a fibrinólise, ele pode causar rabdomiólise e não é recomendado na internação.

MANEJO PÓS-TRATAMENTO

A maioria dos pacientes com síndromes menores de emergências devido ao calor (incluindo edema, síncope e câimbras do calor) exige apenas estabilização e tratamento com acompanhamento ambulatorial. Embora não haja regras de decisão para guiar as escolhas de manejo pós-tratamento na exaustão devido ao calor, muitos desses pacientes têm múltiplos fatores predisponentes e comorbidades que irão exigir observação prolongada ou hospitalização.

Essencialmente, todos os pacientes com internação real demandam admissão em um ambiente monitorado, e a maioria requer cuidados intensivos. Há relatos de taxas de sobrevida muito altas de pacientes após resfriamento por imersão pré-hospitalar sem cuidados intensivos. A maioria desses pacientes, talvez todos, parecem ter tido exaustão pelo calor. Muitos dos pacientes com internação também necessitam de intubação traqueal prolongada, monitoração hemodinâmica invasiva e suporte para vários graus de síndrome de disfunção multiorgânica. O prognóstico piora se a temperatura central inicial exceder 42 °C ou se houver um período prolongado durante o qual a temperatura central exceda esse nível. Outras características de um prognóstico negativo incluem insuficiência renal aguda, enzimas hepáticas maciçamente elevadas e hiperpotassemia significativa. Como esperado, o número de sistemas orgânicos disfuncionais também se correlaciona diretamente com o risco de mortalidade.

LEITURAS ADICIONAIS

Balmain BN et al: Aging and thermoregulatory control: The clinical implications of exercising under heat stress in older individuals. BioMed Res Int 2018:8306154, 2018.
Casa DJ et al: National Athletic Trainers' Association position statement: Exertional heat illnesses. J Athl Train 50:986, 2015.
Hosokawa Y et al: Inconsistency in the standard of care-toward evidence-based management of exertional heat stroke. Front Physiol 10:108, 2019.
Lawton EM et al: Review article: Environmental heatstroke and long-term clinical neurological outcomes: A literature review of case reports and case series 2000-2016. Emerg Med Australas 31:163, 2019.
Leon LR et al: Pathophysiology of heat-related illnesses, in *Auerbach's Wilderness Medicine*, 7th ed. PS Auerbach et al (eds): Philadelphia, Elsevier, 2017, pp. 249–267.
Lipman GS et al: Wilderness Medical Society practice guidelines for the prevention and treatment of heat-related illness. Wilderness Environ Med 24:351, 2013.
Platt M et al: Heat illness, in *Rosen's Emergency Medicine: Concepts and Clinical Practice*, 9th ed. Walls RM et al (eds): Philadelphia, Elsevier, 2018, pp. 1755–1764.

PARTE 16   Genes, meio ambiente e doenças

466 Princípios da genética humana

J. Larry Jameson, Peter Kopp

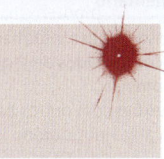

IMPACTO DA GENÉTICA E DA GENÔMICA NA PRÁTICA MÉDICA

A expressão "genética humana" refere-se ao estudo dos genes, seu papel e função na doença e seu modo de transmissão. O termo "genômica" refere-se à informação genética completa do organismo, o *genoma*, e à função e interação do DNA no interior do genoma e com os fatores ambientais ou não genéticos, tais como o estilo de vida do indivíduo. Com a caracterização do genoma humano, a genômica não apenas complementa a genética tradicional em nossos esforços para elucidar a etiologia e a patogênese das doenças, mas agora desempenha um papel proeminente e em contínua expansão no diagnóstico, na prevenção e na terapia (Cap. 467). Esses desenvolvimentos transformadores, originados do Projeto Genoma Humano, são denominados, de forma variável, *medicina genômica*, *medicina personalizada* ou *medicina de precisão*. A medicina genômica visa a individualizar as decisões médicas para cada paciente específico. Por exemplo, podem-se utilizar as características genéticas de um paciente (genótipo) para otimizar o tratamento farmacológico e predizer a eficácia, os eventos adversos e a posologia de alguns medicamentos (*farmacogenômica*) (Cap. 68). A caracterização do perfil mutacional de um câncer permite identificar as mutações propulsoras ou as moléculas de sinalização superexpressas, o que facilita, desse modo, a seleção de terapias direcionadas para esses alvos. Escores de risco poligênico (ERP) em todo o genoma para doenças complexas comuns também estão começando a surgir e têm o potencial de influenciar a prevenção de doenças.

Tradicionalmente, a genética era tida apenas como relacionada com as doenças monogênicas relativamente raras. Esses distúrbios respondem por cerca de 10% das internações e mortalidade pediátricas. Historicamente, a genética se concentrava predominantemente nas doenças cromossômicas e metabólicas, fato que refletia a disponibilidade de técnicas para o diagnóstico desses distúrbios. Por exemplo, doenças como a trissomia do 21 (síndrome de Down) ou a monossomia do X (síndrome de Turner) são diagnosticáveis pela citogenética. De forma semelhante, muitas doenças metabólicas (p. ex., fenilcetonúria, hipercolesterolemia familiar) são detectáveis por meio de análises bioquímicas. Os avanços no diagnóstico do DNA e RNA estenderam o campo de atuação da genética para incluir praticamente todas as especialidades médicas e levaram ao esclarecimento da patogênese da maior parte dos distúrbios monogênicos. Além disso, é cada vez mais evidente que praticamente todos os quadros clínicos têm um componente genético. Como muitas vezes a história familiar do paciente evidencia, várias doenças comuns, como hipertensão arterial, cardiopatias, asma, diabetes melito e transtornos mentais, são significativamente influenciadas pela constituição genética. Esses distúrbios poligênicos ou multifatoriais (complexos) sofrem a influência de muitos genes diferentes, assim como de fatores ambientais que podem modificar o risco das doenças. Os estudos de associação genômica ampla (GWAS, de *genome-wide association studies*) elucidaram diversos *loci* associados a doenças e têm proporcionado novas percepções sobre a estrutura alélica de traços complexos. Esses estudos foram facilitados pela disponibilidade de catálogos amplos de haplótipos de polimorfismos de nucleotídeo único (SNP, de *single nucleotide polymorphism*) humanos (HapMap, International Genome Sample Resource/1000 Genomes Project). As tecnologias de sequenciamento de DNA de última geração (NGS, de *next-generation sequencing*) evoluíram rapidamente, e o custo de sequenciar o exoma inteiro (os éxons no interior do genoma, sequenciamento completo do exoma [WES, de *whole exome sequencing*]) ou genomas (sequenciamento completo do genoma [WGS, de *whole genome sequencing*]) despencou. Atualmente, costumam ser usadas análises de sequências completas e sem viés para caracterizar indivíduos com quadros clínicos complexos não diagnosticados ou para identificar o perfil mutacional de doenças malignas avançadas a fim de selecionar as terapias-alvo. A montagem de rotina de genomas diploides, que podem revelar um amplo espectro de variação genética humana, será possível em um futuro próximo e deve fornecer mais informações sobre hereditariedade e mecanismos de doenças.

O câncer tem uma base genética, uma vez que resulta de mutações somáticas adquiridas nos genes que controlam crescimento, apoptose e diferenciação celulares (Cap. 71). Além disso, o desenvolvimento de muitos cânceres está relacionado com uma predisposição hereditária. A caracterização do genoma (e do epigenoma) em diversos cânceres levou a novos *insights* fundamentais sobre a biologia do câncer e revelou que o perfil genômico das mutações é, em muitos casos, mais importante para a determinação da quimioterapia apropriada do que o órgão de origem do tumor. Uma iniciativa do National Cancer Institute e do National Human Genome Research Institute, The Cancer Genome Atlas (TCGA), já caracterizou o panorama genômico de mais de 30 doenças malignas. O TCGA contém análises amplas de alterações genômicas e proteômicas, e também fornece novos *insights* fundamentais sobre a patogênese molecular do câncer. Esses dados, juntamente com catálogos abrangentes de mutações somáticas identificadas no câncer humano, têm ramificações clínicas diretas que afetam a taxonomia do câncer, bem como o desenvolvimento e a escolha de terapias direcionadas.

As abordagens genéticas e genômicas têm se mostrado inestimáveis para a detecção de patógenos infecciosos e estão sendo usadas clinicamente para identificar agentes difíceis de serem cultivados, tais como micobactérias, vírus e parasitas, ou para rastrear agentes infecciosos local ou globalmente. Em muitos casos, a genética molecular aumentou a viabilidade e a precisão dos exames diagnósticos, e está começando a abrir novos caminhos terapêuticos, como as terapias gênica e celular (Cap. 470). A genética molecular também proporcionou a oportunidade de caracterizar o *microbioma*, um campo recente que estuda a dinâmica populacional de bactérias, vírus e parasitas que coexistem com humanos e outros animais (Cap. 471). Dados emergentes indicam que o microbioma produz efeitos significativos na fisiologia normal, assim como em vários estados patológicos, e esse campo está agora focado em definir os mecanismos subjacentes a tais interações.

A biologia molecular alterou substancialmente o tratamento das doenças humanas. Hormônios peptídicos, fatores de crescimento, citocinas e vacinas podem ser produzidos em grandes quantidades usando tecnologia de DNA e RNA recombinante (por exemplo, vacinas de mRNA contra SARS-CoV-2). Modificações direcionadas de peptídeos recombinantes fornecem ferramentas terapêuticas aprimoradas, conforme ilustrado por análogos de insulina geneticamente modificados com cinética mais favorável.

A incrível velocidade de geração de novas informações genéticas e genômicas cria um grande desafio para os médicos, para os demais profissionais de saúde e para os pesquisadores das ciências básicas. Embora muitos aspectos funcionais do genoma permaneçam desconhecidos, há diversas situações clínicas sobre as quais há evidências suficientes para o uso de informações genéticas e genômicas com o objetivo de aprimorar o cuidado e o tratamento dos pacientes. Muitas informações genéticas são mantidas em bancos de dados que permitem fácil acesso ao crescente conhecimento sobre o genoma humano, as doenças genéticas e os testes genéticos (Tab. 466-1). Por exemplo, vários milhares de distúrbios monogênicos estão resumidos em um grande compêndio em constante evolução, conhecido como *Online Mendelian Inheritance in Man* (OMIM) (Tab. 466-1). O refinamento constante da bioinformática e os novos desenvolvimentos na *análise de big data*, juntamente com a ampla adoção de prontuários eletrônicos de saúde (PESs), estão simplificando o acesso, a análise e a integração dessa quantidade assustadora de novas informações. É importante ressaltar que os dados genômicos podem ser integrados prontamente em PESs e, assim, impactar a prática clínica.

GENOMA HUMANO

Estrutura do genoma humano O Projeto Genoma Humano foi iniciado em meados da década de 1980 como um esforço ambicioso para caracterizar o genoma humano inteiro, e culminou na finalização da sequência de DNA para os últimos cromossomos humanos caracterizados em 2006. O alcance das análises de sequenciamento completo do genoma pode ser ilustrado com a seguinte analogia. O DNA humano é formado por aproximadamente 3 bilhões de pares de bases (pb) de DNA por genoma haploide, o que é quase mil vezes maior do que o genoma da *Escherichia coli*. Se a sequência do DNA humano fosse impressa, ocuparia cerca de 120 volumes do *Medicina interna de Harrison*.

TABELA 466-1 ▪ Alguns bancos de dados relevantes sobre genômica e doenças genéticas

Site	URL	Comentário
National Center for Biotechnology Information (NCBI)	http://www.ncbi.nlm.nih.gov/	Acesso amplo a informações e literatura (PubMed) biomédicas e genômicas, bancos de dados de sequenciamento, programas para análises de nucleotídeos e proteínas. Conexões com outros bancos de dados, informações sobre o genoma e material educativo introdutório
National Human Genome Research Institute	http://www.genome.gov/	Uma instituição do National Institutes of Health com foco na pesquisa genômica e genética; conexões com informações acerca do sequenciamento do genoma humano, genomas de outros organismos e pesquisa genômica
Catálogo de estudos de associação genômica ampla (GWAS) publicados	https://www.ebi.ac.uk/gwas/	GWAS de alta resolução publicados
Ensembl Genome	http://www.ensembl.org	Mapas e informações sobre o sequenciamento de genomas eucarióticos
Online Mendelian Inheritance in Man	http://www.ncbi.nlm.nih.gov/omim	Compêndio *online* de doenças mendelianas e genes humanos causadores de doenças genéticas
American College of Medical Genetics and Genomics	http://www.acmg.net/	Conexões com outros bancos de dados relevantes para diagnóstico, tratamento e prevenção das doenças genéticas
American Society of Human Genetics	http://www.ashg.org	Informações sobre avanços na pesquisa genética, educação profissional e pública e políticas sociais e científicas
The Cancer Genome Atlas	https://cancergenome.nih.gov/	Caracterização multidimensional ampla do panorama genômico e proteômico de doenças malignas com alto impacto na saúde pública
COSMIC: Catalogue of Somatic Mutations in Cancer	https://cancer.sanger.ac.uk/cosmic	Catálogo abrangente de mutações somáticas no câncer humano
Registro de testes genéticos	https://www.ncbi.nlm.nih.gov/gtr/	Diretório internacional de laboratórios de testes genéticos e clínicas de diagnóstico pré-natal; materiais de revisão e para atividades educativas
Genomes Online Database (GOLD)	http://www.genomesonline.org/	Informações sobre genomas publicados e não publicados
HUGO Gene Nomenclature	http://www.genenames.org/	Nomes e símbolos dos genes
GENECODE	https://www.gencodegenes.org/	Anotação de genes de referência de alta qualidade e validação experimental para genomas humanos e de camundongos
MITOMAP, um banco de dados sobre o genoma mitocondrial humano	http://www.mitomap.org/	Um compêndio dos polimorfismos e mutações do DNA mitocondrial humano
The International Genome Sample Resource (IGSR)	http://www.internationalgenome.org	Catálogo público da variabilidade humana e dados genotípicos de vários grupos étnicos
Human Genome Variation Society	https://www.hgvs.org/	Coleta e documentação de variações genômicas, incluindo distribuição populacional e associações fenotípicas
ENCODE	http://www.genome.gov/10005107	Enciclopédia de elementos de DNA; catálogo de todos os elementos funcionais do genoma humano
Dolan DNA Learning Center, Cold Spring Harbor Laboratories	http://www.dnalc.org/	Material educativo sobre doenças genéticas selecionadas, DNA, eugenia e origem genética
The Online Metabolic and Molecular Bases of Inherited Disease (OMMBID)	http://ommbid.mhmedical.com	Versão *online* do texto completo da obra sobre as bases metabólicas e moleculares das doenças hereditárias
Online Mendelian Inheritance in Animals (OMIA)	https://www.omia.org/home/	Compêndio *online* sobre as doenças mendelianas em animais
The Jackson Laboratory	http://www.jax.org/	Informações sobre modelos murinos e o genoma do camundongo
Mouse Genome Informatics	http://www.informatics.jax.org	Informática do genoma de camundongos, modelos de doenças humanas em camundongos, informações sobre semelhança fenotípica entre modelos de camundongos e pacientes humanos

Nota: Os bancos de dados estão em constante evolução. Informações relevantes podem ser encontradas nos *links* listados.

Além do humano, os genomas completos de milhares organismos foram total ou parcialmente sequenciados (Genomes Online Database [GOLD]; Tab. 466-1). Dentre esses organismos, há eucariotos, como o camundongo (*Mus musculus*), *Saccharomyces cerevisiae*, *Caenorhabditis elegans* e *Drosophila melanogaster*; bactérias (p. ex., *E. coli*) e arqueobactérias, vírus, organelas (mitocôndrias, cloroplastos) e plantas (p. ex., *Arabidopsis thaliana*). A informação genômica dos agentes infecciosos tem efeito significativo na caracterização de surtos e epidemias infecciosas. Entre as ramificações surgidas a partir da disponibilização dos dados genômicos estão, entre outras: 1) comparação dos genomas completos (*genômica comparativa*); (2) realização de estudo em larga escala da expressão dos RNAs (*genômica funcional*) e das proteínas (*proteômica*) ou famílias de proteínas (p. ex., o *cinoma*, o conjunto completo de proteínas-cinase) com o objetivo de detectar diferenças entre os diversos tecidos, na saúde e na doença; (3) caracterização das variações entre indivíduos, estabelecendo um catálogo das variações de sequências e dos SNPs; e (4) identificação dos genes que tenham papel fundamental no desenvolvimento dos distúrbios poligênicos e multifatoriais.

CROMOSSOMOS O genoma humano divide-se em 23 cromossomos diferentes: 22 autossomos (numerados de 1 a 22) e os cromossomos sexuais X e Y (Fig.466-1). As células adultas são *diploides* ou seja, contêm dois conjuntos homólogos de 22 autossomos e um par de cromossomos sexuais. As mulheres têm dois cromossomos X (XX), e os homens, um cromossomo X e um Y (XY). Em razão da meiose, as células germinativas (espermatozoides ou ovócitos) são haploides e contêm um conjunto de 22 autossomos e um dos cromossomos sexuais. Durante a fertilização, o pareamento de cromossomos homólogos maternos e paternos reconstitui o genoma diploide. A cada divisão celular (mitose), os cromossomos são replicados, pareados, segregados e divididos para duas células-filhas.

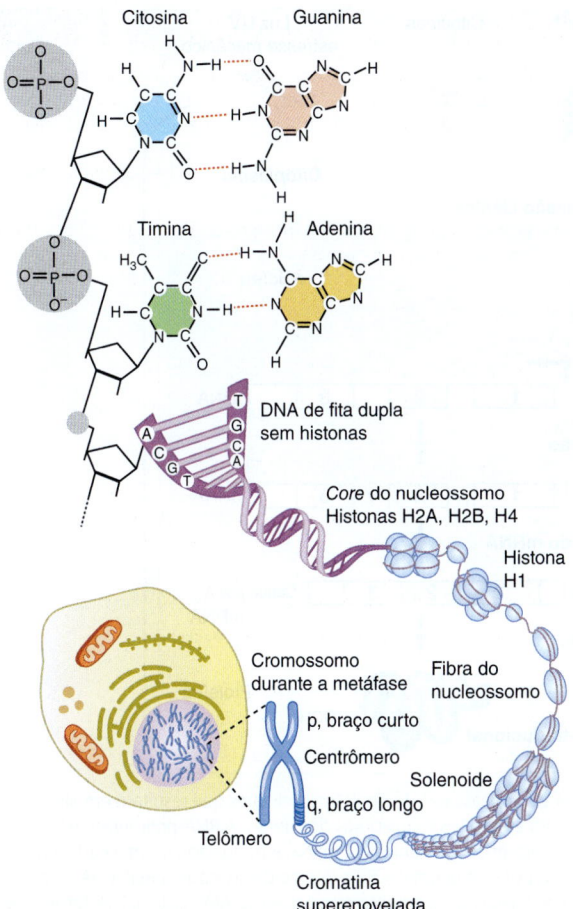

FIGURA 466-1 Estrutura da cromatina e dos cromossomos. A cromatina é composta por DNA de fita dupla que envolve proteínas histonas e não histonas, formando os nucleossomos. A seguir, os nucleossomos se organizam em estruturas solenoides. Os cromossomos assumem sua estrutura característica com braços curtos (p) e longos (q) durante o estágio de metáfase do ciclo celular.

ESTRUTURA DO DNA O DNA é uma hélice de fita dupla composta de quatro bases diferentes: adenina (A), timina (T), guanina (G) e citosina (C). A adenina é pareada à timina, e a guanina é pareada à citosina, por meio de ligações de hidrogênio que unem os pares de bases entre as fitas da dupla-hélice (Fig. 466-1). O DNA tem várias características que o tornam ideal para transmitir informações genéticas. É relativamente estável, e a estrutura em fita dupla e a complementaridade estrita entre os pares de bases permitem uma replicação fiel durante a divisão celular. Como veremos adiante, a complementaridade também permite a passagem de informações genéticas do DNA → RNA → proteína (Fig. 466-2). O RNA mensageiro (mRNA) é codificado pela chamada fita-sentido ou fita codificadora da dupla-hélice do DNA e traduzido em proteínas pelos ribossomos.

A existência de quatro bases diferentes permite uma surpreendente diversidade genética. Nas regiões dos genes que codificam proteínas, as bases de DNA são dispostas em códons: trincas de bases que especificam um determinado aminoácido. As quatro bases podem formar 64 (4^3) códons triplos distintos. Cada códon especifica 1 entre 20 aminoácidos diferentes, ou um sinal regulador, como o início ou o fim da tradução. Como há mais códons que aminoácidos, diz-se que o código é degenerado, ou seja, a maioria dos aminoácidos pode ser especificada por mais de um códon. Com a disposição dos códons em combinações e tamanhos diferentes, é possível gerar a imensa diversidade da estrutura primária das proteínas.

O comprimento do DNA normalmente é medido em unidades de 1.000 pb (quilobases ou kb) ou 1.000.000 pb (megabases ou Mb). No genoma humano, apenas ~1% do DNA é responsável por sequências que codificam proteínas. O DNA não codificante tem múltiplos papéis funcionais e estruturais, incluindo (1) sequências que formam íntrons; (2) elementos reguladores (promotores, potenciadores, silenciadores, isoladores); (3) sequências que geram RNAs que não codificam proteínas; (4) centrômeros e telômeros; (5) regiões que definem a estrutura da cromatina e as modificações das histonas; (6) várias formas de sequências repetitivas de comprimento variável; e (7) pseudogenes e regiões sem papéis funcionais ou estruturais atualmente discerníveis (Fig. 466-1).

GENES O *gene* é uma unidade funcional regulada por transcrição (ver adiante) e codificadora de um produto de RNA que, na maioria das vezes, é traduzido em uma proteína, que vai exercer sua atividade dentro ou fora da célula (Fig. 466-3). Historicamente, os genes eram identificados por conferir caracteres específicos que seriam transmitidos de uma geração a outra. Atualmente, eles vêm sendo caracterizados com base na sua expressão em diferentes tecidos (*transcritoma*). Os genes variam muito em tamanho; alguns são formados por apenas algumas centenas de pares de bases, enquanto outros são extraordinariamente extensos (2 Mb). O número de genes pode nos levar a subestimar a complexidade da expressão gênica, isso porque um único gene pode gerar vários produtos (*isoformas*) de mRNA que são traduzidos em proteínas sujeitas a modificações complexas após a tradução, como a fosforilação. Os *éxons* são as regiões dos genes que são encadeadas para formar o mRNA. Os *íntrons* são as regiões entre os éxons que são removidas do RNA precursor durante o processamento do RNA. O *locus* do gene inclui ainda regiões necessárias ao controle de sua expressão (Fig. 466-2). As estimativas atuais predizem cerca de 20.000 genes codificadores de proteínas no genoma humano, com uma média aproximada de quatro transcritos codificadores diferentes por gene. É notável que o exoma represente apenas 1,14% do genoma. Saliente-se que o número de transcritos é de aproximadamente 200.000 e inclui milhares de transcritos não codificadores (RNAs de comprimentos variados, como os micro-RNAs [miRNA] e os longos RNAs não codificadores [lncRNA]). Esses RNAs não codificadores estão envolvidos em diversos processos celulares, tais como a regulação transcricional e pós-transcricional da expressão gênica, o remodelamento da cromatina e o trânsito das proteínas, entre outros. Portanto, não é surpreendente que a expressão aberrante e/ou mutações nesses RNAs tenham participação na patogênese de muitas doenças.

POLIMORFISMOS DE NUCLEOTÍDEO ÚNICO Cada indivíduo tem cerca de 5 milhões de variantes de sequência que diferenciam uma pessoa da outra. Algumas dessas variantes não têm efeito algum sobre a saúde, enquanto outras podem aumentar ou diminuir o risco de desenvolver uma doença específica. Entretanto, é notável que a sequência primária de DNA nos humanos tenha similaridade de aproximadamente 99,9% em comparação com a de qualquer outro humano. Um SNP é uma variação em um único par de bases no DNA. A identificação dos cerca de 10 milhões de SNPs que se estimam existir no genoma humano gerou um catálogo de variantes genéticas comuns que ocorrem em seres humanos de etnias distintas (Fig. 466-3). Os SNPs são o tipo mais comum de variação de sequência e respondem por aproximadamente 90% dessas variações. Eles ocorrem em média a cada 100 a 300 bases e são a principal fonte de heterogeneidade genética. Os SNPs que se encontram em locais próximos são transmitidos em conjunto (p. ex., eles são ligados) e são referidos como *haplótipos* (Fig. 466-4). Os mapas de haplótipos descrevem a natureza e a localização desses haplótipos de SNP e seu modo de distribuição entre os indivíduos e entre as populações. As informações fornecidas por esses mapas facilitam os GWAS planejados para esclarecer as interações complexas entre múltiplos genes e fatores ambientais nos distúrbios multifatoriais (ver adiante). Além disso, as análises dos haplótipos são úteis para avaliar as variações nas respostas aos medicamentos (*farmacogenômica*) e aos fatores ambientais, assim como para prever a predisposição às doenças.

VARIAÇÕES NO NÚMERO DE CÓPIAS A variação no número de cópias (CNV, de *copy number variation*) corresponde a regiões genômicas relativamente grandes (1 kb a vários Mb) que foram duplicadas ou deletadas em determinados cromossomos e, portanto, alteram o estado diploide do DNA (Fig. 466-5). Estima-se que 5 a 10% do genoma possa apresentar CNVs. Quando se comparam os genomas de dois indivíduos, aproximadamente 0,4 a 0,8% de seus genomas diferem quanto à CNV espalhada ao longo dos genomas. Deve-se notar que foram observadas novas CNVs entre gêmeos monozigóticos que de resto possuíam genomas idênticos. Algumas CNVs não têm consequências funcionais, enquanto outras foram associadas com a suscetibilidade ou a resistência a doenças. Observou-se ainda que a CNV também ocorre em células cancerosas.

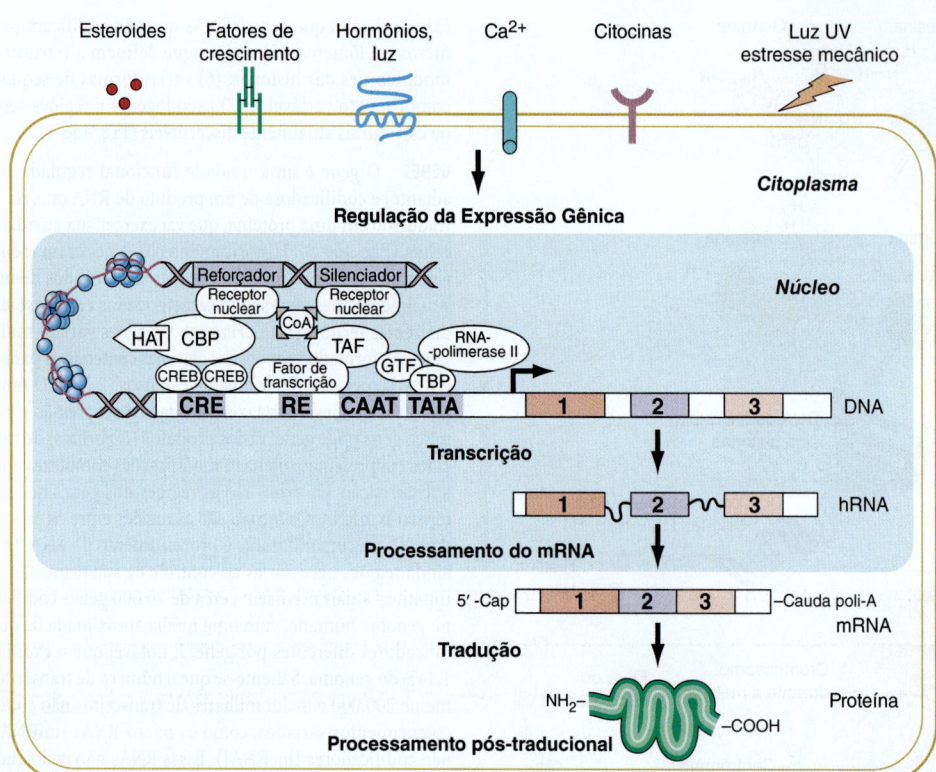

FIGURA 466-2 Fluxo das informações genéticas. Diversos sinais extracelulares ativam cascatas de sinais intracelulares que resultam em alteração na regulação da expressão gênica por meio da interação dos fatores de transcrição com as regiões reguladoras dos genes. A RNA-polimerase transcreve o DNA em RNA heterogêneo (hRNA), que é processado em mRNA com a excisão de sequências intrônicas. O mRNA é traduzido em uma cadeia polipeptídica, formando uma proteína madura após ter sido submetida ao processamento pós-traducional. CBP, proteína de ligação à CREB; CoA, coativador; COOH, carboxiterminal; CRE, elemento responsivo ao AMP cíclico; CREB, proteína de ligação ao elemento responsivo ao AMP cíclico; GTF, fatores gerais de transcrição; HAT, histona-acetiltransferase; NH2, aminoterminal; RE, elemento de resposta; TAF, fatores associados à TBP; TATA, boxe TATA; TBP, proteína de ligação ao TATA.

Replicação do DNA e mitose As informações genéticas do DNA são transmitidas às células-filhas em duas situações diferentes: (1) as células somáticas se dividem por *mitose*, permitindo a replicação completa do genoma diploide ($2n$) imediatamente antes da divisão celular; e (2) as células germinativas (espermatozoides e ovócitos) sofrem *meiose*, processo que permite reduzir o conjunto diploide ($2n$) de cromossomos para o estado haploide ($1n$).

Antes da mitose, as células saem do estado de repouso, ou G_0, e entram no ciclo celular. Após atravessar um ponto de checagem (*checkpoint*) crítico em G_1, as células passam pela síntese do DNA (fase S), durante a qual o DNA de cada um dos cromossomos é replicado, gerando dois pares de cromátides-irmãs ($2n \rightarrow 4n$). O processo de síntese do DNA exige fidelidade meticulosa, para evitar que se transmitam erros às próximas gerações de células. Entre as anormalidades genéticas relacionadas com mau pareamento/reparo do DNA estão xeroderma pigmentoso, síndrome de Bloom, ataxia-telangiectasia e o câncer de cólon hereditário sem polipose (HNPCC), entre outras. Muitas dessas doenças implicam forte predisposição a neoplasia em razão da aquisição rápida de novas mutações **(Cap. 71)**. Ao final da síntese do DNA, as células entram em G_2 e passam por um segundo *checkpoint* antes de entrar em mitose. Nesse estágio, os cromossomos se condensam e se alinham na placa equatorial na metáfase. As duas cromátides-irmãs idênticas, reunidas no centrômero, se dividem e migram para polos opostos da célula. Após a formação de uma membrana nuclear em torno de cada um dos dois conjuntos de cromátides, a célula se divide, formando duas células-filhas, e, assim, a divisão restaura o estado diploide ($2n$).

Distribuição e segregação dos genes durante a meiose A meiose ocorre apenas nas células germinativas das gônadas. A meiose compartilha certas características com a mitose, mas envolve duas etapas distintas de divisão celular que reduzem o número de cromossomos ao estado haploide. Além disso, ocorre recombinação ativa que gera diversidade genética. Durante a primeira divisão celular, formam-se duas cromátides-irmãs ($2n \rightarrow 4n$) para cada par de cromossomos, e ocorre troca de DNA entre os cromossomos paternos e maternos homólogos. Esse processo envolve a formação de *quiasmas*, estruturas que correspondem aos segmentos de DNA que trocam de posição entre os homólogos materno e paterno **(Fig. 466-6)**. Geralmente há pelo menos um *crossover* (ou entrecruzamento) em cada braço do cromossomo; a recombinação é mais comum na meiose feminina do que na masculina. Depois, os cromossomos segregam-se aleatoriamente. Como existem 23 cromossomos, há 2^{23} (> 8 milhões) combinações possíveis de cromossomos. A segregação cromossômica, junto com as trocas genéticas que ocorrem durante o rearranjo, gera uma enorme diversidade, e cada gameta é geneticamente único. O processo de recombinação e a segregação independente dos cromossomos são a base das análises de ligações por meio das quais se tenta correlacionar a herança de certas regiões cromossômicas (ou genes ligados) à presença de uma doença ou característica genética (ver adiante).

Após a primeira divisão meiótica, que produz duas células-filhas ($2n$), as duas cromátides de cada cromossomo se separam durante a segunda divisão meiótica, gerando quatro gametas haploides ($1n$). Quando o espermatozoide fertiliza o ovócito, os dois conjuntos haploides se combinam, restaurando, assim, o estado diploide ($2n$) no zigoto.

REGULAÇÃO DA EXPRESSÃO GÊNICA
Regulação pelos fatores de transcrição A expressão dos genes é regulada por proteínas ligantes de DNA que ativam ou reprimem a transcrição. O número de sequências de DNA e de fatores que regulam a transcrição é muito maior do que se acreditava inicialmente. A maioria dos genes contém pelo menos 15 a 20 elementos reguladores separados nos primeiros 300 pb a partir do local do início da transcrição. Essa região promotora densamente compactada muitas vezes contém locais de ligação para fatores de transcrição onipresentes. Todavia, os fatores envolvidos na expressão gênica, de acordo com o tipo celular, também podem ligar-se a essas sequências. Elementos reguladores essenciais podem estar distantes do promotor proximal. Os genes das globinas e imunoglobulinas, por

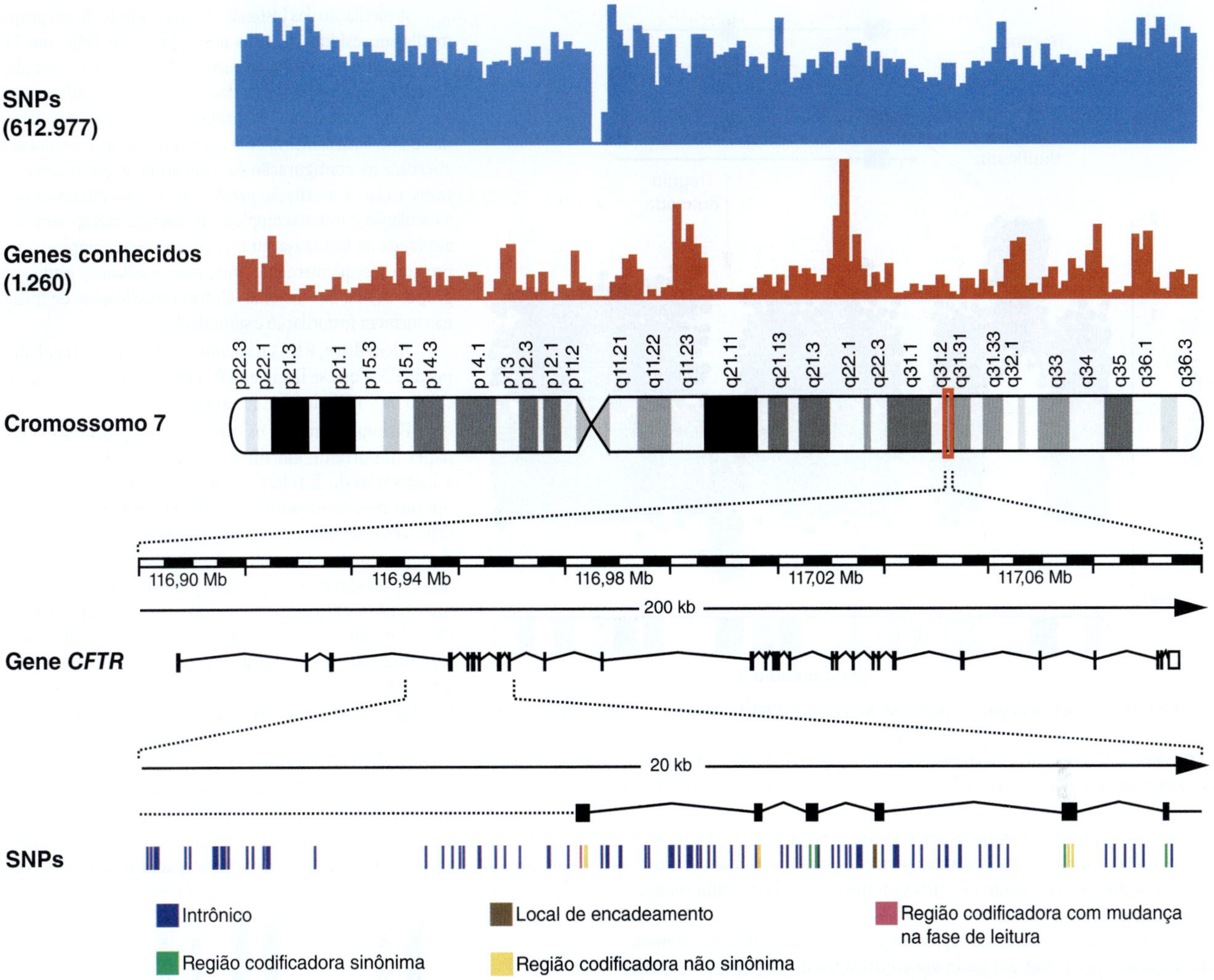

SNPs
(612.977)

Genes conhecidos
(1.260)

Cromossomo 7

116,90 Mb — 116,94 Mb — 116,98 Mb — 117,02 Mb — 117,06 Mb
← 200 kb →

Gene *CFTR*

← 20 kb →

SNPs

■ Intrônico   ■ Local de encadeamento   ■ Região codificadora com mudança na fase de leitura
■ Região codificadora sinônima   ■ Região codificadora não sinônima

FIGURA 466-3 O cromossomo 7 é mostrado com a densidade dos polimorfismos de nucleotídeo único (SNPs) e genes, acima. Abaixo, é apresentada uma região com 200 kb em 7q31.2, contendo o gene *CFTR*. O gene *CFTR* contém 27 éxons. Foram encontradas aproximadamente 2.000 mutações nesse gene em pacientes com fibrose cística. Uma região com 20 kb, que contém os éxons 4 a 9, é apresentada e amplificada com o objetivo de ilustrar os SNPs nessa região.

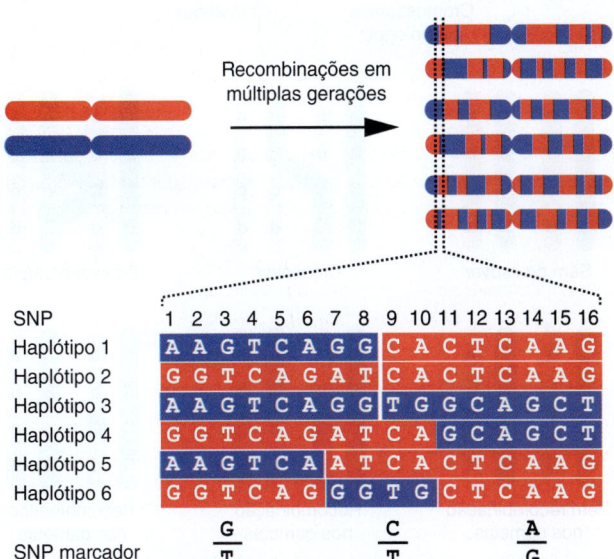

FIGURA 466-4 A origem dos haplótipos deve-se a recombinações repetidas ocorridas em múltiplas gerações. Ao longo do tempo, surgem distintos haplótipos. Com frequência, é possível caracterizar esses blocos de haplótipos a partir da genotipagem de determinadas sequências marcadoras (etiquetas ou *tags*) de polimorfismos de nucleotídeo único (SNPs), uma abordagem que facilita a realização de estudos de associação genômica ampla (GWAS).

exemplo, contêm *regiões de controle de locus* que estão a várias quilobases da parte estrutural do gene. Grupos específicos de fatores de transcrição que se ligam a essas sequências promotoras e acentuadoras propiciam um código combinatório para a regulação da transcrição. Desse modo, fatores relativamente onipresentes interagem com fatores mais restritos, permitindo que cada gene seja expresso e regulado de forma singular, dependendo do estágio de desenvolvimento, do tipo de célula e de inúmeros estímulos extracelulares. Fatores reguladores também se ligam ao próprio gene, particularmente nas regiões intrônicas. Os fatores de transcrição que se ligam ao DNA na verdade representam apenas o primeiro nível de controle regulatório. Outras proteínas – *coativadoras* e *correpressoras* – interagem com os fatores de transcrição que se ligam ao DNA, gerando grandes complexos reguladores. Tais complexos são controlados por diversas vias de sinalização celular e enzimas, levando a fosforilação, acetilação, sumoilação e ubiquitinação. No final, os fatores de transcrição recrutados interagem e estabilizam os componentes do complexo de transcrição basal que se forma no local do boxe TATA e na região iniciadora. Esse complexo contém mais de 30 proteínas diferentes. A transcrição do gene ocorre quando a RNA-polimerase começa a sintetizar RNA a partir do molde de DNA. Um grande número de doenças genéticas identificadas envolve fatores de transcrição (Tab. 466-2).

O campo da *genômica funcional* se baseia no conceito de que a compreensão das alterações ocorridas na expressão dos genes, sob diversas condições fisiológicas e patológicas, permite que se façam novas descobertas acerca do papel funcional subjacente do gene. O projeto ENCODE (enciclopédia de elementos de DNA) visa a compilar e anotar todas as sequências funcionais do genoma humano. Ao revelar perfis específicos de expressão

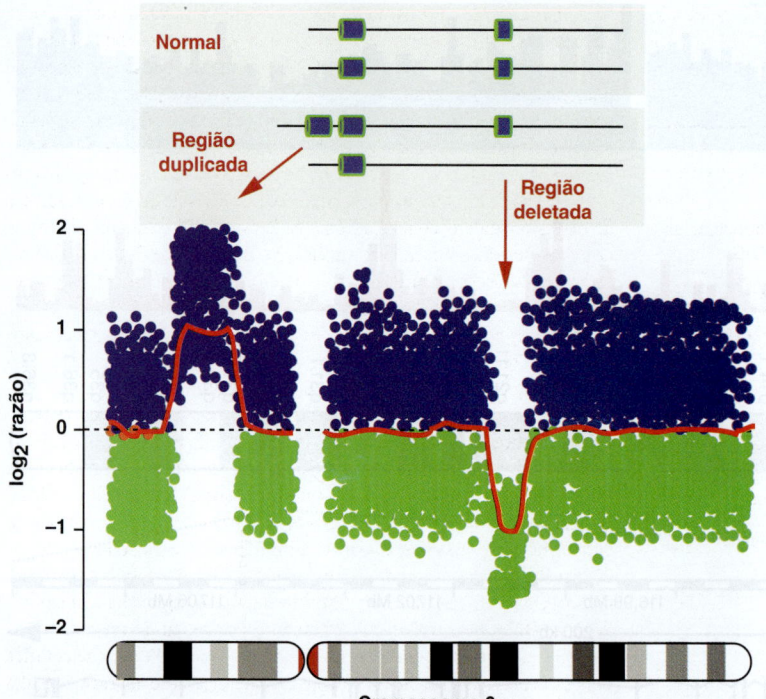

FIGURA 466-5   A variação no número de cópias (CNV) engloba regiões relativamente grandes do genoma que foram duplicadas ou deletadas. O cromossomo 8 é apresentado com CNV detectada por hibridização genômica. O aumento na intensidade do sinal indica duplicação, enquanto a redução indica deleção das regiões cromossômicas cobertas.

gênica, esse conhecimento pode ter relevância no diagnóstico e na terapêutica. O estudo em larga escala dos perfis de expressão é chamado *transcritômica* porque o conjunto de mRNAs transcritos pelo genoma celular é denominado *transcritoma*.

A maioria dos estudos da expressão gênica se concentrou nos elementos reguladores do DNA dos genes que controlam a transcrição. No entanto, deve-se enfatizar que a expressão gênica exige uma série de etapas, como o processamento do mRNA, a tradução de proteínas e as modificações pós-traducionais, todas ativamente reguladas (Fig. 466-2).

Regulação epigenética da expressão gênica (ver Cap. 483)   A *epigenética* descreve os mecanismos e alterações fenotípicas que não resultam de variação na sequência primária de nucleotídeos do DNA, mas que são causados por modificações secundárias no DNA ou nas histonas. Entre essas modificações estão alterações transmissíveis, como inativação do X e impressão genômica, mas também podem ocorrer como resultado de alterações proteicas dinâmicas pós-traducionais em resposta a influências do meio ambiente, como dieta, idade ou substâncias. As modificações epigenéticas resultam em expressão alterada de genes específicos ou de *loci* cromossômicos englobando diversos genes. O termo *epigenoma* descreve o conjunto de modificações covalentes de DNA e histonas que influenciam a estrutura de cromatina, assim como os transcritos não codificadores que modulam a atividade de transcrição do DNA. Embora a sequência primária do DNA geralmente seja idêntica em todas as células do organismo, modificações no epigenoma específicas de tecidos contribuem para a determinação da assinatura transcricional de uma célula (transcritoma) e, assim, para o perfil da expressão proteica (proteoma).

Em termos práticos, modificações no DNA ou nas histonas podem resultar em ativação ou silenciamento da expressão gênica (Fig. 466-7). A metilação do DNA envolve a adição de um grupo metila aos resíduos de citosina. Geralmente o fenômeno é restrito às citosinas dos dinucleotídeos CpG, que são abundantes em todo o genoma. Supõe-se que a metilação desses dinucleotídeos seja um mecanismo de defesa que minimize a expressão de sequências que tenham sido incorporadas ao genoma, como sequências de retrovírus. Há também dinucleotídeos CpG nas chamadas *ilhas CpG*, segmentos de DNA caracterizados por conteúdo elevado de CG, encontrados na maioria dos promotores gênicos humanos. As ilhas CpG em regiões promotoras normalmente não são metiladas, e a ausência de metilação facilita a transcrição.

A metilação das histonas envolve a adição de um grupo metila aos resíduos de lisina nessas proteínas (Fig. 466-7). Dependendo do resíduo específico de lisina sendo metilado, altera-se a configuração da cromatina, tornando-a mais aberta ou rigidamente compactada. A acetilação das histonas é outro mecanismo bem caracterizado que resulta em abertura na configuração da cromatina, o que favorece a transcrição. A acetilação geralmente é mais dinâmica que a metilação, e muitos complexos transcricionais apresentam atividade de histona-acetilase, enquanto os complexos repressores frequentemente contêm desacetilases e removem grupos acetila das histonas. Outras modificações de histonas incluem fosforilação e sumoilação.

Além disso, RNAs não codificantes e redes reguladoras de RNA que se ligam ao DNA têm um impacto significativo na atividade transcricional.

Fisiologicamente, os mecanismos epigenéticos têm papel importante em diversas situações. Por exemplo, a inativação do X refere-se ao silenciamento relativo de um dos dois cromossomos X presentes no sexo feminino. O processo de inativação é uma forma de compensação de dose para que os indivíduos femininos (XX) geralmente não expressem duas vezes mais produtos gênicos do cromossomo X em comparação com os do sexo masculino (XY). Em uma dada célula, a escolha de qual cromossomo será inativado ocorre aleatoriamente nos humanos. Mas uma vez que o cromossomo X materno ou paterno seja inativado, ele permanecerá inativo, e essa informação será transmitida a cada divisão celular. O gene do *transcrito específico de inativação do X* (*Xist*) codifica um grande RNA não codificador que atua como mediador do silenciamento do cromossomo X a partir do qual ele é transcrito, cobrindo-o com RNA *Xist*. O cromossomo X inativo é altamente metilado e apresenta níveis baixos de acetilação de histona. Embora a maioria dos

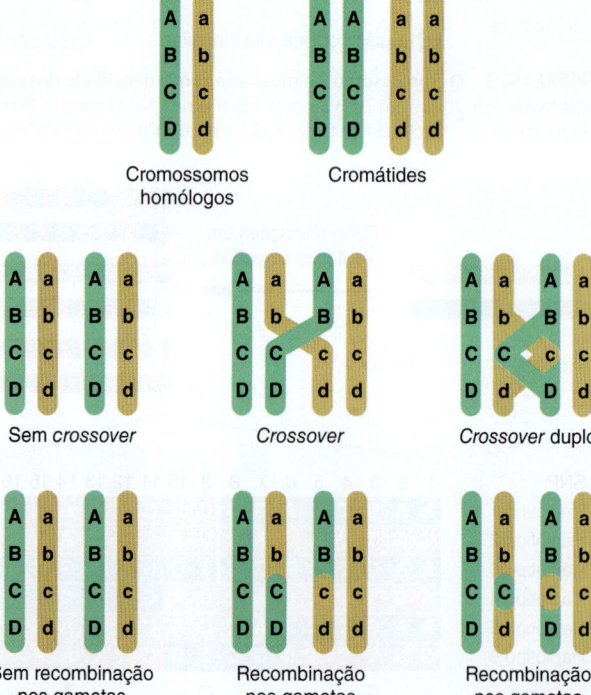

FIGURA 466-6   *Crossover* **e recombinação genética.** Durante a formação do quiasma, uma das duas cromátides-irmãs de um dos cromossomos forma um par com uma das cromátides do cromossomo homólogo. A recombinação genética ocorre por meio de *crossover* (ou entrecruzamento) e produz segmentos recombinantes e não recombinantes dos cromossomos nos gametas. A segregação aleatória dos cromossomos materno e paterno e a recombinação contribuem para a diversidade genética e formam a base do conceito de ligação.

TABELA 466-2 ■ Exemplos selecionados de doenças causadas por mutações e rearranjos nos fatores de transcrição

Classe do fator de transcrição	Exemplo	Doença associada
Receptores nucleares	Receptor de androgênio	Insensibilidade total ou parcial ao androgênio (mutações *missense* recessivas)
		Atrofia muscular espinobulbar (expansão da repetição CAG)
Proteínas em dedos de zinco	WT1	Síndrome WAGR: tumor de *Wilms*, *aniridia*, malformações *genitourinárias*, deficiência intelectual (mental *retardation*)
Hélice-alça-hélice básica	MITF	Síndrome de Waardenburg tipo 2A
Homeobox	IPF1	Diabetes melito tipo 4 com início na maturidade (mutação heterozigota/haploinsuficiência)
		Agenesia pancreática (mutação homozigota)
Zíper de leucina	Zíper de leucina da retina (NRL)	Retinite pigmentar autossômica dominante
Proteínas do grupo de alta mobilidade (HMG)	SRY	Reversão sexual
Forkhead	HNF4α, HNF1α, HNF1β	Diabetes melito tipos 1, 3 e 5 com início na maturidade
Boxe pareado	PAX3	Síndrome de Waardenburg tipos 1 e 3
Boxe T	TBX5	Síndrome de Holt-Oram (anomalias no polegar, defeitos nos septos atrial ou ventricular, focomelia)
Proteínas de controle do ciclo celular	Proteína p53	Síndrome de Li-Fraumeni, outros cânceres
Coativadores	Proteína de ligação ao CREB (CREBBP)	Síndrome de Rubinstein-Taybi
Fatores gerais de transcrição	Proteína de ligação ao TATA (TBP)	Ataxia espinocerebelar 17 (expansão de CAG)
Fator de alongamento da transcrição	VHL	Síndrome de von Hippel-Lindau (carcinoma de células renais, feocromocitoma, tumores pancreáticos, hemangioblastomas); herança autossômica dominante, inativação somática do segundo alelo (modelo dos dois eventos de Knudson)
Runt	RUNX1	Trombocitopenia familiar com propensão à leucemia mielógena aguda
Proteínas quiméricas formadas por translocações	LPM-RAR	Leucemia promielocítica aguda devido à translocação t(15;17) (q22;q11.2-q12)

Siglas: CREB, proteína de ligação ao elemento responsivo ao AMP cíclico; HNF, fator nuclear dos hepatócitos; LPM, leucemia promielocítica; RAR, receptor do ácido retinoico; SRY, região determinante do sexo do cromossomo Y; VHL, von Hippel-Lindau.

genes do cromossomo X seja silenciada pela inativação do X, aproximadamente 15% dos genes escapam dessa inativação e são expressos.

A inativação epigenética do gene também ocorre em determinadas regiões de cromossomos autossômicos, um fenômeno conhecido como *imprinting* genômico. Por meio desse mecanismo, um pequeno subgrupo de genes só é expresso de forma monoalélica. O *imprinting* é hereditário e leva à expressão preferencial de um dos alelos parentais, o que representa um desvio da expressão dialélica usual encontrada na maioria dos genes. Observa-se que o *imprinting* pode estar limitado a um subconjunto de tecidos. O *imprinting* é mediado por metilação do DNA de um dos alelos. As marcas epigenéticas nos genes submetidos a *imprinting* permanecem por toda a vida, mas durante a formação do zigoto podem ser ativadas ou inativadas de forma especificamente relacionada com o sexo (reinício ou restabelecimento da impressão) **(Fig. 466-8)**, o que permite um padrão de expressão diferenciado no ovo fertilizado e nas divisões mitóticas subsequentes. A expressão apropriada dos genes submetidos ao *imprinting* é importante para o desenvolvimento normal das funções celulares. Falhas de *imprinting* e dissomia uniparental, que é a herança de dois cromossomos ou de regiões cromossômicas de um mesmo progenitor, são as causas de diversos distúrbios do desenvolvimento, como síndrome de Beckwith-Wiedemann, síndrome de Silver-Russell, síndrome de Angelman e síndrome de Prader-Willi (ver adiante). Mutações monoalélicas com perda de função no gene *GNAS1* causam a osteodistrofia hereditária de Albright (OHA). A transmissão paterna de mutações em *GNAS1* leva a um fenótipo OHA isolado (pseudopseudo-hipoparatireoidismo), enquanto a transmissão materna leva à OHA em combinação com resistência hormonal a paratormônio, tireotrofina e gonadotrofinas (pseudo-hipoparatireoidismo tipo IA). Essas diferenças fenotípicas são explicadas por *imprinting* tecido-específico do gene *GNAS1*, expresso predominantemente do alelo materno na tireoide, nos gonadotropos e no túbulo proximal renal. Na maioria dos demais tecidos, o gene *GNAS1* é expresso de forma dialélica. Nos pacientes com resistência renal isolada ao paratormônio (pseudo-hipoparatireoidismo tipo IB), a falha no *imprinting* do gene *GNAS1* resulta em menor expressão de $G_s\alpha$ nos túbulos proximais renais. A síndrome de Rett é um distúrbio dominante ligado ao X que resulta em atraso no desenvolvimento e movimentos manuais estereotípicos nas meninas afetadas. É causada por mutações no gene *MECP2*, que codifica uma proteína ligante de metila. A consequente metilação aberrante resulta em expressão anormal do gene nos neurônios que, de resto, apresentam desenvolvimento normal.

O interessante é que também ocorrem diferenças epigenéticas em gêmeos monozigóticos. Embora os gêmeos sejam epigeneticamente indistinguíveis nos primeiros anos de vida, os gêmeos monozigóticos, quando mais velhos, apresentam diferenças no conteúdo geral e na distribuição genômica da metilação do DNA e na acetilação das histonas, o que se espera altere a expressão gênica em diversos tecidos.

No câncer, o epigenoma caracteriza-se por perdas e ganhos simultâneos na metilação do DNA em diferentes regiões genômicas, assim como por modificações repressivas nas histonas. Os fenômenos de hiper e hipometilação estão associados a mutações em genes que controlam a metilação do DNA. Supõe-se que a hipometilação bloqueie os mecanismos normais de controle que impedem a expressão das regiões reprimidas do DNA. Também está associada à instabilidade genômica. A hipermetilação, por outro lado, resulta no silenciamento das ilhas CpG nas regiões promotoras dos genes, incluindo os genes supressores de tumores. As alterações epigenéticas são consideradas mais facilmente reversíveis, quando comparadas às alterações genéticas, por isso estão sendo usadas, por meio de agentes desmetilantes e histona-desacetilases, para o tratamento de várias doenças malignas.

TRANSMISSÃO DE DOENÇAS GENÉTICAS

Origens e tipos de mutações O termo *mutação* ou *variante* é usado para designar o processo de geração de variações genéticas, bem como as consequências dessas alterações. Uma *mutação* pode ser definida como qualquer alteração na sequência primária de nucleotídeos do DNA, independentemente de suas consequências funcionais, embora, com frequência, essa alteração tenha uma conotação negativa. Atualmente, é crescente o uso do termo mais neutro *variação* para descrever as alterações de sequência, sendo recomendado por diversas organizações e manuais profissionais, em lugar do termo *mutação*. Algumas variações são letais, outras menos nocivas, e algumas conferem uma vantagem evolutiva. As variações podem ocorrer nas células germinativas (espermatozoides ou ovócitos) e, nesse caso, podem ser transmitidas à prole. De outra forma, as variações podem ocorrer durante a embriogênese ou em tecidos somáticos. As que ocorrem durante a embriogênese levam ao *mosaicismo*, situação na qual os tecidos são formados por células com constituições genéticas diferentes. Se houver mosaicismo nas células germinativas, é possível ocorrer a transmissão da mutação apenas para parte da prole, o que dificulta o estudo do padrão de herança. Algumas vezes são detectadas mutações somáticas que não afetam a sobrevida das células, em razão de efeitos fenotípicos variáveis nos tecidos (p. ex., as lesões pigmentadas na síndrome de McCune-Albright). As mutações somáticas que facilitam a proliferação celular estão associadas

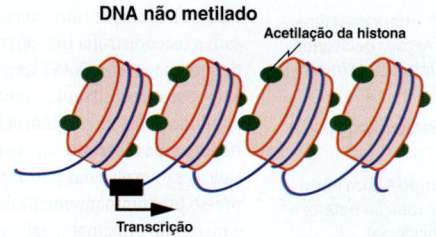

FIGURA 466-7 **Modificações epigenéticas no DNA e nas histonas.** A metilação de resíduos de citosina está associada ao silenciamento de genes. A metilação de determinadas regiões genômicas é hereditária (*imprinting*) e está envolvida no silenciamento de um dos dois cromossomos X no sexo feminino (inativação do X). Alterações na metilação também podem ser adquiridas, como nas células cancerosas. Modificações covalentes pós-traducionais de histonas têm papel importante na alteração da acessibilidade do DNA e da estrutura de cromatina e, consequentemente, na regulação da transcrição. As histonas podem ser modificadas de forma reversível nas suas extremidades aminoterminais, que se destacam da partícula nuclear do nucleossomo, por acetilação da lisina, fosforilação da serina, metilação dos resíduos de lisina e arginina, e sumoilação. A acetilação das histonas por histonas-acetiltransferases (HAT), por exemplo, leva ao desenrolamento da cromatina e à acessibilidade aos fatores de transcrição. Por outro lado, a desacetilação pelas histona-desacetilases (HDAC) resulta em compactação da estrutura da cromatina e em silenciamento da transcrição.

a neoplasias. Eventos epigenéticos também podem influenciar a expressão gênica ou facilitar a ocorrência de danos aos genes. Com exceção das repetições de trincas de nucleotídeos, que podem se expandir (ver adiante), as variações costumam ser estáveis.

As mutações são estruturalmente diversas – podem envolver todo o genoma, como na triploidia (1 conjunto extra de cromossomos), ou alterações numéricas ou estruturais grosseiras em cromossomos ou genes específicos. Grandes deleções podem afetar parte ou a totalidade de um gene, ou, se houver envolvimento de vários genes, levar a uma *síndrome de genes contíguos*. O *crossover* desigual entre genes homólogos pode levar a mutações com fusão de genes, como ilustrado pela cegueira parcial às cores (daltonismo). As variações que envolvem nucleotídeos únicos são denominadas *mutações pontuais* ou *mutações de ponto*. As substituições são chamadas *transições* quando uma base purina é substituída por outra purina (A ↔ G) ou uma pirimidina por outra pirimidina (C ↔ T). As mudanças de purina para pirimidina, ou vice-versa, são chamadas *transversões*. Se a mudança da sequência do DNA ocorrer em uma região codificadora e alterar um aminoácido, será chamada de *mutação missense*. De acordo com as consequências funcionais de uma mutação *missense*, as substituições de aminoácidos em regiões diferentes da proteína acarretam fenótipos distintos.

As variações podem ocorrer em todos os domínios de um gene (**Fig. 466-9**). Uma mutação pontual em uma região codificadora leva à substituição de um aminoácido se o códon for alterado (**Fig. 466-10**). As mutações pontuais que introduzem um códon de terminação prematuro resultam em uma proteína truncada ou ausente. Deleções grandes podem afetar parte de gene ou todo ele, enquanto pequenas deleções e inserções alteram a fase de leitura caso não contenham um múltiplo de três bases. Essas mutações de "alteração da fase de leitura", atualmente também denominadas alterações *anfigóricas* de aminoácidos, levam a uma terminação carboxílica inteiramente alterada. Mutações em íntrons ou em junções de éxons podem destruir ou criar locais doadores ou aceptores de emendas. As sequências reguladoras dos genes também podem sofrer variações, reduzindo ou aumentando a transcrição do gene.

Algumas sequências do DNA são mais sensíveis à mutagênese. Resíduos contíguos de pirimidinas (p. ex., T-T ou C-C) podem se fundir quando expostos à luz ultravioleta. Se a via de excisão e reparo de nucleotídeos não reparar esses dímeros de pirimidina, ocorrerão mutações após a síntese do DNA. O dinucleotídeo C-G, ou CpG, também é suscetível a um tipo específico de mutação. Nesse caso, a metilação da citosina aumenta a taxa de desaminação em uracila, depois substituída por timina. Essa transição C → T (ou G → A na fita oposta) é responsável por no mínimo um terço das mutações pontuais associadas a polimorfismos e mutações gênicas. Além de certos tipos de mutação (C → T ou G → A) serem relativamente comuns, a natureza do código genético facilita a ocorrência de determinadas substituições de aminoácidos.

Os *polimorfismos* são variações da sequência que ocorrem com frequência mínima de 1%. Em geral, não produzem um fenótipo observável, porém, uma vez que a frequência dos alelos e as consequências funcionais são muitas vezes indeterminadas, atualmente é cada vez mais recomendado o uso do termo variação para a descrição dessas alterações de sequência. Frequentemente são substituições de um único par de bases que não alteram a sequência codificadora da proteína em razão da natureza degenerada do código genético (polimorfismo sinônimo), embora seja possível que algumas alterem a estabilidade do mRNA, a tradução ou a sequência de aminoácidos (polimorfismo não sinônimo) (**Fig. 466-10**). A detecção de variantes nas sequências representa um problema prático, porque muitas vezes não fica claro se estamos diante de uma alteração com consequências funcionais ou de uma variação benigna. Nessa situação, a alteração na sequência é descrita como uma *variante de significado indeterminado* (*VUS*).

TAXAS DE MUTAÇÃO As mutações são uma causa importante de diversidade genética assim como de doenças. Em humanos, é difícil avaliar a frequência das mutações, pois várias delas são silenciosas, e os testes disponíveis muitas vezes não conseguem detectar as alterações fenotípicas. As taxas de mutação variam em genes diferentes, mas estima-se que ocorram à razão aproximada de 10^{-10}/pb por divisão celular. As taxas de mutação em células germinativas (mas não em células somáticas) são relevantes para a transmissão de doenças genéticas. Como a população de ovócitos surge precocemente no desenvolvimento, são necessárias apenas aproximadamente 20 divisões celulares para completar a ovogênese, enquanto a espermatogênese requer cerca de 30 divisões até a época da puberdade e 20 divisões celulares a cada ano subsequente. Assim, as chances de surgimento de novas mutações pontuais são muito maiores na linhagem germinativa masculina do que na feminina, que, por sua vez, tem taxas maiores de aneuploidia. Por isso, a incidência de novas mutações pontuais nas espermatogônias aumenta com a idade paterna (p. ex., acondroplasia, síndrome de Marfan, neurofibromatose). Estima-se que 1 a cada 10 espermatozoides contenha uma mutação nova deletéria. As taxas de mutações novas são mais facilmente calculadas para as doenças autossômicas dominantes ou para as ligadas ao X e aproximam-se de 10^{-5} a 10^{-6}/*locus* por geração. Como a maioria das doenças monogênicas é relativamente rara, novas mutações são responsáveis por uma fração significativa dos casos. Isso é importante para o aconselhamento genético, uma vez que o fato de uma mutação nova ter sido transmitida ao indivíduo acometido não significa necessariamente que os genitores desse paciente possam transmitir a doença para outros filhos. Há uma exceção quando a mutação nova ocorre no início do desenvolvimento da linhagem germinativa, o que leva ao *mosaicismo gonadal*.

CROSSOVER DESIGUAL Normalmente, a recombinação do DNA nas células germinativas ocorre com notável fidelidade, mantendo os locais juncionais exatos para as sequências de DNA trocadas (**Fig. 466-6**). No entanto, erros de pareamento de sequências homólogas acarretam um *crossover* desigual, com duplicação do gene em um cromossomo e deleção do gene no outro. Grande parte das deleções do gene do hormônio de crescimento (*GH*), por exemplo, envolve *crossover* desigual (**Cap. 379**). O gene *GH* pertence a um grande grupamento gênico que inclui um gene variante do GH bem como vários genes da somatomamotrofina coriônica estruturalmente relacionados e pseudogenes (parentes altamente homólogos, mas funcionalmente

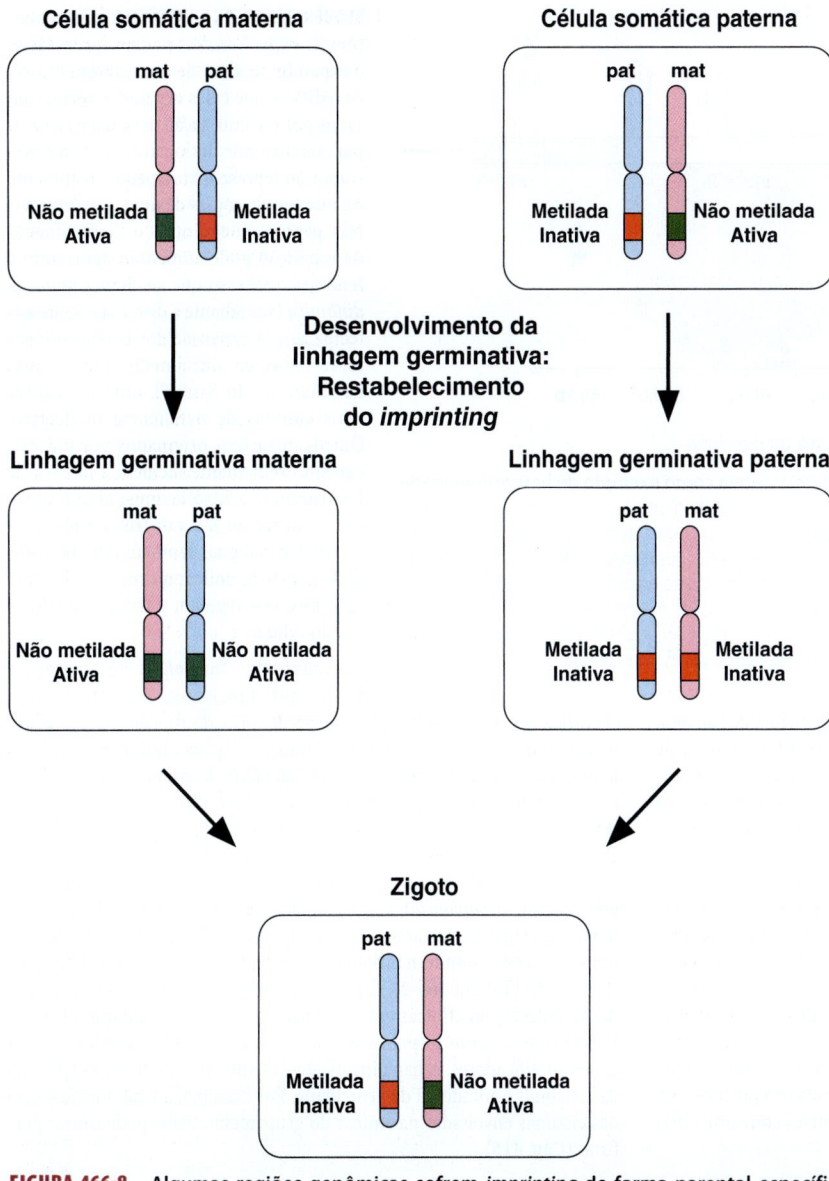

FIGURA 466-8 Algumas regiões genômicas sofrem *imprinting* de forma parental específica. As regiões não metiladas do cromossomo são ativamente expressas, enquanto as regiões metiladas permanecem silenciadas. Na linhagem germinativa, o *imprinting* é restabelecido de forma parental específica: ambos cromossomos da linhagem germinativa materna (mat) permanecem não metilados, e os da linhagem germinativa paterna (pat) são metilados. No zigoto, o padrão de *imprinting* resultante é idêntico ao padrão das células somáticas dos genitores.

inativos de um gene normal). Como esses grupamentos gênicos contêm várias sequências homólogas de DNA dispostas em tandem, são mais propensos a sofrer recombinação e, por conseguinte, duplicação ou deleção de genes. Já a duplicação do gene *PMP22* por *crossover* desigual resulta em maior dose do gene e na doença de Charcot-Marie-Tooth tipo IA. O crossover desigual com a deleção do *PMP22* resulta em uma neuropatia distinta, chamada *neuropatia hereditária com risco de paralisia por pressão* (HNPP) (Cap. 446).

O aldosteronismo remediável com glicocorticoides (ARG) é causado por uma fusão gênica ou um rearranjo dos genes da aldosterona-sintase (*CYP11B2*) e da esteroide 11β-hidroxilase (*CYP11B1*), normalmente dispostos em tandem no cromossomo 8q. Esses dois genes são 95% idênticos, o que predispõe à duplicação e à deleção por *crossover* desigual. O produto gênico rearranjado contém as regiões reguladoras da 11β-hidroxilase fundidas à sequência codificadora da aldosterona-sintase. Consequentemente, a última enzima é expressa na zona fasciculada dependente do hormônio adrenocorticotrófico (ACTH) da suprarrenal, resultando em produção excessiva de mineralocorticoides e hipertensão arterial (Cap. 386).

A expressão *conversão gênica* refere-se à troca não recíproca de informação genética homóloga. O fenômeno tem sido usado para explicar como uma parte interna de um gene pode ser substituída por um segmento homólogo copiado de outro alelo ou *locus*; essas alterações genéticas podem variar desde poucos até milhares de nucleotídeos. A conversão gênica permite que trechos curtos de segmentos de DNA de dois cromossomos sejam idênticos, mesmo quando essas sequências são diferentes nos genitores. Uma consequência prática de tal fenômeno é que podem ocorrer substituições de nucleotídeos durante a conversão gênica entre genes relacionados, o que muitas vezes altera a função do gene. Em algumas doenças, a conversão gênica envolve muitas vezes uma troca intergênica de DNA entre um gene e um pseudogene relacionado. Por exemplo, o gene da 21-hidroxilase (*CYP21A2*) é adjacente a um pseudogene não funcional (*CYP21A1P*). Muitas das substituições de nucleotídeos encontradas no gene *CYP21A2* em pacientes com hiperplasia suprarrenal congênita são iguais a sequências presentes no pseudogene *CYP21A1P*, sugerindo que a conversão gênica seja um mecanismo de mutagênese. Também é possível que a conversão gênica mitótica seja o mecanismo do mosaicismo reversível, em que uma mutação hereditária é corrigida em algumas células. Por exemplo, alguns pacientes com epidermólise bolhosa atrófica generalizada benigna autossômica recessiva adquiriram mutações reversas em um dos dois alelos *COL17A1* mutados, apresentando áreas da pele clinicamente normal.

INSERÇÕES E DELEÇÕES Embora muitos casos de deleções e inserções decorram de *crossover* desigual, também há evidências de duplicação, inversão ou deleção internas de sequências de DNA. O fato de que algumas inserções ou deleções ocorrem com frequência, e de forma independente, indica que determinadas regiões dentro da sequência do DNA predisponham a esses erros. Por exemplo, determinadas regiões do gene *DMD*, que codifica a distrofina, parecem ser pontos ativos para deleções que resultam em distrofia muscular (Cap. 449). Algumas regiões dentro do genoma humano são pontos ativos de rearranjo e levam a CNVs.

ERROS NO REPARO DO DNA Como as mutações somáticas causadas por defeitos no reparo do DNA se acumulam à medida que as células somáticas se dividem, esse tipo de mutação é especialmente importante nas doenças neoplásicas. Vários distúrbios genéticos envolvendo enzimas de reparo do DNA ressaltam sua importância. Os pacientes com xeroderma pigmentoso são portadores de defeitos no reconhecimento de danos ao DNA ou nas vias de excisão e reparo de nucleotídeos (Cap. 76). A pele exposta torna-se seca, pigmentada e extremamente sensível aos efeitos mutagênicos da radiação ultravioleta. Demonstrou-se que mais de 10 genes distintos causam formas diferentes de xeroderma pigmentoso.

A ataxia-telangiectasia é um distúrbio multissistêmico que inclui ataxia cerebelar neurodegenerativa progressiva, defeitos imunológicos, lesões telangiectásicas, linfomas e leucemias e hipersensibilidade à radiação ionizante (Cap. 439). A descoberta do gene da ataxia-telangiectasia mutante (*ATM*) revelou que ele é homólogo dos genes envolvidos no reparo do DNA e no controle dos *checkpoints* do ciclo celular. Mutações do gene *ATM* induzem o surgimento de defeitos na meiose e aumentam a susceptibilidade a danos causados pela radiação ionizante. A anemia de Fanconi também está associada a aumento no risco de múltiplas anormalidades genéticas adquiridas. Caracteriza-se por diversas anomalias congênitas e forte predisposição à anemia aplásica bem como à leucemia mielógena aguda (Cap. 104). As células desses pacientes são suscetíveis a quebras cromossômicas causadas por defeitos na recombinação genética. Pode ser causada

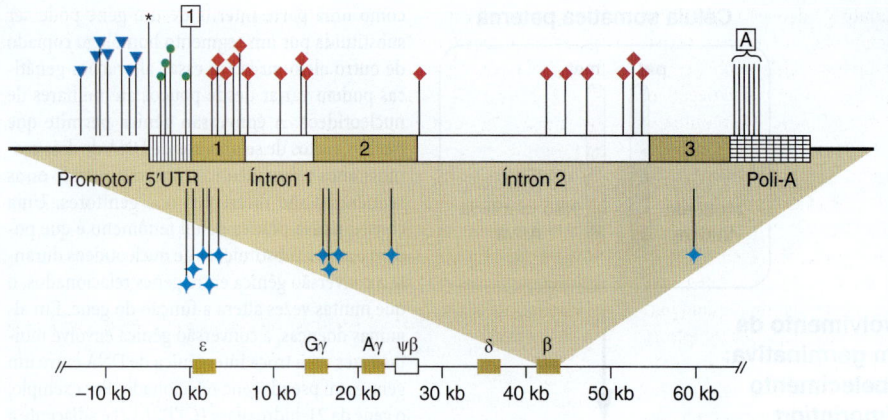

FIGURA 466-9 **Mutações pontuais causadoras da β-talassemia como exemplo de heterogeneidade alélica.** O gene da β-*globina* está localizado no grupamento gênico da globina. As mutações pontuais podem ocorrer no promotor, no local CAP, na região 5′ não traduzida, no códon de iniciação, em qualquer um dos três éxons, nos íntrons ou no sinal de poliadenilação. Muitas mutações têm sentido errôneo (*missense*) ou não têm sentido algum (*nonsense*), enquanto outras causam defeitos no encadeamento do RNA. A figura não mostra as mutações por deleção do gene da β-*globina* ou deleções maiores no *locus* da globina que também podem causar talassemia. ▼, mutações no promotor; *, local CAP; ●, 5′UTR; 1, códon de iniciação; ◆, defeito no processamento de RNA; ✦, mutações *missense* e *nonsense*; A, sinal de poliA.

SEQUÊNCIAS DE DNA INSTÁVEIS As *repetições de trinucleotídeos* podem ser instáveis e expandir-se além de um número crítico. Acredita-se que essas expansões sejam causadas por recombinação desigual e erros de pareamento por deslocamento. Uma pré-mutação representa um pequeno aumento no número de cópias de um trinucleotídeo. Nas gerações seguintes, o comprimento da repetição pode aumentar, agravando o fenótipo, processo que se chama *mutação dinâmica* (ver adiante a discussão sobre antecipação). A expansão dos trinucleotídeos foi reconhecida inicialmente como a causa da síndrome do X frágil, uma das causas mais comuns de deficiência intelectual. Outros distúrbios originados por um mecanismo semelhante incluem a doença de Huntington, a atrofia muscular espinobulbar ligada ao X e a distrofia miotônica. As células malignas também têm instabilidade genética, indicando ruptura dos mecanismos que regulam o reparo do DNA e o ciclo celular.

Consequências funcionais das mutações

Em termos funcionais, as mutações são classificadas como ganhadoras ou perdedoras de função. As mutações de ganho de função tendem a ser dominantes (p. ex., induzem alterações fenotípicas quando há um único alelo afetado). As mutações de perda de função, ou inativadoras, em geral são recessivas, e os indivíduos portadores são homozigotos ou heterozigotos compostos (p. ex., portadores de dois alelos mutantes diferentes de um mesmo gene), relacionados com as mutações causadoras da doença. De outro modo, a mutação de um único alelo pode ocasionar *haploinsuficiência*, situação em que um único alelo normal não é suficiente para manter um fenótipo normal. A haploinsuficiência é um mecanismo comum nas doenças associadas a mutações dos fatores de transcrição **(Tabela 466-2)**. É notável a variação significativa e frequente das manifestações clínicas entre os pacientes com uma mutação idêntica. Um dos mecanismos responsáveis por essa variabilidade é a influência dos genes modificadores. A haploinsuficiência também pode afetar a expressão das enzimas limitadoras da velocidade. Por exemplo, a haploinsuficiência das enzimas envolvidas na síntese do grupamento heme pode causar porfirias **(Cap. 416)**.

por mutações nos múltiplos genes que formam a via da anemia de Fanconi, que está envolvida no reparo e replicação do DNA. O HNPCC (síndrome de Lynch) caracteriza-se pela presença de câncer de cólon com transmissão autossômica dominante de apresentação precoce (< 50 anos), predisposição a lesões na porção proximal do intestino grosso e associação a outras doenças malignas, como câncer de útero e de ovário. O HNPCC é predominantemente causado por mutações em um dos vários genes de reparo do mau pareamento (MMR), incluindo MutS homólogo 2 (*MSH2*), MutL homólogo 1 e 6 (*MLH1*, *MLH6*), *MSH6*, *PMS1* e *PMS2* **(Cap. 81)**. Essas proteínas participam da detecção dos erros de pareamento de nucleotídeos e do reconhecimento de repetições de trinucleotídeos em fitas deslocadas. As mutações germinativas desses genes acarretam a instabilidade dos microssatélites e uma taxa elevada de mutação em cânceres do cólon. Atualmente estão sendo usados testes de rastreamento genético em famílias consideradas de alto risco. A identificação do HNPCC permite o rastreamento precoce com colonoscopia e a implementação de estratégias preventivas com anti-inflamatórios não esteroides.

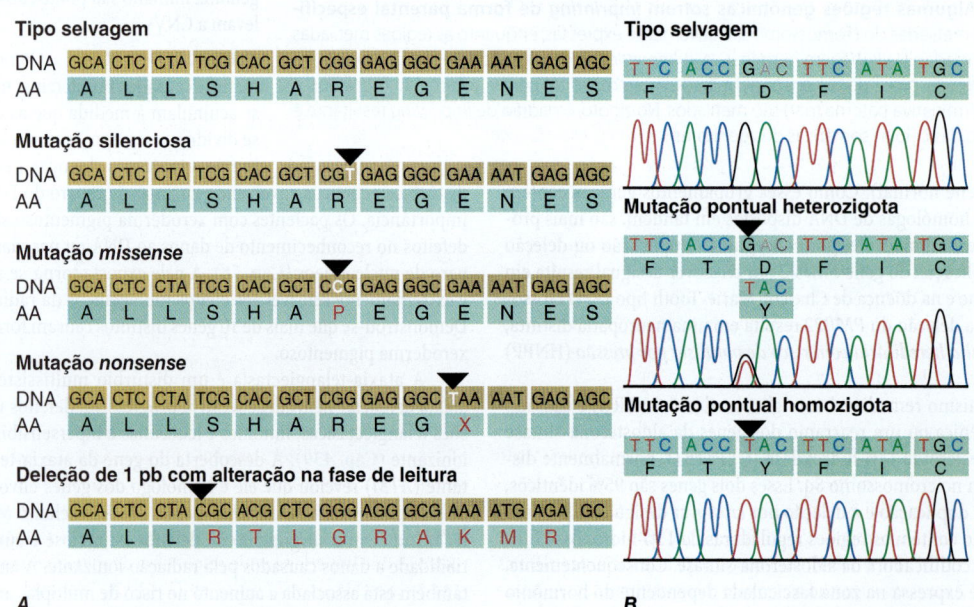

FIGURA 466-10 **A.** Exemplos de mutações (agora comumente chamadas *variações*). A fita codificadora é apresentada junto à sequência de aminoácidos codificada. **B.** Cromatogramas de análises de sequências após a amplificação do DNA genômico pela reação em cadeia da polimerase.

Um aumento na dosagem de um produto gênico pode provocar doença, como ilustrado pela duplicação do gene *DAX1* na reversão sexual sensível à dosagem **(Cap. 390)**. A mutação em um único alelo também pode resultar em perda de função causada por um efeito dominante negativo. Nesse caso, o alelo que sofreu mutação interfere na função do produto gênico normal por meio de um entre diversos mecanismos diferentes: (1) a proteína mutante pode interferir na função de um complexo proteico multimérico, como o que ocorre nas mutações dos genes do colágeno tipo 1 (*COL1A1, COL1A2*) na osteogênese imperfeita **(Cap. 413)**; (2) a proteína mutante pode ocupar locais de ligação em outras proteínas ou em elementos de resposta aos promotores, cujo exemplo é a resistência ao hormônio tireoidiano β, distúrbio no qual o receptor β do hormônio tireoidiano inativado se liga aos genes-alvo, funcionando como antagonista dos receptores normais **(Cap. 382)**; ou (3) uma proteína mutante pode ser citotóxica, como ocorre na deficiência de $α_1$-antitripsina **(Cap. 292)** ou no diabetes insípido neuro-hipofisário autossômico dominante **(Cap. 381)**, em que as proteínas anormalmente dobradas ficam aprisionadas no interior do retículo endoplasmático e finalmente produzem dano celular.

Genótipo e fenótipo • ALELOS, GENÓTIPOS E HAPLÓTIPOS

Denomina-se *fenótipo* qualquer caráter observado; a informação genética que o define é chamada *genótipo*. Formas alternativas de um gene ou de um marcador genético são denominadas *alelos*. Os alelos podem ser variantes polimórficas de ácidos nucleicos sem qualquer efeito evidente na expressão ou na função dos genes. Em outras situações, essas variantes podem ter efeitos sutis na expressão gênica, o que poderia conferir vantagens adaptativas associadas à diversidade genética. Por outro lado, variantes alélicas podem refletir mutações que evidentemente alteram a função de um produto gênico. A mutação Glu6Val (E6V) no gene da β-*globina* na anemia falciforme e a deleção ΔF508 da fenilalanina (F) no gene *CFTR* são exemplos de variantes alélicas desses genes que resultam em doença. Como cada indivíduo possui duas cópias de cada cromossomo (uma herdada da mãe e outra herdada do pai), é possível haver apenas dois alelos em um dado *locus*. No entanto, podem existir muitos alelos diferentes na população. O alelo normal, o mais comum, costuma ser referido como *tipo selvagem*. Quando os alelos de um dado *locus* são idênticos, o indivíduo é *homozigoto*. Em muitos distúrbios autossômicos recessivos são transmitidas cópias idênticas de um alelo mutante, particularmente em situações de consanguinidade ou em populações isoladas. Se os alelos forem diferentes nas cópias materna e paterna do gene, o indivíduo será *heterozigoto* nesse *locus* **(Fig. 466-10)**. Se dois alelos mutantes diferentes forem herdados em um mesmo *locus*, o indivíduo será um *heterozigoto composto*. O termo *hemizigoto* é usado para descrever um homem com mutação de um gene do cromossomo X ou uma mulher com perda de um dos *loci* do cromossomo X.

Os genótipos descrevem alelos específicos de um dado *locus*. Por exemplo, existem três alelos comuns (E2, E3 e E4) do gene da apolipoproteína E (*APOE*). O genótipo de um indivíduo pode, então, ser descrito como *APOE3/4*, *APOE4/4* ou qualquer outra variante. Essas designações indicam quais alelos estão presentes nos dois cromossomos do gene *APOE* no *locus* 19q13.2. Em outros casos, o genótipo pode receber números (p. ex., 1/2) ou letras (p. ex., B/b) arbitrários para distinguir os diferentes alelos.

Um *haplótipo* descreve um grupo de alelos estreitamente ligados em um *locus* do genoma **(Fig. 466-4)**. Os haplótipos são úteis para rastrear a transmissão de segmentos genômicos em famílias e pesquisar evidências de recombinação genética quando ocorre *crossover* entre os alelos **(Fig. 466-6)**. Como exemplo, vários alelos dos antígenos do *locus* de histocompatibilidade (HLA) no complexo principal de histocompatibilidade (MHC) no cromossomo 6 são usados para estabelecer haplótipos associados a certos estados de doença. Por exemplo, a deficiência de 21-hidroxilase, a deficiência de complemento e a hemocromatose estão associadas a haplótipos específicos do HLA. Hoje se sabe que os genes dessas doenças se encontram na proximidade do *locus* do HLA, o que explica a identificação de associações com HLA antes mesmo que os genes de tais doenças tivessem sido clonados e localizados. Em outros casos, as associações específicas entre HLA e doenças, como a espondilite anquilosante (HLA-B27) ou o diabetes melito tipo 1 (HLA-DR4), refletem o papel de variantes alélicas específicas do HLA na predisposição a essas doenças autoimunes. A caracterização de haplótipos comuns de SNP em diversas populações de diferentes partes do mundo forneceu as ferramentas necessárias aos estudos de associação delineados para detectar os genes envolvidos na patogênese das doenças complexas **(Tabela 466-1)**. A presença ou a ausência de determinados haplótipos também pode ser relevante para a seleção específica das terapias clínicas (farmacogenômica) ou para as estratégias de prevenção.

A *correlação genótipo-fenótipo* descreve a associação de uma mutação específica com o fenótipo resultante. O fenótipo pode variar em função da localização ou do tipo de mutação em alguns genes. Por exemplo, na doença de von Hippel-Lindau, uma doença multissistêmica autossômica dominante que inclui carcinoma de células renais, hemangioblastoma e feocromocitoma, entre outros, o fenótipo varia muito, e a identificação da mutação específica pode ser clinicamente útil para predizer o espectro fenotípico.

HETEROGENEIDADE ALÉLICA A *heterogeneidade alélica* ocorre quando mutações diferentes no mesmo *locus* gênico resultam em um fenótipo idêntico ou semelhante. Por exemplo, várias mutações do *locus* da β-globina podem causar β-talassemia **(Tab. 466-3) (Fig. 466-9)**. Essencialmente, a heterogeneidade alélica reflete o fato de que muitas mutações distintas são capazes de alterar a estrutura e a função das proteínas. Por esse motivo, os mapas de mutações inativadoras de genes têm distribuição quase aleatória. Algumas exceções são: (1) o efeito do fundador, no qual uma mutação específica que não afeta a capacidade reprodutiva é identificada em um indivíduo; (2) "pontos quentes" (*hot spots*) para mutações, em que a natureza da sequência de DNA predispõe a mutações recorrentes; e (3) a localização de mutações em alguns domínios fundamentais à função da proteína. A heterogeneidade alélica cria um problema prático para os testes genéticos, pois muitas vezes é necessário procurar mutações em todo o *locus* gênico, porque sua estrutura varia em cada paciente. Por exemplo, atualmente há cerca de 2.000 variantes identificadas no gene *CFTR*, embora algumas delas sejam muito raras e outras talvez não causem doença **(Fig. 466-3)**. A análise mutacional pode inicialmente se concentrar em um painel de mutações especialmente frequentes (geralmente levando em consideração a origem étnica do paciente), mas um resultado negativo não exclui a possibilidade de haver mutação em outra região do gene. Devemos estar cientes de que as análises mutacionais geralmente se concentram na região codificadora do gene, sem considerar as regiões regulatórias ou intrônicas. Como as mutações causadoras de doenças podem estar localizadas fora das regiões codificadoras, os resultados negativos precisam ser interpretados com cautela. O advento de tecnologias de sequenciamento mais abrangentes facilitou muito as análises mutacionais concomitantes de vários genes após enriquecimento específico, ou mesmo as análises integrais do exoma ou do genoma. No entanto, o sequenciamento abrangente pode resultar em grandes desafios diagnósticos, porque a detecção de uma sequência alterada nem sempre é suficiente para se estabelecer que ela tenha um papel causal (variantes de significado indeterminado, VUS).

HETEROGENEIDADE FENOTÍPICA Ocorre *heterogeneidade fenotípica* quando mutações alélicas produzem mais de um fenótipo (p. ex., por mutações diferentes no mesmo gene) **(Tab. 466-3)**. Por exemplo, as laminopatias são distúrbios monogênicos multissistêmicos causados por mutações no gene *LMNA*, que codifica as laminas nucleares A e C. Múltiplos distúrbios autossômicos dominantes e recessivos são causados por mutações no gene *LMNA*. Entre esses estão diversas formas de lipodistrofia, distrofia muscular de Emery-Dreifuss, síndromes de progeria, uma forma da doença neuronal de Charcot-Marie-Tooth (tipo 2B1) e um grupo de síndromes de sobreposição. É interessante observar que a análise hierárquica dos agrupamentos revelou que os fenótipos variam de acordo com a posição da mutação (*correlação genótipo-fenótipo*). De modo semelhante, mutações idênticas no gene *FGFR2* podem produzir fenótipos muito diferentes: síndrome de Crouzon (sinostose craniofacial) ou síndrome de Pfeiffer (acrocefalopolissindactilia).

HETEROGENEIDADE DE *LOCUS* (OU NÃO ALÉLICA) E FENOCÓPIAS A *heterogeneidade de locus ou não alélica* refere-se à situação em que um fenótipo de doença semelhante resulta de mutações em *loci* genéticos distintos **(Tab. 466-3)**. Isso geralmente ocorre quando mais de um produto gênico gera diferentes subunidades em um complexo interativo, ou quando genes diferentes estão envolvidos com a mesma cascata genética ou via fisiológica. Por exemplo, a osteogênese imperfeita pode originar-se de mutações em dois genes distintos de pró-colágeno (*COL1A1* ou *COL1A2*), localizados em cromossomos diferentes, e pode envolver outros múltiplos genes **(Cap. 413)**. Os efeitos das mutações inativadoras desses dois genes são semelhantes, pois os produtos proteicos são duas subunidades diferentes da fibra de colágeno

TABELA 466-3 ■ Exemplos selecionados de heterogeneidade fenotípica e heterogeneidade de *locus*

Heterogeneidade fenotípica

Gene, proteína	Fenótipo	Herança	OMIM
LMNA, Lamina A/C	Distrofia muscular de Emery-Dreifuss (AD)	AD	181350
	Lipodistrofia parcial familiar de Dunnigan	AD	151660
	Progeria de Hutchinson-Gilford	AD	176670
	Síndrome de Werner atípica	AD	150330
	Miocardiopatia dilatada 1A	AD	115200
	Fibrilação atrial familiar 3	AD	607554
	Charcot-Marie-Tooth tipo 2B1	AR	605588
KRAS	Síndrome de Noonan	AD	163950
	Síndrome cárdio-fácio-cutânea 1	AD	115150

Heterogeneidade de *locus*

Fenótipo	Gene	Localização cromossômica	Proteína
Miocardiopatia hipertrófica familiar	MYH7	14q11.2	Cadeia pesada beta da miosina
Genes que codificam proteínas sarcoméricas	TNNT2	1q32.1	Troponina T2
	TPM1	15q22.2	Tropomiosina alfa
	MYBPC3	11p11q	Ligante de miosina Proteína C
	TNNC1	19q13.4	Troponina 1
	MYL2	12q24.11	Cadeia leve 2 da miosina
	MYL3	3p21.31	Cadeia leve 3 da miosina
	TTN	2q31.2	Titina cardíaca
	ACTC	15q14	Actina alfa cardíaca
	MYH6	14q11.2	Cadeia pesada alfa da miosina
	MYLK2	20q11.21	Cinase da miosina de peptídeo leve
	CAV3	3p25	Caveolina 3
Genes que codificam proteínas não sarcoméricas	MT-T1	Mitocondrial	Isoleucina do tRNA
	MT-TG	Mitocondrial	Glicina do tRNA
	PRKAG2	7q36.1	Subunidade γ2 da proteína-cinase ativada por AMP
	DMPK	19q13.32	Proteína-cinase da miotonina (distrofia miotônica)
	FRDA	9q21.11	Frataxina (ataxia de Friedreich)
Doença renal policística	PKD1	16p13.3	Policistina 1 (AD)
	PKD2	4q22.1	Policistina 2 (AD)
	PKHD1	6p21.1-p12.2	Fibrocistina/poliductina (AR)
Síndrome de Noonan	PTPN11	12q24.13	Proteína tirosina-fosfatase 2c
	KRAS	12p12.1	KRAS

Siglas: AD, autossômico dominante; AR, autossômico recessivo; OMIM, Online Mendelian Inheritance in Man.

helicoidal. De forma semelhante, as síndromes de distrofia muscular podem ser causadas por mutações em vários genes, o que explica por que sua transmissão pode ser ligada ao X (Duchenne ou Becker), autossômica dominante (distrofia muscular do cíngulo dos membros tipo 1) ou autossômica recessiva (distrofia muscular do cíngulo dos membros tipo 2) (Cap. 449). Mutações no gene *DMD* ligado ao X, responsável por codificar a distrofina, são as causas mais comuns de distrofia muscular. Essa característica reflete o grande tamanho do gene, assim como o fato de o fenótipo ser expresso em indivíduos masculinos hemizigotos, já que eles têm apenas uma cópia do cromossomo X. A distrofina está associada a um grande complexo proteico ligado ao citoesqueleto na membrana do músculo. As mutações em diversos componentes desse complexo proteico também podem causar distrofias musculares. Essas doenças têm fenótipos distintos, mas o espectro de manifestações clínicas produzido pelas mutações de diferentes genes se sobrepõe, produzindo heterogeneidade não alélica. Deve-se observar que as mutações na distrofina também estão associadas com a heterogeneidade alélica. Por exemplo, as mutações do gene *DMD* podem causar a distrofia muscular de Duchenne ou a distrofia de Becker (menos grave), dependendo da gravidade do defeito da proteína.

O reconhecimento da heterogeneidade não alélica é importante por vários motivos: (1) com a inclusão de pacientes com fenótipos parecidos, mas doenças genéticas distintas, reduz-se a capacidade de identificar os *loci* de doenças em estudos de ligações genéticas; (2) os testes genéticos são mais complexos, porque é necessário avaliar vários genes, bem como possíveis mutações diferentes em cada gene candidato; e (3) obtêm-se novas informações acerca da interação dos genes e das proteínas, o que propicia percepções originais sobre a fisiologia molecular.

As *fenocópias* são alterações não genéticas que simulam uma doença genética. Por exemplo, algumas síndromes neurológicas induzidas por toxinas ou drogas podem simular a doença de Huntington, e a demência vascular possui algumas características fenotípicas em comum com as formas hereditárias da demência de Alzheimer (Cap. 431). Assim como ocorre na heterogeneidade não alélica, é possível que a presença de fenocópias confunda os estudos de ligações e os testes genéticos. A história do paciente e as alterações sutis no fenótipo muitas vezes fornecem indícios que distinguem essas doenças das afecções genéticas relacionadas.

EXPRESSIVIDADE VARIÁVEL E PENETRÂNCIA INCOMPLETA Quando uma mesma mutação genética causa manifestações fenotípicas diversas em diferentes indivíduos, estamos diante do fenômeno denominado *expressividade variável*. É possível haver manifestações diferentes de uma doença envolvendo diversos órgãos (p. ex., neoplasia endócrina múltipla [NEM]), variações na gravidade da doença (p. ex., fibrose cística) ou na idade de início da doença (p. ex., doença de Alzheimer). A NEM1 ilustra várias dessas características. Nesta síndrome tumoral autossômica dominante, os indivíduos afetados são portadores de uma mutação inativadora na linhagem germinativa que é transmitida de forma autossômica dominante. Após a inativação somática do alelo alternativo (perda da heterozigose; modelo dos dois eventos de Knudson), os pacientes podem desenvolver tumores da glândula paratireoide, do pâncreas endócrino, da adeno-hipófise e lesões dermatológicas (Cap. 388). No entanto, o padrão dos tumores nas diversas glândulas, a idade de seu aparecimento e o tipo de hormônio produzido variam entre os indivíduos acometidos, inclusive em uma mesma família. Nesse exemplo, a variabilidade fenotípica decorre, em parte, da necessidade de uma segunda mutação somática na cópia normal do gene *MEN1*, e da ampla variedade de tipos celulares suscetíveis aos efeitos das mutações do gene *MEN1*. Até certo ponto, a expressão variável reflete a influência de genes modificadores, ou do restante da bagagem genética, sobre os efeitos de uma dada mutação. Mesmo em gêmeos idênticos, cuja constituição genética é essencialmente a mesma, a expressão de uma doença genética pode ser variável.

As interações com o ambiente também influenciam a evolução de uma doença. Por exemplo, as manifestações e a gravidade da hemocromatose podem ser influenciadas pela ingestão de ferro (Cap. 414), e a evolução da fenilcetonúria é afetada pela exposição à fenilalanina na dieta (Cap. 420). Outras doenças metabólicas, como as hiperlipidemias e a porfiria, também estão nessa categoria. Por isso, muitos mecanismos, incluindo efeitos genéticos e influências ambientais, tornam a expressividade variável. No aconselhamento genético, é importante reconhecer tal variabilidade, pois nem sempre é possível prever a evolução da doença mesmo quando a mutação é conhecida.

O termo *penetrância* refere-se à proporção de indivíduos com genótipo mutante que expressa o fenótipo. Se todos os portadores de um gene mutante expressarem o fenótipo, a penetrância será completa. A penetrância é dita *incompleta* ou *reduzida* se alguns indivíduos não apresentarem características do fenótipo. Nas doenças dominantes com penetrância incompleta, ocorre salto de gerações, e portadores sadios podem transmitir o gene mutante. Um exemplo é a miocardiopatia hipertrófica obstrutiva (MHO), causada por mutações no gene da *proteína C ligante de miosina*, uma doença dominante cujas manifestações clínicas aparecem apenas em um subgrupo dos pacientes com a mutação (Cap. 259). Aqueles que são portadores da mutação, ainda que sem evidência da doença, podem transmiti-la às gerações seguintes. Em muitas doenças de início pós-natal, a proporção de portadores do gene que apresentam a doença varia com a idade. Logo, ao descrever a penetrância, é preciso mencionar a idade. Por exemplo, na doença de Huntington ou na esclerose lateral amiotrófica familiar, doenças que surgem tardiamente na vida, a idade em que é feita a avaliação clínica influencia a taxa de penetrância. A *impressão genômica* (*imprinting*) também pode modificar a penetrância de uma doença. Por exemplo, em pacientes com OHA, as mutações na subunidade G$_s$α (gene *GNAS1*) são expressas clinicamente somente em indivíduos que herdam a mutação de sua mãe (Cap. 410).

FENÓTIPOS INFLUENCIADOS PELO SEXO Algumas mutações têm efeitos bem diferentes em homens e mulheres. Em alguns casos, isso ocorre porque o gene se encontra em um cromossomo sexual X ou Y (doenças ligadas ao X ou ao Y). Por isso, o fenótipo dos genes ligados ao X que sofreram mutação é expresso totalmente apenas nos indivíduos do sexo masculino, e as manifestações são variáveis nas mulheres heterozigotas, dependendo do grau de inativação do X e da função do gene. Por exemplo, a maioria das mulheres heterozigotas com deficiência do fator VIII (hemofilia A) é assintomática, pois a produção do fator VIII é suficiente para prevenir um defeito na coagulação (Cap. 116). Já algumas mulheres heterozigotas para o defeito do depósito lipídico ligado ao X, causado por deficiência de α-galactosidase A (doença de Fabry), apresentam sintomas leves de neuropatia dolorosa, além de outras manifestações da doença (Cap. 418). Como apenas os homens possuem o cromossomo Y, as mutações em genes como o *SRY*, que causa a reversão do sexo masculino para o feminino, ou o *DAZ* (deletado na azoospermia), que causa anormalidades na espermatogênese, são exclusivas do sexo masculino (Cap. 390).

Outras doenças têm sua expressão limitada pelo sexo em razão da função diferencial do produto gênico em homens e mulheres. As mutações que ativam o receptor do hormônio luteinizante causam puberdade precoce apenas nos meninos (Cap. 391). Isso ocorre porque a ativação do receptor induz à produção de testosterona nos testículos, mas não afeta o ovário imaturo. As mutações dialélicas inativadoras do receptor do hormônio folículo-estimulante (FSH) causam insuficiência ovariana primária em mulheres, pois os folículos não se desenvolvem na ausência de ação do FSH. Por outro lado, os homens com essa mutação têm um fenótipo mais sutil, porque a produção de testosterona é preservada (permitindo a maturação sexual) e a espermatogênese é apenas parcialmente prejudicada (Cap. 391). Na hiperplasia suprarrenal congênita, cuja causa mais comum é a deficiência de 21-hidroxilase, há inibição da produção de cortisol, e o ACTH estimula a glândula suprarrenal, aumentando a produção dos precursores androgênicos (Cap. 386). Em mulheres, o aumento dos androgênios causa genitália ambígua, evidente ao nascimento. Em homens, faz-se o diagnóstico com base na presença de insuficiência suprarrenal ao nascer, porque o nível aumentado de androgênio suprarrenal não altera a diferenciação sexual, ou mais tarde na infância, em razão da puberdade precoce. A hemocromatose é mais comum nos homens, talvez em razão das diferenças no consumo de ferro na dieta e das perdas associadas à menstruação e à gravidez em mulheres (Cap. 414).

Distúrbios cromossômicos Os *distúrbios cromossômicos* e as técnicas usadas para caracterizá-los foram examinados minuciosamente em capítulos específicos nas edições anteriores deste manual. Os distúrbios cromossômicos ou citogenéticos são causados por alterações cromossômicas numéricas (aneuploidias) ou estruturais (deleções, duplicações, translocações, inversões, cromossomos dicêntricos e em anel, translocações robertsonianas). Esses distúrbios ocorrem em cerca de 1% da população geral, 8% dos natimortos e aproximadamente 50% dos fetos abortados espontaneamente. As indicações para análises citogenéticas e citogenômicas dos cromossomos estão apresentadas na **Tabela 466-4**. As *síndromes de genes contíguos* (p. ex., grandes deleções que afetam diversos genes) são utilizadas para identificar a localização de novos genes causadores de doença. Em razão do tamanho variável das deleções em pacientes distintos, a comparação sistemática entre os fenótipos e os locais onde se encontram os pontos de quebra da deleção permite mapear a localização de determinados genes dentro da região genômica crítica.

TABELA 466-4 ■ Indicações para as análises citogenética e citogenômica ao longo da vida	
Cronograma de testes	**Indicações para testes**
Pré-natal	Idade materna avançada Anormalidades no exame ultrassonográfico Risco aumentado para distúrbio genético no exame do soro materno
Neonatal e infância	Anomalias congênitas múltiplas Deficiência intelectual Autismo Desenvolvimento lento Insuficiência do desenvolvimento Baixa estatura Distúrbios do desenvolvimento sexual História familiar de alteração cromossômica Câncer
Adultos	Infertilidade Abortos recorrentes História familiar de câncer

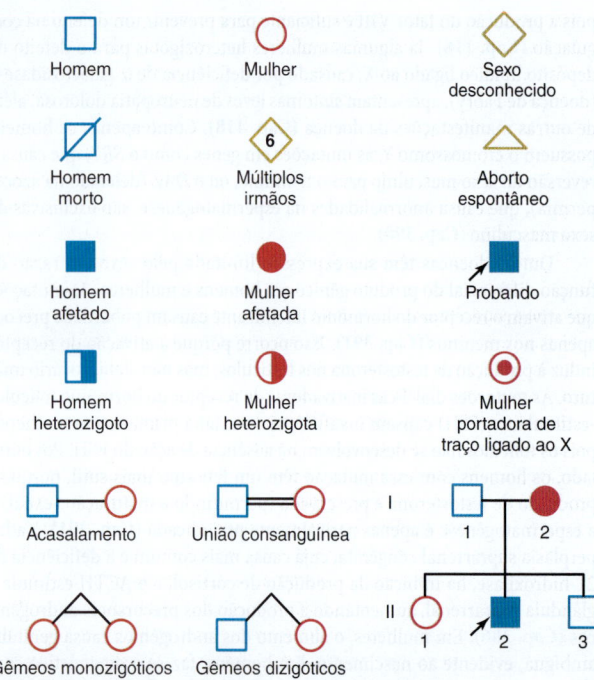

FIGURA 466-11 Símbolos-padrão para heredogramas.

Doenças mendelianas monogênicas As doenças monogênicas humanas com frequência são denominadas *doenças mendelianas*, uma vez que obedecem aos princípios da transmissão genética originalmente descritos por Gregor Mendel em sua obra clássica. O catálogo OMIM, constantemente atualizado, lista milhares dessas doenças e fornece informações acerca de fenótipo clínico, base molecular, variações alélicas e modelos animais pertinentes (Tab. 466-1). O modo de transmissão de um determinado traço fenotípico ou doença é determinado pela análise genealógica. Todos os indivíduos da família, afetados ou não, são registrados por meio de símbolos padronizados (Fig. 466-11). Os princípios da segregação alélica e a transmissão dos alelos dos genitores para os filhos são ilustrados na Fig. 466-12. Um alelo dominante (A) e um recessivo (a) podem apresentar três modos de herança mendeliana: autossômico dominante, autossômico recessivo e ligado ao X. Cerca de 65% dos distúrbios monogênicos humanos são autossômicos dominantes, 25% são autossômicos recessivos e 5% são ligados ao X. Atualmente há testes genéticos para muitos desses distúrbios com importância crescente na medicina clínica (Cap. 467).

DOENÇAS AUTOSSÔMICAS DOMINANTES Nas doenças autossômicas dominantes, mutações em um único alelo são suficientes para causar a doença. Diferentemente das doenças recessivas, nas quais a patogênese é relativamente mais simples, já que há perda dialélica da função do gene, as doenças dominantes podem ter vários mecanismos, muitos deles específicos para a função da via genética envolvida. Em termos práticos, uma mutação pode atribuir ativação constitutiva (ganho de função), exercer um efeito negativo dominante ou resultar em perda de função e haploinsuficiência.

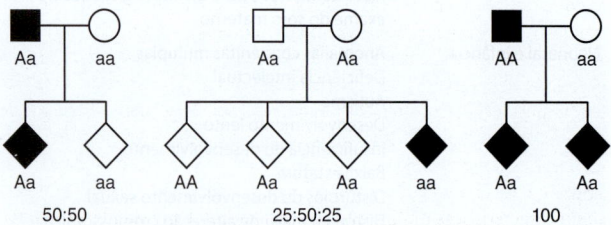

FIGURA 466-12 Segregação dos alelos. Segregação dos genótipos na descendência de genitores com um alelo dominante (A) e um recessivo (a). A distribuição dos alelos parentais aos seus descendentes depende da combinação presente nos genitores. Símbolos preenchidos = indivíduos acometidos.

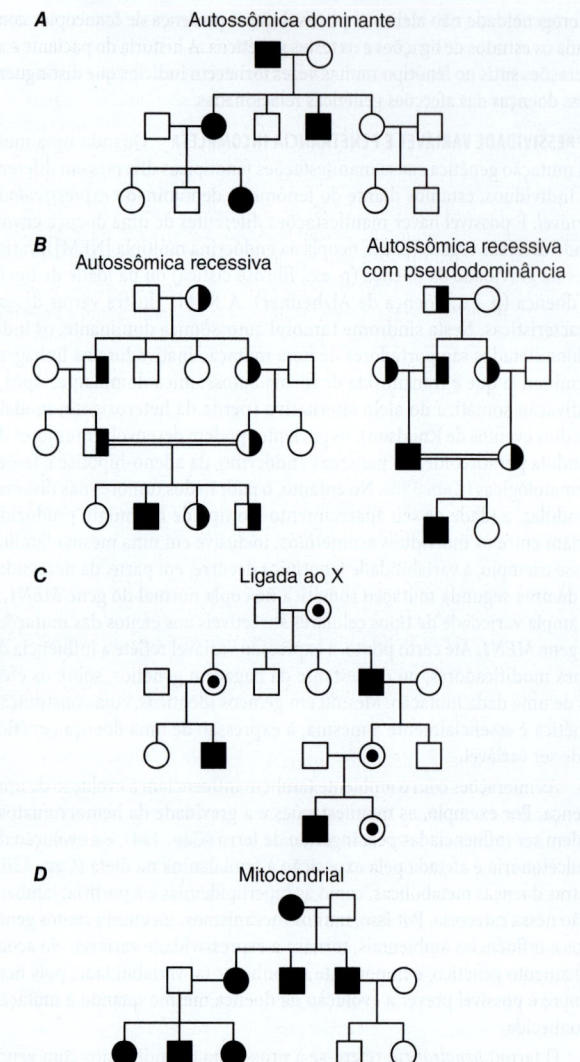

FIGURA 466-13 Heranças dominante (**A**), recessiva (**B**), ligada ao X (**C**) e mitocondrial (matrilinear) (**D**).

As doenças autossômicas dominantes atingem várias gerações consecutivas e não ocorrem na prole dos indivíduos sadios. A frequência é idêntica em homens e mulheres, pois o gene defeituoso está em um dos 22 autossomos (Fig. 466-13A). As mutações autossômicas dominantes alteram apenas um dos dois alelos de um dado *locus*. A separação desses alelos na meiose é aleatória, por isso a chance de um descendente ser acometido é de 50%. A menos que tenha havido uma nova mutação na linhagem germinativa, todos os indivíduos acometidos devem ter um dos genitores acometido. A prole com genótipo normal não transmite a doença. As manifestações clínicas das doenças autossômicas dominantes podem variar em função de diferenças na penetrância ou na expressividade (ver anteriormente). Tais variações podem dificultar a determinação do padrão de herança.

No entanto, deve-se ter em mente que alguns indivíduos podem herdar o gene mutante de um genitor não acometido devido a mutações germinativas *de novo*. Elas são mais frequentes nas etapas mais tardias da divisão celular durante a gametogênese, o que explica por que é raro que irmãos sejam acometidos. Como mencionado anteriormente, as novas mutações na linhagem germinativa são mais comuns em pais de idade avançada. Por exemplo, a média de idade dos pais que transmitiram síndrome de Marfan por meio de novas mutações ocorridas na linhagem germinativa é de cerca de 37 anos, enquanto os pais que transmitiram a doença por herança têm, em média, 30 anos.

DOENÇAS AUTOSSÔMICAS RECESSIVAS Nas doenças recessivas, os alelos mutantes resultam em perda parcial ou total da função. Tais doenças costumam envolver enzimas de vias metabólicas, receptores ou proteínas das cascatas de sinalização. Em doenças autossômicas recessivas, o indivíduo acometido, que pode ser de qualquer sexo, é um homozigoto ou um heterozigoto composto para um determinado defeito monogênico. Salvo poucas e importantes exceções, as doenças autossômicas recessivas são raras e muitas vezes ocorrem em um contexto de consanguinidade dos genitores. A frequência relativamente alta de algumas doenças recessivas, como a anemia falciforme, a fibrose cística e a talassemia, pode, em parte, ser explicada pela vantagem biológica seletiva do estado heterozigoto (ver adiante). Embora os portadores heterozigotos de um alelo defeituoso costumem ser clinicamente normais, eles às vezes apresentam diferenças sutis no fenótipo que só aparecem quando são feitos testes mais precisos ou o paciente é submetido a determinados fatores ambientais. Na anemia falciforme, por exemplo, os heterozigotos geralmente são assintomáticos. Entretanto, em situações de desidratação ou de redução na pressão de oxigênio, é possível ocorrer crise falcêmica em heterozigotos **(Cap. 98)**.

Na maioria dos casos, os indivíduos acometidos são descendentes de genitores heterozigotos. Nesse caso, cada filho tem 25% de chance de ser portador de genótipo normal, 50% de chance de ser heterozigoto e 25% de chance de ser homozigoto para os alelos recessivos **(Figs. 466-10 e 466-13B)**. Em caso de um dos genitores ser heterozigoto não afetado e o outro homozigoto afetado, a probabilidade de doença aumenta para 50% a cada criança. Nessa situação, a análise genealógica se assemelha à do modo de herança autossômico dominante (*pseudodominância*). Diferentemente do que ocorre nas doenças autossômicas dominantes, novas mutações de alelos recessivos raramente se manifestam, pois em geral resultam no estado de portador assintomático.

DOENÇAS LIGADAS AO X Os homens têm apenas um cromossomo X. Consequentemente uma filha herdará sempre o cromossomo X do pai e um dos cromossomos X da mãe. Um filho herdará o cromossomo Y do pai e um cromossomo X materno. Assim, as peculiaridades da herança ligada ao X são: (1) não há transmissão de pai para filho, e (2) todas as filhas de um homem acometido são portadoras obrigatórias do alelo mutante **(Fig. 466-13C)**. O risco de manifestar a doença em razão da presença de um gene mutante do cromossomo X é diferente nos dois sexos. Como os homens têm apenas um cromossomo X, eles são hemizigotos para o alelo mutante e, por isso, têm mais chances de apresentar o fenótipo mutante, independentemente de a mutação ser dominante ou recessiva. Um indivíduo do sexo feminino pode ser heterozigoto ou homozigoto para o alelo mutante, que, por sua vez, pode ser dominante ou recessivo. Portanto, os termos *dominante ligado ao X* e *recessivo ligado ao X* se aplicam apenas à expressão do fenótipo mutante nas mulheres. A inativação do cromossomo X também influencia a expressão dos genes desse cromossomo.

DOENÇAS LIGADAS AO Y O cromossomo Y tem um número relativamente pequeno de genes. Um desses genes, o gene (ou fator) relacionado com o sexo no cromossomo Y (*SRY*), que codifica o fator determinante dos testículos (*TDF*), é vital para o desenvolvimento masculino normal. Normalmente, é infrequente a troca de sequências do cromossomo Y com o cromossomo X. A região *SRY* é adjacente à região pseudoautossômica, um segmento dos cromossomos X e Y com alto grau de homologia. Nos indivíduos do sexo masculino, algumas vezes o *crossover* envolve a região *SRY* e a extremidade distal do cromossomo X durante a meiose. Essas translocações podem gerar mulheres XY cujo cromossomo Y não tem o gene *SRY*, ou homens XX com o gene *SRY* em um dos dois cromossomos X **(Cap. 390)**. Mutações pontuais no gene *SRY* também podem gerar indivíduos com genótipo XY e um fenótipo feminino incompleto. A maioria dessas mutações é esporádica (não hereditária). Homens com oligospermia ou azoospermia muitas vezes têm microdeleções no braço longo do cromossomo Y com eliminação de um ou mais genes do fator de azoospermia (*AZF*).

Exceções aos padrões de herança mendeliana simples
DOENÇAS MITOCONDRIAIS A herança mendeliana é a transmissão de genes codificados pelo DNA contido nos cromossomos nucleares. Além disso, as mitocôndrias contêm várias cópias de um pequeno cromossomo circular **(Cap. 468)**. O DNA mitocondrial (mtDNA) tem cerca de 16,5 kb e codifica RNAs transportadores e ribossômicos, bem como 13 proteínas centrais componentes da cadeia respiratória que participam da fosforilação oxidativa e da geração de ATP. O genoma mitocondrial não se recombina e, como o espermatozoide contribui pouco para o citoplasma do zigoto, é herdado por meio da linhagem materna. Uma região não codificante do cromossomo mitocondrial, denominada alça-D (*D-loop*) é altamente polimórfica. Essa propriedade, associada à inexistência de recombinação do mtDNA, torna-se um recurso valioso para estudos de reconstituição da migração e evolução humanas, bem como para algumas aplicações na medicina legal.

A transmissão dos distúrbios mitocondriais hereditários é matrilinear: toda a prole de uma mãe acometida terá a doença, mas o pai afetado não a transmitirá a seus filhos **(Fig. 466-13D)**. As alterações no mtDNA que envolvem as enzimas necessárias à fosforilação oxidativa reduzem a oferta de ATP, geram radicais livres e induzem apoptose. São conhecidos vários distúrbios sindrômicos causados por mutações do genoma mitocondrial em seres humanos, mutações essas que afetam os genes codificadores de proteínas e do tRNA. Seu amplo espectro clínico envolve muitas vezes miocardiopatias e encefalopatias, porque esses tecidos são altamente dependentes da fosforilação oxidativa. A idade de início e a evolução clínica são muito variáveis em razão do mecanismo incomum de transmissão do mtDNA, que se replica de forma independente do DNA nuclear. Durante a replicação celular, a proporção de mitocôndrias comuns e mutantes pode variar em diferentes células e tecidos. A heterogeneidade resultante na proporção de mitocôndrias com e sem mutação denomina-se *heteroplasmia* e está por trás da variabilidade fenotípica característica das doenças mitocondriais.

Acredita-se que as mutações somáticas adquiridas nas mitocôndrias contribuam para várias doenças degenerativas dependentes da idade que afetam principalmente os músculos e os sistemas nervosos central e periférico (p. ex., as doenças de Alzheimer e de Parkinson). É difícil demonstrar que uma mutação do mtDNA seja a produtora de um dado fenótipo clínico em razão do alto grau de polimorfismo do mtDNA e da variabilidade do fenótipo dessas doenças. Alguns tratamentos farmacológicos podem afetar as mitocôndrias e/ou sua função. Por exemplo, o tratamento com o composto antirretroviral azidotimidina (AZT) causa miopatia mitocondrial adquirida em razão da depleção do mtDNA muscular.

MOSAICISMO O termo mosaicismo refere-se à presença de duas ou mais linhagens celulares geneticamente distintas nos tecidos de um mesmo indivíduo. Resulta de uma mutação ocorrida durante o desenvolvimento embrionário, fetal ou extrauterino. A etapa do desenvolvimento em que ocorre a mutação determina se as células germinativas e/ou somáticas serão envolvidas. O mosaicismo cromossômico é causado por uma não disjunção no início da divisão mitótica do embrião, que leva à persistência de mais de uma linhagem celular. Isso ocorre, por exemplo, em alguns casos de síndrome de Turner **(Cap. 390)**. Uma característica do mosaicismo somático é a distribuição irregular de células somáticas geneticamente alteradas. A síndrome de McCune-Albright, por exemplo, é causada por mutações ativadoras da proteína Gα estimuladora ($G_s\alpha$) que ocorrem no início do desenvolvimento **(Cap. 410)**. O fenótipo clínico varia de acordo com a distribuição da mutação nos tecidos; as manifestações incluem cistos ovarianos secretores de esteroides sexuais que causam puberdade precoce, displasia fibrosa poliostótica, manchas cutâneas "café com leite", adenomas hipofisários secretores do hormônio do crescimento e nódulos tireoidianos autônomicos hipersecretores.

INATIVAÇÃO DO X, IMPRESSÃO GENÔMICA E DISSOMIA UNIPARENTAL De acordo com os princípios mendelianos tradicionais, a origem parental de um gene mutante não influencia a expressão do fenótipo. No entanto, há importantes exceções a essa regra. A *inativação do X* impede a expressão da maioria dos genes em um dos cromossomos X em todas as células de uma mulher. A inativação gênica por meio de impressão genômica (*imprinting*) ocorre em determinadas regiões cromossômicas dos autossomos e leva à expressão preferencial e hereditária de um dos alelos parentais. Esse fato tem importância fisiopatológica nas doenças cuja transmissão depende do sexo do progenitor que a transmitiu e, portanto, tem papel importante na expressão de algumas doenças genéticas. Dois exemplos clássicos são as síndromes de Prader-Willi e de Angelman. A síndrome de Prader-Willi tem como características diminuição da atividade fetal, obesidade, hipotonia, deficiência intelectual, baixa estatura e hipogonadismo hipogonadotrófico. As deleções na cópia paterna do *locus* Prader-Willi, localizado no braço longo do cromossomo 15, resultam em uma síndrome de genes contíguos envolvendo as cópias paternas faltantes dos genes *necdin* e *SNRPN*, entre outros. Já os portadores da síndrome de Angelman, caracterizada por deficiência intelectual, convulsões, ataxia e hipotonia, têm deleções envolvendo a cópia materna dessa mesma região do cromossomo 15. Essas duas síndromes também podem ser causadas por *dissomia uniparental*. Nesse caso, as síndromes não são causadas por deleções do cromossomo 15, mas pela herança de dois cromossomos maternos (síndrome de Prader-Willi) ou dois cromossomos paternos (síndrome de Angelman). Finalmente, os dois fenótipos distintos também podem ser causados por uma falha no *imprinting* que prejudique a recomposição da impressão durante o desenvolvimento do zigoto (falha paterna leva à síndrome de Prader-Willi; falha materna, à síndrome de Angelman).

É provável que a impressão genômica e o fenômeno correlato da exclusão alélica sejam mais comuns do que foi possível comprovar até o momento, uma vez que é difícil avaliar os níveis de expressão do mRNA dos alelos maternos e paternos em tecidos específicos ou em células individuais. A impressão genômica, ou dissomia uniparental, está envolvida na patogênese de vários outros distúrbios, incluindo os cânceres. Por exemplo, a mola hidatiforme contém um número normal de cromossomos diploides, mas são todos de origem paterna. O contrário ocorre nos teratomas do ovário, que têm 46 cromossomos de origem materna. A expressão do gene impresso do fator de crescimento semelhante à insulina tipo 2 (IGF-2I) está envolvida na patogênese da síndrome de Beckwith-Wiedemann (SBW), que predispõe ao câncer. Essas crianças têm crescimento somático excessivo, com organomegalias e hemi-hipertrofia, correndo também maior risco de apresentarem tumores embrionários, como o de Wilms. Normalmente, apenas a cópia paterna do gene *IGF-2* é ativa, e a materna permanece inativa. A SBW pode ser causada por vários defeitos genéticos que resultam em hiperatividade de IGF-2, ou uma cópia ativa ausente de CDKN1C, que resulta na inibição da proliferação celular. Eles incluem a dissomia uniparental paterna (DUP) do cromossomo 11, metilação anômala dessa região, rearranjos cromossômicos maternos ou deleções dentro do *locus*.

Alterações no epigenoma por meio de ganho ou perda de metilação do DNA e alterações na modificação das histonas têm papel importante na patogênese dos cânceres.

MUTAÇÕES SOMÁTICAS O câncer pode ser considerado como uma doença genética no nível celular (Cap. 71). Os cânceres têm origem monoclonal. Surgem de uma única célula precursora com uma ou mais mutações nos genes que controlam o crescimento (proliferação ou apoptose) e/ou a diferenciação. Essas mutações somáticas adquiridas ficam restritas ao tumor e às suas metástases, não sendo encontradas no tecido normal adjacente. Algumas das possíveis alterações moleculares são mutações dominantes de ganho de função em oncogenes, mutações recessivas de perda de função em genes supressores tumorais e genes de reparo do DNA, amplificação de genes e rearranjos cromossômicos. A cromotripsia refere-se a um processo mutacional incluindo múltiplos rearranjos cromossômicos agrupados nas proximidades, por exemplo, após lesão por radiação ionizante. É raro que uma única mutação seja suficiente para transformar uma célula normal em maligna. De qualquer forma, na maioria dos cânceres, o surgimento de um fenótipo maligno exige várias alterações genéticas para que uma célula normal evolua gradualmente como célula cancerosa, fenômeno conhecido como *carcinogênese em múltiplas etapas*. As análises de associação genômica ampla, utilizando sequenciamento profundo de cânceres, frequentemente revelam rearranjos somáticos que resultam em genes de fusão e mutações ocorridas em múltiplos genes (Tab. 466-1 e Fig. 466-14). Análises de sequência abrangentes, agora também possíveis por meio de sequenciamento de célula única (SCU), fornecem informações sobre a evolução e a heterogeneidade genética nas malignidades; estas incluem heterogeneidade intratumoral entre as células do tumor primário, heterogeneidade intermetastática e intrametastática e diferenças interpacientes. Essas análises corroboram a noção do câncer como um processo constante de evolução clonal, no qual ciclos sucessivos de seleção clonal no interior do tumor primário e das lesões metastáticas resultam em alterações genéticas e epigenéticas diversas a requerer terapias (personalizadas) com alvo específico (medicina de precisão). A heterogeneidade das mutações no interior de um tumor também pode levar a resistência às terapias-alvo, já que as células com mutações que levam à resistência à terapia, mesmo se forem uma parte minoritária da população tumoral, serão selecionadas à medida que as mais sensíveis são eliminadas.

Os telômeros, repetições de sequências conservadas, protegem as extremidades dos cromossomos contra danos no DNA ou fusão com cromossomos vizinhos. O comprimento dos telômeros diminui com a idade. A maioria dos tumores em humanos expressa a telomerase, uma enzima formada de uma proteína e um componente de RNA que adiciona repetições de telômero nas extremidades dos cromossomos durante a replicação. Esse mecanismo impede o encurtamento dos telômeros e está associado ao aumento da capacidade replicativa nas células cancerígenas. Os inibidores da telomerase representam uma estratégia para o tratamento de cânceres humanos em estágios avançados.

Em várias síndromes de câncer frequentemente existe uma *predisposição* hereditária para a formação de tumor. Nesses casos, a mutação germinativa é herdada de forma autossômica dominante, inativando um

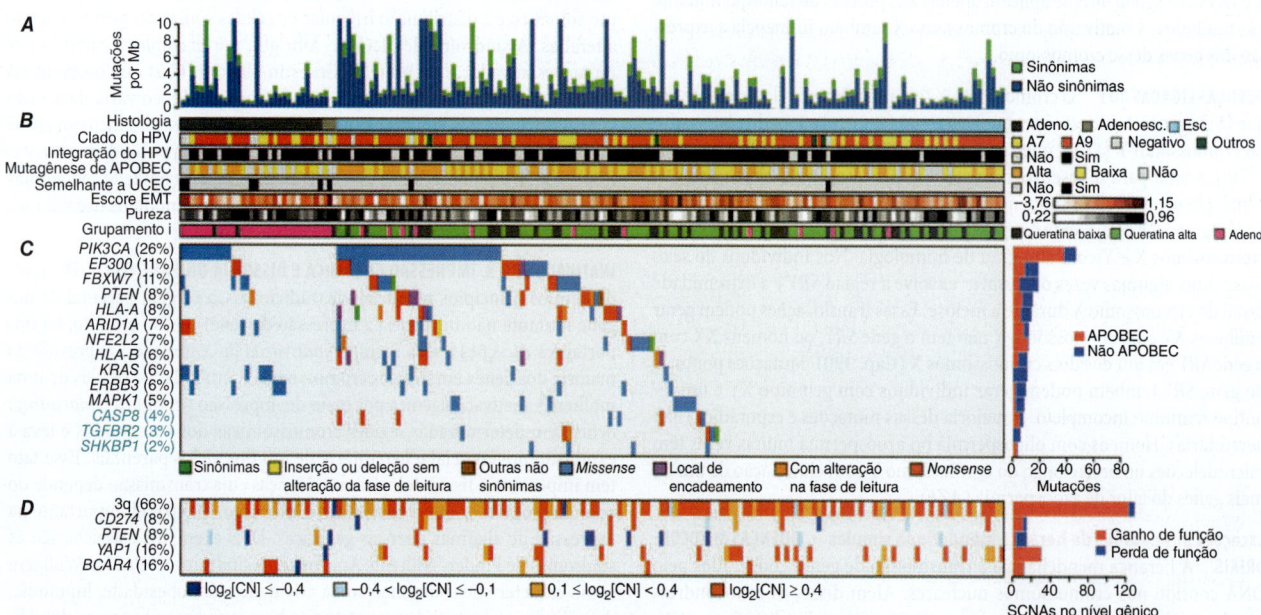

FIGURA 466-14 Alterações somáticas no câncer de colo uterino. **A.** Amostras de carcinoma de colo uterino classificadas de acordo com a histologia e a frequência de mutações; **B.** caracterização do painel molecular e clínico; **C.** SMGs (genes com mutações significativas); e **D.** alterações no número de cópias somáticas selecionadas. Os SMGs estão ordenados de acordo com a frequência total de mutações e o código de coloração do tipo de mutação. Adeno, adenocarcinomas; Adenoesc, cânceres adenoescamosos; CN, número de cópias; SCNAs, alterações no número de cópias somáticas; Esc, carcinomas de células escamosas. (*Fonte: The Cancer Genome Atlas Research Network. Integrated genomic and molecular characterization of cervical cancer. Nature 543:378–384, 2017. Permissão para reprodução concedida por Creative Commons CC-BY (CC BY 4.0) license.*).

alelo de um gene supressor tumoral autossômico. Se o segundo alelo for inativado por mutação somática ou por silenciamento epigenético em uma única célula, haverá o desenvolvimento de uma neoplasia (modelo dos dois eventos de Knudson). Assim, o alelo defeituoso na linhagem germinativa é transmitido de modo dominante, embora o tumor resulte da perda dialélica do gene supressor tumoral no tecido afetado. O exemplo clássico que ilustra esse fenômeno é o retinoblastoma, que pode ocorrer como tumor esporádico ou de forma hereditária. No retinoblastoma esporádico, ambas as cópias do gene do retinoblastoma (*RB*) são inativadas por dois eventos somáticos. No retinoblastoma hereditário, um alelo *RB* mutante, ou deletado, é herdado de modo autossômico dominante, e o segundo alelo é inativado por mutação somática subsequente. Esse modelo de dois eventos se aplica a outras síndromes de câncer hereditário, como a NEM1 **(Cap. 388)** e a neurofibromatose tipos 1 e 2 **(Cap. 90)**. Em contrapartida, na síndrome autossômica dominante NEM 2, a predisposição para a formação de tumor em vários órgãos é causada por uma mutação de ganho de função em um único alelo do gene *RET* **(Cap. 388)**.

DOENÇAS COM EXPANSÃO DA REPETIÇÃO DE NUCLEOTÍDEOS Várias doenças estão associadas a aumento do número de repetições de nucleotídeos acima de certo limiar **(Tab. 466-5)**. Essas repetições às vezes estão localizadas em regiões codificadoras de genes, como na doença de Huntington ou na forma ligada ao X da atrofia muscular espinobulbar (AMEB, síndrome de Kennedy). Em outras situações, as repetições provavelmente alteram sequências reguladoras de genes. Quando há expansão, o fragmento de DNA se torna instável e tende a expandir-se durante a divisão celular. O comprimento da repetição de nucleotídeos frequentemente correlaciona-se com a gravidade da doença. Quando o comprimento da repetição aumenta de uma geração para outra, as manifestações da doença podem piorar ou surgir mais precocemente, fenômeno chamado de *antecipação*. Na doença de Huntington, por exemplo, há correlação entre a idade de início e o comprimento da expansão de trincas de códons repetitivas **(Cap. 424)**. A antecipação também já foi descrita em outras doenças causadas por mutações dinâmicas em repetições de trinucleotídeos **(Tab. 466-5)**. O número de repetições também pode variar de acordo com o tecido. Na distrofia miotônica, a repetição CTG pode ser dez vezes maior nos tecidos musculares do que nos linfócitos **(Cap. 449)**.

Doenças genéticas complexas A expressão de muitas doenças comuns, como as cardiovasculares, a hipertensão arterial, o diabetes melito, a asma, os transtornos psiquiátricos e determinados cânceres, é determinada por uma combinação de fatores genéticos, ambientais e relacionados com o estilo de vida. Um traço é denominado *poligênico*, quando múltiplos genes contribuem para o fenótipo, ou *multifatorial*, quando se supõe que múltiplos genes interajam com fatores ambientais. Os modelos genéticos para esses traços complexos precisam explicar a heterogeneidade genética e as interações com outros genes e com o ambiente. Os traços genéticos complexos podem ser influenciados por genes modificadores não ligados ao principal gene envolvido com a sua patogênese. Esse tipo de interação gene-gene, ou *epistasia*, exerce um papel importante nos traços poligênicos que requerem a presença simultânea de variações em múltiplos genes para resultar em um fenótipo patológico.

O diabetes melito tipo 2 é um modelo de doença multifatorial na medida em que fatores genéticos, nutricionais e ligados ao estilo de vida estão intimamente inter-relacionados na patogênese da doença **(Tab. 466-6) (Cap. 403)**. A identificação de variações genéticas e de fatores ambientais que predispõem o indivíduo ou o protegem da doença é essencial para predizer o risco, criar estratégias preventivas e desenvolver novas abordagens terapêuticas. O estudo de doenças monogênicas raras pode proporcionar novas ideias sobre alguns dos mecanismos genéticos e moleculares importantes na patogênese das doenças complexas. Por exemplo, a identificação dos genes que causam as formas monogênicas de diabetes melito neonatal permanente ou o diabetes com início na maturidade definiu-os como *genes candidatos* na patogênese do diabetes melito tipo 2 **(Tabs. 466-2 e 466-6) (Fig. 466-15)**. A varredura do genoma detectou inúmeros genes e *loci* que podem estar associados com a suscetibilidade ao desenvolvimento de diabetes melito em determinadas populações **(Fig. 466-16)**. Os esforços para identificar genes relacionados com suscetibilidade requerem amostras muito grandes, e resultados positivos podem depender de fatores étnicos, critérios de averiguação e análise estatística. Estudos associativos, analisando a influência potencial dos SNPs (biologicamente funcionais) e haplótipos dos SNPs em um determinado fenótipo, estão proporcionando novas percepções sobre os genes envolvidos na patogênese dessas doenças comuns. As grandes variações ([micro]deleções, duplicações e inversões) presentes na população humana também contribuem para a patogênese das doenças complexas, mas suas contribuições ainda não estão bem compreendidas.

Estudos de ligação e de associação Há duas estratégias principais para mapear os genes que causam ou aumentam a suscetibilidade a doenças humanas: (1) podem-se efetuar estudos clássicos de ligação a partir de um modelo genético conhecido ou, quando o modelo é desconhecido, estudar pares de familiares acometidos; ou (2) os genes patogênicos podem ser mapeados por estudos de associação alélica **(Tab. 466-7)**.

LIGAÇÃO GENÉTICA A expressão *ligação genética* refere-se ao fato de os genes estarem fisicamente conectados ou ligados uns aos outros ao longo dos cromossomos. Dois princípios fundamentais são essenciais à compreensão do conceito de ligação: (1) quando dois genes estão juntos em um cromossomo, geralmente são transmitidos conjuntamente, a não ser que um evento de recombinação os separe **(Fig. 466-6)**; e (2) a chance de um

TABELA 466-5 ■ Algumas doenças por repetição de trinucleotídeos

Doença	Locus	Repetição	Comprimento da trinca (normal/doença)	Herança	Produto gênico
Atrofia muscular espinobulbar ligada ao cromossomo X (AMEB)	Xq12	CAG	11-34/40-62	RX	Receptor de androgênio
Síndrome do X frágil (FRAXA)	Xq27.3	CGG	6-50/200-300	RX	Proteína FMR-1
Síndrome do X frágil (FRAXE)	Xq28	GCC	6-25/>200	RX	Proteína FMR-2
Distrofia miotônica (DM)	19q13.32	CTG	5-30/200-1.000	AD, penetrância variável	Miotonina proteína-cinase
Doença de Huntington (DH)	4p16.3	CAG	6-34/37-180	AD	Huntingtina
Ataxia espinocerebelar tipo 1 (SCA1)	6p22.3	CAG	6-39/40-88	AD	Ataxina 1
Ataxia espinocerebelar tipo 2 (SCA2)	12q24.12	CAG	15-31/34-400	AD	Ataxina 2
Ataxia espinocerebelar tipo 3 (SCA3); doença de Machado-Joseph (DMJ)	14q32.12	CAG	13-36/55-86	AD	Ataxina 3
Ataxia espinocerebelar tipo 6 (SCA6, CACNAIA)	19p13	CAG	4-16/20-33	AD	Canal de cálcio tipo L dependente de voltagem alfa 1A
Ataxia espinocerebelar tipo 7 (SCA7)	3p14.1	CAG	4-19/37 a > 300	AD	Ataxina 7
Ataxia espinocerebelar tipo 12 (SCA12)	5q32	CAG	6-26/66-78	AD	Proteína-fosfatase 2A
Atrofia dentatorrubropalidoluisiana (DRPLA)	12p13.31	CAG	7-23/49-75	AD	Atrofina 1
Ataxia de Friedreich (FRDA1)	9q21.11	GAA	7-22/200-900	AR	Frataxina

Siglas: AD, autossômica dominante; AR, autossômica recessiva; RX, recessiva ligada ao X.

TABELA 466-6 ■ Genes e *loci* envolvidos nas formas monogênicas e poligênicas do diabetes

Distúrbio	Genes ou *loci* de suscetibilidade	Localização cromossômica	Outros fatores
Diabetes melito neonatal permanente monogênico	KCNJ11 (canal de potássio de retificação de influxo Kir6.2)	11p15.1	AD
	GCK (glicocinase)	7p13	AR
	INS (insulina)	11p15.5	AR, hiperproinsulinemia
	ABCC8 (membro 8 da subfamília c do cassete de ligação ao ATP; receptor de sulfonilureia)	11p15.1	AD ou AR
	GLIS3 (proteína dedo de zinco 3 da família GLIS)	9p24.2	AR, diabetes, hipotireoidismo congênito
Diabetes do jovem com início na maturidade (MODY): formas monogênicas de diabetes melito			
MODY 1	HNF4α (fator nuclear do hepatócito 4α)	20q13.12	Herança AD
MODY 2	GCK (glicocinase)	7p13	
MODY 3	HNF1α (fator nuclear do hepatócito 1α)	12q24.31	
MODY 4	IPF1 (substrato do receptor de insulina)	13q12.2	
MODY 5 (cistos renais, diabetes)	HNF1β (fator nuclear do hepatócito 1β)	17q12	
MODY 6	NeuroD1 (fator de diferenciação neurogênica 1)	2q31.3	
MODY 7	KLF1 (fator 1 semelhante a Kruppel)	19p13.13	
MODY 8	CEL (carboxila-éster-lipase)	9q34.13	
MODY 9	PAX4 (fator de transcrição 4 de boxe pareado)	7q32.1	
MODY 10	INS (insulina)	11p15.5	
MODY 11	BLK (tirosina-cinase específica de linfócitos B)	8p23.1	
Diabetes melito tipo 2; *loci* e genes ligados e/ou associados à suscetibilidade para o diabetes melito tipo 2	Genes e *loci* identificados por meio de estudos de ligação/associação PPARG, KCNJ11/ABCC8, TCF7L2, HNF1B, WFS1, SLC30A8, FTO, HHEX, IGF2BP2, CDKN2A/B, CDKAL1, TSPAN8, ADAMTs9, CDC123/CAMK1D, JAZF1, NOTCH2, THADA, KCNQ1, DUSP8, MTNR1B, IRS1, SPRY2, SRR, ZFAND6, GCK, KLF14, TP53INP1, PROX1, PRC1, BCL11A, ZBED3, RBMS1, HNF1A, DGKB/TMEM195, CCND2, C2CD4A/C2CD4B, PTPRD, ARAP1/CENTD2, HMGA2, TLE4/CHCHD9, ADCY5, UBE2E2, DUSP9, GCKR, COBLL1/GRB14, HMG20A, VPS26A, ST6GAL1, AP352, HNF4A, BCL2, LAMA1, GIPR, MCAR, TLE1, KCNK16, ANK1, KLHDC5, ZMIZ1, PSMD6, FITM2/R3HDML/HNF4A, CILP2, ANKRD55, GLIS3, PEPD, GCC1/PAX4, ZFAND3, MAEA, BCAR1, RBM43/RND3, MACF1, RASGRP1, GRK5, TMEM163, SGCG, LPP, FAF1, TMEM154, MPHOSPH9, ARL15, POU5F1/TCF19, SSR1/RREB1, HLA-B, INS-IGF2, GPSM1, LEP, SLC16A13, PAM/PPiP5K2, SLC16A11, CCDC63, C12orf51, CCND2, HNF1A, TBC1D4, CCDC85A, INAFM2, ASB3, FAM60A, ATP8B2, MIR4686, MTMR3, DMRTA1, SLC35D3, GLP2R, GIP, MAP3K11, PLEKHA1, HSD17B12, NRXN3, CMIP, ZZEF1, MNX1, ABO, ACSL1, HLA-DQA1		Altamente influenciados por dieta, gasto de energia, obesidade

Siglas: AD, autossômico dominante; AR, autossômico recessivo.

---

crossover, ou evento de recombinação, entre dois genes ligados é proporcional à distância que os separa. Assim, os genes mais distantes têm maior probabilidade de sofrer recombinação do que os que se encontram mais próximos. A detecção dos *loci* cromossômicos que sofrem segregação com uma doença por ligação pode ser usada para identificar o gene responsável pela doença (clonagem posicional) e prever as chances de transmissão do gene da doença quando do aconselhamento genético.

As variantes polimórficas são essenciais para os estudos de ligação, porque fornecem um meio para diferenciar entre os cromossomos maternos e paternos em um indivíduo. Na média, 1 a cada 1.000 pb varia de uma pessoa para outra. Embora o nível de variação pareça baixo (99,9% idênticos), indica que existem mais de 3 milhões de sequências diferentes em dois indivíduos não aparentados, e que é alta a probabilidade de que as sequências de tais *loci* sejam diferentes em dois cromossomos homólogos (frequentemente > 70 a 90%). Essas variações de sequências incluem número variável de repetições em tandem (VNTRs), repetições curtas em tandem (STRs) e SNPs. A maior parte das STRs, também chamadas *marcadores polimórficos microssatélites*, consiste em repetições de di, tri ou tetranucleotídeos que podem ser prontamente mensuradas por meio da reação em cadeia da polimerase (PCR). A caracterização dos SNPs, usando-se *chips* ou fragmentos (*beads*) de DNA, permite análises abrangentes nos estudos de variação, ligação e associação genéticos. Embora tais variações de sequências geralmente não tenham qualquer consequência funcional evidente, fornecem grande parte da base para as variações nos traços genéticos.

Com o objetivo de identificar o *locus* cromossômico que está sendo segregado em uma doença, é necessário caracterizar os marcadores polimórficos de DNA nos indivíduos afetados e nos que não são afetados de uma ou de diversas genealogias. Pode-se, então, avaliar se determinados alelos marcadores também sofrem segregação com a doença. Os marcadores que se encontram mais próximos ao gene da doença têm menor probabilidade de sofrerem recombinação e, portanto, recebem um escore de ligação mais elevado. A ligação é expressa na forma de um escore de lod (logaritmo de probabilidade) – a razão de probabilidade de que a doença e os *loci* do marcador estejam ligados contra a de que não estejam ligados. Geralmente são aceitos escores de lod de +3 (1.000:1) em favor da existência de ligação, enquanto um escore de –2 é considerado compatível com ausência de ligação.

ASSOCIAÇÃO ALÉLICA, DESEQUILÍBRIO DE LIGAÇÃO E HAPLÓTIPOS A *associação alélica* é uma situação na qual a frequência de um alelo encontra-se significativamente aumentada ou diminuída nos indivíduos afetados por uma determinada doença em comparação com os controles. A ligação e a associação são diferentes em vários aspectos. A ligação genética é demonstrável

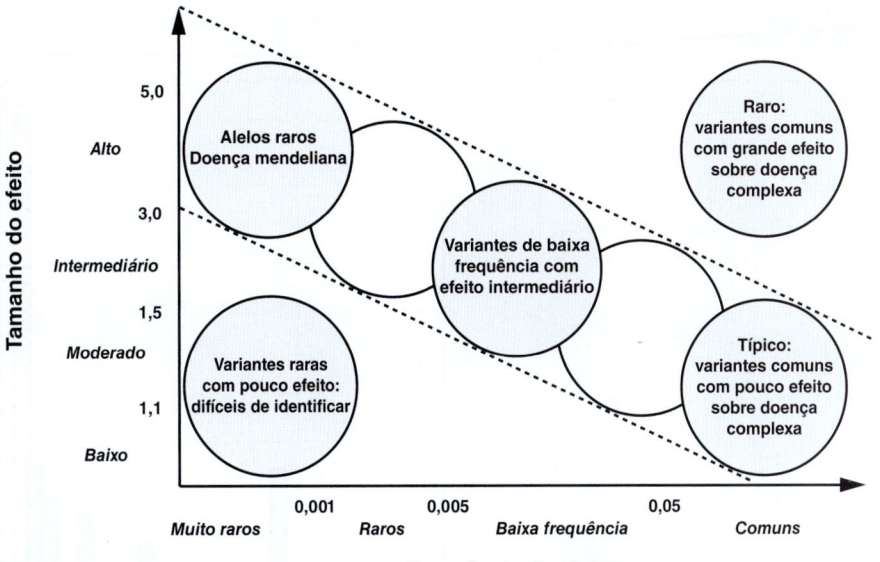

FIGURA 466-15 Relação entre frequência de alelos e tamanho do efeito nas doenças monogênicas e poligênicas. Nas doenças mendelianas clássicas, a frequência de alelos é tipicamente baixa, mas com um grande efeito (doença monogênica). Em contrapartida, as doenças poligênicas requerem a combinação de múltiplos alelos de baixo impacto, que frequentemente são muito comuns na população geral.

em famílias e entre irmãos. Os estudos de associação comparam uma população de indivíduos acometidos com uma população de controle. Os estudos de associação podem ser realizados como estudos de caso-controle, que incluem indivíduos acometidos não aparentados e controles equivalentes, ou como estudos de famílias, que comparam as frequências dos alelos transmitidos ou não às crianças acometidas.

Os estudos de associação alélica são especialmente úteis para identificar genes de suscetibilidade em doenças complexas. Quando a *combinação* de alelos em dois *loci* ocorre com uma frequência maior do que a prevista (com base nas frequências e frações de recombinação conhecidas para esses alelos) diz-se que há *desequilíbrio de ligação*. A evidência de desequilíbrio de ligação pode ser útil para o mapeamento de genes de doenças porque sugere que os dois *loci* estão intimamente ligados.

A detecção dos fatores genéticos que contribuem para a patogênese de doenças complexas comuns é bastante desafiadora. Em muitas situações, estes são alelos de baixa penetrância (p. ex., variações que individualmente produzem um efeito sutil sobre o desenvolvimento da doença, e eles só podem ser identificados por meio de GWAS não enviesados) (catálogo dos estudos de associação genômica ampla publicados; Tab. 466-1) (Fig. 466-16). Em sua maioria, as variantes ocorrem nas sequências não codificadoras ou reguladoras, mas não alteram a estrutura proteica. A análise das doenças complexas é dificultada pelas diferenças étnicas na prevalência de doenças, diferenças nas frequências dos alelos em genes de suscetibilidade conhecidos, interações gene-gene e gene-ambiente e possibilidade de fenocópias. Os catálogos de dados genotípicos e variação humana (HapMap, recurso internacional de amostras de genomas) facilitam muito os GWAS para a caracterização das doenças complexas. Os SNPs adjacentes são herdados juntos em forma de blocos, e tais blocos podem ser identificados por meio da genotipagem de *SNPs marcadores*, reduzindo, assim, os custos e a sobrecarga de trabalho (Fig. 466-4). A disponibilidade dessa informação permite a caracterização de um número limitado de SNPs para identificar o grupo de haplótipos presentes em um indivíduo (como nos casos e controles). Por outro lado, isso permite a realização de GWAS por meio da busca por associações entre determinados haplótipos e os fenótipos da doença que sejam de interesse, um passo essencial para revelar os fatores genéticos que contribuem para as doenças complexas.

GENÉTICA DE POPULAÇÕES Na genética populacional, o foco muda de alterações em genomas individuais para a distribuição de diferentes genótipos e alelos na população. Em um caso com apenas dois alelos, A e a, a frequência dos genótipos será de $p^2 + 2pq + q^2 = 1$, com p^2 correspondendo à frequência de AA, $2pq$, à de Aa, e q^2, à de aa. Quando se sabe a frequência de um alelo, é possível calcular a do genótipo. É possível também determinar a frequência do alelo quando se sabe a do genótipo.

As frequências alélicas variam entre grupos étnicos e regiões geográficas. As mutações heterozigotas no gene *CFTR*, por exemplo, são relativamente comuns em populações de origem europeia, mas raras na população africana. A frequência dos alelos pode variar porque algumas variantes alélicas oferecem vantagem seletiva. Por exemplo, os heterozigotos para a mutação da anemia falciforme, particularmente comum na África Ocidental, são mais resistentes à malária porque seus eritrócitos constituem um ambiente menos favorável aos parasitas do gênero *Plasmodium*. Embora a homozigose para a mutação da anemia falciforme esteja associada com anemia grave e crises falcêmicas, os heterozigotos têm probabilidade mais alta de sobrevivência, devido à redução da morbidade e da mortalidade por malária: esse fenômeno teve como consequência o aumento da frequência do alelo mutante. As doenças recessivas são mais comuns em populações geograficamente isoladas, em razão do *pool* gênico restrito.

ABORDAGEM AO PACIENTE
Doenças hereditárias

Para o clínico, a história familiar continua sendo um passo essencial para o reconhecimento de uma possível predisposição hereditária a doenças. Ao realizar a anamnese, é útil fazer um heredograma detalhado dos parentes de primeiro grau (p. ex., genitores, irmãos e filhos), uma vez que eles compartilham 50% dos genes com o paciente. Os símbolos-padrão utilizados no heredograma são mostrados na Fig. 466-11. A história familiar deve incluir informações acerca de antecedentes étnicos, idade, estado de saúde e mortes, inclusive de lactentes. A seguir, o médico deve investigar se há antecedentes familiares de ocorrência da mesma doença ou de outras que estejam relacionadas com o problema atual. O próximo passo é a investigação sobre as doenças mais comuns, como cânceres, doenças cardíacas e diabetes melito. Em razão da possibilidade de expressividade e penetrância dependentes da idade, a história familiar precisa ser atualizada de forma intermitente. Se os achados forem sugestivos de distúrbios genéticos, o médico deve avaliar se algum dos parentes do paciente apresenta risco de ser portador ou transmissor da doença. Nesse caso, é útil confirmar e estender o heredograma, incluindo informações de diversos membros da família. Essas informações são a base a partir da qual será possível realizar aconselhamento genético, detecção de portadores, intervenção precoce e prevenção da doença em parentes do paciente (Cap. 467).

Nas situações em que o diagnóstico molecular pode ser relevante, é importante identificar um laboratório para realizar o exame. Há disponibilidade de testes genéticos para uma grande quantidade de distúrbios

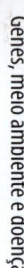

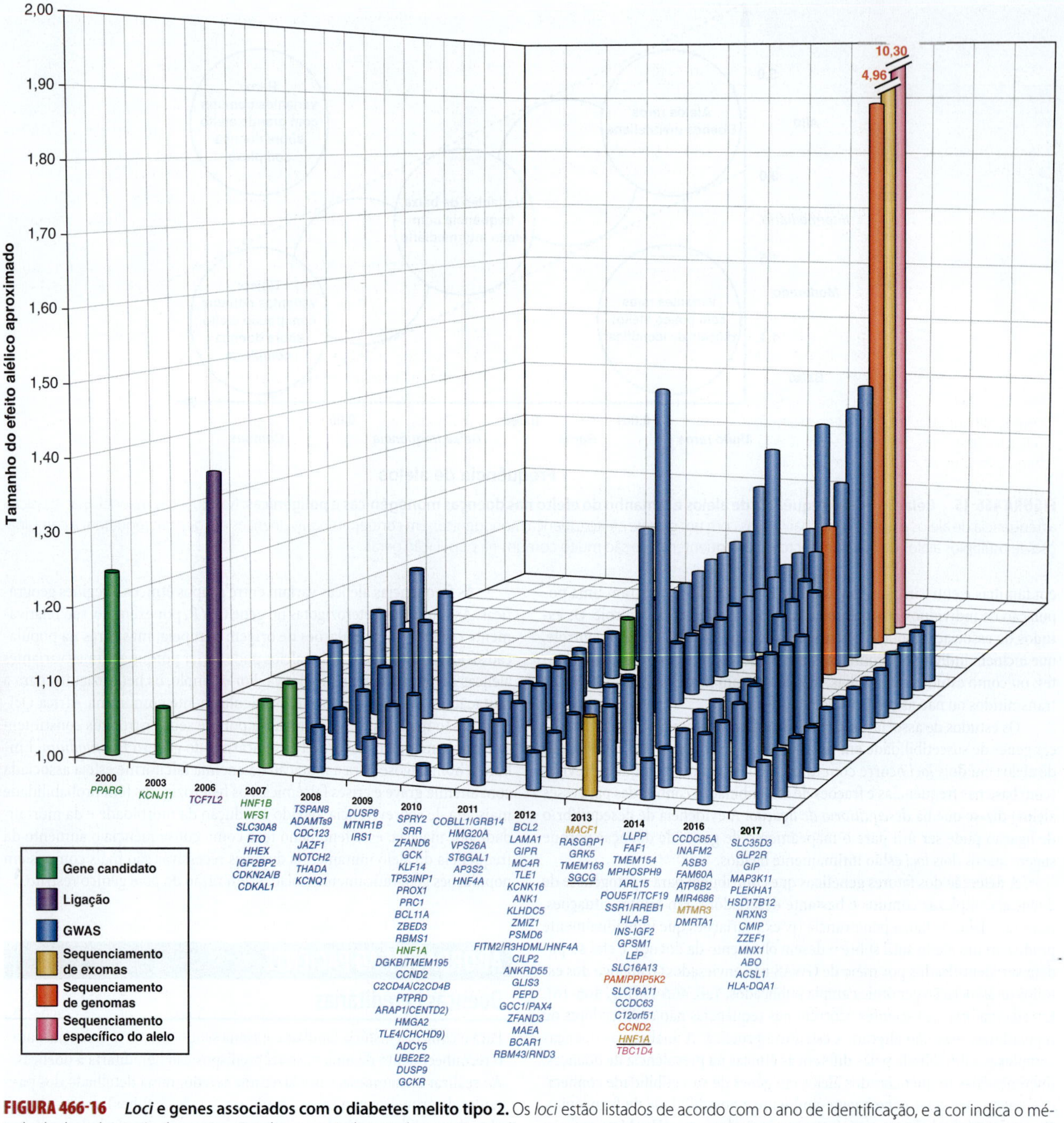

FIGURA 466-16 *Loci* **e genes associados com o diabetes melito tipo 2.** Os *loci* estão listados de acordo com o ano de identificação, e a cor indica o método de descoberta. As denominações dos genes indicam o *locus* e não implicam, necessariamente, que o próprio gene esteja envolvido como o fator causal. Os tamanhos dos efeitos alélicos aproximados originaram-se da coorte de descoberta ou, se disponível, da metanálise da ancestralidade europeia, DIAGRAM (consórcio Diabetes Genetics Replication and Meta-analysis), e da metanálise da ancestralidade asiática. Os nomes dos genes que estão sublinhados denotam a identificação em isolados populacionais. (*Os dados foram fornecidos espontaneamente pela Dra. Miriam Udler e pelo Dr. Jose Florez, Harvard Medical School, Boston.*)

monogênicos em vários laboratórios comerciais. Para as doenças incomuns, o exame talvez só possa ser realizado em laboratórios de pesquisa especializados. Os laboratórios aprovados que oferecem exames para doenças hereditárias podem ser encontrados em páginas *online* constantemente atualizadas (p. ex., registro de testes genéticos; Tab. 466-1). Se for considerada a necessidade de testes genéticos, o paciente e sua família deverão ser orientados sobre as possíveis implicações de resultados positivos, tais como sofrimento psicológico e possibilidade de discriminação. O paciente ou seus responsáveis deverão ser informados acerca do significado de um resultado negativo, das limitações técnicas e da possibilidade de resultados falso-negativos ou inconclusivos. Por essas razões, os testes genéticos devem ser realizados apenas após ter-se obtido o *consentimento informado*. Foram publicadas diretrizes éticas que abordam os aspectos específicos a serem considerados quando se testam crianças e adolescentes. Os testes genéticos em geral devem ser limitados às situações nas quais seus resultados possam produzir algum impacto no tratamento clínico.

IDENTIFICAÇÃO DO GENE CAUSADOR DA DOENÇA

A *medicina de precisão* visa a melhorar a qualidade da assistência médica com o uso da análise genotípica (testes de DNA) para identificar predisposições genéticas a doenças, selecionar tratamentos farmacológicos mais específicos e individualizar o tratamento médico com base no genótipo. É possível deduzir o genótipo pela análise de proteínas (p. ex., hemoglobina, apolipoproteína E), mRNA ou DNA. Muitas variantes (patogênicas) podem ser facilmente identificadas por análises de DNA;

TABELA 466-7 ■ Abordagens genéticas para a identificação dos genes das doenças

Método	Indicações e vantagens	Limitações
Estudos de ligação		
Análise clássica de ligação (métodos paramétricos)	Análise dos caracteres monogênicos	Dificuldade de coletar heredogramas suficientemente amplos e informativos
	Adequada para o exame do genoma	Dificuldade de obter poder estatístico suficiente para os caracteres complexos
	Não é necessária população de controle	
	Útil para as doenças multifatoriais em populações isoladas	
Métodos com compartilhamento de alelos (métodos não paramétricos)	Adequados para identificar genes de suscetibilidade em doenças poligênicas e multifatoriais	Dificuldade de obter um número suficiente de sujeitos
Análise de pares de parentes e irmãos afetados	Adequada para o exame do genoma	Dificuldade de obter poder estatístico suficiente para os caracteres complexos
Análise com pares de irmãos	Não há necessidade de população de controle caso as frequências dos alelos sejam conhecidas	Poder reduzido em comparação com a ligação clássica e sem sensibilidade para especificar o modo genético
	O poder estatístico pode ser aumentado com a inclusão de genitores e parentes	
Estudos de associação		
Estudos do tipo caso-controle	Adequados para identificar genes de suscetibilidade em doenças poligênicas e multifatoriais	Exigem uma grande amostra e uma população comparável para controle
Desequilíbrio de ligação	Adequado para testar variantes alélicas específicas quando se conhecem os *loci* candidatos	Resultados falso-positivos quando não há uma população adequada para controle
Teste de desequilíbrio da transmissão (TDT)	Facilitado por catálogos abrangentes de genótipos e variantes	A abordagem por gene candidato não permite a detecção de novos genes e vias
Estudos de associação genômica ampla (GWAS)	Não implicam obrigatoriamente na participação de parentes	Os genes de suscetibilidade podem variar entre populações diferentes
Tecnologias de sequenciamento de última geração		
Sequenciamento de todo o exoma ou todo o genoma	Abordagem imparcial, que pode ser realizada sem sequências de referência de genitores ou irmãos	Requer bioinformática apropriada, pode ter baixa sensibilidade se não for incluída a análise de CNV, detecta inúmeras VUS, e pode revelar alelos deletérios não relacionados
Sequenciamento específico de painéis de genes	Capta múltiplos genes candidatos e *loci* com técnicas de hibridização e sequenciamento profundo	Permite análises de múltiplos genes candidatos em paralelo; facilita a caracterização molecular de distúrbios com heterogeneidade de *locus*.

Siglas: CNV, variação no número de cópias; VUS, variantes de significado indeterminado.

atualmente, os avanços técnicos no sequenciamento de RNA adicionam cada vez mais profundidade às investigações genéticas e genômicas (p. ex., para a detecção de fusões gênicas ou padrões de expressão gênica anormais).

Nos indivíduos em risco de evoluir com alguma doença genética presente em sua família, é possível realizar testes de DNA por análise das mutações ou estudos de ligações genéticas. Programas de rastreamento em massa exigem testes com elevadas sensibilidade e especificidade e relação custo/benefício favorável. Os benefícios e riscos do rastreamento de recém-nascidos com sequenciamento genômico permanecem incertos, e o potencial impacto na vigilância, cuidados de saúde preventivos e opções de tratamento personalizado está sendo explorado (Projeto BabySeq). Alguns dos pré-requisitos para o sucesso de programas de rastreamento genético são os seguintes: o distúrbio deve ser potencialmente grave; deve ser influenciável, no estágio pré-sintomático, por mudanças no comportamento, na dieta e/ou por manipulações farmacêuticas; e o rastreamento não deve produzir qualquer dano ou discriminação. O rastreamento em populações judaicas para a doença de depósito neurodegenerativa autossômica recessiva de Tay-Sachs reduziu o número de indivíduos acometidos. Já o rastreamento do traço falcêmico/anemia falciforme em negros levou a um problema imprevisto de discriminação por seguros de saúde e empregadores. Os programas de rastreamento em massa podem trazer outros problemas. Por exemplo, o rastreamento para a alteração genética mais frequentemente encontrada nos casos de fibrose cística, a mutação ΔF508, com frequência de aproximadamente 70% no norte da Europa, é viável e parece ser eficaz. Contudo, é preciso considerar a heterogeneidade alélica acentuada, e que o gene *CFTR* pode ser afetado por ~2.000 outras mutações. A pesquisa dessas mutações menos comuns aumentaria significativamente os custos, mas não a efetividade, do programa de rastreamento como um todo. O sequenciamento genômico de última geração permite análises mutacionais abrangentes e custo-efetivas após enriquecimento seletivo de genes candidatos. Por exemplo, já se encontram disponíveis comercialmente os testes que produzem o sequenciamento de todos os genes comuns causadores de surdez hereditária ou de feocromocitomas hereditários. Programas de rastreamento ocupacional têm como objetivo detectar indivíduos com risco elevado para determinadas atividades profissionais (p. ex., deficiência de α_1-antitripsina e exposição à fumaça ou à poeira). A integração dos dados genômicos aos prontuários médicos eletrônicos está em evolução e pode ser um fator de apoio importante no local de atendimento médico, por exemplo, ao fornecer dados genômicos e algoritmos de decisão para a prescrição de medicamentos sujeitos a influências farmacogenéticas.

Análises mutacionais A análise da sequência do DNA é muito usada como recurso diagnóstico, o que vem produzindo aumentos significativos na precisão diagnóstica. O exame é usado para identificar portadores e como teste pré-natal para doenças monogênicas. Há diversas técnicas, discutidas nas versões prévias deste capítulo, disponíveis para a detecção de mutações. É possível realizar análises de grandes alterações no genoma, usando métodos clássicos, como a análise do cariótipo, exames citogenéticos, hibridização por fluorescência *in situ* (FISH) e arranjos ou fragmentos que buscam por deleções ou duplicações múltiplas de um único éxon.

As alterações isoladas na sequência dependem muito do uso da PCR, que permite amplificação e análise rápidas dos genes. A PCR também permite fazer testes genéticos e análises mutacionais com pequena quantidade de DNA extraída de leucócitos ou até de células isoladas, da boca ou de raízes capilares. O sequenciamento de DNA pode ser realizado diretamente em produtos de PCR. O sequenciamento de todo genoma ou exoma, de cromossomos selecionados ou de vários genes candidatos em uma única corrida agora é possível com plataformas NGS e transformou a caracterização de pacientes com doenças raras e malignidades avançadas. A análise do DNA livre de células (cfDNA; também conhecido como "biópsia líquida") presente em fluidos corporais está desempenhando um papel crescente nos diagnósticos minimamente invasivos e no monitoramento de doenças. Os testes genômicos também são usados amplamente para a detecção de patógenos e a identificação de variações de sequência em vírus ou bactérias.

A integração dos testes genômicos na medicina clínica está associada a muitos desafios vigentes, relacionados aos custos e sensibilidades variáveis dos testes, análises de bioinformática, armazenamento e compartilhamento dos dados, e a dificuldade de interpretação de todas as variantes genéticas identificadas com essa testagem abrangente.

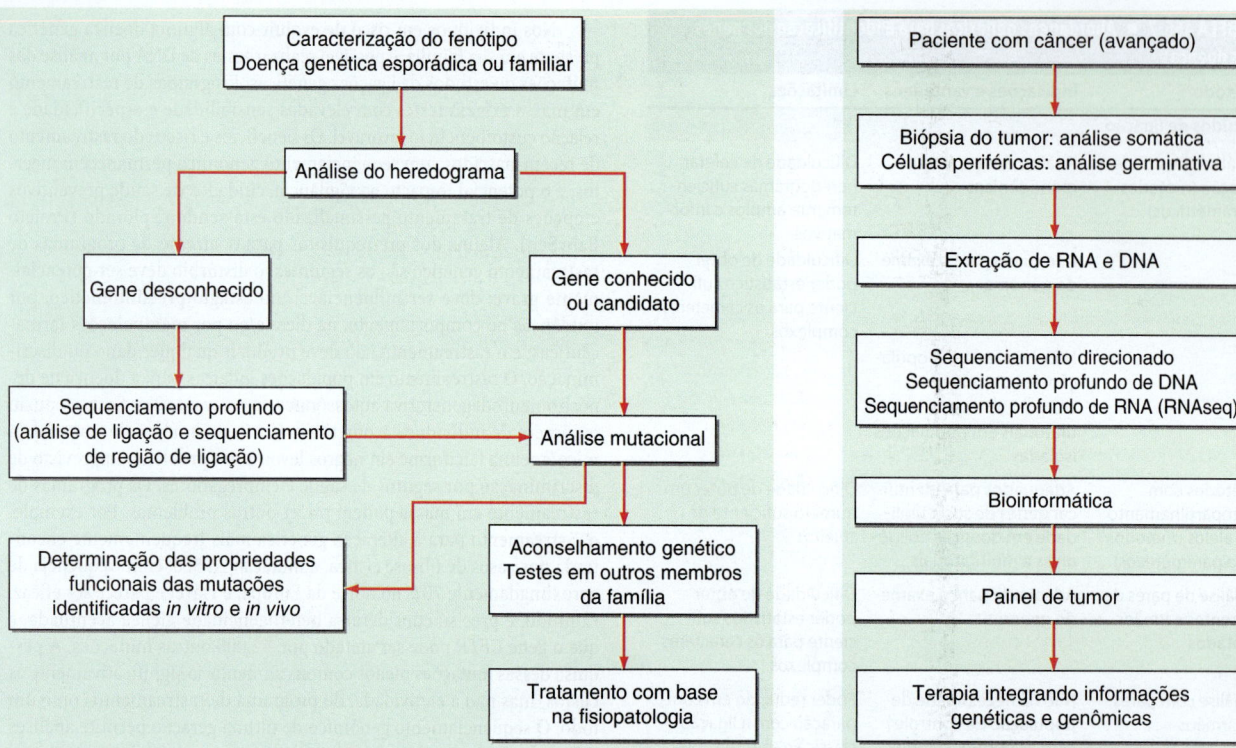

FIGURA 466-17 Abordagem à doença genética.

A descoberta incidental (ou secundária) de dados não relacionados com a indicação para a análise do sequenciamento, mas que sejam indicadores de outras doenças possivelmente relevantes para o paciente, impõe um difícil dilema ético. Ela pode levar à detecção de quadros genéticos clinicamente não diagnosticados, mas também pode revelar mutações deletérias que não sejam passíveis de influência, uma vez que diversas variações de sequência têm relevância desconhecida.

Um algoritmo geral para a abordagem da análise mutacional em pacientes com suspeita de distúrbio genético e malignidades (avançadas) é descrito na Fig. 466-17. A importância de uma caracterização detalhada do fenótipo clínico não pode ser subestimada. É nessa etapa que se deve avaliar a possibilidade de heterogeneidade genética e de fenocópias. Se o fenótipo sugerir claramente os genes candidatos, pode-se proceder à análise direta desses genes. Identificada uma mutação, é essencial demonstrar que ela segrega junto com o fenótipo. A caracterização funcional de novas mutações é trabalhosa, podendo exigir análises *in vitro* ou em modelos transgênicos para documentar a relevância da alteração genética.

A análise direta do DNA já permite o *diagnóstico pré-natal* de várias doenças genéticas em situações de alto risco. A *amniocentese* consiste em coletar uma pequena quantidade de líquido amniótico, em geral com 16 semanas de gestação. As células podem ser coletadas e submetidas a análises do cariótipo, FISH e análise mutacional de genes selecionados (Tab. 466-4). As principais indicações para a amniocentese são idade materna avançada (>35 anos), presença de uma anormalidade do feto no exame ultrassonográfico, um teste sérico "tetra" anormal (α-fetoproteína, gonadotrofina coriônica humana β, inibina A e estriol não conjugado), uma história familiar de alterações cromossômicas ou uma doença mendeliana identificável por testagem genética. O diagnóstico pré-natal também pode ser feito por *coleta de amostra das vilosidades coriônicas* (CAVC), procedimento no qual uma pequena amostra do córion é retirada por biópsias transcervical ou transabdominal. Os cromossomos e o DNA obtidos dessas células podem ser submetidos a estudos citogenéticos e mutacionais. A CAVC pode ser realizada mais cedo na gestação (entre 9 e 12 semanas) em comparação com a amniocentese, o que pode ser relevante nos casos em que houver possibilidade de interrupção da gravidez. Mais tarde na gravidez, a partir de 18 semanas de gestação, a coleta percutânea de amostras de sangue umbilical (CPASU; cordocentese) permite obter sangue fetal para análise. O cfDNA pré-natal permite análises de DNA da mãe e do feto a partir de uma amostra de sangue materno para rastrear certas anormalidades cromossômicas e sexo fetal. Essas abordagens permitem o rastreamento de alelos clinicamente relevantes e deletérios herdados dos genitores, assim como de novas mutações na linhagem germinativa, com potencial para identificar doenças genéticas no cenário pré-natal.

Quando associada a técnicas de fertilização *in vitro* (FIV), é possível fazer diagnósticos genéticos a partir de uma única célula retirada de embriões com 4 a 8 células ou analisar o primeiro corpúsculo polar de um ovócito. Fazer o diagnóstico antes da concepção evita abortos terapêuticos, mas tem custo elevado e é extremamente trabalhoso. É importante enfatizar que a exclusão de uma patologia específica por quaisquer dessas abordagens jamais equivale à certeza de ter uma criança normal. As indicações pós-natais para análises citogenéticas em lactentes ou crianças com mais idade são, entre outras, presença de anomalias congênitas múltiplas, suspeita de uma síndrome cromossômica conhecida, atraso do desenvolvimento, características dismórficas, autismo, baixa estatura e distúrbios do desenvolvimento sexual (Tab. 466-4).

Mutações em certos genes de suscetibilidade ao câncer, como o *BRCA1* e o *BRCA2*, podem identificar indivíduos com alto risco de desenvolvimento de cânceres e indicar intervenções que reduzam esse risco. A detecção de alterações citogenéticas e mutações é uma importante ferramenta diagnóstica e prognóstica nas leucemias, e também transformou o manejo de tumores sólidos. Além de fornecer informações diagnósticas, a análise mutacional pode informar a escolha de terapias direcionadas ("mutações acionáveis") e caracterizar a carga mutacional, que está surgindo como um importante indicador de sensibilidade a inibidores de *checkpoint* imune e pode ser usada para monitoramento.

A demonstração de presença ou ausência de mutações e polimorfismos também é relevante para o campo dinâmico da farmacogenômica, incluindo a identificação de diferenças nas respostas ao tratamento medicamentoso como função dos antecedentes genéticos.

A terapia genética por meio da introdução de um gene normal ou a capacidade de fazer modificações específicas do local no genoma humano tem, até agora, aplicação clínica limitada. No entanto, vários métodos de transferência de genes já foram aprovados para uso clínico, por exemplo, para o tratamento de amaurose congênita de Leber, leucemia linfoblástica aguda de células B, atrofia muscular espinal e amiloidose hereditária mediada por transtirretina. Além disso, a técnica de edição do genoma por CRISPR-Cas9 está atualmente sendo investigada em ensaios clínicos como uma nova abordagem terapêutica para distúrbios genéticos selecionados (Cap. 470).

QUESTÕES ÉTICAS

A definição de associações entre alterações genéticas e doenças, a possibilidade de obter dados abrangentes sobre o genoma individual, e os estudos sobre variação genética produziram muitas questões éticas e legais. A informação genética geralmente é considerada como informação delicada que não deve ser facilmente acessível sem consentimento explícito (*privacidade genética*). A divulgação de informação genética implica risco de discriminação por planos de saúde ou empregadores. A parte científica do Projeto Genoma Humano foi complementada em paralelo por esforços para avaliar as implicações éticas, sociais e legais. Um marco importante surgido desses esforços é o projeto de lei denominado Genetic Information Nondiscrimination Act (GINA), transformado em lei em 2008, visando a proteger planos assintomáticos contra o uso indevido de informação genética por seguradoras de saúde e empregadores. Contudo, a lei não protege os indivíduos sintomáticos. Cláusulas do U.S. Patient Protection and Affordable Care Act, vigente a partir de 2014, preencheram parcialmente essa lacuna, proibindo a exclusão ou o término do seguro-saúde com base no estado de saúde pessoal. Como ameaças à manutenção da privacidade genética há a integração crescente dos dados genômicos nos prontuários eletrônicos, a divulgação compulsória de prontuários de saúde e os testes genéticos diretos ao consumidor.

É amplamente aceito o conceito segundo o qual a identificação dos genes patogênicos pode ajudar no diagnóstico, tratamento e prevenção de doenças. Contudo, as informações obtidas com as experiências genéticas podem ter efeitos muito diferentes, dependendo da disponibilidade de estratégias que permitam modificar a evolução da doença. Por exemplo, a identificação das mutações responsáveis pela NEM2 ou hemocromatose permite que se façam intervenções específicas em familiares acometidos. Por outro lado, até o momento, a identificação dos genes responsáveis pelas doenças de Alzheimer e de Huntington não alterou seu tratamento nem sua evolução. A maioria das doenças genéticas provavelmente ficará em uma categoria intermediária, na qual a oportunidade de prevenção ou tratamento é significativa, porém limitada. Contudo, o progresso nessa área é imprevisível, como ressalta o achado de que os bloqueadores dos receptores da angiotensina II parecem retardar a evolução da doença na síndrome de Marfan. Os resultados dos testes genéticos podem gerar ansiedade nos indivíduos afetados e nos familiares. Nesse sentido, as análises de sequenciamento abrangente são particularmente problemáticas porque é esperado que a maioria dos indivíduos seja portadora de várias mutações gênicas recessivas importantes. Além disso, a sensibilidade das análises de sequenciamento abrangente nem sempre é maior se, por exemplo, a análise de CNV não estiver integrada, mas pode estar associada a custos mais altos. A manipulação genética e a seleção de pacientes para abordagens de terapia genética despertaram controvérsias éticas e preocupações de segurança que permanecem sem solução.

O impacto dos testes genéticos nos custos dos cuidados de saúde ainda não está claro. Ele varia entre os distúrbios e depende da disponibilidade de modalidades terapêuticas eficazes, e existem diferenças significativas entre os sistemas de saúde. Um problema relevante é a propaganda de exames genéticos feita diretamente aos consumidores pelas companhias comerciais. A validação desses testes não está totalmente bem definida, e há problemas persistentes sobre a falta de supervisão regulatória apropriada, a acurácia e a confidencialidade das informações genéticas, a disponibilidade de aconselhamento e a utilização desses resultados.

Muitas questões levantadas pelo Projeto Genoma Humano são, em princípio, familiares aos médicos. Sabe-se, por exemplo, que um paciente assintomático com aumento do colesterol-lipoproteína de baixa densidade (LDL), hipertensão arterial ou história familiar relevante de infarto do miocárdio precoce corre um risco maior de doença arterial coronariana. Nesses casos, há um evidente benefício na identificação dos fatores de risco com intervenções apropriadas. De modo semelhante, muitos pacientes com fenilcetonúria, fibrose cística ou anemia falciforme podem ser identificados precocemente como portadores de doença genética. Esses precedentes podem auxiliar na adaptação das políticas para lidar com a informação genética.

Um aspecto desconcertante da expansão acelerada dessas informações é que a capacidade de tomar decisões clínicas não acompanha as descobertas genéticas acerca dos mecanismos das doenças. Por exemplo, quando são descritos genes que predispõem ao câncer de mama, como o *BRCA1*, este fato gera um enorme interesse público quanto ao potencial de predizer a doença, mas ainda serão necessários muitos anos de pesquisas clínicas para que possam ser estabelecidas correlações entre o genótipo e o fenótipo.

A genômica pode contribuir para a saúde global ao proporcionar melhor entendimento de patógenos e diagnósticos, e ao contribuir para o desenvolvimento de fármacos. No entanto, persiste a preocupação com o desenvolvimento de uma "divisão genômica" em razão dos custos associados a esse desenvolvimento e uma incerteza acerca de se esses avanços serão acessíveis às populações de países em desenvolvimento, que se deparam com necessidades urgentes de saúde, associadas com a pobreza, doenças infecciosas e a relativa falta de infraestrutura básica. A Human Genomics in Global Health Initiative da Organização Mundial da Saúde visa a abordar essas questões e desigualdades em torno da medicina genômica.

Ainda são necessárias muitas informações sobre os princípios básicos da genética para que se possam orientar as decisões sobre consentimento informado, participação em pesquisas ou tratamento de doença genética que afete um indivíduo ou sua família. A natureza abrangente da genética na medicina torna importante que médicos e demais profissionais de saúde se informem melhor sobre a genética para que sejam capazes de aconselhar e orientar os pacientes junto com geneticistas qualificados (Cap. 467). Consequentemente, a aplicação de estratégias de rastreamento e prevenção exigirá esforços intensivos para a educação continuada de médicos e pacientes, mudanças no financiamento do sistema de saúde e uma legislação protetora dos direitos dos pacientes.

Agradecimento Seções selecionadas e a Tabela 466-4 foram integradas a partir do capítulo sobre Distúrbios cromossômicos, das Dras. Nancy B. Spinner e Laura K. Conlin, publicado na 19ª edição de Medicina interna de Harrison. Os dados e o conceito para a Figura 466-16 foram fornecidos por cortesia pela Dra. Miriam Udler e o Dr. Jose Florez, Massachusetts General Hospital e Harvard Medical School, Boston.

LEITURAS ADICIONAIS

Anastasia L et al: Genomic medicine for undiagnosed diseases. Lancet 394:533, 2019.
Ashley EA: Towards precision medicine. Nat Rev Genet 17:507, 2016.
Corcoran RB, Chabner BA: Application of cell-free DNA analysis to cancer treatment. N Engl J Med 379:1754, 2018.
Doudna JA: The promise and challenge of therapeutic genome editing. Nature 578:229, 2020.
Green ED et al: Strategic vision for improving human health at the forefront of genomics. Nature 586:683, 2020.
High KA, Roncarolo MG: Gene therapy. N Engl J Med 381:455, 2019.
Jameson JL, Longo DL: Precision medicine—personalized, problematic, and promising. N Engl J Med 372:2229, 2015.
Jarvik GP, Evans JP: Mastering genomic terminology. Genet Med 19:491, 2017.
Karczewski KJ et al: The mutational constraint spectrum quantified from variation in 141,456 humans. Nature 581:434, 2020.
Khera AV et al: Genome-wide polygenic scores for common diseases identify individuals with risk equivalent to monogenic mutations. Nat Genet 50:1219, 2018.
Priestley P et al: Pan-cancer whole-genome analyses of metastatic solid tumours. Nature 575:210, 2019.
Richards S et al: ACMG Laboratory Quality Assurance Committee. Standards and guidelines for the interpretation of sequence variants: A joint consensus recommendation of the American College of Medical Genetics and Genomics and the Association for Molecular Pathology. Genet Med 17:405, 2015.

Splinter K et al: Effect of genetic diagnosis on patients with previously undiagnosed disease. N Engl J Med 379:2131, 2018.

Stuart T, Satija R: Integrative single-cell analysis. Nat Rev Genet 20:257, 2019.

Wauters A, Van Hoyweghen I: Global trends on fears and concerns of genetic discrimination: A systematic literature review. J Hum Genet 61:275, 2016.

World Health Organization: Genomics and World Health: Report of the Advisory Committee on Health Research. 1-254, 2002.

467 Prática da genética na medicina clínica

Susan M. Domchek, J. Larry Jameson, Susan Miesfeldt

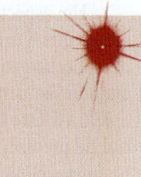

APLICAÇÕES DA GENÉTICA MOLECULAR NA MEDICINA CLÍNICA

Os exames genéticos das anormalidades hereditárias associadas com os riscos de doenças são utilizados de forma crescente na prática clínica. As alterações da linhagem germinativa incluem as anormalidades cromossômicas, as mutações gênicas específicas (também chamadas variantes patogênicas) com padrões de transmissão autossômicos dominantes ou recessivos (Cap. 466) e os polimorfismos de nucleotídeo único (SNPs) com pequenos riscos relativos associados a doenças. As alterações da linhagem germinativa são responsáveis por distúrbios que não estão entre as condições mendelianas clássicas, com suscetibilidade genética a doenças comuns cujo início se dá na idade adulta, como asma, hipertensão, diabetes melito, degeneração macular e vários tipos de câncer. Para grande parte dessas doenças, há uma interação complexa de genes (frequentemente múltiplos) e fatores ambientais que afetam o risco ao longo da vida, a idade de início, a gravidade da doença e as opções terapêuticas.

A expansão dos conhecimentos de genética humana está modificando nosso entendimento da fisiopatologia e influenciando a classificação das doenças. A compreensão da etiologia genética exerce um impacto no manejo clínico, incluindo a prevenção, o rastreamento e o tratamento de uma gama de doenças. Conta-se com os médicos do atendimento primário para auxiliar os pacientes a se conduzirem entre as opções de exames e de tratamento. Consequentemente, esses médicos devem entender a base genética de várias doenças influenciadas geneticamente, integrar a história pessoal e familiar do paciente para que se determine o risco de uma variante patogênica específica e estar disponíveis para prestar o respectivo aconselhamento. Ainda que os pacientes sejam entrevistados pelos especialistas em genética, os quais avaliam o risco genético e coordenam a realização dos exames, os médicos responsáveis pelo atendimento primário devem fornecer aos seus pacientes as informações sobre indicações, limitações, riscos e benefícios dos exames e do aconselhamento genético. Também devem estar preparados para oferecer um tratamento com base no risco genético tão logo esse seja avaliado. Dado o ritmo acelerado da genética, essa tarefa torna-se cada vez mais difícil. A área da genética clínica está rapidamente se transferindo da testagem de genes isolados para a testagem de painéis de múltiplos genes, com técnicas como o sequenciamento do genoma e do exoma inteiros, aumentando a complexidade da seleção e da interpretação dos exames, assim como das instruções ao paciente e da tomada de decisão terapêutica.

DISTÚRBIOS GENÉTICOS COMUNS COM INÍCIO NA IDADE ADULTA

PADRÕES DE HERANÇA

As doenças hereditárias com início na idade adulta seguem múltiplos padrões de herança. Algumas condições são autossômicas dominantes. Entre essas, estão incluídas várias síndromes comuns de suscetibilidade ao câncer, como o câncer de mama e de ovário hereditário (devido às variantes patogênicas germinativas nos genes *BRCA1* e *BRCA2*) e a síndrome de Lynch (causada por mutações germinativas nos genes de reparo do mau pareamento *MLH1*, *MSH2*, *MSH6* e *PMS2*). Nesses dois exemplos, as variantes patogênicas hereditárias estão associadas a uma alta penetrância (risco vitalício) do câncer, embora essa penetrância seja incompleta (o risco não alcança 100%). Em outros distúrbios, ainda que sua transmissão seja autossômica dominante, a penetrância é mais baixa, dificultando, desse modo, o reconhecimento dos distúrbios. Por exemplo, as mutações germinativas em *CHEK2* aumentam o risco de câncer de mama, mas com um risco vitalício moderado, na faixa de 20 a 30%, quando comparado ao risco de 50 a 70% para as mutações em *BRCA1* ou *BRCA2*. Outras doenças hereditárias com início na idade adulta são transmitidas de modo autossômico recessivo, em que são necessários dois alelos mutantes para causar a expressão completa da doença. Entre seus exemplos, incluem-se a hemocromatose e a polipose associada ao gene *MUTYH*. Há mais distúrbios autossômicos recessivos com início na infância, como as doenças do depósito lisossômico e a fibrose cística.

Para vários distúrbios com início na idade adulta, o risco genético é multifatorial. Esse risco pode ser atribuído por fatores genéticos em diversos *loci* (poligênico), que individualmente têm efeitos muito pequenos (em geral, com riscos relativos de < 1,5). Esses *loci* de risco (geralmente SNPs) combinam-se com outros genes e fatores ambientais por meio de mecanismos que ainda não são bem compreendidos. Apesar de nosso entendimento incompleto das interações entre os genes e o ambiente, dados sugerem que um estilo de vida saudável pode mitigar o risco associado a doenças de risco poligênico elevado, como as doenças cardiovasculares. Já existem painéis de SNP para avaliar os riscos de doenças, mas o melhor meio de usar essa informação no contexto clínico continua indefinido.

Diversas doenças têm padrões múltiplos de herança, o que aumenta a complexidade da avaliação dos pacientes e de suas famílias para essas condições. Por exemplo, o câncer de cólon pode estar associado a uma única mutação germinativa em um gene de reparo do mau pareamento (síndrome de Lynch, autossômica dominante), a mutações dialélicas no gene *MUTYH* (herança autossômica recessiva) ou a múltiplos SNPs (herança poligênica). Muito mais indivíduos terão alelos de risco SNP do que variantes patogênicas da linhagem germinativa em genes de alta penetrância, mas é pequeno o risco cumulativo ao longo da vida de desenvolver câncer de cólon relacionado ao primeiro, enquanto o risco relacionado ao último é significativo. As histórias pessoal e familiar do paciente propiciam importantes percepções sobre o possível modo de herança.

HISTÓRIA FAMILIAR

Quando dois ou mais parentes em primeiro grau são afetados por asma, doença cardiovascular, diabetes melito tipo 2, câncer de mama, câncer de cólon ou melanoma, o risco relativo para os parentes próximos é 2 a 5 vezes maior, salientando a importância da história familiar para esses distúrbios prevalentes. Na maioria das situações, a chave para avaliar o risco hereditário para doenças comuns com início na idade adulta é a obtenção e a interpretação de uma minuciosa história clínica pessoal e familiar do paciente, junto a um exame físico objetivo.

A história familiar deve ser registrada na forma de um heredograma, que mostre os dados relacionados com a saúde nos parentes em primeiro e segundo graus. Quando esses heredogramas sugerirem uma doença hereditária, eles devem ser estendidos para incluir outros membros da família. A determinação do risco para um indivíduo assintomático irá variar dependendo de alguns fatores: a extensão do heredograma, o número de parentes não afetados, os tipos de diagnóstico e as idades de início da doença. Por exemplo, uma mulher com dois parentes em primeiro grau com câncer de mama encontra-se em maior risco para um distúrbio mendeliano específico se tiver um total de 3 parentes em primeiro grau do sexo feminino (com apenas 1 não afetada) do que se tiver um total de 10 parentes em primeiro grau do sexo feminino (com 7 não afetadas). Fatores como adoção e estrutura familiar limitada (poucas mulheres em uma família ou múltiplas mortes precoces sem relação com a doença-alvo) devem ser levados em consideração na interpretação de um heredograma. Outros aspectos que devem ser considerados incluem o início da doença em idade mais precoce (p. ex., uma mulher de 30 anos de idade, não fumante, com infarto do miocárdio), doenças incomuns (p. ex., câncer de mama masculino ou câncer medular de tireoide) e encontro de doenças múltiplas possivelmente relacionadas em um indivíduo (p. ex., uma mulher com história de câncer de cólon e de endométrio). Algumas doenças com início na idade adulta são mais prevalentes em determinados grupos étnicos. Por exemplo, 2,5% dos indivíduos de ascendência judaica Ashkenazi são portadores de 1 das 3 mutações fundadoras nos genes *BRCA1* e *BRCA2*. As mutações do fator V de Leiden são muito mais comuns em brancos do que em africanos ou asiáticos.

Outras variáveis que devem ser documentadas são os fatores de risco não hereditários entre os indivíduos com doenças (como tabagismo e infarto do miocárdio; exposição ao asbesto e doença pulmonar; radiação do manto e câncer de mama). A associação significativa de uma doença com exposições ambientais ou fatores relacionados ao estilo de vida reduz a probabilidade de que essa doença seja um distúrbio genético específico. Em contrapartida, a ausência de fatores de risco não hereditários em geral associados com uma doença suscita a preocupação sobre uma possível associação genética. Uma história pessoal ou familiar de trombose venosa profunda, na ausência de fatores de riscos clínicos ou ambientais conhecidos, sugere um distúrbio trombótico hereditário. O exame físico também pode proporcionar indícios importantes sobre o risco para um distúrbio hereditário específico. A presença de xantomas em um paciente jovem deve levantar a suspeita de hipercolesterolemia familiar. A presença de triquilemomas em uma mulher com câncer de mama suscita a ideia da possível síndrome de Cowden, associada com mutações no gene *PTEN*.

Muitas vezes, o levantamento da história familiar é impreciso, especialmente quando a história é remota e as famílias perdem o contato ou se distanciam geograficamente. Pode ser útil pedir aos pacientes que preencham formulários sobre a história familiar antes ou após as consultas, proporcionando-lhes, assim, uma oportunidade de contatar os parentes. Idealmente, essa informação deverá ser incluída nos prontuários eletrônicos e atualizada intermitentemente. Deve-se tentar confirmar a ocorrência das doenças relatadas na história familiar antes de serem tomadas decisões terapêuticas importantes e, em certas circunstâncias, irreversíveis. Com frequência esse processo é laborioso e o melhor seria envolver também entrevistas com outros membros da família ou rever os prontuários clínicos (inclusive relatórios de necrópsia) e atestados de óbito.

Embora muitos distúrbios hereditários sejam sugeridos pelo agrupamento de parentes com distúrbios semelhantes ou relacionados, é importante observar que a penetrância de uma doença é incompleta para a maioria dos distúrbios genéticos. Em consequência, o heredograma obtido nessas famílias talvez não mostre um padrão claro de herança mendeliana, pois nem todos os membros da família que têm os alelos associados à doença manifestarão evidência clínica dessa condição. Além disso, os genes associados com alguns desses distúrbios costumam exibir expressão variável da doença. Por exemplo, o gene *BRCA2*, associado ao câncer de mama, pode predispor a algumas malignidades diferentes na mesma família, incluindo os cânceres de mama, ovário, pâncreas, pele (melanoma) e próstata. Para doenças comuns, como o câncer de mama, alguns membros da família que não têm o alelo de suscetibilidade (ou genótipo) podem desenvolver câncer de mama (ou fenótipo) esporadicamente. Essas *fenocópias* representam outra variável passível de confusão na análise do heredograma.

Alguns dos aspectos mencionados anteriormente sobre a história familiar estão ilustrados na Fig. 467-1. Nesse exemplo, a probanda (o indivíduo que serve como ponto de partida para a avaliação genética em uma família), uma mulher de 36 anos (IV-1), apresenta importante história de câncer de mama e de ovário pelo lado paterno de sua família. A idade precoce de início e a ocorrência simultânea dos cânceres de mama e de ovário nessa família sugerem a possibilidade de uma mutação hereditária em *BRCA1* e *BRCA2*, genes associados à síndrome de câncer hereditário de mama e de ovário. No entanto, sem testes genéticos, não está claro se seu pai abriga essa variante patogênica ou se a transmitiu a ela. Após o aconselhamento genético adequado da probanda e de sua família, a conduta mais informativa e econômica para a análise do DNA é testar a prima de 42 anos de idade, afetada pelo câncer, quanto à presença de uma mutação em *BRCA1* ou *BRCA2*. Se uma variante patogênica for encontrada, será possível testar essa alteração específica em outros membros da família, caso desejarem. No exemplo mostrado, se a prima da probanda tiver uma variante patogênica em *BRCA1*, deve ser uma opção para o pai da probanda a possibilidade de fazer o teste para essa alteração (teste de alelo único). Se o pai da probanda apresentar resultado positivo no teste, há uma probabilidade de 50:50 de que a mutação tenha sido transmitida à sua filha, portanto pode ser realizado o exame genético da probanda para estabelecer a ausência ou a presença dessa alteração. Por outro lado, se o pai da probanda obtiver resultado negativo no teste para a mutação em *BRCA1* já conhecida na família (um resultado verdadeiro-negativo), a probanda e seu irmão não terão risco de ter herdado essa variante de seu pai.

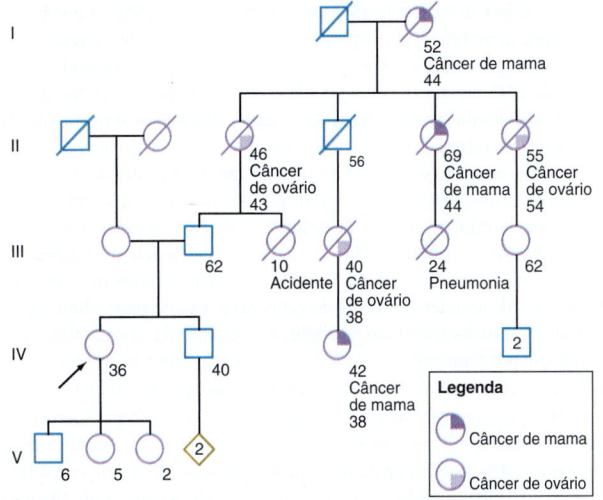

FIGURA 467-1 **Uma mulher com 36 anos de idade (*seta*) procura consulta médica em razão de sua história familiar de câncer.** A paciente se mostra preocupada com o fato de que os múltiplos cânceres de seus parentes impliquem em predisposição hereditária para o desenvolvimento de câncer. A história familiar é registrada, e os registros dos parentes da paciente confirmam os diagnósticos relatados.

TESTES GENÉTICOS PARA DISTÚRBIOS COM INÍCIO NA IDADE ADULTA

Uma primeira etapa crucial antes de começar uma investigação genética é garantir que o diagnóstico clínico tenha sido feito corretamente, que esteja baseado na história familiar e nos achados físicos típicos, na patologia ou nos exames bioquímicos. Essa avaliação clínica cuidadosa pode definir o fenótipo. No modelo tradicional de testagem genética, os testes são direcionados inicialmente para os genes mais prováveis (determinados pelo fenótipo), o que evita a realização de testes desnecessários. Muitos distúrbios exibem a característica de heterogeneidade de *locus*, que se refere ao fato de que mutações em diferentes genes podem provocar distúrbios fenotipicamente semelhantes. Por exemplo, a osteogênese imperfeita (Cap. 413), a síndrome do QT longo (Cap. 252), a distrofia muscular (Cap. 449) e a predisposição hereditária ao câncer de mama (Cap. 79) ou de cólon (Cap. 81) podem ser causadas por mutações em vários genes distintos. O padrão de transmissão da doença, o risco de doença, a evolução clínica e o tratamento podem diferir de modo significativo, de acordo com o gene específico afetado. Historicamente, a escolha do gene a ser testado era determinada pelas características clínicas exclusivas, pela história familiar e pela prevalência relativa dos distúrbios genéticos candidatos. Entretanto, os rápidos avanços nas técnicas de testagem genética, como discutido adiante, produziram um impacto nesse paradigma. Atualmente, é possível, técnica e financeiramente, sequenciar vários genes (ou até um exoma inteiro) de uma só vez. A incorporação de testes múltiplos para as mutações da linhagem germinativa está evoluindo rapidamente, tanto no âmbito clínico, como também no comércio direto ao consumidor de testes genéticos e genômicos.

ABORDAGENS METODOLÓGICAS AOS TESTES GENÉTICOS

Os testes genéticos são regulamentados e realizados basicamente do mesmo modo que outros exames laboratoriais especializados. Nos Estados Unidos, os laboratórios que realizam testes genéticos são aprovados legalmente pelas Clinical Laboratory Improvement Amendments (CLIA) para assegurar que se enquadrem nos padrões de proficiência e qualidade. Uma fonte útil de informações para diversos testes genéticos é o site *www.genetests.org*. Deve-se observar que vários testes devem ser requisitados por meio de laboratórios especializados.

Os *testes genéticos* são realizados principalmente por meio de análise da sequência do DNA para detectar mutações, embora o genótipo também possa ser deduzido mediante estudo do RNA e das proteínas (p. ex., apolipoproteína E, hemoglobina S e proteínas da imuno-histoquímica). Por exemplo, o rastreamento universal da síndrome de Lynch, mediante análise imuno-histoquímica de cânceres de útero e colorretais para a ausência de expressão de proteínas de reparo do mau pareamento, é recomendado pela National Comprehensive Cancer Network. A determinação de alterações na sequência do DNA baseia-se intensamente no uso da reação em cadeia da polimerase (PCR), que permite a rápida amplificação e análise do gene de interesse. Além disso, a PCR possibilita a realização dos testes genéticos com quantidades mínimas do DNA extraído de uma grande variedade de tecidos, incluindo leucócitos (obtidos do sangue), leucócitos e células epiteliais da mucosa (obtidas da saliva ou de esfregaços bucais) e tumores (obtidos de biopsias ou de tecidos preservados arquivados). O DNA amplificado pode ser analisado diretamente pelo seu sequenciamento ou ser hibridizado com *chips* ou membranas de DNA para detectar a presença de sequências de DNA normais e alteradas. O sequenciamento direto do DNA é usado com frequência para a determinação de suscetibilidade a doenças hereditárias e no diagnóstico pré-natal. As análises de grandes alterações do genoma (p. ex., deleções, duplicações, rearranjos, translocações) são possibilitadas pelo uso da citogenética, da hibridização por fluorescência *in situ* (FISH), da transferência de Southern ou da amplificação múltipla de sondas dependente de ligação (MLPA).

O *sequenciamento de DNA paralelo em massa* (também chamado *sequenciamento de última geração*) está alterando significativamente a estratégia dos testes genéticos para os distúrbios de suscetibilidade hereditária com início na idade adulta. Essa tecnologia abrange estratégias de alta resolução para a análise do DNA, as quais podem examinar de forma confiável vários genes de uma só vez. Tecnicamente, isso envolve o sequenciamento em paralelo de milhões de pequenos fragmentos de DNA. Por meio da bioinformática, esses fragmentos são reunidos por mapeamento das sequências individuais lidas de acordo com o genoma humano de referência, um processo muito diferente do sequenciamento tradicional de Sanger, que consome tempo e é dispendioso.

Os *painéis múltiplos* para a suscetibilidade hereditária encontram-se disponíveis comercialmente e incluem testes para diversos genes que tenham sido associados à condição de interesse. Esses painéis estão disponíveis, por exemplo, para a síndrome de Brugada, a miocardiopatia hipertrófica e a neuropatia de Charcot-Marie-Tooth. Esse tipo de testagem em painel faz sentido para várias síndromes. No entanto, em outras situações, a utilidade clínica da testagem em painel está evoluindo e pode ser dependente da composição particular do painel. Atualmente, os painéis disponíveis para a suscetibilidade ao câncer de mama contêm aproximadamente 30 genes, havendo disponibilidade de painéis para múltiplos cânceres ainda maiores. Alguns dos genes incluídos nesses últimos painéis múltiplos não têm qualquer associação conhecida com o câncer de mama ou têm somente um risco modesto associado, sendo precária sua utilidade clínica. Um problema adicional de sequenciar vários genes, em vez de focar somente nos principais genes candidatos, é a identificação de uma ou mais variantes de significado indeterminado (VUSs), discutidas a seguir, ou a obtenção de um resultado inesperado, contudo clinicamente relevante.

O *sequenciamento do exoma inteiro* (WES) agora se encontra também disponível comercialmente, embora seja muito usado em indivíduos com síndromes inexplicadas pelos testes genéticos tradicionais. À medida que seus custos diminuírem, o WES terá maior abrangência de utilização. O sequenciamento total do genoma também está disponível comercialmente. Embora seja bem mais prático sequenciar todo o genoma, há muitos problemas em sua execução, incluindo a desanimadora tarefa de analisar a vasta quantidade de dados gerados. Outras questões incluem (1) o melhor modo de obtenção do consentimento informado; (2) a interpretação das frequentes sequências variantes de significado indeterminado; (3) a interpretação de alterações em genes com relevância indefinida para a patologia humana específica; e (4) o manejo de achados genéticos inesperados, porém clinicamente significativos.

Em consequência dessas novas plataformas de testes genéticos, estão evoluindo outras estratégias de testagem. À medida que os custos dos painéis múltiplos de genes e do WES continuarem baixando, e a interpretação e a compreensão da importância clínica dos resultados desses testes se aperfeiçoarem, poderá ocorrer a mudança para uma testagem genética mais ampla por meio de painéis na clínica. Por exemplo, anteriormente, uma mulher de 30 anos de idade com câncer de mama, mas sem história familiar de câncer, nem características sindrômicas, seria submetida aos testes de *BRCA1/2*, e lhe seria oferecido o teste de *TP53*, levando em consideração o início precoce da sua doença. É notável que uma quantidade razoável de indivíduos aos quais antigamente era oferecida a testagem de *TP53*, por causa da síndrome de Li-Fraumeni, recusava-se a fazê-la, porque as mutações são associadas a riscos extremamente altos de câncer (inclusive na infância) em múltiplos órgãos, e os meios para mitigar esses riscos estão evoluindo. Na ausência de características compatíveis com outras condições de alto risco relacionadas ao câncer de mama, como a síndrome de Cowden, não seriam oferecidas rotineiramente a essa paciente a análise de *PTEN* (associado à síndrome de Cowden) ou a testagem de outros genes associados ao câncer de mama, inclusive *PALB2*, *CHEK2* e *ATM*. Atualmente, é possível analisar em sincronia todos esses genes, além de genes como *BRIP*, *RAD51C* e *RAD51D* (que estão associados a risco moderado de câncer de ovário, mas também a um risco indefinido para outros cânceres, inclusive câncer de mama), por um custo nominalmente mais alto do que a testagem somente de *BRCA1/2*. As preocupações quanto a esses painéis incluem estratégias apropriadas de consentimento informado, relacionadas com resultados indefinidos, abrangendo uma ou mais VUSs, resultados inesperados e a utilidade clínica indefinida de alguns genes incluídos no painel (**Fig. 467-2**).

TESTES GENÉTICOS DIRETOS AO CONSUMIDOR

Historicamente, os testes genéticos ocorreram inteiramente, ou predominantemente, no contexto do atendimento clínico. No entanto, os avanços tecnológicos combinados com mudanças nas normas sociais criaram um cenário cada vez mais complexo para a informação genética, e os pacientes chegam aos profissionais de saúde com uma ampla gama de informações.

O teste genético dirigido pelo médico é baseado no histórico médico pessoal ou familiar do indivíduo. Os resultados são divulgados pelo clínico com um plano de gestão formulado com base nos resultados, dentro do contexto da história médica pessoal e familiar do indivíduo. O teste genético direcionado ao consumidor difere porque o indivíduo solicita eletivamente que os testes sejam realizados de forma direta ao consumidor (DTC), por uma empresa que envia a amostra diretamente. Os testes DTC são analisados por meio de tecnologia própria, com resultados comunicados diretamente ao consumidor.

O teste DTC pode incluir ensaios para risco de doença ou estado de portador de doença; no entanto, eles geralmente colocam uma ênfase maior na ancestralidade ou traços e características físicas, como obesidade, nutrição, paladar ou perda de cabelo. Do ponto de vista da utilidade clínica, essas empresas que comercializam esses testes, geralmente, examinam conjuntos de SNPs, "pontos quentes" comuns em genes associados a doenças

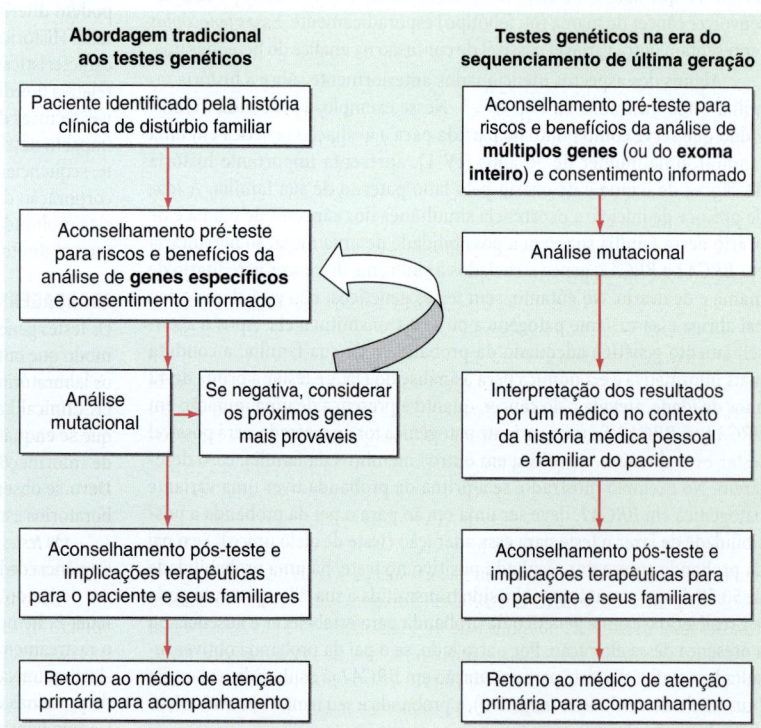

FIGURA 467-2 Abordagem aos testes genéticos.

TABELA 467-1 ■ Resumo da Declaração de Posição do Colégio Americano de Genética Médica e Genômica sobre Testes Genéticos Diretos ao Consumidor	
O laboratório clínico deve:	• Ser credenciado pelo programa CLIA (Clinical Laboratory Improvement Amendments), pelo estado e/ou outras agências de credenciamento aplicáveis com este credenciamento indicado nos relatórios dos resultados dos testes
Profissionais devidamente treinados devem solicitar, interpretar e divulgar o resultado do teste para evitar:	• Inadequação ou falta de consentimento informado • Testes sem indicações apropriadas • Seleção de métodos de teste inadequados ou teste incorreto • Interpretação errônea dos resultados levando a manejo clínico inadequado
O indivíduo submetido ao teste deve ser adequadamente informado sobre:	• O que o teste pode ou não determinar sobre sua saúde ou risco à saúde • O potencial para receber resultados que não confirmam nem excluem a possibilidade de doença • Possíveis resultados inesperados, não relacionados à indicação para teste • O impacto potencial de um determinado resultado de teste genético em parentes
Os profissionais revisarão e fornecerão informações sobre:	• A validade e utilidade de um teste genético, incluindo as limitações de um determinado teste • Questões de privacidade incluindo a revisão de quem terá acesso aos resultados dos testes, os processos em vigor para proteger os resultados e a disposição das amostras de DNA após a conclusão da análise • Implicações pessoais ou familiares para a vida, cuidados de longo prazo ou seguro de invalidez • Se os dados gerados serão compartilhados com terceiros

Fonte: Adaptado do Conselho de Administração da ACMG: Teste genético direto ao consumidor: Uma declaração de posição revisada do American College of Medical Genetics and Genomics. Genet Med 18:207, 2016.

específicas; no entanto, a análise de SNP não fornece uma resposta definitiva de risco/ausência de risco. Em contraste, os testes genéticos clínicos examinam minuciosamente genes específicos, conhecidos por estarem associados a uma doença individual ou risco de doença. Os padrões de qualidade entre o DTC e os laboratórios clínicos variam muito. Nos Estados Unidos, os laboratórios de testes genéticos clínicos atendem a rigorosos padrões de qualidade estabelecidos, como a certificação CLIA e o credenciamento do College of American Pathologists (CAP). Alguns laboratórios DTC recebem aprovação da Food and Drug Administration (FDA) para os testes oferecidos, mas não são certificados pela CLIA/CAP. A FDA determina que "os resultados obtidos dos testes não devem ser usados para diagnóstico ou para informar decisões de tratamento. Os usuários devem consultar um profissional de saúde com dúvidas ou preocupações sobre os resultados". As recomendações do American College of Medical Genetics and Genomics estão resumidas na Tabela 467-1.

Um terceiro modelo híbrido foi desenvolvido por laboratórios comerciais de testes genéticos, particularmente focado na análise do risco de câncer e doenças cardiovasculares. Aqui, depois que um indivíduo inicia o processo de teste, seu próprio médico ou um médico disponibilizado pela empresa solicita o teste. Muitos desses testes são semelhantes aos oferecidos a um paciente no ambiente clínico; no entanto, o pedido e os resultados permanecem separados do prontuário médico, a menos que sejam integrados pelo médico da família ou pelo especialista ou por outro profissional.

Existem limitações para a precisão e a interpretação dos testes genéticos. Além dos erros técnicos, os testes genéticos são algumas vezes planejados para detectar apenas as variantes patogênicas mais comuns. Ademais, os testes genéticos evoluíram ao longo do tempo. Por exemplo, até 2006, não era possível obter comercialmente os testes para o grande e abrangente rearranjo genômico de BRCA1 e BRCA2. Portanto, um resultado negativo deve ser qualificado pela possibilidade de o indivíduo ter uma variante não detectável no teste. Além disso, o indivíduo pode ter uma variante patogênica em outro gene associado ao câncer, não incluído na testagem, ou em um gene ainda não relatado como associado a um elevado risco para doença. Assim, a menos que exista uma mutação conhecida na família, um resultado negativo em um indivíduo com uma história pessoal ou familiar sugestiva é classificado normalmente como um resultado negativo não informativo. Nessa circunstância, as decisões sobre o tratamento clínico devem basear-se na história pessoal e familiar. Por exemplo, uma mulher com uma forte história familiar de câncer de mama que recebe um resultado negativo não informativo no teste de painéis de genes ainda pode ser qualificada para cuidados de alto risco, incluindo o rastreamento de câncer de mama por meio de RM e a opção de quimioprevenção, além de estrita supervisão clínica e mamografias.

O encontro de uma VUS é outra limitação à testagem genética. Uma VUS (também denominada *variante não classificada*) é uma variação de sequência em um gene, que produz um efeito desconhecido na função da proteína. Muitas dessas variantes são substituições de nucleotídeos únicos (também chamadas mutações *missense*) que resultam na mudança de um aminoácido. Embora muitas VUSs sejam, afinal, reclassificadas como polimorfismos benignos, algumas se mostram funcionalmente importantes. À medida que mais genes são sequenciados (p. ex., em um painel de genes múltiplos ou mediante WES), aumenta significativamente a porcentagem encontrada de indivíduos portadores de uma ou mais VUSs. O encontro de uma VUS é difícil para os pacientes e os profissionais também, complicando as decisões relativas ao tratamento clínico. Nesse contexto, até que haja uma reclassificação posterior da variante, o rastreamento contínuo, a supervisão e o cuidado são normalmente determinados com base na história pessoal e familiar.

A utilidade clínica é um aspecto importante a se considerar, pois os testes genéticos para a suscetibilidade às doenças crônicas estão cada vez mais integrados à prática da medicina. Em algumas situações, existe uma utilidade clínica comprovada para a testagem genética, com mudanças significativas, baseadas em evidências, nas decisões de tratamento clínico e nas recomendações fundamentadas nos resultados. Por exemplo, existe uma clara evidência de que a salpingo-ooforectomia bilateral redutora de risco beneficia as mulheres com uma mutação BRCA1/2 documentada, em relação ao risco de câncer de mama e ovário. No entanto, em vários casos, a descoberta de genes associados às doenças ocorreu em ritmo mais acelerado do que os estudos que avaliam o quanto dessas informações deve ser usado no manejo clínico da paciente e sua família. Isso ocorre particularmente com as variantes mutagênicas de baixa e moderada penetrância. Portanto, os testes genéticos preditivos devem ser abordados com cautela, sendo oferecidos somente aos pacientes que foram aconselhados e forneceram seu consentimento informado.

Os testes genéticos preditivos enquadram-se em duas categorias distintas. Os testes pré-sintomáticos aplicam-se a doenças em que uma alteração genética específica está associada a quase 100% de probabilidade de desenvolver a doença. Já os testes de predisposição predizem um risco para doença inferior a 100%. Por exemplo, os exames pré-sintomáticos estão disponíveis para pessoas em risco da doença de Huntington, ao passo que o exame de predisposição é considerado para aquelas com risco de câncer de cólon hereditário. É importante ressaltar que, para a maioria dos distúrbios com início na idade adulta, os testes são somente preditivos. Os resultados dos testes não definem de maneira precisa se, quando ou como a doença se manifestará. Por exemplo, nem todos os indivíduos que têm o alelo ε4 da apolipoproteína E desenvolverão a doença de Alzheimer, e os indivíduos que não possuem tal marcador genético ainda podem manifestar essa doença.

A melhor estratégia de testagem de uma família é iniciar os testes em um membro afetado pela doença da família (alvo). A identificação de uma mutação pode direcionar os testes para outros membros em risco dessa família (sejam sintomáticos ou não). Se não houver fatores de risco familiares ou ambientais adicionais, os indivíduos com teste negativo para a mutação encontrada no membro da família acometido podem ser informados de que apresentam o mesmo risco da população geral para aquela doença. Além disso, podem ser tranquilizados quanto ao fato de não estarem sob risco de transmitir a mutação a seus filhos. Por outro lado, os familiares assintomáticos com resultado positivo do teste para a mutação conhecida devem ser informados de que apresentam maior risco em contrair a doença e transmitir a alteração a seus filhos.

O aconselhamento e a orientação realizados antes dos testes são importantes, assim como uma avaliação da capacidade do paciente para compreender e lidar com os resultados dos testes. A testagem genética tem consequências para a família inteira, portanto, os indivíduos interessados na sua realização devem considerar o impacto que os resultados dos testes poderiam exercer em suas relações com parentes, parceiros, cônjuges e filhos. Nas famílias com mutação genética conhecida, os membros com resultado positivo devem considerar o impacto do seu estado de portador em seu estilo de vida atual e futuro; os que tiverem resultado negativo poderão manifestar a culpa do sobrevivente. Os genitores que apresentam mutação associada à doença com frequência manifestam ansiedade e desespero consideráveis quando discutem a questão do risco para seus filhos. Além disso, alguns indivíduos consideram opções, como testes genéticos pré-implantacionais (TGPI), em sua tomada de decisão reprodutiva.

Quando uma condição não se manifesta até a idade adulta, os clínicos e os genitores se deparam com a questão de se os testes genéticos devem ser realizados nas crianças em risco e, se decidirem fazê-los, em qual idade. Embora o assunto seja controverso, muitas organizações profissionais advertem que os testes genéticos para distúrbios de início na idade adulta não devem ser realizados em crianças. Para vários desses distúrbios não há intervenções terapêuticas, na infância, para evitá-los; consequentemente, essa informação pode trazer um significativo risco psicossocial à criança. Além disso, existe a preocupação de que o teste durante a infância viole o direito da pessoa de tomar uma decisão consciente com relação ao teste durante a idade adulta. No entanto, os exames devem ser feitos na infância quando os distúrbios se manifestam em uma fase precoce da vida, em especial se houver opções de tratamento. Por exemplo, as crianças com neoplasia endócrina múltipla 2 (NEM 2) podem desenvolver câncer medular de tireoide (CMT) no início da infância e devem ser consideradas para a tireoidectomia profilática (Cap. 388). De modo semelhante, as crianças com polipose adenomatosa familiar (PAF) devido a uma mutação no gene *APC* podem desenvolver pólipos durante a adolescência, que progridem para um câncer invasivo na segunda década de vida; assim, o rastreamento para colonoscopia é iniciado entre 10 e 15 anos de idade (Cap. 81).

CONSENTIMENTO INFORMADO

O consentimento informado para a testagem genética começa com informações e aconselhamento. O paciente deve compreender os riscos, os benefícios e as limitações dos exames genéticos, assim como as possíveis implicações dos resultados desses exames. O consentimento informado deve incluir um documento por escrito, redigido com nitidez e concisão e em linguagem e formato compreensíveis para o paciente. Como os testes genético-moleculares de um indivíduo assintomático possibilitam, muitas vezes, a predição de um risco futuro, o paciente deve entender todas as possíveis consequências médicas, psicológicas e sociais dessa testagem em longo prazo. Durante muito tempo, houve preocupações quanto à possibilidade de discriminação genética. O Genetic Information Nondiscrimination Act (GINA) foi aprovado em 2008 e estabelece algumas proteções relacionadas com a discriminação no emprego e no seguro-saúde. É importante analisar com os pacientes o possível impacto dos resultados dos exames genéticos em sua saúde no futuro, bem como a cobertura do seguro de vida e de invalidez. Os indivíduos devem saber sobre as alternativas disponíveis se decidirem não se submeter aos testes genéticos, incluindo a opção de adiarem a realização desses testes para uma data posterior. Deve-se apresentar a opção do banco de DNA, de modo que as amostras estejam disponíveis no futuro para uso pelos membros da família, se necessário.

ACOMPANHAMENTO APÓS OS TESTES GENÉTICOS

Dependendo da natureza do distúrbio genético, as intervenções pós-teste podem incluir (1) vigilância e monitoramento; (2) intervenções médicas específicas, como reforço do rastreamento, quimioprevenção ou cirurgia redutora de risco; (3) prevenção de riscos; e (4) encaminhamento para serviços de apoio. Por exemplo, as pacientes com mutações patogênicas conhecidas em *BRCA1* ou *BRCA2* são fortemente encorajadas a se submeter à salpingo-ooforectomia redutora de risco, em idade adequada, sendo-lhes oferecida uma investigação intensiva de câncer de mama, bem como a opção de mastectomia redutora de risco. Além disso, essas mulheres talvez queiram fazer a quimioprevenção com tamoxifeno, raloxifeno ou exemestano. Aos pacientes que tiverem opções mais limitadas de prevenção e de tratamento médico, como os que têm a doença de Huntington, devem ser proporcionados acompanhamento contínuo e serviços de apoio, incluindo fisioterapia, terapia ocupacional, serviços sociais ou grupos de apoio, conforme indicado. As intervenções específicas se modificarão conforme as pesquisas continuarem a aumentar os nossos conhecimentos sobre o tratamento clínico dessas condições genéticas e mais for aprendido sobre as funções dos produtos gênicos envolvidos.

Os indivíduos com resultado negativo na pesquisa de mutação gênica associada à doença em um parente acometido devem ser lembrados de que talvez continuem sob risco de ter a doença. Isso é muito importante, principalmente para doenças comuns, como diabetes melito, câncer e doença arterial coronariana. Por exemplo, uma mulher que descobre não ser portadora da mutação em *BRCA1* associada à doença previamente descoberta na sua família deve ser lembrada de que ainda precisa ser submetida ao mesmo rastreamento para câncer de mama recomendado para a população geral.

ORIENTAÇÃO E ACONSELHAMENTO GENÉTICO

Aconselhamento genético é o processo de ajudar as pessoas a entenderem e se adaptarem às implicações familiares, psicológicas e clínicas das contribuições genéticas às doenças. Esse processo integra as seguintes ações: interpretação das histórias clínica e familiar para avaliar a probabilidade de ocorrência e recorrência de doença; orientação sobre a história natural da condição, padrão de herança, testagem, tratamento, prevenção, recursos de apoio e pesquisa; orientação para promover decisões informadas quanto à avaliação dos riscos, objetivos familiares, valores éticos e religiosos. O aconselhamento genético deve ser distinguido da testagem genética e do rastreamento e cuidado clínicos com base em riscos genéticos, embora os consultores genéticos estejam envolvidos nessas últimas ações.

A avaliação do risco genético é complexa e, em geral, envolve elementos de incerteza. O aconselhamento genético pode ser útil em muitas situações (Tab. 467-2). As funções do consultor genético incluem as seguintes:

1. Obter e documentar a história familiar detalhada.
2. Orientar os pacientes sobre os princípios genéticos gerais relacionados com o risco da doença tanto para eles quanto para outros familiares.
3. Avaliar e estimular a capacidade do paciente para lidar com as informações genéticas apresentadas.
4. Discutir como os fatores não genéticos podem se relacionar com a expressão final da doença.
5. Abordar questões do tratamento médico.
6. Auxiliar na determinação do papel dos testes genéticos para o indivíduo e sua família.
7. Garantir que o paciente esteja ciente das indicações, processos, riscos, benefícios e limitações das várias opções de investigação genética.
8. Ajudar o paciente, a família e o médico que o encaminhou a interpretarem os resultados dos testes.
9. Assegurar que o paciente tenha os recursos necessários para alertar os parentes sobre os riscos que eles correm, particularmente diante de um resultado positivo no teste genético.
10. Abordar as implicações reprodutivas de um resultado positivo no teste genético, incluindo o risco para um distúrbio recessivo, bem como a discussão sobre as decisões reprodutivas, incluindo doação de gametas ou teste genético pré-implantacional (TGPI).
11. Encaminhar o paciente e outros familiares sob risco para serviços médicos e de apoio, quando necessário.

Os princípios da tomada de decisões voluntárias e informadas, bem como a proteção da privacidade e confidencialidade do indivíduo são normas centrais na prática do aconselhamento genético. O aconselhamento costuma ser realizado de modo *não diretivo* e *não coercitivo*, no qual os pacientes aprendem a compreender como seus valores influenciam determinada decisão médica. O aconselhamento não diretivo é particularmente adequado quando não existem dados que comprovem um benefício óbvio associado à determinada intervenção ou quando a intervenção é considerada experimental. Por exemplo, o aconselhamento genético não diretivo é usado quando uma pessoa está decidindo se irá se submeter aos testes genéticos para a doença de Huntington. Atualmente, não há benefício

TABELA 467-2 ■ Indicações para o aconselhamento genético

Idade materna avançada (> 35 anos)
Consanguinidade
História prévia de prole com defeitos congênitos ou com um distúrbio genético
História pessoal ou familiar sugestiva de distúrbio genético
Grupos étnicos de alto risco
Alteração genética documentada em um membro da família
Análise de mutações de tumores
Ultrassonografia ou teste pré-natal que sugerem distúrbio genético

evidente (em termos do prognóstico médico) para um indivíduo de risco se submeter à avaliação genética de tal doença, porque sua evolução não será alterada por intervenções terapêuticas. No entanto, os testes podem ter um impacto importante na percepção do indivíduo sobre o planejamento prévio de cuidados de saúde, as suas relações interpessoais e os planos de ter filhos. Assim, a decisão de continuar a investigação apoia-se nos valores e na crença de cada indivíduo. Contudo, quando uma afecção pode ser tratada, uma abordagem mais impositiva é adequada. Em uma família com PAF, a investigação e a colectomia profilática para câncer de cólon devem ser recomendadas a todos os portadores conhecidos da mutação em *APC*. O consultor e o médico que acompanham essa família devem garantir que os membros de alto risco tenham acesso aos recursos necessários para cumprirem as recomendações.

A orientação genética é fundamental para que o indivíduo consiga tomar uma decisão consciente com relação às opções de exames e tratamento. O conhecimento adequado de padrões de hereditariedade permite aos pacientes compreenderem a probabilidade do risco da doença para eles próprios e outros membros da família. Também é importante orientar quanto aos conceitos de penetrância e expressão da doença. No caso de distúrbios genéticos mais complexos com início na idade adulta, os pacientes assintomáticos devem ser informados de que um resultado positivo para os testes nem sempre representa futuro aparecimento da doença. Além disso, o papel de fatores não genéticos, como exposições ambientais e estilo de vida, deve ser discutido no contexto do risco de doenças multifatoriais e da prevenção de doenças. Por fim, os pacientes devem entender a história natural da doença, bem como as possíveis opções para intervenção, incluindo rastreamento, prevenção e, em certas circunstâncias, o tratamento farmacológico ou a cirurgia profilática.

INTERVENÇÕES TERAPÊUTICAS COM BASE NO RISCO GENÉTICO DA DOENÇA

Existe disponibilidade de tratamentos específicos para muitos distúrbios genéticos. As estratégias para o desenvolvimento de intervenções terapêuticas têm uma longa história nas doenças metabólicas da infância; entretanto, esses princípios têm sido aplicados também no diagnóstico e no tratamento de doenças com início na idade adulta (Tab. 467-3). A hemocromatose hereditária é causada geralmente por mutações no gene *HFE* (embora mais

TABELA 467-3 ■ Exemplos de testes genéticos e possíveis intervenções para alguns distúrbios genéticos

Distúrbios genéticos	Herança	Genes	Intervenções
Oncológicos			
Síndrome de Lynch (HNPCC)	AD	MLH1, MSH2, MSH6, PMS2	Rastreamento endoscópico precoce; cirurgia redutora de risco
Polipose adenomatosa familiar	AD	APC	Endoscopia precoce e frequente; colectomia profilática; quimioprevenção
Cânceres hereditários de mama e ovário	AD	BRCA1, BRCA2	Salpingo-ooforectomia redutora de risco; vigilância intensificada da mama, incluindo RM da mama; mastectomia redutora de risco
Câncer gástrico difuso hereditário	AD	CDH1	Gastrectomia profilática; vigilância intensificada para câncer de mama
Hematológicos			
Fator V de Leiden	AD	F5	Evitar fatores de risco trombogênicos
Hemofilia A	LX	F8	Reposição do fator VIII
Hemofilia B	LX	F9	Reposição do fator IX
Deficiência de glicose-6-fosfato-desidrogenase	LX	G6PD	Evitar fármacos oxidantes e certos alimentos
Cardiovasculares			
Miocardiopatia hipertrófica	AD	>10 genes, incluindo MYBPC3, MYH7, TNNT2, TPM1	Rastreamento ecocardiográfico; intervenção farmacológica; miomectomia
Síndrome do QT longo	AD, AR	>10 genes, incluindo KCNQ1, SCN5A, KCNE1, KCNE2	Rastreamento eletrocardiográfico; intervenção farmacológica; aparelhos desfibriladores cardioversores implantáveis
Síndrome de Marfan	AD	FBN1	Rastreamento ecocardiográfico; β-bloqueadores profiláticos; substituição da valva da aorta, quando indicada
Gastrintestinais			
Febre familiar do Mediterrâneo	AR	MEFV	Colchicina
Hemocromatose	AR	HFE	Flebotomia
Pulmonares			
Deficiência de α_1-antitripsina	AR	SERPINA1	Abstenção do tabagismo e de toxinas ocupacionais e ambientais
Fibrose cística	AR	CFTR	Fisioterapia torácica; agentes promotores da depuração de secreções das vias aéreas; moduladores de *CFTR*; transplante de pulmão
Endócrinos			
Diabetes insípido neuro-hipofisário	AD	AVP	Reposição da vasopressina
Hipercalcemia hipocalciúrica familiar	AD	CASR	Evitar a paratireoidectomia; calcimiméticos
Neoplasia endócrina múltipla tipo 2	AD	RET	Tireoidectomia profilática; rastreamento para feocromocitoma e hiperparatireoidismo
Renais			
Doença renal policística	AD, AR	PKD1, PKD2, PKHD1	Prevenção de hipertensão; prevenção de infecções do trato urinário; transplante de rim
Diabetes insípido nefrogênico	LX, AR	AVPR2, AQP2	Reposição de líquidos; tiazídicos com ou sem amilorida
Neurológicos			
Hipertermia maligna	AD	RYR1, CACNA1S	Evitar anestésicos precipitantes
Paralisia periódica hiperpotassêmica	AD	SCN4A	Dieta rica em cálcio e baixa em potássio; tiazídicos ou acetazolamida
Distrofias musculares de Duchenne e de Becker	LX	DMD	Corticosteroides; fisioterapia
Doença de Wilson	AR	ATP7B	Zinco, trienteno

Siglas: AD, autossômica dominante; AR, autossômica recessiva; HNPCC, câncer colorretal hereditário sem polipose; LX, ligada ao X; RM, ressonância magnética.

raramente outros genes tenham sido associados) e manifestada como uma síndrome de sobrecarga de ferro, a qual pode resultar em doença hepática, pigmentação da pele, diabetes melito, artropatia, impotência masculina e problemas cardíacos (Cap. 414). Quando identificado precocemente, esse distúrbio pode ser tratado com eficácia por meio de flebotomia terapêutica. Portanto, quando um probando tiver recebido o diagnóstico de hemocromatose, é importante aconselhar outros membros da família, a fim de minimizar o impacto dessa doença.

As medidas preventivas e intervenções terapêuticas não se restringem às doenças metabólicas. A identificação das formas familiares da síndrome do QT longo, associada com arritmias ventriculares, possibilita exames eletrocardiográficos precoces e uso de terapia antiarrítmica profilática, marca-passos de superestímulo ou desfibriladores. Os indivíduos com miocardiopatia hipertrófica familiar podem ser detectados mediante rastreamento por ultrassonografia, tratados com β-bloqueadores ou outros medicamentos e aconselhados sobre a importância de evitarem exercícios extenuantes e desidratação. As pessoas com síndrome de Marfan podem ser tratadas com β-bloqueadores ou bloqueadores dos receptores de angiotensina II e monitoradas para o desenvolvimento de aneurismas aórticos.

O campo da farmacogenética identifica os genes que alteram o metabolismo dos fármacos ou conferem suscetibilidade às reações tóxicas por medicamentos. A farmacogenética busca individualizar a terapia farmacológica, na tentativa de melhorar os efeitos terapêuticos e reduzir a toxicidade. Os exemplos incluem a deficiência de tiopurina-metiltransferase (TPMT), a deficiência de di-hidropirimidina-desidrogenase, a hipertermia maligna e a deficiência de glicose-6-fosfato-desidrogenase. Apesar dos resultados bem-sucedidos nessa área, nem sempre é preciso o modo de incorporar a farmacogenética à prática clínica. Por exemplo, embora exista uma associação entre a dosagem de varfarina e os genótipos *CYP2C6* e *VKORC1*, não há evidência alguma de que a inclusão da genotipagem na prática clínica melhore os resultados para os pacientes quando comparados com algoritmos clínicos.

A identificação de anormalidades da linhagem germinativa que aumentam o risco de tipos específicos de câncer está modificando rapidamente o tratamento clínico. O conhecimento de membros da família com mutações que predispõem à PAF ou à síndrome de Lynch conduz às recomendações de rastreamento precoce de câncer e cirurgia profilática, bem como à consideração de realizar a quimioprevenção e adotar hábitos saudáveis para seu estilo de vida. Princípios semelhantes aplicam-se às formas familiares de melanoma, assim como aos cânceres de mama, ovário e tireoide. Além do aumento da triagem e da cirurgia profilática, a identificação de mutações germinativas associadas ao câncer também pode levar ao desenvolvimento de terapias direcionadas, por exemplo, o FDA aprovou vários inibidores da poli-ADP ribose polimerase (PARP) para cânceres de mama, ovário, pâncreas e próstata associados a *BRCA1/2*.

Mesmo que o papel da testagem genética no contexto clínico ainda se encontre em evolução, essa testagem mantém a promessa de possibilitar intervenções precoces e mais direcionadas, as quais podem reduzir a morbidade e a mortalidade. Os rápidos avanços tecnológicos estão mudando os meios de realizar a testagem genética. À medida que sua realização se torna menos dispendiosa e tecnicamente mais fácil, prevê-se a expansão do seu uso. Tal expansão apresentará dificuldades, mas também oportunidades. É imprescindível que os médicos e outros profissionais da área da saúde acompanhem os avanços da medicina genética, a fim de facilitar o encaminhamento adequado para o aconselhamento genético e o uso criterioso dos testes genéticos, bem como fornecer cuidados modernos e, com base em evidências para os pacientes afetados ou em risco e aos seus familiares.

LEITURAS ADICIONAIS

ACMG Board of Directors: Direct-to-consumer genetic testing: A revised position statement of the American College of Medical Genetics and Genomics. Genet Med 18:207, 2016.

Anya ER et al: Genetic information, non-discrimination, and privacy protections in genetic counseling practice. J Genet Couns 23:891, 2014.

Artin MG et al: Cases in precision medicine: When patients present with direct-to-consumer genetic test results. Ann Intern Med 170:643, 2019.

Clayton EW: Ethical, legal, and social implications of genomic medicine. N Engl J Med 349:562, 2003.

FDA News Release. FDA allows marketing of first direct-to-consumer tests that provide genetic risk information for certain conditions. Available at https://www.fda.gov/NewsEvents/Newsroom/PressAnnouncements/ucm551185.htm. Accessed November 18, 2020.

Hampel H et al: A practice guideline from the American College of Medical Genetics and Genomics and the National Society of Genetic Counselors: Referral indications for cancer predisposition assessment. Genet Med 17:70, 2015.

Resta R et al: A new definition of genetic counseling: National Society of Genetic Counselors' Task Force report. J Genet Couns 15:77, 2006.

Robson ME et al: American Society of Clinical Oncology policy statement update: Genetic and genomic testing for cancer susceptibility. J Clin Oncol 33:3660, 2015.

Splinter K et al: Effect of genetic diagnosis on patients with previously undiagnosed disease. N Engl J Med 379:2131, 2018.

468 DNA mitocondrial, doenças e traços hereditários
Karl L. Skorecki, Bruce H. Cohen

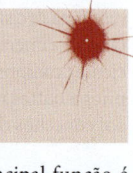

As *mitocôndrias* são organelas citoplasmáticas cuja principal função é produzir trifosfato de adenosina (ATP) pelo processo de fosforilação oxidativa em condições aeróbicas. Esse processo é mediado pelos complexos enzimáticos multiproteicos I-V da cadeia transportadora de elétrons respiratória (CTE) e os dois transportadores de elétrons, coenzima Q_{10} (CoQ_{10}) e citocromo c, localizados na membrana mitocondrial interna. Outros processos celulares para os quais as mitocôndrias fazem uma grande contribuição incluem apoptose (morte celular programada) e funções adicionais específicas do tipo de célula (Tab. 468-1). A eficiência da CTE mitocondrial na produção de ATP é um dos principais determinantes do equilíbrio energético e da termogênese corporais globais do organismo. Além disso, as mitocôndrias são a fonte predominante de espécies reativas de oxigênio (ROS), cuja taxa de produção é um delicado equilíbrio entre saúde e doença e está relacionada ao acoplamento da produção de ATP ao consumo de oxigênio. Dada a importância central da fosforilação oxidativa para as atividades normais de quase todas as células, não é surpreendente que uma disfunção mitocondrial possa afetar quase todos os sistemas orgânicos (Fig. 468-1). Até recentemente, pensava-se que a interrupção da produção de energia era a fonte da fisiopatologia em indivíduos com disfunção mitocondrial. Entretanto, evidências recentes sugerem que a produção de radicais livres e o estado redox da mitocôndria também podem exercer algum papel. Portanto, médicos de várias especialidades podem encontrar pacientes com doenças mitocondriais e devem estar conscientes de sua existência e de suas características.

A atividade integrada de cerca de 1.500 produtos gênicos é necessária para a biogênese, função, manutenção e integridade das mitocôndrias normais. Além dos 37 genes que compõem a molécula de DNA mitocondrial (mtDNA), os mais de 1.400 produtos gênicos restantes são codificados por genes nucleares (referidos como nDNA) e, portanto, seguem as regras e padrões de herança genômica nuclear (Cap. 466). Essas proteínas

TABELA 468-1 ■ Funções das mitocôndrias
Todas as células e tecidos
Fosforilação oxidativa
Produção de radical livre
Homeostase do cálcio
Apoptose (morte celular programada)
Tecidos ou células específicos
Metabolismo do colesterol
Metabolismo dos aminoácidos e dos ácidos orgânicos
β-oxidação dos ácidos graxos
Síntese dos esteroides sexuais
Síntese de heme
Desintoxicação da amônia hepática
Metabolismo dos neurotransmissores

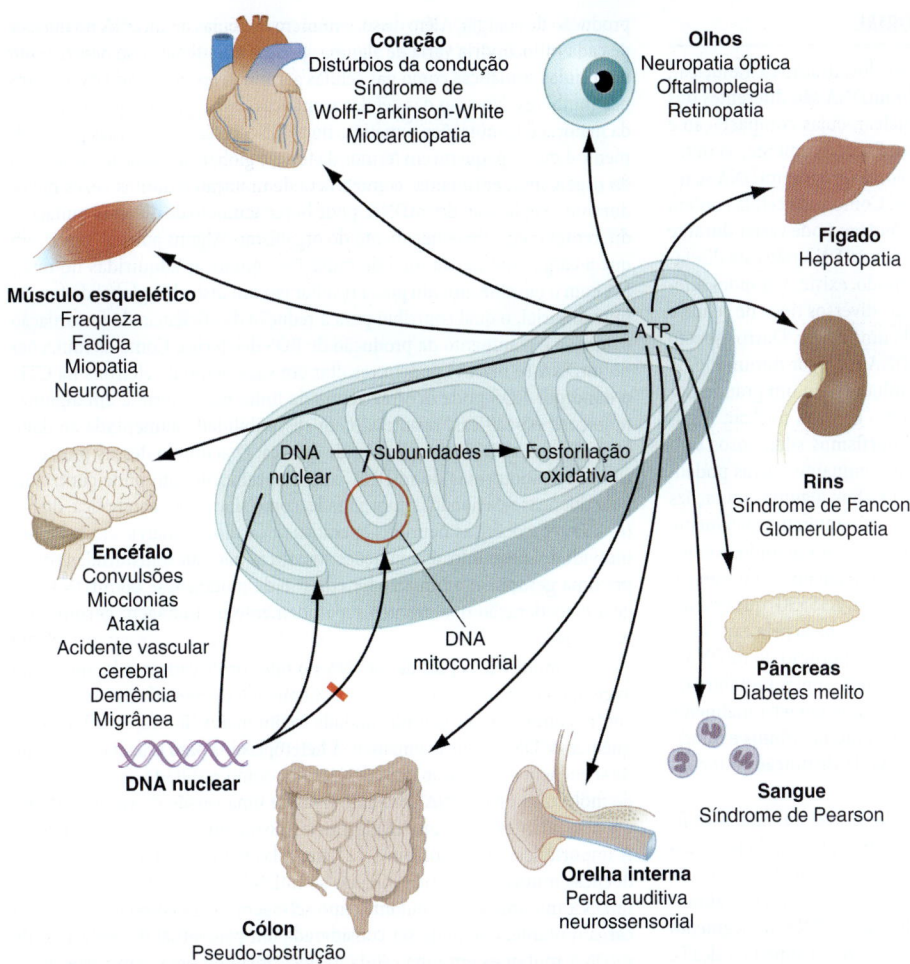

FIGURA 468-1 Controle genético duplo e manifestações das doenças mitocondriais em vários sistemas orgânicos. (*De DR Johns: Mitochondrial DNA e disease. N Engl J Med 333:638, 1995. Copyright ©1995, Massachusetts Medical Society. Reproduzida, com permissão, de Massachusetts Medical Society.*)

para consideração das doenças mitocondriais causadas por mutações no genoma nuclear. Os primeiros incluem (1) distúrbios devido a mutações em genes nucleares que codificam diretamente componentes estruturais ou fatores de montagem dos complexos de fosforilação oxidativa; (2) distúrbios causados por mutações em genes nucleares codificadores de proteínas indiretamente relacionadas à fosforilação oxidativa; (3) síndromes de depleção de mtDNA (SDMs) caracterizadas por uma redução do número de cópias de mtDNA em tecidos afetados, na ausência de mutações ou rearranjos no mtDNA; e (4) distúrbios causados por mutações em genes nucleares que desorganizam a dinâmica mitocondrial normal (biossíntese, mitofagia, fissão e fusão).

A clássica estrutura física da mitocôndria é a de uma organela semelhante a um filamento que, sob condições de fixação, como observado em colorações de imuno-histoquímica ou microscopia eletrônica, exibe um formato de "submarino" e mede cerca de 1 μm de comprimento. No entanto, no estado vivo, o formato mitocondrial é altamente variável com base no tipo celular, e se manifesta como uma forma sincicial complexa e em constante mudança, com contínuo aparecimento e desaparecimento de estruturas em botão (representando a fissão mitocondrial) e reorganização de mitocôndrias separadas (representando fusão mitocondrial). Embora se costume pensar em *quantidade mitocondrial* em uma célula individual, um conceito mais preciso em uma célula viva provavelmente seja o de volume mitocondrial.

Embora a presença da mitocôndria seja conhecida há mais de 150 anos, o primeiro conhecimento de sua função respiratória foi proposto há cerca de 100 anos, e a descrição inicial de uma doença ligada à disfunção mitocondrial foi feita somente em 1962. A presença de mtDNA foi observada nos anos 1960 e foi somente em 1988 que as primeiras mutações no mtDNA causadoras de doença humana foram descritas. Estas incluíam a demonstração de uma deleção em larga escala no mtDNA causando a síndrome de Kearns-Sayre (SKS) e a descoberta de uma mutação pontual em *ND4*, um gene I complexo codificado por mtDNA causador da neuropatia óptica hereditária de Leber (NOHL). Após essas duas descobertas, > 400 mutações ou deleções patogênicas no mtDNA foram relatadas como causadoras de doença humana.

codificadas no núcleo são sintetizadas no citoplasma celular e importadas para o seu local de atividade no interior das mitocôndrias por meio de um processo bioquímico complexo. Esse processo inclui o desdobramento da proteína de codificação nuclear, fixação a uma proteína chaperona que a transporta por um canal específico para uma região mitocondrial específica, e desligamento da chaperona seguido de montagem com outras proteínas codificadas por mtDNA e nDNA. Além disso, as mitocôndrias contém um pequeno genoma próprio, que consiste em inúmeras cópias (poliploidia) por mitocôndria de uma molécula de mtDNA de fita dupla circular, contendo 16.569 nucleotídeos. Essa sequência de mtDNA (também conhecida como "mitogenoma") poderia representar os vestígios de procariotos endossimbióticos, a partir dos quais se acredita que as mitocôndrias tenham se originado. A sequência de mtDNA contém um total de 37 genes, dos quais 13 codificam os componentes proteicos mitocondriais da CTE **(Fig. 468-2)**. Os 22 genes codificados por tRNA e 2 genes codificados por rRNA remanescentes são mitocôndria-específicos e dedicados ao processo de tradução de 13 proteínas codificadas por mtDNA. O mtDNA se replica constantemente, independentemente da divisão celular, e requer sua própria polimerase exclusiva, referida como polimerase γ (polγ), que é codificada pelo gene nuclear *POLG*. Os distúrbios associados são discutidos nos **Caps. 449 e 467**. Entretanto, mutações em *POLG* podem desorganizar a função endonuclease de polγ, resultando em mutações somáticas no mtDNA que persistem com futuras replicações. A menos que essa mutação ocorra e seja repopulada em um ovócito, ela não é herdada. Esse controle genético duplo nuclear e mitocondrial da função mitocondrial resulta em padrões de herança singulares e desafiadores do ponto de vista diagnóstico. Este capítulo enfatiza as características e as doenças hereditárias relacionadas ao mtDNA que compõe o controle genético duplo das funções mitocondriais. O leitor deve consultar os **Caps. 449 e 466**

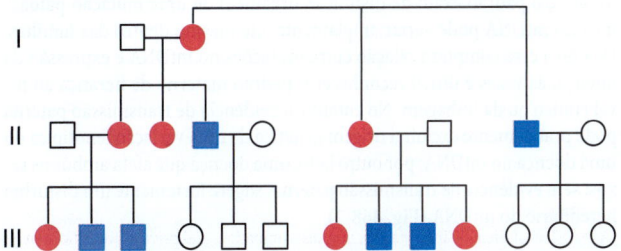

FIGURA 468-2 **Herança materna dos distúrbios e traços hereditários do DNA mitocondrial (mtDNA).** As mulheres afetadas (*círculos preenchidos*) transmitem a característica para toda a sua prole. Os homens afetados (*quadrados preenchidos*) não transmitem a característica à prole.

ESTRUTURA E FUNÇÃO DO DNA MITOCONDRIAL

Em consequência de sua estrutura circular e sua localização extranuclear, os mecanismos de replicação e transcrição do mtDNA são diferentes dos mecanismos correspondentes ao genoma nuclear, cujas compactação e estrutura nucleossômicas são mais complexas. Especificamente, as mitocôndrias têm seu próprio sistema de transcrição, e o próprio mtDNA se replica independentemente da replicação celular. Como cada célula contém muitas cópias de mtDNA e o número de mitocôndrias pode variar durante o ciclo vital de cada célula, o número de cópias de mtDNA não está diretamente coordenado com o ciclo celular. Desse modo, existem grandes diferenças no número de cópias de mtDNA entre os diversos tipos de célula e tecido, bem como ao longo do ciclo de vida de uma célula. Outro aspecto importante do processo de replicação do mtDNA é o rigor diminuído da correção dos erros de leitura e replicação, resultando em um grau maior de variação de sequência em comparação com o genoma nuclear. Algumas dessas variantes de sequência são polimorfismos silenciosos sem potencial de efeitos fenotípicos ou patogênicos, enquanto outras podem ser classificadas como mutações patogênicas. Existem algumas mutações que podem ser consideradas ecogenéticas por se manterem tipicamente silenciosas, o que significa que somente causam doença quando eventos externos ocorrem. Um exemplo clássico é observado em uma mutação comum (1:800) no gene do rRNA 12S mitocondrial, m. A1555G, que está associada à perda da audição, mas é rapidamente exacerbada pela exposição a doses normais de um aminoglicosídeo. Como a replicação do mtDNA é independente da replicação celular, a porcentagem de cópias mutantes do mtDNA tende a aumentar com a idade em células que são terminalmente diferenciadas (não replicativas) ao nascimento, como neurônios e miócitos, o que pode explicar algumas características da disfunção mitocondrial com o envelhecimento.

Com relação à transcrição, a iniciação pode ocorrer em ambas as fitas e prosseguir mediante produção de um RNA precursor, policistrônico e sem íntrons, que é imediatamente processado para produzir 13 mRNAs individuais e 24 tRNAs e rRNAs individuais. Os 37 genes do mtDNA abrangem completamente 93% dos 16.569 nucleotídeos desse DNA, no segmento conhecido como *região codificadora*. A *região de controle*, contida na alça D, consiste em cerca de 1,1 quilobase (kb) de DNA não codificador e seu papel é considerado importante na replicação e no início da transcrição.

HERANÇA MATERNA E AUSÊNCIA DE RECOMBINAÇÃO

Diferentemente da recombinação do par de cromossomos homólogos que ocorre no núcleo, as moléculas de mtDNA não sofrem recombinação, de modo que os eventos mutacionais representam a única fonte de diversificação genética do mtDNA. Além disso, apenas o DNA materno é transmitido à prole. O ovócito fertilizado degrada o mtDNA vindo do espermatozoide em um processo complexo envolvendo o sistema proteassômico da ubiquitina e autofagia, que ocorre na membrana interna do ovócito. Dessa maneira, embora as mães transmitam seu mtDNA aos filhos e às filhas, somente as filhas são capazes de transmitir o mtDNA herdado para as futuras gerações. Do mesmo modo, a variação da sequência de mtDNA e os traços fenotípicos e doenças associados são herdados exclusivamente por meio das linhagens maternas, implicando que filhos e filhas têm a mesma probabilidade de apresentar doença sintomática, com a única exceção significativa sendo a NOHL, como descrito adiante.

A expressão fenotípica (incluindo a idade no momento do aparecimento e o padrão exato de disfunção orgânica) de uma mutação patogênica no mtDNA pode variar amplamente, até mesmo dentro das famílias. Devido a essa complexa relação entre mutações no mtDNA e expressão da doença, às vezes é difícil reconhecer o padrão materno de herança ao nível clínico ou da linhagem. No entanto, a evidência de transmissão paterna pode praticamente excluir a origem genética de uma variação fenotípica ou uma doença no mtDNA; por outro lado, uma doença que afeta ambos os sexos, sem evidência de transmissão paterna, sugere fortemente um distúrbio hereditário do mtDNA (Fig. 468-2).

CÓPIAS MÚLTIPLAS (POLIPLOIDIA), ALTA TAXA DE MUTAÇÃO, HETEROPLASMIA E SEGREGAÇÃO MITÓTICA

Cada célula aeróbica do corpo tem múltiplas mitocôndrias e, de modo geral, há centenas ou mais dessas organelas em células que demandam extensa produção de energia. Além disso, o número de cópias do mtDNA no interior de cada mitocôndria varia de algumas poucas a centenas; isso ocorre tanto nas células somáticas como nas células germinativas, incluindo os ovócitos nas mulheres. No caso das células somáticas, isso significa que o impacto da maioria das mutações somáticas no mtDNA recém-adquiridas provavelmente é muito pequeno em termos da função global da célula ou do sistema do organismo; entretanto, como a taxa de mutação é muitas vezes maior durante a replicação do mtDNA, pode haver acúmulo de diversas mutações diferentes com o envelhecimento do organismo. Alguns autores sugeriram que a carga cumulativa total de mutações somáticas adquiridas no mtDNA com o envelhecimento possa resultar em um distúrbio global da função mitocondrial, o qual contribui para a redução da eficiência da fosforilação oxidativa e o aumento da produção de ROS deletérias. Como as mutações no mtDNA (e nDNA) podem resultar em vazamento de elétrons na CTE, o dano por ROS pode ocorrer acima da linha basal normal em algumas mutações específicas, resultando em suscetibilidade aumentada ao dano somático no mtDNA e expressão de doença. O acúmulo dessas mutações somáticas adquiridas do mtDNA com o envelhecimento pode contribuir para doenças relacionadas com a idade, como síndrome metabólica, diabetes, câncer e doenças neurodegenerativas e cardiovasculares, em qualquer indivíduo. Entretanto, as mutações somáticas não são transmitidas para a próxima geração, e o impacto hereditário da mutagênese do mtDNA exige a consideração dos eventos separadamente na linhagem germinativa feminina.

As múltiplas cópias de mtDNA no interior de cada célula, incluindo as células germinativas maternas, resultam no fenômeno da heteroplasmia, contrastando com uma uniformidade muito maior (homoplasmia) da sequência de DNA nuclear somático. A heteroplasmia para uma dada variante de sequência ou mutação do mtDNA surge como resultado da coexistência de moléculas de mtDNA contendo mais de uma versão da variante de sequência no interior de uma célula, um tecido ou um indivíduo (Fig. 468-3). A importância dos fenômenos de heteroplasmia para a compreensão das doenças mitocondriais relacionadas ao mtDNA é crítica. A coexistência de mtDNA mutante e não mutante (tipo selvagem), bem como a variação da carga mutante, que pode ser considerada um percentual de moléculas de mtDNA mutantes em uma célula, tecido, órgão ou organismo específico, contribui para a expressão de um fenótipo entre indivíduos com o mesmo grau de parentesco materno. No nível do ovócito, a porcentagem de moléculas de mtDNA que contêm cada versão da variante de sequência polimórfica ou mutação depende de eventos estocásticos relacionados com a distribuição das moléculas de mtDNA durante o próprio processo da ovogênese. Desse modo, os ovócitos diferem entre si quanto ao grau de heteroplasmia para essa variante de sequência ou mutação. Por outro lado, o estado de heteroplasmia é transmitido ao zigoto e ao organismo como um todo em graus variáveis, dependendo da segregação mitótica das moléculas do mtDNA durante o desenvolvimento e a conservação dos sistemas orgânicos. Por essa razão, a fertilização *in vitro* seguida do diagnóstico genético pré-implantacional (DGPI) não consegue prever com tanta precisão a saúde genética da prole em relação às mutações no mtDNA, como no caso de mutações e doenças subsequentes que ocorrem no genoma nuclear. De modo semelhante, o impacto das mutações somáticas do mtDNA adquiridas durante o desenvolvimento ou depois também mostra um amplo espectro de variabilidade. Em geral, uma carga mutante aumentada resultará em uma apresentação fenotípica mais grave e mais precoce. Entretanto, a medição de heteroplasmia em um tecido (p. ex., linfócitos do sangue ou do sedimento urinário contendo células epiteliais do rim e da bexiga) pode não representar o percentual de heteroplasmia mutante no tecido ou nos órgãos mais afetados, como o nó atrioventricular ou o encéfalo. Além disso, o limiar de heteroplasmia mutante que resulta em doença clínica pode variar dependendo da mutação específica.

A *segregação mitótica* refere-se à distribuição desigual das versões selvagem e mutante das moléculas de mtDNA durante todas as divisões celulares que ocorrem ao longo do desenvolvimento pré-natal e, mais tarde, ao longo de toda a vida do indivíduo. O efeito fenotípico ou o impacto da doença depende não apenas do efeito patogênico intrínseco (patogenicidade) do gene codificado pelo mtDNA (mutações da região codificadora) ou da integridade da molécula do mtDNA (mutações da região de controle), como também de sua distribuição entre as múltiplas cópias de mtDNA nas várias mitocôndrias, nas células e nos tecidos do indivíduo afetado. Assim,

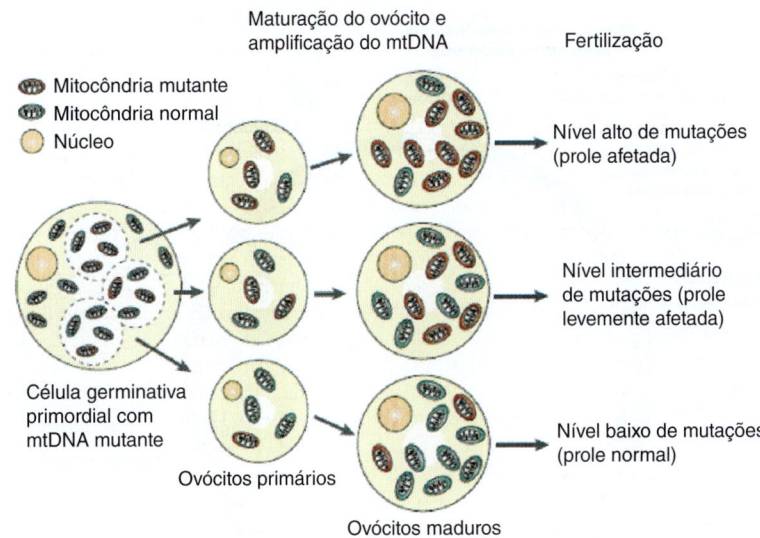

FIGURA 468-3 **Heteroplasmia e "gargalo" genético mitocondrial.** Durante a formação dos ovócitos primários, um número seleto de moléculas de mtDNA é transferido para cada ovócito. A maturação do ovócito está associada à rápida replicação dessa população de mtDNAs. Esse evento de restrição-amplificação pode resultar em um desvio aleatório da carga de mutações do mtDNA entre as gerações, e é responsável pelos níveis variáveis de mtDNA mutante observados nas proles afetadas das mães com mutações patogênicas no mtDNA. As mitocôndrias que contêm mtDNA mutante estão representadas em *vermelho*, enquanto aquelas contendo mtDNA normal aparecem em *verde*. (*Reproduzida, com permissão, de R Taylor, D Turnbull: Mitochondrial DNA mutations in human disease. Nat Rev Genetics 6:389, 2005.*)

uma consequência pode ser a geração de um "gargalo", devido ao declínio acentuado em determinados conjuntos de variantes de mtDNA, patogênicas e não patogênicas, resultante da segregação mitótica. Foi postulado que os principais efeitos desse "gargalo" ocorrem entre o estado de célula germinativa primordial e o estágio de desenvolvimento do ovócito primário. A heterogeneidade surge de diferenças no grau de heteroplasmia entre os ovócitos da mulher transmissora aliadas à subsequente segregação mitótica da mutação patogênica durante o desenvolvimento dos tecidos e órgãos, e ao longo de todo o ciclo de vida da prole individual. A expressão real da doença poderia depender, então, de uma porcentagem limiar de mitocôndrias cuja função é perturbada por mutações no mtDNA. Isso, por sua vez, confunde os padrões de transmissão hereditária e, por consequência, o diagnóstico genético das mutações heteroplásmicas patogênicas. Em geral, se a proporção de mtDNA mutante for < 60%, será quase improvável que o indivíduo seja afetado, enquanto proporções > 90% causam doença clínica. Uma exceção notável é a NOHL, em que essas mutações estão presentes em 100% de homoplasmia mutante, o que acarreta expressão da doença, ou em 100% de homoplasmia do tipo selvagem. Não se sabe por que esse fenótipo específico e os vários alelos de mtDNA conhecidos que resultam em NOHL exibem tal comportamento.

VARIANTES HOMOPLÁSMICAS E FILOGENIA DO mtDNA HUMANO

Conforme já foi assinalado, a maioria das doenças clássicas associadas ao mtDNA começa na infância e resulta de mutações heteroplásmicas. Em contrapartida, no decorrer da evolução humana, algumas variantes da sequência do mtDNA foram convertidas em um estado de homoplasmia, no qual todas as moléculas do mtDNA do organismo contêm a nova variante de sequência. Isso se deve a um efeito de "gargalo" seguido de deriva genética durante o mesmo processo de ovogênese **(Fig. 468-3)**. Em outras palavras, durante certos estágios da ovogênese, o número de cópias do mtDNA torna-se tão reduzido que o tipo específico do mtDNA que contém a variante de sequência nova ou derivada pode vir a ser a versão do mtDNA crescentemente predominante e, por fim, exclusiva para esse sítio nucleotídeo particular. Todos os descendentes de uma mulher com variante de sequência ou mutação do mtDNA que se tornou homoplásmica também serão homoplásmicos e transmitirão essa variante de sequência às gerações futuras.

As considerações relativas à aptidão reprodutiva limitam a emergência evolutiva ou populacional de mutações homoplásmicas patogênicas letais ou causadoras de doença grave na lactância ou na infância. Desse modo, com algumas exceções notáveis (p. ex., as mutações de mtDNA que causam NOHL; ver adiante), muitas mutações homoplásmicas são consideradas marcadores neutros da evolução humana, os quais são úteis e interessantes na análise de genética de populações da ancestralidade materna compartilhada, mas têm pouca significância na variação fenotípica ou na predisposição a doenças da espécie humana.

Mais relevante é o conhecimento de que esse acúmulo de mutações homoplásmicas ocorre em um *locus* genético que é transmitido somente pela linhagem germinativa feminina e não apresenta recombinação. Como consequência, isso possibilita a reconstrução da topologia sequencial e da filogenia irradiante de mutações acumuladas durante a evolução humana desde a época do ancestral comum de mtDNA mais recente de todas as sequências de mtDNA contemporâneas, há cerca de 200 mil anos. O termo *haplogrupo* costuma ser usado para definir os principais pontos de ramificação na filogenia do mtDNA humano, aninhados um dentro do outro, os quais frequentemente demonstram notável distribuição geográfica continental desse ancestral. No nível da sequência completa de mtDNA, o termo *haplótipo* geralmente é usado para descrever o somatório das mutações observadas para uma dada sequência de mtDNA. Desse modo, na comparação com uma sequência de referência, todos os haplótipos que caem dentro de um determinado haplogrupo compartilham a soma total de mutações que se acumularam desde o ancestral comum mais recente e o ponto de bifurcação que assinalam. As variantes remanescentes observadas são privativas de cada haplótipo. Consequentemente, a sequência do mtDNA humano é um protótipo molecular quase perfeito para um *locus* não recombinante, e sua variação tem sido extensivamente usada em estudos filogenéticos. Além disso, a taxa de mutação do mtDNA é mais alta do que a taxa observada para o genoma nuclear, em especial na região de controle, que contém o deslocamento em alça ou alça D que, por sua vez, abrange duas regiões hipervariáveis (HVR-I e HVR-II) adjacentes. Junto à ausência de recombinação, isso amplia o impulso para altas frequências de novos haplótipos. Em consequência, os haplótipos de mtDNA são mais altamente divididos entre as populações geograficamente definidas do que as variantes de sequência em outras partes do genoma. Apesar das pesquisas extensas, não está bem estabelecido que tal distribuição baseada em haplótipos tenha influência significativa sobre as condições de saúde dos seres humanos. Todavia, a análise filogenética baseada no mtDNA pode ser usada como ferramenta de garantia de qualidade e como um filtro para distinguir as variantes neutras do mtDNA que abarcam a filogenia do mtDNA humano a partir de mutações potencialmente deletérias.

DOENÇAS DO DNA MITOCONDRIAL

A prevalência real das doenças associadas ao mtDNA é difícil de estimar devido: à heterogeneidade fenotípica que ocorre em função da heteroplasmia; à dificuldade para detectar e avaliar a heteroplasmia nos diferentes tecidos afetados; e aos outros aspectos singulares da função e da transmissão hereditária do mtDNA, conforme descrito anteriormente. Estima-se que pelo menos 1 a cada 200 humanos sadios apresenta uma mutação patogênica no mtDNA com potencial para causar doença, mas essas mutações patogênicas no mtDNA da linhagem germinativa heteroplásmica na verdade resultam em doença clínica em aproximadamente 1 a cada 5.000 indivíduos.

A verdadeira carga patológica relativa às variações na sequência de mtDNA somente será conhecida quando as seguintes capacidades se tornarem disponíveis: (1) capacidade para distinguir entre uma variante de sequência completamente neutra e uma verdadeira mutação modificadora do fenótipo ou patogênica; (2) avaliação precisa da heteroplasmia, que pode ser determinada com fidelidade; e (3) uma abordagem da biologia de sistemas (Cap. 486) para determinar a rede de interações epistáticas das variações de sequência do mtDNA com as mutações no genoma nuclear.

VISÃO GERAL DAS MANIFESTAÇÕES CLÍNICAS E PATOLÓGICAS DAS DOENÇAS DE mtDNA HUMANO

Dados os papéis vitais das mitocôndrias em todas as células nucleadas, não é surpreendente que as mutações do mtDNA possam afetar vários tecidos com efeitos pleiotrópicos. Há mais de 200 mutações do mtDNA descritas (a maioria heteroplásmica), que causam doenças diferentes, em sua maior parte envolvendo as funções da CTE. A **Figura 468-4** ilustra um mapa parcial do mtDNA de alguns dos distúrbios mais caracterizados. Alguns indícios clínicos podem aumentar o grau de suspeita de que uma mutação heteroplásmica do mtDNA seja responsável por um traço ou uma doença hereditária, inclusive (1) o agrupamento familiar sem transmissão paterna; (2) a semelhança a uma das síndromes clássicas (ver adiante) ou combinações paradigmáticas de fenótipos patológicos envolvendo vários sistemas do organismo, que normalmente não se encaixam em uma única categoria de mutações do genoma nuclear; (3) um conjunto de anormalidades laboratoriais e patológicas que refletem o distúrbio da energética celular (p. ex., acidose láctica e manifestações neuro e miodegenerativas com a detecção de fibras vermelhas anfractuosas, refletindo a acumulação de mitocôndrias anormais sob a membrana sarcolêmica do músculo); e (4) o padrão de mosaico sugestivo de um estado heteroplásmico. Não existem biomarcadores verdadeiramente sensíveis e específicos de doença, e a presença de um achado historicamente relevante de fibras vermelhas anfractuosas pode ser vista em inúmeros distúrbios musculares, por isso os exames laboratoriais sempre devem ser interpretados no contexto de suas limitações e não devem ser usados para definir a doença.

Às vezes, a heteroplasmia pode ser elegantemente demonstrada no nível tecidual, usando coloração histoquímica para enzimas na via da fosforilação oxidativa, com um padrão de mosaico indicando heterogeneidade do genótipo para a região codificadora da enzima codificada por mtDNA. O complexo II, a CoQ e o citocromo c são codificados exclusivamente por DNA nuclear. Por outro lado, os complexos I, III, IV e V contêm ao menos algumas subunidades codificadas por mtDNA. Apenas 3 das 13 subunidades da enzima do complexo IV da CTE (COX, citocromo c-oxidase) são codificadas por mtDNA e, por essa razão, essa enzima tem o menor limiar de disfunção quando se atinge um nível limiar de mtDNA mutante. A coloração histoquímica da atividade de COX nos tecidos dos pacientes afetados por mutações hereditárias heteroplásmicas em mtDNA (ou com acumulação somática de mutações do mtDNA; ver adiante) pode mostrar um padrão em mosaico de coloração histoquímica reduzida, em comparação com a coloração histoquímica para a enzima do complexo II, succinato-desidrogenase (SDH) **(Fig. 468-5)**. A heteroplasmia também pode ser detectada no nível genético, por meio de genotipagem do mtDNA pela técnica de Sanger direta, sob condições especiais, ainda que níveis baixos (porém clinicamente significativos) de heteroplasmia possam escapar a essa detecção em amostras genômicas extraídas do sangue total usando técnicas convencionais de genotipagem e sequenciamento. O sequenciamento de última geração (NGS) superou amplamente essas limitações e permite detecção e quantificação confiáveis de heteroplasmias.

O NGS melhorou drasticamente a avaliação diagnóstica genética clínica de doenças mitocondriais, tanto no nível do genoma nuclear como do mtDNA. No contexto do genoma nuclear maior, a capacidade das técnicas de NGS de aumentar consideravelmente a rapidez com que o DNA pode ser sequenciado, e a uma fração do custo da tecnologia convencional de sequenciamento do tipo Sanger, é particularmente benéfica. Os baixos custos do sequenciamento e o curto tempo de retorno aceleram a triagem

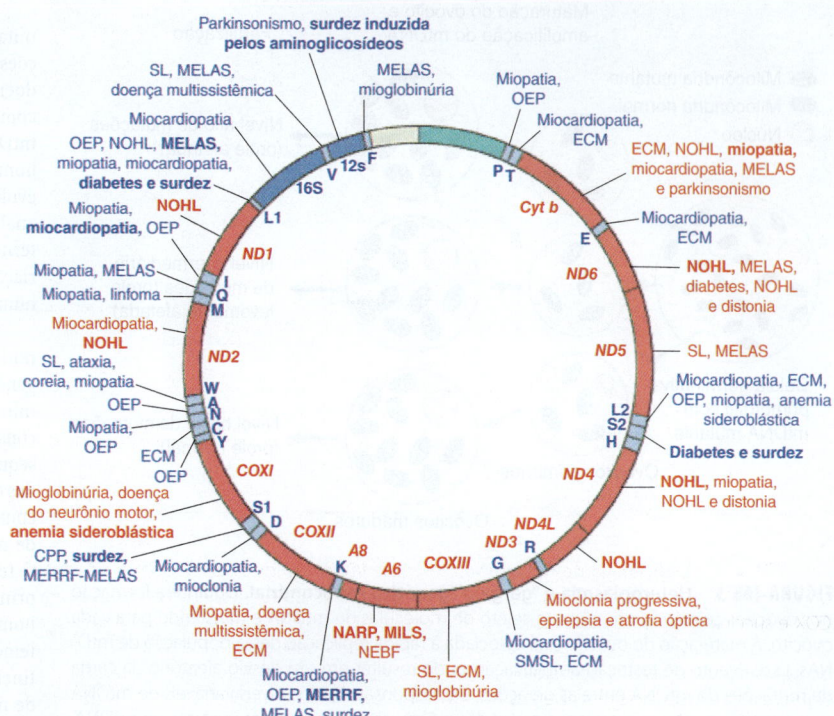

FIGURA 468-4 Mutações do genoma mitocondrial humano que comprovadamente causam doenças. Os distúrbios frequentes ou predominantemente associados a mutações de um gene particular estão representadas em *negrito*. As doenças atribuídas às mutações que afetam a síntese das proteínas mitocondriais são mostradas em *azul*. As doenças secundárias às mutações dos genes que codificam proteínas estão assinaladas em *vermelho*. CPP, ceratodermia palmoplantar; ECM, encefalomiopatia; MELAS, encefalomiopatia mitocondrial, acidose láctica e episódios semelhantes a acidentes vasculares cerebrais; MERRF, epilepsia mioclônica com fibras vermelhas anfractuosas; MILS, síndrome de Leigh com herança materna; NARP, neuropatia, ataxia e retinite pigmentar; NEBF, necrose estriatal bilateral familiar; NOHL, neuropatia óptica hereditária de Leber; OEP, oftalmoplegia externa progressiva; SL, síndrome de Leigh; SMSL, síndrome da morte súbita do lactente. (*De S DiMauro, E Schon: Mitochondrial respiratory-chain diseases. N Engl J Med 348:2656, 2003. Copyright ©2003, Massachusetts Medical Society. Reproduzida, com permissão, de Massachusetts Medical Society.*)

de "primeira fila" de painéis de centenas de genes previamente conhecidos ou suspeitos de terem relação com doenças mitocondriais, ou a triagem do exoma ou o genoma inteiros, na tentativa de identificar novos genes e mutações que afetam diferentes pacientes ou famílias. No contexto do mtDNA, as estratégias de NGS propiciam a detecção rápida e confiável da heteroplasmia em diferentes tecidos afetados. Apesar de possibilitar a cobertura completa do mtDNA, o sequenciamento por meio da técnica de Sanger é limitado pela falta de cobertura profunda e a baixa sensibilidade para a detecção da heteroplasmia com níveis < 50%. Em contraste, a tecnologia do NGS é uma excelente ferramenta para a obtenção rápida e precisa da sequência do mtDNA predominante de um paciente, bem como de variantes heteroplásmicas de frequência mais baixa, e pode detectar com segurança heteroplasmia mutante < 10%. Níveis menores com frequência somente são clinicamente relevantes no contexto de uma diferença marcante na heteroplasmia em tecidos distintos. Essa capacidade de detectar heteroplasmia em níveis que auxiliam a apontar um processo patológico baseado em mtDNA emana de uma profunda cobertura do genoma por meio de múltiplas leituras de sequência independente. Dessa maneira, estudos recentes usando as técnicas de NGS demonstraram precisão da sequência equivalente ao sequenciamento tipo Sanger, mas também descobriram, até o momento, taxas de heteroplasmia não detectadas que variam entre 10 e 50% e a detecção de heteroplasmia de nucleotídeo único em níveis < 10%.

Na prática clínica, a característica geral mais marcante das doenças genéticas mitocondriais é a heterogeneidade dos fenótipos associados às mutações do mtDNA. Isso também se aplica à heterogeneidade fenotípica intrafamiliar para a mesma mutação patogênica do mtDNA e, por outro lado, à sobreposição das manifestações patológicas fenotípicas com as diferentes mutações. Por essa razão, embora síndromes "clássicas" muito consistentes e bem definidas tenham sido atribuídas a mutações específicas, combinações "não clássicas" de fenótipos patológicos (variando de

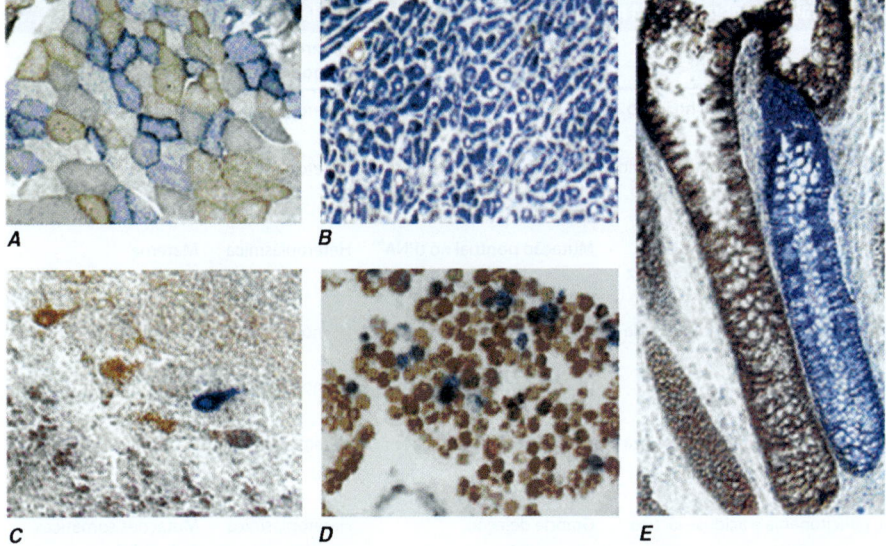

FIGURA 468-5   Deficiência de citocromo c-oxidase (COX) em doença associada ao DNA mitocondrial (mtDNA). Cortes transversais de tecidos que foram corados sequencialmente para as atividades de COX e succinato-desidrogenase (SDH), com as células COX-positivas mostradas em *marrom*, e as células COX-deficientes, em *azul*. **A.** Músculo esquelético de um paciente com mutação heteroplásmica pontual do tRNA mitocondrial. O corte histológico mostra um padrão em "mosaico" de atividade da COX, em que algumas fibras musculares têm níveis de mtDNA mutante acima do limiar crítico para produzir um complexo enzimático funcional. **B.** Tecido cardíaco (ventrículo esquerdo) de um paciente com mutação homoplásmica do tRNA responsável pela miocardiopatia hipertrófica, demonstrando a inexistência de atividade da COX na maioria das células. **C.** Corte do cerebelo de um paciente com rearranjo do mtDNA, realçando a presença de neurônios com deficiência de COX. **D, E.** Tecidos que mostram deficiência de COX, devido à expansão clonal de mutações somáticas do mtDNA no interior de células únicas – um fenômeno que é observado tanto em células pós-mitóticas (**D**, músculos extraoculares) quanto em células de divisão rápida (**E**, cripta do cólon) de humanos idosos. (*Reproduzida, com permissão, de R Taylor, D Turnbull: Mitochondrial DNA mutations in human disease. Nat Rev Genetics 6:389, 2005.*)

miopatia isolada a uma extensa doença multissistêmica) são encontradas com frequência, dificultando a correlação entre genótipo e fenótipo. Nos distúrbios clássicos e não clássicos do mtDNA, com frequência há acúmulo de alguma combinação de anormalidades envolvendo o sistema neurológico (como a atrofia do nervo óptico, a retinopatia pigmentar e a perda da audição neurossensorial), os músculos cardíaco e esquelético (como os músculos extraoculares), além dos sistemas endócrino e metabólico (como diabetes melito). Outros sistemas orgânicos que podem ser afetados incluem os sistemas hematopoiético, renal, hepático e gastrintestinal, embora esses sistemas sejam envolvidos com maior frequência nos lactentes e nas crianças. As mutações patogênicas da região codificadora do mtDNA podem afetar 1 dos 13 genes que codificam proteínas, ou 1 dos 24 genes responsáveis pela síntese das proteínas. As manifestações clínicas não distinguem prontamente essas duas categorias, embora a acidose láctica e achados patológicos musculares específicos (p. ex., fibras vermelhas anfractuosas e fibras azuis anfractuosas, coloração imuno-histoquímica descrita, inclusões paracristalinas à ultraestrutura) tendam a ser mais proeminentes depois. Em todos os casos, a deficiência da produção de ATP devido a distúrbios na CTE ou o aumento da geração de ROS foram referidos como os mecanismos bioquímicos mediadores entre a mutação do mtDNA e a manifestação da doença.

MANIFESTAÇÕES DAS DOENÇAS DO mtDNA

As apresentações clínicas dos pacientes adultos com doenças associadas ao mtDNA podem ser divididas em três grupos: (1) manifestações clínicas sugestivas de doença mitocondrial (Tab. 468-2), mas que não constituem uma síndrome clássica bem definida; (2) síndromes clássicas associadas ao mtDNA; e (3) manifestações clínicas limitadas a um sistema do organismo (p. ex., surdez neurossensorial isolada, miocardiopatia ou diabetes melito).

A Tabela 468-3 mostra um resumo ilustrativo de oito síndromes ou distúrbios clássicos do mtDNA que afetam pacientes adultos e realça alguns dos aspectos mais interessantes da doença associada ao mtDNA, em termos de patogênese molecular, hereditariedade e apresentação clínica. Dessas síndromes, as cinco primeiras resultam de mutações pontuais hereditárias dos genes do mtDNA que codificam proteínas ou determinantes de síntese proteica; as outras três resultam de rearranjos ou deleções que geralmente não afetam a linhagem germinativa.

A NOHL é uma causa comum de deficiência visual com transmissão materna. Nos casos típicos, a NOHL evidencia-se nos primeiros anos da vida adulta pela perda visual indolor subaguda unilateral, com desenvolvimento de sintomas no olho contralateral cerca de 6 a 12 semanas depois. Em alguns casos, também há ataxia cerebelar, neuropatia periférica e distúrbios da condução cardíaca. Em > 95% dos casos, a NOHL se deve a 1 de 3 mutações pontuais homoplásmicas do mtDNA que afetam os genes codificadores das diferentes subunidades do complexo I da CTE mitocondrial; no entanto, nem todos os indivíduos que herdam uma mutação primária do mtDNA para NOHL desenvolvem neuropatia óptica, e a razão homem-mulher é de 8,2, indicando que fatores ambientais adicionais (p. ex., exposição ao tabaco) ou fatores genéticos independentes são importantes na etiologia do distúrbio. Tanto o contexto genômico mitocondrial como o nuclear modificam a penetrância da doença. Na verdade, uma região do cromossomo X que contém um haplótipo de alto risco para NOHL foi identificada, reforçando a hipótese de que os genes nucleares atuam como modificadores e explicando a prevalência masculina desse distúrbio. Esse haplótipo pode ser usado nos testes genômicos preditivos e no rastreamento pré-natal de NOHL. Ao contrário dos outros distúrbios clássicos associados ao mtDNA, é interessante salientar que os pacientes com NOHL geralmente são homoplásmicos para a mutação patogênica. O início um pouco mais tardio da doença no adulto jovem e o efeito modificador de haplótipos protetores existentes no contexto genômico nuclear podem ter possibilitado às mutações patogênicas homoplásmicas seu escape do censor (ou filtro) evolutivo.

A encefalomiopatia mitocondrial com acidose láctica e episódios semelhantes a acidentes vasculares cerebrais (AVCs) (MELAS) é um distúrbio multissistêmico com início característico entre 2 e 10 anos de idade. Após o desenvolvimento psicomotor inicial normal, os primeiros sintomas mais comuns são convulsões, anorexia e cefaleias e vômitos recorrentes. A intolerância aos esforços ou a fraqueza dos membros proximais pode ser a manifestação inicial, acompanhada de convulsões tônico-clônicas generalizadas. A baixa estatura é comum. Com frequência, as convulsões estão associadas a episódios semelhantes a AVCs, com hemiparesias transitórias ou cegueira cortical, que podem produzir encefalopatia recorrente acompanhada de comprometimento da consciência. Muitas vezes, é impossível determinar se a encefalopatia se deve a convulsões refratárias clínicas ou subclínicas, ou deve ser atribuída a um efeito independente. Os efeitos residuais cumulativos desses episódios semelhantes a AVC prejudicam gradativamente as capacidades motoras, visuais e cognitivas, frequentemente na adolescência ou início da

TABELA 468-2 ■ Características comuns de doenças associadas ao DNA mitocondrial em adultos

Neurológicas: acidente vascular cerebral, epilepsia, enxaqueca, neuropatia periférica, ataxia, distonia, mioclonia, neuropatia craniana (atrofia óptica, surdez neurossensorial, disfagia, disfasia)

Miopatia esquelética: oftalmoplegia, intolerância aos esforços, mialgia, fraqueza

Cardíacas: bloqueio da condução, miocardiopatia

Pulmonares: hipoventilação, pneumonite de aspiração

Endócrinas: diabetes melito, insuficiência ovariana prematura, hipotireoidismo, hipoparatireoidismo

Oftalmológicas: catarata, retinopatia pigmentar, anormalidades neurológicas e miopáticas (atrofia óptica, oftalmoplegia)

TABELA 468-3 ■ Doenças mitocondriais causadas por mutações pontuais no DNA mitocondrial (mtDNA) e rearranjos em larga escala

Doença	Fenótipo	Mutações mais frequentes no mtDNA	Heteroplásmica/homoplásmica	Materna
NARP, síndrome de Leigh	Perda da visão central, evoluindo para cegueira no início da vida adulta	m.1778G>A, m.14484T>C, m.3460G>A	Heteroplásmica	Materna
MELAS	Encefalomiopatia mitocondrial, acidose láctica e episódios semelhantes a AVCs; pode manifestar-se somente como diabetes melito	Mutação pontual no tRNA^{leu}	Heteroplásmica	Materna
MERRF	Epilepsia mioclônica, fibras vermelhas musculares anfractuosas, ataxia, níveis altos de proteína no LCS, surdez neurossensorial, demência	Mutação pontual no tRNA^{lys}	Heteroplásmica	Materna
Surdez	Surdez neurossensorial progressiva, geralmente causada por antibióticos aminoglicosídicos	m.1555A>G, mutação no rRNA 12S	Homoplásmica	Materna
	Surdez neurossensorial não sindrômica	m.7445A>G, mutação no rRNA 12S	Homoplásmica	Materna
Oftalmoplegia externa progressiva (OEP) crônica	Ptose e oftalmoplegia bilaterais de início tardio, fraqueza dos músculos proximais e intolerância aos esforços	Deleções ou duplicações isoladas	Heteroplásmica	Na maioria dos casos, mutações somáticas esporádicas
Síndrome de Pearson	Insuficiência pancreática, pancitopenia e acidose láctica	Grande deleção	Heteroplásmica	Mutações somáticas esporádicas
Síndrome de Kearns-Sayre (SKS)	Oftalmoplegia externa, bloqueio cardíaco, pigmentação da retina, ataxia	"Deleção comum" de 5 kb	Heteroplásmica	Mutações somáticas esporádicas

Siglas: LCS, líquido cerebrospinal; NARP, neuropatia, ataxia e retinite pigmentar.

fase adulta. A perda auditiva neurossensorial soma-se ao declínio progressivo desses indivíduos. Foi descrita uma superabundância de sintomas menos comuns, os quais incluem mioclonia, ataxia, coma episódico, atrofia óptica, miocardiopatia, retinopatia pigmentar, oftalmoplegia, diabetes melito, hirsutismo, dismotilidade gastrintestinal e nefropatia. O óbito costuma ocorrer entre 10 e 35 anos de idade, mas alguns indivíduos vivem até aos 60 anos. Infecções intercorrentes ou obstruções intestinais são, com frequência, os eventos terminais. Não é incomum alguns membros de uma família apresentarem doença muito mais leve ou de aparecimento mais tardio, provavelmente devido a uma carga de mutação locadora, e "MELAS" não é usada como diagnóstico para esses fenótipos restritos. Isto gera certa desconexão entre o genótipo de MELAS (mais comumente, a mutação m.3243A>G) e um fenótipo diversificado, que inclui a síndrome MELAS, uma síndrome de perda da audição de alta frequência e diabetes com surgimento em uma fase mais tardia da vida, além de diversos outros fenótipos entre essas duas síndromes extremas. Outras mutações particulares no mtDNA também podem causar esses padrões de expressão fenotípica diversificada. A investigação laboratorial costuma demonstrar concentrações elevadas de lactato em repouso, com aumento excessivo após exercício moderado. O exame de imagem encefálica durante os episódios semelhantes a AVC mostra áreas de envolvimento nas sequências T2 ou *fluid-attenuated inversion recovery* (FLAIR), com sinal diminuído em sequências ponderadas em perfusão, que tipicamente envolvem a parte posterior do cérebro e não se adaptam à distribuição das principais artérias. Essas anormalidades nas imagens de ressonância magnética (RM) podem ser temporárias ou evoluir para atrofia subsequente **(Fig. 468-6)**. A eletrocardiografia (ECG) pode mostrar evidência de miocardiopatia, pré-excitação ou bloqueio cardíaco incompleto. Os estudos de eletromiografia e condução nervosa são compatíveis com um processo miopático, mas pode haver coexistência com achados de neuropatia axonal e sensitiva. A biópsia de músculo tipicamente mostra fibras vermelhas anfractuosas coradas com tricrômico de Gomori modificado ou "fibras azuis anfractuosas" à coloração histoquímica para SDH, como resultado de uma reação hiperintensa. O diagnóstico de MELAS baseia-se em uma combinação de achados clínicos e testes de genética molecular. A causa desse distúrbio são mutações do gene *MT-TL1* no mtDNA codificador de tRNA^{leu}. A mutação mais comum, presente em cerca de 80% dos indivíduos com achados clínicos característicos, é uma troca de A para G no nucleotídeo 3.243 (m.3243A>G). Em geral, as mutações são detectadas no mtDNA de leucócitos em indivíduos com MELAS típica; todavia, a ocorrência de heteroplasmia pode resultar em distribuição tecidual variável do mtDNA mutante. Na ausência de tratamento específico, as diferentes manifestações de MELAS são tratadas de acordo com as modalidades terapêuticas padronizadas para prevenção, vigilância e tratamento. Avanços recentes na terapia são descritos adiante.

A epilepsia mioclônica com fibras vermelhas anfractuosas (MERRF) é um distúrbio multissistêmico evidenciado por mioclonia, convulsões, ataxia e miopatia com fibras vermelhas anfractuosas. Perda auditiva, intolerância ao exercício, neuropatia, ataxia, lipomas cervicais e baixa estatura estão frequentemente presentes. Ataxia e lipomas podem ser uma característica em adultos ou MERRF de início adulto. A análise do líquido cerebrospinal (LCS) revela um conteúdo de proteína elevado. Quase todos os pacientes com MERRF têm mutações do gene codificador do tRNA^{lys}, no mtDNA, e a mutação m.8344A>G do gene do mtDNA que codifica o tRNA do aminoácido lisina é responsável por 80 a 90% dos casos de MERRF.

O distúrbio de neuropatia, ataxia e retinite pigmentar (NARP) é caracterizado pela atrofia cerebral e cerebelar difusa moderada e por lesões simétricas dos núcleos da base em RM **(Figs. 468-7 e 468-8)**. Uma mutação heteroplasmática m.8993T>G no gene da subunidade ATPase 6 foi

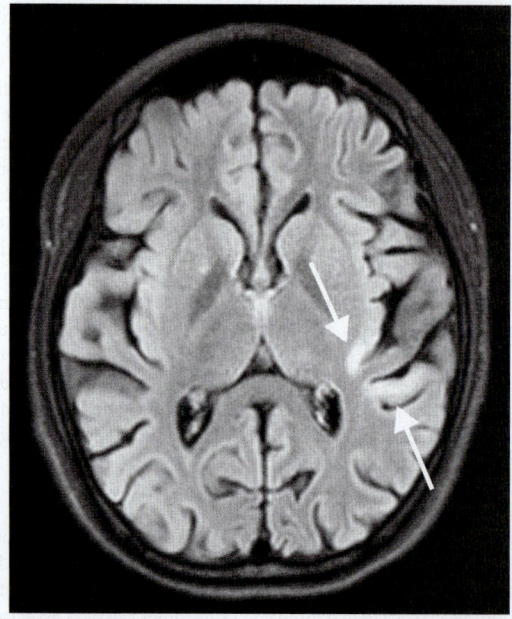

FIGURA 468-6 Uma menina de 15 anos com MELAS (encefalomiopatia mitocondrial, acidose láctica e episódios semelhantes a acidente vascular cerebral) devido a m.A3243G (tRNA$^{Leu(UUR)}$), com heteroplasmia 85% mutante, com aparecimento aos 5 anos de idade na forma de convulsões motoras focais, ataxia e baixa estatura, com episódios de disfunção aguda de linguagem e motora, e evolução do comprometimento cognitivo. A RM em *fluid-attenuated inversion recovery* (FLAIR) mostra intensidade aumentada de sinal (*setas brancas*) na região temporoparietal esquerda, além de uma discreta perda de volume global (espaços do líquido cerebrospinal extra-axiais ampliados).

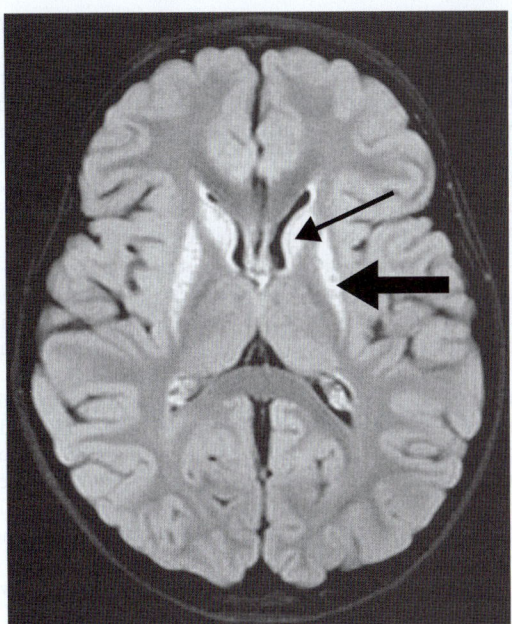

FIGURA 468-7 Uma menina de 9 anos de idade com síndrome de Leigh causada por m.T8993G (subunidade 6 da ATPase), heteroplasmia de 99%, que aos 14 meses de idade apresentou retardo motor e foi submetida à RM aos 24 meses, assim que começou a andar. A paciente apresentava comprometimento cognitivo moderado, coreia de braço e distonia na região distal da perna. A RM em *fluid-attenuated inversion recover* (FLAIR) mostra um aumentado sinal bilateral simétrico nos núcleos caudado (*seta fina*) e no putame (*seta grossa*); somente as lesões do lado esquerdo são indicadas pelas setas.

neurorradiológico e neuropatológico mais grave (síndrome de Leigh). Não é incomum que um bebê seja diagnosticado com síndrome de Leigh causada por mutação m.8993T>G, e somente após alguns anos sua mãe manifestará sintomas de NARP; uma situação que destaca o conceito de um limiar mais alto para níveis menores de heteroplasmia.

Mutações pontuais do gene de mtDNA que codifica a subunidade 12S do rRNA (m.A1555G) causam surdez hereditária não sindrômica. Uma dessas mutações causa suscetibilidade hereditária aos efeitos ototóxicos dos antibióticos aminoglicosídeos nas doses padrão, o que possibilita o desenvolvimento de um teste farmacogenético simples em contextos clínicos apropriados. Isso exemplifica um distúrbio ecogenético em que a maioria dos indivíduos portadores dessa mutação não desenvolve nenhum sintoma até serem expostos a um agente externo.

A SKS, a oftalmoplegia externa progressiva (OEP) esporádica e a síndrome de Pearson representam três fenótipos patológicos causados por rearranjos do mtDNA em ampla escala, incluindo deleções parciais ou duplicação parcial. A maioria dos rearranjos simples do mtDNA em ampla escala parece resultar da amplificação clonal de uma única mutação esporádica que ocorre no ovócito materno durante os estágios iniciais do desenvolvimento embrionário. A deleção típica do mtDNA envolve especificamente 4.977 nucleotídeos, representando a origem da maioria da deleção do mtDNA que causa SKS e OEP. Dado que o envolvimento da linhagem germinativa é raro, a maior parte dos casos é esporádica, em vez de hereditária. A SKS caracteriza-se pela tríade: aparecimento antes dos 20 anos de idade, OEP crônica e retinopatia pigmentar. Síndrome cerebelar, bloqueio cardíaco, concentrações proteicas elevadas no LCS, diabetes melito e baixa estatura também fazem parte dessa síndrome. Deleções/duplicação únicas também podem resultar em fenótipos mais leves, como o da OEP, caracterizada por OEP de início tardio, miopatia proximal e intolerância aos esforços. Tanto na SKS como na OEP é frequente a presença de diabetes melito e perda auditiva. A síndrome de Pearson também é caracterizada pelo aparecimento na infância de anemia sideroblástica acompanhada de acidose láctica e prejuízos em seu desenvolvimento causados, em parte, por insuficiência pancreática exócrina. Quando a criança sobrevive, as manifestações parecem fenotipicamente similares às manifestações da SKS grave com miopatia, OEP, encefalopatia e miocardiopatia. A síndrome de Pearson geralmente é causada pela deleção em larga escala esporádica de vários genes no mtDNA, os quais diferem da deleção comum observada na SKS. Normalmente, o tamanho da deleção é maior na síndrome de Pearson e localizado com pontos de interrupção diferentes do que na SKS ou OEP, mas nem sempre é o caso.

Conhecimentos obtidos com importantes pesquisas recentes iluminaram dois dos principais dilemas relativos às doenças clássicas associadas ao mtDNA. O primeiro refere-se à maior gravidade das manifestações neuronais, musculares, renais, hepáticas e pancreáticas na doença do mtDNA nessas síndromes. Essa observação foi apropriadamente atribuída, em sua maior parte, à grande utilização de energia pelos tecidos e sistemas orgânicos envolvidos e, por consequência, à maior dependência da saúde e integridade da CTE mitocondrial. Entretanto, como as mutações são eventos estocásticos, as mutações mitocondriais deveriam ocorrer em qualquer órgão durante a embriogênese e o desenvolvimento pós-natal. Recentemente, com base em estudos da transição comum m.3243A>G, foram sugeridas outras explicações. As porcentagens dessa mutação nas células do sangue periférico diminuem exponencialmente com o avanço da idade. Um processo seletivo que ocorre no nível das células-tronco e causa efeitos desfavoráveis às células mutantes poderia ser mais efetivo na redução do mtDNA mutante apenas nas células em proliferação rápida, como as originadas do sistema hematopoiético. Tecidos e órgãos portadores de mutações patogênicas no mtDNA e com menor renovação celular, como cérebro, nervo ou retina, não se beneficiariam desse efeito e, assim, acumulariam carga mutacional e seriam os mais afetados.

O outro dilema origina-se da observação de que somente um subconjunto de mutações do mtDNA é responsável pela maioria das doenças familiares do mtDNA. A ocorrência randômica das mutações da sequência do mtDNA deveria resultar em uma distribuição mais homogênea das mutações patogênicas. No entanto, estudos recentes utilizando a introdução de uma mutação pontual grave e outra leve na linhagem germinativa feminina de animais experimentais demonstraram a eliminação seletiva da mutação grave e a retenção da mutação mais leve durante a ovogênese, com a emergência de doença mitocondrial na prole após múltiplas gerações. Desse modo, a própria ovogênese pode atuar como um filtro "evolutivo" para as doenças associadas ao mtDNA mais prejudiciais.

identificada como causadora, o que ressalta a falta de correlação genótipo-fenótipo definitiva em doenças mitocondriais. As fibras vermelhas anfractuosas não são detectadas na biópsia do músculo. Quando mais de 95% das moléculas do mtDNA são mutantes, o paciente tem um quadro clínico,

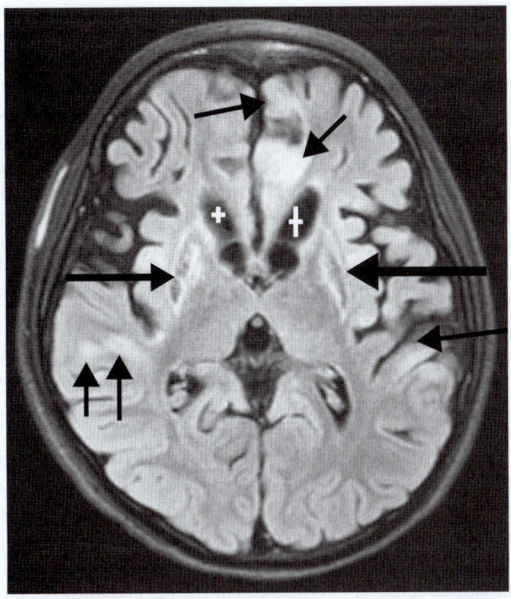

FIGURA 468-8 Um menino de 12 anos com síndrome de Leigh causada por m.T10191C (gene *ND3*, complexo I), com percentual de heteroplasmia indeterminado, que apresentou espasmos infantis aos 8 meses de vida. O paciente respondeu bem ao hormônio adrenocorticotrófico (ACTH), apresentando RM e desenvolvimento normais até os 30 meses de idade, quando então desenvolveu distonia e epilepsia progressiva clinicamente intratável. A RM em *fluid-attenuated inversion recover* (FLAIR) obtida aos 6 anos de vida mostra atrofia global com amplos espaços de LCS extra-axiais, intensidade aumentada de sinal no córtex (*setas finas*), lesões bilateralmente simétricas necróticas nos putames e ventrículos laterais aumentados devido à perda bilateral de volume dos núcleos caudados (*estrelas*).

INVESTIGAÇÃO DE CASOS SUSPEITOS DE DOENÇA DO mtDNA

Como ilustrado na **Fig. 468-9**, manifestações clínicas das síndromes clássicas, agrupamentos de manifestações patológicas em vários sistemas do organismo ou apresentações isoladas inexplicáveis de uma das manifestações patológicas de síndrome clássica associada ao mtDNA devem indicar uma investigação clínica sistemática. Na realidade, a doença mitocondrial deve ser considerada no diagnóstico diferencial de qualquer distúrbio multissistêmico progressivo. Apesar do papel fundamental do distúrbio da fosforilação oxidativa, o alto nível sanguíneo de lactato é inespecífico e insensível, dada a existência de várias causas de acidose láctica no sangue e muitos pacientes com defeitos no mtDNA apresentam níveis sanguíneos normais de lactato em qualquer idade. A detecção de uma alta concentração de lactato no LCS é mais específica como teste para doenças mitocondriais, se houver envolvimento do sistema nervoso central. O nível sérico de creatina-cinase pode estar elevado, mas costuma estar normal até mesmo nos casos de miopatia proximal. Recentemente, testes de detecção de níveis elevados do fator de diferenciação do crescimento 15 (GDF15, de *growth differentiating factor 15*) demonstraram um alto grau de sensibilidade e especificidade em indivíduos com *miopatia* mitocondrial, porém o grau de elevação em um paciente individual reflete a gravidade da doença e não parece ser um marcador de atividade de doença. Ácidos orgânicos (especificamente intermediários do ciclo do TCA) e aminoácidos (alanina, prolina) na urina também podem ser anormais, refletindo disfunção metabólica e renal nos túbulos proximais. Todos os pacientes apresentando convulsões, episódios de confusão ou alterações comportamentais atípicas devem fazer um eletrencefalograma. Uma tomografia computadorizada (TC) encefálica pode mostrar gânglios basais calcificados ou regiões hipodensas bilaterais com atrofia cortical. A RM é indicada em pacientes com sinais do tronco encefálico ou episódios semelhantes a AVC.

Para algumas doenças mitocondriais, é possível estabelecer o diagnóstico preciso por meio de triagem molecular genética simples. Por exemplo, 95% dos pacientes com NOHL têm 1 de 3 mutações pontuais no mtDNA (m.11778A>G, m.A3460A>G ou m.14484T>C). Esses pacientes apresentam níveis muito altos de mtDNA mutante nas células sanguíneas periféricas e, por essa razão, é recomendável enviar uma amostra de sangue para análise molecular genética por reação em cadeia da polimerase (PCR) ou polimorfismo do comprimento de fragmentos de restrição (RFLP). O mesmo se aplica à maioria dos pacientes com MERRF, os quais têm mutação pontual na posição 8344 do gene do tRNA da lisina. Em contrapartida, os pacientes com a mutação de MELAS m.3243A>G frequentemente apresentam níveis baixos de mtDNA mutante no sangue. Se a suspeita clínica for forte o suficiente para justificar o teste de sangue periférico, os pacientes com resultado negativo devem repetir o teste usando uma amostra de saliva ou ser investigados com uma biópsia do músculo esquelético para obter mtDNA de um tecido relativamente não replicativo.

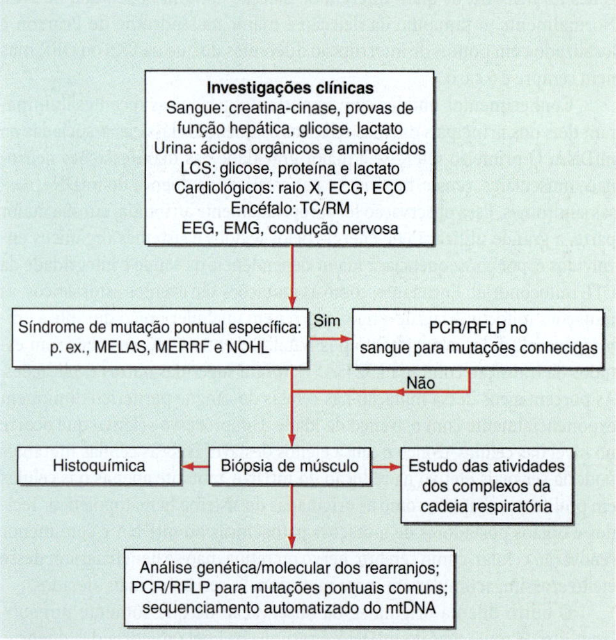

A análise histoquímica de biópsia muscular é fundamental para a investigação dos casos de pacientes com suspeita de doença mitocondrial. A análise histoquímica pode revelar o acúmulo subsarcolêmico de mitocôndrias com aparência de fibras vermelhas anfractuosas, em especial naquelas com mutações em mtDNA afetando genes de tRNA e rRNA. A microscopia eletrônica pode mostrar as mitocôndrias anormais com inclusões paracristalinas. A análise histoquímica do músculo pode, ainda, evidenciar fibras com deficiência de COX, as quais indicam disfunção mitocondrial (**Fig. 468-5**). Os ensaios do complexo da cadeia respiratória também podem demonstrar redução da função enzimática. Se os dados enzimáticos ou polarográficos forem usados para auxiliar na confirmação do diagnóstico, um método-padrão de análise deve ser empregado. Qualquer uma dessas duas anormalidades, no exato contexto de critérios estabelecidos revisados por pares, pode confirmar a ocorrência de doença mitocondrial, a qual é seguida com uma análise molecular genética mais aprofundada. Na maioria dos grandes centros, o teste genético tornou-se o principal meio de obter um diagnóstico definitivo, usando patologia muscular e bioquímica para auxiliar na interpretação de resultados genéticos inconclusivos.

Evidências recentes trouxeram informações relevantes para sustentar a importância da interação cruzada (*cross-talk*) entre os genomas do núcleo e do mtDNA, e estabeleceram uma estrutura para classificação e entendimento dos distúrbios causados pelas interferências com essa interação cruzada. Embora não sejam consideradas estritamente distúrbios genéticos do mtDNA, essas manifestações se sobrepõem aos distúrbios salientados anteriormente (**Fig. 468-10**).

IMPACTO DA VARIAÇÃO DE SEQUÊNCIA HOMOPLÁSMICA EM TRAÇOS E DOENÇAS HEREDITÁRIOS

A relação entre o grau de heteroplasmia, a distribuição tecidual do mtDNA mutante e o fenótipo da doença simplifica a inferência de relação etiológica inequívoca entre a mutação heteroplásmica e a doença. Com exceção de algumas mutações (p. ex., as que causam a maioria dos casos de NOHL), a conversão para homoplasmia poderia ser impedida normalmente pela gravidade do distúrbio da fosforilação oxidativa e a consequente redução da aptidão reprodutiva. Portanto, as variantes de sequência que alcançaram a homoplasmia devem ser neutras em termos de evolução humana e, por consequência, úteis somente para rastrear a evolução, demografia e migração humanas, como já foi descrito. Assim, novas variantes homoplásmicas raramente são patogênicas. Uma exceção importante é o caso de uma ou mais variantes homoplásmicas em nível populacional, que designam o haplogrupo J do mtDNA, e a interação com as mutações do mtDNA causadoras de NOHL. A predisposição reduzida à doença sugere que uma ou mais variantes de sequência ancestrais, designadas como haplogrupo J, atenuam a predisposição às doenças degenerativas na presença de outros fatores de risco. Ainda está indeterminado se interações epistáticas adicionais entre haplótipos do mtDNA em nível populacional e condições comuns de saúde serão encontradas ou não. Se essas influências existirem, então é mais provável que sejam relevantes para as condições de saúde nos grupos etários pós-reprodutivos, nos quais os filtros evolutivos não teriam tido a oportunidade de censurar os efeitos e as interações prejudiciais, e os efeitos do estresse oxidativo durante o envelhecimento, na má alimentação ou na falta de exercício podem desempenhar um papel.. Embora muito se tenha escrito sobre as possíveis associações entre variantes comuns do mtDNA no nível populacional e fenótipos de saúde e doença humanos ou adaptação a diferentes influências ambientais (p. ex., clima), é necessário ter cautela.

Vários estudos que tentam mostrar essas associações com fenótipos como longevidade, desempenho atlético e doença neurodegenerativa e metabólica são limitados pelos pequenos tamanhos das amostras, possíveis imprecisões na genotipagem e a possibilidade de estratificação populacional ou viés na ancestralidade étnica. Como os haplogrupos de mtDNA estão

FIGURA 468-9 Investigação clínica e laboratorial de casos suspeitos de doença do DNA mitocondrial (mtDNA). ECG, eletrocardiograma; ECO, ecocardiografia; EEG, eletrencefalograma; EMG, eletromiograma; LCS, líquido cerebrospinal; MELAS, encefalomiopatia mitocondrial, acidose láctica e episódios semelhantes a acidentes vasculares cerebrais; MERRF, epilepsia mioclônica com fibras vermelhas anfractuosas; NOHL, neuropatia óptica hereditária de Leber; PCR, reação em cadeia da polimerase; RFLP, polimorfismo do comprimento de fragmentos de restrição; RM, ressonância magnética; TC, tomografia computadorizada.

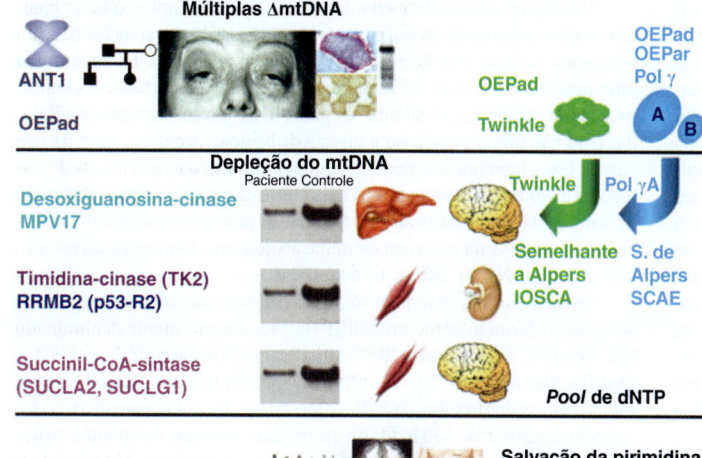

FIGURA 468-10 **Distúrbios associados com interferências na interação cruzada genômica nuclear e mitocondrial.** Características clínicas e genes associados com deleções múltiplas do mtDNA, depleção do mtDNA e síndromes de encefalomiopatia neurogastrintestinal mitocondrial. ANT, translocador do nucleotídeo da adenina; OEPad, oftalmoplegia externa progressiva autossômica dominante; OEPar, oftalmoplegia externa progressiva autossômica recessiva; IOSCA, ataxia espinocerebelar com início na lactância; SCAE, ataxia espinocerebelar e epilepsia. (*Reproduzida, com permissão, de A Spinazzola, M Zeviani: Disorders from perturbations of nuclear-mitocondrial intergenomic cross-talk. J Intern Med 265:174, 2009.*)

acúmulo, tecido-específico e associado com a idade, de deleções no mtDNA, inclusive as deleções envolvidas nos distúrbios hereditários conhecidos do mtDNA, além de outros. O acúmulo de deleções funcionais do mtDNA em determinado tecido parece estar associado à disfunção mitocondrial, conforme evidenciado pelo padrão desigual e pela redução da atividade da COX associados à idade nas preparações de coloração histoquímica, em especial dos músculos cardíaco e esquelético, bem como do encéfalo. Um exemplo muito bem estudado e de potencial importância é o acúmulo de deleções do mtDNA e a deficiência de COX observada em neurônios da substância negra em pacientes com doença de Parkinson.

O acúmulo progressivo de ROS foi proposto como o fator fundamental para conectar as mutações do mtDNA com a patogênese das doenças relacionadas com a idade e o envelhecimento (**Fig. 468-11**). Como observado acima, as ROS são um subproduto da fosforilação oxidativa normal e são removidas por antioxidantes desintoxicantes em compostos menos prejudiciais; entretanto, fatores ambientais ou mutações que resultam em produção exagerada de ROS ou remoção reduzida levam ao acúmulo de ROS e subsequente lesão celular. Um dos principais alvos da ação deletéria das ROS é o DNA, sendo o mtDNA particularmente vulnerável em razão de sua proximidade com a origem da produção de radicais livres, inexistência de histonas protetoras e sistemas de reparo de danos menos eficientes em comparação com o DNA nuclear. Por outro lado, o acúmulo de mutações do mtDNA leva à fosforilação oxidativa ineficiente, que pode gerar quantidades excessivas de ROS e formar um "ciclo vicioso" de lesões cumulativas no mtDNA. Na verdade, a determinação do biomarcador do estresse oxidativo 8-hidróxi-2-desoxiguanina tem sido utilizada para avaliar os aumentos idade-dependentes dos danos oxidativos ao mtDNA em uma taxa maior que a do DNA nuclear. Deve-se notar que as mutações do mtDNA podem ocorrer em células pós-mitóticas também, porque a replicação do mtDNA não é sincronizada com o ciclo celular. Além dos danos teciduais mediados por ROS, duas outras relações propostas entre a mutação do mtDNA e o envelhecimento são distúrbios na eficiência da fosforilação oxidativa com função aeróbica celular comprometida e anormalidades nas vias apoptóticas, cujas etapas de execução dependem da atividade mitocondrial.

proeminentemente distribuídos entre as linhagens filogeográficas, é difícil excluir a possibilidade de que um haplogrupo para o qual se demonstrou uma associação seja simplesmente um marcador para heterogeneidade populacional de outra forma não apreciada, em que uma diferença não genética (social ou ambiental) entre as populações marcadas pelas diferenças de haplogrupos de mtDNA é, na verdade, causalmente relacionada à doença de interesse. A dificuldade experimental de criar modelos celulares ou animais para testar a influência funcional das variantes homoplásmicas de sequência (em razão da poliploidia do mtDNA) agrava ainda mais o problema. A hipótese mais provável é que o risco conferido pelas diferentes mutações homoplásmicas que definem os haplogrupos do mtDNA para doenças comuns dependa da constituição genômica nuclear coexistente, em conjunto com fatores ambientais. O progresso em minimizar as possíveis associações enganosas nos estudos de características e doenças hereditárias do mtDNA deve incluir a garantia de uma amostra de tamanho adequado, obtida de uma grande base de recrutamento amostral, utilizando controles cuidadosamente pareados e a determinação da estrutura populacional, além de realizar uma análise que leve em conta as interações epistáticas com outros *loci* genômicos e fatores ambientais.

IMPACTO DA MUTAÇÃO SOMÁTICA ADQUIRIDA DO mtDNA NA SAÚDE E NA DOENÇA HUMANA

Estudos sobre o envelhecimento dos animais e dos humanos demonstraram uma correlação potencialmente importante entre a idade e o acúmulo de mutações heterogêneas no mtDNA, em especial nos sistemas orgânicos que adquirem o fenótipo mais proeminente da degeneração tecidual associada ao envelhecimento. O sequenciamento das moléculas do mtDNA de fita simples amplificada por PCR demonstrou, em média, 2 a 3 mutações pontuais por molécula nos indivíduos idosos em comparação com indivíduos mais jovens. As mutações pontuais observadas incluem as que são responsáveis por distúrbios do mtDNA heteroplásmicos hereditários, como as mutações m.3344A>G e m.3243A>G, causadoras, respectivamente, das síndromes MERRF e MELAS. Contudo, a carga cumulativa dessas mutações pontuais somáticas adquiridas com a idade ainda estava muito abaixo do limiar esperado para a expressão fenotípica (< 2%). Foi comprovado que as mutações pontuais de outros sítios em geral não envolvidos nos distúrbios hereditários do mtDNA também se acumulavam em níveis muito mais altos em alguns tecidos dos indivíduos idosos, com a descrição de "*hot spots*" (pontos quentes) tecido-específico para as mutações pontuais somáticas adquiridas do mtDNA. Da mesma forma, os pesquisadores observaram o

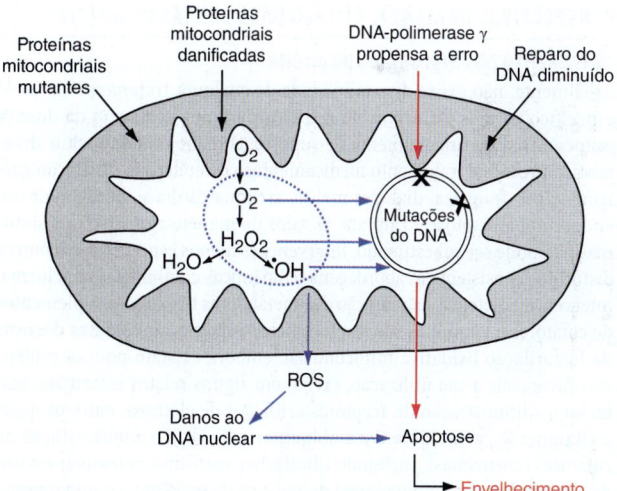

FIGURA 468-11 **Múltiplas vias de dano ao mtDNA e envelhecimento.** Vários fatores podem comprometer a integridade das mitocôndrias e resultar em perda de função celular, apoptose e envelhecimento. A via clássica está indicada com *setas azuis*; a geração de espécies reativas do oxigênio (ROS; ânion superóxido, peróxido de hidrogênio e radicais hidroxila), como um subproduto da fosforilação oxidativa mitocondrial, resulta em dano às macromoléculas mitocondriais, incluindo o mtDNA, com este último levando a mutações prejudiciais. Quando esses fatores danificam o aparelho gerador de energia mitocondrial além de um limiar funcional, as mitocôndrias liberam proteínas que ativam a via da caspase, causando apoptose, morte celular e envelhecimento. (*Reproduzida, com permissão, de L Loeb et al: The mitochondrial theory of aging e its relationship to reactive oxygen species damage e somatic mtDNA mutations. Proc Natl Acad Sci USA 102:18769, 2005. Copyright (2005) National Academy of Sciences, U.S.A.*)

Estudos de intervenção genética com modelos animais procuraram explicar a possível relação etiológica entre as mutações somáticas adquiridas do mtDNA e o fenótipo do envelhecimento, em especial a função desempenhada por ROS. A replicação do genoma mitocondrial é mediada pela atividade da *POLG*, codificada no núcleo. Uma mutação *knock-in* supressora desse gene em camundongos homozigotos transgênicos torna a enzima polimerase deficiente no processo de correção de erros, e resulta em um aumento de 3 a 5 vezes na taxa de mutações do mtDNA. Esses camundongos desenvolvem um fenótipo de envelhecimento prematuro, o qual inclui lipoatrofia subcutânea, alopecia, cifonia e perda de peso com morte prematura. Embora aumentos das mutações do mtDNA e da disfunção mitocondrial com a idade tenham sido demonstrados inequivocamente, o papel etiológico e a contribuição específica das ROS mitocondriais para o envelhecimento e as doenças associadas à idade ainda não foram comprovados em seres humanos. Do mesmo modo, apesar de alguns tumores demonstrarem níveis mais altos de mutações heterogêneas do mtDNA, a relação etiológica com a tumorigênese não foi comprovada.

Além do acúmulo adquirido e dependente da idade de mutações pontuais heterogêneas e deleções nas células somáticas, pesquisadores descreveram um efeito muito diferente das mutações adquiridas não hereditárias do mtDNA das células-tronco dos tecidos. Em particular, fenótipos patológicos atribuídos às mutações adquiridas do mtDNA foram observados em casos esporádicos e aparentemente não familiares, envolvendo um único indivíduo ou mesmo um único tecido, geralmente o músculo esquelético. A apresentação clínica consiste em redução da tolerância aos esforços e mialgias que, em alguns casos, progridem para rabdomiólise. Assim como ocorre nas síndromes clássicas de deleção heteroplásmica esporádica de grande escala, como a OEP crônica, síndrome de Pearson e SKS, a inexistência de um padrão de transmissão materna e a evidente distribuição tecidual restrita sugerem um mecanismo patogênico molecular secundário às mutações que se desenvolvem *de novo* nas células-tronco musculares depois da diferenciação da linhagem germinativa (mutações somáticas não esporádicas que ocorrem nas células-tronco específicas do tecido durante o desenvolvimento fetal ou no estágio de manutenção pós-natal ou reparo pós-lesão). Essas mutações provavelmente seriam propagadas apenas às células descendentes dessa célula-tronco e afetariam determinado tecido do indivíduo, sem evidência de transmissão hereditária.

PERSPECTIVAS DE MANEJO CLÍNICO DAS DOENÇAS DO mtDNA

TRATAMENTO DOS DISTÚRBIOS DO mtDNA

Atualmente, não existe disponibilidade de qualquer tratamento curativo específico para os distúrbios do mtDNA; portanto, o manejo da doença mitocondrial é principalmente de suporte. O manejo pode incluir diagnóstico precoce e tratamento medicamentoso de epilepsia, disfunção gastrintestinal, fraqueza, diabetes melito, arritmia cardíaca, perda auditiva, endocrinopatia, ptose e catarata. O valor do manejo agressivo dos sintomas não pode ser subestimado. Intervenções menos específicas em outros distúrbios consistem em abordagens terapêuticas combinadas e incluem a intervenção dietética e a remoção dos metabólitos tóxicos. Os suplementos de cofatores e vitaminas são muito utilizados no tratamento das doenças da fosforilação oxidativa mitocondrial, embora existam poucas evidências favoráveis a sua utilização, exceto em alguns relatos informais. Isso inclui a administração de aceptores artificiais de elétrons, entre os quais a vitamina K_3, a vitamina C e a ubiquinona (CoQ_{10}); a administração de cofatores (coenzimas), incluindo riboflavina, carnitina e creatina; e o uso de eliminadores (ou limpadores) de radicais de oxigênio, como vitamina E, cobre, selênio, ubiquinona e idebenona. Os fármacos que podem interferir nas anormalidades mitocondriais, inclusive o anestésico propofol, os barbitúricos e o valproato em doses altas, devem ser evitados. O uso de valproato em pacientes com mutações patogênicas em *POLG* e, possivelmente, outras mutações que afetam a estabilidade e a replicação do mtDNA é especialmente contraindicado. A suplementação com substrato de óxido nítrico-sintase, L-arginina e, mais recentemente, L-citrulina foi defendida como tratamento vasodilator durante episódios semelhantes a AVC, bem como para o tratamento crônico de pacientes com MELAS. Estudos clínicos demonstraram que a levoarginina e a levocitrulina podem ser úteis na minimização de sintomas semelhantes a AVC na MESLA, mas podem apresentar efeitos colaterais graves. A deficiência de folato no LCS, relatada em alguns casos de doença mitocondrial, pode ser tratada com ácido folínico.

O médico também deve estar familiarizado com as interações ambientais, como a associação forte e consistente entre perda visual na NOHL com tabagismo ou consumo de etanol. Em homens tabagistas, foi encontrada uma penetrância clínica de 93%. Por conseguinte, os portadores assintomáticos de uma mutação do mtDNA para NOHL devem ser bastante alertados para não fumar e moderar a ingesta de bebidas alcoólicas. Embora não curem, essas intervenções podem atenuar as manifestações clínicas devastadoras da mutação associada à NOHL. Outro exemplo é a estrita abstenção de aminoglicosídeos na síndrome familiar de suscetibilidade ototóxica aos aminoglicosídeos na presença de mutação do gene codificador da subunidade 12S do rRNA, m.1555A>G, do mtDNA.

Ensaios clínicos usando novos agentes foram iniciados e lançados. Esses agentes incluem α-tocotrienol (PTC-743, anteriormente denominado EPI-743, PTC Therapeutics), REN-001 (Reneo Pharmaceuticals), ASP0367 (Astellas Pharmaceuticals) e elamipretide (Stealth Biotherapeutics). Em um estudo clínico aberto sobre o uso de α-tocotrienol no tratamento de 10 crianças com síndrome de Leigh, foram alcançadas melhoras nos pontos terminais primários, incluindo a pontuação na Newcastle Pediatric Mitochondrial Diseases Scale, no Gross Motor Function Measure e no PedsQL Neuromuscular Module. Ainda há estudos em andamento para o α-tocotrienol em crianças com epilepsia, juntamente com REN001, ASP0367 e elamipretida em adultos com miopatia mitocondrial primária. O progresso conclusivo sofreu algum atraso devido à pandemia de Covid-19.

ACONSELHAMENTO GENÉTICO, DIAGNÓSTICO PRÉ-NATAL E DGPI EM DISTÚRBIOS DO mtDNA

A disposição de aconselhamento genético acurado e de opções reprodutivas precisas para as famílias que apresentam mutações do mtDNA é desafiadora em razão das características genéticas singulares da herança do mtDNA, as quais a distinguem da genética mendeliana. Os defeitos do mtDNA são transmitidos por herança materna. As mutações novas do mtDNA consistem, frequentemente, em grandes deleções, afetam um membro da família e, em geral, não representam risco significativo algum para outros familiares. Em contrapartida, as mutações pontuais ou as duplicações do mtDNA podem ser transmitidas à prole pela linhagem materna. Nesses termos, o pai de um indivíduo afetado não tem risco algum de conter a mutação causadora de doença, e os homens não transmitem a mutação do mtDNA à sua prole. Diferentemente, a mãe de um indivíduo afetado em geral contém a mesma mutação, mas pode ser completamente assintomática. Essa ampla variabilidade fenotípica relaciona-se principalmente aos fenômenos da heteroplasmia e da carga mutacional carregada pelos diferentes membros da mesma família. Em consequência disso, uma mulher sintomática ou assintomática contendo uma mutação causadora de doença em um estado heteroplásmico, transmitirá quantidades variáveis das moléculas do mtDNA mutante à sua prole. Essa prole, por sua vez, será sintomática ou assintomática de acordo, principalmente, com a carga mutante transmitida por meio do ovócito, e, até certo ponto, com a segregação mitótica subsequente durante o desenvolvimento. As interações com a constituição básica dos haplótipos do mtDNA ou do genoma nuclear humano (como no caso da NOHL) também são determinantes importantes da penetrância da doença. A gravidade do fenótipo patológico associado com a carga da mutação heteroplásmica raramente é previsível com algum grau de precisão, pois depende da segregação diferencial estocástica e do número de cópias do mtDNA mutante durante o gargalo da ovogênese e, depois, pelo desenvolvimento dos tecidos e órgãos na prole. Por essa razão, as técnicas de diagnóstico pré-natal (DPN) e de DGPI, que se tornaram padrões integrais bem aceitos na prática, são bastante prejudicadas no caso das doenças relacionadas ao mtDNA.

O valor do DPN e do DGPI é limitado, em parte devido à ausência de dados sobre as regras que comandam a segregação dos tipos de mtDNA selvagem e mutante (heteroplasmia) entre os tecidos do embrião em desenvolvimento. Três fatores são necessários para assegurar a confiabilidade do DPN e do DGPI: (1) uma correlação direta entre a carga do gene mutante e a gravidade da doença; (2) a distribuição uniforme da carga do gene mutante entre os tecidos; e (3) nenhuma alteração da carga do gene mutante com o tempo. Existem sugestões de que esses critérios são atendidos para a mutação m. 8993T>G de NARP, mas não parecem se aplicar a outros distúrbios do mtDNA. Na verdade, o nível de mtDNA mutante em uma amostra de vilosidade coriônica ou líquido amniótico pode ser muito diferente do nível fetal, e seria difícil deduzir se a carga mutacional das amostras pré-natais fornece informações clinicamente úteis quanto ao estado pós-natal e à vida adulta.

PREVENÇÃO DA HERANÇA DE DOENÇAS MITOCONDRIAIS POR MEIO DE TECNOLOGIAS DE REPRODUÇÃO ASSISTIDA

Dada a limitação das opções terapêuticas para pacientes com doença mitocondrial, concomitantemente à ausência de terapias atuais aprovadas pela Food and Drug Administration (FDA) para a doença de mtDNA estabelecida, são desejáveis intervenções preventivas que eliminem a probabilidade de transmissão do mtDNA afetado à prole. A confiabilidade precária das abordagens pré-natal e pré-implantação em termos de previsão da doença do mtDNA resultou na busca por abordagens preventivas alternativas. O propósito comum subjacente a diversas abordagens emergentes consiste em diminuir os níveis de heteroplasmia mutante a um nível abaixo do limiar patológico. Isso se baseia na relação observada entre heteroplasmia e padrões de herança de doença, a qual indica que até mesmo um pequeno aumento no número de cópias de moléculas de mtDNA não mutante no ovo fertilizado pode exceder o limiar requerido para melhorar a doença clínica grave. O uso de edição de genes, com repetições palindrômicas curtas regularmente interespaçadas agrupadas (CRISPR) ou tecnologia TALEN (nucleases com efetores do tipo ativador transcricional), por exemplo, para mudar a carga de heteroplasmia nos tecidos afetados exigirá o desenvolvimento futuro de técnicas corretivas de entrega de genes. Do mesmo modo, a tecnologia da célula pluripotente induzida ainda não alcançou um êxito amplamente disseminado no contexto da pesquisa pré-clínica. Isso levou à aplicação de abordagens de terapia de substituição mitocondrial (TSM) (Fig. 468-12). Essas abordagens substituem *in vitro* todo o complemento mitocondrial do ovócito ou zigoto, junto com o mtDNA oriundo da mãe portadora, por um complemento mitocondrial

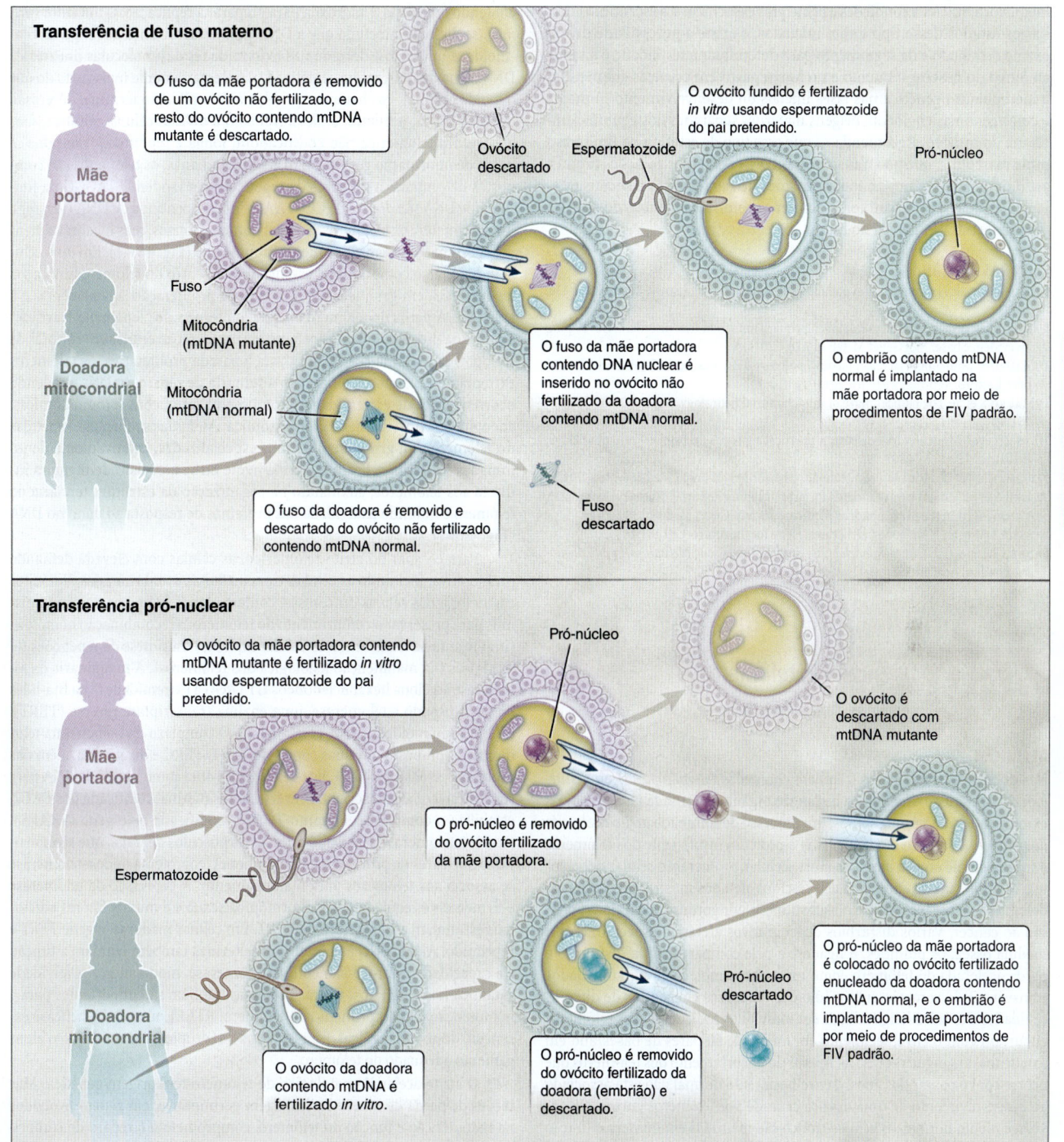

FIGURA 468-12 Técnicas de substituição mitocondrial – transferência do fuso materno e transferência de pró-núcleo. Nesses dois procedimentos, cerca de 1 a 2% de mtDNA mutante pode ser transportado com o fuso ou o pró-núcleo, porém esses níveis são suficientemente baixos para evitar o risco de doença. FIV, fertilização *in vitro*. (*De MJ Falk et al: Mitochondrial replacement techniques—Implications for the clinical community. N Engl J Med 374:1103, 2016. Copyright © 2016, Massachusetts Medical Society. Reproduzida, com permissão, de Massachusetts Medical Society.*)

não afetado e seu mtDNA não afetado oriundo de uma mulher doadora. Para tanto, é feita a remoção e transferência do fuso da mãe portadora, com seu DNA nuclear, para dentro do ovócito não fertilizado da doadora, ou alternativamente por meio da transferência do pró-núcleo do ovócito fertilizado da mãe portadora para o ovócito não fertilizado da doadora do qual o pró-núcleo foi removido. Essas abordagens fornecem uma substituição "grosseira" e, assim, não se dirigem especificamente à mutação no mtDNA, sendo potencialmente aplicáveis a uma ampla variedade de distúrbios de mtDNA. Trata-se de uma forma de terapia genética da linhagem germinativa que, portanto, projeta-se para as futuras gerações, no caso de uma prole feminina. Consequentemente, os órgãos éticos e regulatórios têm ponderado sobre as implicações sociais de tais abordagens e têm apoiado provisoriamente a pesquisa clínica humana para situações que evitariam grande sofrimento e quando a necessidade clínica é clara e inequívoca, sujeita a condições e princípios específicos e a escrutínio ético. Vários estudos desse tipo foram iniciados, e existe a necessidade de um exame detalhado e de seguimento para determinar a fertilidade e a saúde ao longo do desenvolvimento e no longo prazo em crianças submetidas à manipulação genética nas fases iniciais do desenvolvimento humano, e cujos genomas englobam origens maternas separadas dos genomas nuclear e do mtDNA. Recomenda-se que esse tipo de estudo seja limitado à prole masculina, que não transmite o mtDNA doador às gerações futuras, até o momento em que as todas questões de saúde, éticas e sociais estejam resolvidas, para assim corresponder à promissora redução do ônus da doença de mtDNA clínica no futuro.

LEITURAS ADICIONAIS

Alston CL et al: The genetics and pathology of mitochondrial disease. J Pathol 241:236, 2017.
Camp K et al: Nutritional interventions in primary mitochondrial disorders: Developing an evidence base. Mol Genet Metab 119:187, 2016.
DiMauro S: Mitochondrial encephalomyopathies—Fifty years on: The Robert Wartenberg Lecture. Neurology 81:281, 2013.
DiMauro S et al: The clinical maze of mitochondrial neurology. Nat Rev Neurol 9:429, 2013.
Haas RH et al: Mitochondrial disease: A practical approach for primary care physicians. Pediatrics 129:1326, 2007.
Koopman WJ et al: Monogenic mitochondrial disorders. N Engl J Med 366:1132, 2012.
Parikh S et al: Patient care standards for primary mitochondrial disease: A consensus statement from the Mitochondrial Medicine Society. Genet Med 19:1380, 2017.
Russell OM et al: Mitochondrial diseases: Hope for the future. Cell 181:168, 2020.
Saneto RP et al (eds): *Mitochondrial Case Studies, Underlying Mechanisms and Diagnosis*. London, Academic Press/Elsevier, 2016.

469 Doenças dos telômeros
Rodrigo T. Calado, Neal S. Young

DEFINIÇÃO

Nas doenças dos telômeros (também chamadas *telomeropatias* ou *distúrbios do espectro do telômero*), a disfunção orgânica é causada pela perda das extremidades dos cromossomos, um processo denominado *atrito acelerado do telômero*. O reparo inadequado ou a proteção insuficiente dos telômeros e sua resultante erosão induzem morte celular, proliferação celular deficiente e instabilidade cromossômica; os tecidos afetados mostram regeneração defeituosa de órgãos, fibrose ou substituição por gordura, além de propensão ao câncer. Vários distúrbios degenerativos afetando especialmente a medula óssea, os pulmões, o fígado e a pele compartilham a disfunção e perda acelerada do telômero como mecanismo molecular comum. Dados transversais do comprimento médio dos telômeros em coortes de diferentes idades e estudos longitudinais em indivíduos indicam que os telômeros encurtam com o envelhecimento em média de 50 pares de bases/ano em leucócitos do sangue periférico. Apesar do encurtamento dos telômeros que ocorre com o passar dos anos, o envelhecimento normal não está associado ao desenvolvimento de uma doença causada por telômeros curtos. No envelhecimento normal, as células-tronco são mantidas em número e função suficientes para sustentar os processos vitais. Por exemplo, no transplante de células-tronco, mesmo um número limitado de células hematopoiéticas do doador mantém a hematopoiese normal por muitos anos, pelo menos em parte relacionada à função normal da telomerase e ao reparo dos telômeros. O comprimento dos telômeros está associado ao tempo de vida na população em geral. Enquanto os telômeros mais curtos dos leucócitos se correlacionam com o aumento do risco de mortalidade, especialmente por causas não malignas, não está estabelecido que a perda de telômeros é a causa do envelhecimento fisiológico.

MECANISMO PATOLÓGICO

Os telômeros, que são as terminações físicas de cromossomos lineares, consistem em sequências de hexanucleotídeos repetidos, fisicamente associadas a proteínas específicas. Os telômeros funcionam protegendo as extremidades cromossômicas e impedindo que sejam reconhecidas como DNA danificado ou infeccioso pela maquinaria de reparo do DNA (Fig. 469-1). Durante a mitose, a DNA-polimerase emprega um oligonucleotídeo de RNA contendo um grupo 3′ hidroxila para preparar a replicação. O iniciador (*primer*) se dissocia à medida que a DNA-polimerase avança ao longo da fita-molde, e um hiato é deixado nas extremidades das moléculas lineares de DNA: a fita de DNA recém-sintetizada é necessariamente mais curta do que o molde original – o chamado "problema da replicação terminal". A erosão cromossômica, portanto, é inevitável com a divisão celular mitótica, mas a estrutura telomérica não codificadora, longa e repetitiva, "tampona" a perda de informação genética. Em células humanas, os telômeros são compostos de centenas a milhares de repetições em tandem TTAGGG na fita-líder de DNA (*leading*) e de CCCTAA na fita descontínua de DNA (*lagging*). Ao nascimento, os telômeros são relativamente longos, mas inexoravelmente encurtam com o envelhecimento cronológico (Fig. 469-1). Em uma célula individual, o comprimento essencialmente curto do telômero ativa a via do gene *p53*, em geral levando à parada da proliferação, à senescência e à apoptose. A perda do telômero é a base molecular do "fenômeno Hayflick", o limite da divisão celular e, portanto, da proliferação celular em culturas de tecido. Quando uma célula ultrapassa a parada proliferativa, os telômeros extremamente curtos acionam a maquinaria de reparo do DNA, podendo ocorrer fusões de extremidades cromossômicas, quebras cromossômicas, aneuploidia e instabilidade cromossômica. Além das sequências repetidas no telômero, um grupo de proteínas especializadas, coletivamente denominadas *shelterinas*, ligam-se diretamente ou se associam de maneira indireta aos telômeros, auxiliando na organização da estrutura terciária do telômero e inibindo a atividade das proteínas de resposta ao dano no DNA (Fig. 469-1).

Para escapar do atrito telomérico, as células com elevada demanda proliferativa, incluindo as células-tronco adultas e embrionárias, linfócitos e a maioria das células cancerosas, contam com pelo menos dois mecanismos para preservar o comprimento do telômero: a recombinação homóloga (importante na transformação celular maligna) e a síntese de repetições teloméricas (na manutenção fisiológica dos telômeros). A maquinaria da telomerase adiciona hexanucleotídeos GTTAGG à extremidade 5′ da fita-líder do DNA usando a telomerase, uma enzima transcriptase reversa (TERT), e TERC, seu molde de RNA (Fig. 469-1). O complexo da holoenzima telomerase é composto por duas cópias de TERT, TERC e disquerina, além das proteínas associadas. TERC liga-se a TERT e atua como molde de RNA para sua função como transcriptase reversa. A disquerina, codificada por *DKC1*, estabiliza o complexo, enquanto TCAB1, codificada pelo gene *WRAP53*, auxilia a telomerase a transitar para os corpúsculos de Cajal, que são estruturas nucleares de processamento de ribonucleoproteína onde a telomerase se associa aos telômeros para o alongamento. A expressão da telomerase é firmemente regulada. MYC, hormônios sexuais e muitos fatores adicionais estimulam a transcrição de *TERT*. Em células maduras, o gene *TERT* é reprimido. Além disso, as proteínas shelterinas também regulam a função e a capacidade de processamento da telomerase, modulando sua atividade catalítica nos telômeros. Outras proteínas também são importantes para a manutenção do comprimento do telômero. RTEL1, uma DNA-helicase essencial, desmonta as alças T e resolve os quádruplos G, garantindo o alongamento adequado do telômero.

O atrito acelerado patológico do telômero tem origem genética. Mutações de perda de função na linhagem germinativa, em genes envolvidos na manutenção e função do telômero, comprometem o reparo do comprimento telomérico, aumentando, assim, a taxa de erosão do telômero em células altamente proliferativas. Os telômeros atingem comprimentos criticamente curtos mais rapidamente do que com o envelhecimento normal; as

Quando os telômeros estão criticamente curtos, a maquinaria de resposta ao dano no DNA pode ser recrutada, confundindo os telômeros como se o DNA estivesse danificado ou infeccioso e forçando um reparo inadequado. A ativação dessa via pode causar instabilidade cromossômica em consequência da fusão de extremidades cromossômicas ou de translocações; essas alterações geram instabilidade genômica e clones de células potencialmente malignas. Foi demonstrado que a disfunção do telômero aumenta o risco de desenvolvimento de câncer em modelos murinos de deficiência de telomerase. Além disso, pacientes com doenças dos telômeros são propensos a desenvolverem leucemia mieloide aguda e carcinomas de células escamosas de cabeça e pescoço.

GENÉTICA

O padrão de herança é variável: ligado ao X, autossômico recessivo e autossômico dominante. A arquitetura genética complexa também ocorre, e os pacientes afetados podem herdar variantes patogênicas de perda de função em mais de um gene envolvido na mesma via da biologia dos telômeros. Pelo menos 15 genes foram implicados na etiologia das telomeropatias (Tab. 469-1).

MANIFESTAÇÕES CLÍNICAS

As manifestações da doença do telômero na clínica são altamente variáveis – quanto aos tecidos afetados, à gravidade da disfunção orgânica e aos padrões de doença dentro e entre famílias com mutações similares. Em uma mesma família, um indivíduo pode ser gravemente afetado, mas seus parentes próximos portadores da mesma mutação podem ser assintomáticos e com resultados laboratoriais normais. Portadores assintomáticos, contudo, podem ter disfunção orgânica subclínica que pode ser detectada por exames dirigidos ou especializados (capacidade vital forçada diminuída na prova de função pulmonar, medula óssea hipocelular à biópsia, esteatose hepática ao ultrassom). O resgate genético somático pode ocorrer em doenças dos telômeros e modular o fenótipo clínico. O resgate é um evento genético espontâneo raro em uma célula somática, conferindo uma vantagem seletiva e anulando o efeito da mutação da linhagem germinativa patogênica original. Nas telomeropatias, o resgate genético somático é detectado em células hematopoiéticas, de modo que uma população clonal produz adequadamente células sanguíneas e mitiga o fenótipo de insuficiência medular. Geralmente, parentes que compartilham a mesma mutação e telômeros curtos podem ter órgãos diferentes afetados: por exemplo, enquanto um indivíduo pode ter anemia aplástica, outro com a mesma ascendência pode apresentar fibrose pulmonar. Estresses regenerativos ambientais, fatores como tabagismo e consumo de álcool e infecção viral podem aumentar a suscetibilidade a danos nos órgãos nesses pacientes e contribuir para a heterogeneidade da doença.

A antecipação da doença, em que o fenótipo clínico se manifesta mais cedo em sucessivas gerações, é observada em algumas famílias com telomeropatias, devido à herança direta de telômeros curtos presentes nos espermatozoides e nos ovócitos.

O diagnóstico de uma doença dos telômeros é sugerido pela história pessoal e familiar, fortalecido pela simples determinação do comprimento dos telômeros dos leucócitos e, geralmente, confirmado definitivamente pelo sequenciamento de última geração para genes que codificam o complexo enzimático de reparo dos telômeros e dos componentes shelterinas.

Disceratose congênita A disceratose congênita é a doença do telômero clássica, uma síndrome principalmente pediátrica diagnosticada nas duas primeiras décadas de vida. Frequentemente, crianças afetadas exibem pelo menos duas características da tríade mucocutânea de distrofia ungueal, pigmentação cutânea reticular e leucoplasia oral (Fig. 469-2). Em síndromes graves, os recém-nascidos afetados apresentam hipoplasia cerebelar

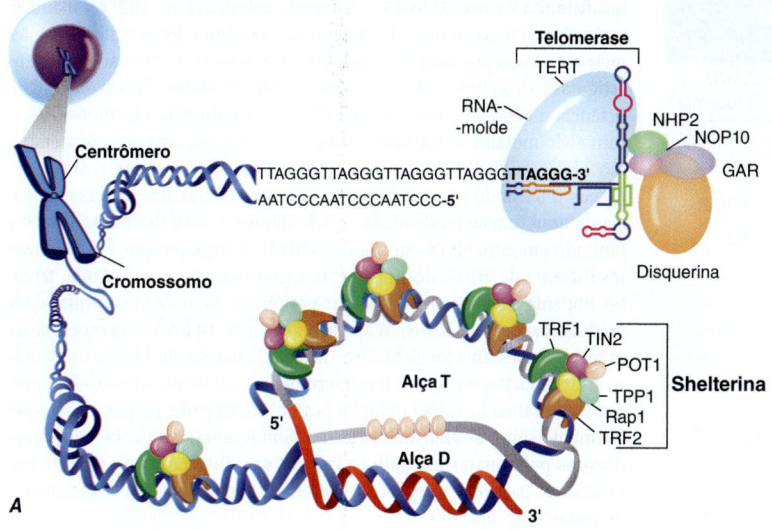

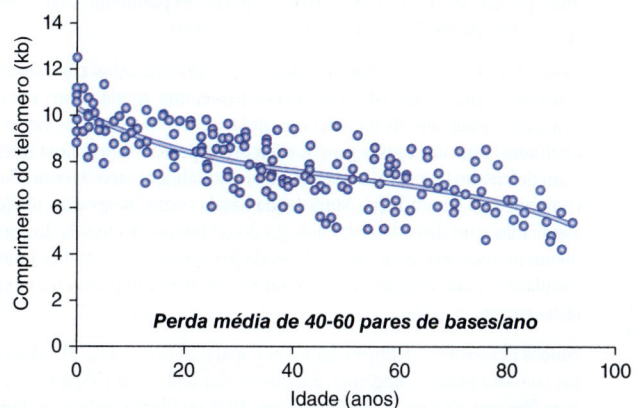

FIGURA 469-1 Telômeros e telomerase. A. Os telômeros são estruturas de ribonucleoproteína localizadas nos terminais de cromossomos lineares, dentro do núcleo celular, compostos por centenas de repetições de DNA hexaméricas em tandem. Um grupo de proteínas se liga direta ou indiretamente a sequências teloméricas, para conferir proteção à estrutura, sendo coletivamente denominadas *shelterinas* ou *telossomo* (TRF1, TRF2, TIN2, POT1, TPP1 e RAP1). À medida que vai formando uma projeção de fita única, a extremidade 3' da fita-líder se dobra para trás e invade a dupla-hélice telomérica, formando um laço denominado *alça T*. O complexo da telomerase é composto pela enzima transcriptase reversa da telomerase (TERT), por seu componente de RNA (TERC), pela proteína disquerina e por outras proteínas associadas (NHP2, NOP10 e GAR). Esse complexo enzimático alonga os telômeros adicionando repetições de hexâmeros GTTAGG à extremidade 3' da fita-líder telomérica, usando uma sequência existente em TERC como molde. **B.** O comprimento médio do telômero em leucócitos humanos varia: é maior ao nascimento (10-11 kb) e diminui progressivamente com o envelhecimento (5-7 kb aos 90 anos), com uma perda média de 40-60 pares de bases/ano. No entanto, o comprimento do telômero apresenta uma variabilidade significativa em cada idade em particular.

consequências são uma limitada proliferação celular e o comprometimento da regeneração tecidual. Alguns órgãos parecem ser particularmente suscetíveis à erosão do telômero. Bilhões de células sanguíneas são produzidas diariamente (Cap. 96), e o atrito no telômero diminui a proliferação celular, produzindo uma medula hipocelular e, muitas vezes, reduzindo as contagens sanguíneas. O fígado também é um órgão com alta capacidade proliferativa, e a disfunção do telômero compromete a regeneração hepática após a lesão, com uma variedade de consequências patológicas. O epitélio alveolar do pulmão está em contato com toxinas exógenas que estimulam a regeneração, e a perda do telômero pode dificultar essas respostas fisiológicas. Entretanto, não está claro por que outros tecidos regenerativos, como o intestino, são menos afetados pela disfunção dos telômeros; o mecanismo pelo qual a perda dos telômeros provoca uma resposta fibrótica nos pulmões (fibrose pulmonar), uma resposta adiposa na medula (anemia aplásica) e ambas no fígado (esteatose hepática e cirrose) também não está claro.

TABELA 469-1 ■ Variantes genéticas em 13 genes envolvidos na manutenção, no padrão de herança e no fenótipo do telômero

Gene	Disceratose congênita	Anemia aplásica	Fibrose pulmonar	Cirrose	SMD/leucemia
Telomerase					
DKC1	LX				
TERT	AD/AR	AD/AR	AD	AD	AD/AR
TERC	AD/AR	AD	AD	AD	AD
NOP10	AR				
NHP2	AR				
WRAP53	AR				
Shelterina					
TINF2	AD	AD	AD		
TERF2			AD		
ACD	AD				
Outros					
RTEL1	AR	AD/AR	AD		AD
CTC1	AR	AR			
PARN			AD		
USB1	AD				
ZCCHC8			AD	AD	
NAF1			AD		

Siglas: AD, autossômica dominante; AR, autossômica recessiva; SMD, síndrome mielodisplásica; LX, ligado ao X.

(síndrome de Hoyeraal-Hreidarsson) ou retinopatia exsudativa (síndrome de Revesz) (Fig. 469-3). Os telômeros geralmente são extremamente curtos, abaixo do primeiro percentil esperado para a idade (Fig. 469-4). A maioria dos pacientes com disceratose congênita desenvolve insuficiência de medula óssea, frequentemente requerendo transfusões e, finalmente, transplante de medula óssea. A fibrose pulmonar surge em até 20% dos casos, enquanto a doença hepática é observada em 10% dos pacientes, frequentemente após transplante de medula óssea por insuficiência hematopoiética. Outros tecidos e órgãos também podem ser afetados (Fig. 469-3). As mutações mais comuns em pacientes com disceratose congênita estão nos genes *DKC1*, *TINF2*, *TERT*, *TERC* e *RTEL1*, e herança trialélica (envolvendo dois genes na mesma via) também pode ocorrer (Tab. 469-1).

Insuficiência da medula óssea A anemia aplásica (Cap. 102) é a manifestação clínica mais comum da disceratose congênita. Entretanto, pacientes jovens e idosos portadores de um defeito telomérico, que não exibem os estigmas físicos típicos da disceratose, também podem desenvolver insuficiência medular. As variantes genéticas, normalmente, são monoalélicas (um alelo mutante e um alelo selvagem), e os genes comumente afetados são *TERT*, *TERC* e *RTEL1*. A perda do telômero, nestes casos, costuma ser menos intensa do que na disceratose congênita clássica. Em consequência de uma função inadequada da telomerase, o *pool* de células-tronco é limitado em tamanho e em sua capacidade de regeneração. Há produção insuficiente de eritrócitos, plaquetas e granulócitos, com anemia, trombocitopenia e leucopenia do sangue periférico, além de uma celularidade medular baixa (Fig. 469-5). A apresentação mais típica é a anemia aplásica moderada após uma longa história de anemia macrocítica leve a moderada e/ou trombocitopenia, com o número de leucócitos preservado. É importante obter uma história familiar e pessoal abrangente, perguntando especialmente sobre as anormalidades no hemograma, citopenia, bem como doenças pulmonares e hepáticas; cabelos grisalhos precoces, embora não específicos para telomeropatias, sugerem fortemente doença dos telômeros no contexto apropriado.

A terapia imunossupressora em geral é ineficaz nesses pacientes, os quais podem ser mais suscetíveis a complicações pulmonares ou hepáticas após o transplante de células-tronco hematopoiéticas.

Neoplasias mieloides Alguns pacientes diagnosticados com síndrome mielodisplásica (Cap. 102) ou leucemia mieloide aguda (Cap. 104) têm história familiar de insuficiência medular óssea ou de outras neoplasias mieloides. Uma das causas genéticas da predisposição à neoplasia mieloide é um defeito no telômero, e esses distúrbios atualmente são classificados em conjunto pela Organização Mundial da Saúde como "neoplasias mieloides associadas com distúrbios da biologia do telômero". A medida do comprimento do telômero pode ser confundida pela presença de células imaturas circulantes, cujos telômeros podem ser muito curtos, impedindo a interpretação correta do teste.

Fibrose pulmonar A fibrose pulmonar aparece em cerca de 20% das crianças com disceratose congênita, e aproximadamente 10 a 15% dos pacientes com fibrose pulmonar idiopática (Cap. 293) ou fibrose pulmonar familiar têm mutação etiológica no gene da telomerase. A maioria dos pacientes com fibrose pulmonar, independentemente do tipo de mutação, tem telômeros curtos para a idade, porém não tão curtos quanto na disceratose congênita. O modo como a erosão do telômero causa fibrose pulmonar não está claro, mas ela pode impedir a proliferação e a regeneração adequadas de pneumócitos de tipo II. A fibrose pulmonar idiopática deve-se a uma doença do telômero que geralmente se manifesta após a quarta década da vida, com um padrão restritivo na prova de função pulmonar associado a uma diminuída capacidade de difusão de monóxido de carbono (D_{CO}) e uma aparência difusa de "favo de mel" na tomografia computadorizada (TC) de alta resolução (Fig. 469-5). A histopatologia do pulmão à biópsia mostra mais comumente uma pneumonia intersticial usual. A apresentação clínica pulmonar da doença do telômero é indistinguível daquela encontrada na fibrose pulmonar idiopática, exceto que os indivíduos com defeito de telômero subjacente podem ter cirrose hepática críptica, macrocitose, citopenias e história familiar de doença pulmonar, hepática ou de medula óssea. A malformação arteriovenosa pulmonar levando ao desvio direita-esquerda é observada em pacientes com fibrose pulmonar decorrente de doença do telômero. Pacientes com fibrose pulmonar idiopática ou fibrose pulmonar familiar devem avaliar o comprimento dos telômeros leucocitários e, se os telômeros forem curtos, devem ser submetidos a uma triagem de mutações em genes do telômero e em genes associados a ele; entretanto, o comprimento

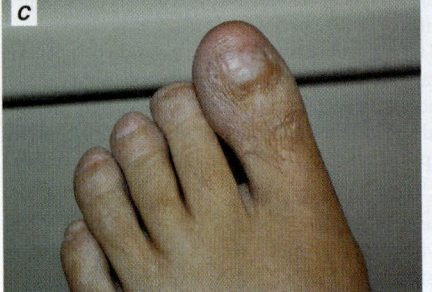
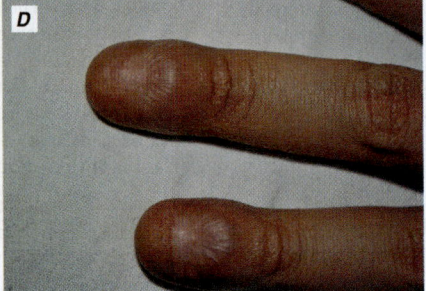

FIGURA 469-2 Manifestações cutâneas da disceratose congênita. A síndrome de disceratose congênita pediátrica é caracterizada pela tríade mucocutânea de (**A**) pigmentação cutânea reticular, (**B**) leucoplasia oral e (**C, D**) distrofia das unhas.

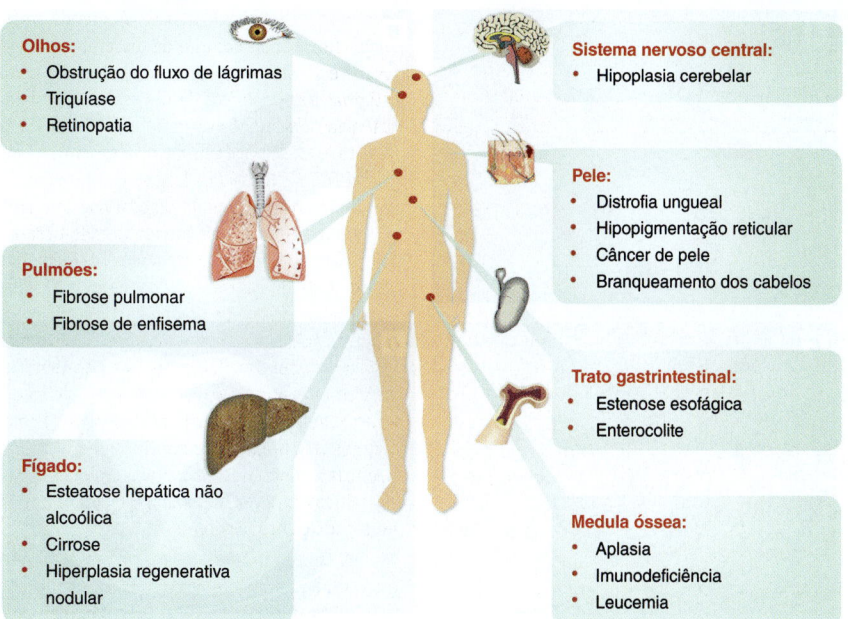

FIGURA 469-3 Consequências clínicas das doenças dos telômeros. A disfunção dos telômeros afeta diversos órgãos: cerebelo, olhos, pulmões, fígado, pele, trato gastrintestinal e medula óssea.

telomérico pode ser normal em alguns casos, ainda que existam mutações patogênicas. Os genes *TERT*, *TERC*, *RTEL1* e *PARN* são os alvos de mutação mais frequentes.

Doença hepática Os defeitos genéticos dos telômeros podem causar cirrose hepática (Cap. 344), hiperplasia regenerativa nodular do fígado, esteatose hepática não alcoólica (Cap. 343) e carcinoma hepatocelular (Cap. 82). Os hepatócitos da maioria dos pacientes com cirrose têm telômeros muito curtos. Telômeros erodidos limitam a proliferação do hepatócito, em especial mediante lesão crônica. Além disso, hepatócitos com telômeros curtos exibem um padrão metabólico anormal e função mitocondrial defeituosa. A patologia do fígado anômalo pode ser descoberta de modo acidental, durante uma avaliação de telomeropatia em pacientes com anemia aplásica ou fibrose pulmonar; contudo, a cirrose também pode ser a única manifestação clínica ou a mais proeminente de um defeito de telômero. Uma minoria de indivíduos com cirrose associada à infecção pelo vírus da hepatite B ou C ou hepatopatia associada ao álcool pode ser portadora de uma mutação gênica associada aos telômeros. A histopatologia hepática é variável, porém a cirrose em geral está associada com inflamação e células inflamatórias (Fig. 469-5), deposição aumentada de ferro, positividade para CD34 em células endoteliais sinusoidais e ampliação de placas de hepatócito. A manutenção dos telômeros defeituosos pode aumentar a suscetibilidade do fígado aos desafios ambientais, como álcool e vírus, elevando o risco de desenvolvimento de doença hepática grave em portadores de mutação.

MEDIDA DO COMPRIMENTO TELOMÉRICO

O comprimento dos telômeros pode ser medido com precisão em leucócitos do sangue periférico, em laboratórios comerciais. Entre os vários métodos disponíveis, a hibridização por fluorescência *in situ* (FISH) de fluxo e a reação em cadeia da polimerase em tempo real quantitativa (qPCR) são mais usadas. Ambos os métodos têm vantagens e limitações e exigem amostras de alta qualidade, em geral frescas ou recém-processadas, uma vez que a morte celular e a degradação do DNA comprometem a precisão dos testes. Os resultados comumente são expressos como comprimento telomérico de leucócito, em quilobases. Entretanto, a interpretação do comprimento deve considerar a idade do paciente, devido à perda fisiológica de telômeros. Existe uma faixa normal de medidas teloméricas para cada ano de idade, com comprimento mais longo ao nascimento e encurtamento de 40 a 60 pares de bases por ano (Fig. 469-1). Para cada faixa etária, são calculadas as curvas de percentil, e o resultado do teste de um dado paciente é interpretado no contexto da variação normal da idade: telômeros abaixo do 10º percentil para a idade são definidos como "curtos", enquanto aqueles abaixo do 1º percentil são considerados "muito curtos" (Fig. 469-4).

Os telômeros também podem ser curtos em grupos de pacientes com certas condições crônicas, como doença cardiovascular ou diabetes. Entretanto, nesses contextos, a erosão do telômero não é considerada etiológica, e sim uma consequência de inflamação crônica; o teste de telômero não tem utilidade clínica comprovada e não é recomendado. Do mesmo modo, os testes de comprimento telomérico não têm utilidade clínica comprovada na avaliação do envelhecimento e da longevidade nem como base para intervenções terapêuticas, na ausência de um diagnóstico de doença do telômero.

A FISH de fluxo usa uma sonda de nucleotídeo com marcação fluorescente específica para repetições de telômero, com o intuito de estimar o conteúdo do telômero em células individuais usando citometria de fluxo. Esse teste tem a vantagem de determinar o comprimento do telômero em células individuais e em subpopulações de leucócitos (neutrófilos,

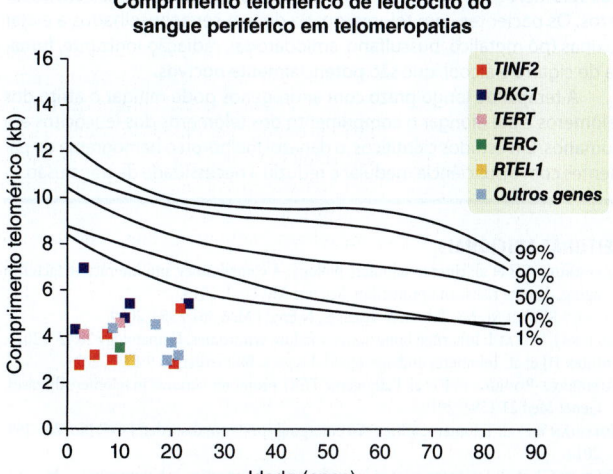

FIGURA 469-4 Medida do comprimento telomérico na disceratose congênita. Os telômeros encurtam com o envelhecimento, e as curvas contínuas representam os percentis por idade em indivíduos sadios. Os telômeros são considerados "curtos" quando estão abaixo do 10º percentil e são considerados "muito curtos" quando estão abaixo do 1º percentil. Em pacientes com disceratose congênita, os telômeros costumam estar abaixo do 1º percentil, independentemente da lesão genética.

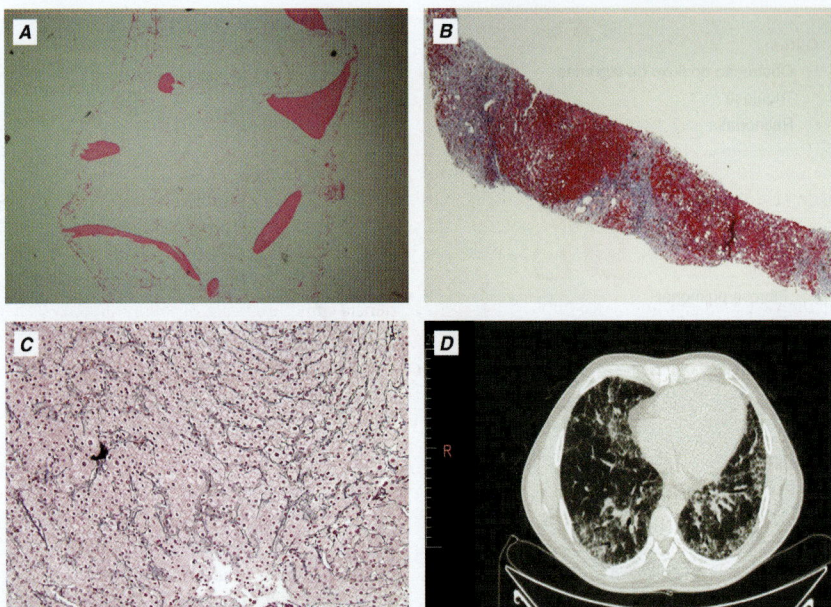

FIGURA 469-5 **Manifestações patológicas das doenças dos telômeros. A.** Na medula óssea, a erosão do telômero predispõe à anemia aplásica, caracterizada por uma medula hematopoiética vazia substituída por gordura (hematoxilina e eosina). **B.** No fígado, o atrito no telômero predispõe à cirrose (hematoxilina e eosina). **C.** O encurtamento do telômero também pode resultar em hiperplasia regenerativa nodular do fígado (coloração para reticulina). **D.** Nos pulmões, a disfunção do telômero predispõe à fibrose pulmonar, principalmente nas regiões subpleurais, a qual pode ser detectada por tomografia computadorizada de alta resolução.

linfócitos, monócitos); o encurtamento do telômero do linfócito é mais específico para doenças do telômero do que em outras células. Entretanto, a FISH de fluxo requer células intactas para a análise, que nem sempre estão disponíveis, e os neutrófilos são suscetíveis ao dano durante o processamento, congelamento e descongelamento.

A qPCR usa iniciadores ligantes de telômero modificados para medir o conteúdo de telômero em comparação com um gene de manutenção (*housekeeping*) em toda a população de leucócitos e, assim, não necessita de células intactas. A qPCR fornece uma estimativa do comprimento telomérico médio de uma dada amostra, sem determinar o comprimento telomérico em células individuais. É essencial o DNA de boa qualidade para testes de qPCR adequados, bem como para a automação ou semiautomação requerida para fins clínicos, uma vez que a variabilidade nas condições entre os lotes pode resultar em variação interensaios.

TESTES GENÉTICOS

Diante de um paciente com suspeita de telomeropatia, apresentando telômeros curtos ou muito curtos, está indicado o rastreamento genético em busca de mutações em genes envolvidos na manutenção e biologia dos telômeros (Tab. 469-1). Os testes genéticos devem ser restritos aos pacientes com suspeita de distúrbios teloméricos. O sequenciamento pelo método de Sanger era usado para fins de rastreamento, mas está sendo substituído pelo sequenciamento de última geração, bem como pelos painéis comerciais de genes codificadores do complexo da telomerase e das shelterinas, atualmente disponíveis. As mutações podem ser dialélicas ou trialélicas, envolvendo dois genes (especialmente na discerratose congênita), mas, na maioria dos casos de anemia aplásica, síndrome mielodisplásica, leucemia mieloide aguda, fibrose pulmonar idiopática e cirrose hepática, apenas um alelo é mutado. Assim, é crucial interpretar adequadamente os resultados da triagem genética, pois vários polimorfismos únicos raros de significado desconhecido foram identificados em grandes coortes de indivíduos saudáveis. A análise *in silico*, a localização da mutação e as provas de função são empregadas antes de se afirmar que uma mutação é patogênica.

O aconselhamento genético é necessário após a triagem, pois o padrão de herança pode ser autossômico dominante, a penetrância da mutação é altamente variável e os fenótipos podem ser diversos mesmo dentro de uma linhagem. Deve-se efetuar o rastreamento dos potenciais doadores de células-tronco na família antes de realizar o transplante, para garantir que não tenham mutações.

TRATAMENTO
Doenças dos telômeros

Pacientes com anemia aplásica grave decorrente de doenças dos telômeros podem ser submetidos ao transplante de células-tronco hematopoiéticas alogênicos, quando houver um doador conveniente disponível. A mortalidade relacionada ao tratamento pode aumentar devido a complicações pulmonares e hepáticas, para as quais regimes de condicionamento de intensidade reduzida podem ser vantajosos. O transplante de pulmão para fibrose pulmonar é viável, embora não seja realizado com frequência devido à existência de citopenias, em especial trombocitopenia, além de outras comorbidades. Além disso, pacientes com fibrose pulmonar associada à doença dos telômeros têm pior evolução após transplante de pulmão e com as terapias que não envolvem transplante. De modo similar, não há tratamento específico para o fígado nas doenças dos telômeros; tentativas de transplante de fígado são feitas em casos raros. Os pacientes com telomeropatia devem ser aconselhados a evitar toxinas (pó metálico, bussulfano, amiodarona), radiação ionizante, fumaça de cigarro e álcool, que são potencialmente nocivos.

A terapia de longo prazo com andrógenos pode mitigar o atrito dos telômeros e até alongar o comprimento dos telômeros dos leucócitos em humanos. Em estudos científicos, o danazol melhorou o hemograma de pacientes com insuficiência medular e reduziu a necessidade de transfusão.

LEITURAS ADICIONAIS

Blackburn EH et al: Human telomere biology: A contributory and interactive factor in aging, disease risks, and protection. Science 350:1193, 2015.
Calado RT, Young NS: Telomere diseases. N Engl J Med 361:2353, 2009.
Collins J, Dokal I: Inherited bone marrow failure syndromes. Hematology 20:433, 2015.
Gruber HJ et al: Telomeres and age-relatd diseases. Biomedicines 9:1335, 2021.
Gutierrez-Rodrigues F et al: Pathogenic *TERT* promoter variants in telomere diseases. Genet Med 21:1594, 2019.
Holohan B et al: Telomeropathies: An emerging spectrum disorder. J Cell Biol 205:289, 2014.
Newton CA et al: Telomere-related lung fibrosis is diagnostically heterogeneous but uniformly progressive. Eur Respir J 48:1710, 2016.
Savage SA, Bertuch AA: The genetics and clinical manifestations of telomere biology disorders. Genet Med 12:753, 2010.
Swaminathan AC et al: Lung transplant outcomes in patients with pulmonary fibrosis with telomere-related gene variants. Chest 156:477, 2019.
Townsley DM et al: Bone marrow failure and the telomeropathies. Blood 124:2775, 2014.
Townsley DM et al: Danazol treatment for telomere diseases. N Engl J Med 374:1922, 2016.

470 Terapia gênica e celular na medicina clínica

Katherine A. High, Marcela V. Maus

A terapia gênica é uma área nova da terapêutica, na qual o agente ativo consiste em uma sequência de ácido nucleico, e não em uma proteína ou molécula pequena. A terapia gênica, um dos conceitos mais potentes na medicina molecular moderna, tem o potencial de abordar uma variedade de doenças para as quais não há atualmente tratamento algum disponível. Como a distribuição de um DNA ou RNA desnudo para uma célula é um processo ineficiente, a maior parte da terapia gênica é realizada usando um vetor ou veículo de distribuição gênica. Esses veículos geralmente são produzidos a partir de vírus, por meio da deleção de parte do genoma viral ou de todo ele e sua substituição por um gene terapêutico de interesse sob o controle de um promotor adequado, mas veículos de entrega não virais, como nanopartículas lipídicas, também têm sido usados (Tab. 470-1). Assim, as estratégias de terapia gênica podem ser descritas em termos de três elementos essenciais: (1) um veículo de entrega de genes; (2) um gene a ser distribuído, algumas vezes chamado de transgene; e (3) uma célula-alvo fisiologicamente relevante para a qual o DNA ou RNA é distribuído. A série de etapas pelas quais o vetor e o DNA ou RNA doado entram na célula-alvo e expressam o transgene é chamada *transdução*. A distribuição do gene pode ocorrer *in vivo*, na qual o vetor é diretamente injetado no paciente, ou, no caso de células-alvo hematopoiéticas, imunes ou outras, *ex vivo*, por meio da remoção das células-alvo do paciente, seguida do retorno das células autólogas modificadas pelo gene para o paciente após a manipulação no laboratório. Essa última abordagem combina de maneira efetiva técnicas de transferência gênica com terapias celulares (Cap. 484).

As terapias gênicas atualmente aprovadas dependem da transferência de DNA, mas as terapias investigativas baseadas em RNA ganharam terreno rapidamente, em parte como um componente-chave da edição de genes baseada em CRISPR (RNA guia) e, mais recentemente, como o agente ativo em duas vacinas contra o SARS-CoV-2. Este capítulo se concentrará principalmente em terapias aprovadas (Tab. 470-2), com alguma discussão sobre terapias investigacionais em fase final de desenvolvimento e ensaios anteriores de interesse histórico.

Os ensaios clínicos de terapia gênica vêm ocorrendo desde 1990; entretanto, a aprovação de seu primeiro produto nos Estados Unidos ou na Europa só ocorreu em 2012 (ver adiante). Dado que a terapia gênica mediada por um vetor é, indubitavelmente, uma das terapêuticas mais complexas já desenvolvidas, tipicamente consistindo em um ácido nucleico e um componente proteico, esse período de tempo decorrido do primeiro ensaio clínico ao produto licenciado é notável, por ser semelhante ao observado em outras classes terapêuticas recentes, como a dos anticorpos monoclonais. Milhares de indivíduos foram inscritos em estudos de transferência de genes ou receberam produtos aprovados, e eventos adversos graves foram raros. Alguns dos ensaios iniciais se caracterizaram por uma superabundância de otimismo e uma insuficiência de senso crítico adequado dos estudos pré-clínicos em animais; além disso, estava em alguns contextos não avaliados completamente que os estudos de animais são apenas um guia parcial para os perfis de segurança dos produtos em seres humanos (p. ex., a mutagênese insercional e as respostas imunes humanas ao vetor). A experiência clínica e a pesquisa laboratorial levaram a uma maior compreensão dos riscos e benefícios dessas novas terapias e a uma seleção mais sofisticada de doenças-alvo. Atualmente, estão sendo desenvolvidas terapias gênicas para vários tipos de doenças (Tab. 470-3).

TRANSFERÊNCIA GÊNICA PARA DOENÇA GENÉTICA

As estratégias de transferência gênica para doença genética geralmente envolvem a terapia de adição gênica, uma abordagem caracterizada por transferência do gene faltante a uma célula-alvo fisiologicamente relevante. No entanto, outras estratégias são possíveis, incluindo o fornecimento de uma forma truncada do gene com atividade biológica comparável (p. ex., um gene que codifica o fator VIII deletado no domínio B na hemofilia A); o fornecimento de um gene que leve a um efeito biológico semelhante através de uma via alternativa (p. ex., utrofina no lugar da distrofina para a distrofia muscular de Duchenne); o fornecimento de um oligonucleotídeo antissense para alterar o processamento de um transcrito para gerar uma proteína funcional (p. ex., nusinersena no tratamento de atrofia muscular espinal); ou a regulação negativa de um efeito nocivo por meio de um pequeno RNA de interferência ou RNA em gancho curto. Do ponto de vista terapêutico, as terapias gênicas para doenças genéticas se enquadram em duas categorias distintas: primeiro, elas podem fornecer tratamento para doenças que até agora careciam de terapias farmacológicas; ou, em segundo lugar, elas podem fornecer uma alternativa a regimes médicos complexos que são frequentemente caracterizados por falta de adesão significativa devido à dificuldade do tratamento (p. ex., transfusões mensais de hemácias e quelação de ferro dependente de transfusão na β-talassemia).

A terapia gênica para doenças genéticas requer a expressão de longo prazo do transgene. Duas estratégias distintas estão disponíveis para esse objetivo: uma é a transdução de células-tronco com um vetor de integração, de maneira que todas as células da progênie portarão o gene doado; e a outra é a transdução de células pós-mitóticas de vida longa, como as células do

TABELA 470-1 ■ Características dos veículos de distribuição gênica comumente utilizados

Características	Viral				Não viral
	Retrovírus	Lentivírus	Adenovírus	AAV	Nanopartículas lipídicas
Genoma viral	RNA	RNA	DNA	DNA	N/A
Exigência de divisão celular	Sim	Fase G_1	Não	Não	Não
Limitação de acondicionamento	8 kb	8 kb	8-30 kb	5 kb	10 kb ou mais
Respostas imunes ao vetor	Poucas	Poucas	Extensas	Poucas	Poucas
Integração do genoma	Sim	Sim	Ruim	Ruim	Pode ser usado para empacotar RNA ou DNA
Expressão de longo prazo	Sim	Sim	Não	Sim	Transitório para RNA
Principais vantagens	Transferência gênica persistente nas células em divisão	Transferência persistente de genes em tecidos transduzidos; sem história de oncogênese insercional; pode adicionar o promotor desejado	Altamente efetivo na transdução de vários tecidos	Produção de poucas respostas inflamatórias, não patogênicas	Respostas imunes limitadas contra o vetor
Principais desvantagens	História de oncogênese insercional (ocorreu em vários casos); usado apenas *ex vivo*; silenciamento de gene	Pode induzir oncogênese em alguns casos (ainda não observado); usado apenas *ex vivo*	Capsídeo viral produz respostas imunes fortes	Capacidade de acondicionamento limitada	Os reagentes atualmente disponíveis visam predominantemente o fígado

Siglas: AAV, vírus associado ao adenovírus; N/A, não aplicável.

TABELA 470-2 ■ Produtos de terapia gênica e celular atualmente aprovados nos Estados Unidos (EUA) e/ou na Europa

Produto	Indicação	Grupo etário	Ano da primeira aprovação	Local de aprovação	Vetor	Transgene	Tecido-alvo
Strimvelis®a	ADA-IDCG	Pediátrico	2016	Europa	Retrovírus	ADA (adenosina-desaminase)	Células-tronco hematopoiéticas (HSCs) autólogas
Kymriah® Tisagenlecleucel	Leucemia linfoblástica aguda de células B recidivante ou refratária (R/R) (pediátrica); linfoma de grandes células B R/R (adulto)	Pediátrico e adulto, diferentes indicações de doenças	2017	EUA e Europa	Lentivírus	Receptor de antígeno quimérico com domínio de sinalização 4-1BB	Células T autólogas
Yescarta® Axicabtagene ciloleucel	Linfomas de grandes células B R/R	Adulto	2017	EUA e Europa	Retrovírus	Receptor de antígeno quimérico com domínio de sinalização CD28	Células T autólogas
Luxturna® Voretigene neparvovec	Distrofia retiniana associada à mutação RPE65 dialélica confirmada	Pediátrico e adulto	2017	EUA e Europa	AAV	RPE65 (proteína epitelial de 65 kDa do pigmento da retina)	Células epiteliais do pigmento da retina
Zolgensma® Onasemnogene abeparvovec	Atrofia muscular espinal tipo 1 devido a mutações dialélicas no gene SMN1	Pediátrico, < 2 anos de idade	2019	EUA e Europa	AAV	SMN1 (neurônio motor de sobrevivência 1)	Neurônios motores espinais
Zynteglo® Betibeglogene autotemcel	β-talassemia dependente de transfusão	Adulto e pediátrico, ≥ 12 anos de idade	2019	Europa	Lentivírus	Gene b^{A-T87Q} da globina	HSCs autólogas
Libmeldy®b	Leucodistrofia metacromática devido a mutações dialélicas no gene da arilsulfatase A	Pediátrico	2020	Europa	Lentivírus	ARSA (arilsulfatase A)	HSCs autólogas
Tecartus® Brexucabtagene autoleucel	Linfoma de células do manto R/R	Adulto	2020	EUA	Retrovírus	Receptor de antígeno quimérico com sinalização CD28	Células T autólogas

[a]Fração celular autóloga enriquecida com CD34+, contendo células CD34+ transduzidas com vetor retroviral que codifica a sequência de cDNA de ADA humana. [b]Células CD34+ autólogas que codificam arilsulfatase A.
Siglas: AAV, vírus associado ao adenovírus; ADA-IDCG, adenosina-desaminase - imunodeficiência combinada grave.

músculo esquelético ou neurais. No caso das células de vida longa, a integração ao genoma da célula-alvo não é necessária. Em vez disso, pelo fato de as células não serem divisíveis, o DNA doado, mesmo se estabilizado predominantemente em uma forma epissômica, produzirá expressão para a vida da célula. Esta última abordagem mitiga os riscos relacionados à integração e à mutagênese insercional.

DISTÚRBIOS DE IMUNODEFICIÊNCIA: PROVA DE PRINCÍPIO PARA TRANSFERÊNCIA GENÉTICA *EX VIVO*

As tentativas iniciais de provocar a reposição do gene em células-tronco hematopoiéticas (HSCs) foram frustradas por uma eficiência de transdução relativamente baixa dos vetores retrovirais, o que requer a divisão das células-alvo para integração. Como as HSC são normalmente quiescentes, constituem um alvo de transdução formidável. Entretanto, a identificação das citocinas que induzem divisão celular sem promover a diferenciação das células-tronco, juntamente com melhorias técnicas no isolamento e transdução das HSCs, levaram a ganhos modestos, mas reais, na eficiência da transdução.

O primeiro efeito terapêutico convincente da transferência gênica ocorreu com a imunodeficiência combinada grave (IDCG) ligada ao X, a qual resulta de mutações no gene (*IL2RG*) que codifica a subunidade γc de receptores da citocina, necessários para o desenvolvimento normal das células T e *natural killer* (NK) (Cap. 351). Os lactentes acometidos apresentam-se nos primeiros meses de vida com infecções devastadoras e/ou falha no desenvolvimento. Nesse distúrbio, foi reconhecido que as células transduzidas com sucesso, mesmo que em pequeno número, teriam uma vantagem proliferativa se comparadas com células não transduzidas, que não têm receptores para as citocinas, necessários para o desenvolvimento e a maturação do linfócito.

O isolamento de células autólogas CD34+, seguido de transdução com um vetor retroviral que codifica a subunidade γc e o transplante das células autólogas modificadas geneticamente, levaram à reconstituição completa do sistema imunológico, incluindo respostas documentadas a vacinações infantis padrão, eliminação de infecções e notável ganhos de crescimento na maioria das crianças tratadas. No entanto, entre 20 crianças tratadas nos ensaios iniciais, cinco acabaram desenvolvendo uma síndrome semelhante à leucemia linfocítica aguda de células T, com esplenomegalia, aumento da contagem de glóbulos brancos e surgimento de um único clone de células T. Estudos moleculares revelaram que, na maioria dessas crianças, o vetor retroviral havia integrado no gene, *LMO-2* (LIM apenas-2), que codifica um componente de um complexo de fatores de transcrição envolvido no desenvolvimento hematopoiético. A repetição terminal longa retroviral atuou como um promotor para aumentar a expressão de *LMO-2*, resultando em leucemia de células T.

Os estudos da IDCG ligada ao X foram um evento divisor de águas no progresso da terapia gênica. Eles demonstraram conclusivamente que a terapia gênica poderia curar doenças, com resultados clínicos significativos e duradouros. No entanto, eles também demonstraram que a mutagênese insercional que leva ao câncer era mais do que uma possibilidade hipotética (Tab. 470-4). Como resultado da experiência nesses estudos, todos os protocolos usando vetores integradores em células hematopoiéticas devem incluir um plano para monitorar os locais de inserção e proliferação clonal por 15 anos após a infusão (embora, até o momento, a mutagênese insercional nunca tenha sido relatada com mais de milhares de pacientes/anos

TABELA 470-3 ■ Indicações mais comuns para tentativas de terapia gênica

Indicação	Número
Câncer	1.688
Doenças monogênicas	287
Doenças infecciosas	182

Fonte: Adaptada de SL Ginn et al: Gene therapy clinical trials worldwide to 2017: An update. J Gene Med 20:e3015, 2018.

TABELA 470-4 ■ Possíveis complicações da terapia gênica

Silenciamento do gene – repressão do promotor
Genotoxicidade – complicações originadas da mutagênese insercional
Fenotoxicidade – complicações originadas da superexpressão ou da expressão ectópica do transgene
Imunotoxicidade – resposta imune prejudicial ao vetor ou ao transgene; ou uma resposta imune prejudicial do vetor (p. ex., células T CAR)
Riscos de transmissão horizontal – abrigo do vetor infeccioso no ambiente
Riscos de transmissão vertical – transmissão da linhagem germinativa do DNA doado

Sigla: CAR, receptor quimérico do antígeno.

de experiência em que a célula transduzida é uma célula T madura em vez de uma HSC). As estratégias adotadas para superar essa complicação incluíram o emprego de um gene-cassete "suicida" no vetor, de forma que clones errôneos possam ser rapidamente removidos, ou o uso de elementos "isoladores" no cassete, o que pode limitar a ativação dos genes que circundam o local de inserção. A ocorrência de malignidade nos ensaios de IDCG ligados ao X alimentou uma transição para vetores lentivirais. Estes transduzem eficientemente células-alvo que não se dividem e são caracterizados por um padrão diferente de integração no genoma que parece ser mais seguro do que os vetores retrovirais. Até o momento, não houve relatos de tumorigênese devido a eventos de inserção com vetores lentivirais; o campo está, portanto, movendo-se gradualmente em direção a eles para substituir os vetores retrovirais na transdução de células que não sejam células T.

A terapia gênica também produziu claro sucesso para outra forma de IDCG, aquela devido à deficiência de adenosina-desaminase (ADA) (Cap. 351). A ADA-IDCG é clinicamente semelhante à IDCG ligada ao X, embora possa ser tratada por terapia de reposição enzimática com uma forma peguilada da enzima (PEG-ADA), que leva à reconstituição imune, mas nem sempre a contagens normais das células T. A terapia de reposição enzimática é cara (custos anuais: 200 mil a 300 mil dólares por ano]), e alguns pacientes desenvolvem anticorpos para PEG-ADA, reduzindo a eficácia terapêutica. Os estudos iniciais sobre a terapia gênica para ADA-IDCG não foram bem-sucedidos; no entanto, modificações desse protocolo para incluir o uso de HSCs, em vez de células T, como alvo para transdução; descontinuação de PEG-ADA no momento da infusão do vetor, de maneira que as células transduzidas tenham uma vantagem proliferativa sobre as células não transduzidas; e uso de um esquema de condicionamento leve para facilitar o enxerto das células transduzidas levaram ao sucesso, sem as complicações observadas nos ensaios de IDCG ligada ao X. Essa terapia (Strimvelis®) foi aprovada em 2016 pela European Medicines Agency (Tab. 470-2). Recentemente, no entanto, um paciente que recebeu o tratamento em 2016 foi diagnosticado com leucemia de células T, e os resultados preliminares sugerem que um evento de inserção relacionado à terapia gênica foi a causa. Assim, embora o risco de mutagênese insercional pareça ser muito menor no cenário de ADA-IDCG (1 paciente em 36 tratados nos ensaios clínicos ou com o produto aprovado), ele não está ausente. Apesar disso, ADA-IDCG é um exemplo em que a terapia genética mudou as opções terapêuticas para os pacientes. Para os que têm um irmão com antígeno leucocitário humano (HLA) idêntico, o transplante de medula óssea ainda é a melhor opção de tratamento, mas isso inclui apenas uma minoria dos acometidos. Para aqueles que não possuem um HLA idêntico compatível, a terapia gênica tem eficácia comparável à PEG-ADA, não requer injeções repetitivas e não apresenta risco de neutralizar anticorpos para a enzima bovina. A observação contínua dos pacientes previamente tratados pode alterar a avaliação de risco/benefício e talvez promover o desenvolvimento de vetores baseados em lentivírus para a doença.

TALASSEMIA DEPENDENTE DE TRANSFUSÃO: EXTENSÃO DO PRINCÍPIO

Um objetivo da terapia gênica é fornecer opções terapêuticas para doenças mais prevalentes, como talassemia e doença falciforme. Esses distúrbios eritrocitários são alvos mais desafiadores para a terapia gênica do que as imunodeficiências por vários motivos: primeiro, nos distúrbios de imunodeficiência, as células transduzidas têm uma vantagem de sobrevivência sobre as células não transduzidas, o que não é o caso dos distúrbios eritrocitários. Em segundo lugar, para obter independência transfusional ou ausência de crises vaso-oclusivas, deve-se alcançar maior eficiência de transdução e enxerto de maior número de células-tronco. Atualmente, existem dados clínicos promissores para ambas as condições, e o primeiro produto para β-talassemia dependente de transfusão foi aprovado condicionalmente na Europa (Tab. 470-2). O tratamento padrão para a β-talassemia dependente de transfusão (TDT) consiste em transfusões regulares de hemácias ao longo da vida, geralmente mensais, para manter os níveis de hemoglobina > 9 g/dL, juntamente com um regime intensivo de quelação de ferro para minimizar a sobrecarga de ferro no fígado, coração e sistema endócrino (Cap. 98). O transplante alogênico de células-tronco aborda a causa subjacente da doença, mas traz riscos de mieloablação, doença do enxerto contra o hospedeiro (DECH) e rejeição do enxerto e, portanto, é reservado principalmente para aqueles com um doador irmão HLA compatível (< 25% dos pacientes). A primeira terapia gênica aprovada para β-talassemia consiste em um vetor lentiviral, que leva a expressão de uma variante antifalciforme da β-globina (o mesmo produto está sendo desenvolvido para a doença falciforme), introduzido em HSCs autólogas, que são, então, transplantadas de volta no paciente após mieloablação. Os resultados dos ensaios clínicos mostraram que 15 de 19 pacientes com TDT, com genótipos diferentes de β^0/β^0 (o genótipo mais grave da doença), alcançaram independência transfusional duradoura, mantida mediante um acompanhamento de até 5 anos. Os quatro pacientes restantes tiveram redução substancial na necessidade de transfusão. A terapia gênica com transdução lentiviral de células autólogas simplifica muito o esquema de tratamento para esses pacientes, pois elimina a necessidade de transfusão e quelação de ferro, além de não apresentar risco de DECH ou rejeição do enxerto, pois é gerado a partir das próprias células do paciente. Da mesma forma, como as células transduzidas são autólogas, não há necessidade de um doador HLA compatível, aumentando o número de pacientes que podem ser tratados. A segurança nos ensaios iniciais foi excelente, com a maioria dos eventos adversos relacionados aos riscos conhecidos do regime de condicionamento mieloablativo. Os estudos em andamento visam alcançar os níveis mais altos de transdução, de expressão e de enxerto necessários para pacientes com talassemia β^0/β^0 e aqueles com doença falciforme.

Resultados encorajadores usando uma abordagem de edição de genes fornecem outra opção terapêutica para esses pacientes. Em ensaios recentes, um vetor CRISPR/Cas9 direcionado ao gene *BCL11A*, que normalmente reprime a γ-globina (a globina semelhante à β fetal), foi introduzido em células CD34+ autólogas de pacientes com TDT ou doença falciforme. Os resultados com até 18 meses de acompanhamento mostram um aumento gradual da hemoglobina fetal na circulação para níveis que dispensam a necessidade de transfusão e, na doença falciforme, a cessação das crises vaso-oclusivas. A abordagem de edição de genes ainda requer mieloablação para garantir o enxerto das células autólogas editadas por genes. Estão em curso estudos de apoio ao licenciamento; atualmente, não há produtos de edição de genes aprovados.

DOENÇAS NEURODEGENERATIVAS: AMPLIAÇÃO DO PRINCÍPIO

Os ensaios de IDCG deram apoio à hipótese de que a transferência gênica para as HSCs poderia ser usada para tratar qualquer doença para a qual o transplante alogênico de medula óssea fosse terapêutico. Além disso, o uso de células autólogas geneticamente modificadas possui as vantagens mencionadas anteriormente, isto é, ausência de risco de DECH, garantia de disponibilidade de um "doador" (a menos que a doença em si lesione a população de células-tronco do paciente) e baixa probabilidade de falha do enxerto. Pesquisadores em Paris aproveitaram isso para conduzir o primeiro experimento de transdução do vetor lentiviral em HSC para um distúrbio neurodegenerativo, a adrenoleucodistrofia (ALD) ligada ao X. A chave para o mecanismo de ação é que uma subpopulação de células modificadas pelo gene dá origem a células mieloides que atravessam a barreira hematencefálica e se enxertam como micróglias residentes no sistema nervoso central (SNC) e macrófagos perivasculares do SNC. As células transduzidas carregam o gene que codifica a proteína ausente, nesse caso um transportador de cassete de ligação de trifosfato de adenosina. Após transdução lentiviral de HSCs autólogas em meninos jovens com a doença, ocorreu estabilização da doença, demonstrando que a transdução de células-tronco poderia funcionar para distúrbios neurodegenerativos e imunológicos.

Pesquisadores de Milão foram adiante nessa observação, desenvolvendo um tratamento para outro distúrbio neurodegenerativo que antes havia respondido de maneira precária ao transplante de medula óssea. A leucodistrofia metacromática é um distúrbio de depósito lisossômico causado por mutações no gene que codifica a arilsulfatase A (ARSA). A forma infantil tardia da doença é caracterizada por comprometimento motor e cognitivo progressivo e morte dentro de alguns anos após o início, devido ao acúmulo de sulfatídeos para o substrato de ARSA em oligodendrócitos, micróglia e alguns neurônios. Reconhecendo que os níveis endógenos de produção de ARSA eram demasiadamente baixos para promover correção cruzada por transplante alogênico, um vetor lentiviral foi projetado para direcionar níveis suprafisiológicos de expressão de ARSA em células transduzidas. A transdução de HSCs autólogas de crianças nascidas com a doença, em um ponto em que ainda são pré-sintomáticas, levou à preservação e aquisição contínua de marcos motores e cognitivos em períodos de tempo de até 8 anos após o tratamento, com observação em andamento. Este produto é aprovado na Europa para aqueles com formas infantis tardias ou juvenis precoces da doença (Tab. 470-2). Esses resultados ilustram que a capacidade de produzir níveis de expressão possibilita que abordagens de terapia gênica sejam bem-sucedidas em ocasiões em que o transplante de medula óssea alogênico não consegue. É provável que uma abordagem semelhante seja usada em outras condições neurodegenerativas.

EXPRESSÃO EM LONGO PRAZO NA DOENÇA GENÉTICA: TRANSFERÊNCIA GÊNICA *IN VIVO* COM VETORES VIRAIS RECOMBINANTES ASSOCIADOS AO ADENOVÍRUS

Os vetores recombinantes dos vírus associados ao adenovírus (AAV) surgiram como veículos de distribuição gênica atraentes para a doença genética. Criados a partir de um pequeno vírus de DNA com defeito na replicação, não apresentam sequências de codificação viral e desencadeiam respostas imunes muito pequenas em animais de laboratório. São capazes de transduzir células-alvo que não se dividem, e o DNA doado é estabilizado primariamente em uma forma epissômica, minimizando, assim, os riscos decorrentes da mutagênese insercional. Como o vetor tem tropismo para determinados tipos de célula de vida longa, como as musculoesqueléticas, as do SNC e os hepatócitos, a expressão em longo prazo pode ser alcançada mesmo na ausência de integração. É importante notar que, como o DNA doado é predominantemente não integrado, a expressão de longo prazo requer o uso de células que não se dividem ou se dividem lentamente; caso contrário, a expressão é perdida à medida que as células se dividem.

PRIMEIRO PRODUTO LICENCIADO

Essas características do AAV foram usadas para desenvolver o primeiro produto de terapia gênica aprovado no Ocidente, um vetor AAV aprovado condicionalmente na Europa em 2012 para o tratamento da deficiência de lipoproteína-lipase (LPL), um distúrbio autossômico recessivo. Esse distúrbio raro (1-2 casos por milhão) é causado por mutações de perda de função no gene que codifica a LPL, uma enzima normalmente produzida no músculo esquelético e necessária para o catabolismo de lipoproteínas ricas em triglicerídeos e quilomícrons. Os indivíduos acometidos têm soro lipêmico e podem ter xantomas eruptivos, hepatoesplenomegalia e, em alguns casos, surtos recorrentes de pancreatite aguda e não respondem ao tratamento com estatinas. Ensaios clínicos demonstraram a segurança da injeção intramuscular de AAV-LPL e forneceram evidências preliminares que sustentam uma redução na frequência de episódios de pancreatite. O patrocinador deixou a aprovação expirar em 2017, sem completar os requisitos pós-comercialização, mas a aprovação inicial, demonstrando uma via regulatória para essa classe terapêutica, foi um catalisador crucial para a robustez atual da atividade em terapia gênica, com ensaios em andamento em uma variedade de doenças, incluindo distrofias musculares, doença de Parkinson, doença de Huntington, doença de Pompe, hemofilias B e A, várias formas de cegueira congênita e uma variedade de outras condições hereditárias. Atualmente existem duas terapias gênicas com AAV aprovadas para doenças genéticas, uma para uma forma rara de cegueira congênita e outra para a doença neurodegenerativa pediátrica fatal atrofia muscular espinal tipo 1 (Tab. 470-2).

TERAPIA GÊNICA RETINIANA

A retina é um alvo atrativo para transferência gênica mediada por AAV. É um espaço relativamente privilegiado pelo sistema imunológico, evitando problemas relacionados às respostas imunes, e os fotorreceptores, as células ganglionares da retina e as células epiteliais pigmentares da retina são células pós-mitóticas de vida longa. As vias de administração para esses tipos de células – seja intravítrea ou por injeção sub-retiniana – envolvem procedimentos padrão em oftalmologia. Dado o pequeno espaço, as doses necessárias são relativamente baixas, diminuindo a carga de fabricação. Finalmente, modelos caninos de uma série de distrofias retinianas hereditárias foram bem caracterizados e refletem fielmente a doença em humanos. Trabalhos realizados na década de 1990 demonstraram que a doença canina poderia ser revertida, com restauração duradoura da visão, pela injeção sub-retiniana de um vetor AAV em cães com mutação no gene que codifica RPE65 (proteína de 65 kDa associada ao epitélio da retina), uma enzima-chave para a visão. Assim como a doença canina, a doença humana é caracterizada por deficiência visual de início precoce, com a maioria dos pacientes evoluindo para cegueira ao longo do tempo. Os estudos clínicos de fase 1 realizados por vários grupos estabeleceram a segurança de injeções sub-retinianas de um vetor AAV expressando *RPE65*. Um ensaio de fase 3, o primeiro ensaio controlado e randomizado em terapia gênica humana, demonstrou melhora em múltiplos parâmetros da função visual e retiniana. Vale ressaltar, e esse provavelmente será um tema recorrente à medida que novas terapias gênicas abordem doenças para as quais não existem tratamentos, que o desenvolvimento clínico bem-sucedido exigiu o desenvolvimento e a validação de um novo desfecho clínico, um teste de mobilidade realizado em níveis variados de iluminação ambiental, que poderia medir melhorias na visão funcional. Esse produto, o primeiro de terapia gênica com AAV licenciado nos Estados Unidos, está agora aprovado também na Europa (Tab. 470-2). Ensaios para outros distúrbios retinianos hereditários degenerativos, como a coroideremia, estão em andamento, assim como estudos para determinados distúrbios complexos adquiridos, como a degeneração macular relacionada com a idade, que atinge milhões de pessoas em todo o mundo. A neovascularização que ocorre na degeneração macular relacionada com a idade pode ser inibida pela expressão dos inibidores do fator de crescimento do endotélio vascular (VEGF), como a angiostatina, ou por meio do uso de nocaute mediado por interferência do RNA (RNAi) do VEGF. No entanto, os ensaios em fase inicial de um vetor de AAV concebido para obter a inibição em longo prazo dos efeitos biológicos do VEGF por meio de um receptor solúvel de VEGF não conseguiram fornecer evidências convincentes de sua eficácia, ilustrando, assim, os desafios das estratégias genéticas em desenvolvimento para as doenças complexas adquiridas.

ATROFIA MUSCULAR ESPINAL TIPO 1

A atrofia muscular espinal tipo 1 é a causa genética mais comum de morte na infância e afeta cerca de 1 em 11.000 nascimentos. A doença é causada por mutações autossômicas recessivas no gene *SMN1*, que codifica o neurônio motor de sobrevivência 1; crianças afetadas sofrem degeneração e perda de neurônios motores inferiores, apresentando-se como hipotonia, fraqueza severa e incapacidade de sentar sem apoio. Em um grande estudo de histórico natural de crianças com a doença e não tratadas, aos 20 meses de idade, apenas 8% dos pacientes estavam vivos e livres de suporte ventilatório. Em um estudo de terapia gênica de fase 1, a infusão intravenosa de um vetor AAV (um com tropismo para o sistema nervoso [AAV9]) expressando *SMN1* mostrou sobrevivência sem suporte ventilatório em 100% dos participantes (n = 15) aos 20 meses de idade. Um estudo de fase 3 foi iniciado, mas o tratamento foi aprovado nos Estados Unidos com base nos dados de eficácia dos primeiros 21 participantes inscritos nesse estudo, juntamente com os dados de segurança do estudo de fase 3 em andamento e do estudo de fase 1 concluído (Tab. 470-2). A principal preocupação de segurança foi o risco de lesão hepática aguda grave; como o vetor é infundido por via intravenosa, há considerável biodistribuição para o fígado (e para os neurônios motores espinais, o alvo terapêutico). A dose aprovada de $1,1 \times 10^{14}$ vg/kg é bastante alta e resulta em elevação acentuada das transaminases hepáticas se não tratada. O estudo de fase 1 mostrou que isso pode ser controlado com um ciclo de corticosteroides iniciado 1 dia antes da infusão do vetor e continuado por 30 dias e, então, com redução gradual e monitoramento das transaminases hepáticas. Os pacientes que recebem o tratamento aprovado são acompanhados em um registro projetado para avaliar a eficácia, a segurança a longo prazo e a sobrevida global de pacientes com atrofia muscular espinal. Um tratamento alternativo, a administração intratecal de um oligonucleotídeo antissense projetado para aumentar a expressão de SMN funcional a partir do gene *SMN2* não funcional, foi aprovado durante o curso dos estudos de terapia gênica, mas os dados de eficácia no ensaio clínico foram menos robustos e o medicamento requer administração intratecal a cada 4 meses. Claramente, a abordagem da terapia gênica é uma modificação da doença, em distúrbios para os quais anteriormente não havia tratamento. O monitoramento adicional dessa população deve abordar questões de segurança e eficácia em longo prazo.

TERAPIA GÊNICA PARA O CÂNCER

A maior parte das experiências de transferência gênica na clínica tem sido realizada em indivíduos com câncer. O propósito disso é aumentar a precisão das terapias oncológicas e, desse modo, torná-las menos tóxicas e mais eficazes. A maioria das estratégias modifica diretamente o tumor ou altera a resposta do hospedeiro à malignidade para produzir células efetoras imunes que são direcionadas precisamente ao fenótipo tumoral.

MODIFICANDO O CÂNCER

Uma vez que o câncer é uma doença genética (adquirida), as tentativas iniciais foram dirigidas à correção dos déficits genéticos do tumor ou à introdução de genes letais. No entanto, os dois principais obstáculos persistentes são a má biodistribuição e a reduzida eficiência da transdução de todos os vetores disponíveis atualmente, além da heterogeneidade e instabilidade genética dos próprios alvos tumorais, de modo que a correção de mutações propulsoras individuais não impede a evolução de uma população resistente.

Correção do tumor Uma estratégia intratumoral direta amplamente usada era a expressão, mediada por adenovírus, da proteína supressora de tumor p53, que é mutante em vários cânceres diferentes. Estudos iniciais mostraram algumas respostas completas e parciais no carcinoma de células escamosas de cabeça e pescoço, no câncer esofágico e no câncer de pulmão não pequenas células, mas por enquanto não há estudos bem-sucedidos de licenciamento de produto para essa estratégia, exceto na China.

Genes metabolizadores de profármacos Os esforços para superar as limitações mencionadas anteriormente incluíram a introdução de um profármaco ou um gene suicida que deve aumentar a sensibilidade das células tumorais aos fármacos citotóxicos. Uma estratégia inicial foi a injeção intratumoral de um vetor de adenovírus expressando o gene da timidina-cinase (*TK*). As células que captam e expressam o gene *TK* podem ser mortas após a administração de ganciclovir, que é fosforilado em um nucleosídeo tóxico por *TK*. A vantagem dessa estratégia é que os efeitos da transdução até mesmo de um número limitado de células tumorais são ampliados pela disseminação do fármaco ativo para as células tumorais adjacentes. Embora essa abordagem continue a ser considerada nos tumores encefálicos agressivos e em tumores localmente recorrentes de próstata, mama e cólon, os avanços são lentos, e os benefícios sistêmicos contra a doença metastática ainda não foram estabelecidos.

MODIFICANDO O HOSPEDEIRO

Recrutando o sistema imune O uso bem-sucedido de anticorpos monoclonais que produzem atividade antitumoral pela ativação da resposta imune demonstrou a viabilidade da manipulação do sistema imune para reconhecer o padrão anormal da expressão antigênica sobre as células tumorais. As células imunes são capazes de expansão e persistência quase ilimitadas e podem proporcionar o controle do tumor em longo prazo. Além disso, podem deslocar-se para sítios tumorais, independentemente de sua localização e, em princípio, têm potencial para evoluir com o padrão variável do fenótipo e da função da célula tumoral. Anticorpos direcionados a moléculas de "*checkpoint*", particularmente CTLA-4 e o eixo PD-1/PD-L1, que naturalmente limitam as respostas das células T e mantêm a tolerância, foram particularmente bem-sucedidos **(Cap. 73)**.

Vacinação Essa estratégia promove o reconhecimento mais eficiente das células tumorais pelo sistema imune, porém o desenvolvimento de uma vacina terapêutica, ao contrário das vacinas preventivas necessárias para combater doenças infecciosas, provou ser um desafio considerável. As abordagens incluíram injeção direta de RNA ou DNA derivado de tumor ou antígeno tumoral; transdução de células tumorais com genes de aumento da imunidade que codificam citocinas, quimiocinas ou moléculas coestimuladoras; e a manipulação *ex vivo* de células dendríticas para aumentar a apresentação de antígenos tumorais. Uma vacina de célula dendrítica para o tratamento de câncer de próstata recorrente foi aprovada nos Estados Unidos, mas sua potência limitada e o alto custo restringiram seu sucesso comercial.

Transferência de células adotivas As células imunes do hospedeiro, como as células T, NK e outras, podem ser modificadas para expressar novos receptores transgênicos planejados para reconhecer as células tumorais e seu microambiente **(Fig. 470-1)**. O redirecionamento pode usar uma modificação do próprio receptor das células ou um receptor quimérico do antígeno (CAR) sintetizado molecularmente, que geralmente é composto pela porção de reconhecimento do antígeno de um anticorpo e pelos componentes de sinalização do receptor do antígeno nativo da célula, juntamente com um ou mais domínios de sinalização adicional que aumentam a ativação das células T. As duas estratégias foram bem-sucedidas, com respostas significativas relatadas com receptores nativos direcionados para melanoma e sarcoma de células sinoviais, e também – mais extraordinariamente – com CARs direcionados a CD19, um antígeno expresso em níveis elevados em células B normais e em muitas células B malignas, ou antígeno de maturação de células B (BCMA), um antígeno expresso em níveis elevados em plasmócitos normais e de mieloma múltiplo. As células T CAR infundidas podem expandir-se milhares de vezes *in vivo*, persistir em longo prazo e produziram taxa de mais de 80% de resposta completa ao atingir células B intratáveis de leucemia linfoblástica aguda; aproximadamente metade dos pacientes tratados permaneceram em remissão por muitos anos depois, sem outras terapias contra o câncer. Essa abordagem também foi bem-sucedida em pacientes adultos com linfoma de células B recidivante ou refratário à quimioterapia, linfoma de células do manto e mieloma múltiplo. Muitas respostas são sustentadas em longo prazo, e vários desses produtos de células T CAR foram aprovados pela Food and Drug Administration (FDA), além de outras

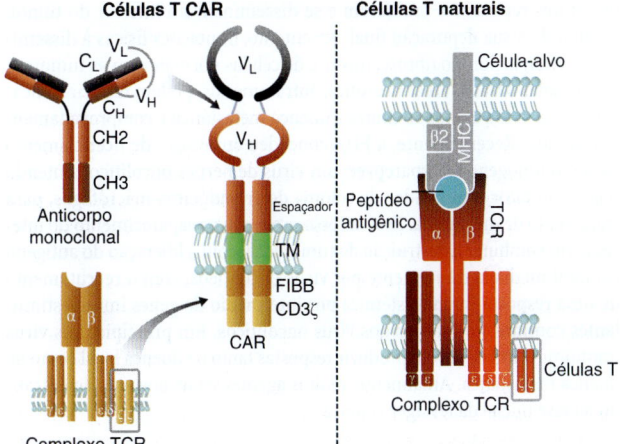

FIGURA 470-1 **Receptores de células T.** Um receptor de célula T (TCR) nativo reconhece os antígenos peptídicos processados e ligados às moléculas do complexo de histocompatibilidade principal (MHC), por meio de suas cadeias α e β. Em seguida, ocorre a sinalização mediante um complexo intracelular de cadeias múltiplas CD3. Um receptor quimérico do antígeno (CAR) geralmente contém um componente extracelular do receptor, derivado da porção de ligação ao antígeno (V_H e V_L) de um anticorpo monoclonal. Esse anticorpo produz um receptor capaz de reconhecer antígenos proteicos ou não proteicos independentes do MHC. Um domínio transmembrana (TM), então, conecta esse receptor à cadeia ζ do complexo CD3 derivado do TCR natural. Um domínio de coestimulação (COSTIM), como CD28 ou 4-1BB, também está presente.

agências reguladoras internacionais, e adotados como tratamento-padrão. A abordagem geral das células T CAR está em rápido desenvolvimento, incluindo ensaios com células T CAR visando diferentes antígenos de tumores sólidos e outras malignidades hematológicas e células T CAR com diferentes estruturas moleculares e diferentes vetores de transferência de genes. Os desafios remanescentes no campo e na aplicação de abordagens de células T adotivas incluem: (1) o microambiente imune inibitório associado à maioria dos tumores sólidos; estudos recentes modificam ainda mais as células T com contramedidas aos sinais inibitórios do tumor; (2) toxicidades inflamatórias e neurológicas sistêmicas agudas e graves (embora raramente fatais) durante a fase de expansão das células T e morte tumoral, que normalmente requerem acesso a cuidados intensivos para tratamento clínico; (3) os efeitos fora do alvo/ou no alvo, mas fora do tumor, que podem danificar os tecidos normais do hospedeiro (p. ex., as células B normais após terapia com CAR direcionado à CD19); e (4) o custo, o tempo e a complexidade da produção, que é um problema particular quando os antígenos exclusivos de mutações particulares de cada tumor são o alvo (neoantígenos), em vez de antígenos associados ao tumores amplamente compartilhados.

Modificações não imunológicas no hospedeiro A transferência gênica pode ser usada para proteger as células normais contra as toxicidades da quimioterapia e, dessa forma, aumentar o índice terapêutico desses fármacos. A estratégia mais estudada é a transdução de células hematopoiéticas com genes codificadores de resistência aos agentes quimioterápicos, incluindo o gene de resistência a múltiplos fármacos (*MDR1*) ou o gene que codifica a O^6-metilguanina-DNA-metiltransferase (*MGMT*). Ainda que tais estratégias reduzam a toxicidade hematológica, o aumento progressivo da dose citotóxica revela rapidamente as toxicidades limitantes da dose para outros sistemas orgânicos. A resistência à quimioterapia também pode ser projetada em células imunes redirecionadas ao câncer-alvo para permitir tratamentos combinados com células e quimioterapia.

Finalmente, a transferência gênica pode ser usada para inibir a angiogênese do hospedeiro, necessária para a manutenção do tumor, por exemplo, por meio da expressão constitutiva de inibidores como a angiostatina e a endostatina ou da transferência de células T geneticamente modificadas para reconhecer os antígenos específicos da vasculatura recém-formada. Entretanto, esses estudos se encontram ainda em sua fase inicial.

ABORDAGENS COMBINADAS – MODIFICAÇÃO DO HOSPEDEIRO E DO TUMOR POR TERAPIA VIRAL

Vírus imuno-oncolíticos Esses vírus são modificados geneticamente para se replicar em células malignas, mas não nas células normais. Desse modo, os vetores replicantes proliferam e se disseminam no interior do tumor, facilitando a sua depuração final. No entanto, limitações físicas à disseminação viral, incluindo fibrose, mistura de células normais com as tumorais, membranas basais e áreas necróticas intratumorais, podem reduzir a eficácia clínica, e sua atividade contra a doença metastática é comprovadamente limitada. Recentemente, a FDA concedeu aprovação de licenciamento para o talimogene laherparepvec, um vírus de herpes oncolítico contendo o gene do fator estimulador de colônia de granulócitos-macrófagos, para tratamento de melanoma. Esse sucesso provocou o reaparecimento do interesse em combinar a destruição do tumor local com a liberação do antígeno tumoral mediada diretamente por vírus oncolíticos, com o recrutamento de uma resposta imune sistêmica por intermédio de genes imunoestimulantes contidos no interior dos vírus oncolíticos. Em princípio, tais vírus imuno-oncolíticos devem produzir respostas tanto na doença local como na doença metastática. Atualmente, muitos agentes virais novos estão entrando na fase inicial da testagem clínica.

OUTRAS ABORDAGENS

Este capítulo concentrou-se na terapia de adição gênica, em que um gene normal é transferido para um tecido-alvo para orientar a expressão de um produto gênico com efeitos terapêuticos. Outra técnica poderosa que começa a produzir resultados clínicos significativos é a edição do genoma, que tem o potencial de corrigir uma mutação *in situ*, gerando uma cópia tipo selvagem sob o controle dos sinais regulatórios endógenos. Essa abordagem faz uso de novos reagentes que incluem nucleases dedo de zinco, TALENs e CRISPR, que introduzem quebras no DNA próximo do local de mutação e em seguida dependem de uma sequência de reparo doada e mecanismos celulares de reparo para reconstituir um gene em funcionamento. Outra estratégia há pouco introduzida nos ensaios clínicos é o uso de RNAs pequenos de interferência ou RNA em gancho curto como transgenes para nocautear a expressão de genes deletérios (p. ex., huntingtina mutante na doença de Huntington).

RESUMO

O poder e a versatilidade das abordagens de terapia gênica são tais que existem poucas doenças graves para as quais as terapias gênicas *não* estão em desenvolvimento. O desenvolvimento de novas classes terapêuticas em geral leva 20 a 30 anos; os anticorpos monoclonais e as proteínas recombinantes são exemplos recentes. A terapêutica gênica, que entrou em testes clínicos no início da década de 1990, teve o mesmo curso de tempo. Os exemplos de sucesso clínico são abundantes, e as abordagens da terapia gênica provavelmente se tornarão cada vez mais importantes como modalidade terapêutica no século XXI. Uma questão fundamental a ser abordada é a segurança de longo prazo da transferência gênica, e as agências reguladoras exigiram um acompanhamento de 15 anos para os indivíduos inscritos nos experimentos de terapia gênica (Tab. 470-5). A realização dos benefícios terapêuticos da medicina molecular moderna irá depender de progresso contínuo na tecnologia de transferência gênica.

TABELA 470-5 ■ Anamnese dos indivíduos inscritos nos estudos de transferência gênica

Elementos da anamnese dos indivíduos inscritos nos ensaios de transferência gênica

1. Que vetor foi administrado? Ele é predominantemente de integração (retroviral, lentiviral, herpes-vírus [latência e reativação]) ou de não integração (plasmídeo, adenoviral, viral associado a adenovírus)?
2. Qual foi a via de administração do vetor?
3. Qual era o tecido-alvo?
4. Que gene foi transferido? Um gene relacionado com a doença? Um marcador?
5. Houve eventos adversos observados após a transferência gênica?

Perguntas de rastreamento para o acompanhamento em longo prazo dos indivíduos submetidos à transferência gênica[a]

1. Uma nova neoplasia maligna foi diagnosticada?
2. Um novo distúrbio neurológico/oftalmológico ou uma exacerbação de distúrbio preexistente foram diagnosticados?
3. Um novo distúrbio autoimune ou reumatológico foi diagnosticado?
4. Um novo distúrbio hematológico foi diagnosticado?

[a]São fatores que influenciam o risco em longo prazo: integração do vetor ao genoma; persistência do vetor sem integração; e efeitos específicos do transgene.

LEITURAS ADICIONAIS

Al-Zaidy SA et al: AVXS-101 (onasemnogene abeparvovec) for SMA1: Comparative study with a prospective natural history cohort. J Neuromusc Dis 6:307, 2019.
Fesnak AD et al: Engineered T cells: The promise and challenges of cancer immunotherapy. Nat Rev Cancer 16:566, 2016.
Fischer A, Hacein-Bey-Abina S: Gene therapy for severe combined immunodeficiencies and beyond. J Exp Med 217:e20190607, 2020.
Frangoul H et al: CRISPR-Cas9 gene editing for sickle cell disease and b-thalassemia. N Engl J Med 384:252, 2021.
High KA, Roncarolo MG: Gene therapy. N Engl J Med 381:455, 2019.
Hocquemiller M et al: Adeno-associated virus-based gene therapy for CNS diseases. Hum Gene Ther 27:478, 2016.
June CH, Sadelain M: Chimeric antigen receptor therapy. N Engl J Med 379:64, 2018.
Ramos CA et al: CAR-T cell therapy for lymphoma. Annu Rev Med 67:165, 2016.
Russell S et al: Efficacy and safety of voretigene neparvovec (AAV2-hRPE65v2) in subjects with *RPE65*-mediated inherited retinal dystrophy: A randomised, controlled, open label phase 3 trial. Lancet 390:849, 2017.
Sessa M et al: Lentiviral haemopoietic stem-cell gene therapy in early-onset metachromatic leukodystrophy: An ad-hoc analysis of a non-randomised, open-label, phase 1/2 trial. Lancet 388:476, 2016.
Thompson AA et al: Gene therapy in patients with transfusion-dependent β-thalassemia. N Engl J Med 378:1479, 2018.

471 Microbioma humano
Neeraj K. Surana, Dennis L. Kasper

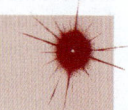

"Toda doença começa no intestino."
—Hipócrates

Quase dois milênios e meio depois que Hipócrates fez essa afirmação, estamos apenas começando a apreciar verdadeiramente sua profundidade. Desde o princípio da humanidade, os eruditos pesquisam os fundamentos da doença com um foco quase singular no lado humano da equação. Os micróbios não eram reconhecidos como uma causa importante de doença até o advento da "teoria microbiana" no fim do século XIX. Durante o primeiro século da microbiologia médica, as pesquisas concentraram-se amplamente no papel dos micróbios como patógenos. Apenas recentemente houve um ressurgimento do interesse em se compreender como os organismos comensais – bactérias, vírus, fungos e arqueias que compõem a *microbiota* – influenciam a fisiologia humana. A ideia de que esses microrganismos são vitais para o bem-estar dos seres humanos desafiou nossas noções tradicionais do "próprio", ou individualidade. Na verdade, um ser humano pode ser descrito com mais precisão como um *holobionte*: um grupo complexo de células humanas e microrganismos que interagem em um elaborado *pas-de-deux* que impulsiona os processos fisiológicos normais.

Visando ao melhor entendimento dessa relação, durante a década passada inúmeros estudos começaram a catalogar a microbiota em várias regiões corporais e em uma grande quantidade de condições mórbidas. Praticamente em todos os sistemas orgânicos, as doenças foram associadas a alterações na microbiota. De fato, a microbiota foi associada a doenças intestinais, distúrbios das funções metabólicas, doenças autoimunes e condições psiquiátricas, bem como considerada influente na suscetibilidade a infecções e à eficácia de terapias farmacêuticas. Está faltando o conhecimento sobre o(s) mecanismo(s) específico(s) subjacente(s) à maioria dessas associações entre doença e micróbio; permanece obscuro se as alterações na microbiota associadas a doenças representam simples biomarcadores de doença, uma relação causal ou uma combinação de ambos. Embora as relações de causa e efeito para muitas doenças ainda estejam sendo esclarecidas, é evidente que os seres humanos coexistem em uma relação complexa com organismos comensais. Este capítulo trata minuciosamente da natureza dessas interações hospedeiros-comensais, focalizando como tais informações poderiam ser traduzidas para intervenções clinicamente significativas.

PERSPECTIVA HISTÓRICA

Amplos empreendimentos, como o Projeto Microbioma Humano (HMP, Human Microbiome Project), patrocinado pelo National Institutes of Health, e o MetaHIT, patrocinado pela European Commission, catalogaram todas as bactérias presentes nas múltiplas regiões corporais em pessoas com e sem doença. Em associação à confluência de avanços nas tecnologias de sequenciamento (Cap. 121), na disponibilidade de animais gnotobióticos e nas culturas microbianas, houve um progresso significativo no entendimento da interação entre a microbiota e a saúde humana. Entretanto, os achados recentes foram prenunciados por trabalhos feitos há séculos.

A microbiota humana foi pesquisada pela primeira vez em 1683, quando Antony van Leeuwenhoek, em uma carta dirigida à Royal Society of London, descreveu "animálculos vivos minúsculos, movendo-se lindamente" que ele observara na placa entre seus dentes. Leeuwenhoek, então, realizou os primeiros estudos comparativos da "microbiota", por meio da avaliação das diferenças entre as bactérias fecais e orais, das alterações dos micróbios orais no cenário de doença (p. ex., alcoolismo e tabagismo) e das modificações da composição microbiana ao longo do espectro etário (p. ex., crianças pequenas vs. homens idosos). Ele tentou – sem sucesso – eliminar essas bactérias. Apesar de Leeuwenhoek não ter sido levado a sério na primeira vez em que relatou os resultados obtidos, seus estudos formaram a base para o que atualmente é o campo da pesquisa microbiômica, e os pesquisadores ainda estão tentando responder a muitas das mesmas questões importantes que ele próprio levantou há mais de três séculos.

Embora Leeuwenhoek tenha sido o primeiro a relatar a existência de bactérias e sua associação com os seres humanos no fim do século XVII, o significado das bactérias comensais só foi compreendido quase ao término do século XIX. Em 1885, Pasteur sugeriu que os animais não poderiam sobreviver se fossem "artificial e completamente privados dos micróbios comuns". Ainda que em 1912 as ideias preconcebidas de Pasteur fossem comprovadas como incorretas, dado o aparecimento de animais livres de germes (animais criados sem exposição a quaisquer microrganismos), o conceito subjacente de que os organismos comensais são decisivos para a saúde continua vigorando. Élie Metchnikoff fez outro avanço conceitual nesse campo, sugerindo, no início do século XX, que os resultados clínicos podiam ser alterados pela administração de organismos benéficos específicos (*probióticos*). Particularmente, Metchnikoff acreditava que o envelhecimento era causado por bactérias tóxicas no intestino e que as bactérias produtoras de ácido láctico (p. ex., espécies do gênero *Lactobacillus*) presentes no leite azedo e no iogurte podiam atenuar esse processo. Ainda faltam dados que sustentem essa afirmação específica, porém recentes descobertas oferecem a expectativa contínua de que o microbioma possa ser efetivamente equipado para evitar e tratar várias doenças. Desse modo, embora o campo da pesquisa microbiômica seja considerado, às vezes, como tendo surgido ao longo dos últimos 10 ou 20 anos, os princípios básicos – de que a microbiota varia de acordo com a região corporal e as características clínicas, que os micróbios são decisivos para a saúde humana e que a modulação específica da microbiota pode conduzir a resultados clínicos melhores – estão longe de ser novos.

INTRODUÇÃO À TAXONOMIA

Dado que os estudos sobre o microbioma identificaram e compararam micróbios em diferentes níveis de resolução taxonômica (Fig. 471-1), algum conhecimento sobre taxonomia é essencial para a melhor compreensão das implicações desses estudos. Dos aproximadamente 100 filos bacterianos que existem na natureza, somente 5 (Actinobacteria, Bacteroidetes, Firmicutes, Fusobacteria e Proteobacteria) são os membros dominantes do microbioma humano. Cada um desses filos pode ser categorizado em múltiplas classes, ordens, famílias, gêneros e espécies. Os estudos iniciais sobre a microbiota enfocaram mudanças na abundância relativa no nível de filo entre diferentes grupos (p. ex., pacientes obesos vs. pacientes com peso normal); todavia, essas comparações estão em um nível taxonômico tão amplo que frequentemente fornecem pouco ou nenhum discernimento biológico. Como a Figura 471-1 mostra, estabelecer comparações entre organismos de dois filos bacterianos diferentes é análogo a comparar seres humanos a estrelas-do-mar: a distância evolutiva entre os dois organismos é enorme. As limitações dos recursos atuais da bioinformática requerem uma grande aglomeração de linhagens relacionadas taxonomicamente, e nessas condições obscurecem a riqueza da ecologia microbiana. O exame dos perfis microbianos nos níveis de filo, família ou mesmo gênero – como é feito com frequência atualmente – ignora a grande heterogeneidade dentro de diferentes linhagens da mesma espécie bacteriana. Somente agora as fontes de informações analíticas estão começando a possibilitar as comparações em nível de linhagem, e esses progressos provavelmente facilitarão nossas contínuas pesquisas sobre as interações hospedeiros-comensais.

MICROBIOTA E SAÚDE HUMANA

PANORAMA DA MICROBIOTA HUMANA

A esmagadora maioria dos estudos da microbiota se concentram nas fezes, uma vez que esse tipo de amostra representa a região anatômica mais rica ecologicamente, é de fácil obtenção e pode ter rápido seguimento longitudinal no mesmo indivíduo. Um estudo referencial feito pelo HMP procurou definir a microbiota "normal" por todas as partes do corpo inteiro de adultos ocidentais sadios. Para essa finalidade, foram caracterizadas as populações microbianas de 15 a 18 regiões corporais em 242 indivíduos. Um resultado surpreendente foi que todas as amostras de uma dada região corporal (p. ex., a pele) foram mais semelhantes entre elas do que com amostras de uma região corporal diferente (p. ex., as fezes), até no mesmo indivíduo (Fig. 471-2A). Essencialmente, o efeito da região anatômica sobre a composição microbiana é muito maior do que o efeito da heterogeneidade entre os indivíduos. Dito isso, há uma quantidade notável de variação interindividual em qualquer local do corpo (Fig. 471-2B). Nas fezes, por exemplo, a abundância do filo Bacteroidetes variou de ~10% em alguns indivíduos a > 90% em outros. É notável que, mesmo com variabilidade de pessoa para pessoa e diferenças entre as regiões corporais, a capacidade funcional da microbiota – avaliada a partir de dados metagenômicos para identificar as vias dos genes – era muito similar entre os diferentes indivíduos e as diversas regiões corporais (Fig. 471-2C). Essa discrepância entre as diferenças substanciais na composição microbiana e a pouca ou nenhuma alteração resultante nas propriedades funcionais da microbiota refletem uma importante característica ecológica da microbiota: as comunidades microbianas

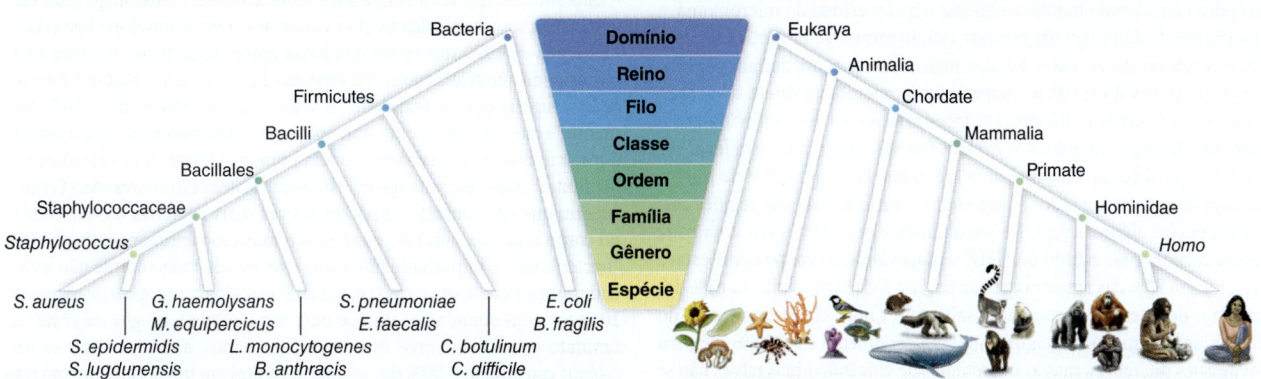

FIGURA 471-1 A justaposição das taxonomias bacteriana e humana ressalta a distância evolutiva entre os diferentes níveis taxonômicos. As espécies listadas representam exemplares que são membros do táxon ao qual estão conectados, mas não estão contidos no táxon do nível imediatamente inferior listado. Por exemplo, *Clostridium botulinum*, *Clostridium difficile* e *Erysipelothrix rhusiopathiae* são membros do filo Firmicutes, mas estão em outra classe que não a Bacilli. De modo semelhante, as estrelas-do-mar e os humanos são membros do reino Animalia, mas estão contidos em diferentes filos.

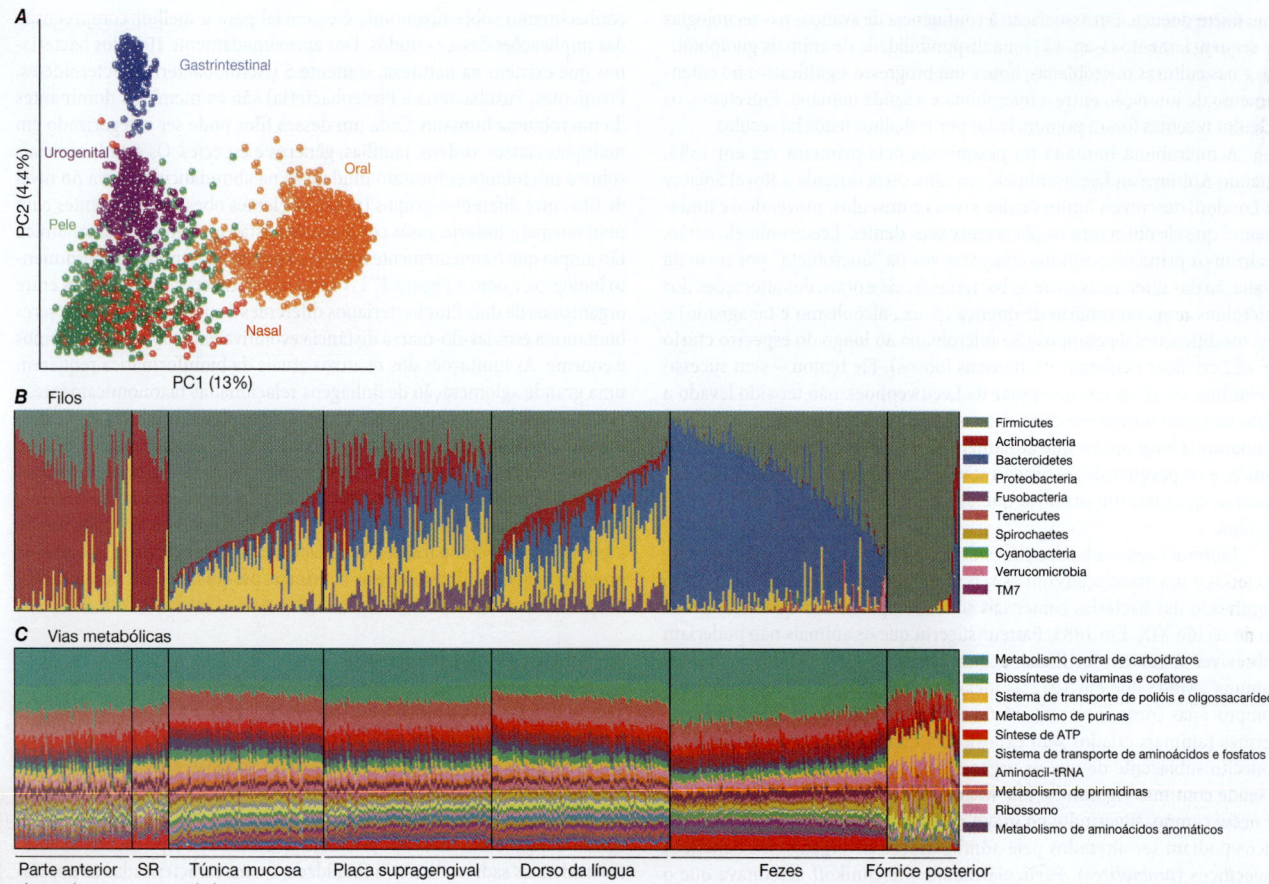

FIGURA 471-2 O microbioma humano mostra variabilidade taxonômica significativa entre as regiões corporais e entre os indivíduos, ao mesmo tempo que mantém as vias metabólicas essenciais. A. O gráfico das principais coordenadas (PC), que apresenta a variação entre as amostras, demonstra que o agrupamento primário se dá pela região corporal, com os hábitats oral, gastrintestinal, da pele e urogenital separados; o hábitat das narinas constitui uma ponte entre os hábitats oral e da pele. Cada círculo representa uma amostra individual. **B, C.** As barras verticais representam as amostras do microbioma segundo o hábitat corporal, e cada barra pertencente a uma dada região corporal representa um indivíduo diferente. As barras indicam as quantidades relativas, coloridas de acordo com os filos microbianos (**B**) e as vias metabólicas (**C**). A legenda à direita indica os filos/vias mais abundantes. SR, sulco retroauricular. (*Reproduzida com permissão de Human Microbiome Project Consortium: Structure, function and diversity of the healthy human microbiome. Nature 486:207, 2012.*)

de diferentes regiões corporais e em diferentes pessoas se agrupam de tal modo que todas as funções metabólicas essenciais são mantidas. Esse achado também sugere a provável possibilidade de uma redundância funcional significativa dentro da microbiota, com espécies dissimilares executando as mesmas funções biológicas em diferentes pessoas e/ou em diferentes locais anatômicos.

Embora o HMP tenha fornecido o primeiro catálogo em grande escala do microbioma em muitos indivíduos e regiões corporais diferentes, na época considerado indubitavelmente o maior estudo do microbioma, a quantidade de dados gerada por esse estudo tornou-se minimizada pelos estudos subsequentes. Esses estudos mais recentes confirmaram os princípios essenciais do HMP: a composição da microbiota difere de acordo com a região corporal, há uma enorme variação entre os indivíduos e o conteúdo de genes microbianos é relativamente conservado, sem levar em consideração a região corporal ou o indivíduo. Nenhuma espécie microbiana está presente em todos os indivíduos e na totalidade das regiões corporais, porém algumas espécies são altamente prevalentes em uma dada região corporal: no estudo do HMP, o *Staphylococcus epidermidis* estava presente em 93% das amostras de narinas, e a *Escherichia coli*, em 61% das amostras de fezes. Esses resultados salientam a notável personalização do microbioma humano. O genoma humano geralmente é > 99,5% idêntico em pessoas diferentes, mas as microbiotas de dois indivíduos talvez não se sobreponham em absoluto. Ainda que a abordagem da "medicina de precisão" se concentre atualmente em descobrir como as diferenças no genoma humano se relacionam com resultados clínicos dissimilares, o microbioma humano representa evidentemente um componente essencial a considerar.

A MICROBIOTA EM NÚMEROS

Há muito tempo se sabe que a microbiota associada aos humanos é numericamente densa. Leeuwenhoek estimou que havia mais "animais vivendo no aglomerado que se forma sobre os dentes na boca de um homem, do que homens em um reino". A enumeração específica dos componentes da microbiota é desafiadora, em parte devido à sua variabilidade ao longo do tempo, espaço (região corporal) e condições clínicas. Além disso, a maioria dos micróbios associados aos humanos não pode ser cultivada facilmente – uma situação que levanta questões sobre a melhor metodologia para essa quantificação. Os cálculos iniciais existentes sobre o envelope bacteriano na década de 1970 sugeriram que havia aproximadamente 10 vezes mais bactérias do que células no corpo humano. Essa estimativa bastante estarrecedora sugeria que, na realidade, os seres humanos são apenas ~10% "humanos" e que, decididamente, a maior parte dos holobiontes é representada por micróbios. Essa total discrepância numérica levou alguns estudiosos a perguntar "quem parasita quem". No entanto, uma estimativa mais recente sugeriu que há "somente" cerca de 1,3 vez mais bactérias do que células no corpo humano, portanto os seres humanos são aproximadamente 56% "bacterianos". É importante notar que esse estudo mais recente não inclui dados numéricos sobre vírus (em geral conhecidos como aproximadamente 10 vezes mais abundantes do que outros micróbios), fungos ou arqueias. Levando-se em conta mais esses microrganismos, a noção de que os micróbios constituem > 90% das células presentes em um corpo humano está provavelmente correta. Essas proporções são ainda mais evidentes quando se considera o potencial genético das células humanas *versus* aquele dos organismos comensais. Em comparação aos ~20.000 genes do genoma humano, o número total estimado de genes da microbiota (que em conjunto constitui o *microbioma*) – i.e., > 2 milhões – indica que o genoma humano contribui com < 1% para o potencial genético total dos holobiontes globais. Até o momento, a maior parte dos estudos do microbioma se concentrou quase exclusivamente no componente bacteriano; resta muito para ser aprendido sobre a interação funcional de bactérias, vírus, fungos e arqueias e o modo em que essas outras classes de microrganismos exercem impacto sobre a saúde humana.

Com relação à diversidade total, > 10.000 espécies bacterianas diferentes são encontradas na microbiota humana; somente os intestinos contêm > 1.000 espécies. Em algum dado momento, o corpo de qualquer indivíduo abriga 500-1.000 espécies de bactérias, das quais 100 a 200 estão apenas no intestino. Se forem consideradas diferentes linhagens da mesma espécie bacteriana, com possíveis funções dissimilares, a diversidade da microbiota provavelmente terá no mínimo um grau de magnitude mais elevado. Embora exista uma acentuada diversidade nos níveis de espécie e linhagem, apenas filos bacterianos limitados são encontrados geralmente na microbiota humana de qualquer região corporal (Fig. 471-3).

INFLUÊNCIAS NA MICROBIOTA

A configuração microbiana específica de um indivíduo é dinâmica e se altera rapidamente em resposta a mudanças sutis nos microambientes em que as bactérias residem. Ocorrendo de um dia para o outro, essas mudanças em geral refletem alterações na abundância relativa dos diversos micróbios. Todavia, algumas exposições têm um efeito maior na microbiota e podem deslocar a população microbiana para um novo equilíbrio, mediante perda de determinadas espécies e/ou aquisição de outras; esse novo equilíbrio microbiano pode estar associado a um estado sadio, ou a um doentio (Fig. 471-4). A identificação dos fatores que influenciam a composição da microbiota é decisiva para a compreensão daquilo que orienta e controla as variações intraindividuais e interindividuais. Além disso, o entendimento das influências na microbiota facilitará o planejamento e a interpretação adequada dos estudos sobre ela. Ao mesmo tempo em que é evidente que a microbiota pode ser alterada por meio desses mecanismos diversos, ainda não está claro se tais mudanças têm um significado biológico.

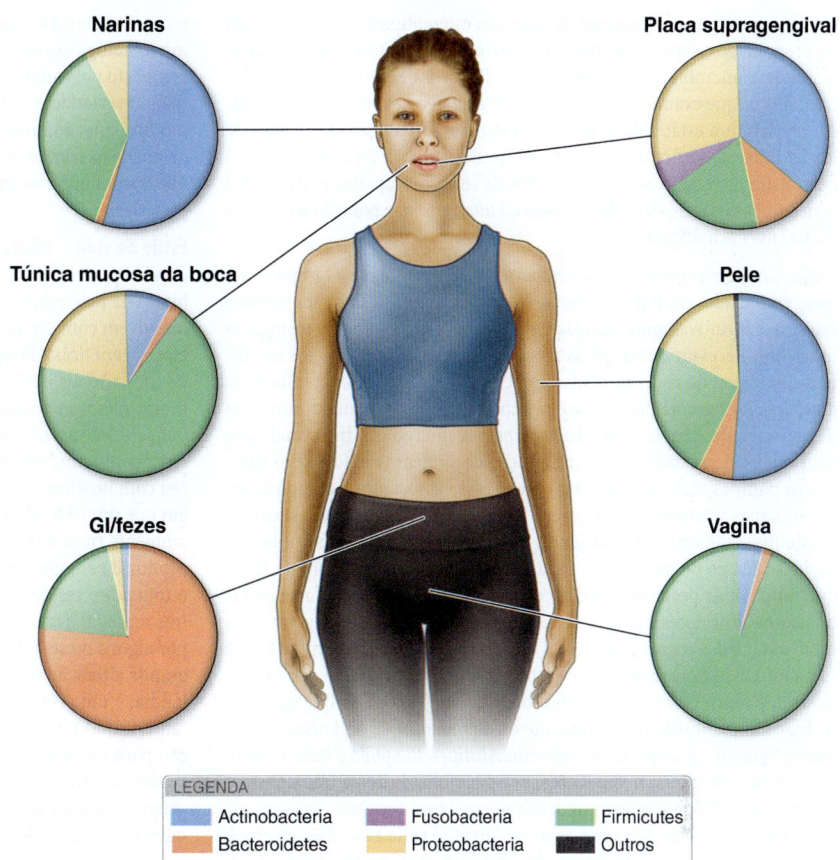

FIGURA 471-3 **Diferentes regiões anatômicas abrigam microbiomas muito diferentes.** Nesta figura está indicada a proporção relativa de sequências determinadas no nível taxonômico de filo em seis regiões anatômicas. (*Os dados para fezes, vagina, narinas, túnica mucosa da boca e placa supragengival são do Human Microbiome Project; os dados para pele são de E. A. Grice et al.: Topographical and temporal diversity of the human skin microbiome. Science 324: 1190, 2009.*)

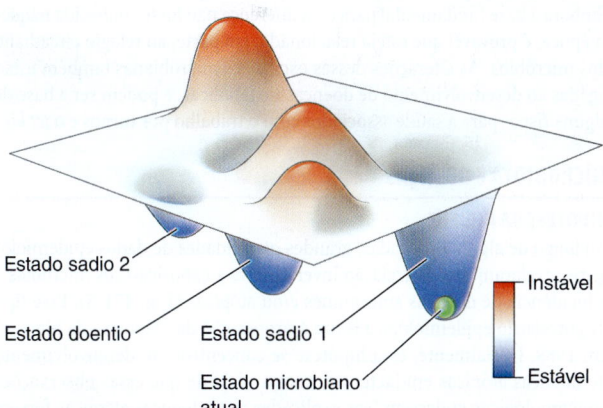

FIGURA 471-4 **Panorama da estabilidade do ecossistema microbiano humano.** Um estado estável, ilustrado como uma depressão no panorama, pode estar associado a um estado sadio, ou a um estado doentio. A topologia do panorama de um indivíduo reflete a genética, idade, dieta, medicações, história clínica e estilo de vida dessa pessoa. A posição da bola verde representa o estado microbiano atual. Mudanças clínicas (p. ex., administração de antibióticos, desenvolvimento de doença) podem influir tanto no estado atual como na topologia total.

Genética Estudos de gêmeos monozigóticos e dizigóticos revelaram que a genética do hospedeiro tem um efeito pequeno, mas estatisticamente significativo, na composição da microbiota. É notável que alguns táxons, como as espécies do gênero *Christensenella*, sejam mais hereditários do que outros. Um estudo transversal de mais de 1.000 indivíduos saudáveis com origens ancestrais distintas e um ambiente comum relativamente compartilhado confirmou uma fraca associação entre a genética do hospedeiro e o microbioma, mas destacou que os fatores ambientais são moduladores mais proeminentes do microbioma. Resumindo, a contribuição genética do hospedeiro para a microbiota, embora pequena, pode ser significativa. Estudos em camundongos demonstraram que a variação genética no complexo de histocompatibilidade principal, um conjunto específico de genes relacionados à imunidade, provoca mudanças na microbiota que alteram a suscetibilidade a uma doença autoimune. Esses estudos oferecem uma prova conceitual para a noção de que a predisposição genética observada para determinadas doenças pode realmente ser mediada por alterações indiretas na microbiota.

Idade Evidências crescentes indicam atualmente que a exposição microbiana pode começar no útero: o DNA bacteriano de bactérias tipicamente associadas à microbiota oral foi identificado em placentas saudáveis, no líquido amniótico obtido nos estágios iniciais da gestação e no mecônio de recém-nascidos a termo. Ainda que persista alguma controvérsia sobre se esses resultados refletem contaminação e/ou presença de bactérias inviáveis, eles levantam a possibilidade de que a exposição humana ao mundo dos micróbios inicia-se antes do nascimento. O tipo de parto (vaginal ou cesáreo) e o método de alimentação (leite materno ou leite de fórmula, o período de introdução de alimentos sólidos) são os principais determinantes da microbiota inicial dos lactentes. Após o nascimento, a microbiota do lactente passa por um processo de sucessão estereotipado; com aumentos na diversidade e capacidade funcional bacterianas, em torno de 2 a 3 anos de idade a microbiota da criança assemelha-se à de um adulto. Estudos transversais que examinaram a microbiota ao longo de todo o espectro etário revelaram a estabilidade geral da microbiota fecal após 2 a 3 anos de idade; todavia, a microbiota de idosos (pessoas com > 80 anos de idade) demonstra diferenças notáveis daquelas de suas contrapartes mais jovens, com aumento das espécies *Bacteroides* e *Eubacterium*, e redução da família bacteriana Lachnospiraceae.

Dieta A dieta é um forte determinante da saúde humana. O impacto da dieta é mediado, em parte, por seus efeitos na composição da microbiota intestinal. Intuitivamente, isso faz sentido, pois a dieta humana fornece os nutrientes necessários não só às nossas células, mas também aos micróbios que vivem no trato alimentar. Em crianças pequenas, essa influência dietética é acentuada por alterações importantes (p. ex., uma diminuição de espécies do gênero *Bifidobacterium*) na microbiota intestinal, que ocorrem no desmame e com a introdução de alimentos sólidos. Em adultos, os padrões dietéticos de longo prazo estão associados a composições microbianas relativamente estáveis. No entanto, mudanças drásticas na disponibilidade de macronutrientes de curta duração causam flutuações rápidas (dentro do período de 1 dia) e reprodutíveis na microbiota fecal, que refletem os processos biológicos necessários para degradar e metabolizar os nutrientes na nova dieta. Por exemplo, as dietas vegetarianas estão associadas a uma microbiota que tem capacidade aumentada para metabolizar os polissacarídeos vegetais (p. ex., as espécies do gênero *Roseburia*, *Eubacteria rectale*, *Ruminococcus bromii*), ao passo que as dietas de base animal resultam em aumento da abundância de organismos tolerantes à bile (p. ex., espécies dos gêneros *Alistipes*, *Bilophila* e *Bacteroides*). No término das intervenções dietéticas e na retomada do padrão dietético normal do indivíduo, as comunidades microbianas revertem aos seus estados prévios, provavelmente porque o indivíduo volta à sua dieta normal. Considerados em conjunto, os estudos dietéticos confirmam que a microbiota é muito adaptável e varia em relação às mudanças na dieta. É importante notar que praticamente todos esses estudos focalizaram o modo de influência da dieta na microbiota fecal. Será interessante determinar se as mudanças dietéticas influem, de maneira similar, na microbiota de regiões não intestinais.

Medicamentos Praticamente todos os fármacos têm capacidade de mudar a microbiota por meio de alteração do panorama químico em que os microrganismos vivem (p. ex., estatinas, sequestradores de ácidos biliares), modulando a capacidade do hospedeiro para reconhecer os micróbios e reagir contra eles (p. ex., imunossupressores) e/ou interferindo diretamente nos constituintes da microbiota (p. ex., antibióticos). Esses efeitos potenciais tornaram muito mais difícil a interpretação crítica dos estudos da microbiota. Um importante estudo afirmava ter descoberto uma "assinatura" (ou identidade) da microbiota fecal associada ao diabetes tipo 2, mas posteriormente foi revelado que, na realidade, havia descoberto uma "assinatura" para os pacientes que tomavam metformina; os efeitos desse fármaco na microbiota eram muito maiores do que os efeitos da própria doença. Esses resultados salientam a importância do controle das variáveis clínicas nos estudos da microbiota.

Os antibióticos são a classe mais óbvia e bem estudada de fármacos que modulam a microbiota. Vários grupos demonstraram que os antibióticos exercem um efeito considerável sobre a microbiota intestinal, por meio da depleção de linhagens sensíveis a tais medicamentos. O que mais surpreende é que diversas linhagens resistentes ao antibiótico testado também são eliminadas. Essa observação ressalta as interações complexas micróbio-micróbio que são fundamentais para a manutenção da comunidade microbiana total. Por exemplo, o tratamento com ciprofloxacino, que tem de pouca a nenhuma atividade contra anaeróbios clinicamente relevantes, leva à perda de aproximadamente um terço dos táxons bacterianos no intestino. Esse amplo efeito é mediado, provavelmente, pela depleção de determinadas espécies "essenciais" que são necessárias para a persistência de outras espécies não relacionadas. Ao mesmo tempo que vários efeitos observados dos antibióticos (p. ex., perda de táxons específicos) são compartilhados entre muitos indivíduos diferentes, alguns efeitos variam amplamente entre as pessoas. Por exemplo, alguns estudos descobriram que a recuperação da microbiota depois do tratamento com antibióticos diferia significativamente quanto ao tempo e à intensidade. A microbiota de indivíduos mais sadios que receberam ciprofloxacino durante 5 dias estava completamente recuperada em 4 semanas, ao passo que em outros indivíduos as alterações microbiológicas duraram até 6 meses. Além disso, o grau de variação era composto pela administração repetida de antibióticos, com menos indivíduos revertendo à sua microbiota padrão após uma segunda série de ciprofloxacino, administrada 6 meses depois da primeira. Esses achados são compatíveis com os de experimentos de ecologia microbiana, que também mostraram que esse tipo de distúrbio repetido conduz a resultados menos previsíveis.

Estilo de vida Muitas decisões aparentemente inócuas quanto ao estilo de vida podem impactar a microbiota humana. Por exemplo, as microbiotas da pele e fecal de uma pessoa são mais semelhantes às das pessoas que vivem com ela na mesma residência, independentemente das suas relações genéticas, do que às de residentes em diferentes moradias. O grau de similaridade nas microbiotas da pele é ainda maior se um cão também morar na mesma residência; em comparação, a presença de uma criança pequena não acentua esse relacionamento microbiano. Supõe-se que o cão sirva como um "vetor" mais eficaz para transmitir os micróbios durante seu contato direto frequente com adultos na moradia. O tipo de ambiente em que um indivíduo vive também impacta a microbiota. A vida em um ambiente rural ou de fazenda conduz a uma microbiota fecal diferente da produzida em um ambiente urbano. De modo semelhante, o país em que o indivíduo reside também afeta sua microbiota. Uma análise de amostras fecais diárias de um indivíduo que se mudou temporariamente (i.e., por alguns meses) dos Estados Unidos para a Tailândia demonstrou uma grande alteração na microbiota fecal, que coincidiu com a chegada à Tailândia, e uma reversão, em muitos aspectos, à configuração microbiana "americana" no retorno aos Estados Unidos. Da mesma forma, a imigração para os Estados Unidos "ocidentaliza" o microbioma de indivíduos vindos de países não ocidentais. É provável que essas mudanças induzidas geograficamente reflitam uma combinação de diferenças ambientais e alimentares entre as localidades.

Ritmos circadianos Muitos processos biológicos humanos seguem um relógio circadiano; determinados aspectos da fisiologia são ajustados por estímulos externos, incluindo a intensidade e o momento da luminosidade ambiental, a temperatura e a disponibilidade de nutrientes. Esse relógio biológico endógeno possibilita que os animais se adaptem de maneira eficiente às mudanças das condições ambientais. Da mesma forma, a microbiota mantém um ritmo circadiano que está ligado ao relógio circadiano do hospedeiro e ajuda a regulá-lo. Se as oscilações circadianas forem perturbadas no hospedeiro, elas também serão perturbadas na microbiota, e vice-versa. Essas oscilações bacterianas ocorrem no nível da localização espacial dentro do intestino, na quantidade relativa de espécies e na secreção de metabólitos bacterianos. Na década de 1960, um trabalho mostrou que camundongos apresentavam periodicidade diária da suscetibilidade à infecção por lipopolissacarídeos de *Streptococcus pneumoniae* ou *E. coli*. Embora a base fundamental para essa diferença não fosse conhecida naquela época, é provável que esteja relacionada, em parte, ao relógio circadiano dos micróbios. As alterações dessas oscilações microbianas também estão ligadas ao desenvolvimento de doenças metabólicas, e podem ser a base de alguns riscos para a saúde associados com o trabalho por turnos e o *jet lag*.

MICROBIOTA E DOENÇAS

HIPÓTESE DA HIGIENE

Ao longo de algumas décadas, grandes quantidades de dados epidemiológicos revelaram uma correlação inversa entre a exposição aos micróbios e a incidência de doenças autoimunes e/ou atópicas **(Fig. 471-5)**. Esse tipo de correlação epidemiológica levou à proposição da "hipótese da higiene" em 1989. Inicialmente, essa hipótese se concentrou no desenvolvimento de doenças atópicas em lactentes, com a ideia de que essas observações epidemiológicas pudessem "ser explicadas se as doenças alérgicas fossem evitadas pela infecção precoce na infância, transmitida por um contato contaminante com irmãos mais velhos ou adquirida pré-natalmente a partir da mãe infectada por seus filhos anteriores".[1] Na realidade, essa noção de que as diferenças nas condições de vida e as exposições ambientais contribuem para a suscetibilidade à rinite alérgica data, no mínimo, do início do século XIX. A hipótese da higiene continuou evoluindo ao longo das três últimas décadas, e atualmente postula que as inadequações na exposição

---
[1] D Strachan: BMJ 299: 1259, 1989.

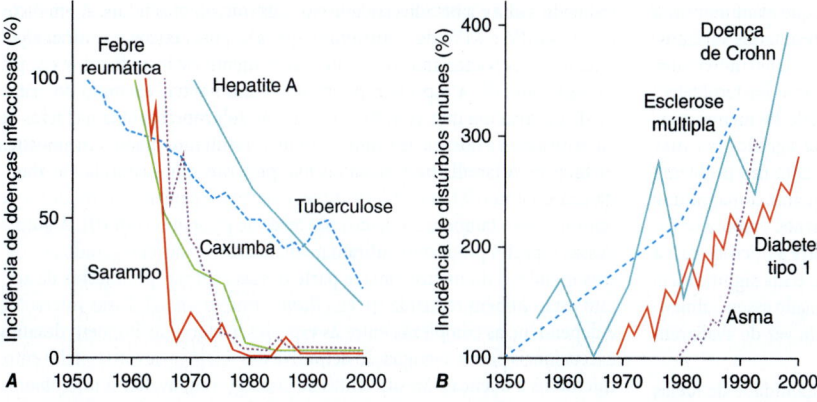

FIGURA 471-5 Houve uma relação inversa entre a incidência de doenças infecciosas selecionadas e a incidência de distúrbios autoimunes durante a segunda metade do século XX. **A.** Incidência relativa de doenças infecciosas prototípicas no período de 1950 a 2000. **B.** Incidência relativa de distúrbios autoimunes selecionados no período de 1950 a 2000. (*Fonte: JF Bach: The effect of infections on susceptibility to autoimmune and allergic diseases. N Engl J Med 347:911, 2002. Copyright ©2002, Massachusetts Medical Society. Reproduzida, com permissão, de Massachusetts Medical Society.*)

microbiana – combinadas com as suscetibilidades genéticas – levam a um colapso da resposta imune homeostática, que normalmente é muito bem coordenada. Em sua essência, a hipótese da higiene sustenta que são necessárias exposições microbianas específicas no início da vida para evitar doenças subsequentes, e que a "ocidentalização" da sociedade conduziu a um decréscimo dessas exposições. Esse conceito agora está sendo aplicado não só às doenças atópicas, mas também a outras doenças inflamatórias e autoimunes, considerando-se da mesma forma que reflitam processos que ocorrem tardiamente na vida.

RELAÇÕES ENTRE A MICROBIOTA E ESTADOS ESPECÍFICOS DE DOENÇA

As ideias inerentes à hipótese da higiene – em suma, que a exposição aos micróbios pode afetar as consequências de longo prazo para a saúde – forneceram o fundamento teórico para os estudos traducionais do microbioma. Enquanto a maior parte dos estudos descritos anteriormente procurava descrever como a microbiota responde às influências específicas e frequentemente transitórias (p. ex., uma série de antibióticos, intervenções alimentares, viagens), uma grande quantidade de estudos tem caracterizado a microbiota em pacientes com doenças variadas, na esperança de que um melhor entendimento da natureza das comunidades microbianas específicas para as doenças propicie a compreensão sobre a patogenia da doença e possivelmente descubra novas modalidades terapêuticas. É notável que praticamente a totalidade desses estudos tenha revelado diferenças entre as microbiotas de controles sadios e pacientes, sem levar em consideração o processo mórbido específico examinado. Embora seja difícil generalizar entre todos os estudos, surgiram duas características gerais. Em primeiro lugar, os estados de doença estão tipicamente associados a microbiotas que apresentam menos diversidade do que as microbiotas de indivíduos sadios. Tal perda de diversidade pode ser medida como uma diminuição do número de espécies (*diversidade alfa*; frequentemente medida como o número de unidades taxonômicas operacionais ou variantes de sequência de amplicon, que são o equivalente bioinformático da espécie), ou como uma redução nas relações microbianas das espécies presentes (*diversidade beta*). Com frequência, ambos os tipos de diversidade se reduzem no ambiente de doença. Em segundo lugar, os estados inflamatórios – independentemente do local ou do processo doentio subjacente – estão muitas vezes associados com um aumento relativo na abundância da família bacteriana Enterobacteriaceae e uma diminuição na abundância de Lachnospiraceae.

Analisando correlação e causalidade
Uma vez que a maioria dessas pesquisas foi planejada como estudos de caso-controle, é difícil determinar se os achados microbiológicos são a causa ou o efeito da doença. Mesmo os estudos que examinam pacientes isentos de tratamento na época do diagnóstico inicial ainda são confundidos pela questão de quem vem primeiro, o ovo ou a galinha. Além disso, estudos clínicos longitudinais e prospectivos – ainda raros no campo do microbioma – podem, de forma simples, produzir correlações entre o microbioma e a doença subclínica, em vez de fornecer necessariamente a causalidade. Experimentos em animais – particularmente estudos usando camundongos gnotobióticos (camundongos sem germes que foram colonizados com comunidades microbianas especificadas) – foram decisivos sob esse aspecto, uma vez que permitem a pesquisa de diferenças específicas em componentes microbianos, enquanto controlam a genética, a dieta e as condições de moradia do hospedeiro. Ademais, os micróbios de humanos podem ser transplantados para camundongos gnotobióticos, a fim de possibilitar estudos mecanísticos sobre como essas comunidades microbianas afetam a patogênese da doença. Essa união de amostras humanas e experimentos em animais tem facilitado a identificação dos papéis causais desempenhados por alguns micróbios na patogênese da doença; tais resultados proporcionam uma prova crítica do conceito da interação da microbiota com a saúde humana. No entanto, a vasta maioria dos estudos do microbioma ainda se encontra no nível de correlação. As próximas seções deste capítulo descrevem os dados clínicos e de animais para vários processos mórbidos diferentes. Em razão da natureza volumosa e rapidamente alterável desse campo, é impossível abranger todas as associações de doenças conhecidas até o momento; sem dúvida, a seguinte análise representa uma combinação dos principais exemplares dos dados do microbioma e de áreas nascentes de interesse clínico significativo. Em todos os casos, há a expectativa de que estudos posteriores do papel da microbiota forneçam diagnósticos originais, novas modalidades terapêuticas e/ou percepção adicional da patogênese da doença.

Doenças gastrintestinais Muitos trabalhos se concentraram na forma em que a microbiota impacta as doenças gastrintestinais, dado que os intestinos abrigam o maior número e a mais notável diversidade de organismos presentes no corpo. Embora a área da superfície luminal do trato gastrintestinal seja de 30 a 40 m^2 (~90% dos quais estão contidos no intestino delgado) e apresente importantes diferenças anatômicas e funcionais que resultam em diversos macro e microecossistemas separados, frequentemente as fezes são usadas como uma substituta para a microbiota intestinal, dada a relativa facilidade de coletar suas amostras. Alguns estudos que compararam o perfil microbiano fecal com organismos aderentes à mucosa, presentes em amostras de biópsia, demonstraram que as fezes são, de fato, substitutas razoáveis para as amostras de biópsia; todavia, o "ruído" microbiano relativo presente nas fezes pode, às vezes, dominar o "sinal", tornando as amostras de biópsia mais informativas para algumas questões científicas. O aspecto essencial é garantir que as amostras de biópsia avaliadas representem regiões intestinais relativamente similares, uma vez que há diferenças significativas entre os organismos presentes na cripta e na extremidade da vilosidade e entre os micróbios encontrados no cólon ascendente *versus* cólon descendente.

OBESIDADE A obesidade é uma epidemia crescente em todas as partes do mundo, e muitos estudos associaram a composição da microbiota intestinal ao desenvolvimento de obesidade em modelos animais e seres humanos. Na verdade, grande parte dos primeiros estudos traducionais do microbioma, realizados em camundongos no início do século XXI, focalizou a obesidade. Esses estudos iniciais sugeriram que a proporção da abundância relativa de Bacteroidetes para a de Firmicutes era menor em camundongos obesos do que em animais controles. Além disso, foi estabelecida uma relação causal entre a microbiota e a obesidade, ao se descobrir que os camundongos gnotobióticos colonizados com a microbiota de indivíduos obesos tinham ganho de peso mais rápido e duradouro do que os camundongos gnotobióticos colonizados com a microbiota de indivíduos magros. Biologicamente, com base em estudos metagenômicos, é postulado que o microbioma associado à obesidade aumenta sua capacidade para obter energia a partir da dieta. Note-se que a relação entre a proporção Bacteroidetes/Firmicutes e a obesidade não se manteve nos estudos humanos iniciais; entretanto, a descoberta de que essa proporção aumentava em pacientes obesos que perderam peso enquanto estavam submetidos a uma dieta com restrição de gordura ou carboidrato sugeriu a possibilidade de se fazer algumas generalizações entre camundongos e humanos. Além da mencionada proporção entre os filos bacterianos principais, a obesidade estava ligada a um microbioma com uma alfadiversidade menor. Ao longo dos últimos

15 anos, completaram-se inúmeros estudos humanos que examinavam a relação entre o microbioma e a obesidade, todos com resultados variados. Uma metanálise recente de 10 estudos, incluindo cerca de 3.000 indivíduos, revelou uma aparente ausência de relação entre a proporção Bacteroidetes/Firmicutes e a obesidade, ainda que exista uma diversidade 2% menor associada com a obesidade, resultado que é estatisticamente significativo, mas de relevância biológica indefinida. Esse resultado ressalta um problema comum aos estudos do microbioma: não há sentido quanto à magnitude de mudança que é biologicamente significativa. Finalmente, embora os estudos murinos tenham indicado uma ligação causal entre a microbiota e a obesidade, os dados humanos são menos convincentes, e sua significância pode estar limitada pelo fato de os estudos terem examinado essencialmente apenas as informações taxonômicas de alto nível, em vez de avaliarem também as diferenças transcricionais ou metabólicas.

O aumento da obesidade evocou uma enorme quantidade de ideias sobre o tipo de dieta que poderia ser mais bem-sucedida em induzir a perda de peso continuada. Tornou-se evidente que o mesmo ingrediente alimentar pode ter efeitos diversos nas medidas glicêmicas sanguíneas em diferentes pessoas, e que esse efeito é mediado em grande extensão pelo microbioma. Essas observações sugerem que a dieta "ideal" precisa ser individualizada no contexto do microbioma da pessoa, o qual pode continuar a mudar durante o curso da dieta. Uma questão paralela intrigante é se a microbiota também pode influenciar as preferências alimentares; tal influência sugeriria importantes alças de retroalimentação entre o microbioma e a dieta.

DESNUTRIÇÃO Representando a outra extremidade do espectro metabólico da obesidade, a desnutrição também está ligada a um microbioma alterado. A análise de pares de gêmeos malauianos (≤ 3 anos de idade) que eram discordantes para o kwashiorkor – uma forma grave de desnutrição – revelou que essa doença está associada com uma microbiota fecal microbiologicamente "imatura", semelhante à de uma criança com menos idade. O transplante da microbiota fecal desses gêmeos discordantes para camundongos gnotobióticos, que eram alimentados com uma dieta de composição similar à de uma dieta normal malauiana, provou que o microbioma associado ao kwashiorkor é causado pelo ganho deficiente de peso. Estudos subsequentes demonstraram essas mesmas tendências gerais em crianças desnutridas de Bangladesh. Os pesquisadores conseguiram identificar cinco espécies bacterianas (*Faecalibacterium prausnitzii, Ruminococcus gnavus, Clostridium nexile, Clostridium symbiosum* e *Dorea formicigenerans*) que – quando administradas em conjunto, como um "coquetel", a camundongos colonizados com um microbioma associado ao kwashiorkor – eram capazes de impedir os danos ao crescimento. Além disso, crianças com desnutrição aguda moderada alimentadas com alimentos terapêuticos, intencionalmente projetados para alterar a microbiota de maneiras definidas, modificam os biomarcadores séricos consistentes com a melhora no crescimento. Esses resultados demonstram que a modulação racionalmente planejada da microbiota pode levar a melhores benefícios à saúde.

DOENÇA INFLAMATÓRIA INTESTINAL A colite ulcerativa e a doença de Crohn, as duas formas predominantes da doença inflamatória intestinal (DII), são condições inflamatórias gastrintestinais crônicas que diferem em seus locais e padrões de inflamação (Cap. 326). As seguintes observações levaram à sugestão de que a DII é o resultado de uma resposta imune a uma microbiota disbiótica em um indivíduo geneticamente suscetível: os genes são responsáveis por apenas ~20% da suscetibilidade à DII (e muitos dos genes relevantes são relacionados com as interações hospedeiro-micróbio), o tratamento com antibióticos reduz a gravidade clínica da doença e as recidivas da doença de Crohn são evitadas por desvio do fluxo fecal. Ainda que a microbiota não seja, evidentemente, o único propulsor da doença, ela é considerada um elemento importante. Em consequência, foram planejados diversos estudos clínicos e de animais para desvendar a natureza da relação entre a microbiota e a DII.

A maioria desses estudos focalizou a comparação entre as composições dos microbiomas em pacientes com DII e em controles sadios, concentrando-se na diversidade microbiana e em táxons bacterianos específicos que estão associados à saúde ou à doença. Lamentavelmente, poucos resultados foram obtidos em geral, se é que o foram, talvez devido a diferenças no planejamento do estudo, critérios de inclusão e metodologia (p. ex., uso de fezes, *swabs* retais ou amostras de biópsia; escolha de iniciadores do sequenciamento; fontes de informação da análise). Mesmo com essas diferenças entre os estudos, mostrou-se em geral que os pacientes com DII tinham reduzido a alfa e a betadiversidade em suas microbiotas fecais. Além disso, os grupos IV e XIVa de *Clostridium*, que são polifiléticos e contêm algumas famílias bacterianas diferentes, geralmente estão reduzidos em pacientes com DII. A espécie *F. prausnitzii* é um notável exemplo do grupo IV de *Clostridium* que, com frequência, está sub-representada nas fezes de pacientes com a doença de Crohn, com mais resultados mistos em amostras de biópsia. A família bacteriana *Lachnospiraceae*, que é contida em abundância no grupo XIVa de *Clostridium*, e outros organismos produtores de butirato estão também reduzidos nas fezes de pacientes com DII. Algumas dessas espécies produzem butirato mediante uso do acetato gerado por outros membros do microbioma, e parte dessas espécies produtoras de acetato está também reduzida (p. ex., *Ruminococcus albus*). Essas interações e dependências complexas entre as espécies bacterianas impõem desafios excepcionais para a averiguação definitiva das relações de causa-efeito entre micróbios e doenças. Mesmo antes de conseguirem avaliar o microbioma inteiro simultaneamente, os pesquisadores notavam, com frequência, que os pacientes com doença de Crohn tinham uma representação maior de *E. coli* invasiva aderente na mucosa do íleo, uma observação compatível com a maior abundância de Enterobacteriaceae vista em estudos mais recentes do microbioma. Além das bactérias, evidências crescentes sustentam um papel para os bacteriófagos Caudovirales na patogênese da DII, embora esses achados possam refletir meramente a disbiose subjacente relacionada à perda de diversidade bacteriana na DII. Ademais, alguns dados sugerem que a DII está também associada à disbiose fúngica, pois vários estudos demonstraram uma proporção aumentada do filo Basidiomycota em relação ao Ascomycota. Ainda não está definido se algumas dessas associações microbianas refletem a causa da DII ou servem simplesmente como biomarcadores da doença.

Os estudos de camundongos tratados com antibióticos e camundongos gnotobióticos colonizados com microbiotas associadas à DII foram úteis para confirmar que a microbiota afeta a gravidade da colite. Algumas espécies bacterianas foram identificadas como promotoras de colite em camundongos (p. ex., *Klebsiella pneumoniae, Prevotella copri*) ou como protetoras contra ela (p. ex., *Bacteroides fragilis, Clostridium* sp.); contudo, esses organismos nem sempre se correlacionam com os táxons reconhecidos como abundantes diferencialmente em muitos estudos clínicos. Comparativamente, os organismos comensais revestidos por IgA e isolados de pacientes com DII promovem colite mais grave em camundongos do que bactérias sem o revestimento de IgA de pacientes com DII ou bactérias revestidas por IgA de controles sadios. Esses dados sugerem que a classificação funcional da microbiota com base no reconhecimento imune (p. ex., revestimento por IgA) pode ser uma abordagem útil para a descoberta de organismos patogênicos.

Doença cardiovascular A inflamação ajuda a impulsionar a patogênese da aterosclerose, e há muito tempo foi postulado que os micróbios estão envolvidos no processo aterosclerótico. Estudos iniciais demonstraram que os pacientes com doença cardiovascular têm títulos mais elevados de anticorpos contra *Chlamydia pneumoniae* do que pacientes do grupo-controle, que *C. pneumoniae* está presente no interior das lesões ateroscleróticas e que o microrganismo tanto pode iniciar como exacerbar as lesões ateroscleróticas em animais-modelos. Esse tipo de análise estendeu-se a outras bactérias, tais como *Porphyromonas gingivalis*, com a ideia de que múltiplas bactérias diferentes podem ter algum papel na patogênese da aterosclerose.

Estudos mais recentes demonstraram correlações clínicas entre os níveis séricos de trimetilamina-*N*-óxido (TMAO) e a doença cardíaca aterosclerótica. Dado que a carne vermelha, os ovos e os produtos lácteos são importantes fontes de carnitina e colina (ambas precursoras de TMAO), não é surpreendente que os níveis de TMAO sejam mais elevados em onívoros do que em veganos. Estudos com animais confirmaram que a transferência da microbiota intestinal de linhagens de camundongos suscetíveis à aterosclerose para animais resistentes à aterosclerose leva ao aumento dos níveis séricos de TMAO e das placas ateroscleróticas, nesse último caso dependendo da presença de colina na dieta; essas observações confirmam o papel da microbiota intestinal na produção de TMAO e aterosclerose. Além disso, o tratamento de linhagens de camundongos suscetíveis à aterosclerose com um análogo de colina, que inibe o primeiro passo enzimático na formação de TMAO, conduz à diminuição dos níveis circulantes de TMAO e, o que é mais importante, restringe a formação de células espumosas dos macrófagos e o desenvolvimento de lesão aterosclerótica. Em um estudo de > 4.000 pacientes, os níveis plasmáticos de TMAO foram também preditivos de risco de trombose incidente (infarto do miocárdio, acidente vascular cerebral). Foram usados animais gnotobióticos para demonstrar que esse risco dependia da microbiota; embora tenha sido identificada a associação de oito táxons bacterianos com os níveis plasmáticos de TMAO e o risco trombótico, os organismos com genes de utilização de colina que representam a primeira etapa da produção de TMAO não foram mais abundantes em animais com maior risco de trombose. Essa discrepância ressalta a complexidade da microbiota e sugere que podem estar em ação outros aspectos da dinâmica geral da comunidade microbiana.

Oncologia Estudos recentes que exploram a ligação entre a microbiota e o câncer demonstraram que membros específicos da microbiota podem afetar a eficácia terapêutica tanto de forma positiva como negativa. Por exemplo, a terapia com anticorpo contra o ligante de morte celular programada 1 (anti-PD-L1) mostrou-se altamente eficaz para vários cânceres diferentes (Cap. 73); no entanto, uma proporção significativa de pacientes não responde, mesmo quando seus tumores têm níveis elevados da expressão de PD-L1, um pré-requisito para esse tipo de inibição do bloqueio de *checkpoint*. Três grupos realizaram estudos clínicos independentemente – às vezes acoplados a experimentos com camundongos gnotobióticos para verificar relações causais – para demonstrar que bactérias específicas podem potencializar a inibição do bloqueio de *checkpoint* em melanoma, câncer de pulmão não pequenas células e carcinoma de células renais. Curiosamente, esses grupos identificaram diferentes bactérias (espécies de *Bifidobacterium*, *Faecalibacterium* e *Akkermansia*) associadas a efeitos anticancerígenos, mesmo quando o mesmo processo oncológico estava sendo estudado. Os fatores biológicos que impulsionam essas diferenças ainda não estão claros, mas podem estar relacionados a diferenças nas terapias adjuvantes, geografia e/ou outros fatores ainda não identificados. Embora essas descobertas aparentemente díspares levantem preocupações sobre a generalização dos estudos de microbiomas, pode ser que a identificação de espécies bacterianas relevantes – em oposição às suas moléculas bioativas – não ofereça granularidade suficiente para comparação entre os estudos.

Em um conjunto distinto de estudos, a eficácia do tratamento com anticorpo para o antígeno 4 associado ao linfócito T citotóxico (anti-CTLA-4) foi associada a respostas de células T específicas para *Bacteroides thetaiotamicron* ou *B. fragilis*. De forma especial, a administração de *B. fragilis* a camundongos livres de germes ou tratados com antibióticos restabeleceu a resposta anticancerígena, normalmente ausente, à terapia com CTLA-4. Enquanto esses exemplos demonstram o potencial das terapias anticancerígenas pela microbiota, outros tratamentos podem ser antagonizados. Alguns cânceres, como o adenocarcinoma do ducto pancreático, contêm bactérias intratumorais, particularmente gamaproteobactérias, que podem metabolizar o agente quimioterápico gencitabina e, desse modo, contribuem para a resistência aos fármacos apresentada por esses tumores. Em geral, esses exemplos focalizam o impacto crítico da microbiota – tanto direto, como indireto – sobre a eficácia dos medicamentos. Outros notáveis e variados exemplos foram descritos (p. ex., envolvendo ciclofosfamida, digoxina, levodopa e sulfassalazina), e provavelmente muitos mais permanecem por ser descobertos.

A aplicação científica do microbioma ao transplante de células-tronco hematopoiéticas (TCTH) é uma área de interesse em expansão, principalmente devido às significativas morbidade e mortalidade relacionadas com a doença do enxerto contra o hospedeiro (DECH). À luz de estudos realizados na década de 1970, mostrando que camundongos livres de germes desenvolviam DECH intestinal com menos frequência e gravidade do que os camundongos do tipo selvagem, os clínicos começaram a usar antibióticos para descontaminar o intestino de pacientes que se submetiam ao TCTH. Essa abordagem da descontaminação produzia resultados mistos, provavelmente em razão de diferenças nas prescrições dos antibióticos usados. A história natural dos pacientes submetidos ao TCTH alogênico inclui uma perda substancial de diversidade na microbiota fecal, domínio intestinal (≥ 30% de abundância na microbiota fecal) por espécies de *Enterococcus* e outros patógenos e aumento da mortalidade. Além do mais, uma análise retrospectiva de ~850 pacientes que se submeteram ao TCTH alogênico revelou que a prescrição de imipeném-cilastatina ou piperacilina-tazobactam para febre neutropênica estava associada com o aumento da mortalidade em 5 anos relacionada à DECH; essa observação sugeriu que bactérias específicas podem ajudar na proteção contra a mortalidade por DECH. Estudos mais minuciosos revelaram uma associação entre a abundância de espécies do gênero *Blautia* e a proteção contra a DECH e a mortalidade, embora essa correlação ainda esteja em análise quanto à sua relação causal. Apesar do interesse significativo em examinar essas relações microbianas com o TCTH, até o momento pouco foi estudado no contexto do transplante de órgãos sólidos, o qual provavelmente representa a próxima etapa de pesquisa do microbioma relacionado com os transplantes.

Doenças autoimunes O aumento extraordinário na incidência de diversas doenças autoimunes ao longo das últimas décadas foi muito mais rápido do que poderia ser explicado simplesmente pelos fatores genéticos (Fig. 471-5). É crescente a ideia de que os desencadeantes ambientais, incluindo o microbioma, são parcialmente responsáveis pelo desenvolvimento dessas doenças autoimunes.

DIABETES TIPO 1 O diabetes tipo 1 (DT1) é um distúrbio autoimune caracterizado pela destruição, mediada pelas células T, das ilhotas pancreáticas produtoras de insulina (Cap. 403). Há uma predisposição genética evidente para essa doença: 70% dos pacientes com DT1 têm alelos de risco para o sistema de antígenos leucocitários humanos (HLA). Entretanto, apenas 3 a 7% das crianças com esses alelos de risco desenvolvem realmente a doença, uma observação que sugere um papel para a atuação de outros fatores ambientais. Ao estudar uma coorte longitudinal, prospectiva e densamente amostrada de crianças da Finlândia e da Estônia, pareadas quanto ao HLA e em risco, os pesquisadores detalharam mudanças na microbiota anteriores ao desenvolvimento da doença. Embora somente 4 das 33 crianças estudadas tenham desenvolvido DT1 durante o período do estudo, ocorreu uma notável redução de 25% na alfadiversidade após a conversão sérica, mas antes do diagnóstico da doença. Lamentavelmente, o pequeno número de casos nesse estudo impossibilitou a identificação de quaisquer táxons associados à doença específica. Um estudo continuado comparou os microbiomas de uma coorte maior dessas crianças norte-europeias de alto risco com os de crianças russas de baixo risco que viviam geograficamente próximas. As espécies do gênero *Bacteroides* eram mais abundantes no grupo de alto risco do que no grupo de baixo risco, principalmente nas idades iniciais. Postulou-se que essa diferença estava associada com uma estrutura alterada do lipopolissacarídeo bacteriano ao qual as crianças estavam expostas em idade precoce. Além disso, foi sugerido que o lipopolissacarídeo derivado de *Bacteroides* era incapaz de fornecer o estímulo imunogênico necessário para prevenir a DT1. Esses dois estudos oferecem opções atraentes – ainda que logisticamente complicadas – para futuras investigações clínicas com o propósito de explorar o papel do microbioma. A primeira abordagem – acompanhamento longitudinal de indivíduos em alto risco para uma dada doença – pode proporcionar o conhecimento das relações hospedeiro-micróbio, mediante mapeamento de alterações temporais no microbioma com o início da doença. Uma importante advertência com esse tipo de estudo, todavia, é que as associações identificadas podem refletir a doença pré-clínica, em vez de indicar especificamente causalidade para quaisquer alterações observadas. A segunda abordagem ilustra como a seleção cuidadosa dos participantes do estudo pode propiciar uma oportunidade para descobrir associações mais significativas que podem, subsequentemente, ser verificadas de forma experimental.

ARTRITE REUMATOIDE De modo semelhante ao de outras doenças autoimunes, a artrite reumatoide (AR) é uma doença multifatorial que chega à atenção clínica depois que um fator ambiental desencadeia sintomas em um indivíduo com autoanticorpos preexistentes. Múltiplas linhas de evidências sustentam a noção de que a patogênese da AR conta com a microbiota, inclusive os achados de que camundongos isentos de germes não desenvolvem sintomas em vários modelos de AR e que o tratamento de camundongos com antibióticos atenua o desenvolvimento da AR. Diversos táxons (p. ex., *Bacteroides* sp., *Lactobacillus bifidus* e bactérias filamentosas segmentadas) foram implicados na promoção de AR em modelos murinos, e a análise da microbiota fecal de pacientes com diagnóstico recente de AR indicou que *P. copri* é um biomarcador da doença. O fato de que essa associação com *P. copri* não existe para os doentes crônicos, com AR tratada ou para artrite psoriásica, sugere alguma especificidade para a AR de início recente. Uma importante limitação dessa abordagem é que a associação descoberta é também um biomarcador da doença (e, nesse caso, possivelmente também da resposta ao tratamento), mas nenhum conhecimento é acrescentado sobre uma possível relação causal entre *P. copri* e AR. De fato, em vários pacientes com AR recém-diagnosticada a bactéria *Prevotella* não foi detectada, e em alguns controles sadios havia níveis significativos dessa bactéria. A falta de concordância estrita entre a presença (ou a ausência) de um táxon específico e um dado estado de doença argumenta contra um possível papel causal.

ESCLEROSE MÚLTIPLA Estudos epidemiológicos de pares de gêmeos e indivíduos em risco movendo-se entre áreas geográficas de alto e baixo risco indicam que a genética é um componente menor na suscetibilidade à esclerose múltipla (EM) em relação aos fatores ambientais. Por exemplo, nos pares de gêmeos monozigóticos em que um cogêmeo tem EM, o outro cogêmeo desenvolve EM apenas em ~30% dos casos. Embora a EM seja uma doença do sistema nervoso central (SNC), existe uma evidência crescente de uma ligação entre EM e a microbiota, especificamente a do intestino. Animais isentos de germes e animais tratados com antibióticos mostram incidência e gravidade reduzidas em um modelo de EM. De modo semelhante, alguns estudos clínicos sugerem melhora dos resultados da doença em pacientes com EM que foram tratados com minociclina, enquanto os pacientes tratados com penicilina de longa duração aparentemente têm um aumento do risco da doença. Ainda que alguns estudos tenham comparado as microbiotas fecais de controles sadios às de pacientes com EM, todos esses estudos foram relativamente pequenos e produziram poucos resultados (se é que os produziram) que sejam comuns a todos. Apesar de o trabalho relacionando o microbioma à EM ainda estar em andamento, ele abriu o caminho para explorar essa ligação com outras doenças neurológicas. Já existem dados de animais que demonstram ligações da microbiota com a doença de Parkinson e o autismo, e há dados clínicos que avaliam os microbiomas fecais em relação a uma variedade de condições neurológicas. Ainda não está esclarecido como a microbiota intestinal está se comunicando com o SNC – ou seja, se a comunicação ocorre via metabólitos bacterianos que transitam na corrente sanguínea e atravessam a barreira hematencefálica, via migração de todos os organismos bacterianos para o SNC ou via retroalimentação por meio do nervo vago. Dados emergentes sugerem que um subconjunto de células enteroendócrinas no epitélio intestinal está sinapticamente conectado ao SNC, o que pode fornecer outro meio para a microbiota intestinal impactar a função neurológica. Apesar de nossa compreensão desse eixo intestino-encéfalo ainda ser incipiente, as pesquisas nessa área forneceram um estímulo extraordinário quanto a uma abordagem de fácil manejo para possíveis terapias dessas doenças desafiadoras.

Doenças atópicas A incidência e a prevalência das doenças alérgicas continuam a aumentar constantemente, assim como os quadros clínicos mais graves. As alergias alimentares com risco à vida constituem agora um problema de saúde pública tão prevalente que em várias salas de aula é proibido levar castanhas ou nozes. O desenvolvimento de doenças alérgicas segue, com frequência, uma progressão estereotipada que se inicia com a dermatite atópica (DA) e continua, em ordem, com a alergia alimentar, asma e rinite alérgica. O microbioma está relacionado a todas essas condições e tem o potencial para modular os efeitos em qualquer ponto desse espectro.

DERMATITE ATÓPICA A pele é o órgão mais extenso do corpo, e seus diferentes locais anatômicos (p. ex., fossa cubital, região antebraquial posterior, prega axilar) representam nichos ecológicos distintos e abrigam comunidades microbianas exclusivas. Além disso, dado que a pele serve como uma interface crucial entre o corpo e o ambiente externo (p. ex., micróbios), ela deve ser capaz de responder aos micróbios indesejáveis com uma resposta imune adequada. A DA é um distúrbio inflamatório da pele que envolve disfunção imune e uma microbiota de pele disbiótica, manifestada geralmente pela maior abundância de *Staphylococcus aureus* e um menor grau de diversidade bacteriana. O tratamento eficaz da DA não requer a eliminação completa do *S. aureus*, mas está associado à restauração do nível normal de diversidade. É provável que esse aumento na diversidade bacteriana restabeleça a homeostasia imune normal na pele; mostrou-se que membros específicos da microbiota da pele induzem respostas imunes protetoras restritas à pele. Estafilococos coagulase-negativos (CoNS; principalmente *S. epidermidis* e *S. hominis*) obtidos de pele lesada e não lesada de pacientes com DA foram submetidos à triagem funcional e comparados a CoNS de controles sadios; os CoNS de pele lesada de pacientes com DA eram muito menos capazes de produzir peptídeos antimicrobianos (lantibióticos) dirigidos contra o *S. aureus*. Para demonstrar a relevância biológica dos CoNS produtores de lantibióticos, eles foram incorporados a uma loção que foi aplicada nos braços de pacientes com DA. Surpreendentemente, uma única aplicação dessa loção com pequena quantidade do probiótico provocou uma redução na abundância de *S. aureus* recuperado; no entanto, nenhuma redução semelhante foi observada quando foram usadas linhagens lantibiótico-negativas. Os autores desse estudo não comentaram especificamente a melhora clínica das lesões da DA. Não obstante, este é apenas um de uma quantidade limitada de estudos que estão começando a estender os resultados relatados sobre o microbioma em ensaios clínicos.

ASMA A asma é caracterizada pela tríade clínica de obstrução do fluxo de ar, hiper-reatividade brônquica e inflamação no trato respiratório inferior. Apesar do dogma existente há muito tempo segundo o qual os pulmões são estéreis, existe atualmente evidência convincente de um constante fluxo e refluxo de bactérias no interior das vias aéreas inferiores. Em estados sadios, o revestimento mucociliar elimina continuamente essas bactérias pouco depois de ingressarem nas vias aéreas; em estados de doença (p. ex., fibrose cística, doença pulmonar obstrutiva crônica), essas bactérias estabelecem uma colonização de longo prazo das vias aéreas e influem na patogênese da doença. Especificamente na asma, tanto os micróbios fecais como os das vias aéreas foram associados a resultados clínicos.

Os estudos iniciais sobre a influência do microbioma na asma usaram métodos de cultura para avaliar a microbiota hipofaríngea de lactentes assintomáticos com 1 mês de idade. Curiosamente, em um estudo, a colonização precoce com *S. pneumoniae*, *Haemophilus influenzae*, *Moraxella catarrhalis*, ou uma combinação desses organismos – mas não com o *S. aureus* – estava associada significativamente com estridor persistente e asma aos 5 anos de idade. A eosinofilia e os níveis totais de IgE aos 4 anos de idade também estavam aumentados em crianças que foram colonizadas no período neonatal com esses organismos. Embora esse estudo tenha examinado um conjunto razoavelmente restrito de bactérias, ele lançou a base experimental, indicando que as exposições aos micróbios no início da vida influenciam o desenvolvimento subsequente de asma. Posteriormente, uma pesquisa longitudinal da microbiota fecal em uma coorte de nascimentos de > 300 crianças na população em geral demonstrou que as menores quantidades dos gêneros *Lachnospira*, *Veillonella*, *Faecalibacterium* e *Rothia* aos 3 meses de idade estavam associadas ao aumento do risco para o desenvolvimento de asma. O fato de que essas alterações bacterianas não eram mais aparentes quando as crianças estavam com 1 ano de idade é compatível com a noção de que as exposições microbianas no início da vida são importantes para a patogênese da doença em períodos posteriores da vida. O transplante de amostras fecais de crianças com 3 meses de idade com risco de asma para camundongos gnotobióticos resultou em inflamação significativa das vias aéreas em um modelo murino de asma; a exposição pré e pós-natal de camundongos a um coquetel de quatro espécies bacterianas (*F. prausnitzii*, *Veillonella parvula*, *Rothia mucilaginosa* e *Lachnospira multipara*) inibiu a inflamação das vias aéreas, com uma acentuada redução no número de neutrófilos no líquido de lavagem broncoalveolar. Esses dados sugerem que a modulação do microbioma no início da vida pode ser uma estratégia eficaz para ajudar a prevenir a asma, embora a logística específica (p. ex., linhagens, dose, tempo de exposição, seleção de pacientes) ainda não esteja esclarecida.

Doenças infecciosas O aumento da suscetibilidade à infecção por uma ampla gama de patógenos entéricos em camundongos tratados com antibióticos foi observado, inicialmente, na década de 1950, e daí em diante levou rapidamente ao conceito de *resistência à colonização*, que sustenta que a microbiota intestinal normal desempenha um papel decisivo na prevenção da colonização – e, portanto, na produção de doença – por patógenos invasores. Um trabalho inovador durante a década de 1970 demonstrou que essa proteção conta amplamente com organismos anaeróbicos Gram-positivos, e o meio século subsequente foi consumido na tentativa de identificar os micróbios específicos envolvidos. Apesar de grande parte do trabalho que relacionou a microbiota à infecção ter focalizado os patógenos entéricos, a microbiota intestinal também foi associada claramente à pneumonia bacteriana em modelos murinos, e as alterações na composição microbiana do intestino estão relacionadas causalmente a mudanças na gravidade de doenças. Embora esse eixo intestino-pulmão exista evidentemente em animais, sua relevância em humanos ainda não está esclarecida. Alguns grupos estão iniciando o estudo do microbioma do pulmão humano no contexto da pneumonia e da tuberculose. Além disso, começam a ser exploradas as relações entre a microbiota e as infecções sistêmicas (p. ex., infecção por HIV, sepse) e a resposta à vacinação.

INFECÇÕES ENTÉRICAS A infecção por *Clostridium difficile* (ICD) representa uma epidemia mundial crescente e é a causa principal da diarreia associada a antibióticos **(Cap. 134)**. Aproximadamente 15 a 30% dos pacientes que são bem-sucedidos no tratamento para ICD terminam com doença recorrente. A forte associação entre a exposição ao antibiótico e a ICD inicialmente suscitou a ideia de que a microbiota está indissoluvelmente ligada à aquisição da doença, talvez devido à perda da resistência à colonização. De forma compatível com os dados epidemiológicos, a caracterização da microbiota fecal de pacientes com ICD revelou que ela consiste em uma comunidade disbiótica, notavelmente menos diversa. O transplante de microbiota fecal (TMF) – o "transplante" de fezes de um indivíduo sadio para pacientes com doença – foi utilizado com sucesso na década de 1950 para tratar quatro pacientes com ICD grave, e recentemente se demonstrou, em inúmeros estudos, que essa é uma terapia eficaz para a ICD recorrente, com cura clínica em 85 a 90% dos pacientes (como detalhado adiante). Desse modo, o TMF para a ICD recorrente tornou-se a "base" para a ideia de que as terapias com microbiomas podem transformar o tratamento de várias doenças consideradas previamente como refratárias à terapia clínica. Embora o TMF seja agnóstico quanto ao mecanismo subjacente de proteção, há trabalhos em andamento para identificar os micróbios específicos e as vias do hospedeiro que podem proteger contra a ICD. Estudando camundongos com suscetibilidades diferenciais à ICD devido a alterações induzidas por antibióticos em suas microbiotas, pesquisadores descobriram um coquetel de quatro bactérias (*Clostridium scindens*, *Barnesiella intestihominis*, *Pseudoflavonifractor capillosus* e *Blautia hansenii*) que concederam proteção contra a ICD em um modelo murino. Curiosamente, o tratamento de camundongos apenas com *C. scindens* ofereceu proteção significativa, embora não completa, em uma forma dependente de ácido biliar. Os dados clínicos de pacientes que passaram por TCTH também associaram *C. scindens* com proteção contra ICD, uma observação que sugere a possibilidade de transpor esses resultados de camundongos para seres humanos. Esse estudo propicia outro exemplo da identificação de fatores bacterianos relevantes por meio do exame de diferenças microbianas em populações que diferem quanto ao risco de doença.

As alterações relacionadas ao microbioma, associadas com a infecção por *Vibrio cholerae*, incluem uma notável perda de diversidade (amplamente devido à circunstância de *V. cholerae* tornar-se o membro dominante da microbiota) e uma composição alterada que segue rapidamente o início da doença. Essas alterações, que ocorrem de modo reprodutível e estereotipado, são reversíveis com o tratamento da doença. Essa fase de recuperação envolve uma sucessão microbiana que é similar à formação e à maturação da microbiota de lactentes sadios. Além de *V. cholerae*, espécies estreptocócicas e fusobacterianas estão em seu apogeu durante as fases iniciais da diarreia, e a relativa abundância de espécies dos gêneros *Bacteroides*, *Prevotella*, *Ruminococcus*/*Blautia* e *Faecalibacterium* aumenta durante a fase de resolução, marcando o retorno à microbiota do adulto sadio. A análise dessas alterações microbianas que ocorrem em pacientes com cólera e em crianças sadias levou à seleção de 14 bactérias que foram transplantadas para camundongos gnotobióticos, os quais foram inoculados com *V. cholerae*. A análise bioinformática de táxons específicos que se alteravam durante o cólera determinou que *Ruminococcus obeum* restringia o crescimento de *V. cholera*. A seguir, essa relação foi confirmada experimentalmente, e se descobriu que a molécula de senso de quórum AI-2 (autoindutor 2) de *R. obeum* foi responsável pela restrição da colonização de *V. cholerae* por meio de um mecanismo ainda pouco claro. Esses estudos focalizam o potencial para o uso de terapias com base em microbiomas para evitar e/ou tratar doenças infecciosas. Ademais, eles sugerem que a análise temporal de dados longitudinais do microbioma pode ser uma estratégia eficaz para identificar micróbios com relações causais com a doença.

INFECÇÃO PELO HIV O aumento da patogênese do HIV por algumas infecções simultâneas virais, bacterianas e parasíticas sugere que o ambiente microbiano subjacente do paciente pode influenciar a gravidade da doença pelo HIV. Além do mais, foi lançada a hipótese de que o sistema imune intestinal desempenha um papel significativo na regulação da ativação imune induzida pelo HIV; isso parece particularmente provável, uma vez que os intestinos são um local inicial para a replicação viral e exibem deficiências imunes antes da diminuição das contagens de células T CD4+ periféricas. Vários estudos examinaram as microbiotas intestinais de indivíduos infectados pelo HIV. Os estudos iniciais realizados em primatas não humanos infectados com o vírus da imunodeficiência dos símios não encontraram alteração alguma nos componentes bacterianos da microbiota fecal; no entanto, havia profundas mudanças no viroma entérico. Em comparação, diversos estudos recentes que exploram essa questão em pacientes identificaram diferenças substanciais na microbiota fecal associada ao HIV, que se correlacionam com marcadores sistêmicos de inflamação. Curiosamente, essas modificações microbianas não se normalizam necessariamente com a terapia antirretroviral; esse achado sugere que a microbiota pode ter alguma "memória" das cargas de HIV previamente altas e/ou que a infecção pelo HIV ajuda a recompor a microbiota "normal". Essa capacidade da microbiota semelhante à memória foi demonstrada em modelos de animais no contexto de outras infecções e em resposta à dieta alimentar.

Dado que a maioria dos novos eventos de transmissão do HIV acompanha as relações heterossexuais, houve interesse significativo no exame da relação entre a microbiota vaginal e a aquisição do HIV. Um estudo longitudinal de meninas adolescentes da África do Sul, que se submetiam frequentemente a testes para incidência de infecção pelo HIV, facilitou a descoberta de bactérias que estavam associadas com o risco reduzido de aquisição do HIV (espécies do gênero *Lactobacillus*, diferentes de *L. iners*) ou com o risco aumentado (*Prevotella melaninogenica*, *Prevotella bivia*, *Veillonella montpellierensis*, *Mycoplasma* e *Sneathia sanguinegens*). Em fêmeas de camundongos inoculadas intravaginalmente com *Lactobacillus crispatus* ou *P. bivia*, esse último organismo induziu uma quantidade maior de células T CD4+ ativadas no trato genital feminino, um resultado sugestivo de que o aumento do risco de aquisição do HIV associado com *P. bivia* pode ser secundário à presença aumentada de células-alvo. Em um estudo independente, mostrou-se que a composição da microbiota vaginal modula a eficácia antiviral de um microbicida em gel de tenofovir. Embora o tenofovir tenha reduzido a aquisição do HIV em 61% em mulheres com microbiota vaginal dominada pelo *Lactobacillus*, essa redução foi de somente 18% nas mulheres cuja microbiota vaginal abrangia principalmente *Gardnerella vaginalis* e outros anaeróbios. Essa diferença na eficácia era decorrente da capacidade de *G. vaginalis* de metabolizar o tenofovir em menos tempo do que o que as células-alvo levam para captar o fármaco e o converter em sua forma ativa, o difosfato de tenofovir. Esses resultados ilustram como a ecologia microbiana pode ser uma importante consideração na escolha de um regime de tratamento eficaz.

RESPOSTA À VACINAÇÃO Atrás somente do fornecimento de água limpa, a vacinação é a intervenção de saúde pública mais eficiente na prevenção de doenças infecciosas graves. Seus efeitos são mediados por anticorpos específicos aos antígenos e, em alguns casos, por respostas de células T efetoras. Embora as vacinas sejam claramente eficazes em uma escala populacional, a magnitude da resposta imune às vacinas pode variar de 10 a 100 vezes entre os indivíduos. Ainda que muitos fatores (p. ex., genética, níveis de anticorpos maternos, exposições prévias ao antígeno) possam afetar a imunogenicidade da vacina, a microbiota é atualmente reconhecida como outro fator importante. A análise de microbiotas fecais de cerca de 50 crianças de Bangladesh identificou táxons específicos que mostravam associações positivas (p. ex., espécies dos gêneros *Actinomyces*, *Rothia* e *Bifidobacterium*) e associações negativas (p. ex., espécies dos gêneros *Acinetobacter* e *Prevotella*, e espécies estafilocócicas com respostas a vacinas contra poliomielite, tuberculose (bacilo Calmette-Guérin), tétano e hepatite B. Um estudo de lactentes de Gana revelou uma relação inversa entre a abundância fecal de Bacteroidetes e a resposta à vacina contra o rotavírus. Além disso, a microbiota nasal está envolvida como um fator que contribui para a resposta da IgA a vacinas de vírus vivo atenuado contra a influenza. Essas correlações com base em dados clínicos foram confirmadas parcialmente em estudos de animais. O melhor exemplo é a demonstração de que as respostas a vacinas de subunidades virais sem adjuvantes (vacinas contra poliomielite e influenza de vírus inativado) são dependentes da microbiota, ao passo que as respostas às vacinas com vírus vivo ou com adjuvantes (vacina contra febre amarela de vírus vivo atenuado, Tdap/alum, uma proteína do envelope do HIV/vacina de alúmen) não o são. Um papel causal para o microbioma influenciando a imunidade induzida pela vacina em humanos foi demonstrado pela comparação dos títulos de microneutralização após a vacina inativada contra influenza em indivíduos tratados com ou sem antibióticos, embora um efeito antibiótico-dependente estivesse presente apenas em indivíduos que tinham baixos níveis de imunidade preexistente à influenza. Esses dados sugerem que a microbiota pode servir como um adjuvante para determinados tipos de vacina e em populações nativas. A confirmação desses resultados em contextos clínicos pode sugerir meios de melhorar a eficácia das vacinas no futuro.

MECANISMOS DE EFEITOS MEDIADOS PELO MICROBIOMA

Como foi salientado nos exemplos anteriores, foram feitas inúmeras associações entre o microbioma e vários estados de doença. Essas correlações foram estabelecidas, muitas vezes, em níveis taxonômicos amplos, com pouco ou nenhum discernimento sobre a causalidade. Uma vez que a maioria dos estudos clínicos dessas relações tem um tamanho amostral restrito (com frequência < 100) e compara simultaneamente diversas variáveis (i.e., cada espécie bacteriana na microbiota é efetivamente uma característica diferente sendo comparada), é provável que vários desses estudos não tenham o poder estatístico adequado e, portanto, possam produzir resultados falso-positivos. A testagem dessas correlações em modelos de doença em animais foi essencial para demonstrar uma relação causal entre micróbios e fenótipos específicos. Devido aos estudos de associação ampla do microbioma resultarem normalmente em uma longa lista de táxons bacterianos correlacionados com uma doença, tem sido desafiador saber qual organismo testar posteriormente em estudos mecanísticos. Além disso, mesmo se uma espécie bacteriana específica for identificada nessas análises, pode haver tanta variação de linhagem para linhagem que o isolado "funcional" pode necessitar da sua recuperação a partir dos indivíduos estudados; um representante da espécie, de disponibilidade pública, talvez não proporcione o mesmo fenótipo.

Apesar de todas essas dificuldades, uma quantidade de micróbios específicos está ligada atualmente a efeitos de doenças, sendo que alguns de seus exemplos já foram mencionados neste capítulo. O próximo nível de desafios relaciona-se com a identificação dos mecanismos específicos que sustentam essas relações causais. Nesse sentido, os sucessos foram mais limitados, mas estão sendo desenvolvidas estratégias para resolver o problema de definir os fatores e os metabólitos bacterianos específicos responsáveis pelas alterações fenotípicas. Os fatores de complicação incluem que vários organismos, principalmente os do filo Firmicutes, não são tratáveis geneticamente de forma imediata e que diversos fenótipos não são fáceis de avaliar com a triagem de alta resolução.

FATORES BACTERIANOS

O polissacarídeo A (PSA) de *B. fragilis* talvez seja a molécula mais bem estudada, originada de um comensal e demonstrada como influente nos resultados de doenças em modelos murinos. O PSA – 1 de no mínimo 8 polissacarídeos capsulares expressos por *B. fragilis* – tem uma estrutura singular zwitteriônica que incorpora tanto uma carga positiva como uma negativa no interior de cada unidade repetitiva. Estudos em que os camundongos foram tratados com linhagens isogênicas de *B. fragilis* que diferem na expressão do PSA ou com PSA purificado mostraram que o PSA confere proteção – profilática e terapêutica – contra colite e esclerose múltipla experimentais. O PSA é reconhecido pelo receptor similar a Toll 2 sobre as células apresentadoras de antígenos, particularmente as células dendríticas plasmacitoides, e – no contexto de inflamação – induz as células T reguladoras (Treg) a produzirem interleucina 10 (IL-10), que ajuda a reprimir a inflamação.

B. fragilis é também a fonte do outro único fator bacteriano da microbiota identificado até agora: um glicoesfingolipídeo imunomodulador que afeta o número de células T *natural killer* invariantes (iNKT). Ainda não está esclarecido se esses glicoesfingolipídeos ativam ou inibem as células iNKT; os resultados são discordantes, provavelmente porque foram testadas diferentes espécies de glicoesfingolipídeos. A análise de um glicoesfingolipídeo purificado específico (Bf717) demonstrou que ele inibe os agonistas endógenos das células iNKT, *in vitro* e *in vivo*. O tratamento de camundongos recém-nascidos com Bf717 conduz à diminuição do número de células iNKT colônicas na vida adulta e a resultados melhores em um modelo de colite.

METABÓLITOS BACTERIANOS

O uso de espectrometria de massa para detectar e traçar o perfil de dezenas de milhares de diferentes metabólitos presentes em diversos líquidos corporais proporcionou um conhecimento mais profundo dos processos mediados pelos micróbios, subjacentes à suscetibilidade para as doenças. Entretanto, o fato de que a maioria desses metabólitos não é anotada, associado ao volume de dados gerado, limitaram até aqui a utilidade geral dessas estratégias não direcionadas. Em vez disso, houve aumento no interesse em estratégias mais direcionadas, com ênfase no exame do papel dos ácidos graxos de cadeia curta (AGCC) e ácidos biliares.

Ácidos graxos de cadeia curta Vários grupos demonstraram que os AGCC, cujos níveis intestinais são determinados amplamente pelo metabolismo bacteriano, são importantes para a indução de Treg, embora não haja concordância quanto a qual AGCC (propionato, acetato ou butirato) é mais relevante. Camundongos do tipo selvagem, colonizados com bactérias conhecidas como indutoras de Treg colônicas, têm níveis elevados de AGCC no ceco. A colonização com qualquer uma das três espécies do gênero *Bacteroides* (*B. caccae*, *B. massiliensis* e *B. thetaiotaomicron*) aumenta os níveis de acetato e propionato, ao passo que a colonização com *Parabacteroides distasonis* ou uma mistura de 17 espécies de *Clostridium* de origem humana eleva os níveis dos três AGCC. Em todos esses casos, todavia, os AGCC inibem a histona-desacetilase, com um consequente aumento na expressão de FOXP3. Notavelmente, a produção de AGCC induzida pelos micróbios não se mostra essencial para a indução de Treg por qualquer um desses organismos. Em contrapartida, parece não existir correlação entre os níveis de AGCC e os números de Treg em camundongos monocolonizados com várias espécies bacterianas indutoras de Treg. Considerados em conjunto, esses dados sugerem uma importante heterogeneidade nos mecanismos subjacentes ao desenvolvimento de Treg e não excluem a possibilidade de outros mecanismos redundantes para a indução de Treg. Além dos efeitos sobre as Tregs, os AGCC também promovem a barreira epitelial, impactam a proliferação celular (a direcionalidade depende do tipo específico de célula e do AGCC), regulam o metabolismo do hospedeiro e fornecem uma fonte de energia para os colonócitos.

Ácidos biliares Os ácidos biliares são produzidos no fígado, mas depois são metabolizados por bactérias intestinais para a formação de ácidos biliares desconjugados e secundários. Os perfis de ácidos biliares produzidos por micróbios agem por meio de vias de sinalização complexas para equilibrar o metabolismo de lipídeos e carboidratos e influir nas respostas imunes. Portanto, atualmente os ácidos biliares estão sendo pesquisados como metabólitos microbianos que são essenciais para a manutenção da saúde humana. Como foi mencionado anteriormente, *C. scindens* auxilia na proteção de camundongos contra a ICD por meio de um processo dependente de ácido biliar. As alterações nos perfis dos ácidos biliares devido à disbiose microbiana subjacente também foram associadas com inflamação colônica e hepática, carcinoma celular hepático, câncer colorretal e motilidade intestinal prejudicada. Quase todas essas relações foram documentadas no nível de correlação e, na melhor das hipóteses, refletem uma mudança fenotípica parcial no cenário dos sequestradores de ácidos biliares (p. ex., colestiramina). O trabalho está em andamento para determinar as relações causais entre o metabolismo bacteriano dos ácidos biliares e as mudanças na fisiologia do hospedeiro, embora a evidência mais definitiva seja que os metabólitos dos ácidos biliares produzidos por micróbios influenciam a homeostase das Tregs.

Outros metabólitos bacterianos Embora até o momento a maior parte dos trabalhos tenha enfocado os AGCC e os ácidos biliares, alguns exemplos notáveis de outros metabólitos bacterianos foram implicados na manutenção da saúde. A microbiota metaboliza o triptofano em vários produtos (p. ex., quinurenina, indol e seus derivados) que influenciam a função imunológica, doenças metabólicas e função neuronal, entre outros. A taurina reforça a secreção da IL-18 colônica induzida pelo inflamassomo NLRP6, enquanto a histamina, a espermina e a putrescina suprimem a secreção de IL-18. A desaminotirosina produzida por *Clostridium orbiscindens* oferece proteção contra a influenza mediante indução da atividade do interferon tipo I. Nesses dois casos, mostrou-se inicialmente que a microbiota influencia o fenótipo, com metabolômica não direcionada ou uma triagem mais direcionada, indicando um papel potencial para os metabólitos indicados. Dados os milhares de metabólitos bacterianos diferentes distribuídos em todas as partes do corpo, não há dúvida de que muitos mais metabólitos estarão ligados à saúde e à doença.

CIÊNCIA DO MICROBIOMA: DO LABORATÓRIO PARA A PRÁTICA CLÍNICA

As inúmeras associações microbioma-doença descobertas até aqui geraram uma grande esperança de que a compreensão das interações micróbio-hospedeiro relevantes abra a porta para aplicações terapêuticas ilimitadas. As terapias com base no microbioma oferecem diversos benefícios potenciais. Com frequência, os pacientes percebem tal tratamento como mais "natural" do que a terapia convencional com fármacos, sendo mais provável, portanto, a adesão. Biologicamente, as terapias com base no microbioma são mais propensas a se voltar para uma das causas radicais da doença (disbiose microbiana), em vez de simplesmente atuarem na direção das sequelas. Ao final, uma dada terapia com base no microbioma pode servir como uma "polipílula" que é eficaz contra algumas doenças diferentes que se originam de alterações microbianas similares. Apesar do enorme interesse em explorar terapeuticamente o microbioma, até este momento houve poucos sucessos clínicos nesse sentido.

A aplicação terapêutica mais bem-sucedida do microbioma foi o uso de TMF, especialmente para a ICD. Conforme mencionado anteriormente, o TMF envolve "transplantar" fezes de um indivíduo sadio para um paciente doente, com a ideia de que a microbiota "saudável" corrigirá qualquer que seja o desarranjo que possa existir no paciente enfermo e, portanto, aliviará os sintomas. Basicamente, essa noção é agnóstica quanto à disbiose microbiana específica e sustenta que toda microbiota saudável será curativa. A concepção do TMF existe pelo menos desde o século IV, quando os médicos chineses tradicionais usavam uma "sopa amarela" (suspensão fecal humana fresca) para tratar a intoxicação alimentar e a diarreia grave. O uso continuado do TMF ao longo dos séculos para o tratamento de moléstias diarreicas tanto em seres humanos como em animais, seguido pela crescente apreciação da importância da microbiota nos últimos anos, lançou as bases para o uso de TMF para tratar a ICD. A partir do primeiro ensaio prospectivo importante que em 2013 avaliou o TMF para ICD recorrente, a maior parte dos vários estudos de TMF para ICD demonstrou notável eficácia, com uma taxa de cura clínica de ~85%. As fezes do doador podem ser frescas ou congeladas (o uso dessa última permite a criação de um banco de amostras biológicas a partir de um número limitado de doadores selecionados em pré-triagem) e podem ser administradas por meio de sonda nasogástrica, sonda nasoduodenal, colonoscopia, enema ou cápsulas orais; a taxa de cura é levemente mais alta com administração gastrintestinal inferior do que com tratamento gastrintestinal superior. A triagem, preparação e concentração ideais de fezes do doador ainda não foram determinadas, e houve casos de patógenos resistentes a antimicrobianos transmitidos por TMF que levaram à mortalidade. Os efeitos adversos mais comuns do TMF incluem alteração da motilidade gastrintestinal (com constipação ou diarreia), cólicas abdominais e distensão abdominal, todos geralmente transitórios e desaparecendo em 48 horas. Embora ainda não existam estudos controlados do uso de TMF em pacientes imunossuprimidos, metanálises de relatos de casos e séries de casos não encontraram eventos adversos graves relacionados ao TMF em >300 pacientes imunocomprometidos.

O uso bem-sucedido e o perfil de segurança de curto prazo favorável do TMF para a ICD levaram à expansão de sua aplicação para outras finalidades. No fim de 2020, > 350 ensaios (listados em ClinicalTrials.gov) estavam investigando a eficácia do TMF para uma ampla faixa de indicações, que incluíam ICD, DII (colite ulcerativa e doença de Crohn), obesidade, erradicação de organismos resistentes a múltiplos fármacos, ansiedade e depressão, cirrose e diabetes tipo 2. Os poucos estudos publicados quanto a indicações diferentes da ICD em geral incluíram pequenos tamanhos amostrais e apresentaram resultados mistos. Em comparação aos sucessos na ICD, os resultados foram mais variados para pacientes com DII, que talvez seja a segunda indicação mais estudada. Não está esclarecido se essas discrepâncias se devem à heterogeneidade dos receptores do transplante (p. ex., em termos dos mecanismos mórbidos subjacentes ou das microbiotas endógenas), ao material do doador e/ou aos detalhes logísticos da administração do TMF (p. ex., via, frequência, dose). No entanto, esses resultados demonstram que – nas circunstâncias corretas – a modulação da microbiota pode ser uma terapia eficaz para a DII.

Apesar de o TMF oferecer uma prova importante do conceito de que as terapias com base no microbioma podem ser eficazes, esse tratamento é de difícil padronização entre as grandes populações, devido à variabilidade entre os doadores de fezes e entre as microbiotas endógenas dos receptores. Além disso, o TMF está repleto de problemas de segurança, e seus mecanismos de ação são obscuros. É provável que o TMF represente a primeira geração de terapias com base no microbioma; as gerações subsequentes incluirão o uso de coquetéis bacterianos mais refinados, linhagens únicas de bactérias ou produtos bacterianos e/ou metabólitos como intervenção terapêutica. O campo da probiótica tem uma história complicada: várias linhagens diferentes foram testadas contra uma abundância de doenças. Algumas metanálises combinaram resultados entre linhagens bacterianas e/ou indicações de doenças, e em geral concluíram que os dados ainda não são suficientemente convincentes para sustentar o uso dos regimes testados. Deve-se observar que os organismos testados foram escolhidos principalmente com base em seu perfil presumível de segurança, em vez de levar em consideração uma ligação biológica plausível com a doença. A expectativa é que estudos mecanísticos do microbioma, mais focados, identifiquem os organismos comensais específicos – e seus mecanismos subjacentes de ação – que estejam envolvidos na patogênese da doença e sirvam de base para a próxima onda de probióticos selecionados com racionalidade, alguns dos quais estão atualmente em ensaios clínicos. O principal obstáculo nesse esforço tem sido identificar os micróbios específicos que são relacionados, de forma causal, com a proteção contra a doença.

PERSPECTIVA

A visão clínica dos micróbios mudou radicalmente, passando da noção do início do século XX de que estamos comprometidos em uma luta constante com os micróbios – uma mentalidade do tipo "nós contra eles" que se concentra na necessidade de erradicar as bactérias – para a compreensão mais recente de que vivemos em um estado de relaxamento negociado cuidadosamente com nossos organismos comensais. Em lugar de sustentar uma simples visão dos micróbios como inimigos a serem eliminados com antibióticos, os cientistas estão reconhecendo cada vez mais o papel crítico que esses organismos desempenham na manutenção da saúde humana; a perda dessas interações entre hospedeiros e micróbios no ambiente normal crescentemente estéril da civilização ocidental pode ter predisposto ao aumento da incidência de doenças autoimunes e inflamatórias. O campo da pesquisa microbiômica deu grandes passos durante a última década ao classificar a microbiota normal, e está hoje no ápice de sua capacidade para identificar as relações entre micróbios e hospedeiros acionáveis clinicamente.

A recente explosão de tecnologias "ômicas" (p. ex., metagenômica, metatranscritômica, metabolômica) possibilitou a geração de vastas quantidades de dados, mas ainda não está claro como integrar, da melhor forma, os conjuntos de dados, a fim de obter percepções úteis sobre as relações hospedeiros-micróbios. O uso de TMF demonstrou que a modulação da microbiota de um indivíduo pode, efetivamente, tratar de determinadas doenças; no entanto, modelos com os quais predizer especificamente como uma microbiota irá mudar após a modulação – e que efeitos desfavoráveis potenciais essas mudanças poderiam ter – ainda estão faltando. Nessa limitação está implícita nossa ignorância a respeito de qual é a configuração microbiana ideal e como uma dada microbiota deve ser alterada racionalmente para a obtenção de um resultado ideal.

Apesar da promoção hiperbólica inicial e de algumas falsas ocorrências, atualmente a pesquisa microbiômica está na vanguarda da capacidade de tratar a base fundamental de muitas doenças. À medida que esse campo continue a evoluir, será necessário ir além de correlações e voltar-se para a causalidade. A descoberta de micróbios causais e de seus mecanismos de ação proporcionará ferramentas microbianas, das quais as linhagens bioativas relevantes podem ser escolhidas com base em cada paciente para corrigir as disbioses microbianas subjacentes e específicas. No futuro próximo, nossa base de conhecimento sobre o microbioma e sua relação com a saúde e a doença será suficientemente robusta para que essas informações possam ser aplicadas na tomada de importantes decisões terapêuticas.

LEITURAS ADICIONAIS

Goodrich JK et al: Conducting a microbiome study. Cell 158:250, 2014.
Human Microbiome Project Consortium: Structure, function and diversity of the healthy human microbiome. Nature 486:207, 2012.
Lynch SV, Pederson O: The human intestinal microbiome in health and disease. N Engl J Med 375:2369, 2016.
Rajilic'-Stojanovic' M, deVos WM: The first 1000 cultured species of the human gastrointestinal microbiota. FEMS Microbiol Rev 38:996, 2014.
Schmidt TSB et al: The human gut microbiome: From association to modulation. Cell 172:1198, 2018.
Stefan KL et al: Commensal microbiota modulation of natural resistance to virus infection. Cell 183:1, 2020.

PARTE 17 Medicina global

472 Questões globais em medicina
Joseph J. Rhatigan, Paul E. Farmer*

POR QUE SAÚDE GLOBAL?

A saúde global surgiu como uma área importante dentro da medicina. Alguns estudiosos definiram saúde global como o campo de estudo e prática que se preocupa em melhorar a saúde de todas as pessoas e atingir equidade na saúde no mundo todo, com ênfase na abordagem de problemas transnacionais. Nenhuma revisão pode, sozinha, fazer mais do que identificar os principais problemas enfrentados ao se aplicar a medicina baseada em evidências em locais de pobreza extrema ou além das fronteiras nacionais. Entretanto, este é um momento de oportunidade: apenas relativamente recentemente é que os chamados por equidade global em saúde foram atendidos por investimentos sem precedentes para abordar os problemas de saúde das pessoas pobres no mundo todo. Para garantir que essa oportunidade não seja perdida, devemos fortalecer os sistemas de saúde e melhorar a oferta de cuidados de saúde para abordar a verdadeira carga e distribuição das doenças. Este capítulo apresenta as principais instituições internacionais que abordam os problemas de saúde; identifica as barreiras mais significativas à melhora da saúde de pessoas que, até hoje, de um modo geral, ainda não tiveram acesso à medicina moderna; e resume os dados baseados na população relacionados com os problemas de saúde mais comuns enfrentados pelas pessoas que vivem na pobreza. A análise de problemas específicos – principalmente HIV/Aids (Cap. 202), mas também tuberculose (Cap. 178), malária (Cap. 224), ebola (Cap. 210) e doenças crônicas não transmissíveis (DCNTs) importantes – ajuda a estreitar a discussão sobre barreiras na prevenção, no diagnóstico e nos cuidados, assim como as maneiras de superá-las. O capítulo encerra com uma discussão sobre a equidade da saúde global, recorrendo a noções de justiça social que já foram fundamentais na saúde pública internacional, mas deixaram de ter atenção nas últimas décadas do século XX.

BREVE HISTÓRIA DAS INSTITUIÇÕES DE SAÚDE GLOBAL

Há muitos séculos, existe uma preocupação com as doenças além das fronteiras nacionais, datando desde a peste negra e outras pandemias. Uma das primeiras organizações fundadas explicitamente para resolver os problemas de saúde além-fronteiras foi o Pan American Sanitary Bureau, formado por 11 países das Américas em 1902. O principal objetivo do que mais tarde iria se tornar a Pan American Health Organization era o controle de doenças infecciosas nas Américas. Uma preocupação especial era a febre amarela, que teve um percurso fatal ao longo de grande parte das Américas do Sul e Central, representando uma ameaça à construção do Canal do Panamá. Em 1948, a Organização das Nações Unidas (ONU) formou a primeira instituição de saúde verdadeiramente global: a Organização Mundial da Saúde (OMS). Em 1958, sob a égide da OMS e em consonância com um foco de longa data sobre as doenças transmissíveis que atravessam fronteiras, os líderes na saúde global iniciaram o esforço que levou ao que alguns veem como o maior sucesso da saúde internacional: a erradicação da varíola. Os opositores foram surpreendidos quando a campanha de erradicação da varíola, que envolveu funcionários de saúde pública em todo o mundo, mostrou-se bem-sucedida em 1979, apesar das tensões da Guerra Fria.

Na Conferência Internacional sobre Cuidados Primários de Saúde em Alma-Ata (onde hoje fica o Cazaquistão), em 1978, funcionários da saúde pública de todo o mundo firmaram um compromisso com o "Saúde para Todos no ano 2000", um objetivo a ser alcançado proporcionando acesso universal aos cuidados primários de saúde em todo o mundo. Críticos argumentaram que a realização dessa meta na data proposta seria impossível. Nos anos seguintes, surgiu uma estratégia para a provisão de cuidados primários de saúde seletivos. Essa estratégia incluía quatro intervenções de baixo custo coletivamente conhecidas como GOBI: monitoramento do crescimento (*growth monitoring*), reidratação oral (*oral rehydration*), amamentação (*breast-feeding*) e *i*munização para difteria, pertússis, tétano, poliomielite, tuberculose e sarampo. O GOBI, mais tarde, foi expandido para GOBI-FFF, que também incluiu educação *f*eminina, alimentos (*food*) e planejamento *f*amiliar. Alguns profissionais da saúde pública viram o GOBI-FFF como uma estratégia provisória para alcançar a "saúde para todos", mas outros o criticaram por representar um recuo dos compromissos mais ousados de Alma-Ata.

A influência da OMS diminuiu durante a década de 1980. No início da década de 1990, muitos observadores argumentaram que, com seus recursos financeiros muito superiores e relações estreitas – mesmo que desiguais – com os governos dos países pobres, o Banco Mundial havia suplantado a OMS como a instituição multilateral mais importante a trabalhar na área da saúde. Um dos objetivos declarados do Banco Mundial era ajudar os países pobres a identificar intervenções "custo-efetivas" dignas de financiamento público e apoio internacional. Ao mesmo tempo, instituições financeiras internacionais incentivaram muitas dessas nações a reduzir os gastos públicos em saúde e educação para estimular o crescimento econômico como parte de políticas (mais tarde desacreditadas) de imposição de restrições como condição para o acesso a crédito e assistência pelo Banco Mundial, pelo Fundo Monetário Internacional e por bancos de desenvolvimento regionais. Houve um ressurgimento de muitas doenças – incluindo malária, tripanossomose e esquistossomose na África. A tuberculose (TB), uma doença eminentemente curável, permaneceu sendo a principal doença fatal de adultos no mundo. Meio milhão de mulheres por ano morreram no parto durante a última década do século XX; algumas das maiores instituições filantrópicas ou de financiamento do mundo concentraram-se na equidade na saúde global.

O HIV/Aids, descrito pela primeira vez na literatura médica em 1981, precipitou uma mudança. Nos Estados Unidos, o surgimento dessa doença infecciosa fatal recém descrita marcou o auge de uma série de eventos que acabaram com as esperanças prévias de "encerrar o assunto" das doenças infecciosas. Na África, que surgiria como epicentro global da pandemia, a doença causada pelo HIV sobrecarregaria os programas de controle da TB, e a malária continuaria ceifando tantas vidas como antes: no alvorecer do século XXI, essas três doenças, apenas, mataram quase 6 milhões de pessoas anualmente. Novas pesquisas, novas políticas e novos mecanismos de financiamento foram exigidos. Nas últimas duas décadas, surgiram importantes instituições multilaterais de financiamento da saúde global, como o Fundo Global de Luta contra Aids, Tuberculose e Malária; esforços bilaterais, como o U.S. President's Emergency Plan for Aids Relief (PEPFAR); e organizações filantrópicas privadas, como a Bill & Melinda Gates Foundation. Com seus 193 países-membros e 150 escritórios, a OMS continua tendo um papel importante em questões relacionadas com a disseminação além-fronteira de doenças infecciosas e outras ameaças à saúde. Com as consequências da epidemia de síndrome respiratória aguda grave de 2003, o Regulamento Sanitário Internacional da OMS – que fornece um fundamento legal para a investigação direta de uma ampla variedade de problemas de saúde global por essa organização, incluindo a influenza pandêmica, em qualquer país-membro – foi fortalecido e colocado em vigor em maio de 2007.

Mesmo com o aumento da atenção e dos recursos para os problemas de saúde em países pobres, a ausência de coerência dentro das instituições de saúde global, e, entre elas, pode minar seriamente os esforços para produzir uma resposta mais abrangente e eficaz. A OMS ainda está carente de recursos, apesar da necessidade sempre crescente de envolver-se em uma faixa mais ampla e complexa de questões de saúde, como o surto de ebola entre 2013 e 2016 na África Ocidental. Esta pode ser o que alguns autores chamaram de "a era de ouro da saúde global", mas os líderes das principais organizações de saúde global devem trabalhar juntos para delinear uma arquitetura efetiva que aproveite ao máximo as oportunidades para conectar a compreensão atual de carga de doença e a necessidade não satisfeita de criar sistemas de saúde nacionais robustos e resilientes com os novos recursos e compromissos com a equidade da saúde global. Com esse fim, novos e antigos participantes nos esforços pela saúde global têm de investir pesadamente na *descoberta* (ciência básica relevante), no *desenvolvimento* de novas ferramentas (preventivas, diagnósticas e terapêuticas) e nos modos de *distribuição* que assegurem uma provisão equitativa de produtos e serviços de saúde para todos que deles precisam.

A adoção dos Objetivos de Desenvolvimento Sustentável (ODSs) em 2015 pela ONU serve como exemplo de cooperação efetiva. Os ODSs articulam 17 objetivos abrangentes em vários domínios a serem alcançados

---
*Falecido.

até 2030. O Objetivo 3 se relaciona especificamente com a saúde global e contém 13 alvos distintos para serem atingidos, incluindo a redução de mortalidade materna e infantil; o fim das epidemias de HIV, TB e malária; e a redução na carga de DCNTs.

Incluído nos ODSs está o compromisso em alcançar a cobertura de saúde universal (CSU), fornecendo acesso universal a serviços de saúde essenciais de alta qualidade com um custo acessível no mundo todo. Liderado pela OMS, pelo Banco Mundial e por muitas organizações da sociedade civil, o Objetivo 3 medirá a cobertura de 16 serviços de saúde essenciais e avaliará a carga financeira dos gastos com saúde por família em todos os países.

ECONOMIA DA SAÚDE GLOBAL

As preocupações políticas e econômicas frequentemente guiam as intervenções de saúde global. Como mencionado anteriormente, as tentativas iniciais de controlar a febre amarela foram vinculadas ao término do Canal do Panamá. Entretanto, a exata natureza da ligação entre economia e saúde continua sendo uma questão para debate. Alguns economistas e demógrafos argumentam que a melhora do estado de saúde das populações deve começar com o desenvolvimento econômico; outros asseguram que tratar da saúde precária é o ponto inicial para o desenvolvimento nos países pobres. Em ambos os casos, há crescente consenso de que os investimentos em cuidados de saúde e o controle das doenças transmissíveis levam a maior produtividade. A questão é onde encontrar os recursos necessários para iniciar o previsto "círculo virtuoso".

Durante as últimas duas décadas, o gasto em saúde nos países pobres aumentou dramaticamente. Conforme um estudo do Institute for Health Metrics and Evaluation (IHME) na University of Washington, a assistência total ao desenvolvimento para a saúde global aumentou de 5,6 bilhões de dólares em 1990 para 38,9 bilhões de dólares em 2018, mas diminuiu em 3,3% desde 2017. Em 2018, os principais contribuintes eram os Estados Unidos, o Reino Unido e outras organizações filantrópicas privadas, com os maiores canais de financiamento sendo organizações não governamentais (ONGs) e agências de auxílio bilateral nos Estados Unidos. O crescimento da assistência ao desenvolvimento para a saúde parece ter atingido um platô: de 2013 a 2018, a taxa de crescimento anual foi –0,3%, e não está claro se o crescimento será retomado no futuro.

MORTALIDADE E CARGA GLOBAL DE DOENÇA

Melhorar os indicadores é uma tarefa importante para a saúde global: apenas há relativamente pouco tempo houve avaliações consistentes da carga global de doença. O primeiro estudo para avaliar seriamente essa questão, conduzido em 1990, estabeleceu as bases para o primeiro relatório sobre *Prioridades no Controle de Doenças nos Países em Desenvolvimento* (*Disease Control Priorities in Developing Countries*) e para o relatório sobre o desenvolvimento mundial de 1993 do Banco Mundial intitulado *Investindo em Saúde*. Essas iniciativas representaram um grande avanço para a compreensão do estado da saúde nos países em desenvolvimento. *Investindo em Saúde* trouxe especial influência: familiarizou uma ampla audiência com a análise custo-benefício para intervenções específicas da saúde e com a noção de anos de vida perdidos ajustados por incapacidade (AVAIs ou DALY, de *disability-adjusted life years*). O AVAI, que se tornou uma medida padrão do impacto de uma condição de saúde específica em uma população, combina tanto os anos absolutos de vida perdidos como os anos perdidos devido à incapacidade por casos relacionados de uma condição. (Ver **Fig. 472-1** e **Tab. 472-1** para uma análise da carga de saúde global por AVAIs.)

Em 2012, o IHME e instituições parceiras começaram a publicar os resultados do Global Burden of Diseases, Injuries, and Risk Factors Study 2010 (GBD 2010). O GBD 2010 é o esforço mais abrangente até o momento para produzir estimativas longitudinais, globalmente ambiciosas e comparáveis sobre a carga de doenças, lesões e fatores de risco. Esse relato reflete a expansão dos dados disponíveis sobre saúde nos países mais pobres e da capacidade para quantificar o impacto de condições específicas em uma população. Ele mede os níveis atuais e as tendências recentes para as principais doenças, lesões e fatores de risco no mundo todo. A equipe do GBD 2010 revisou e melhorou o sistema de ponderação da gravidade do estado de saúde, coletou dados publicados e usou análises domiciliares para aumentar a cobertura e a acurácia dos dados sobre a carga de doenças. Os registros atualizados foram lançados em 2013, 2015 e 2017. Conforme os métodos analíticos e a qualidade dos dados melhoram, as tendências importantes podem ser identificadas em uma comparação das estimativas de carga global de doenças de 1990 a 2017.

MORTALIDADE GLOBAL

Entre as 55,9 milhões de mortes no mundo em 2017, 19% (10,4 milhões) ocorreram por doenças transmissíveis, condições maternas e neonatais e deficiências nutricionais – uma grande redução em comparação aos dados de 1990, quando essas condições foram responsáveis por 32% da mortalidade global. Da fração de todas as mortes relacionadas com doenças transmissíveis, condições maternas e neonatais e deficiências nutricionais, 75% ocorreram na África Subsaariana e no sul da Ásia. Embora a proporção de mortes causadas por essas condições tenha diminuído significativamente na última década, houve um aumento dramático no número de mortes por DCNTs, que aumentou em 23% entre 2007 e 2017. A principal causa de mortes em adultos em 2017 foi a cardiopatia isquêmica, sendo responsável por 8,9 milhões de mortes (16% do total de mortes). Em países de alta renda, a cardiopatia isquêmica foi responsável por 17,0% do total de mortes e, nos países de rendas baixa e média, foi responsável por 7 e 17%, respectivamente. É importante observar que a cardiopatia isquêmica foi responsável por apenas 5% do total de mortes na África Subsaariana **(Tab. 472-2)**. Em segundo lugar, causando 11% da mortalidade global, estava o acidente vascular cerebral (AVC), responsável por 9,0% das mortes nos países de alta renda, 6 e 12% das mortes nos países de rendas baixa e média, respectivamente, e 4% na África Subsaariana. Embora a doença pulmonar obstrutiva crônica (DPOC) tenha sido a terceira principal causa de morte no mundo todo e a quinta principal causa nos países de renda alta (responsável por 5% de todas as mortes), essa condição não estava entre as 15 principais causas de morte na África Subsaariana. Entre as 10 principais causas de morte na África Subsaariana, 6 foram doenças infecciosas, com HIV/Aids, infecções do trato respiratório inferior, doenças diarreicas e malária sendo os principais contribuidores para a carga de doença. Porém, nos países de renda alta, apenas uma doença infecciosa – infecção do trato respiratório inferior – apareceu entre as 10 principais causas de morte.

O GBD 2017 descobriu que os números de mortalidade em todo o mundo entre crianças menores que 5 anos de idade caíram de 16,4 milhões de mortes em 1970 para 11,8 milhões em 1990 e para 5,4 milhões em 2017 – uma redução bem maior que a esperada. Das mortes infantis em 2017, 2,4 milhões (44%) ocorreram no período neonatal. Um pouco menos de um terço das mortes entre crianças menores que 5 anos de idade ocorreram no sul da Ásia, e um pouco mais da metade, na África Subsaariana; mas apenas cerca de 1% das mortes ocorreram em países de alta renda.

A carga global de morte por HIV/Aids e malária estava em ascensão até 2004; mas, desde então, progressos significativos foram alcançados. As mortes globais por Aids caíram de 2 milhões em 2006 para 955 mil em 2017, enquanto as mortes por malária caíram de 1,2 milhão para 620 mil no mesmo período. Apesar dessas melhoras, malária e HIV/Aids continuam sendo as principais cargas de doença em determinadas regiões, tendo impacto global. Embora tenha apenas impacto pequeno na mortalidade fora da África Subsaariana e do Sudeste Asiático, a malária é a 5ª principal causa de morte em crianças menores que 5 anos de idade no mundo todo. A infecção pelo HIV ocupava a 28ª posição global para AVAIs em 1990, mas foi a 11ª principal causa de carga de doença em 2017, sendo da África Subsaariana a grande maioria dessa carga **(Fig. 472-1)**.

A população mundial está vivendo mais: a expectativa global de vida aumentou significativamente nos últimos 50 anos, de 58,8 anos em 1970 para 73 anos em 2017. Essa mudança demográfica, acompanhada pelo fato de que a prevalência de DCNTs aumenta com a idade, está mudando de forma drástica a carga de doença em direção às DCNTs, as quais superaram as causas transmissíveis, maternas, nutricionais e neonatais. Em 2017, 73% do total de mortes em todas as idades e 62% de todos os AVAIs foram causados por DCNTs. Cada vez mais a carga global de doenças abrange condições e lesões que causam incapacidade em vez de morte.

No mundo todo, embora a expectativa de vida e os anos de vida com boa saúde tenham aumentado, os anos de vida vividos com incapacidade também aumentaram. Globalmente, a carga total de incapacidade aumentou em 50% entre 1950 e 2017. Apesar da maior prevalência das doenças comuns nas populações mais velhas (p. ex., demência e doença musculoesquelética) ser em países desenvolvidos e com renda alta, as melhores estimativas de 2017 revelam que a incapacidade sofrida como resultado de doenças cardiovasculares, doenças respiratórias crônicas e impacto de

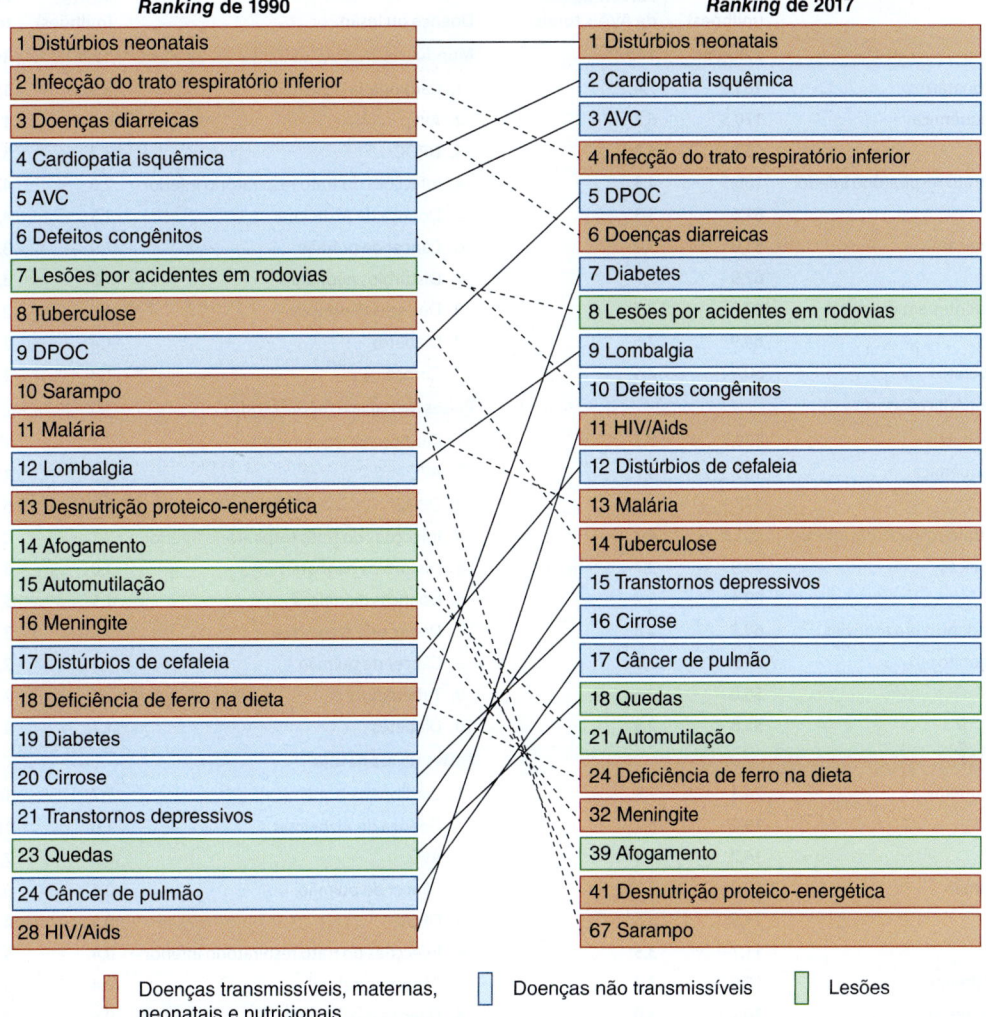

FIGURA 472-1 AVAIs (anos de vida perdidos ajustados por incapacidade) globais para as principais causas de carga de doença em 1990 e 2017. DPOC, doença pulmonar obstrutiva crônica; AVC, acidente vascular cerebral. (*Do Institute for Health Metrics and Evaluation [IHME]. GBD Compare. Seattle, WA: IHME, University of Washington, 2017. Disponível em http://vizhub.healthdata.org/gbd-compare. Acesso 1 de maio de 2020.*)

longo prazo de doenças transmissíveis foi maior nos países de rendas baixa e média. Na maioria dos países em desenvolvimento, as pessoas viveram menos e sofreram incapacidade e saúde precária durante grande parte de suas vidas. Na verdade, 47% da carga global de doenças ocorreu no sul da Ásia e na África Subsaariana, que, juntas, formam apenas 38% da população mundial.

SAÚDE E RIQUEZA

As evidentes disparidades na carga de doença (transmissíveis e não transmissíveis) conforme o nível de renda de cada país são fortes indicadores de que a pobreza e a saúde estão inerentemente ligadas. Vários estudos documentaram a ligação entre pobreza e saúde dentro das nações e entre as nações. A pobreza continua sendo uma das causas básicas de saúde precária mais importantes em todo o mundo, e a carga global de pobreza continua sendo alta. Entre as 7,3 bilhões de pessoas vivas em 2015, 10% (736 milhões) viviam com menos de 1,90 dólares (na cotação de 2011) por dia – uma medida padronizada de pobreza extrema –, e 25% viviam com menos de 3,20 dólares por dia. Um pouco menos de um quinto de todas as crianças com menos de 14 anos de idade viviam em pobreza extrema em 2015. A taxa de pobreza extrema tem diminuído constantemente desde 1990, e, em 2015, mais 1 bilhão de pessoas não viviam mais em pobreza apesar do crescimento de mais de 2 bilhões de pessoas na população global nesse mesmo período. Contudo, essa melhoria não foi homogênea em todo o globo. Na África Subsaariana, as pessoas vivendo em extrema pobreza aumentaram de 278 milhões para 413 milhões durante o mesmo período.

FATORES DE RISCO PARA A CARGA DE DOENÇAS

O estudo GBD concluiu que os três principais fatores de risco para a carga de doença global em 2017 eram (em ordem de frequência) pressão arterial sistólica elevada, tabagismo e glicemia em jejum elevada – uma alteração substancial em relação a 1990, quando a desnutrição infantil era a primeira colocada. Embora ocupasse a nona posição em 2017, a desnutrição infantil permanece sendo o terceiro principal fator de risco para morte no mundo entre crianças menores que 5 anos de idade. Em uma era que viu a obesidade se tornar uma grande preocupação de saúde em muitos países desenvolvidos (e o quarto principal fator de risco no mundo todo), a persistência da subnutrição é certamente causa de grande consternação. O peso corporal baixo (síndrome comsumptiva) ainda é um fator de risco dominante para a carga de doença na África Subsaariana. Nas áreas rurais, nenhuma iniciativa de cuidados de saúde, independentemente da generosidade de seus financiamentos, será eficaz ou abrangente sem tratar a subnutrição.

Em uma análise que examinou a forma como lesões e doenças específicas são afetadas por riscos ambientais, a OMS estimou que 24% de todas as mortes e 28% das mortes entre crianças < 5 anos de idade em 2016 se deviam a fatores ambientais modificáveis: cerca de 1,6 milhão de crianças morrem anualmente por causas relacionadas a ambientes insalubres, incluindo as mais de 300 mil mortes derivadas da falta de acesso a água potável e saneamento. Muitos desses fatores modificáveis levam à morte de crianças e adultos por doenças infecciosas; outros levam à morte por neoplasias malignas. Etiologia e nosologia são cada vez mais difíceis de analisar no que diz respeito ao dano ambiental. Os fatores de risco como a poluição

TABELA 472-1 ■ Principais causas de carga de doença (AVAIs), 2017

Doença ou lesão	AVAIs (milhões)	Porcentagem de AVAIs totais
Mundo	**2.464,9**	**100**
1. Distúrbios neonatais	185,8	7,4
2. Cardiopatia isquêmica	170,3	6,8
3. AVC	132,1	5,3
4. Infecções do trato respiratório inferior	106,5	4,3
5. DPOC	81,6	3,3
6. Doenças diarreicas	81,0	3,2
7. Diabetes	67,9	2,7
8. Lesão por acidentes em rodovias	67,8	2,7
9. Lombalgia	64,9	2,6
10. Defeitos congênitos	60,9	2,4
Países de baixa e média rendas[a]		
1. Distúrbios neonatais	179,7	8,3
2. Cardiopatia isquêmica	145,3	6,7
3. AVC	117,1	5,4
4. Infecções do trato respiratório inferior	101,1	4,7
5. Doenças diarreicas	79,9	3,7
6. DPOC	69,4	3,2
7. Lesões por acidentes em rodovias	60,3	2,8
8. Defeitos congênitos	57,2	2,6
9. Diabetes	56,0	2,6
10. HIV/Aids	53,6	2,5
Países de renda alta[a]		
1. Cardiopatia isquêmica	24,3	7,3
2. Lombalgia	19,0	5,7
3. AVC	14,2	4,3
4. Câncer de pulmão	12,2	3,7
5. DPOC	11,8	3,6
6. Diabetes	11,7	3,5
7. Doença de Alzheimer	10,9	3,3
8. Distúrbios de cefaleias	10,1	3,0
9. Quedas	8,9	2,7
10. Transtornos por uso de substâncias	8,4	2,5
África Subsaariana		
1. Distúrbios neonatais	66,8	12,8
2. Infecções do trato respiratório inferior	44,7	8,6
3. HIV/Aids	41,8	8,0
4. Malária	40,1	7,7
5. Doenças diarreicas	39,3	7,5
6. Defeitos congênitos	19,9	3,8
7. Tuberculose	16,9	3,2
8. Meningite	12,6	2,4
9. Desnutrição proteico-energética	10,7	2,0
10. Lesões por acidentes em rodovias	10,2	2,0

[a] O Banco Mundial classifica os países como de renda alta quando o produto interno bruto (PIB) *per capita* nacional é ≥ 12.376 dólares. Os países de rendas baixa e média são classificados como de baixa renda (PIB *per capita* < 1.025 dólares), renda média baixa (PIB *per capita* entre 1.026 e 3.995 dólares) e renda média alta (PIB *per capita* entre 3.996 e 12.375 dólares) (http://data.worldbank.org/about/country-classifications).

Siglas: DPOC, doença pulmonar obstrutiva crônica; AVAIs, anos de vida perdidos ajustados por incapacidade; AVC, acidente vascular cerebral.

Fonte: Institute for Health Metrics and Evaluation, University of Washington (2020). Dados disponíveis em http://www.healthdata.org/gbd/data-visualizations. Acesso 30 de abril de 2020.

TABELA 472-2 ■ Principais causas de morte em todo o mundo, 2017

Doença ou lesão	Mortes (milhões)	Porcentagem do total de mortes
Mundo	**55,8**	**100**
1. Cardiopatia isquêmica	8,9	15,9
2. AVC	6,2	11,0
3. DPOC	3,2	5,7
4. Infecções do trato respiratório inferior	2,6	4,6
5. Doença de Alzheimer	2,5	4,5
6. Câncer de pulmão	1,9	3,4
7. Distúrbios neonatais	1,8	3,2
8. Doenças diarreicas	1,6	2,8
9. Diabetes	1,4	2,4
10. Cirrose	1,3	2,4
Países de baixa e média rendas[a]		
1. Cardiopatia isquêmica	7,2	15,8
2. AVC	5,3	11,7
3. DPOC	2,7	6,0
4. Infecções do trato respiratório inferior	2,1	4,7
5. Distúrbios neonatais	1,8	3,9
6. Doenças diarreicas	1,5	3,4
7. Doença de Alzheimer	1,4	3,2
8. Câncer de pulmão	1,2	2,7
9. Tuberculose	1,2	2,6
10. Diabetes	1,1	2,5
Países de renda alta[a]		
1. Cardiopatia isquêmica	1,7	16,6
2. Doença de Alzheimer	1,0	10,1
3. AVC	0,8	7,9
4. Câncer de pulmão	0,6	6,0
5. DPOC	0,5	4,6
6. Infecções do trato respiratório inferior	0,4	4,1
7. Câncer colorretal	0,4	3,4
8. Doença renal crônica	0,3	2,4
9. Diabetes	0,2	2,1
10. Cirrose	0,2	2,0
África Subsaariana		
1. Distúrbios neonatais	0,7	9,4
2. HIV/Aids	0,7	9,3
3. Infecções do trato respiratório inferior	0,7	9,2
4. Doenças diarreicas	0,6	7,3
5. Malária	0,5	7,1
6. Cardiopatia isquêmica	0,4	5,4
7. Tuberculose	0,4	5,2
8. AVC	0,3	4,4
9. Defeitos congênitos	0,2	2,7
10. Lesões por acidentes em rodovias	0,2	2,2

[a] O Banco Mundial classifica os países como de renda alta quando o produto interno bruto (PIB) *per capita* nacional é ≥ 12.376 dólares. Os países de rendas baixa e média são classificados como de baixa renda (PIB *per capita* < 1.025 dólares), renda média baixa (PIB *per capita* entre 1.026 e 3.995 dólares) e renda média alta (PIB *per capita* entre 3.996 e 12.375 dólares) (http://data.worldbank.org/about/country-classifications).

Siglas: DPOC, doença pulmonar obstrutiva crônica; AVC, acidente vascular cerebral.

Fonte: Institute for Health Metrics and Evaluation, University of Washington (2020). Dados disponíveis em http://www.healthdata.org/gbd/data-visualizations. Acesso em 30 de abril de 2020.

do ar doméstico devido ao uso de combustíveis sólidos, a exposição ao tabagismo passivo e a poluição do ar externo são responsáveis por 55% dos AVAIs por infecções do trato respiratório inferior globalmente. Várias formas de lesão não intencional e malária estão no topo da lista dos problemas de saúde para os quais os fatores ambientais contribuem.

A terceira edição do *Disease Control Priorities* (DCP3), publicado como um conjunto de vários volumes baseados na área de conteúdo, fornece recomendações baseadas em evidências e análises de custo-efetividade para numerosas intervenções, com atenção para estratégias de fortalecimento dos sistemas de saúde. Há necessidade de análises de custo-efetividade que comparem intervenções relativamente equivalentes e facilitem as melhores decisões em situações de escassez de recursos; essas análises, porém, como os autores do DCP3 reconhecem, não são confiáveis quando se baseiam em conhecimento incompleto dos custos e em evidências de efetividade ainda indefinidas. À medida que aumentaram os recursos e os objetivos para as iniciativas de saúde global, as análises de custo-efetividade (particularmente aquelas baseadas em evidências mais antigas) guiaram os políticos e os especialistas em saúde pública, por vezes, em direção a intervenções de baixo custo, que acabaram se mostrando ineficazes, ou para longe daquelas de maior custo, porém efetivas. Assim, usamos o termo *equidade da saúde global* para enfatizar a necessidade de garantir acesso equalitário a intervenções de saúde de alto valor. Para ilustrar esses pontos, é instrutivo voltar-se para o HIV/Aids, que no curso das últimas quatro décadas se tornou uma das principais causas infecciosas de morte durante a vida adulta.

INFECÇÃO POR HIV/AIDS

O Capítulo 202 fornece uma visão geral da epidemia de HIV no mundo atual. Aproximadamente 36 milhões de pessoas no mundo todo estavam vivendo com infecção pelo HIV em 2017, e esta tem sido a causa subjacente da morte de quase 1 milhão de pessoas – especialmente concentradas na África Subsaariana – anualmente. Em 2017, 54 países estavam a caminho de alcançar o alvo de 2020 de 81% de cobertura da terapia antirretroviral (TARV), mas é esperado que apenas 12 países alcancem o alvo de 2030 de 90% de cobertura. Aqui, a discussão limita-se ao HIV/Aids no mundo em desenvolvimento. As lições aprendidas para enfrentar o HIV/Aids nos locais com restrição de recursos são altamente relevantes para discussões sobre outras doenças crônicas, como DCNTs, para as quais terapias efetivas foram desenvolvidas. Nos Estados Unidos, na segunda metade da década de 1990, a TARV transformou a infecção pelo HIV de uma doença invariavelmente fatal em uma doença crônica tratável. Entre os países de alta renda, a melhora da TARV prolongou largamente a expectativa de vida de pessoas que convivem com a infecção pelo HIV, que atualmente se aproxima daquela da população geral. Essa taxa de sucesso é maior do que aquela obtida com quase qualquer tratamento para câncer em adultos ou para complicações da doença arterial coronariana. Nos países em desenvolvimento, o tratamento é oferecido de forma ampla desde 2003. Antes de 2003, surgiram muitos argumentos para justificar a não progressão dos programas de TARV para pessoas que vivem com HIV/Aids em locais com recursos limitados. Os argumentos mais utilizados incluíam o preço da terapia comparado com a pobreza dos pacientes, a complexidade da intervenção, a ausência de infraestrutura para monitoramento laboratorial e a falta de prestadores de serviços de saúde treinados. Os argumentos limitantes de custo-efetividade que criaram falsas dicotomias – prevenção *ou* tratamento, em vez de sua integração sinérgica – com muita frequência não eram questionados por políticos, especialistas de saúde pública e economistas de saúde. Como resultado cumulativo desses atrasos com relação às disparidades na saúde, antigas e novas, houve milhões de mortes prematuras.

As disparidades no acesso ao tratamento do HIV geraram uma indignação moral generalizada e um novo tipo de ativismo em saúde. Em vários países de renda média, incluindo o Brasil, programas públicos ajudaram a cobrir a lacuna do acesso global. Outros projetos inovadores lançados por ONGs internacionais em diferentes cenários, como Haiti e Ruanda, confirmaram que uma abordagem simples de TARV, baseada no envolvimento intensivo da comunidade e no suporte econômico para os pacientes e os profissionais de saúde de suas comunidades, pode obter resultados excelentes **(Fig. 472-2)**.

Durante a última década, a disponibilidade da TARV aumentou muito nos países de rendas baixa e média que tinham a maior carga da pandemia de HIV/Aids. Em 2000, poucas pessoas que viviam com HIV/Aids nesses países tinham acesso à TARV, ao passo que, em 2018, 62% das pessoas que viviam infectadas pelo HIV estavam recebendo TARV, incluindo 64% das pessoas com HIV da África Subsaariana e 53% do Sudeste Asiático. À luz desses ganhos dramáticos, as metas de cobertura se tornaram mais ambiciosas; por exemplo, em 2014, a iniciativa UNAIDS definiu os alvos 90-90-90, que têm como objetivo que, até 2020, 90% das pessoas com HIV reconhecessem a sua situação, 90% daquelas detectadas fossem tratadas com TARV e 90% daquelas em tratamento alcançassem a supressão da carga viral. Esses alvos serão seguidos pelos alvos 95-95-95 para 2030, com o objetivo de acabar com a epidemia de Aids.

Esse aumento foi possível devido a vários desenvolvimentos: uma redução enorme no custo da TARV de produção genérica, o desenvolvimento de uma abordagem padronizada para o tratamento, investimentos substanciais por patrocinadores e o comprometimento político de governantes para disponibilizar a TARV como bem público. Ativistas da Aids na sociedade civil estimularam muitos desses esforços.

Começando no início da década de 2000, uma combinação de fatores, incluindo o trabalho da Clinton HIV/Aids Initiative e da Médecins Sans Frontières, levou à disponibilidade de medicamentos genéricos para a TARV. Embora o custo da TARV de primeira linha fosse de > 10 mil dólares por paciente ao ano em 2000, os regimes de primeira linha em países de rendas baixa e média estão atualmente disponíveis por < 75 dólares ao ano. Ao mesmo tempo, as combinações de dose fixa tornaram os esquemas com múltiplos fármacos mais fáceis de administrar. Também nesse mesmo período, a OMS começou a defender uma abordagem de saúde pública para o tratamento de pessoas com Aids em locais com poucos recursos; essa abordagem prometia – graças à redução na viremia – diminuir as taxas de transmissão e, se disponível universalmente, acabar com quase toda a transmissão materno-fetal. Essa abordagem, derivada de modelos de cuidados fundados pela ONG Partners In Health e por outros grupos, propôs o uso de esquemas de tratamento-padrão de primeira linha baseados em um formulário simples com cinco fármacos, havendo um grupo mais complexo (e mais caro) de opções de segunda linha de reserva. Os protocolos clínicos foram padronizados, e pacotes de treinamento intensivo para profissionais do serviço de saúde e da comunidade foram desenvolvidos e implementados em muitos países. Essas iniciativas foram sustentadas por recursos inéditos do Fundo Global e da PEPFAR. Em 2003, a ausência de acesso à TARV foi declarada uma emergência de saúde pública global pela OMS e pela UNAIDS, e as duas agências lançaram a "iniciativa 3 em 5", estabelecendo um objetivo ambicioso: ter 3 milhões de pessoas nos países em desenvolvimento em tratamento até o final de 2005. Muitos países estabeleceram metas nacionais correspondentes e trabalham para integrar a TARV aos seus programas nacionais de Aids e sistemas de saúde, bem como atrelar as ações em comum entre o tratamento para o HIV/Aids e as atividades de prevenção. O financiamento externo para o tratamento do HIV/Aids nesses locais aumentou drasticamente durante esse período e depois disso, aumentando de 300 milhões de dólares em 1996 para mais de 9,1 bilhões de dólares em 2017. A integração entre prevenção e cuidados levou a uma queda importante na transmissão – um declínio de 96% conforme uma revisão do impacto da TARV em países com alta carga de doença na África e no Caribe.

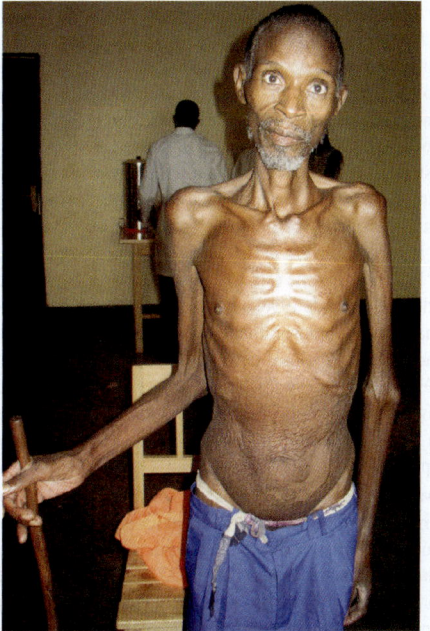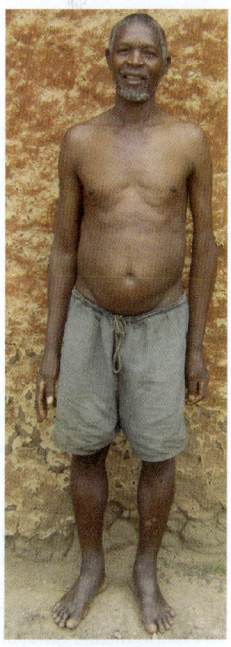

FIGURA 472-2 Paciente coinfectado por HIV/tuberculose (TB) em Ruanda antes (*à esquerda*) e depois (*à direita*) de 6 meses de tratamento.

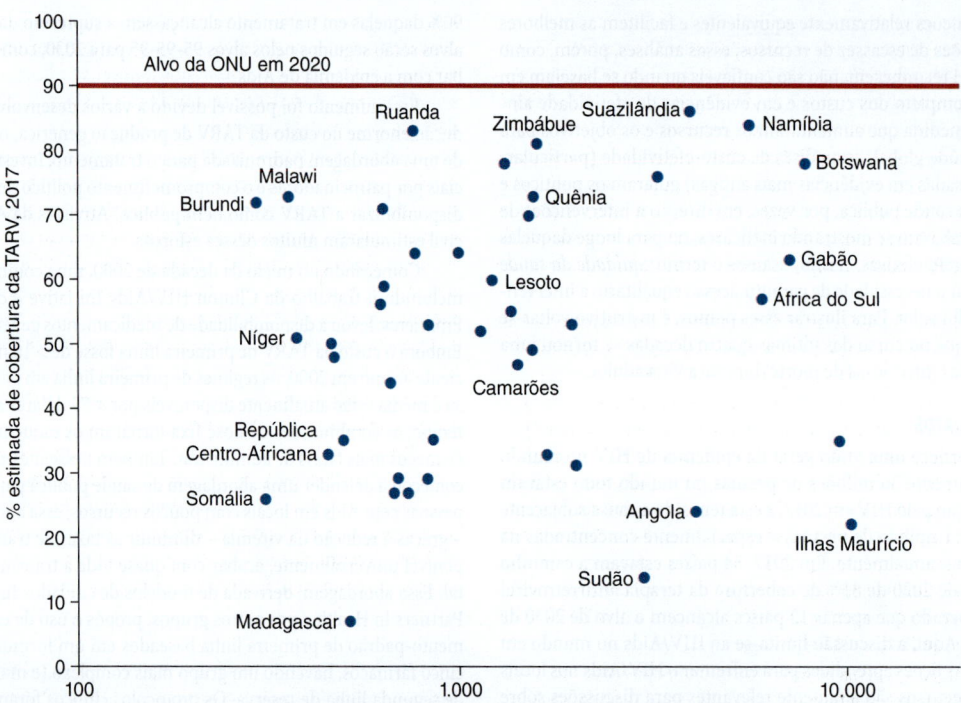

FIGURA 472-3 Cobertura da terapia antirretroviral (TARV) (porcentagem de pessoas vivendo com HIV que receberam a TARV) na África Subsaariana, 2017. *(Fonte: Banco Mundial; mais informações em data.worldbank.org.)*

Lições adicionais com implicações para política e ação vieram de esforços que hoje estão em andamento nos países de menor renda. Ruanda fornece um exemplo: desde 2000, a mortalidade pelo HIV caiu > 80% à medida que o país – apesar de seu PIB relativamente baixo **(Fig. 472-3)** – forneceu acesso quase universal à TARV. As razões para esse sucesso incluem forte liderança nacional, políticas baseadas em evidências, colaboração entre os setores, cuidado baseado na comunidade e foco deliberado em uma abordagem de sistema de saúde que coloque o tratamento e a prevenção do HIV/Aids na plataforma de oferta de cuidados primários de saúde. Conforme discutiremos mais adiante neste capítulo, esses princípios podem ser aplicados a outras condições, incluindo DCNTs.

TUBERCULOSE

O **Capítulo 178** fornece uma visão concisa da fisiopatologia e do tratamento da TB. Em 2017, estima-se que tenham morrido 1,2 milhões de pessoas pela infecção por *Mycobacterium tuberculosis*; esse número transformou a TB no principal assassino infeccioso de adultos no mundo todo. A doença está intimamente ligada à infecção pelo HIV na maior parte do mundo: dos 10 milhões de novos casos estimados de TB em 2017, 920 mil ocorreram em pessoas com o HIV. Uma proporção muito mais substancial do ressurgimento da TB registrado no sudoeste da África é atribuída à coinfecção pelo HIV. Contudo, mesmo antes do surgimento do HIV, estimava-se que menos da metade dos casos de TB nos países em desenvolvimento eram diagnosticados. Principalmente devido à falha comum em diagnosticar e tratar a TB, as autoridades internacionais idealizaram uma estratégia simples para reduzir a carga da doença. No início da década de 1990, o Banco Mundial, a OMS e outras organizações internacionais promoveram a estratégia DOTS (tratamento diretamente observado usando regimes curtos baseados em isoniazida e rifampicina, do inglês *directly observed therapy short-course*) como sendo altamente custo-efetiva. A busca passiva de casos de pacientes com esfregaço de escarro positivo foi fundamental para essa estratégia, assim como o suprimento ininterrupto de fármacos.

A DOTS foi claramente efetiva para a maioria dos casos não complicados de TB suscetível ao fármaco, mas vários problemas foram logo identificados. Em primeiro lugar, o diagnóstico de TB baseado apenas na microscopia do esfregaço de escarro – método que data do final do século XIX – não é sensível. Muitos pacientes com TB pulmonar e todos os pacientes com TB exclusivamente extrapulmonar não são identificados pela microscopia do esfregaço, assim como a maioria dos casos da doença ativa em crianças. Em segundo lugar, o rastreamento oportuno depende da disponibilidade dos serviços de cuidados de saúde, que é desigual nos locais onde a TB é mais prevalente. Em terceiro lugar, os pacientes com TB resistente a múltiplos fármacos (MDR-TB) são, por definição, infectados com cepas do *M. tuberculosis* resistentes a isoniazida e rifampicina; assim, a confiança exclusiva nesses fármacos é ineficaz nos locais em que a resistência aos fármacos é um problema estabelecido.

A crise da resistência a antibióticos registrada nos hospitais dos Estados Unidos não está restrita ao mundo industrializado ou a infecções bacterianas comuns. Embora a grande maioria dos pacientes que tenham ou estejam morrendo por TB seja acometida por cepas suscetíveis a todos os fármacos de primeira linha, uma substancial minoria de pacientes com TB em alguns locais está infectada com cepas de *M. tuberculosis* resistentes a pelo menos um dos fármacos de primeira linha para a TB. Globalmente, em 2017, uma porcentagem estimada de 4% de todos os pacientes com novas infecções por *M. tuberculosis* e 18% de todos os pacientes previamente tratados estavam infectados com cepas MDR resistentes à rifampicina; a maioria desses casos resultava de transmissão primária. Estava claro que problemas no controle de infecção dos hospitais e das clínicas em face de atrasos no início da terapia efetiva tinham levado a epidemias explosivas e letais por essas cepas. Para melhorar a resposta efetiva baseada na DOTS à MDR-TB, as autoridades de saúde global adotaram a DOTS-Plus, que adiciona os diagnósticos e os fármacos necessários para tratar a doença resistente ao fármaco. Contudo, mesmo quando a DOTS-Plus estava sendo testada nos locais com restrição de recursos, novas cepas do *M. tuberculosis* extensamente resistentes a fármacos (XDR) (resistentes a isoniazida e rifampicina, qualquer fluorquinolona e pelo menos um agente de segunda linha injetável) já ameaçavam os programas de controle da TB na já prejudicada África do Sul, onde, por exemplo, altas taxas de infecção pelo HIV levaram a uma incidência duplicada de TB na última década. Análises genéticas de culturas de escarro e tecidos infectados sugerem que os pacientes podem ser infectados por mais de uma cepa. Apesar da baixa capacidade de detecção da MDR-TB e da XDR-TB na maioria dos locais com poucos recursos, estima-se que ocorreram 580 mil casos de MDR-TB em 2017. Aproximadamente 9% desses casos resistentes aos fármacos foram causados por cepas XDR.

TUBERCULOSE E AIDS COMO DOENÇAS CRÔNICAS: LIÇÕES APRENDIDAS

As estratégias efetivas contra a MDR-TB têm implicações para o tratamento da infecção pelo HIV resistente a fármacos e mesmo da malária resistente a fármacos, que, por meio de infecções repetidas e ausência de terapia efetiva, tornou-se uma doença crônica em partes da África (ver "Malária", adiante).

À medida que novas terapias para TB ou hepatite C tornam-se disponíveis, muitos dos problemas encontrados no passado voltarão a ocorrer. Na verdade, examinar a Aids e a TB como doenças crônicas – em vez de simplesmente doenças transmissíveis – possibilita-nos tirar algumas conclusões, muitas delas pertinentes à equidade da saúde global em geral.

Em primeiro lugar, as infecções crônicas discutidas aqui são mais bem tratadas com regimes de múltiplos fármacos aos quais as cepas infectantes são suscetíveis. Isso é verdade para infecções crônicas por muitas bactérias, fungos, parasitas ou vírus; mesmo infecções agudas, como aquelas causadas por espécies de *Plasmodium*, não são confiavelmente tratadas com um único fármaco.

Em segundo lugar, cobrar taxas para a prevenção e o cuidado da Aids traz problemas gigantescos para os que vivem na pobreza, muitos dos quais são incapazes de pagar mesmo quantidades modestas por serviços ou medicamentos. Assim como os esforços para a luta contra a TB transmitida pelo ar, tais serviços deveriam ser considerados um bem comum para promover saúde pública. Inicialmente, uma abordagem subsidiada exigirá contribuições contínuas de doadores, mas muitos países africanos estabeleceram metas para o aumento dos investimentos nacionais em saúde – uma promessa que poderia produzir ambiciosos programas sustentáveis em longo prazo, como sugere a experiência de Ruanda. Enquanto isso, à medida que crescem os investimentos locais, o preço do cuidado da Aids continua a diminuir. O uso de medicamentos genéricos significa que a TARV pode agora custar menos de 25 centavos de dólar por dia.

Em terceiro lugar, a ampliação efetiva de projetos-piloto requer o fortalecimento e, algumas vezes, a reconstrução dos sistemas de assistência à saúde, incluindo os incumbidos de fornecer cuidados primários. No passado, a ausência de infraestrutura para os cuidados de saúde foi citada como barreira para o fornecimento da TARV nas regiões mais pobres do mundo; entretanto, os recursos da Aids, os quais são finalmente consideráveis, podem ser orientados para a reconstrução dos sistemas públicos de saúde na África Subsaariana e em outras regiões onde a incidência da infecção pelo HIV é alta – precisamente nos locais onde a TB é reemergente. A falha em buscar essa abordagem de sistemas de saúde após o fim das guerras civis em Serra Leoa e na Libéria foi responsável por grande parte da extrema vulnerabilidade desses países ao Ebola uma década depois.

Em quarto lugar, a falta de profissionais de saúde treinados, mais notavelmente de médicos e enfermeiros, é incorretamente referida como a principal razão para as falhas no tratamento da Aids nos países pobres, e isso deve ainda ser abordado. A OMS recomenda o mínimo de 1 médico a cada 1.000 pessoas, mas em muitos países, especialmente na África Subsaariana, esse número é muito menor. Especificamente, 45% de todos os estados membros da OMS relatam que não atingem esse alvo. Em contrapartida, Estados Unidos e Cuba relatam ter 2,59 e 8,19 médicos por 1.000 habitantes, respectivamente. Da mesma forma, cerca de 50% dos países-membros da OMS relatam ter menos de 3 enfermeiros e parteiras para cada 1.000 habitantes. A África Subsaariana comporta > 24% da carga global de doenças, mas tem acesso a apenas 3% dos profissionais de saúde no mundo. Outras inequidades nos cuidados de saúde existem dentro dos países. As disparidades entre áreas rurais e urbanas com relação aos profissionais de assistência de saúde espelham as disparidades tanto da riqueza quanto da saúde. Por exemplo, em Serra Leoa, estima-se que 70% dos profissionais de saúde do país estejam concentrados nas áreas urbanas, onde apenas 38% da população vive. Mesmo os profissionais de saúde da comunidade, treinados para fornecer serviços de primeira linha para populações rurais, frequentemente se transferem para a área urbana.

No que se chama "fuga de cérebros", muitos médicos e enfermeiros emigram de seus países de origem para buscar oportunidades em outros países, deixando para trás sistemas de saúde que não possuem profissionais suficientes e são mal equipados para lidar com emergências como o ebola ou com a carga de doença habitual. Uma das razões para que médicos e enfermeiros deixem a África Subsaariana e outras áreas com baixa renda é não terem as ferramentas para praticar seu trabalho nesses locais. O financiamento para programas "verticais" (para doenças específicas) pode ser usado não apenas para fortalecer os sistemas de saúde, mas também para recrutar e treinar médicos e enfermeiros para regiões com poucos recursos onde eles, por sua vez, podem ajudar a treinar e trabalhar com profissionais de saúde da comunidade na supervisão de cuidados de pacientes com Aids e muitas outras doenças em suas comunidades. Esse treinamento deve ser realizado mesmo onde há muitos médicos, pois o cuidado supervisionado rigorosamente, baseado na comunidade, representa o mais alto padrão de cuidado para doenças crônicas, seja nos países desenvolvidos ou em desenvolvimento. Os Estados Unidos, que tem uma escassez de profissionais de saúde em muitas de suas comunidades pobres e rurais, tem muito a aprender com Ruanda nesse sentido.

Em quinto lugar, as muitas barreiras para cuidados de saúde adequados e adesão do paciente que surgem pela pobreza extrema podem ser removidas apenas com "serviços completos": suplementos alimentares para os famintos, transporte até as clínicas, cuidado de crianças e moradia. A pobreza extrema torna difícil para muitos pacientes aderir à terapia para doenças crônicas, sejam elas transmissíveis ou não. Porém, a experiência mostra que essas muitas barreiras podem ser mais facilmente superadas do que a própria pobreza extrema, com a qual as doenças crônicas e as infecções agudas contribuem de forma substancial. Na verdade, a pobreza, em suas muitas dimensões, é de longe a maior barreira à ampliação dos serviços de tratamento e prevenção.

Por fim, há necessidade de um renovado comprometimento científico básico com a descoberta e o desenvolvimento de vacinas, de ferramentas para diagnóstico mais confiáveis e menos caras e de novas classes de agentes terapêuticos. Essa necessidade aplica-se não apenas ao HIV, à TB e à malária – contra as quais não existe vacina disponível –, mas também a muitas outras doenças negligenciadas da pobreza.

MALÁRIA

O Capítulo 224 revisa a etiologia, a patogênese e o tratamento clínico da malária, a sexta doença infecciosa que mais mata no mundo. Em 2017, houve 219 milhões de casos de malária, e a doença matou 435 mil pessoas; 60% dessas mortes ocorreram em crianças com idade < 5 anos. A carga da malária afeta os pobres desproporcionalmente: quase 85% das mortes estimadas pela malária ocorrem em apenas 20 países, e as taxas de mortalidade são maiores na África Subsaariana. Nigéria, República Democrática do Congo, Tanzânia, Angola, Moçambique e Níger respondem por mais de metade de todas as mortes por malária globalmente.

O custo humano da malária tem sido enorme, sendo que os mais atingidos são as crianças – especialmente as africanas – que vivem na pobreza. Em 2016, 4,3 bilhões de dólares foram gastos com a malária no mundo todo, um aumento de 8,5% por ano desde 2000. As análises macroeconômicas estimam que a malária pode reduzir em 50% o PIB *per capita* de um país com a doença endêmica, se comparado com o de um país que não tem malária endêmica. São causas de tal problema o desenvolvimento cognitivo prejudicado das crianças, a baixa escolaridade, os ganhos reduzidos, o investimento estrangeiro escasso e a restrição da mobilidade do trabalhador. Devido a esse enorme custo, não é de se admirar que uma importante revisão feita pelos economistas Sachs e Malaney tenha concluído que "onde a malária prospera mais, as sociedades humanas prosperam menos".

As análises microeconômicas que enfocam custos diretos e indiretos estimam que a malária pode consumir > 10% de uma renda familiar anual. Um estudo recente na área rural de Moçambique, onde a malária é a principal causa de busca por assistência, concluiu que o custo domiciliar mediano associado à malária não complicada representa 10 a 21% do gasto familiar mensal, enquanto um caso grave pode exceder o gasto mensal médio *per capita* em mais de três vezes, o que perpetua, dessa forma, o ciclo de pobreza e doença.

Em parte devido às diferenças na distribuição do vetor e no clima, os países com grandes recursos oferecem poucos projetos para o controle e o tratamento da malária aplicáveis em locais de clima tropical (e com poucos recursos). Em 2001, os governantes africanos apoiaram a campanha da OMS Fazer Retroceder a Malária (RBM, do inglês *Roll Back Malaria*), que prescreve estratégias apropriadas para os países da África Subsaariana. Em 2008, a parceria com a RBM lançou o Plano de Ação Global para a Malária (GMAP). Essa estratégia integra prevenção e cuidados recomendando a evitação de esquemas de dose única e a conscientização sobre a existência de resistência aos fármacos; o uso de telas mosquiteiras tratadas com inseticidas (TTIs); o uso de *sprays* residuais dentro de casa; a terapia de combinação baseada na artemisinina; o tratamento preventivo intermitente durante a gestação; o diagnóstico imediato; e outras medidas para controle de vetores, como o manejo larvicida e ambiental.

Entre 2000 e 2015, a taxa de mortalidade global por malária foi reduzida em uma porcentagem estimada de 62%, um número que significa cerca de 6,8 milhões de mortes evitadas. Mais uma vez, a experiência de Ruanda é instrutiva: entre 2005 e 2012, a incidência de malária diminuiu em 86% e as mortes por malária diminuíram em 76% pelas mesmas razões mencionadas antes, quando se relatou o sucesso desse país na batalha contra o HIV. Uma ressurgência de oito vezes nos casos entre 2012 e 2016 foi associada a aumento do acesso aos cuidados de saúde (e, portanto, ao diagnóstico), TTIs tratadas de forma incorreta, resistência dos mosquitos aos inseticidas, mudança climática e movimento de pessoas transfronteiras.

Enfrentar o desafio do controle da malária continuará exigindo o estudo cuidadoso de estratégias de prevenção e tratamento adequadas no contexto de uma compreensão molecular cada vez mais sofisticada do patógeno, do vetor e do hospedeiro. No entanto, uma avaliação da devastação econômica e social provocada pela malária – como aquela imposta por diarreia, Aids e TB – nas populações mais vulneráveis deve reforçar o nível de comprometimento com a análise crítica das formas de implementação de estratégias comprovadas para a prevenção e o tratamento.

O financiamento do Fundo Global, da Gates Foundation, do International Development Association do Banco Mundial e da U.S. President's Malaria Initiative, juntamente com a liderança de autoridades em saúde pública, é fundamental para sustentar os benefícios de prevenção e tratamento. Com a expansão das melhorias obtidas na última década por meio de suporte financeiro adequado, estratégias inovadoras e ferramentas efetivas para prevenção, diagnóstico e tratamento, ainda poderemos alcançar o objetivo de um mundo em grande parte livre da malária.

EBOLA
O Capítulo 210 fornece uma visão geral da epidemiologia, da patogênese e das manifestações clínicas das infecções pelos vírus ebola e Marburg. O surto de doença pelo vírus ebola entre 2013 e 2016 na África Ocidental foi a maior epidemia de ebola já documentada, com > 28 mil casos e 11 mil mortes registrados.

Antes do surto, os sistemas de saúde dos três países mais afetados – Libéria, Guiné e Serra Leoa – estavam entre os mais fracos do mundo. Históricos de comércio extrativo colonial e pós-colonial, políticas de apoio condicional das instituições financeiras internacionais, conflito civil recente e ministérios da saúde com poucos recursos deixaram essa parte da África Ocidental privada dos meios para a oferta de medicina moderna e a promoção da saúde pública. Em 2013, Serra Leoa tinha a maior proporção de mortalidade materna do mundo, com 1.180 mortes para cada 100.000 nascidos vivos. De acordo com uma estimativa, a Libéria tinha apenas 51 médicos trabalhando em todo o país antes da epidemia de ebola, ou cerca de 1 médico para cada 100.000 habitantes. Clínicas e hospitais eram escassos por toda a região, especialmente em áreas rurais, e rotineiramente faltavam medicamentos, suprimentos, eletricidade, água corrente, laboratórios e equipamentos de proteção individual para a prevenção de infecções nosocomiais. Esses déficits não eram surpreendentes considerando-se os míseros gastos públicos e privados desses países com a saúde.

A escala sem precedentes da epidemia de ebola da África Ocidental foi em grande medida um sintoma desses sistemas de saúde cronicamente enfraquecidos. Assim, médicos, familiares e outros cuidadores – encarregados com os cuidados dos doentes e com o enterro dos mortos, mas sem as condições de fazê-lo de maneira segura – encararam um risco desproporcionalmente alto de infecção por ebola. As instituições de saúde com controles de infecção ruins e com sistemas fúnebres sem a segurança devida serviram como amplificadores da transmissão.

A tentativa de conter o ebola na África Ocidental foi um dos maiores esforços globais de saúde pública na época, mas, do ponto de vista clínico, foi muito pouco ambicioso. Como nos surtos anteriores de ebola, a prevenção de novas infecções foi com frequência priorizada em relação à melhora da sobrevida entre aqueles já infectados, levando a cuidados abaixo do padrão para a maioria dos pacientes da África Ocidental e a elevadas taxas de letalidade dos casos (cerca de 70% pelas estimativas da OMS). Porém, nos locais onde os cuidados de suporte e intensivos de alta qualidade puderam ser fornecidos, os desfechos clínicos entre os pacientes infectados por ebola confirmaram que a doença é tratável, mesmo na ausência de terapias antivirais específicas e de fármacos experimentais.

Como nos esforços para combater a Aids e a TB, a resposta global ao ebola revela as consequências involuntárias de opor as estratégias preventivas contra as terapêuticas, além da necessidade de debate sobre a escassez de recursos. Mensagens de saúde pública confusas (e, muitas vezes, contraditórias), descrédito das equipes de mobilização social e de controle de doenças, medidas de contenção punitivas e indisponibilidade de unidades seguras para o tratamento de ebola capazes de ofertar cuidados clínicos efetivos impediram que as pessoas comparecessem às instituições de saúde, relatassem os casos de pacientes sintomáticos e seus contatos e cooperassem com as atividades de resposta à epidemia. A resultante epidemia de descrédito facilitou a disseminação adicional de novas infecções ao impedir a vigilância, o diagnóstico oportuno, a busca de contatos e o isolamento de pacientes.

Em agosto de 2018, um novo surto de ebola foi detectado no leste da República Democrática do Congo (RDC) e logo tornou-se o segundo maior do mundo a ser registrado. Em junho de 2020, quando foi declarado seu fim, a doença havia afetado cerca de 3.500 pessoas e matado dois terços delas. A contenção da transmissão foi dificultada pelo conflito armado na região afetada, que há tempos enfrenta conflitos, pobreza e extração colonial e pós-colonial, alimentando uma suspeita com bom fundamento de intervenção estrangeira.

Apesar desses desafios, os provedores beneficiaram-se com a chegada de novas ferramentas para prevenir, diagnosticar e tratar a ebola. Uma nova vacina foi extensamente utilizada usando uma estratégia de vacinação em anel. Houve progresso significativo na qualidade dos cuidados de suporte oferecido a pacientes na RDC, com mais monitoramento de rotina, melhoria do acesso a serviços laboratoriais clínicos, mais profissionais nos centros de tratamento e protocolos clínicos mais ambiciosos. Ainda assim, a taxa de caso-fatalidade global na RDC revela que essas inovações médicas, mesmo que bem-vindas, não chegam a todos que delas necessitam.

COVID-19
Nos primeiros meses da pandemia de Covid-19, muitos sistemas de saúde em países de renda alta foram sobrecarregados para tratar a onda de pacientes afetados pela doença. A pandemia revelou deficiências estruturais profundas em nossa capacidade coletiva global de reconhecer e conter esses patógenos "novos". Embora o Sars-CoV-2 seja "novo" em relação aos nossos sistemas imunes humanos, sua rápida progressão ao redor do globo seguiu o padrão familiar de muitos patógenos pandêmicos antes dela, como HIV, tuberculose e cólera. As taxas de ataque são particularmente altas entre populações vulneráveis, como a população de rua e os residentes de casa de repouso, e em comunidades pobres em que a falta de domicílios, a insegurança alimentar e a empregabilidade marginal com salários baixos resultaram na impossibilidade de realizar distanciamento social e quarentena. Os Estados Unidos sofreram durante as primeiras fases da pandemia pelo subinvestimento nos sistemas de saúde pública que podem fornecer exames para vigilância em escala e realizar rastreamento amplos de contatos. Compartilhamos uma esperança profunda de que essa pandemia possa catalisar um reconhecimento mais amplo dos efeitos da pobreza na saúde, da necessidade de alcançar o acesso universal aos cuidados de saúde para todas as pessoas no mundo e da urgência de fortalecer os sistemas de saúde pública globais.

DOENÇAS CRÔNICAS "NÃO TRANSMISSÍVEIS"
Embora a carga de doenças transmissíveis – especialmente infecção por HIV, TB e malária – ainda seja responsável pela maioria das mortes nas regiões com poucos recursos na África Subsaariana e nas regiões mais pobres das cidades do primeiro mundo, 73% de todas as mortes no mundo em 2017 foram atribuídas a DCNTs. Embora esse termo seja utilizado para descrever doenças cardiovasculares, cânceres, diabetes e doenças pulmonares crônicas, esse uso mascara diferenças importantes. Por exemplo, duas DCNTs significativas em países de baixa renda, a doença cardíaca reumática (DCR) e o câncer de colo uterino, representam as sequelas crônicas de infecções por *Streptococcus* do grupo A e papilomavírus humano, respectivamente, e é nesses países que a carga de doença por DCNTs está crescendo mais rapidamente: um pouco mais de três quartos das mortes atribuíveis a DCNTs ocorrem em países de rendas baixa e média, o que também representa 85% de todas as mortes prematuras relacionadas a DCNTs – um número que representa cerca de 15 milhões de pessoas e é maior que o número total de mortes causadas por Aids, TB e malária combinadas. Até 2030, as DCNTs serão responsáveis por 55 milhões de mortes anualmente se nenhuma outra ação for tomada. O recente aumento de recursos e a atenção voltada para as doenças transmissíveis são bem-vindos e muito necessários, mas os países em desenvolvimento ainda estão carregando uma "carga dupla" de doenças transmissíveis e não transmissíveis.

Diabetes, doença cardiovascular e câncer: uma perspectiva global Diferentemente da TB, da infecção por HIV e da malária – doenças causadas por patógenos únicos que lesionam múltiplos órgãos –, as doenças cardiovasculares refletem lesão a um único sistema orgânico posteriormente a uma variedade de ataques infecciosos e não infecciosos. Alguns desses ataques resultam de rápidas alterações na dieta e nas condições de trabalho; outros têm origem menos recente. A carga de doença cardiovascular em países de baixa renda representa uma consequência de décadas de negligência dos sistemas de saúde. Além disso, a pesquisa e os investimentos cardiovasculares têm se concentrado há muito tempo em condições isquêmicas que são cada vez mais comuns em países de rendas alta e média.

As previsões de um aumento iminente na parcela de mortes e incapacidades provocadas por DCNTs nos países em desenvolvimento levaram à exigência de políticas de prevenção para melhorar a dieta, aumentar a prática de exercícios físicos e restringir o tabagismo, além da prescrição de esquemas de múltiplos fármacos para pessoas com alto risco vascular. Embora esse programa possa fazer muito para evitar as DCNTs endêmicas, será de pouca utilidade para ajudar aqueles com cardiopatia estabelecida originária de patologias não aterogênicas.

A percepção errada das doenças cardiovasculares como um problema principalmente das populações idosas nos países de média e alta rendas contribuiu para a negligência dessas doenças pelas instituições de saúde global, incluindo aquelas com foco regional. Mesmo na Europa Oriental e na Ásia Central, onde o colapso da União Soviética foi seguido de um surto catastrófico de mortes por doença cardiovascular (p. ex., a taxa de mortalidade devido à cardiopatia isquêmica quase dobrou entre 1991 e 1994 na Rússia), os modestos fluxos de assistência estrangeira ao desenvolvimento para o setor de saúde durante esses anos difíceis se concentraram nas causas transmissíveis, responsáveis por < 1 em cada 20 mortes durante esse período.

DIABETES A International Diabetes Federation relata que há uma expectativa de que o número de pacientes diabéticos adultos no mundo aumente de 463 milhões em 2019 – 1 em 11 adultos – para 700 milhões em 2045. Atualmente, uma proporção significativa dos pacientes diabéticos vive nos países em desenvolvimento, onde, pelo fato de a maioria dos acometidos serem pessoas com idade entre 40 e 59 anos, as complicações por doenças micro e macrovasculares têm um índice muito maior de vítimas. Globalmente, essas complicações são uma causa importante de incapacidade e redução da qualidade de vida: uma glicemia de jejum elevada fica em terceiro lugar entre os riscos para incapacidade e mortalidade global. O GBD 2017 estima que o diabetes tenha sido responsável por 1,4 milhão de mortes em 2017, com mais de 84% delas ocorrendo em países de rendas média e baixa.

DOENÇA CARDIOVASCULAR Pelo fato de a pesquisa sistêmica das causas de AVC e insuficiência cardíaca na África Subsaariana ter começado apenas recentemente, sabe-se pouco sobre o impacto da pressão arterial elevada nessa parte do continente. A pressão arterial modestamente elevada na ausência do uso de tabaco nas populações com baixas taxas de obesidade pode conferir pouco risco de eventos adversos em um curto período de tempo. Em contrapartida, a pressão arterial persistentemente elevada acima de 180/110 mmHg, de um modo geral, não é detectada, tratada ou controlada nessa parte do mundo. Na coorte de homens avaliados no Framingham Heart Study, a prevalência de pressões arteriais acima de 210/120 mmHg (hipertensão grave) caiu de 1,8% na década de 1950 para 0,1% na década de 1960 com a introdução de agentes anti-hipertensivos efetivos. Embora continue o debate sobre as estratégias apropriadas de rastreamento e os limiares de tratamento, os centros de saúde das áreas rurais da África, em grande parte liderados por enfermeiros, devem rapidamente ter acesso a medicamentos anti-hipertensivos.

A epidemiologia da insuficiência cardíaca também reflete as inequidades na prevalência dos fatores de risco e no acesso ao tratamento. A carga relatada desse distúrbio permanece inalterada desde a década 1950, mas as causas da insuficiência cardíaca e a idade das pessoas acometidas variam em várias regiões do mundo. A insuficiência cardíaca como consequência de lesão miocárdica, endocárdica ou valvular é uma causa principal de hospitalização nos estados Unidos e na Europa, representando 2,5% de todas as hospitalizações, e estima-se que seja responsável por uma proporção substancial de admissões médicas em hospitais de países de baixa renda também. Nas populações de países de renda alta, a doença arterial coronariana e a hipertensão entre os idosos são responsáveis pela maioria dos casos de insuficiência cardíaca. Contudo, entre o bilhão de pessoas mais pobres do mundo, a insuficiência cardíaca reflete a exposição gerada pela pobreza de crianças e jovens adultos a cepas reumatogênicas de estreptococos e microrganismos cardiotrópicos (p. ex., HIV, *Trypanosoma cruzi*, enterovírus, *M. tuberculosis*), pressão arterial alta não tratada e deficiências nutricionais. Os mecanismos de outras causas de insuficiência cardíaca comuns nessas populações – como miocardiopatia dilatada idiopática, miocardiopatia periparto e fibrose endomiocárdica – continuam obscuros.

Enquanto nos países ricos os médicos não medem esforços para tratar a miocardiopatia isquêmica em pacientes idosos, pouca atenção é dada a pacientes jovens com miocardiopatias não isquêmicas em locais com poucos recursos. As miocardiopatias não isquêmicas, como aquelas causadas por hipertensão, DCR e doença pulmonar crônica, são responsáveis por > 90% dos casos de insuficiência cardíaca na África Subsaariana, incluindo entidades pouco compreendidas, como a miocardiopatia periparto (que tem incidência de 1 em cada 300 nascimentos em zonas rurais do Haiti) e a miocardiopatia associada ao HIV. As lições aprendidas na ampliação da assistência crônica para a infecção pelo HIV e pela TB podem ser ilustrativas à medida que se atinge o progresso no estabelecimento de meios para o fornecimento de medicamentos para a insuficiência cardíaca nesses pacientes.

Algumas das lições aprendidas com as infecções crônicas discutidas anteriormente são certamente relevantes para a doença cardiovascular, em especial aquelas classificadas como DCNTs, mas causadas por patógenos infecciosos. A integração entre prevenção e cuidados permanece tão importante hoje como na década de 1960, quando Paul Dudley White e seus colegas encontraram poucas evidências de infarto do miocárdio na região próxima do Albert Schweitzer Hospital, em Lambaréné, Gabão, mas relataram que "a alta prevalência de estenose mitral era impressionante". Eles chamaram de obrigação a integração entre a prevenção por profilaxia com penicilina e o cuidado, incluindo o manejo clínico e, quando indicado, cirúrgico. Eles concordaram que "a mesma responsabilidade existe para aquelas pessoas com defeitos cardiovasculares congênitos passíveis de correção".

A DCR afeta quase 40 milhões de pessoas no mundo, com > 1,3 milhão de casos novos a cada ano. Dos 834 mil casos de DCR pediátrica, estima-se que 38% ocorram na África Subsaariana. Uma metanálise dos dados de insuficiência cardíaca na África Subsaariana constatou que a DCR era a terceira causa mais comum de insuficiência cardíaca na região. Essa doença, que pode causar endocardite ou AVC, leva a > 285 mil mortes por ano – quase todas ocorrendo nos países em desenvolvimento. Uma pesquisa da carga global de DCR de 1990 a 2015 constatou que as taxas de morte padronizadas por idade mais altas ocorreram na Oceania, no sul da Ásia e na África Subsaariana, com 1,5% da população da Oceania e 1% das populações no sul da Ásia e na África Subsaariana vivendo com a doença em 2015. Resultados de 14 países de renda média e baixa incluindo o Registro de Doença Cardíaca Reumática Global (Global Rheumatic Heart Disease Registry) mostraram que a mortalidade era significativamente mais alta entre pacientes vivendo em países de renda baixa e entre os menos educados. Estudos recentes em Ruanda e Etiópia confirmaram uma alta prevalência de DCR entre crianças em idade escolar, incluindo casos assintomáticos. Em parte pelo fato de a prevenção da DCR não ter avançado desde o desaparecimento dessa doença nos países ricos, nenhuma parte da África Subsaariana erradicou a DCR, apesar dos exemplos de sucesso na Costa Rica, em Cuba e em algumas nações do Caribe.

As estratégias para eliminar a DCR podem depender do rastreamento oportuno ativo confirmado por ecocardiografia entre os grupos de alto risco, assim como das tentativas de estender o acesso a intervenções cirúrgicas entre crianças com lesão valvar avançada. As parcerias entre programas cirúrgicos estabelecidos e áreas sem locais adequados para esse fim, ou com um número limitado deles, podem ajudar a aumentar a capacidade de fornecer intervenções que salvem a vida de pacientes que, de outra forma, teriam uma morte precoce e dolorosa. Essas parcerias podem acelerar o desenvolvimento de centros regionais de excelência equipados para o fornecimento de serviços de alta qualidade acessíveis e consistentes àqueles que deles necessitam.

CÂNCER Os países de baixa ou média rendas foram responsáveis por cerca de 70% das 10 milhões de mortes causadas por câncer no mundo todo em 2017. Até 2030, espera-se que a mortalidade anual por câncer aumente para mais de 13 milhões – com os países em desenvolvimento experimentando uma elevação mais rápida do que as nações desenvolvidas. As mudanças "ocidentais" no estilo de vida podem ser responsáveis pelo aumento da incidência de cânceres de mama, cólon e próstata nas populações dos países de rendas baixa e média, mas as realidades históricas, os fatores socioculturais e comportamentais, a genética e a pobreza em si já têm um impacto profundo nas taxas de mortalidade e morbidade relacionadas com o câncer. Infecções causadoras de câncer, como por papilomavírus humano, vírus da hepatite B e *Helicobacter pylori*, são responsáveis por 25% dos casos de câncer em países de rendas baixa e média. As causas infecciosas de câncer continuarão a ter um impacto muito maior nos países em desenvolvimento. Os fatores ambientais e dietéticos, como a poluição do ar doméstico e as dietas com alto teor de sal, também contribuem para aumentar as taxas de determinados cânceres (p. ex., cânceres de pulmão e estômago). O uso do tabaco (tanto o existente nos cigarros como o mascado) é a fonte mais importante de aumento da taxa de mortalidade por cânceres de pulmão e oral. Em contrapartida à redução do uso do tabaco em muitos países desenvolvidos, o número de tabagistas está crescendo nos países em desenvolvimento, especialmente entre mulheres e pessoas jovens.

Por muitas razões, os desfechos das neoplasias malignas são muito piores nos países em desenvolvimento do que nos desenvolvidos. Os sistemas de saúde atuais sobrecarregados nos países pobres não são capazes de fazer a detecção precoce; no momento do diagnóstico tecidual, a maioria dos pacientes já apresenta neoplasias malignas incuráveis. O tratamento de cânceres está disponível apenas para um pequeno número de cidadãos mais ricos na maioria dos países pobres, e, mesmo quando o tratamento está disponível, a diversidade e a qualidade dos serviços frequentemente estão abaixo do padrão. Mas isso não precisa continuar assim. Há 20 anos, as infecções por MDR-TB e HIV eram amplamente consideradas intratáveis em locais de extrema pobreza. A possibilidade de criar programas inovadores que reduzam as barreiras técnicas e financeiras para a provisão de cuidados para neoplasias tratáveis nas populações mais pobres agora está clara **(Fig. 472-4)**. Vários países de renda média, incluindo o México, aumentaram o cuidado do câncer com financiamento público para alcançar as populações mais pobres. Esse comprometimento de recursos melhorou de maneira drástica os desfechos dos casos de câncer – da leucemia infantil ao câncer de colo uterino.

Prevenção de doenças não transmissíveis Falsas dicotomias, incluindo aquelas contrapondo prevenção e cuidados, continuam a ocorrer na saúde global e refletem parcialmente paradigmas superados ou uma compreensão parcial da carga de doença e da causalidade, bem como variações drásticas no risco dentro da mesma nação. Além disso, essas dicotomias ou debates algumas vezes são politizadas como resultado de interesses secundários. Embora a globalização tenha produzido muitos efeitos positivos, um efeito negativo foi o crescimento, tanto nos países desenvolvidos como naqueles em desenvolvimento, de *lobbies* que têm promovido, de maneira agressiva, alterações dietéticas não saudáveis e aumentado o consumo de álcool e tabaco. A Convenção da OMS para Controle do Tabagismo de 2003 representou um avanço importante, comprometendo todos os seus signatários a estabelecer medidas políticas que comprovadamente reduziram o consumo do tabaco.

A OMS estima que 80% de todos os casos de doença cardiovascular e diabetes tipo 2, assim como 40% dos cânceres, podem ser evitados por meio de dieta mais saudável, atividade física e suspensão do tabaco. Essas estimativas mascaram grandes variações locais. Embora algumas evidências indiquem que as medidas focadas na população possam ter algum impacto nesses comportamentos, é preocupante notar que os níveis crescentes de obesidade não foram revertidos em nenhuma população. Evitar o tabaco pode ser a modificação comportamental mais importante e mais difícil de todas. No século XX, 100 milhões de pessoas morreram em todo o mundo de doenças relacionadas com o tabaco; projeta-se que > 1 bilhão de pessoas morrerá dessas doenças no século XXI, sendo a grande maioria dessas mortes nos países em desenvolvimento. Atualmente, cerca de 80% do 1,1 bilhão de tabagistas no mundo todo vivem em países de rendas baixa e média. Se as tendências continuarem, as mortes relacionadas ao tabaco aumentarão para 8 milhões ao ano até 2030, com 80% dessas mortes ocorrendo em países de rendas baixa e média. Contudo, há evidências comprovadas de que mudanças por meio de políticas, como impostos sobre o tabaco e proibições de fumar em locais fechados e em locais de trabalho, são eficazes em diminuir o número de pessoas tabagistas e prevenir que pessoas jovens comecem a fumar.

SAÚDE MENTAL E NEUROLÓGICA

Em 2017, cerca de 792 milhões de pessoas no mundo viviam com um transtorno de saúde mental, incluindo > 548 milhões de pessoas sofrendo de transtornos de ansiedade e depressão. Um em quatro pacientes que consultam um serviço de saúde tem pelo menos um transtorno mental, neurológico ou comportamental, mas a maioria desses transtornos não é diagnosticada nem tratada. Quase 800 mil pessoas morrem por suicídio anualmente, e a depressão maior é a principal causa de anos perdidos por incapacidade no mundo atualmente. A maioria dos países de baixa ou média rendas dedica < 1% de seus gastos de saúde à saúde mental.

Existem terapias cada vez mais efetivas para muitas das causas principais de transtornos mentais. Uma das maiores barreiras ao fornecimento de tais terapias é a escassez de profissionais habilitados. Por exemplo, a maioria dos países da África Subsaariana tem apenas alguns poucos psiquiatras; quase todos eles trabalham nas cidades e não estão disponíveis no setor público ou para pacientes que vivem na pobreza. Dos poucos pacientes que têm a sorte de ser atendidos por um psiquiatra ou neurologista, uma quantidade ainda menor é capaz de aderir aos esquemas de tratamento: várias pesquisas de pacientes já diagnosticados e que recebem terapia diária ostensiva revelaram que, entre os que estão em situação de pobreza, múltiplas barreiras impedem que os pacientes tomem os medicamentos como prescrito. Em um estudo no Quênia, nenhum dos pacientes atendidos em uma clínica de epilepsia tinha níveis sanguíneos terapêuticos dos medicamentos anticonvulsivantes, mesmo que todos tenham recebido prescrições desses fármacos. Além disso, muitos pacientes nesse estudo não tinham níveis sanguíneos detectáveis desses agentes. As mesmas barreiras que impedem

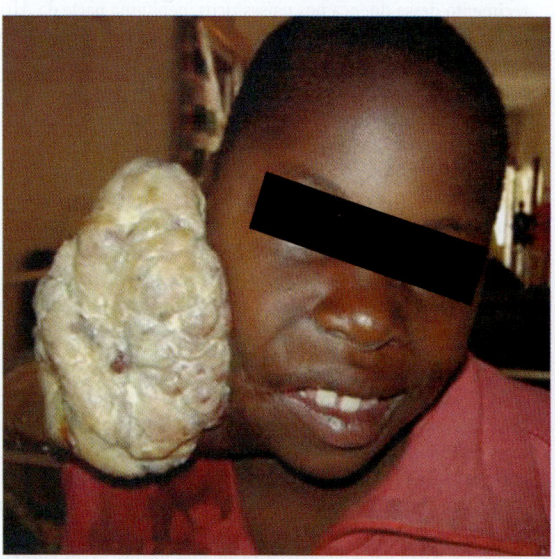 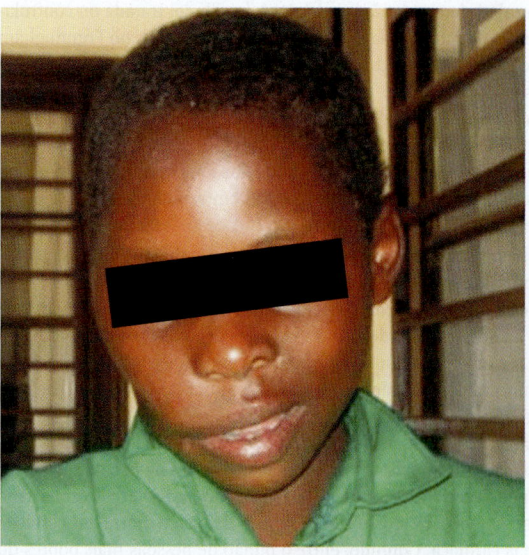

A *B*

FIGURA 472-4 Uma paciente de 11 anos em Ruanda com rabdomiossarcoma embrionário antes (*à esquerda*) e depois (*à direita*) de 48 semanas de quimioterapia mais cirurgia. Onze anos depois, ela está saudável e sem evidências da doença.

pessoas em situação de pobreza de ter acesso confiável à insulina ou à TARV impedem que eles se beneficiem dos agentes antidepressivos, antipsicóticos e antiepilépticos. Para aliviar esse problema, algumas autoridades estão propondo o treinamento dos profissionais de saúde a fim de fornecer suporte para a adesão ao tratamento, serviços de aconselhamento e encaminhamentos para pacientes com necessidade de serviços de saúde mental nas comunidades. Um desses programas instituídos em Goa, na Índia, usou conselheiros "leigos" e resultou em redução significativa nos sintomas de transtornos mentais comuns na população-alvo.

CONCLUSÃO: EM DIREÇÃO A UMA CIÊNCIA DA IMPLEMENTAÇÃO

Ainda há um longo caminho a ser percorrido antes da medicina interna baseada em evidências ser aplicada de maneira efetiva entre as pessoas em situação de pobreza do mundo. As estratégias de saúde pública recorrem amplamente aos métodos quantitativos – epidemiologia, bioestatística e economia. A prática clínica, incluindo a medicina interna, produz uma base de conhecimento de rápida expansão, porém continua concentrada na assistência individual ao paciente; as intervenções clínicas raramente são baseadas na população. Porém, a equidade na saúde global depende de se evitar falsas dicotomias do passado: nem a saúde pública nem as abordagens clínicas são, de maneira isolada, adequadas para abordar os problemas da saúde global. A integração entre prevenção e cuidados, juntamente com o financiamento adequado, demonstrou que doenças infecciosas complexas como HIV/Aids e TB não são impossíveis de manejar, mesmo que a resistência aos fármacos e a falta de sistemas de saúde efetivos compliquem esse trabalho. Para além do que é chamado de "doença transmissível" – isto é, na arena de doenças crônicas como doença cardiovascular e doença mental –, a saúde global é um esforço ainda inicial. Os esforços para abordar qualquer desses problemas em locais de grande escassez precisam ser integrados a esforços mais amplos para fortalecer os sistemas de saúde precários e aliviar a crescente crise de profissionais em tais sistemas. Esses esforços devem incluir a construção de plataformas para a prestação de cuidados suficientemente robustos para incorporar rapidamente as novas tecnologias preventivas, diagnósticas e terapêuticas em resposta às mudanças na carga de doença e nas necessidades não preenchidas por paradigmas e sistemas existentes de prestação de cuidados.

Centros clínicos acadêmicos tentaram abordar esse hiato entre "saber-fazer" à medida que novas tecnologias são introduzidas e avaliadas por meio de ensaios clínicos, mas o alcance dessas instituições em locais de pobreza é limitado tanto nos países ricos como nos pobres. Quando esses centros conseguem levar de forma efetiva a sua capacitação até instituições públicas encarregadas da oferta de cuidados de saúde para os pobres, um grande progresso pode ser feito. Por essas razões, o trabalho e a prática acadêmica no campo, antes conhecidos como "saúde internacional" e hoje frequentemente designados como *equidade da saúde global*, estão mudando com rapidez. Esse trabalho ainda é permeado pela tensão entre prática clínica e intervenções baseadas na população, entre análise e ação e entre prevenção e cuidados.

Vários hospitais universitários estão desenvolvendo programas de treinamento para médicos com interesse em saúde global. Nas escolas de medicina de todo o território dos Estados Unidos e de outros países ricos, o interesse pela saúde global tem aumentado muito. Um estudo mostrou que > 25% dos estudantes de medicina participam de pelo menos uma experiência em saúde global antes de sua graduação. Há 50 anos ou mesmo há uma década, níveis de interesse tão altos como esses seriam inimagináveis.

Pelo menos metade da população mundial não tem acesso garantido a serviços de saúde essenciais; a consequência disso é a ocorrência de milhões de mortes anualmente que poderiam ter sido prevenidas. A maioria absoluta dessas mortes prematuras ocorre na África e nas regiões mais pobres da Ásia. Isso inclui mortes devido a doenças preveníveis por vacinas; mortes durante o parto; mortes por doenças infecciosas que poderiam ser curadas com antibióticos e outros medicamentos essenciais; mortes por malária, que seriam evitadas com TTIs e acesso à terapia; e mortes decorrentes de doenças transmitidas pela água. Outro número excessivo de mortes é atribuível à inadequação de esforços para desenvolver novas ferramentas de prevenção, diagnóstico e tratamento.

O desenvolvimento de ferramentas tem de ser imediatamente acompanhado por sua distribuição equitativa. Os que financiam a descoberta e o desenvolvimento de novas ferramentas tipicamente negligenciam a necessidade concomitante de estratégias que as tornem disponíveis para os pobres. Na verdade, alguns poderiam argumentar que o maior desafio enfrentado pelos que buscam abordar essa lacuna de resultados é a ausência de meios práticos de distribuição nas regiões mais intensamente afetadas. Quando são desenvolvidas novas ferramentas terapêuticas e de prevenção sem atenção concomitante à distribuição ou à implementação, encontra-se o que algumas vezes é chamado de "efeitos perversos": à medida que novas ferramentas são desenvolvidas, as inequidades de resultados – menos morbidade e mortalidade entre os que podem pagar pelo acesso, com taxas de morbidade e mortalidade altas contínuas entre os que não podem – crescem na ausência de um plano equitativo para distribuir as ferramentas àqueles sob maior risco. Evitar tal futuro é o objetivo mais importante da saúde global.

LEITURAS ADICIONAIS

CANCEDDA C et al: Strengthening health systems while responding to a health crisis: Lessons learned by a nongovernmental organization during the Ebola virus disease epidemic in Sierra Leone. J Infect Dis 214:S153, 2016.

FARMER P: Chronic infectious disease and the future of health care delivery. N Engl J Med 369:2424, 2013.

FARMER P: *Fevers, Feuds, and Diamonds: Ebola and the Ravages of History.* New York, Farrar, Straus and Giroux, 2020.

GBD 2017 CAUSES OF DEATH COLLABORATORS: Global, regional, and national age-sex-specific mortality for 282 causes of death in 195 countries and territories, 1980–2017: A systematic analysis for the Global Burden of Disease Study 2017. Lancet 392:1736, 2018.

GBD 2017 DISEASE AND INJURY INCIDENCE AND PREVALENCE COLLABORATORS: Global, regional, and national incidence, prevalence, and years lived with disability for 354 diseases and injuries for 195 countries and territories, 1990–2017: A systematic analysis for the Global Burden of Disease Study 2017. Lancet 392:1789, 2018.

GLOBAL BURDEN OF DISEASE HEALTH FINANCING COLLABORATOR NETWORK: Past, present, and future of global health financing: A review of development assistance, government, out-of-pocket, and other private spending on health for 195 countries, 1995–2050. Lancet 393:2233, 2019.

KIM JY et al: Redefining global health-care delivery. Lancet 382:1060, 2013.

WATKINS DA et al: Alma-Ata at 40 years: Reflections from the *Lancet* Commission on Investing in Health. Lancet 392:1434, 2018.

473 Doenças infecciosas emergentes e reemergentes

George W. Rutherford, Jaime Sepúlveda

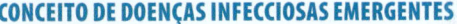

CONCEITO DE DOENÇAS INFECCIOSAS EMERGENTES

Os microrganismos patogênicos têm sido uma companhia constante dos seres humanos, dos seus rebanhos e das suas plantas cultivadas ao longo da evolução. Ao longo dos séculos, novos microrganismos surgiram com as mudanças ecológicas ou conforme os seres humanos cruzaram barreiras ecológicas como desertos, montanhas e oceanos. Ao longo da história, houve muitas epidemias de doenças infecciosas, com consequências devastadoras para as populações humanas em grandes regiões geográficas. Desde a Peste de Justiniano na Europa no século VI, passando pela Peste Negra no século XIV e as cinco pandemias de cólera do século XIX, até a pandemia de Gripe Espanhola em 1918, a pandemia atual de vírus da imunodeficiência humana (HIV)/Aids e a pandemia de Sars-CoV-2 (Covid-19), o preço pago em vidas pelas populações humanas tem sido enorme. O conceito de doenças infecciosas emergentes surgiu nas décadas de 1970 e 1980, com o reconhecimento de várias "novas" doenças, como a legionelose, a infecção pelo HIV, a doença de Lyme e a síndrome do choque tóxico, sendo posteriormente expandido para incluir doenças infecciosas reemergentes – isto é, doenças infecciosas como a tuberculose que reapareceram após terem sido controladas. Em 1991, o Institute of Medicine (IOM), agora chamado de National Academy of Medicine, convocou um comitê multidisciplinar para elucidar as ameaças microbianas à saúde emergentes, com particular referência aos Estados Unidos. Nesse relato, o comitê definiu uma doença infecciosa emergente como uma doença "de origem infecciosa cuja incidência em seres humanos aumentou nas últimas duas décadas ou ameaça aumentar em um futuro próximo". No ano seguinte à publicação do relato do comitê, grandes surtos de infecção por *Escherichia coli* O157:H7, de criptosporidiose e de síndrome pulmonar por hantavírus levaram ao desenvolvimento de um plano nacional para o reconhecimento e a interdição de ameaças infecciosas emergentes e reemergentes pelo Centers for Disease Control and Prevention (CDC). Desde então, a lista de doenças emergentes e reemergentes virais, bacterianas, fúngicas e parasitárias cresceu e incluiu múltiplas infecções e síndromes. Os exemplos de doenças infecciosas emergentes e reemergentes em 2020 são mostrados na Tabela 473-1.

São várias as razões para o surgimento de doenças não reconhecidas previamente e o ressurgimento de doenças que estavam amplamente controladas. Entretanto, em sua essência, a emergência de doenças tem relação com mudanças genéticas nos agentes patológicos ou alterações na ecologia, incluindo o comportamento humano. O comitê do IOM listou seis razões primárias para a emergência ou a reemergência de doenças: comportamento e demografia humanos; tecnologia e indústria; desenvolvimento econômico e da terra; comércio e viagens internacionais; mudanças e adaptações microbianas; e colapso das medidas de saúde pública. Uma doença pode surgir ou ressurgir por uma ou mais dessas razões. Por exemplo, a disseminação mundial da síndrome respiratória aguda grave (SARS, do inglês *severe acute respiratory syndrome*) começou como uma transferência entre espécies, mais provavelmente envolvendo a transmissão de um coronavírus previamente desconhecido de morcegos-de-ferradura para civetas de palmeiras do Himalaia, que foram subsequentemente capturadas e transportadas para mercados de animais vivos (i.e., "mercados úmidos") em Guangzhou, China, para o consumo humano. O coronavírus da SARS foi, então, transmitido para seres humanos – mais provavelmente por trabalhadores de restaurantes – e deles para profissionais de saúde e, por fim, para as pessoas ao redor do mundo. Essa disseminação não teve relação com os padrões migratórios dos morcegos ou das civetas, mas foi, em vez disso, uma consequência de viagens humanas. As cidades mais afetadas pela SARS – Hong Kong, Pequim e Toronto – foram envolvidas devido ao rápido movimento humano por meio de viagens aéreas internacionais. Embora provavelmente mais complexa do que se pensava originalmente, acredita-se que a emergência do SARS-CoV-2 em Wuhan, na China, em dezembro de 2019, também envolvia um hospedeiro animal intermediário – o pangolim – que havia sido provavelmente infectado na selva por um morcego e, então, carregado o vírus para um mercado úmido. De Wuhan, o vírus foi transmitido pela China e, então, pela Ásia e pelo Pacífico, alcançando a Europa, as Américas do Norte e do Sul e a África por meio das viagens internacionais dos humanos, resultando em uma pandemia que compete com a pandemia de *influenza* A H1N1 de 1918-1919.

Outros fatores podem agora ser incluídos nesta lista. A imunossupressão terapêutica ou adquirida (p. ex., como na infecção por HIV) pode tornar as populações suscetíveis a infecções que não eram reconhecidas anteriormente, como aquela pelo herpes-vírus humano 8 – a causa do sarcoma de Kaposi. As mudanças climáticas, em particular, podem expandir o leque de hospedeiros de vetores transmissores da doença. Além disso, a transformação de microrganismos patogênicos em armas para terrorismo biológico ou em armas de guerra pode levar, pelo menos teoricamente, a cadeias prolongadas de transmissão entre seres humanos. Um fator está claro: a preponderância de doenças infecciosas emergentes tem origem zoonótica. Os autores de uma revisão de 2008 calcularam que 60,3% de todos os eventos de doenças infecciosas emergentes entre 1940 e 2004 tiveram origem zoonótica, e 71,8% desses eventos zoonóticos vieram da vida selvagem.

Neste capítulo, revisamos as alterações recentes da epidemiologia de sete doenças virais infecciosas emergentes ou reemergentes que exemplificam alguns dos princípios do IOM para a emergência: infecções causadas por vírus do Oeste do Nilo, vírus da dengue, vírus ebola, vírus zika e, mais recentemente, o SARS-CoV-2, bem como o sarampo e a poliomielite – duas doenças virais que são preveníveis por vacinas existentes, mas que ressurgiram em 2020. Essa lista claramente não é completa, mas ressalta alguns exemplos proeminentes do surgimento recente de doenças infecciosas e suas principais causas.

EXEMPLOS DE DOENÇAS INFECCIOSAS EMERGENTES

VÍRUS DO OESTE DO NILO

O vírus do Oeste do Nilo (WNV, de *West Nile virus*) é um flavivírus que foi originalmente descoberto em Uganda em 1937, emergindo como causa de doença neurológica em seres humanos e em equinos. O WNV existe na natureza em um ciclo enzoótico que envolve determinados pássaros e mosquitos, particularmente aqueles dos gêneros *Culex* e *Aedes*. Seres humanos, cavalos e outros vertebrados são hospedeiros incidentais e, exceto no caso de transfusões sanguíneas, é improvável que transmitam o WNV, já que os níveis de viremia são insuficientes para infectar os mosquitos. Quando originalmente descrito, acreditava-se que o WNV causasse uma doença febril leve, mas a experiência subsequente mostrou que causa doença neuroinvasiva em alguns casos. Casos de doença neuroinvasiva foram descritos inicialmente em um surto entre pacientes idosos em Israel e subsequentemente em humanos e equinos na bacia do Mediterrâneo, na Índia e na África do Sul. Na década de 1990, foram relatados surtos na Romênia, na Rússia e na Ásia Central; esses surtos foram provavelmente resultado de migrações sazonais de aves dos países endêmicos no Mediterrâneo, com a introdução de mosquitos infectados e o estabelecimento da infecção em espécies de pássaros locais.

Um surto explosivo de infecção pelo WNV começou nos Estados Unidos no verão de 1999 e inicialmente implicou a infecção de pássaros da família Corvidae (p. ex., os corvos-americanos e os gaios-azuis), que são suscetíveis à doença neuroinvasiva. Os primeiros casos humanos apareceram

TABELA 473-1 ■ Exemplos de doenças infecciosas emergentes e reemergentes

Virais e priônicas	Bacterianas e por riquétsias	Fúngicas e parasitárias
Infecção pelo vírus Chikungunya	Anaplasmose	Infecção por *Candida auris*
Febre hemorrágica de Crimeia-Congo[a]	Antraz	Coccidioidomicose
Doença variante de Creutzfeldt-Jakob	Enterobacterales resistentes a carbapenêmicos	Infecção por *Cryptosporidium parvum*
Dengue	Doença de Lyme	
Infecção pelos vírus ebola e Marburg[a]	Infecção por *Vibrio cholerae* O139	Infecção por *Cyclospora cayetanensis*
Infecção por enterovírus D68	Difteria	Malária resistente aos fármacos
Infecção por hantavírus (Sin Nombre, Seoul)	Erliquiose	
Infecção pelos vírus Hendra e Nipah	Infecção por *Escherichia coli* O157:H7	
Hepatite C	Infecção por *E. coli* O154:H4	
Hepatite E	Infecção por *Legionella pneumophila*	
Infecção por vírus da imunodeficiência humana 1 (HIV-1) e HIV-2	Peste	
Infecção por herpes-vírus humano 6 e 8	Infecção por *Staphylococcus aureus* resistente à vancomicina	
Infecção pelo vírus linfotrópico de células T humanas 1 e 2	Síndrome do choque tóxico estafilocócica	
Influenza A H1N1pdm, H5N7, H7N7, H7N9	Tuberculose	
Febre de Lassa[a]		
Infecção por Lyssavirus		
Síndrome respiratória do Oriente Médio (SROM)[a]		
Varíola do macaco		
Infecção pelo vírus Nipah[a]		
Infecção por vírus da febre do vale do Rift[a]		
Síndrome respiratória aguda grave (SARS)[a,b]		
Sars-CoV-2 (Covid-19)[c]		
Infecção por vírus do Oeste do Nilo		
Infecção por vírus Whitewater Arroyo		
Febre amarela		
Zika		

[a]Designadas pela Organização Mundial da Saúde em 2015 como doenças de alta prioridade para pesquisa e desenvolvimento. [b]Causada pelo coronavírus da SARS (SARS-CoV). [c]Causada pelo coronavírus da SARS tipo 2 (SARS-CoV-2).

na cidade de Nova York naquele mesmo verão. Após, números suficientes de pássaros mais resistentes à doença neuroinvasiva e mosquitos do gênero *Culex* foram infectados, estabelecendo-se um ciclo enzoótico na América do Norte. Nos 3 anos seguintes, o WNV se espalhou pelos Estados Unidos continental, pelo Canadá e pelo México, tornando-se uma causa importante de doença neurológica humana e equina. O clado de WNV que causou surtos na América do Norte era o mesmo (clado 1a) que causou doença no Oriente Médio, na Europa, no norte da África e em partes da Ásia.

Em 2019, 971 casos de infecção humana por WNV, incluindo 633 casos de doença neuroinvasiva, foram relatados nos Estados Unidos; esses números são certamente subestimativas grosseiras do número real de casos. Houve 60 mortes, quase todas por doença neuroinvasiva e quase todas entre idosos. Outros 90 casos com cavalos foram relatados em 25 estados, apesar da disponibilidade de uma vacina equina com proteção razoável. Casos humanos foram relatados em 40 estados; apenas o Havaí permaneceu consistentemente livre da doença. Os reservatórios de mosquitos infectados eram ainda mais disseminados; Maine, Minnesota, Vermont e Virgínia Ocidental eram os únicos estados dos Estados Unidos livres de qualquer atividade do WNV. Assim, a partir de uma introdução inicial na cidade de Nova York, o WNV se estabeleceu com sucesso na América do Norte e infectou um número estimado de 2,6 a 6,1 milhões de pessoas nos Estados Unidos (1,1% da população).

Por que isso aconteceu? Primeiro, microrganismos e organismos maiores, como plantas e animais, são trocados entre o Velho e o Novo Mundo desde as viagens iniciais de exploração nos séculos XV e XVI. Contudo, foi o advento do transporte moderno de alta velocidade que permitiu que vetores, como os mosquitos, se movam entre os continentes em horas ou dias, e não em meses ou anos. No cenário mais provável para a introdução do WNV na América do Norte, um único mosquito virêmico foi acidentalmente transportado de uma região endêmica para o clado 1a para a cidade de Nova York no compartimento de bagagens de um avião em 1999. A cepa original, associada com o surto de 1999 (NY99), havia causado surtos na Tunísia e em Israel em 1997 e 1998, respectivamente; essa informação sugere que um desses países foi a fonte. A cepa importada, por sua vez, infectou corvídeos, infectando, depois disso, mosquitos mais competentes e estabelecendo um ciclo de vida enzoótico na América do Norte com pelo menos três espécies *Culex* e múltiplas espécies de pássaros envolvidas. Esse cenário representa uma invasão bem-sucedida do WNV em um novo nicho ecológico.

A probabilidade de que o WNV gradualmente desapareça da América do Norte é baixa. O vírus tem muitas aves como hospedeiros e mais de um mosquito vetor; ele sofreu pelo menos uma mutação bem-sucedida no surto da América do Norte, tornando-se, assim, infeccioso para *Culex piperans* e *Culex tarsalis* – mosquitos com amplo alcance no oeste dos Estados Unidos. Além disso, a ocorrência de surtos por 19 anos consecutivos na América do Norte sugere que o WNV foi introduzido com sucesso no continente e permanecerá endêmico pelos próximos anos.

VÍRUS DA DENGUE

A dengue é a mais importante entre as infecções humanas por arbovírus, com cerca da metade da população mundial estando sob risco. Ocorrendo por transmissão de mosquitos *Aedes aegypti*, a infecção pelo vírus da dengue impõe alta carga de morbidade e mortalidade no mundo todo, com até 50 a 200 milhões de infecções, 500 mil casos graves e 20 mil mortes anualmente. O vírus da dengue é um flavivírus e existe em quatro sorotipos (DENV1-4) que circulam de forma independente entre si; a imunidade a um sorotipo não confere imunidade aos outros.

A dengue é transmitida primariamente pelo *Aedes aegypti* e secundariamente pelo *Aedes albopictus*. O ciclo de vida original do vírus da dengue era mais provavelmente semelhante ao do vírus da febre amarela, consistindo de transmissão silvestre de mosquitos para primatas não humanos e de volta para os mosquitos; nos últimos séculos, o vírus se adaptou também a um ciclo mosquito-humano-mosquito urbano e periurbano. A dengue e suas manifestações mais graves, febre hemorrágica da dengue e síndrome do choque da dengue, foram primeiramente descritas em surtos no Japão em 1943 e no Havaí em 1945. Porém, doenças clinicamente semelhantes foram relatadas durante os dois séculos anteriores em uma faixa geográfica que se estende da Índia em direção sul a Queensland, na Austrália, e em direção leste à Polinésia; além disso, houve surtos ocasionais em regiões tão diferentes como na Grécia, no Panamá e no sul do Texas.

A ecologia da dengue teve profundas alterações na segunda metade do século XX. Essas mudanças foram causadas pela invasão bem-sucedida dos trópicos globais pelos *Ae. aegypti* após a Segunda Guerra Mundial, coincidindo com a dispersão de tropas e materiais pós-guerra. Desde suas origens ancestrais no Sudeste Asiático, todos os quatro sorotipos de dengue se disseminam globalmente. O DENV2 foi introduzido na África Ocidental na década de 1960 e estabeleceu ciclos silvestres enzoóticos em primatas não humanos e ciclos urbanos endêmicos humanos. Viagens e comércio facilitaram as disseminações da doença, provavelmente por meio de hospedeiros humanos virêmicos e mosquitos infectados. Particularmente nas Américas, uma campanha para a erradicação dos *Ae. aegypti*, que também é o principal vetor de febre amarela, falhou em meados da década de 1970, e tanto o *Ae. aegypti* como o vírus da dengue, em especial o DENV2, rapidamente reinvadiram seu hábitat prévio; assim, a dengue ressurgiu como uma importante doença arboviral que se estende do sul dos Estados Unidos, no Hemisfério Norte, até o norte da Argentina, no Hemisfério Sul. Ocorreram surtos recentes ao longo da fronteira entre México e Estados Unidos e no estado de São Paulo, no Brasil, onde há circulação conjunta de DENV1, DENV2 e DENV4.

O surgimento e a disseminação da dengue estão intimamente relacionados com a atividade humana. Em particular, a globalização, com o movimento de pessoas e mosquitos virêmicos por meio de transportes modernos de passageiros e mercadorias, foi fundamental para o sucesso da dengue. Uma adaptação em particular também facilitou sua disseminação urbana: o *Aedes* é capaz de se proliferar em água parada associada com habitações humanas, como cisternas, lagos artificiais, poças e água coletada em pneus abandonados. Essa capacidade do *Aedes* permitiu que a dengue fosse um dos três únicos arbovírus conhecidos (os outros sendo o vírus da febre amarela e o zika) que estão adaptados ao ambiente urbano e podem se replicar totalmente em um ciclo mosquito-humano. Juntos, esses fatores levaram à transmissão disseminada da dengue em uma faixa que se estende cruzando os trópicos globalmente, uma amplitude de hospedeiros que provavelmente será ampliada com o clima mais quente e úmido decorrente da mudança climática.

VÍRUS EBOLA E MARBURG

O vírus ebola é um filovírus que mais provavelmente existe em um ciclo silvestre em morcegos nas regiões central e ocidental da África. Quatro cepas são conhecidas como causa de doença em seres humanos. O primeiro surto foi descrito no Zaire em 1976. Desde então, 31 surtos foram relatados na África tropical, variando em tamanho desde dezenas de casos até dezenas de milhares de casos, como no surto da África Ocidental entre 2013 e 2016.

O ciclo de vida do vírus ebola na natureza não é completamente compreendido. Há evidências de transmissão sustentada em morcegos-da-fruta, com infecções ocasionais de primatas não humanos. Foi especulado que os seres humanos se infectam pelo contato com morcegos ou primatas não humanos infectados, mas, após a ocorrência de um caso índice, essencialmente toda transmissão ocorre por contato entre os seres humanos por meio de sangue e de outros fluidos corporais. A preparação dos corpos para rituais fúnebres tem sido uma forma especialmente eficiente de transmissão. Além disso, os profissionais de saúde que não usam equipamentos de proteção individual ao cuidar de pacientes com ebola são particularmente vulneráveis a adquirir a infecção. Na epidemia da África Ocidental de 2013-2016, houve apenas uma única introdução zoonótica, e toda transmissão subsequente ocorreu entre seres humanos.

A principal causa dos surtos de ebola antes do surto na África Ocidental era a migração de pessoas para regiões silvestres, com a transmissão enzoótica e a infecção acidental. Na África Ocidental, apenas um caso foi reconhecido na Costa do Marfim antes do surto de 2013 a 2016 na República da Guiné, na Libéria e em Serra Leoa. Foi especulado que o cultivo de óleo de palma atraía morcegos-das-frutas, os quais se alimentam das palmas; se for o caso, a modificação ambiental, transformando florestas tropicais densas em plantações de óleo de palma, pode ter sido uma causa contribuidora. Outras evidências sugerem que o paciente índice – um menino de 2 anos – foi exposto a morcegos de cauda livre insetívoros (*Mops condylurus*). Qualquer que tenha sido o evento inicial, a amplificação explosiva que ocorreu nesses países e nos sete países para onde os casos foram exportados deveu-se a uma infraestrutura médica e de saúde pública inadequada. De fato, quando o vírus ebola foi importado para países com sistemas de saúde pública mais funcionais, como a Nigéria, a transmissão foi extinta dentro de três gerações.

Outros surtos de filovírus envolveram o transporte de primatas infectados para pesquisas médicas. O surto original do vírus Marburg, que ocorreu em Marburg e Frankfurt, na Alemanha Ocidental, e em Belgrado, na Iugoslávia, em 1967, foi provavelmente causado pela importação de macacos vervet africanos (*Cercopithecus aethiops*) de Uganda para pesquisas médicas. Esse surto resultou em 31 casos humanos e 7 mortes. Além disso, um surto em cinco macacos comedores de caranguejos (*Macaca fascicularis*) importados das Filipinas e infectados pelo vírus ebola Reston – uma cepa não patogênica para seres humanos – levou a um evento epizoótico no norte da Virgínia em 1989, resultando no abate de > 500 primatas. Esse surto não teve casos em seres humanos, embora as investigações epidemiológicas tenham identificado alguns tratadores de primatas assintomáticos que eram soropositivos para o vírus ebola Reston. Desde 1989, quatro outros surtos foram reconhecidos em macacos *Cynomolgus* importados das Filipinas para os Estados Unidos e a Itália.

Outro reservatório de infecção pelo vírus ebola foi identificado: o sêmen de pacientes que sobreviveram à infecção pelo ebola. A ocorrência de vários pequenos grupos de casos sexualmente transmitidos ocorrendo até 284 dias após o início dos sintomas indica o estado de portador prolongado do vírus ebola nos testículos. Além disso, o vírus pode permanecer viável por longos períodos no humor vítreo.

Assim, o ebola representa um evento de transbordamento para primatas humanos e não humanos a partir de suas interações com determinadas espécies de morcegos infectados e infecciosos. O contato com os próprios morcegos ou com primatas não humanos infectados leva à infecção de um paciente índice, que leva, por sua vez, à transmissão continuada entre seres humanos. Vários fatores claramente contribuem para a transmissão continuada. Primeiro, os sistemas médicos e de saúde pública são fracos nos países gravemente acometidos. Essa insuficiência foi especialmente evidente no surto de 2018-2020 no leste da República Democrática do Congo, onde a insegurança devido a conflitos armados constantes amplificou muito a epidemia. À medida que se aumenta a experiência com o ebola, aumentando a capacidade de vigilância e resposta, os números de casos secundários podem diminuir; por exemplo, em cinco surtos em Uganda entre 2000 e 2012, o número de casos secundários e a disseminação geográfica dos surtos diminuíram com cada nova introdução. Segundo, os fatores comportamentais contribuem, em particular as práticas fúnebres que deixam as pessoas em contato íntimo com sangue e tecidos infecciosos durante a preparação de um corpo para o sepultamento. Terceiro, as regiões em que as ondas iniciais de transmissão ocorrem costumam ser remotas; assim, o reconhecimento do surto pode demorar, e, no caso do surto da África Ocidental e dos surtos atuais no Congo, as populações altamente móveis podem viajar para buscar cuidados em cidades maiores.

Duas novas vacinas profiláticas, terapias com anticorpos monoclonais e instalações portáteis para isolamento estão agora disponíveis, e a estratégia de vacinação em anel foi implementada com sucesso. A transmissão disseminada vista na África Ocidental e, especialmente, na República Democrática do Congo no surto de 2018 foi limitada onde todas essas medidas foram empregadas de forma rápida e com cobertura suficiente.

VÍRUS ZIKA

O vírus zika é um flavivírus transmitido por mosquitos *Aedes* e foi originalmente descrito como uma infecção de primatas não humanos em Uganda em 1947. Os primeiros casos em seres humanos foram relatados em Uganda em 1962 e 1963. Acreditava-se que o zika fosse uma doença que causasse erupção cutânea leve e febre em seres humanos na África tropical e no sul da Ásia. A semelhança clínica e sorológica das infecções por zika e pelo vírus da dengue pode ter causado que alguns surtos tenham passado despercebidos. Desde 2007, uma linhagem asiática de vírus zika se espalhou desde o Oeste do Pacífico (inicialmente na Ilha Yap), por toda a Polinésia e para a Ilha de Páscoa, no Chile, onde foi documentada em 2014. A partir da Polinésia, a infecção também se espalhou para o Brasil, mais provavelmente por meio de viajantes virêmicos que participaram do campeonato mundial Va'a World Sprint Championships (competição de canoagem da Polinésia), que ocorreu no final do verão de 2014 no Rio de Janeiro. A partir daí, o vírus zika se espalhou por todo o hemisfério, acompanhando o alcance do *Ae. aegypti*. Nas Américas, 48 países – todos exceto Canadá e Chile – relataram transmissão autóctone de infecções por vírus zika durante o surto de 2014-2016. Nos Estados Unidos, casos com aquisição local foram diagnosticados em Flórida, Texas, Porto Rico, Ilhas Virgens Americanas e Samoa Americana; > 35.000 casos foram relatados apenas em Porto Rico em 2016. Casos continuaram a ocorrer em níveis mais baixos, com 102 casos relatados nos Estados Unidos e em seus territórios em 2019; 73 desses casos ocorreram em Porto Rico e mais provavelmente foram adquiridos de forma autóctone, e não importados.

À medida que o vírus zika se espalhou pelas Américas, surgiu uma epidemia paralela de microcefalia fetal; essa epidemia estava temporal e geograficamente associada com a disseminação do vírus zika. Mais de 1,6 milhão de casos de infecção pelo vírus zika, incluindo 41.473 casos em gestantes e 1.950 casos de microcefalia associada ao zika, foram relatados apenas no Brasil em 2015 e 2016. Os dados de um grande registro de gestações expostas ao vírus zika em territórios dos Estados Unidos mostram que o risco global de microcefalia após infecção confirmada pelo vírus zika é de aproximadamente 5%, variando de 8% para a infecção no primeiro trimestre a 4% para a infecção no terceiro trimestre. Outras complicações fetais incluem natimortos, defeitos do tubo neural, anormalidades oculares e surdez neurossensorial. Ocorrem complicações em adultos em cerca de 1 em cada 1.000 casos, incluindo síndrome de Guillain-Barré, encefalite, leucopenia e púrpura trombocitopênica. Além disso, atualmente sabe-se que o vírus zika pode ser transmitido sexualmente e por transfusões sanguíneas.

Assim, a introdução do zika nas Américas representa a invasão viral de um novo ecossistema já amplamente povoado por um hospedeiro mosquito altamente competente com hábitat urbano estabelecido e uma população humana imunologicamente inexperiente. A invasão pelo vírus zika é, em muitos aspectos, semelhante à invasão original da dengue nas Américas na década de 1950 e à introdução do WNV na América do Norte em 1999. A importação original do vírus zika e o estabelecimento de novos focos nas Américas (p. ex., Flórida e Caribe) foram consequências das viagens modernas. A disseminação do zika também foi ligada a variações climáticas, ao desmatamento e à pobreza urbana.

SARS-COV-2

O SARS-CoV-2 é um coronavírus da linhagem de betacoronavírus (Cap. 199). Ele tem relação próxima com o SARS-CoV, agente causador da SARS, e com o vírus da síndrome respiratória do Oriente Médio (SROM), sendo transmitido principalmente por gotículas (perdigotos) e secundariamente pelo ar ou por aerossóis; diferentemente da infecção por SARS-CoV, surtos da infecção por SARS-CoV-2 não foram associados à transmissão por fômites. Os primeiros casos humanos da doença clínica causados por SARS-CoV-2 – Covid-19 – foram relatados em dezembro de 2019 em Wuhan, uma cidade grande na Província de Hubei, China, levando, por fim, a um surto com > 70.000 casos relatados nessa cidade. As origens filogenéticas do SARS-CoV-2 são claras. É uma infecção zoonótica de morcegos, uma de várias infecções por betacoronavírus adaptadas para morcegos que foram reconhecidas. Não está claro como a infecção foi transmitida para humanos. Originalmente, como os primeiros casos concentraram-se em um mercado úmido em Wuhan, pensava-se que a transmissão mais provavelmente ocorria por meio de um hospedeiro intermediário infectado vendido no mercado: o pangolim, um animal muito traficado por suas escamas. Contudo, investigações subsequentes sugeriram que o vírus pode ter estado em circulação de um a dois meses antes na China e esporadicamente na Europa Ocidental e logo após nos Estados Unidos. O que está claro é que o SARS-Cov-2 causou um surto explosivo em Wuhan e subsequentemente disseminou-se da China para o Irã, a Europa Ocidental e a América do Norte, e dessas regiões para o restante do mundo. Essa disseminação foi amplificada por uma total falta de imunidade preexistente nos humanos, embora tenha sido especulado que a infecção prévia por alfacoronavírus, que são causas comuns de infecções do trato respiratório superior, pode ter um efeito protetor modesto. Após 21 meses, 218 milhões de casos e > 4,5 milhões de mortes foram relatados no mundo todo; em termos de número de mortes, os países mais afetados foram Estados Unidos, Índia e Brasil. A infecção por SARS-CoV-2 e sua doença clínica, a Covid-19, foram a terceira principal causa de morte nos Estados Unidos em 2020.

Clinicamente, a infecção por SARS-CoV-2 causa doença do trato respiratório inferior e superior. O que complica o controle de sua transmissão é que cerca de 40% dos indivíduos afetados nunca desenvolvem sintomas agudos e um terço das transmissões de indivíduos sintomáticos ocorrem durante o período pré-sintomático. Embora o período de excreção viral e infectividade seja curto (cerca de 3-5 dias), pacientes que desenvolvem sintomas do trato respiratório inferior que requerem cuidados intensivos provavelmente são infecciosos por até 2 semanas, exigindo medidas fortes de controle da infecção, especialmente para procedimentos que geram aerossóis.

A pandemia de SARS-CoV-2 resultou de uma transmissão cruzada de espécies entre morcegos e seres humanos (possivelmente por meio de um hospedeiro intermediário). Não está claro qual comportamento humano facilitou essa transmissão, mas pode estar associado com pressão populacional e intrusão humana em florestas semitropicais anteriormente não habitadas em que os morcegos se empoleiravam. O que está claro, contudo, é que as viagens internacionais levaram à transmissão por todo o globo, primeiro a portas de entradas internacionais e depois ao longo dos países afetados. Nos Estados Unidos, por exemplo, introduções originais ocorreram em Seattle, Los Angeles, São Francisco e Nova York, com expansão explosiva subsequente na região da cidade de Nova York durante a primeira onda da pandemia em março e abril de 2020. O controle da pandemia, até o momento, baseou-se em intervenções de distanciamento social e uso universal de máscaras. Países que fizeram um melhor trabalho ao implementar essas intervenções, como Austrália, Nova Zelândia, Singapura, Coreia do Sul, Taiwan e Vietnã, foram significativamente menos impactados do que outros países. No momento da escrita deste texto, duas vacinas de mRNA e uma vacina de vetor de adenovírus foram implementadas nos Estados Unidos, com aproximadamente 52% da população completamente vacinada; se forem aceitas por uma alta porcentagem da população, essas vacinas podem levar a níveis de imunidade suficientemente altos para atingir a imunidade de rebanho e o controle da epidemia. Atualmente, muitas teorias conspiracionistas estão em circulação nas redes sociais sobre as vacinas contra a Covid-19, como aconteceu com as vacinas contra sarampo e poliomielite no passado. Além disso, como a doença tem casos atuais em quase todos os países, mesmo com altos níveis de vacinação, é improvável que o SARS-CoV-2 seja eliminado. Possivelmente, se tornará uma doença esporádica e parte do diagnóstico diferencial de infecção respiratória viral grave.

POLIOVÍRUS

O poliovírus é um enterovírus de RNA da família Picornaviridae. É o patógeno causador da poliomielite, uma doença do sistema nervoso central. O poliovírus é transmitido por via oral-fecal. Até recentemente, havia três sorotipos de poliovírus selvagem na natureza: PV1, PV2 e PV3. Em 1988, todos os países-membros da Organização Mundial da Saúde (OMS) se comprometeram a erradicar a poliomielite até o ano 2000. Graças a campanhas de imunização massiva, o PV2 foi declarado erradicado em 2015 e o PV3, em 2019. Assim, apenas o PV1 selvagem ainda existe e está confinado a dois países: Paquistão e Afeganistão.

A poliomielite existe desde a Antiguidade. Estelas egípcias datando de 1400 a.C. ilustram vítimas da doença. Ela provavelmente existiu em baixa endemicidade por séculos, até que uma epidemia ocorreu primeiro na Europa do século XIX e, após, nos Estados Unidos no início a meados dos anos 1900. Embora o vírus tenha sido isolado em 1909, apenas em 1955 Jonas Salk conseguiu criar uma vacina inativada contra a poliomielite (VIP). Em 1961, Albert Sabin desenvolveu uma vacina oral contra a poliomielite (VOP). Ambas as vacinas apresentam vantagens e desvantagens. A VOP tem baixo custo e é de fácil administração, fornece proteção individual, diminui a transmissão e – por meio de excreção viral fecal – induz a imunidade em não vacinados. As principais desvantagens da VOP são que ela pode, raramente, causar paralisia (1 caso em 2,4 milhões de doses) e que o vírus da vacina pode reverter à forma neuropatogênica caso circule em locais com baixa prevalência de vacinação (ver abaixo). A VOP também é menos eficaz em locais com condições insalubres por causa da competição com outros enterovírus. A VIP é segura e eficaz, sendo preferida em relação à VOP nos países industrializados. Contudo, seu custo de produção é maior, e é necessária a administração por injeção. Além disso, ela não produz imunidade intestinal e, assim, não contribui para a eliminação da transmissão durante surtos.

Como mencionado anteriormente, o vírus atenuado na VOP pode sofrer mutação e recuperar as propriedades de neurovirulência e transmissibilidade do poliovírus selvagem, levando a surtos de poliomielite em populações subimunizadas. Esse vírus mutante é conhecido como poliovírus derivado da vacina circulante (cVDPV). Infelizmente, a crise da pandemia atual de coronavírus levou a OMS a suspender a vacinação contra a poliomielite em todos os países críticos, com a consequência de que o número de casos da doença aumentou substancialmente – tanto daquela causada por cepas selvagens de poliovírus (137 casos no Paquistão e Afeganistão) com daquela causada pela cepa derivada da vacina (751 casos em 24 países até o final de novembro de 2020).

Após 20 anos do estabelecimento da ambiciosa meta de erradicar a poliomielite até 2000, uma combinação de fatores, como guerra civil, outras violências, teorias conspiracionistas e, agora, a pandemia de Covid-19, levou à reconsideração dos prazos e das estratégias.

VÍRUS DO SARAMPO

O vírus que causa o sarampo (Cap. 205), uma doença exantemática grave, é um vírus de RNA da família dos paramixovírus. O vírus do sarampo é o patógeno humano mais contagioso, sendo particularmente letal em crianças desnutridas e imunocomprometidas. Além do vírus do sarampo, o gênero *Morbillivirus* inclui dois vírus animais semelhantes: vírus da esgana canina e vírus rinderpest. O último está agora erradicado, graças à imunização do gado. O vírus do sarampo evoluiu do rinderpest no gado, provavelmente entre os séculos XI e XII no Oriente Médio. Assim, o sarampo surgiu como uma zoonose.

Ao longo da história, o sarampo trouxe caos em populações não expostas. Indígenas nas Américas foram devastados no século XVI com a chegada dos europeus. O vírus requer um tamanho populacional mínimo de cerca de 250.000 para permanecer endêmico. Com o aumento das coortes de nascimento e da urbanização, o sarampo foi uma causa comum de morte em crianças durante os últimos dois séculos. Antes da introdução da vacina em 1963, até 8 milhões de crianças morriam por sarampo a cada ano. Mesmo em 1980, com uma vacina altamente eficaz em uso, 2,6 milhões de pessoas morreram por essa doença prevenível.

Não há reservatórios animais do sarampo, o vírus é bastante estável e existe uma vacina acessível, segura e altamente eficaz. Assim, o sarampo é o candidato ideal para a erradicação por vacinação em massa. Se o alvo da erradicação em 1988 tivesse sido o sarampo em vez da poliomielite, a doença já teria sido eliminada há algum tempo.

O vírus do sarampo é transmitido pelo ar e pode permanecer suspenso no ar por horas em ambientes internos após tosse ou espirros. O sarampo pode ser transmitido desde 4 dias antes do aparecimento do exantema até 4 dias depois. O vírus causa imunossupressão, que pode durar meses ou anos após a infecção. Essa amnésia imune torna as crianças mais vulneráveis a outras doenças infecciosas. Estima-se que um paciente índice pode infectar até 12-18 pessoas não protegidas. Esse número é conhecido como *número de reprodução* ou *Ro*. Para comparação, o *Ro* é de cerca de 2 para o vírus do ebola e de cerca de 2,5 para o SARS-CoV-2.

De acordo com a OMS, houve uma vasta reemergência global do sarampo nos últimos anos, com o maior número de casos relatados em 23 anos em 2019. Nesse ano, nove países foram responsáveis por três quartos dos casos relatados: República Centro-Africana, República Democrática do Congo, Geórgia, Cazaquistão, Madagascar, Macedônia do Norte, Samoa, Tonga e Ucrânia. O surto de sarampo na República Democrática do Congo é o maior relatado em qualquer país em décadas, com > 300.000 casos e 6.500 mortes. Madagascar, Ucrânia e as Filipinas enfrentaram grandes surtos em 2020. O fato é que os surtos de sarampo estão ocorrendo em todas as regiões do mundo, incluindo países ricos, como consequência de anos de declínio na cobertura de vacinação. Como dizem alguns especialistas, o problema não é uma falha da vacina, mas sim a falha em vacinar-se.

A pandemia da Covid-19 forçou muitos países a suspender ou adiar campanhas de vacinação, incluindo para sarampo. Essa trágica situação certamente contribuirá para surtos de sarampo maiores globalmente. Outro fator contribuinte é a hesitação vacinal entre alguns grupos de pais (Cap. 3). A informação falsa de que a vacinação contra o sarampo pode estar associada ao autismo gerou um movimento contra as vacinas em geral e, particularmente, contra as vacinas contendo sarampo. A oposição começou em países ricos, mas está se espalhando para outras regiões. Durante surtos recentes de sarampo, havia mais *links* para mensagens antivacinação do que para mensagens que favoreciam a vacinação. Compreender as causas por trás da diminuição da cobertura vacinal será crítico para a futura erradicação do vírus do sarampo.

Os seres humanos continuarão a experimentar surtos de doenças infecciosas emergentes e reemergentes. As doenças emergentes virão mais provavelmente de duas fontes. A primeira fonte consiste em microrganismos que desenvolveram novos materiais genéticos de outras cepas da mesma espécie ou de diferentes espécies no geral. Um exemplo é o vírus *influenza* A, no qual as cepas podem adquirir novos materiais genéticos através de um processo chamado de *rearranjo*. Se o novo gene for um gene de hemaglutinina, o vírus rearranjado resultante terá uma nova hemaglutinina de superfície que não é reconhecida imunologicamente pelas populações humanas. Um caso interessante é o vírus *influenza* A H1N1, que surgiu em 2009 pelo rearranjo do vírus da gripe suína H1N1 com o vírus *influenza* sazonal H3N2 humano, o vírus da gripe aviária norte-americana e os vírus da gripe suína de origem aviária da Eurásia. Apesar de uma pandemia global, as pessoas nascidas antes de 1950 foram relativamente poupadas, pois tiveram exposição prévia a uma cepa de H1N1 suficientemente parecida para fornecer imunidade cruzada. Outro exemplo é a *E. coli* O157:H7, a qual adquiriu um gene de virulência da *Shigella*, provavelmente como resultado de trocas genéticas horizontais. O microrganismo resultante e vários outros sorotipos de *E. coli* que adquiriram o gene são as principais causas de síndrome hemolítico-urêmica no mundo todo. A segunda fonte de surgimento de infecções consiste em microrganismos existentes que penetram em novos nichos ecológicos e se disseminam amplamente, geralmente por meio de insetos vetores para seres humanos imunologicamente "inexperientes" – como ocorreu com o WNV e o vírus zika. Uma variação desse tema são os seres humanos que entram em novos ecossistemas e se infectam com microrganismos contra os quais não têm imunidade. O potencial epidêmico de um microrganismo será determinado pelo resultado da seguinte questão: se ele é incapaz de deixar o hospedeiro humano para continuar em uma transmissão de humanos para humanos (p. ex., *Coccidioides*) ou se pode ser eficientemente transmitido entre seres humanos (p. ex., SARS-CoV-2, HIV e vírus ebola).

Em seu plano estratégico de 1994 para a abordagem das ameaças infecciosas emergentes, o CDC listou quatro objetivos: (1) detectar, investigar imediatamente e monitorar os patógenos emergentes, as doenças que eles causam e os fatores que influenciam o seu surgimento; (2) integrar ciência laboratorial e epidemiologia para otimizar as práticas de saúde pública; (3) aumentar a comunicação de informações de saúde pública sobre doenças emergentes e garantir a implementação imediata das estratégias preventivas; e (4) reforçar as infraestruturas de saúde pública locais, estaduais e federais para apoiar a vigilância e implementar os programas de prevenção e controle. Grande parte desse plano foi implementada. O conceito de "doenças infecciosas emergentes" tem sido amplamente aceito, e os métodos de biologia molecular melhoraram ao ponto de, por exemplo, o coronavírus da SARS ser completamente sequenciado em questão de dias. Além disso, há um crescente reconhecimento do conceito de "uma saúde": o nexo entre a saúde dos seres humanos, dos animais de criação, da vida selvagem e das plantas e o desenvolvimento de sistemas de vigilância para fornecer alertas precoces de infecções emergentes e reemergentes. Novas vacinas e novos agentes controlados por vetores são armas promissoras importantes na luta para conter doenças existentes; duas vacinas de mRNA altamente eficazes para SARS-CoV-2 foram implementadas a partir de dezembro de 2020, as vacinas contra ebola estão sendo amplamente usadas no surto atual da República Democrática do Congo, e a vacina contra dengue é eficaz, embora, apenas nos Estados Unidos, seu uso é limitado a crianças de 9-16 anos com evidências laboratoriais de infecções prévias pela dengue. Além disso, uma nova técnica de controle por vetor envolvendo a infecção deliberada da população de *Aedes* com *Wolbachia*, um gênero bacteriano que inibe a transmissão de arbovírus de mosquitos hospedeiros, está sendo avaliada.

A Organização Mundial de Saúde desenvolveu novas regulamentações de saúde internacionais designadas, em parte, para facilitar o reconhecimento e o relato de ameaças infecciosas. Porém, conforme evidenciado pela atual pandemia de SARS-CoV-2 e pela epidemia de vírus ebola de 2013 a 2016 na África Ocidental, pode haver necessidade de capacitação adicional e de novas formas de governança e resposta na saúde global. Evidentemente, respostas rápidas, flexíveis e robustas serão necessárias para controlar infecções emergentes e reemergentes.

LEITURAS ADICIONAIS

Abede GM: Emerging and re-emerging viral diseases: The case of coronavirus disease-19 (COVID-19). Int J Virol AIDS 7:067, 2020.
Campbell-Lendrum D et al: Climate change and vector-borne diseases: What are the implications for public health research and policy? Philos Trans R Soc Lond B Biol Sci 370:20130552, 2015.
Heymann DL et al: Global health security: The wider lessons from the west African Ebola virus disease epidemic. Lancet 385:1884, 2015.
Lederberg J et al (eds): Committee on Emerging Microbial Threats to Health. *Emerging Infections. Microbial Threats to Health in the United States.* Washington, DC, National Academy Press, 1992.
Lessler J, Orenstein WA: The many faces of emerging and re-emerging infectious disease. Epidemiol Rev 41:1, 2019.
Morens DM, Fauci AS: Emerging infectious diseases in 2012: 20 years after the Institute of Medicine report. mBio 3:e00494, 2012.

474 Atenção primária e saúde global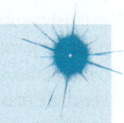

Tim Evans, Kumanan Rasanathan

O século XX testemunhou o surgimento de uma divisão global sem precedentes na saúde. Os países industrializados ou de alta renda experimentaram uma rápida melhora nos padrões de vida, nutrição, saúde e cuidados em saúde (Cap. 7). Enquanto isso, nos países de renda baixa e média e de condições muito menos favoráveis, a saúde e os cuidados em saúde progrediram de maneira muito mais lenta. A escala dessa divisão se reflete nos extremos atuais da expectativa de vida ao nascer, com o Japão no extremo mais alto (84 anos) e Lesoto no extremo mais baixo (51 anos). Essa diferença de 33 anos reflete a assustadora gama de desafios para a saúde que é encontrada nos países de renda baixa e média. Essas nações enfrentam não apenas uma mistura complexa de doenças (infecciosas e crônicas) e condições que provocam doenças, mas principalmente a fragilidade das bases que sustentam a boa saúde (p. ex., alimentos em quantidade suficiente, água, saneamento e educação) e dos sistemas necessários para o acesso universal à saúde pública e a cuidados de saúde de boa qualidade. Nas últimas décadas do século XX, foi reconhecida a necessidade de diminuir essa distância em termos de saúde global e estabelecer uma equidade de condições de saúde. A Declaração de Alma Ata, em 1978, solidificou uma visão de justiça na saúde independentemente de renda, gênero, etnia ou educação e apelou para uma "saúde para todos até o ano 2000" por meio da atenção primária à saúde. Ainda que o progresso desde a declaração seja impressionante, > 40 anos depois e no meio de uma pandemia global de Covid-19, resta muito a ser feito para atingir a equidade global em saúde.

Este capítulo analisa primeiro a natureza dos desafios na saúde que estão por trás dessa divisão nos países de baixa e média renda. Depois, são descritos os valores e princípios de uma abordagem de atenção primária focada nos serviços de atenção primária. Posteriormente, é revisada a experiência dos países de renda baixa e média para lidar com desafios na saúde por meio de cuidados primários e uma abordagem para atenção primária. Por fim, identifica-se de que forma os desafios atuais e o contexto global, em particular, a pandemia global, configuram uma agenda e oportunidades para a renovação dos cuidados de saúde primários e da atenção primária, aliados ao movimento para a obtenção de cobertura de saúde universal.

ATENÇÃO PRIMÁRIA E CUIDADOS DE SAÚDE PRIMÁRIOS

O termo *atenção primária* tem sido usado de várias maneiras diferentes: para descrever um nível de cuidados ou ambiente do sistema de saúde, um conjunto de atividades de tratamento e prevenção realizadas por pessoal específico, um conjunto de atributos para a forma como os cuidados são oferecidos ou uma abordagem para organizar os sistemas de saúde, que é sinônima do termo *cuidados de saúde primários*. Em 1996, o U.S. Institute of Medicine englobou muitos desses diferentes usos ao definir atenção primária como "a provisão de serviços de cuidados em saúde integrados e acessíveis por médicos capazes de abordar a grande maioria das necessidades em cuidados de saúde pessoais, desenvolvendo uma parceria sustentada com os pacientes e trabalhando no contexto de família e comunidade."[1] Usa-se essa definição de *atenção primária* neste capítulo. A atenção primária desempenha uma função essencial nos sistemas de saúde, fornecendo o primeiro ponto de contato quando as pessoas procuram cuidados em saúde, lidando com a maioria dos problemas e encaminhando os pacientes para outros serviços quando há necessidade. Como fica cada vez mais evidente em países com qualquer nível de renda, sem uma atenção primária forte, os sistemas de saúde não funcionam de maneira adequada nem resolvem os desafios da saúde em sua comunidade.

A atenção primária é apenas uma parte de uma abordagem de cuidados de saúde primários. A Declaração de Alma Ata, firmada em 1978, na Conferência Internacional Sobre Cuidados Primários de Saúde em Alma Ata (atualmente Almaty, no Cazaquistão), identificou muitas características da atenção primária como essenciais para alcançar o objetivo de "saúde para todos até o ano 2000". Porém, ela também identificou a necessidade de trabalhar em conjunto com diferentes setores, considerar fatores sociais e econômicos que determinam a saúde, mobilizar a participação de comunidades em sistemas de saúde e garantir o uso e o desenvolvimento de tecnologia apropriada em termos de contexto clínico e custos. A declaração surgiu das experiências de países de renda baixa e média para tentar melhorar a saúde da população após sua independência. Muitos desses países construíram sistemas baseados em hospitais semelhantes aos dos países de alta renda. Esse esforço resultou no desenvolvimento de serviços de alta tecnologia em áreas urbanas enquanto deixava a maior parte da população sem acesso ao sistema de saúde, a menos que viajassem grandes distâncias até esses serviços urbanos. Além disso, grande parte da população não tinha acesso às medidas básicas de saúde pública. Os esforços dos cuidados de saúde primários visavam levar os cuidados para mais perto da população, garantir o seu envolvimento nas decisões sobre seus próprios cuidados de saúde e abordar os principais aspectos do ambiente físico e social fundamentais para a saúde, como água, saneamento e educação.

Após a Declaração de Alma Ata, muitos países implementaram reformas em seus sistemas de saúde baseadas em cuidados de saúde primários. A maior parte do progresso envolveu o fortalecimento dos serviços de cuidados primários de maneira inesperada, todavia, muito desse progresso foi visto em países ricos, a maioria dos quais construiu sistemas que tornam a atenção primária disponível com um custo baixo ou ausente para toda a população e que oferecem a maior parte dos serviços em ambiente de atenção primária. Essa mudança também viu o fortalecimento da medicina de família como especialidade para fornecer serviços de cuidados primários. Mesmo nos Estados Unidos (uma exceção óbvia a essa tendência), ficou claro que a população dos Estados com mais médicos e serviços de atenção primária eram mais saudáveis do que aquelas com menos recursos desse tipo.

Também houve progresso em muitos países de renda baixa e média. Porém, o desafio de "saúde para todos até o ano 2000" não chegou nem perto de ser alcançado. As razões são complexas, mas parcialmente explicáveis por uma falha geral na implementação de todos os aspectos da abordagem de cuidados de saúde primários, em especial o trabalho conjunto de vários setores para abordar fatores sociais e econômicos que afetam a saúde e a provisão de recursos humanos e de outros tipos em quantidade suficiente para tornar possível o acesso à atenção primária como o atingido nos países ricos. Além disso, apesar do consenso em Alma Ata em 1978, a comunidade da saúde global logo se dividiu em relação ao compromisso com as medidas de longo prazo colocadas na declaração. A recessão econômica diminuiu o entusiasmo com a atenção primária e a tendência mudou em direção a programas que se concentram em poucas medidas prioritárias, como imunização, reidratação oral, amamentação e monitoração do crescimento para a sobrevivência de crianças. O sucesso dessas iniciativas manteve o movimento continuado dos esforços em saúde longe da abordagem mais abrangente da atenção primária e em direção a programas que focam em objetivos específicos na saúde da população. Essa abordagem foi reforçada pela necessidade de lidar com a epidemia de HIV/Aids. Na década de 1990, a atenção primária perdeu espaço para muitas políticas de saúde globais, e os países de baixa e média rendas foram encorajados a reduzir os gastos com saúde no setor público e se concentrar em análises de custo-efetividade para fornecer um pacote de medidas de cuidados de saúde que supostamente oferece os maiores benefícios.

DESAFIOS DA SAÚDE EM PAÍSES DE RENDAS BAIXA E MÉDIA

Os países de renda baixa e média, definidos por uma renda bruta nacional *per capita* < 12.535 dólares americanos por pessoa ao ano, representam > 85% da população mundial. A expectativa de vida média nesses países é bem menor do que nos países de alta renda: enquanto a média de expectativa de vida ao nascer para uma menina nos países mais ricos é de 83 anos, ela é de apenas 65 anos para uma menina nos países de renda baixa. Essa discrepância tem recebido cada vez mais atenção nos últimos 50 anos. Inicialmente, a situação nos países pobres se caracterizava principalmente em termos de alta fertilidade e elevadas taxas de mortalidade materna, infantil e de lactentes, com a maioria das mortes e doenças sendo atribuível a doenças infecciosas ou tropicais em populações distantes e principalmente rurais. Com o crescimento da população adulta (e especialmente de idosos) e as mudanças no estilo de vida relacionadas com as forças globais de urbanização, surgiu rapidamente um novo conjunto de desafios para a saúde, caracterizado por doenças crônicas, aglomeração ambiental e lesões por acidentes automobilísticos (Fig. 474-1). No mundo todo, a maioria das mortes relacionadas ao tabaco ocorre atualmente em países de baixa e média renda, e o risco de uma criança morrer por um acidente automobilístico na África é mais que o dobro em relação à Europa. Dessa forma, os países de renda baixa e média no século XXI enfrentam um amplo espectro de desafios na saúde – infecciosos, crônicos e relacionados a acidentes –, com incidências e prevalências muito maiores do que aquelas documentadas nos países de alta renda e com muito menos recursos para vencer esses desafios.

No entanto, lidar com esses desafios não significa simplesmente esperar o crescimento econômico. A análise da associação entre poder econômico e saúde nos diferentes países revela que, em qualquer nível de riqueza, há uma variação substancial na expectativa de vida ao nascer que persistiu apesar do progresso global na expectativa de vida nos últimos 40 anos (Fig. 474-2). As condições de saúde nos países de renda baixa e média variam muito. Nações como Cuba e Costa Rica têm expectativa de vida e taxas de mortalidade infantil semelhantes ou até melhores do que os países de alta renda; por outro lado, países na África Subsaariana e no antigo Bloco Soviético experimentaram significativa reversão nesses marcadores de saúde, particularmente na década de 1990.

Conforme Angus Deaton afirmou na conferência anual do Instituto Mundial de Pesquisa em Economia do Desenvolvimento de 29 de setembro de 2006, "as pessoas nos países pobres não adoecem primariamente por serem pobres, mas em função de outras falhas na organização social, incluindo a oferta de saúde, que não melhoram de maneira automática com uma renda maior". Essa análise coincide com estudos clássicos sobre fatores sociais que explicam a boa saúde em locais pobres como Cuba e o estado de Kerala, na Índia, na década de 1980. As análises realizadas nas últimas quatro décadas realmente mostraram que é possível haver uma rápida melhora na saúde em vários contextos diferentes. O fato de alguns países terem índices bem piores pode ser explicado por uma comparação das diferenças regionais no progresso em termos de expectativa de vida ao longo desse período (Fig. 474-3).

Assim como os níveis de saúde médios variam entre regiões e países, eles também variam dentro dos países (Fig. 474-4). De fato, as disparidades dentro dos países costumam ser maiores do que aquelas encontradas entre países de renda alta e baixa. Por exemplo, se os países de renda baixa e média pudessem reduzir sua taxa global de mortalidade infantil para o nível dos 20% mais ricos da sua população, a mortalidade infantil global diminuiria em 40%. As disparidades na saúde costumam resultar de fatores sociais e econômicos, como problemas da vida diária, acesso aos recursos e possibilidade de participação nas decisões que afetam a vida. Na maioria dos países, o setor de cuidados de saúde na verdade tende a exacerbar as desigualdades da saúde (a "lei de cuidados inversos"); como resultado da negligência e da discriminação, as comunidades pobres e marginalizadas têm probabilidade muito menor de se beneficiar dos serviços de saúde pública em relação às outras pessoas. A reforma dos sistemas de saúde em direção a uma atenção primária centrada nas pessoas fornece uma oportunidade para reverter essas tendências negativas.

---

[1]Institute of Medicine. Primary Care: America's Health in a New Era (1996).

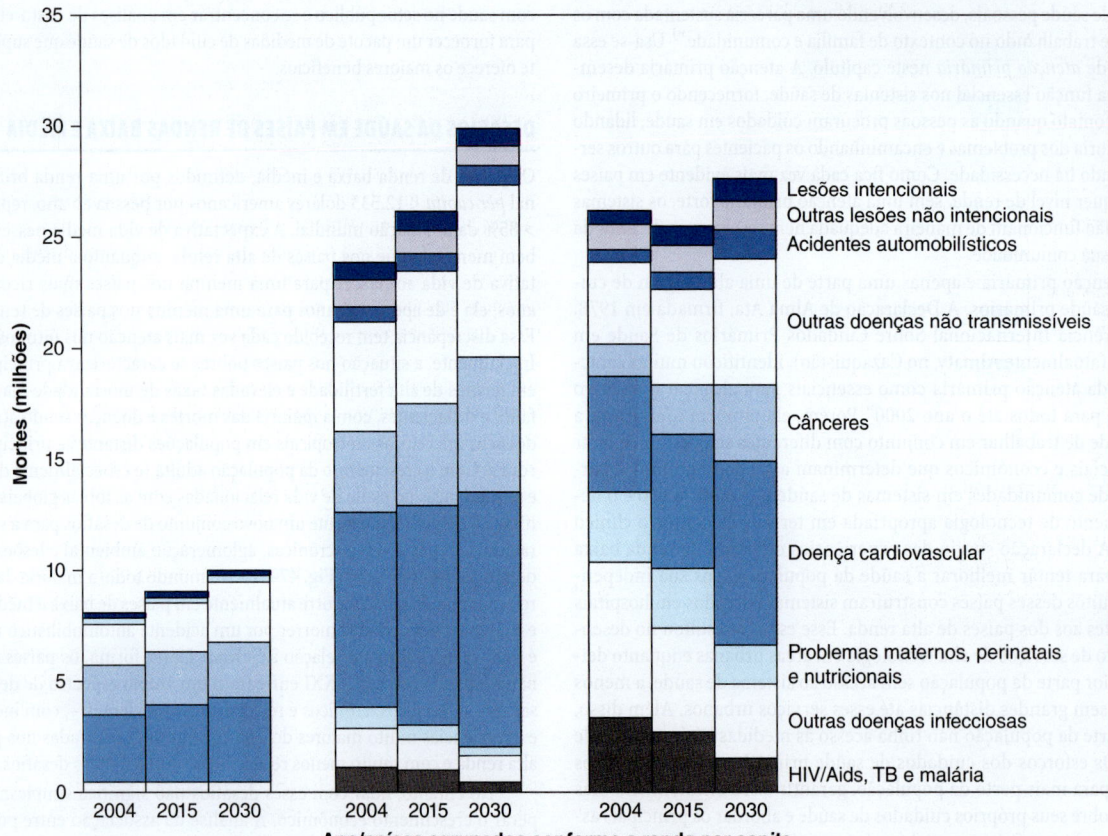

FIGURA 474-1 Projeções de carga de doença até 2030 em países de renda alta, média e baixa (*esquerda, centro* e *direita,* respectivamente). TB, tuberculose. (*Reproduzida com permissão de World Health Organization: The Global Burden of Disease 2004 Update, 2008.*)

Os serviços de saúde falharam em fazer sua contribuição para reduzir essas desigualdades sociais perversas assegurando o acesso universal às intervenções existentes, cientificamente validadas e de baixo custo, como redes de cama tratadas com inseticidas para a malária, taxação para cigarros, quimioterapia de curto prazo para a tuberculose, tratamento antibiótico para a pneumonia, alteração dos hábitos alimentares e medidas de prevenção secundária para a hipertensão arterial e níveis elevados de colesterol e tratamento da água e terapia de reidratação oral para a diarreia. Apesar de décadas de "pacotes essenciais" e campanhas de saúde "básicas", a efetiva implementação daquilo que já se sabe que funciona na escala e qualidade necessárias parece ser (enganosamente) difícil.

Análises recentes começaram a focar em "como" (em oposição a "o quê") oferecer cuidados em saúde, explorando as razões para o progresso na saúde ser lento e moroso apesar da abundância de intervenções comprovadas para os problemas de saúde nos países de renda baixa e média. Foram identificadas três categorias gerais de razões para isso: (1) insuficiências no desempenho dos sistemas de saúde; (2) estratificação de condições sociais e (3) distorções na ciência.

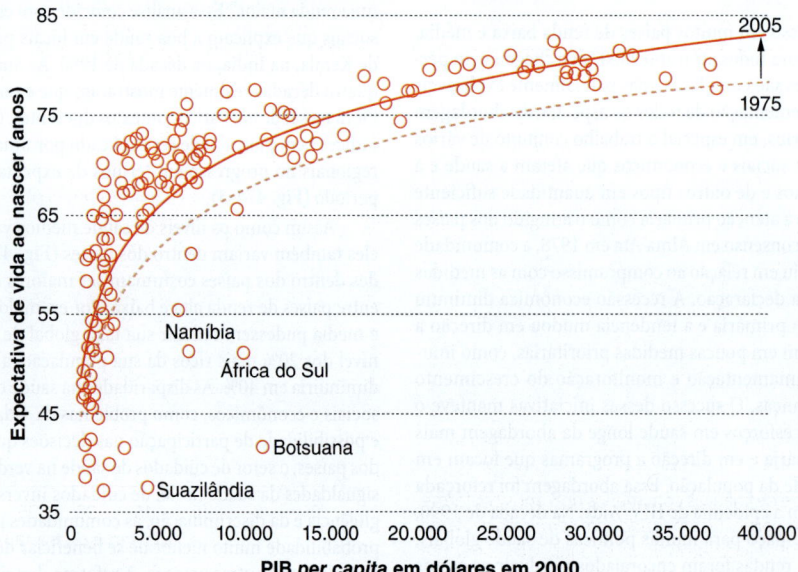

FIGURA 474-2 Produto interno bruto (PIB) per capita e expectativa de vida ao nascer em 169 países, 1975 e 2005. Apenas os países fora do padrão são nomeados. (*Reproduzida com permissão de World Health Organization: Primary Health Care: Now More Than Ever. World Health Report 2008.*)

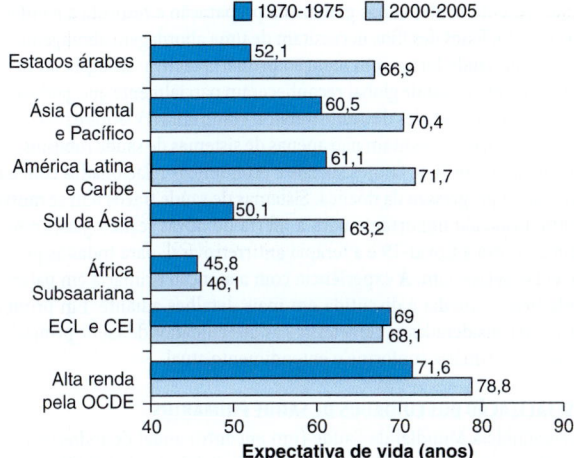

FIGURA 474-3 **Tendências regionais na expectativa de vida.** ECL, Europa Central e do Leste; CEI, Comunidade de Estados Independentes; OCDE, Organização para Cooperação e Desenvolvimento Econômico. (*Reproduzida com permissão de World Health Organization: Closing the Gap in a Generation: Health Equity Through Action on the Social Determinants of Health. Commission on Social Determinants of Health Final Report, 2008.*)

INSUFICIÊNCIAS NO DESEMPENHO DOS SISTEMAS DE SAÚDE

Os problemas de saúde específicos costumam precisar do desenvolvimento de intervenções de saúde específicas (p. ex., a tuberculose precisa de quimioterapia de curto prazo). Porém, a oferta de diferentes intervenções costuma ser facilitada por um conjunto comum de recursos ou funções: dinheiro ou financiamento, trabalhadores de saúde treinados e instalações com suprimentos confiáveis e adequados para múltiplos propósitos. Infelizmente, os sistemas de saúde na maioria dos países de renda baixa e média são muito disfuncionais nessas funções centrais.

Na grande maioria dos países de renda baixa e média, o nível de financiamento público para a saúde é muito insuficiente: enquanto os países de renda elevada gastam em média > 7% do produto interno bruto em saúde, os países de renda média gastam < 3%, e os de renda baixa, < 2%. O financiamento externo para a saúde através de vários canais de doação cresceu rapidamente na primeira década do século XXI, mas cresceu mais lentamente na segunda década até o nível atual de 37 bilhões de dólares. Ao mesmo tempo em que esses fundos para a saúde são significativos, eles representam < 2% dos gastos totais com saúde em países de rendas baixa e média e, dessa forma, não são nem suficientes nem uma solução a longo prazo para a crônica falta de financiamento. Na África, 70% dos gastos com saúde vêm de fontes domésticas. A forma predominante de financiamento de cuidados em saúde – a cobrança dos pacientes na hora do serviço – é a menos eficiente e a mais desigual, deixando milhões de famílias na pobreza todos os anos.

Os trabalhadores da saúde, que representam outro recurso fundamental, não costumam receber treinamento adequado e nem recebem apoio em seu trabalho, especialmente em locais com necessidades maiores. Estimativas recentes indicam um déficit de > 18 milhões de trabalhadores da saúde, constituindo uma crise que é, em grande parte, exacerbada pela migração de trabalhadores da saúde dos países de renda baixa e média para os de alta renda. A África Subsaariana comporta 24% da carga de doença global, mas tem apenas 3% da força de trabalho em saúde (**Fig. 474-5**).

Diagnósticos e fármacos essenciais não costumam chegar até os pacientes que necessitam em função de falhas na cadeia de suprimento. Além disso, as instalações não conseguem fornecer uma assistência segura e de boa qualidade: novas evidências sugerem taxas muito maiores de eventos adversos em pacientes hospitalizados em países de rendas baixa e média em comparação com os de alta renda. Falhas governamentais no planejamento, regulamentação, monitoramento e avaliação estão associadas à comercialização desenfreada e desregulada de serviços de saúde e com a caótica fragmentação desses serviços à medida que os doadores levam adiante seus respectivos programas prioritários. Com fundações tão frágeis, não chega a ser surpresa que intervenções de baixo custo, disponíveis e validadas não cheguem até as pessoas que necessitam delas.

ESTRATIFICAÇÃO DE CONDIÇÕES SOCIAIS

Os sistemas de oferta de cuidados em saúde não existem em um vácuo, e sim estão envoltos em um complexo de forças sociais e econômicas que costumam estratificar de maneira injusta as oportunidades para a saúde. Mais

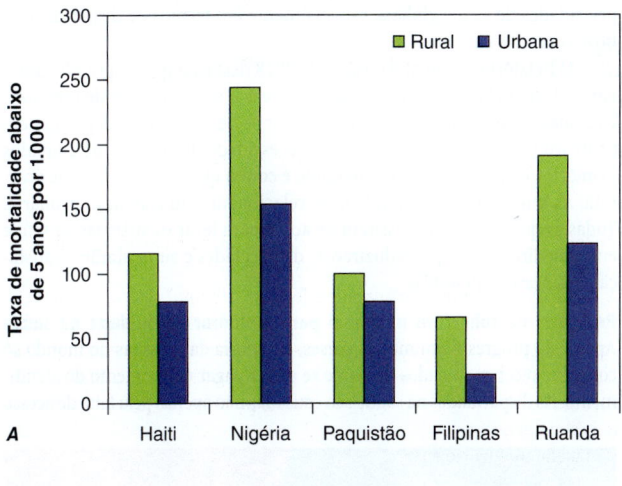

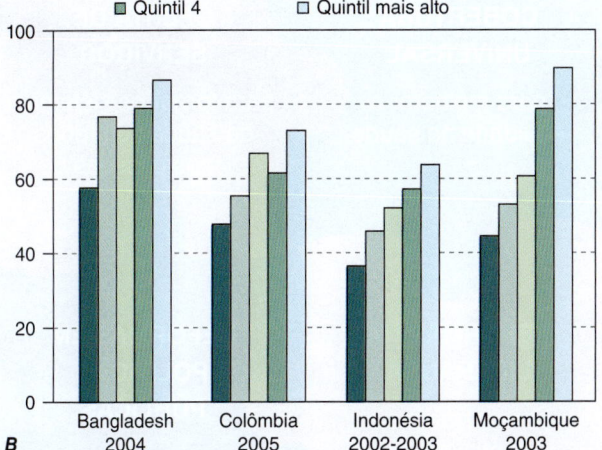

FIGURA 474-4 **A.** Mortalidade de crianças com menos de 5 anos conforme o local de residência em cinco países. (*Reproduzida com permissão de World Health Organization: Dados da Organização Mundial da Saúde*). **B.** Cobertura de imunização básica completa (%) conforme grupo de renda. (*Reproduzida com permissão de World Health Organization: Primary Health Care: Now More Than Ever. World Health Report 2008.*)

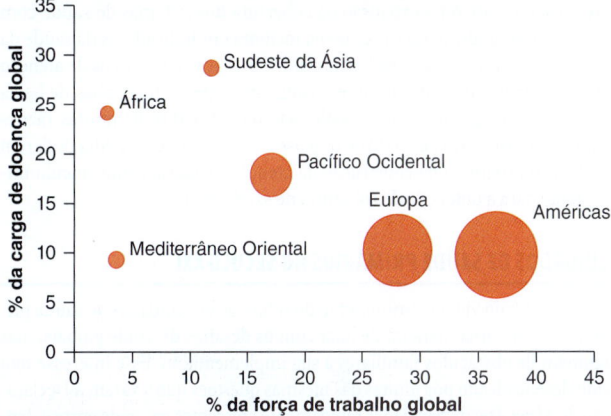

FIGURA 474-5 **Carga de doença global e força de trabalho em saúde.** (*Reproduzida com permissão de World Health Organization: Working together for health, 2006.*)

preocupantes são as forças perversas de desigualdade social que servem para marginalizar populações com necessidades de saúde desproporcionalmente grandes (p. ex., pessoas pobres em regiões urbanas; as mães analfabetas). Por que se deveria esperar que uma pessoa pobre marginalizada, sem renda, conseguisse dinheiro para pagar o ônibus necessário para viajar até uma clínica para saber os resultados de um exame de escarro para tuberculose? Como uma mãe que mora em um vilarejo rural distante e cuida de um lactente com convulsões febris irá encontrar os meios para levar seu filho até o local de cuidados adequado? Sistemas de segurança social cambaleantes ou inexistentes, ambientes de trabalho perigosos, comunidades isoladas com pouca ou nenhuma infraestrutura e discriminação sistemática contra minorias racializadas estão entre a miríade de forças contra as quais se deve lutar para conseguir uma oferta de cuidados de saúde mais igualitária.

DISTORÇÕES NA CIÊNCIA

Ao mesmo tempo em que a ciência obteve grandes avanços na saúde em países de alta renda, com alguns respingos nos de renda baixa e média, muitos problemas de saúde importantes continuam a acometer primariamente países de renda baixa e média cujos investimentos em pesquisas e desenvolvimento são lamentavelmente inadequados. As últimas duas décadas testemunharam esforços crescentes para ajustar esse desequilíbrio com investimentos em pesquisas e desenvolvimento para novos fármacos, vacinas e diagnósticos que supram de maneira efetiva necessidades de saúde específicas das populações nos países de renda baixa e média. Por exemplo, a Aliança contra a TB revitalizou a anteriormente "seca" fonte de novos fármacos para tuberculose. Em 2019, seu novo fármaco (protomanide) recebeu aprovação da Food and Drug Administration como parte de um esquema oral triplo (bedaquilina, pretomanide e linezolida [BPaL]) que trata a tuberculose extensamente resistente a fármacos melhor e de forma mais rápida e barata.

Conforme discutido anteriormente, a principal dificuldade para melhores condições de saúde nos países de renda baixa e média se relaciona menos com a disponibilidade de tecnologias em saúde e mais com a sua oferta efetiva. Na base desses desafios na oferta de serviços de saúde está um grande viés a respeito do que constitui "ciência" legítima para melhorar a equidade em saúde. A maior parte do financiamento de pesquisas em saúde é canalizada para o desenvolvimento de novas tecnologias – fármacos, vacinas e diagnósticos; em contrapartida, praticamente nenhum recurso é direcionado para pesquisas sobre como os sistemas de oferta de cuidados de saúde podem ficar mais confiáveis e superar as condições sociais adversas. A complexidade dos sistemas e do contexto social é tal que esse problema de oferta necessita de um enorme investimento em termos não apenas de dinheiro, mas também de rigor científico, com o desenvolvimento de novos métodos e medidas de pesquisa e com maior legitimidade no ambiente científico.

Esses desafios comuns para os países de renda baixa e média explicam parcialmente o ressurgimento do interesse na abordagem de cuidados em atenção primária e o surgimento de um movimento global em direção à cobertura total da saúde, agora defendida como um dos alvos dos Objetivos de Desenvolvimento Sustentável (ODSs) adotados na Agenda 2030 por todos os países na Organização das Nações Unidas em setembro de 2015. Em alguns países (principalmente os de renda média), foi obtido um progresso significativo na expansão da cobertura dos sistemas de saúde com base na atenção primária e mesmo na melhora dos indicadores da saúde da população. Mais países estão embarcando na criação de serviços de atenção primária apesar dos desafios que existem, em especial nos países de baixa renda. Mesmo quando esses desafios são reconhecidos, há muitas razões para se ter otimismo pelo fato de os países de renda baixa e média poderem acelerar o progresso na construção da atenção primária como veículo importante para a obtenção de cobertura de saúde total.

CUIDADOS DE SAÚDE PRIMÁRIOS NO SÉCULO XXI

O novo milênio viu o ressurgimento do interesse em cuidados de saúde primários como uma maneira de lidar com os desafios de saúde globais, mas também de obstáculos familiares à sua implementação. Esse interesse tem sido desencadeado por muitas das mesmas questões que levaram à Declaração de Alma Ata: disparidades rapidamente crescentes na saúde entre e dentro de países, custos de cuidados de saúde crescentes em um momento em que muitas pessoas não conseguem cuidados de qualidade, insatisfação das comunidades com os cuidados que obtêm, falha em abordar mudanças nas ameaças à saúde, em especial nas epidemias de doenças não transmissíveis, e, mais recentemente, falhas globais na preparação e resposta à pandemia de Covid-19. Esses desafios necessitam de uma abordagem abrangente e de sistemas de saúde fortes com atenção primária efetiva. As agências de desenvolvimento de saúde global reconheceram parcialmente que ganhos sustentados em prioridades de saúde pública, como em HIV/Aids e preparação para pandemias, necessitam não apenas de sistemas de saúde robustos, mas também do manejo de fatores sociais e econômicos relacionados com a incidência e a progressão da doença. Sistemas de saúde fracos têm se mostrado um obstáculo importante para a oferta de novas tecnologias, como as vacinas contra a Covid-19 e a terapia antirretroviral, para todas as pessoas que delas necessitam. A experiência com a atenção primária em países de renda baixa e média é discutida em mais detalhes adiante. Em primeiro lugar, são consideradas as características dos cuidados de saúde primários e da atenção primária conforme o entendimento atual.

REVITALIZAÇÃO DOS CUIDADOS DE SAÚDE PRIMÁRIOS

Na Assembleia Mundial da Saúde (um encontro anual de todos os países para discutir o trabalho da Organização Mundial da Saúde [OMS]) de 2019, foi aprovada uma resolução reafirmando os princípios da Declaração de Alma Ata e a necessidade de os sistemas nacionais de saúde se basearem nos cuidados de saúde primários. Essa resolução reformulou os cuidados primários de saúde como três componentes: (1) atenção primária e funções essenciais de saúde pública como o centro de serviços integrados de saúde; (2) empoderamento de indivíduos e comunidades; e (3) ação e políticas multissetoriais. Essa reformulação baseou-se no Relatório Mundial da Saúde da OMS de 2008, que afirmou que uma abordagem de cuidados de saúde primários era "mais do que nunca" necessária para lidar com as prioridades de saúde globais, especialmente em termos de disparidades e novos desafios na saúde.

O Relatório Mundial da Saúde de 2018 destacou quatro grandes áreas para reforma (Fig. 474-6). Uma dessas áreas – a necessidade de organizar os cuidados de saúde de maneira a colocar as necessidades das pessoas em primeiro lugar – se relaciona com a necessidade de serviços de cuidados primários fortes nos sistemas de saúde e com o que essa necessidade acarreta. As outras três áreas também se relacionam com a atenção primária. Todas as quatro áreas necessitam de ações para levar os sistemas de saúde em uma direção em que reduzirão as disparidades e aumentarão a satisfação das pessoas atendidas.

Reformas na cobertura universal para melhorar a equidade na saúde

Apesar do progresso em muitos países, a maioria das pessoas no mundo só consegue receber cuidados de saúde se puder pagar no momento do atendimento. As disparidades na saúde são causadas não apenas pela falta de acesso

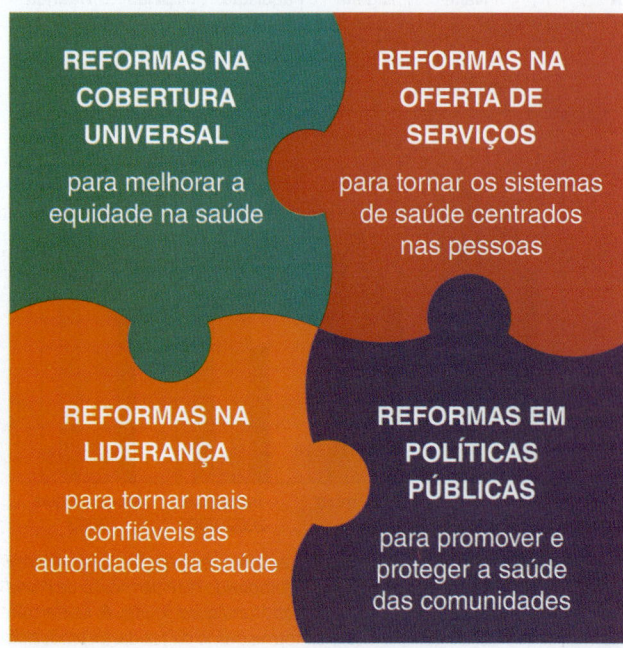

FIGURA 474-6 As quatro reformas da revitalização dos cuidados de saúde primários. (*Reproduzida com permissão de World Health Organization: Primary Health Care: Now More Than Ever. World Health Report 2008.*)

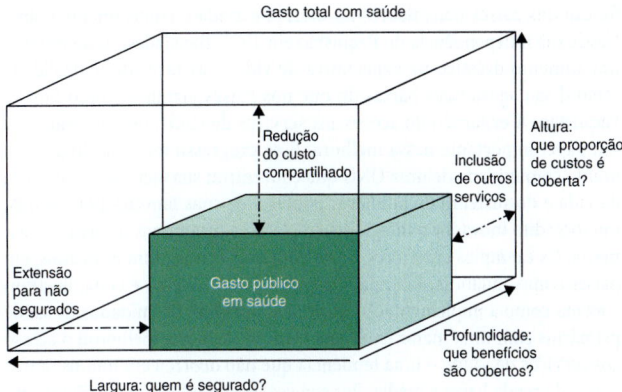

FIGURA 474-7 Três maneiras de evoluir para a cobertura universal.

aos serviços de saúde necessários, mas também pelo impacto dos gastos na saúde. Mais de 100 milhões de pessoas ainda são levadas à pobreza extrema todos os anos pelos custos dos cuidados de saúde; e uma quantidade enorme de outras pessoas nem mesmo tem acesso aos serviços de saúde. A mudança em direção a sistemas de pré-pagamento para o financiamento da cobertura universal, garantindo o acesso a um pacote abrangente de serviços conforme a necessidade e sem levar à ruína econômica, está surgindo como uma grande prioridade nos países de renda média e baixa. O aumento da cobertura dos sistemas de saúde pode ser considerado em termos de três eixos: a proporção da população que recebe cobertura, a gama de serviços oferecidos e a porcentagem dos custos que é paga (Fig. 474-7). A evolução para uma cobertura de saúde universal precisa garantir a disponibilidade de todos os serviços de cuidados em saúde para todos, a eliminação de barreiras ao acesso e a organização de mecanismos de financiamento como impostos ou seguros para que o usuário não pague no momento do serviço. Isso também requer medidas além do financiamento, incluindo a expansão dos serviços de saúde em áreas com atendimento precário, a melhora na qualidade dos serviços em comunidades marginalizadas e o aumento da cobertura de outros serviços sociais que afetam de maneira significativa a saúde (p. ex., educação).

Reformas na oferta de serviços para tornar os sistemas de saúde centrados nas pessoas

Os sistemas de saúde costumam ser organizados conforme as necessidades daqueles que fornecem os serviços de saúde, como os médicos e os políticos. O resultado é uma centralização dos serviços ou a provisão de programas verticais que visam doenças específicas. Os princípios dos cuidados de saúde primários, incluindo o desenvolvimento da atenção primária, reorienta os cuidados para as necessidades das pessoas atendidas pelos serviços. Essa abordagem "centrada nas pessoas" visa fornecer cuidados de saúde mais efetivos e adequados.

O aumento nos casos de doenças não transmissíveis em países de rendas baixa e média oferece um estímulo adicional para a reforma urgente na oferta de serviços para melhorar o cuidado com doenças crônicas. Conforme discutido anteriormente, um grande número de pessoas não recebe intervenções de custo relativamente baixo e que reduziram a incidência dessas doenças nos países mais ricos. A oferta dessas intervenções precisa de sistemas de saúde que tratem de problemas múltiplos e que lidem com as pessoas ao longo de um extenso período em suas comunidades, ainda que muitos países de renda baixa e média estejam apenas agora começando a adaptar e construir serviços de cuidados primários que possam lidar com doenças não transmissíveis e com doenças transmissíveis que precisam de cuidados crônicos. Mesmo alguns países (p. ex., Irã) que conseguiram sucesso significativo na redução de doenças transmissíveis e na melhora da sobrevivência infantil foram lentos na adaptação de seus sistemas de saúde para a epidemia rapidamente crescente de doenças não transmissíveis.

O cuidado centrado nas pessoas necessita de uma resposta segura, abrangente e integrada para as necessidades daqueles atendidos pelos sistemas de saúde, com tratamento no primeiro momento de contato ou encaminhamento para serviços adequados. Como não há um limite preciso entre as necessidades das pessoas para promoção de saúde, as intervenções curativas e os serviços de reabilitação em diferentes doenças, os serviços de cuidados primários devem lidar com todos os problemas que surgem de maneira unificada. Satisfazer as necessidades das pessoas também envolve melhorar a comunicação entre pacientes e seus médicos, que devem ter tempo para compreender o impacto do contexto social do paciente sobre os problemas que apresenta. Esse aumento da compreensão é possível por meio de melhorias na continuidade de cuidados de forma que a responsabilidade ultrapasse o tempo limitado que as pessoas passam nos serviços de cuidados primários. A atenção primária tem o papel vital de conduzir as pessoas através do sistema de saúde; quando as pessoas são encaminhadas para outros serviços, os fornecedores de cuidados primários devem monitorar as consultas feitas e realizar o acompanhamento. Também com muita frequência as pessoas não recebem os benefícios de intervenções complexas realizadas em hospitais por perderem contato com o sistema de saúde após a alta hospitalar. A abrangência e a continuidade dos cuidados são mais facilmente alcançadas garantindo-se que as pessoas tenham uma relação pessoal continuada com a equipe de cuidados.

Reformas em políticas públicas para promover e proteger a saúde das comunidades

As políticas públicas em setores outros que não os cuidados em saúde são fundamentais para reduzir as disparidades na saúde e para alcançar o progresso em direção aos objetivos da saúde pública global. Em 2008, o texto final da Commission on Social Determinants of Health, da OMS, forneceu uma extensa revisão sobre as políticas multissetoriais necessárias para lidar com as desigualdades na saúde em nível local, nacional e global. Os avanços contra grandes desafios, como HIV/Aids, tuberculose, infecções emergentes, doença cardiovascular, câncer e acidentes, necessitam da efetiva colaboração de setores como transporte, moradia, trabalho, agricultura, planejamento urbano, comércio e energia. A pandemia de Covid-19 ressaltou a importância de ações multissetoriais para proteger a saúde; países que tiveram maior sucesso em controlar a pandemia foram aqueles que conseguiram coordenar melhor suas sociedades para implementar medidas de saúde não farmacêuticas e construir solidariedade social. De forma semelhante, enquanto o controle do tabaco fornece um ótimo exemplo do que é possível quando diferentes setores trabalham juntos para alcançar objetivos na saúde, a falta de implementação de muitas medidas baseadas em evidências para o controle do tabaco em vários países também ilustra as dificuldades encontradas nesse trabalho multissetorial e o potencial não reconhecido das políticas públicas para melhorar a saúde.

Reformas na liderança para tornar mais confiáveis as autoridades da saúde

A Declaração de Alma-Ata enfatizou a importância da participação das pessoas em seus próprios cuidados de saúde. De fato, a participação é importante em todos os níveis da tomada de decisões. Os desafios atuais na saúde precisam de novos modelos de liderança que reconheçam o papel do governo na redução das disparidades na saúde, mas que também reconheçam os vários tipos de organizações que fornecem serviços de cuidados de saúde. Os governos precisam guiar e negociar com esses diferentes grupos, incluindo organizações não governamentais (ONGs) e o setor privado e promover uma forte regulação quando for necessária. Essa difícil tarefa precisa de reinvestimento massivo em liderança e capacidade de governança, em especial se for necessária a implementação efetiva de ações em diferentes setores. Além disso, grupos desfavorecidos e outros atores estão cada vez mais esperando que seus pedidos e necessidades de saúde sejam incluídos no processo de tomada de decisões. Esse panorama complexo para a liderança em nível nacional se reflete de várias maneiras nos níveis internacional ou global. O caráter transnacional da saúde e a crescente interdependência dos países em relação a surtos de doenças, mudanças climáticas, segurança, imigração e agricultura aumentam a importância de uma governança global mais efetiva na saúde.

EXPERIÊNCIAS COM ATENÇÃO PRIMÁRIA EM PAÍSES DE RENDA BAIXA E MÉDIA

Os aspectos dos cuidados de saúde primários descritos anteriormente, com ênfase nos serviços de cuidados primários, foram implementados em várias escalas por muitos países de renda baixa e média nos últimos 50 anos. Conforme discutido anteriormente, algumas dessas experiências inspiraram e informaram a Declaração de Alma-Ata, a qual levou muitos países a tentar a implementação de cuidados de saúde primários. Esta seção descreve as experiências de uma seleção de países de renda baixa e média no aprimoramento dos serviços de cuidados primários e que melhoraram a saúde de suas populações.

Antes de Alma-Ata, poucos países tentaram desenvolver cuidados primários em nível nacional. Em vez disso, a maioria focava na expansão dos serviços de cuidados primários para comunidades específicas (em geral nas localidades rurais), fazendo uso de voluntários da comunidade para compensar a ausência de instalações para a realização dos cuidados. Por outro lado, no período posterior à Segunda Guerra Mundial, a China investiu em atenção primária em escala nacional, e a expectativa de vida duplicou dentro de aproximadamente 20 anos. A expansão chinesa dos serviços de cuidados primários incluiu um volumoso investimento em infraestrutura de saúde pública (p. ex., sistemas de água e saneamento) ligado a um uso inovador de trabalhadores da saúde nas comunidades. Esses "médicos descalços" viviam e expandiam os cuidados nos vilarejos rurais. Eles recebiam um nível básico de treinamento que permitia que fornecessem imunizações, cuidados maternos e intervenções médicas básicas, incluindo o uso de antibióticos. Pelo trabalho dos médicos descalços, a China conseguiu cobrir toda a sua população com cuidados básicos de saúde com baixo custo, grande parte da qual não tinha acesso prévio aos serviços.

Em 1982, a Rockefeller Foundation organizou uma conferência para revisar as experiências da China juntamente com aquelas da Costa Rica, do Sri Lanka e do estado de Kerala, na Índia. Em todos esses lugares, pareciam ter sido obtidos bons cuidados de saúde e de baixo custo. Apesar do baixo nível de desenvolvimento econômico e de gastos na saúde, todos esses lugares, juntamente com Cuba, tinham indicadores de saúde que se aproximavam – e em alguns casos superavam – daqueles de países desenvolvidos. A análise dessas experiências revelou uma ênfase comum nos serviços de cuidados primários, com expansão dos cuidados para toda a população de graça ou com baixo custo, em combinação com a participação da comunidade na tomada de decisões sobre os serviços de saúde e trabalho coordenado em diferentes setores (em especial a educação) visando objetivos na saúde. Durante as mais de três décadas após o encontro Rockefeller, alguns desses países aumentaram esse progresso, enquanto outros apresentaram problemas. As experiências recentes no desenvolvimento de serviços de cuidados primários mostram que a mesma combinação de características é necessária para o sucesso. Por exemplo, o Brasil – um país grande e com uma população dispersa – obteve grandes avanços no aumento da disponibilidade de cuidados de saúde de 1980 a 2010. O Programa Saúde da Família expandiu progressivamente no país, alcançando cobertura universal. Esse programa forneceu às comunidades o livre acesso às equipes de atenção primária, formadas por médicos de atenção primária, trabalhadores da saúde da comunidade, enfermeiros, dentistas, obstetras e pediatras. Essas equipes eram responsáveis pela saúde das pessoas em uma área geográfica específica – não apenas daquelas que comparecem aos serviços de saúde. Além disso, os trabalhadores da saúde da comunidade eram individualmente responsáveis por uma lista de nomes de pessoas dentro da área coberta pela equipe de atenção primária. Sólidas evidências indicam que o Programa Saúde da Família contribuiu com ganhos expressivos na saúde da população, em especial em termos de mortalidade infantil e desigualdades na saúde **(Fig. 474-8)**. Apesar disso, desigualdades sistêmicas, ampliadas durante a crise da Covid-19, ressaltam como o progresso continuado não é garantido, e os esforços para implementar e expandir a abordagem da atenção primária precisam se adaptar a novos desafios políticos e de saúde.

O Chile também melhorou os serviços de cuidados primários existentes nas últimas duas décadas, visando melhorar a qualidade de cuidados e a extensão da cobertura em regiões remotas, principalmente para as populações mais carentes. Esse esforço foi feito de maneira conjunta com medidas visando reduzir as desigualdades sociais e acelerar o desenvolvimento, incluindo benefícios sociais para famílias e grupos em desvantagem e melhora do acesso a serviços educacionais para a primeira infância. Como no Brasil, essas etapas melhoraram a saúde materna e infantil e reduziram as desigualdades na saúde. Além de aumentar de maneira direta os serviços de cuidados primários, Brasil e Chile instituíram medidas para aumentar a responsabilidade dos fornecedores de cuidados em saúde e a participação das comunidades na tomada de decisões. No Brasil, assembleias de saúde nacionais e regionais com altos níveis de participação pública são parte integrante do processo de criação das políticas em saúde. O Chile instituiu um documento para os pacientes que especifica de maneira explícita os direitos dos pacientes em termos da gama de serviços aos quais estão habilitados.

Outros países que obtiveram progresso recente em cuidados de saúde primários incluem Bangladesh, que já foi um dos países mais pobres no mundo e ainda é relativamente pobre. Desde sua independência do Paquistão em 1971, Bangladesh testemunhou um aumento drástico na expectativa de vida, e as taxas de mortalidade infantil são agora mais baixas do que nos países vizinhos, como Índia e Paquistão. A expansão do acesso aos serviços de cuidados primários teve um papel importante nessa melhora. Esse progresso foi liderado pela vibrante comunidade de uma ONG que concentrou sua atenção na melhora da vida e do sustento de mulheres pobres e de suas famílias por meio de microcrédito inovador e integrado, educação e programas de atenção primária. Os exemplos anteriores, junto com outros nos últimos 40 anos, em países como Tailândia, Ruanda, Etiópia, Turquia, Vietnã e Omã, ilustram a forma como a implementação de uma abordagem de cuidados de saúde primários com uma maior ênfase na atenção primária melhorou o acesso aos serviços de saúde – uma tendência que não ocorreu em muitos outros países de renda baixa e média. Por sua vez, essa tendência contribuiu para a melhora na saúde da população e para reduzir as desigualdades na saúde. Porém, à medida que essas nações progridem, outros países mostram como ganhos anteriores com a atenção primária podem ser facilmente perdidos. Na África Subsaariana, o enfraquecimento dos serviços de atenção primária contribuiu para pioras catastróficas em desfechos de saúde catalisadas pela epidemia de HIV/Aids. Países como Botsuana e Zimbábue implementaram estratégias de cuidados de saúde primários na década de 1980, aumentando o acesso aos cuidados e obtendo melhora expressiva na saúde infantil. Ambos os países foram gravemente afetados pelo HIV/Aids, com diminuição pronunciada na expectativa de vida. Contudo, o Zimbábue também sofreu turbulência política, declínio da saúde e de outros serviços e fuga de pessoal da saúde, enquanto Botsuana manteve os serviços de atenção primária de maneira mais ampla e conseguiu organizar o acesso disseminado à terapia antirretroviral para pessoas com HIV/Aids. A China fornece um exemplo muito importante sobre como mudanças em políticas de saúde relevantes à organização de sistemas de saúde **(Fig. 474-9)** podem ter consequências rápidas e de longo alcance na saúde da população. Enquanto a conferência Rockefeller de 1982 estava celebrando os avanços da China em atenção primária, seu sistema de saúde estava desmoronando. A decisão de abrir a economia no início da década de 1980 levou à rápida privatização do setor de saúde e à perda da cobertura universal. Como resultado, no final da década de 1980, a maioria da população, em especial os segmentos mais pobres, estavam pagando diretamente do próprio bolso pelos cuidados de saúde, e quase nenhum chinês tinha um seguro de saúde – uma drástica transformação. Houve colapso do programa dos "médicos descalços", e a população passou a pagar pelos cuidados em hospitais ou simplesmente passou a não ter acesso aos cuidados. Esse enfraquecimento do acesso aos serviços de cuidados primários no sistema chinês e o aumento resultante do empobrecimento por doença contribuiu para a estagnação dos progressos em saúde na China, ao mesmo tempo em que a renda aumentou em taxas sem precedentes. As perdas na atenção primária significam que a China enfrenta, agora, cada vez mais problemas de saúde semelhantes àqueles enfrentados pela Índia, embora o país tenha mais recentemente implementado medidas para restaurar a cobertura de saúde, com sucesso significativo. Em ambos os países, o rápido crescimento econômico esteve ligado a mudanças no estilo de vida e a epidemias de doenças não transmissíveis. Os sistemas de

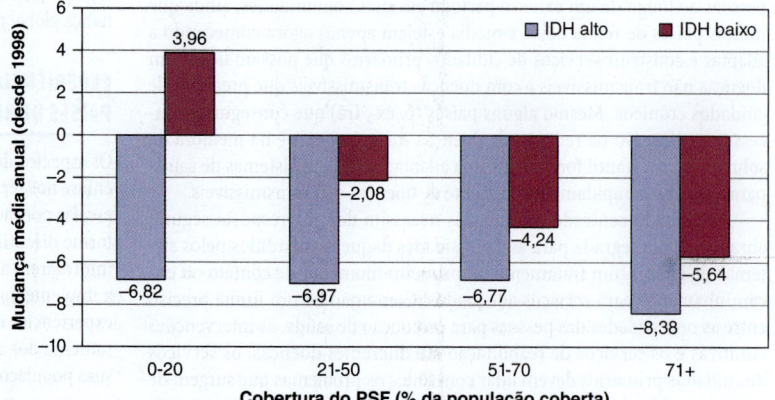

FIGURA 474-8 **Melhora na mortalidade infantil após o PSF no Brasil.** IDH, Índice de Desenvolvimento Humano; PSF, Programa Saúde da Família. (*Fonte: Ministério da Saúde, Brasil.*)

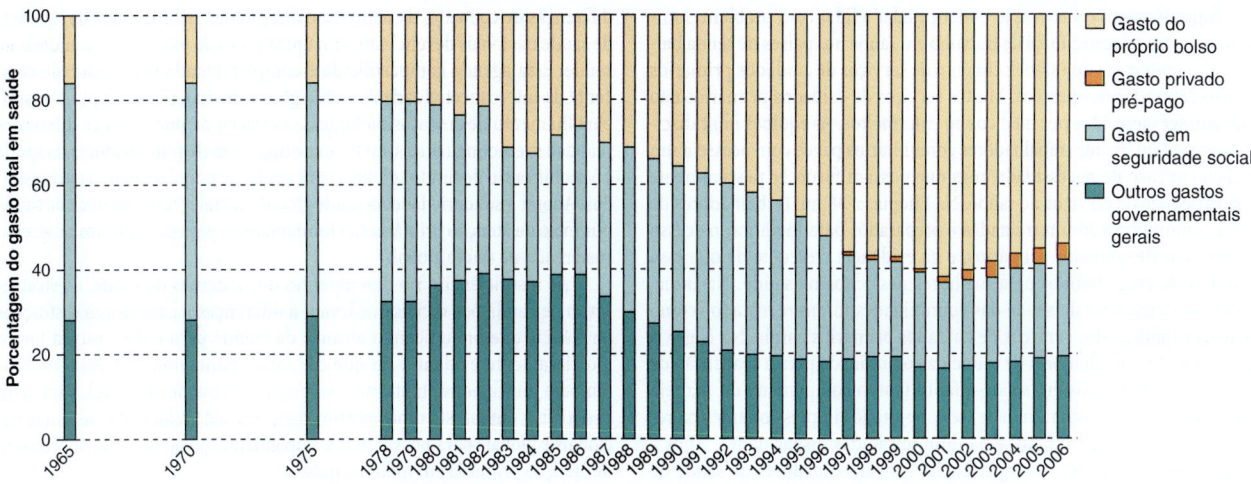

FIGURA 474-9 Mudanças na fonte de gastos com saúde na China nos últimos 40 anos. (*Reproduzida com permissão de World Health Organization: Primary Health Care: Now More Than Ever. World Health Report 2008.*)

cuidados de saúde em ambos os países compartilham duas características negativas que são comuns quando a atenção primária é fraca: uma concentração desproporcional em serviços especializados realizados em hospitais e a comercialização desregulada de serviços de saúde. A China e a Índia testemunharam a expansão dos serviços hospitalares privados que atendem a classe média e as populações urbanas que podem pagar por eles; ao mesmo tempo, centenas de milhões de pessoas em regiões rurais lutaram para ter acesso a serviços básicos. Mesmo no primeiro grupo, a falta de serviços de cuidados primários esteve associada à apresentação tardia de doenças e ao investimento insuficiente em abordagens de prevenção primária. Essa negligência da prevenção traz risco de epidemias de grande escala de doenças cardiovasculares, as quais poderiam ameaçar o crescimento econômico continuado. Além disso, os sistemas de saúde de ambos os países dependem atualmente de pagamentos do próprio bolso ao usar os serviços para a maior parte de seu financiamento. Assim, uma proporção importante da população sacrifica outros benefícios essenciais devido aos gastos com saúde ou é levada à pobreza por esse custo. A natureza comercial dos serviços de saúde com regulação inadequada ou ausente também levou à proliferação de charlatães, cuidados inadequados e pressão para que as pessoas paguem por cuidados caros e, algumas vezes, desnecessários. Os fornecedores comerciais têm incentivos limitados para o uso de intervenções (incluindo medidas de saúde pública) que não podem ser cobradas ou que são limitadas às pessoas que pagam por elas.

Ao encarar esses problemas, China e Índia implementaram medidas para o fortalecimento dos cuidados de saúde primários. A China aumentou o financiamento governamental dos cuidados de saúde, evoluiu em direção à restauração do seguro-saúde e definiu o objetivo de acesso universal aos serviços de cuidados primários. De maneira semelhante, a Índia mobilizou fundos para uma grande expansão dos serviços de cuidados primários em áreas rurais e repetiu esse processo em regiões urbanas. Ambos os países estão cada vez mais usando recursos públicos de suas crescentes economias para financiar os serviços de cuidados primários.

Essas tendências encorajadoras ilustram novas oportunidades para a implementação de uma abordagem de cuidados de saúde primários e para o fortalecimento dos serviços de atenção primária em países de renda baixa e média. Na última década, todos os países adotaram cobertura de saúde universal – a oferta de serviços de saúde de qualidade, rápidos e acessíveis – e a abordagem de atenção primária ainda é a chave para alcançar isso.

OPORTUNIDADES PARA CONSTRUIR A ATENÇÃO PRIMÁRIA EM PAÍSES DE RENDA BAIXA E MÉDIA

Os objetivos da saúde pública global não serão alcançados a menos que os sistemas de saúde sejam fortalecidos de maneira significativa. Atualmente, está sendo gasto mais dinheiro em saúde do que em qualquer outra época. Em 2017, o gasto global com saúde totalizou 7,8 trilhões de dólares (americanos) – mais que o dobro da quantia gasta uma década antes. Embora a maioria dos gastos ocorra em países de alta renda, o gasto em muitos países emergentes de renda média acelerou de forma rápida da mesma forma que a alocação de dinheiro para esse propósito pelos governos e por doadores para países de renda baixa. Essas tendências unidas – maior ênfase na construção de sistemas de saúde baseados na atenção primária e alocação de mais dinheiro para cuidados de saúde – fornecem oportunidades para lidar com muitos dos desafios discutidos anteriormente em países de renda baixa e média.

A aceleração do progresso necessita de uma melhor compreensão sobre como as iniciativas globais em saúde podem facilitar de maneira mais efetiva o desenvolvimento da atenção primária em países de baixa renda. Uma recente revisão do Maximizing Positive Synergies Collaborative Group da OMS se concentrou em programas financiados pelo Fundo Global de Luta contra Aids, Tuberculose e Malária; Aliança Global para Vacinas e Imunização (GAVI); U.S. President's Emergency Plan for Aids Relief (PEPFAR); e Banco Mundial (HIV/Aids). Esse grupo concluiu que as iniciativas de saúde globais melhoraram o acesso e a qualidade dos serviços de saúde avaliados e levaram a melhores sistemas de informação e a financiamentos mais adequados. A revisão também identificou a necessidade de um melhor alinhamento das iniciativas de saúde globais com outras prioridades de saúde nacional e a utilização sistemática de potenciais sinergias. Se as iniciativas de saúde globais implementarem programas que funcionem em conjunto com outros componentes dos sistemas nacionais de saúde sem prejudicar a formação das equipes e a obtenção de suprimentos, elas terão potencial para contribuir de maneira substancial para a capacidade dos sistemas de saúde de fornecerem cuidados de saúde primários abrangentes.

No contexto da pandemia atual, iniciativas de saúde global parecem ainda mais importantes. A necessidade de vacinar a população mundial contra o Sars-CoV-2 levou à criação da COVAX, uma iniciativa de vários bilhões de dólares para garantir o acesso equitativo às vacinas contra a Covid-19. A pandemia também limitou o acesso a serviços de saúde essenciais, particularmente para mães e crianças. Como tal, esforços como o Global Financing Facility para todas as mães e seus filhos continuam sendo importantes catalisadores para o acesso universal a serviços que salvam vidas. A tendência geral é a coordenação desse financiamento para diminuir a fragmentação dos sistemas nacionais de saúde e para uma maior concentração no fortalecimento desses sistemas. A atenção primária abrangente em países de baixa renda deve inevitavelmente lidar com a rápida emergência de doenças crônicas e a crescente proeminência de problemas de saúde relacionados a traumas; assim, a assistência ao desenvolvimento da saúde internacional deve ter maior responsabilidade sobre essas necessidades.

Além dos financiamentos para os serviços de saúde, existem outras oportunidades. O aumento da participação social nos sistemas de saúde pode ajudar a construir serviços de atenção primária. Em muitos países, a pressão política a partir de representantes da comunidade por um cuidado mais holístico e responsável, bem como iniciativas empresariais para o aumento dos serviços baseados na comunidade por intermédio das ONGs, acelerou o progresso na atenção primária sem grandes aumentos nos financiamentos. A participação da população na provisão de serviços de cuidados primários e na tomada de decisões relevantes costuma obter serviços que atendam às necessidades da população como um todo em vez de prioridades mais restritas para a saúde pública.

A participação e a inovação podem ajudar a lidar com problemas importantes com relação à força de trabalho em saúde nos países de renda baixa e média por meio do estabelecimento de serviços de cuidados primários efetivos centrados nas pessoas. Muitos serviços de cuidados primários não precisam ser oferecidos por médicos ou enfermeiros. As equipes multidisciplinares podem incluir trabalhadores comunitários pagos com acesso a um médico em caso de necessidade, mas que possam fornecer pessoalmente uma variedade de serviços de saúde. Na Etiópia, > 38 mil trabalhadores de saúde comunitários foram treinados e preparados para melhorar o acesso aos serviços de cuidados primários, e há evidência crescente de que essa medida está contribuindo para melhores desfechos na saúde. Na Índia, > 600 mil defensores da saúde das comunidades foram recrutados como parte da expansão dos serviços de cuidados primários rurais. No Níger, a introdução de trabalhadores de saúde na comunidade para a realização de intervenções essenciais em saúde infantil (como componente do manejo integrado de casos na comunidade) teve resultados impressionantes na redução da mortalidade infantil e na diminuição das disparidades. Após a Declaração de Alma-Ata, as experiências com trabalhadores da saúde da comunidade foram mistas, com problemas especialmente com o nível de treinamento e a falta de pagamento. Os programas atuais não estão imunes a esses problemas. Porém, com acesso ao apoio de médicos e com a implementação de equipes, alguns desses problemas podem ser contornados. Evidências crescentes em muitos países indicam que a alocação de tarefas apropriadas para trabalhadores da atenção primária que tenham tido treinamento mais curto e barato em relação aos médicos será fundamental para lidar com a crise de recursos humanos.

Por fim, melhorias recentes em tecnologias de informação e comunicação, em especial a telefonia móvel e os sistemas de internet, criaram o potencial para implementar de maneira sistemática iniciativas de saúde eletrônica (*e-health*), telemedicina e melhora dos dados em saúde em países de renda baixa e média. Esses desenvolvimentos aumentam a possibilidade de que os sistemas de saúde nesses países, que ficaram por muito tempo atrasados em relação aos países mais ricos, mas que são menos comprometidos com sistemas antigos difíceis de modernizar em várias situações, possam ultrapassar seus parceiros mais ricos na exploração dessas tecnologias. Embora os desafios impostos por uma infraestrutura ruim ou ausente em muitos países de renda baixa e média não possam ser subestimados e devam ser abordados para tornar real essa possibilidade, o rápido surgimento de redes móveis e seu uso em saúde e outros serviços sociais em muitos países de baixa renda em que o acesso a linhas de telefone fixo era anteriormente muito limitado são uma grande promessa na construção de serviços de cuidados primários nos países de renda baixa e média. Até certo ponto, esse potencial foi demonstrado e mesmo concretizado em muitos países durante a pandemia de Covid-19, com captação muito maior do uso de telemedicina e suporte clínico por meios digitais.

CONCLUSÃO

À medida que aumenta a preocupação com as grandes desigualdades na saúde global, há um crescente comprometimento para mudar esses problemas gritantes, conforme exemplificado pela posição central ocupada pela equidade nos Objetivos de Desenvolvimento Sustentável da ONU adotados em 2015, incluindo um alvo específico sobre a obtenção de cobertura de saúde global em todos os países até 2030. Esse compromisso inicia primeira e principalmente com uma visão clara da importância fundamental da saúde em todos os países, independentemente da renda. Os valores da saúde e da equidade em saúde são compartilhados por todas as fronteiras, e os cuidados de saúde primários fornecem um panorama para a sua efetiva tradução para todos os contextos.

A tradução desses valores fundamentais tem suas raízes em quatro tipos de reformas que refletem os desafios distintos, porém interligados, para (re)orientar os recursos de uma sociedade com base nas necessidades de saúde de seus cidadãos: (1) organizar os serviços de cuidados em saúde conforme as necessidades das pessoas e comunidades; (2) subordinar os serviços e setores além dos cuidados de saúde à promoção e à proteção da saúde de forma mais efetiva; (3) estabelecer mecanismos de financiamento sustentáveis e justos para a cobertura de saúde universal; e (4) investir em liderança efetiva de toda a sociedade. Essa agenda comum de cuidados de saúde primários salienta a importante semelhança, apesar das enormes diferenças de contexto, da natureza e direção das reformas que os sistemas de saúde nacionais devem realizar na promoção de uma maior equidade na saúde. Essa agenda compartilhada é complementada pela realidade crescente da interconectividade da saúde global devido, por exemplo, ao compartilhamento de ameaças biológicas, à criação de pontes entre diferentes realidades etnolinguísticas, ao fluxo de migração de trabalhadores da saúde e à mobilização de fundos globais para apoiar as populações mais necessitadas. Adotar a solidariedade na saúde global e fortalecer os sistemas de saúde por meio da atenção primária são fundamentais para garantir um progresso sustentado na saúde global.

As insuficiências no desempenho dos sistemas de saúde, a estratificação de condições sociais que levam a diferenças na saúde e as distorções na ciência que prejudicam o alcance da "saúde para todos" nunca foram tão claramente evidentes do que durante a pandemia de Covid-19. Mas também nunca houve tanta atenção política global de alto nível. Para além dessa crise, então, está uma oportunidade única de reformular sistemas nacionais e globais para possibilitar a implementação genuína da abordagem de atenção primária em todos os países.

LEITURAS ADICIONAIS

Aquino R et al: Impact of the family health program on infant mortality in Brazilian municipalities. Am J Public Health 99:87, 2009.
Commission on Social Determinants of Health: *Closing the Gap in a Generation: Health Equity through Action on the Social Determinants of Health: Commission on Social Determinants of Health Final Report.* Geneva, World Health Organization, 2008.
Kruk ME et al: The contribution of primary care to health and health systems in low- and middle-income countries: A critical review of major primary care initiatives. Soc Sci Med 70:904, 2010.
Li X et al: The primary health-care system in China. Lancet 390:2584, 2017.
Macinko J et al: The impact of primary healthcare on population health in low- and middle-income countries. J Ambul Care Manage 32:150, 2009.
Patel V et al: Assuring health coverage for all in India. Lancet 386:2422, 2015.
Rasanathan K et al: Primary health care and the social determinants of health: Essential and complementary approaches for reducing inequities in health. J Epidemiol Community Health 65:656, 2011.
Starfield B et al: Contribution of primary care to health systems and health. Milbank Q 83:457, 2005.
Tangcharoensathien V et al: *Primary Health Care: Now More Than Ever. World Health Report 2008.* Geneva, World Health Organization, 2008.
Tangcharoensathien V et al: Health systems development in Thailand: A solid platform for successful implementation of universal health coverage. Lancet 391:1205, 2018.

475 Efeitos da mudança climática na saúde

Eugene T. Richardson, Maxine A. Burkett, Paul E. Farmer*

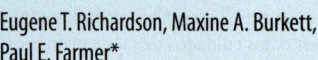

A mudança climática refere-se aos efeitos do acúmulo de gases do efeito estufa (GEEs) na atmosfera em padrões climáticos de longo prazo. Emissões antropogênicas – em particular pela queima de combustíveis fósseis e conversão de terras – aumentaram as temperaturas médias globais em aproximadamente 1°C acima dos níveis pré-industriais. Eventos climáticos extremos, incluindo ondas de calor e desastres naturais (p. ex., queimadas, secas e inundações), estão se tornando mais frequentes e levam a escassez de recursos (incluindo acesso à água potável e alimentos), aumento da degradação e poluição ambiental, conflito violento e migrações precárias. A crise climática, assim, tem consequências diretas para a saúde humana, a prática da medicina e a estabilidade dos sistemas de cuidados de saúde e, como tal, representa uma emergência de saúde. **Ver Capítulo 125 para uma visão geral da ciência climática.**

EFEITOS DA MUDANÇA CLIMÁTICA NA SAÚDE

A Organização Mundial da Saúde (OMS) prevê que entre 2030 e 2050 ocorrerão 250 mil mortes adicionais por ano globalmente por doenças sensíveis ao clima, incluindo mortes por doenças infecciosas **(Cap. 125)**; doença

---

*Falecido.

respiratória, cardiovascular e renal; lesão, trauma e doença relacionada com o calor; doença mental; e desnutrição (Fig. 475-1). Como em grande parte da carga global de doenças, esse aumento na mortalidade afetará desproporcionalmente os países de rendas baixa e média (PRBMs), cujas infraestruturas de saúde foram enfraquecidas pelo neocolonialismo e ajuste estrutural. Em países mais ricos como os Estados Unidos, a mudança climática vai amplificar as disparidades de saúde existentes entre pessoas brancas e negras, indígenas e latinas.

POLUIÇÃO DO AR E EFEITOS SINÉRGICOS

Asma e outras condições respiratórias A mudança climática exacerba os efeitos negativos para a saúde de poluentes do ar nocivos (p. ex., matéria particulada, ozônio, dióxido de enxofre e dióxido de nitrogênio). Aumentos da matéria particulada fina (< 2,5 mícrons – $MP_{2,5}$) são consequência dos incêndios e da queima de combustíveis fósseis, e esta última também é um fator importante na mudança climática antropogênica. Em 2016, estimou-se que a exposição à poluição do ar ambiente e/ou à poluição do ar doméstico causou 7,1 milhões de mortes prematuras no mundo todo por ano, tornando-a o maior fator de risco ambiental global reversível para incapacidade e morte (ver Cap. 289 para um panorama).

Ao aumentar as concentrações de ozônio e matéria particulada no nível do solo em algumas regiões, as temperaturas mais altas associadas à mudança climática irão elevar diretamente a carga global e a gravidade da asma (Cap. 287), os efeitos respiratórios das alergias (Cap. 352), rinossinusite, doença pulmonar obstrutiva crônica (DPOC), infecções do trato respiratório, doença pulmonar intersticial e câncer de pulmão, resultando em aumento das internações hospitalares e morte prematura. A Figura 475-2 ilustra possíveis mecanismos fisiopatológicos pelos quais isso pode ocorrer.

Doença cardiovascular As complicações cardiovasculares (CV) da mudança climática compartilham mecanismos similares com doenças respiratórias sensíveis ao clima. As concentrações de $MP_{2,5}$ são o fator de risco ambiental mais importante para infarto do miocárdio, doença cerebrovascular, insuficiência cardíaca, hipertensão, diabetes melito, arritmias e tromboembolismo venoso.

Estudos mostraram que o risco relativo de eventos CV agudos aumenta em 1-3% no caso de elevações de curto prazo da $MP_{2,5}$. Exposições de longo prazo levam a um risco amplificado (~10%), que é parcialmente atribuível à exacerbação de condições crônicas (p. ex., hipertensão e diabetes).

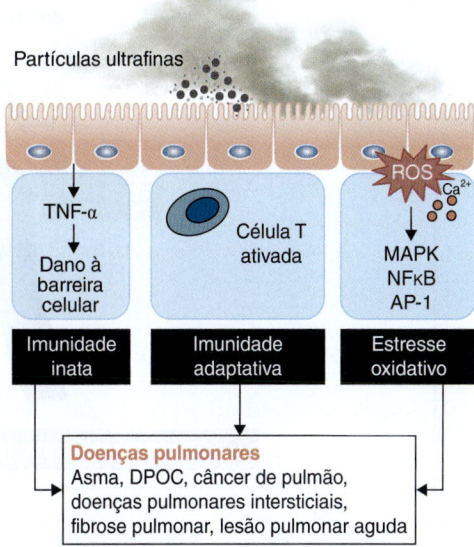

FIGURA 475-2 Mecanismos de efeitos respiratórios induzidos por partículas ultrafinas. (*Fonte: GD Leikauf et al: Mechanisms of ultrafine particle-induced respiratory health effects. Exp Mol Med 52:329, 2020.*)
Siglas: AP-1, proteína ativadora 1; ROS, espécies reativas de oxigênio; MAPK, proteína-cinase ativada por mitógeno; TNF-α, *fator de necrose tumoral* α; DPOC, doença pulmonar obstrutiva crônica.

Isso ocorre em áreas com concentrações médias baixas de $MP_{2,5}$ (i.e., onde o risco é determinado por elevações de curto prazo recorrentes). As vias biológicas pelas quais a $MP_{2,5}$ promove essas complicações são complexas e multifatoriais (Fig. 475-3).

Há estratégias de manejo sutis que os médicos devem ter em mente no caso de doença CV sensível ao clima. Por exemplo, nos pacientes com novo infarto do miocárdio, deve-se ter cautela ao iniciar a prescrição de diuréticos (especialmente combinações de inibidores da enzima conversora de

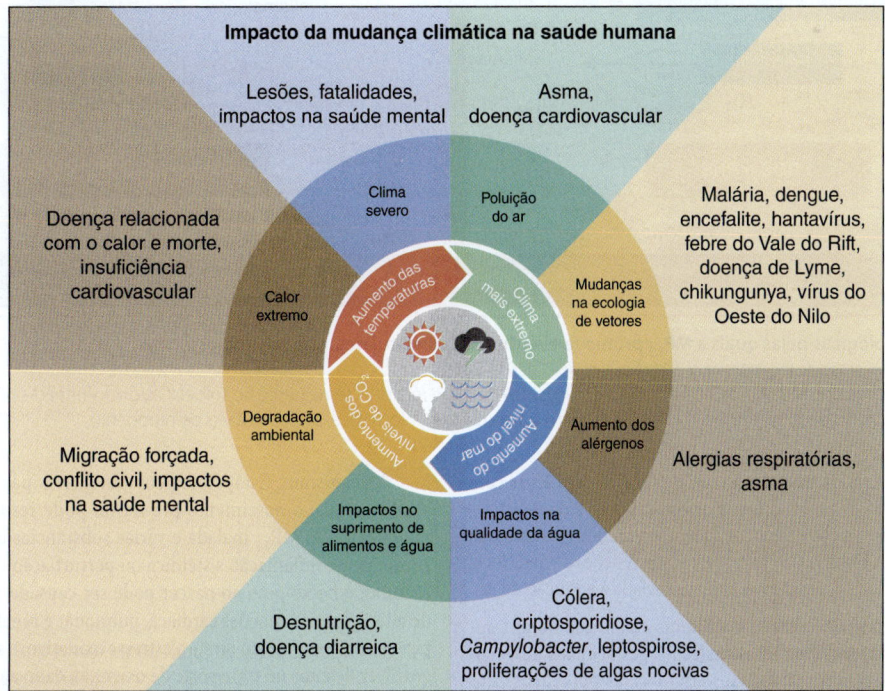

FIGURA 475-1 **A mudança climática impacta uma vasta gama de desfechos de saúde.** A figura ilustra os impactos da mudança climática mais significativos (aumento das temperaturas, climas mais extremos, aumento dos níveis do mar e aumento dos níveis de dióxido de carbono), seu efeito nas exposições e desfechos de saúde subsequentes que podem resultar dessas mudanças nas exposições. (*Fonte: https://www.cdc.gov/climateandhealth/effects/default.htm.*)

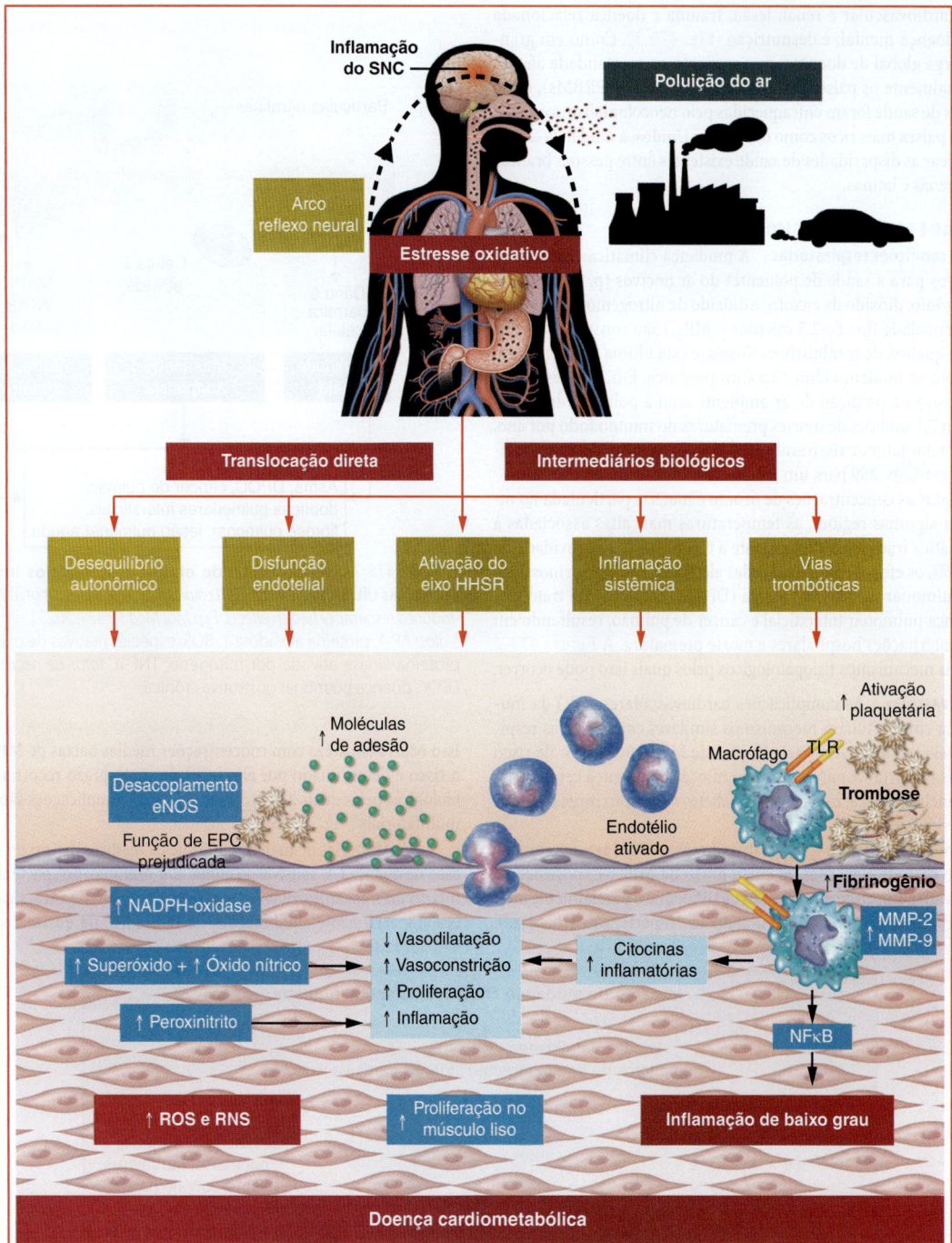

FIGURA 475-3   Vias biológicas pelas quais a MP$_{2,5}$ promove eventos cardiovasculares. (*Reproduzida, com permissão, de S Rajagopalan: Air pollution and cardiovascular disease JACC state-of-the-art review. J Am Coll Cardiol 72:2054, 2018.*)
Siglas: SNC, sistema nervoso central; HHSR, hipotálamo-hipófise-suprarrenal; TLR, receptor semelhante ao Toll; eNOS, óxido-nítrico-sintase endotelial; NADPH, fosfato de dinucleotídeo de adenina-nicotinamida; ROS, espécies reativas de oxigênio; RNS, espécies reativas de nitrogênio.

angiotensina [ECA]-diuréticos) antes dos meses de verão ou em áreas com muitas ondas de calor para evitar exacerbar a desidratação ou a doença relacionada com o calor. Esses pacientes também podem se beneficiar do aumento da captação de potássio. A **Figura 475-4** apresenta intervenções de nível local e pessoal para reduzir a doença sensível ao clima associada à poluição do ar.

Gravidez   Mulheres expostas a altas temperaturas e poluição do ar também apresentam maior probabilidade de desfechos gestacionais adversos graves. Uma revisão sistemática de estudos em diversas populações dos Estados Unidos constatou uma associação estatisticamente significativa de MP$_{2,5}$, ozônio e exposição ao calor com nascimento pré-termo, baixo peso a nascer e natimortalidade. Como essas exposições ambientais se tornam mais comuns com a mudança climática, é provável que a incidência dessas complicações aumente.

Mecanismos fisiopatológicos potenciais para esses desfechos são multifatoriais: o nascimento pré-termo pode resultar de transporte hematogênico de MP$_{2,5}$ inalada e várias substâncias químicas nocivas, com subsequente inflamação sistêmica ou perturbação do sistema nervoso autônomo; o baixo peso ao nascer pode ser causado pelo efeito cumulativo de alterações nas funções cardíaca, pulmonar e renal maternas, inflamação placentária e exposição direta a estresse oxidativo; e a natimortalidade pode envolver defeitos no transporte de oxigênio, dano ao DNA e lesão placentária direta. Eventos de calor extremo podem levar a desfechos gestacionais adversos por meio de desidratação e alterações subsequentes de termorregulação, viscosidade sanguínea, fluxo sanguíneo uterino, trocas placenta-feto, volume de líquido amniótico e liberação de hormônios (p. ex., prostaglandina ou ocitocina).

INTERVENÇÕES SOCIAIS E GOVERNAMENTAIS	Uso de combustíveis limpos	• Substituição de usinas de energia que usam carvão por fontes de energia renovável de baixos poluentes, como eólica, maremotriz, geotérmica e solar.
	Reforma do transporte	• Promoção do uso de veículos com emissão zero ou emissão baixa. Redução do conteúdo de enxofre dos combustíveis motores. Restrição do tráfego de caminhões nos centros das cidades, incentivando o transporte ativo (caminhada e ciclismo).
	Redução das emissões pelo tráfego	• Filtros de partículas de diesel, conversores catalíticos, combustíveis alternativos (gás natural, carros elétricos).
	Reforma da paisagem urbana	• Avaliação do uso das terras, distâncias mínimas entre fontes e pessoas, relocação das fontes de tráfego (incluindo rodovias com fluxo intenso), evitação de áreas de uso misto (industrial-residencial).
	Programas de compensação de emissões	• Fundos obtidos por impostos podem ser direcionados para o controle da poluição. Programas de compensação de emissões compensam empresas que aderem a controles por meio de créditos que podem ser trocados por recompensas, como créditos de carbono.
	Redirecionamento da ciência e financiamento	• Modificação das prioridades dos investimentos para mitigação da mudança climática para um foco em cobenefícios à saúde em curto prazo. Foco no perigo de curto prazo iminente dos efeitos da poluição do ar à saúde.
	Empoderamento da sociedade civil	• Campanhas de publicidade e conscientização com dados locais da poluição do ar em cidades e estados.
	Publicidade pelo governo e por ONGs	• Campanhas midiáticas massivas como as do tabagismo para mitigar a influência das indústrias elétricas e automobilísticas.
INTERVENÇÕES PESSOAIS	Máscaras faciais e purificadores de ar	• Uso de máscaras faciais e instalação de purificadores de ar em casa
	Redução da exposição no tráfego	• Evitação de locomoções durante o horário de pico
	Redução da penetração de ar externo poluído nos domicílios	• Instalação de purificadores de ar internos e manter janelas fechadas; uso de ar-condicionado.
	Mudanças de estilo de vida e medicina preventiva	• Prática de exercícios e manutenção de uma dieta saudável • Medicamentos profiláticos e programas de rastreamento

FIGURA 475-4 Intervenções ecológicas sociais para reduzir as exposições ou a suscetibilidade à poluição do ar. (*Reproduzida, com permissão, de S Rajagopalan: Air pollution and cardiovascular disease JACC state-of-the-art review. J Am Coll Cardiol 72:2054, 2018.*)
Sigla: ONG, organização não governamental.

Esses riscos afetam desproporcionalmente as mães negras. Assim, a falha de reduzir a poluição do ar para o nível das diretrizes da OMS de 10 $\mu g/m^3$ compõe o racismo estrutural.

DOENÇAS RELACIONADAS COM O CALOR

Doença renal Foi observado que várias populações de trabalhadores agrícolas que trabalham em temperaturas quentes no mundo sofrem de doença renal crônica (DRC), mesmo aqueles sem fatores de risco comuns como diabetes melito, hipertensão, doença glomerular ou vírus da imunodeficiência humana (HIV). Embora a causa não tenha sido identificada, mecanismos potenciais incluem polimorfismos genéticos, nefrotoxicidade secundária a compostos químicos agrícolas ou metais pesados e lesão associada ao calor (Fig. 475-5).

Exaustão pelo calor e intermação Ver Capítulo 465 para uma visão geral das doenças relacionadas com o calor. Tais doenças incluem cãibras pelo calor, exaustão pelo calor e intermação, e é possível que suas incidências aumentem com a elevação das temperaturas. Certas comunidades sofrem com picos de aumento da média de temperaturas como resultado do efeito das ilhas de calor urbanas, que, nos Estados Unidos, está relacionado com políticas de restrição racial ou geográfica (*redlining* e *racial covenants**) e subinvestimento estratégico em bairros segregados por meio dessas políticas. Possíveis medidas de prevenção incluem o desenvolvimento de estratégias claras para o enfrentamento de ondas de calor e o estabelecimento de sistemas de alerta precoces, mapeamento de populações vulneráveis, aumento de espaços verdes e fornecimento de zonas de resfriamento. É importante que os médicos forneçam orientações sobre doenças relacionadas com o calor antes do início do verão, pois esperar por alertas de calor não vai reduzir o risco. O armazenamento de medicamentos é uma questão, especialmente para pacientes que carregam seus medicamentos consigo (p. ex., injeções de epinefrina, naloxona, insulina). As evidências não são robustas, mas há alguns dados para sugerir que a exposição ao calor extremo (p. ex., deixar um inalador de salbutamol dentro de um veículo em um dia quente) pode prejudicar o mecanismo de entrega da embalagem e/ou degradar ingredientes ativos da medicação.

DESASTRES NATURAIS, INUNDAÇÃO COSTEIRA E DESALOJAMENTO

Lesão e trauma Embora os modelos prevejam menos ciclones e furacões no clima mais quente do final do século XXI, há a previsão de eventos de maior intensidade média, maior precipitação e maior número e dias de ocorrência de tempestades muito intensas de categorias 4 e 5 (Fig. 475-6). Seria esperado que tais desastres naturais resultassem nas lesões e traumas vistos nas tempestades contemporâneas de alta intensidade (embora com maior frequência), mas há outras formas pelas quais a mudança climática afetará a incidência de traumatismos físicos.

Estudos mostraram associações entre temperaturas anormalmente quentes e aumento das mortes por afogamento (as pessoas nadam por mais

---

*N. de T. *Redlining* é uma prática discriminatória em que alguns serviços (p. ex., financeiros) são negados a pessoas que vivem em determinado bairro/área. *Racial covenants* eram acordos inseridos em documentos com o objetivo de proibir que pessoas de certas raças ou etnias pudessem viver ou adquirir casas em determinados bairros/áreas.

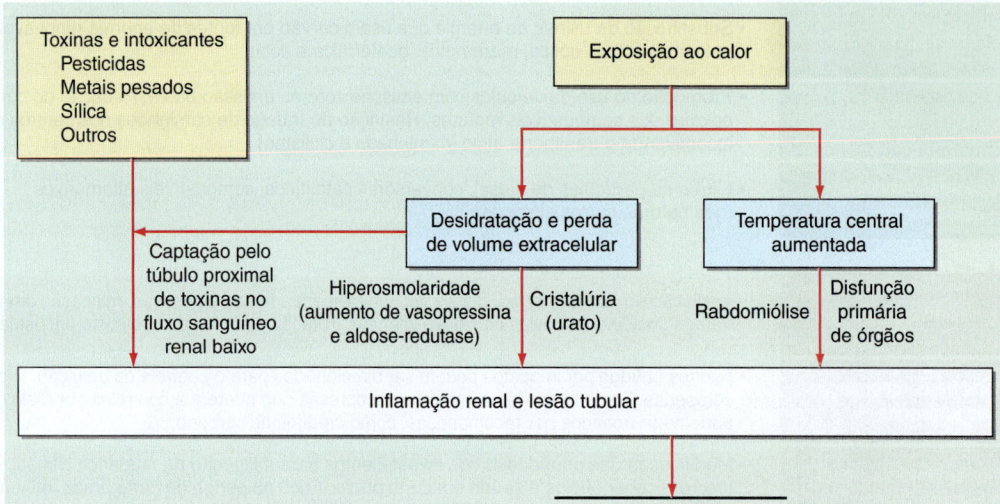

FIGURA 475-5 Possíveis mecanismos para o desenvolvimento de doença renal crônica de causa desconhecida em comunidades agrícolas. (*De RJ Johnson et al: Chronic Kidney Disease of Unknown Cause in Agricultural Communities. N Engl J Med 380:1843, 2019. Copyright © 2019 Massachusetts Medical Society. Reimpressa com permissão de Massachusetts Medical Society.*)

tempo e com maior frequência), acidentes de transporte (o desempenho como condutor piora com temperaturas mais altas, e o tráfego é mais intenso) e agressões (possivelmente por aumento do consumo de álcool e uso de drogas ilícitas). Essas mortes foram, em parte, contrabalançadas, especialmente entre os idosos, em anos mais quentes.

Além disso, como mais de metade da população mundial vive dentro de 60 km do oceano, a elevação dos níveis do mar destruirá casas, infraestruturas médicas e outros serviços essenciais, incluindo sistemas de tratamento de esgoto e estoques de água potável. Junto com os impactos climáticos como calor extremo e escassez de água doce, o desalojamento e a migração subsequentes levarão a mais casos de doença mental, insegurança alimentar e doença transmissível.

Por fim, eventos extremos de início súbito podem afetar a disponibilidade de medicamentos por meio de interrupções da cadeia de suprimentos médicos. A falta de eletricidade durante tempestades intensas também pode comprometer programas de vacinação e a disponibilidade de medicamentos

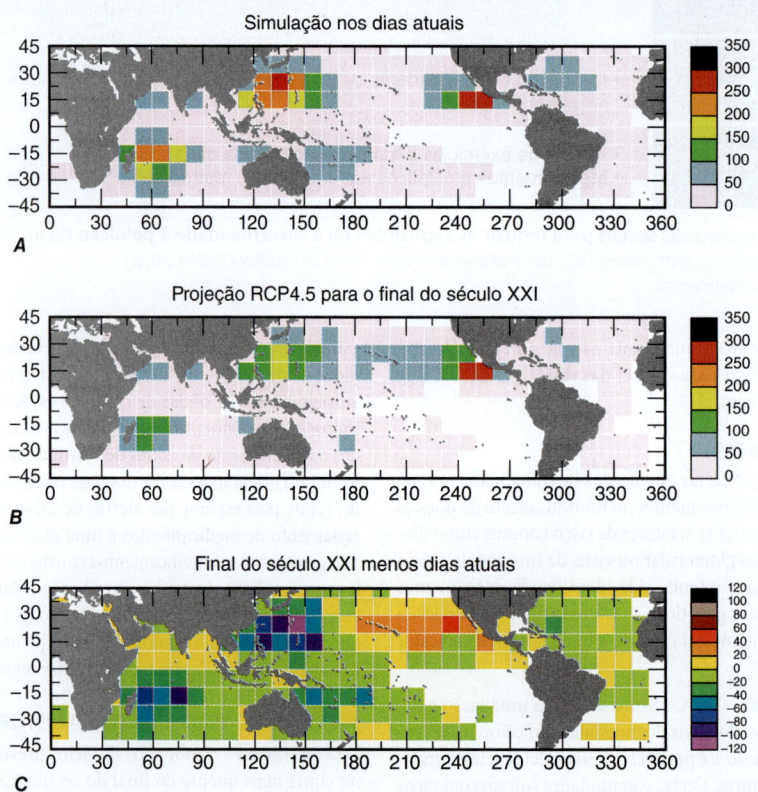

FIGURA 475-6 **Simulação de ocorrência de tempestades tropicais** (ciclones tropicais com ventos acima de 17,5 m s^{-1}) para condições (**A**) dos dias atuais ou (**B**) do final do século XXI (RCP4.5; conjunto multimodelos CMIP5); unidade: tempestades por década. As simulações de ciclones tropicais foram obtidas usando o modelo de furacões GFDL para ressimular (em resolução mais alta) os casos de ciclones tropicais originalmente obtidos do modo global C180 do HiRAM. A ocorrência refere-se ao número de dias, em um período de 20 anos, em que uma tempestade que excede a intensidade de 17,5 m s^{-1} centralizou-se na região da grade de 10° × 10°. (**C**) Diferença na taxa de ocorrência entre o final do século XXI e os dias atuais [(**B**) menos (**A**)]. As *regiões em branco* são regiões onde não ocorreram tempestades tropicais nas simulações [em (**A**) e (**B**)] ou onde a diferença entre os experimentos é zero [em (**C**)]. (*Fonte: TR Knutson et al: Global projections of intense tropical cyclone activity for the late twenty-first century from dynamical downscaling of CMIP5/RCP4.5 scenarios. J Clim 28:7203, 2015 © American Meteorological Society. Usada com permissão.*)

necessários. Por exemplo, em 2017, o furacão Maria interrompeu a produção de fármacos essenciais e de líquidos intravenosos (IV) em Porto Rico, resultando em escassez desses materiais em todo os Estados Unidos. Os provedores devem garantir que pacientes com dispositivos médicos dependentes de eletricidade tenham um plano de contingência razoável em caso de queda de eletricidade e ter em mente que desalojamentos relacionados com o clima podem interromper o acesso dos pacientes a medicamentos para doenças crônicas e limitar o acesso a cuidados clínicos gerais.

Doença mental Em 2020, estimam-se que 80 milhões de pessoas (i.e., 1% da humanidade) foram forçosamente desalojadas de suas casas, principalmente devido a conflito violento. Espera-se que milhões a mais sejam desalojados em resposta aos efeitos da mudança climática. Tal situação apresenta ramificações para a saúde mental (assim como os desastres naturais), em que o estresse psicossocial resultante pode levar a aumento da incidência de ansiedade, depressão e transtorno por estresse pós-traumático (TEPT). As temperaturas elevadas também foram associadas a taxas mais altas de suicídio e violência doméstica. Por fim, com relação à prática clínica, muitos fármacos de prescrição psicoativos podem interferir com a termorregulação; seu uso, assim, confere aumento de risco durante eventos de calor extremo.

SEGURANÇA ALIMENTAR E RECURSOS OCEÂNICOS

Desnutrição A mudança climática ameaça a segurança alimentar e nutricional por meio de menor produtividade agrícola no cenário de mudanças na precipitação, desertificação, eventos climáticos severos, extremos de temperaturas, emissões de GEEs, aquecimento e acidificação dos oceanos, inundação costeira afetando a agricultura de terras secas e a aquicultura e aumento da competição de ervas daninhas e pestes (Fig. 475-7). Também se projeta que os rebanhos e a piscicultura serão reduzidos. Para muitos, haverá menor disponibilidade de alimentos, menor carga de nutrientes e alimentos mais caros.

Como doenças crônicas não transmissíveis, a subnutrição (Cap. 334) e a obesidade (Cap. 401) – que afetam aproximadamente 2 bilhões de pessoas no mundo todo – compartilham perpetuadores com a mudança climática. As práticas alimentares atuais (por meio de conversão de terras e consumo excessivo de carnes de ruminantes) contribuem para GEEs excessivos, redução da biodiversidade e depleção de suprimentos de água. A variabilidade das chuvas e o aumento das inundações, que podem contaminar suprimentos de água doce, farão da segurança hídrica um desafio definitivo deste século.

Dietas à base de plantas têm o potencial de diminuir as emissões de GEEs; aumentar a segurança alimentar em PRBMs; reduzir a mortalidade por acidente vascular cerebral (AVC), diabetes melito tipo 2, doença cardíaca coronariana e câncer em 6-10%; e reduzir os GEEs relacionados com dietas em 29-70% até 2050, em comparação com uma dieta de referência (Fig. 475-8).

INFECÇÕES E DOENÇAS DIARREICAS
(Ver Cap. 115)

POSSÍVEIS SOLUÇÕES

Para reduzir as emissões de GEEs, os profissionais da saúde deverão anunciar seus entendimentos baseados em evidências das patologias sensíveis ao clima para defender ações políticas. Outras intervenções sistêmicas importantes na assistência à saúde incluem alcançar a cobertura de saúde universal (inclusive proteção de risco financeiro); garantir acesso igualitário a serviços de cuidados de saúde essenciais de qualidade, bem como medicamentos e vacinas seguros, eficazes e de baixo custo; zerar a emissão de carbono dos sistemas de cuidados de saúde; considerar a mudança climática nas linhas de pesquisa existentes; melhorar a qualidade dos dados e aumentar, padronizar e integrar a coleta de dados em PRBMs e nos trópicos; e antecipar e corrigir falhas do sistema de saúde relacionadas com desastres, como impactos em cadeias de suprimento ou perda de eletricidade resultando de eventos climáticos extremos.

Intervenções relacionadas com políticas governamentais incluem argumentar a favor de um padrão de qualidade de ar de matérias particuladas mais rígido, apoiar a redução do uso de combustíveis fósseis pelas instituições e defender a rápida redução das emissões, bem como estratégias de emissões negativas. Intervenções ecossociais, apoiadas por instituições nacionais ou globais, incluem a distribuição de fogões limpos globalmente,

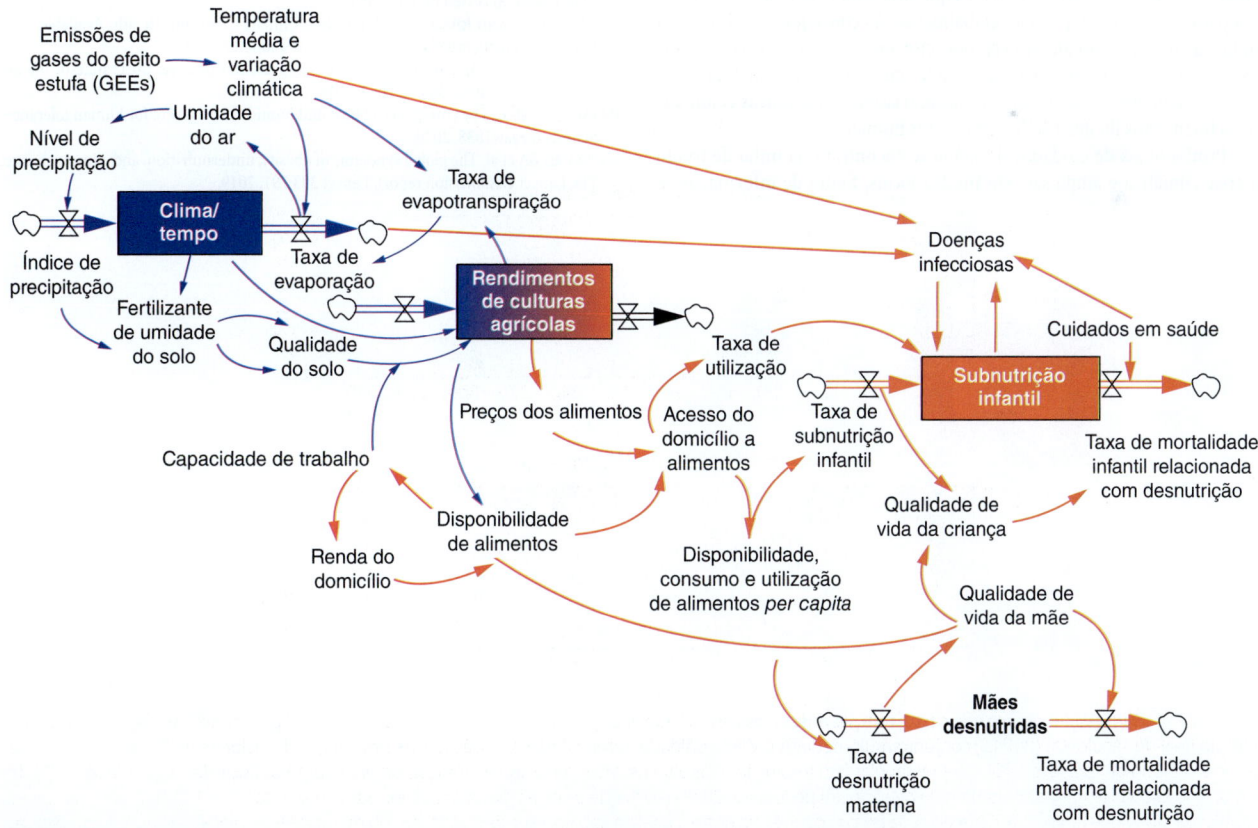

FIGURA 475-7 Vias complexas da variabilidade climática à subnutrição na subsistência de domicílios agrícolas. Fatores envolvidos e impactos prováveis das variações climáticas nos rendimentos agrícolas (*setas azuis*) e dos rendimentos de culturas alimentares na subnutrição (*setas vermelhas*). (*Reproduzida, com permissão, de RK Phalkey et al: Climate change impacts on childhood undernutrition. Proc Natl Acad Sci USA 112:E4522, 2015.*)

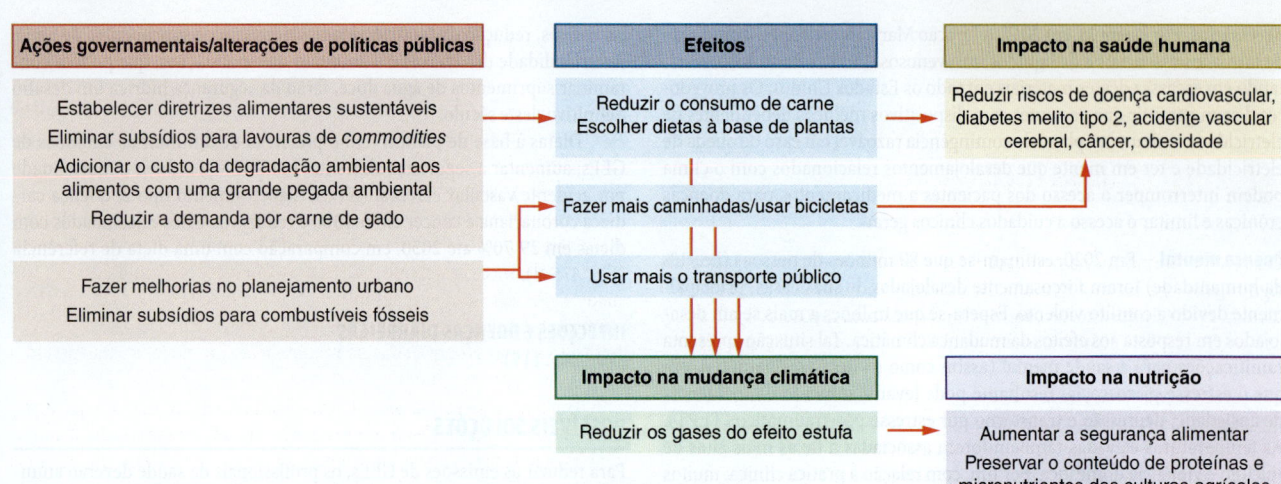

FIGURA 475-8 **Estratégias para mitigar o impacto da mudança climática na nutrição humana.** (*Republicada com permissão de Journal of Clinical Investigation from Climate change and malnutrition: we need to act now, WH Dietz, 130:556,2020; permissão transmitida pelo Copyright Clearance Center, Inc.*)

a troca para dietas à base de plantas, a redução das viagens aéreas, a redução do uso de ar-condicionado e o aumento do acesso a mais transporte público. Por fim, a defesa de esquemas de redistribuição de riquezas (p. ex., reparações, impostos progressivos, cancelamento de dívidas, melhoria das redes de segurança, seguro-desemprego) com o objetivo de empoderar populações desfavorecidas para lidar com perigos climáticos terá efeitos auxiliares positivos nos determinantes sociais da saúde, na administração de serviços de saúde e nos desfechos de intervenções clínicas.

CONCLUSÕES

Sem reduções massivas nas emissões de GEEs, os modelos para os próximos 50 a 100 anos predizem aumentos da temperatura média global de 2-5°C (com altas em locais específicos), aumento do nível do mar e eventos climáticos extremos mais severos e frequentes, com resultantes complicações para a saúde da população globalmente. As consequências hostis da mudança climática vão afetar desproporcionalmente grupos marginalizados e vulneráveis, particularmente aqueles cuja capacidade de lidar com os perigos climáticos é reduzida por racismo sistêmico, heranças coloniais, fluxos financeiros ilícitos e falhas de direitos humanos.

Profissionais de cuidados de saúde se encontram na linha de frente da crise climática e ainda são, em muitos locais, fontes de informações e conselhos. Para mitigar o impacto das doenças sensíveis ao clima e as disparidades de saúde resultantes, eles devem continuar a expandir seu alcance clínico para determinantes ambientais e intervenções estruturais.

LEITURAS ADICIONAIS

Bekkar B et al: Association of air pollution and heat exposure with preterm birth, low birth weight, and stillbirth in the US: A systematic review. JAMA Netw Open 3:e208243, 2020.

Brief of *Amici Curiae* Public Health Experts, Public Health Organization, and Doctors In Support of Plaintiffs-Appellees' Petition for Hearing En Banc, *Juliana v. United States of America*, No. 18-36082 (9th Cir. Mar. 13, 2020).

Centers for Disease Control and Prevention: Climate Effects on Health. Available from *https://www.cdc.gov/climateandhealth/effects/default.htm*. Accessed June 12, 2020.

Hoffman JS et al: The effects of historical housing policies on resident exposure to intra-urban heat: A study of 108 US urban areas. Climate 8:12, 2020.

The Lancet: Health and climate change. Available at *https://www.thelancet.com/climate-and-health*. Accessed June 12, 2020.

The New England Journal of Medicine: Climate Crisis and Health. Available from *https://www.nejm.org/climate-crisis*. Accessed June 12, 2020.

Rajagopalan S et al: Air pollution and cardiovascular disease: JACC state-of-the-art review. J Am Coll Cardiol 72:2054, 2018.

Raymond C et al: The emergence of heat and humidity too severe for human tolerance. Sci Adv 6:eaaw1838, 2020.

Swinburn BA et al: The global syndemic of obesity, undernutrition, and climate change: The Lancet Commission report. Lancet 393:791, 2019.

PARTE 18 Envelhecimento

476 Biologia do envelhecimento
Rafael de Cabo, David Le Couteur

ENVELHECIMENTO

O aumento dramático na população de idosos é uma das mudanças mais significativas na história humana. Nos últimos anos, o número de pessoas com mais de 65 anos excedeu aquele de crianças com menos de 5 anos pela primeira vez, e, até 2050, o número de idosos provavelmente superará o de crianças com menos de 14 anos (Fig. 476-1).

A idade avançada está associada a um aumento inevitável da incidência de doença crônica, multimorbidade e mortalidade. Em países desenvolvidos, pessoas idosas vivem mais devido a avanços na assistência e na tecnologia médica, mas com o custo de períodos mais longos de incapacidade e com as cargas iatrogênicas associadas a cuidados médicos intensivos para muitas doenças, como a polifarmácia. Estabelecer a relação entre envelhecimento e doença, particularmente de doença não transmissível, é um dos objetivos mais importantes da pesquisa biomédica. Estudos recentes em modelos animais confirmaram que o processo de envelhecimento é maleável, aumentando o prospecto de que o tratamento médico no futuro poderá tratar o próprio envelhecimento, em vez de múltiplas doenças relacionadas com a idade.

O envelhecimento costuma ser definido como um processo progressivo associado a deterioração na estrutura e na função, levando a aumento da suscetibilidade a doença e mortalidade, e é frequentemente associado a prejuízo da capacidade reprodutora. Há componentes estatísticos, biológicos e fenotípicos no envelhecimento. Da perspectiva estatística, o envelhecimento em humanos está associado a um risco exponencial de mortalidade com o tempo (lei da mortalidade de Gompertz). Os mecanismos biológicos do envelhecimento são englobados pelos "marcos do envelhecimento", que descrevem os principais mecanismos celulares subjacentes ao envelhecimento. Os componentes fenotípicos do envelhecimento incluem doenças crônicas e síndromes relacionadas à idade que frequentemente são o alvo de intervenções médicas (Fig. 476-2).

Uma característica fundamental do envelhecimento é que, para qualquer fator quantitativo que pode ser medido em uma população, a amplitude de valores aumenta com a idade.

TEORIAS EVOLUTIVAS DO ENVELHECIMENTO

As teorias evolutivas do envelhecimento tentam explicar por que o envelhecimento, que prejudica a saúde e a sobrevivência, evoluiu e por que há tanta variabilidade na expectativa de vida entre táxons. A maioria das teorias baseia-se no conceito de que, na vida selvagem, a mortalidade relacionada com a idade é secundária a causas extrínsecas, como predação, lesão e infecção, e a pressão seletiva da evolução é gerada por sucesso reprodutivo e sobrevivência no início da vida. Assim, a pressão seletiva para manter a saúde e estender a vida além dos anos reprodutivos iniciais é mínima. Na verdade, pode haver a evolução de traços que são benéficos para o início da vida e a reprodução, mas que são danosos se o animal chegar a uma idade avançada. Essas teorias foram definidas pelas teorias do envelhecimento clássicas de "pleiotropia antagonística" e do "acúmulo de mutações".

O envelhecimento é não adaptativo, o que significa que não foi moldado pela evolução; ele pode ser considerado uma consequência de negligência evolutiva e geralmente não se considera que é geneticamente programado. Contudo, muitos genes influenciam o processo de envelhecimento, e o processo inicial de envelhecimento provavelmente envolve alterações estocásticas não programadas na manutenção nuclear que influenciam o reparo e a expressão gênica.

Um tema comum nas teorias evolutivas do envelhecimento é que existe uma compensação (*trade-off*) entre envelhecimento e reprodução. Animais com mortalidade intrínseca alta tendem a ter vidas curtas, corpos pequenos e maior rendimento reprodutivo; por outro lado, animais com mortalidade intrínseca menor, como humanos e outros primatas, tendem a ter vidas longas, corpos maiores e proles menores. Além disso, algumas intervenções que postergam o envelhecimento também reduzem o potencial reprodutor. A teoria do soma descartável do envelhecimento explicitamente formula a hipótese de que a evolução seleciona estratégias que priorizam a utilização de recursos esgotáveis para manter as células germinativas necessárias para a reprodução em vez das células somáticas (células não germinativas), levando, assim, a acúmulo relacionado à idade de danos ao soma.

Há muitas exceções a essas teorias no reino animal (Fig. 476-3). Alguns animais sofrem "senescência negligenciável", o que significa que nenhuma alteração biológica óbvia de envelhecimento é observada e a taxa de mortalidade não aumenta com o tempo. Tais animais incluem algumas cepas e espécies de mariscos, tubarões, hidras e vermes. O vertebrado de vida mais longa é o tubarão-da-Groenlândia, que pode viver até aproximadamente 400 anos. Por outro lado, alguns animais sofrem envelhecimento programado e morte, incluindo animais de semelparidade, como o salmão-do-pacífico e o rato-marsupial. Em outros animais, incluindo seres humanos, a sobrevivência na vida avançada é influenciada pela evolução pelo chamado "efeito da avó". Nessas espécies, a sobrevivência da prole depende dos cuidados fornecidos por suas avós, já com uma vida longa. Isso também explica o desenvolvimento de um período de vida pós-reprodutiva incomumente longo nos seres humanos. O envelhecimento ainda é um mistério. Para cada generalização, podem ser encontradas exceções. Por exemplo, camundongos e morcegos são proximamente relacionados geneticamente, mas os camundongos vivem por cerca de 2 anos, e os morcegos, por até 25 anos. Não há explicação para essas diferenças.

MARCOS DO ENVELHECIMENTO

O envelhecimento está associado a uma gama de processos moleculares que são surpreendentemente semelhantes entre espécies. Esses marcos do envelhecimento são as vias mecanísticas consideradas como a causa subjacente do envelhecimento. Os processos são altamente interconectados, e a interrupção de um processo impactará os outros (Fig. 476-2). Intervenções que alteram o comportamento de cada uma dessas vias (por manipulação genética, tratamentos farmacológicos ou intervenções nutricionais) influenciam o envelhecimento e a expectativa de vida de animais de laboratório, como camundongos, moscas-da-fruta (*Drosophila melanogaster*) e vermes (*Caenorhabditis elegans*). Cada um dos marcos é um alvo em potencial para farmacoterapias que possam postergar o envelhecimento e o início de morbidade relacionada com a idade, aumentar a expectativa de vida saudável (tempo de saúde) e a expectativa de vida total.

Instabilidade genômica A integridade do DNA é vulnerável a muitos estressores exógenos (p. ex., radiação, substâncias químicas) e endógenos (p. ex., estresse oxidativo) que costumam gerar lesões aleatórias no DNA, como mutações pontuais, translocações e anomalias cromossômicas. Existem vários mecanismos para reparar essas anomalias, mas eles são afetados por alterações genéticas na maquinaria de reparo e por uma diminuição na sua eficiência com a idade. O DNA mitocondrial é especialmente suscetível a danos pelo envelhecimento por causa de sua proximidade aos radicais livres produzidos durante a fosforilação oxidativa e da falta de histonas e mecanismos de reparo nessa organela. A manipulação genética de mecanismos de reparo do DNA nuclear e mitocondrial encurta o tempo de vida

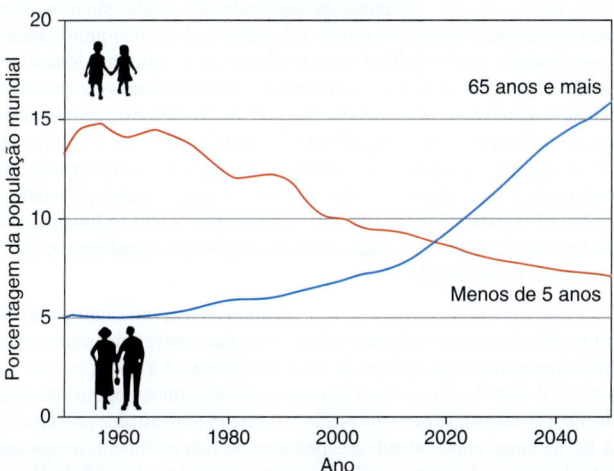

FIGURA 476-1 Globalmente, o número de pessoas com mais de 65 anos agora excede o de crianças com menos de 5 anos.

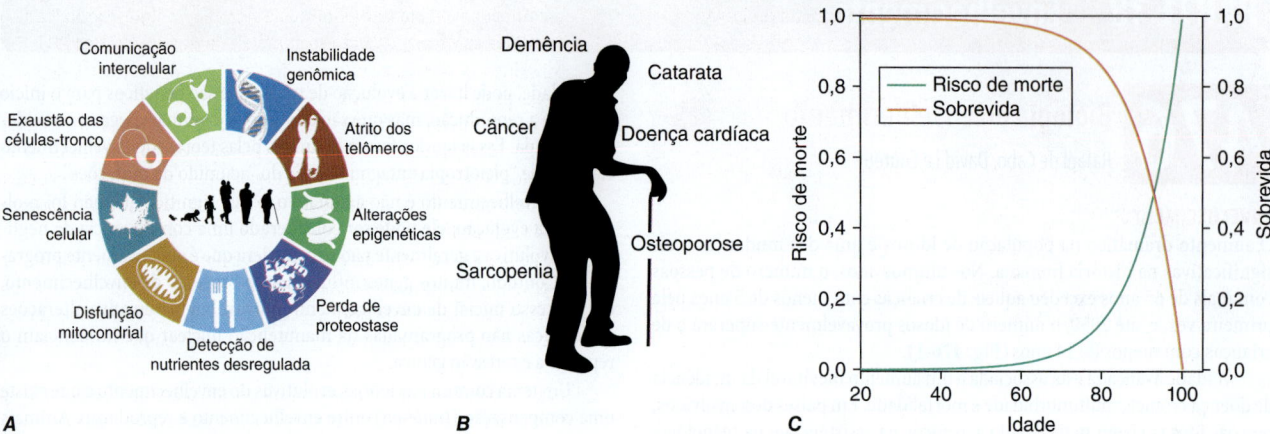

FIGURA 476-2 **Definições do envelhecimento** incluem (A) um componente biológico, que é encapsulado pelos nove marcos do envelhecimento, (B) um componente fenotípico, que inclui muitas doenças crônicas não transmissíveis, e (C) um componente estatístico, que, na maioria das espécies, é um aumento exponencial (de Gompertz) no risco de mortalidade com a idade.

nos camundongos, enquanto nos humanos as síndromes de envelhecimento prematuro estão associadas a deficiências em genes necessários para a manutenção nuclear. Por exemplo, a síndrome de Werner é causada por mutações em um gene da helicase RecQ (*WRN*), necessário para o reparo de quebras de fita dupla, e a síndrome de progeria de Hutchinson-Guildford é causada por mutações no gene A da lamina (*LMNA*), necessário para sustentação estrutural do núcleo.

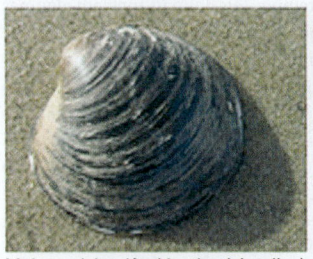 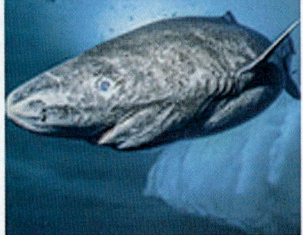

Molusco islandês (*Arctica islandica*) Tubarão-da-Groenlândia
Senescência negligenciável

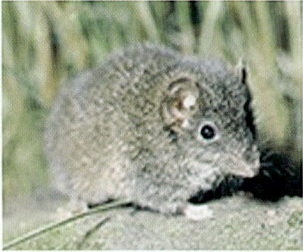 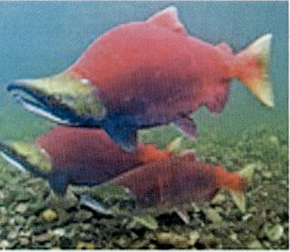

Rato-marsupial-australiano Salmão-do-pacífico
Animais de semelparidade

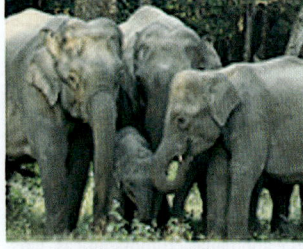 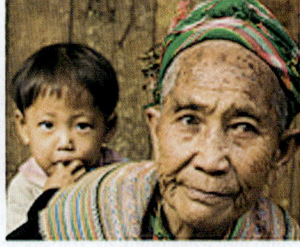

Elefante-asiático Humanos
Efeito da avó

FIGURA 476-3 **Algumas espécies sofrem senescência negligenciável, enquanto outras, como os animais de semelparidade, sofrem envelhecimento programado e morte.** Em algumas espécies de vida longa, incluindo seres humanos, há um período de vida pós-reprodutiva longo, que pode ser secundário aos efeitos benéficos das avós na sobrevivência dos bebês.

Atrito dos telômeros Os telômeros são sequências de repetição nas extremidades de cromossomos lineares que contrapõem a incapacidade da DNA-polimerase de replicar as pontas dos cromossomos. Nos humanos, os telômeros consistem de uma sequência TTAGGG redundante repetida milhares de vezes. Algumas células (p. ex., células germinativas, células tumorais) contêm telomerase, que é capaz de reformar telômeros encurtados durante a replicação. Na maioria das células, após múltiplas divisões, os telômeros são truncados até um ponto em que a divisão celular não pode continuar. Nas células em cultura, o número de divisões é chamado de limite de Hayflick, e diz-se que as células que não podem mais se dividir entraram na fase replicativa da senescência celular. Alguns estudos em humanos revelaram que o comprimento do telômero nas células do sangue diminui com a idade, enquanto camundongos geneticamente manipulados para ter telômeros curtos ou longos tiveram suas expectativas de vida diminuídas ou aumentadas, respectivamente.

Alterações epigenéticas Múltiplos sistemas regulam a expressão gênica, como metilação do DNA, modificação de histonas e remodelação da cromatina. Todos esses processos mudam com a idade, levando a alterações na transcrição de genes, especialmente naqueles envolvidos em vias de inflamação, função mitocondrial e autofagia. O "relógio epigenético" é um padrão consistente relacionado com a idade de alterações da metilação do DNA em amostras de sangue humano que refletem a idade cronológica. As histonas são proteínas que empacotam DNA nos nucleossomos para influenciar a disponibilidade de DNA para transcrição. As sirtuínas são uma família de enzimas dependentes de adenina-nicotinamida-dinucleotídeo (NAD, de *nicotinamide adenine dinucleotide*) que regulam histonas por meio de desacetilação, levando a efeitos benéficos no envelhecimento e na expectativa de vida. Por exemplo, a superexpressão de sirtuínas e sua ativação por fármacos como o resveratrol aumentam a expectativa de vida em organismos-modelo.

Perda de proteostase As proteínas danificadas nas células são removidas pelo sistema autofágico-lisossomal e pelo sistema ubiquitina-proteossomo. Esses processos são prejudicados no envelhecimento, o que pode levar à formação de agregados intra e extracelulares de proteínas e outros componentes celulares danificados, como lipofuscina, corpúsculos de Lewy, emaranhados neurofibrilares e amilina (Fig. 476-4). A restrição calórica e a inibição do alvo mecanístico da rapamicina (mTOR, de *mechanystic target of rapamycin*) podem ativar a autofagia e retardar o envelhecimento. A autofagia também é necessária para a remoção de mitocôndrias danificadas (mitofagia), e o declínio da mitofagia relacionado à idade contribui para síndromes como a sarcopenia e a debilidade.

Detecção de nutrientes desregulada A nutrição tem um efeito profundo no envelhecimento em todas as espécies. Uma das intervenções nutricionais mais importantes que influencia o envelhecimento é a restrição calórica (RC). A RC envolve fornecer aos animais menos alimentos (geralmente cerca de 30-50% menos do que é oferecido a controles alimentados *ad libitum*). A RC de longo prazo estende a expectativa de vida ao mesmo tempo que retarda o início de muitas patologias e doenças relacionadas à idade. Várias vias interconectadas mediam os efeitos da nutrição e da RC no envelhecimento e em condições relacionadas à idade por meio de efetores a jusante

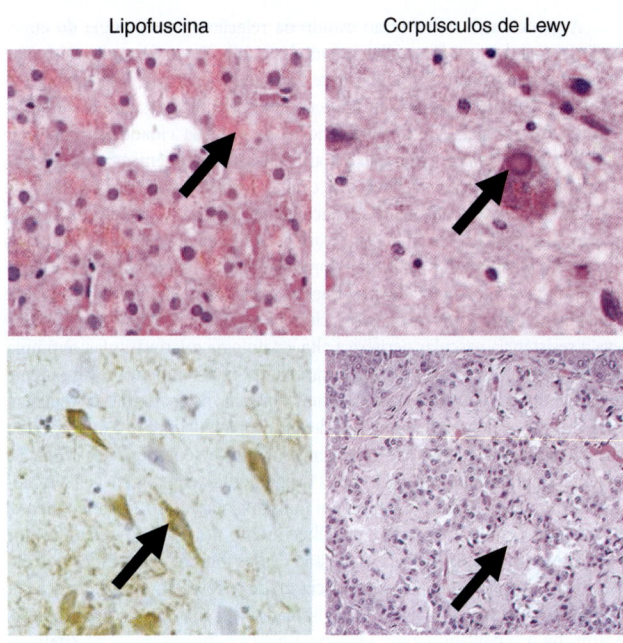

FIGURA 476-4 **A proteostase prejudicada com o envelhecimento** contribui para o acúmulo de lipofuscina no fígado, corpúsculos de Lewy na matéria cinzenta, emaranhados neurofibrilares nos neurônios e amilina nas células beta da ilhota.

(Fig. 476-5), e fármacos foram desenvolvidos para agir nessas vias para replicar alguns dos efeitos da RC. Foi demonstrado que os chamados "mimetizadores de RC" aumentam a expectativa de vida independentemente da ingesta calórica. As principais vias de detecção de nutrientes são as seguintes:

1. **Insulina e via de sinalização do fator de crescimento semelhante à insulina (IGF-1, de *insulin-like growth factor 1*).** Animais com sub-regulação genética dessa via têm uma expectativa de vida mais longa, e isso inclui os camundongos Matusalén, de vida muito longa, com nocaute do receptor do hormônio do crescimento (GH, de *growth hormone*). Humanos com deficiência do receptor de GH (síndrome de Laron) têm menor incidência de câncer e diabetes. Muitos dos efetores a jusante pertencem à família FOXO (*forkhead box O*) de fatores de transcrição, com variação genética em alguns genes FOXO sendo associada à longevidade humana.
2. **Via do mTOR.** Essa via é ativada por aminoácidos e pela via de sinalização de insulina/IGF-1 e, assim, pode ser manipulada pela ingestão de proteínas na dieta. A inativação de mTOR pela restrição de rapamicina na dieta está associada a redução da síntese proteica e aumento da autofagia, levando ao aumento da expectativa de vida.
3. **Sirtuínas.** A família sirtuína de desacetilases dependentes de NAD⁺ abrange sete membros nos mamíferos que são ativados em resposta a um suprimento energético baixo. As sirtuínas regulam a expressão gênica via desacetilação de histonas e biogênese mitocondrial. O aumento da atividade de sirtuínas induzido por manipulação genética, mimetismo de RC ou suplementação com NAD foi associado a aumento da expectativa de vida.
4. **Proteína-cinase ativada por adenosina monofosfato (AMPK, de *adenosine monophosphate–activated protein kinase*).** A restrição energética na dieta está associada com níveis altos de AMP nas células, o que desencadeia a ativação de AMPK. Estudos observacionais em humanos sugeriram que a metformina impacta condições relacionadas à idade. Ensaios clínicos com metformina em humanos estão em planejamento para determinar seus efeitos no envelhecimento.
5. **Fator de crescimento do fibroblasto 21 (FGF21, de *fibroblast growth factor 21*).** A restrição de proteínas na dieta aumenta a produção e a liberação de FGF21 no sangue, com aumento subsequente na sinalização da AMPK e da sensibilidade à insulina. A superexpressão de FGF21 aumenta a expectativa de vida de camundongos.

Disfunção mitocondrial As alterações relacionadas com a idade nas mitocôndrias incluem extravasamento de elétrons com subsequente declínio na produção de trifosfato de adenosina (ATP, de *adenosine triphosphate*), principalmente devido à interrupção da atividade do complexo IV. O acúmulo de danos ao DNA mitocondrial e edemaciação das mitocôndrias com cristas rompidas resulta em falha na função mitocondrial, o que leva a aumentos na geração de radicais superóxido e peróxido de hidrogênio. O DNA mitocondrial humano frequentemente desenvolve truncamento em um local típico que confere às mitocôndrias aberrantes uma vantagem proliferativa, e elas se tornam o tipo predominante de mitocôndria nas células em envelhecimento. Como consequência, ocorre dano oxidativo associado à idade a gorduras, proteínas e DNA, formando a base da teoria dos radicais livres do envelhecimento. Os antioxidantes têm sido investigados como uma intervenção antienvelhecimento, porém sem resultados significativos. Muitas das intervenções nutricionais e farmacológicas que postergam o envelhecimento são associadas a aumento da biogênese mitocondrial, principalmente via suprarregulação ou ativação do coativador transcricional PGC1α.

Senescência celular As células senescentes param de dividir-se como resultado de encurtamento dos telômeros ou outros danos mediados pelo sistema INK4/ARF. As células senescentes (muitas vezes chamadas de células "zumbi") acumulam-se em vários tecidos com o aumento da idade. Elas produzem uma gama de citocinas inflamatórias, chamadas coletivamente de fenótipo secretor associado à senescência (SASP, de *senescence-associated secretory phenotype*). O SASP contribui para a inflamação sistêmica.

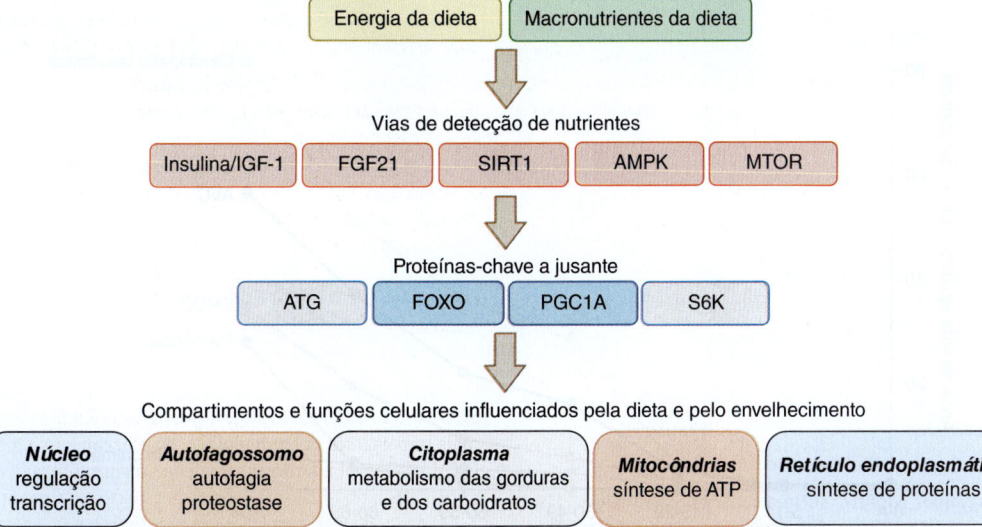

FIGURA 476-5 **Vias de detecção de nutrientes.** Os principais interruptores moleculares que respondem a alterações na ingestão dietética (quadros vermelhos: insulina/IGF1, MTOR, AMPK, SIRT1, FGF21) influenciam uma gama de efetores a jusante (alguns deles são mostrados nos quadros em cinza). Eles regulam processos celulares importantes (quadros verdes), como o metabolismo das gorduras e dos carboidratos, autofagia, mitocôndrias e síntese de proteínas.

A manipulação genética que busca eliminar as células senescentes que expressam INK4, e as intervenções farmacológicas com fármacos que promovem a erradicação das células senescentes (chamados de senolíticos; p. ex., dasatinibe, quercetina, fisetina) atrasam a progressão de patologias relacionadas à idade.

Exaustão das células-tronco A redução associada à idade no número de células-tronco provavelmente se deve à senescência replicativa e ao encurtamento dos telômeros. O transplante de células-tronco pluripotentes a partir de doadores jovens a receptores mais velhos prolonga a expectativa de vida de camundongos e pode diminuir a fragilidade em humanos. Outra estratégia envolve a indução de genes que regulam as células-tronco (fatores de Yamanaka: OCT4, SOX2, KLF4, MYC), o que posterga o envelhecimento em modelos de camundongo progeria.

Alterações da comunicação intracelular e inflamação O envelhecimento está associado à ativação do sistema imune inato em baixo grau, levando a aumento dos níveis circulantes de interleucina (IL) 6, fator de necrose tumoral α (TNF-α, de *tumor necrosis factor α*) e outras moléculas, como proteína C-reativa, e elevação da velocidade de hemossedimentação. Essa alteração na comunicação intracelular, chamada *inflammaging* (junção de *inflammation*, inflamação, e *aging*, envelhecimento), pode ser secundária a vários fatores, incluindo SASP, infecção crônica por citomegalovírus, obesidade, síndrome do intestino permeável e ativação da via do fator nuclear κB (NFκB, de *nuclear factor κB*). A inflamação é um fator-chave na patogênese de muitas doenças crônicas e, particularmente, na fragilidade.

GEROCIÊNCIA E A RELAÇÃO ENTRE ENVELHECIMENTO E DOENÇA

Existe uma relação clara entre envelhecimento e doença, e a idade avançada é o principal fator de risco para a maioria das doenças crônicas. A natureza dessa relação tem sido uma fonte de debate há milênios. Por um lado, foi defendido que o envelhecimento é similar a qualquer outra doença e, assim, é suscetível a intervenções terapêuticas. Por outro, foi defendido que o envelhecimento é um processo inevitável e intratável que aumenta o risco de doenças. De qualquer forma, no envelhecimento ocorre um aumento acentuado e muitas vezes exponencial na prevalência e incidência da maioria das doenças crônicas, e a principal carga de doenças não transmissíveis recai sobre pessoas idosas. A carga de doenças costuma ser medida por unidades chamadas de anos de vida ajustados por incapacidade (AVAIs), que quantifica tanto os anos de vida perdidos (em comparação à expectativa de vida restante) como os anos de vida vividos com incapacidade. Os AVAIs enfatizam o impacto da doença em pessoas mais jovens devido à sua maior expectativa de vida restante. Mesmo assim, os AVAIs aumentam de forma drástica após os 60 anos de idade, particularmente por condições cardiovasculares, neurológicas e associadas ao câncer (Fig. 476-6). Além disso, várias condições são geralmente consideradas como distúrbios relacionados principalmente à idade, incluindo demência, sarcopenia, fragilidade e osteoporose. Tais condições são muito raras antes dos 50 anos.

A geurociência refere-se ao estudo da relação entre biologia do envelhecimento e doença. O envelhecimento leva ao prejuízo de muitos sistemas fisiológicos, o que leva a maior suscetibilidade a doenças. Por exemplo, o envelhecimento está associado a alterações acentuadas na função imune. A imunossenescência refere-se à deterioração associada à idade da responsividade do sistema imune à infecção e a outros desafios antigênicos causados por (1) involução tímica com redução das células T novas e falha das células T de memória, (2) redução das células-tronco hematopoiéticas e (3) diminuição da função das células apresentadoras de antígenos. O envelhecimento está associado a muitas alterações endócrinas, principalmente uma redução nos esteroides sexuais e no hormônio do crescimento, que contribuem para sarcopenia e osteoporose. Alterações vasculares, incluindo maior enrijecimento arterial que leva a resistência vascular periférica alta e patologia microvascular, têm uma ligação óbvia com as doenças cardiovasculares, mas também provavelmente contribuem para outras condições, como demência, osteoartrite e sarcopenia.

Embora o dogma habitual seja de que o envelhecimento é um processo que aumenta a suscetibilidade às doenças, a relação entre doença crônica e envelhecimento pode ser muito mais fundamental. A patogênese da maioria das doenças crônicas inclui um ou mais dos marcos do envelhecimento, e as diferenças entre doença e envelhecimento normal são definidas por uma diferença quantitativa na expressão desses marcos e os tecidos que são afetados. Da mesma forma, a diferenciação de envelhecimento e doença em termos de achados clínicos costuma basear-se em diferenças quantitativas. Assim, há um contínuo entre envelhecimento e muitas doenças crônicas. Elas costumam ser separadas pelas chamadas "pré-doenças" ou "doenças subclínicas", que são evidências desse contínuo. Portanto, a doença crônica pode ser considerada como uma manifestação do envelhecimento que é predominante em um tecido particular. A presença de várias doenças crônicas, denominada *multimorbidade*, representa alterações associadas ao envelhecimento que estão mais avançadas em muitos tecidos. A fragilidade pode ser definida como uma síndrome multissistêmica do envelhecimento, em que as alterações relacionadas com o envelhecimento estão presentes na maioria dos tecidos, levando a múltiplos déficits e redução da função.

O envelhecimento é o principal fator de risco para doenças crônicas, e as doenças crônicas podem ser consideradas uma manifestação das alterações biológicas do envelhecimento. Assim, os tratamentos que têm o envelhecimento como alvo podem não apenas postergar o envelhecimento e aumentar a expectativa de vida, mas também reduzir ou postergar a ocorrência de doenças crônicas. O "dividendo da longevidade" refere-se ao conceito em que uma intervenção que impacta o processo de envelhecimento pode postergar o início de uma gama de doenças e síndromes relacionadas com a idade.

ESTRATÉGIAS QUE AUMENTAM O ESPECTRO DE SAÚDE E RETARDAM O ENVELHECIMENTO

O envelhecimento é uma característica intrínseca da vida humana cuja manipulação tem fascinado os seres humanos desde que eles se tornaram conscientes da sua existência. Várias intervenções experimentais de longo prazo

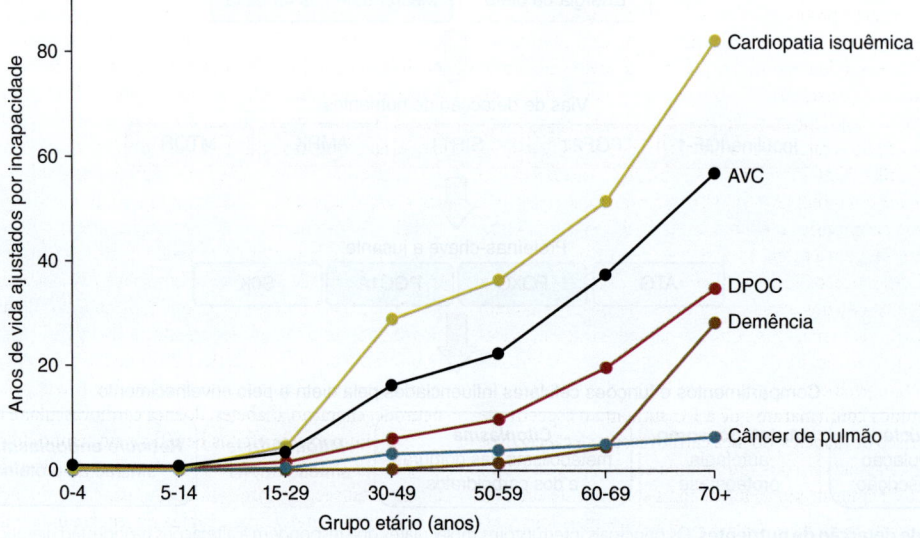

FIGURA 476-6 Relação entre idade e anos de vida ajustados por incapacidade para várias doenças não transmissíveis comuns. AVC, acidente vascular cerebral; DPOC, doença pulmonar obstrutiva crônica.

(p. ex., resveratrol, rapamicina, espermidina, metformina) podem abrir as portas para estratégias farmacológicas. Surpreendentemente, a maioria das intervenções propostas até hoje para o envelhecimento que foram eficazes converge para apenas algumas vias moleculares: sinalização dos nutrientes, proteostase mitocondrial e maquinaria autofágica.

O ciclo de vida é acompanhado inevitavelmente por declínio gradual da função, aumento constante de várias doenças crônicas e, por fim, morte. Por milênios, tem sido um sonho da humanidade prolongar a expectativa de vida e a expectativa de saúde. Os países desenvolvidos têm se beneficiado dos avanços na tecnologia e nos cuidados médicos, melhorias nos seus sistemas de saúde pública e melhores condições de vida derivadas de seu poder socioeconômico para atingir aumentos notáveis na expectativa de vida durante o último século. Nos Estados Unidos, a porcentagem da população com idade acima de 65 anos deve aumentar de 13% em 2010 para 19,3% em 2030. Contudo, a idade avançada permanece como o principal fator de risco para distúrbios importantes que ameaçam a vida. Projeta-se que o número de pessoas que sofrem de doenças relacionadas à idade quase dobre nas próximas duas décadas. A prevalência de patologias relacionadas à idade representa uma ameaça importante e um ônus econômico que precisa urgentemente de intervenções eficazes.

Moléculas, fármacos e outras intervenções capazes de desacelerar os processos de envelhecimento continuam a ser um foco de interesse entre o público em geral e os cientistas de todos os campos biológicos e médicos. Nas últimas duas décadas, esse interesse baseou-se no fato de que muitos dos mecanismos moleculares que dão suporte ao envelhecimento estão interligados e relacionam-se com as vias que causam doenças, incluindo câncer, doenças cardiovasculares e distúrbios neurodegenerativos. Infelizmente, os resultados frequentemente não são passíveis de reprodução, devido ao problema inevitável do tempo necessário para avaliar a eficácia de intervenções antienvelhecimento em mamíferos. Os experimentos que duram a vida inteira em modelos animais são propensos a desenvolver artefatos, aumentando as possibilidades e as janelas de tempo para discrepâncias experimentais. Algumas inconsistências no campo surgem de interpretações excessivas dos resultados de modelos animais com expectativa de vida mais curta e cenários de envelhecimento acelerado.

Historicamente e até os dias atuais, propõe-se que moléculas, fármacos e outras intervenções têm propriedades antienvelhecimento. Nas seções seguintes, as intervenções abordadas serão restritas àquelas que atendem aos seguintes critérios altamente seletivos: (1) promoção de ciclo de vida e/ou espectro de saúde; (2) validação em pelo menos três modelos de organismos; e (3) confirmação por pelo menos três laboratórios diferentes. Elas incluem (1) RC e esquemas de jejum intermitente; (2) algumas farmacoterapias (resveratrol, rapamicina, espermidina, metformina); e (3) atividade física.

Restrição calórica Uma das intervenções mais importantes e saudáveis para retardar o envelhecimento é a RC. Esse resultado foi relatado em roedores, cães, vermes, moscas, leveduras, macacos e procariontes. A RC é definida como uma redução na ingestão calórica total, geralmente em cerca de 30%, e sem desnutrição. A RC reduz a liberação mediada por nutrientes dos fatores de crescimento, como o GH, da insulina e do IGF-1, que mostraram acelerar o envelhecimento e aumentar a probabilidade de morte em muitos organismos. No entanto, os efeitos da RC no envelhecimento foram descobertos por McCay em 1935, bem antes da descoberta das propriedades de sinalização desses hormônios e fatores de crescimento. Algumas das vias que mediam essa resposta surpreendente da RC foram elucidadas em modelos experimentais. Elas incluem as vias de detecção de nutrientes (mTOR, AMPK, insulina/IGF-1 e sirtuínas) e a família FOXO de fatores de transcrição (ortólogos são encontrados em *D. melanogaster* e em *C. elegans*). O fator de transcrição Nrf2 parece conferir a maioria das propriedades anticâncer da RC em camundongos, embora seja dispensável para a extensão da expectativa de vida.

Os efeitos da RC em macacos foram avaliados em dois estudos com desfechos diferentes: um estudo observou aumento da sobrevida, enquanto o outro, não. Nesses estudos com macacos, foram observadas diferenças importantes no início da intervenção, na composição da dieta, nos protocolos alimentares e no contexto genético que podem explicar essa discordância. Contudo, ambos os estudos confirmaram que a RC aumenta o espectro de saúde pela redução do risco de diabetes, doença cardiovascular e câncer. Nos seres humanos, a RC está associada com aumento da expectativa de vida e do tempo de saúde. Isso é demonstrado de forma mais convincente em Okinawa, no Japão, onde reside uma das populações humanas mais longevas. Em comparação com o resto da população japonesa, as pessoas de Okinawa geralmente combinam uma quantidade de exercício diário acima da média com uma ingestão calórica abaixo da média. Contudo, quando as famílias de Okinawa se mudaram para o Brasil, elas adotaram um estilo de vida ocidental que afetou tanto o exercício quanto a nutrição, causando elevação no peso e redução de quase duas décadas na expectativa de vida. No projeto Biosphere II, voluntários moraram juntos por 24 meses, passando por RC severa não prevista, que levou a uma melhora nos níveis de insulina, glicose, hemoglobina glicada, colesterol e na pressão arterial – todos resultados que se esperava serem capazes de beneficiar a expectativa de vida. A RC altera muitos aspectos do envelhecimento humano que podem influenciar a expectativa de vida, como o transcriptoma, o estado hormonal (em especial IGF-1 e hormônios da tireoide), o estresse oxidativo, a inflamação, a função mitocondrial, a homeostase da glicose e os fatores de risco cardiometabólicos. As modificações epigenéticas são um alvo emergente para a RC.

Jejum periódico Deve-se levar em conta que manter a RC enquanto se evita a desnutrição por um longo período de tempo não é apenas árduo para seres humanos, mas também foi relacionado com efeitos colaterais substanciais. Por exemplo, a redução prolongada da ingestão calórica pode reduzir a fertilidade e a libido, comprometer a cicatrização de ferimentos, reduzir o potencial de combater infecções e levar a amenorreia e osteoporose. De que forma a RC pode ser traduzida para os seres humanos em práticas social e clinicamente aceitáveis? Uma série completa de esquemas periódicos de jejum estão sendo propostos como estratégias adequadas entre eles (1) a dieta de jejum em dias alternados, (2) a dieta de jejum intermitente "5:2", (3) um jejum de 48 horas uma ou duas vezes a cada mês e (4) a alimentação em tempo restrito (ATR) diariamente. O jejum periódico é psicologicamente mais viável, carece de alguns efeitos colaterais negativos da RC e é acompanhado apenas de perda de peso mínima. Todas essas intervenções terapêuticas envolvem uma redução substancial da ingestão calórica por um período de tempo definido, o que leva à elevação dos corpos cetônicos circulantes durante esses períodos de ingestão calórica baixa, ilustrando a troca metabólica entre o uso de glicose como fonte de combustível para o uso de ácidos graxos e corpos cetônicos. Essa troca metabólica resulta em redução da razão de troca respiratória (a razão de dióxido de carbono produzido para o oxigênio consumido), indicando maior flexibilidade metabólica e eficiência de produção energética pelo uso de ácidos graxos e corpos cetônicos.

É impressionante que muitas culturas proponham rituais de jejum periódico, incluindo budistas, cristãos, hindus, judeus, muçulmanos e algumas religiões animistas africanas. Seria possível especular que uma vantagem seletiva de populações que jejuam *versus* populações que não jejuam é conferida por atributos de promoção de saúde de rotinas religiosas que limitam periodicamente a ingestão calórica. De fato, várias linhas de evidência indicam que os esquemas de jejum intermitente exercem efeito antienvelhecimento. Por exemplo, foram observadas melhoras na morbidade e na longevidade entre residentes de casas de repouso na Espanha que foram submetidos a jejum em dias alternados. Ratos submetidos a jejum em dias alternados vivem até 83% mais tempo do que animais controles alimentados *ad libitum*; e mesmo um período de jejum de 24 horas a cada 4 dias é suficiente para gerar extensão da expectativa de vida.

Os ciclos repetidos de jejum e alimentação podem evitar os efeitos colaterais negativos da RC sustentada. Essa estratégia pode até mesmo produzir benefícios à saúde a despeito de comportamento de hiperalimentação durante os períodos sem jejum. Em um experimento clássico, camundongos alimentados com uma dieta rica em gorduras por um período limitado, isto é, com quebras regulares no jejum, mostraram redução nos marcadores inflamatórios, não desenvolveram fígado gorduroso e estavam magros em comparação com os camundongos alimentados *ad libitum* apesar das calorias totais equivalentes consumidas. De um ponto de vista evolutivo, esse tipo de padrão alimentar pode refletir uma adaptação dos mamíferos à disponibilidade de nutrientes: alimentação excessiva nos momentos de disponibilidade de nutrientes (p. ex., após uma caçada bem-sucedida) e fome nos tempos de escassez de alimentos. É assim que alguns indígenas que evitam o estilo de vida ocidental vivem hoje; aqueles que foram investigados mostram sinais limitados de doenças induzidas pela idade como câncer, neurodegeneração, diabetes, doença cardiovascular e hipertensão.

O jejum exerce efeitos benéficos no tempo de saúde por minimizar o risco de desenvolvimento de doenças relacionadas à idade, incluindo hipertensão, neurodegeneração, câncer e doenças cardiovasculares. A repercussão mais eficaz e rápida do jejum é uma redução na hipertensão. Duas semanas de jejum à base apenas de água resultou em uma pressão arterial menor que 120/80 mm Hg em 82% dos indivíduos com hipertensão limítrofe. Um jejum de dez dias curou todos os pacientes hipertensos que estavam tomando medicações anti-hipertensivas.

O jejum periódico atenua as consequências de muitas doenças neurodegenerativas relacionadas à idade em modelos de camundongos de doença de Alzheimer, doença de Parkinson, doença de Huntington e demência frontotemporal, mas não de esclerose lateral amiotrófica. Em camundongos, os ciclos de jejum foram tão eficazes quanto a quimioterapia contra certos tumores. Em combinação com a quimioterapia, o jejum protege os camundongos contra os efeitos colaterais negativos dos fármacos quimioterápicos e aumenta sua eficácia contra os tumores. A combinação de jejum e quimioterapia tornou 20 a 60% dos camundongos livres de câncer quando inoculados com tumores altamente agressivos como glioblastoma ou tumores pancreáticos, que têm uma mortalidade de 100% mesmo com a quimioterapia.

Intervenções farmacológicas para retardar o envelhecimento e aumentar a expectativa de vida

Praticamente todas as pessoas obesas sabem que a redução estável de peso irá reduzir o seu risco de doença cardiometabólica e melhorar a sobrevida global; ainda assim, apenas 20% dos indivíduos com sobrepeso são capazes de perder 10% do seu peso em um período de pelo menos 1 ano. Mesmo nas pessoas mais motivadas (como os "*Cronies*", que deliberadamente tentam uma RC de longo prazo para prolongar suas vidas), a RC de longo prazo é extremamente difícil de ser mantida. Assim, tem-se direcionado muito foco à possibilidade de desenvolver medicamentos que repliquem os efeitos benéficos da RC sem a necessidade de redução da ingesta alimentar ("miméticos de RC"; **Fig. 476-7**).

RESVERATROL O resveratrol, um agonista do SIRT1, é um polifenol encontrado em uvas e no vinho tinto. O potencial do resveratrol de promover o aumento da expectativa de vida foi identificado pela primeira vez em leveduras e, desde então, vem ganhando fama, pelo menos em parte, porque foi sugerido que ele pode ser responsável pelo chamado "paradoxo francês", no qual o vinho reduz alguns dos riscos cardiometabólicos de uma dieta rica em gorduras. O resveratrol mostrou aumentar a expectativa de vida em muitas espécies de ordens inferiores, como leveduras, moscas-da-fruta, vermes e peixes, além de camundongos em dietas ricas em gorduras. Em macacos alimentados com uma dieta rica em açúcar e gordura, o resveratrol tem desfechos benéficos relacionados à inflamação e aos parâmetros cardiometabólicos. Alguns estudos em seres humanos também mostraram melhora na função cardiometabólica, enquanto outros não demonstraram esses efeitos. Estudos de expressão genética em animais e seres humanos revelam que o resveratrol simula algumas das alterações metabólicas e de expressão genética da RC. Na maioria dos modelos experimentais, o resveratrol induz efeitos benéficos à saúde ao suprimir a inflamação, o dano oxidativo, a tumorigênese e as atividades imunomoduladoras. O resveratrol também leva a melhoras na função mitocondrial e a proteção contra obesidade, câncer e disfunção cardiovascular.

RAPAMICINA A rapamicina, um inibidor de mTOR, foi descoberta originalmente na Ilha de Páscoa (Rapa Nui, que originou seu nome) como uma secreção bacteriana com propriedades antibióticas. Antes de sua emergência na área do antienvelhecimento, a rapamicina já era conhecida como agente imunossupressor e quimioterápico para câncer em seres humanos. A rapamicina aumenta a expectativa de vida em todos os organismos testados até agora, incluindo leveduras, moscas, vermes e camundongos. Contudo, é provável que a utilidade potencial da rapamicina para a extensão da expectativa de vida em seres humanos seja limitada por efeitos adversos relacionados à imunossupressão, ao prejuízo na cicatrização de feridas, à proteinúria e à hipercolesterolemia, entre outros. Uma estratégia alternativa pode ser a aplicação intermitente da rapamicina, que mostrou aumentar a expectativa da vida de camundongos.

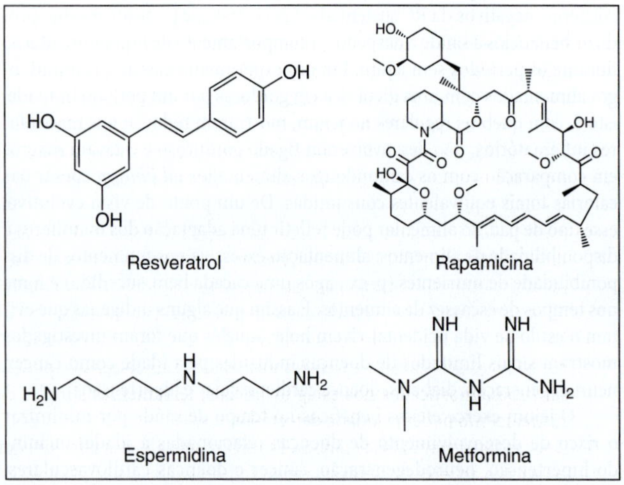

ESPERMIDINA A espermidina é uma poliamina fisiológica que induz a extensão da expectativa de vida mediada pela autofagia em leveduras, moscas e vermes. Os níveis endógenos de espermidina diminuem durante a vida de quase todos os organismos, incluindo seres humanos, com a impressionante exceção de centenários. A administração oral de espermidina e a regulação para cima da produção bacteriana de poliamina no intestino levaram à extensão da expectativa de vida em modelos de camundongos de vida curta. Os efeitos da espermidina na expectativa de vida são mediados pela inibição de histonas-acetilases e pela ativação de genes de autofagia, como *atg7*, *atg11* e *atg15*. A espermidina também mostrou ter efeitos benéficos na neurodegeneração e cardioproteção por meio de ativação e autofagia. A suplementação com espermidina é segura em humanos e foi associada a efeitos positivos na função cognitiva de idosos e na manutenção da pressão arterial.

METFORMINA A metformina, uma biguanida isolada pela primeira vez a partir do lilás francês, é muito usada no tratamento do diabetes tipo 2. A metformina diminui a gliconeogênese hepática e aumenta a sensibilidade à insulina. Outras ações da metformina incluem ativação de AMPK, levando a inibição de mTOR e menor atividade do complexo I mitocondrial, e ativação do fator de transcrição SKN-1/Nfr2. A metformina aumenta a expectativa de vida em diferentes descendências de camundongos, incluindo camundongos fêmeas predispostas a alta incidência de tumores mamários. A nível bioquímico, a suplementação com metformina está associada a redução do dano oxidativo e da inflamação e simula algumas das alterações na expressão genética vistas na RC. Com base em dados experimentais dos desfechos positivos em organismos-modelo e evidências de estudos epidemiológicos, um ensaio clínico conhecido como Targeting Aging with Metformin (TAME, Combatendo o Envelhecimento com Metformina) foi iniciado para avaliar se a metformina pode postergar o início de doenças relacionadas com a idade além dos seus efeitos no metabolismo da glicose. O ensaio TAME planeja inscrever 3.000 sujeitos, com idades entre 65 e 79 anos, em um estudo multicêntrico nos Estados Unidos.

Exercício e atividade física

Em seres humanos e em animais, o exercício regular reduz o risco de morbidade e mortalidade. Dado o aumento acentuado de doenças cardiovasculares nos idosos, os efeitos dos exercícios na saúde humana podem ser até mais fortes do que aqueles vistos em camundongos de laboratório, já que camundongos não desenvolvem aterosclerose e têm uma incidência muito menor de doença cardiovascular relacionada à idade. Um aumento na capacidade de exercício aeróbico, que declina durante o envelhecimento, está associado a efeitos favoráveis na pressão arterial, lipídeos, tolerância à glicose, densidade óssea e depressão em pessoas idosas. Do mesmo modo, o treinamento físico protege contra distúrbios do envelhecimento, como doenças cardiovasculares, diabetes melito e osteoporose. O exercício é a única intervenção que pode prevenir ou reverter a sarcopenia (perda muscular relacionada à idade). Mesmo o exercício em níveis moderados ou baixos (30 minutos de caminhada ao dia) tem efeitos protetores significativos em indivíduos obesos. Em idosos, a atividade física regular tem mostrado aumentar o tempo de vida com autonomia.

Embora evidentemente promova a saúde e, assim, a qualidade de vida, o exercício regular não aumenta a expectativa de vida. Além disso, a combinação de exercício com RC não tem efeito aditivo na expectativa de vida máxima em roedores. Por outro lado, o jejum em dias alternados com o exercício é mais benéfico para a massa muscular do que qualquer tratamento isolado. Em seres humanos não obesos, o exercício combinado com RC tem efeitos sinérgicos na sensibilidade à insulina e na inflamação. A partir de uma perspectiva evolutiva, as respostas à fome e ao exercício estão ligadas: quando a comida é escassa, a atividade aumentada é necessária para caçar e coletar.

Hormese

Paradoxalmente, o termo hormese descreve os efeitos protetores conferidos pela exposição a baixas doses de estressores ou toxinas (ou, como Nietzsche afirmou, "O que não me mata me fortalece"). As respostas ao estresse adaptativo produzidas por agentes nocivos (químicos, térmicos ou

FIGURA 476-7 **Estruturas químicas de quatro agentes (resveratrol, rapamicina, espermidina e metformina)** que mostraram retardar o envelhecimento em modelos animais experimentais.

radioativos) precondicionam um organismo, tornando-o resistente a doses subsequentes mais altas e letais em outros aspectos do mesmo fator. Os estressores horméticos mostraram influenciar o envelhecimento e a expectativa de vida, presumivelmente por aumentar a resiliência celular a fatores que podem contribuir para o envelhecimento, como o estresse oxidativo.

As células de leveduras que foram expostas a baixas doses de estresse oxidativo exibem resposta do tipo antiestresse acentuada que inibe a morte após exposição a doses letais de oxidantes. Durante o precondicionamento isquêmico em seres humanos, curtos períodos de isquemia protegem o cérebro e o coração contra a privação mais grave de oxigênio e o subsequente estresse oxidativo induzido por reperfusão. Do mesmo modo, a exposição duradoura e periódica a vários estressores pode inibir ou retardar o processo de envelhecimento. Consistente com esse conceito, o calor ou as leves doses de estresse oxidativo podem levar a extensão da expectativa de vida no *C. elegans*. A RC também pode ser considerada um tipo de estresse hormético que resulta na ativação de fatores de transcrição antiestresse (p. ex., Rim15, Gis1 e Msn2/Msn4 em leveduras, NRF2 e FOXO em mamíferos) e melhora a expressão fatores de remoção de radicais livres e proteínas de choque térmico.

CONCLUSÃO
Os clínicos precisam compreender a biologia do envelhecimento para manejar e tratar melhor as pessoas idosas. Além disso, há uma necessidade urgente de desenvolver estratégias baseadas na biologia do envelhecimento que retardem o envelhecimento, reduzam a instalação de distúrbios relacionados à idade e aumentem o tempo de saúde para futuras gerações. Intervenções alimentares e fármacos que atuam nas vias de detecção dos nutrientes estão sendo desenvolvidos e, em alguns casos, já estão sendo testados em seres humanos. Recentemente, ensaios clínicos em humanos bem controlados começaram a recapitular as evidências pré-clínicas do jejum intermitente na obesidade, no diabetes melito, na doença cardiovascular, nos cânceres e nos distúrbios neurológicos. A maioria dos estudos em animais mostra que o jejum intermitente melhora a saúde ao longo de toda a vida, mas estudos mais recentes em humanos se concentram em intervenções de prazo relativamente curto, de alguns dias ou alguns meses. É um assunto intrigante, mas ainda não se sabe se as pessoas estarão dispostas a manter regimes de jejum intermitente restritos por longos períodos de tempo ou se há benefícios clínicos de curto prazo em combinação com outras abordagens terapêuticas.

LEITURAS ADICIONAIS
De Cabo R, Mattson MP: Effects of intermittent fasting on health, aging, and disease. N Engl J Med 381:2541, 2019.
Ferrucci L et al: Measuring biological aging in humans: A quest. Aging Cell 19:e13080, 2020.
López-Otín C et al: The hallmarks of aging. Cell 153:1194, 2013.

477 Cuidado do paciente geriátrico
Joseph G. Ouslander, Bernardo Reyes

ENVELHECIMENTO E CUIDADOS GERIÁTRICOS

DEMOGRAFIA DO ENVELHECIMENTO E SUAS IMPLICAÇÕES PARA OS CUIDADOS GERIÁTRICOS
Os Estados Unidos e outros países continuarão a experimentar um rápido aumento no número de idosos que buscam cuidados de saúde. O segmento da população que cresce mais rápido nos Estados Unidos e em muitos outros países desenvolvidos é o das pessoas com mais de 80 anos **(Fig. 477-1)**. De acordo com o Relatório sobre Envelhecimento da Organização das Nações Unidas (ONU) de 2019, 1 em 6 pessoas no mundo terá 65 anos ou mais até 2050. Também é esperado que haja mudanças na composição da população de idosos no que diz respeito ao gênero. Embora as mulheres vivam mais que os homens, uma melhora na sobrevida dos homens idosos mais velhos resultaria em uma distribuição por gênero mais equilibrada na população geriátrica no futuro.

Com base no relatório da ONU mencionado anteriormente, nos países de renda alta, o consumo de recursos em cuidados de saúde será mais afetado pelo desvio na distribuição etária da população ao longo das próximas décadas. A Organização Mundial da Saúde (OMS) continua trabalhando ativamente para aumentar a conscientização sobre as alterações necessárias nos sistemas de saúde atuais além do aumento de seus orçamentos. O planejamento está cada vez mais se baseando nos níveis esperados de incapacidade e comorbidades. À medida que a expectativa de vida aumenta, devem continuar os esforços para a promoção do envelhecimento saudável para reduzir a carga de incapacidade nos sistemas de cuidados de saúde no mundo todo.

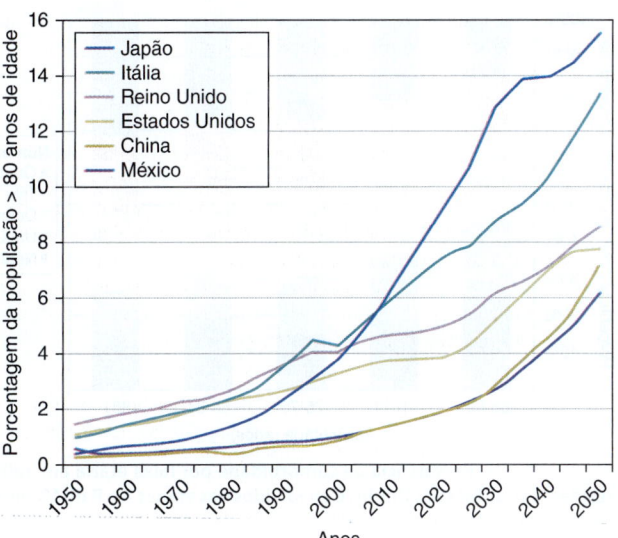

FIGURA 477-1 Porcentagem da população com idade > 80 anos de 1950 a 2050 em diferentes países representativos. *(Dados atualizados disponíveis em: https://esa.un.org/unpd/wpp/Graphs/DemographicProfiles/. Acesso em 30 de dezembro de 2016.)*

IMPLICAÇÕES DO ENVELHECIMENTO POPULACIONAL PARA OS SISTEMAS DE CUIDADOS DE SAÚDE E A PRÁTICA BASEADA EM SISTEMAS
A população geriátrica necessita de abordagens diferentes aos cuidados por várias razões. Para qualquer variável que pode ser medida em humanos, a amplitude de variação aumenta com a idade. As amplas variações vistas no envelhecimento dificultam o desenvolvimento de diretrizes relacionadas à idade para o diagnóstico e tratamento. Por exemplo, as doenças agudas geralmente não são tratadas de forma isolada, mas no contexto de múltiplas comorbidades. Cerca de metade das pessoas com mais de 80 anos de idade tem três condições crônicas, e cerca de um terço delas tem quatro ou mais **(Fig. 477-2)**. As incapacidades funcionais são prevalentes **(Fig. 477-3)**, necessitando de atenção cuidadosa na avaliação do paciente idoso, junto com verificação dos suportes sociais disponíveis para a assistência quando necessários para uma vida independente e segura.

O cuidado efetivo da população geriátrica exige a consideração de vários princípios importantes:

1. O envelhecimento não é uma doença; as mudanças que ocorrem no envelhecimento normal geralmente não causam sintomas, mas aumentam a suscetibilidade a muitas doenças e condições devido à diminuição da reserva fisiológica (o que é chamado de *homeostenose*).
2. As condições médicas são comumente múltiplas ("multimorbidade") e multifatoriais em origem, exigindo uma abordagem abrangente para a avaliação e o manejo.
3. Muitas condições potencialmente reversíveis e tratáveis são subdiagnosticadas e subavaliadas nessa população, como o risco de quedas, a incontinência urinária e o abuso ou negligência de idosos; ferramentas simples de rastreamento podem ajudar a detectá-las.
4. Da mesma forma, distúrbios cognitivos e afetivos (p. ex., déficit cognitivo leve, demência, depressão, ansiedade) são comuns e podem ser subdiagnosticados nos estágios iniciais; ferramentas simples de rastreamento podem ajudar a detectá-los.
5. Doenças iatrogênicas são comuns, especialmente aquelas relacionadas às reações adversas a medicamentos, à imobilidade e ao descondicionamento relacionado a ela, além de outras complicações.
6. A capacidade funcional e a qualidade de vida, em vez da cura, são os objetivos fundamentais dos cuidados.

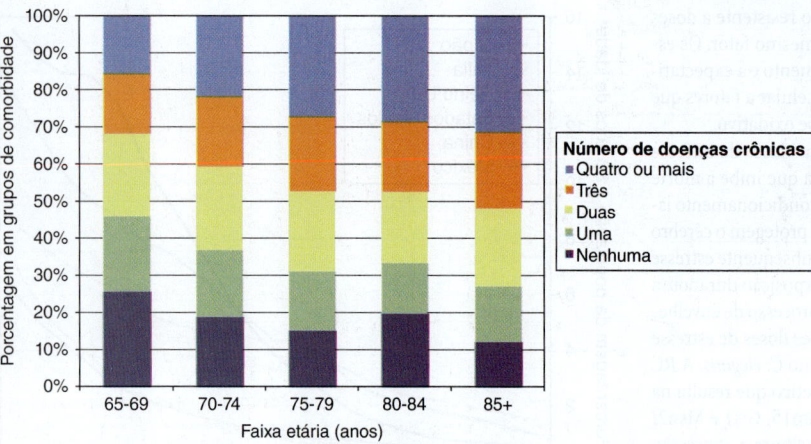

FIGURA 477-2 Prevalência de comorbidade por faixa etária em indivíduos com ≥ 65 anos, residentes nos Estados Unidos e envolvidos nas etapas A e B do Medicare em 1999. (*De JL Wolff et al: Arch Intern Med 162:2269, 2002.*)

7. A história social, o suporte social e as preferências do paciente são fundamentais para tratar as pessoas idosas de maneira segura e centrada na pessoa.
8. O cuidado geriátrico efetivo exige a colaboração interprofissional entre muitas disciplinas diferentes.
9. O cuidado geriátrico é fornecido principalmente fora do hospital (p. ex., em casa, em ambientes especializados de enfermagem ou convivência assistida), e a atenção às transições de cuidados entre os ambientes é fundamental para o cuidado efetivo.
10. Questões éticas, cuidados paliativos e cuidados no final da vida são aspectos fundamentais no cuidado da população geriátrica.

Outra maneira de resumir conceitos-chave é pelo uso dos "5 Ms da geriatria" (atividade *m*ental, *m*edicação, *m*obilidade, *m*ulticomplexidade e o *m*ais importante) (**Fig. 477-4**). Essa estrutura organiza o cuidado de idosos de maneira centrada na pessoa em vez de um paradigma orientado pela doença. A intenção dos 5 Ms é otimizar a utilização dos recursos existentes durante a hospitalização de idosos, bem como focar em questões geriátricas importantes em todos os locais de cuidados. No centro dos 5 Ms, está o **mais importante** para o paciente ao considerar exames diagnósticos e intervenções terapêuticas e planejamento dos cuidados futuros. A **mobilidade** é crucial para a função individual, a qualidade de vida e o risco de quedas e varia desde a capacidade de locomover-se pela comunidade até caminhar e transferir-se para uma cadeira. Como comprometimento cognitivo leve, demência, *delirium* e depressão são todos comuns em idosos, a **atividade mental** é uma área central da avaliação geriátrica. A polifarmácia e a prescrição de medicamentos potencialmente inadequados e nocivos são comuns; assim, a consideração de desprescrição e a reconciliação cuidadosas da **medicação** são aspectos centrais do cuidado de todos os idosos. Muitos idosos têm questões clínicas complexas em mais de um dos quatro Ms discutidos, exigindo foco em múltiplas comorbidades e **multicomplexidade**.

Neste capítulo, esses princípios-chave servem como uma base para as recomendações clínicas do tratamento de idosos. O leitor deve buscar livros-texto de medicina geriátrica para mais detalhes sobre cada um dos princípios e para o manejo de doenças e condições comuns nessa população.

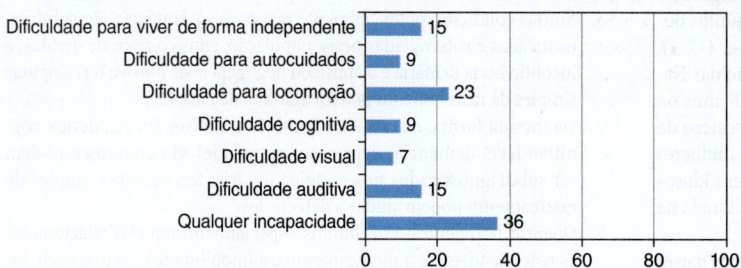

FIGURA 477-3 Porcentagem de pessoas com ≥ 65 anos com várias incapacidades. (*Fonte: US Census Bureau, American Community Survey, 2013. Disponível em https://aoa.acl.gov/Aging_Statistics/Profile/2014/index.aspx. Acesso em 30 de dezembro de 2016.*)

MODELOS DE CUIDADOS GERIÁTRICOS

Vários modelos inovadores foram desenvolvidos nas últimas três décadas, delineados para prover cuidados efetivos de alta qualidade para a crescente população geriátrica com multimorbidade, comprometimento funcional e cognitivo e problemas de suporte social. Esses modelos incluem programas de avaliação geriátrica ambulatorial abrangente, unidades de tratamento agudo do idoso (ACE, de *acute care for the elderly*) hospitalizado e programas domiciliares. Esses modelos de cuidados estão ganhando maior importância na emergente era da aquisição de serviços de cuidados de saúde baseados em valor. Embora sua implementação possa ser desafiadora e ineficaz em sistemas baseados em pagamento por serviço, esses modelos também podem resultar em melhores cuidados e menores custos, já que os pagadores mudam para outros modelos de reembolso, como organizações de assistência médica, programas de pagamento em grupo e *managed care*, em que cada vez mais idosos estão se inscrevendo.

A melhora nas transições de cuidados entre os ambientes se tornou um foco importante dos governos, dos sistemas de saúde, dos hospitais, das organizações e dos programas de cuidados pós-agudos (CPA) e das instituições de longa permanência para idosos (ILPIs), dos médicos e de outros profissionais de saúde. Os pacientes geriátricos são especialmente vulneráveis a complicações no momento da liberação de um hospital clínico ou psiquiátrico, além de no momento da alta de uma instituição de CPA (instituição de cuidados especializados [ICE]; hospital de reabilitação aguda ou de longo prazo) ou de um programa de cuidados domiciliares. Com o crescente papel de hospitalistas, médicos e outros profissionais especializados em cuidados de ICE, o cuidado médico de pacientes geriátricos tornou-se fragmentado no momento das transições, criando oportunidades para problemas de comunicação e erros médicos. Mudanças no reembolso e penalidades financeiras por taxas elevadas de reinternações hospitalares levaram ao desenvolvimento de muitas intervenções para cuidados de transição (**Tab. 477-1**). Essas intervenções envolvem a colaboração interprofissional e uma variedade de estratégias que visam tornar mais seguras as transições de cuidados, além de reduzir as consultas de retorno desnecessárias ao departamento de emergência, as reinternações hospitalares e as complicações e custos relacionados.

EQUIPES INTERPROFISSIONAIS E CUIDADOS EM COMANEJO

A complexidade dos cuidados para a população idosa é mais evidente durante uma hospitalização devido a uma nova doença aguda ou à exacerbação de uma condição crônica preexistente. As equipes interprofissionais integram diferentes áreas de experiência com o objetivo de fornecer cuidado centrado no paciente. Os médicos devem compreender e respeitar o papel de enfermeiros, fisioterapeutas, terapeutas ocupacionais, fonoaudiólogos, nutricionistas, farmacêuticos, psicólogos, assistentes sociais, religiosos e outros membros da equipe. A evolução das equipes interprofissionais resultou em uma abordagem abrangente para os cuidados ao abrir canais de comunicação entre esses profissionais de saúde de diferentes disciplinas.

Os *rounds* multidisciplinares (*huddles*) são um mecanismo para melhor comunicação entre as equipes interprofissionais. A implementação de *rounds* multidisciplinares eficientes foi associada a melhora na segurança e na utilização de recursos ao prever as necessidades do paciente e fazer as mudanças necessárias na equipe e nos planos de cuidados. Os *rounds* multidisciplinares também podem ajudar a identificar potenciais ameaças ao cuidado do paciente, como dificuldades socioeconômicas que podem tornar os planos de cuidados inefetivos ou mesmo prejudiciais.

Outra estratégia para melhorar a comunicação e a colaboração no cuidado de pacientes geriátricos complexos é o comanejo clínico de pacientes cirúrgicos. Neste modelo, os internistas servem como parte de uma equipe médica de multiespecialidades (incluindo cirurgiões) que fornece avaliação diária, aborda comorbidades médicas e facilita as transições de cuidados; assim, há potencialização do típico modelo de consultorias. O comanejo entre especialidades médicas é outro exemplo de como a melhora da comunicação entre diferentes

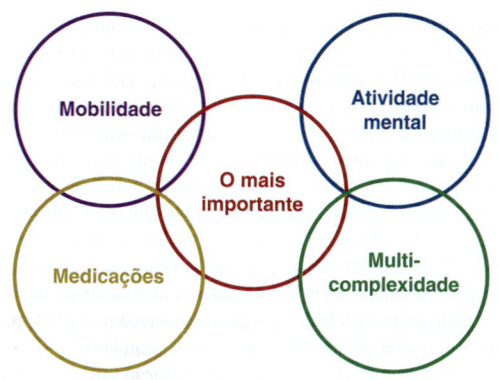

FIGURA 477-4 Os 5 Ms da geriatria.

TABELA 477-1 ■ Exemplos de intervenções para cuidados de transição

Intervenção	Site	Intervenções centrais
Re-Engineered Discharge (Project RED) (Jack et al: 2009)	https://www.bu.edu/fammed/projectred/	O "defensor da alta" realiza o seguinte: • Facilita a educação e a compreensão do paciente • Realiza a reconciliação dos medicamentos • Coordena as consultas pós-alta e a comunicação com o profissional da atenção primária (PAP) • Liga para o paciente 2-3 dias após a alta
Modelo de transição de cuidados (Naylor et al: 2004; Naylor et al: 1999)	https://www.nursing.upenn.edu/ncth/transitional-care-model/	O enfermeiro clínico avançado realiza o seguinte: • Coordena o cuidado do paciente antes e depois da alta • Avalia cada necessidade do paciente; inclui e ativa o paciente e a família • Facilita a comunicação entre paciente, família e profissionais de saúde • Conduz visitas domiciliares regulares e suporte telefônico após a alta
Care Transitions Program® (Coleman et al: 2004)	http://www.caretransitions.org/	O "conselheiro da transição" realiza o seguinte: • Facilita a melhora das habilidades de automanejo, incluindo manejo de medicamentos e como responder a sinais/sintomas de alerta • Faz visitas domiciliares e ligações telefônicas após a alta
Better Outcomes for Older Adults through Safe Transitions (BOOST) (Hansen et al: 2013)	https://www.hospitalmedicine.org/clinical-topics/care-transitions/	Inclui ferramentas que facilitam o seguinte: • Identificação e avaliação abrangentes dos pacientes de risco • Educação do paciente/cuidador • Melhora da comunicação com os profissionais de cuidados pós-hospitalização • Ligação telefônica de acompanhamento do paciente após a alta
Interventions to Reduce Acute Care Transfers (INTERACT) (Ouslander et al: 2013)	http://www.interact-pathway.com	Inclui ferramentas para cuidados especializados, convivência assistida e cuidados de saúde domiciliares, incluindo: • Melhora da qualidade • Comunicação • Suporte às decisões • Planejamento antecipado da assistência

profissionais melhora os resultados, evita complicações comuns e economiza recursos. Na era do cuidado centrado na pessoa e da medicina baseada em valor, o comanejo médico clínico efetivo parece oferecer cuidados de qualidade consistentemente alta a um custo menor. Desde o surgimento dos cuidados centrados na figura do médico hospitalista, o uso de cuidados em comanejo aumentou significativamente. Colaborações entre internistas e geriatristas são exemplos desta estratégia. Programas de comanejo de trauma e fraturas de quadril foram desenvolvidos em muitos hospitais acadêmicos e comunitários e estão apresentando sucesso na redução de complicações e no tempo de hospitalização em pacientes traumatizados mais velhos.

SISTEMAS DE SAÚDE AMIGOS DO IDOSO

Foi desenvolvida uma nova estrutura para fornecer cuidados abrangentes, integrados e centrados na pessoa em instalações de saúde, chamada de "sistemas de saúde amigos do idoso". Sistemas de saúde que participam do desenvolvimento de programas amigos do idoso focam nos 5 Ms discutidos anteriormente (Fig. 477-4) como uma estratégia para obter cuidados de alta qualidade em todo o sistema. As estratégias são implementadas para educar e facilitar para que provedores de cuidados de saúde de todo o sistema concentrem-se nos 5 Ms da geriatria sob a liderança e mentoria de profissionais de cuidados geriátricos especialmente treinados.

FUNDAMENTOS DOS CUIDADOS GERIÁTRICOS

CUIDADO CENTRADO NA PESSOA

O cuidado centrado na pessoa é um conceito fundamental no cuidado de pessoas idosas devido à complexidade de seus problemas médicos, funcionais e psicossociais e, em muitas situações, devido à ausência de dados rigorosos sobre as estratégias mais efetivas de cuidados para condições específicas em pacientes com multimorbidade. Assim, a tomada de decisão sobre objetivos e abordagens aos cuidados deve considerar preferências do paciente e dos familiares, seus valores, percepção de risco, prognóstico, recursos financeiros e outros fatores individuais. Para quase todas as condições, desde distúrbios comuns como hipertensão e diabetes até síndromes geriátricas como risco de quedas e incontinência urinária, a resposta sobre como melhor tratar as condições clínicas em um paciente idoso com multimorbidade não depende apenas da medicina baseada em evidências – também depende da ponderação cuidadosa dos fatores listados anteriormente. Na prática diária com pacientes idosos complexos, um foco na melhora ou manutenção da função e da independência, da qualidade de vida, do conforto e da dignidade será consistente com os objetivos do paciente e da família.

A American Geriatrics Society (AGS, Sociedade Americana de Geriatria) identifica os seguintes elementos como fundamentais para o cuidado centrado na pessoa: (1) um plano de cuidados individualizado e orientado por objetivos baseado nas preferências da pessoa; (2) revisão continuada dos objetivos e dos planos de cuidados da pessoa; (3) compartilhamento continuado de informações e comunicação integral; (4) educação e treinamento para profissionais e, quando apropriado, para a pessoa e para aqueles que são importantes para ela; e (5) mensuração do desempenho e melhora da qualidade usando informações da pessoa e dos cuidadores. Há várias ferramentas disponíveis para ajudar na implementação do cuidado centrado na pessoa, incluindo a estimativa do prognóstico (p. ex., "ePrognosis") e as recomendações "Choosing Wisely®" da AGS e da Society for Post-Acute and Long-Term Care Medicine (AMDA, Sociedade de Cuidados Médicos Pós-Agudos e de Longo Prazo). Os exemplos dessas recomendações que são relevantes para a prática da medicina interna estão ilustrados na Tabela 477-2.

AVALIAÇÃO DO PACIENTE GERIÁTRICO

Avaliação geriátrica Uma série de questões de rastreamento pode ser útil como uma "revisão geriátrica de sistemas" na prática clínica com pacientes idosos devido à importância e à alta prevalência de comprometimentos e incapacidades funcionais; de suporte social limitado para ajudar com limitações funcionais e distúrbios cognitivos e afetivos; e de condições geriátricas que podem passar despercebidas e causar problemas de segurança e complicações para o paciente (Tab. 477-3). Respostas positivas a uma ou mais das questões de rastreamento para cada item devem levar à consideração de avaliações adicionais – muitas das quais podem ser obtidas usando-se ferramentas padronizadas e validadas disponíveis na internet, como escalas de atividades da vida diária, escalas de depressão, questionários sobre o sono e exames do estado mental.

TABELA 477-2 ■ Exemplos de recomendações "Choosing Wisely" úteis na implementação de cuidados centrados na pessoa em pacientes geriátricos complexos

- Não recomendar sondas de alimentação percutânea em pacientes com demência avançada; em vez disso, oferecer alimentação oral assistida.
- Não usar antipsicóticos como primeira escolha para tratar sintomas comportamentais e psicológicos de demência.
- Evitar o uso de medicamentos que não a metformina para obter hemoglobina A_{1C} < 7,5% na maioria dos idosos; o controle moderado costuma ser melhor.
- Não usar benzodiazepínicos ou outros sedativos-hipnóticos em idosos como primeira escolha para insônia, agitação ou *delirium*.
- Não usar antimicrobianos para tratar bacteriúria em idosos a menos que haja sintomas específicos do trato urinário.
- Não prescrever inibidores da colinesterase para demência sem avaliação periódica quanto aos benefícios cognitivos percebidos e aos efeitos adversos gastrintestinais.
- Não recomendar rastreamento para câncer de mama, colorretal, de próstata ou de pulmão sem considerar a expectativa de vida e o risco do exame, de sobrediagnóstico e de sobretratamento.
- Não prescrever como rotina medicamentos hipolipemiantes em pessoas com expectativa de vida limitada.
- Não obter teste para a toxina de *Clostridioides difficile* para confirmação de "cura" se os sintomas tiverem melhorado.
- Não recomendar cuidado agressivo ou em nível hospitalar para idosos fragilizados sem uma clara compreensão dos objetivos de cuidado da pessoa e os possíveis benefícios e riscos.

Fonte: Adaptado de http://www.choosingwisely.org/societies/american-geriatrics-society/ e http://www.choosingwisely.org/societies/amda-the-society-for-post-acute-and-long-term-care-medicine/amda-choosing-wisely-list/. Acesso em 1 de junho de 2021.

Avaliação da capacidade de tomar decisões clínicas Os aspectos principais da tomada de decisão em idosos estão ilustrados na Figura 477-5. A inclusão do paciente no processo de consentimento para qualquer tratamento é a base da autonomia do paciente e do cuidado centrado na pessoa. Como o envelhecimento está associado a potencial aumentado de desenvolver comprometimento cognitivo, a determinação da capacidade de tomar decisões é importante não apenas para proteger os pacientes contra potenciais abusos, mas também para preservar a autonomia quando possível e, quando não for possível, para garantir que se siga um processo adequado de tomada de decisão por um substituto. A avaliação da capacidade costuma ser desencadeada por circunstâncias específicas (p. ex., a necessidade de cirurgia ou exames diagnósticos invasivos). A determinação da capacidade de tomar decisões limitada a circunstâncias médicas deve ser diferenciada da declaração de que um paciente é incapaz de tomar todas as decisões. Declarar alguém como incapaz é uma definição legal que costuma ser reservada para ambientes judiciais. Outro problema com relação à avaliação da capacidade de tomar decisões é distinguir a falta de capacidade das situações em que há informações não esclarecidas, comprometimento sensorial, barreiras de linguagem e/ou baixo nível de escolaridade. O médico deve confirmar que o paciente tenha recebido todas as informações necessárias, compreendido as informações fornecidas e que não haja maiores problemas de comprometimento auditivo ou visual. Em pacientes geriátricos, é importante determinar se o paciente usa aparelhos auditivos ou óculos de grau e garantir que eles estejam disponíveis para uso.

Os testes padronizados de função cognitiva têm pouca correlação com a capacidade de consentimento para intervenções específicas. Várias ferramentas padronizadas foram validadas para a determinação da capacidade de tomar decisões. A MacArthur Competence Assessment Tool-Treatment (MacCAT-T, Ferramenta de Avaliação de Competência MacArthur-Tratamento) é uma ferramenta estruturada que foi validada, mas é longa e pode ser difícil de administrar em alguns pacientes. O Capacity to Consent to Treatment Instrument (CCTI, Instrumento para Capacidade de Consentir ao Tratamento) é outra ferramenta que foi validada em pacientes com doença de Alzheimer leve a moderada. Ele é estruturado em duas vinhetas diferentes e pede-se para o paciente responder a uma série de perguntas. O teste tem alta confiabilidade e validade interavaliadores.

Avaliação do motorista idoso Para muitos idosos nos Estados Unidos, dirigir é fundamental para manter a independência e parar de dirigir está associado a desfechos negativos, incluindo isolamento social e depressão. Por outro lado, os idosos têm risco mais alto de se envolver em acidentes fatais do que pessoas mais jovens, com risco até nove vezes maior para aqueles com 85 anos ou mais. Os idosos devem ser rotineiramente questionados quanto à sua condição de motorista e à sua participação em qualquer acidente automobilístico, além de serem avaliados quanto a comprometimentos sensoriais, funcionais e cognitivos que possam tornar inseguro o ato de dirigir (Tab. 477-3). Além das condições geriátricas comuns, vários tipos diferentes de fármacos podem prejudicar aspectos variados do desempenho ao dirigir e devem ser cuidadosamente considerados em idosos que ainda dirigem, incluindo agentes ansiolíticos, analgésicos narcóticos, antipsicóticos, anticonvulsivantes e fármacos com fortes propriedades anticolinérgicas.

A suspeita de comprometimento da capacidade de dirigir pode ser uma fonte de conflito entre o paciente (que deseja manter a independência), a família (que pode querer que seu familiar continue dirigindo devido à ausência de outro meio de transporte; pode estar preocupada com a sua segurança; ou ambos) e o médico (que está preocupado com a segurança do paciente, dos passageiros e de outros motoristas). Essas decisões envolvem responsabilidade legal, já que os governos locais podem não exigir novos exames para todos os motoristas idosos, mas, em alguns estados, os médicos devem reportar se houver algum idoso que acreditem não poder dirigir com segurança. A avaliação da capacidade de dirigir deve ser interprofissional e deve primeiro tentar corrigir quaisquer causas reversíveis da perda das habilidades de direção, como o comprometimento visual ou auditivo. Embora os testes da função executiva, como o Trails B, tenham sido associados a mau desempenho na direção, nenhum teste de rastreamento de forma isolada prediz a direção insegura. Uma combinação de testes neuropsicológicos aplicados por um psicólogo e um teste feito na estrada por um terapeuta ocupacional treinado pode prover ao médico as informações essenciais para que possa tomar a difícil decisão de cessação da direção. A AGS e a Department of Transportation's National Highway Traffic Safety Administration (Administração Nacional de Segurança no Trânsito em Rodovias do Departamento de Transporte) atualizaram o "Guia médico para avaliação e aconselhamento de motoristas idosos", o qual pode ser útil para clínicos e está disponível na página da AGS.

Interpretação de exames diagnósticos As apresentações atípicas de condições médicas são uma característica comum da medicina geriátrica. As alterações fisiológicas associadas ao envelhecimento podem também afetar os resultados de exames comuns. A grande variação de muitas medidas fisiológicas associada ao envelhecimento normal dificulta o estabelecimento do que é "normal" para muitos exames. Por essa razão, os resultados de vários testes diagnósticos devem ser interpretados com cautela. O monitoramento ambulatorial cardíaco pode identificar uma variedade de arritmias em idosos. Tais arritmias devem estar associadas a sintomas ou desfechos adversos antes de considerar o uso de medicamentos potencialmente tóxicos ou procedimentos invasivos. O uso de exames de imagem avançados pode demonstrar anomalias incidentais. Embora uma proporção significativa desses achados seja benigna, a taxa de neoplasias malignas entre os achados incidentais no cólon e estruturas extracolônicas, bem como no ovário e na tireoide, é de cerca de 20%. Exames de imagem musculoesqueléticos, como a ressonância magnética (RM) da coluna, podem revelar múltiplas anormalidades que podem ou não estar relacionadas a sintomas.

Na maioria dos casos, os exames anormais necessitam de avaliação adicional em pacientes idosos, a menos que essa avaliação adicional não leve a uma mudança nos objetivos dos cuidados e no plano terapêutico. Exemplos incluem baixos níveis de hemoglobina, provas de função da tireoide anormais, depuração da creatinina ajustada por idade/sexo/peso e provas de função hepática elevadas. Nenhum desses resultam do envelhecimento normal e geralmente indicam uma anormalidade fisiológica resultando de uma doença ou um distúrbio que pode ou não ser reversível.

PREVENÇÃO EM IDOSOS

Rastreamento apropriado para a idade Os testes de rastreamento para doenças específicas, diferentemente do rastreamento para condições geriátricas, exigem uma cuidadosa abordagem centrada na pessoa. O foco da medicina preventiva depende muito da capacidade de identificar as pessoas sob risco para condições específicas (Cap. 6). Várias sociedades profissionais forneceram orientações com relação a testes específicos em idosos (Tab. 477-4). Um problema importante com relação ao rastreamento para a prevenção de doenças em idosos (p. ex., colonoscopia para câncer de cólon; esfregaços de Papanicolau; teste de antígeno prostático específico [PSA, de *prostate-specific antigen*]) é que os resultados anormais podem levar a testes e tratamentos em pessoas que não irão sofrer morbidade ou mortalidade

TABELA 477-3 Exemplos de questões de rastreamento, ferramentas e estratégias para a avaliação adicional de suporte social, estado funcional, síndromes geriátricas, cognição e afeto

Domínios da avaliação geriátrica		Rastreamentos recomendados	Avaliação adicional para rastreamento positivo
SOCIAL	Suporte social	Você mora sozinho? Você tem um cuidador? Você é um cuidador?	• Considerar o encaminhamento para um assistente social • Encaminhar para uma instituição de apoio ao idoso
	Negligência/abuso de idosos	Você já se sentiu inseguro no local onde vive? Alguém já o ameaçou ou o machucou? Alguém está pegando seu dinheiro sem a sua permissão?	• Considerar o encaminhamento para um assistente social e/ou para serviços de proteção para adultos
	Diretivas antecipadas	Você gostaria de receber informações ou formulários sobre aspectos legais dos cuidados de saúde? Você gostaria de receber informações sobre um testamento vital?	• Discussão sobre as diretivas antecipadas • Orientações médicas para tratamentos de manutenção da vida
FUNCIONAL	Estado funcional	Você precisa de assistência com compras e finanças? Você precisa de assistência para tomar banho?	• Escala de atividades instrumentais da vida diária (AIVD) • Escala de atividades básicas da vida diária (ABVD)
	Condução de veículos	Você ainda dirige? Se sim: Ao dirigir, teve algum acidente nos últimos 6 meses? Há preocupação de familiares com o fato de você dirigir?	• Teste de visão • Considerar avaliação de condução de terapia ocupacional e/ou teste formal de direção
	Visão	Você tem problemas para enxergar, ler ou assistir TV (com óculos, se fizer uso)?	• Teste de visão • Considerar o encaminhamento para exame ocular
	Audição	Você tem dificuldade para ouvir conversas em um ambiente silencioso? Incapaz de ouvir o teste do sussurro a 15 cm?	• Verificar a presença de cerume nos canais auditivos e retirar se houver impactação • Questionário Hearing Handicap Inventory • Considerar encaminhamento para fonoaudiologia
SÍNDROMES GERIÁTRICAS	Medicamentos	Você toma 5 medicamentos de rotina ou mais? Você compreende a indicação para cada um de seus medicamentos?	• Conferir os medicamentos com os diagnósticos • Considerar redução de doses, suspensão de medicamentos, cuidadores que auxiliem na adesão e/ou consulta com um farmacêutico
	Risco de quedas	Você caiu no último ano? Você tem medo de cair? Você tem problemas para subir escadas ou se levantar da cadeira?	• Teste "Get Up and Go" • Considerar avaliação completa para quedas • Considerar avaliação por fisioterapeuta • Considerar avaliação da segurança domiciliar
	Continência	Você tem algum problema com a sua bexiga? Você urina ou defeca de forma involuntária? Você usa absorventes ou fraldas para adultos?	• Considerar avaliação completa para incontinência • Questionário 3IQ (mulheres) • Inventário de sintomas da AUA 7 (homens)
	Perda de peso	Peso < 45 kg ou Perda involuntária de ≥ 4,5 kg em 6 meses?	• Avaliar fatores de risco comuns para desnutrição • Considerar encaminhamento para nutricionista para avaliação nutricional
	Sono	Você costuma se sentir sonolento durante o dia? Você tem dificuldade para adormecer à noite?	• Epworth Sleepiness Scale ou Pittsburgh Sleep Index • Considerar encaminhamento para avaliação do sono
	Dor	Você tem alguma dor ou desconforto?	• Avaliação da dor
	Abuso de álcool	Você bebe > 2 doses de álcool/dia?	• AUDIT-C
COGNIÇÃO E AFETO	Depressão	Você costuma se sentir triste ou deprimido? Você perdeu o prazer em fazer as coisas nos últimos meses?	• PHQ-9 ou Escala de Depressão Geriátrica • Rastrear para risco de suicídio
	Cognição	Perda de memória autorrelatada? Rastreamento cognitivo positivo (teste "Mini-Cog" de recordação de 3 itens e desenho do relógio)? CAM para *delirium*	• Montreal Cognitive Assessment ou Miniexame do Estado Mental • Se o diagnóstico não estiver claro, considerar testes neuropsicológicos

Siglas: 3IQ, Three Incontinence Questions; AUA, American Urological Association; AUDIT-C, Alcohol Use Disorders Identification Test-Concise; CAM, Confusion Assessment Method; PHQ, Patient Health Questionnaire; POST, Physician Orders for Scope of Treatment.
Fonte: Adaptada de RL Kane et al (eds): *Essentials of Clinical Geriatrics*, 8th ed. New York, McGraw-Hill, 2017.

pela doença devido à limitação da expectativa de vida. Assim, os pacientes geriátricos representam uma dificuldade significativa para a decisão sobre quais testes de rastreamento poderiam oferecer uma relação razoável entre benefício e risco, além de serem custo-efetivos. Como um exemplo, a U.S. Preventive Services Task Force recomenda o rastreamento de câncer colorretal até os 75 anos de idade. Para indivíduos entre 76 e 85 anos, a recomendação é apenas considerar o rastreamento por colonoscopia se não houver sido realizado rastreamento anteriormente e se forem saudáveis o suficiente para serem submetidos ao tratamento se o câncer de cólon for detectado.

Vacinações O uso de vacinas em idosos visa criar imunidade contra infecções comuns que poderiam levar a complicações graves e reconstituir a imunidade obtida previamente. O Centers for Disease Control and Prevention recomenda a vacinação rotineira contra *influenza*, pneumococos e herpes-zóster, pois são prevalentes nessa faixa etária. Outros países na Europa e na Ásia têm tendências semelhantes com relação às vacinações, com pequenas variações.

Infecções sexualmente transmissíveis Embora a maioria das infecções sexualmente transmissíveis (ISTs) ocorra em pessoas mais jovens (Cap. 136), uma porção dos idosos tem comportamento sexual de alto risco. A maioria dos americanos permanece sexualmente ativo até a sexta e sétima décadas de vida, e até 25% das pessoas na oitava década de vida se consideram sexualmente ativas. Os idosos sexualmente ativos podem ter uma menor consciência da necessidade de práticas sexuais seguras, como os riscos de múltiplos parceiros sexuais e o uso de preservativos. A incidência de ISTs em idosos ainda é relativamente baixa. As pessoas nascidas nos Estados Unidos entre 1945 e 1965 têm maior risco de apresentar hepatite C devido ao desconhecimento da doença e à falta da instituição de precauções universais antes da década de 1980 nas transfusões sanguíneas. Outros fatores que podem afetar esse risco são o uso de drogas intravenosas e o sexo desprotegido com múltiplos parceiros. A prevalência de sífilis terciária é maior do que a de sífilis recém-contraída em idosos. A incidência de infecção

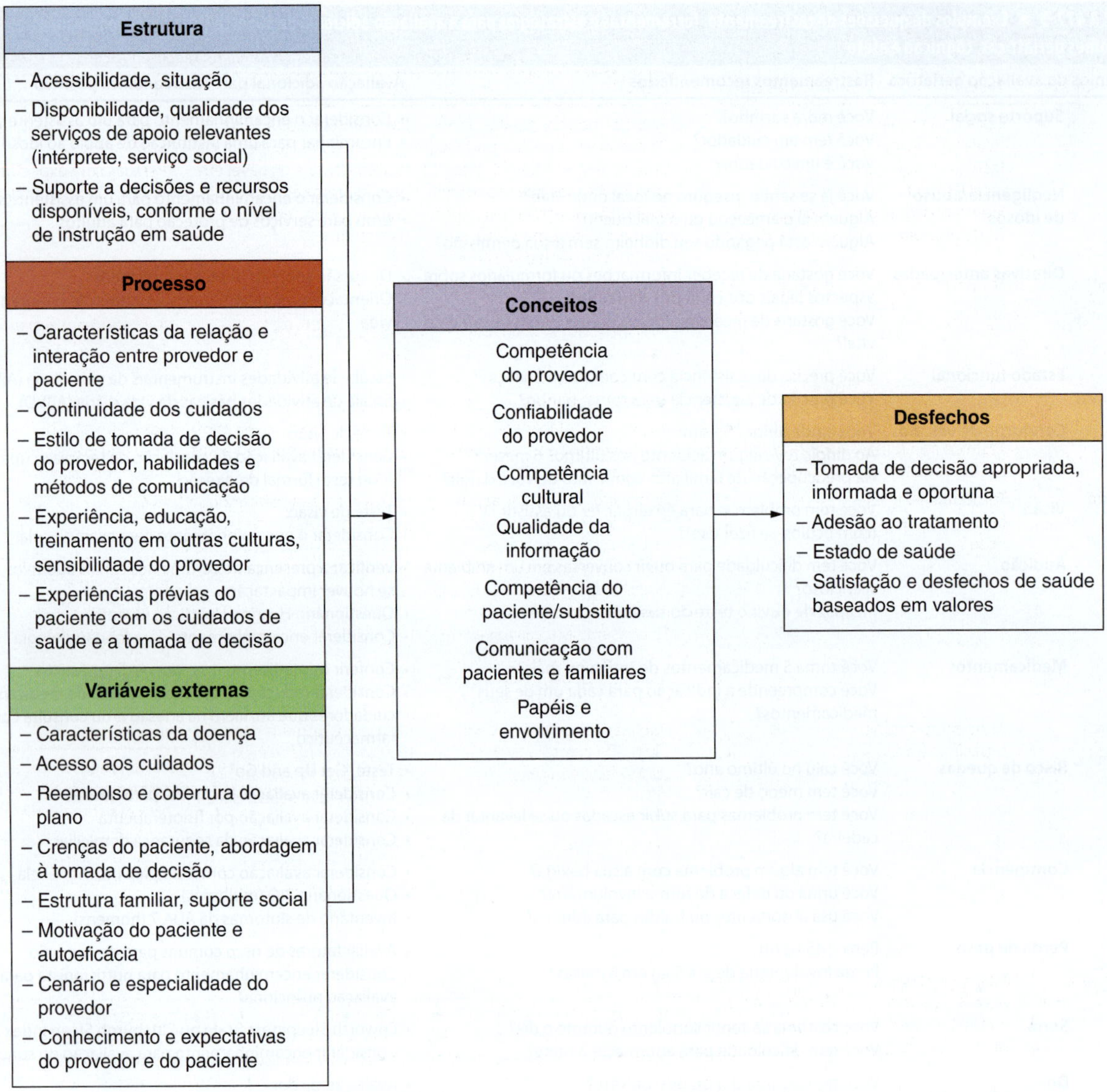

Estrutura

– Acessibilidade, situação
– Disponibilidade, qualidade dos serviços de apoio relevantes (intérprete, serviço social)
– Suporte a decisões e recursos disponíveis, conforme o nível de instrução em saúde

Processo

– Características da relação e interação entre provedor e paciente
– Continuidade dos cuidados
– Estilo de tomada de decisão do provedor, habilidades e métodos de comunicação
– Experiência, educação, treinamento em outras culturas, sensibilidade do provedor
– Experiências prévias do paciente com os cuidados de saúde e a tomada de decisão

Variáveis externas

– Características da doença
– Acesso aos cuidados
– Reembolso e cobertura do plano
– Crenças do paciente, abordagem à tomada de decisão
– Estrutura familiar, suporte social
– Motivação do paciente e autoeficácia
– Cenário e especialidade do provedor
– Conhecimento e expectativas do provedor e do paciente

Conceitos

Competência do provedor
Confiabilidade do provedor
Competência cultural
Qualidade da informação
Competência do paciente/substituto
Comunicação com pacientes e familiares
Papéis e envolvimento

Desfechos

– Tomada de decisão apropriada, informada e oportuna
– Adesão ao tratamento
– Estado de saúde
– Satisfação e desfechos de saúde baseados em valores

FIGURA 477-5 Principais aspectos da tomada de decisão em idosos. *(Reproduzida, com permissão, de SM Dy, TS Purnell: Key concepts relevant to quality of complex and shared decision-making in health care: A literature review. Soc Sci Med 74:582, 2012.)*

gonocócica diminui com a idade. Contudo, os pacientes que apresentam sintomas compatíveis com sífilis ou infecção gonocócica (cervicite, uretrite, proctite, epididimite) devem ser rastreados para comportamento sexual de alto risco e orientados, quando necessário. Os sintomas clínicos da infecção por herpes simplex e a possibilidade de contágio também diminuem com a idade. Como as lesões ulcerativas são menos frequentes, a testagem sorológica específica para herpes-vírus simples 2 (HSV-2) deve ser considerada para os pacientes com sintomas genitais inespecíficos recorrentes. A terapia não deve ser iniciada a menos que os pacientes estejam sintomáticos.

Apenas nos Estados Unidos, 2.600 a cada 100.000 pessoas acima de 50 anos de idade são infectadas pelo vírus da imunodeficiência humana (HIV, de *human immunodeficiency virus*). Desde a introdução da terapia antirretroviral altamente ativa (HAART, de *highly active antiretroviral therapy*), a expectativa de vida de pacientes com HIV aumentou, resultando em aumento significativo no número de idosos convivendo com a doença. As infecções *de novo* também contribuíram para o número crescente de casos de HIV em idosos. A baixa taxa de uso de preservativos e a falta de conhecimento da doença são importantes para a taxa de transmissão. A idade é um preditor independente da progressão do HIV e da mortalidade associada. Não há diretrizes específicas para a idade no tratamento do HIV. Como todas as outras condições, uma maior incidência de efeitos colaterais relacionados a medicamentos é encontrada em pacientes idosos, especialmente naqueles com outras comorbidades e que usam múltiplos medicamentos, e isso deve ser considerado nas decisões terapêuticas.

TRATAMENTO DE DOENÇAS COMUNS NA POPULAÇÃO GERIÁTRICA

HIPERTENSÃO

Nos Estados Unidos, 70% dos idosos têm hipertensão. Vários ensaios clínicos demonstraram os benefícios do tratamento da hipertensão na redução do risco de eventos cardiovasculares em pessoas idosas. Contudo, os alvos da pressão arterial ainda são controversos. O balanço entre os benefícios protetores cardiovasculares e o risco de eventos adversos relacionados ao tratamento deve ser considerado em pacientes individuais com base em suas comorbidades e nível de função. Por exemplo, hipotensão e hipotensão postural relacionadas ao tratamento anti-hipertensivo são causas comuns de pré-síncope, quedas e lesões relacionadas na população geriátrica, em especial nas pessoas com multimorbidade. Além da prevenção de doença cardiovascular, o controle da pressão arterial sistólica (PAS) pode reduzir a carga de alterações da substância branca cerebral, que estão associadas a anomalias da marcha e declínio cognitivo. Até o momento, nenhum estudo em pacientes idosos com multimorbidade documentou quaisquer efeitos benéficos do controle rígido da hipertensão sobre a incidência de quedas e o declínio cognitivo. As diretrizes da European Society of Cardiology (Sociedade Europeia de Cardiologia)/European Society of Hypertension (Sociedade Europeia de Hipertensão) recomendam farmacoterapia para indivíduos com 80 anos ou mais se a PAS for de 160 mmHg ou maior. Em contrapartida, o American College of Physicians (Colégio Americano de Médicos) recomenda iniciar o tratamento se a PAS for de 150 mmHg ou maior.

TABELA 477-4 ■ Recomendações de diferentes sociedades profissionais para o rastreamento para prevenção primária de doenças específicas em idosos

Tipo de rastreamento	Teste	Frequência	USPSTF[a]	ACS[b]	ACP[c]
Colorretal	Teste de sangue oculto nas fezes ou teste imunoquímico fecal (FIT) ou Sigmoidoscopia ou Colonoscopia	Anual / A cada 5 anos / A cada 10 anos	Rastrear todos os adultos de 50-75 anos; o prognóstico pode sustentar o rastreamento de pessoas com 76-85 anos que não tiverem realizado rastreamento anteriormente; não recomendado para adultos com mais de 85 anos	Rastrear todos os adultos com > 50 anos; suspender o rastreamento é razoável em pessoas com comorbidades graves que impediriam o tratamento	Rastrear todos os adultos de 50-75 anos. Pessoas com expectativa de vida < 10 anos não devem ser rastreadas
Mama	Mamografia	A cada 1-2 anos	Rastreamento a cada 2 anos para todas as mulheres de 50-74 anos; as evidências para benefícios e danos são insuficientes para mulheres com > 75 anos	Rastreamento anual começando aos 40 anos; continuar enquanto estiver com boa saúde	ECOG[d]: Rastreamento anual começando aos 40 anos
Colo uterino	Papanicolau / Teste de papilomavírus humano (HPV)	Apenas Papanicolau a cada 3 anos / HPV + Papanicolau a cada 5 anos	Rastrear as mulheres de 21-65 anos; suspender aos 65 anos se houver rastreamento prévio adequado	Rastrear as mulheres de 21-65 anos; suspender aos 65 anos se o rastreamento regular for normal	O rastreamento deve parar aos 65 anos se houver evidência de rastreamento prévio adequado negativo
Pulmão	Tomografia computadorizada de baixa dose	Anual	Rastrear os tabagistas atuais e prévios de 55-80 anos com história de tabagismo de ≥ 30 maços-ano; suspender o rastreamento quando a pessoa não tiver fumado nos últimos 15 anos ou se desenvolver um problema de saúde que limite sua capacidade ou vontade de receber uma cirurgia curativa	Rastrear os tabagistas atuais e prévios de 55-74 anos em boa saúde e com história de tabagismo de ≥ 30 maços-ano	ACCP[e]: Em cenários em que se pode oferecer o cuidado abrangente fornecido aos participantes do National Lung Screening Trial, oferecer o rastreamento a tabagistas atuais e prévios de 55-74 anos com história de tabagismo de ≥ 30 maços-ano
Próstata	Antígeno prostático específico (PSA)	1-2 anos	Não rastrear os homens para câncer de próstata com PSA com 70 anos ou mais	Rastrear os homens com ≥ 50 anos de idade e expectativa de vida > 10 anos após discussão sobre riscos, benefícios e incertezas do rastreamento com PSA. O acompanhamento do rastreamento deve ocorrer anualmente se o PSA for > 2,5 ng/mL ou a cada 2 anos se o PSA for < 2,5 ng/mL	AUA[f]: Rastreamento a cada 2 anos de homens de 55-69 anos com expectativa de vida > 10-15 anos após discussão e tomada de decisão compartilhada considerando valores e preferências do paciente
Osteoporose	Absortometria de raios X de dupla energia (DEXA). Medir a altura, preferencialmente com estadiômetro montado na parede	Realizar teste de densitometria óssea 1-2 anos após o início do tratamento clínico da osteoporose e a cada 2 anos depois disso	**USPSTF[a]**: Rastrear mulheres com 65 anos; as evidências atuais são insuficientes para avaliar o balanço entre benefícios e danos do rastreamento para osteoporose para prevenir fraturas por osteoporose em homens	**NOF[g]**: Rastrear mulheres com ≥ 65 anos e homens com ≥ 70 anos; mulheres na pós-menopausa e homens de 50-69 anos, com base no perfil de fatores de risco; mulheres na pós-menopausa e homens de ≥ 50 anos que tiveram fratura na idade adulta	
Doença carotídea	Ultrassonografia carotídea	1 vez	**Society of Vascular Surgery**: Idade > 65 anos, doença arterial coronariana, necessidade de revascularização coronariana, doença arterial oclusiva sintomática em membros inferiores, história de tabagismo e colesterol elevado seriam fatores de risco adequados para realizar a ultrassonografia em pacientes com sopro		
Doença arterial coronariana (DAC)	Escore de cálcio coronariano (ECC)	1 vez	**SCCT[h]**: Não usar o ECC para pacientes com DAC conhecida	**AHA/ACC[i]**: ECC de 0 pode ter forte valor preditivo negativo para eventos coronarianos em idosos	
Aneurismas de aorta abdominal	Ultrassonografia do abdome	1 vez	**USPSTF[a]**: A USPSTF recomenda um único rastreamento para aneurismas de aorta abdominal em homens com idade entre 65 e 75 anos que já fumaram; não há evidências suficientes para recomendar o rastreamento em mulheres, mesmo que já tenham fumado	**AAFP[j]**: Recomendado para homens de 65-75 anos que já tenham fumado	
Diabetes	Glicemia de jejum, teste de tolerância à glicose ou hemoglobina A_{1C}	Anualmente	**USPSTF[a]**: Não há evidências para o rastreamento de diabetes após os 70 anos de idade; a recomendação está sendo revisada no momento desta publicação	**ADA[k]**: Rastreamento para pessoas de ≥ 45 anos	

[a]U.S. Prevention Services Task Force. [b]American Cancer Society. [c]American College of Physicians. [d]Eastern Cooperative Oncology Group. [e]American College of Chest Physicians. [f]American Urology Association. [g]National Osteoporosis Foundation. [h]Society of Cardiovascular Computed Tomography. [i]American Heart Association/American College of Cardiology. [j]American Academy of Family Physicians. [k]American Diabetes Association.

Dois estudos grandes (HYVET e SPRINT) contribuíram para esclarecer nessa questão. O HYVET foi um estudo multicêntrico conduzido em vários países envolvendo cerca de 3.800 pacientes com 80 anos de idade ou mais. O estudo demonstrou que o tratamento ativo da hipertensão com alvo igual ou superior a 150 mmHg reduziu de forma significativa não apenas o risco de acidente vascular cerebral (AVC) e insuficiência cardíaca, mas também o risco de mortalidade. Como em outros grandes estudos sobre hipertensão, como o ALLHAT, houve uma associação linear entre pressão arterial e redução de AVC. Contudo, no estudo HYVET, essa associação foi menos proeminente à medida que a idade aumentava. O SPRINT foi outro grande ensaio clínico randomizado visando reduzir a PAS para alvos de menos de 140 versus 120 mmHg (medidos com dispositivo automático) com uma análise de subgrupo naqueles com 75 anos de idade ou mais. Foram documentadas reduções significativas no desfecho primário – um composto de eventos cardiovasculares (incluindo infarto agudo do miocárdio, síndrome coronariana aguda, insuficiência cardíaca, AVC ou morte por causas cardiovasculares). Contudo, é crucial reconhecer que pacientes com diabetes, história de AVC ou insuficiência cardíaca e PAS abaixo de 110 mmHg após 1 min em posição ortostática, bem como pessoas com diversas outras comorbidades, foram excluídos do ensaio SPRINT, e o tratamento agressivo no caso dessas comorbidades pode apresentar risco maior de efeitos adversos.

Em geral, esses dados sugerem fortemente o uso de uma abordagem centrada na pessoa para a hipertensão na heterogênea população idosa. Para pacientes idosos com mínima comorbidade, sem hipotensão postural e com baixo risco de quedas e depleção de volume, a relação risco/benefício favorece alvos menores para a PAS (< 130 mmHg medida por esfigmomanômetro manual). Alvos mais agressivos também podem ser mais benéficos para pacientes com fibrilação atrial não valvular ou doença arterial coronariana concomitante. Porém, para aqueles com diabetes, insuficiência cardíaca ou hipotensão postural, é provável que o tratamento cuidadoso da pressão arterial com alvos maiores de PAS (< 150 mmHg) seja uma abordagem mais segura.

DIABETES

A prevalência de diabetes na população de idosos é atualmente de mais de 25%, e espera-se que isso aumente devido a mudanças adversas no estilo de vida e a uma incidência aumentada de obesidade. Indivíduos com idade entre 65 e 74 anos têm taxas mais altas de complicação associada ao diabetes. Mesmo assim, devido a uma ausência de dados sobre pacientes com multimorbidade e com 80 anos ou mais, além da alta incidência de hipoglicemia nessa população quando tratada com múltiplos agentes hipoglicemiantes, a abordagem para o manejo do diabetes deve ser centrada na pessoa, como aquela descrita para a hipertensão. Os pacientes diabéticos mais velhos têm risco significativo de hipoglicemia devido a potenciais erros na administração de medicamentos, insuficiência renal progressiva e ingesta oral inconsistente, entre outras razões. De fato, pacientes diabéticos com 75 anos ou mais têm risco duas vezes maior de ter de visitar um departamento de emergência devido à hipoglicemia. Os episódios hipoglicêmicos estão associados a declínio cognitivo progressivo em idosos, especialmente naqueles com comprometimento cognitivo. Por outro lado, o diabetes não controlado está associado a aumento no risco de demência por todas as causas.

Os dados de ensaios clínicos randomizados sugerem que o controle glicêmico intensivo não reduz os eventos macrovasculares importantes em idosos por pelo menos 10 anos nem resulta em melhores desfechos microvasculares por pelo menos 8 anos; ao mesmo tempo, ele aumenta o risco de hipoglicemia grave de 1,5 a 3 vezes. Assim, as diretrizes da AGS sobre o diabetes em idosos (ver "Leituras adicionais") e as recomendações Choosing Wisely (Tab. 477-2) sugerem que, na maioria dos adultos com mais de 65 anos, é provável que os danos associados com alvos de hemoglobina A_{1c} (HbA_{1c}) de menos de 7,5% superem os benefícios. Essas recomendações são consistentes com as diretrizes da American Diabetes Association (Associação Americana de Diabetes) de 2020 que recomendam um alvo de HbA_{1c} de menos de 7,5% entre idosos com função cognitiva e capacidade funcional intactas e poucas comorbidades. Os objetivos do tratamento do diabetes na população geriátrica devem ser ajustados ao estado funcional do paciente, a síndromes geriátricas coexistentes, ao suporte social, aos objetivos pessoais, à percepção de risco e à expectativa de vida do paciente. Para opções terapêuticas específicas, ver Tabela 477-5. Independentemente dos alvos terapêuticos para a HbA_{1C}, os pacientes idosos diabéticos devem ser regularmente examinados quanto a neuropatia, a qual pode levar ao surgimento de lesões nos pés que podem tornar-se infectadas, bem como ao desenvolvimento de retinopatia e perda visual que possam necessitar de intervenção oftalmológica. Além disso, o manejo do estilo de vida é um componente importante do plano de cuidados. Se possível, idosos diabéticos devem exercitar-se regularmente e ter uma ingesta proteica adequada para manter a massa muscular. Para pacientes que vivem em ILPIs, a educação sobre o diabetes para a equipe e a revisão periódica dos alvos individuais de glicose podem reduzir complicações desnecessárias associadas ao tratamento do diabetes.

TABELA 477-5 ■ Recomendações e considerações para a terapia farmacológica do diabetes em idosos

Medicamento	Recomendações e considerações
Metformina	• A metformina é o agente de primeira linha para idosos com diabetes tipo 2 • Baixo risco de hipoglicemia • Estudos recentes sugerem que ela pode ser usada com segurança em pacientes com taxa de filtração glomerular estimada em ≥ 30 mL/min/1,73 m² • Contraindicada em pacientes com insuficiência renal avançada ou insuficiência cardíaca significativa • Pode causar sintomas gastrintestinais com baixo apetite
Inibidores do cotransportador de sódio-glicose tipo 2 (SGLT-2)	• Uso via oral, o que pode ser conveniente para idosos • Baixo risco de hipoglicemia • Fortes evidências de proteção renal e melhores desfechos cardiovasculares • Cuidado ao combinar com outras terapias, como diuréticos
Tiazolidinedionas	• Se forem usadas, isso deve ser feito com muita cautela naqueles com, ou em risco para, insuficiência cardíaca congestiva, bem como naqueles com risco para quedas e fraturas
Sulfonilureias	• Associadas a hipoglicemia, devendo ser usadas com cautela • As sulfonilureias de menor duração, como a glipizida, são preferidas • A gliburida tem duração maior e está contraindicada em idosos
Inibidores da dipeptidil peptidase 4 (DPP-4)	• Poucos efeitos colaterais e hipoglicemia mínima, mas os custos podem ser uma barreira • Sem evidências de aumento em eventos adversos cardiovasculares importantes
Agonista do peptídeo 1 semelhante ao glucagon (GLP-1)	• Os agonistas do receptor de GLP-1 são injetáveis, o que pode exigir habilidades visuais, motoras e cognitivas • Associados a náuseas, vômitos, diarreia e perda ponderal, o que pode não ser desejável em alguns pacientes idosos, particularmente naqueles com caquexia
Insulinoterapia	• Exige que os pacientes ou seus cuidadores tenham boas habilidades visuais e motoras, além de capacidade cognitiva • As doses de insulina devem ser ajustadas para alcançar os alvos glicêmicos individualizados e para evitar hipoglicemia • A terapia com injeção basal de insulina 1 vez ao dia está associada a mínimos efeitos colaterais, podendo ser uma opção razoável em muitos pacientes idosos • O uso de múltiplas injeções diárias de insulina pode ser complexo demais para o paciente idoso com complicações avançadas do diabetes, estado funcional limitado ou comorbidades que limitem a sobrevida

Fonte: Com base nas recomendações da American Diabetes Association de 2020 e JS Custódio Jr et al: Drugs Aging 37:399, 2020.

HIPERLIPIDEMIA

Embora existam boas evidências com relação aos benefícios das estatinas na prevenção primária do risco cardiovascular em pacientes com 75 anos de idade ou menos, para aqueles com mais de 75 anos, os dados são muito limitados. O uso de estatinas nas pessoas com mais de 75 ou 80 anos para a prevenção de eventos cardiovasculares e mortalidade é motivo de debate continuado na literatura geriátrica. O Prospective Study of Pravastatin in the Elderly at Risk (PROSPER, Estudo Prospectivo de Pravastatina em Idosos em Risco) demonstrou uma redução significativa nos eventos cardiovasculares durante um acompanhamento de 3,2 anos de idosos em uso de estatinas quando comparados com indivíduos que não usaram o medicamento. Ainda assim, o estudo não demonstrou benefícios para a mortalidade. Para a prevenção secundária, um grande estudo observacional na Europa demonstrou que, após excluir os pacientes que morrem no primeiro ano depois de um infarto agudo do miocárdio, os indivíduos que usam estatinas podem ter uma redução de 37% na mortalidade cardiovascular. Em contrapartida, uma revisão publicada em 2014 concluiu que não existem evidências de ensaios clínicos controlados randomizados para orientar o início das estatinas após 80 anos de idade e que o tratamento da hipercolesterolemia para pacientes sob risco de doença cardiovascular aterosclerótica deve começar antes de completarem 80 anos de idade. Dois outros fatores tornam o uso de estatinas controverso em idosos. Primeiro, os principais benefícios foram demonstrados no uso em longo prazo; assim, a expectativa de vida é um fator limitante para que se observe qualquer mudança significativa nos desfechos. Uma substancial proporção de pacientes é mantida em uso de estatinas ao final da vida, mesmo que esses agentes possam ser suspensos com segurança. Assim, manter o uso de estatinas em pacientes idosos com doenças em estágio terminal não faz sentido clinicamente. Por outro lado, as estatinas são seguras para uso em idosos, especialmente em doses moderadas a baixas. Embora muitos idosos que usam estatinas se queixem de dor muscular, o risco de miosite e rabdomiólise aumenta principalmente com a coexistência de outros fatores de risco, como sarcopenia, polifarmácia e uso de altas doses de estatinas. Os efeitos adversos das estatinas sobre a função cognitiva parecem ser incomuns. Assim, alguns adultos relativamente saudáveis com mais de 75 anos de idade e expectativa de vida maior que 10 anos podem se beneficiar do uso de estatinas, e a abordagem para a hiperlipidemia deve ser centrada na pessoa nessa população, conforme discutido para hipertensão e diabetes.

OSTEOARTRITE

A abordagem para o manejo da osteoartrite (OA) sintomática na população geriátrica difere da abordagem para pacientes mais jovens (Caps. 370 e 371) devido à toxicidade significativa pelos anti-inflamatórios não esteroides (AINEs) em pacientes idosos. As intervenções não farmacológicas, discutidas brevemente a seguir, devem ser a primeira linha de tratamento. Embora alguns pacientes acima de 65 anos possam tolerar o uso de AINEs com a concomitante proteção para sangramento gastrintestinal (GI) com um inibidor da bomba de próton (IBP), esse esquema expõe os pacientes a dois fármacos com numerosos efeitos adversos potenciais. Sabe-se que os AINEs estão associados não apenas a sangramento GI, mas também a piora da função renal com base em múltiplos mecanismos potenciais, com a retenção de sódio e líquidos e com a exacerbação de hipertensão e insuficiência cardíaca congestiva. Além disso, um número substancial de pacientes idosos recebe anticoagulantes ou inibidores da agregação plaquetária, o que pode aumentar ainda mais o risco de sangramento pelos AINEs. Os IBPs estão associados a uma maior incidência de pneumonia, osteoporose e diarreia associada ao *Clostridioides difficile* e podem estar associados a um maior risco de demência.

Assim, em idosos com multimorbidade que apresentam OA dolorosa, os riscos dos AINEs mais frequentemente superam os benefícios, e os pacientes idosos devem ser desencorajados a usar AINEs não prescritos sem consultar seu médico de atenção primária. Os AINEs tópicos são mais bem tolerados, e adesivos de lidocaína e outros cremes analgésicos vendidos sem prescrição também podem ser efetivos. As diretrizes da AGS sobre o manejo da dor crônica recomendam que o paracetamol em doses de até 1 g 4×/dia seja a base do tratamento farmacológico. A falha em responder poderia ser seguida por tentativas cuidadosas com tramadol ou um agente narcótico (iniciado em preparação de ação curta), com atenção apropriada para evitar a constipação induzida por narcóticos. Embora a prescrição de narcóticos seja cada vez mais problemática devido às altas taxas de abuso, isso não deve impedir a prescrição desses agentes para alívio da dor e da incapacidade em pacientes idosos. Apesar das diretrizes recentes de agências governamentais, as sociedades profissionais apoiam o uso de opioides para dor crônica, especialmente entre idosos em ILPIs.

Muitos pacientes idosos respondem bem a uma variedade de intervenções não farmacológicas, incluindo alongamentos, reforço muscular, uso oportuno e adequado de calor e gelo, massagem, natação e hidroterapia, órteses, acupuntura e estimulação elétrica terapêutica. Essas intervenções são mais bem realizadas sob a supervisão de fisioterapeutas ou outros profissionais com experiência apropriada para evitar lesões. As intervenções cirúrgicas, incluindo a substituição de grandes articulações, melhoraram nos últimos anos, e mesmo pacientes idosos com multimorbidade podem ter benefícios em termos de função e qualidade de vida. Foi demonstrado que a prótese total de joelho, por exemplo, é efetiva em pacientes idosos genericamente saudáveis, devendo ser considerada em pacientes selecionados de maior risco. A "pré-habilitação" com exercícios dirigidos de reforço e resistência e a disposição para passar por várias semanas de fisioterapia pós-operatória devem ser pré-requisitos para o encaminhamento de pacientes idosos para a prótese articular.

CÂNCER

Mais da metade dos novos casos de câncer e mortalidade associada ocorrem após 65 anos de idade. Há dados limitados com relação a idosos com múltiplas comorbidades e sua resposta ao tratamento do câncer. Embora apenas cerca de 10% dos estudos clínicos tenham tido análises estratificadas por idade, as evidências disponíveis sugerem que a idade isoladamente não é um preditor de risco. Contudo, a tomada de decisões terapêuticas é difícil devido à menor expectativa de vida em idosos e ao efeito cumulativo das múltiplas comorbidades. Assim, é fundamental haver uma abordagem centrada na pessoa.

Os idosos geralmente experimentam reduções no estado funcional após receberem quimioterapia. A maior parte desse efeito negativo parece estar relacionada com a comorbidade e o estado funcional basal, em vez da idade isoladamente. Por essa razão, os especialistas em oncologia geriátrica propuseram o uso da avaliação geriátrica ampla, incluindo muitas das questões abordadas na Tabela 477-3, como estratégia para melhor prever quais idosos irão tolerar e se beneficiar mais com o tratamento do câncer. Outras considerações antes da tomada de decisão sobre os planos terapêuticos devem incluir fatores socioeconômicos. A falta de suporte social tem sido associada a resultados ruins após radioterapia e quimioterapia, especialmente nas mulheres idosas. Outras questões importantes no planejamento terapêutico do câncer incluem a disponibilidade de transporte para os tratamentos, o estado econômico e de seguridade, a capacidade do paciente de seguir os planos terapêuticos e o suporte familiar e social disponível durante a terapia, quando os efeitos adversos e o declínio funcional podem ocorrer.

ANEMIA

Níveis baixos de hemoglobina ou de hematócrito não são alterações normais relacionadas à idade em idosos. Todos os idosos anêmicos devem passar por uma avaliação básica para determinar a etiologia, incluindo hemograma completo, exame do esfregaço de hemácias periférico, contagem de reticulócitos, determinação de ferro, capacidade de ligação do ferro e saturação de transferrina. O nível de ferritina sérica pode ajudar a diferenciar a anemia ferropriva da doença crônica; os dois tipos de anemia têm ocorrência comum em idosos. A prevalência de anemia em idosos varia entre 7 e 47%, com a prevalência mais alta entre residentes de casas de repouso. Mesmo a anemia leve está associada a desfechos globais piores em idosos, incluindo declínio funcional e cognitivo, quedas, hospitalização, fragilidade e mortalidade. Os índices microcíticos sugerem perda sanguínea oculta. A deficiência de ferro é a causa mais comum, sendo que as outras anemias nutricionais (p. ex., deficiência de B_{12}) e mielodisplasia são responsáveis apenas por uma pequena porcentagem. A anemia da doença crônica é comum em idosos com várias condições crônicas. A etiologia da anemia em idosos não pode ser especificamente explicada em mais de um terço dos casos, e essa anemia inexplicada é geralmente normocítica, de grau leve e com uma baixa contagem de reticulócitos, sendo associada a níveis normais ou baixos de eritropoietina em face de produção inadequada de novas hemácias. O tempo de vida das hemácias não é diminuído, mas a produção de eritropoietina é comprometida mesmo na ausência de doença renal franca. A anemia é frequentemente assintomática, mas casos graves podem apresentar-se com sintomas como fraqueza generalizada e declínio funcional, dispneia, dor torácica ou síncope. A anemia inexplicada do envelhecimento parece ser responsiva à eritropoietina, mas não está claro se a correção da anemia melhora os desfechos. Os limiares para transfusão de concentrado de hemácias em idosos devem basear-se nos sintomas e condições associadas. Por exemplo, para pacientes geriátricos que sofrem de anemia por perda sanguínea após um procedimento ortopédico, o limiar para a transfusão deve ser um nível de hemoglobina abaixo de 8 mg/dL em vez de 7 mg/dL, como para pacientes com anemia associada a doença crônica ou síndrome mielodisplásica. De forma semelhante, os pacientes idosos com doença cardiovascular ativa, como angina ou insuficiência cardíaca, podem necessitar de transfusão com níveis abaixo de 8 ou 9 mg/dL. **Para detalhes da avaliação e do tratamento geral da anemia, ver o Capítulo 63, que trata da anemia.**

SÍNDROMES E CONDIÇÕES GERIÁTRICAS

Nesta seção, são discutidas síndromes e condições geriátricas selecionadas que provavelmente serão encontradas pelos internistas em hospitais, clínicas, consultórios e instituições de CPA e ILPIs. Para uma discussão mais completa dessas e de outras síndromes e condições, consulte livros que foquem especificamente em geriatria e gerontologia (ver "Leituras adicionais").

QUEDAS

Epidemiologia e impacto Entre as síndromes geriátricas, as quedas são provavelmente a mais comum a ser encontrada por internistas. As quedas são responsáveis por consequências potencialmente devastadoras para a função e a qualidade de vida, bem como para a mortalidade. Cerca de um em cada três idosos que vivem na comunidade e um em cada dois idosos em ILPIs caem anualmente; muitos outros estão sob risco de quedas. As consequências das quedas incluem medo de cair, com efeitos adversos para a qualidade de vida; lesões dolorosas, incluindo fraturas de quadril e punho; hematomas subdurais; e morte. As quedas estão associadas a perda de função e morte dentro de 1 ano após sua ocorrência. Por essas razões, os internistas devem regularmente rastrear os idosos para quedas usando perguntas como: "Você sofreu uma queda no último ano?", "Você tem medo de cair?", "Você tem problemas para subir escadas ou se levantar de cadeiras?" (Tab. 477-3).

Avaliação Os riscos e as causas das quedas são multifatoriais. A maioria dos idosos em risco para quedas ou que sofreram uma queda tem mais de um risco potencial ou causa subjacente. Muitas quedas são rotuladas como "mecânicas" e atribuídas a um simples tropeço ou escorregão. É fundamental reconhecer, porém, que as pessoas idosas que tropeçam ou escorregam podem ter uma variedade de condições reversíveis subjacentes que poderiam ter contribuído para o evento. Assim, há necessidade de uma avaliação abrangente para todas as quedas. Além de avaliar o paciente que caiu quanto a lesões, é fundamental determinar, na medida do possível, se o paciente teve um episódio de síncope ou uma convulsão, o que orienta uma abordagem muito diferente para a avaliação e o manejo. Até a metade das "quedas inexplicadas" em pessoas idosas com demência (p. ex., encontradas no chão) podem ser causadas por pré-síncope ou síncope relacionada a hipotensão postural.

A Figura 477-6 ilustra uma visão geral da abordagem de uma pessoa idosa que relata a história de uma ou mais quedas nos últimos 6 meses, e a Tabela 477-6 fornece mais detalhes sobre a avaliação imediata de uma pessoa idosa que tenha caído. **O Capítulo 26 fornece mais detalhes da avaliação de distúrbios da marcha e do equilíbrio.**

Manejo A Tabela 477-7 ilustra as abordagens para o manejo de quedas. Imediatamente após uma queda, deve-se identificar e tratar as lesões e as doenças agudas subjacentes. A realização de exame de imagem cerebral é uma prática comum em pacientes idosos que chegam ao departamento de emergência com história de quedas. Embora isso seja compreensível sob

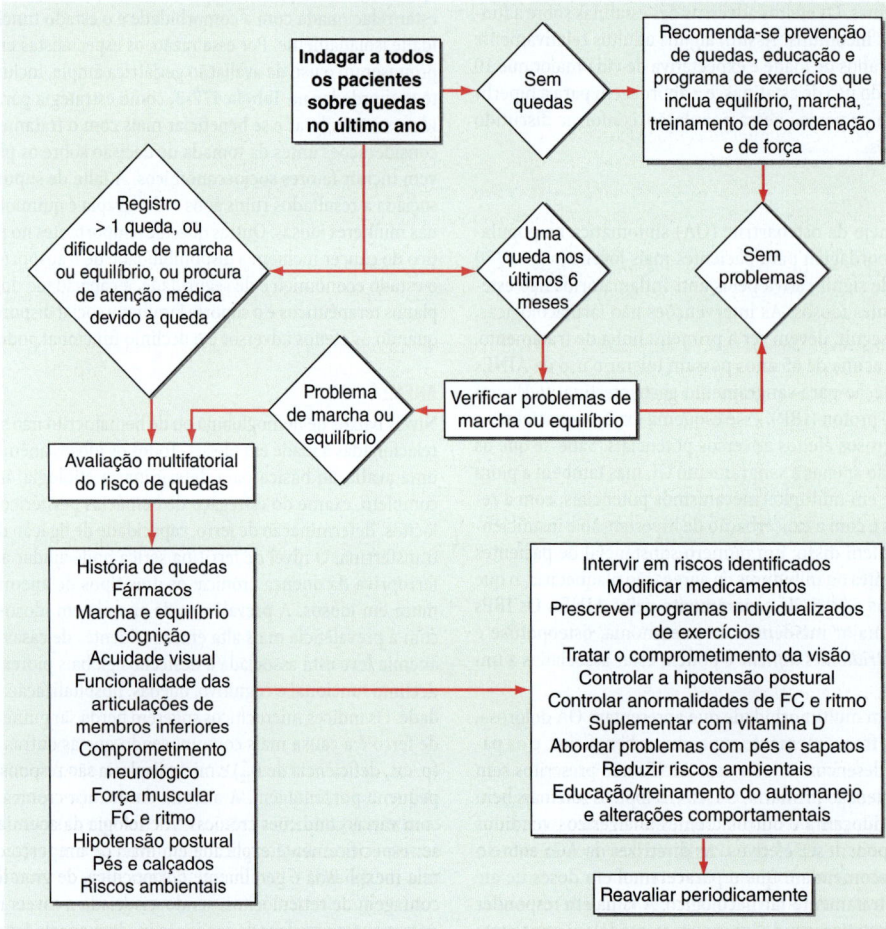

FIGURA 477-6 **Algoritmo para avaliação e manejo de quedas em idosos.** FC, frequência cardíaca. *(Reproduzida, com permissão, da American Geriatrics Society. American Geriatrics Society and British Geriatrics Society: Clinical Practice Guideline for the Prevention of Falls in Older Persons. New York, American Geriatrics Society, 2010.)*

TABELA 477-6 ■ Avaliando a pessoa idosa que cai – avaliação imediata pós-queda

História
- Circunstâncias da queda
  - Relação com mudanças na postura, virada da cabeça, após uma refeição ou ingesta de medicamento, ao correr para o banheiro, noctúria, esforço para urinar ou defecar
  - Tropeço ou escorregão acidental (observar que muitos fatores passíveis de correção podem contribuir para uma queda "mecânica" relatada – ver texto)
  - Riscos no ambiente (tapetes soltos, fios, degraus perigosos, piso escorregadio etc.)
- Sintomas premonitórios ou associados
  - Tontura (pré-síncope vs. vertigem); cardiovascular (pré-síncope postural, palpitações, dor torácica, falta de ar); sintomas neurológicos focais sugestivos de acidente vascular cerebral (AVC) ou ataque isquêmico transitório (fraqueza, distúrbios sensitivos, disartria, ataxia, afasia); sintomas de convulsão (movimentos clônicos testemunhados, incontinência urinária ou fecal, mordedura da língua)
  - Sintomas nos dias anteriores que possam ter levado a depleção de volume (pouca ingesta de alimentos/líquidos, náuseas/vômitos, diarreia, polaciúria/poliúria)
- Excluir perda de consciência ou convulsões (pode ser difícil sem uma testemunha)
- Medicamentos – crônicos e nas horas precedentes à queda
  - Diuréticos e outros fármacos anti-hipertensivos
  - Nitratos
  - Fármacos que causam bradicardia – β-bloqueadores; inibidores da colinesterase
  - Psicotrópicos – antipsicóticos; hipnóticos; sedativos; antidepressivos
  - Fármacos antiparkinsonianos
  - Hipoglicemiantes
- Ingesta excessiva de álcool

Exame físico
- Excluir lesão física
  - Traumatismo craniano; amplitude de movimentos do quadril; dor óssea púbica; dor no punho; outros sinais de trauma
  - Hematomas em pacientes que usam anticoagulantes/antiplaquetários
- Excluir doença aguda
  - Sinais vitais
  - Sinais vitais posturais (se factível/seguro)
  - Teste de glicose no dedo para diabéticos
  - Turgor diminuído da pele sugerindo depleção de volume (sobre o tórax; outras áreas não são confiáveis)
  - Sinais de uma condição aguda respiratória, cardiovascular ou abdominal
  - Sinais neurológicos focais sugestivos de AVC
- Sinais de condições que aumentam o risco de quedas
  - Baixa acuidade visual; uso de lentes bifocais
  - Limitação da amplitude de movimentos do pescoço (para detecção de possível artrite/doença discal cervical)
  - Cardiovascular – arritmias; sopros carotídeos; estenose aórtica; insuficiência mitral; insuficiência cardíaca
  - Doença articular degenerativa nas extremidades inferiores causando dor, limitação de movimentos e/ou deformidade
  - Condições podiátricas (calos; joanetes; ulcerações; calçados mal-adaptados, inadequados ou sem segurança)
  - Sinais neurológicos – fraqueza muscular nas extremidades inferiores; neuropatia periférica; tremor, rigidez e/ou bradicinesia sugestivos de doença de Parkinson não diagnosticada; sinais cerebelares (anormalidade no teste "calcanhar na canela" ou "percussão no calcanhar"); reflexos anormais que poderiam refletir distúrbio do neurônio motor superior, como compressão da medula espinal ou hematoma subdural; déficits cognitivos que podem resultar em problemas de julgamento
  - Observação da marcha e do equilíbrio – teste simples "Get Up and Go" (ver texto) com atenção a passos curtos, pouca elevação do pé, marcha de base ampla, múltiplos passos para virar 180 graus; outras anormalidades que possam sugerir hidrocefalia de pressão normal (especialmente em combinação com sintomas de incontinência e/ou comprometimento cognitivo)

Exames laboratoriais e/ou de imagem
- Devem ser guiados pela história e pelo exame físico – exemplos comuns incluem:
  - Hemograma completo, painel metabólico básico para excluir/verificar doença aguda
  - Exame de urina (apenas quando houver sintomas adicionais de infecção do trato urinário)
  - Eletrocardiograma (em pacientes com suspeita de síndrome coronariana aguda ou com doença cardiovascular conhecida significativa)
  - Radiografias para a exclusão de fraturas
  - Imagem cerebral para a exclusão de hematoma subdural e AVC, se houver sinais
  - Monitoramento cardíaco em pacientes com história sugestiva de síncope ou pré-síncope
  - Eletrencefalograma em pacientes com história sugestiva de convulsões

Fonte: Adaptada de RL Kane et al (eds): *Essentials of Clinical Geriatrics*, 8th ed. New York, McGraw-Hill, 2017.

---

o ponto de vista de responsabilidade legal, também é razoável evitar esses exames se não houver história nem sinais de traumatismo craniencefálico, sinais e sintomas neurológicos ou anticoagulação, monitorando o paciente cuidadosamente nas próximas 48 a 72 horas quanto ao desenvolvimento de indicações específicas para um exame de imagem cerebral.

Como as causas e os fatores de risco para quedas costumam ser multifatoriais, o manejo comumente exige múltiplas intervenções no mesmo paciente. Entre as intervenções mais comuns e efetivas, está a fisioterapia para reforço e equilíbrio; também foi demonstrado que o tai chi é efetivo em múltiplos estudos. Embora muitas pessoas idosas que sofrem quedas tenham deficiência de vitamina D, não está claro o papel da reposição de vitamina D na prevenção de quedas ou na prevenção de lesões causadas por quedas em combinação com intervenções como reforço muscular e equilíbrio. A relação de risco/benefício provavelmente favorece a reposição de vitamina D com pelo menos 800 UI ao dia, mas doses altas de vitamina D (60.000 UI em dose oral única mensal) foram associadas com aumento do risco de quedas. Os pacientes que sofrem fratura após uma queda devem ser investigados e tratados para osteoporose. Os pacientes com alto risco para quedas e lesões recorrentes devem ser estimulados a usar um sistema de alerta para quedas; pacientes selecionados podem se beneficiar de protetores de quadril.

TABELA 477-7 ■ Exemplos de manejo para causas subjacentes de quedas em pessoas idosas

Causas	Exemplos de tratamento
Cardiovasculares	
Arritmias	Medicamentos antiarrítmicos, ablação, marca-passo (dependendo da natureza da arritmia)
Estenose aórtica com síncope ou pré-síncope	Cirurgia valvar (procedimento transcateter se for adequado)
Hipotensão postural	Reduzir ou eliminar os fármacos hipotensores Hidratação, meias elásticas Medicamentos (midodrina, fludrocortisona, droxidopa) Comportamentos adaptativos (p. ex., pausar e levantar lentamente)
Hipertensão	Manejo cuidadoso para evitar hipotensão e pré-síncope; o controle pode ser importante em pacientes com alterações de substância branca periventricular na prevenção de piora do distúrbio da marcha
Neurológicas	
Disfunção autonômica com hipotensão postural	Como descrito anteriormente
Espondilose cervical (com compressão da medula espinal)	Colar cervical, fisioterapia, considerar cirurgia
Doença de Parkinson	Fármacos antiparkinsonianos
Déficit visual	Avaliação oftalmológica/optométrica e tratamento específico
Distúrbio convulsivo	Anticonvulsivantes
Hidrocefalia de pressão normal	Cirurgia (shunt ventriculoperitoneal)
Demência	Atividades supervisionadas Ambiente livre de perigos
Vertigem posicional benigna	Exercícios de habituação Medicamentos antivertiginosos
Outras	
Distúrbios dos pés	Avaliação podiátrica e tratamento
Distúrbios da marcha e do equilíbrio	Calçados de tamanho adequado Fisioterapia Exercícios com treinamento de equilíbrio (incluindo tai chi, onde disponível)
Fraqueza muscular, descondicionamento	Treino de reforço muscular nas extremidades inferiores
Efeitos adversos de fármacos/substâncias (p. ex., sedativos, álcool, outros fármacos psicotrópicos, anti-hipertensivos)	Eliminação do(s) fármaco(s), quando possível
Deficiência de vitamina D	Suplementação de vitamina D
Quedas recorrentes	Sistema de alerta para quedas para as pessoas que moram sozinhas; protetores de quadril em pacientes selecionados

Fonte: Reproduzida, com permissão, de RL Kane et al (eds): *Essentials of Clinical Geriatrics*, 8th ed. New York, McGraw-Hill, 2017.

POLIFARMÁCIA

Epidemiologia e impacto A polifarmácia é definida como a prescrição de múltiplos medicamentos usando diversos limiares (geralmente variando de cinco a nove fármacos simultâneos), tendo sido identificada há décadas como um grande desafio na população geriátrica. Cerca de 40% da população com 65 anos ou mais nos Estados Unidos usa de cinco a nove medicamentos, e cerca de 20% usa 10 ou mais. A polifarmácia é um desafio cada vez mais complexo devido à prevalência crescente de multimorbidade, às inúmeras diretrizes clínicas, à proliferação de medicamentos que podem efetivamente tratar condições geriátricas comuns e às demandas crescentes de pacientes e familiares por medicamentos devido, em parte, a anúncios de televisão e informações disponíveis na internet. Por exemplo, com base nas diretrizes clínicas específicas para várias condições (as quais não consideram a multimorbidade), uma pessoa de 80 anos com multimorbidade incluindo diabetes, doença pulmonar obstrutiva crônica, hipertensão, osteoporose e doença articular degenerativa pode receber a prescrição de um esquema não farmacológico extremamente complicado e mais de uma dúzia de medicamentos com potencial para múltiplas interações medicamentosas e interações entre os medicamentos e as doenças.

A polifarmácia aumenta os riscos relacionados com a diferente farmacocinética do idoso, comum com diversos tipos de medicamentos, além do risco de eventos adversos causados por fármacos. Esses eventos causam mais de 100.000 hospitalizações ao ano; os principais culpados são a varfarina, outros agentes antiplaquetários, a insulina e outros agentes hipoglicemiantes. Outras categorias de fármacos também envolvidas são os fármacos cardiovasculares que podem causar distúrbios hidroeletrolíticos, além de hipotensão, quedas e síncope; fármacos que agem no sistema nervoso central associados a alteração do estado mental e quedas; e antimicrobianos que causam reações alérgicas, diarreia e outros eventos adversos por fármacos.

Avaliação Todos os pacientes idosos devem passar por uma cuidadosa reavaliação medicamentosa em cada consulta e especialmente no momento da transição de cuidados, incluindo hospitalização aguda, alta hospitalar, internação em instituição de CPA ou programa de saúde domiciliar e alta de uma instituição de CPA para casa. Em cada transição, todos os medicamentos devem ser considerados em termos de incertezas diagnósticas e de indicação, incertezas quanto à via de administração ou à dose, data de suspensão, parâmetros a serem monitorados, exames laboratoriais necessários para o monitoramento, doses diferentes desde a última revisão, medicamentos duplicados, medicamentos que devem ser reiniciados e potencial para interações medicamentosas e interações entre fármacos e doenças. Em cada consulta ambulatorial de pessoas idosas que moram na comunidade, deve-se avaliar os possíveis eventos adversos por fármacos, a efetividade da terapia farmacológica e a adesão ao tratamento.

Manejo A Tabela 477-8 lista várias recomendações gerais para a prescrição geriátrica que devem ajudar a tornar a terapia medicamentosa mais efetiva e segura em pacientes idosos, especialmente naqueles com multimorbidade. **O Capítulo 67 também fornece informações dos princípios gerais da farmacologia clínica.** Como esses pacientes costumam consultar múltiplos especialistas, os internistas devem assumir o papel de gerenciamento de todas as prescrições para garantir a adesão e minimizar o potencial de eventos adversos causados por fármacos. No hospital e em ambientes de CPA e ILPIs, os farmacêuticos clínicos podem ser extremamente úteis para alcançar essas recomendações e objetivos.

Embora possa haver o subtratamento de determinadas condições em pessoas idosas (como osteoporose, depressão e bexiga hiperativa), atualmente se presta mais atenção à "desprescrição". A desprescrição deve ser feita com cuidado, especialmente no momento das transições de cuidados, quando as indicações para fármacos específicos e as preferências do paciente podem não estar claras. Os critérios de Beers atualizados da AGS incluem uma lista abrangente de medicamentos que podem ser inadequados em idosos e as razões para essa classificação. Os critérios STOPP (Screening Tool of Older Persons' Prescriptions, Ferramenta de Rastreamento para Prescrições em Pessoas Idosas) também são úteis para identificar os fármacos que devem ser reconsiderados em pessoas idosas.

Vários fármacos comumente prescritos devem ser considerados nos esforços de desprescrição, incluindo (1) diuréticos e agentes hipotensores quando os pacientes têm hipotensão sistólica ou hipotensão postural que podem precipitar pré-síncope e quedas; (2) dependência excessiva de medicamentos ansiolíticos e hipnóticos, especialmente os benzodiazepínicos; (3) psicotrópicos e outros fármacos com atividade anticolinérgica que podem causar boca seca, constipação e aumento no risco de comprometimento cognitivo em longo prazo; (4) IBPs com indicações incertas devido a diversos potenciais efeitos adversos por fármacos relatados, incluindo aumento no risco de pneumonia, osteoporose e demência; (5) inibidores da colinesterase e memantina em pacientes com comprometimento cognitivo grave que fazem uso deles há vários anos; (6) agentes hipoglicemiantes em pacientes com comorbidade que não devem ter a glicemia com controle rígido devido ao risco aumentado de hipoglicemia; e (7) estatinas e ácido acetilsalicílico profilático em pacientes com doenças crônicas graves que estão perto do final da vida.

A desprescrição cuidadosa é um aspecto fundamental do cuidado centrado na pessoa na população geriátrica. Vários princípios gerais, incluindo

TABELA 477-8 ■ Recomendações gerais para a prescrição geriátrica
1. Avaliar os pacientes geriátricos de forma ampla para identificar todas as condições que poderiam (a) beneficiar-se do tratamento farmacológico; (b) serem afetadas de forma adversa pelo tratamento farmacológico; e (c) influenciar a eficácia do tratamento farmacológico
2. Manejar as condições médicas sem fármacos sempre que possível
3. Conhecer a farmacologia do fármaco a ser prescrito
4. Considerar como o estado clínico (p. ex., função renal, hidratação) de cada paciente poderia influenciar a farmacologia do(s) medicamento(s)
5. Evitar interações medicamentosas adversas potencialmente graves
6. Para os fármacos ou seus metabólitos ativos eliminados predominantemente pelos rins, usar uma fórmula para estimar as alterações na função renal relacionadas à idade e ajustar as doses de acordo com ela; a fórmula de Cockcroft-Gault (abaixo) é provavelmente mais segura, pois tende a subestimar a depuração da creatinina $$\text{Depuração de creatinina} = \frac{(140 - \text{idade}) \times \text{peso (kg)}}{72 \times \text{creatinina sérica}} \ (\times 0{,}85 \text{ para mulheres})$$
7. Se houver dúvidas com relação à dosagem de fármacos, começar com doses menores e aumentar gradualmente até que o fármaco seja efetivo ou que efeitos colaterais intoleráveis sejam observados
8. As concentrações sanguíneas dos fármacos podem ser úteis no monitoramento de vários fármacos potencialmente tóxicos usados na população geriátrica
9. Ajudar a garantir a adesão: a. Tornando os regimes medicamentosos e as instruções o mais simples possível   b. Usando a mesma posologia para todos os fármacos sempre que possível (p. ex., 1 ou 2 vezes ao dia)   c. Ajustando a posologia aos horários da rotina diária   d. Prestando atenção ao comprometimento da função cognitiva, à diminuição da audição e à visão comprometida ao instruir os pacientes e fazer as prescrições   e. Instruindo familiares e cuidadores sobre os esquemas farmacológicos   f. Listando outros profissionais de saúde (p. ex., cuidadores, farmacêuticos) para ajudar a garantir a adesão   g. Garantindo que o paciente idoso tenha acesso a um farmacêutico (ou vice-versa), possa pagar pelos medicamentos e consiga abrir os frascos e as caixas dos medicamentos   h. Usando dispositivos auxiliares (p. ex., caixas de medicamentos especiais e calendários de medicamentos) sempre que for apropriado   i. Realizando uma conciliação cuidadosa de medicamentos e orientando o paciente/familiar no momento de cada alta hospitalar   j. Mantendo atualizado o registro de medicamentos e revisando-os em cada consulta   k. Revisando regularmente o conhecimento e a adesão aos regimes farmacológicos
10. Monitorar os pacientes idosos quanto a adesão, efetividade do medicamento e efeitos adversos, ajustando a terapia farmacológica conforme o caso

Fonte: Reproduzida, com permissão, de RL Kane et al (eds): *Essentials of Clinical Geriatrics*, 8th ed. New York, McGraw-Hill, 2017.

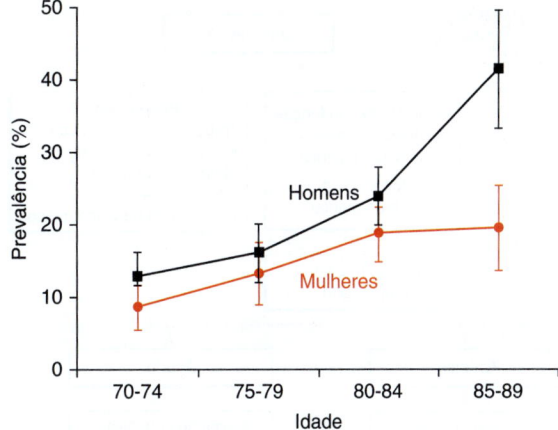

FIGURA 477-7 Prevalência de comprometimento cognitivo leve por idade e sexo no condado de Olmstead, Minnesota. *(Reproduzida, com permissão, de RC Petersen et al: Prevalence of mild cognitive impairment is higher in men. The Mayo Clinic Study of Aging. Neurology 75:889, 2010.)*

alguns da Tabela 477-8, podem ajudar nos esforços da desprescrição, incluindo os seguintes: (1) definir todos os fármacos que o paciente está tomando atualmente e as razões para cada um deles; (2) considerar o risco geral de dano induzido por fármacos em pacientes individuais ao determinar a intensidade necessária da intervenção de desprescrição; (3) avaliar cada fármaco quanto a seu potencial benefício atual ou futuro em comparação com o potencial atual ou futuro para danos ou riscos; (4) priorizar para a suspensão os fármacos com a menor relação risco/benefício e com a menor probabilidade de reações adversas de abstinência ou síndromes de rebote da doença; e (5) implementar um regime de suspensão com base na farmacologia do fármaco a ser suspenso, monitorando os pacientes cuidadosamente quanto a melhora nos desfechos ou início de efeitos adversos.

DEFICIÊNCIA COGNITIVA: *DELIRIUM* E DEMÊNCIA

Consulte também outros capítulos neste livro **(Caps. 431-434)** sobre deficiência cognitiva. Por essas condições serem muito prevalentes na população idosa, aspectos selecionados altamente relevantes na geriatria são discutidos aqui.

Epidemiologia e impacto O *delirium* ocorre em até 40% dos pacientes idosos hospitalizados, estando associado com morbidade aumentada, maior permanência hospitalar, necessidade de cuidados institucionalizados, maior utilização de cuidados de saúde e mortalidade nessa população. Embora a maioria dos episódios de *delirium* melhore em poucos dias se a causa subjacente for identificada e tratada, o *delirium* pode persistir por semanas ou, em alguns casos, por meses após uma hospitalização aguda.

O envelhecimento normal não causa comprometimento da função cognitiva em intensidade suficiente para deixar a pessoa disfuncional, o que é a marca registrada de uma síndrome demencial. Lentificação do pensamento e do tempo de reação, perda leve da memória recente e comprometimento da função executiva podem ocorrer com o envelhecimento, podendo ou não progredir para demência. A **Figura 477-7** ilustra a prevalência de comprometimento da memória com o envelhecimento. Um pouco mais de 20% das pessoas com > 70 anos nos Estados Unidos têm comprometimento cognitivo sem demência (geralmente chamado de comprometimento cognitivo leve [CCL]). Até 15 a 20% das pessoas diagnosticadas com CCL progredirão para demência ao longo de 1 ano; assim, a maioria das pessoas com CCL progredirá para demência dentro de 5 anos. As implicações terapêuticas do CCL são tema de pesquisa intensiva. Não há intervenção farmacológica ou não farmacológica que tenha demonstrado evitar a progressão para demência.

As definições da doença de Alzheimer e de demências relacionadas foram atualizadas pela American Psychiatric Association (Associação Americana de Psiquiatria). A prevalência de demência aumenta com a idade; aos 85 anos, entre 30 e 40% das pessoas têm uma síndrome demencial. A doença de Alzheimer e a demência vascular, que costumam ocorrer em conjunto com base em estudos de patologia, são responsáveis pela maioria dos casos de demência em pessoas idosas. A demência com corpúsculos de Lewy é responsável por até 25% dos casos de demência, caracterizando-se por sintomas de parkinsonismo no início da doença (diferentemente da demência da doença de Parkinson, que geralmente ocorre anos após o início da doença de Parkinson), alterações de personalidade, alterações no estado de alerta e na atenção, além de alucinações visuais que podem causar paranoia. Embora a maioria das síndromes de demência seja lentamente progressiva ao longo de vários anos, a demência é uma doença terminal em pacientes que não sucumbem a outras comorbidades, resultando em perda devastadora da cognição e da função nos estágios mais avançados.

Avaliação Independentemente da situação, o início recente de *delirium* deve ser tratado como uma emergência médica, pois pode ser uma manifestação de doença crítica subjacente. A **Figura 477-8** ilustra uma visão geral da avaliação e do manejo do comprometimento do estado mental e do *delirium* em pacientes idosos hospitalizados. A primeira etapa na avaliação é identificar fatores de predisposição e desencadeantes, como comprometimento auditivo ou visual, sintomas de depressão, anomalias laboratoriais, dor não controlada, infecções, exacerbação de doenças crônicas e história de uso de álcool ou outras substâncias. A avaliação mais validada para *delirium* é o Confusion Assessment Method (Método de Avaliação de

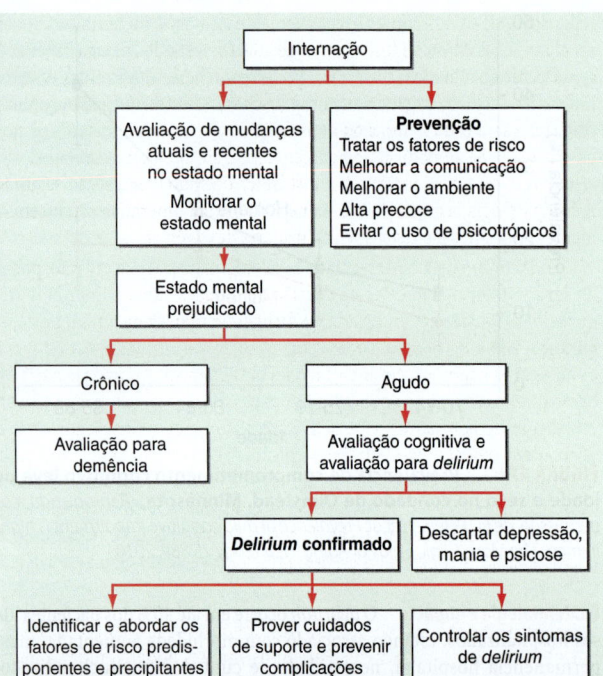

FIGURA 477-8 Algoritmo para avaliação e manejo do *delirium* em idosos hospitalizados. *(De SK Inouye: Delirium in older persons. N Engl J Med 354:1157, 2006. Copyright © 2006 Massachusetts Medical Society. Reimpressa com permissão de Massachusetts Medical Society.)*

TABELA 477-9 ■ Avaliação e manejo do *delirium*	
Fatores contribuintes	**Abordagens à avaliação e ao manejo**
Fármacos	Considerar o papel etiológico de fármacos de início recente, aumento de doses, interações, medicamentos vendidos sem prescrição e álcool; considerar especialmente o papel de fármacos de alto risco; diminuir a dose, interromper o medicamento ou substituir por outro menos psicoativo Considerar a interrupção de medicações crônicas Prestar atenção especial em medicamentos psicotrópicos
Distúrbios eletrolíticos	Avaliar e tratar, especialmente desidratação, hiponatremia e hipernatremia, hipotireoidismo
Infecção	Infecções do trato urinário, pneumonia, infecção de tecidos moles
Comprometimento visual/auditivo	Estimular o uso de óculos e aparelhos auditivos, se disponível
Distúrbios urinários e fecais	Tratar infecção urinária e impactação fecal
Distúrbios pulmonares	Corrigir a hipoxemia
Prevenir ou tratar complicações	
Incontinência urinária	Horários marcados para usar o banheiro
Imobilização e quedas	Incentivar a mobilidade precoce para manter os movimentos basais
Lesões por pressão	Mobilização e reposicionamento, nutrição
Distúrbios do sono	Higiene do sono, evitar sedativos, evitar despertares desnecessários
Transtornos alimentares	Assistência para a alimentação, se necessário, precauções contra aspiração, dieta mais livre se possível
Manter o conforto e segurança do paciente	
Intervenções comportamentais	Educação da equipe acerca de técnicas para descalonar terapias para o *delirium* hiperativo, facilitar as visitas familiares se possível
Intervenções farmacológicas	*Apenas* se o paciente se tornar uma ameaça para si mesmo ou para outros e se outras intervenções não tiverem sucesso
Restaurar a função	
Ambiente hospitalar	Iluminação adequada, reduzir os ruídos
Recondicionamento cognitivo	Reorientar o paciente com frequência
Recondicionamento físico	Fisioterapia e terapia ocupacional
Planejamento da alta	Avaliar novas necessidades com base no estado funcional pré-alta, avaliar o suporte social, coordenar transições de cuidado, reconciliar medicamentos

Fonte: Adaptada de ER Marcantonio: Delirium in hospitalized older adults. N Engl J Med 378:96, 2018.

Confusão), o qual exige um início agudo e evolução flutuante *e* desatenção *e* pensamento desorganizado *ou* alteração do nível de consciência. Como as causas e os fatores de risco para o *delirium* são multifatoriais, a avaliação exige anamnese cuidadosa, exame físico e exames laboratoriais selecionados com base nos achados.

Os benefícios do rastreamento de idosos em comunidades para comprometimento cognitivo são controversos, mas há muitas intervenções que podem beneficiar pacientes e familiares no início da doença (ver adiante). Os pacientes idosos em ambientes ambulatoriais com queixas (ou relatos de familiares) de sinais iniciais de comprometimento cognitivo se beneficiam da testagem neuropsicológica, a qual pode ajudar a diferenciar entre CCL e demência, além de identificar fatores concomitantes como depressão e ansiedade. O "Mini-Cog" é uma ferramenta de rastreamento sensível para comprometimento cognitivo, consistindo em um teste de recordação de três itens e no desenho de um relógio. A avaliação adicional da demência inclui anamnese abrangente e exame físico, avaliação do estado funcional (pois o diagnóstico depende de comprometimento da função), exame de imagem cerebral e exames laboratoriais selecionados, incluindo hemograma completo, painel metabólico amplo, testes de função da tireoide, nível de vitamina B_{12} e, se houver suspeita, testes para sífilis e anticorpos contra o HIV.

Manejo A Tabela 477-9 lista as estratégias de manejo farmacológico e não farmacológico para vários fatores de risco subjacentes e causas de *delirium*. Deve-se tentar evitar ou suspender qualquer medicamento que possa estar piorando a função cognitiva em um paciente geriátrico delirante. Isso pode não ser possível e, em alguns pacientes, pode haver necessidade de fármacos psicotrópicos para tratar o *delirium* se o paciente for um perigo para si e para os outros. O haloperidol em dose baixa (0,25-0,5 mg) costuma ser recomendado; os antipsicóticos mais sedativos ou os benzodiazepínicos devem ser evitados a menos que o objetivo seja colocar o paciente para dormir por um curto período. Se for usado um benzodiazepínico, ele deve ser de ação curta e em dose baixa. Em geral, intervenções proativas multifatoriais e consultas geriátricas foram associadas a uma redução na incidência e na duração do *delirium* no contexto hospitalar.

Embora os benefícios do rastreamento para comprometimento cognitivo em pessoas idosas em comunidades sejam controversos, há muitas intervenções não farmacológicas que podem ser benéficas para idosos, familiares e cuidadores (Tab. 477-10). Quatro abordagens básicas para o tratamento farmacológico da demência são empregadas: (1) evitar fármacos que possam piorar a função cognitiva, principalmente aqueles com forte atividade anticolinérgica; (2) usar agentes que melhoram a cognição e a função; (3) tratamento farmacológico da depressão coexistente, a qual é comum durante a evolução da demência; e (4) tratamento farmacológico de complicações como paranoia, delírios, psicose e sintomas comportamentais como agitação (verbal ou física). O uso de antipsicóticos para tratar os sintomas neuropsiquiátricos da demência é controverso. A maioria dos especialistas e das diretrizes recomenda que se evite esses fármacos e se use estratégias não farmacológicas, a menos que o paciente seja um perigo para si e para os outros ou quando as intervenções não farmacológicas tiverem falhado. Os pacientes com sintomas comportamentais novos ou crescentes associados com a demência devem passar por uma avaliação médica para identificar condições precipitantes potencialmente tratáveis. A dor pode ser especialmente difícil de detectar e, se houver suspeita, um teste terapêutico de paracetamol deve ser considerado.

A efetividade dos inibidores da colinesterase e da memantina na melhora da função e da qualidade de vida em pacientes com vários tipos de

TABELA 477-10 ■ Princípios fundamentais no manejo da demência
Otimizar a função física e mental do paciente por meio de atividade física e atividades e princípios de plasticidade cerebral
Tratar condições médicas e de outros tipos subjacentes (p. ex., hipertensão, doença de Parkinson, depressão)
Evitar o uso de fármacos com efeitos colaterais no sistema nervoso central (a menos que sejam necessários para o manejo de distúrbios psicológicos ou comportamentais – ver Cap. 14)
Avaliar o ambiente e sugerir alterações, se necessário
Estimular as atividades físicas e mentais
Evitar situações estressantes para as capacidades intelectuais; usar auxiliares da memória sempre que possível
Preparar o paciente para as mudanças de local
Enfatizar a boa nutrição
Identificar e manejar sintomas comportamentais e complicações
Condução de veículos (considerar um teste de direção formal)
Perambulação
Direção perigosa
Distúrbios comportamentais
Depressão
Agitação ou agressividade
Psicose (delírios, alucinações)
Desnutrição
Incontinência
Fornecer cuidado continuado
Reavaliar as funções cognitiva e física
Tratar as condições médicas
Fornecer informações para paciente e familiares
Natureza da doença
Extensão do comprometimento
Prognóstico
Fornecer informações sobre serviços sociais para paciente e familiares
Associação local para doença de Alzheimer
Recursos de saúde da comunidade (instituições para cuidados durante o dia, arrumação da casa, cuidadores)
Aconselhamento legal e financeiro
Uso de diretivas antecipadas
Fornecer aconselhamento familiar para:
Definir expectativas e objetivos realistas
Identificar e resolver conflitos familiares
Lidar com a raiva e a culpa
Decidir sobre cuidados por substitutos ou institucionalizados
Preocupações legais
Preocupações éticas
Considerar cuidados paliativos e para doenças terminais
Proteger o cuidador dos efeitos do estresse

Fonte: Reproduzida, com permissão, de RL Kane et al (eds): *Essentials of Clinical Geriatrics*, 8th ed. New York, McGraw-Hill, 2017.

demência é controversa, e os potenciais benefícios desses fármacos *versus* seus riscos e custos devem ser ponderados cuidadosamente ao se oferecer um cuidado centrado na pessoa. As melhores evidências sobre a efetividade dos inibidores da colinesterase se relacionam com o retardo na progressão da doença de Alzheimer e com o aumento do tempo antes de ser necessário colocar o paciente em uma instituição. Os efeitos colaterais GI podem ser incômodos e incluem náuseas, vômitos e diarreia; os pesadelos também podem ser incômodos. Além desses efeitos colaterais problemáticos, os inibidores da colinesterase podem causar bradicardia, tendo sido associados com síncope, quedas com lesões e colocação de marca-passos. A memantina pode causar tontura, cefaleia, confusão e constipação. Em um estudo, a vitamina E foi mais efetiva que a memantina na prevenção de declínio funcional em pacientes com doença de Alzheimer.

INCONTINÊNCIA URINÁRIA E BEXIGA HIPERATIVA

Epidemiologia e impacto A incontinência urinária é curável ou controlável em muitos pacientes geriátricos, especialmente naqueles com mobilidade e funcionamento mental adequados. Mesmo quando não for curável, a incontinência pode ser manejada de maneira que mantenha o paciente confortável, facilite a vida dos cuidadores e minimize os custos dos cuidados da condição e de suas complicações. Cerca de uma em cada três mulheres e 15 a 20% dos homens com mais de 65 anos têm algum grau de incontinência urinária. Entre 5 e 10% dos idosos que vivem na comunidade têm incontinência mais do que uma vez na semana e/ou usam absorventes para proteção contra incidentes urinários. A prevalência é de até 60 a 80% em muitas casas de repouso, onde os moradores frequentemente têm tanto incontinência urinária como fecal. Muitos idosos (cerca de 40%) sofrem de "bexiga hiperativa", a qual pode ou não incluir sintomas de incontinência. Os sintomas de bexiga hiperativa incluem urgência urinária (com ou sem incontinência), polaciúria (micção a cada 2 horas ou mais frequente) e noctúria (acordar à noite para urinar). Se a noctúria isoladamente for o sintoma predominante, o paciente deve ser questionado sobre distúrbios do sono (ver a seção seguinte). A fisiopatologia, a avaliação e o manejo da bexiga hiperativa são essencialmente os mesmos da incontinência urinária de urgência.

A incontinência está associada a isolamento social e depressão, podendo ser um fator precipitante na decisão de procurar uma clínica geriátrica quando não puder ser manejada de forma que mantenha a higiene e a segurança. Além da predisposição à irritação da pele e a úlceras de pressão, as potenciais complicações mais importantes da incontinência urinária e da bexiga hiperativa são as quedas e lesões resultantes relacionadas à pressa em chegar ao banheiro. As pessoas idosas com distúrbios da marcha, especialmente aquelas com múltiplos episódios de noctúria ou incontinência noturna, têm risco especialmente elevado de lesões. Além dos transtornos causados pela condição para o idoso ou o cuidador, o risco de quedas é uma razão suficiente para a realização de avaliação diagnóstica e tratamento específico para a incontinência e a bexiga hiperativa na população geriátrica.

Avaliação Os internistas devem questionar as pessoas idosas sobre sintomas de incontinência urinária, pois esses sintomas costumam ser ocultados por constrangimento ou medo. Perguntas simples podem ajudar a identificar pacientes incontinentes, como "Você tem alguma dificuldade com a sua bexiga?", "Você perde urina de forma involuntária?" e "Você usa absorventes para proteger em caso de perda de urina?" (Tab. 477-3). Um número substancial de pessoas idosas responderá "não" para as primeiras duas questões, mas "sim" para a terceira.

Para o internista, é útil destacar alguns pontos. A anamnese e o exame físico devem focar na identificação de causas potencialmente reversíveis e de fatores contribuidores (Tab. 477-11), além da identificação de sintomas específicos do trato urinário inferior. Um questionário validado simples de três itens pode ajudar na diferenciação entre os tipos mais comuns de incontinência (Fig. 477-9). Aspectos-chave da anamnese e do exame físico são delineados na Tabela 477-12. Entre as mulheres idosas, os sintomas mais comuns são uma mistura de urgência e incontinência de esforço (Fig. 477-10); a urgência costuma ser mais problemática. A incontinência de esforço pode muitas vezes ser objetivamente observada durante um exame físico com uma bexiga confortavelmente cheia pedindo-se para a pessoa tossir na posição de ortostatismo; o extravasamento de urina simultaneamente com a tosse indica que há incontinência de esforço. Os homens idosos comumente têm sintomas associados a bexiga hiperativa e/ou sintomas de dificuldade para urinar (hesitação, jato urinário fraco ou intermitente, vazamento pós-miccional); os sintomas de bexiga hiperativa costumam ser mais problemáticos. Esses sintomas podem se sobrepor àqueles de distúrbios benignos e malignos da próstata, e muitos internistas podem optar pela consultoria com um urologista antes de manejo adicional (Cap. 87), pois a determinação da taxa de fluxo urinário e do volume pós-miccional, além da avaliação adicional na suspeita de câncer, é útil na definição da terapia.

A maioria dos pacientes idosos com sintomas de incontinência deve ser submetida à determinação do volume pós-miccional, especialmente homens, diabéticos, aqueles com distúrbios neurológicos e aqueles com sintomas de dificuldade para urinar, pois o esvaziamento vesical incompleto é comum em pacientes idosos e é difícil de detectar pela anamnese e pelo exame físico isoladamente. Não há ponto de corte específico para um volume pós-miccional anormal; o teste deve ser realizado com a bexiga cheia, e o esforço miccional durante o teste pode alterar os resultados. Em pacientes idosos, um volume pós-miccional entre 0 e 100 mL é normal, entre 100 e 200 mL deve ser interpretado com base nos sintomas, e um volume pós-miccional maior que 200 mL é anormal e costuma influenciar o tratamento.

Manejo Os pacientes que preenchem determinados critérios devem ser encaminhados para avaliação adicional urológica, ginecológica e/ou urodinâmica antes de começar a terapia específica. Os exemplos incluem história de cirurgia ou irradiação do trato urinário inferior ou infecções sintomáticas recorrentes do trato urinário, prolapso pélvico importante ao exame físico da mulher, suspeita de câncer de próstata e hematúria estéril.

TABELA 477-11 ■ Condições reversíveis que causam ou contribuem para sintomas de incontinência urinária e bexiga hiperativa em pessoas idosas

Condição	Manejo
Condições do trato urinário inferior	
Infecção do trato urinário (sintomática com polaciúria, urgência, disúria etc.)	Terapia antimicrobiana
Vaginite/uretrite atróficas	Estrogênios tópicos (não é um tratamento primário para a incontinência, mas pode ajudar a evitar infecções recorrentes e melhorar os sintomas de bexiga hiperativa; os estrogênios orais podem causar ou piorar a incontinência)
Impactação fecal com irritação da bexiga/inervação uretral e/ou obstrução parcial da via de saída vesical	Alívio da impactação; uso adequado de emolientes fecais, agentes formadores de bolo fecal e laxativos conforme a necessidade; implementação de regime intestinal
Produção aumentada de urina	
Metabólicas (hiperglicemia, hipercalcemia)	Melhor controle do diabetes melito A terapia para a hipercalcemia depende da causa subjacente
Ingesta excessiva de cafeína ou líquidos	Redução da ingesta de bebidas cafeinadas; redução da ingesta de líquidos (a maioria das pessoas idosas com incontinência ou bexiga hiperativa restringe por conta própria a ingesta de líquidos)
Sobrecarga de volume com produção aumentada de urina à noite	Meias elásticas
Insuficiência venosa com edema	Elevação das pernas Restrição de sódio Terapia diurética (dose ao final da tarde pode ser efetiva)
Insuficiência cardíaca congestiva	Tratamento clínico
Comprometimento da capacidade ou da disposição de chegar até o banheiro	
Delirium	Diagnóstico e tratamento da(s) causa(s) subjacente(s)
Doença crônica, lesão ou contenção interferindo na mobilidade	Uso regular do banheiro Uso de substitutos para o banheiro Alterações ambientais (p. ex., comadre, urinol) Remoção das contenções, se possível
Psicológicas (depressão, ansiedade)	Tratamento apropriado não farmacológico e/ou farmacológico

Efeitos colaterais de fármacos	Suspender o fármaco causador, se possível; modificar a dose, a frequência ou o horário também pode reduzir os sintomas para alguns fármacos:
	Diuréticos (poliúria, polaciúria, urgência)
	Anticolinérgicos (constipação, esvaziamento incompleto da bexiga)
	Fármacos psicotrópicos
	    Antidepressivos tricíclicos (efeitos anticolinérgicos)
	    Antipsicóticos (imobilidade, sedação)
	    Sedativo-hipnóticos (imobilidade, sedação)
	Analgésicos narcóticos (constipação, esvaziamento incompleto da bexiga)
	Bloqueadores α-adrenérgicos (relaxamento uretral)
	Agonistas α-adrenérgicos (contração uretral e potencial esvaziamento incompleto da bexiga)
	Inibidores da colinesterase (polaciúria, urgência)
	Inibidores da enzima conversora da angiotensina (tosse que precipita a incontinência de esforço)
	Bloqueadores dos canais de cálcio, gabapentina, pregabalina, glitazonas (edema com noctúria)
	Álcool (poliúria, polaciúria, urgência, sedação, *delirium*, imobilidade)
	Cafeína (poliúria, irritação vesical)

Fonte: Reproduzida, com permissão, de RL Kane et al (eds): *Essentials of Clinical Geriatrics*, 8th ed. New York, McGraw-Hill, 2017.

As condições potencialmente reversíveis devem ser abordadas, incluindo os muitos tipos de medicamentos que podem afetar a função vesical, os quais devem ser eliminados, se possível (Tab. 477-11). A Tabela 477-13 lista os tratamentos para os diferentes tipos de incontinência. Muitos pacientes respondem bem a intervenções comportamentais adequadamente ensinadas e seguidas. Fisioterapeutas e enfermeiros especializados no tratamento de sintomas do trato urinário inferior podem ser muito úteis, devendo ser consultados quando disponíveis. O tratamento farmacológico da incontinência e da bexiga hiperativa é ditado pela inervação do trato urinário inferior. O estímulo α-adrenérgico aumenta o tônus no músculo liso da uretra; assim, α-agonistas foram usados para tratar a incontinência de esforço em mulheres (embora nenhum seja aprovado pela Food and Drug Administration para essa indicação), e os α-bloqueadores são usados para reduzir o tônus uretral em homens com bexiga hiperativa associada a aumento prostático. Os agentes anticolinérgicos/antimuscarínicos e a estimulação β3 inibem a contração vesical e são usados para bexiga hiperativa e incontinência urinária de urgência. Em homens com bexiga hiperativa e volume pós-miccional normal que não respondem a um α-bloqueador (com ou sem um inibidor da 5α-redutase), adicionar um agente antimuscarínico ou β3-adrenérgico pode melhorar os sintomas com um risco muito baixo de causar retenção urinária. Os pacientes com comprometimento cognitivo grave e/ou imobilidade geralmente podem ser manejados de forma efetiva por micção imediata e/ou dispositivos de proteção sob a vestimenta, desde que o conforto, a dignidade e a segurança sejam mantidos.

DISTÚRBIOS DO SONO

Os distúrbios do sono são discutidos com mais detalhes para a população adulta geral no Capítulo 31. Como eles são muito comuns e têm algumas características exclusivas em idosos, eles são discutidos resumidamente aqui.

Epidemiologia e impacto O envelhecimento está associado a múltiplas alterações na arquitetura do sono, além de muitas doenças e distúrbios que podem atrapalhar o sono. Assim, as queixas de dificuldade para dormir são comuns em idosos. As consequências da dificuldade para dormir incluem menor qualidade de vida relacionada à saúde, aumento do uso de medicamentos, maior declínio cognitivo e maior utilização de cuidados de saúde. Quatro tipos de distúrbios primários do sono são comuns na população geriátrica: insônia, alteração respiratória relacionada ao sono devido à síndrome da apneia/hipopneia obstrutiva do sono (SAHOS), síndrome das pernas inquietas (SPI) e movimentos periódicos dos membros no sono (MPMS). As queixas de insônia – incapacidade de adormecer ou de

O teste 3IQ é um questionário para o paciente que ajuda o seu médico a diferenciar entre incontinência urinária de urgência e incontinência de esforço. Ele não demora mais do que alguns minutos. Complete o questionário e o leve na próxima consulta.

1. **Durante os últimos 3 meses, você teve algum vazamento de urina (mesmo em pouca quantidade)?**
   ☐ Sim ☐ Não (se esta resposta for marcada, o teste 3IQ está pronto)

2. **Durante os últimos 3 meses, você teve perda de urina (marque todas as que se aplicam):**
   ☐ Ao realizar alguma atividade física, como tossir, espirrar, levantar peso ou exercitar-se?
   ☐ Quando teve a urgência ou a sensação de que precisava esvaziar a bexiga, mas não conseguiu chegar ao banheiro a tempo?
   ☐ Sem atividade física e sem sensação de urgência?

3. **Durante os últimos 3 meses, você teve perda de urina mais comumente (marque apenas uma):**
   ☐ Ao realizar alguma atividade física, como tossir, espirrar, levantar peso ou exercitar-se?
   ☐ Quando teve a urgência ou a sensação de que precisava esvaziar a bexiga, mas não conseguiu chegar ao banheiro a tempo?
   ☐ Sem atividade física e sem sensação de urgência?
   ☐ Com a mesma frequência para atividade física e sensação de urgência?

As definições do tipo de incontinência urinária se baseiam nas respostas à questão 3.

Resposta à questão 3	Tipo de incontinência
Mais comumente com atividade física	De esforço apenas ou de esforço predominante
Mais comumente com urgência para esvaziar a bexiga	De urgência apenas ou de urgência predominante
Sem atividade física ou sensação de urgência	Outra causa apenas ou outra causa predominante
Igualmente com atividade física e sensação de urgência	Mista

FIGURA 477-9 Ferramenta de avaliação de incontinência com 3 questões (3IQ). *(De Annals of Internal Medicine, JS Brown JS et al: The sensitivity and specificity of a simple test to distinguish between urge and stress urinary incontinence. 144 (10):715, 2006. Copyright © 2006 American College of Physicians. Todos os direitos reservados. Reimpressa, com permissão, de American College of Physicians, Inc.)*

permanecer dormindo apesar de um ambiente adequado – aumentam com a idade, ocorrendo em cerca de 30% das pessoas com > 65 anos. A insônia está comumente associada com depressão, ansiedade, ingesta de álcool e ingestão de bebidas cafeinadas ao final do dia. A SAHOS ocorre em cerca de 10% dos idosos, mas é provável que seja sub-relatada e subdiagnosticada. Ela está associada a comorbidades médicas como obesidade e insuficiência cardíaca congestiva. A SPI ocorre em 5 a 10% dos adultos, e sua prevalência aumenta nas pessoas com > 70 anos. Ela é quase duas vezes mais comum nas mulheres; história familiar, deficiência de ferro e ingesta de anti-histamínicos e da maioria dos antidepressivos são fatores de risco. O MPMS pode ser encontrado em até 45% das pessoas idosas, mas costuma não ter consequência clínica conhecida e permanece não diagnosticado.

Avaliação Deve-se rastrear dificuldades de sono em idosos com perguntas como "Você costuma se sentir sonolento durante o dia?" e "Você tem dificuldade para começar a dormir à noite?". A avaliação adicional da natureza e do impacto das queixas pode ser feita com questionários padronizados (Tab. 477-3). Os pacientes com queixas significativas relacionadas ao sono devem ser questionados sobre as condições que podem interromper o sono, como noctúria, refluxo gastresofágico, dor crônica e ingesta de cafeína ou álcool. As questões específicas para caracterizar as queixas devem incluir perguntas sobre roncos altos (para SAHOS), urgência em mexer as pernas associada com sensações desconfortáveis (SPI) e movimentos periódicos dos membros no sono (MPMS; os quais podem resultar em chutes ou batidas no parceiro de cama).

Manejo Os pacientes com suspeita de SAHOS, SPI ou MPMS devem ser encaminhados para uma avaliação formal do sono. Embora os hipnóticos estejam entre os fármacos mais comumente prescritos na população geriátrica, o manejo não farmacológico do sono deve ser a abordagem inicial e primária, pois muitos pacientes podem se beneficiar de intervenções adequadamente ensinadas e seguidas (Tab. 477-14). Os hipnóticos benzodiazepínicos devem ser evitados sempre que possível, pois estão associados com efeito residual no dia seguinte (ressaca), que pode se manifestar como comprometimento cognitivo e causar quedas ou acidentes de carro, além de insônia de rebote. Os pacientes com insônia com início no sono podem responder a melatonina ou trazadona, e ambos são mais seguros do que o uso crônico de benzodiazepínicos.

FRAGILIDADE

Definição, epidemiologia e impacto O termo *frágil* é frequentemente usado para descrever idosos. Contudo, nos últimos anos, a *fragilidade* foi definida como uma síndrome específica, e a palavra *frágil* tem uso mais apropriado para pessoas que preenchem os critérios para fragilidade. A fragilidade é um estado de vulnerabilidade acentuada caracterizado por um declínio na reserva fisiológica e na função em muitos sistemas. Existem muitas definições diferentes e ferramentas para definir a fragilidade. Os critérios de Fried baseados no Cardiovascular Health Study (Estudo da Saúde Cardiovascular; ver adiante) e o Frailty Index (Índice de Fragilidade; uma lista de vários diagnósticos específicos desenvolvida por Rockwood e colaboradores) foram usados para o rastreamento da fragilidade em cenários clínicos. A importância do rastreamento da fragilidade é mitigar a incapacidade e os desfechos de saúde adversos, bem como avaliar dos benefícios e riscos nas decisões de tratamento. A prevalência de fragilidade é mais alta entre mulheres e aumenta conforme a idade. A prevalência global de fragilidade em adultos que vivem na comunidade com 65 anos ou mais varia consideravelmente, mas, em média, é de 10 a 14% dependendo da definição. A prevalência de fragilidade aumenta com a idade, chegando próximo a 16% em indivíduos com idade entre 80 e 84 anos e 26% para indivíduos com idade de 85 anos ou mais. Em pacientes idosos hospitalizados e idosos

TABELA 477-12 ■ Aspectos-chave da anamnese e do exame físico de um paciente idoso com sintomas de incontinência urinária e bexiga hiperativa

Anamnese

Condições médicas ativas, especialmente distúrbios neurológicos, diabetes melito, insuficiência cardíaca congestiva, insuficiência venosa

Revisão de medicamentos em busca de fármacos que podem estar contribuindo (ver Tab. 477-11)

Padrão de ingesta de líquidos
- Tipo e quantidade de líquido (especialmente cafeína e líquidos antes de deitar)

História urogenital pregressa, especialmente parto normal, cirurgia, dilatações, retenção urinária, infecções do trato urinário recorrentes

Sintomas de incontinência
- Início e duração
- Tipo – de esforço vs. de urgência vs. mista vs. outra (ver Fig. 477-10)
- Frequência, horário e quantidade de episódios de incontinência e de esvaziamentos voluntários (um diário miccional pode ser útil)

Outros sintomas do trato urinário inferior
- Irritantes – disúria, frequência, urgência, noctúria
- Dificuldade para micção – hesitação, jato lento ou interrompido, esforço excessivo, esvaziamento incompleto
- Outros – hematúria, desconforto suprapúbico

Outros sintomas
- Neurológicos (indicativos de acidente vascular cerebral, demência, parkinsonismo, hidrocefalia de pressão normal, compressão medular, esclerose múltipla)
- Psicológicos (depressão)
- Intestinais (constipação, incontinência fecal)
- Sintomas sugestivos de hipervolemia (p. ex., edema de membro inferior, dispneia ao deitar ou aos esforços)

Fatores ambientais
- Localização do banheiro
- Disponibilidade de substitutos de vaso sanitário (p. ex., urinol, comadre)

Percepção da incontinência
- Preocupações ou ideias do paciente sobre as causas subjacentes
- Sintomas que mais incomodam
- Interferência na vida rotineira
- Gravidade (p. ex., "é um problema grande o suficiente para considerar a cirurgia?")

Exame físico

Mobilidade e destreza
- Estado funcional compatível com a capacidade de ir ao banheiro sozinho
- Distúrbio da marcha (p. ex., que pode sugerir parkinsonismo, hidrocefalia de pressão normal)

Estado mental
- Função cognitiva compatível com a capacidade de ir ao banheiro sozinho
- Motivação
- Humor e afeto

Neurológicas
- Sinais focais (especialmente nos membros inferiores) que podem sugerir uma condição do sistema nervoso central
- Sinais de parkinsonismo
- Arco reflexo do sacro (p. ex., perda de sensibilidade perianal ou piscada anal em resposta ao estímulo perianal)

Abdominais
- Distensão vesical[a]
- Sensibilidade suprapúbica
- Massa abdominal inferior

Retais
- Sensibilidade perianal
- Tônus do esfincter (em repouso e ativo)
- Impactação
- Massas
- Tamanho e contorno da próstata (nenhum é diagnóstico de obstrução uretral)

Pélvicos
- Condição da pele perineal
- Sensibilidade perineal
- Vaginite atrófica (friabilidade, inflamação, sangramento)
- Massa ou prolapso pélvico

Outros
- Edema de membro inferior ou sinais de insuficiência cardíaca congestiva (se noctúria for uma queixa importante)

[a]Graus clinicamente significativos de retenção urinária podem ser difíceis de detectar no exame físico; muitos pacientes incontinentes devem fazer a determinação de volume pós-miccional por ultrassonografia (ver texto).

Fonte: Reproduzida, com permissão, de RL Kane et al (eds): *Essentials of Clinical Geriatrics,* 8th ed. New York, McGraw-Hill, 2017.

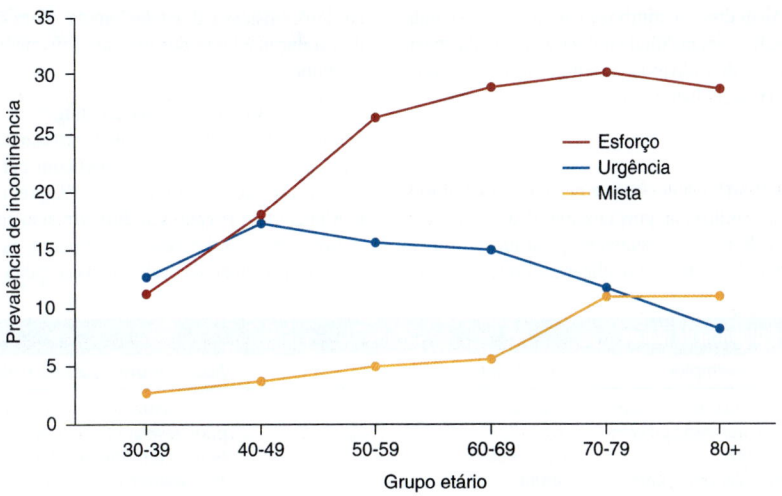

FIGURA 477-10 Taxas de incontinência urinária de urgência, de esforço e mista por faixa etária em uma amostra de 3.552 mulheres. *Com base em uma amostra de 3.553 participantes. *(Adaptada de JL Melville, W Katon, K Delaney, K Newton: Urinary incontinence in US women: A population-based study. Arch Intern Med 165:537, 2005.)*

institucionalizados, a prevalência de fragilidade varia de cerca de 27 até 80%. Independentemente da definição, a prevalência de fragilidade apresenta uma relação em forma de U com o índice de massa corporal (IMC), com níveis mais altos de fragilidade em indivíduos com IMC baixo e também com IMC muito alto.

TABELA 477-13 ■ Tratamentos primários para diferentes tipos de incontinência urinária geriátrica	
Tipo de incontinência	**Tratamentos primários**
Esforço	Exercícios para a musculatura pélvica (Kegel)
	Outras intervenções comportamentais incluindo micção com horário marcado e micção dupla para evitar urina residual
	Agonista α-adrenérgico (nenhum é aprovado pela Food and Drug Administration para esse propósito)
	Estrogênios tópicos para fortalecer o tecido periuretral (não efetivos isoladamente; estrogênios orais contraindicados)
	Injeções periuretrais para aumentar o volume e a sustentação
	Suspensão cirúrgica do colo vesical ou procedimento de *sling* para incontinência severa, com base nas preferências do paciente
Sintomas de urgência e de bexiga hiperativa	Exercícios para a musculatura pélvica (Kegel)
	Outras intervenções comportamentais: micção com horário marcado e micção dupla para evitar urina residual
	Fármacos antimuscarínicos e β3-adrenérgicos
Incontinência com esvaziamento vesical incompleto	Antagonistas α-adrenérgicos em homens com um inibidor da 5α-redutase se a próstata estiver aumentada; um fármaco antimuscarínico ou β3-adrenérgico pode ser acrescentado se não houver resposta a um agonista α-adrenérgico
	Treinamento vesical, micção dupla
	Cateterismo intermitente
	Cateterismo de demora em pacientes selecionados nos quais os riscos e o desconforto da retenção urinária superam os riscos de um cateter de demora crônico
Incontinência com comprometimento da função física e/ou cognitiva	Intervenções comportamentais (micção induzida, treinamento do hábito)
	Manipulação ambiental incluindo o uso de urinol ou comadre à beira do leito, iluminação segura do caminho até o banheiro
	Proteção e absorventes contra incontinência

Fonte: Reproduzida, com permissão, de RL Kane et al (eds): *Essentials of Clinical Geriatrics*, 8th ed. New York, McGraw-Hill, 2017.

Fisiopatologia A fragilidade é um processo tridimensional que envolve alterações nos níveis celular, fisiológico e fenotípico. No nível celular, a fragilidade se manifesta como alterações na função mitocondrial, desenvolvimento de estresse oxidativo, danos no DNA, encurtamento dos telômeros e exaustão das células-tronco. Essas alterações no nível celular resultam em alterações fisiológicas incluindo inflamação, disfunção de mediadores celulares como baixa produção de óxido nítrico pelo endotélio, sarcopenia e desequilíbrio energético. Fried e colaboradores conceituam a fragilidade como um círculo vicioso de declínio na energia e na reserva, cujos elementos representam os critérios diagnósticos para a identificação da síndrome e os elementos centrais de sua fisiopatologia. O processo manifesta-se fenotipicamente como declínio global na função física e deficiência cognitiva. Em particular, o fenótipo da fragilidade foi definido por Fried e colaboradores pelas seguintes cinco características: perda de peso não intencional, diminuição da força muscular, exaustão, velocidade de marcha reduzida e baixo nível de atividade física.

Manejo Embora haja evidências conflitantes com relação à efetividade de intervenções específicas para tratar ou prevenir a fragilidade, programas de atividade física centradas na pessoa e suplementação nutricional parecem melhorar componentes da fragilidade como força muscular, velocidade da

TABELA 477-14 ■ Manejo não farmacológico da insônia em idosos
Regras de higiene do sono
Verificar o efeito de medicamentos sobre o sono e o estado de alerta
Evitar cafeína, álcool e cigarros após o almoço
Limitar a quantidade de líquidos à noite
Manter horários regulares para dormir e acordar
Evitar sonecas ou limitar a uma soneca ao dia, de não mais do que 30 minutos
Passar um tempo ao ar livre (sem óculos escuros), particularmente no final da tarde ou no início da noite
Exercitar-se – mas limitar os exercícios imediatamente antes da hora de dormir
Instruções para terapia de controle de estímulos
Apenas ir para a cama quando estiver cansado ou sonolento
Se não conseguir adormecer dentro de 20 minutos, sair da cama (e do quarto, se possível); enquanto estiver fora da cama, fazer algo tranquilo e relaxante
Apenas retornar para a cama quando estiver sonolento
Se não conseguir dormir dentro de 20 minutos, sair da cama novamente
Repetir esses comportamentos até que consiga adormecer dentro de alguns minutos
Levantar-se no mesmo horário todas as manhãs (mesmo se tiver dormido apenas algumas horas)
Evitar sonecas

Fonte: Adaptada de JB Halter et al (eds): *Hazzard's Geriatric Medicine and Gerontology*, 7th ed. New York, McGraw-Hill, 2016.

marcha e mobilidade geral. Além disso, a otimização do manejo de condições crônicas, o manejo de medicações incluindo mitigação da polifarmácia e a identificação das prioridades do indivíduo podem levar à reversão ou desaceleração da progressão da fragilidade.

ABUSO E NEGLIGÊNCIA DE IDOSOS

Epidemiologia e impacto A incidência de abuso e negligência de idosos, além da autonegligência, não é conhecida, pois tais condições não costumam ser reconhecidas. Os melhores dados sugerem que a incidência em 12 meses é de pelo menos 8 a 10%. Abuso e negligência podem resultar em lesões físicas e dor relacionada, piora de condições clínicas crônicas, desidratação e lesão por pressão, sofrimento emocional e perda de renda e economias.

Avaliação Como o abuso e a negligência são sub-relatados, não são suspeitados e têm consequências devastadoras, idosos devem ser rastreados (sem a presença dos cuidadores) com perguntas como "Você já se sentiu inseguro no local onde vive?", "Alguém já o ameaçou ou machucou?" e "Alguém tem pegado seu dinheiro sem a sua permissão?" (Tab. 477-3). A Tabela 477-15 descreve as definições, os sinais e os sintomas, além dos aspectos principais da avaliação na suspeita de abuso e negligência.

TABELA 477-15 ■ Abuso e negligência de idosos

Categoria	Definição e exemplos	Sinais e sintomas	Aspectos principais da avaliação
Abuso físico	Atos de violência que podem resultar em dor, lesão ou comprometimento • Empurrar, dar tapas, bater, alimentar à força • Posicionamento ou uso de contenções inadequados • Uso impróprio de medicamentos	Abrasões Lacerações Equimoses Fraturas Uso de contenções Queimaduras Dor Depressão *Delirium* ou início ou piora de sintomas comportamentais relacionados a demência	A entrevista deve ser realizada a sós com o paciente; ela pode revelar histórias discordantes ou achados inconsistentes com a história fornecida pelo cuidador Tornozelos e punhos devem ser examinados quanto a abrasões sugestivas do uso de contenções Os achados que são discordantes dos mecanismos de lesão relatados ou múltiplas lesões em vários estágios de cicatrização devem levantar a suspeita de abuso Lesões na cabeça, no pescoço e na parte proximal dos braços ocorrem em idosos vítimas de abuso físico, mas devem ser diferenciadas de lesões acidentais Fraturas de mandíbula e zigomático têm mais chances de ter ocorrido por soco do que por queda, que geralmente resultam em fraturas nos ossos orbitais e nasais
Abuso psicológico ou verbal	Condutas que causam sofrimento mental ou emocional • Constrangimento verbal ou intimidação • Ameaças de punição ou privação • Isolamento	Observação direta de abuso verbal Sinais sutis de intimidação, como um cuidador ou potencial abusador que não deixa o idoso responder às questões sozinho Evidência de isolamento Depressão, ansiedade ou ambos	Avaliar o tamanho e a qualidade da rede social do paciente (além do abusador suspeitado) Conduzir avaliações padronizadas para depressão, ansiedade e cognição, diretamente ou por encaminhamento Perguntar especificamente sobre abuso verbal ou psicológico com questões como "O seu familiar/cuidador alguma vez gritou com você ou o xingou?"; "Você já foi ameaçado de ser colocado em um asilo?"; ou "Você já foi impedido de ver os amigos e familiares que deseja ver?"
Abuso financeiro	Uso indevido da renda ou dos recursos da pessoa para ganho financeiro ou pessoal de um cuidador ou conselheiro • Roubo de dinheiro ou bens • Negação de abrigo • Coerção para assinar contratos ou gastar dinheiro	Incapacidade de pagar por medicamentos, cuidados médicos, alimentos, aluguel ou outras necessidades Falta de renovação de prescrições, de adesão a esquemas medicamentosos ou a outros tratamentos ou de comparecimento a consultas Desnutrição, perda ponderal ou ambos, sem causa médica evidente Evidências de tomada de decisões financeiras inadequadas Dispensa de provedores de cuidados domiciliares ou de outros serviços pelo abusador Contas não pagas Início de ações de despejo	Perguntar sobre exploração financeira com questões como "Você teve algum dinheiro ou propriedade retirado de você sem a sua permissão?"; "O seu cartão de crédito ou cartão do banco têm sido usados sem o seu consentimento?"; e "No final do mês, você tem dinheiro suficiente para alimentos e outras necessidades?" Mudanças abruptas nas circunstâncias financeiras do cuidador em qualquer direção podem antecipar um risco aumentado de exploração financeira ou uma exploração já em andamento Abuso do poder de procurador/responsável legal; se a pessoa com o poder de procurador/responsável legal para cuidados de saúde é suspeita de não agir de acordo com os interesses do paciente, são necessários documentos para garantir que a suposição de responsabilidade fiduciária seja autorizada
Abuso sexual	Coerção ou agressão sexual	Hematomas, abrasões, lacerações nas regiões genitais ou anais ou no abdome Infecções sexualmente transmissíveis recém-adquiridas, especialmente em casas de repouso/ILPIs Infecção do trato urinário	Perguntar diretamente sobre agressão ou coerção sexual Para pacientes com demência, perguntar diretamente aos cuidadores sobre comportamento hipersexual como parte de uma anamnese mais abrangente sobre comportamentos relacionados à demência e avaliar a capacidade do paciente para a tomada de decisão sobre a atividade sexual Se indicado, encaminhar para um departamento de emergência para avaliação de agressão sexual e coleta de amostras (evidências forenses devem ser coletadas por profissionais experientes, como enfermeiros treinados em exame de violência sexual)
Negligência (por cuidador ou autonegligência)	Falha em fornecer materiais, suprimentos, alimentos e bebidas ou serviços necessários para o funcionamento ideal ou para evitar danos	Desnutrição Desidratação Higiene precária Lesões por pressão Falta de adesão ao esquema medicamentoso ou a outros tratamentos Piora de sintomas comportamentais relacionados à demência	Entrevistar o cuidador principal sobre a sua compreensão da natureza das necessidades de cuidado do paciente e quão bem os cuidados estão sendo oferecidos A negligência por um cuidador pode ser intencional ou não Avaliar higiene, limpeza e adequação das roupas Examinar a pele quanto a lesões por pressão, infecções e infestações Avaliar nutrição e hidratação, incluindo medição do índice de massa corporal e da ureia e da creatinina para avaliar a hidratação

ILPIs, instituições de longa permanência para idosos.

Manejo Além de tratar as consequências físicas, médicas e emocionais, os pacientes com suspeita de abuso ou negligência de idosos devem ser relatados à agência local ou estadual para investigar e garantir a segurança do paciente. O leitor deve buscar duas revisões sobre este assunto para informações adicionais sobre aspectos específicos do manejo.

INFECÇÃO PELO CORONAVÍRUS DA SÍNDROME RESPIRATÓRIA AGUDA GRAVE (SARS-COV-2) E COVID-19

(Ver Caps. 122 e 199) A pandemia da doença por coronavírus (Covid-19, de *coronavirus disease*) afetou de forma desproporcional a população idosa, especialmente aqueles que residem em casas de repouso e instituições de vida assistida. Em comparação com indivíduos entre 18 e 29 anos de idade, os mais velhos estão em maior risco de desfechos adversos após a infecção por pelo coronavírus da síndrome respiratória aguda grave (SARS-CoV-2, de *severe acute respiratory syndrome coronavirus 2*), especialmente aqueles com múltiplas comorbidades. As razões de mortalidade são 200 e 600 vezes mais altas entre os indivíduos com idade entre 75 e 84 anos e com mais de 85 anos, respectivamente, com risco de 8 a 13 vezes maior de hospitalização. Embora alguns pacientes mais velhos sobrevivam com sintomas e efeitos residuais mínimos, outros deterioram rapidamente com sofrimento respiratório, e, caso sobrevivam, muitos têm efeitos prolongados em múltiplos sistemas. Por essas razões, pacientes nessa faixa etária devem discutir o planejamento antecipado da assistência com relação aos objetivos dos cuidados casos sejam infectados pelo SARS-CoV-2 ou por infecções semelhantes que causem doenças disseminadas que ameaçam a vida. O rastreamento para SARS-CoV-2 em idosos é desafiador, já que alguns dos principais sintomas frequentemente não estão presentes, especialmente entre idosos frágeis que vivem em ILPIs. Por exemplo, as temperaturas elevadas não atingem o limiar para febre de 38 °C em uma porção significativa dos idosos com Covid-19.

A pandemia teve consequências devastadoras em casas de repouso e em ILPIs. Foram relatados vários surtos trágicos que causaram dezenas de hospitalizações e mortes em uma única instituição em um período curto de tempo, mesmo nas instituições de mais alta qualidade. Os médicos e o restante da equipe que trabalham nessas instituições em muitas áreas sofreram pela escassez de exames acurados e equipamento de proteção individual, colocando sua própria saúde e a saúde de sua família em risco, especialmente em locais que atendem populações mais diversas e socioeconomicamente desfavorecidas. Por causa das restrições de visitação e políticas de distanciamento social, a pandemia teve um efeito psicológico altamente negativo nos residentes e nos seus familiares. Os proprietários e operadores dessas instituições tiveram consequências financeiras graves, e muitos podem não ser capazes de continuar operando sem assistência estadual e/ou federal contínua.

A Covid-19 nos ensinou muitas lições para os cuidados futuros da nossa população geriátrica, que está cada vez maior. Essas lições vão além da necessidade de educação intensiva e da implementação de procedimentos e políticas de controle intensivo de infecções. A maneira como a nossa sociedade organiza e financia o cuidado de idosos vulneráveis que não podem viver de forma independente, treina os profissionais de saúde para cuidar dessa população e mede a qualidade dos cuidados precisa ser repensada de forma cuidadosa para atender às necessidades dos idosos nas próximas décadas.

CUIDADOS PALIATIVOS E DE FINAL DA VIDA

Os cuidados de final da vida e paliativos são aspectos fundamentais do cuidado da população geriátrica, necessitando de uma abordagem abrangente e centrada na pessoa. Os cuidados de final da vida e paliativos são abordados em detalhes no Capítulo 12, e o manejo da dor é abordado no Capítulo 13. Para pacientes geriátricos, a limitação da expectativa de vida é um fator fundamental a ser considerado ao se tomar decisões de cuidados de final da vida. Os princípios gerais da tomada de decisão são especialmente relevantes ao se considerar cuidados paliativos e/ou de final da vida para pacientes idosos (Fig. 477-5). Porém, a tomada de decisão torna-se mais complicada em idosos com multimorbidade. Sem um diagnóstico claro de estágio terminal, pode ser difícil saber quando iniciar os cuidados paliativos/de final da vida. Embora algumas vezes esteja claro quando um paciente idoso tem uma condição terminal, como insuficiência cardíaca congestiva ou doença pulmonar obstrutiva crônica em fase terminal, muitos pacientes idosos com multimorbidade têm combinações de condições de gravidade variável. Além disso, pacientes com distúrbios neurodegenerativos, incluindo a maioria das formas de demência e a doença de Parkinson, e pacientes com múltiplos AVCs comumente têm uma evolução gradualmente progressiva, podendo ser difícil determinar o momento de iniciar as discussões sobre cuidados paliativos e de final da vida. Porém, a demência deve ser considerada uma doença terminal nos estágios avançados.

Os internistas devem desempenhar um papel importante na decisão de quando iniciar essas discussões, devendo ser proativos ao encorajar pacientes e familiares a executarem diretivas antecipadas antes que ocorra uma crise nos cuidados de saúde. Existem dados de qualidade que abordam algumas dessas decisões. Por exemplo, a chance de sobrevida após reanimação cardiopulmonar (RCP) em pacientes hospitalizados com 65 anos ou mais é de menos de 20%; entre os idosos mais velhos com multimorbidade, ela é ainda menor. A chance de sobrevida após RCP em moradores de ILPIs ou casas de repouso é de quase zero, o que a torna uma intervenção fútil na maioria desses casos. Dados e recomendações de grandes organizações sugerem que as sondas de alimentação enteral não devem ser colocadas em pacientes com demência em fase terminal (Tab. 477-2). Ferramentas de estimativa de prognóstico, como a ePrognosis, para as conversas com os idosos e seus familiares sobre o planejamento antecipado da assistência e para a documentação das diretivas antecipadas (p. ex., testamento vital, procuração para cuidados de saúde, definição de limitação terapêutica para suportes invasivos e outros) ajudam os internistas a prestarem atenção nos fatores que contribuem para um cuidado centrado na pessoa e para lidar com essas questões desafiadoras nos cuidados geriátricos de final de vida.

LEITURAS ADICIONAIS

AMDA—THE SOCIETY FOR POST-ACUTE AND LONG-TERM CARE MEDICINE: Ten things clinicians and patients should question. http://www.choosingwisely.org/societies/amda-the-society-for-post-acute-and-long-term-care-medicine/. Accessed September 20, 2020.

AMERICAN DIABETES ASSOCIATION: Older adults: Standards of medical care in diabetes—2020. Diabetes Care 43(Suppl 1):S152, 2020.

AMERICAN GERIATRICS SOCIETY: Choosing Wisely: Ten things clinicians and patients should question. http://www.choosingwisely.org/societies/american-geriatrics-society/. Accessed September 20, 2020.

AMERICAN GERIATRICS SOCIETY PANEL ON PHARMACOLOGIC MANAGEMENT OF PERSISTENT PAIN IN OLDER PERSONS: Pharmacologic management of persistent pain in older persons. J Am Geriatr Soc 46:1331, 2009.

CENTERS FOR DISEASE CONTROL AND PREVENTION: CDC Immunization Schedules–Feb, 2020. https://www.cdc.gov/vaccines/schedules/hcp/imz/adult.html?CDC_AA_refVal=https%3A%2F%2Fwww.cdc.gov%2Fvaccines%2Fschedules%2Fhcp%2Fadult.html#table-age. Accessed September 21, 2020.

CLINICIAN'S GUIDE TO ASSESSING AND COUNSELING OLDER DRIVERS. http://www.michigan.gov/documents/sos/Clinicians_Guide_To_OlderDrivers_3rd_edition_523147_7.pdf. Accessed September 20, 2020.

HALTER JB et al (eds): *Hazzard's Geriatric Medicine and Gerontology,* 7th ed. New York, McGraw-Hill, 2018.

INSTITUTE FOR HEALTHCARE IMPROVEMENT: Age-friendly health systems. http://www.ihi.org/Engage/Initiatives/Age-Friendly-Health-Systems/Pages/default.aspx. Accessed September 20, 2020.

KANE RL et al (eds): *Essentials of Clinical Geriatrics,* 8th ed. New York, McGraw-Hill, 2017.

THE 2019 AMERICAN GERIATRICS SOCIETY BEERS CRITERIA® UPDATE EXPERT PANEL: American Geriatrics Society 2019 Updated AGS Beers Criteria® for potentially inappropriate medication use in older adults. J Am Geriatr Soc 67:674, 2019.

PARTE 19 Consultas na medicina

478 Abordagem à consultoria médica
Jeffrey Berns, Jack Ende

Um cuidado médico efetivo exige equipes de generalistas e especialistas com conhecimentos complementares. Muitas condições clínicas requerem avaliação por mais de um profissional, seja porque o diagnóstico e o tratamento recomendado são incertos, seja porque o paciente pode ter múltiplas doenças que podem ser tratadas de forma mais eficiente com o envolvimento de múltiplos especialistas.

Solicitar consultoria é buscar o conselho de um profissional com conhecimento especializado em uma área particular, enquanto a *consulta* diz respeito ao encontro ou ao desfecho equivalente que surge dessa procura. A consultoria médica assume diversas formas. As mais tradicionais incluem a consultoria hospitalar, em que os médicos fornecem recomendações, geralmente registradas no prontuário médico, ou realizam procedimentos em um paciente internado, mas há também as consultorias ambulatoriais, em que os pacientes são atendidos no consultório. As formas mais contemporâneas de consultoria incluem as consultas eletrônicas, as avaliações de telemedicina (ver "Consultorias envolvendo telemedicina", adiante) e as segundas opiniões médicas remotas. Nessas formas mais modernas, o médico não necessariamente vê o paciente e, mesmo assim, assume a responsabilidade de avaliar a condição clínica dele, avalia e analisa os dados clínicos pertinentes e oferece recomendações sucintas e apropriadas.

Embora as formas de consultoria médica evoluam, as responsabilidades básicas associadas a ela continuam a existir. Essas responsabilidades podem ser divididas entre aquelas que recaem sobre o médico solicitante ou sobre o profissional não médico; as que recaem sobre o consultor que presta a consultoria; e as que recaem sobre o sistema de saúde, hospital ou instituição que deve dar suporte a essa importante interação médica (Tab. 478-1).

RESPONSABILIDADES DO CLÍNICO SOLICITANTE

Antes de solicitar uma consultoria, o médico ou outro profissional deve garantir que o paciente endosse o propósito da consulta, conheça o papel do consultor e antecipe os possíveis desfechos do encontro. Outras responsabilidades adicionais do médico solicitante incluem ser específico e comunicar com clareza o motivo da consultoria. Mensagens vagas como "Avalie, por favor" não são tão úteis quanto perguntas mais específicas como "Qual é a causa da redução da função renal?" ou "Como este nódulo pulmonar assintomático deveria ser avaliado?". Dentro do possível, o médico solicitante deve fornecer as informações clínicas relevantes, resumidas da forma mais objetiva possível. A urgência deve ser transmitida com clareza, geralmente com um telefonema ou outra comunicação direta.

O médico requerente deve ser explícito quanto ao desfecho pretendido da consultoria – ou seja, trata-se de uma avaliação única ou de um comanejo cujo acompanhamento deverá ser mantido? A comunicação entre os médicos solicitante e consultor é fundamental. O fato de essa comunicação incluir contato direto ou não é menos importante do que a informação relevante ser explícita e clara, independentemente do meio de comunicação. As consultorias devem ser realizadas para fins clínicos e sempre dirigidas a consultores qualificados; não devem ser conduzidas com finalidades empresariais nem de construção de relacionamento. Outra responsabilidade do médico que faz o encaminhamento é não prestar uma "consultoria exagerada". O cuidado médico deve enfocar o benefício, e não o volume.

RESPONSABILIDADES DO CONSULTOR

Assim como o médico solicitante deve se comunicar de forma clara e explícita, o consultor deve seguir os preceitos de interações efetivas entre profissionais, os quais incluem cortesia, disponibilidade e clareza. Particularmente no serviço de internação, em que os consultores podem receber vários pedidos por dia, é importante que as consultorias que chegam passem por uma triagem e sejam despachadas conforme clinicamente apropriado. Os consultores também precisam deixar claro o nível de envolvimento solicitado e não assumir que um comanejo de longo prazo está sendo buscado. Embora os consultores possam e devam usar os dados clínicos disponíveis, também devem montar de maneira independente seus próprios bancos de dados, inclusive obtendo a história, realizando o exame físico e revisando exames laboratoriais, de imagem e patológicos pertinentes. Na falta disso, é possível que não consigam fornecer uma síntese independente e factível. Assim como o médico solicitante precisa ser claro e conciso, o consultor também deve ser específico e focado nas recomendações fornecidas. Dizer "Possível ascite maligna" é menos útil do que "Tomarei as providências para que seja feita uma paracentese que permita excluir a possibilidade de ascite maligna". Na maior parte dos casos, recomendações para "considerar" algum diagnóstico ou teste têm menos utilidade do que um conselho mais específico e concreto. Alguns médicos solicitantes desejam ser chamados depois que o paciente é atendido, enquanto outros preferem que a comunicação seja incluída no registro médico. O modo como essa comunicação é feita também deve estar alinhado com a complexidade e a urgência da consultoria e das circunstâncias clínicas.

RESPONSABILIDADES DOS SISTEMAS MÉDICOS, HOSPITAIS E INSTITUIÇÕES MÉDICAS

Os sistemas de saúde, hospitais e instituições médicas também têm responsabilidades no processo de consultoria. Essa responsabilidade inclui garantir que consultores qualificados estejam acessíveis e disponíveis na equipe médica. As consultorias junto a um sistema único são auxiliadas por registros médicos eletrônicos compartilhados, em particular quando as consultorias se originam no hospital, mas então também envolvem o cuidado dispensado no contexto ambulatorial. Por fim, as entidades de assistência médica devem lutar para fomentar uma cultura de cuidado em equipe e colegialidade. O reembolso pelas consultorias varia de acordo com os pagantes e pode ter implicações na forma de pagamentos do próprio bolso ou despesas não reembolsadas pelos provedores ou sistemas de saúde. Embora seja importante entender os modelos de reembolso, as necessidades clínicas do paciente devem ser priorizadas.

ASPECTOS ESPECIAIS NA CONSULTORIA MÉDICA

Consultorias informais As consultorias informais são pedidos feitos por um médico a outro, solicitando uma opinião informal e não escrita sobre um assunto referente aos cuidados dispensados a um paciente específico. Seu escopo, em geral, é limitado, e a maioria diz respeito ao tratamento ou a questões sobre procedimentos. Além disso, são desenvolvidas a partir da informação fornecida pelo médico consultor e, talvez, pelo registro médico

TABELA 478-1 ■ Responsabilidades do interessado no processo de consultoria médica

Médico ou prestador solicitante	Médico consultor	Sistema de saúde, hospital ou instituição
• Garantir a participação e o engajamento do paciente • Ser específico quanto à pergunta clínica e ao desfecho desejado • Comunicar o nível de urgência • Evitar consultorias com fins não clínicos	• Manter os padrões de profissionalismo, incluindo aqueles pertinentes à disponibilidade, à comunicação, ao respeito e à colegialidade • Analisar adequadamente os níveis de urgência e resposta • Coletar e desenvolver os dados sobre a pessoa • Ser específico na síntese e nas recomendações • Conhecer os desfechos desejados, incluindo planos para o acompanhamento • Comunicar-se com o profissional de referência, da maneira que for mutuamente desejável	• Manter uma força de trabalho especializada adequada para permitir o acesso apropriado • Dar suporte a sistemas para propiciar a troca eficiente de informação clínica • Desenvolver a cultura da colegialidade e do cuidado em equipe

(p. ex., exames laboratoriais e de imagem). Apesar de frequentemente serem vistas como algo conveniente, eficiente e comum do cuidado clínico, sem uma revisão cuidadosa dos registros médicos ou sem qualquer contato direto com o paciente, dada a sua natureza, as consultorias informais muitas vezes se mostram incompletas ou até falhas. Não raro, a pergunta que está sendo feita é por demais complexa para uma consultoria desta natureza, ou não é a única questão ou a mais importante que o consultor sente necessidade de abordar. Via de regra, as consultorias informais devem ser evitadas. Embora a responsabilidade médico-legal com frequência seja citada como um motivo para limitar esse tipo de consultoria, o risco na verdade é insignificante, uma vez que as cortes nos Estados Unidos determinaram que as consultorias informais não estabelecem a relação médico-paciente necessária para criar a base de um litígio de negligência médica. Todavia, uma importante exceção ocorre quando a consultoria informal é prestada por um residente ou estagiário: em tal circunstância, o médico supervisor, esteja ou não a par da prestação da consultoria informal, é responsável pelas recomendações.

Aconselhamento Relacionados às consultorias informais, porém sem dúvida diferentes, são os casos em que um médico busca o outro para aconselhamento, em geral um colega de outra especialidade. Exemplos incluem um internista que busca a orientação de um radiologista quanto ao exame de imagem mais apropriado para diagnosticar um abscesso de tecido profundo; um internista generalista que busca o conselho de um gastrenterologista quanto ao manejo da diverticulite aguda; um hospitalista que busca a orientação de um neurologista quanto ao manejo de um paciente com doença de Parkinson que não pode ingerir por via oral; ou um nefrologista que pergunta a um especialista em doenças infecciosas sobre imunizações em um receptor de transplante.

Situações como essa são geralmente desencadeadas por um encontro com um paciente específico, mas o pedido é mais por informações gerais que o médico requerente pode usar para esse paciente e também para pacientes similares no futuro. Assim, a busca por aconselhamento é diferente da consultoria formal e da consultoria informal, que são específicas para um paciente particular. Assim, o aconselhamento faz parte da comunicação entre colegas e não necessariamente é uma consultoria clínica.

Segundas opiniões Os médicos podem se ver prestando consultorias solicitadas por pacientes que já foram avaliados por outro médico para esse mesmo problema. Sem ser uma "consultoria" no contexto usual de um médico encaminhando um paciente a outro profissional, nesse caso o serviço prestado pelo consultor está ainda bastante alinhado a uma consultoria encaminhada por um médico. As segundas opiniões, que muitas vezes são incentivadas pelo médico do paciente, podem ser buscadas pelos próprios pacientes para confirmar se um diagnóstico e as recomendações de tratamento estão corretas, por insatisfação com o médico inicial ou na esperança de obterem uma opinião e recomendações totalmente diferentes. O médico que fornece a segunda opinião deve se esforçar para compreender as motivações do paciente que o levaram a buscar a opinião adicional. Embora uma segunda opinião possa ter partido do próprio paciente, e não de encaminhamento feito por outro médico, recomenda-se que o médico consultor entre em contato com o médico que está atendendo o paciente, como seria feito após uma consulta-padrão, exceto se o paciente insistir no contrário. Além disso, é importante que se adote um comportamento profissional em termos de como o médico consultor se refere às recomendações ou ações de médicos anteriores, mesmo em casos de desacordo. Do mesmo modo, é importante que uma transferência de cuidado dos médicos anteriores ao profissional que fornece uma segunda opinião somente seja aprovada quando especificamente solicitada pelo paciente ou pelo médico que incentivou a segunda opinião.

Consultorias envolvendo profissionais de saúde avançados Cada vez mais, médicos especialistas são consultados por profissionais de enfermagem e outros profissionais de saúde, em vez de por outros médicos. Ainda não há estudos sobre se a qualidade da informação oferecida ao médico consultor por esses profissionais de saúde difere dos encaminhamentos médico-médico. Os médicos consultores devem saber se devem se reportar ao outro profissional de saúde ou ao médico que assiste o paciente, se houver. Assim como com as consultorias médico-médico, é importante que o consultor saiba se a chamada individual para a consulta tem algum papel contínuo no cuidado prestado ao paciente ou se é apenas uma cobertura com duração limitada. Por fim, caso se reporte a outro profissional de saúde, o consultor deve garantir que a informação fornecida atenda às necessidades do profissional e que as perguntas sejam respondidas do mesmo modo como seriam se fossem reportadas a outro médico.

Consultorias envolvendo telemedicina As consultorias que empregam registros médicos eletrônicos, portais de pacientes e diversas formas de tecnologia de telecomunicação, incluindo videoconferência ou comunicação por celular, podem facilitar o acesso aos cuidados, diminuir o custo e melhorar os desfechos. Isso é particularmente válido quando aplicado a áreas geográficas de escassez de recursos e quando é possível lidar com as questões clínicas na ausência de contato direto com o paciente (i.e., radiologia ou dermatologia). No entanto, a ausência do contato direto entre paciente e consultor introduz aspectos especiais relacionados à acurácia diagnóstica e à relação médico-paciente. Também surgem questões de regulação, responsabilidade, segurança e confidencialidade, assim como preocupações a respeito de disparidades relacionadas ao acesso às tecnologias de telemedicina e disposição e habilidade de usá-las em algumas populações de pacientes.

LEITURAS ADICIONAIS

Daniel H, Sulmasy LS: Policy recommendations to guide the use of telemedicine in primary care: An American College of Physicians Position Paper. Ann Intern Med 163:787, 2015.

Pearson SD: Principles of generalist-specialist relationships. J Gen Intern Med 14(Suppl 1):S13, 1999.

479 Distúrbios clínicos durante a gravidez
Sarah Rae Easter, Robert L. Barbieri

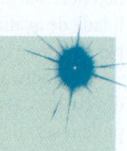

A cada ano, ocorrem cerca de 4 milhões de nascimentos nos Estados Unidos e mais de 130 milhões no mundo. Uma proporção significativa dos nascimentos é complicada por problemas clínicos. Os avanços no cuidado médico e no tratamento da fertilidade fizeram com que houvesse um aumento no número de mulheres com problemas clínicos graves que tentam engravidar. Os problemas médicos que interferem com as adaptações fisiológicas da gravidez aumentam o risco de um desfecho gestacional adverso. Por outro lado, em alguns casos, os eventos gestacionais podem ter implicações para a saúde de longo prazo de um indivíduo.

HIPERTENSÃO

(Ver também Cap. 277) Na gravidez, o débito cardíaco aumenta em 40%, sendo a maior parte devido a um aumento do volume sistólico. A frequência cardíaca aumenta cerca de 10 batimentos por minuto (bpm) durante o terceiro trimestre. No segundo trimestre, a resistência vascular sistêmica diminui, o que acarreta queda da pressão arterial. Uma pressão arterial de 140/90 mmHg ou maior é anormal e está associada a um aumento da morbidade e mortalidade perinatais. O diagnóstico de hipertensão requer a medição de dois valores elevados com um intervalo mínimo de 4 horas. A hipertensão durante a gravidez é classificada como pré-eclâmpsia, hipertensão gestacional ou hipertensão crônica. Essas classificações são diferenciadas com base no momento de aparecimento na gravidez e na presença de características associadas (ver a seguir).

PRÉ-ECLÂMPSIA

Cerca de 5 a 7% do total de mulheres grávidas desenvolvem *pré-eclâmpsia*, o início recente de hipertensão (pressão arterial ≥ 140/90 mmHg) e proteinúria (proteína na urina de 24 horas > 300 mg/24 horas ou razão proteína-creatinina ≥ 0,3) após 20 semanas de gestação. A pré-eclâmpsia pode ser diagnosticada sem proteinúria na presença de sintomas ou anormalidades laboratoriais que levam a preocupações de danos em órgão-alvo. Características clínicas específicas qualificam-se como evidência de doença grave, incluindo hipertensão grave (pressão arterial ≥ 160/110 mmHg), sintomas de início recente (cefaleia não responsiva a medicamentos, alterações visuais, dor epigástrica intensa não remitente ou edema pulmonar) ou anormalidades laboratoriais indicando trombocitopenia (plaquetas < 100 × 10^9/L), insuficiência renal (creatinina > 1,1 mg/dL) ou disfunção hepática (elevação das transaminases até o dobro da concentração normal). A *síndrome HELLP* (*h*emólise, *e*nzimas hepáticas [*l*iver] elevadas e *p*laquetas baixas [*low*]) é um subtipo especial de pré-eclâmpsia com aspectos graves e é uma causa importante de morbidade e mortalidade. Coagulopatia, acidentes vasculares cerebrais (AVCs), ruptura de cápsula hepática e descolamento prematuro de placenta (DPP) são outras complicações de órgão-alvo da pré-eclâmpsia.

A fisiopatologia precisa da pré-eclâmpsia permanece desconhecida, mas a isquemia uteroplacentária crônica, uma resposta inflamatória materna exagerada e/ou o desequilíbrio de fatores angiogênicos provavelmente contribuem para a síndrome clínica. A produção placentária excessiva de antagonistas para o fator de crescimento do endotélio vascular (VEGF) e para o fator de crescimento transformador β (TGF-β) e a lesão endotelial subsequente podem estar subjacentes à fisiopatologia em apresentações mais graves da doença. Anormalidades da autorregulação da circulação cerebral explicam algumas das manifestações neurológicas da doença e podem aumentar o risco de AVC mesmo com elevações modestas da pressão arterial. Na ausência de tratamento, 1 a cada 200 casos de pré-eclâmpsia pode progredir para *eclâmpsia* – convulsões tônico-clônicas generalizadas de início recente em uma paciente com pré-eclâmpsia. O ácido acetilsalicílico em dose baixa entre 12 e 14 semanas de gestação reduz o risco em mulheres com alto risco de desenvolvimento de pré-eclâmpsia.

HIPERTENSÃO GESTACIONAL

O desenvolvimento de pressão arterial elevada após 20 semanas de gestação na ausência de hipertensão crônica preexistente ou de proteinúria é chamado de *hipertensão gestacional*. A hipertensão gestacional com aspectos graves é melhor classificada como pré-eclâmpsia, enquanto a hipertensão gestacional na ausência de aspectos graves tem uma taxa de eventos adversos similar na população obstétrica geral.

TRATAMENTO

Pré-eclâmpsia

O tratamento da pré-eclâmpsia é desafiador porque exige que o médico equilibre a saúde da mãe com a saúde do feto. O tratamento definitivo da pré-eclâmpsia é o parto do feto e da placenta. Isso reduz a morbidade da mãe, mas expõe o feto aos riscos da prematuridade. Na pré-eclâmpsia sem características graves, recomenda-se que o parto ocorra com 37 semanas. Mulheres com pré-eclâmpsia sem aspectos graves podem ser manejadas de forma conservadora até as 37 semanas com monitoramento cuidadoso para o desenvolvimento de aspectos graves, vigilância fetal cuidadosa e limitação da atividade física para reduzir a pressão arterial.

A conduta expectante da pré-eclâmpsia com aspectos graves longe do termo confere alguns benefícios para o feto, mas riscos significativos para a mãe. Para mulheres com pré-eclâmpsia com aspectos graves, o parto é recomendado, a menos que a paciente esteja com < 34 semanas e seja elegível para conduta expectante em um hospital de cuidados terciários. Indicações para o parto antes de 34 semanas incluem sintomas não remitentes, desenvolvimento de anormalidades laboratoriais ou grandes variações de pressão arterial refratárias ao tratamento medicamentoso. O objetivo de prolongar a gestação até essa idade gestacional é melhorar os desfechos neonatais. Assim, preocupações quanto ao bem-estar fetal, como restrição de crescimento intrauterino grave ou DPP, também podem indicar o parto antes das 34 semanas. O manejo ágil de pressões arteriais > 160/110 mmHg reduz o risco de AVCs. Labetalol ou hidralazina IV são agentes de primeira linha para tratar a hipertensão grave na pré-eclâmpsia, considerando-se os agentes orais quando a pressão arterial for controlada. Uma pressão arterial elevada deve ser reduzida lentamente para evitar hipotensão e diminuição do fluxo sanguíneo para o feto.

O sulfato de magnésio é o agente preferido para prevenir a pré-eclâmpsia em pacientes com pré-eclâmpsia com aspectos de gravidade e para o tratamento e a prevenção de convulsões recorrentes em pacientes com eclâmpsia. É administrado como uma dose de ataque IV seguida por uma infusão contínua, de forma cautelosa em pacientes com função renal prejudicada ou edema pulmonar. Dados de ensaios randomizados demonstram que o magnésio é superior à fenitoína e ao diazepam para reduzir o risco de convulsões. As mulheres que tiveram pré-eclâmpsia parecem ter risco aumentado de doença cardiovascular mais tarde na vida.

HIPERTENSÃO CRÔNICA

A gestação complicada por hipertensão crônica é associada a riscos para a mãe e para o neonato. Gestantes com hipertensão crônica têm risco aumentado de pré-eclâmpsia sobreposta e complicações placentárias incluindo restrição de crescimento intrauterino e DPP. Deve-se realizar uma avaliação pré-gestacional detalhada em mulheres com hipertensão crônica para identificar causas de hipertensão corrigíveis e para fazer a transição para a cessação de agentes anti-hipertensivos associados a desfechos adversos na gravidez. Labetalol e nifedipino de liberação prolongada são as medicações mais usadas para o tratamento da hipertensão crônica na gravidez. O alvo da pressão arterial fica na faixa de 130 a 150 mmHg para pressão sistólica e 80 a 100 mmHg para pressão diastólica para equilibrar a segurança materna com a perfusão fetal. Uma avaliação pré-concepção ou no início da gestação para impactos da hipertensão em órgão-alvo, incluindo a presença de proteinúria, pode ajudar a diferenciar os efeitos da hipertensão crônica daqueles da pré-eclâmpsia sobreposta. Não existem dados convincentes de que o tratamento da hipertensão crônica leve melhore o resultado perinatal.

DOENÇA RENAL

A gestação normal é caracterizada por um aumento da taxa de filtração glomerular e da depuração da creatinina secundário a um aumento no fluxo plasmático renal e a pressões de filtração glomerular elevadas. Pacientes com doença renal subjacente podem esperar uma piora da hipertensão existente ou o desenvolvimento de pré-eclâmpsia durante a gestação. Um nível pré-gestacional de creatinina sérica < 133 μmol/L (< 1,5 mg/dL) está associado a um prognóstico favorável, enquanto certas patologias, como as associadas a doença glomerular, aumentam o risco de desfechos adversos. A hemodiálise e o transplante não são contraindicações à gravidez, mas ambos requerem um manejo multidisciplinar cuidadoso. Quando a doença renal se agrava durante a gestação, a estreita colaboração entre o internista e o especialista em medicina materno-fetal é essencial para que as decisões acerca do parto sejam ponderadas no contexto das sequelas da prematuridade para o neonato *versus* as sequelas de longo prazo para a mãe, no que diz respeito à função renal futura.

DOENÇA CARDÍACA

A doença cardíaca é a principal causa de mortalidade materna nos Estados Unidos. A doença cardíaca pré-gestacional e a doença cardíaca causada pela gravidez têm alta contribuição. Educação da paciente, estratificação do risco, otimização da hemodinâmica e planejamento multidisciplinar com uma equipe cardíaca gestacional são as principais bases do manejo, independentemente da etiologia. Pacientes com hipertensão pulmonar (Cap. 283), disfunção ventricular grave (fração de ejeção < 30% ou classe III-IV da New York Heart Association), estenose aórtica ou mitral grave, dilatação aórtica grave ou circulação de Fontan com qualquer complicação estão entre aquelas com maior risco de mortalidade materna. A gravidez está contraindicada nessas mulheres, e a maioria dos especialistas recomenda a interrupção da gravidez devido ao risco para a mãe. A estratificação do risco, incluindo uma anamnese detalhada com atenção aos sintomas, a ecocardiografia e o exame de esforço cardiopulmonar orientam o monitoramento e o manejo da maioria das pacientes. As diretrizes contemporâneas defendem a manutenção da maioria das medicações pré-gestacionais não teratogênicas, reservando o parto cesáreo para indicações obstétricas com raras exceções.

CARDIOPATIA VALVAR
(Ver também Caps. 261-268.)

Estenose mitral O aumento do volume sanguíneo, débito cardíaco e taquicardia induzidos pela gravidez pode elevar o gradiente de pressão transmitral e causar edema pulmonar ou taquiarritmias em mulheres com estenose mitral. As mulheres com estenose mitral moderada a grave (área da valva mitral ≤ 1,5 cm², que estejam planejando engravidar e tenham doença sintomática ou hipertensão pulmonar devem ser submetidas a uma valvoplastia antes da concepção, de preferência com valvotomia percutânea com balão. Um controle cuidadoso da frequência cardíaca e a prevenção da hipovolemia, especialmente durante o trabalho de parto, minimizam o risco da taquicardia e dos tempos de enchimento ventricular reduzidos sobre a função cardíaca. O período pós-parto imediato é um tempo de especial preocupação secundária a mudanças rápidas de volume.

Estenose aórtica   Mulheres com estenose aórtica e média de gradiente valvar < 25 mmHg provavelmente toleram bem a gravidez. Para mulheres com estenose aórtica sintomática ou estenose aórtica grave com um gradiente de pico > 50 mmHg, o tratamento antes da gravidez deve ser considerado.

Insuficiência mitral e aórtica   A redução da resistência vascular sistêmica induzida pela gravidez diminui o risco de insuficiência cardíaca com esses distúrbios, especialmente em mulheres com lesões crônicas. Como regra geral, lesões regurgitantes são bem toleradas na gravidez com início agudo de insuficiência mitral ou aórtica como uma exceção.

Valvas cardíacas mecânicas   Mulheres com valvas cardíacas mecânicas têm alto risco de trombose valvar na gravidez, merecendo atenção especial. O uso de varfarina na gravidez é limitado nessa população, devendo ser evitado no primeiro trimestre devido à sua associação com condrodisplasia punctata fetal. O risco de sangramento neonatal intenso e lesão neurológica associada persiste ao longo da gestação, mas a superioridade da varfarina na prevenção da trombose valvar indica o seu uso. A troca da varfarina para infusão de heparina logo antes do parto minimiza o risco de sangramento e facilita a analgesia neuraxial.

CARDIOPATIA CONGÊNITA
(Ver também Cap. 269) A cirurgia reparadora aumentou muito o número de mulheres adultas com cardiopatia congênita buscando engravidar, com uma variedade de desfechos e considerações de manejo específicas da doença. Comparativamente, as comunicações interatriais reparadas são de baixo risco, enquanto lesões septais ou lesões complexas reparadas, como a tetralogia de Fallot, podem indicar vigilância adicional por uma equipe cardíaca gestacional para garantir que a gravidez seja tolerada. Mulheres com complicações no caso de doença de baixo risco ou com doença de alto risco, incluindo circulação de Fontan não complicada, ventrículo direito sistêmico ou doença cianótica, indicam a realização do parto em um centro de cuidados terciários com atendimento de subespecialidades. Na *síndrome de Eisenmenger* (i.e., a combinação de hipertensão pulmonar com *shunt* direita-esquerda por anormalidades congênitas) (Cap. 269), ocorrem mortes maternas e fetais frequentemente, levando à recomendação de interrupção da gravidez. A presença de lesão cardíaca congênita na mãe aumenta o risco de cardiopatia congênita no recém-nascido, sendo a base para a recomendação de rastreamento fetal para cardiopatia congênita com ecocardiografia fetal.

AORTOPATIA
As adaptações fisiológicas cardiovasculares da gravidez podem predispor as mulheres à dissecção aórtica, com o maior risco em mulheres com doença aórtica conhecida. O monitoramento ecocardiográfico da evolução do diâmetro da raiz da aorta é essencial, considerando-se exames de imagens da aorta completa com ressonância magnética (RM) ou tomografia computadorizada (TC) pré-gestacionais para patologia da aorta em doenças de alto risco. Na maioria das doenças, um diâmetro da raiz da aorta < 40 mm indica um desfecho gestacional favorável, enquanto um diâmetro > 50 mm é uma indicação para reparo antes da gestação. Os betabloqueadores são a terapia de referência para a maioria das pacientes. É mandatório manter uma alta suspeição clínica de dissecção nas pacientes que se apresentam com dor torácica.

Síndrome de Marfan   (Ver também Cap. 413) Essa doença autossômica dominante está associada ao risco aumentado de dissecção e ruptura aórtica. Um diâmetro de raiz aórtica > 40 mm está associado a um risco aumentado de dissecção aórtica, e um diâmetro de raiz aórtica > 45 mm é uma indicação para tratamento cirúrgico. A realização de parto vaginal instrumentado para limitar a tensão da parede aórtica associada à manobra de Valsalva deve ser considerada para mulheres com uma aorta de 40-45 mm.

Síndrome de Ehlers-Danlos (SED)   (Ver também Cap. 413) A síndrome de Ehlers-Danlos (SED) tipo IV é uma doença autossômica dominante associada a um risco aumentado de ruptura vascular ou uterina, que pode levar à morte. Para mulheres com SED do tipo IV ou outra SED do tipo vascular, a gravidez é relativamente contraindicada por causa desse risco.

COMPLICAÇÕES CARDÍACAS NA GESTAÇÃO
Arritmias   As arritmias de início recente em pacientes saudáveis ou em pacientes com doença cardíaca são complicações cardíacas comuns. O tratamento é igual ao da paciente não grávida; a tolerância fetal a medicamentos como betabloqueadores, bloqueadores dos canais de cálcio e antiarrítmicos comuns é aceitável. Pode-se realizar cardioversão farmacológica ou elétrica para melhorar o desempenho cardíaco e reduzir os sintomas de acordo com as indicações padrão.

Miocardiopatia periparto   Essa condição é incomum, mas apresenta risco à vida; deve ser considerada em pacientes que se apresentam no terceiro trimestre ou no pós-parto com edema pulmonar inexplicado. O objetivo do tratamento é o alívio sintomático e a melhora da função cardíaca. Muitas pacientes recuperam-se totalmente; outras permanecem com miocardiopatia dilatada progressiva. Cerca de 10% das mulheres com miocardiopatia periparto são portadoras de uma mutação truncada no gene codificador da proteína de sarcômero titina. Há risco de recorrência em gestação subsequente, devendo-se aconselhar as mulheres com função ventricular esquerda basal anormal após um episódio de miocardiopatia periparto a evitarem a gravidez.

DISTÚRBIOS ENDÓCRINOS E METABÓLICOS
A unidade fetoplacentária induz grandes alterações metabólicas para desviar glicose e aminoácidos para o feto, enquanto a mãe usa corpos cetônicos e triglicerídeos como combustível para suas necessidades metabólicas. O uso da glicose pelo feto leva a um estado de cetose acelerada durante o jejum materno, caracterizado por concentrações diminuídas de glicose materna e níveis altos de hidroxibutirato e acetoacetato. Essas alterações metabólicas são acompanhadas de resistência materna à insulina durante a gravidez, causada em parte pela produção placentária de esteroides, uma variante do hormônio do crescimento e lactogênio placentário.

DIABETES MELITO
(Ver também Caps. 403-405) A gravidez complicada por diabetes melito (DM) está associada a taxas de morbidade e mortalidade maternas e perinatais mais altas. As alterações metabólicas da gravidez podem precipitar hiperglicemia, levando a necessidades maiores de insulina, desenvolvimento de cetoacidose diabética ou hipoglicemia. A falha no controle glicêmico durante as críticas primeiras 5-8 semanas de gestação leva ao risco aumentado de abortamento espontâneo e anomalias congênitas vistas nas gestações afetadas pelo DM e ressalta a importância do controle glicêmico pré-gestacional. O DM pré-gestacional aumenta o risco de natimortalidade, pré-eclâmpsia e bebês grandes para a idade gestacional. A macrossomia, então, aumenta o risco de distocia de ombro e traumatismo no parto, incluindo lesão do plexo braquial e lacerações maternas. Os neonatos estão em risco de hipoglicemia, hiperbilirrubinemia, policitemia e sofrimento respiratório. Uma avaliação das complicações de órgão-alvo do DM inclui nefropatia, retinopatia e neuropatia, sendo essencial para compreender o perfil de risco da paciente.

DIABETES GESTACIONAL
O diabetes melito gestacional (DMG) ocorre em cerca de 4% das gestações, e o rastreamento para essa doença é parte rotineira do cuidado pré-natal. Alguns defendem o rastreamento de todas as mulheres com sobrepeso ou obesidade com fatores de risco no início da gravidez para detectar DM pré-gestacional oculto ou DMG precoce. Independente do rastreamento precoce, a estratégia típica para diagnosticar DMG é realizada com 24-28 semanas de gestação e envolve a administração de um desafio de 50 g de glicose oral com uma única medição da glicose sérica em 60 minutos. A glicose plasmática > 7,2 mmol/L (> 130 mg/dL) indica a administração de um teste oral de tolerância à glicose (TOTG) de 100 g, com medidas da glicose plasmática obtidas em jejum e em 1, 2 e 3 horas. As concentrações normais de

glicose nesses momentos são de < 5,3 mmol/L (< 95 mg/dL), < 10 mmol/L (< 180 mg/dL), < 8,6 mmol/L (< 155 mg/dL) e < 7,8 mmol/L (< 140 mg/dL) como os limites superiores. Dois valores de glicose elevados indicam um TOTG positivo para o diagnóstico de DMG. As taxas de desfechos gestacionais adversos demonstram um aumento colinear com níveis de glicoses crescentes que desafiam o limiar ideal para o diagnóstico de DMG. O DMG aumenta os riscos de complicações maternas e neonatais associadas ao diabetes pré-gestacional, e o tratamento do DMG reduz o risco de pré-eclâmpsia, peso ao nascer > 4000 g e distocia de ombro.

TRATAMENTO

Diabetes melito na gravidez

O aconselhamento pré-concepcional para otimizar o controle glicêmico e avaliar as complicações de órgão-alvo do DM é uma intervenção custo-efetiva e baseada em evidências para mulheres com DM. As diretrizes encorajam as mulheres que estão considerando engravidar a iniciar a insulina antes da gravidez, com um alvo de hemoglobina A_{1C} de < 6%. A insulina é a terapia medicamentosa preferida para DM pré-gestacional na gravidez devido ao seu perfil de segurança e taxas mais baixas de falha do tratamento em comparação a hipoglicemiantes orais.

Uma vez que a gravidez esteja estabelecida, o controle da glicose deve ser manejado de forma mais intensiva do que no estado de ausência de gravidez, com avaliação da glicose sanguínea no jejum e no mínimo 1 a 2 horas após uma refeição. Os níveis de glicose sanguínea em jejum devem ser mantidos em < 5,3 mmol/L (< 95 mg/dL), com alvos pós-prandiais de < 7,8 mmol/L (140 mg/dL) ou < 6,7 mmol/L (120 mg/dL) em 1 e 2 horas, respectivamente. O monitoramento contínuo da glicose é uma intervenção baseada em evidência para melhorar os desfechos neonatais no DM tipo 1. A medida sequencial de hemoglobina A_{1C} tem utilidade mínima para o monitoramento da glicose durante a gravidez, dada a taxa mais elevada de renovação das hemácias durante a gestação e os valores falsamente baixos resultantes. As necessidades de insulina médias diárias aumentam de 0,7-0,8 unidade/kg no primeiro trimestre para 0,8-1 unidade/kg no segundo trimestre e 0,9-1,2 unidade/kg no terceiro. A maior parte das estratégias de manejo utiliza uma combinação de insulina basal com insulina de ação curta no momento das refeições ou uso continuado de uma bomba de insulina pré-gestacional em pacientes selecionadas.

O controle glicêmico pode se tornar mais difícil à medida que a gravidez progride devido a um aumento da resistência à insulina. A atenção ao controle glicêmico e a vigilância fetal frequente, incluindo ultrassonografias, são as bases do manejo no terceiro trimestre. Os achados de feto grande para a idade gestacional ou polidrâmnios na ultrassonografia pré-natal indicam controle glicêmico abaixo do ideal. O controle glicêmico criterioso no parto minimiza o risco de hipoglicemia neonatal devido à hiperinsulinemia fetal causada por níveis maternos elevados de glicose. Bebês de mães com DM têm piores taxas de nascimento pré-termo, embora o parto pré-termo seja geralmente reservado para doença renal materna que piora ou retinopatia proliferativa ativa, além das indicações obstétricas habituais. Pode-se recomendar a indução precoce do parto com 37-39 semanas de gestação. O parto cesáreo é reservado para casos de suspeita de macrossomia com base em um peso fetal estimado de 4.500 g ou maior para minimizar o risco de distocia de ombro e traumatismo de parto associado.

Diabetes gestacional

O tratamento do DMG inicia com terapia nutricional para otimizar a normoglicemia e o ganho de peso gestacional, sendo eficaz para a maioria das mulheres. A insulina é a terapia preferida para pacientes que excedem os alvos mencionados anteriormente apesar da terapia nutricional. A metformina e a gliburida são alternativas para as pacientes que não querem ou não podem usar a insulina de forma confiável. Dados contemporâneos mostram pesos ao nascer menores, menos ganho de peso durante a gestação e menores taxas de pré-eclâmpsia com a metformina em comparação à gliburida e à insulina. Os efeitos metabólicos e de desenvolvimento de longo prazo desconhecidos da metformina, incluindo medições de tecido adiposo mais altas em crianças expostas à metformina *in utero*, indicam a preferência pela insulina.

O DMG confere um aumento de 7 a 10 vezes no risco de desenvolver DM tipo 2 posteriormente na vida, com um risco de 10% dentro de 5 anos do parto. Todas as mulheres com DMG devem realizar um TOTG de 75 g em 2 horas em 4 a 12 semanas para rastrear o DM ou a tolerância à glicose comprometida. Os riscos aumentados de DM em longo prazo e de doença cardiovascular e a necessidade de acompanhamento regular com a atenção primária devem ser enfatizados para todas as mulheres com DMG. Exercício, perda de peso e tratamento com metformina reduzem o risco de desenvolvimento de DM nas mulheres em risco.

OBESIDADE

(Ver também Cap. 402) Gestantes obesas têm risco aumentado de DMG, pré-eclâmpsia, parto cesáreo, anomalias congênitas, natimortalidade e morte neonatal. Um corpo cada vez maior de evidências sugere que os efeitos intrauterinos do excesso de tecido adiposo podem causar alterações na programação metabólica que levam a desfechos de saúde adversos na vida adulta. As mulheres que desejam engravidar devem tentar alcançar um peso saudável antes da concepção, reconhecendo que mesmo uma redução de 10% no peso pode reduzir significativamente muitos desses riscos. Deve-se aconselhar as mulheres submetidas à cirurgia bariátrica a evitar a concepção por 12-18 meses após a cirurgia até que o peso esteja estabilizado. A cirurgia bariátrica reduz os riscos de algumas complicações, mas requer vigilância laboratorial aumentada para deficiências de micronutrientes na gestação, com suplementação adequada. Deve-se aconselhar a todas as mulheres que não ganhem peso em excesso com base nas diretrizes da National Academy of Medicine (11-16 kg para mulheres com peso normal, 7-16 kg para mulheres com sobrepeso e 5-9 kg para obesas), considerando que o ganho de peso gestacional excessivo aumenta o risco de macrossomia e parto cesáreo independentemente da presença ou não de DM comórbido.

DOENÇA TIREOIDIANA

(Ver também Cap. 382) O aumento induzido por estrogênio da globulina de ligação à tiroxina eleva os níveis circulantes de T_3 total e T_4 total. A gonadotropina coriônica humana (hCG) placentária estimula diretamente a tireoide, causando aumento dos níveis de T_3 e T_4 livres. A interpretação da medida de T_4 livre, T_3 livre e hormônio estimulante da tireoide (TSH) deve considerar faixas trimestre-específicas. Há relatos conflitantes quanto a uma associação entre o hipotireoidismo subclínico e/ou anticorpos contra a peroxidase tireoidiana e desfechos gestacionais adversos. Mulheres com história de doença de Graves têm um risco aumentado de bócio fetal e doença de Graves neonatal independentemente do estado materno devido à passagem transplacentária de anticorpos tireoestimulantes maternos e estimulação da tireoide fetal.

TRATAMENTO

Hipertireoidismo

O metimazol atravessa a placenta em maior grau do que a propiltiouracila e está associado à aplasia cutânea fetal. Entretanto, a propiltiouracila pode ser associada à insuficiência hepática materna. Alguns especialistas recomendam propiltiouracila no primeiro trimestre e o metimazol em seguida. O iodo radioativo não deve ser usado durante a gravidez, seja em uma cintilografia ou no tratamento, por causa dos efeitos sobre a tireoide fetal. Em emergências, como a tempestade tireoidiana, o tratamento adicional com betabloqueadores pode ser necessário.

Hipotireoidismo

O objetivo da terapia para hipotireoidismo é manter o TSH sérico na faixa normal, e a tiroxina é o fármaco de escolha. Durante a gestação, a dose de tiroxina necessária para manter o TSH na faixa normal aumenta. Como a demanda aumentada de tiroxina ocorre logo na quinta semana de gestação, uma abordagem de tratamento é aumentar a dose de tiroxina em 30% (dois comprimidos a mais por semana) assim que a gravidez for diagnosticada e depois ajustar a dose de acordo com o TSH.

DISTÚRBIOS HEMATOLÓGICOS

A gravidez já foi descrita como um estado de anemia fisiológica. Parte da redução da concentração de hemoglobina se dá por diluição, mas as deficiências de ferro, folato e vitamina B_{12} são causas comuns de anemia corrigível durante a gestação.

O rastreamento para *hemoglobinopatia* por índices de eritrócitos é recomendado para todas as mulheres, com o acréscimo de eletroforese da hemoglobina em populações com alto risco de hemoglobinopatias (Cap. 98) ou com baixo volume corpuscular médio no hemograma completo. As hemoglobinopatias podem estar associadas a aumento da morbimortalidade materna e fetal, com a doença falciforme como uma condição de risco particularmente alto na gestação. O tratamento deve ser ajustado à hemoglobinopatia específica, sendo geralmente o mesmo para mulheres grávidas e não grávidas. O diagnóstico pré-natal das hemoglobinopatias no feto é de fácil disponibilidade e deve ser discutido com os futuros pais, antes ou no início da gravidez.

A *trombocitopenia* normalmente ocorre durante a gravidez. A maioria dos casos é de trombocitopenias gestacionais benignas, mas o diagnóstico diferencial deve incluir a trombocitopenia imune (Cap. 115), pré-eclâmpsia e púrpura trombocitopênica trombótica. A trombocitopenia gestacional benigna é improvável se a contagem de plaquetas for < 100.000/µL.

TROMBOSE VENOSA PROFUNDA E EMBOLIA PULMONAR

(Ver também Cap. 279) A gravidez está associada a estase venosa, lesão endotelial e estado hipercoagulável. As trombofilias hereditárias e a presença de anticorpos antifosfolipídeo aumentam o risco de tromboembolismo venoso (TEV) na gravidez e geralmente requerem anticoagulação profilática durante a gestação e no período pós-parto para mitigar o risco. Trombose venosa profunda (TVP) ou embolia pulmonar (EP) ocorrem em cerca de 1 em cada 500 gestações, sendo o maior risco no pós-parto. O edema fisiológico e a dispneia acoplados à elevação normal dos D-dímeros durante a gravidez podem dificultar o diagnóstico. Em geral, todas as modalidades terapêuticas e diagnósticas disponíveis a pacientes não gestantes podem ser empregadas nas gestantes.

TRATAMENTO
Tromboembolismo venoso

O diagnóstico e o tratamento agressivo da TVP ou da EP suspeita otimizam o resultado para a mãe e o feto. A terapia anticoagulante com heparina de baixo peso molecular (HBPM) ou heparina não fracionada está indicada para as gestantes com TEV. Os anticoagulantes aumentam o risco de hematoma peridural em mulheres que recebem analgesia neuraxial no trabalho de parto e devem ser cessados antes da administração da analgesia. A HBPM profilática deve ser removida 12 horas antes da colocação do cateter peridural, enquanto a HBPM deve ser interrompida por 24 horas. A transição para a heparina não fracionada próximo ao nascimento pode diminuir o tempo entre a administração do anticoagulante e a colocação do cateter. A variação nos níveis terapêuticos alcançados com a heparina subcutânea pode levar à transição periparto para uma infusão de heparina nas mulheres de alto risco.

NEOPLASIAS

Ocorrem casos de câncer em cerca de 1 em cada 1.000 gestações. Os quatro cânceres de ocorrência mais comum na gravidez são câncer cervical, câncer de mama, melanoma e linfoma (Tab. 479-1). Além dos cânceres que surgem em outros órgãos na mulher, pode haver o surgimento de tumores trofoblásticos gestacionais a partir da placenta.

A gestação parece ter pouco ou nenhum impacto sobre a história natural de malignidades, apesar das influências hormonais. A disseminação do câncer da mãe para o feto (a chamada transmissão vertical) é extremamente rara. Contudo, o tratamento do câncer na gestante é complexo, com interesses conflitantes para a mãe e o feto. Em geral, o tratamento que otimiza a fisiologia materna também é melhor para o feto. A melhor abordagem de manejo para uma gestante com câncer é perguntar "O que se faria para essa mulher se ela não estivesse grávida?" e, depois, "Algum aspecto desse plano deve ser modificado por causa da gestação?".

TABELA 479-1 ■ Incidência de tumores malignos durante a gestação

Tipo de tumor	Incidência por 10.000 gestações[a]	% de casos[b]
Câncer de mama	1-3	25%
Câncer de colo uterino	1,2-4,5	25%
Câncer de tireoide	1,2	15%
Doença de Hodgkin	1,6	10%
Melanoma	1-2,6	8%
Câncer de ovário	0,8	2%
Todos os locais	10	100%

[a]Estas são estimativas baseadas em extrapolações de uma revisão de mais de 3 milhões de gestações (LH Smith et al: Am J Obstet Gynecol 184:1504, 2001). [b]Com base em relatos de caso acumulados na literatura; a precisão desses dados não é alta.

TRATAMENTO
Neoplasia maligna

A exposição do feto em desenvolvimento à radiação ionizante pode causar efeitos adversos. O reconhecimento dessa toxicidade em potencial resultou em uma aversão desproporcional aos exames de imagem diagnósticos na gravidez. O feto é mais sensível a agentes teratogênicos no primeiro trimestre, durante a organogênese. Nenhum exame de imagem utilizando radiação ionizante deve ser realizado sem uma forte razão e sem a consideração de obter a informação necessária com outras modalidades.

A quimioterapia está associada a efeitos fetais adversos, mas sua relevância depende do agente específico e da idade gestacional. A quimioterapia citotóxica quase nunca deve ser administrada no primeiro trimestre devido ao risco de abortamento espontâneo e de malformação. Se evitar a quimioterapia durante esse período vulnerável puder comprometer a saúde materna, deve-se aconselhar as pacientes sobre o papel do abortamento terapêutico para evitar sequelas neonatais graves.

Vários agentes são usados sozinhos ou em combinações no segundo e terceiro trimestres, sem uma frequência elevada de efeitos tóxicos sobre a gestação ou o feto. Não se sabe se a associação entre quimioterapia e desfechos como restrição de crescimento fetal deve-se à terapia ou à neoplasia subjacente. Há literatura crescente sobre a segurança neonatal em curto e longo prazos de agentes comuns. Para cânceres diagnosticados próximo ao termo ou de progressão lenta, pode ser preferível postergar o tratamento até após o parto para evitar a exposição fetal à quimioterapia. Caso postergar a terapia possa comprometer o prognóstico materno e a paciente estiver além do primeiro trimestre, o tratamento pode ser iniciado durante a gravidez, planejando-se o parto pré-termo do feto para evitar a exposição excessiva à quimioterapia. O prognóstico neonatal está mais associado à idade gestacional no momento do parto. As decisões relativas ao momento de realização do parto devem levar em conta a história natural da doença e a segurança do tratamento proposto.

DISTÚRBIOS NEUROLÓGICOS

Queixas neurológicas como cefaleias ou neuropatias são comuns na gestação, e a diferenciação entre sintomas incômodos e uma patologia com risco à vida é desafiadora. A maioria das queixas são benignas, mas deve-se considerar fortemente os *acidentes vasculares cerebrais* (AVCs) no diagnóstico diferencial e fazer uma avaliação com TC de crânio com contraste nos casos de suspeita de AVC. Queixas neurológicas menos agudas são melhor avaliadas com RM sem contraste. A prevalência aumentada de trombose venosa cerebral e dissecção arterial podem indicar exames de imagem adicionais com venografia ou arteriografia por RM, respectivamente, lembrando que o gadolínio deve ser evitado na gravidez.

A exclusão da pré-eclâmpsia é importante para qualquer paciente que se apresenta com uma cefaleia após 20 semanas de gestação com um baixo limiar para a avaliação de AVC devido a uma prevalência comparativamente alta nessa população. A cefaleia na pré-eclâmpsia pode estar associada com *síndrome da encefalopatia posterior reversível* (SEPR), que se encontra no espectro das *síndromes de vasoconstrição cerebral reversível* (SVCR), as quais podem apresentar-se na gravidez com queixas neurológicas. Os distúrbios de nervos periféricos associados à gestação incluem a *paralisia de Bell* (paralisia facial idiopática) (Cap. 446), a *síndrome do túnel do carpo* (aprisionamento do nervo mediano) ou a *meralgia parestética* (aprisionamento do nervo cutâneo femoral lateral). A *síndrome das pernas inquietas* é o distúrbio de nervos periféricos e do movimento mais comum na gravidez, e as queixas devem levar à avaliação de distúrbios do metabolismo do ferro.

A gravidez é segura para a maioria das mulheres com distúrbios neurológicos com considerações de manejo que se concentram na segurança da medicação, no impacto da gravidez na doença e nas consequências neonatais potenciais. Para mulheres com *epilepsia* que estão planejando engravidar, a lamotrigina e o levetiracetam são monoterapias de primeira linha devido à riqueza de dados de segurança. A decisão de mudar os fármacos antiepilépticos (FAEs) na gestação deve ser individualizada, evitando-se o valproato devido aos riscos conhecidos de malformações congênitas. A suplementação diária com 4 mg de ácido fólico deve ser considerada em mulheres que estão usando FAEs. O escalonamento das doses dos FAEs pode ser necessário devido à depuração aumentada na gestação, sendo orientado pela monitoração mensal dos níveis do FAE.

As pacientes com *esclerose múltipla* (Cap. 444) preexistente apresentam redução gradual do risco de recidiva com o avanço da gestação e, por outro lado, aumento do risco de crise durante o período puerperal. Os agentes modificadores da doença devem ser interrompidos na gravidez, e as recidivas devem ser tratadas com glicocorticoides. Por fim, determinados tumores, particularmente o adenoma de hipófise e o meningioma (Cap. 380), podem se manifestar durante a gestação devido ao crescimento acelerado, possivelmente causado por fatores hormonais. Para facilitar a analgesia neuraxial, podem ser necessárias imagens neurológicas por RM sem contraste em mulheres com história de tumores.

DOENÇAS GASTRINTESTINAIS E HEPÁTICAS

Até 90% das mulheres grávidas apresentam náuseas e vômitos durante o primeiro trimestre. A *hiperêmese gravídica* é uma forma grave que impede a ingesta hídrica e nutricional adequada e pode exigir hospitalização para prevenir desidratação e desnutrição. Devem-se considerar a suplementação com tiamina e folato e a monitoração dos eletrólitos como evidência de síndrome de realimentação em casos graves, com avaliação para nutrição enteral suplementar na doença refratária.

A exacerbação de *doença inflamatória intestinal* é comum, e o tratamento medicamentoso dessas condições é paralelo ao das mulheres não grávidas (Cap. 326). A gravidez é um fator de risco para o desenvolvimento ou a piora de doença da vesícula biliar, como a colelitíase. Esse agravamento se deve a alterações no metabolismo da bile e dos ácidos graxos induzidas pela gestação. A *colestase intra-hepática gestacional* costuma ser um evento do terceiro trimestre que se apresenta com prurido profundo, sendo confirmada por um nível elevado de ácidos biliares com ou sem transaminite. A associação entre colestase e natimortalidade indica aumento da vigilância fetal e parto com 37 semanas de gestação. Os sintomas podem melhorar com o uso de ursodiol.

A *esteatose hepática aguda* é uma complicação rara da gravidez, no espectro da síndrome HELLP e da pré-eclâmpsia. A esteatose hepática aguda da gravidez geralmente se diferencia por aumento acentuado dos níveis séricos de bilirrubina e amônia, bem como por hipoglicemia. O tratamento inclui o parto acompanhado por cuidados de suporte.

Devem-se rastrear todas as gestantes para *vírus da hepatite B* e *vírus da hepatite C*. Todos os bebês recebem a vacina contra hepatite B, mas os recém-nascidos de mães portadoras do antígeno de superfície da hepatite B também devem receber a imunoglobulina anti-hepatite B o mais cedo possível após o nascimento para diminuir o risco de transmissão vertical. A presença do antígeno e da hepatite B e a alta carga viral aumentam o risco. As estratégias para diminuir a transmissão vertical da hepatite C limitam-se a evitar procedimentos (i.e., amniocentese) que aumentem o risco. Indica-se o encaminhamento pós-parto a um especialista para consideração de uma terapia com potencial de cura.

INFECÇÕES

INFECÇÕES BACTERIANAS

Todas as pacientes gestantes são submetidas ao rastreamento pré-natal para gonorreia e infecção por clamídia, e a detecção de uma dessas infecções deve resultar em tratamento imediato (Caps. 156 e 189). Excluindo a *vaginose bacteriana*, as infecções bacterianas mais comuns durante a gravidez envolvem o trato urinário (Cap. 135). Todas as mulheres grávidas devem ser submetidas ao rastreamento de *bacteriúria assintomática* com urocultura na primeira consulta de pré-natal. A gravidez é uma indicação para o tratamento de bacteriúria assintomática para evitar a pielonefrite. O relaxamento da musculatura lisa da bexiga e do ureter mediado pela progesterona, acoplado aos efeitos de compressão do útero aumentado, promove estase e aumenta o risco para essas condições. As mulheres grávidas que desenvolvem pielonefrite devem ser tratadas com a administração intravenosa (IV) de antibióticos, devido ao risco elevado de urossepse e pielonefrite associada a síndrome da angústia respiratória aguda. Gestantes com infecções recorrentes no trato urinário ou um episódio de pielonefrite devem ser consideradas para tratamento antibiótico diário supressivo ao longo de todo o período restante da gestação.

INFECÇÕES VIRAIS

Devem-se rastrear todas as gestantes para vírus da hepatite B, vírus da hepatite C e vírus da imunodeficiência humana (HIV). Além disso, todas as gestantes passam por rastreamento de imunidade contra rubéola e varicela.

Influenza (Ver também Cap. 200) As gestantes com *influenza* têm risco aumentado de complicações graves e morte. Todas as mulheres gestantes ou que planejam engravidar devem receber a vacina inativada para *influenza*. O início imediato de tratamento antiviral é recomendado para gestantes com suspeita de *influenza*. O tratamento pode ser reconsiderado quando os resultados de exames de alta sensibilidade estiverem disponíveis. O início imediato do tratamento diminui o risco de internação em unidade de terapia intensiva e o risco de morte.

Citomegalovírus Nos Estados Unidos, a causa mais comum de infecção viral congênita é o citomegalovírus (CMV) (Cap. 195). Até 50 a 90% das mulheres em idade reprodutiva têm anticorpos anti-CMV, mas apenas raramente a reativação do CMV resulta em infecção neonatal. Geralmente, a infecção primária por CMV durante a gravidez gera o risco de infecção congênita por CMV. Nenhum tratamento atualmente aceito contra a infecção pelo CMV durante a gravidez mostrou-se capaz de proteger o feto de maneira eficaz. A doença grave causada pelo CMV no neonato caracteriza-se mais frequentemente por petéquias, hepatoesplenomegalia e icterícia. Também podem ocorrer coriorretinite, microcefalia, calcificações intracranianas, hepatite, anemia hemolítica e púrpura. O envolvimento do sistema nervoso central (SNC) pode resultar no desenvolvimento de anormalidades psicomotoras, oculares, auditivas e dentárias com o tempo. Mulheres com infecção primária por CMV devem adiar a concepção por 6 meses.

Herpes-vírus (Ver também Cap. 192) A aquisição de herpes genital durante a gravidez está associada a abortamento espontâneo, prematuridade e herpes congênito e neonatal. O herpes neonatal disseminado acarreta altas taxas de morbidade e mortalidade pelo acometimento do SNC. Um estudo de coorte de mulheres grávidas sem evidências de infecção herpética prévia demonstrou que cerca de 2% das participantes adquiriram uma nova infecção por herpes-vírus durante a gestação e cerca de 60% das mulheres com infecção recente não apresentavam sintomas clínicos. O risco de transmissão foi aumentado naquelas com infecções próximo ao parto. O risco de lesões ativas do herpes genital a termo pode ser reduzido pela prescrição de aciclovir durante as últimas 4 semanas da gestação a mulheres que tiveram seu primeiro episódio de herpes genital durante a gravidez. As mulheres grávidas com lesões herpéticas genitais ativas no momento da apresentação em trabalho de parto devem ser submetidas a um parto cesáreo.

Rubéola (Ver também Cap. 206) O vírus da rubéola é um teratógeno conhecido; a rubéola, no primeiro trimestre, tem alto risco de anomalias fetais, mas esse risco diminui de forma significativa em fases mais tardias da gestação. A rubéola congênita pode ser diagnosticada por coleta percutânea de amostra de sangue umbilical, com detecção de anticorpos IgM no sangue fetal. Todas as gestantes e todas as mulheres em idade fértil devem ser testadas quanto a seu estado imune em relação à rubéola.

Parvovírus (Ver também Cap. 197) A infecção por parvovírus humano B19 pode ocorrer durante a gravidez. Raramente causa sequelas, mas as mulheres não imunes infectadas durante a gestação correm risco de hidropsia fetal secundária à aplasia eritroide e anemia profunda. O tratamento inclui rastreamento de anemia fetal por avaliação com Doppler da artéria cerebral média e consideração de transfusão intrauterina de eritrócitos ao feto para evitar as consequências fisiológicas da anemia enquanto se aguarda a recuperação do feto.

HIV (Ver também Cap. 202) A causa predominante de infecção pelo HIV em crianças é a transmissão do vírus da mãe ao recém-nascido durante o período perinatal. Todas as gestantes devem passar por triagem para infecção pelo HIV. Os fatores que aumentam o risco de transmissão da mãe ao recém-nascido incluem alta carga viral materna, baixa contagem materna de células T CD4+, trabalho de parto prolongado, longa duração da ruptura das membranas e presença de outras infecções do trato genital, como sífilis e herpes. A terapia antirretroviral (TARV) diminuiu a taxa de transmissão perinatal de 20 para cerca de 1%. Para mulheres que recebem TARV anteparto, a carga viral materna orienta a decisão por parto vaginal *versus* cesáreo e necessidade de zidovudina intraparto adjuvante. Mulheres com carga viral indetectável têm o risco mais baixo de transmissão e não necessitam de terapia adicional. Aquelas sem exposição à TARV anteparto ou com cargas virais > 1.000 cópias/mL no parto necessitam de zidovudina IV e parto cesáreo pré-termo, geralmente programado com 38 semanas. O parto cesáreo deve ser reservado para indicações obstétricas em mulheres com ≥ 50, mas ≤ 1.000 cópias/mL, e a zidovudina intraparto pode ser considerada.

Vírus zika (ZV) O vírus zika (ZV) pode ser transmitido da mãe para o feto no decorrer da gestação, e muitas vezes resulta em morte fetal, microcefalia grave ou outras malformações do SNC. Gestantes sintomáticas com exposição epidemiológica relevante dentro de 2 semanas do aparecimento dos sintomas devem fazer exame de soro e de urina para pesquisa de ácido ribonucleico de ZV, por reação em cadeia da polimerase com transcriptase reversa (RT-PCR). Os testes realizados em 2 a 12 semanas após o aparecimento dos sintomas usam medidas séricas de IgM anti-ZV e dengue. O ultrassom obstétrico sequencial é recomendado para avaliar anomalias e o crescimento fetal. Casais que estejam considerando uma gravidez devem evitar viajar para áreas onde há transmissão comprovada de ZV por mosquitos.

VACINAÇÕES

(Ver também Cap. 123) Para mulheres não imunes à rubéola que desejam engravidar, deve ser administrada a vacina contra sarampo-caxumba-rubéola, de preferência pelo menos 3 meses antes da concepção, mas, alternativamente, no período pós-parto imediato. Todas as gestantes devem ser vacinadas contra a *influenza*. A administração de uma dose da vacina contra tétano, difteria e pertússis entre 27 e 36 semanas de gestação é recomendada para promover a produção de IgG materna e reduzir o risco de pertússis neonatal devido à passagem transplacentária de IgG.

MORTALIDADE MATERNA

A mortalidade materna é definida como a morte que ocorre durante a gravidez ou em um período de 42 dias do término da gravidez em decorrência de causa relacionada com ou agravada pela gravidez, mas não de acidente ou causas incidentais. A taxa de mortalidade materna é o número de mortes maternas por 100 mil nascimentos de bebês vivos. Entre 1935 e 2007, a taxa de mortalidade materna nos Estados Unidos diminuiu de quase 600/100.000 nascimentos para 12,7/100.000 nascimentos. Mudanças nos relatos proibiram a publicação da razão de mortalidade materna por > 10 anos até a liberação em 2020 da razão de mortalidade de materna de 2018 de 17,4/100.000 nascimentos. Uma população de pacientes cada vez mais complexa, além de mudanças na mensuração, provavelmente contribuiu para esse aumento nas mortes maternas.

Há disparidades raciais e étnicas significativas na razão de mortalidade materna, com um risco aumentado em quase quatro vezes de morte em mulheres negras não hispânicas em comparação a mulheres brancas não hispânicas (37,1 vs. 14,7 mortes por 100.000 nascidos vivos, respectivamente) (Cap. 10).

Dados atualizados sobre as causas de morte materna na nova estrutura de relato estão em andamento, mas a extrapolação de evidências das causas de mortes relacionadas com gestação é esclarecedora. A morte relacionada com a gestação é definida como a morte de uma mulher enquanto gestante ou dentro de 1 ano do término da gestação por qualquer causa que seja relacionada com a gestação ou agravada por ela. A doença cardiovascular, incluindo a miocardiopatia, foi responsável por quase um terço das mortes relacionadas com a gestação de 2014 a 2017 seguidas por infecção, condições médicas não cardiovasculares, hemorragia e eventos trombóticos. A contribuição relativa da doença clínica para a morte relacionada com a gestação, acoplada ao conhecimento de que 1 a cada 3 mortes relacionadas com a gestação ocorre de 1 semana a 1 ano após o parto, ressalta o papel do especialista na medicina interna para reduzir a mortalidade materna.

Em alguns países da África Subsaariana e do Sul da Ásia, a taxa de mortalidade materna é > 500/100.000 nascidos vivos. As causas mais comuns de morte materna nesses países são hemorragia materna, distúrbios hipertensivos, infecção, obstrução do trabalho de parto e complicações decorrentes do término arriscado da gestação. As intervenções médicas que teriam maior impacto sobre a saúde materna são os seguintes componentes do sistema médico: (1) acesso a serviços contraceptivos, para espaçar os nascimentos e limitar o tamanho total da família; (2) acesso ao término seguro da gestação; (3) presença de atendentes treinados no momento do nascimento, em todos os partos; e (4) transporte para centros obstétricos de emergência capacitados a fornecer serviços médico-cirúrgicos intensivos, entre os quais o parto por cesariana. A morte materna é uma tragédia de saúde pública global, que poderia ser reduzida com a aplicação de recursos modestos.

RESUMO

Com os avanços das modalidades de diagnóstico e tratamento, bem como do tratamento da infertilidade, mais pacientes com complicações clínicas solicitarão e necessitarão de assistência obstétrica complexa. Melhores desfechos da gravidez nessas mulheres são alcançados de forma mais efetiva com uma equipe de clínicos gerais, especialistas em medicina materno-fetal (obstetrícia de alto risco) e pediatras e anestesiologistas para aconselhar essas pacientes sobre os riscos da gravidez e planejar seu tratamento antes da concepção. Devem ser enfatizados a importância do aconselhamento pré-concepcional e o impacto dos eventos gestacionais na doença vitalícia. É responsabilidade de todos os médicos que assistem a mulheres em idade reprodutiva avaliar os planos de reprodução da paciente como parte da avaliação de sua saúde geral.

Agradecimento *Os autores agradecem a Michael F. Greene e a Dan L. Longo por suas contribuições para o conteúdo sobre neoplasia na gravidez, com base no material das edições anteriores do Harrison.*

LEITURAS ADICIONAIS

American College of Obstetricians and Gynecologists et al: Obstetric Care Consensus No. 8: Interpregnancy care. Obstet Gynecol 133:51, 2019.
Creanga AA et al: Pregnancy-related mortality in the United States, 2011-2013. Obstet Gynecol 130:366, 2017.
Feig DS et al: Continuous glucose monitoring in pregnant women with type 1 diabetes (CONCEPTT): A multicenter international randomized controlled trial. Lancet. 390:2347, 2017.
Hoffman MK et al: Low-dose aspirin for the prevention of preterm delivery in nulliparous women with a singleton pregnancy (ASPIRIN): A randomized, double-blind, placebo-controlled trial. Lancet 395:285, 2020.
Honigberg MC et al: Long-term cardiovascular risk in women with hypertension during pregnancy. J Am Coll Cardiol 74:2743, 2019.
Korakiti AM et al: Long-term neurodevelopmental outcome of children after in utero exposure to chemotherapy. Cancers (Basel) 12:3623, 2020.
Regitz-Zagrosek V et al: 2018 ESC guidelines for the management of cardiovascular diseases during pregnancy. Eur Heart J 39:3165, 2018.

480 Avaliação clínica do paciente cirúrgico

Prashant Vaishnava, Kim A. Eagle

As complicações cardiovasculares e pulmonares continuam sendo responsáveis por uma significativa morbidade e mortalidade de pacientes submetidos à cirurgia não cardíaca. As práticas baseadas em evidências determinam que o internista deve realizar uma avaliação individualizada do paciente cirúrgico para fornecer avaliação e estratificação de risco pré-operatórias precisas, a fim de orientar estratégias ideais de redução de risco perioperatório. O presente capítulo revisa a avaliação do risco cardiovascular e pulmonar pré-operatório, enfatizando o tratamento guiado por metas de pacientes com alto risco de desfechos cardiovasculares adversos no período perioperatório. Além disso, são revisados o manejo perioperatório do diabetes melito e a profilaxia da endocardite e do tromboembolismo venoso.

AVALIAÇÃO DE PACIENTES DE MÉDIO E ALTO RISCO

Questionários simples e padronizados destinados ao rastreamento pré-operatório, como aquele mostrado na Tabela 480-1, foram desenvolvidos com o objetivo de identificar pacientes apresentando risco intermediário ou alto que poderiam se beneficiar de uma avaliação clínica mais detalhada. A avaliação desses pacientes para cirurgia deve começar sempre pela obtenção de uma história detalhada e realização de exame físico, seguida da obtenção de um eletrocardiograma de 12 derivações em repouso, em conformidade com as diretrizes do American College of Cardiology/American Heart Association. A anamnese deve enfocar os sintomas de doença cardíaca ou pulmonar oculta. Deve-se determinar a urgência da cirurgia, pois os procedimentos realmente de emergência estão associados a risco de morbidade e mortalidade inevitavelmente mais altos. Os exames laboratoriais pré-operatórios devem ser realizados apenas para condições clínicas específicas, com base no exame clínico. Assim, os pacientes sadios de qualquer idade submetidos a procedimentos cirúrgicos eletivos sem outras condições clínicas não exigem qualquer exame, a menos que o grau de estresse cirúrgico possa resultar em alterações incomuns a partir do estado basal.

AVALIAÇÃO PRÉ-OPERATÓRIA DO RISCO CARDÍACO

Uma abordagem em etapas para a avaliação do risco cardíaco e a estratificação de pacientes que serão submetidos à cirurgia não cardíaca estão ilustradas na Figura 480-1. A avaliação começa com a caracterização dos riscos cirúrgico e clínico combinados em categorias de baixo (< 1%) e alto risco para eventos adversos cardíacos maiores (MACEs, do inglês *major adverse cardiovascular events*). Determinadas cirurgias estão associadas a um risco muito baixo de MACEs; elas incluem algumas cirurgias oftalmológicas (p. ex., cirurgia de catarata), certos procedimentos endoscópicos e alguns procedimentos superficiais. Pacientes que se submetem a esses procedimentos de baixo risco devem prosseguir para a cirurgia sem passar por exames adicionais. O risco clínico pode ser estimado com a calculadora de risco do American College of Surgeons National Surgical Quality Improvement Program (NSQIP) (http://www.riskcalculator.facs.org), ou com a calculadora do índice de risco cardíaco revisado (RCRI, do inglês *Revised Cardiac Risk Index*).

Estudos anteriores compararam vários índices de risco cardíaco. A base de dados prospectivos NSQIP do American College of Surgeons identificou cinco fatores preditivos de infarto agudo do miocárdio (IAM) e parada cardíaca no perioperatório, com base em idade avançada, classificação da American Society of Anesthesiologists, tipo de cirurgia, *status* funcional dependente e nível sérico anormal de creatinina. Entretanto, por sua precisão e simplicidade, o RCRI (Tab. 480-2) costuma ser o índice de risco favorecido. O RCRI se baseia na presença ou ausência de seis fatores preditivos identificáveis: cirurgia de alto risco, cardiopatia isquêmica, insuficiência cardíaca congestiva, doença cerebrovascular, diabetes melito em tratamento com insulina e insuficiência renal com níveis de creatinina > 2,0 mg/dL. Atribui-se 1 ponto a cada um desses fatores preditivos. O risco de eventos cardíacos maiores – definidos como IAM, edema pulmonar, fibrilação ventricular ou parada cardíaca primária, e bloqueio cardíaco completo – pode, então, ser previsto. Com base na presença de nenhum, um, dois, três ou mais desses fatores, a taxa de ocorrência de um desses quatro eventos cardíacos maiores é estimada como 0,4, 0,9, 7 e 11%, respectivamente (Fig. 480-2). A utilidade clínica do RCRI é identificar os pacientes com três ou mais fatores preditivos que apresentam risco muito alto (≥ 11%) para complicações cardíacas e que podem se beneficiar da estratificação de risco adicional com exame cardíaco não invasivo, início de tratamento clínico preventivo pré-operatório, ou não realização da cirurgia.

Para pacientes com risco clínico e cirúrgico alto para MACEs, a avaliação cardíaca perioperatória em etapas para doença arterial coronariana (DAC) considera a capacidade funcional. A realização de atividades diárias expressa a capacidade funcional, que, muitas vezes, é expressa em termos de equivalentes metabólicos (METs). Para predizer os eventos perioperatórios, a baixa tolerância ao esforço foi definida como a incapacidade de andar quatro quadras ou subir dois lances de escadas em um ritmo normal, ou como a identificação de um nível de 4 METs (p. ex., carregando objetos de 7,5 a 10 kg ou jogando golfe ou tênis em duplas) devido ao desenvolvimento de dispneia, angina ou fadiga excessiva (Tab. 480-3). Pacientes com capacidade funcional moderada ou aumentada (≥ 4 METs) (p. ex., subir um lance de escadas, andar ladeira acima ou caminhar em terreno plano a 6,5 km/h) geralmente não devem ser submetidos a exames cardíacos não invasivos adicionais antes de uma cirurgia não cardíaca eletiva. Pacientes com capacidade funcional precária (< 4 METs) ou indeterminada devem ser submetidos a testes de estresse farmacológico caso os resultados desses testes tenham impacto sobre a tomada de decisão ou o cuidado perioperatório.

EXAME CARDÍACO PRÉ-OPERATÓRIO NÃO INVASIVO PARA ESTRATIFICAÇÃO DE RISCO

Há poucas evidências para sustentar a realização de exame cardíaco pré-operatório não invasivo a todos os pacientes submetidos a cirurgias de grande porte. O atual paradigma para basear a necessidade de exames cardíacos não invasivos é a realização destes exames em pacientes com

---

TABELA 480-1 ■ Questionário pré-operatório padronizado[a]

1. Idade, peso e altura
2. Você:
   É mulher e tem 55 anos ou mais ou é homem e tem 45 anos ou mais?
   Em caso afirmativo, tem 70 anos ou mais?
3. Você usa medicamentos anticoagulantes ("afinadores do sangue")?
4. Tem ou teve qualquer uma das seguintes condições cardíacas?
   Doença cardíaca
   Ataque cardíaco nos últimos 6 meses
   Angina (dor no peito)
   Batimento cardíaco irregular
   Insuficiência cardíaca
5. Tem ou já teve qualquer dos seguintes distúrbios?
   Artrite reumatoide
   Doença renal
   Doença hepática
   Diabetes
6. Tem falta de ar quando se deita?
7. Atualmente, está sob tratamento com oxigênio?
8. Tem tosse crônica que produz secreção ou líquido?
9. Apresenta problemas ou doenças pulmonares?
10. Você – ou qualquer membro consanguíneo da sua família – já teve problema, diferente de náuseas, com qualquer anestesia?
    Em caso afirmativo, descrever.
11. Se mulher, há possibilidade de estar grávida?
    Exame de gravidez:
    Favor listar a data do último período menstrual.

[a] Relato de informações do paciente do sistema de saúde da University of Michigan (EUA). Os pacientes que respondem "sim" a qualquer das questões 2-9 devem passar por uma avaliação clínica mais detalhada.

Fonte: Reproduzida, com permissão, de KK Tremper, P Benedict: Paper "Preoperative Computer". Anesthesiology 92:1212, 2000.

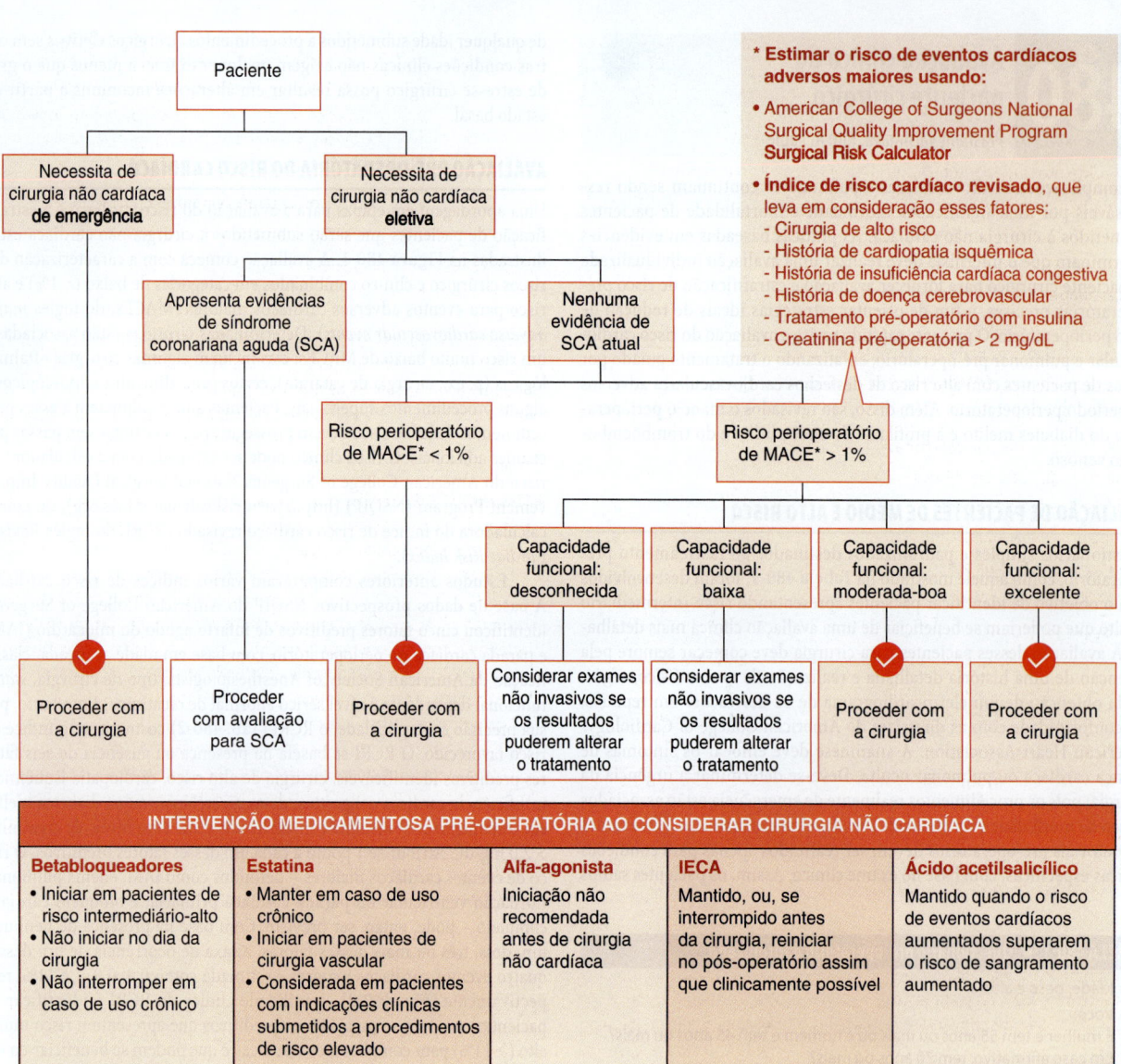

FIGURA 480-1 Algoritmo para avaliação de risco cardíaco e estratificação de pacientes submetidos à cirurgia não cardíaca. A avaliação pré-operatória envolve uma avaliação clínica em etapas. Indivíduos necessitando de cirurgia de emergência devem prosseguir sem estratificação de risco adicional. A SCA (Etapa 2) deve ser avaliada e tratada, conforme a terapia médica ordenada por diretrizes. No caso dos pacientes em espera por cirurgias não emergenciais e sem SCA, o risco perioperatório é uma combinação dos riscos clínico e cirúrgico. Determinados procedimentos e cirurgias (p. ex., certos procedimentos endoscópicos) estão associados a um baixo risco perioperatório (< 1%) e, de modo geral, não há necessidade de testes clínicos adicionais. Para os procedimentos associados a um risco elevado, uma avaliação da capacidade funcional fornece informações para decidir sobre a realização de testes adicionais. Indivíduos com capacidade funcional moderada ou mais alta dispensam exames adicionais e devem seguir para a cirurgia. Indivíduos com capacidade funcional precária ou desconhecida podem requerer testes de estresse farmacológico, caso isso venha a alterar a tomada de decisão ou o cuidado perioperatório. DAC, doença arterial coronariana; MACE, eventos adversos cardíacos maiores; SCA, síndrome coronariana aguda. *(Reproduzida, com permissão, de AY Patel et al: Cardiac risk of noncardiac surgery. J Am Coll Cardiol 66:2140, 2015.)*

capacidade funcional baixa ou desconhecida, desde que isso altere o manejo clínico ou modifique o cuidado perioperatório. Entre as opções de testes de estresse farmacológico estão incluídas a ecocardiografia de estresse com dobutamina ou imagens de perfusão miocárdica com estresse vasodilatador coronariano (dipiridamol, adenosina ou regadenosona) com tálio-201 e/ou tecnécio-99m. A triagem de rotina com testes de estresse não invasivos não é recomendada para pacientes de baixo risco para cirurgia cardíaca. Além disso, a revascularização coronariana antes de uma cirurgia não cardíaca não é recomendada com a finalidade exclusiva de reduzir os eventos cardíacos perioperatórios. Dito isso, a revascularização antes da cirurgia não cardíaca deve ser considerada para os pacientes que teriam indicação independente da cirurgia planejada, ou segundo as diretrizes de prática clínica. No estudo Coronary Artery Revascular Prophylaxis, não foram observadas diferenças entre os desfechos cardíacos no perioperatório e em longo prazo, com ou sem revascularização coronariana pré-operatória; deve ser salientado que os pacientes com doença de tronco de coronária esquerda foram excluídos deste estudo.

MODIFICAÇÃO DE RISCO: ESTRATÉGIAS PREVENTIVAS PARA REDUZIR O RISCO CARDÍACO

Revascularização coronariana perioperatória A revascularização coronariana *profilática*, seja com cirurgia de revascularização do miocárdio (CRM) ou por intervenção coronariana percutânea (ICP), não promove benefício de sobrevida de curto ou médio prazo para pacientes *sem* DAC em artéria coronária esquerda principal ou DAC de três vasos com disfunção sistólica ventricular esquerda, *não sendo recomendada* para pacientes com DAC estável antes de cirurgia não cardíaca. Embora, no cenário perioperatório, a ICP esteja associada a risco mais baixo para o procedimento do que a CRM, a colocação de um *stent* coronário logo antes da cirurgia não cardíaca pode aumentar o risco de sangramento durante a cirurgia se a terapia antiplaquetária dupla (TAPD; ácido acetilsalicílico e P2Y$_{12}$) for administrada; além disso, a colocação de stent logo antes de cirurgia não cardíaca aumenta o risco perioperatório de IAM, bem como de morte cardíaca causada por trombose do *stent*, caso a terapia antiplaquetária dupla seja suspensa prematuramente **(Cap. 276)**. Recomenda-se que, se possível, a cirurgia não

TABELA 480-2 ■ Marcadores clínicos incluídos no índice de risco cardíaco revisado (RCRI)

Procedimentos cirúrgicos de alto risco
Cirurgia vascular (exceto a endarterectomia de carótida)
Procedimentos intraperitoneais ou intratorácicos de grande porte

Cardiopatia isquêmica
História de infarto do miocárdio
Angina atual considerada isquêmica
Necessidade de nitroglicerina sublingual
Teste de esforço positivo
Ondas Q patológicas no ECG
História de ICP e/ou CRM com angina atual considerada isquêmica

Insuficiência cardíaca congestiva
Insuficiência ventricular esquerda ao exame físico
História de dispneia paroxística noturna
História de edema pulmonar
Galope de B_3 na ausculta cardíaca
Estertores bilaterais na ausculta pulmonar
Edema pulmonar no exame de raios X do tórax

Doença cerebrovascular
História de ataque isquêmico transitório
História de acidente cerebrovascular

Diabetes melito
Insulinoterapia

Insuficiência renal crônica
Creatinina sérica > 2 mg/dL

Siglas: CRM, cirurgia de revascularização do miocárdio; ECG, eletrocardiograma; ICP, intervenção coronariana percutânea.
Fonte: Adaptada de TH Lee et al: Circulation 100:1043, 1999.

TABELA 480-3 ■ Avaliação do risco cardíaco pelo estado funcional

Risco	
Maior	• Dificuldade em atividades da vida diária de adultos
	• Não consegue andar quatro quadras ou subir dois lances de escada ou não atinge 4 METs
	• É inativo, mas não tem limitações
	• É ativo: faz tarefas vigorosas com facilidade
Menor	• Realiza exercícios vigorosos regulares

Sigla: METs, equivalentes metabólicos.
Fonte: De LA Fleisher et al: Circulation 116:1971, 2007.

TERAPIAS MEDICAMENTOSAS PREVENTIVAS PERIOPERATÓRIAS A meta das terapias medicamentosas preventivas perioperatórias com antagonistas β-adrenérgicos, inibidores de hidroximetilglutaril-coenzima A (HMG-CoA)-redutase (estatinas) e agentes antiplaquetários é minimizar a estimulação adrenérgica perioperatória, a isquemia e a inflamação – todas intensificadas durante o período perioperatório.

ANTAGONISTAS β-ADRENÉRGICOS O uso de bloqueio β perioperatório deve ser baseado em uma avaliação detalhada do risco clínico perioperatório e do risco cardíaco específico da cirurgia do paciente (p. ex., como com RCRI). O paradigma para o bloqueio β no período perioperatório foi recentemente alterado, devido sobretudo à publicação do estudo PeriOperative Ischemic Evaluation (POISE). Esse estudo demonstrou que, embora o bloqueio β diminua o risco perioperatório de IM, isso ocorre à custa de aumento da mortalidade e de acidente vascular cerebral (AVC). Com relação ao POISE, esse estudo foi criticado por usar uma dose excessiva de β-bloqueador no período perioperatório, que pode não refletir a prática clínica e não foi titulada nos dias ou semanas anteriores ao procedimento ou à cirurgia. Em segundo lugar, a condução inadequada da pesquisa desacreditou o grupo de estudos Dutch Echocardiographic Cardiac Risk Evaluation Applying Stress Echocardiography (DECREASE), que havia contribuído previamente para fundamentar os dados que sustentavam o uso do bloqueio β perioperatório, mas que agora foram revistos.

As diretrizes vigentes enfatizam os seguintes pontos-chave:

1. Continuação do bloqueio β em pacientes submetidos à cirurgia e que vinham recebendo essa terapia de maneira crônica.
2. Evitar a suspensão ou o início do β-bloqueador no dia da cirurgia.
3. Considerar a iniciação da terapia com β-bloqueador no perioperatório (de preferência, com antecedência suficiente para avaliar a segurança e a tolerabilidade) em pacientes de alto risco bem selecionados, a saber aqueles com isquemia de risco intermediário ou alto, ou apresentando 3 ou mais fatores de risco de RCRI.

INIBIDORES DE HMG-CoA-REDUTASE (ESTATINAS) Inúmeros estudos prospectivos e retrospectivos sustentam o uso profilático perioperatório de estatinas para a redução de complicações cardíacas em pacientes com aterosclerose estabelecida. Para pacientes submetidos à cirurgia não cardíaca e que já fazem uso de estatinas, a terapia com estatina *deve ser continuada* para reduzir o risco cardíaco perioperatório. O início da terapia com estatina é *razoável* para pacientes submetidos à cirurgia vascular, seja qual for o risco clínico. O início perioperatório da terapia com estatina deve ser considerado em pacientes submetidos a procedimentos de alto risco, caso haja indicação para essa terapia independente da cirurgia e de acordo com as diretrizes clínicas.

INIBIDORES DA ENZIMA CONVERSORA DE ANGIOTENSINA (IECAs) É importante manter a continuidade da terapia com IECAs (quando essa terapia é usada no tratamento de insuficiência cardíaca ou hipertensão).

AGENTES ANTIPLAQUETÁRIOS ORAIS O período de 4 a 6 semanas subsequente à implantação de um *stent* intracoronariano (metálico ou farmacológico) constitui o período de maior risco de desenvolvimento de trombose no *stent*. Se possível, a cirurgia não cardíaca deve ser evitada durante esse período vulnerável. A duração da TAPD, subsequentemente, é determinada pelas circunstâncias em que a ICP foi realizada e de a indicação ter sido cardiopatia isquêmica estável ou síndrome coronariana aguda. Para o primeiro caso, entre os pacientes tratados com SF, a TAPD

cardíaca eletiva seja adiada por 30 dias após a colocação de um *stent* metálico coronariano e, de preferência, por 6 meses após a instalação de um *stent* farmacológico (SF). As plataformas de *stent* modernas proporcionam maior flexibilidade na interrupção precoce da TAPD; as atuais diretrizes clínicas sugerem considerar a cirurgia não cardíaca eletiva decorridos 6 meses da implantação de um SF caso o risco de adiar ainda mais a cirurgia exceda o risco de trombose no *stent*/isquemia do miocárdio. Para os pacientes que devem ser submetidos a uma cirurgia não cardíaca eletiva logo (< 14 dias) após a ICP, a angioplastia com balão sem colocação de *stent* parece ser uma alternativa razoável, uma vez que a TAPD é desnecessária nesses pacientes.

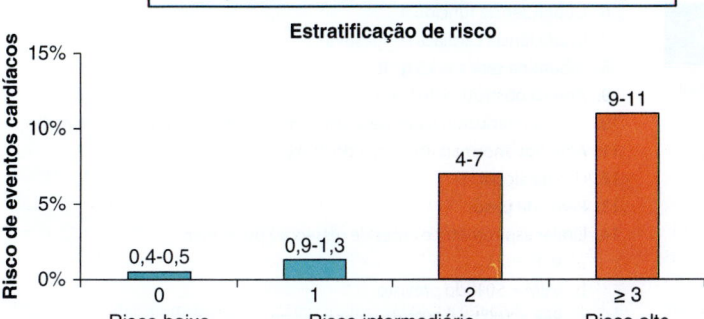

FIGURA 480-2 Estratificação de risco baseada no RCRI revisado; derivação e validação prospectiva de um índice simples para predição do risco cardíaco em pacientes submetidos a cirurgias não cardíacas relevantes. Os eventos cardíacos incluem infarto do miocárdio, edema pulmonar, fibrilação ventricular, assistolia cardíaca e bloqueio cardíaco completo. (*Adaptada de TH Lee et al: Circulation 100:1043, 1999.*)

deve ser fornecida por pelo menos 6 meses. No segundo caso, a TAPD deve ser mantida por pelo menos 12 meses. Todavia, a TAPD pode ser interrompida para permitir a realização de uma cirurgia não cardíaca 30 dias após a colocação do *stent* metálico descoberto (SMD) e 6 meses após a colocação de SF, respectivamente. A cirurgia não cardíaca eletiva deve ser postergada por 5 dias desde a última dose do clopidogrel; 7 dias desde a última dose do prasugrel; e 3-5 dias desde a última dose do ticagrelor. O uso de cangrelor, um antagonista do receptor de $P2Y_{12}$ intravenoso reversível, pode ser uma estratégia temporária como "ponte" (*bridging strategy*) atraente (com uma infusão da dose de "ponte" de 0,75 μg/kg por minuto), embora os estudos em indivíduos submetidos a cirurgias cardíacas e não cardíacas sejam limitados. Se a terapia com inibidor de $P2Y_{12}$ (clopidogrel, prasugrel ou ticagrelor) for interrompida ou descontinuada em pacientes que receberam *stents* intracoronarianos, o ácido acetilsalicílico deve ser mantido no perioperatório (exceto em circunstâncias especiais, em que o risco de sangramento possa ser catastrófico, como em procedimentos neurocirúrgicos ou espinais), e o inibidor de receptor $P2Y_{12}$ deve ser reiniciado o quanto antes, no pós-operatório. As decisões em torno do manejo antiplaquetário no contexto perioperatório, entre pacientes que receberam *stents* intracoronarianos, são complexas e devem envolver uma abordagem multidisciplinar.

α_2-AGONISTAS Com base nos resultados do POISE-2 (um amplo estudo clínico randomizado, cego, internacional e multicêntrico sobre o uso de ácido acetilsalicílico e clonidina), os α_2-agonistas não são recomendados para prevenção de eventos cardíacos em pacientes que se submetem a uma cirurgia não cardíaca. Nesse estudo, a clonidina aumentou a frequência de episódios de parada cardíaca não fatal e hipotensão clinicamente significativa, ao mesmo tempo em que reduziu a taxa de mortes ou a frequência de IAM não fatal.

BLOQUEADORES DO CANAL DE CÁLCIO Faltam evidências para sustentar o uso de bloqueadores dos canais de cálcio como estratégia profilática para reduzir o risco perioperatório em cirurgia não cardíaca de grande porte.

ANESTÉSICOS O risco de mortalidade é baixo com a administração segura de anestésicos modernos, especialmente em pacientes de baixo risco submetidos a cirurgias de baixo risco **(Tab. 480-4)**. Os anestésicos inalatórios apresentam efeitos circulatórios e respiratórios previsíveis; todos reduzem a pressão arterial de maneira dose-dependente por meio da redução do tônus simpático, vasodilatação sistêmica, depressão miocárdica e redução do débito cardíaco. Os anestésicos inalatórios também causam depressão respiratória com respostas diminuídas tanto à hipercapnia quanto à hipoxemia de maneira dose-dependente; além disso, esses agentes têm um efeito variável na frequência cardíaca. O bloqueio neuromuscular residual prolongado também aumenta o risco de complicações pulmonares pós-operatórias devido à redução na capacidade residual funcional dos pulmões, perda da função muscular diafragmática e intercostal, atelectasias e hipoxemia arterial por desequilíbrios entre ventilação e perfusão.

Diversas metanálises mostraram que as taxas de pneumonia e insuficiência respiratória são menores em pacientes que recebem anestesia neuroaxial (peridural ou espinal) em vez de anestesia geral. No entanto, não havia diferenças significativas em eventos cardíacos entre as duas abordagens. As evidências de uma metanálise de ensaios controlados randomizados sustentam a analgesia peridural pós-operatória por > 24 horas com o propósito de alívio da dor. Contudo, o risco de hematoma peridural no contexto de anticoagulação sistêmica para a profilaxia de tromboembolismo venoso (ver adiante) e cateterização peridural pós-operatória deve ser considerado.

AVALIAÇÃO DE RISCO PULMONAR PRÉ-OPERATÓRIO

As complicações pulmonares perioperatórias são frequentes e acarretam morbidade e mortalidade significativas. As recomendações das diretrizes clínicas são as seguintes:

1. Todos os pacientes submetidos à cirurgia não cardíaca devem ser avaliados para risco de complicações pulmonares **(Tab. 480-5)**.
2. Embora estudos selecionados tenham sugerido que a cessação do tabagismo logo antes de uma cirurgia aumenta o risco de complicações pós-operatórias pelo aumento da produção de escarro e/ou diminuição de tosse, uma metanálise dos dados disponíveis desafiou essa afirmação, e todos os pacientes devem ser aconselhados a parar de fumar antes de cirurgia.
3. Os pacientes submetidos à cirurgia de emergência ou prolongada (3-4 horas); reparo de aneurisma aórtico; cirurgia vascular; cirurgias abdominal, torácica, neurológica, de cabeça e pescoço de grande porte; e anestesia geral devem ser considerados pacientes de risco mais alto de complicações pulmonares pós-operatórias.
4. Os pacientes de maior risco para complicações pulmonares devem receber espirometria de incentivo, exercícios de respiração profunda, estímulo da tosse, drenagem postural, percussão e vibração, aspiração e deambulação, respiração com pressão positiva intermitente, pressão positiva contínua nas vias aéreas e uso seletivo de sonda nasogástrica para a ocorrência pós-operatória de náuseas, vômitos ou distensão abdominal sintomática para reduzir o risco pós-operatório. Existem múltiplos índices de risco pulmonar disponíveis para estimar o risco pós-operatório de insuficiência respiratória, pneumonia e outras complicações pulmonares. Entre esses índices, estão o índice de risco ARISCAT, que considera sete fatores de risco: idade, baixa saturação de oxigênio pré-operatória, infecção respiratória no mês anterior, cirurgia na região torácica ou abdominal superior, cirurgia com duração > 2 horas, hemoglobina < 10 g/dL e cirurgia de emergência **(Tab. 480-6)**.
5. A espirometria pré-operatória e a radiografia de tórax não devem ser rotineiramente usadas para a previsão do risco de complicações pulmonares pós-operatórias, mas podem ser apropriadas para pacientes com doença pulmonar obstrutiva crônica ou asma.

TABELA 480-4 ■ Gradação de risco de mortalidade de procedimentos cirúrgicos não cardíacos comuns

Maior	• Cirurgias de emergência de grande porte, especialmente em idosos • Cirurgia vascular de grande porte aórtica e outras não carotídeas (endovascular e não endovascular) • Cirurgia prolongada associada a grande desvio de líquidos e/ou à perda de sangue
Intermediário	• Cirurgia torácica de grande porte • Cirurgia abdominal de grande porte • Cirurgia de endarterectomia carotídea • Cirurgia de cabeça/pescoço • Cirurgia ortopédica • Cirurgia de próstata
Menor	• Cirurgia de olhos, pele e superficial • Procedimentos endoscópicos

Fonte: Reproduzida, com permissão, de LA Fleisher et al: ACC/AHA 2007 Guidelines on perioperative cardiovascular evaluation and care for noncardiacsurgery. Circulation 116:1971, 2007.

TABELA 480-5 ■ Fatores de risco predisponentes a complicações pulmonares

1. Infecção do trato respiratório superior: tosse, dispneia
2. > 60 anos de idade
3. Doença pulmonar obstrutiva crônica
4. Tabagismo
5. Classe da American Society of Anesthesiologists ≥ 2
6. Dependência funcional
7. Insuficiência cardíaca congestiva
8. Albumina sérica < 3,5 g/dL
9. Apneia obstrutiva do sono
10. Sensório reduzido (confusão, *delirium* ou alteração do estado mental)
11. Achados anormais ao exame do tórax
12. Uso de álcool
13. Perda de peso
14. Limiar espirométrico antes de ressecção pulmonar
    a. VEF_1 < 2 L
    b. VVM < 50% do previsto
    c. PFE < 100 L ou 50% do valor previsto
    d. PCO_2 ≥ 45 mmHg
    e. PO_2 ≤ 50 mmHg

Siglas: VEF_1, volume expiratório forçado em 1 segundo; VVM, ventilação voluntária máxima; PFE, pico de fluxo expiratório; PCO_2, pressão parcial arterial de dióxido de carbono; PO_2, pressão parcial de oxigênio.

Fonte: A Qaseem et al: Ann Intern Med 144:575, 2006. Modificada de GW Smetana et al: Ann Intern Med 144:581, 2006; e de DN Mohr et al: Postgrad Med 100:247, 1996.

TABELA 480-6 ■ Modificação do risco para minimizar as complicações pulmonares perioperatórias

No pré-operatório
- Cessação do tabagismo
- Treinamento em técnicas próprias para a expansão pulmonar
- Inalação de broncodilatador e/ou esteroide, quando indicado
- Controle de infecção e secreção, quando indicado
- Redução do peso, quando apropriado

No intraoperatório
- Duração limitada da anestesia
- Evitar fármacos de bloqueio neuromuscular de ação prolongada, quando indicado
- Prevenção de aspiração e manutenção de broncodilatação ideal

No pós-operatório
- Otimização de manobras de capacidade inspiratória com atenção a:
  - Mobilização de secreções
  - Deambulação precoce
  - Estímulo da tosse
  - Uso seletivo de sonda nasogástrica
  - Controle adequado da dor sem uso excessivo de narcóticos

Fonte: De VA Lawrence et al: Ann Intern Med 144:596, 2006; e WF Dunn, PD Scanlon: Mayo Clin Proc 68:371, 1993.

6. A espirometria é útil antes de ressecção pulmonar na determinação de candidatos a *bypass* coronariano, mas não fornece um limiar espirométrico para a cirurgia extratorácica abaixo do qual os riscos da cirurgia sejam inaceitáveis.

7. A cateterização de artéria pulmonar, a administração de nutrição parenteral total (em oposição à não suplementação) ou a nutrição enteral total não têm benefício para a redução de complicações pulmonares pós-operatórias.

MANEJO PERIOPERATÓRIO E PROFILAXIA

DIABETES MELITO (VER TAMBÉM CAPS. 403, 404, 405)

Muitos pacientes com diabetes melito têm DAC significativa sintomática ou assintomática, e podem ter isquemia miocárdica silenciosa decorrente de disfunção autonômica. O controle glicêmico intensivo (vs. leniente) no período perioperatório geralmente não está associado a desfechos melhores, podendo aumentar o risco de hipoglicemia. As diretrizes cínicas preconizam uma faixa-alvo de glicose de 100 a 180 mg/dL no período perioperatório. Os agonistas hipoglicemiantes orais não devem ser administrados na manhã da cirurgia. A hiperglicemia perioperatória deve ser tratada com infusão intravenosa de insulina de curta ação ou insulina subcutânea (SC) conforme a glicemia capilar. Os pacientes com diabetes controlado por dieta podem fazer a cirurgia com monitoramento pós-operatório intensivo.

ENDOCARDITE INFECCIOSA (VER TAMBÉM CAP. 128)

A administração profilática de antibióticos é recomendada para os pacientes antes de procedimentos odontológicos envolvendo manipulação do tecido gengival, manipulação da região periapical dos dentes ou perfuração da mucosa oral: aqueles com valvas cardíacas protéticas (incluindo valvas protéticas transcateter); material protético usado no reparo de valva (anel de anuloplastia ou cordão artificial); endocardite infecciosa prévia; receptores de transplante cardíaco com insuficiência valvar em uma valva estruturalmente anormal; e cardiopatia congênita cianótica não reparada ou cardiopatia congênita reparada, com *shunts* residuais ou insuficiência valvar no sítio ou adjacente ao sítio de uma via protética ou dispositivo protético.

ESTENOSE AÓRTICA

Diretrizes anteriores do ACC/AHA de 2007 advertiram contra a realização de cirurgia em pacientes com estenose aórtica grave, citando um risco de mortalidade de 10%. Diretrizes mais recentes, baseadas em dados contemporâneos, oferecem uma maior latitude para a cirurgia não cardíaca em pacientes adequadamente selecionados com estenose aórtica grave. Entre os pacientes assintomáticos com estenose aórtica grave, o ACC/AHA atribui uma recomendação de Classe IIa, nível de evidência C, para cirurgia de risco moderado. Em uma análise de pacientes submetidos a uma cirurgia de risco moderado ou alto na Mayo Clinic de 2000 a 2010, não houve diferença significativa na mortalidade em 30 dias entre aqueles com estenose aórtica grave e controles combinados (5,9 vs. 3,1%, p = 0,13); contudo, aqueles com estenose aórtica grave tiveram mais eventos cardíacos adversos importantes (18,8 vs. 10,5%, p = 0,01), principalmente devido à insuficiência cardíaca. Em resumo, a estenose aórtica grave está associada a desfechos adversos em pacientes submetidos a cirurgia não cardíaca; entretanto, em coortes contemporâneas, esse risco é menor do que antes afirmado. A valvotomia por balão geralmente não é recomendada, mas pode ter um papel em uma minoria de pacientes que necessitam de uma "ponte" a um procedimento ou cirurgia necessária.

TROMBOEMBOLISMO VENOSO (VER TAMBÉM CAP. 279)

A profilaxia perioperatória de tromboembolismo venoso deve seguir as diretrizes estabelecidas pelo American College of Chest Physicians. O ácido acetilsalicílico não é defendido como agente único para tromboprofilaxia. Baixas doses de heparina não fracionada (≤ 5.000 unidades SC, 2×/dia), heparina de baixo peso molecular (p. ex., enoxaparina, 30 mg, 2×/dia, ou 40 mg, 1×/dia) ou um pentassacarídeo (fondaparinux, 2,5 mg, 1×/dia) são adequadas para pacientes com risco moderado; e heparina não fracionada (5.000 unidades SC, 3×/dia) é adequada para pacientes de alto risco. O uso de anticoagulantes orais diretos pode ser uma alternativa ao uso de doses profiláticas de heparina fracionada de baixa dose e heparina de baixo peso molecular; entre os pacientes imobilizados após uma cirurgia ortopédica menor, a rivaroxabana 10 mg uma vez ao dia quando comparada à enoxaparina foi associada a uma diminuição nos eventos tromboembólicos venosos, sem uma alteração significativa no sangramento. Meias de compressão e dispositivos de compressão pneumática são úteis como suplementos da terapia anticoagulante ou como alternativas a ela para pacientes com risco de sangramento excessivo.

LEITURAS ADICIONAIS

Angiolillo DJ et al: Bridging antiplatelet therapy with cangrelor in patients undergoing cardiac surgery: A randomized controlled trial. JAMA 307:265, 2012.

Fleisher LA et al: 2014 ACC/AHA Guideline on perioperative cardiovascular evaluation and management of patients undergoing noncardiac surgery. Circulation 130:e278, 2014.

Levine GN et al: 2016 ACC/AHA guideline focused update on duration of dual antiplatelet therapy in patients with coronary artery disease. A Report of the American College of Cardiology/American Heart Association Task Force on Clinical Practice Guidelines. J Am Coll Cardiol 68:1082, 2016.

Myers K et al: Stopping smoking shortly before surgery and post-operative complications: a systematic review and meta-analysis. JAMA Intern Med 171:983, 2011.

Nishimura RA et al: 2017 AHA/ACC focused update of the 2014 AHA/ACC guideline for the management of patients with valvular heart disease. A report of the American College of Cardiology/American Heart Association Task Force on clinical practice guidelines. Circulation 135:1, 2017.

Samama CM et al: PRONOMOS Investigators. Rivaroxaban or enoxaparin in nonmajor orthopedic surgery. N Engl J Med 382:1916, 2020.

Smetana GW et al: American College of Physicians. Preoperative pulmonary risk stratification for noncardiothoracic surgery: Systematic review for the American College of Physicians. Ann Intern Med 144:581, 2006.

Tashiro T et al: Perioperative risk of major non-cardiac surgery in patients with severe aortic stenosis: a reappraisal in contemporary practice. Eur Heart J 35:2372, 2014.

PARTE 20 Avanços da medicina

481 Economia comportamental e saúde

Kevin G. Volpp, George Loewenstein, David A. Asch

Estima-se que tabagismo, inatividade física, dieta pouco saudável, uso excessivo de álcool e outros comportamentos individuais estejam por trás de 40% das mortes prematuras nos Estados Unidos. Cerca de 75% dos 3,5 trilhões de dólares atualmente gastos em cuidados de saúde nos Estados Unidos são atribuíveis a câncer, doença cardíaca, diabetes tipo 2 e obesidade, e cada uma dessas condições é fortemente influenciada pelo comportamento. Quase a metade dos pacientes que recebem prescrição de medicamentos para reduzir seu colesterol dentro de 1 ano após um infarto do miocárdio interrompe o tratamento, – mesmo quando eles são fornecidos gratuitamente. Apesar dos avanços significativos na ciência e tecnologia dos cuidados de saúde, há uma enorme lacuna entre os objetivos teoricamente alcançáveis em saúde e cuidados de saúde e o que as pessoas e populações realmente alcançam. O comportamento humano é um importante contribuidor para problemas de saúde e uma barreira para a implementação bem-sucedida de soluções para abordá-los.

Reconhecendo que há muitas razões para as pessoas não agirem para melhorar sua saúde, especialistas em mudanças comportamentais concentraram esforços em estratégias direcionadas a comportamentos individuais, introduzindo incentivos para a perda de peso, adesão ao tratamento medicamentoso e a cessação do tabagismo, estratégias ambientais como a rotulagem obrigatória de alimentos e abordagens combinadas. Por exemplo, a Seção 2.705 do Affordable Care Act (ACA) permite que empregadores forneçam incentivos de até 50% do valor do benefício com base em desfechos como redução do índice de massa corporal, diminuição da pressão arterial ou do colesterol e cessação do tabagismo; essa lei investe até 300 bilhões de dólares anualmente em incentivos para a saúde dos empregados.

Muitas dessas abordagens têm limitações inerentes, em grande parte por terem sido delineadas conforme a visão generalizada de que as pessoas agem de forma confiável para melhorar seu interesse próprio. As soluções políticas existentes pressupõem que as decisões de cuidados de saúde sejam racionalmente baseadas em transações econômicas e que pessoas racionais irão avaliar de forma imparcial o valor líquido final dos custos e benefícios de condutas alternativas de comportamento, buscando o melhor caminho a seguir. Essas abordagens são normativamente atraentes, mas parecem mais adequadas para sustentar pessoas que se comportam como os economistas supõem que elas fazem, talvez sendo menos efetivas quando expostas a realidades do comportamento humano, como atenção limitada, excesso de confiança e problemas de autocontrole. Não é apenas a magnitude dos incentivos que interessa, mas também outras características fundamentais, como a natureza específica das recompensas, a frequência do *feedback*, a saliência e o enquadramento. Os programas de saúde pública, incluindo aqueles que envolvem incentivos financeiros, têm mais chances de alcançar seus objetivos se forem planejados com base não apenas em como as pessoas perfeitamente racionais *devem* tomar decisões relacionadas à saúde, mas, em vez disso, em como os seres humanos *realmente* tomam as decisões. O campo da economia comportamental usa percepções da psicologia para identificar por que a tomada de decisão humana geralmente fica aquém do ideal. O campo visa oferecer um relato mais realista do comportamento humano, fornecendo uma estrutura natural para os esforços de encorajar mudanças no comportamento.

CONCEITOS DA ECONOMIA CLÁSSICA E COMO ELES DIFEREM DA ECONOMIA COMPORTAMENTAL

A economia clássica supõe que as pessoas são maximizadoras racionais da utilidade, o que significa que elas são capazes, em um modo não emocional, de identificar decisões alternativas, calcular as probabilidades de utilidade/inutilidade para cada desfecho em potencial e, então, através de um processo de indução retrógrada, implementar a decisão que tem o maior valor líquido no momento. Em relação a comportamentos de saúde, a teoria da economia clássica assumiria que, se as pessoas são obesas, elas devem ter decidido que os custos da obesidade são superados pelos benefícios do comportamento que leva à obesidade, e que, se as pessoas fumam, elas devem ter decidido que os prazeres de fazer isso superam os custos. Esse pressuposto de maximização racional da utilidade tem duas consequências importantes para as políticas públicas, ambas aplicáveis no domínio da saúde.

A primeira é que o pensamento econômico convencional radicalmente limita a gama de situações em que faz sentido intervir por meio de políticas. Com base nos pressupostos da economia convencional, intervenções regulatórias como impostos e subsídios dirigidos são consideradas adequadas apenas em situações caracterizadas por externalidades (custos que as ações de uma pessoa impõem sobre os outros, como o tabagismo passivo), pela presença de "falhas de mercado" (p. ex., monopólios) ou pela presença de determinados tipos de assimetrias de informação. A segunda é que a economia-padrão oferece uma gama relativamente restrita de ferramentas políticas, incluindo impostos, subsídios e mandatos relativos à educação do paciente e fornecimento de informações, fazendo suposições não realistas sobre como cada uma dessas abordagens irá influenciar o comportamento das pessoas.

A economia comportamental se baseia na economia convencional, mas enriquece a concepção de comportamento individual, oferecendo melhorias para cada uma dessas dimensões. Primeiro, ela amplia a gama de situações em que as intervenções políticas fazem sentido ao introduzir a noção de "internalidades". Enquanto as externalidades são custos (ou benefícios) que os comportamentos individuais impõem nos outros, as internalidades são os custos que as pessoas impõem sobre si mesmas – em geral sobre o seu futuro. Embora as intervenções para a abordagem do tabagismo e da obesidade possam ser justificadas com base em externalidades (p. ex., os custos dos cuidados de saúde são bancados por pessoas que não aquela imediatamente afetada), elas também podem ser justificadas com base em internalidades – por exemplo, as pessoas geralmente diminuem de forma irracional as consequências tardias de seu comportamento. Nesse sentido, as pessoas podem querer estar protegidas não apenas dos outros, mas das suas próprias decisões. As intervenções políticas podem ainda ser justificadas pela exploração onipresente das fraquezas individuais pelas empresas. As empresas comerciais podem tirar proveito de tais vulnerabilidades para o lucro individual em vez da saúde do cliente, como na formulação de alimentos processados tentadores, mas não saudáveis, na venda ou prescrição de substâncias viciantes, como cigarros ou opioides, ou na fixação de preços de "ofertas" de refeições que não levam em conta as consequências para a saúde de promoções economicamente predatórias. Esse comportamento é encontrado em várias indústrias: As empresas de cartões de crédito e os fabricantes de automóveis seduzem novos clientes com preços baixos e anúncios rápidos e atraentes de taxas de juros de 0%, jogando com a propensão comum de se concentrar no presente e não no futuro, bem como no excesso de otimismo das pessoas quando se trata de suas próprias finanças futuras. Os bancos ganham dinheiro cobrando taxas elevadas por pequenos erros, como número de saques acima do permitido, uso do limite de cheque especial ou quebra das regras de saldo mínimo, frequentemente escondendo a descrição desses encargos em letras pequenas e jargão complicado. As loterias retornam 0,45 dólar para cada dólar apostado e promovem esses jogos de um modo que ignora explicações mais realistas usando mensagens unilaterais como "você não tem como ganhar se não apostar" em vez de, por exemplo, a mensagem igualmente acurada "você não tem como perder se não apostar".

Segundo, a economia comportamental amplia de forma substancial a gama de intervenções políticas potenciais, além daquelas oferecidas pela economia tradicional. A economia comportamental se tornou mais conhecida pelos conceitos de "paternalismo libertário" e "paternalismo assimétrico". Em contraste com o paternalismo "pesado", o paternalismo assimétrico tenta proteger as pessoas sem limitar a liberdade de escolha. Isto é, ele é assimétrico porque busca ajudar as pessoas propensas a tomar decisões irracionais sem restringir a liberdade de escolha daqueles que tomam decisões informadas e deliberadas. Por exemplo, organizar em fila os alimentos em uma cafeteria de forma que os alimentos saudáveis apareçam antes tem chances de aumentar a quantidade de alimentos saudáveis ingeridos, sem privar aqueles que querem os alimentos não saudáveis da oportunidade de comprá-los. Os que acreditam que as pessoas se comportam da maneira ideal não iriam se opor ao paternalismo assimétrico, pois ele não limita a liberdade, mas aqueles que reconhecem os limites da racionalidade humana devem endossar essas medidas, assumindo que eles são planejados com o intuito de defender o interesse dos indivíduos. Com frequência, essas medidas são chamadas de "empurrões" (*nudges*).

Um *nudge* foi definido como "qualquer aspecto da arquitetura da escolha que altere o comportamento da pessoa de maneira previsível sem proibir quaisquer opções nem alterar de forma significativa seus incentivos econômicos. Para ser considerado um *nudge*, evitar a intervenção deve ser fácil e barato". A aplicação mais proeminente e, até o momento, mais bem-sucedida dos *nudges* foi o uso de padrões para aumentar as inscrições em planos definidos de contribuições econômicas para a aposentadoria, e, de forma secundária, o uso de escalonamento automático para estimular maiores taxas de economia. Essas ideias e achados de pesquisas tiveram um impacto importante nas políticas de poupança para a aposentadoria no mundo todo, incluindo o Pension Protection Act de 2006 nos Estados Unidos. A partir desse histórico de sucesso em economia, e impulsionado pelo estabelecimento das chamadas "unidades *nudge*" no mundo todo, as metas relacionadas com esse tipo de intervenção colocaram a economia comportamental no centro das políticas públicas.

Contudo, a aplicabilidade da economia comportamental nas políticas, incluindo as relacionadas à saúde, vai muito além disso. Muitos *insights* da economia comportamental relevantes para a saúde não se encaixam na definição de um *nudge*. Por exemplo, há programas de incentivo visando mudar comportamentos de saúde para maximizar a custo-efetividade, melhorias na oferta de informações relacionadas à saúde, como nas informações nutricionais em rótulos, e novos tipos de incentivos para médicos ou planos de saúde. Um tema comum é o aproveitamento dos erros de decisão previsíveis que geralmente prejudicam as pessoas para, em vez disso, ajudá-las a alcançar objetivos de saúde de longo prazo ou outros propósitos socialmente úteis, da mesma forma que algumas artes marciais redirecionam a força de um adversário contra ele próprio.

Muitas das mesmas mensagens, incentivos e estruturas de escolhas usadas de forma tão efetiva para seduzir as pessoas para comportamentos de saúde autodestrutivos podem ser redirecionadas para atraí-las para escolhas mais saudáveis que melhorem sua saúde e bem-estar em longo prazo. Além disso, algumas características da tomada de decisão humana que não são reconhecidas pela economia tradicional, mas que não são realmente exemplos de erros de decisão, como nossa propensão ao arrependimento quando fazemos uma má escolha e nossa aversão a nos colocar em tais situações (um fenômeno conhecido como "aversão ao arrependimento") também podem ser exploradas com o objetivo de melhorar comportamentos e resultados de saúde.

Há um equívoco comum de que ao usar incentivos financeiros para a promoção de mudanças de comportamento, se estaria usando a economia comportamental. Isso não é economia comportamental, mas sim simplesmente economia. De fato, um grande número de transações diárias, como ser pago para ir ao trabalho, ou receber uma multa por estacionar no lugar errado, refletem incentivos econômicos tradicionais para estimular e desestimular determinados comportamentos. No entanto, a introdução de incentivos em situações como aquelas caracterizadas por internalidades, nas quais a economia tradicional sugeriria que os incentivos são desnecessários, *pode* ser vista como aplicações da economia comportamental.

Talvez mais importante, a lição central do campo da economia comportamental é que a forma como os incentivos são entregues pode importar mais do que sua magnitude. Há formas de oferecer grandes incentivos que os tornam inefetivos para a mudança de comportamentos, e há maneiras que podem aumentar muito a efetividade de incentivos comparativamente pequenos. Essa observação é uma fonte de otimismo, já que sugere que, com um planejamento cuidadoso, podemos alavancar investimentos relativamente pequenos para melhorar a saúde pública.

USO DA ECONOMIA COMPORTAMENTAL PARA PROMOVER COMPORTAMENTOS DE SAÚDE BENÉFICOS PARA A PRÓPRIA PESSOA

A economia comportamental se baseia na economia neoclássica, a qual tem em seu núcleo a *teoria da utilidade esperada*, a qual supõe descrever a forma como as pessoas tomam decisões e oferece uma orientação sobre como essas decisões devem ser tomadas. Embora a maximização da utilidade seja um poderoso modelo normativo de como devemos nos comportar, ela acaba sendo um modelo descritivo insuficiente de como as pessoas reais de fato se comportam. Os esforços para alterar o comportamento humano que se baseiam nesse modelo impreciso e incompleto costumam ficar aquém do esperado.

Nas últimas décadas, a economia comportamental descreveu várias maneiras pelas quais as decisões das pessoas diferem de modelos econômicos padrão (Tab. 481-1). Na década de 1950, economistas mapearam os conceitos de "racionalidade limitada" e identificaram limitações no modelo dominante de utilidade esperada de tomada de decisão sob risco, mas foi a publicação do artigo *Teoria do prospecto* de Kahneman e Tversky em 1979 que marcou o desenvolvimento da economia comportamental. A teoria do prospecto oferece um modelo conceitual abrangente para a descrição de observações sobre comportamentos humanos que não poderiam ser explicados pela teoria da utilidade esperada.

Embora esses desvios da teoria da utilidade esperada possam ser vistos como um erro ou ponto fraco psicológicos, o real valor desse trabalho não está na identificação desses erros, mas sim no reconhecimento de que eles ocorrem de maneira previsível. É a previsibilidade desses erros que permite delinear estratégias para superá-los (Tab. 481-2). De fato, é a previsibilidade e a confiabilidade de várias características importantes da tomada de decisão humana identificadas pela economia comportamental, incluindo aquelas conectadas com a teoria do prospecto, que permitem que elas sejam usadas para a promoção de comportamentos de autovantagem relacionados à saúde.

Aversão a perdas e efeitos do enquadramento Os principais fundamentos da teoria do prospecto incluem: (1) a forma como as pessoas se sentem em relação a um conjunto de possíveis desfechos depende de seu ponto de partida; essa é a noção de dependência da referência, na qual os tomadores de decisões avaliam os desfechos como ganhos ou perdas dependendo de seu ponto de partida; (2) as pessoas desprezam as perdas muito mais do que

TABELA 481-1 ■ Economia tradicional *versus* comportamental

Economia tradicional	Economia comportamental
Teoria central: maximização da utilidade esperada	Teoria central: teoria do prospecto
Pressupõe a racionalidade perfeita	Reconhece que as pessoas erram ao tomar decisões
Independe do ponto de partida	A avaliação depende de seu ponto de partida
O enquadramento não interessa	O enquadramento afeta a avaliação mesmo quando as utilidades são as mesmas
Preferências estáveis	Preferências inconsistentes ao longo do tempo
As pessoas descontam o futuro a taxas constantes	As pessoas desconsideram o futuro próximo em maior grau e diminuem as consequências de forma inconsistente ao longo do tempo
Intervenção apenas quando minhas ações afetam de maneira adversa os outros (externalidades negativas)	Considera as intervenções quando as pessoas prejudicarão a si mesmas no futuro (internalidades)
Regulações e políticas geralmente voltadas para proteger as pessoas contra a ação dos outros	Regulações e políticas com frequência voltadas para proteger as pessoas contra si mesmas

TABELA 481-2 ■ Principais erros de decisão e sugestões para abordá-los

Preferências enviesadas para o presente	Fornecer rapidamente *feedback* e recompensas
Ponderação não linear das probabilidades	Motivar as pessoas com recompensas probabilísticas (loterias)
Otimismo excessivo e aversão a perdas	Comprometimento prévio das pessoas e alocação de dinheiro para o risco como ferramenta motivacional efetiva
Efeito de "baixo valor" (*peanuts effect*)	Oferecer recompensas em pacotes, evitando muitas pequenas recompensas
Agrupamento estreito	Enquadrar as recompensas em termos de esforço por dia em vez de por mês ou ano
Aversão ao arrependimento	Ajudar as pessoas a preverem o arrependimento pelas más escolhas
Padrões/viés do *status quo*	Mudar a arquitetura ou ambiente da escolha para alterar o caminho de menos resistência de modo a favorecer as decisões mais saudáveis
Viés do mundo racional	Ir além da suposição de que o simples fornecimento de informações levará aos comportamentos desejados

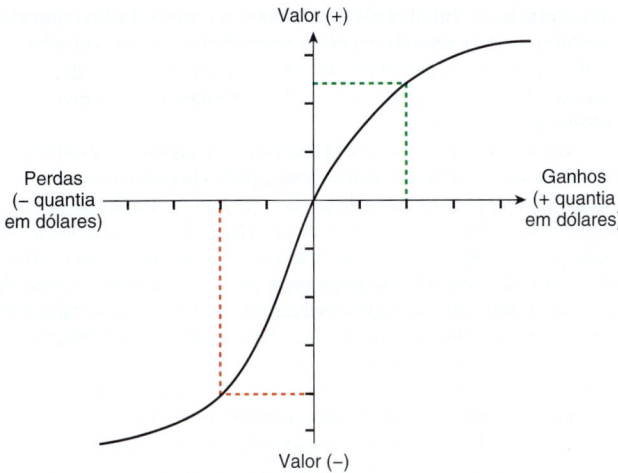

FIGURA 481-1 Teoria do prospecto. *(Adaptada de D Kahneman: Thinking, Fast and Slow. New York, NY: Farrar, Straus and Giroux, 2011.)*

apreciam ganhos equivalentes, um fenômeno conhecido como "aversão a perdas"; e (3) há uma sensibilidade reduzida a ganhos e perdas (Fig. 481-1).

Um exemplo de como podemos aplicar as informações sobre a aversão a perdas é o delineamento de sistemas de pagamento a profissionais provedores. Os incentivos financeiros para que médicos alcancem objetivos de qualidade podem ser apresentados – "enquadrados", na linguagem da economia comportamental – como recompensas (nas quais o médico recebe um bônus se, por exemplo, aumentar suas taxas de rastreamento para câncer colorretal ou aumentar a porcentagem de seus pacientes que alcançam uma meta de hemoglobina glicosilada) ou penalidades (nas quais o médico não receberia um pagamento esperado se não alcançasse essas metas). Os economistas clássicos considerariam recompensas e penalidades de tamanho equivalente como igualmente motivadoras, pois cada uma delas reflete uma estrutura na qual a pessoa recebe uma dada quantia em dólares por um determinado resultado (Fig. 481-1). Porém, a aversão a perdas nos lembra que a falta de utilidade da perda de dinheiro é muito maior que a utilidade de ganhar a mesma quantia de dinheiro. Vários estudos mostraram que as pessoas têm uma "proporção de aversão a perdas" na faixa entre 1,5 e 2,5. Isso significa que uma possível penalidade de 1.000 dólares por não alcançar uma meta de qualidade pode ser um motivador tão potente como uma potencial recompensa de 1.500 a 2.500 dólares por alcançar o mesmo objetivo. Este multiplicador não faz sentido do ponto de vista da economia clássica, mas, como um descritor do comportamento humano empiricamente verificável, pode ser explorado no delineamento de programas para que médicos ou pacientes melhorem a saúde.

Todos nós – incluindo os médicos – somos altamente suscetíveis à maneira como a informação é enquadrada. Em um conjunto de experimentos, foram apresentados – a pacientes, estudantes e médicos – casos de câncer de pulmão que poderiam ser tratados com cirurgia ou radioterapia. Entre os três grupos, a opção pela cirurgia foi mais bem-vista quando os desfechos foram enquadrados em termos da probabilidade de sobrevida (p. ex., uma chance de 68% de viver por mais de 1 ano) em vez de em termos da probabilidade de morte (p. ex., uma chance de 32% de morrer em 1 ano). Podemos dizer que essa suscetibilidade ao enquadramento é irracional, pois uma chance de 68% de sobrevida é logicamente equivalente a uma chance de 32% de morrer – mas essas decisões irracionais dependem de padrões de comportamento previsíveis, e essa previsibilidade pode ser usada para influenciar essas decisões. Isso significa que os médicos têm oportunidades enormes para levar os pacientes em direção a determinadas decisões ao enquadrarem os desfechos dessas decisões de maneiras específicas, mesmo que sejam verdadeiras. Essa compreensão poderia levar a uma visão de que os médicos devem ser cuidadosos ao equilibrar seu enquadramento (p. ex., completando a afirmação de 68% de chances de sobrevida com a afirmação do tipo "o que significa uma chance de 32% de morrer") para fornecer informações de maneira que possa levar a uma determinada opção. De outra forma, isso poderia levar a uma visão de que os médicos devem deliberadamente enquadrar os desfechos de certas maneiras para levar os pacientes a determinadas escolhas – uma situação muito mais paternalista. Os pacientes costumam se basear em médicos em quem confiam para ajudá-los a tomar as melhores decisões e, em alguns casos, essa confiança pode justificar o uso estratégico dos princípios de economia comportamental, mesmo que as mesmas ações em outros cenários possam ser vistas como paternalistas, antilibertárias ou coercitivas.

Aversão a perdas e excesso de otimismo A força da aversão a perdas pode ser melhor aproveitada em combinação com um erro de decisão bem documentado: o excesso de otimismo ou expectativas altas irrealistas em relação aos resultados no futuro. O excesso de otimismo é especialmente pronunciado no contexto das previsões das pessoas sobre sua própria probabilidade de exercer o autocontrole, algumas vezes chamado "síndrome da esperança falsa". O otimismo de que "*dessa vez*, eu vou conseguir emagrecer!" ou "*esse ano* seguirei minhas resoluções de ano novo!" muitas vezes se revela falso. Embora em alguns contextos o excesso de otimismo pareça benéfico, ele também resulta em padrões de comportamento abaixo do ideal. Por exemplo, as pessoas preferem pagar um valor fixo para se associar a uma academia, mesmo que elas gastassem menos se pagassem por visita, em parte porque elas superestimam o seu futuro comparecimento à academia. De fato, muitas pessoas entram em programas de perda de peso e pagam antecipadamente por um ano inteiro, por estarem demasiadamente otimistas em relação a suas chances de sucesso.

A aversão à perda pode produzir uma variedade de comportamentos indesejados, desde a aversão excessiva a riscos até a tendência de as pessoas ficarem atreladas a investimentos que causam prejuízos, como imóveis ou ações, por tempo demais. No entanto, a aversão à perda pode promover objetivos individuais ou sociais. Enquadrar os resultados da recompensa em termos de aversão ao "enfrentar" uma quantia de dinheiro que se perde se as metas não forem cumpridas é muitas vezes mais motivador do que fornecer ganhos equivalentes para atingir as metas (o equivalente econômico, mas não psicológico). No entanto, apesar da maior potência comportamental das perdas, os gestores de programas costumam ser relutantes no uso do enquadramento de perdas, talvez porque esses programas possam parecer mais punitivos do que as organizações podem querer parecer. Porém, é possível aproveitar a aversão a perdas delineando programas em que as pessoas voluntariamente colocam seu próprio dinheiro em risco com o objetivo de alcançar objetivos de comportamento de saúde que elas próprias desejam.

A combinação de excesso de otimismo e aversão a perdas pode ser usada para ajudar as pessoas a perder peso dando a elas a oportunidade de participar em contratos de depósito, nos quais poderiam depositar de 1 centavo a 3 dólares ao dia de seu próprio dinheiro, com equiparação de 100%. Os participantes relataram seu peso diariamente e receberam a soma dos depósitos e os fundos equiparados a cada dia que eles seguiam no caminho de alcançar suas metas mensais de perda de peso, mas perdiam ambos se não seguissem nesse caminho. O contrato de depósito tirou vantagem de autoprevisões demasiadamente otimistas dos participantes sobre quanto peso perderiam e a aversão a perdas após os depósitos serem feitos. Porém, após ser depositado, esse otimismo pode se tornar uma profecia autorrealizável, pois a aversão a perdas fornece motivação extra para alcançar os objetivos. Nesse estudo de 16 semanas, a perda de peso média foi de 6,3 kg no grupo dos depósitos em comparação com 1,7 kg no grupo-controle. Esse trabalho foi ampliado em um estudo de 32 semanas em que a perda de peso foi sustentada durante a duração da intervenção (3,9 vs. 1 kg no grupo-controle).

Embora esses resultados sejam promissores, para ser efetiva como estratégia de saúde essa abordagem deve alcançar elevadas taxas de participação continuada para manter esse efeito na população. As abordagens de contrato de depósito são poderosas motivadoras de mudanças de comportamento, mas nem sempre são populares, mesmo naqueles que inicialmente optam por tentá-las, dificultando o sucesso no longo prazo.

Efeitos de "baixo valor" (***peanuts effects***) A função de valor na teoria do prospecto supõe uma utilidade marginal decrescente, o que significa que pequenos ganhos e perdas são motivadores desproporcionais em relação aos grandes (p. ex., duas recompensas de 500 dólares seriam mais potentes que uma recompensa de 1.000 dólares). Porém, isso pode ser simples demais para as recompensas pequenas (p. ex., duas recompensas de 5 dólares podem ser menos motivadoras que uma recompensa de 10 dólares). Esse "efeito de baixo valor" pode ser parte da razão pela qual as instituições de caridade e os varejistas costumam descrever os custos em termos de "centavos por dia". Essa observação desafia a eficácia esperada de programas que enfatizam esforços para repetidamente alcançar mudanças pequenas, como em programas de perda de peso. É fácil para um paciente racionalizar que um único cigarro não causa câncer de pulmão, que um único lanche não leva a obesidade, ou que nenhuma ida isolada à academia evita a doença cardíaca. Se padrões autodestrutivos de comportamento, como tabagismo, ganho de peso ou uso de celular ao dirigir, são vistos como exemplos individuais em vez de partes de um todo composto, é mais fácil compreender como eles podem ser vistos como aceitáveis. O prazer de fumar um cigarro ou de comer uma sobremesa, e a conveniência e compromisso de realizar negócios ou de socializar em um deslocamento que é "improdutivo" em outros aspectos, são imediatos e tangíveis, mas os custos marginais – risco aumentado de desenvolver câncer de pulmão, ter sobrepeso ou sofrer um acidente automobilístico – parecem ser muito pequenos. Porém, ao longo de uma vida ou em toda uma população, os custos e/ou probabilidades acumuladas não são de forma alguma pequenos.

A tendência a subestimar pequenos resultados também pode ser usada de forma vantajosa para a pessoa, como ao induzi-la a economizar pequenas quantias para a aposentadoria em prazos curtos ou a fazer pequenos investimentos periódicos em sua saúde por meio da adesão aos medicamentos. Em cada um desses esforços, precisamos pensar de forma assimétrica. Em nossos programas de incentivo devemos oferecer *feedback* frequente (muitas vezes diariamente) sobre as recompensas, devido às preferências enviesadas para o presente, mas, se estivermos *oferecendo* recompensas financeiras, queremos agregá-las de forma que elas pareçam suficientemente substanciais para merecer a atenção. Para usar o efeito de baixo valor como vantagem, deve-se alertar as pessoas sobre suas recompensas diariamente, mas depois entregá-las mensalmente, para criar pagamentos agregados maiores.

PREFERÊNCIAS ENVIESADAS PARA O PRESENTE

Outra observação importante na economia comportamental é o conceito de desconto hiperbólico ou "viés do presente". É padrão na economia convencional supor que as pessoas desconsideram (descontam) o futuro; por exemplo, 1.000 dólares hoje valem mais do que 1.000 dólares um ano a partir de agora, pois o dinheiro pode ser investido e receber rendimentos. Porém, as pessoas tendem a descontar resultados que estão próximos no tempo de maneira mais intensa do que resultados mais distantes; o grau de desconto no tempo é desproporcionalmente maior para atrasos de curto prazo em relação aos de longo prazo, em contraste com a suposição dos modelos de economia-padrão.

As implicações médicas do viés do presente são profundas. Por exemplo, a maioria das pessoas gostaria desesperadamente de evitar um acidente vascular cerebral (AVC), e muitos pacientes com hipertensão têm a compreensão de que usar seus medicamentos anti-hipertensivos é uma das melhores maneiras de evitar um AVC no futuro. Embora o economista clássico veja a adesão diária ao tratamento anti-hipertensivo como um custo trivial para evitar o maior custo de um futuro AVC, o AVC que é evitado está muito distante no futuro e é incerto; além disso, o AVC que é prevenido nunca é observado. Em contraste, mesmo o esforço relativamente pequeno necessário para manter a medicação anti-hipertensiva é incorrido no presente e vem sem qualquer benefício compensatório imediato. Como os pacientes descontam em excesso os danos futuros de um possível AVC, eles ficarão menos motivados a investir hoje na adesão aos medicamentos. Para o economista clássico, esses pacientes estão se comportando de forma irracional, pois estão deixando de fazer pequenos investimentos que, se fizerem os cálculos, iriam claramente trazer benefícios; esse raciocínio é paralelo à forma como os economistas clássicos consideram as pessoas que economizam pouco para a aposentadoria (a grande maioria dos americanos) como irracionais. Para o economista comportamental, esses erros são alvo de terapia, da mesma maneira que podemos enxergar as mutações genéticas ou os defeitos em vias químicas como alvos terapêuticos no manejo das doenças.

O viés do presente é um pouco mais sutil do que simplesmente desconsiderar o futuro. Na verdade, ele reflete *duas* tendências comportamentais: (1) a tendência a superestimar custos e benefícios imediatos em relação ao que ocorre no futuro, conforme discutido anteriormente, e (2) a tendência a ter uma abordagem mais imparcial a custos e benefícios no *futuro*. As pessoas são muito mais propensas a começar a fazer dieta *amanhã*, pois superestimar os custos imediatos nos desestimula para a privação imediata da dieta, e a perspectiva mais equilibrada da privação futura nos faz querer impor esses custos em nós mesmos no futuro.

Embora as preferências enviesadas para o presente tipicamente promovam comportamentos prejudiciais à saúde, é possível usá-las para efeitos benéficos. O impacto motivacional de benefícios e custos, como recompensas por bom comportamento e punições por mau comportamento, pode ser aumentado substancialmente se forem tornados imediatos. Essas consequências devem coincidir ao máximo com o momento dos comportamentos que visam estimular ou desencorajar. Podem ser oferecidos fundos com essa finalidade, por empregadores ou seguradoras, nas situações em que podem ser uma maneira custo-efetiva de melhorar a saúde e a produtividades dos trabalhadores.

Foi demonstrado que esses programas têm efeitos significativos no campo da adicção a drogas. Esse sucesso é particularmente incomum, pois muitas pessoas com adicção a drogas já enfrentam consequências adversas importantes, como perda dos meios de subsistência e privação de direitos familiares; ainda assim, esses custos costumam ser insuficientes para motivar a abstinência. Da mesma forma, pequenos incentivos oferecidos para provas de abstinência têm contribuído para triplicar as taxas de cessação do tabagismo onde incentivos muito maiores (embora tardios) em termos de melhora da saúde falharam. Pequenos incentivos diários baseados em sorteios aumentam de forma significativa a adesão aos medicamentos e a perda de peso, em parte por trazerem recompensas imediatas (dinheiro, estímulos) a uma situação em que os benefícios de evitar a doença são tipicamente distantes e incertos.

Assim, em vez de exigir que as pessoas tomem decisões com base na consideração de seus melhores interesses no longo prazo, pode ser útil mudar para incentivos de curto prazo, de modo que as ações benéficas sejam mais fáceis e mais atraentes para escolher ou pequenos custos – "fatores incômodos" – são colocados no caminho de comportamentos adversos à saúde. Algumas escolas começaram a usar essa abordagem removendo produtos como refrigerantes e doces de máquinas de venda, de modo que os custos para a sua obtenção agora incluem uma caminhada até fora da área escolar, enquanto as opções de alimentos e bebidas mais saudáveis estão imediata e prontamente disponíveis. Além disso, a propensão das pessoas a se comprometerem com mudanças futuras pode ser aproveitada ao se oferecer opções entre comportamentos que beneficiam a saúde e aqueles que a prejudicam muito antes delas realmente praticá-los. Um exemplo disso é agendar visitas à academia e exames laboratoriais para monitorar o colesterol com antecedência ou fazer com que os funcionários encomendem o almoço logo após o café da manhã, quando são mais propensos a selecionar refeições saudáveis devido ao viés do presente e à falta aguda de fome.

Ponderação não linear das probabilidades A teoria do prospecto também abrange uma segunda dimensão importante: a forma como as pessoas avaliam as probabilidades. Em contraste com o modelo de utilidade esperada padrão, o qual supõe que as pessoas ponderam os desfechos conforme suas probabilidades brutas, a teoria do prospecto supõe que as pessoas superestimam pequenas probabilidades, mas são insensíveis a diferenças em probabilidades – por exemplo, entre uma chance de 0,001 e uma de 0,00001 de ganhar um prêmio, mesmo que as probabilidades sejam diferentes em várias ordens de magnitude – exceto quando elas fornecem uma transição para a certeza. Essa superestimativa de probabilidades pequenas é parcialmente responsável pela enorme atração dos bilhetes de loteria, que são amplamente vistos pelos especialistas como um mau uso do dinheiro; ainda assim, como nas preferências enviesadas para o presente, essa superestimativa pode ser usada como vantagem nas intervenções de saúde pública.

Seguindo essas vias cognitivas, foram introduzidos sistemas de recompensas baseados na loteria em programas visando motivar comportamentos de saúde diversos (descritos mais completamente adiante). Essas intervenções exploram a superestimativa de pequenas probabilidades e também utilizam outros *insights* psicológicos. Como as pessoas tendem a ser motivadas pela experiência de recompensas passadas e pela expectativa de futuras recompensas, esses sistemas baseados em loterias oferecem pequenos pagamentos frequentes e grandes pagamentos infrequentes. Foi demonstrado que essa abordagem é efetiva em várias áreas, incluindo no auxílio à perda de peso (52,6% das pessoas alcançaram os objetivos de perda ponderal em 16 semanas, em comparação com ~10,5% em um grupo-controle) e a redução da falta de adesão aos medicamentos (de ~23% para ~3%). Porém, os resultados em diferentes estudos e contextos foram inconsistentes, sugerindo que os ingredientes ativos desses incentivos baseados em loterias ainda não foram totalmente elucidados.

Aversão ao arrependimento As pessoas não gostam de se arrepender por decisões tomadas, muitas vezes se lamentando com frases do tipo "se pelo menos eu tivesse...". A retórica contemporânea reformula uma forma de aversão ao arrependimento como *fear of missing out* (FOMO, ou medo de perder). Além disso, elas são suficientemente previdentes para antecipar possíveis arrependimentos no futuro e buscar tomar hoje as decisões que reduzam esse risco no futuro. A evitação do arrependimento antecipado é uma exceção útil para as preferências enviesadas para o presente.

A aversão ao arrependimento ajuda a explicar o sucesso da loteria do código postal holandês, na qual os códigos postais vencedores são selecionados e aqueles que moram nas áreas selecionadas e compraram bilhetes recebem os prêmios. Aqueles que não compraram os bilhetes ficam sabendo que teriam ganhado se tivessem comprado bilhetes. As pessoas veem seus vizinhos ganharem grandes prêmios os quais não compartilham, ou temem que isso ocorra, e seu desejo de evitar futuros arrependimentos os leva a participar das próximas loterias.

Foi demonstrado que o arrependimento antecipado afeta uma variedade de comportamentos preventivos, como o aumento significativo no uso da vacinação entre pessoas que ficam doentes após não serem vacinadas. Os programas de incentivos baseados em loterias em que a elegibilidade é condicionada à adesão (p. ex., você não é elegível para participar da loteria a menos que tenha tomado seus medicamentos ou verificado sua pressão na véspera) podem incorporar a aversão ao arrependimento em seu delineamento ao notificar tanto os ganhadores como os perdedores. Aqueles com números sorteados, mas que são inelegíveis para uma recompensa devido à falta de adesão, são informados de que teriam ganhado se tivessem tomado sua medicação, verificado sua pressão arterial ou feito qualquer coisa que o programa de loteria tenha se proposto a promover. Como as pessoas odeiam a sensação de arrependimento, elas são mais propensas a adotar comportamentos que evitem esse sentimento. De fato, as campanhas publicitárias de alguns sistemas tradicionais de loteria tiram proveito da aversão ao arrependimento. Muitas pessoas apostam os mesmos números favoritos quando compram bilhetes de loteria. É fácil imaginar a frustração que você sentiria se deixasse de comprar um bilhete em determinada semana e seus números fossem sorteados. Os anúncios do tipo "não deixe seus números ganharem sem você" mantêm as pessoas no jogo para escapar da sensação de arrependimento. As mesmas técnicas usadas para promover o *marketing* de bilhetes de loteria podem ser usadas para a promoção da saúde.

Padrões (*defaults*) Embora muitas intervenções que usam a economia comportamental não se qualifiquem como *nudges*, essas estratégias continuam sendo uma maneira poderosa de influenciar a escolha. O pensamento da economia tradicional ignora o poder da opção-padrão – a via que é automaticamente "selecionada" quando não se faz nenhuma seleção. Porém, o viés do padrão, ou viés do *status quo*, reflete nossa tendência a optar pela "via de menor resistência" – continuar fazendo o que estamos fazendo, ou fazer o que vem automaticamente, mesmo quando existem alternativas melhores. Os padrões são culpados por uma ampla gama de desfechos abaixo do ideal, desde falha de empregados em guardar fundos para a aposentadoria em empresas onde a taxa de contribuição padrão é zero, até a alocação abaixo do ideal entre alternativas de investimento, e consumo excessivo de batatas fritas e refrigerantes grandes como parte de refeições de "tamanho grande" em franquias de *fast-food*. Da mesma forma, países e estados que têm políticas em que as pessoas devem "optar por doar" para doação de órgãos – ou seja, o padrão é a não participação – tendem a ter taxas de doação mais baixas do que aqueles com padrões "optar por não doar" ou (como é cada vez mais visto como o melhor compromisso) aqueles em que os cidadãos são obrigados a fazer uma escolha ativa sobre se querem ser listados como doadores. Os padrões que priorizam o conforto sobre as chamadas "medidas heroicas" demonstraram aumentar as taxas em que pacientes com doenças pulmonares terminais escolhem planos de cuidados orientados para o conforto, e eles podem ser usados mais amplamente para estimular a escolha de opções de saúde benéficas que iriam variar com base no contexto clínico.

Se for usado de maneira tática, um arquiteto de escolha (a pessoa que decide a forma como as opções são apresentadas ao usuário final) pode utilizar padrões do tipo mudanças na programação de renovações de prescrições automáticas de 30 para 90 dias (ou mais tempo) para pacientes que necessitam de terapia vitalícia para doenças crônicas, ou mudanças na opção-padrão de restaurantes de *fast-food* em refeições combinadas de refrigerantes grandes para pequenos ou água e de batatas fritas para cenouras a menos que a pessoa solicite batatas fritas, para ajudar a impulsionar as pessoas em direção a comportamentos benéficos para si. Um padrão de prescrição de medicamentos genéricos embutido em um sistema de prontuário eletrônico aumentou a prescrição de genéricos para quase 100% em um contexto em que tentativas prévias de educação dos médicos não tinham demonstrado qualquer efeito. Alterar o enquadramento padrão de um convite para pacientes com diabetes mal controlado para participar de um programa gratuito de monitoramento glicêmico remoto triplicou a inscrição de ~13 para 37%.

Essas abordagens não custam nada, pois um padrão tem de ser definido de qualquer maneira, preservam a liberdade de escolha e poderiam mudar de forma substancial o comportamento. Perdemos muitas oportunidades de levar as pessoas a estilos de vida mais saudáveis quando não consideramos a opção padrão como uma escolha tática a ser incorporada ativamente em uma estratégia geral de promoção da saúde.

Viés do mundo racional Talvez o erro de decisão com as maiores consequências afetando os comportamentos relacionados à saúde seja a tendência das autoridades de saúde pública e os planejadores de benefícios do setor privado de tomar decisões políticas com base no pressuposto de que as escolhas das pessoas são deliberadas e racionais. Isso, por sua vez, leva a suposições de que a provisão de informações é tudo que se necessita para a tomada ideal de decisão, e que, quando incentivos financeiros são oferecidos, a quantidade é tudo o que realmente interessa.

Uma manifestação significativa do viés do mundo racional é a complexidade dos planos de saúde. O plano de saúde é complicado por muitas razões, mas uma delas é que a assistência médica em si é complicada, e os planos de saúde estão cheios de franquias e coparticipações e outros incentivos financeiros que são projetados por economistas e atuários para incentivar os pacientes segurados a direcionar seus cuidados de maneiras específicas de minimização de custos e maximização de saúde. Para que esses incentivos embutidos exerçam sua influência desejada, no entanto, os pacientes precisam compreender os incentivos que encontram, e há consideráveis evidências de que eles não os compreendem. Essa complexidade no delineamento dos benefícios dos planos, em vez de criar incentivos perfeitamente ajustados, é parte contraproducente no esquema do seguro, pois um incentivo que não pode ser compreendido não pode ser eficaz. A maioria dos consumidores não compreende os conceitos mais básicos dos planos, como franquias, coparticipações e cosseguros e, quando recebem uma versão simplificada de um plano de saúde tradicional, não conseguem calcular os custos que teriam com os serviços básicos.

Como aprovação aos benefícios da simplicidade, o ACA nos Estados Unidos exige que os planos de saúde sejam apresentados em um documento padronizado que descreve as características do plano, como valor do seguro, franquias e cosseguros. Porém, descrever algo que é inerentemente complexo em termos simples aumenta o risco de encobrir sutilezas importantes. Uma abordagem mais produtiva seria fornecer aos consumidores um produto realmente simplificado. Por exemplo, as seguradoras podem criar um plano apenas com coparticipações, pois eles são mais facilmente compreendidos pelos consumidores: coparticipações são análogos a pagar um preço por um bem ou serviço ao comprar, enquanto no cosseguro e nas franquias é difícil para as pessoas estimarem o quanto custará o seu cuidado. É difícil, se não impossível, para um consumidor estimar 10% de cosseguro em uma hospitalização ou consulta de emergência, pois eles não têm ideia do total sobre o qual se calculam os 10%. Para que mercados médicos e elementos de compartilhamento de custos dos pacientes embutidos no desenho do plano afetem a tomada de decisão *ex ante*, os consumidores precisam de algum modo de estimar com acurácia não apenas os benefícios e riscos dos tratamentos, mas também os custos. Isso deve ocorrer antes de receber a solicitação de um exame ou tratamento e não como costuma ocorrer atualmente: uma despesa médica é recebida após o fato.

Outra manifestação do viés do mundo racional é a mais insidiosa e generalizada crença de que, se as pessoas soubessem mais sobre como melhorar a sua saúde, elas fariam isso. Esse erro faz a educação ser a peça central de muitas intervenções de saúde, mesmo que os especialistas em saúde pública tenham há muito tempo reconhecido que o conhecimento de forma isolada raramente se traduz em comportamento de melhora da saúde. Por exemplo, quase todo mundo sabe sobre os perigos do tabagismo para a saúde. Embora aumentar e manter a conscientização sobre os perigos do tabagismo seja um objetivo importante, o orçamento do Centers for Disease Control and Prevention ou o tempo de trabalho dos médicos seria alocado de maneira mais eficiente em direção a esforços para mudar o comportamento que não presuponham que o déficit seja uma falta de conhecimento. De fato, foi argumentado que os tabagistas tendem a *superestimar* os perigos do tabagismo, da mesma maneira que muitas mulheres tendem a *superestimar* seus riscos de desenvolver câncer de mama. Nesses casos, uma educação melhor ou mais acurada pode levar as pessoas a *reduzir* as suas estimativas de risco e pode, se for perfeitamente racional, levar a uma redução nos comportamentos promotores da saúde. Em casos onde o déficit não está no conhecimento, mas no comportamento, basear-se na educação como forma primária de reduzir os riscos à saúde pode desviar os esforços e recursos de outras atividades que podem ser muito mais efetivas.

APLICAÇÕES

Perda de peso Os esforços para combater a obesidade usando incentivos começaram na década de 1970. Esse trabalho inicial foi motivado pela observação de que os participantes que depositavam dinheiro e outros valores para um terapeuta e assinavam contratos confirmando que o retorno de seus valores dependia do progresso para metas pré-especificadas perdiam quantidades enormes de peso. Mesmo que os participantes não recebessem tratamento em perda de peso ou estratégias de manutenção, eles perdiam uma média de 14 kg. Esse pequeno estudo inicial não tinha grupo-controle nem seguimento de longo prazo, mas forneceu uma importante prova de conceito.

No primeiro estudo sistemático de contratos de depósito ou pré-comprometimento, os participantes que responderam a um anúncio para um programa de perda de peso foram informados de que a participação no estudo exigia um depósito de 200 dólares (em 1974), os quais seriam completamente devolvidos se a pessoa alcançasse uma perda ponderal satisfatória. Após um programa de 11 sessões e 10 semanas, aqueles que receberam incentivos para a perda de peso ou para a limitação das calorias perderam significativamente mais peso do que aqueles que receberam incentivos para participar das sessões. Entre os participantes dos primeiros dois grupos, 70% perderam > 7 kg. As principais limitações dessa abordagem foram que apenas 15% dos participantes prospectivos que responderam ao anúncio inicial no jornal acabaram se inscrevendo, sugerindo que contratos de depósitos que exigem que o participante comprometa fundos substanciais inicialmente são muito efetivos para pessoas que concordam em participar, mas que é provável que essa exigência impeça que uma porção substancial de participantes de alto risco entre no estudo, e sua efetividade pode simplesmente refletir a seleção daquelas pessoas altamente motivadas para a perda de peso.

Um estudo subsequente testou os efeitos de contratos de depósitos de 30, 150 ou 300 dólares sobre a perda de peso, com os depósitos sendo devolvidos com base na perda ponderal individual ou do grupo em 15 semanas. Os participantes no grupo da intervenção poderiam ganhar 2, 10 ou 20 dólares por quilo perdido até o máximo cumulativo de 1 quilo por semana (média individual ou do grupo). A perda ponderal média foi grande nos três grupos, mas não foi significativamente diferente com base no tamanho do contrato. Porém, a proporção que alcançou o objetivo de 14 kg de perda ponderal foi significativamente maior nos grupos que ganhavam mais dólares.

Como é cada vez mais difícil continuar perdendo peso à medida que o peso é perdido, os investigadores também testaram se um contrato de depósito com pagamentos crescentes (5, 10, 20, 40, 75 dólares) para cada 2,5 kg de peso perdido seria mais efetivo que o oferecimento de 30 dólares para cada 2,5 kg de perda ponderal. Aos participantes em ambas as condições também era oferecido um programa de manutenção, exigindo um depósito de 100 dólares, com retorno em incrementos de 25 dólares para o comparecimento nas consultas de seguimento a cada 3 meses. O contrato crescente resultou em perda ponderal qualitativamente maior durante a fase de perda de peso, mas o programa de manutenção não evitou o ganho de peso, provavelmente porque a magnitude do contrato de depósito para a manutenção era pequena e o *feedback* era pouco frequente (apenas a cada 3 meses).

Pagar aos participantes pela perda de peso usando pagamentos diretos foi menos efetivo que os contratos de depósito. Em um ensaio clínico randomizado, pagamentos em dinheiro de até 25 dólares por semana por alcançar 100% do progresso proporcional em direção ao objetivo, 12,50 dólares por 50% do objetivo e 2,50 dólares por não ganhar peso, não resultaram em maior perda ponderal no grupo do pagamento em relação aos pacientes-controle.

Os estudos que não mostraram efeito na perda de peso inicial ou na manutenção tipicamente usaram incentivos de pequena magnitude ou tiveram como alvo comportamentos como o comparecimento a programas de perda de peso que, por si só, não garantem a perda ponderal. Nos últimos anos, os incentivos para perda de peso se tornaram comuns em programas usados por empregadores e planos de saúde, e uma variedade de *startups* como stickk.com e dietbet.com usam os contratos de depósitos como forma de tentar ajudar as pessoas a perder peso.

Novas abordagens forneceram provas conceituais de que incentivos diários tipo loteria e incentivos de contratos de pré-comprometimento promovem a perda de peso inicial ao longo de 16 semanas (loteria = 6 kg; $p = 0,014$ para loteria vs. controle; contrato de depósito = 6,3 kg, $p = 0,003$ vs. controle; Fig. 481-2). Porém, os participantes voltaram a ganhar grande parte do peso perdido nos 3 meses seguintes. Estudos mais longos (8 meses) não encontraram diferença de efetividade entre os contratos de depósito para perda ponderal contínua em 8 meses *versus* perda ponderal em 6 meses com 2 meses de manutenção, mas ambos obtiveram sucesso com uma

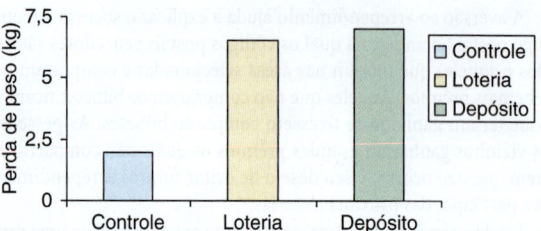

FIGURA 481-2 **Perda de peso em incentivos versus controle.** *(Figura criada usando dados de KG Volpp et al: Financial incentive-based approaches for weight loss: A randomized trial. JAMA 300:2631, 2008.)*

perda ponderal média de ~4,5 kg. Testes subsequentes incluíram um estudo baseado no empregador, mostrando maior efetividade para os incentivos competitivos em equipe *versus* individuais, embora tenha havido um fator de confusão em que os participantes nas equipes tinham a possibilidade de ganhar mais dinheiro do que aqueles nos braços individuais do estudo.

Embora ambos os estudos tenham sugerido que incentivos financeiros promovem a perda de peso, muitos empregadores usam ajustes nos valores do seguro (aumentos ou reduções nos pagamentos ao plano de saúde) como abordagem-padrão para o uso de incentivos financeiros para a promoção da saúde. A efetividade dos incentivos financeiros baseados no valor do seguro para a promoção da perda de peso foi avaliada em um programa de bem-estar no ambiente de trabalho com objetivo de perder 5% do peso inicial ao longo do próximo ano. Os participantes foram randomizados para um grupo-controle sem outra intervenção ou para um de três grupos de incentivo financeiro. Dois grupos de intervenção receberam uma oferta de redução no valor do seguro de 550 dólares se alcançassem seu objetivo de perda ponderal em 1 ano. O grupo "tardio" receberia o ajuste no valor do seguro no ano seguinte, dividido em cada período de pagamento. O grupo "imediato" teria seus valores de seguro ajustados assim que alcançasse seu objetivo de perda ponderal. Um terceiro grupo de intervenção recebia uma loteria diária com chance de cerca de 1 em 5 de ganhar 10 dólares e chance de 1 em 100 de ganhar 100 dólares. Para serem elegíveis a ganhar diariamente, os participantes teriam que se pesar e estar no caminho de perder 5% de seu peso inicial em 6 meses, com manutenção nos 6 meses subsequentes. Após 1 ano no programa, nenhuma das abordagens de intervenção mostrou um grau significativo de perda ponderal. O grupo-controle ganhou < 0,1 kg.

A inefetividade relativa dos incentivos financeiros baseados nos valores de seguro não é surpresa, considerando o seu delineamento. Ajustes nos valores dos seguros são logisticamente atraentes porque a infraestrutura para isso já existe, não há fortes evidências de sua eficácia e a teoria argumenta contra eles. Esses incentivos estão tipicamente ocultos em pagamentos que são depositados diretamente em contas bancárias e podem não ser percebidos pela pessoa. Embora um incentivo de 550 dólares pareça uma quantia grande, isso corresponde a apenas 20 dólares em cada pagamento bissemanal. Tipicamente, esses incentivos são administrados de maneira "tudo ou nada", dependendo de a pessoa alcançar um limiar específico como um índice de massa corporal ≤ 25 kg/m^2, o que significa que aquelas pessoas que estão próximas dessa meta podem ser motivadas por um objetivo dentro do alcance, mas aqueles que estão mais longe (e têm mais peso a perder e mais saúde a ganhar) podem ser menos motivadas (talvez até desmotivadas) por uma meta que não parece atingível. As melhores evidências e teorias atualmente sugerem que a abordagem-padrão de uso de incentivos baseados em valores do seguro não é muito efetiva e que os empregadores devem considerar canais de oferta alternativos para incentivos financeiros na promoção da saúde.

Um problema comum enfrentado por empregadores e planos de saúde é a obtenção de níveis altos de participação entre empregados/membros do plano de saúde. Os Vigilantes do peso, o maior programa comercial de perda de peso nos Estados Unidos, trabalhou com uma equipe de pesquisadores acadêmicos para conduzir um ensaio clínico randomizado envolvendo mais de 23.000 participantes, testando o impacto de oferecer subsídios do empregador para taxas de associação aos Vigilantes do peso de 50, 80, 100%, ou 50% que poderia se transformar em 100%, condicionados ao comparecimento em pelo menos três reuniões por mês no programa. Os subsídios maiores levaram a maiores participações no programa ($p < 0,0001$). A participação diferiu significativamente conforme o nível de subsídio ($p < 0,0001$): o de 100% produziu a maior participação (7,7%), significativamente maior que cada um dos subsídios menores (vs. 80% de subsídio: 6,2%, $p = 0,002$; vs. 50% de subsídio: 3,9%, $p < 0,0001$; vs. híbrido: 3,7%, $p < 0,0001$). A participação

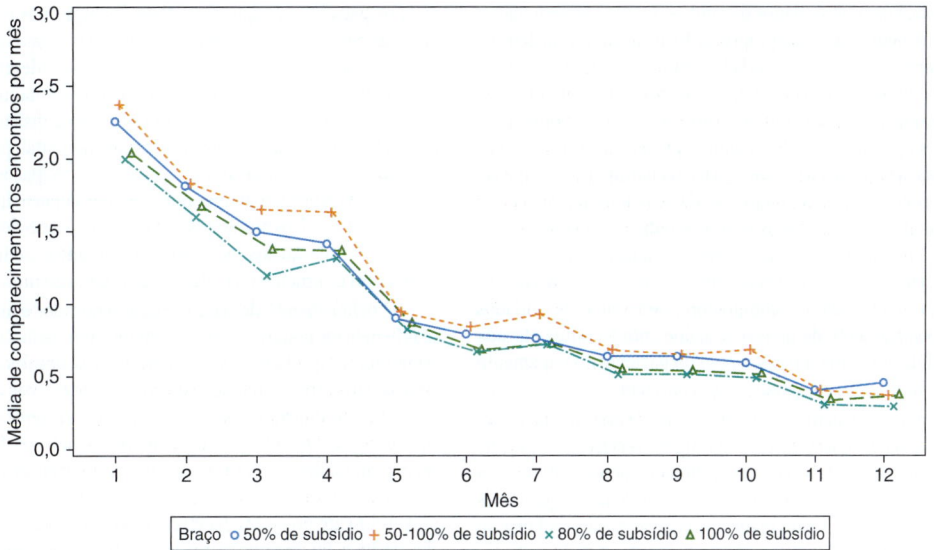

FIGURA 481-3 Taxas de comparecimento ao Vigilantes do peso, ao longo do tempo, em diferentes grupos de subsídios. (Reproduzida, com permissão, de LK John et al: The effect of cost sharing on an employee weight loss program: A randomized trial. Am J Health Promot 32:170, 2018.)

no grupo de subsídio de 80% foi significativamente maior que em ambos os grupos de subsídio menor (vs. 50% de subsídio: 3,9%, $p < 0,0001$; vs. híbrido: 3,7%, $p < 0,0001$). Entre os participantes, no entanto, não houve diferença entre os quatro grupos no comparecimento ou na perda de peso. Em todos os grupos, a perda de peso geral foi modesta, com uma perda ponderal média de 1,2 kg (intervalo de confiança [IC] 95%, 2,6 kg de perda a 0,1 kg de ganho) no braço de subsídio de 100%; 0,7 kg (IC 95%, 2,5 kg de perda a 0,6 kg de ganho) no braço de subsídio de 80%; 1,7 kg de perda (IC 95%, 3,6 kg de perda a 0,2 kg de ganho) no braço de subsídio de 50%, e 1,8 kg (IC 95%, 3,7 kg de perda a 0,04 kg de ganho) no braço de subsídio híbrido. Em todos os braços, as taxas de comparecimento caíram continuamente ao longo do tempo, sugerindo que, embora o balanço hipotético entre maiores subsídios e menor participação continuada no programa não existisse, a participação continuada é um desafio entre os participantes, e subsídios que reduzem os custos da participação são insuficientes para a obtenção de altos níveis de participação continuada (Fig. 481-3).

Em outro estudo, 281 adultos com sobrepeso e obesidade foram randomizados para um grupo-controle ou um de três grupos de incentivos para um programa de atividade física de 13 semanas. Todos os participantes receberam o objetivo de caminhar 7.000 passos ao dia, acompanhados automaticamente usando seus *smartphones*. Os participantes em cada um dos três braços de incentivos receberam incentivos da mesma magnitude, 1,40 dólar por dia, sendo dito a eles que os ganhos acumulados seriam enviados por cheque ao final de cada mês. Porém, o incentivo em cada grupo era enquadrado de forma diferente. No grupo de incentivo padrão, era dito aos participantes que eles poderiam ganhar 1,40 dólar a cada dia que alcançassem o objetivo. No grupo de incentivo da loteria de arrependimento, os participantes concorriam em uma loteria de arrependimento diária em que tinham 18 chances em 100 de ganhar 5 dólares e 1 chance em 100 de ganhar 50 dólares, o que perfaz uma média de 1,40 dólar ao dia. No grupo de incentivo com enquadramento nas perdas, era dito aos participantes no início de cada mês que 42 dólares tinham sido colocados em uma conta virtual e que eles perderiam 1,40 dólar a cada dia em que não alcançassem seus objetivos. Durante as 13 semanas de intervenção, os participantes no grupo-controle, de ganho-padrão e dos braços de ganho por arrependimento alcançaram seu objetivo de passos diários em ~30, 35 e 36% das vezes, respectivamente, mas os braços de incentivo com estrutura de ganho não foram significativamente diferentes do braço de controle. Porém, no grupo de enquadramento por perdas, os participantes alcançaram seus objetivos em 45% das vezes, um aumento relativo de 50%, que foi significativamente maior que no braço-controle ($p = 0,001$). Esse estudo demonstrou como o enquadramento de perda pode ser usado para estimular mudanças de comportamento. Esse também é um dos primeiros estudos a criar um enquadramento pelas perdas sem exigir que os participantes colocassem seu próprio dinheiro sob risco usando contratos de depósito. Isso é importante porque menos pessoas desejam participar de incentivos baseados em contratos de depósito do que de incentivos baseados em recompensas.

A experiência com a economia comportamental e a perda de peso fornece várias lições gerais que são transferíveis para outras aplicações em saúde. Embora os estudos iniciais tenham em grande medida enfatizado a pesquisa sobre o tamanho dos incentivos financeiros, os estudos posteriores revelaram que a estratégia de incentivo é pelo menos igualmente importante. Além disso, os delineamentos podem variar consideravelmente com base no momento dos incentivos, que podem ser imediatos ou tardios, ou frequentes ou em uma única vez; no estabelecimento de metas que possam ser atingíveis, aspiracionais ou desmotivadoras; da certeza dos incentivos, que podem ser fixos ou probabilísticos; do canal para os incentivos, que podem ser oferecidos de maneira separada ou em pacotes por meio de pagamentos; ou do enquadramento dos incentivos como ganhos ou perdas. Os economistas clássicos veriam apenas o tamanho do incentivo como alavanca disponível para a motivação, mas os economistas comportamentais encaram um conjunto muito maior de considerações ao delinear e testar terapias efetivas.

Adesão aos medicamentos Vários estudos mostraram que pelo menos um terço dos pacientes deixa de aderir aos esquemas medicamentosos. Uma abordagem para melhorar a adesão aos medicamentos é a mudança de alguns padrões subjacentes, como o uso de prescrições com validade de 90 dias para medicamentos usados em doenças crônicas em vez de prescrições de 30 dias. Embora não conheçamos evidências empíricas que sustentem ciclos de prescrição mais longos, parece lógico que as taxas de adesão seriam maiores ao longo do ano se as pessoas tivessem que renovar a prescrição 3 vezes em vez de 11 vezes – no último caso, há mais oportunidades para esquecimentos, atrasos ou abandono de tratamento. A renovação automática por meio do envio de prescrição pode também evitar que algumas pessoas inadvertidamente abandonem o tratamento, dando a elas uma questão a menos com que se preocupar.

As prescrições com validade de 90 dias ou a renovação automática poderiam ser definidas como padrão (*default*), e os pacientes ou seus provedores de cuidados teriam a opção de mudar, se assim o desejassem. Porém, sistemas em que os indivíduos precisariam optar por não definir o padrão (*opt-out*) nem sempre são possíveis. Um grande administrador de benefícios farmacêuticos queria estimular as renovações automáticas para pacientes que usam medicamentos de longo prazo, mas não conseguiu que o sistema de renovação automática fosse definido como padrão por causa da possibilidade de que os indivíduos que não percebessem a implicação de continuar com o padrão ficassem surpresos ou irritados ao encontrar cobranças pelas renovações automáticas em seu cartão de crédito. Usando a escolha ativa – ou seja, exigindo que os clientes tomem uma decisão explícita em vez de apenas fornecer o serviço para aqueles que optam proativamente – a empresa também apresenta opções de uma forma que destaca a conveniência de renovações automáticas: "Podemos enviar suas renovações para você automaticamente ou você pode obter suas renovações manualmente, se preferir." Isso resultou em mais de duas vezes mais pacientes optando por estar no programa de renovação automática.

Uma característica de muitos planos de saúde é que eles exigem que os pacientes paguem por alguns custos do próprio bolso e, dessa forma, desestimulam o uso de diversos elementos de cuidados muito importantes, como o tratamento da hipertensão ou o uso de estatinas por pacientes com diabetes – um cuidado que é amplamente visto como custo-vantajoso. O suporte para o uso de franquias em planos de saúde, exigindo que os pacientes "colaborem ativamente" para seus gastos de saúde, deriva da teoria de seguros e do experimento seminal em seguros de saúde RAND, o qual demonstrou que essas franquias ajudam a superar riscos morais e reduzem o consumo de serviços de cuidados de saúde. Coparticipações, franquias e outros custos do próprio bolso fazem com que os consumidores sejam mais conscientes, visando a transformá-los em melhores compradores de serviços de cuidados de saúde. De fato, o surgimento de planos de saúde com franquia elevada visa em grande medida aumentar a participação do paciente no pagamento pelos cuidados, tornando-o um comprador mais consciente.

No entanto, embora as franquias e coparticipações de certa forma façam sentido para a redução na utilização excessiva de alguns serviços de saúde de menor valor clínico, eles podem fazer consideravelmente menos sentido para medicamentos e serviços de alto valor e baixo custo – por exemplo, quando os pacientes recebem medicamentos para manejar sua hipertensão, diabetes ou hiperlipidemia. Como as franquias e coparticipações são projetados para reduzir a utilização, por que iríamos querer aplicá-los a anti-hipertensivos, estatinas ou insulina, considerando o alto valor terapêutico desses fármacos? Por que colocar barreiras entre os pacientes e esses fármacos? De fato, como mostrou o estudo RAND, os planos de saúde com franquia elevada desestimulam o uso de serviços de alto valor terapêutico tanto quanto o uso daqueles serviços de baixo valor terapêutico. Como os pacientes não sabem quais exames ou serviços têm valor terapêutico alto ou baixo, além de não ter informações sobre a relação entre preço e qualidade, esses planos desestimulam *todos* os exames e serviços, incluindo aqueles de alto valor terapêutico.

O delineamento de seguro baseado no valor – o que envolve descontos ou gratuidade em serviços considerados de alto valor terapêutico – é uma tentativa de aprimorar os incentivos inerentes a franquias e coparticipação. O delineamento de seguros baseados no valor foi inspirado por pesquisas que mostraram que o uso de coparticipação mais elevada reduzia de forma significativa o uso de serviços como prescrições médicas, mas acabava elevando os custos, pois as menores taxas de adesão aos medicamentos levava a maiores taxas de consultas em emergências e de desfechos adversos. A partir da extrapolação desses resultados, foi natural concluir que a redução do compartilhamento de custos para atividades de alto valor terapêutico, como o uso de medicamentos para condições crônicas, aumentaria a adesão e potencialmente reduziria os custos. O ACA incorpora um tipo de delineamento de seguro baseado no valor em sua exigência de que os serviços preventivos sejam oferecidos sem custo aos pacientes.

Infelizmente, o delineamento de seguro baseado no valor não atendeu às expectativas de economizar dinheiro e melhorar significativamente a saúde. Da perspectiva do comprador (p. ex., o empregador ou a seguradora), o impacto econômico do delineamento de seguro baseado no valor depende de ele conseguir fazer com que um número suficiente de pessoas que previamente não aderiam ao tratamento comecem a aderir – e das consequências dessa maior adesão sobre a saúde e os custos – para anular a perda da coparticipação daqueles que já aderiam. Embora alguns testes experimentais de delineamentos de seguro baseados no valor tenham concluído que as reduções na coparticipação aumentavam a adesão, esses efeitos foram, em geral, pequenos, na faixa de 3 a 6 pontos percentuais. Mesmo entre pacientes que recentemente sofreram infarto do miocárdio e receberam seus medicamentos gratuitamente, a adesão média foi de apenas ~45%, somente alguns pontos percentuais acima daquela vista com coparticipações regulares. Uma razão para esses resultados frustrantes é o problema do "cão que não ladra". As pessoas que não aderiram ao tratamento não notam que suas coparticipações foram reduzidas, pois não estão usando (e, dessa forma, não estão pagando) os serviços.

De fato, uma das importantes lições aprendidas a partir desses esforços para a introdução de delineamentos de seguro baseados no valor foi a lembrança da assimetria das forças que circundam a participação do paciente. Com base no pensamento da economia convencional, pode parecer razoável supor que a redução nas coparticipações criaria efeitos iguais e opostos em relação ao seu aumento. Porém, as pesquisas em economia comportamental revelam que o enquadramento interessa e que as perdas (nesse caso, coparticipações maiores objetivando reduzir o uso) assustam mais os pacientes do que os ganhos (redução nas coparticipações). Além disso, as pessoas que seriam desincentivadas pelas coparticipações maiores são diferentes daquelas que podem se tornar aderentes com coparticipações menores, pois o primeiro grupo consiste naquelas que tomam seus medicamentos, enquanto o segundo grupo consiste naquelas que não o fazem. O pensamento econômico comportamental, portanto, ajuda a explicar o que foi observado: aumentos nas coparticipações têm efeitos maiores na redução da adesão do que reduções nas coparticipações no aumento da adesão. Em geral, os aumentos nas coparticipações levam a reduções muito menores na adesão aos medicamentos do que as reduções em coparticipações levam a aumentos na adesão aos medicamentos.

O delineamento de seguro baseado no valor é uma ideia atraente. Mas seus benefícios poderiam ser aumentados por meio da aplicação de ideias da economia comportamental, como mudanças simples na oferta para aumentar a saliência (p. ex., retenção do copagamento, mas com envio do ressarcimento) e comunicados das seguradoras aos pacientes de modo que mesmo aqueles não aderentes estejam cientes dos benefícios. Delineamentos melhores podem também refletir que a adesão à maioria dos medicamentos ocorre pelo menos diariamente, de modo que os reforços para esse comportamento provavelmente precisem ocorrer a intervalos mais frequentes do que os ciclos de 30 ou 90 dias que coincidem com a renovação das prescrições.

Vários estudos usaram incentivos financeiros diários baseados em loterias para melhorar a adesão aos medicamentos. Trabalhos iniciais testaram o impacto de uma loteria sobre a adesão aos medicamentos entre pacientes usando varfarina. Os participantes eram elegíveis para a loteria diariamente se tivessem tomado corretamente sua varfarina no dia anterior. Em dois estudos-piloto, descobrimos que a taxa de ingestão incorreta do comprimido foi de 1,6 a 2,3%, em comparação com uma média histórica de 22% de ingestão incorreta. Em um estudo randomizado com dois braços de loterias para adesão à varfarina, o subgrupo *a priori* com razão normalizada internacional (INR) abaixo da faixa terapêutica não mostrou mudança em relação ao controle, mas no subgrupo *a priori* com INR fora da faixa houve redução significativa nas INRs fora da faixa no braço da loteria *versus* braço-controle (razão de chances ajustada, 0,39; IC 95%, 0,25-0,62).

Um ensaio controlado randomizado de quatro braços financiado pelo National Heart, Lung, and Blood Institute testou o impacto de loterias diárias e lembretes diários em um delineamento fatorial 2 × 2 sobre a adesão à varfarina, para abordar a questão do quanto uma loteria diária é efetiva, devido ao fato de que ela também constitui um lembrete diário. Embora os participantes no grupo dos lembretes tivessem a menor porcentagem de tempo fora da INR desejada, com uma chance ajustada de INR fora da faixa 36% menor do que aqueles no grupo-controle (IC 95%, 7-55%), o único grupo com melhora significativa na adesão incorreta foi o grupo da loteria (adesão incorreta: 12,1% em comparação com 23,7% no grupo-controle; diferença de 7,4%; IC 95%, −14 a −0,3%). Não houve relação entre as mudanças na adesão e no controle da anticoagulação no grupo da loteria, ressaltando que os participantes podem parecer mudar seu comportamento sem talvez tomar o medicamento, tornando fundamental confirmação sorológica ou biométrica quando possível.

Um estudo mais recente com 1.509 pacientes hospitalizados com infartos do miocárdio de 45 estados não encontrou efeito dos incentivos de loteria no tempo para a primeira re-hospitalização vascular (taxa de risco, 0,89; IC 95%, 0,73-10,09; $p = 0,27$) ou morte (razão de risco, 1,04; IC 95%, 0,71-1,52; $p = 0,84$). Os custos médios não diferiram entre controle (29.811 dólares) e intervenção (24.038 dólares) (diferença, −5.773 dólares; IC 95%, −13.682 a 2.137 dólares; $p = 0,15$). Embora não esteja claro por que a intervenção não foi bem-sucedida, parece provável que a intervenção tenha sido inoportuna: os pacientes foram inscritos em média 40,8 dias após a alta do índice devido ao tempo necessário para a adjudicação de sinistros. Análises *post hoc* sugeriram que os pacientes que já haviam sido readmitidos antes de ingressar na intervenção atingiram taxas de readmissão subsequentes mais baixas como resultado da intervenção. Para serem bem-sucedidas, as intervenções para mudar o comportamento não devem apenas refletir os bons princípios da ciência comportamental, mas também devem se encaixar logisticamente nos sistemas de informação e nas jornadas de pacientes e médicos que já existem.

O problema das 5.000 horas De fato, um grande desafio é determinar como alcançar os pacientes e reforçar seu comportamento a cada dia, se quisermos melhorar significativamente seus comportamentos de saúde. Mesmo os pacientes com doenças crônicas podem passar apenas algumas horas por ano com um médico ou enfermeiro, mas eles passam ~5.000 horas por ano acordados fazendo qualquer outra coisa. Essas 5.000 horas é quando eles vivem suas vidas e fazem escolhas sobre o que comer e se vão se exercitar, fumar, tomar os seus medicamentos ou consultar o médico.

Embora o que as pessoas fazem nessas horas quase certamente afete seus desfechos de saúde, as horas são tipicamente ignoradas pelo sistema de cuidados de saúde dos Estados Unidos, em parte porque as abordagens atuais de financiamento dos cuidados de saúde sustentam os cuidados de saúde durante as consultas médicas e não entre elas, e porque "acompanhar" as pessoas durante as horas passadas entre as consultas exige uma equipe grande, muitas vezes necessitando que enfermeiros ou outros médicos telefonem ou visitem os pacientes ou que haja programas de telemedicina. Esse acompanhamento também exige uma grande quantidade do mesmo tipo de participação ativa na própria saúde e nos cuidados de saúde, a qual costuma passar despercebida nesses pacientes que as intervenções visam alcançar. Assim, muitos dos esforços mais promissores em telemedicina e cuidados de saúde domiciliares têm sido frustrantes.

Se houver necessidade de alguma forma de acompanhamento para alcançar o engajamento de pessoas que dificilmente fariam isso durante as 5.000 horas, isso quase certamente precisa ser feito de maneira substancialmente mais automatizada – tanto porque os provedores devem reduzir a necessidade de equipes dispendiosas, quanto porque os pacientes, em muitos casos, já revelaram que há limites na sua disposição do que fazer para melhorar a própria saúde. Contudo, há razões para otimismo com base no uso crescente de telefones celulares e de outros dispositivos sem fio que facilitam tecnologicamente o uso de lembretes e outras formas de contato com a vida dos pacientes. De fato, uma lição fundamental da economia comportamental é que, em vez de tentar mudar os padrões de comportamento das pessoas para a promoção da saúde, é melhor reestruturar seu ambiente e suas circunstâncias de modo que seus padrões de comportamento existentes tenham mais chances de levar a melhores resultados. Esses esforços exigem uma quantidade substancial de acompanhamento dos pacientes. Os telefones celulares e outros dispositivos sem fio não necessariamente mudam os comportamentos por si só, mas, como já fazem parte da vida diária de muitos pacientes, eles permitem que comportamentos antes privados sejam testemunhados e, algumas vezes, alterados.

De fato, um erro das antigas abordagens em tecnologia e comportamentos de saúde foi a generalização excessiva de tecnologias que sustentam o movimento do "eu quantificado". Aplicativos e dispositivos que controlam sua dieta, atividade física e parâmetros biométricos foram em grande parte projetados para pessoas apaixonadas por mensurar a si mesmas. Essas pessoas não precisam de muito estímulo para usar dispositivos ou digitar dados. As mesmas abordagens têm muito menos chances com pacientes com doenças crônicas de difícil manejo: muitas das dificuldades internas e externas que tornam a sua doença crônica difícil de manejar também dificultam o seu monitoramento. É provável que um paciente que não adere aos medicamentos também não tenha adesão ao uso de um novo dispositivo eletrônico, mas dispositivos como os telefones celulares, que já são usados, ou outros dispositivos que exigem muito menos envolvimento ativo (como dispensadores de medicamentos automáticos) oferecem um apelo mais conceitual.

REFLEXÕES SOBRE O SARS-CoV-2

Desde que o SARS-CoV-2 começou a se espalhar no início de 2020, ficou cada vez mais claro que as decisões comportamentais entre os formuladores de políticas públicas e os indivíduos desempenham um papel importante na disseminação. Nos países que exerceram controle estrito sobre o comportamento individual por meio de medidas como testes obrigatórios, isolamento, quarentena, uso de aplicativos de rastreamento de contatos e multas por descumprimento, a contenção foi alcançada e o número de novos casos caiu quase para zero. Em países como os Estados Unidos, nos quais não havia política nacional comparável e as decisões políticas eram deixadas para os estados, a taxa de disseminação e o grau de contenção variavam enormemente. Os líderes de muitos estados confiaram no viés do mundo racional, assumindo que as decisões individuais seriam deliberativas e racionais. Decisões individuais sobre manter distância social, usar máscaras ou modificar rotinas para reduzir o risco refletem muitos dos desafios comportamentais descritos anteriormente neste capítulo – viés do presente, excesso de otimismo, arrependimento antecipado, agrupamento estreito viés do *status quo* e o efeito de baixo valor – todos contribuíram para que as pessoas tomassem mais ou menos precauções, dependendo de suas tendências pessoais de tomada de decisão. A aceitação da vacinação apresenta desafios semelhantes; se os governos deixarem que os indivíduos decidam, e não usarem incentivos fortes ou obrigatoriedade, provavelmente ocorrerá uma variabilidade significativa no comportamento, com consequências correspondentes para as populações.

PERSPECTIVAS FUTURAS

A saúde humana deriva da interação entre processos biológicos básicos, exposições ambientais, estruturas sociais e comportamentos. A economia comportamental colaborou muito para nossa compreensão do comportamento, tendo feito contribuições significativas para a ciência das políticas públicas. Ou seja, temos a oportunidade de substituir políticas antigas baseadas em modelos normativos não realistas de tomada de decisão racional por novas políticas que reflitam nossa compreensão mais atual de como os seres humanos realmente tomam decisões. Os desfechos de saúde de pessoas e populações seriam muito diferentes se as pessoas conseguissem ponderar os custos atuais e futuros de suas ações cuidadosamente e de forma racional, e se elas tivessem a informação e o autocontrole necessários para a implementação de planos de comportamento e para a superação de erros de decisão que contribuem para comportamentos não saudáveis. Como poucas pessoas conseguem vencer qualquer um desses desafios, não devemos estruturar nossas intervenções para mudanças de comportamento e nossas políticas de saúde pública tendo como base esses modelos de comportamento.

Existe um amplo potencial para melhorar as abordagens privadas e públicas ao comportamento de saúde, baseando-se em uma compreensão mais realista da motivação humana enraizada na economia comportamental. Uma questão importante é se as nações desenvolvidas continuarão a investir a maior parte de seus dólares destinados para cuidados de saúde no tratamento (tipicamente ~97% dos dólares gastos em cuidados de saúde), em vez de mudar para inovações que busquem manter as pessoas saudáveis. Isso será particularmente importante em situações em que as opções terapêuticas são limitadas e existem métodos de prevenção altamente efetivos. Por exemplo, foi estimado que uma combinação de fármacos cardiovasculares de baixo custo poderiam reduzir os eventos cardiovasculares em 62 a 88% com a adesão perfeita, revelando que a redução do risco de doença cardiovascular aterosclerótica é em grande medida um problema *comportamental*, já que a adesão aos medicamentos permanece baixa apesar das soluções farmacológicas efetivas. A mudança no financiamento dos cuidados de saúde, de um formato de pagamento por serviços para outras formas de pagamento que exigem que os sistemas de oferta de cuidados de saúde considerem o risco financeiro para as populações de pacientes, pode aumentar o interesse pela abordagem desses determinantes comportamentais e sociais da saúde. Os gastos com pesquisas, que em muitos países desenvolvidos também são aplicados em torno de 97% em novos tratamentos e cerca de 3% na prevenção, também poderiam mudar, passando a se concentrar mais na avaliação de abordagens inovadoras para a melhora da saúde da população.

Os mesmos erros que direcionam equivocadamente pacientes e provedores também direcionam erroneamente os elaboradores de políticas públicas. Em parte devido ao viés do presente, os serviços preventivos só costumam ser cobertos pelos planos se demonstrarem um retorno positivo para o investimento, não se espera o mesmo dos tratamentos para as doenças existentes. Um empregador que pensa em introduzir um programa de cessação do tabagismo para os empregados questiona sobre o retorno desse investimento em termos de redução de doenças e custos. O mesmo empregador pode nunca questionar o retorno do investimento no tratamento de um câncer de pulmão no mesmo grupo de empregados, apesar de isso quase certamente ser um retorno negativo para o investimento. Essas assimetrias estão tão entranhadas na elaboração de políticas que são quase invisíveis ou, pelo menos, não são questionadas. De fato, não se permite nem que o custo dos tratamentos seja considerado nas decisões de cobertura do Medicare. Essa proibição naturalmente leva ao investimento excessivo em tratamentos de valor terapêutico baixo e ao investimento insuficiente na prevenção. O mesmo padrão para a avaliação do impacto de programas de saúde, com o objetivo de obter o máximo possível de saúde com os recursos disponíveis, deve ser usado para serviços preventivos e terapêuticos.

Apesar de a economia comportamental ser promissora para a estruturação de soluções políticas para objetivos sociais, muitas das políticas existentes que nada tem a ver com economia comportamental são efetivas. Por exemplo, aumentar os impostos sobre cigarros ou bebidas adoçadas com açúcar ou de outros bens insalubres onde é do interesse público consumir menos é uma poderosa ferramenta política derivada da economia clássica. De fato, os impostos sobre o cigarro representam uma das maneiras mais efetivas de reduzir o tabagismo e seu início na juventude. A economia comportamental pode ajudar a tornar essas políticas mais efetivas, mas não deve ser vista como um substituto para elas.

Para as entidades do setor privado, as implicações de uma escolha sábia dos padrões (*defaults*) são reconhecidas por muitas organizações que objetivam mudar o "caminho de menos resistência" para opções mais saudáveis. Ajustar os padrões no delineamento de programas de benefícios para o favorecimento de planos de saúde que fornecem melhor cobertura de serviços preventivos, mudar o ambiente em locais de trabalho para facilitar o uso de escadas e servir alimentos mais saudáveis nas cafeterias representam abordagens que podem sutilmente levar as pessoas a alcançarem seus objetivos individuais e populacionais.

Embora as pesquisas médicas continuem a gerar novos testes, intervenções e medicamentos que tratam com sucesso condições que até recentemente eram vistas como intratáveis, mesmo os medicamentos mais efetivos não funcionarão se os médicos não os prescreverem e se os pacientes deixarem de tomá-los. As formas dominantes de pesquisa em medicina buscam alvos terapêuticos celulares ou moleculares para a modificação de doenças, e as ciências comportamentais revelam as vias cognitivas que operam de maneira quase tão previsível quanto o código genético. O potencial da economia comportamental para melhorar a saúde e a oferta de cuidados de saúde deriva de seu reconhecimento dessas vias comportamentais e das crescentes evidências empíricas sobre como usá-las da melhor forma.

LEITURAS ADICIONAIS

Asch DA et al: Automated hovering in health care—Watching over the 5000 hours. N Engl J Med 367:1, 2012.
Asch DA et al: Asymmetric thinking about return on investment. N Engl J Med 374:606, 2016.
Asch DA et al: Toward facilitated self-service in health care. N Engl J Med 380:1891, 2019.
Connolly T, Butler DU: Regret in economic and psychological theories of choice. J Behav Decis Mak 19:148, 2006.
John LK et al: The effect of cost sharing on an employee weight loss program: A randomized trial. Am J Health Promot 32:170, 2018.
Kahneman D: *Thinking, Fast and Slow*. New York, Farrar, Straus and Giroux, 2011.
Kahneman D, Tversky A: Prospect theory: An analysis of decision under risk. Econometrica 47:263, 1979.
Loewenstein G, Chater, N: Putting nudges into perspective. Behavioural Public Policy 1:26, 2017.
Loewenstein G et al: Asymmetric paternalism to improve health behaviors. JAMA 298:2415, 2007.
Loewenstein G et al: Behavioral economics holds potential to deliver better results for patients, insurers, and employers. Health Aff (Millwood) 32:1244, 2013.
Patel MS et al: Generic medication prescription rates after health system-wide redesign of default options within the electronic health record. JAMA Intern Med 176:847, 2016.
Thaler RH, Sunstein CR: *Nudge: Improving Decisions About Health, Wealth and Happiness*. New York, Penguin Books, 2008.
Volpp KG et al: Financial incentive-based approaches for weight loss: A randomized trial. JAMA 300:2631, 2008.
Volpp KG et al: Assessing value in health care programs. JAMA 307:2153, 2012.

482 Terapias e práticas complementares e integrativas
Helene M. Langevin

A busca por saúde e bem-estar inclui muitos tratamentos, práticas e sistemas de cuidados que podem ter se originado fora da medicina convencional, mas estão gradualmente sendo incorporados aos cuidados de saúde convencionais. O sistema de saúde atual é fragmentado, muitas vezes enfatizando apenas o tratamento farmacológico da doença e frequentemente negligenciando a promoção, o apoio e, principalmente, a restauração da saúde. Embora o modelo focado na doença seja dominante em nosso ecossistema de pesquisa e saúde, sabe-se há tempos que muitas doenças crônicas, incluindo condições de dor, podem ser prevenidas ou melhor tratadas por meio da incorporação de intervenções não farmacológicas, como nutrição, exercícios e controle de estresse no cuidado, com ênfase na compreensão da pessoa como um todo. Muitas práticas complementares seguem esse modelo, e há evidências preliminares indicando que essas abordagens levam a um melhor autocuidado, uma melhor sensação de bem-estar pessoal e um maior compromisso com um estilo de vida saudável. A saúde integrativa enfatiza não apenas a integração de cuidados complementares e convencionais, mas também uma abordagem integrativa do tratamento da pessoa como um todo.

Isso inclui expandir nossa compreensão de como os sistemas fisiológicos interagem entre si e das conexões entre os aspectos físicos, psicológicos e sociais da saúde. A saúde integrativa também inclui o esforço para uma melhor compreensão da "salutogênese" ou patogênese em sentido inverso, ou seja, o processo pelo qual a saúde é restaurada ao se recuperar de uma lesão, doença aguda ou exacerbação de uma doença crônica, ou quando uma condição "pré-doença", como pré-diabetes ou pré-hipertensão, é revertida por meio de mudanças no comportamento em vez de tratamento farmacológico.

DEFINIÇÕES E ABRANGÊNCIA

As terapias e práticas de saúde complementares incluem uma ampla gama de práticas, intervenções e produtos naturais que normalmente não fazem parte dos cuidados médicos convencionais **(Tab. 482-1)**. O termo *complementar* refere-se ao uso dessas práticas em conjunto com as terapias convencionais e é cada vez mais preferido ao termo *alternativo*, que denota o uso como substituto do cuidado padrão.

O termo *atenção integrativa à saúde* refere-se a terapias e práticas convencionais e complementares, utilizadas em conjunto de forma coordenada. A saúde integrativa também enfatiza o cuidado da pessoa como um todo que visa melhorar a saúde em múltiplos domínios interconectados: social, psicológico e físico, incluindo múltiplos órgãos e sistemas.

O uso de abordagens integrativas de saúde e bem-estar tem crescido em ambientes de cuidados nos Estados Unidos. Atualmente, os pesquisadores estão explorando os benefícios potenciais da saúde integrativa em uma variedade de situações, incluindo controle da dor para militares e veteranos, alívio de sintomas em pacientes e sobreviventes de câncer e programas para promover comportamentos saudáveis.

Embora as terapias e práticas complementares variem amplamente, é útil classificá-las por sua principal contribuição terapêutica, que pode ser alimentar (p. ex., dieta, ervas), psicológica (p. ex., meditação), física (p. ex., massagem, acupuntura) ou a combinação de psicológico e físico (p. ex., ioga, tai chi). Embora algumas dessas práticas complementares sejam recomendadas ou oferecidas por médicos ou por profissionais de saúde complementar, como quiropratas, acupunturistas e naturopatas, muitas são praticadas na forma de "autocuidado". Embora algumas práticas sejam reembolsadas, a maioria é paga do próprio bolso.

PADRÕES DE USO

A primeira grande pesquisa sobre o uso das práticas complementares de saúde foi realizada por David Eisenberg e colaboradores em 1993. A pesquisa surpreendeu a comunidade médica ao revelar que mais de 30% dos americanos usam produtos e práticas complementares de saúde. Desde então, diversos estudos ampliaram essas conclusões. A National Health Interview Survey (NHIS), uma grande pesquisa domiciliar nacional na qual milhares de estadunidenses são entrevistados quanto a suas experiências relacionadas à saúde e à doença, é realizada anualmente pelo National Center for Health Statistics, um componente do Centers for Disease Control and Prevention. Essa pesquisa, que abordou o uso de práticas complementares de saúde em 2002, 2007, 2012 e 2017, utiliza métodos que criam uma amostra representativa nacionalmente e tem um tamanho de amostra grande o suficiente para permitir estimativas válidas sobre alguns subgrupos. As informações foram obtidas de 34.500 adultos e 10.200 crianças em 2012 e de 61.267 adultos em 2017*.

Nas três primeiras pesquisas, aproximadamente um terço dos adultos relatou o uso de alguma forma de terapia ou prática de saúde complementar. Na pesquisa de 2012, 32,2% dos adultos e 11,6% das crianças haviam usado uma ou mais modalidades. A partir dessas pesquisas, estimou-se que suplementos alimentares não vitamínicos e não minerais são usados por aproximadamente 18% da população adulta e por 5% das crianças. Para identificar tendências no uso de práticas específicas pelos estadunidenses, os dados da pesquisa de 2017 foram comparados com uma versão da pesquisa realizada em 2012. A ioga foi a abordagem de saúde complementar mais buscada entre os adultos dos Estados Unidos em 2012 (9,5%) e 2017 (14,3%). O uso da meditação aumentou mais de três vezes, de 4,1% em 2012 para 14,2% em 2017. A porcentagem de

---
*As informações sobre o uso de abordagens de saúde complementares foram coletadas de uma amostra de adultos com 18 anos ou mais que participaram da NHIS de 2012 (n = 34.525) e 2017 (n = 26.742) de medicina alternativa para adultos ou suplementos de saúde complementar, respectivamente.

TABELA 482-1 ■ Glossário de terapias e práticas de saúde complementar e integrativa

Acupuntura	Um conjunto de procedimentos envolvendo estimulação de pontos anatômicos definidos, um componente das principais tradições médicas asiáticas; a aplicação mais comum envolve a penetração na pele com agulhas metálicas finas e sólidas que são manipuladas pelas mãos ou por estimulação elétrica
Biofeedback	O uso de dispositivos eletrônicos para ajudar as pessoas a aprender a controlar conscientemente as funções do corpo, como respiração ou frequência cardíaca
Hipnose	Indução de estado alterado da consciência caracterizado por maior responsividade à sugestão
Homeopatia	Sistema médico originado na Alemanha cuja base é o princípio da "cura pelo semelhante" – compostos que produzem síndromes específicas serão capazes de curá-las caso sejam administrados em soluções altamente diluídas
Manipulação da coluna vertebral, manipulação osteopática	Uma técnica em que os praticantes usam as mãos ou um dispositivo para aplicar um impulso controlado (i.e., uma força de uma magnitude ou grau específico em uma direção específica) a uma articulação da coluna
Massagem	Terapias manuais que manipulam os tecidos musculares e conectivos para melhorar a função desses tecidos e promover o relaxamento muscular e o bem-estar
Medicina ayurvédica	O principal sistema de medicina tradicional da Índia Oriental; o tratamento combina produtos (principalmente derivados de plantas, mas também podem incluir animais, metais e minerais), dieta, exercício e estilo de vida
Medicina tradicional chinesa	Sistema médico que se utiliza de acupuntura, ervas, massagem, exercícios e dieta
Meditação	Grupo de práticas, em sua maioria baseadas nas tradições espirituais do Oriente, que visam focalizar ou controlar a atenção e obter maior consciência do momento presente, ou *mindfulness*
Naturopatia	Disciplina clínica que enfatiza uma abordagem holística ao paciente e a utilização de ervas como medicamentos, dieta e exercícios; os praticantes têm título de doutor em naturopatia
Osteopatia	Disciplina clínica, atualmente incorporada à medicina tradicional, que historicamente enfatiza técnicas de manipulação espinal para alívio da dor, restauração de função e promoção da saúde em geral
Produtos naturais	Uma variedade de produtos, como ervas (também conhecidas como plantas), vitaminas, minerais e probióticos, que são amplamente comercializados, prontamente disponíveis para os consumidores e frequentemente vendidos como suplementos alimentares
Práticas de corpo e mente	Um grupo grande e diversificado de procedimentos ou técnicas que são administrados ou ensinados por um profissional ou professor treinado; exemplos incluem acupuntura, massagem terapêutica, meditação, técnicas de relaxamento, manipulação da coluna vertebral, tai chi e ioga
Quiropraxia	A quiropraxia envolve o ajuste da coluna e articulações para influenciar o sistema nervoso do corpo e os mecanismos naturais de defesa para aliviar a dor e melhorar a saúde geral; usado principalmente para tratar problemas nas costas, dores de cabeça, inflamação de nervo, espasmos musculares e outras lesões e traumas
Suplementos alimentares	Um produto destinado a complementar a dieta, tomado por via oral, contém um ou mais ingredientes alimentares (incluindo vitaminas, minerais, ervas, aminoácidos ou algumas outras substâncias) e é rotulado como sendo um suplemento alimentar
Tai chi	Prática de mente e corpo originada na China que envolve a realização de movimentos lentos e suaves e que algumas vezes é descrita como "meditação em movimento"
Técnicas de relaxamento	Uma série de práticas, como relaxamento progressivo, imaginação guiada, *biofeedback*, auto-hipnose e exercícios de respiração profunda, com o objetivo de produzir a resposta natural de relaxamento do corpo, caracterizada por respiração mais lenta, pressão arterial mais baixa e sensação de bem-estar aumentado

crianças de 4 a 17 anos que realizaram ioga nos 12 meses anteriores aumentou significativamente, de 3,1% em 2012 para 8,4% em 2017. A meditação aumentou significativamente, de 0,6% em 2012 para 5,4% em 2017.

Os estadunidenses estão dispostos a pagar por produtos e práticas de saúde complementares; estima-se que o gasto privado com as práticas complementares em saúde em 2012 tenha sido de 30,2 bilhões de dólares (28,3 bilhões de dólares para adultos e 1,9 bilhão para crianças), representando 1,1% de todos os gastos com saúde e 9,2% dos gastos privados. Em visitas a profissionais de práticas complementares, a população dos Estados Unidos gastaram 14,7 bilhões de dólares do próprio bolso, o que representa quase 30% do que gastaram em serviços de médicos convencionais (49,6 bilhões). Em produtos naturais, como suplementos alimentares, gastaram 12,8 bilhões de dólares do próprio bolso, o que representou cerca de um quarto (24%) do que gastaram em medicamentos prescritos (54,1 bilhões).

De acordo com as pesquisas da NHIS, as condições dolorosas são as razões mais comuns pelas quais os adultos estadunidenses usam produtos e práticas complementares de saúde. Cerca de 40 milhões deles experimentam dor intensa em qualquer dado ano e gastam mais de 14 bilhões de dólares do próprio bolso em terapias complementares no manejo da dor. Em uma análise de dados da pesquisa da NHIS de 2012, mais de 40% das pessoas com dor musculoesquelética usavam alguma abordagem de saúde complementar. Isso foi significativamente maior do que o uso por pessoas sem dor musculoesquelética (24%). Muitas intervenções de saúde complementares e integrativas são de natureza multimodal e podem contribuir para o alívio da dor, impactando vários processos de dor simultaneamente e abordando as complexidades cognitivas, emocionais e físicas associadas à dor.

Alguns pacientes buscam por provedores de saúde complementar por que estes costumam ter posições otimistas e oferecem mais atenção pessoal.

Para outros, as terapias e práticas percebidas como fora do convencional refletem uma abordagem de "autoajuda" para saúde e bem-estar ou satisfazem uma busca por alternativas "naturais" ou menos invasivas. Como os suplementos alimentares são rotulados como "naturais", muitas vezes se acredita, incorretamente, que são inerentemente saudáveis.

CATEGORIAS DE TERAPIAS E PRÁTICAS COMPLEMENTARES E INTEGRATIVAS DE SAÚDE BASEADAS EM INSUMOS TERAPÊUTICOS PRIMÁRIOS

INGESTA ALIMENTAR PRIMÁRIA

Os produtos naturais, incluindo produtos vegetais e animais, têm uma longa e impressionante história como fontes de medicamentos e importantes recursos para pesquisas biológicas. Seja como suplementos de ervas ou como parte de uma dieta, os produtos naturais são frequentemente consumidos como uma mistura complexa. Essa complexidade é amplificada ainda mais por possíveis interações com vias metabólicas endógenas, incluindo aquelas associadas ao microbioma. O resultado é uma coleção de produtos naturais e seus metabólitos que, individual e/ou coletivamente, estão associados a uma rede de atividade biológica. É importante ressaltar que, além da ação direta em alvos biológicos, a atividade dos produtos naturais pode ser influenciada pela saúde de um indivíduo e antecedentes metagenômicos. Embora ainda haja muito a ser entendido sobre os mecanismos de ação, os resultados da pesquisa de alguns produtos naturais para algumas condições parecem promissores.

Dor Pesquisas recentes para identificar novas fontes de medicamentos baseados em produtos naturais renderam ferramentas benéficas para investigar as características moleculares das vias da dor. Desde os primórdios da farmacologia, produtos naturais como a papoula do ópio e a capsaicina forneceram informações importantes sobre a base molecular da sensação de dor. Combinada com genética humana, modelos animais pré-clínicos e farmacologia clínica, a pesquisa com produtos naturais continua a ajudar a validar novos alvos para o alívio da dor. A resiniferatoxina (RTX), produzida por euforbias, é eficaz como um tratamento de administração única, de longa duração e não opioide para a dor do câncer ósseo. Em estudos laboratoriais recentes, a conolidina, derivada da *Tabernaemontana divaricata*, parece ter propriedades analgésicas; no entanto, seu mecanismo de ação permanece obscuro. Dois compostos nas folhas de kratom (*Mitragyna speciosa*), mitraginina e 7-hidroximitraginina, interagem com receptores opioides no cérebro, diminuindo a dor quando ingeridos em altas doses; no entanto, até o momento, não existem ensaios clínicos para avaliar os efeitos de kratom na saúde ou para determinar se é um tratamento eficaz ou seguro para qualquer condição de dor ou dependência de opioides. Outra pesquisa está examinando os efeitos potencialmente valiosos da toxina botulínica, cepas de bacteriúria assintomática (BAS) de *Escherichia coli*, veneno de caracol e da isoforma de vitamina B, ribosídeo de nicotinamida, na dor. Há também algumas evidências de que a garra do diabo (*Harpagophytum procumbens*) pode ser útil para a dor lombar em curto prazo. Uma quantidade crescente de atenção tem sido dada recentemente aos efeitos não psicogênicos dos canabinoides, como o canabidiol (CBD), e os terpenos encontrados na planta de cannabis na dor crônica, particularmente na dor neuropática; estudos encontraram evidências de qualidade baixa a moderada de que esses medicamentos produziram melhor alívio da dor do que placebos.

Ansiedade Algumas pesquisas sugerem que um extrato de camomila pode ser útil para o transtorno de ansiedade generalizada, mas os estudos são preliminares e suas descobertas não são conclusivas. A melatonina pode ajudar a reduzir a ansiedade em pacientes que estão prestes a fazer uma cirurgia e pode ser tão eficaz quanto o tratamento padrão com midazolam na redução da ansiedade pré-operatória.

Artrite reumatoide Ensaios clínicos sobre a artrite reumatoide (AR) demonstraram que os suplementos de óleo de peixe podem ajudar a aliviar as articulações sensíveis e a rigidez matinal e reduzir a necessidade diária de anti-inflamatórios não esteroides (AINEs) de pacientes com AR. O ácido gama-linolênico (GLA) é um ácido graxo ômega-6 encontrado nos óleos de algumas plantas, incluindo prímula (*Oenothera biennis*), borragem (*Borago officinalis*) e cassis (*Ribes nigrum*). Óleos contendo GLA podem ter algum benefício no alívio dos sintomas da AR; entretanto, somente alguns estudos foram conduzidos com cada um dos óleos. A videira Deus do trovão (*Tripterygium wilfordii*), uma erva usada na medicina tradicional chinesa, pode melhorar alguns sintomas da AR, mas houve apenas alguns estudos de alta qualidade para essa condição.

Síndrome do intestino irritável Há alguma evidência de que as cápsulas de óleo de hortelã com revestimento entérico são levemente eficazes, a curto prazo, na redução de vários sintomas comuns da síndrome do intestino irritável (SII), em particular dor abdominal, inchaço e gases. A eficácia em longo prazo não foi estabelecida. Os probióticos podem melhorar os sintomas da SII; no entanto, os benefícios não foram demonstrados de forma conclusiva e nem todos os probióticos têm os mesmos efeitos.

Depressão Atualmente, é incerto se a suplementação de ácidos graxos ômega-3 é útil para a depressão. Alguns estudos mostraram pequenos efeitos na terapia adjuvante em pacientes com diagnóstico de transtorno depressivo maior (TDM) e em pacientes depressivos sem diagnóstico de TDM; no entanto, a maioria dos ensaios foram estudos adjuvantes. Ensaios controlados com ácidos graxos ômega-3 como monoterapia são inconclusivos em comparação com medicamentos antidepressivos padrão, e ainda não está claro se um mecanismo está presente para sugerir que existe um efeito antidepressivo farmacológico ou biológico. Os resultados de alguns estudos sugerem que a erva-de-são-joão (*Hypericum perforatum*) pode ter um efeito no TDM de leve a moderado para um número limitado de pacientes, semelhante aos antidepressivos padrão, mas a evidência está longe de ser definitiva. Embora alguns estudos tenham demonstrado uma ligeira eficácia em relação ao placebo, outros contradizem esses achados.

Cessação do tabagismo O produto natural citisina, usado principalmente nos países da Europa Central e Oriental para parar de fumar, não está atualmente aprovado pela Food and Drug Administration (FDA), mas está sendo testado nos Estados Unidos.

Doença ocular Os resultados dos Age-Related Eye Disease Studies (AREDS e AREDS2) sugerem que a suplementação alimentar com vitaminas antioxidantes e zinco pode retardar a progressão da degeneração macular relacionada à idade (DMRI) em pessoas com DMRI intermediária e naqueles com DMRI tardia em um olho. O estudo AREDS2 descobriu que a adição de luteína e zeaxantina ou ácidos graxos ômega-3 à formulação original do AREDS (com betacaroteno) não teve efeito em geral sobre o risco de DMRI tardia. No entanto, o estudo também descobriu que a substituição do betacaroteno por uma mistura de 5 para 1 de luteína e zeaxantina ajudou a reduzir ainda mais o risco de DMRI tardia.

Esclerose múltipla Canabinoides administrados por via oral (extrato de cannabis, tetra-hidrocanabinol [THC] sintético), por via mucosa (*spray* oral de cannabis THC e extrato de CBD, nabiximols e cannabis fumada foram estudados para efeitos terapêuticos na esclerose múltipla (EM). Com base nas evidências disponíveis, os canabinoides podem aliviar a espasticidade e/ou a dor em pessoas com EM; no entanto, nenhum medicamento derivado da maconha é aprovado pela FDA para tratar a EM. Um *spray* de mucosa oral contendo uma mistura de THC e CBD recebeu aprovação regulatória em mais de 25 países fora dos Estados Unidos para o tratamento da espasticidade (rigidez/espasmo muscular) devido à EM. Ele está atualmente licenciado no Reino Unido para uso como tratamento complementar para espasticidade relacionada à EM, indicado para pacientes que mostraram resposta inadequada a outros tratamentos sintomáticos. É importante ressaltar que as propriedades psicoativas e outros potenciais efeitos adversos de preparações contendo canabinoides precisam ser considerados, incluindo interações com outros medicamentos e produtos naturais; mais pesquisas são necessárias nessa área.

Outras condições Existem pesquisas limitadas sobre vários produtos naturais para várias outras condições, como transtorno de déficit de atenção/hiperatividade, hipercolesterolemia, transtorno afetivo sazonal e psoríase, mas nenhuma conclusão definitiva sobre a eficácia pode ser tirada.

Saúde e bem-estar geral Na NHIS de 2012, os usuários de suplementos de produtos naturais eram duas vezes mais propensos a relatar o uso de produto natural por uma razão de bem-estar do que para o tratamento de uma condição de saúde específica (88,9 vs. 44,9%, respectivamente). Embora, até o momento, a pesquisa sobre produtos naturais tenha se concentrado em seu uso para doenças específicas, conforme descrito acima, é necessário um melhor entendimento sobre como os produtos naturais, incluindo alimentos, podem ser usados de maneira mais eficaz para apoiar a saúde.

Desafios Um desafio nessa área são as doses extremamente variadas de produtos naturais que são vendidos sem receita e usados sem muita orientação ou comprovação de eficácia. Também sabemos de pesquisas sobre vitaminas em que "mais não é necessariamente melhor" e que tomar uma substância "natural" como uma vitamina em quantidades que excedem muito o que é encontrado nos alimentos pode ser prejudicial.

Outros desafios na avaliação de produtos vegetais incluem sua complexidade e variabilidade, incluindo possível instabilidade de componentes ativos ou presença de impurezas, conclusões conflitantes ou não confiáveis na literatura e baixo poder estatístico dos estudos. Além disso, há uma escassez de dados sobre a segurança de muitos produtos, incluindo a segurança de seu uso no contexto do século XXI (p. ex., se tomado com medicamentos modernos) e seu uso apropriado no contexto de práticas tradicionais ou indígenas.

Regulação Há uma distinção importante entre produtos naturais vendidos como suplementos alimentares e medicamentos desenvolvidos a partir de fontes naturais que são usados para tratar doenças específicas. O Dietary Supplements Health and Education Act (DSHEA), lei aprovada nos Estados Unidos em 1994, confere autoridade à FDA para regulamentar o uso de suplementos alimentares, mas com expectativas que diferem em muitos aspectos da regulamentação de medicamentos ou de aditivos alimentares. Os fornecedores de suplementos alimentares não podem alegar que seus produtos previnem ou tratam qualquer doença. Entretanto, podem alegar que seus produtos mantêm "a estrutura e a função normais" dos sistemas corporais. Por exemplo, não é permitido afirmar que um produto trata a artrite, mas pode-se dizer que mantém a "saúde normal das articulações".

Os produtos homeopáticos antecedem os regulamentos para fármacos da FDA e são vendidos sem exigência de ter sua efetividade comprovada.

Embora seja amplamente aceito que os produtos homeopáticos são seguros considerando-se seu alto grau de diluição, um produto específico, o *spray* nasal denominado Zicam, foi retirado do mercado quando se descobriu que poderia causar anosmia, provavelmente em razão da quantidade significativa de zinco. Em janeiro de 2017, a FDA alertou os consumidores sobre comprimidos homeopáticos para dentição contendo beladona que trazem riscos graves para lactentes e crianças.

A regulação de propaganda e *marketing* de produtos é competência da Federal Trade Commission (FTC). A FTC promove ações legais contra promotores ou páginas na internet que façam propaganda ou vendam suplementos alimentares sob alegações falsas ou enganosas. A propaganda enganosa de suplementos alimentares, produtos homeopáticos e outros produtos e práticas complementares de saúde contribui para o risco bastante significativo de que os indivíduos os utilizem em detrimento de modalidades convencionais efetivas. Por exemplo, em abril de 2020, a FTC enviou cartas de advertência a várias empresas que supostamente vendiam produtos não aprovados – alguns dos quais incluíam suplementos alimentares em altas doses – que podem violar a lei federal ao fazer alegações enganosas ou cientificamente infundadas sobre sua capacidade de tratar ou curar a Covid-19.

Toxicidade inerente Embora o público possa acreditar que "natural" seja sinônimo de "seguro", é evidente que os produtos naturais podem ser tóxicos. A identificação equivocada dos cogumelos medicinais já levou à insuficiência hepática. A contaminação dos suplementos com triptofano produziu casos de síndrome de eosinofilia-mialgia. Fitoterápicos contendo uma espécie em particular da *Aristolochia* foram associados a câncer geniturinário e à nefrite intersticial. Em 2013, suplementos alimentares contendo 1,3-dimetilamilamina (DMAA), frequentemente vendidos como estimulantes "naturais", levaram a problemas cardiovasculares, incluindo infartos do miocárdio. Entre os suplementos alimentares mais controversos, está a *Ephedra sinica*, ou ma huang, produto usado na medicina tradicional chinesa para tratamento em curto prazo de asma e congestão brônquica. A base científica dessas indicações foi revelada quando se mostrou que a *Ephedra* contém alcaloides da efedrina, especialmente efedrina e pseudoefedrina. Com a promulgação dos regulamentos da lei DSHEA, suplementos contendo *Ephedra* e ervas ricas em cafeína foram amplamente comercializados nos Estados Unidos em face da alegação de que seriam capazes de promover perda ponderal e aumentar o desempenho desportivo. Relatos de efeitos adversos graves e fatais associados ao uso de produtos contendo *Ephedra* levaram à revisão baseada em evidências dos dados relativos a tais produtos, e, em 2004, a FDA proibiu sua comercialização nos Estados Unidos.

Uma grande preocupação acerca dos suplementos alimentares é a adulteração com compostos farmacologicamente ativos. Produtos compostos com diversos ingredientes comercializados para perda de peso, modelagem corporal, "saúde sexual" e desempenho atlético são os mais preocupantes. A FDA recentemente determinou que fossem recolhidos produtos contaminados com esteroides, diuréticos, estimulantes e inibidores da fosfodiesterase tipo 5.

Interações entre ervas e medicamentos Diversos fitoterápicos interferem no metabolismo de medicamentos. Esse efeito foi ilustrado de forma convincente com a comprovação, em 2000, de que o consumo da erva-de-são-joão interfere na biodisponibilidade do indinavir, inibidor da protease do vírus da imunodeficiência humana (HIV). Estudos subsequentes mostraram interferência semelhante dessa erva no metabolismo dos inibidores da topoisomerase, como o irinotecano, da ciclosporina e de muitos outros fármacos. A extensão da interferência decorre da capacidade da hiperforina contida na erva-de-são-joão de suprarregular a expressão do receptor X do pregnano, fator regulador nuclear indistinto que promove a expressão de muitas enzimas de oxidação, conjugação e efluxo envolvidas no metabolismo de fármacos e alimentos.

Considerando-se o grande número de compostos que alteram o metabolismo de fármacos e o grande número de agentes consumidos por alguns pacientes, a identificação de todas as possíveis interações pode ser uma tarefa difícil. Diversos recursos estão disponíveis na internet como fonte de informações **(Tab. 482-2)**. É evidente que a atenção a esse problema é particularmente importante no caso de fármacos com índice terapêutico restrito, como anticoagulantes, anticonvulsivantes, antibióticos, imunossupressores e quimioterápicos para tratamento de câncer. Embora existam muitos exemplos de substâncias de origem natural utilizadas com sucesso como medicamento, em geral, produtos naturais ingeridos como alimentos, em vez de extratos concentrados, são menos propensos a causar danos.

TABELA 482-2 ■ Recursos sobre interações entre suplementos dietéticos e medicamentos

National Institutes of Health National Center for Complementary and Integrative Health (NCCIH)

https://www.nccih.nih.gov/health/know-science/how-medications-supplements-interact

A iniciativa *Know the Science*, do National Institutes of Health NCCIH, fornece informações científicas aos pacientes sobre tópicos complexos de saúde, como interações entre medicamentos e suplementos.

Medscape

http://www.medscape.com/druginfo/druginterchecker?cid=med

Esse *site* é mantido pela WebMD e inclui uma ferramenta gratuita para verificação de interação farmacológica que fornece informações sobre interações entre dois ou mais medicamentos, ervas e/ou suplementos alimentares.

Fitoterápicos

https://naturalmedicines.therapeuticresearch.com/tools/interaction-checker.aspx

Esse *site* fornece uma ferramenta interativa para verificação da interação entre produtos naturais e medicamentos, incluindo fitoterápicos e suplementos alimentares. Serviço disponível por assinatura.

ATENÇÃO PSICOLÓGICA E FÍSICA PRIMÁRIA

As práticas e disciplinas de "mente e corpo" consistem em procedimentos físicos ou exercícios, terapias manuais ou técnicas mentais que são administradas ou ensinadas por um clínico, profissional treinado ou professor. Como exemplos, temos acupuntura, massoterapia, meditação, técnicas de relaxamento, manipulação espinal e ioga. Essas práticas estão sendo usadas com frequência cada vez maior nas unidades de saúde convencionais, tanto para pacientes quanto para profissionais de saúde. A base de evidências para a eficácia das práticas da mente e do corpo ainda é relativamente incompleta; no entanto, há alguns exemplos que prometem utilidade e segurança como acupuntura e tai chi para dor associada à osteoartrite (OA) do joelho; tai chi para fibromialgia; meditação para sintomas relacionados à ansiedade; técnicas de relaxamento para transtorno de estresse agudo ou transtorno de estresse pós-traumático (TEPT) e dores de cabeça e enxaqueca; ioga para fadiga, distúrbios do sono, depressão e ansiedade, além de melhorar a qualidade de vida de pacientes com câncer de mama; e acupuntura, massagem, ioga e manipulação da coluna vertebral para dores crônicas nas costas. Novas pesquisas estão esclarecendo os efeitos da meditação e da acupuntura sobre os mecanismos centrais de processamento e percepção da dor e sobre a regulação das emoções e da atenção. Embora muitas perguntas sobre esses efeitos não tenham respostas, os achados apontam para mecanismos cientificamente plausíveis que poderiam explicar por que essas modalidades podem ser benéficas.

Atenção psicológica primária Para algumas terapias e práticas da mente e do corpo, a atenção terapêutica primária é predominantemente mental. Essa categoria inclui tipos convencionais de psicoterapia, como terapia cognitivo-comportamental (TCC), e práticas complementares, como meditação e redução do estresse baseada em atenção plena. Técnicas de relaxamento, incluindo relaxamento assistido por *biofeedback*, também se enquadram nesta categoria. A fronteira entre convencional e complementar pode ser turva, pois os programas de TCC, por exemplo, frequentemente incorporam elementos de redução do estresse baseada em atenção plena e técnicas de relaxamento. Essas terapias e práticas estão sendo gradualmente integradas aos cuidados convencionais, como programas de reabilitação cardíaca, e estão desempenhando um papel cada vez mais reconhecido no manejo da dor, bem como do estresse e dos distúrbios do sono.

DOR Descobriu-se que a meditação reduz significativamente a dor em ambientes experimentais e clínicos e melhora um amplo espectro de resultados cognitivos e de saúde clinicamente relevantes, inclusive para dor lombar e fibromialgia. Não está claro se os mecanismos analgésicos que sustentam a meditação são distintos ou paralelos aos do placebo e/ou respiração lenta e rítmica; no entanto, há evidências emergentes sugerindo que a meditação envolve vários mecanismos neurais não mediados por opioides endógenos para reduzir a dor. Além disso, os resultados de alguns estudos demonstraram que o treinamento dos pacientes no uso da auto-hipnose reduziu significativamente a necessidade de sedativos e analgesia quando submetidos a procedimentos radiológicos intervencionistas. A eficácia do *biofeedback* foi avaliada em vários estudos para cefaleias tensionais, com resultados positivos. Vários estudos mostram que o *biofeedback* diminuiu a frequência de enxaquecas pediátricas e adultas, com alguns mostrando um efeito que dura em média 17 meses.

DISTÚRBIOS DO SONO As diretrizes de prática do American College of Physicians (2016) recomendam fortemente o uso da TCC para insônia crônica (também chamada de TCC-I) como tratamento inicial. Embora a TCC-I geralmente inclua técnicas de relaxamento, não está claro se o relaxamento por si só é benéfico.

TRANSTORNOS RELACIONADOS COM ANSIEDADE E ESTRESSE A terapia de meditação é comumente usada e demonstrou ser de pequeno a modesto benefício para pessoas com sintomas relacionados à ansiedade. Existem algumas evidências de que a meditação transcendental pode ter um efeito benéfico na ansiedade. No entanto, faltam estudos com poder estatístico adequado em pacientes com transtornos de ansiedade diagnosticados clinicamente, o que dificulta conclusões precisas sobre sua eficácia nesse contexto. As técnicas de relaxamento podem ser úteis no manejo de uma variedade de condições de saúde relacionadas ao estresse, incluindo ansiedade associada a problemas de saúde crônicos e naqueles que estão passando por procedimentos médicos. Alguns estudos também sugeriram que a hipnose pode ser útil para ansiedade e qualidade de vida relacionada à saúde em pessoas com SII. Evidências sugerem que técnicas de relaxamento também podem fornecer algum benefício para sintomas de TEPT e podem ajudar a reduzir o estresse ocupacional em profissionais de saúde. Para algumas dessas condições, as técnicas de relaxamento são usadas como adjuvantes de outras formas de tratamento.

SINTOMAS DA MENOPAUSA Há algumas evidências sugerindo que a hipnose pode ajudar a melhorar certos sintomas da menopausa, como ondas de calor.

TRANSTORNOS POR USO DE SUBSTÂNCIAS Existem algumas evidências que sugerem que a hipnoterapia pode melhorar na cessação do tabagismo, mas os dados não são definitivos. Os dados disponíveis sugerem que as intervenções baseadas em *mindfulness* podem ajudar a reduzir significativamente o consumo de várias substâncias, incluindo álcool, cigarros, opiáceos e outros, em comparação com grupos-controle; no entanto, muitos estudos tiveram amostras pequenas, problemas metodológicos e falta de resultados consistentemente replicados.

Atenção física primária
Para outro grupo de intervenções da mente e do corpo, a atenção terapêutica primária é, predominantemente, física. A atenção física pode ser fornecida manualmente (p. ex., massagem) ou usando um dispositivo (p. ex., acupuntura) ou pode ser gerada pelo paciente (p. ex., exercício).

DOR O papel da acupuntura no tratamento da dor é controverso há décadas, com críticos apontando sua base teórica "pré-científica", e, de fato, a justificativa para o uso de "pontos de acupuntura" específicos ainda não foi estabelecida. No entanto, recentes metanálises em larga escala demonstraram que a acupuntura é superior tanto aos cuidados usuais quanto à Sham acupuntura simulada para dor musculoesquelética crônica, cefaleia e OA, com efeitos benéficos do tratamento persistindo por até 12 meses. As diretrizes clínicas mais recentes (2017) do American College of Physicians recomendam a acupuntura como uma das opções iniciais de tratamento para pacientes com dor lombar aguda, subaguda e crônica. O papel das terapias de manipulação espinal (TMEs) osteopáticas e quiropráticas para manejo de dor lombar também foi objeto de diversos ensaios cuidadosamente realizados e de muitas revisões sistemáticas. As conclusões não são consistentes, mas as diretrizes do American College of Physicians concluem que a manipulação da coluna tem um pequeno efeito na melhora da função e da dor, em comparação com o controle – seja uma manipulação simulada ou um tratamento inerte. Embora as evidências para a manipulação espinal na dor lombar crônica sejam classificadas como de *baixa qualidade*, a recomendação para se considerar o tratamento não farmacológico, incluindo a manipulação espinal, é classificada como uma *recomendação forte*, refletindo a preocupação crescente com o impacto do uso crônico de opioides para dor lombar. As evidências de benefício da manipulação espinal na dor cervical não são tão extensas, e a preocupação continuada de que a manipulação cervical possa ocasionalmente precipitar lesão vascular ainda é motivo de intenso debate. Evidências de baixa a moderada qualidade sugerem que a massagem terapêutica é superior às terapias não ativas na redução da dor da artrite e na melhora dos resultados funcionais. A massagem pode proporcionar alívio a curto prazo da dor lombar, mas a evidência não é de alta qualidade. Existem algumas evidências de que a massagem tem um efeito positivo na enxaqueca, cefaleias tensionais e dores no pescoço.

DEPRESSÃO A acupuntura pode proporcionar uma redução modesta nos sintomas de depressão, particularmente quando comparada com nenhum tratamento ou com um controle.

SINTOMAS DO CÂNCER E EFEITOS COLATERAIS DO TRATAMENTO A acupuntura ou eletroacupuntura pode ser uma adição apropriada ao tratamento medicamentoso para controlar náuseas e vômitos relacionados ao tratamento em pacientes com câncer.

ALERGIAS SAZONAIS A acupuntura pode aliviar os sintomas da rinite alérgica. As diretrizes de prática clínica da American Academy of Otolaryngology – Head and Neck Surgery incluem a acupuntura entre as opções que os profissionais de saúde podem oferecer aos pacientes interessados com rinite alérgica.

Atenção psicológica e física combinada
A atenção terapêutica primária para outras práticas de mente e corpo é uma combinação de atenção física e psicológica. Exemplos de práticas nesta categoria incluem ioga e tai chi, que combinam movimento, postura e meditação.

DOR Ioga e tai chi podem ser benéficos para pacientes com fibromialgia ou dor lombar crônica, e ioga em comparação com controles sem exercícios resulta em melhorias pequenas a moderadas na função relacionada às costas em 3 e 6 meses. Alguns estudos demonstraram que o tai chi produz efeitos benéficos semelhantes aos da fisioterapia padrão no tratamento da OA de joelho. O treinamento regular de ioga pode ser útil na redução dos sintomas da artrite do joelho em pacientes com OA ou AR.

FUNÇÃO MOTORA Demonstrou-se que o tai chi melhora a função motora geral, incluindo equilíbrio e estabilidade em adultos mais velhos.

BEM-ESTAR GERAL Ioga pode beneficiar o bem-estar geral das pessoas, aliviando o estresse, apoiando bons hábitos de saúde e melhorando a saúde mental/emocional e o sono. A ioga também pode ajudar a parar de fumar, a reduzir os sintomas de ansiedade ou depressão associados a situações difíceis da vida e a melhorar a qualidade de vida de pessoas com doenças crônicas. Tai chi também pode melhorar a qualidade de vida em pessoas com doenças cardíacas, câncer e outras doenças crônicas.

TERAPIAS E SISTEMAS MULTIMODAIS

As abordagens multimodais de saúde compreendem duas ou mais intervenções, como medicina convencional, mudanças no estilo de vida, reabilitação física, psicologia e práticas complementares de saúde em várias combinações, com ênfase na saúde da pessoa como um todo. As terapias e práticas de saúde complementares são muitas vezes de natureza multimodal, tanto nos sistemas de saúde tradicionais (p. ex., medicina tradicional chinesa, naturopatia) quanto na prática integrativa moderna. A U.S. Veterans Health Administration usa um modelo multimodal de tratamento da dor que enfatiza métodos não farmacológicos, tanto convencionais (p. ex., fisioterapia, TCC) quanto complementares (p. ex., ioga, acupuntura), podendo também incluir consultas de nutrição. Vários sistemas médicos, como quiropraxia, osteopatia, naturopatia e homeopatia, que surgiram no final do século XIX continuam sendo praticados hoje. A medicina osteopática é, principalmente, integrada à medicina convencional, enquanto a homeopatia e a naturopatia permaneceram em grande parte separadas da medicina convencional. A quiropraxia está cada vez mais disponível em alguns ambientes de cuidados convencionais. Uma série de sistemas multimodais, muitas vezes chamados de sistemas de "saúde integral", como medicina tradicional chinesa, ayurveda e homeopatia, usam uma estrutura diagnóstica e terapêutica diferente da medicina convencional, o que trouxe desafios adicionais à sua investigação rigorosa.

NATUROPATIA
A naturopatia, ou medicina naturopática, é um sistema terapêutico multimodal baseado em princípios filosóficos que orientam a prática. Os naturopatas prescrevem testes diagnósticos e medicamentos convencionais e não convencionais, com ênfase em doses relativamente baixas de medicamentos, fitoterápicos, dieta saudável e exercícios.

QUIROPRAXIA

A quiropraxia, desenvolvida por David Palmer em 1895, é a prática complementar em saúde mais amplamente utilizada nos Estados Unidos. Embora a finalidade da prática varie amplamente, a prática quiroprática enfatiza as terapias manuais para o tratamento de queixas musculoesqueléticas.

MEDICINA OSTEOPÁTICA

Fundada em 1892 pelo médico Andrew Taylor Still, a medicina osteopática originalmente se baseava na crença de que a manipulação dos tecidos moles e dos ossos poderia corrigir uma extensa variedade de doenças do sistema musculoesquelético e de outros sistemas de órgãos. Ao longo do século subsequente, os osteopatas aceitaram bem a crescente integração com a medicina tradicional. Atualmente, o treinamento de pós-graduação, a prática, o credenciamento e a licença para a prática dos osteopatas são praticamente indistinguíveis daquelas dos médicos alopatas. As escolas de medicina osteopática, no entanto, incluem treinamento em terapias manuais, particularmente manipulação da coluna vertebral, bem como métodos diagnósticos baseados na palpação de tecidos musculoesqueléticos, que não fazem parte da educação médica convencional.

HOMEOPATIA

O fundamento teórico da homeopatia é baseado em dois princípios não convencionais: "semelhante cura semelhante", a noção de que uma doença pode ser curada por uma substância que produz sintomas semelhantes em pessoas saudáveis; e a "lei da dose mínima", a noção de que quanto menor a dose do medicamento, maior sua eficácia. Embora a atual falta de fundamento biológico para esses princípios tenha limitado seriamente a lógica de seu uso, a estrutura de diagnóstico da homeopatia pode ser a fonte de novas percepções que podem ser exploradas. Como discutido previamente, a estrutura da regulamentação dos medicamentos homeopáticos difere daquela dos suplementos alimentares. Os medicamentos homeopáticos estão disponíveis e são comumente recomendados por médicos naturopatas e outros praticantes, certificados ou não.

DESAFIOS CIENTÍFICOS

Os delineamentos clássicos de ensaios clínicos randomizados (ECRs) podem não ser adequados para pesquisas sobre intervenções e sistemas complementares multimodais, como naturopatia e medicina ayurvédica. As relações dinâmicas entre uma série de fatores que afetam a saúde e o bem-estar são inerentes à filosofia desses sistemas de atendimento e apresentam desafios metodológicos para a aplicação efetiva do projeto convencional de ECR. Delineamentos de eficácia comparativa com relação aos "cuidados habituais" são amplamente utilizados para estudar esses tipos de intervenções, e os ensaios podem precisar levar em conta a individualização das intervenções e as teorias subjacentes desses sistemas multimodais. Assim, um componente-chave da pesquisa sobre sistemas terapêuticos multimodais é o desenvolvimento de protocolos de tratamento "manualizados", validados e reprodutíveis, permitindo alguma flexibilidade e atendimento individual ao paciente. Estudos pragmáticos que comparam tratamentos multimodais com cuidados usuais não podem determinar quais componentes do tratamento são responsáveis pelos benefícios, mas outros tipos de estudos translacionais podem abordar essa questão.

RESULTADO TERAPÊUTICO – SISTEMAS IMPACTADOS E DESAFIOS DA PESQUISA MECÂNICA

As intervenções complementares e integrativas cuja ação terapêutica é alimentar, psicológica e/ou física podem exercer seus efeitos, ou resultado terapêutico, por meio de uma variedade de mecanismos e sistemas fisiológicos. Por exemplo, o óleo de hortelã pode aliviar a dor associada à SII relaxando diretamente o músculo liso gastrintestinal, os probióticos podem ter efeitos no sistema nervoso e no intestino, e alguns componentes da medicina tradicional chinesa, bem como ácidos graxos ômega-3 e seus derivados, têm efeitos anti-inflamatórios imunomediados. Intervenções multimodais com aportes psicológicos e/ou fisioterapêuticos, como meditação e acupuntura, podem ter efeitos no sistema nervoso e também podem atingir outros sistemas do corpo afetados pela condição de dor; por exemplo, o tai chi pode melhorar o equilíbrio e a estabilidade aumentando a flexibilidade e a força do corpo, e o alongamento envolvido na ioga pode melhorar a dor lombar reduzindo a inflamação do tecido conectivo. Para todos os tipos de aportes terapêuticos, as interações biopsicossociais também podem ser importantes; por exemplo, a participação em um programa integrativo de tratamento da dor em terapia de grupo pode fornecer ferramentas para ajudar a aliviar os sintomas de ansiedade e depressão, bem como a dor.

Aprofundar a compreensão científica das conexões que existem entre os domínios da saúde humana é importante para entender melhor como as condições se relacionam, identificar intervenções multimodais que abordam esses problemas e aumentar o apoio aos pacientes ao longo de toda a sua experiência de saúde, incluindo o retorno ao estado sadio. Estudos de intervenções multimodais muitas vezes requerem experiência multidisciplinar e utilizam técnicas de ponta em áreas como neurociência, imunologia, farmacognosia, proteômica, genética e epigenômica. Além disso, os modelos pré-clínicos são limitados para algumas intervenções de saúde complementares (p. ex., nenhum modelo relevante para práticas de movimento meditativo, como ioga ou tai chi). Ferramentas de avaliação objetivas e validadas são essenciais, assim como processos e procedimentos para garantir o controle de qualidade, seja a intervenção uma prática de mente e corpo ou um produto natural.

RECURSOS PARA PACIENTES E PROFISSIONAIS

Os médicos regularmente encontram dificuldade para orientar e aconselhar seus pacientes sobre terapias e práticas complementares de saúde. Particularmente preocupantes são as práticas de segurança incerta e aquelas que despertam esperança desmedida. Terapias contra câncer, regimes antienvelhecimento, programas para perda de peso e produtos que afirmam melhorar a função sexual ou o desempenho atlético são frequentemente propagandeados de forma irresponsável. Há diversas fontes na internet que podem ser usadas para orientação dos pacientes (Tab. 482-3). Como muitos produtos e práticas complementares para a saúde são usados na forma de autocuidado e como muitos pacientes pesquisam essas intervenções extensivamente na internet, o direcionamento dos pacientes a páginas responsáveis pode ser muito útil.

TABELA 482-3 ■ Recursos sobre abordagens complementares à saúde

The Cochrane Collaboration Complementary Medicine Reviews

Esse *site* oferece revisões sistemáticas rigorosas sobre intervenções em saúde da medicina tradicional e complementares à saúde utilizando metodologias padronizadas. Há mais de 300 revisões sobre práticas complementares em saúde. O acesso às revisões completas requer assinatura individual ou institucional, mas os resumos estão disponíveis ao público.

http://www.cochrane.org/evidence

MedlinePlus All Herbs and Supplements, A-Z List

MedlinePlus Complementary and Integrative Medicine

MedlinePlus Dietary Supplements

Esses *sites* da National Library of Medicine (NLM) fornecem um banco de dados de A-Z de informações com base científica sobre fitoterápicos e suplementos alimentares; fatos básicos sobre práticas complementares e integrativas em saúde; e fontes do governo federal para informações acerca da utilização de produtos naturais, suplementos alimentares, plantas medicinais e outras modalidades complementares à saúde.

http://www.nlm.nih.gov/medlineplus/druginfo/herb_All.html
https://medlineplus.gov/complementaryandintegrativemedicine.html
http://www.nlm.nih.gov/medlineplus/dietarysupplements.html

National Institutes of Health National Center for Complementary and Integrative Health (NCCIH)

Esse *site* do National Institutes of Health NCCIH contém informações para consumidores e profissionais de saúde sobre vários aspectos dos produtos e práticas complementares e integrativas em saúde. As informações podem ser baixadas e incluem resumos das abordagens complementares à saúde, utilidades e riscos dos fitoterápicos e recomendações sobre o uso correto de suplementos dietéticos.

http://www.nccih.nih.gov
Fontes para profissionais de saúde: *http://www.nccih.nih.gov/health/providers*
NCCIH Clinical Digest e-Newsletter: *http://www.nccih.nih.gov/health/providers/digest*
Educação médica continuada: *http://www.nccih.nih.gov/training/videolectures*

As evidências científicas acerca das terapias complementares são fragmentadas e incompletas. De qualquer forma, em algumas áreas, particularmente no controle da dor, tem sido crescente a realização de revisões sistemáticas metodologicamente rigorosas, que representam o fundamento da medicina baseada em evidências, sobre terapias e práticas complementares à saúde. Um recurso particularmente valioso a esse respeito é a Cochrane Collaboration, que realizou mais de 300 revisões sistemáticas sobre práticas complementares em saúde. Os profissionais certamente reconhecerão nessa fonte um recurso muito útil para responder às dúvidas dos pacientes. Também estão disponíveis diversas diretrizes clínicas para controle da dor de diferentes organizações de profissionais. Há *links* para essas fontes na Tabela 482-3.

RESUMO

O uso frequente de terapias e práticas de saúde complementares e integrativas reflete um interesse ativo do público em melhorar a saúde e o bem-estar da pessoa como um todo. O sistema de saúde atual é fragmentado, com doenças e comorbidades em sua maioria tratadas separadamente, às vezes com medicamentos que interagem entre si. Um passo importante na atenção à saúde da pessoa como um todo é considerar a saúde e a doença não como estados separados, mas como um contínuo bidirecional, e entender como as terapias e práticas complementares e integrativas, que são muitas vezes de natureza multimodal, consideram a recuperação do paciente a longo prazo e a saúde geral.

Agradecimento *Dr. Josephine Briggs e Stephen Straus contribuíram para este capítulo em edições anteriores, e parte do material de capítulos das edições passadas foi mantida aqui.*

LEITURAS ADICIONAIS

BLACK LI et al: Use of complementary health approaches among children aged 4–17 years in the United States: National Health Interview Survey, 2007-2012. National health statistics reports; no 78. Hyattsville, MD, National Center for Health Statistics, 2015.
EISENBERG DM et al: Trends in alternative medicine use in the United States, 1990–1997: Results of a follow-up national survey. JAMA 280:1569, 1998.
GASTON TE et al: "Natural" is not synonymous with "safe": Toxicity of natural products alone and in combination with pharmaceutical agents. Regul Toxicol Pharmacol 113:104642, 2020.
IJAZ N et al: Whole systems research methods in health care: A scoping review. J Altern Complement Med 25:S21, 2019.
NAHIN RL et al: Evidence-based evaluation of complementary health approaches for pain management in the United States. Mayo Clin Proc 91:1292, 2016.
NAHIN RL et al: Expenditures on complementary health approaches: United States, 2012. Natl Health Stat Rep 95:1, 2016.
PAIGE NM et al: Association of spinal manipulative therapy with clinical benefit and harm for acute low back pain: Systematic review and meta-analysis. JAMA 317:1451, 2017.
QASEEM A et al: Noninvasive treatments for acute, subacute, and chronic low back pain: A clinical practice guideline from the American College of Physicians. Ann Intern Med 166:514, 2017.
SKELLY AC et al: Noninvasive nonpharmacological treatment for chronic pain: A systematic review up-date. Comparative Effectiveness Review No. 227. AHRQ Publication No. 20-EHC009. Rockville, MD, Agency for Healthcare Research and Quality; April 2020.
VICKERS AJ et al: Acupuncture for chronic pain: Update of an individual patient data meta-analysis. J Pain 19:455, 2018.

483 Papel da epigenética na doença e no tratamento
Brian C. Capell, Shelley L. Berger

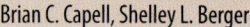

O termo *epigenética* foi cunhado em 1942 por Conrad Waddington, que buscava explicar como as alterações fenotípicas poderiam ocorrer ao longo do desenvolvimento, de modo independente de quaisquer modificações genotípicas. O acréscimo do prefixo *epi* (do grego "por cima, por fora, ao redor de") à palavra "genética" descreve apropriadamente os inúmeros mecanismos pelos quais a expressão gênica e os fenótipos são influenciados – e às vezes até mesmo herdados por divisão celular – independente de quaisquer mudanças na sequência de DNA subjacente. Atualmente, a epigenética ocupa um dos tópicos mais estimulantes em biologia e medicina, oferecendo oportunidades aprofundadas de descoberta e representando também uma promessa para o desenvolvimento de novas terapias para doenças. Interdisciplinar por natureza, o campo cruza quase todas as áreas da ciência e da medicina: química e genética, desenvolvimento e diferenciação, imunologia, câncer, envelhecimento e neurociência.

A introdução contínua de tecnologias ainda mais poderosas para examinar o epigenoma levou a epigenética a se tornar um dos campos mais inovadores nas ciências biomédicas. Dada a vasta expansão do tópico e suas limitações de espaço, apresentamos neste capítulo uma breve visão geral do campo e, então, destacamos áreas-chave no cenário da biomedicina onde a epigenética revelou desempenhar papéis críticos na fisiologia e na doença e, mais importante, onde as terapias baseadas na epigenética demonstraram sucesso na medicina clínica.

BASES BIOQUÍMICAS DA EPIGENÉTICA

Fundamental para a regulação epigenética é a intrincada organização cromatina do genoma de cada célula **(Cap. 466)**. A unidade fundamental do empacotamento em cromatina é o nucleossomo, que consiste em 147 pares de bases de DNA enroladas em torno de um octâmero de 8 proteínas histonas (2 cópias de cada uma das 4 proteínas histonas centrais: H2A, H2B, H3 e H4) e a montagem dos nucleossomos em uma matriz espaçada de repetição regular ao longo do polímero de DNA. A presença de nucleossomos e o nível de compactação desse arranjo básico da cromatina determinam a acessibilidade da fita de DNA aos fatores de transcrição, à maquinaria de reparo do DNA e a outras entidades de ligação ao DNA. Portanto, a compactação exerce uma profunda influência sobre os níveis de expressão gênica e as taxas de mutação no DNA locais. Regiões cromatínicas abertas (eucromatina) tendem a ser transcricionalmente ativas, enquanto a cromatina compactada (heterocromatina) tende a ser transcricionalmente reprimida. A arquitetura tridimensional da cromatina de ordem superior, como dobramento e alça, contribui ainda mais para a regulação do gene epigenético e fenótipos celulares.

As histonas incluem quatro histonas centrais, as quais são as mais abundantes e mais frequentemente encontradas ao longo do genoma, e histonas variantes de H2A, H2B e H3. As estruturas das proteínas histonas individuais, centrais e variantes incluem "caudas" amino e carboxiterminais, que são domínios globulares altamente conservados, estendidos e não estruturados. A estrutura cristalina de raio X da partícula do nucleossomo tem esclarecido as alterações dinâmicas cromatínicas por meio de uma assustadora gama de mecanismos regulatórios, descritos a seguir.

Os principais três processos reguladores da compactação cromatínica e, portanto, do acesso ao molde de DNA incluem modificações de metilação direta da própria fita de DNA (e derivados oxidados da metilação), modificações pós-traducionais de histonas e remodelamento de nucleossomos para alterar sua localização e composição com as histonas variantes **(Fig. 483-1)**. A principal modificação do DNA é a metilação da citosina de dinucleotídeos CpG (5-mC), associada à repressão gênica e catalisada pelas enzimas DNMT1, DNMT3A e DNMT3B. DNMT3A e DNMT3B catalisam a adição de grupos metila ao DNA não metilado *de novo* em dinucleotídeos CpG tipicamente localizados ao longo de genes transcritos e em regiões intergênicas, contudo ausentes nos promotores, enquanto a DNMT1 é essencial à manutenção do estado de metilação após a replicação do DNA e após a transcrição durante a fase S do ciclo celular. Para alterar ainda mais e remover a metilação, as enzimas TET (TET1–3) oxidam progressivamente a 5-metilcitosina (5-mC) em 5-hidroximetilcitosina (5-hmC), 5-formilcitosina (5-fC) e 5-carboxilcitosina (5-caC), que não podem ser reconhecidas pela DNMT1, mas podem ser removidas por enzimas adicionais. Assim, esses são mecanismos para a perda passiva de 5-mC em seguida à replicação de DNA, ou para a remoção ativa de 5-mC, ambos potencialmente retornando à citosina não metilada.

As modificações pós-traducionais de histona (hPTM) são ricas fontes de sinalização diversificada, marcação e modelagem cromatínica, incluindo pelo menos 60 modificações químicas covalentes diferentes nas caudas N- e C-terminais da histona e junto aos domínios globulares. As hPTMs são adicionadas (*written*, ou escritas) e removidas (*erased*, ou apagadas) por enzimas, além de serviram como superfícies de ligação específicas de sequências e PTMs para proteínas e complexos efetores (*readers*, ou leitores) realizarem uma vasta gama de ações a jusante, incluindo transcrição, replicação e reparo e recombinação do DNA. Um ponto-chave é o fato de o número espantoso de *writers, erasers* e *readers* conferir um potencial ilimitado para descobertas farmacológicas diagnósticas e terapêuticas.

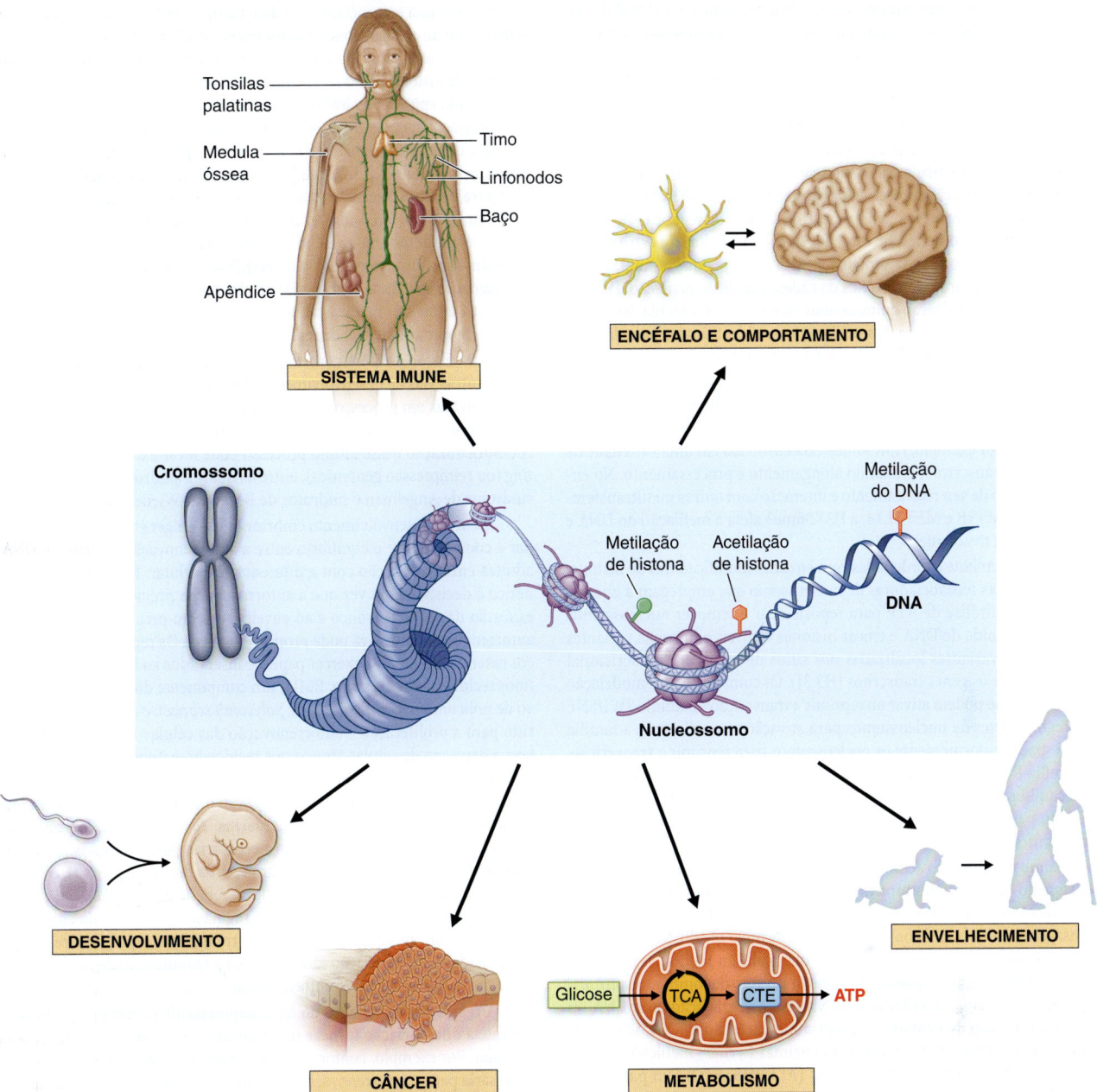

FIGURA 483-1   As vias epigenéticas influenciam múltiplas vias fisiológicas e patológicas. Conforme representado no centro da ilustração, a epigenética se refere às modificações químicas do DNA e de histonas, as quais influenciam a estrutura cromatínica, a expressão gênica e a suscetibilidade a mutações. Essas vias moleculares, por sua vez, exercem papéis importantes no desenvolvimento, no câncer, no metabolismo, no envelhecimento, no funcionamento neural e no comportamento, bem como no sistema imune. CTE, cadeia de transporte de elétrons; TCA, ácido tricarboxílico.

Ao longo deste capítulo, nos concentramos na acetilação e metilação da histona, as hPTMs mais abundantes e bem estudadas (Fig. 483-1), embora uma grande quantidade de modificações adicionais, como fosforilação de serina/treonina/tirosina, ubiquitinação de lisina, SUMOilação de lisina e ADP-ribosilação de lisina, entre outras, desempenhem papéis importantes na regulação da transcrição e da cromatina. Por exemplo, a fosforilação de histona tem como alvo a histona H2A na Ser139 (γH2A.X), que marca quebras na fita dupla de DNA imediatamente após o dano no DNA, e é essencial para o recrutamento da maquinaria de reparo do DNA. A monoubiquitinação de histona atua de modo similar a outras hPTMs, sinalizando e marcando o molde de cromatina e ainda servindo particularmente para marcar a região de iniciação ou alongamento de genes transcritos para futuros ciclos de transcrição, enquanto a SUMOilação de histona atua na repressão transcricional. A poliubiquitinação serve para marcar proteínas para degradação pelo proteassoma, e a disfunção desse sistema pode desempenhar um papel na patogênese de doenças neurodegenerativas, incluindo Alzheimer, Parkinson e Huntington. A ADP-ribosilação envolve uma classe de enzimas, as poli-ADP-ribose polimerases (PARPs), que transferem unidades de ADP-ribose do NAD^+ para uma variedade de proteínas nucleares. Esta PARilação altera o ambiente cromatínico por meio do recrutamento e modificação de proteínas associadas à cromatina. De modo geral, estudos futuros sobre a abundância de tipos e funções de hPTM irão aprimorar o nosso conhecimento acerca desses mecanismos e processos baseados na cromatina, bem como ilustrarão novas oportunidades e alvos de terapias.

Por outro lado, existe um extenso conhecimento sobre as lisina-acetiltransferases (KATs) e metiltransferases (KMTs) de histona. As KATs, antigamente denominadas HATs, estavam entre as primeiras enzimas modificadoras de histona identificadas. Elas fixam grupos acetila nos resíduos de lisina das caudas da histona e outras proteínas, resultando tanto em uma nova cadeia lateral (acetillisina) como em aumento da carga negativa (de uma lisina com carga positiva a uma acetillisina de carga neutra). Essa alteração resulta no afrouxamento da estrutura cromatínica, tornando-a mais permissiva à ligação de fatores de transcrição, e a acetilação também cria uma nova superfície de ligação para a associação de proteínas leitoras.

A acetilação em histonas centrais, como a lisina 9 na histona H3 (H3K9ac) ou a lisina 27 (H3K27ac), geralmente está associada à ativação transcricional. A acetilação é bastante dinâmica e pode ser rapidamente removida pelas histona-desacetilases (HDACs), as quais são classificadas em múltiplas categorias, incluindo HDACs e sirtuínas (desacetilases NAD-dependentes), agindo para retornar a lisina ao estado fundamental não modificado.

A metilação das caudas de histona por KMTs confere uma regulação mais diferenciada, particularmente no sentido de que as lisinas metiladas estão associadas à ativação transcricional (p. ex., H3K4me3, H3K36me3, H3K79me3), repressão transcricional (p. ex., H3K27me3) ou repetição de DNA e silenciamento centromérico (p. ex., H3K9me3). O resultado é estritamente determinado pela ligação da proteína efetora, uma vez que a metilação de lisina não altera a carga eletrostática da cadeia lateral. A metilação da lisina também é uma modificação química mais estável do que a acetilação e ocorre mais lentamente. As lisina-desmetilases foram identificadas para diversas posições específicas de metilação (H3K4, H3K9, H3K36, H3K27, H3K79).

Além de seus impactos sobre a estrutura da cromatina local por meio de alterações eletrostáticas e do recrutamento de proteínas leitoras efetoras, algumas modificações de histonas podem influenciar outros processos epigenéticos. Por exemplo, H3K36me3 está envolvida em uma variedade de processos de transcrição, incluindo alongamento e processamento. No entanto, por meio de seu recrutamento e interação com outras metiltransferases, como DNMT3B e METTL14, a H3K36me3 afeta a metilação do DNA e do RNA, respectivamente.

Frequentemente coordenadas com enzimas modificadoras de histona, existem enzimas remodeladoras de nucleossomo que empregam a energia derivada da hidrólise de ATP para reposicionar e remover nucleossomos ao longo do molde de DNA e trocar histonas centrais e histonas variantes (incluindo as variantes localizadas nos sítios de iniciação transcricional [H2AZ] e sobre os genes transcritos [H3.3]). Os complexos de remodelação do nucleossomo podem ativar ou reprimir a transcrição. A família SWI/SNF cria regiões livres de nucleossomos para ativação transcricional; a família ISWI espaça uniformemente os nucleossomos para reprimir a transcrição; e a família INO80 troca H2A com H2AZ nos sítios de início de transcrição, para equilibrar a ativação transcricional. Outros complexos remodeladores exercem papéis decisivos na resposta ao dano no DNA e apoptose, entre outros processos genômicos adicionais.

Como mencionado acima, o RNA também pode ser metilado, e a "epigenética do RNA" é agora uma área de regulação gênica emergente, além da metilação direta do DNA e as hPTMs. A metilação de RNA, como RNAs mensageiros (mRNAs), é conhecida há mais de meio século. No entanto, na última década, a descoberta de enzimas que realizam metilação reversível de RNAs levou a uma explosão desse novo campo, denominado *epitranscriptômica*. De fato, a metilação do RNA leva à degradação do mRNA ou facilita a tradução. No entanto, a própria metilação do mRNA ocorre co-transcricionalmente. Notavelmente, as enzimas (*writer*) metiltransferases (METTL3, METTL14) e as desmetilases (ALKBH5, FTO) têm papéis importantes em uma variedade de patologias.

Como várias enzimas escrevem, apagam e reconhecem de forma redundante e sinérgica essas modificações no DNA, RNA e histonas, há grande complexidade e potencial para ajuste fino da regulação gênica. Embora continuem existindo extensas lacunas no conhecimento para explicar totalmente esses mecanismos de regulação gênica, a epigenética se tornou uma disciplina integralmente estabelecida na pesquisa biomédica. Nos próximos anos, é provável que o conhecimento básico acerca desses processos seja aproveitado para aprimorar ainda mais a saúde humana.

EPIGENÉTICA NO DESENVOLVIMENTO E NA DIFERENCIAÇÃO

Os processos epigenéticos são essenciais ao desenvolvimento do organismo, bem como para a diferenciação celular e a reprogramação do destino celular **(Fig. 483-1)**. Os fatores de transcrição estabelecem o panorama epigenômico que possibilita e estabiliza a expressão gênica específica do tipo celular, ao mesmo tempo garantindo a repressão estável de destinos celulares alternativos. Isso resulta em perfis cromatínicos que exibem uma notável especificidade de tipo celular em células diferenciadas, particularmente nos nodos regulatórios essenciais de intensificadores gênicos, que são elementos de DNA distantes do gene que controlam a transcrição. Na verdade, o perfil epigenômico do panorama cromatínico em tumores de origem celular desconhecida pode fornecer uma indicação melhor do tecido de origem do que o sequenciamento de DNA de mutações genéticas dentro do tumor.

O programa epigenético específico do tipo celular deriva primeiramente do molde de células-tronco embrionárias, onde inúmeros genes requeridos para a diferenciação existem em um estado "bivalente", marcado por modificação de histona ativadora (H3K4me3) e repressiva (H3K27me3). Devido a esse estado epigenético instável, os genes estão "preparados" para ativação ou repressão, dependendo de seu destino celular subsequente. Os genes críticos que direcionam para um destino celular específico serão ativados, com H3K4me3 mantido e H3K27me3 apagado, enquanto os genes que direcionam para destinos alternativos serão reprimidos, com H3K27me3 mantido e H3K4me3 removido. Uma vez diferenciada, a barreira epigenética evitará que as células retornem ao estado de célula-tronco. Por exemplo, a heterocromatina constitutiva na forma de H3K9me3 pode servir de barreira à reprogramação celular ao tentar criar células-tronco pluripotentes induzidas, enquanto inibir as enzimas catalisadoras de H3K9me3, como SUV39H1, pode melhorar a eficiência da reprogramação.

A metilação do DNA contribui para a especificação do destino celular e para outras vias de desenvolvimento. Alterações na metilação do DNA estão envolvidas em processos críticos que variam da compensação de dosagem cromossômica sexual à coordenação da expressão de genes *imprinted*. A desorganização desse último processo pode levar a distúrbios de *imprinting* (ou reimpressão genômica), entre os quais a síndrome de Prader-Willi, síndrome de Angelman e síndrome de Beckwith-Wiedemann.

Além do desenvolvimento embrionário, a epigenética pode proporcionar a coordenação e o equilíbrio entre a autorrenovação de células-tronco adultas em comparação com a diferenciação celular. Esse controle epigenético é decisivo, uma vez que a autorrenovação prejudicada pode levar à exaustão das células-tronco e ao envelhecimento precoce, enquanto uma autorrenovação excessiva pode promover câncer. Os reguladores epigenéticos essenciais tendem a exercer papéis conservados ao longo dos diferentes tipos teciduais. Por exemplo, BMI1, um componente do complexo repressivo de policombinação 1 (PRC1, de *polycomb repressive complex 1*), é requerido para a proliferação e autorrenovação das células-tronco; sua ablação leva à depleção de células-tronco nos tecidos hematopoiético, epidérmico, muscular, intestinal e mamário. De modo similar, a DNA-metiltransferase DNMT1 é requerida para a autorrenovação das células-tronco nos tecidos hematopoiéticos, epidérmicos e mamários. As HDACs 1 e 2 apresentam algumas funções sobrepostas e são necessárias para a diferenciação epidérmica normal. Do mesmo modo, uma perda dessas enzimas HDACs nas células-tronco hematopoiéticas pode levar à falha da diferenciação e à anemia grave. Esses fatores representam a regulação repressiva da cromatina, levando ao conceito geral de que vias de transcrição específicas restritivas relacionadas à diferenciação são essenciais à manutenção de *pools* de células-tronco indiferenciadas e autorrenováveis.

A regulação epigenética do *locus* supressor de tumor p16 (*CDKN2A*) durante a diferenciação fornece um excelente exemplo desse sistema bem ajustado. Por exemplo, conforme mencionado anteriormente, a DNMT1 é necessária para a autorrenovação em células-tronco epidérmicas humanas. Os níveis de DNMT1 estão elevados na camada indiferenciada basal da epiderme, diminuindo progressivamente com a estratificação epidérmica, levando à desrepressão das supressoras tumorais p16 e p15 e promovendo, assim, a parada do ciclo celular e a diferenciação total. BMI1 exibe um fenótipo similar em células-tronco hematopoiéticas e epidérmicas, reprimindo genes-chave promotores de diferenciação, como os codificadores de *p16* e *p19ARF*. De maneira consistente, uma perda de BMI1 leva à diferenciação prematura e à autorrenovação defeituosa. Além da repressão conferida por DNMT1 e BMI1, o *locus* da p16 é altamente decorado com a histona repressiva H3K27me3 catalisada por EZH2 em células-tronco epidérmicas. Desse modo, durante a diferenciação da epiderme, H3K27me3 é removida pela histona-desmetilase KDM6B (JMJD3). A perda desse controle sobre a expressão excessivamente programada de p16 ocorre em cânceres epiteliais, como o carcinoma espinocelular (CEC), em que EZH2 é superexpresso, enquanto a expressão de KDM6B é perdida. O câncer de mama é outro exemplo em que a progesterona pode aumentar os níveis de EZH2 para promover a proliferação de células epiteliais mamárias, e a expressão excessiva de EZH2 pode ocorrer no câncer. Isso exemplifica o modo como a epigenética pode integrar sinais ambientais e exercer uma profunda influência sobre o equilíbrio fino entre a manutenção de células-tronco e a carcinogênese. Em geral, um tema recorrente no câncer é a perda da regulação essencial da cromatina que promove a diferenciação celular, combinada com o ganho de atividades que promovem características de células-tronco.

Enzimas modificadoras de cromatina também exercem papel relevante influenciando a especificidade do tipo celular. Altos níveis de EZH2, que modificam H3K27me3, promovem adipogênese, ao mesmo tempo em que inibem a osteogênese. Por outro lado, as desmetilases H3K27me3, KDM6A (UTX) e KDM6B, desreprimem aqueles mesmos genes, dirigindo as células-tronco para a osteogênese. Por meio de interações com reguladores-mestres tecido-específicos, os modificadores epigenéticos também modelam a especificidade do tipo celular. Na epiderme, p63, o membro da família p53 que é um regulador-mestre do compartimento epidérmico, interage com vários reguladores cromatínicos, incluindo HDAC1 e HDAC2, SATB1, MLL4 (KMT2D) e BRG1, para orquestrar a diferenciação da epiderme. De modo similar, as histona-metiltransferases H3K4 gene-ativadoras, MLL3 (KMT2C) e MLL4, são requeridas para a adipogênese pela formação de um complexo com o ativador de transcrição ASC2 e o fator de transcrição PPARγ, para induzir genes adipogênicos. No geral, a perda da regulação epigenética pode reduzir a diferenciação celular e aumentar a especificação de células-tronco conduzindo a doenças que englobam desenvolvimento, câncer e, amplamente, doenças associadas ao envelhecimento.

EPIGENÉTICA DO METABOLISMO

Um dos aspectos fascinantes da epigenética é representar um mecanismo de conexão direta entre o ambiente e a expressão gênica. Vários estudos no campo do metabolismo identificaram uma complexa interface entre dieta, metabolismo e o epigenoma (Fig. 483-1). Achados seminais obtidos de *Drosophila* e camundongos demonstram que alterações na dieta, particularmente a dieta paterna, e outros fatores ambientais podem influenciar o metabolismo da prole e, por fim, promover a obesidade em gerações posteriores. Estudos epidemiológicos com seres humanos sustentam esses resultados, uma vez que o estado nutricional dos avós foi correlacionado com efeitos fenotípicos nos netos. Na verdade, a dieta pode afetar diretamente os níveis e a atividade de modificadores de cromatina.

Por exemplo, dietas ricas em gordura reduzem a acetilação de histonas por meio de sua capacidade de inibir as enzimas ACLY e ACSS2, que produzem acetil-CoA. Os níveis de acetil-CoA, em comparação com todos os metabólitos medidos, são o melhor fator preditivo dos níveis de acetilação de histona. Compatível com isso, a acetil-CoA aumentada está correlacionada com níveis crescentes de acetilação da histona total, inclusive nos promotores de genes associados ao crescimento. Esse aumento na acetilação nuclear está associado à progressão do ciclo celular e à proliferação, podendo ter efeitos a jusante clinicamente relevantes. Por exemplo, altos níveis de acetil-CoA podem retardar a diferenciação de células-tronco e suprimir a autofagia. Os oncogenes *MYC* e *AKT* podem sequestrar vias metabólicas para intensificar a captação de nutrientes pelas células cancerosas, promovendo, assim, a produção de acetil-CoA e levando à iniciação e à progressão da tumorigênese. Evidências recentes sugerem que a ingestão de álcool pode contribuir diretamente para os níveis de acetato e, portanto, para a acetilação de histonas no cérebro, com efeitos na transcrição de genes envolvidos na aprendizagem e na memória.

Diferentemente da convenção de que as enzimas metabólicas são estritamente mitocondriais ou citosólicas, certas enzimas metabólicas podem estar presentes no núcleo e podem, assim, regular diretamente as enzimas de acetilação de histonas. Esse é o caso de várias enzimas que geram acetil-CoA, incluindo ACLY, PDH e ACSS2, que geram acetil-CoA a partir de citrato, piruvato e acetato, respectivamente. Além disso, ACSS2 pode ser ligada à cromatina para regular a expressão gênica, levando a respostas fisiológicas, como autofagia no fígado e aprendizado no hipocampo de mamíferos. Essa conversa cruzada enzimática direta entre metabolismo e epigenética ilumina um papel local crucial do metabólito acetil-CoA para efetuar a transcrição gênica rápida e representa um alvo fértil para futuras terapêuticas.

A metilação também é alterada pelo metabolismo. A S-adenosilmetionina (SAM) é o principal cofator metabólico para a metilação de histonas e do DNA. Estima-se que os fatores dietéticos expliquem 30% da variação da concentração sérica de metionina humana e, portanto, podem alterar os níveis de SAM e a metilação de histonas. Por exemplo, a disponibilidade de metionina na dieta e a produção intracelular de SAM afetam os níveis da histona H3K4me3 associada à ativação transcricional. Além disso, estas flutuações podem ter consequências fisiológicas críticas: os níveis de metilação de DNA na mucosa retal e nos pólipos colônicos aumentam com níveis maiores de folato na dieta; e uma dieta com baixo conteúdo de doadores de metila reduz a formação de cânceres gastrintestinais em camundongos predispostos ao desenvolvimento desses tumores. O metabolismo da metionina e a disponibilidade de SAM regulam a diferenciação da célula-tronco e contribuem para a carcinogênese. Por exemplo, cânceres com mutações em genes reguladores metabólicos como *IDH1/2*, *FH* e *SDH* levam ao acúmulo de subprodutos (2-hidroxiglutarato, fumarato e succinato, respectivamente), que inibem histona-desmetilases dependentes de α-cetoglutarato (α-KG) e, assim, promovem a hipermetilação e levam a uma diferenciação celular prejudicada. Notavelmente, algumas das desmetilases dependentes de α-KG, que são altamente mutadas em vários cânceres (p. ex., KDM5A, KDM6A), também servem como sensores de oxigênio celular, ligando, assim, os níveis ambientais de oxigênio ao controle epigenético dos níveis de metilação. Em contraste aos estados hipermetilados, a perda do gene *MTAP*, que faz parte do *locus* 9p21 contendo p16 e é um dos eventos mais frequentes no câncer humano, desorganiza o metabolismo normal da metionina. Isso reduz os níveis de metilação e, curiosamente, também sensibiliza as células cancerosas aos inibidores da metiltransferase PRMT5, criando, portanto, uma nova oportunidade terapêutica. Essas observações ilustram como as conexões entre epigenética e metabolismo podem gerar avanços inesperados na medicina. Além disso, esses dados destacam as estreitas interconexões entre fatores ambientais, metabolismo e epigenética.

EPIGENÉTICA DO CÂNCER

O câncer atualmente é compreendido como uma doença genética e epigenética mista, uma vez que a desregulação epigenética é difusa nos cânceres humanos (Fig. 483-1). Além da ativação simples de oncogenes ou da expressão reduzida de supressores tumorais, os mecanismos epigenéticos podem contribuir para a resistência à quimioterapia e para a falha da imunidade antitumoral. Do mesmo modo, o desenvolvimento de fármacos dirigidos contra vias epigenéticas é uma das áreas mais ativas de desenvolvimento clínico e farmacêutico, com vários compostos já aprovados para uso humano e comprovadamente eficazes em diversos cânceres. As perturbações epigenéticas no câncer afetam amplamente as enzimas reguladoras de cromatina, as quais representam alvos robustos para o desenvolvimento de novos inibidores de moléculas pequenas, em especial comparativamente aos fatores de transcrição oncogênicos canônicos (p. ex., MYC) e supressores tumorais (p. ex., p53).

A epigenética pode contribuir de várias formas para a carcinogênese. Primeiro, em uma escala global, a organização da cromatina é o fator que mais influencia na determinação da taxa de mutação local ao longo do genoma. A análise dos dados de sequenciamento tumoral demonstrou que regiões heterocromáticas do genoma contêm uma frequência mais alta de mutações, em comparação com as regiões eucromáticas mais abertas. Essa diferença se deve à acessibilidade melhorada da maquinaria de reparo do DNA a regiões de cromatina menos compactadas e mais abertas.

A primeira descoberta de uma mutação epigenética aconteceu em 1998, quando foi demonstrado que o remodelador de cromatina *SMARCB1* dirigia a formação de tumores rabdoides malignos. Um extenso sequenciamento de tumores humanos da maioria dos tipos de câncer foi realizado pelo consórcio The Cancer Genome Atlas (TCGA) e, notavelmente, constatou-se que 25 a 30% das mutações promotoras de câncer identificadas ocorrem em proteínas reguladoras de cromatina. De modo similar ao *SMARCB1*, muitos outros modificadores de cromatina (p. ex., metiltransferases *MLL3* e *MLL4* e acetiltransferases *EP300* e *CBP*) e enzimas remodeladoras de nucleossomo e componentes do complexo associado (p. ex., *SMARCA4*, *SMARCA2*, *ARID1A*) estão significativamente mutados e inativados em inúmeros cânceres. A maioria dessas mutações são mutações de perda de função, e, de fato, enzimas como MLL4 e a desmetilase KDM6A apresentam atividade supressora tumoral. Em contraste, a H3K27me3 histona-metiltransferase *EZH2* é um oncogene e, do mesmo modo, é superexpressa em muitos tumores sólidos metastáticos ou em estágio avançado, como o câncer de mama, câncer de próstata e melanoma. Do ponto de vista prático, EZH2 reprime o supressor tumoral *p16* e outros genes do ciclo celular requeridos para a saída do ciclo celular via deposição de H3K27me3. De modo compatível com um amplo papel regulador do crescimento, os inibidores de EZH2 são terapeuticamente bem-sucedidos para alguns cânceres em modelos pré-clínicos e estão sendo ativamente estudados para linfoma de célula B, melanoma e outros tumores sólidos.

Recentemente, emergiram evidências provocantes do papel tumorigênico direto da histona, com base na descoberta de mutações causais, como as mutações na histona H3 identificadas em gliomas de alto grau pediátricos. De modo específico, a maioria dessas mutações ocorre em H3.3, uma variante de H3, onde a lisina 27 é substituída por metionina (K27M). Similarmente, mais de 90% dos condroblastomas substituíam a lisina 36 por metionina (K36M) na histona H3.3. Esses efeitos parecem ser dominantes negativos, porque (1) são mutações heterozigotas em H3.3 e (2) as mutações também ocorrem na H3 canônica, que está presente em cerca de 30 genes ortólogos no genoma humano. Portanto, uma minoria da proteína mutante H3/H3.3 leva a defeitos globais nas modificações de histona associadas (metilação de K27 ou K36), possivelmente por meio da inibição irreversível das enzimas cognatas pelas histonas mutantes. Essas mutações, "onco-histonas", promovem resistência à apoptose e falha na diferenciação normal em vários cânceres pediátricos e adultos.

Além das mutações, as translocações genéticas envolvendo modificadores de cromatina também implicam vias cromatínicas como condutores diretos no câncer. MLL1 (KMT2A), a H3K4 histona-metiltransferase, é um parceiro de translocação frequente que ocorre na leucemia mieloide aguda (LMA) adulta e pediátrica, bem como em cerca de 80% dos casos de leucemia linfoide aguda (LLA). MLL1 pode se fundir com mais de 70 parceiros de translocação, e essas proteínas mutantes impedem a diferenciação hematopoiética normal. De forma compatível com um papel causal de MLL1 nestas fusões de genes, os fármacos que inibem a atividade catalítica de MLL1 são eficazes em modelos pré-clínicos de LMA e estão, atualmente, sendo avaliados em ensaios clínicos em humanos.

Dada a abundância das anormalidades epigenéticas no câncer, combinadas à reversibilidade inerente das alterações epigenéticas, têm sido empreendidos esforços extensos para desenvolver fármacos epigenéticos. O primeiro terapêutico epigenético envolvia o uso de inibidores da metilação do DNA (DNMTi) para reativar genes supressores tumorais. Curiosamente, o mecanismo de quimioterápicos tradicionais como azacitidina e decitabina é a inibição de DNMT1, com consequente promoção de hipometilação global; estes estão sendo usados para a síndrome mielodisplásica (SMD) e LMA. Em um segundo mecanismo amplo, a perda de acetilação ocorre em muitos cânceres e, assim, os inibidores de HDAC (HDACi) estão sendo intensivamente desenvolvidos. Os HDACi são efetivos e aprovados para uso no tratamento do linfoma de célula T cutâneo e do mieloma múltiplo. As proteínas contendo bromodomínio (BRD) ligam-se a proteínas-alvo lisina-acetiladas, incluindo as histonas, e os inibidores de BET (BETi) racionalmente projetados bloqueiam sua ligação. Os BETi reduzem a expressão amplificada de oncogenes como *MYC* em cânceres hematológicos. Os estudos atuais estão agora focados na otimização de terapias epigenéticas combinatórias com quimioterapias e imunoterapias convencionais, particularmente devido à capacidade da terapêutica epigenética de promover a reexpressão de antígenos tumorais e imunidade antitumoral mediada por interferon (IFN). De fato, o desenvolvimento de uma nova geração de inibidores mais específicos direcionados ao epigenoma, combinado com nosso maior conhecimento dos mecanismos epigenéticos subjacentes que contribuem para a tumorigênese, permitiu uma abordagem da medicina de precisão para aproveitar o potencial desses fármacos. Isso pode ser particularmente valioso no contexto de melhorar as respostas do paciente a uma variedade de terapias, além de quimioterapias e imunoterapias, como radioterapia e terapias hormonais.

Existem várias centenas de enzimas cromatínicas e proteínas de ligação no genoma humano, e o foco atual é identificar os inibidores mais específicos. De fato, foram desenvolvidos inibidores direcionados de diversos reguladores cromatínicos mutantes, com mais de 30 compostos atualmente em vários estágios de desenvolvimento e estudos pré-clínicos. Alguns exemplos notáveis que demonstram êxito clínico precoce são os inibidores de EZH2 para linfomas, sarcomas e melanoma; inibidores de IDH para LMA e gliomas portadores de genes *IDH1* ou *IDH2* mutantes; inibidores de LSD1 para LMA e câncer de pequenas células do pulmão; e inibidores de DOT1L e MLL1 para leucemias com MLL1 ativado. Dados os amplos efeitos potenciais dos reguladores epigenéticos, talvez não seja surpreendente que tenha havido algumas toxicidades limitantes de dose, particularmente entre aqueles que são menos específicos ao alvo. Coletivamente, o quadro emergente é que o uso mais eficaz e robusto de fármacos epigenéticos no câncer será o ajuste fino e a potencialização dos efeitos de outras terapias que não são completamente eficazes ou as marcadas por uma resistência generalizada.

EPIGENÉTICA DO ENVELHECIMENTO

Como várias doenças do envelhecimento, o próprio envelhecimento humano resulta da complexa interface entre genes e ambiente. A evidência de que o epigenoma pode ser a ligação-chave entre esses processos deriva de observações de que diversos estímulos e estresses ambientais – desde dieta e exercício a hormônios e ritmos circadianos – contribuem tanto para o envelhecimento como para as alterações epigenéticas (Fig. 483-1). Portanto, uma vida de exposições desorganiza progressivamente o panorama cromatínico. Essas alterações idade-dependentes na organização da cromatina aumentam a suscetibilidade do genoma às mutações e também diminuem a fidelidade transcricional. Além disso, achados provocativos em sistemas-modelo demonstram que as alterações epigenéticas induzidas pelo estresse podem ser transmitidas ao longo de várias gerações e podem até afetar a expectativa de vida de gerações posteriores. Entre essas alterações epigenéticas globais, está a desregulação de modificações em histonas e uma perda geral de proteínas histonas com o envelhecimento, ao longo dos táxons. Incrivelmente, elevações experimentais nos níveis de histona, em particular de histonas H3 e H4, porém não de H2A ou H2B, podem reverter essas alterações relacionadas à idade em células de mamíferos e modelo de leveduras *Saccharomyces cerevisiae*.

Portanto, a soma das evidências atuais sugere um modelo de envelhecimento via elevação geral das modificações epigenéticas ativadoras aliada a uma perda de modificações repressivas. Juntas, essas alterações criam um estado de instabilidade transcricional e um "ruído" que inibe a transcrição precisa. Células de pacientes com síndrome de progeria de Hutchinson-Gilford (HGPS), a forma mais grave de envelhecimento precoce humano, exibem níveis diminuídos de cromatina repressiva H3K9me3 e H3K27me3. Em outra doença de envelhecimento precoce, a síndrome de Werner, o dano ao DNA induz perda global de H3K9me3 e H3K27me3 devido à ausência inerente de DNA-helicase dependente de ATP da síndrome de Werner, que é essencial para o reparo do DNA. Essa perda de heterocromatina não se limita a condições de envelhecimento precoce, uma vez que as células envelhecidas derivadas de seres humanos sadios de idade mais avançada exibem perda de H3K9me3 idade-dependente, levando à expressão aberrante de elementos transponíveis normalmente reprimidos. A ativação desses elementos móveis está correlacionada com distúrbios neurodegenerativos e também pode promover outros fenótipos relacionados ao envelhecimento, tais como câncer. Fibroblastos humanos em processo de senescência celular (saída do ciclo celular por estresse replicativo ou outro tipo de estresse) sofrem desestabilização da heterocromatina compacta adjacente à periferia nuclear, nos chamados domínios associados à proteína lamina (LADs, de *lamin-associated domains*). Nos LADs, além de uma redução das modificações de histona repressiva já discutidas, existem grandes regiões novas de modificação da histona eucromatínica H3K4me3. Essa perda geral de heterocromatina pode promover a ativação de vias de detecção de DNA e RNA citosólicos que promovem a sinalização imune inata e "*inflammaging*".

Além das alterações associadas à idade das modificações de histona, a manipulação direta de enzimas modificadoras de cromatina que controlam essas marcas afeta o equilíbrio entre as regiões heterocromáticas e eucromáticas e altera a expectativa de vida dos organismos-modelo. Inibir a histona H3K27me3 desmetilase KDM6A resulta em aumento de H3K27me3 repressiva e expectativa de vida estendida em *Caenorhabditis elegans*. Consistente com isso, a redução genética de enzimas (*ash-2, set-2, wdr-5*) que adiciona uma modificação ativadora na histona H3K4me3 também prolonga a expectativa de vida em *C. elegans*. As consequências dessas manipulações genéticas correspondem às alterações observadas nas modificações de histona, conforme descrito anteriormente. Além das enzimas modificadoras de histona, a desregulação dos níveis ou função dos remodeladores de cromatina também pode afetar a expectativa de vida em organismos-modelo. Essa desregulação ocorre também em seres humanos, como no complexo de desacetilase do remodelamento de nucleossomos (NuRD, *nucleosome remodeling deacetylase complex*), que está reduzido em fibroblastos na HGPS e em doadores sadios de idade avançada.

Além das alterações relacionadas à idade na metilação da histona, a acetilação de histona também contribui para os fenótipos de envelhecimento. A desregulação de histona-acetiltransferases (HATs) e HDAC está associada a uma longevidade diminuída entre os organismos-modelo. Além disso, as sirtuínas-desacetilases (HDACs de classe III NAD^+-dependentes) promovem expectativa de saúde e de vida ao longo das espécies, como mediadores-chave dos efeitos pró-longevidade da restrição calórica. De fato, a perda de Sirt6 resulta em envelhecimento prematuro em camundongos, enquanto o aumento da expressão de Sirt1 e Sirt6 induzido por restrição calórica pode retardar o envelhecimento. Como discutido, o metabolismo e a acetilação estão intrincadamente ligados, e as sirtuínas, via níveis de NAD$^+$, e outras HDACs podem exercer papéis decisivos conectando o ambiente, a expressão gênica e a resposta fisiológica. Por exemplo, em seres humanos, o exercício diminui a atividade de HDACs 4 e 5, levando ao aumento de H3K36ac no músculo esquelético, o que provavelmente promove expressão gênica benéfica.

As alterações epigenéticas com o envelhecimento não se limitam às modificações em histonas e se estendem à metilação do DNA. De forma compatível com os padrões de histonas, os dados de metilação do DNA sustentam o modelo descrito anteriormente – ou seja, descompactação geral do epigenoma com o envelhecimento. De modo específico, os níveis de 5-metilcitosina (5-mC) estão diminuídos nas células senescentes humanas, e a hipometilação do DNA global ocorre ao longo do genoma com o envelhecimento. Concomitantemente a esse estado hipometilado geral, existem regiões locais de hipermetilação focadas perto de CpGs em promotores gênicos, particularmente nos genes que mantêm a diferenciação celular e a identidade da célula. Essa desorganização epigenética durante o envelhecimento, portanto, leva a profundas alterações na transcrição. Por exemplo, a hipermetilação de blocos de DNA em células-tronco hematopoiéticas bloqueia a ligação apropriada de fatores de transcrição, resultando em desregulação da expressão gênica normal com o envelhecimento. De modo significativo, esses padrões não são meramente alterações estocásticas em resposta a estresses ambientais no decorrer do envelhecimento. De fato, o estado de metilação de um número definido de sítios CpG é um fator altamente preditivo da idade cronológica em tecidos humanos. Este trabalho revela que o estado de metilação do DNA com o envelhecimento supera os biomarcadores padrões prévios de envelhecimento, como os níveis de expressão de p16 e o comprimento do telômero, e será altamente valioso em futuro próximo, para avaliar os efeitos do tratamento destinado a diminuir as doenças do envelhecimento.

EPIGENÉTICA DO ENCÉFALO E COMPORTAMENTO

Os distúrbios encefálicos representam um dos maiores desafios clínicos em termos de compreensão e tratamento. A maioria dos distúrbios neurológicos e psiquiátricos resulta de uma complexa desregulação de inúmeros genes e vias. Nessa interface entre a predisposição genética subjacente e fatores ambientais externos, a regulação epigenética aberrante está sendo cada vez mais reconhecida como um modulador-chave potencial (Fig. 483-1).

Mais diretamente, porém, vários distúrbios progressivos do neurodesenvolvimento são causados por mutações na linhagem germinativa em reguladores da cromatina. Mutações na proteína ligante de metila CpG 2 (*MECP2*), uma proteína importante para ligação ao DNA metilado e que contribui para a repressão gênica, constituem a principal causa da síndrome de Rett. A perda de MeCP2 leva à transcrição gênica hiperativa em neurônios e a funções excitatórias pré-sinápticas comprometidas. Similarmente, a síndrome de Kabuki, outro distúrbio progressivo do neurodesenvolvimento, é causada por mutações na linhagem germinativa seja na histona H3K4me1-metiltransferase, *MLL4* (*KMT2D*), ou na histona H3K27me3-desmetilase, *UTX* (*KDM6A*). Esse distúrbio pode derivar da desregulação de intensificadores transcricionais, uma das principais classes de elementos reguladores gênicos, uma vez que tanto *MLL4* como *UTX* têm papel decisivo na ativação dos intensificadores. Por fim, a acetiltransferase CBP (*CREBBP*) também é importante para a função de intensificador gênico e, quando mutada, pode levar à síndrome de Rubinstein-Taybi, uma causa de deficiência intelectual.

Além das mutações na linhagem germinativa, a dinâmica da metilação alterada pode levar a distúrbios do desenvolvimento neural e de neurodegeneração. A síndrome do X frágil, caracterizada por deficiências do aprendizado e comprometimento cognitivo, é causada por mutações nos genes *FMR1* ou *FMR2* ou pela hipermetilação dos promotores transcricionais que regulam *FMR1* ou *FMR2*. De modo similar, a síndrome de Prader-Willi e a síndrome de Angelman, condições do neurodesenvolvimento causadas pelo *imprinting* anômalo da região cromossômica (15q11-13) paterna ou materna, respectivamente, são frequentemente causadas pela metilação aberrante do DNA. Além disso, a hipometilação do DNA está implicada em algumas condições neurodegenerativas. Por exemplo, na doença de Parkinson, vários genes envolvidos na patogênese são hipometilados devido à depleção de DNMT1, incluindo o gene da α-sinucleína (*SCNA*). Na doença de Alzheimer (DA), a hipometilação do DNA ocorre nos promotores de genes patogênicos essenciais, como o da proteína precursora amiloide (*APP*).

De fato, a metilação do promotor APP é responsiva aos fatores ambientais, entre os quais o envelhecimento, um dos principais fatores de risco de DA. Do mesmo modo, a presenilina-1 (*PSEN1*) está implicada na DA e exibe metilação alterada do DNA em resposta a variações em estímulos metabólicos. Evidências recentes de cérebros humanos com DA demonstraram um enriquecimento significativo da acetilação de H3K9 e H3K27 e forneceram evidências de que essa desregulação do epigenoma promove vias de transcrição gênica envolvidas na patogênese da DA. Estudos sobre a doença de Huntington (DH) demonstraram a hipometilação do DNA e a acetilação diminuída de histona, em parte resultante da função alterada da acetiltransferase CBP, levando à desregulação transcricional. Em conjunto, essas observações ressaltam a regulação epigenética alterada como uma característica crucial da neurodegeneração.

Proteínas reguladoras adicionais no sistema nervoso interagem com modificadores de cromatina e são regulados por eles. O fator REST (de *repressor element 1– silencing transcription factor*) é importante na homeostasia neuronal, dada a sua habilidade de recrutar enzimas reguladoras de cromatina, como as histona-desacetilases e histona-metiltransferases, e por seu controle sobre a expressão gênica. Os níveis do fator REST aumentam com o envelhecimento e têm função protetora nos neurônios, contra os estresses associados ao envelhecimento e a perda da função cognitiva associada à DA. Similar ao fator REST, o fator neurotrófico derivado do encéfalo (BDNF, de *brain-derived neurotrophic factor*), outro importante mediador de desenvolvimento neural e homeostasia, está implicado em uma variedade de distúrbios neurológicos e psiquiátricos, incluindo DH, depressão, esquizofrenia, transtorno bipolar e autismo. A depleção de BDNF no giro dentado leva a um comportamento análogo à depressão em modelos murinos, e o BDNF medeia os efeitos das terapias antidepressivas. As vias cromatínicas, incluindo a metilação de DNA/MeCP2 e H3K27me3, têm papel decisivo na regulação de BDNF, como observado nos encéfalos de pacientes com esquizofrenia.

Por fim, o tratamento da adicção a substâncias é outro avanço onde a epigenética se mostra muito promissora ao revelar as conexões entre exposição ambiental e fenótipos. Embora ainda nos primórdios em termos de conhecimento prático, a evidência emergente demonstra a desorganização da homeostasia epigenética como uma consequência da adicção a substâncias, variando de álcool a cocaína. Por exemplo, a acetilação de elementos reguladores no gene *FOSB* pela histona-acetiltransferase CBP está associada aos efeitos comportamentais da cocaína. A exposição a opioides parece promover um estado geralmente mais aberto e permissivo da cromatina, marcado por aumentos na acetilação de histonas e reduções na metilação de histonas, o que pode permitir um estado mais hiperresponsivo e reforçar comportamentos de busca de recompensa. O etanol também induz a acetilação de histonas e a uma estrutura de cromatina descompactada com efeitos diretos no aprendizado e na função de memória.

INFLUÊNCIAS EPIGENÉTICAS NA INFECÇÃO, IMUNIDADE E INFLAMAÇÃO

Alterações nos padrões de expressão gênica são determinantes importantes da doença imunomediada, e, por sua vez, a epigenética regula infecção, imunidade e inflamação (Fig. 483-1). O tratamento com agentes imunoestimulantes, como lipopolissacarídeo (LPS) e fator de necrose tumoral α, ativa a expressão de diversos genes inflamatórios em questão de horas, com vias gênicas precisas e cinética de ativação determinadas pelo estado epigenético celular. HATs e HDACs são componentes críticos dessa resposta, coordenando com fatores de transcrição proinflamatórios como proteína ativadora 1 (AP-1) e fator nuclear κB (NF-κB), para ativar (HATs) e reprimir (HDACs). Por exemplo, os corticosteroides recrutam HDAC2 para os promotores de genes inflamatórios estimulados por NF-κB, para prevenir a ativação durante o tratamento da asma.

As respostas ao IFN tipo 1 são exemplos excepcionais da complexidade regulatória governada por controle epigenético. Em um estado não estimulado, as H3K9-metiltransferases G9a (*EHMT2*) e EHMT1 suprimem a expressão de genes de IFN e de genes induzidos por IFN. Mediante a indução de genes estimulados por IFN, fatores de transcrição STAT recrutam complexos remodeladores de cromatina, como BAF (*SMARCA4*), e recrutam HATs, incluindo p300, CBP e GCN5 (*KAT2A*). Por sua vez, o remodelamento e a acetilação da cromatina recrutam proteínas ligantes de cromatina, entre as quais a proteína contendo BRD, BRD4, que promove alongamento transcricional e ativação total. Além do nível de DNA, a metilação de m^{6}A mediada por METTL3 em mRNAs também é um regulador crítico da sinalização de IFN em uma variedade de contextos celulares distintos.

Os principais reguladores das vias de imunidade adaptativa são regulados, similarmente, de maneira epigenética. Células T CD4+ e CD8+ sofrem extensas alterações nos perfis de modificação de histona durante a diferenciação em subpopulações distintas de células T efetoras. Por exemplo, genes associados com funções da célula T efetora em células T CD8+ de memória (p. ex., *PRDM1, KLRG1, IFNG*) exibem enriquecimento de H3K4me3 e níveis baixos de H3K27me3, em comparação com os genes presentes em células T *naïve*. A metilação do DNA também exerce um importante papel regulador e pode contribuir para doenças. Por exemplo, as células T CD4+ de indivíduos com artrite reumatoide (AR), esclerodermia sistêmica e diabetes autoimune latente em adultos exibem hipermetilação do gene *FOXP3*, o que ativa as células T reguladoras que inibem as respostas imunes. Além disso, a hipermetilação do *locus CTLA4* ocorre em células T reguladoras de pacientes com AR, comprometendo suas habilidades imunossupressoras.

Durante a infecção, os processos epigenéticos podem desempenhar papéis críticos tanto na resposta imune quanto na defesa contra patógenos, bem como nas estratégias exploradas por microrganismos para cooptar a maquinaria celular do hospedeiro em benefício do patógeno. A infecção pelo vírus sincicial respiratório (VSR) promove a expressão da histona-desmetilase KDM5B, que remove os grupos metila H3K4 de genes antivirais, assim como a IFNs tipo I, levando a uma mudança de resposta imune do tipo T auxiliar 1 para T auxiliar 2, contribuindo, assim, para a infecção crônica. Da mesma forma, a influenza regula positivamente a H3K9me3 metiltransferase repressiva, SETDB2, bloqueando a expressão de CXCL1 e de uma variedade de genes-alvo de NFκB envolvidos na atração de neutrófilos e na defesa do hospedeiro, ambos servindo para prolongar a infecção e contribuir para a superinfecção bacteriana. Em relação à resposta do hospedeiro à infecção, estudos revelaram que as diferenças nos perfis epigenéticos do tecido, da idade e do sexo do hospedeiro podem moldar a suscetibilidade e as respostas à infecção. Por exemplo, a metilação diferencial do DNA no gene *ACE2* pode impactar os níveis de expressão desse importante receptor celular e, por fim, a habilidade de SARS-CoV-2 de infectar o hospedeiro, enquanto alterações na sinalização de IFN antiviral podem levar a uma infecção e doença mais grave por Covid-19.

Embora os estudos práticos ainda sejam limitados, existem diversos exemplos de terapias baseadas em epigenética associadas a extensos efeitos sobre o sistema imune, ressaltando a potencial esperança de um tratamento definitivo de condições imunorrelacionadas. Por exemplo, os inibidores da metilação de DNA azacitidina e decitabina apresentam efeitos imunossupressores possivelmente mediados pela expressão aumentada de *FOXP3*, o que em geral suprime as respostas imunes. Os inibidores de HDAC regulam positiva e negativamente genes imunes e inibem a produção de citocinas em macrófagos de pacientes com AR. Além disso, os inibidores de HDAC vorinostate e panobinostate inibem as respostas primárias de células B e a produção de anticorpos *in vitro* e *in vivo*. Devido a esses efeitos amplos, não causa espanto que o inibidor de HDAC tricostatina A (TSA) tenha eficácia em diversos modelos de sistemas para tratamento de AR, lúpus eritematoso sistêmico (LES), asma, lesão renal aguda, dano cardíaco e pulmonar induzido por sepse e pancreatite aguda. Da mesma forma, BETi também exibem amplos efeitos no bloqueio da apresentação de antígenos e a ativação de células T e B, portanto, apresentam efeitos protetores benéficos em vários contextos inflamatórios, entre os quais autoimunidade, sepse, aterosclerose, psoríase, periodontite e artrite. Além desses inibidores epigenéticos de "amplo espectro", GSK-J4, que é um inibidor específico das H3K27me3 desmetilases KDM6A e KDM6B, tem atividade anti-inflamatória, provavelmente por prevenir a perda da repressão de H3K27me3 sobre genes inflamatórios. Da mesma forma, a inibição da histona H3K4me3 metiltransferase, MLL1, bloqueia a indução da expressão gênica de citocina proinflamatória em uma variedade de contextos.

CONCLUSÕES

Dada a enormidade e complexidade da cromatina e dos campos epigenéticos, bem como seu alcance em todas as áreas da biologia e da medicina, é impossível cobrir um escopo tão amplo em um único capítulo. Sendo assim, trazemos aqui um retrato conciso, destacando as áreas-chave do desenvolvimento na medicina. Esperamos ter transmitido a instigação e a promessa extraordinárias que permeiam essa disciplina. De fato, dado o crescimento exponencial na revelação da interface entre o epigenoma e as terapias epigenéticas com o ambiente e a doença, resta pouca dúvida de que os próximos anos trarão contribuições importantes para esse campo.

LEITURAS ADICIONAIS

ALLIS CD, JENUWEIN T: The molecular hallmarks of epigenetic control. Nat Rev Genet 17:487, 2016.
AVGISTINOVA A, BENITAH SA: Epigenetic control of adult stem cell function. Nat Rev Mol Cell Biol 17:643, 2016.
CAVALLI G, HEARD E: Advances in epigenetics link genetics to environment and disease. Nature 571:489, 2019.
DAI Z et al: The evolving metabolic landscape of chromatin biology and epigenetics. Nat Rev Genet 21:737, 2020.
HWANG JY et al: The emerging field of epigenetics in neurodegeneration and neuroprotection. Nat Rev Neurosci 18:347, 2017.
MOHAMMAD HP et al: Targeting epigenetic modifications in cancer therapy: Erasing the roadmap to cancer. Nat Med 25:403, 2019.
TOUGH DF et al: Epigenetic drug discovery: Breaking through the immune barrier. Nat Rev Drug Discov 15:835, 2016.
ZACCARA S et al: Reading, writing and erasing mRNA methylation. Nat Rev Mol Cell Biol 20:608, 2019.
ZHANG Q et al: Epigenetic regulation of the innate immune response to infection. Nat Rev Immunol 19:417, 2019.
ZHANG W et al: The ageing epigenome and its rejuvenation. Nat Rev Mol Cell Biol 21:137, 2020.

484 Aplicações da biologia de células-tronco na prática clínica

John A. Kessler

As lesões a um órgão dão início a uma série de eventos que levam à reconstrução do tecido danificado, incluindo proliferação, diferenciação e migração de diversos tipos celulares, liberação de citocinas e quimiocinas e remodelamento da matriz extracelular. As células-tronco endógenas e as células progenitoras estão entre as populações de células envolvidas nessas respostas às lesões. Nas condições de estabilidade, mantém-se um estado de equilíbrio no qual as células-tronco endógenas intrínsecas do tecido em questão substituem as células mortas. Após uma lesão tecidual, as células-tronco de alguns órgãos, como o fígado e a pele, exibem uma impressionante capacidade de regeneração, enquanto outras populações de células-tronco, como as do coração e do cérebro, apresentam capacidade de autorreparo bem mais limitada. Raramente encontramos situações nas quais as células-tronco circulantes contribuem para as reações regenerativas, migrando para o tecido lesado e sofrendo diferenciação para os tipos celulares específicos de cada órgão. O objetivo das terapias que utilizam células-tronco é promover a substituição de células em órgãos que estejam lesionados além de sua capacidade de autorreparo.

ESTRATÉGIAS GERAIS PARA SUBSTITUIÇÃO POR CÉLULAS-TRONCO

Podemos visualizar no mínimo três conceitos terapêuticos distintos de substituição de células (**Fig. 484-1**). Uma abordagem terapêutica envolve a administração direta de células-tronco. As células podem ser injetadas diretamente no órgão lesado, onde irão se diferenciar no tipo celular desejado. Como alternativa, pode-se injetar células-tronco sistemicamente, tendo em vista sua capacidade de se alojar nos tecidos danificados acompanhando gradientes de citocinas e quimiocinas liberadas pelo órgão atingido. A segunda abordagem envolve o transplante de células diferenciadas derivadas de células-tronco. Por exemplo, células das ilhotas pancreáticas podem ser geradas a partir de células-tronco antes de serem transplantadas em pacientes diabéticos, assim como cardiomiócitos podem ser gerados para tratar cardiopatias. A terceira abordagem envolve a estimulação de células-tronco endógenas para facilitar o reparo. Essa meta pode ser atingida com a administração de fatores de crescimento e de fármacos apropriados para ampliar o número de células-tronco/progenitoras endógenas e/ou para direcioná-las a fim de que se diferenciem nos tipos celulares desejados. A estimulação terapêutica das células precursoras já é uma realidade clínica no sistema hematopoiético em que fatores como eritropoietina, fator estimulador da colônia de granulócitos e fator estimulador da colônia de granulócitos-macrófagos são usados para aumentar a produção de elementos sanguíneos específicos. Além dessas estratégias para reposição de células, diversas outras abordagens podem ser aplicadas envolvendo a utilização de células-tronco para geração de tecidos *ex vivo* ou *in situ*, um processo denominado *engenharia tecidual*. As células-tronco são excelentes candidatas

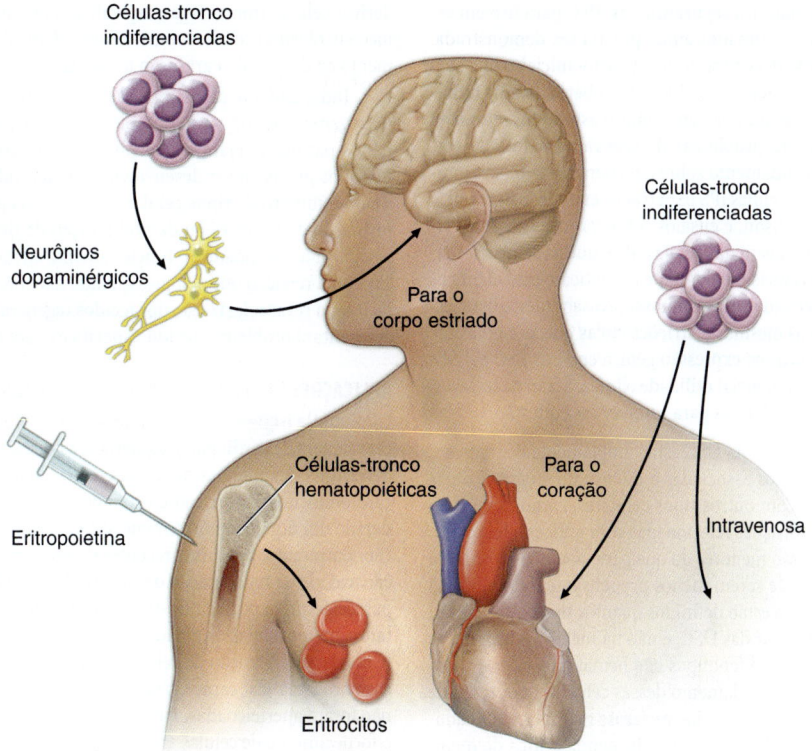

FIGURA 484-1 Estratégias para transplante de células-tronco. 1. Células-tronco indiferenciadas ou parcialmente diferenciadas podem ser injetadas diretamente no órgão-alvo ou por via intravenosa. 2. As células-tronco podem ser diferenciadas *ex vivo* antes de serem injetadas no órgão-alvo. 3. Fatores de crescimento ou outros fármacos podem ser injetados para estimular as populações endógenas de células-tronco.

a veículos para terapia gênica celular (Cap. 470), e também podem ser potencialmente usadas para modificar respostas imunes. Por exemplo, células T geneticamente modificadas são usadas para tratar diversos tipos de malignidades. A administração de componentes de células-tronco, como exossomos, também pode ser usada para estimular respostas regenerativas. Por fim, células-tronco transplantadas podem exercer efeitos parácrinos para promover reparo de tecidos danificados na ausência de diferenciação, para repor células perdidas.

O transplante de células-tronco não é um conceito novo e, na realidade, já faz parte da prática médica estabelecida. Células-tronco hematopoiéticas (HSC) (Cap. 96) são responsáveis pelo repovoamento em longo prazo de todos os elementos sanguíneos nos pacientes receptores de transplante de medula óssea, e o transplante de células-tronco hematopoiéticas é o padrão-ouro contra o qual outras terapias de transplante de células-tronco são comparadas. O transplante de células diferenciadas também é uma realidade clínica e, com frequência, os órgãos e tecidos doados são usados para substituir tecidos danificados. Entretanto, a demanda por tecidos e órgãos transplantáveis ultrapassa facilmente a oferta disponível, e os transplantes de órgão têm potencial limitado para alguns tecidos, como o cérebro. As células-tronco oferecem a possibilidade de uma fonte renovável de substituição de células para praticamente qualquer órgão.

ORIGENS DAS CÉLULAS-TRONCO PARA REPARO DE TECIDOS
Vários tipos diferentes de células-tronco podem ser usados nas estratégias regenerativas, incluindo as células-tronco embrionárias (ESC), células-tronco pluripotentes induzidas (iPSC), células-tronco do sangue do cordão umbilical (USC), células-tronco somáticas específicas de cada órgão (p. ex., células-tronco neurais para o tratamento das lesões cerebrais) e células-tronco somáticas que geram tipos celulares específicos para o órgão-alvo, e não para o órgão doador (p. ex., células-tronco mesenquimais [MSC] da medula óssea ou células-tronco hematopoiéticas CD34+ usadas para reparo cardíaco). Embora cada tipo de célula tenha vantagens e desvantagens, há alguns desafios genéricos associados ao desenvolvimento de qualquer desses tipos celulares em uma ferramenta clínica confiável e útil.

Células-tronco embrionárias As ESC têm potencial para gerar todos os tipos celulares do organismo; portanto, teoricamente, não há restrições quanto ao órgão que pode ser regenerado. As ESC se autorrenovam infinitamente, de forma que uma única linhagem celular com traços cuidadosamente caracterizados tem potencial para gerar um número quase ilimitado de células. Afastadas as restrições éticas e morais (ver "Questões éticas", adiante), blastocistos humanos não utilizados em clínicas de fertilidade poderiam ser usados para dar origem a novas linhagens de ESC imunologicamente compatíveis com os receptores de transplante em potencial. As células ES também podem ser derivadas de ovócitos não fertilizados por partenogênese, mas há um debate sobre se isso altera as questões éticas. Contudo, as ESC humanas são difíceis de serem cultivadas e crescem lentamente. Técnicas para diferenciá-los em tipos celulares específicos ainda são incipientes. As células tendem a desenvolver cariótipos anormais e outras anormalidades em função do maior tempo de cultura, e as ESC têm potencial de formar teratomas se não estiverem comprometidas com os tipos celulares desejados antes do transplante. Além disso, há controvérsias éticas relacionadas com as ESC humanas e, nesse aspecto, alguns pacientes e médicos consideram seu uso inaceitável apesar de seu imenso potencial terapêutico. De qualquer forma, há poucos ensaios clínicos avaliando células derivadas de ESC para algumas doenças, inclusive degeneração macular, miopia, insuficiência cardíaca, diabetes e lesão da medula espinal (LME).

Células-tronco pluripotentes induzidas O campo da biologia das células-tronco sofreu uma importante transformação com a descoberta de que células somáticas adultas podem ser convertidas ("reprogramadas") em células pluripotentes por meio da superexpressão de quatro fatores de transcrição normalmente expressos em células pluripotentes. Essas iPSC compartilham a maioria das propriedades das ESC, embora haja algumas diferenças de expressão gênica entre ambas. O uso inicial de vírus para inserir fatores de transcrição em células somáticas tornou as células resultantes inúteis para uso clínico. Contudo, foram desenvolvidas diversas estratégias para resolver esse problema, incluindo inserção de mRNAs modificados, proteínas, ou micro-RNAs em vez de cDNAs e tratamento com pequenas moléculas; o uso de vírus que não se integram, como o vírus Sendai; a inserção de transpósons com fatores programadores, seguida de sua remoção; e uso de construtos virais floxed1 seguido de tratamento com recombinase Cre para sua remoção. As iPSC derivadas de pacientes com diferentes distúrbios estão sendo investigadas para fins de modelagem de doenças e descoberta de fármacos. Entretanto, a segurança das iPSC para uso em estratégias regenerativas em seres humanos ainda precisa ser demonstrada. O primeiro ensaio clínico sobre degeneração macular foi inicialmente suspenso após o tratamento de um paciente devido à descoberta de uma mutação nas células derivadas do segundo paciente, mas o estudo foi retomado posteriormente e progrediu sem problemas de segurança significativos. Além dos ensaios clínicos em andamento sobre degeneração macular, também foram iniciados ensaios de células iPS para tratamento de insuficiência cardíaca, SCI e doença de Parkinson, e ensaios sobre vários outros distúrbios estão planejados. Uma vantagem das células iPS é que as células somáticas dos pacientes gerariam células pluripotentes geneticamente idênticas às do paciente, evitando a necessidade de imunossupressão. Além disso, essas células não estão sujeitas às mesmas restrições éticas que as células ES. Não está definido se as diferenças na expressão gênica entre as ESC e iPSCs terão algum impacto sobre sua potencial utilidade clínica. Serão necessárias pesquisas sobre ambos os tipos celulares para resolver essa questão.

Células-tronco do cordão umbilical As USC estão amplamente disponíveis. Essas células parecem estar menos associadas à doença do enxerto contra o hospedeiro em comparação com outros tipos celulares, como as células-tronco de medula óssea. As restrições relacionadas com antígeno leucocitário humano para essas células são menores do que para as células-tronco da medula óssea de adultos, além de serem menos propensas à contaminação por herpes-vírus. Entretanto, não estão definidos quantos tipos celulares diferentes podem ser gerados a partir das USC, e não há métodos disponíveis para diferenciação dessas células em fenótipos não hematopoiéticos. No entanto, existem ensaios clínicos em andamento dessas células em dezenas de distúrbios, incluindo cirrose, miocardiopatias, esclerose múltipla, queimaduras, acidente vascular cerebral (AVC), autismo e isquemia crítica de membros, e as células-tronco do cordão umbilical foram aprovadas pela Food and Drug Administration para o tratamento de certos distúrbios hematopoiéticos e cânceres.

Células-tronco multipotentes órgão-específicas As células-tronco multipotentes órgão-específicas têm a vantagem de já serem, de certa forma, especializadas e, assim, a indução para transformação nos tipos celulares desejados pode ser mais fácil. Tais células potencialmente podem ser obtidas do próprio paciente e amplificadas em culturas, o que resolveria os problemas associados à rejeição imunológica. É relativamente fácil coletar células-tronco de alguns tecidos como a medula óssea e o sangue, mas a obtenção é mais difícil a partir de outros tecidos como o coração e o cérebro. Além disso, essas populações de células têm potencialidade mais limitada do que as ESC pluripotentes ou iPSC, e talvez seja difícil obtê-las em grandes quantidades a partir de muitos órgãos. Assim, amplos esforços têm sido feitos com o objetivo de desenvolver técnicas para facilitar a obtenção de populações de células-tronco, como as células mesenquimais da medula óssea, células-tronco hematopoiéticas CD34, HSCs, MSC cardíacas e células-tronco derivadas de tecido adiposo (ASC), para serem utilizadas nas estratégias de regeneração. Evidências obtidas com culturas de tecidos sugerem que essas populações de células-tronco talvez sejam capazes de gerar tipos celulares diferenciados não relacionados com seu órgão de origem (incluindo miócitos, condrócitos, células tendinosas, osteoblastos, cardiomiócitos, adipócitos, hepatócitos e, possivelmente, neurônios) em um processo conhecido como *transdiferenciação*. Entretanto, ainda não está comprovado se essas células-tronco são capazes de gerar tipos celulares diferenciados que se integrem, sobrevivam e funcionem nos órgãos após o transplante *in vivo*. Diversos estudos iniciais com MSC transplantadas para o coração, fígado e outros órgãos sugeriram que as células teriam se diferenciado nos tipos celulares órgão-específicos com efeitos benéficos em modelos de doença em animais. Infelizmente, trabalhos subsequentes revelaram que as células-tronco haviam simplesmente se fundido com células residentes nos órgãos e que os efeitos benéficos observados seriam explicados por liberação parácrina de citocinas tróficas e anti-inflamatórias. Serão necessários novos estudos para determinar se a transdiferenciação das MSC, ASC ou outras populações de células-tronco ocorre com frequência suficientemente alta para que essas células possam ser utilizadas na terapia de substituição com células-tronco. Apesar das questões restantes, um grande número de ensaios clínicos de MSC, HSC autólogas, USC e ASC estão sendo realizados em muitos distúrbios, incluindo doença cardíaca isquêmica, miocardiopatia, diabetes, AVC, cirrose, esclerose lateral amiotrófica (ELA), distrofia muscular, e outros distúrbios. No entanto, em geral, os benefícios terapêuticos para humanos não foram tão robustos quanto os achados em modelos animais. Outra abordagem consiste em derivar células-tronco órgão-específicas por partenogênese e um estudo clínico envolvendo células-tronco neurais derivadas dessa maneira para tratamento da doença de Parkinson foi iniciado.

Independente da origem das células-tronco utilizadas nas estratégias de regeneração, há vários problemas genéricos que deverão ser solucionados para que sejam desenvolvidas aplicações clínicas bem-sucedidas. Métodos precisam ser desenvolvidos para produzir de forma confiável um grande número de tipos celulares específicos para minimizar os riscos de formação de tumores ou de proliferação de tipos celulares inapropriados, assegurar a viabilidade e o funcionamento adequado das células enxertadas, superar a rejeição imunológica quando não forem utilizados autoenxertos e facilitar a revascularização dos tecidos regenerados. Cada sistema de órgãos apresentará problemas tecido-específicos para terapias com células-tronco.

APLICAÇÕES DE CÉLULAS-TRONCO EM DOENÇAS ESPECÍFICAS

Cardiopatia isquêmica e regeneração de cardiomiócitos Em razão da alta prevalência de cardiopatia isquêmica, esforços têm sido empreendidos para desenvolver estratégias de terapia com células-tronco para substituição de cardiomiócitos. Historicamente, o coração de um indivíduo adulto era considerado um órgão definitivamente diferenciado sem capacidade de regeneração. Entretanto, pesquisas recentes demonstraram que o coração tem baixa capacidade de regeneração de cardiomiócitos (Cap. 237). Essa regeneração parece ser feita por células-tronco residentes no coração e, possivelmente, também por células originadas na medula óssea. O coração talvez seja a fonte ideal para obtenção de células-tronco para uso terapêutico, mas as técnicas para isolá-las, caracterizá-las e amplificá-las em grande número ainda não foram aperfeiçoadas. Para que haja reparo bem-sucedido do miocárdio, o fornecimento de células-tronco deve ser feito sistêmica ou localmente, e as células precisam sobreviver, enxertar-se e diferenciar-se em cardiomiócitos funcionais que se acoplem mecânica e eletricamente ao miocárdio do receptor. Não está definido o método ideal para o encaminhamento das células, e os diversos estudos experimentais e clínicos realizados empregaram com sucesso injeções intramiocárdicas, transendocárdicas, intravenosas, intracoronárias e venosas retrógradas coronarianas. No infarto do miocárdio experimental, melhoras funcionais foram alcançadas após o transplante de diversos tipos celulares como as ESC, HSC, MSC, USC e ASC. Os estudos iniciais sugeriram que cada um desses tipos celulares tem potencial para enxertar-se e gerar cardiomiócitos. No entanto, a maioria dos pesquisadores observou que, na melhor das hipóteses, a geração de novos cardiomiócitos por essas células é um evento raro e que a sobrevivência do enxerto em longo prazo é precária. As evidências preponderantes sugerem que os efeitos benéficos observados na maioria dos tratamentos experimentais não derivaram da geração direta de cardiomiócitos a partir de células-tronco e sim dos efeitos indiretos dessas células-tronco sobre as células residentes. Não está definido se esses efeitos refletem a liberação de fatores tróficos solúveis, indução de angiogênese, liberação de citocinas anti-inflamatórias ou outro mecanismo. Foram utilizados vários métodos para aplicação das células, tipos celulares e doses em séries progressivamente maiores de ensaios clínicos, mas o destino das células, assim como os mecanismos por meio dos quais elas alteraram a função cardíaca, continuam sendo questões sem resposta. Vários estudos mostraram uma melhora pequena, mas mensurável, na função cardíaca e, em alguns casos, redução no tamanho do infarto. Além disso, alguns estudos relataram que o transplante de células-tronco derivadas da medula óssea melhorou o resultado para pacientes com insuficiência cardíaca. No entanto, em conjunto, os benefícios clínicos da terapia com células-tronco têm sido pequenos e inconsistentes. Além disso, as evidências disponíveis sugerem que os efeitos clínicos benéficos, se houver, refletem um efeito indireto das células transplantadas em vez da substituição celular. Entretanto, a substituição genuína de células pode ser possibilitada a partir dos novos protocolos que estão sendo desenvolvidos com o intuito de gerar cardiomiócitos a partir de células-tronco pluri e multipotentes.

Diabetes O sucesso com transplante de ilhotas e de pâncreas comprovou o conceito das terapias à base de células para o diabetes tipo 1. Entretanto, a demanda para doação de pâncreas supera muito a oferta disponível, e a manutenção do enxerto em longo prazo é um problema. Por isso, a busca por uma fonte renovável de células-tronco capazes de regenerar as ilhotas pancreáticas continua a ser intensa. A renovação das células beta pancreáticas ocorre até mesmo no pâncreas normal, ainda que a fonte das novas células beta seja controversa. Essa renovação persistente sugere que, a princípio, seria possível desenvolver estratégias para reconstituir a população de células beta em pacientes diabéticos. Até o momento, as tentativas de desenvolver técnicas para promover processos regenerativos endógenos utilizando combinações de fatores de crescimento, medicamentos e terapia gênica fracassaram, mas essa abordagem continua sendo considerada potencialmente viável. Há muitos tipos diferentes de células candidatas para uso nas estratégias para substituição com células-tronco, incluindo iPSC, ESC, células progenitoras hepáticas e do ducto pancreático e MSC. O sucesso da terapia dependerá do desenvolvimento de técnicas para obtenção de células que possam ser amplificadas para produzir uma grande progênie com capacidade de sintetizar, estocar e liberar insulina quando necessário, principalmente em resposta às alterações nos níveis ambientais de glicose. A capacidade proliferativa das células substitutivas deve ser estritamente regulada para evitar expansão excessiva do número de células beta e o consequente desenvolvimento de hiperinsulinemia/hipoglicemia; além disso, as células devem resistir à imunorrejeição. Várias estratégias estão sendo examinadas para prevenir a rejeição imune, incluindo encapsulamento das células, eliminação de genes HLA e expressão de inibidores de *checkpoint*. As células ES e iPS podem ser diferenciadas em células que produzem insulina, e os implantes dessas células podem normalizar os níveis de glicose no sangue em animais diabéticos. Ensaios clínicos de células progenitoras pancreáticas derivadas de ESC encapsuladas estão atualmente em andamento.

Durante a embriogênese, o pâncreas, o fígado e o trato gastrintestinal são derivados do endoderma anterior, e a transdiferenciação do pâncreas em fígado e vice-versa foi observada em algumas condições patológicas. Há evidências substanciais da existência de células-tronco multipotentes nas glândulas gástricas e criptas intestinais. Tais observações sugerem que as células precursoras hepáticas, pancreáticas e/ou gastrintestinais também podem ser candidatas à terapia celular do diabetes, embora não tenha sido evidenciado se células produtoras de insulina derivadas de células-tronco pancreáticas ou células progenitoras hepáticas possam ser expandidas *in vitro* a números clinicamente úteis. Publicou-se que tanto as MSC quanto as células-tronco neurais têm capacidade de gerar células produtoras de insulina, mas não há evidências convincentes de que essas células possam ter utilidade clínica. Estão em curso ensaios clínicos com MSC, USC, HSC e ASC para diabetes tipos 1 e 2.

Sistema nervoso Obteve-se progresso substancial no desenvolvimento de metodologias para geração de células neurais a partir de diversas populações de células-tronco. As ESC ou iPSC humanas podem ser induzidas a gerar células com propriedades de células-tronco neurais, e tais células, por sua vez, geram neurônios, oligodendróglia e astrócitos. Números razoavelmente expressivos dessas células foram transplantados para o cérebro de roedores com a formação dos tipos celulares adequados e sem desenvolvimento de tumores. Células-tronco multipotentes presentes no cérebro de adultos também podem facilmente ter seu número ampliado e serem usadas para gerar os principais tipos celulares neurais, mas a necessidade de procedimentos invasivos para obter células autólogas é a principal limitação. Uma alternativa são as células-tronco neurais fetais derivadas de abortos, que instigam diversos questionamentos éticos. Ainda assim, foram iniciados ensaios clínicos com células-tronco neurais fetais para ELA, AVC e diversas outras doenças. Há relatos de diversos pesquisadores sobre transdiferenciação de MSC e ASC para células-tronco neurais e vice-versa, tendo sido iniciados ensaios clínicos utilizando essas células para algumas doenças neurológicas. Também estão em curso ensaios clínicos usando linhagens de células humanas condicionalmente imortalizadas e USC para tratamento de AVC. Dada a natureza incapacitante das doenças neurológicas e a capacidade endógena limitada de recuperação do sistema nervoso, os ensaios clínicos com células-tronco para doenças neurológicas têm sido particularmente numerosos, incluindo ensaios para LME, esclerose múltipla, epilepsia, doença de Alzheimer, ELA, AVC agudo e crônico, diversos distúrbios genéticos, traumatismo cerebral, doença de Parkinson, entre outras. Em doenças como a ELA, os possíveis benefícios tendem a ser causados por efeitos tróficos indiretos em vez de por substituição de neurônios. Na doença de Parkinson, os principais sintomas motores do distúrbio resultam da perda de uma única população celular: os neurônios dopaminérgicos dentro da substância negra; isso sugere que a reposição celular deve ser relativamente simples. Entretanto, nos dois ensaios clínicos com transplante da substância negra fetal observou-se fracasso quanto ao desfecho primário esperado, além de ter havido complicações com o surgimento de discinesia. O transplante de células produtoras de dopamina derivadas de células-tronco oferece diversas vantagens potenciais sobre o transplante fetal, como a capacidade de migrar e se dispersar dentro do tecido, o potencial para regular a liberação de dopamina e a capacidade de modificar as células para produzirem fatores que aumentem a sobrevida celular. Ensaios clínicos com precursores de neurônios dopaminérgicos derivados de iPSC e ESC estão em andamento, mas as experiências com transplantes fetais apontam as dificuldades que podem ser encontradas.

Pelo menos algumas disfunções neurológicas encontradas após LME refletem a desmielinização, e tanto as ESC quanto as MSC podem facilitar a remielinização após LME experimental. Em muitos países, foram iniciados ensaios clínicos com MSC para tratamento desse distúrbio, e a LME foi a primeira doença-alvo para o uso clínico das ESC. O primeiro ensaio com células progenitoras oligodendrogliais derivadas de ESC na LME foi encerrado precocemente por motivos não médicos; contudo outro estudo já foi iniciado. Até o momento, nenhuma população transplantada de células-tronco mostrou-se capaz de gerar neurônios que pudessem estender axônios a longas distâncias para formar conexões sinápticas (necessárias à substituição dos neurônios motores superiores na ELA, no AVC ou em outros distúrbios). Para muitas lesões, incluindo a LME, o balanço entre formação de fibrose e reparo/regeneração tecidual parece ser um fator importante. Por exemplo, talvez se mostre necessário, em última análise, limitar a formação de fibrose para que os axônios possam restabelecer conexões.

Fígado Atualmente, o transplante de fígado é o único tratamento com bons resultados para as doenças hepáticas em estágio terminal, mas a curta duração dos enxertos de fígado é um fator limitador de sua aplicação. Os ensaios clínicos com transplante de hepatócitos demonstraram seu potencial para substituir o transplante do órgão, porém essa estratégia também é limitada pelo pequeno número de células disponíveis. Entre as fontes em potencial para a obtenção das células-tronco para estratégias regenerativas estão células-tronco endógenas do fígado (como as células ovais), ESC, MSC e USC. Ainda que uma série de estudos em humanos e animais tenha sugerido que MSC e HSC transplantadas poderiam gerar hepatócitos, na maioria dos casos a fusão das células transplantadas com células hepáticas endógenas parece ser o evento subjacente, dando a impressão errônea de que teriam sido gerados novos hepatócitos. As evidências disponíveis sugerem que seria muito baixa a frequência de geração de células semelhantes a hepatócitos no fígado por HSC e MSC transplantadas, mas há consequências benéficas presumivelmente relacionadas com efeitos parácrinos indiretos. Células ESC podem ser diferenciadas em hepatócitos e transplantadas em modelos animais com insuficiência hepática sem que haja formação de teratomas. Há ensaios clínicos em curso para cirrose com diversos tipos celulares, incluindo MSC, USC, HSC e ASC.

Outros sistemas de órgãos e o futuro O uso de células-tronco em estratégia regenerativa foi estudado para muitos outros sistemas orgânicos e tipos celulares, como pele, olho, cartilagem, osso, rim, pulmão, endométrio, endotélio vascular, músculo liso e estriado, e ensaios clínicos para esses e outros órgãos estão em curso. De fato, o potencial das células-tronco na regeneração de órgãos e tecidos danificados é praticamente ilimitado. Entretanto, muitos obstáculos devem ser transpostos para que as terapias com células-tronco possam se tornar uma realidade clínica disseminada. Apenas as HSC foram adequadamente caracterizadas com marcadores de superfície para serem indubitavelmente identificadas, um pré-requisito para aplicações clínicas confiáveis. As vias para diferenciação das células-tronco em fenótipos celulares específicos ainda são, em grande parte, desconhecidas e, no momento, temos pouca capacidade de controlar a migração das células transplantadas ou de predizer suas respostas ao ambiente dos órgãos enfermos. É possível que algumas estratégias empreguem a coadministração de *scaffolding*, uma plataforma de matriz extracelular artificial e/ou de fatores do crescimento para orquestrar a diferenciação das células-tronco e sua organização nos constituintes adequados dos órgãos. No momento não há técnicas de imagem capazes de visualizar as células-tronco *in vivo* após o transplante em seres humanos e será necessário desenvolver técnicas com essa capacidade. Felizmente, as células-tronco podem ser modificadas antes de serem transplantadas, de forma a conter um agente de contraste que viabilize a obtenção de imagens *in vivo*. O potencial para formação de tumores e os problemas associados à rejeição imunológica são obstáculos e será necessário desenvolver técnicas para assegurar a vascularização dos tecidos regenerados. Existem muitas estratégias para sustentar a substituição de células, incluindo a coadministração do fator de crescimento do endotélio vascular para estimular a vascularização do transplante. Algumas estratégias também incluem o uso de células-tronco geneticamente modificadas para conter um gene suicida passível de indução de tal forma que possam ser facilmente erradicadas nos casos que evoluam com formação tumoral ou outra complicação. O potencial revolucionário das terapias que utilizam células-tronco é extraordinário, e doenças como infarto do miocárdio, diabetes, doença de Parkinson e muitas outras são potencialmente curáveis com esses tratamentos. Entretanto, ainda nos encontramos em um estágio muito prematuro do desenvolvimento dessas terapias, e atingir a perfeição nas técnicas de transplante clínico de células bem caracterizadas e previsíveis será uma tarefa difícil e longa.

QUESTÕES ÉTICAS

Os tratamentos com células-tronco levantam questões éticas e sociais controversas que devem ser abordadas em paralelo com os avanços científicos e médicos. A sociedade é bastante diversa quanto às crenças religiosas, aos conceitos ligados aos direitos individuais, à tolerância para riscos e incertezas, bem como aos limites no modo como as intervenções científicas devem ser usadas para alterar o desfecho das doenças. Nos Estados Unidos, o governo federal autorizou pesquisas utilizando as linhagens humanas de ESC já existentes, mas ainda restringe o uso de fundos federais no desenvolvimento de novas linhagens humanas de ESC. As pesquisas em andamento indicaram que essas linhagens existentes desenvolvem anormalidades com o tempo de cultura e podem estar contaminadas com proteínas murinas. Esses achados destacam a necessidade de desenvolver novas linhagens humanas de ESC. Como observado acima, as células ES podem ser derivadas de ovócitos não fertilizados por partenogênese, mas há um debate sobre se isso altera as questões éticas. O desenvolvimento da tecnologia de iPSC pode diminuir a necessidade de derivação de novas linhagens ESC, mas ainda não está definido se as diferenças na expressão gênica das ESC e iPSCs são importantes para o potencial uso clínico.

Ao considerar as questões éticas associadas ao uso das células-tronco, é interessante aprender a partir da experiência com outros avanços científicos, como transplantes de órgãos, tecnologia do DNA recombinante, implante de próteses mecânicas, neurociência e pesquisa cognitiva, fertilização *in vitro* e testes genéticos pré-natais. Esses e outros precedentes apontam a importância de conhecer e testar a biologia básica no ambiente laboratorial e em modelos animais, antes de aplicar novas técnicas em ensaios clínicos cuidadosamente controlados. Esses ensaios, quando realizados, devem contar com o consentimento plenamente informado e meticulosamente supervisionado por grupos externos de revisão.

Por fim, haverá intervenções médicas cientificamente possíveis, mas ética ou socialmente inaceitáveis para alguns membros da sociedade. A pesquisa com células-tronco levanta questões fundamentalmente difíceis sobre a definição de vida humana, bem como profundos temores acerca da capacidade de ponderar questões como justiça e segurança com as necessidades dos pacientes gravemente enfermos. Os profissionais de saúde e especialistas com formação em ética, direito e sociologia devem impedir a aplicação prematura ou inapropriada dos tratamentos com células-tronco, assim como o envolvimento impróprio de grupos populacionais vulneráveis. Entretanto, essas terapias oferecem novas estratégias importantes para o tratamento de doenças de outra forma irreversíveis. Um diálogo aberto entre comunidade científica, médicos, pacientes, juristas, políticos e população em geral é essencial para levantar e discutir questões éticas importantes e comparar riscos e benefícios relacionados com a transferência de células-tronco.

LEITURAS ADICIONAIS

Blau HM, Daley GQ: Stem cells in the treatment of disease. N Eng J Med 380:1748, 2019.
De Luca M et al: Advances in stem cell research and therapeutic development. Nat Cell Biol 21:801, 2019.
He L et al: Heart regeneration by endogenous stem cells and cardiomyocyte proliferation: Controversy, fallacy, and progress. Circulation 142:275, 2020.
International Society for Stem Cell Research: Informed consent standard for stem cell–based interventions offered outside of formal clinical trials, 2019. Available from https://www.isscr.org/docs/default-source/policy-documents/isscr-informed-consent-standards-for-stem-cell-based-interventions.pdf.
Levy O et al: Shattering barriers toward clinically meaningful MSC therapies. Sci Adv 6:eaba6884, 2020.
Li M et al: Organoids: Preclinical model of human disease. N Engl J Med 380:569, 2019.
Parmar M et al: The future of stem cell therapies for Parkinson disease. Nat Rev Neurosci 21:103, 2020.
Yamanaka S: Pluripotent stem cell-based cell therapy-promise and challenges. Cell Stem Cell 27:523, 2020.

485 Papel da biologia circadiana na saúde e na doença

Jonathan Cedernaes, Kathryn Moynihan Ramsey, Joseph Bass

Os ritmos circadianos são ciclos autônomos antecipatórios de fisiologia e comportamento de cerca de 24 horas. Esses ritmos, evolutivamente conservados, evoluíram tanto em nível celular quanto tecidual para sincronizar a função do organismo em antecipação à rotação de 24 horas da Terra. Um achado comum da vida moderna de "24 horas por dia" é a ruptura rotineira nesses ciclos circadianos endógenos devido a aumento de trabalho em turnos, viagens rápidas que ultrapassam fusos horários, exposição a dispositivos emissores de luz azul à noite e comportamento de sono-vigília interrompido. A caracterização aprofundada da base molecular dos distúrbios circadianos gerou novos caminhos para pesquisas sobre como a interrupção do sono-vigília tem sido associada a envelhecimento, doenças metabólicas, inflamação e câncer. O presente capítulo traz uma visão geral (1) da biologia básica do sistema circadiano; (2) do ritmo circadiano primário e distúrbios do sono inter-relacionados; e (3) do papel do sistema circadiano na fisiologia humana normal e nos estados patológicos. Também incluímos uma visão geral de como o campo emergente da cronobiologia pode afetar a ação dos medicamentos. Um glossário de termos usados em biologia circadiana é apresentado na Tabela 485-1.

EVOLUÇÃO E ESTRUTURA BÁSICA DO SISTEMA CIRCADIANO

Muito antes do surgimento da vida multicelular, a rotação constante da Terra em torno do Sol deu origem a um ciclo diário de luz e escuridão. Quando do surgimento do primeiro gene prototípico envolvido na regulação do relógio biológico – 3,4 bilhões de anos atrás em cianobactérias fotossintéticas –, o período de rotação da Terra ao longo de seu próprio eixo era de apenas 8 horas. A coocorrência na evolução molecular do relógio biológico e da fotossíntese sugere uma vantagem inter-relacionada e seletiva do relógio na regulação dos processos energéticos. De fato, os relógios biológicos coordenam as reações oxigenadas com os períodos de luz solar a cada dia, e a perturbação dos ciclos do relógio reduz a aptidão, a reprodução e a sobrevivência. Além disso, os relógios protegem organismos fotossintetizantes contra os efeitos da luz solar lesivos ao DNA, controlando o momento da produção de processos de reparo de DNA, como o reparo mediado pela fotoliase, no período noturno. Ao longo de bilhões de anos de evolução, à medida que a duração do dia se estendeu gradualmente para cerca de 24 horas como é hoje, relógios circadianos altamente conservados (de *"circa diem"*, "cerca de 1 dia") foram encontrados em todos os organismos fotossensíveis, governando uma ampla gama de processos bioquímicos, fisiológicos e comportamentais. Uma propriedade definidora do sistema de relógio circadiano é permitir que os organismos antecipem alterações diárias no ambiente externo que estejam conectadas ao ciclo dia-noite, em vez de apenas reagirem a elas. Em mamíferos, os sistemas circadianos estão organizados de modo hierárquico, com um marca-passo circadiano "mestre" responsivo à luz localizado no núcleo supraquiasmático (NSQ) do hipotálamo anterior que, por sua vez, atua sobre uma rede de relógios extra-NSQ e periféricos (ver "Organização anatômica da rede do relógio circadiano", a seguir). A exposição diária à luz sinaliza para o NSQ e arrasta o sistema circadiano para o dia de 24 horas (consulte "Arrastamento e medição do sistema circadiano", adiante). Por sua vez, o NSQ mantém a sincronia de uma rede diversificada de relógios centrais e periféricos por meio de uma variedade de sinais que ainda não foram totalmente identificados. Esses sinais envolvem ritmos fisiológicos diretos (temperatura corporal central), o sistema nervoso autônomo e sinais neuroendócrinos, incluindo o cortisol como parte do eixo hipotálamo-hipófise-suprarrenal (HHSR).

ORGANIZAÇÃO MOLECULAR DO RELÓGIO CIRCADIANO DE MAMÍFEROS

No nível molecular, os ritmos circadianos dos mamíferos são gerados por uma alça de *feedback* autorreguladora de transcrição-tradução. A parte dianteira do relógio é composta pelos fatores de transcrição (TFs) do tipo hélice-alça-hélice básico, CLOCK (ou seu parálogo, NPAS2) e BMAL1. Eles estimulam a expressão de seus próprios repressores (PER e CRY) na parte negativa, em um ciclo que se repete a cada 24 horas (Fig. 485-1). Uma segunda alça de *feedback* curta envolve a transcrição, mediada por CLOCK/BMAL1, das famílias de receptores nucleares órfãos relacionados ao ácido retinoico ROR e

TABELA 485-1 ■ Glossário de termos usados na discussão do sistema circadiano	
Termo	Descrição
AMLF	Aparecimento de melatonina com luz fraca; marcador do ritmo de melatonina.
Arrastamento (*entrainment*)	Sincronização de um ritmo circadiano ou outra oscilação autossustentada por um fator – *zeitgeber* – que força o oscilador. O arrastamento entre *zeitgeber* e o oscilador resulta em uma relação de fase estável entre essas entidades.
CCGs	Genes controlados pelo relógio; resposta do relógio molecular.
CRF	Curva de resposta de fase; representação visual de como uma manipulação particular (p. ex., luz) produz desvios de fase como uma função da fase (i.e., tempo circadiano) em que se dá a manipulação. A definição da CRF para a luz permitiu aos pesquisadores entender e prever como o arrastamento para os ciclos de luz ocorre.
Cronótipo	O ritmo circadiano interno de um indivíduo determinado pela fase de arrastamento, determinando a propensão ao sono e o momento de alerta máximo ao longo de um período de 24 horas.
DAtFS	Distúrbio de atraso da fase do sono (ver descrição no texto)
DAFS	Distúrbio de adiantamento da fase do sono (ver descrição no texto)
DLMO	Início de secreção da melatonina em luz tênue; um marcador do ritmo da melatonina.
Dissincronia	Perda de sincronia que ocorre entre um ritmo e seu *zeitgeber* (sinal externo "doador de tempo") ou entre dois ou mais ritmos em um organismo (interno).
Distúrbio de ritmo não 24 horas	Síndrome em que geralmente há atrasos diários crônicos de 1 a 2 horas nos horários de aparecimento do sono e de despertar em um indivíduo que vive em sociedade (p. ex., por cegueira completa).
Distúrbios do ritmo circadiano do sono	Distúrbios de etiologia múltipla que têm em comum o fato de resultarem em mau ajuste do relógio biológico em relação ao ambiente.
Fase circadiana	Tempo do ritmo circadiano. Definido comparando-se, por exemplo, o pico (acrofase) ou vale (batifase) a um evento fixo (p. ex., um ponto no tempo). Sinônimo com ângulo de fase.
Melatonina	Hormônio produzido pela glândula pineal (nome químico: *N*-acetil-5-metoxitriptamina); derivado do L-triptofano. Várias formas de melatonina podem ser prescritas para distúrbios do sono do ritmo circadiano ou distúrbios do sono.
NSQ	O(s) núcleo(s) supraquiasmático(s), também conhecido(s) como o principal marca-passo em espécies de mamíferos. Um conjunto bilateral de núcleos posicionados no hipotálamo ventral anterior. Essencial para o arrastamento de osciladores periféricos e extra-NSQ centrais para o ciclo de luz-escuro prevalente, via estimulação fótica a partir da retina.
Período circadiano	Tempo necessário para uma oscilação ou ciclo completo. Calculado pela distância temporal entre dois picos ou vales consecutivos de uma variável circadiana.
Relógios periféricos	Relógios atuando fora do núcleo supraquiasmático, o marca-passo principal do sistema circadiano.
Ritmo circadiano	Processo biológico que exibe uma oscilação passível de arrastamento e endógena de cerca de 24 horas.
Ritmo diurno	Uma oscilação sincronizada com o ciclo dia/noite que se repete com um período de 24 horas. O ritmo não tem que persistir na ausência de indícios de tempo (p. ex., luz).
Ritmo infradiano	Um período ou ciclo recorrente com uma duração de período significativamente maior que 24 horas.
Ritmo ultradiano	Um período ou ciclo recorrente com um período significativamente menor que 24 horas – p. ex., um ritmo de 2 horas exibiria 12 ciclos em um ritmo circadiano (24 horas).
Rotina constante	Um paradigma experimental projetado para estudar ritmos circadianos endógenos em seres humanos, mantendo a constância dos fatores comportamentais e ambientais. Esses paradigmas, portanto, implicam em uma combinação de iluminação fraca constante, consumo de energia isocalórica uniformemente distribuída, postura semi-inclinada e vigília prolongada forçada.
TCC	Temperatura corporal central. Usada com frequência como indicador do ritmo circadiano, mas pode ser mascarada pelo sono e pelo exercício.
Trabalho em turnos	Trabalho com horários diferentes do esquema de horários tradicional (das 9h00 às 15h00 ou das 6h00 às 18h00), dependendo da definição. Existem várias formas de trabalho em turnos, como no início da manhã, à noite ou madrugadas, além de turnos rotativos.

REV-ERB, que ativam e reprimem a transcrição de *Bmal1*, respectivamente. A regulação pós-traducional rítmica da estabilidade e degradação dos TFs do relógio central ocorre por meio de eventos, tais como a fosforilação pela caseína-cinase 1 épsilon (CK1ε) e pela caseína-cinase 1 delta (CK1δ), bem como a ubiquitinação de FBXL3 e FBXL21. Além da oscilação de cerca de 24 horas nos genes de relógio central, um amplo conjunto de genes controlados pelo relógio (CCGs) a jusante exibem uma grande amplitude rítmica de expressão, finalmente originando processos fisiológicos rítmicos.

A importância da expressão localizada do gene do relógio foi demonstrada por estudos genéticos em animais, como a ablação direcionada de *Bmal1*, o único gene do relógio que não possui um parálogo funcional conhecido. A deleção de *Bmal1* em todo o cérebro ou em regiões que abrangem a região cerebral que coordena os ritmos circadianos – o NSQ – causa arritmicidade comportamental, mesmo quando a ablação genética ocorre na vida adulta. Por outro lado, restaurar a expressão de *Bmal1*, especificamente no cérebro de camundongos adultos com CLOCK mutante, resgata os ritmos locomotores comportamentais. Notavelmente, embora a proteína CLOCK heterodimerize normalmente com BMAL1, NPAS2 é capaz de substituir funcionalmente CLOCK em neurônios marca-passo; sendo assim, apesar de camundongos deficientes do gene *Clock* ou *Npas2* manterem a ritmicidade, camundongos mutantes deficientes de CLOCK e NPAS2 apresentam ritmos circadianos ausentes na atividade locomotora.

Uma das principais transformações em nossa compreensão acerca da biologia circadiana teve origem na descoberta de que a rede de relógio molecular está presente não só no NSQ como também na maioria dos tecidos periféricos, bem como em neurônios extra-NSQ no cérebro. Em primatas, cerca de 82% de todos os transcritos codificadores de proteínas exibem ritmos diários (sono-vigília) em um tecido ou outro. Em roedores estudados sob condições constantes, aproximadamente 3-16% do transcriptoma de um determinado tecido exibe ritmos de 24 horas nos níveis de expressão de mRNA, embora o repertório de tais genes varie substancialmente entre os tecidos, de acordo com as funções específicas do tecido. A alça de *feedback* do relógio central e a indução de ritmos transcricionais de CCG também envolve mecanismos epigenéticos, como dinâmicas conformacionais da cromatina, hitonas, acetilação de histonas e metilação do DNA. Por outro lado, eventos pós-transcricionais, como poliadenilação de RNA, transporte nuclear e tradução de mRNA, também exibem variação circadiana, aumentando ainda mais o repertório de regulação rítmica em nível celular.

ORGANIZAÇÃO ANATÔMICA DA REDE DO RELÓGIO CIRCADIANO

A alça de *feedback* circadiano molecular é sincronizada com o amanhecer diário, por neurônios que expressam melanopsina fotossensível localizados na retina. Esses neurônios fornecem entrada para o NSQ através do trato retino-hipotalâmico (TRH), permitindo que o organismo dos mamíferos

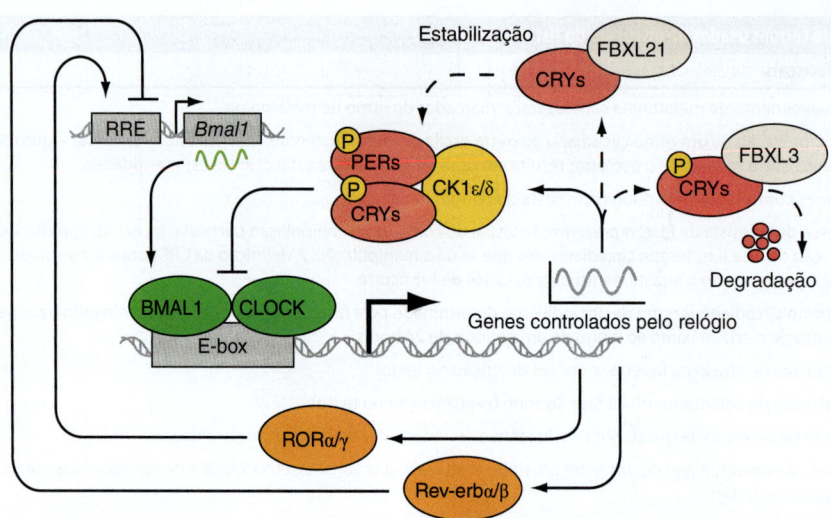

FIGURA 485-1 Mecanismo molecular do relógio central. A maquinaria do relógio molecular central nos mamíferos é codificada interligando alças de *feedback* de transcrição-tradução que oscilam com periodicidade aproximada de 24 horas. Os fatores de transcrição CLOCK e BMAL1 heterodimerizam para conduzir a transcrição de genes-alvo controlados pelo relógio a jusante contendo elementos intensificadores (*enhancer*) E-box. Entre esses, as proteínas PER e CRY multimerizam e inibem CLOCK/BMAL1, enquanto RORs e REV-ERBs ativam e inibem, respectivamente, a transcrição de *Bmal1*, resultando em oscilações rítmicas de genes-alvo controlados pelo relógio a jusante.

mantenha ritmos coerentes, alinhados com o ciclo claro/escuro externo. Notavelmente, mutações em vários desses genes de relógio estão associadas a fisiologia e ritmos circadianos comprometidos em seres humanos (ver "Patologias primárias do sistema circadiano", adiante).

Conhecer a organização do circuito do relógio circadiano no cérebro está se tornando cada vez mais relevante para entender como o centro do marca-passo circadiano mestre no NSQ regula os processos endócrinos, a alimentação, a atividade de sono-vigília, o gasto de energia e o metabolismo **(Fig. 485-2)**. A identificação do NSQ como o marca-passo mestre foi estabelecida pela primeira vez pela observação de que uma lesão no NSQ induziu perda completa dos ritmos de atividade locomotora, comportamento de consumo de bebida e secreção de hormônio endócrino. A região "central" (*core*) ventral do NSQ, que é composta de neurônios produtores de polipeptídeo intestinal vasoativo (VIP), recebe informação fótica diretamente a partir da retina via TRH. Em nível molecular, a transcrição de genes circadianos é induzida no NSQ pela ativação inicial dos genes precoces imediatos, tais como *Per1, Per2, c-fos* e *jun*. As células junto à região "central" do NSQ então sinalizam principalmente através da liberação de neurotransmissor de ácido γ-aminobutírico (GABA)-érgico para sincronizar as células na região da "concha" do NSQ, que produzem arginina-vasopressina (AVP), o mais importante neuropeptídio para manter a sincronicidade do NSQ.

O NSQ se comunica com os relógios extra-NSQ e periféricos por meio de fatores secretados e projeções neuronais. O primeiro foi demonstrado pela habilidade dos enxertos de NSQ de restaurar parcialmente os ritmos locomotores em um animal com lesão no NSQ. As respostas de nervos eferentes surgem tanto da região da concha produtora de AVP do NSQ quanto do centro produtor de VIP. O NSQ se projeta para várias regiões de transmissão hipotalâmicas e talâmicas, incluindo o núcleo pré-óptico mediano (NPM), a zona subparaventricular (ZSP), o hipotálamo dorsomedial (HDM), o núcleo paraventricular do hipotálamo (NPH) e o núcleo paraventricular do tálamo (NPT). Algumas dessas regiões, por sua vez, regulam a saída para as regiões promotoras do sono e da vigília, bem como para as regiões envolvidas na regulação dos ritmos autonômicos, da temperatura corporal e dos hormônios, assim como na alimentação. Sendo assim, considera-se que o NSQ promove o sono, em parte, por meio da transmissão de sinais neurais que terminam no núcleo pré-óptico ventrolateral (POVL) promotor do sono (i.e., uma das regiões cerebrais ativas durante o sono). Em contraste, o NSQ promove o despertar durante a fase ativa por transmissão de sinais neurais que – atravessando regiões como ZSP e HDM – terminam em regiões promotoras de vigília, incluindo o *locus ceruleus*, o núcleo hipotalâmico lateral, a área tegmentar ventral e o núcleo dorsal da rafe.

O NSQ também sinaliza via fibras noradrenérgicas para a glândula pineal, regulando, assim, a produção circadiana do hormônio melatonina. O controle pelo NSQ da elevação noturna da liberação de melatonina pineal (tanto em animais diurnos como em noturnos) é mediado por uma via envolvendo o NPH. Notavelmente, a iluminação artificial durante a noite adia a secreção de melatonina e, por fim, afeta o sono (ver "Sistemas endócrinos regulados pelo relógio circadiano", adiante). A melatonina exerce um papel complexo no sistema circadiano, uma vez que os receptores de melatonina MT1 e MT2 são expressos no próprio NSQ; assim, ocorre retroalimentação de melatonina para modular as respostas circadianas a outras células no cérebro e no corpo.

A resposta neuronal oriunda do NSQ também atinge a periferia (i.e., as glândulas suprarrenais, fígado e pâncreas). O NSQ produz variação rítmica em múltiplos eixos neuroendócrinos, produzindo ritmos diários de gonadotrofina, tirotrofina e somatotropina. Os ritmos proeminentes do eixo HHSR por fim originam a variação diária em diferentes vias essenciais à estabilidade hemodinâmica, metabolismo e inflamação. Esses ritmos se originam com o controle pelo NSQ das células produtoras de hormônio liberador de corticotropina (CRH) no NPH, que pode regular o sono, bem como induzir oscilações diárias tanto de hormônio adrenocorticotrópico (ACTH) hipofisário como de cortisol suprarrenal. Destacando a importância da resposta do NSQ para os ritmos periféricos, há uma drástica redução no número de transcritos que exibem ritmos circadianos no fígado em seguida à ablação do NSQ em camundongos. Mesmo assim, quando o relógio autonômico no fígado é removido em camundongos, alguns transcritos de relógio essenciais como *Per2* continuam sendo capazes de entrar em ciclo enquanto persistir o ritmo da temperatura corporal central. Embora o NSQ seja exclusivamente arrastado pela luz, o momento da refeição é capaz de sinalizar o tempo circadiano diretamente para tecidos periféricos, tais como o fígado. Portanto, a alteração do momento da refeição que ocorre no trabalho em turnos ou no *jetlag* pode desacoplar os relógios periféricos do marca-passo central. Em comparação aos relógios de tecido periférico, o NSQ também é resistente às mudanças de fase induzidas pela temperatura. Isso é consistente com o conceito de que o NSQ gera o ritmo de temperatura corporal central como um dos principais mecanismos a sinalizar o tempo circadiano para os relógios periféricos.

ARRASTAMENTO E MEDIÇÃO DO SISTEMA CIRCADIANO

Sob ciclos de luz-escuridão normais, o sistema circadiano é corrigido ou "arrastado" diariamente, produzindo ritmos diurnos de 24 horas. Esses sinais de arrastamento são chamados *zeitgebers* (sinais "doadores de tempo" em alemão) e incluem exposição à luz, momento das refeições e padrões de atividade. A luz serve como *zeitgeber* dominante para o sistema circadiano, e um avanço no conhecimento sobre fotoarrastamento em mamíferos deu-se com a descoberta do sistema de melanopsina, que é constituído por uma classe especializada de células ganglionares da retina fotossensíveis que expressam melanopsina, um fotopigmento sensível à luz azul na retina interna, à parte dos bastonetes e cones fotossensíveis. A luz azul em torno

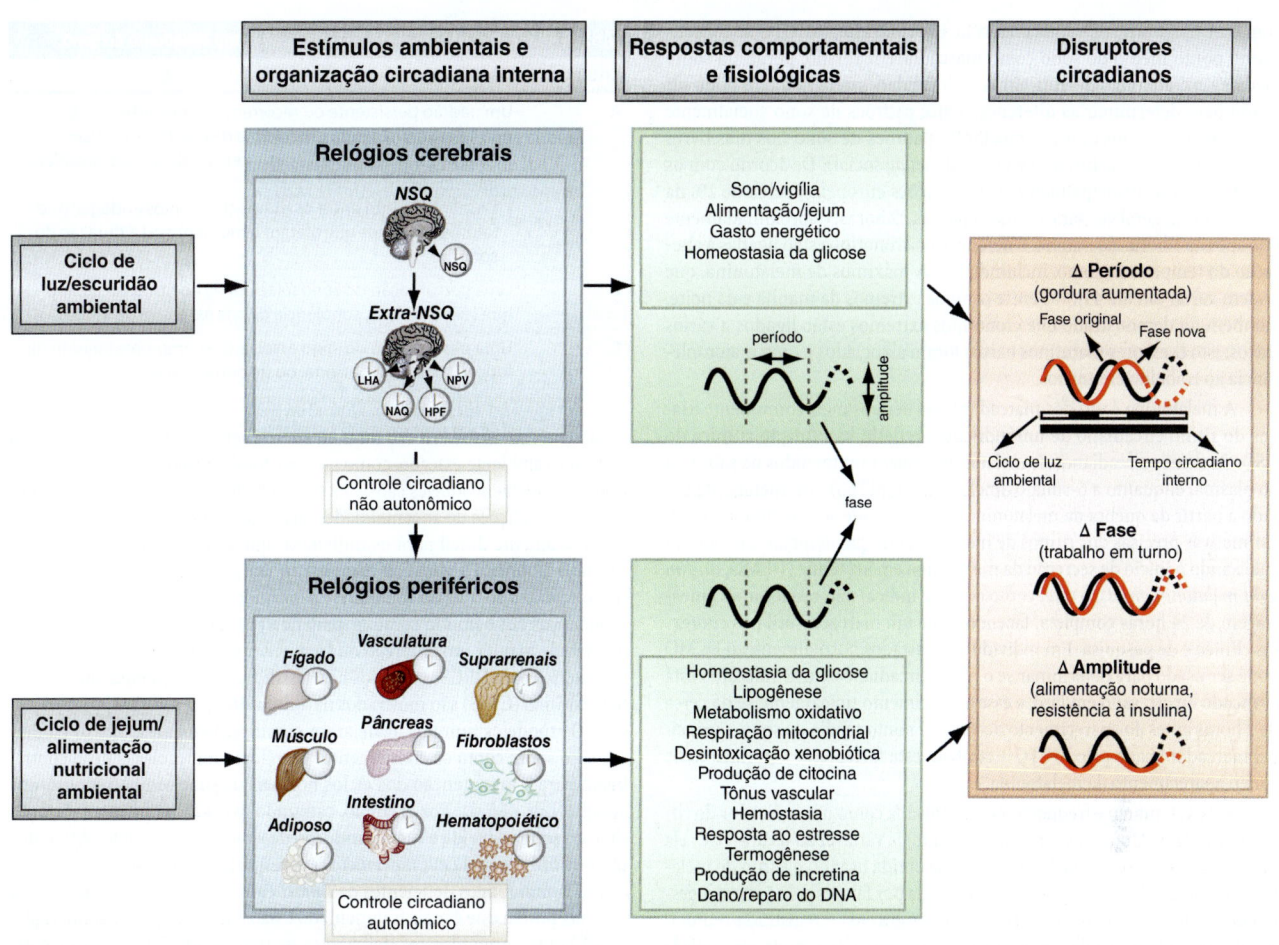

FIGURA 485-2   Os relógios central e periférico coordenam indícios ambientais com respostas comportamentais e fisiológicas. A luz arrasta os neurônios do marca-passo mestre no núcleo supraquiasmático (NSQ) que, subsequentemente, sincroniza os relógios extra-NSQ e periféricos. A resposta do relógio cerebral inclui os ciclos de sono-vigília, jejum-alimentação e gasto de energia, enquanto a resposta do relógio periférico inclui uma ampla gama de processos fisiológicos, incluindo homeostasia da glicose, metabolismo oxidativo, produção de citocina e resposta ao estresse. A coluna da direita indica diferentes modos pelos quais os disruptores circadianos, como dieta, trabalho em turno ou outros distúrbios do ritmo circadiano do sono, podem influenciar o relógio – isto é, alterando a amplitude, a fase ou o período circadiano.

desse comprimento de onda (~480 nm) suprime melatonina, ou seja, os níveis de melatonina estão normalmente baixos durante o dia, e promove vigília subjetiva e objetiva (avaliada por eletrencefalografia).

A capacidade da luz de arrastar o sistema circadiano atua de acordo com a chamada curva de resposta de fase (CRF). Quando a exposição à luz ocorre antes da fase crítica da temperatura corporal central (TCC), definida pelo mínimo da TCC, a luz produz um atraso de fase no ritmo circadiano. Por outro lado, a exposição à luz após esse período crítico causa avanços de fase. O sistema circadiano pode responder até a pequenas alterações na intensidade da luz (p. ex., luz fraca a ~100 lux pode produzir metade do atraso de fase em comparação com uma exposição à luz quase 100 vezes maior). Essa capacidade de resposta foi considerada altamente individual, variando várias vezes. Isso se deve em parte à variação genética, pois variantes nos genes do relógio podem modular a capacidade de resposta do sistema circadiano humano à luz.

Quando um organismo é colocado em um ambiente sem *zeitgebers*, o ritmo circadiano é considerado *free-run*, porque depende do ritmo endógeno do sistema circadiano. Em humanos, o estudo dos ritmos circadianos endógenos pode ser feito usando a chamada rotina constante, que elimina o risco de mascaramento por fatores como o sono. Nesses paradigmas, os indivíduos são mantidos acordados em uma postura semi-inclinada; refeições são fornecidas de hora em hora; a luz é constantemente mantida abaixo do nível de alteração de fase do NSQ; e os ritmos circadianos, então, são frequentemente avaliados medindo TCC, melatonina ou ritmos hormonais peptidérgicos ao longo de 24 horas ou mais. Em animais, os ritmos circadianos são estudados examinando as respostas de comportamento e fisiologia após 30 a 36 horas de total escuridão, e os ritmos endógenos são avaliados medindo a atividade locomotora voluntária. A partir dessas medidas, é possível determinar propriedades essenciais do sistema circadiano, como a duração do período (tempo pico a pico ou vale a vale), amplitude (diferença pico a vale) e fase (momento do pico ou vale em relação a um ponto referencial) **(Fig. 485-2)**.

Esses estudos revelaram que o relógio circadiano humano endógeno funciona com um período de aproximadamente 24,2 h (em comparação com o de camundongos, que funciona com ~23,5 h, dependendo da linhagem). Evidências indicam que as fêmeas humanas podem ter um relógio circadiano ligeiramente mais curto (24,1 vs. 24,2 h), e muitos parâmetros circadianos exibem diferenças que dependem do sexo biológico. Notavelmente, a variabilidade interindividual na duração do período circadiano endógeno é ainda mais diversificada pela existência de polimorfismos genéticos em genes de relógio (ver adiante). Essas variantes genéticas podem conferir extremos no período circadiano endógeno e também na fase; esta última pode ser avançada ou atrasada em cerca de 3 a 4 horas em cada direção. Isso se deve a ritmos circadianos alterados ao nível celular e à responsividade alterada de NSQ ao arrastamento pela luz. Por exemplo, *PER3* existe em um polimorfismo numericamente variável de repetições em tandem. Indivíduos homozigotos para um genótipo *PER3 5/5* foram relatados como mais responsivos do que indivíduos homozigotos *PER3 4/4* para o efeito supressor de melatonina da exposição noturna à luz azul.

Usando questionários especificamente desenvolvidos para estabelecer o momento de sono-vigília preferido, é possível classificar os indivíduos nos chamados cronotipos ou tipos matutinos-vespertinos. Os questionários mais utilizados são o Horne-Östberg Morningness-Eveningness Questionnaire (MEQ) e o Munich ChronoType Questionnaire (MCTQ). A pontuação MEQ permite agrupamento em cinco categorias, que variam de indivíduos do tipo matutino a indivíduos do tipo noturno, por exemplo, com base no horário de vigília preferido. Em contraste, o MCTQ se concentra no ponto médio do sono como marcador circadiano, pergunta sobre idade e sexo ao longo de uma gama de localidades geográficas e pode ser usado para determinar as diferenças entre padrões de sono socialmente impostos (p. ex., nos dias de trabalho) e padrões de sono nos dias livres (com a diferença constituindo o chamado *jetlag* social). De acordo com os MCTQs obtidos principalmente de populações europeias, cerca de 1% da população em geral vai para a cama antes das 22 horas, e aproximadamente 8%, após as 3 horas da manhã. Diferenças no cronotipo estão ligadas à alteração do tempo circadiano, incluindo níveis máximos de melatonina, que podem variar em até 4 horas entre os tipos extremos da manhã e da noite. Também foi demonstrado que cronotipos extremos estão ligados a vários traços; isto é, escores matutinos baixos foram associados a uma maior tolerância ao trabalho em turnos.

A melatonina é um dos marcadores periféricos mais comumente usados do ritmo circadiano de um indivíduo, refletindo a função rítmica do NSQ. Os ritmos circadianos de melatonina podem ser medidos na saliva ou no plasma, enquanto a 6-sulfatoximelatonina (aMT6S), um metabólito gerado a partir da quebra da melatonina, também pode ser medida na urina. Estimativas precisas dos ritmos de melatonina frequentemente são obtidas analisando o início de secreção da melatonina em luz tênue (DLMO, de *dim light melatonin onset*), o que, como o nome indica, não requer uma amostragem de 24 horas completa, fazendo deste um marcador útil nos contextos clínico e de pesquisa. Em indivíduos arrastados normalmente, o DLMO pode ser usado para determinar se o ritmo circadiano de um indivíduo está avançado ou atrasado em fase, e esse aparecimento tipicamente se dá cerca de 2 horas antes do aparecimento do sono. O ponto médio do sono – principal marcador usado pelo MCTQ – também está fortemente correlacionado com o aparecimento da melatonina.

A TCC também é frequentemente utilizada como um indicador do ritmo circadiano. Ainda que o resultado seja mais variável ao usar a TCC, ela geralmente se correlaciona bem com a fase obtida usando o ritmo de melatonina. Entretanto, a TCC pode ser mascarada por fatores como sono, ingestão de alimento e atividade. A TCC pode ser gravada e registrada remotamente com relativa facilidade. Em seres humanos, a TCC pode ser gravada por meio de termômetros retais ou sondas que são deglutidas e atravessam o trato gastrintestinal. Quando humanos são estudados sob condições normais, com iluminação normal e sono durando das 23h00 às 7h00, a TCC chega perto de 37,2°C por volta das 9h00 e, a partir daí, continua subindo devagar até atingir 37,4°C após cerca de 11 horas. A TCC, então, cai até a temperatura diária menor de 36,5°C no início da manhã (4h00).

Dada a inter-relação entre o sistema circadiano e os sistemas de sono-vigília, pesquisadores desenvolveram paradigmas que desacoplam o sistema circadiano dos estados de sono-vigília, possibilitando o estudo da contribuição do sistema circadiano para os parâmetros investigados ao longo de todo o ciclo de sono-vigília. Esses paradigmas são conhecidos como protocolos de "dessincronização forçada" e envolvem forçar nos indivíduos uma duração de dia significativamente diminuída (p. ex., 20 horas) ou prolongada (p. ex., 28 horas). Esses protocolos, portanto, tentam se aproximar do que ocorre durante o trabalho em turnos rotativos ou no "*jetlag*" (p. ex., quando viagens por vários fusos horários alteram abruptamente os ciclos de luz-escuridão e comportamentais de forma drástica para longe do ritmo de 24 horas arrastado). Como descrito adiante, os protocolos de dessincronização forçada contribuíram para revelar como o sistema circadiano regula parâmetros como desempenho cognitivo, estado de alerta subjetivo e saúde metabólica e cardiovascular.

PATOLOGIAS PRIMÁRIAS DO SISTEMA CIRCADIANO

Distúrbios do ritmo circadiano do sono (DRCSs) é um termo abrangente para *distúrbios do sono e do ritmo circadiano*. Vários desses distúrbios são bastante comuns e têm se tornado cada vez mais reconhecidos como fatores importantes em várias condições. Uma característica unificadora dos DRCSs envolve uma incompatibilidade entre os ritmos comportamental e fisiológico com os ciclos ambiental de luz-escuridão ou social de atividade-repouso (i.e., o relógio corporal está dessincronizado com o ciclo de luz-escuridão externo). Os DRCSs podem surgir em decorrência da falta de alinhamento de um fator ambiental exógeno, como a luz, com o ciclo circadiano intrínseco, ou devido ao mau alinhamento do ciclo de atividade/repouso com o momento circadiano endógeno (p. ex., trabalho em turnos ou *jetlag*). Além dessas condições ambientais ou exógenas causadoras de desorganização

TABELA 485-2 ■ Critérios para distúrbios do ritmo circadiano do sono

Critérios	Descrição
A	Um padrão persistente ou recorrente de perturbação do sono que se deve principalmente a uma das seguintes causas: • Alterações no sistema de manutenção do tempo circadiano interno. • Desalinhamento entre os ritmos circadianos endógenos e fatores exógenos que afetam o momento ou a duração do sono.
B	Uma perturbação do sono relacionada ao ritmo circadiano que leva a insônia, sonolência diurna excessiva ou ambas.
C	Uma perturbação do sono associada a comprometimento da função social, ocupacional ou de outras áreas.

circadiana, em certos casos, o momento circadiano intrínseco é alterado em relação ao ambiente externo, como no caso dos distúrbios circadianos endógenos que incluem aqueles causados por mutações em genes de relógio central. Sob condições de anormalidades circadianas intrínsecas, muitas vezes é extremamente difícil para os indivíduos que sofrem de DRCSs tentarem se autorrealinhar, e esses distúrbios costumam resultar em efeitos adversos como sonolência excessiva ou humor deprimido. As consequências sociais e econômicas também são comuns, podendo resultar na incapacidade do indivíduo de manter um emprego ou frequentar a escola em horário normal. Os critérios para DRCSs baseados na Classificação Internacional dos Distúrbios do Sono (CIDS) são mostrados na **Tabela 485-2**.

Os modelos animais avançaram significativamente o nosso conhecimento sobre como os componentes do relógio molecular central contribuem para a manutenção dos ciclos normais de sono-vigília/repouso-atividade (**Tab. 485-3**). Por exemplo, camundongos *Clock*$^{\Delta 19/\Delta 19}$ têm duração total do sono reduzida e menos indução de sono de movimento rápido dos olhos (REM, de *rapid eye movement*) em resposta à privação de sono. Além disso, camundongos deficientes de *Bmal1* exibem aumento do tempo total de sono, porém este é mais fragmentado e não têm os ritmos de sono-vigília de 24 horas; camundongos deficientes de repressores *Cry1* e *Cry2* são arrítmicos e passam mais tempo no sono não REM. Por fim, embora a ablação do gene circadiano *Dbp* não altere a duração específica dos estágios do sono, leva a uma distribuição circadiana alterada do sono-vigília, com mais sono durante o período normal de vigília e vice-versa. Consistente com um papel essencial dos genes de relógio na regulação do comportamento de sono-vigília, estudos genéticos humanos com gêmeos descobriram que até metade da variação na preferência diurna é hereditária. Variantes genéticas estabelecidas associadas à preferência diurna e a distúrbios do sono circadianos são listadas na **Tabela 485-4**.

Distúrbio de atraso de fase do sono O distúrbio de atraso de fase do sono (DAtFS; ou distúrbio de retardo da fase de sono-vigília [DRFSV]) é um dos distúrbios do sono do ritmo circadiano mais comuns. A verdadeira prevalência não é totalmente conhecida, mas pode variar de 0,2 a 16%, dependendo da definição usada, e a condição é mais comum em faixas etárias mais jovens. O DAtFS é caracterizado por atrasos crônicos e significativos nos tempos de início do sono e despertar, em comparação às horas de sono-vigília "socialmente aceitáveis" como normais (i.e., pontuando como "notívago" em testes de preferência matutina-vespertina). Os parâmetros de ritmos, como TCC e níveis de melatonina no plasma e na urina, também são frequentemente atrasados, e o período circadiano (tau) pode ser mais longo no DAtFS. O aparecimento de DAtFS ocorre mais comumente durante a adolescência ou início da fase adulta. Embora a etiologia precisa do DAtFS não esteja totalmente estabelecida, foi associada a polimorfismos nos genes de relógio circadiano *CLOCK*, *PER3* e *CRY1*. Como exemplo, a última mutação foi observada com uma frequência de cerca de 0,6%. Uma abordagem terapêutica farmacológica e comportamental integrada é comprovadamente mais efetiva para tratar indivíduos com DAtFS. Esses tratamentos incluem combinação de terapia com luz intensa logo após despertar de manhã (e/ou terapia em quarto escuro durante a noite) e administração de melatonina à noite, várias horas antes do início do sono. Essas abordagens têm o objetivo de realinhar ritmos circadianos endógenos ao horário de sono-vigília desejado. Como indivíduos que sofrem de DAtFS também apresentam atraso de fase mais rapidamente, isso explica por que as tentativas de avanço de fase em seus horários de sono podem ser difíceis, bem como por que facilmente pode haver recidiva após o tratamento inicial.

TABELA 485-3 ■ Modelos animais de desorganização circadiana genética

Gene	Tempo circadiano médio do nível de transcrito de pico		Alelo	Fenótipo mutante
	NSQ	Periferia		
Bmal1 (Arntl)	15-21	22-2	Bmal1$^{-/-}$	Arrítmico
CK1δ (Csnk1δ)	Sem ritmo	Sem ritmo	Csnk1δ$^{+/-}$	Período 0 a 0,5 hora mais curto
CK1ε (Csnk1ε)	Sem ritmo	Sem ritmo	CK1ε^{tau}	Período 4 horas mais curto
CK1ε	–	–	CK1ε$^{-/-}$	Período 0,2 a 0,4 hora mais longo
Clock	Sem ritmo	21-3	Clock$^{-/-}$	Período 0,5 hora mais curto
–	–	–	Clock$^{Δ19/Δ19}$	Período 4 horas mais longo/arrítmico
Clock/Npas2	–	–	Clock$^{-/-}$/NPAS2$^{-/-}$	Arrítmico
Cry1	8-14	14-18	Cry1$^{-/-}$	Período 1 hora mais curto
Cry2	8-14	8-12	Cry2$^{-/-}$	Período 1 hora mais longo
–	–	–	Cry2^{A260T}	Período 0,2 hora mais curto
Dbp	–	–	Dbp$^{-/-}$	Período 0,5 hora mais curto
Npas2	N/A	0-4	Npas2$^{-/-}$	Período 0,2 hora mais curto
Per1	4-8	10-16	Per1$^{-/-}$	Período 0,7 hora mais curto
–	–	–	Per1^{brdm1}	Período 1 hora mais curto
–	–	–	Per1^{ldc}	Período 0,5 hora mais curto/arrítmico
Per2	6-12	14-18	Per2^{brdm1}	Período 1,5 hora mais curto/arrítmico
–	–	–	Per2^{ldc}	Arrítmico
Per3	4-9	10-14	Per3$^{-/-}$	Período 0 a 0,5 hora mais curto
Rev-erbα (Nr1d1)	2-6	4-10	Rev-erbα$^{-/-}$	Período 0,5 hora mais curto/arrastamento fótico desorganizado
Rorα	6-10	Arrítmico/vários	staggerer	Período 0,5 hora mais curto/arrastamento fótico desorganizado
Rorβ	4-8	18-22	Rorβ$^{-/-}$	Período 0,5 hora mais longo
Rorγ	N/A	16-20/vários	Rorγ$^{-/-}$	Comportamento normal

Nota: Ritmos circadianos normais de relógio circadiano e genes correlatos, com a descrição do fenótipo circadiano em camundongos mutantes.
Sigla: N/A, não aplicável
Fonte: Adaptada de Hum Mol Genet 15:R271, 2006 e Adv Genet 74:175, 2011.

Distúrbio de adiantamento da fase do sono Outro distúrbio do sono do ritmo circadiano em que o indivíduo consegue ter um sono quantitativa e qualitativamente correto, mas em um horário alterado, é o distúrbio de adiantamento da fase do sono (DAFS; ou distúrbio de adiantamento da fase do sono-vigília [DAFSV]). A prevalência desse transtorno pode ser < 1%, mas a condição pode ser subnotificada, uma vez que pode causar menos conflitos com as demandas da sociedade (i.e., horários das 9h00 às 17h00) em comparação com condições como DAtFS. Indivíduos com DAFS experimentam avanço no episódio de sono principal em relação aos horários de sono-vigília desejados. Portanto, esse distúrbio tipicamente resulta em horários muito antecipados de ir dormir à noite e de levantar de manhã (p. ex., "madrugadores"), resultando em diminuição da qualidade de vida devido à sonolência excessiva muito precocemente à noite, até mesmo em situações sociais. Indivíduos com DAFS também apresentam ritmos de melatonina e temperatura fase-avançada em paralelo com o início antecipado do sono. O DAFS ocorre com mais frequência em indivíduos mais velhos, embora variantes autossômicas dominantes familiares de início precoce (síndrome do avanço de fase do sono familiar [SAFSF]) também tenham sido associadas a mutações nos genes PER2 ou da caseína-cinase 1δ (CK1δ). PER2 é essencial para que o NSQ seja recomposto pela luz, e a identificação de mutações em PER2 no DAFS familiar foi a primeira vez que os genes de relógio foram associados a um DRCS. Foi demonstrado que essas mutações encurtam o período circadiano endógeno para cerca de 23,3 horas, em comparação com a duração de 24,2 horas do período normal. Assim, o DAFS pode

TABELA 485-4 ■ Mutações e variantes gênicas ligadas aos distúrbios de sono-vigília e preferência diurna

Gene	Posição	População	Síndrome/preferência de sono
hCKIε	S408N	Japonês	Proteção contra DAtFS
hCKIγ	T44A	Pedigree	SAFSF
hCKIΔ	H46R	Pedigree	SAFSF
hCLOCK	T3111C (3'-UTR)	Europeu	Noturno
hCRY2	A260T	Pedigree	SAFSF
hPER2	S662G (mutações missense na região de ligação de CKIε)	Pedigree	SAFSF
hPER2	C111G (5'-UTR)	Britânico	Matinal extremo
hPER3	P415A/H417R	Pedigree	SAFSF e transtorno afetivo sazonal
hPER3	G647	Sueco/finlandês/austríaco/alemão	Matinal
hPER3	G647, P864, 4-repetições, T1037, R1158	Japonês	DAtFS
hPER3	Repetições aumentadas (éxon 18, 54 pb)	Brasileiro	DAtFS
hVIP	rs9479402 (variante gênica de 54 kb a montante de VIP)	Europeu (> 97% descendência europeia)	Matinal

Siglas: DAtFS, distúrbio de atraso da fase do sono; SAFSF, síndrome de avanço de fase de sono familiar.

ser distinguido de outros distúrbios do sono não circadianos por um início precoce da secreção de melatonina à luz fraca. Semelhante ao DAtFS, a polissonografia e a actigrafia não são necessárias para o diagnóstico de DAFS, embora a actigrafia, de preferência por 14 dias ou mais, possa ser significativamente mais viável para a análise de longo prazo do tempo circadiano do sono. Entre os tratamentos para DAFS, estão a fototerapia enriquecida com luz intensa ou azul durante as horas noturnas, com o objetivo de atrasar a fase do relógio circadiano para uma hora posterior.

Distúrbio do sono do trabalho em turnos Dado o aumento da prevalência dos trabalhos em turnos na atual sociedade "24 horas por dia" e o acúmulo de evidências do aumento da incidência de distúrbios do sono e do metabolismo, tais como obesidade, diabetes tipo 2, doença cardiovascular e câncer, em indivíduos que trabalham em turnos, a necessidade de desenvolver tratamentos efetivos para o distúrbio do sono do trabalho em turnos (DSTT) ganha cada vez mais importância. O DSTT é definido essencialmente pelo sintoma primário de insônia ou de sonolência excessiva, surgindo como resultado do trabalho cujo horário costuma ser agendado durante as horas habituais de sono ou consiste em horas de trabalho irregulares. Os sintomas podem resultar do fato de a recuperação do sono ter que consumir uma ampla proporção do tempo livre do indivíduo, o que pode ter consequências sociais negativas, como dificuldades para manter relacionamentos sociais. Indivíduos de idade mais avançada tipicamente apresentam risco aumentado de DSTT, por causa do declínio associado ao envelhecimento na capacidade de manter o sono durante a hora do dia que normalmente constituiria o período de vigília. Dado que os sintomas tendem a surgir a partir do desalinhamento dos ritmos de sono-vigília com o ciclo de luz-escuridão externo, as abordagens terapêuticas se destinam a realinhar os ritmos circadianos endógenos com os ciclos de sono ditados pelo trabalho. Além de otimizar o ambiente do sono em casa para minimizar interrupções, a terapia com luz intensa em tempo marcado pode ajudar indivíduos com DSTT – isto é, para aqueles que trabalham à noite, foi demonstrado que a exposição intermitente à luz intensa durante a noite e a evitação de luz intensa durante o dia, mesmo nos dias de folga, melhora o sono e as sensações de alerta. A administração de melatonina antes da hora de ir dormir também pode ajudar a melhorar os sintomas de DSTT. O rastreamento genético combinado a questionários sobre cronotipo pode se tornar uma ferramenta útil para determinar se um dado indivíduo é adequado para o trabalho em turnos. Por exemplo, um estudo com gêmeos indicou que uma variante do gene circadiano *DEC2* estava associada a uma duração reduzida do sono, bem como a um sono restaurador mais curto após a privação de sono prolongada. Estudos adicionais podem revelar variantes genéticas extras que conferem vantagem a repetidos avanços e atrasos de fase, como geralmente ocorre no trabalho em turnos.

Ritmo de sono-vigília irregular O dano ao NSQ pode produzir arritmicidade em animais e é considerado uma das possíveis causas subjacentes do padrão de sono-vigília desorganizado que caracteriza o distúrbio conhecido como ritmo de sono-vigília irregular (RSVI). Outros fatores contribuidores podem ser responsividade diminuída a sinais de arrastamento como luz e atividade física, bem como exposição reduzida a tais sinais, como ocorre com frequência com o avanço da idade, devido, por exemplo, ao risco aumentado de deterioração da saúde e comprometimento da mobilidade. Embora o tempo total de sono a cada 24 horas possa ser comparável, existe uma relativa ausência de padrão circadiano para o ciclo de sono-vigília. O horário do sono no decorrer do ciclo de sono-vigília pode ser encurtado – às vezes, aproximando-se de uma distribuição aleatória – em vez de ocorrer em vários turnos distintos. O RSVI muitas vezes está associado a comprometimento neurológico, principalmente doença de Alzheimer na idade avançada; no entanto, RSVI também pode ocorrer em indivíduos com hábitos de sono precários. Os tratamentos mais efetivos para RSVI não envolvem farmacoterapia, mas, sim, intervenções multimodais, como exposição aumentada à luz, hábitos de sono melhores e promoção de atividades físicas e sociais.

Distúrbio do ritmo de sono-vigília não 24 horas Indivíduos com distúrbio de sono-vigília não 24 horas ("não 24"), também conhecido como distúrbio *free-running* (DFR), têm ritmos circadianos endógenos que não estão sincronizados com o ciclo de dia-noite de 24 horas externo, devido à incapacidade de reajustar o relógio circadiano ao dia de 24 horas, diariamente. Isso ocorre mais comumente em indivíduos que são completamente cegos (i.e., sem todos os fotorreceptores), uma vez que são incapazes de responder a sinais luminosos que normalmente redefiniriam o relógio circadiano endógeno diariamente (embora a condição também tenha sido relatada em indivíduos com visão). Em vez disso, a duração do período de sono-vigília corresponde aos ritmos circadianos endógenos do indivíduo, os quais tipicamente se estendem um pouco além de 24 horas, alterando, assim, os ciclos de sono e vigília ao longo do tempo em relação ao ciclo de luz-escuridão. Em vez de ir dormir no mesmo horário todo dia, nesses indivíduos o sono seria gradativamente atrasado a cada dia, até o período de sono literalmente "dar uma volta inteira no relógio". Dependendo do ritmo endógeno do indivíduo, este irá demorar um certo número de dias para realinhar sua fase endógena (em um gráfico de fase de 360°) ao ponto de tempo zero no ciclo de luz-escuro de 24 horas exógeno. Um indivíduo com um ritmo endógeno de 24,5 horas, por exemplo, demoraria 48 dias para avançar de um ciclo para outro. Devido a essa ciclagem crônica, sintomas proeminentes de "não 24" incluem distúrbio de ciclo de sono-vigília (insônia e sonolência diurna), comprometimento do alerta e dos níveis de humor e graves dificuldades de participação em atividades normalmente agendadas no trabalho, na escola ou sociais. O "não 24" pode ser diagnosticado em seguida à análise diurna dos ritmos de cortisol ou melatonina do indivíduo, em combinação com análises de diários de sono, em que o aparecimento e compensação do sono podem ser visualizados ao longo do tempo, para identificar o período *free-running*. Os tratamentos para pacientes com visão e apresentando distúrbio "não 24" incluem uma combinação de terapia com luz intensa aliada à administração de melatonina devidamente esquematizada. Por outro lado, foi demonstrado que a administração de melatonina e agonista de receptor de melatonina dual (MT1 e MT2) em pacientes completamente cegos com distúrbio "não 24" comprovadamente arrasta ritmos *free-running* e melhora os sintomas.

Jetlag A maioria das pessoas já experimentou sintomas associados com *jetlag*, tais como insônia, sonolência diurna e fadiga, ao viajar de um fuso horário para outro, uma vez que os ritmos circadianos endógenos de um indivíduo ainda não estão alinhados nem são arrastados para o ciclo de luz-escuridão externo. Isso se deve à lentidão do sistema circadiano para se adaptar ao novo fuso horário: tipicamente, o sistema circadiano humano consegue deslocar até cerca de 1,5 hora por dia em viagens na direção oeste (i.e., um atraso de fase), enquanto desloca mais lentamente (até ~1 hora por dia) em viagens na direção leste (i.e., realizando um avanço de fase). Significativamente, os sintomas são distinguidos dos sintomas de menor duração que podem resultar parcialmente da exposição às condições na cabine das aeronaves, incluindo distensão abdominal, edema em partes inferiores do corpo, cãibras musculares, cefaleias, náusea e tontura intermitente. Em geral, os sintomas de *jetlag* desaparecem nos primeiros dias subsequentes à viagem, podendo se manifestar após uma primeira noite de sono adequado (o que é mais dependente de um alto acúmulo de pressão de sono homeostática). Indivíduos de idade mais avançada (> 50 anos) aparentemente apresentam risco aumentado. Embora os sintomas sejam transitórios, as abordagens terapêuticas podem aliviar ou diminuir alguns efeitos colaterais da viagem, acelerando a sincronização dos ciclos circadianos interno e externo. Os tratamentos comportamentais incluem a exposição devidamente cronometrada à luz intensa e a evitação de luz intensa durante a noite no novo destino, enquanto as abordagens farmacológicas incluem a administração de melatonina em horários estabelecidos, antes da hora de dormir tanto antes como após a viagem, resultando em melhora da qualidade do sono e minimização do despertar durante a noite.

Jetlag social Indivíduos com cronotipo tardio tendem a sofrer de "*jetlag* social", um fenômeno em que os indivíduos são forçados a acordar em um ponto no qual seus corpos são arrastados para o adormecimento, devido a uma discrepância entre o alinhamento dos tempos social e biológico. O *jetlag* social pode ser estimado usando questionários como MCTQ, para comparar o horário do sono em dias normais e em dias de folga. Isso estabeleceu que uma grande proporção da população europeia sofre de pelo menos 2 horas de *jetlag* social. O *jetlag* social crônico está associado ao risco aumentado de desenvolvimento de obesidade e síndrome metabólica, bem como a maior consumo de álcool, tabagismo e pior desempenho acadêmico de estudantes.

As categorias anteriormente mencionadas de distúrbios circadianos clínicos foram tradicionalmente estabelecidas com base na consideração dos ciclos endógenos comportamentais e fisiológicos (primariamente, o da melatonina e o da temperatura) com o ciclo de luz-escuridão de 24 horas externo. Nas próximas seções, iremos nos basear nos conceitos de distúrbios comportamentais circadianos para considerar suposições novas e emergentes acerca do papel da desorganização circadiana na homeostasia do organismo **(Figs. 485-3 e 485-4)**, e a disponibilidade de estratégias genéticas para dissecar a inter-relação entre funcionamento do relógio, saúde e doença.

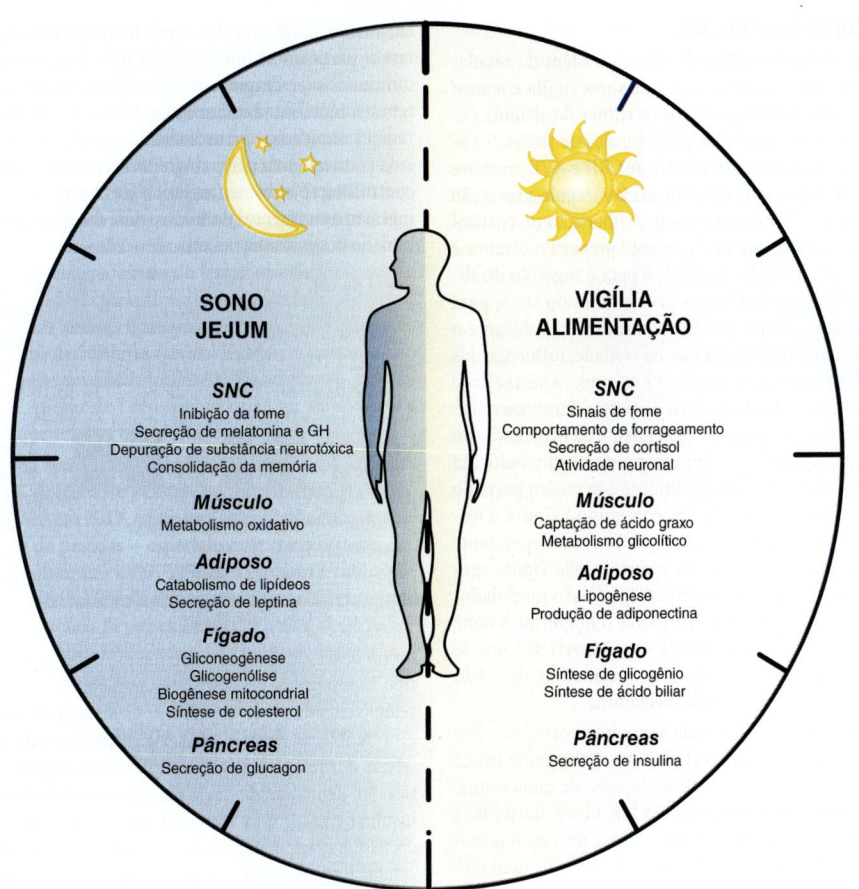

FIGURA 485-3 O relógio circadiano partilha processos comportamentais, fisiológicos e metabólicos, de acordo com o horário do dia. A partição dos processos metabólicos aos horários apropriados do dia é essencial à manutenção da saúde dos organismos, desde os celulares até os mamíferos. Esta imagem destaca quais processos atingem o pico junto ao sistema nervoso central (SNC), músculos, tecido adiposo, fígado e pâncreas durante os ciclos de sono-jejum ou vigília-alimentação, em seres humanos. GH, hormônio do crescimento.

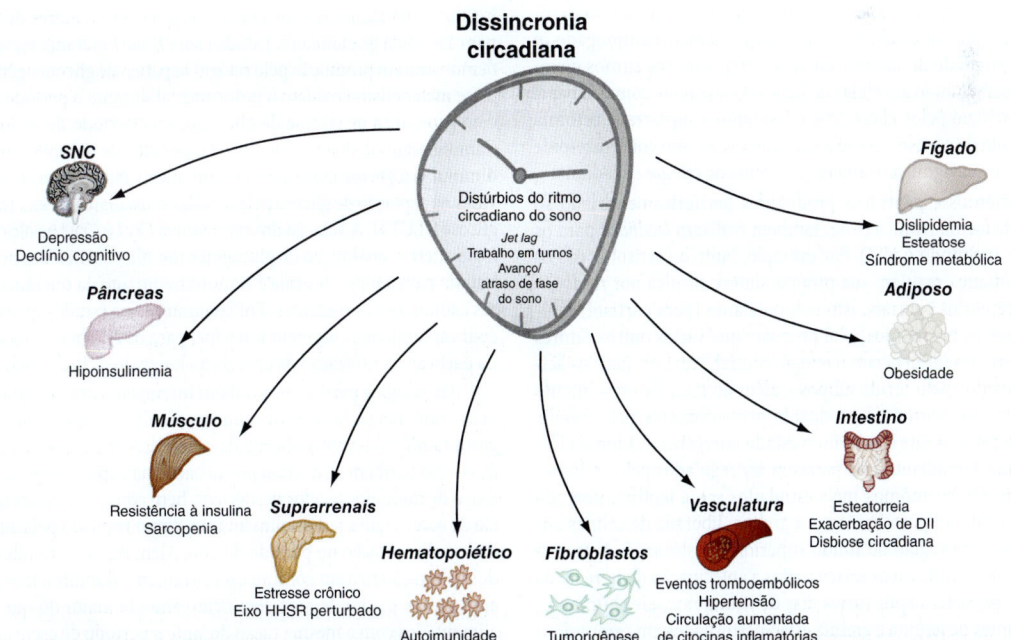

FIGURA 485-4 Patologias resultantes de dissincronia circadiana. Os distúrbios do ritmo circadiano do sono, incluindo distúrbio do atraso/adiantamento de fase do sono, jetlag, jetlag social e trabalho em turnos, resultam em dissincronia entre o "horário" do ciclo de luz-escuridão ambiental e o "horário" do relógio endógeno. Portanto, as patologias podem surgir por desalinhamento imposto por fatores exógenos (p. ex., ciclo de luz alterado e/ou ritmo de alimentação) e endógenos (p. ex., mutações nos genes do relógio central). Essa dissincronia resulta em uma gama de patologias de larga amplitude ao longo de múltiplos tecidos, tais como hipoinsulinemia (pâncreas), desorganização do eixo hipotálamo-hipófise-suprarrenal (HHSR), autoimunidade, hipertensão, obesidade e síndrome metabólica. SNC, sistema nervoso central; DII, doença inflamatória intestinal.

PAPEL DO SISTEMA DO RELÓGIO NA FISIOLOGIA

Sistemas endócrinos regulados pelo relógio circadiano

Além da regulação dos ritmos comportamentais, como os ciclos de sono/vigília e jejum/alimentação, o relógio circadiano também regula os ritmos do sistema endócrino. Os ritmos do cortisol são regulados por uma alça de *feedback* conhecida como eixo HHSR. A secreção hipotalâmica de CRH e AVP promove secreção de hormônio ACTH hipofisário que, por sua vez, regula a secreção rítmica de cortisol a partir do córtex suprarrenal. A liberação de cortisol aumenta pela manhã, e acredita-se que esse aumento prepara o cérebro e os tecidos periféricos para as atividades matinais e para a ingestão de alimentos. A secreção de AVP em camundongos ocorre antes do sono, para promover a ingestão de água e, assim, prevenir a desidratação durante o período de sono. Vários sistemas hormonais são, na verdade, influenciados mais pelo sono do que pelos ritmos circadianos. Por exemplo, a secreção de hormônio do crescimento (GH) é reduzida com o despertar durante a noite. A secreção desse hormônio é essencialmente dependente da ocorrência do sono de ondas lentas, o qual consiste em um estágio do sono conduzido de forma homeostática que ocorre sobretudo durante a primeira parte do período de sono. O cortisol também exibe um pico próximo à vigília: a resposta de cortisol do despertar (RCD). Esse pico parece ser independente de um ritmo circadiano, pois a RCD é bastante reduzida pela vigília aguda durante a noite, e tanto a RCD quanto o cortisol diurno são modulados pelos níveis de exposição à luz. O sono entrecortado e o despertar à noite aumentam a atividade do eixo HHSR e podem elevar os níveis diurnos de cortisol. O sono também influencia a amplitude da melatonina, de modo que a privação de sono pode elevar os níveis de melatonina.

Em ambientes profissionais, os efeitos do sono entrecortado costumam ser confundidos pela exposição desacertada à luz. Até mesmo níveis baixos de luz podem potencialmente suprimir a secreção de melatonina. Somando-se ao momento alterado na exposição à luz, níveis hormonais perturbados provavelmente representam um mecanismo pelo qual o momento e a duração alterados do sono podem ter impacto sobre os osciladores circadianos centrais e periféricos.

Os ritmos centralmente controlados de melatonina e cortisol são considerados reguladores-chave dos osciladores extra-NSQ e periféricos. Existem receptores de glicocorticoides tanto no SNC como nos tecidos periféricos, como músculo esquelético, fígado e tecido adiposo. Após mudanças agudas nos ciclos claro-escuro ou da alimentação, os níveis rítmicos de cortisol parecem modular a taxa na qual os ritmos comportamentais e fisiológicos são capazes de mudar de fase. De fato, os glicocorticoides regulam a expressão do gene do relógio no músculo, no rim e no pulmão, enquanto o poderoso glicocorticoide sintético dexametasona é frequentemente empregado *in vitro* por sua propriedade de sincronizar (p. ex., reiniciar) os ritmos circadianos das células, incluindo as células do fígado. Consistente com um papel da regulação do relógio pelos glicocorticoides, tanto a suprarrenalectomia (que resulta em falta de cortisol) como a suplementação com corticosteroide exógeno desorganizam significativamente o sistema de relógio circadiano.

Vários hormônios e peptídeos produzidos perifericamente não só são produzidos de forma rítmica como também realizam *feedback* para os relógios centrais, incluindo o NSQ. Por exemplo, tanto o cortisol como os hormônios tireoidianos regulam sua própria síntese rítmica por *feedback* para as regiões cerebrais centrais, isto é, hipotálamo (para cortisol) e hipófise (para ambos os hormônios). Foi proposto que vários outros fatores produzidos na periferia influenciam o relógio central, entre os quais os ácidos graxos produzidos pelo tecido adiposo, além do fator de crescimento de fibroblastos 21, um hormônio produzido primariamente pelo fígado. Os hormônios periféricos que sinalizam o estado energético e a fome também exibem ritmos circadianos que parecem ser regulados pelos relógios dos tecidos locais. Os hormônios mais estudados são a leptina, liberada pelas células do tecido adiposo branco, e a grelina, liberada de células endócrinas específicas na região do fundo superior do estômago. A grelina também exibe picos significativos relacionados à antecipação do horário da refeição, os quais persistem após vários dias de jejum, nos seres humanos. Os ritmos circulantes de leptina e grelina estão perturbados em camundongos com mutação circadiana, bem como em seres humanos submetidos ao desalinhamento circadiano, com evidências de efeitos específicos do sexo. Por exemplo, camundongos mutantes para *Per* e *Cry* apresentam ritmos de leptina gravemente mitigados, enquanto camundongos do tipo selvagem expostos ao *jetlag* (por meio de ciclos de luz-escuridão repetidamente alterados) mostram uma diminuição na leptina associada à vigília reduzida.

De modo similar, seres humanos forçados a viver dias de 28 horas apresentaram perfis de 24 horas aumentados de grelina e, por outro lado, níveis diminuídos de leptina. Grelina e leptina sinalizam para várias regiões cerebrais, incluindo regiões integradoras do apetite hipotalâmicas como as regiões arqueada e paraventricular. A resposta a esses hormônios é regulada ritmicamente pelo relógio molecular em vários desses locais centrais, controlando efetivamente como esses hormônios influenciam os ritmos de ingestão de alimentos e a homeostase energética de maneira dependente da hora do dia e dos nutrientes.

Papel do relógio na homeostasia metabólica

O controle circadiano da homeostasia da glicose é reconhecido há muito tempo, desde que os primeiros estudos demonstraram a variação na tolerância à glicose e a ação da insulina ao longo do dia. Por exemplo, devido à combinação de controle circadiano da sensibilidade periférica à insulina e secreção de insulina das células β pancreáticas, a tolerância oral à glicose é menor à noite e à tarde em comparação com a manhã. Outro exemplo é o "fenômeno do amanhecer", em que os níveis de glicose atingem o pico antes do aparecimento de atividade. Além disso, a destruição do NSQ comprovadamente abole a regulação circadiana do metabolismo da glicose em ratos, sendo que os ciclos diários de secreção de insulina e tolerância à glicose frequentemente são perturbados em pacientes com diabetes tipo 2, que também exibem alterações nos ritmos de expressão gênica em tecidos periféricos, como o tecido adiposo. Alterações nos parâmetros rítmicos, como a secreção de insulina, também foram observadas em parentes de primeiro grau de pacientes com diabetes tipo 2, possivelmente destacando um papel hereditário fundamental para o relógio circadiano na patogênese da doença metabólica.

A ablação de genes de relógio em camundongos revelou uma função-chave dos relógios central e periférico na regulação da homeostase energética. Foi demonstrado que o sistema circadiano regula a secreção rítmica da insulina a partir do pâncreas, via sinais neurais e níveis hormonais (p. ex., cortisol e norepinefrina), bem como via regulação autonômica do relógio celular junto à própria célula β pancreática. Uma observação inicial foi a de que camundongos *Clock*$^{\Delta 19/\Delta 19}$ mutantes no corpo inteiro desenvolveram obesidade sem apresentar hiperinsulinemia – um fenômeno indicativo de insuficiência concomitante de célula β. Posteriormente, isso foi confirmado usando camundongos com deficiência de *Bmal1* específico para células β e do pâncreas, os quais exibiam intolerância à glicose, hipoinsulinemia e comprometimento da secreção de insulina estimulada pela glicose. O relógio molecular nos outros tecidos periféricos, como fígado, tecido adiposo e músculo esquelético, também regula as flutuações circadianas na sensibilidade à insulina e na eliminação de glicose, as quais são maiores de manhã e declinam à medida que anoitece. Estudos com *Bmal1* mutante específico do fígado demonstraram promoção pelo relógio hepático de gliconeogênese, glicogenólise e metabolismo oxidativo mitocondrial durante o período de sono/jejum, com promoção de síntese de glicogênio no período de vigília/alimentação. Camundongos deficientes de *Bmal1* específico de músculo exibem tolerância diminuída à glicose concomitante com níveis mais baixos de proteínas envolvidas na captação de glicose pelas células musculares (p. ex., transportador de glicose GLUT4). A ablação dos repressores *Cry1* e *Cry2* na alça negativa do relógio altera a sinalização do glucagon e dos glicocorticoides no fígado, contribuindo para a hiperglicemia e comprometimento da tolerância à glicose nesses camundongos mutantes. Em conjunto, esses estudos genéticos realizados com camundongos sugerem um papel para os relógios de tecidos específicos na partição da utilização da energia ao longo do ciclo de sono-vigília.

Os relógios periféricos também interagem com outros fatores ambientais, como dieta e horário da alimentação. Por exemplo, alimentos ricos em gordura não só levam à obesidade e à síndrome metabólica em camundongos como também acarretam perturbação na expressão gênica do relógio ao longo de múltiplos tecidos periféricos, bem como uma desorganização do ciclo de sono-vigília/jejum-alimentação, como revelado pela aumentada atividade e alimentação no período diurno. Além disso, camundongos alimentados com ração rica em gordura exclusivamente durante a fase de luz (inativo) apresentam ganho de peso significativamente maior do que camundongos alimentados com a mesma ração durante o período de escuridão – o período ativo para camundongos. Além disso, os fenótipos metabólicos que surgem a partir da alimentação *ad lib* rica em gordura podem ser melhorados significativamente restringindo-se o horário de fornecimento da ração rica em gordura ao período de escuridão. Animais com relógio interrompido em todo o hipotálamo e NSQ exibem alimentação inapropriada e ritmos metabólicos adversos que podem ser restaurados pela alimentação apenas no escuro.

A alimentação em horário restrito também pode aumentar a atividade do tecido adiposo marrom em camundongos e diminuir a produção de glicose hepática para, então, promover a β-oxidação de ácidos graxos. A potencial utilidade clínica da alimentação com restrição de tempo foi corroborada em estudos de intervenção em humanos. Estes demonstraram que as intervenções alimentares modulam os ritmos transcricionais entre tecidos e que a alimentação com restrição de tempo pode melhorar a homeostase metabólica, bem como promover a perda de peso. A alimentação com restrição de tempo também pode modular a regulação central do sono e da fome, pois estudos descobriram que os humanos que restringem sua ingestão de alimentos a um período mais curto do que o *ad lib* também consomem menos calorias diárias e relatam menos fome e sono melhorado.

Por fim, estudos realizados com animais demonstraram que, quando o ciclo de luz-escuridão é desorganizado ou os animais são submetidos a condições que mimetizam o "*jetlag*" – avançando ou atrasando artificialmente o período de luz diário –, há dessincronização entre os relógios circadianos e subsequente ganho de peso. O acúmulo de evidências em humanos também descobriu que o desalinhamento circadiano interrompe e dessincroniza os relógios circadianos nos tecidos. Estudos clínicos que coletaram amostras de tecidos como sangue, músculo esquelético e tecido adiposo em intervalos regulares observaram ritmos dia-noite em genes do relógio e em genes metabólicos, e a interrupção de genes oscilantes, por intervenções de sono-vigília. O desalinhamento circadiano prolongado usando protocolos de dissincronia forçada diminui a sensibilidade à insulina nos estados pré e pós-prandial. Sob tais condições, a secreção de insulina cai para suprimir os níveis de glicose, sugerindo uma compensação inadequada da célula β. Além disso, a taxa metabólica em repouso declina significativamente tanto no estado de vigília como durante o sono, oferecendo, dessa forma, potenciais explicações sobre o motivo pelo qual o trabalho em turnos pode aumentar o risco de obesidade, diabetes tipo 2 e síndrome metabólica.

Estudos de associação genética humana também sustentam um papel para os genes de relógio na homeostasia metabólica e na função da célula β. Os portadores de certo polimorfismo em *BMAL1* apresentam risco aumentado de desenvolvimento de diabetes tipo 2, enquanto as variantes de *CLOCK* comprovadamente interagem com a dieta, de modo a produzir efeito protetor sobre a sensibilidade à insulina em indivíduos com elevada ingesta de gorduras monoinsaturadas ou em indivíduos que receberam dieta pobre em gordura. Por outro lado, um alelo menos relevante de outra variante do gene *CLOCK* foi associado a uma circunferência de cintura aumentada, porém somente naqueles com alta ingestão de gordura saturada. De modo similar, as variantes *NPAS2* e *BMAL1* foram associadas a um risco maior de hipertensão. Variantes do gene *MTNR1B* do receptor de melatonina, as quais resultam em expressão aumentada de MTNR1B, foram associadas a níveis de glicemia de jejum elevados e secreção diminuída de insulina, independentemente de seu nível de controle glicêmico, consistente com o conhecido efeito da melatonina sobre a secreção de insulina e a menor secreção de insulina durante a noite. Esses estudos de associação salientam o papel do sistema circadiano no metabolismo, bem como o potencial de interações das perturbações externas – como o desalinhamento circadiano – com um perfil genético protetor ou adverso.

Uma grande proporção da sociedade altera de forma recorrente os horários de sono-vigília e os das refeições entre os dias de trabalho/não livres e os dias de folga/livres. Esse *jetlag* social tem sido cada vez mais associado a distúrbios metabólicos, incluindo um risco aumentado de obesidade e diabetes tipo 2. Como isso envolve avanços e atrasos de fase recorrentes – como no trabalho em turnos, porém em uma menor magnitude –, é possível que o *jetlag* social e alimentar, muitas vezes interligados, também resultem em ritmos perturbados de gasto de energia em combinação com interrupções no impulso circadiano da fome, aumentando ainda mais o risco de obesidade. Alterações repetidas no ritmo de liberação de insulina dirigido pela alimentação e pelo NSQ podem similarmente, ao longo do tempo, aumentar o risco de diabetes tipo 2. Os ritmos de alimentação alterados em relação ao ciclo de sono-vigília e o momento de atividade do NSQ podem estar causalmente envolvidos nessa patogênese. Isso é exemplificado pelos distúrbios conhecidos como síndrome da alimentação noturna e transtorno da alimentação associado ao sono. Na síndrome, uma ampla parte do consumo diário de calorias ocorre durante as horas de fim de tarde e da noite, e esse padrão de refeições alterado foi associado a um atraso no momento do relógio interno. Há evidências de que essas síndromes estão associadas à obesidade. Descobriu-se ainda que os indivíduos que relatam menos horas de sono ou que estão sujeitos à restrição do sono durante alguns dias consecutivos também consomem mais calorias, especialmente em horários mais tardios da noite, um período durante o qual o jejum prolongado favorece a utilização do combustível oxidativo. Como tal, isso pode explicar por que a restrição do sono aumenta o risco de obesidade. Essas associações também foram observadas em indivíduos com atraso do aparecimento do sono (i.e., cronotipos noturnos). A síndrome da alimentação noturna e os cronotipos mais tardios também foram associados ao diabetes tipo 2 e podem ser mais comuns do que outros transtornos alimentares, como o transtorno da compulsão alimentar. Ambas as condições também foram associadas ao controle glicêmico prejudicado – como uma maior probabilidade de valores de hemoglobina A_{1c} superiores a 7% – em pacientes que já sofrem de diabetes tipo 2. Isso enfatiza como o alinhamento adequado dos ritmos circadianos internos com os fatores externos é o principal fator que contribui para a homeostase metabólica a longo prazo.

Relógios circadianos em relação à saúde cerebral e à cognição Os relógios circadianos moleculares estão presentes não só nas regiões extra-NSQ do cérebro como também nos neurônios, astrócitos, microglia e células da barreira hematencefálica. Enfatizando a importância funcional de relógios devidamente alinhados para a saúde cerebral, descobriu-se que indivíduos que trabalham em turnos apresentam diminuição da substância cinzenta em regiões encefálicas envolvidas na memória e nas funções executivas, com efeitos mais notáveis em indivíduos que apresentam períodos de recuperação mais curtos entre o início de cada ciclo do trabalho em turnos. Foi demonstrado que adultos que executam trabalho em turnos rotativos por muitos anos exibem sinais de envelhecimento cognitivo acelerado. Notavelmente, evidências sugerem que esses efeitos podem ser reversíveis, uma vez que aqueles que pararam de trabalhar em turnos passam a exibir desempenho cognitivo normal após 5 anos ou mais.

Estudos revelaram também um importante papel dos ritmos de sono-vigília e circadianos perturbados em condições neurodegenerativas, como a doença de Alzheimer (DA), doença de Huntington (DH) e doença de Parkinson (DP). O amiloide β (Aβ), componente patognomônico decisivo da DA, normalmente exibe flutuações circadianas no espaço extracelular junto ao encéfalo, bem como no líquido cerebrospinal e no plasma em seres humanos, chegando ao pico durante o período ativo e, então, declinando durante o sono. Notavelmente, esses ritmos diários de acúmulo de Aβ são minimizados em camundongos com propensão ao desenvolvimento de DA; flutuações reduzidas de Aβ no plasma também foram observadas em indivíduos mais velhos em comparação com indivíduos mais jovens. Estudos em animais indicam que a remoção de Aβ (e outras substâncias neurotóxicas) durante o período de sono noturno é facilitada por um sistema similar ao linfático, apoiado em células gliais (sistema "glinfático"). A relevância desse sistema para humanos é sugerida pela observação de que o sono de ondas lentas é acompanhado por flutuações hemodinâmicas que alteram o fluxo do líquido cerebrospinal, que pode remover toxinas como Aβ. Consistente com um papel para os ritmos circadianos na patogênese da DA, a ablação de genes do relógio central ao longo do cérebro, dentro de sub-regiões do cérebro ou dentro da glia, leva a patologias como estresse oxidativo, morte de células neuronais e cicatrização do tecido cerebral (astrogliose). Além disso, ciclos de luz-escuridão perturbados aumentaram a patologia associada ao estresse oxidativo, e polimorfismos de nucleotídeo único em *Clock* e *Bmal1* foram associados a risco aumentado de desenvolvimento de DA.

Evidências indicam ainda que a relação entre o sistema circadiano/sono-vigília e a DA é bidirecional. Por exemplo, pacientes que sofrem de DA exibem vários sinais de ritmos circadianos perturbados, com o fenômeno mais proeminente sendo o conhecido "*sundowning*," em que os pacientes com DA se tornam mais agitados e manifestam sintomas semelhantes ao *delirium* à tarde ou à noite. Estudos indicaram também que, nas formas graves de DA, o ritmo circadiano apresenta atraso de fase. Camundongos envelhecidos com propensão à DA também apresentam padrões de sono-vigília perturbados que podem ser corrigidos por imunização anti-Aβ ou por um antagonista de orexina. Pesquisas adicionais ajudarão a revelar a contribuição patogênica primária do sistema circadiano, bem como sua contribuição independente do sono perturbado, em condições como a DA. Notavelmente, evidências sugerem que as intervenções que aumentam a exposição à luz diurna e incluem suplementação de melatonina são capazes de melhorar sintomas de DA, provavelmente por contrapor os ritmos circadianos desorganizados.

Embora a relação entre trabalho em turnos e depressão não tenha sido extensamente estudada, a desorganização do sono e dos ritmos circadianos e a patogênese da depressão estão intimamente interligadas. Os genes de relógio também foram implicados na depressão e no humor em estudos realizados tanto com animais como com seres humanos. Polimorfismos de genes que regulam o sono e os ritmos circadianos – por exemplo, uma variante longa do gene *PER3* – também foram ligados ao transtorno bipolar e à esquizofrenia, enquanto os polimorfismos dos genes *CRY2* e *CLOCK* estão associados ao transtorno afetivo sazonal, um tipo de depressão que surge nos meses de outono e inverno, quando os níveis de luz solar são mais baixos. O transtorno bipolar, além disso, é frequentemente desencadeado por desorganização circadiana ou sono entrecortado. Ambos transtorno bipolar e esquizofrenia foram ligados a várias formas de desorganização circadiana em seguida ao aparecimento de doença, e um componente crítico de tratamento da doença muitas vezes envolve a normalização do sono e dos ritmos de sono-vigília.

A privação do sono em si comprovadamente diminui a vigilância, compromete a tomada de decisão e aumenta o risco de acidentes – após 18 a 24 horas de vigília contínua, diversas habilidades exibem o mesmo grau de declínio observado após a intoxicação leve por álcool. No entanto, as habilidades cognitivas podem sofrer até mais quando a restrição do sono é combinada ao desalinhamento circadiano, como no trabalho em turnos. Em um estudo, os participantes foram submetidos a dias com duração aproximada de 43 horas, em paralelo com a diminuição do sono (equivalente a 5,6 horas de sono em um período de 24 horas), produzindo um protocolo de dissincronia forçada acoplado à perda do sono. Quando os indivíduos foram testados no nadir do período circadiano, a velocidade de reação deles caiu quase em uma ordem de magnitude, em comparação aos controles. Em outro estudo, os pesquisadores notaram uma incidência quase 36% maior de erros médicos graves cometidos por residentes que haviam trabalhado regularmente por 24 horas ou em turnos mais longos, em comparação ao observado em residentes aleatoriamente designados para trabalhar em turnos de 16 horas. Além disso, a probabilidade de ocorrerem erros resultando em morte de pacientes foi três vezes maior entre os residentes que trabalharam por turnos com duração prolongada, em comparação com o observado entre aqueles que trabalharam somente em turnos de até 16 horas.

Regulação circadiana da homeostasia gastrintestinal e da microbiota

Os aspectos fisiológicos do trato gastrintestinal (GI) exibem variações diurnas-noturnas que antecipam e preparam para a ingesta e digestão de alimentos durante o período ativo. O esvaziamento gástrico e a motilidade colônica são consideravelmente maiores durante a fase ativa, uma vez que o programa motor fásico que sustenta o movimento do material digerido ao longo do intestino é cerca de duas vezes mais rápido durante o dia, em comparação com a noite. A secreção de ácido biliar também exibe ritmicidade circadiana no intestino, do mesmo modo como a absorção e a expressão de muitos transportadores de captação de nutrientes na parede intestinal, incluindo a principal proteína de transporte de glicose, a SGLT1. A permeabilidade da parede intestinal também varia ao longo do ciclo de sono-vigília, e camundongos expostos à fragmentação crônica do sono exibem permeabilidade intestinal aumentada, o que pode permitir que moléculas inflamatórias oriundas de bactérias atinjam a circulação sistêmica.

A composição e função da população microbiana que reside nos intestinos (i.e., a microbiota intestinal) também exibe ritmicidade circadiana, orquestrada pela expressão de genes de relógio circadiana e pelos ritmos de ingestão de alimentos do hospedeiro. Do mesmo modo, a desorganização circadiana, seja por meios ambientais ou genéticos, perturba esses ritmos microbianos, desorganizando tanto os níveis bacterianos quanto as funções metabólicas da microbiota intestinal. Por exemplo, alterações na expressão e nas funções da microbiota intestinal foram observadas em seres humanos expostos ao *jetlag* agudo, e evidências sugerem que o sono entrecortado, que muitas vezes acompanha o trabalho em turnos e o *jetlag*, pode alterar a microbiota intestinal. Ao intensificar a inflamação local e sistêmica, a desorganização circadiana da microbiota intestinal pode estar causalmente envolvida no risco aumentado de doença inflamatória intestinal (doença de Crohn e colite ulcerativa) e de câncer de cólon em indivíduos que trabalham em turnos. Diferenças biológicas entre os sexos também foram relatadas, pois camundongos fêmeas apresentam ritmos microbianos mais pronunciados. Curiosamente, o microbioma intestinal também demonstrou influenciar os ritmos dos tecidos do hospedeiro, como o intestino e o fígado, que também parecem específicos do sexo. Isso indica que existe uma relação bidirecional entre os tecidos que regulam os processos metabólicos e o microbioma intestinal ao longo do ciclo sono-vigília. Esses achados podem também ter implicações clínicas, dado que o microbioma intestinal pode exercer impacto direto (no lúmen intestinal) ou indireto (através de interações hospedeiro-microbiota, como por meio de moléculas de sinalização), afetando as respostas metabólicas e as propriedades farmacocinéticas e farmacodinâmicas de medicamentos ao longo do ciclo dia-noite de 24 horas.

Saúde cardiovascular e relógio circadiano

Uma observação epidemiológica inicial foi uma incidência aumentada de infarto agudo do miocárdio durante as horas matinais, com o menor risco observado durante o período anterior ao sono. Outros desfechos cardiovasculares como a morte súbita cardíaca e a síncope também exibem um pico diário no período da manhã. A pressão arterial (PA) tipicamente atinge o pico por volta das 21 horas e declina posteriormente, durante o sono, em parte devido a um declínio circadiano noturno de cerca de 3 a 6 mmHg na PA sistólica e de 2 a 3 mmHg na PA diastólica. Uma queda na PA de < 10% ou > 20% durante o sono normal está associada a pior prognóstico cardiovascular e risco de demência. A frequência cardíaca geralmente também diminui durante o sono, embora o sono inoportuno leve a uma frequência cardíaca maior durante o horário de sono. Estudos também sugerem que o músculo cardíaco pode ser mais tolerante à hipóxia e, portanto, se sair melhor sob a cirurgia programada para a tarde, devido ao tempo dos programas celulares acionados pelo relógio autônomo da célula nos cardiomiócitos. Portanto, uma combinação de fatores – que também pode envolver níveis alterados de glicocorticoides e agregação plaquetária aumentada – pode contribuir para um risco maior de doença cardiovascular pela manhã. Estudos epidemiológicos subsequentes também demonstraram que o trabalho em turnos aumenta o risco de dislipidemia e hipertensão, bem como o risco de cardiopatia coronariana, inclusive infarto do miocárdio. Esses achados estão alinhados com achados de intervenções em que o desalinhamento circadiano foi induzido por intervenção no ciclo de sono-vigília ou por imposição de dias com 28 horas de duração a seres humanos sadios. Esses estudos constataram que o desalinhamento circadiano eleva a PA de 24 horas, em particular durante o sono. Essas alterações podem estar causalmente relacionadas ao modo como o sistema autônomo é regulado durante o sono, conforme evidenciado pelo controle cardíaco vagal reduzido quando o ciclo de sono-vigília é invertido.

Desorganização circadiana e câncer

Em 2007, a International Agency for Research on Cancer (IARC) declarou que o trabalho em turnos envolvendo desorganizações circadianas provavelmente é carcinogênico para seres humanos. Embora as evidências da existência de uma associação entre o trabalho em turnos e a incidência geral de câncer sejam mistas, evidências acumuladas sustentam uma ligação entre o trabalho em turnos e um risco aumentado de desenvolvimento de cânceres de cólon e mama, bem como de um prognóstico de câncer mais desfavorável. O encurtamento de telômero, um fenômeno do envelhecimento que desestabiliza o genoma, também foi observado em indivíduos que trabalham em turnos, bem como naqueles que sofrem de sono curto. Tais alterações podem diminuir a capacidade das células danificadas ou senescentes de entrar em apoptose e, em vez disso, levar a um crescimento celular desinibido e ao câncer. Um papel indireto para o relógio circadiano também foi demonstrado a partir de estudos retrospectivos sobre como o risco de câncer está relacionado ao horário de alimentação e à duração do jejum noturno em seres humanos. Em combinação com estudos de intervenção com restrição de tempo, eles indicam que, ao ingerir alimentos em porções em um período restrito do dia, a distribuição otimizada dos processos circadianos confere um risco reduzido de danos celulares potencialmente cancerígenos. Estudos de jejum recorrente também mostraram que ele reduz o risco e atrasa o aparecimento de câncer.

Evidências genéticas experimentais também implicaram a desorganização do relógio como um fator na tumorigênese. Foi demonstrado que a perda genética de *Per2* ou *Bmal1* promove tumorigênese pulmonar, enquanto estudos com camundongos mutantes para *Per2* também revelaram uma incidência aumentada de linfoma induzido por radiação associado à desregulação do ciclo celular. No entanto, a desregulação do gene *Cry* em camundongos também foi implicada na proteção tumoral, devido à susceptibilidade aumentada à morte celular. Em contraste, a superativação farmacológica de REV-ERB pode prejudicar o crescimento de glioblastomas. Embora as evidências epidemiológicas, experimentais e cronoterapêuticas (ver "Cronoterapia e perspectivas futuras", adiante) sugiram uma ligação entre a interrupção circadiana e o câncer, o papel preciso dos sistemas circadianos na tumorigênese ainda precisa ser determinado.

Regulação circadiana do sistema imune

O desalinhamento circadiano e a restrição do sono alteram os níveis populacionais de células imunes e diminuem a capacidade das células imunes de produzir radicais reativos, em parte provavelmente pela interrupção dos ritmos das citocinas. A interrupção circadiana crônica pode, assim, prejudicar a capacidade do sistema imunológico de conduzir a imunovigilância na hora adequada do dia. Isso pode reduzir a capacidade de montar uma resposta apropriada induzida por patógenos (células T citotóxicas) durante o período ativo, bem como prejudicar a resposta imune adaptativa de longo prazo, que é favorecida pelo meio ambiente de citocinas (como surtos de prolactina e GH) que acompanha a fase de recuperação/sono. Por outro lado, o desalinhamento circadiano aumenta uma gama de marcadores inflamatórios usados na clínica (p. ex., proteína C-reativa, fator de necrose tumoral α e interleucina 6), e tais alterações foram notadas até mesmo quando o ciclo de sono-vigília era apenas um pouco mais prolongado do que as 24,6 horas do dia normal. Embora efeitos similares tenham sido observados em seguida à total privação do sono aguda ou à restrição parcial recorrente do sono, foi demonstrado que o desalinhamento circadiano promove uma elevação ainda mais pronunciada desses marcadores. A desorganização do relógio genético em macrófagos peritoneais também revelou o controle por relógio do receptor semelhante ao Toll 9, responsável pela identificação de moléculas oriundas de patógenos estranhos. Camundongos nocauteados para *Clock* também apresentam resposta diminuída da célula T ao antígeno, sendo que camundongos imunizados durante o dia apresentaram uma resposta de célula T mais forte do que a de camundongos imunizados à noite, sustentando a regulação do sistema imune pelo relógio. Mecanismos semelhantes provavelmente ocorrem em humanos, pois estudos clínicos observaram uma resposta vacinal prejudicada após a interrupção do sono, e vários estudos observaram uma resposta imunogênica aprimorada contra vários antígenos quando vacinados pela manhã em comparação com a tarde.

Envelhecimento e relógio circadiano A instabilidade no sistema do relógio costuma ser uma característica marcante negligenciada do envelhecimento. O envelhecimento está associado ao declínio na robustez de processos rítmicos intrínsecos nos níveis comportamental, fisiológico e molecular em modelos humanos e animais. Ao nível comportamental, o envelhecimento leva a um sono reduzido e fragmentado, ao comprometimento da atividade locomotora e dos ritmos de alimentação e a uma reduzida capacidade de arrastamento para a luz, uma vez que roedores são 20 vezes menos sensíveis aos efeitos do arrastamento de luz em comparação aos animais mais jovens. Mesmo indivíduos de meia-idade expostos ao *jetlag* exibem mais sintomas de desalinhamento circadiano, como mais tempo de vigília e alerta reduzido, em comparação com indivíduos jovens. Em um nível fisiológico, algumas das características do envelhecimento são uma redução na amplitude (p. ex., achatamento do padrão circadiano) que também afeta o sinal durante o período noturno (a zona de manutenção da vigília). O envelhecimento também resulta em um avanço de fase (p. ex., uma mudança no tempo do pico ou do nadir) nos ritmos dos sistemas endócrino e neuroendócrino, incluindo início e deslocamento do sono. Assim, cortisol, desidroepiandrosterona (DHEA) e melatonina, por exemplo, apresentam comprometimento de ritmo e um avanço de fase no envelhecimento; a combinação dessas alterações, por sua vez, contribui para um sono mais fragmentado e níveis menores de sono de ondas lentas restaurador em indivíduos envelhecidos. Da mesma forma, o envelhecimento resulta em expressão reduzida de peptídeos do NSQ (VIP e AVP), perda de células nas regiões de sono-vigília (incluindo o NSQ) e redução da amplitude dos ritmos da atividade elétrica do NSQ. Além disso, embora o ritmo de temperatura corporal dependente de NSQ – um marcador geralmente aceito da integridade dos ritmos circadianos – atinja o pico durante a noite e seja mais baixo no início da manhã em indivíduos jovens, indivíduos de idade avançada sadios apresentam avanço de fase e diminuição na amplitude circadiana nos ritmos de temperatura corporal. De fato, evidências sugerem que a dissincronia interna entre os ritmos de temperatura corporal central e o ciclo de sono-despertar podem contribuir para as alterações circadianas associadas ao envelhecimento.

Em nível molecular, o envelhecimento está associado à expressão diminuída e a perfis diurnos alterados de vários genes do relógio central, incluindo *Clock* e *Bmal1*, junto ao NSQ e tecidos periféricos, como coração e fígado. A indução aguda de *Per1* em resposta à luz foi acentuadamente reduzida no NSQ de camundongos envelhecidos, em comparação com o observado em camundongos jovens, potencialmente contribuindo para a resposta tardia ao arrastamento da luz. Camundongos deficientes de *Bmal1* morrem precocemente em comparação com camundongos controle, de modo consistente com o acúmulo precoce de espécies reativas do oxigênio. Esses camundongos exibem aparecimento acelerado de diversas patologias relacionadas ao envelhecimento, como catarata, sarcopenia, tamanho diminuído de órgãos e redução do crescimento capilar. Por outro lado, a deficiência de criptocroma, um repressor do relógio interno, foi associada a alterações na regeneração hepática, enquanto *BMAL1* e *PER2* podem ser importantes para a neurogênese no hipocampo, uma região cerebral em que os mamíferos adultos normalmente exibem divisão celular contínua. De modo conjunto, isso sugere que o relógio circadiano altamente conservado é importante para regular uma ampla gama de processos homeostáticos, incluindo as vias de ciclo celular, que promovem o ajuste orgânico quando estão devidamente em fase entre si.

As medidas de ritmos circadianos alterados com o avanço da idade podem ser úteis como biomarcadores do envelhecimento. Uma questão intrigante é se o declínio na amplitude dos ritmos tem correlação com um declínio na função e, de modo significativo, se a restauração desses ritmos com a idade, seja por intervenção comportamental ou farmacológica, adiaria o processo de envelhecimento. Estudos em camundongos indicam que intervenções comportamentais e farmacológicas (incluindo exercícios) podem restaurar as oscilações circadianas no envelhecimento. De forma semelhante, o transplante de NSQ de um rato jovem em um rato envelhecido "resgatou" os ritmos tanto da atividade locomotora como do CRH, sugerindo que o NSQ é um alvo importante de alterações que ocorrem nos relógios com o avanço da idade. A atividade física ou terapias direcionadas podem, portanto, diminuir parte da deterioração circadiana em humanos idosos.

CRONOTERAPIA E PERSPECTIVAS FUTURAS

A cronofarmacologia, estudo do modo como o momento de administração de um fármaco pode afetar sua efetividade, é um campo que está emergindo rapidamente. Como os processos fisiológicos variam ao longo do dia, o momento de administração de medicação pode ajudar a otimizar os cuidados do paciente. Por exemplo, como a síntese de colesterol endógeno é rítmica no fígado e atinge o pico durante as primeiras horas da manhã, a administração de estatinas (inibidores de HMG-CoA-redutase) à noite, antes da hora de ir dormir, é comprovadamente mais efetiva do que a administração durante o dia no que se refere à redução dos níveis de colesterol de lipoproteína de baixa densidade (LDL-C), uma vez que a concentração mais alta das medicações coincide com o pico na produção rítmica de colesterol endógena. Dado que a PA exibe ritmo de 24 horas – sendo mais baixa durante o sono –, foi demonstrado que os inibidores da enzima conversora de angiotensina (ECA) são mais efetivos à noite para normalizar os ritmos de PA, restaurando a queda noturna da PA que está principalmente ligada à ocorrência de sono. Inúmeros estudos também demonstraram que a administração de tratamentos contra o câncer em horários específicos do dia pode aumentar a eficácia da quimioterapia e, ao mesmo tempo, diminuir a toxicidade de uma ampla gama de medicamentos. Por exemplo, a 5-fluoruracila (5-FU) atua melhor no tratamento do câncer colorretal quando administrada à noite, quando as células cancerosas estão mais vulneráveis enquanto as células normais estão quiescentes e, portanto, menos sensíveis. A administração de doxorrubicina no início da manhã para tratar câncer de ovário também é comprovadamente menos tóxica, uma vez que os leucócitos se recuperam mais rápido do que se o fármaco for administrado à noite. Finalmente, os sintomas matinais mais graves da artrite reumatoide estão ligados ao aumento da inflamação à noite; portanto, a prevenção da suprarregulação noturna da reação imune/inflamatória é mais efetiva quando os glicocorticoides são administrados como uma formulação de liberação noturna.

O reconhecimento dos ritmos circadianos também é essencial para o diagnóstico e tratamento de distúrbios endócrinos. O diagnóstico de síndrome de Cushing, caracterizada por hipercortisolemia, pode ser perdido se os níveis de cortisol do paciente forem medidos pela manhã, quando a produção endógena de cortisol atinge o pico. Portanto, o diagnóstico clínico exige que o cortisol seja medido no final da noite, quando os níveis desse hormônio normalmente devem estar baixos. Por outro lado, a insuficiência suprarrenal é diagnosticada medindo o cortisol de manhã, em seu pico fisiológico, e a terapia com glicocorticoides para esses pacientes tem o objetivo de mimetizar os ritmos endógenos de cortisol, uma vez que os glicocorticoides sintéticos de ação curta em geral são administrados várias vezes por dia em doses decrescentes, de modo que a maior quantidade seja administrada de manhã, e a menor, à noite. O diabetes é outro distúrbio endócrino intimamente relacionado com os ritmos circadianos. A tolerância oral à glicose, que é comumente usada para diagnosticar diabetes, é pior à tarde e à noite em comparação com a manhã. Isso provavelmente decorre da maior sensibilidade à insulina diurna nos tecidos periféricos e da redução da secreção de insulina durante a noite. Similarmente, devido a uma onda de níveis hormonais pela manhã, os pacientes com diabetes podem sofrer o fenômeno do amanhecer (ou efeito do amanhecer), uma elevação anormalmente intensa da glicemia causada pela resposta comprometida de secreção de insulina. Um fenômeno relacionado que pode ser associado ao horário noturno de aplicação das doses de insulina é o "rebote" ou efeito Somogyi. Nesse cenário, o sinal clínico inicialmente notado, na forma de níveis elevados de glicose, pode ser observado de manhã. Contudo, a causa subjacente é a hipoglicemia que ocorre durante a noite e produz uma resposta hormonal contrarreguladora, a qual subsequentemente resulta em hiperglicemia matinal. Como os pacientes com diabetes tipo 2 geralmente têm ciclos diários de secreção de insulina muito prejudicados e tolerância à glicose, isso destaca ainda mais a importância de considerar o momento do dia para o diagnóstico e tratamento de distúrbios metabólicos como o diabetes tipo 2.

À medida que se aprofunda nosso conhecimento da complexidade de como os processos circadianos modulam a fisiologia, são essenciais avanços adicionais para desenvolver racionalmente novas estratégias para tratamentos de distúrbios afetados pelo desalinhamento circadiano. Por exemplo, novos compostos começaram a surgir a partir de triagens imparciais para a descoberta de fármacos que, em ensaios baseados em células e animais, afetam os componentes do relógio circadiano, encurtando ou prolongando o período. Esses compostos incluem estabilizadores de CRY e diversos inibidores de CKIδ, CKIε e GSK-3. O controle farmacológico do ciclo circadiano pode ser útil no tratamento de distúrbios circadianos e perturbações metabólicas contendo um componente circadiano. Saber como o relógio circadiano controla as funções biológicas trará novos esclarecimentos sobre a patogênese dos distúrbios metabólicos com componente circadiano, como o diabetes tipo 2 e a síndrome metabólica, bem como dará uma noção sobre como o momento da administração de fármacos afetará os cuidados do paciente.

Agradecimento Os autores gostariam de agradecer a Billie Marcheva pela ajuda com as figuras e tabelas.

LEITURAS ADICIONAIS

Allada R, Bass J: Circadian mechanisms in medicine. N Engl J Med 384:550, 2021.
Buxton OM et al: Adverse metabolic consequences in humans of prolonged sleep restriction combined with circadian disruption. Sci Transl Med 4:129ra43, 2012.
Cedernaes J: et al: Transcriptional basis for rhythmic control of hunger and metabolism within the AgRP neuron. Cell Metab 29:1078, 2019.
Dibner C et al: The mammalian circadian timing system: Organization and coordination of central and peripheral clocks. Annu Rev Physiol 72:517, 2010.
Hatori M et al: Time-restricted feeding without reducing caloric intake prevents metabolic diseases in mice fed a high-fat diet. Cell Metab 15:848, 2012.
Kervezee L et al: Metabolic and cardiovascular consequences of shift work: The role of circadian disruption and sleep disturbances. Eur J Neurosci 51:396, 2020.
Scheer FA et al: Adverse metabolic and cardiovascular consequences of circadian misalignment. Proc Natl Acad Sci USA 106:4453, 2009.
Takahashi JS: Transcriptional architecture of the mammalian circadian clock. Nat Rev Genet 18:164, 2016.
Turek FW et al: Obesity and metabolic syndrome in circadian clock mutant mice. Science 308:1043, 2005.

486 Medicina de rede: biologia de sistemas na saúde e na doença

Joseph Loscalzo

O campo da biologia humana progrediu ao longo dos últimos três séculos, principalmente em consequência da abordagem reducionista aos problemas científicos que desafiam a disciplina. Os biólogos estudam a resposta experimental de uma variável de interesse em uma célula ou organismo enquanto mantêm todas as outras variáveis constantes. Desse modo, é possível dissecar os componentes individuais de um sistema biológico e assumir que o conhecimento abrangente de um componente específico (p. ex., uma enzima ou fator de transcrição) nos dará uma noção suficiente para explicar o comportamento global do sistema (p. ex., uma via metabólica ou rede de genes, respectivamente). No entanto, os sistemas biológicos são muito mais complexos do que essa abordagem considera e manifestam comportamentos que com frequência (se não invariavelmente) não podem ser preditos a partir do conhecimento de suas partes componentes de forma isolada. O crescente reconhecimento dessa deficiência da pesquisa biológica convencional levou ao desenvolvimento de uma nova disciplina, denominada *biologia de sistemas*, que é definida como o estudo holístico dos organismos vivos ou dos componentes de suas redes celulares ou moleculares para prever suas respostas às perturbações. Os conceitos da biologia de sistemas podem ser prontamente aplicados às doenças humanas e tratamentos, definindo o campo da *biopatologia de sistemas*, em que as perturbações genéticas ou ambientais produzem doenças e as perturbações farmacológicas restabelecem o comportamento normal do sistema.

A biologia de sistemas evoluiu a partir do campo da engenharia de sistemas, em que um conjunto associado de partes componentes constitui uma rede, cujo produto é o que o engenheiro deseja predizer. O simples exemplo de um circuito eletrônico pode ilustrar alguns conceitos básicos da engenharia de sistemas. Todos os elementos individuais do circuito – resistores, capacitores, transistores – têm propriedades bem definidas que podem ser precisamente caracterizadas. No entanto, esses elementos podem estar conectados (por fiação ou configuração) de vários modos, cada um dos quais produzindo um circuito cuja resposta à voltagem aplicada é diferente da resposta de todas as outras configurações. Para predizer o comportamento do circuito (i.e., do sistema), o engenheiro deve estudar sua resposta à perturbação (p. ex., a voltagem aplicada) de modo holístico, e não as respostas dos componentes individuais a essa perturbação. Em outras palavras, o comportamento resultante do sistema é maior (ou diferente) do que a simples soma de suas partes, e a engenharia de sistemas utiliza abordagens matemáticas rigorosas para prever essas respostas complexas e, com frequência, não lineares. Por analogia aos sistemas biológicos, pode-se pensar que o conhecimento minucioso de uma única enzima em uma via metabólica ou de um único fator de transcrição em uma rede gênica não fornecerá detalhamento suficiente do contexto para predizer o produto dessa via metabólica ou dessa rede transcricional, respectivamente. Somente uma abordagem sistêmica será satisfatória.

Os biólogos levaram muito tempo para valorizar a importância das abordagens sistêmicas aos problemas biomédicos. Durante muitas décadas, o reducionismo reinou com supremacia, em grande parte por ser experimental e analiticamente mais simples do que o holismo, bem como por proporcionar percepções acerca dos mecanismos biológicos e da patogênese de doenças que conduzem a tratamentos bem-sucedidos. No entanto, o reducionismo não consegue resolver todos os problemas biomédicos. Por exemplo, os conhecidos efeitos colaterais de novos medicamentos que muitas vezes limitam sua adoção provavelmente refletem a falta de um estudo desse medicamento em contexto holístico, ou seja, a falha na exploração de todas as ações possíveis, exceto a principal ação-alvo para a qual esse fármaco foi desenvolvido. Portanto, é evidente a necessidade de outras abordagens para conhecer a biologia. Com os crescentes conjuntos de dados genômicos, proteômicos e metabolômicos em que são registradas as alterações dinâmicas na expressão de muitos genes e metabólitos após uma perturbação, e com o desenvolvimento de abordagens matemáticas rigorosas para analisar essas mudanças, foi preparado o cenário para a aplicação dos princípios da engenharia de sistemas à biologia moderna.

Historicamente, os fisiologistas têm a perspectiva da (bio)engenharia na condução de seus estudos e encontram-se entre os primeiros biólogos de sistemas. Todavia, com poucas exceções, também se concentram em sistemas fisiológicos comparativamente simples, tratáveis com as abordagens reducionistas tradicionais. Os esforços para a modelagem integrativa de sistemas fisiológicos humanos, como a primeira tentativa de Guyton para regulação da pressão arterial, representam uma aplicação da engenharia de sistemas à biologia humana. Esses modelos fisiológicos dinâmicos, costumam focalizar a resposta aguda de um parâmetro fisiológico mensurável a uma perturbação no sistema, partindo de uma perspectiva analítica clássica em que todos os determinantes fisiológicos convencionais dos parâmetros resultantes são conhecidos e podem ser modelados quantitativamente.

Até recentemente, a análise de sistemas moleculares era limitada pelo conhecimento insuficiente dos determinantes moleculares de um sistema biológico de interesse. Embora os bioquímicos tenham abordado as vias metabólicas a partir de uma perspectiva sistêmica por mais de 50 anos, seus esforços foram limitados pela inadequação de informações fundamentais para cada enzima (K_M, k_{cat} e concentração) e o substrato (concentração) na via. Com os conjuntos de dados moleculares cada vez mais requintados disponíveis para as análises sistêmicas, incluindo dados genômicos, transcriptômicos, proteômicos e metabolômicos, atualmente os bioquímicos e biólogos moleculares estão preparados para usar as abordagens da biologia de sistemas na exploração dos fenômenos biológicos e biopatológicos.

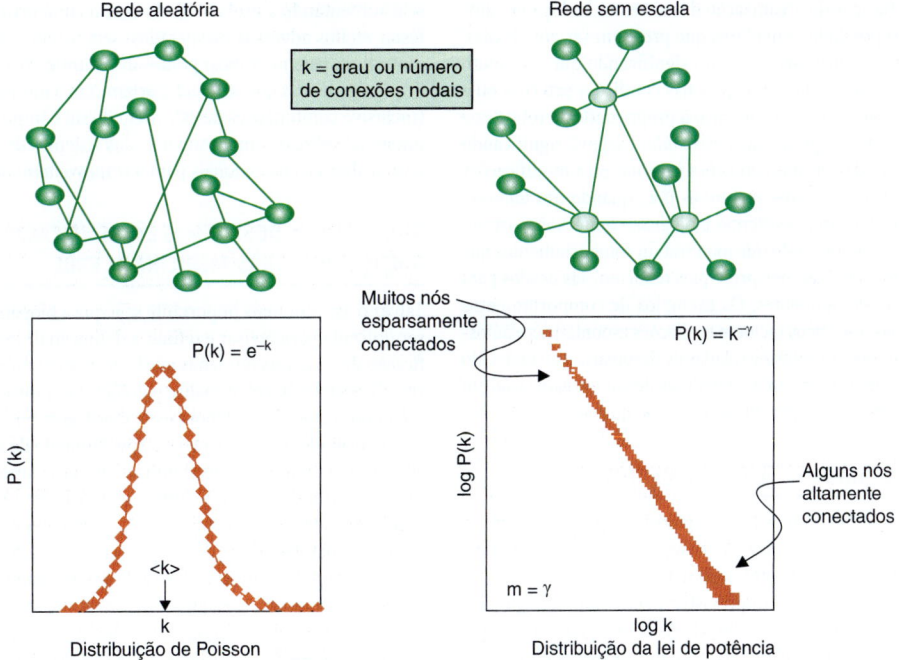

FIGURA 486-1 **Representações de redes e suas distribuições.** Uma rede aleatória é representada à esquerda, e sua distribuição de Poisson do número de conexões nodais (k) é mostrada no gráfico abaixo dessa rede. Uma rede sem escala é representada à direita, e sua distribuição da lei de potência do número de conexões nodais (k) é mostrada no gráfico abaixo dessa rede. Os nós altamente conectados (pontos centrais) são representados em tonalidade mais clara.

PROPRIEDADES DOS SISTEMAS BIOLÓGICOS COMPLEXOS

Para se compreender o melhor meio de aplicação dos princípios da biologia de sistemas à biomedicina humana é necessário revisar brevemente os elementos construtores de qualquer sistema biológico e os determinantes da complexidade desse sistema. Todos os sistemas podem ser analisados mediante definição de sua topologia estática (arquitetura) e sua resposta dinâmica (i.e., dependente do tempo) às perturbações. No presente contexto, são descritas propriedades sistêmicas que derivam das consequências da topologia (forma) para a resposta dinâmica (função). Qualquer sistema de elementos interativos pode ser representado de forma esquemática como uma *rede*, em que os elementos individuais são representados como nós (ou nodos) e suas conexões são representadas como ligações. A natureza das ligações entre os nós reflete o grau de complexidade do sistema. *Sistemas simples* são aqueles cujos nós são conectados linearmente, com alças de retroalimentação (*feedback*) ou de alimentação antecipatória (*feedforward*) ocasionais, que modulam o rendimento sistêmico por vias altamente previsíveis. Em contrapartida, os *sistemas complexos* consistem em nós conectados em redes não lineares mais complicadas; por definição, o comportamento desses sistemas é inerentemente mais difícil de predizer devido à natureza das conexões interativas, à dependência do comportamento do sistema em suas condições iniciais, e à incapacidade de mensurar acuradamente o estado geral do sistema em qualquer tempo específico. Os sistemas complexos podem ser representados como uma rede de componentes ou módulos interativos de complexidade inferior, cada um dos quais pode ser adicionalmente reduzido a motivos canônicos mais simples analisáveis (como alças de *feedback* e de *feedforward*, ou autorregulação negativa e positiva); todavia, uma propriedade central dos sistemas complexos é que a simplificação de suas estruturas mediante identificação e caracterização dos nós e ligações individuais, ou mesmo de subestruturas mais simples, não produz necessariamente um entendimento previsível acerca do comportamento de um sistema. Desse modo, o sistema funcional é diferente ou maior do que a soma de suas partes individuais manejáveis.

Definidos assim, a maioria dos sistemas biológicos consiste em sistemas complexos que podem ser representados como redes cujos comportamentos não são imediatamente previsíveis a partir de princípios reducionistas simples. Por exemplo, os nós podem ser metabólitos conectados pelas enzimas que causam suas transformações, fatores de transcrição que estão conectados pelos genes cuja expressão influenciam, ou proteínas em uma rede de interações que estão conectadas por cofatores facilitadores das interações ou por forças termodinâmicas facilitadoras de sua associação

física. Normalmente, os sistemas biológicos são organizados como redes de nós *sem escala*, em vez de redes estocásticas de nós. Os sistemas sem escala são aqueles em que poucos nós têm muitas ligações com outros nós (nós altamente conectados ou pontos centrais [*hubs*]), porém a maioria dos nós tem apenas algumas ligações (nós fracamente conectados). A denominação *sem escala* refere-se ao fato de a conectividade dos nós na rede ser invariável com relação ao tamanho da rede. Isso é muito diferente de outras duas arquiteturas de redes comuns: a distribuição aleatória (de Poisson) e a distribuição exponencial. As redes sem escala podem ser descritas matematicamente por uma lei de potência que define a probabilidade do número de ligações por nó ($P[k] = k^{-\gamma}$, onde k é o número de ligações por nó, e γ é a inclinação da plotagem de log P[k] vs. log [k]); essa propriedade singular da maioria das redes biológicas é um reflexo de sua autossimilaridade ou natureza fractal **(Fig. 486-1)**.

Os sistemas biológicos sem escala têm propriedades exclusivas que refletem sua evolução e promovem sua adaptabilidade e sobrevivência. É provável que as redes biológicas tenham evoluído um nó de cada vez, em um processo em que os novos nós tendem mais a se ligar a um nó altamente conectado do que a um nó fracamente conectado. Além disso, as redes sem escala podem se tornar fracamente ligadas umas às outras, produzindo *topologias modulares sem escala* mais complexas. O crescimento evolutivo das redes biológicas tem três propriedades importantes que afetam a função e a sobrevivência sistêmicas. Primeiro, essa adição sem escala de novos nós promove *redundância do sistema*, o que minimiza as consequências de erros e acomoda fortemente as perturbações adversas ao sistema, com mínimos efeitos nas funções críticas (a menos que os nós de alta conexão sejam o foco da perturbação). Segundo, essa redundância de redes resultante proporciona uma vantagem de sobrevivência ao sistema. Em redes gênicas complexas, por exemplo, as mutações ou os polimorfismos em genes fracamente conectados são responsáveis pela biodiversidade e pela variabilidade biológica sem perturbar as funções críticas do sistema; apenas mutações em genes altamente conectados (*essenciais*; *hubs*) podem reprimir o sistema e causar letalidade embrionária. Terceiro, os sistemas biológicos sem escala facilitam o fluxo de informações (p. ex., o fluxo de metabólitos) ao longo do sistema, comparativamente com os sistemas biológicos organizados aleatoriamente; essa propriedade sistêmica, chamada "mundo pequeno" (em que a natureza agrupada de *hubs* altamente conectados define uma vizinhança local no interior da rede que se comunica por meio de conexões mais fracas e menos frequentes a outros grupos), minimiza o custo energético da ação dinâmica do sistema (p. ex., reduz ao mínimo o tempo de transição entre estados em uma rede metabólica).

Esses princípios básicos de organização dos sistemas biológicos complexos levam a três propriedades singulares que precisam ser enfatizadas. Primeiro, os sistemas biológicos são *robustos*, significando que são muito estáveis em resposta à maioria das alterações nas condições externas ou a modificações internas. Segundo, um corolário à propriedade da robustez é que os sistemas biológicos complexos são *desleixados* (*sloppy*), significando que são insensíveis às mudanças nas condições externas ou a modificações internas, exceto em certas condições incomuns (i.e., quando um *hub* está envolvido na alteração). Terceiro, os sistemas biológicos complexos mostram *propriedades emergentes*, significando que manifestam comportamentos que não podem ser previstos com base nos princípios reducionistas usados para caracterizar suas partes componentes. Os exemplos de comportamentos emergentes nos sistemas biológicos incluem oscilações espontâneas e autossustentadas na glicólise; ondas espirais e roladas de despolarização no tecido cardíaco, causando arritmias reentrantes; e padrões de auto-organização em sistemas bioquímicos governados por difusão e reação química.

APLICAÇÕES DA BIOLOGIA DE SISTEMAS À BIOPATOLOGIA

Os princípios da biologia de sistemas foram aplicados a processos patológicos complexos com sucesso crescente. A chave para essas aplicações é a identificação de propriedades emergentes do sistema em estudo, a fim de definir métodos inovadores, se não imprevisíveis (i.e., sob a perspectiva reducionista) para regular a resposta sistêmica. As abordagens da biologia de sistemas foram utilizadas para caracterização de epidemias e meios de controlá-las, aproveitando as propriedades de rede sem escala de indivíduos infectados que constituem a epidemia. Mediante uso da análise de sistemas de uma rede neural de interações proteína-proteína, foram identificadas proteínas modificadoras de doença exclusivas, as quais são comuns a uma variedade de distúrbios neurodegenerativos cerebelares causadores de ataxias hereditárias. A análise de sistemas e a construção da rede de doenças de uma rede de hipertensão arterial pulmonar levaram à identificação de um módulo de doença único envolvendo uma via governada por micro--RNA 21 e, mais recentemente, a uma nova via profibrótica que promove a progressão da doença vascular. Os modelos da biologia de sistemas foram usados para dissecar a dinâmica da resposta inflamatória, usando alterações oscilatórias no fator de transcrição nuclear κB (NFκB) como o resultado do sistema. Os princípios da biologia de sistemas também serviram para predizer o desenvolvimento de uma rede de idiotipia-anticorpo anti-idiotipia, descrever a dinâmica do crescimento de espécies em biomembranas microbianas, e analisar a resposta imune inata. Em cada um desses exemplos, uma abordagem da bio(pato)logia de sistemas forneceu percepções sobre o comportamento desses sistemas complexos, o qual não poderia ter sido reconhecido com o reducionismo científico convencional.

Uma aplicação extraordinária da biologia de sistemas à biomedicina encontra-se na área de desenvolvimento de medicamentos: a forma convencional envolve a identificação de uma proteína-alvo potencial e, a seguir, o delineamento ou rastreamento de compostos para identificar aqueles que inibem a função do referido alvo. Essa análise reducionista identifica muitos alvos farmacológicos e fármacos potenciais, mas apenas quando um fármaco é testado em modelos animais ou humanos é que as consequências sistêmicas de sua ação se tornam aparentes. Não raro, os pretensos efeitos colaterais podem se tornar aparentes e serem suficientemente adversos para os pesquisadores encerrarem o desenvolvimento do fármaco. Um bom exemplo desse problema encontra-se nos resultados inesperados de esquemas à base de vitamina B para redução dos níveis de homocisteína. Nesses ensaios, os níveis plasmáticos de homocisteína foram reduzidos de maneira eficaz; no entanto, não houve efeito algum dessa redução sobre os resultados vasculares clínicos. Uma explicação para esse resultado é que uma das vitaminas B do esquema, o folato, tem múltiplos efeitos na proliferação e no metabolismo celulares, o que provavelmente neutraliza sua ação benéfica de redução de homocisteína, com consequente promoção do crescimento progressivo da placa aterosclerótica e suas consequências para os eventos clínicos. Além desses tipos de resultados inesperados produzidos por vias não consideradas *ab initio*, as abordagens convencionais de desenvolvimento de medicamentos comumente desconsideram a possibilidade de comportamentos emergentes do organismo, da via metabólica ou da rede transcricional de interesse, que pode ser influenciado pelo medicamento. Desse modo, a análise de sistemas de fármacos em potencial (análise em rede de fármaco-alvo) pode beneficiar o paradigma de desenvolvimento, seja aumentando a probabilidade de um composto de interesse não manifestar efeitos adversos inesperados, seja incentivando métodos analíticos inovadores para identificar pontos de controle exclusivos em redes metabólicas ou genéticas que se beneficiariam com a modulação à base de fármaco (inclusive combinações deles). Além disso, e importante, o conhecimento imparcial sobre o comportamento dos sistemas de um medicamento pode levar a abordagens racionais para o reaproveitamento de fármacos.

BIOPATOLOGIA DE SISTEMAS E CLASSIFICAÇÃO DAS DOENÇAS HUMANAS: MEDICINA DE REDE

Talvez o aspecto mais importante seja que a biopatologia de sistemas pode ser utilizada para revisar e refinar a definição de doença humana. A classificação das doenças humanas usada neste e em todos os livros médicos deriva da correlação entre análise patológica e síndromes clínicas, a qual teve início no século XIX. Embora essa abordagem tenha alcançado grande sucesso, servindo de base para o desenvolvimento de muitas terapias efetivas, ela apresenta pontos fracos significativos, tais como a falta de sensibilidade para definir a doença pré-clínica; foco principal na doença francamente manifesta; falha em reconhecer causas diferentes e potencialmente diferenciáveis de patofenótipos de estágio tardio comuns; e capacidade limitada para incorporar a crescente massa de determinantes genéticos e moleculares de patofenótipos ao esquema de classificação convencional.

Dois exemplos ilustrarão a fragilidade das análises de correlação simples fundamentadas no princípio reducionista da simplificação (a navalha de Occam) usada para definir a doença humana. A anemia falciforme, o distúrbio mendeliano "clássico", é causada pela substituição do ácido glutâmico por valina na posição 6 (Val6Glu) da cadeia β da hemoglobina. Se o ensino da genética convencional se mantiver, essa única mutação deve levar a um único fenótipo nos pacientes que a contêm (correlação genótipo-fenótipo). Tal pressuposto, contudo, é falso, porque os pacientes com anemia falciforme manifestam diversos patofenótipos, incluindo anemia hemolítica, acidente vascular cerebral, síndrome torácica aguda, infarto ósseo e crises dolorosas, bem como um fenótipo evidentemente normal. As razões para essas diferentes apresentações fenotípicas incluem a presença de genes ou produtos gênicos modificadores da doença (p. ex., hemoglobinas F e C, glicose-6-fosfato-desidrogenase), a (estocástica) exposição a fatores ambientais adversos (p. ex., hipóxia, desidratação) e determinantes genéticos e ambientais de patofenótipos intermediários comuns ou endofenótipos (i.e., variações em mecanismos patológicos genéricos, subjacentes a todas as doenças humanas – inflamação, trombose/hemorragia, fibrose, proliferação celular, apoptose/necrose, resposta imune).

Um segundo exemplo notável é o da hipertensão arterial pulmonar familiar. Esse distúrbio está associado a mais de 100 mutações diferentes somente nos três membros da superfamília do fator transformador de crescimento β (TGF-β): receptor das proteínas morfogenéticas dos ossos tipo 2 (BMPR-2, de *bone morphogenetic protein receptor-2*), cinase 1 similar ao receptor da ativina (ALK-1, de *activin receptor-like kinase-1*) e endoglina – assim como outros nove genes com altos níveis de evidência e cinco genes com níveis mais baixos de evidência. Todos esses genótipos diferentes estão associados a um patofenótipo comum, e cada um leva ao seu patofenótipo por meio de mecanismos moleculares que variam da haploinsuficiência aos efeitos dominantes negativos. Como nas famílias apenas cerca de 25% dos indivíduos portadores dessas mutações manifestam o patofenótipo, outros genes modificadores de doença (p. ex., o do receptor de serotonina 5-HT2B, o do transportador de serotonina 5-HTT), determinantes genômicos e ambientais de patofenótipos intermediários comuns, e exposições ambientais (p. ex., hipóxia, agentes infecciosos [HIV], anorexígenos) provavelmente são responsáveis pela penetrância incompleta do distúrbio.

Com base nesses e em outros exemplos relacionados, pode-se abordar a doença humana a partir da perspectiva da biopatologia de sistemas, em que cada "doença" pode ser representada como uma rede que inclui os seguintes módulos: os elementos do genoma (ou do proteoma, se modificados pós-traducionalmente) determinantes da doença primária, os elementos do genoma ou do proteoma modificadores da doença, os determinantes ambientais, e os determinantes genômicos e ambientais dos patofenótipos intermediários genéricos. A Figura 486-2 apresenta graficamente essas relações genótipo-fenótipo como módulos para os seis tipos de doenças comuns, com exemplos específicos de cada tipo. A Figura 486-3 mostra uma representação de rede da anemia falciforme, usando esse tipo de abordagem modular.

Distúrbio mendeliano clássico: fenótipo único

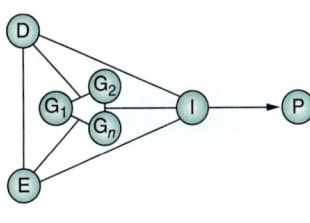

Distúrbio mendeliano clássico: fenótipos múltiplos

Exemplo: Anemia falciforme

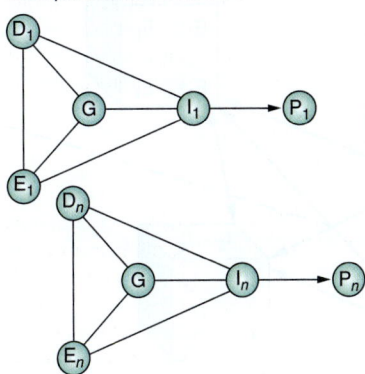

Distúrbio mendeliano clássico: mutações múltiplas, fenótipo único

Exemplo: Miocardiopatia hipertrófica

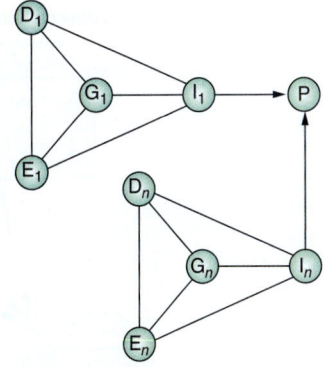

Distúrbio poligênico: fenótipo único

Exemplo: Hipertensão essencial

Distúrbio poligênico: fenótipos múltiplos

Exemplo: Cardiopatia isquêmica

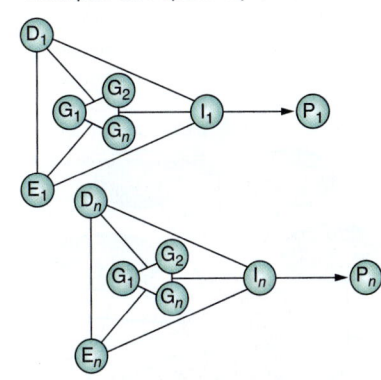

Doença ambiental

Exemplo: Endocardite bacteriana subaguda

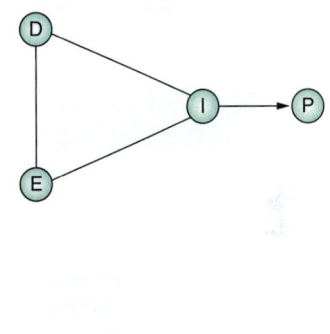

FIGURA 486-2 Exemplos de representações modulares das doenças humanas. D, genoma ou proteoma de doença humana secundária; E, determinantes ambientais; G, genoma ou proteoma de doença humana primária; I, fenótipo intermediário; P, patofenótipo. *(Reproduzida com permissão de J Loscalzo et al: Human disease classification in the postgenomic era: A complex systems approach to human pathobiology. Molec Syst Biol 3:124, 2007.)*

Goh e colaboradores desenvolveram o conceito de uma rede de doença humana **(Fig. 486-4)** no qual usaram uma abordagem sistêmica para caracterizar as associações entre genes e doenças listadas no banco de dados da Online Mendelian Inheritance in Man (OMIM). A análise desses pesquisadores mostrou ser mais provável os genes ligados a distúrbios semelhantes terem produtos que se associem fisicamente e exibirem maior similaridade entre seus perfis de transcrição do que os genes não associados a distúrbios semelhantes. Além disso, proteínas associadas ao mesmo patofenótipo são muito mais propensas a interagir entre si do que com outras proteínas não associadas ao patofenótipo. Por fim, os autores mostraram que a maioria dos genes associados a doenças não é composta de genes altamente conectados (i.e., não são pontos centrais ou *hubs*) e costuma ser formada de nós fracamente conectados na periferia funcional da rede em que operam. Esse conjunto de observações levou a uma análise rigorosa por Menche e colaboradores de 299 doenças cujas proteínas associadas às doenças foram encontradas agrupadas em sub-redes discretas ou à moléculas da doença dentro da rede global de interação de proteínas.

Esse tipo de análise confirma a importância potencial de definir a doença com base em seus determinantes biopatológicos sistêmicos. Evidentemente, isso exige um exame mais cuidadoso dos elementos moleculares nas vias relevantes (i.e., uma patofenotipagem molecular mais precisa), menos confiança nas manifestações evidentes (comum) da doença para sua classificação e um conhecimento da dinâmica (não apenas da arquitetura estática) das redes biopatológicas subjacentes aos patofenótipos definidos desse modo. A **Figura 486-5** ilustra os elementos de uma rede molecular que contém um módulo de doença. Inicialmente, essa rede é identificada mediante determinação das interações (físicas ou regulatórias) entre as proteínas ou os genes que a abrangem (o "interatoma"). Essas interações então definem um módulo topológico, no qual existem módulos funcionais (vias) e módulos de doenças. Uma abordagem para a construção desse módulo está ilustrada na **Figura 486-6**. Exemplos do uso dessa abordagem na definição de novos determinantes de doenças estão relacionados na **Tabela 486-1**.

Princípios de biologia de redes e sistemas também podem ser aplicados à fenotipagem clínica. Em vez de continuar a abordar a doença de uma perspectiva inclusiva, a análise de sistemas de precisão das bases moleculares da doença deve estar ligada a uma fenotipagem profunda e diferenciada. Essa estratégia levará à identificação de subgrupos de pacientes com uma doença, cada um dos quais pode ser estudado por diferenças em seus módulos de doença que explicam seus fenótipos distintos.

Ainda como outra consideração possível, pode-se argumentar que a doença reflete as consequências tardias da predileção de um sistema de órgãos por manifestar um patofenótipo intermediário particular em resposta a um dano. Esse paradigma revela uma visão inversa de causalidade, na qual uma doença é definida como uma tendência à intensificação da inflamação, da trombose ou da fibrose, após uma perturbação danosa. O local em que o processo se manifesta (i.e., o órgão em que ocorre) é menos importante do que aquilo que ocorre (com exceção de consequências fisiopatológicas órgão-específicas que podem exigir atenção intensiva). Por exemplo, a partir dessa perspectiva, o infarto agudo do miocárdio (IAM) e suas consequências são um reflexo de trombose (na artéria coronária), inflamação (no miocárdio com lesão aguda) e fibrose (no sítio ou nos sítios de morte de cardiomiócitos). Na prática, as principais terapias para o IAM envolvem esses patofenótipos intermediários (p. ex., antitrombóticos, estatinas), em vez de um processo determinante da doença órgão-específico. Esse paradigma argumentaria em prol de uma análise sistêmica que a princípio identifique os patofenótipos intermediários aos quais um indivíduo está predisposto, e então determine como e quando intervir para atenuar essa predisposição adversa, e, por fim, limite a probabilidade de que ocorra um grande evento órgão-específico. A evidência da validade

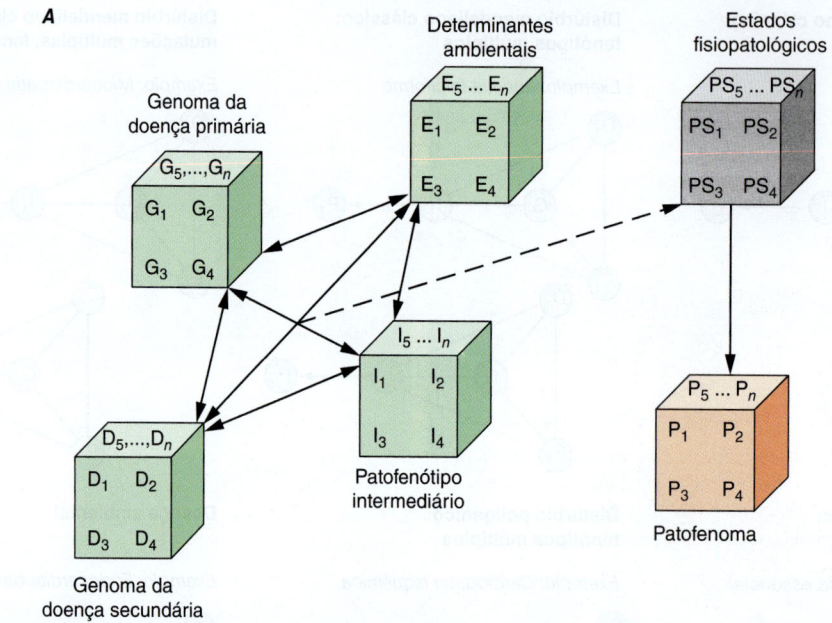
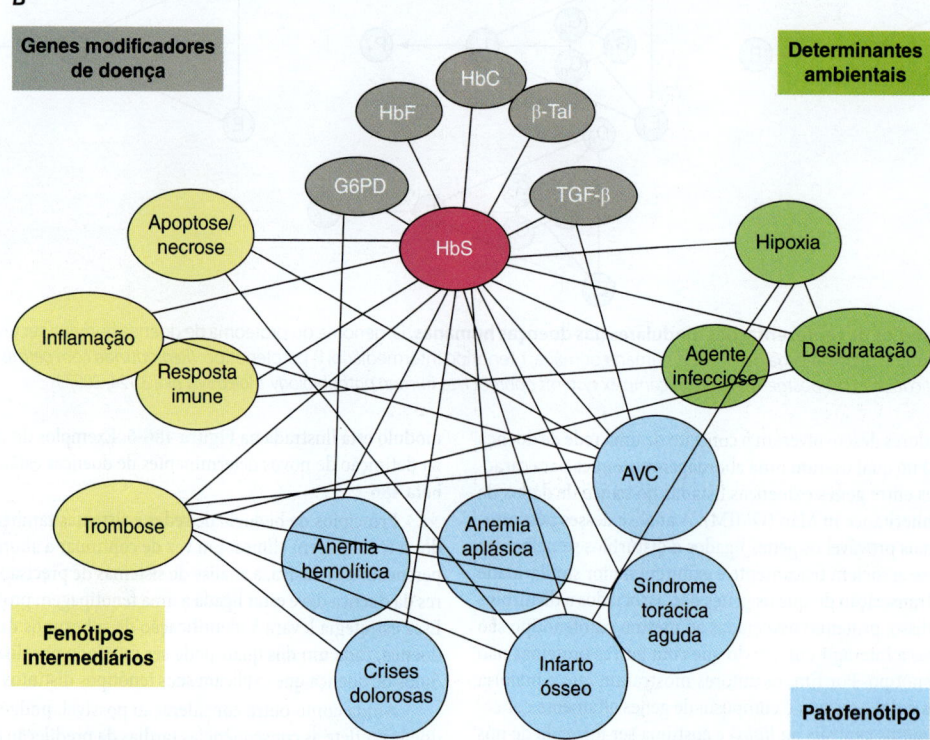

FIGURA 486-3 ***A.*** Rede de doença humana teórica ilustrando as relações entre determinantes genéticos e ambientais dos patofenótipos. Legenda: D, genoma ou proteoma de doença secundária; E, determinantes ambientais; G, genoma ou proteoma de doença primária; I, fenótipo intermediário; PS, estados fisiopatológicos levando a P, patofenótipo. ***B.*** Exemplo do construto teórico aplicado à anemia falciforme. Legenda: vermelho, anomalia molecular primária; cinza, genes modificadores de doença; amarelo, fenótipos intermediários; verde, determinantes ambientais; azul, patofenótipos; AVC, acidente vascular cerebral. *(Reproduzida com permissão de J Loscalzo et al: Human disease classification in the postgenomic era: A complex systems approach to human pathobiology. Molec Syst Biol 3:124, 2007.)*

dessa abordagem é encontrada no trabalho de Rzhetsky e colaboradores, que revisaram 1,5 milhão de registros de pacientes e 161 doenças, descobrindo que os fenótipos dessas doenças formam uma rede de fortes correlações pareadas. Esse resultado é compatível com a noção de que as predisposições genéticas subjacentes aos patofenótipos intermediários formam a base qualificada para as doenças em órgãos-alvo convencionalmente definidas.

Independentemente da natureza específica da abordagem de sistemas biopatológicos usada, essas análises conduzirão a uma drástica revisão do modo como a doença humana é definida e tratada, estabelecendo a disciplina de *medicina de rede, que reflete uma fusão dos campos de biologia de sistemas e a ciência de redes no estudo da doença.* Este será um processo longo e complicado, mas, finalmente, levará a uma melhor prevenção e tratamento de doenças, provavelmente a partir de uma perspectiva cada vez mais personalizada e molecularmente precisa. É provável que a análise da biopatologia a partir de uma perspectiva de base sistêmica ajude a definir subpopulações específicas de pacientes mais suscetíveis a responder a intervenções particulares, baseadas em mecanismos patológicos compartilhados. Embora seja improvável que o extremo da "medicina individualizada" algum dia venha a ser praticável (ou mesmo desejável), as doenças complexas podem ser mecanisticamente subclassificadas, e as intervenções podem ser adequadas aos contextos nos quais tenham maior probabilidade de funcionar. Essa abordagem serve de base para o desenvolvimento de medicina de precisão.

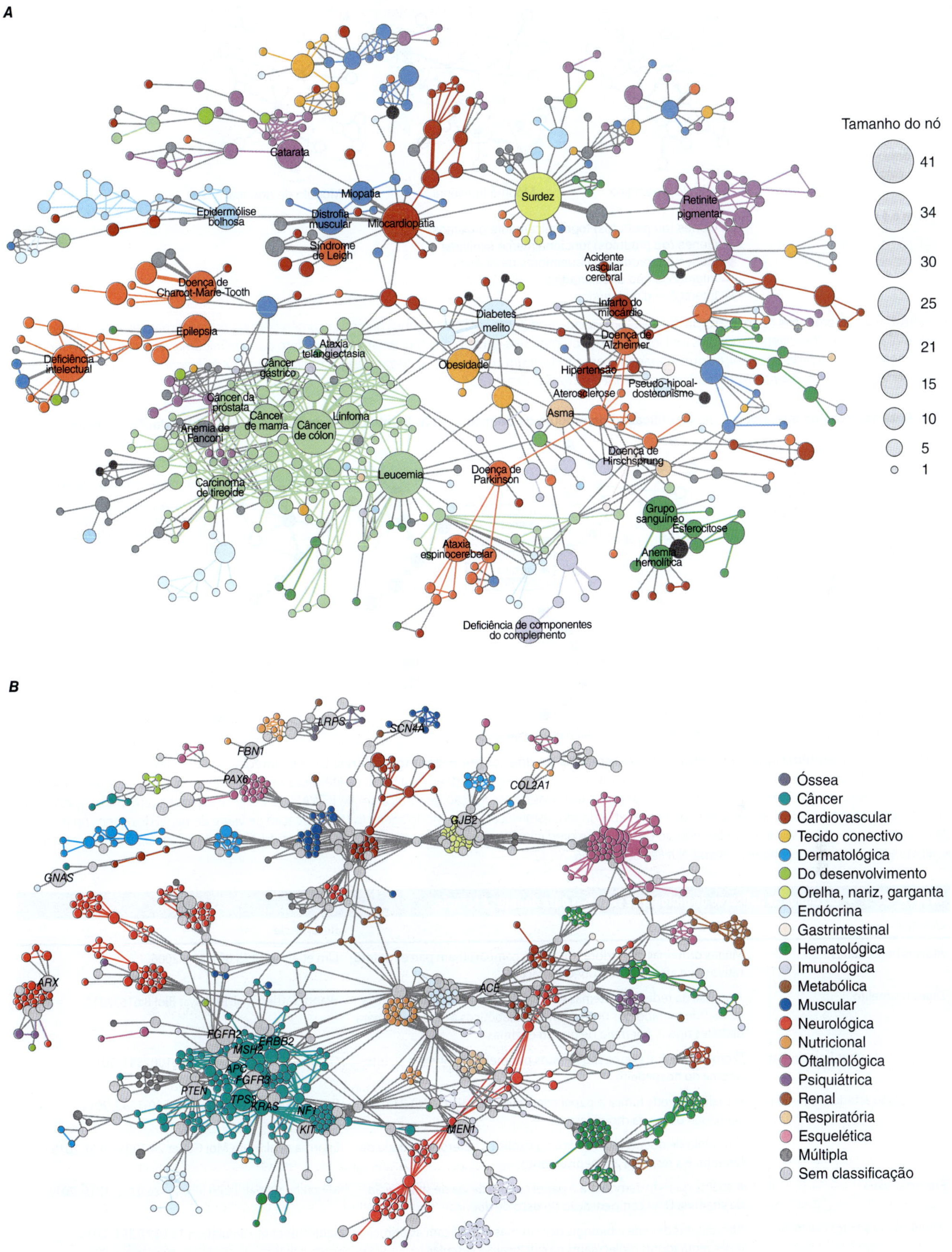

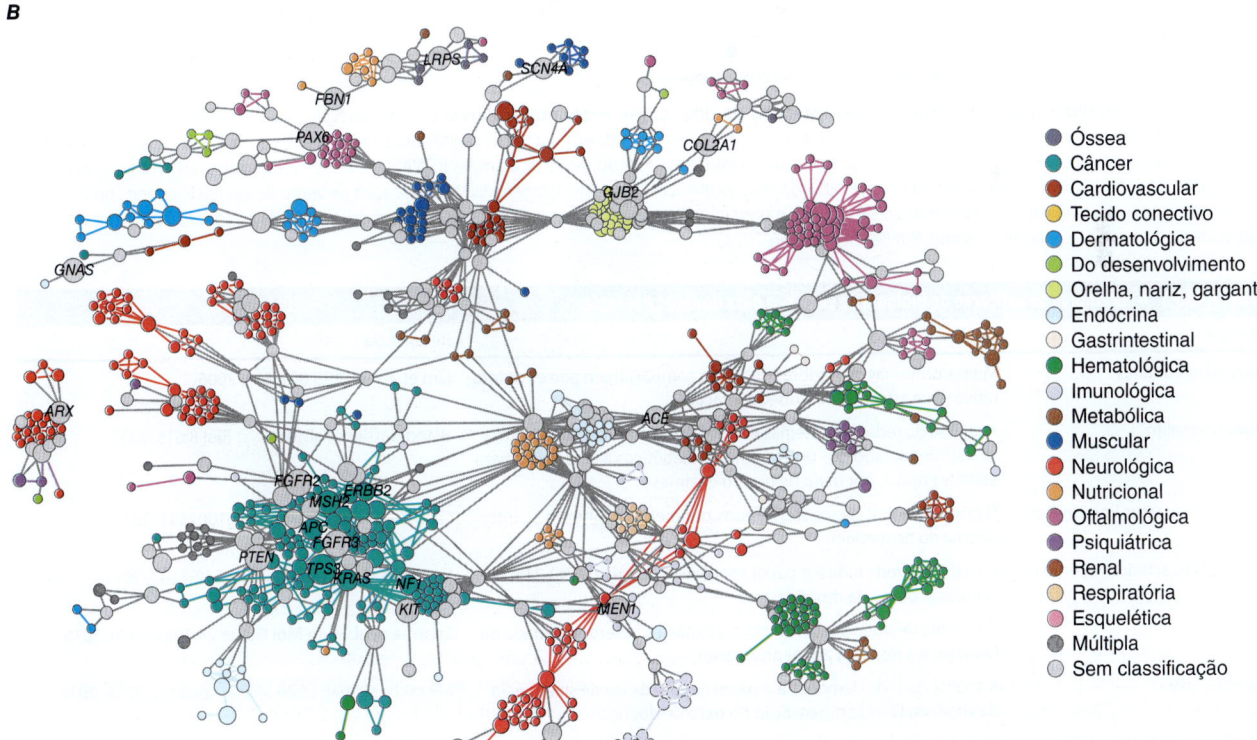

FIGURA 486-4 ***A.*** Rede de doença humana. Cada nó corresponde a um distúrbio específico colorido por classe (22 classes, mostradas na legenda para ***B***). O tamanho de cada nó é proporcional ao número de genes que contribuem para a doença. As linhas entre os distúrbios na mesma classe de distúrbio são coloridas com a mesma cor (mais clara), e as linhas que conectam diferentes classes de distúrbio são coloridas em cinza, sendo a espessura da linha proporcional ao número de genes compartilhados pelos distúrbios por ela conectados. ***B.*** Rede gênica da doença. Cada nó é um único gene, e dois genes quaisquer estão conectados se estiverem implicados no mesmo distúrbio. Neste mapa de rede, o tamanho de cada nó é proporcional ao número de distúrbios específicos em que o gene está implicado. *(Reproduzida com permissão de KI Goh et al: The human disease network. Proc Natl Acad Sci USA 104:8685, 2007 Copyright (2007) National Academy of Sciences, U.S.A.)*

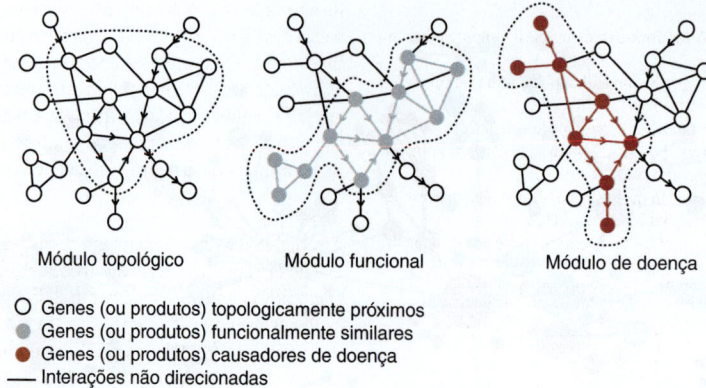

Módulo topológico   Módulo funcional   Módulo de doença

○ Genes (ou produtos) topologicamente próximos
● Genes (ou produtos) funcionalmente similares (cinza)
● Genes (ou produtos) causadores de doença
— Interações não direcionadas
→ Interações direcionadas

FIGURA 486-5 Elementos do interatoma. O interatoma inclui módulos topológicos (genes ou produtos gênicos que estão intimamente associados entre si por meio de interações diretas), módulos funcionais (genes ou produtos gênicos que funcionam em conjunto para definir uma via metabólica) e módulos de doença (genes ou produtos gênicos que interagem para produzir um patofenótipo). *(Reproduzida com permissão de AL Barabási, N Gulbahce, J Loscalzo. Network medicine: A network-based approach to human disease. Nat Rev Genet 12:56, 2011.)*

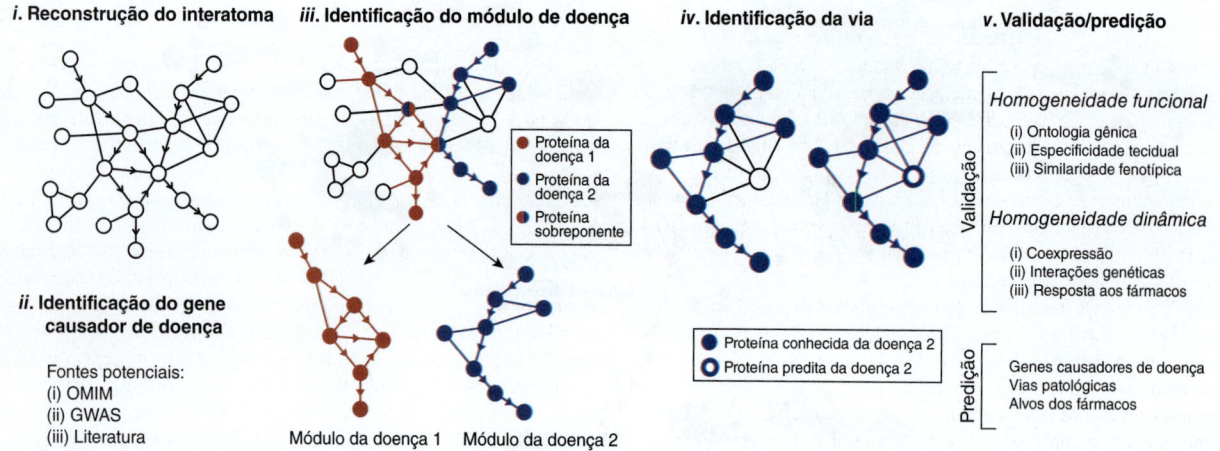

FIGURA 486-6 Estratégias para a identificação de módulos de doença em redes moleculares. Uma estratégia para definir os módulos de doença envolve (i) reconstrução do interatoma; (ii) averiguação dos genes familiares (para doença) a partir da literatura pesquisada, do banco de dados Online Mendelian Inheritance in Man (OMIM) ou de análises genômicas (estudos de associação genômica ampla [GWAS] ou determinação de perfil transcricional); (iii) identificação do módulo de doença usando diferentes abordagens estatísticas ou de modelagem; (iv) identificação de vias e do papel dos genes ou módulos de doença nessas vias; e (v) validação do módulo de doença e predição. *(Reproduzida com permissão de AL Barabási, N Gulbahce, J Loscalzo. Network Medicine: A network-based approach to human disease. Nat Rev Genet 12:56, 2011.)*

TABELA 486-1 ■ Exemplos de aplicação de biologia de sistemas para doenças e terapia

Doença	Análise	Referência
Ataxias hereditárias	Muitas proteínas causadoras de ataxia compartilham parceiros interativos que afetam a neurodegeneração	Lim et al: Cell 125:801-814, 2006
Diabetes melito	A análise da rede de proteínas e metabólitos conecta três anormalidades de metabólitos únicos em pré-diabéticos a sete genes para diabetes tipo 2, por meio de quatro enzimas	Wang-Sattler et al: Mol Syst Biol 8:615, 2012
Infecção pelo vírus Epstein-Barr	O proteoma viral exerce seus efeitos por meio de conexão ao interatoma do hospedeiro	Gulbahce et al: PLoS One 8:e1002531, 2012
Hipertensão arterial pulmonar	A análise de rede indica o papel adaptativo do micro-RNA 21 na supressão da via da rho-cinase	Parikh et al: Circulation 125:1520-1532, 2012
Asma	O módulo de doença no interatoma explica a heterogeneidade do fenótipo e a resposta ao medicamento	Sharma et al: Hum Mol Genet 24:3005-3020, 2015
Pré-eclâmpsia	A análise de rede demonstra o papel central da via de sinalização da vitamina D na compensação do risco de doença	Mirzakheni et al: J Clin Invest 126:4702-4715, 2016
Valvulopatia aórtica calcificada	Abordagens de rede e biologia de sistemas identificam as primeiras redes reguladoras moleculares na calcificação vascular	Schlotter et al: Circulation 138:377-393, 2018
Fibrose vascular na hipertensão arterial pulmonar	Análise de rede identificou a nova proteína de andaime NEDD9 como um regulador chave na fibrose vascular pulmonar	Samokhin et al: Science Transl Med 10.1126/scitranslmed.aap, 2018
Doença pulmonar obstrutiva crônica	Desregulação de micro-RNA identificada a partir de análise de rede como determinante da remodelação vascular	Musri et al: Am J Respir Cell Mol Biol 59:490-499, 2018
Reaproveitamento de fármacos	Abordagem baseada em rede para reaproveitamento de medicamentos *in silico*	Cheng et al: Nat Commun 10:3476, 2019

LEITURAS ADICIONAIS

Barabasi A-L et al: Network medicine: A network-based approach to human disease. Nat Rev Genet 12:56, 2011.

Cheng F et al: Network-based approach to prediction and population-based validation of in silico drug repurposing. Nat Commun 9:2691, 2018.

Loscalzo J et al (eds): *Network Medicine: Complex Systems in Human Disease and Therapeutics.* Cambridge, MA, Harvard University Press. Copyright 2017 by the President and Fellows of Harvard College. All rights reserved.

Loscalzo J et al: Human disease classification in the postgenomic era: A complex systems approach to human pathobiology. Mol Syst Biol 3:124, 2007.

Menche J et al: Disease networks. Uncovering disease-disease relationships through the incomplete interactome. Science 347:1257601, 2015.

Oldham WM et al: Network analysis to risk stratify patients with exercise intolerance. Circ Res 122:864, 2018.

487 Tecnologias neuroterapêuticas emergentes

Jyoti Mishra, Karunesh Ganguly

INTRODUÇÃO

As tecnologias neuroterapêuticas representam um grupo diversificado de abordagens de tratamento bastante promissoras, cujo propósito comum é melhorar a função neurológica. Décadas de pesquisa científica básica pavimentaram o caminho até essas novas tecnologias com potencial de transformar as vidas de pacientes com doenças neurológicas. Uma das principais metas é minimizar as consequências da perda de habilidades, sejam motoras, sensitivas ou cognitivas. Um objetivo comum é aproveitar a plasticidade inerente do sistema nervoso, independentemente da idade, e até mesmo diante de um processo degenerativo.

As tecnologias descritas a seguir culminaram de um maior conhecimento acerca dos mecanismos de plasticidade neural tanto no sistema nervoso intacto quanto no sistema nervoso lesado, bem como dos avanços em tecnologia e no poder da computação. Progressos significativos foram alcançados em termos de conhecimento sobre plasticidade neural em nível microescalar (p. ex., processos celulares e moleculares), nível mesoescalar (p. ex., entre as áreas cortical e subcortical) e nível macroescalar (p. ex., em nível de redes cerebrais). Embora esteja igualmente claro que possa haver limites fundamentais na plasticidade – o fechamento de janelas de desenvolvimento – e mecanismos de reparo, o cérebro continua sendo altamente plástico, independentemente da idade e até diante de processos de lesão e/ou degeneração contínuos. Coletivamente, evidências crescentes hoje sustentam o emprego de esforços de restauração neurológica para distúrbios neurológicos tanto "estáticos" (p. ex., acidente vascular cerebral [AVC] como progressivos.

Essas tecnologias podem não parecer, à primeira vista, diretamente relevantes para os cuidados médicos tradicionais, mas vale a pena notar que os médicos têm mais conhecimento e experiência sobre o processo específico da doença, os tratamentos disponíveis e o curso esperado das doenças que afetam o sistema nervoso. Portanto, é fundamental que neurologistas e outros clínicos desempenhem um papel importante na futura adoção dessas tecnologias para reabilitação neurológica. As seções a seguir destacam as abordagens diagnósticas e terapêuticas emergentes com potencial de transformar a vida de pacientes com distúrbios neurológicos. Entre essas tecnologias, estão aproveitamento da plasticidade, neuroimagem, neuroestimulação e interfaces cérebro-máquina (ICMs).

TECNOLOGIAS DE APROVEITAMENTO DA PLASTICIDADE

A reabilitação neurológica aproveita os mecanismos de plasticidade dependentes de atividade para maximizar a restauração funcional. Esse princípio pode ser aplicado a uma gama diversificada de domínios funcionais, como controle do movimento, processamento sensorial, linguagem, dor e cognição. Por exemplo, ensaios clínicos controlados randomizados recentes sobre recuperação motora após AVC sugeriram que a intensidade do treinamento pode ser particularmente importante para alcançar melhoras no longo prazo. Além disso, estudos sobre os efeitos desse tipo de treinamento em modelos experimentais com roedores e primatas não humanos sugerem ainda que a plasticidade dos "mapas motores", bem como o disparo coordenado de neurônios nas redes restantes, sustentam as melhorias funcionais observadas com a reabilitação. A incorporação de tecnologia para fins de reabilitação neurológica tem potencial enorme para revolucionar a prestação de assistência ao aumentar significativamente o acesso, reduzir o ônus para adesão a regimes de alta intensidade e maximizar o engajamento. A seguir, são fornecidos três exemplos de como a tecnologia emergente pode ser usada para aproveitar a neuroplasticidade e maximizar a restauração funcional.

ROBÓTICA

A robótica reabilitativa para membros superiores e inferiores tem o potencial de melhorar os resultados motores após AVC ou outras formas de lesão cerebral. Há um reconhecimento cada vez maior de que o treinamento focado envolvendo uma gama de tarefas seria importante para alcançar desfechos funcionais melhores. Embora ainda não esteja claro qual o momento ideal desse treinamento após o AVC e durante o período de recuperação inicial, é provável que ele atue em ambos os períodos agudo e crônico subsequentes ao AVC; a terapia de manutenção também pode proteger contra os declínios de função observados com o passar do tempo. Notavelmente, a aplicação de treinamento intensivo constitui um grande desafio, tanto da perspectiva do sistema de saúde como para cada paciente. Fora dos ensaios clínicos, pode ser muito difícil implementar e manter um programa de treinamento desse tipo. Isso também pode ser dispendioso e exigir esforços significativos.

A reabilitação motora com uso de robótica foi desenvolvida e testada para membros superiores e inferiores. Essas terapias robotizadas costumam focar na aplicação da prática de movimentos de alta intensidade, que pode superar as possibilidades alcançáveis com os padrões de assistência existentes. Além disso, os sistemas robotizados conseguem medir com precisão os parâmetros de movimento (p. ex., cinemática dos movimentos) e fornecer um *feedback* quantitativo referente às alterações no desempenho ao longo do período de treinamento. Um enfoque particular tem sido o máximo engajamento do paciente, bem como o recrutamento das vias da atenção e da recompensa, que vêm sendo cada vez mais reconhecidas como condutoras da neuroplasticidade. Avanços contínuos no *design* e na interface do usuário garantirão o máximo conforto e esforços contínuos. Por exemplo, por meio do monitoramento intensivo de parâmetros de desempenho e movimento, o sistema pode fornecer assistência em pontos-chave para minimizar a fadiga e garantir engajamento máximo. Além disso, o suporte antigravitacional para o membro superior pode permitir a prática e o engajamento na tarefa mesmo na presença de uma fraqueza grave; isso seria extremamente desafiador e trabalhoso com os atuais padrões de assistência. Uma análise recente sugeriu também que os dispositivos de robótica podem no mínimo ser comparáveis aos padrões de assistência atuais. No entanto, a robótica reabilitativa também é capaz de fornecer um *feedback* mais preciso e possibilitar novas abordagens de reabilitação quantitativas.

A **Figura 487-1** mostra um exemplo de dispositivo de exoesqueleto robotizado de membro superior atualmente em avaliação para uso no treino pós-AVC. Um ensaio randomizado multicêntrico recente comparou o tratamento usando esse sistema de exoesqueleto à terapia convencional fornecida por fisioterapeutas e terapeutas ocupacionais. Os participantes foram recrutados na fase crônica, e todos apresentavam déficits de moderados a graves; os grupos foram submetidos a três sessões semanais, durante um período de 8 semanas. Para o treinamento robotizado, os indivíduos foram treinados com jogos para melhorar a mobilização e praticar atividades da vida diária. Esse estudo forneceu evidências de que tanto a terapia convencional como a terapia robotizada poderiam melhorar a função em pacientes com AVC crônico. Múltiplos estudos também encontraram ganhos similares ao usar abordagens de terapia convencionais ou tradicionais. Assim, um corpo crescente de pesquisas sustenta a ideia de que esses dispositivos poderiam complementar as abordagens convencionais de reabilitação. Trabalhos futuros serão necessários para definir como a robótica da reabilitação pode usar métodos adaptativos e quantitativos de forma ideal, com o objetivo de aumentar ainda mais o processo de recuperação.

REALIDADE VIRTUAL E AUMENTADA

Abordagens terapêuticas usando realidade virtual (RV) e realidade aumentada (RA) destinam-se a tratar doenças neurológicas por meio da alteração específica e quantitativa das experiências subjetivas e interações de um paciente com o ambiente. Os componentes centrais de ambas são um *hardware* avançado e métodos computacionais para geração de percepções simuladas, porém realistas. Embora algumas aplicações permitam

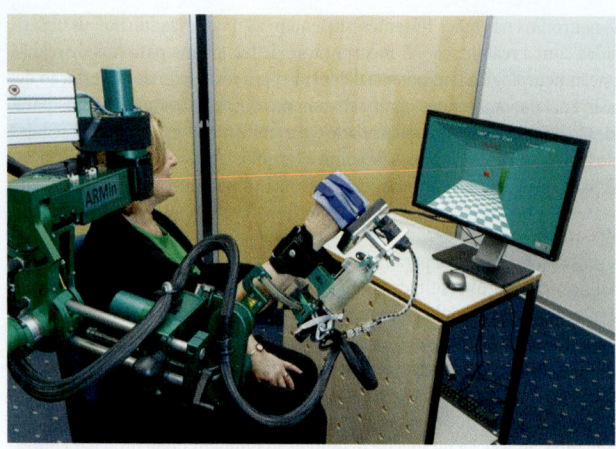

FIGURA 487-1 Fotografia de um indivíduo interagindo com um complexo exoesqueleto de membro superior e um sistema de realidade virtual. *(De U Keller et al: Robot-Assisted Arm Assessments in Spinal Cord Injured Patients: A Consideration of Concept Study. PLoS One 10:e0126948, 2015.)*

aos usuários modificar dinamicamente a perspectiva observada, outras são projetadas para permitir interações entre múltiplos usuários. O *feedback* visual muitas vezes é um componente fundamental; isso pode incluir monitores de computador simples ou visores mais imersivos acoplados à cabeça, que modificam a simulação com base em alterações na perspectiva. O rastreamento de movimentos (p. ex., posição da mão e da cabeça) frequentemente é incluído. Vários métodos são usados para permitir que um usuário interaja com o ambiente; as interações podem ser guiadas por meios diretos, como teclado, mouse ou até mesmo um *joystick*. Métodos mais imersivos também são usados com frequência. Por exemplo, luvas contendo sensores embutidos e estímulos hápticos podem permitir que a mão do usuário seja representada em tempo real no ambiente simulado. Além disso, interfaces hápticas podem fornecer *feedback* sensitivo, permitindo que os pacientes interajam e "sintam" objetos virtuais através de múltiplas modalidades sensitivas. Um ponto forte específico dessas abordagens é a possibilidade de estudar as intervenções terapêuticas em ambientes muito controlados.

A RV possibilita ao usuário interagir com uma realidade simulada que pode ser precisa e quantitativamente controlada. Além de permitir que os pacientes experimentem dinamicamente uma realidade alterada, ela pode ao mesmo tempo monitorar os comportamentos e respostas de um indivíduo. Esse monitoramento pode permitir medições precisas de parâmetros clinicamente relevantes (p. ex., ações motoras, percepção, processamento cognitivo) e também pode ser aplicado em treinamento de reabilitação específico para atingir objetivos funcionalmente significativos. Um volume crescente de literatura indica que os ambientes de RV podem ser ajustados às necessidades e preferências individuais, maximizando, assim, o engajamento, a motivação e a adaptação, para garantir um nível suficiente de dificuldade de tarefas. Os ambientes de RV podem ser projetados para criar plataformas de "*games*" poderosas que, na verdade, são dirigidas a parâmetros-alvo clinicamente relevantes. Por exemplo, os sistemas robotizados de membro superior descritos anteriormente muitas vezes são combinados a ambientes de RV que possibilitam a interação com objetos virtuais.

Em contraste com RV, a RA sobrepõe um filtro artificial sobre a visão do mundo real de um indivíduo, fornecendo, assim, uma visão "aumentada" ou aprimorada do mundo circundante. A RA está sendo testada em um grupo diversificado de pacientes com comprometimentos neurológicos nos domínios motor, sensitivo ou cognitivo. A RA pode possibilitar uma intervenção reabilitativa particularmente única para pacientes de AVC. Está amplamente comprovado que lesões cerebrais limitam a interação física do paciente com seu ambiente. Além disso, os comprometimentos físico e cognitivo podem limitar as interações sociais. Essas experiências empobrecidas provavelmente ocorrem tanto na fase aguda como na crônica. De modo significativo, há claras evidências científicas de que o enriquecimento ambiental pode ser um componente decisivo da reabilitação; tal enriquecimento pode oferecer benefícios extras às sessões semanais de reabilitação formais, frequentemente limitadas. Estudos clínicos sugerem, de forma coerente, que os desfechos motores e cognitivos podem sofrer quando as interações com o ambiente são reduzidas; a RA pode ser capaz de aumentar o enriquecimento. Por exemplo, no caso da negligência espacial subsequente ao AVC, a modalidade comprometida pode ser atendida com a utilização de métodos de RA. Da mesma forma, os comprometimentos físicos que limitam as velocidades de caminhada também podem limitar o *feedback* visual; tanto a RA quanto a RV podem ser utilizadas para melhorar o *feedback* visual durante o treinamento da marcha.

A Figura 487-2 mostra uma aplicação inovadora recente da RA para tratamento da dor do "membro-fantasma". Uma subpopulação de indivíduos submetidos à amputação de membros superior e inferior apresenta sensações dolorosas que parecem surgir do membro amputado (ausente). Pesquisas anteriores sugeriram que a terapia do espelho pode ser um tratamento efetivo para esse tipo de dor. Durante os tratamentos com terapia do espelho, os pacientes movem o braço sadio na frente de um espelho, para gerar uma percepção de movimentos do membro ausente. Estudos prévios sugeriram que a plasticidade mal-adaptativa dos córtices sensitivos afetados pode ser tratada com terapia do espelho. É importante ressaltar que, em comparação com a terapia do espelho, a terapia baseada em RA para dor do membro-fantasma pode ser baseada nos movimentos do membro afetado, ou seja, usando a porção restante do membro em oposição ao membro contralateral não afetado. Esse estudo demonstrou um novo tratamento, em que a "execução motora fantasma" é habilitada pela utilização de algoritmos sofisticados de aprendizado automatizado. Mais especificamente, o estudo "decodificou" os movimentos de membro-fantasma medindo a atividade de eletromiograma (EMG) do coto. É importante ressaltar que, embora os músculos distais responsáveis pelos movimentos tenham sido perdidos com a amputação, a atividade de EMG remanescente poderia ser usada para antever prováveis movimentos do membro distal. Como mostrado na Figura 487-2, esses movimentos inferidos foram projetados em uma tela de RA para criar a percepção de movimento do membro. O estudo mostrou que uma subpopulação de pacientes com dor de membro-fantasma refratária poderia experimentar redução significativa dos níveis de dor após usar o sistema de RA.

NEUROGAMES

Programas de computador que aproveitam o poder dos *videogames* apresentaram evidência de melhora de déficits na percepção visual, na degeneração associada ao envelhecimento e em transtornos neuropsiquiátricos. Um aspecto essencial do treinamento efetivo com *videogame* é o ajuste progressivo do nível de dificuldade alinhado à melhora cognitiva do paciente. As áreas de pesquisa ativa importantes incluem os modos de aumentar a sustentabilidade do treinamento com *neurogames* no decorrer de longos períodos de tempo e o aprimoramento do treinamento de *transferência* – isto é, a generalização do treinamento tarefa-específico em um domínio cognitivo para melhorias funcionais mais amplas. Aproveitando a tecnologia do *videogame*, os *neurogames* possibilitam a interação dinâmica e mantém o engajamento do usuário ao longo de múltiplas sessões, no decorrer de vários dias de treino. Entre os aspectos relevantes da mecânica dos *games*, estão a prática repetitiva, os desafios adaptados ao desempenho e as várias camadas de *feedback* de recompensa – desde recompensas por pontos consecutivos a marcos de recompensa no decorrer de múltiplas sessões.

Notavelmente, os *neurogames* têm potencial terapêutico porque podem ser dirigidos a déficits neurocognitivos específicos. Por exemplo, os *games* têm apresentado benefícios significativos no envelhecimento, tendo como alvos a velocidade de processamento e o treinamento de habilidades para realização de múltiplas tarefas e supressão de distrações. Em cada caso, os alvos selecionados são atingidos com foco nas dificuldades adaptativas relacionadas ao domínio neurocognitivo de interesse. A duração das janelas de tempo de resposta disponíveis para o usuário ou o nível de interferência são estabelecidos seletivamente como alvo, no caso do treinamento de velocidade de processamento e do treinamento de interferência, respectivamente. Pesquisas mais recentes demonstraram que é possível engendrar neuroplasticidade em circuito focado empregando esse direcionamento seletivo nos *neurogames*. Por exemplo, idosos aprenderam a atuar de maneira adaptativa em ambientes de distração progressivamente mais desafiadores. A neuroplasticidade seletiva para o processamento da distração foi evidenciada nesse estudo tanto em microescala, ou seja, na resolução de picos de neurônio único no córtex sensorial, quanto em

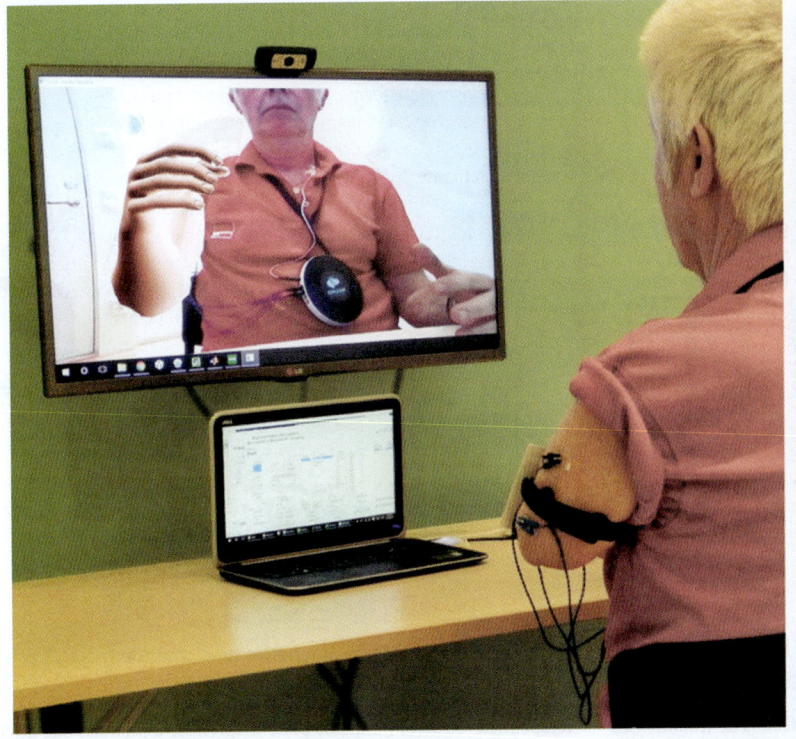
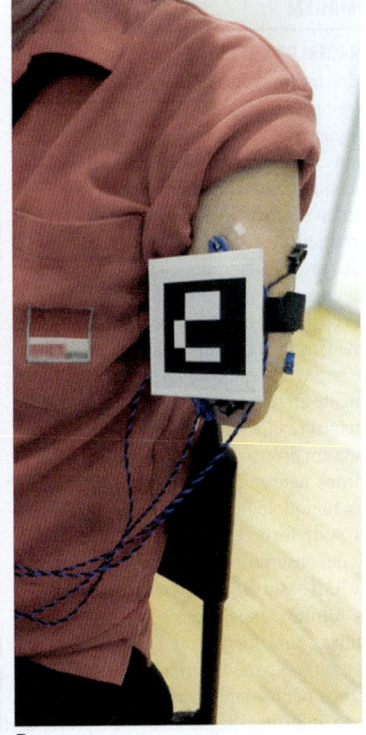
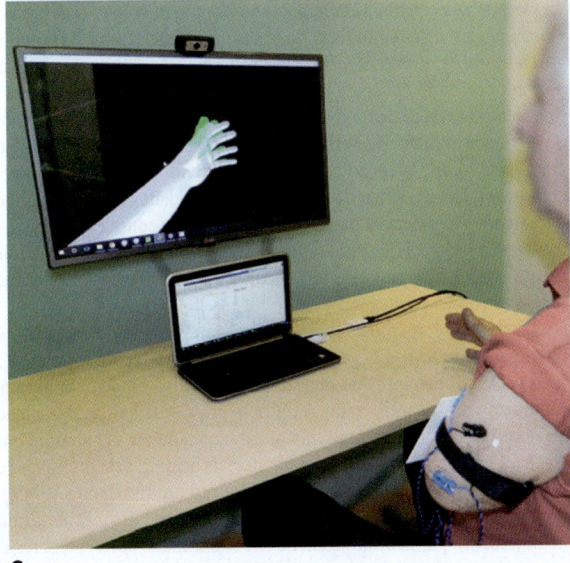
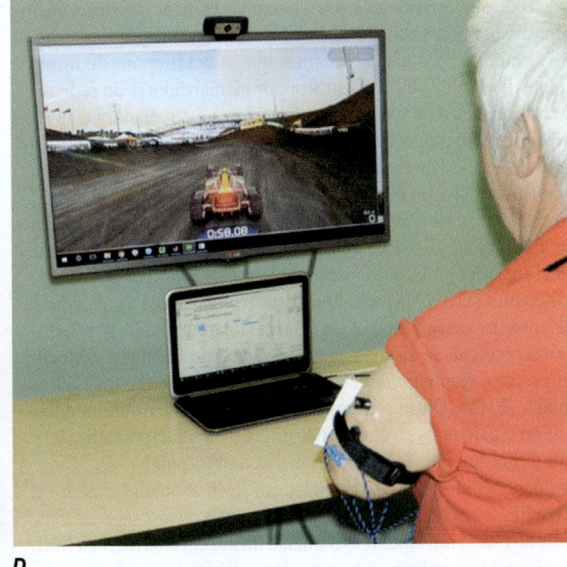

FIGURA 487-2 Realidade aumentada (RA) para dor do membro-fantasma. A. Vídeo de RA ao vivo é mostrado a um paciente. **B.** Eletrodos de eletromiograma (EMG) colocados sobre o coto registram ativação muscular durante o treinamento. **C.** O paciente replica posturas-alvo durante a reabilitação. **D.** O paciente jogando um *game* onde um carro é controlado por "movimentos fantasmas". *(M Ortiz-Catalan et al: Phantom motor execution facilitated by machine learning and augmented reality as treatment for phantom limb pain: A single group, clinical trial in patients with chronic intractable phantom limb pain. Lancet 388:2885, 2016.)*

macroescala, ou seja, em registros de potenciais relacionados a eventos baseados em eletrencefalografia (EEG).

Os *videogames* também se mostraram promissores no tratamento de déficits visuais como ambliopia, bem como na remediação cognitiva em transtornos neuropsiquiátricos como a esquizofrenia. No entanto, apesar das evidências promissoras obtidas em ensaios controlados randomizados (ECRs) com amostras pequenas, ECRs maiores se fazem necessários para demonstrar benefício terapêutico definitivo. Isso é especialmente necessário na medida em que a indústria comercial do *treinamento cerebral* segue com argumentos sem fundamento alegando benefícios proporcionados pelos *neurogames*; tais alegações foram formalmente repudiadas pela comunidade científica. Como qualquer outra terapia farmacológica ou baseada em dispositivo, os *neurogames* precisam ser sistematicamente validados em ECRs multifásicos que estabeleçam o engajamento em alvos neurais e comprovem os resultados cognitivos e comportamentais em populações com transtornos específicos.

A capacidade de generalização dos benefícios do treinamento de desfechos cognitivos tarefa-específicos para melhorias funcionais mais amplas ainda é o objetivo primordial dos *neurogames*. Os *neurogames* do futuro terão como meta integrar medidas fisiológicas como variabilidade da frequência cardíaca (um índice de esforço físico), respostas cutâneas galvânicas e frequência respiratória (índices de resposta ao estresse) ou mesmo medidas neurais baseadas em EEG. Os objetivos dessa integração biossensorial multimodal são melhorar a "mecânica do circuito fechado" que orienta a adaptação dos games e, portanto, melhorar os resultados terapêuticos e, talvez, resultar em maior capacidade de generalização. Esses *neurogames* do futuro, que são complexos, mas potencialmente mais efetivos, necessitarão de estudos clínicos rigorosos para demonstração da validade e da eficácia.

NEUROIMAGEM

NEUROIMAGEM DA CONECTIVIDADE

Os métodos multimodais de neuroimagem, incluindo ressonância magnética funcional (RMf), EEG e magnetencefalografia (MEG), estão sendo investigados como ferramentas para estudar a conectividade funcional entre regiões cerebrais (i.e., extensão de atividade correlacionada entre regiões cerebrais de interesse). Imagens em tempo real da conectividade funcional podem ser analisadas enquanto um indivíduo está engajado em tarefas cognitivas específicas ou em repouso. A conectividade funcional em estado de repouso (rsFC, de *resting state functional connectivity*) é especialmente atraente como medida da função cerebral robusta e tarefa-independente, que pode ser avaliada em diversos distúrbios neurológicos e transtornos neuropsiquiátricos. Na verdade, pesquisas metodológicas demonstraram que a rs-RMf pode fornecer mais sinais cerebrais confiáveis de consumo de energia do que as abordagens de RMf baseadas em tarefas específicas.

Nos últimos anos, houve um aumento nas pesquisas para identificar biomarcadores baseados em rsFC para distúrbios neurológicos e transtornos neuropsiquiátricos específicos e, desse modo, informar diagnósticos e até prever desfechos de tratamentos específicos. Para muitos desses distúrbios, os substratos neurobiológicos em nível de rede que correspondem aos sintomas clínicos são desconhecidos. Além disso, muitos não são doenças isoladas, e sim síndromes heterogêneas compostas por vários sintomas que se manifestam de forma concomitante. Portanto, a busca científica por biomarcadores de rede robustos para distúrbios neuropsicológicos complexos é desafiadora e ainda está começando; no entanto, alguns estudos têm feito progressos significativos neste domínio. Por exemplo, em uma grande coorte multicêntrica de cerca de 1.000 pacientes deprimidos, Drysdale e colaboradores (2017) demonstraram que as medidas de rsFC podem subdividir os pacientes em quatro "biotipos" neurofisiológicos com padrões distintos de conectividade disfuncional em redes límbicas e frontoestriatais. Esses biotipos estão associados a diferentes perfis clínicos/sintomáticos (combinações de anedonia, ansiedade, insônia, anergia etc.), além de apresentarem alta (> 80%) sensibilidade e especificidade diagnóstica. Além disso, esses biotipos também poderiam prever a responsividade à terapia com estimulação magnética transcraniana (EMT). Outro estudo recente demonstrou a utilidade das medidas de rsFC para prever o diagnóstico de lesão cerebral traumática leve (LCTl), que é clinicamente difícil com os meios convencionais.

Além das medidas de rsFC baseadas em RMf, as medidas de rsFC baseadas em EEG e em MEG também estão sendo ativamente investigadas, uma vez que oferecem um custo relativamente menor em alternativa à RMf. Embora a EEG tenha o menor custo, a resolução espacial é comprometida. O principal ponto forte da MEG é sua habilidade de fornecer estimativas fonte-espaço mais precisas do acoplamento oscilatório funcional do que o EEG, além de fornecer medidas em diversas frequências fisiologicamente relevantes (foi demonstrado que até 50 Hz é clinicamente útil). Nesse sentido, a EEG/MEG são complementares à RMf, que somente pode ser usada para estudar flutuações de atividade lentas (i.e., < 0,1 Hz); o potencial das modalidades baseadas em EEG/MEG de fornecer biomarcadores diagnósticos válidos atualmente é subexplorado e requer estudos adicionais.

NEUROIMAGEM DE CIRCUITO FECHADO

Os estudos neurocientíficos realizados até o momento são delineados predominantemente como "experimentos de circuito aberto", interpretando os substratos neurobiológicos do comportamento humano por meio da correlação com a atividade neural simultânea. Os avanços ocorridos nos últimos anos no processamento de sinal em tempo real pavimentaram o caminho para a "neuroimagem de circuito fechado", que permite aos seres humanos manipular diretamente parâmetros experimentais, em tempo real, baseados em sinais cerebrais específicos (Fig. 487-3). Os métodos de imagem de circuito fechado não só podem avançar o nosso conhecimento sobre a dinâmica do funcionamento neural como também têm potencial

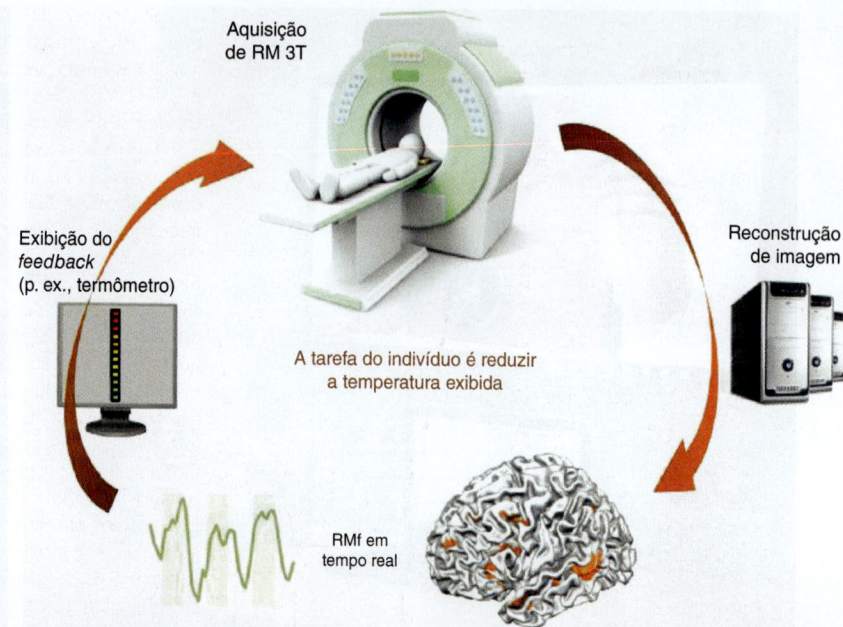

FIGURA 487-3 *Neurofeedback* **usando ressonância magnética funcional.** (De T Fovet et al: Translating neurocognitive models of auditory-visual hallucinations into therapy. Front Psychiatry 7:103, 2016.)

terapêutico. Os seres humanos podem aprender a modular sua dinâmica neural de maneiras específicas, quando conseguem perceber (i.e., ver/ouvir) seus sinais cerebrais em tempo real usando *neurofeedback* baseado em neuroimagem de circuito fechado. Os estudos iniciais mostraram que esse aprendizado de *neurofeedback* e a neuromodulação resultante poderiam ser aplicados como terapia para pacientes que sofrem de dor crônica, na reabilitação motora de pacientes com doença de Parkinson e AVC, na modulação da atividade oscilatória aberrante na epilepsia e na melhora de habilidades cognitivas (p. ex., atenção contínua em indivíduos sadios e em pacientes com transtorno de déficit de atenção/hiperatividade [TDAH]). Também foi demonstrado o potencial para decifrar o estado de consciência em pacientes comatosos, caso em que uma proporção dos pacientes vegetativos/minimamente conscientes poderia comunicar a consciência via imagens mentais baseadas em neuroimagem.

Estudos terapêuticos de neuroimagem de circuito fechado usaram os métodos de RMf, EEG e MEG em tempo real. É comum que os sinais neurais sejam extraídos de regiões cerebrais alvo específicas para neuromodulação. Entretanto, como as redes neurais distribuídas são subjacentes aos déficits comportamentais, novos estudos também exploraram o *neurofeedback* em sinais cerebrais combinatoriais oriundos de múltiplas regiões cerebrais extraídas usando análise de padrão multivariado (APMV). Embora os estudos iniciais indiquem potencial terapêutico, ECRs clínicos de *neurofeedback* por neuroimagem de circuito fechado apresentam resultados mistos. Isso pode ser devido em grande parte à heterogeneidade individual em transtornos neuropsiquiátricos, de modo que não existe uma terapia de ajuste universal. As terapias baseadas em neuroimagem de circuito fechado precisam ser melhor personalizadas de acordo com a pré-intervenção cognitiva e os estados neurofisiológicos do indivíduo, e uma melhor compreensão precisa ser desenvolvida com relação ao aprendizado dos princípios e mecanismos de autorregulação por trás do *neurofeedback*. Os clínicos que aplicam esses métodos também necessitam de uma educação melhor sobre as capacidades de *hardware/software* destas interfaces cérebro-computador, para maximizar os resultados do paciente.

ESTIMULAÇÃO CEREBRAL NÃO INVASIVA

A estimulação cerebral não invasiva (ECNI) é amplamente reconhecida pelo grande potencial de modular redes cerebrais em uma gama de doenças neurológicas e psiquiátricas; hoje, seu uso é aprovado pela Food and Drug Administration (FDA) como tratamento para depressão. É importante ressaltar que existe um conjunto bastante amplo de pesquisas básicas indicando que a neuromodulação do sistema nervoso com estimulação elétrica pode produzir efeitos em curto e em longo prazo. Embora a EMT use campos magnéticos para gerar correntes elétricas, a estimulação com corrente

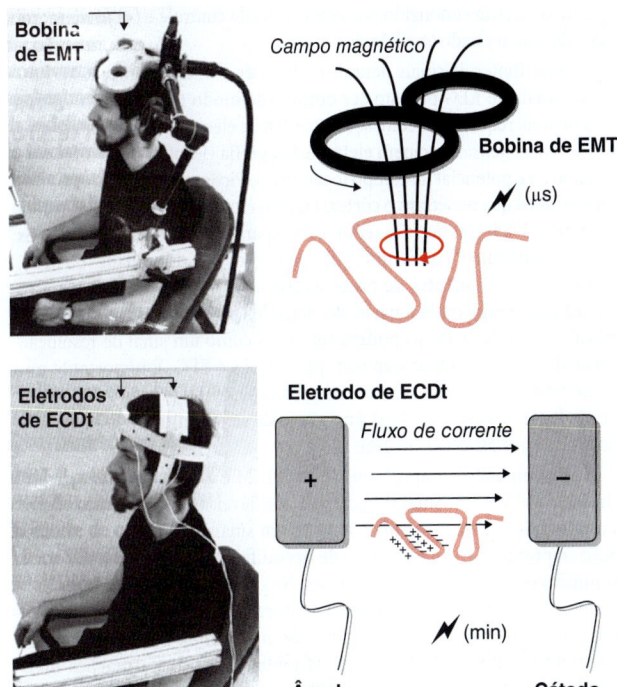

FIGURA 487-4 Ilustração de parâmetros de estimulação magnética transcraniana (EMT) e estimulação com corrente direta transcraniana (ECDt). Os painéis superiores mostram um parâmetro de EMT. Bobinas geram campos magnéticos que, por sua vez, geram campos elétricos no tecido cortical. Os painéis inferiores mostram um parâmetro de ECDt. Acredita-se que a corrente elétrica flua do ânodo (+) para o cátodo (–) ao longo de áreas corticais superficiais, levando à polarização. *(Reproduzida com permissão de R Sparing, FM Mottaghy: Noninvasive brain stimulation with transcranial magnetic or direct current stimulation [EMT/ECDt]—From insights into human memory to therapy of its dysfunction. Methods 44:329, 2008.)*

direta transcraniana (ECDt), em contrapartida, baseia-se na estimulação direta usando correntes elétricas aplicadas no couro cabeludo (Fig. 487-4). A EMT induz pequenas correntes elétricas no cérebro através de campos magnéticos que passam pelo crânio; é comprovadamente indolor e, portanto, usada de forma ampla para ECNI. Pesquisas com animais sugerem que ECDt anódica causa redução generalizada do potencial de membrana em repouso ao longo de áreas corticais amplas, enquanto a estimulação catódica causa hiperpolarização. A estimulação prolongada com ECDt pode acarretar uma alteração persistente na excitabilidade cortical sob as regiões estimuladas. Além disso, alterações na atividade baseada em RMf em estado de repouso, bem como na conectividade funcional, também foram observadas pós-ECDt. Notavelmente, há incertezas no que se refere à quantidade de corrente elétrica capaz de penetrar o crânio e modular as redes neurais. De fato, trabalhos recentes descobriram que paradigmas de estimulação típicos podem não gerar campos elétricos suficientes para modular a atividade neural; uma possibilidade alternativa é que os nervos periféricos possam ser modulados e, assim, afetar a atividade neural.

A neuromodulação por meio de técnicas de estimulação como ECDt e EMT tem se mostrado promissora como método para melhorar a função motora após o AVC; há um número crescente de estudos demonstrando os benefícios funcionais do uso combinado de fisioterapia com estimulação cerebral. Dois paradigmas de EMT comumente empregados são a estimulação "inibitória" de baixa frequência do córtex sadio ou a estimulação "excitatória" de alta frequência do hemisfério lesado. Cada uma dessas abordagens objetiva modificar o equilíbrio da inibição recíproca entre os dois hemisférios após um AVC. Uma metanálise de ECRs publicados ao longo da última década encontrou um efeito benéfico significativo nos resultados motores. Infelizmente, um grande estudo multicêntrico recente para avaliar os benefícios de longo prazo da EMT na recuperação motora após AVC (estudo NICHE) não encontrou benefício no nível populacional. Pesquisas em andamento visam a entender melhor como a estimulação pode afetar diretamente os padrões neurais e, assim, permitir mais personalização da estimulação – ensaios anteriores não registraram as respostas neurais à estimulação.

Intervenções de EMT e ECDt também estão sendo aplicadas em transtornos psiquiátricos. Um conjunto substancial de evidências sustenta o uso de EMT como antidepressivo em transtorno depressivo maior (TDM). A EMT também está sendo investigada quanto à sua possível eficácia no transtorno de estresse pós-traumático (TEPT), de transtorno obsessivo-compulsivo (TOC) e de alucinações auditivas na esquizofrenia. Vários protocolos de EMT repetitiva (EMTr) apresentaram eficácia em casos de depressão maior. Tais protocolos incluem estimulação por EMTr de baixa frequência (≤ 1 Hz) e de alta frequência (10-20 Hz) ao longo do córtex pré-frontal dorsolateral (CPFDL). Do ponto de vista mecânico, a EMTr de baixa frequência está associada a um fluxo sanguíneo cerebral regional diminuído, enquanto a EMTr de alta frequência deflagra um fluxo sanguíneo aumentado, não só sobre a região pré-frontal onde a EMT é aplicada como também nos circuitos dos gânglios basais e da tonsila cerebelar associados. Notavelmente, os mecanismos diferenciais dos protocolos de EMTr de baixa *versus* alta frequência estão associados a melhoras no humor em diferentes contextos de pacientes de TDM, sendo que pacientes beneficiados por um protocolo podem até mesmo apresentar piora com outro, o que mais uma vez aponta a heterogeneidade individual na função de rede. A EMT guiada por EEG também está sendo avaliada em transtornos psiquiátricos, por exemplo, a frequência de pico da banda alfa em repouso (8-12 Hz) individual para determinar as frequências de EMT de estimulação. Quanto à estimulação elétrica transcraniana em psiquiatria, a ECDt é o protocolo mais comumente usado. Na depressão maior, há um comprovado desequilíbrio na atividade de CPFDL no lado esquerdo em relação ao lado direito, de forma que a ECDt diferencial anódica *versus* catódica no córtex pré-frontal esquerdo *versus* direito pode ser uma abordagem potencialmente eficaz. Curiosamente, embora a metanálise tenha demonstrado o uso promissor desses métodos ECNI em doenças psiquiátricas, ECRs amplos falharam em gerar efeitos em comparação ao tratamento com placebo. O sucesso futuro pode exigir alvos cuidadosamente personalizados, com base na dinâmica da rede e no refinamento dos protocolos para acomodar tratamentos combinados.

INTERFACES NEURAIS IMPLANTÁVEIS, INCLUINDO INTERFACES CÉREBRO-MÁQUINA

Já existem interfaces neurais totalmente implantáveis e de relevância clínica que podem melhorar a função. Os implantes cocleares, por exemplo, são próteses sensoriais com capacidade de restaurar a audição em pacientes surdos. Os sons ambientais são processados em tempo real e depois convertidos em estimulação padronizada entregue ao nervo coclear. É importante ressaltar que, mesmo quando a estimulação padronizada continua a mesma, ocorrem melhoras gradativas na percepção da fala e outros sons complexos ao longo de um período de vários meses após a implantação do dispositivo. Supõe-se que a modelagem atividade-dependente de circuitos neurais esteja por trás das melhoras perceptivas observadas. Da mesma forma, o desenvolvimento da estimulação cerebral profunda (ECP) baseou-se em décadas de trabalho mostrando que lesões cirúrgicas em núcleos específicos poderiam aliviar os sintomas de tremor e bradicinesia em modelos animais. A ECP envolve implantação crônica de um eletrodo estimulador dirigido especificamente a estruturas neurais alvo (p. ex., núcleos subtalâmicos ou globo pálido na doença de Parkinson). Ao menos em casos de distúrbios do movimento, é comum pensar que áreas-alvo são funcionalmente inibidas pela estimulação elétrica crônica.

DISPOSITIVOS IMPLANTÁVEIS PARA NEUROMODULAÇÃO

Houve progressos recentes no desenvolvimento de interfaces neurais implantáveis para tratar doenças neurológicas e psiquiátricas. Por exemplo, para pacientes com epilepsia focal refratária e focos de convulsão claramente identificados, a "estimulação responsiva" invasiva agora foi aprovada pela FDA. A estimulação responsiva é baseada em princípios de estimulação em circuito fechado com base no monitoramento em tempo real das oscilações cerebrais; especificamente, o dispositivo visa a detectar os primeiros sinais do início de uma convulsão, geralmente em um estágio que não é sintomático e, em seguida, fornecer estimulação elétrica focada para evitar maior progressão e generalização. Um grande estudo controlado e randomizado desse dispositivo foi realizado em pacientes com epilepsia focal de difícil tratamento; eles foram designados para estimulação simulada ou ativa em resposta à detecção de convulsão. Houve uma redução significativa na frequência de crises no grupo de estimulação, mas foi raro os pacientes ficarem livres de crises. Houve também melhorias modestas na qualidade de vida. Notavelmente, houve um risco pequeno e elevado de hemorragia associado ao dispositivo. Além de fornecer aos médicos outra opção de tratamento, esse dispositivo ofereceu importantes caminhos para pesquisa e otimização adicional. Por exemplo, atualmente é possível monitorar convulsões subclínicas e clínicas e EEG intracraniana em pacientes com epilepsia crônica. Isso resultou em novos conhecimentos sobre a associação de convulsões com ritmos circadianos e sono. Prevê-se também que uma melhor compreensão dos gatilhos das convulsões e o desenvolvimento de melhores algoritmos de estimulação, com base em dados do mundo real, possam levar a tratamentos mais eficazes.

Há também grande interesse no desenvolvimento de tratamentos para a depressão refratária. Uma área de interesse é o desenvolvimento de ECP para tratar a depressão. Embora os primeiros estudos menores fossem bastante promissores, um estudo maior não conseguiu encontrar benefícios no nível da população. Análises subsequentes sugeriram a possibilidade de uma adaptação mais precisa da estimulação para cada indivíduo, tanto no nível de vias específicas identificadas por meio de neuroimagem quanto em biomarcadores de atividade de rede. Essa abordagem é baseada na hipótese de que adequar os parâmetros de estimulação a cada indivíduo pode ser mais promissor. De fato, estudos recentes apoiaram a noção de que padrões individualizados de atividade de rede são preditivos dos sintomas de um paciente e de como ele pode responder à estimulação. Existem agora estudos planejados que visam a adequar a estimulação para cada indivíduo com depressão grave.

INTERFACES CÉREBRO-MÁQUINA PARA PARALISIA

As ICMs representam uma interface neural mais avançada destinada a restaurar a função motora. Muitos distúrbios neurológicos (p. ex., lesão medular traumática e não traumática, doença do neurônio motor, distúrbios neuromusculares e AVCs) podem resultar em paralisia grave e devastadora. Os pacientes não conseguem realizar atividades simples e permanecem totalmente dependentes de assistência. Em pacientes com lesões cervicais graves, esclerose lateral amiotrófica (ELA) avançada ou acidente vascular de tronco encefálico, os efeitos são especialmente devastadores e muitas vezes tornam os pacientes incapazes de se comunicar. Apesar das pesquisas extensas sobre cada distúrbio, pouco se comprovou clinicamente efetivo para a reabilitação de incapacidade de longo prazo. As ICMs oferecem um meio promissor de restaurar a função. Nos pacientes descritos anteriormente, embora as vias de transmissão de sinais para os músculos sejam interrompidas, o cérebro em si é amplamente funcional. Assim, as ICMs podem restaurar a função comunicando-se diretamente com o cérebro. Por exemplo, em uma ICM "motora", a intenção do indivíduo de se mover é traduzida em tempo real para controlar um dispositivo. Como ilustrado na **Figura 487-5**, os componentes de uma ICM motora incluem: (1) registros de atividade neural, (2) algoritmos para transformar a atividade neural em sinais de controle, (3) um dispositivo externo conduzido por esses sinais de controle e (4) *feedback* relacionado com o estado atual do dispositivo.

Muitas fontes de sinais neurais podem ser usadas em uma ICM. Embora os sinais de EEG possam ser obtidos de modo não invasivo, outros sinais neurais requerem a colocação invasiva de eletrodos. Três fontes invasivas de sinais neurais incluem eletrocorticografia (ECoG), picos ou potenciais de ação e potencial de campo local (PCL). Picos e PCLs são registrados com eletrodos que penetram o córtex. Os picos representam sinais de banda larga (300-25.000 Hz) que são registrados a partir de neurônios individuais ("unidade individual") ou de múltiplos neurônios ("multiunidade" ou MU). PCLs são os componentes de baixa frequência (~0,1-300 Hz). Por outro lado, a ECoG é registrada a partir de eletrodos posicionados na superfície cortical. Os sinais de ECoG podem ser vistos como um sinal de resolução intermediária, em comparação com picos/PCLs e EEG. É importante notar que ainda há pesquisa substancial sobre a sustentação neural específica de cada fonte de sinal e qual informação pode ser definitivamente extraída com relação aos processos neurais.

Um componente importante de uma ICM é a transformação de atividade neural em um sinal de controle confiável. O decodificador é um algoritmo que converte os sinais neurais em sinais de controle. Uma distinção importante entre as classes de decodificadores é a distinção entre biomiméticos *versus* não biomiméticos. No caso dos decodificadores biomiméticos, a transformação tende a capturar a relação natural existente entre atividade neural e um parâmetro de movimento. Em contrapartida, os decodificadores não biomiméticos podem ser transformações mais arbitrárias entre atividade neural e controle protético. Foi proposto que aprender o controle protético com um decodificador biomimético é mais intuitivo. Contudo, evidências recentes revelam que o aprendizado pode ser importante para alcançar melhoras no nível de controle sobre um dispositivo externo (p. ex., cursor de computador, membro robótico), seja qual for o tipo de decodificador. Isso pode ser similar a aprender uma nova habilidade motora.

Uma meta central do campo das ICMs é melhorar a função em pacientes com incapacidade permanente. Isso pode consistir em uma gama de dispositivos de comunicação e auxiliares, como um cursor de computador, controle por teclado, cadeira de rodas ou um membro robótico. No cenário ideal, o método menos invasivo de registrar sinais neurais permitiria o nível de controle mais complexo. Além disso, o controle deve ser possibilitado de uma maneira intuitiva que seja semelhante ao controle neural dos nossos membros naturais. Atualmente, existem pesquisas ativas para desenvolvimento e refinamento de técnicas que permitam obter o controle mais complexo possível com o uso de cada fonte de sinal. Uma medida de complexidade são os graus de liberdade controlados. Por exemplo, o controle de um cursor de computador na tela (i.e., nos eixos x e y) representa dois graus de liberdade (GLs). Controlar uma prótese da parte superior do braço totalmente funcional que se aproxime de nossa amplitude de movimento natural exigiria > 7 GLs. Se as funcionalidades da mão e dos dedos da mão forem incluídas, então um nível ainda mais complexo de controle seria necessário. Existe um amplo conjunto de pesquisas sobre o uso do registro não invasivo dos sinais de EEG. Estudos sugerem que o controle com dois GLs usando EEG é viável. Também há relatos promissores de pacientes com ELA avançada que se comunicam por e-mail usando ICMs à base de EEG. As limitações conhecidas das ICMs à base de EEG incluem a razão "sinal-ruído" (devido à filtragem de sinais neuronais pelo osso e pele) e a contaminação pela atividade muscular. Pesquisas em andamento têm o objetivo de testar a capacidade de utilização do teste em um contexto não científico mais geral, bem como o uso dirigido em pacientes com incapacitação.

Muitos estudos também indicam que as ICMs que usam registro invasivo de sinais neurais podem permitir o rápido controle sobre os dispositivos com múltiplos GLs. A maior parte de toda essa pesquisa foi conduzida usando registros de atividade de pico via arranjos de microeletrodos implantados. Estudos pré-clínicos iniciais foram realizados com primatas não humanos fisicamente sadios. Mais recentemente, houve diversos exemplos de seres humanos apresentando uma gama de doenças neurológicas (p. ex., acidente vascular do tronco encefálico, ELA, lesão

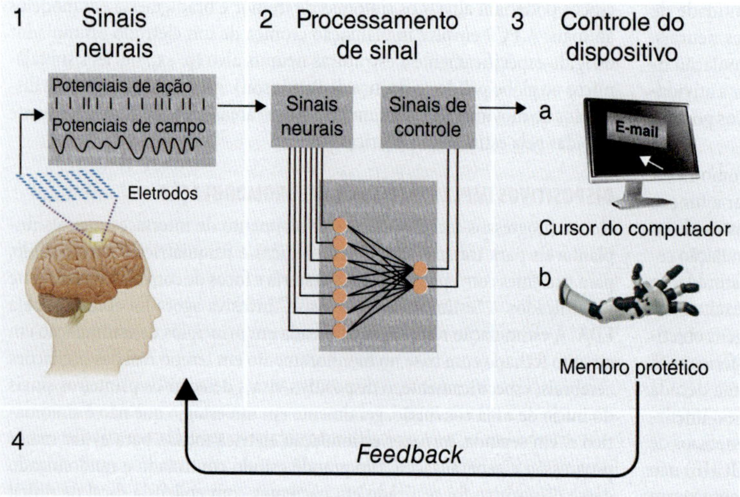

FIGURA 487-5 Componentes de uma interface cérebro-máquina (ICM). *(Reproduzida com permissão de A Tsu et al: Cortical neuroprosthetics from a clinical perspective. Neurobiol Dis 83:154, 2015.)*

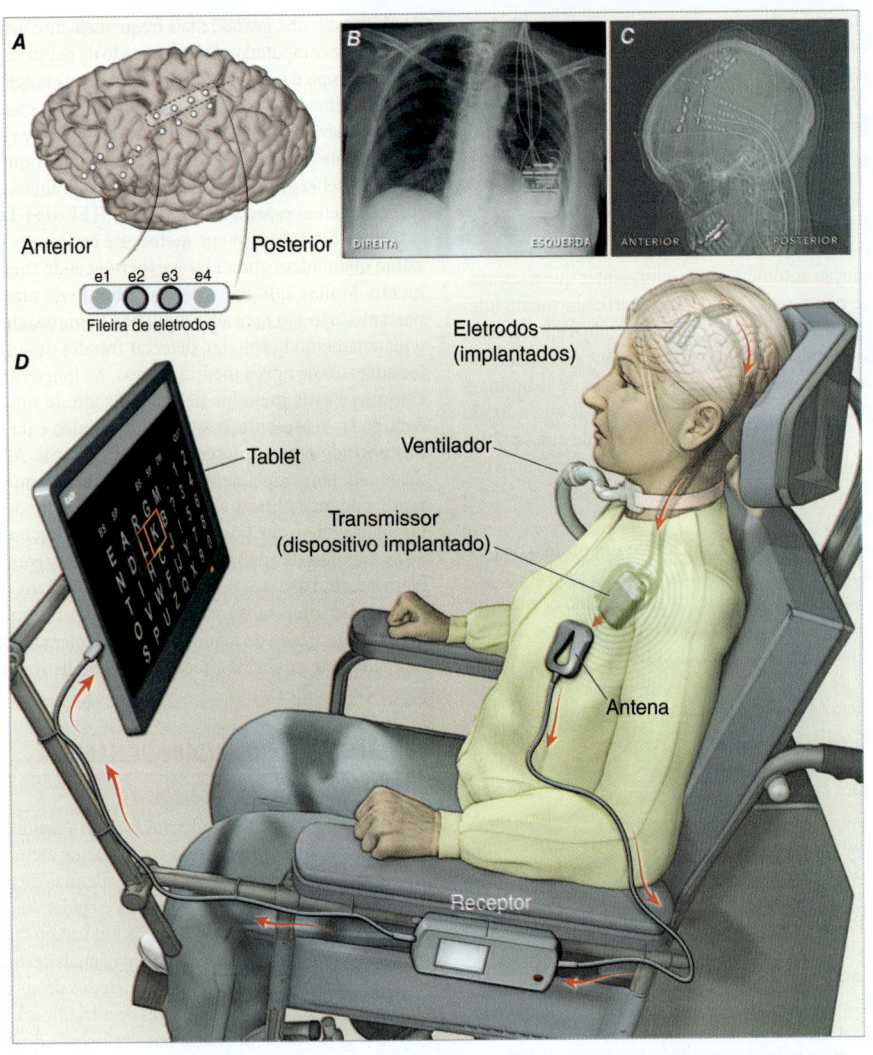

FIGURA 487-6 Ilustração de uma paciente com esclerose lateral amiotrófica (ELA) com uma interface de comunicação totalmente implantada. ***A.*** Ilustração da localização dos eletrodos no cérebro. ***B.*** Radiografia de tórax mostrando o módulo sem fio. ***C.*** Radiografia de condutores e roteamento de fios. ***D.*** Esquema do indivíduo realizando uma tarefa de digitação. *(De MJ Vansteensel et al: Fully implanted brain–computer interface in a locked-in patient with ALS. N Engl J Med 375:2060, 2016. Copyright © 2016 Massachusetts Medical Society. Reimpresso com permissão da Massachusetts Medical Society.)*

medular) que demonstraram o uso real de interfaces neurais implantáveis. Isso inclui demonstrações tanto de controle de interfaces de comunicação como de membros robóticos. Estudos-piloto clínicos de ICMs baseados em registros invasivos de sinais neurais demonstraram ainda que taxas significativamente maiores de comunicação são possíveis (p. ex., > 30 caracteres por minuto). Notavelmente, esses dispositivos de ICM necessitaram de uma conexão percutânea e sempre foram testados na presença de uma equipe de pesquisa. Um estudo de caso demonstrou também que um sistema de ICM totalmente implantável poderia permitir a comunicação em uma paciente com ELA encarcerada (*locked-in*) **(Fig. 487-6)**. No momento do estudo, a paciente necessitou de ventilação mecânica e somente conseguia se comunicar por movimentos oculares. A paciente foi submetida à implantação de múltiplos eletrodos corticais subdurais; os sinais neurais foram então processados e enviados (via transmissão sem fio) a um sistema de comunicação aumentativa e alternativa (CAA) externo. É importante ressaltar que a paciente conseguiu usar a interface sem supervisão da equipe de pesquisa.

As ICMs têm o potencial de revolucionar os cuidados destinados aos pacientes com comprometimento neurológico. Diversos estudos de prova de conceito, ainda que iniciais, destacam possibilidades. Esforços básicos e clínicos combinados finalmente levarão ao desenvolvimento de produtos projetados para pacientes com incapacidades específicas. Como salientado anteriormente, cada fonte de sinal tem seus pontos fortes (p. ex., não invasivos vs. invasivos, registrando estabilidade) e fracos (p. ex., largura de banda ou quantidade de informação que pode ser extraída). Com pesquisas adicionais, espera-se conseguir um delineamento mais preciso desses pontos fortes e fracos. Por exemplo, uma hipótese é que o controle de dispositivos complexos com GLs altos somente será possível usando registros invasivos de atividade neural de alta resolução, como picos de pequenos agrupamentos de neurônios. No entanto, ensaios recentes usando ECoG sugerem que sua estabilidade também pode permitir maior controle do GL. Conforme esses limites vão se tornando cada vez mais nítidos, isso deverá possibilitar esforços translacionais clínicos dirigidos, voltados para necessidades específicas e preferências do paciente (p. ex., extensão da incapacidade, condição médica, não invasivo vs. invasivo). Por exemplo, pacientes com lesões cervicais altas (i.e., acima de C4, onde o braço e a mão são afetados) têm necessidades de reabilitação diferentes de pacientes com lesões cervicais baixas (i.e., abaixo de C5-C6, onde os déficits primários estão na mão e nos dedos da mão).

LEITURAS ADICIONAIS

Baniqued PDE et al: Brain-computer interface robotics for hand rehabilitation after stroke: A systematic review. J Neuroeng Rehabil 18:15, 2021.
Bassett DS et al: Emerging frontiers of neuroengineering: A network science of brain connectivity. Annu Rev Biomed Eng 19:327, 2017.
Drysdale AT et al: Resting-state connectivity biomarkers define neurophysiological subtypes of depression. Nat Med 23:28, 2016.
Khanna P et al: Low-frequency stimulation enhances ensemble co-firing and dexterity after stroke. Cell 184:912, 2021.
Liu A et al: Immediate neurophysiological effects of transcranial electrical stimulation. Nat Comm 9:5092, 2018.
Mishra J et al: Video games for neuro-cognitive optimization. Neuron 90:214, 2016.
Reinkensmeyer DJ et al: Computational neurorehabilitation: Modeling plasticity and learning to predict recovery. J Neuroeng Rehabil 13:42, 2016.
Scangos K et al: State-dependent responses to intracranial brain stimulation in a patient with depression. Nat Med 27:229, 2021.

488 Aprendizado de máquina e inteligência aumentada na medicina clínica

Arjun K. Manrai, Isaac S. Kohane

O aprendizado de máquina (ou *machine learning*) reformulou a nossa vida como consumidores, com veículos autônomos, assistentes digitais de conversação e serviços de tradução automática tão onipresentes que os consumidores correm o risco de não serem considerados particularmente inteligentes por muito mais tempo. Será que os algoritmos subjacentes a essas tecnologias transformarão da mesma forma a arte e a prática da medicina? Há esperança de que as técnicas modernas de aprendizado de máquina – especialmente o ressurgimento das redes neurais artificiais de aprendizado profundo (*deep learning*) – promoverão uma mudança radical na prática clínica, aumentando os poderes sensoriais e diagnósticos dos médicos enquanto, talvez paradoxalmente, liberem os médicos para passar mais tempo com seus pacientes realizando tarefas laboriosas.

Desde o nascimento da inteligência artificial em um projeto de pesquisa de Dartmouth sobre inteligência artificial no verão de 1956 até os veículos autônomos de hoje, os métodos e a teoria de aprendizado de máquina se desenvolveram em simbiose com o crescimento de bancos de dados e com o poder computacional. Neste capítulo, discutimos os fundamentos dos algoritmos modernos de aprendizado de máquina e suas aplicações emergentes na prática clínica. As técnicas modernas de aprendizado de máquina são suficientemente capazes de aprender representações flexíveis e ricas de dados clínicos e são notavelmente hábeis em explorar a estrutura espacial e temporal dos dados brutos. Os mais novos modelos de aprendizado de máquina funcionam no mesmo nível de médicos especialistas ou de modelos anteriores de última geração em uma variedade de tarefas, como interpretação de imagens (p. ex., classificação de fotografias do fundo da retina em casos de retinopatia diabética), análise de texto não estruturado (p. ex., prever a readmissão hospitalar a partir de notas de prontuário eletrônico) e processamento da fala (p. ex., detectar depressão a partir da fala do paciente). No entanto, muitas avaliações dos modelos de aprendizado de máquina ocorrem em tarefas que são restritas e irreais e, além disso, carecem do contexto clínico que um médico incorporaria. Os próprios modelos também estão, frequentemente, a parte de considerações de utilidade para o paciente. Para ajudar a garantir que esses modelos beneficiem os pacientes, este capítulo visa a trazer mais médicos para o projeto e a avaliação dos modelos de aprendizado de máquina, fornecendo uma compreensão de como os modelos modernos são desenvolvidos e como eles se relacionam com métodos mais familiares da literatura epidemiológica.

Atualmente, os termos *aprendizado de máquina* e *inteligência artificial* evocam imagens distintas daquelas evocadas pelos mesmos termos nas décadas de 1950 e 1980, e provavelmente significarão algo diferente em uma década. O cientista da computação John McCarthy originalmente definiu a inteligência artificial em 1956 como "a ampla ciência e engenharia da criação de máquinas inteligentes", mais frequentemente incorporada hoje como um *software* de computador. O aprendizado de máquina pode ser definido como um subcampo da inteligência artificial que abrange algoritmos que extraem padrões generalizáveis de dados. Isso contrasta com as abordagens anteriores que criavam inteligência a partir de regras de engenharia humana e explicitamente programadas que caracterizaram muitas das primeiras aplicações da inteligência artificial à medicina, durante as décadas de 1970 e 1980 (p. ex., sistemas especializados como INTERNIST-I e MYCIN).

Este capítulo abrange métodos e aplicações de aprendizado de máquina que podem aumentar a experiência do médico no local de atendimento. Muitas aplicações de aprendizado de máquina na área da saúde, portanto, não são revisadas aqui; por exemplo, algoritmos para melhorar o planejamento hospitalar, detectar fraudes de seguros e monitorar eventos adversos de novos medicamentos. Ao longo deste capítulo, discutimos como os novos métodos de aprendizado de máquina podem aprender detalhadas representações do estado clínico e da identidade do paciente descobrindo *como* representar os dados brutos. Ao mesmo tempo, os modelos refletem amplamente os dados sobre os quais são treinados e, portanto, podem codificar e amplificar práticas tendenciosas anteriores; eles também podem ser frágeis em ambientes desconhecidos e em evolução. Se os métodos de aprendizado de máquina estiverem aptos a resolver problemas com base nas necessidades dos médicos e forem continuamente reavaliados, prevemos um futuro com clínicas equipadas com ferramentas de aprendizado de máquina, o que aumenta a capacidade dos médicos de raciocinar de forma precisa e probabilística sobre as populações no ponto de atendimento.

CONCEITOS DE APRENDIZADO DE MÁQUINA

TIPOS DE APRENDIZADO DE MÁQUINA

Muitos médicos estarão familiarizados com a maioria dos métodos de aprendizado de máquina a partir de contrapartes metodológicas, discutidas no contexto da modelagem estatística e epidemiológica "tradicional". Na literatura atual de aprendizado de máquina e epidemiologia, surge muita confusão sobre se um método "pertence" a um campo ou a outro. Ganha-se mais concentrando-se nas conexões computacionais e estatísticas, particularmente na compreensão de como os novos métodos de aprendizado de máquina se comparam às abordagens familiares de estratificação de risco clínico.

Em geral, existem quatro tipos principais de aprendizado de máquina com aplicações em medicina clínica: (1) aprendizado supervisionado, (2) aprendizado não supervisionado, (3) aprendizado semissupervisionado e (4) aprendizado por reforço. Os quatro subcampos de aprendizado de máquina diferem um do outro em seus objetivos e no grau em que os algoritmos têm acesso a exemplos rotulados para aprender **(Fig. 488-1)**. Todos os quatro subcampos têm raízes que remontam a décadas com exemplos clássicos e correspondentes modernos **(Tab. 488-1)**.

Até o momento, as abordagens supervisionadas de aprendizado de máquina dominaram a literatura médica e as aplicações recentes de aprendizado profundo. No aprendizado supervisionado, exemplos de entrada pareada e saída *rotulada* são fornecidos em conjunto a um algoritmo de aprendizado

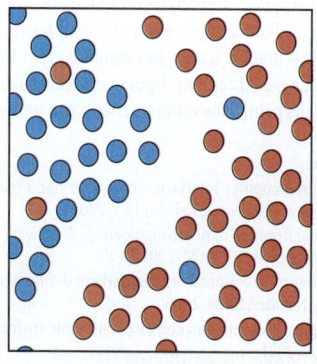 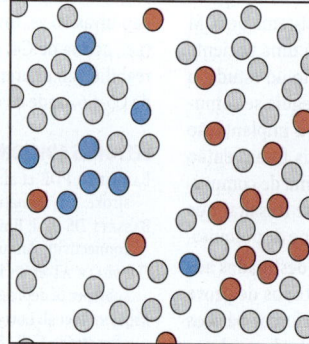 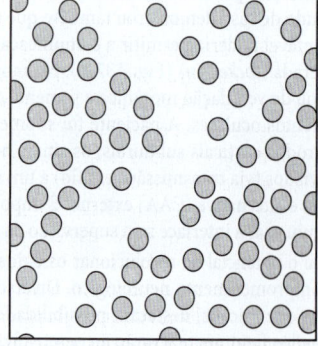

FIGURA 488-1 **Os subcampos de aprendizado de máquina diferem em seus acessos aos exemplos rotulados.** No aprendizado supervisionado (*esquerda*), o algoritmo de aprendizado usa exemplos rotulados (*vermelho, azul*) para aprender um classificador e determinar se um novo conjunto de dados não rotulados é vermelho ou azul. Os métodos de aprendizagem semissupervisionados (*centro*) têm acesso a exemplos não rotulados e rotulados; os dados não rotulados ajudam no aprendizado de um classificador com menos exemplos rotulados. Os métodos de aprendizado não supervisionados (*direita*) não usam rótulos, mas identificam a estrutura presente nos dados. (*Reproduzida com permissão de Luke Melas-Kyriasi.*)

TABELA 488-1 Tipos de aprendizado de máquina e exemplos clínicos

Subcampo de aprendizado de máquina	Definição	Exemplo clássico	Exemplo contemporâneo	Exemplo clínico
Aprendizado supervisionado	Métodos que usam exemplos de entrada pareados e de saída *rotulados* para aprender uma função generalizável que prevê rótulos de saída a partir dos da entrada	Regressão logística	Rede neural convolucional (CNN)	Detecção histopatológica de metástases nos linfonodos em pacientes com câncer de mama
Aprendizado não supervisionado	Métodos que usam dados de entrada *não rotulados* para descobrir a estrutura dos dados e as representações eficientes dos dados (p. ex., agrupamento, redução de dimensionalidade)	Análise de componentes principais (PCA)	Aproximação e projeção de variedade uniforme (UMAP)	Visualização da estrutura nos níveis de expressão gênica e agrupamento dos pacientes com asma em grupos moleculares distintos
Aprendizado semissupervisionado	Métodos que usam *ambos* exemplos não rotulados *e* rotulados para aprender funções de forma melhor do que o possível apenas em ambiente supervisionado	Autotreinamento	Regularização de consistência	Uso de ressonância magnética cardíaca não rotulada juntamente com um pequeno conjunto de dados rotulados para detectar miocardiopatia hipertrófica
Aprendizado por reforço	Métodos para ensinar um "agente" que interage iterativamente com seu ambiente *como* otimizar uma recompensa numérica	Controle ideal	Aprendizado por reforço profundo (p. ex., AlphaGo Zero)	Seleção de fluidos e dosagem de vasopressores de forma iterativa para gerenciar a sepse em pacientes na unidade de terapia intensiva

de máquina que aprende qual combinação (potencialmente milhões) de parâmetros otimiza uma função que prevê saída a partir dos dados de entrada. O objetivo é aprender funções robustas que funcionam bem com dados não vistos. Se essa configuração é familiar, é porque os pesquisadores clínicos costumam usar abordagens estatísticas tradicionais bem conhecidas, como regressão linear e logística, para atingir o mesmo objetivo. Por exemplo, pontuações de risco clínico, como as equações de risco combinadas para avaliação da doença cardiovascular aterosclerótica (ASCVD) do American College of Cardiology (ACC)/American Heart Association (AHA) ou a pontuação de risco de Framingham, são baseadas em modelos de ajuste com dados de entrada pareados (p. ex., idade, sexo, colesterol de lipoproteína de baixa densidade [LDL], histórico de tabagismo) e dados de saída rotulados (p. ex., primeira ocorrência de infarto do miocárdio não fatal, morte por doença cardíaca coronariana [DCC] ou acidente vascular cerebral [AVC] fatal ou não fatal). Os métodos contemporâneos de aprendizado profundo podem aprender representações flexíveis de dados *brutos* de entrada em vez de depender de recursos identificados por especialistas (Tab. 488-1). Um exemplo clínico contemporâneo de aprendizado de máquina supervisionado com redes neurais convolucionais é a detecção histopatológica de metástases nos linfonodos em pacientes com câncer de mama (Tab. 488-1).

Os três tipos restantes de aprendizado de máquina não foram tão amplamente aplicados a problemas clínicos até o momento, mas acreditamos que isso provavelmente mudará nos próximos anos. Isso inclui aprendizado não supervisionado, aprendizado semissupervisionado e aprendizado por reforço. O aprendizado não supervisionado, ao contrário do aprendizado supervisionado, engloba métodos que usam dados de entrada *não rotulados*, em que o objetivo é descobrir a "estrutura" presente nos dados. Um pesquisador pode usar métodos não supervisionados para determinar se os dados estão ou não em baixa dimensão, "embutidos" em um espaço de maior dimensão. Por exemplo, um pesquisador pode obter medidas de expressão gênica de mais de 20.000 genes codificadores de proteínas para um grande grupo de pacientes com asma e, então, "projetar" cada paciente em um espaço de menor dimensão para visualizar e entender a estrutura presente no conjunto de dados, ou pode agrupar pacientes com asma por similaridade em todos os valores de expressão gênica. Métodos lineares clássicos incluem análise de componentes principais (PCA), e as abordagens não lineares contemporâneas incluem aproximação e projeção de variedade uniforme (UMAP) (Tab. 488-1). O aprendizado semissupervisionado é um híbrido entre aprendizado supervisionado e não supervisionado, com métodos que usam dados rotulados *e* dados não rotulados. Esses algoritmos exploram a estrutura (geralmente de baixa dimensão) de dados não rotulados para aprender modelos melhores do que seria possível em um ambiente puramente supervisionado, em que os dados rotulados podem ser escassos. Finalmente, o aprendizado por reforço é um subcampo distinto de aprendizado de máquina que se concentra na otimização da tomada de decisão iterativa de um "agente" que está equipado com uma função cumulativa de "recompensa" e, portanto, deve navegar na troca entre prospecção e exploração de seu ambiente, distinto dos outros três subcampos, nos quais todo o sinal de aprendizado (i.e., o conjunto de dados) é apresentado de uma só vez. Essa abordagem de aprendizado foi bem-sucedida em ensinar computadores a jogar no mesmo nível de especialistas mundiais (p. ex., AlphaGo Zero do Google).

APRENDIZADO DE MÁQUINA NA MEDICINA MODERNA

O aprendizado de máquina moderno inclui métodos que diferem amplamente em sua complexidade e capacidade de aprender diretamente de dados brutos (Tab. 488-2). Os métodos estatísticos "tradicionais", como regressão linear e logística, permanecem vitais e muitas vezes servem no mínimo como linhas de base úteis e interpretáveis, mas muitas vezes são muito mais. Generalizações dessas abordagens, bem como muitos outros métodos, foram desenvolvidas para aprender funções complicadas, incluindo relações altamente não lineares. Por exemplo, modelos como árvores impulsionadas por gradiente (Tab. 488-2) geralmente alcançam excelente desempenho com dados tabulares sem considerar a estrutura espacial ou temporal que os métodos mais recentes de aprendizado profundo podem explorar.

Modelos modernos de aprendizado profundo podem aprender representações ricas e flexíveis de dados clínicos brutos. Os blocos de construção desses modelos são simples "neurônios" artificiais, muitas vezes organizados em camadas (Fig. 488-2). Cada neurônio aceita a entrada a partir de neurônios de uma camada anterior, calcula a soma ponderada dessas entradas e aplica uma função não linear à soma ponderada (Fig. 488-2).

Os valores dos pesos ajustáveis entre os neurônios são *aprendidos* durante o processo de treinamento. Os neurônios podem ser organizados em camadas hierárquicas que constroem uma representação cada vez mais rica dos dados de entrada. Por exemplo, redes neurais convolucionais (CNNs) são arquiteturas especializadas que combinam grupos de neurônios com a operação matemática de convolução ("filtros convolucionais") para explorar a estrutura espacial (Tab. 488-2). As camadas iniciais aprendem recursos de baixo nível (p. ex., arestas) e, em seguida, constroem camadas superiores que aprendem motivos e objetos, criando uma representação poderosa para discriminar entre entradas usando rótulos de saída (Fig. 488-3).

As redes neurais modernas podem ter muitos milhões e até bilhões de parâmetros de peso. Por exemplo, a rede VGG-16 de Simonyan e Zisserman, uma arquitetura inovadora e um dos principais modelos do *ImageNet Large Scale Visual Recognition Challenge* em 2014, tinha aproximadamente 140 milhões de parâmetros. A arquitetura U-Net de Ronneberger e colegas, uma rede neural convolucional, é usada frequentemente para segmentação de imagens biomédicas e outras tarefas de imagens médicas. Outros modelos de aprendizado profundo têm arquiteturas adaptadas para tarefas e tipos de dados distintos, incluindo modelos de sequência a sequência e de transformadores, projetados para dados sequenciais, incluindo notas de texto não estruturadas de prontuários eletrônicos (Tab. 488-2). As redes generativas de adversários (GANs) apresentam uma arquitetura com duas redes concorrentes ("adversárias") cotreinadas e exibem o que muitos descreveriam como talento artístico ou criatividade. Finalmente, muitas técnicas de redução de dimensionalidade não supervisionadas foram recentemente introduzidas para descobrir estruturas não lineares, incluindo, por exemplo, Uniform Manifold Approximation and Projection (UMAP) embora

TABELA 488-2 ■ Seleção de técnicas de aprendizado de máquina na medicina moderna

Método	Definição	Observações
Regressão linear e logística	Modelo de uma relação linear entre preditores e uma variável de resultado contínua ou binária; modelagem estatística "tradicional"	Linha de base necessária. Em pequenos conjuntos de dados clínicos cuidadosamente selecionados, esses métodos geralmente funcionam no mesmo nível de métodos mais sofisticados
Árvores impulsionadas por gradiente	Conjunto de "árvores de decisão" com parâmetros otimizados para aprender com eficiência funções não lineares precisas em configuração supervisionada	Eficiente para treinar e geralmente tem um bom desempenho em tarefas de aprendizado de máquina com dados tabulares
Rede neural convolucional (CNN)	Arquitetura de aprendizagem profunda especializada com grupos de neurônios ("filtros convolucionais") que exploram a estrutura	O mais moderno em visão computacional; padrão para tarefas de imagens médicas (p. ex., arquitetura U-Net para segmentação de imagens biomédicas)
Modelos de transformadores	Arquitetura de aprendizado profundo projetada para mapear sequências de entrada a sequências de saída (p. ex., texto, fala)	As variantes incluem Representações de Codificador Bidirecional de Transformadores (BERT), Transformador Generativo Pré-treinado 3 (GPT-3); o mais avançado para tarefas em processamento de linguagem natural e tradução de máquina
Rede adversária generativa (GAN)	Estrutura de aprendizado profundo que consiste em duas redes que competem para aprender melhor o "modelo generativo" subjacente aos exemplos de treinamento	Executa bem tarefas de tradução de imagem para imagem; pode criar dados, arte e transferência de estilo sintéticos realistas
Aproximação e projeção de variedade uniforme (UMAP)	Técnica de redução de dimensionalidade para visualizar e identificar a estrutura de baixa dimensão do conjunto de dados de alta dimensão, preservando a estrutura global	Técnica não linear; existem muitas outras técnicas, por exemplo, análise de componentes principais (PCA), incorporação de vizinhos estocásticos distribuídos em t (t-SNE)
Transferência de aprendizagem	Família de abordagens para adaptar modelos treinados para uma tarefa e aplicar em outra tarefa (entre domínios)	Útil para "iniciar" um modelo para um novo problema, por exemplo, muitos modelos médicos computacionais começam com uma rede treinada para uma tarefa distinta (geralmente não médica) como ImageNet e podem ser "ajustados" para uma aplicação médica específica

também existem alternativas lineares (p. ex., PCA) e não lineares (p. ex., t-SNE) (Tab. 488-2). Em muitas aplicações de aprendizado profundo, é importante observar que os profissionais geralmente não treinam redes *tabula rasa*, mas se beneficiam substancialmente do aprendizado de transferência (Tab. 488-2), em que os pesos podem ser inicializados ou "pré-treinados" a partir de outra tarefa.

CONCEITOS PRÁTICOS NO TREINAMENTO DE UM MODELO MODERNO DE APRENDIZADO DE MÁQUINA

Nesta seção, fornecemos uma breve visão dos conceitos práticos que surgem ao treinar um modelo moderno de aprendizado de máquina para ajudar os leitores a entender as restrições e escolhas que enfrentam os profissionais da área de aprendizado de máquina.

Muitas vezes, a primeira tarefa é definir o que é uma "boa" previsão especificando uma "função de perda", que quantifica o erro entre a previsão de um modelo e o rótulo verdadeiro (Tab. 488-3). Existem muitas opções para essa função. A regressão linear usa perda quadrática; outros exemplos incluem a entropia cruzada e a função de perda 0-1. Dada uma função de perda, o método de gradiente descendente estocástico acoplado ao algoritmo de retropropagação quantifica como alterar os pesos ajustáveis na rede para otimizar a função de perda de forma iterativa, conforme exemplos rotulados são fornecidos à rede, um por um ou em lotes. Os próprios pesos geralmente são inicializados com cuidado e frequentemente transferidos de outra tarefa. A maioria dos profissionais de aprendizado de máquina usa *hardware* especializado chamado unidade de processamento gráfico (GPUs) para realizar esses cálculos. Como acontece com a maioria dos *hardwares* de computadores, as GPUs variam muito em desempenho e custo. *Softwares* como PyTorch e TensorFlow automatizam grande parte do processo complexo de treinamento, abstraindo em uma dúzia de linhas o que poderia levar meses para uma equipe de engenheiros de aprendizado de máquina construir. A comunidade de aprendizado de máquina dá grande ênfase à generalização por meio de práticas quase universais, como conjuntos de dados de referência amplamente disponíveis, e divisão de dados de treinamento e teste, com medidas de desempenho, como a área sob a curva operacional do receptor (AUC) calculada com dados de testes retidos para melhorar as estimativas (Tab. 488-3).

APLICAÇÕES DO APRENDIZADO DE MÁQUINA MODERNO NA MEDICINA CLÍNICA

Duas principais classes das aplicações recentes dominaram o aprendizado de máquina na medicina: visão computacional e processamento de linguagem natural. Revisamos abaixo algumas das aplicações recentes, destacando a amplitude dos desafios nas especialidades clínicas e algumas novas direções emergentes.

VISÃO COMPUTACIONAL

As aplicações médicas de visão computacional, particularmente aquelas que empregam CNNs, dominaram a literatura médica de aprendizado de máquina na última década. As CNNs são bem adequadas para explorar a estrutura espacial em dados de imagens médicas e são capazes de aprender representações detalhadas de imagens de entrada, produzindo sistemas que geralmente funcionam no mesmo nível ou melhor do que médicos especialistas em tarefas selecionadas. Uma das aplicações médicas de visão computacional mais

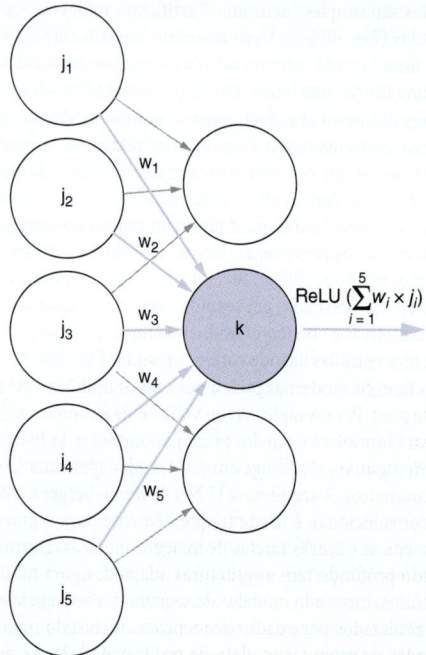

FIGURA 488-2 **Neurônio artificial, o bloco de construção dos modelos de aprendizado profundo.** O neurônio k aceita a entrada ponderada de neurônios da camada anterior e aplica uma função (p. ex., ReLU(x) = max(0,x), a função linear retificada) à soma ponderada de entradas (geralmente com um termo de polarização, não mostrado). Durante o treinamento, os pesos são refinados iterativamente para melhor ajustar os dados.

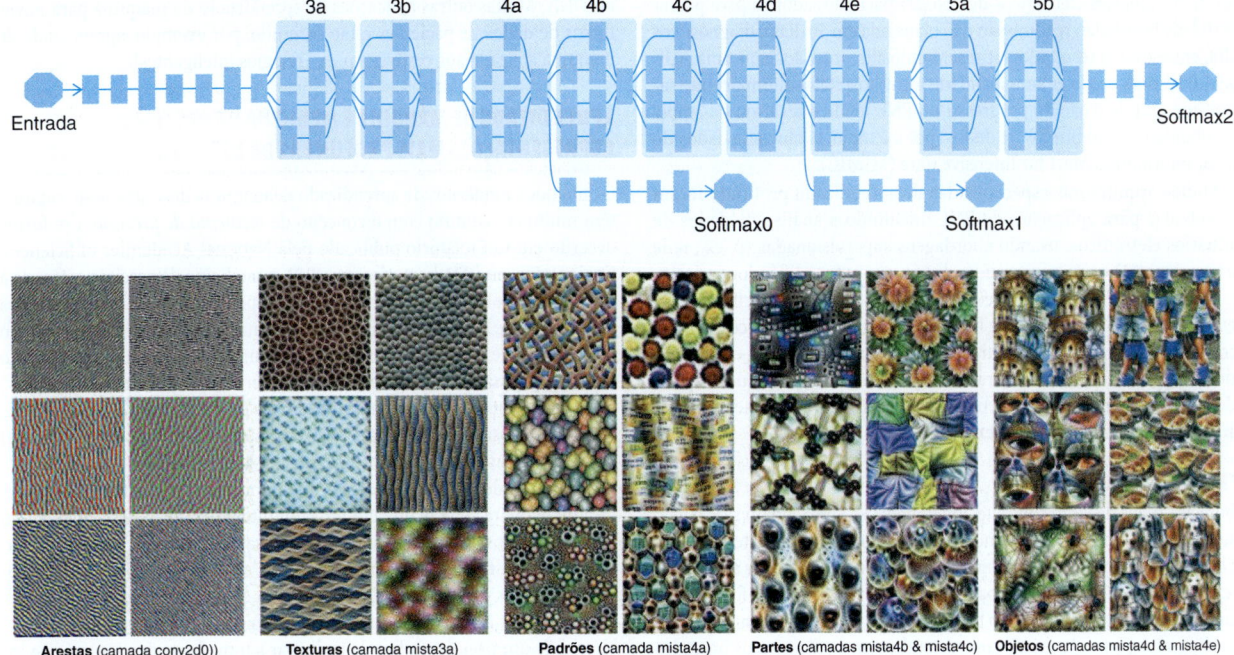

FIGURA 488-3 **Modelos de aprendizado profundo aprendem representações hierárquicas ricas.** Visualização do que uma rede neural convolucional "vê" enquanto processa imagens de objetos comuns do banco de dados ImageNet. As camadas iniciais aprendem recursos de baixo nível, como arestas, e as camadas superiores aprendem padrões e objetos. *(Reproduzida de distill.pub by C Olah et al: Feature visualization. Distill, 2017 https://distill.pub/2017/feature-visualization/.)*

conhecidas durante a última década foi publicada em um artigo por Gulshan e colaboradores na revista científica *Journal of the American Medical Association* (JAMA) em 2016. Os autores treinaram uma rede neural convolucional usando 128.175 fotografias do fundo da retina, rotuladas por oftalmologistas, para desenvolver um sistema automatizado de detecção de retinopatia diabética e alcançando desempenho semelhante ao de oftalmologistas especialistas, com uma AUC de 0,99 em dois conjuntos de dados de validação distintos. Em outro estudo publicado por De Fauw e colaboradores, 14.884 tomografias de coerência óptica de retina (OCT) tridimensionais foram usadas para treinar um modelo de aprendizado profundo que poderia fazer sugestões de encaminhamento com precisão igual ou superior a oito especialistas clínicos que classificaram as mesmas imagens, com uma AUC nos dados de teste acima de 0,99 para encaminhamento urgente *versus* outros encaminhamentos.

Algumas aplicações de aprendizado de máquina em oftalmologia já receberam aprovação da Food and Drug Administration (FDA), incluindo o "dispositivo" IDx-DR para classificar a retinopatia diabética.

Fora da oftalmologia, as aplicações de visão computacional têm sido numerosas em muitas outras especialidades que dependem de dados de imagem. Por exemplo, uma classificação do câncer de pele comparável à de um especialista dermatologista foi alcançada em um estudo de Esteva e colaboradores publicado na revista *Nature* em 2017. Os autores treinaram uma rede neural convolucional para distinguir entre carcinoma de queratinócitos e ceratoses seborreicas benignas, bem como entre melanomas malignos e nevos benignos. Os autores concluíram que o modelo funcionou no mesmo nível dos 21 dermatologistas certificados contra os quais o modelo foi testado.

As aplicações de modelos de aprendizado de máquina em radiologia também são numerosas, com modelos que incluem detecção de pneumonia a partir de radiografias de tórax, identificação de câncer de pâncreas a partir de tomografias computadorizadas e segmentação rápida e automatizada de estruturas cardíacas a partir de ressonância magnética cardíaca e ecocardiografia.

Arquiteturas especializadas de aprendizado profundo, como a arquitetura U-Net de Ronneberger e colegas, tornaram-se especialmente populares na comunidade de visão computacional aplicada à medicina. As arquiteturas geralmente são projetadas para tarefas de imagem específicas (p. ex., segmentação de imagem) ou tipos de dados especializados (p. ex., imagens ou vídeos tridimensionais). Novas fronteiras da pesquisa de visão computacional em medicina incluem abordagens de aprendizado semissupervisionado para aproveitar os extensos dados não rotulados disponíveis em hospitais, principalmente devido à dificuldade prática e ao custo para um pesquisador individual obter grandes conjuntos de dados rotulados por especialistas.

PROCESSAMENTO DE LINGUAGEM NATURAL

Assim como a visão computacional, o processamento de linguagem natural (PNL) foi transformado por abordagens modernas de aprendizado de máquina, particularmente o aprendizado profundo. As abordagens de aprendizado profundo incluem redes neurais recorrentes, modelos de sequência a sequência mais recentes e o modelo de transformadores recentemente desenvolvido (Tab. 488-2), que são adequados para explorar a estrutura do texto e da linguagem natural em configurações supervisionadas e não supervisionadas. Esses modelos têm sido aplicados com sucesso para analisar as anotações médicas no prontuário eletrônico, detectar a gravidade dos sintomas de depressão a partir da língua falada e registrar as visitas médico-paciente. Por exemplo, um estudo de Rajkomar e colegas analisou

TABELA 488-3 ■ **Conceitos práticos para treinar um modelo de aprendizado profundo**

Conceito	Definição	Exemplos
Perda de função	Função matemática que quantifica a discrepância entre o rótulo previsto e o rótulo verdadeiro	Entropia cruzada quadrática, 0-1
Retropropagação	Algoritmo para calcular a direção da função de perda em relação às mudanças nos pesos ajustáveis ("gradiente")	–
Unidade de processamento gráfico (GPU)	*Hardware* de computador especializado em acelerar os muitos cálculos de matriz envolvidos no treinamento de uma rede neural	NVIDIA Tesla V100
Divisão de teste de trem	Como os dados são divididos para garantir estimativas justas do desempenho do modelo após o treinamento	70% treinamento, 30% teste
Área sob a curva característica de operação do receptor (AUC)	Métrica de desempenho comum para avaliar modelos de classificação binária. 0,5 = aleatório, 1,0 = perfeito	–
Estrutura de aprendizado profundo	Estrutura computacional para realizar cálculos de matriz (tensor) com eficiência para treinar modelos de aprendizado profundo	TensorFlow, PyTorch, Keras

dados de prontuários eletrônicos de 216.221 pacientes adultos para prever mortalidade hospitalar, readmissão não planejada em 30 dias e diagnósticos de alta, entre outros resultados, apresentando alta precisão, com uma AUC de 0,93-0,94 para predizer a mortalidade intra-hospitalar. É importante salientar que grande parte do progresso no PNL médico resultou da ampla disponibilidade de conjuntos de dados, por exemplo, o banco de dados do Medical Information Mart for Intensive Care (MIMIC).

Muitas arquiteturas especializadas de aprendizado profundo foram desenvolvidas para aplicações de PNL, incluindo a análise de dados de prontuários eletrônicos, usando abordagens supervisionadas (p. ex., rede neural recorrente) e não supervisionadas (p. ex., autocodificador variacional). Modelos de representação de linguagem de domínio específico foram desenvolvidos com o propósito de mineração de textos biomédicos, servindo como substrato para muitas tarefas de PNL. Isso inclui, por exemplo, o modelo BioBERT de Lee e colaboradores, publicado em 2019, que adapta o modelo Bi-directional Encoder Representations from Transformers (BERT) **(Tab. 488-2)** para mineração de texto biomédico.

OUTRAS APLICAÇÕES

Embora as tarefas de visão computacional médica e PNL tenham sido o foco de modelos de aprendizado profundo mais recentes, devido à extensa estrutura de dados de imagem e texto, existem muitas outras classes de aplicações. Por exemplo, o desempenho comparado ao de um cardiologista foi alcançado em abordagens de aprendizado profundo para detectar arritmias em eletrocardiogramas ambulatoriais, contrastando com os algoritmos baseados em regras usados tradicionalmente para interpretar sinais no eletrocardiograma. Em genômica, os pesquisadores analisaram genomas de tumores com métodos de aprendizado de máquina para prever melhor a sobrevida do paciente, usando aprendizado profundo e outras abordagens de aprendizado de máquina. Métodos de aprendizado de máquina também foram usados para caracterizar a nocividade de variações em um único nucleotídeo no DNA. Muitas outras aplicações de aprendizado de máquina para novos fluxos de dados de pacientes estão surgindo, por exemplo, aprendizado de máquina aplicado aos vestíveis (p. ex., relógios inteligentes).

APRENDIZADO DE MÁQUINA E MEDICINA DE PRECISÃO: REPRESENTAÇÕES MAIS PROFUNDAS DO ESTADO DO PACIENTE

Os métodos modernos de aprendizado de máquina descritos neste capítulo têm muito em comum com o conceito de *medicina de precisão*. Conforme descrito em um relatório publicado pela National Academies of Sciences, Engineering, and Mathematics, em 2011, a medicina de precisão refere-se à "capacidade de classificar indivíduos em subpopulações que diferem em sua suscetibilidade a uma determinada doença, na biologia e/ou no prognóstico de doenças que eles podem desenvolver ou em sua resposta a um tratamento específico". Essa visão exige o desenvolvimento de "informações comuns", uma visão centrada no paciente e nos fluxos de dados heterogêneos (p. ex., genoma, exposições ambientais, sinais e sintomas clínicos, transcriptoma) que juntos criam uma imagem completa da saúde de um indivíduo.

Os métodos de aprendizado de máquina descritos neste capítulo operam de maneira semelhante em um conjunto de dados heterogêneo e rico para melhorar tanto as habilidades preditivas dos médicos quanto a compreensão da estrutura da doença em um ou mais tipos de dados. Os métodos modernos de aprendizado de máquina são especialmente adequados para melhorar a *representação* do estado clínico, identidade e contexto ambiental de um paciente, a fim de melhorar a tomada de decisão médica individualizada e aprender "incorporações" orientadas pelos dados do estado clínico e da identidade do paciente no processo **(Fig. 488-4)**. O aprendizado de máquina e a medicina de precisão podem, portanto, ser vistos como disciplinas alinhadas, onde algoritmos de aprendizado flexíveis e poderosos se combinam com dados ricos e detalhados para melhorar a tomada de decisões clínicas.

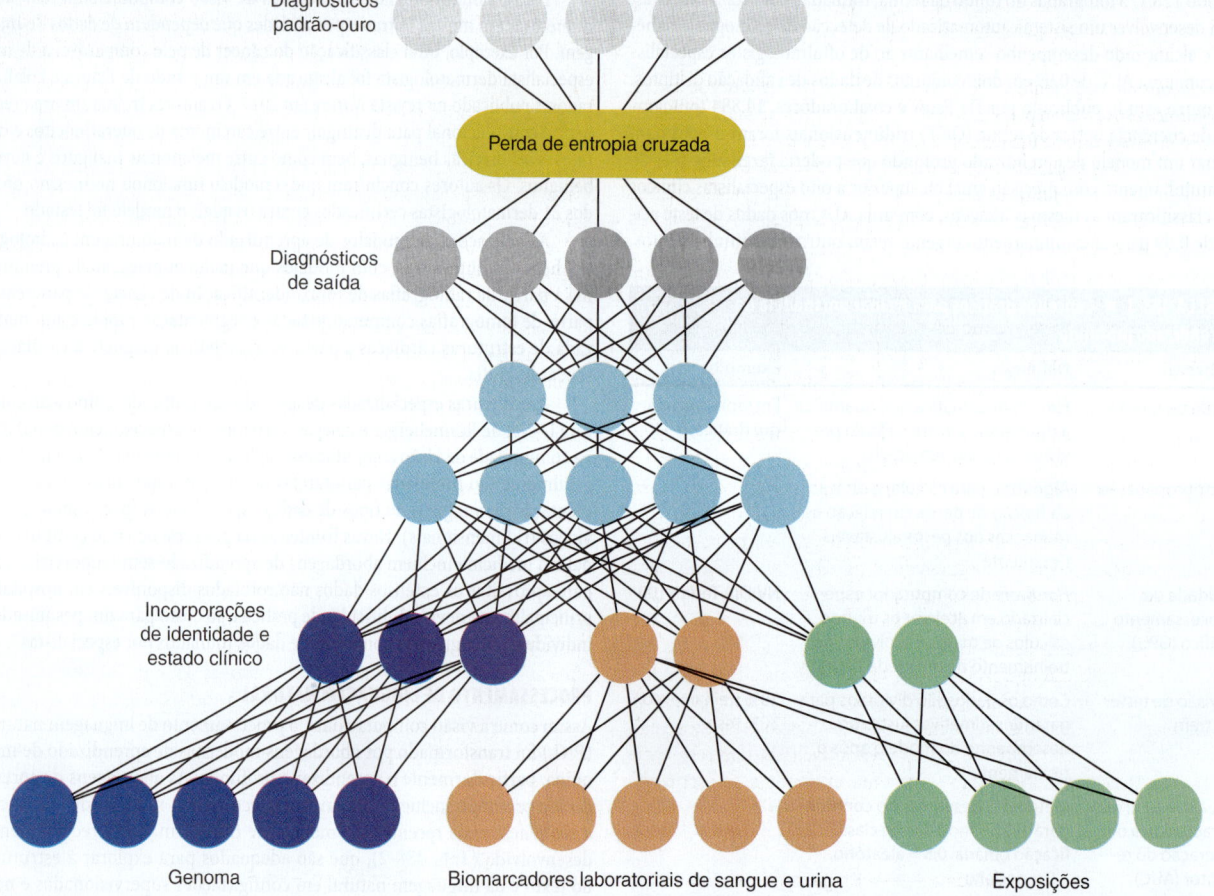

FIGURA 488-4 **Aprendizado de máquina e medicina de precisão: representações mais profundas do estado clínico e da identidade.** Diversos fluxos de dados (p. ex., genoma; biomarcadores de sangue e urina, incluindo triglicerídeos e colesterol de lipoproteína de baixa densidade [LDL]; e exposições) são combinados juntamente com diagnósticos de saída rotulados em um modelo de aprendizado profundo. No processo de treinamento desse modelo, é aprendida uma representação de baixa dimensão dos dados de entrada de alta dimensão ("incorporação").

CONCLUSÃO

O aprendizado de máquina moderno oferece um conjunto poderoso de técnicas para aprender representações de características diretamente dos dados, já com desempenho semelhante ao de médicos especialistas em tarefas selecionadas. Se cuidadosamente treinados e aplicados criteriosamente às principais áreas do fluxo de trabalho clínico, o poder representativo dos novos métodos de aprendizado de máquina os torna propensos a alcançar todas as áreas da prática clínica.

LEITURAS ADICIONAIS

Gulshan V et al: Development and validation of a deep learning algorithm for detection of diabetic retinopathy in retinal fundus photographs. JAMA 316:2402, 2016.
Krizhevsky A et al: Classification with deep convolutional neural networks. Advances in neural information processing systems. 25 (NIPS'2012). 1, 2012.
Lecun YA et al: Deep learning. Nature 521:436, 2015.
Obermeyer Z, Emanuel EJ: Predicting the future - big data, machine learning, and clinical medicine. N Engl J Med 375:1216, 2016.
Olah C et al: Feature visualization. Distill, 2017. https://distill.pub/2017/feature-visualization/.
Rajkomar A et al: Machine Learning in Medicine. N Engl J Med 380:1347, 2019.
Ronneberger O et al: U-Net: Convolutional networks for biomedical image augmentation, in *Medical Image Computing and Computer-Assisted Intervention – MICCAI 2015*. Springer International Publishing, 2015, pp. 234–241.
Silver D et al: Mastering the game of Go without human knowledge. Nature 550:354, 2017.
Szolovits P, Pauker SG: Categorical and Probabilistic Reasoning in Medical Diagnosis. Artif Intell 11:115, 1978.
Topol EJ: High-performance medicine: the convergence of human and artificial intelligence. Nat Med 25:44, 2019.

489 Metabolômica
Jared R. Mayers, Mathew G. Vander Heiden

O *metabolismo*, vagamente definido, representa a soma de todas as reações bioquímicas envolvendo pequenas moléculas, com uma massa molecular ≤ 1.000 dáltons, dentro de um determinado tecido, célula ou fluido. Essas pequenas moléculas são coletivamente chamadas *metabólitos* e estão envolvidas nos processos bioquímicos usados para criar macromoléculas e atender às necessidades energéticas de uma célula ou organismo. A *metabolômica*, então, representa a avaliação qualitativa ou quantitativa dos metabólitos, muitas vezes como uma forma de obter informações sobre o metabolismo de uma célula, tecido ou organismo. Nenhuma abordagem experimental pode caracterizar o metabolismo em sua totalidade; a metabolômica, em vez disso, se esforça para medir uma porção do *metaboloma*, que consiste em todos os metabólitos em uma determinada amostra biológica em um determinado momento.

Uma ligação com um contexto de tempo específico é comum a todas as técnicas "ômicas", mas é particularmente importante na metabolômica. Como os processos metabólicos são altamente conectados e interdependentes, com metabólitos individuais frequentemente envolvidos em múltiplas vias, os níveis de um metabólito específico podem variar em resposta a uma alteração na produção ou no consumo desse metabólito. Como mudanças significativas nos níveis de metabólitos podem ocorrer em um período de tempo muito curto, os níveis medidos podem ser sensíveis a perturbações a montante ou a jusante de um metabólito em uma via. Essa sensibilidade pode tornar a medição desafiadora, mas também torna a metabolômica uma ferramenta poderosa para avaliar alterações agudas ou crônicas em células ou tecidos. De fato, o metaboloma pode ser bastante dinâmico e refletir a condição atual do material que está sendo avaliado, pois representa, em última análise, uma integração do genoma, epigenoma, transcriptoma e proteoma (Fig. 489-1).

CONSIDERAÇÕES SOBRE ABORDAGENS E AMOSTRAGEM

METABOLÔMICA DIRECIONADA E NÃO DIRECIONADA

Existem duas abordagens distintas para medir os metabólitos em materiais biológicos: metabolômica não direcionada e direcionada. Essas estratégias diferem se um subconjunto predeterminado de metabólitos é intencionalmente procurado em uma amostra, com a escolha da abordagem ditada pela questão sob investigação. Independentemente do método utilizado, é importante reconhecer que nenhuma técnica de metabolômica é abrangente. As considerações técnicas influenciam fortemente a medição do metabólito, e nenhum método é capaz de capturar todo o metaboloma. A este respeito, a metabolômica contrasta com algumas outras técnicas ômicas, como genômica ou transcriptômica – ou seja, na metabolômica, se algo não é detectado, sua ausência não pode necessariamente ser presumida.

Metabolômica não direcionada A metabolômica não direcionada é a análise abrangente de todos os analitos mensuráveis em uma amostra, independentemente de sua identidade (Fig. 489-2). Entre os benefícios dessa abordagem, está o fato de ser imparcial na medição do metaboloma. Assim, permite a descoberta de moléculas novas ou inesperadas para estudos adicionais. A abrangência do metaboloma em uma abordagem não direcionada é influenciada pelas técnicas usadas para preparação das amostras, separação dos metabólitos antes da detecção e a sensibilidade e especificidade inerentes da(s) técnica(s) analítica(s) empregada(s) (ver "Tecnologias de metabolômica", adiante).

Uma grande desvantagem da metabolômica não direcionada é que as moléculas de interesse podem ser medidas com menor confiança ou totalmente ignoradas, já que essa abordagem carrega um viés inerente à detecção das moléculas de alta abundância. O manuseio e a interpretação dos dados também representam um grande desafio, pois cada rodada de amostra gera grandes quantidades de dados cuja análise pode ser complicada e demorada. A identificação de cada metabólito requer pesquisa em bancos de dados, e, muitas vezes, mais investigação experimental é necessária para confirmar a identidade exata de um sinal de interesse. Finalmente, na maioria dos casos, essa técnica produz apenas a quantificação relativa do metabólito, tornando-a mais útil para comparações entre amostras biológicas.

Metabolômica direcionada A metabolômica direcionada envolve a medição de um grupo predefinido de metabólitos quimicamente caracterizados – normalmente ditados por uma hipótese ou plataforma predeterminada – com o objetivo de cobrir uma porção selecionada do metaboloma. Os metabólitos avaliados representam apenas um subconjunto daqueles que seriam avaliados por uma abordagem não direcionada; assim, uma abordagem direcionada gera um conjunto de dados muito menor, no qual metabólitos individuais são detectados com maior confiança (Fig. 489-2). Como a identidade de cada sinal é previamente conhecida, podem ser adicionados padrões para quantificação absoluta de cada metabólito medido na amostra, embora o uso de metabolômica direcionada para comparar níveis relativos de metabólitos entre as amostras seja comum. Além disso, a preparação da amostra e a separação cromatográfica antes da avaliação podem ser otimizadas para melhorar a detecção de metabólitos específicos, possibilitando a avaliação de menor quantidade de moléculas.

A principal desvantagem da metabolômica direcionada é que as informações são obtidas apenas sobre os metabólitos direcionados pelo método analítico.

CONSIDERAÇÕES SOBRE AMOSTRAGEM

Independentemente da abordagem utilizada, é fundamental considerar possíveis fontes de erro que podem influenciar as conclusões tiradas de uma análise metabolômica. Devido à natureza dinâmica do metaboloma, inúmeros fatores de confusão biológicos, inerentes às próprias amostras, podem afetar os níveis dos metabólitos medidos. Por esse motivo, a inclusão de controles ou de referências para contabilizar esses fatores de confusão pode ser fundamental para a interpretação dos dados. Fatores biológicos de confusão estabelecidos para materiais derivados de pacientes incluem

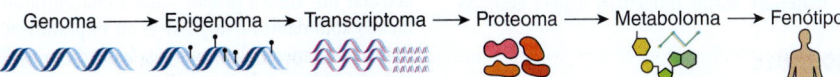

FIGURA 489-1 O metaboloma está a jusante das outras tecnologias "ômicas". Assim, o metaboloma pode refletir mais de perto os fenótipos clínicos e experimentais.

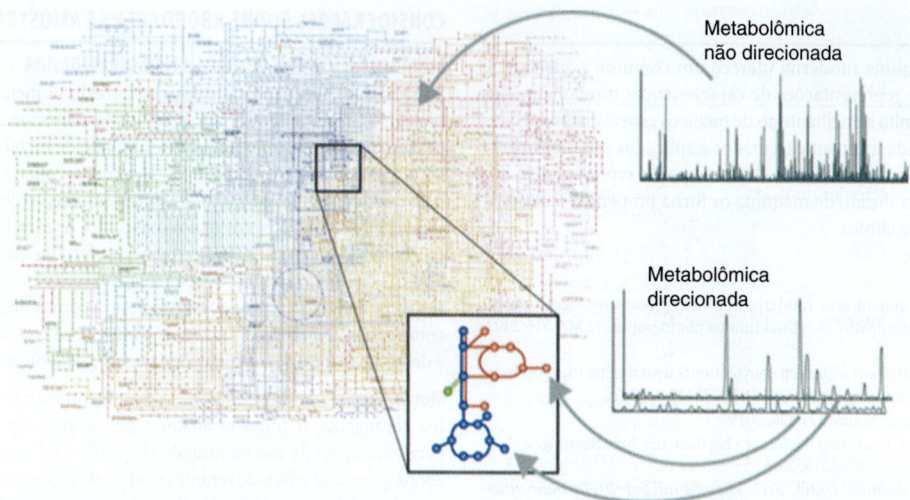

FIGURA 489-2 A metabolômica *não direcionada* se esforça para medir o máximo possível do metaboloma dentro de uma determinada amostra biológica, enquanto a metabolômica *direcionada* se concentra em medir um subconjunto predeterminado do metaboloma. Na metabolômica não direcionada, é gerado um grande número de sinais correspondentes aos metabólitos, e, muitas vezes, uma investigação mais aprofundada é necessária para atribuir um sinal específico a um metabólito específico. A metabolômica direcionada permite que os pesquisadores avaliem os sinais que correspondem aos metabólitos específicos de interesse.

idade, sexo, índice de massa corporal, estado de jejum e/ou diferenças dietéticas e comorbidades, como diabetes ou tabagismo. Por exemplo, metabólitos comumente alterados em relação ao envelhecimento são aqueles em vias antioxidantes e redox, bem como produtos de degradação de macromoléculas. As diferenças sexuais influenciam vários metabólitos diferentes, principalmente aqueles envolvidos no metabolismo de esteroides e lipídeos. Talvez não seja surpreendente que a dieta também pode afetar o metaboloma, e o jejum demonstrou afetar quase todas as categorias de metabólitos frequentemente avaliados em fluidos biológicos.

As diferenças no manuseio e processamento de amostras também influenciam as medições de metabólitos. O trabalho usando metabolômica para analisar material de grandes estudos prospectivos em coorte mostrou que alterações nos níveis de metabólitos introduzidas pelo manuseio de amostras podem levar a associações falsamente positivas entre alterações de metabólitos específicos e risco de doença. As considerações específicas incluem a grande área geográfica de distribuição em que os pacientes se encontram – por exemplo, uma amostra, como sangue, é coletada localmente e depois exposta a condições variáveis antes de ser enviada a um laboratório central para processamento adicional. Além disso, devido aos custos associados à obtenção e ao armazenamento de amostras, muitas vezes apenas uma amostra está disponível para cada indivíduo.

O tempo é uma variável importante nas medições de metabólitos, e os esforços para avaliar o impacto do manuseio e processamento de amostras levaram ao aprimoramento das análises. Por exemplo, a comparação de metabólitos medidos em amostras submetidas ao processamento imediato *versus* tardio pode fornecer informações sobre os metabólitos mais afetados pelo armazenamento pré-processamento sob condições variadas. Mais especificamente, como o metabolismo ocorre em uma escala de tempo muito rápida, os níveis de alguns metabólitos continuarão a mudar após a coleta, mesmo que a amostra seja armazenada em gelo. Portanto, o metabolismo é idealmente interrompido ou "reprimido" imediatamente por meio de congelamento rápido ou extração química, mas as considerações práticas envolvidas na coleta de material de pacientes às vezes podem impossibilitar a interrupção completa.

Análises metabolômicas sequenciais do mesmo tipo de material biológico de um paciente podem explorar como os níveis de metabólitos variam ao longo do tempo nos indivíduos. É interessante que, quando avaliados, muitos metabólitos são relativamente estáveis. No entanto, a extensa variabilidade exibida por alguns metabólitos indica que os achados envolvendo esses metabólitos devem ser interpretados com cautela.

Por fim, o método de processamento da amostra pode afetar os metabólitos que são extraídos do material e, assim, influenciar o que é avaliado.

TECNOLOGIAS DE METABOLÔMICA

A metabolômica depende muito da interseção de instrumentação, *software* e abordagens estatísticas e computacionais para avaliação dos níveis de metabólitos e análise dos dados. Embora o desenvolvimento de técnicas novas e emergentes para avaliar o metaboloma esteja em andamento, as abordagens atuais e clinicamente aplicáveis podem ser separadas em duas grandes categorias: abordagens baseadas em ressonância magnética nuclear (RMN) e em cromatografia/espectrometria de massas (MS). Cada uma dessas duas abordagens tem seu próprio conjunto de vantagens e desvantagens.

RESSONÂNCIA MAGNÉTICA NUCLEAR

A RMN é uma técnica que, em sua essência, explora propriedades magnéticas intrínsecas de núcleos atômicos para gerar dados. Núcleos com um número ímpar de prótons e nêutrons (como ^1H, ^{13}C, ^{15}N e ^{31}P) têm um *spin* diferente de zero, e esse *spin* gera um campo magnético que pode interagir com campos eletromagnéticos aplicados externamente. A RMN submete os compostos a um campo magnético que induz os campos magnéticos menores a se alinharem com o maior. As amostras são, então, expostas a um campo eletromagnético perpendicular; a frequência da radiação eletromagnética necessária para inverter a rotação de um núcleo na direção exatamente oposta representa a frequência na qual um átomo "ressoa" e pode ser medida. A frequência de ressonância de um determinado átomo é afetada por átomos adjacentes e é, em última análise, única para um determinado arranjo de átomos (i.e., cada átomo). Essa distribuição ou "espectro" de sinais é medida e registrada em um experimento de RMN.

Com relação às aplicações clínicas, os principais benefícios das abordagens baseadas em RMN são que elas não são destrutivas e podem ser realizadas em amostras vivas, como pacientes, células ou tecidos. Elas também são altamente reprodutíveis e requerem uma preparação mínima da amostra. As medições são necessariamente quantitativas, pois o sinal detectado reflete diretamente a concentração. Esses recursos garantem que medições múltiplas e comparáveis possam ser feitas em uma determinada amostra em um único ponto no tempo ou ao longo do tempo. Além disso, dado que os *spins* de diferentes elementos requerem frequências de rádio indutoras de ressonância suficientemente díspares para serem totalmente distinguíveis, vários elementos podem ser avaliados em uma amostra; esse recurso permite a referência cruzada multidimensional de sinais como hidrogênio e carbono. Em uma análise não direcionada, esses dados multidimensionais podem ser usados para a identificação definitiva do metabólito, com comparação dos resultados com bancos de dados conhecidos, em que os espectros de muitos metabólitos no metaboloma humano foram registrados sistematicamente.

Apesar de todos esses benefícios, o principal desafio das abordagens baseadas em RMN é a falta de sensibilidade. Como o tempo necessário para detectar um sinal é proporcional à concentração, a avaliação de espécies menos abundantes é impossível ou impraticável. Por exemplo, enquanto uma análise metabolômica típica baseada em RMN retornará dados de até algumas centenas de metabólitos em concentrações > 1 μM, as abordagens baseadas em MS discutidas a seguir podem distinguir mais de 1.000 metabólitos em concentrações de 1 a 2 ordens de magnitude inferior (Tab. 489-1).

TABELA 489-1 ■ Comparação entre ressonância magnética nuclear (RMN) e espectrometria de massas (MS)		
Característica	RMN	MS
Reprodutibilidade	Alta	Menor
Sensibilidade	Baixa (baixo µM)	Alta (baixo nM)
Seletividade	Não direcionada	Direcionada >> não direcionada
Preparação da amostra	Mínima	Complexa
Análise da amostra	Simples: preparação única	Múltiplas preparações
Metabólitos por amostra	50–200	> 1.000
Identificação	Fácil, uso de bancos de dados 1D ou 2D	Complexa; precisa de padrões e análises adicionais
Quantificação	Inerentemente quantitativo; intensidade proporcional à concentração	Requer padrões devido à eficiência de ionização variável
Recuperação da amostra	Fácil, não destrutiva	Não
Amostras vivas	Sim	Não

CROMATOGRAFIA/ESPECTROMETRIA DE MASSAS

Uma característica das abordagens baseadas em cromatografia/MS é que é necessário um processo de várias etapas que destrói o material para gerar uma amostra para análise. Além disso, cada etapa do processo de preparação da amostra envolve decisões que influenciam os metabólitos medidos no momento da análise. Em geral, uma vez que uma amostra a ser analisada é preparada, esse material está sujeito a uma separação temporal e química dos compostos por cromatografia, e as frações são entregues a um dispositivo para realização da detecção dos compostos com base na massa (tecnicamente, detecção da razão massa/carga [m/z]) – ou seja, espectrometria de massas. Finalmente, os dados coletados pelo espectrômetro de massas são analisados (Fig. 489-3).

Preparação da amostra Embora ocasionalmente faça parte dos protocolos de detecção de metabólitos baseados em RMN, as abordagens baseadas em MS requerem, quase uniformemente, uma fase inicial de preparação da amostra chamada *extração*. Essa técnica destrói a amostra original separando os metabólitos em fases imiscíveis distintas, como polar e apolar. Essas fases são, então, separadas mecanicamente e processadas posteriormente para análise. Dada a natureza desse processo de extração, é fundamental determinar antecipadamente a classe geral de metabólitos a serem analisados. Essas informações ajudarão a determinar o protocolo de extração ideal para tipos específicos de metabólitos de interesse e a moldar as decisões relacionadas à técnica de cromatografia/MS, que também influenciam na detecção de metabólitos. Além disso, dependendo dos metabólitos a serem analisados e do método de separação e/ou análise usado, as amostras extraídas, às vezes, são adicionalmente processadas em uma etapa preparativa chamada *derivatização*: os metabólitos extraídos são quimicamente modificados pela adição ou pela substituição de porções químicas distintas e conhecidas que facilitam a separação ou a detecção de tipos de metabólitos. Ao alterar as propriedades químicas dos metabólitos, a derivatização pode melhorar a estabilidade, solubilidade ou volatilidade ou facilitar a separação de compostos intimamente relacionados, melhorando a análise de metabólitos específicos.

Cromatografia A cromatografia é uma abordagem ubíqua usada na química para a separação de misturas complexas. Em uma fase móvel, a mistura de interesse passa por uma fase estacionária, de modo que os compostos da mistura interajam com a fase estacionária e transitam em diferentes velocidades, permitindo sua consequente separação. Dois tipos gerais de cromatografia são normalmente usados em metabolômica.

CROMATOGRAFIA LÍQUIDA A cromatografia líquida-espectrometria de massas (LC-MS) é a abordagem mais usada em metabolômica baseada em MS. Nesse caso, a cromatografia é caracterizada por uma fase móvel líquida e uma fase estacionária sólida. Na cromatografia líquida em particular, a escolha das fases sólida e líquida pode influenciar drasticamente os tipos de compostos separados que entram no espectrômetro de massa. Em geral, a metabolômica LC-MS é altamente sensível e versátil, permitindo a detecção de uma ampla gama de metabólitos. Uma desvantagem, no entanto, é a variabilidade no tempo exato de separação, especialmente entre diferentes instrumentos; quais metabólitos são medidos é afetado pela cromatografia usada e por quão bem as moléculas são separadas.

CROMATOGRAFIA GASOSA A cromatografia gasosa-espectrometria de massas (GC-MS) é a cromatografia na qual a fase móvel é um gás. Ao contrário da LC-MS, as abordagens baseadas em GC têm uma gama mais estreita de aplicações porque apenas os metabólitos voláteis, que entram em uma fase gasosa, são separados. Quando combinado com derivatização apropriada, a GC-MS é uma maneira robusta de detectar muitos ácidos orgânicos, incluindo aminoácidos e moléculas de baixa polaridade, como lipídeos. A GC-MS é mais reprodutível do que a LC-MS em todas as plataformas e requer instrumentação mais barata e treinamento menos especializado; no entanto, normalmente, mede uma faixa muito mais restrita de metabólitos de uma amostra do que a LC-MS.

Espectrometria de massas Uma vez que os metabólitos em uma amostra foram separados por cromatografia, eles são enviados para o espectrômetro de massa para análise e dosagem. O primeiro passo nessa etapa do processo é gerar íons carregados, pois os espectrômetros de massa medem os compostos com base em sua razão m/z. A carga pode ser gerada através de várias técnicas, embora seja obtida mais comumente aplicando-se alta voltagem a uma amostra ou pela incidência de *laser* na amostra.

Vários tipos diferentes de espectrômetro de massa podem ser empregados para metabolômica. Três dos tipos mais disponíveis são discutidos abaixo.

ESPECTROMETRIA DE MASSAS EM TANDEM A MS em tandem conta com três conjuntos de ímãs quadrupolo dispostos em série. O poder desse arranjo está em sua especificidade por meio de duas análises de massa sequenciais do mesmo composto inicial. No primeiro quadrupolo, o "pai" ou íon completo é medido antes de ser bombardeado por um gás inerte no segundo quadrupolo; esse processo fragmenta o composto em íons "filhos" menores, característicos. O terceiro quadrupolo, então, mede esses íons filhos.

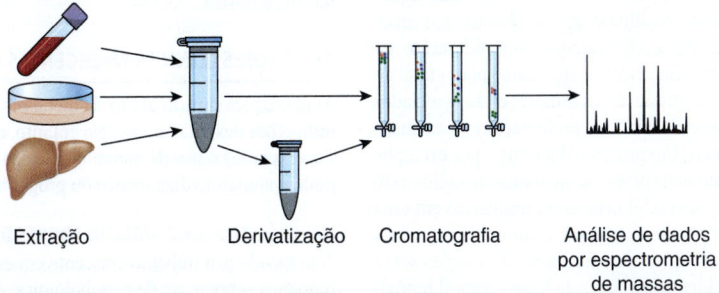

Extração Derivatização Cromatografia Análise de dados por espectrometria de massas

FIGURA 489-3 A dosagem de metabólitos por abordagens baseadas em cromatografia/espectrometria de massas envolve várias etapas, e as decisões tomadas em cada etapa influenciam o que é dosado. Primeiro, os metabólitos são extraídos de uma amostra biológica de forma que a amostra original é destruída. Esse processo interrompe a atividade bioquímica e cria amostras contendo metabólitos que podem ser analisados, algumas vezes depois de uma etapa de derivatização química que modifica os metabólitos, de forma que facilita a análise. Segundo, os metabólitos na amostra são separados por cromatografia. Finalmente, os compostos separados por cromatografia são analisados por espectrometria de massas. Cada sinal detectado corresponde à relação massa/carga do metabólito, enquanto a amplitude do sinal reflete a abundância.

ESPECTROMETRIA DE MASSAS *TIME-OF-FLIGHT* Embora existam vários tipos de espectrômetros de massa *time-of-flight* (TOF), todos eles operam com princípios semelhantes. De maneira simplificada, metabólitos mais leves viajam mais rápido e metabólitos mais pesados viajam mais lentamente. Os espectômetros de TOF têm precisão e sensibilidade de massa altas, além de adquirir dados rapidamente.

ESPECTROMETRIA DE MASSAS DE ARMADILHA DE ÍONS (*ION-TRAP*) Os espectrômetros de massa de armadilha de íons, dos quais a armadilha orbital é um subtipo, oferecem talvez o grau mais alto de flexibilidade quando se trata de metabolômica baseada em MS. Em geral, essas máquinas podem selecionar uma faixa de massa específica de metabólitos em vários níveis, primeiro filtrando com um único quadrupolo e depois capturando e acumulando metabólitos de uma determinada massa ou faixa de massas. Esse acúmulo pode ser aplicado a compostos de baixa abundância, permitindo maior sensibilidade. Também permite a fragmentação repetida de metabólitos (chamados MS^n) para produzir íons "filhos" característicos, aumentando a especificidade da análise. Dada essa versatilidade aliada à alta precisão de massa, o desenvolvimento dessas máquinas avança rapidamente; no entanto, o acesso às versões mais recentes geralmente pode ser limitado pelo custo.

APLICAÇÕES CLÍNICAS ATUAIS

Exames para avaliar pequenas moléculas são universais e bem estabelecidos em toda a medicina. Eles incluem ensaios para medir metabólitos selecionados de relevância clínica conhecida, como glicose, lactato e amônia. É importante notar que muitos exames padrão avaliam esses metabólitos um de cada vez; no entanto, a metabolômica pode permitir a avaliação de muitos metabólitos em uma amostra e fornecer mais informações sobre o estado metabólico em um determinado momento. Em alguns casos, a metabolômica é usada para detectar moléculas para as quais não há um teste robusto de analito único ou quando várias espécies dosadas em uma amostra podem fornecer novas informações. Aqui, vamos nos concentrar especificamente em várias aplicações de técnicas metabolômicas na prática clínica atual.

ESPECTROSCOPIA POR RESSONÂNCIA MAGNÉTICA

A espectroscopia por ressonância magnética (ERM) é uma adaptação da ressonância magnética (RM), uma tecnologia amplamente utilizada na prática clínica. A RM é essencialmente RMN de prótons (^1H) com os dados resultantes processados espacialmente para gerar uma imagem. Lembre-se de que a RMN não é destrutiva e pode ser aplicada a amostras vivas. A ERM, então, é um recurso embutido em quase todas as máquinas de diagnóstico por imagem por RM. Na prática, os radiologistas podem se concentrar em volumes específicos na imagem de um paciente e realizar sequências adicionais para obter um espectro de RMN nesse espaço, que pode permitir a identificação e quantificação de metabólitos específicos nesse espaço. Com essa abordagem, vários metabólitos diferentes, de diversas classes, incluindo lipídeos, açúcares e aminoácidos, podem ser avaliados em um determinado momento.

Um extenso trabalho correlacionou diferentes processos biológicos com níveis alterados e/ou proporções de metabólitos dosados por ERM. Uma aplicação bem estabelecida é no diagnóstico de massas cerebrais. Mais especificamente, o *N*-acetilaspartato (NAA) é um derivado de aminoácido abundante nos neurônios, enquanto a colina é um metabólito cujo nível, medido por ERM, se correlaciona com a celularidade e/ou proliferação. Assim, um aumento na proporção de colina/NAA (e até mesmo perda total do sinal de NAA) está correlacionado com câncer; os tumores estão associados com propriedades de aumento da celularidade da proliferação e de exclusão concomitante de neurônios normais. Um processo diferente – por exemplo, um abscesso cerebral – não resulta em níveis aumentados de colina (em vez disso, eles podem diminuir), mas exclui neurônios, resultando em uma diminuição isolada do NAA. Metabólitos como o lactato também podem ser úteis, dependendo do contexto clínico, para fornecer informações sobre o metabolismo de um tumor ou identificar áreas de lesão cerebral hipóxica precoce após um acidente vascular cerebral. Finalmente, entre os vários aminoácidos que podem ser medidos, altos níveis de glutamina/glutamato podem ser úteis em um paciente com estado mental alterado, pois alterações nesses aminoácidos estão associadas à hiperamonemia (o glutamato serve como um dreno de amônia no sistema nervoso central, gerando glutamina no processo).

PROGRAMAS DE RASTREAMENTO DE RECÉM-NASCIDOS

Programas de rastreamento neonatal são usados para identificar doenças nos primeiros dias de vida, de modo que possam ser tratadas ou controladas com intervenção precoce. Entre as classes de doenças visadas pelos programas de rastreamento neonatal, estão muitos erros inatos do metabolismo, que muitas vezes levam a alterações nos níveis de metabólitos específicos no sangue ou na urina. Um dos primeiros programas de rastreamento neonatal testou a fenilcetonúria, que resulta da incapacidade de metabolizar a fenilalanina e causa altos níveis séricos e urinários de determinados metabólitos. Desde aquela época, o painel usado por programas nos Estados Unidos e em todo o mundo se expandiu significativamente. O protocolo geral é coletar uma amostra de sangue de bebês nos primeiros dias de vida (geralmente por punção do calcanhar em um pedaço de papel). Essas amostras são enviadas para um laboratório central para análise, a qual normalmente inclui avaliações metabolômicas direcionadas por LC-MS em tandem. Erros inatos do metabolismo específicos são sugeridos por níveis anormais de um determinado metabólito ou conjunto de metabólitos.

DOSAGENS DE METABÓLITOS EM CRIANÇAS E ADULTOS

Além do espectro do rastreamento neonatal, a dosagem clínica direta dos níveis de metabólitos também é usada em pacientes pediátricos e adultos. Nesses casos, amostras biológicas como soro, líquido cerebrospinal ou urina são submetidas a LC-MS em tandem direcionada para medir metabólitos como aminoácidos, acilcarnitinas e ácidos graxos. Essas medidas podem ajudar a diagnosticar casos mais leves de erros inatos do metabolismo que podem ter passado despercebidos pelo rastreamento neonatal. Eles também podem ajudar a identificar defeitos metabólicos secundários, como aqueles relacionados a deficiências nutricionais ou adquiridos no contexto de uma patologia adicional. Por exemplo, essas medidas são úteis para determinar a etiologia da hiperamonemia não cirrótica causada por um estressor catabólico, como sepse, em um paciente com defeito subclínico ou adquirido no ciclo da ureia, previamente desconhecido.

A metabolômica baseada em MS é usada por várias organizações atléticas para detecção de metabólitos associados a substâncias proibidas e pela indústria farmacêutica para avaliação dos níveis de produtos farmacêuticos e seus metabólitos no sangue e nos tecidos. Essas análises podem fornecer informações farmacocinéticas importantes para orientar a dosagem de medicamentos e esclarecer a toxicologia. Essas abordagens também podem ser úteis na prática clínica. Por exemplo, a dor crônica e seu manejo continuam sendo um desafio, e as sequelas do uso e abuso de opiáceos/opioides são motivo de preocupação para muitos profissionais, seus pacientes e suas famílias. Portanto, muitos sistemas de prontuários eletrônicos se esforçam para garantir o acesso adequado e consistente do paciente aos medicamentos para a dor, enquanto os profissionais podem precisar de um meio para garantir que os pacientes estejam aderindo aos regimes prescritos. Uma maneira de monitorar o uso dos medicamentos é realizar LC-MS em tandem direcionada para detecção de metabólitos específicos dos fármacos na urina dos pacientes. Essa abordagem é mais sensível do que os imunoensaios de primeira geração e pode detectar uma variedade de metabólitos associados a outros medicamentos além do prescrito. Visto que os imunoensaios de primeira geração também costumam depender de testes confirmatórios por MS, a metabolômica inicial reduz o tempo de resposta do laboratório e também pode reduzir os custos, limitando vários testes na mesma amostra.

APLICAÇÕES CLÍNICAS EMERGENTES E EXPERIMENTAIS

As aplicações clínicas atuais da metabolômica são amplamente limitadas às indicações descritas acima. No entanto, muitos esforços em andamento visam expandir o uso da metabolômica para detecção de biomarcadores que podem ajudar no diagnóstico ou prognóstico de doenças.

METABÓLITOS COMO BIOMARCADORES DE DOENÇAS

Tem havido um trabalho crescente em estudos prospectivos em coorte em humanos sobre o uso de metabolômica, principalmente abordagens baseadas em MS, para identificar empiricamente pequenos grupos de metabólitos cujos níveis alterados estão associados ao desenvolvimento ou progressão de doenças. Esforços para caracterizar essas "assinaturas metabólicas" têm se concentrado principalmente em doenças comuns e multifatoriais, como diabetes, doenças cardiovasculares e vários tipos de câncer que estão bem representados em grandes estudos prospectivos em coorte. Esses

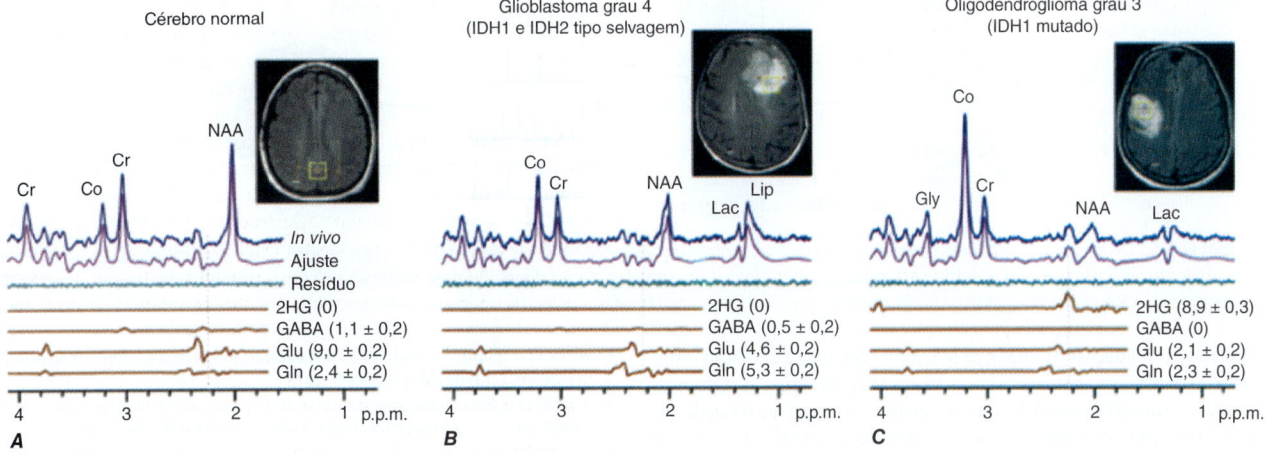

FIGURA 489-4 Espectros de ¹H *in vivo* e análise demonstrando a detecção de 2-HG em tumores cerebrais contendo IDH mutante. *A-C* Espectro *in vivo* de um cérebro normal (*A*) e contendo tumores (*B-C*). Componentes de 2-HG, GABA, glutamato e glutamina são exibidos. Local de medição está indicado pelo quadrado amarelo. 2-HG é visto apenas em tumores cerebrais contendo IDH mutantes, mas não em tumores cerebrais normais ou tipo selvagem. Mostrada entre parênteses está a concentração estimada do metabólito (mM) ± s.d. Co, colina; Cr, creatina; Glu, glutamato; Gln, glutamina; Gly, glicina; Lac, lactato; Lip, lipídeos. Barras de escala, 1 cm. *(Reproduzida com permissão de Choi et al: 2012).*

estudos identificaram, por exemplo, níveis alterados de aminoácidos que estão associados a um diagnóstico futuro de diabetes ou câncer de pâncreas.

Esforços adicionais estão sendo feitos para avaliar o metaboloma em amostras de pacientes no momento de um evento agudo. Como os níveis de metabólitos alterados podem estar associados a um diagnóstico e/ou desfecho clínico específico, a ideia é identificar uma assinatura metabólica que facilite o diagnóstico ou forneça informações prognósticas. Essa abordagem tem sido estudada, por exemplo, no contexto de sepse e choque séptico, em que os níveis de lactato sanguíneo são avaliados em paralelo ao uso de ferramentas clínicas de classificação de gravidade, como o Acute Physiology and Chronic Health Evaluation (APACHE II) ou o Sequential Organ Failure Assessment Score (SOFA).

Uma limitação importante em todos esses estudos é que os pesquisadores estão avaliando principalmente as correlações entre os níveis de metabólitos no plasma sanguíneo e doenças complexas e multissistêmicas. Muitas vezes, é difícil obter uma compreensão biológica dos mecanismos que impulsionam essas mudanças ou, ainda mais simplesmente, a(s) fonte(s) primária(s) de tecido dessas alterações apenas a partir de dados humanos, sem mais experimentação em sistemas modelo.

APRIMORAMENTO DO DIAGNÓSTICO E PREVISÃO DE SUSCETIBILIDADE A FÁRMACOS

Em contraste com o uso descrito acima de abordagens baseadas em metabolômica em doenças multifatoriais, a aplicação dessas abordagens em alguns contextos específicos pode produzir um diagnóstico imediato e sugerir intervenções terapêuticas viáveis. Um exemplo específico em oncologia envolve a compreensão da patogênese de mutações oncogênicas nas isoformas 1 e 2 da enzima metabólica isocitrato-desidrogenase (IDH). A função normal dessas enzimas é interconverter isocitrato e α-cetoglutarato; no entanto, mutações pontuais específicas do câncer nessas enzimas alteram a função das enzimas, de modo que confere atividade neomórfica que converte isocitrato em 2-hidroxiglutarato (2-HG). O 2-HG é um metabólito que normalmente está presente apenas em níveis muito baixos nas células, mas, quando a proteína IDH mutante está presente, o 2-HG é produzido e se acumula em níveis elevados. A elevação de 2-HG pode promover alterações que contribuem diretamente para a malignidade; mutações de IDH e acúmulo de 2-HG são encontrados em vários cânceres humanos, incluindo subconjuntos clínicos específicos de leucemia mieloide aguda e glioma. Dado o acúmulo único e específico de 2-HG nesses tumores mutantes, a detecção deste metabólito por abordagens baseadas em LC-MS e RMN tem sido estudada para fins de diagnóstico assim como ferramenta de avaliação da resposta ao fármaco. Por exemplo, pesquisadores aplicaram abordagens baseadas em ERM para avaliar o acúmulo de 2-HG em gliomas, uma vez que este resultado pode identificar, de forma não invasiva, pacientes com um subconjunto de IDH mutantes deste câncer **(Fig. 489-4)**. Esse diagnóstico fornece informações prognósticas e, no futuro, pode ajudar a direcionar as opções terapêuticas. Em princípio, a metabolômica pode identificar outros biomarcadores de doenças para auxiliar no diagnóstico ou na avaliação da terapia de maneira semelhante.

FARMACOMETABOLÔMICA

O exemplo anterior posiciona a metabolômica como uma possível ferramenta para alcançar uma abordagem mais personalizada da medicina. O campo emergente da farmacometabolômica visa a aumentar a personalização, tornando essa abordagem mais amplamente aplicável em medicamentos e estados patológicos. O fluxo de trabalho geral é obter uma amostra populacional e realizar estudos metabolômicos de linha de base no sangue de seus membros. Os indivíduos, então, recebem um determinado medicamento com subsequente avaliação sanguínea dos metabólitos do medicamento para obter informações de farmacocinética (FC) e farmacodinâmica (FD). Esses dados de FC e FD são, então, correlacionados com o perfil metabolômico de linha de base, com o objetivo de gerar um modelo preditivo de respostas individuais de FC e FD com base no perfil metabolômico de indivíduos-controle. A correlação com a metabolômica pós-tratamento também é usada para fornecer informações sobre como os desfechos clínicos esperados à terapia podem ser monitorados. Idealmente, essa abordagem permitiria que os médicos fizessem uma linha de base de dosagens e, então, – *a priori* – escolhessem uma dose específica de um medicamento específico para produzir o efeito desejado naquele determinado paciente. O monitoramento das alterações metabólicas esperadas em resposta ao medicamento também pode ser usado para garantir a eficácia terapêutica. Se for bem-sucedido, esse método pode limitar tanto a titulação prolongada de medicamentos quanto a troca de medicamentos, reduzindo e simplificando drasticamente a abordagem atual da terapia medicamentosa.

TECNOLOGIAS EMERGENTES

Enquanto os esforços para melhorar as capacidades atuais, discutidas acima, estão em andamento, as inovações em instrumentação e computação estão permitindo a coleta de informações de metabólitos que anteriormente não eram possíveis.

IMAGEM DE ESPECTROSCOPIA DE MASSAS

A maioria da metabolômica clínica baseia-se na análise do material como um todo, mas em um paciente individual existem áreas de tecido normal e doente, e entender as diferenças no metabolismo nessas áreas requer resolução espacialmente sensível (imagem) e pesquisa (metabolômica). Embora a ERM possa desempenhar algumas dessas funções, ela é limitada a imagens macroscópicas (RM) e abordagens metabolômicas relativamente insensíveis. Em contraste, as abordagens baseadas em MS, embora mais sensíveis, por sua natureza dependem da destruição e homogeneização das amostras. O princípio da imagem de espectrometria de massas (MSI) é

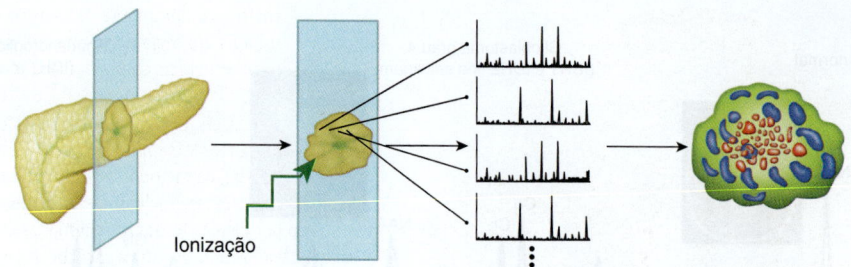

FIGURA 489-5 A imagem de espectrometria de massas fornece informações espaciais sobre os metabólitos nos tecidos. O tecido é montado em uma lâmina, e um *laser*, ou outro método, é usado para ionizar os metabólitos em uma fina seção do tecido para detecção por espectrometria de massas. O processo é repetido à medida que o *laser* varre o tecido, gerando uma "imagem" com base nos níveis de um metabólito detectado em cada ponto da seção do tecido.

superar essas limitações da ERM e da MS. A MSI combina a avaliação histológica do tecido com abordagens baseadas em MS para avaliar as diferenças espaciais no metabolismo. A MSI, como técnica, foi altamente refinada nas neurociências e pode fornecer resolução subcelular. Em geral, fatias finas de tecido são montadas em uma lâmina, e a metabolômica é realizada em pontos definidos ao longo da lâmina, fornecendo informações espaciais sobre o local onde os metabólitos da seção de tecido são avaliados. Uma abordagem específica utiliza dessorção/ionização a *laser* assistida por matriz (MALDI) acoplada a MS. Na MALDI, os tecidos são revestidos com uma matriz especial, e o *laser* varre de ponto a ponto uma fatia de tecido, ionizando os metabólitos em cada local para análise por um espectrômetro de massas. Esses dados podem, então, ser referenciados de volta a uma imagem da fatia de tecido original **(Fig. 489-5)**. Essa abordagem está sendo testada para definir as margens do tumor cerebral em tempo real durante a ressecção e, assim, fornecer informações sobre os limites entre tecidos normais e anormais.

MELHORANDO A METABOLÔMICA NÃO DIRECIONADA

Identificar sinais desconhecidos em uma análise metabolômica não direcionada continua sendo um dos desafios centrais dessa área. Conforme discutido acima, a RMN pode identificar, de forma definitiva, sinais desconhecidos, mas fica significativamente atrás das abordagens baseadas em MS em sua sensibilidade e, portanto, no número de sinais que pode detectar. Para aproveitar a sensibilidade de detecção da MS e superar o desafio da identificação dos metabólitos, os pesquisadores estão aplicando técnicas computacionais e análises de rede para agilizar o processo. A abordagem geral é combinar informações de distúrbios biológicos conhecidos (p. ex., mudanças nas condições experimentais ou estados patológicos), massa empírica e informações estruturais da análise por MS e correlacionar com metabólitos/vias conhecidos para colocar os metabólitos desconhecidos dentro de redes metabólicas existentes.

RESUMO

A metabolômica faz parte de uma lista crescente de técnicas "ômicas" que surgiram nas últimas décadas. Apesar de sua imaturidade em relação à genômica, o poder da metabolômica vem de estar diretamente ligado ao fenótipo e de ser muito sensível em medir distúrbios dentro de um sistema ou de um paciente. Embora as aplicações clínicas da metabolômica estejam atualmente limitadas a indicações específicas, os pesquisadores estão pressionando para expandir essas tecnologias para um uso mais amplo na medicina. Para que esses métodos sejam usados adequadamente, os clínicos precisam estar cientes dos fatores de confusão biológicos e práticos estabelecidos. Da mesma forma, o conhecimento básico das tecnologias em uso e suas limitações inerentes é fundamental. Com o tempo e mais desenvolvimento técnico, a metabolômica poderia se tornar uma parte rotineira do arsenal clínico para diagnóstico, monitoramento e tratamento de doenças.

LEITURAS ADICIONAIS

Bertholdo D et al: Brain proton magnetic resonance spectroscopy: Introduction and overview. Neuroimaging Clin N Am 23:359, 2013.
Choi C et al: 2-Hydroxyglutarate detection by magnetic resonance spectroscopy in IDH-mutated patients with gliomas. Nat Med 18:624, 2012.
Emwas AH et al: NMR spectroscopy for metabolomics research. Metabolites 9:123, 2019.
Gencheva R et al: Clinical benefits of direct-to-definitive testing for monitoring compliance in pain management. Pain Physician 21:E583, 2018.
Kantae V: Integration of pharmacometabolomics with pharmacokinetics and pharmacodynamics: Towards personalized drug therapy. Metabolomics 13:9, 2017.
Langley RJ et al: An integrated clinico-metabolomic model improves prediction of death in sepsis. Sci Transl Med 5:195ra95, 2013.
Mayers JR et al: Elevation of circulating branched-chain amino acids is an early event in human pancreatic adenocarcinoma development. Nat Med 20:1193, 2014.
Townsend MK et al: Reproducibility of metabolomic profiles among men and women in 2 large cohort studies. Clin Chem 59:1657, 2013.
Wang TJ et al: Metabolite profiles and the risk of developing diabetes. Nat Med 17:448, 2011.

490 Ácidos nucleicos circulantes como biópsias líquidas e biomarcadores de doenças não invasivas

Ash A. Alizadeh, Kiran K. Khush, Yair J. Blumenfeld

Embora este capítulo esteja focado no uso moderno de biópsias líquidas e suas aplicações no contexto de malignidades, transplantes e testes pré-natais não invasivos, vale a pena considerar que a história das biópsias líquidas remonta a muitos séculos atrás. De fato, sabe-se que Hipócrates, já no século IV a.C., estudou fluidos corporais e humores para diagnosticar várias doenças em seus pacientes. Em meados do século XVII, a análise de fluidos corporais (especialmente urina) tornou-se cada vez mais um fundamento da medicina europeia. No entanto, sem dúvida o uso mais importante de fluidos corporais como biópsias líquidas envolve, atualmente, aplicações clínicas fundamentais em oncologia, transplante de órgãos sólidos e diagnóstico pré-natal **(Fig. 490-1)**. A seguir, discutimos essas aplicações de biópsias líquidas no contexto do manejo médico moderno de pacientes com risco de câncer e progressão tumoral, resultados pós-transplante e manejo obstétrico.

DNA LIVRE DE CÉLULAS EM ONCOLOGIA

Os grandes avanços do século XXI na biologia do câncer ajudaram a transformar a oncologia, particularmente com o advento das terapias personalizadas contra o câncer, que são tipicamente selecionadas usando biomarcadores moleculares para identificar vulnerabilidades específicas do tumor. No entanto, como a heterogeneidade tumoral continua sendo um grande obstáculo ao monitoramento e ao tratamento do câncer, são necessárias melhores abordagens para definir alvos clinicamente viáveis e facilitar as terapias individualizadas da medicina de precisão. Embora muito possa ser aprendido com o estudo direto de biópsias tumorais, como o perfil molecular que informa o diagnóstico e o monitoramento da resposta patológica, esses são procedimentos clínicos invasivos. Além disso, as biópsias tumorais podem não fornecer material suficiente para análise e podem ser arriscadas para o paciente. Portanto, uma abordagem para analisar o câncer de forma menos invasiva, como a partir de uma amostra de sangue, serve como uma alternativa potencialmente atrativa na avaliação clínica de pacientes com câncer.

Sabe-se que tumores liberam substâncias em fluidos corporais, incluindo na circulação sanguínea periférica, e o uso diagnóstico dessas substâncias é muitas vezes referido como biópsias líquidas **(Fig. 490-2)**. Para

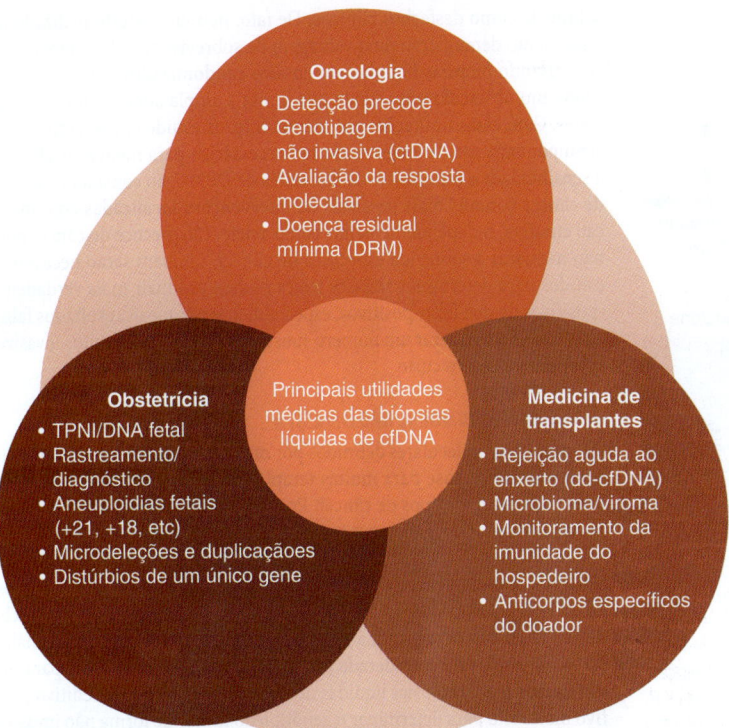

FIGURA 490-1 **Principais aplicações médicas de biópsias líquidas empregando DNA livre de células (cfDNA),** com foco específico em oncologia, transplante e obstetrícia. ctDNA, DNA tumoral circulante; dd-cfDNA, cfDNA derivado do doador; TPNI, teste pré-natal não invasivo.

anatômica dominante da maioria dos cânceres humanos resulta na ausência de células tumorais circulantes detectáveis como evidência de doença residual mínima (DRM) na fração celular do sangue.

Além das células tumorais extravasadas que circulam na corrente sanguínea como células tumorais circulantes (CTCs), os métodos de biópsia líquida usando sangue periférico também incluem vesículas ligadas à membrana liberadas por células tumorais, chamadas exossomos, bem como derivados não ligados à membrana, como DNA livre de células (cfDNA) e RNA livre de células (cfRNA), que são liberados por células tumorais apoptóticas ou necróticas. Embora a fonte mais comum de biópsia líquida seja o sangue periférico, vários fluidos corporais têm sido usados para aplicações específicas de biópsia líquida para investigar compartimentos anatômicos com relação próxima, seja usando urina, fezes, líquido pleural, líquido peritoneal, líquido de lavado broncoalveolar, saliva ou líquido cerebrospinal. Por exemplo, o cfDNA urinário mostrou-se promissor para a detecção não invasiva de tumores geniturinários, incluindo carcinomas de bexiga, e o rastreamento do câncer colorretal pode ser feito usando ensaios que analisam o DNA fecal.

Entre os biomarcadores derivados de tumores mais intensamente estudados, está o DNA tumoral circulante no plasma sanguíneo, como um subconjunto do cfDNA. O cfDNA no sangue foi descrito pela primeira vez em 1948 por Mandel e Metais, mas não foi por mais de quatro décadas que o DNA derivado de tumor foi observado pela primeira vez no plasma de pacientes com câncer. Curiosamente, o cfDNA é naturalmente fragmentado com comprimentos que se correlacionam com o DNA enrolado em nucleossomos individuais. Uma vez que tanto as células saudáveis quanto as células cancerosas liberam seu DNA na circulação, um grande desafio é obter sensibilidade suficiente para identificar e quantificar o DNA circulante derivado do tumor (DNA circulante do tumor [ctDNA]) contra um fundo potencialmente grande de DNA constitutivo ou da linha germinativa normal, a maior parte derivada de células hematopoiéticas. Métodos baseados em sequenciamento de última geração oferecem uma maneira para isso. Nas últimas duas décadas, o ctDNA foi estabelecido como um importante biomarcador para o estudo da biologia tumoral e para a detecção de cânceres. Aqui, resumimos as principais aplicações do ctDNA no contexto da detecção precoce do câncer,

neoplasias hematológicas, como leucemias, o exame direto dos elementos hematopoiéticos circulantes é a base para diagnóstico, resposta, avaliação e monitoramento da doença. De fato, ferramentas moleculares permitiram a detecção específica de células B de linfoma na circulação sanguínea usando hibridização *in situ* em meados da década de 1980, mesmo antes do advento da reação em cadeia da polimerase para detecção mais sensível. No entanto, mesmo considerando neoplasias hematológicas como os linfomas, muitas não circulam em grande quantidade no sangue. De fato, a distribuição

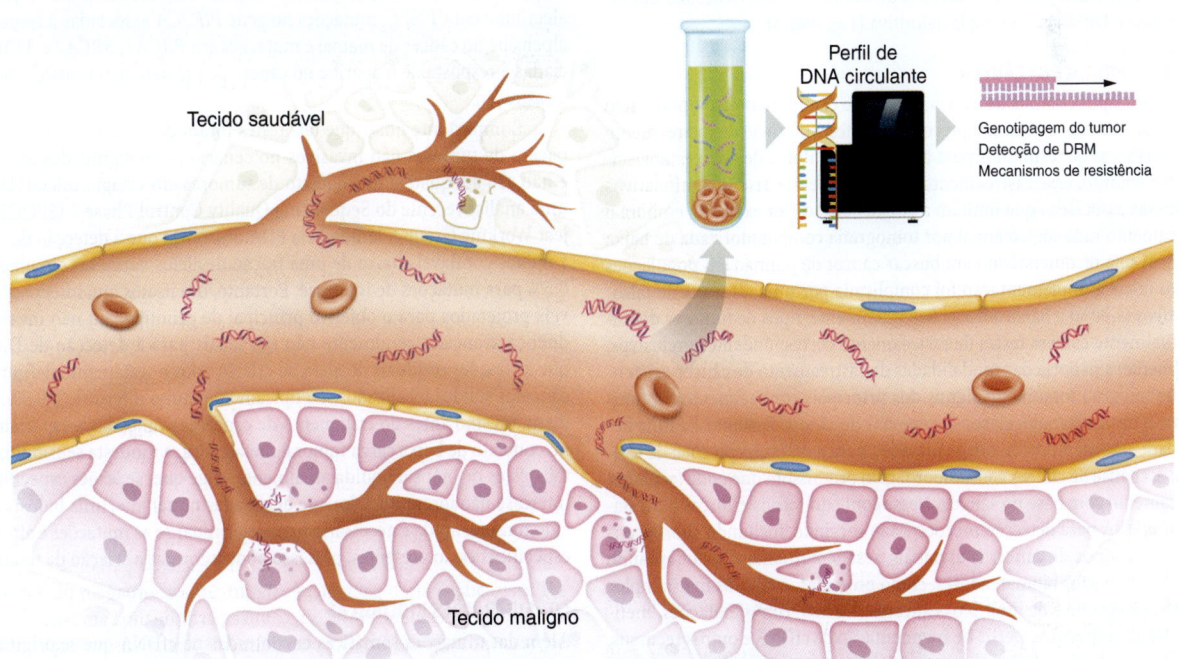

FIGURA 490-2 **DNA livre de células (cfDNA) é liberado tanto de tecidos saudáveis quanto de tecidos malignos.** Os tumores liberam DNA tumoral circulante (ctDNA), uma fração menor de todo o cfDNA circulante. O perfil molecular do cfDNA possibilita aplicações para a detecção e o monitoramento do câncer. DRM, doença residual mínima. *(Fonte: Adaptada de BJ Sworder et al: Hematological Oncology, 39, 2021. https://doi.org/10.1002/hon.6_2879.)*

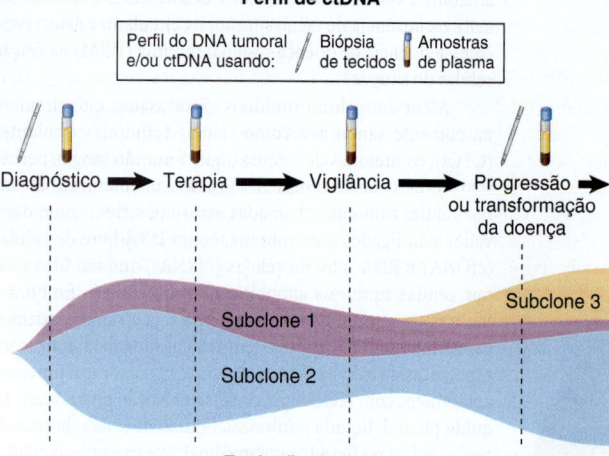

FIGURA 490-3 Estrutura para identificação não invasiva de grupos de risco de câncer. Esquema ilustrando a aplicação de perfis de DNA circulante do tumor (ctDNA) para a identificação de risco adverso em diferentes marcos da doença. Supõe-se que um paciente com câncer passe por esses marcos da doença, representados por setas progredindo da esquerda para a direita ao longo do tempo. Durante essa sequência temporal, o ctDNA pode informar o risco no diagnóstico, durante a terapia, no monitoramento da doença e na progressão ou transformação da doença. No diagnóstico, o perfil do DNA tumoral obtido de biópsias de tecido (indicadas por um bisturi) ou plasma (representado como tubos de coleta de sangue) permite a identificação de pacientes com alta carga tumoral e subtipos de doenças definidos por anomalias genômicas específicas. A avaliação do ctDNA durante e após o tratamento facilita a detecção de mutações de resistência emergentes e doença residual mínima (DRM) antes da progressão, com potencial para previsão, de forma não invasiva, de recaída e resistência ao tratamento. A evolução do tumor em um paciente hipotético é ilustrada, mostrando a resposta tumoral e a evolução clonal ao longo da doença (subclones detectáveis no diagnóstico são mostrados em azul/cinza; um subclone emergente após a terapia é mostrado em vermelho). O perfil de DNA tumoral e ctDNA em cada marco é mostrado por uma molécula de DNA de fita dupla. *(Adaptada de F Scherer et al: Distinct biological subtypes and patterns of genome evolution in lymphoma revealed by circulating tumor DNA. Sci Transl Med 8.364:364ra155-364ra155, 2016.)*

genotipagem, classificação não invasiva do tumor, resposta molecular durante a terapia e DRM após a terapia definitiva (Fig. 490-3).

DETECÇÃO PRECOCE DE CÂNCER

Para vários tipos comuns de câncer, incluindo carcinomas de pulmão, trato colorretal e mama, a detecção precoce do câncer por meio de rastreamento pode melhorar os resultados para adultos com fatores de risco estabelecidos. No entanto, esse rastreamento pode representar riscos significativos e despesas associadas que limitam a ampla adoção. Por exemplo, embora o rastreamento radiológico anual por tomografia computadorizada de baixa dosagem seja recomendado para buscar câncer de pulmão em populações de alto risco, a implementação foi complicada por uma alta taxa de falso-positivos (~90%) e baixa adesão. Separadamente, tipos de tumores distintos atualmente exigem testes de rastreamento correspondentes exclusivos. Finalmente, a maioria das modalidades de rastreamento de câncer existentes não integrou totalmente alguns dos principais conhecimentos obtidos por meio de perfis moleculares de genomas de câncer. Portanto, há uma necessidade não atendida de novos métodos para a detecção precoce de cânceres. A análise de ctDNA é uma abordagem promissora que pode facilitar o rastreamento com base no sangue. Nesse contexto, vários esforços para alavancar ctDNA para detecção precoce estão surgindo, incluindo abordagens focadas em tipos de câncer individuais, testes multianalitos combinando ctDNA com outros biomarcadores, como proteínas, e ensaios mais amplos de detecção precoce de múltiplos cânceres (DPMC) como mutações, metilação tecido-específica, perfis de fragmentação de cfDNA e outros recursos.

Apesar da empolgação com sua promessa, a maioria desses esforços para a detecção de câncer é relativamente nova em seu desenvolvimento. Até 2021, nenhum estudo de rastreamento aplicou biópsias líquidas prospectivamente como intervenções em estudos randomizados, com resultados de sobrevida como desfechos clínicos. De fato, nenhum estudo realizado até o momento demonstrou uma vantagem de sobrevivência da detecção precoce usando biópsias líquidas em ensaios randomizados, e isso continua sendo um obstáculo importante que limita a ampla adoção clínica desses testes. Com essas limitações em mente, futuros estudos prospectivos com acompanhamento de longo prazo são necessários para melhor estabelecer a sensibilidade e especificidade dos testes de DPMC, ao considerar os tipos de câncer comuns mais passíveis de intervenções localizadas com intenção curativa. Independentemente, como a detecção precoce do câncer pode não melhorar a sobrevida específica do câncer, também serão necessários estudos para determinar se esses testes podem produzir mais verdadeiro-positivos do que falso-positivos, especialmente porque os resultados falso-positivos podem gerar um número substancial de procedimentos invasivos secundários de alto custo.

GENOTIPAGEM TUMORAL NÃO INVASIVA

Os subgrupos moleculares definidos por mutações que ativam os principais oncogenes são a base para muitas terapias direcionadas na área da oncologia para diversos tipos de câncer. Por exemplo, mutações no gene *EGFR* são as formadoras de oncogenes mais comuns no câncer de pulmão não pequenas células (CPNPC), e a presença de mutações em *EGFR* em biópsias tumorais de pacientes com CPNPC está fortemente correlacionada com resposta positiva às pequenas moléculas inibidoras de tirosina-cinase (TKIs) de EGFR. Embora a determinação do genótipo do tumor baseada na análise do tecido ainda seja considerada por muitos como o padrão-ouro para fins de diagnóstico, as biópsias líquidas demonstraram um valor preditivo positivo muito alto para determinar o genótipo do tumor de forma não invasiva, no cenário de malignidades avançadas. De fato, vários ensaios baseados em biópsia líquida foram aprovados pela Food and Drug Administration (FDA) para uso diagnóstico complementar para identificar mutações associadas a resposta às terapias direcionadas em diversos tipos de tumor. Atualmente, vários ensaios de perfil genômico, com base em biópsia líquida e direcionados a > 50 genes frequentemente mutados, estão disponíveis como testes não invasivos de genotipagem tumoral, aprovados pela FDA, para vários tumores sólidos. Por exemplo, o teste de biópsia líquida usando Guardant360 (Guardant Health, Inc.) em pacientes com CPNPC pode ser realizado para identificar mutações de *EGFR* associadas à resposta ao osimertinibe ou ao amivantamabe ou para identificar mutações em *KRAS* associadas à resposta ao sotorasibe. Da mesma forma, o teste de biópsia líquida usando o FoundationOne Liquid CDx (Foundation Medicine, Inc.) pode ser realizado para identificar mutações do gene *BRCA1/2* associadas à resposta de rucaparibe no câncer de ovário; rearranjos do gene *ALK* associados à resposta de alectinibe em CPNPC; mutações no gene *PIK3CA* associadas à resposta de alpelisibe no câncer de mama; e mutações em *BRCA1*, *BRCA2* e *ATM* associadas à resposta de olaparibe no câncer de próstata metastático resistente à castração.

É importante notar que tais testes foram desenvolvidos para genotipagem de tumores não invasivos no cenário de malignidades avançadas e não são adequados no contexto de tumores em estágio inicial. De fato, uma análise recente do Sequencing Quality Control Phase 2 (SEQC2) Project Working Group liderado pela FDA descobriu que a detecção de ctDNA é menos confiável abaixo de uma fração de alelos variantes circulantes de 0,5% para mutações de interesse. Portanto, os ensaios atualmente disponíveis projetados para o objetivo principal de genotipagem não invasiva na doença avançada geralmente não são ideais para a detecção de DRM, já que as frações residuais do alelo do ctDNA após o tratamento definitivo de cânceres sólidos localizados são tipicamente muito inferiores a 0,5%. Além disso, mesmo antes do tratamento de cânceres avançados e especialmente no contexto de baixa carga tumoral metastática, a modesta sensibilidade de tais testes de biópsia líquida atualmente exige que, se lesões específicas de interesse não forem inicialmente detectadas no sangue, uma biópsia do tecido tumoral ainda é necessária para determinar se as mutações e alterações específicas estão presentes, pois isso pode informar a seleção da terapia.

CONSIDERAÇÕES BIOLÓGICAS

Além das mutações somáticas encontradas no cfDNA que se originam de células tumorais, mutações somáticas que surgem em tecidos não tumorais podem representar uma fonte de "ruído" biológico. Tais mutações podem confundir o uso de ctDNA para detecção e monitoramento de câncer. As células-tronco hematopoiéticas podem sofrer mutações por meio de um processo chamado hematopoiese clonal (HC) relacionada à idade, resultando em variantes que podem ser encontradas tanto no cfDNA quanto nos leucócitos circulantes do sangue periférico. Ao considerar as células do sangue periférico em pacientes que não atendem aos critérios para o diagnóstico de leucemia, a identificação de mutações em cerca de 20 genes canonicamente associados a neoplasias hematológicas (e excedendo 2% na fração alélica) é denominada *hematopoiese clonal de potencial indeterminado* (HCPI). A HCPI foi identificada como um fator de risco para doenças cardiovasculares e neoplasias hematológicas, sendo também relevante para biópsias líquidas **(Fig. 490-4)**. Por exemplo, como a maioria do cfDNA deriva de fontes hematopoiéticas, a HC representa um dos principais contribuintes para o ruído biológico mutacional em várias aplicações de biópsias líquidas em cânceres. É importante ressaltar que a prevalência de variantes de HC aumenta com a idade do paciente, painéis de genes maiores e testes mais sensíveis, com prevalência próxima de 100% em adultos > 60 anos.

De fato, em aplicações de biópsia líquida para identificação não invasiva de alterações somáticas usando cfDNA, a HC representa a fonte biológica dominante de achados falso-positivos, mesmo que isso possa variar em função dos genes específicos ou das lesões considerados. Embora a HCPI afete desproporcionalmente genes como *DNMT3A*, *TET2*, *ASXL1* e *JAK2*, que estão associados à aptidão das células mieloides, estudos de sequenciamento populacional mostram que muitos outros genes no genoma podem ser afetados por mutações somáticas que surgem durante a HC em adultos idosos. Por exemplo, estudos independentes de biópsia líquida identificaram que 15-41% das mutações de cfDNA no gene *TP53* podem ser atribuíveis à HC, já que essas mesmas lesões foram encontradas em leucócitos sanguíneos compatíveis, mas não em tecidos tumorais biopsiados.

Assim, a genotipagem direta de leucócitos do sangue periférico pode ser muito útil para evitar tais mutações de cfDNA decorrentes de HC, que podem potencialmente ser resultados falso-positivos disfarçados de ctDNA. No entanto, estudos sugerem que aproximadamente 10% das mutações encontradas no cfDNA de adultos saudáveis podem não ser encontradas em leucócitos correspondentes. Isso sugere outras fontes não circulantes de tais mutações do cfDNA, incluindo HC surgindo em precursores hematopoiéticos não circulantes em tecidos como a medula óssea ou de proliferações clonais de tipos de células não malignas e não hematopoiéticas. De fato, mutações somáticas recorrentes em genes como *KRAS*, *MED12*, *BRAF* e outros podem estar presentes em diversos tipos de células não malignas. Essas mutações (e outras) podem surgir em uma variedade de constituintes epiteliais, endoteliais e estromais de malformações vasculares, leiomiomas endometriais, nevos melanocíticos e outras proliferações não malignas. Conforme detalhado abaixo, incorporar o sequenciamento de tecido tumoral para identificar inicialmente mutações somáticas que são posteriormente monitoradas em amostras de plasma pode ajudar a proteger contra essas fontes não malignas de ruídos biológicos.

CARGA TUMORAL PRÉ-TRATAMENTO

Em pacientes com diagnóstico de câncer estabelecido, biópsias líquidas podem ser úteis como um meio não invasivo de genotipagem tumoral usando plasma, de maneira a direcionar a seleção da terapia em determinados cenários, conforme descrito acima. Além desse uso, avaliações quantitativas da carga tumoral no plasma antes da terapia também podem fornecer informações valiosas por meio de biópsias líquidas. Por exemplo, os níveis de ctDNA pré-tratamento demonstram ter associações significativas com medidas estabelecidas de carga tumoral e risco de doença, incluindo estágio, volume metabólico do tumor e marcadores de proteínas séricas, como lactato-desidrogenase em linfomas, níveis de CA19-9 em cânceres pancreáticos e níveis de antígeno carcinoembrionário em câncer colorretal, dentre outros. É importante ressaltar que, em muitos desses cenários e em outros cânceres, como CPNPC, onde biomarcadores tumorais não invasivos não estão disponíveis, os níveis de ctDNA pré-tratamento demonstraram ter um forte valor prognóstico para indicar falha do tratamento e progressão da doença, fornecendo uma medida prognóstica de risco independente. De fato, esses níveis de ctDNA pré-tratamento podem ser usados para medir de forma não invasiva a carga tumoral mal capturada por outros índices e que podem levar a vieses em ensaios clínicos, incluindo o diagnóstico do intervalo de tratamento em linfomas. Adequadamente, os níveis de ctDNA pré-tratamento podem ser usados para evitar viés de seleção em ensaios clínicos prospectivos. No entanto, embora o valor prognóstico independente das biópsias líquidas tenha sido validado para vários tumores (p. ex., níveis de CTC em câncer de mama), ainda não foram realizados ensaios randomizados que demonstrem a utilidade clínica dessas avaliações para prever o benefício terapêutico de tratamentos específicos.

MONITORAMENTO DA RESPOSTA AO TRATAMENTO

Além da aplicação de biópsias líquidas para detecção precoce de câncer e genotipagem não invasiva de tumores, seu uso para monitorar respostas terapêuticas de forma quantitativa e qualitativa merece discussão. Em muitos tipos de câncer, um exame de imagem funcional tem utilidade para monitorar a resposta sistêmica ao tratamento, ao considerar mudanças relativas na carga tumoral volumétrica e/ou metabólica para avaliar respostas completas *versus* parciais ou doença estável. Da mesma forma, em neoplasias hematológicas como a leucemia mieloide crônica, a magnitude da resposta à terapia sistêmica com TKIs pode ser monitorada em marcos definidos durante o tratamento contínuo, usando limites determinados para reduções dos níveis de transcrição de *BCR-ABL1* no sangue. Biópsias líquidas podem ser igualmente úteis para avaliar mudanças quantitativas no ctDNA durante a terapia. É importante ressaltar que, como no uso de imagens funcionais, é fundamental considerar vários fatores-chave ao usar as alterações quantitativas nos níveis de ctDNA para monitorar a resposta. Dentre eles, estão a histologia específica do tumor, o cenário de tratamento (linha de frente vs. doença recidivante), o tipo de tratamento, o momento da avaliação provisória da resposta do ctDNA, o tipo de ensaio de ctDNA que está sendo usado, as características de sensibilidade e especificidade associadas e os limites para alteração nos níveis de ctDNA observados como medida de informação de resposta molecular precoce. Por exemplo, as aplicações de biópsia líquida para medir as respostas provisórias demonstraram prever os resultados de sobrevivência no linfoma difuso de grandes células B e no linfoma de Hodgkin no cenário de linha de frente. Aqui, reduções de 100 vezes (2 log) nos níveis de ctDNA após um ciclo de quimioterapia de indução demonstraram definir de forma confiável um limiar de resposta molecular precoce, e reduções de 2,5 log nos níveis de ctDNA, após dois ciclos, podem ser usadas para definir uma resposta molecular importante, que estão fortemente associadas à sobrevida global e livre de intercorrências.

DOENÇA RESIDUAL MÍNIMA

Como no caso de várias neoplasias hematológicas, uma série de evidências atuais demonstra que biópsias líquidas, incluindo ctDNA, podem detectar DRM após o tratamento de diversos tipos de tumores sólidos, operando como um preditor de risco de recaída. De fato, a detecção de DRM usando técnicas baseadas em ctDNA mostrou um valor preditivo positivo surpreendentemente alto para prever o risco de recaída em muitos tipos de câncer, incluindo carcinomas de pulmão, cólon, reto, bexiga e mama, entre outros. Por exemplo, ao considerar a imunoterapia adjuvante após a ressecção de tumores de bexiga, uma análise retrospectiva de um ensaio clínico randomizado sugere fortemente que a utilidade clínica do inibidor de *checkpoint* atezolizumabe é provavelmente limitada apenas a pacientes com ctDNA de DRM detectável no plasma sanguíneo após a cirurgia, usando ensaios personalizados. Independentemente, o Centers for Medicare and Medicaid Services recentemente finalizou a primeira determinação de cobertura local

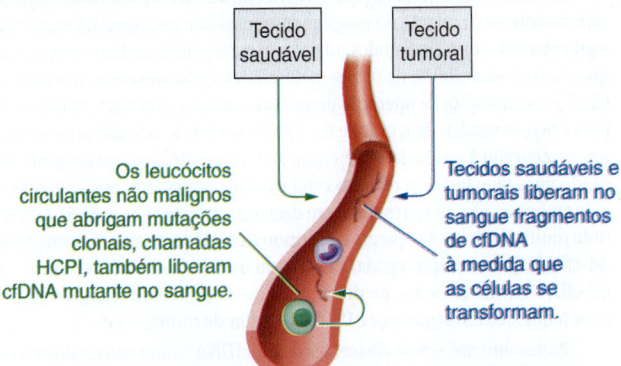

FIGURA 490-4 Contribuição da hematopoiese clonal de potencial indeterminado (HCPI) para DNA livre de células (cfDNA), como relevante para a genotipagem e monitoramento do tumor usando DNA tumoral circulante. *(Fonte: Adaptada de J Boegeholz et al: Hematological Oncology 39, 2021. https://doi.org/10.1002/hon.23_2879.)*

para fornecer testes com base em ctDNA de DRM para o monitoramento de câncer colorretal após cirurgia, usando o teste Signatera DRM da Natera, e um projeto de determinação de cobertura local mais amplo está atualmente sendo considerado para permitir o uso de ctDNA de DRM em todos os tipos de tumor.

Com base nesses e em outros resultados semelhantes, estão em andamento ensaios clínicos fundamentais que selecionam pacientes para terapia adjuvante integrando biópsias líquidas para detectar DRM e medir a resposta a esses tratamentos adjuvantes e consolidados. É importante notar que, apesar do alto valor preditivo e positivo do ctDNA de DRM para prever recidiva, a sensibilidade clínica de vários ensaios atuais é geralmente modesta, com uma fração substancial de recaídas ocorrendo em pacientes falsamente classificados como DRM-negativos após as estratégias iniciais. Como no caso de detecção precoce e genotipagem não invasiva descrita anteriormente, para aplicar biópsias líquidas para detectar DRM é extremamente importante considerar as terapias específicas administradas, a biologia da liberação de ctDNA, o momento das medições de DRM, as características de desempenho do ensaio de biópsia líquida e as fontes de interferência técnica e biológica. Por exemplo, o uso ideal de biópsias líquidas por seu valor preditivo negativo (p. ex., continuidade de terapia adjuvante desnecessária naqueles sem evidência de DRM) provavelmente exigirá melhorias adicionais substanciais na sensibilidade analítica e clínica da detecção de DRM para tumores sólidos. No entanto, embora a ampla utilidade clínica do ctDNA de DMR para personalização do tratamento ainda não tenha sido totalmente estabelecida, as biópsias líquidas são uma promessa substancial para orientar terapias adjuvantes e consolidadas.

CONSIDERAÇÕES TÉCNICAS

Apesar de representarem geralmente uma pequena fração dos ácidos nucleicos que circulam no plasma sanguíneo, as moléculas de ctDNA derivadas de tumores podem ser identificadas por meio de uma série de técnicas relacionadas à amplificação e detecção. Esses métodos incluem amplamente ensaios que têm como alvo mutações específicas do tumor, variantes estruturais, alterações somáticas no número de cópias e características epigenéticas e geralmente envolvem o uso de reação em cadeia da polimerase (PCR) e sequenciamento de alto rendimento. Recentemente, avanços substanciais na sensibilidade analítica das biópsias líquidas foram alcançados através de uma combinação de refinamentos nessas técnicas moleculares e nos métodos computacionais associados para analisar os dados correspondentes.

Atualmente, o emprego de biópsia líquida para detecção precoce de câncer, a genotipagem não invasiva de tumores, o monitoramento de resposta e a DRM dependem principalmente de métodos baseados em sequenciamento ou em técnicas baseadas na ampliação de material genético, que não requerem sequenciamento, como PCR digital em gotas (ddPCR) ou PCR alelo-específica (AS-PCR). Os principais fatores que distinguem esses métodos incluem o custo e o tempo de resposta dos ensaios (que geralmente são a favor dos métodos baseados em amplicons), bem como o escopo das anormalidades genômicas avaliadas simultaneamente e a amplitude e profundidade do perfil molecular associado (que são geralmente a favor de métodos baseados em sequenciamento). Para aplicações em DRM, a integração de múltiplas alterações somáticas tumorais específicas em um único ensaio pode permitir que estratégias baseadas em sequenciamento multiplex alcancem sensibilidades analíticas na faixa de partes por milhão, especialmente no contexto de ensaios sob medida que avaliam genótipos do tumor.

Dentre as várias técnicas baseadas em sequenciamento, as aplicações em biópsia líquida têm alinhado de forma variável todo o genoma humano ou direcionado a sub-regiões do genoma, dependendo das aplicações específicas em oncologia. Mais especificamente, o direcionamento seletivo de porções do genoma humano pode ser alcançado por meio de aperfeiçoamento por captura híbrida por afinidade ou usando amplicons específicos de *locus*, focado em todo o exoma de codificação ou em regiões genômicas menores e abrangendo dezenas a centenas de genes.

As fontes de interferência biológicas e técnicas podem limitar a sensibilidade e especificidade das biópsias líquidas. Além das várias estratégias descritas para reduzir essas fontes de erro, muitos estudos de biópsia líquida que monitoram a resposta terapêutica e ctDNA de DRM alavancaram as análises informadas pelo genótipo do tumor para melhorar o desempenho. Ao contrário dos métodos de genotipagem não invasivos, que dependem inteiramente do plasma sanguíneo, essa abordagem informada pelo genótipo do tumor inclui o perfil do tecido tumoral para identificar mutações que são rastreadas no plasma sanguíneo pós-tratamento. Ao reduzir o número de mutações consideradas, essa abordagem reduz o risco de falso-positivos devido a fontes de erro por interferência técnica e biológica. Independentemente, a abordagem informada pelo genótipo do tumor pode ser menos exigente quanto ao volume das amostras de sangue. No entanto, devido aos níveis circulantes muito baixos de DNA derivado de tumor nos marcos pós-tratamento, rastrear várias mutações informadas pelo genótipo do tumor e minimizar os efeitos indesejados de erros biológicos e técnicos são essenciais para capturar de maneira ideal o risco de doença em diversos tipos de cânceres usando biópsias líquidas para detectar ctDNA de DRM.

DNA LIVRE DE CÉLULAS EM TRANSPLANTES

Testar cfDNA oferece ferramentas muito poderosas para o monitoramento clínico de receptores de transplantes de órgãos. Após o transplante, as análises de cfDNA têm sido usadas para avaliar o desenvolvimento de rejeição aguda ao enxerto, estudar a diversidade e infecção microbianas e quantificar a imunidade do hospedeiro. Esta seção descreve as aplicações clínicas atuais e potenciais do teste de cfDNA na área de transplantes.

DETECÇÃO NÃO INVASIVA DE REJEIÇÃO AGUDA AO ALOENXERTO

No cenário de transplante, o cfDNA é derivado tanto dos tecidos receptores quanto do órgão ou células doados. Um procedimento de transplante é essencialmente um "transplante de genoma", e métodos foram desenvolvidos para detectar e quantificar os níveis de cfDNA derivado do doador (dd-cfDNA) após o transplante, com níveis elevados indicando lesão do enxerto devido à rejeição aguda ou outras formas de dano ao enxerto.

Em 1998, Lo e colaboradores relataram pela primeira vez a detecção de DNA do doador do órgão no plasma de receptores de transplante. Ao realizar a amplificação por PCR usando *primers* específicos do cromossomo Y, eles foram capazes de identificar dd-cfDNA no sangue de mulheres receptoras de transplante de rim e fígado. Esse trabalho inicial forneceu a prova de conceito desta abordagem única, mas foi limitado a mulheres receptoras de órgãos de doadores masculinos (< 25% dos procedimentos de transplante).

Posteriormente, uma estratégia universal independente do sexo foi desenvolvida usando o sequenciamento *shotgun* do genoma inteiro para medir as diferenças de polimorfismo de nucleotídeo único (SNP) entre indivíduos para quantificar o sinal do doador. Essa abordagem é aplicável a qualquer combinação de doador e receptor de órgãos, independentemente do sexo, primeiro genotipando o doador e o receptor para identificar as diferenças de sequência que podem ser usadas para identificar o cfDNA do doador no sangue do receptor após o transplante. Estudos prospectivos dessa abordagem demonstraram que o dd-cfDNA está presente em níveis muito elevados durante os primeiros dias após o procedimento de transplante, refletindo a morte celular dentro do aloenxerto devido à lesão de isquemia e reperfusão. Dentro de 1 a 2 semanas após o transplante, no entanto, os níveis de dd-cfDNA caem para um nível basal baixo e permanecem constantes na ausência de rejeição aguda.

No cenário de rejeição aguda, os níveis de dd-cfDNA aumentam significativamente na circulação do receptor do transplante e se correlacionam com a gravidade da rejeição. Estudos iniciais em transplante cardíaco mostraram que, em um valor limite de 0,25%, o dd-cfDNA tinha uma área sob a curva (AUC) característica de operação do receptor de 0,60 para rejeição leve, 0,83 para rejeição moderada a grave e 0,95 para eventos de rejeição graves, cada um comparado à ausência de rejeição. Notavelmente, esse ensaio pode ser usado para vigilância de rejeição celular aguda e mediada por anticorpos, pois ambos os processos resultam em danos ao enxerto **(Fig. 490-5)**. Um estudo multicêntrico subsequente confirmou a utilidade do monitoramento de dd-cfDNA para rejeição aguda, mostrando que, em um limite de 0,25%, o dd-cfDNA tinha um valor preditivo negativo de 99% para rejeição aguda e teria reduzido com segurança 81% das biópsias de rotina.

Notavelmente, níveis crescentes de dd-cfDNA foram detectados várias semanas a meses antes do evento de rejeição, sugerindo que o dd-cfDNA é um marcador altamente sensível de lesão do enxerto e pode permitir o diagnóstico mais precoce da rejeição. A detecção precoce da lesão do enxerto pode levar ao aumento da terapia imunossupressora para interromper o dano ao enxerto em seus estágios iniciais e evitar um evento de rejeição subsequente.

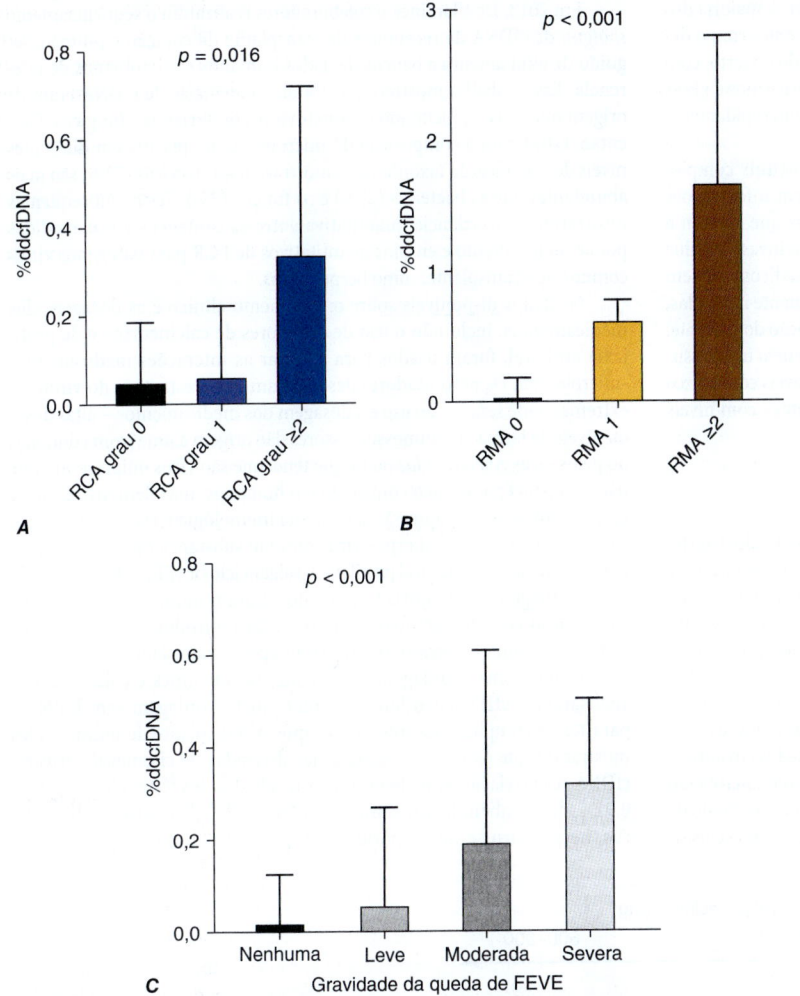

FIGURA 490-5 Correlação da porcentagem de medidas de DNA livre de células derivadas do doador (%ddcfDNA) com a rejeição avaliada por biópsia de transplante cardíaco e disfunção do enxerto por ecocardiografia. **A.** %ddcfDNA em relação à gravidade da rejeição celular aguda (RCA) pela interpretação histopatológica da biópsia endomiocárdica. A rejeição de grau 0 inclui tanto RCA grau 0 quanto rejeição mediada por anticorpos (RMA) grau 0. Valor de *p* obtido pela equação de estimativa generalizada comparando todas as categorias. **B.** %ddcfDNA em relação à gravidade da RMA por interpretação histopatológica da biópsia endomiocárdica. A rejeição de grau 0 inclui ambos os graus RCA 0 ou 1 e RMA grau 0. Valor de *p* obtido pela equação de estimativa generalizada comparando todas as categorias. **C.** %ddcfDNA em relação à gravidade da disfunção do aloenxerto medida por ecocardiografia. A disfunção do aloenxerto foi definida como uma redução da fração de ejeção do ventrículo esquerdo (FEVE) em ≥ 5% e foi ainda estratificada por gravidade com base na magnitude do declínio da FEVE como nenhum (< 5%), leve (5% a < 10%), disfunção moderada (≥ 10% a < 15%) ou grave (≥ 15%) do aloenxerto. Valor de *p* obtido pela equação de estimativa generalizada comparando todas as categorias. (*Reproduzida com permissão de S Agbor-Enoh et al: Cell-free DNA to detect heart allograft acute rejection. Circulation 143:1184, 2021.*).

Finalmente, os pesquisadores demonstraram níveis mais altos de dd-cfDNA associados à rejeição mediada por anticorpos em comparação com a rejeição celular (mediada por células T), bem como diferentes tipos e comprimentos de fragmentos de cfDNA durante esses dois processos de rejeição, sugerindo que os padrões de dd-cfDNA podem potencialmente ajudar a diferenciar esses dois subtipos de rejeição.

Estudos paralelos em transplante de pulmão, rim e fígado também confirmaram a utilidade do dd-cfDNA como um biomarcador de rejeição aguda não invasivo.

Um grande estudo prospectivo e multicêntrico de transplante de rim (Diagnosing Acute Rejection in Kidney Transplant Recipients [DART]) envolveu 384 pacientes, nos quais foram realizadas 107 biópsias do rim transplantado. O nível de dd-cfDNA discriminou entre biópsias mostrando qualquer rejeição aguda e controles (sem rejeição histológica), com uma AUC de 0,74, sensibilidade de 59% e especificidade de 85% para rejeição aguda com um ponto de corte de dd-cfDNA de ≥ 1,0%. Desde a publicação do estudo DART, outras investigações de dd-cfDNA em transplante renal mostraram resultados semelhantes, com níveis notavelmente altos de dd-cfDNA (mediana de 1,4 a 2,9%) em pacientes com rejeição mediada por anticorpos e menor precisão diagnóstica para pacientes com rejeição precoce mediada por células T (Banff 1A ou limítrofe). Os estudos também mostraram níveis elevados de dd-cfDNA em pacientes que desenvolveram anticorpos específicos do doador, mesmo na ausência de rejeição mediada por anticorpos. No transplante renal, o dd-cfDNA pode estar elevado devido a outras patologias, além da rejeição (p. ex., nefropatia pelo vírus BK e pielonefrite) e é mais provável que seja um marcador de lesão grave do enxerto do que apenas rejeição. Assim, testes de acompanhamento para determinar a causa e a natureza da lesão do enxerto ou o uso de monitoramento de dd-cfDNA, principalmente em pacientes com alto risco de rejeição do aloenxerto, seriam razoáveis.

Estudos de transplante de fígado demonstraram níveis consistentemente elevados de dd-cfDNA durante episódios de rejeição aguda comprovada por biópsia. Como no transplante renal, os níveis parecem aumentar antes do desenvolvimento de manifestações clínicas de rejeição aguda, com dados demonstrando níveis elevados 4 a 6 dias antes do aumento nos níveis da enzima transaminase e 8 a 15 dias antes da confirmação da rejeição por biópsia. É importante notar que os níveis de dd-cfDNA no estado estacionário variam entre os órgãos transplantados, provavelmente em relação à massa, celularidade ou vascularização do órgão, com níveis de 5 a 10% observados em receptores estáveis de transplante de fígado e níveis < 0,1% observados em pacientes transplantados cardíacos.

Padrões semelhantes de dd-cfDNA também foram observados após o transplante pulmonar, com níveis elevados detectados semanas antes e no momento da biópsia transbrônquica demonstrando rejeição aguda. Como no transplante de coração e rim, os níveis de dd-cfDNA se correlacionam com a gravidade do evento de rejeição, com maior poder discriminatório observado para rejeição grave e níveis mais altos observados na rejeição mediada por anticorpos em comparação com a rejeição celular (mediada por células T).

Os níveis de cfDNA derivados do doador também parece ter valor prognóstico, mesmo na ausência de lesão aguda do aloenxerto. Em uma coorte de transplante de pulmão, os pacientes com os níveis médios mais altos de dd-cfDNA nos primeiros 3 meses após o transplante, na ausência de rejeição, apresentavam alto risco de disfunção crônica do enxerto subsequente e falha do enxerto. Da mesma forma, no transplante renal, os níveis de cfDNA derivados do doador na alta hospitalar mostraram predizer disfunção do enxerto em 1 ano após o transplante. Como tal, os níveis médios de dd-cfDNA ao longo do tempo podem refletir a lesão cumulativa do enxerto e os resultados adversos de longo prazo relacionados.

Nos últimos anos, foram desenvolvidos ensaios direcionados de sequenciamento de última geração (AlloSure [CareDx, Inc.] e Prospera [Natera]) para quantificar os níveis de dd-cfDNA após o transplante. Esses ensaios são compostos por uma gama de SNPs altamente polimórficos que, quando sequenciados e quantificados, permitem a diferenciação de moléculas de cfDNA do doador e do receptor, usando abordagens de bioinformática. Tais ensaios não requerem genotipagem do doador ou do receptor, são rápidos e relativamente econômicos (particularmente quando comparados ao sequenciamento do genoma completo) e estão atualmente disponíveis para uso clínico.

Em resumo, o dd-cfDNA pode ser detectado de forma confiável no plasma de receptores de transplante. Os níveis de dd-cfDNA são altos imediatamente após o transplante, mas caem rapidamente para um nível basal dentro de 2 semanas, após a redução da lesão de isquemia-reperfusão. Esses níveis de dd-cfDNA permanecem em níveis baixos e estáveis na ausência de lesão do enxerto, com níveis basais variando de acordo com o tipo de órgão, provavelmente relacionado à massa do órgão transplantado. A maioria dos estudos realizados até o momento demonstrou níveis crescentes com o desenvolvimento de rejeição aguda e outras formas de lesão do enxerto, com maior poder discriminatório para rejeição mediada por anticorpos e graus graves de rejeição celular aguda, e mostrou que os níveis caem rapidamente após o tratamento bem-sucedido da rejeição.

A avaliação dos níveis de dd-cfDNA não pode substituir completamente as biópsias do órgão transplantado, que fornecem informações imuno-histoquímicas e de diagnóstico molecular valiosas que ajudam a orientar o tratamento clínico. Em vez disso, esse ensaio não invasivo reduz a necessidade de biópsias de vigilância e permite que os médicos realizem biópsias seletivamente em pacientes para os quais são realmente indicadas, com melhorias concomitantes em segurança, custo e satisfação do paciente. O objetivo final é usar o dd-cfDNA para "personalizar" o manejo imunossupressor, permitindo o desmame da terapia em pacientes estáveis com baixos níveis de dd-cfDNA e o aumento do tratamento em pacientes com níveis crescentes, sugestivos de lesão precoce do enxerto.

MONITORAMENTO DA DIVERSIDADE MICROBIANA E INFECÇÃO APÓS TRANSPLANTE

As terapias imunossupressoras reduzem o risco de rejeição do aloenxerto, mas aumentam a suscetibilidade do receptor do transplante a complicações infecciosas. O equilíbrio entre o nível de supressão do sistema imunológico e os riscos concorrentes de rejeição e infecção é delicado, e a "janela terapêutica" desejável para o tratamento do paciente é estreita. Além disso, o diagnóstico de complicações infecciosas após o transplante é desafiador, pois os pacientes são suscetíveis a uma ampla gama de patógenos e os testes diagnósticos comuns dependem de uma hipótese a priori para a fonte de infecção e da realização de testes moleculares específicos baseados em antígenos ou PCR. O sequenciamento sem hipóteses do componente microbiano do cfDNA dos receptores de transplante oferece uma janela para o estado da resposta imune e para o diagnóstico potencial de complicações infecciosas.

Em 2013, De Vlaminck e colaboradores realizaram o sequenciamento *shotgun* de cfDNA de receptores de transplante de coração e pulmão, seguido de alinhamento a bancos de dados humanos e microbianos de referência. Esse trabalho mostrou que 2% das sequências de cfDNA eram de origem microbiana, incluindo genomas virais, bacterianos e fúngicos. Eles, então, estudaram a composição do microbioma no plasma em diferentes níveis de classificação taxonômica e mostraram que os vírus (73%) são mais abundantes que as bactérias (25%) e os fungos (2%). Testes subsequentes mostraram concordância quantitativa entre as contagens virais medidas por sequenciamento e ensaios quantitativos de PCR para patógenos virais comuns pós-transplante, como herpes-vírus.

Os dados disponíveis sobre o tratamento clínico e as dosagens dos medicamentos, incluindo o uso de inibidores de calcineurina e de profilaxia antiviral, foram usados para analisar as interações medicamento-microbioma. Os pesquisadores descobriram que a estrutura do viroma é extremamente sensível ao uso e à dosagem dos medicamentos – altas doses ou níveis de fármacos imunossupressores dão origem a um viroma dominado pelos vírus *Anelloviridae* ou torque teno, que são vírus onipresentes que não têm papel patogênico conhecido em humanos, mas demonstraram se replicar em casos de supressão do sistema imunológico. Da mesma forma, a quantidade relativa de herpes-vírus diminui substancialmente após a introdução do agente antiviral profilático, valganciclovir **(Fig. 490-6)**. Usando essa abordagem, os pesquisadores demonstraram mudanças drásticas na composição viral do microbioma em resposta à introdução e ao desmame de terapias imunossupressoras e antivirais após o transplante.

Usando uma abordagem semelhante, De Vlaminck e colaboradores analisaram o cfDNA não humano como uma abordagem sem hipótese para testar complicações infecciosas após o transplante de pulmão. Eles mostraram que os níveis de sequências derivadas de citomegalovírus no cfDNA se correlacionavam bem com os resultados dos testes clínicos (AUC 0,91). Eles também identificaram sequências de adenovírus, poliomavírus, herpes-vírus e microsporídios em pacientes com infecções clínicas

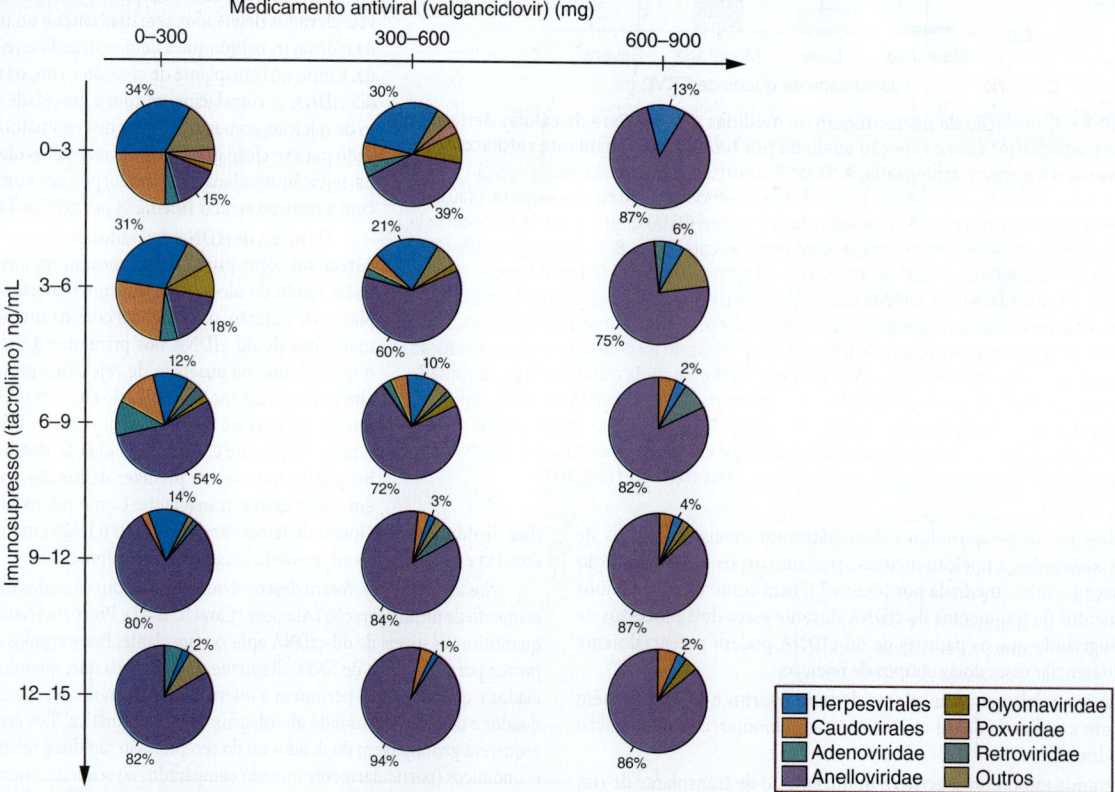

FIGURA 490-6 Abundância genômica viral relativa em função à dose do fármaco em uma coorte de transplantados de coração e pulmão. Composição média do viroma de pacientes tratados com o imunossupressor tacrolimo (47 pacientes, 380 amostras) em função da dose do medicamento antiviral (valganciclovir) e da concentração de tacrolimo medida no sangue. Para levar em conta o efeito tardio da composição do viroma na dose do fármaco, os dados sobre as doses do medicamento foram filtrados pela média da janela (tamanho do intervalo, 45 dias). Herpesvirales e caudovirales dominam o viroma quando os pacientes recebem baixas doses de imunossupressores e antivirais. Por outro lado, os anelloviridae dominam o viroma quando os pacientes recebem altas doses desses medicamentos. *(Reproduzida com permisssão de I De Vlaminck et al: Temporal response of the human virome to immunosuppression and antiviral therapy. Cell 155:1178, 2013.)*

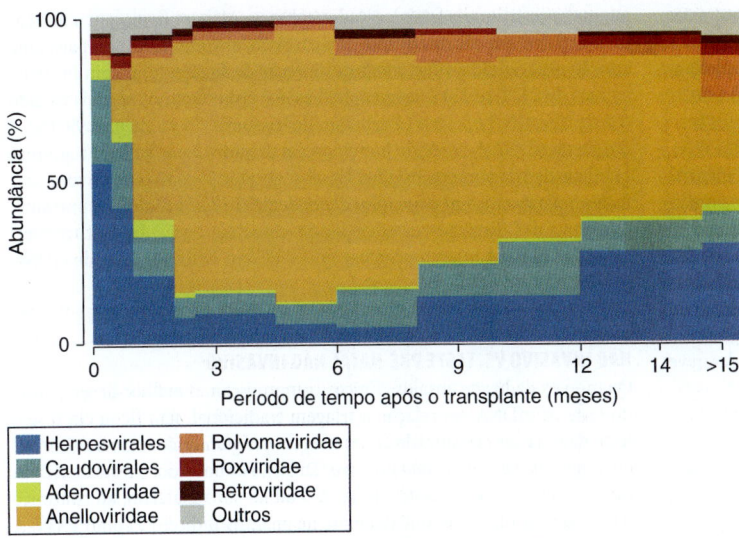

FIGURA 490-7 Abundância do genoma viral, no nível de família e ordem de classificação taxonômica, para diferentes períodos de tempo após o transplante de coração e pulmão. A fração de anelloviridae se expande rapidamente nos primeiros meses após o transplante. As frações de herpesvirales, caudovirales e adenoviridae diminuem nesse mesmo período. Após 6 meses, tendências opostas são observadas. *(Reproduzida com permissão de I De Vlaminck et al: Temporal response of the human virome to immunosuppression and antiviral therapy. Cell 155:1178, 2013.)*

não diagnosticadas, sugerindo que o sequenciamento de cfDNA pode ser uma abordagem poderosa para o diagnóstico não tendencioso de infecções oportunistas após o transplante. No entanto, vários obstáculos à implementação clínica devem primeiro ser superados, incluindo o estabelecimento de limites específicos de cada patógeno para discriminar entre colonização, infecção e doença.

MONITORAMENTO DA IMUNIDADE DO HOSPEDEIRO

Como mencionado anteriormente, De Vlamink e colaboradores demonstraram que a família *Anelloviridae* de vírus predomina no viroma de receptores de transplante de pulmão, conforme analisado pelo sequenciamento de cfDNA do plasma, e representava 68% da população viral total. A abundância relativa de cfDNA de anelovírus é extremamente sensível à imunossupressão, variando de < 5% antes do transplante (no estado não imunossuprimido) a 84% durante 4,5 a 6 meses após o transplante, quando a imunossupressão é mais profunda. A partir de 6 meses após o transplante, a quantidade relativa de cfDNA de anelovírus diminui, correspondendo a uma redução na intensidade da imunossupressão (Fig. 490-7).

A observação de que os níveis de cfDNA de anelovírus aumentam e diminuem com o grau de supressão do sistema imunológico deu origem à hipótese de que a abundância dessa família de vírus onipresente poderia ser usada como um marcador da força da resposta imune. De fato, um marcador global do estado geral de imunossupressão tem frustrado os médicos de transplante até o momento, que atualmente quantificam doses e níveis de fármacos imunossupressores individuais, mas não podem avaliar com segurança seu efeito ou potência em combinação. Essa hipótese foi corroborada pela observação subsequente de que a carga de anelovírus foi menor (refletindo menos imunossupressão) em receptores de transplante de pulmão que desenvolveram rejeição aguda e foi relativamente alta (indicando imunossupressão mais profunda) em pacientes que tiveram um curso pós-transplante livre de rejeição, sugerindo que a carga de cfDNA de anelovírus pode ser um marcador alternativo de imunocompetência.

Estudos subsequentes confirmaram essas observações após diferentes procedimentos de transplante de órgãos sólidos (Fig. 490-8). Um estudo prospectivo de transplante de pulmão mostrou uma razão de risco (RR) de 5,05 para complicações infecciosas e uma RR de 0,48 para rejeição aguda para cada aumento de $\log_{10}$ na carga de anelovírus. Resultados semelhantes foram mostrados após o transplante de fígado e rim, com níveis mais elevados de anelovírus associados a infecções oportunistas e malignidades (sequelas de imunossupressão crônica) e níveis mais baixos associados a rejeição aguda e disfunção crônica do aloenxerto. Embora ainda haja muito trabalho a ser feito nessa área, incluindo padronização de ensaios e quantificação de anelovírus, estudos prospectivos com cronogramas de amostragem e desfechos bem definidos e melhor compreensão dos efeitos específicos do genótipo na imunidade do hospedeiro, o potencial de usar a carga de cfDNA de anelovírus como um marcador para titular e personalizar a terapia imunossupressora pode estar ao alcance.

Em resumo, o sequenciamento de cfDNA tem inúmeras aplicações clínicas após o transplante de órgãos sólidos. Os ensaios de cfDNA derivados de doadores estão atualmente disponíveis para monitoramento de rejeição aguda e estão sendo usados para o monitoramento não invasivo após transplante de coração, pulmão e rim. Esses ensaios são altamente sensíveis, fornecem detecção precoce de lesão do aloenxerto e também podem ser usados para monitorar a resposta à terapia de rejeição. O sequenciamento de cfDNA também pode ser usado para monitorar alterações no microbioma após o transplante, a resposta a alterações na imunossupressão e na terapia antimicrobiana e pode potencialmente ser usado para diagnosticar infecções oportunistas. Finalmente, a quantificação da carga de cfDNA de anelovírus oferece a possibilidade de avaliar o estado geral da resposta imune do hospedeiro, que é um primeiro passo necessário para fornecer terapia imunossupressora individualizada aos receptores de transplante.

DNA LIVRE DE CÉLULAS NA MEDICINA PRÉ-NATAL

Os distúrbios genéticos fetais estão entre as principais causas de natimortos, morte neonatal e atraso no desenvolvimento de longo prazo. O diagnóstico pré-natal de condições genéticas fetais baseia-se na amostragem invasiva de tecidos fetais por meio de amniocentese (amostragem de líquido amniótico) ou coleta de amostra de vilosidades coriônicas (CAVC; amostragem de tecido placentário). Os testes diagnósticos pré-natais são procedimentos invasivos, guiados por ultrassom e baseados em agulhas que, infelizmente,

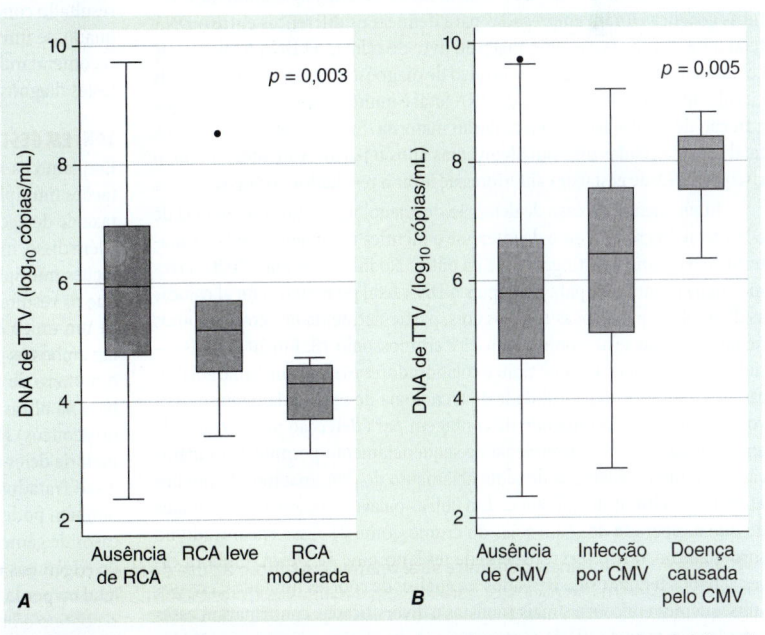

FIGURA 490-8 Carga de TTV (torque teno virus, anellovirus) durante (*A*) episódios de rejeição celular aguda (RCA) e (*B*) infecção e doença por citomegalovírus (CMV) após transplante de fígado. *(Reproduzida com permissão de P Ruiz et al: Torque teno virus is associated with the state of immune suppression early after liver transplantation. Liver Transpl 25:302, 2019.)*

apresentam um pequeno risco de aborto espontâneo, ruptura prematura das membranas e parto prematuro. Historicamente, o rastreamento não invasivo mais seguro para distúrbios genéticos fetais, particularmente aneuploidias (anormalidades do número de cópias cromossômicas, como trissomia do 21 ou síndrome de Down), é realizado combinando os níveis de analitos séricos maternos (p. ex., proteína plasmática A associada à gravidez [PAPP-A], β-gonadotrofina coriônica humana [β-hCG], α-fetoproteína [AFP], inibina) com a avaliação ultrassonográfica da translucência da nuca fetal (uma medida da distância entre o crânio e a pele na área do pescoço do feto). Embora o rastreamento pré-natal tradicional seja mais seguro do que os testes diagnósticos invasivos, essas modalidades sofrem com taxas de detecção mais baixas e de falso-positivos mais altas. Avanços recentes na tecnologia de DNA fetal livre de células introduziram testes pré-natais não invasivos, seguros e com precisão muito maior do que o rastreamento tradicional. Esta seção descreve o uso de testes de DNA fetal livre de células na medicina pré-natal.

TESTE PRÉ-NATAL NÃO INVASIVO PARA ANEUPLOIDIA FETAL

A passagem de células fetais para a corrente sanguínea materna foi descrita, inicialmente, há quase 80 anos. Uma incompatibilidade entre as hemácias fetais e as hemácias maternas foi posteriormente identificada como a causa da isoimunização e hidropsia fetal, uma condição potencialmente letal na qual anticorpos maternos se desenvolvem contra antígenos de hemácias fetais "estranhos". Com o desenvolvimento da imunoglobulina Rho(D) (RhoGAM) e seu uso para prevenir a isoimunização RhD em mães RhD-negativas que carregam gestações RhD-positivas, a atenção voltou-se para o direcionamento das hemácias fetais para a detecção de aneuploidia fetal. Isso ocorre porque as hemácias fetais contêm um núcleo e material genômico, enquanto as hemácias maternas não. Infelizmente, os esforços iniciais de pesquisa na área não produziram resultados significativos devido a várias limitações inerentes. Primeiro, o número de hemácias fetais circulando entre as hemácias maternas mais prevalentes é bastante pequeno. Em segundo lugar, verificou-se que a meia-vida das hemácias fetais circulantes no soro materno é bastante longa, e as células circulantes podem, na verdade, originar-se não apenas da gravidez atual, mas até mesmo de uma gravidez anterior. Finalmente, a tecnologia disponível na época, ou seja, classificação de células ativadas por fluorescência, foi incapaz de separar com precisão as células e isolar as células fetais do fundo materno.

Em 1990, Lo e colaboradores determinaram que o DNA fetal livre de células, e não apenas as células fetais, atravessa a placenta e pode servir como alvo para a detecção de aneuploidias fetais. Isso foi posteriormente confirmado quando DNA do cromossomo Y foi encontrado no soro de mulheres grávidas carregando um feto masculino. Nas duas décadas seguintes, o cfDNA circulante no sangue materno foi caracterizado, e diferentes técnicas genéticas foram empregadas para delinear as diferenças entre o DNA fetal livre de células e o DNA materno livre de células. O DNA fetal livre de células tem várias vantagens como alvo de diagnóstico sobre as células fetais circulantes. Primeiro, a fração de DNA fetal é muito maior (~5-20%) do que a fração de células fetais na circulação materna. Em segundo lugar, o DNA fetal livre de células diminui alguns dias após o parto, reduzindo, assim, o risco do DNA de gestações anteriores de levar a resultados errôneos.

Infelizmente, no caso de detecção de aneuploidia fetal, a sequência de DNA fetal do cromossomo de interesse é idêntica à sequência de DNA materno, e o desafio é distinguir uma da outra. No início dos anos 2000, a técnica mais promissora para distinguir o DNA fetal do materno foi alavancar as diferenças epigenéticas entre os dois, particularmente nos cromossomos de interesse, ou seja, cromossomo 21 e cromossomo 18. Em 2008, dois estudos de referência, um por Chiu e colaboradores e outro por Fan e colaboradores, descreveram a utilidade da tecnologia de sequenciamento massivo paralelo como um método de contagem para detecção não invasiva de aneuploidia fetal. Essa tecnologia de sequenciamento permite a comparação do número de leituras de sequenciamento do cromossomo 21 com um número de leituras de referência. Em outras palavras, se um número maior do que o esperado de sequências do cromossomo 21 fosse encontrado no soro materno, o feto seria suspeito de ter síndrome de Down. Embora esses achados tenham sido baseados na análise de coortes limitadas, ensaios subsequentes em coortes mais robustas e diversificadas confirmaram esses achados, e o teste de cfDNA tornou-se um teste clínico aprovado em 2011.

Embora o foco inicial do teste de cfDNA fosse em mulheres grávidas com alto risco de aneuploidia fetal (p. ex., idade materna avançada, condição de alto risco com base na triagem de analitos séricos, presença de anomalias estruturais fetais), estudos subsequentes confirmaram a utilidade do cfDNA em coortes de alto e baixo risco, abrindo caminho para uma adoção generalizada. Hoje, a taxa de detecção de aneuploidias comuns (trissomias do 21, 18 e 13) e de aneuploidias dos cromossomos sexuais usando o teste de cfDNA é > 98% (a detecção de trissomia do 21 chega a 99,8%), e o teste de cfDNA é oferecido por empresas privadas e por vários programas públicos de triagem nos Estados Unidos. O valor preditivo positivo desses testes é variável e, em princípio, dependente do risco materno; portanto, a maioria das diretrizes da sociedade recomenda testes de confirmação/diagnóstico usando amniocentese ou CAVC em casos de teste de cfDNA positivo.

TRIAGEM PRÉ-NATAL NÃO INVASIVA VS. DIAGNÓSTICO PRÉ-NATAL NÃO INVASIVO VS. TESTE PRÉ-NATAL NÃO INVASIVO

Quando os dados de ensaios clínicos comprovaram o melhor desempenho do teste de cfDNA em relação à triagem tradicional, não ficou claro se o teste deveria ser classificado como *triagem pré-natal não invasiva* (TrPNI) ou *diagnóstico pré-natal não invasivo* (DPNI). Por um lado, o teste de cfDNA avalia segmentos circulantes de DNA fetal no soro materno, ao contrário da triagem tradicional, que depende de analitos indiretos, como PAPP-A ou β-hCG. Por outro lado, valores preditivos positivos variáveis para as diferentes aneuploidias ainda não atingiram a precisão diagnóstica da amniocentese ou CAVC, e a maioria dos segmentos de cfDNA é originária da placenta, e não do feto. Portanto, com o passar do tempo, o rótulo de *teste pré-natal não invasivo* (TPNI) passou a ser comumente utilizado tanto na literatura científica quanto na literatura leiga. Atualmente, muita confusão permanece, tanto para pacientes quanto para profissionais de saúde, quanto à precisão desses testes e suas limitações inerentes.

DEPENDÊNCIA DA FRAÇÃO FETAL

À medida que a experiência clínica com TPNI cresceu, ficou claro que a precisão do teste depende da fração de DNA fetal no soro materno. Embora o DNA fetal possa já ser encontrado no soro materno com 4-5 semanas de gestação, a fração fetal aumenta com a idade gestacional, e a maioria dos programas de TPNI recomenda testes após 10 semanas de gestação. Embora cada empresa de TPNI ou programa nacional de TPNI use um corte da fração fetal diferente para relatar um resultado com precisão, uma pequena porcentagem de pacientes receberá um resultado "inconclusivo" ou não interpretável devido à baixa fração fetal. Os fatores que levam a "inconclusivo" também incluem idade gestacional precoce (geralmente < 10 semanas), obesidade materna, doença autoimune materna subjacente, malignidade ou desaparecimento de gêmeos (gêmeos nos quais um feto morre no início da gestação). Diversos estudos sugerem uma associação entre a ausência de resultado conclusivo e o aumento do risco de aneuploidia, e o manejo adequado de um resultado inconclusivo permanece controverso, com alguns recomendando a repetição do teste TPNI, enquanto outros recomendam testes diagnósticos invasivos devido ao aumento do risco de aneuploidia.

TPNI EM GESTAÇÕES MÚLTIPLAS

Enquanto os resultados iniciais questionaram a utilidade do TPNI em gestações múltiplas, relatórios mais recentes de grandes coortes sugerem que a taxa de detecção de aneuploidia em gêmeos espelha àquela de não gêmeos. Além disso, muitos programas de TPNI relatam zigosidade em casos de gestações múltiplas. Isso é particularmente importante, pois se poderia supor que os resultados do TPNI de gêmeos monozigóticos (gêmeos originados de um único embrião) indicariam a presença de euploidia ou aneuploidia em ambos os gêmeos, e o teste de zigosidade também é importante quando o número de placentas não foi determinado ou permanece obscuro com base na ultrassonografia. Gêmeos monocoriônicos (todos são gêmeos monozigóticos) são considerados de maior risco do que gêmeos dicoriônicos (a maioria deles é dizigótica, mas também podem ser gêmeos monozigóticos) e são tratados de maneira diferente. Plataformas de TPNI mais recentes também podem distinguir a presença de aneuploidia em um único feto em casos de gêmeos dizigóticos. O TPNI ainda não está validado para gestação de trigêmeos ou gestações múltiplas nas quais ocorre uma única redução fetal ou perda fetal.

TPNI PARA SÍNDROMES DE MICRODELEÇÃO/DUPLICAÇÃO FETAL

Tecnologias moleculares avançadas, particularmente a análise cromossômica por microarranjo (*microarray*; CMA), são, atualmente, o método diagnóstico preferido ao realizar amniocentese ou CAVC, particularmente no cenário de uma anomalia fetal conhecida ou de restrição de crescimento fetal. Ao contrário do cariótipo tradicional, que se baseia na avaliação visual dos cromossomos por um citopatologista, com resolução de cerca de 5 a 10 MB, a CMA é uma técnica molecular automatizada, que pode identificar diferenças tão pequenas quanto um único nucleotídeo. O principal benefício da CMA sobre o cariótipo tradicional está em sua capacidade de detectar variantes de número de cópias, como síndromes de microdeleção/duplicação (p. ex., microdeleção 22q11 ou síndrome de DiGeorge). Embora o foco do TPNI tenha sido inicialmente na detecção pré-natal da síndrome de Down e outras aneuploidias, o potencial do TPNI para detectar rearranjos cromossômicos menores, incluindo variações no número de cópias (CNVs), foi recentemente avaliado e introduzido no atendimento clínico. Isso é importante porque as CNVs carregam uma carga significativa de doenças neonatais, e o risco de tais variantes pode ser mais comum do que a síndrome de Down entre mulheres jovens grávidas. Infelizmente, as taxas de detecção para tais condições por TPNI não são tão robustas quanto para a detecção de aneuploidias, e os valores preditivos positivos são menores. Além disso, como a maior parte do DNA fetal livre de células se origina da placenta, existe a preocupação de que o mosaicismo placentário confinado possa levar a resultados errôneos de TPNI que visam aberrações genômicas menores. Altas taxas de falso-positivos podem levar a ansiedade parental desnecessária, aumento das taxas de testes confirmatórios invasivos e interrupção da gravidez.

TPNI DO GENOMA INTEIRO E DISTÚRBIOS DE UM GENE

A maioria das plataformas de TPNI usa sequenciamento de última geração para obter leituras de DNA que cobrem todo o genoma, mas relatam apenas uma fração das sequências analisadas. Isso levou a um debate sobre se o TPNI do genoma completo deve ser oferecido e relatado. Como em qualquer teste robusto e abrangente, estão sendo consideradas questões sobre taxas de falso-positivos e anormalidades de relevância indeterminada. Além disso, a limitação dos resultados a mutações causadoras de doenças conhecidas permanece controversa. Enquanto o TPNI do genoma completo está sendo considerado, plataformas de TPNI direcionadas a distúrbios de um único gene foram desenvolvidas recentemente e estão lentamente se tornando clinicamente disponíveis. Este é um avanço significativo porque a triagem de portadoras maternas de distúrbios de um único gene está se tornando mais prevalente, com painéis de genes clinicamente abrangentes, cobrindo centenas de *loci* de potenciais doenças. Na ausência de TPNI, os casais considerados em risco com base em triagens de portadores maternos e/ou paternos (p. ex., um casal assintomático em que ambos os pais são heterozigotos para uma mutação genética autossômica recessiva, como fibrose cística) precisariam se submeter a um procedimento diagnóstico invasivo para confirmar ou excluir uma condição fetal significativa (homozigoto para um gene de fibrose cística anormal).

TPNI USANDO RNA LIVRE DE CÉLULAS

O DNA fetal livre de células não é o único ácido nucleico encontrado no soro materno. O RNA fetal livre de células também está presente, fornecendo um perfil único de quais genes estão sendo transcritos em um determinado momento da gravidez. O RNA fetal livre de células também pode ser ligado a genes de tecidos específicos, oferecendo uma janela única para o desenvolvimento de órgãos fetais. Além disso, a análise seriada do transcriptoma da gravidez e a análise abrangente de cfRNA no soro materno, ao longo do tempo, foram estudadas como meio de detecção precoce de complicações obstétricas comuns no terceiro trimestre, incluindo pré-eclâmpsia, restrição de crescimento fetal e parto prematuro.

TPNI PARA DETECÇÃO DE NEOPLASIA MATERNA

Neoplasias maternas agravam aproximadamente 1 em 1.000 a 1.500 gestações. Dentre as mais comuns, estão o câncer hematológico, de mama e ginecológico, como os cânceres de colo de útero e ovário. Já que as tecnologias de última geração sequenciam tanto DNA materno quanto fetal, a alteração nos níveis de DNA pode não apenas indicar distúrbios fetais, mas também doença materna. Enquanto a maior parte dos testes TPNI não interpretáveis resulta de baixa fração fetal ou de outra condição fetal e/ou placentária, um pequeno subgrupo pode se dever à neoplasia materna não diagnosticada. Casos maternos de linfoma, leucemia, câncer gastrintestinal e tumores neuroendócrinos detectados incidentalmente por TPNI têm sido descritos na literatura.

ALÉM DO SEQUENCIAMENTO DE ÚLTIMA GERAÇÃO

Embora a maioria das plataformas de TPNI use tecnologia de sequenciamento de última geração, alguns estudos analisaram a utilidade da PCR digital e da análise de células fetais para TPNI. A PCR digital tem sido descrita como uma ferramenta útil para testar gestações em risco de doenças monogênicas ligadas ao X e autossômicas recessivas tanto para mutações simples como para mutações heterozigóticas compostas. Embora as tentativas originais de isolar células fetais circulantes tenham sido abandonadas há mais de 20 anos, avanços recentes levaram a novas tecnologias visando tanto as hemácias nucleadas fetais quanto os trofoblastos. Esse progresso, ainda em fase de pesquisa, sugere que pode ser possível identificar e isolar células únicas, já no primeiro trimestre, e analisá-las por amplificação de todos os genes do genoma seguida de análise do número de cópias usando microarranjos ou sequenciamento de última geração.

RESUMO

Coletivamente, os usos descritos neste capítulo resumem algumas das inúmeras aplicações clínicas dos métodos de biópsia líquida, incluindo perfis de cfDNA em oncologia, medicina de transplante e obstetrícia. Para cada área, vários ensaios existentes permitiram abordagens transformadoras para o diagnóstico não invasivo de doenças, avaliação de risco associado e avaliação de respostas terapêuticas. Por exemplo, vários ensaios de cfDNA derivados de tumores estão atualmente disponíveis para detecção precoce de câncer, genotipagem não invasiva, avaliação de resposta e monitoramento de DRM em diversos tipos de câncer. Ensaios de biópsia líquida para oncologia podem fornecer medidas altamente sensíveis da carga tumoral e do risco associado e também podem ser usados para monitorar a resposta às terapias anticâncer. O que se destaca dentre as aplicações de biópsias líquidas é a detecção de DRM após terapia definitiva de cânceres sólidos, como um potente biomarcador prognóstico com valor preditivo positivo muito alto para risco de recorrência. Da mesma forma, os ácidos nucleicos livres de células transformaram a medicina de transplante. Níveis crescentes de cfDNA derivado de doadores podem indicar rejeição aguda de aloenxertos, e ensaios clínicos de dd-cfDNA estão sendo usados para o monitoramento não invasivo de rejeição em vez de procedimentos de biópsia invasiva. A análise microbiana de cfDNA pode, potencialmente, ser usada para rastrear infecções oportunistas após o transplante e para o diagnóstico sem hipótese de infecções pós-transplante, e tais ensaios clínicos estão atualmente em desenvolvimento. Além disso, a quantificação de determinadas sequências microbianas de cfDNA, como a da família *Anelloviridae*, poderia um dia permitir que os médicos especialistas em transplantes avaliassem o estado geral da resposta aloimune – um objetivo que poderia permitir a personalização da terapia imunossupressora para maximizar a eficácia e prevenir as toxicidades de longo prazo associadas a esses medicamentos. Finalmente, a detecção de DNA livre de células oriundo do feto ou da placenta melhorou a detecção pré-natal de aneuploidia fetal e outras anormalidades genômicas. Assim, o potencial dessas técnicas de biópsia líquida está se expandindo rapidamente e nos coloca à beira de uma revolução no manejo personalizado de pacientes em todas as disciplinas médicas usando técnicas inovadoras não invasivas.

LEITURAS ADICIONAIS

Alix-Panabières C, Pantel K: Clinical applications of circulating tumor cells and circulating tumor DNA as liquid biopsy. Cancer Discov 6:479, 2016.

Bianchi DW, Chiu RWK: Sequencing of circulating cell-free DNA during pregnancy. N Engl J Med 379:464, 2018.

Chabon JJ et al: Integrating genomic features for non-invasive early lung cancer detection. Nature 580:245, 2020.

Crowley E et al: Liquid biopsy: Monitoring cancer-genetics in the blood. Nat Rev Clin Oncol 10:472, 2013.

De Vlaminck I et al: Temporal response of the human virome to immunosuppression and antiviral therapy. Cell 155:1178, 2013.

Khush KK: Clinical utility of donor-derived cell-free DNA testing in cardiac transplantation. J Heart Lung Transplant 40:397, 2021.

Kurtz DM et al: Circulating tumor DNA measurements as early outcome predictors in diffuse large B-cell lymphoma. J Clin Oncol 36:2845, 2018.

Kurtz DM et al: Dynamic risk profiling using serial tumor biomarkers for personalized outcome prediction. Cell 178:699, 2019.

Moding EJ et al: Detecting liquid remnants of solid tumors: circulating tumor DNA minimal residual disease. Cancer Discov 2021.

Morain S et al: A new era in noninvasive prenatal testing. N Engl J Med 369:499, 2013.

Warsof SL et al: Overview of the impact of noninvasive prenatal testing on diagnostic procedures. Prenat Diagn 35:972, 2015.

491 Distúrbios do enovelamento de proteínas

Richard I. Morimoto, G. Scott Budinger

Muitas centenas de doenças humanas, coletivamente conhecidas como doenças conformacionais de proteínas ou distúrbios do enovelamento de proteínas, resultam do dobramento ou enovelamento incorreto de proteínas devido a erros intrínsecos e extrínsecos, amplificados por exposições a condições de estresse ambiental e fisiológico. Apesar de muitos anos de esforço considerável, ainda não existe nenhum algoritmo útil que possa prever efetivamente a estrutura terciária (tridimensional) da proteína a partir da sequência primária de aminoácidos (e seus derivados), muito menos da sequência primária modificada após a tradução (a partir de exposições ambientais). Tais eventos desafiam a integridade do proteoma e podem levar à eliminação prematura, má localização, disfunção ou agregação de proteínas, afetando, assim, a robustez, saúde e longevidade celular. A desorganização do proteoma é a base de uma ampla classe de centenas de doenças, que incluem doença de depósito lisossomal, diabetes tipo 2, fibrose cística, certas doenças fibróticas, doenças metabólicas, doenças de perda muscular, câncer e doenças neurodegenerativas, como doença de Alzheimer, demência frontotemporal, doença de Parkinson, esclerose lateral amiotrófica (ELA) e doença de Huntington (Fig. 491-1). Para cada uma dessas doenças e muitas outras descritas neste livro, o envelhecimento é o principal fator de risco contribuinte.

O desafio no nível bioquímico e molecular é que a célula tenha um proteoma estável e funcional durante o desenvolvimento, que persista até a idade adulta e o mantenha ao longo do envelhecimento. Para os seres humanos, isso é necessário para a saúde operacional de cada uma das dezenas de trilhões de células que compõem nossos cerca de 80 órgãos saudáveis e vivos. Para atingir esse objetivo, nossas células desenvolveram uma rede de proteostase (RP) notavelmente eficiente, composta de chaperonas moleculares e outros componentes altamente conservados, essenciais para a síntese proteica normal, dobramento, translocação e degradação (Fig. 491-2), que equilibra a entrada e a saída, garantindo que todas as proteínas sejam funcionais. A RP é essencial para todos os tecidos e para as diversas interações proteína-proteína, necessárias para a sinalização celular, processos biossintéticos, demandas estruturais para a forma do tecido, propriedades mecânicas e função. Um papel igual, se não mais importante, para a RP é detectar, prevenir e remover proteínas mal enoveladas e agregadas que se acumulam no estresse, envelhecimento e doença e que, portanto, interferem na saúde celular. Compreender como a proteostase é alcançada e mantida é de interesse biológico fundamental e essencial para prevenir distúrbios do enovelamento de proteínas associados à idade.

Todos os organismos usam um conjunto evolutivamente conservado de máquinas moleculares para a síntese, dobramento, transporte e remoção de proteínas desnecessárias e danificadas. A RP adaptou-se evolutivamente às exigências fisiológicas altamente específicas dos tecidos e à expressão de proteínas abundantes e raras com amplas solubilidades, exigências de dobramento, estabilidades e exigências estruturais. Soma-se a essa complexidade natural da RP a carga adicional gerada por mutações genéticas transportadas em populações naturais e os estressores ambientais que desafiam a capacidade da RP. Apesar do papel central das proteínas como o "cavalo de batalha" da célula, elas são altamente suscetíveis a danos moleculares, seja devido à metaestabilidade intrínseca, pela mutação herdada geneticamente ou por causa da síntese propensa a erros. Consequentemente, a disfunção na RP pode se manifestar clinicamente como um declínio gradual na função homeostática, como ocorre com mutações genéticas, ou uma perda de resiliência diante de estressores ambientais. Assim, os médicos veem as consequências da falha na proteostase e disfunção celular tanto na miríade de distúrbios que se apresentam a eles como problemas clínicos associados à idade quanto no aumento da morbidade e mortalidade associadas a trauma, infecção e outras doenças agudas que requerem hospitalização em indivíduos idosos.

MECANISMOS DE CONTROLE DE QUALIDADE DAS PROTEÍNAS

A RP monitora e controla o fluxo de síntese de proteínas para promover o enovelamento funcional e minimizar o acúmulo de intermediários propensos à agregação errônea, desagregação ou degradação seletiva. No entanto, ao contrário de uma fábrica de produção de automóveis para a qual cada item é projetado e designado para montagem dos componentes funcionais, as propriedades da RP toleram o extraordinário ruído químico e a diversidade gerada por polimorfismos de região codificadora, além de erros biossintéticos dos seus componentes, enquanto mantém a capacidade de reconhecer e remover estados conformacionais cineticamente instáveis de proteínas que comprometeriam a montagem e a função. As proteínas são altamente sensíveis às flutuações em seu ambiente intracelular, causadas por mudanças no estado energético, pH, condições oxidantes e redutoras e

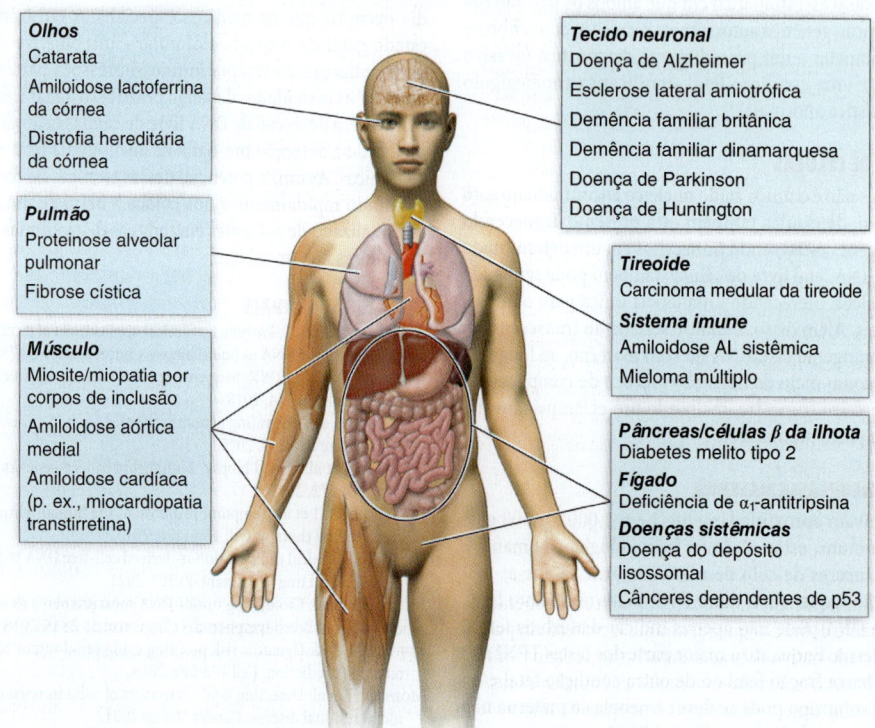

FIGURA 491-1 **Doenças do enovelamento de proteínas.** Uma lista representativa de tecidos e doenças do enovelamento conhecidas.

Olhos
Catarata
Amiloidose lactoferrina da córnea
Distrofia hereditária da córnea

Pulmão
Proteinose alveolar pulmonar
Fibrose cística

Músculo
Miosite/miopatia por corpos de inclusão
Amiloidose aórtica medial
Amiloidose cardíaca (p. ex., miocardiopatia transtirretina)

Tecido neuronal
Doença de Alzheimer
Esclerose lateral amiotrófica
Demência familiar britânica
Demência familiar dinamarquesa
Doença de Parkinson
Doença de Huntington

Tireoide
Carcinoma medular da tireoide

Sistema imune
Amiloidose AL sistêmica
Mieloma múltiplo

Pâncreas/células β da ilhota
Diabetes melito tipo 2

Fígado
Deficiência de α_1-antitripsina

Doenças sistêmicas
Doença do depósito lisossomal
Cânceres dependentes de p53

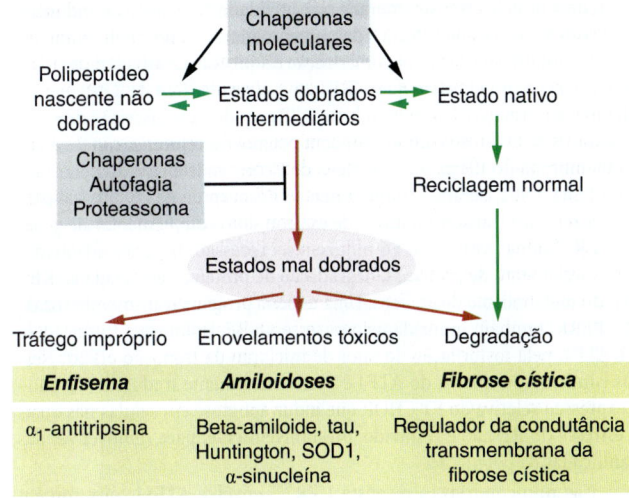

FIGURA 491-2 **A rede de proteostase e doenças do enovelamento de proteínas.** O processo de biogênese de proteínas envolve a ação de chaperonas moleculares para garantir a transição do polipeptídeo nascente linear, através de intermediários, para o estado nativo dobrado. Essas proteínas têm, então, uma renovação natural. Espécies formadas fora da via correta são prevenidas pela ação das chaperonas e pelo reconhecimento de estados mal enovelados e de agregados não nativos pela maquinaria autofágico-lisossomal e pelo sistema ubiquitina-proteassoma. Quando as espécies mal enoveladas escapam ao controle de qualidade, elas podem trafegar indevidamente, como ocorre com a α_1-antitripsina associada ao enfisema; podem formar enovelamentos tóxicos, como ocorre com beta-amiloide, tau, Huntington e SOD1 em doenças neurodegenerativas amiloidogênicas; ou podem ser degradadas prematuramente, como ocorre com o regulador da condutância transmembrana da fibrose cística (CFTR) associado à fibrose cística.

à abundância de pequenas moléculas e metabólitos que afetam o enovelamento e a função. Somando-se a essa gama de perturbações, estão os efeitos do estresse externo causado por temperaturas elevadas, infecções, ambientes redox anormais ou osmólitos que podem ter consequências profundas na termodinâmica do dobramento, cinética e função das proteínas. Essas condições de estresse intracelular e extracelular, se não tratadas adequadamente, podem amplificar ainda mais a instabilidade da proteína a partir de polimorfismos de sequência e erros biossintéticos que contribuem para o estresse do enovelamento incorreto de proteínas. A RP é organizada no nível celular em uma série de máquinas moleculares altamente coordenadas que direcionam a expressão, a biogênese e a saúde funcional de, essencialmente, todas as proteínas **(Fig. 491-2)**. Servindo mais do que um regulador e orquestrador desses eventos altamente sincronizados, a RP é essencial para o controle de qualidade das proteínas e prevenção do aparecimento de estados conformacionais errôneos e acúmulo de agregados e espécies amiloides. A saúde do proteoma envolve a troca constante entre as propriedades físico-químicas intrínsecas dos polipeptídeos e o meio biológico do ambiente celular, no qual as sequências e funções das proteínas evoluíram.

Começando com a síntese do polipeptídeo no ribossomo, fatores de controle de qualidade ribossômico (CQR) e chaperonas citoplasmáticas da família HSP70, HSP90, DNAJ/HSP40, chaperonina/HSP60 e pequenas proteínas de choque térmico (sHSPs) garantem a cotradução e enovelamento pós-traducional para a célula. Aproximadamente 60% do proteoma reside no citoplasma e no núcleo, onde as chaperonas do CQR, HSP70, HSP90 e HSP60 regulam o estado dobrado das proteínas-alvo, em conjunto com as cochaperonas, através de ciclos de ligação e hidrólise de ATP. As chaperonas da família HSP70 e as do domínio J são particularmente bem estudadas por sua capacidade de interagir transitoriamente com polipeptídeos nascentes durante a síntese de proteínas, através de regiões hidrofóbicas curtas e dispersas, usando a energia da hidrólise de nucleotídeos para estimular a liberação de intermediários parcialmente dobrados que reentram no ciclo da chaperona ou que já estão em um estado nativo dobrado. Para outras proteínas-alvo, como fatores de transcrição, cinases, fosfatases e moléculas sinalizadoras, o enovelamento para o estado funcional é regulado e depende de interações com a chaperona HSP90 e outras cochaperonas reguladoras, para formar complexos heteroméricos estáveis, que mantém a proteína-alvo em um estado parcialmente dobrado, preparado para liberação regulada subsequente.

Consistente com o reconhecimento de que a formação de agregados fora da via é um componente cinético da proteostase, as atividades combinadas de máquinas de desagregase desenrolam agregados de proteínas em cadeia polipeptídica estendida e desdobrada. Essas desagregases são as proteínas AAA⁺, correspondendo a ClpB em bactérias e a Hsp104 em leveduras e plantas, e são funcionalmente relacionadas a uma HSP70 redirecionada em outros eucariotos e metazoários, que interage com a HSP110 e com combinações específicas de proteínas do domínio J, capazes de induzir a desagregação.

As organelas subcelulares, as mitocôndrias e o retículo endoplasmático (RE) são responsáveis por cerca de 20% do proteoma. As interações com as chaperonas são essenciais para manter a cadeia polipeptídica estendida em um estado de reconhecimento competente pelos respectivos receptores nas organelas, necessários para a translocação através das membranas. Após a importação, cada polipeptídeo translocado é atendido por chaperonas específicas da organela, das famílias HSP70 e domínio J, para enovelamento e montagem. Enquanto o genoma mitocondrial codifica 13 proteínas necessárias para o transporte de elétrons, a grande maioria das proteínas mitocondriais é codificada pelo genoma nuclear, sintetizada no citosol e depois importada através das membranas mitocondriais externa e interna. Assim, a manutenção do proteoma mitocondrial depende tanto da RP citosólica quanto da mitocondrial. Para a translocação para o lúmen do RE, o polipeptídeo estendido interage com um conjunto de glicosiltransferases, calnexinas, calreticulinas e dissulfeto-isomerases. As proteínas que se dobram incorretamente no RE são reconhecidas e retrotranslocadas para o citoplasma, onde são direcionadas ao sistema ubiquitina-proteassoma (SUP) para desdobramento e degradação.

A RP é equilibrada pelos processos catabólicos essenciais do SUP e da maquinaria autofágico-lisossomal, que reconhecem proteínas para degradação e reciclagem. O SUP é, geralmente, considerado a principal via pela qual a maioria das proteínas é reconhecida e marcada para degradação; o sistema autofágico-lisossomal é altamente responsivo a alterações nutricionais e danos, reconhecendo e englobando organelas e outros compartimentos subcelulares e grandes agregados e inclusões. Além de seu papel na renovação regulada das proteínas celulares, esses sistemas de degradação são essenciais para o controle de qualidade das proteínas e para limitar o acúmulo de proteínas agregadas e mal dobradas durante condições de estresse, envelhecimento e doenças.

A renovação de proteínas pelo SUP envolve uma cascata enzimática de enzimas E1, E2 e E3 que utilizam ubiquitina para marcar as proteínas-alvo, seguida pela degradação dos substratos poliubiquitinados pelo proteassoma 26S. A especificidade da proteína-alvo envolve a grande família de cerca de 600 ubiquitina-ligases. Além de seus papéis para marcar proteínas para degradação, a maquinaria de ubiquitinação tem inúmeras funções adicionais nos processos celulares. Por exemplo, a ubiquitina-ligase listerina está associada ao ribossomo e adiciona moléculas de ubiquitina às cadeias nascentes que param durante a tradução, para evitar o acúmulo de polipeptídeos aberrantes que se agregariam posteriormente. A ubiquitinação das proteínas não nativas pela atividade de ubiquitina-ligase da cochaperona CHIP é central para a decisão na triagem do complexo HSP70/HSP90 entre o enovelamento da proteína e a degradação mediada por proteassoma. As cadeias polipeptídicas direcionadas ao RE, que são mal dobradas, são retrotranslocadas para o citoplasma, poliubiquitinadas e degradadas por proteassomas citosólicos, em um processo denominado *degradação associada ao RE* (DARE). A ubiquitinação também fornece a interseção entre as vias do proteassoma e da autofagia, direcionando cadeias para degradação lisossomal e para classificação endossomal. As chaperonas também rotulam uma proteína como não nativa, recrutando outras proteínas que inserem cadeias de ubiquitina na proteína danificada para degradação pelo proteassoma. Alternativamente, as chaperonas podem rotular proteínas ou agregados de proteínas para direcioná-las ao lisossomo. Nesse processo, as proteínas danificadas são degradadas pelo lisossomo, uma organela intracelular com ambiente ácido enriquecido em proteases, por meio da autofagia.

Embora haja uma boa compreensão geral do processo de enovelamento de proteínas dependente de chaperonas *in vivo*, os detalhes de como as decisões são tomadas para cada cadeia na célula – se e por quanto tempo deve ser mantido em um estado de dobramento não nativo por meio de interações com as chaperonas, em um estado independente de nucleotídeo, ou formar um complexo estável com a chaperona para montagem subsequente em um estado funcional, ou interagir com chaperonas para dobrar diretamente a um estado nativo – ainda precisam ser entendidos.

RESPOSTAS DE ESTRESSE CELULAR: SENSORES E REGULADORES DE DANOS À PROTEÍNA

As respostas ao estresse celular são redes genéticas antigas que detectam, se adaptam e protegem todas as células contra estressores ambientais tóxicos e mudanças fisiologicamente relevantes em seu ambiente celular (Fig. 491-3). No centro dessas respostas ao estresse celular, estão os interruptores moleculares: (1) a resposta ao choque térmico (HSR), que protege as proteínas no citoplasma e no núcleo, controlados por HSF-1; (2) a resposta à proteína desdobrada (UPR) do RE (UPR^{RE}) controlada por XBP1, ATF6 e ATF4; (3) a UPR mitocondrial (UPR^{mito}), controlada por ATFS1; (4) a via de resposta ao estresse DAF-16/FOX-O associada à sinalização da insulina; e (5) a resposta antioxidante ao estresse, regulada por NRF-2. Coletivamente, essas respostas ao estresse celular e seus respectivos fatores de transcrição são essenciais para todas as células e tecidos e são regulados de forma autônoma e não autônoma pelos tecidos nos metazoários, para detectar o estresse proteotóxico e para se adaptar e proteger a célula contra as consequências tóxicas de proteínas danificadas. Embora cada uma dessas vias de estresse celular possa ser ativada independentemente, elas também são induzidas em diferentes combinações, de acordo com as propriedades químicas e fisiológicas do(s) sinal(is) de estresse, e fornecem mecanismos de proteção cruzada.

A HSR é um mecanismo de defesa celular evolutivamente conservado, que protege as células contra a proteotoxicidade associada ao mal enovelamento, agregação e má gestão do proteoma. De forma induzida, o HSF-1 regula a transcrição de genes que codificam chaperonas moleculares e componentes da RP. Em células não estressadas, HSF-1 é citoplasmático ou nuclear e existe em um estado monomérico inerte, regulado negativamente por interações fracas com as chaperonas moleculares HSP70 e HJD-1. Sob estresse por choque térmico, o HSF-1 rapidamente trimeriza para adquirir atividade de ligação ao DNA e sofre extensas modificações pós-traducionais, liga-se a elementos de choque térmico em promotores de genes responsivos ao estresse e se relocaliza em corpos de estresse nuclear. Após a dissipação do sinal de estresse, a atenuação da HSR envolve a repressão ativa da ligação ao DNA do HSF-1, através da acetilação, e perda da atividade transcricional do HSF-1, por reassociação com HSP70 e outras chaperonas moleculares e com HSBP1, levando à dissociação para o estado inerte monomérico. Além de ser essencial para a HSR e resiliência celular ao estresse do organismo, o HSF-1 é essencial durante o desenvolvimento inicial em metazoários, funciona como um fator materno para a gametogênese, regula a maturação do oócito ativando genes que funcionam no ciclo celular meiótico, é constitutivamente ativado no câncer e é necessário para manter os níveis de NAD$^+$ e ATP.

No RE, a UPR^{RE} envolve três vias de estresse reguladas por FTs, XBP1, ATF6 e ATF4, que se ligam a elementos cis específicos dessas vias responsivas ao estresse no RE. XBP1 é ativado pela endoribonuclease transmembrana IRE1, uma proteína transmembrana com atividade de cinase e de endoribonuclease (RNase) e que detecta o dobramento incorreto no RE diretamente, levando à autofosforilação, oligomerização e aquisição de atividade de RNase. Esses eventos permitem que o IRE1 ativo clive o mRNA de *XBP1*, gerando um transcrito (*XBP1s*) que codifica XBP1 e induz a transcrição de genes alvo da UPR. O estresse no RE também promove a relocalização de ATF6 da membrana do RE para o complexo de Golgi, onde é clivado pelas proteases SP1 e SP2, gerando um fragmento citosólico de ATF6, que vai para o núcleo para a transcrição direta de um conjunto complementar de genes da UPR. Juntos, XBP1 e ATF6 induzem a expressão de genes envolvidos no enovelamento de proteínas, degradação de proteínas associadas ao RE e vias do metabolismo de lipídeos. Uma terceira proteína transmembrana do RE, PERK, também induzida pelo estresse no RE, promove a tradução do FT ATF4, pela fosforilação do fator de iniciação da tradução eIF2α. Nessas condições, o mRNA do ATF4 é preferencialmente traduzido, levando à expressão seletiva do FT CHOP, que induz apoptose em células nas quais o estresse do RE não é resolvido, presumivelmente, para remover células danificadas da população.

Nas mitocôndrias, a resposta UPR^{mito} envolve ATFS1, que contém uma sequência de direcionamento mitocondrial e um sinal de localização nuclear. Em condições celulares normais, ATFS1 é importado para as mitocôndrias e degradado; no entanto, sob estresse mitocondrial, ATFS1 é direcionado apenas para o núcleo onde regula a transcrição de genes que codificam chaperonas mitocondriais, maquinaria de importação mitocondrial e glicólise. Nos mamíferos, UPR^{mito} é regulado por ATF5, que corresponde ao ATFS-1 em *Caenorhabditis elegans*.

Em metazoários, a integração de estratégias de sobrevivência ao estresse inclui o fator antioxidante SKN-1/NRF2, o fator de sinalização de insulina DAF-16/FOXO e o fator de identidade tecidual PHA-4/FOXA. Estresses oxidativos e xenobióticos ativam OxR, que controla a expressão de proteínas reguladoras redox e componentes de vias de degradação de proteínas, mediada em mamíferos por NRF1/NFE2L1 e NRF2/NFE2L2, que corresponde à SKN-1 em *C. elegans*. NRF1 é um fator residente no RE que sofre clivagem proteolítica regulada quando ativado, para, então, controlar a expressão de genes que codificam subunidades do proteassoma e do SUP. NRF2 no citoplasma é negativamente regulado pela ubiquitina ligase KEAP-1, sensível a redox; consequentemente, a inativação de KEAP-1 por estresse oxidativo e eletrofílico leva à estabilização e translocação nuclear de NRF2, que, por sua vez, induz a expressão de proteínas antioxidantes e enzimas de desintoxicação.

PROTEOSTASE NO ENVELHECIMENTO E NA DOENÇA

Muito do nosso entendimento sobre os mecanismos de controle de qualidade de proteínas veio de estudos *in vitro* com chaperonas moleculares purificadas ou componentes do SUP, complementados com extratos celulares e ensaios baseados em células, usando células de levedura ou de mamíferos, cultivadas em cultura de tecidos. Um tema comum que emerge desses estudos é o da hormese, em que episódios transitórios de ativação da HSR, UPR^{RE} ou UPR mitocondrial melhoram a expectativa de vida e a resiliência do organismo, mas a ativação crônica é prejudicial.

A importância dessas vias é ainda destacada por estudos que sugerem a coordenação neuronal de respostas ao estresse no nível do organismo. Quando os mecanismos neuronais falham, a HSR reverte para o controle autônomo da célula. No nível do organismo, no entanto, HSR, UPR^{RE} e UPR mitocondrial em *C. elegans* são regulados pelo controle não autônomo da célula por meio de sinalização neuronal. Quando a sinalização neuronal está prejudicada, a HSR reverte para o controle autônomo da célula. A sinalização neuronal também regula a UPR na mitocôndria, com interrupção da função mitocondrial em neurônios de *C. elegans* ativando UPR^{mito} em tecidos não neuronais, apoiando um papel para o sinal de mitocina. O desequilíbrio da cadeia de transporte de elétrons mitocondrial (CTE) mostrou aumentar a expectativa de vida em invertebrados e roedores através da ativação da UPR mitocondrial. A resposta à disfunção mitocondrial em *C. elegans* depende da gravidade do comprometimento da mitocôndria, com uma leve redução da CTE tendo efeitos horméticos na resiliência ao estresse, proteostase e longevidade do organismo, redefinindo a HSR citoplasmática através de HSF-1, independente de ATFS-1 e UPR^{mito}. Perturbações leves da CTE no músculo de *Drosophila* também têm benefícios sistêmicos na saúde do organismo e no tempo de vida, envolvendo a sinalização da insulina.

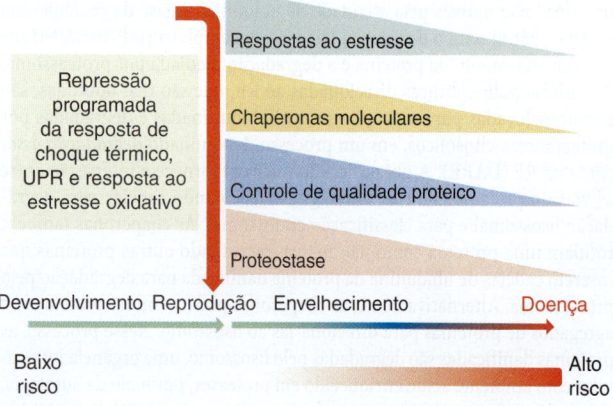

FIGURA 491-3 Envelhecimento e doenças do enovelamento de proteínas. O envelhecimento é o principal fator de risco para doenças degenerativas. As respostas ao estresse celular (resposta ao choque térmico e as respostas às proteínas desdobradas, no retículo endoplasmático e nas mitocôndrias) diminuem na maturidade reprodutiva, em estudos com *Caenorhabditis elegans*, e coíbem o aumento da expressão adaptativa e protetora de chaperonas moleculares que previnem o dobramento incorreto de proteínas. UPR, resposta à proteína desdobrada.

A comunicação entre os neurônios também regula a UPR^{RE} em tecidos periféricos de *C. elegans*. Durante a infecção de *C. elegans* por patógenos, a indução da UPR^{RE} em tecidos não neuronais é mediada por neurônios sensoriais, sugerindo uma resposta ao estresse do organismo. A regulação celular não autônoma da UPR^{RE} também foi observada em camundongos, onde a superexpressão de XBP1 ativo em neurônios pró-opiomelanocortina ativa a UPR^{RE} hepática.

Outras formas de comunicação entre tecidos que regulam a proteostase, com efeitos benéficos na saúde do organismo, incluem: sinalização colinérgica através da junção sináptica para aumentar ou inibir a proteostase regulada por HSF-1 nas células musculares de *C. elegans*; sinalização de chaperona transcelular entre tecidos somáticos ou entre o tecido somático e neurônios em *C. elegans* para regular a expressão de HSP90 em tecidos receptores através do fator de código tecidual PHA4/FOXA, proteger os neurônios e células gliais da morte induzida por temperatura elevada, através da superexpressão de pequenas HSPs em células musculares motoras de voo de *Drosophila*, aumentar a proteostase em células musculares de *C. elegans* através da expressão elevada de DAF16/FOXO no intestino e influenciar a proteostase na retina, cérebro e tecidos adiposos, retardando o acúmulo de agregados proteicos dependente da idade, através da superexpressão de dFOXO/4E-BP no músculo de *Drosophila*.

As respostas ao estresse celular e à proteostase diminuem com o envelhecimento. Os conhecimentos sobre a relação entre proteostase, estresse celular e envelhecimento vieram principalmente de *C. elegans*, com o apoio de outros sistemas modelo de invertebrados e vertebrados e células humanas. Um conjunto de proteínas metaestáveis endógenas, que exibem propriedades sensíveis à temperatura, mostraram-se dobradas incorretamente em *C. elegans* na temperatura permissiva durante o envelhecimento, o que foi associado a um declínio na HSR. O declínio da proteostase no envelhecimento de *C. elegans* é regulado via controle celular não autônomo envolvendo células-tronco da linhagem germinativa que iniciam a repressão programada da HSR do organismo, resultando na perda de resiliência ao estresse e agregação de proteínas associadas à idade. Esse processo é regulado na maturidade reprodutiva por uma mudança epigenética envolvendo a colocação cronometrada de marcas repressivas de cromatina H3K27me3 nos genes de choque térmico, causando inacessibilidade da cromatina ao HSF-1. Este declínio da HSR dependente da idade pode ser revertido bloqueando o sinal nas células-tronco germinativas ou impedindo as marcas repressivas epigenéticas. A relação entre reprodução e estimulação da HSR, observada em animais na maturidade reprodutiva, sugere que os eventos associados à idade – falha celular e perda de robustez do tecido durante o envelhecimento – não são processos aleatórios, mas sim altamente regulados, talvez para garantir que os tecidos somáticos sejam programados para decair após a reprodução, consistente com a teoria da soma da linhagem germinativa para o envelhecimento.

A proteostase é um dos pilares da biologia gerontológica, que, juntamente com a instabilidade genômica, o desgaste dos telômeros, as alterações epigenéticas, a detecção de nutrientes desregulada, a disfunção mitocondrial, a senescência celular, a exaustão de células-tronco e a comunicação intercelular alterada, fornece uma base mecanicista para a biologia do envelhecimento. O declínio programado da proteostase no início da idade adulta sugeriria que a falha no controle de qualidade proteico teria consequências negativas sobre os outros elementos-chave da biologia gerontológica. Se o colapso da proteostase é o primeiro ou um dos primeiros eventos a falhar no envelhecimento, é consistente com o grande número de doenças degenerativas humanas no envelhecimento associadas ao dobramento incorreto de proteínas.

PROPRIEDADES DAS DOENÇAS DO ENOVELAMENTO DE PROTEÍNAS

A complexidade que surge com as doenças do enovelamento de proteínas é que todos os tecidos estão em risco e, essencialmente, todas as proteínas correm o risco de dobrar incorretamente. Adicionado a isso está o efeito do envelhecimento e que cada doença do enovelamento de proteínas exibe uma idade de início altamente variável para a patologia. Há uma complexidade adicional na classificação – seja para organizar as doenças do dobramento por tecidos, ou seja, proteinopatias musculares ou doenças neurodegenerativas; de acordo com a proteína específica que se dobra incorretamente, como deficiência de α_1-antitripsina (AAT); ou pela natureza biofísica das espécies agregadas em amiloidoses sistêmicas.

Os distúrbios nos quais uma mutação específica leva ao dobramento errôneo de proteínas ou à formação de agregados de proteínas insolúveis específicos provavelmente representam apenas a ponta do *iceberg* dos distúrbios do enovelamento de proteínas. Mutações em proteínas propensas à agregação, em conjunto com mudanças no ambiente celular e declínio na capacidade e robustez da RP no envelhecimento, promovem o dobramento errôneo e a agregação de proteínas nos tecidos afetados. Uma vez iniciada a agregação, isso leva a um prejuízo adicional nas vias de controle de qualidade da proteostase, causando mais danos colaterais e agregação de outras proteínas em risco. Tal mecanismo só pode se manifestar clinicamente após um estresse sistêmico aparentemente aleatório como pneumonia, grandes fraturas ósseas ou eventos vasculares isquêmicos, possivelmente explicando o acúmulo rápido (1-2 anos) de morbidades relacionadas à idade no ano seguinte ao primeiro evento. Assim, o declínio relacionado à idade na função de qualquer um dos componentes da RP pode estar subjacente às múltiplas morbidades que limitam o tempo de saúde e o tempo de vida em muitos idosos. Dentro dessa estrutura, é útil discutir alguns dos mecanismos mais compreendidos de disfunção da proteostase, que foram causalmente ligados a doenças em humanos.

DISTÚRBIOS QUE AUMENTAM O ENOVELAMENTO ERRÔNEO E CAUSAM DEGRADAÇÃO PREMATURA (FIBROSE CÍSTICA)

A fibrose cística (FC) é um distúrbio recessivo causado por mutações em ambos os alelos do gene que codifica o regulador da condutância transmembrana da fibrose cística (*CFTR*), uma proteína que é um canal iônico de cloro formado por vários domínios. Milhares de mutações no *CFTR* foram identificadas, afetando a biossíntese, o enovelamento, o tráfego e a função do *CFTR*, levando à doença pulmonar obstrutiva crônica (DPOC), obstrução intestinal, disfunção hepática, disfunção pancreática exócrina e endócrina e infertilidade masculina. A FC é uma doença do enovelamento devido ao seu reconhecimento pela RP como proteína mal dobrada. A mutação mais proeminente é a deleção da fenilalanina 508 (F508del), presente em cerca de 90% dos pacientes com FC. O mutante ΔF508 mantém a função parcial do canal, mas, por ser reconhecido como mal dobrado no RE e no citoplasma, é marcado com ubiquitina para degradação pelo sistema proteassoma-ubiquitina. Pequenas moléculas que afetam a conformação e a função do canal mutante ΔF508 podem levar a resultados substancialmente melhores em pacientes.

DISTÚRBIOS QUE INDUZEM AGREGADOS TÓXICOS E PERDA DE FUNÇÃO (DEFICIÊNCIA DE AAT)

A deficiência de AAT (dAAT) é uma doença hereditária codominante, com risco aumentado de DPOC, doença hepática e inflamação vascular. Os problemas pulmonares são mais frequentes em adultos, enquanto problemas hepáticos e cutâneos podem ocorrer em adultos e crianças. A AAT é codificada pelo gene *SERPINA1*, é secretada na circulação pelo fígado e é responsável por inativar proteases endógenas, particularmente aquelas secretadas por neutrófilos e outras células inflamatórias no pulmão. Pacientes com dAAT abrigam mutações no gene *SERPINA1* que causam dobramentos incorretos no RE. Os dois principais fenótipos resultantes dessa anormalidade destacam as diversas consequências do dobramento errôneo em diferentes células e órgãos. No fígado, o enovelamento incorreto da proteína mutante resulta na formação de agregados tóxicos e morte dos hepatócitos e, por fim, cirrose – uma toxicidade de ganho de função. No pulmão, a falha em secretar AAT suficiente causa danos proteolíticos não controlados à delicada arquitetura do alvéolo, um processo que é acentuadamente agravado quando os neutrófilos são recrutados para o pulmão em resposta ao tabagismo. Esse fenótipo de perda de função manifesta-se patologicamente como enfisema e clinicamente como DPOC.

INTERAÇÕES COM COMPONENTES DA RP QUE MUDAM A CONFORMAÇÃO, ESTABILIDADE OU FUNÇÃO (CÂNCER)

Mutações no supressor tumoral p53 estão entre as mais comuns observadas em pacientes com câncer. A deleção de p53 combinada com a superexpressão de um oncogene é suficiente para conduzir à formação de câncer metastático em camundongos, ligando causalmente as mutações de p53 ao câncer. Normalmente, p53 funciona como um fator de transcrição que suprime a transcrição de genes envolvidos na resistência à apoptose. Embora inúmeras mutações em p53 tenham sido descritas, algumas resultam em uma conformação alternativa que interage com diferentes chaperonas HSP70 dentro da

RP. A ligação da proteína p53 mutante a essas chaperonas afeta a propriedade de ligação ao DNA, necessária para sua função supressora de tumor, e facilita a ligação a outros domínios, resultando em alterações na expressão gênica que protegem as células malignas da apoptose.

PROPENSÃO À AGREGAÇÃO E FORMAÇÃO DE AMILOIDE FORTEMENTE AUMENTADAS (DOENÇA DE ALZHEIMER, DOENÇA DE PARKINSON, ESCLEROSE LATERAL AMIOTRÓFICA, DOENÇA DE HUNTINGTON, DIABETES MELITO TIPO 2)

Em alguns indivíduos, proteínas nativas ou mutantes incluem sequências motivo, que promovem um estado alternativo de agregação altamente ordenado, quando o ambiente celular é alterado e no envelhecimento. O mais comum desses motivos são as folhas beta pregueadas, que, quando expostas ao ambiente da célula, se ligam facilmente umas às outras em um processo iterativo que pode acomodar muitos milhares de moléculas, formando espécies amiloides de folhas beta cruzadas insolúveis. Em geral, esses agregados intracelulares são classificados como oligômeros (2 a 24 moléculas), protofibrilas (bastões de 4 a 11 nm de largura e 200 nm de comprimento) e fibrilas amiloides com largura semelhante à das protofibrilas, mas com mícrons de comprimento. Enquanto a formação de oligômeros é termodinamicamente desfavorável, a polimerização é favorável, fazendo com que os agregados se formem lentamente, mas cresçam exponencialmente. Em alguns casos, por exemplo, doença de Huntington, formas familiares da doença de Alzheimer e ELA, a agregação é acelerada por mutações. No entanto, em muitos casos, os agregados contêm outras proteínas celulares que compartilham propriedades biofísicas de propensão à agregação ou refletem disfunção da RP, o que facilita sua formação ou propagação (ver a seguir). Embora na maioria dos casos os danos causados por agregados de proteínas estejam localizados nas células em que se formam, como ocorre com o peptídeo amiloide na ilhota, em alguns pacientes com diabetes tipo 2, as proteínas amiloidogênicas associadas às doenças neurodegenerativas demonstraram "se espalhar" entre as células. Danos aos neurônios causados por agregados na doença de Alzheimer podem provocar uma resposta inflamatória local mediada por células imunes residentes no cérebro, as quais contribuem para a patologia. Muito esforço tem sido direcionado para a detecção de agregados e amiloide e no desenvolvimento de pequenas moléculas ou anticorpos para o bloqueio do crescimento adicional ou para o aumento das atividades celulares da RP, suprimindo o enovelamento incorreto de proteínas.

ESPÉCIES AGREGADAS E AMILOIDES SECRETADAS QUE CAUSAM AMILOIDOSE SISTÊMICA

Em pacientes com amiloidose sistêmica, a secreção de grandes quantidades de proteínas propensas à agregação resulta na deposição de agregados em muitos tecidos. Essas proteínas podem incluir imunoglobulinas secretadas de plasmócitos em pacientes com inflamação sistêmica ou mieloma múltiplo ou outras proteínas propensas à agregação, incluindo transtirretina. Semelhante a outras doenças induzidas por agregados, mutações na transtirretina que facilitam a polimerização estão associadas a um risco aumentado de desenvolver amiloidose sistêmica com o avanço da idade. Esses agregados induzem toxicidade celular, inflamação e reorganização da matriz, o que interfere na função de uma maneira específica do órgão. A deposição de amiloide produz rigidez onde deveria haver flexibilidade, cria barreiras onde deveria haver fluxo livre e distorce o tamanho onde deveria haver ajuste. A rigidez é particularmente prejudicial para o coração, pulmão, vasos sanguíneos e músculos liso e esquelético. O efeito de barreira pode resultar em má absorção no trato gastrintestinal e disfunção glomerular, defeitos de condução cardíaca e nervosa periférica e limitação da amplitude de movimento articular.

PROTEÍNAS NATIVAS SE TORNAM PROPENSAS A AGREGAR QUANDO O AMBIENTE CELULAR É ALTERADO PELO ESTRESSE E PELO ENVELHECIMENTO

Embora anormalidades genéticas bem definidas tenham sido essenciais para elucidar os mecanismos moleculares subjacentes à formação de agregados de proteínas e ligá-las causalmente a doenças, muitas das doenças clínicas associadas à formação de agregados de proteínas se desenvolvem em pacientes sem mutações identificadas. Nesses pacientes, um declínio nas chaperonas e nos mecanismos de controle de qualidade da RP permitem a exposição de domínios propensos à agregação de proteínas nativas ao ambiente da célula. Uma vez formados, esses agregados de proteínas podem se expandir rapidamente, induzindo lesão local ou sistêmica. O declínio na função da RP que permite a formação desses agregados pode se desenvolver gradualmente com o avanço da idade ou pode ocorrer repentinamente em resposta a um programa biológico desencadeado pela idade, como ocorre em *C. elegans*.

DOENÇAS INFECCIOSAS E RESPOSTAS DE ESTRESSE CELULAR DESEQUILIBRADAS NO ENVELHECIMENTO

Um modelo em que a função da RP é reduzida no envelhecimento pode explicar a morbidade e mortalidade desproporcionais em idosos expostos ao estresse sistêmico. Embora esses estressores incluam infecções, trauma cirúrgico ou acidental, sepse, infarto do miocárdio, entre outros, a pneumonia, a causa mais comum de morte por doença infecciosa nos Estados Unidos, fornece um exemplo ilustrativo. Como ficou evidente durante a pandemia de Covid-19, a morbidade e a mortalidade por pneumonia afetam desproporcionalmente os idosos. As pneumonias virais, incluindo aquelas causadas por vírus influenza e SARS-CoV-2, localizam-se principalmente no pulmão, onde ativam uma resposta inflamatória local e sistêmica e desnudam o revestimento alveolar. A hipoxemia resultante e a resposta inflamatória sistêmica lesam órgãos distantes, independentemente da lesão viral. A função prejudicada da RP durante o estresse pode permitir a formação de agregados tóxicos nos tecidos com consequências a longo prazo. O reparo do pulmão danificado e de órgãos distantes representa um grande desafio para a proteostase, que pode ser superado em indivíduos mais jovens, mas falha naqueles mais velhos com baixa resiliência ao estresse. Essa perda da resiliência da proteostase, necessária para limitar o dano e permitir o reparo, poderia explicar as observações clínicas em sobreviventes de pneumonia que desenvolveram lesão pulmonar persistente, disfunção do músculo esquelético prejudicando a mobilidade, doença renal crônica, disfunção cognitiva e demência e um risco aumentado de eventos cardiovasculares isquêmicos no ano após a alta hospitalar.

LEITURAS ADICIONAIS

Balch WE et al: Adapting proteostasis for disease intervention. Science 319:916, 2008.
Chandrahas VK et al: Coordinating organismal metabolism during protein misfolding in the ER through the unfolded protein response. Curr Top Microbiol Immunol 414:103, 2017.
Chiti F, Dobson CM: Protein misfolding, amyloid formation, and human disease: A summary of progress over the last decade. Annu Rev Biochem 86:27, 2017.
Eisele YS et al: Targeting protein aggregation for the treatment of degenerative diseases. Nat Rev Drug Discov 14:759, 2015.
Labbadia J, Morimoto RI: The biology of proteostasis in aging and disease. Annu Rev Biochem 84:435, 2015.
Levine B, Kroemer G: Biological functions of autophagy genes: A disease perspective. Cell 176:11, 2019.
Mallucci GR et al: Developing therapies for neurodegenerative disorders: Insights from protein aggregation and cellular stress responses. Ann Rev Cell Dev Biol 36:165, 2020.
Song J et al: Quality control of the mitochondrial proteome. Nat Rev Mol Cell Biol 22:54, 2020.

492 Novas abordagens às doenças de etiologia desconhecida
David Adams, Camilo Toro, Joseph Loscalzo

ESTADO DE DOENÇA NÃO DIAGNOSTICADA

O termo *doença*, que etimologicamente significa falta de conforto ou presença de desconforto, é definido como um estado anormal que afeta negativamente a estrutura ou função de todo ou parte de um organismo e que não se deve a nenhuma lesão externa imediata. Ao se referir a uma pessoa que está passando por uma doença, a palavra *paciente* é usada em seu original, significando "aquele que suporta o sofrimento". Esses termos são bem adequados quando se referem a pacientes com doenças não diagnosticadas. Um paciente com uma doença não diagnosticada é aquele para quem um diagnóstico médico não é discernido após esforços razoáveis utilizando métodos e procedimentos estabelecidos. Múltiplos fatores podem contribuir para a falha em alcançar um diagnóstico (Tab. 492-1). Os pacientes afetados por uma doença não diagnosticada por um período prolongado de tempo podem ser considerados em um estado de doença não diagnosticada.

SIGNIFICADO E CONTEXTO DE UM DIAGNÓSTICO

Um diagnóstico geralmente envolve níveis hierárquicos de especificidade da informação, com níveis variados de relevância para os usuários (consumidores) de tais informações, ou seja, pacientes e suas famílias, profissionais de saúde, agências governamentais de saúde, seguradoras, epidemiologistas, conselheiros genéticos, farmacologistas, biólogos, etc. Como exemplo, um diagnóstico de doença de Parkinson em um adulto é baseado no aparecimento progressivo de sinais e sintomas de bradicinesia, rigidez, tremor de repouso assimétrico e instabilidade postural (diagnóstico clínico), que são tipicamente responsivos à administração de L-dopa (um biomarcador de resposta terapêutica). Juntas, essas são características cardinais da degeneração estriatonigral (um diagnóstico mecanicista), um processo associado à deposição neuronal de α-sinucleína e à patologia de corpúsculos de Lewy (diagnóstico histopatológico), muitas vezes baseado em uma suscetibilidade genética conferida por mutações em genes como o da sinucleína (*SYNCA*, um diagnóstico molecular) e provavelmente influenciado por exposições ambientais (p. ex., manganês ou outras neurotoxinas).

Com os avanços contínuos na ciência e nas tecnologias médicas, o padrão para o que constitui um diagnóstico razoável continua a evoluir para níveis mais altos de especificidade. Os esforços para adotar os princípios da medicina de precisão incluem uma ênfase crescente no contexto da doença dentro do repertório genético, ambiental, fatores sociais, histórico médico, nutrição e microbioma de qualquer indivíduo. Exemplos incluem suscetibilidade ao câncer, reações idiossincráticas geneticamente determinadas a medicamentos e suscetibilidades a patógenos únicos em pacientes com certas deficiências imunológicas.

DOENÇAS RARAS NÃO DIAGNOSTICADAS

A maioria das doenças não diagnosticadas são raras. Embora as doenças raras individuais tenham uma prevalência baixa por definição, elas são numerosas no conjunto. Estima-se que mais de 6.000 doenças raras afetem milhões de pessoas em todo o mundo. Muitas doenças raras têm uma base genética e têm início na infância. À medida que a nuvem de incerteza inerente ao estado da doença não diagnosticada é removida, novas oportunidades de aconselhamento, terapias, recursos, envolvimento da comunidade e advocacia específicos da doença tornam-se possíveis.

EFEITO DO ESTADO DE DOENÇA NÃO DIAGNOSTICADA NO PACIENTE

Pacientes com uma doença não diagnosticada são frequentemente levados a entender a natureza básica de sua doença (o que, quando, onde, como, etc.). Indivíduos, famílias, médicos e sociedade, no entanto, devem ter uma ampla gama de tolerância às incertezas associadas ao estado de doença não diagnosticada. Não ser diagnosticado tem efeitos prejudiciais profundos. Os pacientes podem permanecer não diagnosticados por décadas, levando a incertezas pessoais e familiares, altos níveis de estresse, diminuição da produtividade, acesso limitado ao aconselhamento e recursos específicos para tratar a doença, diminuição da qualidade de vida e utilização excessiva de serviços médicos.

ABORDAGEM A DOENÇAS DESAFIADORAS DE ETIOLOGIA DESCONHECIDA

As abordagens de um paciente com uma doença não diagnosticada podem ser divididas em duas categorias. A primeira é uma nova avaliação por um consultor, novo profissional ou centro de referência de diagnóstico. A segunda é a reavaliação periódica por um profissional existente para o paciente que permanece sem diagnóstico.

COLETA DE DADOS ABRANGENTE

Um passo inicial potencialmente demorado, mas crítico, é a compilação de todos os dados médicos disponíveis. Os registros essenciais estão listados na Tabela 492-2.

O objetivo geral da coleta de dados é a compreensão completa do curso da doença e a verificação de elementos de dados críticos usados para a tomada de decisão diagnóstica. Relatos de segunda mão incorretos ou parciais de resultados de testes anteriores contribuem substancialmente para diagnósticos incorretos ou perdidos.

A análise dos dados coletados permite a reconstrução do processo – apresentação da doença, raciocínio diagnóstico, interpretação dos testes – que levou à compreensão atual da doença de um paciente. O encobrimento

TABELA 492-1 ■ Fatores que contribuem para a presença de uma doença não diagnosticada

Fator	Exemplo
Informação enganosa	Resultados de testes falso-negativos e falso-positivos.
Distúrbio raro	Muitos distúrbios hereditários foram identificados apenas em alguns indivíduos. Por exemplo, a sialúria, um distúrbio bem conhecido do metabolismo do ácido siálico, foi relatada em apenas 10 indivíduos (OMIM 269921).
Causas incomuns de doenças comuns, incluindo progresso atípico da doença	Diabetes melito insulino-dependente pode ser uma característica da síndrome relativamente rara poliendocrinopatia autoimune tipo I (OMIM 240300).
Presença de vários distúrbios (fenótipos mistos)	Para obter um exemplo, consulte PubMed ID 24863970.
Ausência de sintomas característicos de doença conhecida	As doenças são comumente determinadas por meio de sinais ou sintomas cardinais que levam a uma avaliação incompleta de todas as apresentações possíveis da doença. Por exemplo, nem todas as pessoas com síndrome de Marfan são altas em relação a outros membros da família. Para doenças progressivas, os sinais e sintomas patognomônicos podem estar ausentes nos estágios iniciais da doença.
Doença nova	Nenhum conhecimento prévio ou registro da doença.
Atribuições incorretas de estado afetado na história da família	Um distúrbio hereditário pode ser excluído inadequadamente se as informações do histórico familiar estiverem incorretas.
Manifestações primárias da doença escondidas por outros fatores	Comportamento desadaptativo, efeitos de medicamentos e manifestações de doenças secundárias podem obscurecer os sinais e sintomas de um distúrbio primário.
Doença não esperada na região ou população	Fibrose cística em pessoas de ascendência africana, doença falciforme em pessoas de ascendência do norte da Europa; agentes infecciosos com padrões de incidência geográfica marcantes.
Doenças consideradas erradicadas	Poliomielite.
Doenças que ocorrem em momento inesperado da vida	Doença de Parkinson em crianças, doença do depósito lisossomal em adultos.
Simulação	Características de doença fingidas destinadas a obter ganho secundário (síndrome de Munchausen).
Mecanismos de doenças raras	Doença priônica transmitida ou esporádica, doenças zoonóticas incomuns.

Sigla: OMIM, Online Mendelian Inheritance in Man.

TABELA 492-2 ■ Registros essenciais para pacientes com doenças não diagnosticadas

1. Quaisquer resumos narrativos que detalhem a progressão da doença
2. Cópias dos resultados dos testes originais com nomes, datas, circunstâncias do teste, intervalos normais e informações da instalação do teste
3. Cópias eletrônicas de estudos de imagem
4. Notas de consulta
5. Resumos de admissão e alta hospitalar
6. Relatos precisos da história da família e relações familiares

Registros opcionais, mas potencialmente úteis, incluem:
1. Fotografias e/ou vídeos das manifestações da doença
2. Dados longitudinais (gráficos de crescimento, registros de sintomas, análises laboratoriais em série)
3. Dados ou espécimes que podem ser reanalisados, incluindo blocos da patologia e sequenciamento genômico de dados brutos

não intencional da história e dos dados pode resultar de registros ausentes, recordação incompleta pelo paciente e fragmentação e propagação de informações (e desinformação) no prontuário médico. Idealmente, a presença e o caráter das principais características da doença serão reforçados por perspectivas derivadas de múltiplas avaliações.

VALIDAÇÃO DOS DADOS SUBJETIVOS E OBJETIVOS

Separar as camadas da apresentação de um paciente geralmente revela uma variedade de estratégias adaptativas (e mal-adaptativas) de enfrentamento. Alguns são idiossincráticos ao estado da doença (p. ex., evitar o sol em um paciente com xeroderma pigmentoso), enquanto outros são impulsionados por fatores psicossociais e podem se tornar os principais determinantes do fenótipo. É importante considerar, no entanto, que os pacientes que acreditam ter distúrbios "funcionais" ou "somatoformes", por exemplo, eventos não epilépticos (pseudoconvulsões), frequentemente apresentam eventos epilépticos genuínos concomitantes. A consideração cuidadosa da fenomenologia clínica associada aos dados do exame físico e das investigações auxiliares pode fornecer clareza, afirmação e redirecionamento efetivo. Distintas anormalidades clínicas, radiográficas e laboratoriais fornecem pontos de entrada para a geração de um diagnóstico diferencial e podem se tornar biomarcadores eficazes da progressão da doença e da resposta às intervenções.

Estratégias de teste e novas tecnologias A exclusão de uma hipótese diagnóstica do histórico pode ser baseada em testes que não são os mais avançados disponíveis. Por exemplo, distúrbios congênitos de glicosilação (CDG) foram historicamente diagnosticados usando focalização isoelétrica de transferrina. Verificou-se posteriormente que o diagnóstico de muitos tipos de CDG exigia abordagens moleculares e de espectrometria de massas. A avaliação inicial de um paciente com uma doença não diagnosticada deve incluir uma reavaliação da lógica diagnóstica e dos dados usados em tomadas de decisão anteriores. Na ausência de pistas diagnósticas concretas, o uso de ferramentas de triagem de amplo espectro pode ser benéfico na geração de hipóteses diagnósticas significativas (Tab. 492-3). Em alguns casos, as opções de teste mais recentes podem ser difíceis de obter e/ou onerosas. A probabilidade prévia de doença e os recursos disponíveis irão determinar se novos testes diagnósticos são viáveis.

Abordagens moleculares, incluindo genômica A disponibilidade e variedade de modalidades moleculares clínicas transformaram os testes diagnósticos em muitos contextos. Esses avanços surgiram tanto do escopo de teste, por exemplo, sequenciamento de todo o exoma, de todo genoma e do transcriptoma (sequenciamento de RNA [RNA-Seq]), quanto de novos conhecimentos médicos, por exemplo, novas associações de genes a doenças e redes de interação molecular (medicina integrada). Ferramentas de triagem complementares, como metabolômica, são promessa de diagnóstico, principalmente quando combinadas com dados de sequenciamento para gerar uma imagem mais completa das manifestações da doença. A consideração simultânea de vários tipos de dados pode fornecer um meio de avaliar as evidências sobrepostas e confirmadas, com o potencial de compor abordagens de diagnóstico baseadas em hipóteses e agnósticas.

TESTES MOLECULARES BASEADO EM HIPÓTESES O teste baseado em hipóteses sugere que um conjunto definido de doenças hereditárias (ou potencialmente hereditárias) é o principal impulso para o teste. A seleção de um painel de sequências de genes-alvos, possivelmente desenvolvidas por tecnologias de detecção de variantes estruturais, pode permitir maior sensibilidade, menor custo e menos dados não relacionados (secundários) aos estudos completos de sequenciamento de exoma ou genoma. No cenário de uma avaliação inicial de doença não diagnosticada, os painéis de sequências anteriores podem não incluir genes recentemente descobertos. O teste com um painel atualizado ou o sequenciamento direcionado de um gene mais novo é uma opção a ser considerada. Em alguns casos, os painéis de sequenciamento são gerados por relatórios seletivos de genes relevantes dentro de um conjunto de dados do exoma. Nesses casos, pode ser possível expandir as análises para novos genes de interesse sem sequenciamento adicional.

TESTES MOLECULARES AGNÓSTICOS O teste agnóstico normalmente usa dados de sequenciamento de exoma ou de genoma e considera todos os diagnósticos possíveis, mesmo aqueles com baixa probabilidade pré-teste de estar presente. Essa abordagem pode gerar hipóteses de associações genes-doença potencialmente novas. A análise dos dados de sequenciamento normalmente inclui uma pesquisa irrestrita em todo o genoma ou exoma

TABELA 492-3 ■ Testes clinicamente disponíveis com utilidade para casos não diagnosticados

Teste	Fenótipos-alvo	Justificativa
Microarranjo de polimorfismo de nucleotídeo único e/ou cariótipo	Características dismórficas, comprometimento cognitivo, distúrbios do neurodesenvolvimento	Anormalidades da estrutura genômica podem não ser detectadas por outros testes
Sequenciamento do exoma ou do genoma	Qualquer doença não diagnosticada que seja crônica e não claramente adquirida	Testa uma ampla gama de diagnósticos, potencialmente não considerados
Doenças de depósito lisossomal (DDLs), testes moleculares ou enzimáticos, ácidos orgânicos na urina, glicosaminoglicanos urinários (GAGs), oxiesteróis	Distúrbios neurológicos progressivos, transtornos psiquiátricos	Algumas DDLs possuem apresentações não específicas, e os casos com início na idade adulta são muitas vezes despercebidos
Distúrbios congênitos de glicosilação, Apo CIII e espectrometria de massas de N-glicano	Distúrbios de início pediátrico, comprometimento cognitivo, fenótipos neurológicos	Grande grupo de distúrbios; para muitos, os fenótipos ainda estão sendo caracterizados
Distúrbios bioquímicos, amônia, polióis séricos, purinas e pirimidinas na urina, aminoácidos plasmáticos, ácidos graxos de cadeia muito longa	Fenótipos neurológicos, especialmente com evolução crescente e minguante, envolvimento seletivo da fala ou pacientes com dietas autosselecionadas incomuns	Distúrbios metabólicos podem ter sintomas inespecíficos, e os casos de início na idade adulta geralmente são despercebidos
Estudos de sequenciamento e depleção mitocondrial; triagem bioquímica com lactato sérico, piruvato sanguíneo, aminoácidos plasmáticos e GDF-15	Distúrbios multissistêmicos complexos com sintomas neurometabólicos, endócrinos e gastrintestinais, disfunção muscular e curso crescente e minguante ou progressivo	Grande grupo de distúrbios com ampla gama de apresentações; o rendimento é melhorado por estudos no tecido afetado (p. ex., fígado ou músculo)
Estudos do líquido cerebrospinal (LCS), incluindo aminoácidos (AAs), lactato, pterinas, metiltetraidrofolato (MTHF) ou estudos especiais de fluxo do LCS	Defeitos de neurotransmissores sintéticos em pacientes com encefalopatia flutuante inexplicada/distúrbios do movimento ou pacientes com síndromes neuroinflamatórias atípicas	Padrões de perfis apontam para déficit enzimático, particularmente na síntese de neurotransmissores ou caracterização de perfis imunológicos únicos de doenças inflamatórias do sistema nervoso central

humano. As sequências de DNA variantes, com potencial relevância médica, são identificadas primeiro por características bioinformáticas, incluindo associação conhecida com doença, importância prevista para a função da proteína, conservação interespécies, frequência populacional e uma lista de outros fatores em evolução. A lista de variantes candidatas é, então, sujeita à revisão de especialistas (i.e., curadoria). A interpretação dos resultados do teste nesse cenário é altamente influenciada tanto pela adequação da comunicação entre as equipes clínica e as de teste quanto pelo conteúdo das informações das fontes de dados usadas para anotar cada uma das milhares de variantes geradas no decorrer do sequenciamento.

Há uma rápida proliferação de novas plataformas de teste e ferramentas analíticas com potencial para contribuir para a resolução de doenças não diagnosticadas, mas continua sendo um desafio avaliar sua ampla utilidade. Enquanto aguardam por validação sistemática e padrões de prática, novas técnicas podem ser consideradas em casos especiais em que uma hipótese diagnóstica está intimamente alinhada com os tipos de dados gerados por uma estratégia de teste específica (Tab. 492-4).

REAVALIAÇÕES PERIÓDICAS

A base para o cuidado de um paciente em estado de doença não diagnosticada é um plano de reavaliação periódica até que o diagnóstico seja alcançado. A Undiagnosed Diseases Network, um programa nacional de 10 anos, patrocinado pelo National Institutes of Health e especificamente projetado

TABELA 492-4 ■ Estratégias de teste emergentes ou especiais e questões diagnósticas relacionadas

Estratégia de teste	Questão diagnóstica relacionada	Disponível clinicamente[a]
Transcriptômica, RNA-Seq	Relevância de variantes de processamento, regulatória e de outras não codificantes; mudanças correlacionadas na expressão gênica dentro de vias	Não
Metabolômica	Geração de hipóteses por meio de abordagens não direcionadas, alterações de vias correlacionadas, correlação com dados moleculares	Sim
Epigenética	Doenças conhecidas ou suspeitas de serem causadas por metilação ou hereditárias	Alguns
Perfil de transcrição	Pesquisa de perfil específico para certos estados patológicos, por exemplo, painéis de genes induzíveis por interferon (assinatura de interferon) em certos distúrbios autoinflamatórios	Alguns
Testes especializados e específicos para doenças	Doenças relacionadas a príons, doenças metabólicas e muitos outros ensaios	Alguns
Validação funcional	Organismos-modelo, biologia celular e outras abordagens para validar uma associação de doença genética hipotética	Não
Metagenômica	Pesquisa por impressões digitais moleculares de outros organismos (p. ex., agentes infecciosos) em amostras humanas	Sim
Tecnologia de sequenciamento de leitura longa	Resolução precisa de regiões de baixa complexidade do genoma humano (distúrbios de expansão repetida) e rearranjos estruturais complexos do genoma	Não
Sequenciamento profundo	Resolução precisa de baixos níveis de mosaicismo	Alguns

[a]Os testes disponíveis clinicamente costumam ser um pequeno subgrupo de abordagens disponíveis via colaboração entre pesquisas. As ofertas de testes clínicos estão em rápida evolução e devem ser reavaliadas periodicamente.

para avaliar pacientes não diagnosticados (com várias contrapartidas internacionais), relatou uma taxa de diagnóstico de aproximadamente 30%. Essa descoberta ilustra o fato de que muitos indivíduos afetados permanecem em um estado não diagnosticado por um período prolongado de tempo. Para um médico, o cuidado de um paciente não diagnosticado inclui um programa de cuidados sintomáticos, suporte relacionado ao próprio estado não diagnosticado e planos para uma estratégia de reavaliação regular buscando novas percepções sobre o diagnóstico seguindo sua trajetória no tempo. A reavaliação é guiada pelo conhecimento emergente no campo, progressão da doença e desenvolvimento de novos sinais e sintomas. O aparecimento de uma doença semelhante em um irmão ou parente próximo pode fornecer uma visão crítica. A comunicação com o paciente é um componente essencial. Muitos indivíduos com uma doença não diagnosticada relatam sentir-se abandonados por seus profissionais de saúde, uma vez que as ideias diagnósticas foram esgotadas. Os próprios profissionais podem se sentir desencorajados por serem incapazes de fornecer um diagnóstico. A instituição e a discussão de um plano bem definido de reavaliação periódica e comunicação podem ajudar a reforçar a relação paciente-profissional e estabelecer expectativas razoáveis.

Reavaliação do diagnóstico diferencial A chave para o sucesso de uma visita de reavaliação planejada é a preparação. As listas de problemas e diagnósticos diferenciais devem ser submetidas a uma revisão cuidadosa e baseada em evidências. Características clínicas novas ou resolvidas podem adicionar ou remover considerações diagnósticas. A passagem do tempo pode resultar no surgimento de novas manifestações fenotípicas distintas que servem como novas pistas na formulação de um diagnóstico definitivo. Uma consideração especial deve ser dada aos efeitos da maturidade e do envelhecimento. O estabelecimento de um fenótipo como sendo estático *versus* progressivo tem valor prognóstico. A documentação cuidadosa da justificativa para incluir ou excluir distúrbios individuais agilizará o processo para reavaliações futuras e a necessidade de consultores. O desenvolvimento concomitante de doenças comuns deve ser cuidadosamente considerado como um possível componente da condição primária não diagnosticada. Por exemplo, o diabetes melito insulino-dependente pode ser uma característica da rara poliendocrinopatia autoimune associada a mutações no gene regulador autoimune *AIRE*.

Literatura nova Manter-se a par da literatura atual é uma atividade importante e desafiadora para todos os profissionais médicos, pois a massa de conhecimento médico continua a crescer exponencialmente. Distúrbios recentemente relatados, associações doença-gene e estar a par da literatura atual é uma importante fonte de resolução diagnóstica para doenças não diagnosticadas. Ferramentas de pesquisa da literatura, como PubMed, podem ser ampliadas por recursos *online* que conectam sinais e sintomas clínicos (fenótipos) a distúrbios. Por exemplo, o uso dos termos de pesquisa "miocardiopatia artropatia diabetes hiperpigmentação" no *site* Online Mendelian Inheritance in Man (*https://omim.org*) produz uma lista de distúrbios que incluem hemocromatose. No contexto de uma doença não diagnosticada, esse tipo de abordagem orientada pelo fenótipo pode ser usado para pesquisar novas publicações e distúrbios relevantes. As ferramentas que automatizam essas pesquisas continuam a ser desenvolvidas em ambientes comerciais e de código aberto. O sucesso dessas abordagens é ampliado pela aplicação iterativa, idealmente como parte da reavaliação formal e periódica do paciente não diagnosticado.

GENÔMICA

O uso de testes médicos baseados na determinação da sequência e estrutura do DNA (às vezes chamados de testes moleculares) tem proliferado nos últimos anos. Uma ampla variedade de abordagens está disponível para o clínico, desde o sequenciamento de um único gene até o sequenciamento do exoma ou do genoma completo. Muitas revisões desse tópico estão disponíveis (ver Adams e Eng, 2018, em "Leituras adicionais"). A consulta com colegas treinados em genética pode ser útil ao desenvolver uma abordagem ideal de teste.

Em alguns casos, os resultados dos testes genéticos podem já existir no prontuário durante a avaliação inicial de um paciente não diagnosticado. Isso é cada vez mais verdadeiro para pacientes mais jovens; o sequenciamento do exoma e do genoma está sendo usado mais cedo e com frequência crescente para desafios diagnósticos complexos. A reanálise de dados de exoma e genoma obtidos anteriormente deve começar considerando a idade e a qualidade do estudo e o fenótipo do paciente relatado no momento do relatório do estudo. Para resultados de sequência gerados em um laboratório clínico, uma discussão entre o profissional de saúde e o profissional do laboratório geralmente responde perguntas importantes sobre as próximas etapas recomendadas. A discussão deve abordar como os avanços tecnológicos afetaram a utilidade dos dados mais antigos e se o laboratório oferece reanálise dos dados. No mínimo, o profissional, o laboratório de teste ou um subespecialista identificado deve revisar as variantes de DNA relatadas anteriormente de significância desconhecida, considerando os artigos publicados sobre o gene em questão no intervalo de tempo transcorrido. Estratégias de reanálise mais avançadas estão surgindo e podem ser oferecidas pelo laboratório de testes.

Alguns laboratórios oferecem a liberação dos dados brutos do sequenciamento de DNA para seus pacientes, mediante solicitação. A utilidade dos dados brutos varia e depende da identificação de colaboradores de bioinformática dispostos a reanalisar os dados. Os dados de sequenciamento obtidos como parte de um estudo de pesquisa podem não ser adequados para fins de diagnóstico clínico. Na prática, dados brutos de sequenciamento e os gerados por pesquisa são mais úteis com a participação de um pesquisador colaborador.

Ao considerar um novo teste de sequenciamento, a inclusão dos pais e irmãos do paciente tem o potencial de fornecer enorme valor em algumas situações. A discussão de uma abordagem ideal com um colega especialista ou com o laboratório de testes é incentivada.

EXPOSSOMA

Em muitos casos, um histórico detalhado de exposição ocupacional e ambiental deve ser obtido. Alguns fenótipos de doenças raras são patognomônicos de exposições tóxicas específicas (p. ex., mesotelioma e exposição ao amianto, adenocarcinoma de células claras da vagina e exposição intrauterina ao dietilestilbestrol [DES], cloracne e exposição a hidrocarbonetos aromáticos halogenados). Na maioria das vezes, no entanto, a exposição a substâncias químicas tóxicas não produz fenótipos únicos. Em vez disso, as exposições químicas operam em conjunto com o estilo de vida (p. ex., tabagismo, ingestão de álcool e estado nutricional), com a suscetibilidade diferencial do hospedeiro (determinada por idade, sexo, comorbidades, genética, etc.) e com estressores não químicos para produzir (1) doenças médicas comuns e prontamente diagnosticadas (p. ex., asma); (2) fenótipos incomuns ou inespecíficos (p. ex., eretismo e exposição ao mercúrio metálico); ou (3) apresentações atípicas de estados de doença bem caracterizados, inicialmente considerados uma doença não diagnosticada (p. ex., parkinsonismo induzido por manganês). A falta de especificidade típica do risco de doença induzida por produtos químicos é ainda mais complicada pela ausência de biomarcadores de exposição para muitos tóxicos ambientais comuns (p. ex., compostos orgânicos voláteis), pela meia-vida curta de alguns contaminantes (p. ex., arsênico) e pela possibilidade de latência de décadas entre a exposição e o início da doença (p. ex., carcinogênese química ou exposição alimentar a fatores de risco bioquímicos específicos para aterotrombose). Além disso, vivemos em uma era em que novos produtos químicos são introduzidos em produtos de consumo e no meio ambiente em um ritmo muito além de nossa capacidade de caracterizar sua toxicidade. Dentro desse contexto, uma das ferramentas mais poderosas para determinar o risco de doenças relacionadas a produtos químicos é um histórico de exposição sistemático. Embora não existam instrumentos padronizados para esse fim, existem diretrizes publicadas para implementar avaliações de exposição (Goldman e Peters, 1981; ver "Leituras adicionais", adiante). Estes incluem uma abordagem de várias etapas para a avaliação da exposição, incluindo um histórico de trabalho; uma revisão das exposições no trabalho e em casa ou através de *hobbies* e recreação; verificação de qualquer relação temporal dos sintomas ou início da doença com o trabalho, casa ou atividades recreativas; e o questionário de frequência alimentar. Se esse rastreamento identificar uma exposição ou exposições potencialmente preocupantes com relação aos sintomas e fenótipo do paciente, uma segunda etapa de avaliação envolve um histórico mais detalhado para identificar agentes suspeitos específicos, opções para avaliação quantitativa da exposição ambiental (p. ex., amostragem de água da torneira doméstica, revisão de fichas de dados de segurança de materiais no local de trabalho [FDSMs]) e biomonitoramento e plausibilidade etiológica para pelo menos alguns aspectos do fenótipo do paciente.

No entanto, a abordagem tradicional para avaliação de exposição externa focada proposta acima não fornece uma medida quantitativa integrada de todas as exposições ao longo da vida, uma caracterização de exposição importante, particularmente para o risco de doenças crônicas, como câncer ou aterotrombose. O expossoma tem sido proposto como um meio promissor para capturar a totalidade da exposição humana ao longo da vida (análoga à totalidade da exposição genética avaliada por meio de análises genômicas), incluindo não apenas a exposição às substâncias químicas externas ou dietéticas/alimentares (Barabasi et al., 2020; ver "Leituras adicionais", adiante), mas também influências internas (p. ex., metabólicas, hormonais, microbioma) e fatores psicossociais. No entanto, as técnicas para medir o expossoma estão em estágios relativamente iniciais de desenvolvimento, são limitadas pela variabilidade de substâncias na experiência de exposição humana e ainda não foram projetadas para capturar combinações complexas comumente encontradas em ambientes de exposição ambiental ou ocupacional (Peters et al., 2012; Wild, 2012; Brunekreef 2013; Barabasi et al., 2020; ver "Leituras adicionais", adiante). Este importante elemento de avaliação de pacientes com doença não diagnosticada está, no entanto, evoluindo rapidamente e oferece promessa de se tornar uma parte mais formal da avaliação de muitos pacientes com doença não diagnosticada.

ENGAJAMENTO DE ABORDAGENS DE PESQUISA

Estabelecer uma colaboração científica para um paciente com doença não diagnosticada pode ser desafiador e gratificante. Os recursos de tempo e esforço provavelmente limitarão essa abordagem a um subconjunto de pacientes com apresentações clínicas particularmente convincentes e uma forte hipótese sobre a causa da doença. O processo deve incluir uma comunicação precoce e detalhada com o paciente. Várias abordagens podem ser consideradas.

Aproveitando as semelhanças fenotípicas e genotípicas Para um paciente com uma doença rara ou não diagnosticada com características de apresentação distintas, encontrar indivíduos afetados de forma semelhante adiciona benefícios substanciais. Pode incentivar a pesquisa, fornecer uma comunidade para os pacientes afetados e melhorar as chances de encontrar pontos em comum na patogênese e nas estratégias terapêuticas. O agrupamento fenotípico também pode permitir que o paciente se conecte com consórcios que investem em apresentações médicas relacionadas. Exemplos incluem organizações como a NORD (National Organization for Rare Disorders [*rarediseases.org*]) dedicadas ao estudo de doenças relacionadas, como leucodistrofias, distúrbios autoinflamatórios e até doenças não diagnosticadas, e podem ser um ponto de partida útil. O departamento de pesquisa de doenças raras no National Center for Advancing Translational Science apoia consórcios no âmbito do programa da Rare Disease Clinical Research Network. A construção de coortes de pacientes também pode ser baseada em mecanismos ou vias biológicas específicas, por exemplo, a United Mitochondrial Disease Foundation.

Compartilhamento dos dados A proliferação da tecnologia de sequenciamento de DNA e a geração subsequente de muitas variantes de DNA de significado clínico desconhecido levaram à criação de recursos de compartilhamento de dados projetados especificamente para corresponder a casos semelhantes enviados por médicos e pesquisadores em todo o mundo. Por exemplo, um relatório de exoma clínico pode identificar variantes em um gene com uma relação potencial, mas não comprovada, com a doença apresentada pelo paciente. O clínico poderia inserir o nome do gene em um banco de dados de correspondência de genes e, se o mesmo nome do gene já tivesse sido inserido por um remetente diferente, o banco de dados sinalizaria uma correspondência e enviaria informações de contato para ambos os remetentes. O procedimento de correspondência tem o potencial de identificar casos adicionais de uma condição muito rara ou recentemente descrita, evitando o compartilhamento de informações pessoais e de saúde do paciente. As melhoras dessa abordagem envolvem a inclusão de características fenotípicas, entrada de dados por famílias e detalhes específicos de variantes de sequência. Exemplos de sistemas incluem o GeneMatcher, PhenomeCentral e DECIPHER.

Colaboração As colaborações em torno de pacientes com doenças não diagnosticadas podem assumir muitas formas. Estudos com foco em condições médicas relacionadas às vezes podem ser identificados usando o *site https://clinicaltrials.gov*, que lista muitos estudos clínicos dentro e fora dos Estados Unidos. Bancos de dados de informações clínicas (p. ex., este livro, GeneReviews) podem ser usados para identificar especialistas no assunto das condições relacionadas. Esses especialistas podem ser consultados sobre estudos em andamento. Em alguns casos, a disposição de trabalhar com as famílias que consentem no fornecimento de espécimes biológicos pode abrir caminhos adicionais para a colaboração.

DESAFIOS

Portabilidade de dados A obtenção de amostras, dados e registros de um paciente cronicamente não diagnosticado pode ser demorado e desafiador. As famílias podem pagar taxas para obter cópias de estudos antigos. Embora avanços contínuos no acesso a registros estejam ocorrendo, as famílias devem ser encorajadas a coletar e manter uma coleção atualizada de registros médicos. Estes devem incluir cópias de notas de consulta, resultados laboratoriais originais e estudos radiológicos (este último preferencialmente em formato eletrônico). Essas coleções de registros são úteis para consultas, segundas opiniões e transições entre profissionais primários.

Manejo de comportamentos de doença, expectativas e manifestações secundárias Pacientes com doenças não diagnosticadas podem apresentar-se em qualquer fase do processo de luto. O enfrentamento da incerteza, perda de habilidades, trabalho, relacionamentos, autonomia e segurança financeira compõem a manifestação primária da doença. Os pacientes podem ter uma ampla gama de expectativas sobre os possíveis benefícios de obter um diagnóstico, incluindo terapia bem-sucedida. Pacientes em idade reprodutiva podem descobrir que sua maior incerteza envolve a potencial hereditariedade de seu distúrbio, seus efeitos em futuras decisões reprodutivas e o risco potencial que pode representar para seus filhos e familiares vivos. Esses fatores podem ser tão ou mais incapacitantes do que a doença primária e requerem uma abordagem individualizada e multidisciplinar.

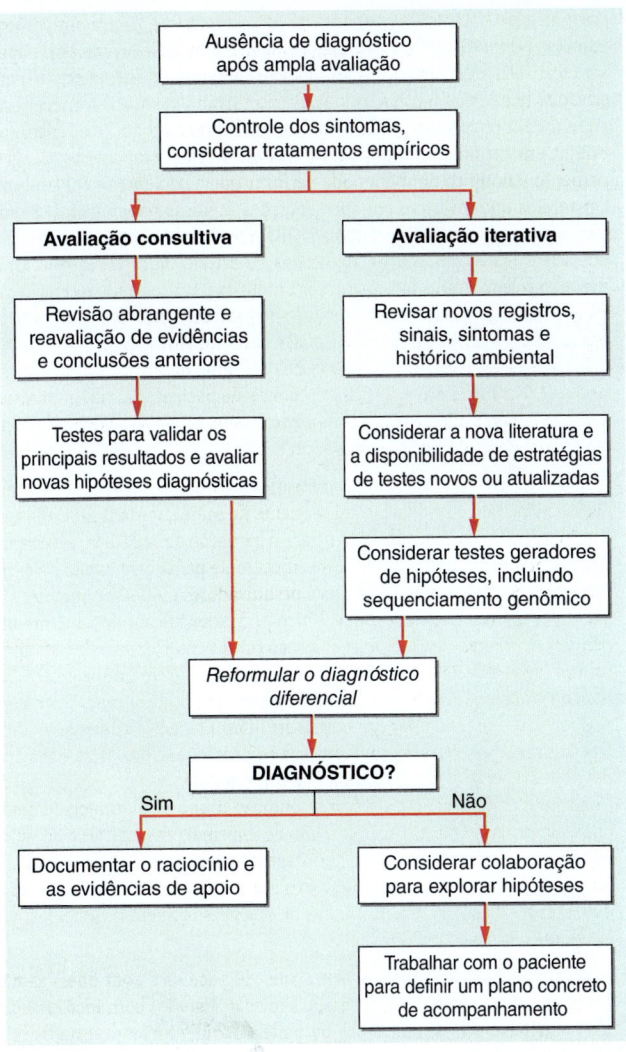

FIGURA 492-1 Abordagem ao paciente com doença não diagnosticada.

CONCLUSÃO

Doenças crônicas não diagnosticadas representam um desafio complexo para pacientes, profissionais de saúde e a sociedade em geral. O desenvolvimento de um plano abrangente para avaliação, reavaliação e apoio requer um investimento substancial de tempo e esforço **(Fig. 492-1)**.

Alcançar um diagnóstico preciso remove pelo menos um nível de incerteza e permite aconselhamento específico para doenças, terapias, recursos, envolvimento da comunidade e oportunidades jurídicas, que, de outra forma, não seriam oferecidas a pacientes não diagnosticados.

LEITURA ADICIONAL

ADAMS DR, ENG CM: Next-generation sequencing to diagnose suspected genetic disorders. N Engl J Med 379:1353, 2018.
BARABASI AL et al: The unmapped chemical complexity of our diet. Nat Food 1:33, 2020.
BRUNEKREEF B: Commentary: Exposure science, the exposome, and public health. Environ Mol Mutagen 54:596, 2013.
GOLDMAN RH, PETERS JM: The occupational and environmental health history. JAMA 246:2831, 1981.
LEE CE et al: Rare genetic diseases: Nature's experiments on human development. iScience 23:101123, 2020.
PETERS A et al: Understanding the link between environmental exposures and health: Does the exposome promise too much? J Epidemiol Community Health 66:103, 2012.
SPLINTER K et al: Effect of genetic diagnosis on patients with previously undiagnosed disease. N Engl J Med 379:2131, 2018.
WILD CP: The exposome: From concept to utility. Review. Int J Epidemiol 41:24, 2012.